VOLUME 2

TRATADO DE
ULTRA-SONOGRAFIA
DIAGNÓSTICA

3ª TIRAGEM

VOLUME 2

TRATADO DE
ULTRA-SONOGRAFIA DIAGNÓSTICA

3ª EDIÇÃO – 3ª TIRAGEM

Carol M. Rumack, M.D.
Professor of Radiology and Pediatrics
Associate Dean for Graduate Medical Education
University of Colorado School of Medicine
University of Colorado Health Science Center
Denver, Colorado

Stephanie R. Wilson, M.D.
Professor of Medical Imaging and Obstetrics and Gynecology
University of Toronto Faculty of Medicine
Head, Section of Ultrasound
Toronto General Hospital
University Health Network
Toronto, Ontario, Canada

J. William Charboneau, M.D.
Professor of Radiology
Mayo Clinic College of Medicine
Consultant in Radiology
Mayo Clinic
Rochester, Minnesota

Associate Editor
Jo-Ann M. Johnson, M.D.
Professor, Division of Maternal Fetal Medicine
Department of Obstetrics and Gynecology
University of Calgary Faculty of Medicine
Calgary, Alberta, Canada

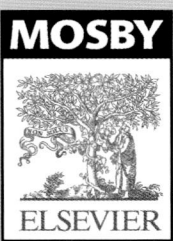

MOSBY

ELSEVIER

Do original: Diagnostic Ultrasound
Tradução autorizada do idioma inglês da edição publicada pela Mosby – um selo editorial Elsevier
© 2005, Mosby. Todos os direitos reservados.

© 2006, Elsevier Editora Ltda.

Todos os direitos reservados e protegidos pela Lei 9.610 de 19/02/1998.
Nenhuma parte deste livro, poderá ser reproduzida ou transmitida sem autorização prévia por escrito da editora, sejam quais forem os meios empregados: eletrônicos, mecânicos, fotográficos, gravação ou quaisquer outros.

Edições anteriores publicadas em 1998, 1993, pela Mosby Inc.

Capa
Interface Designers Ltda.

Editoração
FUTURA

Elsevier Editora Ltda.
Rua Sete de Setembro, 111 - 16º andar
20050-006 – Centro – Rio de Janeiro – RJ – Brasil
Telefone: (21) 3970-9300 – Fax: (21) 2507-1991
E-mail: *info@elsevier.com.br*

Escritório São Paulo
Rua Quintana, 753/8º andar
04569-011 - Brooklin - São Paulo - SP - Brasil
Tel: (11) 5105-8555

ISBN: 978-85-352-1711-7
Edição original: 0-323-02023-2

NOTA

O conhecimento médico está em permanente mudança. Os cuidados normais de segurança devem ser seguidos, mas, como as novas pesquisas e a experiência clínica ampliam nosso conhecimento, alterações no tratamento e terapia à base de drogas podem ser necessárias ou apropriadas. Os leitores são aconselhados a checar informações mais atuais dos produtos, fornecidas pelos fabricantes de cada droga a ser administrada, para verificar a dose recomendada, o método e a duração da administração e as contra-indicações. É responsabilidade do médico, com base na experiência e contando com o conhecimento do paciente, determinar as dosagens e o melhor tratamento para cada um individualmente. Nem o editor nem o autor assume qualquer responsabilidade por eventual dano ou perda a pessoas ou a propriedade originada por esta publicação.

O Editor

CIP-BRASIL. CATALOGAÇÃO-NA-FONTE
SINDICATO NACIONAL DOS EDITORES DE LIVROS, RJ.

T698
2v.
  Tratado de ultra-sonografia diagnóstica / [editores]Carol M. Rumack, Stephanie R. Wilson, J. William Charboneau ; editor associado Jo-Ann M. Johnson ; [tradução Vilma Ribeiro de Souza Varga... et al.]. - Rio de Janeiro : Elsevier, 2006.
  2v.

  Tradução de: Diagnostic ultrasound, 3rd. ed
  ISBN 978-85-352-1711-7

  1. Diagnóstico por ultra-som. 2. Ultra-sonografia. I. Rumack, Carol M. II. Wilson, Stephanie R. III. Charboneau, J. William.

05-4026.
CDD 616.07543
CDU 616-073

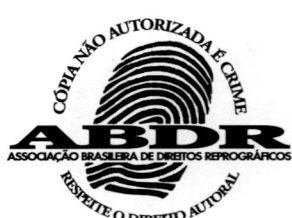

Editores

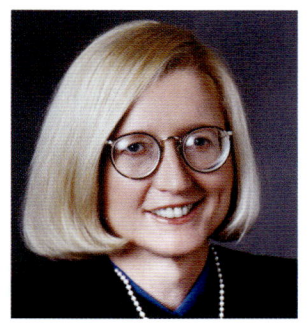

Carol M. Rumack, M.D., é Professora de Radiologia e Pediatria na University of Colorado School of Medicine em Denver, Colorado. Sua experiência clínica está baseada no University of Colorado Health Science Center. Sua principal pesquisa tem sido em ultra-sonografia em crianças de alto risco, particularmente no cérebro. A Dra. Rumack tem publicado diversos estudos nesta área e realizado diversas conferências sobre ultra-sonografia pediátrica. Ela é uma American College of Radiology Chancellor, uma Chair of the American College of Radiology Commission on Ultrasound, Fellow do American Institute of Ultrasound in Medicine e da Society of Radiologists in Ultrasound. Ela é co-editora do mais recente CD-ROM Ultrasound Learning File Disk, da ACR. Ela e seu marido, Barry, têm dois filhos, Becky e Marc.

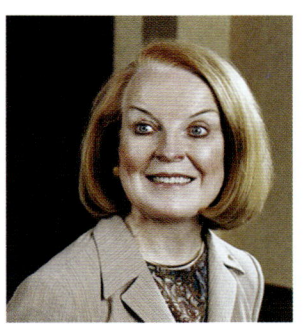

Stephanie R. Wilson, M.D., é Professora de Radiologia e Ginecologia e Obstetrícia na University of Toronto Faculty of Medicine e Chefe do Setor de Ultra-Sonografia no Toronto General Hospital, University Health Network. Sua pesquisa atual, com o Dr. Peter Burns, está direcionada aos agentes de contraste da ultra-sonogorafia intravascular. Seus trabalhos na identificação e descoberta de massas focais hepáticas os transformaram em autoridades na área. Uma especialista reconhecida em ultra-sonografia dos tratos gastrointestinal e abdominal e das vísceras pélvicas, ela recebeu prêmios de diversas universidades e é palestrante e autora internacional. A Dra. Wilson foi a primeira mulher presidente da Canadian Association of Radiologists e ex-vice-presidente da Radiological Society of North America. Ela recebeu recentemente a medalha de ouro da Canadian Association of Radiologists por reconhecimento à sua contribuição à Radiologia. Uma entusiasta do golfe, ela e seu marido, Ken, têm dois filhos, Jéssica e Jordan.

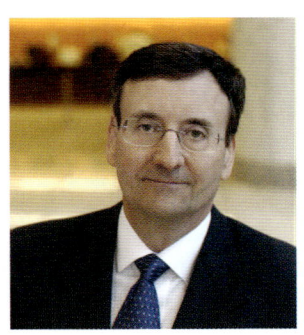

J. William Charboneau, M.D., é Professor da Radiologia na Mayo Clinic, em Rochester, Minnesota. Seu atual interesse de pesquisa inclui a biópsia e a remoção do tumor guiadas pela imagem assim como no fígado e de pequenas partes. Ele é co-autor de mais 100 publicações, é editor assistente da Mayo Clinic Family Health Book, e um ativo conferencista tanto dentro quanto fora dos Estados Unidos. Ele e sua esposa, Cathy, têm três filhos, Nick, Bem e Laurie.

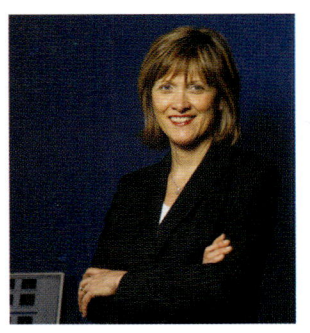

Associate Editor
Jo-Ann M. Johnson, M.D., é Professora da Divisão de Medicina Materno-Fetal do Department of Obstetrics and Gynecology, University of Calgary Faculty of Medicine, Calgary, Alberta, e também do Department of Medical Imaging. Suas principais áreas de interesse médico são mapeamento genético pré-natal e diagnóstico ultra-sonográfico e gerenciamento das anomalias fetais. Seus interesses atuais em pesquisa residem na evolução dos novos marcadores de ultra-sonografia e bioquímica para anormalidades fetais e partos prematuros. Ela é palestrante nacional e internacional e membro do conselho da International Society for Prenatal Diagnosis (ISPD). Ela e seu marido, Patrick, têm quatro filhos, Aidan, Elizabeth, Katherine e Ciara.

Revisão Científica

Eduardo Tavares Costa (Caps. 1, 2 e 3)
Mestre em Engenharia Biomédica (Unicamp)
PhD In Medical Engineering & Physics (King`s College da University of London)
Professor Titular do Departamento de Engenharia Biomédica da Faculdade de Engenharia Elétrica e de Computação da Unicamp (DEB/FEEC/Unicamp)

Gilberto Torres Neto (Caps. 17 e 22)
Professor Assistente da Disciplina de Radiologia da Faculdade de Ciências Médicas da Universidade do Estado do Rio de Janeiro (UERJ)
Médico do Serviço de Radiologia do Hospital de Clínicas de Niterói - RJ

Maurício Saito (Caps. 30, 31, 33 a 40 e 42 a 49)
Diretor Científico da Clínica Conceptus – Unidade de Medicina Fetal, SP
Professor Adjunto da Disciplina de Obstetrícia da Faculdade de Ciências Médicas de Santos - UNILUS
Chefe do Setor de Medicina Fetal da UNILUS
Diretor da Sociedade Brasileira de Medicina Fetal (Sobramef)
Mestre em Ciências e Saúde pela UNILUS

Roberto Mogami (Caps. 6 a 10, 12 a 16, 18, 21, 24 a 26, 32, 41, 50, 56 e 61)
Professor Adjunto de Radiologia da UERJ
Membro Titular do Colégio Brasileiro de Radiologia (CBR)
Médico Radiologista do Hospital Raphael de Paula Souza/Ministério da Saúde

Vânia Regina de Souza Albuquerque (Caps. 4, 5, 11, 19, 20, 23, 27 a 29, 51 a 55, 57 a 60, 62 e Índice)
Especialista em Radiologia pelo CBR
Especialista em Ultra-sonografia pela Associação Médica Brasileira (AMB)
Membro Titular do CBR

Tradução

Alexandre Vianna Aldighieri Soares (Caps. 9, 11, 58 e 59)
Graduação em Medicina pela UFRJ
Residência Médica em Endocrinologia pelo Instituto Estadual de Diabetes e Endocrinologia Luiz Capriglione (IEDE-RJ)

Bárbara de Alencar (Caps. 12 a 14, 16, 23 e 57)
Médica Oncologista

Deniza Omena Futuro (Cap. 40)
Mestre em Cardiologia pela UFRJ

Diego Alfaro (Caps. 48 e 49)
Graduado em Medicina pela UFRJ
Pós-Graduando em Acupuntura pelo Instituto de Acupuntura do Rio de Janeiro

Douglas Arthur Omena Futuro (Caps. 26, 43, 56 e 61)
Médico Especialista em Ortopedia

Edda Palmeiro (Caps. 4, 5, 7 e 30)
Graduada em Medicina pela Faculdade de Medicina da UFRJ
Fellowship em Alergia e Imunologia na Creighton University, em Omaha, Nebraska (EUA)

José Eduardo Ferreira de Figueiredo (Caps. 51 e 52)
Chefe da Emergência Pediátrica do Hospital das Clínicas de Jacarepaguá
Chefe do Serviço de Terapia Intensiva Pediátrica do Hospital Semiu

Luciane Faria de Souza Pontes (Caps. 34 e 35)
Doutora em Ciências Biomédicas
Professora do Curso de Especialização em Histocompatibilidade da UERJ

Maria da Conceição Zacharias (Cap. 8)
Professora Assistente de Anatomia Patológica da Faculdade de Medicina da UFRJ
Professora Assistente da Anatomia do Instituto de Ciências Biomédicas da UFRJ

Maria Inês Corrêa Nascimento (Cap. 33)
Bacharel em Letras (Tradução Bilíngüe) pela Pontifícia Universidade Católica do Rio de Janeiro (PUC-RJ)

Nelson Gomes de Oliveira (Caps. 17, 20, 31 e 44 a 46)
Médico do Trabalho (Aposentado) da Petrobras

Raimundo Rodrigues (Caps. 1, 2, 22, 28, 29, 60 e 62)
Especialista em Neurologia e Neurocirurgia
Mestre em Medicina pela UERJ

Ricardo Grossi Dantas (Cap. 3)
Doutor em Engenharia Biomédica na Área de Processamento de Imagens Médicas por Ultra-Som (Unicamp)
Engenheiro de Desenvolvimento da Dixtal Biomédica

Roberto Mogami (Caps. 6, 10, 21, 24, 25, 32 e 50)

Valdir de Souza Pinto (Caps. 18, 19, 47 e 53)
Fisioterapeuta pela UTP. Especialista em Fisioterapia Respiratória Pediátrica pelo ICr/HCFMUSP
Mestre em Infectologia e Saúde Pública pela Coordenação dos Institutos de Pesquisa da Secretaria de Estado da Saúde de São Paulo/Instituto de Infectologia Emílio Ribas

Vilma Varga (Caps. 15, 27, 36 a 39, 41, 42, 54, 55 e Índice)
Graduação em Ciências Médicas pela Universidade Estadual de Campinas/SP
Residência Médica no Hospital do Servidor Público Estadual de São Paulo

COLABORADORES

Fawaz Alkazaleh, M.D.
Assistant Professor and Consultant in Obstetrics and Gynecology; Consultant in Maternal-Fetal Medicine, Department of Obstetrics and Gynecology, Division of Maternal-Fetal Medicine, Jordan University Hospital, Amman, Jordan

Mostafa Atri, M.D., F.R.C.P.C.
Associate Professor of Radiology and Head, Abdominal Division, Department of Medical Imaging, University of Toronto Faculty of Medicine, Toronto, Ontario, Canada

Thomas D. Atwell, M.D.
Associate Professor of Radiology, Mayo Clinic College of Medicine, Consultant in Radiology, Mayo Clinic, Rochester, Minnesota

Diane S. Babcock, M.D.
Professor of Radiology and Pediatrics, University of Cincinnati College of Medicine and University Hospital, Cincinnati Children's Hospital Medical Center, Cincinnati, Ohio

Carol E. Barnewolt, M.D.
Assistant Professor of Radiology, Harvard Medical School; Pediatric Radiologist and Co-Director, Section of Fetal Imaging; Department of Radiology, Children's Hospital, Boston, Massachusetts

Carol B. Benson, M.D.
Professor of Radiology, Harvard Medical School; Director of Ultrasound and Co-Director, High-Risk Obstetrical Ultrasound, Brigham and Women's Hospital, Boston, Massachusetts

William E. Brant, M.D.
Professor of Radiology and Acting Chair, Department of Radiology, School of Medicine, University of Virginia Health System, Charlottesville, Virginia

Robert L. Bree, M.D., M.H.S.A., F.A.C.R.
Clinical Professor of Radiology, University of Washington School of Medicine, Seattle; Medical Director, Radia Medical Imaging, Everett, Washington

Dorothy I. Bulas, M.D.
Professor of Pediatrics and Radiology, George Washington University School of Medicine and Health Sciences; Director, Program in Diagnostic Imaging, Division of Diagnostic Imaging, Children's National Medical Center, Washington, DC

Peter N. Burns, Ph.D.
Professor of Medical Biophysics and Radiology, University of Toronto Faculty of Medicine; Senior Scientist, Imaging Research, Sunnybrook and Women's Health Sciences Centre, Toronto, Ontario, Canada

Barbara A. Carroll, M.D.
Professor of Radiology, Department of Radiology, Duke University Medical Center, Durham, North Carolina

J. William Charboneau, M.D.
Professor of Radiology, Mayo Clinical College of Medicine, Consultant in Radiology, Mayo Clinic, Rochester, Minnesota

David Chitayat, M.D.
Professor of Pediatrics, Obstetrics, and Gynaecology, Laboratory Medicine and Pathology, University of Toronto Faculty of Medicine, Toronto, Ontario, Canada

Simona Cicero, M.D.
Research Fellow, Harris Birthright Research Centre for Fetal Medicine, King's College Hospital, London, England

Christine H. Comstock, M.D.
Director, Division of Fetal Imaging, William Beaumont Hospital, Royal Oak; Associate Clinical Professor, Obstetrics and Gynecology, Wayne State University School of Medicine, Detroit; Clinical Professor, Obstetrics and Gynecology, University of Michigan Medical School, Ann Arbor, Michigan

Peter L. Cooperberg, M.D.C.M.
Professor and Vice Chairman of Radiology, University of British Columbia, Vancouver, British Columbia, Canada

Jeanne A. Cullinan, M.D.
Radiology Residency Program Director; Associate Professor; Director of Women's Imaging, Department of Radiology; Director, Comprehensive Breast Cancer Program, James P. Wilmot Cancer Center, University of Rochester Medical Center; Director of Women's Imaging, Strong Health Breast Care Center at Highland Hospital, Rochester, New York

Peter M. Doubilet, M.D., Ph.D.
Professor of Radiology, Harvard Medical School; Senior Vice Chair of Radiology, Brigham and Women's Hospital, Boston, Massachusetts

Dónal B. Downey, M.B.B.Ch.
Department of Diagnostic Radiology, London Health Sciences Centre, London, Ontario, Canada

Julia A. Drose, R.D.M.S., R.D.C.S., R.V.T.
Associate Professor, Department of Radiology, University of Colorado School of Medicine; Chief Sonographer, Division of Ultrasound, University of Colorado Hospital, Denver, Colorado

Beth S. Edeiken-Monroe, M.D.
Associate Professor of Radiology, University of Texas–Houston Medical School, M. D. Anderson Cancer Center, Houston, Texas

Sturla H. Eik-Nes, M.D., Ph.D.
Professor, Department of Obstetrics, National Center for Fetal Medicine, Trondheim University Hospital, Trondheim, Norway

Paul W. Finnegan, M.D.C.M.
Vice President, Alexion Pharmaceuticals, Inc, Cheshire, Connecticut

Katherine W. Fong, M.B.
Associate Professor, Department of Medical Imaging and Department of Obstetrics and Gynecology, University of Toronto Faculty of Medicine; Staff Radiologist, Mount Sinai Hospital and University Health Network, Toronto, Ontario, Canada

Bruno D. Fornage, M.D.
Professor of Radiology and Surgical Oncology, Department of Diagnostic Radiology, University of Texas–Houston Medical School, M. D. Anderson Cancer Center, Houston, Texas

J. Brian Fowlkes, Ph.D.
Associate Professor of Radiology and Biomedical Engineering, University of Michigan Medical School, Ann Arbor, Michigan

Margaret A. Fraser-Hill, M.D.C.M
Assistant Professor, Department of Radiology, University of Ottawa Faculty of Medicine, Staff Radiologist, Department of Diagnostic Imaging, Ottawa Hospital, Ottawa, Ontario, Canada

Phyllis Glanc, M.D.
Assistant Professor, University of Toronto Faculty of Medicine, Department of Medical Imaging, Women's College Health Sciences Centre, Toronto, Ontario, Canada

Charles M. Glasier, M.D.
Professor of Radiology, University of Arkansas for Medical Sciences; Director of Magnetic Resonance Imaging, Arkansas Children's Hospital, Little Rock, Arkansas

Brian Gorman, M.B., B.Ch., M.R.C.P.I., M.B.A.
Assistant Professor of Radiology, Mayo Clinic College of Medicine, Consultant in Radiology, Mayo Clinic, Rochester, Minnesota

S. Bruce Greenberg, M.D.
Associate Professor of Radiology, University of Arkansas for Medical Sciences; Staff Radiologist, Arkansas Children's Hospital, Little Rock, Arkansas

Leslie E. Grissom, M.D.
Associate Professor of Radiology, Jefferson Medical College of Thomas Jefferson University, Philadelphia, Pennsylvania; Attending Radiologist, Alfred I. duPont Hospital for Children, Wilmington, Delaware

Anthony E. Hanbidge, M.B.B.Ch.
Assistant Professor, Department of Medical Imaging, University of Toronto Faculty of Medicine, Division Head, Abdominal Imaging, University Health Network and Mount Sinai Hospital, Toronto, Ontario, Canada

H. Theodore Harcke, M.D.
Professor of Radiology and Pediatrics, Jefferson Medical College of Thomas Jefferson University, Philadelphia, Pennsylvania; Chief of Imaging Research, Alfred I. duPont Hospital for Children, Wilmington, Delaware

Christopher R. Harman, M.D., F.R.C.S.
Professor and Vice-Chairman, Department of Obstetrics, Gynecology, and Reproductive Sciences, University of Maryland School of Medicine, Baltimore, Maryland

Ian D. Hay, M.B., Ph.D.
Professor of Medicine, Mayo Clinic College of Medicine, Consultant of Division of Endocrinology, Metabolism, Nutrition and Internal Medicine, Mayo Clinic, Rochester, Minnesota

Christy K. Holland, Ph.D.
Associate Professor and Director of Research, Departments of Biomedical Engineering and Radiology, University of Cincinnati College of Medicine, Cincinnati, Ohio

Caroline Hollingsworth, M.D.
Assistant Professor, Duke University Medical System, Durham, North Carolina

Lisa K. Hornberger, M.D.
Associate Professor of Pediatrics and Director, Fetal Cardiovascular Program, Departments of Pediatric Cardiology and Surgery, University of California, San Francisco, School of Medicine and Children's Hospital, San Francisco, California

Bonnie J. Huppert, M.D.
Assistant Professor of Radiology, Mayo Clinic College of Medicine, Consultant in Radiology, Mayo Clinic, Rochester, Minnesota

Edgar T. Jaeggi, M.D.
Associate Professor of Pediatrics, University of Toronto Faculty of Medicine; Director, Fetal Cardiovascular Program, Division of Cardiology, Hospital for Sick Children, Toronto, Ontario, Canada

E. Meredith James, M.D.
Professor of Radiology, Mayo Clinic College of Medicine, Consultant in Radiology, Mayo Clinic, Rochester, Minnesota

Ann Jefferies, M.D.
Associate Professor, Department of Pediatrics, University of Toronto Faculty of Medicine, Staff Neonatologist, Mount Sinai Hospital, Toronto, Ontario, Canada

Susan D. John, M.D.
Professor of Radiology and Pediatrics, University of Texas–Houston Medical School; Chair, Department of Radiology, Memorial Hermann Hospital; Chief of Pediatric Radiology, Memorial Hermann Children's Hospital, Houston, Texas

Jo-Ann M. Johnson, M.D.
Professor, Division of Maternal Fetal Medicine, Department of Obstetrics and Gynecology, University of Calgary Faculty of Medicine, Calgary, Alberta, Canada

Neil D. Johnson, M.B.B.S., M.Med.
Professor of Radiology and Pediatrics, University of Cincinnati College of Medicine; Staff Radiologist and Medical Director, Information Systems, Cincinnati Children's Hospital Medical Center, Cincinnati, Ohio

Robert A. Kane, M.D.
Professor of Radiology, Harvard Medical School and Brigham and Women's Hospital, Boston, Massachusetts

Korosh Khalili, M.D., F.R.C.P.C.
Assistant Professor, University of Toronto Faculty of Medicine, Toronto, Ontario, Canada

John C. P. Kingdom, M.D., M.R.C.P.
Professor, Department of Obstetrics and Gynecology Pathology, University of Toronto Faculty of Medicine; Staff Obstetrician and Maternal-Fetal Medicine Director, Mount Sinai Hospital, Toronto, Ontario, Canada

Robert A. Lee, M.D.
Assistant Professor of Radiology, Mayo Clinic College of Medicine, Consultant in Radiology, Mayo Clinic, Rochester, Minnesota

Richard E. Leithiser, Jr., M.D., M.M.M.
Associate Professor of Radiology, University of Arkansas for Medical Sciences; Chief, Pediatric Radiology, Arkansas Children's Hospital, Little Rock, Arkansas

Clifford S. Levi, M.D.
Professor of Radiology, University of Manitoba Faculty of Medicine; Section Head of Diagnostic Ultrasound, Health Sciences Centre, Winnipeg, Manitoba, Canada

Bernard J. Lewandowski, M.D.
Clinical Associate Professor, University of Ottawa, Radiologist, Department of Diagnostic Imaging, Ottawa Hospital, Ottawa, Ontario, Canada

Bradley D. Lewis, M.D.
Associate Professor of Radiology, Mayo Clinic College of Medicine, Consultant in Radiology, Mayo Clinic, Rochester, Minnesota

Edward A. Lyons, M.D.
Professor of Radiology, Obstetrics and Gynecology, and Anatomy, University of Manitoba Faculty of Medicine; Radiologist, Section of Diagnostic Ultrasound, Health Sciences Centre, Winnipeg, Manitoba, Canada

Marie-Jocelyne Martel, M.D.
Clinical Associate Professor, Department of Obstetrics, Gynecology, and Reproductive Sciences, University of Saskatchewan College of Medicine, Saskatoon, Saskatchewan, Canada

John R. Mathieson, M.D., F.R.C.P.C.
Vice Chief, Medical Imaging, Vancouver Island Health Authority SI, Royal Jubilee Hospital, Victoria, British Columbia, Canada

Cynthia V. Maxwell, M.D.
Assistant Professor of Obstetrics and Gynecology, University of Toronto Faculty of Medicine; Staff, Maternal-Fetal Medicine, Mount Sinai Hospital, Toronto, Ontario, Canada

Fionnuala McAuliffe, M.D., M.R.C.O.G., M.R.C.P.I.
Senior Lecturer, Obstetrics and Gynecology, University College Dublin, Consultant, Obstetrics and Gynecology, National Maternity Hospital, Dublin, Ireland

John P. McGahan, M.D.
Professor of Radiology and Director, Abdominal Imaging and Ultrasound, University of California, Davis, Medical Center, Sacramento, California

John Mernagh, M.D., F.R.C.P.C., Ph.D.
Associate Professor, Department of Radiology, McMaster University Faculty of Health Science, Hamilton, Ontario, Canada

Christopher R. B. Merritt, M.D.
Professor and Vice Chair for Informatics, Department of Radiology, Jefferson Medical College of Thomas Jefferson University; Thomas Jefferson University Hospital, Jefferson Ultrasound Research and Education Institute, Philadelphia, Pennsylvania

Patrick Mohide, M.Sc., M.D.
Professor and Chair, Department of Obstetrics and Gynecology, McMaster University Faculty of Health Science, Hamilton, Ontario, Canada

Derek Muradali, M.D.
Assistant Professor, University of Toronto Faculty of Medicine, Head, Division of Ultrasound, St. Michael's Hospital, Toronto, Ontario, Canada

Khanh T. Nguyen, M.D., F.R.C.P.C.
Associate Professor, Department of Diagnostic Radiology, Queen's University Faculty of Health Science, Kingston General Hospital, Hotel Dieu Hospital, and St. Mary's of the Lake Hospital, Kingston, Ontario, Canada

Kypros Nicolaides, M.B.B.S., M.R.C.O.G.
Professor of Fetal Medicine, and Consultant in Obstetrics, Director, Harris Birthright Research Centre for Fetal Medicine, King's College Hospital School of Medicine and Dentistry; Director, Fetal Medicine Foundation, London, England

Robert L. Nolan, M.D.
Professor, Department of Diagnostic Radiology, Queen's University Faculty of Health Science, Kingston General Hospital, Hotel Dieu Hospital, and St. Mary's of the Lake Hospital, Kingston, Ontario, Canada

Sara M. O'Hara, M.D.
Associate Professor of Radiology and Pediatrics, University of Cincinnati College of Medicine; Director, Ultrasound Division, Department of Radiology, Cincinnati Children's Hospital Medical Center, Cincinnati, Ohio

Nanette Okun, M.D.
Associate Professor, Department of Obstetrics and Gynecology, University of Toronto Faculty of Medicine; Staff Perinatologist, Mount Sinai Hospital, Toronto, Ontario, Canada

Valerie Osti, M.D.
Department of Radiology, General Hospital of Saronno, Saronno (VA), Italy

Pranav Pandya, M.D., M.B.B.S., M.R.C.O.G.
Honorary Senior Lecturer, University College London; Consultant in Fetal Medicine and Obstetrics, University College Hospital, London, United Kingdom

Elisabeth Peregrine, M.B.B.S., M.R.C.O.G.
Clinical Research Fellow, University College London, London, United Kingdom

Joseph F. Polak, M.D., M.P.H.
Professor of Radiology, Tufts University Medical School; Chief of Radiology, Lemuel Shattuck Hospital; Director of Cardiovascular Imaging, New England Medical Center, Boston, Massachusetts

Carl C. Reading, M.D.
Professor of Radiology, Mayo Clinic College of Medicine, Consultant in Radiology, Mayo Clinic, Rochester, Minnesota

Frank Reister, M.D.
Assistant Professor, Department of Obstetrics and Gynecology and Staff Perinatologist and Consultant in Obstetrics, University Hospital, Ulm, Germany

Henrietta Kotlus Rosenberg, M.D.
Professor of Radiology, Jefferson Ultrasound Research and Education Institute, Jefferson Medical College of Thomas Jefferson University, Philadelphia, Pennsylvania; Network Section Chief of Pediatric Radiology, Generations + Northern Manhattan Health Network, New York, New York

Carol M. Rumack, M.D.
Professor of Radiology and Pediatrics and Associate Dean for Graduate Medical Education, University of Colorado School of Medicine, University of Colorado Health Sciences Center School of Medicine, Denver, Colorado

Greg Ryan, M.B., M.R.C.O.D.
Assistant Professor, University of Toronto Faculty of Medicine; Director, Fetal Medicine Unit, Mount Sinai Hospital, Toronto, Ontario, Canada

Shia Salem, M.D.
Associate Professor, Medical Imaging, University of Toronto Faculty of Medicine, Radiologist, Medical Imaging, Mount Sinai Hospital, Toronto, Ontario, Canada

Kjell Å. Salvesen, M.D., Ph.D.
Professor, Department of Obstetrics, National Center for Fetal Medicine, Trondheim University Hospital, Trondheim, Norway

Eric E. Sauerbrei, M.Sc., M.D.
Professor of Radiology and Adjunct Professor of Obstetrics and Gynecology, Queen's University Faculty of Health Sciences; Director of Ultrasound and Director of Residents' Research, Kingston General Hospital, Hotel Dieu Hospital, Kingston, Ontario, Canada

Gareth R. Seaward, M.B.B.Ch., M.Med.
Associate Professor, Department of Obstetrics and Gynecology, University of Toronto Faculty of Medicine; Medical Director, Labor and Delivery, Mount Sinai Hospital, Toronto, Ontario, Canada

Joanna J. Seibert, M.D.
Professor of Radiology and Pediatrics, University of Arkansas for Medical Sciences; Staff Radiologist, Arkansas Children's Hospital, Little Rock, Arkansas

Robert W. Seibert, M.D.
Professor of Otolaryngology, University of Arkansas for Medical Sciences, Little Rock, Arkansas

Luigi Solbiati, M.D.
Director, Department of Diagnostic Imaging, General Hospital of Busto Arsizio, Busto Arsizio (VA), Italy

A. Thomas Stavros, M.D.
Director, Ultrasound and Noninvasive Vascular Services, Swedish Hospital, Englewood, Colorado

George A. Taylor, M.D.
John A. Kirkpatrick Professor of Radiology (Pediatrics), Harvard Medical School; Radiologist-in-Chief, Children's Hospital, Boston, Massachusetts

Wendy Thurston, M.D.
Assistant Professor, University of Toronto Faculty of Medicine, Deputy Chief of Diagnostic Imaging and Head, Division of Ultrasound, St. Joseph's Health Centre, Toronto, Ontario, Canada

Ants Toi, M.D.
Associate Professor of Radiology, University of Toronto Faculty of Medicine, Radiologist, Department of Medical Imaging, University Health Network, Princess Margaret Hospital, Toronto, Ontario, Canada

Didier H. Touche, M.D.
Staff Radiologist, Cabinet de Radiologie Buirette, Reims, France

Jean Trines, R.N., R.D.C.S.
Educator, Echocardiography Laboratory; Coordinator, Fetal Cardiac Outreach Program, Hospital for Sick Children, Toronto, Ontario, Canada

Sheila Unger, M.D.
Assistant Professor of Paediatrics, Division of Clinical and Metabolic Genetics, Hospital for Sick Children, Toronto, Ontario, Canada

Marnix T. van Holsbeeck, M.D.
Associate Professor of Radiology, Case Western Reserve University Medical School, Cleveland, Ohio; Division Head, Musculoskeletal Radiology, Henry Ford Health System, Detroit, Michigan

Sandra Viero, M.D.
Lecturer, Department of Laboratory Medicine and Pathobiology, University of Toronto Faculty of Medicine; Staff Pathologist, Hospital for Sick Children, Toronto University Faculty of Medicine, Toronto, Ontario, Canada

Patrick M. Vos, M.D.
Clinical Instructor of Radiology, University of British Columbia Faculty of Medicine, Vancouver, British Columbia, Canada

Stephanie R. Wilson, M.D.
Professor of Medical Imaging and Obstetrics and Gynecology, University of Toronto Faculty of Medicine; Head, Section of Ultrasound, Toronto General Hospital, University Health Network, Toronto, Ontario, Canada

Rory Windrim, M.B., M.Sc.
Associate Professor, Department of Obstetrics and Gynecology, University of Toronto Faculty of Medicine; Staff Perinatologist, Mount Sinai Hospital, Toronto, Ontario, Canada

Cynthia E. Withers, M.D.
Staff Radiologist, Department of Radiology, Santa Barbara Cottage Hospital, Santa Barbara, California

Para Barry, Becky, Will, Cody, Alexandra, Marc e Beth, com amor — pelo maior prazer da vida, que é estar com a família. Aos meus pais pelo seu amor e por acreditarem em mim. E a todos os meus alunos, por aceitarem o desafio e a satisfação de estudar medicina, e, em particular, a ultra-sonografia.
CMR

Para meus colegas médicos, residentes e **fellows** do Toronto General Hospital, que têm me possibilitado uma existência de satisfação profissional. Os constantes desafios e estímulos são um campo fértil para um empenho como este. E à minha maravilhosa família, por seu infinito apoio.
SRW

Para Cathy, Nicholas, Ben e Laurie, por todo o amor e felicidade que trouxeram à minha vida. Vocês são tudo o que eu almejei.
JWC

Para Pat, Aidam, Lizzy, Kate e Ciara, pelo seu apoio, paciência e, acima de tudo, por seu amor.
JAJ

PREFÁCIO

O *Tratado de Ultra-sonografia Diagnóstica*, Terceira Edição, foi elaborado sobre a forte base das edições anteriores. Nós entendemos que este livro-texto é a obra de referência mais usada na prática ultra-sonográfica pelo mundo e estamos satisfeitos em fornecer uma nova atualização das imagens e do texto em diversas áreas de importância. Como a ultra-sonografia tem expandido suas fronteiras nos últimos seis anos, já era tempo de se fazer uma revisão maior do *Tratado de Ultra-sonografia Diagnóstica*, para que esta publicação permanecesse como a referência de trabalho definitiva nesta especialidade. Particularmente, o maior uso do Power Doppler e do Doppler colorido das imagens harmônicas melhorou os transdutores de alta resolução e as principais áreas de visão. Além disso, maior variedade na utlização dos agentes de contraste do ultra-som requiseram a introdução de novos capítulos e novos autores, além da ampliação do material originário da 2ª edição.

Grandes progressos foram feitos na ultra-sonografia obstétrica com imagens fetais. O crescimento e o desenvolvimento do feto, a imagem tridimensional, e a correlação da ressonância magnética estão possibilitando novas esferas de compreensão das anomalias fetais.

O transplante de órgão é agora um capítulo à parte com questões-chave sobre esta importante área de interesse para a ultra-sonografia.

Cerca de 100 notáveis autores atuais e antigos contribuíram para esta edição, e todos são especialistas reconhecidos no campo da ultra-sonografia. Houve um significativo aumento no tamanho dos dois volumes, com maior espaço destinado à obstetrícia e à ginecologia. Milhares das imagens originais foram substituídas, e novas imagens foram acrescentadas. A 3ª edição agora inclui mais de 5.000 imagens, muitas em cores. O *layout* foi extensamente modificado, e existem preciosas figuras polivalentes ou colagens. Estas imagens refletem todo o espectro das alterações ultra-sonográficas que podem ocorrer em determinada doença em vez de apenas a manifestação mais comum.

O formato deste livro foi aperfeiçoado para facilitar a leitura e a consulta. Existem quadros coloridos maiores para destacar as características importantes ou críticas dos diagnósticos ultra-sonográficos. Palavras-chave e conceitos-chave são enfatizados em *negrito*. Para direcionar o leitor a outras fontes de pesquisa e literatura, existem listas completas de referência organizadas em tópicos.

O *Tratado de Ultra-sonografia Diagnóstica* está dividido novamente em dois volumes. O Volume 1 consiste das Partes I a IV. A Parte I contém capítulos sobre os efeitos físicos e biológicos do ultra-som, assim como os últimos desenvolvimentos dos agentes de contraste. A Parte II abrange a ultra-sonografia abdominal, pélvica e torácica, incluindo procedimentos intervencionistas. Existe um novo capítulo sobre transplante de órgãos. A Parte III apresenta a ultra-sonografia intra-operatória e a laparoscópica. A Parte IV contém muitos capítulos sobre a imagem de pequenas partes, incluindo a carótida, e a avaliação das artérias e veias periféricas.

O Volume 2 começa com a Parte V, onde o maior aumento de texto e imagens ocorreu em obstetrícia e ultra-sonografia fetal. O primeiro trimestre é apresentado em profundidade em dois capítulos. A Parte VI cobre de maneira abrangente a ultra-sonografia pediátrica.

O *Tratado de Ultra-sonografia Diagnóstica* é para médicos, residentes, estudantes de medicina, ultra-sonografistas e outros interessados em compreender as vastas aplicações do diagnóstico ultra-sonográfico no cuidado do paciente. Nosso objetivo é que o *Tratado de Ultra-sonografia Diagnóstica* continue a ser a mais completa obra de referência disponível na literatura ultra-sonográfica por sua objetividade e por suas excelentes imagens.

AGRADECIMENTOS

Nosso mais profundo reconhecimento e sincera gratidão:

A todos os nossos autores notáveis, que contribuíram enormemente com recentes atualizações de textos e imagens excelentes. Não temos como agradecer o suficiente por seus esforços neste projeto.

A Gayle Craun, em Denver, Colorado, cuja notável habilidade de secretária e de comunicação com autores e editores facilitou a checagem e a revisão final de todo o manuscrito. Sua entusiástica atenção aos detalhes e à exatidão ajudou a fazer desta a nossa melhor edição.

A Gordana Popovic por suas belas e novas ilustrações.

A Lori Kulas em Rochester, Minnesota, por sua ajuda na preparação do manuscrito.

A Helen Robson, Research Coordinator, Division of Maternal Fetal Medicine, University of Toronto, por sua especial ajuda a Jo-Ann Johnson.

A Janice Gaillard, que se dedicou a este projeto desde o início da concepção da terceira edição. Nós também agradecemos a entusiástica participação de muitas outras pessoas da equipe da Elsevier Mosby, incluindo Allan Ross, Karen O'Keefe Owens e Mary Anne Folcher, que pacientemente levaram o processo às etapas finais de desenvolvimento e produção. Foi um intenso período para todos, e nós estamos muito orgulhosos desta excelente edição do *Tratado de Ultra-sonografia Diagnóstica*.

SUMÁRIO

VOLUME 1

I
FÍSICA

1. Física do Ultra-som 3
   Christopher R. B. Merritt

2. Efeitos Biológicos e Segurança 35
   Christy K. Holland e J. Brian Fowlkes

3. Contraste por Microbolhas em Imagens de Ultra-som: Onde, Como e Por que? 55
   Peter N. Burns

II
ULTRA-SONOGRAFIA ABDOMINAL, PÉLVICA E TORÁCICA

4. O Fígado 77
   Stephanie R. Wilson e Cynthia E. Withers

5. O Baço 147
   Patrick M. Vos, John R. Mathieson e Peter L. Cooperberg

6. Vesícula e Vias Biliares 171
   Korosh Khalili e Stephanie R. Wilson

7. O Pâncreas 213
   Mostafa Atri e Paul W. Finnegan

8. O Trato Gastrointestinal 269
   Stephanie R. Wilson

9. O Trato Urinário 321
   Wendy Thurston e Stephanie R. Wilson

10. A Próstata 395
    Ants Toi e Robert L. Bree

11. As Glândulas Adrenais 425
    Wendy Thurston e Stephanie R. Wilson

12. O Retroperitônio e os Grandes Vasos 443
    Dónal B. Downey

13. A Parede Abdominal 489
    Khanh T. Nguyen, Eric E. Sauerbrei, Robert L. Nolan e Bernard J. Lewandowski

14. O Peritônio 503
    Anthony E. Hanbidge e Stephanie R. Wilson

15. Ultra-sonografia Ginecológica 527
    Shia Salem e Stephanie R. Wilson

16. Neoplasia Trofoblástica Gestacional 589
    Margaret A. Fraser-Hill e Stephanie R. Wilson

17. O Tórax 603
    William E. Brant

18. Biópsia e Drenagem do Abdome e da Pelve Guiadas por Ultra-sonografia 625
    Thomas D. Atwell, J. William Charboneau, Carl C. Reading e John P. McGahan

19. Transplante de Órgãos 657
    Derek Muradali e Stephanie R. Wilson

III
ULTRA-SONOGRAFIA INTRA-OPERATÓRIA

20. Ultra-sonografia Intra-operatória e Laparoscópica do Abdome   705
Robert A. Lee, Robert A. Kane e J. William Charboneau

IV
ULTRA-SONOGRAFIA DE PEQUENAS PARTES, ARTÉRIA CARÓTIDA E VASOS PERIFÉRICOS

21. A Glândula Tireóide   735
Luigi Solbiati, J. William Charboneau, Valeria Osti, E. Meredith James e Ian D. Hay

22. As Glândulas Paratireóideas   771
Bonnie J. Huppert e Carl C. Reading

23. A Mama   795
A. Thomas Stavros

24. Bolsa Escrotal   849
Brian Gorman e Barbara A. Carroll

25. O Manguito Rotador   889
Marnix T. van Holsbeeck

26. Os Tendões   909
Bruno D. Fornage, Didier H. Touche e Beth S. Edeiken-Monroe

27. Os Vasos Cerebrais Extracranianos   943
Barbara A. Carroll

28. As Artérias Periféricas   993
Joseph F. Polak

29. As Veias Periféricas   1019
Bradley D. Lewis

Índice

VOLUME 2

V
ULTRA-SONOGRAFIA OBSTÉTRICA E FETAL

30. Revisão sobre Ultra-sonografia Obstétrica   1039
Jo-Ann M. Johnson

31. O Uso Prudente e Seguro do Ultra-Som em Obstetrícia   1059
Kjell Å. Salvesen, Peter N. Burns e Sturla H. Eik-Nes

32. O Primeiro Trimestre   1069
Edward A. Lyons e Clifford S. Levi

33. Anomalias Estruturais no Primeiro Trimestre   1127
Elisabeth Peregrine e Pranav Pandya

34. Marcadores Ultra-sonográficos de Defeitos Cromossômicos Fetais   1157
Simona Cicero, Jo-Ann M. Johnson e Kypros Nicolaides

35. Ultra-sonografia na Gravidez Múltipla   1185
Clifford S. Levi, Edward A. Lyons e Marie-Jocelyne Martel

36. A Face e o Pescoço do Feto   1215
Patrick Mohide e John Mernagh

37. A Cabeça e o Cérebro do Feto 1237
    Ants Toi

38. A Coluna do Feto 1271
    Eric E. Sauerbrei

39. O Tórax do Feto 1303
    P. Gareth R. Seaward

40. O Coração do Feto 1323
    Lisa K. Hornberger, Edgar T. Jaeggi e Jean Trines

41. O Abdome do Feto 1365
    Jeanne A. Cullinan e Christine H. Comstock

42. Trato Urogenital do Feto 1393
    Katherine W. Fong, Cynthia V. Maxwell e Greg Ryan

43. O Sistema Músculo-esquelético Fetal 1425
    Phyllis Glanc, David Chitayat e Sheila Unger

44. Hidropsia Fetal 1459
    Fawaz Alkazaleh, Greg Ryan e Ann Jefferies

45. Medidas Fetais – Crescimento Normal e Anormal 1493
    Carol B. Benson e Peter M. Doubilet

46. Perfil Biofísico Fetal 1513
    Christopher R. Harman

47. Avaliação Doppler na Gravidez 1527
    Fawaz Alkazaleh, Frank Reister e John C. P. Kingdom

48. Avaliação Ultra-sonográfica da Placenta 1557
    Fawaz Alkazaleh, Sandra Viero e John C. P. Kingdom

49. Ultra-sonografia Cervical e Parto Prematuro 1583
    Rory Windrim, Nanette Okun e Katherine W. Fong

50. Procedimentos Fetais Invasivos 1599
    Fionnuala McAuliffe, Jo-Ann M. Johnson, Greg Ryan e Gareth R. Seaward

VI
ULTRA-SONOGRAFIA PEDIÁTRICA

51. Exame Cerebral do Neonato e do Lactente 1623
    Carol M. Rumack e Julia A. Drose

52. Doppler do Cérebro do Neonato e do Lactente 1703
    George A. Taylor

53. Doppler do Cérebro em Crianças 1723
    Dorothy I. Bulas e Joanna J. Seibert

54. Massas Cranianas e Cervicais em Pediatria 1755
    S. Bruce Greenberg, Joanna J. Seibert e Robert W. Seibert

55. O Canal Espinhal Pediátrico 1793
    Carol E. Barnewolt

56. O Tórax Pediátrico 1829
    S. Bruce Greenberg, Joanna J. Seibert, Charles M. Glasier e Richard E. Leithiser, Jr.

57. O Fígado e Baço Pediátricos 1859
    Sara M. O'Hara

58. O Rim e as Glândulas Supra-renais Pediátricos 1905
    Diane S. Babcock e Heidi B. Patriquin

59. O Trato Gastrointestinal Pediátrico 1941
    Susan D. John e Caroline Hollingsworth

60. Ultra-sonografia Pélvica Pediátrica 1977
    Henrietta Kotlus Rosenberg

61. Ultra-sonografia Músculo-esquelética Pediátrica   2035
Leslie E. Grissom e H. Theodore Harcke

62. Ultra-sonografia Intervencionista Pediátrica   2061
Neil D. Johnson

Índice

REVISÃO SOBRE ULTRA-SONOGRAFIA OBSTÉTRICA

Jo-Ann M. Johnson

SUMÁRIO DO CAPÍTULO

A ULTRA-SONOGRAFIA É SEGURA?
INDICAÇÕES DA ULTRA-SONOGRAFIA OBSTÉTRICA
EVIDÊNCIAS A FAVOR E CONTRA A ULTRA-SONOGRAFIA DE ROTINA NA GRAVIDEZ
   Precisão no Diagnóstico de Malformações Fetais
   Evidências a Favor da Ultra-sonografia de Rotina
   Limitações da Ultra-sonografia de Rotina
A ULTRA-SONOGRAFIA OBSTÉTRICA

Classificações e Diretrizes
   Terminologia Treinamento e Pessoal
   Equipamentos e Padrões
   Preparo da Paciente
O EXAME ANATÔMICO FETAL PADRÃO
   A Ultra-sonografia no Primeiro Trimestre
   A Ultra-sonografia no Segundo Trimestre
CONCLUSÃO

Atualmente consideramos a introdução da ultra-sonografia na prática obstétrica por Ian Donaldson *et al.* em 1958 como o principal marco da medicina moderna. Pela primeira vez foi possível obter informações diretamente sobre o feto e seu meio ambiente utilizando-se um procedimento diagnóstico não-invasivo, podendo mesmo ser utilizado várias vezes. Apesar de a ultra-sonografia estar sendo utilizada há quase 30 anos, os maiores progressos ocorreram nos últimos 10 anos com o advento dos transdutores de alta freqüência, com um aumento significativo na sensibilidade e resolução da imagem, dispositivos de Doppler de potência e Doppler colorido para avaliar as circulações materna e fetal, e a ultra-sonografia em três e quatro dimensões, que permite ao médico obter uma imagem em um único volume que pode ser formatada em qualquer orientação. Esses avanços, aliados às técnicas mais fáceis de serem utilizadas, à implementação da tecnologia digital e ao desenvolvimento de aparelhos portáteis de baixo custo, resultaram em um crescimento inigualável no uso da ultra-sonografia geral e na obstetrícia, em particular. Atualmente, 90% a 100% das gestantes na América do Norte, Grã-Bretanha e Europa ocidental são submetidas a uma ou mais ultra-sonografias no período pré-natal.[1] Sua utilidade em relação à avaliação precisa da idade gestacional, detecção de gestações múltiplas, diagnóstico de anormalidades fetais, avaliação do crescimento e bem-estar fetais, e para orientar o obstetra no diagnóstico e tratamento *in utero* é amplamente reconhecida. É realmente difícil imaginar um problema obstétrico para o qual a ultra-sonografia não contribua para a solução. Ela também é um teste de triagem, e o "exame de rotina" é considerado cada vez mais essencial na prática obstétrica, capaz de fornecer informações importantes para melhorar o desenvolvimento da gestação.

É importante fazer uma revisão dos padrões atuais em relação às indicações, segurança, precisão e limitações da ultra-sonografia na gravidez. Além disso, o estado atual dos exames de rotina também é discutido, sendo fornecida uma avaliação anatômica para servir de base para os capítulos subseqüentes desta seção.

A ULTRA-SONOGRAFIA É SEGURA?

Não existe nenhuma evidência científica de qualquer efeito biológico deletério causado pela ultra-sonografia no feto em desenvolvimento. Nos últimos 30 anos, mais de 50 milhões de mulheres foram submetidas à ultra-sonografia diagnóstica in utero, e vários estudos epidemiológicos relataram que não houve aumento na incidência de mortalidade e anormalidade fetais, restrição do crescimento intra-uterino ou câncer na infância com acompanhamentos de até 12 anos.[2-4] Também não foi demonstrado nenhum efeito adverso no comportamento ou conseqüências neurológicas nem efeitos no aprendizado, incluindo a leitura, redação, matemática, maior incidência de dislexia ou alteração no desempenho escolar global atribuíveis à ultra-sonografia diagnóstica.[5,6] O consenso do Bioffects Committee American Institute of Ultrasound Medicine (AIUM) é de que "não foram relatados efeitos biológicos confirmados, em pacientes ou técnicos, causados pelas intensidades típicas presentes nos aparelhos de ultra-sonografia. Apesar de existir a possibilidade de que tais efeitos biológicos possam ser identificados no futuro, as informações atuais indicam que os benefícios aos pacientes com o uso prudente da ultra-sonografia diagnóstica superam os riscos, se é que estes existem".[7]

INDICAÇÕES DA ULTRA-SONOGRAFIA OBSTÉTRICA

As evidências demonstram que o uso da ultra-sonografia na presença de determinados fatores de risco, sinais clínicos e sintomas contribui para a melhora do prognóstico materno e fetal quando o exame seletivo ou recomendado é realizado. A Tabela 30-1 enumera as indicações para a ultra-sonografia seletiva definidas pelo National Institute of Child Health and Human Development (NICHHD) nos Estados Unidos.[8]

A importância da **ultra-sonografia de rotina no segundo trimestre** em gestações aparentemente normais para identificar aquelas que apresentam um alto risco de alterações não conhecidas tem sido alvo de diversos debates. No momento, essas ultra-sonografias de triagem realizadas entre 16 e 20 semanas são recomendadas no Canadá,[9] Inglaterra,[10] Finlândia[11] e Noruega.[12] Na França[13] e na Alemanha[14] pelo menos dois exames são comuns: um no segundo trimestre (18 a 22 semanas) e outro no terceiro trimestre (31

TABELA 30-1. INDICAÇÕES PARA A ULTRA-SONOGRAFIA NA GESTAÇÃO

A Consensus Development Conference, apoiada pelo National Institute of Child Health and Human Development, defende o uso da ultra-sonografia nas seguintes situações clínicas:

1. Estimativa da idade gestacional
2. Avaliação do crescimento fetal
3. Sangramento vaginal na gravidez de etiologia indeterminada
4. Determinação da apresentação fetal
5. Suspeita de gestação múltipla
6. Adjunta da amniocentese
7. Volume uterino aumentado/discrepância com a idade gestacional
8. Massa pélvica
9. Suspeita de mola hidatiforme
10. Adjunta na cerclagem cervical
11. Suspeita de gravidez ectópica
12. Adjunta de procedimentos especiais
13. Suspeita de morte fetal
14. Suspeita de anormalidade uterina
15. Localização de dispositivo intra-uterino (DIU)
16. Acompanhamento do desenvolvimento do folículo ovariano
17. Avaliação biofísica do bem-estar do feto
18. Observação de eventos intraparto
19. Suspeita de poliidrâmnio ou de oligoidrâmnio
20. Suspeita de descolamento prematuro da placenta
21. Adjunta na manobra da versão externa para mudar a apresentação de pélvica para cefálica
22. Avaliação do peso fetal e/ou da apresentação na ruptura prematura das membranas e/ou da apresentação cefálica
23. Nível anormal da α-fetoproteína
24. Acompanhamento de anomalia fetal
25. Acompanhamento da avaliação da localização placentária no caso de placenta prévia
26. História pregressa de anomalia congênita
27. Avaliação do estado fetal nas gestantes que se apresentam tardiamente para o pré-natal
28. Avaliação seriada do crescimento fetal em gestações múltiplas

De U. S. Department of Health and Human Services: Diagnostic Ultrasound in Pregnancy. NIH Publication No. 84-667. Washington, DC, National Institutes of Health, 1984.

a 33 semanas). Recentemente, diversos centros adicionaram uma ultra-sonografia no primeiro trimestre (11 a 14 semanas). Nos Estados Unidos, algumas associações profissionais, incluindo o American College of Obstetricians and Gynecologists (ACOG), o NICHHD, o AIUM e o American College of Radiology (ACR) não recomendam a ultra-sonografia de rotina, mas sim que a "ultra-sonografia fetal deva ser realizada somente quando houver uma razão médica válida".[15] Isso se deve ao fato de acreditarem que os estudos realizados até o momento não demonstraram que a ultra-sonografia de rotina esteja associada a uma melhora do prognóstico fetal ou materno.

EVIDÊNCIAS A FAVOR E CONTRA A ULTRA-SONOGRAFIA DE ROTINA NA GRAVIDEZ

Quatro estudos clínicos aleatórios realizados entre 1980 e 1984 avaliaram o uso da ultra-sonografia de rotina na gravidez.[16-19] Os quatro estudos demonstraram que havia uma **maior exatidão na avaliação da duração da gravidez e uma maior taxa de detecção de gravidez gemelar** nos grupos em que a ultra-sonografia foi realizada, mas não foi demonstrado haver uma melhora no prognóstico da gestação. Em meados de 1990, cinco estudos clínicos aleatórios avaliaram a sensibilidade e a especificidade da ultra-sonografia de rotina (Tabela 30-2).[11,20-24] Esses estudos demonstraram que a ultra-sonografia estava associada a uma **redução no número de trabalhos de parto induzidos e à detecção precoce de gestações gemelares.** Entretanto, na maioria dos casos não foi observada nenhuma diferença na idade gestacional na hora do parto, peso ao nascer, incidência de cesariana ou internação na unidade de terapia intensiva neonatal. O **estudo de Helsinki**, feito por Saari-Kemppainen et al.,[11] demonstrou uma redução significativa da mortalidade perinatal no grupo submetido a ultra-sonografia (de 9 por 1.000 para 4,6 por 1.000). Isso foi atribuído à taxa relativamente alta de anormalidades fetais nesse estudo (58% das malformações mais graves foram detectadas antes da 24ª semana), com o subseqüente abortamento dos fetos com anomalias.

O **estudo "Routine Antenatal Diagnostic Imaging with Ultrasound" (RADIUS)**, um estudo aleatório feito por vários centros, publicado em 1993,[22] é um dos artigos mais mencionados a respeito da ultra-sonografia de rotina na gravidez. Nesse estudo, mais de 15.000 mulheres de baixo risco foram separadas aleatoriamente em dois grupos. Um grupo foi submetido a duas ultra-sonografias (uma entre 15 e 22 semanas de gestação e a outra entre 31 e 35 semanas), enquanto no grupo-controle a ultra-sonografia só foi realizada quando havia alguma indicação clínica identificada pelo seu médico (45% das pacientes no grupo-controle foram submetidas a uma ultra-sonografia). Os resultados foram semelhantes aos relatados em outros estudos clínicos aleatórios e incluíram um aumento na taxa de detecção de anormalidades congênitas e uma menor incidência de tocólise no grupo submetido à ultra-sonografia. Além disso, houve o diagnóstico precoce de gestações múltiplas e uma redução na taxa de tempo incorreto de gestação, sendo assim sua determinação é mais precisa. O estudo não demonstrou nenhuma diferença significativa nas complicações perinatais (definidas como morte fetal, morte neonatal ou morbidade neonatal) entre os dois grupos. A explicação da falta de melhora no prognóstico está relacionada à sensibilidade limitada da ultra-sonografia de rotina para detectar anormalidades congênitas no estudo RADIUS (16,6% antes de 24 semanas) aliada à baixa taxa de interrupção da gravidez após o diagnóstico.[23] Apesar de chegarem à conclusão de que a ultra-sonografia de rotina "não ofereceu nenhum benefício significativo a gestantes de baixo risco", tem sido argumentado que esse estudo não representa a verdadeira capacidade diagnóstica da ultra-sonografia. O estudo foi muito pequeno para avaliar corretamente a precisão da ultra-sonografia na detec-

TABELA 30-2. COMPARAÇÃO DOS ESTUDOS CLÍNICOS ALEATÓRIOS

Autor	Número de Induções	Detecção de Gêmeos	Detecção de PIGs	Número de PIGs	Número ou Duração de Internações no Pré-natal	Morbidade e/ou Mortalidade Perinatal
Bakketeig, et al.[16]	↓ (NS)	↑	↑+	↓ (NS)	↑	Sem diferenças
Eik-Nes, et al.[17]	↓	↑+	↑	Incerto	↓	↓
Bennett, et al.[18]	↑+	—	—	Sem diferenças	—	Sem diferenças
Neilson, et al.[19]	Sem diferenças	—	↑	—	—	Sem diferenças
Secher, et al.[20]	↑	—	↑	Sem diferenças	—	Sem diferenças
Waldenstrom, et al.[21]	↓	↑+	—	↓	Sem diferenças	↓ (NS)
Ewigman, et al.[22]	Sem diferenças	↑+	—	—	—	Sem diferenças
Saari-Kemppainen, et al.[11]	Sem diferenças	↑	—	Sem diferenças	↓ (NS)	↓*
Estudo RADIUS[23]	Sem diferenças	↑	—	Sem diferenças	Sem diferenças	Sem diferenças

PIG, Pequeno para a idade gestacional; NS, Não significativo; —, Não foi examinado; +, A importância estatística não está clara; *Não é significativo se o término eletivo da gravidez secundário a malformações for contado como óbito.
Modificada com permissão de Garmel SH, D'Alton EM: Diagnostic ultrasound in pregnancy. Semin Perinatal 1994;18:117-132.

TABELA 30-3. PRECISÃO DA ULTRA-SONOGRAFIA NA DETECÇÃO DE MALFORMAÇÕES CONGÊNITAS EM POPULAÇÕES DE BAIXO RISCO

Autor	Número de Pacientes	Anos de Duração da Pesquisa	Sensibilidade	Especificidade
Lys, et al.[26]	8.316	1986	14%	98%
Li, et al.[28]	678	1980-1981	38%	98%
Levi, et al.[27]	13.309	1986-1987	34%-55%	99%
Rosendahl, et al.[29]	9.012	1980-1988	58%	99%
Shirley, et al.[30]	6.183	1989-1990	67%	99%
Chitty, et al.[32]	8.432	1988-1989	74%	99%
Luck[31]	8.523	1988-1991	85%	99%
RADIUS trial[23]	15.151	1987-1991	35%	—
Levi, et al.[33]	200.000	1990-1993	61.4%	—

Modificada com permissão de Garmel SH, D'Alton EM: Diagnostic ultrasound in pregnancy. Semin Perinatal 1994;18:117-132.

ção de defeitos congênitos graves e também foi criticado pela falta de experiência dos técnicos. Uma metanálise publicada posteriormente por Bucher et al.,[25] baseada em quatro estudos aleatórios envolvendo 15.935 mulheres (7.992 no grupo da ultra-sonografia de rotina e 7.943 no grupo de exame seletivo), demonstrou que a mortalidade perinatal foi significativamente menor nas pacientes do grupo de ultra-som de rotina devido à detecção precoce de anormalidades fetais que levou à interrupção da gestação (chance de ocorrência 0,64; 95% de intervalo de confiança 0,43 a 0,97).[25] Sua conclusão foi de que a ultra-sonografia de rotina é eficaz e útil para detectar malformações.

Precisão no Diagnóstico de Malformações Fetais

A incidência de malformações congênitas graves ao nascimento na população geral é de 2% a 3%, porém essas anormalidades são responsáveis por 20% a 25% das mortes perinatais e por uma percentagem ainda maior de morbidade perinatal. A detecção pré-natal de uma anormalidade aumenta as opções de tratamento da gravidez e, em alguns casos, o distúrbio pode ser passível de tratamento intra-uterino. Por essas razões, o uso da ultra-sonografia de rotina para a determinação de anormalidades congênitas é um conceito atraente. Entretanto, o desempenho dessa modalidade para detectar anormalidades em populações de baixo risco é variável, pois a sensibilidade e a especificidade variam de 14% a 85% e de 93% a mais de 99%, respectivamente (Tabela 30-3).[23,24,26-33] No único estudo grande o suficiente para avaliar especificamente a sensibilidade da ultra-sonografia de rotina na detecção de malformações congênitas, o **estudo Eurofetus**, 200.000 gestantes foram submetidas a ultra-sonografia em 60 unidades obstétricas de 14 países europeus.[33] O exame foi realizado entre a 18ª e a 22ª semanas, detectando 56% das 4.615 anormalidades congênitas estruturais, incluindo 73% de todas as anormalidades congênitas graves. Dos 3.685 recém-nascidos que apresentavam anormalidades congênitas, 61,4% das anormalidades foram detectadas pela ultra-sonografia, sendo que 56% foram detectadas antes da 24ª semana de gestação (contra 16,6% no estudo RADIUS), mas houve diferenças significativas de sensibilidade para as diversas malformações.[34] As melhores taxas de detecção foram para as anormalidades do trato urinário (88,5%) e do sistema nervoso central (88,3%). A taxa de detecção de anormalidades cardíacas não foi satisfatória, independente de serem graves (38,8%) ou não (20,8%), enquanto que anormalidades de pouca gravidade do sistema músculo-esquelético (18% *versus* 73,6% das anormalidades mais graves) e as fissuras labial e palatina (18%) apresentaram as menores taxas de detecção. No geral, dos 3.085 diagnósticos de malformações, 2.593 foram positivos (84%) e 492 foram falso-positivos (305 [9,9%]) ou "alarmes falsos" (187 [6%]), definidos como um erro diagnóstico ou ratificados por uma ultra-sonografia subseqüente.

É importante salientar que as melhores sensibilidades no Eurofetus foram obtidas em centros que utilizaram os equipamentos mais modernos nas populações de alto risco. Isso confirma os resultados de outros estudos que mostraram que os exames realizados em pacientes de alto risco são significativamente mais precisos (Tabela 30-4).[24,35-39] Além disso, todas as ultra-sonografias foram feitas por técnicos certificados. Tanto na Europa quanto nos Estados Unidos a taxa de detecção de anormalidades congênitas é três vezes maior nos departamentos de ultra-sonografia dos hospitais do que nos exames realizados nos consultórios médicos (60% a 80% *versus* 25% a 30%).[33]

O estudo Eurofetus também demonstrou que a taxa de detecção de anormalidades era influenciada pelo número de ultra-sonografias realizadas. Na Europa, onde a realização de três exames (geralmente um por trimestre) é considerada o melhor da prática médica, argumenta-se que fazer uma única ultra-sonografia entre a 18ª e a 20ª semanas de gestação impede que sejam diagnosticadas anormalidades que são mais evidentes em um estágio mais avançado do desenvolvimento. Nesse estudo, por exemplo, 38,5% das anormalidades foram diagnosticadas após a 29ª semana.

Resumindo, o Eurofetus mostrou que a sensibilidade global da ultra-sonografia de rotina em populações de baixo risco realizada entre a 18ª e a 22ª semanas de gestação para

TABELA 30-4. PRECISÃO DA ULTRA-SONOGRAFIA NA DETECÇÃO DE MALFORMAÇÕES CONGÊNITAS EM POPULAÇÕES ESPECÍFICAS

Autor	Número de Pacientes	Anos de Duração da Pesquisa	Sensibilidade	Especificidade
Hill, et al.[35]	5.420	1979-1983	27%	—
Sollie, et al.[36]	481	1980-1985	86%	100%
Sabbagha, et al.[37]	596	1980-1983	95%	99%
Campbell, et al.[38]	2.372	1978-1983	95%	99%
Manchester, et al.[39]	257	1983-1985	99%	91%

Modificada com permissão de Garmel SH, D'Alton EM: Diagnostic ultrasound in pregnancy. Semin Perinatal 1994;18:117-132.

detecção pré-natal de anormalidades é de 61,4%.[34] Os fatores que influenciaram a sensibilidade incluíram a perícia do técnico, a qualidade do equipamento, a prevalência de uma determinada malformação, o número de exames feitos em cada gestação, o tipo de malformação, a idade gestacional do feto, o biotipo materno e o protocolo do exame.[34,40]

Evidências a Favor da Ultra-sonografia de Rotina

Nos centros que apresentam uma precisão razoável na detecção de anormalidades fetais, a ultra-sonografia realizada no segundo trimestre apresenta uma ótima relação custo-benefício.[41] Relatou-se que se a sensibilidade obtida pelo estudo RADIUS para a detecção de anormalidades fetais foi semelhante à obtida nos estudos europeus que apresentaram os melhores resultados, e isto também confirmaria os benefícios do exame de rotina.[42]

Muitos benefícios da ultra-sonografia não são passíveis de ser quantificados. As gestantes sofrem uma grande influência ao verem seus fetos durante o exame e dão grande valor às informações obtidas.[43] Apesar de na maioria dos casos a ultra-sonografia obstétrica representar uma experiência gratificante aliada à redução da ansiedade, um diagnóstico real ou errôneo de uma anormalidade fetal pode ser psicologicamente devastador. Ter a oportunidade de se ajustar no período pré-natal a uma informação relacionada a uma malformação pode melhorar consideravelmente o enfoque tanto do médico quanto da paciente em relação à gravidez e ao parto, assim como sua capacidade para tomar decisões sobre o tratamento pré-natal e/ou após o parto.[43]

Finalmente, se a ética da medicina moderna se baseia no princípio do benefício e do respeito à autonomia, sugerir rotineiramente a realização da ultra-sonografia demonstra respeito pela autonomia da gestante, enquanto que não oferecer sistematicamente a realização desse exame demonstra desrespeito pela sua individualidade, pois o acesso da mulher ao diagnóstico de anormalidades graves e, conseqüentemente, à possibilidade de interrupção da gestação devido uma anormalidade fetal grave torna-se restrita.[44]

Limitações da Ultra-sonografia de Rotina

Todas as pacientes, especialmente as consideradas de baixo risco, devem receber informações a respeito das limitações da ultra-sonografia. Elas devem ser informadas de que nem todas as anormalidades podem ser detectadas e que a precisão do exame é variável, dependendo do local em que é realizado e do profissional que realiza o exame. Existe também o risco de interpretação errônea ou de um diagnóstico passar despercebido. A ultra-sonografia tem o potencial de melhorar o prognóstico da paciente. Mas também pode ser deletéria ao estimular intervenções médicas desnecessárias, criando ansiedade causada por diagnósticos falso-positivos e dando um falso senso de segurança a mulheres com gestações anormais que podem perder a oportunidade de realizar outros exames devido a uma ultra-sonografia considerada normal.

A ULTRA-SONOGRAFIA OBSTÉTRICA

Classificações e Diretrizes

As diretrizes atuais da ACR/AIUM/ACOG para a realização de uma ultra-sonografia obstétrica estão no site.[45]

As diretrizes apresentadas na Tabela 30-5 foram desenvolvidas em colaboração pelo American College of Radiology (ACR), o American Institute of Ultrasound in Medicine (AIUM) e o American College of Obstetricians and Gynecologists (ACOG). Esses exames são classificados por trimestre e descrevem a ultra-sonografia padrão, que é recomendada para "maximizar a possibilidade de se detectar tantas anor-

---

BENEFÍCIOS DA ULTRA-SONOGRAFIA DE ROTINA NO SEGUNDO TRIMESTRE

- Determinação mais precisa da idade gestacional
- Detecção de malformações graves antes do nascimento
- Detecção precoce de gravidez múltipla
- Redução no número dos recém-nascidos de baixo peso
- Redução na incidência da indução da gestação pós-termo
- Detecção precoce da placenta prévia
- Confirmação de uma gravidez normal
- Respeito pela autonomia da paciente

TABELA 30-5. ESPECIFICAÇÕES DO ACR PARA O EXAME

Ultra-sonografia no Primeiro Trimestre
Saco gestacional
Vesícula vitelínica ou embrião
Medida do comprimento crânio-nádega
Atividade cardíaca
Número de fetos (amnionicidade/corionicidade)
Útero e anexos

Ultra-sonografia no Segundo e Terceiro Trimestres
Idade gestacional (distância biparietal, circunferência cefálica, circunferência abdominal)
Atividade cardíaca, apresentação, número de fetos
Diversos (amnionicidade/corionicidade, concordância entre tamanho e quantidade de líquido amniótico)
Volume do líquido amniótico
Placenta e cordão umbilical com três vasos
Exame anatômico
    Cabeça e pescoço
        Cerebelo
        Plexo coróide
        Cisterna magna
        Ventrículos cerebrais laterais
        Foice cerebral
        Septo pelúcido
    Tórax
        Coração — visualização das quatro câmaras e, "se possível", das vias de saída
    Abdome
        Estômago (presença, tamanho e localização)
        Rins
        Bexiga
        Inserção do cordão umbilical no abdome do feto
        Número de vasos no cordão umbilical
    Coluna vertebral
    Coluna cervical, torácica, lombar e sacral
    Extremidades
        Pernas e braços — presença ou ausência
    Sexo
        Indicado clinicamente em gestações de baixo risco apenas para avaliação de gestações múltiplas
Estimativa do peso fetal (em fetos próximos do termo)
Anatomia materna — útero e anexos

De American College of Obstetricians and Gynecologists: ACOG Practice Patterns, No. 5, Washington, DC, 1997.

CLASSIFICAÇÃO DAS ULTRA-SONOGRAFIAS FETAIS

A. Ultra-sonografia no Primeiro Trimestre
B. Ultra-sonografia de Rotina no Segundo ou no Terceiro Trimestre
    Apresentação do feto, volume do líquido amniótico, atividade cardíaca, posição da placenta
    Medidas biométricas do feto, pesquisa anatômica
    Colo do útero e anexos maternos
C. Exame Limitado
    Atividade cardíaca fetal
    Apresentação fetal
D. Exame Especializado (também chamado de Exame Detalhado ou Dirigido)
    Estudo anatômico detalhado
    Doppler fetal, perfil biofísico, ecocardiograma

TABELA 30-6. IMAGENS ADICIONAIS EM UM EXAME DIRECIONADO OU DETALHADO

Crânio: Configuração, mineralização, contigüidade
Cérebro: Hemisférios cerebrais, terceiro ventrículo, quarto ventrículo, diâmetro transcerebelar
Face: Perfil, ponte nasal, cavidade oral/língua, orelhas, diâmetro externo das órbitas
Pescoço: Partes moles e contorno externo
Tórax: Configuração da porção óssea do tórax, circunferência torácica
Coração: Quatro câmaras, vias de saída, aorta descendente, septos, válvulas
Cavidade abdominal/intestinos,/fígado/baço: Qualquer massa, calcificação, dilatação
Comprimento dos ossos longos: Gravidade e distribuição dos encurtamentos, verificar clavículas
Extremidades: Redução dos membros, desmineralização, número de dedos, deformações

---

malidades fetais quanto possível" e, ao mesmo tempo, reconhece que pode ser necessário realizar exames mais detalhados ou especializados.[45] A classificação das ultra-sonografias de acordo com o ACR está descrita no quadro.

Terminologia

A denominação "nível I" e "nível II" para a ultra-sonografia foi inicialmente introduzida no contexto da determinação dos níveis de α-fetoproteína, não sendo mais utilizada. De uma maneira mais apropriada, as diretrizes do ACR/AIUM fazem uma distinção entre o exame de rotina ou básico (Tabela 30-5) realizado em todas as pacientes, independente da indicação, e o exame "dirigido" ou detalhado quando um exame anterior sugeriu a presença de uma ou várias anormalidades. A Tabela 30-6 descreve algumas imagens que podem ser adicionadas ao exame dirigido. A Society of Obstetricians and Gynecologists of Canadá (SOGC) apóia a denominação de exame "completo" para o exame padrão, e de exame "abrangente" para o exame direcionado ou detalhado.[46]

No Reino Unido, o Working Group on Ultrasound Screening for Fetal Abnormalities do Royal College of Obstetricians and Gynaecologists (RCOG) recomenda um processo em dois estágios: um exame inicial, na "primeira" consulta, e um segundo exame por volta da 20ª semana de gestação.[47] O primeiro exame, também chamado de "exame precoce da gravidez", é geralmente feito antes da 13ª semana, sendo recomendado para determinar a viabilidade fetal, o número de fetos e estabelecer datas, especialmente na indicação do teste sangüíneo materno para triagem da síndrome de Down. Em relação ao exame para determinação da translucência nucal, o RCOG acredita que existem "evidências suficientes de que seja uma ferramenta de triagem eficaz para a síndrome de Down" apesar de não haver, no momento, fundos para um programa nacional. O RCOG também publicou diretrizes para o "exame de anomalias da 20ª semana", que é recomendado para todas as gestantes no Reino Unido.

Treinamento e Pessoal

Já que o potencial da ultra-sonografia diagnóstica depende fundamentalmente do treinamento e da experiência do profissional que manuseia o equipamento, todos os médicos e técnicos que realizam ultra-sonografia obstétrica devem completar um treinamento apropriado e possuir certificado. Eles podem ser técnicos de ultra-sonografia licenciados, enfermeiros técnicos, obstetras (geralmente especializados em medicina materno-fetal) ou radiologistas; e todos devem possuir conhecimento adequado sobre os princípios básicos da ultra-sonografia, sobre o equipamento, as exigências sobre a manutenção de registros, indicações e procedimentos de segurança. Para facilitar essa tarefa, o AIUM estabeleceu diretrizes de treinamento para os médicos que avaliam e interpretam as ultra-sonografias.[48] No Canadá exige-se que os ultra-sonografistas sejam formados por uma escola de ultra-sonografia reconhecida ou que tenham obtido seu certificado através do American Registry of Diagnostic Medical Sonographers (ARDMS) ou da Canadian Association of Registered Diagnostic Ultrasound Professionals (CARDUP).[49] O leitor pode consultar diversas associações, o AIUM[48], o ACR[45], a Canadian Association of Radiology (CAR)[49] e a SCOG[50] para obter mais detalhes sobre as recomendações para a qualificação de médicos e técnicos de ultra-sonografia.

Equipamentos e Padrões

O tipo de equipamento utilizado para a ultra-sonografia obstétrica é determinado pelas preferências do operador e disponibilidade da tecnologia. Todos os exames devem ser feitos com aparelhos em tempo real utilizando a via transabdominal e/ou transvaginal. A escolha da freqüência do transdutor representa uma troca entre a penetração do feixe e a resolução. Em geral, um transdutor de 3 a 5 MHz fornece uma boa resolução e penetração adequada, exceto nas pacientes obesas. No início da gestação, um transdutor abdominal de 4 a 7 MHz ou um transdutor transvaginal de 5 a 10 MHz podem oferecer uma melhor resolução, permitindo, ao mesmo tempo, uma penetração adequada. Os transdutores de maior freqüência são mais úteis para obtenção de exames de alta resolução, enquanto os transdutores de baixa freqüência são úteis naqueles casos em que é necessária uma maior penetração do feixe. A tecnologia dos transdutores varia muito e inclui sondas convexas, sondas de múltipla freqüência, sondas com Doppler, Doppler colorido e capacidade para fornecer imagens em três e quatro dimensões.

É necessário que o exame seja documentado na forma de vídeo, eletrônica ou em papel para provar que o exame foi feito de maneira sistemática e competente, além de permitir uma auditoria do mesmo, caso surjam aspectos médico-legais. Nos últimos anos, diversos centros de diagnóstico de imagem instalaram sistemas de arquivo de imagens e de comunicação ("PACS"). Esses sistemas permitem a armazenagem em computadores de imagens ultra-sonográficas digitais e a transmissão de todo o exame para computadores em rede para serem examinados e interpretados. A qualidade das imagens desses sistemas é excelente, podendo ser transmitidas para locais distantes para serem revistas e consultadas.[51] É essencial que haja boa visualização para que uma anormalidade estrutural do feto não passe despercebida; entretanto, a nitidez dos resultados pode ser influenciada por outros fatores, tais como obesidade materna, anormalidades uterinas, posição do feto e volume do líquido amniótico. Essas limitações devem ser mencionadas.

Preparo da Paciente

Antes de uma ultra-sonografia, as pacientes devem ser informadas de suas indicações clínicas, benefícios específicos, possíveis riscos e alternativas, se existirem. Além disso, se a paciente perguntar, ela deve receber informações sobre o tempo e a intensidade da exposição. Em alguns casos, um folheto impresso pode apressar o processo. Encorajamos veementemente o acesso das pacientes ao material educacional a respeito da ultra-sonografia.

Todos os locais em que esses exames são conduzidos devem assegurar a dignidade e a privacidade da paciente, devendo-se dispor de pelo menos 20 minutos para a realização do exame. Todo departamento que faça exames de rotina deve ter pessoal treinado na área de diagnóstico e triagem pré-natais ou ter acesso a um centro que forneça tais serviços para garantir o pronto encaminhamento das mulheres com exames anormais ou em que haja a suspeita de uma anormalidade.

O EXAME ANATÔMICO FETAL PADRÃO
(Figs. 30-1 e 30-2)

A Ultra-sonografia no Primeiro Trimestre

A realização de um exame anatômico limitado no final do primeiro trimestre, entre 11 e 14 semanas, está se tornando cada vez mais comum. Apesar de se obter uma quantidade considerável de informação nesse período, é improvável que

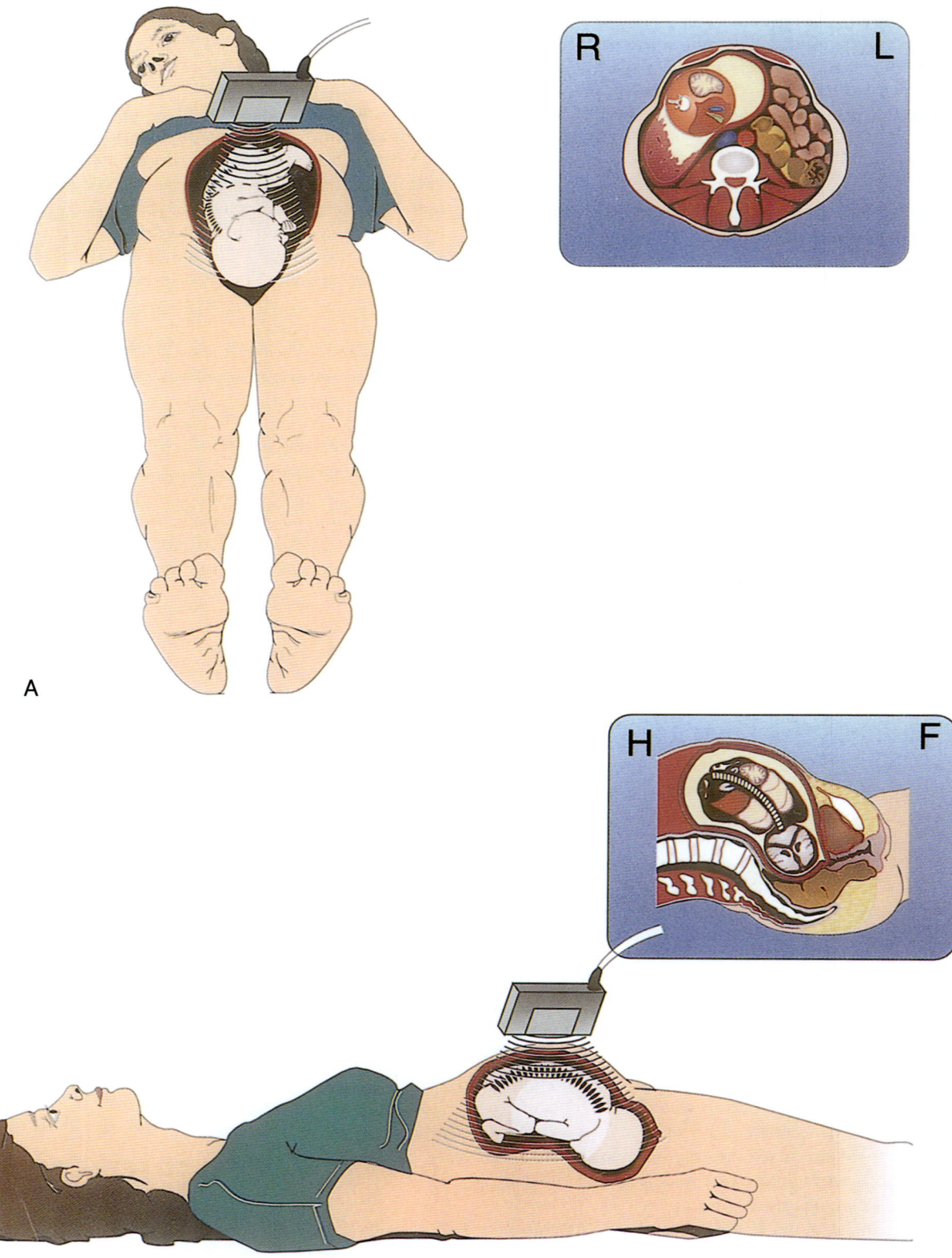

FIGURA 30-1. A, Ilustração do plano transversal do útero gravídico. O feto está na apresentação cefálica, portanto esse exame mostra um corte transverso do abdome fetal. **B.** Plano longitudinal do mesmo feto. Nessas imagens, a cabeça da mãe está à esquerda da imagem. (De Callen PW: Ultrasonography in Obstetrics and Gynecolgy, 4th ed. Philadelphia, Saunders, 2000.) R = direita; L = esquerda; H = cabeça; F = pés.

ela vá substituir o exame anatômico do segundo trimestre, embora isto possa mudar o enfoque do exame mais para a confirmação da anatomia fetal normal *versus* a detecção de novas anomalias. Os padrões mínimos para o exame do primeiro trimestre estão descritos na Tabela 30-5.

A Ultra-sonografia no Segundo Trimestre

Em geral, o "exame padrão da anatomia fetal" se refere à ultra-sonografia realizada no segundo trimestre. O período de tempo varia de 16 a 22 semanas de gestação. Quanto mais tarde for feito o exame, especialmente nas mulheres de baixo risco, melhor a sensibilidade para a detecção de anomalias e menor a necessidade de repetição do mesmo;[52] entretanto, existem considerações de ordem prática. Alguns centros preferem realizar o exame na gestação de 16 semanas para coincidir com a realização da amniocentese para pesquisa genética ou o exame de sangue do segundo trimestre. Nos centros que realizam a ultra-sonografia no primeiro trimestre (11 a 14 semanas) para a medida da translucência nucal e avaliação precoce do feto, como é o nosso, a ultra-sonografia do segundo trimestre é normalmente feita mais tarde, por volta de 20 a 22 semanas de gestação.

O exame anatômico fetal consiste em uma revisão sistemática da anatomia, literalmente, da "cabeça aos pés". Primeiro é feita uma ultra-sonografia transversal e uma longitudinal de toda a cavidade uterina para determinar a viabilidade do feto, o volume do líquido amniótico, a localização da placenta e a determinação da posição e da apresentação do feto. A *posição do feto* refere-se à relação entre seu eixo longitudinal e o eixo do útero (longitudinal, transversal ou oblíquo), enquanto que a *apresentação* refere-se à relação entre a cabeça do feto e o segmento inferior do útero (*i. e.*, cefálica ou pélvica). O conhecimento do plano de corte através do abdome materno, assim como a posição da coluna do feto e das estruturas localizadas à direita e à esquerda, permite a

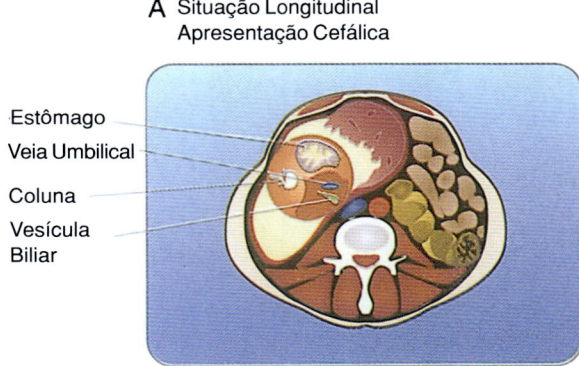

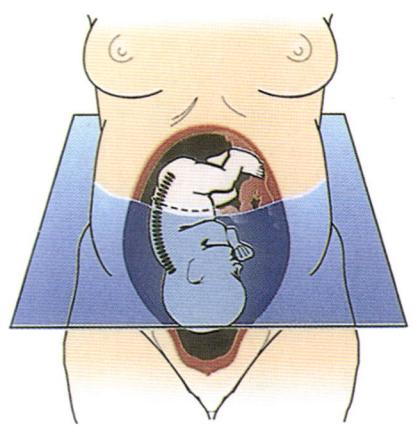

FIGURA 30-2. O conhecimento sobre o plano de secção do abdome materno (longitudinal ou transversal), assim como a posição da coluna do feto e das estruturas à esquerda (estômago) e à direita (vesícula biliar), podem ser usados para determinar a situação fetal e sua apresentação. **A,** Esse exame transversal do útero gravídico mostra a coluna fetal no lado direito da mãe, com o feto deitado sobre seu lado direito (estômago anterior, vesícula biliar posterior). Como essas imagens são vistas olhando-se de baixo para cima, o feto deve estar situado longitudinalmente na apresentação cefálica.

Continua

B Situação Longitudinal
Apresentação Pélvica

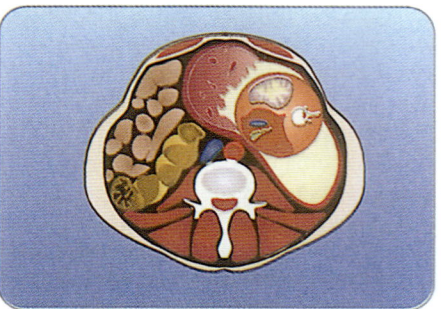

C Situação Transversal
Pólo cefálico no Lado Esquerdo da Mãe

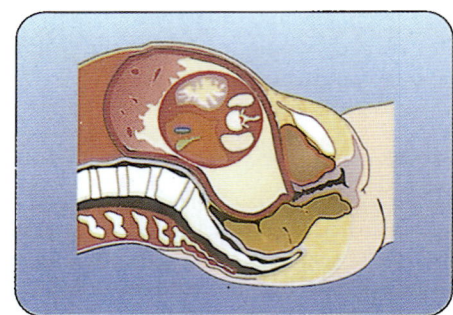

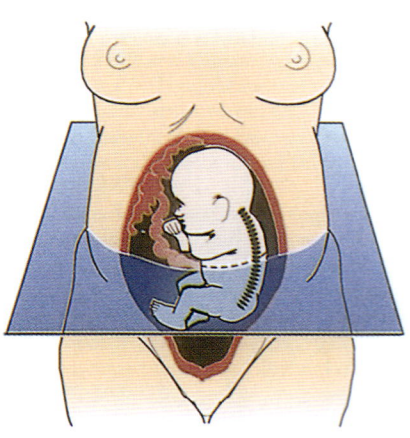

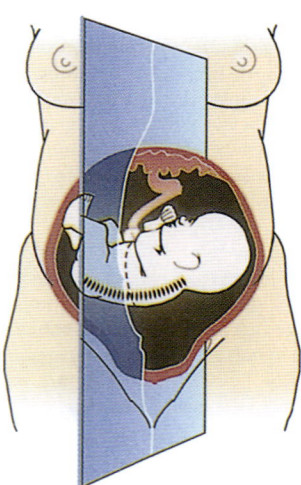

FIGURA 30-2, cont. O conhecimento sobre o plano da secção do abdome materno (longitudinal ou transversal), assim como a posição da coluna do feto e das estruturas à esquerda (estômago) e à direita (vesícula biliar), podem ser usados para determinar a posição fetal e sua apresentação. **B,** Quando o útero gravídico é escaneado transversalmente e a coluna do feto encontra-se no lado esquerdo da mãe, e seu lado direito voltado para baixo, o feto se encontra na situação longitudinal, com apresentação pélvica. **C,** Quando um exame longitudinal mostra o corpo do feto em corte transversal, com sua coluna próxima ao segmento inferior do útero, deitado sobre seu lado direito, ele se encontra na situação transversal, com o pólo cefálico localizado no lado esquerdo da mãe.

Continua

determinação precisa da posição fetal, além da identificação da anatomia normal e patológica. Algumas anomalias congênitas, tal como a dextrocardia, só serão reconhecidas se uma estrutura for identificada como anormal devido ao seu posicionamento anormal em relação à posição e à apresentação do feto.

As imagens necessárias para uma ultra-sonografia padrão do segundo trimestre estão descritas na Tabela 30-5. Os métodos necessários para se obter todas as imagens essenciais estão descritos detalhadamente em cada um dos capítulos seguintes, não sendo repetidos aqui. Em vez disso, a Tabela 30-7 apresenta um conjunto de imagens que podem ser usadas como orientações e uma lista de checagem para o exame anatômico detalhado. Cada uma das imagens é mostrada no "diagrama" junto com uma representação esquemática e a imagem ultra-sonográfica correspondente. O número de incidências descritas excede as orientações recomendadas mas é menos abrangente do que alguns exames dirigidos detalhados.

CONCLUSÃO

A ultra-sonografia é uma maneira bastante conveniente, não-invasiva e segura para se avaliar a saúde fetal, determinar a idade gestacional e avaliar o ambiente intra-uterino, sendo uma ferramenta indispensável na prática obstétrica. Ela também desempenha o papel de teste de triagem, cujos

D Situação Transversal
Pólo cefálico no Lado Esquerdo da Mãe

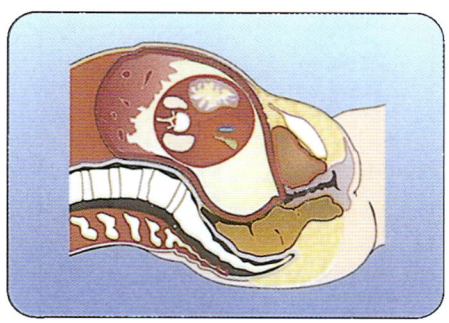

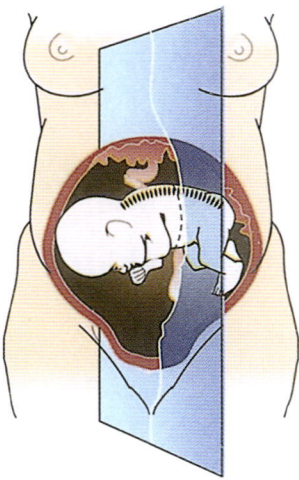

FIGURA 30-2, cont. O conhecimento sobre o plano da secção do abdome materno (longitudinal ou transversal), assim como a posição da coluna do feto e das estruturas à esquerda (estômago) e à direita (vesícula biliar), podem ser usados para determinar a situação fetal e sua apresentação. **D,** Quando uma imagem no plano longitudinal mostra o feto seccionado transversalmente, com sua coluna localizada próxima ao fundo uterino e seu lado direito para baixo, ele está na situação transversal, com o pólo cefálico localizado à direita do corpo da mãe. Apesar de a ultra-sonografia em tempo real do útero gravídico permitir que o observador determine rapidamente a situação e a apresentação fetal, essa manobra de identificação específica de estruturas localizadas no lado direito e esquerdo do corpo do feto obriga o examinador a determinar de forma precisa a sua posição e a identificar sua anatomia normal e patológica.

resultados devem ser interpretados e integrados de forma criteriosa. Assim como o exame físico, a ultra-sonografia é mais útil quando realizada de forma consistente e seus resultados podem ser reproduzidos, documentando cuidadosamente os achados positivos e negativos importantes para se tomar decisões clínicas. A informação obtida com a ultra-sonografia obstétrica de rotina pode dar mais segurança à paciente, assim como guiar o tratamento ou identificar uma condição patológica que demande uma investigação mais aprofundada. Ela sempre fornece alguma informação.

Para muitos futuros pais, a ultra-sonografia pré-natal se tornou uma experiência social e uma expectativa em nossa sociedade, pois os pais consideram a ultra-sonografia de seus fetos uma experiência essencial e positiva.[53] Essas expectativas, aliadas ao avanço continuado na tecnologia da ultra-sonografia, certamente levarão a uma constante melhoria e maior aceitação da ultra-sonografia de rotina.

TABELA 30-7. ORIENTAÇÕES E LISTA DE CHECAGEM PARA A AVALIAÇÃO ANATÔMICA

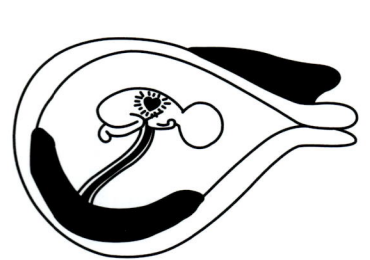 Intra-uterino, viável, posição da placenta, número de fetos, colo do útero	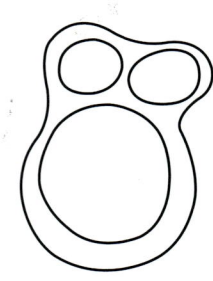 Cordão umbilical com três vasos, líquido amniótico	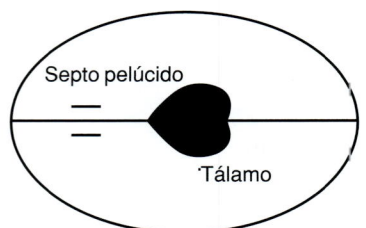 Diâmetro biparietal, circunferência cefálica, formato do crânio, linha média, septo pelúcido, tálamo
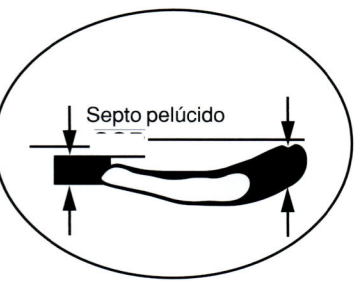 Ventrículos laterais: cornos anterior e posterior (< 10 mm = N)	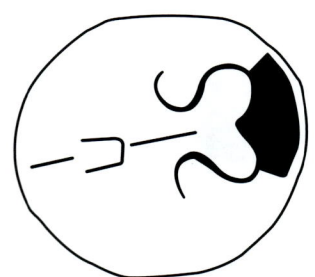 Cerebelo, cisterna magna (N < 10 mm), prega nucal (N < 6 mm)	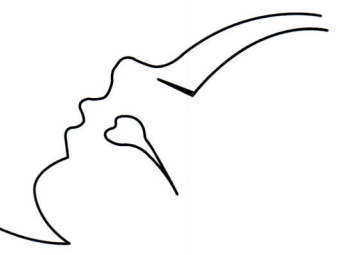 Perfil: verificar queixo, lábios
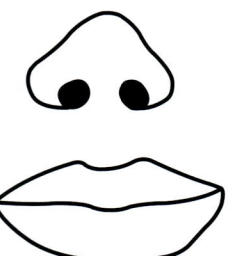 Nariz e lábios: verificar a presença de fissuras	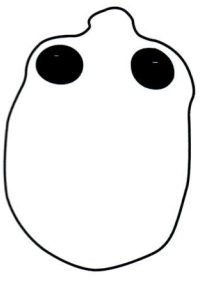 Órbitas: verificar o tamanho, a distância	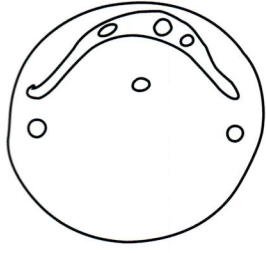 Palato superior: verificar a presença de fissuras
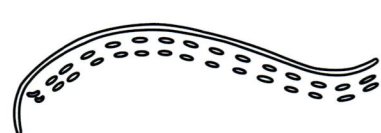 Coluna: vista sagital/longitudinal; verificar os segmentos vertebrais e a cobertura cutânea da nuca até o sacro	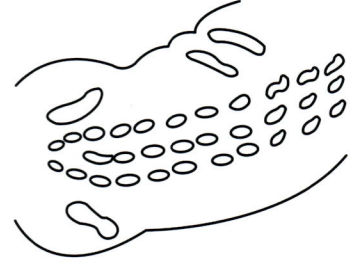 Coluna: verificar a vista frontal	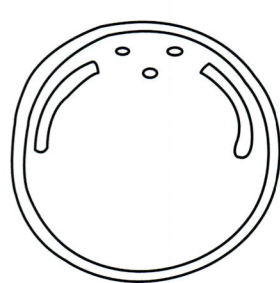 Coluna: verificar o plano transversal ou axial para a presença de defeitos e deslocamentos vertebrais

Capítulo 30 / Revisão sobre Ultra-sonografia Obstétrica 1051

TABELA 30-7. ORIENTAÇÕES E LISTA DE CHECAGEM PARA A AVALIAÇÃO ANATÔMICA, *cont.*

TABELA 30-7. ORIENTAÇÕES E LISTA DE CHECAGEM PARA A AVALIAÇÃO ANATÔMICA, cont.

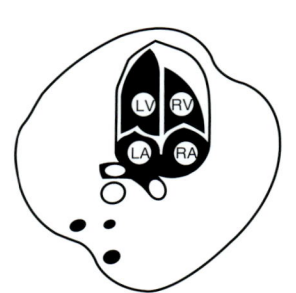 Quatro câmaras, ápice à esquerda, eixo do septo, posicionamento das válvulas, forame oval, verificar a existência de comunicação interventricular	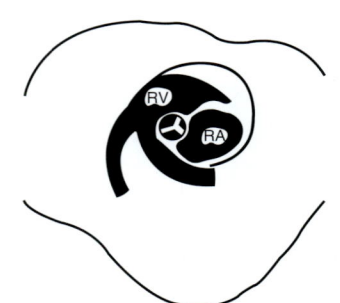 Via de saída do ventrículo direito	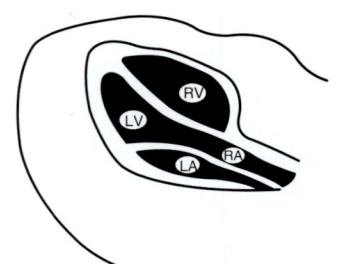 Visão de cinco câmaras, verificar a via de saída da aorta, o cruzamento da aorta e vasos pulmonares
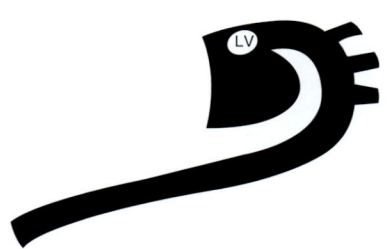 Arco aórtico e vasos do pescoço e da cabeça	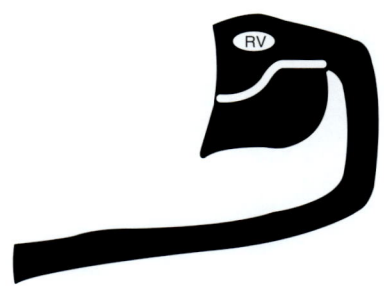 Arco ductal (vista obrigatória)	Freqüência cardíaca: bradicardia < 100 bpm taquicardia > 180 bpm ritmo cardíaco
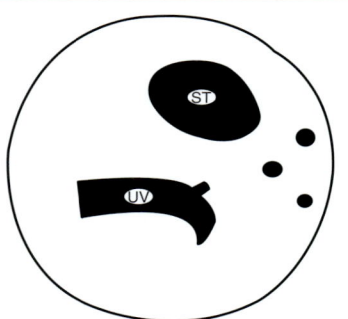 Medir circunferência abdominal; verificar o estômago e o cordão umbilical	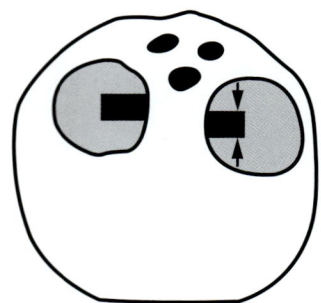 Confirmar a presença dos dois rins e da pelve renal; pelve normal = (N ≤ 5 mm)	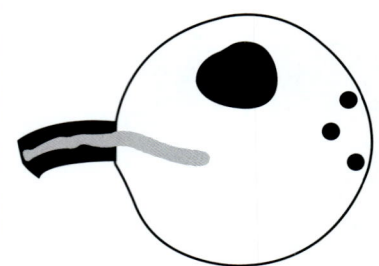 Verificar a inserção do cordão umbilical
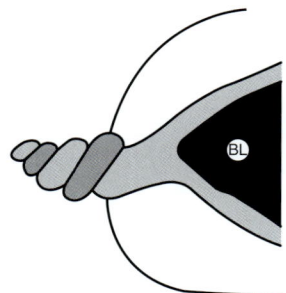 Verificar a presença da bexiga, duas artérias supravesicais = cordão umbilical com três vasos	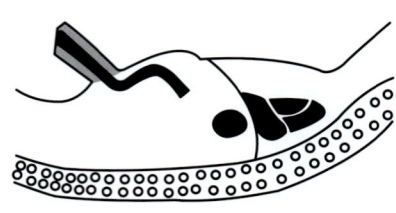 Verificar se o estômago está abaixo do diafragma	Medidas a serem verificadas: diâmetro biparietal, circunferência cefálica, circunferência abdominal, comprimento do fêmur, comprimento do úmero, ILA

TABELA 30-7. ORIENTAÇÕES E LISTA DE CHECAGEM PARA A AVALIAÇÃO ANATÔMICA, *cont.*

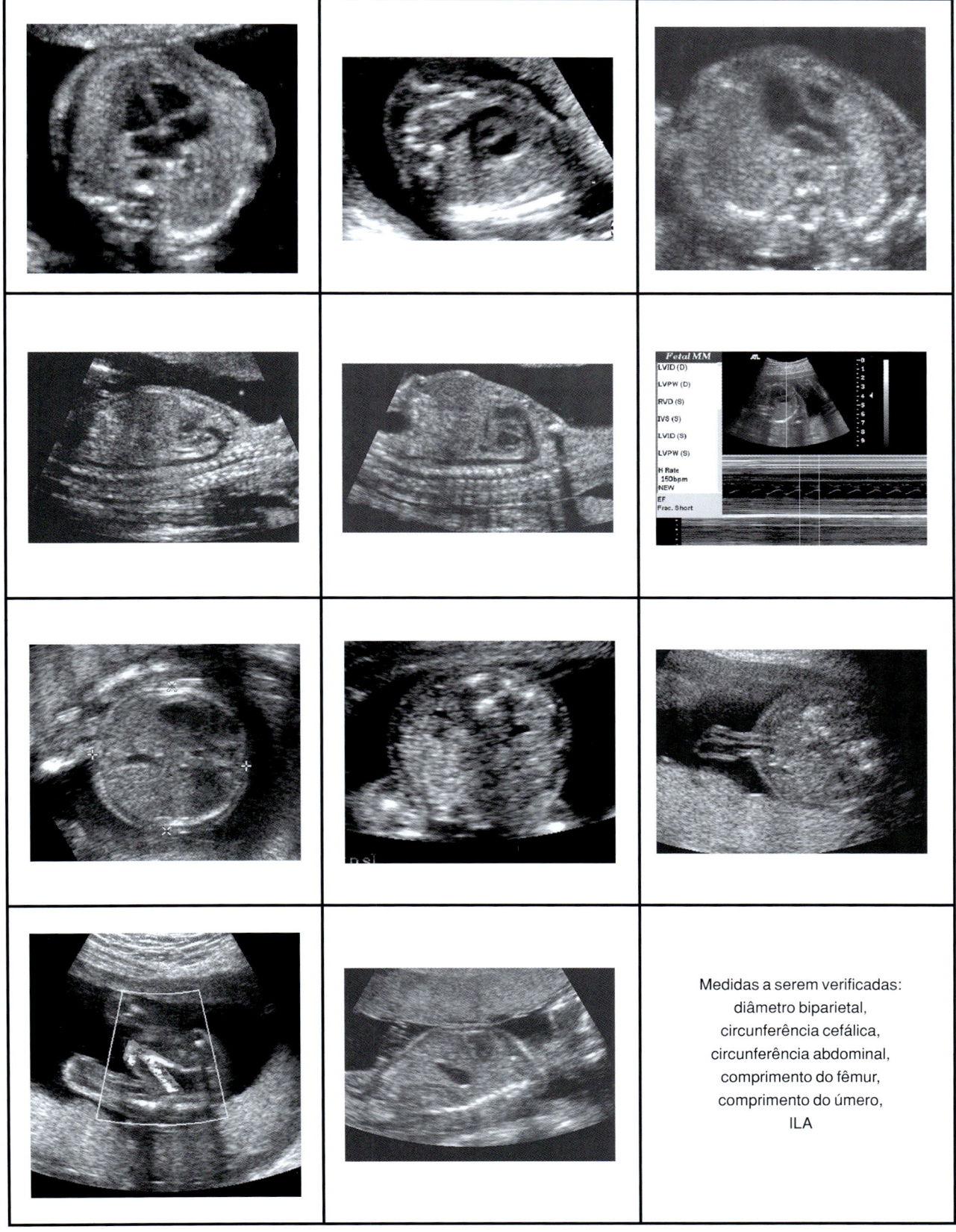

Medidas a serem verificadas: diâmetro biparietal, circunferência cefálica, circunferência abdominal, comprimento do fêmur, comprimento do úmero, ILA

TABELA 30-7. ORIENTAÇÕES E LISTA DE CHECAGEM PARA A AVALIAÇÃO ANATÔMICA, *cont.*

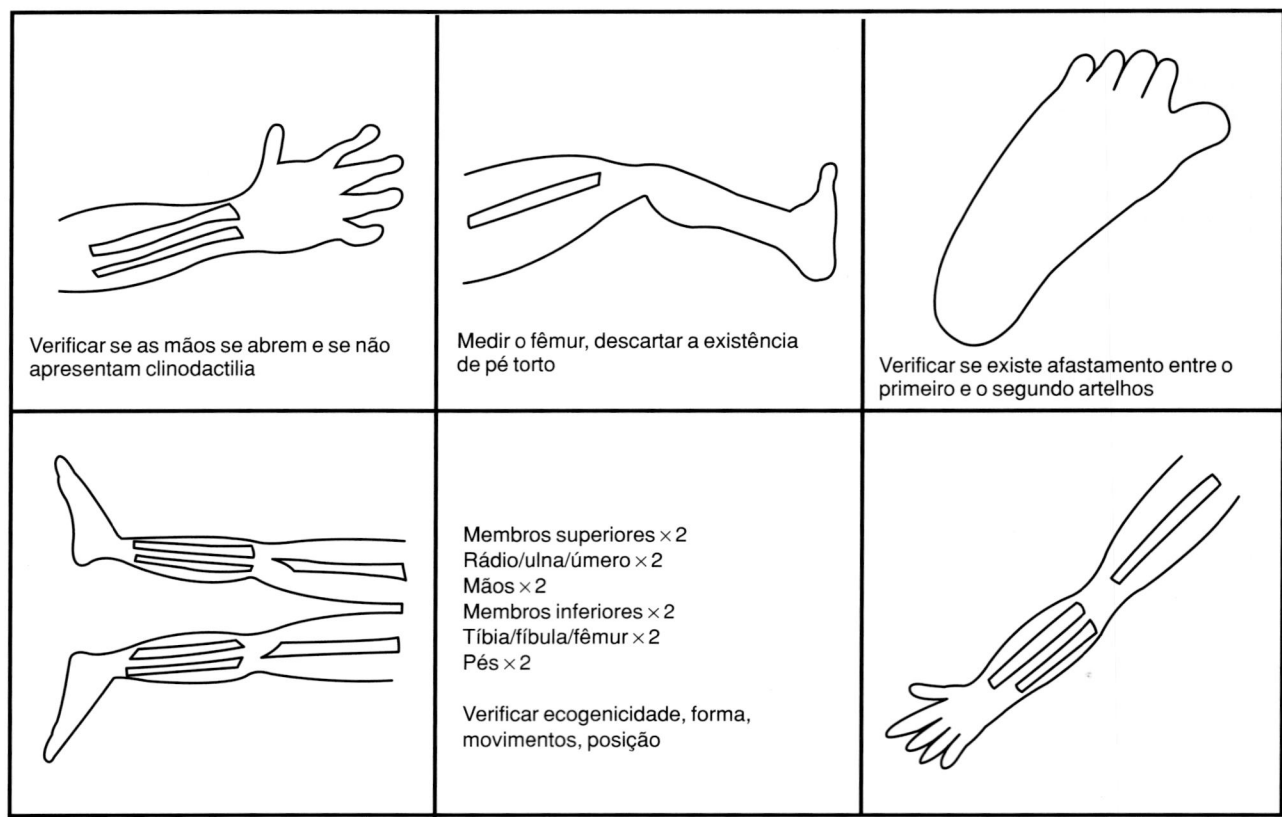

Verificar se as mãos se abrem e se não apresentam clinodactilia

Medir o fêmur, descartar a existência de pé torto

Verificar se existe afastamento entre o primeiro e o segundo artelhos

Membros superiores × 2
Rádio/ulna/úmero × 2
Mãos × 2
Membros inferiores × 2
Tíbia/fíbula/fêmur × 2
Pés × 2

Verificar ecogenicidade, forma, movimentos, posição

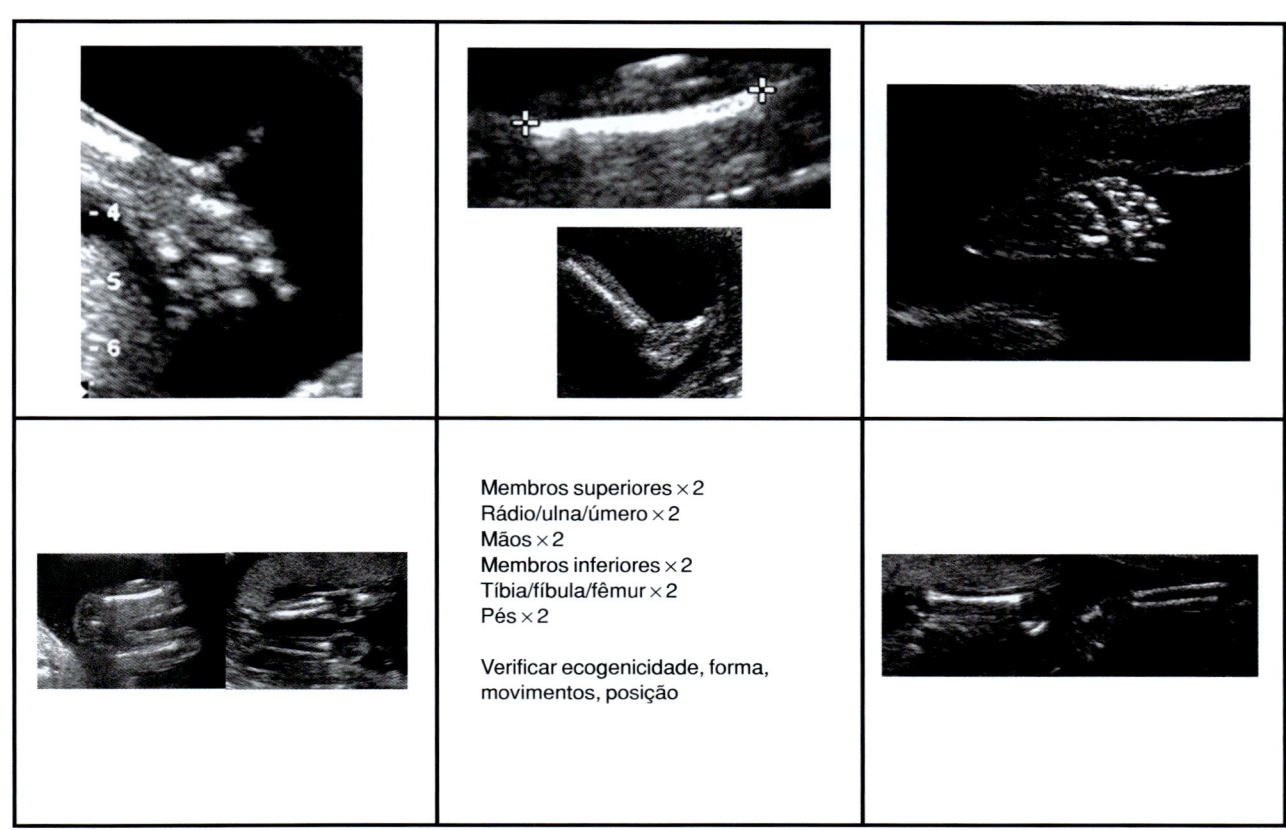

Referências

1. Report of the Royal College of Obstetricians and Gynaecologists Working Party on Routine Ultrasound Examination in Pregnancy, December 1984.
2. Kremkau WF: Biologic effects and possible hazards. Clin Obstet Gynecol 1983;10:395.
3. Graber P: Biologic actions of ultrasonic waves. In Laurence JH, Tobias CA (eds): Advances in Biology and Physics. 1984, vol 3, p 191.
4. Stark CR, Orleans M, Haverkamp AD, et al: Short- and long-term risk after exposure to diagnostic ultrasound *in utero*. Obstet Gynecol 1984;63:194-200.
5. Lyons EA, Dyke C, Toms M, et al: *In utero* exposure to diagnostic ultrasound: A 6-year follow-up. Radiology 1988;166:687-690.
6. Salvesen KA, Bakketeig LS, Eik-Nes SH, et al: Routine sonography *in utero* and school performance at age 8-9. Lancet 1992;339:85-89.
7. AIUM official statements. AIUM Reporter, November 1993, p 6.
8. U.S. Department of Health and Human Services: Diagnostic Ultrasound in Pregnancy. NIH publication No. 84-667. Washington, DC, National Institutes of Health, 1984.
9. Canadian Task Force Periodic Health Examination 1992 Update: 2. Routine prenatal ultrasound screening. Can Med Assoc J 1992;147:627-633.
10. Royal College of Obstetricians and Gynaecologists: Routine Ultrasound Examination in Pregnancy. London, 1984.
11. Saari-Kemppainen A, Karjalainen O, Ylostalo P, et al: Ultrasound screening and perinatal mortality: Controlled trial of systematic one-stage screening in pregnancy. The Helsinki Ultrasound Trial. Lancet 1990;336:387-391.
12. Neisheim B: Ultrasound in pregnancy. J Technol Assess Health Care 1987;32:463-470.
13. Blondel B, Ringa V, Breart G: The use of ultrasound examination intrapartum fetal heart rate monitoring and beta-mimetic drugs in France. Br J Obstet Gynecol 1989;96:44-51.
14. Hansman M: Ultrasound screening in pregnancy: Warning about over utilization. Geburtshilfe Frauenheilkd 1981;41:725.
15. American College of Obstetricians and Gynecologists: ACOG Practice Patterns, No. 5. Washington, DC, 1997.
16. Bakketeig LS, Jacobsen G, Brodtkorb CJ, et al: Randomized controlled trial of ultrasonographic screening in pregnancy. Lancet 1984;2:207-211.
17. Eik-Nes SH, Okland O, Aure JC, et al: Ultrasound screening in pregnancy: A randomized controlled trial. Lancet 1984;1:1347.
18. Bennett MJ, Little GH, Dewhurst J, et al: Predictive value of ultrasound measurement in early pregnancy: A randomized controlled trial. Br J Obstet Gynaecol 1988;89:338-341.
19. Neilson JP, Munjanja SP, Whitfield CR: Screening for small for dates fetuses: A controlled trial. BMJ 1984;289:1179-1182.
20. Secher NJ, Hansen PK, Lenstrup C, et al: A randomized study of fetal abdominal diameter and fetal weight estimation for detection of light-for-gestation infants in low-risk pregnancies. Br J Obstet Gynaecol 1987;94:105-109.
21. Waldenstrom U, Nilsson S, Fall O, et al: Effects of routine one-stage ultrasound screening in pregnancy: A randomized controlled trial. Lancet 1988; 2:585-588.
22. Ewigman B, LeFebre M, Hesser J: A randomized trial of routine prenatal ultrasound. Obstet Gynecol 1990;76:189-194.
23. Ewigman BG, Crane JP, Frigoletto FD, et al: Effect of prenatal ultrasound screening on perinatal outcome. RADIUS Study Group. N Engl J Med 1993;329:821-827.
24. Garmel SH, D'Alton EM: Diagnostic ultrasound in pregnancy. Semin Perinatal 1994;18:117-132.
25. Bucher HS, Schmidt JG: Does routine ultrasound scanning improve outcome in pregnancy? Meta-analysis of various outcome measures. BMJ 1993;307:13-17.
26. Lys F, DeWals P, Borlee-Grimee I, et al: Evaluation of routine ultrasound examination for the prenatal diagnosis of malformation. Eur J Obstet Gynecol Reprod Biol 1989;30:101-109.
27. Levi S, Crouzet P, Schapps JP, et al: Ultrasound screening for fetal malformations. Lancet 1989;1:678.
28. Li TM, Greenes RA, Weisburg M, et al: Data assessing the usefulness of screening obstetrical ultrasonography for detecting fetal and placental abnormalities in uncomplicated pregnancy: Effects of screening a low-risk population. Med Decis Making 1988;8:48-54.
29. Rosendahl H, Kivinen S: Antenatal detection of congenital malformations by routine sonography. Obstet Gynecol 1989;3:947-950.
30. Shirley IM, Bottomley F, Robinson VP: Routine radiographer screening for fetal abnormalities by ultrasound in an unselected low risk population. Br J Radiol 1992;65:564-569.
31. Luck C: Value of routine ultrasound scanning at 19 weeks: A four-year study of 8849 deliveries. BMJ 1992; 304:1474-1478.
32. Chitty LS, Hung GH, Moore J, et al: Effectiveness of routine sonography in detecting fetal structural abnormalities in a low risk population. BMJ 1992;303:1165-1169.
33. Levi S, Montenegro N: Eurofetus: An evaluation of routine ultrasound screening for the detection of fetal defects: Aims and method. Ann NY Acad Sci 1998;847:103-117.
34. Grandjean H, Larroque D, Levi S: The performance of routine ultrasonographic screening of pregnancies in the Eurofetus Study. Am J Obstet Gynecol 1999;181:446-454.
35. Hill LM, Breckle R, Gehrking WC: Prenatal detection of congenital malformations by sonography. Am J Obstet Gynecol 1985;151:44-50.
36. Sollie JE, Van Geijn HP, Arts NFT: Validity of a selective policy for ultrasound examination of fetal congenital anomalies. Eur J Obstet Gynecol Reprod Biol 1988; 27:125-132.
37. Sabbagha RE, Sheikh Z, Tamura RK: Predictive value, sensitivity, and specificity of ultrasonic targeted imaging for fetal anomalies in gravid women at high risk for birth defects. Am J Obstet Gynecol 1985;152:822-827.
38. Campbell S, Pearce JM: The prenatal diagnosis of fetal structural anomalies by ultrasound. Clin Obstet Gynaecol 1983;10:475-506.
39. Manchester DK, Pretorius DH, Avery C, et al: Accuracy of ultrasound diagnoses in pregnancies complicated by suspected fetal anomalies. Prenat Diagn 1988;8:109-117.
40. Crane JP, LeFevre ML, Winborn RC, et al: A randomized trial of prenatal ultrasonographic screening: Impact on the detection, management and outcome of anomalous fetuses. The RADIUS Study Group. Am J Obstet Gynecol 1994;171:392-399.
41. Vintzileos AM, Ananth CV, Smulian JC, et al: Routine second-trimester sonography in the United States: A cost-benefit analysis. Am J Obstet Gynecol 2000;182:655-660.
42. American College of Obstetricians and Gynecologists: ACOG Practice Patterns, No. 5. Washington, DC, 1997.
43. Berwick DM, Weinstein MC: What do patients value? Willingness to pay for ultrasound in normal pregnancy. Med Care 1985;23:881-893.
44. Chervanak F, McCollough L: Prenatal informed consent for

sonogram: an indication for obstetric sonography. Am J Obstet Gynecol 1989;161:857-860.
45. ACR Practice Guidelines for the Performance of Antepartum Obstetrical Ultrasound, 2003. Available at www.ACR.org.
46. Suggested terminology and expectations for ultrasound examinations used in obstetrics. SOGC Clinical Practice Guidelines, No. 65, July 1997.
47. Ultrasound Screening: Supplement to Ultrasound Screening for Fetal Abnormalities. Report of the RCO Working Party. Royal College of Obstetricians and Gynaecologists, July 2000. Available at www.rcog.org.uk
48. Training guidelines for physicians who evaluate and interpret diagnostic ultrasound examinations. AIUM Reporter. Rockville, MD, May 1993.
49. Canadian Association of Radiologists (CAR). CAR Standards for Performing and Interpreting Diagnostic Antepartum Obstetric Ultrasound Examinations.
50. Guidelines for Ultrasound as Part of Routine Prenatal Care. SOGC Clinical Practice Guidelines, No. 78, August 1999.
51. Malone FD, Nores JA, Athanassiou A, et al: Validation of fetal telemedicine as a new obstetric imaging technique. Am J Obstet Gynecol 1997;177:626-631.
52. Schwarzler P, Senat MV, Holden D, et al: Feasibility of the second-trimester fetal ultrasound examination in a unselected population at 18, 20 or 22 weeks of pregnancy: A randomized trial. Ultrasound Obstet Gynecol 1999;14:92-97.
53. Eurenius K, Axelsson O, Gallstedt-Franssonl, et al: Perception of information, expectations and experiences among women and their partners attending a second-trimester routine ultrasound scan. Ultrasound Obstet Gynecol 1997;9:86-90.

O Uso Prudente e Seguro do Ultra-Som em Obstetrícia

Kjell Å. Salvesen / Peter N. Burns / Sturla H. Eik-Nes

SUMÁRIO DO CAPÍTULO

AQUECIMENTO: O ÍNDICE TÉRMICO
CAVITAÇÃO: O ÍNDICE MECÂNICO
   Cavitação Estável
   Cavitação Instável ou Transitória
ESTUDOS EPIDEMIOLÓGICOS
   Peso ao Nascimento

Malignidades da Infância
Desenvolvimento Neurológico e Dislexia
Dominância
Desenvolvimento da Fala
CONCLUSÕES
RECOMENDAÇÕES E DIRETRIZES ATUAIS

O ultra-som ganhou preeminência em imageamento obstétrico em virtude do percebido baixo risco de dano ao paciente. Seria errado, no entanto, supor que esse risco não existe. O ultra-som é usado para ablação tecidual e cirurgia, é usado para lisar células e criar emulsões, e é usado terapeuticamente para a perturbação deliberada da motilidade celular e comportamento de remodelação em lesões dos tecidos moles. De fato, um dos primeiros usos descritos do ultra-som em medicina foi no tratamento da "*violinspielerkramp*" (cãibra de violinista) na primeira metade do século passado. Hoje, os fisioterapeutas confiam rotineiramente nos bioefeitos do ultra-som nas lesões dos tecidos moles. Como podemos estar seguros de que esses efeitos sobre o comportamento celular e a viabilidade tecidual não ocorrem durante um exame de imageamento por ultra-sonografia obstétrica?

Seria conveniente se houvesse um limiar de exposição ao ultra-som abaixo do qual nenhum desses efeitos existisse, de modo que fosse necessário apenas ajustar o controle de energia do escâner abaixo de um nível predeterminado ou, melhor ainda, confiar em que os fabricantes fizessem instrumentos cuja exposição não pudesse exceder esse limiar. Em uma clínica cotidiana, muitos ultra-sonografistas usam seus instrumentos supondo que esse é o caso. Infelizmente, a situação não é tão simples.

Embora existam certos limiares físicos (p. ex., de cavitação transitória), em geral os efeitos biológicos do ultra-som sobre os tecidos são dependentes da dose nos níveis de exposição usados no diagnóstico; assim, não existe um nível limiar *seguro*. Além disso, o conceito de uma *dose* de ultra-som é problemático. A dose é a combinação da exposição e das propriedades teciduais, e ambas necessitam ser conhecidas. Há um grande número de parâmetros que determinam as condições de exposição produzidas por um transdutor a um determinado tempo. Em princípio, estas podem ser conferidas, mas na prática, as máquinas são capazes apenas de estimativas relativamente brutas da sua própria emissão. A probabilidade de bioefeitos, entretanto, depende da interação desse campo ultra-sônico com o tecido. Mesmo em princípio, isso é impossível de determinar. O aquecimento depende da absorção tecidual, da atenuação e da uniformidade da velocidade do som no tecido, bem como da capacidade do tecido de resfriar-se por si próprio pelo fluxo sangüíneo e a condução de calor. Esses são todos parâmetros que são desconhecidos em um contexto clínico típico. Mesmo que pudéssemos avaliar algum tipo de dose, como calcularíamos seu fracionamento? Um exame a uma certa exposição durante 15 minutos acarretaria o mesmo risco que um exame de 30 minutos à metade dessa exposição?

Na ausência de uma ciência exata relacionando o risco à exposição ao ultra-som e as propriedades desconhecidas do tecido, devemos recorrer à procura de evidência de efeitos biológicos, em modelos experimentais de laboratório usando tecido *in vitro* e vivo, e em estudos epidemiológicos de populações humanas que foram expostas ao ultra-som durante o pré-natal. Os modelos de laboratório apresentam uma grande literatura, da qual há muitas revisões boas às quais encaminhamos o leitor interessado.[1,2] Os estudos epidemiológicos, de interesse mais imediato para o ultra-sonografista na clínica, serão resumidos.

Por enquanto, o uso clínico do ultra-som deve ser guiado pela prudência, que afirma que quão baixo possa ser o risco de efeitos adversos, o fato de eles existirem significa que devemos expor nossos pacientes a exposições **As Low As Reasonably Achievable** (Tão Baixas Quanto Razoavelmente Realizável): o princípio **ALARA**.

Como, então, deve ser praticado o princípio ALARA? É evidente que, se o risco for finito e o benefício clínico do exame for zero, o exame não deve ser feito. Embora isso seja óbvio para muitos, o uso da ultra-sonografia apenas para entretenimento dos pais em expectativa infelizmente ainda é comum. Admitindo que haja uma indicação aceitável para o exame, deve ser procurada a mais baixa exposição realizável. Até muito recentemente, a regulamentação governamental (p. ex., pela U.S. Food and Drug Administration [FDA]) definia os limites de emissão das máquinas de ultra-som para várias indicações de imageamento (vascular periférica, fetal, cardíaca e oftálmica), os quais os sistemas aprovados não podiam exceder. Esses limites eram arbitrários porque não eram baseados em quaisquer dados científicos, mas em um levantamento das emissões reais dos sistemas usados na época em que as regulamentações foram executadas em 1977. Durante anos, as máquinas foram operadas direto nesses limites, freqüentemente sem o conhecimento do operador. Esse estado insatisfatório da situação foi agora substituído pelo "padrão da produção da emissão", desenvolvido como resultado da colaboração entre a FDA e o American Institute of Ultrasound in Medicine (AIUM). De acordo com esse padrão, um sistema de ultra-som apresenta números que informam continuamente o operador da exposição estimada à qual o paciente é submetido. Dessa maneira, o operador educado pode minimizar a exposição conquanto produzindo resultados diagnósticos aceitáveis. O índice mecânico (MI) e o índice térmico (TI) são exibidos na tela em todos os modos e fazem parte do registro da imagem. A interpretação desses índices é ajudada por alguma compreensão dos fenômenos biofísicos com os quais eles são associados.

AQUECIMENTO: O ÍNDICE TÉRMICO

O som se propaga através de um meio, como tecido ou água, por meio da transferência oscilatória de energia elástica. Depois que o meio é comprimido durante o ciclo acústico — que ocorre 1 milhão de vezes/segundo com um transdutor de 1 MHz —, ele não devolve toda a energia associada quando se expande novamente. A energia perdida é convertida em calor e é responsável pela absorção de som durante sua passagem através do tecido. A absorção é geralmente o principal fator que contribui para atenuação da imagem ultra-sonográfica, um fenômeno bem conhecido de todo

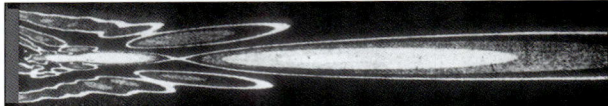

FIGURA 31-1. Um feixe de ultra-som não expõe o tecido a intensidades uniformes. A maioria dos cálculos de exposição térmica considera o pior caso, no qual a região mais intensa do campo de ultra-som, o foco, está situado no tecido de interesse.

ultra-sonografista. A absorção depende do tipo de tecido (sua composição e estrutura) e da freqüência do ultra-som, com as freqüências mais altas sendo absorvidas mais rapidamente. Como exemplo, a intensidade de um feixe de ultra-som de 2,5 MHz é reduzida pela metade depois de viajar através de 7 cm de sangue, 2 cm de gordura, 4 mm de músculo ou 0,6 mm de osso. A quantidade total de calor depositada em um volume de tecido também depende do próprio feixe: seu tamanho, características de focalização, intensidade e a quantidade de tempo que ele persiste no tecido (Fig. 31-1). Um modo de escaneamento como a imagem em modo B depositará menos energia térmica em um volume de tecido que um modo mais lento, como o Doppler pulsátil, o qual "estaciona" o feixe em um volume de tecido. De fato, a sonda usará um regime de pulso diferente para o Doppler pulsátil, que usualmente resulta em ainda maior deposição de energia.

Uma vez a energia seja absorvida pelo tecido, o resultado é uma elevação de temperatura. O grau ao qual a temperatura se eleva depende da condutividade e do calor específico do tecido, bem como da condutividade específica do sistema de resfriamento do próprio corpo (fluxo sangüíneo). Como sabem aqueles que procuram usar ultra-som para aquecimento terapêutico do tecido, é muito difícil obter uma elevação ainda que modesta no tecido mole perfundido termicamente regulado. Uma vez que a variação diurna da temperatura central humana é de pelo menos 1,5° C, parece razoável supor que elevações locais de temperatura de menos de 1° C para a mãe ou o feto serão inofensivas.[1] O TI procura estimar e exibir esta elevação de temperatura e, não surpreendentemente, é o resultado de uma série bastante complicada de suposições e simplificações.[3,4] Esta é considerada na *simulação do pior cenário* no qual tecido altamente absorvedor, não perfundido (como periósteo imaturo) é situado na zona focal do transdutor, onde ele não se move. É difícil avaliar quão relevante cenário é esse em relação a uma situação real de escaneamento, mas claramente o TI superestima a elevação real de temperatura na maioria dos casos. Recomendamos que o TI seja interpretado como um risco relativo de efeitos de aquecimento, em vez de um aumento real de temperatura no tecido. **A faixa de TI encontrada em escaneamento clínico é entre 0 e 2,0, com valores mais altos geralmente vistos em modos de Doppler pulsátil e colorido.** Assim, uma maneira de reduzir a exposição a ultra-som durante a embriogênese é usar imageamento no modo B em escala cinza, em vez de Doppler pulsátil ou colorido, para determinar se pulsações cardíacas estão presentes no embrião.

CAVITAÇÃO: O ÍNDICE MECÂNICO

Há também mecanismos não-térmicos por meio dos quais o ultra-som induz efeitos biológicos no tecido. A maioria destes são relacionados à formação, crescimento e colapso de bolhas. Apenas colocar um transdutor em um tanque d'água e excitar com ultra-som produz continuamente um colar de bolhas que podem ser vistas assentando-se nas linhas da onda padrão (Fig. 31-2). As bolhas induzidas pelo ultra-som são capazes de uma ampla variação de efeitos no tecido, desde a modulação reversível da permeabilidade da membrana celular até a destruição completa ou mesmo ionização do tecido.

Cavitação Estável. Cavitação estável é o nome dado ao fenômeno mostrado na Figura 31-2. Qualquer líquido que esteja saturado com gás dissolvido, como água ou sangue, produzirá bolhas com agitação ou derramamento. Ao baixar periodicamente a pressão, as ondas de ultra-som estimulam mais gás a sair da solução. Por um processo conhecido como difusão retificada, essas bolhas crescem firmemente em um campo ultra-sônico até atingirem um tamanho que as faz ressoar na freqüência do ultra-som. Este tamanho ressoante é relacionado ao comprimento de onda do ultra-som e à tensão superficial do líquido. Neste ponto, as bolhas param de crescer e oscilam em harmonia com a onda de ultra-som. A oscilação induz correntes de líquidos em torno da bolha, chamadas **microcorrentes.** Admite-se que a formação das microcorrentes de eletrólitos seja responsável pelo efeito não-térmico do ultra-som sobre, por exemplo, a proliferação e remodelação celulares na cura de feridas.

Os fisioterapeutas exploram esse fenômeno usando pulsos longos de som (até 1.000 ciclos) a baixas freqüências, permitindo tempo para as bolhas crescerem. A imagem usa rajadas muito curtas de som (1 a 3 ciclos), enquanto o Doppler poderia empregar até 20 ciclos. Embora seja possível induzir cavitação estável a essa duração de pulso, ela é muito menos provável do que quando se usa um aparelho de fisioterapia. Não obstante, eventos de cavitação estável podem ser induzidos a níveis muito baixos de energia, e certamente a níveis comparáveis àqueles usados no ultra-som diagnóstico. Em certas condições, constatou-se que o crescimento dessas bolhas associou-se com ruptura capilar e hemorragia em animais de laboratório.[5] Deve ser observado que os parâmetros que terminam a probabilidade de cavitação estável são inteiramente diferentes daqueles que afetam o aquecimento. A pressão negativa máxima do ultra-som constitui o principal parâmetro de exposição com relevância. A probabilidade de eventos de bolhas aumenta com a diminuição da freqüência, diminuição da viscosidade do tecido e diminuição da pressão ambiente.

Cavitação Instável ou Transitória. Este tipo de cavitação descreve um processo muito mais violento, no qual uma bolha é criada durante a fase de rarefação do ciclo acústico e se colapsa durante a fase de compressão seguinte. Efetivamente, o meio é rasgado pelo som durante o ciclo negativo e estala durante o ciclo positivo seguinte. A energia armazenada na bolha durante sua criação é devolvida ao meio ao longo de um período muito curto de tempo e, como a bolha se colapsa para um ponto no espaço, é altamente concentrada. Essa breve liberação local de energia elevada pode criar temperaturas instantâneas enormes (milhares de graus) e resultar mesmo na ionização de tecido. A cavitação transitória na superfície dos hélices de um navio é responsável por marcas de varíola e buracos que podem ser produzidos no aço de suporte mesmo depois de um curto período de uso. A cavitação transitória teria um efeito altamente destrutivo sobre o tecido. Felizmente, seu limiar é muito mais alto que o da cavitação estável, e não há evidência de que ela ocorra em tecido nos níveis de exposição diagnóstica atualmente usados.

Em um meio como água, o limiar para cavitação é relacionado à pressão negativa máxima e inversamente à raiz quadrada da freqüência do ultra-som. O MI é, portanto, definido simplesmente como relação entre a pressão negativa máxima e a raiz quadrada da freqüência.[1,6] Diversamente do TI, ele não pressupõe um modelo tecidual particular, de modo que a atenuação, que reduz a pressão negativa máxima de um pulso, tornará eventos de cavitação menos prováveis ao mesmo MI. Outra vez, recomendamos que o MI seja interpretado como o risco relativo de efeitos

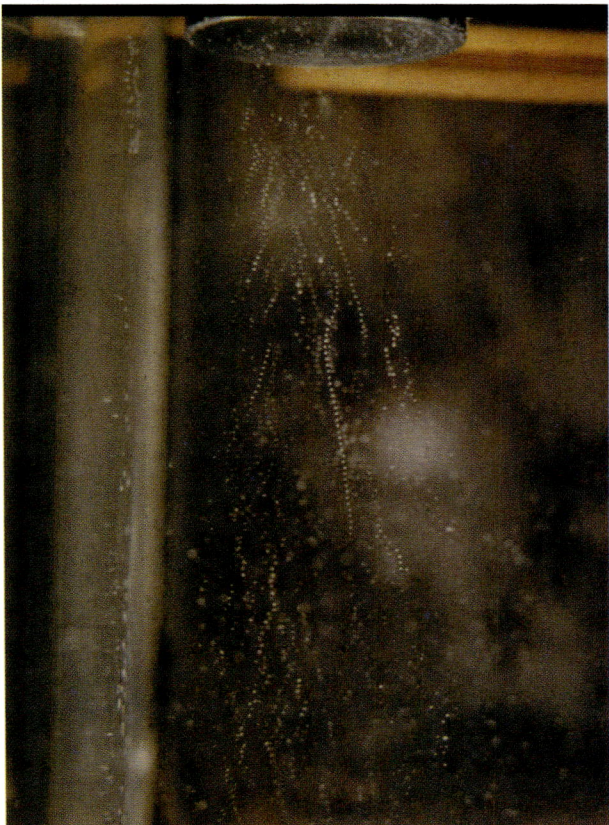

FIGURA 31-2. Cavitação estável. A maioria dos efeitos não-térmicos do ultra-som é mediada por bolhas como estas, produzidas pegando-se um transdutor de fisioterapia e dirigindo-o como um refletor em um tanque d'água. As bolhas são estacionárias, estabilizadas nos nós da onda estacionária assim produzida.

não-térmicos no tecido em condições acústicas comparáveis. **Os MIs típicos variam de aproximadamente 0 a 1,9 em contextos clínicos.** A imagem no modo B, que faz uso das maiores pressões instantâneas em seus pulsos, usualmente acarreta o valor de MI mais alto. Deve ser notado que o significado do MI é alterado pela presença de corpos gasosos no meio, de modo que as microbolhas que estão presentes no sangue, por razões fisiológicas ou porque um agente de contraste em microbolhas foi injetado, reduzem o limiar para bioefeitos não-térmicos.

ESTUDOS EPIDEMIOLÓGICOS

Apesar de muitas experiências de laboratório que mostram uma ausência de efeitos adversos do ultra-som diagnóstico, sempre será necessário estudar diretamente seu efeito em populações humanas antes que possam ser feitas quaisquer declarações definitivas a respeito do risco. Com um número cada vez maior de estudos epidemiológicos do ultra-som diagnóstico, a necessidade de rever e interpretar os resultados desses estudos é evidente. Entretanto, as emissões acústicas dos aparelhos modernos aumentaram 10 a 15 vezes durante as últimas décadas,[7,8] e a evidência epidemiológica deriva das sondas de modo B em uso comercial 15 a 20 anos atrás. Se os efeitos adversos do ultra-som durante a gravidez forem dependentes da dose, é preciso reconhecer que os dados epidemiológicos disponíveis são limitados. O fato de não haver dados epidemiológicos dos aparelhos modernos significa que o ultra-som deve ser usado prudentemente, mantendo-se os níveis de rendimento tão baixos quanto razoavelmente realizável (o princípio ALARA).

Na discussão a seguir, sobre a evidência epidemiológica a partir de estudos sobre o ultra-som *in utero* e o desenvolvimento infantil subseqüente, o enfoque é direcionado para o peso ao nascer, malignidades na infância, desenvolvimento neurológico, dislexia, dominância (preferência para o uso de uma das mãos) e desenvolvimento da fala.

Peso ao Nascimento

A questão sobre se a exposição a ultra-som *in utero* leva a peso reduzido ao nascimento provavelmente recebeu mais atenção que qualquer outro ponto. Isso pode ser devido à existência desse efeito em alguns modelos animais ou possivelmente porque ele é relativamente rápido e fácil de medir.

Dados sobre peso ao nascimento humanos foram relatados em muitos estudos epidemiológicos,[9-20] e apenas um estudo[20] criou alguma preocupação. Uma experiência randomizada (maior controle) da Austrália incluiu 2.834 mulheres grávidas.[20] À metade das mulheres foram oferecidas ultra-sonografias com Doppler de onda contínua cinco vezes no terceiro trimestre. As controles receberam um exame de ultra-som diagnóstico na 18ª semana, e depois receberam tratamento pré-natal padrão. Os autores relataram um aumento estatisticamente significativo no número de bebês no grupo Doppler com um peso ao nascer abaixo do 10º percentil (risco relativo de 1,35, intervalo de confiança de 95% 1,09 a 1,67), mas a diferença em peso ao nascimento médio entre os grupos foi de apenas 25 g (não significante). Deve-se enfatizar que essa experiência randomizada testou uma hipótese formal de que exames freqüentes com ultra-som Doppler poderiam melhorar o resultado da gravidez. Análises de dados adicionais não apresentam as vantagens encontradas em uma experiência controlada randomizada.

Os resultados da experiência australiana são incompatíveis com os dados disponíveis sobre peso ao nascer de outras experiências randomizadas de ultra-som para finalidade diagnóstica.[9,10,15,16,18,19] Esses estudos foram sumarizados em uma revisão Cochrane,[21] que conclui que não há diferença estatisticamente significante na prevalência de crianças com baixo peso ao nascimento (< 2,5 kg) entre crianças examinadas com ultra-som e o grupo-controle (relação de probabilidades de 0,96, intervalo de confiança de 95%, 0,82 a 1,12). Uma vez que o ultra-som Doppler usualmente emprega níveis mais altos de exposição que a imagem diagnóstica, as diferenças entre a experiência australiana e as outras experiências podem refletir uma relação de dose-resposta. Entretanto, os resultados da experiência australiana devem ser repetidos por um novo estudo independente antes que o efeito relatado do ultra-som Doppler sobre o peso ao nascimento seja visto como algo mais que um achado casual.

Malignidades da Infância

Quando o resultado em estudo é raro, como malignidades na infância, qualquer outra abordagem que não o desenho caso-controle é inadequada. Seis estudos foram publicados (Fig. 31-3).[22-27] Nenhuma associação entre exposição a ultra-som *in utero* e malignidades da infância foi encontrada.

Desenvolvimento Neurológico e Dislexia

Em um estudo de coorte, Stark e cols. examinaram 425 crianças expostas ao ultra-som e 381 não expostas quando elas tinham entre 7 e 12 anos de idade.[11] Observaram que uma proporção significativamente maior de crianças expostas eram disléxicas, mas nenhuma associação com 17 outros parâmetros que incluíram audição, visão, função cognitiva, comportamento e exame neurológico. A diferença entre os grupos a respeito da dislexia possivelmente foi um achado casual devido à testagem de múltiplas hipóteses, ou resultado do problema geral com *bias* e fatores tendenciosos nos estudos de coortes. Entretanto, esse estudo deu início a um seguimento de duas experiências de controle randomizado norueguesas sobre ultra-som na gravidez.

O seguimento das experiências norueguesas foi desenhado para procurar possíveis efeitos adversos do ultra-som sobre o cérebro fetal. O estudo testou seis hipóteses de uma

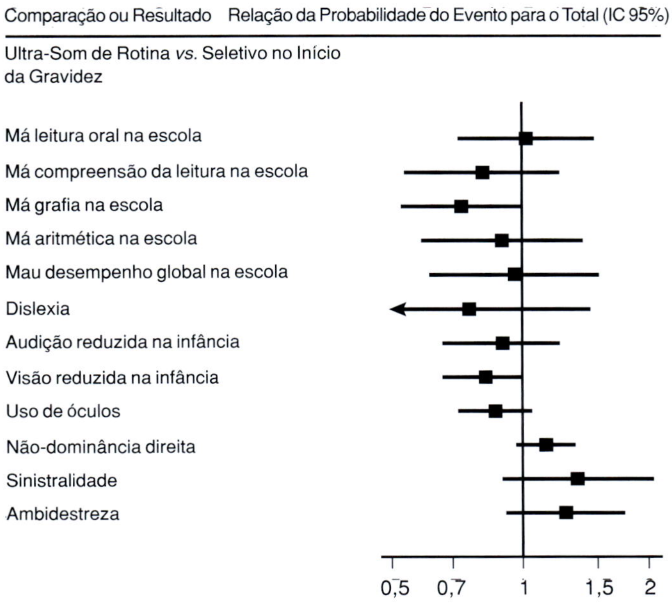

FIGURA 31-3. Avaliação Fetal no Início da Gravidez. Metanálise da Cochrane Review de ultra-som para avaliação fetal no começo da gravidez. As relações de probabilidade estão apresentadas com intervalos de confiança de 95%. (De Neilson JP: Ultrasound for fetal assessment in early pregnancy [Cochrane Review.] The Cochrane Library, Issue 3, 2003, Oxford, Update Software Limited.)

possível associação entre ultra-som e dislexia, desempenho escolar, sinistralidade, déficits de atenção, controle motor e percepção, capacidade auditiva, acuidade visual e desenvolvimento neurológico. A dominância foi avaliada porque a sinistralidade é ligada a dislexia e déficits de atenção, controle motor e percepção. O protocolo do estudo foi publicado na Oxford Perinatal Database de experiências. Uma vez que as hipóteses foram declaradas previamente e publicadas, não deve haver suspeita de que os resultados possam ter sido derivados de dados mnemônicos ou da testagem de múltiplas hipóteses.

Os dados foram obtidos de um questionário para os pais e de registros de centros de saúde materna e infantil. No segundo ano da escola primária, 2.011 crianças foram avaliadas pelas suas professoras quanto à aptidão em leitura, escrita, aritmética e desempenho global. Um subconjunto de 603 crianças foi testado com testes específicos para dislexia (testes que mediram inteligência, leitura e escrita). Não houve associações entre ultra-som e dislexia, mau desempenho escolar, desenvolvimento neurológico retardado, má visão ou audição.[28-30] Os resultados sugeriram que é improvável que exames ultra-sonográficos de rotina possam causar dano ao cérebro fetal em desenvolvimento.

Dominância (prevalência para o uso de uma das mãos)

Houve, no entanto, uma associação estatisticamente significante entre dois exames ultra-sonográficos de rotina na 18ª e 32ª semanas de gravidez e não-dominância direita em crianças de 8 a 9 anos.[30] O achado foi de significado estatístico limítrofe (relação de probabilidade 1,32, intervalo de confiança 1,02 a 1,71). A associação foi restrita aos meninos,[31] e foi reforçada quando uma análise exploratória sobre exposição a ultra-som foi efetuada.[30] Os autores salientaram a necessidade de reproduzir a associação entre ultra-som e não-dominância direita antes que ela seja interpretada como mais que um achado ao acaso.[30]

Em um estudo de seguimento semelhante da Suécia, 3.265 crianças (71% de todas as crianças elegíveis de uma experiência controlada randomizada) foram acompanhadas por meio de um questionário enviado às suas mães. Não houve diferenças entre as crianças expostas e não expostas a ultra-som no que concerne a audição, visão, crescimento ou distúrbios do comportamento.[32-34] Além disso, não houve associação estatisticamente significante entre a ultra-sonografia de rotina na 15ª semana e não-dominância direita em todas as crianças de 8 a 9 anos de idade.[34] Entretanto, houve uma associação estatisticamente significante entre exposição a ultra-som *in utero* e não-dominância direita em uma análise separada dos meninos (relação de probabilidade de 1,33, intervalo de confiança de 95%, 1,02 a 1,74).[34]

Os resultados dos estudos de acompanhamento norueguês e sueco foram analisados juntos em dois trabalhos de revisão.[35,36] Uma metanálise também está disponível em uma revisão Cochrane.[21] Deve ser notado que tanto a grafia na escola (relação de probabilidade de 0,73, intervalo de confiança de 95%, 0,53 a 1,00) quanto a acuidade visual (relação de probabilidade 0,82, intervalo de confiança de 95%, 0,66 a 1,01) foram melhoradas entre as crianças examinadas com ultra-som com significado estatístico limítrofe.[21] A metanálise Cochrane também demonstra que não houve diferença estatisticamente significante entre crianças examinadas e o grupo-controle no que concerne à não-dominância direita, dominância esquerda ou ambidestreza (Fig. 31-3).

A revisão Cochrane escolheu não apresentar quaisquer dados de uma análise de subgrupos gênero-específicos das experiências.[21] Em uma metanálise com uma abordagem estatística menos conservadora, uma análise de subgrupos gênero-específicos foi feita.[36] Quando meninos foram analisados separadamente e de acordo com o princípio da intenção de "mexer", houve um aumento estatisticamente significante da não-dominância direita entre os meninos examinados (relação de probabilidade de 1,26, intervalo de confiança de 95% 1,03 a 1,54).[36] Em uma análise exploratória de acordo com a exposição a ultra-som entre os meninos antes de 19 ou 22 semanas de gravidez, a diferença entre os grupos aumentou (relação de probabilidade 1,34, intervalo de confiança de 95% 1,10 a 1,65).[36] Uma metanálise pode dar números necessários a tratar (NNT). Das análises de subgrupos, pode ser estimado que 20 fetos masculinos necessitam ser expostos para dar um menino não destro. Isso corresponde a cinco meninos não destros entre 100 nascidos masculinos.[36]

O Hospital Universitário em Malmö foi o primeiro centro médico na Suécia a usar ultra-sonografia como parte do acompanhamento pré-natal padrão. Em um estudo de coorte, meninos nascidos em Malmö entre 1973 e 1978 foram comparados com meninos nascidos durante o mesmo período de tempo em outros centros médicos suecos que ainda não tinham introduzido a ultra-sonografia.[37] A dominância foi determinada como parte da testagem de elegibilidade para serviço militar. A mão preferida foi determinada fornecendo-se uma réplica de rifle ao alistado, que era então solicitado a assumir uma posição de alerta. Apenas os alistados que dispararam com a mão esquerda foram registrados como tais. Os não registrados foram destros ou não testados. Durante a fase de introdução da triagem de rotina com ultra-som (1973 a 1975), não houve diferença em dominância esquerda entre expostos e não expostos a ultra-som (relação de probabilidade de 1,03, intervalo de confiança de 95% 0,91 a 1,17). Quando o ultra-som foi oferecido mais amplamente (1976 a 1978), o risco de dominância esquerda foi mais alto nos expostos a ultra-som, em comparação com não expostos (relação de probabilidade de 1,32, intervalo de confiança de 95% 1,16 a 1,51). O efeito estimado corresponde a três canhotos a mais entre 100 nascidos masculinos.[37]

Em outro estudo de pequeno coorte pelo mesmo grupo de pesquisa, 786 homens foram comparados com um grupo-controle de 26.406 homens derivado do estudo de coorte precedente. Essa análise encontrou um risco aumentado de sinistralidade (relação de probabilidade de 1,4, intervalo de confiança de 95% 1,0 a 2,1).[38] Em ambos esses estudos de coortes, poderia haver preconceitos ou fatores tendenciosos envolvidos na explicação da associação descrita entre ultra-som e sinistralidade.

Uma conclusão final de uma possível associação entre ultra-som pré-natal e sinistralidade ainda não pode ser estabelecida. De acordo com os dados apresentados na revisão Cochrane,[21] não há associação estatisticamente significante entre ultra-som pré-natal e sinistralidade (Fig. 31-3). A revisão Cochrane decidiu não apresentar quaisquer dados a partir de uma análise de subgrupos gênero-específicos das experiências. Entretanto, se análises de subgrupos de experiências de controle randomizado[36] e resultados de estudos de coortes forem aceitos,[37,38] a conclusão deve ser que quatro estudos epidemiológicos relatam um aumento de 30% na probabilidade de sinistralidade em homens, e nenhuma evidência epidemiológica contradiz esta associação.

A discussão sobre ultra-sonografia pré-natal e sinistralidade é complexa e não será estendida aqui. Um editorial explora a questão em detalhe.[39] Uma associação estatística entre ultra-som e sinistralidade não deve levar à conclusão de que o ultra-som causa dano ao cérebro em desenvolvimento. Um dos peritos no campo de pesquisa em lateralidade afirmou que a pesquisa em lateralidade é, infelizmente, propensa a aplicar de modo errôneo estatística complexa e produzir achados errados ou não-interpretáveis.[40]

TABELA 31-1. ESTUDOS DE CASOS-CONTROLES DE EXPOSIÇÃO AO ULTRA-SOM DURANTE A GRAVIDEZ E MALIGNIDADES NA INFÂNCIA

Estudo	Ano do Diagnóstico	Tipo de Câncer	Casos N	Casos % Exp	Controles N	Controles % Exp	RP	Valor P
Wilson[22]	1972-81	Leucemia	665	6	665	6	1,00	ns
		Tumores sólidos	1066	6	1066	6	0,98	ns
Cartwright[23]	1980-83	Leucemia	149	23	298	22	1,12	ns
		Outros tumores	406	27	812	29	0,86	ns
Shu[24]	1986-91	Leucemia	166	36	166	38	0,90	ns
		Outros tumores	476	23	476	27	0,80	ns
Sorahan[25]	1982-84	Neoplasmas do SRE	212	25	212	25	1,03	ns
		Tumores sólidos	308	28	308	29	0,94	ns
Naumberg[26]	1973-89	Leucemia linfática	71	41	66	41	1,00	ns
		Leucemia mielóide	534	37	532	40	0,85	ns
Petridou[27]	1993-94	Leucemia	153	65	300	65	1,02	ns

Exp., exposição; *ns, não significante;* RP, relação de probabilidade.

Desenvolvimento da Fala

Em um estudo de caso-controle, Campbell e cols. compararam 72 crianças com atraso da fala de origem desconhecida com 144 controles pareados.[41] O estudo relatou que a probabilidade de sofrer de atraso da fala foi 2,8 ($P = 0,001$) vezes mais alto entre as crianças que foram expostas a ultra-som pelo menos uma vez durante a gravidez. Neste estudo bastante pequeno, a informação sobre exposição a ultra-som não foi avaliada de modo cego, e há a possibilidade de erro de classificação da exposição. Por outro lado, o projeto de estudo de um estudo de casos-controles torna impossível excluir outros vieses, especialmente relacionados à seleção de pacientes e classificação inadequada da informação entre casos e controles. Assim, os resultados do estudo devem ser vistos cautelosamente.

No estudo de seguimento randomizado norueguês, a avaliação do desenvolvimento da fala foi feita por meio de um questionário aos pais e também de registros de centros de saúde materna e infantil.[42] De acordo com os registros dos centros de saúde, as crianças examinadas não foram encaminhadas a um fonoaudiólogo tão freqüentemente quanto as crianças-controles (relação de probabilidade de 0,51, intervalo de confiança de 95% 0,31 a 0,85). O estudo de seguimento sueco também relatou o desenvolvimento da fala.[33] Em um questionário com 52 perguntas, os pais receberam quatro perguntas a respeito do desenvolvimento da fala dos seus filhos. Desenvolvimento atrasado da fala foi descrito por 2,9% no grupo examinado, em comparação com 2,4% no grupo-controle (relação de probabilidade de 1,21, intervalo de confiança de 95% 0,79 a 1,88). Assim, a evidência epidemiológica é tranqüilizadora, e uma possível associação com desenvolvimento retardado da fala é improvável.

CONCLUSÕES

Estudos epidemiológicos não indicaram associação entre exposição a ultra-som diagnóstico durante a gravidez e malignidades da infância. Ultra-sonografia diagnóstica não parece influenciar o peso ao nascimento, enquanto ultra-som Doppler freqüente deu peso ao nascer reduzido em um estudo. Esta associação entre ultra-som Doppler e baixo peso ao nascimento é provavelmente um achado casual. As possíveis associações entre ultra-som e dislexia, e ultra-som e desenvolvimento atrasado da fala, relatadas em dois estudos, não foram confirmadas mais tarde em duas experiências de controle randomizado. Entretanto, as duas experiências de controle randomizado e dois estudos de coortes não conseguiram excluir uma possível associação entre ultra-som e sinistralidade em meninos. Assim, ainda há necessidade de mais pesquisa.

RECOMENDAÇÕES E DIRETRIZES ATUAIS

A literatura sobre segurança de ultra-som médico é revista regularmente por comitês de segurança em várias sociedades de ultra-som. Declarações de segurança são produzidas e atualizadas. Indicamos aos leitores, por exemplo, as diretrizes emitidas pelo Health Canada em 2001.[2] Em 2002, o European Committee for Medical Ultrasound Safety (ECMUS) afirmou: "Com base na evidência científica de efeitos biológicos induzidos por ultra-som até esta data, não há razão para restringir o escaneamento para qualquer aplicação clínica, inclusive o escaneamento clínico de rotina para a mulher durante a gravidez. O pessoal competente que é treinado em assuntos de segurança deve continuar o seu uso prudente de ultra-som".[43]

A British Medical Ultrasound Society (BMUS) produziu diretrizes para o uso seguro do equipamento de ultra-som diagnóstico.[44] As diretrizes visam a auxiliar todos aqueles que usam equipamento de ultra-som diagnóstico para qualquer finalidade a fim de que sejam capazes de fazer julgamentos informados acerca de segurança de ultra-som e a fim de proteger os pacientes da exposição excessiva. As diretrizes são baseadas na melhor informação científica escrita disponível no momento, usando conselho e evidência de peritos internacionais. As diretrizes incluem 15 recomendações; uma breve descrição é apresentada aqui.

1. **Aprovação médica.** O ultra-som deve ser usado apenas para diagnóstico médico.
2. **Treinamento do operador.** Procedimentos de ultra-som diagnóstico devem ser efetuados apenas por pessoas que são completamente treinadas no uso do equipamento, na interpretação dos seus resultados e imagens e no uso seguro do ultra-som, incluindo uma apreciação dos seus riscos potenciais.
3. **Conhecimento dos fatores da máquina que influenciam o risco.** Os operadores devem compreender a influência provável dos controles da máquina, do modo de operação (p. ex., modo B, imagem Doppler Colorido, Doppler espectral), e da freqüência do explorador sobre os riscos térmicos e de cavitação.
4. **Ajuste inicial de energia.** As máquinas devem ser montadas de modo que quando ligadas, o ajuste da energia acústica emitida seja baixo. A potência somente deve ser aumentada durante a investigação se isto for necessário para produzir um resultado satisfatório.
5. **Tempo de exposição.** Os tempos globais de exame devem ser mantidos tão curtos quanto seja necessário para produzir um resultado diagnóstico útil.
6. **Sonda estacionária.** A sonda não deve ser mantida em uma posição fixa durante qualquer tempo a mais do que o necessário, e deve ser removida do paciente toda vez que não houver necessidade de uma imagem em tempo real ou aquisição de Doppler espectral.
7. **Auto-aquecimento da sonda.** Sondas endovaginais (p. ex., sensor vaginal, retal ou esofágico) não devem ser usadas se houver auto-aquecimento observável da sonda quando estiver operando no ar.
8. **Elevação preexistente de temperatura.** Cuidado particular deve ser tomado para reduzir a emissão e

minimizar o tempo de exposição de um embrião ou feto quando a temperatura da mãe já estiver elevada.

9. **Tecidos sensíveis.** Cuidado particular deve ser tomado para reduzir o risco de lesão térmica quando estiverem em exposição ao ultra-som diagnóstico: um embrião de menos de oito semanas depois da concepção; a cabeça, cérebro ou coluna vertebral de qualquer feto ou recém-nascido; um olho (em indivíduo de qualquer idade).

10. **Doppler pulsátil.** O uso de modo Doppler pulsátil espectral, ou Doppler Colorido não é recomendado para a investigação de qualquer dos alvos identificados na diretriz 9, a não ser que uma estimativa da elevação provável máxima de temperatura tenha sido obtida e considerada em relação ao tempo de exposição previsto.

11. **Índices Térmico e Mecânico.** Para máquinas que apresentam valores de TI e MI na tela,[45] os operadores devem monitorar continuamente seus valores e usar ajustes de controle que os mantenham tão baixos quanto seja compatível com a obtenção de resultados diagnosticamente úteis. (As diretrizes dão recomendações para valores máximos de MI e TI, e os valores de TI estão relacionados com tempos de exposição em uma tabela separada.)

12. **Doppler para monitoramento cardiofetal.** Os níveis de energia usados para monitoramento cardiofetal (CTG) são suficientemente baixos para que o uso desta modalidade não seja contra-indicado em termos de segurança, mesmo quando ela tiver de ser usada durante períodos prolongados.

13. **Monitoramento de pulso periférico.** (Irrelevante para este capítulo.)

14. **Investigações com ultra-som transcraniano.** (Irrelevante para este capítulo.)

15. **Usos não-diagnósticos do equipamento de ultra-som.** Exemplos de usos não-diagnósticos do ultra-som incluem escaneamentos repetidos para treinamento de operador, demonstração de equipamento usando indivíduos normais e a produção de filmes ou vídeos de lembrança de um feto. (As diretrizes recomendam valores muito baixos de TI e MI, e que o escaneamento no primeiro trimestre não seja efetuado para a única finalidade de produzir vídeos ou fotografias de lembrança.)

AGRADECIMENTO

A figura da Cochrane Review é reproduzida com gentil permissão de Update Software Limited. Cochrane Reviews são atualizadas regularmente à medida que nova informação se torna disponível e em resposta a comentários e críticas. O leitor deve consultar The Cochrane Library para a última versão de uma Cochrane Review.

Referências

1. World Federation for Ultrasound in Medicine and Biology (WFUMB) 1998. WFUMB Symposium on Safety of Ultrasound in Medicine. Conclusions and recommendations on thermal and non-thermal mechanisms for biological effects of ultrasound. Barnett, S.B. (ed): Ultrasound in Med and Bio. 24: Supplement 1.
2. Health Canada 2001. Guidelines for the Safe Use of Diagnostic Ultrasound. Government of Canada, Ottawa. http://www.hc-sc.gc.ca/hecs-sesc/ccrpb/publication/01hecs255/toc.htm
3. Laurel MD: American Institute of Ultrasound in Medicine/National Electrical Manufacturers Association (AIUM/NEMA) 1998. Acoustic output measurement standard for diagnostic ultrasound equipment. AIUM Publications.
4. Lee W: How to interpret the ultrasound output display standard for higher acoustic output diagnostic ultrasound devices. J Ultrasound Med 1998;17:535-538.
5. O'Brien WD, Zachary JF: Lung damage assessment from exposure to pulsed-wave ultrasound in the rabbit, mouse and pig. IEEE Trans Ultras Ferro, Freq Cont 1997; 44:473-485.
6. Apfel RE, Holland CK: Gauging the likelihood of cavitation from short-pulse, low duty cycle diagnostic ultrasound. Ultrasound Med Biol 1991;17:179-185.
7. Duck FA, Martin K: Trends in diagnostic ultrasound exposure. Phys Med Biol 1991;36:1423-1432.
8. Henderson J, Whittingham TA, Dunn T: A review of the acoustic output of modern diagnostic ultrasound equipment. BMUS Bulletin Nov 1997, pp 10-14.
9. Bakketeig LS, Eik-Nes SH, Jacobsen G, et al. Randomised controlled trial of ultrasonographic screening in pregnancy. Lancet 1984;2:207-211.
10. Eik-Nes S, Økland O, Aure JC, et al: Ultrasound screening in pregnancy: A randomised controlled trial. Lancet 1984;1:1347.
11. Stark CR, Orleans M, Haverkamp AD, et al: Short- and long-term risks after exposure to diagnostic ultrasound in utero. Obstet Gynecol 1984;63:194-200.
12. Scheidt PC, Stanley F, Bryla DA: One-year follow-up of infants exposed to ultrasound in utero. Am J Obstet Gynecol 1978;131:743-748.
13. Moore RM, Jr, Diamond EL, Cavalieri RL. The relationship of birth weight and intrauterine diagnostic ultrasound exposure. Obstet Gynecol 1988;71:513-517.
14. Lyons EA, Dyke C, Toms M, et al: In utero exposure to diagnostic ultrasound: A 6-year follow-up. Radiology 1988;166:687-690.
15. Waldenström U, Axelsson O, Nilsson S, et al: Effects of routine one-stage ultrasound screening in pregnancy: A randomised controlled trial. Lancet 1988;2:585-588.
16. Saari-Kemppainen A, Karjalainen O, Ylostalo P, et al: Ultrasound screening and perinatal mortality: Controlled trial of systematic one-stage screening in pregnancy. Lancet 1990;336:387-391.
17. Davies JA, Gallivan S, Spencer JA: Randomised controlled trial of Doppler ultrasound screening of placental perfusion during pregnancy. Lancet 1992;340:1299-1303.
18. Ewigman B, LeFevre M, Hesser J: A randomized trial of routine prenatal ultrasound. Obstet Gynecol 1990; 76:189-194.
19. Geerts LT, Brand EJ, Theron GB: Routine ultrasound examinations in South Africa: Cost and effect on perinatal outcome—a prospective randomised controlled trial. Br J Obstet Gynaecol 1996;103:501-507.

20. Newnham J, Evans SF, Michael CA, et al: Effects of frequent ultrasound during pregnancy: A randomised controlled trial. Lancet 1993;342:887-891.
21. Neilson JP: Ultrasound for fetal assessment in early pregnancy (Cochrane Review). The Cochrane Library, Issue 3, 2003, Oxford, Update software.
22. Kinnier Wilson LM, Waterhouse JA: Obstetric ultrasound and childhood malignancies. Lancet 1984; 2:997-999.
23. Cartwright RA, McKinney PA, Hopton PA, et al: Ultrasound examination in pregnancy and childhood cancer. Lancet 1984;2:999-1000.
24. Shu XO, Jin F, Linet MS, et al: Diagnostic X-ray and ultrasound exposure and risk of childhood cancer. Br J Cancer 1994;70:531-536.
25. Sorahan T, Lancashire R, Stewart A, et al: Pregnancy ultrasound and childhood cancer: A second report from the Oxford Survey of Childhood Cancers. Br J Obstet Gynaecol 1995;102:831-832.
26. Naumberg E, Bellocco R, Cnattingius S, et al: Prenatal ultrasound examinations and risk of childhood leukaemia: Case-control study. BMJ 2000;320:282-283.
27. Petridou E, Trichopoulos D: Prenatal ultrasound and childhood leukemia. bmj.com; 2 Feb 2000.
28. Salvesen KÅ, Vatten LJ, Jacobsen G, et al: Routine ultrasonography in utero and subsequent vision and hearing at primary school age. Ultrasound Obstet Gynecol 1992;2:243-247.
29. Salvesen KÅ, Bakketeig LS, Eik-Nes SH, et al: Routine ultrasonography in utero and school performance at age 8-9 years. Lancet 1992;339:85-89.
30. Salvesen KÅ, Vatten LJ, Eik-Nes SH, et al: Routine ultrasonography in utero and subsequent handedness and neurological development. BMJ 1993;307:159-164.
31. Salvesen KÅ, Eik-Nes SH, Vatten LJ, et al: Routine ultrasound scanning in pregnancy—authors' reply. BMJ 1993;307:1562.
32. Kieler H, Ahlsten G, Haglund B, et al: Routine ultrasound screening in pregnancy and the children's subsequent neurologic development. Obstet Gynecol 1998;91:750-756.
33. Kieler H, Haglund B, Waldenstrøm U, et al: Routine ultrasound screening in pregnancy and the children's subsequent growth, vision, and hearing. Br J Obstet Gynaecol 1997;104:1267-1272.
34. Kieler H, Axelsson O, Haglund B, et al: Routine ultrasound screening in pregnancy and the children's subsequent handedness. Early Hum Dev 1998;50:233-245.
35. Salvesen KÅ, Eik-Nes SH: Ultrasound during pregnancy and birth weight, childhood malignancies and neurological development. Ultrasound Med Biol 1999;25:1025-1031.
36. Salvesen KÅ, Eik-Nes SH: Ultrasound during pregnancy and subsequent childhood non-right handedness: A meta-analysis. Ultrasound Obstet Gynecol 1999;13:241-246.
37. Kieler H, Cnattingius S, Haglund B, et al: Sinistrality—a side-effect of prenatal sonography: A comparative study of young men. Epidemiology 2001;12:618-623.
38. Kieler H, Cnattingius S, Palmgren J, et al: First trimester ultrasound scans and left-handedness. Epidemiology 2002;13:370.
39. Salvesen KÅ: Ultrasound and left-handedness: A sinister association? Editorial. Ultrasound Obstet Gynecol 2002;19:217-221.
40. McManus I: On the one hand, on the other hand: Statistical fallacies in laterality research. Behav Brain Sci 1987;10:282-283.
41. Campbell J, Elford R, Brant R: Case-control study of prenatal ultrasonography exposure in children with delayed speech. Can Med Assoc J 1993;149:1435-1440.
42. Salvesen KÅ, Vatten LJ, Bakketeig LS, et al: Routine ultrasonography in utero and speech development. Ultrasound Obstet Gynecol 1994;4:101-103.
43. European Committee for Medical Ultrasound Safety (ECMUS). Clinical Safety Statement for Diagnostic Ultrasound (2002). EFSUMB Newsletter 2002;2:12.
44. The Safety Group of the British Medical Ultrasound Society. Guidelines for the safe use of diagnostic ultrasound equipment. BMUS Bulletin; Aug 2000, pp 30-33.
45. Duck FA: The meaning of thermal index (TI) and mechanical index (MI) values. BMUS 200 Nov 1997, pp 36-39.

32

O Primeiro Trimestre

Edward A. Lyons / Clifford S. Levi

SUMÁRIO DO CAPÍTULO

- FORMAÇÃO DO EMBRIÃO
  - Semanas 1 a 2
  - Semanas 3 a 4
  - Semana 5
  - Semanas 6 a 10
  - Semanas 11 e Posteriores
- ASPECTOS ULTRA-SONOGRÁFICOS DE UMA GESTAÇÃO INTRA-UTERINA NORMAL
  - Saco Gestacional
  - β-hCG e o Saco Gestacional
  - Vesícula Vitelina
  - Embrião e Âmnio
  - Atividade Cardíaca e Embrionária Inicial
- CORDÃO UMBILICAL E CISTO DO CORDÃO
- ESTIMATIVA DA IDADE MENSTRUAL NO PRIMEIRO TRIMESTRE
  - Tamanho do Saco Gestacional
  - Comprimento Cabeça-Nádegas
  - Diâmetro Biparietal, Circunferência Cefálica, Circunferência Abdominal e Comprimento do Fêmur
- MORTE EMBRIONÁRIA OU PERDA GESTACIONAL PRECOCE
  - Características do Saco Gestacional
    - Atividade Cardíaca Embrionária Características do Saco Gestacional
    - Critérios do Âmnio e da Vesícula Vitelina
  - Fatores Ultra-sonográficos Preditivos de Desfecho Anormal
    - Bradicardia Embrionária
    - Relação Diâmetro Médio do Saco Gestacional — Comprimento Cabeça-Nádegas Menor que 5 mm
    - Tamanho e Forma da Vesícula Vitelina β-hCG/Diâmetro Médio do Saco Gestacional
    - Hemorragia Subcoriônica
    - O Valor do Doppler na Perda Gestacional
    - Anormalidades do Saco Amniótico
    - Estabelecimento da Morte de um Embrião
  - Perda Gestacional Precoce
  - Interrupção da Perda Gestacional Precoce
  - Interrupção Malsucedida ou Produtos Retidos da Concepção
- GESTAÇÃO ECTÓPICA
  - Apresentação Clínica
  - Diagnóstico Ultra-sonográfico de Gestação Ectópica
  - Achados Ultra-sonográficos Específicos da Gestação Ectópica
    - O Diagnóstico de Gravidez Intra-uterina Recente Torna Improvável a Gestação Ectópica
    - Embrião Vivo no Adnexo
  - Achados Inespecíficos de Gestação Ectópica
    - β-hCG Sérica
    - Local de Implantação
    - Gestação Heterotópica
    - Valor Diagnóstico do Doppler na Confirmação de Gestação Ectópica
  - Conduta e Aplicações Futuras
    - Cirúrgicas
    - Medicamentosas
- AVALIAÇÃO DO EMBRIÃO
  - Desenvolvimento Embriológico Normal
    - Estruturas Císticas Intracranianas no Primeiro Trimestre
    - Herniação Fisiológica na Parede Abdominal Anterior
    - Embriões Anormais com Aspecto Normal
    - Anencefalia
    - Outras Anormalidades Fetais
    - Visualização dos Órgãos Fetais
    - Discrepância entre Datas e Tamanho do Embrião
- MASSAS NO PRIMEIRO TRIMESTRE
  - Massas Ovarianas
  - Massas Uterinas

O primeiro trimestre da gestação é um período de mudanças rápidas abrangendo a fertilização, formação do blastocisto, implantação, gastrulação, neurulação, o período embrionário (semanas 6 a 10) e início da vida fetal.[1-5] O diagnóstico ultra-sonográfico do primeiro trimestre é tradicionalmente centrado em torno da avaliação do crescimento por exames seriados para diferenciar gestações normais de anormais. Isto tem mudado radicalmente desde o advento da ultra-sonografia transvaginal (USTV), que tem melhor resolução que a ultra-sonografia transabdominal (USTA), resultando em visualização precoce do saco gestacional e seu conteúdo,[6] identificação precoce da atividade cardíaca embrionária[7] e melhor visualização das estruturas embrionárias e fetais. A partir do momento em que os investigadores ganham mais experiência com USTA e USTV de alta resolução, os indicadores de perda gestacional precoce têm sido identificados, tornando o exame seriado necessário apenas numa minoria das pacientes, resultando na diminuição da morbidade e ansiedade da paciente.

A despeito das melhorias tecnológicas, é importante determinar objetivos relevantes e realísticos para o diagnóstico ultra-sonográfico do primeiro trimestre. A maioria dos exames é solicitada porque a paciente apresentou sangramento vaginal ou dor ou foi identificada uma massa palpável no exame físico. O médico assistente geralmente solicita o exame de ultra-sonografia para excluir óbito fetal, gestação anembriônica, ou uma gestação ectópica.

Os **objetivos da ultra-sonografia no primeiro trimestre** incluem visibilização e localização do saco gestacional (gestação intra-uterina ou ectópica); identificação precoce de óbito embrionário e gestação anembriônica; identificação dos embriões que ainda estão vivos, mas têm risco aumentado de óbito embrionário ou fetal; determinação do número de embriões e da corionicidade e amniocidade nas gestações múltiplas; estimativa da duração ou idade menstrual (IM) da gestação; e diagnóstico precoce de anormalidades fetais, incluindo identificação daqueles embriões mais propensos a serem anormais, com base em critérios secundários (vesícula vitelina anormal).

FORMAÇÃO DO EMBRIÃO

Aqui, todas as datas são apresentadas na idade gestacional (menstrual) (de acordo com a literatura radiológica e obstétrica), em vez da idade embriológica ou idade gestacional, como é usada pelos embriologistas.[1-5,9] Neste caso, idades gestacional e menstrual são termos equivalentes.

Semanas 1 a 2

No início do ciclo menstrual, a glândula hipófise secreta níveis crescentes de hormônio folículo-estimulante (FSH) e hormônio luteinizante (LH), que causam a transformação de 4 a 12 folículos primordiais em folículos ovarianos primários (Fig. 32-1).[1] Quando uma cavidade ou antro preenchido com líquido se forma no folículo, ele é denominado folículo secundário. O oócito primário está confinado em um lado do folículo e circundado por células foliculares ou *cumulus oophorus*. Um folículo se torna dominante, produz uma saliência na superfície do ovário e se torna um folículo maduro ou **folículo de Graaf**.[1] Ele continua a aumentar até a ovulação, com atrofia dos folículos restantes.[1] O desenvolvimento de folículos produz estrogênio. O nível de estrogênio permanece relativamente baixo até 4 dias antes da ovulação, quando o folículo dominante ou ativo produz um pico de estrogênio. Seguindo este pico, há um pico de LH e prostaglandina, resultando na ovulação. A ovulação segue o pico de LH em 12 a 24 horas. A expulsão real do oócito do folículo maduro é auxiliada por vários fatores, incluindo a pressão intrafolicular; possível contração de tênue músculo na *teca externa* estimulada por prostaglandinas; e digestão enzimática da parede folicular.[8]

Semanas 3 a 4

A **ovulação** ocorre aproximadamente no 14º dia do ciclo menstrual, com expulsão do oócito secundário pela superfície do ovário. Após a ovulação, o folículo se colapsa para formar o **corpo lúteo**, que secreta progesterona e, em menor grau, estrogênio.[1,10] Se não ocorrer uma gravidez, o corpo lúteo involui. Na gestação, a involução do corpo lúteo é impedida pela gonadotropina coriônica humana (hCG), que é produzida pelas células da camada externa do saco gestacional ou coriônico (sinciciotrofoblasto).[1]

Antes da ovulação, a proliferação endometrial ocorre em resposta à secreção de estrogênio (Fig. 32-1). Após a ovulação, o endométrio se torna espessado, liso e edematoso, sob a influência da progesterona.[9] O epitélio glandular secreta um líquido rico em glicogênio. Se ocorrer a gravidez, a produção continuada de progesterona resulta em marcadas alterações hipertróficas nas células e glândulas endometriais para fornecer nutrição ao blastocisto. Estas alterações hipertróficas são denominadas **reação decidual** e ocorrem como uma resposta hormonal sem levar em conta o local de implantação, intra-uterino ou ectópico.

O **transporte do oócito** para dentro da extremidade fimbriada da trompa de Falópio ocorre na ovulação quando o oócito secundário é expelido junto com o líquido folicular e é captado pela fímbria. O movimento de varredura da fímbria, as correntes produzidas pela ação dos cílios das células mucosas, e as suaves ondas peristálticas produzidas pelas contrações da musculatura tubária levam o oócito para dentro da trompa.[1]

O mecanismo de **transporte do espermatozóide** não está completamente entendido. De 200-600 milhões de espermatozóides e o líquido de ejaculação são depositados no canal vaginal durante a relação sexual. O espermatozóide tem que se mover através do canal cervical e seu tampão mucoso, até a cavidade endometrial e para baixo até a trompa de Falópio para encontrar o oócito no interior do terço distal ou na porção ampular da trompa. Pensava-se que o espermatozóide movia-se primariamente usando suas cau-

---

OBJETIVOS DA ULTRA-SONOGRAFIA NO PRIMEIRO TRIMESTRE

- Visibilização e localização do saco gestacional (gestação intra-uterina ou ectópica)
- Identificação precoce de óbito embrionário
- Gestação anembriônica
- Identificação de embriões ainda vivos, mas com alto risco para óbito embrionário/fetal
- Determinação do número de embriões
- Coriogenicidade e amniocidade na gestação múltipla
- Estimativa da duração ou idade gestacional (menstrual)
- Diagnóstico precoce de anomalias fetais e embriões anormais
- Vesícula vitelina anormal

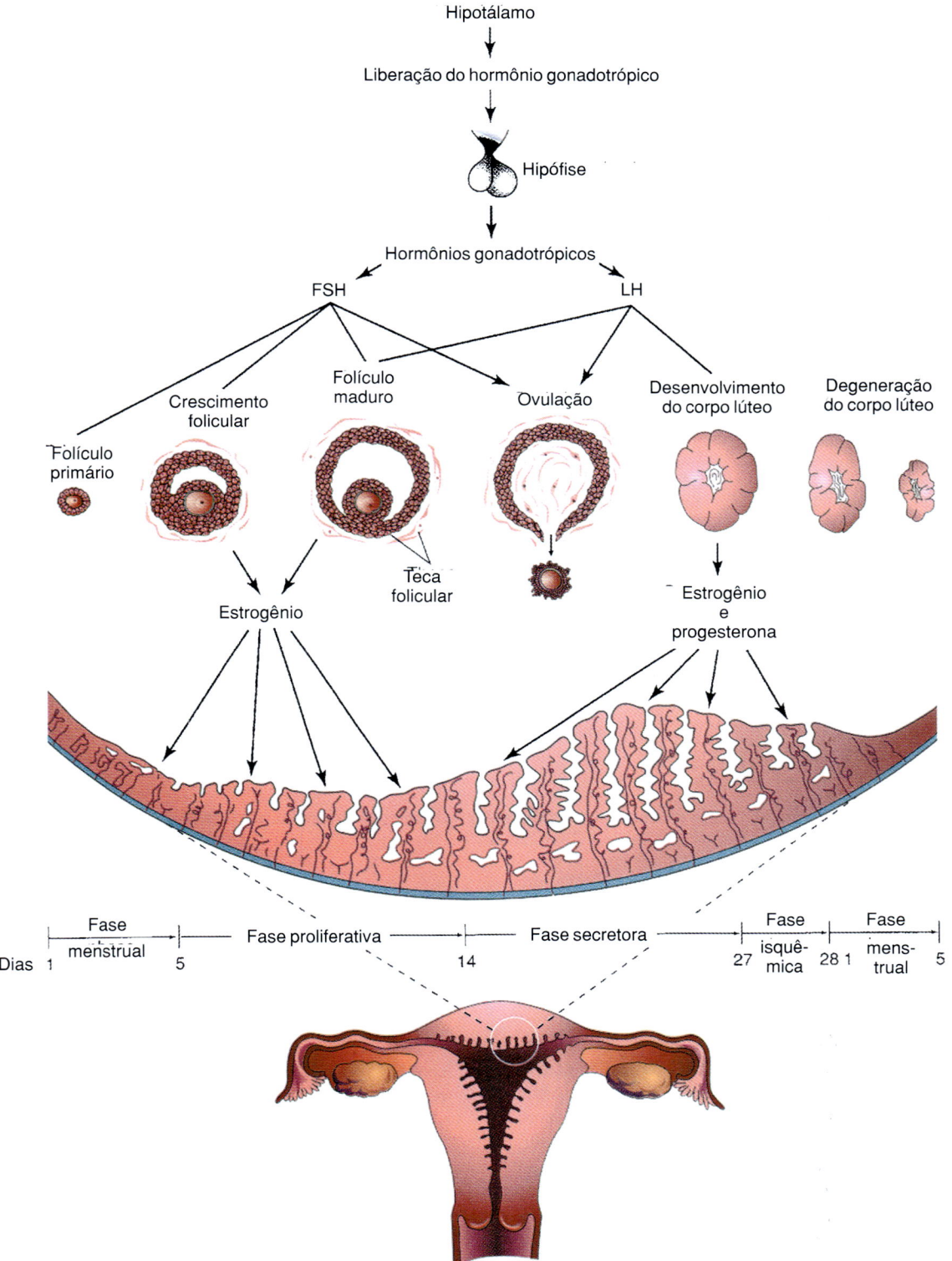

FIGURA 32-1. Desenho esquemático das inter-relações do hipotálamo, hipófise, ovários e endométrio. (De Moore KL, Persaud TVN: The begining of development: The first week. In Moore KL, Persaud TVN (eds): The Developing Human: Clinically Oriented Embryology. 6th ed. Philadelphia, WB Saunders, 1998, pp 17-46.)

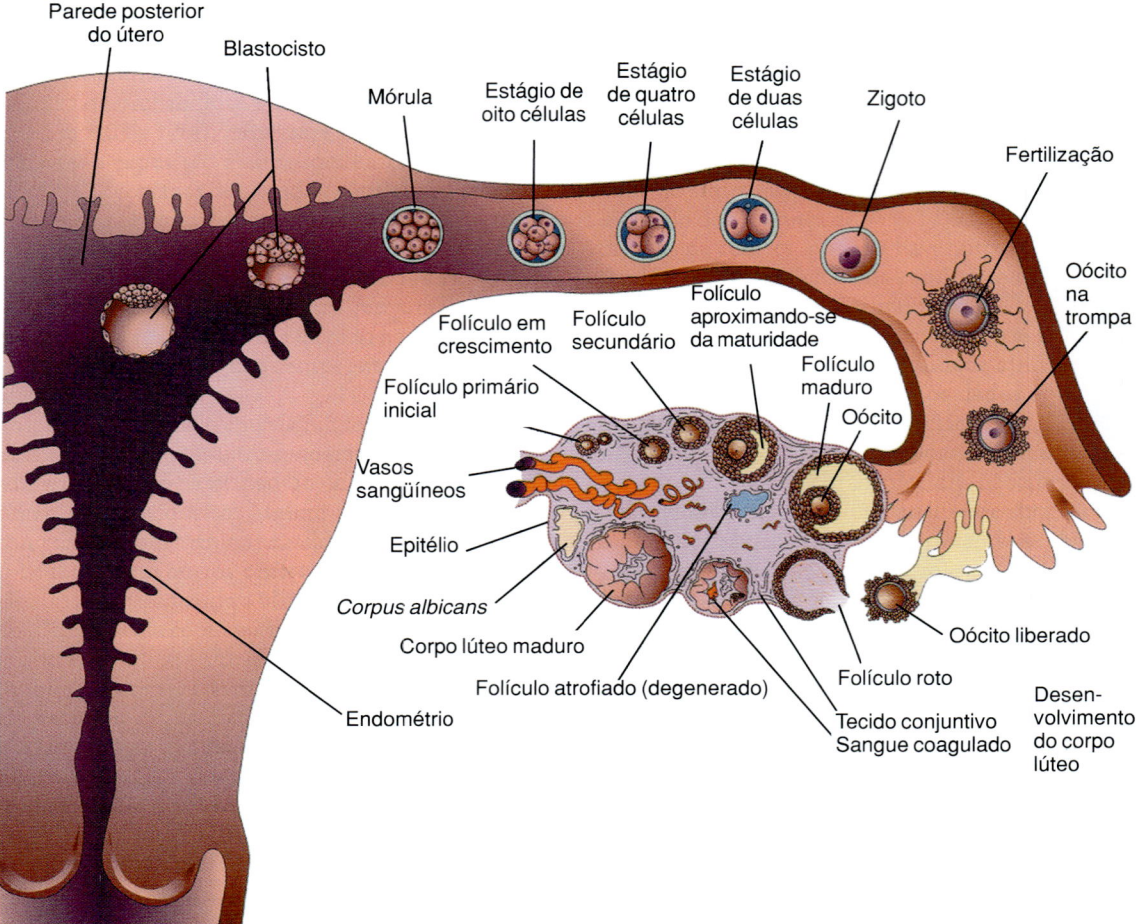

FIGURA 32-2. Diagrama do ciclo ovariano, fertilização e desenvolvimento humano até o estágio de blastocisto. (De Moore KL, Persaud TVN: The begining of development: The first week. In Moore KL, Persaud TVN (eds): The Developing Human: Clinically Oriented Embryology. 6th ed. Philadelphia, WB Saunders, 1998, pp 17-46.)

das, entretanto, eles viajam a cerca de 2 a 3 mm por minuto, o que levaria cerca de 50 minutos para percorrer os 20 cm até o seu destino. Settlage et al.[10] encontraram motilidade no espermatozóide no interior da ampola entre 5 e 10 minutos após o depósito próximo ao orifício cervical externo. Se forem colocadas partículas inertes tais como macroagregados radioativos ou partículas de carbono próximo ao orifício cervical externo, eles serão captados e transportados para o útero e para as tubas. Uma explicação mais razoável é que as contrações da camada interna do miométrio criam uma pressão negativa forte o suficiente para sugar as partículas e movê-las para o canal endometrial. Nós demonstramos estas contrações em mulheres não-grávidas e mostramos que elas aumentam em força e freqüência até um pico de 3,5 contrações por minuto na ovulação.[11]

Fertilização ocorre no ou em torno do 14º dia, quando o ovo maduro e o espermatozóide se unem para formar o **zigoto** no terço externo da trompa de Falópio (Fig. 32-2). A divisão celular do zigoto ocorre durante o caminho através da trompa. Quando o concepto entra no útero (aproximadamente no 17º dia), ele está no estágio de 12 a 15 células (**mórula**).[1] No 20º dia, o concepto amadureceu para o **estágio de blastocisto**. O blastocisto é um cisto preenchido por líquido delineado por células trofoblásticas que contém um aglomerado de células em um dos lados chamado **massa celular interna**. No 20º dia, o blastocisto, no local da massa celular interna, penetra através da membrana endometrial para o endométrio hiperplásico e começa a implantação (Fig. 32-3A).[1]

A **implantação** se completa em torno do 23º dia, quando a membrana endometrial emite prolongamentos sobre o blastocisto (Fig. 32-3B). A **vesícula vitelina primária (primitiva)** se forma aproximadamente com 23 dias da idade menstrual, quando a cavidade do blastocisto é delineada pela membrana exocelômica e pelo hipoblasto (Fig. 32-4A). Quando o celoma extra-embrionário se forma (Fig. 32-4A), a vesícula vitelina primária é pinçada para fora e exteriorizada, resultando na formação da **vesícula vitelina secundária** (Fig. 32-4B, C). Estudos padrão de embriologia indicam que a vesícula vitelina secundária se forma aproximadamente no 27º ou 28º dia de idade menstrual, quando o diâmetro médio do saco gestacional é aproximadamente de 3 mm. É a

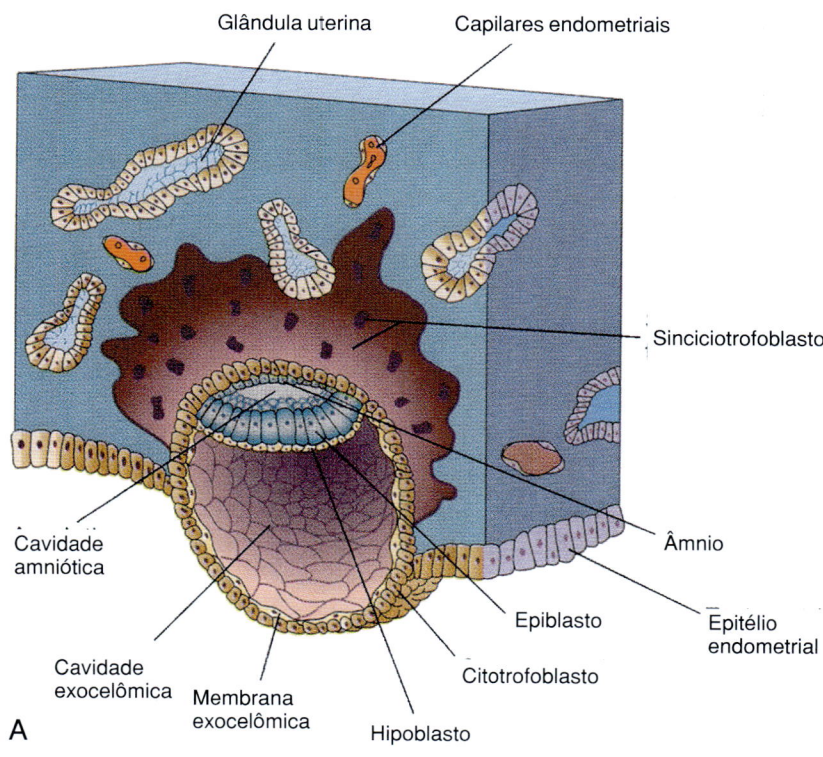
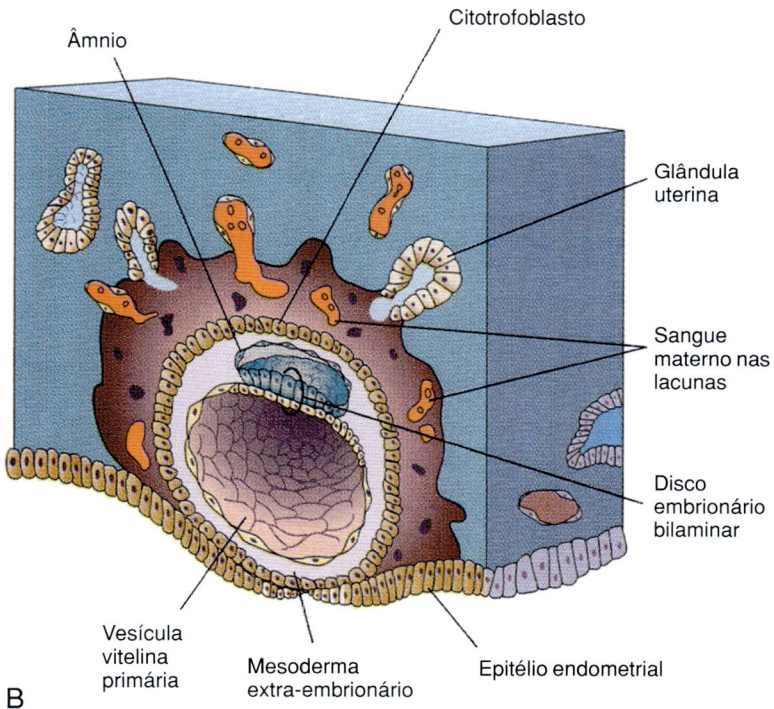

FIGURA 32-3. Implantação do blastocisto no endométrio. O concepto inteiro tem cerca de 0,1 mm neste estágio. **A**, Blastocisto parcialmente implantado com aproximadamente 22 dias de idade menstrual. **B**, Blastocisto quase completamente implantado com aproximadamente 23 dias. (De Moore KL, Persaud TVN: Formation of the bilaminar embryo: The second week. In Moore KL, Persaud TVN (eds): The Developing Human: Clinically Oriented Embryology. 6th ed. Philadelphia, WB Saunders, 1998, pp 47-62.)

vesícula vitelina secundária, em vez da primária, que é visível na ultra-sonografia. Daqui para frente, o termo **vesícula vitelina** será usado para a vesícula vitelina secundária. Mais tarde, devido ao crescimento diferenciado, a vesícula vitelina passa a se localizar entre o âmnio e o córion.[1] Durante a quarta semana, há uma rápida proliferação e diferenciação do sinciciotrofoblasto, formando as **vilosidades coriônicas** primárias, no fim da quarta semana.[1] O pensamento inicial era de que as células do sinciciotrofoblasto invadiam os vasos endometriais maternos trazendo sangue materno para ba-

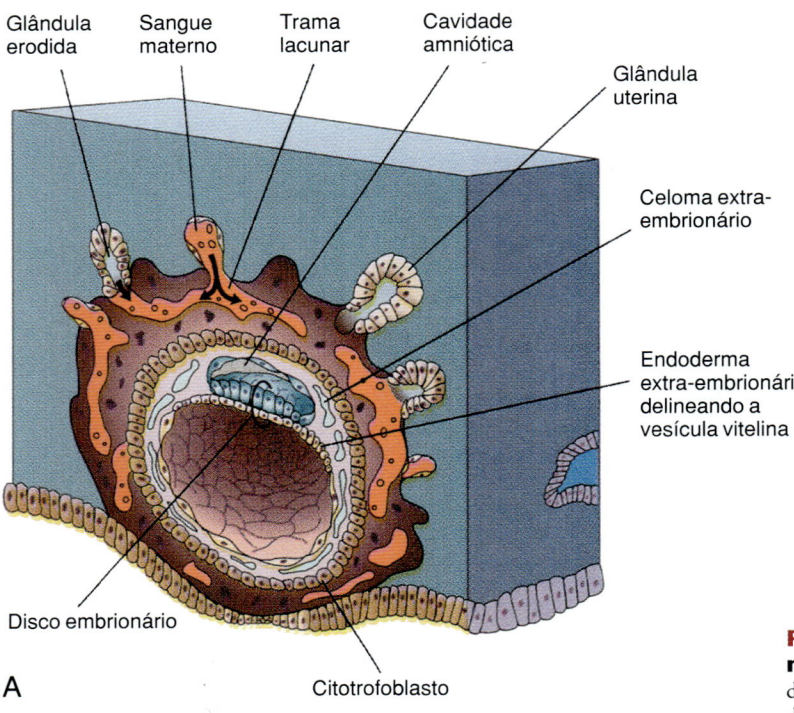

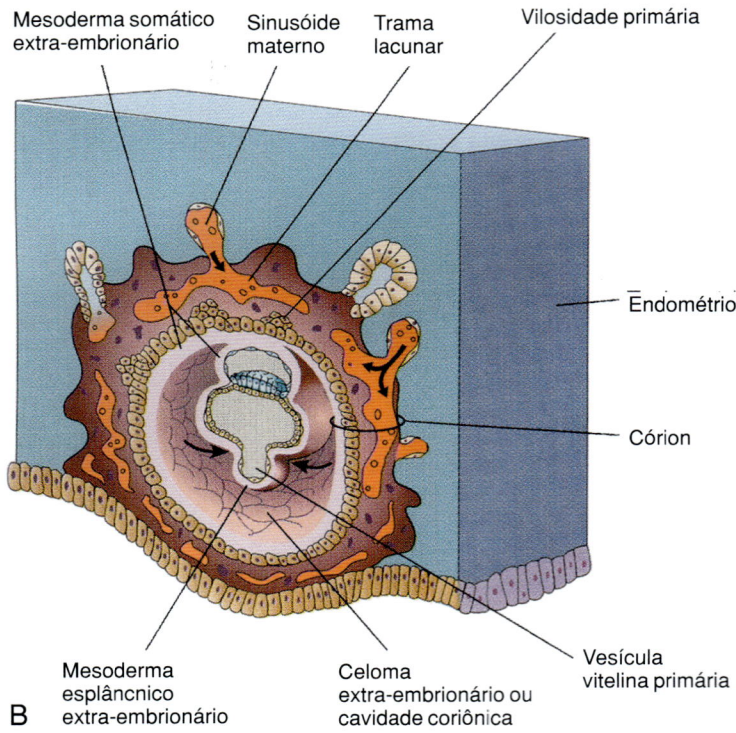

FIGURA 32-4. Formação da vesícula vitelina secundária. A, Aproximadamente com 26 dias de idade menstrual; formação de cavidades no interior do mesoderma extra-embrionário. Essas cavidades crescem para formar o celoma extra-embrionário. **B,** 27 dias de idade menstrual e **C,** 28 dias de idade menstrual. Formação da vesícula vitelina secundária com extrusão da vesícula vitelina primária. O celoma extra-embrionário vai se tornar a cavidade coriônica. (De Moore KL, Persaud TVN: Formation of the bilaminar embryo: The second week. In Moore KL, Persaud TVN (eds): The Developing Human: Clinically Oriented Embryology. 6th ed. Philadelphia, WB Saunders, 1998, pp 47-62.)

Continua

nhar o anel trofoblástico. Isto foi contestado por Hustin *et al.*,[12] que compararam a imagem transvaginal, histeroscopia da placenta, amostras de vilo coriônico e espécimes de histerectomia com gestação inicial *in situ*. Eles acharam que antes de 12 semanas, o espaço interviloso não continha sangue, apenas líquido límpido, e que no exame histológico, o tecido viloso estava separado da circulação materna por uma camada contínua de células trofoblásticas. Apenas após o terceiro mês a cápsula trofoblástica se rompe e a circulação materna se torna contínua com o espaço interviloso. Depois, na 8ª e 9ª semanas de gestação, a cápsula trofoblástica forma ligações com as artérias espirais, permitindo apenas que plas-

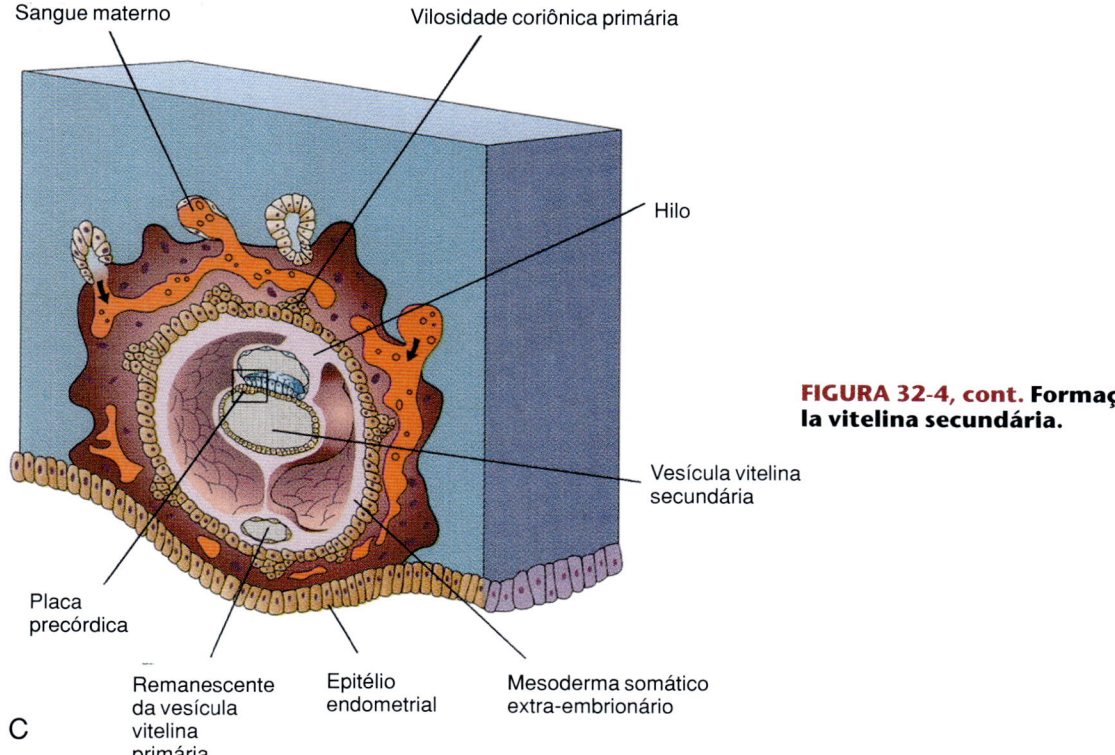

FIGURA 32-4, cont. Formação da vesícula vitelina secundária.

ma filtrado permeie a placenta.[13] Notou-se, também, que em dois terços das gestações anormais, a cápsula trofoblástica era mais fina e fragmentada e a invasão trofoblástica das artérias espirais estava reduzida ou ausente.[14]

Jaffe *et al.*[15] determinaram que a circulação intervilosa não está completamente estabelecida até o final do primeiro trimestre. Outros estudos de úteros extirpados demonstraram que as ligações trofoblásticas obstruem o fluxo sangüíneo para o espaço interviloso na gestação inicial e apenas na 12ª a 13ª semanas estas ligações se perdem e permitem fluxo materno contínuo para o espaço interviloso.

Mais recentemente foi relatado[16] que uma distribuição diferente do fluxo sangüíneo interviloso foi encontrada entre gestações normais e anormais na 7ª a 9ª semanas e 10ª a 11ª semanas, mas não na 12ª a 13ª semanas. Notou-se que o fluxo interviloso ou ecos móveis eram detectados num exame ultra-sonográfico convencional mais freqüentemente que com exame com Doppler colorido na perda gestacional precoce.

Semana 5

A vascularização da placenta ocorre no início da quinta semana. Oh *et al.*[17] demonstraram isto num estudo de tamanho do saco inicial. Eles mostraram aumentos progressivos significativos no tamanho do saco a partir de cinco semanas em gestações normais comparadas às perdas gestacionais. O raciocínio para vascularização da placenta foi baseado em trabalho recente de Folkman,[18] que mostrou que tumores podem crescer a um tamanho de 3 mm, sendo nutridos apenas por difusão. Para exceder este tamanho, as células devem recrutar vasos sangüíneos do hospedeiro ou as células centrais não receberão nutrição adequada. Assim, o crescimento rápido do implante embrionário deve ser vascularizado no estágio de 3 mm que ocorre na 5ª semana de gestação.

Durante a quinta semana, o embrião é convertido pelo processo de **gastrulação** de um disco bilaminar a um disco trilaminar com as três camadas de células germinativas primárias: ectoderma, mesoderma e endoderma. Durante a gastrulação, formam-se a linha primitiva e o notocórdio. A linha primitiva dá origem ao mesênquima, que forma o tecido conjuntivo do embrião e componentes de estroma de todas as glândulas.

A formação da placa neural e seu fechamento para formar o tubo neural é conhecida como o processo de **neurulação**. Este processo começa na quinta semana na região torácica e se estende caudal e cranialmente, resultando no fechamento completo no final da sexta semana (42º dia de idade gestacional ou menstrual). Falha no fechamento do tubo neural resulta em defeitos do tubo neural.

Durante a quinta semana, dois tubos cardíacos (o coração primitivo) se desenvolvem a partir de células do mesoderma esplâncnico. No final da quinta semana, estes tubos começam a bombear para um sistema vascular primitivo. No final da quinta semana, desenvolve-se uma trama vascular nas vilosidades coriônicas que se conectam através das artérias e veia umbilicais à trama vascular embrionária primitiva.

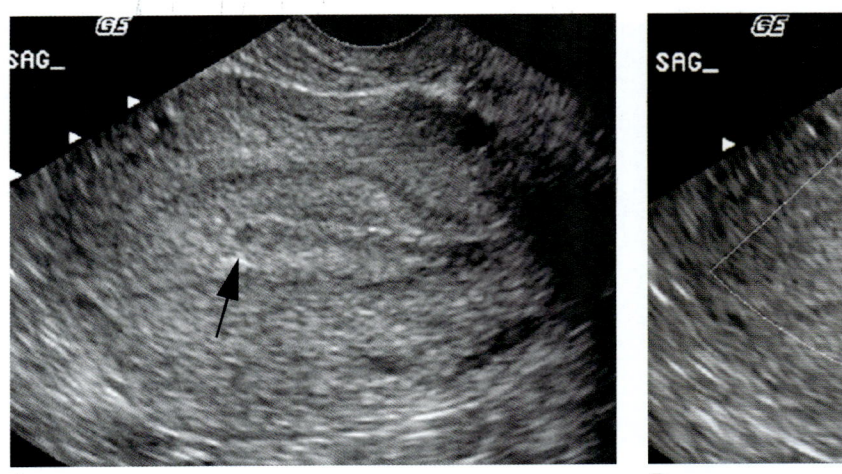

FIGURA 32-5. Sinal do saco intradecidual. A, Local de implantação visto como um espessamento focal de 2 mm do endométrio posterior (*seta*). O líquido coriônico no saco está discretamente visível. A massa desloca levemente a linha endometrial. Ultra-sonografia transvaginal. Plano sagital com 4 semanas, 4 dias de idade menstrual. **B,** A porção terminal proeminente de uma artéria espiral pode ser vista estendendo-se até o saco.

Semanas 6 a 10

Essencialmente, todas as estruturas internas e externas presentes no adulto se formam no **período embrionário**. No final da sexta semana o fluxo sangüíneo é unidirecional e, no final da oitava semana, o coração toma a sua forma definitiva. O sistema vascular periférico se desenvolve um pouco mais tarde e se completa no final da décima semana. O intestino primitivo se forma durante a 6ª semana. O intestino médio se hernia para dentro do cordão umbilical da 8ª semana até o final da 12ª semana. O reto se separa do seio urogenital no final da 8ª semana, e a membrana anal perfura no final da 10ª semana. Os metanefros, ou rins primitivos, ascendem a partir da pelve, começando aproximadamente na 8ª semana, mas não alcançam sua posição de adulto até a 11ª semana. Os membros inferiores se formam, com separação dos dedos das mãos e dos pés. **Quase todas a malformações congênitas**, exceto as anormalidades da genitália, se originam antes ou durante o período embrionário. As genitálias externas estão ainda num estágio indefinido no final da 10ª semana e não alcançam a forma fetal madura até o fim da 14ª semana.

Semanas 11 e Posteriores

No início do **período fetal**, o crescimento do corpo é rápido e o crescimento da cabeça é relativamente mais demorado, com o comprimento cabeça-nádegas (CCN) dobrando entre a 11ª e 14ª semanas.

ASPECTOS ULTRA-SONOGRÁFICOS EM UMA GESTAÇÃO INTRA-UTERINA NORMAL

Saco Gestacional

A implantação geralmente ocorre na região fúndica do útero entre o 20º e o 23º dia.[1] Em um estudo de locais de implantação recentes em 21 pacientes foi encontrado que a implantação ocorre mais freqüentemente na parede uterina ipsilateral ao ovário que ovulou e menos freqüentemente na parede contralateral.[19] Além disso, num estudo de posições de dormir predominantes no período peri-implantação, Magann[20] achou que, em 33% das mulheres que dormiam de bruços, estas eram mais propensas a ter uma implantação alta no fundo quando comparadas às que dormiam de costas ou de lado. Estes dois últimos grupos tinham implantações predominantemente correspondendo às suas posturas de repouso.

Com 23 dias, o concepto inteiro mede aproximadamente 0,1 mm de diâmetro e não pode ser visto pelas técnicas transabdominal ou transvaginal. H-C Yeh *et al.*[33] relataram a demonstração mais cedo do saco gestacional intra-uterino na ultra-sonografia transabdominal em cerca de 3½ semanas de idade menstrual, aproximadamente na época em que o resultado da β-hCG no soro é positivo. Eles descreveram um pequeno saco gestacional no interior da decídua e se referiram a este achado como **sinal intradecidual**. Eles também descreveram espessamento focal ecogênico do endométrio no local de implantação no interior da decídua entre 25 e 29 dias da idade menstrual (Fig. 32-5A, B).[33]

Como regra geral, é possível demonstrar uma gestação intra-uterina em fase inicial como um pequeno saco intradecidual entre 4,5 a 5 semanas de IM usando USTV. Utilizando-se transdutores de alta resolução no exame transabdominal, deve ser possível identificar um saco gestacional em 4,5 semanas de IM (Fig. 32-6A-C).[21] Oh *et al.*,[17] usando um transdutor transvaginal de alta freqüência (7,5 a 10 MHz), puderam identificar um saco gestacional em todas as 67 pacientes examinadas entre 28 a 42 dias de IM. O diâmetro médio do saco gestacional encontrado entre 28 e 35 dias foi de 2,6 mm.

Revisando a literatura, Nyberg e Filly[22] comentaram a importância do uso apropriado de um limite mínimo e um nível discriminatório em relação ao saco gestacional. O limite mínimo[23] identifica o mais cedo que se pode esperar visua-

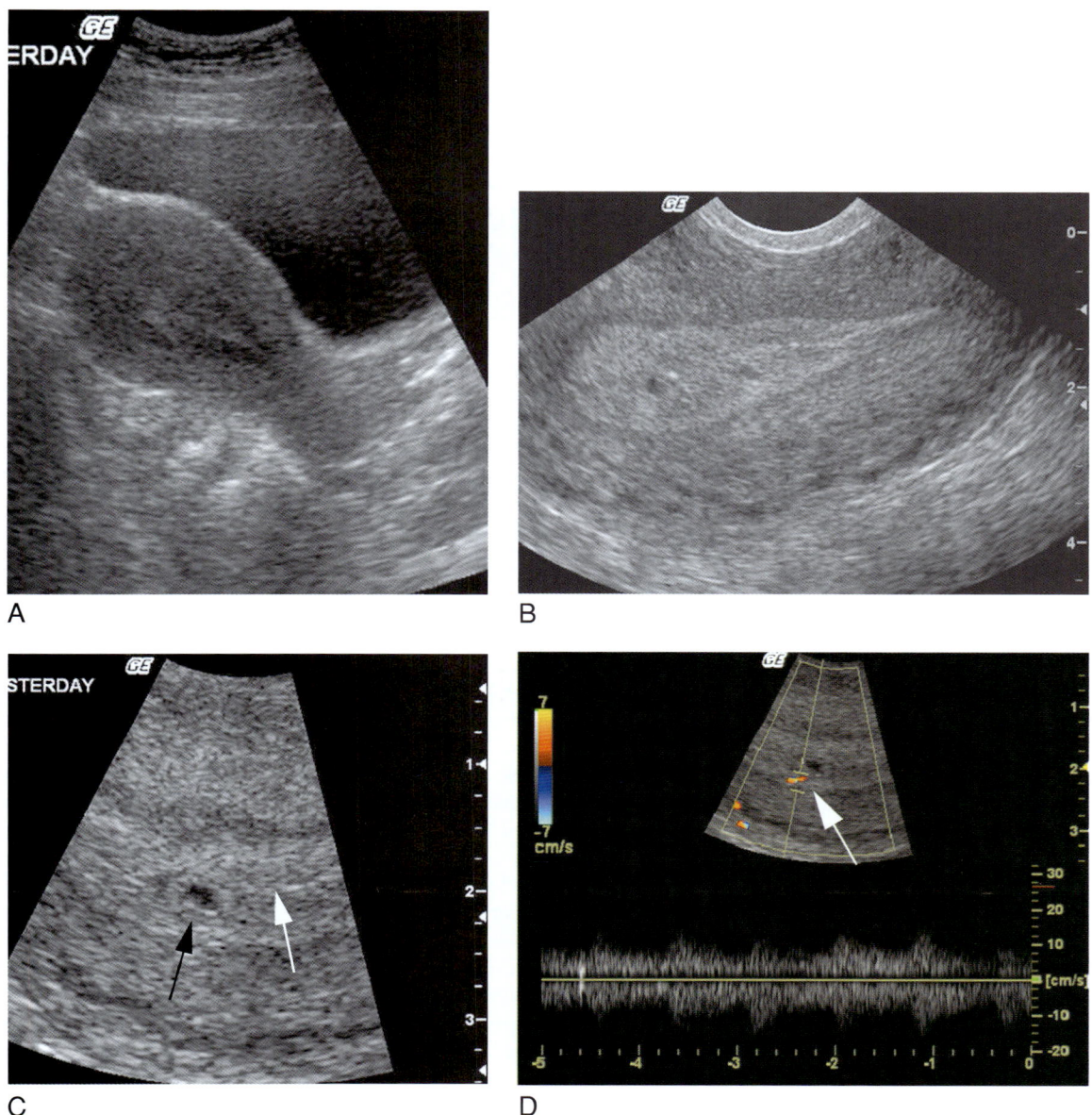

FIGURA 32-6. Saco gestacional inicial. Saco gestacional intradecidual em uma G3P1A1 de 22 anos de idade. **A,** Corte transabdominal com 32 dias (4 semanas + 4 dias) de idade gestacional (menstrual). O pequeno saco não é visibilizado neste corte. A bexiga está cheia mas há muita gordura na parede abdominal anterior; **B** e **C** (*magnificação*). Cortes transvaginais feitos no mesmo dia mostrando o anel ecogênico do saco (*seta preta*) implantado logo abaixo da membrana endometrial (*seta branca*) posteriormente. **D,** Fluxo colorido de uma artéria espiral nutridora adjacente ao saco com fluxo de baixa velocidade de 10 cm/s.

lizar um saco (4 semanas + 3 dias) e o discriminatório[24] identifica quando nós **devemos** sempre ver o saco (5 semanas + 2 dias).

β-hCG e o Saco Gestacional

Em um estudo de gestações realizadas *in vivo* (inseminação intra-uterina pelo marido ou doador) ou por fertilização *in vitro* (FIV), Pelicer *et al.* não encontraram diferença no momento da detecção da implantação e desenvolvimento embrionário inicial por níveis séricos de β-hCG e ultra-sonografia transvaginal nos embriões humanos. Um saco embrionário foi detectado 23 a 24 dias (37 a 38 dias ou 5 semanas de IM) após administração de hCG em gestações obtidas por técnicas de reprodução assistida.[25]

Em uma série de 60 pacientes cuja ovulação foi acompanhada por monitorização ultra-sonográfica do folículo, Sengoku *et al.* tiveram acesso ao aspecto e tamanho do saco e aos níveis de β-hCG.[26] Eles identificaram um saco gestacional com menos de 6 mm em 57,9% dos casos com 4 semanas de gestação. O número médio dos dias do ciclo foi 34,1 ± 2,5. Atividade cardíaca fetal foi detectada cedo, com

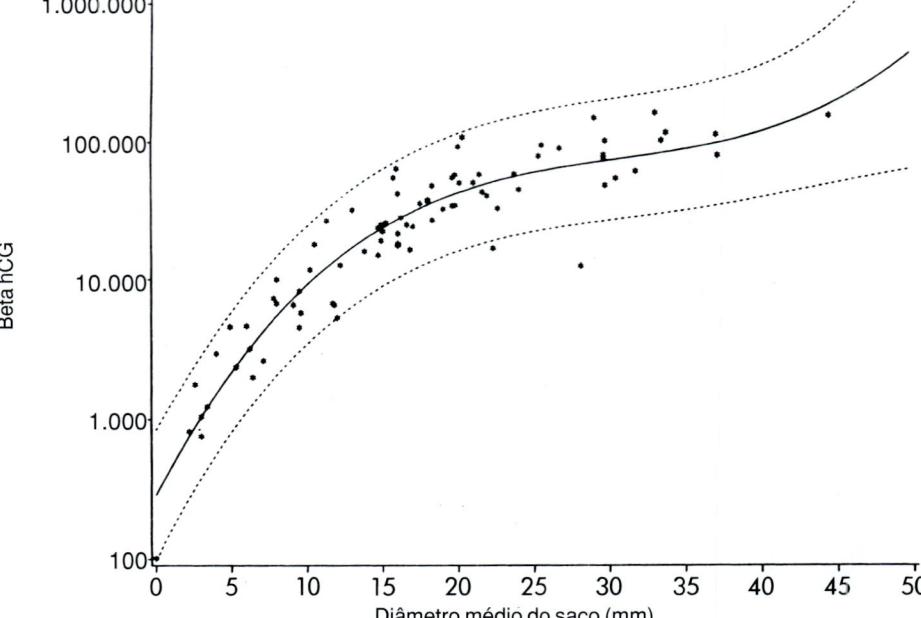

FIGURA 32-7. Diâmetro médio do saco gestacional. Diâmetro médio do saco gestacional (mm) em relação à β-hCG materna (UI/l) (First International Reference Preparation). *Linha cheia* indica a média; *linhas pontilhadas*, limites de confiança de 5% e 95%.

± 43 dias. Apenas 10 dos sacos foram vistos com uma β-hCG de menos de 1.000 mIU/ml (FIRP) em 5 dos 6 casos com níveis entre 1.000 a 2.000 mIU/ml e em todos os pacientes com níveis acima de 2.000 mIU/ml.

A relação da β-hCG sérica materna com o tamanho do saco gestacional em uma série de gestações normais é apresentada na Fig. 32-7. Uma β-hCG desproporcionalmente baixa é considerada um indicador de mau prognóstico.[101] Embora muitos estudos recentes a partir de 1970 usem o Second International Standard (SIS) para o β-hCG sérico, a First International Reference Preparation (FIRP), Organização Mundial de Saúde foi desenvolvida mais recentemente e está em uso atualmente. As preparações diferem entre si por um fator de aproximadamente dois; entretanto, esta taxa varia de laboratório para laboratório. Para converter de Second International Standard para First International Reference Preparation, a seguinte fórmula simples pode ser usada:

$$\beta\text{-hCG (FIRP)} \div \beta\text{-hCG (SIS)} = 2 \qquad \mathbf{1}$$

FIRP é agora sinônimo do recentemente desenvolvido Third International Standard (TIS), o qual usa as mesmas unidades e valores que o SIS e portanto não requer fator de conversão.

O nível médio de β-hCG no momento do aparecimento do saco gestacional era de 1.771 mIU/ml (FIRP) para inseminação intra-uterina e de 920 mIU/ml para FIV. Keith et al.[27] acharam que o nível de β-hCG **acima do qual** um saco único era sempre visto na USTV era de 1.161 mIU/ml Third International Standard (TIS) de FIRP. Isto aumentava para 1.556 em gêmeos e 3.372 em trigêmeos nas pacientes fertilizadas por GIFT ou FIV. O nível de hCG no momento da visualização do coração fetal em uma gestação única foi de 25.237 ± 8.756 (1 DS) e ocorreu 31 ± 1,8 dias após a ovulação ou 45 dias de IM (idade menstrual ou gestacional).

Os valores limites para o diâmetro do saco, nível de hCG sérica, idade gestacional abaixo dos quais a vesícula vitelina não era visível foi de 3,7 mm, 1.900 IU/l, e 36 dias, respectivamente.[28]

Quando o nível sérico de β-hCG é baixo, um saco gestacional intra-uterino normal pode ser muito pequeno para ser visto tanto na USTA quanto na USTV. Nyberg et al.[29] identificaram um nível limite de β-hCG de 1.800 mIU/ml (Second International Standard). Usando a USTA, eles demonstraram sacos gestacionais em 36/36 pacientes com gestação intra-uterina normal nas quais a β-hCG sérica era maior que 1.800 mIU/ml.

Em um artigo subseqüente de Nyberg et al.[30] a ultra-sonografia transvaginal identificou corretamente sacos gestacionais intra-uterinos em 20% das pacientes com níveis de β-hCG abaixo de 500 mIU/ml (Second International Standard), quatro de cinco com níveis de β-hCG entre 500 e 1.000 mIU/ml, e todas as 17 com níveis de β-hCG maiores que 1.000 mIU/ml.

O **sinal decidual duplo** foi descrito previamente por Nyberg et al. como um método de diferenciação entre uma gestação intra-uterina inicial e a imagem decidual de uma gestação ectópica.[31] O sinal decidual duplo foi baseado na visualização ultra-sonográfica das três camadas de decídua na gestação inicial (Fig. 32-8).[32] Existem dois halos ecogênicos. Um deles é criado pelo saco gestacional e a superfície externa de seu córion (frondoso e parietal). O outro halo é formado pelo endométrio ecogênico do leito uterino. Este endométrio em um estado de gestação é chamado de decídua (capsular, vera e basal). (Figs. 32-9 e 32-10.) É de extrema importância sempre identificar estes dois leitos ou halos porque no passado nós já confundimos uma imagem decidual cheia de líquido de uma gestação ectópica que parecia ser um grande saco

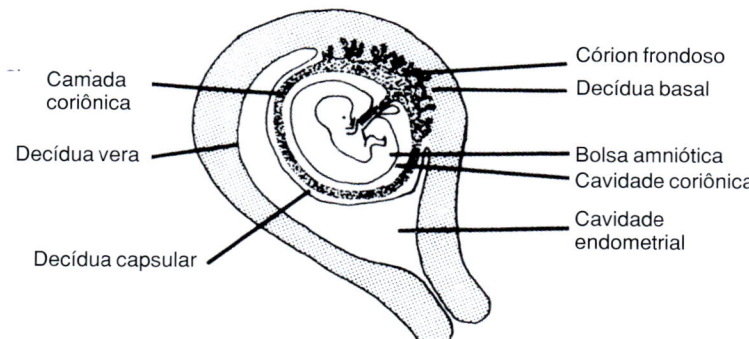

FIGURA 32-8. Sinal decidual duplo. Diagrama com base na anatomia mostrando as três camadas de decídua e cavidade endometrial. (De Lyons EA, Levi CS: The first trimester. Radiol Clin North Am 1982;20:259.)

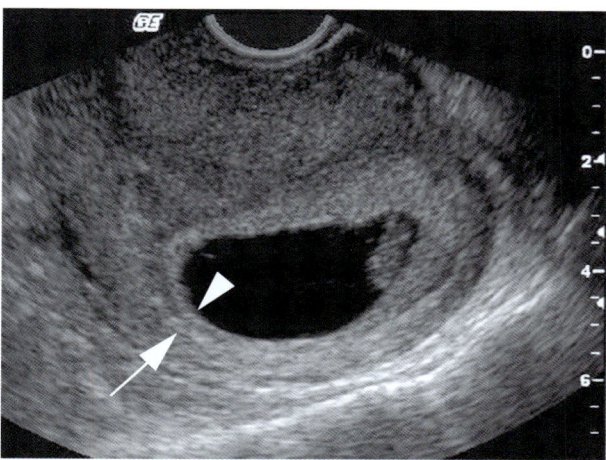

FIGURA 32-9. Camadas deciduais. Ultra-sonografia transvaginal sagital com 7 semanas de idade gestacional (menstrual), em uma G2P1 de 34 anos, com uma gestação por FIV mostrando o saco gestacional (*cabeça de seta*) e a decídua materna (*seta*) como faixas ecogênicas separadas. FIV, Fertilização *in vitro*.

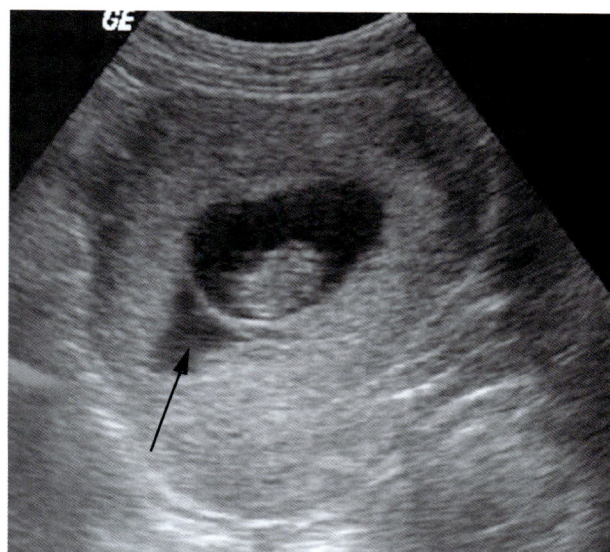

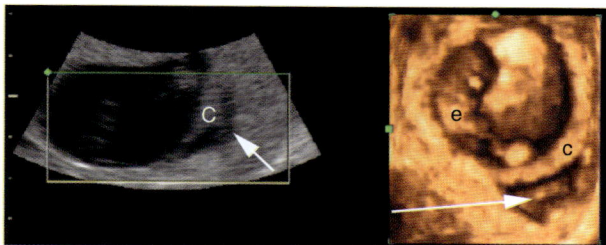

FIGURA 32-10. Hemorragia subcoriônica. A, Corte transabdominal de uma G2P1 de 22 anos de idade com 10 semanas. O saco e o embrião são vistos, assim como uma coleção líquida atrás do córion ou uma hemorragia subcoriônica (*seta*). **B,** Corte sagital transvaginal e uma imagem em 3D das coleções líquidas (*setas*). Embrião (e); córion (c).

gestacional vazio. Inspeção mais detalhada revelou que não havia sinal decidual duplo.

Este achado foi originalmente descrito para uma gestação intra-uterina inicial. No estudo de Yeh *et al.*[33] o sinal decidual duplo foi visto claramente em 30,6%, vagamente em 33,3 % e não foi visto em 36,1% de gestações intra-uterinas estudadas entre 3½ e 7 semanas de IM. Yeh *et al.* identificaram um sinal decidual duplo em duas de cinco gestações ectópicas, causando dúvida na utilidade deste sinal.[33] Em nossa experiência, um sinal decidual duplo nítido é útil na predição da presença de gestação intra-uterina. Um sinal decidual duplo vago ou ausente é considerado não-diagnóstico. Parvey *et al.*[38] encontraram um sinal decidual duplo em apenas 53% das gestações iniciais sem a presença de vesícula vitelina ou embrião. Eles também utilizaram a visualização do halo coriônico ecogênico sozinho como um sinal de gestação intra-uterina e o encontraram em 64% dos casos. Ele era mais nitidamente definido em gestações tardias com uma β-hCG alta (média de 16.082 ± 16.972) e fina, menos nitidamente definida ou mesmo ausente nas gestações iniciais. O pseudo-saco gestacional pode ocasionalmente aparecer como um saco decidual duplo ou sinal do halo coriônico, mas com exames posteriores deve ser possível diferenciá-los.

Benaceraff *et al.*[34] acharam que usando um transdutor transvaginal de maior freqüência (10 MHz) no exame de pacientes que tinham teste de gravidez positivo e apenas uma pequena coleção líquida (< 1 cm) intra-uterina, eles puderam melhorar sua confiança no diagnóstico em todas as oito pacientes com gestação intra-uterina.

Saco Gestacional

O saco gestacional normal é redondo nos estágios muito iniciais e se implanta imediatamente abaixo da fina linha ecogênica endometrial (Fig. 32-6C). À medida que ele cresce, passa a ter uma forma ovalada devido à pressão exercida pelas paredes musculares do útero. Pode ser distorcido durante o exame intravaginal por compressão do útero pela sonda vaginal. O saco coriônico gestacional é preenchido com **líquido** extracelômico ou **do saco coriônico**, que normalmente é fracamente refletido e mais ecogênico que o líquido amniótico. Esta diferença pode ser mais bem apreciada se for aumentado o sistema de ganho do aparelho. Os ecos de baixo nível no interior do líquido coriônico são acentuados, enquanto o líquido amniótico permanece livre de ecos (Fig. 32-11).[35] A causa dos ecos de baixo nível é mais provavelmente a presença de material proteináceo no líquido coriônico.[36]

Ultra-sonografia transvaginal com Doppler colorido (USTVDC) pode ser útil na identificação da presença de um saco gestacional intra-uterino numa gestação inicial (Figs. 32-5B e 32-6D). Ela também se mostrou útil na distinção entre uma perda gestacional intra-uterina e uma gestação ectópica através da exclusão de uma gestação intra-uterina.[37] Emerson et al.[37] acharam que a detecção de fluxo peritrofoblástico de alta velocidade e baixa impedância aumentou a sensibilidade na detecção de uma gestação intra-uterina em 90% a 99%. Mesmo antes de ser visto o saco, fluxos de 8 a 30 cm/s foram encontrados no endométrio no local da implantação. Parvey et al.[38] acharam que 15% de suas gestações intra-uterinas sem a presença de um saco tinham fluxo intradecidual do tipo arterial de alta velocidade e baixa impedância. Uma especificidade e valor preditivo positivo de 95% poderiam ser encontrados no diagnóstico de gestação intra-uterina usando-se um pico de velocidade de fluxo sistólico intradecidual de 15 cm/s ou mais, e um índice de resistência (IR) menor ou igual a 0,55.

O uso da USTVDC para avaliar gestações em fase inicial não é amplamente aplicado. Observações de Jauniaux[13] na circulação intervilosa do primeiro trimestre lançaram a hipótese de que o saco gestacional e lacunas são isolados da circulação materna por uma camada de células trofoblásticas que contornam a lacuna e tamponam as artérias espirais. Na realidade, se há uma ruptura da barreira, o sangue materno inunda os espaços intervilosos e isto pode ser o evento final antes de um abortamento espontâneo. Isto é especialmente verdadeiro até 9 a 10 semanas, quando a placenta definitiva se forma. Este é também o momento após o qual a taxa de abortamento espontâneo cai para cerca de 2%.

Vesícula Vitelina

A vesícula vitelina é a **primeira estrutura** a ser vista normalmente no interior do saco gestacional. Usando-se a USTA, é vista sempre quando o diâmetro médio do saco gestacional (SG) é aproximadamente de 10 a 15 mm[21] e deve ser sempre visualizada com um SG de 20 mm.[39] As técnicas transvaginais permitem visualização precoce mais detalhada da vesícula vitelina (Fig. 32-12B), que deve ser sempre visualizada com um SG de 8 mm.[40]

A demonstração de uma vesícula vitelina pode ser importante na diferenciação entre um saco gestacional intra-uterino e um pseudo-saco.[40] Embora o sinal decidual duplo não seja 100% específico para a presença de uma gestação intra-uterina, a identificação de uma vesícula vitelina no interior do saco gestacional inicial é diagnóstica de uma gestação intra-uterina (Figs. 32-12B e 32-13).

A vesícula vitelina desempenha um papel importante no desenvolvimento embrionário humano.[3] Enquanto está ocorrendo o desenvolvimento da circulação placentária, a vesícula vitelina tem a função de **transferência de nutrientes** para o embrião em desenvolvimento na terceira e quarta semanas. A **angiogênese** ou formação de vasos sangüíneos ocorre na parede da vesícula vitelina na quinta semana. As células mesenquimais, ou angioblastos, se agregam para formar ilhas de sangue; forma-se com elas uma cavidade e elas se fundem com outras para formar redes de canais endoteliais. Os vasos se estendem para áreas adjacentes por proliferação endotelial e fusão com outros vasos. Esta trama vascular na parede da vesícula vitelina se junta à circulação fetal por via de um par de artérias e veias vitelinas através do ducto vitelino. **Hematopoese**, ou formação de células sangüíneas, ocorre primeiro na cobertura extra-embrionária mesodérmica bem vascularizada da parede da vesícula vitelina na quinta semana, no fígado na oitava semana, e mais tarde no baço, medula óssea e linfonodos. A porção dorsal da vesícula vitelina se incorpora ao embrião como o **intestino primitivo** (intestino dianteiro, intermediário e final) na sexta semana. A vesícula vitelina permanece conectada ao intestino intermediário por

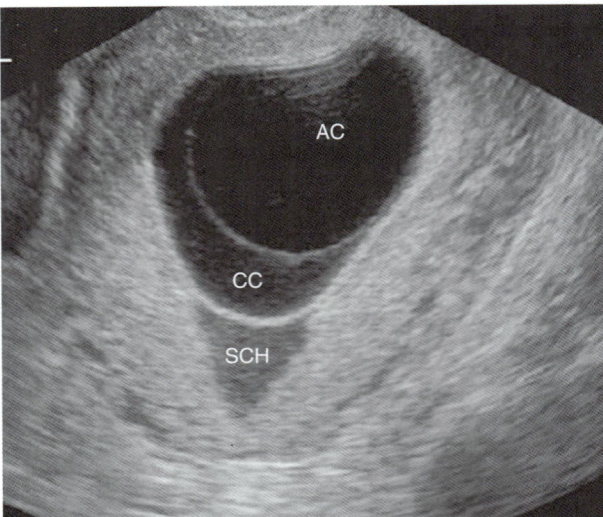

FIGURA 32-11. Ecogenicidade dos líquidos. Ultra-sonografia transvaginal de um saco de 12 semanas com líquido amniótico anecóico (AC), líquido coriônico de ecogenicidade intermediária (CC), e sangue no espaço subcoriônico, mais ecogênico (SCH).

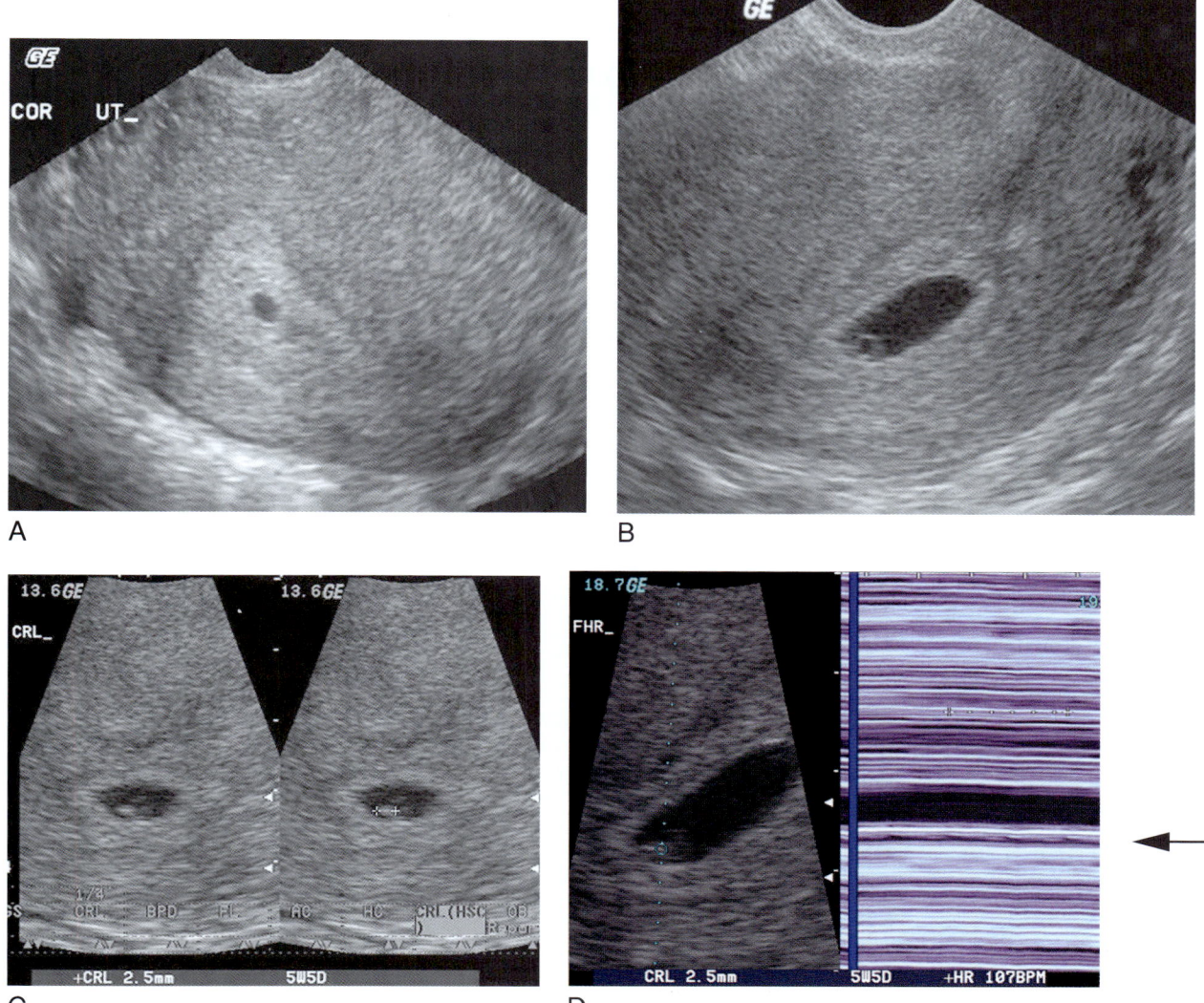

FIGURA 31-12. Saco gestacional e embrião em fase inicial. A, Ultra-sonografia transvaginal transversal do útero antevertido demonstra um pequeno saco gestacional com 4 semanas e 3 dias de idade gestacional. **B,** Ultra-sonografia com 5 semanas e 6 dias mostra um saco aumentado com o aparecimento de uma vesícula vitelina de 2 mm. **C,** Vista ampliada do saco revela um embrião de 2,5 mm (*marcadores*) e **D,** Exame no modo M com atividade cardíaca numa razão de 107 batimentos por minuto (*seta*).

um pedículo chamado ducto vitelino. Freqüentemente, o ducto vitelino pode ser demonstrado ultra-sonograficamente (Figs. 32-14 e 32-15).

Lindsay *et al.*[85] relataram que a vesícula vitelina **cresce** a uma taxa de aproximadamente 0,1 mm por mm de crescimento do SG quando este é menor que 15 mm, e então diminui para 0,03 mm por mm de crescimento do SG. O limite máximo para o **diâmetro da vesícula vitelina** normal entre 5 e 10 semanas de IM é de 5,6 mm.

O **número** de vesículas vitelinas presentes pode ser útil na determinação da amniocidade da gestação (Fig. 32-16). Em geral, se os embriões estão vivos, o número de vesículas vitelinas e o número de sacos amnióticos são os mesmos. Numa gestação monocoriônica monoamniótica (MCMA), vão existir dois embriões, um saco coriônico, um saco amniótico e uma vesícula vitelina. Levi *et al.*[41] examinaram quatro gestações MCMA, todas com uma única vesícula vitelina. Uma delas era de gêmeos unidos e uma de um gêmeo ectópico, ambas interrompidas. As outras duas se desenvolveram normalmente até 34 semanas. Dos quatro casos, dois tinham uma vesícula vitelina maior que o normal (> 5,6 mm) e duas tinham tamanho normal. Portanto, uma vesícula vitelina única, de tamanho normal — aumentado com dois embriões vivos pode resultar em um parto gemelar normal. Todos os embriões nos quatro casos tinham atividade cardíaca. É comum ver um embrião morto sem vesícula vitelina. É incomum ver uma vesícula vitelina e um saco amniótico vazio sem um embrião. A seqüela de óbito embrionário é provavelmente reabsorção do embrião muito novo, da vesícula amniótica e do âmnio. Isto não deve ser

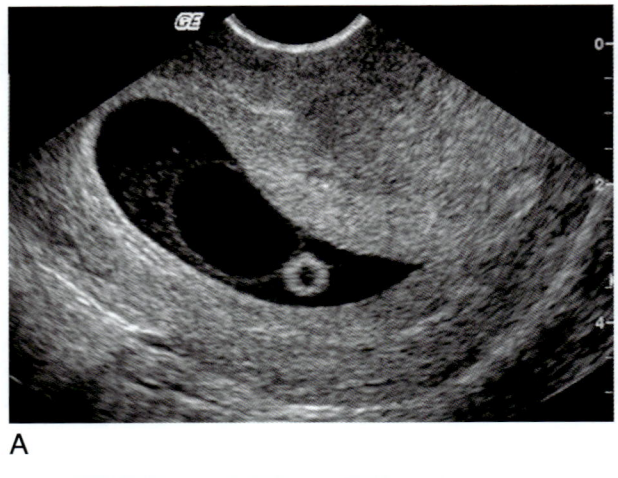
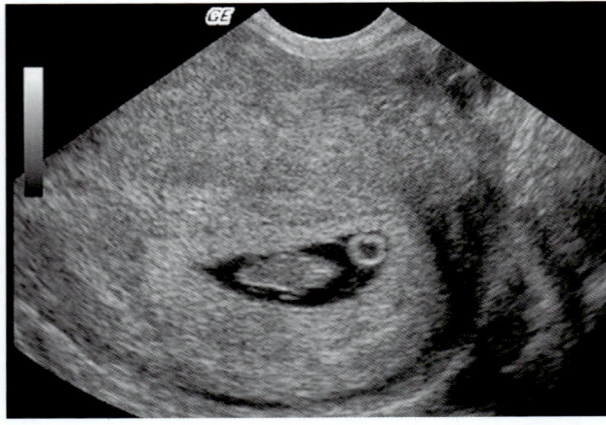
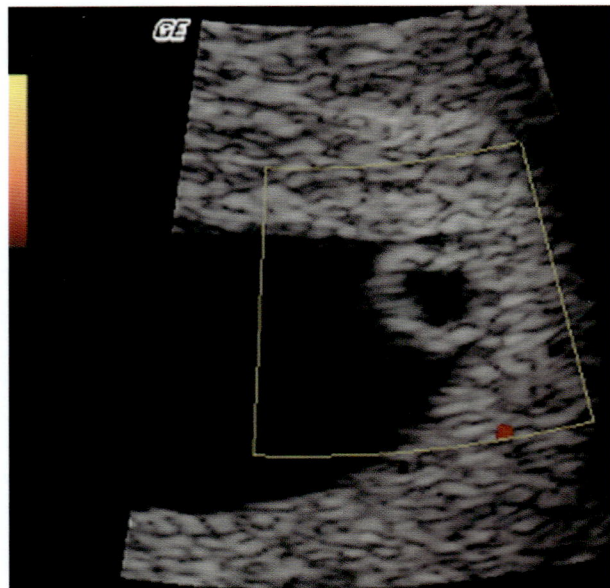

FIGURA 32-13. Vesícula vitelina normal. A, Nove semanas e **B,** Oito semanas. **C,** Oito semanas usando *Power* Doppler para uma tentativa frustrada de demonstrar fluxo muito baixo nos vasos vitelinos.

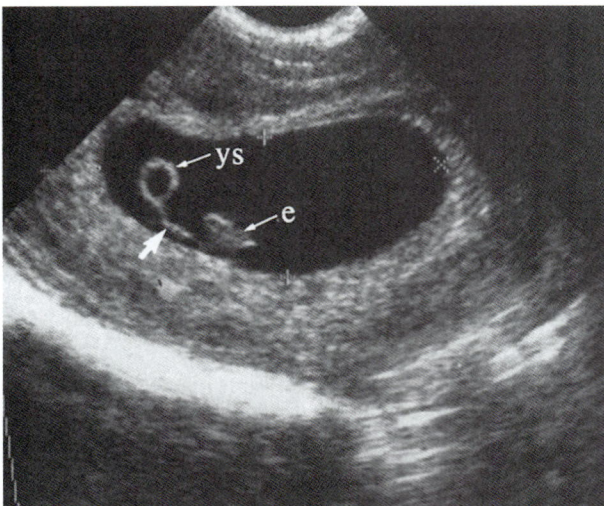

FIGURA 32-14. Embrião normal com 8 semanas de idade gestacional (menstrual). Ultra-sonografia transvaginal mostra ducto vitelino (*seta*), vesícula vitelina (ys) e embrião (e).

levado a sério, uma vez que não foram encontrados trabalhos que relatem a ordem exata de absorção.

É possível a visibilização das artérias e/ou veias vitelinas no ducto vitelino e deve ser possível na periferia da própria vesícula vitelina. Com o saco de 9 semanas de IM magnificado, podem-se ver irregularidades na parede que correspondem às artérias (Fig. 32-17A, B). Usando o Power Doppler, que é mais sensível, pode-se ver fluxo nestes vasos (Fig. 32-18A-D). O fluxo deve ser confirmado pelo Doppler espectral porque é igualmente simples criar uma falsa imagem no *Power* Doppler por ser a vesícula vitelina um forte refletor especular. Isto geralmente dá origem a coloração em torno de todo o saco, em vez de apenas em discretos locais de vasos. Kurjak *et al.*[42] descreveram os padrões de fluxo colorido dos vasos da vesícula vitelina e mostraram uma taxa de visualização de 72,3% em um estudo inicial e 67% em um mais tardio, com a taxa mais alta na sétima e oitava semanas de IM. O padrão de onda típico foi de um fluxo de baixa velocidade (5,8 ± 1,7 cm/s) sem fluxo diastólico. O índice de pulsatilidade mostrou um valor médio de 3,24 ± 0,94.[43]

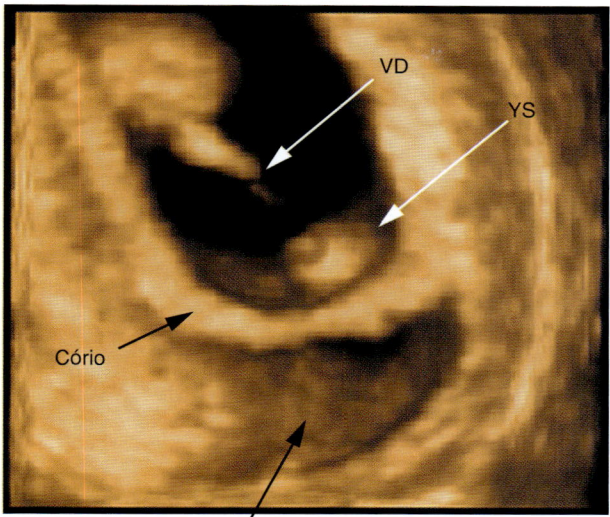

FIGURA 32-15. Ducto vitelino em 3D. Imagem em 3D de um embrião de 8 semanas com o ducto vitelino (VD) conectando-se à vesícula vitelina (YS). Observa-se também uma hemorragia subcoriônica.

Embrião e Âmnio

Yeh e Rabinowitz[44] descreveram o **sinal de dupla bolha decidual** como a demonstração mais inicial do âmnio. As duas bolhas representam o âmnio e a vesícula vitelina e podem ser identificadas pela USTA tão cedo quanto 5½ semanas, quando o CCN é de 2 mm. Neste ponto, o disco embrionário se situa entre a vesícula vitelina e o âmnio.[3,44] Deve-se notar, entretanto, que embora a visualização de uma fina bolha de âmnio de menos de 2 mm possa ocorrer antes da visualização do embrião, este é um fenômeno transitório. A visualização do âmnio na ausência do embrião geralmente ocorre na morte embrionária intrauterina como um resultado da reabsorção do embrião (Fig. 32-19).

O líquido amniótico é inicialmente um transudato incolor da derme fetal e então, quando a pele se queratiniza e os rins começam a funcionar, com cerca de 11 semanas de gestação, ele se torna amarelo-claro.[35] Eles calcularam o volume do líquido amniótico após a subtração do volume estimado do embrião. O âmnio se torna levemente visível quando o embrião tem um CCN de 2 mm com 6 semanas. A cavidade se torna quase esférica com cerca de 7 semanas, provavel-

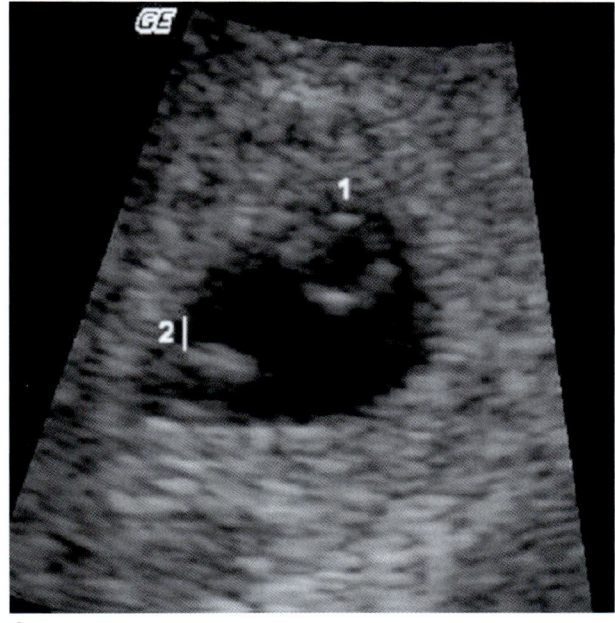

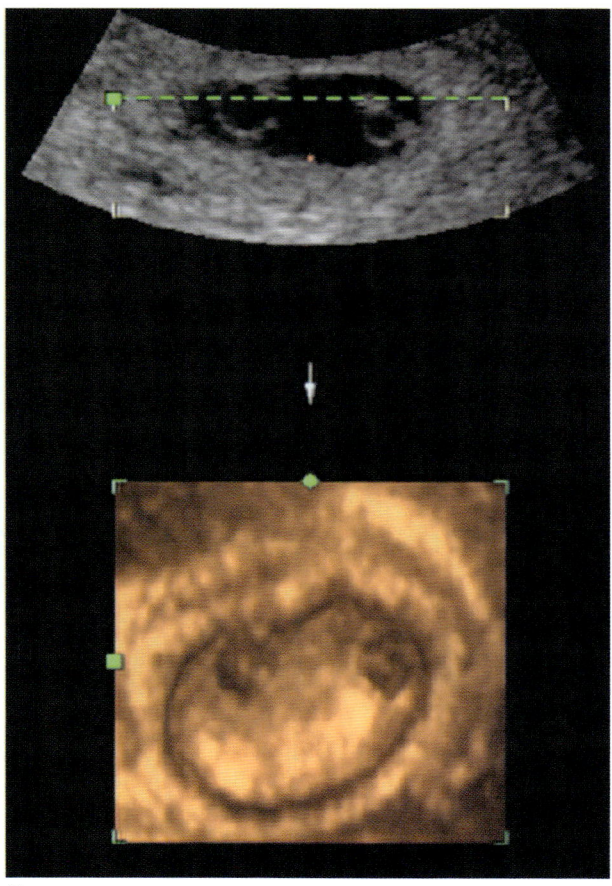

FIGURA 32-16. Gêmeos monocoriônicos diamnióticos (MCDA) de 6 semanas. A, Gestação de 6 semanas com uma imagem em 2D de duas vesículas vitelinas separadas dentro de um único saco gestacional e **B,** Imagens em 3D.

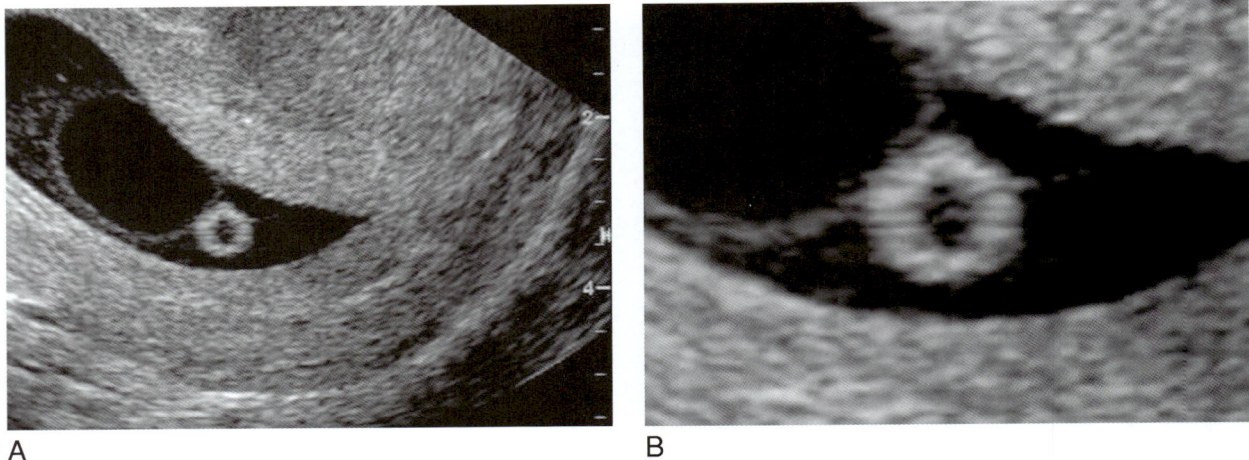

FIGURA 32-17. Vesícula vitelina com 9 semanas. A, Vesícula vitelina normal em uma gestação de 9 semanas. **B,** Se for realizada magnificação, podem-se ver irregularidades da parede da vesícula vitelina que representam provavelmente as pequenas artérias vitelinas.

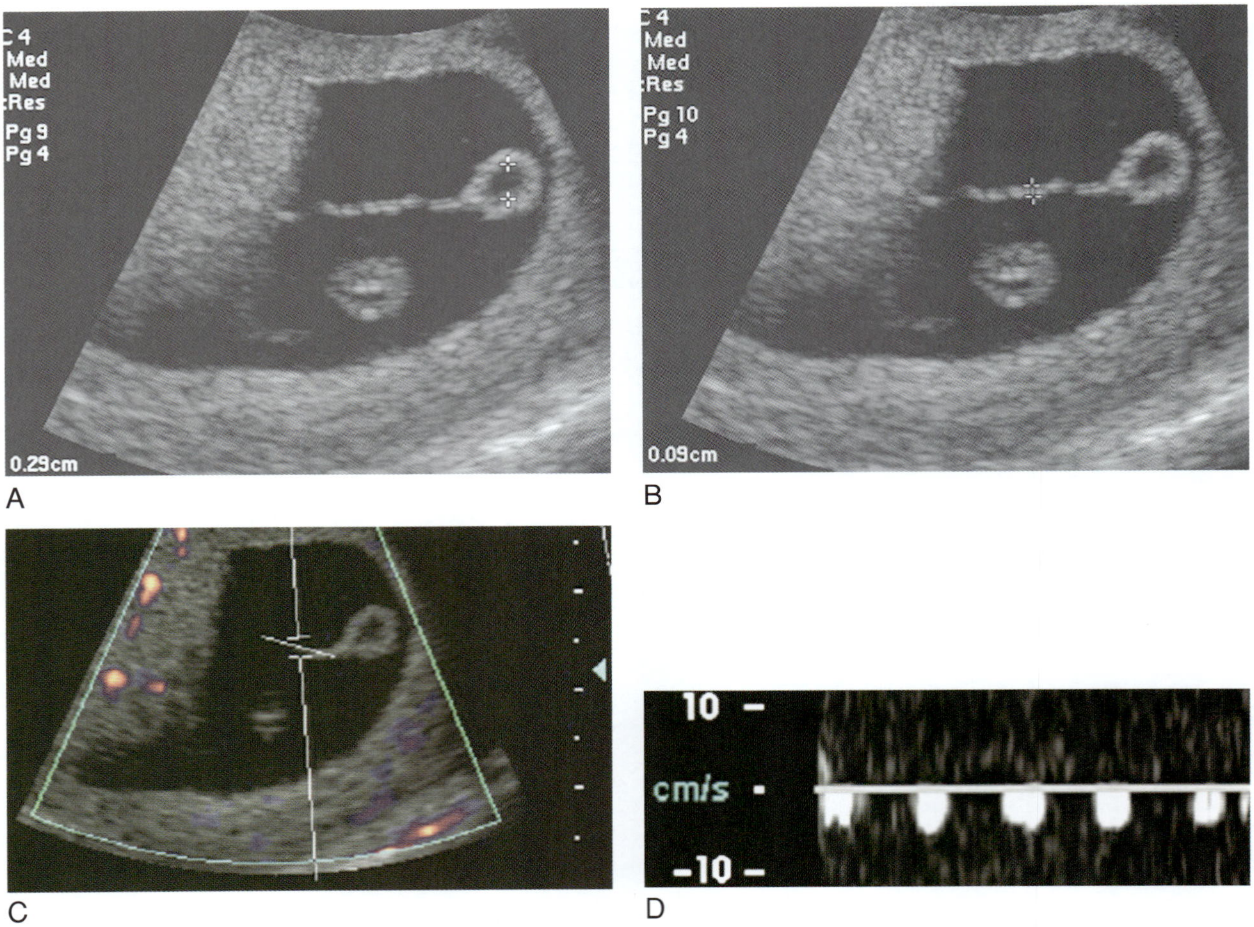

FIGURA 32-18. Vesícula vitelina e ducto vitelino normais. Cortes transvaginais localizados na vesícula vitelina de uma gestação de 9 semanas (**A**), ducto vitelino (**B**) e fluxo no interior do ducto (**C** e **D**).

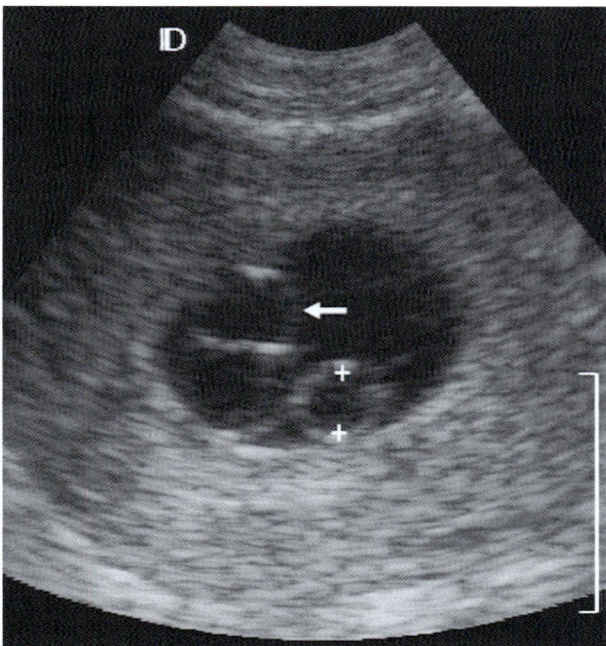

FIGURA 32-19. Gêmeos monocoriônicos monoamnióticos (MCMA). Um gêmeo com morte embrionária intra-uterina e um vivo. Ultra-sonografia transvaginal com 10 semanas de idade menstrual. À esquerda, a *seta* está apontando para um dos dois sacos adjacentes (o âmnio e a vesícula vitelina). À direita está uma vesícula vitelina única (*marcadores*) com o embrião vivo não evidente no mesmo plano. Ambas as gestações evoluíram para abortamento.

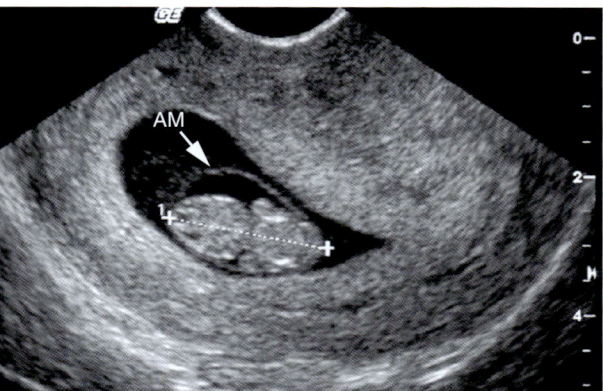

FIGURA 32-20. Embrião/âmnio normal com 9 semanas. Separação normal dos sacos amniótico (*seta*) e coriônico com 9 semanas de idade gestacional (menstrual). Ultra-sonografia transvaginal mostra o embrião (*marcadores*) e o âmnio (AM).

mente devido a um aumento mais rápido de volume do líquido em relação ao crescimento da membrana do saco para acomodá-lo. A taxa real de aumento de líquido é mais rápida após 9 semanas, quando urina fetal é produzida. Estima-se que o líquido aumente cerca de 5 ml por dia com 12 semanas de IM. A cavidade amniótica se expande para preencher a cavidade coriônica completamente entre a 14ª a 16ª semanas. É normal identificar o âmnio como uma membrana separada ou saco no interior da cavidade amniótica antes de 14 a 16 semanas de IM (Fig. 32-20).[45] Ocasionalmente o âmnio e as membranas coriônicas podem não se fundir com 16 semanas e a separação dessas membranas pode persistir por um curto tempo.[46]

A cavidade amniótica cresce mais rápido que a coriônica e, com cerca de 16 semanas, a preenche de tal forma que a membrana amniótica não é vista como uma estrutura separada. As membranas não se fundem realmente e podem se separar em uma data mais tarde — tanto espontaneamente quanto como resultado de amniocentese. A presença de âmnio visível nos três lados do saco após 17 semanas foi encontrada em um estudo[47] de 15 pacientes em que 10 tinham feito amniocentese antes da identificação da separação amniocoriônica, e cinco, não. Dez gestações tiveram recém-nascidos vivos com um número significativo de problemas pré-termo, incluindo parto prematuro, oligoidrâmnio, descolamento da placenta, e síndrome de Down — mas não tiveram síndrome da banda amniótica.

Ruptura iatrogênica ou espontânea da membrana amniótica é uma ocorrência rara e mais raramente ainda resulta em **síndrome da banda amniótica**. Esta ruptura pode resultar na retração do âmnio parcial ou total, até a base do cordão umbilical, onde as duas membranas se aderem. Mais freqüentemente as membranas amnióticas **não aderem** ao feto e não ocorrem anomalias fetais. Zimmer[48] estudou 30 casos e Wehbeh[49] 25 casos no final do terceiro trimestre e em nenhum deles foi vista anomalia fetal ao nascimento. Na síndrome da banda amniótica, partes do embrião podem se estender para o espaço entre a banda amniótica e o córion. O embrião pode se aderir a ou engolir partes da banda, dando origem a uma ampla variedade de anomalias que vão de amputação digital a complexo membro-parede abdominal, coletivamente conhecido como síndrome da banda amniótica. Esta forma de separação corioamniótica pode ser diferenciada de separação corioamniótica de desenvolvimento simples porque normalmente o feto é completamente envolvido pela bolsa amniótica mas não está aderido a ela.[50]

Atividade Cardíaca e Embrionária Inicial

Usando USTV, um embrião com um CCN tão pequeno quanto 1 a 2 mm pode ser identificado imediatamente adjacente à vesícula vitelina (Fig. 32-21A). Dados embriológicos sugerem que o coração tubular começa a bater com 36 a 37 dias de IM.[51] **Atividade cardíaca** pode ser identificada com 34 dias, com um CCN de 1 a 2 mm.[52] Cadkin e McAlpin[53] descreveram atividade cardíaca usando USTA adjacente à vesícula vitelina antes da visualização do embrião no final da quinta semana. Ragavendra et al.[54] usaram um cateter endoluminal de 12,5 MHz colocado no canal endometrial adjacente ao saco gestacional. Eles identificaram atividade car-

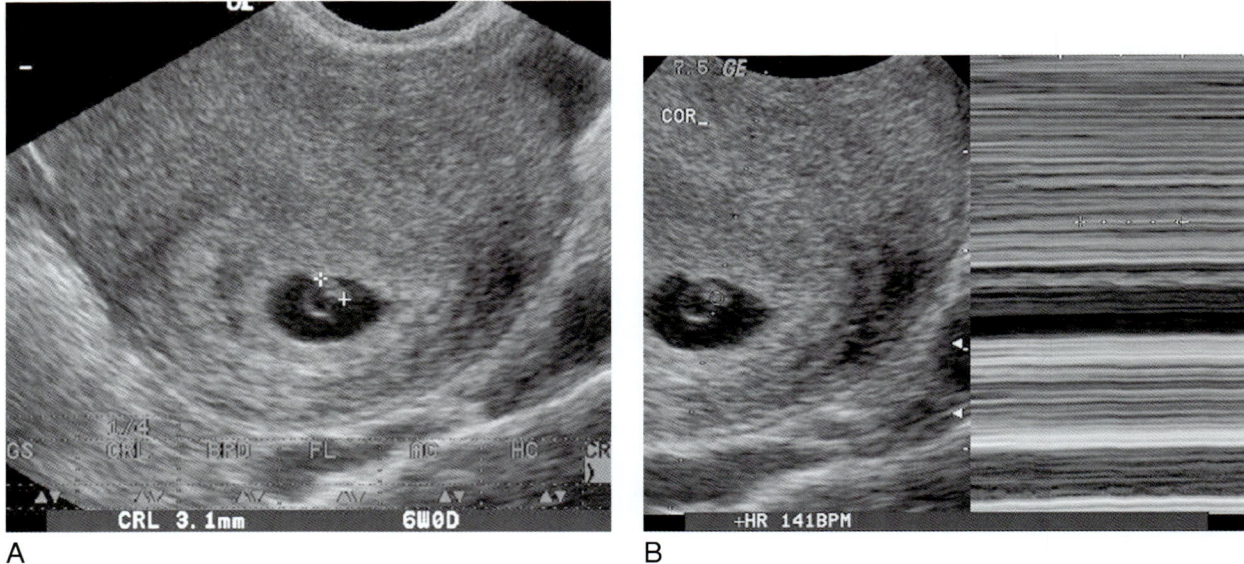

FIGURA 32-21. Embrião normal com 6 semanas. A, Embrião de 6 semanas (*marcadores*) adjacente à vesícula vitelina. **B,** Exame com modo M no embrião mostra uma atividade cardíaca de 141 batimentos por minuto.

díaca em um embrião com um CCN de 1,5 mm e resolução das duas paredes do coração, visto apenas como um tubo. Esta pode ser vista rotineiramente por USTV quando o CCN é maior que 4 mm, mas nós continuamos a monitorizar o embrião após 5 mm para termos certeza.

CORDÃO UMBILICAL E CISTO DO CORDÃO

O cordão umbilical é formado no final da sexta semana de IM (CCN = 4,0 mm), quando o âmnio se expande e engloba o pedículo de ligação, o pedículo vitelino e a vesícula alantóide. O cordão contém duas **artérias** umbilicais, uma única **veia** umbilical, **vesícula alantóide**, **pedículo vitelino (também chamado de ducto onfalomesentérico ou vitelino)**, todos embebidos na **geléia de Wharton**. As artérias umbilicais se originam das artérias ilíacas internas fetais e, no recém-nascido, se tornam as artérias vesicais superiores e ligamentos umbilicais mediais. As veias umbilicais carreiam sangue oxigenado de placenta para o feto através do ducto venoso para a veia cava inferior e o coração. A veia umbilical esquerda única no recém-nascido se torna o ligamento teres, veia porta principal esquerda, e ligamento venoso.

A vesícula alantóide está associada ao desenvolvimento da bexiga e se torna o úraco e o ligamento umbilical mediano. Ela se estende para a porção proximal do cordão umbilical. O pedículo vitelino conecta o intestino primitivo à vesícula vitelina.

As artérias vitelinas casadas e veias acompanham o pedículo para fornecer suprimento sangüíneo à vesícula vitelina.

As artérias se originam da aorta dorsal para suprir, inicialmente, a vesícula vitelina e então o intestino primitivo. As artérias permanecem como o tronco celíaco, artérias mesentéricas superior e inferior suprindo o tubo digestivo superior, médio e inferior, respectivamente. As veias vitelinas drenam diretamente para os seios venosos do coração. A veia direita é mais tarde incorporada à veia hepática direita. A veia porta é também formada por uma rede anastomótica de veias vitelinas.

O comprimento do cordão umbilical tem uma relação quase linear com a IM nas gestações normais.[55] Hill *et al.* descobriram que eles podiam medir com confiança o comprimento do cordão de 53 fetos de 6 a 11 semanas de IM. Eles também descobriram que o comprimento dos cordões em 60% dos fetos mortos era mais que dois DR abaixo do valor para a IM esperada.

A espessura do cordão umbilical também foi medida ultra-sonograficamente em gestações no primeiro trimestre; Ghezzi *et al.*[56] encontraram um forte aumento de 8 a 15 semanas. Havia uma correlação significativa entre o diâmetro do cordão e a idade gestacional ($r = 0,78$; $P < 0,001$), CCN ($r = 0,75$; $P < 0,001$) e diâmetro biparietal ($r = 0,81$; $P < 0,001$) mas nenhuma correlação entre o peso ao nascimento ou peso da placenta. O diâmetro do cordão era significativamente menor em pelo menos 2 DP em pacientes que desenvolveram pré-eclâmpsia ou sofreram abortamento.

Cistos e pseudocistos no interior do cordão têm sido descritos como ocorrendo no primeiro trimestre.[57] Cistos são vistos geralmente na oitava semana de IM e desaparecem pela vigésima semana. Eles são únicos, mais próximos ao feto do que à placenta, com um tamanho médio de 5,2 mm. Cistos podem se originar de remanescentes da vesícula alantóide ou do ducto onfalomesentérico e têm característicamente uma camada epitelial[58] e geralmente se resolvem *in utero*. Embora cistos do cordão umbilical tenham sido associados a anormalidades cromossomiais quando vistos no segundo e terceiro trimestres, aqueles vistos no primeiro trimestre foram normais ao nascimento. Há a hipótese, baseada em um caso patológico, de que o cisto seja um cisto de inclusão amniótico que ocorreu provavelmente quando o âmnio estava englobando o cordão umbilical. Esta explicação de uma aberração transitória do desenvolvimento faz sentido, dado o desfecho normal no parto (Fig. 32-22A, B). Nas séries maiores de 1.159 pacientes consecutivas examinadas entre 7 e 14 semanas, Ghezzi *et al.*[59] encontraram 24 cistos de cordão com uma prevalência de 2,1%. Cistos únicos no primeiro trimestre foram associados a um parto normal e a uma criança saudável, enquanto cistos múltiplos ou complexos tiveram um risco aumentado de abortamento ou aneuploidia.[59]

ESTIMATIVA DA IDADE MENSTRUAL NO PRIMEIRO TRIMESTRE

No primeiro trimestre, a IM pode ser estimada ultra-sonograficamente com maior precisão do que em qualquer outro estágio. A variação biológica resulta em variação mais ampla acerca da média para todos os parâmetros ultra-sonográficos em uma dada IM. Em ordem de aparecimento, as seguintes estruturas podem ser medidas como indicadores de IM.

Tamanho do Saco Gestacional

É possível estimar a IM da 5ª a 10ª semanas com base no tamanho do saco gestacional. Datar o saco gestacional sozinho é importante porque ele é a primeira estrutura vista antes da visualização da vesícula vitelina e então do embrião. A gestação deveria ser acompanhada, entretanto, até que o embrião com atividade cardíaca fosse identificado como um indicador confiável de vida embrionária. A medida do saco gestacional tem precisão de aproximadamente uma semana de IM.[60] Muitos examinadores visualizam o saco e se ele é muito pequeno, com cerca de 2 mm, tem 4 a 4,5 semanas (Fig. 32-12A) e com cerca de 5 mm de SG, tem 5 semanas. Com 5,5 semanas aparece a vesícula vitelina (Fig. 32-12B). Com 6 semanas, um embrião aparece adjacente à vesícula vitelina.

O SG é medido usando-se a soma de três dimensões ortogonais da interface da parede do saco de líquido dividida por três. As medidas são mais precisas quando obtidas por um transdutor transvaginal de alta freqüência nos planos sagital e transversal formando ângulos retos entre si. Normalmente uma vesícula vitelina vai estar presente quando o SG for 8 mm ou menos, e um embrião vai ser visto com 16 mm ou menos. Sacos gestacionais maiores que 8 mm, ou 16 mm sem uma vesícula vitelina ou um embrião, devem ser observados cuidadosamente por sugerirem perda gestacional precoce. Ocasionalmente, será visto um saco de até 20 mm sem um embrião e o resultado será uma gestação normal. Embora isto seja incomum, deve-se sempre dar ao feto o benefício da dúvida e considerar não apenas os sinais do saco, mas também o quadro clínico.

Comprimento Cabeça-Nádegas

Usando-se USTV, o embrião pode ser visualizado a partir do início da quinta semana menstrual. Tabelas convencionais de CCN derivadas de dados de USTA estão disponíveis começando de 6 semanas e 2 dias de IM. Uma medida bem-feita do CCN no primeiro trimestre de gestação é precisa em 5 a 7 dias e é equivalente ou maior em precisão que o diâmetro biparietal medido no início do segundo trimestre.[75]

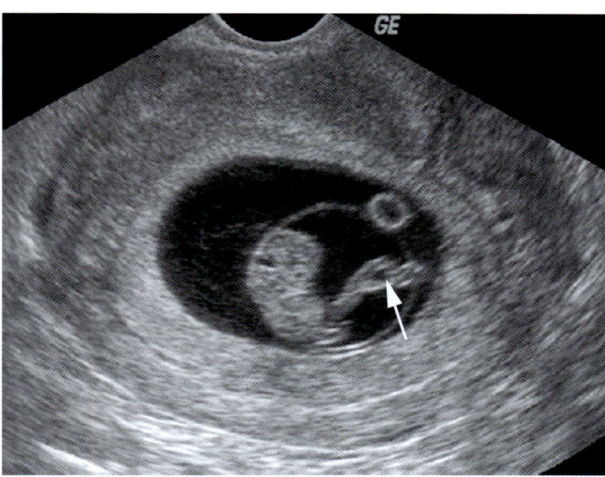

FIGURA 32-22. Cisto do cordão umbilical. A, Embrião vivo com 9 semanas de idade gestacional com um cisto no cordão (*seta*) próximo à extremidade embrionária. Em exame subseqüente, o cisto não é mais visto. **B,** Doppler colorido do cordão e cisto com fluxo nos vasos do cordão e nenhum fluxo no cisto. **C,** Outro exemplo de um cisto de cordão (*seta*) com 9 semanas na porção média do cordão com boa visibilização de todo o cordão, embrião e vesícula vitelina.

Diâmetro Biparietal, Circunferência Cefálica, Circunferência Abdominal e Comprimento do Fêmur

No final do primeiro trimestre, a medida do diâmetro biparietal (DBP) se torna mais precisa que o CCN, que nesta época reflete erros associados à flexão e extensão fetais.[61] No segundo e terceiro trimestres, a IM média é definida como a média das IMs determinadas pelo DBP, circunferência cefálica (CC), circunferência abdominal (CA) e comprimento femoral (F) que podem ser usados para eliminar erros causados pela imprecisão de qualquer outro parâmetro.[62] Tardiamente no primeiro trimestre, entretanto, o DBP permanece uma medida de alta precisão quando usado isoladamente.

Se a paciente vai fazer apenas **uma ultra-sonografia** durante a gestação, um único exame ultra-sonográfico no primeiro trimestre somente com o propósito de estimar a IM não é recomendado.[63] Embora este seja o período mais preciso de estimativa da IM, não há desenvolvimento embrionário adequado para identificar anomalias que poderiam ser vistas no segundo trimestre. Esta foi a recomendação de Filley em 1988; entretanto, com a melhora da imagem transvaginal e a importância do rastreamento de translucência nucal, pode ser aconselhável realizar dois exames. O primeiro deve ser entre 11 e 14 semanas para medir a translucência nucal assim como para detectar defeitos estruturais maiores, e um segundo com 22 a 24 semanas para detectar anormalidades nos órgãos. A IM média quando estimada por DBP, CC, CA e F entre 16 e 18 semanas é igual ou levemente menos precisa que o CCN do primeiro trimestre. O segundo trimestre é o período mais apropriado para avaliar pacientes para dados de rotina devido à informação fetal adicional clinicamente relevante que pode ser obtida.

MORTE EMBRIONÁRIA OU PERDA GESTACIONAL PRECOCE

Um dos papéis mais importantes da ultra-sonografia do primeiro trimestre é identificar gestações iniciais que já falharam ou estão altamente predisponíveis a falhar. Wilcox et al.[64] e outros[65] demonstraram uma taxa de 20% a 31% de perda gestacional precoce após implantação em voluntárias normais, saudáveis. De modo geral, cerca de 75% de todas as gestações vão falhar. Cerca de 15% dos ovos fertilizados falham em se dividir, 15% são perdidos antes da implantação, 30% durante a implantação, 13% a 16% após a implantação e antes da primeira falha menstrual[66] e 9% a 10% em seguida à falha menstrual. A taxa de falha gestacional não reconhecida ou **pré-clínica** foi de 22%; muitas gestantes abortaram antes do período em que um saco gestacional seria demonstrado por USTV. Os números mais altos de perdas pré-clínicas relatados mais recentemente provavelmente refletiram o uso de testes de gravidez mais precisos. Anormalidades citogenéticas também foram documentadas em 20% de embriões de FIV ostensivamente normais.[65]

Todos citados são consistentes com estudos patológicos iniciais de Herting e Rock,[66,67] que mostraram alta freqüência de anormalidades morfológicas em embriões pré-implantação. Taxas de perda aumentam com idade materna avançada e o uso de cigarro e bebidas alcoólicas.

Sorokin et al.[68] realizaram biópsia de vilo corial (BVC) em 795 gestações no primeiro trimestre. Destas, 35 foram vistas como sendo ovo cego ou abortamento antes do procedimento. Dezenove mulheres fizeram BVC subseqüente e todas elas tiveram aneuploidia documentada. Dez casos tiveram anomalias cromossômicas virtualmente letais no período embrionário e nove tiveram defeitos com potencial moderado para viabilidade fetal. Gestações com pouca viabilidade potencial tiveram uma maior discrepância (23,4 ± 8,3 dias) em IM estimada menos observada e foram significativamente maiores que gestações com moderado potencial de viabilidade (8,9 ± 4,3 dias; $P < 0,001$). A ausência de um pólo fetal foi mais comum no primeiro grupo. Eles concluíram que quanto mais grave a anomalia, mais provavelmente vai resultar em óbito embrionário precoce ou crescimento intra-uterino retardado.

A etiologia da perda gestacional no primeiro trimestre ainda não foi completamente compreendida. Há uma multiplicidade de causas conhecidas e suspeitadas.

Em um estudo de 232 pacientes no primeiro trimestre com um exame transvaginal na primeira consulta, Goldstein[69] determinou a incidência de perda gestacional subseqüente acompanhando todas elas até o parto ou abortamento espontâneo. Todas as pacientes tiveram teste de gravidez urinário positivo e nenhuma teve sangramento vaginal. Este estudo procura estabelecer a linha de base da falha gestacional precoce em um grupo de mulheres normais, saudáveis, bem nutridas, com cuidados médicos e pré-natais acompanhando-as desde o início da gestação até o parto. Este grupo teve uma taxa geral de perda gestacional de 11,5% no período embrionário (i. e., < 70 dias da última menstruação) e 1,7% no período fetal. A taxa de perda diminuía à medida que a gestação progredia e mais estruturas eram identificadas. A taxa de perda foi de 8,5% quando uma vesícula vitelina era vista, 7,2% em um embrião com CCN < 5 mm, 3,3% com um CCN de 6 a 10 mm e 0,5% com um CCN > 10 mm. A taxa de perda caiu para 2% entre 14 e 20 semanas (o período fetal). Portanto, sob as melhores circunstâncias, a taxa de perda será de 11,5% no total, a partir de 5 semanas, e uma vez que se tenha um embrião com um CCN de 10 mm, há cerca de 98% de chance de sucesso.

Pacientes que se apresentam com sangramento têm incidência muito mais alta de perda gestacional. De pacientes que apresentaram orifício cervical fechado e sangramento uterino no primeiro trimestre, 50% vão eventualmente abortar.[70,71] Falco et al.[72] estudaram um grupo de 270 pacientes com ultra-sonografia transvaginal entre 5 e 12 semanas de gestação com sangramento no primeiro trimestre. Quarenta e cinco por cento (45%) foram diagnosticadas inicialmente como uma gestação inviável ou um saco embrionário. Aquelas com gestações múltiplas foram excluídas. Das 149 restantes com atividade cardíaca fetal demonstrável, 15% (23/149) abortaram subseqüentemente. A Tabela 32-4 resume a taxa de abortamento espontâneo em um número de estudos de mulheres com e sem sangramento no início da gestação.

Outra causa de falha gestacional inicial é relacionada ao **defeito da fase lútea**. Pensa-se ser uma falha do corpo lúteo para dar suporte adequado ao concepto uma vez ocorrida a implantação. Isto pode ser devido a uma fase lútea encurtada em casos de indução de ovulação e FIV, ou disfunção lútea mais comumente vista em mulheres obesas ou mulheres com mais de 37 anos de idade.[74] O defeito da fase lútea tem sido definido como um retardo de mais de dois dias no desenvolvimento histológico do endométrio em relação ao dia do ciclo. A causa subjacente pode ser uma diminuição na produção de hormônio pelo corpo lúteo, níveis baixos de FSH ou LH, ou padrões anormais de secreção ou uma resposta diminuída do endométrio à progesterona. Foi sugerido que a angiogênese do corpo lúteo é necessária para a regulação da produção de progesterona. Kupesic et al.[73] acharam que o IR nas artérias intra-ovarianas em mulheres não-gestantes normais caía para abaixo de 0,47 na fase lútea, em comparação ao grupo com defeito da fase lútea em que havia uma alta resistência durante o ciclo menstrual com IR sempre acima de 0,50. Eles sugeriram que o Doppler poderia predizer a capacidade funcional do corpo lúteo pelo menos num estágio de não gestação.

Blumenfeld e Ruach[74] tiveram sucesso no tratamento do defeito da fase lútea em um grupo submetido a indução da ovulação e em pacientes com abortamentos prévios, usando administração de hCG duas vezes por semana na sexta e décima semanas de IM. Isto reduziu a taxa de abortamento de 49% para 17,8% ($P < 0,01$).[74]

Tratamentos clínicos modernos focalizam se o embrião está presente e vivo. Em nosso laboratório, nós encontramos que, em gestações normais, um embrião com atividade cardíaca pode ser sempre identificado com USTV com 45 dias de IM.[75] A história menstrual, entretanto, pode não ser confiável e o diagnóstico ultra-sonográfico de óbito embrionário baseado na história menstrual pode ser incorreto. É mais apropriado predizer o parto comparando-se achados ultra-sonográficos de parâmetros quantificáveis, incluindo outras medidas ultra-sonográficas (MSD) ou dosagem sérica quantitativa de β-hCG. A idade menstrual pode ser usada se houver corroboração com um resultado positivo prévio de teste de β-hCG sérica. Por exemplo, se uma paciente tinha um teste positivo de β-hCG sérica cinco semanas antes, a IM deve ser de pelo menos oito semanas.

Características do Saco Gestacional

Após o saco gestacional tornar-se demonstrável por ultra-sonografia, o diagnóstico de perda gestacional precoce pode ser feito com confiança usando critérios ultra-sonográficos.

Atividade Cardíaca Embrionária

A característica mais importante para a confirmação de vida embrionária e fetal é a identificação da atividade cardíaca. Usando-se USTA, a atividade cardíaca está sempre presente quando o embrião é visualizado — quer dizer, com USTA, é anormal visualizar o embrião sem demonstrar atividade cardíaca. A advertência é que o exame precisa ser de alta qualidade, com equipamento moderno, e o embrião inteiro deve ser visualizado. É essencial usar ajustes de alta resolução e o modo de ganho médio deve estar desligado.

Usando USTV, o embrião e atividade cardíaca embrionária podem ser identificados consistentemente e com confiança mais cedo que com a USTA (Figs. 32-12D, 32-21B). Embora seja anormal identificar um embrião sem atividade cardíaca com USTA, a **USTV pode identificar um embrião normal sem atividade cardíaca.** Em um estudo de Pennell et al.,[76] 16 de 18 pacientes com um CCN de menos de 5 mm não tinham atividade cardíaca num exame transvaginal inicial e atividade cardíaca demonstrada em USTV de seguimento. Motilidade cardíaca foi vista em todas as gestações com um CCN maior que 5 mm.

Nós revisamos uma série de 96 pacientes com CCN de menos de 5 mm para avaliar o valor preditivo da presença ou ausência de atividade cardíaca usando USTV. Os dados desta série estão reproduzidos a partir do artigo original nas Tabelas 32-1, 32-2 e 32-3.

Das 71 pacientes disponíveis para seguimento, 46 embriões tinham atividade cardíaca; 35 progrediram para pelo menos o final do segundo trimestre; e 11 terminaram como mortes embrionárias ou fetais do primeiro trimestre. Dos 25 embriões sem atividade cardíaca demonstrável, cinco eram normais. Apenas 20 resultaram em morte embrionária no primeiro trimestre. Dos cinco embriões normais sem atividade cardíaca demonstrável na USTV inicial, três tinham CCN inicial de menos de 1,9 mm. Textos padrão de embriologia indicam que o coração embrionário começa a bater no início da sexta semana, quando o CCN é de 1,5 a 3 mm. Não é de se surpreender que nós tenhamos sido incapazes de identificar atividade cardíaca embrionária em embriões normais com menos de 2 mm de CCN.

TABELA 32-1. PRESENÇA OU AUSÊNCIA DE ATIVIDADE CARDÍACA EM EMBRIÕES NORMAIS — BASEADO NO CCN (N = 40)

	Atividade Cardíaca na USTV	
CCN (mm)	Presente	Ausente
0-0,9	0	0
1-1,9	0	3
2-2,9	12	0
3-3,9	11	2
4-4,9	12	0
TOTAL	35	5

CCN, Comprimento Cabeça-nádegas; USTV, ultra-sonografia transvaginal.
De Levi CS, Lyons EA, Zheng XH, et al: Transvaginal ultrasound. Demonstration of cardiac activity in embryos of less than 5.0 mm in crown-rump length. Radiology 1990;176(1):71-74.

TABELA 32-2. PRESENÇA OU AUSÊNCIA DE ATIVIDADE CARDÍACA EM EMBRIÕES ABORTADOS SUBSEQÜENTEMENTE NO PRIMEIRO TRIMESTRE — BASEADO NO CCN (N = 31)

CCN (mm)	Atividade Cardíaca na USTV	
	Presente	Ausente
0-0,9	0	0
1-1,9	1	0
2-2,9	1	8
3-3,9	6	6
4-4,9	3	6
TOTAL	11	20

CCN, Comprimento Cabeça-nádega; USTV, ultra-sonografia transvaginal.
De Levi CS, Lyons EA, Zheng XH, et al: Transvaginal ultrasound: Demonstration of cardiac activity in embryos of less than 5,0 mm in crown-rump length. Radiology 1990;176(1):71-74.

TABELA 32-3. PORCENTAGEM DE EMBRIÕES ABORTADOS SUBSEQÜENTE À DEMONSTRAÇÃO ULTRA-SONOGRÁFICA DE ATIVIDADE CARDÍACA COM CCNS ESPECÍFICOS

CCN (mm)	Abortamentos Espontâneos/Total	Porcentagem de Abortamento (%)
0-0,9	0/00	0
1-1,9	1/1	100
2-2,9	1/1	38
3-3,9	6/17	35
4-4,9	3/15	20
TOTAL	11/46	24

CCN, Comprimento Cabeça-nádega.
De Levi CS, Lyons EA, Zheng XH, et al: Transvaginal ultrasound: Demonstration of cardiac activity in embryos of less than 5,0 mm in crown-rump length. Radiology 1990;176(1):71-74.

Notável é o fato de que o único embrião com menos de 2 mm de CCN em que se podia demonstrar atividade cardíaca por USTV sofreu um aborto espontâneo subseqüente no primeiro trimestre. Estudo ultra-sonográfico transvaginal inicial falhou em identificar atividade cardíaca em 2 de 25 embriões normais com CCN de 2 a 4 mm. USTV permitiu correta identificação de atividade cardíaca em 100% de embriões normais com CCN de 4 a 4,9 mm. Como resultado, em nossa prática, ultra-sonografia de seguimento é realizada em pacientes com embriões de menos de 4 mm de CCN sem atividade cardíaca, a menos que a vesícula vitelina esteja ausente.

Em pacientes com um embrião ultra-sonograficamente demonstrável, ausência de atividade cardíaca é claramente o fator mais importante na predição do fim da gestação. Também é importante saber o valor preditivo da presença de atividade cardíaca em um embrião em relação à viabilidade final. Após 7 semanas de IM, a taxa de perda gestacional é de 2% a 2,3%[77,78] e após 16 semanas, a taxa é de apenas 1%.[79]

Em nossa série de pacientes predominantemente sintomáticas com embriões de menos de 5 mm de CCN, a identificação de atividade cardíaca com USTV foi associada a um risco de 24% de abortamento espontâneo.[7] Na série de Falco et al.,[80] eles tiveram uma taxa de abortamento de 15% em gestações de 5 a 12 semanas nas quais foi identificada atividade cardíaca pela USTV.

Outros achados secundários podem também ser úteis na predição do desfecho da gestação. Em nossa série, a combinação de atividade cardíaca ausente e sangramento vaginal foi associada a 100% de mortalidade embrionária.[7] Hemorragias subcoriônicas e atividade cardíaca ausente foram associadas a 88% de mortalidade embrionária.

Características do Saco Gestacional

Em muitas pacientes, o embrião não é visualizado na ultra-sonografia inicial e o diagnóstico de óbito não pode ser feito com base na atividade cardíaca anormal. Nestes casos, pode ser possível fazer o diagnóstico de perda gestacional com base nas características do saco gestacional.

O indicador mais confiável de interrupção anormal com base nas características do saco gestacional é o tamanho anormal do saco gestacional.[81,82] Em 1985, Bernard e Cooperberg,[83] usando USTA, observaram que um saco gestacional com DM > 2 cm de diâmetro sem embrião tinham prognóstico pobre. Em 1986, também usando USTA, Nyberg et al.[84] refinaram a definição de saco gestacional anormal como o que tem DM de 25 mm ou mais sem um embrião, ou um DM de 20 mm ou mais sem uma vesícula vitelina.

Estes critérios foram reavaliados para USTV de forma que um SG de 8 mm ou mais sem uma vesícula vitelina demonstrável ou de 16 mm sem embrião demonstrável é anormal e indica perda gestacional.[85] Estes parâmetros somente se aplicam à USTV de alta resolução e não podem ser usados para exames feitos com um transdutor de 5 MHz.[86] Rowling et al.[87] estudaram gestações iniciais com transdutores transvaginais de freqüências menores (5 MHz) assim como com os de alta freqüência (9 a 5 MHz banda larga). Com os de menor freqüência, o saco gestacional era visto primeiro com 6,4 mm de tamanho, mas com 4,6 mm nos de freqüência mais alta. Uma vesícula vitelina era sempre vista em gestações normais com um saco gestacional maior que 5 mm e um embrião sempre visto com um saco de 13 mm usando freqüências acima de 5 MHz.

Nossa prática e a de outros é usar o tamanho do saco de 8 mm e 16 mm e repetir um estudo suspeito ou indeterminado em 3 a 4 dias. Com uma taxa de crescimento esperado de 1 mm/dia, deve-ser ver um crescimento apropriado no tamanho do saco e, se normal, o aspecto de uma vesícula vitelina ou um embrião. Se o crescimento é menor que o esperado, isto nos dá confiança de um diagnóstico de perda gestacional inicial. Também é importante ver a gestação sob a luz da condição clínica. Uma paciente que está num processo de abortamento espontâneo vai se apresentar com san-

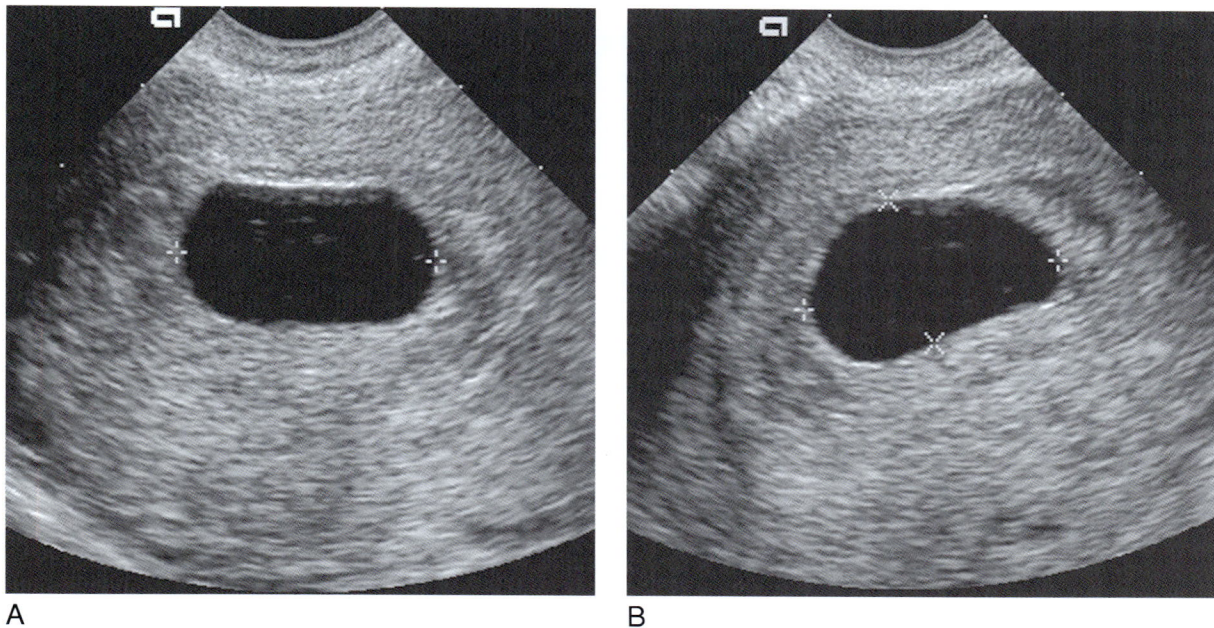

FIGURA 32-23. Gestação anembriônica. A, Corte coronal e **B,** corte sagital de morte embrionária intra-uterina ou gestação anembriônica na USTV. O diâmetro médio do saco gestacional (SG) é de 18 mm. Não foi identificada vesícula vitelina. USTV, ultra-sonografia transvaginal.

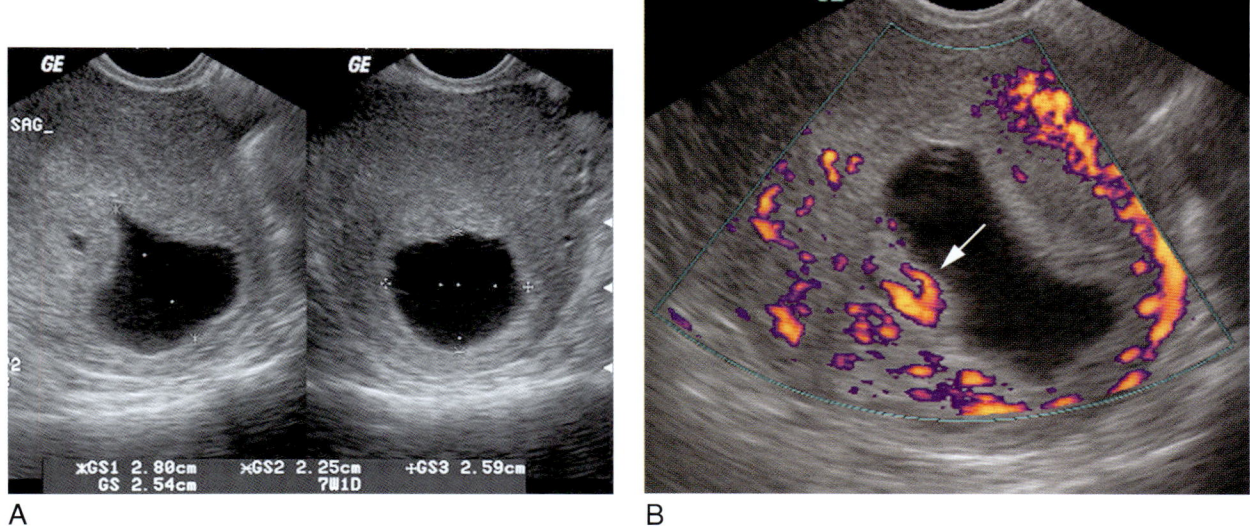

FIGURA 32-24. Perda gestacional inicial — saco vazio. A, Visões sagital e transversal de um saco gestacional vazio irregular em uma mulher de 40 anos de idade apresentando sangramento com 11 semanas. História obstétrica prévia de um parto bem-sucedido, três abortamentos espontâneos. Os marcadores medem todas as três dimensões e mostram um diâmetro médio do saco de 2,54 cm. Não se observa vesícula vitelina ou embrião; o saco é irregular e o trofoblasto é fino. **B,** Power Doppler com uma pequena área de vascularização no local de implantação (seta).

gramento em "borra de café", uma diminuição dos sintomas da gestação (sensibilidade mamária e náuseas) e, ao exame, um útero menor que o esperado. Este último é muito subjetivo e não verdadeiramente confiável na gestação inicial (Fig. 32-23A, B).

No seu estudo de saco gestacional inicial de 4 a 6 semanas de IM, Oh et al.[17] acharam que com um SG de < 6,5 mm, eles foram capazes de predizer um desfecho anormal com uma sensibilidade de 89,3%, uma especificidade de 63,2%, e um valor preditivo negativo e positivo de 80%. Em termos práticos, este valor é útil apenas se se estiver absolutamente certo da data da última menstruação.

Outro **critério de saco gestacional** é menos confiável sozinho mas junto ou com um saco gestacional anormalmente grande dá suporte adicional ao diagnóstico de perda gestacional inicial. Estes critérios incluem[84] uma forma distorcida do saco gestacional (Fig. 32-24), uma reação trofoblástica fina (< 2 mm), trofoblasto fracamente ecogênico, ou

TABELA 32-4. TAXA DE ABORTAMENTO ESPONTÂNEO NA GESTAÇÃO INICIAL

Autor	Idade em Semanas	Número	Indicação	Taxa de Abortamento (%)
Goldstein (1994)	5-10	232	Rotina	11,5
Pandya (1996)	10-13	17.870	Rotina	2,8
Stabile (1987)	5-16	624	Sangramento	45
Falco (1996)	5-12	270	Sangramento	51,5
Falco (1996)	5-12	149	Sangramento + feto vivo	15
Pandya (1996)	10-13	17.870	Sangramento	15,6

uma posição anormalmente baixa do saco gestacional na cavidade endometrial (Fig. 32-25).

O **crescimento do saco gestacional** normal é de 1,1 mm/dia. Nyberg et al.[88] acharam que pacientes com perda gestacional inicial tinham taxas de crescimento do SG de menos de 0,7 mm por dia. Esta taxa de crescimento é uma informação útil no acompanhamento da normalidade de desenvolvimento em exames seriados (Tabela 32-5).

Embora um saco gestacional maior que 16 mm sem um embrião seja um forte sinal de perda gestacional inicial, um saco de ≤ 16 mm sem um embrião e na presença de sangramento NÃO garante um desfecho positivo. Em um estudo prospectivo de 50 pacientes com um SG ≤ 16 mm, sem embrião e com sangramento no primeiro trimestre, Falco[89] achou que 64% abortavam eventualmente. Dos que continuavam até o nascimento, 13/18 pacientes (72%) tinham uma vesícula vitelina, enquanto que 13/32 (40%) falharam, embora tivessem uma vesícula vitelina. Idade materna avançada (> 35 anos) e baixa β-hCG sérica (< 1.200 mIU/ml TIRP) foram associadas a risco aumentado de perda gestacional. O achado de um SG menor que o esperado (< 1,34 DP) elevou o risco de abortamento para 93%.[89]

O saco gestacional ou coriônico e embrião intactos não são comumente vistos após abortamento. Aqui está um bom exemplo ultra-sonográfico e patológico de um embrião de 7 semanas e 3 dias no interior de um saco intacto logo após um abortamento espontâneo (Fig. 32-26A-F).

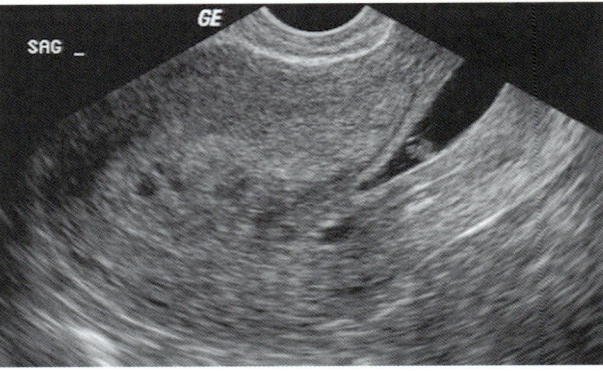

A

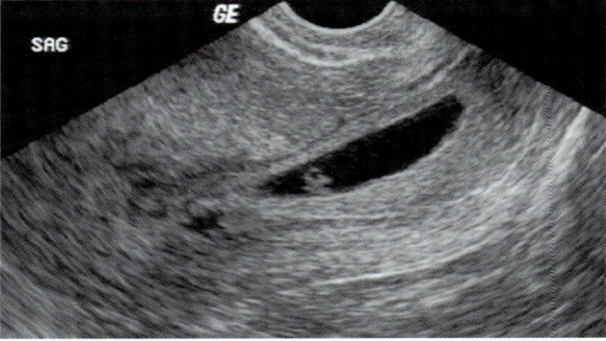

B

FIGURA 32-25. Abortamento do saco. Uma G3P1SA1 de 23 anos de idade com 8 semanas de gestação apresentando cólicas e sangramento. **A,** Corte sagital transvaginal de um útero com saco gestacional no segmento uterino inferior ou cérvix superior que abortou logo após o exame. **B,** Corte sagital de um saco no interior do cérvix superior. Notar a vesícula vitelina pequena e, adjacente a ela, um pequeno embrião. Não foi detectada atividade cardíaca.

Critérios do Âmnio e da Vesícula Vitelina

A visualização do âmnio na ausência de um embrião ultra-sonograficamente demonstrável após 7 semanas de IM é anormal e é diagnóstica de uma gestação anembriônica ou óbito embrionário com reabsorção do embrião. O âmnio se desenvolve **após** o embrião e portanto não pode estar presente normalmente na ausência de um embrião. Podem-se ver dois sacos no interior do saco gestacional. Embora possa ser uma gestação monocoriônica diamniótica, pode ser tam-

TABELA 32-5. DIÂMETRO MÉDIO ESPERADO DO SACO (SG) DE 5 A 9 SEMANAS DE GESTAÇÃO

	SG (mm)	
Semanas	Média	–1,34 DP
5	10	2
6	16	8
7	23	15
8	29	21
9	35	27

Nota: 93% de risco de abortamento de SG menor que o esperado (< 1,34 DP).

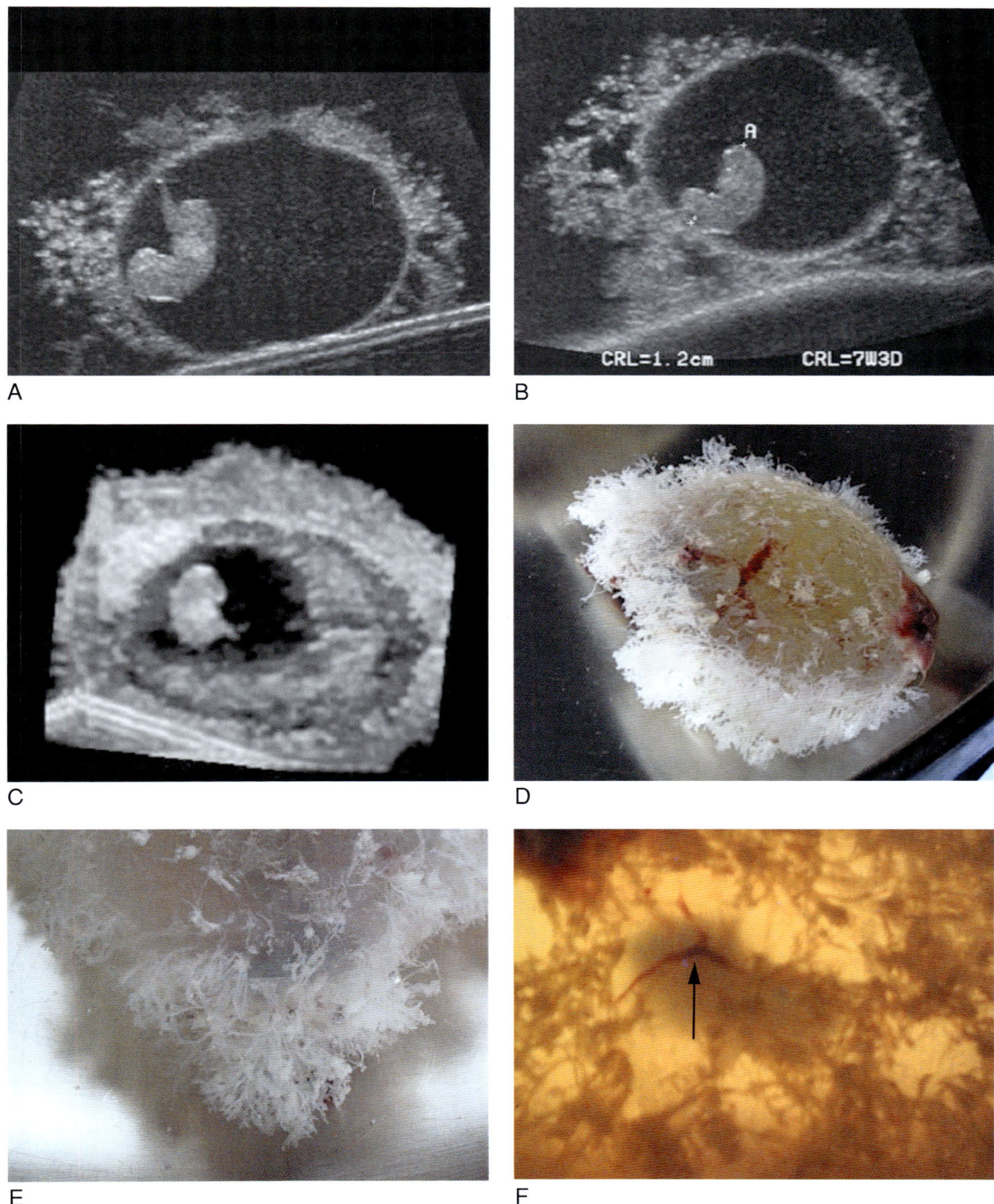

FIGURA 32-26. Abortamento com 7 semanas e 3 dias de gestação. Um saco recentemente abortado porém intacto com cerca de 2,8 cm de diâmetro com um embrião. O saco foi escaneado em um leito de água de forma que o vilo coriônico pode ser visto em volta do saco boiando livremente. **A** e **B**, Embrião com 12 mm de CCN está ligado à parede por um curto cordão umbilical. Não foi vista vesícula vitelina; ela provavelmente regrediu. **C**, Visão em 3D. **D**, O saco está flutuando em um leito de água de forma que o vilo coriônico é visto se estendendo para fora. Os vilos cobrem uma porção do saco. Os vilos normalmente degeneram sobre a área do saco, não no local de implantação. **E**, Visão magnificada das vilosidades e **F**, vasos no interior do saco (*seta*). CCN, Comprimento cabeça-nádegas.

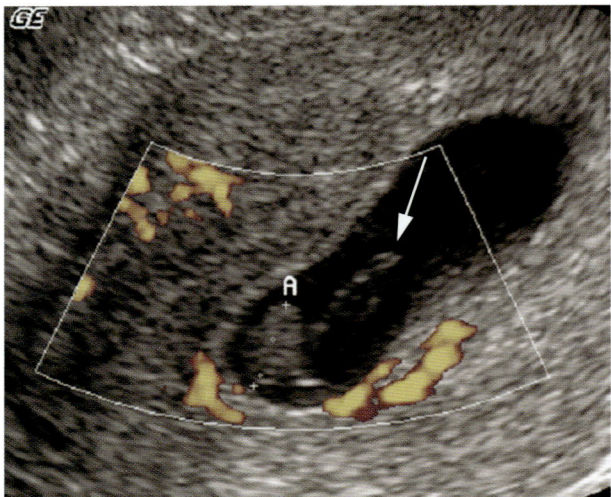

FIGURA 32-27. Âmnio colapsado. Power Doppler transvaginal de um saco gestacional em uma G2P1 de 39 anos de idade que apresentou sangramento com 9,5 semanas. O embrião é pequeno com um CCN de 7 mm, compatível com um tamanho de 7 semanas. Não foi vista atividade cardíaca. A membrana amniótica (*seta*) está colapsada adjacente ao embrião. CCN, Comprimento cabeça-nádega.

bém uma perda gestacional com um âmnio vazio e uma vesícula vitelina.

Outros achados que podem ser úteis no diagnóstico de óbito embrionário incluem um âmnio colapsado com irregularidade marginal (Fig. 32-27), visualização do âmnio na ausência de um embrião visível, e calcificação da vesícula vitelina. Em geral, entretanto, outros sinais de óbito embrionário estão presentes quando estes achados são positivos.

Fatores Ultra-sonográficos Preditivos de Desfecho Anormal

Achados ultra-sonográficos podem ser usados para predizer desfecho anormal na presença de um embrião vivo, ou anteriormente à visibilização do embrião. Estes achados podem ser usados para identificar um subgrupo de embriões de alto risco para óbito embrionário ou diagnóstico subseqüente de anomalia fetal e requerem acompanhamento.

Bradicardia Embrionária

Embora a atividade cardíaca embrionária indique que o embrião está vivo no momento do exame, um batimento cardíaco anormalmente lento pode predizer óbito iminente. Em um estudo feito por Doubilet e Benson,[90] uma freqüência cardíaca menor que 80 batimentos por minuto (bpm), em embriões com CCN menor que 5 mm, foi universalmente associada a óbito embrionário subseqüente (Fig. 32-28), uma freqüência de 80 a 90 bpm teve um risco de óbito de 64%, uma freqüência de 90 a 99 bpm, um risco de 32%, e uma freqüência cardíaca de 100 bpm foi associada a um risco de 11%. Freqüências cardíacas acima de 100 bpm são consideradas normais em embriões com CCN menor que 5 mm.

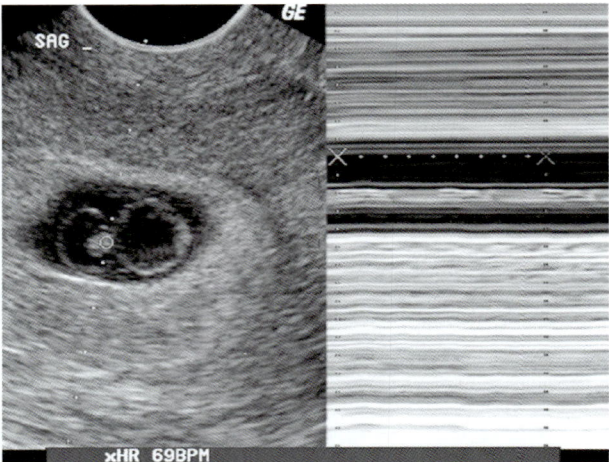

FIGURA 32-28. Bradicardia. Um pequeno embrião em uma gestação de 10 semanas com uma freqüência cardíaca de 69 batimentos por minuto. Este embrião morreu e a gravidez foi abortada em uma semana. O embrião é visto em um saco amniótico redondo à esquerda e ao lado de uma grande vesícula vitelina à direita.

Em embriões com CCN de 5 a 9 mm, uma freqüência cardíaca menor que 100 bpm estava sempre associada a desfecho anormal com a freqüência cardíaca normal sendo de 120 bpm ou mais. Em embriões de 10 a 15 mm de CCN, uma freqüência cardíaca de menos de 110 bpm parece estar associada a um prognóstico bastante pobre. Arritmia também foi achada como um indicador de perda no primeiro trimestre.[91] Em um grupo de 950 pacientes, eles encontraram quatro arritmias com três tendo bradicardia ventricular — todas morreram no exame de seguimento em duas semanas.[91]

Relação Diâmetro Médio de Saco Gestacional — Comprimento Cabeça-Nádegas Menor que 5 mm

Bromley *et al.*[92] encontraram que em 16 pacientes entre 5,5 e 9 semanas de IM nas quais o SG era menos de 5 mm maior que o CCN (*i. e.,* SG — CCN < 5 mm), 15/16 tiveram abortamento espontâneo no primeiro trimestre, apesar de uma freqüência cardíaca normal para a idade (Figs. 32-29, 32-30).

Tamanho e Forma da Vesícula Vitelina

Apesar da controvérsia inicial,[93] em nossa experiência, como na de outros,[94] tamanho da vesícula vitelina é um fator preditivo útil para parto anormal.[85] Talvez a consideração mais importante é que as anormalidades da vesícula vitelina podem predizer desfecho anormal em gestações que de outra forma pareciam **completamente normais** por outros critérios ultra-sonográficos. Freqüentemente, as **aplicações ultra-sonográficas principais** da avaliação da vesícula vitelina são

1. Diagnóstico de óbito embrionário
2. Confirmação da presença de uma gestação intra-uterina
3. Um indicador de risco aumentado para anomalia fetal

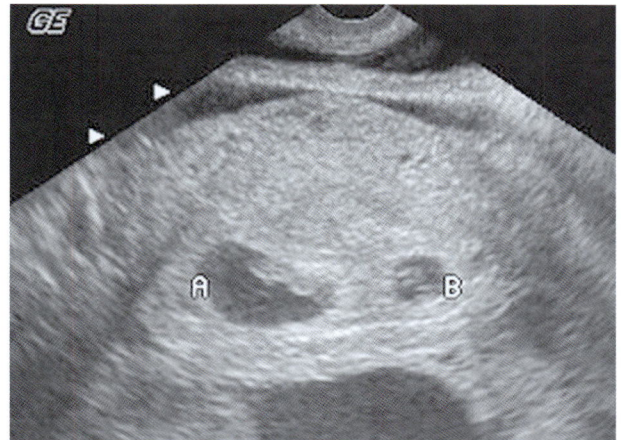

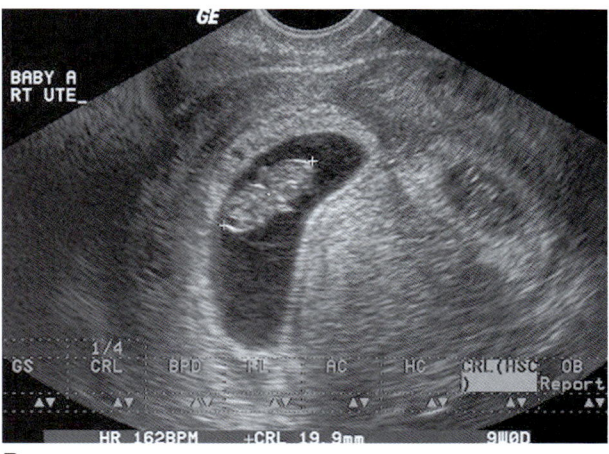

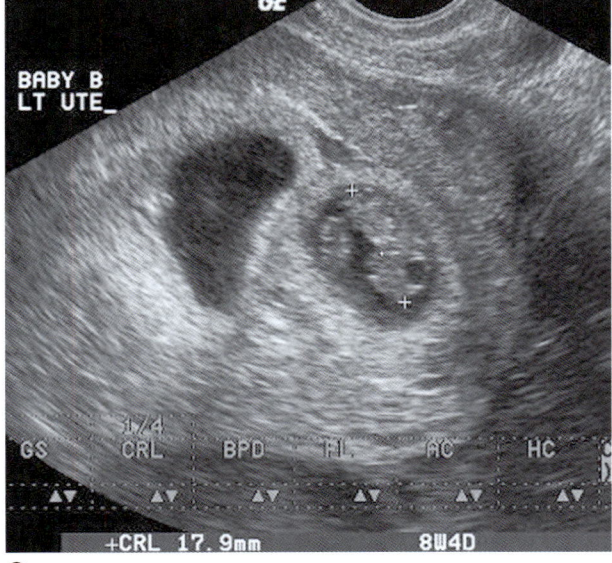

FIGURA 32-29. Gêmeos, um normal e um com saco pequeno. Uma mulher de 35 anos de idade que concebeu gêmeos dicoriônicos diamnióticos por fertilização *in vitro*. **A,** Corte transversal transvaginal com 8 semanas mostra dois sacos (A, B) com o esquerdo sendo maior que o direito. **B,** Com 9 semanas o embrião de tamanho normal à direita materna é de tamanho apropriado de 19,9 mm, com um saco gestacional de tamanho normal. **C,** O outro embrião é menor (17,9 mm), com um saco gestacional anormalmente pequeno e uma vesícula vitelina achatada.

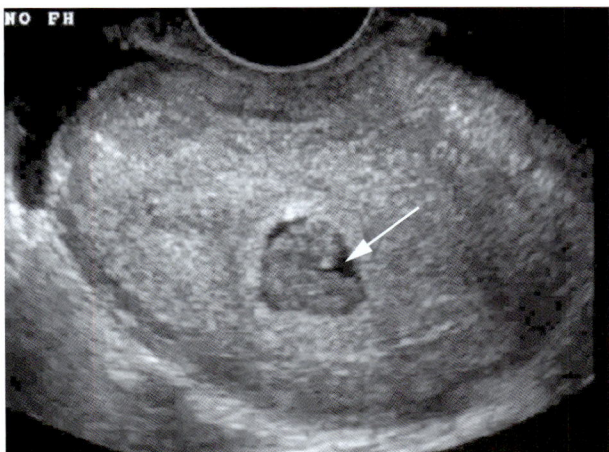

FIGURA 32-30. Saco pequeno e embrião. Corte sagital transvaginal de uma mulher de 21 anos de idade com 9 semanas de idade gestacional apresentando sangramento. O útero é retrovertido com um pequeno saco gestacional que não é maior que o embrião (*seta*). O comprimento cabeça-nádega e o diâmetro do saco gestacional são quase iguais. Não foi visto batimento cardíaco.

Experimentos com embriões de ratos demonstraram defeitos na estrutura e ultra-estrutura da vesícula vitelina em resposta a hiperglicemia. Dados humanos indicam que malformações da vesícula vitelina ocorrem em embriões de mães diabéticas no primeiro trimestre de gestação antes de 9 semanas de IM.[95] Vários autores elaboraram a hipótese de que a detecção ultra-sonográfica de características morfológicas da vesícula vitelina anormal pode predizer desfecho fetal anormal. Têm sido feitas tentativas para caracterizar o aspecto ultra-sonográfico normal da vesícula vitelina e para identificar parâmetros anormais.

Em um estudo feito por Green e Hobbins[96] em pacientes entre 8 e 12 semanas de IM, vesículas vitelinas menores ou iguais a 2 mm estavam associadas a um mau desfecho. Uma vesícula vitelina sólida ecodensa estava associada a morte fetal ou a um feto anômalo. Em nossa experiência, uma vesícula vitelina ecogênica não está sempre associada a anomalias ou óbito iminente e pode reverter para um aspecto mais normal em uma semana (Fig. 32-35).

Lindsay *et al.*[85] revisaram os aspectos normais e anormais da vesícula vitelina via USTV em gestações entre 5 e 10 semanas de IM. Como mostrado previamente, **a não-visibilização da vesícula vitelina pela USTV** em pacientes com um SG maior que **8 mm** é anormal.[41] **A não-visibilização da vesícula vitelina na presença de um embrião** demonstrada por USTV tem sido associada a óbito embrionário em 100% das pacientes, tanto no momento do exame quanto nas avaliações ultra-sonográficas de seguimento.[85] É essencial usar um transdutor transvaginal de freqüência alta o suficiente (6,0 MHz ou maior) para detectar com confiança uma vesícula vitelina num saco gestacional de menos de 10 mm. Nós acompanhamos[97] dois casos em que não foi demonstrada nenhuma vesícula vitelina em um saco gestacional de 9 mm e 10 mm e um embrião foi identificado subseqüentemente. Nossos dados originais se basearam no trabalho feito com uma sonda de 6,5 MHz. Nossa política agora é repetir o estudo com uma sonda de pelo menos 6,5 MHz se o exame inicial falha em demonstrar uma vesícula vitelina com um saco gestacional que exceda 8 mm.

Lindsay *et al.* também compararam o diâmetro interno da vesícula vitelina à IM, CCN e SG[85] (Fig. 32-31). Um diâmetro da vesícula vitelina que está fora dos limites de confiança de 95% para estes parâmetros é um indicador relativo de **risco aumentado** de óbito embrionário ou anormalidade fetal. A sensibilidade do tamanho da vesícula vitelina como um fator de predição de aborto é, entretanto, apenas de 15,6%, porque 50% das gestações anormais têm uma vesícula vitelina ultra-sonograficamente normal. Embora os limites de confiança de 5% e 95% possam ser usados para predizer aumento do risco, **um diâmetro da vesícula vitelina maior que 5,6 mm** entre 5 e 10 semanas está sempre associado a um desfecho anormal (Fig. 32-32). Além disso, um espessamento simétrico da vesícula vitelina tem um valor preditivo de 93,3% para desfecho normal (Figs. 32-13, 32-22).[85] Uma vesícula vitelina fina tem um valor preditivo de 53,8% para desfecho anormal.

O formato da vesícula vitelina **não é tão preditivo** para abortamento quanto o seu tamanho (Fig. 32-29C). Em um estudo recente não publicado, nós achamos que uma vesícula vitelina com um formato irregular persistiu ou se converteu para um aspecto normal e teve resolução normal em virtualmente todos os casos. Kucuk *et al.*[94] acharam que 10/219 (4,5%) das normais e 9/31 (29%) das perdas gestacionais iniciais tinham uma vesícula vitelina com formato anormal. O formato sozinho tem uma sensibilidade de 29% e especificidade de 95% em predizer um desfecho anormal. O tamanho sempre foi preditivo se acima de 95% do limite de confiança, sem levar em consideração se havia um embrião vivo ou não havia embrião. Todos eles evoluíram para óbito. A despeito destas observações, sempre se dá ao feto o benefício da dúvida e se correlaciona com achados clínicos.

Uma **vesícula vitelina anormalmente grande** é sempre o primeiro indicador ultra-sonográfico de condição(ões) patológica(s) e está invariavelmente associado a óbito embrionário subseqüente. Mesmo se a gestação sobreviva ao primeiro trimestre, entretanto, o feto pode ainda assim ser anormal. Em nossa experiência e na de outros, embora o número de casos seja pequeno, vesículas vitelinas grandes têm sido associadas a estados patológicos fetais, incluindo anomalias cromossomiais (trissomia do 21 e gestação molar parcial[98]) e onfalocele.

Uma **vesícula vitelina calcificada** aparece como uma massa ecogênica com sombra acústica na ausência de outra vesícula vitelina identificável. Não tem sido relatada como associada a um embrião vivo antes de 12 semanas de IM. De fato, uma vesícula vitelina calcificada será vista apenas com um embrião morto e pode calcificar em 36 horas após o óbito (Fig. 32-33). Deve-se diferenciar entre uma vesícula vitelina ecogênica e uma calcificada, a primeira podendo ser vista com embrião vivo. Harris *et al.*[99] demonstraram calcificação da vesícula vitelina em dois casos de óbito embrionário intra-uterino de longa duração (possivelmente duas semanas ou mais), no primeiro trimestre (Fig. 32-34).

A vesícula vitelina pode estar preenchida por material ecogênico e não ser a mesma que a calcificada. Isto pode ser visto em gestações viáveis (Figs. 32-35, 32-36). Apenas um estudo acompanhou tais casos sozinhos e em conjunto com translucência nucal em 3.620 gestações no primeiro trimestre.[100] Seu teor delimita 39 casos (1,0%) de vesículas vitelinas ecogênicas de 1,8 a 4,0 mm de diâmetro em gestações de 9 a 11 semanas de IM. Dezenove dos 39 (49%) dos casos tinham **tanto** translucência nucal maior que 3 mm quanto vesícula vitelina ecogênica, e **todos** os 19 tinham anomalia cromossômica. Vinte de 39 (51%) tinham vesícula vitelina ecogênica como único achado incomum e todos eles foram normais no parto.

β-hCG/Diâmetro Médio do Saco Gestacional

Nyberg *et al.*[101] acharam que 65% das gestações anormais tinham uma β-hCG sérica desproporcionalmente baixa para o tamanho do saco gestacional. Isto teve um valor preditivo positivo e especificidade de 100%.

Hemorragia Subcoriônica

Hemorragia subcoriônica ou um hematoma resultante da ruptura da margem da placenta ou da ruptura da margem sinusal[102] causam elevação da membrana coriônica. Isto é um achado tardio incomum no primeiro trimestre e pode estar associado a sangramento vaginal. Ball *et al.*[103] encontraram uma incidência geral de 1,3%. A membrana coriônica é separada do endométrio (decídua vera) e elevada pelo hematoma (Figs. 32-37, 32-38). Estas hemorragias têm sido mostradas como sendo contíguas à borda da placenta, mas a hemorragia predominante é geralmente longe da placenta.[104] **Hemorragia aguda** é usualmente hiperecóica ou isoecóica em relação à placenta. A hemorragia gradualmente se torna anecóica em uma a duas semanas. Em um grupo de pacientes apresentando sangramento vaginal entre 10 e 20 semanas de IM, a identificação de hemorragia subcoriônica foi associada a uma taxa de 50% de perda fetal.[104] Bennet *et al.*[105] encontraram em um estudo retrospectivo de 516 pacientes com sangramento do primeiro trimestre, uma taxa total de perda gestacional de 9,3%. Isto aumenta com o aumento da idade materna e a diminuição da IM. Para mulheres com mais de 35 anos de idade, a taxa de perda é de 13,8% contra 7,3% para as mais

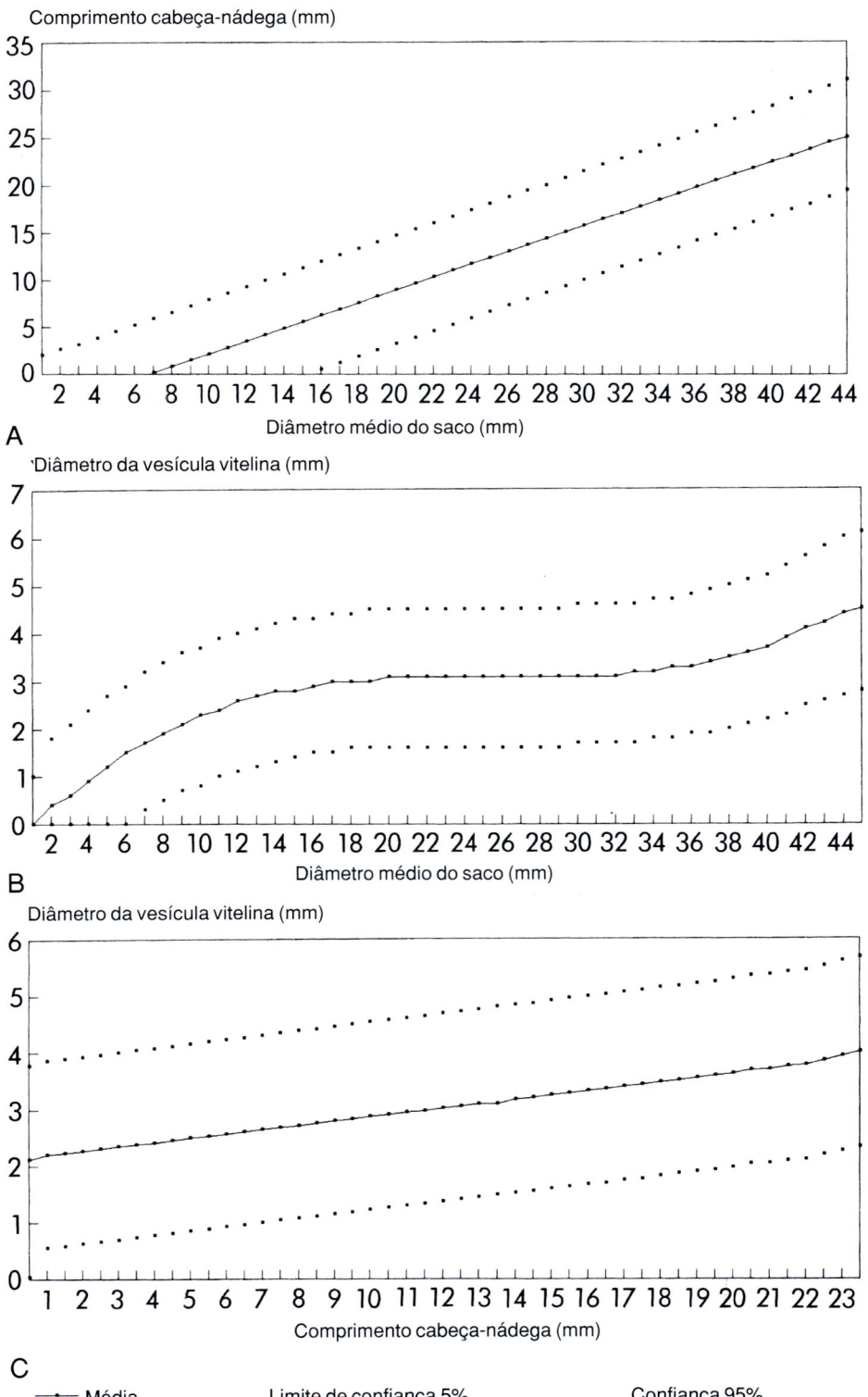

FIGURA 32-31. Dados obstétricos normais. A, Diâmetro médio do saco (DMS) *versus* comprimento cabeça-nádega (CCN). **B**, Vesícula vitelina *versus* DMS. **C**, CCN *versus* vesícula vitelina.

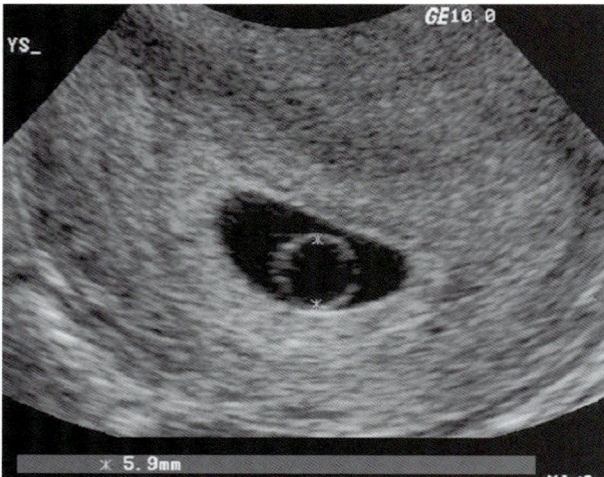

FIGURA 32-32. Vesícula vitelina grande. Ultra-sonografia transvaginal na 9ª semana mostra saco gestacional com um pequeno embrião bradicárdico e uma vesícula vitelina grande com diâmetro interno médio de 5,9 mm. No exame de seguimento 7 dias depois, não se identificava atividade cardíaca, indicando morte embrionária, e a vesícula vitelina tinha se tornado menor e mais ecogênica.

jovens, e para as que se apresentam com ou antes de 8 semanas de idade menstrual é de 13,7%, comparada a apenas 5,9% para aquelas tardias na gestação.

O critério mais importante foi o tamanho do sangramento.[105] Aqueles pequenos ou de tamanho médio (i. e., < 1/3 ou 1/2 da circunferência do saco) tinham uma taxa de abortamento de 9% comparados com os 18,8% dos maiores.

Ball et al.[103] encontraram um risco aumentado de abortamento (razão de chances 2,8, intervalo de confiança 95% 1,7 a 7,4), natimortos (4,5, 1,5 a 13,2) descolamento prematuro da placenta (11,2, 2,7 a 46,4) e parto pré-termo (2,6, 1,5 a 4,6) quando os casos foram comparados com controles sem hemorragia ou sangramento subcoriônicos. A presença de sangramento isolado também aumentou o risco de aborto.

Pedersen[106] estudou 342 mulheres grávidas entre 9 e 20 semanas de idade menstrual apresentando-se com sangramento vaginal e encontrou hematoma subcoriônico em 18%, com um tamanho médio de 20 ml (2 a 150 ml). Ele não encontrou diferenças na taxa de aborto (10%) ou parto prematuro (11%) entre os dois grupos.

Abu-Yousef et al.[107] encontraram 21 casos de hematoma subcoriônico num período de 2 anos. A idade gestacional variou de 8 a 19 semanas e a maioria (17/21) tinha sangramento vaginal. Setenta e um por cento dos casos tiveram um desfecho desfavorável com aborto espontâneo ou prematuridade. Houve uma correlação significativa entre o desfecho da gravidez e o tamanho do hematoma, gravidade do sangramento e a presença de dor. Eles não encontraram correlação entre o desfecho e elevação da extremidade placentária.

O Valor do Doppler na Perda Gestacional

Na gravidez normal, a resistência vascular periférica diminui já na quinta semana de gestação.[108] A resistência do fluxo arterial uterino diminui progressivamente após a implantação, mas aumenta na mulher com pré-eclâmpsia ou crescimento fetal retardado.[109] Normalmente, antes das 12 semanas de gestação, nenhum fluxo é detectável no interior do anel trofoblástico que é composto do espaço interviloso, vilos coriônicos e vasos fetais.[110] Como observado anteriormente, a baixa resistência ao fluxo arterial está presente normalmente nas artérias espiraladas deciduais.[111]

Há controvérsia se o Doppler das artérias uterinas ou espiraladas é útil ou não na predição do desfecho da gravidez. Células trofoblásticas extravilosas invadem as artérias espiraladas deciduais. A invasão inadequada das

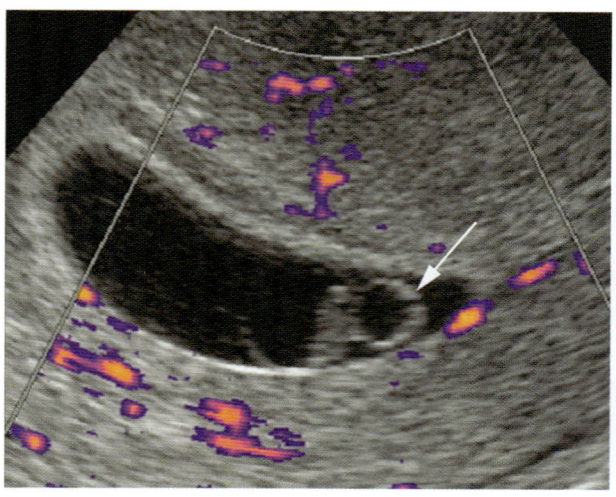
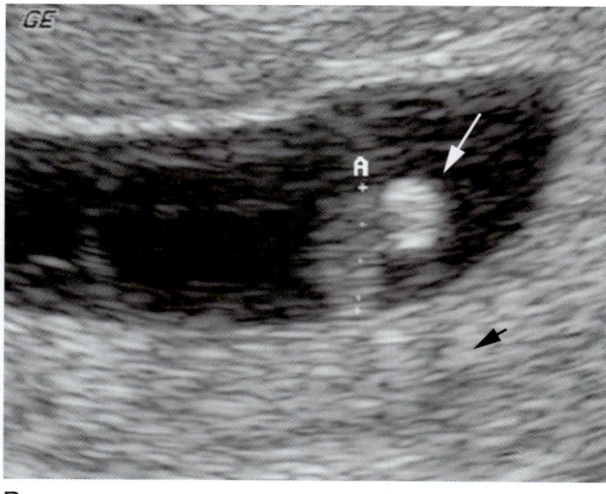

FIGURA 32-33. Vesícula vitelina densa. A, Doppler colorido transvaginal de uma gravidez de 6,5 semanas (CCN de 6,5 mm) mostra um embrião sem atividade cardíaca (sem cor) e uma vesícula vitelina de aspecto normal (*seta*). **B**, Repetição do exame 5 dias depois não mostra mudança no tamanho do embrião (*marcadores*) e uma vesícula vitelina densa (*seta*) com tênue sombra distal (*cabeça de seta*).

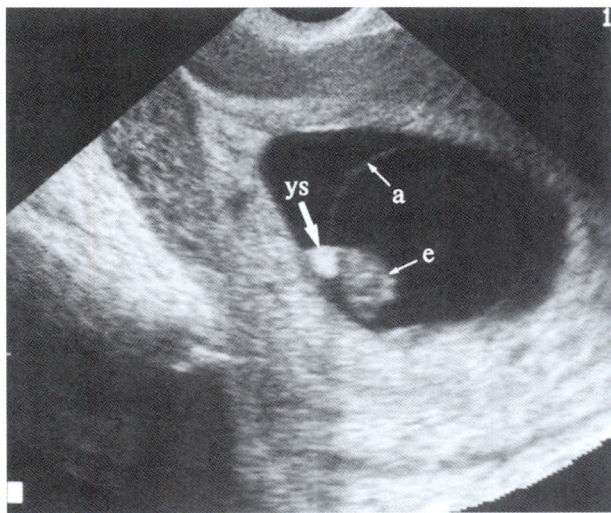

FIGURA 32-34. Morte embrionária intra-uterina com calcificação da vesícula vitelina. Ultra-sonografia transvaginal no plano sagital. A vesícula vitelina (ys) está calcificada. Nenhuma atividade cardíaca é identificada. CCN é de 17,8 mm. a, âmnio; e, embrião.

artérias espiraladas pode ser vista precocemente na gravidez malsucedida e também pode estar associada a aumento da resistência ao fluxo nas artérias espiraladas. Jaffe *et al.*[110] sugerem que um IR anormal (> 0,55) nas artérias espiraladas deciduais e fluxo sangüíneo arterial ativo no espaço interviloso podem estar associados a uma incidência aumentada de abortamentos precoces. Eles especulam que o fluxo sangüíneo de alta pressão anormal nas artérias espiraladas pode resultar em aumento significativo da pressão nos vilos imaturos, causando descolamento dos vilos iniciais e subseqüente abortamento.

Outros não comprovaram que o Doppler pode predizer o resultado de uma gravidez.[112,113] Nakatsuka[114] estudou o índice de pulsatilidade (IP) da artéria uterina em dois grupos (N = 52) de mulheres com 4 a 5 semanas de gestação e encontrou que o IP era significativamente mais alto no grupo com perda recorrente da gravidez (*i. e.,* duas ou mais perdas consecutivas), assim como nas mulheres com elevação de anticorpos antinucleares e/ou antifosfolipídio quando comparadas com o grupo controle. O IP da artéria uterina era significativamente mais alto no grupo com perda recorrente, até mesmo naqueles em que os anticorpos antinucleares ou antifosfolipídios estavam ausentes. Eles fortemente sugerem

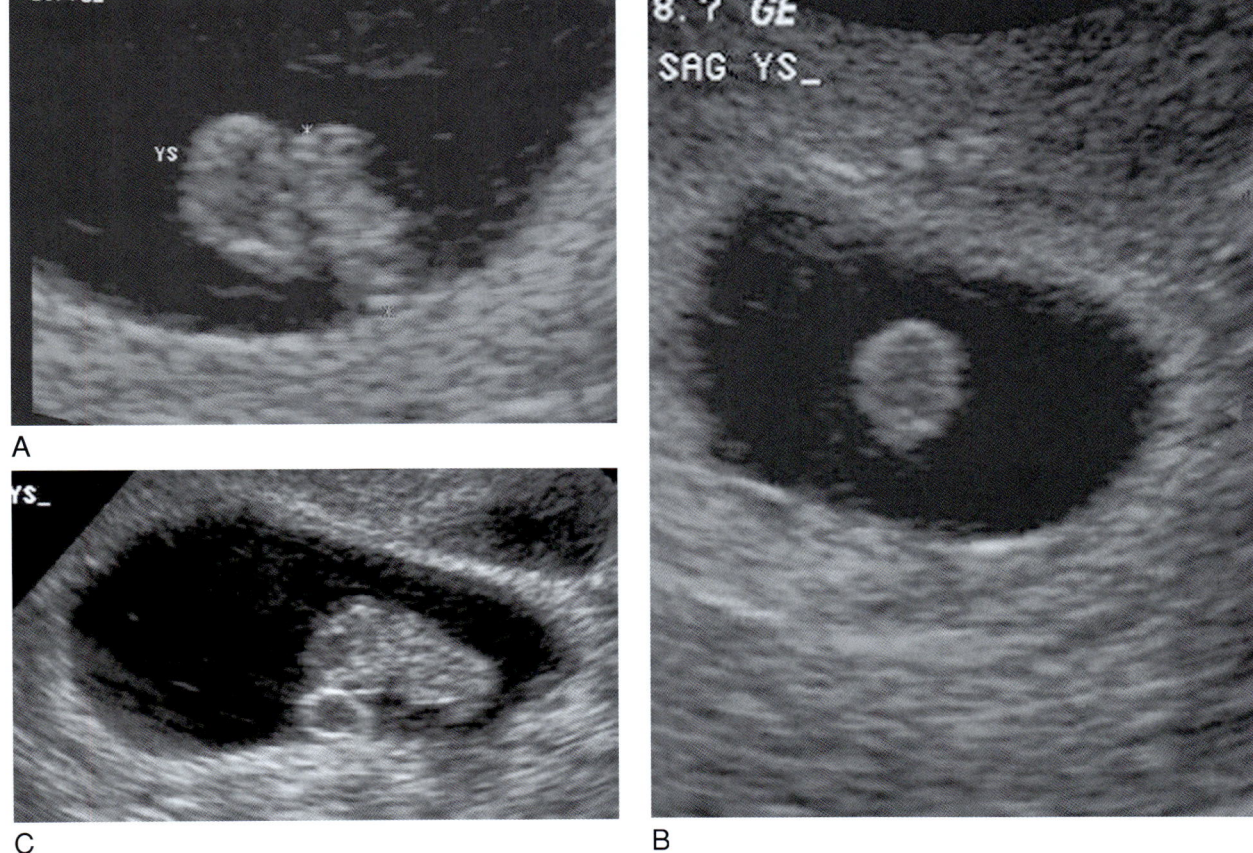

FIGURA 32-35. Resolução de vesícula vitelina ecogênica. A, Embrião único com 7 semanas de gestação apresentando vesícula vitelina ecogênica (ys) perto de embrião vivo e **B**, sozinho. **C**, A vesícula vitelina parece normal uma semana depois e a gravidez continuou sem maiores problemas.

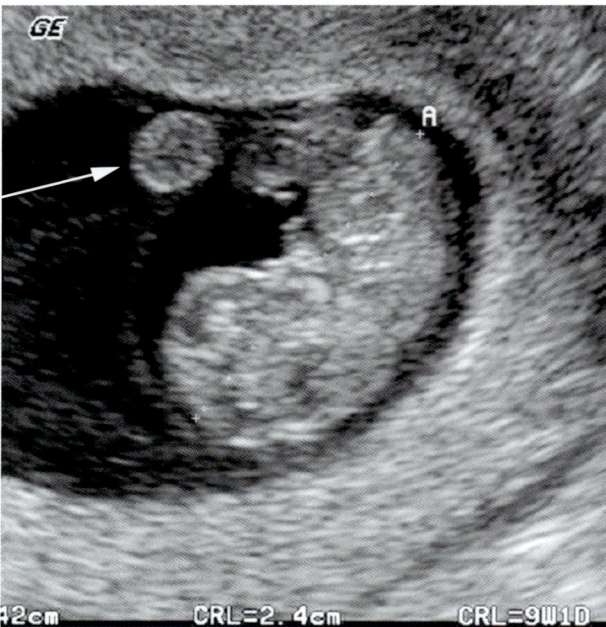

FIGURA 32-36. Vesícula vitelina ecogênica. Ultra-sonografia transvaginal sagital de um embrião com 9 semanas de idade gestacional (CCN = 2,4 cm) e uma vesícula vitelina ecogênica (*seta*).

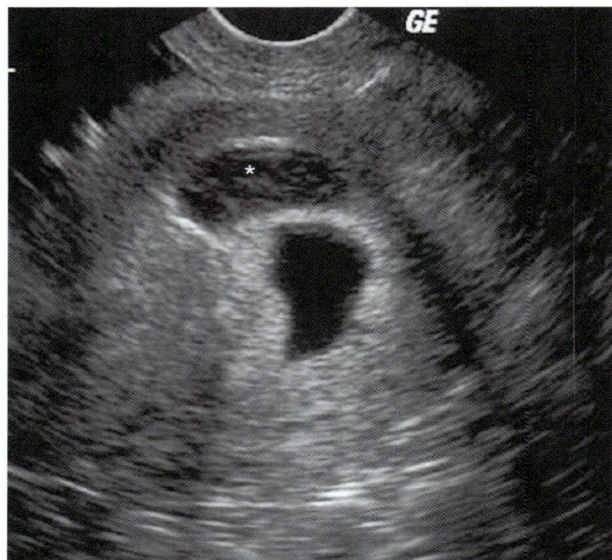

FIGURA 32-37. Hematoma subcoriônico moderado. Ultra-sonografia transvaginal sagital de uma gestação de 8 semanas sem sangramento. O moderado hematoma subcoriônico (*) é visto adjacente ao saco gestacional. O embrião vivo não estava no campo de visão. O hematoma desapareceu e a gravidez continuou sem maiores problemas.

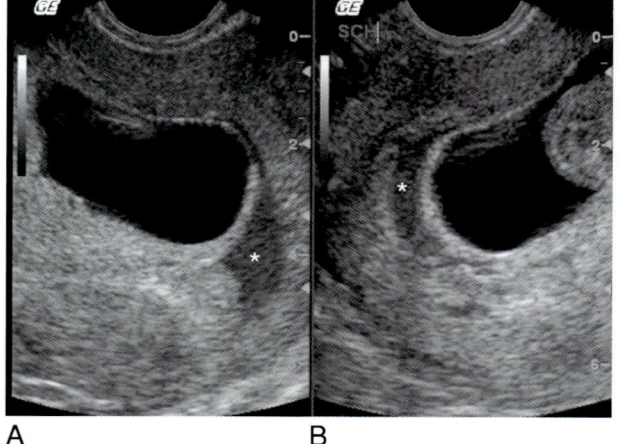

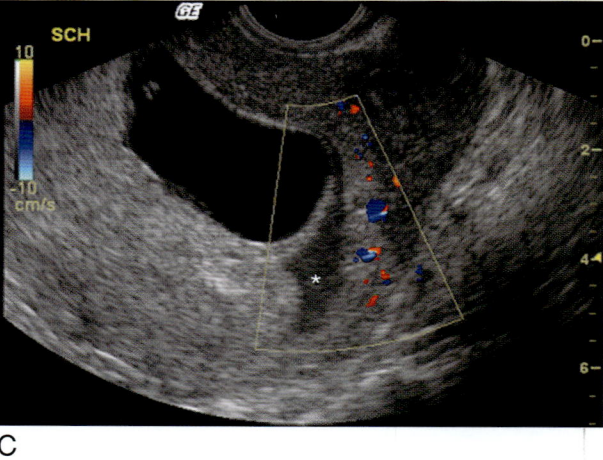

FIGURA 32-38. Pequeno hematoma subcoriônico. A, Corte sagital de ultra-sonografia transvaginal em gestação de 10 semanas com pequeno hematoma subcoriônico (*) elevando a extremidade placentária posterior no segmento inferior do útero. **B**, Corte transversal de um pequeno hematoma. **C**, Corte sagital de ultra-sonografia com Doppler colorido mostrando ausência de fluxo no hematoma subcoriônico.

que o IP da artéria uterina pode ser um índice independente para perda recorrente na gravidez. Os valores médios do IP para os controles foram 2,20 ± 0,52 e para o grupo com perda recorrente foi 2,5 ± 0,52. Aqueles com anticorpos elevados e perda recorrente tiveram um IP de 3,08 ± 0,61 ou mais. O resultado do estudo não foi inteiramente claro, visto que mulheres com perdas recorrentes foram tratadas com aspirina, heparina ou ambas, no início da gravidez. A aspirina foi usada por causa do conhecimento atual de que coagulopatias e disfunções vasculares podem impedir a perfusão uterina e resultar na perda da gravidez.

Leible *et al.*[115] estudaram o índice de pulsatilidade da artéria uterina em 318 gestações iniciais consecutivas de 6 a 12 semanas. Eles descobriram que uma diferença significativa entre as duas artérias uterinas estava fortemente associada a abortamento antes de 20 semanas, provavelmente causado por isquemia uterina.

Anormalidades do Saco Amniótico

Um saco amniótico maior do que o **normal ou um saco "frouxo"** têm sido descritos no início de abortamentos devido à morte do embrião.[116] A explicação para o saco maior que o normal pode ser um embrião relativamente pequeno após a morte ou falha de reabsorção do líquido amniótico pela superfície da pele do embrião. Horrow[116] determinou que em embriões normais a diferença entre o CCN e o diâmetro do saco amniótico é de 1,1 ± 2,0 mm, enquanto ela é de 8,6 ± 3,8 mm em gestações anormais. Ele também descobriu que a cavidade coriônica permanece com o tamanho apropriado em relação ao CCN embrionário.

Estabelecimento da Morte de um Embrião

Em 1995, houve um relato publicado após um inquérito público pedido pela South Glamorgan Health Autority no País de Gales sobre um diagnóstico ultra-sonográfico errado de morte embrionária.[117] *As recomendações feitas seriam úteis como uma determinação a ser lembrada por todos os ultra-sonografistas.*

Política

1. Deve existir uma política por escrito dos procedimentos a serem adotados quando a morte embrionária é suspeitada, para minimizar as possibilidades de evacuação de um embrião vivo por engano. Tal política deve chamar a atenção de todos os profissionais que participarão da equipe no futuro.
2. A política por escrito deve possibilitar que, quando houver suspeita de morte embrionária, duas ultra-sonografias transvaginais separadas por um período mínimo de 7 dias sejam realizadas.
3. Nesses exames, devem ser gravados:
   a. Número de sacos e diâmetro médio do saco gestacional
   b. A regularidade do contorno do saco
   c. A presença de qualquer hematoma
   d. A presença de vesícula vitelina
   e. A presença de um embrião
   f. As medidas do comprimento cabeça-nádega
   g. A presença ou ausência de batimentos cardíacos no embrião
4. Observações extra-uterinas devem incluir o aspecto dos ovários, a presença de qualquer cisto ovariano ou qualquer achado sugestivo de uma gravidez ectópica, como uma massa na trompa ou líquido no fundo-de-saco de Douglas.
5. A informação deve ser apresentada na forma de um relato padronizado, claramente assinado e datado pelo examinador. Imagens impressas devem sempre ser feitas se houver qualquer suspeita de anormalidade. Uma consideração deve ser feita para imprimir as imagens em todos os casos.
6. Quando se considera que uma gestação não é viável, a decisão de realizar uma dilatação e curetagem deve ser tomada pelo obstetra com status registrar.

Orientações

1. A característica seguinte, obtida de duas ultra-sonografias transvaginais, deve ser altamente sugestiva de um ovo cego: Um saco gestacional com diâmetro médio maior que 20 mm sem evidência de embrião ou vesícula vitelina.
2. A característica seguinte deve ser sugestiva de um abortamento completo: Um embrião com CCN maior que 10 mm sem evidência de atividade cardíaca em duas ocasiões separadas por um intervalo de no mínimo 7 dias.
   a. Quando o saco gestacional tem menos de 15 mm ou o CCN menos de 10 mm, o exame deve ser repetido duas semanas depois para avaliar o crescimento do saco gestacional e embrião, além de qualquer evidência de atividade cardíaca.
3. Se o saco gestacional for menor do que o esperado para idade gestacional, a possibilidade de dados incorretos deve sempre ser considerada, especialmente quando não há dor ou sangramento. Nestas circunstâncias, uma nova ultra-sonografia transvaginal deve ser programada após um período de no mínimo 7 dias.

O relato também recomenda treinamento adequado de toda equipe, assim como uso de equipamentos de ponta.

Um apêndice ao relato lista os **marcos cronológicos** que são úteis como lembrança:

- 5 semanas: saco gestacional vazio (diâmetro médio do saco gestacional de 10 mm)
- 5,5 semanas: vesícula vitelina visível
- 6 semanas de gestação (diâmetro médio de 16 mm): vesícula vitelina com batimento cardíaco adjacente, mas embrião pequeno (3 mm)
- 6,5 semanas: embrião com CCN de 6 mm com batimento cardíaco visível (125 bpm)
- Embrião com 7 semanas e CCN de 10 mm, sem atividade cardíaca visível (150 bpm)
- Embrião com 8 semanas, CCN de 16 mm, com saco amniótico separado e cavidade celômica com vesícula vitelina. Movimentos fetais visíveis, freqüência cardíaca de 175 bpm.

Perda Gestacional Precoce

Há muitos termos, tanto clínicos quanto ultra-sonográficos, para descrever uma **perda gestacional precoce**. Este termo preferido é descritivo mais de um processo do que a suspeita baseada em alterações clínicas ou ultra-sonográficas. A gravidez mostra evidência ultra-sonográfica de que o processo de crescimento e desenvolvimento parou e, idealmente, os achados clínicos dão suporte à ultra-sonografia. Pode-se ter um saco gestacional grande vazio, um saco contendo apenas a vesícula vitelina, um saco com tamanho menor do que o normal ou até mesmo um embrião com tamanho apropriado sem atividade cardíaca ou apenas restos do saco. Todas estas condições podem ser apropriadamente descritas como perda gestacional precoce. Os descritores clínicos de ameaça de abortamento, abortamento completo ou incompleto ou ovo cego pouco contribuem para o entendimento destes achados. A perda gestacional precoce significa que independente do que existir na cavidade endometrial, não haverá um concepto vivo e deve ser considerada a interrupção.

Interrupção da Perda Gestacional Precoce

A interrupção pode ser cirúrgica, médica ou através de conduta expectante. A interrupção cirúrgica é geralmente por dilatação, sucção e curetagem do conteúdo intra-uterino sob anestesia geral leve ou local. Esta é a prática mais comum na América do Norte hoje.

A interrupção médica com mifepristona (600 mg) e 2 dias depois misoprostol (400 μg) via oral foi considerada a combinação mais aceita pelas mulheres do que a intervenção cirúrgica, tão mais aceita que a maioria escolheria este tipo de conduta novamente ou a recomendaria para outras.[118] Os últimos protocolos usaram misoprostol vaginal em vez de oral com grande sucesso. Vários autores relataram o uso específico da mifepristona e misoprostol na perda gestacional precoce.[119] O sucesso de um estudo de 220 perdas gestacionais consecutivas tratadas com doses repetidas do medicamento foi atestado pela evacuação uterina completa em 3 dias. A taxa total de sucesso foi de 84%. Em mulheres sintomáticas esta taxa foi de 80%, comparada a 94% naquelas que estavam assintomáticas.

A conduta expectante no abortamento incompleto do primeiro trimestre foi testada por Luise *et al.*[120] que descobriram que 91% (201/221) das pacientes abortaram com 9 dias (variação de 1 a 32 dias). Cinqüenta e quatro por cento (54%) abortaram com 7 dias, 83% com 14 dias e 89% com 21 dias. Não houve correlação entre a presença ou ausência de saco gestacional e falha na conduta médica. Vinte mulheres (20/221) precisaram de cirurgia, sendo que 19 foram eletivas e sem maiores problemas, e uma emergencial por sangramento excessivo, dor, febre e leucocitose.

Interrupção Malsucedida ou Produtos Retidos da Concepção

Os produtos retidos da concepção (PRC) podem ter uma variedade de aspectos ultra-sonográficos, de um útero aparentemente vazio a uma massa grande, ecogênica, que preenche a cavidade endometrial e parece se estender para o interior do miométrio. Uma característica considerada de grande importância é a presença de vascularização focalmente aumentada. Pode ser um vaso único ou um grande grupo de vasos — tanto no miométrio superficialmente como se estendendo profundamente para o seu interior. A ausência de qualquer fluxo deveria, eu acredito, indicar a presença de tecido não-viável, cuja tendência é ser eliminado espontaneamente. A vascularização exibe alta velocidade de fluxo que pode chegar a 160 cm/s com uma massa de vasos. Isto pode aparecer de forma dramática no exame e, por causa do alto fluxo, há preocupações na realização de uma dilatação/curetagem. Temos visto isto como um achado comum e impressiona a ausência de sangramentos desfavoráveis durante ou após a cirurgia. Portanto, é importante usar o Doppler colorido durante o exame transvaginal a fim de avaliar a perda gestacional precoce e a presença de produtos retidos (Figs. 32-39, 32-40).

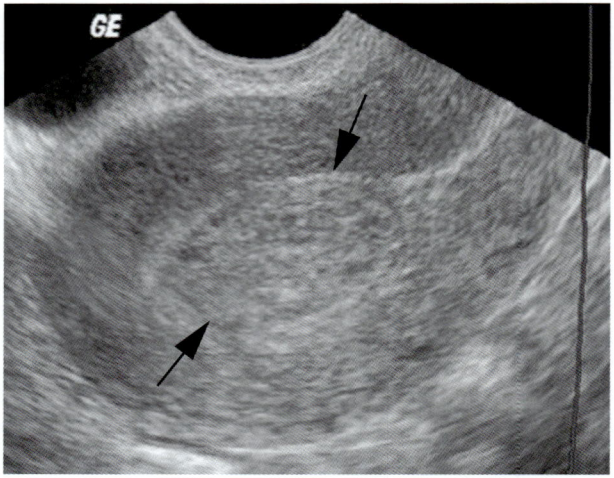

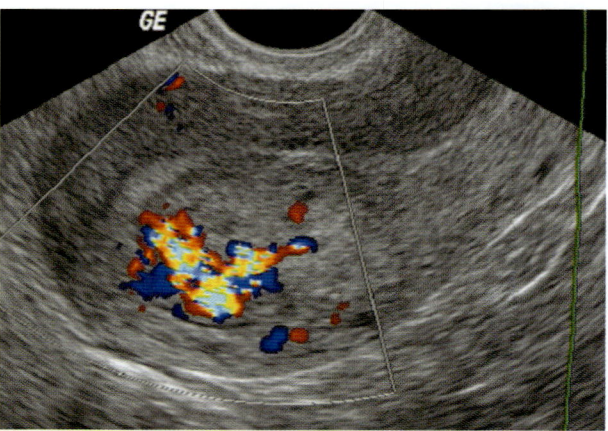

FIGURA 32-39. Produtos retidos da concepção. A, Ultra-sonografia transvaginal no plano sagital de uma mulher de 22 anos de idade que se apresentou com sangramento vaginal 5 semanas depois de uma sucção dilatação e curetagem. O canal endometrial está distendido com uma massa ecogênica de 1,8 × 2,5 cm (*setas*). **B**, Exame com Doppler colorido mostra uma área com aumento importante da vascularização na base da massa, no ponto de conexão com o miométrio. As velocidades de fluxo podem alcançar até 1,6 m/s.

GESTAÇÃO ECTÓPICA

Esta condição continua sendo uma das principais causas de morte materna nos Estados Unidos. Ela está presente em 1,4% de todas as gestações e responde por aproximadamente 15% das mortes maternas. Embora a incidência de gestação ectópica esteja crescendo, a mortalidade declinou de abaixo de 1 para 1.000 casos, comparada com 3,5 para 1.000 casos em 1970.[121,122] A incidência aumentada pode se dever a um aumento na prevalência dos fatores de risco, ao passo que o melhor conhecimento da doença e das capacidades diagnósticas teve um papel importante na redução da mortalidade.

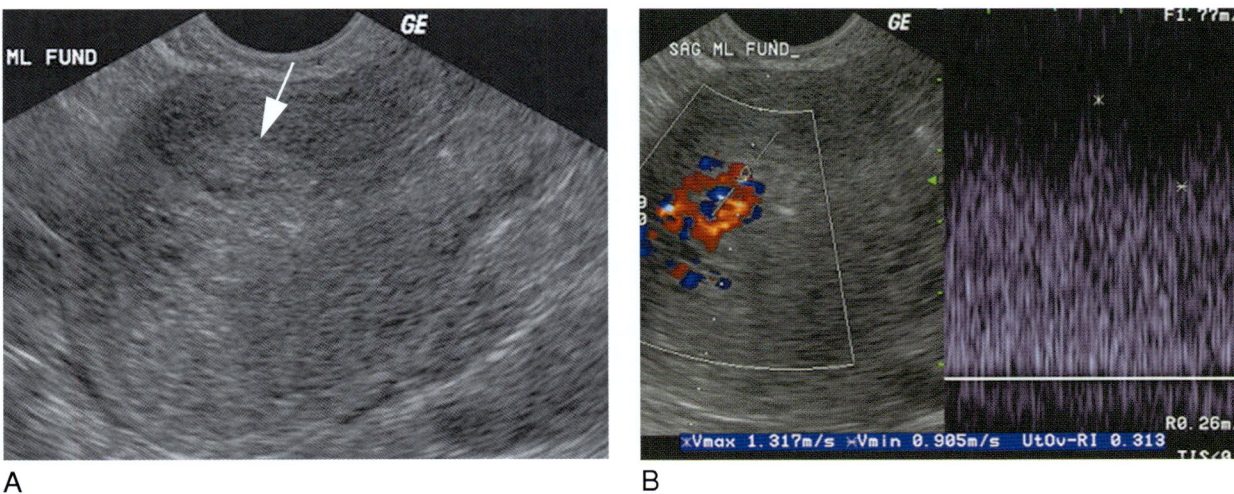

FIGURA 32-40. Produtos retidos da concepção. A, Ultra-sonografia transvaginal no plano sagital de uma mulher de 28 anos de idade que havia sido submetida a uma sucção dilatação e curetagem 6 semanas antes e agora se apresenta com sangramento. O útero era volumoso e o miométrio na região corporal anterior era heterogêneo, com aumento da ecogenicidade (seta). **B**, Exame com Doppler espectral mostra aumento da vascularização com velocidade de 1,3 mm/s.

Apresentação Clínica

A **tríade clínica clássica** de dor, sangramento vaginal anormal e massa adnexal palpável está presente em apenas 45% das pacientes com gestação ectópica.[123] Além disso, o valor preditivo positivo desta tríade é de apenas 14%. Outros sinais e sintomas incluem qualquer combinação da tríade clássica, assim como amenorréia, desconforto adnexal e cervical. Num estudo de Schwartz e DiPietro[123] apenas 9% das pacientes com suspeita clínica de gestação ectópica realmente tiveram gestação ectópica, 17% tiveram cistos ovarianos sintomáticos, 13% doença inflamatória pélvica (DIP), 8% sangramento uterino disfuncional e 7% abortamentos espontâneos. Esses dados demonstram que a apresentação clínica não é de maneira alguma específica.

De maior importância é que, até mesmo nos relatos do início dos anos 1990, 5% das pacientes com gestação ectópica provada não fizeram qualquer exame de imagem e foram diretamente para cirurgia.[124] Além disso, até mesmo retrospectivamente, 8,7% das pacientes com gestação ectópica provada eram ultra-sonograficamente normais.[124]

Diversos fatores aumentam o **risco de gestação ectópica**: (1) qualquer anormalidade tubária que possa evitar a passagem do zigoto ou que resulte em trânsito retardado; (2) gravidez tubária prévia;[125,126] (3) história prévia de reconstrução tubária cirúrgica; (4) doença inflamatória pélvica, por exemplo, salpingite por *Chlamydia*,[127] dispositivos intra-uterinos (DIU); (5) fatores maternos, incluindo idade elevada e paridade; e (6) cesariana prévia.

Há uma forte associação entre infertilidade e gestação ectópica. Isto, provavelmente, é devido a anormalidades tubárias que são compartilhadas em ambas as condições. Os fatores de risco para gestação ectópica, portanto, estão presentes em pacientes que realizam indução da ovulação ou FIV e transferência do embrião. A incidência aumentada de gestações múltiplas com indução da ovulação e FIV aumenta ainda mais o risco de gestação ectópica e **heterotópica (ectópica e intra-uterina coexistentes)**. As forças hidrostáticas geradas durante a transferência do embrião também podem contribuir para o risco aumentado.[128] A freqüência de gestação heterotópica foi originalmente estimada numa base teórica de 1 para 30.000 gestações. Dados mais recentes indicam que a taxa é de aproximadamente 1 para 7.000.[129,130]

A **prevalência de gestação ectópica** varia de acordo com a população de pacientes e seus fatores de risco inerentes (aproximadamente 10% a 40%). No entanto, todas as pacientes em idade reprodutiva estão sob risco.

RISCO DE GRAVIDEZ ECTÓPICA

Qualquer anormalidade tubária que possa impedir a passagem do zigoto ou resultar em trânsito retardado
Gravidez tubária prévia
História de reconstrução tubária cirúrgica
Doença inflamatória pélvica (p. ex., salpingite por *Chlamydia*)
Dispositivo intra-uterino (DIU)
Fatores maternos, incluindo idade elevada e paridade
Cesariana prévia

Diagnóstico Ultra-sonográfico de Gestação Ectópica

Quando as pacientes se apresentam com teste de gravidez positivo ou uma história sugestiva de gestação ectópica (menstruação atrasada, dor, relações sexuais sem preservativos) é importante definir a existência e a localização do saco gestacional. A ultra-sonografia pélvica e especialmente o exame transvaginal devem ser a primeira linha de investigação radiológica. O estudo transvaginal permite uma avaliação mais detalhada do endométrio, canal endometrial e o adnexo. Os achados de imagem se somam ao desconforto doloroso originado pelo transdutor transvaginal. O desconforto uterino é incomum, mas o adnexal pode ser importante a ponto de levar o médico à localização da ectopia ou menos comumente ao cisto de corpo lúteo roto. Desconforto doloroso uterino focal pode ser notado com gravidez intra-uterina e um fibróide degenerado; ou — não raro — na mulher que não está grávida, devido a adenomiose. Endometrite e doença inflamatória pélvica são causas de dor pélvica mais generalizada.

É nossa prática iniciar a investigação com um exame transabdominal com a bexiga cheia se possível. Caso a bexiga não esteja repleta, faz-se o exame da mesma maneira. Procuramos por grandes massas complexas que podem estar fora dos limites pélvicos e, portanto, fora do alcance do transdutor transvaginal. A massa pode ser o saco gestacional extra-uterino ou um grande hematoma. No final do exame sempre procuramos por líquido livre no espaço hepatorrenal (Fig. 32-41A-D). Isto dará uma noção de quanto sangue foi perdido.

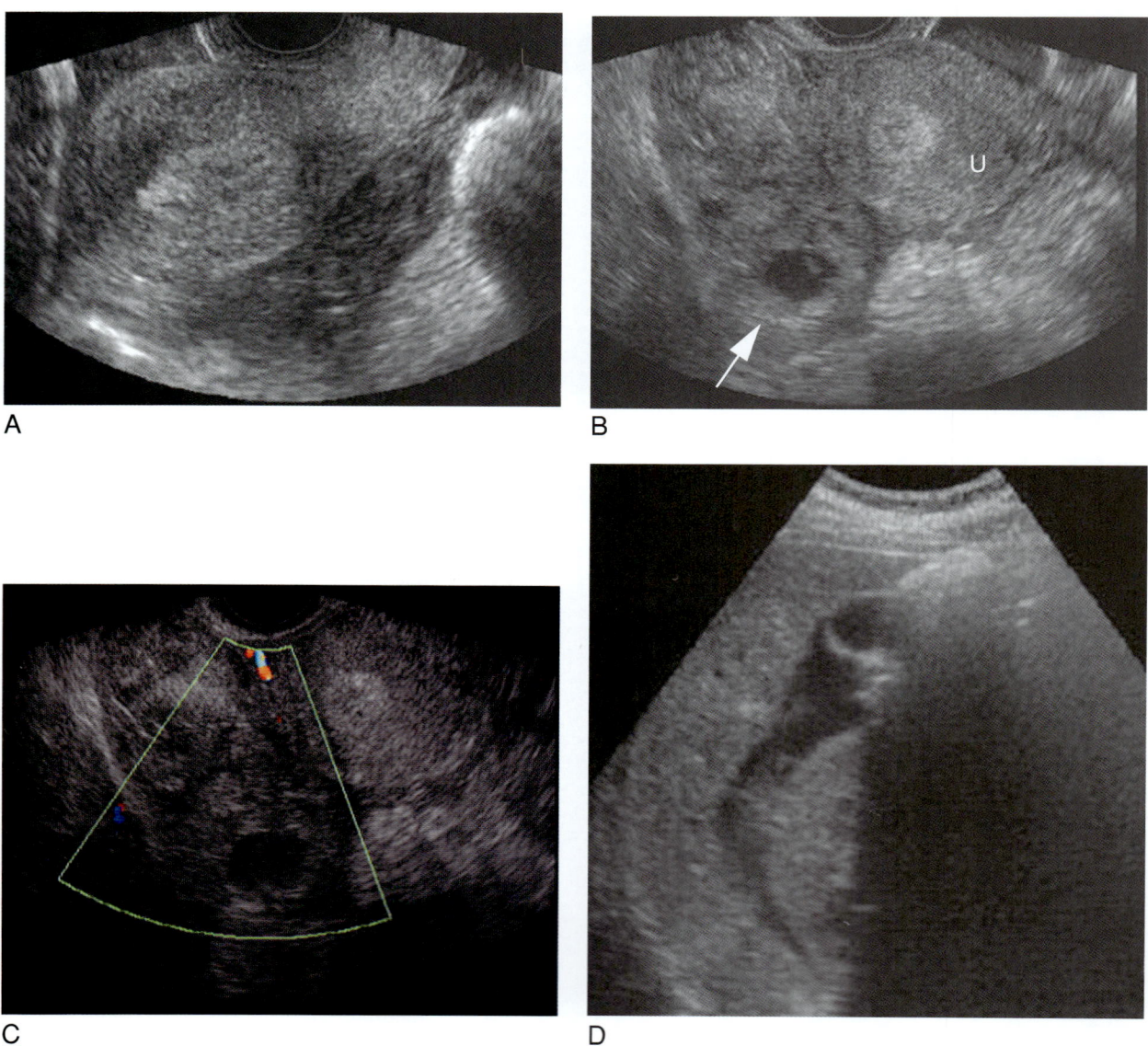

FIGURA 32-41. Gestação ectópica rota de 6 semanas com um grande hematoma e hemoperitônio. Ultra-sonografias de uma paciente de 35 anos de idade, G3P1A1, com dor no QID, **A**, Ultra-sonografia transvaginal sagital mostra um útero antevertido com material ecogênico no interior da cavidade, mas sem saco gestacional. **B**, Ultra-sonografia transvaginal no plano coronal do útero (U) e uma massa anexial complexa à direita com um saco no aspecto posterior (*seta*). **C**, Doppler colorido coronal não mostra vascularização. **D**, Imagem sagital da região superior do abdome mostrando líquido livre. QID, Quadrante inferior direito.

O ponto crítico, na verdade, não é quanto, mas quão rápido foi perdido. A paciente pode estar hemodinamicamente estável com uma perda líquida importante se a mesma foi gradual com reposição de volume naturalmente ou por via intravenosa. Caso haja identificação de líquido no espaço hepatorrenal, este fato deverá passar um senso maior de urgência ao cirurgião.

Um ponto importante a ser lembrado é que se o ovário e a trompa não podem ser visibilizados numa suspeita de gestação ectópica, pode ser útil a manobra de empurrar o ovário para baixo em direção ao transdutor transvaginal, fazendo-se firme pressão na região anterior da parede abdominal. Deve-se olhar atentamente, procurando por um massa ecogênica ou saco ectópico, conforme o adnexo é empurrado para baixo e na direção do campo de visão.

Na gestação intra-uterina recente, abortamento incompleto ou gestação ectópica, nem sempre é possível identificar o saco gestacional. Diversos achados ultra-sonográficos inespecíficos podem ajudar na localização do saco gestacional; no entanto, a gestação ectópica é afastada pela demonstração de uma gravidez intra-uterina (que reduz a probabilidade de gestação ectópica coexistente em 1 em 7.000) ou é confirmada pela demonstração de um embrião vivo no adnexo.

Achados Ultra-sonográficos Específicos da Gestação Ectópica

O Diagnóstico da Gravidez Intra-uterina Recente Torna Improvável a Gestação Ectópica

A demonstração precoce de uma gravidez intra-uterina é a contribuição única mais importante da USTV (comparada com a USTA) na avaliação de pacientes que se apresentam com suspeita de gestação ectópica. Numa série de gestações ectópicas de Dashefsky et al.,[131] todas as 19 gestações intra-uterinas normais foram identificadas por ultra-sonografia transvaginal comparadas com apenas 11 de 19 por via abdominal. Além disso, a ultra-sonografia transvaginal identificou 7 de 16 gestações intra-uterinas anormais comparada com 3 de 16 por via abdominal.[131]

Como descrito no saco gestacional normal, o sinal intra-decidual e o sinal da decídua dupla podem ser usados para identificar uma gravidez intra-uterina antes da visibilização da vesícula vitelina ou embrião. O sinal da decídua dupla deve ser diferenciado do **pseudo-saco gestacional da gestação ectópica**. Um pseudo-saco gestacional é uma coleção líquida intra-uterina circundada por uma camada decidual única (Fig. 32-42) em oposição aos dois anéis concêntricos do sinal da decídua dupla. A USTV aumenta a acurácia da diferenciação da decídua, que produz o pseudo-saco gestacional da reação coriodecidual do sinal da decídua dupla da gestação intra-uterina.[132]

A ultra-sonografia com Doppler colorido pode ajudar ainda mais a diferenciar um pseudo-saco gestacional de um saco gestacional verdadeiro. O **fluxo peritrofoblástico** é de alta velocidade, baixa resistência, com baixos índices de pulsatilidade e RI. Dillon et al.[133] estudaram uma série de 40 pacientes que apresentavam estrutura semelhante a um saco vazio no útero. Eles definiram o fluxo peritrofoblástico com uma freqüência de pico sistólica de 0,8 kHz ou mais (correspondendo a 21 cm/s sem ângulo de correção) e classificaram corretamente 26 de 31 gestações intra-uterinas e 9 de 9 pseudo-sacos gestacionais.[133]

Quando não há evidência de gravidez intra-uterina, a paciente gestante está mais propensa a alojar uma gestação extra-uterina. Visto que a USTV permite uma identificação mais precoce da gestação intra-uterina, ela aumenta significativamente a acurácia do diagnóstico em pacientes com suspeita de gestação ectópica.[131,134]

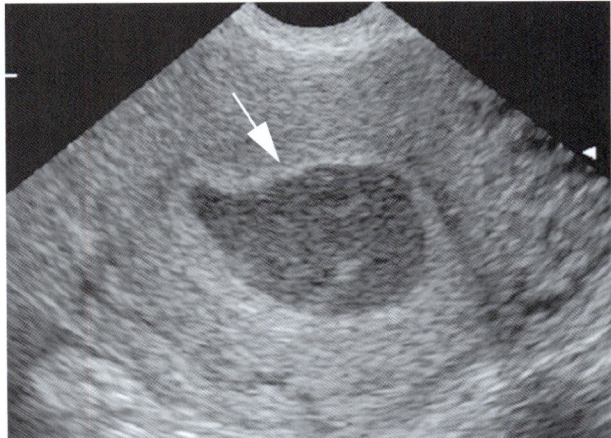
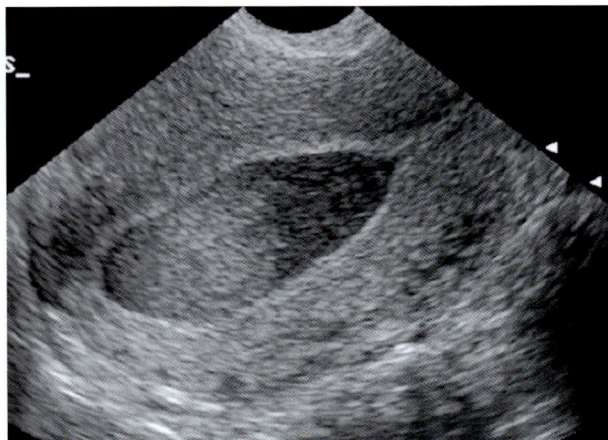

FIGURA 32-42. Pseudo-saco gestacional. A, Exame transvaginal no plano coronal de uma paciente de 33 anos de idade, G2P1, na 8ª semana de gestação, com dor pélvica. Há um saco intra-uterino arredondado preenchido com ecos de baixa intensidade. Não são vistos a vesícula vitelina ou embrião. Há um anel ecogênico único ao redor do líquido (*seta*). Isto é um canal endometrial preenchido por líquido, um pseudo-saco gestacional. **B**, Exame transvaginal no plano sagital mostra um grande saco decidual com debris ecogênicos. Notar o ângulo agudo na extremidade inferior que seria incomum de ser visibilizado num saco gestacional.

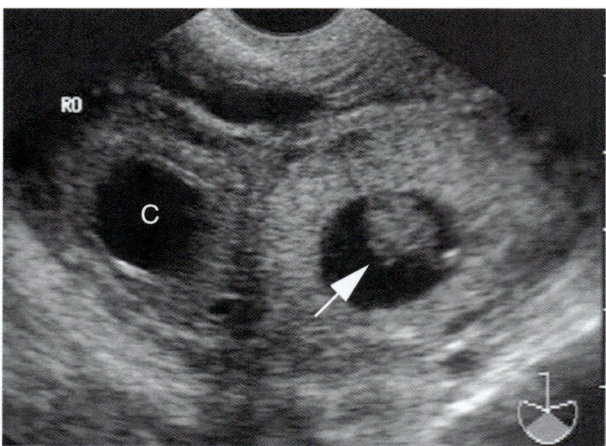

FIGURA 32-43. Ectopia precoce à direita, contendo embrião vivo. Exame transvaginal no plano coronal do ovário direito com um cisto de corpo lúteo (c) e um saco gestacional com um embrião único vivo adjacente (*seta*).

Embrião Vivo no Anexo

A demonstração ultra-sonográfica de um embrião vivo no adnexo é específica do diagnóstico de gestação ectópica (Figs. 32-43, 32-44). Um feto extra-uterino vivo é detectado por USTV em aproximadamente 17% a 28% das pacientes com gestações ectópicas,[131,135,136] comparado com apenas 10% pela USTA.[137] Atividade cardíaca pode ser demonstrada no modo M (Fig. 32-44C), Doppler colorido ou *Power* Doppler.

Nós relatamos três casos de gêmeos ectópicos visibilizados no mesmo lado. Todos tiveram confirmação patológica. Em um caso, apenas os sacos gestacionais foram visibilizados, em outro, uma vesícula vitelina também estava presente, e no último, dois embriões vivos foram detectados.[138]

Achados Inespecíficos de Gestação Ectópica

β-hCG Sérica

Quando os achados ultra-sonográficos são inespecíficos, a correlação com a **β-hCG sérica** melhora a capacidade de a ultra-sonografia distinguir entre uma gestação ectópica e uma gestação intra-uterina. **Uma β-hCG negativa essencialmente exclui a presença de concepto vivo.** O teste de β-hCG sérica produz resultados positivos com aproximadamente 23 dias de idade menstrual.[139] Isto ocorre antes de um saco gestacional intra-uterino ser identificado tanto pela USTV ou USTA. Diversos tipos de equipamentos e técnicas ultra-sonográficas apresentam diferentes níveis limítrofes de hCG ou zonas discriminatórias, acima dos quais os sacos gestacionais são grandes o suficiente para serem identificados rotineiramente. Nyberg *et al.* estabeleceram um nível limítrofe de β-hCG de 1.800 mIU/ml (Segundo Padrão Internacional), maior do que aquele que sempre foi usado para identificar um saco gestacional intra-uterino normal por USTA.[140] Níveis de 500 a 1.000 mIU/ml (Segundo Padrão Internacional) foram propostos para USTV.[141] Alguns ajustes adicionais dos níveis limítrofes são recomendados para os equipamentos e experiência de cada instituição. **Se o nível de β-hCG está acima do limite estabelecido e um saco gestacional intra-uterino não é identificado, presume-se que a paciente tenha uma gestação ectópica.** Um abortamento completo ou incompleto pode, no entanto, resultar num aspecto ultra-sonográfico e clínico semelhante. Se o nível de β-hCG está abaixo do nível limite, é pouco provável que a ultra-sonografia identifique uma gestação ectópica. A USTV deve ser realizada até mesmo quando os níveis de β-hCG estão baixos, visto que algumas pacientes podem ter achados ultra-sonográficos diagnósticos ou sugestivos. Em casos indeterminados, nos quais a paciente está clinicamente estável, a **quantificação por meio de níveis seriados de β-hCGs** pode ser útil na distinção entre gravidez ectópica, aborto e gestação intra-uterina inicial. O nível de β-hCG numa gestação normal tem um tempo de dobra de aproximadamente dois dias, ao passo que pacientes com gestações malsucedidas têm um nível decrescente de β-hCG. Pacientes com gestação ectópica geralmente têm níveis de hCG com elevação mais lenta, embora ocasionalmente mostrem padrões similares aos de uma gestação normal ou abortamento espontâneo.

A presença de **achados adnexais inespecíficos** aumenta a capacidade de a ultra-sonografia predizer uma gravidez ectópica. Uma massa adnexal pode ser encontrada em outras condições diferentes (cisto de corpo lúteo hemorrágico, endometriose, abscesso) e, portanto, não é diagnóstica por si só. Entretanto, a presença de uma massa adnexal em pacientes sem evidência ultra-sonográfica de uma gravidez intra-uterina e um teste de β-hCG positivo sugere fortemente a presença de gestação ectópica. Durante o exame transvaginal deverá ser notado se uma massa de gestação suspeitada está associada a **desconforto local**. O transdutor é usado para aplicar leve pressão sobre a massa. Isto quase sempre ocasiona uma sensação de dor que é semelhante àquela que trouxe a paciente inicialmente para o hospital. A dor também pode ser sentida com outras massas inflamatórias ou expansivas tais como um corpo lúteo hemorrágico.

A USTV aumentou a capacidade de demonstração de achados inespecíficos em pacientes com gestações ectópicas.[132,141] Fleischer *et al.*[132] relatam o achado de **anel tubário ectópico** em 49% das pacientes com gestação ectópica e em 68% de gestações tubárias não-rotas, usando a USTV (Fig. 32-45). O anel tubário pode geralmente ser diferenciado de um cisto de corpo lúteo já que este está localizado excentricamente com uma borda de tecido ovariano ao redor. Um anel tubário é uma estrutura concêntrica criada pelo trofoblasto da gestação ectópica ao redor do saco coriônico. Este anel freqüentemente está no interior de um hematoma que pode estar confinado à trompa de Falópio ou pode se estender para fora dela (Fig. 32-41B, C). Frates[142] descobriu que o anel tubário era mais ecogênico do que o parênquima ovariano mesmo que o saco estivesse vazio ou tivesse uma vesícula vitelina ou embrião. O corpo lúteo numa gestação intra-uterina confirmada era tão ou menos ecogênico que o parênquima ovariano em 93% dos casos.

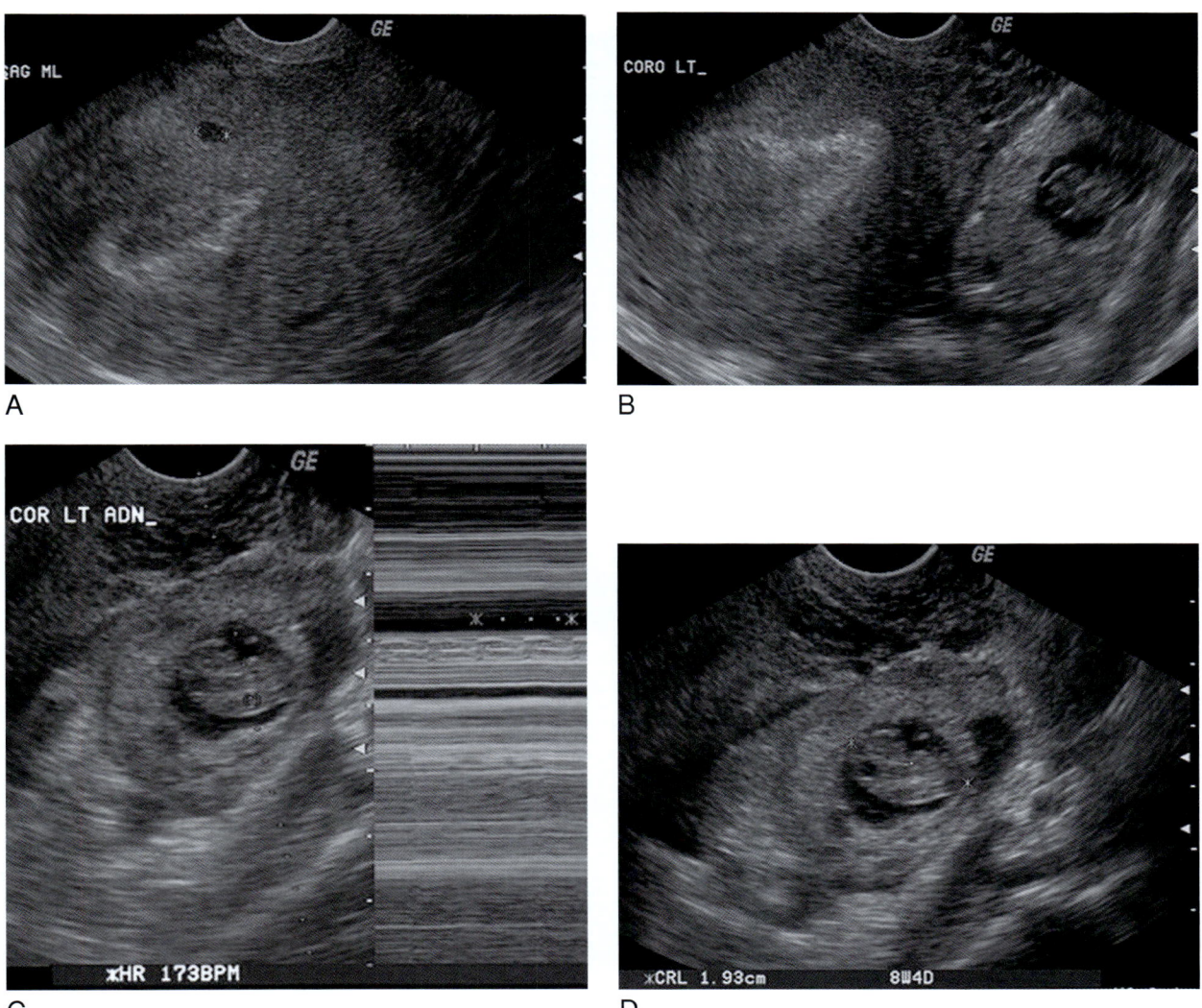

FIGURA 32-44. Ectopia esquerda (embrião vivo). Uma mulher de 33 anos de idade apresentou-se com dor no quadrante inferior esquerdo durante gestação de 9 semanas. **A,** Exame de ultra-sonografia transvaginal no plano sagital mostra útero vazio com líquido livre no fundo-de-saco posterior. **B,** Exame transvaginal no plano coronal mostra o útero à direita e um saco gestacional com embrião do lado esquerdo. **C,** Exame no modo M demonstra um embrião vivo com atividade cardíaca na freqüência de 173 batidas por minuto. **D,** Comprimento cabeça-nádegas do embrião é de 1,93 cm ou 8,5 semanas de idade menstrual.

O anel pode ser obscurecido ou substituído por uma massa que é freqüentemente ecogênica (Fig. 32-46), mas pode ter ecogenicidade mista (Fig. 32-47). Estas massas são facilmente ignoradas ou avaliadas incorretamente como gordura ou intestinos e serão descobertas apenas com um alto índice de suspeita e através de um exame transvaginal cuidadoso dos adnexos procurando por anéis tubários ou massas que são focalmente dolorosas.

A USTV é altamente sensível na detecção de **líquido pélvico livre**. A presença de líquido livre ecogênico (hemoperitônio) (Fig. 32-46B) ou coágulos no fundo-de-saco posterior em pacientes grávidas (Fig. 32-41A), sem evidência ultra-sonográfica de uma gravidez intra-uterina, deve fortemente sugerir uma gestação ectópica. A presença de líquido livre não-ecogênico é inespecífica e vista em pacientes normais.

Frates et al.,[143] num grupo de 132 pacientes consecutivas com confirmação cirúrgica, descobriram que a presença ou a quantidade de líquido intraperitoneal não era indicador confiável de ruptura. A ruptura estava presente em 21% das pacientes sem líquido e aumentava para até 63% com grandes quantidades. De forma interessante, 37% das pacientes com uma grande quantidade de líquido tinham trompas intactas e nenhuma evidência de ruptura. Isto é possível se o sangue escapa pela extremidade com fímbrias da trompa de Falópio intacta.[144]

Local de Implantação

A gestação ectópica pode ocorrer em diversos locais. Aproximadamente 95% das gestações ectópicas ocorrem nas porções ampulares ou ístmicas da trompa de Falópio.[145] O segundo local mais comum, cerca de 2% a 3% de todas as

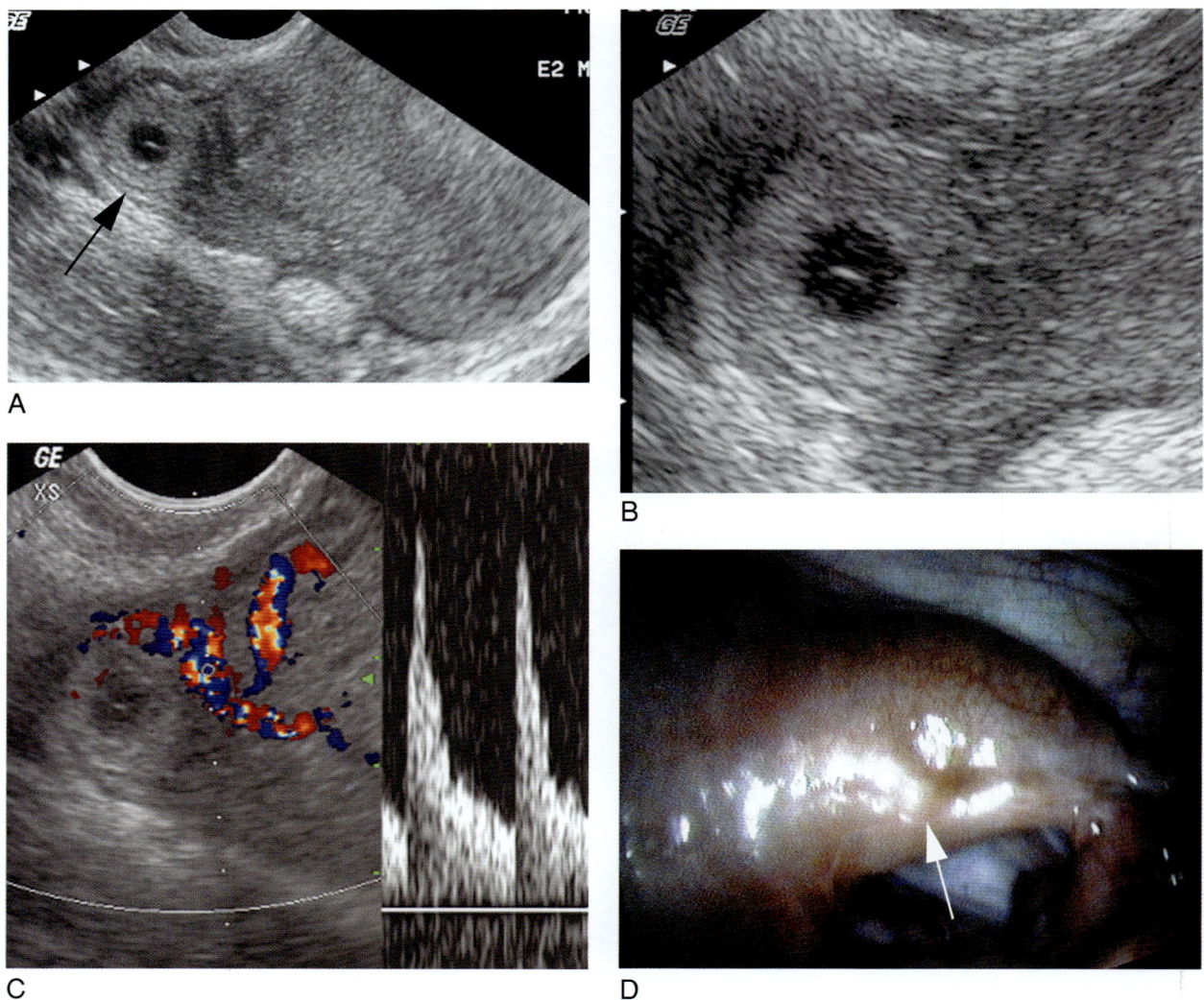

FIGURA 32-45. Ectopia ístmica à direita. Uma paciente de 35 anos de idade, G3P1A1, apresentando-se sem dor mas com risco de gestação ectópica. **A**, Ultra-sonografia transvaginal no plano coronal mostra um útero vazio e um anel tubário (*seta*) imediatamente adjacente ao útero. **B**, Visão magnificada do anel mostra um saco gestacional com uma vesícula vitelina, confirmando uma implantação ectópica. **C**, Doppler colorido mostra vascularização aumentada ao redor do saco com fluxo de alta velocidade. **D**, Na laparoscopia, o tecido ectópico pode ser visto abaulando a porção ístmica da trompa (*seta*), tendo sido removido de forma bem-sucedida por salpingostomia.

gestações ectópicas, está associado a uma gravidez intersticial ocorrendo na porção intramural da trompa onde o saco atravessa a parede uterina para entrar no canal endometrial. Ectopias ovarianas, cervicais e abdominais são extremamente raras.

Implantação na região cornual do canal endometrial, **mas não** no interior da porção intramural da trompa, é normal e **não** é considerada uma gestação ectópica. É freqüente a confusão entre as duas condições, mas pode-se ver o endométrio ecogênico ao redor do saco e, se houver seguimento de até uma semana, o saco cresce e geralmente se estende para o interior do canal endometrial.

Por causa da localização intramural, **gestações ectópicas intersticiais** rompem mais tardiamente que outras tubárias, freqüentemente causando hemorragia intraperitoneal maciça de artérias e veias arqueadas dilatadas que ficam no terço externo do miométrio entre a porção fina e a camada intermediária espessa. A mortalidade por gravidez intersticial é duas vezes maior que nas outras formas de gestação ectópica. Ackerman et al.[146] descreveram o **sinal da linha intersticial** (Fig. 32-48A) após descobrirem que dois sinais ultra-sonográficos usados atualmente, o adelgaçamento miometrial e a excentricidade do saco, não eram confiáveis. A linha intersticial é uma linha fina ecogênica que se estende do canal endometrial até o saco cornual ou massa hemorrágica. Ela foi identificada em 92% das gestações ectópicas intersticiais num estudo retrospectivo de 7 anos. A linha é fina porque está confinada ao canal endometrial e não se estende para o interior da porção intramural da trompa de Falópio. O adelgaçamento do manto endometrial (Fig. 32-48C) foi identificado em três de quatro sacos intersticiais; no entanto, oito pacientes adicionais tinham apenas uma massa sem o saco e, portanto, sem adelgaçamento do meato ou excentricidade do saco. Todas tinham uma linha intersticial. O

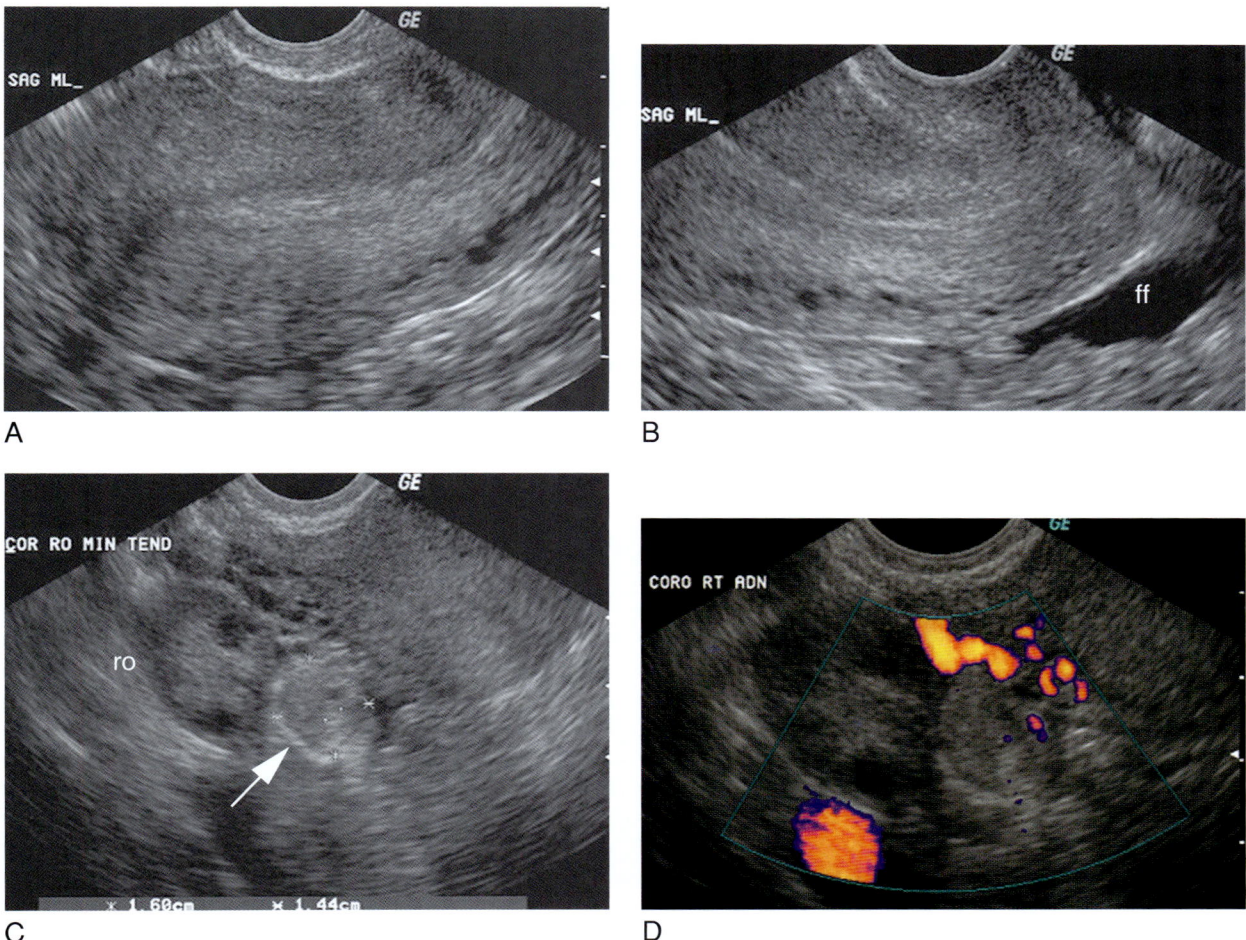

FIGURA 32-46. Massa ecogênica ectópica à direita. Uma paciente de 33 anos de idade, G1P0, apresentou-se com amenorréia de 7 semanas, dor no quadrante inferior direito e uma forte probabilidade de gravidez. **A**, Útero vazio na ultra-sonografia transvaginal. **B**, Líquido livre (ff) no fundo-de-saco posterior. **C**, No anexo direito há uma massa ecogênica de 1,4 × 1,6 cm que causa dor (*seta*) adjacente ao ovário normal (ro). **D**, Exame com *Power* Doppler mostrou mínima vascularização interna.

tratamento geralmente é a laparotomia e ressecção cornual (Fig. 32-48B, D), mas tem sido descrito, e pode ser preferível, o uso de metotrexato tanto local quanto intramuscular.

A implantação em cicatriz cervical parece estar crescendo, visto que mais casos estão aparecendo na literatura.[147] As pacientes podem se apresentar com sangramento vaginal indolor e uma história de uma ou mais incisões por cesarianas prévias. Uma ultra-sonografia precoce mostrará o saco implantado no segmento uterino inferior com adelgaçamento local do miométrio (Fig. 32-49). Geralmente há vascularização proeminente no local de implantação. Não se pode permitir que essas gestações continuem, visto que o trofoblasto se estenderá além do útero, com envolvimento posterior da bexiga. Hemorragia catastrófica pode acontecer, com necessidade de histerectomia completa e, caso haja envolvimento, reconstrução importante da bexiga. Lembrar que um saco gestacional em processo de abortamento pode estar presente no segmento uterino inferior no seu trajeto para fora do útero. Ultra-sonograficamente, o saco será retangular, o embrião, se presente, estará morto, e **não** haverá vascularização trofoblástica, porque o trofoblasto foi descolado da parede uterina. A vascularização é uma característica importante na diferenciação entre uma implantação na cicatriz cervical e um abortamento incompleto. Clinicamente, ambos terão sangramento vaginal, ao passo que no abortamento será mais provável haver dores tipo cãimbras. O tratamento da implantação em cicatriz geralmente é prolongado. A dilatação e curetagem são raramente aconselhadas pelo risco de perfuração do fino segmento inferior. A terapia com medicamentos é mais comum, através da administração sistêmica e concomitante injeção local de metotrexato. Caso haja um embrião vivo, pode haver necessidade de cuidadosa injeção de KCl no interior do embrião para interromper a atividade cardíaca. Um caso relatado de nosso serviço referente a uma gestação de 12 semanas com embrião vivo levou 4 meses para ser resolvido com KCl local e uso repetido de metotrexato.

Gestação Heterotópica

Quando a presença de uma gravidez intra-uterina é demonstrada por ultra-sonografia, a freqüência extremamente baixa

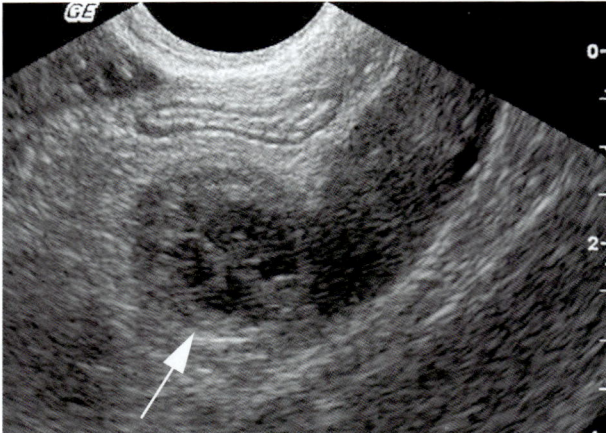

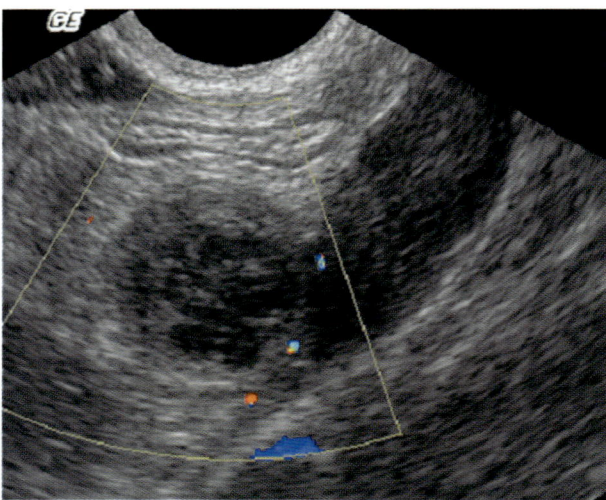

FIGURA 32-47. Massa ecogênica mista ectópica à esquerda. Uma paciente de 30 anos de idade, G1P0, tinha dor no quadrante inferior esquerdo, amenorréia de 7 semanas, β-hCG de 500 mIU/ml que diminuía nos últimos três dias. **A**, Massa de 2 cm (*seta*) com ecogenicidade mista localizada no adnexo esquerdo, medial ao ovário esquerdo e **B**, apenas mínima vascularização periférica. Com base na queda da β-hCG ela foi tratada de modo expectante e o caso foi resolvido sem complicações.

um embrião. A massa complexa é geralmente um grande hematoma ou hematossalpinge como resultado de uma implantação ectópica.

Valor Diagnóstico do Doppler na Confirmação da Gestação Ectópica

Taylor *et al.*[148] demonstraram os **sinais trofoblásticos de fluxo no Doppler** (alta velocidade, baixa impedância) em 54% das gestações ectópicas. As freqüências de pico sistólico estavam na faixa de 2 a 4 KHz com freqüências diastólicas na faixa de 1 a 2,5 KHz. Embora haja sobreposição, eles distinguiram esse padrão dos sinais de corpo lúteo (baixa velocidade e baixa impedância de onda ovariana) e do padrão de alta impedância do ovário não-funcionante. A adição da USTV ao Doppler colorido aumenta a capacidade de diagnóstico de gestação ectópica pela caracterização adicional do fluxo trofoblástico na ectopia e gestações intra-uterinas.

Achiron *et al.*[149] estudaram 42 ectopias consecutivas e 19 gestações intra-uterinas, todas suspeitas de ectopia. As pacientes estavam estáveis com uma β-hCG positiva. Eles compararam imagens 2D com Doppler colorido transvaginal. O fluxo trofoblástico (alta velocidade e baixa impedância) visto fora do útero teve uma sensibilidade de apenas 48%, embora a presença no interior do útero ou a ausência fora excluíssem uma gestação ectópica com uma especificidade de 89%. O valor preditivo positivo para gestações ectópicas foi de 91% e para imagens 2D foi de 95%, ao passo que valores preditivos negativos foram de 89% para as imagens 2D e 44% para o Doppler. Esses dados sugerem que o Doppler tem uma sensibilidade e valor preditivo negativo significativamente menores e não fornece informações diagnósticas mais úteis que as imagens 2D isoladas para uma paciente estável com suspeita de gestação ectópica. Na rotina prática, o Doppler é considerado limitado na detecção de uma gestação ectópica, mas deve ser útil na decisão do tratamento. Caso haja bom fluxo ao redor da massa ectópica, pode-se assumir que o tecido é viável e a cirurgia ou metotrexato poderiam ser os tratamentos de escolha. Caso não houvesse vascularização, isso significaria que o tecido é inviável e que a entidade ectópica está sendo abortada espontaneamente? A correlação com a β-hCG seriada é útil e, quando houver baixos níveis, isto é uma evidência adicional de que o tecido está sendo abortado. Obviamente, todos esses achados laboratoriais e ultra-sonográficos devem ser interpretados à luz dos achados clínicos de dor e estabilidade hemodinâmica.

Condutas e Aplicações Futuras
Cirúrgicas

A conduta convencional na gestação ectópica tem sido **cirúrgica,** com ressecção da trompa doente. A melhora nas condições diagnósticas, incluindo-se o uso da USTV, permite um diagnóstico precoce e a possibilidade de uma abordagem mais conservadora para tratamento. O objetivo final

de gestação heterotópica efetivamente exclui o diagnóstico de uma gestação ectópica. No entanto, a gestação heterotópica deve ser suspeitada numa situação clínica apropriada, por exemplo, em pacientes que se submetem à indução de ovulação ou FIV. Em pacientes que fizeram FIV, a taxa de gestação heterotópica pode ser tão alta quanto 1%. Claramente, se um embrião vivo é demonstrado no adnexo em uma paciente com um saco gestacional intra-uterino, um diagnóstico específico pode ser feito (Fig. 32-50). Em nossa experiência de cerca de uma gestação heterotópica por ano com cerca de 6.000 exames obstétricos, pode-se ver uma gestação intra-uterina, mas apenas uma massa adnexal ecogênica complexa que pode ter apenas um saco ou um saco e

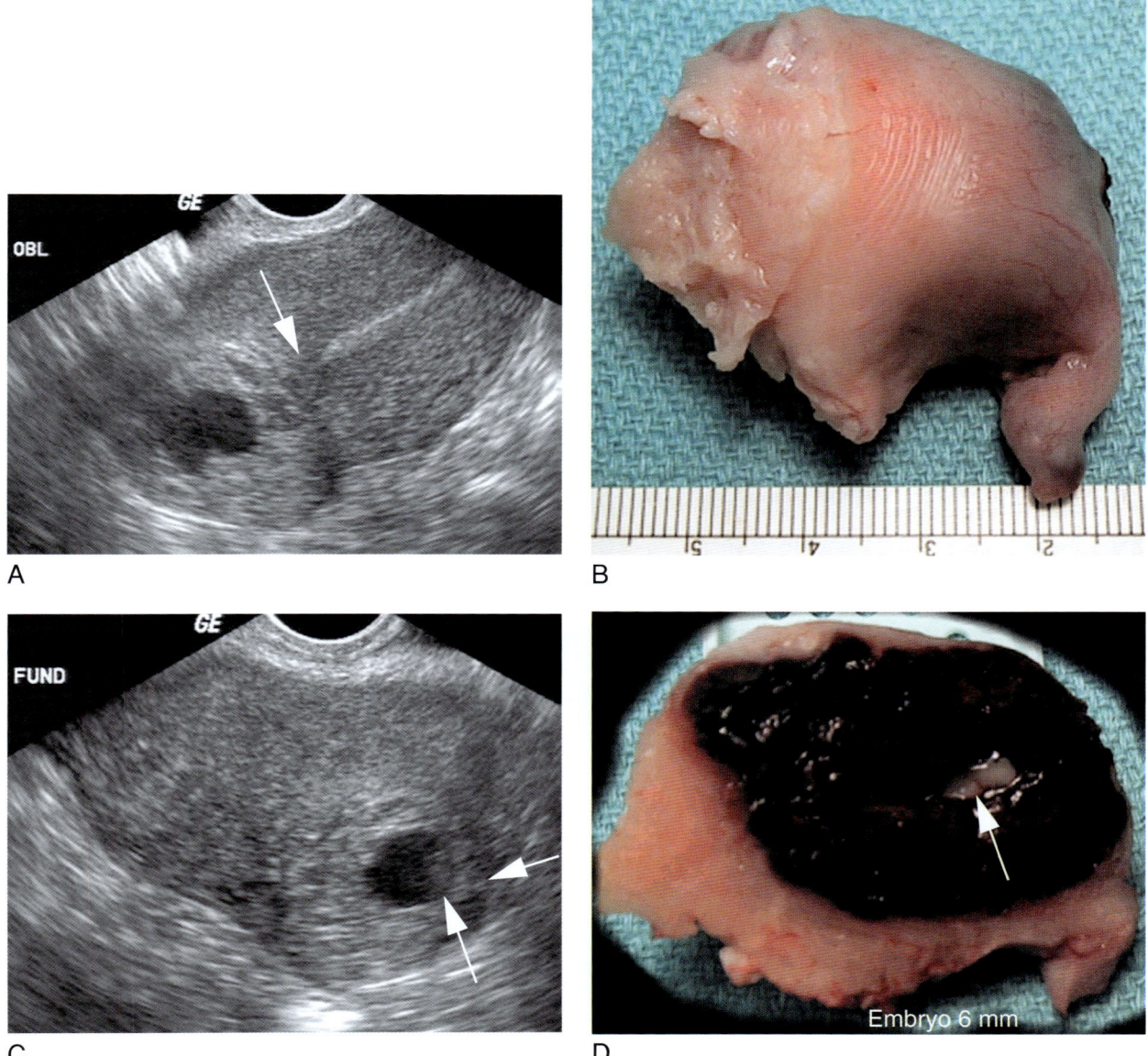

FIGURA 32-48. Ectopia intersticial esquerda. Uma paciente de 18 anos de idade, G1P0, apresentou desconforto pélvico leve e abaulamento do corno esquerdo. **A,** Saco transvaginal sagital, para a esquerda da linha média. O canal endometrial vazio é visibilizado no corpo uterino como uma linha intersticial fina ecogênica (*seta*) levando à massa ectópica intersticial. **B,** Peça pós-operatória da ressecção em cunha e remoção do corno esquerdo. **C,** Ultra-sonografia transvaginal no plano coronal do corno esquerdo expandido com um fino manto miometrial (*seta*), o saco gestacional e um pequeno embrião. **D,** Peça dividida ao meio mostra o saco e o mesmo embrião (*seta*).

é o diagnóstico da gestação ectópica antes da ruptura tubária e o tratamento que possibilite uma cicatrização mínima da trompa, o que permitirá a manutenção da patência tubária. Kemp *et al.*[150] descobriram, pelo estudo dos padrões vasculares e histológicos das gestações tubárias, que as implantações no lado mesossalpíngeo da tuba tinham invasão trofoblástica mais profunda, maior proliferação trofoblástica e vascularização vilosa aumentada comparadas às implantações na parede antimesossalpíngea. Eles sugeriram que o tratamento conservador é melhor para implantações antimesossalpíngeas porque estas são mais propensas a abortamentos espontâneos, e uma abordagem cirúrgica é melhor para as implantações mesossalpíngeas.

A laparoscopia é freqüentemente usada para o diagnóstico definitivo de gestação ectópica e para procedimentos cirúrgicos mais conservadores como a salpingostomia.[151] Uma incisão é feita na trompa doente e uma microdissecção é usada para remover o saco gestacional; a incisão posteriormente cicatriza por segunda intenção. A taxa de gestação intra-uterina subseqüente nessas pacientes cirúrgicas é de 61,4%, com uma taxa de implantação ectópica recorrente de 15%.[152]

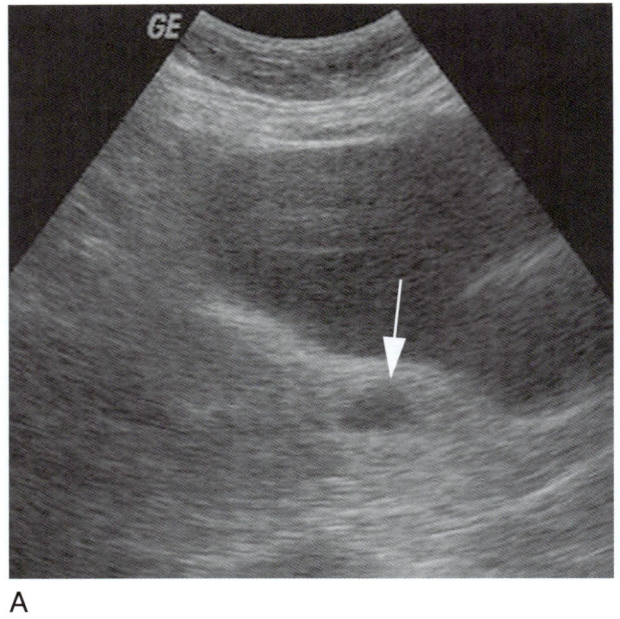

A

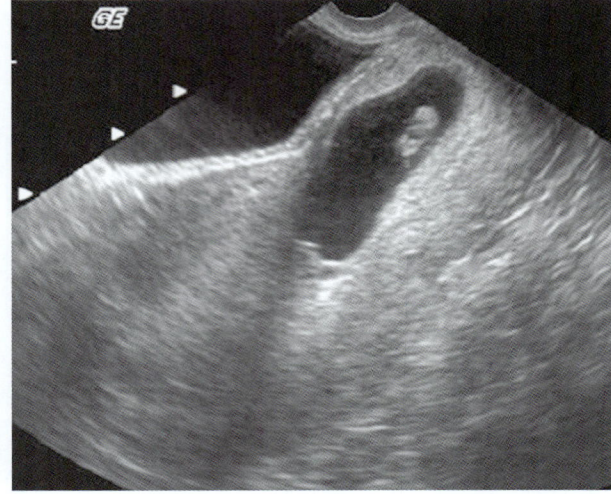

B

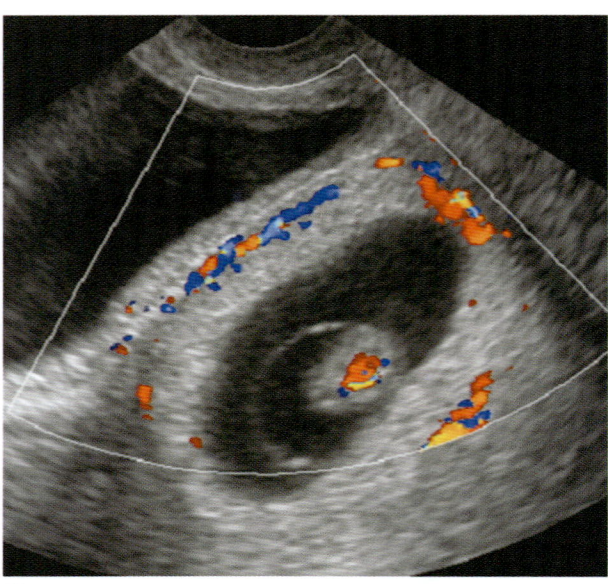

C

FIGURA 32-49. Implantação em cicatriz de cesariana. Uma paciente de 33 anos de idade, G5P2A2 (CS 2), na décima semana de gestação após um período de infertilidade de dois anos. **A**, Ultra-sonografia transabdominal mostra um saco (*seta*) no segmento uterino inferior. **B**, Ultra-sonografia transvaginal mostra um saco no segmento inferior com um embrião. **C**, Visão magnificada do segmento inferior com Doppler colorido mostra fluxo num coração fetal ativo e fluxo peritrofoblástico anteriormente. Observar a proximidade do trofoblasto ecogênico com a superfície serosa anterior do útero e com a parede vesical. Há cerca de 1 mm de miométrio interposto.

Clínica

A **conduta clínica** também tem sido bem-sucedida nos casos de gestação ectópica recente. Inibidores de crescimento celular, tais como metotrexato, são administrados (IV, IM ou via oral) e os níveis de β-hCG sérica são acompanhados de perto. O metotrexato mata as células trofoblásticas, que se dividem rapidamente, resultando numa queda dos níveis de β-hCG e, idealmente, na preservação da luz tubária.[153] As taxas de sucesso variam de 61% a 93%[156] para injeção local, e de 65% a 94% pra tratamento IM.[154] Há uma taxa de 21% de efeitos colaterais com administração parenteral e 2% com injeção local sob orientação ultra-sonográfica.[152] As taxas de sucesso de concepção foram de 58% para uma gestação intra-uterina com 9% para recorrência ectópica.[153]

Barnhart *et al*.[145] revisaram estudos de regimes de dose única e múltipla de metotrexate e encontraram uma taxa de sucesso global de 85% (1.181 de 1.327). A dose clínica era mais comumente usada, mas foi associada a uma chance significativamente maior de perda do que a multidose, porém possuía menos efeitos colaterais.

Hasemius *et al.*,[156] usando a base de dados de Cochrane, compararam as opções de tratamento incluindo laparoscopia, laparotomia, metotrexato — local *vs.* sistêmico e dose única *vs.* múltipla — e conduta conservadora. Doses múltiplas IM de metotrexato têm um custo efetivo maior que a

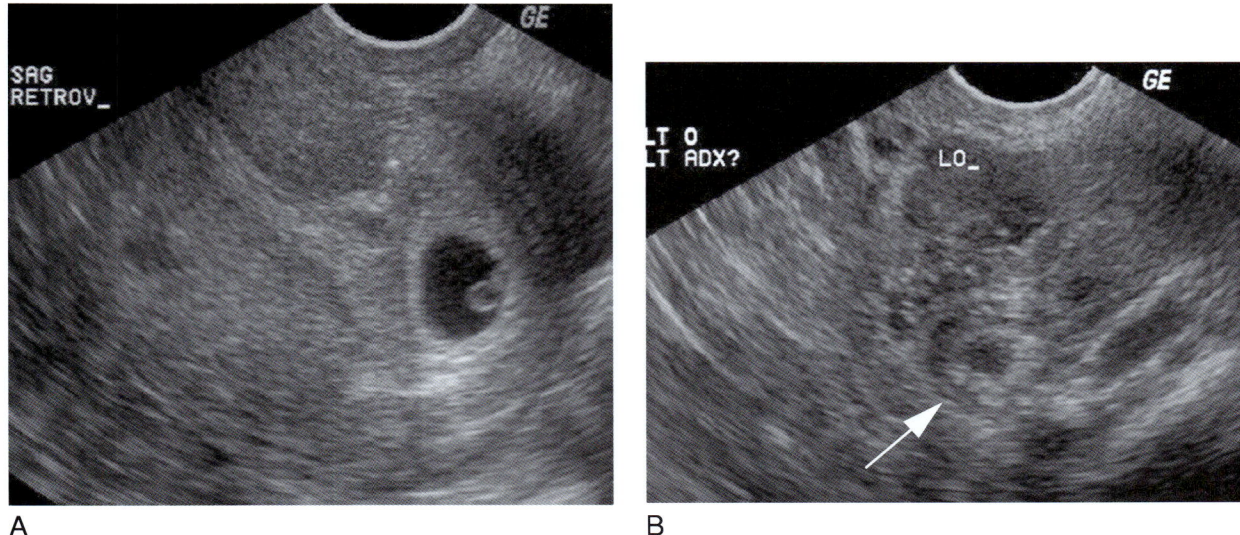

FIGURA 32-50. Gestação heterotópica (gestações ectópica e intra-uterina concomitantes). Uma mulher de 30 anos de idade, G1P0, apresentou na 6ª semana dor pélvica e teste de gravidez positivo. **A**, Exame no plano sagital médio mostra um útero retrovertido com um saco gestacional de 6 semanas posicionado normalmente. **B**, No adnexo esquerdo, adjacente ao ovário (LO), existe um anel tubário (*seta*) que foi diagnosticado como saco ectópico após a laparoscopia.

salpingostomia laparoscópica em pacientes com nível sérico baixo de β-hCG. Em todos os casos, ambas as condutas têm resultados semelhantes à laparoscopia, tendo um alto custo e estadia hospitalar mais prolongada.

Nazac *et al.*[154] estudaram recentemente 137 mulheres que tiveram gestação ectópica não-rota e hematossalpinge identificada pela USTV. Eles descobriram que nos casos com níveis de hCG menores que 1.000 mIU/ml, a injeção local de metotrexato (1 mg/kg) diretamente no interior do saco após aspirar-se primeiramente o conteúdo teve uma taxa de sucesso de 92,5%, comparada com 67% daquela resultante da administração IM. A injeção local foi realizada por via vaginal usando-se a mesma técnica de aspiração folicular durante a retirada do oócito na FIV.

Uma complicação comum da terapia com metotrexato é a ruptura dos tecidos ectópicos com aumento da dor pélvica e desconforto, associados à presença de massa hemorrágica (Fig. 32-51). Geralmente, estas complicações se resolvem com o tratamento conservador, mas, ocasionalmente, pode ser necessária intervenção cirúrgica. A **conduta conservadora** está se tornando mais comum na paciente estável com níveis baixos ou declinantes de β-hCG. Taxas de sucesso de até 69,2% foram relatadas.[152]

AVALIAÇÃO DO EMBRIÃO

Com a melhora da resolução dos equipamentos ultra-sonográficos, a visibilização de estruturas anatômicas embrionárias tornou-se possível. Embora a possibilidade de diagnóstico precoce de anormalidades fetais pareça ser uma tendência natural, é fundamental que não sejam tomadas decisões incorretas baseadas no entendimento equivocado da anatomia normal e anormal do primeiro trimestre. Portanto, se houver dúvidas quanto aos achados num exame inicial, o seguimento com nova avaliação ultra-sonográfica pode ser indicado, para avaliação das características morfológicas no segundo trimestre entre 18 e 20 semanas. Três pontos principais devem ser considerados: desenvolvimento embriológico normal, embriões anormais com aspecto de normalidade e discrepâncias entre datas e tamanho embrionário.

Desenvolvimento Embriológico Normal

O **desenvolvimento embriológico normal** no primeiro trimestre **pode mimetizar alterações patológicas** mais comumente vistas no segundo e terceiro trimestres.

Estruturas Císticas Intracranianas no Primeiro Trimestre

Durante a sexta semana, três vesículas cerebrais primárias formam o **prosencéfalo** (região anterior), o **mesencéfalo** (região média) e o **rombencéfalo** (região posterior).[157] Pequenas estruturas císticas podem ser normalmente vistas no aspecto posterior da cabeça embrionária. A estrutura cística mais precoce, vista com 6 a 8 semanas, representa o **rombencéfalo**, que posteriormente forma o quarto ventrículo e não deve ser confundido com um cisto de fossa posterior (Figs. 32-22C, 32-52).[158] O prosencéfalo divide-se numa porção anterior conhecida como **telencéfalo** e outra posterior, o **diencéfalo**. As vesículas telencefálicas posteriormente formarão os ventrículos laterais, e o diencéfalo (e em menor grau o telencéfalo) forma o terceiro ventrículo. Após aproximadamente 9 semanas, os ventrículos laterais podem ser identificados ultra-sonograficamente como dois pequenos espaços císticos na cabeça embrionária com 11 semanas (Fig. 32-53A) e de forma mais evidente com o

1114   Parte V / Ultra-sonografia Obstétrica e Fetal

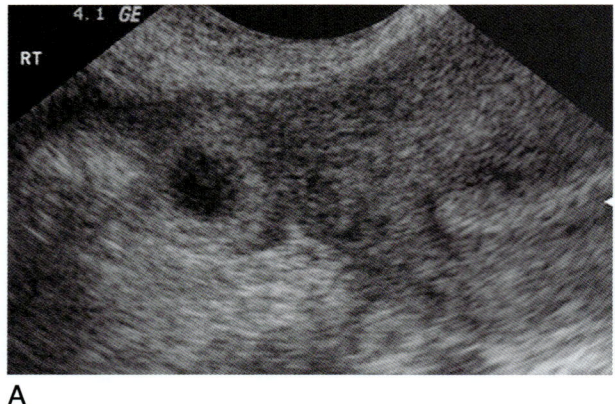
A

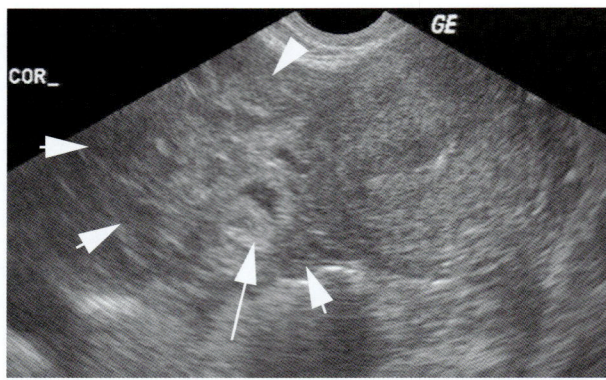
B

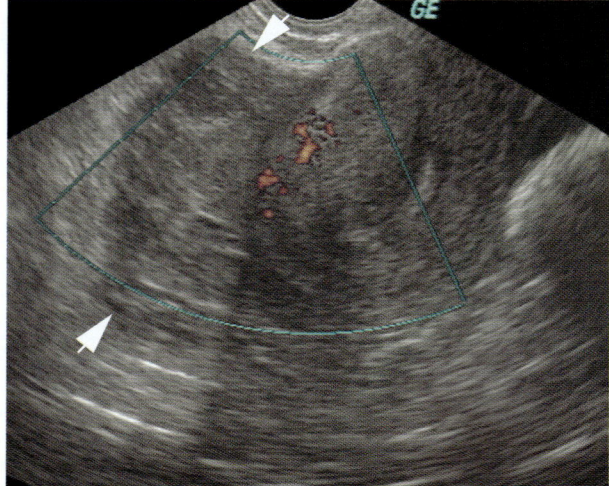
C

FIGURA 32-51. Ectopia pós-metotrexate com hematoma. A, Ultra-sonografia transvaginal no plano coronal através do fundo uterino mostra uma ectopia ístmica precoce no adnexo direito. **B,** Três dias pós-metotrexato IM, a paciente retornou com dor pélvica progressiva. Ultra-sonografia no plano transversal do fundo e adnexo direito agora mostra uma massa ecogênica (*cabeças de setas*) ao redor do saco gestacional irregular (*seta*). **C,** Exame no plano sagital através do útero e região fúndica mostra vascularização no miométrio e ausência de fluxo na massa localizada superiormente (*cabeças de setas*).

plexo coróide quase preenchendo o interior com 13 semanas (Fig. 32-53B).

Com 12 semanas de idade menstrual, os ventrículos laterais se estendem para perto da tábua interna do crânio e, na ultra-sonografia, apenas uma pequena borda da cortical do cérebro pode ser demonstrada ao redor. O plexo coróide é ecogênico e preenche os ventrículos laterais completamente, exceto os prolongamentos frontais.

Herniação Fisiológica da Parede Abdominal Anterior

Durante a embriogênese, o intestino intermediário normalmente hernia para o interior do cordão umbilical no início da oitava semana. O intestino intermediário roda 90 graus no sentido anti-horário e então retorna para o abdome durante a décima segunda semana. Ao retornar para o abdome, ocorre outra rotação, completando o ciclo rotacional normal do intestino intermediário.

Schmidt *et al.*[159] descreveram o aspecto normal da região anterior da parede abdominal durante esse período. O intestino herniado aparece como uma pequena massa ecogênica (6 a 9 mm) protruindo para o interior do cordão com aproximadamente 8 semanas de idade menstrual (CCN de cerca de 17 a 20 mm). A massa ecogênica diminui para um tamanho menor que 5 a 6 mm com 9 semanas (CCN de 23 a 26 mm). O tamanho da massa de intestino herniado variou consideravelmente de um embrião para outro. Exames de seguimento revelaram redução da hérnia entre 10 a 12 semanas. Em até 20% das gestações normais, o intestino herniado ainda pode ser encontrado fora do abdome fetal com 12 semanas (Figs. 32-54, 32-56).

Embriões Anormais com Aspecto Normal

Muitos **embriões grosseiramente anormais podem aparecer normais** no primeiro trimestre.

Anencefalia

A anencefalia resulta da falha do fechamento do neuroporo rostral (o fechamento normal ocorre com aproximadamente 42 dias de idade menstrual). A anormalidade resultante é a ausência da calota óssea. O diagnóstico ultra-sonográfico depende da ausência da região superior da abóbada craniana no nível da base craniana e órbitas. Uma quantidade variável de tecido neural (geralmente deformado grosseiramente) pode estar presente superiormente à linha orbitária, mas,

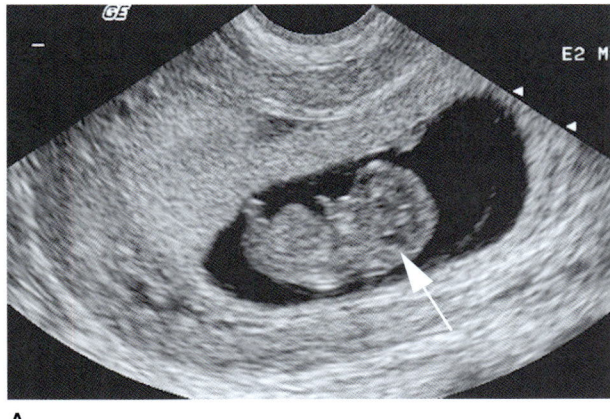
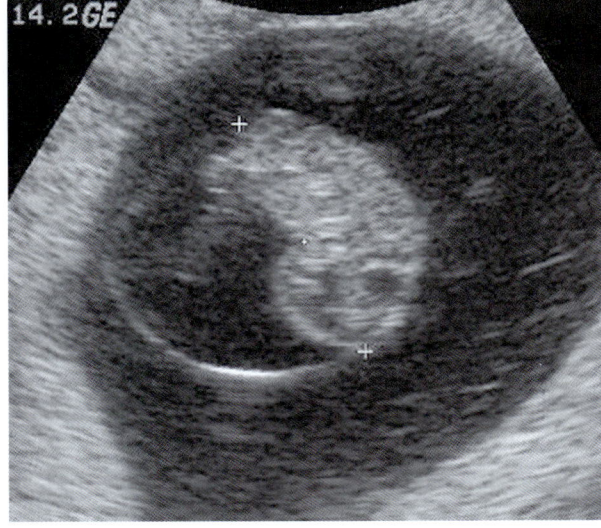
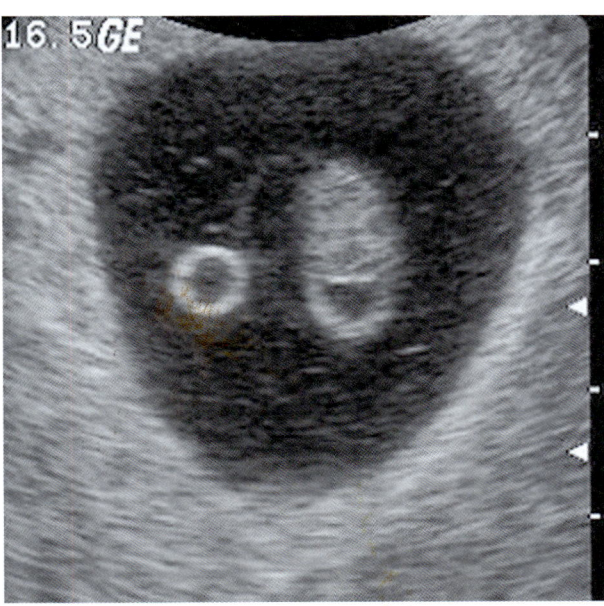

FIGURA 32-52. Anatomia normal intracraniana do embrião com 9 semanas (CCN 19 mm). A, A seta está apontando para o rombencéfalo em desenvolvimento. **B e C,** Segundo embrião nos planos coronal e sagital, com o rombencéfalo cístico claramente visível.

com o tempo, ele sofre erosão de qualquer maneira. Na anencefalia clássica, o tecido neural superior à linha orbitária deve estar ausente. Este achado, no entanto, é visibilizado no segundo trimestre da gravidez. O diagnóstico de anencefalia deve ser feito com 100% de acurácia após 14 semanas de idade menstrual. Nas séries de Goldstein e Filly,[160] um caso de anencefalia não foi diagnosticado com 12½ semanas. Na nossa experiência, deixamos de diagnosticar um caso de anencefalia com 8 semanas. A calota craniana não aparece como uma linha ecogênica até o final do primeiro trimestre, e a malformação da calota craniana não pode ser demonstrada com certeza antes dessa época (Fig. 32-55).

Outras Anormalidades Fetais

Translucência Nucal. O aspecto da lucência na região nucal tem sido usado no diagnóstico da aneuploidia fetal (Fig. 32-56). Van Vugt *et al.*[161] estudaram 102 fetos no primeiro trimestre com uma translucência nucal maior que 3 mm e encontraram um cariótipo anormal de 46% no total. Translucências septadas em mulheres abaixo de 35 anos de idade tiveram o maior risco de aneuploidia. Houve um risco aumentado de 200 vezes de um cariótipo anormal em mulheres abaixo de 34 anos de idade com uma lucência septada e 20 vezes maior em mulheres de 35 anos de idade ou mais. No caso da lucência não-septada, o risco aumentado foi de 27 vezes e 9 vezes, respectivamente. Estes investigadores compararam a taxa de aneuploidia em mulheres sem lucência que estavam sendo submetidas à biópsia do vilo coriônico.[161] Eles também descobriram uma incidência de 27% de anormalidades associadas, embora tenha havido uma prevalência acima do normal de anomalias na população selecionada.

Reynders *et al.*[162] estudaram fetos no primeiro trimestre sem anomalias identificáveis, exceto uma lucência nucal de 3 mm ou mais. Cinco de 41 fetos (12%) tiveram cariótipo anormal e outros seis tiveram uma evolução ruim.

Nos últimos 5 anos têm surgido grandes estudos, a maioria deles fora de Londres, que mostraram o benefício e eficá-

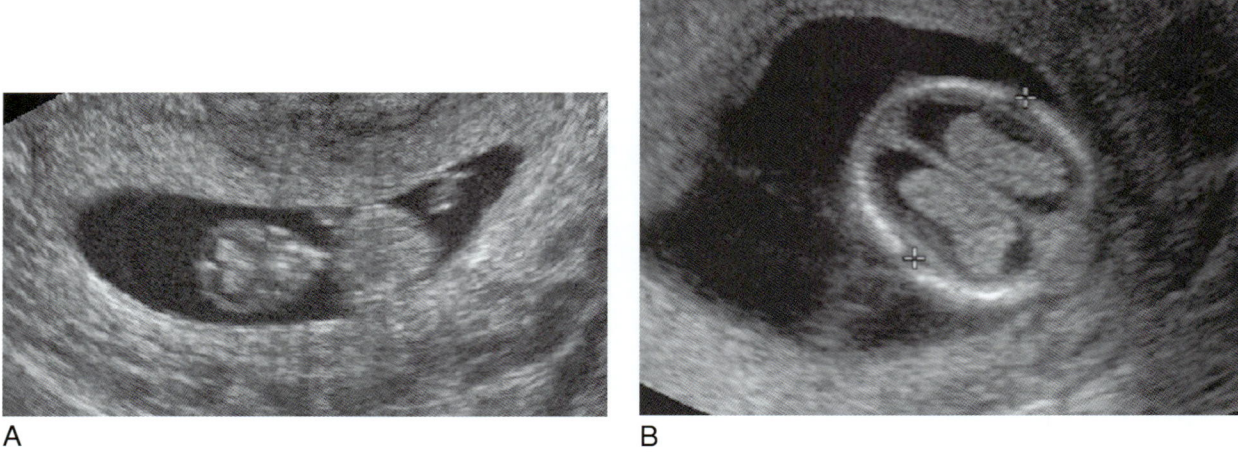

FIGURA 32-53. Ventrículos laterais normais. A, Embrião de 10 semanas (CCN = 2,9 cm). Ultra-sonografia transvaginal no plano coronal de um embrião de 11 semanas. Os ventrículos laterais são claramente visíveis. **B**, Corte transversal de um feto de 13 semanas com o plexo coróide preenchendo a maior parte dos ventrículos laterais.

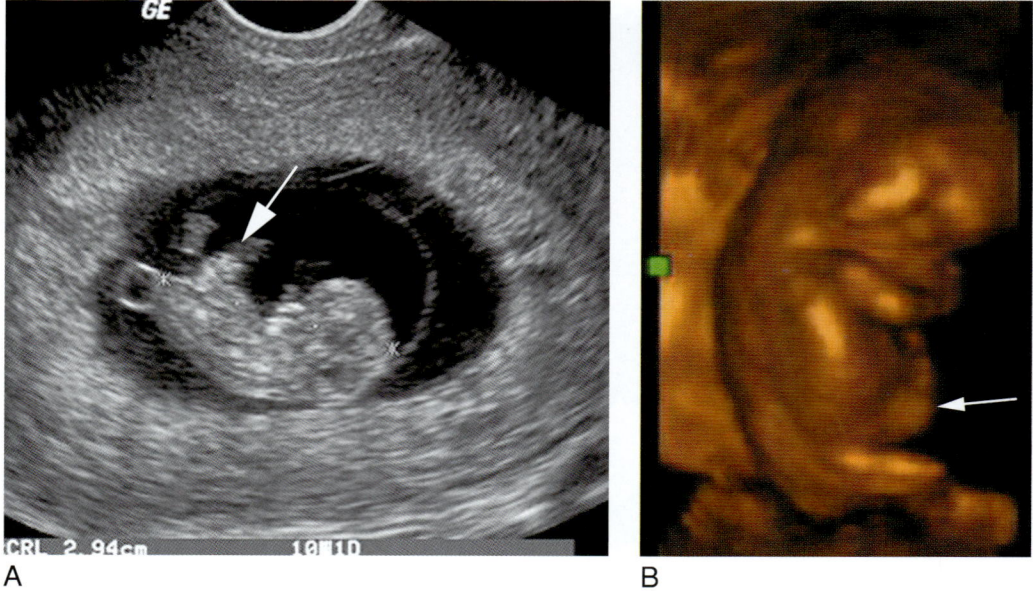

FIGURA 32-54. Herniação fisiológica do intestino intermediário. A, Embrião de 10 semanas que tipicamente tem o intestino ecogênico herniado para o interior da base do cordão umbilical (*seta*). **B**, Uma visão 3D de um embrião de 11 semanas também mostrando o intestino intermediário herniado (*seta*).

cia da **translucência nucal (TN)** no **rastreamento de aneuploidia**. A realização do exame requer treinamento e atenção a detalhes. Numa comunicação recente de Bindra et al. do grupo de Nicolaides,[163] eles esquematizaram os critérios estritos que resultaram na obtenção de boas medidas em 100% dos embriões entre 11 e 14 semanas de gestação (CCN 45 a 84 mm). Os ultra-sonografistas foram apropriadamente treinados; eles aderiram aos critérios estritos da Fetal Medicine Foundation em Londres; usaram equipamentos de boa qualidade; obtiveram um corte no plano sagital do feto longe da membrana amniótica; a cabeça fetal esta-

va em posição neutra — sem hiperflexão ou extensão — e a imagem foi magnificada de forma que cada incremento na distância entre os marcadores foi de apenas 0,1 mm. Três medidas foram obtidas da translucência máxima na região cervical entre a pele e as partes moles sobrejacentes à coluna cervical e o maior valor foi usado (Fig. 32-56C). Os grupos que usam esta informação em combinação com outros dados para aconselhar as pacientes estão mais propensos a conseguir resultados acurados e confiáveis, com menos falso-positivos. O limite superior exato (95º percentil) a ser usado deve ser baseado no CCN e obtido de uma grande

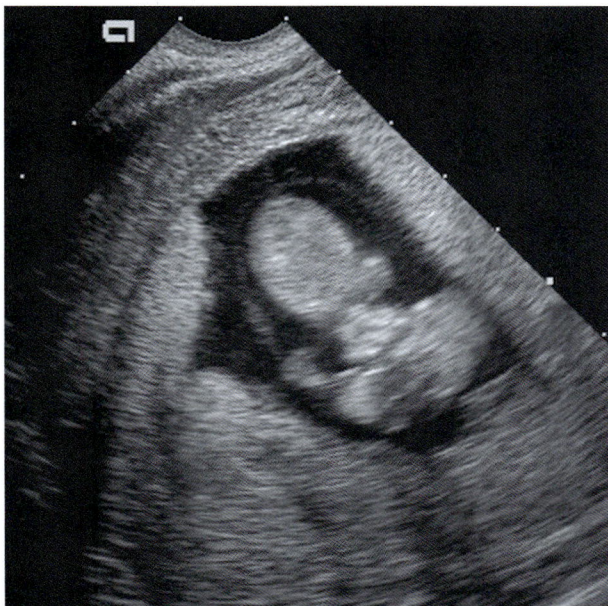

FIGURA 32-55. Anencefalia. Corte no plano coronal de um feto anencefálico com 11 semanas de gestação (idade menstrual) mostra uma extremidade inferior craniana grande e irregular sem a calota ecogênica. A ecogenicidade da calota pode não ser visibilizada neste período gestacional.

trados com aproximadamente 9 semanas de gestação ou IM. Com 12 semanas a bexiga pode ser visibilizada em 50% dos fetos. Os membros formam brotos em aproximadamente 40 dias (5 semanas e 5 dias) de idade gestacional e assumem um formato de remos com aproximadamente 46 a 55 dias de idade gestacional. Com 64 dias (9 semanas e 1 dia) os membros superiores são arqueados nos cotovelos e os dedos são distinguíveis (Fig. 32-57).[5] Embora seja possível visibilizar muitas estruturas fetais normais no primeiro trimestre, atualmente é necessário esperar até o meio do segundo trimestre para diagnosticar a maior parte das anomalias fetais detectáveis por ultra-sonografia. Com o advento da USTV de alta resolução, o diagnóstico no primeiro trimestre de algumas anomalias fetais grosseiras, tais como gêmeos unidos e *ectopia cordis*, pode ser possível. No entanto, é mais provável que muitas ou a maior parte das anomalias possam ainda ser diagnósticos de segundo trimestre por razões anatômicas e fisiológicas. Por exemplo, a não-visibilização dos rins e bexiga pode sugerir agenesia renal no primeiro trimestre; entretanto, o oligodrâmnio, conseqüência da perda da função renal associada, só será demonstrado no segundo trimestre. Em nosso zelo de fazer o diagnóstico precocemente, não devemos perder de vista as alterações embriológicas e fisiológicas que normalmente ocorrem nesse período de rápidas mudanças.

série de pacientes. Ele varia de 2 mm com um CCN de 45 a 2,5 mm com um CCN de 84 mm.

O grau de risco para aneuploidia é posteriormente determinado com base na combinação da espessura da TN, idade materna, β-hCG sérica livre e PAPP-A (proteína A plasmática associada à gravidez). Esta técnica tem uma taxa de detecção da trissomia do 21 de 90% com uma taxa de falso-positivo de 5%. Isto é significativamente melhor do que usar a idade materna isoladamente ou com a bioquímica sérica. Este método também detectou 94% de todos os defeitos cromossomiais principais e 60% dos secundários.[163] O aspecto negativo da detecção precoce e potencial interrupção é que uma percentagem significativa, cerca de 30%, dos embriões anormais abortarão espontaneamente entre 12 semanas de gestação e o termo. O custo-benefício dessa abordagem usando TN e marcadores séricos (β-hCG e PAPP-A) no primeiro trimestre foi estabelecido por Caughey et al.[164] na Califórnia quando compararam com testes de AFP no segundo trimestre, ou TN no primeiro trimestre ou rastreamento sérico isoladamente.

A fisiopatologia da TN foi explorada por Haak,[165] que determinou a causa como sendo multifatorial. Alguns casos estavam associados a um alto número de anomalias cardíacas com falência causando TN. Outros podem ocorrer como resultado de desenvolvimento linfático anormal ou anormalidades na matriz extracelular da pele nucal.

Visualização dos Órgãos Fetais

O estômago fetal pode ser visualizado em 93% dos fetos com 12 semanas.[99] Os rins fetais e adrenais podem ser demons-

Discrepância entre Data e Tamanho do Embrião

Uma discrepância importante entre datas e o tamanho embrionário pode ser o único indicador de uma anormalidade no primeiro trimestre. Embora a discrepância entre a IM estimada pela medida ultra-sonográfica do CCN e história menstrual seja comum, uma discrepância importante de datas pode resultar de crescimento retardado no primeiro trimestre.[166] O crescimento intra-uterino retardado no primeiro trimestre está geralmente relacionado a anormalidades fetais grosseiras, freqüentemente genéticas, ou é resultado de infecção viral. Em 1988, Benacerraf descreveu uma paciente com crescimento retardado no primeiro trimestre associado a triploidia.

MASSAS NO PRIMEIRO TRIMESTRE

Massas Ovarianas

A formação expansiva mais comum visibilizada no primeiro trimestre da gravidez é o **cisto de corpo lúteo**.[167] O cisto de corpo lúteo secreta progesterona para manter a gravidez até que a placenta assuma sua função hormonal. Esse cisto se forma na fase secretora do ciclo menstrual e aumenta de tamanho caso ocorra a gravidez. O corpo lúteo gravídico da gestação geralmente tem menos de 5 cm de diâmetro e aparece mais comumente como um cisto unilocular de parede fina,[167] entretanto, o seu aspecto pode variar consideravelmente. Os cistos de corpo lúteo ocasionalmente alcançam um tamanho maior que 10 cm. Septação interna

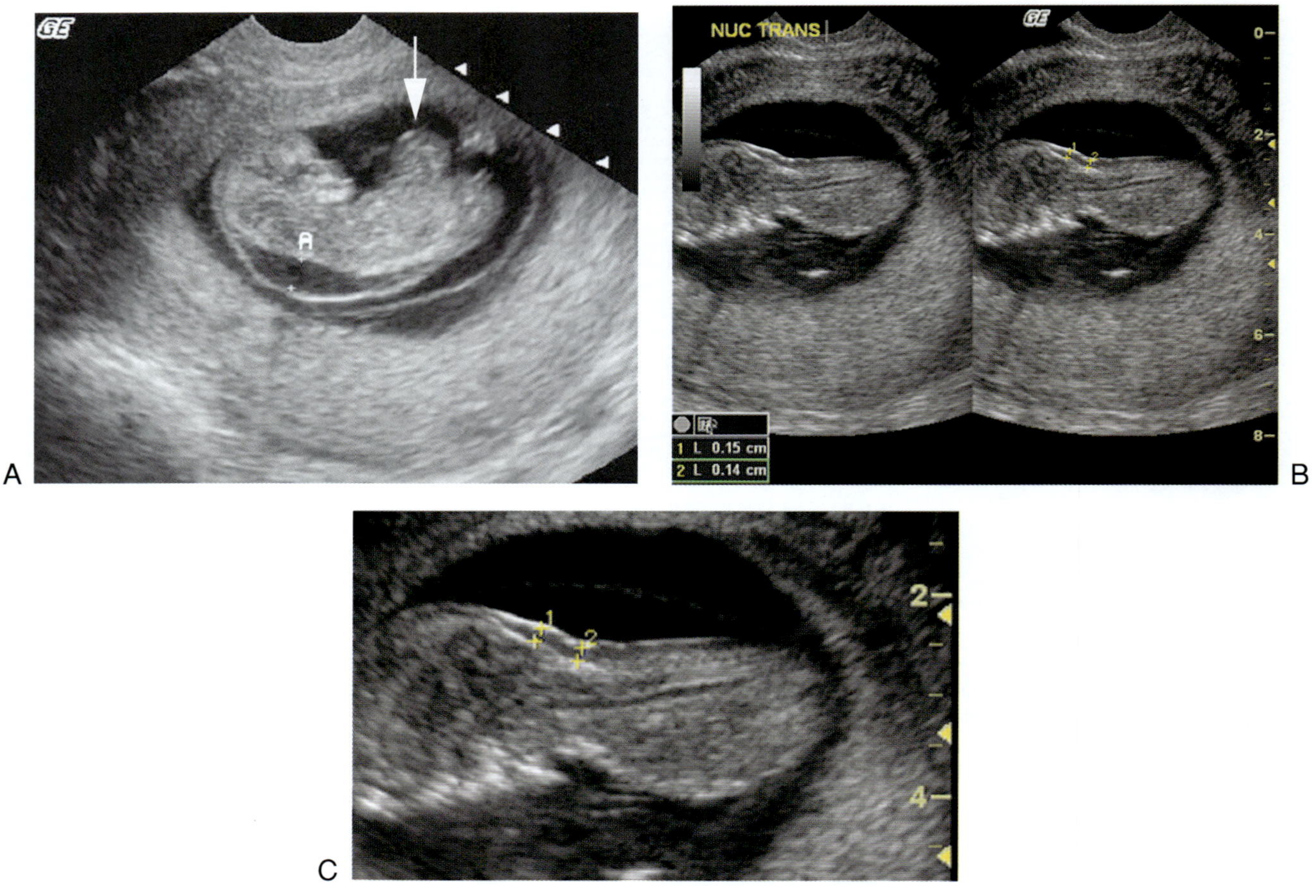

FIGURA 32-56. Translucência nucal. A, Mulher de 32 anos de idade, G1P0, examinada com 11 semanas. O embrião tem uma TN proeminente (4,3 mm) mas marcadores séricos normais, e foi considerado normal no exame de 21 semanas. Digna de nota é uma herniação proeminente do intestino intermediário (*seta*) que também se resolveu no exame subseqüente. **B,** Este embrião de 11,5 semanas tem uma TN normal com duas medidas. **C,** Visão magnificada da TN para medida acurada. TN, translucência nucal.

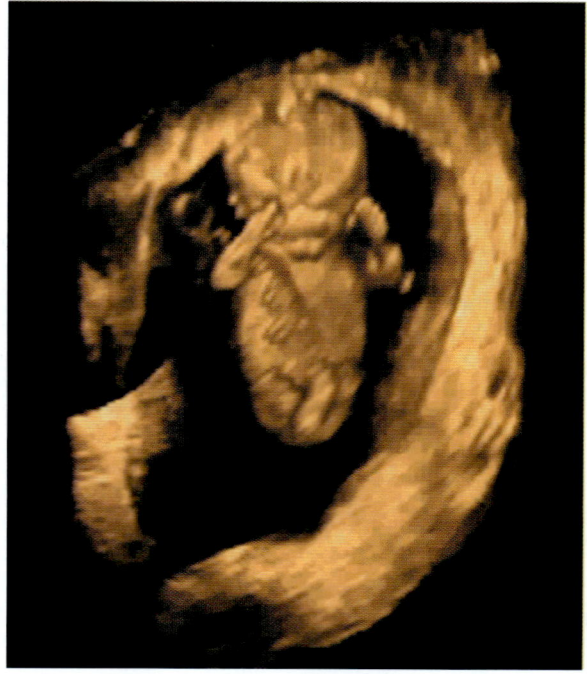

FIGURA 32-57. Exame transvaginal 3D de um feto de 12 semanas mostrando todos os membros.

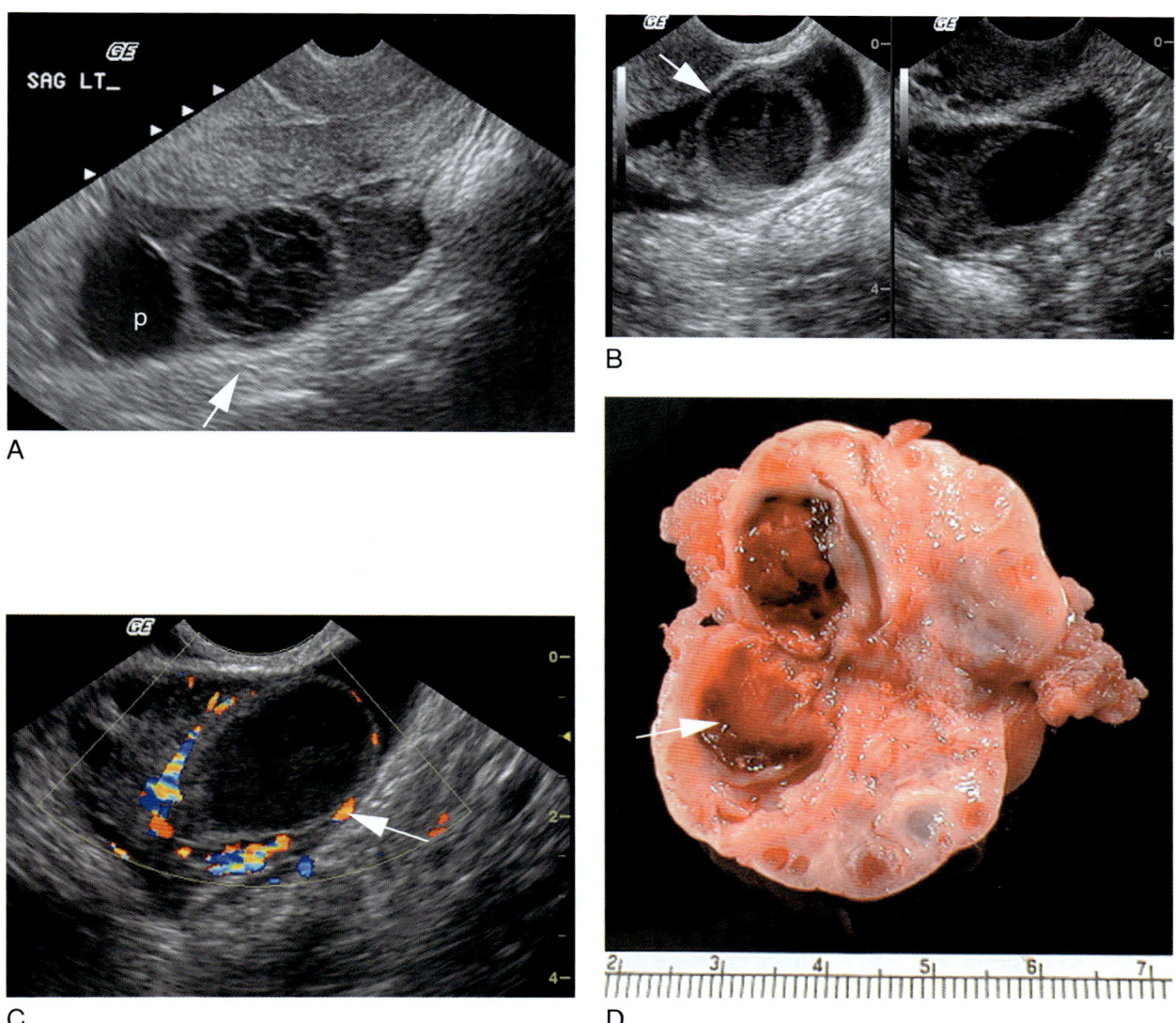

FIGURA 32-58. Cisto de corpo lúteo hemorrágico (seta) com 6 semanas de idade gestacional. A, Há bandas filamentosas no interior do cisto consistentes com hemorragias. Há também um cisto paraovariano (p) que é anecóico. **B**, Corpo lúteo hemorrágico com pequena quantidade de líquido livre adjacente a ele. **C**, A vascularização tem o aspecto típico de "anel de fogo" (*seta*) com fluxo na parede ao redor do cisto. **D**, Peça patológica de um ovário com cisto de corpo lúteo (*seta*).

e debris ecogênicos podem estar presentes secundariamente à hemorragia interna (Fig. 32-58). A parede do cisto e a septação podem ser marcadamente espessas.[168] Claramente, um cisto de corpo lúteo hemorrágico funcional pode ser impossível de diferenciar de um cisto patológico com base em apenas um único exame de ultra-sonografia. Os cistos de corpo lúteo geralmente regridem ou têm tamanho diminuído nos exames sonográficos de seguimento com 16 a 18 semanas de idade gestacional. Massas císticas que persistem devem ser acompanhadas. A intervenção cirúrgica está freqüentemente indicada em cisto grandes que não regridem no meio do segundo trimestre. Deve ser notado, no entanto, que nem todos os cistos de corpo lúteo regridem, e a diferenciação para os cistos patológicos pode ser impossível.

Outras massas císticas podem aparecer no primeiro trimestre de gestação por causa do deslocamento pelo útero aumentado. **Torção, ruptura** e **distocia** têm sido descritas como complicações de massas císticas ovarianas associadas à gravidez. **Neoplasias malignas ovarianas** associadas à gravidez são raras. Quando uma cirurgia eletiva está indicada, geralmente ela é realizada no segundo trimestre, quando a possibilidade de indução de parto prematuro é considerada menor. **Cistos dermóides** podem apresentar o aspecto característico de uma massa cística com calcificação focal e nível líquido/líquido.

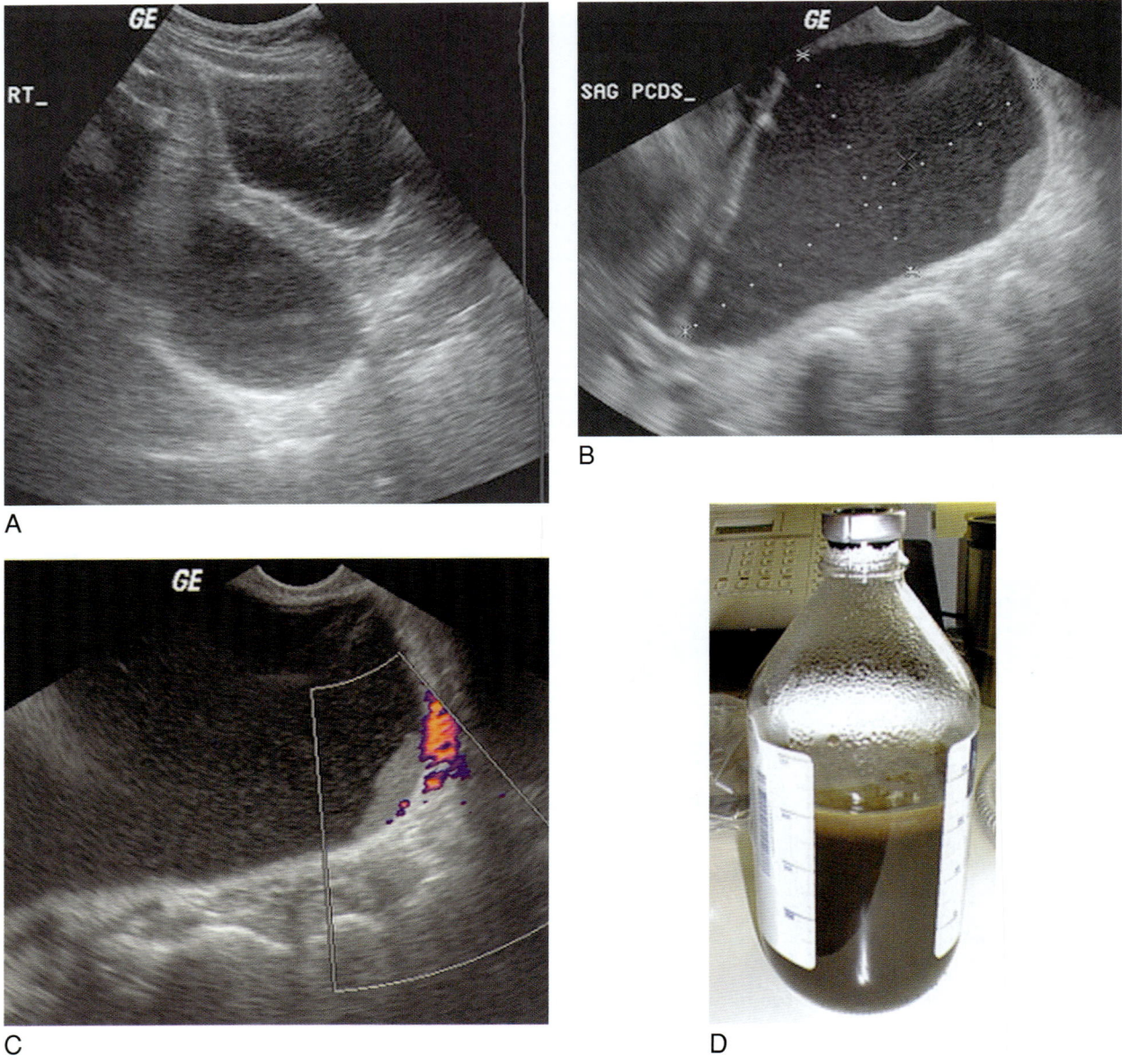

FIGURA 32-59. Cistadenoma mucinoso de baixo potencial maligno. A, Exame no plano sagital mediano com a bexiga situada anteriormente e a massa cística posterior comprimindo o segmento inferior do útero grávido. **B**, Exame transvaginal mostra ecos de baixa intensidade no interior da massa e alguns debris na extremidade inferior. **C**, Doppler colorido mostra ausência de fluxo nos debris. **D**, O líquido foi aspirado antes do parto e era sangue envelhecido. A massa recorreu e uma incisão cesariana foi necessária para liberar o concepto.

Outras massas císticas podem ser mais difíceis de diferenciar de cisto de corpo lúteo (Fig. 32-59). Todos os cistos devem ser observados cuidadosamente para avaliar mudanças de tamanho.

Massas Uterinas

Fibróides uterinos são massas pélvicas comuns identificadas freqüentemente durante a gravidez e associadas geralmente a dor localizada e desconforto. A maioria dos fibróides não muda de tamanho durante a gravidez. Alguns, entretanto, podem crescer rapidamente como resultado de estimulação estrogênica. Infarto e necrose podem ocorrer por causa do crescimento rápido,[167] também causando dor. Ultra-sonograficamente, os fibróides uterinos têm aspecto sólido, freqüentemente hipoecóicos. Eles podem ter áreas de calcificação e, de forma incomum, podem ter áreas císticas avasculares relacionadas à necrose. Fibróides podem ser diferenciados de contrações miometriais focais pela natureza transitória destas últimas. A repetição do exame com 20 a 30 minutos revela o desaparecimento da contração miometrial focal, ao passo que um fibróide ainda estará presente. Fibróides também podem distorcer o contorno uterino (superfície serosa), ao passo que contrações miometriais focais geralmente abaulam para o interior da cavidade amniótica.

Fibróides aumentam em quase duas vezes a taxa de perda espontânea em gestações iniciais com atividade cardíaca documentada. Benson *et al.*[169] observaram uma taxa de perda de 14% em mulheres com fibróides, comparada com 7,6% do grupo-controle. Múltiplos fibróides possuem uma taxa de perda maior do que fibróides únicos (23,6% *versus* 8%, $P < 0,05$), mas não houve associação com tamanho e localização. Os grupos foram combinados para idades materna e gestacional.

Referências

1. Moore KL, Persaud TVN: The beginning of development: The first week. In Moore KL, Persaud TVN (eds): The Developing Human: Clinically Oriented Embryology, 6th ed. Philadelphia, WB Saunders, 1998, pp 17-46.
2. Moore KL, Persaud TVN: Formation of the bilaminar embryo: The second week. In Moore KL, Persaud TVN (eds): The Developing Human: Clinically Oriented Embryology, 6th ed. Philadelphia, WB Saunders, 1998, pp 47-62.
3. Moore KL, Persaud TVN: Formation of the germ layers and early tissue and organ differentiation: The third week, In Moore KL, Persaud TVN (eds): The Developing Human: Clinically Oriented Embryology, 6th ed. Philadelphia, WB Saunders, 1998, pp 63-82.
4. Moore KL, Persaud TVN: Organogenic period: The fourth to eighth weeks. In Moore KL, Persaud TVN (eds): The Developing Human: Clinically Oriented Embryology. 6th ed. Philadelphia: WB Saunders, 1998, pp 83-106.
5. Moore KL, Persaud TVN: The fetal period: The ninth week to birth. In Moore KL, Persaud TVN (eds): The Developing Human: Clinically Oriented Embryology. 6th ed. Philadelphia, WB Saunders, 1998, pp 107-128.
6. Levi CS, Lyons EA, Lindsay DJ: Early diagnosis of nonviable pregnancy with endovaginal ultrasound. Radiology 1988;167:383-385.
7. Levi CS, Lyons EA, Zheng XH, et al: Transvaginal ultrasound: Demonstration of cardiac activity in embryos of less than 5.0 mm in crown-rump length. Radiology 1990;176(1):71-74.
8. Oehninger S, Hodgen GD: Hypothalamic-pituitary-ovarian uterine axis. In Copeland LJ: Textbook of Gynecology. Philadelphia, WB Saunders, 1993.
9. Jones GS, Jones HW: Cyclical cytology and histology. In Jones GS, Jones HW (eds): Gynecology. 3rd ed. Baltimore, Williams and Wilkins, 1982, pp 46-68.
10. Settlage DSF, Motoshima M, Tredway DR: Sperm transport from the external cervical os to the fallopian tubes in women. Fertil Steril 1973;24:655.
11. Lyons EA, Taylor P, Zheng, et al: Characterization of subendometrial myometrial contractions throughout the menstrual cycle in normal fertile women. Fertil Steril 1991;55:771-774.
12. Hustin J: Vascular physiology and pathophysiology of early pregnancy. In Bourne T, Jauniaux E, Jurkovic D (eds): Transvaginal Color Doppler. Heidelberg, Springer Verlag, 1995, pp 47-56.
13. Jauniaux E: Intervillous circulation in the first trimester: The phantom of the Doppler obstetric opera [editorial]. Ultrasound Obstet Gynecol 1996;8:73-76.
14. Hustin J, Jauniaux E, Schaaps JP: Histological study of the materno-embryonic interface in spontaneous abortion. Placenta 1990;11:477-486.
15. Jaffe R, Jauniaux E, Hustin J: Maternal circulation in the first-trimester human placenta—myth or reality? Am J Obstet Gynecol 1997;176(3):695-705.
16. Jauniaux E, Greenwold N, Hempstock J, et al: Comparison of ultrasonographic and Doppler mapping of the intervillous circulation in normal and abnormal early pregnancies. Fertil Steril 2003;79(1):100-106.
17. Oh JS, Wright G, Coulam CB: Gestational sac diameter in very early pregnancy as a predictor of fetal outcome. Ultrasound Obstet Gynecol 2002;20(3):267-269.
18. Folkman J: Tumor angiogenesis: Therapeutic implications. N Engl J Med 1971;285:1182-1186.
19. Kawakami Y, Andoh K, Mizunuma H, et al: Assessment of the implantation site by transvaginal ultrasonography. Fertil Steril 1993;59:1003-1006.
20. Magann EF, Roberts WE, McCurley S, et al: Dominant maternal sleep position influences site of placental implantation. Mil Med 2002;167(1):67-69.
21. Filly RA: The first trimester. In Callen PW (ed): Ultrasonography in Obstetrics and Gynecology. 2nd ed. Philadelphia, WB Saunders, 1988, pp 19-46.
22. Nyberg DA, Filly RA: Opinion: Predicting pregnancy failure in empty gestational sacs. Ultrasound Obstet Gynecol 2003;21:9-12.
23. Jurkovic D, Gruboeck K, Campbell S: Ultrasound features of normal early pregnancy development. Curr Opin Obstet Gynecol 1995;7:493-504.
24. Shapiro BS, Escobar M, Makuch R, et al: A model-based prediction for transvaginal ultrasonographic identification of early intrauterine pregnancy. Am J Obstet Gynecol 1992;166:1495-1500.
25. Pellicer A, Calatayud C, Miro F, et al: Comparison of implantation and early development of human embryos fertilized in vitro versus in vivo using transvaginal ultrasound. J Ultrasound Med 1991;10(1):31-35.
26. Sengoku K, Tamate K, Ishikawa M, et al: Transvaginal ultrasonographic findings and hCG levels in early intrauterine pregnancies. Nippon Sanka Fujinka Gakkai Zasshi 1991;43:535-540.
27. Keith SC, London SN, Weitzman GA, et al: Serial transvaginal ultrasound scans and beta-human chorionic gonadotropin levels in early singleton and multiple pregnancies. Fertil Steril 1993;59:1007-1010.
28. Daya S, Woods S, Ward S, et al: Early pregnancy assessment with transvaginal ultrasound scanning. Can Med Assoc J 1991;144:441-446.
29. Nyberg DA, Filly RA, Mahony BS, et al: Early gestation: Correlation of HCG levels and sonographic identification. AJR 1985;144:951-954.
30. Nyberg DA, Mack LA, Laing FC, et al: Early pregnancy complications: Endovaginal sonographic findings correlated with human chorionic gonadotropin levels. Radiology 1988;167:619-622.
31. Nyberg DA, Laing FC, Filly RA, et al: Ultrasonographic differentiation of the gestational sac of early intrauterine pregnancy from the pseudogestational sac of ectopic pregnancy. Radiology 1983;146:755-759.
32. Lyons EA, Levi CS: The first trimester. Radiol Clin North Am 1982;20:259.
33. Yeh H-C, Goodman JD, Carr L, et al: Intradecidual sign: An ultrasound criterion of early intrauterine pregnancy. Radiology 1986;161:463-467.

34. Benacerraf BR, Shipp TD, Bromley B: Does the 10-MHz transvaginal transducer improve the diagnostic certainty that an intrauterine fluid collection is a true gestational sac? J Clin Ultrasound 1999;27(7):374-377.
35. Birnholz JC; Madanes AE: Amniotic fluid accumulation in the first trimester. J Ultrasound Med 1995:14;597-602.
36. Campbell J, Wathen N, Macintosh M, et al: Biochemical composition of amniotic fluid and extraembryonic coelomic fluid in the first trimester of pregnancy. Br J Obstet Gynaecol 1992;99;563-565.
37. Emerson DS, Cartier MS, Altieri LA, et al: Diagnostic efficacy of transvaginal color flow imaging in an ectopic pregnancy screening program. Radiology 1992;183:413-420.
38. Parvey RH, Dubinsky TJ, Johnston DA, et al: The chorionic rim and low-impedance intrauterine arterial flow in the diagnosis of early intrauterine pregnancy: Evaluation of efficacy. AJR 1996;167;1479-1485.
39. Nyberg DA, Laing FA, Filly RA: Threatened abortion: Sonographic distinction of normal and abnormal gestation sacs. Radiology 1986;158:397-400.
40. Nyberg DA, Mack LA, Harvey D, et al: Value of the yolk sac in evaluating early pregnancies. J Ultrasound Med 1988;7(3):129-135.
41. Levi CS, Lyons EA, Dashefsky SM, et al: Yolk sac number, size and morphologic features in monochorionic monoamniotic twin pregnancy. Can Assoc Radiol J 1996;47:98-100.
42. Kurjak A, Kupesic S: Parallel Doppler assessment of yolk sac and intervillous circulation in normal pregnancy and missed abortion. Placenta. 1999;20(7):609-611.
43. Kurjak A, Kupesic S, Kostovic L: Vascularization of yolk sac and vitelline duct in normal pregnancies studied by transvaginal color and pulsed Doppler. J Perinat Med 1994;22:433-440.
44. Yeh H-C, Rabinowitz JG: Amniotic sac development: Ultrasound features of early pregnancy—the double bleb sign. Radiology 1988;166(1):97-103.
45. Levi CS, Lyons EA, Lindsay DJ: Ultrasound in the first trimester of pregnancy. Radiol Clin North Am 1990;28:19-38.
46. Kaufman AJ, Fleischer AC, Thieme GA, et al: Separated chorioamnion and elevated chorion: Sonographic features and clinical significance. J Ultrasound Med 1985;4(3):119-125.
47. Bromley B, Shipp TD, Benacerraf BR: Amnion-chorion separation after 17 weeks' gestation. Obstet Gynecol 1999;94(6):1024-1026.
48. Zimmer EZ, Bronshtein M: Ultrasound observation of amnion dysmorphism at 14.5-16 weeks. Prenat Diagn 1995;15:447-449.
49. Wehbeh H, Fleisher J, Karimi A, et al: The relationship between the ultrasonographic diagnosis of innocent amniotic band development and pregnancy outcomes. Obstet Gynecol 1993;81:565-568.
50. Mahony BS, Filly RA, Callen PW: Amnionicity and chorionicity in twin pregnancies: Using ultrasound. Radiology 1985;155:205-209.
51. Moore KL, Persaud TVN: The cardiovascular system. In Moore KL, Persaud TVN (eds): The Developing Human: Clinically Oriented Embryology, 6th ed. Philadelphia, WB Saunders, 1998, p 350.
52. Coulam CB, Britten S, Soenksen DM: Early (34-56 days from last menstrual period) ultrasonographic measurements in normal pregnancies. Hum Reprod 1996;11(8):1771-1774.
53. Cadkin AV, McAlpin J: Detection of fetal cardiac activity between 41 and 43 days of gestation. J Ultrasound Med 1984;3(11):499-503.
54. Ragavendra N, McMahon JT, Perrella RR, et al: Endoluminal catheter-assisted transcervical US of the human embryo. Work in progress. Radiology 1991;181:779-783.
55. Hill LM, DiNofrio DM, Guzick D: Sonographic determination of first trimester umbilical cord length. J Clin Ultrasound 1994;22:435-438.
56. Ghezzi F, Raio L, Di Naro E, et al: First-trimester sonographic umbilical cord diameter and the growth of the human embryo. Ultrasound Obstet Gynecol 2001;18(4):348-351.
57. Skibo LK, Lyons EA, Levi CS: First trimester umbilical cord cysts. Radiology 1992;182:719-722.
58. Sepulveda W: Opinion: Beware of the umbilical cord "cyst." Ultrasound Obstet Gynecol 2003;21:213-214.
59. Ghezzi F, Raio L, Di Naro E, et al: Single and multiple umbilical cord cysts in early gestation: Two different entities. Ultrasound Obstet Gynecol 2003;21:215-219.
60. Kurtz AB, Needleman L: Ultrasound assessment of fetal age. In Callen PW (ed): Ultrasonography in Obstetrics and Gynecology. 2nd ed. Philadelphia, WB Saunders, 1988, pp 47-64.
61. Hadlock FP, Deter RL, Harrist RB, et al: Estimating fetal age: Computer-assisted analysis of multiple fetal growth parameters. Radiology 1984;152:497-501.
62. Hadlock FP, Harrist RB, Shah YP, et al: Estimating fetal age using multiple parameters: A prospective evaluation in a racially mixed population. Am J Obstet Gynecol 1987;156:955-957.
63. Filly RA: Appropriate use of ultrasound in early pregnancy. Radiology 1988;166:274-275.
64. Wilcox AJ, Weinberg CR, O'Connor JF, et al: Incidence of early loss of pregnancy. N Engl J Med 1988;319:189-194.
65. Bateman BG, Felder R, Kolp LA, et al: Subclinical pregnancy loss in clomiphene citrate treated women. Fertil Steril 1992;57:25-27.
66. Hertig AT, Rock J: A series of potentially abortive ova recovered from fertile women prior to the first missed menstrual period. Am J Obstet Gynecol 1949; 58:968-993.
67. Hertig AT, Rock J, Adams BC, et al: Thirty-four fertilized human ova, good, bad and indifferent, recovered from 210 women of known fertility: A study of biologic wastage in early human pregnancy. Pediatrics 1959;23:202-211.
68. Sorokin Y, Johnson MP, Uhlmann-WR, et al: Postmortem chorionic villus sampling: Correlation of cytogenetic and ultrasound findings. Am J Med Genet 1991;39:314-316.
69. Goldstein SR: Embryonic death in early pregnancy: A new look at the first trimester. Obstet Gynecol 1994;84:294-297.
70. Filly RA: Ultrasound evaluation during the first trimester. In Callen PW (ed): Ultrasonography in obstetrics and gynecology. 3rd ed. Philadelphia, WB Saunders, 1994, 63-85
71. Scott JR: Early pregnancy loss. In Scott JR, Di Saia PJ, Hammond CB, et al (eds): Danforth's Obstetrics and Gynecology. 8th ed. Philadelphia, Lippincott-Raven, 1999, pp 143-153.
72. Falco P, Milano V, Pilu G, et al: Sonography of pregnancies with first trimester bleeding and a viable embryo: A study of prognostic indicators by logistic regression analysis. Ultrasound Obstet Gynecol 1996;7:165-169.
73. Kupesic A, Kurjak S, Vujisic S, et al: Luteal phase defect: Comparison between Doppler velocimetry, histological and hormonal markers. Ultrasound Obstet Gynecol 1997;9:105-112.

74. Blumenfeld Z, Ruach M: Early pregnancy wastage: The role of repetitive human chorionic gonadotrophin supplementation during the first 8 weeks of gestation. Fertil Steril 1992;58:19-23.
75. Zheng XH: Early diagnosis of nonviable pregnancy with endovaginal ultrasound CRL versus menstrual age. Unpublished data.
76. Pennell RG, Needleman L, Pajak T, et al: Prospective comparison of vaginal and abdominal sonography in normal early pregnancy. J Ultrasound Med 1991;10(2):63-67.
77. Cashner KA, Christopher CR, Dysert GA: Spontaneous fetal loss after demonstration of a live fetus in the first trimester. Obstet Gynecol 1987;70:827-830.
78. Wilson RD, Kendrick V, Wittmann BK, et al: Spontaneous abortion and pregnancy outcome after normal first-trimester ultrasound examination. Obstet Gynecol 1986;67:352-355.
79. Simpson JL: Incidence and timing of pregnancy losses: Relevance to evaluating safety of early prenatal diagnosis. Am J Med Genet 1990;35:165-173.
80. Falco P, Milano V, Pilu G, et al: Sonography of pregnancies with first trimester bleeding and a viable embryo: A study of prognostic indicators by logistic regression analysis. Ultrasound Obstet Gynecol 1996;7:165-169.
81. Nyberg DA, Laing FC, Filly RA: Threatened abortion: Sonographic distinction of normal and abnormal gestation sacs. Radiology 1986;158:397-400.
82. Levi CS, Lyons EA, Lindsay DJ: Early diagnosis of nonviable pregnancy with endovaginal ultrasound. Radiology 1988;167:383-385.
83. Bernard KG, Cooperberg PL: Sonographic differentiation between blighted ovum and early viable pregnancy. AJR 1985;144:597-602.
84. Nyberg DA, Laing FC, Filly RA: Threatened abortion: Sonographic distinction of normal and abnormal gestation sacs. Radiology 1986;158:397-400.
85. Lindsay DJ, Lovett IS, Lyons EA, et al: Yolk sac diameter and shape at endovaginal US: Predictors of pregnancy outcome in the first trimester. Radiology 1992;183:115-118
86. Levi CS: Prediction of early pregnancy failure on the basis of mean gestational sac size and the absence of a sonographically demonstrable yolk sac [letter]. Radiology 1995;195:873.
87. Rowling SE, Langer JE, Coleman BG, et al: Sonography during early pregnancy: Dependence of threshold and discriminatory values on transvaginal transducer frequency. Am J Roentgenol 1999;172(4):983-988.
88. Nyberg DA, Mack LA, Laing FC, et al: Distinguishing normal from abnormal gestational sac growth in early pregnancy. J Ultrasound Med 1987;6:23-26.
89. Falco P, Zagonari S, Gabrielli S, et al: Sonography of pregnancies with first trimester bleeding and a small intrauterine gestational sac without a demonstrable embryo. Ultrasound Obstet Gynecol 2003;21:62.65.
90. Doubilet PM, Benson CB: Embryonic heart rate in the early first trimester; What rate is normal? J Ultrasound Med 1995;14:431-434.
91. Vaccaro H, Amor F, Leyton M, et al: Arrhythmia in early pregnancy: A predictor of first-trimester pregnancy loss. Ultrasound Obstet Gynecol 1998;12:248-251.
92. Bromley B, Harlow BL, Laboda LA, et al: Small sac size in the first trimester: A predictor of poor fetal outcome. Radiology 1991;178(2):375-377.
93. Kurtz AB, Needleman L, Pennell RG, et al: Can detection of the yolk sac in the first trimester be used to predict the outcome of pregnancy? A prospective sonographic study. AJR 1992;158:843-847.
94. Kucuk T, Duru NK, Yenen MC, et al: Yolk sac size and shape as predictors of poor pregnancy outcome. J Perinat Med 1999;27(4):316-320.
95. Pedersen JF, Molsted-Pedersen L, Mortensen HB: Fetal growth delay and maternal hemoglobin A1c in early diabetic pregnancy. Obstet Gynecol 1984; 64:351-352.
96. Green JJ, Hobbins JC: Abdominal ultrasound examination of the first trimester fetus. Am J Obstet Gynecol 1988;159:165-175.
97. Levi CS: Prediction of early pregnancy failure on the basis of mean gestational sac size and absence of a sonographically demonstrable yolk sac. Radiology 1995;195(3):873.
98. Gurel SA, Gurel H: A large yolk sac may be important in the early diagnosis of gestational trophoblastic disease: A case report. Eur J Obstet Gynecol Reprod Biol 2000;91(1):91-93.
99. Harris RD, Vincent LM, Askin FB: Yolk sac calcification: A sonographic finding associated with intrauterine embryonic demise in the first trimester. Radiology 1988;166:109-110.
100. Szabo J, Gellen J, Szemere G, et al: Significance of hyper-echogenic yolk sac in first-trimester screening for chromosome aneuploidy. Orv Hetil 1996;137(42):2313-2315.
101. Nyberg DA, Filly RA, Filho DRD, et al: Abnormal pregnancy: Early diagnosis by US and serum chorionic gonadotropin levels. Radiology 1986;158:393-396.
102. Sauerbrei EE, Pham DH: Placental abruption and subchorionic hemorrhage in the first half of pregnancy: Ultrasound appearance and clinical outcome. Radiology 1986;160:109-112.
103. Ball RH, Ade CM, Schoenborn JA, et al: The clinical significance of ultrasonographically detected subchorionic hemorrhages. Am J Obstet Gynecol 1996;174(3):996-1002.
104. Nyberg DA, Cyr DR, Mack LA, et al: Sonographic spectrum of placental abruption. AJR 1987;148:161-164
105. Bennet GL, Bromley B, Lieberman E, et al: Subchorionic hemorrhage in first trimester pregnancies: Prediction of pregnancy outcome with sonography. Radiology 1996;200:803-806.
106. Pedersen JF, Mantoni M: Prevalence and significance of subchorionic hemorrhage in threatened abortion: A sonographic study. AJR 1990;154(3):535-537.
107. Abu-Yousef MM, Bleicher JJ, Williamson RA, et al: Subchorionic hemorrhage: Sonographic diagnosis and clinical significance. AJR 1987;149(4):737-740.
108. Robson SC, Hunter S, Boys RJ, et al: Serial study of factors influencing changes in cardiac output during human pregnancy. Am J Physiol 1989;256:H1060-1065.
109. Steel SA, Pearce JM, McParland P, et al: Early Doppler ultrasound screening in prediction of hypertensive disorders of pregnancy. Lancet 1990;335:1548-1551.
110. Jaffe R, Dorgan A, Abramowicz JS. Color Doppler imaging of the uteroplacental circulation in the first trimester: Value in predicting pregnancy failure or complication. AJR 1995;164:1255-1258.
111. Taylor KJW, Ramos IM, Feycock AL, et al: Ectopic pregnancy: Duplex Doppler evaluation. Radiology 1989;173:93-97.
112. Arduini D, Rizzo D, Romanini C: Doppler ultrasonography in early pregnancy does not predict adverse pregnancy outcome. Ultrasound Obstet Gynecol 1991;1:180-183.
113. Frates MC, Doubilet PM, Brown DL, et al: Role of Doppler ultrasonography in the prediction of pregnancy outcome in women with recurrent spontaneous abortion. J Ultrasound Med 1996;15:557-562.

114. Nakatsuka M, Habara T, Noguchi S, et al: Impaired uterine arterial blood flow in pregnant women with recurrent pregnancy loss. J Ultrasound Med 2003;22:27-31.
115. Leible S, Cumsille F, Walton R, et al: Discordant uterine artery velocity waveforms as a predictor of subsequent miscarriage in early viable pregnancies. Am J Obstet Gynecol 1998;179(6 Pt 1):1587-1593.
116. Horrow MM: Enlarged amniotic cavity: A new sonographic sign of early embryonic death. AJR 1992;158:359-362.
117. Hately W, Case J, Campbell S: Establishing the death of an embryo by ultrasound: Report of a public inquiry with recommendations. Ultrasound Obstet Gynecol 1995;5:353-357.
118. Winikoff B, Ellertson C, Elul B, et al: Acceptability and feasibility of early pregnancy termination by mifepristone-misoprostol. Results of a large multicenter trial in the United States. Mifepristone Clinical Trials Group. Arch Fam Med 1998;7(4):360-366.
119. Wagaarachchi PT, Ashok PW, Narvekar N, et al: Medical management of early fetal demise using a combination of mifepristone and misoprostol. Hum Reprod 2001;16(9):1849-1853.
120. Luise C, Jermy K, Collins WP, et al: Expectant management of incomplete, spontaneous first-trimester miscarriage: Outcome according to initial ultrasound criteria and value of follow-up visits. Ultrasound Obstet Gynecol 2002;19:580-582.
121. Atrash HK, Friede A, Hogue CJR: Ectopic pregnancy mortality in the United States, 1970-1983. Obstet Gynecol 1987;70:817-822.
122. Lawson HW, Atrash HK, Saftlas AF, et al: Ectopic pregnancy surveillance, United States, 1970-1985. Mor Mortal Wkly Rep CDC Surveill Summ 1988;37:9-18.
123. Schwartz RO, Di Pietro DL: β-hCG as a diagnostic aid for suspected ectopic pregnancy. Obstet Gynecol 1980;56(2):197-203.
124. Ackerman TE, Levi CS, Lyons EA, et al: Decidual cyst: Endovaginal sonographic sign of ectopic pregnancy. Radiology 1993;189:727-731.
125. Nagamani M, London S, St. Amand P: Factors influencing fertility after ectopic pregnancy. Am J Obstet Gynecol 1984;149:533-535.
126. Schoen JA, Nowak RJ: Repeat ectopic pregnancy: A 16-year clinical survey. Obstet Gynecol 1975;45:542-546.
127. Couplet E: Ectopic pregnancy: The surgical epidemic. J Natl Med Assoc 1989;81(5):567-572.
128. Rein MS, Di Salvo DN, Friedman AJ: Heterotopic pregnancy associated with in vitro fertilization and embryo transfer: A possible role for routine vaginal ultrasound. Fertil Steril 1989;51(6):1057-1058.
129. Hann LE, Bachman DM, McArdle CR: Coexistent intrauterine and ectopic pregnancy: A reevaluation. Radiology 1984;152:151-154.
130. Wong WSF, Mao K: Combined intrauterine and tubal ectopic pregnancy. Aust N Z J Obstet Gynecol 1989;29:76-77.
131. Dashefsky SM, Lyons EA, Levi CS, et al: Suspected ectopic pregnancy: Endovaginal and transabdominal ultrasound. Radiology 1988;169:181-184.
132. Fleischer AC, Pennell RG, McKee MS, et al: Ectopic pregnancy: Features at transvaginal sonography. Radiology 1990;174:375-378.
133. Dillon EH, Feycock AL, Taylor KJW: Pseudogestational sacs: Doppler ultrasound differentiation from normal or abnormal intrauterine pregnancies. Radiology 1990;176(2):359-364.
134. Timor-Tritsch IE, Yeh MN, Peisner DB, et al: The use of transvaginal ultrasonography in the diagnosis of ectopic pregnancy. Obstet Gynecol 1989;161:157-161.
135. Thorsen MK, Lawson TL, Aiman EJ, et al: Diagnosis of ectopic pregnancy: Endovaginal vs. transabdominal sonography. AJR 1990;155:307-310.
136. Cacciatore B, Stenman UH, Ylostalo P: Comparison of abdominal and vaginal sonography in suspected ectopic pregnancy. Obstet Gynecol 1989;73:770-774.
137. Mahony BS, Filly RA, Nyberg DA, et al: Sonographic evaluation of ectopic pregnancy. J Ultrasound Med 1985;4:221-228.
138. Ash KM, Lyons EA, Levi CS, et al: Endovagnal sonographic diagnosis of ectopic twin gestation. J Ultrasound Med 1991;10:497-500.
139. Golstein DP, Koaca TS: The subunit radioimmunoassay for hCG-clinical application. In Taymar M, Green TH (eds): Progress in Gynecology. Vol 6. New York, Grune & Stratton, 1975, pp145-184.
140. Nyberg DA, Filly RA, Laing FC, et al: Ectopic pregnancy: Diagnosis by sonography correlated with quantitative HCG levels. J Ultrasound Med 1987;6(3):145-150.
141. Nyberg DA, Mack LA, Jeffery RB, Jr, et al: Endovaginal sonographic evaluation of ectopic pregnancy: A prospective study. AJR 1987;149:1181-1186.
142. Frates MC, Visweswaran A, Laing FC: Comparison of tubal ring and corpus luteum echogenicities: A useful differentiating characteristic. J Ultrasound Med 2001;20(1):27-31.
143. Frates MC, Brown Dl, Doubilet PM, et al: Tubal rupture in patients with ectopic pregnancy: Diagnosis with transvaginal US. Radiology 1994;191:769-772.
144. Cartwright PS: Ectopic pregnancy. In Jones HW III, Wentz AC, Burnett LC (eds): Novak's Textbook of Gynecology. 11th ed. Baltimore, Williams and Wilkins, 1988, pp 479-506.
145. Ibid.
146. Ackerman TE, Levi CS, Dashefsky SM, et al: Interstitial line: Sonographic finding in interstitial (cornual) ectopic pregnancy. Radiology 1993;189:83-87.
147. Wang W, Long W, Yu Q: Complication of cesarean section: Pregnancy on the cicatrix of a previous cesarean section. Chin Med J 2002;115(2):242-246.
148. Taylor KW, Ramos IM, Feycock AL, et al: Ectopic pregnancy: Duplex Doppler evaluation. Radiology 1989;173:93-97.
149. Achiron R, Goldenberg M, Lipitz S, et al: Transvaginal Doppler sonography for detecting ectopic pregnancy: Is it really necessary? Isr J Med Sci 1994;30:820-825.
150. Kemp B, Kertschanska S, Handt S, et al: Different placentation patterns in viable compared with nonviable tubal pregnancy suggest a divergent clinical management. Am J Obstet Gynecol 1999;181(3):615-620.
151. Stangel JJ: Recent techniques for the conservative management of tubal pregnancy. J Reprod Med 1986;31(2):98-101
152. Yao M, Tulandi T: Current status of surgical and nonsurgical management of ectopic pregnancy. Fertil Steril 1997;67:421-433.
153. Ory SJ, Villanueva AL, Sand PK, et al: Conservative treatment of ectopic pregnancy with methotrexate. Am J Obstet Gynecol 1986;154:1299-1306.
154. Nazac A, Gervais A, Bouyer J, et al: Predictors of success in methotrexate treatment of women with unruptured tubal pregnancies. Ultrasound Obstet Gynecol 2003;21:181-185.
155. Barnhart KT, Gosman G, Ashby R, et al: The medical management of ectopic pregnancy: A meta-analysis comparing "single dose" and "multidose" regimens. Obstet Gynecol 2003;101(4):778-784.

156. Hajenius PJ, Mol BW, Bossuyt PM, et al: Interventions for tubal ectopic pregnancy. Cochrane Database Syst Rev 2000;(2):CD000324.
157. Moore KL, Persaud TVN: The nervous system. In Moore KL, Persaud TVN (eds): The Developing Human: Clinically Oriented Embryology, 6th ed. Philadelphia, WB Saunders, 1998, pp 451-489.
158. Cyr DR, Mack LA, Nyberg DA, et al: Fetal rhombencephalon: Normal ultrasound findings. Radiology 1988;166:691-692.
159. Schmidt W, Yarkoni S, Crelin ES, et al: Sonographic visualization of physiologic anterior abdominal wall hernia in the first trimester. Obstet Gynecol 1987;69:911-915
160. Goldstein RB, Filly RA: Prenatal diagnosis of anencephaly: Spectrum of sonographic appearances and distinction from the amniotic band syndrome. AJR 1988;151:547-550.
161. van Vugt JMG, van Zalen-Sprock RM, Kostense PJ: First-trimester nuchal translucency: A risk analysis on fetal chromosome abnormality. Radiology 1996;200:537-540.
162. Reynders CS, Pauker SP, Benacerraf BR: First trimester isolated fetal nuchal lucency: Significance and outcome. J Ultrasound Med 1997;16:101-105.
163. Bindra R, Heath V, Liao A, et al: One-stop clinic for assessment of risk for trisomy 21 at 11-14 weeks: A prospective study of 15,030 pregnancies. Ultrasound Obstet Gynecol 2002;20(3):219-225.
164. Caughey AB, Kuppermann M, Norton ME, et al: Nuchal translucency and first trimester biochemical markers for down syndrome screening: A cost-effectiveness analysis. Am J Obstet Gynecol 2002;187(5):1239-1245.
165. Haak MC, van Vugt JM: Pathophysiology of increased nuchal translucency: A review of the literature. Hum Reprod Update 2003;9(2):175-184.
166. Benacerraf BR: Intrauterine growth retardation in the first trimester associated with triploidy. J Ultrasound Med 1988;7(3):153-154.
167. Fleischer AC, Boehm FH, James AE, Jr: Sonographic evaluation of pelvic masses and maternal disorders occurring during pregnancy. In Sanders RC, James AE, Jr (eds): The Principles and Practice of Ultrasonography in Obstetrics and Gynecology. 3rd ed. Norwalk, Conn, Appleton-Century-Crofts; 1985, pp 435-447.
168. Pennes DR, Bowerman RA, Silver TM: Echogenic adnexal masses associated with first-trimester pregnancy: Sonographic appearance and clinical significance. J Clin Ultrasound 1985;13:391-396.
169. Benson CB, Chow JS, Chang-Lee W, et al: Outcome of pregnancies in women with uterine leiomyomas identified by sonography in the first trimester. J Clin Ultrasound 2001;29:261-264.

33

ANOMALIAS ESTRUTURAIS NO PRIMEIRO TRIMESTRE

Elisabeth Peregrine / Pranav Pandya

SUMÁRIO DO CAPÍTULO

DEFEITOS DO SISTEMA NERVOSO CENTRAL
  Acrania, Exencefalia e Anencefalia
  Encefalocele
  Holoprosencefalia
  Ventriculomegalia
  Malformação de Dandy-Walker
  Agenesia do Corpo Caloso
  Espinha Bífida
FACE FETAL
  Lábio Leporino e Fenda Palatina
  Ausência de Osso Nasal
PESCOÇO FETAL
  Translucência Nucal
  Higroma Cístico
SISTEMA CARDIOVASCULAR

SISTEMA RESPIRATÓRIO
  Hérnia Diafragmática Congênita
  Malformação Adenomatosa Cística do Pulmão
TRATO GASTROINTESTINAL
  Onfalocele
  Gastrosquise
  Anomalia do Pedúnculo Corporal
  Condições Obstrutivas
SISTEMA GENITOURINÁRIO
  Agenesia Renal
  Doença Renal Policística Infantil
  Doença Renal Displásica Multicística
  Dilatação da Pelve Renal
  Megabexiga

SISTEMA MÚSCULO-ESQUELÉTICO
  Displasias Esqueléticas
  Seqüência de Deformação de Acinesia Fetal
  Defeitos dos Membros
  Síndrome de Regressão Caudal
ESTUDOS DE POPULAÇÃO DE BAIXO RISCO
ULTRA-SOM TRANSABDOMINAL OU TRANSVAGINAL
ULTRA-SOM NO PRIMEIRO TRIMESTRE E DETECÇÃO DE ANOMALIAS ESTRUTURAIS
O FUTURO
CONCLUSÕES

Normalmente, o principal objetivo da sonografia no primeiro trimestre é confirmar a viabilidade, datar a gestação, diagnosticar gestações múltiplas e investigar complicações iniciais da gestação. Hoje é possível também diagnosticar ou interrogar uma ampla variação de defeitos fetais no primeiro trimestre da gestação. Isto se deve não só ao progresso da tecnologia e da resolução dos aparelhos de ultra-som, como também ao desenvolvimento e à aceitação das sondas de ultra-som transvaginal, que permitem a visualização detalhada da anatomia fetal no primeiro trimestre. É fundamental que haja uma compreensão do desenvolvimento embrionário e avaliação das imagens ultra-sonográficas da anatomia normal no primeiro trimestre para detectar anomalias estruturais[1].

A escolha do momento mais adequado para se fazer um exame de ultra-som para detectar anomalias no primeiro trimestre depende da idade gestacional na qual se espera que os órgãos se desenvolvam e se será feito um exame transvaginal (USTV) ou transabdominal (USTA). Idade gestacional é o mesmo que idade menstrual, ou seja, a idade desde o último período menstrual em semanas e dias. Idade embrionária é o tempo desde a fertilização e geralmente é desconhecida. O exame de ultra-som durante o período embrionário seria até 10 semanas pós-menstruais. O período fetal começa em 10 semanas e 1 dia e termina com o nascimento do bebê. O primeiro trimestre da gestação é definido como o período desde a concepção até 14 semanas completas. A maior parte das malformações congênitas originam-se durante o período embrionário. Portanto, deve ser teoricamente possível diagnosticar essas malformações estruturais por sonoembriologia.

No momento, entretanto, grande parte dos dados de diagnóstico de anomalias estruturais no início da gestação advêm de relatos de casos e pequenos estudos retrospectivos em populações de alto risco. Normalmente, são pacientes com uma história obstétrica desfavorável, vistas em unidades de encaminhamento por especialistas em medicina fetal, e seus resultados podem não se aplicar à população de rotina. Há relativamente poucos dados na literatura a respeito do rastreamento em uma população de baixo risco não selecionada.

Algumas anormalidades podem ser detectadas pelo ultra-som no primeiro trimestre. Estas anormalidades serão revisadas com estudos de rastreamento do primeiro trimestre, incluindo as vantagens e desvantagens do ultra-som precoce para detectar defeitos estruturais em uma população não selecionada e o papel que tal abordagem pode ter no futuro.

DEFEITOS DO SISTEMA NERVOSO CENTRAL

Os defeitos do sistema nervoso central (SNC) estão entre as anormalidades congênitas mais comuns, com uma ocorrência de um entre 200 nascimentos vivos, sendo que grande parte é potencialmente detectável no período pré-natal. Considerando-se que estão freqüentemente associadas a maiores morbidade e mortalidade para o recém-nascido, o diagnóstico precoce seria vantajoso, uma vez que permitiria a tomada de decisões de conduta apropriadas ainda durante a gestação.

No primeiro trimestre, os defeitos do SNC são as anormalidades detectadas com mais freqüência.[2] Em torno de 8 semanas, no ultra-som transvaginal, as cavidades do cérebro aparecem como grandes espaços císticos dentro da cabeça. O plexo coróide nos ventrículos laterais torna-se visível a partir da oitava semana e cresce rapidamente. Na 10ª semana, a foice do cérebro parece dividir o centro, e pode-se ver o cerebelo. O começo da ossificação da abóbada craniana se dá na décima semana de gestação,[3] e já na décima primeira semana observa-se hiperecogenicidade do crânio em comparação com os tecidos subjacentes.[4] O desenvolvimento do corpo caloso começa em torno de 12 a 13 semanas e não está terminado até o segundo trimestre. A proporção dos ventrículos em relação ao hemisfério cerebral é maior no primeiro trimestre em comparação com o segundo. Em 12 semanas, a razão corno posterior/hemisfério é de aproximadamente 0,6[5] e surge uma pequena borda do cortex cerebral em torno dos ventrículos laterais. Neste estágio, o plexo coróide é ecogênico e preenche todo o espaço, exceto os cornos frontais dos ventrículos laterais (Fig. 33-1).

Acrania, Exencefalia e Anencefalia

Na **acrania**, devido à ausência da porção membranosa da abóbada craniana, apenas uma fina camada recobre o cérebro, e as imagens de ultra-som indicam um pólo cefálico de formato anormal.[6-10] A base do crânio e as órbitas estão presentes. Nesses pacientes, pode haver uma quantidade grande ou pequena de tecido cerebral presente. Na **exencefalia**, existe ainda uma grande proporção de cérebro presente, mas a membrana que o recobre não é mais visível. O caso suspeito de exencefalia mais precoce foi diagnosticado em 9 semanas de gestação por ultra-som transvaginal. A cabeça parece menor do que o tronco e em um corte transversal há uma protrusão dorsal marcante do cérebro, conferindo um formato assimétrico ao pólo craniano.[11]

A exencefalia progride para **anencefalia** em decorrência do dano causado pela exposição do tecido cerebral. O diagnóstico por ultra-som é feito pela demonstração da ausência da abóbada craniana e dos hemisférios cerebrais (Fig. 33-2). Em um estudo multicêntrico de 55.237 mulheres submetidas a rastreamento de anormalidades cromossômicas entre 10 e 14 semanas de gestação, 39 de 47 fetos anencefálicos foram diagnosticados por USTA[12]. Na parte inicial do estudo, oito de 31 casos (26%) de anencefalia não foram detectados pelo escaneamento entre 10 e 14 semanas. Depois da auditoria desses resultados, os profissionais de sonografia receberam instruções específicas para observar e registrar a presença de crânio e receberam treinamento sobre a manifestação do fenótipo de anencefalia no primeiro trimestre. Depois do treinamento apropriado, a taxa de detecção melhorou 100% (16 em 16 casos). Chatzipapas et al. descreveram essa manifestação diferente de anencefalia no primeiro trimestre na secção coronal da cabeça como sinal de "Mickey Mouse",[13] que estava presente em cinco entre seis casos de anencefalia em 5.388 mulheres submetidas ao rastreamento.

Encefalocele

Uma **encefalocele** é um defeito ósseo do crânio, geralmente na linha média, com a correspondente protrusão dos conteúdos intracranianos (Fig. 33-3). Pode haver protrusão das meninges apenas (meningocele) ou das meninges e do cérebro (meningomielocele). A maioria é occipital (75%), mas podem ocorrer nas regiões frontal (13%) ou parietal (12%). Locais raros de protrusão envolvem a base do crânio, as órbitas, o nariz ou a boca. Encefaloceles occipitais foram diagnosticadas por ultra-som em torno de 9 semanas de gestação. Depois da ossificação craniana na 10ª semana, o defeito do crânio e o saco herniário occipital podem ser demonstrados; entretanto, o primeiro sinal no ultra-som pode ser o aumento da cavidade rombencefálica, o que já foi observado tão cedo quanto em 8 semanas e 6 dias.[14] A protrusão intermitente dos conteúdos da encefalocele foi descrita e obviamente contribuiria para uma taxa de detecção menor.[15]

A encefalocele pode fazer parte da **síndrome de Meckel-Gruber**, um distúrbio autossômico recessivo letal caracterizado por um defeito occipital do crânio, rins policísticos bilaterais e polidactilia. Todos os fetos que sofrem dessa condição foram diagnosticados no primeiro trimestre.[16] Neste estágio, o volume de líquido amniótico ainda é normal, permitindo boa visualização do feto.

Holoprosencefalia

A **holoprosencefalia** surge da clivagem ou separação incompleta do prosencéfalo, deixando um único ventrículo central e ausência de foice. Os três tipos — alobar, semilobar e lobar — variam de acordo com o grau de clivagem do prosencéfalo. O tipo mais grave é a holoprosencefalia alobar,

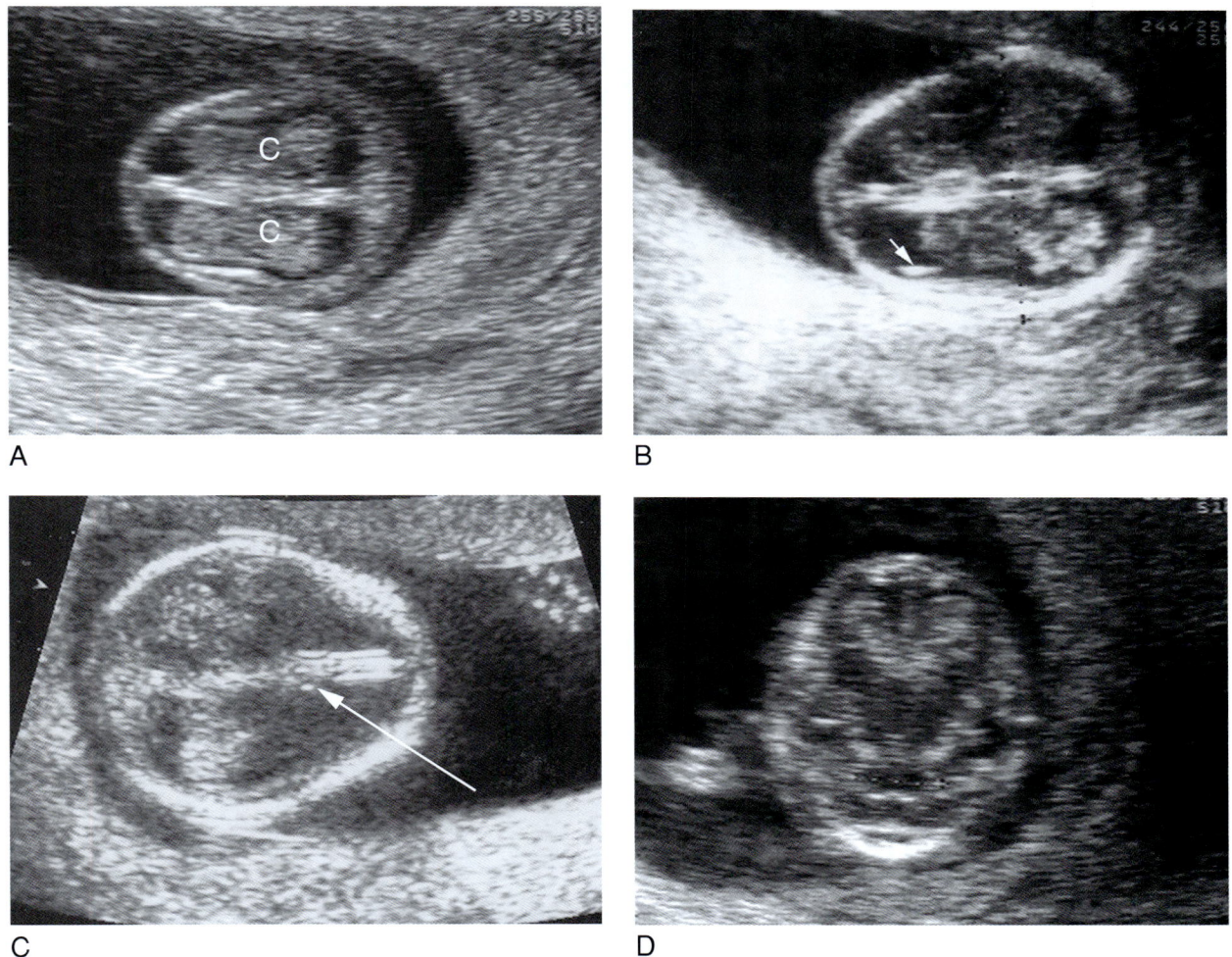

FIGURA 33-1. Anatomia intracraniana normal. A, Perspectiva transversal da cabeça na 11ª semana de gestação, demonstrando a linha média normal do cérebro e o plexo coróide ecogênico (C). **B,** Os mesmos aspectos na 12ª semana e a borda lateral do corno anterior do ventrículo lateral (*seta*). **C,** Perspectiva transversal da cabeça na 13ª semana. A um terço da distância da parte frontal do crânio, pode-se ver a cavidade do septo pelúcido (*seta*). **D,** Cerebelo normal marcado (+) e medindo 6,5 mm na 11ª semana. (**D,** Cortesia de Jon Hyett, MRCOG, University College London, UK.)

na qual existe uma única cavidade ventricular e fusão dos tálamos. Os hemisférios cerebrais tornam-se visíveis no ultra-som em 7 semanas, de forma que teoricamente a anormalidade poderia ser diagnosticada a partir desse período, embora nem sempre seja possível. Há diversos relatos do diagnóstico a partir de 9 semanas em diante usando USTA e USTV, imagem 2-D e 3-D.[17-19] Os aspectos ultra-sonográficos incluem ausência de divisão da linha média do cérebro anteriormente pela foice, tálamos proeminentes e fundidos, um córtex frontal em formato de meia-lua e anormalidades faciais com freqüência associadas, como ciclopia ou lábio leporino mediano (Fig. 33-4). Na variedade semilobar, há separação parcial posterior dos dois hemisférios e ventrículos, com a fusão incompleta dos tálamos. A forma lobar é um diagnóstico mais sutil ao ultra-som, com ausência de septo pelúcido como único aspecto. Nos estudos de rastreamento em mulheres de baixo risco, Whitlow *et al.* identificaram todos os cinco casos de holoprosencefalia por meio de USTA entre 11 a 14 semanas em 6.443 mulheres,[2] mas Hernadi *et al.* não diagnosticaram o único caso em 3.991 mulheres por meio de USTV entre 11 e 14 semanas.[20]

Ventriculomegalia

A **ventriculomegalia** tem múltiplas causas possíveis, tanto genéticas quanto ambientais. O diagnóstico por ultra-som baseia-se na demonstração de ventrículos laterais dilatados. A partir de 9 semanas de gestação, pode-se visualizar o contorno dos ventrículos laterais, o plexo coróide e o eco da linha média. A proporção do ventrículo lateral em relação ao diâmetro do hemisfério diminui com a gestação ao longo do primeiro trimestre. A ventriculomegalia se desenvolve mais comumente e pode ser visualizada depois de 14 semanas de gestação. Dois de oito casos foram diagnosticados por USTV entre 11 e 14 semanas em um estudo de rastreamento de 3.991 mulheres, um dos quais estava associado a espinha bífida.[20] Os outros seis casos foram diagnosticados no segundo e no terceiro

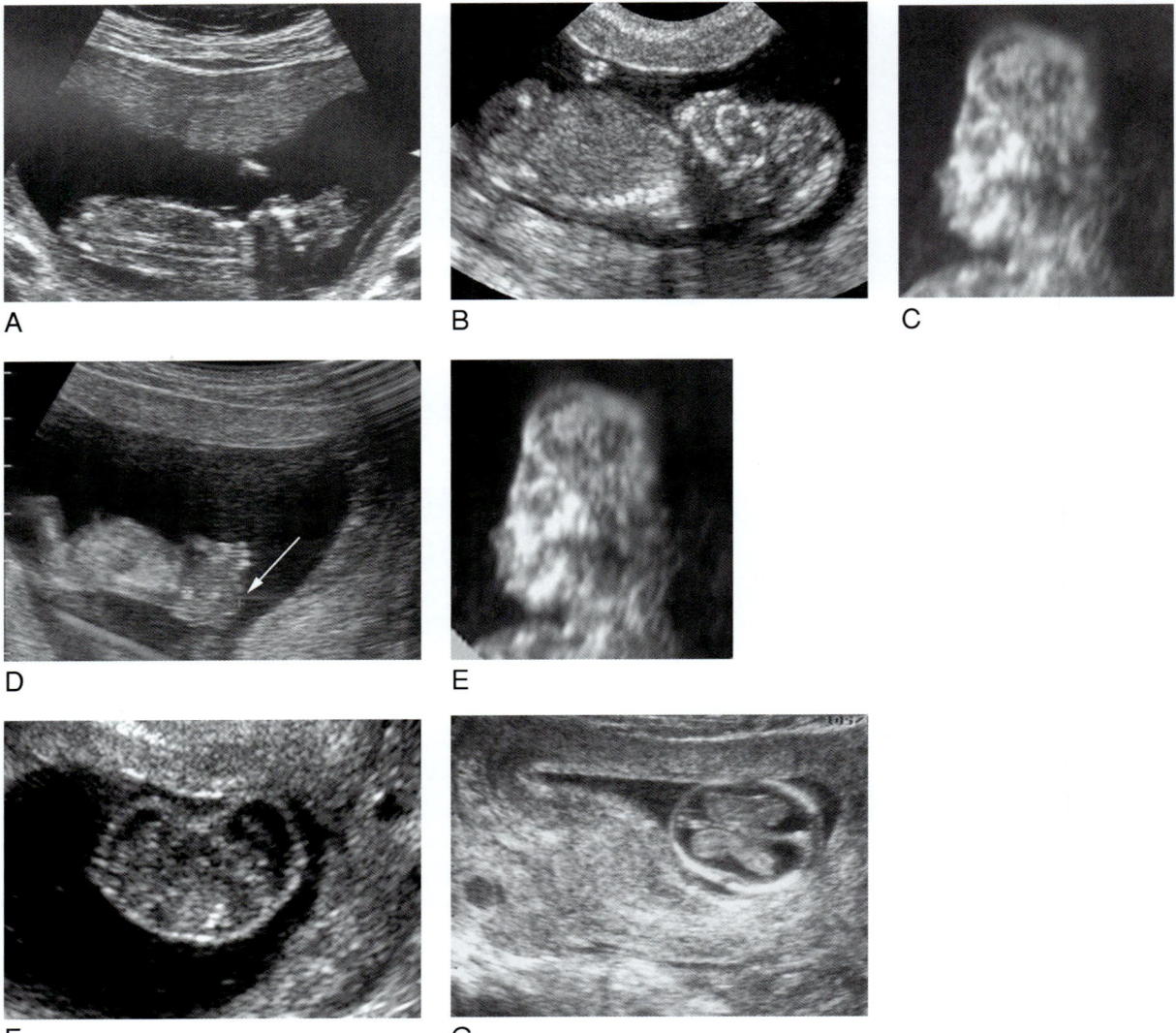

FIGURA 33-2. Anencefalia. **A** e **B**, Perspectivas longitudinais de feto com 12 semanas de gestação, demonstrando ausência de ossificação do crânio e um contorno irregular do pólo cefálico. **C**, Ossificação da face e órbitas semelhantes a "face de sapo" devido à não-ossificação da membrana óssea do crânio acima da base. **D**, A fronte do feto parece pequena devido à ausência da abóbada craniana (*seta*). **E**, Aparências típicas da face com órbitas e contorno irregular da cabeça. **F**, Ausência de abóbada craniana na perspectiva transversal. **G**, Aparência de crânio e cérebro normais na 11ª semana de gestação para fins de comparação. (**A**, Cortesia de Jon Hyett, MRCOG, University of College London, UK; **B** e **F**, Cortesia da Drª Jo-Ann Johnson, University of Toronto; e **D**, Cortesia do Professor Kypros Nicolaides, FRCOG, Kings College Hospital, Londres, UK.)

trimestres, e todos os oito casos foram interrompidos, com o diagnóstico confirmado por exame patológico.

O aqueduto de Sylvius conecta o terceiro e o quarto ventrículos, e a **estenose do aqueduto de Sylvius** é uma condição ligada ao cromossomo X, caracterizada por ventriculomegalia, macrocefalia, polegares aduzidos, espasticidade, agenesia do corpo caloso e retardo mental. Não se sabe quando a estenose se desenvolve, e não há relatos de sinais cranianos no primeiro trimestre. Entretanto, Senat *et al.* relataram o diagnóstico de dois casos na mesma família em 12 e 13 semanas, nos quais os polegares aduzidos eram o único marcador precoce no ultra-som.[21]

Hidranencefalia é uma condição letal esporádica, caracterizada pela ausência de hemisférios cerebrais com preservação do mesencéfalo e do cerebelo. Observa-se que aproximadamente 1% dos bebês com ventriculomegalia têm hidranencefalia. Há relato de um caso diagnosticado em 12 semanas de gestação, com uma cabeça grande,

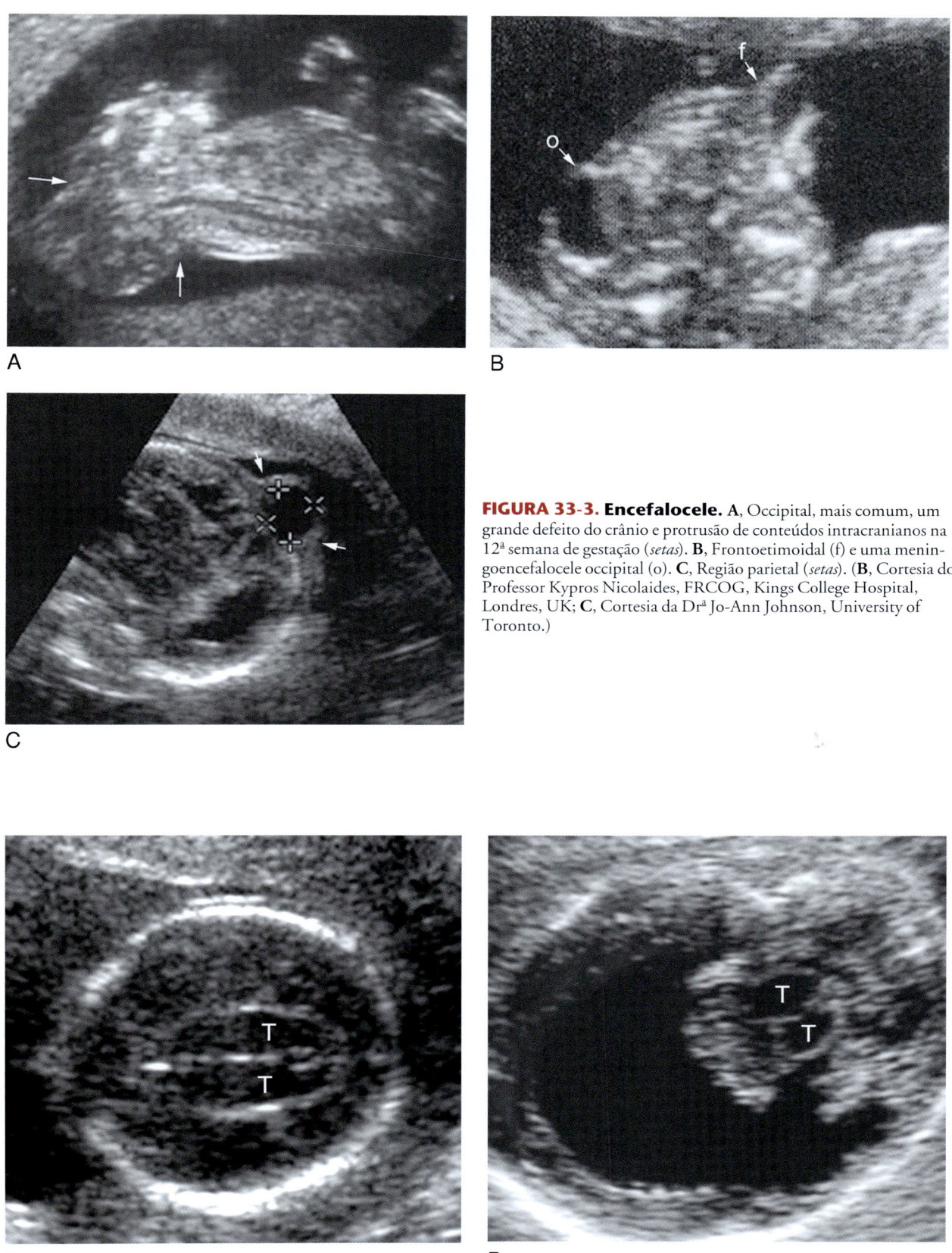

FIGURA 33-3. Encefalocele. A, Occipital, mais comum, um grande defeito do crânio e protrusão de conteúdos intracranianos na 12ª semana de gestação (*setas*). **B**, Frontoetimoidal (f) e uma meningoencefalocele occipital (o). **C**, Região parietal (*setas*). (**B**, Cortesia do Professor Kypros Nicolaides, FRCOG, Kings College Hospital, Londres, UK; **C**, Cortesia da Drª Jo-Ann Johnson, University of Toronto.)

FIGURA 33-4. Holoprosencefalia. A e **B**, Tipo alobar mostrando ausência de divisão na linha média do cérebro anteriormente, proeminência dos tálamos fundidos (T) e um córtex frontal em formato de meia-lua. **A** mostra ainda a ciclopia comumente associada.

hemisférios pequenos e cavidade intracraniana cheia de líquido.[22]

Malformação de Dandy-Walker

A **malformação de Dandy-Walker** caracteriza-se por agenesia ou hipoplasia do vérmix cerebelar e dilatação cística do quarto ventrículo, geralmente com aumento do terceiro ventrículo e dos ventrículos laterais. Pode ser um achado isolado ou estar associado a fatores genéticos ou ambientais. O quarto ventrículo localiza-se entre os pedúnculos cerebrais e pode ser visualizado em uma perspectiva axial da fossa posterior ligeiramente caudal à perspectiva transcerebelar. Um quarto ventrículo grande isolado foi descrito como uma variante transitória benigna no início da gestação.[23] A malformação de Dandy-Walker foi descrita na 11ª semana na USTV em um feto com cerebelo ausente e uma área cística na fossa posterior no ultra-som.[24] Em um estudo de rastreamento, o único caso em 3.991 mulheres não foi detectado por USTV entre 11 e 14 semanas,[20] e em outro estudo, o único caso em 6.634 mulheres foi diagnosticado entre 11 e 14 semanas por USTA e USTV.[2]

Agenesia do Corpo Caloso

O corpo caloso começa a desenvolver-se entre 12 e 13 semanas de gestação, formando o teto da cavidade do septo pelúcido, e está completo no segundo trimestre. Não é possível, portanto, diagnosticar **agenesia do corpo caloso** no primeiro trimestre.

Espinha Bífida

A espinha será vista como duas linhas paralelas ecogênicas a partir da sétima semana de gestação no USTV. O ultra-som transvaginal permite a visualização dos centros de ossificação uma a duas semanas antes do USTA. Os três centros de ossificação estão presentes na nona semana e podem ser visualizados por USTV como pequenas áreas ligeiramente mais ecogênicas do que o tecido ao redor[25] (Cap. 38, A Espinha Fetal). A ossificação da espinha deverá ser vista claramente nas vértebras cervicais na 11ª semana, e a ecogenicidade aumenta gradativamente na parte inferior da espinha até a região lombossacra ser visualizada na 13ª semana. Braithwaite *et al.* demonstraram que a espinha normal e as extremidades superiores e inferiores podem ser visualizadas em 100% dos casos com uma combinação de USTV e USTA entre 12 e 13 semanas.[26]

O tubo neural normalmente se fecha na sexta semana de gestação, e o insucesso deste processo resulta em **espinha bífida**. No segundo trimestre, os aspectos típicos do ultrasom são o abaulamento dos ossos frontais (**cabeça em formato de limão**), um diâmetro biparietal menor que o esperado, plexos coróides "suspensos" nos ventrículos laterais dilatados, um formato curvado do cerebelo (**sinal da banana**) e um defeito irregular na coluna vertebral e na pele sobreposta. É a presença de sinais cranianos que melhora a taxa de detecção no segundo trimestre. Avanços na qualidade do ultra-som permitiram observar hoje tanto sinais cerebrais quanto vertebrais no primeiro trimestre (Fig. 33-5A, B, C). Nos relatos e séries de casos que já foram descritos, o defeito espinhal foi detectado tão cedo quanto na 9ª semana de gestação, e sinais cranianos a partir da 12ª semana por USTA e USTV.[27-29]

Blumenfeld *et al.* descreveram a evolução dos sinais cranianos e cerebelares de espinha bífida em um feto acometido em escaneamentos na 10ª, 12ª e 15ª semana.[30] No primeiro escaneamento, havia uma irregularidade sacral, mas o cerebelo parecia normal; na 12ª semana, o sinal da banana foi detectado; e na 15ª semana, quando o diagnóstico de meningocele sacral foi estabelecido, identificou-se o sinal do limão.

O sinal do limão já foi relatado tão cedo quanto na 12ª semana;[29] entretanto, resultados falso-positivos são possíveis porque aproximadamente 1% de fetos estruturalmente normais terão este sinal na ultra-sonografia.[31] Um cerebelo em forma de banana já foi visto a partir de 12 semanas de gestação.[28] A ventriculomegalia, como um sinal craniano de espinha bífida, geralmente não é aparente no primeiro trimestre. Há poucos dados a respeito da história natural e do desenvolvimento dos sinais cranianos no primeiro trimestre; portanto, não se sabe, no momento, qual a sensibilidade de detecção precoce de espinha bífida por ultra-som.

No estudo de rastreamento de Whitlow *et al.*, os dois casos de espinha bífida em 6.634 mulheres não foram detectados por USTA entre 11 e 14 semanas e foram diagnosticados entre 17 e 18 semanas.[2] No entanto, em outro estudo de rastreamento, cinco entre seis casos de espinha bífida em 3.991 mulheres foram diagnosticados por USTV entre 11 e 14 semanas e o sexto na 20ª semana.[20]

Pode parecer que é possível, em gestações de alto risco selecionadas, fazer um diagnóstico de espinha bífida na nona semana de gestação, observando-se inicialmente a espinha. Entretanto, os sinais cranianos não parecem desenvolver-se até a 12ª semana. É importante ter em mente que esse sinais são vistos antes de ser praticável medir a α-fetoproteína sérica materna, o que é feito na 15ª semana de gestação. No futuro, o ultra-som tridimensional poderá permitir o diagnóstico mais precoce desse defeito.[28]

Iniencefalia é uma malformação rara de etiologia desconhecida, caracterizada pela ausência parcial ou total das vértebras cervicais e torácicas com espinha bífida e defeito ósseo na região occipital do crânio, com ou sem uma encefalocele. Há retroflexão da espinha inteira, de maneira que o feto está voltado para cima.[32] Em um estudo de rastreamento de 3.991 mulheres, um caso foi diagnosticado por USTV na 11ª semana, associado a exencefalia.[20]

FACE FETAL

Na 10ª semana de gestação, as estruturas da linha média estão fundidas, e as órbitas, o maxilar e a mandíbula devem teoricamente ser identificados ao ultra-som. Whitlow e Economides descobriram que, usando USTA e USTV, podem-se visualizar as estruturas faciais normais em 58% dos casos na 10ª semana, 95% na 11ª semana, 99% na 12ª semana e 100% a partir de 13 semanas[33] (Fig. 33-6A).

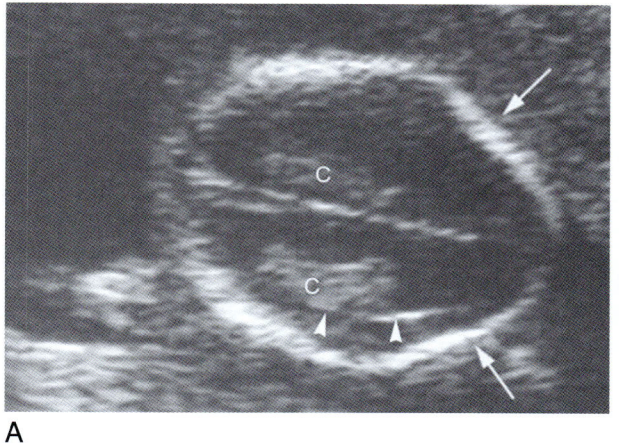
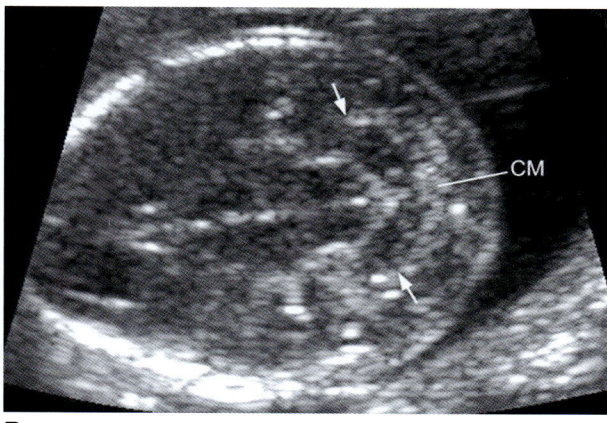
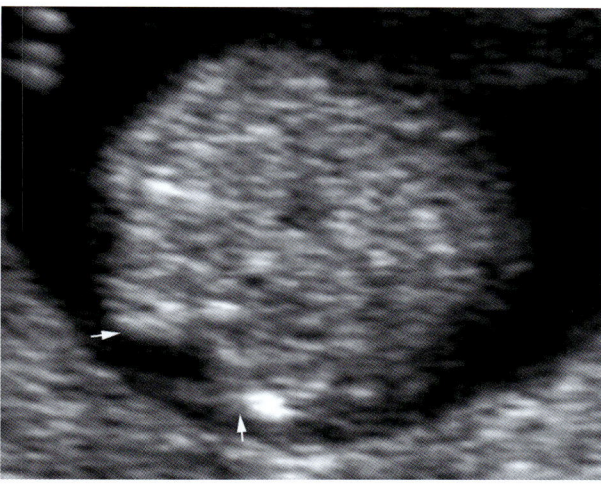

FIGURA 33-5. Espinha bífida. A, Sinal do limão na 13ª semana. A imagem axial mostra indentação bifrontal (*setas*), coróides pendentes (C) e ventriculomegalia (*pontas das setas*). **B**, Malformação de Chiari II (sinal da banana e meningomielocele) na 14ª semana. Imagem axial da cabeça mostra o cerebelo em forma de banana (*setas*) e cisterna magna (CM) obliterada. **C**, Secção transversal da espinha mostrando a chanfradura da coluna vertebral e a presença de uma meningomielocele na 13ª semana de gestação (*setas*). (**A** e **B**, Cortesia do Dr. K. Fong, University of Toronto; **C**, Cortesia do Professor Kypros Nicolaides, FRCOG, Kings College Hospital, Londres, UK.)

Em um estudo de 622 mulheres submetidas a rastreamento no primeiro trimestre, foram diagnosticados dois casos de anomalias faciais, ambos associados a outras anormalidades.[34] Observou-se **hipotelorismo** na 13ª semana associado a exencefalia, e em outro caso pôde-se visualizar **implantação baixa de orelhas** com polidactilia e higroma cístico associados na 11ª semana.

Lábio Leporino e Fenda Palatina

Há poucos relatos sobre **lábio leporino e fenda palatina** diagnosticados no primeiro trimestre. A maioria está associada a outras anormalidades, como holoprosencefalia.[35] Em um estudo de rastreamento de 2.853 mulheres, um caso de lábio leporino e um de fenda palatina foram diagnosticados no pós-natal, a despeito de um escaneamento no primeiro trimestre e outro posteriormente (no segundo e/ou terceiro trimestres).[36]

O ultra-som tridimensional também é usado para auxiliar na visualização da face no estágio inicial da gestação. Teoricamente, isto deveria permitir uma imagem detalhada da superfície da face, exibindo anormalidades com maior acurácia e ajudando a determinar a gravidade do defeito.

Merz *et al.* demonstraram que o USTV 3-D pode ser usado desde tão cedo quanto na nona semana, podendo-se obter imagens de alta qualidade ao longo de toda a gestação, embora fatores como posição fetal e volume do líquido amniótico influenciem a taxa de sucesso[37].

A Fig. 33-6B-D ilustra uma fenda facial grave que foi notada em um escaneamento de rotina na 12ª semana. Observou-se um perfil facial anormal com hipotelorismo. No exame transvaginal usando 3-D, pôde-se observar uma grande fenda (Fig. 33-6C e D), confirmando-se a suspeita de hipoplasia mandibular. As imagens 3-D foram extremamente úteis no aconselhamento dos pais a respeito da gravidade do defeito.

Ausência de Osso Nasal

Recentemente, foi relatado que a ausência do osso nasal visualizada no ultra-som entre 11 e 14 semanas estava associada a **trissomia do 21**[38] (Fig. 33-7A e B). O estudo foi feito em 701 fetos, os quais apresentaram alto risco para um defeito cromossômico após um rastreamento da translucência nucal. O achado de que 73% dos fetos com trissomia do 21 e apenas 0,5% dos fetos cromossomicamente normais mani-

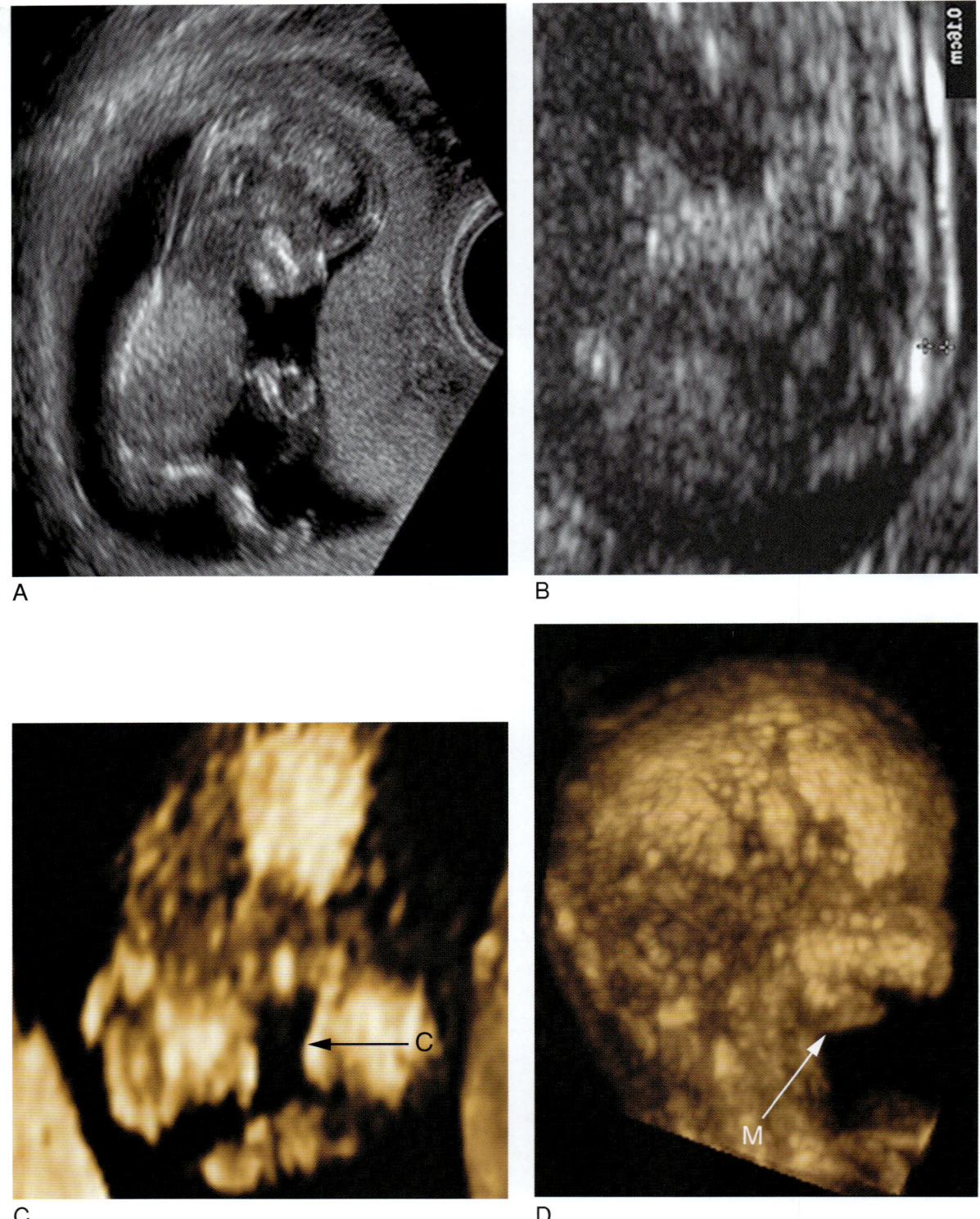

FIGURA 33-6. Perfil facial. A, Visão sagital da face fetal com 12 semanas de gestação. **B**, Visão sagital de um feto de 12 semanas com translucência nucal normal e um perfil anormal. O osso nasal não pôde ser visualizado, e havia retrognatia grave. **C**, Visão coronal de um lábio leporino significativo (C). **D**, Visão sagital mostrando hipoplasia mandibular (M).

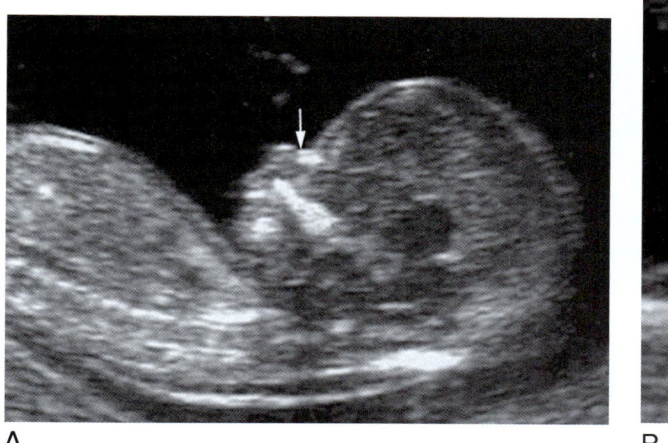
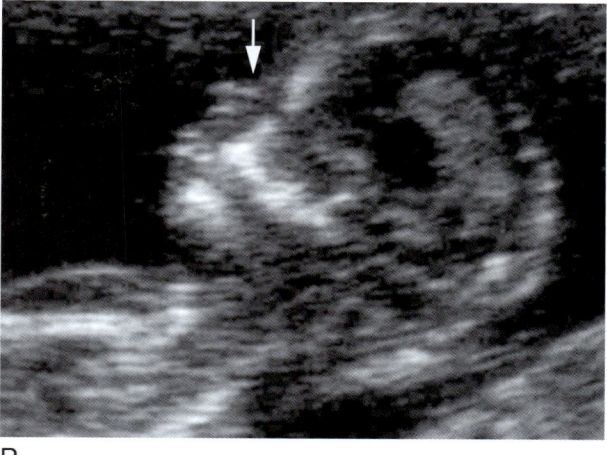

FIGURA 33-7. Ausência de osso nasal. A, Visão sagital da face fetal normal mostrando a linha dupla característica do osso nasal (*seta*). **B,** Ausência de osso nasal na 12ª semana de gestação (*seta*).

festam ausência do osso nasal levou à sugestão de que tal achado deveria ser incorporado ao rastreamento de defeitos cromossômicos em conjunto com a translucência nucal, o que será discutido posteriormente no capítulo de defeitos cromossômicos fetais (Cap. 34). Não se sabe se tal achado no primeiro trimestre está associado a outras anormalidades estruturais; entretanto, foi descrito em radiografias de cinco entre seis fetos com síndrome do X frágil.[39]

PESCOÇO FETAL

Translucência Nucal

A **translucência nucal (TN)** é a espessura máxima da translucência subcutânea entre a pele e o tecido mole que cobre a espinha cervical do feto entre 11 e 14 semanas de gestação (Fig. 33-8A, B, C). Seu papel no rastreamento de defeitos cromossômicos será discutido posteriormente em anormalidades cromossômicas, no Capítulo 34.

Em fetos com cariótipos normais, uma TN aumentada está associada a uma ampla variedade de defeitos e síndromes fetais.[40] Os defeitos estruturais mais freqüentes encontrados são os cardíacos, e um estudo mostrou que 55% das principais anormalidades do coração e grandes artérias estão associadas a uma TN aumentada entre 10 e 14 semanas de gestação.[41]

Em uma série de 19 casos de hérnia diafragmática congênita (HDC), sete (37%) tinham uma TN elevada entre 10 e 14 semanas, incluindo cinco de seis mortes neonatais decorrentes de hipoplasia pulmonar. A TN pode, assim, ser um indicador útil do prognóstico de fetos com essa anomalia estrutural.[42] Já foi proposto que a TN elevada em fetos com HDC pode decorrer da herniação intratorácica das vísceras abdominais, causando compressão do mediastino e edema secundário em decorrência da resistência ao retorno venoso. Essa compressão inicial dos pulmões pode subseqüentemente causar hipoplasia pulmonar.

Síndromes genéticas e distúrbios de um único gene são raros. É difícil provar uma associação com uma TN elevada. Entretanto, a prevalência desses distúrbios com uma TN elevada foi descrita como tão alta quanto 12,7%.[43] Muitas displasias esqueléticas parecem estar associadas a uma TN elevada, o que se pode dever aos efeitos da compressão do mediastino ou às diferenças na formação de colágeno.

Michailidis e Economides estudaram o resultado de fetos com uma TN elevada acima do 95º percentil e demonstraram que o desfecho adverso da gestação limitava-se tão somente aos fetos acima do 99º percentil.[44] O risco de um desfecho adverso com uma medida de TN entre o 95º e o 99º percentis não era significativamente diferente do risco com uma TN normal. Na maior série, Souka *et al.* estudaram o resultado de 1.320 gestações de fetos únicos com cariótipos normais com uma TN elevada acima do 99º percentil no escaneamento entre 10 e 19 semanas (Tabela 33-1).[45]

Esse estudo mostra que mesmo em gestações com TN significativamente elevada e cromossomos normais, 77% dos bebês nascem vivos e sadios. O aconselhamento dos pais pode ser algo difícil; entretanto, esse estudo também mostrou que nos 980 casos com uma TN acima do 99º percentil nos quais não foram identificadas anomalias no escaneamento em 20 semanas, o risco residual de um resultado adverso era muito pequeno (2%), comparado com um risco de 18% se um edema nucal ainda fosse reconhecido naquele momento.

Higroma Cístico

Higromas císticos são anormalidades do desenvolvimento do sistema linfático. O diagnóstico ultra-sonográfico pré-natal baseia-se na demonstração de uma estrutura cística bilateral septada, localizada na região cérvico-occipital (Fig. 33-9A, B). Infelizmente, a literatura publicada sobre higromas císticos no terceiro trimestre é confusa devido a definições variáveis. Em alguns estudos, os higromas císticos são classificados como translucência nucal

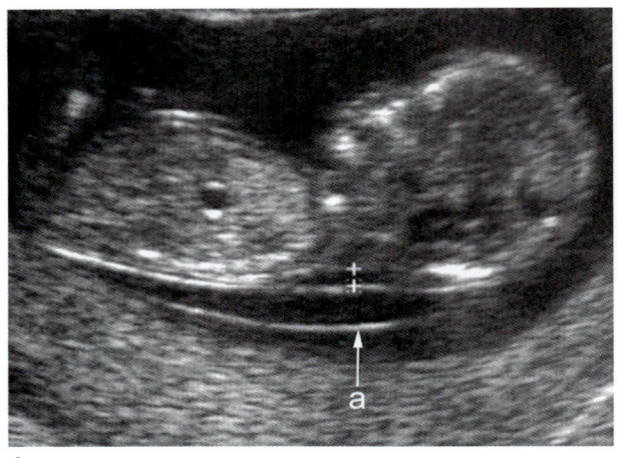
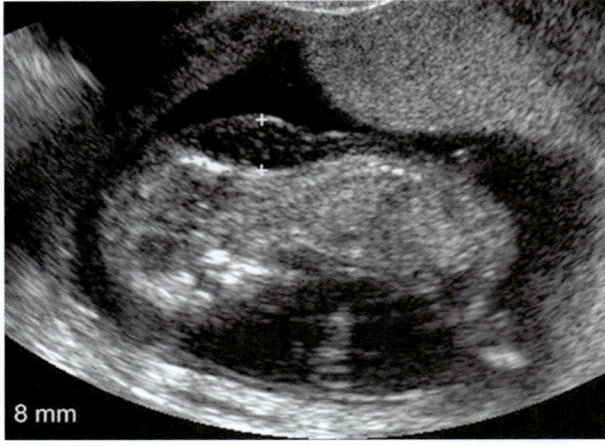

FIGURA 33-8. Translucência nucal. A, Uma medida de translucência nucal de 2,1 mm, com o âmnio (a) visto separado da pele da nuca. Pode-se ver claramente o estômago abaixo do diafragma. **B,** Medida de translucência nucal elevada, 8 mm. A pele mostra-se elevada ao longo da coluna devido a edema subcutâneo. **C,** Feto com trissomia do 21 e com acúmulo de líquido subcutâneo na parte posterior do pescoço (*seta*).

TABELA 33-1. RESULTADO DE 1.320 GESTAÇÕES CROMOSSOMICAMENTE NORMAIS COM TRANSLUCÊNCIA NUCAL ELEVADA

TN (mm)	Total (n)	Interrupção da Gestação (n %)	Perda Espontânea do Feto (n %)	Óbito Pós-natal (n %)	Nascidos Vivos Com Anormalidades (n %)	Nascidos Vivos Sem Defeitos (n %)
3,5-4,4	854	53(6,2)	26(3,0)	8(0,9)	33(3,9)	734(85,9)
4,5-4,4	229	22(9,6)	10(4,4)	6(2,6)	14(6,1)	177(77,3)
5,5-6,4	99	20(20,2)	9(9,1)	1(1,0)	3(3,0)	66(66,7)
6,5	138	59(42,8)	23(16,7)	3(2,2)	10(7,3)	43(31,2)
Total	1.320	*154(11,7)	68(5,2)	18(1,4)	60(4,5)	1.020(77,3)

*Em 102 (66%) dos 154 casos, a interrupção da gestação se deu depois do diagnóstico de defeitos fetais. TN, translucência nucal. De Souka AP, Krampl E, Bakalis S et al: Outcome in chromossomally normal fetuses with increased nuchal translucency in the first trimester. Ultrasound Obstet Gynecol 2001;18:9-17.

septada, e em outros são descritos como aumento da translucência nucal.

Relatos de higromas císticos diagnosticados no pré-natal durante o segundo trimestre estabeleceram uma associação com **hidropisia fetal, defeitos cardíacos congênitos** e **defeitos cromossômicos**; o mais comum é a **síndrome de Turner**. É provável que os higromas císticos no primeiro trimestre tenham associações semelhantes.

SISTEMA CARDIOVASCULAR

A doença cardíaca congênita é uma das anormalidades estruturais congênitas mais comuns, com uma incidência de 8 em 1.000 nascimentos. Muitas constituem defeitos pequenos; entretanto, um defeito cardíaco importante está associado a um aumento significativo na morbidade e na mortalidade

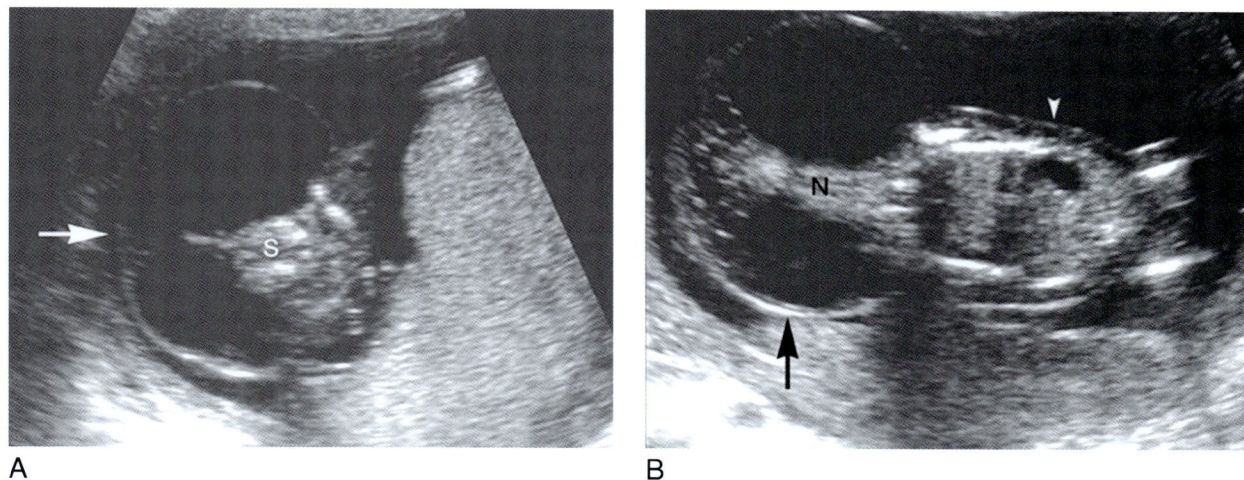

FIGURA 33-9. Higroma cístico e hidropisia fetal, 13 semanas. A, Visão transversal do pescoço mostra um higroma cístico com septação típica da linha média (*seta branca*). A espinha cervical normal (S) diferencia um higroma de meningocele. **B,** Imagem coronal mostra uma grande massa cística no terminal cefálico do feto (*seta preta*), com ligamento nucal espessado (N) associado a edema generalizado da pele (*ponta da seta*) (**Síndrome de Turner**).

para a criança. O diagnóstico pré-natal desses defeitos apresenta grandes vantagens para o tratamento pós-natal, e o diagnóstico antenatal permite o encaminhamento correto a um especialista e a opção de interromper a gravidez.

Os batimentos cardíacos do embrião normalmente são visíveis à USTV na sexta semana de gestação. A partir da sétima semana, pode-se reconhecer o coração por meio de USTA como uma grande estrutura brilhante e pulsante no tórax. Na gestação normal, a freqüência cardíaca do feto aumenta de cerca de 110 bpm na quinta semana para 170 bpm na nona semana, e então diminui gradualmente para 150 bpm na 14ª semana.[46-48] O aumento inicial na freqüência cardíaca coincide com o desenvolvimento morfológico do coração, e a diminuição subseqüente pode resultar da maturação funcional do sistema parassimpático.[46,48,49] No final da oitava semana, é possível visualizar na USTV as paredes atriais e ventriculares movendo-se reciprocamente. Nesse período inicial da gestação, o coração normal ocupa 50% da área torácica transversal e os átrios parecem maiores que os ventrículos. Na 10ª semana, podem-se identificar as valvas e o septo intraventricular, e o coração ocupa uma porção menor do tórax, com uma razão cardiotorácica em torno de 0,2 no restante do primeiro trimestre. Na 11ª semana, pode-se identificar a visão das quatro câmaras, ventrículos, átrios, septos, valvas, veias e fluxos das vias de saída[50] (Fig. 33-10A-E). Dados normativos das medidas das estruturas cardíacas entre 10 e 17 semanas já foram estabelecidos,[51] mostrando que a razão entre as dimensões do ventrículo direito e esquerdo (em média 1,0) e a razão do diâmetro do tronco pulmonar em relação à aorta (em média 1,1) permanecem relativamente constantes.

Estudos relatando o exame do coração fetal variam em sua capacidade de detectar a visão das quatro câmaras; 16% a 88% dos casos em 11 semanas, 36% a 93% em 12 semanas e 73% a 100% entre 13 e 14 semanas.[51-55] Gembruch *et al.* observaram que a origem e o cruzamento das grandes artérias eram visualizados em 75% de 136 fetos em 11 semanas, 93% em 12 semanas e 100% em 13 semanas.[51] Eles usaram tanto USTA quanto USTV nos fetos e mostraram que entre 10 e 13 semanas a USTV obtinha mais sucesso em demonstrar a perspectiva das quatro câmaras e o cruzamento das grandes artérias. Entretanto, na 13ª semana e 0 dia, a USTA era suficiente para demonstrar essas estruturas em mais de 80% dos casos. Em 14 semanas, as duas abordagens eram comparáveis. O Doppler colorido pode ajudar a melhorar a visualização de defeitos cardíacos no primeiro trimestre, demonstrando as artérias e veias e o fluxo sangüíneo intracardíaco[54] (Fig. 33-11A, B, C).

O rastreamento atual de populações de baixo risco baseia-se em uma perspectiva das quatro câmaras do coração e das vias de saída no escaneamento de 20 semanas. A sensibilidade da visão das quatro câmaras em detectar a doença cardíaca congênita grave é de 26%.[56] Se a visualização das vias de saída estiver incluída na visão das quatro câmaras, a detecção de anomalias importantes pode ser tão alta quanto 50% a 80%.[57] Nos grupos de alto risco (p. ex., pais com doença cardíaca congênita, um filho anterior afetado, diabetes gestacional, ou um aumento na translucência nucal), as taxas de detecção de defeitos cardíacos importantes por especialistas em ecocardiografia fetal no segundo trimestre variam consideravelmente entre 43% e 100%.[58-60]

O diagnóstico precoce de defeitos cardíacos é importante por diversas razões. Em primeiro lugar, permite tranqüilizar um casal de alto risco. Em segundo lugar, permite o estudo precoce do cariótipo em vista da forte associação de defeitos cardíacos com anormalidades cromossômicas. E, em terceiro lugar, permite a interrupção cirúrgica da gravidez se necessário.[61]

Existe atualmente uma associação bem reconhecida entre um aumento na TN e anormalidades cardíacas estruturais importantes, resultando em um aumento significativo no número de mulheres encaminhadas para uma ecocardiografia fetal detalhada. No rastreamento de anormalidades cromossômicas por TN em 29.154 gestações de

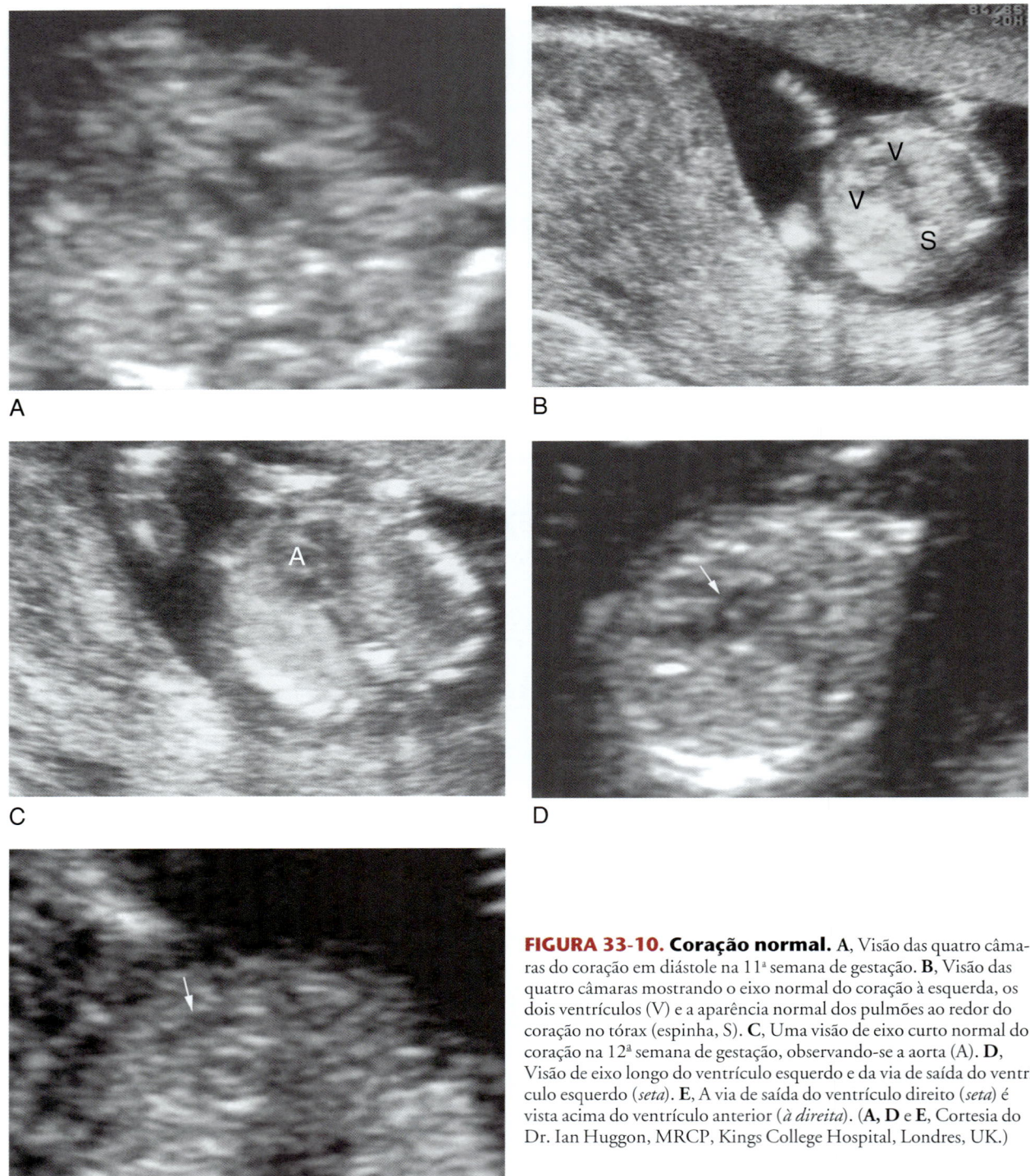

FIGURA 33-10. Coração normal. A, Visão das quatro câmaras do coração em diástole na 11ª semana de gestação. **B**, Visão das quatro câmaras mostrando o eixo normal do coração à esquerda, os dois ventrículos (V) e a aparência normal dos pulmões ao redor do coração no tórax (espinha, S). **C**, Uma visão de eixo curto normal do coração na 12ª semana de gestação, observando-se a aorta (A). **D**, Visão de eixo longo do ventrículo esquerdo e da via de saída do ventrículo esquerdo (*seta*). **E**, A via de saída do ventrículo direito (*seta*) é vista acima do ventrículo anterior (*à direita*). (**A, D** e **E**, Cortesia do Dr. Ian Huggon, MRCP, Kings College Hospital, Londres, UK.)

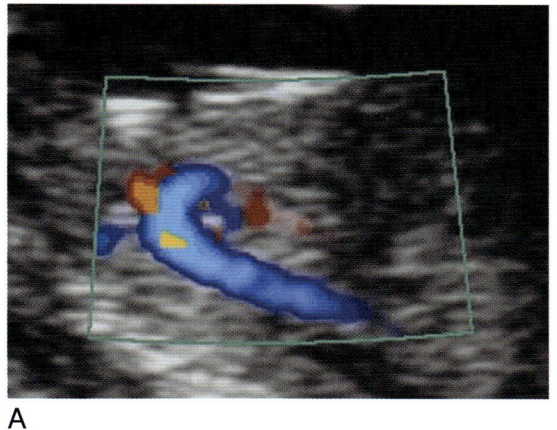
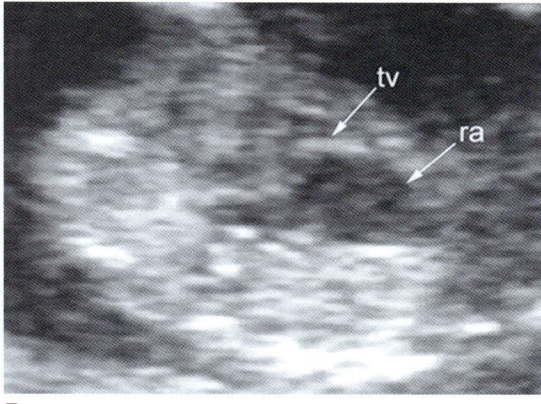
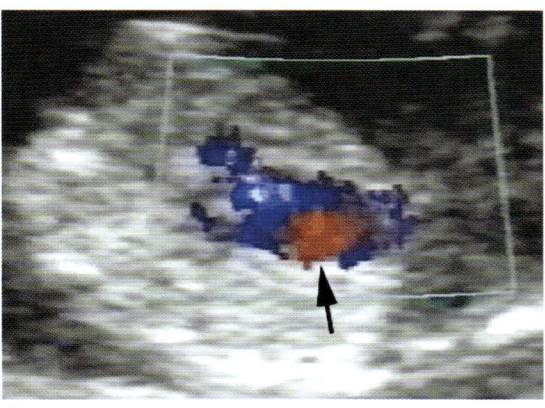

FIGURA 33-11. Uso de Doppler colorido para visualizar o coração. A, O arco aórtico é visto claramente com o uso do Doppler colorido na 11ª semana de gestação. **B, Anomalia de Ebstein.** Átrio direito dilatado (ra) e deslocamento do folheto septal da valva tricúspide (tv) em direção ao ápice do ventrículo direito. Isto leva à regurgitação tricúspide e pode causar obstrução ao enchimento ventricular direito. **C,** Mapeamento do fluxo em cores mostra o fluxo de regurgitação tricúspide na malformação de Ebstein (*seta*). (Cortesia do Dr. Ian Huggon, MRCP, Kings College Hospital, Londres, UK.)

fetos únicos entre 11 e 14 semanas, Hyett *et al.* observaram uma TN acima do 95º percentil em 56% dos fetos com defeitos cardíacos importantes.[41] Em um estudo recente, a incidência de um defeito cardíaco importante aumentava com uma TN elevada; 2,5% se a TN fosse de 2,5 a 3,4 mm e 7% se a TN fosse igual a 3,5 mm.[62] Em um estudo prospectivo envolvendo ecocardiografia detalhada de 398 fetos cromossomicamente normais com uma TN acima do 99º percentil, 29 (7,3%) apresentaram um defeito cardíaco.[60] Vinte e oito desses casos foram diagnosticados no período antenatal, 88% deles entre 13 e 17 semanas. Um estudo semelhante descobriu que 51 (16,3%) de 313 fetos com uma TN elevada eram portadores de doença cardíaca congênita.[63] Esses estudos demonstram a importância do encaminhamento precoce de fetos com cariótipos normais com uma TN elevada a um especialista treinado em ecocardiografia fetal.

Existem hoje diversos estudos que examinaram o resultado de fetos com uma TN elevada. Michailidis e Economides reuniram os resultados de 6.650 fetos submetidos a rastreamento com uma TN entre 12 e 13 semanas.[44] Três entre 11 fetos (27%) com anormalidades cardíacas importantes tinham uma TN acima do 99º percentil, e quatro (36%) apresentavam uma TN acima do 95º percentil. Mavrides *et al.* observaram 26 defeitos cardíacos em 7.339 gestações submetidas a rastreamento com uma TN entre 10 e 14 semanas, 19 dos quais foram diagnosticados no período antenatal.[64] Três desses casos (12%) tinham uma TN acima do 99º percentil e quatro (15%) acima do 95º percentil. A sensibilidade desse exame parece ser menor do que se considerava anteriormente, o que pode dever-se, em parte, à diferença no modelo do estudo. Os dados iniciais foram analisados retrospectivamente e a prevalência total de defeitos cardíacos no primeiro estudo foi menor do que se esperaria com base em outros dados da literatura.[41] Os dados não apóiam o uso do rastreamento de TN como único meio de rastreamento de defeitos cardíacos, embora consistam de uma medida auxiliar útil para os métodos atuais de rastreamento.

O exame de **Dopplervelocimetria pulsátil no ducto venoso** no primeiro trimestre também mostrou identificar fetos em maior risco de apresentar doença cardíaca congênita (Fig. 33-12A e B). Matias *et al.* demonstraram que em 200 fetos com uma TN elevada e cariótipo normal, 7 entre 11 com ausência ou reversão de fluxo durante a contração atrial no ducto venoso eram portadores de doença cardíaca estrutural importante.[65] Antolin *et al.* observaram três casos de um aumento do índice de pulsatilidade no ducto venoso em quatro defeitos cardíacos estruturais diagnosticados em 10 a 16 semanas.[66] Bilardo demonstrou não só a associação entre o fluxo anormal do ducto venoso e defeitos cardíacos, como também um resultado adverso da gestação.[67] É importante

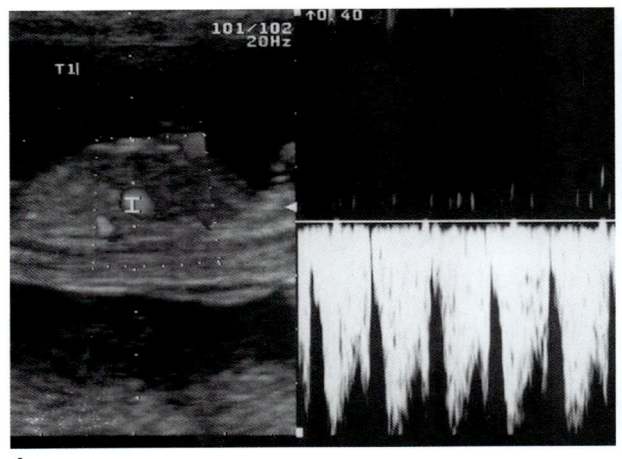 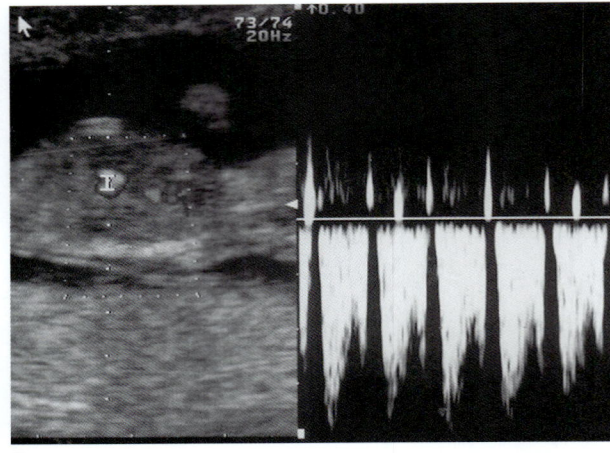

FIGURA 33-12. Ducto venoso. A, Fluxo normal no ducto venoso na 11ª semana de gestação. **B,** Reversão da onda A no ducto venoso apresenta associação com doença cardíaca estrutural importante.

ter em mente que a medida do ducto venoso entre 11 e 14 semanas é de apenas 2 a 3 mm.[68] Em vista disso e das limitações técnicas na obtenção de um sinal claro, a viabilidade de repetição dessa medida é variável. No momento, o valor clínico do Doppler do ducto venoso no primeiro trimestre parece residir na avaliação de fetos com um cariótipo normal e uma TN elevada.

A praticabilidade de realizar o rastreamento em mulheres com alto risco de gerar fetos com defeitos cardíacos no primeiro trimestre já foi demonstrada.[69] Este grupo realizou ecocardiografia fetal na 13ª semana em 15 fetos em risco de serem portadores de defeitos cardíacos. Em 11 de 15 fetos, a imagem apresentou qualidade suficiente para tranquilizar a família ou para diagnosticar uma anormalidade. Dez fetos apresentaram uma visão normal das quatro câmaras e das grandes artérias na 13ª semana. Três entre 10 fetos tinham um defeito do septo ventricular que foi diagnosticado posteriormente no segundo trimestre ou no período pós-natal. Todos esses defeitos fecharam-se espontaneamente e eram clinicamente insignificantes. Um dos 11 fetos apresentava uma visão anormal das quatro câmaras e das grandes artérias na 12ª semana e um defeito cardíaco complexo confirmado no exame de necropsia. Os outros quatro escaneamentos (4 de 15) foram inconclusivos na 12ª a 13ª semana e nenhum defeito cardíaco foi demonstrado posteriormente na gestação ou no pós-natal.

Esses estudos mostraram que a ecocardiografia fetal é praticável no primeiro trimestre a partir da décima segunda semana de gestação utilizando-se uma combinação de USTA e USTV. A medida da TN fetal pode ajudar a determinar mulheres que necessitam de encaminhamento precoce a um especialista em ecocardiografia fetal. Os fetos necessitarão passar por um escaneamento posteriormente na gestação para verificar manifestações tardias de defeitos cardíacos, tais como lesões obstrutivas do lado direito ou esquerdo do coração, além de alterações funcionais, como arritmias. Na população de baixo risco, é importante determinar no primeiro trimestre a frequência cardíaca fetal e tentar obter a visão das quatro câmaras.

SISTEMA RESPIRATÓRIO

O diafragma está formado e a cavidade pleuroperitoneal se divide na nona semana de gestação, teoricamente podendo ser visualizada a partir desse período (Fig. 33-13). Ao final da décima primeira semana, o estômago deve estar visível no feto normal. Os pulmões normais também podem ser visualizados no tórax ao redor do coração (Fig. 33-10B). O pulmão esquerdo aparece por baixo do coração e é menor que o pulmão direito. A ecogenicidade dos pulmões é normalmente maior do que a do fígado e semelhante à do intestino.

Hérnia Diafragmática Congênita

Defeitos no diafragma são classificados de acordo com o local do defeito. O mais comum (80% a 90%) é póstero-lateral (hérnia de Bochdalek). Com menos frequência, podem ser anteriores (hérnia de Morgani) ou mediais através do tendão central. O defeito pode estar à direita ou à esquerda, sendo que o da esquerda é o mais comum (80%) e 5% são bilaterais. Se houver um defeito no diafragma, as vísceras abdominais podem migrar para o tórax a partir de 10 a 12 semanas de gestação. Isto ocorre depois que os intestinos retornam à cavidade abdominal pelo cordão umbilical. O diagnóstico de **hérnia diafragmática congênita** (HDC) geralmente é feito se houver desvio do mediastino ou quando órgãos abdominais são vistos no tórax (Fig. 33-14). Pode ser difícil distinguir as alças intestinais de outras lesões císticas no tórax. Na hérnia localizada à esquerda, a incapacidade de localizar o estômago na perspectiva intra-abdominal é um auxílio útil no diagnóstico. Todos os casos de hérnia diafragmática não são diagnosticados no período antenatal porque a herniação das vísceras através do defeito pode não se desenvolver até mais posteriormente na gestação ou até o nascimento, e a herniação pode ser intermitente. Defeitos no lado direito são diagnosticados com menos frequência no período antenatal. Neste caso, o estômago permanece no abdome e o fígado geralmente migra através do defeito. O

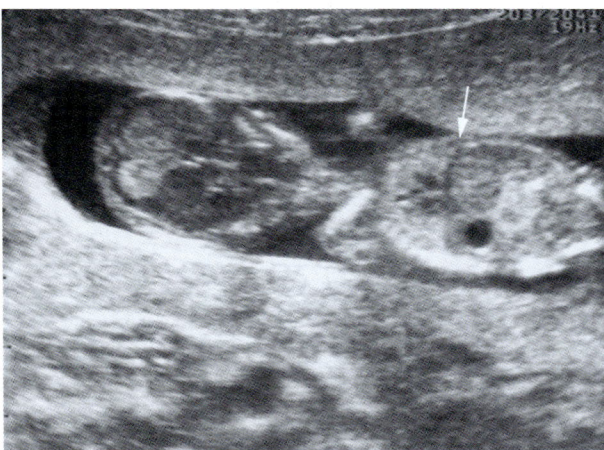

FIGURA 33-13. Diafragma normal. Secção longitudinal do diafragma normal entre o tórax e o abdome na 11ª semana (*seta*). O coração é visto claramente acima e o estômago abaixo do diafragma.

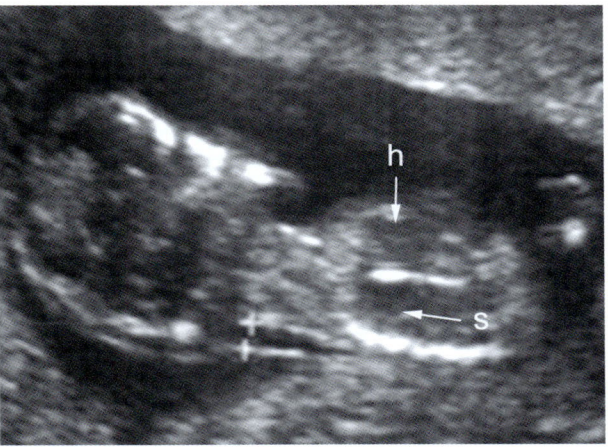

FIGURA 33-14. Hérnia diafragmática congênita. Visão longitudinal na 12ª semana de gestação mostrando o estômago no interior do tórax. O coração está em plano anterior (h) e o estômago situa-se posteriormente (s). (Cortesia do Professor Kypros Nicolaides, FRCOG, Kings College Hospital, Londres, UK.)

fato de pulmões e fígado apresentarem uma ecogenicidade semelhante muitas vezes impede que o diagnóstico seja feito no período antenatal. Por essas razões, o diagnóstico raramente é feito no primeiro trimestre.

Seibre *et al.* observaram que 37% dos fetos com HDC diagnosticados em um estudo de rastreamento multicêntrico tinham uma TN elevada entre 11 e 14 semanas.[42] Desses casos, um foi diagnosticado no primeiro trimestre em 13 semanas, 14 casos no segundo trimestre e quatro casos no pós-natal. Os casos com HDC e uma TN elevada tendiam a ter um prognóstico mais sombrio. A TN estava elevada em cinco dos seis casos (83%) que resultaram em morte neonatal comparados com dois de nove (22%) sobreviventes. Eles concluíram que uma TN elevada é um marcador de compressão intratorácica. Em vista desses achados, a HDC é um dos defeitos que devem ser investigados especificamente ao se encontrar uma TN elevada entre 11 e 14 semanas.

Malformação Adenomatosa Cística do Pulmão

A maioria das lesões pulmonares císticas, como a **malformação adenomatosa cística** (MAC), são diagnosticadas no escaneamento de rotina no segundo trimestre. Este defeito do desenvolvimento advém do crescimento excessivo dos bronquíolos terminais, e a alteração embriogênica ocorre antes da sétima semana de gestação.[70] Entretanto, não há relatos de casos da condição no primeiro trimestre, com diagnóstico mais precoce por ultra-som na 17ª semana.[71,72] A fisiopatologia da condição ainda não está totalmente entendida, e se desconhece o porquê de a lesão ocorrer no primeiro trimestre e não poder ser visualizada nesse estágio. Considera-se que a hiperecogenicidade característica posterior na gestação represente o acúmulo de líquido em pequenas cavidades císticas, presumindo-se que esse processo não esteja suficientemente avançado no início da gestação para causar uma alteração distinta na aparência sonográfica dos pulmões.[71]

TRATO GASTROINTESTINAL

Anomalias envolvendo o trato gastrointestinal respondem por 15% das anormalidades congênitas identificáveis por ultra-som. Blaas *et al.* acompanharam o desenvolvimento da parede abdominal, estômago e coração a partir da sétima semana de gestação em um estudo longitudinal usando ultra-som transvaginal.[50] A herniação fisiológica do intestino médio ao cordão umbilical é um aspecto normal do desenvolvimento intestinal, levando ao alongamento e à rotação do intestino. Durante a sétima semana, o sinal inicial de herniação do intestino ocorreu sob a forma de espessamento do cordão contendo uma área ligeiramente ecogênica na inserção abdominal, e ao longo dos próximos dias, essa estrutura ecogênica tornou-se mais distinta. Entre 8 semanas e 3 dias até 10 semanas e 4 dias, todos os embriões apresentaram herniação do intestino médio (Fig. 33-15). O intestino retraiu-se para a cavidade abdominal entre 10 semanas e 4 dias e 11 semanas e 5 dias, e nenhum feto além de 11 semanas e 5 dias demonstrou qualquer sinal de herniação fisiológica (Fig. 33-16).

O estômago era visualizado como uma pequena área hipoecóica no lado esquerdo do abdome abaixo do coração a partir da oitava semana,[50] tornando-se mais distinto com o avanço da gestação, e era sempre visualizado em torno da décima primeira semana (Fig. 33-17). O diâmetro transversal do estômago era de 1,2 mm na nona semana e 2,4 na 12ª semana. O feto começa a deglutir a partir da décima primeira semana, de maneira que o líquido visto no estômago antes dessa época resulta de secreções do epitélio intestinal. O achado de um estômago vazio no primeiro trimestre pode ser normal. O estômago e a parede abdominal eram claramente visualizados nos fetos de todas as 198 mulheres em

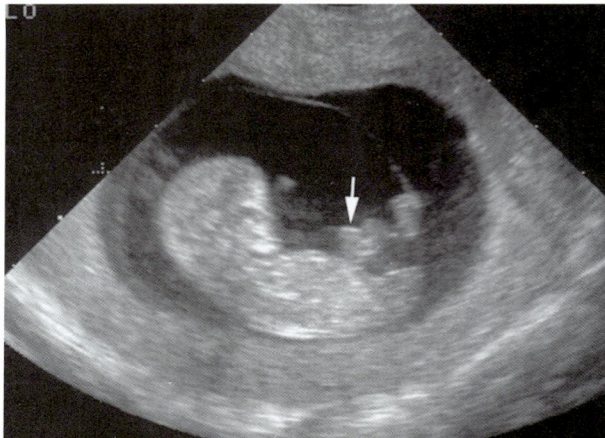

FIGURA 33-15. Herniação fisiológica normal do intestino delgado. Visão longitudinal na 10ª semana e 5 dias de gestação, mostrando a herniação fisiológica (*seta*). A inserção do cordão é vista no ápice da herniação.

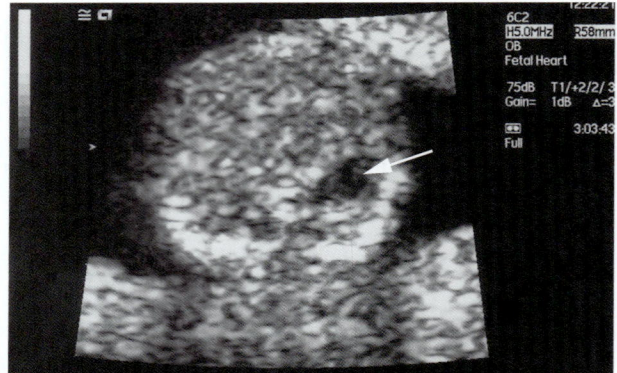

FIGURA 33-17. Abdome e estômago normais. Visão transversal do abdome na 13ª semana de gestação com um estômago posicionado normalmente à esquerda (*seta*). A espinha e as costelas são vistas no corte transversal.

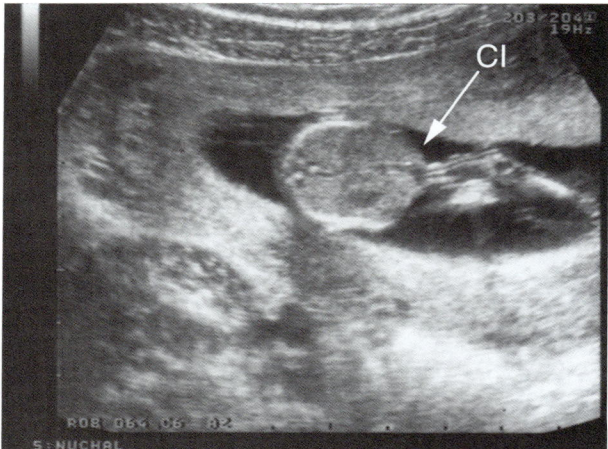

FIGURA 33-16. Inserção normal do cordão umbilical. Visão transversal do abdome na 11ª semana e 5 dias de gestação mostrando a inserção normal do cordão umbilical (CI) quando a herniação fisiológica cedeu.

um estudo usando USTA e USTC entre 12 e 13 semanas de gestação.[26]

Onfalocele

O diagnóstico de onfalocele (exonfalia) no ultra-som baseia-se na demonstração de um defeito na linha média da parede abdominal, com um saco herniado contendo vísceras e a inserção do cordão umbilical em seu ápice (Fig. 33-18). Durante o período de herniação fisiológica, uma grande onfalocele, contendo o fígado e/ou o coração, deve ser considerada patológica. Na maioria dos casos, o diagnóstico de onfalocele deve ser feito apenas a partir de 11 semanas e 5 dias. A onfalocele está associada a defeitos cromossômicos, particularmente a trissomia do 18, em até 39% dos casos

diagnosticados na 12ª semana, e está associada também a outras síndromes e anormalidades estruturais.

Há vários relatos do diagnóstico no primeiro trimestre.[73,74] Van Zalen-Sprock *et al.* relataram os achados de 14 casos com onfalocele diagnosticados entre 11 e 14 semanas de gestação.[74] Oito desses casos tinham uma TN elevada e sete apresentavam anormalidades cromossômicas. Se o fígado estiver presente no saco herniado, é mais provável que o cariótipo seja normal.

A **pentalogia de Cantrell** é uma síndrome rara envolvendo defeitos do pericárdio, esterno, diafragma e da parede abdominal com o coração exteriorizado do tórax. Pode estar associada a onfalocele ou gastrosquise e ainda não foi relatada no primeiro trimestre.

Gastrosquise

Na **gastrosquise**, a herniação do intestino ocorre através de um pequeno defeito da parede abdominal localizado lateralmente, e geralmente à direita de um cordão umbilical intacto. O diagnóstico por ultra-som é feito pela demonstração de um cordão umbilical situado normalmente e o intestino herniado e flutuante no líquido amniótico. O diagnóstico pode ser possível a partir de 9 semanas se os intestinos flutuantes forem visualizados, mas com certeza somente é concretizado a partir de 11 semanas e 5 dias — uma vez a herniação fisiológica tenha cedido. A ultra-sonografia com Doppler colorido pode ajudar a delinear uma inserção normal do cordão umbilical. Raramente, a gastrosquise pode fazer parte da seqüência de ruptura amniótica (trave amniótica), em que a ruptura do âmnio leva a anormalidades da cabeça e da parede abdominal. Existem diversos relatos do diagnóstico de gastrosquise no primeiro trimestre.[75,76] Kushnir *et al.* descreveram um caso diagnosticado em 13 semanas pela demonstração de uma massa flutuante em forma de couve-flor migrando para o lado direito do abdome.[75]

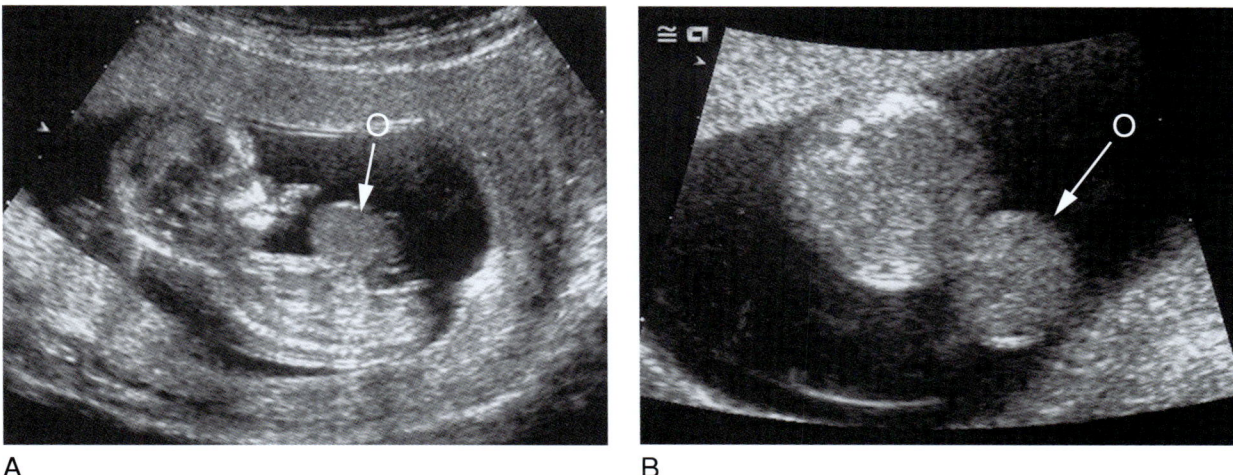

FIGURA 33-18. Onfalocele. A, Visão longitudinal com 13 semanas de gestação mostrando herniação dos conteúdos intra-abdominais na base do cordão (O). **B,** Visão transversal do abdome do mesmo feto.

Anomalia do Pedículo Corporal (Body-Stalk)

A **anomalia do pedículo corporal** caracteriza-se pela presença de um grande defeito da parede abdominal, cifoescoliose grave e um cordão umbilical rudimentar. Há vários relatos do diagnóstico dessa condição no primeiro trimestre, incluindo dois casos diagnosticados com 10 semanas, em que a herniação abdominal continha o fígado e o intestino.[77,78] Em um estudo multicêntrico de rastreamento de defeitos cromossômicos entre 10 e 14 semanas, 14 casos de anomalia do pedículo corporal foram diagnosticados em 106.727 gestantes.[79]

Condições Obstrutivas

Condições obstrutivas do trato gastrointestinal, como atresia, estenose ou duplicação, muitas vezes são diagnosticadas na suspeita de poliidrâmnio no ultra-som ou dilatação de uma área dos intestinos. A deglutição não ocorre antes da décima primeira semana de gestação, e, portanto, o desequilíbrio entre a produção e a reabsorção pelo sistema gastrointestinal e urinário fetal geralmente não se torna significativo até o segundo trimestre. Por isso, esses defeitos raramente são diagnosticados no primeiro trimestre. Entretanto, Tsukerman *et al.* relataram um diagnóstico de atresia duodenal associada a atresia do esôfago na 12ª semana de gestação. O diagnóstico foi feito pelo reconhecimento do sinal de dupla bolha do estômago e do duodeno visivelmente dilatados.[80]

Cistos ou tumores intra-abdominais raramente são de tamanho significativo para permitirem um diagnóstico no primeiro trimestre. Alguns exemplos incluem cistos de duplicação intestinal e cistos mesentéricos, hepáticos, ovarianos ou colecodais[81] (Fig. 33-19).

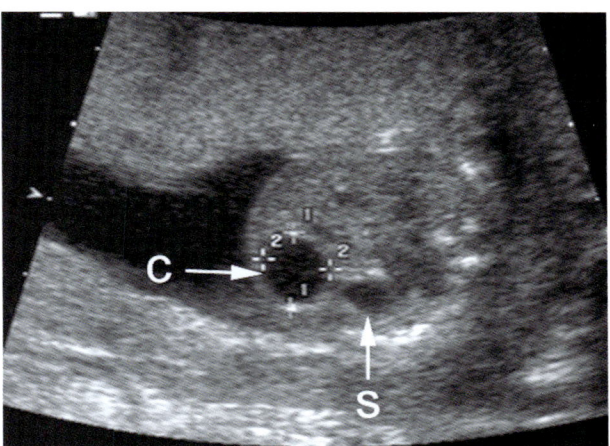

FIGURA 33-19. Cisto abdominal na 13ª semana de gestação. Uma área cística (c) medindo 9,5 mm foi vista anterior ao estômago (s) no lado esquerdo do abdome. O cisto cedeu espontaneamente.

SISTEMA GENITOURINÁRIO

Os rins fetais atingem sua forma e posição adulta na 12ª semana de gestação e podem ser visualizados por USTA nesse estágio. Inicialmente aparecem no plano transversal como estruturas ovais na linha média abdominal em ambos os lados da espinha fetal. No corte longitudinal, aparecem ao longo do plano paravertebral da espinha fetal[82] (Fig. 33-20). Mais recentemente, a USTV tem conseguido proporcionar uma visualização mais precoce e detalhada, tão cedo quanto em 10 semanas, sob a forma de duas massas bilaterais ecogênicas, com uma ecogenicidade semelhante à dos pulmões fetais.[83] A ecogenicidade renal é acentuada na 10ª semana e diminui com a gestação. No primeiro trimestre, não é possí-

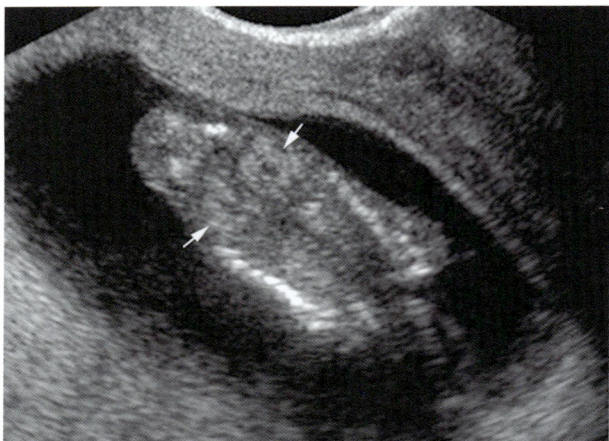

FIGURA 33-20. Rins normais. Visão coronal do abdome mostrando rins normais na 12ª semana de gestação (*setas*).

vel diferenciar as estruturas dos rins normais, tais como o córtex e a pelve. Entretanto, neste ponto, é relativamente fácil diferenciar a glândula adrenal como uma área hipoecogênica com um córtex ecodenso acima do rim.

Pode-se identificar a bexiga urinária fetal normal por USTA logo na 10ª semana de gestação como uma massa esférica hipoecóica no centro da pelve fetal (Fig. 33-21A, B). Sebire *et al.* observaram que a bexiga nem sempre era vista em um comprimento crânio-nádegas (CCN) igual a 67 mm (12 semanas).[84] A USTV permite a visualização precoce a partir de 11 semanas na maioria dos casos.[83] Há um aumento significativo no comprimento da bexiga com o CCN, mas entre 10 e 14 semanas o diâmetro longitudinal da bexiga normal é sempre inferior a 6 mm.[84] A visualização da bexiga tornou-se mais fácil hoje pela identificação da porção intra-abdominal das artérias umbilicais com o Doppler colorido (Fig. 33-21B), que também ajuda a diferenciar estruturas císticas na pelve da bexiga urinária.

Rosati e Guariglia identificaram o rim na 11ª semana em 80% dos casos e em 92% dos casos na 13ª semana usando USTV.[85] A bexiga urinária foi vista a partir de 11 semanas em 78% dos casos no primeiro escaneamento e em 88% dos casos no segundo escaneamento 15 a 20 minutos depois. O mesmo estudo também demonstrou o crescimento linear de todos os diâmetros do rim durante a fase inicial da gestação até 16 semanas. Eles observaram padrões menores do que os previamente descritos por USTA porque conseguiram diferenciar a glândula adrenal fetal dos rins na USTV. Braithwaite *et al.* (1996) visualizaram os rins em 99% e a bexiga em 98% dos fetos de 298 mulheres usando USTA e USTV entre 12 e 13 semanas de gestação.[26]

A genitália externa não era totalmente diferenciada até 11 semanas. A determinação pré-natal do sexo do feto por ultra-som no segundo trimestre baseia-se na demonstração do tamanho do pênis no feto de sexo masculino ou das pregas labiais no feto de sexo feminino. O falo masculino pode ser visto tão cedo quanto entre 10 e 11 semanas e os grandes e pequenos lábios em 15 semanas.[86] Entretanto, não há diferença considerável no tamanho do pênis e do clitóris até depois de 14 semanas, de maneira que a determinação do sexo deve ser feita somente depois desse período. Um método de determinar o sexo entre 11 e 14 semanas foi descrito, no qual a região genital é examinada no plano sagital médio e o ângulo do tubérculo genital é medido horizontalmente.[87] O sexo do feto era determinado como masculino se o ângulo fosse maior que 30 graus e feminino se o ângulo do falo fosse menor que 30 graus em relação ao plano horizontal. Este grupo conseguiu determinar o sexo em 91,3% de 172 fetos usando esse método, sendo que o sexo estava correto em 70,3% em 11 semanas, 98,7% em 12 semanas e 100% em 13 semanas. Eles sugerem que uma decisão final quanto a um exame invasivo para investigar condições ligadas ao sexo deva ser feita somente após 12 semanas de gestação. Um outro estudo confirmou a acurácia desse método ao diagnosticar corretamente o sexo em todos os 18 fetos em risco de apresentar doença recessiva ligada ao cromossomo

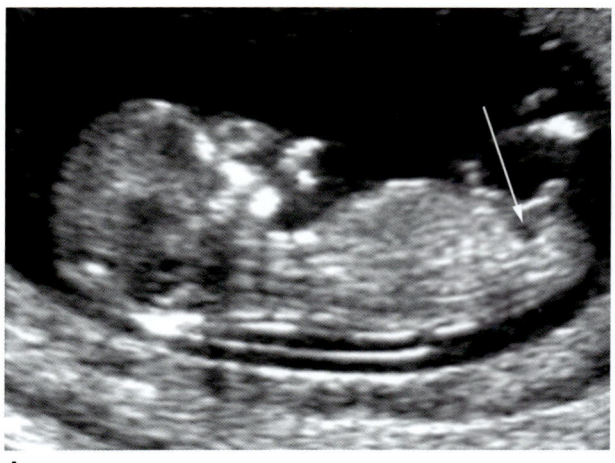
A

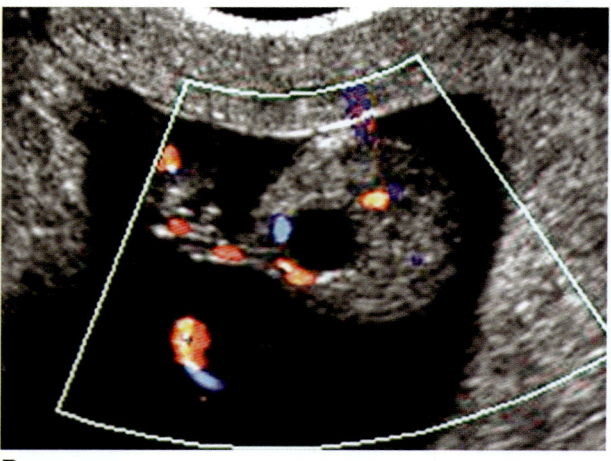
B

FIGURA 33-21. Bexiga normal. A, Visão longitudinal na 11ª semana de gestação mostrando uma bexiga normal (*seta*). **B**, Em um plano transversal, o Doppler colorido mostrando as porções abdominais das artérias umbilicais pode ajudar a identificar a bexiga.

X em 12 semanas.[88] As gônadas e o útero não foram descritos no primeiro trimestre e a identificação é difícil até mesmo posteriormente na gestação.

Agenesia Renal

A **agenesia renal** bilateral geralmente é diagnosticada no segundo trimestre por achados de anidrâmnio, ausência de bexiga urinária e não identificação dos rins fetais. O líquido amniótico no primeiro trimestre consiste predominantemente de um filtrado do sangue fetal através da pele. A produção de urina fetal começa entre 11 e 13 semanas e em torno dessa época a pele do feto começa a queratinizar e torna-se menos permeável à água. Portanto, a partir de 13 a 20 semanas existe uma mudança gradual no principal componente do líquido amniótico para a urina filtrada fetal. Por esta razão, o oligoidrâmnio com freqüência não está presente antes de 16 semanas na agenesia renal bilateral. Assim, o diagnóstico no primeiro trimestre conta com a incapacidade de identificar os rins ou a bexiga. A aparência das adrenais na agenesia renal como uma massa hipoecóica de formato discóide, situada no leito renal, pode facilmente simular os rins. Embora seja mais fácil identificá-las no primeiro trimestre e no início do segundo do que posteriormente na gestação,[85] na prática o diagnóstico muitas vezes não é feito até haver anidrâmnio. Bronshtein et al. relataram o diagnóstico pré-natal de cinco casos de agenesia renal bilateral na 14ª a 15ª semanas.[89] Em todos esses casos, havia estruturas hipoecogênicas unilaterais ou bilaterais vistas no leito renal, que subseqüentemente se verificou tratar-se de adrenais aumentadas. Três dos cinco casos tinham um volume de líquido amniótico normal ao diagnóstico. Em dois desses casos, uma bexiga urinária foi vista em 14 semanas, mas desapareceu entre 16 e 17 semanas. Considera-se que este achado de uma bexiga transitória aparente seja decorrente de um enchimento retrógrado ou de um cisto uretral que podem simular a aparência de uma bexiga. Com o advento do Doppler de potência, é possível visualizar as artérias renais, o que pode ajudar a confirmar a presença ou ausência dos rins fetais.

Doença Renal Policística Infantil

O diagnóstico pré-natal da **doença renal policística infantil** é feito pela demonstração de rins homogeneamente hiperecogênicos e bilateralmente aumentados ao ultra-som. Os próprios cistos são pequenos e difíceis de serem distinguidos. Podem estar associados a oligoidrâmnio e as imagens sonográficas podem não estar aparentes até a 26ª semana. O curso clínico da doença é muito variável, e o diagnóstico por vezes não é feito até o período neonatal ou na infância. Já foi sugerido medir a razão da circunferência do rim/circunferência abdominal, que está aumentada nesta doença, como um auxílio ao diagnóstico mais precoce.[85] Bronshtein et al. relataram um caso diagnosticado na 14ª semana por USTV, no qual o líquido amniótico era normal, a bexiga não era vista e grandes rins homogêneos eram visualizados preenchendo o abdome.[83] Essa anormalidade pode ser parte da síndrome de Meckel-Gruber, associada a encefalocele e polidactilia, e já foi descrita no primeiro trimestre.[16] A **doença renal policística do adulto** é uma condição que geralmente não se manifesta até a quarta ou quinta década de vida. Os rins mostram-se bilateralmente aumentados e consistem de cistos de tamanho variável. A apresentação antenatal é rara, mas já foi relatada tão cedo quanto na 14ª semana no ultra-som.[90]

Doença Renal Displásica Multicística

Na **doença renal displásica multicística**, os néfrons e os túbulos coletores renais mostram-se displásicos. Esta condição pode ser uni ou bilateral, ou pode envolver apenas um segmento do rim. Os túbulos coletores renais tornam-se císticos, e no ultra-som os rins mostram-se tipicamente grandes e multicísticos, podendo posteriormente ficar pequenos e hiperecogênicos. Geralmente, os cistos são de tamanhos diferentes e apresentam septos entre eles. Se ambos os rins estiverem envolvidos, a bexiga não é visualizada, estando presente o oligoidrâmnio.

Tal diagnóstico já foi feito no primeiro trimestre.[83,91] Bronshtein et al. diagnosticaram um caso de rim displásico multicístico na 12ª semana, demonstrando os achados típicos ultra-sonográficos em um rim e o contralateral normal.[83] O cariótipo era normal, e o diagnóstico foi confirmado no pós-natal.

Dilatação da Pelve Renal

Os parâmetros sonográficos normais da pelve renal durante o primeiro trimestre ainda não foram estabelecidos. Entretanto, diversos estudos usaram um diâmetro ântero-posterior acima de 3 mm como uma definição de **dilatação da pelve renal** no primeiro trimestre.[83,85]

A dilatação da pelve renal (DPR) ou hidronefrose é demonstrada no ultra-som por uma área hipoecóica no local da pelve renal, e nas formas moderadas e graves pode envolver o ureter. Este diagnóstico já foi feito no primeiro trimestre; entretanto, uma grande proporção dos casos diagnosticados no início da gestação se resolverá até o final, particularmente se forem brandos. Rosati e Guariglia avaliaram o trato urinário de 537 fetos por USTV entre 11 e 16 semanas e diagnosticaram 22 (4,5%) casos de DPR (definida como um diâmetro AP > 4 mm).[85] Somente oito desses casos apresentaram DPR no terceiro trimestre, e apenas três destes exibiam patologia renal no pós-natal necessitando de correção cirúrgica da obstrução da junção ureteropélvica.

Megabexiga

Uma **bexiga dilatada ao ultra-som é um sinal de obstrução distal**, mais comumente das valvas uretrais posteriores em um feto do sexo masculino (Fig. 33-22). Há vários relatos do diagnóstico no primeiro trimestre. O diâmetro longitudinal da bexiga normal é descrito como sempre igual a 6 mm no primeiro trimestre, e o diâmetro da bexiga em relação à razão ao CCN deverá ser menor que 10%.[84] Em um estudo de 24.492 gestações entre 10 e 14 semanas, 15 casos de **megabexiga** foram diagnosticados, com diâmetros de bexiga entre 8 e 32 mm.[84] Sete casos resolveram-se espontaneamente e outros três exibiam anormalidades cromossômicas. Em quatro casos houve o desenvolvimento de uropatia obstrutiva, e todos exceto um desses casos apresentavam megabexiga grave (> 17 mm) no primeiro trimestre. Em um outro estudo, 16 casos foram diagnosticados em 5.240 gestações por USTV entre 11 e 15 semanas.[92] Dez desses casos estavam associados a outras anormalidades, tanto anomalias cromossômicas quanto estruturais, particularmente do trato intestinal. Há relatos de que o diagnóstico de megabexiga no primeiro trimestre e vesicocentese ou derivação vesicoamniótica precoce teriam o potencial de evitar o dano renal subseqüente.[93] Entretanto, a derivação precoce está associada a um alto risco de aborto, o que pode comprometer os benefícios potenciais. Sebire *et al.* relataram dois casos de derivação vesicoamniótica na 14ª semana, ambos evoluindo para aborto espontâneo da gestação uma semana depois do procedimento.[84]

No feto do sexo feminino, a causa mais comum de megabexiga é uma **anomalia cloacal**, que geralmente apresenta um prognóstico desfavorável. Outras causas em ambos os sexos incluem **atresia uretral** ou a **síndrome megabexiga-microcólon-hipoperistaltismo intestinal**.

SISTEMA MÚSCULO-ESQUELÉTICO

Pequenos botões dos membros de baixa ecogenicidade são vistos a partir da sétima semana de gestação, e ao final da oitava semana podem-se vê-los em movimento.[1] Na nona semana, os dedos das mãos e dos pés são detectáveis, e os movimentos de braços e pernas aumentam. Nesse estágio, o embrião muitas vezes "bate os pés". A partir da décima semana, os membros se alongam e surge a postura típica do feto. Na 11ª semana, os ossos dos membros parecem ossificar e todos os ossos longos podem ser vistos de maneira consistente. O comprimento normal do úmero, rádio, ulna, fêmur, tíbia e fíbula é semelhante entre 11 e 14 semanas e há

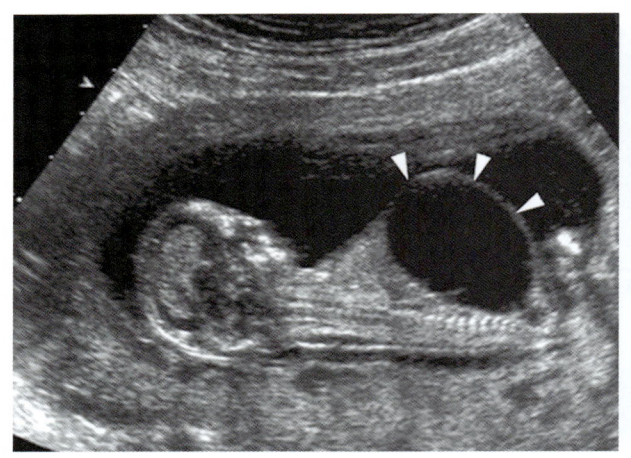

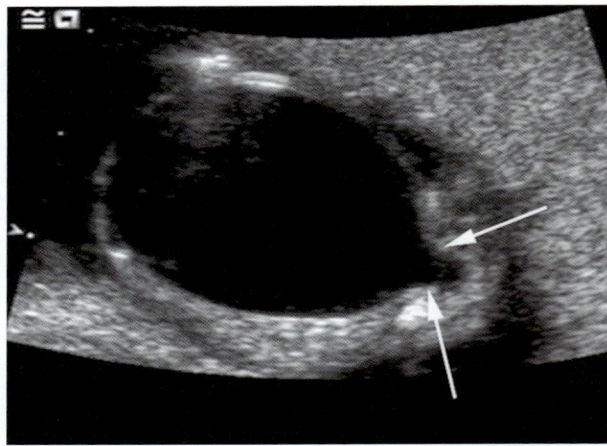

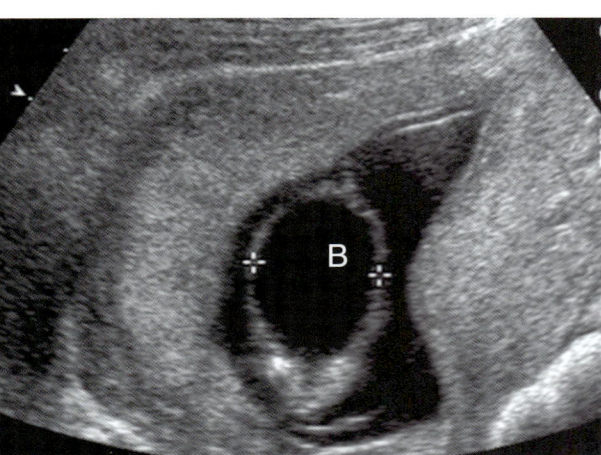

FIGURA 33-22. Megabexiga. A, Visão longitudinal com uma bexiga muito dilatada na 13ª semana de gestação (*pontas das setas*). **B**, Imagens longitudinal ampliada e **C**, transversal mostram o sinal clássico de "buraco de fechadura" das valvas uretrais posteriores (*setas*). B, bexiga.

faixas de referência estabelecidas.[94] O comprimento desses ossos aumenta linearmente com a gestação de cerca de 6 mm na 11ª semana para 13 mm na 14ª semana, com uma razão fêmur-pé de 0,85. Na 11ª semana, a posição do pé em relação à tíbia e à fíbula e o formato do plano plantar do pé estão estabelecidos. Geralmente, é mais fácil examinar as mãos e os dedos no primeiro trimestre porque há relativamente mais líquido amniótico e o feto movimenta e estica os dedos com freqüência.[95] A espinha aparece ossificada na 11ª semana, o crânio na 12ª semana e as costelas na 13ª semana.[25] Portanto, a estrutura óssea do feto deve ser examinada facilmente a partir da 13ª semana (Fig. 33-23).

Displasias Esqueléticas

Displasias esqueléticas são um grupo heterogêneo de distúrbios do desenvolvimento ósseo resultando no crescimento e formato anormais do esqueleto fetal. A literatura contém um pequeno número de relatos de casos nos quais o diagnóstico de uma displasia esquelética é feito no primeiro trimestre devido a uma história prévia ou um exame detalhado após a identificação de hidropisia. Nos casos de ausência ou malformação de um osso, o diagnóstico pode ser feito a partir de 13 semanas de gestação. Em muitas displasias esqueléticas, como a **acondroplasia** e a **osteogênese imperfeita tipos IIB e III**, o comprimento e a aparência dos membros geralmente são normais no primeiro trimestre; portanto, o diagnóstico não é feito até o segundo trimestre. Na **acondrogênese**, observou-se o encurtamento ósseo tão cedo quanto na 11ª semana.[96] A chave para o diagnóstico foi a desproporção entre o corpo e o comprimento do membro, a falta de movimentos do membro, não-ossificação dos membros e da coluna vertebral e edema da pele. O diagnóstico de **nanismo tanatofórico** já foi feito na 13ª semana em um feto com um tórax estreito e fêmures curtos e arqueados.[97] Entretanto, nesta condição, a aparência dos ossos longos pode ser normal no primeiro trimestre.[98] A recorrência da **síndrome das costelas curtas e polidactilia** foi descrita na 13ª semana ao achado de micromelia simétrica, mãos fixas em "forma de ventilador" e desproporção entre tórax e abdome.[99]

Fetos com uma TN elevada e um cariótipo normal podem apresentar um risco maior de sofrer uma displasia ou um

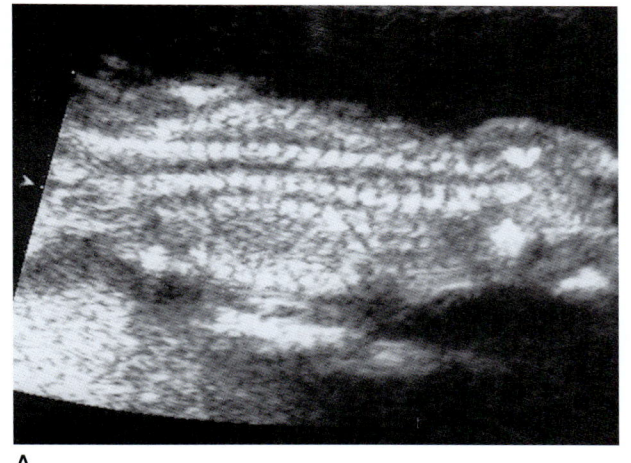

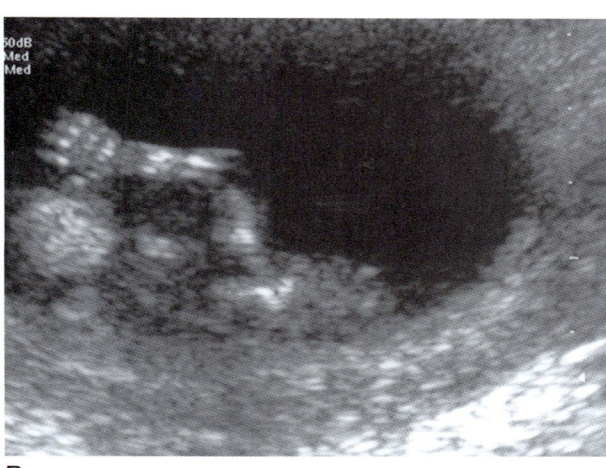

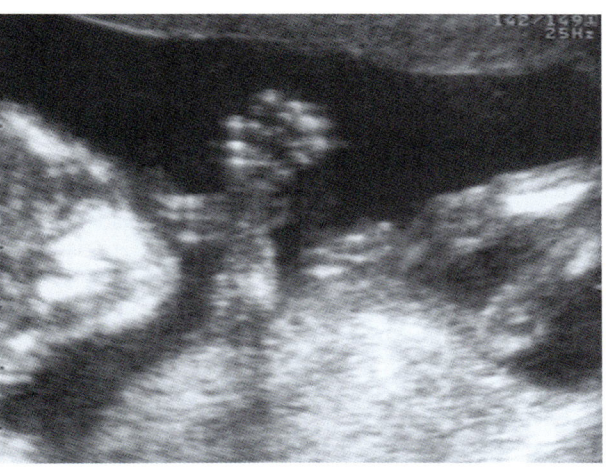

FIGURA 33-23. Desenvolvimento esquelético normal. **A,** Visão longitudinal na 13ª semana de gestação mostrando uma espinha normal. **B e C,** Aparência normal do braço, da mão e dos dedos da mão na 12ª semana de gestação. É fácil examinar a mão e os dedos no primeiro trimestre porque há relativamente mais líquido amniótico e o feto movimenta e estica os dedos com freqüência.

defeito esquelético; entretanto, em vista da raridade da condição, ainda não se estabeleceu uma relação apropriada.[45]

Seqüência de Deformação de Acinesia Fetal

A **seqüência de deformação de acinesia fetal** (SDAF) é um grupo heterogêneo de condições que resultam em múltiplas contraturas articulatórias, incluindo tálipe equinovaro bilateral e flexão fixa ou deformidades de extensão de quadril, joelhos, cotovelos e punhos. A seqüência inclui síndromes de artrogripose congênita letal, pterígio múltiplo e de Pena-Shokeir. O diagnóstico pré-natal geralmente é feito no segundo ou no terceiro trimestre pela demonstração das deformidades esqueléticas. A condição está associada a uma TN elevada, o que pode ajudar o diagnóstico mais precoce.[100] Neste estudo, dois casos foram diagnosticados na 13ª semana ao achado de uma TN elevada, acima do 99º percentil, além de tálipes e contraturas articulatórias. Em um outro estudo de 4.116 fetos com cromossomos normais e uma TN elevada, foram encontrados seis casos de SDAF, demonstrando uma prevalência maior do que a esperada na população geral.[40]

Defeitos dos Membros

Tálipe equinovaro já foi descrito no primeiro trimestre, mostrando o pé aduzido e a planta do pé invertida nos planos sagital e coronal. Bronshtein *et al.* diagnosticaram 13 casos de tálipes em 7.325 fetos de gestantes submetidas a rastreamento entre 12 e 16 semanas de gestação, sendo o mais cedo na 13ª semana.[101] Dois casos foram associados a trissomia do 18. O mesmo estudo também diagnosticou seis anormalidades em dedos das mãos na 10ª semana e cinco casos de mão "em garra" a partir da 12ª semana. Haak *et al.* descreveram um caso de mão fendida e malformação do pé diagnosticado na 12ª semana por meio da USTV.[95] Há descrição do diagnóstico de sindactilia tão cedo quanto na 11ª semana.[102]

Síndrome da Regressão Caudal

A **síndrome da regressão caudal** ocorre com graus variáveis de anomalias vertebrais, desde agenesia sacral parcial até a ausência completa da espinha lombossacral. A síndrome está associada a hipoplasia das extremidades inferiores e anormalidades de outros sistemas, sendo mais comum em **fetos de mães diabéticas**. Um caso foi descrito com a suspeita de diagnóstico na nona semana de gestação, confirmado posteriormente no ultra-som de 17 semanas.[103] Na nona semana, o CCN era inferior ao esperado para o estágio gestacional, havia uma protuberância da espinha na região caudal, além de movimentos reduzidos das coxas.

ESTUDOS EM POPULAÇÃO DE BAIXO RISCO

A maioria dos relatos do diagnóstico de malformações estruturais no primeiro trimestre foram relatos de casos ou estudos em gestantes em alto risco de apresentar uma anormalidade. Muito embora esses estudos demonstrem a possibilidade e a vantagem do escaneamento no início da gestação nesse grupo de mulheres, fornecem poucas informações a respeito da praticabilidade do rastreamento de anomalias estruturais na população geral.

Até o momento, cinco estudos foram publicados tratando dessa questão do rastreamento de um grande número de mulheres (> 500) em uma população real, não selecionada e de baixo risco até 14 semanas de gestação.

O maior estudo até hoje fez o rastreamento de 6.634 gestantes prospectivamente entre 11 e 14 semanas em um hospital-escola de Londres.[2] Neste estudo, todas as mulheres passaram por uma USTA inicialmente, sendo que a USTV foi usada também em 20% das mulheres quando necessário, a fim de completar a investigação anatômica. A todas as mulheres foi oferecido um escaneamento no primeiro trimestre feito por um entre seis médicos treinados ou quatro profissionais de ultra-sonografia qualificados. Se a investigação anatômica fosse normal, as mulheres retornavam para um escaneamento fetal de rotina entre 18 e 20 semanas feito por um profissional de ultra-sonografia. Foram obtidos os resultados das gestações em 92,3% das mulheres. A taxa de dectecção de anomalias estruturais foi de 59% no primeiro trimestre e 81% combinando-se os escaneamentos de primeiro e segundo trimestres, com um total de 92 anomalias em 6.443 fetos nascidos vivos (Tabela 33-2A).

Setenta e oito por cento (78%) das anomalias cromossômicas foram diagnosticadas no primeiro trimestre, seja devido a uma TN elevada ou a uma anomalia estrutural. As anormalidades estruturais mais comuns diagnosticadas foram defeitos do sistema nervoso (16/37) e higroma cístico (13/37). Houve três diagnósticos falso-positivos de herniação da porção intestinal média entre 11 e 13 semanas que cederam no escaneamento uma semana depois. Neste estudo, o custo do ultra-som no primeiro trimestre foi de US$ 10.450 por feto com uma anomalia estrutural importante. Os autores concluem que a maioria das anormalidades estruturais do feto podem ser diagnosticadas no primeiro trimestre, mas que o escaneamento do segundo trimestre não deve ser descartado.

Mais recentemente, Carvalho *et al.* relataram os resultados do escaneamento de 2.853 mulheres não selecionadas prospectivamente entre 11 e 14 semanas por USTA e USTV, se necessário.[36] Neste estudo, foi oferecido a todas as mulheres em um centro de encaminhamento terciário no Brasil um escaneamento entre 11 e 14 semanas de gestação. Os exames foram feitos por um de oito médicos (dois especialistas em medicina fetal, um especialista em ecocardiografia fetal e cinco pesquisadores em medicina fetal com pelo menos dois anos de experiência em escaneamento). Uma investigação anatômica foi feita e 1.943 de 2.853 gestantes passaram por um escaneamento adicional no segundo ou no terceiro trimestre, ou ambos. As 910 mulheres restantes só fizeram o escaneamento do primeiro trimestre. Foram detectados defeitos por ultra-som pré-natal nos fetos de 130 gestantes (4,6%) e 29 (22,3%) destes foram diagnosticados no primeiro exame. A taxa total de detecção antenatal por ultra-som foi de 71,5%, sendo que no primeiro trimestre foi de 31,2%. A

TABELA 33-2A. ANORMALIDADES ESTRUTURAIS DIAGNOSTICADAS POR TRIMESTRE E SISTEMA ANATÔMICO EM ESTUDOS PROSPECTIVOS EM UMA POPULAÇÃO DE BAIXO RISCO

	Valores Expressos em N/N (%)		
Sistema	1º Trimestre	2º Trimestre	Pós-natal
SNC	16/19 (84)	3/19 (16)	0/19 (0)
Face	0/2 (0)	1/2 (50)	1/2 (50)
Pescoço	13/13 (100)	0/13 (0)	0/13 (0)
Cardiovascular	4/10 (40)	2/10 (20)	4/10 (40)
Pulmão	1/3 (33)	1/3 (33)	1/3 (33)
Gastrointestinal	7/7 (100)	0/7 (0)	0/7 (0)
Renal	3/5 (60)	2/5 (40)	0/5 (0)
Esquelético	0/7 (0)		

De Whitlow BJ, Chatzipapas IK, Lazanakis ML, et al: The value of sonography in early pregnancy for the detection of fetal abnormalities in an unselected population. Br J Obstet Gynaecol 1999;106:929-936.

TABELA 33-2B. ANORMALIDADES ESTRUTURAIS DIAGNOSTICADAS POR TRIMESTRE E SISTEMA ANATÔMICO EM ESTUDOS PROSPECTIVOS EM UMA POPULAÇÃO DE BAIXO RISCO

	Valores Expressos em N/N (%)		
Sistema	1º Trimestre	2º e 3º Trimestres	Pós-natal
SNC	8/18 (44)	9/18 (50)	1/18 (6)
Face	0/1 (0)	0/1 (0)	1/1 (100)
Pescoço	7/7 (100)	0/7 (0)	0/7 (0)
Cardiovascular	1/3 (33)	2/3 (67)	0/3 (0)
Pulmão	0/1 (0)	1/1 (100)	0/1 (0)
Gastrointestinal	2/2 (100)	0/2 (0)	0/2 (0)
Renal	1/8 (13)	7/8 (87)	0/8 (0)
Esquelético	1/9 (11)	0/9 (0)	8/9 (89)

De Hernadi L, Torocsik M: Screening for fetal anomalies in the 12th week of pregnancy by transvaginal sonography in an unselected population. Prenat Diagn 1997;17:753-759.

prevalência de anormalidades neste estudo foi alta, talvez por terem incluído anomalias menores, como tálipes e polidactilia. Ao considerar apenas defeitos estruturais importantes, 78,8% foram detectados no período antenatal, sendo que 37,8% foram detectados entre 11 e 14 semanas de gestação. Em vista da taxa de detecção reduzida no primeiro trimestre, concluiu-se que o rastreamento de anomalias no primeiro trimestre não pode substituir um escaneamento de anomalias entre 18 e 24 semanas de gestação.

Hernaldi e Torocsik fizeram o rastreamento de 3.991 mulheres prospectivamente entre 11 e 14 semanas de gestação com USTV em uma unidade na Hungria.[20] Todas as mulheres fizeram um escaneamento de rotina na 12ª semana com um obstetra ou um profissional de ultra-som. Foi feita uma investigação anatômica usando USTV e uma USTA também foi realizada em cada caso para examinar o útero e os ovários. Todos os escaneamentos normais foram seguidos por um escaneamento subseqüente no segundo e no terceiro trimestres. O estudo diagnosticou 43 anomalias em 35 fetos (0,9%), incluindo defeitos estruturais importantes (20) e TN isolada acima do normal (15). Das anomalias estruturais (excluindo TNs elevadas), 40,8% foram diagnosticadas no primeiro trimestre, 18,4% no segundo trimestre, 20,4% no terceiro trimestre e 20,4% no pós-natal (Tabela 33-2B).

Este estudo excluiu **anomalias menores** que não causam incapacidade a longo prazo nem óbito e **anatomia cardíaca** por não as investigarem de maneira consistente no início da gestação. Este grupo observou que, em 94% dos casos, a morfologia fetal principal, excluindo a anatomia cardíaca, podia ser totalmente visualizada neste estágio da gestação com USTV. O interessante é que se trata do único estudo de rastreamento de baixo risco realizado em um hospital não-universitário ou centro de referência terciário.

D'Ottavio et al. estudaram prospectivamente 3.514 fetos em 3.490 gestações consecutivas não selecionadas por USTV entre 13 e 15 semanas na Itália.[104] Todas as gestações em andamento passaram por uma USTA entre 20 e 22 semanas de gestação. O objetivo do estudo foi examinar a efetividade do rastreamento de defeitos fetais e marcadores de anormalidades cromossômicas. Os autores não afirmam quem realizou os exames de ultra-som. Dezessete (33%) de um total de 52 defeitos estruturais foram diagnosticados no escaneamento inicial. Outros 25 (48%) defeitos foram diag-

turais no segundo trimestre varia de 17% a 85%, e depende muito da habilidade e da experiência do profissional do ultra-som, da idade gestacional ao rastreamento, da definição da anormalidade e do grau de determinação das anormalidades no pós-natal.[110] Nos cinco estudos de rastreamento em uma população não selecionada no primeiro trimestre, as taxas de detecção foram de 33% a 64,7%. Esses números são de fato comparáveis favoravelmente aos resultados do rastreamento apenas no segundo trimestre. Existe uma vantagem econômica em potencial de o exame precoce substituir um segundo exame de anomalia no segundo trimestre em uma população de baixo risco.

Um exame que seja feito como rotina no início da gestação para confirmar a viabilidade fetal, datar a gestação ou para fazer o rastreamento da translucência nucal poderia incorporar um escaneamento de anomalias fetais mais precoce. Tal protocolo reduziria dramaticamente o número de exames de escaneamento de anomalias fetais posteriores. No momento, não há dados suficientes para sugerir que um escaneamento no primeiro trimestre possa substituir o exame na 20ª semana em uma população de baixo risco. Entretanto, em gestações de alto risco, é essencial que as mulheres sejam encaminhadas no primeiro trimestre.

Se o exame de ultra-som de rotina no primeiro trimestre fosse feito além do escaneamento de anomalias com 20 semanas, haveria implicações financeiras significativas em relação a equipamento, pessoal, treinamento e tempo para a realização do exame. No momento, não há dados que avaliem a relação custo-benefício desse exame adicional.

O FUTURO

Se o rastreamento de anormalidades estruturais no primeiro trimestre substituir o escaneamento do segundo trimestre em uma população de baixo risco, é fundamental que tal abordagem seja avaliada em um ensaio controlado prospectivo e aleatório (CPA). Sugerimos que tal estudo tenha três ramificações. A primeira seria um exame de rotina no segundo trimestre. A segunda ramificação seria um escaneamento de rotina no primeiro trimestre e um escaneamento subseqüente agendado de acordo com uma indicação específica. A terceira ramificação seria um escaneamento no primeiro trimestre, seguido por um escaneamento detalhado entre 23 e 24 semanas, em um estágio da gestação em que é mais fácil diagnosticar determinadas anomalias (p. ex., defeitos cardíacos). Este último exame incluiria também um rastreamento do comprimento cervical e Doppler da artéria uterina, se o benefício for considerável. Os custos e praticabilidades de organizar um CPA como este seriam enormes. Seria preciso haver um grande número de participantes, além de considerar as questões éticas de se fazer um estudo como este.

No futuro, podemos esperar que a tecnologia continue a evoluir — produzindo ultra-som de freqüências mais altas e melhor resolução. O uso crescente do ultra-som 3-D é uma área interessante que pode ajudar a detectar anormalidades estruturais no primeiro trimestre. A praticabilidade de exa-

TABELA 33-3. IDADE GESTACIONAL EM SEMANAS NA QUAL OS ÓRGÃOS FETAIS PODEM SER VISUALIZADOS EM ≥ 70% DOS FETOS POR ULTRA-SOM TRANSABDOMINAL E TRANSVAGINAL

Estrutura Fetal	Transabdominal	Transvaginal
Crânio	11-13	11-12
Espinha	12-13	11
Ossos longos	12-13	10-11
Pés	12	13
Visão das quatro câmaras cardíacas	12-13	12
Rins	12-13	11-12
Bexiga	12-13	13
Parede abdominal anterior	12-13	12
Face	12-13	12
Estômago	13	11-12

Dados das referências 25, 26, 33, 50, 54, 83, 85, 112.

minar a anatomia com 3-D entre 12 e 13 semanas em um período de tempo razoável já foi demonstrada.[111] Nesse estudo, o ultra-som 3-D permitiu uma revisão abrangente da anatomia em 80% dos casos. A vantagem do ultra-som 3-D é a capacidade de calcular volumes de ultra-som, obter novas secções em qualquer plano e reconstruir as perspectivas 3-D.

CONCLUSÕES

Hoje é praticável examinar a anatomia fetal no primeiro trimestre. Os resultados de estudos publicados demonstram que é possível detectar determinadas anormalidades tão cedo quanto na nona semana de gestação. A idade gestacional ideal para visualizar a anatomia fetal no ultra-som parece ser entre 12 e 13 semanas aproximadamente, empregando-se uma combinação de USTV e USTA (Tabela 33-3).[112] Se for feito um escaneamento no primeiro trimestre por qualquer indicação, recomendaríamos que se faça uma tentativa de observar as estruturas descritas no protocolo na Tabela 33-4. Para orientar o profissional de ultra-sonografia, revisamos a literatura e tabulamos a idade gestacional em que é possível ver cada estrutura normal pelo escaneamento (Tabela 33-5). A idéia de um escaneamento no primeiro trimestre unicamente para confirmar a viabilidade ou a data da gestação deveria ser abandonada, em prol de uma tentativa de visualizar a anatomia fetal.

Referências

1. Blaas H-G, Eik-Nes SH: First-trimester diagnosis of fetal malformations. In Rodeck CH, Whittle MJ (eds): Fetal Medicine. Basic Science and Clinical Practice. 1999, Churchill Livingstone, London.

TABELA 33-4. PROTOCOLO PARA ESCANEAMENTO NO PRIMEIRO TRIMESTRE EM UMA POPULAÇÃO DE BAIXO RISCO*†

Investigação Anatômica

SNC
Obter visão de BPD
Contorno craniano normal
Presença da foice do cérebro
2 plexos coróides

Face
Perfil
Visão transversal (órbitas e nariz)

Pescoço Fetal
Medir translucência nucal

Coração
Frequência e ritmo cardíacos fetais
Localização
Eixo
Visão das quatro câmaras (câmaras e valvas)

Tórax
Localização do estômago

Trato Gastrointestinal
Estômago
Herniação fisiológica até 11 semanas e 5 dias, mas não deverá conter fígado nem coração

Sistema Genitourinário
Bexiga < 7 mm

Anormalidades Músculo-esqueléticas
4 membros
2 mãos e 2 pés

*Fazer com 11-14 semanas.
†Usar USTA com USTV se necessário.

TABELA 33-5. IDADE GESTACIONAL NA QUAL PODE-SE VER CADA ESTRUTURA NORMAL POR SISTEMA ANATÔMICO USANDO USTA E/OU USTV

Sistema	Estrutura	Idade Gestacional
SNC	Plexo coróide	8
	Foice cerebral	10
	Cerebelo	10
	Crânio	11
Face	Perfil facial	9
	Estruturas faciais	11
Pescoço	Pescoço	11
Coração	Presença de batimento cardíaco	6
	Visão das quatro câmaras	11
	Vias de saída	12
Respiratório	Diafragma	9
	Pulmões	11
Gastrointestinal	Herniação fisiológica	$7-11^{+5}$*
	Estômago	11
Genitourinário	Rins	11
	Bexiga	11
	Falo masculino	12
	Falo feminino	12
Músculo-esquelético	Brotos dos membros	7
	Dedos das mãos/pés	9
	Ossos longos	11
	Espinha	10

*Mais 5 dias.

Sistema Nervoso Central

2. Whitlow BJ, Chatzipapas IK, Lazanakis ML, et al: The value of sonography in early pregnancy for the detection of fetal abnormalities in an unselected population. Br J Obstet Gynaecol 1999;106:929-936.
3. O'Rahilly R, Gardner E. The initial appearance of ossification in staged human embryos. Am J Anat 1972;134:291-301.
4. Green JJ, Hobbins JC: Abdominal ultrasound examination of the first-trimester fetus. Am J Obstet Gynecol 1988;159:165-175.
5. Chitty LS, Altman DG: Charts of fetal measurements. In Rodeck CH, Whittle MJ (eds): Fetal Medicine. Basic Science and Clinical Practice.1999, Churchill Livingstone, London.
6. Johnson A, Losure TA, Weiner S: Early diagnosis of fetal anencephaly. J Clin Ultrasound 1985;13:503-505.
7. Rottem S, Bronshtein M, Thaler I, et al: First trimester transvaginal sonographic diagnosis of fetal anomalies. Lancet, 1989;1:444-445.
8. Kennedy KA, Flick KJ, Thurmond AS: First-trimester diagnosis of exencephaly. Am J Obstet Gynecol 1990;162:461-463.
9. Bronshtein M, Ornoy A: Acrania: Anencephaly resulting from secondary degeneration of a closed neural tube: Two cases in the same family. J Clin Ultrasound 1991; 19:230-234.
10. Timor-Tritsch IE, Greenebaum E, Monteagudo A, et al: Exencephaly-anencephaly sequence: Proof by ultrasound imaging and amniotic fluid cytology. J Matern Fetal Med 1996;5:182-185.
11. Becker R, Mende B, Stiemer B, et al: Sonographic markers of exencephaly at 9 + 3 weeks of gestation. Ultrasound Obstet Gynecol 2000;16:582-584.
12. Johnson SP, Sebire NJ, Snijders RJ, et al: Ultrasound screening for anencephaly at 10-14 weeks of gestation. Ultrasound Obstet Gynecol 1997;9:14-16.
13. Chatzipapas IK, Whitlow BJ, Economides DL: The 'Mickey Mouse' sign and the diagnosis of anencephaly in early pregnancy. Ultrasound Obstet Gynecol 1999; 13:196-199.
14. Zalen-Sprock RM, Van Vugt JM, Van Geijn HP: First-trimester sonographic detection of neurodevelopmental abnormalities in some single-gene disorders. Prenat Diagn 1996;16:199-202.

15. Bronshtein M, Zimmer EZ: Transvaginal sonographic follow-up on the formation of fetal cephalocele at 13-19 weeks' gestation. Obstet Gynecol 1991;78:528-530.
16. Sepulveda W, Sebire NJ, Souka A, et al: Diagnosis of the Meckel-Gruber syndrome at eleven to fourteen weeks' gestation. Am J Obstet Gynecol 1997;176:316-319.
17. Blaas HG: Holoprosencephaly at 10 weeks 2 days (CRL 33 mm). Ultrasound Obstet Gynecol 2000;15:86-87.
18. Blaas HG, Eik-Nes SH, Vainio T, et al: Alobar holoprosencephaly at 9 weeks gestational age visualized by two- and three-dimensional ultrasound. Ultrasound Obstet Gynecol 2000;15:62-65.
19. Bronshtein M, Weiner Z: Early transvaginal sonographic diagnosis of alobar holoprosencephaly. Prenat Diagn 1991;11:459-462.
20. Hernadi L, Torocsik M: Screening for fetal anomalies in the 12th week of pregnancy by transvaginal sonography in an unselected population. Prenat Diagn 1997;17:753-759.
21. Senat MV, Bernard JP, Delezoide A, et al: Prenatal diagnosis of hydrocephalus—stenosis of the aqueduct of Sylvius by ultrasound in the first trimester of pregnancy. Report of two cases. Prenat Diagn 2001;21:1129-1132.
22. Lin YS, Chang FM, Liu CH: Antenatal detection of hydranencephaly at 12 weeks, menstrual age. J Clin Ultrasound 1992;20:62-64.
23. Bronshtein M, Zimmer EZ, Blazer S: Isolated large fourth ventricle in early pregnancy—a possible benign transient phenomenon. Prenat Diagn 1998;18:997-1000.
24. Achiron R, Achiron A, Yagel S: First trimester transvaginal sonographic diagnosis of Dandy-Walker malformation. J Clin Ultrasound 1993;21:62-64.
25. Zalen-Sprock RM, Brons JT, Van Vugt JM, et al: Ultrasonographic and radiologic visualization of the developing embryonic skeleton. Ultrasound Obstet Gynecol 1997;9:392-397.
26. Braithwaite JM, Armstrong MA, Economides DL: Assessment of fetal anatomy at 12 to 13 weeks of gestation by transabdominal and transvaginal sonography. Br J Obstet Gynaecol 1996;103:82-85.
27. Bernard JP, Suarez B, Rambaud C, et al: Prenatal diagnosis of neural tube defect before 12 weeks' gestation: Direct and indirect ultrasonographic semiology. Ultrasound Obstet Gynecol 1997;10:406-409.
28. Blaas HG, Eik-Nes SH, Isaksen CV: The detection of spina bifida before 10 gestational weeks using two- and three-dimensional ultrasound. Ultrasound Obstet Gynecol 2000;16:25-29.
29. Sebire NJ, Noble PL, Thorpe-Beeston JG, et al: Presence of the 'lemon' sign in fetuses with spina bifida at the 10- 14-week scan. Ultrasound Obstet Gynecol 1997;10:403-405.
30. Blumenfeld Z, Siegler E, Bronshtein M: The early diagnosis of neural tube defects. Prenat Diagn 1993;13:863-871.
31. Van den Hof MC, Nicolaides KH, Campbell J, et al: Evaluation of the lemon and banana signs in one hundred thirty fetuses with open spina bifida. Am J Obstet Gynecol 1990;162:322-327.
32. Nyberg DA, McGahan JP, Pretorius DH, et al: Diagnostic Imaging of Fetal Anomalies. Philadelphia, Lippincott Williams & Wilkins, 2003.

Face Fetal
33. Whitlow BJ, Economides DL: The optimal gestational age to examine fetal anatomy and measure nuchal translucency in the first trimester. Ultrasound Obstet Gynecol 1998;11:258-261.
34. Cullen MT, Green J, Whetham J, et al: Transvaginal ultrasonographic detection of congenital anomalies in the first trimester. Am J Obstet Gynecol 1990;163:466-476.
35. Parant O, Sarramon MF, Delisle MB, et al: Prenatal diagnosis of holoprosencephaly. A series of twelve cases. J Gynecol Obstet Biol Reprod Paris 1997;26:687-696.
36. Carvalho MH, Brizot ML, Lopes LM, et al: Detection of fetal structural abnormalities at the 11-14 week ultrasound scan. Prenat Diagn 2002;22:1-4.
37. Merz E, Weber G, Bahlmann F, et al: Application of transvaginal and abdominal three-dimensional ultrasound for the detection or exclusion of malformations of the fetal face. Ultrasound Obstet Gynecol 1997;9:237-243.
38. Cicero S, Curcio P, Papageorghiou A, et al: Absence of nasal bone in fetuses with trisomy 21 at 11-14 weeks of gestation: An observational study. Lancet 2001; 358:1665-1667.
39. Hjalgrim H, Fisher HB, Brondum-Nielsen K, et al: Aspects of skeletal development in fragile X syndrome fetuses. Am J Med Genet 2000;95:123-129.

Pescoço Fetal
40. Souka AP, Snijders RJ, Novakov A, et al: Defects and syndromes in chromosomally normal fetuses with increased nuchal translucency thickness at 10-14 weeks of gestation. Ultrasound Obstet Gynecol 1998;11:391-400.
41. Hyett J, Perdu M, Sharland G, et al: Using fetal nuchal translucency to screen for major congenital cardiac defects at 10-14 weeks of gestation: Population based cohort study. BMJ 1999;318:81-85.
42. Sebire NJ, Snijders RJ, Davenport M, et al: Fetal nuchal translucency thickness at 10-14 weeks' gestation and congenital diaphragmatic hernia. Obstet Gynecol 1997;90:943-946.
43. Bilardo CM, Pajkrt E, de Graaf I, et al: Outcome of fetuses with enlarged nuchal translucency and normal karyotype. Ultrasound Obstet Gynecol 1998;11:401-406.
44. Michailidis GD, Economides DL: Nuchal translucency measurement and pregnancy outcome in karyotypically normal fetuses. Ultrasound Obstet Gynecol 2001; 17:102-105.
45. Souka AP, Krampl E, Bakalis S, et al: Outcome of pregnancy in chromosomally normal fetuses with increased nuchal translucency in the first trimester. Ultrasound Obstet Gynecol 2001;18:9-17.

Sistema Cardiovascular
46. Robinson HP, Shaw-Dunn J: Fetal heart rates as determined by sonar in early pregnancy. J Obstet Gynaecol Br 1973;80:805-809.
47. Rempen A: Diagnosis of viability in early pregnancy with vaginal sonography. J Ultrasound Med 1990;9:711-716.
48. Wisser J, Dirschedl P: Embryonic heart rate in dated human embryos. Early Hum Dev 1994;37:107-115.
49. Wladimiroff JW, Seelen JC: Fetal heart action in early pregnancy. Development of fetal vagal function. European Journal of Obstetrics and Gynecology 1972;2:55-63.
50. Blaas HG, Eik-Nes SH, Kiserud T, et al: Early development of the abdominal wall, stomach and heart from 7 to 12 weeks of gestation: A longitudinal ultrasound study. Ultrasound Obstet Gynecol 1995;6:240-249.
51. Gembruch U, Shi C, Smrcek JM: Biometry of the fetal heart between 10 and 17 weeks of gestation. Fetal Diagn Ther 2000;15:20-31.

52. Bronshtein M, Siegler E, Eshcoli Z, et al: Transvaginal ultrasound measurements of the fetal heart at 11 to 17 weeks of gestation. Am J Perinatol 1992;9:38-42.
53. Dolkart LA, Reimers FT: Transvaginal fetal echocardiography in early pregnancy: Normative data. Am J Obstet Gynecol 1991;165:688-691.
54. Gembruch U, Knöpfle G, Bald R, et al: Early diagnosis of fetal congenital heart disease by transvaginal echocardiology. Ultrasound Obstet Gynecol 1993;3:310-317.
55. Johnson P, Sharland G, Maxwell D, et al: The role of transvaginal sonography in the early detection of congenital heart disease. Ultrasound Obstet Gynecol 1992;2:248-251.
56. Tegnander E, Eik-Nes SH, Johansen OJ, et al: Prenatal detection of heart defects at the routine fetal examination at 18 weeks in a non-selected population. Ultrasound Obstet Gynecol 1995;5:372-380.
57. Achiron R, Glaser J, Gelernter I, et al: Extended fetal echocardiographic examination for detecting cardiac malformations in low risk pregnancies. BMJ 1992;304:671-674.
58. Buskens E, Stewart PA, Hess J, et al: Efficacy of fetal echocardiography and yield by risk category. Obstet Gynecol 1996;87:423-428.
59. Ott WJ: The accuracy of antenatal fetal echocardiography screening in high- and low-risk patients. Am J Obstet Gynecol 1995;172:1741-1747.
60. Zosmer N, Souter VL, Chan CS, et al: Early diagnosis of major cardiac defects in chromosomally normal fetuses with increased nuchal translucency. Br J Obstet Gynaecol 1999;106:829-833.
61. Gembruch U, Baschat AA, Knöpfle G, et al: Results of chromosomal analysis in fetuses with cardiac anomalies as diagnosed by first- and early second-trimester echocardiography. Ultrasound Obstet Gynecol 1997;10:391-396.
62. Ghi T, Huggon IC, Zosmer N, et al: Incidence of major structural cardiac defects associated with increased nuchal translucency but normal karyotype. Ultrasound Obstet Gynecol 2001;18:610-614.
63. Simpson JM, Sharland GK: Nuchal translucency and congenital heart defects: Heart failure or not? Ultrasound Obstet Gynecol 2000;16:30-36.
64. Mavrides E, Cobian-Sanchez F, Tekay A, et al: Limitations of using first-trimester nuchal translucency measurement in routine screening for major congenital heart defects. Ultrasound Obstet Gynecol 2001;17:106-110.
65. Matias A, Huggon I, Areias JC, et al: Cardiac defects in chromosomally normal fetuses with abnormal ductus venosus blood flow at 10-14 weeks. Ultrasound Obstet Gynecol 1999;14:307-310.
66. Antolin E, Comas C, Torrents M, et al: The role of ductus venosus blood flow assessment in screening for chromosomal abnormalities at 10-16 weeks of gestation. Ultrasound Obstet Gynecol 2001;17:295-300.
67. Bilardo CM, Muller MA, Zikulnig L, et al: Ductus venosus studies in fetuses at high risk for chromosomal or heart abnormalities: Relationship with nuchal translucency measurement and fetal outcome. Ultrasound Obstet Gynecol 2001;7:288-294.
68. Hecher K: Assessment of ductus venosus flow during the first and early second trimesters: What can we expect? Ultrasound Obstet Gynecol 2001;17:285-287.
69. Carvalho JS, Moscoso G, Ville Y: First-trimester transabdominal fetal echocardiography. Lancet 1998;351:1023-1027.

Sistema Respiratório
70. Stocker JT, Madewell JE, Drake RM: Congenital cystic adenomatoid malformation of the lung. Classification and morphologic spectrum. Hum Pathol 1977;8:155-171.
71. Thorpe-Beeston JG, Nicolaides KH: Cystic adenomatoid malformation of the lung: Prenatal diagnosis and outcome. Prenat Diagn 1994;14:677-688.
72. Sapin E, Lejeune V, Barbet JP, et al: Congenital adenomatoid disease of the lung: Prenatal diagnosis and perinatal management. Pediatr Surg Int 1997;12:126-129.

Trato Gastrointestinal
73. Heydanus R, Raats MA, Tibboel D, et al: Prenatal diagnosis of fetal abdominal wall defects: A retrospective analysis of 44 cases. Prenat Diagn 1996;16:411-417.
74. Zalen-Sprock RM, Vugt JM, Van Geijn HP: First-trimester sonography of physiological midgut herniation and early diagnosis of omphalocele. Prenat Diagn 1997;17:511-518.
75. Kushnir O, Izquierdo L, Vigil D, et al: Early transvaginal sonographic diagnosis of gastroschisis. J Clin Ultrasound 1990;18:194-197.
76. Guzman ER: Early prenatal diagnosis of gastroschisis with transvaginal ultrasonography. Am J Obstet Gynecol 1990;162:1253-1254.
77. Paul C, Zosmer N, Jurkovic D, et al: A case of body stalk anomaly at 10 weeks of gestation. Ultrasound Obstet Gynecol 2001;17:157-159.
78. Ginsberg NE, Cadkin A, Strom C: Prenatal diagnosis of body stalk anomaly in the first trimester of pregnancy. Ultrasound Obstet Gynecol 1997;10:419-421.
79. Daskalakis G, Sebire NJ, Jurkovic D, et al: Body stalk anomaly at 10-14 weeks of gestation. Ultrasound Obstet Gynecol 1997;10:416-418.
80. Tsukerman GL, Krapiva GA, Kirillova IA: First-trimester diagnosis of duodenal stenosis associated with oesophageal atresia. Prenat Diagn 1993;13:371-376.
81. Guariglia L, Rosati P: Transvaginal sonographic detection of embryonic-fetal abnormalities in early pregnancy. Obstet Gynecol 2000;96:328-332.

Sistema Genitourinário
82. Grannum P, Bracken M, Silverman R, et al: Assessment of fetal kidney size in normal gestation by comparison of ratio of kidney circumference to abdominal circumference. Am J Obstet Gynecol 1980;136:249-254.
83. Bronshtein M, Yoffe N, Brandes JM, et al: First and early second-trimester diagnosis of fetal urinary tract anomalies using transvaginal sonography. Prenat Diagn 1990;10:653-666.
84. Sebire NJ, Von Kaisenberg C, Rubio C, et al: Fetal megacystis at 10-14 weeks of gestation. Ultrasound Obstet Gynecol 1996;8:387-390.
85. Rosati P, Guariglia L: Transvaginal sonographic assessment of the fetal urinary tract in early pregnancy. Ultrasound Obstet Gynecol 1996;7:95-100.
86. Shapiro E: The sonographic appearance of normal and abnormal fetal genitalia. J Urol 1999;162:530-533.
87. Efrat Z, Akinfenwa O, Nicolaides KH: First-trimester determination of fetal gender by ultrasound. Ultrasound Obstet Gynecol 1999;13:305-307.
88. Mazza V, Falcinelli C, Percesepe A, et al: Non-invasive first trimester fetal gender assignment in pregnancies at risk for X-linked recessive diseases. Prenat Diagn 2002;22:919-924.
89. Bronshtein M, Amit A, Achiron R, et al: The early prenatal sonographic diagnosis of renal agenesis: Techniques and possible pitfalls. Prenat Diagn 1994;14:291-297.
90. Ceccherini I, Lituania M, Cordone MS, et al: Autosomal dominant polycystic kidney disease: Prenatal diagnosis by

DNA analysis and sonography at 14 weeks. Prenat Diagn 1989;9:751-758.
91. Rottem S, Bronshtein M: Transvaginal sonographic diagnosis of congenital anomalies between 9 weeks and 16 weeks' menstrual age. J Clin Ultrasound 1990; 18:307-314.
92. Favre R, Kohler M, Gasser B, et al: Early fetal megacystis between 11 and 15 weeks of gestation. Ultrasound Obstet Gynecol 1999;14:402-406.
93. Wisser J, Kurmanavicius J, Lauper U, et al: Successful treatment of fetal megavesica in the first half of pregnancy. Am J Obstet Gynecol 1997;177:685-689.

Sistema Músculo-esquelético
94. Zorzoli A, Kustermann A, Caravelli E, et al: Measurements of fetal limb bones in early pregnancy. Ultrasound Obstet Gynecol 1994;4:29-33.
95. Haak MC, Cobben JM, Van Vugt JM: First trimester diagnosis of split hand/foot by transvaginal ultrasound. Fetal Diagn Ther 2001;16:146-149.
96. Fisk NM, Vaughan J, Smidt M, et al: Transvaginal ultrasound recognition of nuchal edema in the first-trimester diagnosis of achondrogenesis. J Clin Ultrasound 1991;19:586-590.
97. Benacerraf BR, Lister JE, DuPonte BL: First-trimester diagnosis of fetal abnormalities. A report of three cases. J Reprod Med 1988;33:777-780.
98. Macken MB, Grantmyre EB, Rimoin DL, et al: Normal sonographic appearance of a thanatophoric dwarf variant fetus at 13 weeks gestation. AJR 1990;156:149-150.
99. Hill LM, Leary J: Transvaginal sonographic diagnosis of short-rib polydactyly dysplasia at 13 weeks' gestation. Prenat Diagn 1998;18:1198-1201.
100. Hyett J, Noble P, Sebire NJ, et al: Lethal congenital arthrogryposis presents with increased nuchal translucency at 10-14 weeks of gestation. Ultrasound Obstet Gynecol 1997;9:310-313.
101. Bronshtein M, Keret D, Deutsch M, et al: Transvaginal sonographic detection of skeletal anomalies in the first and early second trimesters. Prenat Diagn 1993;13:597-601.
102. Bronshtein M, Stahl S, Zimmer EZ: Transvaginal sonographic diagnosis of fetal finger abnormalities in early gestation. J Ultrasound Med 1995;14:591-595.
103. Baxi L, Warren W, Collins MH, et al: Early detection of caudal regression syndrome with transvaginal scanning. Obstet Gynecol 1990;75:486-489.

Estudos em População de Baixo Risco
104. D'Ottavio G, Meir YJ, Rustico MA, et al: Screening for fetal anomalies by ultrasound at 14 and 21 weeks. Ultrasound Obstet Gynecol 1997;10:375-380.

Ultra-som Transabdominal ou Transvaginal
105. Achiron R, Tadmor O: Screening for fetal anomalies during the first trimester of pregnancy: Transvaginal versus transabdominal sonography. Ultrasound Obstet Gynecol 1991;1:186-191.
106. Cullen MT, Green JJ, Reece EA, et al: A comparison of transvaginal and abdominal ultrasound in visualizing the first trimester conceptus. J Ultrasound Med 1989; 8:565-569.
107. Braithwaite JM, Economides DL: Acceptability by patients of transvaginal sonography in the elective assessment of the first-trimester fetus. Ultrasound Obstet Gynecol 1997;9: 91-93.

Diagnóstico de Anomalias Estruturais com Ultra-Som Transvaginal
108. Economides DL: Early pregnancy screening for fetal abnormalities. Ultrasound Obstet Gynecol 1999;13:81-83.
109. Snijders RJ, Sundberg K, Holzgreve W, et al: Maternal age- and gestation-specific risk for trisomy 21. Ultrasound Obstet Gynecol 1999;13:167-170.
110. Chitty LS: Ultrasound screening for fetal abnormalities. In Rodeck CH, Whittle MJ (eds): Fetal Medicine. Basic Science and Clinical Practice.1999, Churchill Livingstone, London.

O Futuro
111. Michailidis GD, Papageorgiou P, Economides DL: Assessment of fetal anatomy in the first trimester using two- and three-dimensional ultrasound. Br J Radiol 2002;75:215-219.

Conclusões
112. Timor-Tritsch IE, Monteagudo A, Peisner DB: High-frequency transvaginal sonographic examination for the potential malformation assessment of the 9-week to 14-week fetus. J Clin Ultrasound 1992;20:231-238.

MARCADORES ULTRA-SONOGRÁFICOS DE DEFEITOS CROMOSSÔMICOS FETAIS

Simona Cicero / Jo-Ann M. Johnson / Kypros Nicolaides

SUMÁRIO DO CAPÍTULO

- AVALIAÇÃO DO RISCO DE ANOMALIAS CROMOSSÔMICAS
  - Risco de Base
  - Idade Materna e Gestação
  - Gravidez Anterior Afetada
- IMAGENS DA 11ª A 14ª SEMANAS
  - Translucência Nucal Fetal e Trissomia do 21
  - Técnica de Medida da Translucência Nucal
  - Translucência Nucal Fetal e β-hCG Livre e PAPP-A no Soro Materno
  - Translucência Nucal Fetal e Outras Anomalias Cromossômicas
- Osso Nasal Ausente
- Técnica de Medida do Osso Nasal
- Comprimento Crânio-Nádega
- Freqüência Cardíaca Fetal
- Estudos Fetais com Doppler
- BIOQUÍMICA SÉRICA NO SEGUNDO TRIMESTRE
- ULTRA-SOM NO SEGUNDO TRIMESTRE
  - Expressão Fenotípica de Anomalias Cromossômicas Comuns
  - Malformações Ultra-Sonográficas Comuns Associadas a Anomalias Cromossômicas Fetais
    - Crânio/Cérebro
    - Face/Pescoço
    - Tórax
    - Abdome
    - Anomalias Esqueléticas
- ABORDAGEM DOS ACHADOS ULTRA-SONOGRÁFICOS E ANOMALIAS CROMOSSÔMICAS: DEDUÇÃO DOS RISCOS PACIENTE-ESPECÍFICOS (Número de Defeitos)
  - Defeitos Maiores
  - Defeitos Menores
  - Translucência Nucal Seguida por Bioquímica do Segundo Trimestre
  - Translucência Nucal Seguida por Ultra-Sonografia no Segundo Trimestre
- CONCLUSÕES

As anomalias cromossômicas são as principais causas de morte perinatal e incapacidades na infância. Conseqüentemente, o diagnóstico dos distúrbios cromossômicos constitui a indicação mais freqüente para o diagnóstico pré-natal invasivo. Entretanto, a análise invasiva por amniocentese, punção de vilosidade coriônica ou cordocentese está associada a um risco de aborto de cerca de 1% e, portanto, esses testes são realizados apenas em gestações consideradas de alto risco para os defeitos cromossômicos. Os métodos de triagem para identificar o grupo de alto risco estão descritos na Tabela 34-1.

A triagem utilizando ultra-som é baseada no fato de que a maioria dos fetos com anomalias cromossômicas apresenta tanto malformações estruturais importantes quanto anomalias menores (conhecidas comumente como *marcadores*) que podem ser detectadas por exame ultra-sonográfico. O marcador sonográfico mais eficiente de trissomia do 21 e de outros defeitos cromossômicos é a espessura da translucência nucal (TN) aumentada entre 11 e 14 semanas de gestação. Estudos extensos ao longo da última década examinaram a metodologia da medida da TN, o desenvolvimento dos algoritmos necessários para calcular o risco individual do paciente para a trissomia do 21 por TN em combinação com a idade materna e com vários marcadores bioquímicos do soro materno, e o desempenho deste teste. Um outro marcador promissor para trissomia do 21, tanto no primeiro quanto no segundo trimestre, é a ausência do osso nasal fetal. Existe também uma extensa literatura sobre a associação entre anomalias cromossômicas e uma ampla variedade de achados no ultra-som do segundo trimestre. Entretanto, existem muito poucos relatos que tenham examinado prospectivamente o desempenho da triagem dos marcadores do segundo trimestre.

TABELA 34-1. MÉTODOS DE TRIAGEM NÃO-INVASIVOS PARA ANOMALIAS CROMOSSÔMICAS
Idade materna (≥ 35 anos de idade)
História genética (prole trissômica prévia, outras doenças genéticas, portador de translocação paterna ou materna)
Ultra-som em 11-14 semanas: Triagem por translucência nucal
Ultra-som em 18-20 semanas: Ultra-sonografia morfológica
Bioquímica do soro materno no primeiro trimestre (11-14 semanas)
Bioquímica do soro materno no segundo trimestre (15-20 semanas)
Células fetais na circulação materna (sob investigação)

AVALIAÇÃO DO RISCO DE ANOMALIAS CROMOSSÔMICAS

Risco de Base

Embora toda mulher apresente o risco de ter um filho com um defeito cromossômico, a chance individual de uma mulher depende de seu risco de base e dos resultados de todos os testes de triagem, incluindo a ultra-sonografia, que ela realize.

Idade Materna e Gestação

Os riscos de muitos dos defeitos cromossômicos aumentam com a idade materna (Tabela 34-2). Além disso, como os fetos com defeitos cromossômicos possuem uma maior probabilidade de óbito intra-útero do que os fetos normais, o risco diminui com a gestação (Tabela 34-2).[2,3] Os índices de morte fetal entre 12 semanas e a termo são de cerca de 30% para trissomia do 21 e de 80% para trissomias do 18 e do 13.

A **síndrome de Turner** geralmente ocorre devido à perda do cromossomo X paterno e, conseqüentemente, a freqüência de concepção de embriões 45,XO, ao contrário das trissomias, não está relacionada à idade materna (Fig. 34-1). A prevalência é de cerca de 1:1.500 em 12 semanas, 1:3.000 em 20 semanas e 1:4.000 em 40 semanas. Para as outras anomalias dos cromossomos sexuais (47,XXX, 47,XXY e 47,XYY), não há nenhuma relação significativa com a idade materna. Como a taxa de letalidade intra-uterina não é maior para as anomalias dos cromossomos sexuais do que nos fetos com cromossomos normais, a prevalência global (cerca de 1:500) não diminui com a gestação. A **triploidia** afeta cerca de 2% das concepções reconhecidas, mas ela é altamente letal e portanto raramente observada em nascidos vivos; as prevalências em 12 e 20 semanas são de cerca de 1:2.000 e 1:250.000, respectivamente.

No início dos anos 1970, aproximadamente 5% das mulheres grávidas tinham 35 anos de idade ou mais, e esse grupo continha cerca de 30% do número total de fetos com trissomia do 21. Portanto, a triagem com base na idade materna estava associada a um índice de triagem positiva de 5% e um índice de detecção (ID) de 30%. A tendência de adiar a gravidez e parto resultou em um aumento significativo no número de mulheres grávidas com 35 anos de idade ou mais (15%). Se todas essas mulheres tivessem que se submeter a testes invasivos, aproximadamente 50% do número total de fetos com trissomia do 21 seria detectado, mas com um índice de falso-positivos (IFP) muito aumentado. A triagem com base na idade materna está, portanto, associada a um índice de detecção relativamente baixo e a um índice de triagem positiva relativamente alto, o que ressaltou a necessidade de melhores métodos de triagem não-invasiva.

Gravidez Anterior Afetada

O risco de trissomias em mulheres que tiveram um feto ou uma criança anterior com uma trissomia é **0,75%** mais alto do que com base somente na idade. Assim, para uma mulher de 35 anos de idade que teve um bebê anterior com trissomia do 21, o risco na 12ª semana de gestação aumenta de 1 em 249 (0,40%) para 1 em 87 (1,15%); para uma mulher de 25 anos de idade, ele aumenta de 1 em 946 (0,106%) para 1 em 117 (0,856%).

TRIAGEM SEQÜENCIAL

Toda mulher possui um risco de que seu feto/bebê tenha um defeito cromossômico.

A fim de calcular o risco individual, é necessário levar em conta o *risco de base* (o qual depende da idade materna e da idade gestacional) e multiplicá-lo por uma série de *fatores*, os quais dependem dos resultados de uma série de testes de triagem realizados durante o curso da gravidez.

Toda vez que um teste é realizado, o *risco de base é multiplicado pelo fator do teste* para calcular um novo risco, o qual então se torna o risco de base para o próximo teste. Esse processo é chamado de **triagem seqüencial**.[1]

De Snijders RJM, Nicolaides KH: Assessment of risks. In Ultrasound Markers for Fetal Chromosomal Defects. Carnforth, U.K., Parthenon, 1996.

ÍNDICE DE TRIAGEM POSITIVA

Na triagem pré-natal, o termo **índice de triagem positiva** é usado alternadamente com o **índice invasivo** (porque a maioria das mulheres com um teste de triagem positivo sofre um teste invasivo) e com o **índice de falso-positivo**, porque a grande maioria de fetos nesse grupo é normal.

TABELA 34-2A. RISCO ESTIMADO DE TRISSOMIA DO 21 COM BASE NAS IDADES MATERNA E GESTACIONAL

Risco de Trissomia do 21

Idade Materna (anos)	Idade Gestacional (semanas)					
	10	12	14	16	20	40
20	1/983	1/1.068	1/1.140	1/1.200	1/1.295	1/1.527
25	1/870	1/946	1/1.009	1/1.062	1/1.147	1/1.352
30	1/576	1/626	1/668	1/703	1/759	1/895
31	1/500	1/543	1/580	1/610	1/658	1/776
32	1/424	1/461	1/492	1/518	1/559	1/659
33	1/352	1/383	1/409	1/430	1/464	1/547
34	1/287	1/312	1/333	1/350	1/378	1/446
35	1/229	1/249	1/266	1/280	1/302	1/356
36	1/180	1/196	1/209	1/220	1/238	1/280
37	1/140	1/152	1/163	1/171	1/185	1/218
38	1/108	1/117	1/125	1/131	1/142	1/167
39	1/82	1/89	1/95	1/100	1/108	1/128
40	1/62	1/68	1/72	1/76	1/82	1/97
41	1/47	1/51	1/54	1/57	1/62	1/73
42	1/35	1/38	1/43	1/43	1/46	1/55
43	1/26	1/29	1/30	1/32	1/35	1/41
44	1/20	1/21	1/23	1/24	1/26	1/30
45	1/15	1/16	1/17	1/18	1/19	1/23

TABELA 34-2B. RISCO ESTIMADO DE TRISSOMIA DO 18 COM BASE NAS IDADES MATERNA E GESTACIONAL

Risco de Trissomia do 18

Idade Materna (anos)	Idade Gestacional (semanas)					
	10	12	14	16	20	40
20	1/1.993	1/2.484	1/3.015	1/3.590	1/4.897	1/18.013
25	1/1.765	1/2.200	1/2.670	1/3.179	1/4.336	1/15.951
30	1/1.168	1/1.456	1/1.766	1/2.103	1/2.869	1/10.554
31	1/1.014	1/1.263	1/1.533	1/1.825	1/2.490	1/9.160
32	1/860	1/1.072	1/1.301	1/1.549	1/2.490	1/7.775
33	1/715	1/891	1/1.081	1/1.287	1/1.755	1/6.458
34	1/582	1/725	1/880	1/1.047	1/1.429	1/5.256
35	1/465	1/580	1/703	1/837	1/1.142	1/4.202
36	1/366	1/456	1/553	1/659	1/899	1/3.307
37	1/284	1/354	1/430	1/512	1/698	1/2.569
38	1/218	1/272	1/330	1/393	1/537	1/1.974
39	1/167	1/208	1/252	1/300	1/409	1/1.505
40	1/126	1/157	1/191	1/227	1/310	1/1.139
41	1/95	1/118	1/144	1/171	1/233	1/858
42	1/71	1/89	1/108	1/128	1/175	1/644
43	1/53	1/66	1/81	1/96	1/131	1/481
44	1/40	1/50	1/60	1/72	1/98	1/359

TABELA 34-2C. RISCO ESTIMADO DE TRISSOMIA DO 13 COM BASE NAS IDADES MATERNA E GESTACIONAL

	Risco de Trissomia do 13					
	Idade Gestacional (semanas)					
Idade Materna (anos)	10	12	14	16	20	40
20	1/6.347	1/7.826	1/93.89	1/11.042	1/14.656	1/42.423
25	1/5.621	1/6.930	1/8.314	1/9.778	1/12.978	1/37.567
30	1/3.719	1/4.585	1/5.501	1/6.470	1/8.587	1/24.856
31	1/3.228	1/3.980	1/4.774	1/5.615	1/7.453	1/21.573
32	1/2.740	1/3.378	1/4.052	1/4.766	1/6.326	1/18.311
33	1/2.274	1/2.806	1/3.366	1/3.959	1/5.254	1/15.209
34	1/1.852	1/2.284	1/2.740	1/3.222	1/4.277	1/12.380
35	1/1.481	1/1.826	1/2.190	1/2.576	1/3.419	1/9.876
36	1/1.165	1/1.437	1/1.724	1/2.027	1/2.691	1/7.788
37	1/905	1/1.116	1/1.339	1/1.575	1/2.090	1/6.050
38	1/696	1/858	1/1.029	1/1.210	1/1.606	1/4.650
39	1/530	1/654	1/784	1/922	1/1.224	1/3.544
40	1/401	1/495	1/594	1/698	1/927	1/2.683
41	1/302	1/373	1/447	1/526	1/698	1/2.020
42	1/227	1/280	1/335	1/395	1/524	1/1.516
43	1/170	1/209	1/251	1/295	1/392	1/1.134
44	1/127	1/156	1/187	1/220	1/292	1/846

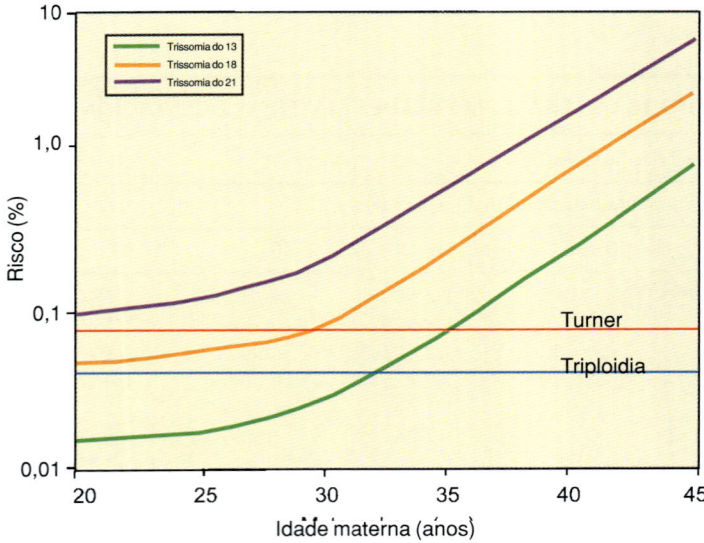

FIGURA 34-1. Risco de anomalias cromossômicas relacionado a idade materna.

RISCO DE TRISSOMIAS

- Quanto maior a idade materna, maior o risco de trissomias.
- Quanto mais precoce a gestação, maior o risco de trissomias.
- Se uma mulher teve um feto ou bebê anterior com trissomia do 21, o risco para a gravidez atual é de 0,75% mais alto do que o risco de base.

IMAGENS DA 11ª A 14ª SEMANAS

Translucência Nucal Fetal e Trissomia do 21

Em 1866, Langdon Down observou que as características comuns dos pacientes com trissomia do 21 eram o excesso de pele, o que conferia um aspecto de haver muita pele para o corpo, e uma face achatada com um nariz pequeno.[4] Em relação à primeira observação, percebeu-se, nos anos 1990, que essa pele excessiva podia ser visualizada por ultra-sono-

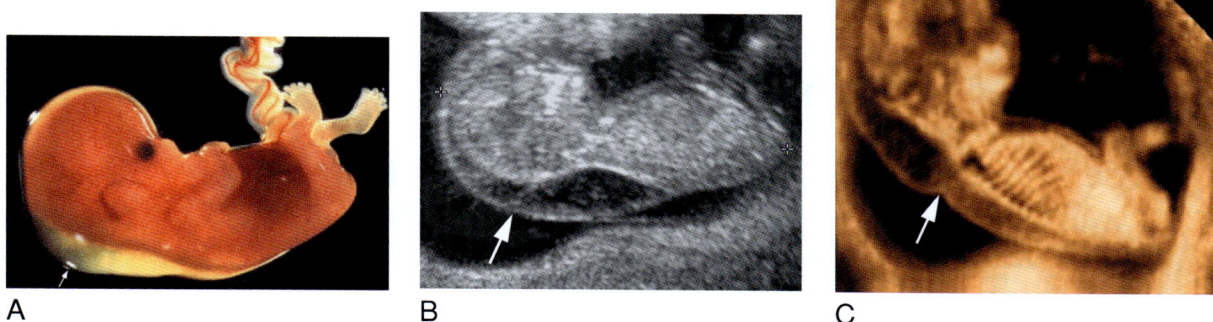

FIGURA 34-2. Trissomia do 21. A, Feto com coleção subcutânea de líquido em região posterior do pescoço (*seta*). B, Translucência nucal aumentada (*seta*). Ultra-som, feto de 12 semanas com trissomia do 21. C, Líquido nucal aumentado associado a edema subcutâneo generalizado (*seta*). Imagem em 3-D, trissomia do 21. (**A**, Cortesia da Dra. Eva Pajkrt, University of Amsterdam. **C**, Cortesia do Dr. Bernard Benoit, Princess Grace Hospital, Mônaco.)

grafia como uma TN aumentada no terceiro mês da vida intra-uterina (Fig. 34-2).[5] A TN fetal na imagem de 11 a 14 semanas foi posteriormente combinada com a idade materna para proporcionar um método eficaz de triagem para trissomia do 21; para um IFP invasivo de 5%, cerca de 75% das gestações afetadas podem ser identificadas. Quando os marcadores bioquímicos do soro materno gonadotropina coriônica humana (β-hCG livre) e proteína plasmática A associada a gravidez (PAPP-A) em 11 a 14 semanas são somados, o índice de detecção de defeitos cromossômicos aumenta para cerca de 90% no mesmo IFP. Além disso, uma TN aumentada (> 3,0 mm) na presença de cromossomos normais está associada a maior incidência de certos defeitos congênitos, incluindo malformações cardiovasculares (defeitos cardíacos septais), pulmonares (hérnia diafragmática), renais, e da parede abdominal, bem como de certas síndromes genéticas, particularmente distúrbios de hipocinesia.

A triagem utilizando medidas da TN também é útil em gestações múltiplas, em que os métodos convencionais (p. ex., triagem do soro materno [TSM]) não são aplicáveis. Nas gestações dicoriônicas, a discordância na espessura da TN é um marcador útil para anomalias cromossômicas e outras; em gestações monocoriônicas, também parece ser um marcador útil para a síndrome transfusor-transfundido. (Cap. 35, Ultra-Sonografia da Gestação Multifetal.)

Técnica de Medida da Translucência Nucal

É essencial que os mesmos critérios sejam usados para alcançar uma uniformidade de resultados entre diferentes operadores, na medida da TN fetal. Os critérios, estabelecidos pela Fetal Medicine Foundation (FMF), do Reino Unido, que se tornaram o padrão internacionalmente aceito, estão descritos na Tabela 34-4. Deve ser observado que a TN fetal aumenta com o comprimento crânio-nádegas e, portanto, é essencial considerar a idade gestacional quando se determina se uma dada espessura de translucência está aumentada. Em mais de 95% dos casos, a TN pode ser medida com sucesso por exame de ultra-sonografia transabdominal (Fig. 34-3);

nos restantes, é necessário realizar ultra-sonografia transvaginal. A capacidade de medir a TN e de obter resultados reprodutivos melhora com o treinamento; bons resultados são alcançados após cerca de 100 imagens. As diferenças intra-observador e interobservador nas medidas são menores do que 0,5 mm em 95% dos casos.

O cordão umbilical pode estar ao redor do pescoço do feto em 5% a 10% dos casos, e essa **circular cervical** pode produzir uma **TN falsamente aumentada** (Fig. 34-4). Em tais casos, as medidas da TN acima e abaixo do cordão podem ser diferentes, e no cálculo do risco, é mais adequado usar a média, em vez da medida maior. Alternativamente, pode ser solicitado à paciente que retorne para repetir a avaliação dentro de um ou dois dias. Em nossa experiência, é provável que o cordão tenha saído da região nucal após esse tempo.

A capacidade de alcançar uma medida confiável da TN é dependente da motivação do ultra-sonografista. Um estudo comparando os resultados obtidos em hospitais onde a TN era usada na prática clínica (intervencionistas) com os de hospitais onde as medidas eram simplesmente anotadas mas nenhuma ação era tomada em relação aos resultados (observacionais), relatou que no grupo intervencionista, a medida bem-sucedida da TN foi alcançada em 100% dos casos e em 2,3% desses foi considerada alterada. No grupo observacional, **a medida bem-sucedida da TN foi alcançada em 85%**

Exemplo: Em uma mulher de 37 anos de idade na 12ª semana gestacional, o risco de trissomia do 21 relacionado à idade é de 1 em 152 (Tabela 34-2A). O exame de ultra-som mostrou um comprimento crânio-nádegas (CCN) de 56 mm e uma translucência nucal (TN) de 1,3 mm, a qual está abaixo da TN média normal nesse CCN. O risco de trissomia do 21 foi, portanto, reduzido por um índice de probabilidade (IPr) de 8 para 1 em 1.051. Se a TN fosse 3,5 mm, o risco teria aumentado por um IPr de 18, e o risco final teria sido de 1 em 7.

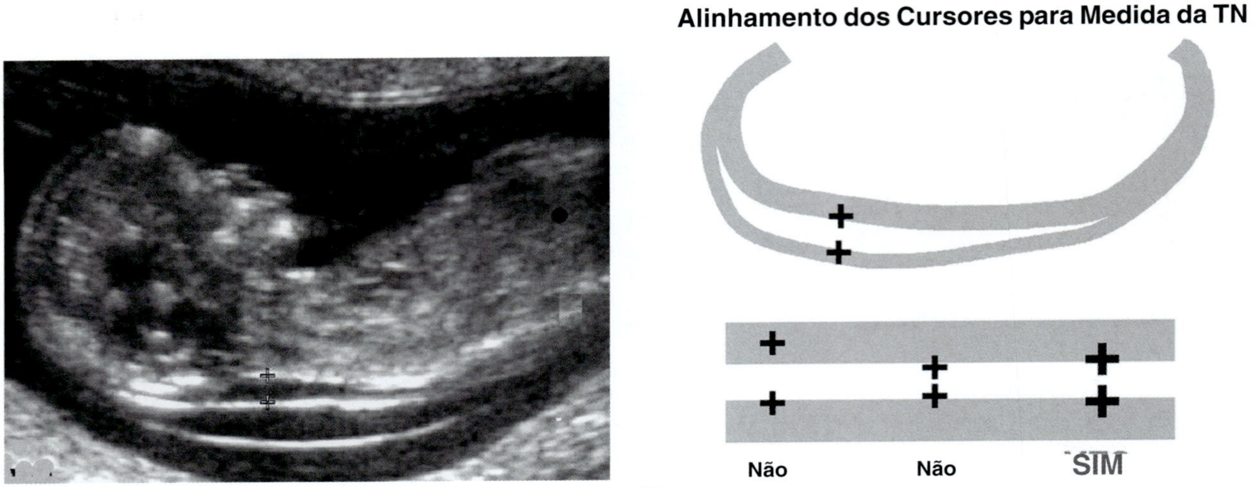

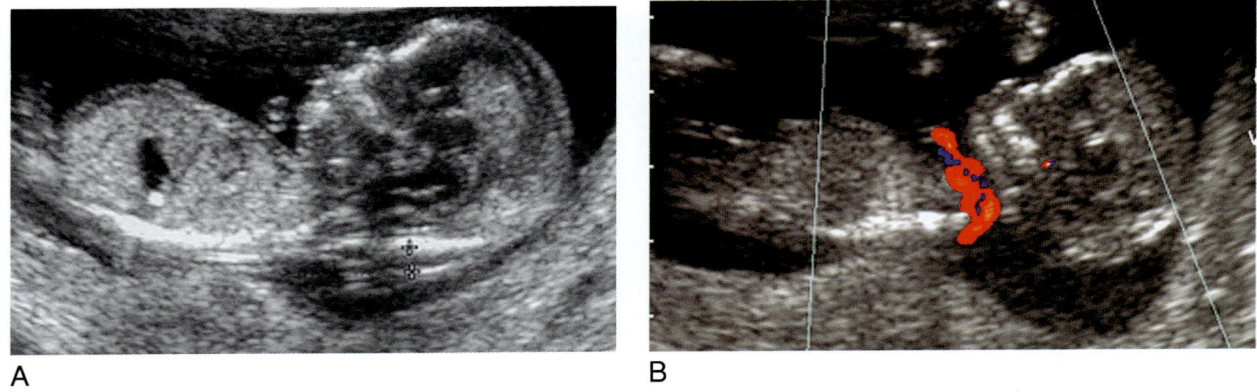

FIGURA 34-3. Técnica de medida da translucência nucal. A, Supino sagital, feto de 12 semanas. A cabeça está em uma posição neutra em relação ao corpo, o feto está longe do âmnio, e os cursores (+) estão posicionados "sobre ao sobre". **B**, Ilustração esquemática demonstrando o posicionamento correto dos cursores (+).

FIGURA 34-4. A, Incidência sagital de um feto com 12,4 semanas mostrando múltiplos ecos na região nucal, consistente com cordão umbilical. A TN mediu 3,4 mm acima da constrição. **B**, O Doppler colorido demonstra o cordão umbilical na nuca.

e o resultado foi > 2,5 mm em 12%.[6,7] O treinamento adequado, a alta motivação e a adesão à técnica padrão para a medida da TN são pré-requisitos essenciais para uma boa prática clínica. Monni et al. relataram que, após modificarem sua técnica de medição da TN, seguindo as normas estabelecidas pela The Fetal Medicine Foundation UK, seus índices de detecção de trissomia do 21 melhoraram de 30% para 84%.[8]

Na triagem para defeitos cromossômicos, toda medida de TN para um dado comprimento crânio-nádegas representa um fator ou índice de probabilidade, o qual é multiplicado pelo risco de base para calcular um novo risco. O índice de probabilidade (IPr) é definido como a razão/sensibilidade (IFP). Um IPr maior do que 1 sugere uma associação positiva com um achado particular. Na triagem usando a TN, quanto maior a sua medida, mais alto se torna o IPr e, portanto, maior o novo risco. Ao contrário, quanto menor a medida da TN, menor se torna o IPr e, portanto, menor o risco.

Existem 14 estudos prospectivos que examinam a implementação da medida da TN na triagem para trissomia do 21 (Tabela 34-3).[9-22] Embora diferentes pontos de corte tenham sido usados para identificar um grupo de triagem positiva, com consequentes diferenças nos índices de falso-positivos e de detecção, todos eles relataram altos índices de detecção. Os resultados combinados em um total de 174.473 gestações, incluindo 728 com trissomia do 21, demonstraram um índice de detecção de 77%, para um IFP de 4,7%.

Translucência Nucal Fetal e β-hCG Livre e PAPP-A no Soro Materno

Nas gestações com trissomia do 21, entre 11 e 14 semanas a concentração de β-hCG livre no soro materno (cerca de 2 MoM) é mais alta do que nos fetos com cariótipos normais, enquanto a PAPP-A é mais baixa (cerca de 0,5 MoM).[23,24]

TABELA 34-3. ESTUDOS EXAMINANDO A IMPLEMENTAÇÃO DA TRIAGEM POR TRANSLUCÊNCIA NUCAL FETAL

Autor	N	Gestação (semanas)	Ponto de Corte	Índice de Falso-positivos (IFP)	Índice de Detecção (ID) de Trissomia do 21
Pandya et al. 1995[9]	1.763	10-14	TN ≥ 2,5 mm	3,6%	3 de 4 (75%)
Szabo et al. 1995[10]	3.380	9-12	TN ≥ 3,0 mm	1,6%	28 de 31 (90%)
Taipale et al. 1997[11]	6.939	10-14	TN ≥ 3,0 mm	0,8%	4 de 6 (67%)
Hafner et al. 1998[12]	4.371	10-14	TN ≥ 2,5 mm	1,7%	4 de 7 (57%)
Pajkrt et al. 1998[13]	1.547	10-14	TN ≥ 3,0 mm	2,2%	6 de 9 (67%)
Snijders et al. 1998[14]	96.127	10-14	TN ≥ 95º percentil	4,4%	234 de 327 (72%)
Economides et al. 1998[15]	2.281	11-14	TN ≥ 99º percentil	0,4%	6 de 8 (75%)
Schwarzler et al. 1999[16]	4.523	10-14	TN ≥ 2,5 mm	2,7%	8 de 12 (67%)
Theodoropoulos et al. 1998[17]	3.550	10-14	TN ≥ 95º percentil	2,3%	10 de 11 (91%)
Zoppi et al. 2001[18]	12.311	10-14	TN ≥ 95º percentil	5,0%	52 de 64 (81%)
Gasiorek-Wiens et al. 2001[19]	23.805	10-14	TN ≥ 95º percentil	8,0%	174 de 210 (83%)
Brizot et al. 2001[20]	2.996	10-14	TN ≥ 95º percentil	5,3%	7 de 10 (70%)
Audibert et al. 2001[21]	4.130	10-14	TN ≥ 95º percentil	4,3%	9 de 12 (75%)
Wayda et al. 2001[22]	6.750	10-12	TN ≥ 2,5 mm	4,3%	17 de 17 (100%)
TOTAL	174.473			4,7%	562 de 728 (77%)

Quando combinado com a idade materna, o índice de detecção de trissomia do 21 pela triagem bioquímica do primeiro trimestre é de aproximadamente 60%, com um IFP da triagem de 5% (Tabela 34-5).[25]

Não há associação significativa entre TN fetal e β-hCG livre ou PAPP-A no soro materno, quer em trissomia do 21, quer em gestações com cromossomos normais e, assim, a TN e os marcadores bioquímicos podem ser combinados para proporcionar uma triagem mais eficiente do que qualquer um dos dois métodos individualmente. Vários estudos mostraram que a triagem para trissomia do 21 usando uma combinação de idade materna, TN e PAPP-A e β-hCG livre no soro materno está associada a um índice de detecção de cerca de 85% a 90% em um IFP de 5% (Tabela 35-5).[25-27]

Um desenvolvimento importante na análise bioquímica foi a introdução de uma nova técnica (analisador de acesso aleatório de imunoensaio usando emissão de criptato amplificada) a qual proporciona medidas automatizadas, precisas e reprodutíveis dentro de 30 minutos após a obtenção da amostra de sangue. Isso tornou possível combinar testes bioquímicos e ultra-sonográficos, bem como recomendar em clínicas ambulatoriais a avaliação precoce do risco fetal (OSCAR).[26,27]

Translucência Nucal Fetal e Outras Anomalias Cromossômicas

A TN aumentada é também um marcador de outras anomalias cromossômicas além da trissomia do 21.[14] Além da TN aumentada, existem outros achados ultra-sonográficos característicos nesses fetos. Na **trissomia do 18**, há uma restrição de crescimento intra-uterino (RCIU) de início precoce, bradicardia relativa e, em cerca de 30% dos casos, há uma onfalocele associada.[28] A **trissomia do 13** é caracterizada por taquicardia fetal — observada em cerca de dois terços dos casos — restrição de crescimento fetal de início precoce, e holoprosencefalia ou onfalocele em aproximadamente 30% dos casos (Fig. 34-5).[29] A **síndrome de Turner** é caracterizada por taquicardia fetal, observada em cerca de 50% dos casos, e RCIU de início precoce.[30] Na triploidia, há uma RCIU assimétrica de início precoce, bradicardia relativa, holoprosencefalia, onfalocele ou cisto de fossa posterior em cerca de 40% dos casos e alterações molares na placenta em aproximadamente 33% dos casos.[31]

Nas trissomias do 18 e do 13, tanto a β-hCG livre quanto a PAPP-A estão diminuídas no soro materno.[32,33] Em casos de anomalias dos cromossomos sexuais, a β-hCG livre no soro materno é normal, e a PAPP-A é baixa.[34] Na **triploidia diândrica** (um único óvulo, espermatozóide diplóide), a β-hCG livre no soro materno está bastante aumentada, enquanto a PAPP-A está moderadamente diminuída.[35] A **triploidia digínica** (óvulo diplóide, espermatozóide único) está associada a β-hCG livre no soro materno e PAPP-A marcantemente diminuídas.[35] A triagem por uma combinação de TN fetal e PAPP-A e β-hCG livre no soro materno pode identificar cerca de 90% de todas essas anomalias cromossômicas, para um IFP de 1%.

Osso Nasal Ausente

Na observação original de Langdon Down, ele relatou que crianças com trissomia do 21 possuíam uma face achatada com um nariz pequeno.[4] Ultra-sonografias em estudos de 11 a 14 semanas relataram ossos nasais ausentes em uma alta proporção de fetos com trissomia do 21 (36%-40%). Um estudo recente mostrou que em 73% dos fetos com trissomia do 21, o osso nasal não era visível na imagem de 11 a 14 semanas, enquanto nos fetos com cariótipos normais, ele era visível em 99,5% dos casos.[36]

TABELA 34-4. MEDIDA DA TRANSLUCÊNCIA NUCAL FMF UK*

A gestação deve estar entre 11 semanas e 1 dia, e 13 semanas e 6 dias.

O comprimento fetal crânio-nádegas deve ser de 45 a 84 mm.

Um bom corte sagital do feto, assim como na medida do comprimento fetal crânio-nádegas, deve ser obtido, e a TN deve ser medida com o feto na posição neutra. A cabeça fetal deve estar alinhada com a espinha dorsal e esta não deve estar hiperestendida ou flexionada.

Deve-se tomar cuidado para distinguir entre a pele fetal e o âmnio. Isso é alcançado esperando o movimento fetal espontâneo para longe da membrana amniótica; alternativamente, o feto é estimulado a se movimentar pedindo-se à mãe para tossir e/ou batendo de leve no abdome materno.

A ampliação deve ser de tal sorte que o feto ocupe **toda** a imagem. Essencialmente, o propósito é que cada movimento dos cursores produza uma alteração de 0,1 mm na medida.

A espessura máxima do espaço negro entre o tecido macio que recobre a espinha cervical e a pele deve ser medida.

Durante o ultra-som, mais de uma medida deve ser tomada e no máximo uma deve ser registrada. Não faça a média das medidas.

As medidas devem ser tomadas com as linhas horizontais dos cursores colocadas SOBRE as linhas que definem a espessura da translucência nucal (não dentro da linha e nem no fluido nucal), como mostrado no diagrama.

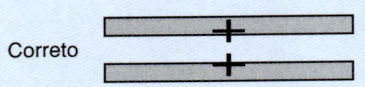
Correto

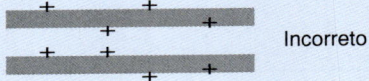
Incorreto

*FMF, Fetal Medicine Foundation.

TABELA 34-5. ÍNDICES DE DETECÇÃO E DE FALSO-POSITIVOS PARA DIFERENTES COMBINAÇÕES DE TRIAGEM

	ID (%)	IFP (%)
IM ≥ 35 anos	33	10
IM + AFP + hCG + uE3 (15-17 semanas)	60	5
IM + TN (11-14 semanas)	80	5
IM + β-hCG livre + PAPP-A	60	5
IM + TN + β-hCG livre + PAPP-A	85	5
IM + TN + ON	92	3
IM + TN + ON + β-hCG livre + PAPP-A	97	5

AFP, α-fetoproteína; ID, índice de detecção; IFP, índice de falso-positivos; hCG, gonadotropina coriônica humana; IM, idade materna; ON, osso nasal; TN, translucência nucal; PAPP-A, proteína-A plasmática associada a gestação; uE3, estriol não-conjugado.

Em um grande estudo posterior, o perfil fetal foi examinado antes da coleta de vilosidade coriônica no período de 11 a 14 semanas em 3.788 gestações. A incidência de osso nasal ausente foi de **2,8%** nos 3.358 fetos com cromossomos normais, **67%** nos 242 fetos com trissomia do 21 e **33%** nos 188 com outros defeitos cromossômicos.[40] Entretanto, tanto nos fetos com cromossomos normais quanto nos anormais, a incidência de osso nasal ausente diminuiu com o comprimento crânio-nádegas fetal, aumentou com a espessura da TN e foi substancialmente maior em afro-caribenhos do que em brancos. Conseqüentemente, no cálculo dos índices de probabilidade, devem ser feitos ajustes para esses fatores. Por exemplo, os índices de probabilidade para trissomia do 21 associados a osso nasal ausente foram de 26 para brancos e de apenas 7 para afro-caribenhos; foram de 17 para comprimentos crânio-nádegas de 45 a 54 mm, e aumentaram para 44 nos casos em que o comprimento crânio-nádegas era de 75 a 84 mm; o índice foi de 34 para TN abaixo do 95º percentil e diminuiu para 5 em TN de mais de 5,5 mm.[39]

Dados preliminares sugerem que a triagem para trissomia do 21 entre 11 a 14 semanas, por uma combinação dos marcadores ultra-sonográficos do osso nasal e da espessura da TN, e marcadores bioquímicos de β-hCG livre e PAPP-A, poderia resultar em um índice de detecção de cerca de 97% para um IFP de 5%, ou uma detecção de 95% para um IFP de 2% (Tabela 34-5).[40]

Técnica de Medida do Osso Nasal

As normas para se determinar precisamente se o osso nasal está presente ou ausente nas semanas de 11 a 14 estão descritas na Tabela 34-6 e são mostradas na Figura 34-6. Embora a capacidade de visualizar consistentemente o osso nasal e obter resultados reprodutíveis melhore com a experiência e o treinamento, a curva de aprendizado situa-se em torno de 120 imagens.

Comprimento Crânio-Nádegas

Baixo peso ao nascimento é uma característica comum a muitas anomalias cromossômicas. Estudos pré-natais durante o segundo e o terceiro trimestres de gestação reportaram uma alta prevalência de aneuploidias (número anormal de cromossomos) na RCIU grave.[41] Estudos examinando o crescimento no primeiro trimestre em fetos com cromosso-

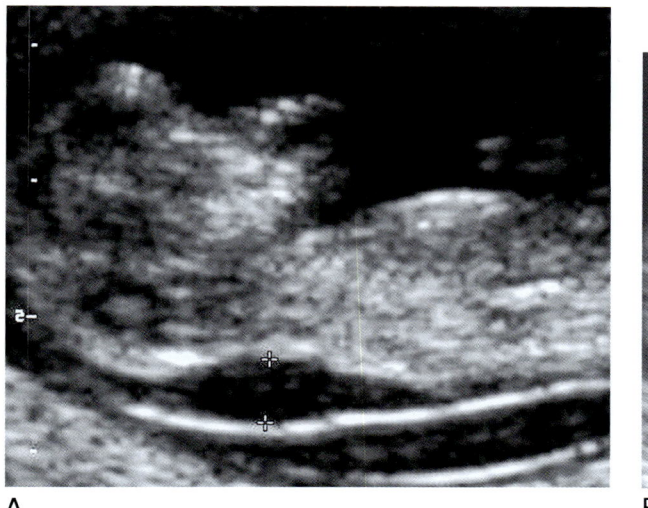 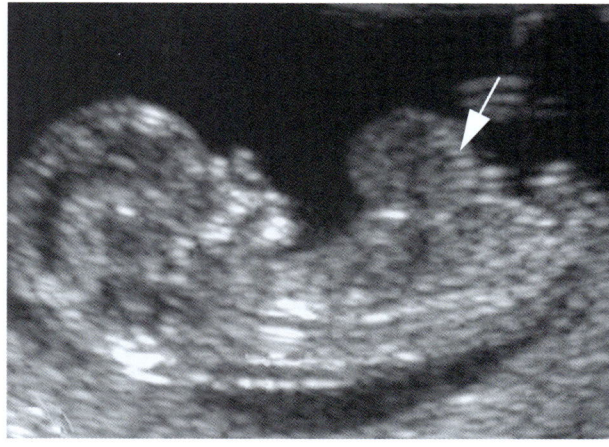

A B

FIGURA 34-5. Medida da translucência nucal (TN) aumentada. Trissomia do 18. A, Incidência sagital em 11,7 semanas de gestação, mostrando uma grande TN associada a edema cutâneo generalizado. **B, Trissomia do 13.** Sagital, feto de 13 semanas mostrando uma grande onfalocele (*seta*). A medida da TN estava normal.

TABELA 34-6. MEDIDA DO OSSO NASAL FETAL, FMF UK

- Deve ser obtida uma incidência mediossagital do perfil fetal.
- A imagem deve ser ampliada de modo que apenas a cabeça e a parte superior do tórax estejam incluídas na tela.
- O ângulo entre o transdutor do ultra-som e uma linha imaginária passando através do perfil fetal desde a testa até o queixo deve ser de cerca de 45 graus.
- Após uma inclinação suave do transdutor de um lado para outro do nariz fetal, três linhas distintas devem ser vistas.
- As duas primeiras, que são proximais à testa, estão horizontais e paralelas uma a outra, lembrando um "sinal de igual".
- A linha de cima representa a pele, e a de baixo — normalmente mais espessa e mais ecogênica do que a pele sobrejacente — representa o osso nasal.
- Uma terceira linha, quase em continuidade com a pele, mas em um nível mais alto, representa a ponta do nariz.

FMF, *Fetal Medicine Foundation*.

mos anormais demonstraram que a trissomia do 18 e a triploidia estão associadas a uma restrição de crescimento moderadamente grave; a trissomia do 13 e a síndrome de Turner estão associadas a uma leve restrição do crescimento; e a trissomia do 21 geralmente está associada a crescimento normal.[42]

Em cerca de 30% das gestações, as mulheres ficam incertas em relação ao seu último período menstrual, possuem ciclos menstruais irregulares ou ficam grávidas logo após interromperem o uso da pílula contraceptiva oral. Por essas razões, a determinação do tempo preciso de gestação necessita de um exame ultra-sonográfico. Uma conduta rotineira de avaliar o tempo de gestação pela medida do comprimento crânio-nádegas não altera a interpretação dos resultados na triagem para trissomia do 21 pela espessura da TN. No caso dos outros defeitos cromossômicos, a avaliação pelo comprimento crânio-nádegas pode até mesmo melhorar sua detecção, pois a **TN normalmente aumenta com a gestação.**

Freqüência Cardíaca Fetal

Na gravidez normal, a freqüência cardíaca fetal aumenta aproximadamente de 110 batimentos por minuto (bpm) na quinta semana de gestação para 170 bpm na nona semana, e então diminui gradualmente para 150 bpm próximo de 14 semanas. O aumento inicial na freqüência cardíaca coincide com o desenvolvimento morfológico do coração, e o decréscimo subseqüente pode ser o resultado do amadurecimento funcional do sistema parassimpático. A trissomia do 13 e a síndrome de Turner estão associadas a taquicardia, enquanto na trissomia do 18 e na triploidia há uma tendência para a bradicardia.[43] Na trissomia do 21, há um leve aumento na freqüência cardíaca fetal.

Estudos Fetais com Doppler

Artéria Umbilical. Um estudo relatou que em cerca de 50% dos fetos com trissomia do 21, entre 11 e 14 semanas de gestação, o índice de pulsatilidade da artéria umbilical estava acima do 95º percentil.[44] Entretanto, dois outros estudos não encontraram diferença significativa entre trissomia do 21 e fetos normais.[45,46]

Veia Umbilical. Nos fetos normais de segundo e terceiro semestres, o **fluxo venoso umbilical pulsátil** é observado apenas durante a respiração fetal. O fluxo venoso pulsátil é também observado em fetos com restrição de crescimento e com hidropsia não imune, e é considerado um sinal tardio e indicativo de comprometimento fetal. Um estudo com Doppler entre 11 e 14 semanas de gestação relatou a pre-

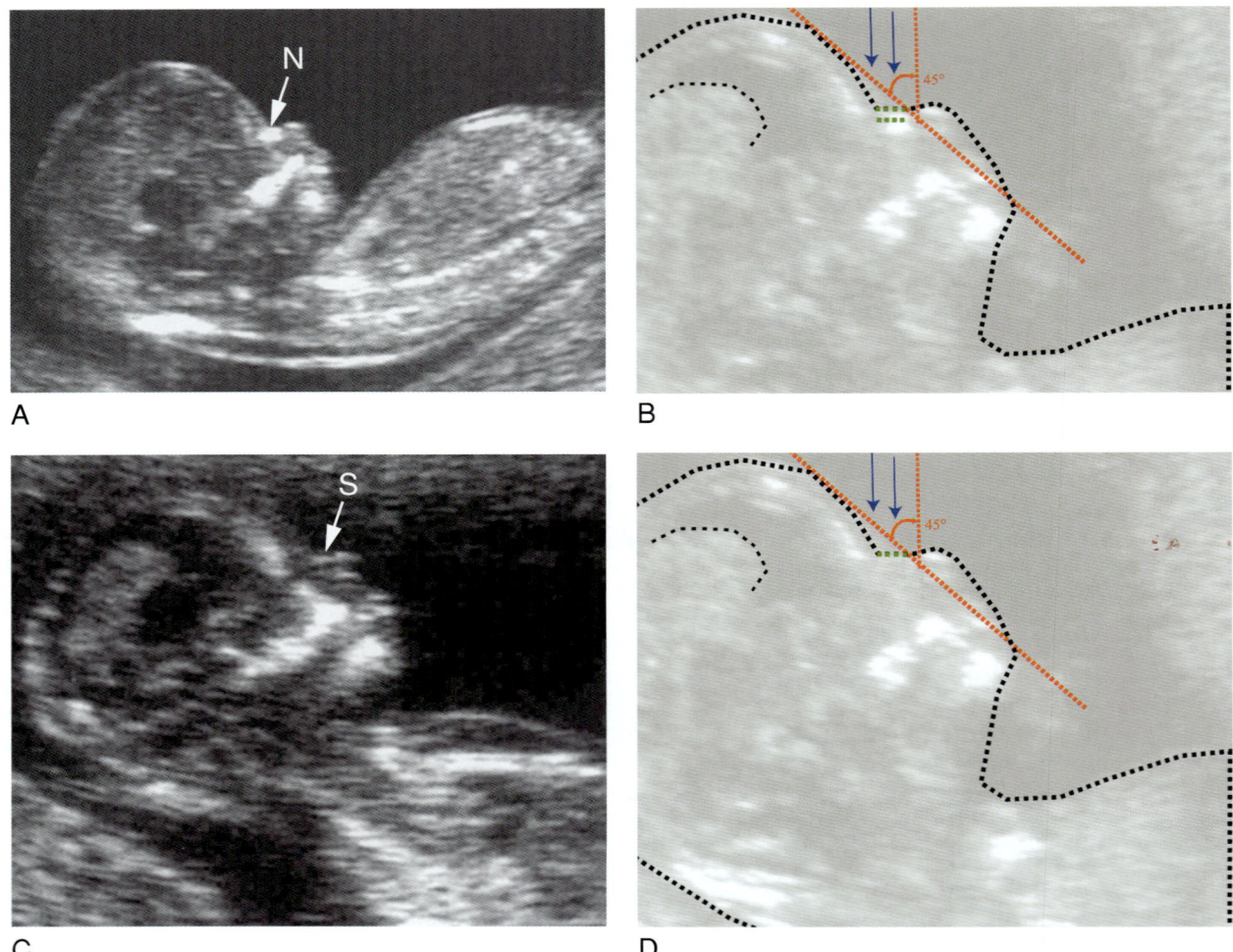

FIGURA 34-6. Osso nasal normal. A, Incidência sagital de um feto de 12 semanas demonstrando a presença de osso nasal (N). **B,** Imagem esquemática normal mostrando o plano correto para captar a imagem do osso nasal. Quando o feixe de ultra-som está a 45 graus de uma linha desenhada a partir da testa até o queixo, o osso nasal aparecerá como um eco horizontal ecogênico abaixo da pele. As duas linhas (*pontilhadas verdes*) representam a pele (mais perto do feixe) e o osso nasal. Observe que a pele aparece tão brilhante quanto o osso, dando um aspecto semelhante a um sinal de igual (=). **C,** Incidência sagital de um feto de 12 semanas mostrando ausência de osso nasal. (S) Pele. **D,** O diagrama esquemático mostra apenas uma linha (*verde pontilhada*) (pele) devido à ausência do osso nasal.

sença de fluxo pulsátil na veia umbilical em cerca de 25% dos fetos com cariótipos normais e em 90% dos fetos com trissomia do 18 ou do 13, mas em fetos com trissomia do 21 a prevalência de fluxo venoso pulsátil não foi significativamente diferente do normal.[47]

Ducto Venoso. O ducto venoso é um desvio único que carrega sangue bem-oxigenado da veia umbilical através da porção atrial inferior em seu caminho para o forame oval. O fluxo sangüíneo no ducto venoso é caracterizado por alta velocidade durante a sístole (onda S) e a diástole (onda d) ventriculares, e pela presença de fluxo adicional durante a contração atrial (onda a) (Fig. 34-7).

É possível estimar o fluxo sangüíneo do ducto venoso de 11 a 14 semanas de gestação por ultra-sonografia com Doppler, tanto pela via transabdominal quanto pela via transvaginal. Inicialmente, um plano mediossagital ventral direito do tronco fetal deve ser obtido durante o repouso fetal, e a amostra do Doppler pulsado é colocada na porção distal do seio umbilical.

A veia cava inferior, as veias hepáticas medial e esquerda, e o ducto venoso drenam para dentro de um vestíbulo subdiafragmático comum. Portanto, na tentativa de se obter as formas de onda da velocidade de fluxo, deve-se tomar cuidado para evitar a contaminação com outras veias.

Estudos examinando o fluxo do ducto venoso em 11 a 14 semanas reportaram **onda a ausente ou invertida** em 60% a 90% dos fetos com cromossomos anormais e em apenas cerca de 5% dos fetos com cromossomos normais (Fig. 34-7).[48-53] Entretanto, o exame do fluxo ductal consome tempo e requer operadores qualificados. É, portanto, improvável que essa avaliação seja incorporada aos exames de imagem na rotina do primeiro trimestre. Apesar disso, a avaliação do fluxo venoso ductal pode, potencialmente, desempenhar um papel importante como método secundário de triagem,

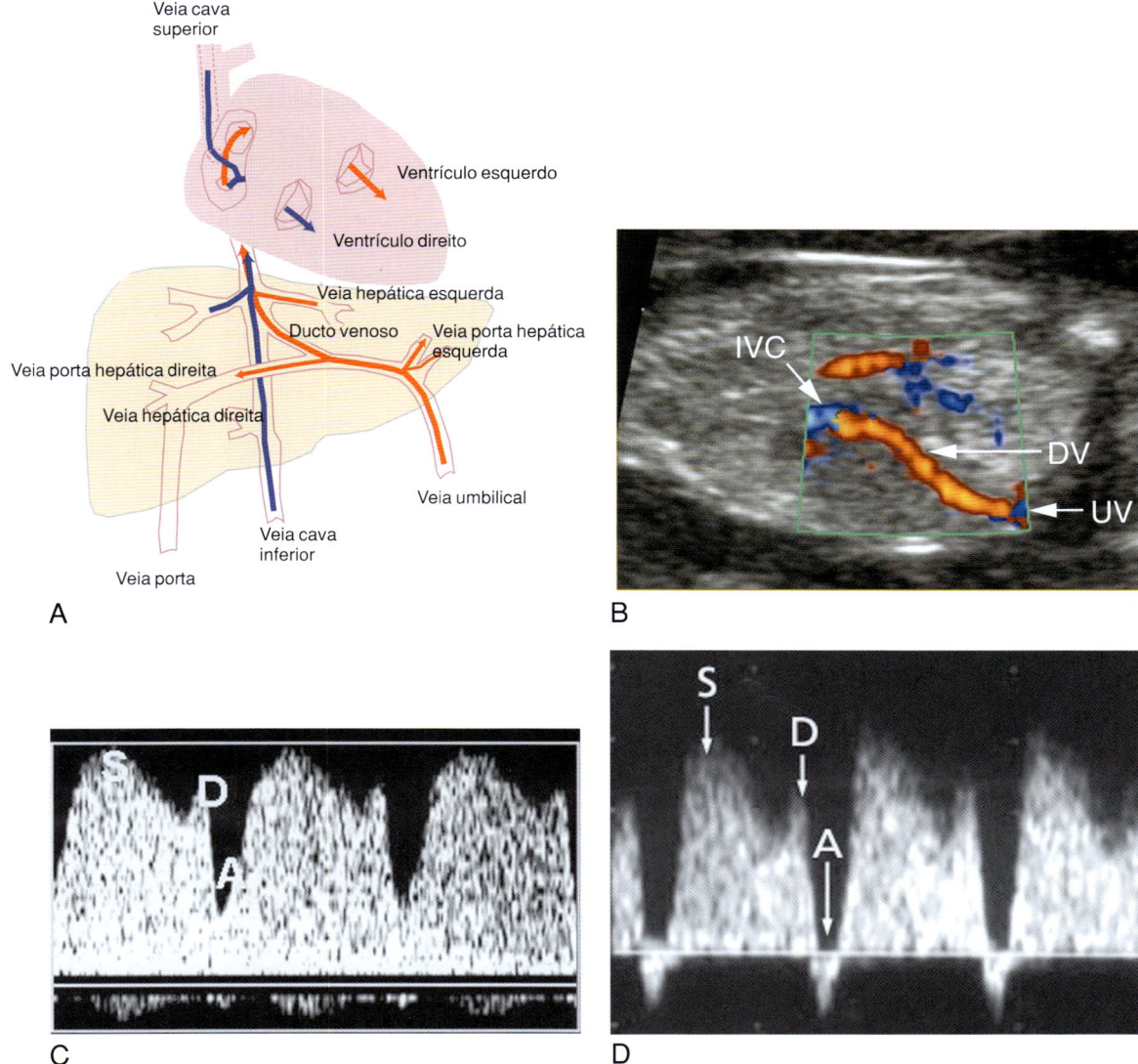

FIGURA 34-7. A circulação fetal. A, Diagrama esquemático. **B,** Anatomia dos vasos por Doppler colorido em plano mediossagital do tronco fetal. (UV, veia umbilical; DV, ducto venoso; IVC, veia cava inferior). **C,** O fluxo sangüíneo no ducto é caracterizado por alta velocidade durante a sístole (onda S) e a diástole (onda d) ventriculares, e pela presença de fluxo adicional durante a contração atrial (onda a). **D,** Sonograma do ducto venoso anormal, mostrando uma onda a invertida. O fluxo da onda a ausente ou invertida pode ocorrer na insuficiência cardíaca, com ou sem defeitos cardíacos, e em fetos com cromossomopatias.

a fim de alcançar uma redução importante no IFP da triagem primária para anomalias cromossômicas por meio de uma combinação de idade materna, TN, e β-hCG livre e PAPP-A no soro materno entre 11 e 14 semanas.[48]

BIOQUÍMICA SÉRICA NO SEGUNDO TRIMESTRE

Em 1984, Merkatz *et al.* relataram baixos níveis de α-fetoproteína (AFP) no soro materno nas gestações com trissomia do 21.[54] Subseqüentemente, níveis alterados no soro materno em gestações afetadas foram reportados para uma série de outros produtos fetoplacentários, incluindo β-hCG livre, inibina A, e estriol não conjugado (uE3) entre 15 e 20 semanas de gestação.[55-57] Para determinar o risco para trissomia do 21, os índices de probabilidade para essas substâncias, após correções para as inter-relações entre elas, são multiplicados pelos riscos de base relacionados à idade materna e à idade gestacional. O risco de trissomia do 21 está aumentado se os níveis de hCG e/ou inibina A estiverem elevados, e os níveis de α-fetoproteína e/ou estriol estiverem baixos. Os índices de detecção estimados estão entre 50% e 70% para um IFP na triagem de cerca de 5% (Tabela 34-5).[58] Deve ser observado que um componente essencial da triagem bioquímica é a estimativa cuidadosa da idade gestacional pelo ultra-som, caso contrário o índice de detecção é reduzido para próximo de 10%.

ULTRA-SOM NO SEGUNDO TRIMESTRE

No primeiro trimestre, uma característica comum de muitos defeitos cromossômicos é TN aumentada. Na gravidez mais tardia, cada defeito cromossômico tem seu próprio padrão sindrômico de anomalias (Tabela 34-7).

Expressão Fenotípica de Anomalias Cromossômicas Comuns

A **trissomia do 21** está associada a braquicefalia, ventriculomegalia leve, hipoplasia nasal, edema nucal (ou espessura da prega nucal aumentada), defeitos cardíacos — principalmente defeitos septais atrioventriculares — atresia duodenal, intestino ecogênico, hidronefrose leve, encurtamento do fêmur e mais ainda do úmero, afastamento do hálux e clinodactilia ou hipoplasia da falange média do quinto dedo.

A **trissomia do 18** está associada a pólo cefálico em forma de morango, cistos do plexo coróide, corpo caloso ausente, cisterna magna aumentada, fenda facial, micrognatia, edema nucal, defeitos cardíacos, hérnia diafragmática, atresia esofágica, onfalocele (geralmente contendo apenas alças intestinais), artéria umbilical única, defeitos renais, intestino ecogênico, mielomeningocele, restrição de crescimento e encurtamento dos membros, aplasia radial, dedos sobrepostos, e tálipes ou pé torto congênito.

Na **trissomia do 13**, os defeitos comuns incluem holoprosencefalia e anomalias faciais associadas, microcefalia, anomalias cardíacas e renais, quase sempre com rins aumentados e ecogênicos, hérnia umbilical e polidactilia pós-axial.

TABELA 34-7. ANOMALIAS CROMOSSÔMICAS COMUNS EM FETOS COM DEFEITOS ULTRA-SONOGRÁFICOS

	Trissomia do 21	Trissomia do 18	Trissomia do 13	Triploidia	Síndrome de Turner
Crânio/cérebro					
Cabeça em forma de morango	–	+	–	–	–
Braquicefalia	+	+	+	–	+
Microcefalia	–	–	+	–	+
Ventriculomegalia	+	+	–	+	–
Holoprosencefalia	–	–	+	–	–
Cistos do plexo coróide	+	+	–	–	–
Ausência do corpo caloso	–	+	–	–	–
Cisto da fossa posterior	+	+	+	–	–
Cisterna magna aumentada	+	+	+	–	–
Face/pescoço					
Fenda facial	–	+	+	–	–
Micrognatia	–	+	–	+	–
Edema nucal	+	+	+	–	–
Higromas císticos	–	–	–	–	+
Tórax					
Hérnia diafragmática	–	+	+	–	–
Anomalia cardíaca	+	+	+	+	+
Abdome					
Exonfalia (hérnia umbilical)	–	+	+	–	–
Atresia duodenal	+	–	–	–	–
Bolha gástrica reduzida	+	+	–	–	–
Hidronefrose leve	+	+	+	–	+
Outras anomalias renais					
Outras					
Hidropsia	+	–	–	–	+
Feto pequeno para a idade gestacional	–	+	+	+	+
Fêmur relativamente curto	+	+	+	–	+
Clinodactilia	+	–	–	–	–
Dedos sobrepostos	–	+	–	–	–
Polidactilia	–	–	+	–	–
Sindactilia	–	–	–	+	–
Tálipes	–	+	+	+	–

Pacientes com o tipo letal de **síndrome de Turner** se apresentam com volumosos higromas císticos nucais, edema generalizado, derrame e ascite pleurais leves, anomalias cardíacas, e rim em ferradura, cuja suspeita surge pela aparência ultra-sonográfica de hidronefrose bilateral leve.

A **triploidia**, em que o conjunto extra de cromossomos é derivado do pai (diândrica), está associada a uma placenta molar, e a gravidez raramente persiste além de 20 semanas. Quando há uma contribuição cromossômica materna em dobro (digínica), a gravidez pode persistir para o terceiro trimestre. A placenta é de consistência normal, mas é delgada e o feto demonstra restrição de crescimento assimétrica grave. Comumente há uma leve ventriculomegalia, micrognatia, anomalias cardíacas, mielomeningocele, sindactilia e deformidade do dedo do pé do tipo "pedir carona".

Malformações Ultra-sonográficas Comuns Associadas a Anomalias Cromossômicas Fetais

Crânio/Cérebro

Ventriculomegalia. A incidência de nascimentos com ventriculomegalia é de aproximadamente 1 por 1.000. As causas incluem defeitos cromossômicos e genéticos, hemorragia intra-uterina ou infecção, mas em muitos casos nenhuma etiologia clara é identificada. O diagnóstico ultra-sonográfico pré-natal é baseado na demonstração de ventrículos cerebrais laterais dilatados (Fig. 34-8). A incidência global de defeitos cromossômicos na ventriculomegalia fetal é de cerca de 10%, e os defeitos cromossômicos mais comuns são as trissomias do 21, do 18 e do 13, e a triploidia.[1] A incidência de defeitos cromossômicos é mais alta nos portadores de ventriculomegalia leve a moderada do que naqueles portadores da forma grave.

Holoprosencefalia. A incidência de nascimentos com holoprosencefalia é próxima de 1 por 10.000. A condição compreende um grupo heterogêneo de malformações cerebrais, resultantes quer da falha na clivagem, quer da clivagem incompleta do prosencéfalo. Embora em muitos casos a causa seja um defeito cromossômico ou um distúrbio genético, na maioria dos casos a etiologia é desconhecida. O diagnóstico ultra-sonográfico pré-natal é baseado na demonstração de um ventrículo único dilatado na linha média, substituindo os dois ventrículos laterais (Fig. 34-9). A incidência global de defeitos cromossômicos na holoprosencefalia fetal é de cerca de 30%, e os defeitos cromossômicos mais comuns são as trissomias do 13 e do 18.[1]

A holoprosencefalia fetal comumente está associada a uma ampla variedade de anomalias mesofaciais, mas a incidência de defeitos cromossômicos está aumentada principalmente em fetos com holoprosencefalia e defeitos extrafaciais, mas não nos casos em que a holoprosencefalia é isolada ou até associada a anomalias faciais.[59]

Microcefalia. A incidência de nascimentos com microcefalia é aproximadamente de 1 por 1.000. As causas incluem defeitos cromossômicos, síndromes genéticas, hemorragia, infecção, teratógenos e radiação. O diagnóstico pré-natal é baseado na identificação de uma circunferência craniana desproporcionalmente reduzida. Os defeitos cromossômicos, geralmente trissomia do 13, são encontrados em cerca de 15% dos casos.[1] Entretanto, deve ser observado que a maioria dos fetos com trissomia do 13 não possui microcefalia, e aqueles que a possuem geralmente têm holoprosencefalia.

Cistos do Plexo Coróide. Estes são encontrados em aproximadamente 2% dos fetos de 16 a 24 semanas de gestação,

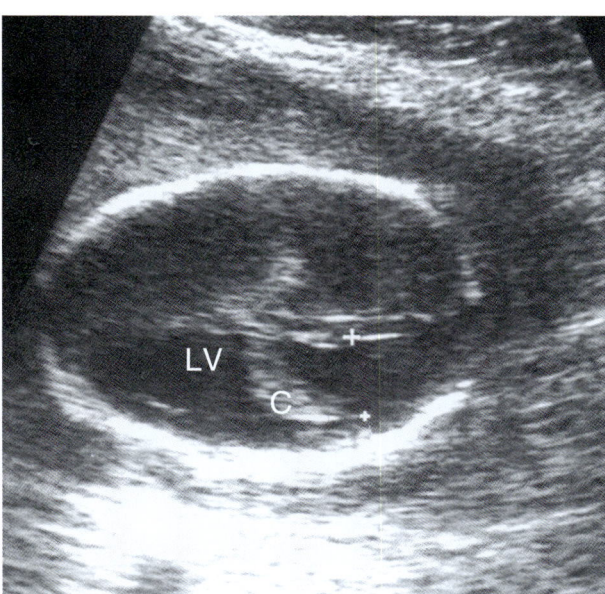

FIGURA 34-8. Dilatação ventricular cerebral leve com trissomia do 21. Incidência transversal de um lado ao outro dos ventrículos laterais (LV) e o plexo coróide (C) "oscilando", na 18ª semana de gestação.

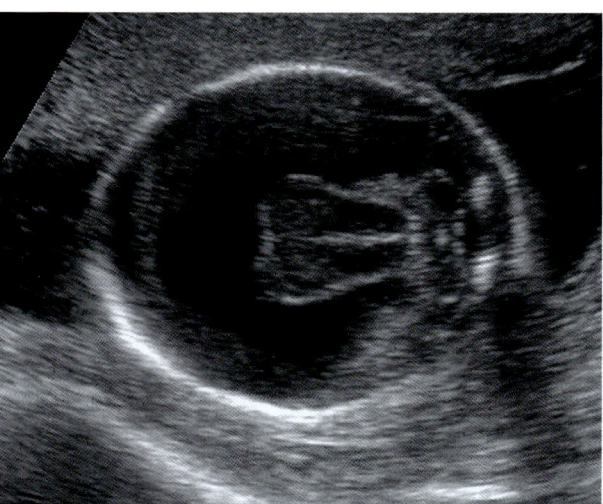

FIGURA 34-9. Holoprosencefalia e trissomia do 13. A incidência coronal da cabeça em 18 semanas mostra um único ventrículo, ausência de estruturas na linha média, e tálamos fundidos.

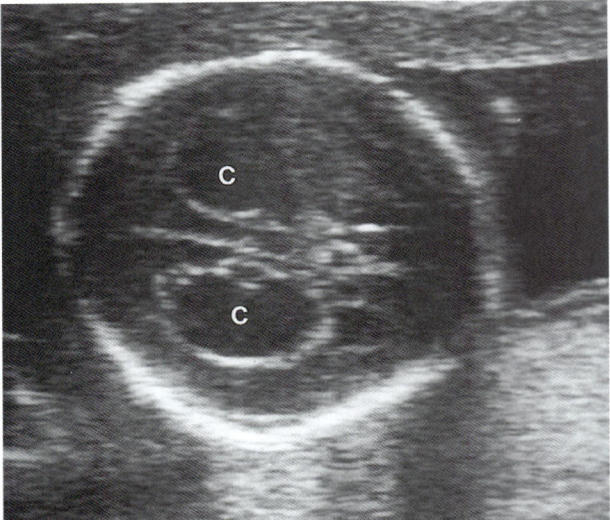

FIGURA 34-10. Cistos do plexo coróide e trissomia do 18. Incidência transversal ao nível do ventrículo lateral mostra grandes cistos (C) bilaterais no plexo coróide.

mas em mais de 95% dos casos eles se resolvem em torno da 28ª semana e não têm significado patológico (Fig. 34-10). Vários relatos documentaram uma associação entre cistos do plexo coróide e defeitos cromossômicos, particularmente trissomia do 18.[1,60,61] Entretanto, a grande maioria de fetos com trissomia do 18 possui múltiplos defeitos e, portanto, a detecção de cistos do plexo coróide fetal deveria estimular o ultra-sonografista a procurar pelas outras características da trissomia do 18.[61] Se os cistos estão aparentemente isolados, o risco de trissomia do 18 é aumentado apenas de forma relativa, e a idade materna deve ser o fator principal na decisão de se fazer ou não a pesquisa do cariótipo fetal.[61]

Agenesia do Corpo Caloso. A incidência de nascimentos com agenesia do corpo caloso é próxima de 1 por 1.000. Ela está associada a mais de 100 síndromes genéticas e defeitos cromossômicos, geralmente trissomias do 18 e do 13. A condição pode ser suspeitada pela ausência da cavidade do septo pelúcido e pelo aumento do corno posterior do ventrículo lateral (sinal da gota de lágrima).

Síndrome de Dandy-Walker. Esta se refere a um espectro de anomalias do vérmix cerebelar, dilatação cística do quarto ventrículo e aumento da cisterna magna. A condição é classificada em malformação de Dandy-Walker (agenesia completa ou parcial do vérmix cerebelar e fossa posterior aumentada) (Fig. 34-11A), variante de Dandy-Walker (agenesia parcial do vérmix cerebelar sem aumento da fossa posterior), e megacisterna magna (vérmix e quarto ventrículo normais) (Fig. 34-11B). A prevalência de malformação de Dandy-Walker é de cerca de 1 por 30.000 nascimentos. A incidência global de defeitos cromossômicos é aproximadamente de 40%, geralmente trissomias do 18, do 13 ou triploidia. Outras causas incluem mais de 50 síndromes genéticas, infecção congênita ou teratógenos, tais como a warfarina, embora também possa ser um achado isolado.

Crânio em Forma de Morango. Em cerca de 80% dos fetos com trissomia do 18, há um formato característico da cabeça que é mais bem observado na incidência suboccipitobregmática (Fig. 34-12).[62] Há um achatamento do occipício e um estreitamento da parte frontal da cabeça. A explicação mais provável para a região frontal estreita é a hipoplasia da face e dos lobos cerebrais frontais. De forma semelhante, o achatamento do occipício pode ser devido a hipoplasia do rombencéfalo.

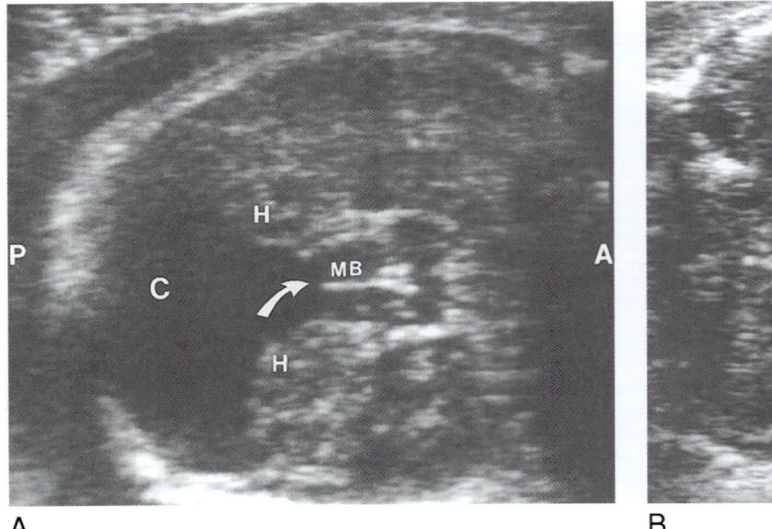
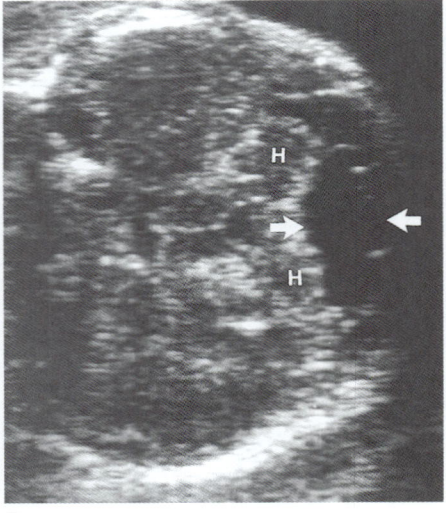

FIGURA 34-11. Variante de Dandy-Walker com trissomia do 13 em mosaico. A, Incidência transversal da cabeça mostra cisto (C) na fossa posterior e ausência de vérmix cerebelar (*seta curva*). A, anterior; P, posterior; MB, mesencéfalo; H, hemisfério cerebelar. **B, Megacisterna magna com trissomia do 18.** Imagem de 30 semanas, cisterna magna (*setas*) medindo 1,3 cm em dimensão AP. Restrição de crescimento e poliidrâmnios também foram identificados. H, hemisférios cerebelares.

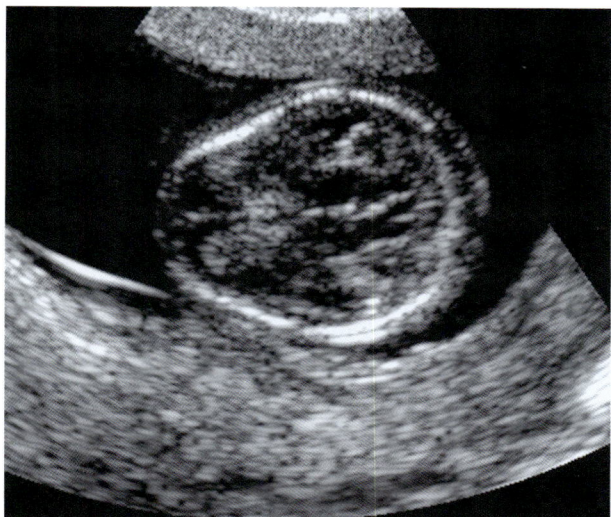

FIGURA 34-12. Cabeça em formato de morango com trissomia do 18 na 14ª semana de gestação.

Face/Pescoço

Fenda Facial. Fenda labial e/ou palatina é encontrada em aproximadamente 1 por 800 nascidos vivos, e tanto fatores genéticos quanto ambientais estão implicados em suas causas. Após o nascimento, os defeitos cromossômicos são encontrados em menos de 1% dos bebês com fenda facial.[65] Entretanto, em séries pré-natais, a incidência é de aproximadamente 40%, mais comumente trissomias do 13 e do 18.[1] Essa aparente discrepância ocorre porque nos estudos pré-natais as populações examinadas são pré-selecionadas e incluem muitos fetos com vários outros defeitos.

Micrognatia. A incidência de nascimentos com micrognatia é próxima de 1 por 1.000. Esse é um achado não-específico em uma ampla variedade de síndromes genéticas e defeitos cromossômicos, principalmente trissomia do 18 e triploidia. Em dois estudos relatando micrognatia fetal, a incidência de defeitos cromossômicos foi próxima de 60%, mas todos os fetos tinham malformações adicionais e/ou restrição de crescimento (Fig. 34-13).[66,67]

Macroglossia. Após o nascimento, a macroglossia é uma característica comum da trissomia do 21. Antes do nascimento, essa anomalia raramente é diagnosticada, a menos que outras características de trissomia do 21 sejam encontradas. Em uma série de 69 fetos com trissomia do 21, a macroglossia foi diagnosticada em 10% dos examinados com menos de 28 semanas e em 20% dos diagnosticados com mais de 28 semanas.[67] É possível que com o avanço da gestação haja um aumento e/ou protrusão progressivos da língua responsáveis pela maior incidência de macroglossia ao termo (Fig. 34-14).

Hipoplasia Nasal. Um marcador da ultra-sonografia do segundo trimestre recentemente descrito, que provavelmente estabelece um impacto importante na triagem para trissomia do 21, é a hipoplasia do osso nasal (Fig. 34-15),

Braquicefalia. É o encurtamento relativo do diâmetro occipitofrontal. É encontrada em associação com defeitos cromossômicos e síndromes genéticas, tais como a síndrome de Roberts. Na vida pós-natal, é bem reconhecido que crianças com síndrome de Down possuem braquicefalia. Entretanto, dois estudos ultra-sonográficos pré-natais não encontraram diferenças no índice cefálico médio (razão entre o diâmetro biparietal e o occipitofrontal) entre fetos do segundo trimestre com trissomia do 21 e controles normais.[63,64]

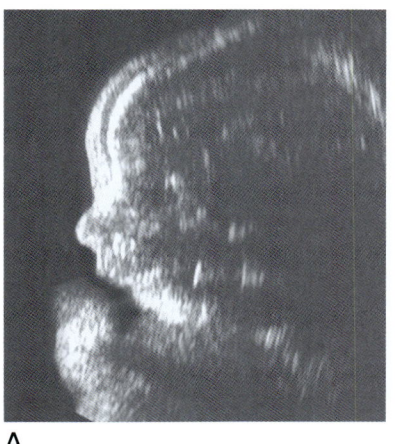
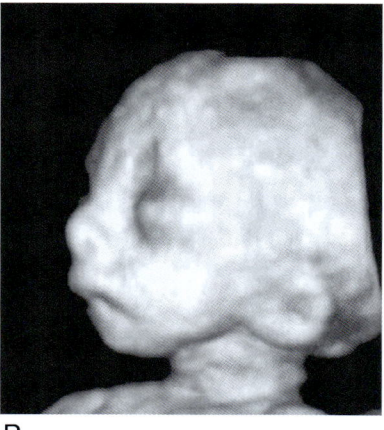
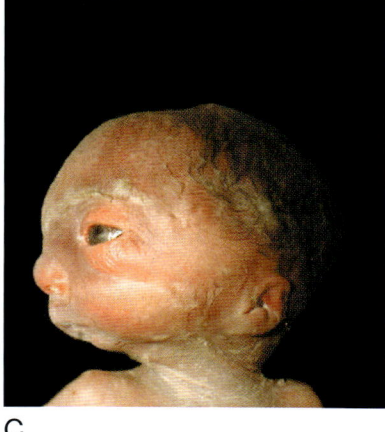

A   B   C

FIGURA 34-13. Micrognatia e trissomia do 18. A, Ultra-som sagital da face na 19ª semana mostrando uma mandíbula anormalmente pequena. Mãos anormais e grande defeito septal ventricular também estavam presentes. **B,** imagem 3-D. **C,** Pós-morte, mostrando micrognatia e um nariz pequeno. (**B,** Cortesia do Dr. Bernard Benoit, Princess Grace Hospital, Mônaco.)

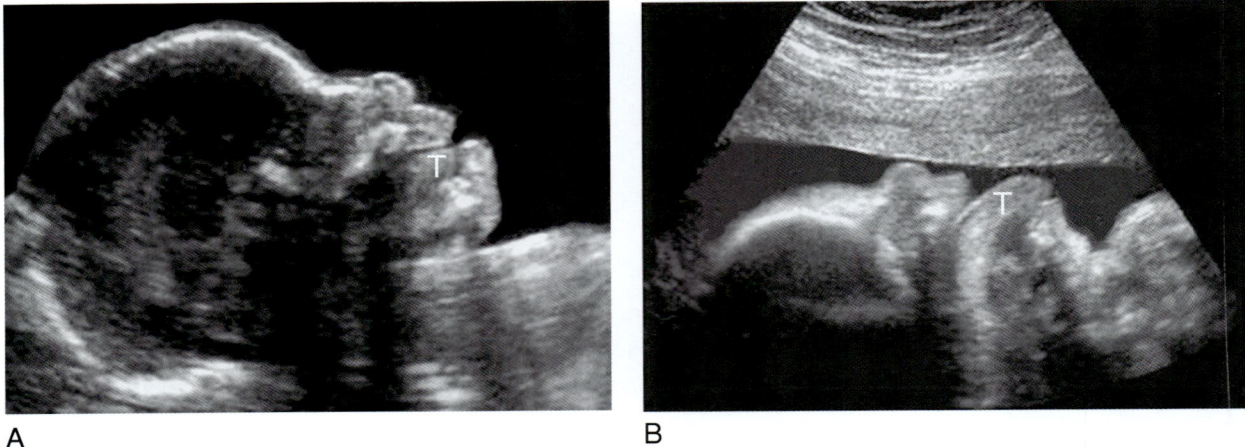

FIGURA 34-14. Macroglossia. A, Feto de 33 semanas, ultra-sonografia sagital. A língua grande (T) é vista entre os lábios ligeiramente abertos. **B,** Feto com a língua (T) em protrusão. (Imagens por cortesia do Dr. Bernard Benoit, Princess Grace Hospital, Mônaco.)

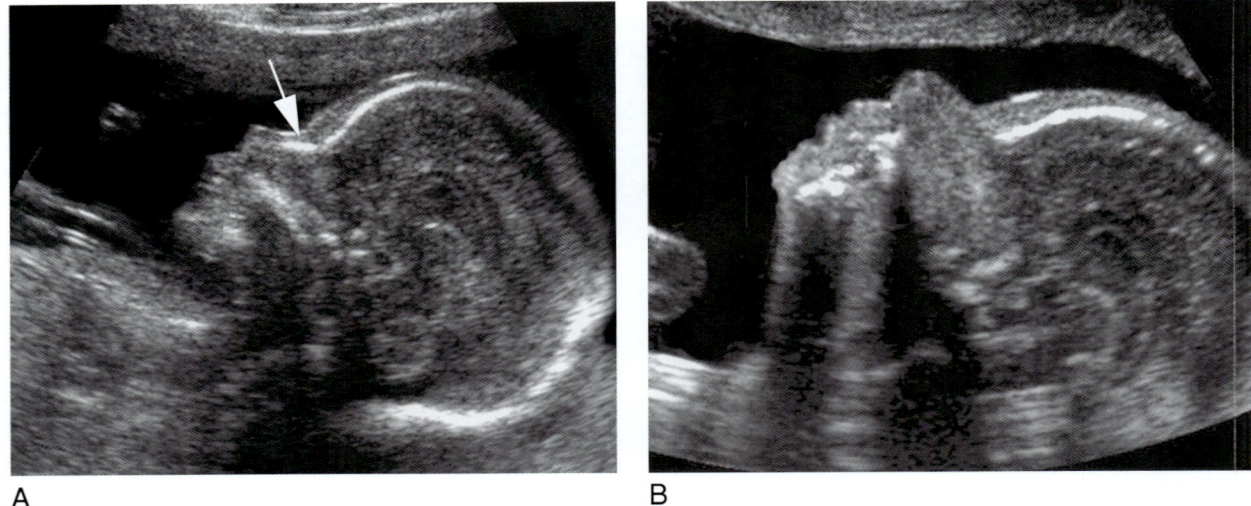

FIGURA 34-15. Osso nasal normal *(seta)*. A, Ultra-som sagital na 18ª semana. **Ausência do osso nasal. Trissomia do 21. B,** Incidência sagital.

definida como um osso nasal que não é visível ou que possui um comprimento de menos de 2,5 mm.[68] Em 1.046 gestações únicas que passaram por uma amniocentese para pesquisa do cariótipo fetal entre 15 e 22 semanas, o osso nasal era hipoplásico em 21 de 34 (61,8%) fetos com trissomia do 21, em 12 de 982 (1,2%) fetos com cariótipo normal e em 1 dos 30 (3,3%) com outros defeitos cromossômicos. No grupo com cromossomos normais, foi encontrado osso nasal hipoplásico em 0,5% dos brancos e em 8,8% dos afro-caribenhos. O índice de probabilidade para trissomia do 21 com osso nasal hipoplásico foi de 132,1 (95% IC, 49,1, 351,9) para brancos e 8,5 (95% IC, 2,7, 20,1) para afro-caribenhos, e os valores respectivos para osso nasal presente foram 0,39 (95% IC, 0,24, 0,58) e 0,27 (95% IC, 0,05, 0,77). É prematuro especular sobre os índices de detecção precisos que poderiam ser alcançados no segundo trimestre por uma combinação de idade materna, bioquímica sérica, e exame ultra-sonográfico do osso nasal fetal e de outros marcadores. Apesar disso, os achados do estudo, de que a **hipoplasia nasal** é provavelmente o marcador isolado do segundo trimestre mais sensível e mais específico de trissomia do 21, indicam que o exame do osso nasal deve ser incorporado a um programa de triagem ultra-sonográfica ou combinada para trissomia do 21.

Orelhas Pequenas. Em cerca de 85% dos neonatos com trissomia do 21 o tamanho da orelha está abaixo do terceiro percentil do limite normal.[69] Vários estudos ultra-sonográficos examinaram o valor potencial de se medir o comprimento da orelha fetal de 14 a 36 semanas de gestação na triagem pré-natal para trissomia do 21, e reportaram resultados contraditórios, com sensibilidades de 26% a 78% e IFP de 1,2% a 8,0%.[70-73]

Higroma Cístico. Estes correspondem a anomalias do desenvolvimento do sistema linfático. Embora raramente

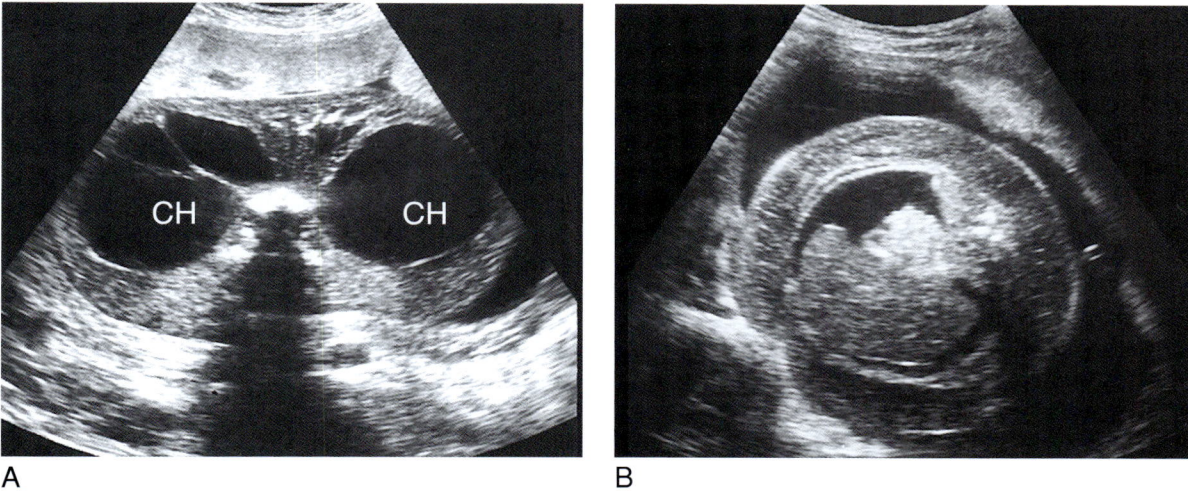

FIGURA 34-16. Síndrome de Turner (45X0). A, Grande higroma cístico (CH) nucal com septações em um feto de 19 semanas. **B,** Incidência transversal do abdome no mesmo feto, mostrando linfedema generalizado e hidropsia não-imune.

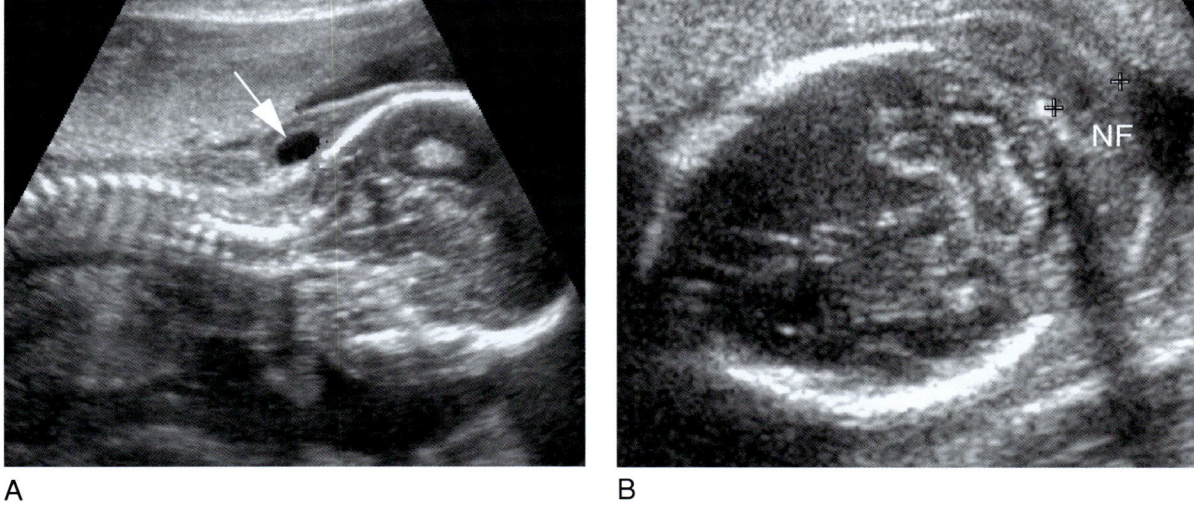

FIGURA 34-17. Espessamento nucal e trissomia do 21. A, Incidência sagital de um feto de 18 semanas mostrando um pequeno higroma cístico (*seta*). **B,** Incidência axial de um feto de 18 semanas mostrando a prega nucal (PN) muito espessada. Observe que o feixe está voltado para o occipício, o que facilita a disposição do cursor. NF = PN.

sejam vistos após o nascimento, são encontrados em 0,5% dos fetos abortados espontaneamente.[74] O diagnóstico ultra-sonográfico pré-natal é baseado na demonstração de uma estrutura cística bilateral, septada, localizada na região occipitocervical (Fig. 34-16).[75] Um defeito cromossômico é encontrado em cerca de 75% dos casos, quase sempre correspondendo à síndrome de Turner.[1,76] Os higromas císticos nucais devem ser distinguidos do edema nucal, o qual possui uma alta associação com as trissomias, ou dos cistos cervicais unilaterais, os quais geralmente são detectados no terceiro trimestre e têm um bom prognóstico após cirurgia pós-natal.

Edema Nucal. Este é o equivalente do segundo trimestre da TN aumentada observada entre 11 e 14 semanas, e é também chamado de prega nucal. Ele está associado a uma ampla variedade de síndromes genéticas, malformações fetais, infecção congênita e defeitos cromossômicos.[1] Nós consideramos que a condição está presente quando há um edema subcutâneo no plano mesossagital do pescoço (pelo menos 7 mm), que produz uma saliência característica no rechaço da cabeça fetal (Fig. 34-17).[77] Uma definição alternativa é a espessura da dobra da pele de mais de 5 mm na incidência suboccipitobregmática da cabeça.[78] A espessura da prega nucal aumentada é encontrada em aproximadamente 33% dos fetos com trissomia do 21 e em 0,6% dos fetos com cromossomos normais.[79,80]

Tórax

Hérnia Diafragmática. A incidência de nascimentos com hérnia diafragmática é próxima de 1 por 3.000. Ela é geralmente esporádica, mas em cerca de 50% dos casos há anomalias cromossômicas, defeitos genéticos e outros defeitos associados. O diagnóstico ultra-sonográfico pré-natal é baseado na demonstração de estômago, intestinos ou fígado no tórax, associada a um desvio do mediastino para o lado oposto (Fig. 34-18). A incidência de defeitos cromossômicos, principalmente trissomia do 18, é de aproximadamente 20%.[1,81]

Anomalias Cardíacas. Anomalias do coração ou dos vasos sangüíneos principais são encontradas em 5 a 10 por 1.000 nativivos, e em cerca de 30 por 1.000 natimortos. A etiologia dos defeitos cardíacos é heterogênea e provavelmente depende da atuação recíproca de múltiplos fatores genéticos e ambientais, incluindo diabetes melito materno ou doença do colágeno, exposição a drogas, tais como o lítio, e infecções virais, tais como a rubéola.

Defeitos de genes mutantes específicos e anomalias cromossômicas respondem por menos de 5% dos neonatos. Entretanto, defeitos cardíacos são encontrados em mais de 90% dos fetos com trissomia do 18 ou do 13, 50% dos portadores de trissomia do 21 e 40% daqueles com síndrome de Turner, deleções ou trissomias parciais envolvendo vários cromossomos.[82] Estudos ultra-sonográficos pré-natais de anomalias cardíacas fetais detectáveis, reportaram defeitos cromossômicos em cerca de 25% dos casos. As alterações mais comuns foram as trissomias do 21, do 18 e do 13, e a síndrome de Turner. A incidência de defeitos cromossômicos foi significativamente mais elevada em fetos com anomalias adicionais (65%), comparada com anomalias cardíacas aparentemente isoladas (16%).[83,84]

Focos Ecogênicos Intracardíacos. Estes são encontrados na incidência de quatro câmaras do coração. Em aproximadamente 90% dos casos, eles se resolvem durante o terceiro trimestre de gestação (Fig. 34-19). Estudos histológicos mostraram que esses focos são causados por mineralização dentro de um músculo papilar.[85] A função ventricular é normal e as valvas atrioventriculares são competentes. Entretanto, algumas vezes estão associados a defeitos cardíacos e anomalias cromossômicas. Os focos ecogênicos são encontrados em cerca de 4% dos fetos normais e em aproximadamente 25% dos fetos com trissomia do 21.[79,80]

Abdome

Onfalocele. A incidência de nascimentos com onfalocele é próxima de 1 por 3.000. A condição é geralmente esporádica, mas em alguns casos pode haver uma síndrome genética associada. O diagnóstico pré-natal é baseado na demonstração do defeito na linha média da parede abdominal anterior, no saco herniado com seu conteúdo visceral, e na inserção do cordão umbilical no ápice do saco (Fig. 34-20). Defeitos cromossômicos, principalmente trissomias do 18 e do 13, são encontrados em cerca de 60% dos casos em 12 semanas, 35% dos casos no meio da gestação e 15% dos neonatos.[1,86] A incidência de anomalias cromossômicas é quatro vezes mais alta quando o saco da onfalocele contém apenas o intestino, quando comparada aos casos em que o fígado está incluído.[86,87]

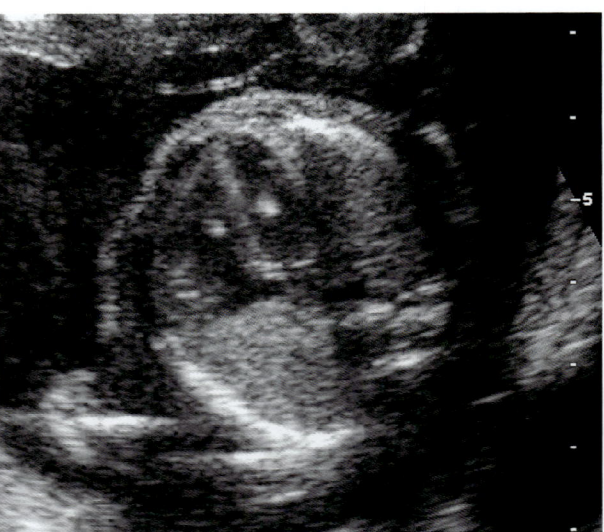

FIGURA 34-19. Focos intracardíacos ecogênicos bilaterais e trissomia do 21. O feto também tem intestino ecogênico.

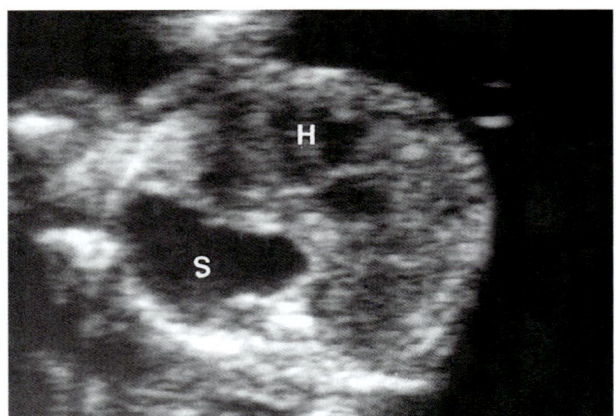

FIGURA 34-18. Hérnia diafragmática e trissomia do 18. Incidência transversal do tórax na 22ª semana mostra o estômago (S) cheio de líquido no hemitórax esquerdo. H, coração.

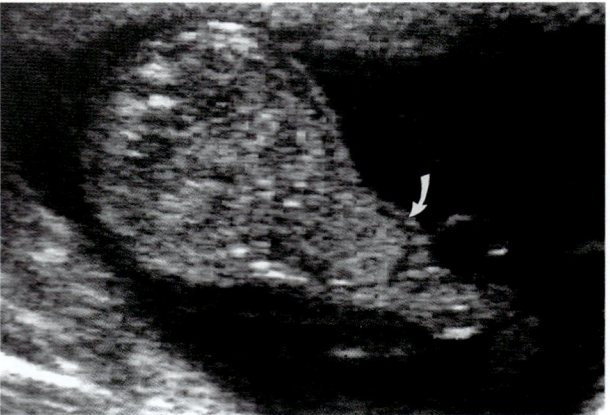

FIGURA 34-20. Trissomia do 18 e onfalocele contendo o intestino. Incidência transversal do abdome mostra onfalocele contendo o intestino (*seta curva*).

Gastrosquise. A incidência de nascimentos com gastrosquise é de aproximadamente 1 por 5.000. Ela é uma anomalia esporádica. Defeitos cromossômicos associados são raros, e embora outras anomalias sejam encontradas em 10% a 30% dos casos, estas são principalmente atresias do intestino, provavelmente devido a estrangulamento intestinal e infarto *in utero*. O diagnóstico pré-natal é baseado na demonstração do cordão umbilical inserido normalmente e das alças herniadas do intestino, as quais estão livremente flutuantes.

Atresia Esofágica. A incidência de nascimentos com atresia esofágica é ao redor de 1 em 3.000. Em 90% dos casos há uma fístula traqueoesofágica associada. A condição é esporádica. No período pré-natal, suspeita-se do diagnóstico de atresia esofágica quando, na presença de poliidrâmnio, exames ultra-sonográficos repetidos não conseguem demonstrar o estômago fetal, ou o estômago parece colabado; outros diagnósticos possíveis incluem ausência de deglutição fetal devido a anomalias músculo-esqueléticas e compressão intratorácica por massas, tais como malformação adenomatosa cística. Na presença de uma fístula traqueoesofágica, a bolha gástrica pode ser normal. Após o nascimento, defeitos cromossômicos foram reportados em 3% a 4% dos neonatos com atresia esofágica.[88,89] No período pré-natal, defeitos cromossômicos, principalmente trissomia do 18, são encontrados em cerca de 20% dos casos.

Atresia Duodenal. A incidência de nascimentos com atresia ou estenose duodenal é aproximadamente de 1 em 5.000. Na maioria dos casos, a condição é esporádica, embora em alguns casos haja um padrão autossômico recessivo de herança. A condição pode ser diagnosticada prontamente ao ultra-som pela aparência característica de "dupla bolha" do estômago dilatado e duodeno proximal e o poliidrâmnio comumente associado (Fig. 34-21). Entretanto, a obstrução devido a uma membrana antral pode resultar em apenas uma única bolha, representando o estômago preenchido por fluido. As características ultra-sonográficas da atresia duodenal geralmente se desenvolvem após 25 semanas de gestação. A trissomia do 21 é encontrada em cerca de 40% dos casos.[1,86]

Obstrução Intestinal. A incidência de nascimentos com obstrução intestinal é próxima de 1 em 2.000. Em cerca de metade dos casos há obstrução do intestino delgado, e na outra metade, atresia anorretal. A condição é geralmente esporádica e defeitos cromossômicos associados são raros.[86,90] No período pré-natal, obstruções jejunais e ileais são visualizadas como múltiplas alças intestinais, cheias de fluido, no abdome. A obstrução do intestino grosso pode ser diagnosticada pela presença de alças de intestino cheias de fluido na parte mais baixa do abdome, sem poliidrâmnio. Podem não existir características ultra-sonográficas detectáveis antes do nascimento com atresia anal.

Intestino Ecogênico. Intestino hiperecogênico, comparável à ecogenicidade do esqueleto (Fig. 34-22), é encontrado em cerca de 1 em 200 fetos no segundo trimestre.[91,92] Essa característica pode ser conseqüência de hemorragia intra-amniótica, insuficiência uteroplacentária grave, peritonite por mecônio, fibrose cística, ou defeitos cromossômicos, incluindo trissomias do 21, do 18 e do 13, e triploidia.[1] A incidência de intestino ecogênico em fetos com trissomia do 21 é aproximadamente de 13%, e o índice de probabilidade para trissomia do 21 na presença desse marcador é cerca de 20 (Tabela 34-8).[79,80]

Anomalias do Trato Urinário. Estudos pré-natais estabeleceram que alterações do trato urinário são comumente encontradas em muitos defeitos cromossômicos.[1] O risco de defeitos cromossômicos é variável para fetos com comprometimento uni ou bilateral, diferentes tipos de anomalias renais, obstrução uretral ou uretérica, e oligoidrâmnio ou volume do fluido amniótico normal/reduzido.[93] Entretanto, a incidência de defeitos cromossômicos em mulheres é o dobro daquela vista nos homens. O padrão de defeitos

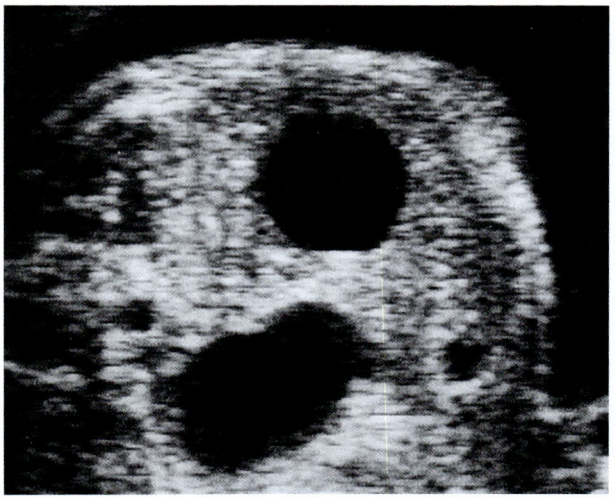
A

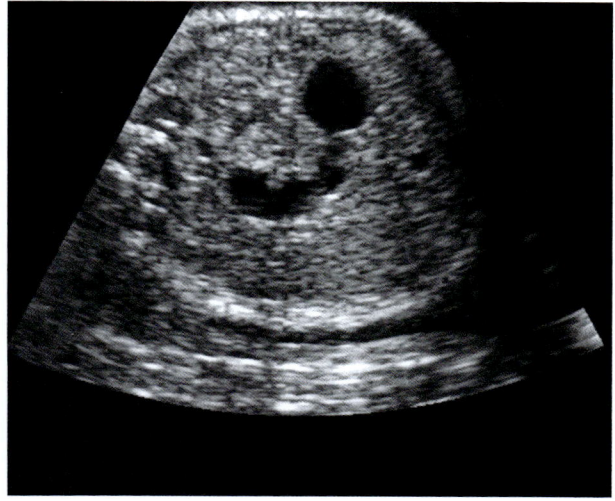
B

FIGURA 34-21. Atresia duodenal e trissomia do 21. A, Incidência transversal do abdome na 30ª semana mostrando o aspecto ultra-sonográfico da atresia duodenal em "dupla bolha". **B,** Aspecto de dupla bolha da atresia duodenal na gestação de 20 semanas.

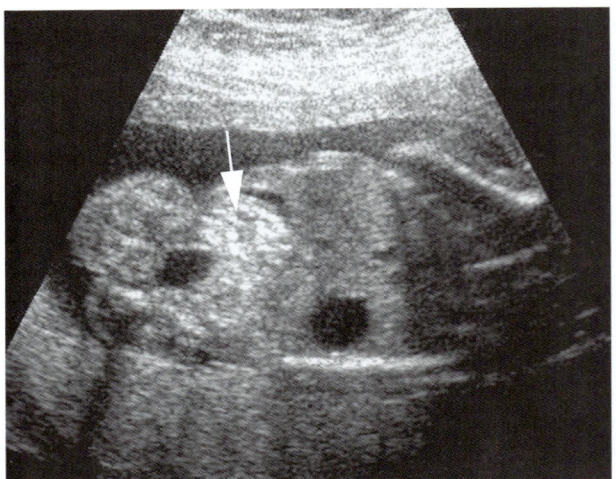

FIGURA 34-22. Intestino ecogênico e trissomia do 21. Intestino ecogênico (*seta*) na parte mais baixa do abdome fetal.

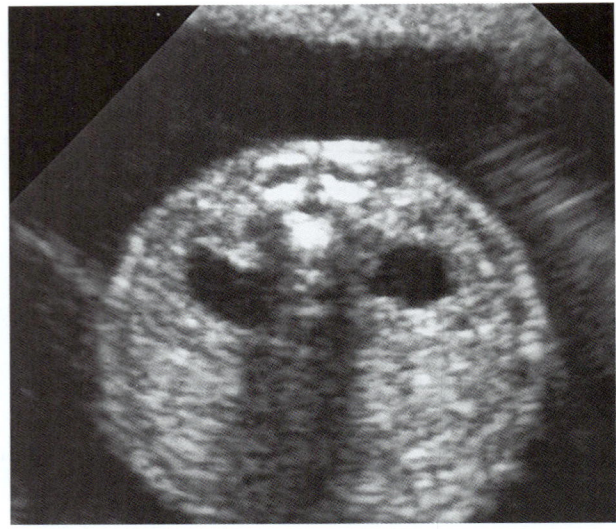

FIGURA 34-23. Pielectasia renal bilateral leve e trissomia do 21. Incidência transversal do rim. A pelve renal mede 7 mm na dimensão AP.

cromossômicos, e conseqüentemente o de malformações associadas, está relacionado aos diferentes tipos de anomalias renais.[93] Assim, na hidronefrose leve (Fig. 34-23), o defeito cromossômico mais comum é a trissomia do 21, enquanto na hidronefrose moderada/grave, rins policísticos ou agenesia renal, os defeitos mais comuns são as trissomias do 18 e do 13. Uma hidronefrose leve é detectada em cerca de 2,6% dos fetos com cromossomos normais, e em 17,6% dos portadores de trissomia do 21 (Tabela 34-8).[79,80]

Anomalias Esqueléticas

Existe uma ampla variedade de displasias esqueléticas raras, cada uma com risco específico de recorrência, morfologia e implicação na sobrevida neonatal e no prognóstico de longo termo. Quando uma anomalia nos membros e extremidades é detectada durante um exame ultra-sonográfico de rotina, é feita uma procura sistemática para a detecção de outros defeitos que podem levar ao diagnóstico de uma síndrome genética específica. De forma semelhante, pode-se suspeitar de defeitos cromossômicos pela presença de anomalias associadas. Anomalias características nas extremidades são comumente encontradas em um amplo número de defeitos cromossômicos. Sindactilia está associada a triploidia, clinodactilia e afastamento do hálux com trissomia do 21; polidactilia a trissomia do 13; e dedos sobrepostos, pé torto congênito e tálipes a trissomia do 18 (Fig. 34-24).[1]

Fêmur e Úmero Curtos. Trissomias do 21, do 18, triploidia e síndrome de Turner estão associadas a encurtamento relativo dos ossos longos.[1] Nos dados combinados de duas grandes séries pré-natais, encurtamento do fêmur e do úmero foi observado em 5,2 e 1,5% dos fetos nor-

TABELA 34-8. INCIDÊNCIA DE DEFEITOS OU MARCADORES MAIORES E MENORES

	T21	Normal	IPr Positivo	IPr Negativo	IPr para o Marcador Isolado
Prega nucal	107/319 (33,5%)	59/9.331 (0,6%)	53,05 (39,37-71,26)	0,67 (0,61-0,72)	9,8
Úmero curto	102/305 (33,4%)	136/9.254 (1,5%)	22,76 (18,04-28,56)	0,68 (0,62-0,73)	4,1
Fêmur curto	132/319 (41,4%)	486/9.331 (5,2%)	7,94 (6,77-9,25)	0,62 (0,56-0,67)	1,6
Hidronefrose	56/319 (17,6%)	242/9.331 (2,6%)	6,77 (5,16-8,80)	0,85 (5,16-8,80)	1,0
Foco ecogênico cardíaco	75/266 (28,2%)	401/9.119 (4,4%)	6,41 (5,15-7,90)	0,75 (0,69-0,80)	1,1
Intestino ecogênico	39/293 (13,3%)	58/9.227 (0,6%)	21,17 (14,34-31,06)	0,87 (0,83-0,91)	3,0
Defeito maior	75/350 (21,4%)	61/9.384 (0,65%)	32,96 (23,90-43,28)	0,79 (0,74-0,83)	5,2

***Incidência de defeitos ou marcadores maiores e menores na imagem do segundo trimestre em fetos com trissomia do 21 e com cariótipo normal, nos dados combinados de duas séries principais. A partir desses dados, os índices de probabilidade negativa e positiva (com intervalo de confiança de 95%) para cada marcador podem ser calculados. Na última coluna está o índice de probabilidade para cada marcador encontrado isoladamente.*

IPr, índice de probabilidade.

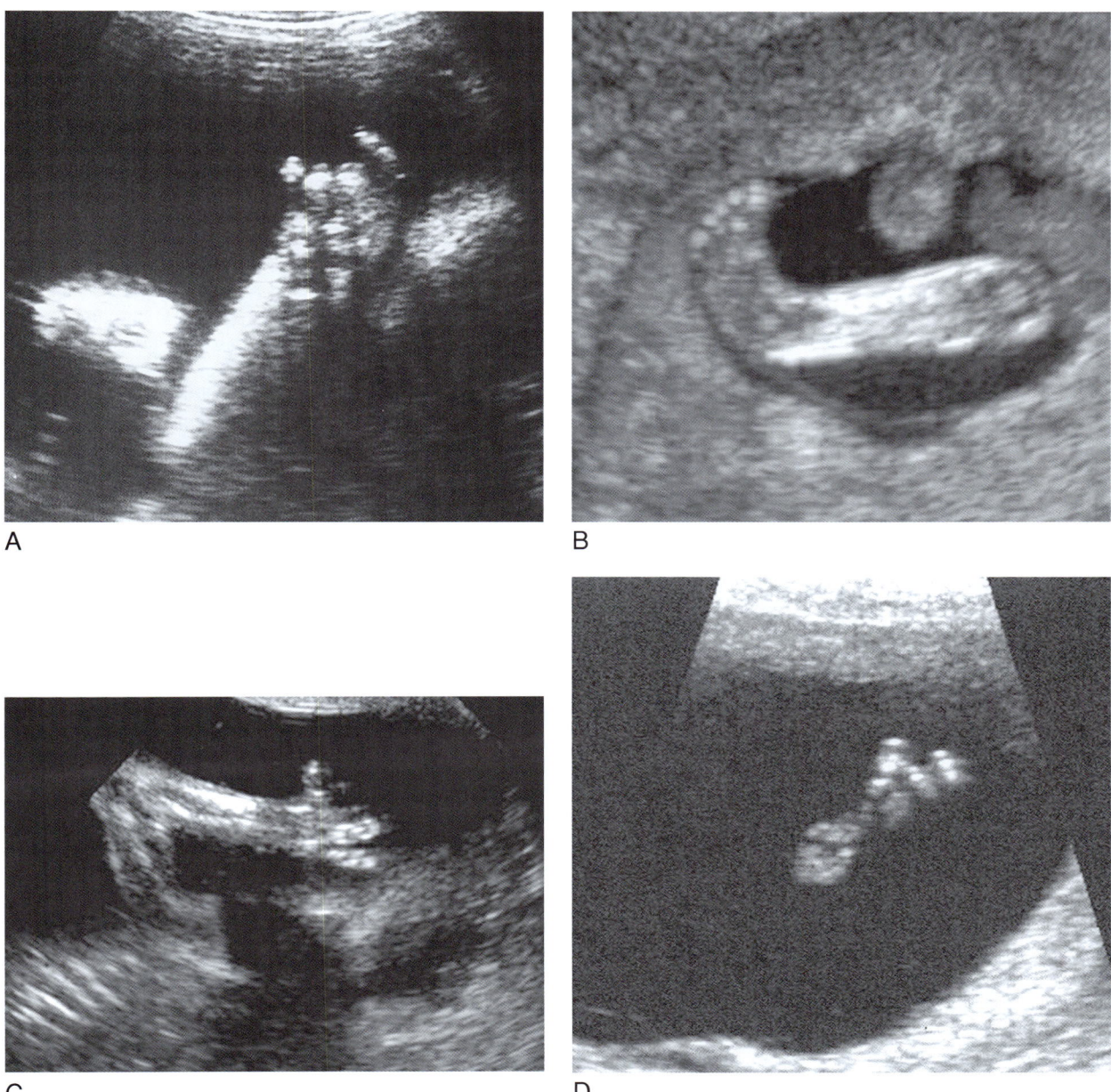

FIGURA 34-24. Anomalias das extremidades em fetos com cromossomos anormais. A, Mãos em "garra" e trissomia do 18. As mãos permaneceram fechadas, com os dedos sobrepostos, durante todo o exame. **B,** Tálipe equinovaro em um feto com trissomia do 18. **C,** Polidactilia em um feto com trissomia do 13. Havia também holoprosencefalia. **D,** Afastamento do hálux em um feto com trissomia do 21.

mais e em 41,4% e 33,4% dos fetos com trissomia do 21 (Tabela 34-8).[79,80]

Restrição de Crescimento Fetal. O baixo peso ao nascimento é uma característica comum de muitos defeitos cromossômicos, mas a incidência de defeitos cromossômicos em neonatos pequenos para a idade gestacional é de apenas cerca de 1%. Entretanto, dados derivados de estudos pósnatais subestimam a associação entre defeitos cromossômicos e restrição de crescimento porque muitas gestações com fetos portadores de cromossomos anormais resultam em aborto espontâneo ou morte intra-uterina. Os defeitos cromossômicos mais comuns associados a RCIU são triploidia e trissomia do 18.[94] A incidência mais alta de defeitos cromossômicos é encontrada nos casos em que, além da RCIU, há anomalias estruturais fetais e o volume do líquido amniótico é normal ou aumentado, e no grupo com formas de onda normais tanto da artéria uterina quanto da umbilical. Portanto, fetos com RCIU devido a defeitos cromossômicos se apresentam de forma diferente daqueles com restrição de crescimento devido a insuficiência placentária, a qual é caracterizada por resistência aumentada do fluxo nas artérias uterina e/ou umbilical, redistribuição na circulação fetal, perfusão renal prejudicada e produção de urina e volume do líquido amniótico reduzidos.

ABORDAGEM DOS ACHADOS ULTRA-SONOGRÁFICOS E ANOMALIAS CROMOSSÔMICAS: DEDUÇÃO DOS RISCOS PACIENTE-ESPECÍFICOS

Número de Defeitos

O risco global de anomalias cromossômicas aumenta com o número total de defeitos que são identificados.[95] É portanto recomendado que, quando um defeito/marcador é detectado em um exame ultra-sonográfico de rotina, seja feita uma avaliação completa para as outras características da anomalia cromossômica sabidamente associada àquele marcador, porque a presença de defeitos adicionais aumenta o risco drasticamente.

Contrariamente, a ausência de qualquer defeito maior ou menor está associada a uma redução no risco de base. Nos dados combinados de dois centros especializados em ultra-sonografia obstétrica nos Estados Unidos, em 25,7% de 350 fetos com trissomia do 21 e em 86,5% dos 9.384 fetos com cromossomos normais, não houve defeitos maiores ou marcadores menores identificáveis (espessura da prega nucal aumentada, intestino ecogênico, foco intracardíaco ecogênico, hidronefrose leve, úmero e fêmur curtos).[79,80] Conseqüentemente, o índice de probabilidade para trissomia do 21, se não há defeitos ou marcadores detectáveis, é de 0,30 (95% IC 2,25 a 0,35).

Uma paciente pode se apresentar para amniocentese com 16 semanas de gestação porque tem 35 anos de idade. Ela considera que seu risco de trissomia do 21 (1 em 246, Tabela 34-2) é suficientemente alto para justificar o risco de aborto de 1 em 100. Uma ultra-sonografia deve ser realizada primeiramente para procurar outros defeitos. Se esse exame não demonstrar defeitos maiores ou menores, a paciente deve ser informada de que seu risco de trissomia do 21 está na verdade reduzido para 1 em 820 (o qual é equivalente ao de uma mulher de 27 anos de idade). Ela pode mudar de opinião e desistir da amniocentese. Isso obviamente é diferente para uma mulher de 31 anos de idade (risco de base de 1 em 536) que tem teste bioquímico do segundo trimestre, e agora a triagem, positivos. Será oferecida a ela a amniocentese porque seu risco aumentou para 1 em 200. A paciente deve também ser informada de que se um exame de ultra-som não mostra defeitos ou marcadores importantes, seu risco pode ser reduzido para 1 em 667 (o que é equivalente ao de uma mulher de 29 anos de idade) e ela pode optar pelo procedimento invasivo.

Defeitos Maiores

Se a imagem do segundo trimestre demonstra defeitos maiores, é aconselhável oferecer a cariotipagem fetal, mesmo que essas anomalias sejam aparentemente isoladas. A prevalência desses defeitos é baixa e, portanto, as implicações de custo são pequenas. Se os defeitos são letais ou estão associados a uma incapacidade grave, tal como holoprosencefalia, a pesquisa do cariótipo fetal constitui a primeira de uma série de investigações para determinar a possível causa e, portanto, o risco de recorrência. Exemplos desses defeitos incluem hidrocefalia, holoprosencefalia, displasia renal multicística e hidropsia grave. Se o defeito é potencialmente corrigível por cirurgia intra-uterina ou pós-natal, é importante excluir uma anomalia cromossômica subjacente — especialmente porque, para muitas dessas condições, a anomalia habitual é a trissomia do 18 ou do 13. Os exemplos incluem fenda facial, hérnia diafragmática, atresia esofágica, hérnia umbilical e muitos defeitos cardíacos. No caso de gastrosquise isolada ou obstrução do intestino delgado, não há evidência de risco aumentado de trissomias.

Defeitos Menores

Defeitos ou marcadores menores (Fig. 34-25) são comuns, e geralmente não estão associados a nenhuma incapacidade, a menos que haja alguma anomalia cromossômica associada. A pesquisa do cariótipo de rotina em todas as gestações com esses marcadores teria implicações importantes, tanto em termos de risco de abortamentos quanto de custos econômicos. É melhor basear o aconselhamento genético em um risco estimado individual para uma anomalia cromossômica, do que informar arbitrariamente que a realização de um teste invasivo é recomendada porque o risco é alto. O risco estimado pode ser obtido pela multiplicação do *risco de base* (baseado na idade materna, idade gestacional, história de gestações previamente afetadas e, quando oportuno, nos resultados de uma triagem prévia por TN e/ou bioquímica na gravidez atual) pelo índice de probabilidade do defeito específico.

Os dados combinados de Nyberg *et al.* e Bromley *et al.* estão resumidos na Tabela 34-8.[79,80] A incidência de cada marcador nas gestações com trissomia do 21 pode ser dividida por sua incidência nas gestações com cromossomos normais para se obter o índice de probabilidade apropriado. Por exemplo, um foco ecogênico intracardíaco é encontrado em 28,2% dos fetos com trissomia do 21 e em 4,4% dos fetos com cariótipos normais, resultando em um índice de probabilidade positivo de 6,41 (28,2/4,4) e um índice de probabilidade negativo de 0,75 (71,8/95,6). Conseqüentemente, o achado de um foco ecogênico aumenta o risco de base por um fator de 6,41, mas ao mesmo tempo a ausência desse marcador deve reduzir o risco em 25%. A mesma lógica se aplica a cada um dos seis marcadores na Tabela 34-8.

Em uma mulher de 25 anos de idade submetida a uma ultra-sonografia com 20 semanas de gestação, o risco de base é próximo de 1 em 1.000. Se a imagem demonstra um foco ecogênico intracardíaco, mas a prega nucal não está aumentada, o úmero e o fêmur não são curtos e não há hidronefrose, intestino hiperecogênico ou defeito maior, o índice de probabilidade combinado deve ser 1,1 (6,41 × 0,67 × 0,68 × 0,62 × 0,85 × 0,87 × 0,79) e, conseqüentemente, seu risco

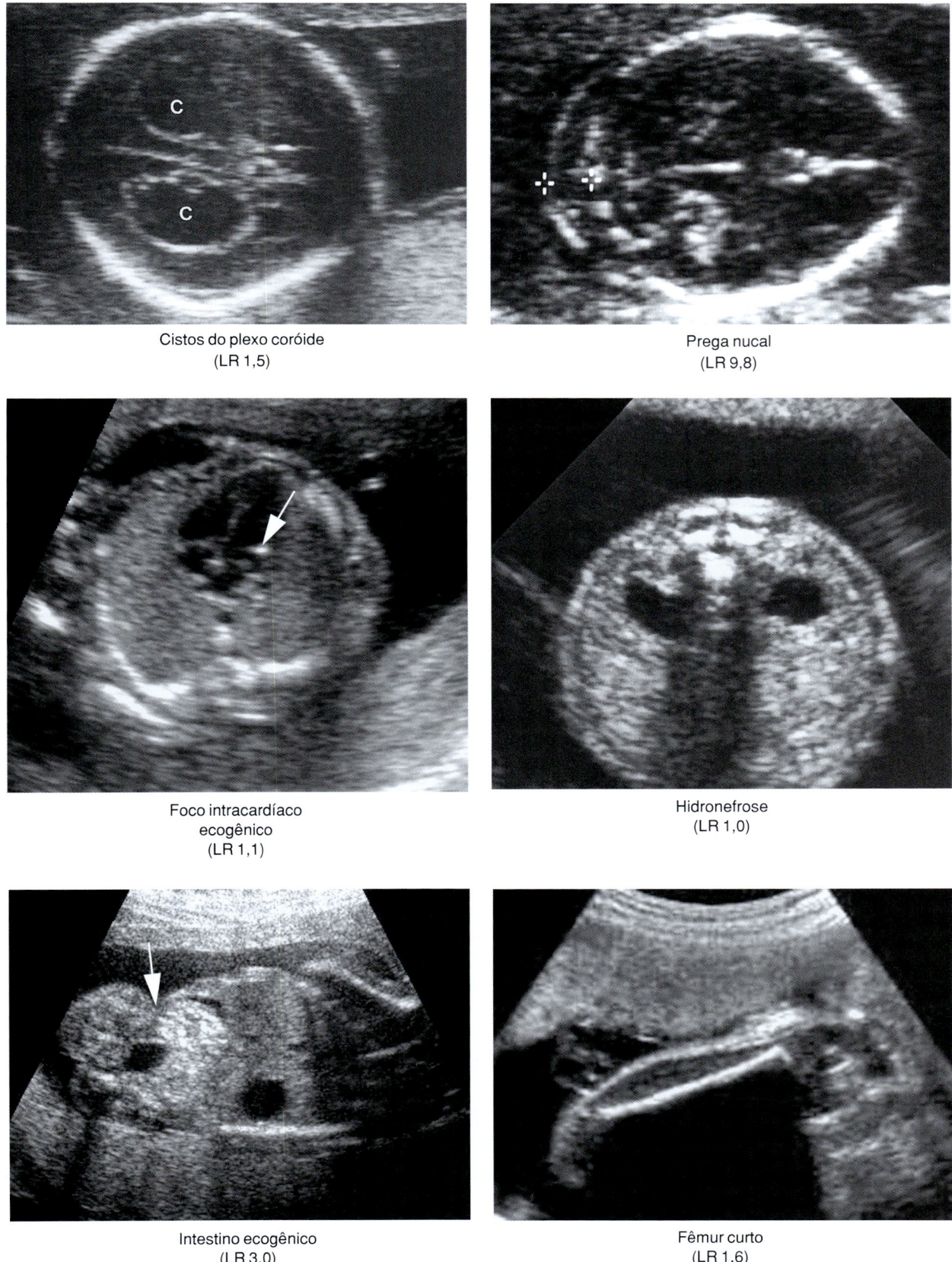

FIGURA 34-25. Marcadores menores. Se existem defeitos menores, o risco de trissomia do 21 é calculado pela multiplicação do risco de base (idade materna e risco relacionado à gestação) por um fator dependente do defeito específico.

permanece em cerca de 1 em 1.000. O mesmo é verdadeiro se o único achado anormal for uma hidronefrose leve (índice de probabilidade de 1). Ao contrário, se forem observados tanto um foco ecogênico quanto uma hidronefrose leve, mas nenhuma outra alteração, o índice de probabilidade combinado deve ser 8,42 (6,41 × 6,77 × 0,67 × 0,68 × 0,62 × 0,87 × 0,79) e, conseqüentemente, o risco aumenta de 1 em 1.000 para 1 em 119.

Translucência Nucal Seguida por Bioquímica do Segundo Trimestre

Não existe uma razão fisiológica óbvia para uma inter-relação entre os marcadores ultra-sonográficos do segundo trimestre e a TN de 11 a 14 semanas ou a bioquímica de primeiro e segundo trimestres. É razoável supor que eles sejam independentes. Conseqüentemente, em mulheres que fazem um teste bioquímico no segundo trimestre após a triagem da TN no primeiro trimestre (com ou sem bioquímica do soro materno), o risco *de base* precisa ser ajustado para levar em conta os resultados da triagem do primeiro trimestre. Como esta identifica quase 90% das gestações com trissomia do 21, a bioquímica do segundo trimestre identificará, no máximo, 6% (60% dos 10% residuais) das gestações afetadas, com a duplicação da taxa global de procedimentos invasivos (de 5% para 10%). Nas mulheres que fizeram a triagem combinada do primeiro trimestre (idade materna, TN, PAPP-A e β-hCG livre), é claramente recomendável que o teste bioquímico do segundo trimestre seja evitado pelas seguintes razões: (1) as sensibilidades das triagens bioquímicas do primeiro e segundo trimestres são semelhantes; (2) o principal componente da triagem bioquímica do segundo trimestre é a β-hCG livre; e (3) existe uma boa correlação entre os níveis séricos maternos de hCG no primeiro e no segundo trimestres. Se tanto os testes bioquímicos do primeiro quanto do segundo trimestre tiverem sido realizados, então o índice de probabilidade a partir da medida da TN pode ser multiplicado pelos resultados dos testes séricos do primeiro ou do segundo trimestre. Isso é certamente válido para programas de segundo trimestre que são baseados principalmente na β-hCG livre porque a inter-relação entre TN e esse metabólito foi estabelecida.

Translucência Nucal Seguida por Ultra-Sonografia no Segundo Trimestre

Não existem dados sobre a inter-relação entre esses marcadores ultra-sonográficos do segundo trimestre e a TN em 11 a 14 semanas ou a bioquímica do primeiro e segundo trimestres. Entretanto, não há nenhuma razão fisiológica óbvia para tal inter-relação, e é razoável supor que ela seja independente. Conseqüentemente, ao estimar o risco em uma gravidez com um marcador de segundo trimestre, é lógico levar em conta os resultados dos testes de triagem prévios. Por exemplo, em uma mulher de 39 anos de idade na 20ª semana de gestação (risco de base para trissomia do 21 de cerca de 1 em 100), que fez uma avaliação entre 11 e 14 semanas para TN fetal e β-hCG livre e PAPP-A séricas que resultou em uma redução de 10 vezes no risco (para cerca de 1 em 1.000), após o diagnóstico de fêmur curto sem outros achados anormais na imagem de 20 semanas (índice de probabilidade de 1,6; Tabela 34-8), o novo risco estimado é de 1 em 625.

Existem algumas exceções nesse processo de **triagem seqüencial**, o qual supõe uma independência entre os achados de diferentes resultados de triagem. Os achados de edema nucal ou de um defeito cardíaco em exame do segundo trimestre não podem ser considerados independentes de uma triagem por TN entre 11 e 14 semanas. Da mesma forma, intestino hiperecogênico (o qual pode ser devido a sangramento intra-amniótico) e encurtamento relativo do fêmur (o qual pode ser devido a insuficiência placentária) podem muito bem estar relacionados à bioquímica sérica (β-hCG livre e inibina-A elevadas e estriol baixo podem ser marcadores de insuficiência placentária) e, portanto, não podem ser considerados independentemente na estimativa do risco para trissomia do 21. Por exemplo, em uma mulher de 20 anos de idade (risco de base para trissomia do 21 de 1 em 1.295), com β-hCG livre e inibina-A elevadas e estriol baixo no teste sérico de 16 semanas resultando em um aumento de 10 vezes no risco (para 1 em 129), o achado de intestino hiperecogênico na imagem de 20 semanas não deve levar à conclusão inadequada de um aumento adicional de três vezes no risco (para 1 em 43). A coincidência de características bioquímicas e ultra-sonográficas de insuficiência placentária torna muito improvável que o problema seja trissomia do 21, e direciona a uma monitorização maior para pré-eclâmpsia e restrição de crescimento em vez de amniocentese para cariótipo fetal.

CONCLUSÕES

Em países desenvolvidos, existem aproximadamente 100.000 partos por ano, por 10 milhões de habitantes. A incidência de nascimentos com trissomia do 21 é aproximadamente de 1 em 500 e, em tal população, o número total de neonatos afetados é de cerca de 200.

Uma política de triagem baseada na idade materna, e oferecendo um teste invasivo para todas as mulheres com 35 anos de idade ou mais, resultaria em testes invasivos em 15% das gestações (15.000), com conseqüente aborto em 150, para a detecção de 50% (100 dos 200) dos fetos com trissomia do 21. A prática de submeter todas as mulheres com 35 anos de idade ou mais a testes invasivos, oferecendo uma série de ultra-sonografias e testes bioquímicos no primeiro e no segundo trimestres a mulheres abaixo dos 35 anos de idade, interpretando os resultados de cada teste de triagem independentemente uns dos outros, e realizando um teste invasivo em todas as mulheres com um resultado de triagem positivo, identificaria potencialmente mais de 95% (190 dos 200) dos fetos trissômicos, mas isso seria alcançado sujeitando-se mais de 40% da população (40.000) a testes invasivos e causando 400 abortos.

Uma abordagem mais racional é realizar um teste de triagem entre 11 e 14 semanas pela combinação da idade materna com a medida ultra-sonográfica da TN fetal e a medida de β-hCG livre e PAPP-A no soro materno. Além disso, o perfil fetal pode ser examinado para a presença ou ausência de osso nasal. Um índice de detecção de 95% pode ser alcançado potencialmente com uma taxa de teste invasivo de 2% (2.000 gestações e 20 abortos). Seria então irracional, tanto em termos logísticos quanto do ponto de vista econômico, submeter as demais 98.000 gestações a testes sorológicos bioquímicos do segundo trimestre, com o objetivo de identificar cerca de 60% a 70% dos 10 casos restantes de trissomia do 21. Como deve ser oferecido a todas as mulheres uma ultra-sonografia no segundo trimestre para identificar anomalias fetais maiores, tais como espinha bífida e defeitos cardíacos, o diagnóstico de defeitos maiores e menores, incluindo hipoplasia do osso nasal, levará potencialmente à detecção de mais de 70% dos 10 casos restantes de trissomia do 21. Este capítulo demonstrou a metodologia de calcular o índice de probabilidade de trissomia do 21 para alguns dos marcadores ultra-sonográficos e o processo de triagem seqüencial na interpretação dos resultados. É provável que apenas hipoplasia do osso nasal, edema nucal e a presença de vários outros marcadores ultra-sonográficos do segundo trimestre estejam associados a índices de probabilidade suficientemente altos para reverter um risco de base baixo após a triagem do primeiro trimestre.

Um método alternativo de triagem, para mulheres que não se apresentam no primeiro trimestre, consiste na combinação de idade materna, testes bioquímicos séricos e imagem ultra-sonográfica. O índice de detecção dessa triagem combinada pode ser também superior a 90%, para um IFP de menos de 5%. Extensas pesquisas são necessárias para estabelecer índices de probabilidade precisos para muitos dos defeitos ultra-sonográficos e sua interdependência, bem como sua dependência de marcadores bioquímicos, idade gestacional, origem étnica e outras características etmológicas dos pais.

Referências

1. Snijders RJM, Nicolaides KH: Assessment of risks. In Ultrasound Markers for Fetal Chromosomal Defects. Carnforth, U.K., Parthenon, 1996.
2. Snijders RJM, Sundberg K, Holzgreve W, et al: Maternal age and gestation-specific risk for trisomy 21. Ultrasound Obstet Gynecol 1999;13:167-170.
3. Snijders RJM, Sebire NJ, Cuckle H, Nicolaides KH: Maternal age and gestational age-specific risks for chromosomal defects. Fetal Diagn Therapy 1995; 10:356-367.
4. Down LJ: Observations on an ethnic classification of idiots. Clinical Lectures and Reports, London Hospital, 1866, 3:259-262.
5. Nicolaides KH, Azar G, Byrne D, et al: Fetal nuchal translucency: Ultrasound screening for chromosomal defects in first trimester of pregnancy. Br Med J 1992;304:867-889.
6. Bower S, Chitty L, Bewley S, et al: First trimester nuchal translucency screening of the general population: Data from three centres [abstract]. Presented at the 27th British Congress of Obstetrics and Gynaecology, Dublin, Royal College of Obstetrics and Gynaecology, 1995.
7. Roberts LJ, Bewley S, Mackinson AM, et al: First trimester fetal nuchal translucency: Problems with screening the general population 1. Br J Obstet Gynaecol 1995; 102:381-385.
8. Monni G, Soppi MA, Ibba RM, et al: Results of measurement of nuchal translucency before and after training. Lancet 1997;350:1631.
9. Pandya PP, Goldberg H, Walton B, et al: The implementation of first-trimester scanning at 10-13 weeks' gestation and the measurement of fetal nuchal translucency thickness in two maternity units. Ultrasound Obstet Gynecol 1995;5:20-25.
10. Szabo J, Gellen J, Szemere G: First-trimester ultrasound screening for fetal aneuploidies in women over 35 and under 35 years of age. Ultrasound Obstet Gynecol 1995;5:161-163.
11. Taipale P, Hiilesmaa V, Salonen R, et al: Increased nuchal translucency as a marker for fetal chromosomal defects. N Engl J Med 1997;337:1654-1658.
12. Hafner E, Schuchter K, Liebhart E, et al: Results of routine fetal nuchal translucency measurement at 10-13 weeks in 4,233 unselected pregnant women. Prenat Diagn 1998;18:29-34.
13. Pajkrt E, van Lith JMM, Mol BWJ, et al: Screening for Down's syndrome by fetal nuchal translucency measurement in a general obstetric population. Ultrasound Obstet Gynecol 1998;12:163-169.
14. Snijders RJM, Noble P, Sebire N, et al. UK multicentre project on assessment of risk of trisomy 21 by maternal age and fetal nuchal translucency thickness at 10-14 weeks of gestation. Lancet 1998;352:343-346.
15. Economides DL, Whitlow BJ, Kadir R, et al. First trimester sonographic detection of chromosomal abnormalities in an unselected population. Br J Obstet Gynaecol 1998; 105:58-62.
16. Schwarzler P, Carvalho JS, Senat MV, et al: Screening for fetal aneuploidies and fetal cardiac abnormalities by nuchal translucency thickness measurement at 10-14 weeks of gestation as part of routine antenatal care in an unselected population. Br J Obstet Gynaecol 1999;106:1029-1034.
17. Theodoropoulos P, Lolis D, Papageorgiou C, et al: G. Evaluation of first-trimester screening by fetal nuchal translucency and maternal age. Prenat Diagn 1998; 18:133-137.
18. Zoppi MA, Ibba RM, Floris M, et al: Fetal nuchal translucency screening in 12,495 pregnancies in Sardinia. Ultrasound Obstet Gynecol 2001;18:649-651.
19. Gasiorek-Wiens A, Tercanli S, Kozlowski P, et al: Screening for trisomy 21 by fetal nuchal translucency and maternal age: A multicenter project in Germany, Austria and Switzerland. Ultrasound Obstet Gynecol 2001; 18:645-648.
20. Brizot ML, Carvalho MHB, Liao AW, et al: First-trimester screening for chromosomal abnormalities by fetal nuchal translucency in a Brazilian population. Ultrasound Obstet Gynecol 2001;18:652-655.
21. Audibert F, Dommergues M, Benattar C, et al: Screening for Down syndrome using first-trimester ultrasound and second-trimester maternal serum markers in a low-risk population: A prospective longitudinal study. Ultrasound Obstet Gynecol 2001;18:26-31.
22. Wayda K, Kereszturi A, Orvos H, et al: Four years' experience of first-trimester nuchal translucency screening for fetal aneuploidies with increasing regional availability. Acta Obstet Gynecol Scand 2001;80:1104-1109.
23. Brizot ML, Snijders RJM, Bersinger NA, et al: Maternal serum pregnancy associated placental protein A and fetal

nuchal translucency thickness for the prediction of fetal trisomies in early pregnancy. Obstet Gynecol 1994; 84:918-922.
24. Brizot ML, Snijders RJM, Butler J, et al: Maternal serum hCG and fetal nuchal translucency thickness for the prediction of fetal trisomies in the first trimester of pregnancy. Br J Obstet Gynaecol 1995;102:1227-1232.
25. Spencer K, Souter V, Tul N, et al: A screening program for trisomy 21 at 10-14 weeks using fetal nuchal translucency, maternal serum free β-human chorionic gonadotropin and pregnancy-associated plasma protein-A. Ultrasound Obstet Gynecol 1999;13:231-237.
26. Bindra R, Heath V, Liao A, et al: One stop clinic for assessment of risk for trisomy 21 at 11-14 weeks: A prospective study of 15,030 pregnancies. Ultrasound Obstet Gynecol 2002;20:219-225.
27. Spencer K, Spencer CE, Power M, et al: Screening for chromosomal abnormalities in the first trimester using ultrasound and maternal serum biochemistry in a one stop clinic: A review of three years' prospective experience. Br J Obstet Gynaecol 2003;110(3):281-286.
28. Sherrod C, Sebire NJ, Soares W, et al: Prenatal diagnosis of trisomy 18 at the 10-14-week ultrasound scan. Ultrasound Obstet Gynecol 1997;10:387-390.
29. Snijders RJM, Sebire NJ, Nayar R, et al: Increased nuchal translucency in trisomy 13 fetuses at 10-14 weeks of gestation. Am J Med Genet 1999;86:205-207.
30. Sebire NJ, Snijders RJ, Brown R, et al: Detection of sex chromosome abnormalities by nuchal translucency screening at 10-14 weeks. Prenat Diagn 1998;18:581-584.
31. Jauniaux E, Brown R, Snijders RJ, et al: Early prenatal diagnosis of triploidy. Am J Obstet Gynecol 1997; 176:550-554.
32. Tul N, Spencer K, Noble P, et al: Screening for trisomy 18 by fetal nuchal translucency and maternal serum free beta hCG and PAPP-A at 10-14 weeks of gestation. Prenat Diagn 1999;19:1035-1042.
33. Spencer K, Ong C, Skentou H, et al: Screening for trisomy 13 by fetal nuchal translucency and maternal serum free beta hCG and PAPP-A at 10-14 weeks of gestation. Prenat Diagn 2000; 20:411-416.
34. Spencer K, Tul N, Nicolaides KH. Maternal serum free beta hCG and PAPP-A in fetal sex chromosome defects in the first trimester. Prenat Diagn 2000;20:390-394.
35. Spencer K, Liao A, Skentou H, et al: Screening for triploidy by fetal nuchal translucency and maternal serum free β-hCG and PAPP-A at 10-14 weeks of gestation. Prenat Diagn 2000;20:495-499.
36. Cicero S, Curcio P, Papageorghiou A, et al: Absence of nasal bone in fetuses with trisomy 21 at 11-14 weeks of gestation: An observational study. Lancet 2001:358:1665-1667.
37. Otano L, Aiello H, Igarzabal L, et al: Association between first trimester absence of fetal nasal bone on ultrasound and Down's syndrome. Prenat Diagn 2002;22:930-932.
38. Orlandi F, Bilardo CM, Campogrande M, et al: Measurement of nasal bone length at 11-14 weeks of pregnancy and its potential role in Down's syndrome risk assessment. Ultrasound Obstet Gynecol 2003;22:36-39.
39. Zoppi MA, Ibba RM, Axinan C, et al: Absence of fetal nasal bone and aneuploidies at first trimester nuchal translucency screening in 5425 unselected pregnancies. Prenat Diagn 2003;23:496-500.
40. Cicero S, Bindra R, Rembouskos G, et al: Integrated ultrasound and biochemical screening for trisomy 21 at 11 to 14 weeks. Prenat Diagn 2003;23:306-310.
41. Snijders RJ, Sherrod C, Gosden CM, et al. Fetal growth retardation: Associated malformations and chromosomal abnormalities. Am J Obstet Gynecol 1993;168:547-555.
42. Nicolaides KH, Sebire NJ, Snijders RJM, et al: The 11-14 week scan. The Diagnosis of Fetal Abnormalities. Parthenon, Casteron Hall Carnforth, Lancs, UK, 1999; 31-32.
43. Liao AW, Snijders R, Geerts L, et al: Fetal heart rate in chromosomally abnormal fetuses. Ultrasound Obstet Gynecol 2000;16:610-613.
44. Martinez JM, Borrell A, Antonin E, et al: Combining nuchal translucency and umbilical Doppler velocimetry for detecting fetal trisomies in the first trimester of pregnancy. Br J Obstet Gynaecol 1997;104:11-14.
45. Brown R, Di Luzio L, Gomes C, et al: The umbilical artery pulsatility index in the first trimester: Is there an association with increased nuchal translucency or chromosomal abnormality? Ultrasound Obstet Gynecol 1998;12:244-247.
46. Jauniaux E, Gavrill P, Khun P, et al: Fetal heart rate and umbilico-placental Doppler flow velocity waveforms in early pregnancies with a chromosomal abnormality and/or an increased nuchal translucency thickness. Hum Reprod 1996;11:435-439.
47. Brown RN, Di Luzio L, Gomes C, et al: First trimester umbilical venous Doppler sonography in chromosomally normal and abnormal fetuses. J Ultrasound Med 1999;18:543-546.
48. Matias A, Gomes C, Flack N, et al: Screening for chromosomal abnormalities at 11-14 weeks: The role of ductus venosus blood flow. Ultrasound Obstet Gynecol 1998;12:380-384.
49. Bilardo CM, Muller MA, Zikulnig L, et al: Ductus venosus studies in fetuses at high risk for chromosomal or heart abnormalities: Relationship with nuchal translucency measurement and fetal outcome. Ultrasound Obstet Gynecol 2001;17:288-294.
50. Antolin E, Comas C, Torrents M, et al. The role of ductus venosus blood flow assessment in screening for chromosomal abnormalities at 10-16 weeks of gestation. Ultrasound Obstet Gynecol 2001;17:295-300.
51. Zoppi MA, Putzolu M, Ibba RM, et al: First-trimester ductus venosus velocimetry in relation to nuchal translucency thickness and fetal karyotype. Fetal Diagn Ther 2002;17:52-57.
52. Murta CG, Moron AF, Avila MA, et al: Application of ductus venosus Doppler velocimetry for the detection of fetal aneuploidy in the first trimester of pregnancy. Fetal Diagn Ther 2002;17:308-314.
53. Mavrides E, Sairam S, Hollis B, et al: Screening for aneuploidy in the first trimester by assessment of blood flow in the ductus venosus. BJOG 2002;109(9):1015-1019.
54. Merkatz IR, Nitowsky HM, Macri JN, et al: An association between low maternal serum alpha-fetoprotein and fetal chromosomal abnormalities. Am J Obstet Gynecol 1984;148:886-894.
55. Macri JN, Kasturi RV, Krantz DA, et al: Maternal serum Down syndrome screening: Free beta protein is a more effective marker than human chorionic gonadotrophin. Am J Obstet Gynecol 1990;163:1248-1253.
56. Canick J, Knight GJ, Palomaki GE, et al: Low second trimester maternal serum unconjugated oestriol in pregnancies with Down's syndrome. Br J Obstet Gynaecol 1988;95:330-333.
57. Van Lith JM, Pratt JJ, Beekhuis JR, et al: Second trimester maternal serum immuno-reactive inhibin as a marker for fetal Down's syndrome. Prenat Diagn 1992;12:801-806.
58. Cuckle H: Integrating Down's syndrome screening. Curr Opin Obstet Gynaecol 2001;13:175-181.

59. Berry SM, Gosden CM, Snijders RJM, et al: Fetal holoprosencephaly: Associated malformations and chromosomal defects. Fetal Diagn Ther 1990;5:92-99.
60. Thorpe-Beeston JG, Gosden CM, Nicolaides KH: Choroid plexus cysts and chromosomal defects. Br J Radiol 1990;63:783-786.
61. Snijders RJM, Shawwa L, Nicolaides KH: Fetal choroid plexus cysts and trisomy 18: Assessment of risk based on ultrasound findings and maternal age. Pren Diagn 1994;14:1119-1127.
62. Nicolaides KH, Salvesen DR, Snijders RJM, et al: Strawberry shaped skull in fetal trisomy 18. Fetal Diagn Ther 1992;7(2):132-137.
63. Perry TB, Benzie RJ, Cassar N: Fetal cephalometry by ultrasound as a screening procedure for the prenatal detection of Down syndrome. Br J Obstet Gynaecol 1984;91:138-143.
64. Shah YG, Eckl CJ, Stinson SK, et al: Biparietal diameter/femur length ratio, cephalic index, and femur length measurements: Not reliable screening techniques for Down syndrome. Obstet Gynecol 1990;75:186-188.
65. Pashayan HM: What else to look for in a child born with a cleft of the lip or palate. Cleft Palate J 1983;20:54-82.
66. Turner GM, Twining P: The facial profile in the diagnosis of fetal abnormalities. Clin Radiol 1993;47:389-395.
67. Nicolaides KH, Salvesen DR, Snijders RJM, et al: Fetal facial defects: Associated malformations and chromosomal abnormalities. Fetal Diagn Ther 1993;8:1-9.
68. Cicero S, Sonek JD, McKenna DS, et al: Nasal bone hypoplasia in trisomy 21 at 15-22 weeks gestation. Ultrasound Obstet Gynecol 2003;21:15-18.
69. Aase JM, Wilson AC, Smith DW: Small ears in Down's syndrome: A helpful diagnostic aid. J Pediatr 1973; 82:845-847.
70. Lettieri L, Rodis JF, Vintzileos AM, et al: Ear length in second-trimester aneuploid fetuses. Obstet Gynecol 1993;81:53-60.
71. Awwad JT, Azar GB, Karam KS, et al: Ear length: A potential sonographic marker for Down syndrome. Int J Gynaecol Obstet 1994;44:233-238.
72. Shimizu T, Salvador L, Hughes-Benzie R, et al: The role of reduced ear size in the prenatal detection of chromosomal abnormalities. Prenat Diagn 1997;17:545-549.
73. Chitkara U, Lee L, Oehlert JW, et al: Fetal ear length measurement: a useful predictor of aneuploidy? Ultrasound Obstet Gynecol 2002;19:131-135.
74. Byrne J, Blanc W, Warburton D, et al. The significance of cystic hygroma in fetuses. Hum Pathol 1984;15:61-67.
75. Chervenak FA, Isaacson G, Blakemore KJ, et al: Fetal cystic hygroma: Cause and natural history. N Engl J Med 1983; 309:822-825.
76. Azar G, Snijders RJM, Gosden CM, et al: Fetal nuchal cystic hygromata: Associated malformations and chromosomal defects. Fetal Diagn Ther 1991;6:46-57.
77. Nicolaides KH, Azar G, Snijders RJM, et al: Fetal nuchal oedema: Associated malformations and chromosomal defects. Fetal Diagn Ther 1992;7:123-131.
78. Benacerraf BR, Barss VA, Laboda LA: A sonographic sign for the detection in the second trimester of the fetus with Down's syndrome. Am J Obstet Gynecol 1985; 151:1078-1079.
79. Nyberg DA, Souter VL, El-Bastawissi A, et al: Isolated sonographic markers for detection of fetal Down syndrome in the second trimester of pregnancy. J Ultrasound Med 2001;20:1053-1063.
80. Bromley B, Lieberman E, Shipp TD, et al: The genetic sonogram. A method of risk assessment for Down syndrome in the second trimester. J Ultrasound Med 2002; 21:1087-1096.
81. Thorpe-Beeston G, Gosden CM, Nicolaides KH: Prenatal diagnosis of congenital diaphragmatic hernia: Associated malformations and chromosomal defects. Fetal Ther 1989;4(1):21-28.
82. Nora JJ, Nora AH: The evolution of specific genetic and environmental counseling in congenital heart disease. Circulation 1978;57:205-213.
83. Copel JA, Pilu G, Kleinman CS: Congenital heart disease and extracardiac anomalies: Associations and indications for fetal echocardiography. Am J Obstet Gynecol 1986;154:1121-1132.
84. Copel JA, Cullen M, Green JJ, et al: The frequency of aneuploidy in prenatally diagnosed congenital heart disease: An indication for fetal karyotyping. Am J Obstet Gynecol 1988;158:409-413.
85. Brown DL, Roberts DJ, Miller WA: Left ventricular echogenic focus in the fetal heart: Pathologic correlation. J Ultrasound Med 1994;13:613-616.
86. Nicolaides KH, Snijders RJ, Cheng HH, et al: Fetal gastrointestinal and abdominal wall defects: Associated malformations and chromosomal defects. Fetal Diagn Ther 1992;7:102-115.
87. Nyberg DA, FitzSimmons J, Mack LH, et al: Chromosomal abnormalities in fetuses with omphalocele: Significance of omphalocele contents. J Ultrasound Med 1989;8:299-308.
88. German JC, Mahour GH, Wooley MM: Esophageal atresia and associated anomalies. J Pediatr Surg 1976;11:299-306.
89. Louhimo I, Lindahl H: Esophageal atresia: Primary results of 500 consecutively treated patients. J Pediatr Surg 1983;18:217-229.
90. DeLorimier AA, Fonkalsrud EW, Hays DM: Congenital atresia and stenosis of the jejunum and ileum. Surgery 1969;65:819-827.
91. Bromley B, Doubilet P, Frigoletto FD, Jr, et al: Is fetal hyperechoic bowel on second-trimester sonogram an indication for amniocentesis? Obstet Gynecol 1994; 83:647-651.
92. Dicke JM, Crane JP: Sonographically detected hyperechoic fetal bowel: Significance and implications for pregnancy management. Obstet Gynecol 1992;80:778-782.
93. Nicolaides KH, Cheng H, Abbas A, et al: Fetal renal defects: Associated malformations and chromosomal defects. Fet Diagn Ther 1992b;7:1-11.
94. Snijders RJM, Sherrod C, Gosden CM, et al: Fetal growth retardation: Associated malformations and chromosomal abnormalities. Am J Obstet Gynecol 1993;168:547-555.
95. Nicolaides KH, Snijders RJM, Gosden RJM, et al: Sonographically detectable markers of fetal chromosomal abnormalities. Lancet 1992;340:704-707.

ULTRA-SONOGRAFIA DA GRAVIDEZ MÚLTIPLA

Clifford S. Levi / Edward A. Lyons / Marie-Jocelyne Martel

SUMÁRIO DO CAPÍTULO

- INCIDÊNCIA
- ZIGOSIDADE
- EMBRIOLOGIA E PLACENTAÇÃO
    - Gêmeos Monozigóticos
- DETERMINAÇÃO ULTRA-SONOGRÁFICA DE AMNIONICIDADE E CORIONICIDADE
- MORBIDADE E MORTALIDADE PERINATAL EM GÊMEOS
- Crescimento Discordante
- Inserção Velamentosa do Cordão Umbilical
- Dopplervelocimetria
- Medidas do Comprimento Cervical
- Complicações de Gêmeos e Gravidez Múltipla
    - Perda da Gravidez no Primeiro Trimestre
    - Síndromes de Gêmeos Monocoriônicos
- Problemas Específicos da Gestação Gemelar Monoamniótica
- Gêmeos Coligados
- Morbidade e Mortalidade em Gêmeos MC/MA Não-Coligados
- Anomalias Congênitas em Gêmeos

INCIDÊNCIA

A incidência de gêmeos na América do Norte é geralmente citada como 1,1% a 1,5% de todos os nativivos, ou aproximadamente 1 por 80 a 1 por 85 nativivos.[1-5] Dados recentes, entretanto, mostram que a taxa de natalidade de gêmeos nos Estados Unidos aumentou 42% entre 1980 e 1997. Por volta de 1997, as gestações de gêmeos respondiam por 2,7% de todos os nascimentos.[6] Durante o mesmo período de tempo, trigêmeos e outros nascimentos multifetais de ordem mais elevada cresceram em torno de 404%.[6] Em 1999, gêmeos, trigêmeos e gestações múltiplas de ordem mais elevada responderam por 3,1% de todos os nascimentos.[7] O aumento drástico na taxa de natalidade de gestações múltiplas corresponde a duas tendências relacionadas: idade mais madura na época da gravidez e do parto, e o uso aumentado de tecnologias de reprodução assistida.[6-9]

Aproximadamente 50% dos gêmeos e a maioria dos trigêmeos e dos fetos de gestações múltiplas de ordem mais elevada nascem prematuramente ou com baixo peso.[7] Apesar da incidência relativamente baixa de gemelaridade, 12% de todas as mortes perinatais ocorrem em gestações múltiplas.[4,10] A taxa de mortalidade perinatal para gêmeos é 5 a 10 vezes maior do que para os fetos únicos.[3,11-13] Um estudo de Spellacy *et al.*[11] demonstrou uma taxa de mortalidade perinatal de 54 por 1.000 nascidos vivos, comparada com 10,4 por 1.000 nativivos em fetos únicos. A gestação múltipla também está associada a uma incidência crescente de abortos espontâneos e com uma variedade de complicações fetais e maternas na gravidez.[14]

Gestações múltiplas são gestações de alto risco, que necessitam uma maior vigilância no período que antecede o parto[4,5,14,15] e podem necessitar de parto em um centro de alto-risco. Com base somente em achados clínicos, até 50% das gestações múltiplas podem passar despercebidas até a hora do parto.[5,16] Em 1979, baseados em dados coletados entre 1973 e 1977, Persson *et al.* relataram um índice de detecção de gêmeos de 98% com ultra-som.[16] Utilizando os equipamentos atuais, o índice de detecção ultra-sonográfica de gêmeos vivos deve ser de 100%. Além disso, muitas anomalias e complicações da gestação múltipla podem ser diagnosticadas com ultra-sonografia precocemente na gravidez, permitindo mudanças no acompanhamento obstétrico.

ZIGOSIDADE

Os gêmeos podem resultar da fertilização de dois óvulos separados (**gêmeos dizigóticos ou fraternos**) ou de um único óvulo fertilizado que subseqüentemente se divide (**gêmeos monozigóticos ou idênticos**). A freqüência relativa de gêmeos monozigóticos (MZ) é de aproximadamente 1 por 250 nascidos vivos, e é relativamente constante em todo o mundo.[1,3,5,17,18] Embora se acreditasse que a freqüência relativa de gemelaridade MZ fosse constante e independente da influência de fatores,[19] foi demonstrado recentemente que a incidência de gemelaridade MZ é afetada por agentes indutores da ovulação[20] e pode chegar a 3,2%[21] em pacientes submetidas a técnicas de reprodução assistida. Na América do Norte, os gêmeos MZ representam aproximadamente 30% de todos os nascimentos de gêmeos.[3,5,17,22]

Os gêmeos dizigóticos (DZ) representam 70% de todos os nascimentos de gêmeos na América do Norte.[3,5,17,22] A freqüência relativa de gemelaridade DZ é variável em diferentes populações, e é influenciada por muitos fatores, incluindo:

- **Idade materna e paridade.** A incidência de gemelaridade aumenta com o avanço da idade materna[6] e com paridade superior a sete.
- **Origem étnica.** Há uma variação significativa dos índices de gemelaridade DZ entre diferentes populações e grupos raciais. Na América do Norte, a incidência de gemelaridade DZ em brancos é de aproximadamente 7,1 por 1.000 nativivos, enquanto a incidência em negros é de aproximadamente 11,1 por 1.000. Na Nigéria, a incidência é de 49 por 1.000. No Japão, a incidência é de aproximadamente 1,3 por 1.000.[5]
- **Hereditariedade.** Uma história familiar de gemelaridade DZ está associada à incidência mais alta de gêmeos. Em um estudo de White e Wyshak,[23] a incidência de nascimentos de gêmeos DZ em mulheres que eram, elas mesmas, uma gêmea DZ, foi de 1 em 58. Nenhum efeito semelhante estava associado a uma história paterna de gemelaridade DZ.
- **Agentes indutores da ovulação.** A terapia com clomifeno está associada a uma incidência de 7% a 9% de gemelaridade, e a terapia com gonadotrofina da menopausa humana (hMG) está associada a uma incidência de 18%.[1,3,5]
- **Gonadotrofina endógena.** A incidência de gêmeos DZ no primeiro ciclo após a suspensão dos contraceptivos orais é elevada, possivelmente com base nos níveis aumentados do hormônio folículo-estimulante endógeno (FSH).[1,24]
- **Tecnologia da reprodução assistida.** Múltiplos gametas ou embriões são transferidos rotineiramente usando essas técnicas, resultando em aumento do potencial de gemelaridade DZ.[18,25] Em um estudo, a incidência de fetos múltiplos foi de 37% em 12 semanas, mas diminuiu para 22% na hora do parto.[26]

Trigêmeos e gestações múltiplas de ordens mais altas ocorrem como uma combinação da fertilização de óvulos separados e da divisão de óvulos fertilizados. A incidência de trigêmeos e de gestações múltiplas de números maiores aumentou de forma impressionante com o uso de agentes indutores da ovulação e de técnicas de reprodução assistida (Fig. 35-1).[18,27] A redução espontânea do número de fetos é comum no primeiro trimestre. Em um estudo de 116 mulheres com gestações múltiplas que conceberam usando drogas indutoras da ovulação, a redução espontânea ocorreu em 88 das 116 pacientes antes de 13 semanas.[28]

FATORES QUE AUMENTAM A FREQÜÊNCIA DE GÊMEOS DIZIGÓTICOS

Idade materna e paridade
Origem étnica
Hereditariedade
Agentes indutores da ovulação
Gonadotrofina endógena
Técnicas de reprodução assistida

EMBRIOLOGIA E PLACENTAÇÃO

Gêmeos dizigóticos resultam de dois óvulos fertilizados (zigotos) distintos (Fig. 35-2). Os dois zigotos se desenvolvem em blastocistos, os quais se implantam independentemente, cada um formando um embrião com seu próprio âmnio, córion e vesícula vitelínica, resultando em uma gestação de gêmeos **dicoriônica diamniótica (DC/DA)**. O córion frondoso e a decídua basal se combinam para formar a placenta. Gêmeos DC/DA possuem duas placentas, a menos que a implantação dos dois blastocistos seja suficientemente próxima para resultar na formação de uma placenta resultante de fusão.

Gêmeos Monozigóticos

Estes resultam da divisão de um único zigoto. A corionicidade e a amnionicidade de gêmeos MZ dependem do estágio no qual a divisão ocorre[5,17] e pode ser classificada como se segue (Fig. 35-2).

Gêmeos dicoriônicos diamnióticos. A divisão do zigoto entre o estágio de duas células (blastômero) e o estágio de mórula (i. e., durante os três primeiros dias após a concepção) resulta na formação de dois embriões com dois âmnios e dois córions. Os gêmeos DC/DA constituem 18% a 36% dos gêmeos MZ. Assim como os gêmeos DZ, os gêmeos MZ DC/DA possuem duas placentas ou uma placenta resultante de fusão.

Gêmeos monocoriônicos diamnióticos (MC/DA). Os gêmeos MC/DA constituem a forma mais comum de gemelaridade MZ, correspondendo a aproximadamente 70% dos casos. A divisão da massa celular interna entre o quarto e o oitavo dias pós-concepção resulta na divisão depois que as células que foram destinadas a se tornarem o córion já tenham se diferenciado. Conseqüentemente, dois embriões, dois âmnios e duas vesículas vitelínicas são formados dentro de um único córion. Gêmeos MC/DA possuem uma única placenta.

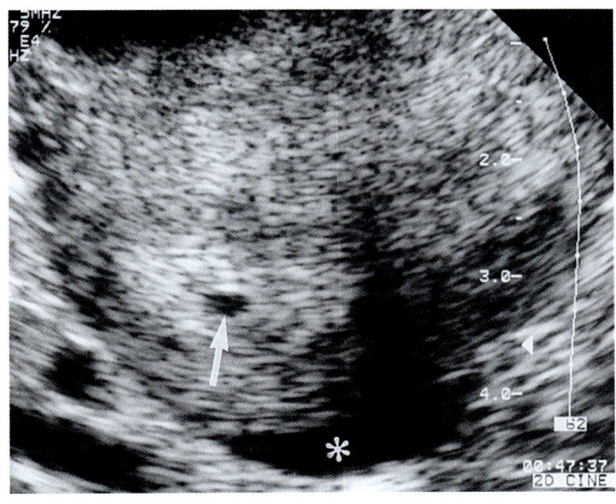
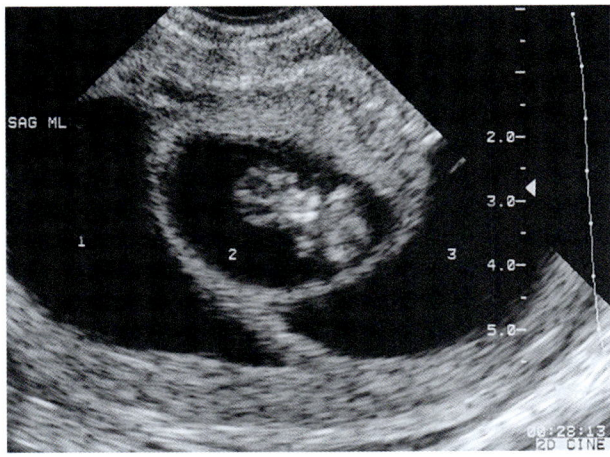

FIGURA 35-1. Trigêmeos tricoriônicos triamnióticos após indução da ovulação. A, A ultra-sonografia transvaginal mostra um pequeno saco gestacional intra-uterino (*seta*). O útero está retrovertido e há uma pequena quantidade de fluido no fundo-de-saco posterior (*asterisco*). **B,** O exame de acompanhamento 5 semanas mais tarde mostra três sacos coriônicos com um embrião vivo em cada um. **C,** O CCN é 30,5 mm, correspondendo a uma idade gestacional de 10 semanas. É necessário o acompanhamento de todas as pacientes até que o número de sacos gestacionais e de embriões vivos possa ser demonstrado com certeza. Âmnio (*seta pequena*).
(Reproduzido com permissão de Levi CS, Dashefski SM, Lyons EA, et al: First-trimester ultrasound: A practical approach. In McGahan JP, Porto M (eds): Diagnostic Obstetrical Ultrasound. Philadelphia, J.B. Lippincott, 1994, pp 1-25.)

Gêmeos monocoriônicos monoamnióticos (MC/MA). A divisão do disco embrionário após o oitavo dia pós-concepção resulta na formação de dois embriões dentro de um único âmnio e um único córion. Uma única vesícula vitelínica pode estar presente;[29] entretanto, não existem dados suficientes na literatura em relação ao número de vesículas vitelínicas nos gêmeos MC/MA para saber se duas vesículas vitelínicas também podem ocorrer normalmente nesses gêmeos. Gêmeos MC/MA respondem por aproximadamente 4% dos gêmeos MZ.[17] A divisão incompleta do disco embrionário resulta em **gêmeos coligados**. A divisão do disco embrionário após o 13º dia de concepção geralmente é incompleta, resultando em vários graus de fusão dos embriões. Estima-se que a prevalência de gêmeos coligados seja de aproximadamente 1:50.000 a 1:100.000 nascimentos.[30]

De um modo geral, os **pares monocoriônicos** representam 20% a 30% das gestações de gêmeos que ocorrem naturalmente.[18,31] Em uma série documentada por Chow *et al.*, pares monocoriônicos representavam apenas 2,1% dos gêmeos resultantes de técnicas de reprodução assistida.[18] Em sua série, 26,7% dos quadrigêmeos e 33% dos quíntuplos concebidos por técnicas de reprodução assistida tinham pares monocoriônicos.

DETERMINAÇÃO ULTRA-SONOGRÁFICA DE AMNIONICIDADE E CORIONICIDADE

A corionicidade e a amnionicidade possuem **significados diagnóstico** e **prognóstico** importantes.[15] É a corionicidade, mais do que a zigosidase, que prediz um resultado adverso no período perinatal.[32] As placentas, nas gestações de gêmeos MC/DA, sempre possuem anastomoses vasculares entre as circulações dos dois fetos. Essas anastomoses podem ser artério-arteriais, arteriovenosas ou veno-venosas, e resultam na síndrome transfusor-transfundido (STT), na síndrome de embolização gemelar e na seqüência de perfusão arterial reversa gemelar em 10% a 20% das gestações. A mais alta taxa de mortalidade perinatal em gêmeos MC/DA está relacionada a essas anastomoses vasculares dentro da placenta.[14,33] Ao contrário, os gêmeos DC/DA podem ter placentas fundidas, mas nunca se desenvolvem anastomoses vasculares entre as circulações desses fetos, e por isso eles não podem desenvolver STT.[5] O diagnóstico da etiologia do crescimento discordante depende da corionicidade da gravidez gemelar. Crescimento discordante em gêmeos DC/DA

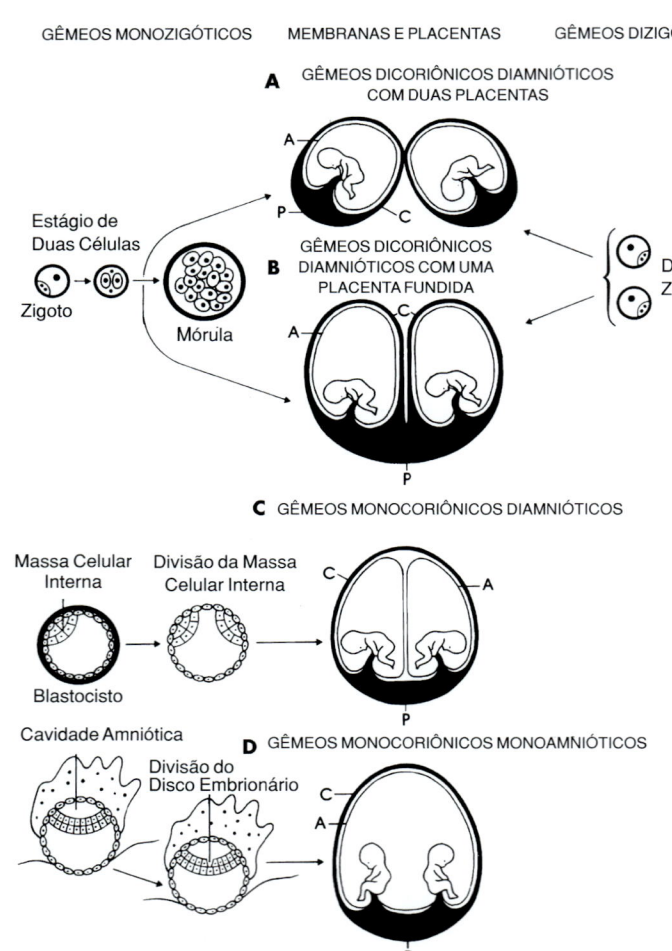

FIGURA 35-2. Diagrama da formação das membranas e placentas em gêmeos monozigóticos e dizigóticos. (Reproduzido com permissão de Levi CS, Lyons EA, Lindsay DJ, et al: The sonographic evaluation of multiple gestation pregnancy. In Fleischer AC, Romero R, Manning FA, et al (eds): The Principles and Practice of Ultrasonography in Obstetrics and Gynecology, 4th ed. East Norwalk, CT, Appleton & Lange, 1991, pp 359-380.)

é devido, mais provavelmente, à restrição do crescimento intra-uterino (RCIU) de um feto, enquanto nos gêmeos MC/DA é mais provavelmente uma conseqüência da STT.

A determinação ultra-sonográfica da corionicidade no início do primeiro trimestre é direta.[15,34,35] Aproximadamente entre 4,5 e 5,5 semanas de idade gestacional, o córion é visualizado como um anel ecogênico dentro da decídua espessada (sinal intradecidual) (Fig. 35-3).[36] Após aproximadamente 5,5 semanas de gestação, o córion liso (decídua capsular) é visualizado como um anel ecogênico de parede espessa situado excentricamente dentro do anel espesso da decídua vera, o que constitui o sinal decidual duplo (Fig. 35-4).[37] No final do primeiro trimestre, à medida que a decídua basal/córion frondoso formam a placenta, a decídua capsular (córion liso) ainda pode ser visualizada como uma membrana espessa, ecogênica (Figs. 35-5, 35-6 e 35-7). A melhor maneira de determinar a corionicidade é por meio de ultra-sonografia de 6 a 9 semanas de gestação, quando nos gêmeos dicoriônicos existe um septo espesso entre os sacos coriônicos. Com base na presença de uma membrana espessa ou duas placentas, Kurtz et al. foram capazes de diagnosticar corretamente 96% de 85 pares de gêmeos como DC/DA.[38]

No primeiro trimestre, o âmnio é fino e filamentoso. O âmnio pode ser visualizado primeiramente como uma vesícula de 2 mm, adjacente à vesícula vitelínica com aproximadamente 5,5 semanas de idade menstrual.[39] O âmnio, então, se torna difícil de visualizar (Fig. 35-4) até que o comprimento crânio-nádegas (CCN) seja de 8 a 12 mm (Fig. 35-8) — em cujo ponto ele tem a aparência ultra-sonográfica de uma membrana delgada, arredondada e filamentosa circundando o embrião.[40] No início do primeiro trimestre, os âmnios podem ser visualizados como uma membrana circundando cada embrião nos gêmeos MC/DA (Fig. 35-8). Por volta de aproximadamente 10 semanas de gestação, os âmnios cresceram o suficiente para se tocar, resultando na aparência sonográfica de uma única membrana delgada separando os dois fetos (Figs. 35-9 e 35-10).[33] O âmnio permanece com aspecto fino e filamentoso durante todo o primeiro trimestre e é circundado pelo córion espesso, ecogênico. A vesícula vitelínica está situada entre o âmnio e o córion.

Em geral, no início do primeiro trimestre, a corionicidade e amnionicidade podem ser determinadas simplesmente pela contagem do número de sacos coriônicos, do número de âmnios dentro de cada córion e do número de embriões dentro de cada âmnio. Ocasionalmente, a distinção entre gêmeos MC/DA e MC/MA pode ser difícil, necessitando uma avaliação cuidadosa do(s) âmnio(s) para determinar se os embriões estão circundados por um âmnio

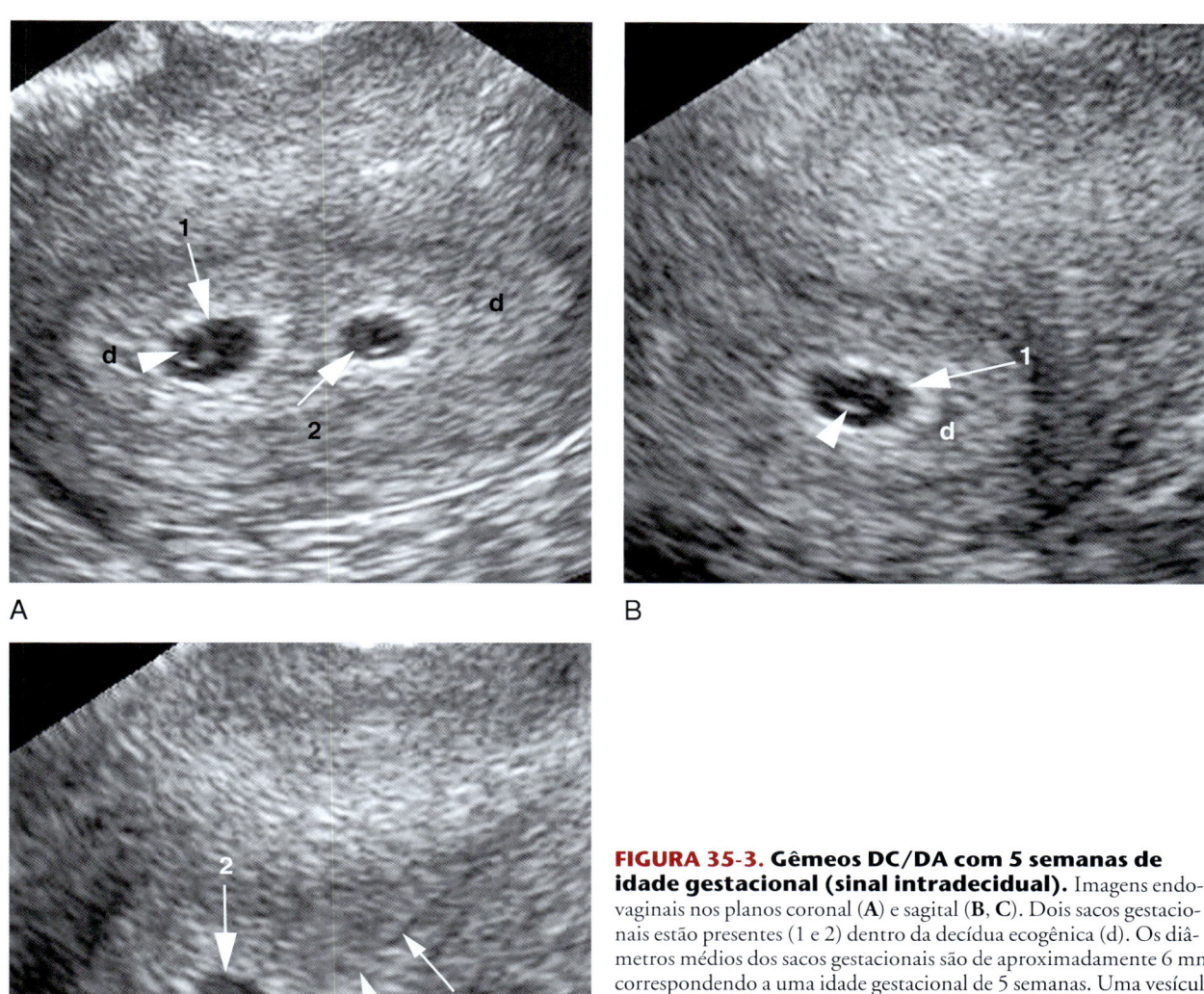

FIGURA 35-3. Gêmeos DC/DA com 5 semanas de idade gestacional (sinal intradecidual). Imagens endovaginais nos planos coronal (**A**) e sagital (**B, C**). Dois sacos gestacionais estão presentes (1 e 2) dentro da decídua ecogênica (d). Os diâmetros médios dos sacos gestacionais são de aproximadamente 6 mm, correspondendo a uma idade gestacional de 5 semanas. Uma vesícula vitelínica diminuta (*cabeças de seta*) está presente dentro de cada saco gestacional. O útero está antevertido. Cavidade endometrial (*setas pequenas*). DC/DA, dicoriônico/diamniótico.

único, ou se cada embrião está circundado por seu próprio âmnio. A presença de uma membrana delgada entre os embriões poderia indicar uma gestação de gêmeos MC/DA. Na série documentada por Kurtz *et al.*, foi identificada uma membrana separando os fetos em 88% dos casos de gêmeos MC/DA, e em 0 de 4 gêmeos MC/MA.[38] Nos gêmeos monocoriônicos sem nenhuma membrana intergemelar evidente, achados adicionais sugestivos de gestação de gêmeos MC/MA incluem a inserção próxima do cordão umbilical na placenta e a presença de apenas uma vesícula vitelínica.[41] No início da gestação, com o CCN embrionário medindo apenas poucos milímetros, a capacidade da ultra-sonografia de distinguir embriões únicos, gêmeos MC/MA e gêmeos coligados não foi demonstrada, e pode ser impossível com a tecnologia atual.

Após o primeiro trimestre, a determinação da amnionicidade e da corionicidade é mais difícil.[30,33,42,43] Como a placenta é derivada do córion frondoso/decídua basal, a presença de duas placentas é indicativa de uma **gestação de gêmeos DC/DA** (Fig. 35-11).[30] Em circunstâncias raras, duas placentas podem estar presentes em gêmeos monocoriônicos, devido a um lobo acessório da placenta; entretanto, a presença de uma inserção de cordão em cada massa placentária poderia distinguir entre gêmeos DC/DA e uma gestação monocoriônica com lobo acessório.[33] Embora a presença de duas placentas seja indicativa de uma gestação dico-

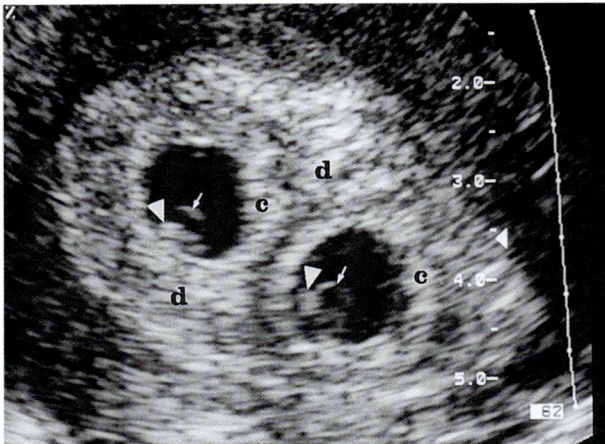

FIGURA 35-4. Gêmeos DC/DA com 6,5 semanas de idade gestacional (sinal decidual duplo). Sonograma endovaginal demonstrando dois sacos gestacionais circundados pelo anel coriônico ecogênico (c) composto pela decídua capsular/-córion liso dentro da decídua vera (d). Uma vesícula vitelínica (*seta pequena*) e um embrião vivo (*cabeça de seta*) estão presentes dentro de cada saco gestacional. Os CCNs medem 5,4 e 4,7 mm, correspondendo à idade gestacional de 6,5 semanas. CCNs, comprimentos crânio-nádegas; DC/DA, dicoriônico/diamniótico.

DETERMINAÇÃO DE CORIONICIDADE E AMNIONICIDADE APÓS O PRIMEIRO TRIMESTRE

Determinar o **número** de placentas

- Duas placentas indicam gêmeos DC/DA

Se uma **única massa placentária** está presente: uma **membrana** separando os fetos exclui MC/MA

- **Sexos diferentes** são diagnósticos de DC/DA
- **Lambda** ou **"pico duplo"** é diagnóstico de DC/DA
- **Sinal do T** em duas junções do âmnio sugere MC/DA
- **Membrana espessa** antes de 22 semanas sugere gêmeos DC/DA
- **Ausência de membrana intergemelar** pode significar (1) gêmeos MC/MA ou (2) membrana intimamente ajustada ao gêmeo "acolado" da gestação de gêmeos MC/DA

riônica, em aproximadamente 50% das gestações de gêmeos DC/DA as placentas estão fundidas e aparecem como uma única massa placentária.[30] A presença de uma única placenta em uma gravidez de gêmeos, portanto, não é necessariamente indicativa de uma gestação de gêmeos monocoriônicos. Após a determinação de que **uma massa placentária** está presente (a qual poderia corresponder a duas placentas fundidas ou a uma única placenta), os seguintes passos podem ser usados para determinar a **corionicidade** e a **amnionicidade**.

- PASSO 1. **Identificação de uma membrana separando os fetos.** A presença de uma membrana indica que a gestação não é uma gestação de gêmeos MC/MA. A não-visualização de uma membrana entre os fetos ocorre em até 10% das gestações de gêmeos diamnióticos (tanto

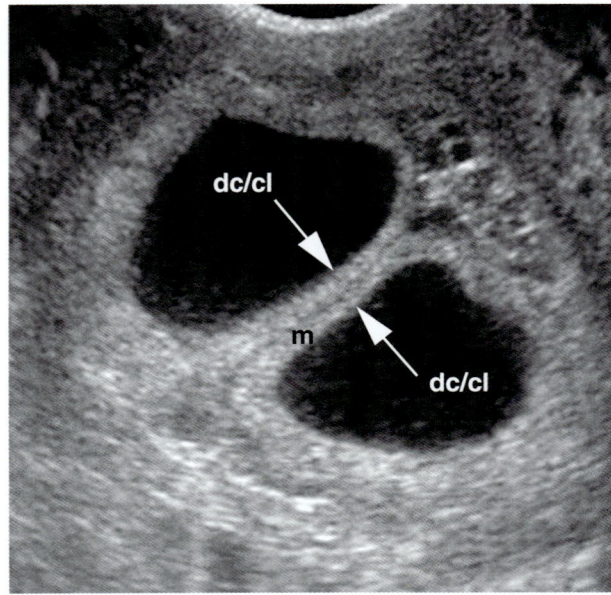

A

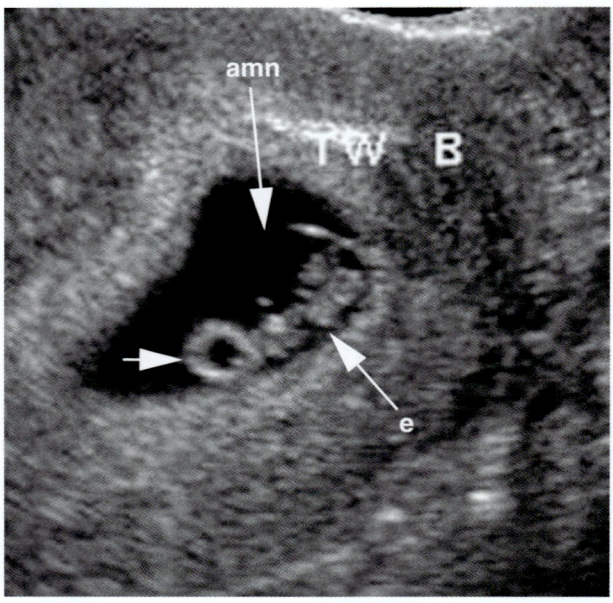

B

FIGURA 35-5. Espessura da membrana intergemelar em gêmeos DC/DA com 7,5 semanas de idade gestacional. **A,** Ultra-sonografia endovaginal demonstrando dois sacos gestacionais separados por uma espessa membrana intergemelar (m) composta pelas duas camadas opostas de decídua capsular/córion liso (dc/cl). **B,** Um dos sacos gestacionais contém uma vesícula vitelínica (*cabeça de seta*) e um embrião vivo (e). O âmnio (amn) é delgado e filamentoso.

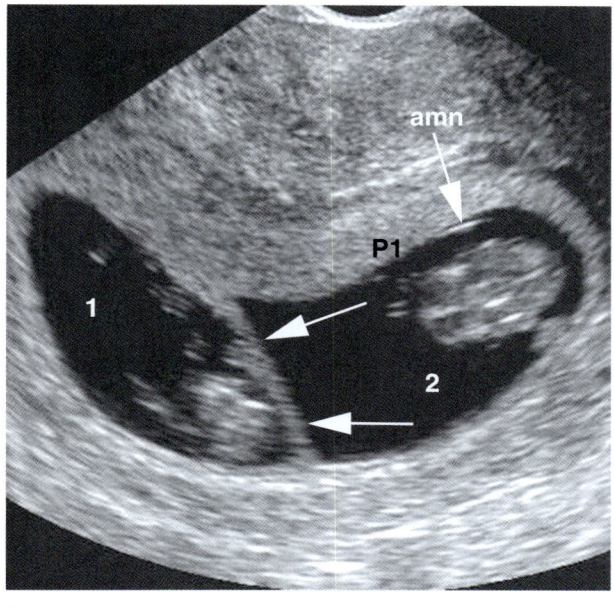
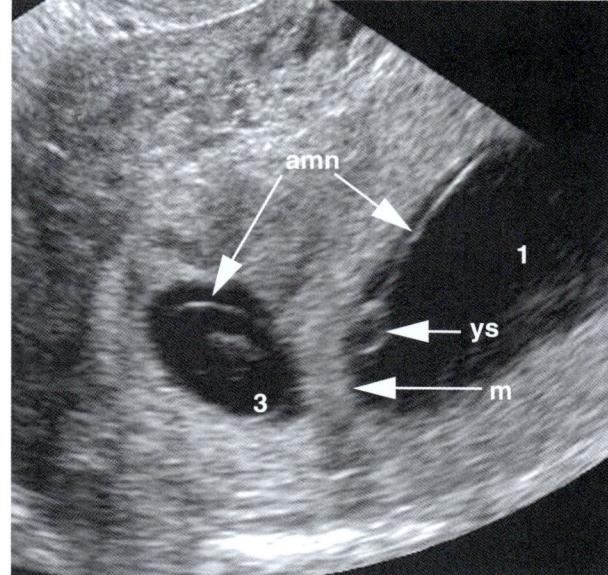
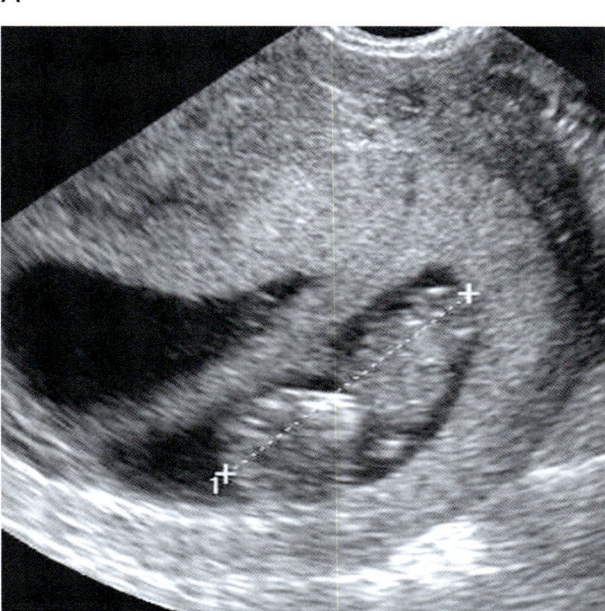

FIGURA 35-6. Óbito de um dos fetos. Espessura da membrana intergemelar em trigêmeos TC/TA com 11 semanas de idade gestacional. Estão presentes três sacos gestacionais (1, 2, 3). Uma membrana espessa está presente separando os três sacos gestacionais em todas as imagens. O âmnio é delgado e filamentoso (amn). **A,** Ultra-sonografia transvaginal coronal demonstrando dois sacos gestacionais (coriônicos) separados por uma espessa membrana (*setas*). **B,** Sonograma endovaginal sagital através do saco gestacional 1, mostrando um terceiro saco gestacional menor com um feto em óbito. **C,** Sonograma endovaginal coronal demonstrando um feto vivo no saco gestacional 2. O CCN é de 38,8 mm, consistente com a idade gestacional de 11 semanas. Um feto vivo de tamanho semelhante está presente no saco 1. CCN, comprimento crânio-nádegas; Pl, placenta; TC/TA, tricoriônico/triamniótico; ys, vesícula vitelínica.

DC/DA quanto MC/DA) e não pode ser usada como o único indicador de uma gestação MC/MA.[30] Embora a identificação de uma membrana seja um passo útil na determinação da corionicidade e da amnionicidade em gestações de gêmeos com uma única massa placentária, a identificação de uma membrana intermédia, a avaliação de sua espessura e sua relação com ambos os fetos devem ser realizadas em todas as gestações de gêmeos.

- PASSO 2. **Determinação do sexo fetal.** O exame da genitália fetal é parte de um exame ultra-sonográfico completo e pode ser usado como indicador da corionicidade e da amnionicidade. Se o exame da genitália fetal indicar claramente que um feto é masculino e o outro feminino, pode-se inferir que a gestação é de gêmeos dizigóticos e, portanto, DC/DA. Embora incomum, se as aparências do córion e do âmnio forem sugestivas de uma gestação de gêmeos MC/DA e os fetos forem discordantes quanto ao sexo, a possibilidade de uma gestação monozigótica heterocariotípica deve ser considerada.[44] O cenário mais provável, entretanto, é que estejam presentes gêmeos DC/DA e que a corionicidade e a amnionicidade tenham sido mal interpretadas. Se os fetos forem do mesmo sexo, a zigosidade não pode ser inferida e uma gestação com uma única placenta pode ser tanto monocoriônica quanto dicoriônica.

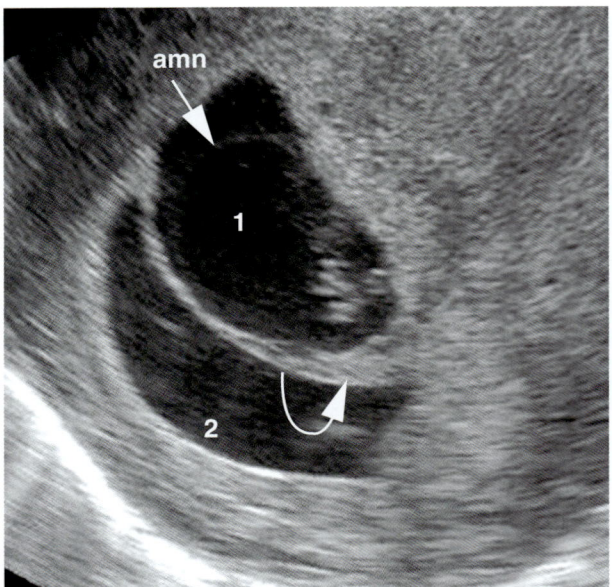 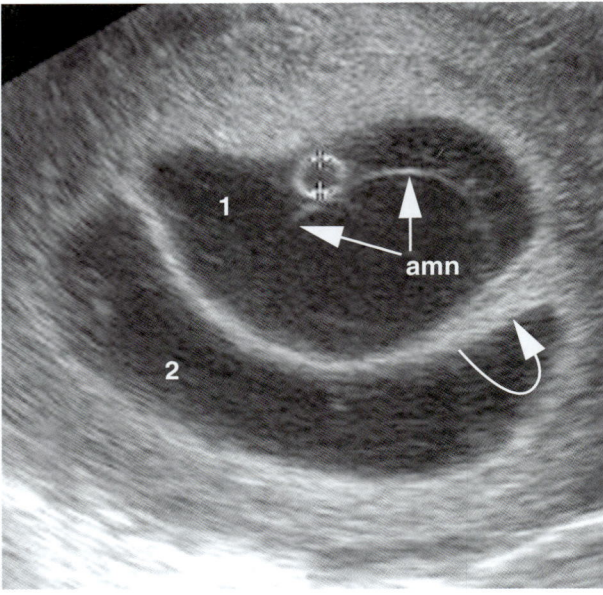

FIGURA 35-7. Sinal do lambda (pico coriônico). Espessura da membrana intergemelar em gêmeos DC/DA com idade gestacional de 10 semanas. Ultra-sonografias endovaginais **A,** sagital e **B,** coronal demonstram um sinal do lambda (pico coriônico) (*seta curva*) que se estende para dentro de uma membrana intergemelar espessa separando dois sacos gestacionais (1, 2) cada um contendo um único feto vivo (CCN = 29 mm) que não é visualizado claramente no plano da imagem. O âmnio (amn) é delgado e filamentoso. CCN, comprimento crânio-nádegas; DC/DA, dicoriônico/diamniótico.

- PASSO 3. **Avaliar a presença de um sinal Lambda ("pico coriônico")** (Figs. 35-7 e 35-12). O sinal lambda é definido como uma projeção de tecido de aparência e ecogenicidade semelhantes à placenta, que se estende para dentro da membrana intergemelar e se afunila em direção a um ponto dentro dessa membrana.[42] De acordo com Finberg,[42] a presença do **sinal lambda ou pico coriônico** é indicativa da extensão das vilosidades placentárias para dentro do espaço intercoriônico potencial, no local onde a placenta faz limite com a placenta e o córion do co-gêmeo. Em uma gestação de gêmeos MC/DA, as duas membranas amnióticas opostas formam uma junção no formato de T quando elas se limitam no meio da placenta.[35] Em teoria, o sinal lambda não pode ocorrer em uma gestação de gêmeos monocoriônicos porque o único córion serve como uma barreira para o crescimento das vilosidades placentárias na membrana intergemelar. Entre 10 e 14 semanas de gestação, o sinal lambda, em combinação com o sinal T e o número de massas placentárias, têm uma precisão de aproximadamente 99% na predição da corionicidade e da amnionicidade.[34,35,46] Em um estudo de 368 gestações de gêmeos com 10 a 14 semanas de gravidez, as gestações foram classificadas como monocoriônicas se havia uma única placenta e nenhum sinal lambda na junção membrano-placentária intergemelar, e como dicoriônica se havia uma única placenta mas o sinal lambda estava presente ou as placentas não eram adjacentes uma à outra.[45]

Em 81 casos (22%), as gestações foram classificadas como monocoriônicas, e em 287 (78%) como dicoriônicas. Em todos os casos, as gestações classificadas como monocoriônicas resultaram no parto de gêmeos do mesmo sexo, e todos os pares de sexos diferentes foram corretamente classificados como dicoriônicos.[45] Com o avanço da gestação, há a regressão do córion liso e o sinal lambda se torna progressivamente mais difícil de identificar. Em um estudo de 154 gestações de gêmeos, a presença ou ausência do sinal lambda foi determinada entre 10 e 14 semanas e entre 16 e 20 semanas.[46] Havia 101 gestações de gêmeos com um sinal lambda identificado entre 10 e 14 semanas; em 16 semanas, o sinal lambda estava presente em 98% dos casos; em 20 semanas, em 87%. Portanto, a ausência do sinal lambda após cerca de 15 semanas não indica necessariamente monocorionicidade nem exclui dicorionicidade.

- PASSO 4. **Na ausência de outras características diagnósticas, a espessura da membrana pode ser usada como um indicador de corionicidade.**[30,33] Na teoria, a espessura das duas camadas opostas de âmnio na gestação de gêmeos MC/DA deveria ser mais fina do que a espessura das duas camadas de córion e das duas camadas de âmnio que constituem a membrana intergemelar em gêmeos DC/DA. Em um estudo realizado por Townsend *et al.*,[47] uma membrana espessa teve o valor preditivo de 83% e estava presente em 89% dos primeiros sonogramas em gêmeos DC/DA. No terceiro trimestre, entretanto, uma membrana espessa foi demonstrada em apenas 52% dos gêmeos DC/DA. Uma membrana fina teve

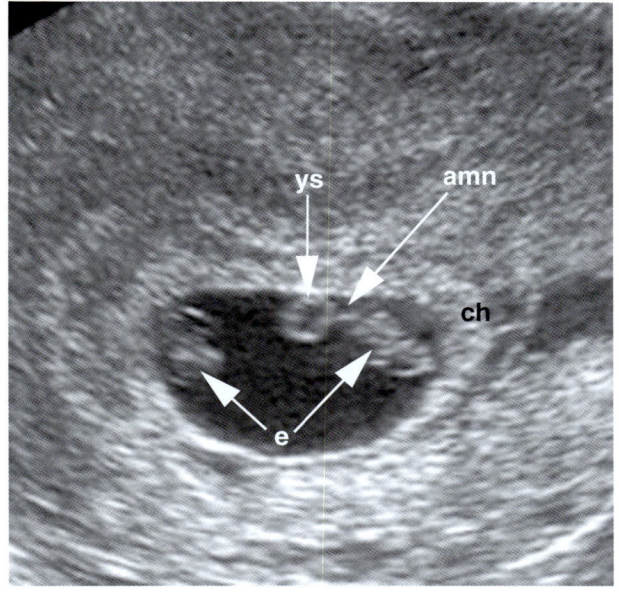
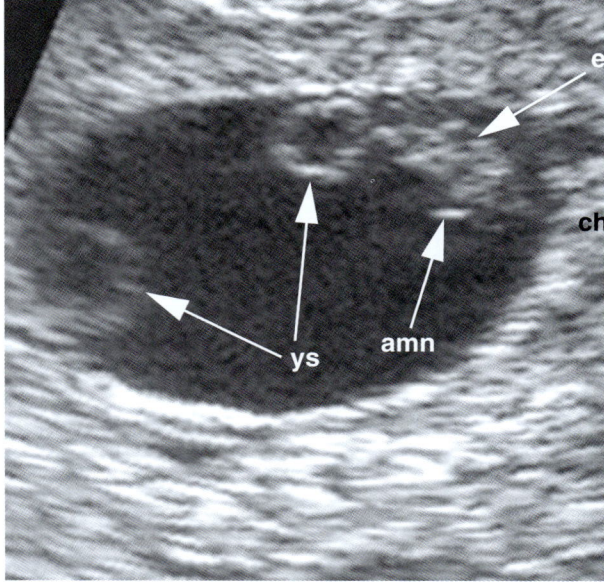

FIGURA 35-8. Gêmeos MC/DA com idade gestacional de 7 semanas. A e **B,** Ultra-sonografia endovaginal demonstrando dois embriões vivos (e) e duas vesículas vitelínicas (ys) circundados por um único córion (ch). Os CCNs são de 7,8 mm. Cada embrião é circundado por um âmnio delgado e filamentoso (amn). **C,** Plano da imagem através de um dos embriões mostrando a vesícula vitelínica, o embrião e o âmnio. CCNs, Comprimentos crânio-nádegas.

um valor preditivo de 83% para gêmeos MC/DA, mas foi vista em apenas 54% dos gêmeos MC/DA. No primeiro trimestre e no início do segundo trimestre, a espessura da membrana é um indicador preciso de corionicidade; após 22 semanas ele é muito menos confiável.[30] A espessura da membrana é mais um achado auxiliar do que um indicador primário de corionicidade.

- **PASSO 5. Na ausência de uma membrana intergemelar visível, outros indicadores de gêmeos MC/MA devem ser investigados.** Se os dois cordões umbilicais podem ser seguidos para um emaranhado comum, o diagnóstico é de uma gestação de gêmeos

DETERMINAÇÃO DA CORIONICIDADE POR ULTRA-SONOGRAFIA (APÓS O PRIMEIRO TRIMESTRE)

- Identificação da membrana divisória
- Determinação do sexo fetal
- Aparência do sinal lambda (pico duplo)
- Avaliação da espessura coriônica

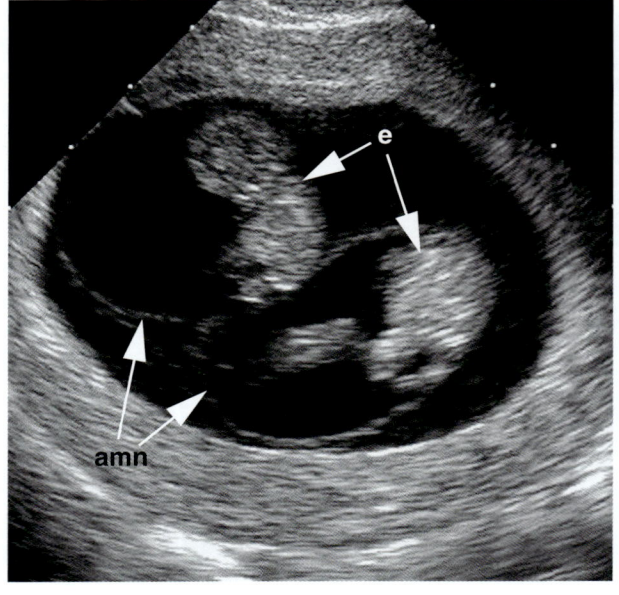
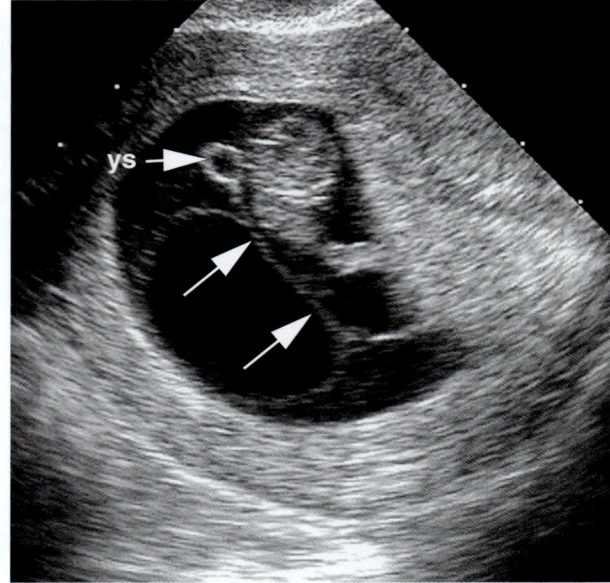

FIGURA 35-9. Crescimento dos âmnios. Gêmeos MC/DA com idade gestacional de 9,5 semanas. **A,** Ultra-sonografia transvaginal coronal. Dois embriões vivos (e) estão, cada um, circundados por seu próprio âmnio (amn). Os CCNs são de 24 mm, correspondendo a uma idade gestacional de 9,5 semanas. **B** e **C,** Ultra-sonografias transvaginais sagitais mostram o contato dos âmnios (*setas*). CCNs, Comprimentos crânio-nádegas; MC/DA, monocoriônica/diamniótica; ys, vesícula vitelínica; vit, ducto vitelínico ou onfalomesentérico.

MC/MA (Fig. 35-13). A membrana pode ser difícil de ser visualizada em gêmeos MC/DA. Um exemplo extremo é o da síndrome do "gêmeo acolado", na qual a membrana intergemelar está firmemente ajustada ao gêmeo menor, o qual possui oligoidrâmnio grave, resultando em restrição do movimento do feto "acolado". O outro gêmeo geralmente possui poliidrâmnio marcante. Uma inspeção detalhada do gêmeo menor "acolado" identifica a membrana intergemelar que restringe seus movimentos (Fig. 35-14).

A corionicidade e a amnionicidade das gestações múltiplas de ordem maior podem ser inferidas pela aplicação dos mesmos princípios usados para a gestação dupla (Figs. 35-15 e 35-16). No início do primeiro trimestre, entretanto, o diagnóstico de gestações dicoriônicas e policoriônicas de ordem maior deve ser feito apenas com base em critérios ultra-sonográficos restritos. Em meados dos anos de 1970, vários relatos foram publicados descrevendo uma alta incidência de ovo anembrionado e gestação intra-uterina normal concomitantes.[48-50] Em um estudo,[48] usando tecnologia biplanar, os autores identificaram uma alta incidência de gêmeos baseada na visualização de um ou mais sacos gestacionais, dos quais 71,4% não resultaram em nascimento de gêmeos. Eles referiram-se a esse achado como **gêmeo desaparecido** (*vanishing twin*). A alta incidência de gêmeos pode ter sido, de fato, baseada parcialmente na interpretação errônea quer de uma hemorragia subcoriônica, quer da decí-

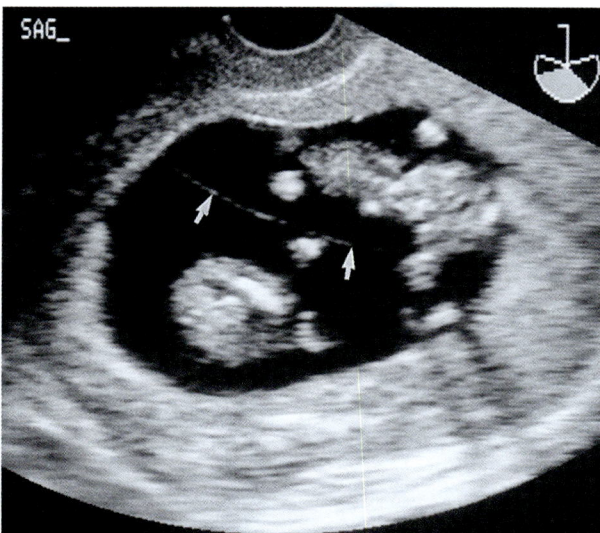

FIGURA 35-10. Membrana intergemelar. Gêmeos MC/DA com idade gestacional de 12 semanas. A ultra-sonografia endovaginal mostra uma fina membrana (*setas*) composta pelos dois âmnios separando os fetos. Os CCNs são de 46 mm e 48 mm, correspondendo à idade gestacional de 12 semanas. CCNs, Comprimentos crânio-nádegas.

O DIAGNÓSTICO PRÉ-NATAL DA CORIONICIDADE É ESSENCIAL

- A corionicidade, e não a zigosidade, determina o resultado da gestação.
- A morte fetal monocoriônica possui uma chance elevada de morte súbita ou prejuízo neurológico grave no co-gêmeo.
- O teste diagnóstico de pacientes com alto risco de distúrbios genéticos e anomalias cromossômicas é dependente da corionicidade. (No caso de gêmeos MC, pode ser necessário coletar apenas um saco.)
- No caso de gêmeos discordantes com um defeito fetal maior, não pode ser feito o feticídio seletivo quando forem gêmeos MC. Ambos os fetos poderiam morrer, ou o sobrevivente poderia sofrer prejuízo neurológico grave.
- O sinal lambda presente determina uma categoria de risco mais baixo para aborto subseqüente ou morte perinatal.
- A ausência do sinal lambda em 16 a 20 semanas não exclui a dizigosidade; portanto, o diagnóstico pré-natal invasivo deve envolver sempre a coleta de amostra de ambos os fetos.

dua vera como um segundo saco gestacional (coriônico). Usando os equipamentos e os critérios diagnósticos atuais, a distinção entre uma hemorragia subcoriônica e um saco gestacional não deve representar um problema, e a decídua vera é bem reconhecida como a base do duplo sinal decidual. Entretanto, a síndrome do *vanishing twin* existe e não é incomum no primeiro trimestre de gestação. Trabalhos publicados são baseados no desaparecimento ou na perda espontânea de um dentre dois ou mais embriões vivos ou com base em uma discrepância entre o número de sacos ges-

PERDA PERINATAL DE GÊMEO

Prematuridade
RCIU
Problemas de monocorionicidade — anastomoses vasculares em uma placenta compartilhada:
 síndrome transfusor-transfundido
 síndrome de embolização gemelar
 seqüência de perfusão arterial gemelar reversa
Problemas de gêmeos MC/MA — nós do cordão; enovelamento do cordão ao redor do co-gêmeo

tacionais documentados e o resultado. Embora a morte embrionária precoce de um dos embriões em uma gestação de gêmeos DC/DA possa resultar em um **"saco vazio"** sonograficamente (Figs. 35-17 e 35-18), esse diagnóstico deve ser feito com cautela.

MORBIDADE E MORTALIDADE PERINATAL EM GÊMEOS

A **taxa de mortalidade perinatal** é desproporcionalmente elevada em gêmeos, comparada com gestações de um único feto. Prematuridade[4,5,10,11,14,33] e restrição ou retardo de crescimento[4,5,14,33] são as causas que levam à mortalidade perinatal em gêmeos e em gestações múltiplas de maior ordem.

A duração média da gestação de gêmeos é de aproximadamente 36 semanas.[8] O parto nas gestações de gêmeos ocorre mais cedo do que nas gestações únicas, os recém-nascidos possuem peso mais baixo e resultados de Apgar menores e têm mais chance de nascer com anomalias. Cerca de 50% dos gêmeos e quase todos os trigêmeos e gestações de maior ordem possuem baixo peso ao nascer[6] (RNBP) (menos de 2.500 gramas). Apenas 6% dos fetos únicos são RNBP.[6] Gêmeos têm probabilidade oito vezes maior do que fetos únicos de ter um peso menor do que 1.500 gramas ao nascer (peso muito baixo ao nascimento — RNMBP). Trigêmeos ou gestações múltiplas de maior ordem têm uma probabilidade 33 vezes maior do que fetos únicos de ser RNMBP.[6]

As taxas de natalidade pré-termo aumentaram em gêmeos e em gestações múltiplas de maior ordem ao longo dos últimos 20 anos. No Canadá, o parto pré-termo de gestações múltiplas aumentou de 33% em 1974 para 53% em 1997.[8] Nos Estados Unidos, o nascimento de gêmeos prematuros aumentou de 41% em 1981 para 55% em 1997.[8] O aumento nas taxas de natalidade pré-termo é primariamente devido ao aumento nas taxas de indução do trabalho de parto e da cesariana entre 34 e 36 semanas com uma redução de natimortos associada. Devido aos avanços no cuidado intensivo neonatal, a mortalidade também decresceu em gêmeos nascidos após 24 semanas de idade gestacional, exceto para aqueles nas idades gestacionais de 32 a 33 e 34 a 36 semanas.[8]

O padrão de crescimento intra-uterino para gêmeos é semelhante ao dos fetos únicos até 30 a 34 semanas,[10,51,52]

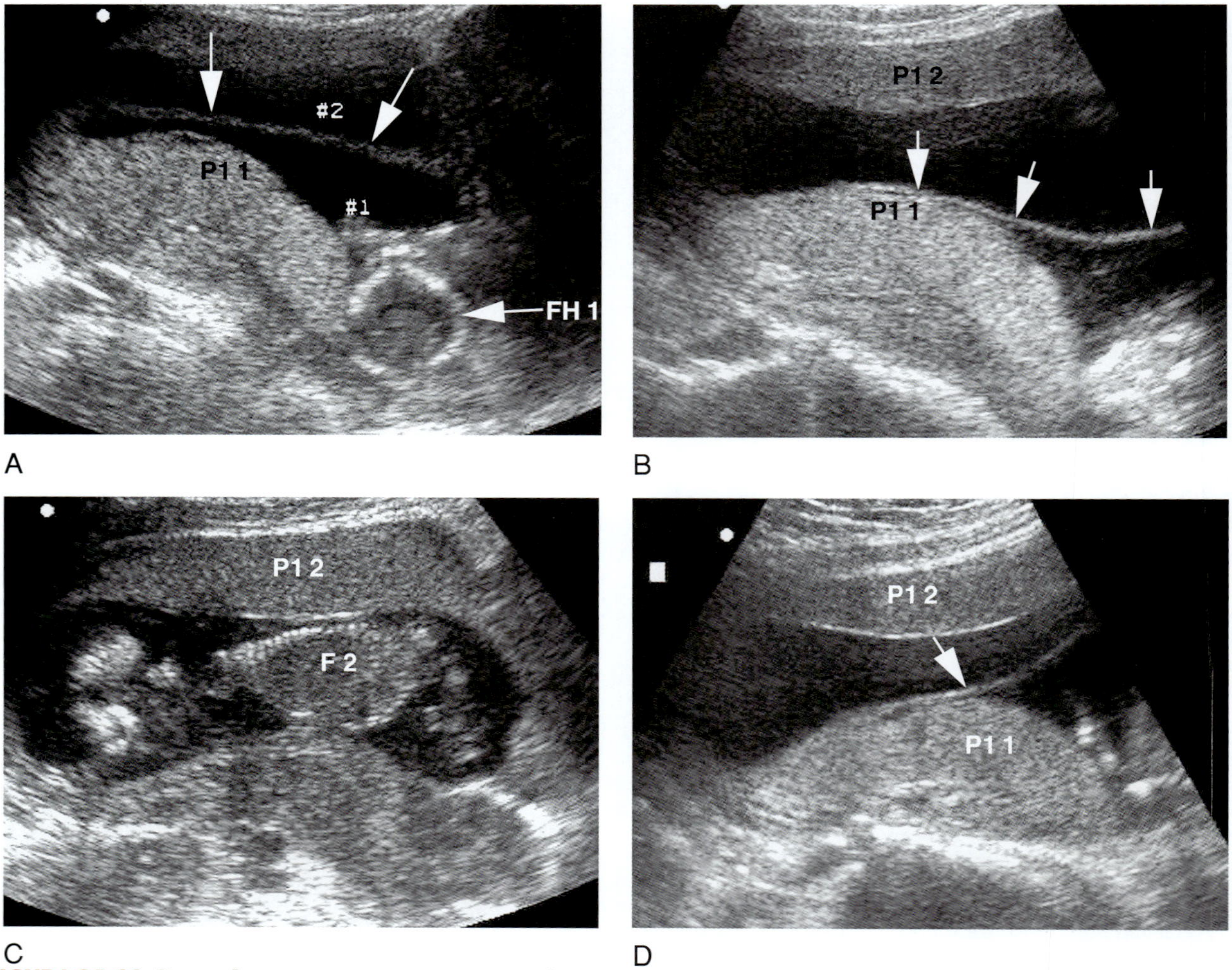

1196 Parte V / Ultra-sonografia Obstétrica e Fetal

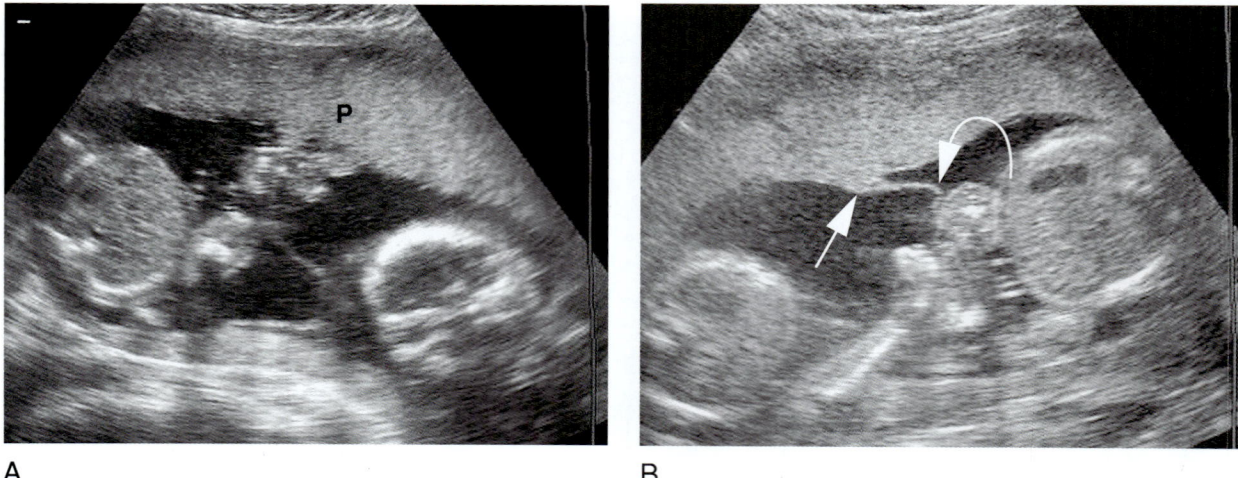

FIGURA 35-11. Duas placentas em uma gestação de gêmeos DC/DA com idade gestacional de 14 semanas. A, Ultra-sonografia sagital com dois sacos gestacionais (1, 2) separados por uma membrana (*setas*). A placenta (Pl 1) do feto 1 está localizada posteriormente. O feto 2 não está no plano da imagem. A cabeça do feto 1 é visualizada na parte inferior (FH 1). **B,** Ultra-sonografia sagital mostrando duas placentas separadas (Pl 1, Pl 2) e a membrana intergemelar (*setas*) se estendendo a partir da borda da placenta 1. **C,** Plano sagital demonstrando o gêmeo 2 (F2) e sua placenta (Pl 2). **D,** Sonograma transversal mostrando a membrana intergemelar (*seta*) se estendendo a partir da borda da placenta 1 (Pl 1). A membrana intergemelar também se inseriu na borda da placenta 2 (Pl 2) (*não mostrado*). C/DA, Dicoriônico/diamniótico.

FIGURA 35-12. Placentas fundidas com sinal do lambda em uma gestação de gêmeos DC/DA com idade gestacional de 21 semanas. A, Sonograma sagital com uma única massa placentária anterior (P) com idade gestacional de 21 semanas. **B,** Sonograma transversal. Um sinal lambda (pico gemelar) (*seta*) está presente, indicando tratar-se de uma gestação de gêmeos DC/DA. Membrana intergemelar (*seta curva*).

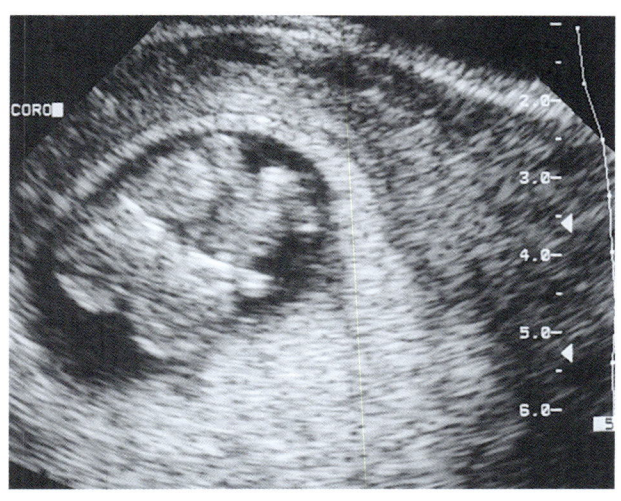
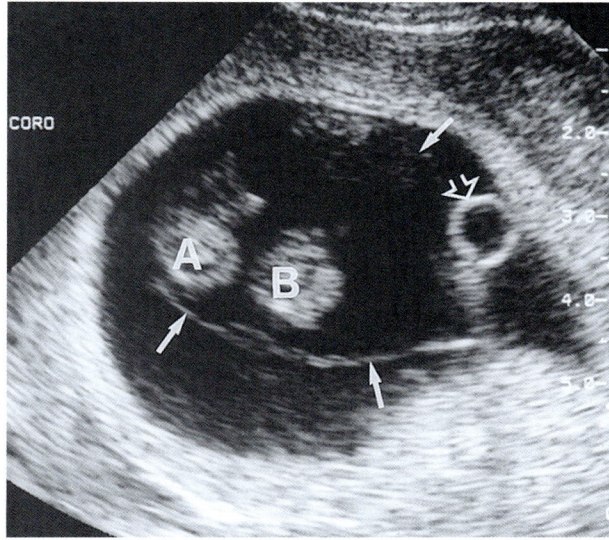
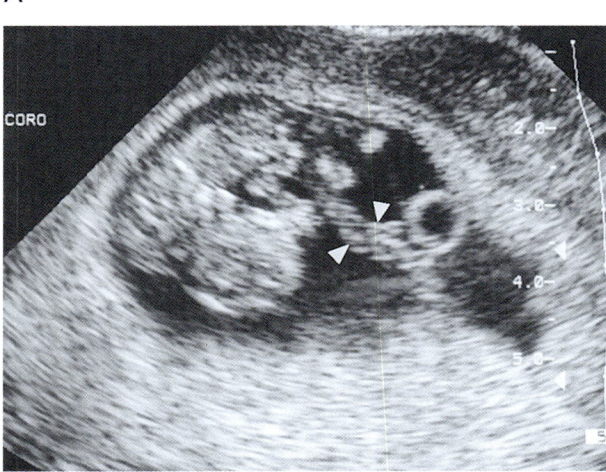

FIGURA 35-13. Gêmeos MC/MA com idade gestacional de 10,5 semanas. A, Os dois fetos estão em contato mas se movem separadamente, sem evidência de fusão. **B,** Os fetos (A, B) são circundados por um único âmnio (*setas*). Uma única vesícula vitelínica grande está presente (*seta vazada*). **C,** Os cordões umbilicais formam um emaranhado comum (*cabeças de seta*). MC/MA, Monocoriônico/monoamniótico.

quando o crescimento dos fetos gêmeos passa a ser mais lento, resultando em pesos comparativamente mais baixos ao nascimento.[10,52] Ghai e Vidyasagar[10] também observaram uma mortalidade perinatal aumentada em gêmeos perto do nascimento, e postularam a pós-maturidade devido a insuficiência uteroplacentária ocorrendo, como etiologia, mais cedo do que em gestações de um feto único. Na série de Spellacy,[11] em gestações de gêmeos com diferenças de peso ao nascimento de 25% ou mais entre os fetos, a taxa de mortalidade perinatal foi de 103 por 1.000 nascimentos. Nas gestações com diferenças de peso ao nascimento de menos de 25%, a taxa de mortalidade perinatal foi de 46 por 1.000.

Esses problemas são compostos na gestação de trigêmeos. Comparados com os gêmeos, os trigêmeos possuem uma incidência maior de parto pré-termo (87% em trigêmeos, 26,7% em gêmeos)[53] e uma média de peso ao nascimento mais baixa, assim como uma menor idade gestacional ao nascimento. Em uma série de Sasson *et al.*,[53] ocorreu RCIU em 53,3% de trigêmeos, em comparação com 6,7% em gêmeos, e ocorreu discordância em 66,7% de trigêmeos em comparação com 13,3% de gêmeos.

A taxa de morbidade perinatal também é mais alta para gêmeos do que para fetos únicos. Na série de Ghai e Vidyasagar,[10] a taxa de morbidade perinatal para gêmeos foi de 47%, em comparação com 26,6% para fetos únicos. Quando a morbidade relacionada a problemas respiratórios foi excluída, não houve diferença significativa na morbidade entre gêmeos e fetos únicos, implicando a prematuridade como o fator etiológico. A morbidade, conforme determinado pela duração da estadia hospitalar neonatal e pela necessidade de cuidados intensivos pré-natais, é mais alta em trigêmeos do que em gêmeos.[53]

Embora todos os gêmeos apresentem maior risco na gestação, os gêmeos monocoriônicos possuem uma taxa de mortalidade de duas a três vezes maior do que os dicoriônicos.[54] A taxa de mortalidade perinatal é apenas ligeiramente maior para gêmeos dicoriônicos MZ do que para gêmeos dicoriônicos DZ, enquanto a taxa de mortalidade para gêmeos monocoriônicos (MZ) é mais do que o dobro das de

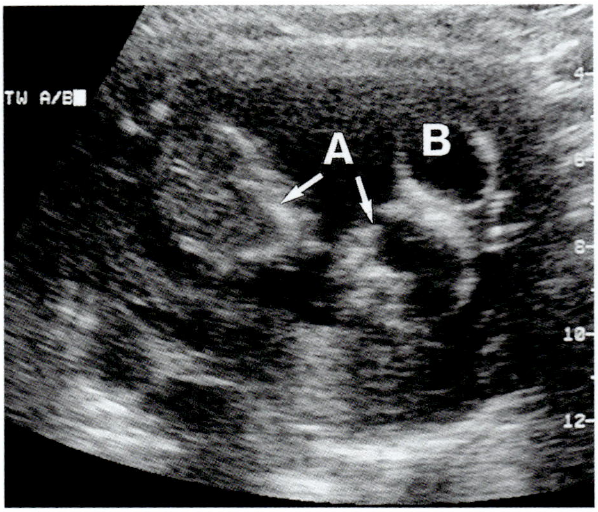

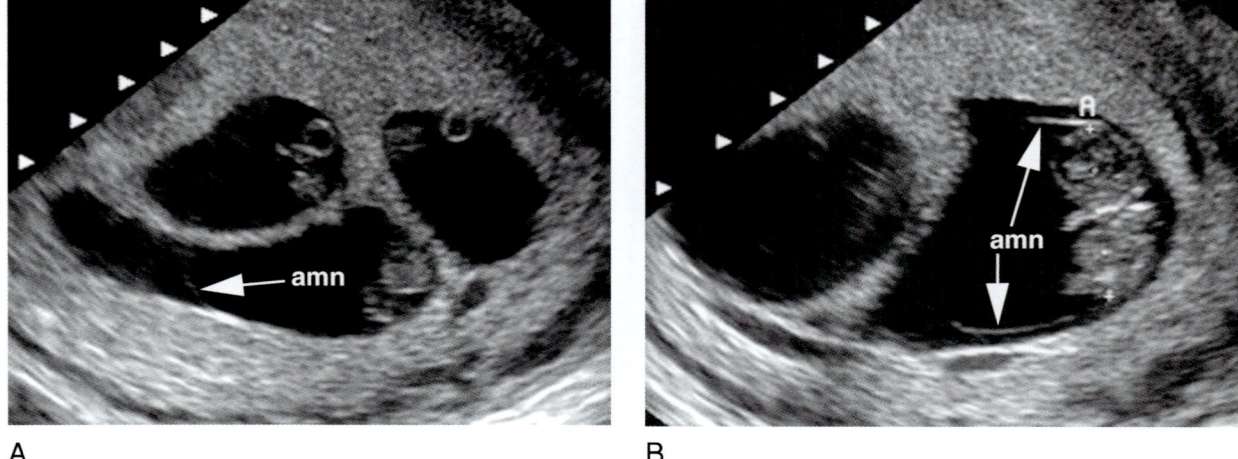

FIGURA 35-14. Síndrome do "gêmeo acolado".
Gêmeos MC/DA com idade gestacional de 14,5 semanas. **A** e **B**, O feto maior (A) está vivo e se move normalmente. O gêmeo B é pequeno e está em óbito. **C,** O gêmeo B possui oligoidrâmnio marcante ou anidrâmnio e está preso em uma posição antigravitacional pela membrana intergemelar (*setas*). MC/DA, monocoriônico/diamniótico.

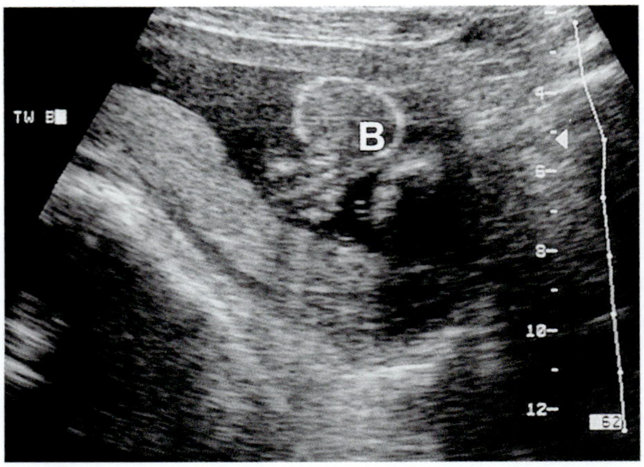

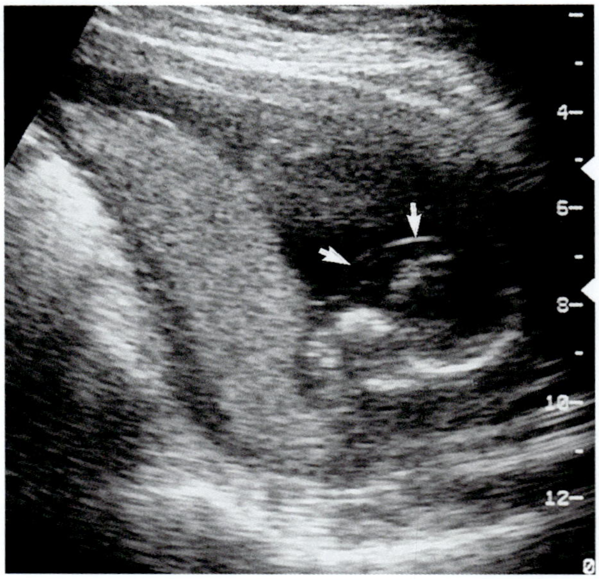

FIGURA 35-15. Trigêmeos tricoriônicos triamnióticos com idade gestacional de 9,5 semanas. A, Ultra-sonografia transvaginal mostrando três sacos gestacionais separados por membranas espessas. Um embrião, uma vesícula vitelínica e um âmnio estão presentes em cada saco gestacional. Apenas o âmnio (amn) no saco gestacional posterior é visualizado nesse plano da imagem. **B,** Ultra-sonografia transvaginal mostrando uma medida do CCN de um dos embriões. O âmnio (amn) é delgado e filamentoso. CCN, comprimento crânio-nádegas.

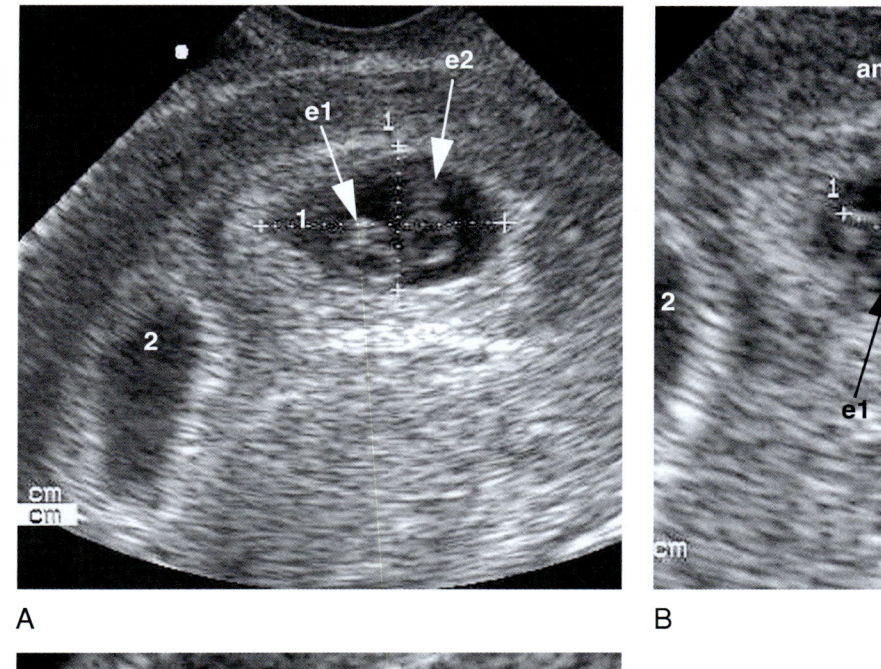
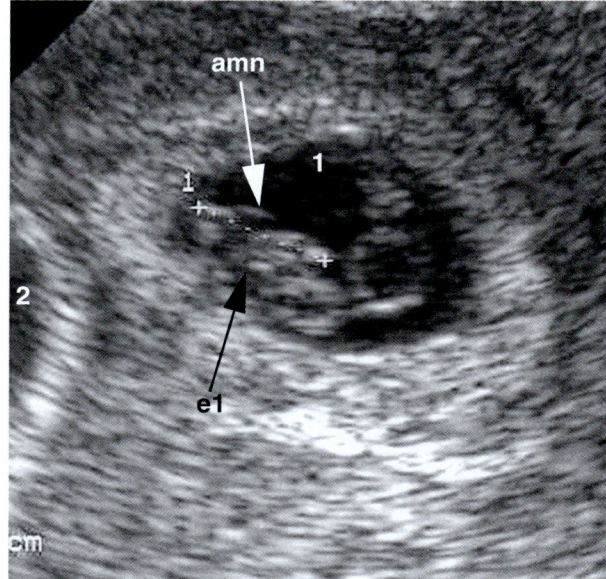
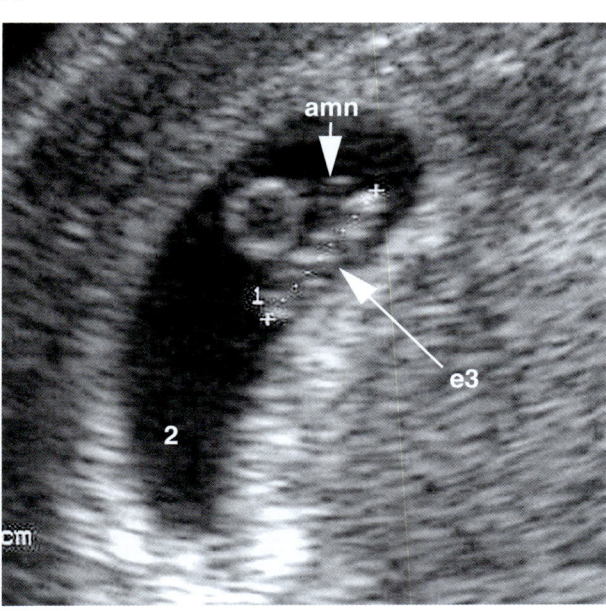

FIGURA 35-16. Trigêmeos dicoriônicos triamnióticos (DC/TA) com idade gestacional de 7,5 semanas. A, O sonograma endovaginal sagital mostra dois sacos gestacionais (1, 2). O saco 1 contém dois embriões vivos (e1, e2) e duas vesículas vitelínicas. **B,** Cada embrião no saco 1 está circundado por um âmnio (amn). Apenas um é mostrado nesse plano. **C,** Sonograma endovaginal mostrando o embrião 3 (e3), o âmnio (amn) e a vesícula vitelínica no saco gestacional 2.

gêmeos dicoriônicos (MZ ou DZ),[54] sugerindo que a taxa de mortalidade aumentada nos gêmeos monocoriônicos é devida às **anastomoses vasculares compartilhadas na placenta**.[30,54] Os gêmeos MC/MA possuem uma taxa de mortalidade ainda maior (aproximadamente 30% a 50%), a qual está relacionada a problemas do cordão, incluindo nós no cordão e enovelamento do mesmo sobre o outro do cogêmeo, e paralisação do fluxo dos gêmeos na hora do parto.[54]

A avaliação ultra-sonográfica da RCIU na gestação de gêmeos é um assunto controverso. Alguns estudos mostraram que o crescimento do diâmetro biparietal (BPD) e da circunferência abdominal (CA) é mais lento em gêmeos em relação aos fetos únicos após a idade gestacional de 30 a 32 semanas, e os gráficos de crescimento dos gêmeos foram gerados com base nesses dados.[51] Estudos prospectivos mais recentes não conseguiram mostrar uma diferença significativa no BPD ou na circunferência cefálica (CC) entre gestações de fetos únicos e de gêmeos.[55] Os comprimentos de fêmur e outros parâmetros biométricos, incluindo os comprimentos do úmero, da ulna e da tíbia, não mostram diferença na taxa de crescimento entre fetos únicos e gêmeos.[51,56] Esses dados sugerem que o uso dos gráficos de crescimento de gêmeos não é seguro, e que os dados biométricos em gemelares devem ser comparados aos gráficos de crescimento padrão de fetos únicos para identificar fetos gêmeos que são pequenos para a idade gestacional.[14,33,55,56]

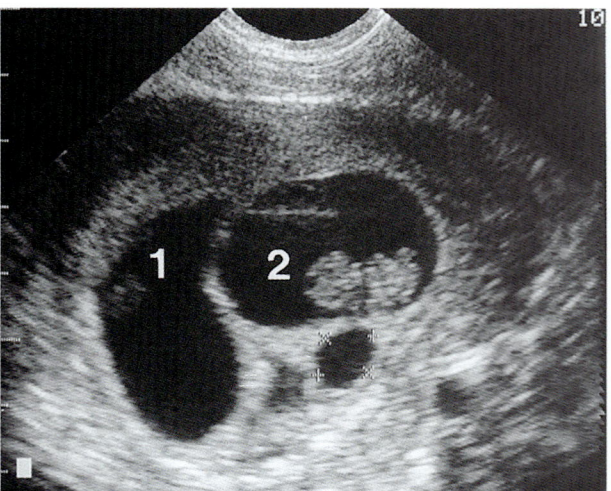

FIGURA 35-17. Trigêmeos tricoriônicos triamnióticos (TC/TA) com idade gestacional de 9 semanas com óbito de um embrião. O sonograma endovaginal mostra três sacos coriônicos. Um embrião vivo está presente em ambos os sacos coriônicos identificados como 1 e 2 (o embrião no saco coriônico 1 não está no plano da imagem). Os CCNs são de 21 e 19 mm. Os cursores delineiam o terceiro saco coriônico, o qual é pequeno (diâmetro médio = 9 mm). O terceiro saco coriônico está vazio, consistente com morte embrionária com reabsorção do embrião.

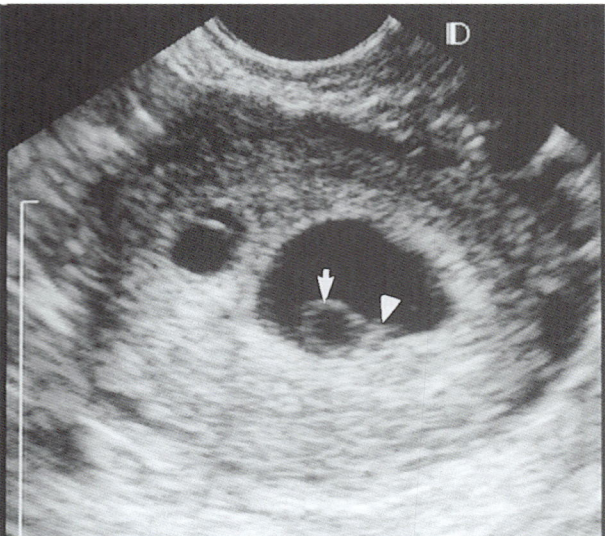

FIGURA 35-18. Gêmeos dicoriônicos/diamnióticos (DC/DA) com idade gestacional de 6,5 semanas com óbito de um embrião. A ultra-sonografia transvaginal sagital demonstra dois sacos coriônicos. O saco maior contém um embrião vivo (*cabeça de seta*) com CCN de 5,8 mm e uma vesícula vitelínica (*seta*). O saco menor contém uma vesícula vitelínica, mas nenhum embrião. O saco menor não se desenvolveu na sonografia de acompanhamento. CCN, Comprimento crânio-nádegas.

Crescimento Discordante

O crescimento discordante também pode estar associado à morbidade e à mortalidade fetal em gêmeos. Em uma série, uma diferença de idade gestacional de cinco dias ou mais entre o par no primeiro trimestre, como estabelecido pelo CCN, estava associada a grandes anomalias congênitas no gêmeo menor, em cinco de cinco pares de gêmeos.[57] Mais tarde na gestação, a discordância no crescimento está associada a um risco aumentado de mortalidade e morbidade perinatal tanto nos gêmeos menores quanto nos maiores.[58] O crescimento discordante é definido como uma **discrepância de peso ao nascimento de 20% a 25% entre o par**, e ocorre em 15% a 29% das gestações gemelares, podendo estar associado a uma taxa de mortalidade fetal 6,5 vezes maior do que em gêmeos sem crescimento discordante,[59] e uma taxa de mortalidade perinatal de 20% ou 2,5 vezes maior do que gêmeos sem crescimento discordante.[60] Em um estudo de Storlazzi *et al.*,[60] quando a discordância foi definida como uma diferença no peso ao nascimento maior do que 25%, o peso fetal estimado foi preditivo em 100% dos casos. Para predição de uma diferença no peso ao nascimento entre o par maior do que 20%, o peso fetal estimado e uma diferença de CA de 20 mm ou mais (Fig. 35-19) tiveram sensibilidades (80%) e valores preditivos negativos (93%) semelhantes. Uma diferença de CA entre o par de 20mm ou mais pode ter um valor preditivo positivo mais alto do que o peso fetal estimado.[61] Em alguns estudos, o peso fetal estimado apresentava uma sensibilidade baixa na predição do peso discordante ao nascimento.[62,63] A fim de proporcionar uma margem de erro, alguns autores defendem o uso de uma diferença entre os pesos estimada em 15% entre o par como preditor de discordância.[33] Outros sugerem que a discordância não é um fator de risco se o gêmeo menor pesar mais do que 2.500 g[64] e considera a discordância no crescimento significativa somente quando um gêmeo preenche os critérios de feto único para RCIU e o outro não.[14]

Inserção Velamentosa do Cordão Umbilical

Gêmeos MC/DA com inserções velamentosas do cordão umbilical na margem placentária apresentam risco aumentado de discordância.[59] As inserções velamentosas de cordão ocorrem em 1% a 2% de fetos únicos. Em uma série de Hanley *et al.*, as inserções velamentosas de cordão estavam presentes em pelo menos um gêmeo em 44% dos pares de gemelares DC/DA e em 77% dos pares de gêmeos MC/DA.[59] Nessa série, 46% dos gêmeos MC/DA com inserções velamentosas de cordão foram discordantes, em comparação com 20% dos que apresentavam inserções placentárias marginais ou normais. A inserção velamentosa de cordão não está associada a um risco aumentado em gêmeos DC/DA.

Dopplervelocimetria

A dopplervelocimetria da artéria umbilical também pode fornecer informações que podem ser usadas para identificar fetos gêmeos com risco aumentado de morbidade e mortalidade no período perinatal. Em gêmeos, a relação sístole/diástole (relação A/B) se correlaciona proximamente com dados de fetos únicos.[65-67] Em gêmeos com relações

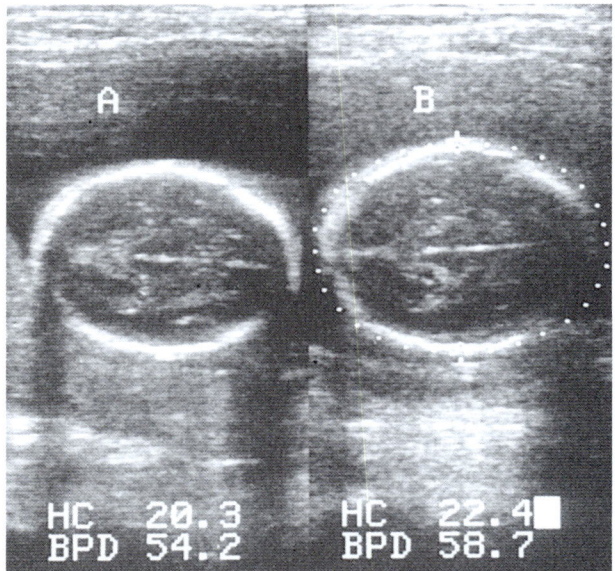

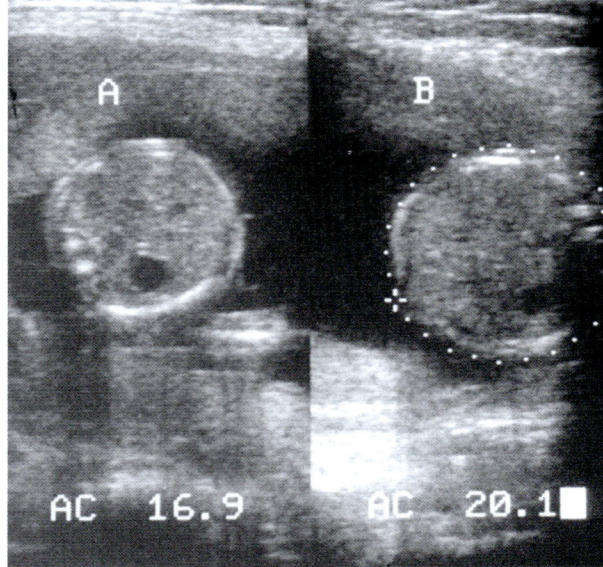

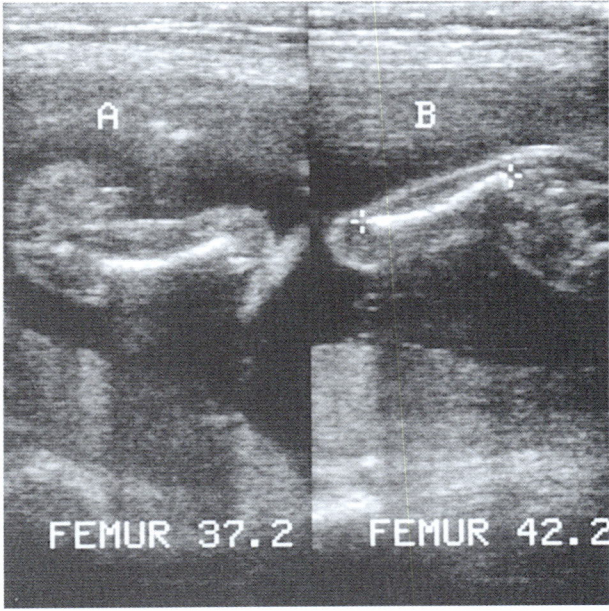

FIGURA 35-19. Crescimento discordante com idade gestacional de 24 semanas. A, Medidas de circunferência craniana (CC), B, circunferência abdominal (CA), e **C,** comprimento femoral em gêmeos com crescimento discordante. Há uma diferença de 32 mm na CA entre os gêmeos. (Reproduzido, com permissão, de Levi CS, Lyons EA, Lindsay DJ, et al: The sonographic evaluation of multiple gestation pregnancy. In Fleischer AC, Romero R, Manning FA, et al, (eds): The Principles and Practice of Ultrasonography in Obstetrics and Gynecology, 4th ed. East Norwalk, CT, Appleton & Lange, 1991, pp 359-380.) HC = CC; AC = CA.

A/B anormais comparados com dados de fetos únicos normais, há uma alta incidência de mortalidade e morbidade perinatais significativas.[68] Estudos demonstraram que uma relação A/B anormal em gêmeos tem uma sensibilidade de aproximadamente 80% e um valor preditivo positivo de 70% a 90% para identificação de discordância ou de fetos pequenos para a idade gestacional (Fig. 35-20).[65,69]

Medidas do Comprimento Cervical

A medida endovaginal do comprimento cervical pode ser útil na predição do trabalho de parto pré-termo espontâneo em gêmeos. Em um estudo de Shapiro *et al.*, as medidas do comprimento cervical obtidas antes de 30 semanas de gestação foram associadas a um aumento do parto prematuro quando o comprimento cervical foi menor que 2,5 cm (Tabela 35-1).[70] Contrariamente, em primigestas com gravidez de gêmeos, um comprimento cervical de mais de 3,5 cm medido entre 18 e 24 semanas pode indicar um baixo risco de parto antes de 34 semanas.[71]

Em pacientes com evidência de RCIU, crescimento discordante, Doppler anormal, oligoidrâmnio ou trigêmeos (ou gestação múltipla de ordem mais elevada), a gravidez deve ser considerada de alto risco e o monitoramento freqüente do

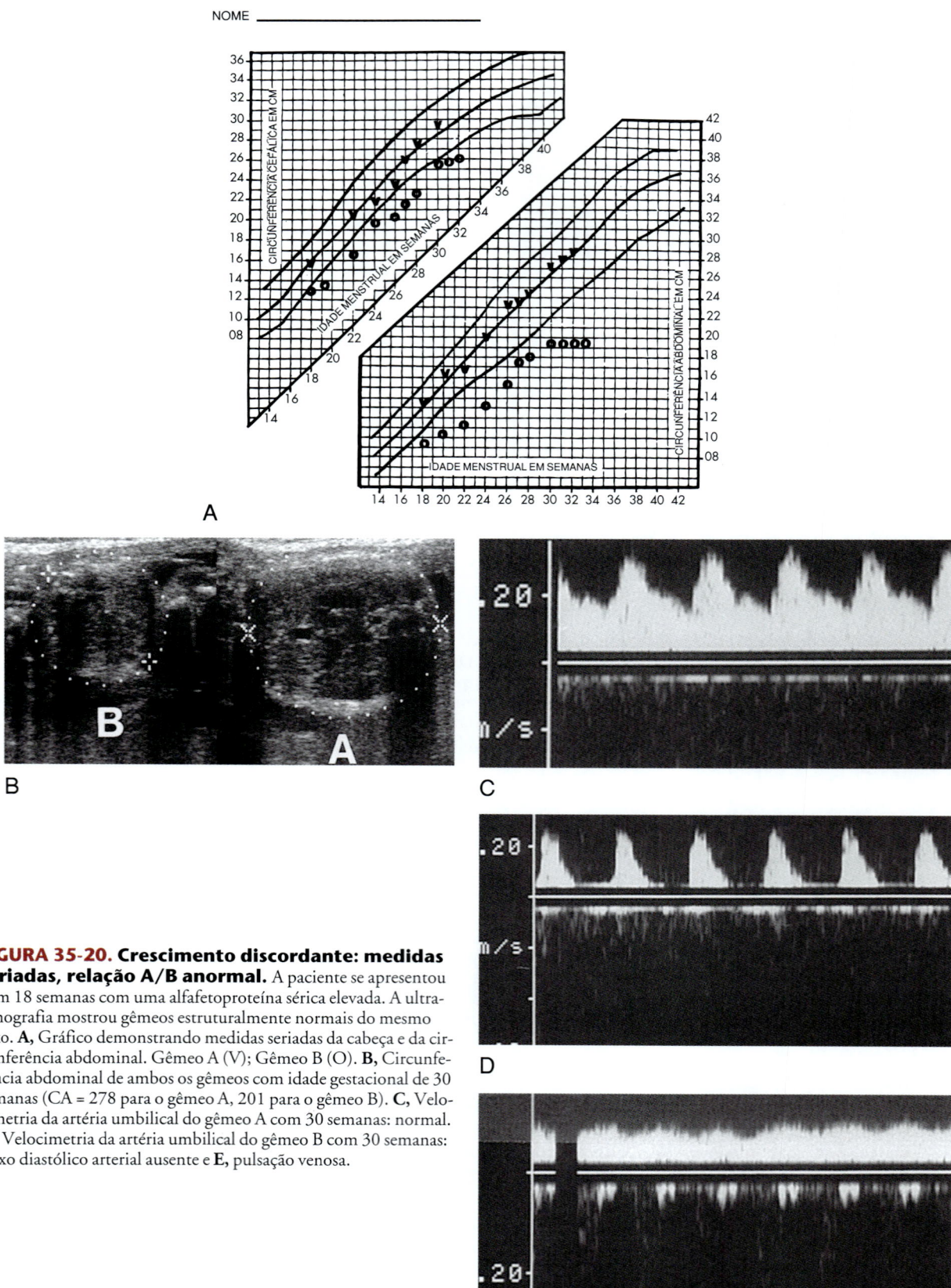

FIGURA 35-20. Crescimento discordante: medidas seriadas, relação A/B anormal. A paciente se apresentou com 18 semanas com uma alfafetoproteína sérica elevada. A ultra-sonografia mostrou gêmeos estruturalmente normais do mesmo sexo. **A,** Gráfico demonstrando medidas seriadas da cabeça e da circunferência abdominal. Gêmeo A (V); Gêmeo B (O). **B,** Circunferência abdominal de ambos os gêmeos com idade gestacional de 30 semanas (CA = 278 para o gêmeo A, 201 para o gêmeo B). **C,** Velocimetria da artéria umbilical do gêmeo A com 30 semanas: normal. **D,** Velocimetria da artéria umbilical do gêmeo B com 30 semanas: fluxo diastólico arterial ausente e **E,** pulsação venosa.

TABELA 35-1. MEDIDAS DO COMPRIMENTO CERVICAL ENDOVAGINAL OBTIDAS ANTES DE 30 SEMANAS DE GESTAÇÃO COMO UM PREDITOR DE PARTO PREMATURO ESPONTÂNEO

Comprimento Cervical	Razão de Chance para Parto Prematuro antes de 28 Semanas	Razão de Chance para Parto Prematuro antes de 35 Semanas
<2,0 cm	4,43	2,58
<2,5 cm	1,94	1,66
<3,0 cm	0,97	1,38
>3,0 cm	1,02	0,81

Modificado com permissão de Shapiro JL, Kung R, Barrett JF: Cervical lenght as a predictor of pre-term birth in twin gestations. Twin Res 2000;3:213-216.

perfil biofísico deve ser realizado após viabilidade potencial. De acordo com Finberg, pode ser adequado realizar avaliação de rotina do perfil biofísico duas vezes por semana em todas as gestações de gêmeos a partir de 26 semanas.[33]

Complicações de Gêmeos e Gravidez Múltipla

Após se determinar o número de embriões ou fetos e a corionicidade e amnionicidade da gestação, deve ser realizada a avaliação ultra-sonográfica completa dos fetos e placentas. Embora o exame e a técnica sejam semelhantes à avaliação ultra-sonográfica das gestações de fetos únicos, algumas complicações são mais comuns ou específicas de gestações de gêmeos ou múltiplas.

Perda da Gravidez no Primeiro Trimestre

Gêmeos e gestações múltiplas de ordem mais elevada apresentam risco aumentado de perda espontânea de um ou mais embriões (ou fetos) no início da gestação. A freqüência de perda espontânea varia de um estudo para outro e depende da população estudada, dos critérios ultra-sonográficos e do tipo de estudo. Com base na avaliação do número de corpos lúteos como um índice de ovulação dupla, Tong et al. concluíram que "a suposição de grandes perdas de gêmeos dizigóticos no início da gestação é infundada."[72]

Dickey et al.[73] revisaram uma série de 2.873 pacientes que ficaram grávidas como resultado de tratamento da infertilidade e que fizeram exames de ultra-som com sete semanas de idade gestacional. Das 227 pacientes que possuíam evidência ultra-sonográfica de dois sacos gestacionais, a probabilidade de parto de gêmeos foi de 63% para idade materna inferior a 30 anos, e de 52% para idade materna maior do que 30 anos. Em pacientes com dois embriões vivos, a probabilidade do nascimento de gêmeos foi de 90% para mulheres com menos de 30 anos de idade e de 84% para idade materna superior a 30 anos. Utilizando ultra-som endovaginal, Blumenfeld et al.[28] revisaram uma série de 116 mulheres com gestações múltiplas devido a técnicas de reprodução assistida, das quais 88 tiveram desaparecimento espontâneo de um ou mais sacos gestacionais ou embriões.

Em uma série prospectiva de 137 gêmeos, gestações com atividade cardíaca documentada em ambos os embriões ou fetos no primeiro trimestre, Benson et al.[74] utilizaram análise de regressão logística para determinar o prognóstico de gestações de gêmeos no primeiro trimestre (Tabela 35-2). Eles observaram que a idade gestacional no momento da ultra-

TABELA 35-2. VALORES DE PROBABILIDADE (%) PARA PROGNÓSTICO DE UMA GESTAÇÃO GEMELAR QUANDO A ULTRA-SONOGRAFIA DO PRIMEIRO TRIMESTRE DEMONSTRA DOIS BATIMENTOS CARDÍACOS

Idade Gestacional (sem.)	Gestação Monocoriônica						Gestação Dicoriônica					
	Imagem US Normal			Imagem US Anormal			Imagem US Normal			Imagem US Anormal		
	2 LI	1 LI	0 LI	2 LI	1 LI	0 LI	2 LI	1 LI	0 LI	2 LI	1 LI	0 LI
6,0	39,8	30,4	29,8	11,3	45,4	43,3	75,8	17,1	7,1	37,4	44,7	17,9
6,5	45,2	23,3	31,6	13,6	37,2	49,2	80,7	12,3	7,0	44,3	35,8	19,9
7,0	49,9	17,4	32,7	16,1	29,6	54,3	84,4	8,7	6,9	50,9	27,7	21,4
7,5	54,1	12,7	33,2	18,5	23,0	58,5	87,3	6,1	6,7	56,8	20,9	22,3
8,0	57,7	9,2	33,1	20,9	17,5	61,6	89,4	4,2	6,4	61,8	15,4	22,8
8,5	60,8	6,5	32,7	23,1	13,1	63,8	91,0	2,9	6,1	66,1	11,1	22,8
9,0	63,5	4,6	31,9	25,2	9,6	65,2	92,2	2,0	5,8	69,6	7,9	22,5
9,5	65,8	3,2	31,0	27,2	7,0	65,8	93,2	1,4	5,5	72,5	5,6	21,9
10,0	67,9	2,2	29,9	29,0	5,1	65,9	93,9	0,9	5,2	74,9	3,9	21,2
10,5	69,7	1,6	28,7	30,9	3,6	65,5	94,5	0,6	4,9	76,9	2,7	20,4
11,0	71,4	1,1	27,5	32,6	2,6	64,8	95,0	0,4	4,6	78,6	1,9	19,5
11,5	72,9	0,7	26,3	34,3	1,8	63,8	95,4	0,3	4,3	80,1	1,3	18,6
12,0	74,4	0,5	25,1	36,0	1,3	62,7	95,8	0,2	4,0	81,4	0,9	17,7
12,5	75,7	0,4	24,0	37,7	0,9	61,4	96,1	0,1	3,8	82,6	0,6	16,8
13,0	77,0	0,2	22,8	39,3	0,7	60,0	96,4	0,1	3,6	83,7	0,4	15,9

LI, bebê(s) nascido(s) vivo(s). (Extraído de: Benson CB, Doubilet PM, David V: Prognosis of first trimester twin pregnancies: polychotomous logistic regression analysis. Radiology 1994; 192:765-768.)

sonografia, a corionicidade e os achados ultra-sonográficos eram fatores de prognóstico estatisticamente significativos independentes. Em sua série, a idade materna, o método de concepção e a indicação de sonografia não foram preditivos do resultado. Achados sonográficos anormais incluíram discrepância no tamanho do saco gestacional, miomas ou hemorragia subcoriônica. Das 137 pacientes grávidas de gêmeos, 80,3% tiveram gêmeos viáveis (nascidos com 25 semanas ou mais), porém em 8,8% dos casos houve perda de um dos fetos e em 10,9% houve perda dos dois.

Para gêmeos monocoriônicos, a probabilidade de sobrevida dos dois fetos baseada em ultra-som normal com seis semanas de gestação foi de 39,8%; a probabilidade de sobrevida de apenas um feto foi de 30,4%; e a probabilidade de perda dos dois fetos foi de 29,8%. Quando a imagem foi anormal, essas probabilidades mudaram para 11,3%, 45,4% e 43,3%, respectivamente. Com 12 semanas de gestação, se a imagem foi normal, as probabilidades foram de 74,4% para dois fetos vivos, 0,5% para um feto vivo e 25,1% para nenhum feto vivo; essas probabilidades mudaram para 36,0%, 1,3% e 62,7%, respectivamente, no caso de uma imagem anormal.

Para gêmeos dicoriônicos, a probabilidade de dois fetos vivos baseada numa imagem normal com seis semanas de gestação foi de 75,8%; a probabilidade de apenas um feto vivo foi de 17,1%; e a probabilidade de nenhum feto vivo foi de 7,1%. As probabilidades mudaram para 37,4%, 44,7% e 17,9%, respectivamente, quando a imagem obtida foi anormal. Com 12 semanas, se a imagem foi normal, as probabilidades foram de 95,8% para sobrevida dos dois, 0,2% para apenas um feto vivo e de 4,0% para nenhum feto; para uma imagem anormal, as probabilidades mudaram para 81,4%, 0,9% e 17,7%, respectivamente.

Os autores observaram que as probabilidades foram baseadas na idade gestacional no momento do exame mais recente do paciente, e não na idade gestacional da avaliação original. Em função disso, as probabilidades podem ser atualizadas no momento do exame de acompanhamento da gestação.

Síndromes dos Gêmeos Monocoriônicos

Anastomoses vasculares na placenta compartilhada por gêmeos monocoriônicos são freqüentes, ocorrendo em 85% a 100% das pacientes.[30] Embora as placentas dicoriônicas possam se fundir, as anastomoses vasculares não acontecem. Como resultado das anastomoses vasculares nas placentas de gêmeos monocoriônicos, três síndromes foram identificadas como específicas dessa gemelaridade.

Síndrome Transfusor-Transfundido. A síndrome transfusor-transfundido (STT) ocorre em conseqüência do desvio de sangue entre os sistemas circulatórios de gêmeos monocoriônicos (MC). Os achados clínicos dependem do volume de sangue desviado de um feto para outro; porém, os achados clássicos são os de um doador hipovolêmico e anêmico e de um receptor sobrecarregado de líquido. O doador é normalmente menor, hipotenso e com oligoidrâmnio, enquanto o receptor é freqüentemente edemaciado, hipertenso, policitêmico e apresenta poliidrâmnio.

Embora as anastomoses vasculares ocorram em 85% a 100% das placentas dos gêmeos MC/DA,[30,75] as STT ocorrem em apenas 5% a 30% dos gêmeos monocoriônicos.[76] A anastomose intraplacentária normalmente está situada num cotilédone único e compartilhado da placenta comum[30,33] e é freqüentemente arteriovenosa, mas pode ser artério-arterial.[14] Esses desvios são freqüentemente profundos e unidirecionais no interior da placenta. Todas as placentas MC/DA possuem também desvios artério-arteriais e veno-venosos superficiais e bidirecionais que servem para equilibrar o fluxo de sangue através da placenta.[75] Anastomoses artério-arteriais e veno-venosas superficiais insuficientes resultam num desvio desequilibrado através da anastomose arteriovenosa, provocando a STT.[75]

Uma causa normal de alteração da concepção ocorre quando a artéria de nutrição e a veia de drenagem na anastomose arteriovenosa profunda da placenta estão localizadas distantes uma da outra de forma aleatória e se comunicam profundamente dentro do parênquima placentário. Na verdade, os canais arterial e venoso se aproximam um do outro ao longo da placa coriônica, não pareados e se tocando na superfície da placenta num orifício comum — onde penetram juntos num cotilédone único e compartilhado.[77] Seguindo a artéria e a veia não pareadas na superfície de placenta com um Doppler colorido, é possível identificá-las intra-útero com a ultra-sonografia. A identificação da artéria de nutrição e da veia de drenagem da anastomose arteriovenosa placentária profunda pode ser importante para o planejamento do tratamento.[77]

Tradicionalmente, o diagnóstico da STT foi feito retrospectivamente com base na diferença de peso ao nascer de 20% ou mais entre os gêmeos e na concentração de hemoglobina de 5 g/dl ou mais. Essas observações foram feitas sobre nascidos vivos, então o critério provavelmente indica uma STT de forma leve; casos graves geralmente resultam em abortos ou natimortos. Além disso, grandes diferenças entre gêmeos na hemoglobina e no peso ao nascer podem ser encontradas em algumas gestações de gêmeos dicoriônicos e não são patognomônicas de uma STT.[78]

O diagnóstico ultra-sonográfico de uma STT depende do que se segue:

- A presença de uma gravidez de gêmeos monocoriônicos
- Uma discrepância de tamanho significativa entre os dois fetos. O feto maior geralmente apresenta tamanho normal, mas pode ser macrossômico, e o feto menor com freqüência é restrito simetricamente em seu crescimento. Deve haver uma evidência de **crescimento discordante** entre os dois fetos (ao menos 20% a 25% de discrepância no peso de nascimento entre o par). Os preditores do crescimento discordante incluem uma diferença na CA maior ou igual a 18-20 mm,[60,79] uma disparidade de peso fetal de 15% (incluindo uma margem de erro)[79-81] ou uma diferença de BPD de 5 mm no segundo trimestre.[33]

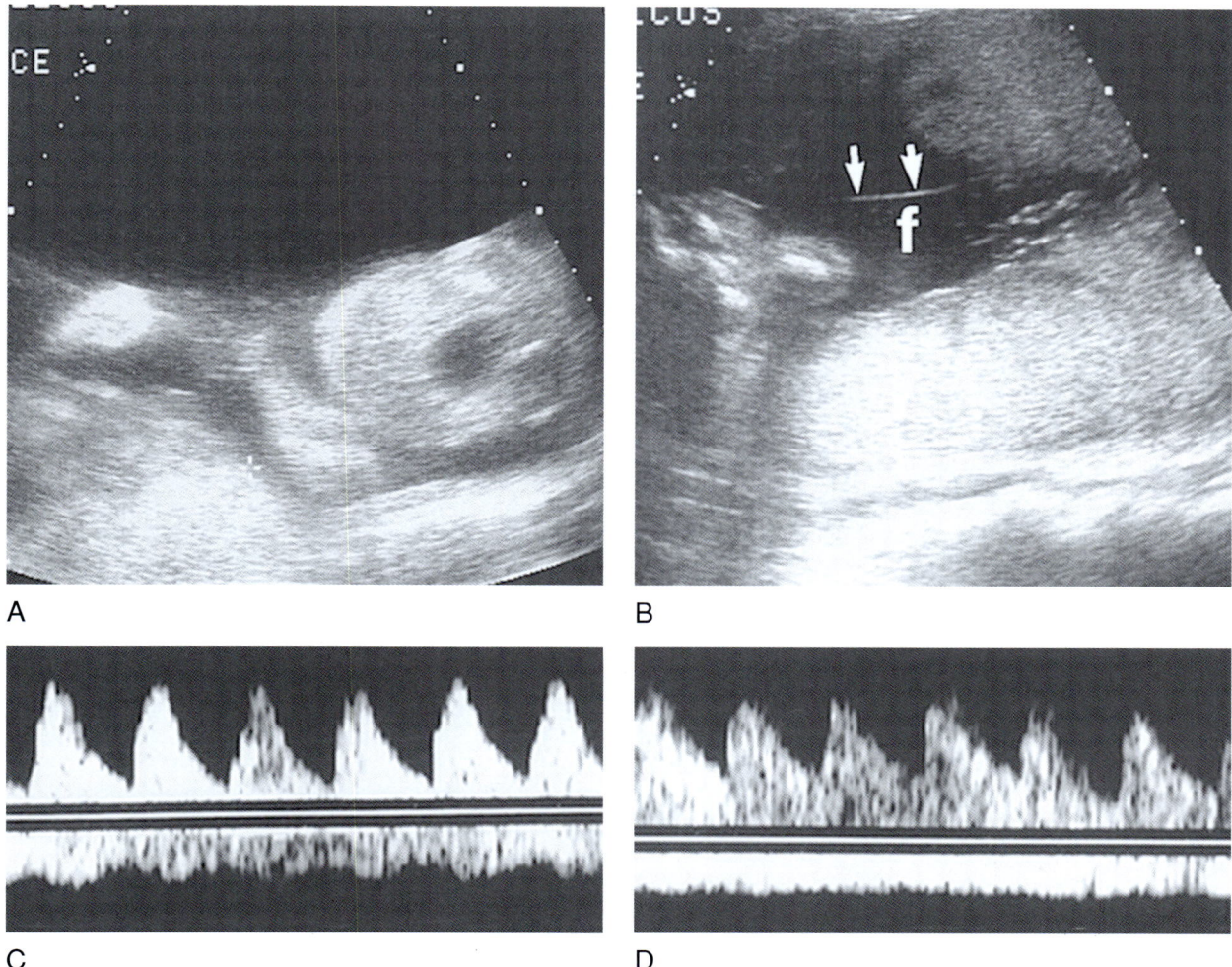

FIGURA 35-21. Síndrome transfusor-transfundido (STT). Amniocentese redutora. A paciente apresentou-se na 26ª semana de gestação com gêmeos monocoriônicos/diamnióticos (MC/DA) discordantes. O feto menor não possuía líquido amniótico mensurável e o gêmeo maior possuía poliidrâmnio. A anatomia fetal era normal. **A**, Poliidrâmnio do gêmeo maior com 27 semanas de gestação. **B**, Após uma amniocentese redutora de 2.250 ml da cavidade amniótica do gêmeo maior, a membrana intergemelar (*setas*) torna-se visível e é mostrado um fluido (f) ao redor do feto menor. **C**, Velocimetria da artéria umbilical do feto menor a 31,5 semanas de gestação demonstrando uma relação A/B anormal de 6,2 e pulsação venosa. **D**, Velocimetria da artéria umbilical do feto maior demonstrando uma relação A/B normal de 2,2. Os gêmeos nasceram com 33 semanas, após uma ruptura espontânea das membranas. Relação A/B, Relação sístole/diástole.

- Disparidade no volume de líquido amniótico (Figs. 35-21 e 35-22). O feto com crescimento restrito geralmente tem oligoidrâmnio e o receptor em geral apresenta poliidrâmnio. Em STT graves, o poliidrâmnio se torna aparente entre a 16ª e a 24ª semanas de gravidez. As características patognomônicas de STT graves através do ultra-som são a presença de uma grande bexiga na bolsa com poliidrâmnio do feto receptor poliúrico e uma bexiga ausente no doador anúrico, o qual se encontra acolado e imóvel na borda da placenta ou da parede uterina, onde permanece preso por membranas projetadas da bolsa que não contém líquido. Outros achados ultra-sonográficos que podem ser de significância prognóstica incluem a presença de um coração dilatado, hipertrófico, com ausência ou reversão de fluxo no ducto venoso durante a contração atrial.[82] No doador, o coração pode estar dilatado, o intestino é hiperecogênico e há ausência de fluxo diastólico final na artéria umbilical. Estas características são vistas comumente em fetos hipoxêmicos de gestações com grave insuficiência uteroplacentária. Quando a seqüência oligoidrâmnio/poliidrâmnio está presente, a taxa de mortalidade de ambos os fetos gira em torno de 90%.[83]

Outros achados podem incluir:

- Hidropsia em um feto (geralmente, o feto maior ou receptor)
- Disparidade no tamanho e quantidade de vasos dentro do cordão umbilical

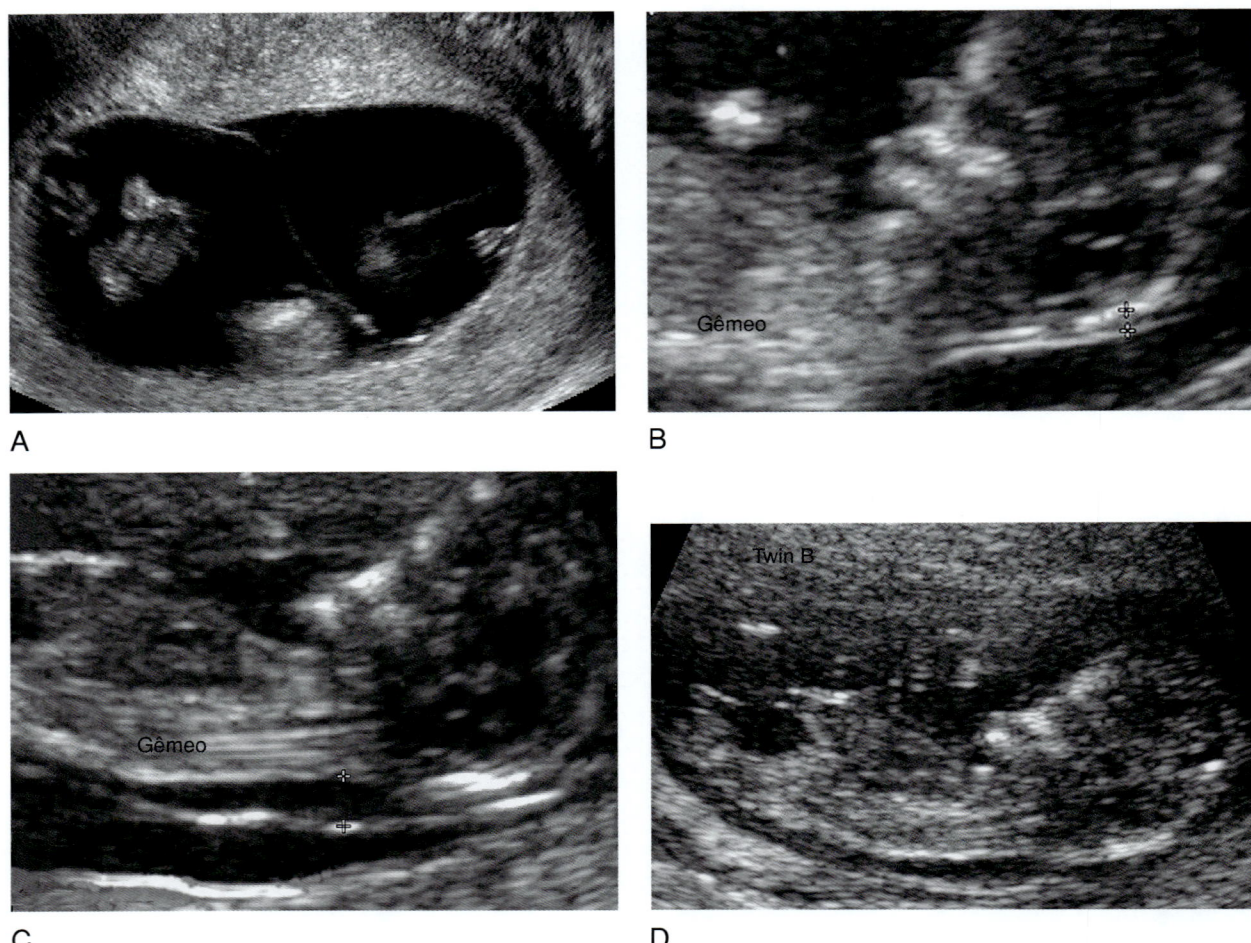

FIGURA 35-22. Gêmeos monocoriônicos diamnióticos com STT precoce. Gestação de gêmeos monocoriônicos diamnióticos (MC/DA) com 11,6 semanas de gestação. A membrana divisória é delgada e pode ser visualizada como uma "junção em T" dentro da placenta única anterior (**A**). O gêmeo A possui uma medida normal de translucência nucal (1,4 mm) (**B**). O gêmeo B possui uma medida de translucência nucal bastante aumentada (3,8 mm) (**C**) e megacistos (8,1 × 6,2 mm) (**D**). Essas descobertas foram mais sugestivas de uma síndrome transfusor-transfundido do que de uma discordância de aneuploidia. Neste caso, ambos os fetos morreram em 4 semanas após esta imagem ultra-sonográfica devido a uma STT grave.

- Diferença na relação sístole/diástole da artéria umbilical maior do que 0,4 (Fig. 35-21).[76,79] Uma resistência de fluxo aumentada pode estar presente tanto no doador quanto no receptor.[76,84] Heacher et al. observaram que um fluxo diastólico ausente ou invertido ocorre apenas no feto doador.[84]
- Um vaso comunicante superficial em forma de onda arterial pode ser demonstrado na inserção placentária da membrana intergemelar utilizando-se um Doppler colorido.[85]

As características ultra-sonográficas das mudanças hemodinâmicas básicas em STT graves podem estar presentes já da 11ª a 14ª semana de gestação e se manifestam como um aumento da medida da translucência nucal (TN) em um ou em ambos os fetos (Fig. 35-22). Em um estudo com 132 **gestações de gêmeos monocoriônicos** (Fig. 35-10), incluindo 16 que desenvolveram STT grave entre 15 e 22 semanas de gestação, uma TN aumentada (acima do 95º percentil do intervalo normal) na imagem de 11 a 14 semanas foi associada a um aumento equivalente a quatro vezes o risco de desenvolvimento de STT grave.[86] As discrepâncias de CCN entre gêmeos não foram preditoras do subseqüente desenvolvimento de STT. É possível que o aumento de espessura da TN no feto receptor possa indicar insuficiência cardíaca devido a uma congestão hipervolêmica. À medida que a gravidez progride e ocorre a diurese, a hipervolemia pode se corrigir com a redução do esforço cardíaco, levando à resolução da insuficiência cardíaca congestiva e da TN.

Se gêmeos MC/DA são observados como discordantes para TN, a paciente deve retornar para o ultra-som entre 15 e 17 semanas para procurar sinais do desenvolvimento de STT. Um sinal sonográfico precoce de volume discordante do fluido amniótico é o dobramento de membrana que se deve à oligúria na bolsa do doador.[86]

A taxa de mortalidade da STT é alta, variando de 40 a 70%.[87] Em uma série de Pattern et al.,[88] em 25 pacientes com STT e síndrome do gêmeo acolado, a mortalidade perinatal

CARACTERÍSTICAS ULTRA-SONOGRÁFICAS DE UMA SÍNDROME TRANSFUSOR-TRANSFUNDIDO

RECEPTOR

Poliidrâmnio
Bexiga aumentada
Possui mobilidade
Coração hipertrófico dilatado
Fluxo ausente no ducto venoso

DOADOR

Anidrâmnio
Bexiga ausente
Preso e imóvel na parede uterina
Coração dilatado
Intestino ecogênico
Fluxo diastólico final ausente na artéria umbilical
TN aumentada (11-14 semanas de gestação)

---

foi de 88% para o gêmeo maior com poliidrâmnio e de 96% para o menor com oligoidrâmnio. Trabalho de parto prematuro e morbidade perinatal ocorreram em todos os casos. Dados recentes sugerem que a STT pode estar associada a uma taxa de sobrevida de 60% a 70%, com seqüela neurológica ocorrendo em 22% a 25% dos sobreviventes.[89,90]

Alguns estudos sugerem que a amniocentese seriada agressiva para reduzir o volume de líquido amniótico no feto com poliidrâmnio e manter o volume deste líquido amniótico em níveis normais pode melhorar os resultados (Fig. 35-21).[91-93] As taxas de sobrevida após a amniocentese seriada variam de 32% a 79%.[91-93] Em gestações com maus resultados, a disparidade entre o tamanho do feto e o volume médio de líquido amniótico drenado a cada amniocentese foi maior do que em gestações nas quais um ou ambos os gêmeos sobreviveram.[92] Como alternativa à amniocentese esvaziadora, a coagulação fetoscópica a *laser* do vaso comunicante na membrana intergemelar em pacientes com STT (Fig. 35-23) foi associada a uma taxa de sobrevivência de 53% a 69%.[75,93]

A **inserção velamentosa do cordão** ocorre mais comumente em gêmeos do que em fetos únicos. Em uma série de Fries *et al.*, as inserções velamentosas do cordão ocorreram em 63,6% dos gêmeos com STT, em comparação com 18,5% de gêmeos MC/DA sem STT.[94] Os autores postulam que a inserção velamentosa do cordão na borda da placenta pode resultar na compressão do cordão, resultando numa resistência aumentada na circulação placentária e no desvio de sangue para o receptor. O poliidrâmnio leve resultante no receptor provocaria uma compressão adicional no cordão velamentoso do doador, acarretando mudanças progressivas. A amniocentese esvaziadora pode reduzir a força compressiva, concorrendo para o relativo sucesso desta técnica.[94] Foi demonstrado também que a amniocentese esvaziadora aumenta o fluxo de sangue arterial uterino e pode melhorar a perfusão uteroplacentária.[95]

Síndrome de embolização gemelar. No óbito do co-gêmeo em gestações DC/DA, o gêmeo sobrevivente não apresenta risco significativo.[4,96,97] Se o óbito do co-gêmeo ocorre no segundo trimestre, com o crescimento do gêmeo sobrevivente o conteúdo na forma de água e a maior parte do tecido mole do feto morto podem ser reabsorvidos, resultando num pequeno e achatado feto envolto numa quantidade mínima ou inexistente de líquido amniótico — referido como um

SÍNDROME DE EMBOLIZAÇÃO GEMELAR

Gêmeos monocoriônicos
Óbito do co-gêmeo resulta em hemorragia do sobrevivente para o interior do gêmeo morto
Evento hipotensivo no sobrevivente
Manifestações intracranianas comuns
    Ventriculomegalia
    Cistos porencefálicos
    Atrofia cerebral difusa
    Microcefalia
Manifestações gastrointestinais
    Infartos hepático e esplênico
    Atresia intestinal
Outros achados
    Necrose cortical renal
    Infartos pulmonares
    Anomalias faciais
    Defeitos na parte distal dos membros

---

feto papiráceo (Fig.35-24).[5] Fetos papiráceos podem ocorrer entre gêmeos DC/DA ou MC/DA.

Em **gêmeos monocoriônicos**, o óbito do co-gêmeo pode resultar em dano renal, hepático e cerebral ao gêmeo sobrevivente. Benirschke originalmente postulou que o óbito do co-gêmeo pode resultar na transfusão de sangue rico em tromboplastina ou na embolização por coágulo e resíduos através da anastomose vascular placentária para o gêmeo sobrevivente.[19,88,98] Mais recentemente, Benirschke sugeriu que a alteração degenerativa nesses órgãos pode estar relacionada à perda sangüínea aguda do gêmeo sobrevivente para o interior do gêmeo com óbito intra-útero, em vez da infusão de tromboplastina do gêmeo morto para o sobrevivente. Suspeita-se que a perda sangüínea transplacentária do sobrevivente resulte em um evento hipotensivo agudo.[98] Manifestações intracranianas comuns da síndrome de embolização gemelar (SEG), incluem: ventriculomegalia, cistos porencefálicos, atrofia cerebral difusa e microcefalia.[88] Manifestações gastrointestinais incluem infartos esplênico e hepático e atresia intestinal.[88] Outras anomalias, incluindo necrose cortical renal, infartos pulmonares, anomalias faciais e defeitos terminais nos membros, podem também ocorrer. Em gestações nas quais o feticídio seletivo é considerado, o óbito de um feto de um par de gêmeos monocoriônicos não deve

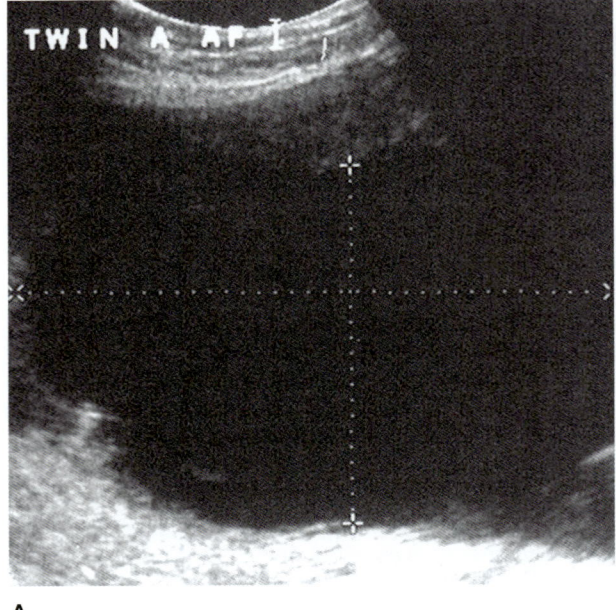
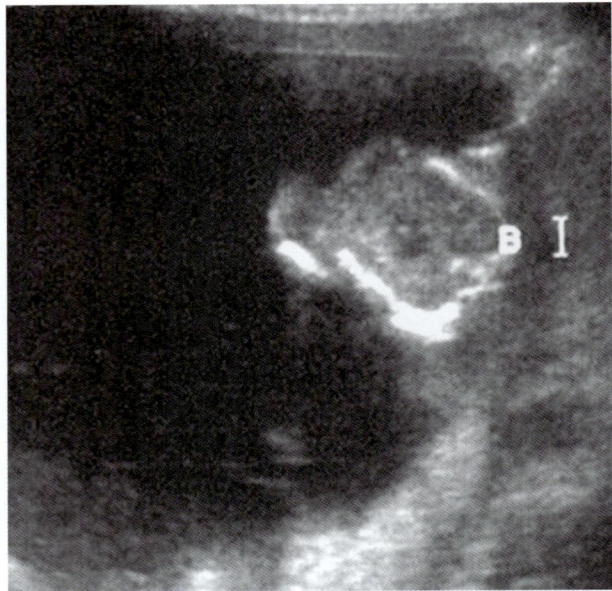
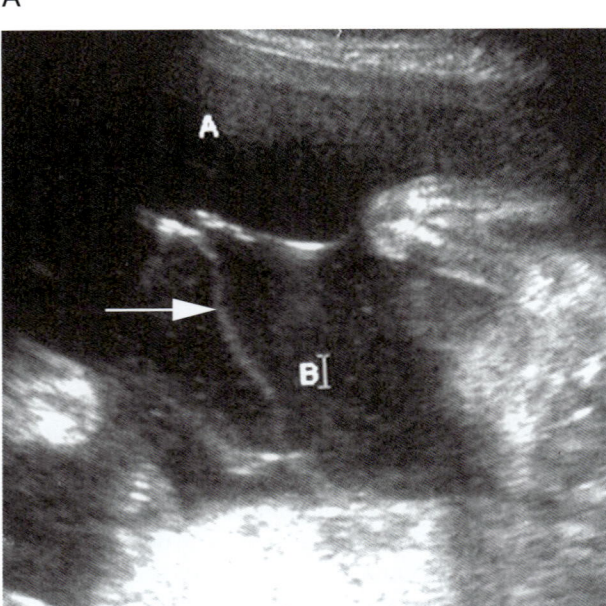

FIGURA 35-23. Síndrome transfusor-transfundido (STT) com 18 semanas, tratada com ablação fetoscópica a laser da anastomose vascular. A, Sonograma transversal de uma gestação de 18 semanas demonstrando o poliidrâmnio do gêmeo A (o feto não se encontra no mesmo plano da imagem). **B**, Sonograma transversal do gêmeo B. O gêmeo B encontra-se suspenso, "acolado", e não possui líquido amniótico visível. **C**, Sonograma transversal de uma gestação com 22 semanas após terapia a *laser*. O líquido amniótico agora está visível ao redor do gêmeo B. A seta indica a membrana intergemelar. A paciente deu à luz dois bebês saudáveis do sexo masculino na 36ª semana de gestação.

ser realizado devido ao risco de SEG para o feto sobrevivente.[30,33,88]

Seqüência de perfusão arterial reversa gemelar (TRAP). A seqüência de perfusão arterial reversa gemelar (TRAP) (Fig. 35-25) é também conhecida como gemelaridade parabiótica acárdica ou simplesmente gemelaridade acárdica. A seqüência TRAP é uma situação rara na qual ocorre um desvio de sangue através das anastomoses artério-arteriais e veno-venosas dentro da placenta. A direção do fluxo nas artérias e veias umbilicais do feto receptor é invertida. Como o gêmeo acárdico recebe o sangue pouco oxigenado através das artérias umbilicais, as estruturas nutridas pelas artérias ilíacas e pela aorta abdominal distal são relativamente bem perfundidas, enquanto a parte superior do corpo e a cabeça recebem um sangue essencialmente não oxigenado. Assim sendo, o gêmeo acárdico tem um desenvolvimento limitado da parte superior do corpo, caracterizado por anencefalia ou uma cabeça pequena e rudimentar com holoprosencefalia, um tronco superior e membros ausentes ou hipoplásicos e um coração ausente ou anormal com duas câmaras.[14,30,33] Um higroma cístico dorsal multiloculado pode estar presente.[33] O gêmeo acárdico freqüentemente possui oligoidrâmnio.

A mortalidade do gêmeo acárdico é universal intra-útero ou no momento do nascimento. O doador ou gêmeo "bombeador" corre um alto risco devido ao grande débito car-

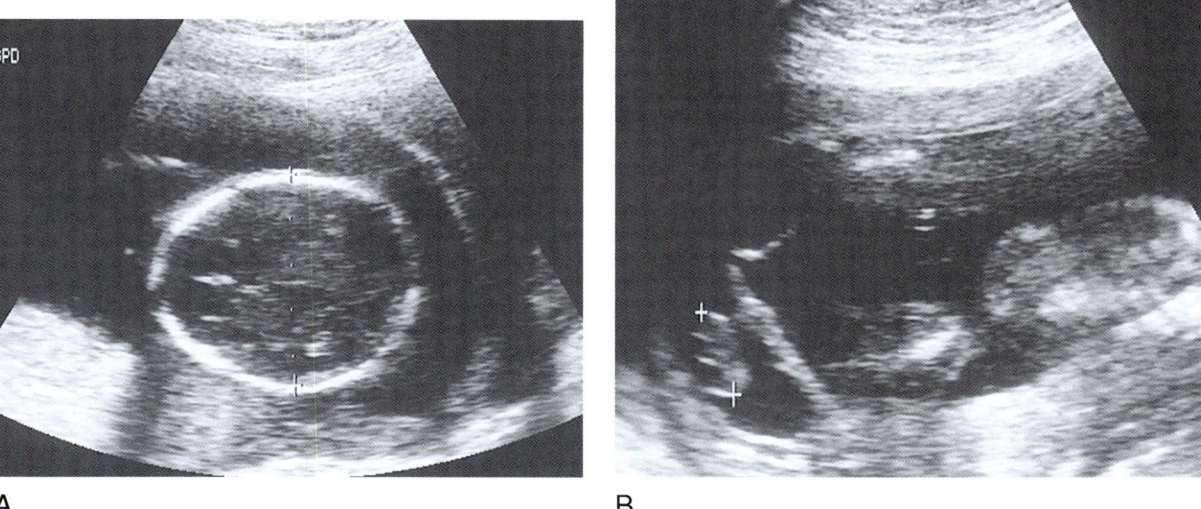

FIGURA 35-24. Feto papiráceo em gêmeos DC/DA com idade gestacional de 20 semanas. A, Diâmetro biparietal do feto normal. **B**, Sonograma transversal mostrando um segundo saco gestacional separado do saco maior por uma espessa membrana. Um pequeno feto (CCN = 16 mm) sem evidência de atividade cardíaca ou movimento está presente. CCN, Comprimento crânio-nádega; DC/DA, dicoriônico/diamniótico.

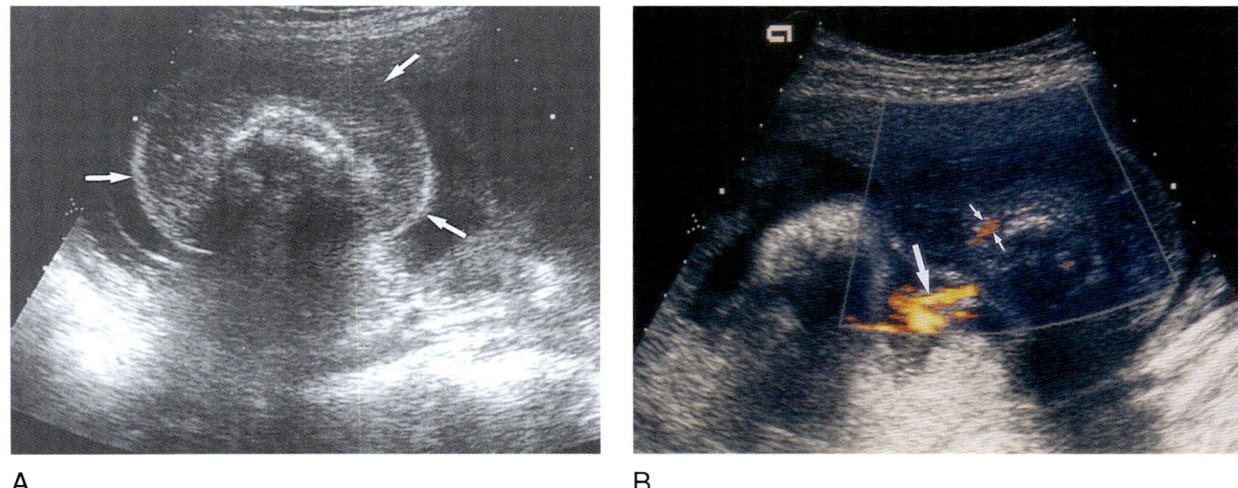

FIGURA 35-25. Gemelaridade acárdica parabiótica — seqüência de perfusão arterial reversa gemelar. A paciente apresentou-se na 23ª semana de gestação com uma elevada quantidade de alfafetoproteína no soro materno. **A**, A sonografia mostra um gêmeo normal e uma massa malformada (*setas*), com pele e estruturas musculares e esqueléticas que se deslocaram no decorrer da gravidez. **B**, O Doppler no modo *Power* exibe a anastomose arterial alimentando o gêmeo acárdico (*seta grande*) e vasos de baixo fluxo na massa malformada (*setas pequenas*).

díaco e ao poliidrâmnio. A mortalidade perinatal global do gêmeo bombeador é de aproximadamente 50% a 55%[14,30,33] devido, principalmente, ao poliidrâmnio e à conseqüente prematuridade.[75] É difícil prever quais as gestações com a síndrome TRAP que serão complicadas pela insuficiência cardíaca do gêmeo bombeador. Quanto maior o tamanho do feto acárdico, maior o risco de resultados adversos, particularmente se a diferença de peso entre o gêmeo acárdico e o gêmeo bombeador for maior do que 70%.[99] Uma diferença no índice de resistência arterial do cordão umbilical entre o gêmeo bombeador e o gêmeo acárdico maior do que 0,20 pode estar associada a um bom resultado final, enquanto diferenças menores do que 0,05 estão mais provavelmente associadas a um pior resultado final.[99]

Problemas Específicos da Gemelaridade Monoamniótica

Gêmeos Coligados

Os gêmeos coligados são raros, ocorrendo em aproximadamente 1:50.000 a 1:100.000 nascimentos.[14,30] A gemelaridade coligada ocorre apenas entre gêmeos MC/MA e é esporádica e sem qualquer associação conhecida. Ela

63. Chamberlain P, Murphy M, Comerford FR: How accurate is antenatal identification of discordant birthweight in twins? Eur J Obstet Gynecol Reprod Biol 1991;40:91-96.
64. Blickstein I, Shoham-Schwartz Z, Lancet M: Growth discordancy in appropriate for gestational age, term twins. Obstet Gynecol 1988;72:582-584.
65. Giles WB, Trudinger BJ, Cook CM: Fetal umbilical artery flow velocity-time waveforms in twin pregnancies. Br J Obstet Gynaecol 1985;92:490-497.
66. Trudinger BJ, Giles WB, Cook CM, et al: Fetal umbilical artery waveforms and placental resistance: Clinical significance, Br J Obstet Gynaecol 1985;92:23-30.
67. Divon MY, Boldes R, McGahan JP: Assessment of intrauterine growth retardation. In McGahan JP, Porto M (eds): Diagnostic Obstetrical Ultrasound. Philadelphia, J.B. Lippincott, 1994, pp 67-82.
68. Gaziano EP, Knox GE, Bendel RP, et al: Is pulsed Doppler velocimetry useful in the management of multiple-gestation pregnancies? Am J Obstet Gynecol 1991;164:1426-1431.
69. Gerson AG, Wallace DM, Bridgens NK, et al: Duplex Doppler ultrasound in the evaluation of growth in twin pregnancies. Obstet Gynecol 1987;70:419-420.
70. Shapiro JL, Kung R, Barrett JF: Cervical length as a predictor of pre-term birth in twin gestations. Twin Res 2000;3:213-216.
71. Soriano D, Weisz B, Seidman DS, et al: The role of sonographic assessment of cervical length in the prediction of pre-term birth in primigravidae with twin gestation conceived after infertility treatment. Acta Obstet Gynecol Scand 2002;81:39-43.
72. Tong S, Meagher S, Vollenhoven B: Dizygotic twin survival in early pregnancy. Nature 2002;416:142.
73. Dickey RP, Olar TT, Curole DN, et al: The probability of multiple births when multiple gestational sacs or viable embryos are diagnosed at first trimester ultrasound. Hum Reprod 1990;5:880-882.
74. Benson CB, Doubilet PM, David V: Prognosis of first-trimester twin pregnancies: Polychotomous logistic regression analysis. Radiology 1994;192:765-768.
75. Malone FD, D'Alton ME: Anomalies peculiar to multiple gestations. Clinics in Perinatology 2000;27:1033-1046.
76. Pretorius DH, Manchester D, Barkin S, et al: Doppler ultrasound of twin transfusion syndrome. J Ultrasound Med 1988;7:117-124.
77. Machin GA, Feldstein VA, Van Gemert MJC, et al: Doppler sonographic demonstration of arterio-venous anastomosis in monochorionic twin gestation. Ultrasound Obstet Gynecol 2000;16:214-217.
78. Tan KL, Tan R, Tan SH, et al: The twin transfusion syndrome. Clinical observations on 35 affected pairs. Clin Pediatr Phila 1979;18:111-114.
79. Blickstein I: The twin-twin transfusion syndrome. Obstet Gynecol 1990;76:714-722.
80. O'Brien WF, Knuppel RA, Scerbo JC, et al: Birth weight in twins: An analysis of discordancy and growth retardation. Obstet Gynecol 1986;67:483-86.
81. Blickstein I, Shoham-Schwartz Z, Lancet M, et al: Characterization of the growth discordant twin. Obstet Gynecol 1987;70:11-15.
82. Hecher K, Ville Y, Snijders R, et al: Doppler studies of the fetal circulation in twin-twin transfusion syndrome. Ultrasound Obstet Gynecol 1995;5:318-324.
83. Saunders NJ, Snijders RJM, Nicolaides KH: Therapeutic amniocentesis in twin-twin transfusion syndrome appearing in the second trimester of pregnancy. Am J Obstet Gynecol 1992;166:820-824.
84. Hecher K, Ville Y, Nicolaides KH: Fetal arterial Doppler studies in twin-twin transfusion syndrome. J Ultrasound Med 1995;14:101-108.
85. Hecher K, Ville Y, Nicolaides KH: Color Doppler ultrasonography in the identification of communicating vessels in twin transfusion syndrome and acardiac twins. J Ultrasound Med 1995;14:37-40.
86. Sebire NJ, Hughes K, D'Ercole C, et al: Increased fetal nuchal translucency at 10-14 weeks as a predictor of severe twin-to-twin transfusion syndrome. Ultrasound Obstet Gynecol 1997;10:86-89.
87. Brown DL, Benson CB, Driscoll SG, et al: Twin-twin transfusion syndrome: Sonographic findings. Radiology 1989;170:61-63.
88. Patten RM, Mack LA, Harvey D, et al: Disparity of amniotic fluid volume and fetal size: Problem of the stuck twin-US studies. Radiology 1989;172:153-157.
89. Cincotta RB, Gray PH, Phythian G, et al: Long term outcome of twin-twin transfusion syndrome. Arch Dis Child Fetal Neonatal Ed 2000;83:F171-176.
90. Berghella V, Kaufmann M: Natural history of twin-twin transfusion syndrome. J Reprod Med 2001;46:480-484.
91. Elliott JP, Urig MA, Clewell WH: Aggressive therapeutic amniocentesis for treatment of twin-twin transfusion syndrome. Obstet Gynecol 1991;77:537-540.
92. Saunders NJ, Snijders RJM, Nicolaides KH: Therapeutic amniocentesis in twin-twin transfusion syndrome appearing in the second trimester of pregnancy. Am J Obstet Gynecol 1992;166:820-824.
93. Ville Y, Hyett J, Hecher K, et al: Preliminary experience with laser surgery for severe twin-twin transfusion syndrome. N Engl J Med 1995;332:224-227.
94. Fries MH, Goldstein RB, Kilpatrick SJ, et al: The role of velamentous cord insertion in the etiology of twin-twin transfusion syndrome. Obstet Gynecol 1993;81:569-574.
95. Bower SJ, Flack NJ, Sepulveda W, et al: Uterine artery blood flow response to correction of amniotic fluid volume. Am J Obstet Gynecol 1995;173:502-507.
96. Hagay ZJ, Mazor M, Leiberman JR, et al: Management and outcome of multiple pregnancies complicated by the antenatal death of one fetus. J Reprod Med 1986; 31:717-720.
97. Saito K, Ohtsu Y, Amano K, et al: Perinatal outcome and management of single fetal death in twin pregnancy: A case series and review. J Perinat Med 1999;27:473-477.
98. Benirschke K: The contribution of placental anastomoses to prenatal twin damage. Hum Pathol 1992;23:1319-1320.
99. Dashe JS, Fernandez CO, Twickler DM: Utility of Doppler velocimetry in predicting outcome in twin reversed-arterial perfusion sequence. Am J Obstet Gynecol 2001;185:135-139.
100. Mackenzie TC, Crombleholme TM, Johnson MP, et al: The natural history of prenatally diagnosed conjoined twins. J Pediatr Surg 2002;3:303-309.
101. Townsend RR, Filly RA: Sonography of nonconjoined monoamniotic twin pregnancies. J Ultrasound Med 1988;7:665-670.
102. Rodis JF, Vintzileos AM, Campbell WA, et al: Antenatal diagnosis and management of monoamniotic twins. Am J Obstet Gynecol 1987;157:1255-1257.
103. Aisenbrey GA, Catanzarite VA, Hurley TJ, et al: Monoamniotic and pseudomonoamniotic twins: Sonographic diagnosis, detection of cord entanglement, and obstetric management. Obstet Gynecol 1995; 86:218-222.
104. Allen VM, Windrim R, Barrett J, et al: Management of monoamniotic twin pregnancies: A case series and systematic review of the literature. BJOG 2001; 108:931-936.
105. Schinzel AAGL, Smith DW, Miller JR: Monozygotic twinning and structural defects. J Pediatr 1979; 95:921-930.
106. Hay S, Wehrung DA: Congenital malformations in twins. Am J Hum Genet 1970;22:662-678.

36

A FACE E O PESCOÇO DO FETO

Patrick Mohide / John Mernagh

SUMÁRIO DO CAPÍTULO

INTRODUÇÃO
EMBRIOLOGIA
    Face
    Orelhas
    Pescoço
O EXAME SONOGRÁFICO
PARTE SUPERIOR DA FACE
    Fronte
    Olhos

PARTE MÉDIA DA FACE
    Lábios e Palato
PARTE INFERIOR DA FACE
    Mandíbula
    Língua
OUTROS DISTÚRBIOS FACIAIS
PESCOÇO
    Higroma Cístico
    Encefalocele
    Bócio

ASSOCIAÇÕES CROMOSSÔMICAS
    Translucência Nucal
    Espessamento Nucal
    Ossos Nasais

A face fetal constitui uma área muito complexa da anatomia fetal, tornando sua avaliação, por vezes, um grande desafio (Fig. 36-1). Também é um local de grande preocupação emocional, social e plástica para pais e suas famílias. Ademais, o dismorfismo facial é uma característica importante de muitas síndromes e anomalias genéticas e cromossômicas.

O impacto emocional e psicológico das anomalias faciais justifica uma avaliação o mais detalhada e precisa possível. Anomalias faciais e cervicais também podem interferir com os sentidos e funções no homem, sejam eles a visão, o olfato, o paladar ou as capacidades de deglutir, mastigar, sorrir, falar, cantar e respirar. Os cirurgiões pediátricos, geneticistas e outros exigem informações precisas sobre as quais basear o prognóstico e o planejamento terapêutico.

PANORAMA

A incidência de anomalias detectadas com um ano de idade é de 1,9/1.000 nascidos vivos para alterações visuais; 1,5/1.000 para anomalias da orelha, face e pescoço; e de 1,45/1.000 para fenda labial e palatina.[1] Uma ampla variedade de etiologias conhecidas inclui anomalias cromossômicas — trissomias do 21, do 18 e do 13; síndrome da banda amniótica, de DiGeorge, de Crouzon e de Coffin-Lowry, craniossinostose, displasia ectodérmica, displasia frontonasal, hidroletal, de Goldenhar (microssomia hemifacial), de Larsen, de Miller, de Mohr, de Noonan, de Pena-Shokeir, de Pfeiffer, de Pierre Robin, de Robert, de Seckel, de Treacher Collins e outras displasias esqueléticas; e exposições a drogas (álcool, codeína, diazepam e ácido retinóico).[2] Isso torna importante que seja conduzida uma minuciosa investigação familiar e sobre exposição a drogas, bem como uma avaliação anatômica completa por ultra-sonografia do feto após a detecção de qualquer anomalia facial.

Certas anomalias faciais se associam comumente a aberrações cromossômicas — fenda labial/palatina, 48%; hipotelorismo, 45%; micrognatia, 66%; macroglossia, 77%; hipoplasia nasal, probóscide, narina única, 32%. A trissomia do 21 costuma demonstrar macroglossia; trissomia do 18, micrognatia e fendas faciais; trissomia do 13, fendas faciais, bem como outros defeitos oculares e nasais.[3] Podem ser necessárias consultas formais nos serviços de genética, neonatologia, cirurgia pediátrica, neurocirurgia ou outras para avaliação completa de anomalias da face e do pescoço. Podem ser necessárias investigações adicionais, como amniocentese ou cordocentese.

EMBRIOLOGIA

Face

Entre cinco e 10 semanas de gestação (a partir da data da última menstruação) (três a oito semanas pós-concepção),

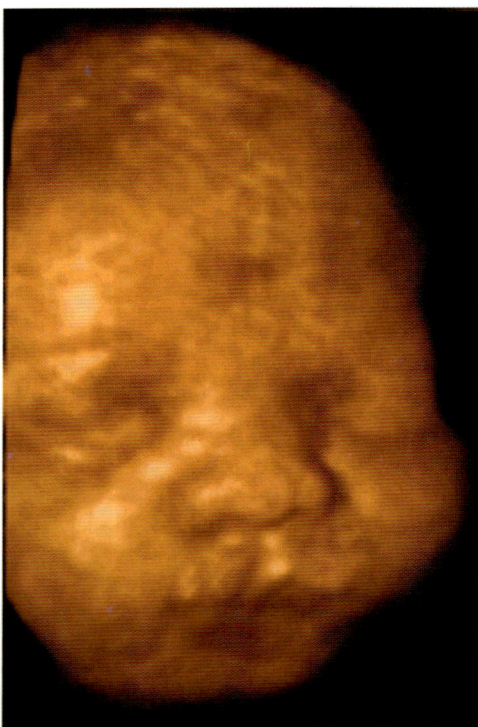

FIGURA 36-1. Face fetal normal. Superfície tridimensional de imagem de uma face fetal normal.

Pescoço

É muito difícil descrever a embriologia do pescoço de maneira concisa porque é muito complexa, envolvendo o desenvolvimento dos sistemas vascular, linfático, neurológico, musculoesquelético e digestório, bem como os desenvolvimentos individuais das vias aéreas superiores, tireóide e paratireóide. Recomenda-se que o leitor estude a embriologia de cada sistema conforme necessário. Todavia, como os higromas císticos são relativamente comuns no feto, são apropriados alguns comentários sobre o sistema linfático. Embora haja múltiplas teorias sobre as origens do sistema linfático, todos reconhecem o aparecimento precoce de sacos linfáticos bilaterais que se formam posteriormente à confluência das veias jugular e subclávia. Formam-se capilares linfáticos que drenam esses sacos. Formam-se, então, conexões entre os sacos e o sistema venoso. Se esta última etapa se atrasar, poderão formar-se higromas císticos.

O EXAME SONOGRÁFICO

O exame bidimensional detalhado da face fetal e do pescoço deve ser sistemático e baseado em seis planos-padrão que identificam elementos anatômicos chave. A visualização de nariz/lábios normais (Fig. 36-3A) identifica uma extremidade nasal intacta com duas narinas simétricas, lábio superior, lábio inferior e queixo — todos em um plano coronal. A visualização do perfil facial (Fig. 36-3B) no plano sagital mostra o contorno dos ossos frontais e da fronte, o osso nasal (inclusive a angulação entre ossos nasal e frontal de aproximadamente 45 graus), extremidade nasal, sulco nasolabial, linha média da maxila e do palato, lábios apostos e mandíbula. As incidências axiais das órbitas (Fig. 36-3C) auxiliam na avaliação da sua presença, espaçamento e tamanho; da maxila (Fig. 36-3D), a forma da maxila e a disposição dos germes dentários; da mandíbula (Fig. 36-3E), documentando a orientação em forma de "V" de seus ossos e seu tamanho. Um plano coronal facial médio (Fig. 36-3F) também pode auxiliar na avaliação de disposições espaciais das órbitas, dos ossos nasais, da maxila, do palato e da mandíbula. Incidências sagitais e axiais (Fig. 36-4A, B, C) do pescoço podem documentar vértebras cervicais, laringe e faringe (se contiverem líquido), grandes vasos, bem como a translucência nucal (11 a 14 semanas), ou espessamento da prega nucal (16 a 20 semanas) (Figs. 36-5 e 36-6). A avaliação quantitativa de algumas estruturas identificadas nesses planos pode ajudar a distinguir normal de anormal.[5,6]

A avaliação tridimensional da face fetal (Fig. 36-1) tem demonstrado fornecer maior assistência no diagnóstico e descrição de anomalias fetais,[7] dando uma visualização integrada de malformações muitas vezes complexas. A avaliação superficial pode auxiliar na identificação de achados sutis, como orelhas de implantação baixa, e auxiliar na identificação de síndromes. Imagens bidimensionais ortogonais obtidas de volumes 3-D costumam permitir reconstrução de imagens não obtidas de outra forma (Fig. 36-7).[6,8-16] O Doppler colorido e o *Power* Doppler também são úteis na

ocorrem os principais processos de desenvolvimento facial (Fig. 36-2).[4] Começando a envolver a boca primitiva (estomódio), uma proeminência frontonasal na linha média cresce ventral e cranialmente na linha média. A partir de cada lado, derivados dos arcos branquiais formam pares de proeminências nasais e maxilares. Abaixo dessas, mais um par de proeminências mandibulares laterais forma a mandíbula. Dentro dessas proeminências estão as células da crista neural, que dão origem aos ossos, cartilagem e ligamentos da face. Estas células derivam do prosencéfalo e do mesencéfalo anterior (frontonasal), mesencéfalo posterior (maxilar e mandíbula) e rombencéfalo anterior (mandíbula).

Orelhas

Entre seis e 10 semanas de gestação, formam-se seis pequenos nódulos (ectoderma e mesoderma subjacente derivados de células da crista neural) em cada lado do primeiro sulco branquial em suas porções anterior e posterior. O sulco entre o primeiro e o segundo arcos é onde se forma o meato auditivo externo. A maior parte da aurícula da orelha se desenvolve a partir do grupo posterior de nódulos. As depressões auriculares se desenvolvem onde os nódulos não se fundem completamente. Pólipos cutâneos (apêndices pré-auriculares) podem se formar à frente da orelha se os nódulos não regredirem. Ou, se os nódulos não se formarem, a aurícula da orelha poderá deixar de se desenvolver.

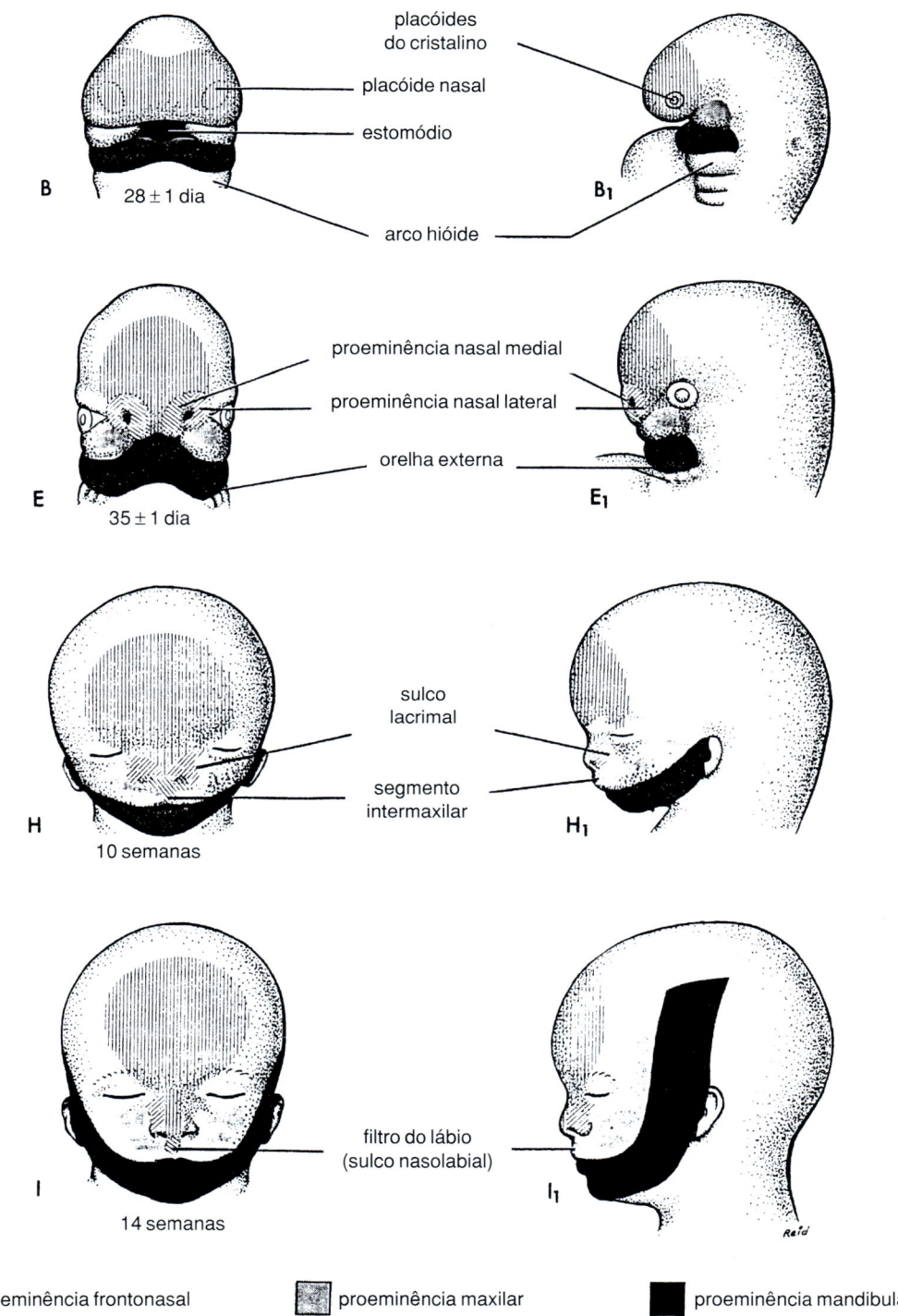

FIGURA 36-2. Estágios de desenvolvimento da face fetal. Observe a separação inicial ampla dos olhos, a grande separação das narinas (placóides nasais) e a posição baixa das orelhas. (Extraída de Moore KL: Essentials of Human Embryology. Toronto, BC Decker, 1988.)

avaliação de massas por identificação de sua fonte de irrigação. O Doppler pulsátil pode identificar velocidades sangüíneas anormais (aumento do fluxo diastólico final ou velocidades máximas altas) associadas a algumas massas.

Devem ser evitados artefatos no exame facial. Por exemplo, um pequeno desvio da linha média no perfil facial pode causar falsa impressão de micrognatia ou de nariz em sela. Na incidência biorbital, um plano elevado demais ou baixo demais pode produzir falsa impressão de microftalmia e hipertelorismo. Sombras na ultra-sonografia em 3-D podem transmitir um defeito falso-positivo, como uma fenda labial.[6] Há também barreiras significativas para obter

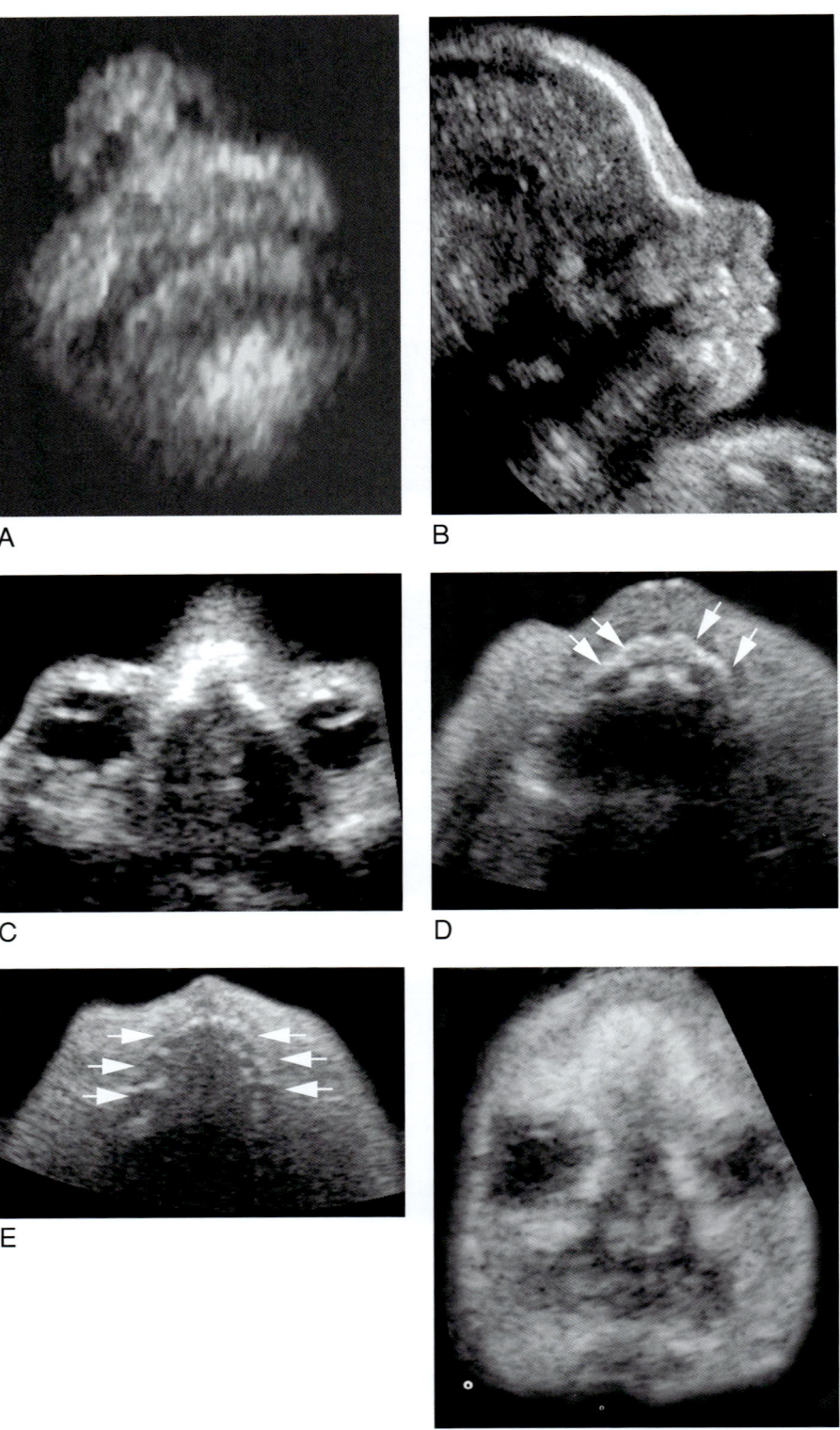

FIGURA 36-3. Visualização de nariz e lábios normais. A, Esta imagem foi obtida de um plano coronal e tangencial ao nariz, aos lábios e ao queixo. Um lábio superior intacto descarta fenda labial. **B. Visualização do perfil facial.** Esta imagem sagital deve ser feita na linha média exata para evitar artefato. A órbita e o processo superior do maxilar não devem aparecer na imagem. O grau de proeminência da fronte, o ângulo entre os ossos frontal e nasal (~ 45 graus), o osso nasal (presença ou ausência e comprimento), extremidade nasal, comprimento do sulco nasolabial, alinhamento dos lábios e posição da mandíbula são características importantes nesta avaliação. **C. Visualização axial das órbitas.** Neste plano, podem ser avaliados o tamanho e o espaçamento das órbitas. Algumas vezes, ademais, podem ser vistos o cristalino e a artéria hialóide vestigial. A imagem deve ser obtida exatamente através do meio das órbitas; de outro modo, as órbitas podem aparecer inadequadamente menores, e o espaçamento entre elas será superestimado. **D. Imagem axial do maxilar.** Esta imagem é útil para avaliar suspeita de fenda palatina ou visualizar a lesão já conhecida. No maxilar normal, há uma fileira curvilínea ininterrupta de germes dentários (*setas*). Será visto um hiato ou hiatos entre estes se a fenda estiver presente. **E. Imagem axial da mandíbula.** São vistos múltiplos germes dentários nesta imagem axial da mandíbula. **F. Imagem coronal da parte média da face.** Esta imagem final da face pode ajudar, em alguns casos, a avaliar ou confirmar arranjos espaciais entre as órbitas, a cavidade nasal, o palato, o maxilar e a mandíbula.

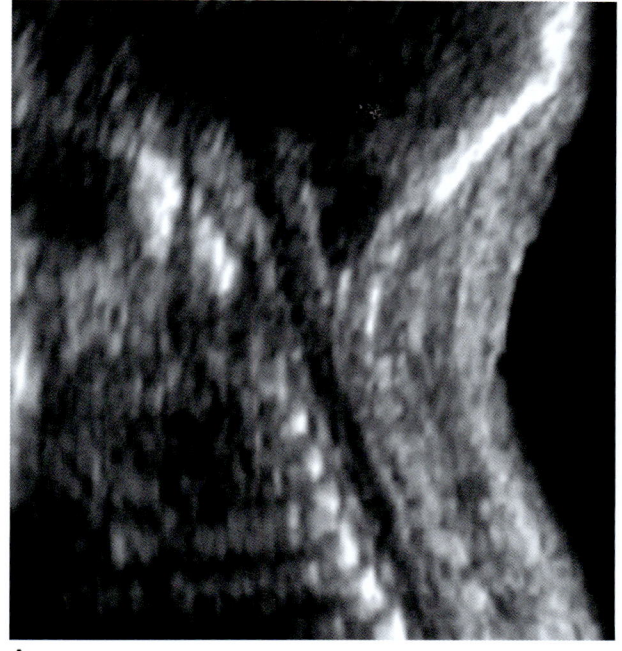
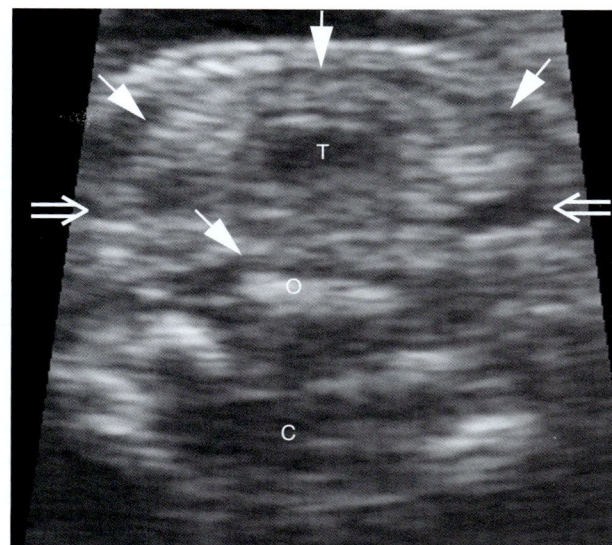
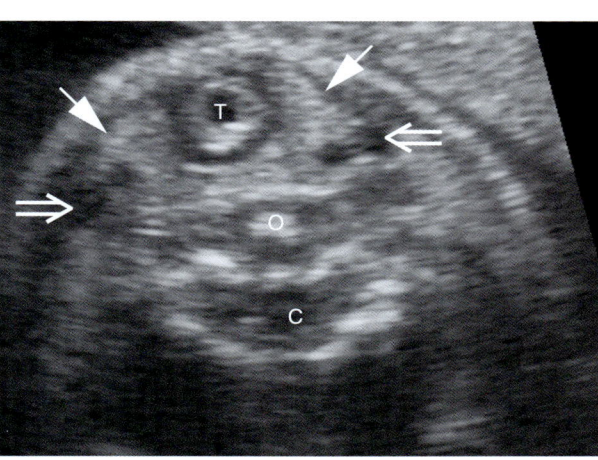

FIGURA 36-4. Pescoço normal. A, Imagem sagital. A coluna cervical e as partes moles da parte posterior do pescoço podem ser avaliadas, juntamente com o grau de flexão ou extensão do pescoço (p. ex., com massas anteriores no pescoço e a do "olhar para as estrelas"). **B** e **C,** Imagens axiais do pescoço. **B,** Nesta imagem anterior axial do pescoço, a tireóide (*setas brancas*) foi transeccionada no nível do istmo. As carótidas medialmente e as veias jugulares lateralmente podem ser vistas (*setas abertas*) posteriormente à tireóide. A traquéia (T) é vista na linha média atrás do istmo e, atrás dela, um corpo vertebral com pequeno centro de ossificação central em desenvolvimento (O). A medula espinhal (C) é embalada dentro do arco vertebral. **C,** Este exame é feito em nível abaixo do istmo. Dois lobos tireóideos aparentemente separados são vistos a cada lado da traquéia.

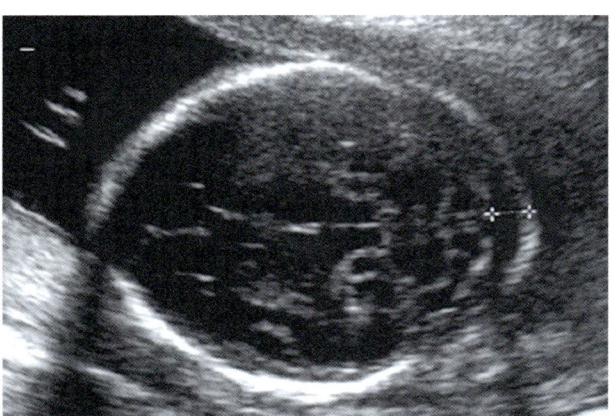

FIGURA 36-5. Espessamento nucal. A espessura da prega nucal (caliper) é anormal, medindo 6,2 mm na 20ª semana de gestação. Apesar do aumento de risco para trissomia do 21, este feto, na amniocentese, tinha cromossomos normais.

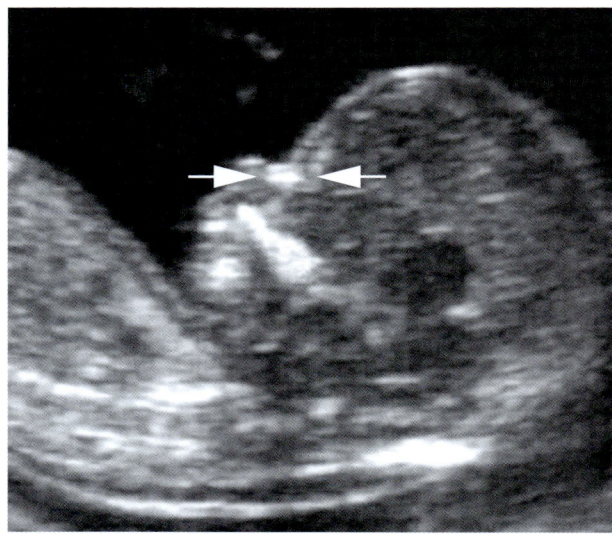

FIGURA 36-6. Ossos nasais. Com 11 a 14 semanas de gestação, os ossos nasais devem ser demonstráveis como eco linear brilhante imediatamente abaixo da pele da parte superior do nariz, próximo do osso frontal.

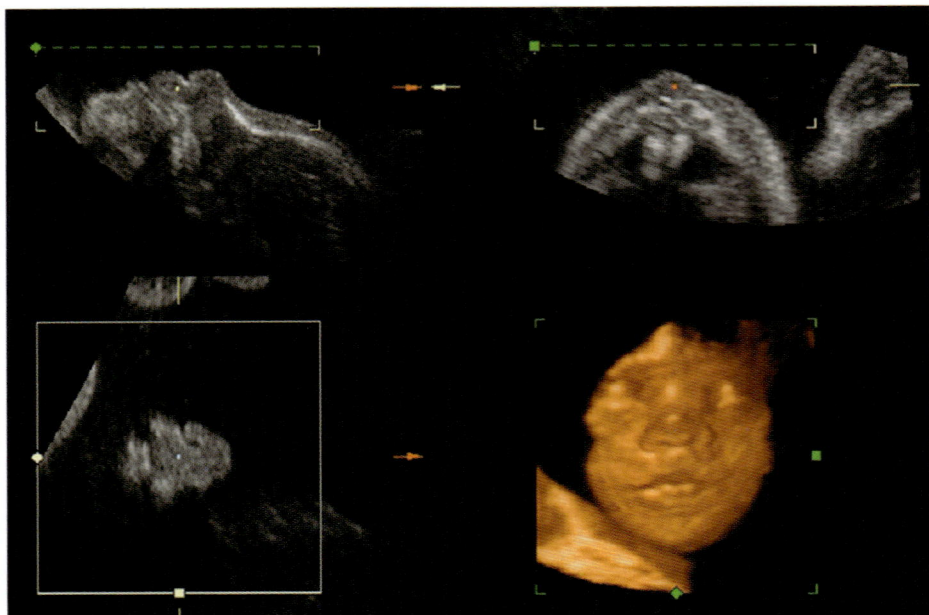

FIGURA 36-7. Imagens ortogonais da face em 3-D. Imagens em 2-D em ângulo reto com outra obtida de volumes de dados armazenados em 3-D podem ser extremamente úteis para a observação cuidadosa da anatomia facial, dispensado o problema do movimento fetal.

boas imagens; por exemplo, um perfil verdadeiro não pode ser obtido em 30% dos casos, e a avaliação superficial adequada pode não ser obtida em 28%.[8] Oligoidrâmnio, obesidade materna e posição e hiperatividade fetais podem ser grandes barreiras à boa visualização. A avaliação superficial bem-sucedida da face em 3-D também é dependente da idade gestacional — variando de um sucesso de 63% com 15 a 19 semanas a um máximo de 92% com 24 a 27 semanas e diminuindo para 75% com 36 a 40 semanas.[9]

PARTE SUPERIOR DA FACE

Fronte

A ossificação das suturas (pequenos centros de ossificação ou placas dentro das linhas de suturas), em séries pediátricas, associam-se a displasia cleidocraniana, hipotireoidismo congênito, hipofosfatasia, osteogênese imperfeitas síndrome de Menkes (do cabelo enroscado), trissomia do 21, progeria, picnodisostose, distúrbios motores visíveis e disfunção cerebral mínima.[10,11] Algumas anomalias são idiopáticas, sem associação aparente com patologia alguma. Embora em quatro casos de ossificação das suturas diagnosticados no pré-natal não tivessem sido identificadas anomalias,[12] identificamos um caso em que foi confirmada trissomia do 18 (Fig. 36-8).

Bossas frontais (proeminência da fronte) (Fig. 36-9) são muito incomuns, sendo associadas a sífilis congênita, acromegalia, nevo basocelular, síndrome de Crouzon, trimetadiona fetal, síndromes de Pfeiffer, Hurler, Rubinstein-Taybi e Russell-Silver, acondroplasia, displasia tanatofórica e disostose cleidocraniana.

> **DIAGNÓSTICO DIFERENCIAL DA OSSIFICAÇÃO DAS SUTURAS**
>
> Displasia cleidocraniana
> Hipotireoidismo congênito
> Hipofosfatasia
> Osteogênese imperfeita
> Trissomia do 21
> Síndrome de Menkes (do cabelo enroscado)
> Progeria
> Picnodisostose
> Distúrbios motores visíveis
> Disfunção cerebral mínima

Olhos

Começando com seis semanas de idade menstrual, desenvolve-se do prosencéfalo uma haste semelhante a um cogumelo, finalmente formando a retina. Uma vesícula óptica, induzida no ectoderma adjacente, diferencia-se em um globo, dentro do qual se desenvolve uma lente que é irrigada pela artéria hialóide. A maioria desses desenvolvimentos se completa na 12ª semana de gestação.

Como os olhos são derivados em parte do mesencéfalo, sua formação pode ser alterada significativamente por um mau desenvolvimento. As órbitas são mais bem documentadas pelo exame nos planos axial e coronal (Figs. 36-3C, F). Podem ser avaliados simetria, espaçamento e dimensões. O diâmetro interorbital pode ser usado para documentar a presença ou ausência de hipertelorismo ou hipotelorismo. Muitos casos se associam a outras malformações, como a holoprosencefalia, a encefalocele anterior, a fenda palatina,

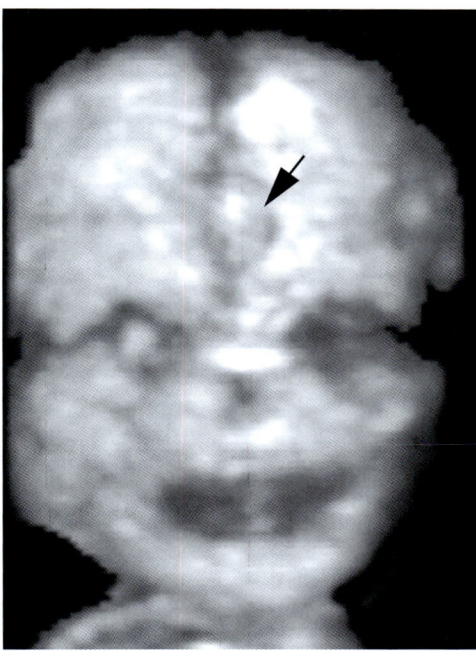

FIGURA 36-8. Osso de wormian. Identifica-se um centro de ossificação extra (*seta negra*) entre os ossos frontais de um feto com trissomia do 18. Se estiverem presentes menos de três, são chamados ossos suturais.

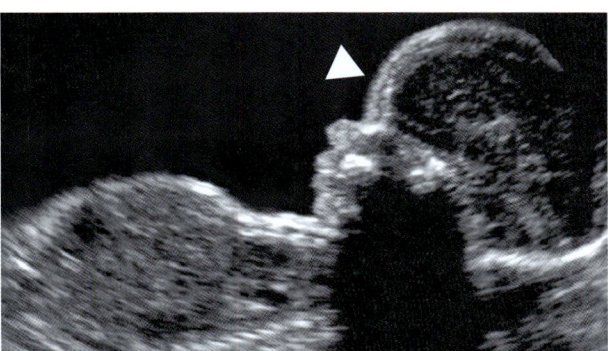

FIGURA 36-9. Bossas frontais (ponta de seta) em feto com hipocondroplasia. Também se observa um "nariz em sela" com o osso nasal angulado em relação ao osso frontal anormalmente em 90 graus. Há tórax pequeno e um abdome protuberante.

DIAGNÓSTICO DIFERENCIAL DE BOSSAS FRONTAIS

Sífilis congênita
Acromegalia
Nevo basocelular
Síndrome de Crouzon
Trimetadiona fetal
Síndrome de Pfeiffer
Síndrome de Hurler Rubinstein-Taybi
Síndrome de Russell-Silver
Acondroplasia
Displasia tanatofórica
Disostose cleidocraniana

DIAGNÓSTICO DIFERENCIAL DE HIPOTELORISMO

Holoprosencefalia
Trissomia do 13
Fenilcetonúria materna
Microcefalia
Distrofia miotônica
Síndrome de Meckel-Gruber
Síndrome de Williams

DIAGNÓSTICO DIFERENCIAL DE HIPERTELORISMO

Encefalocele anterior
Teratoma orbital
Síndrome da fenda facial mediana
Fenda labial
Craniossinostose
Síndrome de Apert
Síndrome de Crouzon
Síndrome de Noonan
Síndrome de Pena-Shokir
Exposição a fenitoína, valproato e outros teratogênios

anomalias cardíacas, ânus imperfurado, hérnia diafragmática e anomalias digitais.[13]

O **hipotelorismo**, redução do espaço entre as órbitas (Fig. 36-10A), geralmente se associa a outras patologias, como holoprosencefalia, trissomia do 13, fenilcetonúria materna, microcefalia, distrofia miotônica, síndrome de Meckel-Gruber ou de Williams.[14]

O **hipertelorismo** (órbitas afastadas) (Fig. 36-10B) é muito incomum no feto. Costuma associar-se a anomalias faciais e outras estruturais, incluindo encefalocele anterior (Fig. 36-11), teratoma orbital (Fig. 36-12), síndrome da fenda facial mediana (Fig. 36-13), fenda labial, craniossinostose, síndromes de Apert, de Crouzon, de Noonan e de Pena-Shokir, além de exposições a fenitoína, valproato ou outros teratógenos.[15,16,17]

Órbitas pequenas (microftalmia) ou ausência de órbitas (anoftalmia) (Fig. 36-14) são raras e quase sempre se associam a uma anomalia cromossômica, síndrome ou seqüência. Pode ser encontrada anoftalmia nas síndromes de Goldenhar-Gorlin (microssomia hemifacial) e de Lenz e na trissomia do 13.[18] Pode ser bilateral ou unilateral.[19] Ocorre microftalmia em ampla variedade de síndromes.[8,20]

Pálpebras fundidas (criptoftalmia) estão presentes na síndrome de Fraser, e as órbitas, deste modo, ficam escondidas.

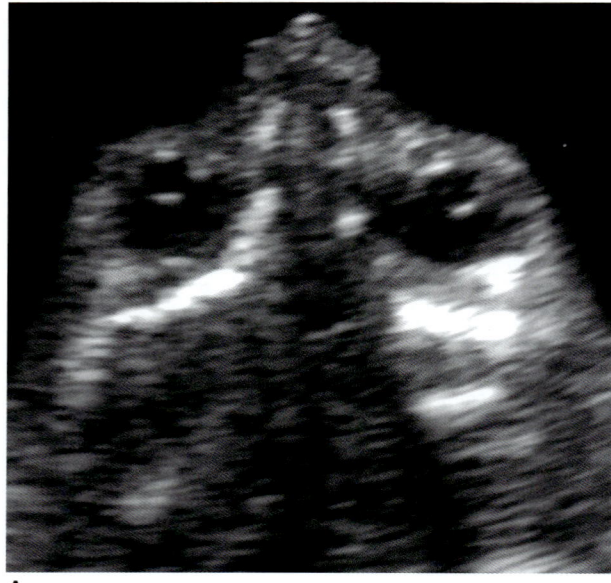

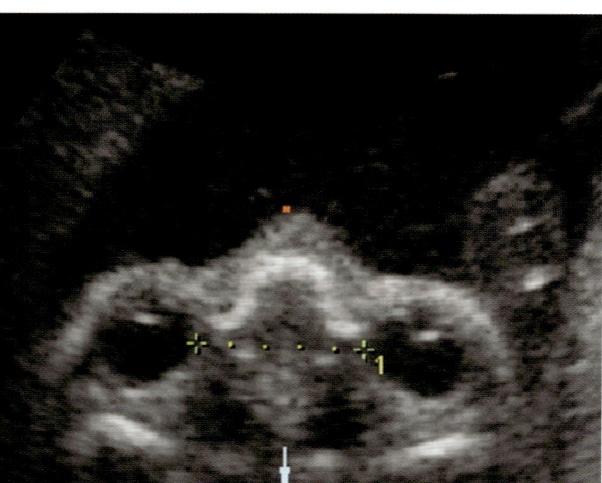

FIGURA 36-10. Hipotelorismo. A, Espaço entre as órbitas de um feto de 20 semanas muito reduzido. O diâmetro interorbitário foi equivalente a uma idade gestacional esperada de 13 semanas. Uma regra básica estabelece que o diâmetro interorbitário deve se aproximar do diâmetro orbitário, o que nesse caso evidentemente não ocorre. **B, Hipertelorismo.** Feto apresenta órbitas muito espaçadas com distância interorbitária de 17,5 mm com 22 semanas. O achado foi isolado e não se identificaram outras anormalidades.

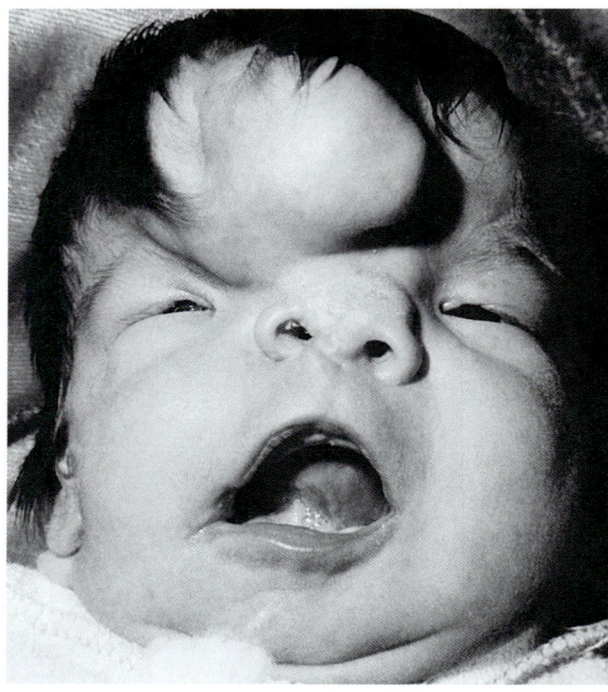

FIGURA 36-11. Hipertelorismo. Hipertelorismo associado a uma grande encefalocele anterior que resulta em abaulamento e mede 3,1 cm × 1,8 cm.

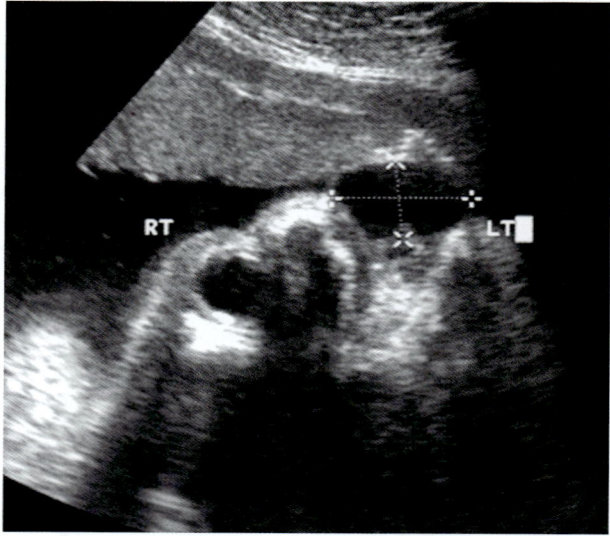

FIGURA 36-12. Teratoma orbitário. Há um tumor misto (cístico e sólido) fazendo protrusão a partir da órbita esquerda.

As órbitas subjacentes podem ser anormais (p. ex., anoftalmia) e múltiplas outras anomalias podem ser identificadas, podendo haver atresia ou estenose anal, anoftalmia, dacrocistocele, fenda labial e/ou palatina, malformação das orelhas, hidrocefalia, hipospádias, má rotação, anomalias uterinas e vaginais, agenesia renal e sindactilia.[21] Na **ciclopia** (Fig. 36-15A, B), há uma única órbita na linha média. Se o tecido nasal estiver presente, será representado por uma probóscide cega.[8,2,23] Também tem sido sugerido que o citomegalovírus (CMV) possa ser um agente teratogênico que leve a uma ciclopia.[24]

A holoprosencefalia alobar costuma estar associada a deformações muito mais graves da anatomia orbitária e facial, incluindo ciclopia (olho único na linha média com falha no desenvolvimento do nariz, que está na forma de uma probóscide), etmocefalia (semelhante, mas com duas órbitas) e cebocefalia (hipotelorismo e nariz pouco desenvolvido).[14] (Cap. 51, *Neonatal and Infant Brain Imaging.*) A

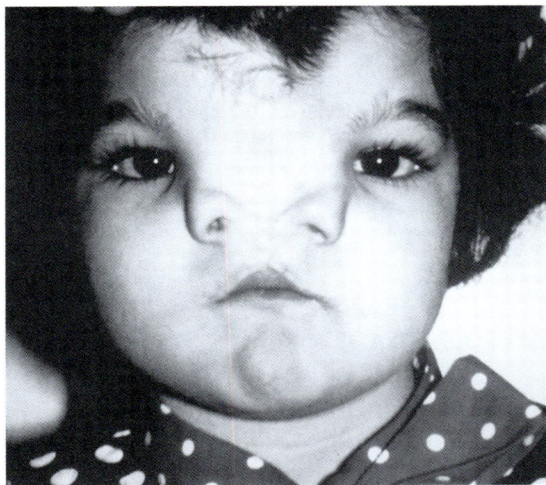

FIGURA 36-13. Hipertelorismo em menina com fenda mediana facial depois de reparo cirúrgico da fenda labial na linha média. Observe a separação acentuada dos olhos e das narinas direita e esquerda. (Cortesia de Margot Van Allan, M. D., Hospital for Sick Children, Toronto.)

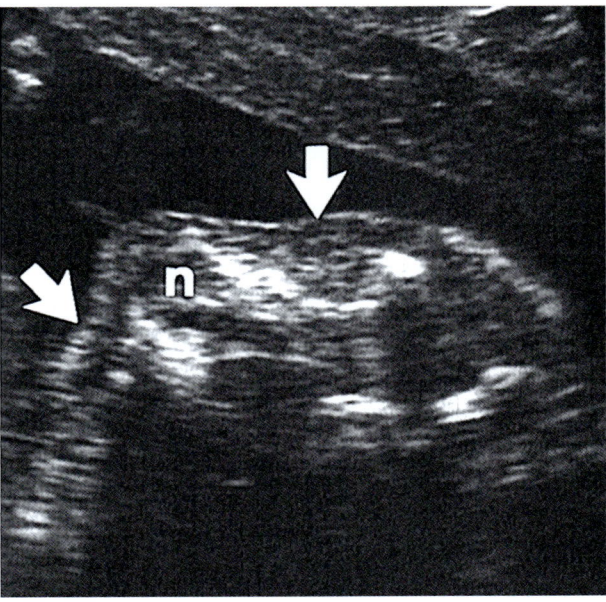

FIGURA 36-14. Anoftalmia com 22 semanas de gestação. A imagem é axial através da face fetal no nível das órbitas. Não há globo em nenhuma das órbitas (*setas*) em ambos os lados do nariz (n).

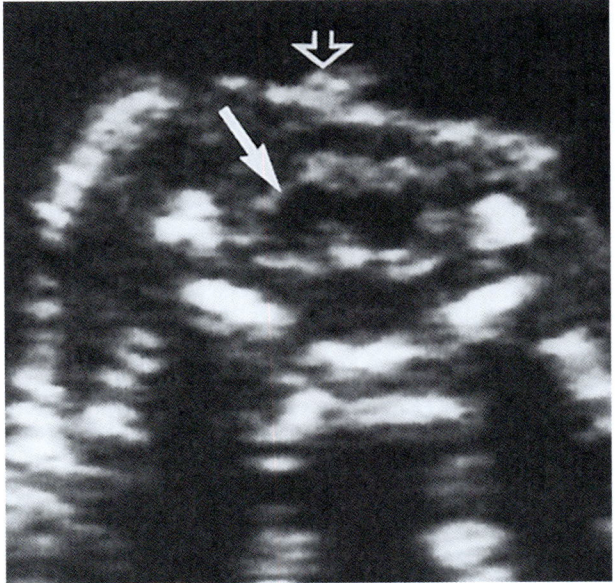

A

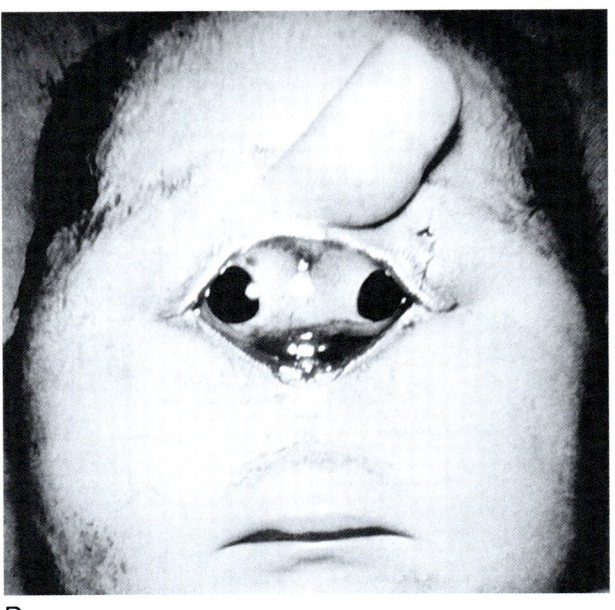

B

FIGURA 36-15. Ciclopia e probóscide (com 18 semanas). A, Imagem frontal transversa pós-natal através da órbita. Observe os globos fundidos em forma de halteres (*seta sólida*) e porção supra-orbitária pequena de tecido nasal, a probóscide (*seta aberta*). Nesta malformação somente a margem óssea orbitária externa está presente enquanto as paredes ósseas mediais estão ausentes. **B,** Ciclope com globos fundidos, probóscide supra-orbitária e nariz ausente. (Cortesia de Margot Van Allan, M. D., Hospital for Sick Children, Toronto.)

holoprosencefalia é associação freqüente com a ciclopia e tem sido identificada até com 11 semanas de gestação por meio de ultra-sonografia em 3-D (Fig. 36-14).[8,20,25]

A **catarata congênita** caracteriza-se pela presença de opacificações no cristalino e tem sido diagnosticada com ultra-sonografia transvaginal já com 15 semanas de gestação.[26] Ela pode ocorrer com infecções por rubéola, toxoplasmose,[27] malformações cromossômicas,[28] síndromes de Neu-Laxova[29] e Walker-Warburg,[30] ou pode ser familial[31] ou isolada.[32]

Os **cistos do ducto nasolacrimal** (dacrocistoceles) (Fig. 36-17A, B, C) estão localizados medial e inferiormente à

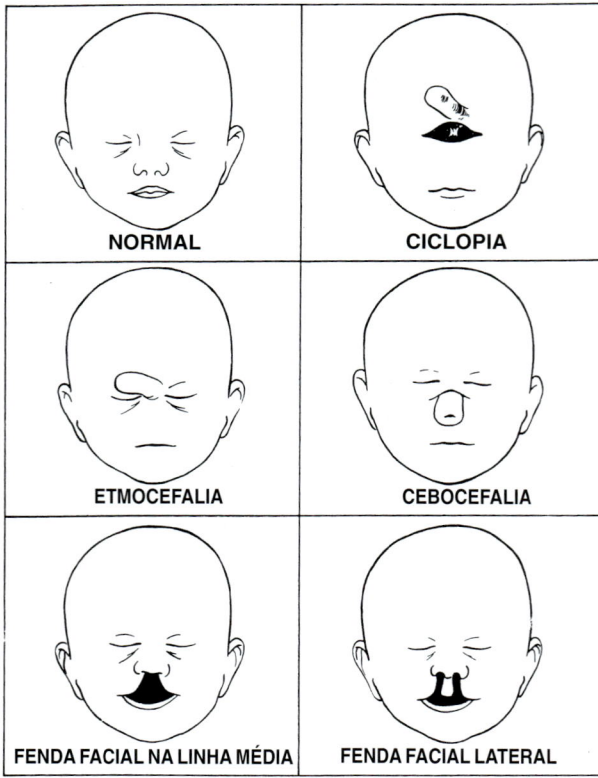

FIGURA 36-16. Holoprosencefalia. Malformações diferentes vistas com holoprosencefalia. (Extraída de Nyberg DA, Mahony BS, Pretorius DH: Diagnostic ultrasound of fetal anomalies. Texto e Atlas. St. Louis, Mosby Yearbook, 1990.)

DIAGNÓSTICO DIFERENCIAL DE CATARATA CONGÊNITA

Artrogripose
Condrodisplasia *Puntata*
Anormalidades cromossômicas (21, 18, 13)
Coloboma
Aniridia Congênita
Ictiose Congênita
Deficiência de G6PD
Homocistinúria
Hipocondrodisplasia
Microftalmia
Rubéola
Síndromes
    Hallerman-Streiff
    Kniest
    Marfan
    Neu-Laxova
    Roberts
    Smith-Lemli-Opitz
    Walker-Warberg
Toxoplasmose
Catarata ligada ao X (Hutterite)
Outras

órbita, podem ser unilaterais ou bilaterais, devem-se a uma obstrução cística do ducto nasolacrimal e geralmente são isolados. À parte de sua localização característica, a ultra-sonografia os mostra geralmente pequenos, com paredes finas, hipoecóicos e sem associação a um fluxo anormal no Doppler colorido ou no *Power* Doppler. A terapia cirúrgica precoce desses cistos no recém-nascido produz uma taxa de cura de 90%.[33]

PARTE MÉDIA DA FACE

Síndrome da fenda facial mediana (displasia frontonasal) demonstra acentuado hipertelorismo, ampla separação dos elementos nasais e das narinas em decorrência de distúrbio da migração e fusão dos elementos nasais e maxilares. Também pode se associar a fendas da maxila, do palato e/ou do lábio e a encefalocele anterior. São freqüentes as anormalidades intracranianas.[34,35]

A **encefalocele anterior** é rara, ocorrendo em 1 em 40.000 nascidos, mas pode ser mais comum no sudeste da Ásia e na Índia.[36] Estas herniações podem fazer protrusão através da órbita, entre os ossos nasal e etmóide ou frontal, ou adentrar na faringe.

Relata-se nariz em sela em várias patologias — trissomia do 21, condrodisplasia *puntata*, displasia ectodérmica, síndrome de Rothmund-Thomson,[37] síndrome de deleção de 22q13.3,[38] exposição a cumarínicos e sífilis. Um sulco nasolabial (sulco na linha média entre o nariz e o lábio superior) longo se associa a muitas anormalidades fetais, inclusive síndrome de Cornelia de Lange (Fig. 36-18); entretanto, um sulco longo também pode ser inteiramente normal.

Lábios e Palato

Fendas do lábio superior (Fig. 36-19) e do palato geralmente se devem, exceto na síndrome da banda amniótica, a falha na fusão da maxila, dos palatos primário e secundário[39] (Fig. 36-20A, B, C, D) e podem ser classificadas como proposto por Nyberg.[40] A incidência de fendas encontradas ao nascimento é de cerca de 2 em 1.000, com incidência mais alta no sexo masculino. Populações negras diferem, com incidência mais baixa, de 0,5 por 1.000, sendo pouquíssimos meninos afetados. Ao nascimento, são encontradas malformações associadas em apenas uma em seis fendas.[41] No entanto, a população diagnosticada no pré-natal pode ser diferente. Numa revisão de 70 fendas labiais e/ou palatinas detectadas por ultra-sonografia, somente 12 (30%) foram isoladas, 36 (51%) eram cromossômicas (predominantemente trissomia do 13) e 13 (19%) tinham outras anomalias (54% no SNC e 38% cardíacas). Todas as anomalias cromossômicas tinham malformações concomitantes. Nenhuma das fendas labiais isoladas tinha anomalias cromossômicas. Houve também cinco (7%) óbitos intra-uterinos.[42] A exposição a muitos medicamentos também se associa a fendas; inclui-se

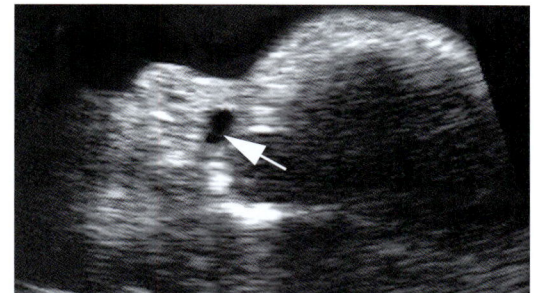
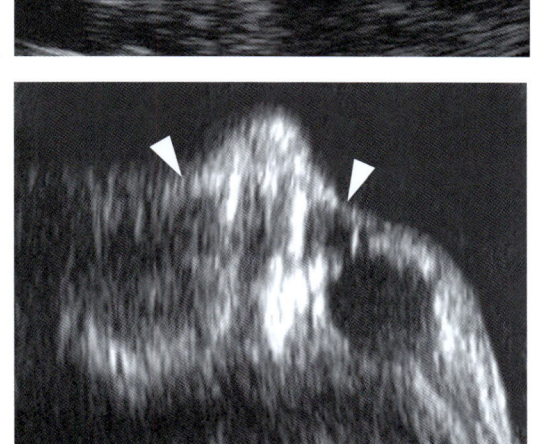
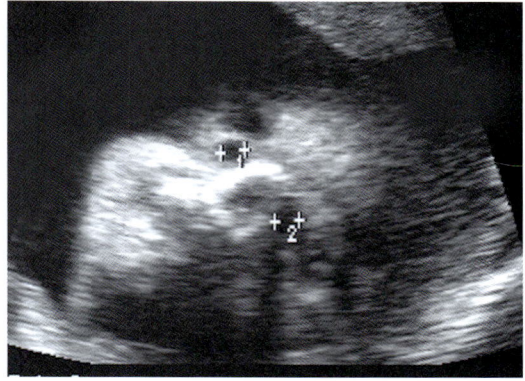

FIGURA 36-17. Dacrocistoceles (setas). A, B, C, Cistos do ducto nasolacrimal.

DIAGNÓSTICO DIFERENCIAL DE FENDAS LABIAIS E PALATINAS

Exposição a medicamentos
Difenilidantoína, ácido valpróico, ácido retinóico, carbamazepina, diazepam e esteróides
Síndrome da banda amniótica
Holoprosencefalia
Displasias ectodérmica e frontonasal
Síndrome de Roberts
Síndrome de Miller
Síndrome de Mohr
Trissomias do 13, 18 e 21
Triploidia

o uso da difenilidantoína, ácido valpróico, ácido retinóico, carbamazepina, diazepam e esteróides.[2,43] Muitas outras patologias se associam a fendas labiais/palatinas, incluindo a síndrome da banda amniótica, holoprosencefalia, displasias ectodérmicas e frontonasais, trissomias do 13, 18 e 21, triploidia e síndromes de Roberts, de Miller e de Mohr.

Há um pequeno número de relatos da eficácia da triagem por ultra-sonografia e diagnóstico de anomalias faciais. Em uma série, 618 grávidas foram triadas entre 9 e 37 semanas de gestação e foram detectadas 25 anomalias faciais usando 2-D e 3-D. A avaliação em 3-D identificou todas as anomalias e a 2-D não observou cinco — um perfil plano, uma displasia orbitária, duas de nove fendas labiais/palatinas e um defeito de ossificação.[8] Numa pesquisa retrospectiva de todos os 38.110 nascidos numa região geográfica inteira, somente 21 de 42 (50%) das fendas labiais foram identificadas por triagem por ultra-sonografia com 11 a 14, 20 a 22 e 32 a 34 semanas.[44] Em outra revisão de 27.708 exames com 8 a 12 e 18 a 20 semanas, 17 de 26 (65%) fendas faciais potencialmente detectáveis foram encontradas.[45] Num estabelecimento hospitalar único, com equipe bem treinada e métodos sistemáticos de exame, as taxas de detecção para combinação de fendas labial e palatina chegou a 93%, mas com uma taxa de detecção desapontadoramente baixa de 22% para fenda palatina isolada.[45] Parece, portanto, que a qualidade e a natureza sistêmica da triagem por ultra-sonografia são essenciais para sua eficácia.

Sinais adicionais sugestivos de defeito moderado a grave no palato, com sua interferência na deglutição normal, são a presença de poliidrâmnio e um estômago pequeno ou ausente.[46] Estes não são sinais específicos, contudo, e podem associar-se a qualquer defeito estrutural ou funcional entre boca e estômago.

O *epignatus* é um teratoma benigno faríngeo raro que pode originar-se do ectoderma da bolsa de Rathke.[47] Em geral, estende-se ventralmente e faz protrusão da boca (Fig. 36-21A, B). Por ultra-sonografia, costuma apresentar componentes císticos e sólidos e também pode ter calcificação em seu interior. O Doppler colorido freqüentemente demonstra fluxo proeminente nos componentes sólidos e não calcificados da massa tumoral. Este tumor não parece estar

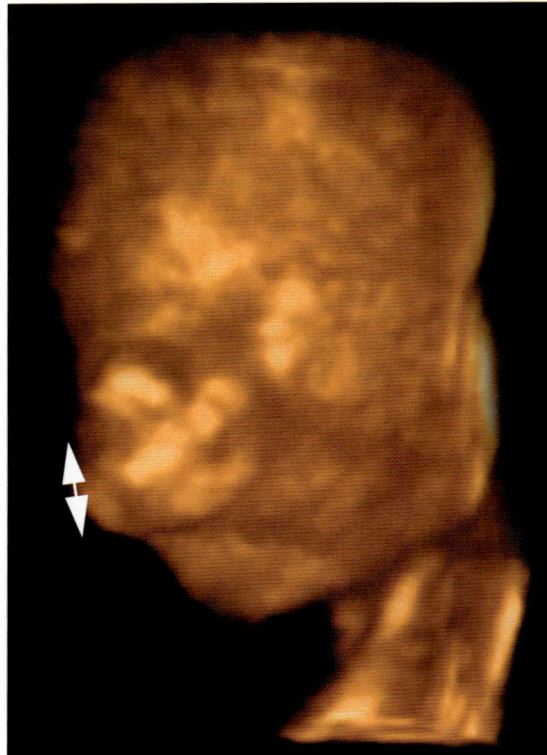

FIGURA 36-18. Síndrome de Cornelia de Lange. Superfície em 3-D transformada em imagem da face de um feto de 20 semanas com síndrome de Cornelia de Lange demonstra típico sulco nasolabial longo (*seta dupla*) associada a esta patologia.

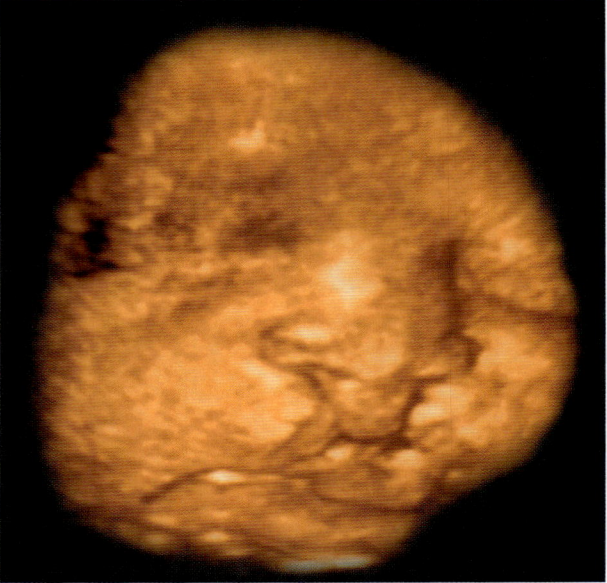

FIGURA 36-19. Fenda labial bilateral. Feto em terceiro trimestre com fendas demonstradas em avaliação de superfície 3-D. A fenda esquerda se associava a uma fenda estreita no palato.

ligado a fatores cromossômicos, genéticos ou teratogênicos. Alguns podem ser grandes o suficiente para interferir com o trabalho de parto normal e o parto e podem, portanto, levar a um parto cirúrgico. A sobrevida costuma depender do grau de obstrução das vias aéreas e pode ser auxiliada pelo uso de um procedimento EXIT.[48,49] No EXIT (tratamento intraparto extra-útero, em inglês), no parto cirúrgico, a cabeça e o ombro fetais são liberados. A circulação umbilical e placentária continua funcional enquanto são realizadas a ressuscitação e a intervenção cirúrgica. Outros tumores orais, como epúlide (tumor de células granulares gengivais), podem beneficiar-se de uma abordagem semelhante.[50]

PARTE INFERIOR DA FACE

Mandíbula

Micrognatia (mandíbula pequena) e **retrognatia** (mandíbula deslocada posteriormente) ocorrem em ampla variedade de patologias, inclusive na seqüência de Pierre Robin, na microssomia hemifacial (síndrome de Treacher Collins), na disostose acrofacial de Nager, nas trissomias do 18 e do 22 e em outras aberrações cromossômicas (Fig. 36-22A, B, C, D), progeria, síndromes de Hallermann-Streiff, Smith-Lemli-Opitz, Russell-Silver, de Seckel, *cri-du-chat* e de Mar-

MICROGNATIA E RETROGNATIA

Seqüência de Pierre Robin
Microssomia hemifacial (síndrome de Treacher Collins)
Disostose acrofacial pós-axial de Nager
Trissomias do 18 e do 22 (e outras aberrações)
Síndrome de Hallermann-Streiff
Progeria (síndrome da senilidade prematura)
Síndrome de Smith-Lemli-Opitz
Síndrome de Russell-Silver
Síndrome de Seckel
Síndrome do *cri-du-chat* (choro do miado de gato)
Síndrome de Marfan

fan.[51-54] A incidência em perfil facial é mais comumente usada para identificar micrognatia; entretanto, há duas advertências. Uma imagem em perfil feita pouco fora da linha média pode dar falsa impressão de micrognatia; inversamente, um feto com pescoço bem flexionado e com o queixo contra o tórax pode esconder verdadeira micrognatia.

Língua

A **macroglossia** (língua grande) é encontrada característicamente na síndrome de Beckwith-Wiedemann (onfalocele, macroglossia, visceromegalia e displasia renal) (Fig. 36-23), bem como no hipotireoidismo congênito, nas gangliosidoses e na neurofibromatose.[55] A ultra-sonografia mostra uma língua persistentemente em protrusão, mais bem demonstrada no perfil facial. Um aspecto semelhante também pode

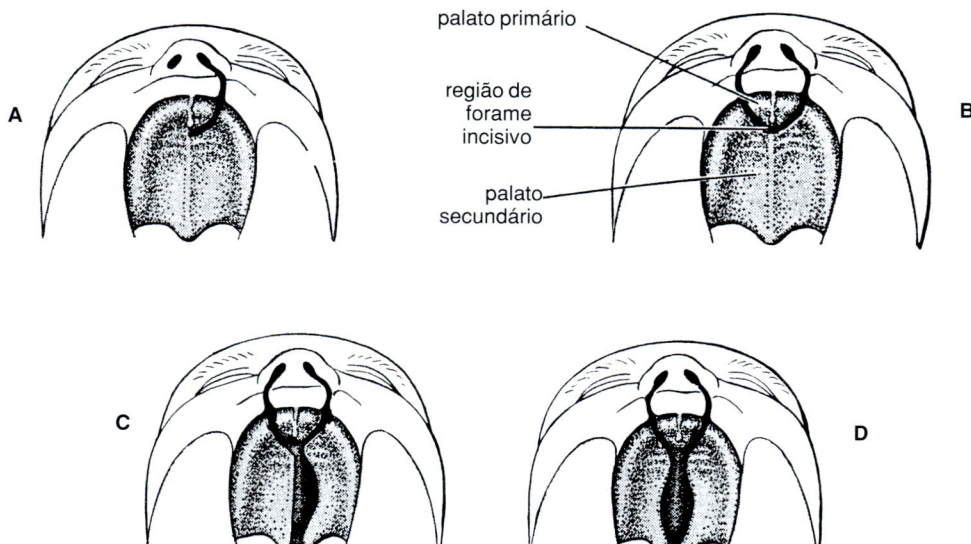

FIGURA 36-20. Padrões das fendas labiais e palatinas. A, Fenda labial/palatina completa isolada. Envolve o lábio e o nariz e o palato primário. **B,** Fendas labial e palatina bilaterais. A parte medial do lábio e da crista alveolar, a pré-maxila, que geralmente faz protrusão anteriormente, pode ser reconhecida como massa abaixo do nariz. **C e D,** Fendas labial e palatina bilaterais. As fendas labiais se estendem para envolver um ou ambos os lados do palato duro secundário em continuidade. (Modificada com permissão de Moore KL: Essentials of Human Embryology. Toronto, BC Decker, 1988.)

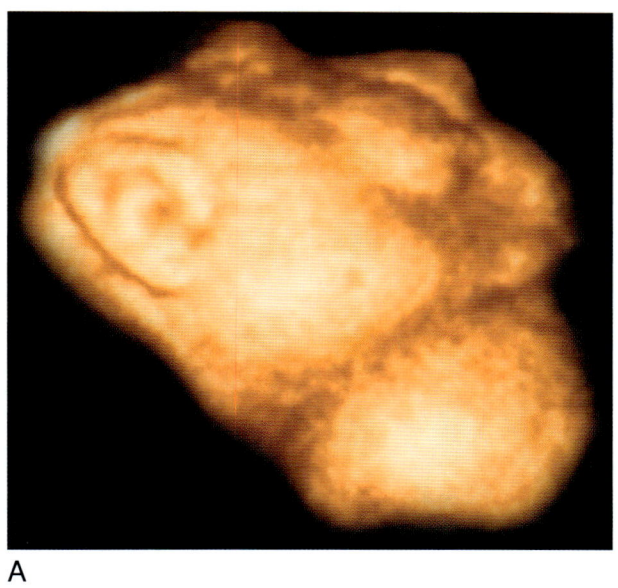

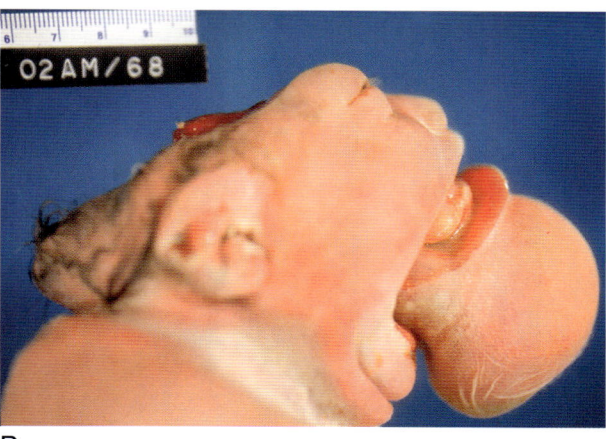

FIGURA 36-21. Epignatus. A, Avaliação de superfície em 3-D demonstra uma grande massa que faz protrusão abaixo do maxilar de um feto anencefálico. **B,** *Epignatus*. Exame macroscópico após a morte confirmou um grande teratoma coberto por pele fazendo protrusão do teto da cavidade oral.

ser causado pelo deslocamento de uma língua de tamanho normal por massa sublingual (Fig. 36-24).

OUTROS DISTÚRBIOS FACIAIS

Outras anomalias faciais raras incluem microssomia hemifacial (síndrome de Goldenhar-Gorlin, em que um lado da face é pequeno e a orelha ipsilateral tem implantação baixa). A otocefalia é uma malformação extensa e letal que envolve a face inteira, incluindo ausência ou hipoplasia de mandíbula, ciclopia, microftalmia ou anoftalmia e holoprosencefalia.[56] Relata-se que o diprosopo (duas faces em uma cabeça, parcialmente ou de modo completo) (Fig. 36-25) é causado por uma duplicação parcial do notocorda, é extremamente raro e também pode se associar à duplicação dos hemisférios cerebrais ou agenesia do corpo caloso.[57,58] A ultra-sonografia tridimensional pode ser muito útil para demonstrar o aspecto facial característico de ictiose do arlequim.[59] Achados sonográficos sugestivos podem, então, ser avaliados por biópsia da pele fetal ou análise morfológica das células do líquido amniótico.[60] Embora esta patologia possa

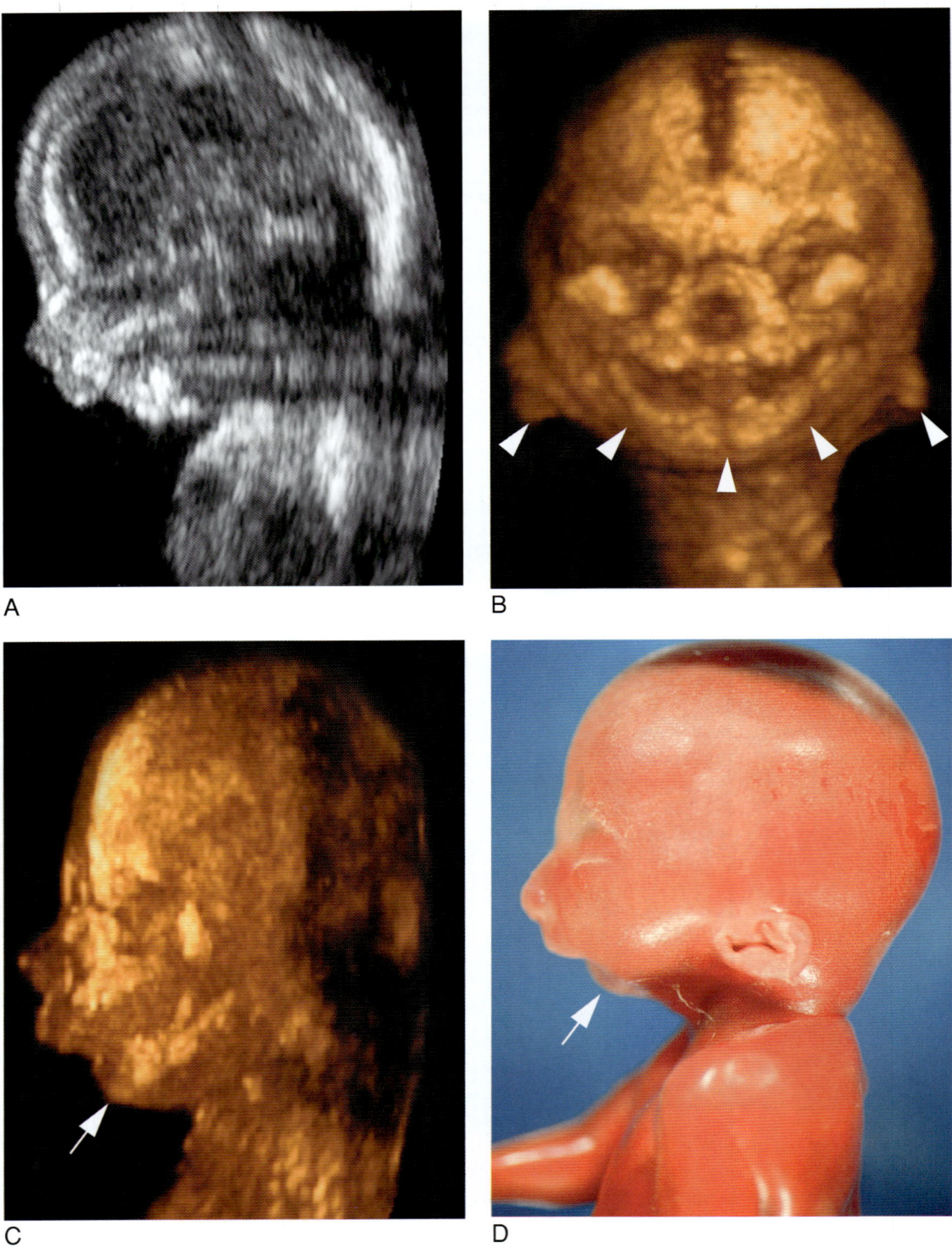

FIGURA 36-22. Micrognatia em feto com trissomia do 9. **A,** Imagem convencional em perfil sagital em 2-D demonstra mandíbula muito pequena e conseqüente alinhamento inadequado do maxilar e da mandíbula com o lábio superior pendente, que não faz contato com o lábio inferior. **B,** A imagem anterior em 3-D em modo de transparência máxima, demonstra tecidos ósseos e partes moles da face com mandíbula pequena e orelhas de implantação baixa (*setas*). **C,** Em angulação de 90 graus, esta imagem demonstra a mandíbula pequena (*seta*) e as partes moles sobrejacentes. **D,** Foto mostra a micrognatia (*seta*) do feto.

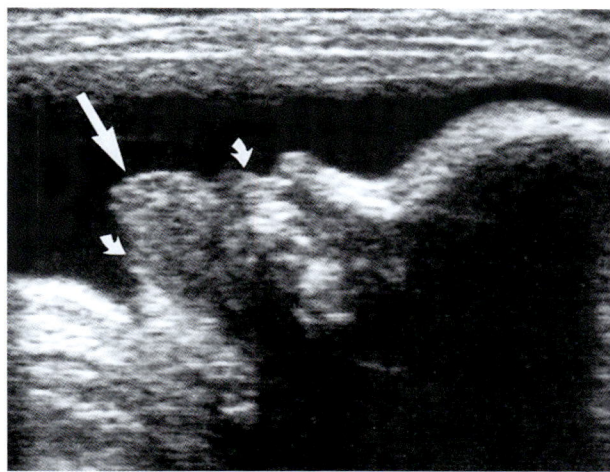

FIGURA 36-23. Macroglossia na síndrome de Beckwith-Wiedemann com 33 semanas de gestação. Observe a língua maciça (*seta reta*) fazendo protrusão a partir da boca fetal (lábios, *setas curvas*). Em momento algum o feto posicionou a língua inteiramente dentro da boca. Este feto também tinha macrossomia e rins grandes, mas, de maneira geral, com aspecto normal.

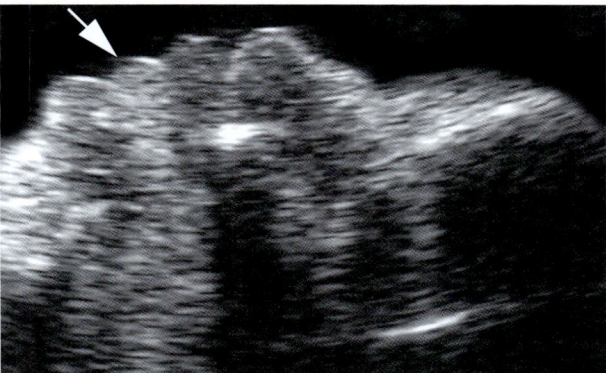

FIGURA 36-24. Macroglossia devido a um higroma cístico sublingual. A ponta da língua deste feto faz protrusão persistentemente entre os lábios e não se retrai (*seta*).

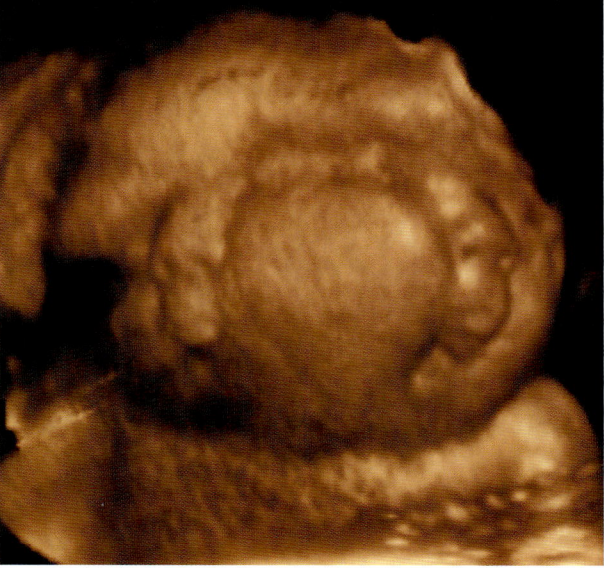

FIGURA 36-25. Diprosopo. Imagem em 3-D peculiar mostra completa duplicação de órbitas, nariz e boca. (Cortesia do Professor Saied Mohamed Tohamy, Departamento de Obstetrícia e Ginecologia, Universidade Ain Shams, Cairo, Egito.)

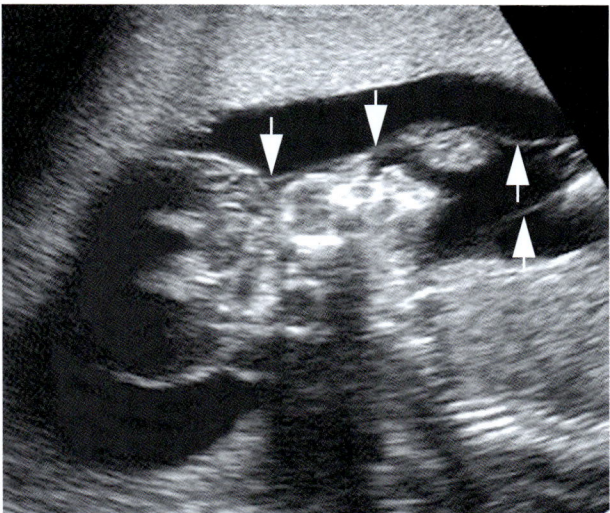

FIGURA 36-26. Síndrome da banda amniótica. A fronte deste feto está transeccionada por bandas amnióticas (*setas*), que surgem através da face. Acima da fronte, o cérebro se desenvolveu de maneira bizarra.

ser letal ou intensamente debilitante, alguns lactentes são responsivos à terapia com etretinato.[61,62] Os teratomas (Fig. 36-12) e hemangiomas faciais têm taxa de mortalidade em recém-nascidos relativamente alta (14%), e ainda é mais elevada se houver um componente intracraniano (100%).[63] A síndrome da banda amniótica é incomum, ocorrendo em aproximadamente 1:1.200 nascidos.[64] Pode produzir distorções macroscópicas e bizarras da anatomia facial e craniana (Fig. 36-26). Fendas, defeitos em forma de talho e outras anormalidades causadas pelas bandas, em geral, não seguem as linhas embriológicas. A teoria mais comum referente à sua origem sugere uma ruptura, no primeiro trimestre, do saco amniótico em desenvolvimento, permitindo que partes fetais posicionem-se para o saco coriônico. Ademais, alguns fetos podem deglutir membranas soltas, formando bandas mesodérmicas, que cortam, causam constrição ou distorcem ainda mais o desenvolvimento. A síndrome da banda amniótica, em geral, não se associa a anomalias cromossômicas, síndromes ou outras patologias.[65,66]

PESCOÇO

O exame detalhado do pescoço fetal não faz parte do padrão do exame sonográfico da anatomia fetal, com poucas exceções. Como parte do exame em tempo real da coluna fetal,

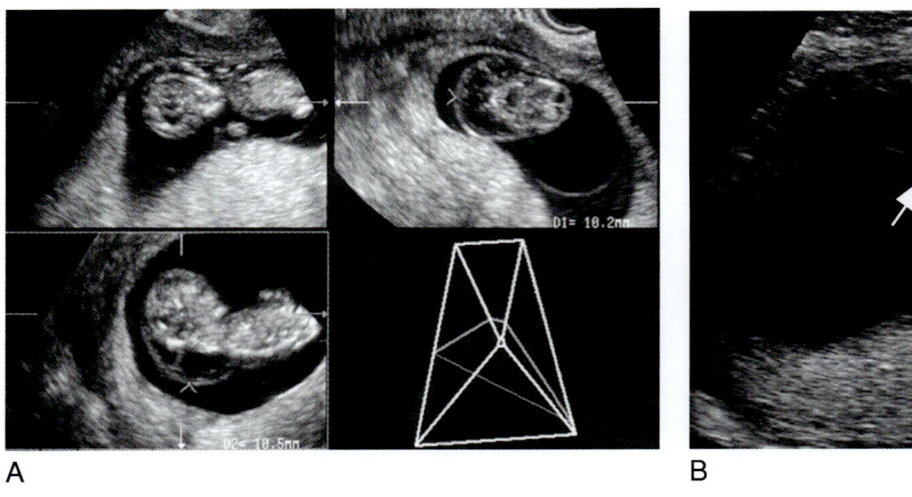
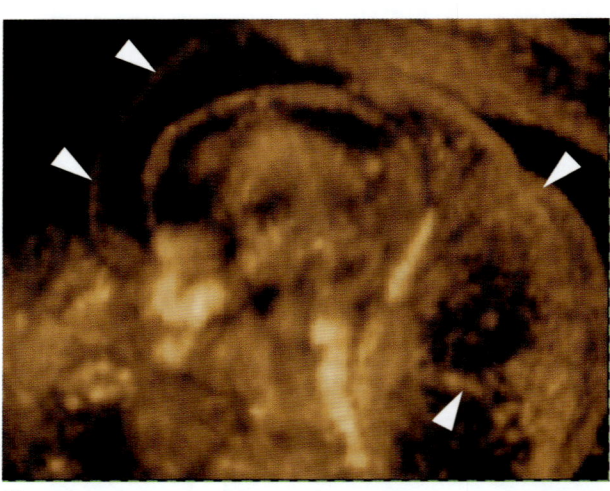

FIGURA 36-27. Higroma cístico. A, Planos ortogonais em 3-D de um feto de 12 semanas orientados nos planos sagital, axial e coronal claramente demonstram um higroma cístico extenso e septações internas. **B,** Higroma cístico volumoso; septos típicos (*setas*) vistos no interior do higroma. **C,** Feto hidrópico apresentando higroma cístico. Imagem em 3-D, em que a pele fetal (*ponta de seta*) está amplamente separada da abóbada craniana. Também está visível um septo transverso.

as vértebras cervicais devem ser vistas em pelo menos dois de três planos (sagital, axial ou coronal). É útil avaliar o grau de flexão do pescoço (Fig. 36-4A) no plano sagital para identificar o feto hiperestendido com o "olhar nas estrelas" e também levar à suspeita de massa cervical anterior. Costuma ser no plano axial a identificação dos higromas císticos (Fig. 36-27A, B, C). Ocasionalmente, é possível identificar as artérias carótidas, a faringe cheia de líquido e a traquéia ou a tireóide fetal (Fig. 36-4B, C); entretanto, a coluna cervical geralmente é avaliada posteriormente e, ademais, o feto costuma estar numa posição de flexão com a parte anterior da perna próxima do tórax, obscurecendo a visualização da parte anterior do pescoço.

Há algumas situações em que uma estrutura imediatamente adjacente ao pescoço pode ser falsamente diagnosticada como massa cervical. Isso inclui cordão umbilical, cabelos fetais, coágulo, cisto subcoriônico ou uma membrana da bolsa amniótica. Há ampla variedade de massas que podem ser identificadas no pescoço. Podem ser predominantemente císticas (higroma cístico [Fig. 36-28], meningocele occipital [Fig. 36-29], meningocele cervical, cistos de fenda branquial, cisto do ducto tireoglosso, laringocele); ou podem ser sólidas (bócio, neuroblastoma metastático, sarcoma, fibroma, lipoma); ou podem ser complexas e de aspecto misto (meningomielocele, encefalocele occipital [Fig. 36-30], hemangioma [Fig. 36-31], bócio, teratoma, melanoma).[14]

Higroma Cístico

Os higromas císticos são as massas císticas posteriores mais comuns no pescoço e geralmente apresentam septações lineares internas (Fig. 36-27A, B). São encontrados em abortos espontâneos[67] e ocorrem em 1 em 700 gestações.[68] No entanto, a maioria é transitória e, embora proeminentes na 16ª à 20ª semana, costumam estar resolvidos antes do parto.

Acredita-se que os higromas císticos cervicais ocorram devido a um atraso na formação de uma conexão entre os sacos linfáticos jugulares e a veia jugular interna. O líquido linfático se acumula e resulta em distensão; essa falha de drenagem também pode levar a linfedema e hidropisia não-imune. Os higromas se associam mais freqüentemente à **síndrome de Turner** (45X), mas também a várias outras

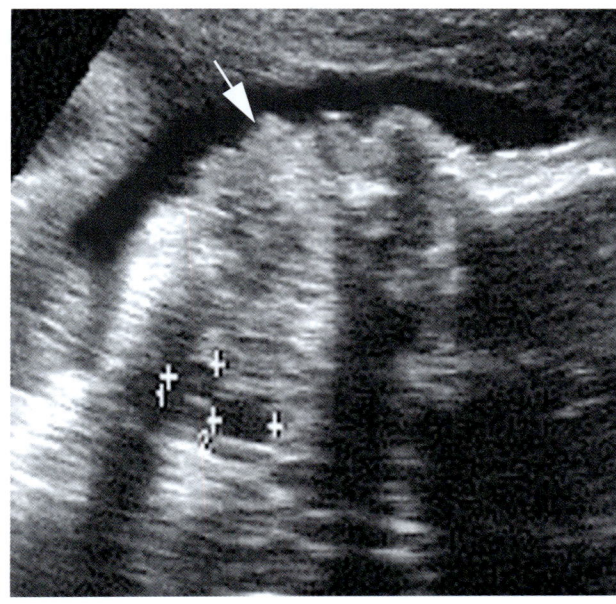
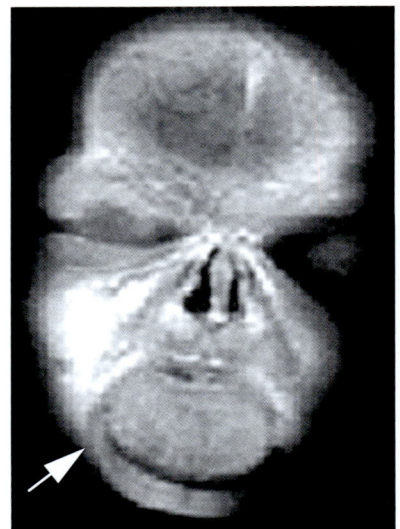
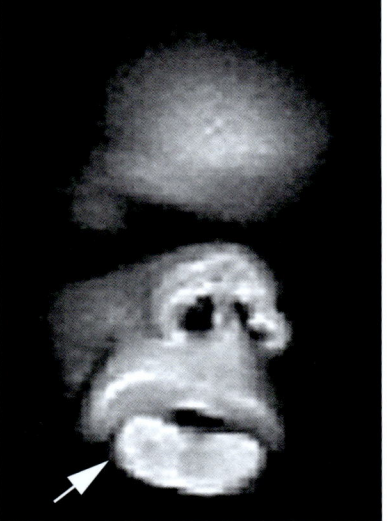
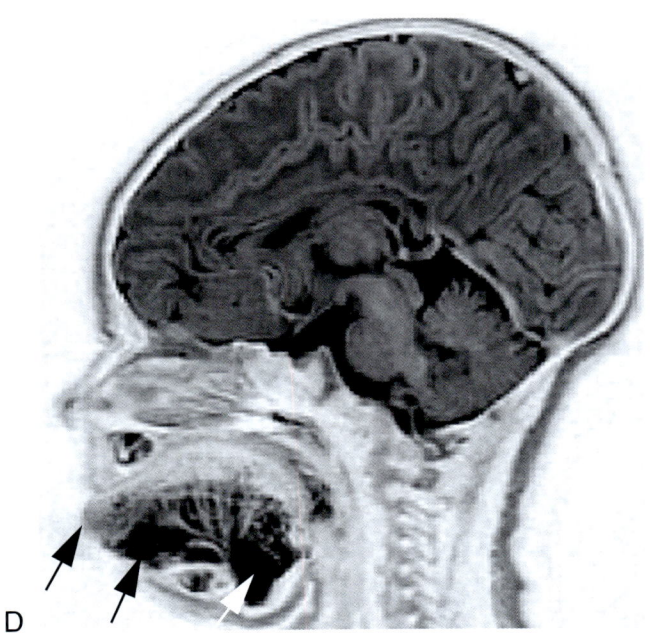

FIGURA 36-28. Higroma cístico sublingual. A, O caso de macroglossia (*seta*) (da Fig. 36-24) também demonstrou múltiplos cistos pequenos (*cursores*) sob a base da língua. **B, C,** RM neonatal da cabeça e pescoço claramente demonstra a língua protuberante. **D,** A RM sagital demonstra uma grande massa multicística evidente sob a língua e infiltrando-a.

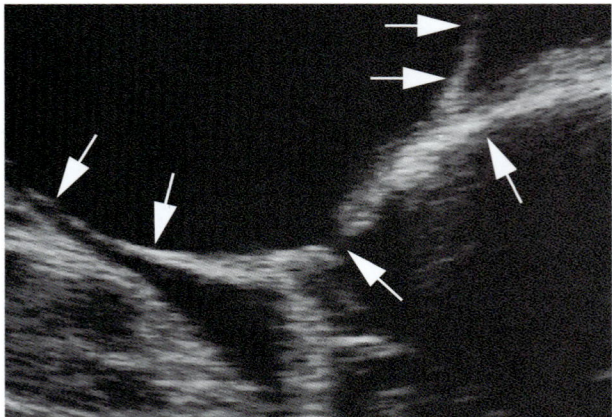

FIGURA 36-29. Meningocele occipital. Massa cística (*setas brancas*) na parte posterior do pescoço. Um técnico hábil foi capaz de demonstrar um defeito muito pequeno (*seta curva*) no occipício inferior (*seta aberta*). Também havia um cisto de Dandy-Walker.

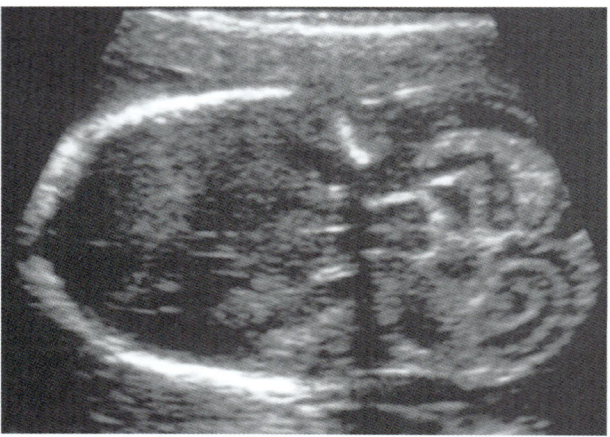

FIGURA 36-30. Encefalocele occipital. Grande encefalocele complexa é vista fazendo protrusão posteriormente através de um grande defeito no occipúcio.

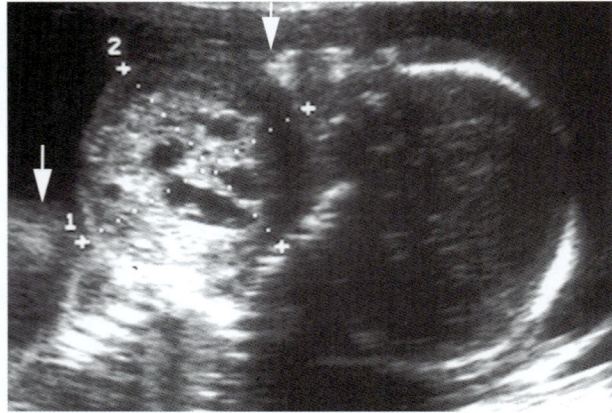

A

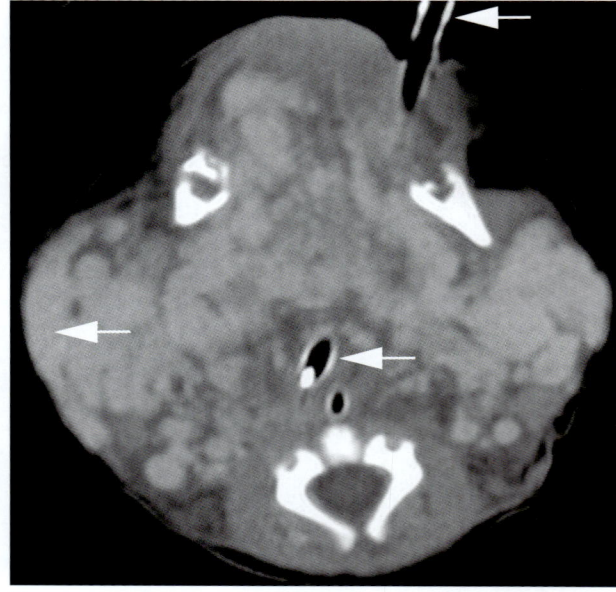

B

FIGURA 36-31. Hemangioma cervical. A, Grande massa cística e sólida é vista na parte anterior do pescoço. Esse tamanho resultou em extensão acentuada do pescoço fetal com a mandíbula amplamente separada do tórax (*setas*). **B,** Exame por TC mostra massa infiltrativa complexa envolvendo a base da língua. Vê-se uma cânula endotraqueal atravessando a imagem. A massa se estendia até o mediastino superior e regrediu com tratamento através de esteróides no período neonatal.

anomalias cromossômicas, particularmente as **trissomias do 18 e do 21**.[69] Os higromas também têm sido relatados com a **síndrome do álcool fetal** e **síndrome do pterígio múltiplo**.[70] Quando os higromas se associam à hidropisia, a morte fetal intra-uterina é o resultado habitual.[71] A mortalidade total para o higroma cístico é de 80% a 90%.[14] No entanto, pequeno número de casos com higroma cístico isolado e cariótipo normal pode ter um bom prognóstico.[67]

Encefalocele

A incidência de encefalocele occipital fica entre 1 em 2.700 e 1 em 10.000,[20,72] e os defeitos cervicais são muito menos comuns.[14] A α-fetoproteína no soro materno costuma estar aumentada, a menos que o defeito esteja coberto por pele.[73] Quando há uma quantidade extensa de tecido cerebral incluída na encefalocele occipital, pode haver microcefalia secundária evidenciada por um perímetro cefálico pequeno e uma fronte inclinada. Alternativamente, devido à pressão e à obstrução, pode ocorrer hidrocefalia. Ocasionalmente, o defeito no occipital pode ser de difícil visualização (Fig. 36-29), e a falha em identificar o defeito pode tornar difícil a confirmação do diagnóstico.

Em até um terço dos casos, as encefaloceles occipitais também podem ser causadas por bandas amnióticas.[74] A encefalocele occipital acompanhada por rins policísticos também é importante componente da **síndrome de Meckel-Gruber**, uma patologia autossômica recessiva. Outras síndromes raras também se associam a encefalocele, inclu-

MASSAS CERVICAIS FETAIS
CÍSTICAS
Meningocele occipital
Meningocele cervical
Higroma cístico
Cistos da fenda branquial
Cisto do ducto tireoglosso
Laringocele
SÓLIDAS
Bócio
Neuroblastoma metastático
Sarcoma
Fibroma
Lipoma
ASPECTO COMPLEXO E MISTO
Meningomielocele cervical
Encefalocele occipital
Hemangioma
Bócio
Teratoma
Melanoma

sive **síndrome da banda tecidual aberrante, síndrome de Chemke, síndrome da criptoftalmia, nanismo dissegmentar, displasia frontonasal, síndrome de Knobloch, síndrome de Meckel, síndrome pseudo-Meckel, síndrome de von Voss** e **síndrome da varfarina**.[75]

Bócio

A função endócrina da tireóide inicia-se com cerca de 12 semanas. Embora as medidas da tireóide possam ser referenciadas dentro de uma faixa normal,[76] geralmente isso não é necessário porque habitualmente aparece como massa complexa bilobada anterior facilmente identificada. Se a massa for grande, pode levar à hiperextensão do pescoço fetal. Ocasionalmente, pode haver insuficiência cardíaca fetal de alto débito e poliidrâmnio. Os anticorpos da doença de Graves materna atravessam a placenta e podem resultar em hipertireoidismo fetal. As condições tireóideas fetais podem ser avaliadas por cordocentese e indiretamente pela presença de fluxo Doppler colorido proeminente dentro da tireóide e aumento da velocidade máxima na artéria carótida.[77] A resposta ao tratamento pode ser avaliada por cordocentese seqüencial, mudança de tamanho do bócio e redução do aumento da vascularização no Doppler colorido.[78] Uma abordagem semelhante pode ser adotada com bócio fetal com hipotireoidismo fetal usando-se cordocentese e/ou amniocentese para medir os níveis do hormônio tireoestimulante (TSH) e da tiroxina livre, seguindo-se injeções intra-amnióticas de tiroxina.[79,80] Se o bócio continuar grande e sem resolução, pode interferir com a flexão normal do pescoço na descida para a pelve durante o trabalho de parto e indicar um parto cirúrgico.

Duas anormalidades sutis adicionais foram descritas no pescoço. A primeira é um esôfago cheio de líquido, terminando em uma "bolsa" oclusa identificada durante a deglutição fetal, que é sinal de **atresia do esôfago**. Quando a bolsa for identificada no pescoço, pode indicar um prognóstico pior do que quando uma bolsa for demonstrada mais inferiormente no mediastino.[81] Essa última consiste na presença de uma traquéia persistentemente cheia de líquido, que é um indício de possível **atresia ou estenose laríngea**, também identificada como síndrome de obstrução congênita das vias aéreas altas (CHAOS, em inglês) e é acompanhada por pulmões ecogênicos e aumentados de volume e diafragmas invertidos. Esta patologia pode ser tratada com sucesso ao nascimento pelo uso de procedimento EXIT.[82]

ASSOCIAÇÕES CROMOSSÔMICAS

Algumas características no exame da face e do pescoço fetais têm sido identificadas como marcadores ou fatores de risco para anomalias cromossômicas.

Translucência Nucal

A triagem para translucência nucal (TN) se tornou amplamente aceita no rastreamento para síndrome de Down. Exige treinamento específico, técnica cuidadosa e controle de qualidade contínuo.[83] Com 11 a 14 semanas de gestação, são feitas imagens sagitais do embrião, de modo que ele ocupe 75% ou mais da imagem da tela e seja nítido no âmnio. São colocados *calipers* nas margens internas da TN (Fig. 36-32). Medidas de TN combinadas com a idade materna identificam até 80% das anomalias cromossômicas com uma taxa de falso-positivos de 5%. Quando combinada com a fração β da gonadotropina coriônica (hCG) associada à proteína A plasmática da gestação (PAPP-A),[1] a sensibilidade pode aumentar para 85% com a mesma taxa de falso-positivo.[84] A segunda abordagem de triagem pode reduzir a necessidade de amniocentese e seus riscos, mas estabelece o diagnóstico tardio de gestações afetadas. A TN também tem sido relatada em associação a uma ampla variedade de outras síndromes e patologias, particularmente defeitos cardíacos.[85] (Cap. 33, Anomalias Estruturais no Primeiro Trimestre e Cap. 34, Marcadores Ultra-sonográficos de Defeitos Cromossômicos.)

Espessamento Nucal

A espessura da prega nucal entre 15 e 19 semanas de gestação é um fator de risco para a trissomia do 21.[86] O espessamento é causado por edema sem cistos característicos de um higroma cístico. A medida precisa da espessura nucal exige uma incidência axial do crânio inclinado para baixo, de

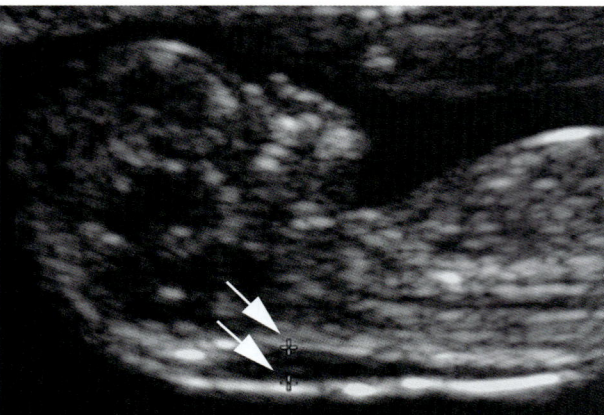

FIGURA 36-32. Translucência nucal. TN aumentada (*setas*) de 4,1 mm. Este feto apresentava trissomia do 21.

modo que o cavo do septo pelúcido e o cerebelo possam ser vistos claramente. A medida é então tomada na linha média, a partir da borda externa do osso occipital até a borda da pele (Fig. 36-5).

Ossos Nasais

A hipoplasia nasal tem sido reconhecida como característica da síndrome de Down desde a descrição original identificada por Langdon Down. Recentemente, a demora para o aparecimento dos centros de ossificação nasais e a ausência do osso nasal (Fig. 36-6) entre a 11ª e a 14ª semana de gestação têm sido descritas como fator de risco para trissomia, com uma sensibilidade de 68% a 75% para trissomia do 21 e taxa de 0,5% para os falso-positivos.[87,88] Espera-se que sua combinação com outros marcadores possa melhorar ainda mais a eficácia da triagem para anomalias cromossômicas.

Referências

1. Michigan Birth Defects Registry, Michigan Department of Community Health, 1992-1999.
2. Koren G, Edwards MB, Miskin M: Antenatal sonography of fetal malformations associated with drugs and chemicals. Am J Obstet Gynecol 1987;176:179.
3. Nicolaides KH, Salvesen DR, Snijders RJ, et al: Fetal facial defects: Associated malformations and chromosomal abnormalities. Fetal Diagn Ther 1993;8:1-9.
4. Moore KL: Essentials of Human Embryology. Toronto, BC Decker, 1988.
5. Bettelheim D, Deutinger J, Bernaschek G: Fetal Sonographic Biometry. Parthenon, New York, 1997.
6. Sivan E, Chan L, Uerpairojkit B, et al: Growth of the fetal forehead and normative dimensions developed by three-dimensional ultrasonographic technology. J Ultrasound Med 1997;16(6):401-405.
7. Pretorius DH, Nelson TR: Fetal face visualization using three-dimensional ultrasonography. J Ultrasound Med 1995;14(5):349-356.
8. Merz E, Weber G, Bahlmann F, et al: Application of transvaginal and abdominal three-dimensional ultrasound for the detection or exclusion of malformations of the fetal face. Ultrasound Obstet Gynecol 1997;9(4):237-243.
9. Hata T, Yonehara T, Aoki S, et al: Three-dimensional sonographic visualization of the fetal face. AJR 1998;170(2):481-483.
10. Kaplan SB, Kemp SS, Oh KS: Radiographic manifestations of congenital anomalies of the skull. Radiol Clin North Am 1991;29(2):195-218.
11. Pryles CV, Kahn AJ: Wormian bones: A marker of CNS abnormality? Am J Dis Child 1979;133(4):380-382.
12. Jeanty P, Silva SR, Turner C: Prenatal diagnosis of wormian bones. J Ultrasound Med 2000;19(12):863-869.
13. Trout T, Budorick NE, Pretorius DH, et al: Significance of orbital measurements in the fetus. J Ultrasound Med 1994;13(12):937-943.
14. Nyberg DA, Mahony BS, Pretorius DH: Diagnostic ultrasound of fetal anomalies. Text and Atlas. St. Louis, Mosby Yearbook, 1990.
15. Trout T, Budorick NE, Pretorius DH, et al: Significance of orbital measurements in the fetus. J Ultrasound Med 1994;13(12):937-943.
16. Ozkinay F, Cogulu O, Gunduz C, et al: Valproic acid and lamotrigine treatment during pregnancy: The risk of chromosomal abnormality. Mutat Res 2003; 534(1-2):197-199.
17. Jones KL: Smith's Recognizable Patterns of Human Malformation, 4th ed. Philadelphia, WB Saunders, 1988.
18. Tayabi H: Radiology of Syndromes and Metabolic Disorders, 2nd ed. Chicago, Year Book, 1983.
19. Lee A, Deutinger J, Bernaschek G: Three dimensional ultrasound: Abnormalities of the fetal face in surface and volume rendering mode. Br J Obstet Gynecol 1995;102(4):302-306.
20. Chervenak FA, Isaacsoon G, Mahoney MJ: The obstetrical significance of holoprosencephaly. Obstet Gynecol 1984;63:115-121.
21. Fraser GR: Our genetic "road": A review of some aspects of genetical variation. Am Hum Genet 1962;25:387-415.
22. Lee A, Deutinger J, Bernaschek G: Three dimensional ultrasound: Abnormalities of the fetal face in surface and volume rendering mode. Br J Obstet Gynecol 1995;102(4):302-306.
23. Manabe A, Hata T, Aoki S, et al: Three-dimensional sonographic visualization of fetal facial anomaly. Acta Obstet Gynecol Scand 1999;78:917-918.
24. Byrne PJ, Silver MM, Gilbert JM, et al: Cyclopia and congenital cytomegalovirus infection. Am J Med Genet 1987;28:61-65.
25. Hsu TY, Chang SY, Ou CY, et al: First trimester diagnosis of holoprosencephaly and cyclopia with triploidy by transvaginal three-dimensional ultrasonography. Eur J Obstet Gynecol Reprod Biol 2001;96(2):235-237.
26. Rosner M, Bronshtein M, Leikomovitz P, et al: Transvaginal sonographic diagnosis of cataract in a fetus. Eur J Ophthalmol 1996;6(1):90-93.
27. Pedreira DA, Diniz EM, Schultz R, et al: Fetal cataract in congenital toxoplasmosis. Ultrasound Obstet Gynecol 1999;13(4):266-267.
28. Romain M, Awoust J, Dugauquier C, et al: Prenatal ultrasound detection of congenital cataract in Trisomy 21. Prenat Diagn 1999;19(8):780-782.
29. Shapiro I, Borochowitz Z, Degani S, et al: Neu-Laxova syndrome: Prenatal ultrasonographic diagnosis, clinical and pathological studies, and new manifestations. Am J Med Genet 1992;43(3):602-605.
30. Beinder EJ, Pfeiffer RA, Bornemann A, et al: Second trimester diagnosis of fetal cataract in a fetus with

Walker-Warburg syndrome. Fetal Diagn Ther 1997; 12(4):197-199.
31. Monteagudo A, Timor-Tritsch IE, Friedman AH, et al: Autosomal dominant cataracts of the fetus: Early detection by transvaginal ultrasound. Ultrasound Obstet Gynecol 1996;8(2):104-108.
32. Burgess IA, Martin SL, Hines BA, et al: Prenatal detection of congenital idiopathic cataracts. Med J Aust 1998;169(7):385-386.
33. Shashy RG, Durairaj V, Holmes JM, et al: Congenital dacryocystocele associated with intranasal cysts: Diagnosis and management. Laryngoscope 2003;113(1):37-40.
34. Pashley NR, Krause CJ: Cleft lip, cleft palate and other fusion disorders. Otolaryngol Clin North Am 1981; 14:125-143.
35. DeMyer W: The median cleft syndrome. Neurology 1967;17:961-971.
36. Mahapatra AK, Suri A: Anterior encephaloceles: A study of 92 cases. Pediatr Neurosurg 2002;36(3):113-118.
37. Wang LL, Levy ML, Lewis RA, et al: Clinical manifestations in a cohort of 41 Rothmund-Thomson syndrome patients. Am J Med Genet 2001;102:11-17.
38. Bonaglia MC, Giorda R, Borgatti R, et al: Disruption of the ProSAP2 gene in a t(12;22)(q24.1;q13.3) is associated with the 22q13.3 deletion syndrome. Am J Hum Genet 2001;69:261-268.
39. Moore KI, Persaud TVN: The Developing Human, 5th ed. Philadelphia, WB Saunders, 1993.
40. Nyberg DA, Sickler GK, Hegge FN, et al: Fetal cleft lip with and without cleft palate: US classification and correlation with outcome. Radiology 1995;195:677-684.
41. Hagberg C, Larson O, Milerad J: Incidence of cleft lip and palate and risks of additional malformations. Cleft Palate Craniofac J 1998;35(1):40-45.
42. Berge SJ, Plath H, Van de Vondel PT, et al: Fetal cleft lip and palate: Sonographic diagnosis, chromosomal abnormalities, associated anomalies and postnatal outcome in 70 fetuses. Ultrasound Obstet Gynecol 2001;18:422-431.
43. Chenevix-Trench G, Jones K, Green AC, et al: Cleft lip with or without cleft palate: Associations with transforming growth factor alpha and retinoic acid receptor loci. Am J Hum Genet 1992;51:1377-1385.
44. Vial Y, Tran C, Addor MC, et al: Screening for foetal malformations: Performance of routine ultrasonography in the population of the Swiss Canton of Vaud. Swiss Med Wkly 2001;131(33-34):490-494.
45. Cash C, Set P, Coleman N: The accuracy of antenatal ultrasound in the detection of facial clefts in a low-risk screening population. Ultrasound Obstet Gynecol 2001;18(5):432-436.
46. Bowie JD, Claire MF: Fetal swallowing and regurgitation: Observation of normal and abnormal activity. Radiology 1982;144:877-878.
47. Cherynak FA, Tortora M, Moya FR, et al: Antenatal sonographic diagnosis of epignathus. J Ultrasound Med 1984;3:235-237.
48. Midrio P, Zadra N, Grismondi G, et al: EXIT procedure in a twin gestation and review of the literature. Am J Perinatol 2001;18(7):357-362.
49. Holmgren G, Rydnert J: Male fetus with epignathus originating from the ethmoidal sinus. Eur J Obstet Gynecol Reprod Biol 1987;24:69-72.
50. Kumar P, Kim HH, Zahtz GD, et al: Obstructive congenital epulis: Prenatal diagnosis and perinatal management. Laryngoscope 2002;112(11):1935-1939.
51. Rotten D, Levaillant JM, Martinez H, et al: The fetal mandible: A 2-D and 3-D sonographic approach to the diagnosis of retrognathia and micrognathia. Ultrasound Obstet Gynecol 2002;19:122-130.
52. Matheson JK, Matheson VA, McCorquodale M, et al: Prenatal diagnosis of double autosomal mosaicism (47,XX,+8/47,XX,+14): Phenotype and molecular cytogenetic analysis on different tissues. Fetal Diagn Ther 2003;18(1):29-32.
53. http://www.nlm.nih.gov/medlineplus/ency/article/003306.htm#Common%20Causes
54. Lee W, McNie B, Chaiworapongsa T, et al: Three-dimensional ultrasonographic presentation of micrognathia. J Ultrasound med 2002;21:775-781.
55. Mernagh JR, Mohide PT, Lappalainen RE, et al: US assessment of the fetal head and neck: A state-of-the-art pictorial review. Radiographics 1999;19 Spec No:S229-241.
56. Rahmani R, Dixon M, Chitayat D, et al: Otocephaly: Prenatal sonographic diagnosis. J Ultrasound Med 1998;17(9):595-598.
57. Hahnel S, Schramm P, Hassfeld S, et al: Craniofacial duplication (diprosopus): CT, MR imaging, and MR angiography findings case report. Radiology 2003;226(1):210-213.
58. Wu J, Staffenerg DA, Mulliken JB, et al: Diprosopus: A unique case and review of the literature. Teratology 2002;66(6):282-287.
59. Bongain A, Benoit B, Ejnes L, et al: Harlequin fetus: Three-dimensional sonographic findings and new diagnostic approach. Ultrasound Obstet Gynecol 2002;20(1):82-85.
60. Akiyama M, Kim DK, Main DM, et al: Characteristic morphologic abnormality of harlequin ichthyosis detected in amniotic fluid cells. J Invest Dermatol 1994;102(2):210-213.
61. Pejaver RK, Prasad RS, Garg AK, et al: Etretinate in the management of harlequin siblings. Indian J Pediatr 1998;65(2):320-323.
62. Lawlor F, Peiris S: Harlequin fetus successfully treated with etretinate. Br J Dermatol 1985;112(5):585-590.
63. Shipp TD, Bromley B, Benacerraf B: The ultrasonographic appearance and outcome for fetuses with masses distorting the fetal face. J Ultrasound Med 1995;14(9):673-678.
64. Rushton DI: Amniotic band syndrome. Br Med J 1983;286(6369):919-920.
65. Torpin R: Fetal malformations caused by amnion rupture during gestation. 1968, Springfield, Ill, Charles C. Thomas, pp 1-76.
66. Seidman JD, Abbondanzo SL, Watkin WG, et al: Amniotic band syndrome. Report of two cases and review of the literature. Arch Pathol Lab Med 1989;113(8):891-897.
67. Azar GB, Snijders RJ, Gosden C, et al: Fetal nuchal cystic hygromata: Associated malformations and chromosomal defects. Fetal Diagn Ther 1991;6:46-57.
68. Marchese C, Savin E, Dragone E: Cystic hydroma: Prenatal diagnosis and genetic counseling. Prenat Diag 1985;5:221-227.
69. Pijpers L, Reuss A, Stewart PA: Fetal cystic hygroma: Prenatal diagnosis and management. Obstet Gynecol 1988;72:223-224.
70. Elejalde BR, de Elejalde MM, Leno J: Nuchal cysts syndromes: Etiology, pathogenesis, and prenatal diagnosis. Am J Med Genet 1985;21(3):417-432.
71. Chervenak FA, Isaacson G, Blakemore KJ, et al: Fetal cystic hygroma, cause and natural history. N Engl J Med 1983;309:822-825.
72. Lorber J, Schofield JK: The prognosis of occipital encephalocele. Z Kinderchir Grenzgeb 1979;28(4):347-351.

73. Pearce JM, Griffin D, Campbell S: The differential prenatal diagnosis of cystic hygroma and encephalocele by ultrasound examination. J Clin Ultrasound 1985; 13:317-320.
74. Chervenak FA, Isaacson G, Mahoney MJ, et al: Diagnosis and management of fetal cephalocele. Obstet Gynecol 1984;64:86-90.
75. Cohen MM, Jr, Lemire RJ: Syndromes with cephaloceles. Teratology 1982;28(2):161-172.
76. Bromley B, Frigoletto FD, Jr, Cramer D, et al: The fetal thyroid: Normal and abnormal sonographic measurements. J Ultrasound Med 1992;11:25-28.
77. Morine M, Takeda T, Minekawa R, et al: Antenatal diagnosis and treatment of a case of fetal goitrous hypothyroidism associated with high-output cardiac failure. Ultrasound Obstet Gynecol 2002;19(5):506-509.
78. Luton D, Fried D, Sibony O, et al: Assessment of fetal thyroid function by colored Doppler echography. Fetal Diagn Ther 1997;12(1):24-27.
79. Abuhamad AZ, Fisher DA, Warsof SL, et al: Antenatal diagnosis and treatment of fetal goitrous hypothyroidism: Case report and review of the literature. Ultrasound Obstet Gynecol 1995;6(5):368-371.
80. Agrawal P, Ogilvy-Stuart A, Lees C: Intrauterine diagnosis and management of congenital goitrous hypothyroidism. Ultrasound Obstet Gynecol 2002;19(5):501-505.
81. Kalache KD, Wauer R, Mau H, et al: Prognostic significance of the pouch sign in fetuses with prenatally diagnosed esophageal atresia. Am J Obstet Gynecol 2000;182(4):978-981.
82. DeCou JM, Jones DC, Jacobs HD, et al: Successful ex utero intrapartum treatment (EXIT) procedure for congenital high airway obstruction syndrome (CHAOS) owing to laryngeal atresia. J Pediatr Surg 1998;33(10):1563-1565.
83. Snijders R, Smith E: The role of fetal nuchal translucency in prenatal screening. Cur Opin Obstet Gynecol 2002;14(6):577-585.
84. Wald NJ, Watt HC, Hackshaw AK: Integrated screening for Down's syndrome on the basis of tests performed during the first and second trimesters. N Engl J Med 1999; 341(7):461-467.
85. Hyett J, Perdu M, Sharland G, et al: Using fetal nuchal translucency to screen for major congenital cardiac defects at 10-14 weeks of gestation: Population based cohort study. BMJ 1999;318(7176):81-85.
86. Bernacerraf BR, Frigoletto FD: Soft-tissue nuchal fold in the second-trimester fetus: Standards for normal measurements compared with those in Down syndrome. Am J Obstet Gynecol 1987;157:1146-1149.
87. Cicero S, Curcio P, Papageorghiou A, et al: Absence of nasal bone in fetuses with trisomy 21 at 11-14 weeks of gestation: An observational study. Lancet 2001;358(9294):1665-1667.
88. Cicero S, Bindra R, Rembouskos G, et al: Fetal nasal bone length in chromosomally normal and abnormal fetuses at 11-14 weeks of gestation. J Matern Fetal Neonatal Med 2002;11(6):400-402.

A Cabeça e o Cérebro do Feto

Ants Toi

SUMÁRIO DO CAPÍTULO

ANATOMIA DO DESENVOLVIMENTO
  Embriologia
  Anatomia Sonográfica
    Primeiro Trimestre: Concepção até 13 Semanas
    Segundo e Terceiro Trimestres: 14 Semanas até o Termo
VENTRICULOMEGALIA E HIDROCEFALIA
  Definição
  Patogênese
  Exame Sonográfico dos Ventrículos
    Diâmetro Atrial
    Separação entre Coróide e Parede Medial do Ventrículo
    Proporção do Ventrículo para o Hemisfério
  Medida Combinada do Corno Frontal Anterior
  Aspectos Anatômicos
  Prognóstico de Ventriculomegalia
ANORMALIDADES ESPECÍFICAS
  Erros da Indução Dorsal
    Acrania, Anencefalia e Exencefalia
    Encefaloceles
    Alterações Cranianas na Espinha Bífida
  Erros da Indução Ventral
    Holoprosencefalia
    Complexo de Dandy-Walker
    Cistos da Aracnóide
  Proliferação, Diferenciação e Destruição dos Neurônios
  Hidranencefalia
  Esquizencefalia
  Lissencefalia
  Microcefalia
  Macrocefalia e Megalencefalia
Distúrbios da Migração
Agenesia do Corpo Caloso (ACC)
Lesões Adquiridas
  Estenose Aquedutal
  Calcificações Intracranianas
  Cistos do Plexo Coróide (CPCs)
  Infecções
  Seqüência da Ruptura Precoce do Âmnio
  Aneurisma da Veia de Galeno
  Lesões Hemorrágicas
  Tumores

Anomalias do sistema nervoso central (SNC) são a causa mais comum do encaminhamento para diagnóstico pré-natal e causam a maior ansiedade nos pais.[1,2,3] As anomalias do SNC ocorrem com uma freqüência de cerca de 1,4 a 1,6 por 1.000 nascidos vivos, mas são vistas em cerca de 3% a 6% dos natimortos. O aumento do uso da triagem por alfafetoproteína no soro materno (AFP-SM) tem resultado em aumento do número de gestações encaminhadas para avaliação do SNC e suspeita de anomalias.[4] Felizmente, a ultra-sonografia, cuidadosamente realizada por um examinador instruído e experiente após diretrizes estabelecidas, está provando ser muito sensível para avaliar o SNC.[1,5] O exame de rotina atualmente é recomendado de 18 a 20 semanas. Conquanto muitas anomalias cerebrais possam ser detectadas no primeiro e início do segundo trimestre, algumas anomalias cerebrais se desenvolvem ou se tornam aparentes somente no final da gravidez.[6]

ANATOMIA DO DESENVOLVIMENTO

Embriologia

O desenvolvimento do sistema nervoso central inicia-se em torno da quinta semana menstrual (terceira semana depois da concepção) quando o crescimento de células destinadas a formar a notocorda leva à infiltração do disco embrionário. Isso induz o tecido embrionário sobrejacente a espessar-se e, finalmente, a dobrar-se e fundir-se como tubo neural. A fusão inicia-se na parte média do embrião e, subseqüentemente, estende-se às extremidades cranial e caudal. A extremidade anterior, o neuroporo rostral, fecha-se com cerca de 5,5 semanas menstruais, e a extremidade caudal se fecha cerca de meia semana mais tarde. Na sexta semana, a extremidade cefálica aumenta de volume e se torna o cérebro, expandindo-se e flexionando-se para formar as estruturas

TABELA 37-1. DIFERENCIAÇÃO DE REGIÕES CEREBRAIS PELAS VESÍCULAS PRIMÁRIAS

Vesículas Primárias	Vesículas Secundárias	Estruturas Maduras
Prosencéfalo	Telencéfalo	Hemisférios cerebrais
		Núcleos da base
		Sistema olfatório
	Diencéfalo	Tálamo
		Hipotálamo
Mesencéfalo	Mesencéfalo	Mesencéfalo
Rombencéfalo	Metencéfalo	Ponte
		Cerebelo
	Mielencéfalo	Bulbo

Extraída de Moore KL: Essentials of Human Embryology. Toronto, B.C. Decker Inc, 1988.

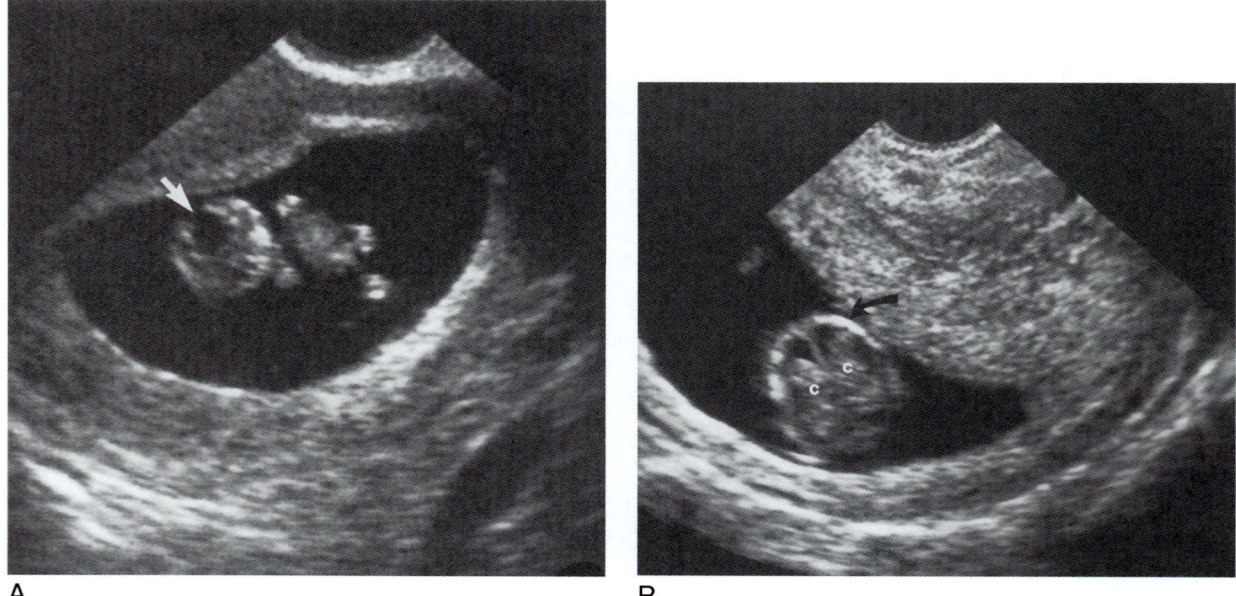

FIGURA 37-1. Imagens precoces da cabeça fetal com a sonda transvaginal. A, Com nove semanas menstruais, o telencéfalo pode ser claramente diferenciado do tronco, que tem os primórdios das extremidades. A estrutura cística intracraniana é a cavidade rombencefálica fetal, um espaço normal que subseqüentemente se torna o quarto ventrículo (*seta*). **B,** Exame com 11,5 semanas menstruais. O córtex é extremamente fino nesta idade, e a área cerebral consiste principalmente em ventrículos preenchidos pelo plexo coróide (c). A ossificação ecogênica dos ossos frontais (*seta*) ajuda a descartar anencefalia.

finais do cérebro (Tabela 37-1).[1,7] Com 12 a 15 semanas menstruais, quase todas as estruturas estão na forma final. As exceções são o corpo caloso, o vérmix cerebelar, a migração neuronal a partir da matriz germinativa periventricular, o desenvolvimento dos sulcos e giros e a mielinização.

Estas últimas estruturas começam a se desenvolver a partir de 15 semanas em diante. O corpo caloso fica completo com cerca de 18 a 20 semanas. Ao se desenvolver, o corpo caloso induz formação dos dois septos pelúcidos e o espaço interposto, que é o cavo dos septos pelúcidos de Verga. O vérmix cerebelar inicia seu desenvolvimento na parte superior e cresce de cima para baixo; está completo com cerca de 18 semanas de gestação. Igualmente, as células cerebrais começam a migrar de sua localização original, a camada germinativa que reveste os ventrículos, até sua posição final na superfície do córtex, onde formam a substância cinzenta. Depois dessa migração no terceiro trimestre, o córtex cerebral se torna enrolado em espiral, formando os giros e sulcos, que começam a ficar evidentes ao ultra-som próximo de 28 semanas de gestação, embora os sulcos referenciais, como o sulco lateral e a fissura parieto-occipital, possam ser vistos com 20 semanas de gestação.

Anatomia Sonográfica

Primeiro Trimestre: Concepção até 13 Semanas. O embrião, no início, é mais bem examinado por via transvaginal.[8,9] A extremidade cefálica é identificável com cerca de oito semanas (Fig. 37-1A). Com 10 a 11 semanas, os ossos da abóbada mostram mineralização (Fig. 37-1B). Neste estágio, o manto cerebral é muito fino. Os ventrículos são grandes e preenchidos pelo coróide, o que se acredita fornecer nutrição para o cérebro em desenvolvimento.[10] Um grande espaço sem ecos atrás do rombencéfalo representa a cavidade rombencefálica, que diminui de tamanho à medida que o cerebelo começa a se formar (Fig. 37-1A).[11] Este espaço normalmente sem ecos parece muito proeminente nos exames do primeiro trimestre e não devem ser tomados por anormalidade.

Segundo e Terceiro Trimestres: 14 Semanas até o Termo. A partir daí, a maioria das estruturas cerebrais pode ser identificada por ultra-sonografia. Foram sugeridas três incidências-padrão que mostram as principais estruturas. A adesão consistente a estas três incidências pode levar à detecção de mais de 95% das anomalias cerebrais sonograficamente detectáveis.[12,13] Estas incidências-padrão estão todas no plano axial a partir da lateral da cabeça. São elas:

- a incidência talâmica;
- a incidência ventricular; e
- a incidência cerebelar

O plano **talâmico** é a incidência usada para medir os diâmetros biparietal e occipitofrontal (DBP e DOF) (Fig. 37-2A).[14] Exibe o tálamo, o terceiro ventrículo, os fórnices, os núcleos da base, a ínsula e o plano da cisterna. A incidência **ventricular** é um pouco mais alta do que a talâmica e mostra os corpos e, mais importante, os átrios dos ventrículos laterais, bem como a fissura inter-hemisférica (Fig. 37-2B). O átrio do ventrículo lateral está na base do corno occipital, onde se une ao corno temporal do corpo do ventrículo. O átrio é uma referência importante em que o tamanho ventricular é medido. A incidência **cerebelar** é obtida por rotação do transdutor no plano axial, centralizado no tálamo, para mostrar os hemisférios cerebelares (Fig. 37-2C). Esta incidência mostra o cerebelo, a cisterna magna, o cavo do septo pelúcido e, freqüentemente, os cornos anteriores dos ventrículos laterais. As medidas cerebelares podem ser usadas para determinar a idade gestacional se a cabeça tiver sido submetida a compressão.[15] A cisterna magna é o espaço de LCR entre o cerebelo e o osso occipital (Fig. 37-2C). Deve ser observada em todos os estudos. Sua obliteração sugere malformação de Chiari II, que ocorre em 97% dos pacientes com espinha bífida aberta.

A **forma da cabeça** deve ser observada em todas as incidências. A forma normal é ovóide (Fig. 37-2). Uma indentação bifrontal ou *forma de limão* (Fig. 37-13A) ocorre na espinha bífida, no nanismo e cerca de 1% dos fetos normais. Vê-se uma forma de morango em algumas anormalidades cromossômicas, especialmente na trissomia do 18. Consiste no encurtamento do diâmetro occipitofrontal (*braquicefalia*) (Fig. 37-3) e uma forma levemente triangular, apontando anteriormente e achatada no occipital. Vê-se uma *forma em folha de trevo* em casos de nanismo, especialmente nos tanatofóricos, e em alguns fetos com craniossinostose. Esta deformidade é mais bem vista no plano coronal. Em tais casos, o topo da cabeça é pequeno e há abaulamento bilateral na região temporal baixa e escamosa. Podem ser vistas formas bizarras nas craniossinostoses, dependendo de quais suturas se fundam. As craniossinostoses podem ser idiopáticas e esporádicas ou podem ocorrer como parte de outras síndromes.[16] A *dolicocefalia* descreve uma cabeça alongada em direção ântero-posterior e estreita de lado a lado. Geralmente se deve à moldagem da cabeça na apresentação pélvica, mas pode ser uma deformidade fixa.

Deve ser observada a mineralização dos ossos cranianos, especialmente se a visualização do cérebro for inesperadamente clara. Patologias associadas a pouca mineralização, como a osteogênese imperfeita (Fig. 37-4) e a hipofosfatasia, devem ser consideradas nesses casos.

Essas três incidências formam um ponto de partida útil, mas o exame não deve ficar limitado apenas a essas incidências. O cérebro inteiro deve ser examinado, usando-se quaisquer projeções que sejam necessárias para mostrar todas as estruturas (Figs. 37-2D, E e 37-8). Pode ser empregado o acesso transvaginal. Quando a cabeça está profundamente na pelve, pode permitir uma visualização melhor do cérebro.[17,18]

Conquanto a ultra-sonografia seja o pilar do exame pré-natal, a ressonância magnética (RM) está comprovando ser útil como técnica para resolver problemas quando restam dúvidas depois da ultra-sonografia. A RM dá excelentes imagens depois de cerca de 24 semanas de gestação e é superior para avaliar o caráter do tecido cerebral e da periferia cerebral, onde a visibilidade da ultra-sonografia é limitada.[19]

VENTRICULOMEGALIA E HIDROCEFALIA

Definição

O termo ventriculomegalia (VM) descreve ventrículos grandes. O pólo cefálico, em si, pode ser normal, grande ou até menor do que o esperado para a idade menstrual. Hidrocefalia (HC) refere-se a aumento dos ventrículos associado a hipertensão intracraniana e/ou aumento do volume da cabeça. A ventriculomegalia é a mais comum das anormalidades cranianas.

ESTRUTURAS CRANIANAS A OBSERVAR EM CADA EXAME

Forma da cabeça
Densidade óssea
Ventrículos
Cavo do septo pelúcido
Tálamo
Cerebelo e vérmix
Cisterna magna
Prega nucal

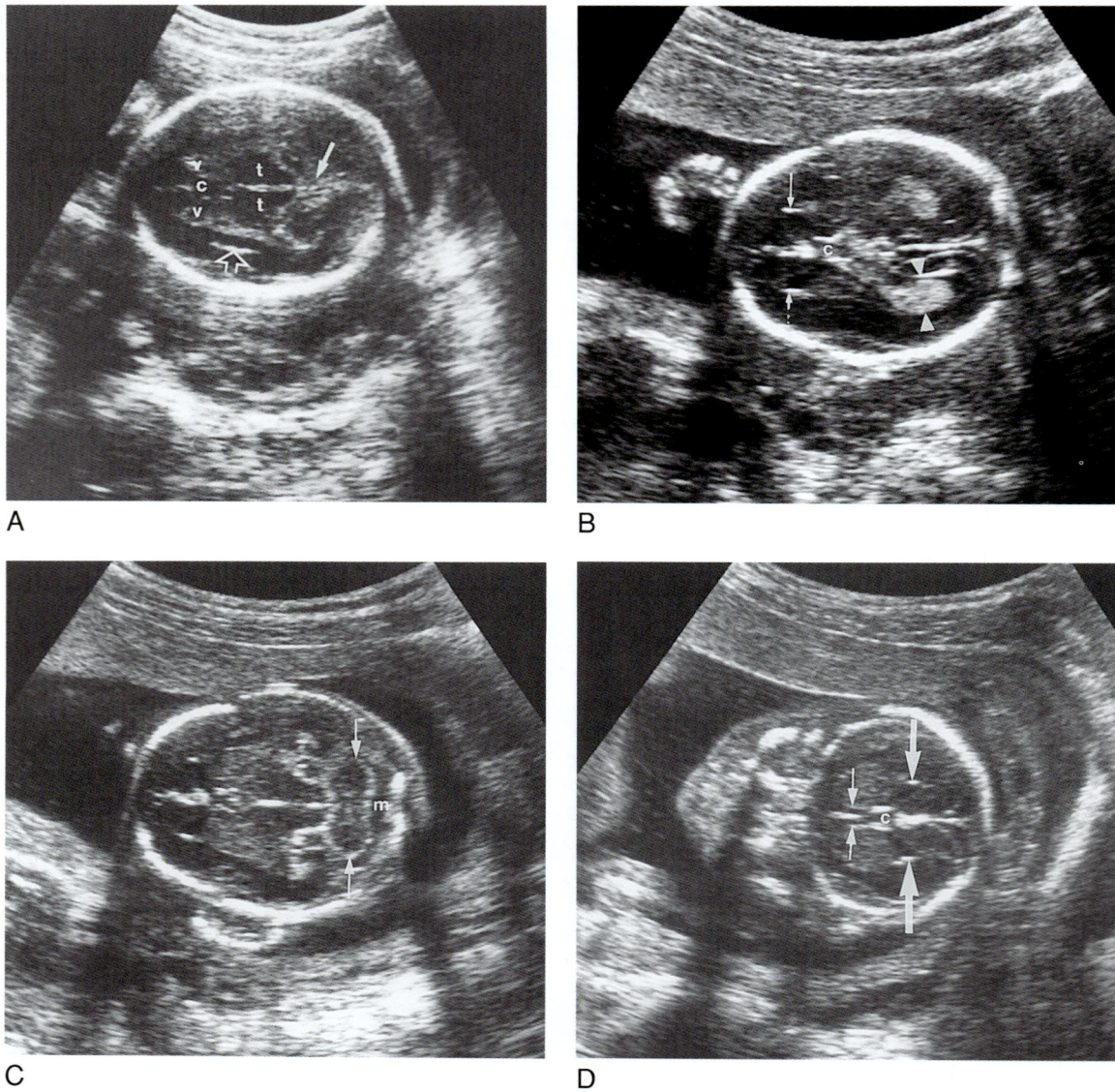

FIGURA 37-2. Planos-padrão para visualizar estruturas cerebrais. A, Imagem talâmica com 20 semanas menstruais. Esta imagem transversa através do complexo tálamo-hipotálamo (t) em forma de diamante contém o terceiro ventrículo em forma de fenda na linha média. A área triangular ecogênica atrás do tálamo e entre os lobos occipitais é a posição da cisterna (*seta*), que contém LCR, mas se torna ecogênica devido aos cordões de meninges que sustentam as estruturas cerebrais. A ínsula é uma linha curta e vivamente ecogênica (*seta aberta*) contendo os ramos pulsáteis da artéria cerebral média. É cercada por substância branca normal muito hipoecóica e não deve ser tomada por líquido. A banda ecogênica entre o tálamo e a ínsula são os núcleos da base. Anteriormente, vêem-se as extremidades dos cornos anteriores dos ventrículos laterais (v) e, entre eles, está o cavo do septo pelúcido (c) em forma retangular. **B, Imagem ventricular** com 18 semanas. O átrio do corno occipital fica preenchido por plexo coróide ecogênico e está indicado o ponto de medida (*pontas de setas*). A medida normal é 10 mm. Observe que o plexo coróide enche mais de 60% do átrio, e a medida entre a parede medial do ventrículo e o coróide fica abaixo de 3 mm. (Comparar com a Fig. 37-6B.) As extremidades dos cornos frontais anteriores são visíveis (*setas*). Cavo do septo pelúcido (c). **C, Imagem cerebelar** com 18 semanas menstruais é obtida por rotação do transdutor a partir da imagem talâmica, de modo que os hemisférios cerebelares (*setas*) entram na visualização ligados à linha média pelo vérmix discretamente mais ecogênico. A cisterna magna (m) é visível entre o cerebelo e o osso occipital. Também ficam visíveis, nesta imagem, o tálamo, o terceiro ventrículo, os cornos frontais anteriores e o cavo do septo pelúcido. **D, Imagem coronal** com 19 semanas através da sutura coronal mostra cornos frontais anteriores dos ventrículos laterais (*setas grandes*) e os grandes troncos nervosos. Os fórnices (*setas pequenas*) são claramente visíveis. Várias projeções podem exibir partes distintas da anatomia claramente. O contraste se faz com a configuração normal em forma de V dos cornos anteriores com a forma em U vista na agenesia do corpo caloso (Fig. 37.25B). Cavo do septo pelúcido (c).

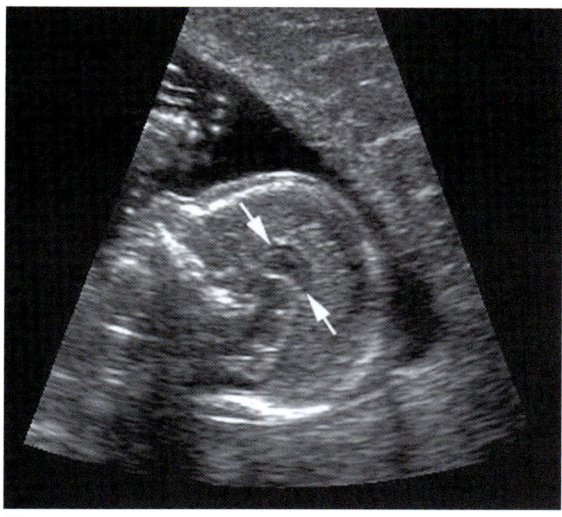

FIGURA 37-2, cont. Planos-padrão para visualizar estruturas cerebrais. E, imagem sagital na linha média através da sutura metópica com 19 semanas de gestação mostra corpo caloso normal (*setas*), contendo o cavo do septo pelúcido em seu arco. O vérmix cerebelar também é visível posteriormente.

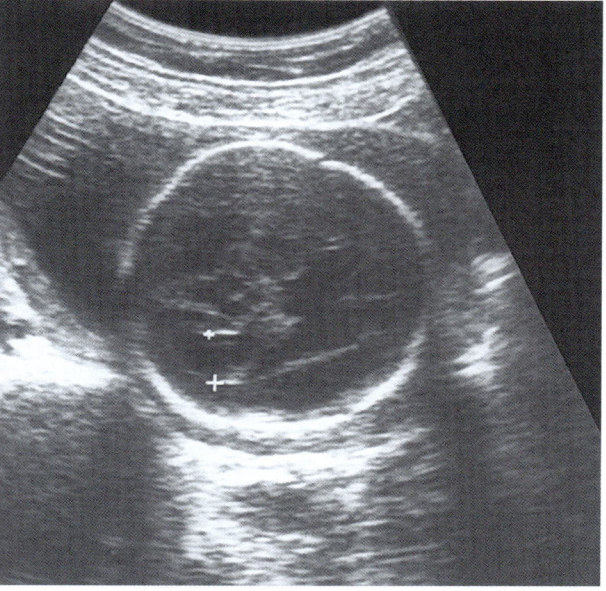

FIGURA 37-3. Braquicefalia e discreta forma de morango na 24ª semana em feto com trissomia do 18. O índice cefálico é de 96% (o normal é de 80%). Também há ventriculomegalia limítrofe de 11 mm.

O aumento de volume dos ventrículos cerebrais laterais não é o problema primário, mas, sim, parte da manifestação de distúrbios cerebrais diversos. Embora a ventriculomegalia seja achado óbvio, é preciso lembrar-se de que não é o tamanho nem a aparência dos ventrículos que são clinicamente importantes, mas as alterações subjacentes no cérebro. As alterações da função cerebral são apenas variavelmente preditas pelo tamanho ventricular, pela diminuição de espessura cortical e pelo aspecto.[20-24]

Patogênese

O líquido cefalorraquidiano (LCR) é secretado pelo plexo coróide do terceiro e do quarto ventrículos, bem como dos ventrículos laterais e ainda pelos capilares cerebrais.[25] Flui dos ventrículos laterais através dos forames de Monro, do terceiro ventrículo, aqueduto de Sylvius e quarto ventrículo e sai pelos forames de Magendie e Luschka, indo ao espaço subaracnóide da fossa posterior. Depois, faz seu trajeto sobre a superfície do cérebro até as granulações de Pacchioni, que

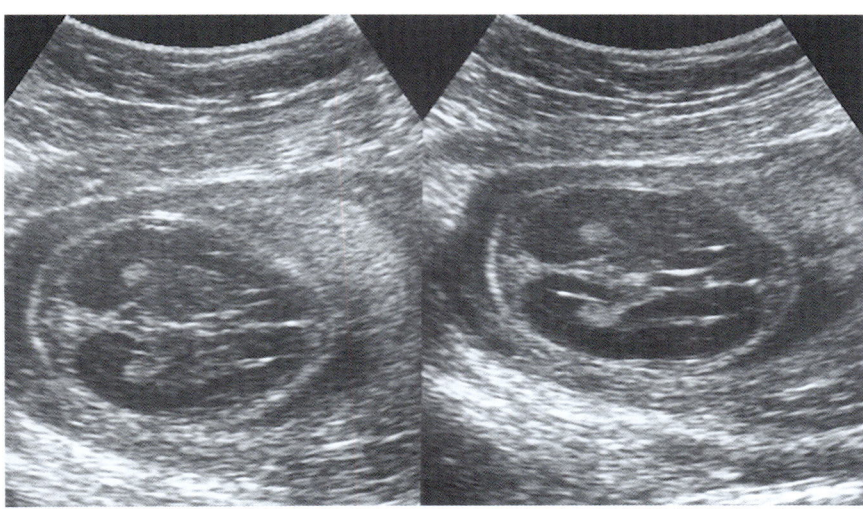

FIGURA 37-4. Mineralização craniana quase ausente com 19 semanas de gestação devido à osteogênese imperfeita tipo 2. O cérebro inteiro é identificado de maneira mais clara porque não há ossificação para absorver o som. A imagem à direita foi feita com discreta pressão sobre o transdutor para mostrar com que facilidade o crânio mole se deforma e assume uma forma dolicocefálica.

se distribuem no topo da cabeça, adjacentemente ao seio sagital superior. O aumento de volume ventricular, em geral, resulta da obstrução do fluxo de LCR no cérebro (hidrocefalia obstrutiva intraventricular). Alternativamente, o local do bloqueio pode estar fora do sistema ventricular ou pode haver insuficiência de absorção (hidrocefalia obstrutiva extraventricular ou hidrocefalia comunicante). Menos comumente, a ventriculomegalia resulta de excesso de secreção de LCR com papilomas do plexo coróide ou após destruição e encolhimento do cérebro em decorrência de agressões diversas (hidrocefalia *ex vacuo*) (Fig. 37-5). Em lactentes nascidos vivos e com ventriculomegalia, 43% dos casos se associam a estenose do aqueduto, 38% têm hidrocefalia obstrutiva extraventricular e 13% têm malformação de Dandy-Walker, e 6% têm outras lesões.[25]

Exame Sonográfico dos Ventrículos

A detecção de aumento de volume ventricular é indício para a detecção da maioria das anomalias cerebrais.[12] De múltiplos acessos para descrever o tamanho ventricular, um que tem sido universalmente aceito é a medida transversa do átrio do corno occipital (Fig. 37-2B). O tamanho da cabeça não ajuda para detectar ventriculomegalia, e freqüentemente o DBP continua normal ainda que haja grave aumento ventricular.[26]

Diâmetro Atrial. Esta é a medida mais útil dos ventrículos. O átrio dos ventrículos laterais é o local de confluência dos corpos, cornos occipitais e cornos temporais. Embora os autores digam que medem o átrio, realmente estão medindo o diâmetro transverso do corno occipital imediatamente atrás do átrio, onde as paredes do ventrículo ficam paralelas. Cardoza relata que, entre 14 e 38 semanas menstruais, a medida atrial transversa é constante em 7,6 mm (desvio-padrão de 0,6 mm). Medidas acima de 10 mm sugerem ventriculomegalia, com taxa de falso-positivos baixa (Figs. 37-2B, 37-6B e 37-7).[27] Ventriculomegalia limítrofe indica medidas do corno occipital de 10 a 15 mm, e ventriculomegalia acentuada indica medidas acima de 15 mm.

A medida do corno occipital é obtida facilmente durante exame obstétrico de rotina. Fortuitamente, avalia a parte do ventrículo que sofre o aumento de volume mais precoce e mais acentuado. As paredes do corno occipital são razoavelmente paralelas em todo o seu comprimento e, deste modo, a medida é relativamente insensível a erros de colocação do cursor ao longo do eixo do ventrículo. No entanto, se o plano de visualização for inclinado, e não axial, ou se houver uma escolha imprópria de limites do ventrículo, então será obtida uma medida falsamente grande (Figs. 37-6A, 37-6B e 37-6C).[28]

Há pequena diferença de tamanho atrial entre os sexos, sendo os ventrículos femininos um pouco menores do que os masculinos. O diâmetro atrial médio feminino é de 5,8 ± 1,3 mm, e o diâmetro masculino é de 6,4 ± 1,3 mm.[29]

Separação entre Coróide e Parede Medial do Ventrículo. Mahoney relata que a distância entre a parede medial do átrio e o plexo coróide é de 1 a 2 mm em fetos normais com mais de 15 semanas de gestação. Medidas de 3 mm ou mais associam-se a resultados anormais quando combinadas a outras anormalidades fetais[30,31] (Fig. 37-6) mesmo que a

MEDIDAS DO TAMANHO DOS VENTRÍCULOS

Corno occipital	< 10 mm
Ventrículo à coróide	< 3 mm
Cornos anteriores	< 20 mm abaixo de 24 semanas
Ventrículo/hemisfério	Depende do índice da idade gestacional

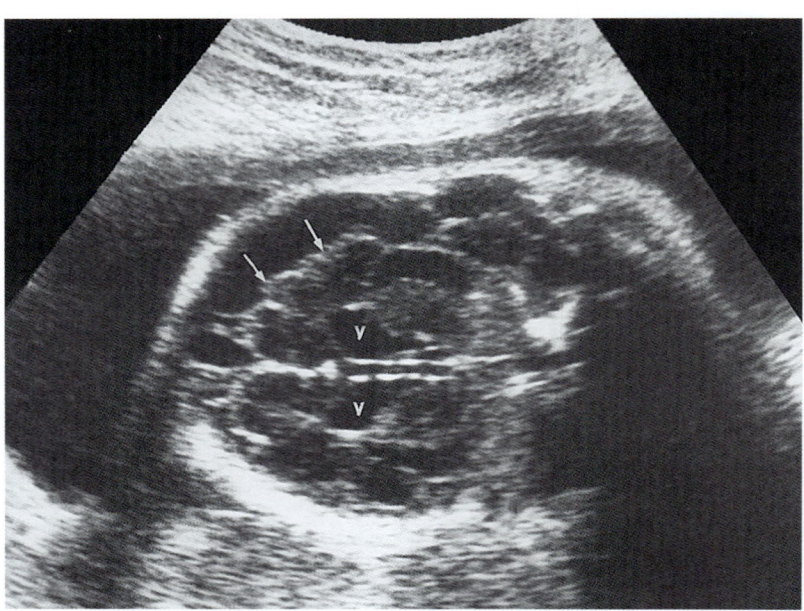

FIGURA 37-5. Hidrocefalia ex vacuo com 28 semanas de gestação. Os ventrículos (v) são grandes. O cérebro está encolhido e sua superfície (*setas*) se afastou do crânio, deixando um espaço subaracnóide largo cheio de LCR. Este feto apresentava múltiplas outras anomalias, inclusive regressão caudal e cisto neurentérico.

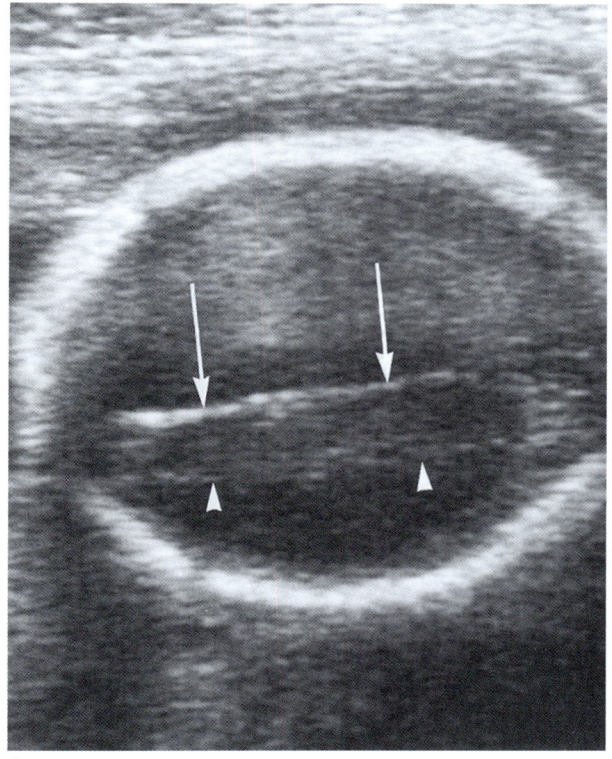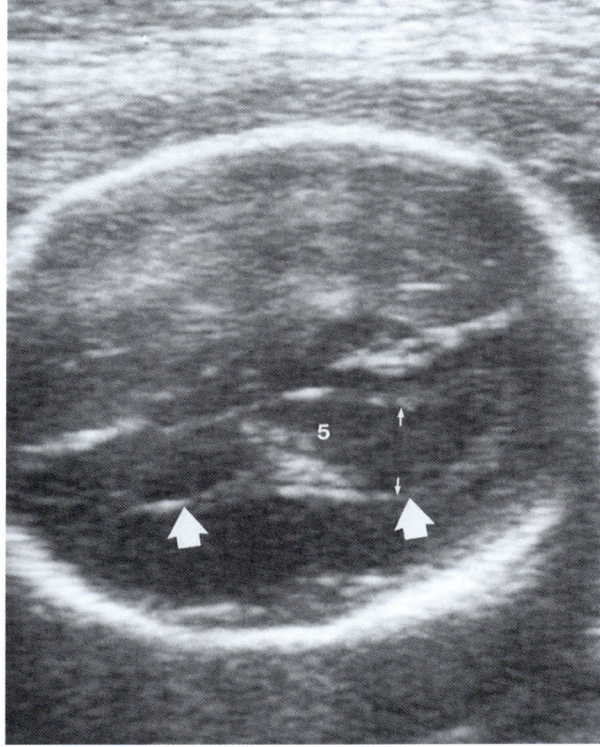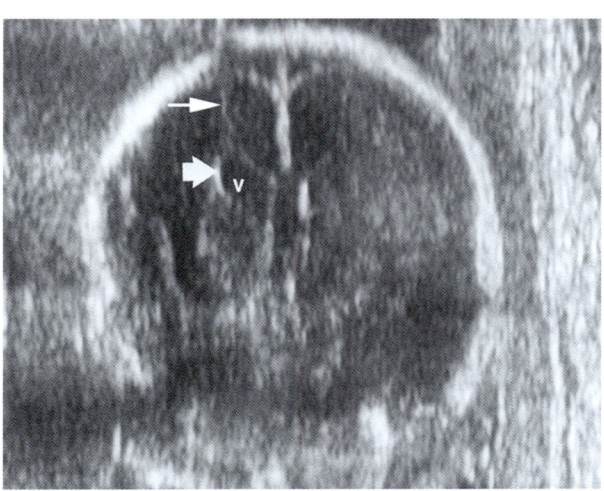

FIGURA 37-6. Ecos venosos marginais supraventriculares com 26 semanas menstruais em comparação com paredes ventriculares. A, Imagem transaxial acima do nível dos ventrículos mostra ecos provenientes das veias marginais (*pontas de setas*) paralelas à fissura inter-hemisférica (*setas longas*). **B,** Imagem transaxial no plano ventricular mostra leve aumento de volume ventricular, medindo o corno occipital mais de 10 mm (*setas pequenas*); o plexo coróide está separado da parede medial do corno occipital por 5 mm (5). A margem ventricular (*setas largas*) é curva e diverge da linha média, diferentemente da "linha" venosa, que é reta e paralela à linha média. **C,** Imagem coronal através da região do tálamo. O eco da parede do ventrículo lateral (*seta curta*) é lateral ao eco venoso supraventricular (*seta mais longa*), que vai do topo do ventrículo (v) à superfície do hemisfério.

medida do ventrículo seja normal, ou seja, inferior a 10 mm. Hertzberg verificou que 20% de tais fetos tinham resultados anormais.[31] Muitos, contudo, sugerem que esta abordagem é sensível demais e cria desnecessária ansiedade entre os pais.

Geralmente, apenas o átrio ventricular distante do transdutor é medido, pois o ventrículo próximo está oculto em artefato criado pelo osso do crânio. Supõe-se que os ventrículos sejam simétricos. É possível, contudo, medir o ventrículo occipital proximal por exploração do acesso proporcionado pelas suturas escamosa e lambdóide e as fontanelas posterior e póstero-lateral (Fig. 37-8). Verificamos que os átrios, em geral, são simétricos. Diferiam em menos de 1 mm em 86% dos fetos, em menos de 2 mm em 98% em todos os fetos e em menos de 3 mm em todos os fetos normais que estudamos. Diferenças de mais de 3 mm devem ser vistas com cautela.[32,33] É possível uma avaliação melhor e mais fácil da simetria por avaliação dos cornos anteriores através da fontanela anterior como no exame neonatal, seja por via transabdominal ou transvaginal (Figs. 37-2D, 37-6C). Existem nomogramas de outras dimensões ventriculares, embora não sejam usados comumente.[34]

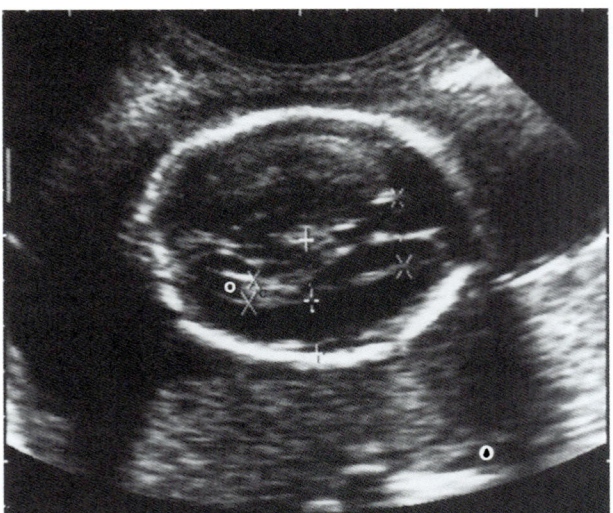

FIGURA 37-7. Técnicas de medida dos ventrículos. Imagem ventricular com 22 semanas menstruais.
Imagem transversa, pouco mais alta que a imagem talâmica, mostra a parede externa um pouco divergente dos ventrículos laterais da parte anterior (*direita*) para o occipital (*esquerda*). O plexo coróide ecogênico enche a região atrial do ventrículo (*pequeno c negro*). As paredes medial e lateral do corno occipital (o) são visíveis. A substância branca normalmente hipoecóica em torno dos ventrículos não deve ser tomada por líquido. São mostradas as medidas ventriculares comuns. O corno occipital (×......×) é a medida mais importante e tem menos de 10 mm em todas as idades gestacionais. Índice ventrículo-hemisfério: o ventrículo é medido da linha média à parede do ventrículo lateral (+......+); o hemisfério é medido da linha média à tábua inteira do crânio (+......+); cornos anteriores combinados (×.......× aberto), que sempre são inferiores a 20 mm para DBPs abaixo de 6,5 cm.

Embora 10,0 mm sejam considerados o limite superior da normalidade, há trabalhos recentes sobre fetos normais com ventrículos acima de 10 mm e que tiveram resultados normais,[35] e alguns sugeriram elevar o limite superior da normalidade para 11 a 12 mm. Dez milímetros já estão quase 4 DP acima da média, e concordamos com aqueles que sentem que 10 mm devem permanecer como critério acima do qual deva ocorrer maior investigação.[36]

Proporção do Ventrículo para o Hemisfério. Este índice foi uma das primeiras técnicas usadas para determinar o tamanho do ventrículo, mas agora foi amplamente suplantado por outras técnicas. As medidas são tomadas na parte mais larga da cabeça em projeção axial; a distância da foice à parede ventricular é, então, comparada à largura do hemisfério. Este índice varia durante a gravidez. Os nomogramas existentes definem as faixas da normalidade começando com 15 semanas menstruais (Fig. 37-7).[37-39] Com 16 semanas de gestação, este índice pode chegar a 74%, mas deve diminuir a menos de 35% com 25 semanas. Deve-se ter cuidado ao identificar as paredes ventriculares, observando o plexo coróide, de modo que as linhas venosas supraventriculares não sejam tomadas por ventrículos (Fig. 37-6).[38,40]

Medida Combinada do Corno Frontal Anterior. Verificamos que a distância total entre as partes anteriores dos cornos frontais esquerdo e direito dos ventrículos laterais jamais excede 20 mm, contanto que o DBP esteja abaixo de 6,5 cm (Figs. 37-2B e 37-7). Esta medida é menos sensível do que a medida occipital individual, mas se torna especialmente útil quando se suspeita de separação ventricular excessiva, como na agenesia do corpo caloso.

Aspectos Anatômicos. Aspectos qualitativos sugerindo aumento do volume ventricular incluem convexidade (abaulamento para fora) em direção à parede lateral do ventrículo lateral e assimetria das coróides, que "caem" com a gravidade (Fig. 37-9) quando não sustentadas pelas paredes ventriculares porque a coróide é mais densa do que o LCR (coróides "pendentes" ou "oscilantes").[41] Com aumento de volume maciço, as estruturas inter-hemisféricas, particularmente os septos pelúcidos, ondulam e podem lacerar (fenestrar), permitindo que os ventrículos laterais esquerdo e direito se comuniquem. O plexo coróide superior pode passar através da linha média por este orifício e entrar no ventrículo inferior (Fig. 37-10).

A ínsula, a cápsula extrema dos núcleos da base, as veias supraventriculares e os ecos de reverberação do crânio proximal não devem ser tomados por paredes ventriculares (Fig. 37-2A). No segundo trimestre, a substância branca normal é tão homogênea que pode ser tomada por líquido intracraniano anormal (Fig. 37-2).

Prognóstico de Ventriculomegalia

Uma vez descobertos os ventrículos com aumento de volume, é importante buscar a etiologia e qualquer anormalidade associada porque determinam o prognóstico. O tamanho real do ventrículo tem menos valor para prognóstico.[30,36,42,43] Conquanto as alterações ventriculares sejam um achado conspícuo, é importante a lembrança de que são as alterações no cérebro que importam e que estas são muito mais difíceis de serem identificadas. A ventriculomegalia (VM) é achado inespecífico de possível anormalidade cerebral, mas não identifica o processo patológico específico nem o prognóstico.

Anomalias adicionais são vistas em 69% a 84%, mais comumente envolvendo o SNC, o coração ou os rins, e são mais freqüentes com ventrículos maiores. Infelizmente, 20% a 40% das anormalidades associadas podem ser indetectáveis por ultra-sonografia pré-natal. A ventriculomegalia, em geral, fica estável ou aumenta pouco (cerca de 85%), mas uma pequena proporção pode se resolver e ficar normal (cerca de 15%).[44] Encontra-se aneuploidia em cerca de 3% a 12,6% de todos os fetos com VM e em 4% com VM isolada, mais comumente tratando-se de trissomia do 21 e trissomia do 18. O prognóstico geral para fetos aparentemente com VM isolada intra-útero destaca as dificuldades em aconselhar. Numa revisão, 30% morreram, 29% sobreviveram com atraso do desenvolvimento motor/mental e somente 41% eram normais.[45] Outra revisão verificou resultados normais

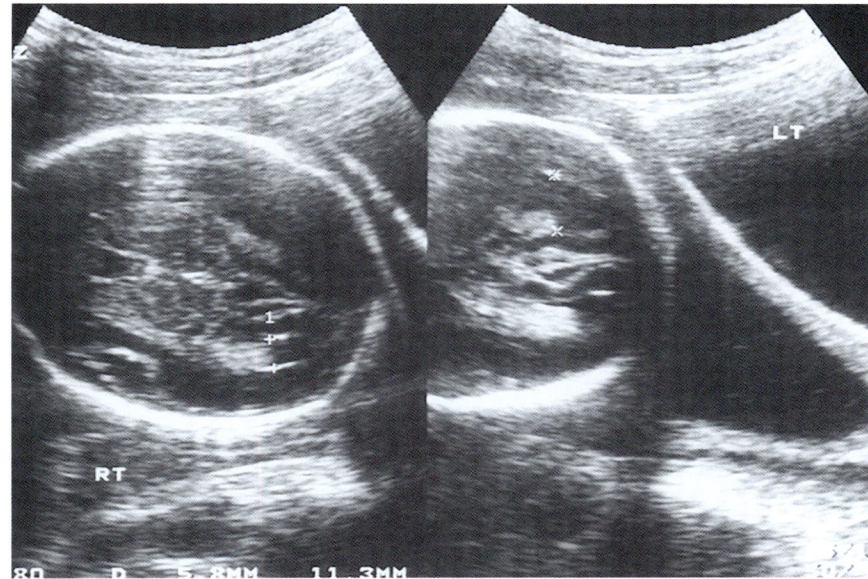
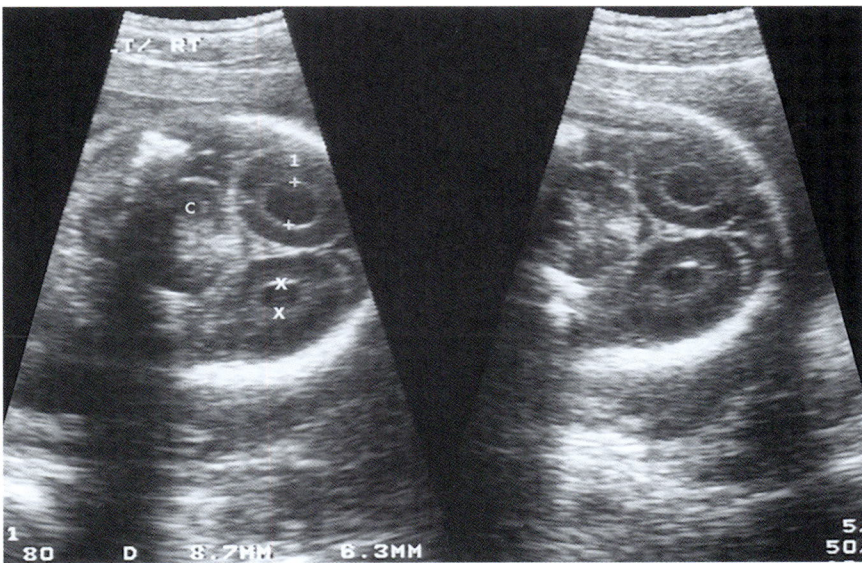
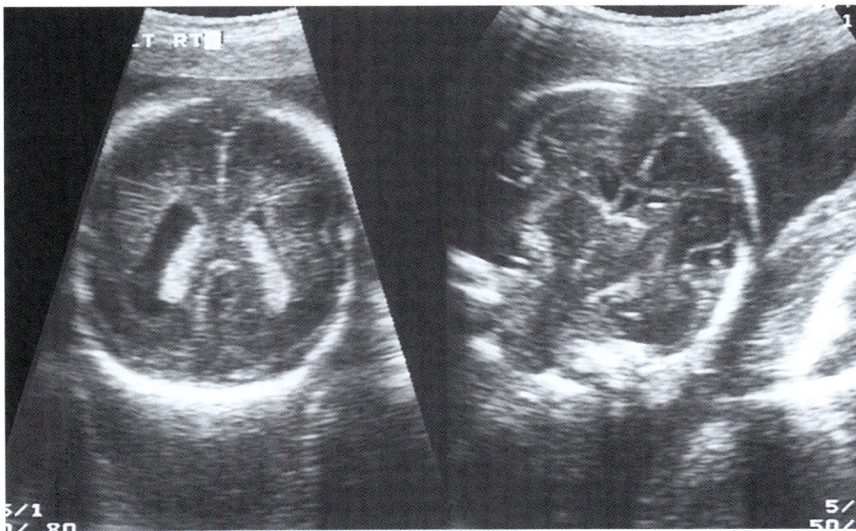

FIGURA 37-8. Avaliação do ventrículo proximal (superior) com 23 semanas de gestação. A, Imagem axial (*esquerda*) mostra o ventrículo distal geralmente medido. À direita, vendo através da sutura escamosa posterior, pode-se ver e medir (×......×) o ventrículo proximal também no plano axial. **B,** Imagem coronal através da sutura lambdóide mostra assimetria dos cornos occipitais (+.......+) e (×......×) nos lobos occipitais acima do cerebelo. O pescoço está à esquerda, o vértice está à direita. Cerebelo (c). **C,** Imagens feitas através da fontanela anterior, análoga à ultra-sonografia neonatal da cabeça. A imagem esquerda mostra os cornos occipitais, e a imagem direita mostra os cornos anteriores e confirma discreta assimetria ventricular.

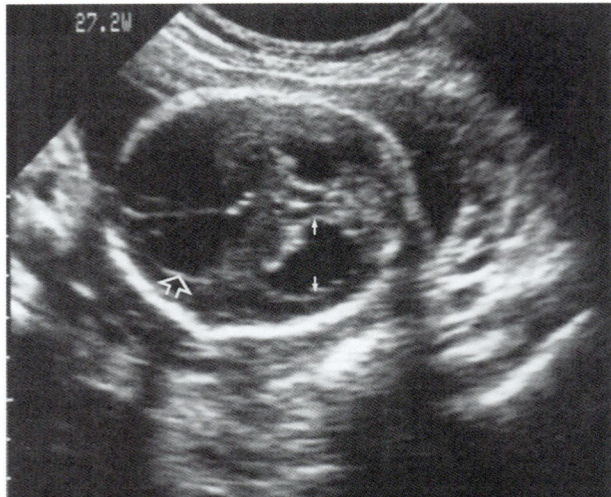

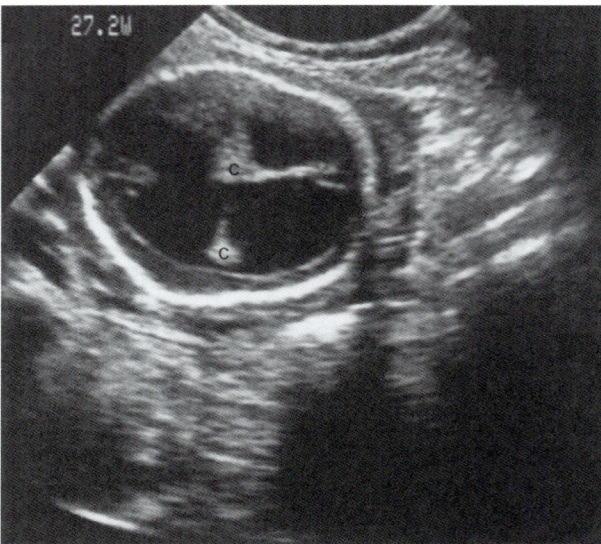

FIGURA 37-9. Ventriculomegalia com 27 semanas menstruais. A, Imagem talâmica mostra grandes cornos occipitais, medindo mais de 10 mm (*setas*), e uma parede convexa ao corno anterior (*seta aberta*). **B,** Imagem ventricular mostra aumento evidente de volume do ventrículo com superfície convexa da parede do ventrículo lateral que é paralela à calota óssea. Observe o plexo coróide (c) pendente e oscilante.

em 77,2%, e os restantes 22,8% tiveram resultados anormais da seguinte maneira: anormalidades cromossômicas, 3,8%; anormalidades estruturais não detectadas, 8,6%; mortalidade perinatal, 3,7%; e neurodesenvolvimento anormal, 11,5%. Em geral, aqueles com ventrículos menores na faixa de 10 a 12 mm se saem melhor, mas seu prognóstico é ainda pior com ventrículos abaixo de 10 mm.[46] A investigação de ventriculomegalia inclui aconselhamento, exame anatômico detalhado para pesquisa de outras anormalidades, bem como marcadores para aneuploidia, exames sorológicos para infec-

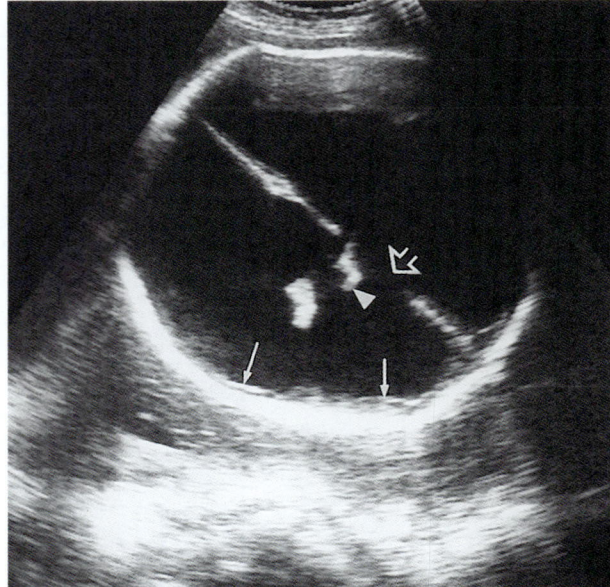

FIGURA 37-10. Ventriculomegalia maciça com 35 semanas de gestação devido à estenose do aqueduto. O septo pelúcido fenestrou (*seta aberta*), permitindo que o plexo coróide proximal (*ponta de seta*) atravesse a linha média. O córtex está acentuadamente mais fino (*setas pequenas*), mas presente, permitindo diferenciação de hidranencefalia.

ções congênitas, sangue para tipagem do antígeno plaquetário (PlA_1) e amniocentese para cariótipo.[47]

ANORMALIDADES ESPECÍFICAS

As anormalidades congênitas do SNC podem ser classificadas de acordo com o momento do comprometimento na vida pré-natal, pois muitas anormalidades refletem o tempo da influência nociva, e não sua causa (Tabela 37-2). A classificação etiológica não é tão útil quanto padrões de malformação específicos.[48,49] Estão sendo encontradas cada vez mais anormalidades nos genes em nível molecular. Estas, por sua vez, dão origem a proteínas anormais que impedem a ocorrência do desenvolvimento cortical normal e da migração neuronal. A genética molecular e os conhecimentos sobre os mecanismos moleculares da doença e o mau desenvolvimento são um campo de ciência com desenvolvimento rápido e que mudará os conhecimentos sobre distúrbios do desenvolvimento. Malformações específicas estão começando a ser categorizadas com base em suas anormalidades genéticas e moleculares subjacentes, e não por seu aspecto morfológico.[50,51]

Erros da Indução Dorsal

Erros de indução e do desenvolvimetno da placa e canal neurais (neurulação) resultam em defeitos de fechamento,

TABELA 37-2. CLASSIFICAÇÃO DAS MALFORMAÇÕES CONGÊNITAS DO SNC

Distúrbio	Tempo de Início
Indução Dorsal	
Anencefalia	4ª sem
Encefalocele/iniencefalia	4ª sem
Espinha bífida/Chiari II	4ª sem
Regressão caudal	4ª à 7ª sem
Indução Ventral	
Holoprosencefalia	5ª à 6ª sem
Malformação de Dandy-Walker	7ª à 10ª sem
Proliferação Neuronal, Microcefalia de Diferenciação	2º ao 4º m
Macrocefalia	2º ao 4º m
Malformações vasculares, tumores	2º ao 3º m
Migração	
Agenesia do corpo caloso	3º ao 5º m
Lesão Adquirida	
Porencefalia	3º ao 4º m
Estenose aquedutal	
Não classificada	

incluindo anencefalia, encefaloceles, disrafismo espinhal e malformações de Chiari.

Acrania, Anencefalia e Exencefalia. A acrania, ou ausência da abóbada craniana ou da calota craniana, é comum a todas essas lesões. Ocorre anencefalia em cerca de 1 em 1.000 nascidos e se caracteriza pela ausência da abóbada craniana, dos hemisférios cerebrais e de estruturas diencefálicas e sua substituição por massa vasculoneural achatada e amorfa (área cerebrovasculosa) (Fig. 37-11A). A massa amorfa pode assemelhar-se a estruturas cerebrais descobertas por osso (exencefalia) (Fig. 37-11B), mas, em todos os casos, há ausência de pele normalmente formada, de ossos cranianos e de cérebro na parte superior às órbitas.[52,53] Estão presentes estruturas faciais e órbitas. São comuns as anormalidades espinhais e fora do SNC.[54,55] Ocasionalmente, a anormalidade da disrafia envolve a cabeça e a coluna inteiras (craniorraquises). A conseqüência da anencefalia é invariavelmente fatal e se oferece interrupção da gravidez em qualquer idade gestacional.[56]

Embora o diagnóstico tenha sido sugerido já com 10,5 semanas, a detecção antes de 14 semanas menstruais pode ser difícil porque esta imagem pode simular o cérebro se desenvolvendo normalmente, especialmente no exame transabdominal, embora os ossos cranianos não se ossifiquem.[54,57] Usando sondas transvaginais, a ossificação visível sonográfica dos ossos frontais não fica aparente até 11,5 semanas (Fig. 37-1B), e a anencefalia não deve ser diagnosticada antes desta idade. Sugere-se que a exencefalia possa ser uma fase inicial da anencefalia. No início da gravidez, a área cerebrovasculosa pode ser proeminente e assemelhar-se a estruturas cerebrais (exencefalia), postulando-se que o cérebro seja destruído durante a continuação da gravidez e assuma a característica achatada e rompida da anencefalia.[53,57]

Há subclassificações da anencefalia relacionadas à localização da abertura, quantidade de tecido cerebral restante e envolvimento espinhal associado, mas são apenas de interesse acadêmico porque todas são letais. Todas têm taxa de recorrência semelhante.[58]

O diagnóstico diferencial inclui **síndrome da banda amniótica** e **encefalocele volumosa** (Fig. 37-11C). Com a síndrome da banda amniótica (seqüência da ruptura precoce do âmnio), os fetos, em geral, têm um defeito ou anormalidade assimétrica ou ainda amputação de outras partes do corpo e oligoidrâmnio ocasional. As membranas podem ser visíveis no líquido amniótico ou o feto pode ficar fixado à face do útero ou da placenta. Diferentemente da anencefalia e da espinha bífida aberta, a ruptura precoce do âmnio é esporádica e sem aumento do risco de recorrência.[55] Encefalocele volumosa, em geral, apresenta maior desenvolvimento da calota craniana do que se observa na anencefalia, mas, ocasionalmente, as duas se parecem muito. Em qualquer dos dois casos, o prognóstico continua fechado.

Encefaloceles. São herniações de estruturas intracranianas através de um defeito no crânio. Podem conter apenas meninges e LCR (meningocele craniana) ou tecido cerebral (encefalocele). A maioria ocorre na linha média nas regiões occipital (75%) ou frontal (13%), mas algumas são parietais (12%) (Fig. 37-12).[59] Podem se estender às áreas nasal e esfenóidea, onde sua identificação pode ser difícil.[56,60-62] Podem ocorrer como lesões isoladas ou associadas a outras anomalias ou síndromes comumente envolvendo a cabeça, a coluna, a face, o esqueleto ou os rins.

Uma encefalocele se manifesta na ultra-sonografia como massa cística na superfície do crânio, comumente na linha média. O tecido cerebral herniado ou um defeito ósseo visível confirma o diagnóstico, mas estes podem ser difíceis de serem detectados. O diagnóstico diferencial inclui **higroma cístico, hemangioma, teratoma, cisto da fenda branquial e edema do couro cabeludo.**[56]

A **síndrome de Meckel-Gruber** é uma patologia autossômica recessiva letal que apresenta encefalocele, displasia renal cística e polidactilia como características dominantes.[63] A detecção de rins císticos ou uma encefalocele deve levar a uma pesquisa de outros componentes desta síndrome surpreendentemente comum.

O prognóstico da encefalocele depende da localização da lesão, da quantidade de herniação do cérebro e das anomalias associadas. A mortalidade pode chegar a 44%, e, nos sobreviventes, o comprometimento intelectual vai de 40% a 91%.[62,64] Se descoberta antes da viabilidade, oferece-se interrupção da gravidez. Mais tarde na gravidez, a conduta depende do tamanho e da localização da encefalocele e anomalias associadas.

Alterações Cranianas na Espinha Bífida. A espinha bífida é classificada como aberta ou fechada, dependendo de ser a lesão espinhal coberta por pele (fechada) ou não (aberta). As lesões abertas são mais comumente diagnosticadas no pré-

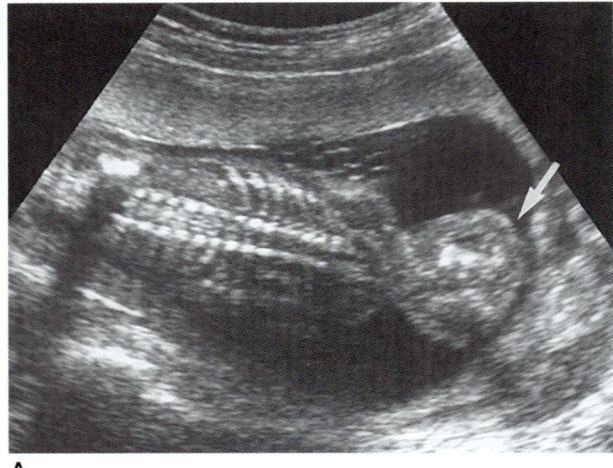
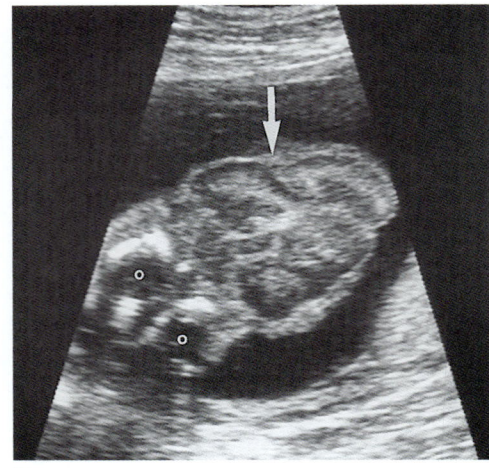
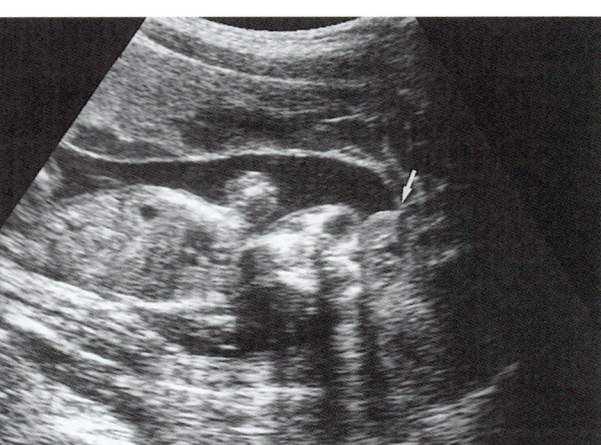

FIGURA 37-11. Anencefalia. A, Imagem sagital de feto com 14 semanas menstruais mostra coluna terminando num aglomerado de ossos cranianos basais sem calota craniana formada (*seta*). Tecido neural desorganizado, a vasculosa, pode simular o cérebro, mas os ossos do crânio sempre estão ausentes. (**B**) Substancial tecido semelhante ao cérebro (*seta*) acima da base do crânio. Órbitas (o). Alguns acham que a exencefalia seja uma fase inicial da anencefalia e que trauma contínuo a este tecido não protegido resultará em sua destruição, finalmente deixando o aspecto típico de anencefalia. A síndrome da banda amniótica com 15 semanas simula anencefalia (**C**), porém o pólo e o cérebro fetais ficaram presos à parede uterina por bandas evidentes (*seta*). Diferentemente da anencefalia, esta patologia é esporádica e não tem risco de recorrência. Exencefalia com 19 semanas.

natal e relata-se que são responsáveis por cerca de 80% dos casos de espinha bífida e praticamente todas as lesões abertas se associam a alterações intracranianas. Cerca de 80% dos fetos com espinha bífida aberta têm elevação da AFP-SM. Contrastando, a maioria das lesões fechadas, mesmo que grandes, não tem alterações intracranianas, e os níveis de AFP-SM são normais. Deste modo, é importante examinar a coluna mesmo que a cabeça pareça normal para evitar não diagnosticar uma deformidade óbvia de espinha bífida fechada.

A maioria dos casos de espinha bífida aberta inicialmente indica a suspeita após a detecção de alterações associadas características na cabeça e, de fato, achamos excepcional que ocorra espinha bífida aberta sem alguma distorção cerebral. As alterações características na cabeça na espinha bífida aberta (Fig. 37-13) incluem ventriculomegalia,[65] sinal do limão (recortes ou indentação bifrontais),[66,67] sinal da banana (malformação de Chiari II),[68,69] apagamento da cisterna magna[70] e DBP e medidas do abdome menores do que as esperadas para a idade gestacional.

A ventriculomegalia acima de 10 mm é comum, mas geralmente ocorre mais tarde na gravidez (Fig. 37-13A). Babcock verificou-a em 44% de fetos abaixo de 24 semanas de gestação e em 94% depois de 24 semanas de gestação.

SINAIS CRANIANOS DE ESPINHA BÍFIDA ABERTA

Sinal do limão
Ventriculomegalia
Sinal da banana
Forma do cerebelo em torno do tronco cerebral
Apagamento da cisterna magna
Medidas fetais um pouco menores
Defeitos espinhais
Antecedentes familiares
AFP-SM elevada

Obs.: Espinha bífida fechada tem cabeça com aspecto normal. AFP-SM, por alfafetoproteína no soro materno.

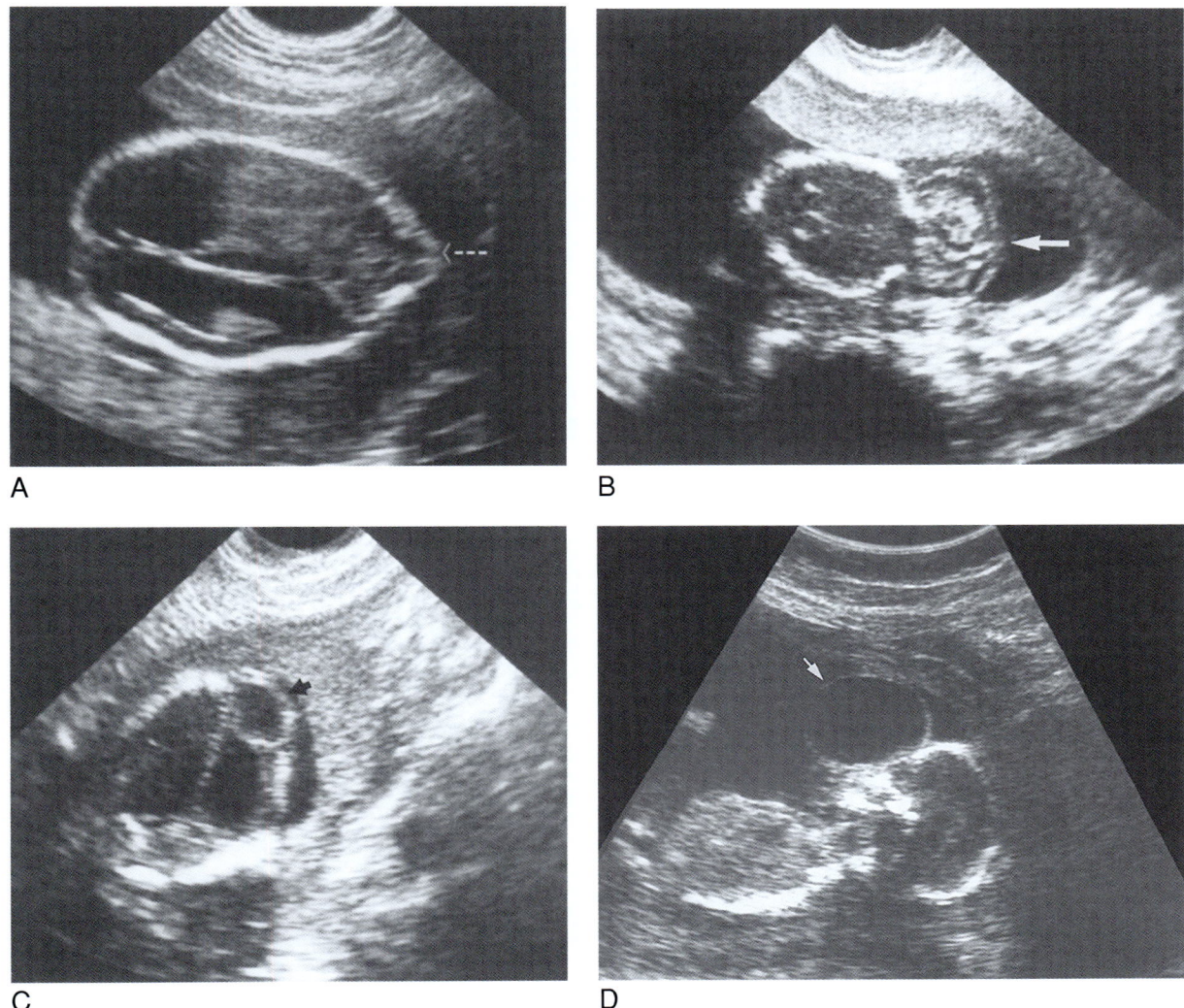

FIGURA 37-12. Encefaloceles. A, Imagem cerebelar transversa com 18 semanas menstruais mostra ventriculomegalia e pequena encefalocele occipital (*seta*), que contém parte do cerebelo. **B,** Imagem transversa com 22 semanas menstruais mostra grande encefalocele na linha média com um considerável tecido cerebral (*seta*) herniado através do defeito craniano ósseo occipital. A cabeça é microcefálica. **C,** Imagem coronal com 21 semanas menstruais mostra encefalocele parietal assimétrica (*seta*). São incomuns as localizações fora da linha média para estas lesões. **D,** Encefalocele anterior (*seta*) com 18 semanas. A herniação ocorreu através de um defeito entre as órbitas.

Associou-se a deformidades graves da fossa posterior.[65] Achamos que, embora a medida ventricular absoluta, em tais fetos, possa ser inferior a 10 mm, é comum ver que o plexo coróide parece pequeno demais e pendente ou oscilante — mesmo no início do segundo trimestre (Figs. 37-6B e 37-9B). Depois do parto e depois do reparo da lesão da pele, geralmente todos os lactentes desenvolvem aumento de volume progressivo dos ventrículos e da cabeça (hidrocefalia) e geralmente precisam da realização de uma derivação.

O **sinal do limão** (Fig. 37-13A) é visto em 89% a 98% dos fetos com espinha bífida abaixo de 24 semanas de gestação, mas se torna menos evidente posteriormente.[66,67] Também pode ser visto em fetos normais e em fetos com diversas anormalidades, inclusive com encefalocele, malformação de Dandy-Walker, displasia tanatofórica e outras.[71]

O **sinal da banana** e o apagamento da fossa posterior são o resultado de hipoplasia da fossa posterior e passagem de líquido pelo defeito aberto da espinha bífida (Fig. 37-13B-D). O cerebelo está comprimido para o interior da parte mais baixa da fossa posterior e se molda no restante do espaço existente. O líquido na cisterna magna fica deslocado (apagamento da cisterna magna) pelo cerebelo. Igualmente, as amígdalas e o vérmix do cerebelo se deslocam inferiormente através do forame magno. As partes laterais envolvem o tronco cerebral lateralmente, e o cerebelo assume uma forma curva em "C" e, por isso, sinal da banana. Esses achados constituem a malformação de Chiari II sonográfica. De fato, a malformação Chiari II tem muitos componentes sutis, conforme escrito por neurorradiologistas.[72] Ocasionalmente, o cerebelo pode ser tão deslocado inferiormente,

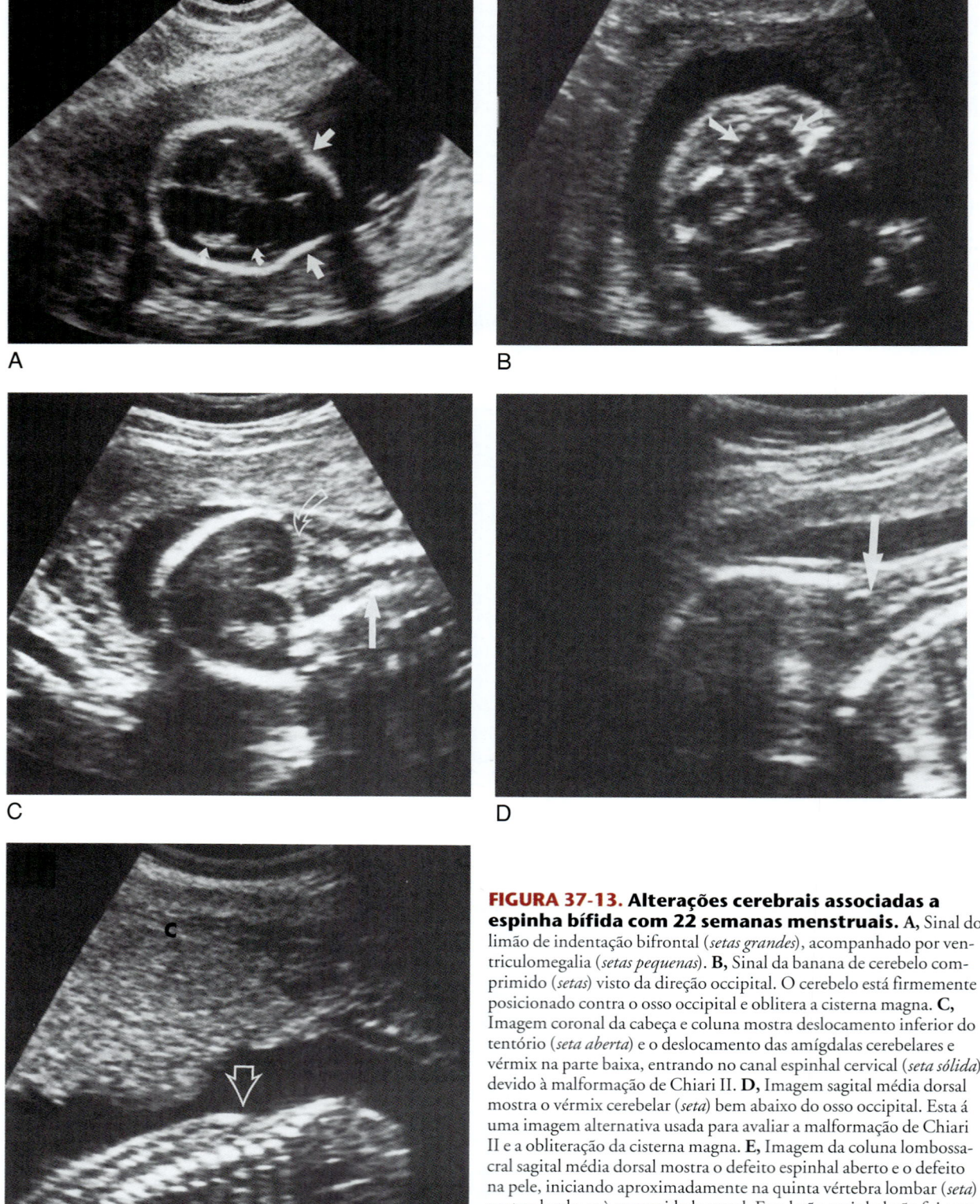

FIGURA 37-13. Alterações cerebrais associadas a espinha bífida com 22 semanas menstruais. A, Sinal do limão de indentação bifrontal (*setas grandes*), acompanhado por ventriculomegalia (*setas pequenas*). **B,** Sinal da banana de cerebelo comprimido (*setas*) visto da direção occipital. O cerebelo está firmemente posicionado contra o osso occipital e oblitera a cisterna magna. **C,** Imagem coronal da cabeça e coluna mostra deslocamento inferior do tentório (*seta aberta*) e o deslocamento das amígdalas cerebelares e vérmix na parte baixa, entrando no canal espinhal cervical (*seta sólida*) devido à malformação de Chiari II. **D,** Imagem sagital média dorsal mostra o vérmix cerebelar (*seta*) bem abaixo do osso occipital. Esta á uma imagem alternativa usada para avaliar a malformação de Chiari II e a obliteração da cisterna magna. **E,** Imagem da coluna lombossacral sagital média dorsal mostra o defeito espinhal aberto e o defeito na pele, iniciando aproximadamente na quinta vértebra lombar (*seta*) e estendendo-se à extremidade sacral. Esta lesão espinhal não foi apreciada em vários exames desta gravidez, embora todos os observadores detectassem as anormalidades da cabeça.

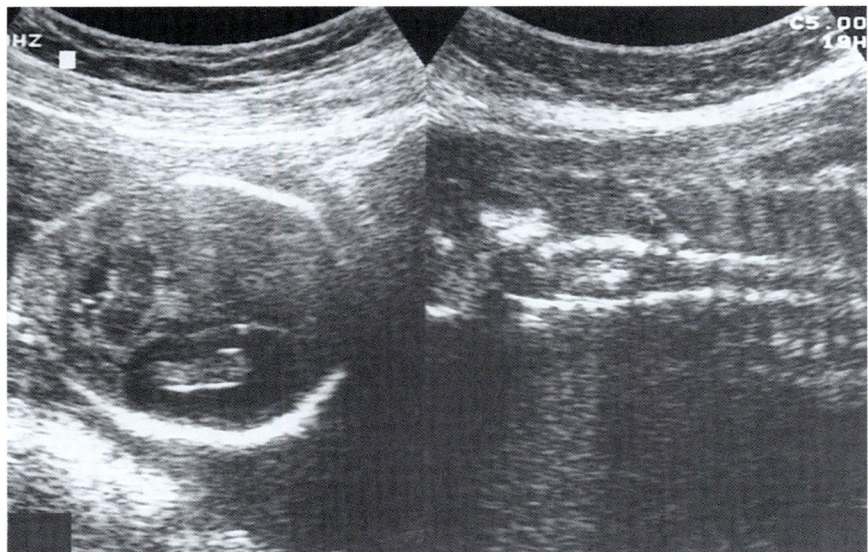

FIGURA 37-14. Espinha bífida fechada coberta por pele na 19ª semana de gestação. A imagem direita mostra disrafismo amplo de cerca de T10 a S5. Na imagem esquerda, observe os ventrículos normais, o cerebelo e a cisterna magna. Os sinais cranianos, em geral, estão ausentes com espinha bífida fechada, e a AFP-SM é normal porque a lesão é coberta por pele. AFP-SM, alfafetoproteína no sangue materno.

até a base óssea do crânio, que não é possível fazer sua imagem pela ultra-sonografia. Alguns descrevem esse processo como cerebelo ausente com espinha bífida. Essa ausência, em geral, é artificial devido à sombra proporcionada pelo osso. É raro que a compressão cerebelar em Chiari II realmente resulte em atrofia cerebelar, mas pode ocorrer e se associar a desequilíbrios neurológicos.[73] A perda de líquido como causa de alterações cerebelares é sustentada pelo fato de que, depois do reparo intra-útero do defeito espinhal aberto, o cerebelo tem sido visto, por vezes, migrando cranialmente e, portanto, ele e a fossa posterior assumem aspecto normal.

Lembre-se de que casos de **espinha bífida fechada coberta por pele** tipicamente **não** têm achados cranianos e, portanto, um exame craniano normal não justifica uma avaliação espinhal apressada e incompleta (Fig. 37-14). A AFP-SM também será normal em tais pacientes.

Os fetos com DTN isolado têm aumento de incidência da anormalidade cromossômica que varia de 6,7% a 16% e deve ser oferecida avaliação genética pré-natal.[74,75]

As alterações intracranianas são semelhantes para todos os níveis de anormalidade espinhal, de modo que o prognóstico funcional depende primariamente do nível da lesão espinhal.[76] Atualmente, estão em andamento ensaios randomizados de correção espinhal intra-útero. A experiência inicial sugere que alterações cerebelares pareçam reverter e haverá menos necessidade de derivação ventricular pós-natal. Os avanços funcionais completos até o presente não têm sido melhores do que aguardar até depois do parto para realizar o tratamento.

A precisão do diagnóstico de espinha bífida é muito dependente da experiência do operador. Centros de encaminhamento experimentados têm uma detecção de quase 100%. Estudos de triagem na Bélgica que não usaram AFP-SM relatam sensibilidade de 30% a 40%. O ensaio RADIUS, que usou AFP-SM, relatou detecção de 80%. A triagem por alfafetoproteína pode ser levemente mais sensível do que a ultra-sonografia de rotina.[77]

A seqüência de **iniencefalia** é um caso raro e especial de disrafismo envolvendo a parte dorsal do crânio e a parte superior contígua da coluna ("ínio" refere-se à nuca) e se associa a erros de segmentação da parte superior da coluna. A deformidade resultante encurta acentuadamente o pescoço, e a cabeça fica em dorsiflexão (posição de fitar estrelas). São comuns as anomalias associadas. A conseqüência é fatal. Pode haver uma associação entre anencefalia e síndrome de Klippel-Feil. Na **síndrome de Klippel-Feil**, há um erro de segmentação com fusão e encurtamento das vértebras cervicais, mas não há disrafismo.[63]

Erros da Indução Ventral

Os erros da indução ventral ocorrem na extremidade rostral do embrião e resultam em anormalidades cerebrais e geralmente também afetam o desenvolvimento facial.

Holoprosencefalia. É um conjunto de malformações cerebrais decorrentes de clivagem incompleta ou diverticulação do prosencéfalo primitivo em dois hemisférios cerebrais. A holoprosencefalia comumente se associa às anomalias faciais da linha média.[78,79] Ocorre em cerca de um em 5.000 a um em 16.000 nascidos vivos. Como muitos fetos acometidos são abortados, a incidência global pode chegar a até um em 250.[78,79]

Embora a deformidade tenha um espectro contínuo, divide-se em três grupos: **alobar** (faltando dois lobos hemisféricos, não é lobar), **semilobar** (formação parcial dos lobos) e **lobar** (dois hemisférios presentes). Na variedade alobar mais grave, não há separação cerebral em dois hemisférios, mas há um manto único de tecido neural com um único ventrículo e fusão talâmica. Há ausência da foice, do corpo caloso e da fissura inter-hemisférica (Figs. 37-15, 37-16 e 37-17). As variedades semilobar e lobar mostram graus

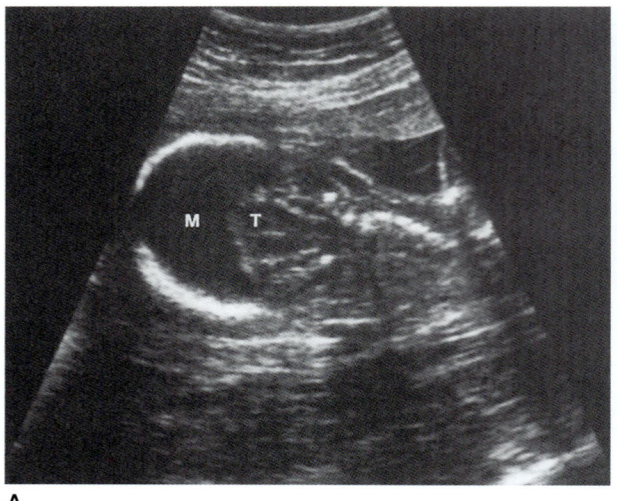
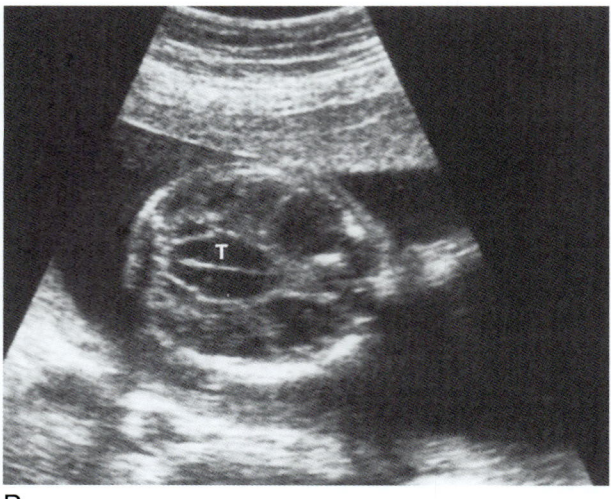

FIGURA 37-15. Holoprosencefalia alobar. A, Imagem coronal com 19 semanas mostra fusão evidente do tálamo (T) e ventrículo único volumoso (M) virtualmente sem tecido cerebral e ausência da fissura inter-hemisférica e foice. **B,** Imagem transversa do mesmo feto em posição mais inferior na cabeça, mostrando o tálamo (T) redondo e alongado, o que freqüentemente é o indício inicial de fusão talâmica associada a holoprosencefalia. Este feto também tinha anomalias faciais, que são comuns com a forma lobar mais grave de holoprosencefalia.

maiores de diferenciação, tendo a semilobar uma clivagem parcial em hemisférios e a lobar, clivagem completa. Ocorrem anormalidades faciais na linha média em cerca de 80% dos casos e incluem hipotelorismo, fenda maxilar na linha média, ciclopia (olho único e probóscide supra-orbitária, que é o nariz malformado), etmocefalia (hipotelorismo com probóscide) (Fig. 37-17B) e cebocefalia (hipotelorismo e nariz com narina única). As anomalias extracranianas também são comuns, especialmente se a face for anormal.[78-80]

Muitos casos são esporádicos, mas 50% têm anormalidades cromossômicas, especialmente a trissomia do 13.[78] O prognóstico é reservado, e aqueles com os tipos alobar e semilobar mais graves são profundamente retardados e geralmente morrem logo depois do nascimento.

Na sonografia, as características para diagnóstico dos tipos **alobar** e **semilobar** são a ausência da foice e fusão dos tálamos. O tipo alobar tem três variantes: "panqueca", "taça" (Fig. 37-16) e "bola" (Fig. 37-17).[81] O **tipo panqueca** apresenta pequena placa achatada de cérebro anteriormente com grande cisto dorsal posteriormente. O **tipo taça** tem cérebro mais anterior, formando um manto anterior em forma de taça e um cisto dorsal. O **tipo bola** apresenta monoventrículo sem características cercado por um manto de ventrículo de espessura variável. Um cisto dorsal, contínuo com o ventrículo único, pode estar presente no occipital.[78] Muitos autores enfatizam a detecção de anormalidades faciais associadas para se fazer o diagnóstico.[82,83] Com o tipo semilobar, podem ser vistos cornos occipitais rudimentares (Fig. 37-18). A **forma lobar**, como forma lobos, pode ser difícil, se não impossível, de ser diagnosticada no pré-natal. As características que sugerem holoprosencefalia lobar incluem ausência do cavo do septo pelúcido com fusão e cornos frontais quadrados, além de um aspecto anormal de dois grandes troncos nervosos, os fórnices, que são rudimentares e aparecem fundidos em trato único no terceiro ventrículo.[84,85]

A holoprosencefalia alobar tem sido diagnosticada já com 10,5 semanas por meio da demonstração de ventrículo, e órbita única e probóscide.[86] Em tais casos precoces, é importante não tomar a cavidade rombencefálica normal, que representa o quarto ventrículo em desenvolvimento, por holoprosencefalia (Fig. 37-1A). A presença de alterações faciais é importante com referência a isso.

O diagnóstico diferencial inclui hidrocefalia grave e hidranencefalia. Com o diagnóstico precoce, oferecemos a interrupção da gravidez. Com o diagnóstico tardio, fornecemos terapia conservadora e cariótipo devido à alta incidência de aneuploidia.

Complexo de Dandy-Walker. São usados vários nomes para descrever anormalidades da fossa posterior, envolvendo o vérmix cerebelar, incluindo **malformação de Dandy-Walker, síndrome de Dandy-Walker, variante de Dandy-Walker** e **hipoplasia do vérmix**. Os conhecimentos sobre essas anormalidades estão atualmente em evolução. Postula-se que essas anormalidades decorram de parada do desenvolvimento do rombencéfalo na proximidade da 7ª à 10ª semana, com falta de fusão do cerebelo na linha média e persistência da área membranosa, que aumenta de volume.[87] Inicialmente, acreditava-se que a malformação de Dandy-Walker resultasse de simples falha de fenestração dos forames de Magendie e de Luschka, mas agora se considera que a patologia represente uma anormalidade do desenvolvimento mais generalizada do teto do quarto ventrículo. Tem etiologia multifatorial, e a maioria dos casos é vista em associação com muitas síndromes genéticas e não-genéticas e têm sido encontradas anormalidades genéticas moleculares em alguns casos.[88,89]

A **síndrome de Dandy-Walker (SDW)** totalmente desenvolvida consiste em um vérmix pequeno ou ausente, quarto ventrículo grande que se comunica com o espaço líquido da fossa posterior, tentório elevado e alta posição do

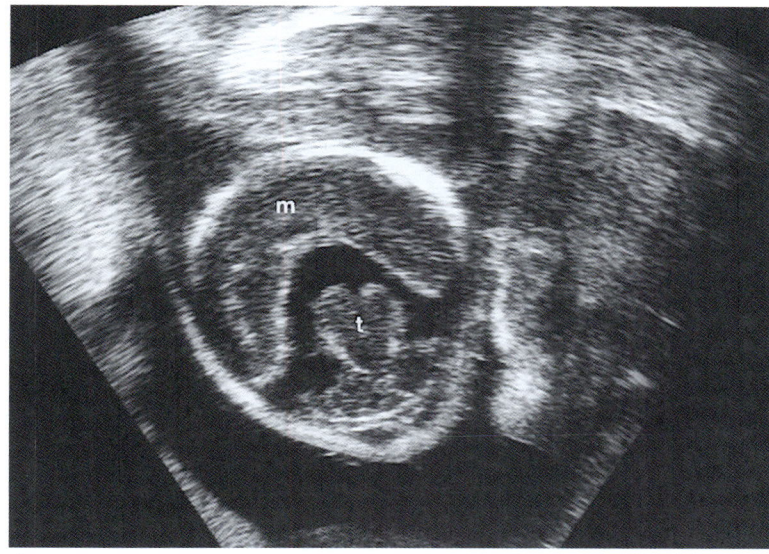

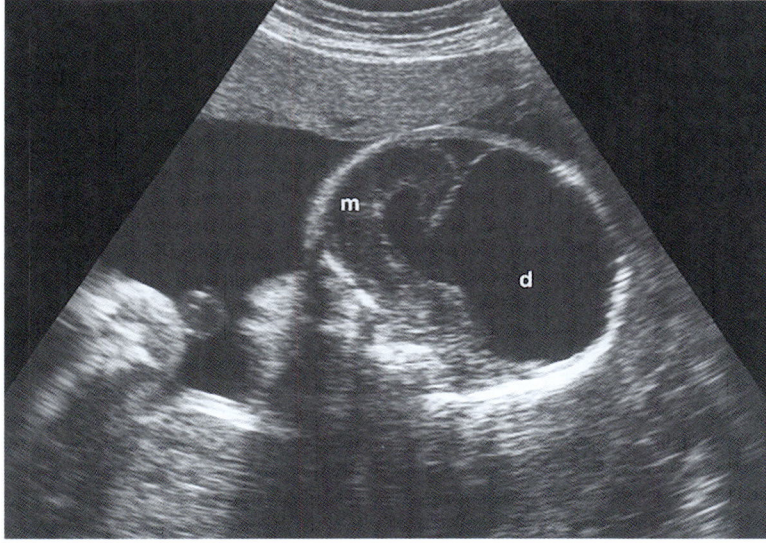

FIGURA 37-16. Tipo "taça" de holoprosencefalia alobar. A, Imagem coronal mostra manto (m) de telencéfalo sem fissura inter-hemisférica, o ventrículo único e fusão dos tálamos (t). **B,** Imagem sagital média mostra a "taça" de manto (m) anterior e um grande cisto dorsal (d).

torcular (confluência dos seios venosos sagital superior e lateral), algumas vezes associada a hidrocefalia.

A SDW se associa às anormalidades do SNC em 50% a 70% dos afetados, especialmente ventriculomegalia, disgenesia do tronco cerebral, disgenesia do corpo caloso, distúrbios da migração, encefaloceles e espinha bífida. Ocorrem anormalidades fora do SNC em 20% a 30% dos afetados, incluindo rins císticos, cardiopatia congênita e fendas faciais. Relatam-se anormalidades do cariótipo em cerca de 30%, especialmente trissomia do 18. Relata-se inteligência subnormal em 40% a 70%. A mortalidade, principalmente causada por anormalidades fora do SNC, é relatada em 24%. Relata-se inteligência subnormal em 40% a 80% dos sobreviventes.[90-93] O diagnóstico diferencial inclui **cistos subaracnóides da fossa posterior** que deslocam um cerebelo normalmente formado e freqüentemente se situam atrás ou acima do cerebelo, não se comunicando com o quarto ventrículo.[91]

A **hipoplasia do vérmix (antes conhecida como variante de Dandy-Walker)** é uma patologia mais difícil de diagnosticar e aconselhar. Não deve ser diagnosticada até depois de 18 semanas, quando o desenvolvimento do vérmix está completo. Igualmente, ângulos de exame muito inclinados podem simular fendas proeminentes entre as porções inferiores dos hemisférios cerebelares.[94]

O vérmix se desenvolve de cima para baixo.[95] A hipoplasia resulta em comprometimento de tamanhos variáveis da parte inferior, deixando um defeito de forma quadrada que se comunica com o quarto ventrículo e separa os hemisférios cerebelares inferiores (Fig. 37-19B). Em geral, a fossa posterior não aumenta de volume. São comuns as anormalidades, semelhantes às vistas com o complexo de Dandy-Walker, e

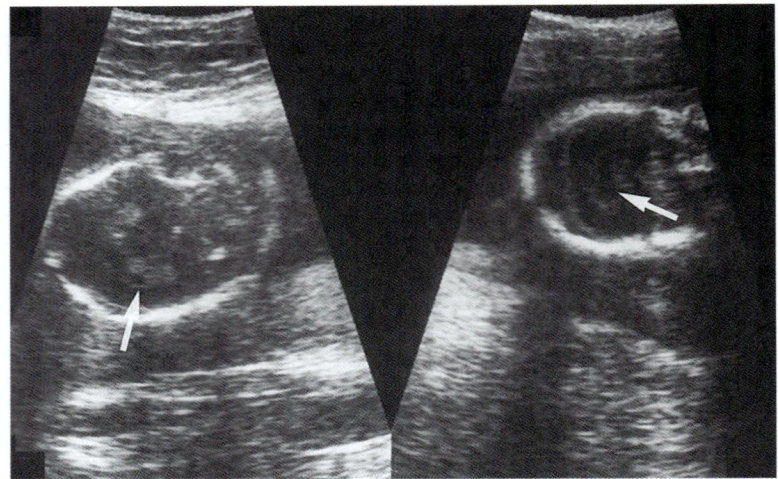
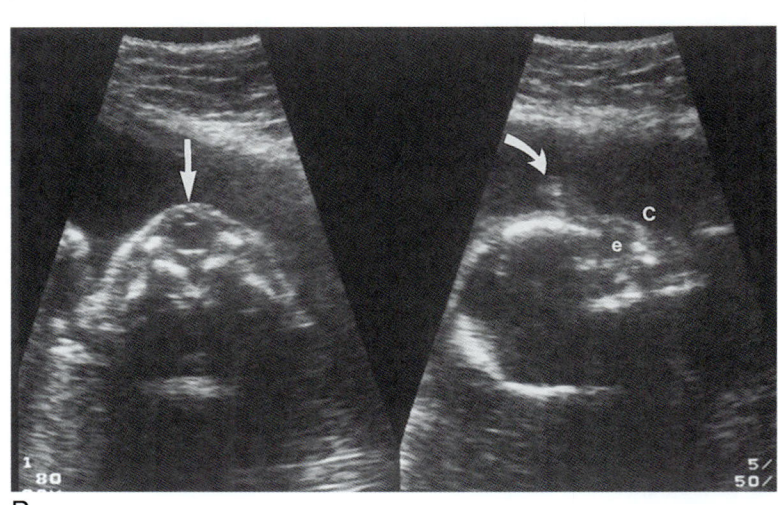

FIGURA 37-17. Tipo "bola" de holoprosencefalia alobar com 20 semanas menstruais. A, Ventrículo único central pequeno (*seta reta*) cercado por manto cerebral espesso em imagens axial (*esquerda*) e coronal (*direita*). **B,** Anomalia facial de ciclopia com probóscide associada a holoprosencefalia. A imagem à esquerda é transversa na face no nível da órbita e tem órbita única na linha média (*seta reta*). O perfil direito mostra probóscide (*seta curva*) acima da órbita única (e). Queixo (c).

ajudam a confirmar a patologia. A hipoplasia do vérmix tem sido descrita em associação a várias síndromes, incluindo a **síndrome de Joubert, síndrome de Walker-Warburg, síndrome cérebro-óculo-muscular** e outras.[87]

A RM pode ajudar a dar mais definição do diagnóstico devido à sua capacidade de avaliar o vérmix e o tronco cerebral adjacente com detalhes em múltiplos planos.

O aconselhamento se torna difícil porque se relata que alguns fetos, apesar dos achados característicos, são funcionalmente normais depois do parto.[77]

A **megacisterna magna** se refere a um aumento de volume da cisterna magna além de 10 mm (Fig. 37-20). O vérmix fica intacto. Este pode ser um achado normal, mas algumas crianças afetadas têm hidrocefalia ou atraso do desenvolvimento relacionado a anormalidades supratentoriais associadas. As anormalidades cromossômicas, especialmente a trissomia do 18, também são comuns e em um trabalho foram vistas em 55% destes lactentes. Deve-se suspeitar delas, especialmente se os ventrículos não tiverem o tamanho normal.[96] Em outro relato de 15 casos de megacisterna magna isolada diagnosticados depois de 26 semanas, todos os recém-nascidos eram normais.[97] Quando se encontra uma grande cisterna magna, deve haver cuidadosa pesquisa de outras anormalidades.

O **cisto aracnóide da fossa posterior** é uma coleção anecóica de LCR nas camadas da membrana aracnóide, que não se comunica com os ventrículos ou os espaços subaracnóides. Não há associação a anormalidades congênitas. Ocorre esporadicamente. O cerebelo e o tronco cerebral são comprimidos, mas normais. A compressão pode causar hidrocefalia obstrutiva. A diferenciação de outros cistos de Dandy-Walker pode ser difícil, mesmo após o parto. O tratamento envolve tirar o revestimento do cisto ou realizar uma derivação. Embora benignos, esses cistos podem resultar em lesão secundária ao cérebro através de hidrocefalia ou hemorragia.

Cistos da Aracnóide. Estes cistos podem ocorrer em qualquer ponto no crânio. Representam coleções de líquido nas camadas da membrana aracnóide. Os sintomas se originam se comprimirem o cérebro ou causarem hidrocefalia (Fig. 37-21).

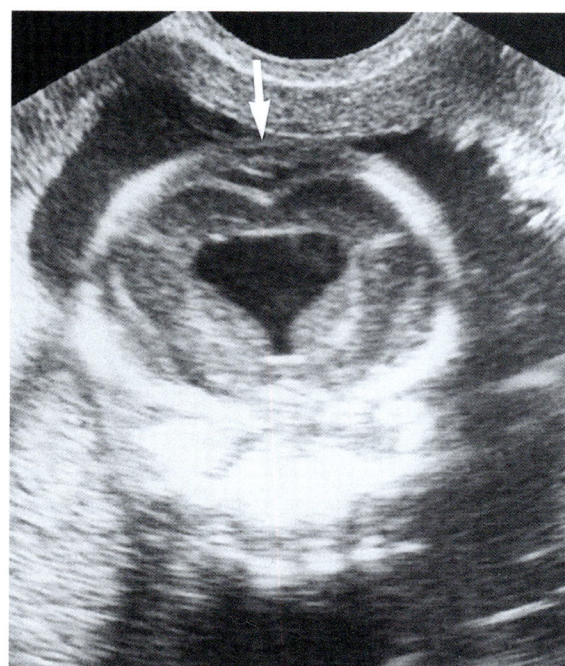

FIGURA 37-18. Holoprosencefalia semilobar com 20 semanas de gestação. Há um ventrículo único, mas também há o desenvolvimento rudimentar da foice e da fissura inter-hemisférica (*seta*).

Proliferação, Diferenciação e Destruição dos Neurônios

Hidranencefalia. Este raro distúrbio congênito mostra uma ausência quase total do telencéfalo, mas calota craniana e meninges intactas. É o grau mais grave de porencefalia ou destruição cerebral. Diz-se que a oclusão das artérias carótidas supraclinóideas é a causa mais comum, mas a hidranencefalia pode ocorrer devido a outras patologias, inclusive infecção.[98]

Patologicamente, a hidranencefalia se caracteriza por líquido cercando os núcleos da base e o tronco cerebral, ausência variável dos hemisférios cerebrais, meninges intactas e uma foice variavelmente incompleta. Pode não se desenvolver até o final da gravidez.

O diagnóstico já foi feito com 11 semanas e vários autores descreveram alterações progressivas, iniciando com anormalidade difusa da textura do cérebro e evolução para líquido da substância dos hemisférios cerebrais. No final da gravidez, a RM pode ser útil para confirmar o diagnóstico.[99,100] Na sonografia, o telencéfalo está variavelmente destruído e é substituído por líquido. O telencéfalo não possui o manto cortical fino presente na hidrocefalia grave. O tálamo, os núcleos da base e a parte inferior do tronco cerebral estão intactos. A foice está presente, em grau variável, mas pode estar deslocada ou ser hipoplásica (Fig. 37-22). O tamanho da cabeça comumente é normal, mas pode ser pequena ou grande. A hidranencefalia não se associa a outras anomalias.[98] A diferenciação de hidrocefalia acentuada é importante porque a hidrocefalia isolada pode ser derivada com sucesso depois do parto e pode ter um bom prognóstico. Na hidrocefalia, a forma do ventrículo fica preservada, mesmo se o córtex estiver acentuadamente fino (Fig. 37-10), enquanto na hidranencefalia, em geral, há massas irregulares de tecido visíveis nas regiões frontal e occipital, onde o cérebro é um tanto poupado devido à irrigação da circulação cerebral anterior e posterior.

O diagnóstico diferencial inclui hidrocefalia, holoprosencefalia alobar, higroma subdural congênito maciço e encefalopatia pós-anoxia e infecciosa. O prognóstico é fechado, sobrevindo a morte logo depois do parto.

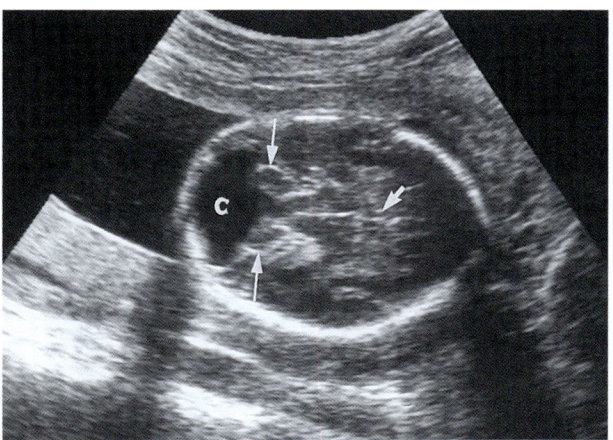
A

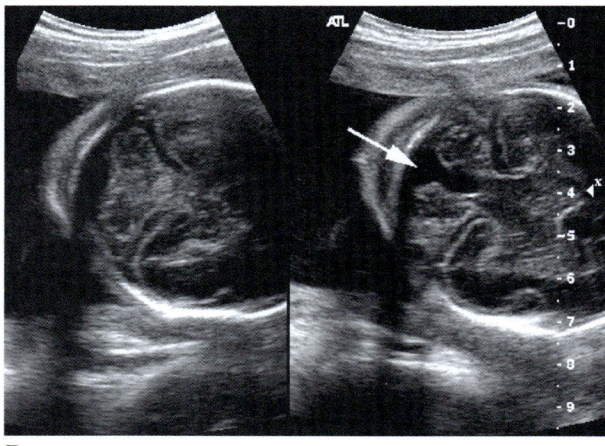
B

FIGURA 37-19. Complexo de Dandy-Walker com 21 semanas de gestação. A, O cisto grande na fossa posterior (c) se comunica com o quarto ventrículo e afunila o cerebelo (*setas*). O vérmix está ausente. O cavo do septo pelúcido também está ausente (*seta grossa*), o que é indício de agenesia do corpo caloso associada neste caso. **B,** Hipoplasia do vérmix (antigamente conhecida como variante de Dandy-Walker). Imagens cerebelares com 22 semanas. A imagem esquerda é cranial à imagem direita e mostra que a parte superior do vérmix está intacta e se liga às partes superiores dos hemisférios cerebelares. A imagem direita é mais caudal e mostra a fenda proeminente (*seta*) entre os hemisférios cerebelares onde o desenvolvimento do vérmix é deficiente. Este defeito se comunica com o quarto ventrículo. O feto tinha também anomalias adicionais, incluindo onfalocele (*não mostrada*).

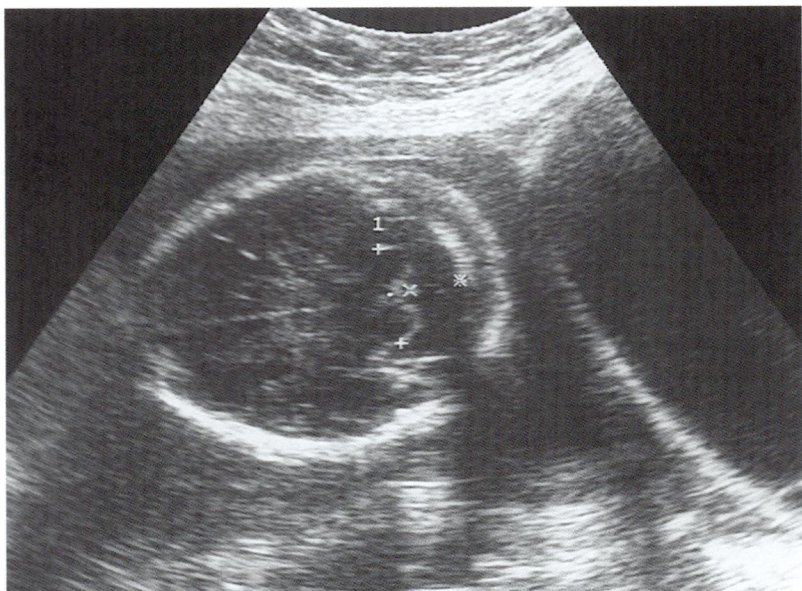

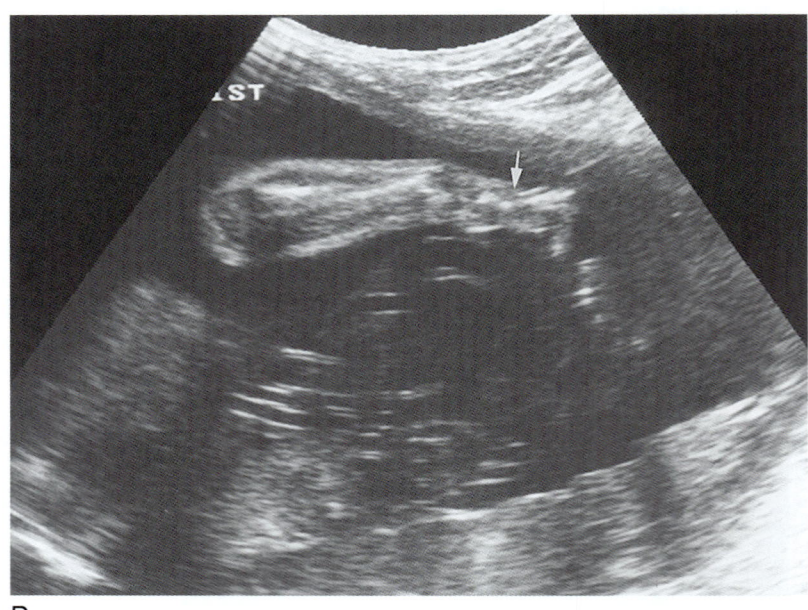

FIGURA 37-20. Megacisterna magna com 25 semanas de gestação. A, A CM (×.....×) tem mais de 10 mm. O cerebelo (+.....+) é pequeno e está abaixo do décimo percentil. Este feto tem hipoplasia cerebelar por displasia olivopontocerebelar. Posição anormal da mão por deficiência neurológica com displasia olivopontocerebelar. **B,** As articulações metacarpofalângicas estavam em hiperextensão fixa (*seta*) e os dedos, flexão fixa. Todos os movimentos das extremidades fetais eram anormais.

Esquizencefalia. É uma anormalidade estrutural rara do desenvolvimento cortical cerebral caracterizada por fendas ou defeitos congênitos no cérebro parietal ou temporal revestidos por substância cinzenta cortical. Iniciam-se a partir do córtex externo e se estendem para os ventrículos laterais. Os defeitos podem ser unilaterais ou bilaterais e podem envolver somente o córtex externo (fechado) ou estender-se por todo o córtex e comunicar-se com o ventrículo (aberto). Podem ocorrer defeitos cerebrais na linha média associados, como displasia septo-óptica, disgenesia do corpo caloso e ausência do septo pelúcido. A RM fetal é útil para caracterizar essas anormalidades corticais. Alguns consideram-na um processo destrutivo devido à lesão vascular semelhante à da hidranencefalia e da porencefalia.

Outros acham que ocorre uma alteração básica da migração neuronal.

Atraso do desenvolvimento, epilepsia e anormalidades motoras são comuns. Aqueles considerados fechados ou unilaterais são os menos afetados, e aqueles abertos e bilaterais são mais gravemente afetados. A maioria dos casos é esporádica, mas estão sendo descobertas anormalidades genéticas associadas ao desenvolvimento defeituoso do cérebro.[101-106]

Lissencefalia. Este termo descreve uma superfície cerebral que é lisa e não possui os sulcos e giros normais. Normalmente, quando os neurônios migram da matriz germinativa periventricular para a superfície cortical, eles aumentam o volume do córtex, que, então, passa por dobramentos para acomodar o aumento tecidual, assim formando sulcos e

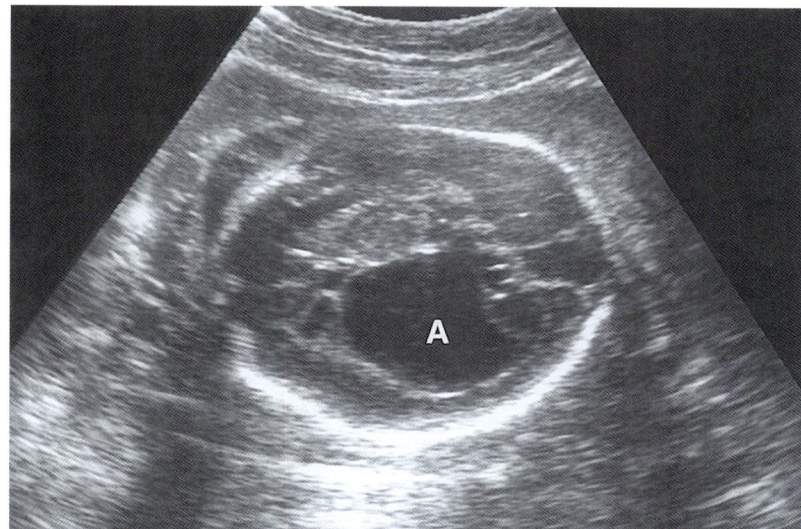

FIGURA 37-21. Cisto de aracnóide (A) na posição supratentorial inter-hemisférica com 25 semanas de gestação. Ocasionalmente, tumores com degeneração cística podem ter este aspecto.

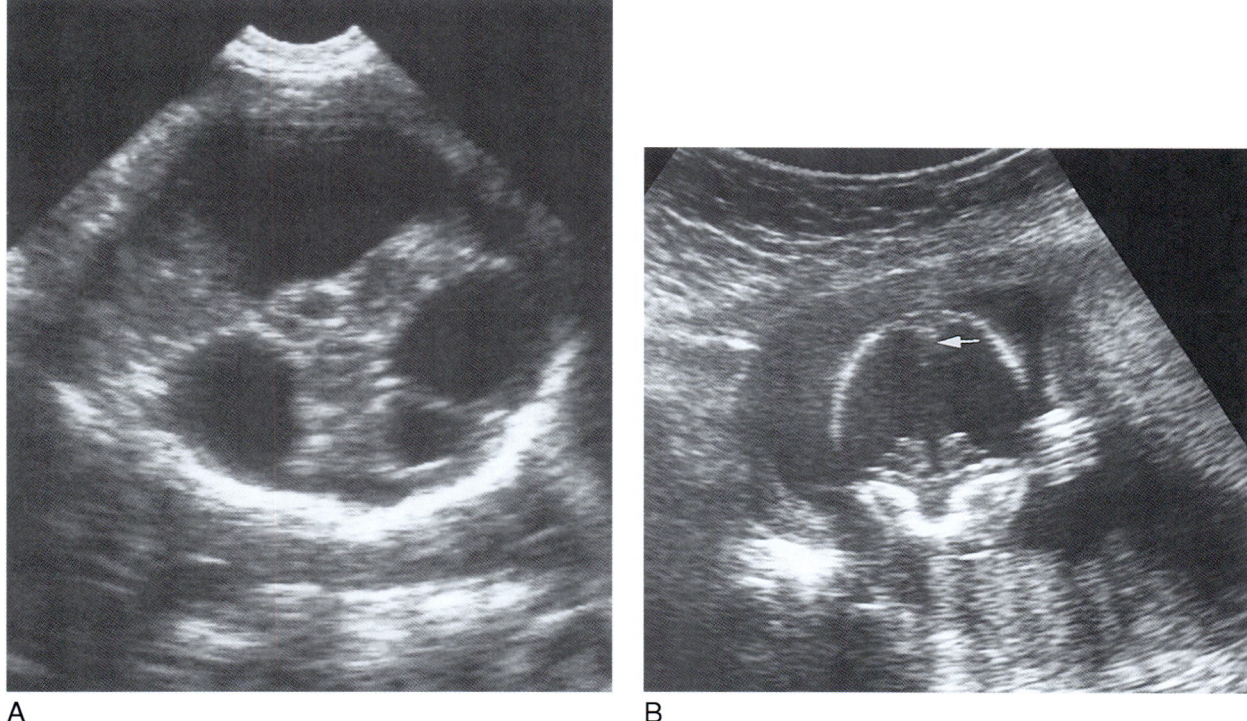

FIGURA 37-22. Hidranencefalia. A, Imagem talâmica transversa na 38ª semana de gestação mostra destruição cerebral assimétrica com preservação da fissura inter-hemisférica. **B,** Hidranencefalia com 17 semanas mostra crânio cheio de líquido. A princípio, o aspecto sugere holoprosencefalia alobar, mas a presença da foice (*seta*) e a falta de fusão talâmica, como se vê pelo grande terceiro ventrículo, ajudam a confirmar hidranencefalia.

giros. A migração anormal de neurônios da matriz germinativa à superfície resulta em desenvolvimento anormal dos sulcos e giros. Com migração neuronal anormal, a superfície continua plana e lisa (lissencefalia ou agiria) ou desenvolve giros largos e planos (paquigiria) ou múltiplos pequenos giros anormais (polimicrogiria). As crianças com essas mal-formações têm graves desequilíbrios funcionais. O diagnóstico geralmente não é possível até o terceiro trimestre, pois depende da demonstração de sulcos anormais, mas estes só começam a se desenvolver com cerca de 28 semanas de gestação. O único achado no segundo trimestre pode ser ventriculomegalia limítrofe, mas pode haver suspeita do diagnóstico se houver agenesia do corpo caloso associada, malformação de Dandy-Walker, colpocefalia, anormalidades oculares ou antecedentes familiares. Com a lissencefalia grave, o cérebro retém seu aspecto primitivo, como se vê no início do segundo trimestre.[106] O diagnóstico sonográfico pré-natal específico de lissencefalia só é possível em casos graves e exige atenção ao aspecto e à presença do desenvolvimento normal dos sulcos. A RM tem sido usada para confirmar o diagnóstico intra-útero e provavelmente será usada com mais freqüência para avaliar o cérebro em fetos com ventriculomegalia limítrofe, especialmente se houver qualquer indício de anormalidade além do leve aumento de volume ventricular.[107,108]

Classicamente, foram descritas duas variantes da lissencefalia. O tipo 1 se caracteriza por um córtex espesso muito liso, o qual retém sua forma primitiva e tem quatro camadas corticais neuronais, contra as seis normais. Associa-se a afecções como a síndrome de Miller-Dieker. O tipo 2 se caracteriza por um córtex desorganizado com discreto desenvolvimento irregular do sulco. É visto com a síndrome de Walker-Warburg. Mais recentemente, tem sido reconhecido que há muitas outras variantes, dependendo da deficiência genética molecular específica. Estão disponíveis testes genéticos para algumas das variantes.[109] O prognóstico funcional para esses lactentes é ruim. Tem sido considerada a interrupção tardia da gravidez, especialmente se estiverem presentes anormalidades adicionais.

Microcefalia. Implica uma cabeça desproporcionalmente pequena para a idade fetal e o tamanho do corpo. A definição precisa para diagnóstico é difícil, mas, em geral, diagnostica-se a microcefalia se a circunferência cefálica for inferior a 2 a 3 desvios-padrão (DP) abaixo da média para a idade e o sexo. O tamanho pequeno da cabeça pode estar associado a uma capacidade mental subnormal. Quanto menor a circunferência cefálica, mais baixo o nível de desempenho.[110,111] Depois do parto, geralmente se faz o diagnóstico quando a circunferência cefálica for inferior a 3 DP abaixo da média para a idade gestacional. Observe que alguns indivíduos com tal tamanho pequeno da cabeça têm inteligência normal. A incidência ao nascimento varia de 1 em 6.250 a 1 em 8.500.[111]

O pequeno tamanho da cabeça decorrente de anormalidades da calota (p. ex., craniossinostose) geralmente não é incluído sob este diagnóstico porque, nestes casos, a inteligência é poupada. Ao contrário este diagnóstico implica falha de desenvolvimento do cérebro (micrencefalia) após múltiplas causas pré-natais, incluindo as genéticas, as ambientais, asfixia, as infecciosas (citomegalovírus), fenilcetonúria materna, drogas (p. ex., álcool) e irradiação. No exame patológico, o cérebro pode ter aspecto normal, porém pequeno, ou pode ter achados diversos, incluindo porencefalia, giros anormais, ausência do corpo caloso e ventriculomegalia.[112] São comuns as anomalias associadas no SNC e fora dele.

Na sonografia, o diagnóstico de microcefalia é difícil, mas deve haver a suspeita se o DBP estiver abaixo do 3 DP da média para a idade gestacional. Outros critérios incluem circunferência cefálica pequena, relação circunferência cefálica/circunferência abdominal anormal e pequeno tamanho do lobo frontal (Figs. 37-12B e 37-23A e B).[111-114] Medidas isoladas têm apenas limitado a capacidade de diagnosticar microcefalia e, em um estudo, somente quatro de 24 fetos com medidas pequenas tiveram confirmado o diagnóstico no parto.[113] O diagnóstico já foi relatado com 15,5 semanas em gestações consideradas de risco, mas a microcefalia pode não ficar evidente até tarde na gravidez, quando o DBP deixa de crescer normalmente.[115,116]

Quando é encontrada uma cabeça fetal menor do que o esperado, deve haver pesquisa cuidadosa de anormalidades cerebrais e outras anomalias que tenderiam a confirmar a suspeita diagnóstica. Freqüentemente, o exame do cérebro é difícil porque os ossos cranianos muito aproximados atrapalham a visibilidade. A RM pode ser útil.

Macrocefalia e Megalencefalia. Macrocefalia significa uma cabeça grande com circunferência cefálica acima do 98º percentil para a idade. Isso, em geral, é causado por anormalidade do conteúdo intracraniano, como aumento de volume ventricular, infiltrações cerebrais ou doenças do armazenamento, aumento do espaço subaracnóide e tumores. Megalencefalia significa aumento de volume do cérebro que, de maneira geral, pode parecer normal. A megalencefalia verdadeira com gigantismo cerebral ou aumento de volume do cérebro é rara. A inteligência pode ser normal ou subnormal.[117,118] Foi descrita a megalencefalia unilateral associada a hemi-hipertrofia ipsilateral. O hemisfério afetado mostrou distúrbios da migração.[119-121]

Quando as medidas da cabeça são maiores do que as esperadas (macrocefalia), deve haver uma pesquisa cuidadosa de anormalidades intracranianas. O diagnóstico pré-natal de megalencefalia verdadeira (gigantismo cerebral com um cérebro de aspecto normal de maneira geral) seria possível somente se a datação da gestação tiver sido estabelecida no início da gravidez e, deste modo, pudesse ser excluída a restrição de crescimento intra-uterino (RCIU) assimétrico.

Distúrbios da Migração

Agenesia do Corpo Caloso (ACC). O corpo caloso (CC) é a maior comissura ou trato neural que conecta os hemisférios cerebrais. A ausência pode ser completa ou parcial, durante o desenvolvimento ou adquirida.[122] Pode ser uma anormalidade isolada com pouquíssimos desequilíbrios funcionais, mas comumente estão presentes anormalidades no SNC (85%) ou outras anormalidades (62%).[123-125]

Aproximadamente na 12ª semana de gestação, o corpo caloso começa a se desenvolver a partir da lâmina terminal perto da extremidade anterior do terceiro ventrículo como um feixe de fibras que ligam o hemisfério esquerdo ao direito. Este feixe se desenvolve de maneira ântero-posterior, começando anteriormente com o rosto e depois formando o joelho, o corpo e o esplênio posteriormente. Associa-se ao desenvolvimento dos dois septos pelúcidos e do cavo do septo pelúcido e de Verga ao crescer.

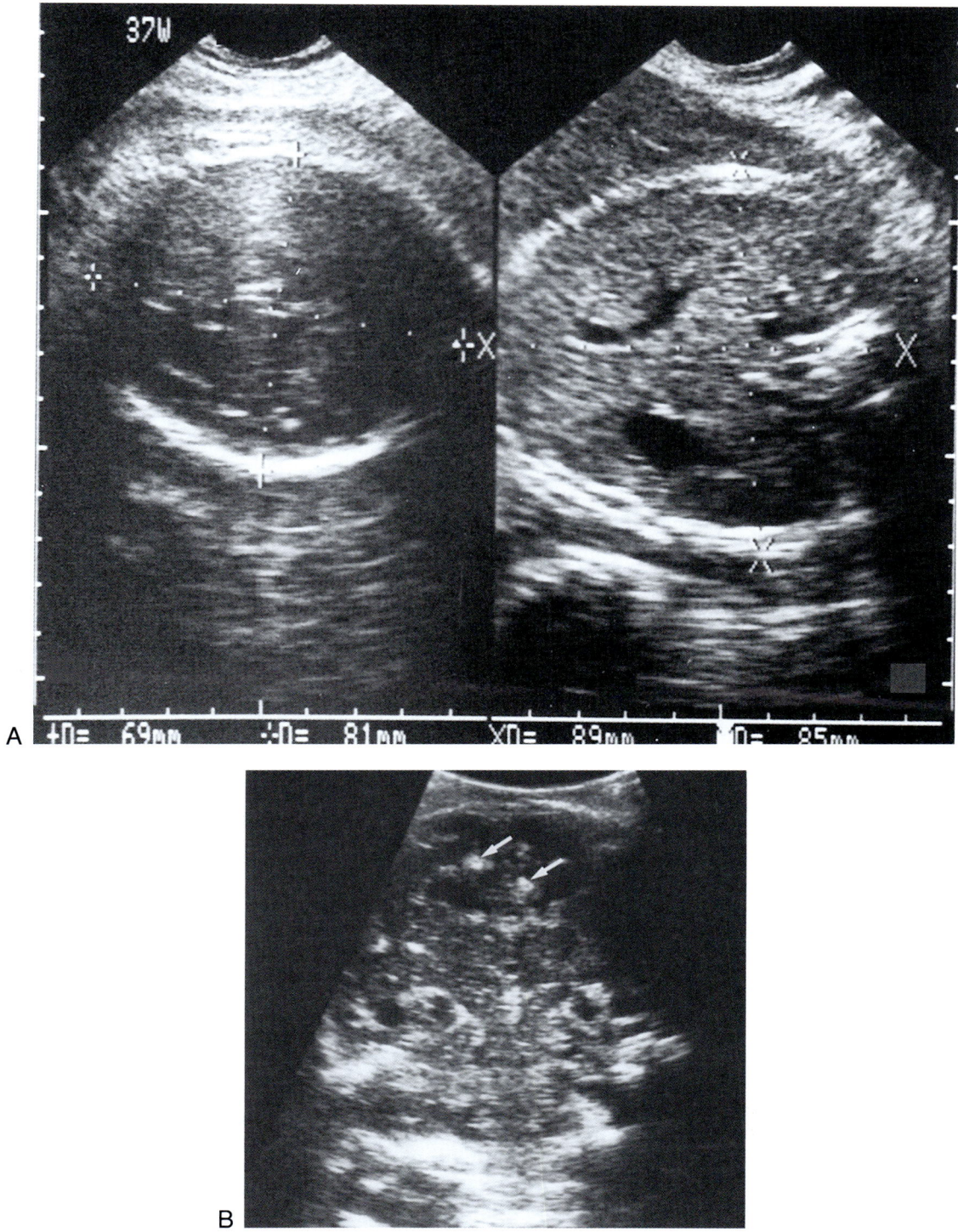

FIGURA 37-23. Microcefalia. A, Imagens comparativas das circunferências cefálica (*esquerda*) e abdominal (*direita*) com 37 semanas menstruais mostram a cabeça simétrica e anormalmente pequena. As estruturas cerebrais são anormais, porém pouco visíveis devido ao obscurecimento pelo osso sobrejacente. **B,** Exame coronal mostra calcificações intracerebrais (*setas*). A triagem para infecção foi negativa. O diagnóstico de autópsia estabeleceu uma rara lissencefalia autossômica recessiva.

O espaço entre os dois septos pelúcidos é o cavo do septo pelúcido. Mais precisamente, a parte deste espaço anterior aos forames de Monro é chamada cavo do septo pelúcido, e a parte posterior do mesmo espaço é chamada cavo de Verga. Em uso comum, "cavo do septo pelúcido" se refere a ambos os espaços. Na idade pré-escolar, o cavo se fecha e os dois septos se fundem, depois do que as membranas que se fundem são chamadas "septo pelúcido" no singular.

O desenvolvimento do corpo caloso se completa com 20 semanas de gestação. O corpo caloso normal mede 17 mm com 18 semanas e cresce até 44 mm a termo (Figs. 37-24D e 37-25D).[126] Desequilíbrios precoces do desenvolvimento geralmente interrompem a formação das partes mais posteriores, mas agressões depois que o desenvolvimento do corpo caloso se completa podem causar atrofia secundária de partes já desenvolvidas.[127,128] Como o desenvolvimento do corpo caloso não se completa até 20 semanas de gestação, o diagnóstico precoce de ACC pode ser difícil.[129] Na ultra-sonografia, o cavo do septo pelúcido, em geral, é visto com 17 semanas. Como a formação do cavo do septo se associa ao desenvolvimento do corpo caloso, quando o cavo não está presente a partir de 17 a 20 semanas, deve haver a suspeita de ACC. Tem sido difícil o diagnóstico precoce, com até 50% de casos não percebidos no segundo trimestre, mesmo por observadores experientes.

Os aspectos sonográficos da ACC são sutis nos exames axiais habituais realizados intra-útero (Figs. 37-24A, B e 37-25A). Eles incluem:

- aumento desproporcional dos cornos occipitais (colpocefalia);
- deslocamento lateral das paredes ventriculares medial e lateral;
- extremidades anteriores dos ventrículos laterais pontiagudas;
- ausência do cavo do septo pelúcido; e
- no terceiro trimestre, demasia de sulcos perpendiculares à fissura inter-hemisférica (aspecto de explosão solar) (Figs. 37-24B e C).

Uma vez ocorrida a suspeita de ACC, as incidências coronal e parassagital, menos comumente usadas, ajudam a confirmar o diagnóstico. Nas incidências coronais, o terceiro ventrículo fica elevado, as paredes mediais dos cornos anteriores são indentadas de sua parte medial por feixes de Probst (Fig. 37-25B) e pode estar presente um cisto inter-hemisférico. Nas incidências parassagitais, o corpo caloso está ausente, e os sulcos na superfície cerebral inter-hemisférica mostram uma orientação em "explosão solar" irradiando-se do terceiro ventrículo (Fig. 37-24C).[130] Antes de 24 semanas, a sutura metópica do osso frontal e a fontanela anterior oferecem uma janela clara para identificar o corpo caloso em incidência sagital média (Figs. 37-24D e 37-25D). Se a cabeça estiver profundamente na pelve, exames transvaginais proporcionam visualização especialmente clara. Exames com Doppler colorido podem ser usados para demonstrar um trajeto anormal das artérias cingulada e pericalosa. A RM é útil.

Podem estar presentes anomalias associadas de quase todas as estruturas do SNC, mais comumente displasias girais, heterotopias (células da substância cinzenta cortical em posições anormais) e hipoplasias, incluindo o vérmix cerebelar (a síndrome de Dandy-Walker). Anomalias comuns fora do SNC envolvem a face, as extremidades e o trato geniturinário. Esta alta incidência de malformações associadas sugere que a ausência do corpo caloso seja parte de um desequilíbrio do desenvolvimento generalizado.[118,123] Ocasionalmente, fetos com anormalidades do corpo caloso desenvolvem um lipoma perto da linha média, próximo da extremidade anterior esperada do corpo caloso.[131] Como a agenesia ou disgenesia do corpo caloso comumente é vista como parte de múltiplas malformações, é importante fazer um exame minucioso do feto inteiro. A RM fetal está comprovando sua utilidade.[132]

O prognóstico para agenesia isolada é bom, e 85% têm um resultado de desenvolvimento normal, mas 15% ficam deficientes. Sugere-se o cariótipo, já que ocorrem anormalidades cromossômicas em cerca de 10%. O prognóstico se relaciona a anomalias associadas. Se forem detectadas outras anomalias, então o prognóstico será reservado.[133]

Lesões Adquiridas

Estenose Aquedutal. Esta forma de aumento de volume ventricular se deve à obstrução funcional no aqueduto de Sylvius (Fig. 37-26). Está presente estreitamento do aqueduto em cerca de 20% a 30% dos pacientes com ventriculomegalia e resulta de causas diversas. Na ultra-sonografia, os ventrículos laterais e o terceiro ventrículo aumentam de volume, ocasionalmente de modo assimétrico. O cerebelo, a fossa posterior e a cisterna magna podem parecer normais, e o quarto ventrículo não aumenta de volume (Fig. 37-26).

Embora a hidrocefalia da estenose aquedutal seja prontamente diagnosticada, ocorrem anomalias associadas em 70% a 83% dos casos e escapam à detecção em 20% a 39% dos casos. Se descoberta antes da viabilidade, oferece-se a interrupção da gravidez. Pode ser necessário parto cirúrgico para macrocefalia, sofrimento fetal e complicações obstétricas, mas deve ser evitado se outras anomalias graves associadas estiverem presentes. Em tais pacientes, o parto vaginal pode exigir drenagem de líquido dos ventrículos para permitir a passagem da cabeça (cefalocentese). Se houver aumento ventricular progressivo, recomenda-se o parto assim que a maturidade pulmonar se estabelecer. Tentou-se derivação ventriculoamniótica pré-natal intra-útero no passado, mas sem melhora clara dos resultados, e o procedimento atualmente não é praticado.

Se presente como anormalidade não-progressiva isolada, poderá ser visto resultado funcional e mental normal em 50% a 80% dos casos, mesmo que esteja presente um córtex muito mais fino podendo ser necessária a derivação ventricular pós-parto.[21,134] Aqueles com anomalias associadas evoluem mal. As causas podem ser genéticas, congênitas ou infecciosas ou pode haver outras etiologias menos comuns, como um gene recessivo ligado ao X.[135]

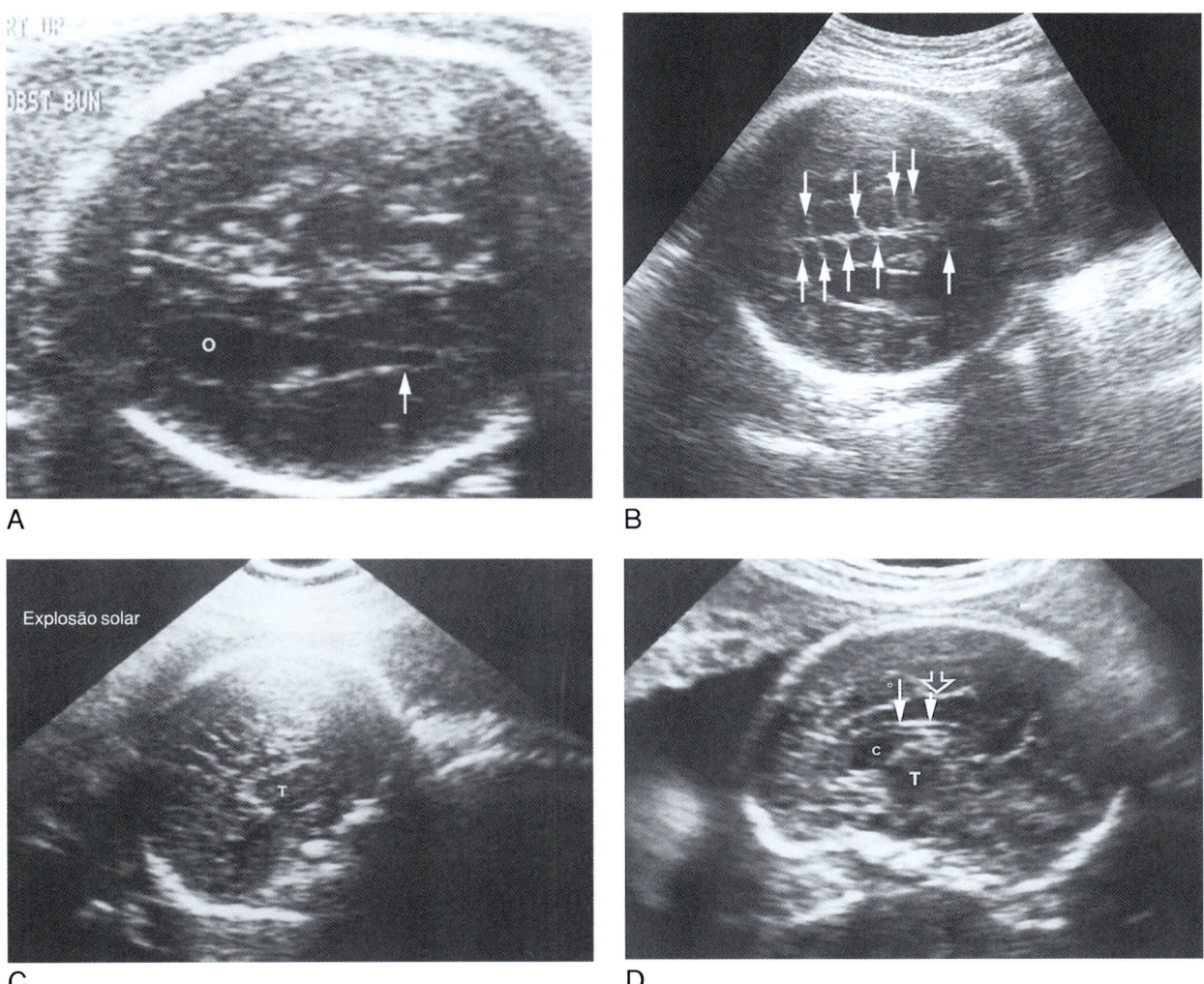

FIGURA 37-24. Agenesia do corpo caloso. A, Imagem ventricular transversa com 35 semanas menstruais mostra dilatação limítrofe característica de cornos occipitais (o) e cornos anteriores pontiagudos e discretamente esparsos (*seta*). Esta configuração do ventrículo é chamada colpocefalia. **B,** Imagem ventricular axial na 33ª semana demonstra sulcos em demasia perpendiculares à fissura inter-hemisférica (*setas*), o correlato axial do sinal em "explosão solar". O ventrículo também está aumentado. **C,** Imagem sagital média mostra típica radiação em explosão solar dos sulcos inter-hemisféricos provenientes do tálamo (T) e ausência de corpo caloso e do cavo do septo pelúcido. **D,** Cabeça fetal normal, imagem sagital média para comparação, mostra o corpo caloso normal (*setas pequenas*), contendo o cavo do septo pelúcido em seu arco (c). Acima e paralelo ao corpo caloso, ao padrão normal em arco do sulco cingulado (*seta aberta*). Tálamo (T).

Calcificações Intracranianas. As calcificações são raras. Geralmente ocorrem no final da gestação (Fig. 37-23B), associam-se comumente às infecções fetais e sugerem um mau prognóstico. Anatomicamente, a calcificação ocorre em áreas de necrose celular e pode revestir os ventrículos ou ocorrer no parênquima. São comuns as alterações graves associadas no SNC, incluindo microcefalia, ventriculomegalia, hemorragia intracraniana e cistos porencefálicos.

O diagnóstico diferencial de calcificações intracranianas fetais inclui infecções intra-uterinas (especialmente citomegalovírus e toxoplasmose), teratomas, esclerose tuberosa, síndrome de Sturge-Weber e trombose de seio venoso.[136]

Cistos do Plexo Coróide (CPCs). Ocorrem espaços semelhantes a cistos no plexo coróide em cerca de 1% a 6% dos fetos entre 13 e 24 semanas de gestação (Fig. 37-27). A maioria é pequena e incidental e desaparece em torno da 26ª semana sem conseqüências. Pensa-se que representem aprisionamento do líquido cefalorraquidiano num dobramento do neuroepitélio.

São mais prevalentes em fetos com trissomia do 18; entretanto, não há consenso quanto ao grau do aumento de risco. Índices de probabilidade relatados sobre trissomia do 18 com CPCs isolados variam de 0,03 a 13,8 vezes o risco inicial materno.

Os fetos com trissomia do 18 quase sempre têm outras anormalidades detectáveis e, quando se encontra um CPC, então deverá haver uma pesquisa detalhada de todas as características de trissomia do 18, especialmente nas mãos, coração e SNC. A idade materna deve ser considerada, pois o risco de trissomia do 18 aumenta com a idade. A triagem do

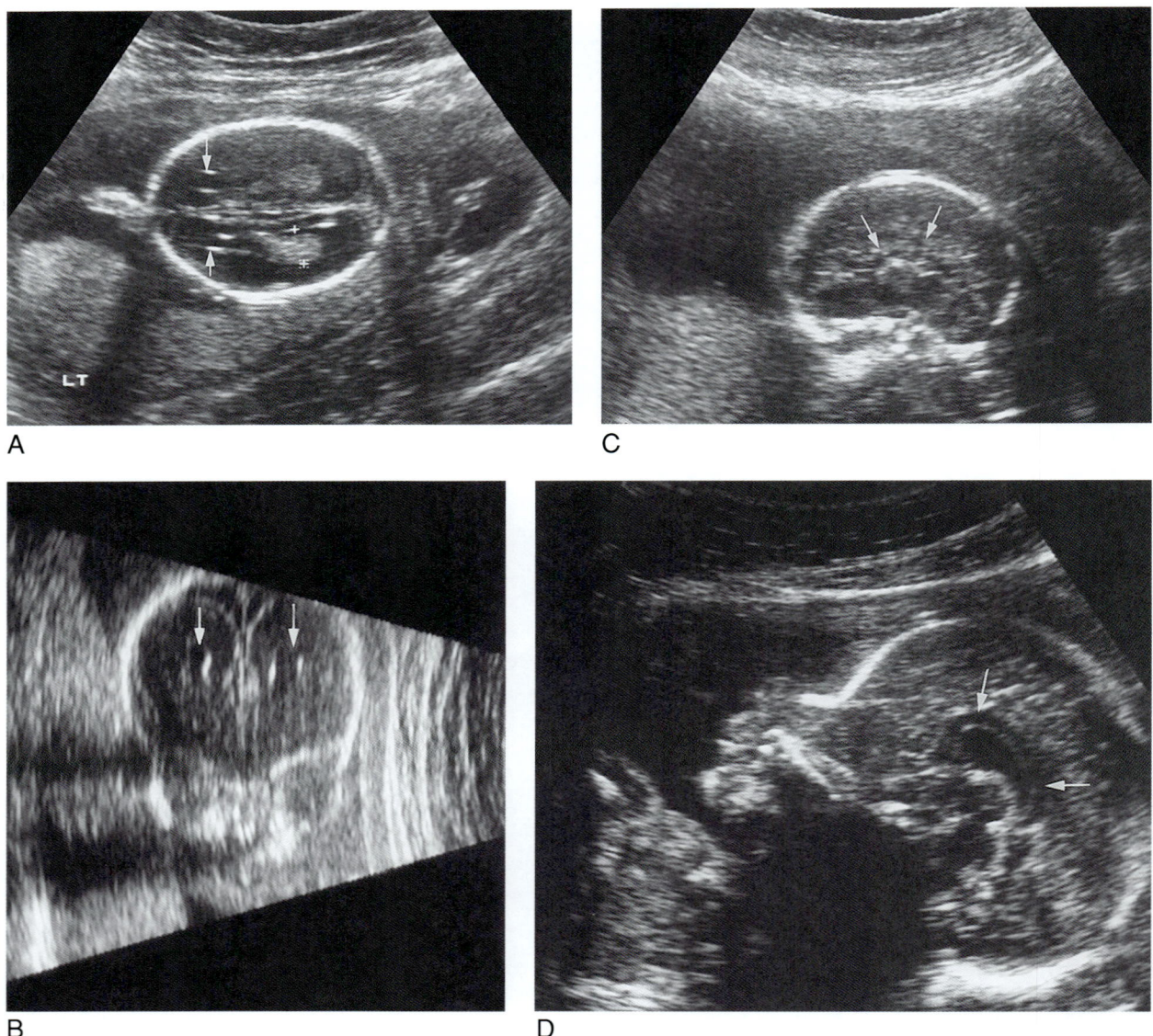

FIGURA 37.25. Agenesia do corpo caloso na 19ª semana de gestação. A, Imagem ventricular mostra cornos anteriores lateralmente deslocados (*setas*) e não há cavo do septo pelúcido. Em lugar disso, os hemisférios parecem anormalmente separados. **B,** Imagem coronal mostra orientação vertical ou em forma de U dos cornos anteriores com paredes mediais deslocadas lateralmente pelos feixes de Probst e não há cavo do septo pelúcido entre os ventrículos. (Comparar com Fig. 37-2D.) **C,** Imagem sagital média confirma ausência do corpo caloso e do cavo do septo pelúcido (CSP) em sua localização esperada (*setas*). Este feto é jovem demais para ter sulcos desenvolvidos, e o padrão em explosão solar ainda não se desenvolveu. **D,** Corpo caloso normal com 22 semanas e CSP (*setas*) com imagem feita através da sutura metópica.

sangue materno (teste tríplice) e a translucência nucal no primeiro trimestre podem ser úteis porque triam independentemente para trissomia do 18.[137]

Infecções. O grupo **TORCH** de organismos (Toxoplasma, Rubéola, Citomegalovírus [CMV] e vírus do Herpes simples) pode atravessar a placenta e causar encefalite variavelmente seguida por microcefalia, ventriculomegalia e calcificações. Cerca de 5% dos casos de ventriculomegalia têm sido atribuídos a infecções fetais. O diagnóstico é feito pela demonstração da soroconversão materna ou imunoglobulina M fetal específica no sangue fetal colhido por cordocentese.[138]

A gravidade de lesão do cérebro, em geral, relaciona-se com a idade em que a infecção ocorreu, e não com o agente. O CMV é a infecção mais comum e infecta cerca de 1% dos recém-nascidos, seguido, em freqüência, pela toxoplasmose e a rubéola congênita. O CMV é um vírus comum geralmente adquirido através do contato com grupos de pessoas, especialmente crianças, porque há uma incidência normalmente alta de infecção na população. A toxoplasmose é adquirida através de contato com carne crua e contato com animais, particularmente gatos e ninhadas de filhotes de gatos. A encefalite por herpes simples pode ser adquirida

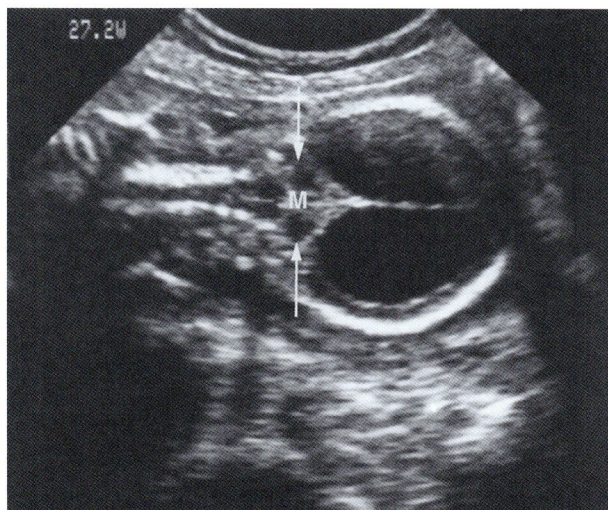

FIGURA 37-26. Estenose do aqueduto. Imagem coronal com 27 semanas menstruais mostra ventrículos laterais maciçamente dilatados. Observe a preservação da configuração lobar cerebelar (*setas*) e o aspecto normal da cisterna magna (M), diferentemente da malformação de Chiari.

através da placenta, mas é adquirida mais comumente durante a passagem fetal por um canal de parto infectado.[139]

CMV e toxoplasmose podem causar desde alterações cerebrais leves a muito graves. Estas incluem microcefalia, ventriculomegalia, calcificações e formação de córtex anormal, como lissencefalia e polimicrogiria. No CMV, as calcificações tendem a ocupar a área periventricular (Fig. 37-28A, B), contrastando com as calcificações da toxoplasmose, que afetam mais provavelmente o córtex e os núcleos da base.[139] Também ocorrem outras alterações generalizadas, incluindo insuficiência cardíaca, derrame pleural, hepatosplenomegalia, hiperecogenicidade intestinal, calcificação hepática e ascite.

É importante lembrar-se de que a maioria dos fetos infectados parece inteiramente normal na ultra-sonografia. Quando estão presentes anormalidades, tendem a ser alterações em múltiplos sistemas e envolvem a cabeça, o SNC e o coração e causam graves derrames cavitários, calcificações em parênquima, anormalidades do líquido amniótico (aumento ou diminuição), aumento de volume da placenta e restrição de crescimento. Os fetos com poucas semanas são mais suscetíveis à infecção e podem manifestar achados mais significativos no início da gravidez. A confirmação laboratorial de infecções TORCH é difícil e, em algumas circunstâncias, imprecisa.[140,141]

Trabalhos iniciais sugeriram que os fetos com HIV/AIDS tivessem características peculiares, inclusive RCIU, microcefalia, hipertelorismo, aspecto quadrado da fronte e uma ponte nasal achatada.[142] Isso não foi confirmado por um estudo colaborativo subseqüente que comparou crianças infectadas e não infectadas pelo HIV. As crianças afetadas não diferiam em peso ao nascimento nem em características dismórficas e não houve aumento de anormalidades congênitas.[143]

Seqüência da Ruptura Precoce do Âmnio (síndrome da banda amniótica, complexo da ruptura da banda amniótica e complexo parede abdominal-extremidades). Esta malformação esporádica ocorre em cerca de 1 em 1.200 nascidos vivos, mas é cerca de cinco vezes mais comum em natimortos. Sua etiologia não está clara, mas há um consenso comum de ruptura precoce do âmnio, fixação dos cordões amnióticos ao feto e rupturas, deformações e malformações fetais secundárias. Algumas deformidades podem estar relacionadas às lesões vasculares.[144] Os fetos com este distúrbio podem ter alterações bizarras que simulam outras malformações.[145] O tipo e a gravidade da anormalidade se relacionam ao momento da ruptura e ao número e extensão de partes corporais envolvidas. Lesões precoces com cerca de cinco semanas menstruais resultam em anormalidades craniofaciais, como anencefalia, encefaloceles atípicas e assimé-

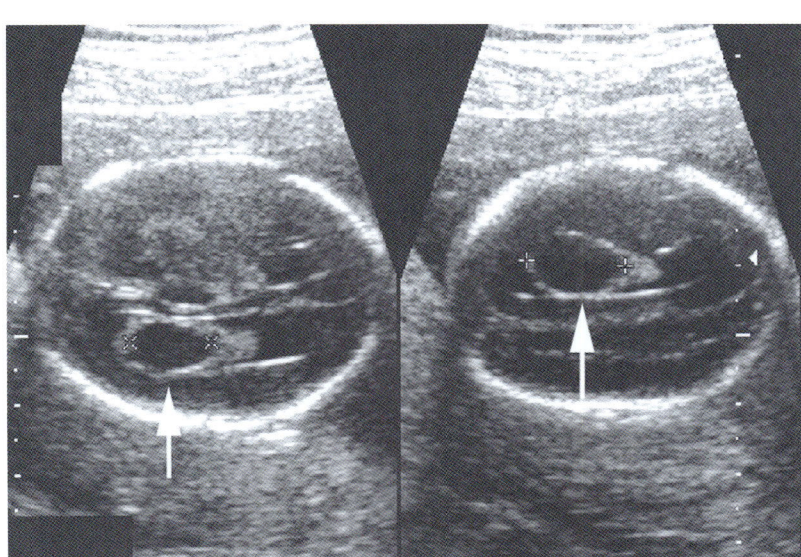

FIGURA 37-27. Cistos do plexo coróide. Imagem ventricular transversa mostra CPC bilateral (*setas*). Embora a maioria dos fetos com cistos pequenos seja normal, aqueles com cistos grandes e extensos ou anormalidades adicionais podem ter anormalidades cromossômicas, especialmente trissomia do 18.

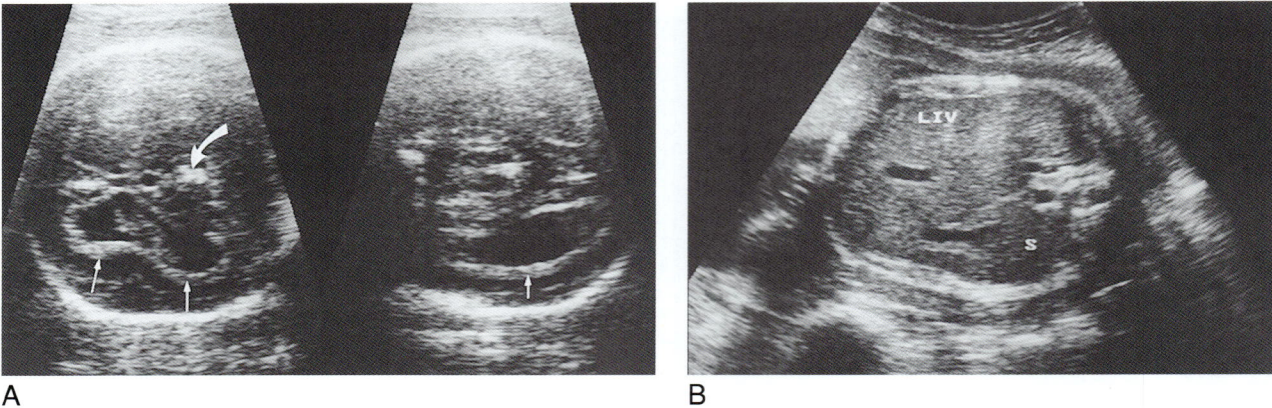

FIGURA 37-28. Infecção fetal por citomegalovírus (CMV) com 28 semanas de gestação. A, Alterações cranianas com infecção pelo CMV, inclusive ventrículos aumentados com paredes calcificadas e espessas (*setas retas*). Também há calcificação do tronco cerebral (*seta curva*). **B,** Hepatosplenomegalia comprimindo o estômago fetal ajuda a confirmar infecção fetal. LIV, fígado; S, baço.

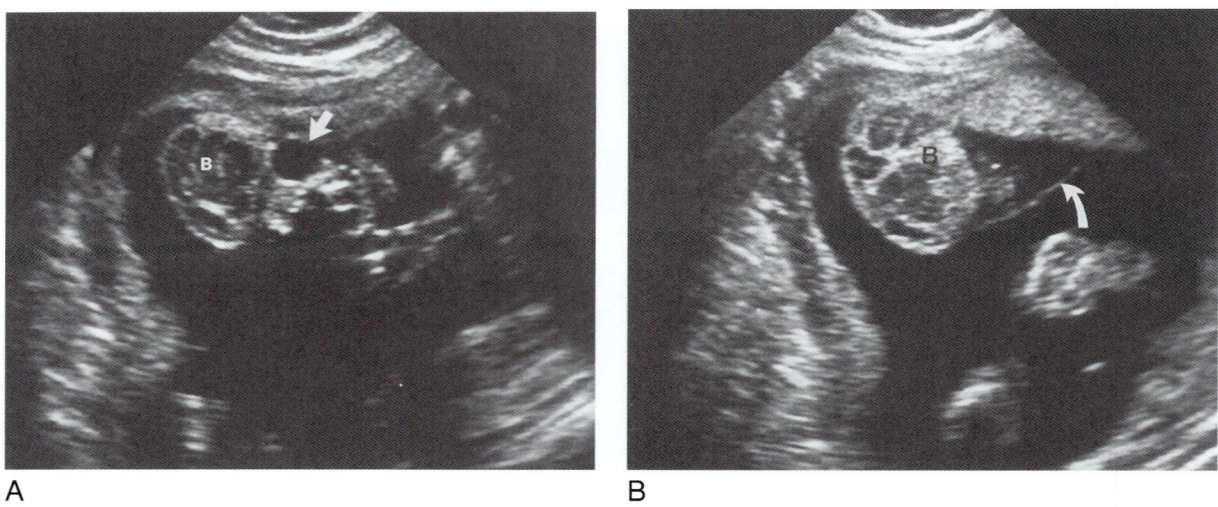

FIGURA 37-29. Seqüência da ruptura precoce do âmnio (síndrome da banda amniótica). A, Imagem coronal através da face mostra tecido cerebral desorganizado (B) não coberto por crânio. Isto é semelhante à anencefalia, mas, diferentemente dela, somente uma órbita está presente (*seta*). **B,** Imagem através de cérebro desorganizado (B) mostra falta de ossos do crânio e a presença de uma membrana ou banda (*seta curva*) fixando a cabeça à parede uterina, característica da seqüência da ruptura precoce do âmnio. (Ver também Fig. 37-11C.)

tricas, fendas faciais atípicas e fixação placentária à cabeça e ao abdome do feto. A ocorrência com sete semanas resulta em reduções e anormalidades das extremidades, bem como em defeitos toracoabdominais, freqüentemente com escoliose. A ocorrência depois de nove semanas resulta em anormalidades das extremidades, com hipoplasias, amputações e deformidades.[63,144] Embora as extremidades sejam mais comumente envolvidas, cerca de um terço das crianças afetadas apresentam anomalias craniofaciais, incluindo fendas faciais, encefaloceles assimétricas, anencefalia, holoprosencefalia e hidrocefalias.[144]

Na ultra-sonografia (Figs. 37-11C e 37-29), suspeita-se do diagnóstico se houver fendas, malformações, amputações em distribuições não-embriológicas, encefaloceles assimétricas e rupturas toracoabdominais, mesmo se as bandas que se relacionam com essas malformações não forem aparentes.[145] Em tais casos, o feto pode parecer "grudado" a uma parte do útero ou placenta. O prognóstico varia com as lesões específicas. Felizmente, há um risco desprezível de recorrência.

Aneurisma da Veia de Galeno. Várias malformações arteriovenosas cerebrais drenam para a veia de Galeno e resultam em sua distensão como estrutura única, dilatada e contendo líquido na linha média. A dilatação da veia geralmente não ocorre até o terceiro trimestre. O *shunt* pode ser intenso o suficiente para resultar em insuficiência cardíaca fetal ou neonatal.[146,147] Uma vez havendo suspeita do diagnóstico, ele pode ser rapidamente confirmado com ultra-sonografia Doppler. Os vasos do pescoço apresentam aspecto proeminente e podem estar presente sinais de insuficiência cardíaca.

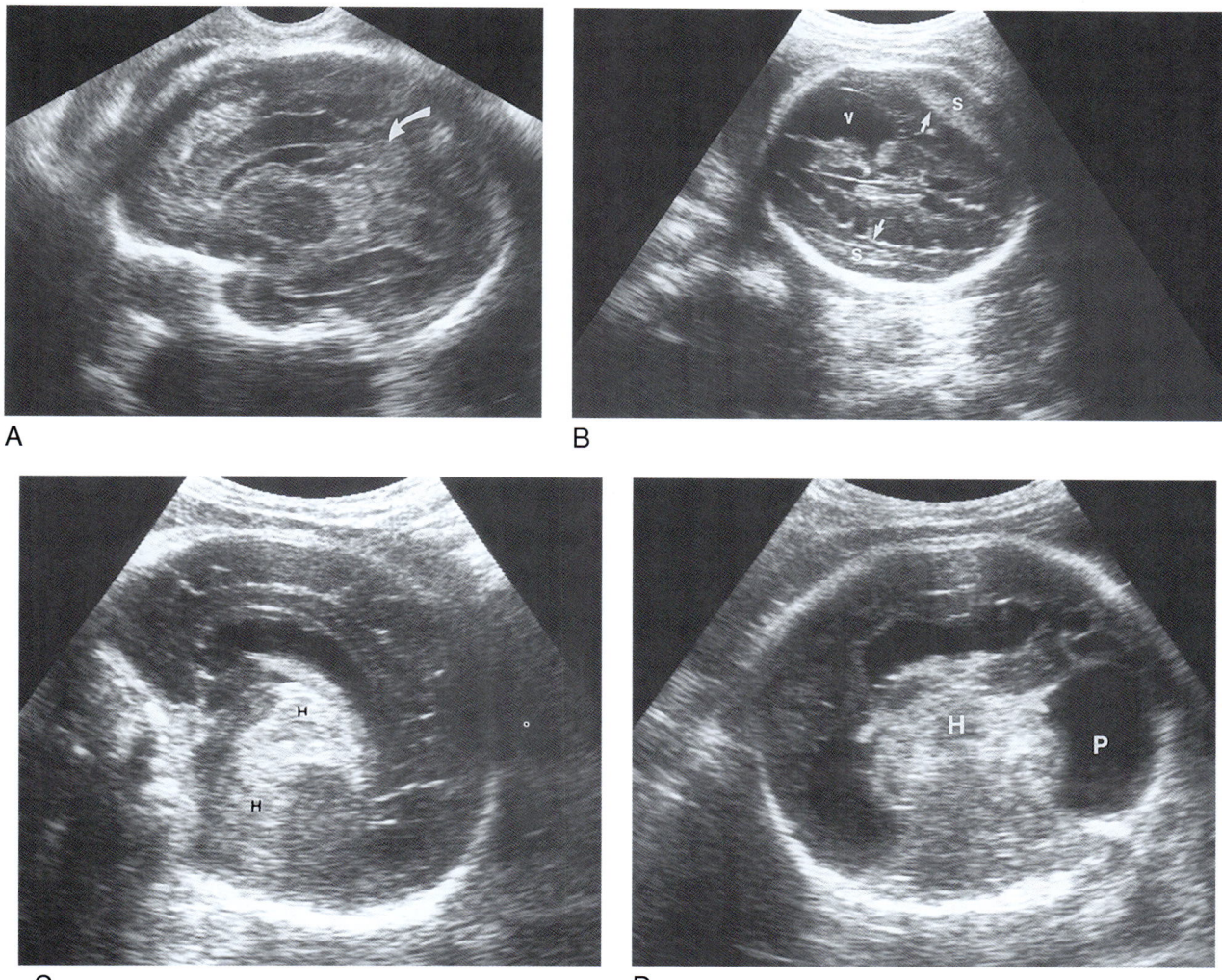

FIGURA 37-30. Hemorragia intracraniana. A, Imagem parassagital de hemorragia intracerebral grau 4 com coágulo (*seta*) escavando o córtex occipital. **B,** Hemorragias subdurais bilaterais (s) comprimindo o cérebro (*setas*) e associadas a discreto aumento de volume ventricular assimétrico (V). Estas hemorragias se resolveram espontaneamente, e a criança está bem depois do parto. Não foi encontrada causa. A maioria das crianças com este achado não evoluem. **C,** Imagens parassagital e **D,** coronal de hemorragia cerebral média (H) na 38ª semana de gestação. O cisto porencefálico pós-hemorrágico (P) ajuda a diferenciar isto de tumor, como um teratoma. Hipóxia foi a provável etiologia. Este feto morreu depois do exame.

Na ultra-sonografia, a veia dilatada é visível como espaço líquido próximo da linha média, posterior ao tálamo e ao mesencéfalo. O diagnóstico diferencial inclui outras coleções de líquido na linha média, como os cistos de aracnóide, os cistos associados a agenesia do corpo caloso e a porencefalia. O prognóstico não é bom, e muitos lactentes morrem de insuficiência cardíaca no período neonatal, quadro que se torna cada vez mais grave depois do parto, apesar das tentativas de terapia de embolização.

Lesões Hemorrágicas. Estas são infreqüentes. Hipóxia fetal por descolamento da placenta ou amniotite é a etiologia mais comum. As alterações são semelhantes às vistas na asfixia neonatal. (Ver Capítulo sobre exame do cérebro neonatal.) Ademais, trauma ou trombocitopenia neonatal por anticorpos plaquetários maternos pode resultar em sangramento em qualquer parte do cérebro.[148] Vários de nossos casos têm sido espontâneos e não se descobre a etiologia. O prognóstico é variável, dependendo do local e da extensão do sangramento.

Tumores. São raros os tumores cerebrais congênitos. A maioria é identificada no terceiro trimestre, tendo a cabeça um aspecto normal em exames anteriores. No entanto, detectou-se um teratoma com 22 semanas de gestação. Os teratomas são as lesões mais comuns e responsáveis por 54% dos tumores cerebrais detectados intra-útero. Tipicamente, formam grandes massas ecogênicas centrais com espaços císticos e calcificações ocasionais (Fig. 37-31). Outros tumores identificados incluem glioblastoma (15%), lipoma (9%), papiloma do plexo coróide (8%), craniofaringioma (6%), massas associadas à esclerose tuberosa, hamartomas sube-

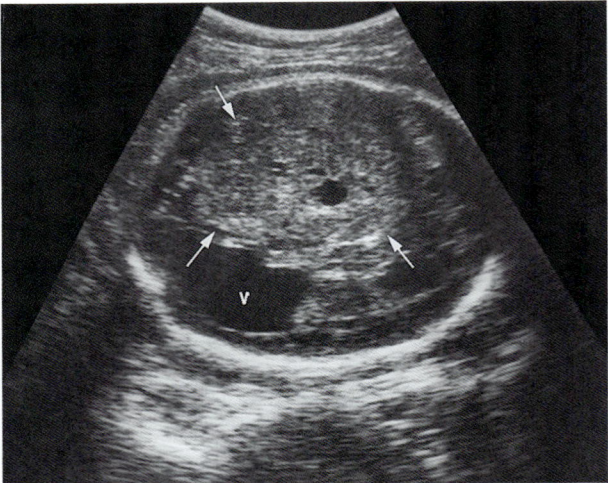

FIGURA 37-31. Teratoma intracraniano. Teratoma intracraniano com 34 semanas de gestação, formando massa ecogênica, com pequenos espaços císticos (*setas*) deslocando a linha média para um lado. O ventrículo lateral visível (V) está dilatado.

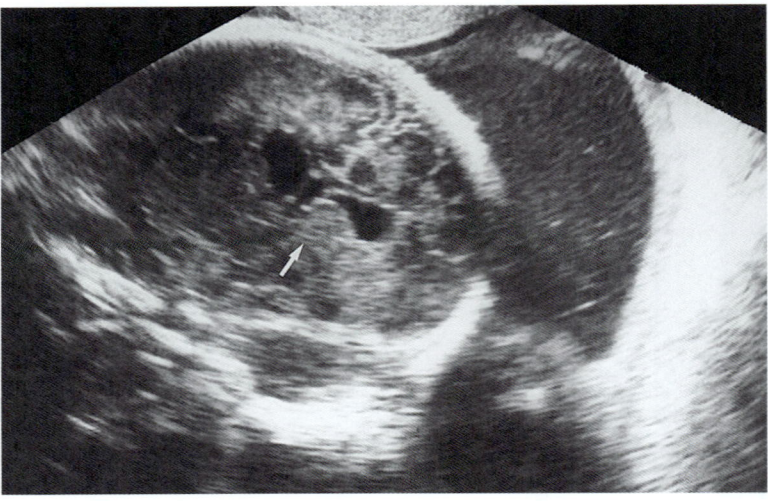
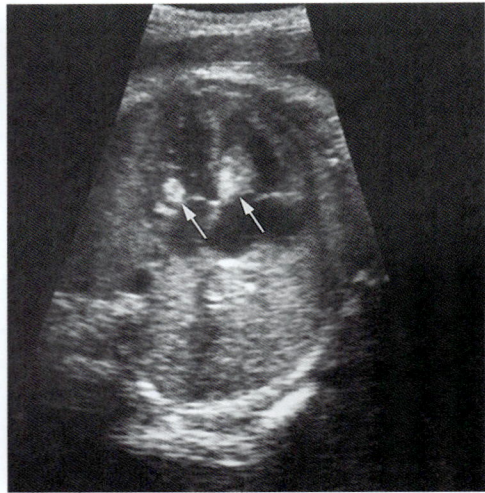

A B

FIGURA 37-32. Esclerose tuberosa com 30 semanas de gestação. A, Hamartoma típico ou tumor de células gigantes é visível no forame de Monro, indentando o corno anterior do ventrículo lateral (*seta*). Ambos os ventrículos estão dilatados. **B,** Rabdomiomas envolvendo o coração são claramente visíveis como massas ecogênicas nos ventrículos esquerdo e direito (*setas*).

pendimários e tumores de células gigantes (Fig. 37-32A).[149,150] O prognóstico é mau, e a maioria dos lactentes morre ou fica gravemente deficiente. Na esclerose tuberosa, os rabdomiomas cardíacos ecogênicos podem ser mais evidentes do que as massas cerebrais (Fig. 37-32B).

Referências

1. Campbell S, Pearce JM: The prenatal diagnosis of fetal structural anomalies by ultrasound. Clin Obstet Gynecol 1983;10:475-506.
2. Manchester DK, Pretorius DH, Avery C, et al: Accuracy of ultrasound diagnoses in pregnancies complicated by suspected fetal anomalies. Prenat Diagn 1988;8:109-117.
3. Porter KB, Wagner PC, Cabaniss ML: Fetal board: A multidisciplinary approach to management of the abnormal fetus. Obstet Gynecol 1988;72:275-278.
4. Main DM, Mennuti MT: Neural tube defects: Issues in prenatal diagnosis and counseling. Obstet Gynecol 1986;67:1-16.
5. Grandjean H, Larroque D, Levi S, et al: The performance of routine ultrasonographic screening of pregnancies in the Eurofetus Study. Am J Obstet Gynecol 1999; 181:446-454.
6. Malinger G, Lerman-Sagie T, Watemberg N, et al: A normal second-trimester ultrasound does not exclude intracranial structural pathology. Ultrasound Obstet Gynecol 2002;20:51-56.
7. Moore KL: Essentials of Human Embryology. Toronto, B.C. Decker, 1988.
8. Johnson SP, Sebire NJ, Snijders M, et al: Ultrasound screening for anencephaly at 10-14 weeks of gestation. Ultrasound Obstet Gynecol 1997;9:14-16.
9. Blaas HG, Eik-Nes SH, Berg S, Torp H: In vivo three dimensional ultrasound reconstructions of embryos and early fetuses. Lancet 1998;352:1182-1186.

10. Crade M, Patel J, McQuown D: Sonographic imaging of the glycogen stage of the fetal choroid plexus. AJR 1981;137:489-491.
11. Cyr DR, Mack LA, Nyberg DA, et al: Fetal rhombencephalon: Normal ultrasound findings. Radiology 1988;166:691-692.
12. Filly RA, Cardoza JD, Goldstein RB, et al: Detection of central nervous system anomalies: A practical level of effort for a routine sonogram. Radiology 1989; 172:403-408.
13. Nyberg DA: Recommendations for obstetric sonography in the evaluation of the fetal cranium. Radiology 1989;172:309-311.
14. Shepard M, Filly RA: A standardized plane for biparietal diameter measurement. J Ultrasound Med 1982; 1:145-150.
15. McLeary RD, Kuhns LR, Barr M: Ultrasonography of the fetal cerebellum. Radiology 1984;151:439-442.
16. Romero R, Pilu G, Jeanty P, et al: Craniostenoses. In Prenatal Diagnosis of Congenital Anomalies. East Norwalk, CT, Appleton & Lange, 1988, pp 369-373.
17. Benacerraf BR, Estroff JA: Transvaginal sonographic imaging of the low fetal head in the second trimester. J Ultrasound Med 1989;8:325-328.
18. Timor-Tritsch IE, Monteagudo A: Transvaginal fetal neurosonography: Standardization of the planes and sections used by anatomic landmarks. Ultrasound Obstet Gynecol 1996;8:42-47.
19. Levine D, Barnes PD, Madsen JR, et al: Central nervous system abnormalities assessed with prenatal magnetic resonance. Obstet Gynecol 1999;94:1011-1019.
20. Young HF, Nulsen FE, Weiss MH, et al: The relationship of intelligence and cerebral mantle in treated infantile hydrocephalus. Pediatrics 1973;52:38-44.
21. Shurtleff DB, Foltz EL, Loeser JD: Hydrocephalus: A definition of its progression and relationship to intellectual function, diagnosis and complications. Am J Dis Child 1973;125:688-693.
22. Lorber J: The results of early treatment of extreme hydrocephalus. Develop Med Child Neurol 1968;16(suppl):21-29.
23. Stein SC, Schut L, Ames MD: Selection for early treatment of meningomyelocele: A retrospective analysis of selection procedures. Dev Med Child Neurol 1975;17:311-319.
24. Pilu G, Perolo A, Falco P, et al: Ultrasound of the fetal central nervous system. Curr Opin Obstet Gynecol Apr 2000;12(2):93-103.
25. Vintzileos AM, Ingardia CJ, Nochimson DJ: Congenital hydrocephalus: A review and protocol for perinatal management. Obstet Gynecol 1983;62:539-549.
26. Callen PW, Chooljian D: The effect of ventricular dilation upon the biometry of the head. J Ultrasound Med 1986;5:17-19.
27. Cardoza JD, Goldstein RB, Filly RA: Exclusion of fetal ventriculomegaly with a single measurement: The width of the lateral ventricular atrium. Radiology 1988; 169:711-714.
28. Heiserman J, Filly RA, Goldstein RB. Effect of measurement errors on sonographic evaluation of ventriculomegaly. J Ultrasound Med 1991;10:121-124.
29. Patel MD, Goldstein RB, Tung S, Filly RA: Fetal cerebral ventricular atrium: Difference in size according to sex. Radiology 1995;194:713-715.
30. Mahony BS, Nyberg DA, Hirsch JH, et al: Mild idiopathic lateral ventricular dilatation in utero: Sonographic evaluation. Radiology 1988;169:715-721.
31. Hertzberg BS, Lile R, Foosaner DE, et al: Choroid plexus-ventricular wall separation in fetuses with normal-sized cerebral ventricles at sonography: Postnatal outcome. AJR 1994;163:405-410.
32. Toi A, Brown A: Measurement of the upper (proximal) fetal cerebral ventricle. Ultrasound Obstet Gynecol 1996;8(suppl 1):75.
33. Achiron R, Yagel S, Rotstein Z, et al: Cerebral lateral ventricular asymmetry: Is this a normal ultrasonography finding in the fetal brain? Obstet Gynecol 1997; 89:233-237.
34. Monteqgudo A, Timor-Tritsch IE, Moomjy M: Nomograms of the lateral ventricles using transvaginal sonography. J Ultrasound Med 1993;23:265-269.
35. Farrell TA, Herzberg BS, Kliewer MA, et al: Fetal lateral ventricles: Reassessment of normal values for atrial diameter at ultrasound. Radiology 1994;193:409-411.
36. Filly RA, Goldstein RB, Callen PW: Fetal ventricle: Importance in routine obstetric sonography. Radiology 1991;181:1-7.
37. Jeanty P, Dramaix-Wilmet M, Delbeke D, et al: Ultrasonic evaluation of fetal ventricular growth. Neuroradiology 1981;21:127-131.
38. Pretorius D, Drose J, Manco-Johnson M: Fetal lateral ventricular ratio determination during the second trimester. J Ultrasound Med 1986;5:121-244.
39. Johnson ML, Dunne MC, Mack LA, et al: Evaluation of fetal intracranial anatomy by static and real-time ultrasound. J Clin Ultrasound 1980;8:311-318.
40. Herzberg BS, Bowie JD, Burger PC, et al: The three lines: Origin of sonographic landmarks in the fetal head. AJR 1987;149:1009-1012.
41. Benacerraf BR, Birnholz JC: The diagnosis of fetal hydrocephalus prior to 22 weeks. J Clin Ultrasound 1987;15:531-536.
42. Nyberg DA, Shepard T, Mack LA, et al: Significance of a single umbilical artery in fetuses with central nervous system malformations. J Ultrasound Med 1988;7:265-273.
43. Nyberg DA, Mack LA, Hirsch J, et al: Fetal hydrocephalus: Sonographic detection and clinical significance of associated anomalies. Radiology 1987;163:187-191.
44. Tomlinson MW, Treadwell MC, Bottoms SF: Isolated mild ventriculomegaly: Associated karyotypic abnormalities and in utero observations. J Matern Fetal Med 1997; 6:241-244.
45. Gupta JK, Bryce FC, Liliford RJ: Management of apparently isolated fetal ventriculomegaly. Obstet Gynecol Surv 1994;49(10):716-721.
46. Pilu G, Falco P, Gabrielli A, et al: The clinical significance of fetal isolated cerebral borderline ventriculomegaly: Report of 31 cases and review of the literature. Ultrasound Obstet Gynecol 1999;14:320-326.
47. Kelly EN, Allen VA, Seaward G, et al: Mild ventriculomegaly in the fetus, natural history, associated findings and outcome of isolated mild ventriculomegaly: A literature review. Prenat Diag 2001;21:697-700.
48. Van der Knaap MS, Valk J: Classification of congenital abnormalities of the CNS. AJNR 1988;9:315-326.
49. Poe LB, Coleman LL, Mahmud F: Congenital central nervous system anomalies. Radiographics 1989;9:801-826.
50. Barkovich AJ, Kuzniecky RI, Jackson D, et al: Classification system for malformations of cortical development. Neurology 2001;12:2168-2178.
51. Uher BF, Golden JA: Neuronal migration defects of the cerebral cortex: A destination debacle. Clin Genet 2000; 58:16-24.

52. Hendricks SK, Cyr DR, Nyberg DA, et al: Exencephaly—clinical and ultrasonic correlation to anencephaly. Obstet Gynecol 1988;72:898-901.
53. Cox GG, Rosenthal SJ, Hosapple JW: Exencephaly: Sonographic findings and radiologic-pathologic correlation. Radiology 1985;155:755-756.
54. Goldstein RB, Filly RA, Callen PW: Sonography of anencephaly: Pitfalls in early diagnosis. J Clin Ultrasound 1989;17:397-402.
55. Goldstein RA, Filly RA: Prenatal diagnosis of anencephaly: Spectrum of sonographic appearances and distinction from the amniotic band syndrome. AJR 1988;151:547-550.
56. Vintzileos AM, Campbell WA, Nochimson DJ, et al: Antenatal evaluation and management of ultrasonically detected fetal anomalies. Obstet Gynecol 1987;69:640-660.
57. Wilkins-Haug L, Freedman W: Progression of exencephaly to anencephaly in the human fetus: An ultrasound perspective. Prenatal Diag 1991;11:227-233.
58. Salmanca A, Gonzalez-Gomez R, Padilla MC, et al: Prenatal ultrasound semiography of anencephaly: Sonographic-pathological correlations. Ultrasound Obstet Gynecol 1992;2:95-100.
59. Goldstein RB, LaPidus AS, Filly RA: Fetal cephaloceles: Diagnosis with ultrasound. Radiology 1991;180:803.
60. Fitz CR: Midline anomalies of the brain and spine. Radiol Clin North Am 1982;20:95-104.
61. Cullen MT, Athanassiadis AP, Romero R: Prenatal diagnosis of anterior parietal encephalocele with transvaginal sonography. Obstet Gynecol 1990;75:489-491.
62. Carlan SJ, Angel JL, Leo J, et al: Cephalocele involving the oral cavity. Obstet Gynecol 1990;75:494-496.
63. Jones KL: Smith's Recognizable Patterns of Human Malformation, 5th ed. Philadelphia, WB Saunders, 1997.
64. Bannister CM, Russell SA, Rimmer S, et al: Can prognostic indicators be identified in a fetus with an encephalocele? Eur J Pediatr Surg 2000;10 Suppl 1:20-23.
65. Babcock CJ, Goldstein RB, Barth RA, et al: Prevalence of ventriculomegaly in association with meningomyelocele: Correlation with gestation age and severity of posterior fossa deformity. Radiology 1994;190:703-707.
66. Nyberg DA, Mack LA, Hirsch J, Mahoney BS: Abnormalities of fetal cranial contour in sonographic detection of spina bifida: evaluation of the "lemon" sign. Radiology 1988;167:387-392.
67. Van den Hof MC, Nicolaides KH, Campbell J, et al: Evaluation of the lemon and banana signs in one hundred thirty fetuses with open spina bifida. Am J Obstet Gynecol 1990;162:322-327.
68. Benacerraf BR, Stryker J, Frigoletto FD: Abnormal US appearance of the cerebellum (banana sign): Indirect sign of spina bifida. Radiology 1989;171:151-153.
69. Campbell J, Gilbert WM, Nicolaides KH, et al: Ultrasound screening for spina bifida: Cranial and cerebellar signs in a high-risk population. Obstet Gynecol 1987;70:247-250.
70. Goldstein RB, Podarsky AE, Filly RA: Effacement of the fetal cisterna magna in association with myelomeningocele. Radiology 1989;172:409-413.
71. Ball RH, Rilly RA, Goldstein RB, Callen PW: The lemon sign: Not a specific indicator of myelomeningocele. J Ultrasound Med 1993;12:131-134.
72. Barkovich AJ. Congenital malformations of the brain. In: Pediatric Neuroimaging, 2nd ed. New York, Raven Press, 1995, pp 238-246.
73. Boltshauser E, Schneider J, Kollias S, et al: Vanishing cerebellum in myelomeningocele. Eur J Paediat Neurol 2002; 6:109-113.
74. Harmon JP, Hiett AK, Palmer CG, et al: Prenatal ultrasound detection of isolated neural tube defects: Is cytogenetic evaluation warranted? Obstet Gynecol 1995;86:595-599.
75. Kennedy D, Chitayat D, Toi A, et al: Chromosome abnormalities in antenatally diagnosed neural tube defects. Am J Human Genet 1996;59(suppl):A323.
76. Cochrane DD, Wilson DR, Steinbock P, Farquharson DF, et al: Prenatal spinal evaluation and functional outcome of patients born with myelomeningocele: Information for improved prenatal counseling and outcome prediction. Fetal Diagn Ther 1996;11:159-168.
77. Pilu G, Hobbins JC: Sonography of fetal cerebrospinal anomalies. Prenat Diagn 2002;22:321-330.
78. Nyberg DA, Mack LA, Bronstein A, et al: Holoprosencephaly: Prenatal sonographic diagnosis. AJR 1987;149:1051-1058.
79. Cohen MM, Jr, Sulik KK: Perspectives on holoprosencephaly: Part II. J Craniofac Genet Dev Biol 1992;12:196-244.
80. Byrd SE, Naidich TP: Common congenital brain anomalies. Radiol Clin North Am 1988;26:755-772.
81. McGahan JP, Ellis W, Lindfors KK, et al: Congenital cerebrospinal fluid-containing intracranial abnormalities: Sonographic classification. J Clin Ultrasound 1988;16:531-544.
82. Greene MF, Benacerraf BR, Frigoletto FD: Reliable criteria for the prenatal sonographic diagnosis of alobar holoprosencephaly. Am J Obstet Gynecol 1987;156:687-689.
83. McGahan JP, Nyberg DA, Mack LA: Sonography of facial features of alobar and semilobar holoprosencephaly. AJR 1990;154:137-148.
84. Pilu G, Sandri F, Perolo A, et al: Prenatal diagnosis of lobar holoprosencephaly. Ultrasound Obstet Gynecol 1992;2:88-94.
85. Pilu G, Ambrosetto P, Sandri F, et al: Intraventricular fused fornices: A specific sign of fetal lobar holoprosencephaly. Ultrasound Obstet Gynecol 1994;4:65-67.
86. Nelson LH, King M: Early diagnosis of holoprosencephaly. J Ultrasound Med 1992;11:57-59.
87. Kollias SS, Ball WS, Prenger EC: Cystic malformations of the posterior fossa: Differential diagnosis clarified through embryologic analysis. Radiographics 1993; 13:1211-1231.
88. Murray JC, Johnson JA, Bird TD: Dandy-Walker malformation: Etiologic heterogenicity and empiric recurrence risks. Clin Genet 1985;28:272-283.
89. Gardner E, O'Rahilly R, Prolo D: The Dandy-Walker and Arnold-Chiari malformations: Clinical, developmental, and teratologic considerations. Arch Neurol 1975;32:393-407.
90. Nyberg D, Cyr DR, Mack L, et al: The Dandy-Walker Malformation: Prenatal sonographic diagnosis and its clinical significance. J Ultrasound Med 1988;7:65-71.
91. Altman NR, Naidich TP, Braffman BH: Posterior fossa malformations. AJNR 1992;13:691-724.
92. Chang MC, Russell SA, Callen PW, et al: Sonographic detection of inferior vermian agenesis in Dandy-Walker malformations: Prognostic implications. Radiology 1994; 193:765-770.
93. Aletebi FA, Fung KFK: Neurodevelopmental outcome after antenatal diagnosis of posterior fossa abnormalities. J Ultrasound Med 1999;18:683-689.

94. Bromley B, Nadel AS, Pauker S, et al: Closure of the cerebellar vermis: Evaluation with second trimester US. Radiology 1994;193:761-763.
95. Malinger G, Ginath S, Lerman-Sagie T, et al: The cerebellar vermis: Normal development as shown by transvaginal ultrasound. Prenat Diag 2001;21:687-692.
96. Nyberg DA, Mahony BS, Hegge FN, et al: Enlarged cisterna magna and the Dandy-Walker malformation: Factors associated with chromosomal abnormalities. Obstet Gynecol 1977;77:436-442.
97. Haimovici JA, Doubliet PM, Benson CB, et al: Clinical significance of isolated enlargement of the cisterna magna (>10 mm) on prenatal sonography. J Ultrasound Med 1997 Nov;16(11):735-736.
98. Hadi HA, Mashini IS, Devoe LD, et al: Ultrasonographic prenatal diagnosis of hydranencephaly. J Reprod Med 1986; 31:254-256.
99. Lam YH, Tang MHY: Serial sonographic features of a fetus with hydranencephaly from 11 weeks to term. Ultrasound Obstet Gynecol 2000;16:77-79.
100. de Laveaucoupet J, Audibert F, Francoise G, et al: Fetal magnetic resonance imaging (MRI) of ischemic brain injury. Prenat Diagn 2001;21:729-736.
101. Denis D, Chateil J, Brun M, et al: Schizencephaly: Clinical and imaging features in 30 infantile cases. Brain and Development 2000;22:475-483.
102. Packard AM, Miller VS, Delgado MR: Schizencephaly: Correlations of clinical and radiologic features. Neurology 1997,48(5):1427-1434.
103. Tanaka T, Gleeson JG: Genetics of brain development and malformation. Curr Opin Pediatr 2000;12:523-528.
104. Denis D, Maugey-Laulom B, Carles D, et al: Prenatal diagnosis of schizencephaly be fetal magnetic resonance imaging. Fetal Diagn Ther 2001;(Nov-Dec)16(6):354-355.
105. Suchet IB: Schizencephaly: Antenatal and postnatal assessment with colour-flow Doppler imaging. Can Assoc Radiol J 1994;45:193-200.
106. Barkovich JA, Gressens P, Evrard P: Formation, maturation and disorders of the brain neocortex. AJNR 1992; 13:423-446.
107. Okamura K, Murotsuki J, Sakai T, et al: Prenatal diagnosis of lissencephaly by magnetic resonance image. Fetal Diagn Ther 1993;8:56-59.
108. Greco P, Resta M, Vimercati F, et al: Antenatal diagnosis of isolated lissencephaly by ultrasound and magnetic resonance imaging. Ultrasound Obstet Gynecol 1998;12:276-279.
109. Barkovich AJ, Kuzniecky RI, Jackson GD, et al: Classification system for malformations of cortical development, Update 2001. Neurology 2001;57:2168-2178.
110. O'Connell EJ, Feldt RH, Stickler GB: Head circumference, mental retardation and growth failure. Pediatrics 1965;36:62-66.
111. Chervenak FA, Jeanty P, Cantraine F, et al: The diagnosis of fetal microcephaly. Am J Obstet Gynecol 1984;149:512-517.
112. Kurtz AB, Wapner RJ, Rubin CS, et al: Ultrasound criteria for in utero diagnosis of microcephaly. J Clin Ultrasound 1980;8:11-16.
113. Goldstein I, Reece A, Pilu G, et al: Sonographic assessment of the fetal frontal lobe: A potential tool for prenatal diagnosis of microcephaly. Am J Obstet Gynecol 1988;158:1057-1062.
114. Chervenak FA, Rosenberg J, Brightman RC, et al: A prospective study of the accuracy of ultrasound in predicting fetal microcephaly. Obstet Gynecol 1987;69:908-910.
115. Nguyen The H, Pescia G, Deonna TH, et al: Early prenatal diagnosis of genetic microcephaly. Prenat Diagn 1985;5:345-347.
116. Bromley B, Benacerraf BR: Difficulties in the prenatal diagnosis of microcephaly. J Ultrasound Med 1995;14:303-305.
117. DeMyer W: Megalencephaly in children. Neurology 1972; 22:4-642.
118. Pilu G, Bovicelli L: Sonography of the fetal cranium. Clin Diagn Ultrasound 1989;25:221-259.
119. Ramirez, M, Wilkins I, Kramer L, et al: Prenatal diagnosis of unilateral megalencephaly by real-time ultrasonography. Am J Obstet Gynecol 1994; 5(Pt 1):1384-1385.
120. Petersson S, Pedersen NL, Schalling M, et al: Primary megalencephaly at birth and low intelligence level. Neurology 1999;53:1254-1259.
121. Alper G, Ekinci G, Yuksel Y, et al: Magnetic resonance imaging characteristics of benign macrocephaly in children. J Child Neurol 1999;14:678-682.
122. Barkovich JA, Norman D: Anomalies of the corpus callosum: Correlation with further anomalies of the brain. AJR 1988;151:171-179.
123. Parrish ML, Roessmann U, Levinsohn MW: Agenesis of the corpus callosum: A study of the frequency of associated malformations. Ann Neurol 1979;6:349-354.
124. Byrd SE, Harwood-Nash DC, Fitz CR: Absence of the corpus callosum: Computed tomographic evaluation in infants and children. J Can Assoc Radiol 1978;29:108-112.
125. Blum A, Andre M, Droulle P, et al: Prenatal echographic diagnosis of corpus callosum agenesis: The Nancy experience 1982-1989. Genet Counsel 1990;38:115-126.
126. Maligner G, Zakut H: The corpus callosum: Normal fetal development as shown by transvaginal sonography. Am J Roentgenol 1993;161(5):1041-1043.
127. Vergani P, Ghidini A, Mariani S, et al: Antenatal sonographic findings of agenesis of corpus callosum. Am J Perinatol 1988;5:105-108.
128. Vergani P, Ghidini A, Stobelt N, et al: Prognostic indicators in the prenatal diagnosis of agenesis of corpus callosum. Am J Obstet Gynecol 1994;170:753-758.
129. Bennett GL, Bromley B, Benacerraf BR: Agenesis of the corpus callosum: Prenatal detection usually is not possible before 22 weeks of gestation. Radiology 1996;199:447-450.
130. Bertino RE, Nyberg DA, Cyr DR: Prenatal diagnosis of agenesis of the corpus callosum. J Ultrasound Med 1988;7:251-260.
131. Georgy BA, Hesselink JR, Jernigan TL: MR imaging of the corpus callosum. AJR 1993;160:949-955.
132. d'Ercole C, Girard N, Cravello L, et al: Prenatal diagnosis of fetal corpus callosum agenesis by ultrasonography and magnetic resonance imaging. Prenat Diagn 1998;18(3):247-253.
133. Gupta JK, Lilford RJ: Assessment and management of fetal agenesis of the corpus callosum. Prenat Diagn 1995;15(4):301-312.
134. Lorber J: Medical and surgical aspects in the treatment of congenital hydrocephalus. Neuropediatrics 1971;2:239-246.
135. Burton BK: Recurrence risks in congenital hydrocephalus. Clin Genet 1979;16:47-53.
136. Ghidini A, Sirtori M, Vergani P, et al: Fetal intracranial calcifications. Am J Obstet Gynecol 1989;160:86-87.
137. Sepulveda W, Lopex-Tenorio J: The value of minor ultrasound markers for fetal aneuploidy. Curr Opin Obstet Gynecol 2001;13:183-191.
138. Spirit BA, Oliphant M, Gordon LP: Fetal central nervous system abnormalities. Radiol Clin North Am 1990; 28:59-73.
139. Barkovitch JA. Infections of the nervous system. In: Pediatric Neuroimaging, 2nd ed. New York, Raven Press, 1995:569-618.

140. Crino JP: Ultrasound and fetal diagnosis of perinatal infection. Clin Obstet Gynecol 1999;42(1):71-80.
141. Newton ER: Diagnosis of perinatal TORCH infections. Clin Obstet Gynecol 1999;42(1):59-70.
142. Marion RW, Wiznia AA, Hutcheon G, et al: Human T-cell lymphocytic virus type III (HTLV-III) embryopathy. A new dysmorphic syndrome associated with intrauterine HTLV-III infection. Am J Dis Child 1986;140(7):638-640.
143. The European Collaborative Study: Perinatal findings in children born to HIV-infected mothers. Br J Obstet Gynecol 1994;101(2):136-141.
144. Hudgins RJ, Edwards MSB, Ousterhour DK, et al: Pediatric neurosurgical implications of amniotic band disruption complex. Pediatr Neurosci 1985-1986; 12:232-239.
145. Mahony BS, Filly RA, Callen PW, et al: The amniotic band syndrome: Antenatal diagnosis and potential pitfalls. Am J Obstet Gynecol 1985;152:63-68.
146. Sepulveda W, Platt CC, Fisk NM: Prenatal diagnosis of cerebral arteriovenous malformation using color Doppler ultrasonography: Case report and review of the literature. Ultrasound Obstet Gynecol 1995;6:282-286.
147. Doren M, Tercanli S, Holzgreve W: Prenatal sonographic diagnosis of a vein of Galen aneurysm: Relevance of associated malformation for timing and mode of delivery. Ultrasound Obstet Gynecol 1995;287-289.
148. Bassez G, Kaplan C, Vauthier-Brouzes D, et al: A case of antenatal cerebral haemorrhage resulting from maternal alloimmunisation against fetal platelets. Childs Nerv Syst 2001;17:302-304.
149. Barkovich AJ. The phakomatoses. In: Pediatric Neuroimaging, 2nd ed. New York, Raven Press, 1995, pp 296-304.
150. Rickert CH: Neuropathology and prognosis of foetal brain tumors. Acta Neuropathologica (Berl) 1999; 98(6):567-576.

38

A COLUNA DO FETO

Eric E. Sauerbrei

SUMÁRIO DO CAPÍTULO

ANATOMIA DO DESENVOLVIMENTO
　Embriologia da Coluna
　Ossificação da Coluna Fetal
TÉCNICAS DE EXAME
　Planos de Exame Ideais
　Abordagem do Exame da Coluna
　　O Exame Detalhado da Coluna
　Ultra-sonografia Tridimensional

ESPINHA BÍFIDA
　Definição, Incidência e Fatores de Risco
　Patogênese e Patologia
　Exames de Triagem para Espinha Bífida
　Achados Sonográficos na Coluna
　Anormalidades Cranianas Associadas
　Anormalidades Não-cranianas Associadas
　Anormalidades Cromossômicas Associadas

　Prognóstico
　　Cirurgia Fetal para Meningomielocele
MIELOCISTOCELE
DIASTEMATOMIELIA
ESCOLIOSE E CIFOSE
AGENESIA SACRAL
REGRESSÃO CAUDAL
SIRENOMELIA
TERATOMA SACROCOCCÍGEO
MASSA FETAL PRÉ-SACRAL

Anormalidades do cérebro fetal e da coluna são algumas das malformações congênitas mais comuns, com mais de 400.000 casos diagnosticados por ano no mundo. Nos Estados Unidos, a incidência global de defeitos do tubo neural (DTNs) é de aproximadamente 1 a 2 por 1.000 nascidos. Das 4.000 gestações que se estima serem afetadas por um DTN por ano nos Estados Unidos, aproximadamente 2.500 bebês nascem vivos.[1]

Os defeitos do tubo neural associam-se tipicamente a morbidade e mortalidade significativas. Muitos sobreviventes têm morbidade grave por longo tempo, e esta tem profundo impacto sobre a família — emocional, física e financeiramente. Felizmente, a incidência de espinha bífida e de anencefalia está diminuindo em muitas áreas do mundo devido à existência de programas de triagem materna (testes no soro materno e ultra-sonografia no pré-natal) e, mais recentemente, a administração de ácido fólico a mulheres em idade fértil.

Nas imagens no pré-natal, a ultra-sonografia 3-D e a RM fetal são técnicas novas que estão tendo um impacto positivo, especialmente para a localização precisa de espinha bífida e delineamento completo das anormalidades. Essas informações precisas são úteis para o prognóstico e possivelmente para a cirurgia pré-natal. A cirurgia pré-natal para fechamento de meningomieloceles é um procedimento relativamente novo e praticado somente em alguns centros no momento.

ANATOMIA DO DESENVOLVIMENTO

Embriologia da Coluna

Os precursores da medula espinhal e que cercam a coluna vertebral se desenvolvem na terceira e quarta semanas depois da concepção (quinta e sexta semanas menstruais). Durante a terceira semana após a concepção, o disco germinativo bilaminar evolui para disco germinativo trilaminar, que consiste em camada do **ectoderma** (parte da cavidade amniótica), camada média ou **mesoderma** e camada do **endoderma** (parte da cavidade do saco vitelínico) (Fig. 38-1A). A camada do mesoderma desenvolve um tubo central na linha média (o **processo da notocorda**), que corre ao longo do maior eixo do disco embrionário. O mesoderma lateral ao processo da notocorda tem três componentes: o mesoderma paraxial, o mesoderma intermediário e o mesoderma da placa lateral. No 21º dia depois da concepção, o tubo oco chamado processo da notocorda evoluiu para um cordão sólido chamado **notocorda**, e o mesoderma paraxial desenvolveu múltiplas protuberâncias distintas chamadas

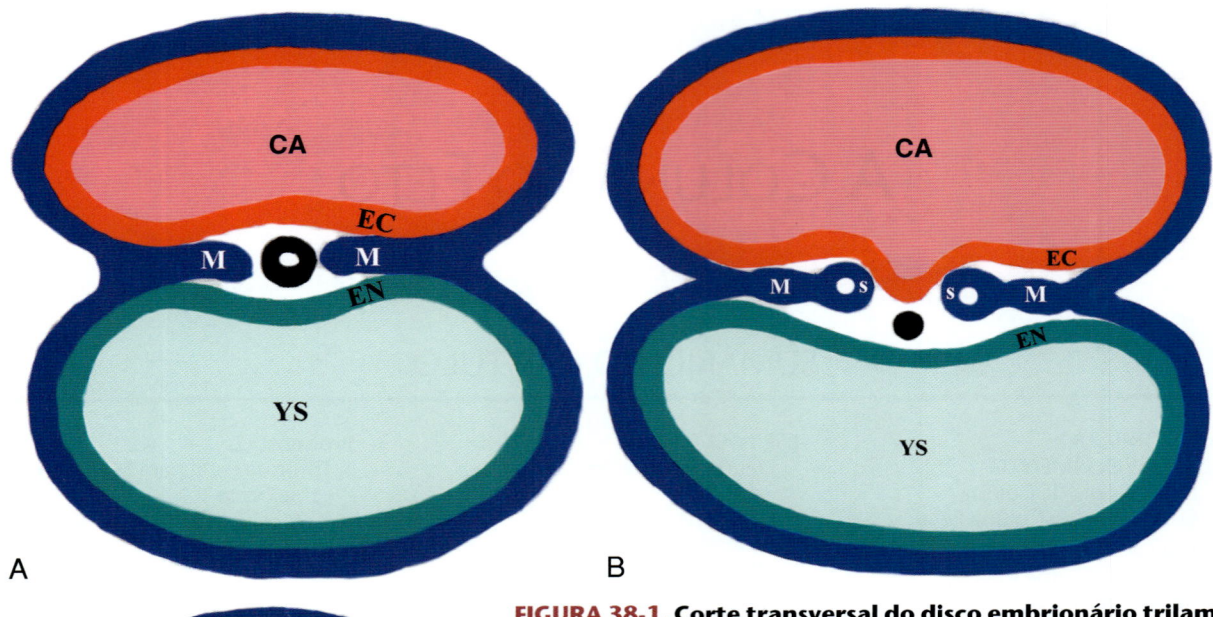

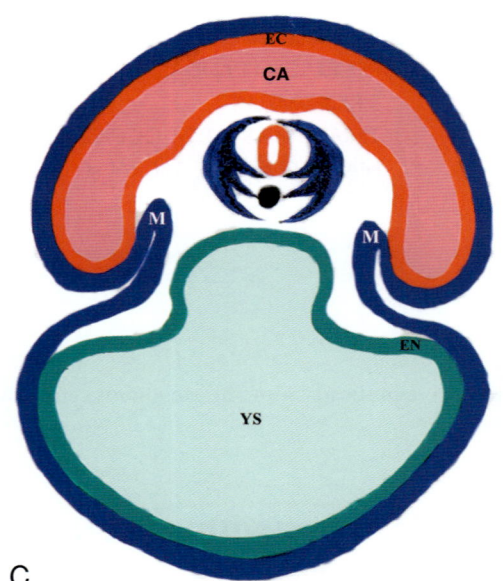

FIGURA 38-1. Corte transversal do disco embrionário trilaminar. A, Corte transversal do embrião 21 dias após a concepção. Este é um corte transversal da parte média do disco germinativo ou disco embrionário 17 dias depois da concepção. O processo da notocorda é um tubo oco (**círculo negro**) que se situa entre o ectoderma (EC) (*vermelho*) e o endoderma (EN) (*verde*). O processo da notocorda é flanqueado pela placa mesodérmica (M) (*azul*). CA, cavidade amniótica; YS, saco vitelínico. **B. Corte transversal do embrião 21 dias após a concepção.** Este é um corte transversal da parte média do embrião 21 dias depois da concepção. As partes mediais da placa mesodérmica (M) (*azul*) estão se organizando em somitos (s). O ectoderma (EC) (*vermelho*) está se dobrando na linha média para formar a prega neural, que logo se tornará o tubo neural. Esta dobra é induzida pela notocorda vizinha (*círculo negro sólido*). Observe que a notocorda agora é um cordão sólido que evoluiu do processo da notocorda oco do dia 17. CA, Cavidade amniótica; EN, endoderma; YS, saco vitelínico. **C, Corte transversal da parte média do embrião 28 dias depois da concepção.** A prega neural evoluiu para um tubo neural fechado (*estrutura oca vermelha e ovóide*) que se separou de sua camada ectodérmica (EC) (*vermelho*). Os somitos se romperam ao longo da lateral medial. Células que migraram dos somitos (o esclerótomo) envolvem o tubo neural (*ovóide vermelho*) e se tornam os arcos vertebrais. O esclerótomo em volta da notocorda (*círculo negro*) se torna corpos vertebrais e discos intervertebrais. Os remanescentes da notocorda se diferenciam, e posteriormente se tornam o núcleo pulposo dos discos. O resto das células da notocorda degenera e desaparece. CA, cavidade amniótica; EN, endoderma; M, mesoderma; YS, saco vitelínico. (Ilustração de Karen Sauerbrei R. T., B. A.)

somitos (Fig. 38-1B), das quais há 37 pares quando finalmente desenvolvidos.

A notocorda e o restante do mesoderma intra-embrionário induzem o desenvolvimento da **placa neural** na camada do ectoderma (lado da cavidade amniótica do disco germinativo), iniciando no dia 18. A placa neural cresce em comprimento e em largura até o dia 21, quando começa a **neurulação**. Este é o processo de dobra da placa neural para formar o **tubo neural**. Este processo provavelmente é induzido pela notocorda adjacente. As bordas laterais das dobras neurais começam a se fundir dorsalmente num tubo neural fechado na região occipitocervical, deixando uma abertura na extremidade craniana (**neuroporo craniano**) e na extremidade causal (**neuroporo caudal**). O centro oco do tubo neural é chamado **canal neural**, o qual se transformará no canal central da medula espinhal e no sistema ventricular do cérebro. O tubo neural vai se fechando caudal e cranialmente. No dia 24, o neuroporo craniano se fecha e, no dia 25, o neuroporo caudal se fecha.

A extremidade craniana do tubo neural se torna o cérebro, e a extremidade caudal se torna a medula espinhal. Na quarta semana depois da concepção, depois que o tubo neural está formado, os 37 pares de somitos adjacentes no mesoderma intra-embrionário dão origem aos corpos vertebrais e aos arcos vertebrais, os quais vão envolver a medula espinhal. Um grupo de células (denominadas **esclerótomo**) migra dos somitos e cerca o tubo neural e a notocorda adjacentes. A parte ventral do esclerótomo circunda a notocorda e forma o rudimento do **corpo vertebral**. A parte dorsal do esclerótomo cerca o tubo neural e forma os precursores do **arco ver-**

tebral (Fig. 38-1C). No feto, o remanescente da notocorda corresponde ao núcleo pulposo dos discos intervertebrais.[2]

Anormalidades do fechamento do tubo neural não somente afetam a medula espinhal e o cérebro, mas também interferem com o desenvolvimento normal dos arcos vertebrais ao redor porque eles são derivados de somitos mesodérmicos adjacentes. Distúrbios de fechamento do tubo neural são subjacentes a **espinha bífida** e **anencefalia**.

Defeitos da **regressão caudal** podem estar relacionados ao desenvolvimento anormal da camada de mesoderma na terceira semana depois da concepção durante transformação do disco germinativo de duas camadas (bilaminar) para três camadas (trilaminar). Vários graus de desenvolvimento anormal do mesoderma podem ser responsáveis pelo amplo espectro de anormalidades encontradas na regressão caudal.

Uma falha do fechamento de parte do tubo neural, a chamada **disrafia espinhal**, rompe o desenvolvimento do sistema nervoso e a indução dos arcos vertebrais sobrejacentes. O canal vertebral aberto resultante é chamado **espinha bífida**. Se a dura e a aracnóide fizerem protrusão no canal espinhal, o resultado será uma **meningocele**. Se o tecido neural e as meninges fizerem protrusão, o resultado será uma **meningomielocele**. Nos DTNs mais graves, o tubo deixa de se formar e deixa de se separar do ectoderma sobrejacente. Na coluna, a patologia é chamada **raquises** ou **mielosquise**: a medula espinhal aberta é exposta ao longo da superfície dorsal do feto. Se o defeito envolver o tubo neural craniano, o cérebro será representado por massa dorsal exposta de tecido neural indiferenciado. Isto é chamado **exencefalia, anencefalia** ou **craniorraquises**. Cérebro e meninges diferenciados podem abaular a partir de um espaço não ossificado no crânio (**meningoencefalocele**), mas isso não se relaciona a falha de fechamento do tubo neural.

Nos animais, certos teratógenos podem induzir DTNs: ácido retinóico, insulina e níveis altos de glicemia. No homem, os fatores implicados incluem: ácido valpróico (antiepiléptico), diabetes materno e hipertermia. O ácido valpróico pode interferir com o metabolismo do folato.

Ossificação da Coluna Fetal

A sonografia pré-natal retrata prontamente as partes ossificadas da coluna fetal, enquanto a cartilagem não ossificada é mais difícil de ser delineada. É, portanto, importante que os sonografistas e sonologistas compreendam os padrões de ossificação temporais e espaciais durante o desenvolvimento fetal a fim de otimizar a avaliação espinal.

Cada vértebra desenvolve **três centros de ossificação**: o **centro**, o **processo neural direito** e o **processo neural esquerdo**.[3] O centro forma a parte central do corpo vertebral, e o processo neural forma as partes póstero-laterais do corpo vertebral e os pedículos, os processos transversos, as lâminas e os processos articulares.

A ossificação começa na coluna fetal torácica baixa aproximadamente com 10 semanas de gestação (idade menstrual).[4] A ossificação dos **centros** progride nas direções cranial e caudal simultaneamente. Na parte inferior da coluna fetal, a ossificação dos **arcos neurais** prossegue de cranial para caudal. Com 13 semanas de idade menstrual, há centros de ossificação nas vértebras C1 a L3 (Fig. 38-2).[5] A ossificação dos arcos neurais começa como pequeno foco na base do processo transverso e se estende simultaneamente para o pedículo anteriormente e para a lâmina posteriormente (Fig. 38-3).

A avaliação sonográfica para espinha bífida geralmente ocorre entre 16 e 22 semanas de gestação. Com 16 semanas de gestação, há ossificação suficiente nos arcos neurais para avaliar espinha bífida até o nível L5,[6] com 19 semanas, até o nível S1 e, com 22 semanas, até o nível S2 (Figs. 38-4 e 38-5). Em alguns fetos, pode haver ossificação suficiente dos arcos neurais para pesquisar espinha bífida antes dessas idades gestacionais. Braithwaite *et al.* avaliaram a anatomia fetal com 12 a 13 semanas de gestação por uma combinação de sonografia transabdominal e transvaginal e relataram exame bem-sucedido das vértebras e pele sobrejacente nos planos transverso e coronal em todos os casos.[7] Outros autores têm relatado diagnóstico pré-natal bem-sucedido de espinha

EMBRIOLOGIA DA COLUNA DURANTE A TERCEIRA E A QUARTA SEMANAS DEPOIS DA CONCEPÇÃO

IDADE MENSTRUAL (DIAS)	IDADE DE CONCEPÇÃO (DIAS)	COMPRIMENTO DO EMBRIÃO (MM)	DIÂMETRO DO SACO (MM)	PONTOS DE REFERÊNCIA
31	17	0,5	2	Disco trilaminar Processo da notocorda Mesoderma paraxial (Fig. 38-1A)
35	21	2	4	Notocorda Placa neural Somitos (Fig. 38-1B)
42	28	5	10	Tubo neural Notocorda Esclerótomo (Fig. 38-1C)

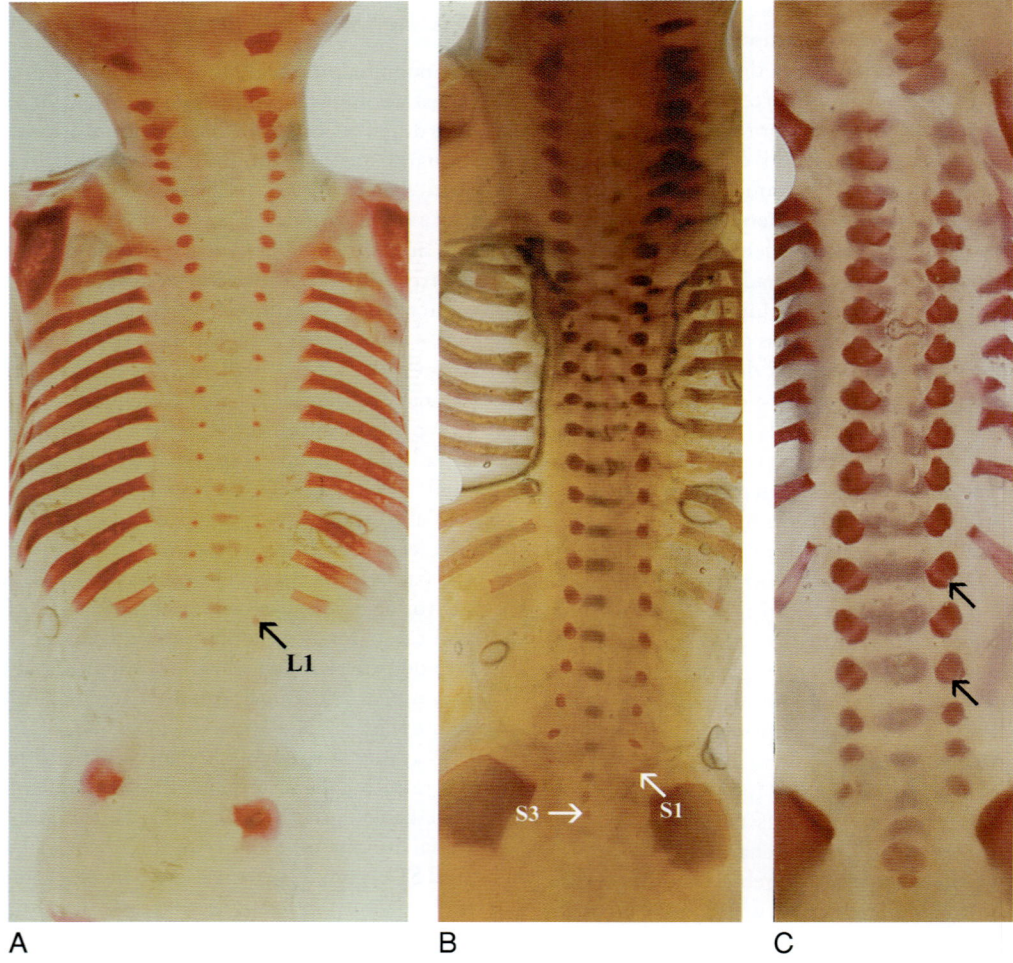

FIGURA 38-2. Ossificação da coluna com 11 semanas + 4 dias de idade menstrual. A, Ossificação dos processos neurais se estende de C1 a L1 *(seta)*. A ossificação do processo neural inicia-se na base do processo transverso, que se situa na junção do pedículo e da lâmina. **B, Ossificação da coluna com 13 semanas de idade menstrual.** A ossificação se estende ao nível do processo neural S1 *(seta S1)* e corpo vertebral S3 (seta S3). **C, Ossificação da coluna com 14 semanas + 4 dias de idade menstrual.** A ossificação agora se estende às lâminas dos arcos vertebrais na coluna torácica e lombar. As *setas* demonstram ossificação das lâminas nos níveis L1 e L3. Há muito pouca ossificação das lâminas em S1.

bífida com 12 a 14 semanas com base em achados cranianos anormais.[8-10] Eles advertem que, embora os achados cranianos característicos possam estar presentes com 11 a 14 semanas, a prevalência destes achados no primeiro trimestre ainda precisa ser determinada.

TÉCNICAS DE EXAME

Planos de Exame Ideais

Para caracterizar completamente um plano de exame em ultra-sonografia, é preciso especificar a **posição da sonda** de ultra-sonografia e a orientação do plano de exame no feto. São necessários dois termos para descrever qualquer plano de exame usado para examinar a coluna fetal. O primeiro termo descreve a posição da sonda em relação ao corpo fetal (p. ex., posterior, lateral, anterior, póstero-lateral etc.), e o segundo termo descreve a **orientação do plano de exame sonográfico no que se refere ao maior eixo da coluna fetal** (p. ex., transaxial, que é perpendicular ao maior eixo da coluna fetal, e longitudinal, que é paralelo ao maior eixo da coluna fetal).

Na prática clínica, os planos de exame mais úteis para avaliar os arcos neurais posteriores são o transaxial posterior (Fig. 38-6), o transaxial lateral (Fig. 38-7), o longitudinal lateral (coronal) (Fig. 38-8), o longitudinal posterior (sagital) (Fig. 38-9) e o exame transaxial angulado posterior (Fig. 38-10).

O quinto plano de exame, o transaxial angulado posterior, pode ocasionalmente ser útil para visualizar os pedículos e as lâminas simultaneamente. Como as lâminas têm um trajeto caudal ao plano transaxial, que contém o centro e os pedículos, somente o plano de exame angulado pode retratar os pedículos e as lâminas simultaneamente em sua totalidade (Fig. 38-10).

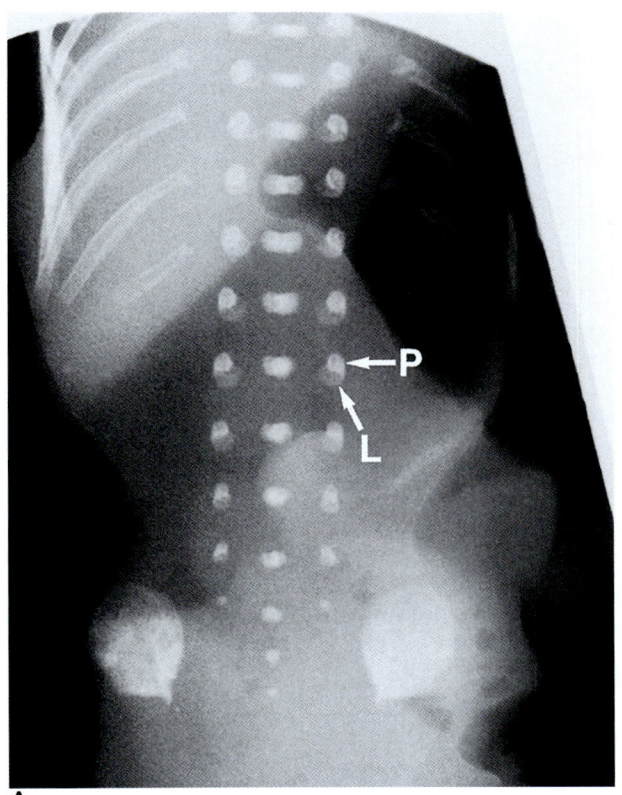 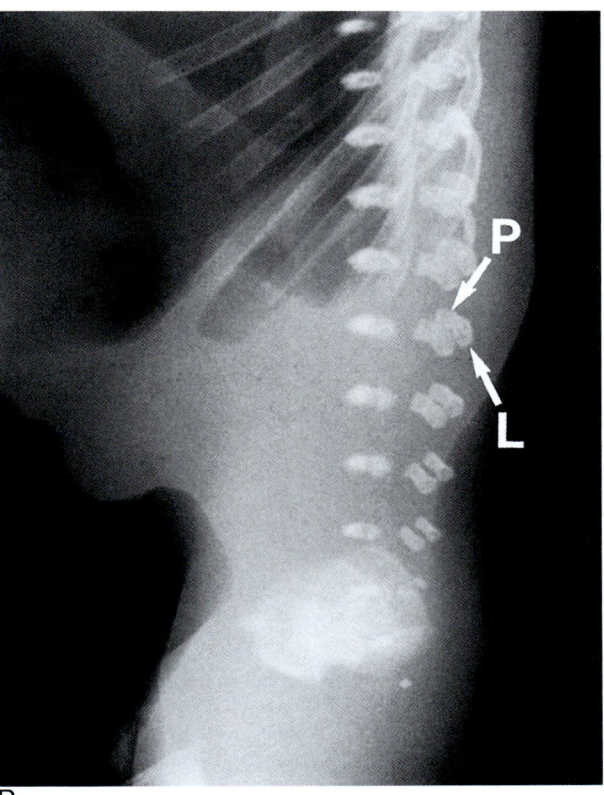

FIGURA 38-3. Ossificação da coluna em radiografias com 14 semanas de gestação. A, AP e **B,** perfil. Ossificação bem desenvolvida nos centros agora se estende até o nível S3. A ossificação nos processos neurais lombares se estende à lâmina (L) e os pedículos (P). A ossificação dos processos neurais começa para assumir a forma do processo neural cartilaginoso, e não a ossificação em pontinhos focais com 13 semanas de gestação.

MOMENTO E PADRÃO DE OSSIFICAÇÃO DA COLUNA FETAL (10-22 SEMANAS DE IDADE MENSTRUAL)

IDADE MENSTRUAL (SEMANAS)	EVENTOS
10	A ossificação aparece nos corpos vertebrais da coluna torácica baixa.
13	Um pouco de ossificação está presente nos corpos vertebrais e arcos de C1 a L5.
13-22	A ossificação dos arcos neurais se estende simultaneamente em direção anterior para os pedículos e posteriormente para as lâminas.
16	Aparece ossificação suficiente dos arcos neurais para avaliar espinha bífida até o nível L5.
19	Aparece ossificação suficiente dos arcos neurais para avaliar espinha bífida até o nível de S1.
22	Aparece ossificação suficiente dos arcos neurais para avaliar espinha bífida até o nível S2.

PLANOS DE EXAME PARA DETECÇÃO DE ESPINHA BÍFIDA

Transaxial posterior
Transaxial lateral
Longitudinal lateral
Longitudinal posterior
Exame transaxial angulado posterior

Abordagem do Exame da Coluna

A ultra-sonografia pré-natal padrão no segundo trimestre ("exame completo") inclui exame das estruturas intracranianas e da coluna. A forma e a ossificação do crânio são observadas e se mede o diâmetro biparietal (DBP). Fazem-se imagens dos ventrículos cerebrais, da fossa posterior — incluindo os hemisférios cerebelares e a cisterna magna — e da coluna.

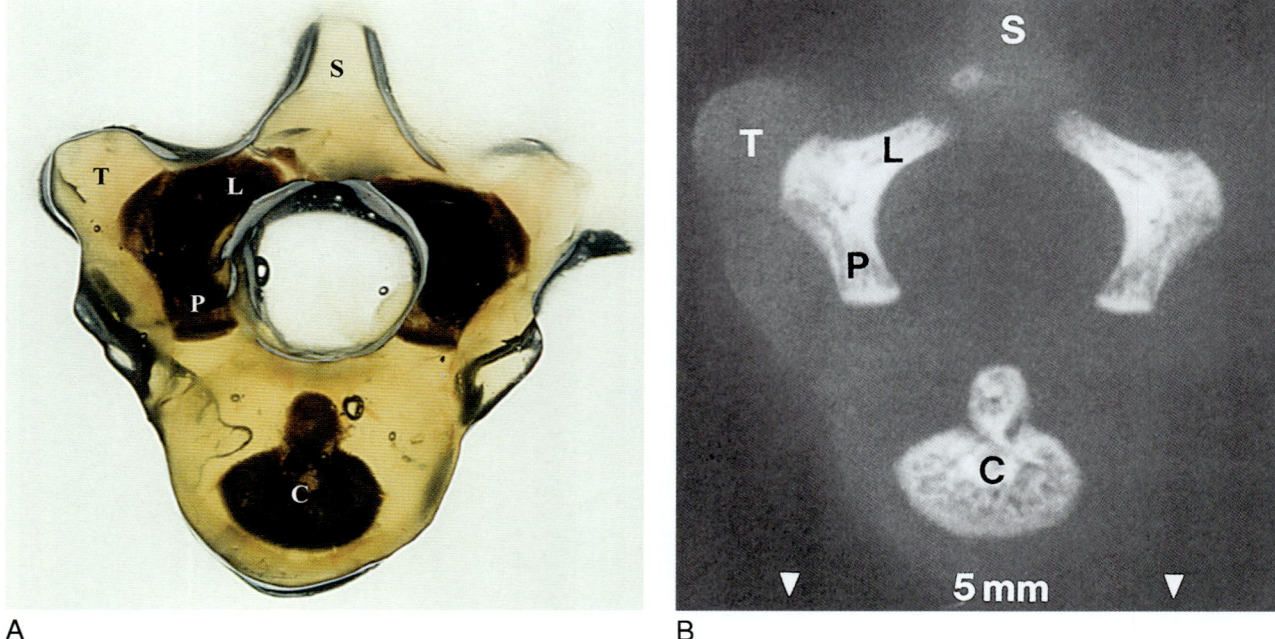

FIGURA 38-4. Ossificação vertebral de T9 com 16 semanas de gestação. A, Peça e **B,** radiografia. A ossificação já se estende bem além dos pedículos (P) e lâminas (L). Observe a ossificação em início na base dos processos transversos (T). A largura da vértebra é de cerca de 5 mm. Ossificação no centro (C). S, processo espinhoso (cartilagem); T, processo transverso (cartilagem).

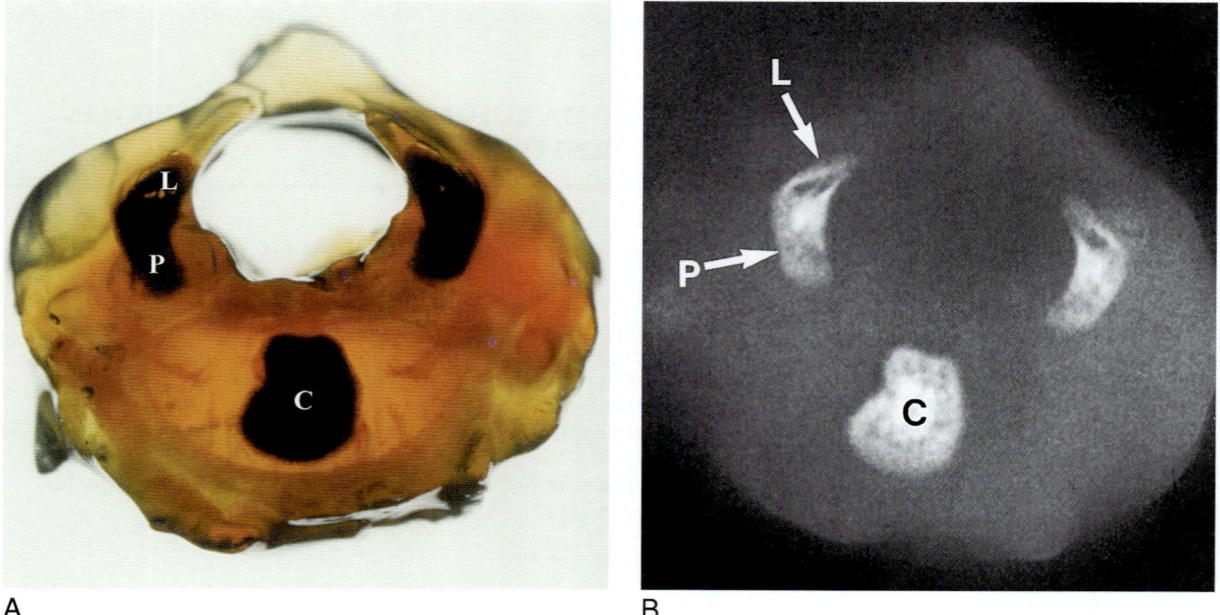

FIGURA 38-5. Ossificação vertebral de L5 com 17 semanas de gestação. A, Peça e **B,** radiografia. Geralmente há ossificação suficiente, com este tempo de gestação, nos pedículos (P) e lâminas (L) para determinar o verdadeiro curso dessas estruturas em radiografias e ultra-sonografias. A largura da vértebra é de cerca de 5 mm. (C) Ossificação no centro.

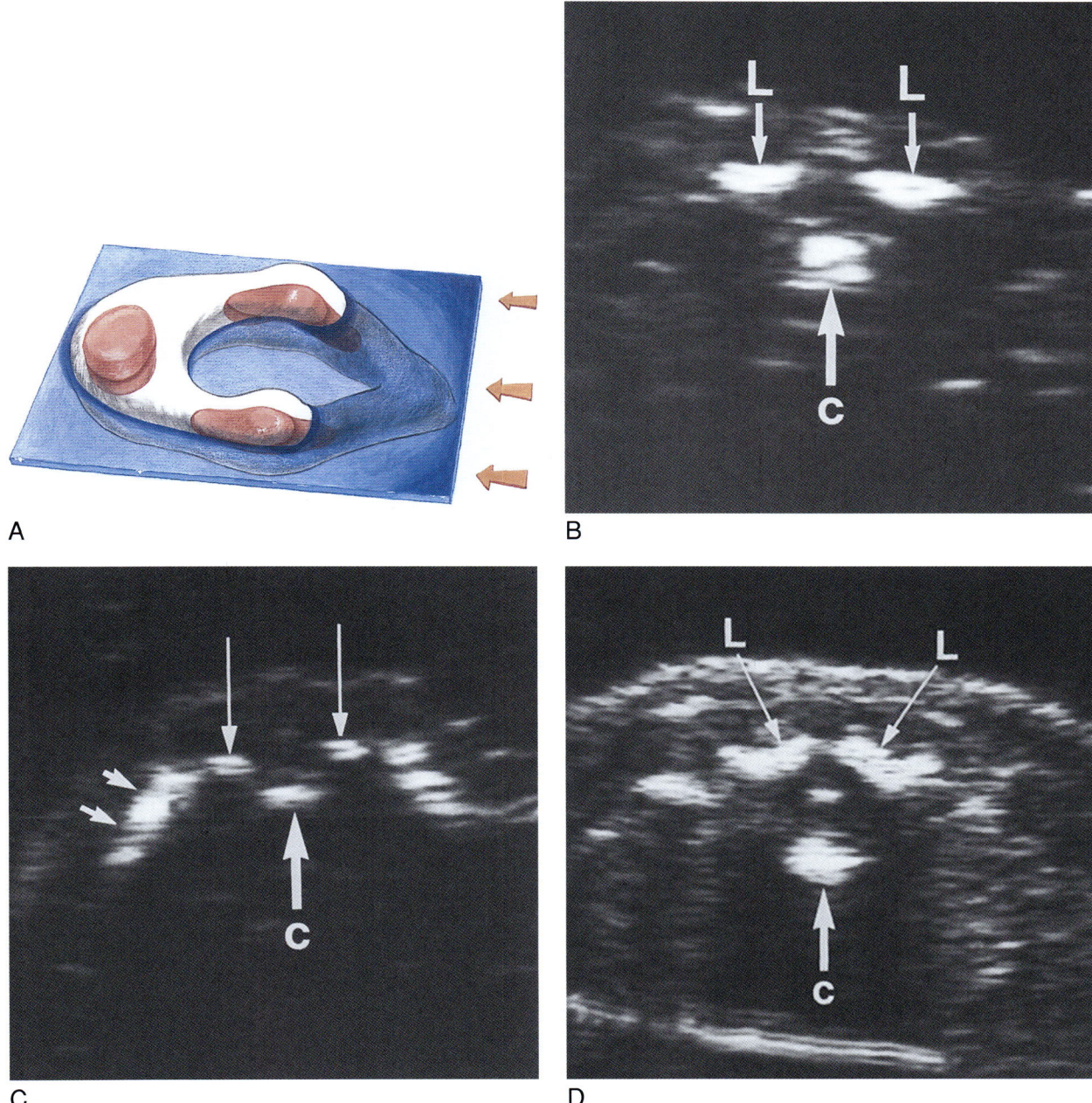

FIGURA 38-6. Plano de exame transaxial posterior. A, Diagrama. O feixe sonoro incidente (*setas*) reflete das superfícies posteriores das lâminas e do centro, demonstrando claramente as lâminas e o centro, mas não os pedículos. As estruturas vermelhas representam as partes ossificadas da vértebra. **B,** A vértebra L3, com 17 semanas de gestação, demonstra lâminas ossificadas (L) e o centro ossificado (C), mas não os pedículos. **C,** Exame da vértebra S1 com 17 semanas de gestação mostra início de ossificação na junção da lâmina e pedículo a cada lado (*setas longas e finas*). Com este grau de ossificação, não é possível determinar o curso das lâminas e, deste modo, é difícil descartar espinha bífida desta vértebra. Centro (C) ossificado; asa ilíaca (*setas curtas*). **D,** Exame da vértebra torácica inferior T10 com 24 semanas de gestação mostra ossificação avançada nas lâminas (*setas mais longas*) quase chegando à linha média. Apesar da ossificação avançada nos pedículos, estes não são visualizados neste plano de exame. Centro ossificado (C).

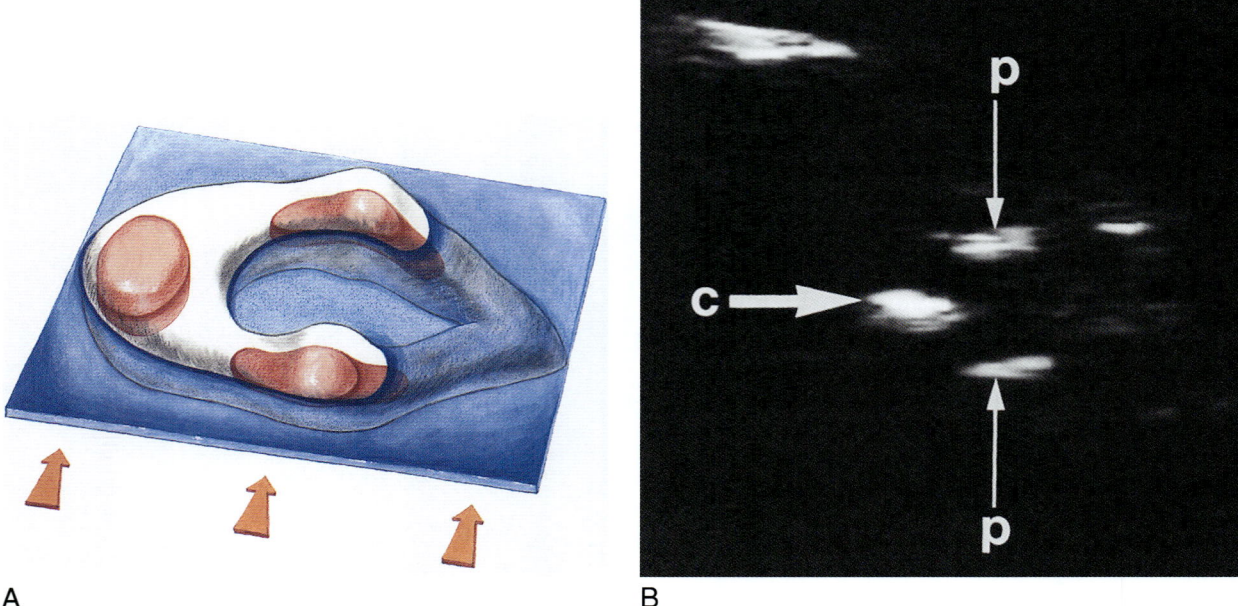

FIGURA 38-7. Plano de exame transaxial lateral. A, Diagrama. O feixe sonoro incidente (*setas*) reflete das superfícies laterais do centro e o pedículo próximo e da superfície medial do pedículo distante, mostrando o centro e os pedículos, mas não as lâminas. As lâminas cursam em direção da linha média (por isso, o feixe sonoro não é perpendicular à superfície da lâmina) e em direção caudal (por isso, está fora do plano do feixe sonoro). As estruturas vermelhas são partes ossificadas da vértebra. **B,** Exame de vértebra L3 com 17 semanas de gestação mostra os pedículos ossificados (P) e o centro (C) ossificado, mas não as lâminas.

O diagnóstico de espinha bífida é feito em apenas 80% a 90% dos casos durante ultra-sonografia de triagem de rotina[11] porque a precisão da ultra-sonografia depende da habilidade e da experiência do operador, bem como do modo de averiguação. Por exemplo, a precisão dos centros de encaminhamento para realizar imagens direcionadas detalhadas devido a uma suspeita de DTN ou por alfafetoproteína (AFP) alta no soro materno chega próximo de 100%, enquanto a precisão dos estudos de triagem não direcionados de rotina é muito mais baixa.

O Exame Detalhado da Coluna

Se houver suspeita de uma anormalidade ou se ela for confirmada no momento do exame completo, a paciente passa por imagens especializadas ou direcionadas para exame de anomalias fetais. Este exame pode ser realizado num centro com indivíduos experientes no diagnóstico e controle de anormalidades fetais.

Pode ser solicitado um sonograma detalhado da coluna fetal por várias razões: ultra-sonografia suspeita prévia; antecedentes familiares de DTN; e elevação da α-fetoproteína no soro e/ou líquido amniótico. O estudo pode exigir o uso de diferentes sondas (setorial, linear ou diferentes freqüências) e possivelmente diferentes aparelhos. Nas pacientes mais magras na primeira metade da gravidez, pode ser possível usar uma sonda de freqüência mais alta (p. ex., 7,5 MHz) e, em alguns casos, uma sonda endovaginal será útil (Fig. 38-10B). Para aumentar a detecção de espinha bífida, deverá ser seguido consistentemente um protocolo detalhado. O primeiro passo para pesquisar espinha bífida é examinar a cabeça porque virtualmente todos os fetos com espinha bífida têm sinais de malformação Chiari II no cérebro com 16 a 20 semanas de gestação: cisterna magna obliterada (**sinal da banana**); e/ou ossos frontais côncavos (**sinal do limão**); e/ou ventrículos laterais dilatados.[12] A sensibilidade desses sinais cranianos fica perto de 99% e são raros os diagnósticos falso-positivos, embora o sinal do limão possa ocorrer em 1% a 2% dos fetos normais.[13] Então deve ser determinada a posição da coluna fetal. O plano de exame é perpendicular ao maior eixo da coluna fetal, seja transaxial posterior ou transaxial lateral (Figs. 38-6 e 38-7). O sonografista deve examinar de uma extremidade da coluna à outra enquanto mantém o plano de exame perpendicular à coluna, não importa quanto a coluna esteja curvada. Isso é repetido várias vezes. No processo, adquire-se uma impressão das estruturas tridimensionais da coluna. O plano de exame deve, então, ser reposicionado paralelamente ao maior eixo da coluna fetal para se obterem imagens longitudinais ou longitudinais laterais. O sonografista, então, examina todos os níveis da coluna em planos transaxial posterior, transaxial lateral, longitudinal lateral e longitudinal posterior. Isso pode não ser possível num intervalo de tempo curto devido à posição fetal, mas a posição fetal geralmente muda o suficiente em 30 a 45 minutos com 18 a 20 semanas para serem obtidos todos os planos de exame. Se a coluna não puder ser visualizada de maneira adequada, o exame deverá ser repetido em um ou dois dias.

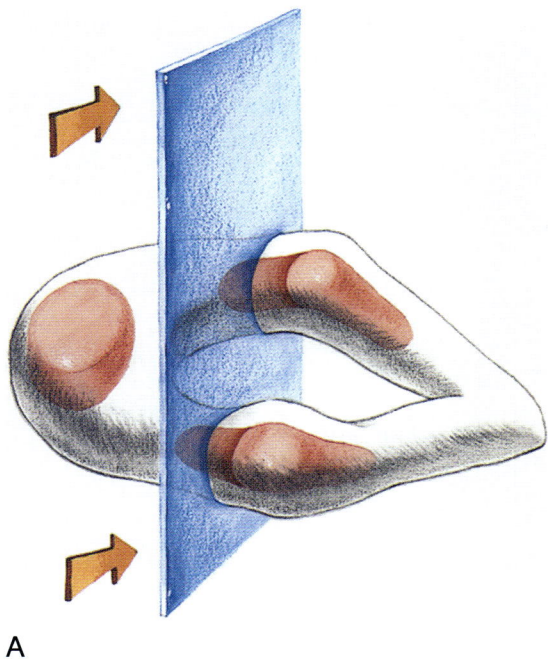
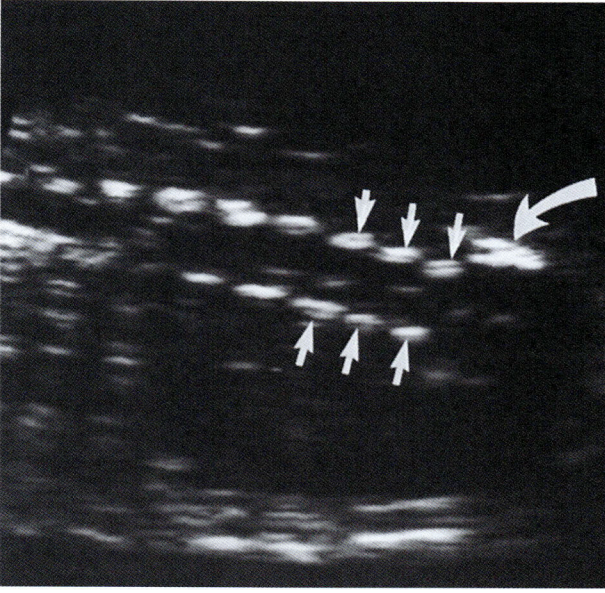
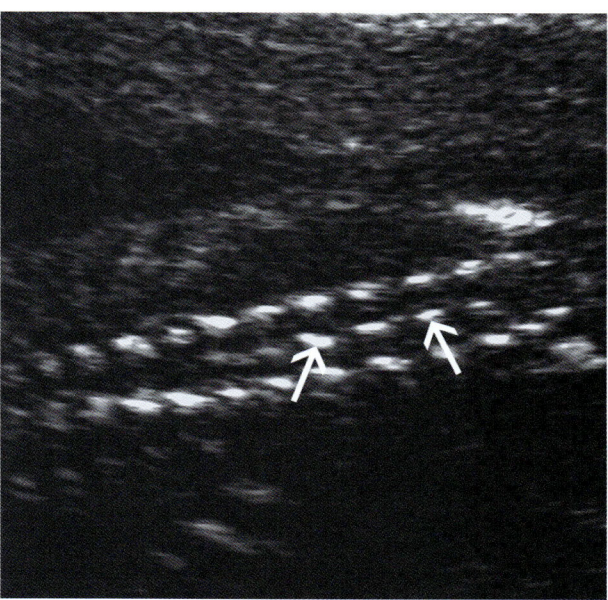

FIGURA 38-8. Plano de exame longitudinal lateral. A, Diagrama. O feixe sonoro incidente (*setas*) reflete da superfície lateral do pedículo próximo e da superfície medial do pedículo distante. Portanto, este plano de exame mostrará o corte transversal dos pedículos de cada vértebra, mas não o centro e as lâminas. As estruturas vermelhas são partes ossificadas da vértebra. **B,** O exame longitudinal lateral da coluna lombar com 16 semanas de gestação mostra os pedículos ossificados (*setas retas*). Os pedículos lombares em geral formam uma série de focos ecogênicos paralelos, embora possam normalmente divergir em 1 a 2 mm. Observe as estruturas ecogênicas esmaecidas entre os pedículos. Estas representam ecos, a partir dos centros, que interceptam a borda do feixe insonante. A asa do ilíaco (*seta curva*). **C,** Quando o plano de exame sonográfico é ecogênico ou colocado mais próximo do centro, os pedículos e os centros podem ser visualizados simultaneamente. Os centros aparecerão como conjunto extra de pequenos pontos ecogênicos (*setas*) entre a série de pedículos.

Ultra-sonografia Tridimensional

A ultra-sonografia tridimensional (US 3-D) recentemente se mostrou promissora para avaliar estruturas fetais normais e para fornecer informações adicionais sobre anormalidades da coluna, mão, pé e face.[14-19] Os dados de volume da ultra-sonografia podem ser adquiridos por transdutores de volume ou por fixação de um dispositivo sensor de posição aos transdutores bidimensionais convencionais. Nas sondas de volume, um transdutor realiza uma varredura única num invólucro de transdutor estacionário.

Em qualquer momento depois da aquisição, os dados de volume podem ser retratados com planos de exame 2-D reconstruídos, modo de transparência de 3-D ou imagens de superfície de 3-D. As estruturas ósseas podem ser visualizadas com métodos de máxima projeção de intensidade. Na avaliação de anormalidades vertebrais, a US 3-D é mais útil para localizar defeitos espinhais precisamente pelo uso de imagens multiplanares simultâneas e por referências a imagem transformada em volume.[14]

Lee *et al.*[17] usaram o seguinte protocolo para **avaliar espinha bífida com dados de volume 3-D:** Os dados de volume são adquiridos de varreduras sagitais e transversas através da coluna. Os dados e volume são analisados mais tarde num computador. Os dados de volume são reformatados para

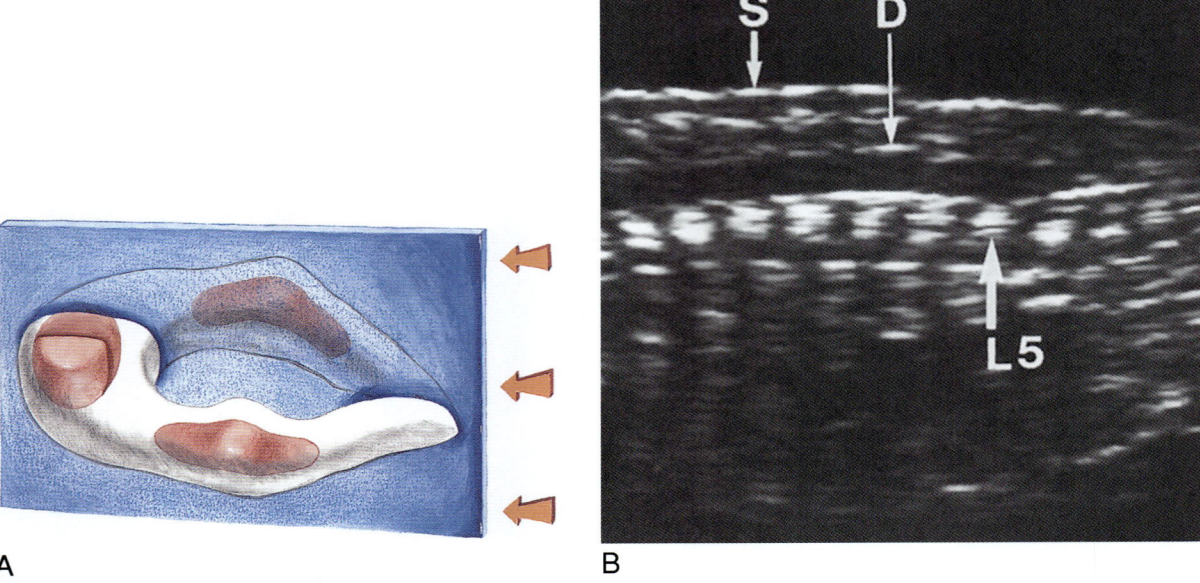

FIGURA 38-9. Plano de exame longitudinal posterior. A, Diagrama. O feixe sonoro incidente (*setas*) reflete da superfície posterior do centro. Se não houver ossificação perto da linha média, as lâminas não ficarão visíveis no exame; somente os centros serão vistos no exame. Se a ossificação laminar estiver presente na linha média, então os centros e as lâminas serão vistos como focos ecogênicos. As estruturas vermelhas são partes ossificadas da vértebra. **B,** O exame longitudinal posterior da coluna lombossacral com 15 semanas de gestação mostra ossificação nos centros da coluna torácica baixa, lombar e sacral (L5, centro da vértebra). Neste exame da linha média, não está presente ossificação posteriormente à superfície posterior do saco dural (D), S, Superfície da pele.

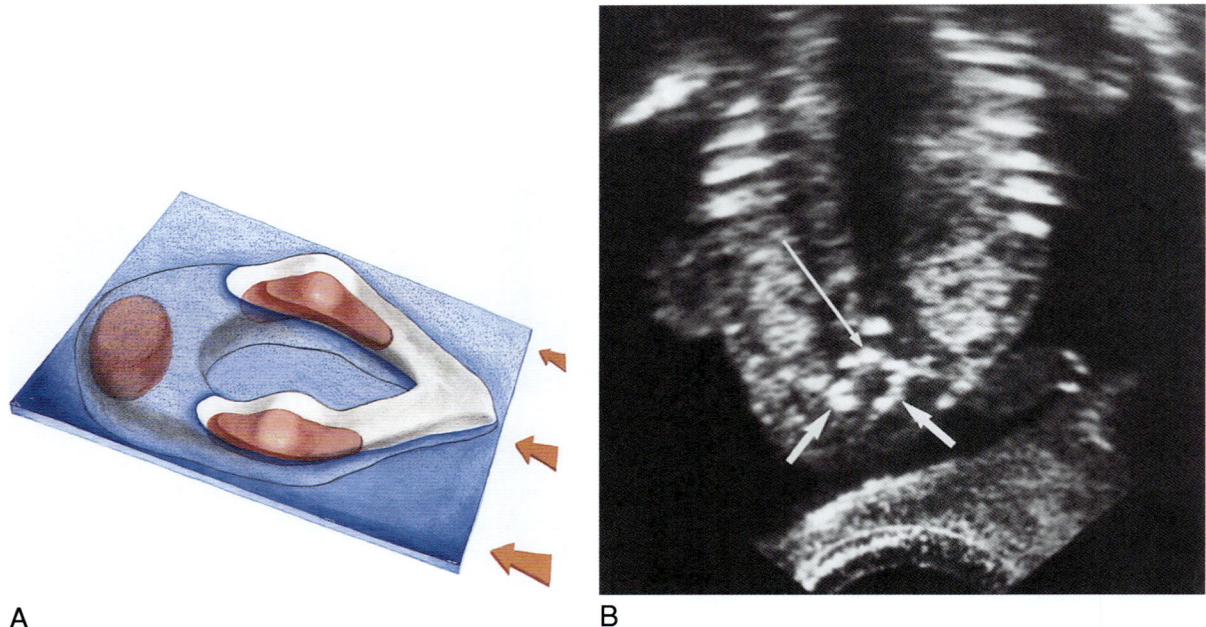

FIGURA 38-10. Plano de exame transaxial angulado posterior. A, Diagrama. O feixe sonoro incidente (*setas*) reflete das partes posteriores das lâminas e porções dos pedículos. O feixe também pode refletir do centro ossificado. Este plano de exame pode retratar o anel de ossificação inteiro do canal espinhal, enquanto o transaxial posterior e o transaxial lateral não podem. As estruturas vermelhas constituem partes ossificadas da vértebra. **B,** O exame endovaginal (com 18 semanas) claramente contorna a estrutura curvilínea de cada arco neural (lâmina mais pedículo [*setas curtas*]) e o centro ossificado (*seta longa*). Em conjunto, estas estruturas formam o anel ossificado do canal espinhal, neste caso, na coluna lombar média.

> **PROTOCOLO PARA AVALIAR ESPINHA BÍFIDA COM DADOS DE VOLUME EM 3-D**
>
> Os dados de volume são adquiridos de varreduras sagitais e transversas através da coluna.
> Os dados de volume são reformatados para exibir imagens multiplanares padronizadas da coluna fetal.
> A reconstrução em 3-D da coluna fetal (com filtro de projeção de intensidade máxima) visualiza os elementos espinhais ossificados.
> Para determinar o nível espinhal, toma-se T12 como a vértebra mais caudal com uma costela correspondente.

exibir imagens multiplanares padronizadas da coluna fetal. A reconstrução 3-D da coluna fetal é realizada com um filtro de projeção de intensidade máxima para otimizar a visualização dos elementos vertebrais ossificados. Para a determinação do nível espinhal, toma-se T12 como a vértebra mais caudal com uma costela correspondente.

ESPINHA BÍFIDA

Definição, Incidência e Fatores de Risco

A **espinha bífida** implica um defeito físico na estrutura do canal espinhal que pode resultar em protrusão de seu conteúdo (meninges, líquido cefalorraquidiano e tecido neural) (Tabela 38-1). Esses defeitos geralmente ocorrem ao longo da linha média dorsal (com mais freqüência na área lombossacral), mas raramente ocorrem anteriormente.

Ocorrem DTNs abertos em 1 a 2 por 1.000 nascidos na América do Norte e com freqüências mais altas em outras áreas geográficas, como as Ilhas Britânicas. Nos anos mais recentes, contudo, tem havido um declínio na incidência de DTN. Uma parte desse declínio pode ser atribuída a programas de triagem, que incluem dosagem da α-fetoproteína no soro e realização de ultra-sonografia no segundo trimestre.[20,21]

Outro fator importante no declínio é o uso de ácido fólico para prevenir DTN. Vários ensaios clínicos têm demonstrado uma diminuição do risco de DTN pelo uso de suplementos de ácido fólico periconceptuais em pelo menos 60%.[22-26] A redução ocorreu nas mães com gestações previamente afetadas e nas mães sem este risco. Em 1992, o Departamento de Saúde e Serviços Humanos dos Estados Unidos[27] e o Expert Advisory Group no Reino Unido[28] recomendaram suplementação de 0,4 mg de ácido fólico para mulheres na população em geral enquanto tentam engravidar. As mulheres com alto risco devido a um feto previamente acometido devem tomar **4 mg de ácido fólico ao dia**.[1] No entanto, esses conhecimentos e essas recomendações não se traduzem em redução da incidência de DTN na população em geral,[29,30] em grande parte porque somente uma minoria toma ácido fólico de rotina nos anos férteis e, naquelas que o fazem, a suplementação pode não ser tomada no momento certo.

O tubo neural se fecha entre 22 e 28 dias de idade conceptual, e a maioria das mulheres não está ciente de estar grávida nesta etapa. Estudos na década de 1990 demonstraram que menos de 45% das grávidas tomavam ácido fólico antes da concepção.[31-33] Em março de 1996, a Food and Drug Administration dos Estados Unidos determinou que fosse iniciado o enriquecimento com folato em todos os produtos

TABELA 38-1. DEFINIÇÕES DE TERMOS PARA ANORMALIDADES ESPINHAIS

Termo	Definição
Disrafismo Espinhal (defeito do tubo neural)	Falha de fechamento de parte do tubo neural. Isto interrompe a diferenciação do sistema nervoso central e a indução dos arcos vertebrais.
Espinha bífida	A espinha bífida é o defeito na linha média posterior do arco neural. Os arcos deixam de se fundir ao longo da linha média dorsal e impedem o fechamento do canal vertebral.
Espinha bífida oculta	Os arcos vertebrais de uma única vértebra deixam de se fundir, e o tubo neural subjacente se diferencia normalmente e não faz protrusão do canal vertebral.
Meningocele	A dura e a aracnóide fazem protrusão do canal vertebral através do defeito da espinha bífida nos arcos neurais da linha média posterior.
Meningomielocele	A dura, a aracnóide e o tecido neural fazem protrusão do canal vertebral através do defeito da espinha bífida nos arcos neurais da linha média posterior.
Raquisquise (mielosquise)	As pregas neurais correspondentes à futura medula espinhal deixam de se fundir e deixam de se diferenciar, invaginar e se separar do ectoderma da superfície. A medula espinhal pouco desenvolvida e deformada é exposta dorsalmente. Esta é a forma mais grave de defeito do tubo neural espinhal.
Craniosquise (exencefalia, anencefalia)	As pregas neurais correspondentes ao futuro cérebro deixam de se fundir e deixam de se diferenciar, invaginar e separar do ectoderma da superfície. O cérebro é representado por massa dorsal exposta de tecido neural indiferenciado.
Inionsquise	Falha do tubo neural em se diferenciar apropriadamente e fechar na região occipital e superior da coluna.

com grãos enriquecidos no máximo em 1º de janeiro de 1998 (0,14 mg por 100 gramas de grão). Honein et al.[34] demonstraram uma redução de DTN nos Estados Unidos como efeito do enriquecimento dos grãos com ácido fólico. Esse estudo não levou em consideração a grande porcentagem de DTN que é diagnosticada no pré-natal e interrompida eletivamente. Um estudo mais recente em Nova Scotia, Canadá,[35] demonstrou uma diminuição da incidência anual de DTN em 54% depois da implementação do enriquecimento com ácido fólico de 2,58 por 1.000 nascidos de 1991 a 1997 para 1,17 por 1.000 nascidos de 1998 a 2000. A inclusão, neste estudo, das gestações interrompidas é importante porque mais de 50% de todas as gestações afetadas por DTNs em Nova Scotia resultam em interrupção eletiva. Uma falha em incluir essas gestações interrompidas pode subestimar o benefício do enriquecimento dos grãos com ácido fólico. No Canadá, a legislação do enriquecimento de produtos em grão com ácido fólico começou em novembro de 1998 em níveis semelhantes aos dos Estados Unidos.

O risco de DTN se eleva de 20 a 30 por 1.000 nascidos se tiver havido um filho antes com DTN. Isso constitui um aumento de cerca de dez vezes sobre a população em geral.[36] Outros fatores de risco que aumentam a chance de DTN incluem ingestão de ácido valpróico (tomado para distúrbios epilépticos) (10 a 20 por 1.000 nascidos), diabetes materno (20 por 1.000 nascidos vivos), pai ou mãe com espinha bífida (11 por 1.000 nascidos vivos) e irmão de feto com múltiplos defeitos vertebrais e escoliose (15 a 30 por 1.000 nascidos vivos).[37]

Patogênese e Patologia

A maioria dos casos de espinha bífida provavelmente resulta de falha embriológica no fechamento do tubo neural, embora alguns casos possam ser causados por ruptura do tubo neural depois do fechamento primário. A maioria dos DTNs ocorre como malformações isoladas em indivíduos com **cromossomas normais**, mas também pode ocorrer como parte de síndromes herdadas como **traços mendelianos isolados** (p. ex., síndrome de Meckel) ou como parte de síndromes causadas por **desequilíbrio cromossômico** (p. ex., trissomia do 18 ou triploidia). Alguns estudos[38] verificaram que a incidência de DTN é cerca de 10 vezes mais alta em gestações espontaneamente abortadas do que nos nascidos a termo, indicando que a seleção intra-útero contra embriões com defeitos é muito eficaz.

A **deficiência de ácido fólico** parece desempenhar um papel no desenvolvimento de DTNs. Nas mulheres com alto risco de desenvolverem um feto com DTN, a suplementação de rotina com ácido fólico no tempo da concepção confere uma diminuição de 72% da probabilidade de DTN.[23] Para mulheres com aumento do risco de gestações com DTN, recomenda-se um suplemento diário mínimo de 4 mg de ácido fólico.[1] Para mulheres que não tenham aumento do risco, o Serviço de Saúde Pública dos Estados Unidos recomenda que todas as mulheres que sejam capazes de engravidar consumam 0,4 mg de ácido fólico por dia para reduzir o risco de gravidez afetada por espinha bífida ou outros DTNs.[27]

Na forma mais grave de DTN, o tubo neural embriológico (o precursor da medula espinhal) continua aberto, bem como as estruturas mesodérmicas sobre ele, o que inclui o arco neural, os músculos e a pele. A patologia resultante é a **mielosquise**: a medula espinhal aberta e achatada fica exposta posteriormente através de um defeito amplo no arco neural posterior e na musculatura e pele associadas.

Em casos menos graves de DTN, o defeito anatômico maior está nas estruturas derivadas de estruturas mesodérmicas sobre o tubo neural embriológico. Embora a medula espinhal costume estar anatomicamente intacta, o tubo neural embriológico deixa de induzir o fechamento dos arcos neurais, músculos e pele sobrejacentes. O resultado é a **meningomielocele**, que é uma massa cística que faz protrusão do canal espinhal. A parede da massa cística é composta por fina membrana aracnóide sem pele recobrindo, e o conteúdo é o LCR e os elementos neurais. Ocasionalmente, uma meningomielocele é coberta por pele. Esta é considerada um defeito **fechado**, e uma meningomielocele não coberta por pele é considerada um defeito **aberto**. Este permite que a alfafetoproteína escape para o líquido amniótico em volta, enquanto um defeito fechado não o permite. Deste modo, um defeito fechado ou coberto por pele geralmente não se associa a níveis elevados de α-fetoproteína no líquido amniótico ou no soro materno. Incomumente, a massa cística que faz protrusão contém apenas LCR e nenhum elemento neural. Isto é uma **meningocele**.

A **espinha bífida oculta** (EBO) fica restrita ao envolvimento de mesoderma do arco vertebral posterior e raramente exibe mau desenvolvimento intrínseco da medula espinhal. Isto pode resultar de uma agressão que ocorre no final da quarta semana embriológica (sexta semana menstrual), causando falha da formação completa das estruturas da linha média posterior. A verdadeira prevalência da EBO, excluindo casos que desapareçam mais tarde (ou seja, ossificação mais tardia na cartilagem intacta preexistente) é de aproximadamente 17%.[39] A coluna lombossacral é envolvida mais comumente. Sessenta e seis por cento dos casos de EBO têm manifestações na pele: nevos, lipomas lombossacrais, seio dérmico, hipertricose (tufo de pêlos) (cauda de cavalo ou cauda de gazela) ou área cicatricial. Uma depressão sacral freqüentemente não se correlaciona com outras anormalidades. Embora a EBO não se associe geralmente a outras anormalidades, a EBO pode se associar a disfunção urológica e à **síndrome da medula presa**, deformidade nos pés, aumento da incidência de espondilolistese e herniação de disco intervertebral. A EBO será difícil de detectar na ultra-sonografia pré-natal, a menos que se associe a lipoma, meningocele simples ou medula presa.

Exames de Triagem para Espinha Bífida

Como a maioria dos DTNs ocorre em famílias sem história de tais anormalidades, a detecção pré-natal depende de medidas de triagem de rotina, inclusive ultra-sonografia e dosagem da **α-fetoproteína no soro materno (AFP-SM)**.

A alfafetoproteína é uma glicoproteína (peso molecular de 70.000) produzida pelo fígado fetal. Uma parte dela entra no líquido amniótico através da urina fetal, e uma pequena quantidade atravessa a placenta até o soro materno. Os níveis normais de AFP no líquido amniótico e no soro materno variam com a idade gestacional. A AFP-SM e a AFP no líquido amniótico se elevam em DTNs que não sejam cobertos por pele. Se o limite superior da normalidade da AFP-SM for tomado como 2,5 múltiplos da mediana (MDM) para uma dada idade gestacional, então a AFP-SM estará elevada em 90% dos DTNs abertos. Observe, contudo, que cerca de 2% das gestações normais terão AFP-SM elevada, isto é, de todos os resultados de testes elevados para AFP-SM, a maioria dos fetos será normal (Fig. 38-11). Neste estágio, é necessário um exame detalhado por ultra-sonografia para determinar quais fetos realmente têm um DTN.

A AFP-SM também se eleva na **gravidez gemelar**, no **óbito fetal**, na **transfusão fetomaterna** e em outras anomalias fetais em que a pele está ausente, como em **onfalocele** e **gastrosquise** (50% a 60% dos casos), **nefrose congênita** (tipo finlandesa, 100% dos casos) e infrequentemente na **atresia esofágica ou duodenal, doença renal policística, agenesia renal, obstrução urinária, epidermólise bolhosa, teratoma sacrococcígeo, higroma cístico, osteogênese imperfeita, extrofia cloacal** e **ciclopia**. A sonografia fetal detalhada também detectará a maioria dessas causas de elevação da AFP-SM.

Devido à alta sensibilidade dos sinais cerebelares, a maioria dos centros depende quase exclusivamente da ultra-sonografia para diagnosticar DTNs. Para aqueles casos em que a AFP no soro materno está elevada e não há explicação sonográfica para o resultado anormal do exame (p. ex., datas erradas, fetos múltiplos, feto morto, anencefalia, espinha bífida, defeito da parede abdominal ou qualquer outra das anormalidades fetais já mencionadas que possam causar AFP elevada) ou se houver má visualização da coluna, então pode ser oferecida amniocentese. Se a AFP do líquido amniótico for normal e não houver acetilcolinesterase (ACE) presente, então a probabilidade de um DTN aberto será muito baixa. Se a AFP do líquido amniótico for elevada e a ACE estiver presente, então poderá estar presente um DTN aberto ou um defeito da parede abdominal que não foi detectado pela ultra-sonografia.

Entre 1989 e 1990, 1,1 milhão de mulheres, na Califórnia, submeteram-se a exames de AFP no soro materno no início da gravidez.[40] A partir desses exames, foram encontradas 1.390 anormalidades fetais (1,3 anomalias fetais por 1.000 gestações), consistindo em 710 DTNs (417 casos de anencefalia, 247 casos de espinha bífida e 46 casos de encefalocele) e 680 anormalidades não-neurais (286 defeitos da parede abdominal anterior, 163 casos de síndrome de Down e 231 outras anormalidades cromossômicas).

Achados Sonográficos na Coluna

Pode ocorrer espinha bífida em qualquer ponto na coluna fetal, mas é mais comum na área lombossacral.[41] Achados sonográficos na coluna consistem em anormalidades dos elementos posteriores ossificados e das partes moles relacionadas.

Na espinha bífida, as **lâminas** deixam de convergir para a linha média, e isto é mais bem visualizado com o plano de exame transaxial posterior (Fig. 38-12A, B). Se os **pedículos** estiverem normalmente posicionados e se não houver meningomielocele, o plano de exame transaxial posterior é o único que retratará a anormalidade com confiabilidade. Quando os pedículos são deslocados mais lateralmente do que o habitual, então os planos de exame transaxial lateral (Fig. 38-12C) e longitudinal lateral (Fig. 38-12D) também demonstrarão as anormalidades ósseas de espinha bífida. Todos esses planos de exame geralmente demonstrarão a **meningocele** ou **meningomielocele**, se presente (Figs. 38-13, 38-14 e 38-15). O exame longitudinal posterior dá a melhor demonstração de uma meningomielocele e de defeito das partes moles quando não está presente massa cística.

Na maioria dos casos de espinha bífida, há divergência anormal ou afunilamento dos pedículos em vários níveis vertebrais. Isso é mais bem apreciado nas imagens longitudinais laterais em que podem ser avaliadas simultaneamente múltiplas distâncias interpediculares (Fig. 38-12). Deve-se observar, contudo, que há normalmente divergência dos pedículos na coluna cervical, em comparação com a coluna torácica (Fig. 38-13C), e pode haver leve divergência (1 a 2 mm) na coluna lombar, em comparação com a coluna torácica em fetos normais (Fig. 38-2).

CAUSAS DE AFP-SM ELEVADA

- Gravidez múltipla
- Óbito fetal
- Transfusão fetomaterna
- Onfalocele e gastrosquise
- Nefrose congênita
- Atresia esofágica ou duodenal
- Doença renal policística
- Agenesia renal
- Obstrução urinária
- Epidermólise bolhosa
- Teratoma sacrococcígeo
- Higroma cístico
- Osteogênese imperfeita
- Extrofia cloacal
- Ciclopia

PONTOS DE REFERÊNCIA USADOS PARA ESTABELECER O NÍVEL DO DEFEITO ÓSSEO

- T12 corresponde às extremidades mediais das costelas mais caudais
- L5-S1 se situa na margem superior da asa do ilíaco.[17]
- S4 é o centro de ossificação de corpo vertebral mais caudal no segundo trimestre.[42]
- S5 é o centro de ossificação de corpo vertebral mais caudal no terceiro trimestre.[42]

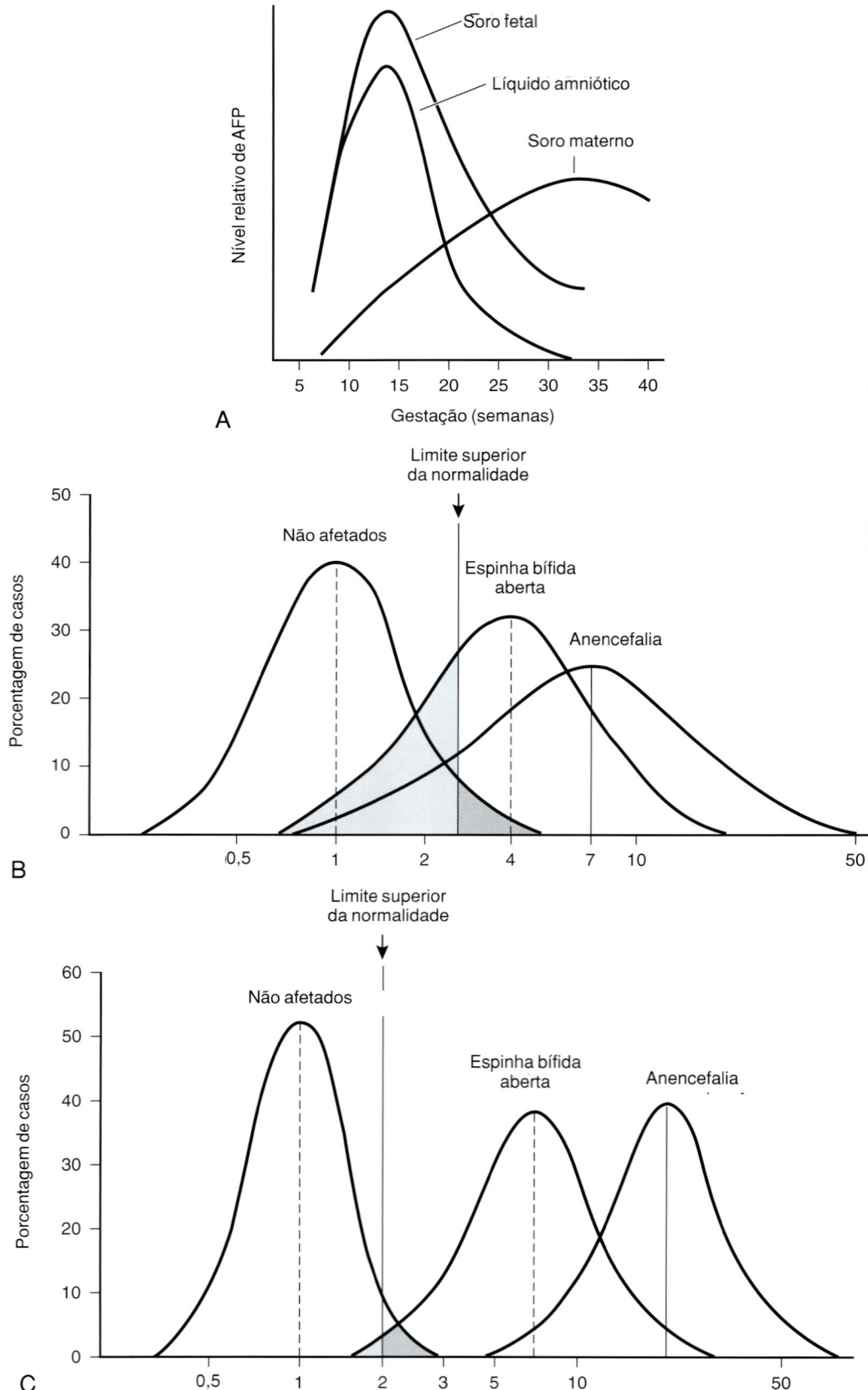

FIGURA 38-11

FIGURA 38-11. Níveis de alfafetoproteína (AFP) em relação à idade gestacional (menstrual). A, Níveis normais de AFP no soro fetal, líquido amniótico e soro materno variam significativamente com a idade gestacional. É obrigatório ter datas precisas para avaliar apropriadamente os resultados da AFP. A AFP é uma glicoproteína produzida no fígado fetal (peso molecular de 70.000). Uma parte da AFP entra no líquido amniótico através da urina fetal. Pequenas quantidades de AFP atravessam a placenta e vão ao soro materno. **B, AFP no soro materno com 16 a 18 semanas de idade gestacional.** (Porcentagem de casos contra níveis de AFP, expressa como múltiplos da mediana ao longo do eixo horizontal.) Há considerável sobreposição nos valores de AFP-SM entre gestações normais e aquelas com fetos acometidos por espinha bífida aberta e anencefalia. Esta ilustração demonstra a sobreposição (*áreas sombreadas sob as curvas*) quando 2,5 múltiplos da mediana são tomados como normal superior. Um corte de 2,0 múltiplos da mediana detectaria mais gestações afetadas, mas aumentaria a taxa de amniocentese em gestações normais. Falso-negativos (*i. e.*, exame negativo, mas DTN presente), *área sombreada mais clara.* Falso-positivos (*i. e.*, exame positivo, mas feto normal), *área sombreada mais escura.* **C, AFP no líquido amniótico com 16 a 18 semanas de idade gestacional.** (Porcentagem de casos contra níveis de AFP, expressa como múltiplos da mediana ao longo do eixo horizontal.) Há significativamente menos sobreposição entre as gestações normais e as gestações com DTNs abertos. A área sombreada sob as curvas à esquerda de 2 representa os falso-negativos, e a área sombreada à direita de 2 representa os falso-positivos. Na prática, os falso-positivos podem ser amplamente excluídos por níveis normais de acetilcolinesterase no líquido amniótico. AFP-SM, Alfafetoproteína no soro materno; DTN, defeito do tubo neural.

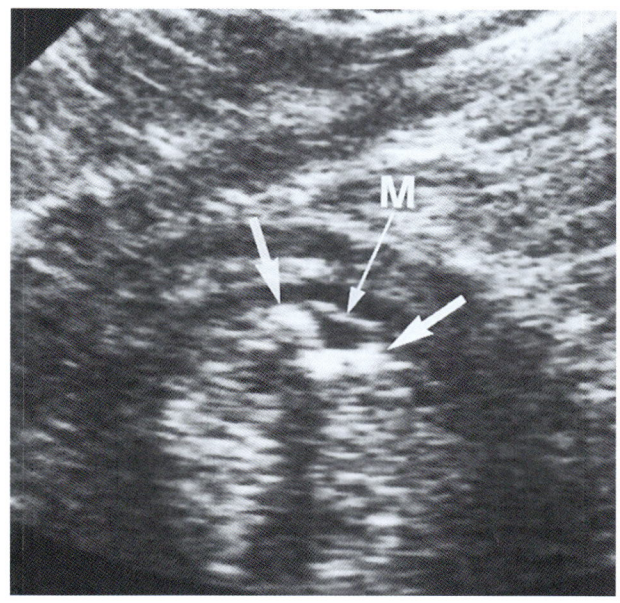

A

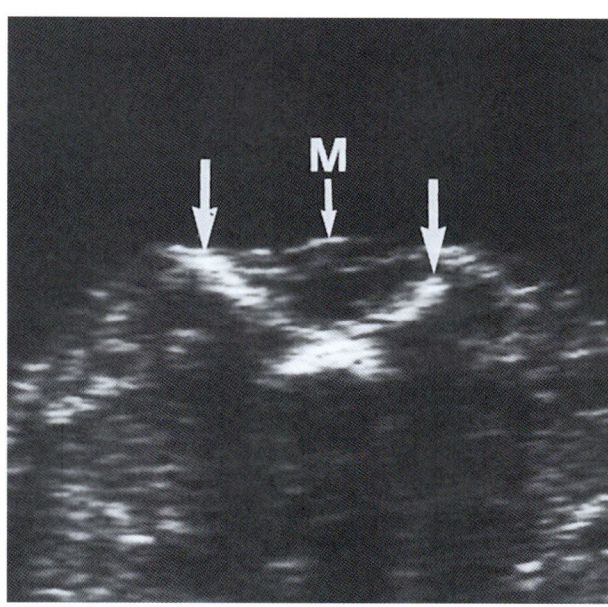

B

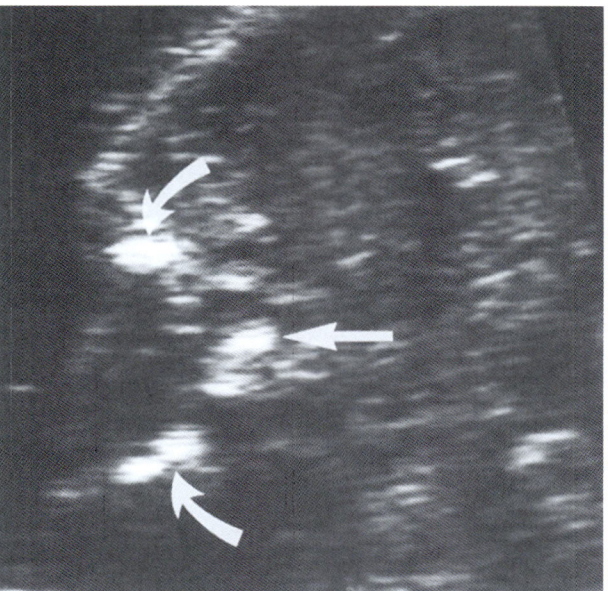

C

FIGURA 38-12. Mielosquise. A, Exame transaxial posterior intra-útero mostra afunilamento das lâminas lombares (*setas*) afastadas da linha média. Somente uma membrana fina (M) fica sobre o defeito espinhal posteriormente. **B,** Exame transaxial posterior da peça depois do parto mostra, com mais detalhes, o afunilamento das lâminas (*setas*) para longe da linha média e a membrana (M) que cobre o defeito. **C,** Exame transaxial lateral da peça mostra aumento da distância entre os pedículos (*setas curvas*) e leve angulação lateral dos pedículos para longe de suas posições esperadas. Centro ossificado (*seta reta*).

Continua

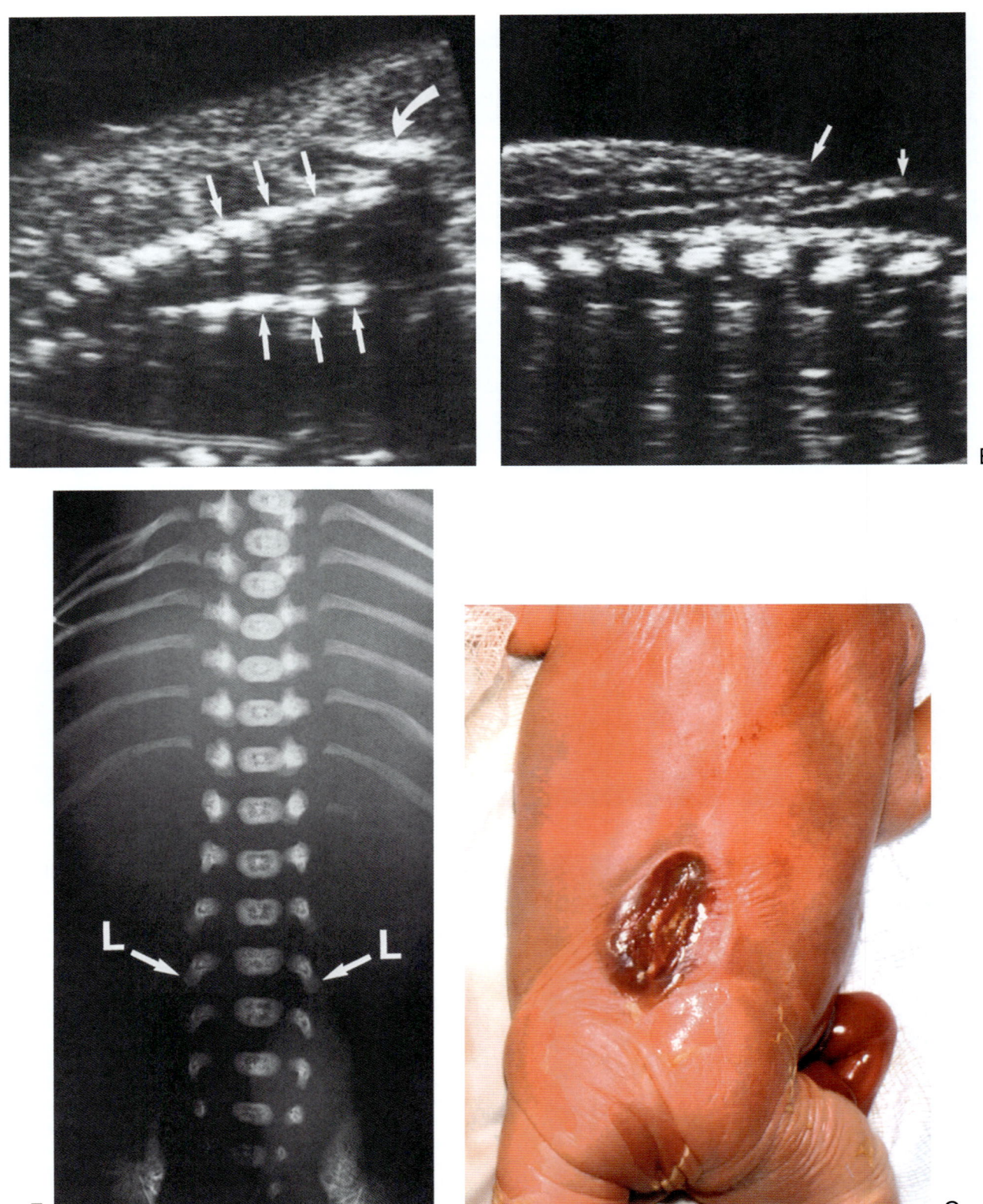

FIGURA 38-12, cont. Mielosquise. D, Exame longitudinal lateral da peça mostra o aumento de volume progressivo das distâncias interpediculares na coluna lombar, indicativo de espinha bífida. Pedículos ossificados (*setas retas*); asa do ilíaco (*seta curva*). **E,** Exame longitudinal posterior da peça mostra truncamento abrupto das partes moles do dorso fetal (*seta longa*) no local do defeito do tubo neural (DTN) aberto. Medula espinhal (*seta curta*). **F,** Radiografia da peça mostra divergência das lâminas (L) para longe da linha média, em lugar do curso normal, que seria em direção à linha média. **G,** Fotografia de defeito com mielosquise da coluna toracolombar mostra tecido neural desorganizado exposto dentro do defeito.

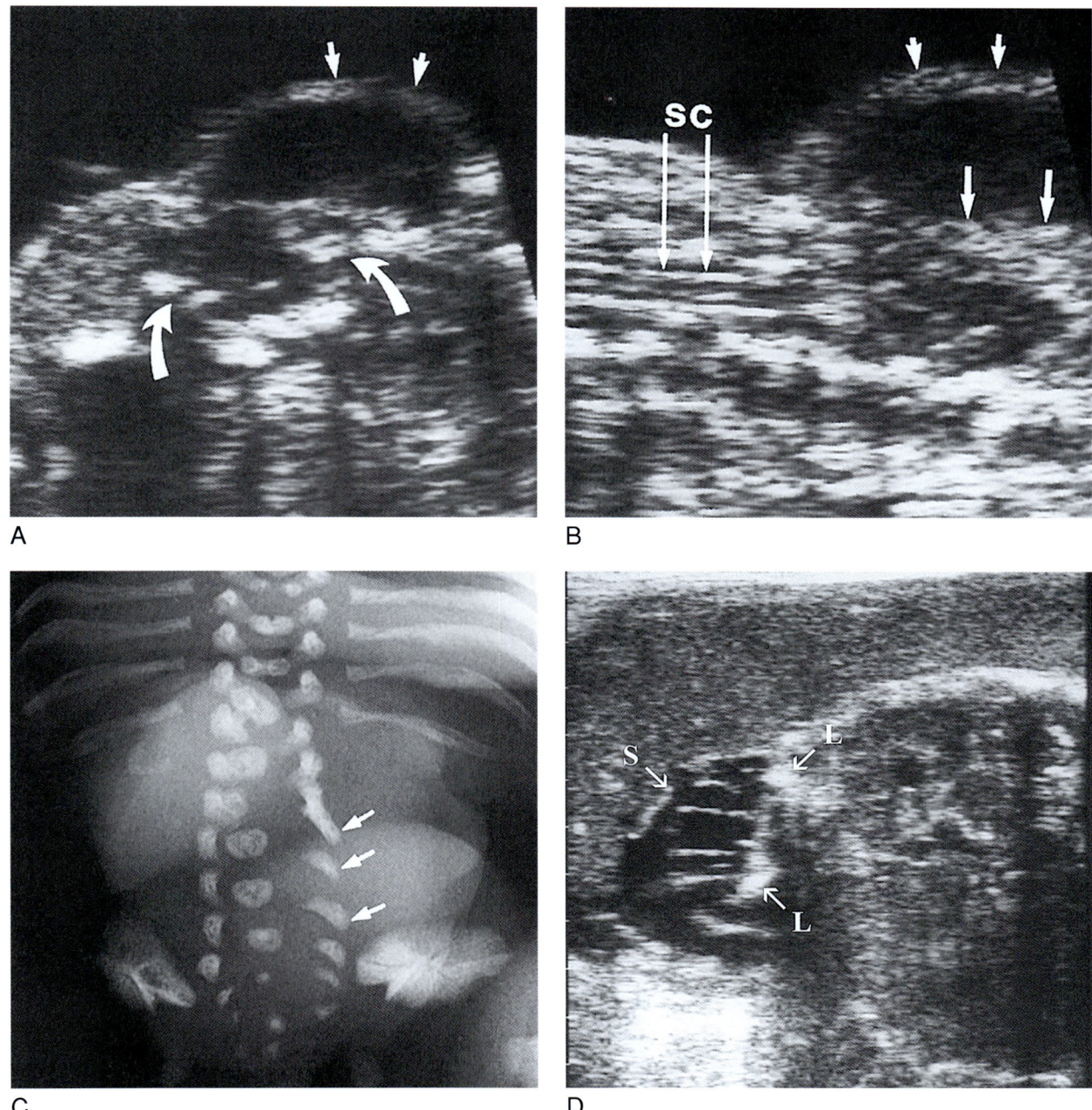

FIGURA 38-13. Espinha bífida com meningomielocele, peça com 17 semanas de gestação. A, Exame transaxial posterior da coluna lombar média mostra o afunilamento das lâminas (*setas curvas*) e o saco da meningomielocele (*setas curtas*). **B,** Exame longitudinal posterior da área toracolombar mostra o saco da meningomielocele (*setas curtas*) e o tecido neural desorganizado (*setas longas*) dentro dele. SC, medula espinhal. **C,** Radiografia. As distâncias interpediculares na coluna lombar estão alargadas, e as lâminas estão afuniladas lateralmente (*setas*). **D,** Exame transaxial lateral num feto diferente mostra o saco da meningomielocele (S), contendo ecos lineares, representando tecido neural e o complexo lâminas/pedículos afunilado (L, *setas*).

A sonografia também pode ser usada para determinar o nível e o grau de anormalidade espinhal. O nível do defeito é determinado pelo topo ou a extremidade mais cefálica da malformação óssea.[42]

O prognóstico é influenciado pelo nível do defeito, o tipo do DTN, a presença ou ausência de anomalias associadas e a presença ou ausência de anormalidades cranianas, como a malformação Chiari II e a ventriculomegalia.

Biggio et al.[43] descreveram o resultado em 33 lactentes com espinha bífida aberta isolada (i. e., não coberta por pele). Os níveis mais baixos de lesão e o tamanho ventricu-

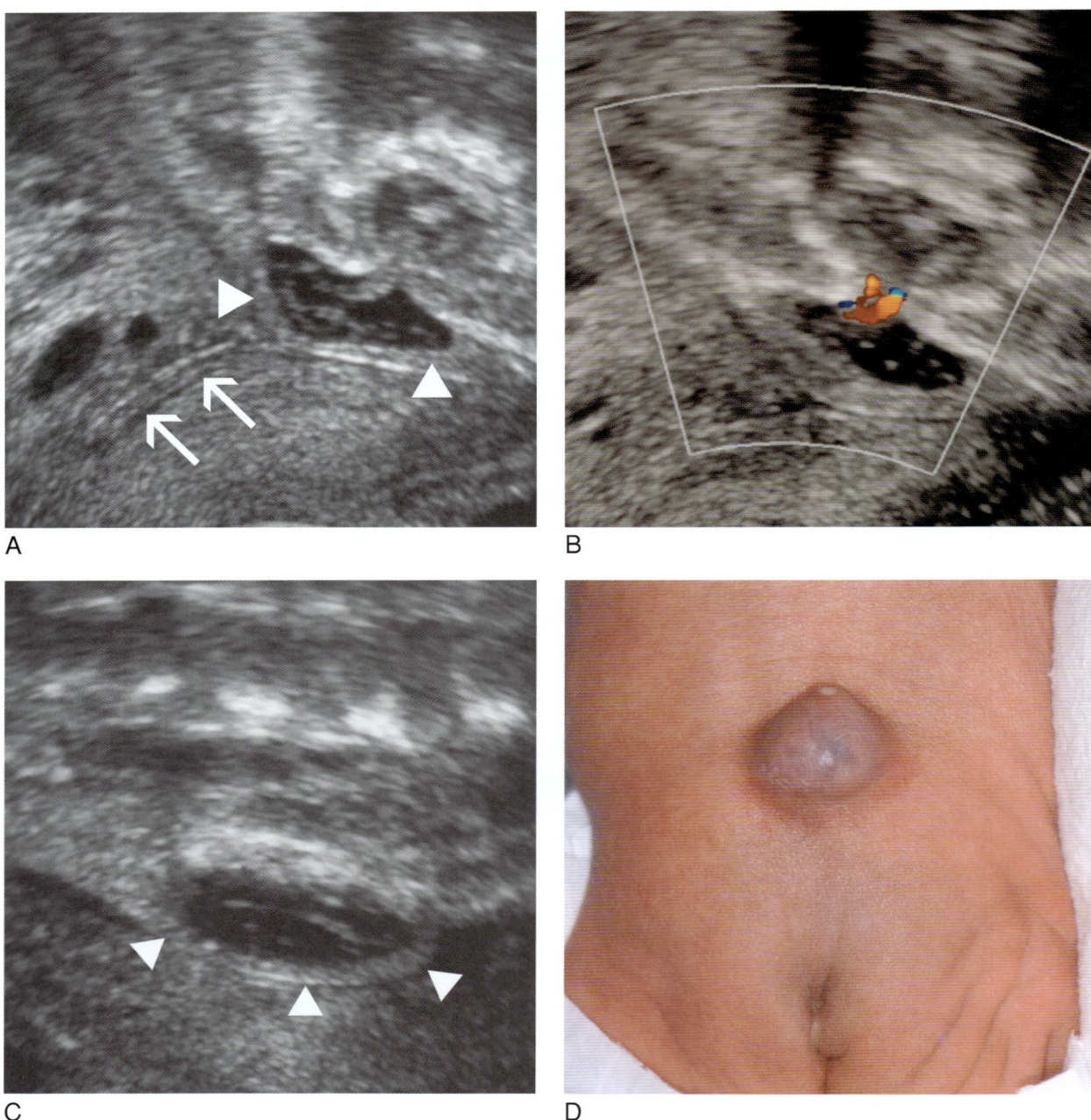

FIGURA 38-14. **Meningomielocele Coberta com Pele. A,** Sonograma endovaginal intra-útero (plano de exame transaxial posterior) mostra saco de meningomielocele coberto por parede espessa (*pontas de setas*). Material ecogênico atravessa o defeito de espinha bífida, entrando no saco da meningomielocele. Canal endocervical (*setas*). **B,** Sonograma endovaginal com Doppler colorido (plano de exame transaxial posterior) demonstra vaso fazendo protrusão do canal espinhal para o saco da meningomielocele. **C,** Sonograma endovaginal (plano de exame longitudinal posterior) mostra o saco da meningomielocele coberto por parede espessa (*pontas de setas*). **D,** Fotografia neonatal mostra a meningomielocele lombar focal coberta por pele. O matiz azulado dentro do saco da meningomielocele é um vaso detectado pelo Doppler colorido endovaginal na parte **B**.

lar menor se associaram a *status* ambulatorial. Todos os lactentes com DTN L4-sacral eram ambulatórios (capazes de andar). Dos pacientes com DNT de L1 a L3, 50% eram ambulatórios. Nenhum lactente com DTN torácico era ambulatório. Nenhum lactente com mielosquise era ambulatório. Todos os lactentes, exceto um com lesão sacral, precisaram de derivação ventricular pós-natal.

Anormalidades Cranianas Associadas

A malformação Chiari II se associa muito à espinha bífida (mais de 97% dos casos).[13] Esta lesão craniana consiste em graus variáveis de deslocamento do vérmix cerebelar, do quarto ventrículo e do bulbo através do forame magno até o canal cervical superior e geralmente é mais fácil de ser identificada do

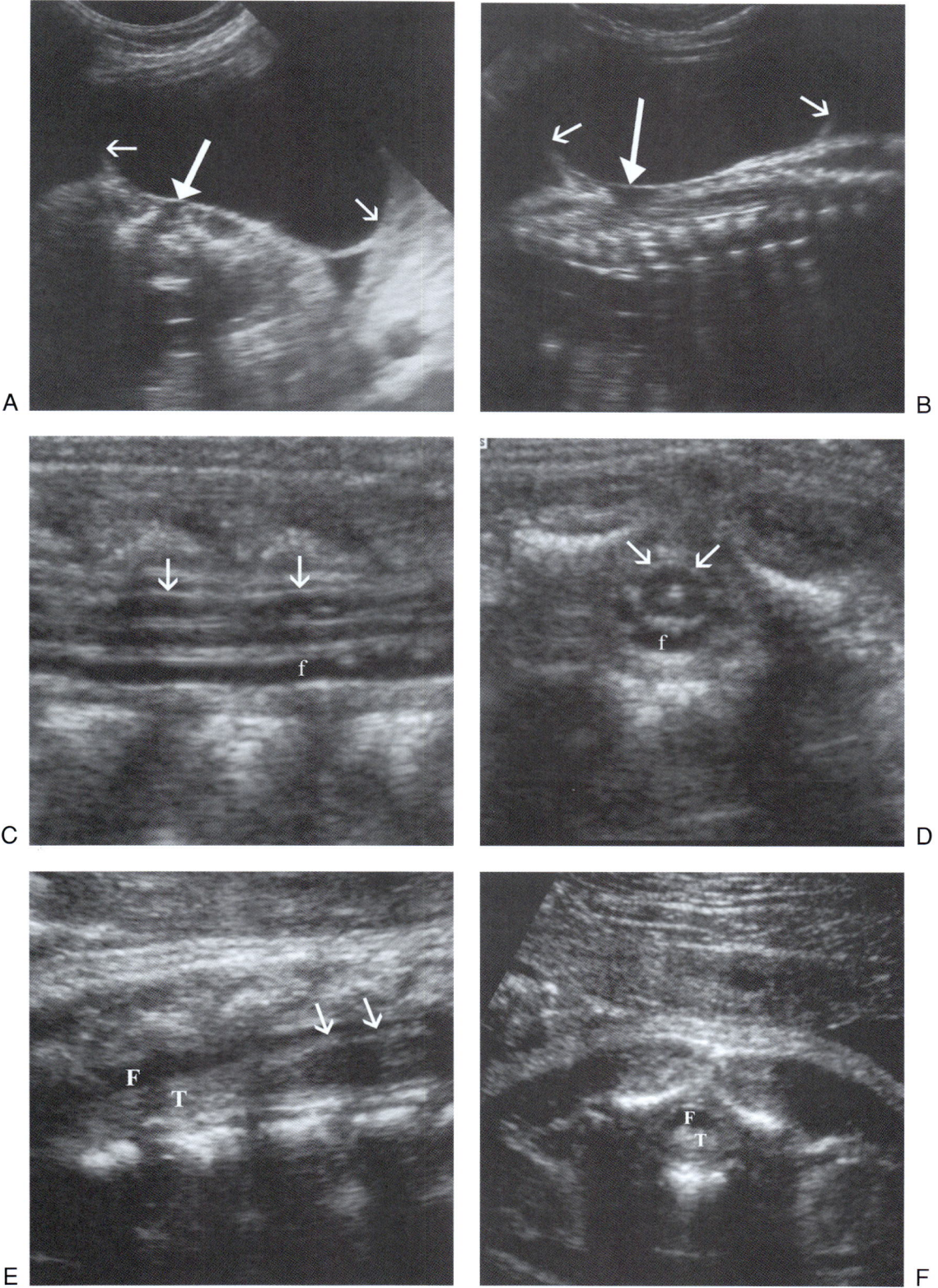

FIGURA 38-15. Meningocele lombar, 34 semanas de gestação. A, Sonograma transaxial posterior demonstra um saco cheio de líquido (*setas pequenas*) ao longo do dorso fetal. Há um pequeno defeito no arco neural (*seta grande*). **B,** Sonograma longitudinal posterior mostra a parede da meningocele (*setas pequenas*) e o defeito de espinha bífida no arco neural posterior (*seta grande*). **C e D, Medula presa.** Sonogramas **C,** longitudinal posterior e **D,** transaxial posterior demonstram medula espinhal torácica anormalmente posterior (*setas*) na parte comprometida do canal espinhal. Líquido cefalorraquidiano (f) entre a parte anterior da medula espinhal e a parede anterior do canal espinhal. **E e F, Medula espinhal normal.** Sonogramas **E,** longitudinal posterior e **F,** transaxial posterior de uma medula espinhal normal. Observe a posição normal da medula (*setas*) e o **filamento terminal (T) na parte normal do canal espinhal.**

que a lesão espinhal entre 16 e 24 semanas de gestação. Deste modo, malformações cranianas podem sinalizar ao sonografista que seja necessário um estudo detalhado da coluna para procurar espinha bífida. Alternativamente, as anormalidades cranianas são sinais confirmatórios úteis quando a ultra-sonografia demonstra evidências de espinha bífida na coluna fetal.

O diâmetro biparietal pode ser inferior ao esperado (mesmo quando os ventrículos laterais estiverem aumentados de volume),[44,45] mas quatro achados qualitativos são mais úteis na prática clínica. Estes são a falta de visualização da cisterna magna, a deformação da forma cerebelar (sinal da banana), ossos frontais côncavos (sinal do limão) e dilatação dos ventrículos laterais (Fig. 38-16).

Malformação de Chiari II. O disrafismo espinhal permite a perda de LCR e, deste modo, causa pressão intracraniana baixa no início da gravidez. A baixa pressão intracraniana resulta em um compartimento da fossa posterior menor que o normal. O cerebelo, então, cresce num espaço anormalmente pequeno, e isto leva à sua compressão, herniação e suas amígdalas no canal espinhal cervical e anormalidades relacionadas, como **ventriculomegalia**. Esta geralmente é leve no segundo trimestre e piora ao nascimento depois de reparo do defeito espinhal. Vê-se uma ventriculomegalia em 44% a 86% dos fetos com espinha bífida.[6,46-48] A causa isolada mais comum de ventriculomegalia é a espinha bífida, embora apenas 30% a 40% dos fetos com aumento

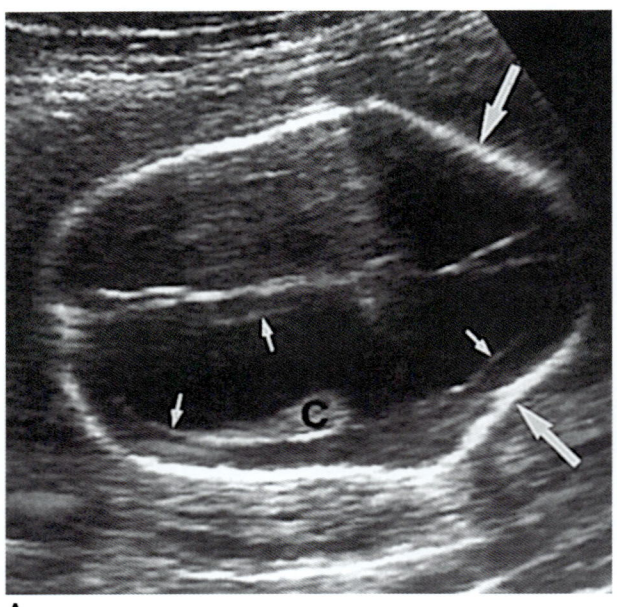

A

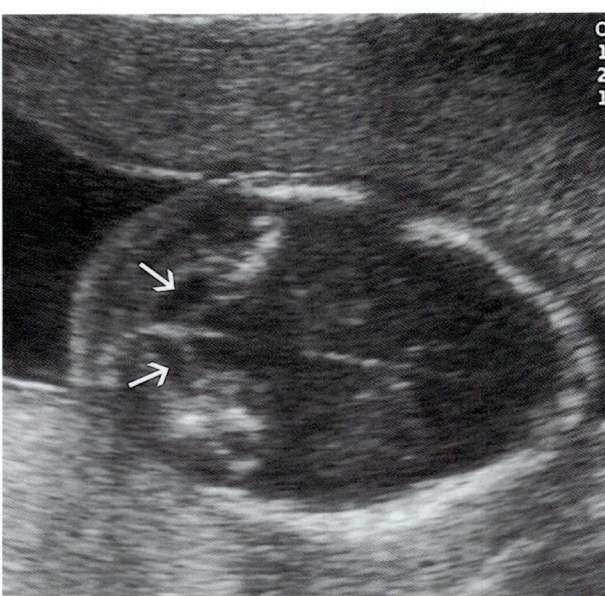

B

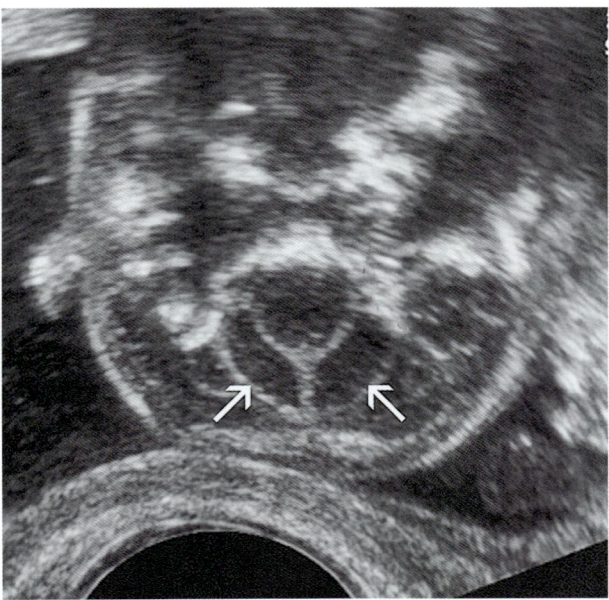

C

FIGURA 38-16. Sinal do limão, sinal da banana e ventriculomegalia. A, Sinal do limão, Sonograma transaxial; cabeça fetal demonstra deformidade côncava do osso frontal (*setas longas*), bem como dilatação dos ventrículos laterais (*pequenas setas*) na 19ª semana de gestação. O plexo coróide (C) repousa ao longo da porção lateral do ventrículo lateral. O ventrículo próximo é obscurecido devido ao artefato de reverberação da abóbada craniana proximal. **B, Sinal da banana.** Sonograma transaxial e **C**, sonograma endovaginal de outro feto com 18 semanas de gestação, angulado para a fossa por mostrar compressão e deformidade do cerebelo (*setas*), criando o sinal da banana. Não há líquido na cisterna magna posterior ao cerebelo.

> **SINAIS SONOGRÁFICOS DE ESPINHA BÍFIDA**
>
> Falta de visualização da cisterna magna
> Deformação do cerebelo (sinal da banana)
> Ossos frontais côncavos (sinal do limão)
> Dilatação dos ventrículos laterais
> Malformação de Chiari II (97%)

> **ACHADOS CEREBRAIS FETAIS NA ESPINHA BÍFIDA**
>
> Falta de visualização da cisterna magna
> Deformação da forma cerebelar
>   Sinal da banana
> Ossos frontais côncavos
>   Sinal do limão
> Dilatação dos ventrículos laterais
> Diâmetro biparietal inferior ao esperado
> Ventriculomegalia

de volume dos ventrículos realmente tenham espinha bífida. A malformação de Chiari II também dá origem à obliteração da cisterna magna (Fig. 38-16).[49,50] Normalmente a cisterna magna deve estar cheia de líquido nos fetos normais com 16 a 28 semanas de gestação. A compressão do cerebelo pode alterar sua forma no plano de exame transaxial, dando o "sinal da banana" (Fig. 38-16).[47,51] Em duas séries diferentes, a obliteração da cisterna magna foi observada em 22 de 23 casos com espinha bífida com 16 a 27 semanas de gestação[52] e em 18 de 20 casos com 24 semanas de gestação ou menos.[50]

Como foi mencionado anteriormente, a deformidade côncava dos ossos frontais fetais no segundo trimestre (Fig. 38-16) é chamada "sinal do limão".[52] Vários autores têm mostrado que 85% dos fetos com espinha bífida antes da 24ª semana de gestação têm o "sinal do limão".[47,48,53,54] Portanto, a ausência do "sinal do limão" é indicador indireto útil de que não esteja presente uma espinha bífida. Na prática, contudo, o "sinal do limão" pode ser difícil de ser retratado inequivocamente; finalmente, é preciso examinar a própria coluna para pesquisar a presença, o nível e o grau da espinha bífida.

O "sinal do limão" se resolve espontaneamente no terceiro trimestre.[53] Ademais, ele pode ser visto nos fetos sem espinha bífida.[48,53] Este pode ser encontrado em até 1% dos lactentes normais, de modo que o "sinal do limão" não precisa ser tomado como prova de que esteja presente uma espinha bífida. Deve levar ao exame detalhado da fossa posterior (para pesquisa de obliteração da cisterna magna e o "sinal da banana") e exame da coluna fetal para pesquisa de evidências de espinha bífida.

Anormalidades Não-cranianas Associadas

Deformidades nos pés (primariamente **pé torto**) e **luxação dos quadris** freqüentemente se associam a espinha bífida.[55] Estas se originam devido a desequilíbrio da ação muscular decorrente do envolvimento dos nervos periféricos devido ao DTN. Nos fetos com espinha bífida aberta (i. e., não coberta por pele), 24% demonstram anormalidades morfológicas adicionais da sonografia no segundo trimestre: **anormalidades renais, cistos do plexo coróide, comunicação interventricular cardíaca, onfalocele e RCIU**.[56]

Anormalidades Cromossômicas Associadas

Babcook et al.[56] verificaram que 9 de 52 fetos com espinha bífida (17%) tinham anormalidades cromossômicas, incluindo cinco que apresentavam trissomia do 18, dois com trissomia do 13, um com triploidia e um com translocação. Dos nove fetos com espinha bífida e anormalidades cromossômicas, dois (22%) não apresentavam outra anormalidade morfológica demonstrável por sonografia. Os autores sugerem que a análise citogenética esteja justificada se a espinha bífida for detectada no pré-natal.

Prognóstico

É difícil predizer o prognóstico para longo prazo no feto com meningomielocele identificada. No entanto, os resultados tendem a ser melhores para lesões menores (i. e., menor número de níveis envolvidos), lesões baixas (lombar baixa ou sacral), defeitos fechados (i. e., cobertos por pele) e aqueles com pouca ou nenhuma hidrocefalia e sem compressão do prosencéfalo por malformação de Chiari II.[36,42,51,57] Em um grande estudo com mais de 880 pacientes publicado em 1988,[58] foram documentados a sobrevida e o prognóstico, dadas as modalidades de tratamento cirúrgicas e clínicas atualmente existentes. De cinco partos com espinha bífida, cerca de 85% dos bebês sobrevivem após a idade de 10 anos; 2% morrem no período neonatal. Dos sobreviventes, cerca de 50% sofrem algum tipo de distúrbio da aprendizagem. Cerca de 25% dos sobreviventes têm QI acima de 100 e cerca de 75% têm QI acima de 80. Cerca de 33% dos sobreviventes desenvolvem sintomas e sinais relacionados à pressão no prosencéfalo e no tronco cerebral (p. ex., dor, fraqueza e espasticidade nos membros superiores) e alguns podem precisar de laminectomia cervical para aliviar a pressão. A mortalidade por insuficiência respiratória nas crianças afetadas é de cerca de 33%.

Cirurgia Fetal para Meningomielocele

A cirurgia fetal para reparo de meningomielocele é vista como procedimento experimental. Os pais e outros precisam avaliar o potencial para melhora da função para a criança contra os riscos de óbito fetal durante a cirurgia ou depois dela e de morbidade fetal/materna pela cirurgia. A meningomielocele fetal é uma entidade não-letal; a cirurgia intra-útero para reparo de meningomielocele é potencialmente letal.[59]

Embora a meningomielocele seja um distúrbio embriológico primário, o comprometimento neurológico também é secundário ao dano intra-útero progressivo à medula espinhal exposta. O desenvolvimento de técnicas para fechar malformações do tubo neural aberto antes do nascimento tem gerado grande interesse e esperança para intervenções fetais e seus resultados. Até o momento, observações preliminares de dois centros sugerem que podem ocorrer melhoras, não na função da medula espinhal como originalmente se postulava,[60] mas no grau de hérnia do prosencéfalo e na freqüência em que é necessária a derivação para controlar a hidrocefalia. Num trabalho com 25 pacientes submetidas a reparo intra-uterino de meningomielocele na Vanderbilt University, não houve melhora da função dos membros inferiores em decorrência da cirurgia, mas houve uma incidência substancialmente reduzida de herniação do prosencéfalo moderada a grave (4% *vs.* 50%) e uma redução moderada da incidência de hidrocefalia dependente de derivação (59% *vs.* 92%).[61] Quando os pais pedem a cirurgia eletiva, na esperança de atenuar possível dano da vida mental de seu filho por meio dos benefícios em potencial, ainda não comprovados cientificamente, da redução da hidrocefalia e da herniação do prosencéfalo,[59] devem ser advertidos para pesar cuidadosamente os benefícios em potencial da cirurgia contra os riscos em potencial de prematuridade.

A hipótese para cirurgia intra-útero é de que a proteção do defeito espinhal dos efeitos do líquido amniótico e do contato com a parede uterina poderia produzir melhoras do movimento dos membros inferiores, da função do intestino e da bexiga e de outros problemas funcionais. No entanto, essas funções não parecem ser melhoradas com a cirurgia fetal.[62-64] Há evidências convincentes de que o reparo intra-útero da meningomielocele reverta, em certo grau, a herniação do prosencéfalo associada.[65,66] É necessário um acompanhamento a longo prazo para determinar se isso se traduz em redução da necessidade de derivação ventricular *a posteriori* ou em benefícios em termos de função neurológica ou cognitiva mais adiante.

MIELOCISTOCELE

A mielocistocele é uma forma incomum de disrafismo espinhal; há dilatação do canal central da medula espinhal, que hernia posteriormente através da medula espinhal e do arco neural posterior para formar um saco exterior. Pode não haver lesão de espinha bífida associada. O saco é composto por três camadas (da interna para a externa): o saco de hidromielia, que é revestido por epêndima da medula espinhal; a camada meníngea, que é contígua com as meninges em torno da medula espinhal; e a pele. O líquido no saco interno é contínuo com o líquido do canal central da medula espinhal; o líquido entre o saco de hidromielia e a camada meníngea é contínuo com o líquido subaracnóide.

Pode ocorrer mielocistocele em qualquer nível da coluna. A mielocistocele se associa comumente à malformação Chiari II.[67-69] A sonografia pré-natal e pós-natal demonstra aparência de "cisto dentro de um cisto" (Fig. 38-17). O afunilamento das lâminas e pedículos pode ou não estar presente. No pós-natal ficam visíveis mais detalhes com a sonografia e a RM. O prognóstico para uma mielocistocele é pior do que para uma meningocele simples; os lactentes com meningocele simples costumam continuar neurologicamente normais depois do reparo cirúrgico. O prognóstico da mielocistocele é pior porque geralmente há um certo grau de mielodisplasia associada (*i. e.*, displasia da medula espinhal). Embora a função neurológica seja normal no pós-operatório imediato, os déficits neurológicos costumam aparecer a longo prazo.

DIASTEMATOMIELIA

A diastematomielia é uma fenda sagital parcial ou completa na medula espinhal, no cone distal da medula ou no filamento terminal. Isso pode se associar a um defeito com espinha bífida e/ou hidromielia, que é a dilatação do canal central da medula espinhal. Se o canal espinhal for atravessado por um septo ou esporão ósseo, o septo aparecerá como foco hiperecóico anormal, que é mais bem demonstrado nos planos de exame transaxial posterior e longitudinal lateral (Fig. 38-18).[70-72]

ESCOLIOSE E CIFOSE

Cifose é a curvatura exagerada da coluna no plano sagital. **Escoliose** é a curvatura lateral da coluna. Cifose e escoliose podem ser posicionais e não-patológicas ou permanentes, baseadas numa anormalidade estrutural subjacente, como hemivértebras, vértebras em borboleta e vértebras de bloqueio. A cifose e a escoliose patológicas costumam se associar a **espinha bífida** ou **defeitos da parede abdominal ventral**.[73] Associações menos comuns incluem **complexo de parede abdominal-extremidade, síndrome da banda amniótica, artrogripose, displasias esqueléticas, associação VACTERL** (anormalidades vertebrais, atresia anal, anormalidades cardíacas, fístula traqueoesofágica, agenesia renal e defeitos nas extremidades)[74,75] e **síndrome da regressão caudal**. Escoliose leve pode ser causada por **anomalia de hemivértebra**.[73,76]

O plano de exame longitudinal posterior é o melhor para pesquisar cifose; o plano de exame longitudinal lateral é o melhor para pesquisar escoliose (Fig. 38-19). Como o oligoidrâmnio pode causar curvatura posicional na coluna fetal, um diagnóstico certo de cifose ou escoliose patológica deve ser feito somente se a curvatura for grave. Possíveis anomalias associadas devem, então, ser procuradas porque o prognóstico depende das anomalias coexistentes.

Uma **hemivértebra** representa desenvolvimento inadequado ou falta de desenvolvimento de metade de um corpo

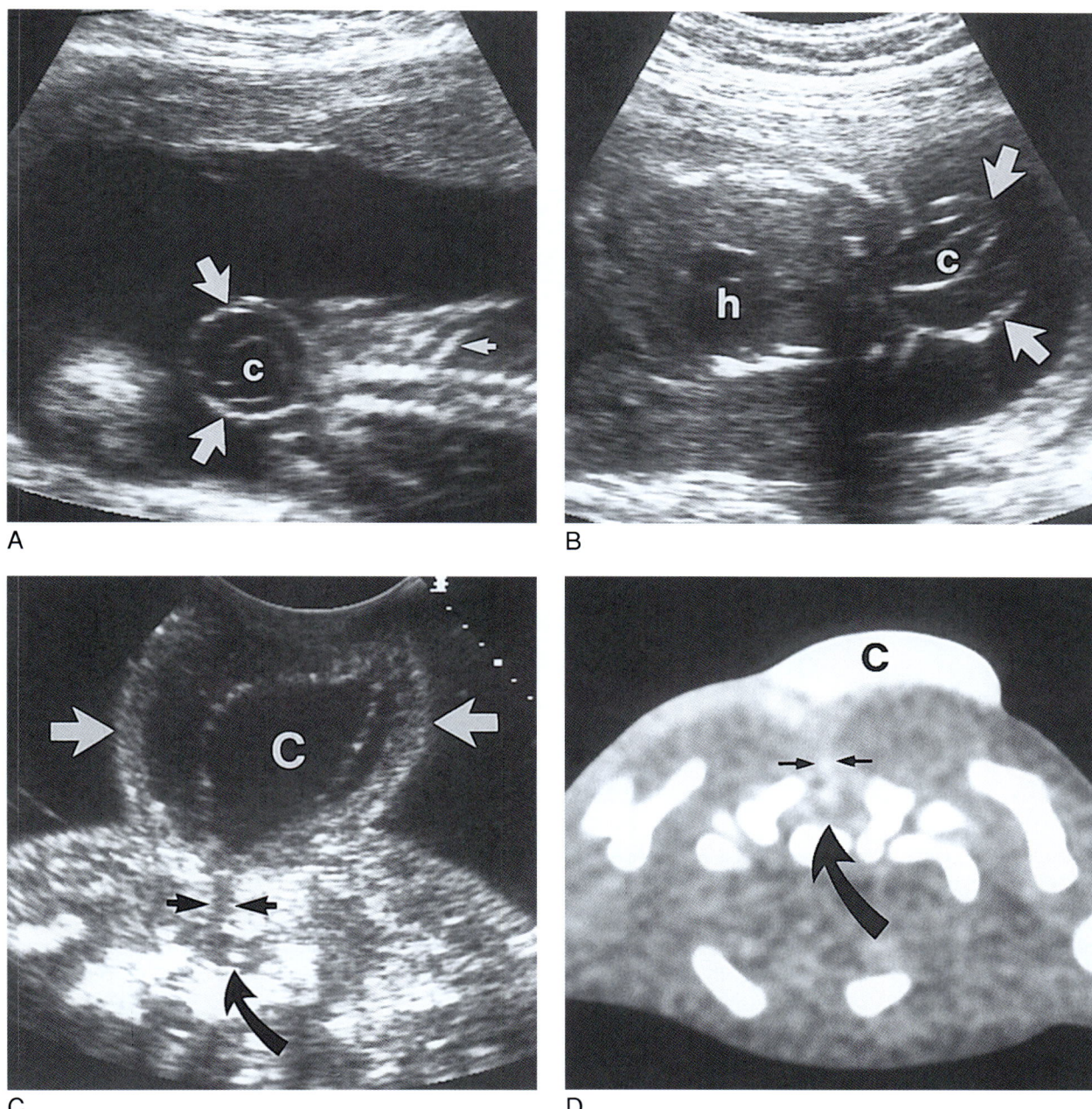

FIGURA 38-17. Mielocistocele. A, Sonograma coronal de coluna torácica fetal com 18 semanas de gestação demonstra massa cística com dupla parede (*setas grandes*) com componente cístico interno (c) originando-se da área torácica alta na costela (*pequena seta*). **B,** Sonograma transaxial do tórax fetal uma semana mais tarde demonstra massa cística com parede dupla (*setas*) originando-se ao longo da porção posterior do tórax fetal. Coração fetal (h). O componente cístico mais interno (c) é discretamente menor e achatado, em comparação com o primeiro exame. Não se observou anormalidade no arco neural ossificado. **C,** Sonograma da peça demonstra massa cística com parede dupla (*setas grandes*) originada na parte posterior do tórax com um trato hipoecóico (*setas pequenas*), estendendo-se da face posterior da medula espinhal (*seta curva*) em direção ao componente cístico central (C) da massa posterior. **D,** TC da peça depois de injeção de material de contraste hidrossolúvel no cisto demonstra contraste no interior do cisto (C) e no interior de um trato (*setas pequenas*), levando à medula espinhal (*seta curva*).

Continua

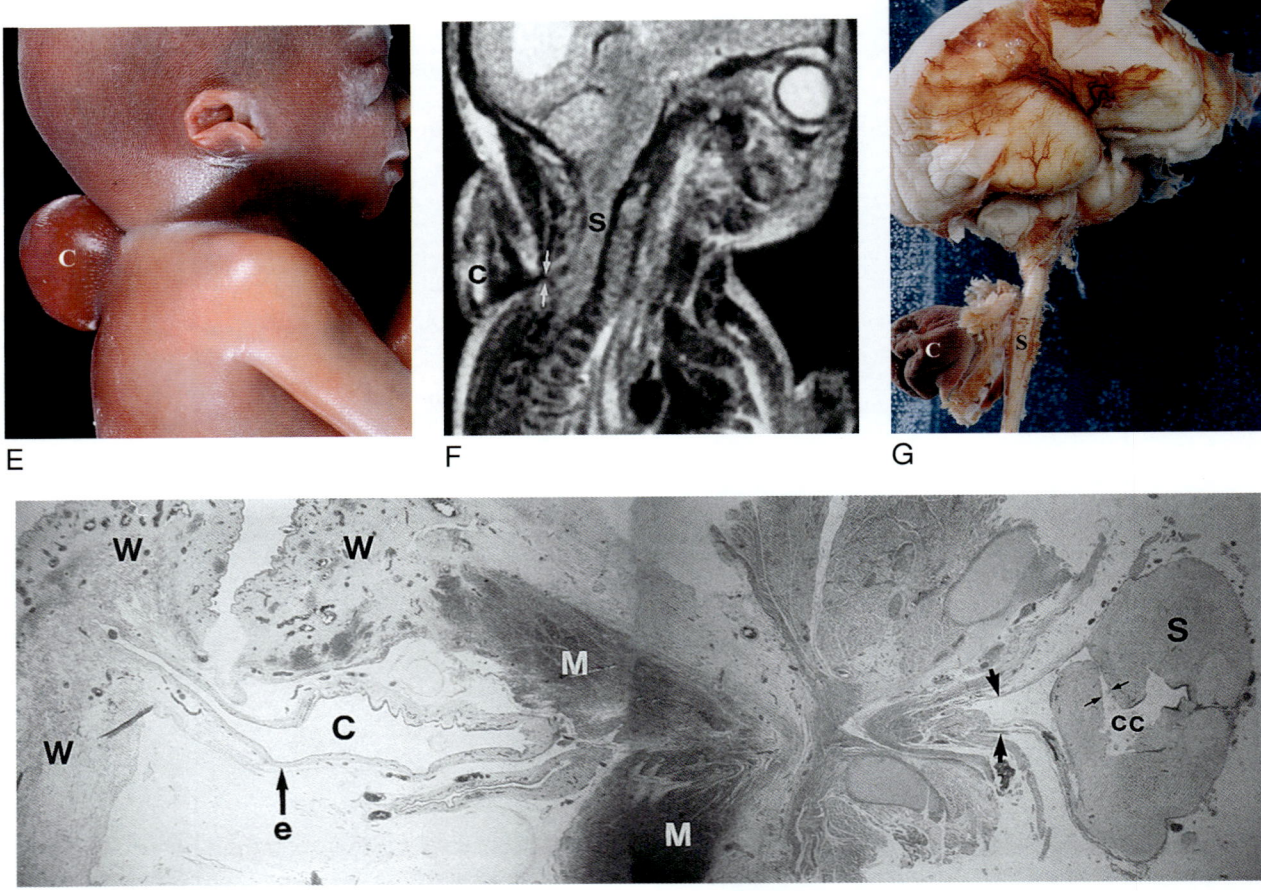

FIGURA 38-17, cont. Mielocistocele. E, Fotografia em perfil de massa torácica cística posterior (C). **F,** RM sagital demonstra a massa cística ao longo da área torácica alta com o pequeno trato (*seta*) estendendo-se da parte posterior da medula espinhal (S) em direção à massa cística (C). **G,** Peça patológica demonstrando o cisto em colapso (C) em contigüidade com a parte cervical da medula espinhal (S). **H,** Corte histológico. Observe o canal anormal (*setas maiores*) comunicando-se com a parte posterior da medula espinhal (S). Observe também o defeito na medula espinhal posterior (*setas pequenas*) comunicando-se com o canal central (cc) da medula espinhal. C, o componente cístico central da massa posterior (M); e, revestimento ependimário do cisto central, que se comunica com o canal central da medula espinhal; W, parede externa da massa cística.

CAUSAS DE ESCOLIOSE OU CIFOSE

- Hemivértebras
- Vértebras em borboleta
- Vértebras de bloqueio
- Espinha bífida
- Defeitos da parede abdominal ventral
- Complexo de parede extremidade-corpo
- Síndrome da banda amniótica
- Artrogripose
- Displasias esqueléticas
- Associação VACTERL
- Síndrome da regressão caudal

VACTREL, anomalidades vertebrais, atresia anal, anomalidades cardíacas, fístula traqueoesofágica e defeitos nas extremidades (de *limb*, extremidade, em inglês).

vertebral, ou seja, um dos dois centros de condrificação iniciais é deficiente. O centro de ossificação restante é deslocado lateralmente em relação às vértebras acima e abaixo dele, levando a uma escoliose leve de segmento curto. As anormalidades são vistas com mais exatidão no plano de exame longitudinal lateral. Os fetos com uma hemivértebra isolada têm excelente prognóstico, enquanto aqueles com outras anomalias fetais (p. ex., síndrome de Potter; anomalias cardíacas, intestinais, intracranianas e de extremidades) têm mau prognóstico.[77] A presença de anomalias associadas reduz a sobrevida em aproximadamente 50%. Se também estiver presente um oligoidrâmnio, a mortalidade se aproxima de 100%.[77]

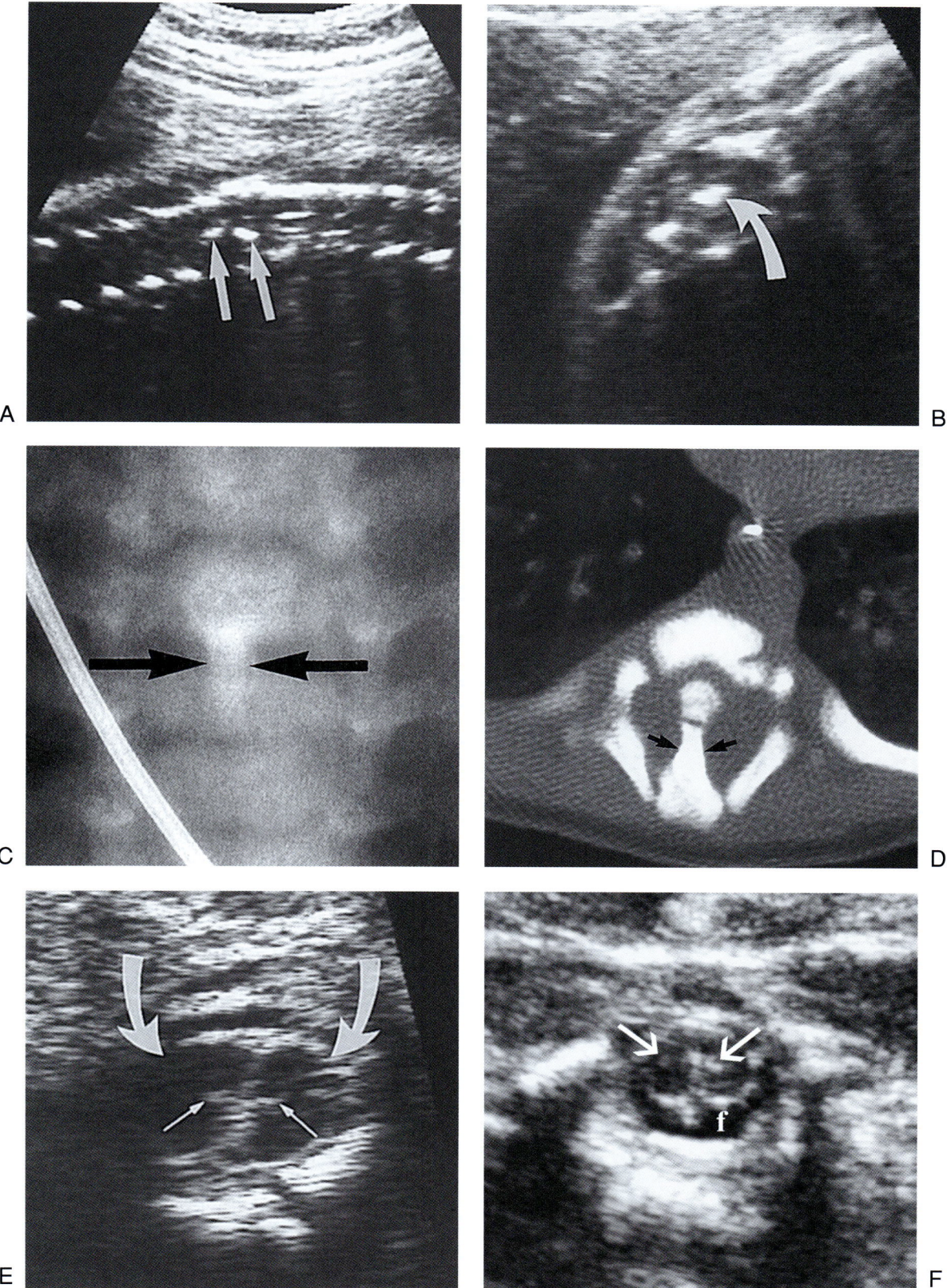

FIGURA 38-18. Diastematomielia. Sonograma **A**, coronal e **B**, transaxial da coluna fetal demonstram dois focos hiperecóicos (*seta curva*) dentro do canal espinhal com pele intacta ao longo do dorso fetal. **C**, Radiografia em AP e **D**, TC demonstram septo ósseo (*setas*) na parte central do canal espinhal. **E**, (Diplomielia) sonograma de outro lactente (sem um septo ósseo) com medula espinhal separada (*setas curvas*) e eco central dentro de ambos os componentes (*setas pequenas*). **F**, Diplomielia e medula retida. Sonograma transaxial posterior de outro feto. Medula na parte comprometida do canal espinhal com líquido (f) interposto entre a medula e a margem anterior do canal espinhal. A parte anterior da medula tem uma forma bilobada, em lugar de um arco circular liso com ecos bilaterais do canal central (*setas*).

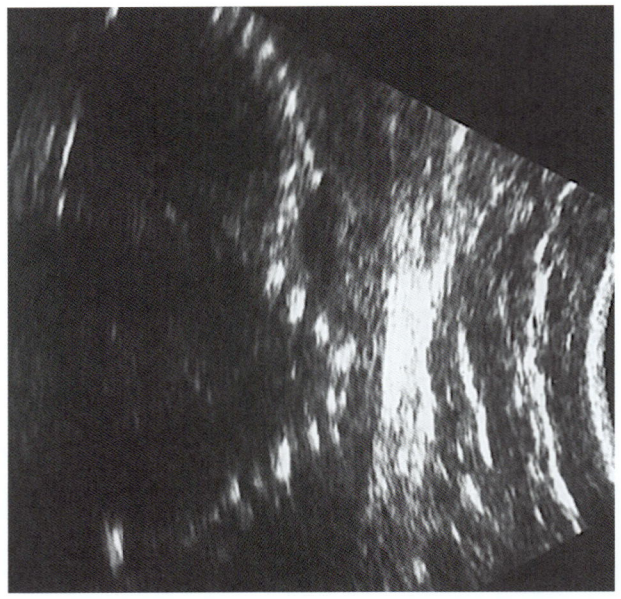
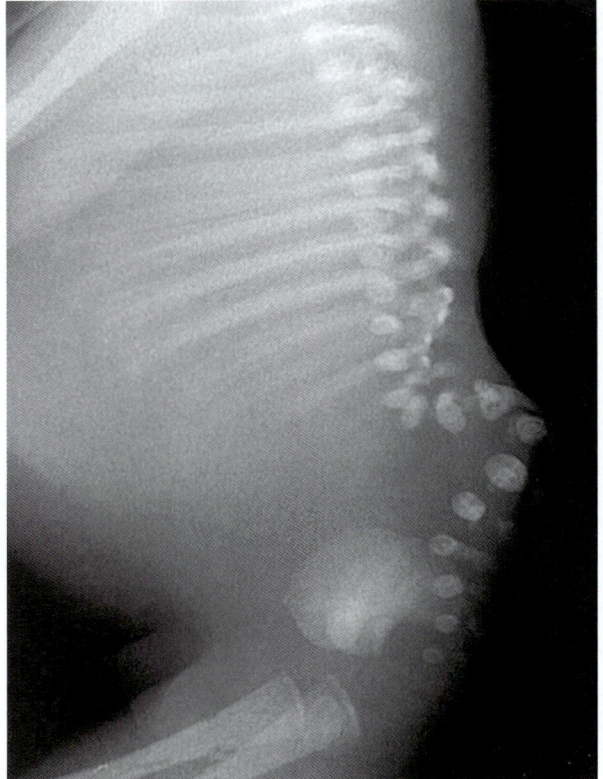

FIGURA 38-19. Cifose fetal. A, Exame sagital (girado para corresponder à radiografia) do feto demonstra curvatura em forma de S para a coluna toracolombar. **B,** Radiografia em perfil do recém-nascido demonstra a curvatura em forma de S da coluna toracolombar.

AGENESIA SACRAL

A agenesia sacral é uma anormalidade fetal incomum que pode estar presente em patologias como a **seqüência da regressão caudal, seqüência da sirenomelia, seqüência da extrofia cloacal** e na **associação VATER** (defeitos vertebrais, ânus imperfurado, fístula traqueoesofágica, displasia radial e renal e anomalias das extremidades). Acredita-se que a seqüência da regressão caudal (síndrome da regressão caudal) e a seqüência da sirenomelia sejam entidades patológicas distintas.[78,79]

REGRESSÃO CAUDAL

Na regressão ou displasia caudal há anormalidades da parte inferior da coluna e das extremidades, o que pode incluir agenesia sacral, deficiência da coluna lombar e anomalias dos membros inferiores, como a hipoplasia femoral (Fig. 38-20A). Defeitos dos sistemas geniturinário, gastrointestinal e cardíaco e do tubo neural se associam comumente. A ocorrência é esporádica. É mais comum nas mães com diabetes melito. A etiologia não foi estabelecida. A sonografia no segundo ou terceiro trimestre pode demonstrar ausência do sacro e fêmures curtos. Os membros inferiores podem estar flexionados e abduzidos nos quadris e pode haver pés tortos. A sonografia pode detectar anomalias urinárias associadas, como agenesia renal, displasia cística e caliectasia e anormalidades gastrointestinais, como a atresia duodenal.[80] O prognóstico depende da intensidade e do grau de anormalidades esqueléticas e anomalias associadas. Na agenesia sacral sem envolvimento de órgãos internos, geralmente há déficits nos membros inferiores e deficiência de controle da bexiga e do intestino. Nos lactentes com envolvimento dos órgãos internos, o prognóstico está relacionado a esses defeitos.

SIRENOMELIA

A seqüência da sirenomelia é um distúrbio raro em que os membros inferiores estão fundidos e os pés são deformados ou ausentes (Fig. 38-20B).[81] A causa provavelmente consiste em uma artéria fetal aberrante que ramifica da aorta abdominal alta e entra no cordão umbilical para a placenta.[82] O fluxo sangüíneo arterial se desvia da parte inferior do corpo do feto. A aorta abdominal distal, os ramos distais da aorta e estruturas subtendidas são pequenos e pouco desenvolvidos. Isso leva à malformação da coluna, dos membros inferiores, dos rins, do intestino e da genitália. Normalmente, as artérias umbilicais, que se originam das artérias ilíacas fetais, trazem sangue do feto para o cordão umbilical e depois para a placenta.

Na sonografia, há avançado oligoidrâmnio devido à redução ou ausência de função renal. Os membros inferiores são fundidos ou há um único membro inferior. Os pés

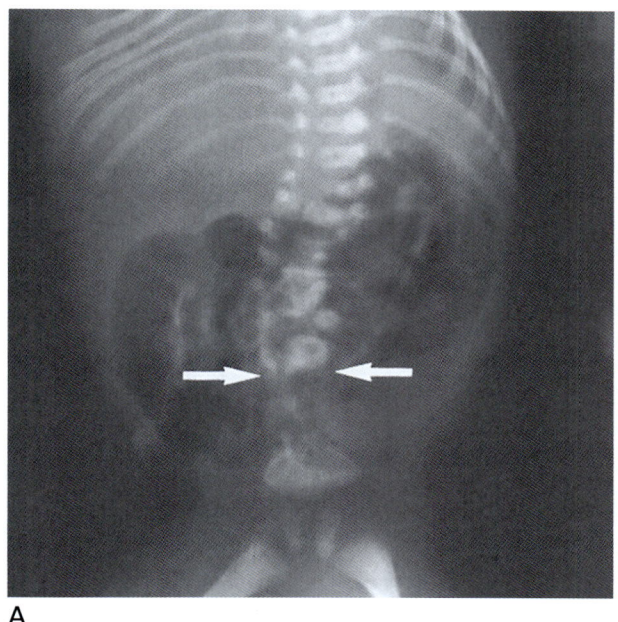
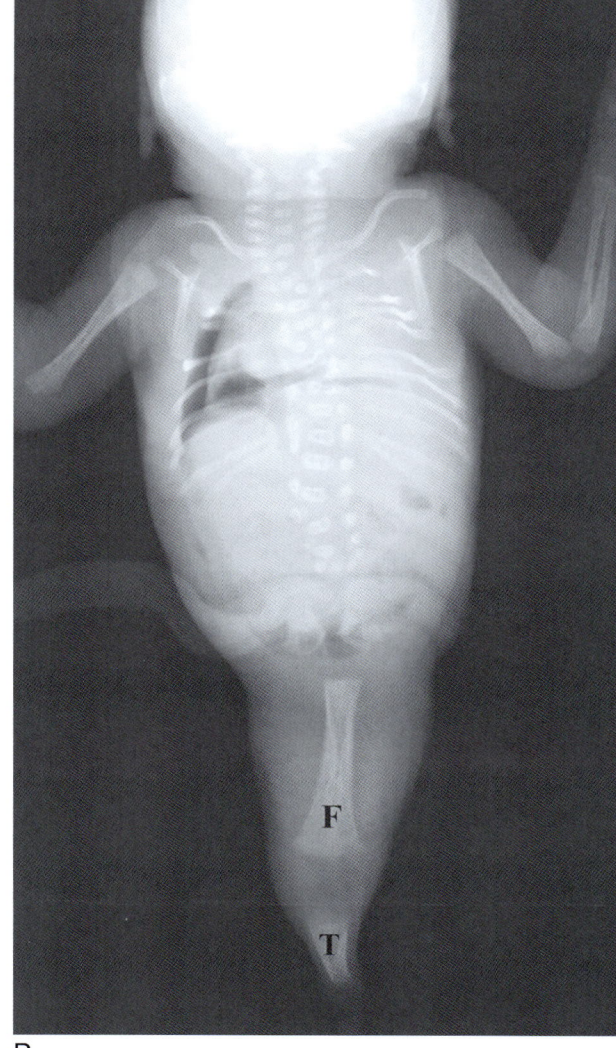

FIGURA 38-20. Regressão caudal. A, Radiografia da peça. Há interrupção abrupta (*setas*) da coluna lombar e ausência do sacro. Os ossos pélvicos são pequenos e deformados. **B, Sirenomelia.** Radiografia de um aborto com fêmur único (F) e tíbia única (T). Observe os defeitos segmentados na coluna torácica e lombar (*setas*).

podem estar ausentes ou pode haver um único pé. Pode haver agenesia sacral, deficiência da coluna lombar baixa e anomalias da coluna torácica. Esses achados podem ser difíceis de serem apreciados devido ao oligoidrâmnio avançado ou anidrâmnio.[79] O anidrâmnio prolongado causa hipoplasia pulmonar, que geralmente é fatal. O risco de recorrência é o mesmo da população em geral.

TERATOMA SACROCOCCÍGEO

Os teratomas fetais se originam do sacro ou do cóccix, de outras estruturas da linha média do cérebro ao cóccix ou das gônadas.[83] Os teratomas sacrococcígeos contêm todas as três camadas germinativas: ectoderma, mesoderma e endoderma e, deste modo, podem conter elementos de muitos tecidos, incluindo neural, respiratório e gastrointestinal. O tumor sacrococcígeo é raro (um em 35.000 nascidos),[84] mas é o mais comum dos tumores em recém-nascidos. As meninas são afetadas quatro vezes mais que os meninos. Os teratomas sacrococcígeos podem ser classificados em quatro tipos:[83] tipo I, massa externa predominante; tipo II, massa externa com significativo componente interno; tipo III, massa interna predominante com pequena massa externa; tipo IV, massa pré-sacral isolada.

Ao nascimento, 75% dos teratomas sacrococcígeos são benignos, 12% são imaturos e 13% são malignos. Como o **potencial maligno aumenta com a idade do lactente**, a cirurgia deve ser realizada logo depois do nascimento.

A sonografia comumente demonstra massa na parte posterior ou área da região glútea adjacente à coluna.[85] A maioria dos teratomas (85%) é sólida ou mista (sólida mais cística); 15% são principalmente císticos, o que é um sinal benigno. Freqüentemente há calcificações presentes. Gran-

TIPOS DE TERATOMAS SACROCOCCÍGEOS*

Tipo I (47%), Massa externa predominante
Tipo II (34%), Massa externa com componente interno significativo
Tipo III (9%), Massa interna predominante com componente externo menor
Tipo IV (10%), Massa pré-sacral isolada

*Extraída de Bloechle M, Ballman R, Zienert A, et al: Fetal teratoma: Diagnosis and management. Zentralblatt fur Gynakologie 1992;114:175-180.

des massas podem deslocar e distorcer estruturas vizinhas, como o reto e a bexiga (Fig. 38-21). A compressão da parte distal dos ureteres pode causar hidronefrose. Tumores sólidos maiores podem desenvolver *shunts* arteriovenosos significativos, causando insuficiência cardíaca fetal e hidropsia.[85] O desenvolvimento de hidropsia fetal na presença de um teratoma sacrococcígeo indica mau prognóstico, e estes achados devem precipitar um parto cirúrgico para preservar o feto.[86-90]

MASSA FETAL PRÉ-SACRAL

O diagnóstico diferencial de massa fetal pré-sacral também inclui **cordoma, meningomielocele anterior, cisto neurentérico, neuroblastoma, sarcoma, lipoma, tumor ósseo, linfoma** e **duplicação retal.** A α-fetoproteína do líquido

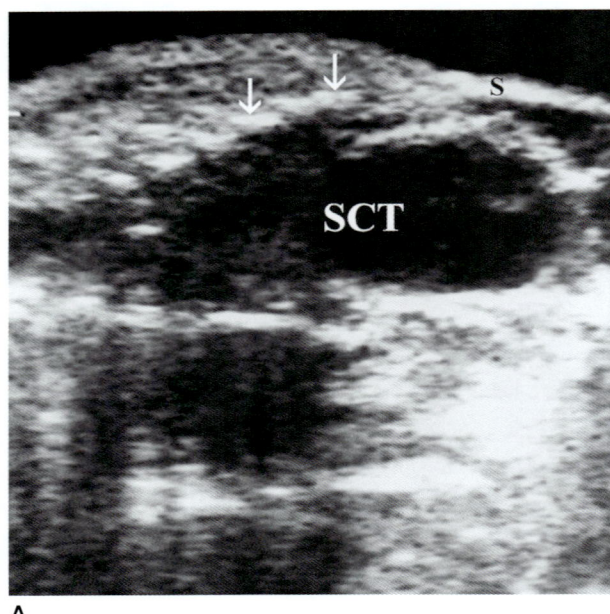

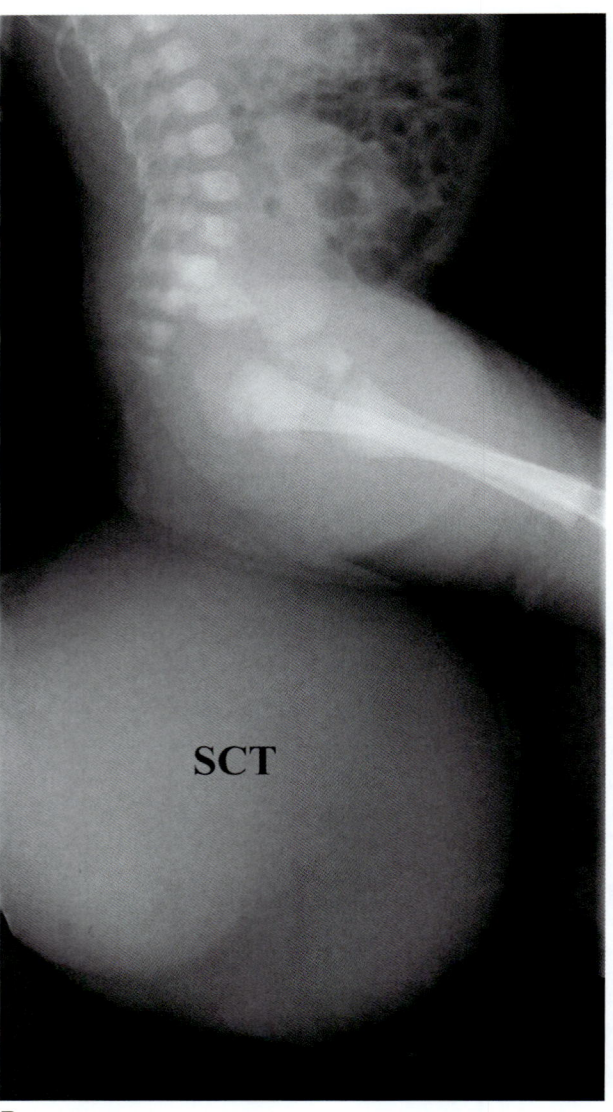

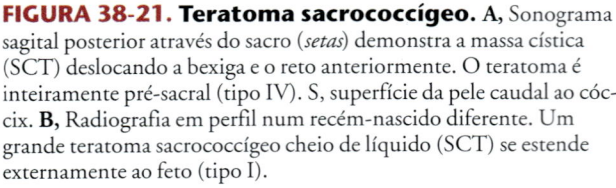

FIGURA 38-21. Teratoma sacrococcígeo. A, Sonograma sagital posterior através do sacro (*setas*) demonstra a massa cística (SCT) deslocando a bexiga e o reto anteriormente. O teratoma é inteiramente pré-sacral (tipo IV). S, superfície da pele caudal ao cóccix. **B,** Radiografia em perfil num recém-nascido diferente. Um grande teratoma sacrococcígeo cheio de líquido (SCT) se estende externamente ao feto (tipo I).

MASSAS FETAIS PRÉ-SACRAIS
Teratoma sacrococcígeo
Cordoma
Meningomielocele anterior
Cisto neurentérico
Neuroblastoma
Sarcoma
Lipoma
Tumor ósseo
Linfoma
Duplicação retal

amniótico costuma estar elevada no tumor sacrococcígeo, e a acetilcolinesterase costuma estar presente no líquido amniótico. Esses resultados descartam a maioria das outras etiologias, exceto uma meningomielocele.

Se houver suspeita de um teratoma sacrococcígeo na sonografia do pré-natal, devem ser providenciadas sonografias em seqüência (p. ex., a cada uma a quatro semanas) para monitorar a gravidez e pesquisar complicações, especialmente sinais de insuficiência cardíaca fetal. A avaliação fetal completa deve incluir também as características internas do tumor, o tamanho e as anomalias fetais associadas.

Para massas com menos de 4,5 cm de diâmetro e sem anormalidades associadas, recomenda-se parto vaginal eletivo. Para massas com mais de 4,5 cm de diâmetro, o parto cirúrgico eletivo pode ser aconselhável devido ao risco de distocia e hemorragia durante o parto vaginal. A cirurgia intra-útero para os *shunts* arteriovenosos tem sido descrita para o tratamento de hidropsia fetal por insuficiência cardíaca congestiva no início da gravidez (menos de 30 semanas de gestação), mas isto deve ser considerado somente para as equipes especializadas.[87]

Referências

Anatomia do Desenvolvimento

1. Fishman MA: Birth defects and supplemental vitamins. Curr Treat Options Neurol 2000;2:117-122.
2. Larsen WJ: Human Embryology, 2nd ed. New York, Churchill Livingstone, 1997.
3. O'Rahilly R, Muller F, Meyer DB: The human vertebral column at the end of the embryonic period proper: The column as a whole. J Anat 1980;31:565-575.
4. Bagnall KM, Harris PF, Jones PRM: A radiographic study of the human fetal spine: The sequence of development of the ossification centers in the vertebral column. J Anat 1977;24:791-802.
5. Ford DM, McFadden KD, Bagnall KM: Sequence of ossification in human vertebral neural arch centers. Anat Rec 1982;203:175-178.
6. Budorick NE, Pretorius DH, Grafe MR, Lou KV: Ossification of the fetal spine. Radiology 1991;181:561-565.

Técnicas de Exame

7. Braithwaite JM, Armstrong MA, Economides DL: Assessment of fetal anatomy at 12 to 13 weeks of gestation by transabdominal and transvaginal sonography. Br J Obstet Gynaecol 1996;103:82-85.
8. Blumenfeld Z, Siegler E, Bronshtein M: The early diagnosis of neural tube defects. Prenat Diagn 1993;13:863-871.
9. Sebire NJ, Noble PL, Thorpe-Beeston JG, et al: Presence of the 'lemon sign' in fetuses with spina bifida at the 10-14-week scan. Ultrasound Obstet Gynecol 1997;10:403-405.
10. Bernard JP, Suarez B, Rambaud C, et al: Prenatal diagnosis of neural tube defect before 12 weeks gestation: Direct and indirect ultrasonographic semeiology. Ultrasound Obstet Gynecol 1997;10:406-409.
11. Thiagarajah S, Henke J, Hogge WA, et al: Early diagnosis of spina bifida: The value of cranial ultrasound markers. Obstet Gynecol 1994;76:54-57.
12. Babcock CJ, Goldstein RB, Barth RA, et al: Prevalence of ventriculomegaly in association with myelomeningocele: Correlation with gestational age and severity of posterior fossa deformity. Radiology 1994;190:703-707.
13. Watson W, Chescheir N, Katz V: The role of ultrasound in the evaluation of patients with elevated MSFAP: A review. Obstet Gynecol 1991;78:123-128.
14. Dyson RL, Pretorius DH, Budorick NE, et al: Three-dimensional ultrasound in the evaluation of fetal anomalies. Ultrasound Obstet Gynecol 2000;16:321-328.
15. Riccabona M, Johnson D, Pretorius DH, Nelson TR: Three-dimensional ultrasound: Display modalities in the fetal spine and thorax. Eur J of Radiol 1996;22:141-145.
16. Bonilla-Musoles F, Machado LE, Osborne NG, et al: Two- and three-dimensional ultrasound in malformations of the medullary canal: Report of four cases. Prenat Diagn 2001;622-626.
17. Lee W, Chaiworapongsa T, Romero R, et al: A diagnostic approach for the evaluation of spina bifida by three-dimensional ultrasonography. J Ultrasound Med 2002;21:619-626.
18. Schild RL, Wallny T, Fimmers R, Hansmann M: The size of the fetal thoracolumbar spine: A three-dimensional ultrasound study. Ultrasound Obstet Gynecol 2000;16:468-472.
19. Johnson DD, Pretorius DH, Riccabona M, et al: Three-dimensional ultrasound of the fetal spine. Obstet Gynecol 1997;89:434-438.
20. Cragan JD, Roberts HE, Edmonds LD, et al: Surveillance for anencephaly and spina bifida and the impact of prenatal diagnosis—United States, 1985-1994. Morb Mortal Wkly Rep 1995;44:1-13.
21. EUROCAT Working Group. Prevalence of neural tube defects in 20 regions of Europe and the impact of prenatal diagnosis, 1980-1986. J Epidemiol Community Health 1991;45:52-58.
22. Laurance KM, James N, Miller M, et al: l Double-blind randomised controlled trial of folate treatment before conception to prevent recurrence of neural tube defects. Br Med J 1981;282:1509-1511.
23. MRC Vitamin Study Research Group. Prevention of neural tube defects: Results of the Medical Research Vitamin Study. Lancet 1991;338:131-137.
24. Werler MM, Shapiro S, Michel A: Periconceptional folic acid exposure and risk of recurrence of neural tube defects. JAMA 1993;269:1257-1261.
25. Czeizel AE: Prevention of congenital abnormalities by periconceptional multivitamin supplementation. BMJ 1993;306:1645-1648.
26. Lumley J, Watson L, Watson M, Bower C: Periconceptional supplementation with folate and/or multivitamins for preventing neural tube defects review. Cochrane Databse Syst Rev 2000;(2):CD001056.

27. Recommendations for the use of folic acid to reduce the number of cases of spina bifida and other neural tube defects. Morb Mortal Wkly Rep 1992;41:1-7.
28. Expert Group: Folic acid and the prevention of neural tube defects. United Kingdom, Department of Health, 1992.
29. Kadir RA, Sabin C, Whitlow B, et al: Neural tube defects and periconceptional folic acid in England and Wales, Retrospective study. BMJ 1999;319:92-93.
30. Rosano A, Smithells D, Cacciani L, et al: Time trends in neural tube defects prevalence in relation to preventive strategies: An international study. J Epidemiol Community Health 1999;53:630-635.
31. Sharpe G, Young G: Most pregnant women do not take folic acid. BMJ 1995;311:256.
32. Wild J, Sutcliffe M, Scorah CJ, Levere MI: Prevention of neural tube defects. Lancet 1997;350:30-31.
33. Hutly WJ, Wald NJ, Walter JC: Folic acid supplementation before pregnancy remains inadequate. [letter]. BMJ 1999;319:1499.
34. Honein MA, Paulozzi LJ, Mathews TJ, et al: Impact of folic acid fortification of the US food supply on the occurrence of neural tube defects. JAMA 2001;285:2981-2986.
35. Persad VL, Van den Hof MC, Dubé JM, Zimmer P: Incidence of open neural tube defects in Nova Scotia after folic acid fortification. CMAJ 2002;167:241-245.

Espinha Bífida
36. Main DM, Mennuti MT: Neural tube defects: Issues in prenatal diagnosis and counseling. Obstet Gynecol 1986;67:1-16.
37. Lescale KB, Eddleman KA, Chervenak FA: The fetal neck and spine. In McGahan JP, Porto M (eds): Diagnostic Obstetrical Ultrasound. Philadelphia, JB Lippincott, 1994, p 195.
38. Byrne J, Warburton D: Neural tube defects in spontaneous abortions. Am J Med Genet 1986;23:327-333.
39. Gregerson DM: Clinical consequences of spina bifida occulta. J Manipulative Physiol Ther 1997;20:546-550.
40. Filly RA, Callen PW, Goldstein RB: Alpha-fetoprotein screening programs: What every obstetric sonologist should know. Radiology 1993(188)1-9.
41. Ames MD, Schut L: Results and treatment of 171 consecutive myelomeningoceles: 1963 to 1968. Pediatrics 1972;50:466-470.
42. Kollias SS, Goldstein RB, Cogen PH, Filly RA: Prenatally detected myelomeningoceles: Sonographic accuracy in estimation of the spinal level. Radiology 1992;185:109-112.
43. Biggio JR Jr, Owen J, Wenstrom KD, Oakes WJ: Can prenatal ultrasound findings predict ambulatory status in fetuses with open spina bifida? Am J Obstet Gynecol 2001;185:1016-1020.
44. Roberts AB, Campbell H, Boreham J, et al: Fetal head measurements in spina bifida. Br J Obstet Gynecol 1980;87:927-928.
45. Wald N, Cuckle H, Boreham J, et al. Small biparietal diameter of fetuses with spina bifida: Implications for antenatal screening. Br J Obstet Gynecol 1980;87:219-221.
46. Nyberg DA, Mack LA, Hirsch J, et al: Fetal hydrocephalus: Sonographic detection and clinical significance of associated anomalies. Radiology 1987;163:187-191.
47. Nicolaides KH, Campbell S, Gabbe SG: Ultrasound screening for spina bifida: Cranial and cerebellar signs. Lancet 1986;2:72-74.
48. Campbell J, Gilbert WM, Nicolaides KH, et al: Ultrasound screening for spina bifida: Cranial and cerebellar signs in a high-risk population. Obstet Gynecol 1987;70:247-250.
49. Pilu G, Romero R, Reece A, et al: Subnormal cerebellum in fetuses with spina bifida. Am J Obstet Gynecol 1988;158:1052-1056.
50. Goldstein RB, Podrasky AE, Filly RA, et al: Effacement of the fetal cisterna magna in association with myelomeningocele. Radiology 1989;172:409-413.
51. Benacerraf BR, Stryher J, Frigoletto JD, Jr, et al: Abnormal appearance of the cerebellum (banana sign): Indirect sign of spina bifida. Radiology 1989;171:151-153.
52. Furness ME, Barbary JE, Verco PW: A pointer to spina bifida: Fetal head shape in the second trimester. In Gill RW, Dadd MJ (eds): WFUMB (World Federation of Ultrasound in Medicine and Biology). Sidney, Pergamon Press, 1985, p 296.
53. Nyberg DA, Mack LA, Hirsch J, et al: Abnormalities of the fetal cranial contour in sonographic detection of spina bifida: Evaluation of the "lemon" sign. Radiology 1988;167:387-392.
54. Penso C, Redline RW, Benacerraf BR: A sonographic sign which predicts which fetuses with hydrocephalus have an associated neural tube defect. J Ultrasound Med 1987;6:307-311.
55. Sharrard WJW: The mechanism of paralytic deformity in spina bifida. Dev Med Child Neurol 1962;4:310-313.
56. Babcook CJ, Goldstein RB, Filly RA: Prenatally detected fetal myelomeningocele: Is karyotype analysis warranted? Radiology 1995;194:491-494.
57. Lorber J: Results of treatment of myelomeningocele: An analysis of 524 unselected cases with special reference to possible selection for treatment. Dev Med Child Neurol 1971;13:279-303.
58. Nelson MD, Jr, Bracchi M, Naidish TP, et al: The natural history of repaired myelomeningocele. Radiographics 1988;8:695-706.
59. Bliton MJ, Zaner RM: Over the cutting edge: How ethics consultation illuminates the moral complexity of open-uterine fetal repair of spina bifida and patients' decision making. J Clin Ethics 2001;12:346-360.
60. Walsh DS, Adzick NS, Sutton LN, Johnson MP: The rationale for in utero repair of myelomeningocele. Fetal Diagn Ther 2001;16:312-322.
61. Tulipan N, Bruner JP, Hernanz-Schulman M, et al: Effect of intrauterine myelomeningocele repair on central nervous system structure and function. Pediatr Neurosurg 1999;31:2183-2188.
62. Bruner JP, Tulipan N, Paschall RL, et al: Fetal surgery for myelomeningocele and the incidence of shunt-dependent hydrocephalus. JAMA 1999;282:1819-1825.
63. Holmes NM, Nguyen HT, Harrison MR, et al: Fetal intervention for myelomeningocele: Effect on potential bladder function. J Urol 2001;166:2383-2386.
64. Holzbeierlein J, Pope JC, Adams MC, et al: The urodynamic profile of myelodysplasia in childhood with spinal closure during gestation. The Journal of Urology 2000;164:1336-1339.
65. Tulipan N, Bruner JP, Hernanz-Schulman N, et al: Effect of intrauterine myelomeningocele repair on central nervous system structure and function. Pediatr Neurosurg 1999;31:183-188.
66. Sutton LN, Adzick NS, Bilaniuk LT, et al: Improvement in hindbrain herniation demonstrated by serial fetal magnetic resonance imaging following surgery for myelomeningocele. JAMA 1999;282:1826-1831.

Mielocistocele
67. Steinbok P, Cochrane DD: The nature of congenital posterior cervical or cervicothoracic midline cutaneous mass lesions. Report of eight cases. J Neurosurg 1991;75:206-212.

68. Bhargava R, Hammond DI, Benzie RJ, et al: Prenatal demonstration of a cervical myelocystocele. Prenat Diag 1992;653-659.
69. Steinbok P: Dysraphic lesions of the cervical spinal cord review. Neurosurg Clin N Am 1995;6:367-376.

Diastematomielia

70. Raghavendra BN, Epstein FJ, Pinto RS, et al: Sonographic diagnosis of diastematomyelia. J Ultrasound Med 1988;7:111-113.
71. Anderson NG, Joran S, MacFarlane MR, Lovell-Smith M: Diastematomyelia: Diagnosis by prenatal sonography. AJR 1994;163:911-914.
72. Korsvik HE, Keller MS: Sonography of occult dysraphism in neonates and infants with MR imaging correlation. Radiographics 1992;12:297-306.

Escoliose e Cifose

73. Harrison LA, Pretorius DH, Budorick NE: Abnormal spinal curvature in the fetus. J Ultrasound Med 1992;11:473-479.
74. Patten RM, Van Allen MI, Mack LA, et al: Limb-body wall complex: In utero sonographic diagnosis of a complicated fetal malformation. Am J Roentgenol 1986;146:1019-1024.
75. VanAllen MI, Curry C, Walden CE, et al: Limb-body wall complex: II: Limb and spine defects. Am J Med Gen 1987;28:549-565.
76. Benacerraf BR, Greene MF, Barss VA: Prenatal sonographic diagnosis of congenital hemivertebra. J Ultrasound Med 1986;5:257-259.
77. Zelop CM, Pretorius DH, Benacerraf BR: Fetal hemivertebrae: Associated anomalies, significance, and outcome. Obstet Gynecol 1993;81:412-416.

Agenesia Sacral

78. Twickler D, Budorick N, Pretorius D, et al: Caudal regression versus sirenomelia: Sonographic clues. J Ultrasound Med 1993;12:323-330.
79. Sepulveda W, Corral E, Sanchez J, et al: Sirenomelia sequence versus renal agenesis: Prenatal differentiation with power Doppler ultrasound. Ultrasound Obstet Gynecol 1998;11:445-449.

Regressão Caudal

80. Baxi L, Warren W, Collius MH, Timor-Tritsch IE: Early detection of caudal regression syndrome with transvaginal scanning. Obstet Gynecol 1990;75:486-489.

Sirenomelia

81. Stocker JT, Heifetz SA: Sirenomelia. A morphological study of 33 cases and review of the literature. Perspect Pediatr Pathol 1987;10:7-50.
82. Stevenson RE, Jones KL, Phelan MC: Vascular steal: The pathogenetic mechanism producing sirenomelia and associated defects of the viscera and soft tissues. Pediatrics 1986;78:451-457.

Teratoma Sacrococcígeo

83. Bloechle M, Ballman R, Zienert A, et al: Fetal teratoma: Diagnosis and management. Zentralblatt fur Gynakologie 1992;114:175-180.
84. Altman RP, Randolph JG, Lilly JR: Sacrococcygeal teratoma: American Academy of Pediatrics surgical section survey. J Pediatr Surg 1974;9:389-398.
85. Sheth S, Nussbaum AR, Sanders RC, et al: Prenatal diagnosis of sacrococcygeal teratoma: Sonographic-pathologic correlation. Radiology 1988;169:131-136.
86. Bond SJ, Harrison MR, Schmidt KG, et al: Death due to high output cardiac failure in fetal sacrococcygeal teratoma: Rationale for fetal surgery. J Pediatr Surg 1990;25:1287-1291.
87. Langer JC, Harrison MR, Schmidt KG, et al: Fetal hydrops and death from sacrococcygeal teratoma: Rationale for fetal surgery. Am J Obstet Gynecol 1989;160:1145-1150.
88. Gross SJ, Benzie RJ, Sermer M, et al: Sacrococcygeal teratoma: Prenatal diagnosis and management. Am J Obstet Gynecol 1987;156:393-396.
89. Teal LN, Angtuaco TL, Jiminez JF, Quirk JG, Jr: Fetal teratomas, antenatal diagnosis and clinical management. J Clin Ultrasound 1988;16:329-336.
90. Robertson FM, Crombleholme TM, Frantz ID 3rd, et al: Devascularization and staged resection of giant sacrococcygeal teratomas in the premature infant. J Pediatr Surg 1995;30:309-311.

39

O Tórax do Feto

P. Gareth R. Seaward

SUMÁRIO DO CAPÍTULO

O TÓRAX FETAL
    Características Sonográficas Normais do Tórax Fetal
    Hérnia Diafragmática Congênita
    Hidrotórax Fetal
OS PULMÕES
    Hipoplasia Pulmonar
    Agenesia Pulmonar
    Síndrome da Obstrução Congênita das Vias Aéreas Superiores
    Malformação Adenomatosa Cística do Pulmão Congênita
    Seqüestro Broncopulmonar
    Cistos Broncogênicos
    Enfisema Lobar Congênito (Hiperinsuflação)
    Cistos Neurentéricos

Avanços da tecnologia na ultra-sonografia aumentaram nossa capacidade para diagnosticar precisamente lesões torácicas congênitas fetais não-cardíacas. Tornou-se evidente que os prognósticos pré-natal e pós-natal para fetos com lesões torácicas não-cardíacas variam bastante, dependendo do tipo de lesão presente. O diagnóstico pré-natal é essencial e permite aconselhamento pré-natal preciso dos pais, cariótipo fetal quando indicado e possivelmente terapia fetal intra-útero. Também permite preparação para o parto em instituição perinatal apropriada capaz de lidar com as conseqüências neonatais imediatas de uma patologia torácica. Muitos centros no mundo todo agora possuem equipes pré-natais multidisciplinares para aconselhar os pais quanto ao prognóstico e opções de tratamento para um feto com diagnóstico pré-natal de um processo expansivo torácico. Em grande parte como resultado de avanços na ultra-sonografia pré-natal, as equipes perinatais agora são capazes de diagnosticar lesões pulmonares fetais, aconselhar os pais com referência ao prognóstico e oferecer intervenção fetal para a maioria dos fetos acometidos de maneira grave. O sonografista é estratégico para o tratamento desses casos, não somente no diagnóstico da lesão, mas também no acompanhamento pré-natal seqüencial porque certas lesões torácicas podem resultar em comprometimento progressivo da função cardíaca e perda fetal por hidropisia não-imune, a menos que seja realizada uma intervenção oportuna (p. ex., cirurgia fetal).

O diagnóstico pré-natal preciso não se traduz uniformemente em resultados melhores no pós-natal porque algumas lesões intratorácicas fetais causam ou se associam a hipoplasia pulmonar letal. Ademais, as lesões torácicas podem estar relacionadas a anormalidades cromossômicas e/ou a anormalidades estruturais letais. É importante o diagnóstico pré-natal preciso e específico para a lesão porque anomalias diferentes têm distintas histórias naturais e prognósticos. A RM pré-natal tornou-se um adjunto cada vez mais importante para a identificação e diferenciação dessas lesões e pode ajudar a determinar, em casos selecionados, se está indicada a intervenção fetal intra-útero. Pode ajudar a diferenciar massas e parece ser mais útil na avaliação de massas grandes ou atípicas. Também pode ser útil no planejamento pré-natal de procedimentos de intervenção intra-útero, no parto e na cirurgia pós-natal imediata.[1] Um trabalho recente sugere que a ultra-sonografia seriada pode estar indicada, particularmente para diagnóstico pré-natal de lesões torácicas.[2]

Características Sonográficas Normais do Tórax Fetal

As costelas fetais são vistas como estruturas distintas altamente ecogênicas que se curvam de maneira convexa quando se originam da coluna fetal. As costelas, a cada lado, se estendem ventralmente, englobando mais de metade do perímetro torácico em cada lado. Os pulmões fetais podem ser vistos de rotina na ultra-sonografia por volta de meados do segundo trimestre apresentando-se ecogênicos. Os pulmões, o tórax e o coração crescem numa taxa igual, de forma tal que a proporção cardiotorácica normal permanece constante durante todo o segundo e o terceiro trimestres. A posição e o eixo do coração também continuam constantes nos fetos normais. Portanto, a determinação de ambos fornece importantes informações na avaliação do tórax fetal normal e anormal. O desvio anormal do coração fetal obriga a uma pesquisa de massa intratorácica, coleção de líquido intratorácico e/ou anomalia cardíaca.[3,4]

De acordo com Hilpert e Pretorius, uma vez detectada uma anormalidade ou massa torácica na ultra-sonografia pré-natal, as perguntas a seguir podem auxiliar no diagnóstico diferencial e na predição dos resultados:

1. Há evidências de hipoplasia pulmonar?
2. Está presente uma coleção anormal de líquido torácico ou massa?
3. Estão presentes anomalias concomitantes ou hidropisia?

A origem de uma anormalidade do tórax pode não ser evidente. No entanto, uma abordagem compartimental do tórax fetal permite ao sonografista um acesso gradual ao diagnóstico diferencial. Atribuir a massa a um compartimento em particular, juntamente com a caracterização da massa como cística ou sólida, auxilia fortemente no diagnóstico diferencial.

Hérnia Diafragmática Congênita

A hérnia diafragmática congênita (HDC) resulta da falha de fechamento do canal pleuroperitoneal entre 9 e 10 semanas de gestação. A incidência de HDC é estimada em 1/2.200 a 1/3.000 nascidos e se associa a uma mortalidade relatada de quase 35% nos nascidos vivos e a uma mortalidade mais alta quando são incluídos os óbitos intra-útero.[6]

É uma anormalidade do desenvolvimento que resulta em defeito no diafragma, através do qual as vísceras invadem o tórax. A maioria das HDC se origina de herniação das vísceras através do forame póstero-lateral esquerdo de Bochdalek. A herniação também pode ocorrer através do forame de Morgagni na linha média anterior e do hiato esofágico.[7] Ocorrem anomalias cromossômicas em 10% a 20% das HDC diagnosticadas no pré-natal; as mais comuns incluem trissomias do 21, do 18 e do 13. A trissomia do 18 parece ser o defeito cromossômico mais frequente.[8] Em casos de HDC isolada, a prevalência de anomalias cromossômicas é de 2%, elevando-se para 35% com anomalias múltiplas adicionais.[9] Relatam-se malformações maiores associadas em um terço dos casos, e estas são predominantemente cranioespinhais e cardíacas. Ocorre HDC igualmente nos sexos masculino e feminino, sem predisposição racial.[6,7]

Oitenta por cento (80%) dos defeitos são do lado esquerdo, e 20%, do lado direito. A HDC pode ser detectada no pré-natal, embora o momento de herniação possa ocorrer no terceiro trimestre.[6] A taxa de detecção pré-natal varia de 18% a 87% em séries relatadas. Um recente estudo populacional de Garne e cols. relatou uma taxa de detecção pré-natal de 59%. Este estudo observou que a idade gestacional média no momento da detecção era de 24,2 semanas; entretanto, a HDC pode ser detectada na ultra-sonografia estrutural fetal de rotina com 18 a 20 semanas.[10] Apesar dos avanços da terapia pré-natal e pós-natal, a taxa de mortalidade associada à HDC continua alta devido a anomalias associadas, hipoplasia pulmonar e hipertensão pulmonar. A etiologia da HDC é obscura, sendo a maioria esporádica, 2% familial e, raramente, ocorrendo associada a teratógenos (fenometrazina e talidomida).[6]

Achados Sonográficos

Características Gerais. As hérnias no lado esquerdo são mais comuns que as do lado direito. HDCs bilaterais são raras, e o resultado é uniformemente insatisfatório. Deve-se suspeitar do diagnóstico de HDC se o estômago fetal não for visualizado em sua localização intra-abdominal normal. A imagem normal de quatro câmaras do coração fetal é importante para avaliar o tórax fetal e para descartar uma hérnia diafragmática. A visualização de um contorno diafragmático aparentemente intacto não exclui uma hérnia diafragmática (Tabela 39-1). Inicialmente, observa-se o desvio do mediastino, sendo o sinal sonográfico mais evidente de HDC.[11,12] No feto normal, o ápice do coração atinge a parede interna da parte anterior esquerda do tórax, e a intersecção do septo atrial com a imagem posterior do coração se situa imediatamente à direita do centro do tórax (Fig. 39-1A). Na HDC, o coração inteiro geralmente está deslocado para o lado do tórax oposto à herniação, e o eixo cardíaco pode estar alterado (Fig. 39-1B).[12,13] É importante observar que a HDC também se associa, concomitante, ao seqüestro broncopulmonar, à malformação adenomatosa cística e a outros tumores.[14]

Hérnias do lado esquerdo são mais comuns e geralmente do tipo Bochdalek. O estômago geralmente se situa no tórax, muitas vezes no nível do coração fetal (Fig. 39-2A). Alças do intestino delgado costumam acompanhar a herniação do estômago para a cavidade torácica, mas, em alguns casos, podem ser a única víscera no tórax (Fig. 39-2B). O intestino herniado precisa ser diferenciado da malformação adenomatosa cística do pulmão, dos cistos broncogênicos, dos cistos neurentéricos e do teratoma cístico mediastinal. É importante pesquisar por peristaltismo intestinal para confirmar o diagnóstico. Em dois terços dos casos, o lobo esquerdo do fígado situa-se no tórax em graus variáveis. Estudos Doppler são importantes para observar se ocorreu ou não herniação do fígado. O diagnóstico de HDC pode ser confirmado se também for visto movimento paradoxal do conteúdo abdominal para o hemitórax ipsilateral com os movimentos respiratórios fetais. Ademais, a circunferência abdominal costuma ser inferior ao quinto percentil para a idade gestacional porque os órgãos abdominais estão deslocados para o tórax.[15]

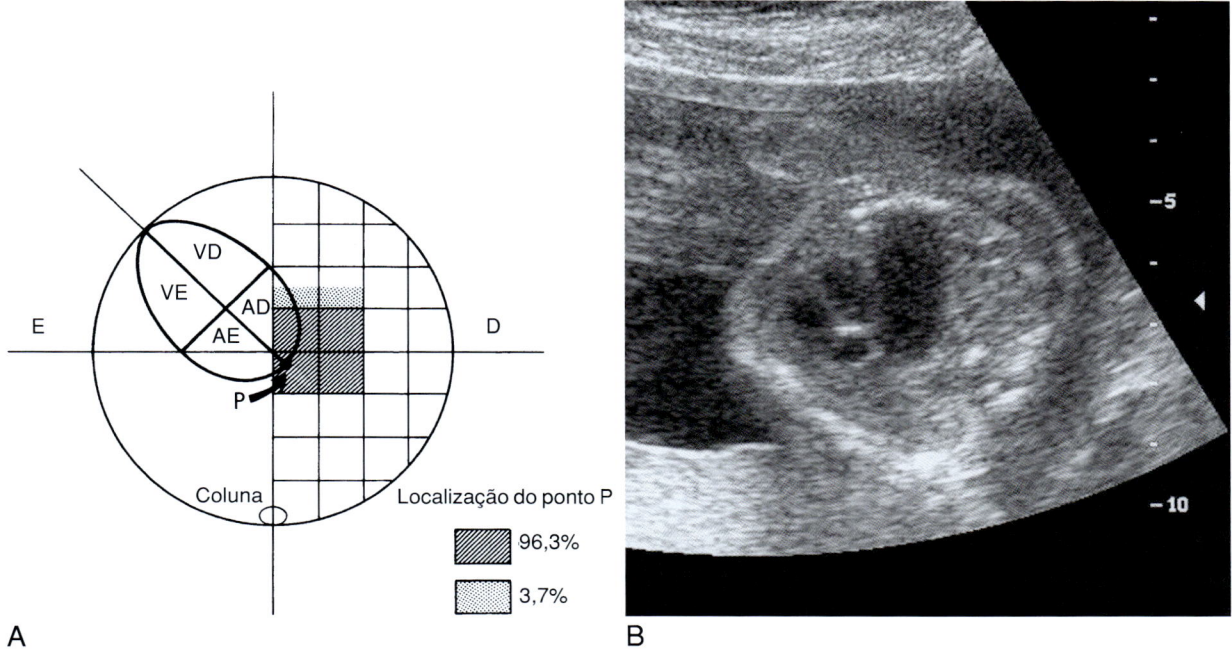

FIGURA 39-1. A, Posição normal e desvio anormal do coração fetal. O ponto de intersecção do septo atrial com a base do coração (P) se situa à direita da linha média. O ápice do coração atinge a parede torácica anterior. **B,** Desvio anormal do eixo cardíaco em hérnia diafragmática congênita esquerda.

TABELA 39-1. CARACTERÍSTICAS SONOGRÁFICAS DA HÉRNIA DIAFRAGMÁTICA CONGÊNITA

Características comuns de HDC esquerda e direita
Forma escafóide do abdome secundariamente ao deslocamento das vísceras para o tórax
Posição anormal da vesícula ou das veias hepáticas e umbilicais dentro do abdome
Desvio do mediastino
Movimento paradoxal do conteúdo abdominal para o hemitórax ipsilateral com os movimentos respiratórios fetais

Características sonográficas de uma hérnia diafragmática do lado esquerdo
Bolha gástrica no nível do coração fetal, particularmente na imagem de quatro câmaras
Alças intestinais no tórax fetal, particularmente se for visto peristaltismo
Desvio do mediastino para a direita

Características sonográficas de uma hérnia diafragmática do lado direito
Desvio do mediastino para a esquerda, embora o coração possa continuar na linha média
Herniação da vesícula para o hemitórax direito
Posição anormal da parte intra-hepática da veia umbilical no Doppler colorido

HDC, Hérnia diafragmática congênita.

Verdadeira restrição do crescimento intra-uterino juntamente com HDC é algo incomum e, se presente, pressagia pior prognóstico. A veia umbilical também pode estar deslocada cranialmente. Geralmente não se observa poliidrâmnio ou ele é muito leve, mas pode ser significativo no terceiro trimestre.[16] Na maioria dos fetos com lesões diafragmáticas no lado esquerdo, o coração esquerdo é menor do que o direito. Em um terço dos casos, o tamanho cardíaco absoluto é menor do que o normal. Diminuição da massa pulmonar e compressão pelas vísceras herniadas provavelmente resultam em subdesenvolvimento do coração esquerdo.[17,18]

Isto se correlaciona com as conseqüências. O pulmão fetal esquerdo geralmente é pequeno e com freqüência não é visualizado se o grau de herniação visceral for significativo.

As **hérnias do lado direito** são menos freqüentes do que as do lado esquerdo e são mais difíceis de detectar. Isto se deve à ecogenicidade semelhante do fígado e do pulmão no feto. O Doppler colorido pode ser útil para distinguir entre uma lesão pulmonar ecogênica e herniação do fígado para o tórax. Deve-se ter cuidado para identificar as veias porta na massa do lado direito. A vesícula costuma herniar para a cavidade torácica direita.[16] O deslocamento do mediastino

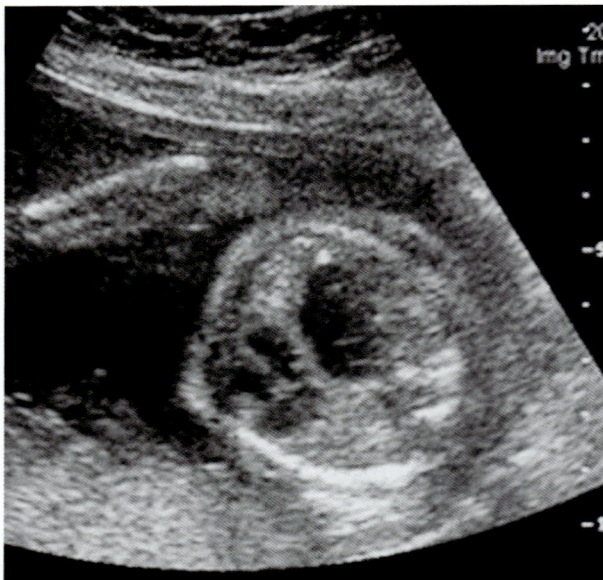
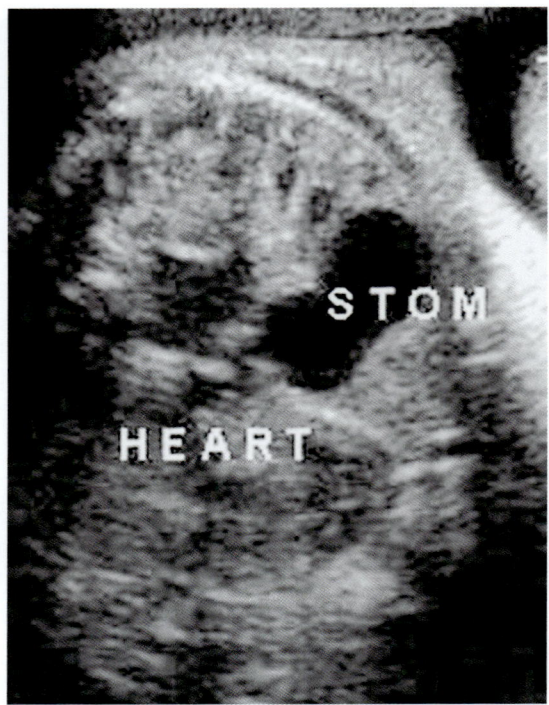

FIGURA 39-2. Hérnia diafragmática congênita (HDC) no lado esquerdo. A, Estômago no nível do coração com 18 semanas. B, HDC no lado esquerdo com 38 semanas. Estômago e intestino no tórax fetal.

para a esquerda é menos pronunciado do que o deslocamento para a direita, e o estômago fetal fica situado abaixo do diafragma numa HDC no lado direito. Uma circunferência abdominal pequena é sugestiva, assim como um pequeno derrame pleural unilateral. O líquido ascítico num saco herniário pode simular um derrame pleural à direita (Fig. 39-3). No entanto, a menos que a coleção de líquido seja grande o suficiente para ser compatível com hidrotórax fetal (HTF), sua presença à direita deve levar a uma pesquisa diligente de uma HDC no lado direito.[19] Embora a hidropisia seja achado incomum na HDC, é mais provável que ocorra com hérnias do lado direito. O prognóstico é grave na presença de hidropisia.[20]

Diagnóstico Diferencial e Anomalias Associadas

A HDC precisa ser diferenciada da malformação adenomatosa cística do pulmão congênita (MACP), seqüestro broncopulmonar (SBP), cisto broncogênico, teratoma e cisto neurentérico. É importante lembrar-se de que uma HDC no lado esquerdo pode se apresentar somente com herniação intestinal para o tórax, continuando o estômago abaixo do diafragma. É, portanto, obrigatório, nessas situações, procurar peristaltismo intestinal no tórax fetal para ajudar a diferenciar a lesão. Ecodensidades semelhantes entre o tecido pulmonar e hepático podem impedir o sonografista de diferenciar com certeza entre uma MACP e uma HDC do lado direito. Nunca é demais enfatizar a importância do Doppler colorido nessa situação.

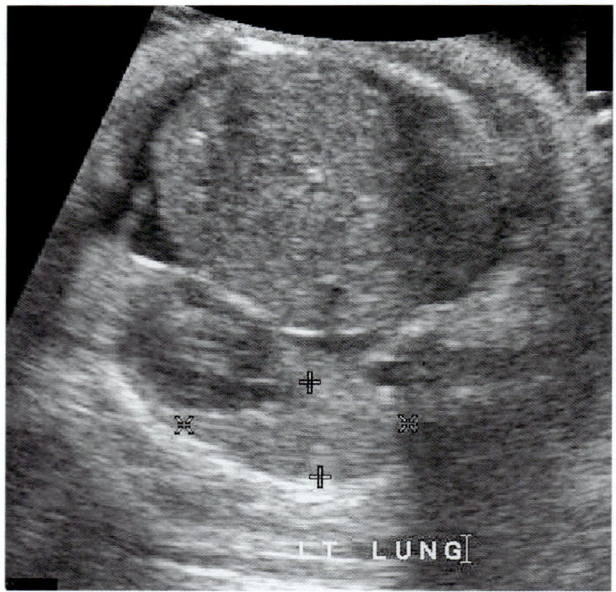

FIGURA 39-3. Hérnia diafragmática congênita no lado direito. Fígado herniado para o tórax, ascite simulando um pequeno derrame pleural. Pulmão hipoplásico (*marcadores*).

Relatam-se anomalias associadas em 25% a 55% de todos os casos de HDC.[21] É, portanto, essencial que seja realizada uma pesquisa sonográfica minuciosa do feto com HDC. A ecocardiografia fetal deve ser parte integral da avaliação. São comuns os defeitos associados do sistema nervoso central. A anencefalia é o mais freqüente destes, seguida por hidrocefalia, encefalocele e espinha bífida.[22,23] Também são relatados defeitos cardíacos congênitos, hidronefrose, agenesia renal e atresias intestinais.[24] Relata-se cardiopatia congênita associada à HDC em 10% a 20% dos casos. Os defeitos cardíacos comumente associados à HDC incluem comunicações interventriculares, comunicações interatriais, tetralogia de Fallot e síndrome do coração esquerdo hipoplásico.[25] Ocorre HDC como parte das síndromes, incluindo as de Fryn, de Beckwith-Wiedemann e de Pierre-Robin.[26] Também é relatada em casos de atresia congênita das coanas.

Eventração do Diafragma. Quando há uma falta relativa de músculo na cúpula do diafragma, o folheto envolvido (material fibroso) e o conteúdo abdominal subjacente se elevam ao tórax. As eventrações podem ser parciais ou completas, localizadas à direita ou à esquerda ou ainda bilaterais. Se a eventração for à esquerda, o estômago pode ser visto no nível do coração, que então é deslocado para a direita. Como o movimento diafragmático pode ficar comprometido, pode ser difícil ou impossível distinguir uma eventração esquerda de uma HDC. À direita, contudo, o fígado geralmente se eleva ao tórax. Embora possa simular massa torácica num exame transverso, a continuidade de configuração do diafragma acima da massa torácica pode sugerir o diagnóstico.[27] Ademais, a massa parece ser anterior e lateral, uma localização não característica dos forames de Bochdalek ou de Morgagni.[28] A eventração unilateral geralmente é assintomática, mas, se grave, pode produzir um grau leve de hipoplasia pulmonar. A hipoplasia pulmonar, ou pelo menos um certo desconforto respiratório, parece ser mais freqüente na eventração bilateral.[29]

Conduta Pré-natal

A detecção de HDC deve levar a uma pesquisa minuciosa de anomalias associadas, ecocardiografia fetal e análise dos cromossomos. Uma equipe multidisciplinar (incluindo medicina materno-fetal, genética, neonatologia e cirurgia pediátrica) deve aconselhar os pais. A conduta num centro de referência terciário inteiramente preparado em todos os aspectos de atendimento pré-natal e pós-natal otimiza os resultados naqueles que escolhem continuar a gravidez. A presença de hipoplasia pulmonar é o determinante mais importante de sobrevida fetal. Não há indicadores pré-natais precisos de prognóstico para HDC isolada. Pensa-se que o prognóstico esteja relacionado ao tamanho do defeito, mas isto é difícil de ser avaliado no feto. A presença de fígado na cavidade torácica parece ter um prognóstico menos favorável, assim como uma circunferência abdominal abaixo do quinto percentil no segundo trimestre. A herniação do fígado, em geral, significa um defeito maior e mais difícil de reparar. Se o estômago puder ser visto na parte posterior ou média do tórax, o fígado encontra-se herniado.[30]

A presença dos vasos irrigando o lobo esquerdo do fígado no tórax e a curvatura da veia umbilical para a esquerda (em lugar de seu trajeto habitualmente reto) são ambas indicativas de herniação do fígado.[31,32] Relata-se que características incluindo diagnóstico precoce (menos de 25 semanas), poliidrâmnio e a presença de uma bolha gástrica intratorácica pioram o prognóstico; entretanto, nenhum desses preditores comprovou ser confiável.[6] Também foram estudadas estimativas do volume pulmonar fetal como preditor de hipoplasia pulmonar. Estas incluem uma proporção da área transversal do pulmão para o tórax (índice P:T), bem como uma proporção do pulmão direito para a circunferência cefálica (PCC). Baixos valores de PCC (< 0,6) se associam a um pior prognóstico[6] Técnicas ventilatórias e cirúrgicas pós-natais atuais têm melhorado os índices de sobrevida em alguns centros que ultrapassam 90% na ausência de outras anomalias maiores.[33] Poucos centros oferecem intervenção fetal intra-útero. Inicialmente, isto presumia a forma de cirurgia fetal aberta com reparo da hérnia.[34,35] Atualmente, certos centros oferecem a oclusão da traquéia para promover crescimento do pulmão e deslocamento das vísceras de volta ao abdome fetal para casos com mau prognóstico (herniação do fígado para o tórax e índices pulmão/cabeça desfavoráveis).[35] O benefício total da intervenção fetal intra-útero contra terapia pós-natal ainda não foi adequadamente demonstrado.

Hidrotórax Fetal

O hidrotórax fetal ou derrame pleural pode ser achado isolado ou associado a múltiplas anomalias fetais, infecção congênita ou isoimunização. Os derrames pleurais decorrem de um acúmulo de líquido no espaço entre as pleuras parietal e visceral. A patologia pode ser primária ou secundária. A história natural da lesão é variável. O derrame pode regredir espontaneamente; continuar estável em seu tamanho; ou progredir, envolvendo ambos os lados do tórax e produzir hidropisia fetal, hipoplasia pulmonar e morte fetal ou neonatal.[36] A hidropisia se associa a mortalidade fetal significativa. A descompressão de um hidrotórax isolado antes do nascimento com derivação pleuroamniótica ou toracocentese pode resultar em diminuição significativa da morbidade e da mortalidade perinatais. Hidrotórax persistente geralmente pode ser tratado com medidas não-invasivas no período neonatal.[37]

Os derrames pleurais se associam a **infecção fetal, insuficiência cardíaca congestiva,** síndromes de **Turner** e de **Down** e, menos comumente, à **linfangectasia pulmonar**.[38] O HTF primário costuma ser denominado **quilotórax**, embora não estejam presentes quilomícrons no líquido pleural até depois do início das alimentações enterais no período pós-natal.[39] O HTF secundário pode ocorrer associadamente a causas cromossômicas, cardíacas, gastrointestinais ou infecciosas. Quer a origem seja primária ou secundária, os derrames pleurais fetais podem se associar a ascite e edema de pele. Os derrames pleurais costumam preceder outras alterações hidrópicas ou podem ser um achado persistente e isolado. Grandes derrames pleurais, particularmente se bilaterais, podem resultar em alterações hemodinâmicas significativas na circulação fetal e na progressão para hidropisia não-imune. O hidrotórax fetal que leva à hidropisia costuma se associar a mortalidade que chega a 50% em conseqüência direta das alterações hidrópicas, com perda fetal intra-útero ou secundária a hipoplasia pulmonar, havendo morte no período neonatal imediato.[36] O HTF primário é a causa mais freqüente de derrames pleurais do recém-nascido; entretanto, no período pré-natal, as causas secundárias de hidrotórax são mais comuns.[36,37]

A patogênese do HTF primário ainda não foi bem compreendida, mas um defeito estrutural no sistema linfático em desenvolvimento parece ser um fator causal importante e pode incluir **ausência congênita do ducto torácico, obstrução dos troncos broncomediastinais para o sistema venoso** ou **falta de conexão de um dos múltiplos componentes segmentares** da rede linfática embrionária. Também se relata **hipoplasia congênita dos vasos linfáticos pulmonares** como causa rara de derrames pleurais fetais.[40,41] Um achado patológico freqüente no HTF primário parece ser a linfangiectasia pulmonar congênita. Esta observação tem levado à teoria de que o HTF primário resulte de uma seqüência de obstrução linfática primária secundária a um grupo heterogêneo de defeitos do desenvolvimento do sistema linfático.[42] Derrames unilaterais freqüentemente se relacionam a um processo unilateral, como a **hérnia diafragmática direita, seqüestro, malformação adenomatosa cística** ou (raramente) **hipoplasia pulmonar segmentar**.[43] Os derrames quilosos também costumam ser unilaterais.[44]

Achados Sonográficos

Os derrames pleurais aparecem como uma lâmina de líquido em torno dos pulmões. Os derrames pequenos são vistos como uma lâmina ecotransparente fina em torno do tecido pulmonar e também podem contornar estruturas mediastinais. Os derrames podem ser uni ou bilaterais. Grandes derrames bilaterais produzem um aspecto característico de asa de "morcego", aparecendo os pulmões em flutuação livre ao lado do coração. Deste modo, nos fetos com hidrotórax clássico, o aspecto é de um espaço periférico anecóico no tórax comprimindo os campos pulmonares (Fig. 39-4A). Grandes derrames causam desvio do mediastino e eversão do diafragma. Grandes derrames unilaterais costumam associar-se ao deslocamento do coração para o lado oposto e, em casos com longa duração, este deslocamento cardíaco pode se associar a um desarranjo da função hemodinâmica e progressão para hidropisia não-imune. Taxas mais altas de derrame são observadas em fetos hidrópicos *versus* não-hidrópicos. Em comparação com os fetos normais, aqueles com hidrotórax têm dimensões menores do ventrículo esquerdo (VE), do ventrículo direito e das valvas aórtica e pulmonar. Também têm velocidades de pico mais altas na artéria pulmonar. A comparação entre os fetos não-hidrópicos e hidrópicos revela valores mais baixos para as dimensões do VE e da valva pulmonar e velocidade aórtica máxima em fetos hidrópicos. A gravidade da compressão do VE parece se correlacionar significativamente com o índice de derrame. A avaliação ecocardiográfica, incluindo a medida da proporção do derrame, pode ser um instrumento útil para orientar a terapia fetal,[45] e o edema subcutâneo geralmente fica limitado à parte superior do corpo e ao couro cabeludo fetal. Esta última característica costuma ajudar a diferenciar o HTF de outras causas de hidropisia não-imune, em que o edema subcutâneo é mais generalizado (Fig. 39-4B).

Diagnóstico Diferencial e Anomalias Associadas

Há concordância geral de que a questão mais importante ao se pesquisar hidrotórax no feto é verificar se o acúmulo de líquido pleural é primário ou secundário. O quilotórax primário costuma ser uma anomalia isolada. No entanto, fetos com trissomia do 21, síndromes de Turner e de Noonan podem apresentar hidrotórax uni ou bilateral (quilotórax).[37] Pode ser observada uma grande anomalia congênita em até 40% dos casos de hidrotórax secundário.[36,37] Deve-se observar que o hidrotórax pode ocorrer em associação a hérnia diafragmática no lado direito, MACP e SBP.[43,46] Os achados ultra-sonográficos adicionais devem ajudar a diferenciar essas patologias de um derrame primário. Geralmente, nesses casos, o derrame é pequeno. Relata-se hidrotórax em 5% dos defeitos cardíacos congênitos diagnosticados antes do nascimento; entretanto, grandes derrames podem obscurecer o defeito cardíaco até depois da aspiração dos mesmos.[47]

Conduta Pré-natal

O diagnóstico de um derrame pleural fetal (hidrotórax) sempre deve levar a uma busca direcionada para outras anomalias estruturais, outros marcadores sonográficos de aneuploidia, anemia fetal e infecções virais. O desenvolvimento de hidropisia no feto com HTF primário é sinal de mau prognóstico. A anemia fetal deve ser excluída como causa nos fetos hidrópicos. O ecocardiograma fetal sempre está indicado. O encaminhamento para avaliação multidisciplinar em centro de referência terciário geralmente é apropriado, em especial quando o derrame for suficientemente grande para justificar terapia intra-útero. A conduta pré-natal do feto com hidrotórax é variável e depende da história natural do derrame. Derrames pleurais pequenos isolados e fetos sem massa torácica subjacente, hidropisia subseqüente ou anormalidade cromossômica geralmente têm bom resultado.[48,49] O feto geralmente tolera pequenos derrames isolados.[50] Até pequenos derrames, contudo, justificam vigilância fetal seriada porque podem progredir durante um período de tempo relativamente curto para grandes derrames com conseqüências hemodinâmicas e pulmonares para o feto. Particularmente quando o derrame é grande, recomenda-se a sua aspiração com agulha fina para análise cromossômica, culturas virais e contagem de células. A rapidez com que um derrame se reacumula depois da aspiração inicial serve de indicador da gravidade do derrame.

Tipicamente, a toracocentese fetal, a não ser aquela que tem finalidade propedêutica, não é eficaz devido ao reacúmulo rápido de líquido, que costuma ocorrer quando os

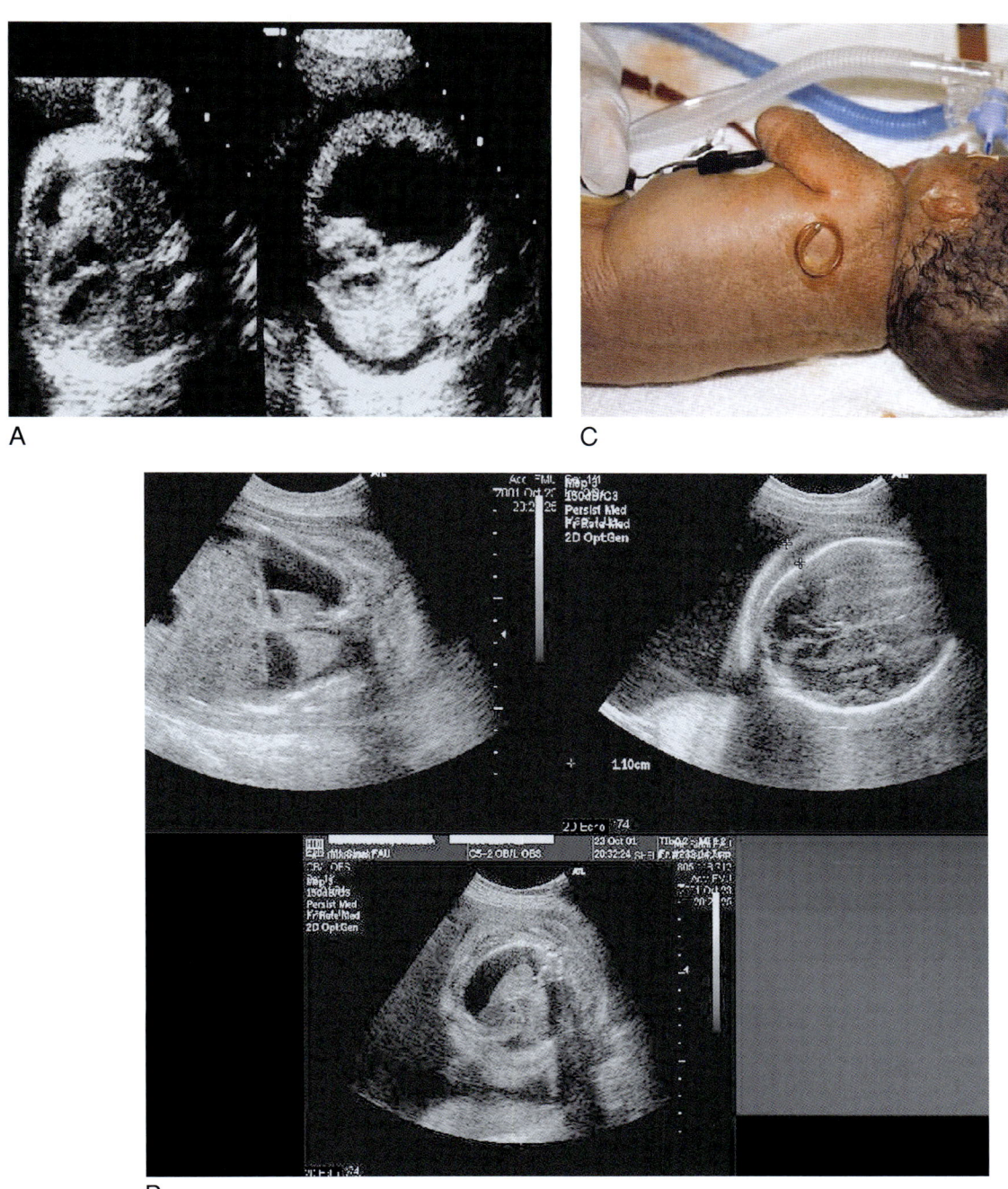

FIGURA 39-4. Progressão de pequeno derrame pleural fetal (*esquerda*) para grande derrame pleural (*direita*). A e B, Grande derrame pleural com características de hidropisia (ascite, edema de couro cabeludo, edema da parte alta do tronco). C, Aspecto pós-natal de uma derivação toracoamniótica feita antes do nascimento.

fetos são tratados durante o início da gestação. Se o hidrotórax for grande, se aumentar com o passar do tempo ou ambos, justifica-se a descompressão fetal através de toracocentese ou derivação toracoamniótica. A utilização de toracocentese fetal sofre interferências de resultados clínicos variáveis. Derrames pleurais persistentes e volumosos podem causar hipoplasia pulmonar e geralmente estão indicadas derivações toracoamnióticas, em particular se houver presença de hidropsia. Poliidrâmnio e evidências de derrames sob pressão significativa também são indicações para derivações toracoamnióticas (Fig. 39-4B). A derivação pode ser particularmente útil se o feto tiver menos de 32 semanas de gestação, antes da maturidade pulmonar e se puder ser obtida drenagem bem-sucedida.[50-53] As complicações das derivações incluem deslocamento e obstrução do cateter e óbito fetal. Têm sido relatadas taxas de falhas de até 26%.[53] A drenagem intraparto de derrames pleurais fetais também tem sido descrita, e alguns defendem sua utilização antes do parto ou como manobra de tratamento temporário. Foi descrita a resolução espontânea até de derrames bastante volumosos.[50,53]

OS PULMÕES

Hipoplasia Pulmonar

A hipoplasia pulmonar congênita é definida como diminuição absoluta do volume pulmonar, em comparação com o volume apropriado para a idade gestacional, e é identificada, na autópsia, como causa de óbito em 10% a 15% dos recém-nascidos.[54] A hipoplasia pulmonar pode ser causada por (1) HDC, (2) massas torácicas, (3) oligoidrâmnio, (4) deformidades esqueléticas e distúrbios neuromusculares que interferiram com os movimentos respiratórios fetais necessários para o desenvolvimento normal do pulmão.[54] Lesões cardiovasculares obstrutivas do lado direito, as quais restringem o fluxo sangüíneo pulmonar, também se associam à hipoplasia pulmonar.[55] Um ou ambos os pulmões podem não se desenvolver completamente ou parcialmente. Quando o peso pulmonar em relação ao peso corporal é baixo na autópsia, pode ser feito um diagnóstico de hipoplasia pulmonar. Este é o método mais confiável para diagnosticar hipoplasia pulmonar. Clinicamente, o espectro de resultados varia de óbito neonatal a insuficiência respiratória leve.

A **hipoplasia pulmonar unilateral** é bem rara e se presume que tenha origem no desenvolvimento. Produz um desvio no mediastino na ausência de massa torácica. Essa é mais comumente denominada agenesia pulmonar. Relata-se que o pulmão restante é ecogênico.[56] A hipoplasia pulmonar unilateral também pode ser produzida por lesões ocupantes de espaço, como a malformação adenomatosa cística, a hérnia diafragmática ou o hidrotórax. Se houver deslocamento mediastinal significativo, geralmente pode ocorrer também hipoplasia pulmonar do pulmão contralateral, embora isso se desenvolva num grau menor.

A **hipoplasia pulmonar bilateral** pode ser causada por restrição da caixa torácica em displasias esqueléticas muito graves, como o nanismo tanatofórico, a distrofia asfixiante de Jeune (síndrome de Jeune), a acondrogênese e, raramente, como anomalia isolada. Mais freqüentemente, é causada pela redução de líquido amniótico, seja por falta de produção ou perda (ruptura prematura das membranas, agenesia renal ou válvula de uretra posterior).[57]

Têm sido estudados vários preditores sonográficos de hipoplasia pulmonar. Há grande utilidade clínica no método capaz de predizer quais fetos irão desenvolver hipoplasia pulmonar letal.[58-61] A avaliação sonográfica de hipoplasia pulmonar é limitada pela pouca diferenciação acústica do tecido pulmonar fetal em relação às estruturas vizinhas, e esta limitação também se aplica à medida volumétrica com a ultra-sonografia tridimensional. A avaliação é complicada pelos critérios variáveis usados na medida em diferentes populações de estudo. As medidas da circunferência torácica no corte do coração têm sido bem preditivas em alguns estudos,[60,61] mas elas podem não se aplicar a outras populações porque a circunferência torácica pode ser reduzida em lactentes com restrição do crescimento e na ruptura prematura das membranas.[61] Não é útil comparar a circunferência torácica com a circunferência abdominal nas uropatias obstrutivas, na restrição de crescimento intra-uterino do tipo assimétrico ou nos defeitos anteriores da parede abdominal. Foram desenvolvidas tabelas que comparam a circunferência torácica ao comprimento do fêmur, mas elas não podem ser usadas para avaliar fetos com displasias esqueléticas.[58] Em uma série, a seguinte fórmula [área do tórax − área do coração] × 100/área do tórax foi o preditor mais preciso de hipoplasia pulmonar (85% de sensibilidade; 85% de especificidade). Esta fórmula é independente da idade gestacional e não se alterou com a ruptura prematura das membranas. No entanto, seu valor preditivo foi usado somente para separar a hipoplasia letal da não-letal.[61] Infelizmente, a maioria dos estudos existentes reflete dados transversais.

Em um estudo, a comparação das medidas individuais do feto com a evolução da gestação (dados longitudinais) pareceu ser a mais útil.[62] Numa revisão de todos os métodos de predição,[63] nenhum demonstrou ser útil nas decisões clínicas, com uma exceção: a idade gestacional em que as membranas se romperam. A ruptura das membranas em gêmeos se associa infreqüentemente a hipoplasia pulmonar. O líquido no outro saco ou a menor compressão parece ser fator de proteção.[64]

Um estudo comparando oito diferentes parâmetros sonográficos na predição de hipoplasia pulmonar letal verificou que o uso da área pulmonar e a relação entre as circunferências torácica e abdominal pareceram ser os preditores clinicamente mais úteis de hipoplasia pulmonar fetal.[65] O primeiro teve um valor preditivo positivo (VPP) de 100% e o segundo, um VPP de 86%. A área pulmonar fetal é um parâmetro dependente da idade gestacional, enquanto a relação entre as circunferências torácica e abdominal é independente da idade gestacional. Seis parâmetros, incluindo circunferência torácica, área torácica, área torácica — área cardíaca, proporção área torácica/área cardíaca, área torácica — proporção entre área cardíaca/área torácica e proporção área pulmonar/área torácica foram maus preditores de subseqüente hipoplasia pulmonar neste estudo.

Em fetos com HDC, a estimativa do volume pulmonar fetal por ultra-sonografia, usando uma relação do diâmetro do pulmão direito para a circunferência cefálica, o PCC correlaciona-se com 100% de mortalidade por hipoplasia pulmonar quando a proporção é inferior a 0,6. Infelizmente, quando os valores de PCC estão na faixa média, a predição de hipoplasia pulmonar letal subseqüente é menos precisa.[6,7] Têm sido propostos estudos Doppler para predição de hipoplasia pulmonar. Esses estudos têm sido realizados nas artérias pulmonares proximais. A velocimetria Doppler pode detectar alterações nas ondas das artérias pulmonares na presença de hipoplasia pulmonar letal, mas falha como teste final para a predição pré-natal de hipoplasia pulmonar letal.[66] Num estudo de parâmetros Doppler com ruptura prematura pré-termo das membranas, valores do índice de pulsatilidade (IP) das artérias pulmonares periféricas acima do 95º percentil tiveram uma sensibilidade de 62,5%, especificidade de 94,6%, VPP de 83,3%, valor preditivo negativo de 78,5% e risco relativo de 3,88 (intervalo de confiança de 95% de 1,34 a 11,28) para a predição de hipoplasia pulmonar.[67]

A medida das ondas de velocidade pulmonares periféricas pode ajudar a estabelecer o risco de desenvolver hipoplasia pulmonar em gestações complicadas por ruptura prematura das membranas. Outros relataram que um aumento do IP é o melhor parâmetro para detectar anormalidade de fluxo na hipoplasia pulmonar somente quando estão ausentes os defeitos cardíacos. Isso porque o espectro Doppler depende da anatomia e da função cardíacas. As imagens de ressonância magnética dos pulmões fetais podem futuramente comprovar ser o preditor mais confiável da gravidade da hipoplasia pulmonar. A melhor predição, até o momento, pode ser obtida por combinação de parâmetros clínicos, biométricos e Doppler.

Agenesia Pulmonar

A agenesia pulmonar é uma patologia rara de desenvolvimento na qual há ausência completa ou hipoplasia grave de um ou de ambos os pulmões. O subdesenvolvimento de um pulmão é classificado em agenesia do pulmão ou ausência total de brônquio e pulmão (classe I), brônquio rudimentar sem tecido pulmonar (classe II) e hipoplasia brônquica com tecido pulmonar hipoplásico (classe III).[68] A agenesia pulmonar bilateral é letal e muito rara. A agenesia pulmonar unilateral é mais comum e costuma se associar a uma variedade de outras anomalias. Estas incluem defeitos cardiovasculares, gastrointestinais, espinhais, de extremidades e estruturais da face.[69-73] A verdadeira incidência da agenesia pulmonar é desconhecida, embora estudos com autópsias estabeleçam a incidência em 1 em 15.000.[68]

Achados Sonográficos

Na agenesia unilateral, o mediastino é desviado para o mesmo lado, com elevação do diafragma desse lado. A cavidade torácica contralateral demonstra um aumento de volume do pulmão ecogênico. Pode haver escoliose associada, sendo a curvatura em direção ao lado afetado. Freqüentemente está presente uma hemivértebra, somando-se à escoliose. Relata-se que a agenesia pulmonar bilateral simula HDC bilateral.[74]

Diagnóstico Diferencial e Anomalias Associadas

Não há diagnóstico diferencial para agenesia pulmonar bilateral, exceto possivelmente por uma HDC bilateral. Em casos de agenesia pulmonar unilateral, deve-se ter cuidado em excluir outras patologias que causem desvio do mediastino, como MACP, HDC e SBP. A freqüência de anomalias associadas obriga a um exame sonográfico minucioso do coração fetal, coluna, extremidades, sistemas genitourinário e nervoso central.

Conduta Pré-natal

Nos casos de agenesia pulmonar bilateral, são opções razoáveis a interrupção imediata da gravidez ou parto a termo sem monitorização fetal ou ressuscitação neonatal. A patologia é uniformemente letal. A agenesia pulmonar unilateral justifica pesquisa cuidadosa de outras anomalias estruturais. A ecocardiografia fetal sempre está indicada nos casos de agenesia unilateral, embora a análise de cromossomos não seja usualmente realizada. O parto deve ser planejado num centro terciário com capacidades técnicas sofisticadas de ventilação neonatal.[68]

Síndrome da Obstrução Congênita das Vias Aéreas Superiores

A síndrome da obstrução congênita das vias aéreas superiores (CHAOS) consiste em casos em que os pulmões fetais parecem hiperinsuflados, aumentados de volume e altamente ecogênicos. Os diafragmas ficam invertidos ou achatados, e a árvore traqueobrônquica fica dilatada. Podem estar presentes ascite e outras características da hidropisia não-imune.[75] Não se conhece a incidência exata da síndrome e é uma causa rara de obstrução das vias aéreas que geralmente leva à natimortalidade ou ao óbito logo depois do parto. Ocorre em decorrência de obstrução congênita das vias aéreas fetais secundariamente a atresia laríngea, atresia traqueal ou a um cisto laríngeo.[76,77] Foram relatados três tipos de atresia laríngea levando a CHAOS: tipo I — atresia da laringe supraglótica e infraglótica; tipo II — atresia da laringe infraglótica; e tipo III — atresia da laringe glótica. A atresia traqueal pode ser difícil de distinguir da atresia laríngea na ultra-sonografia. Ocorre quando a parte média do intestino anterior se desenvolve apenas em esôfago.[76,77] A etiologia da atresia laríngea ainda não está clara; entretanto, têm sido sugeridas causas vasculares e genéticas.[78] Em casos decorrentes de atresia traqueal, foram relatadas anormalidades esofágicas, como fístula, que podem, de fato, permitir a descompressão do pulmão obstruído.

Achados Sonográficos

Os achados sonográficos típicos na CHAOS incluem pulmões volumosos e hiperecogênicos (Fig. 39-5). O aumento do tamanho dos pulmões em relação à parede torácica resulta em achatamento ou inversão do diafragma. A árvore traqueobrônquica parece dilatada até o nível da obstrução. O coração parece pequeno devido à compressão pelos pulmões obstruídos. O eixo cardíaco freqüentemente é anormal, sendo o coração deslocado anteriormente na linha média.[75-77] Costuma haver ascite e pode haver evolução para todas as características da hidropisia não-imune no momento do diagnóstico. O poliidrâmnio é visto mais comumente em associação à CHAOS, embora o oligoi-

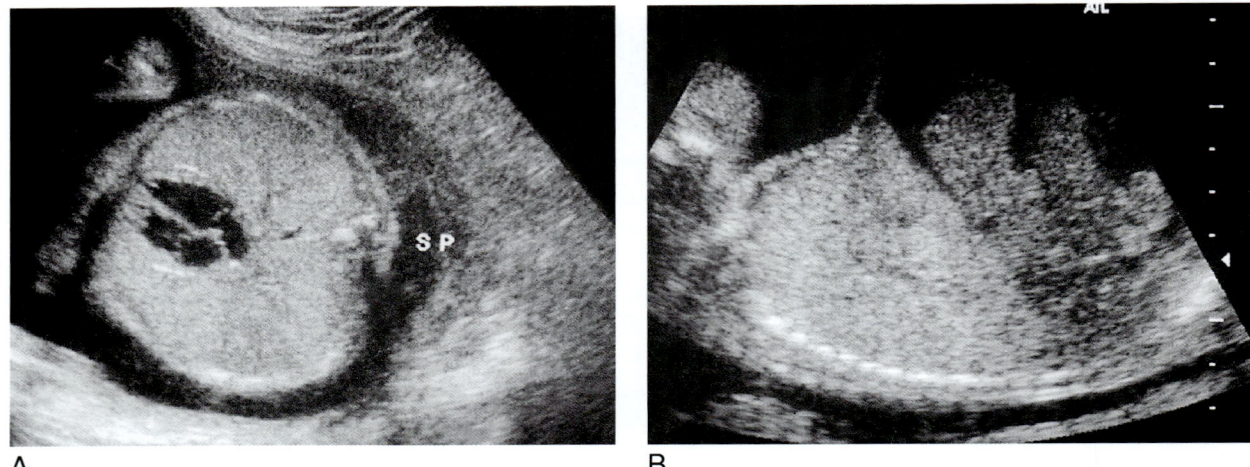

FIGURA 39-5. Síndrome da obstrução congênita das vias respiratórias superiores (CHAOS). Pulmões hiperecóicos. **A,** Imagem transversal mostra grandes pulmões ecogênicos, coração alongado (Sp, coluna). **B,** Imagem sagital mostra grandes pulmões ecogênicos, inversão do diafragma e ascite.

drâmnio também seja relatado. Alguns autores têm relatado movimentos respiratórios fetais espasmódicos anormais na presença de CHAOS.[79]

Diagnóstico Diferencial e Anomalias Associadas

O diagnóstico diferencial de CHAOS, de acordo com a maioria dos autores, deve incluir somente MACPs bilaterais ou seqüestros. Ambos são extremamente raros e é altamente incomum ter envolvimento do campo pulmonar inteiro bilateralmente na MACP ou no seqüestro. Têm sido relatadas anomalias associadas à CHAOS em 50% dos casos até o presente momento que incluem anormalidades do sistema nervoso central, cardíacas, renais e esofágicas.[76,77] A atresia laríngea foi relatada como parte da síndrome de Fraser, compreendendo atresia traqueal ou laríngea, agenesia renal, microftalmia, criptoftalmia e sindactilia ou polidactilia. Esta síndrome possui padrão autossômico recessivo de herança.[79] Atualmente, parece que a CHAOS é uma alteração esporádica sem risco de recorrência. No entanto, se ocorrer como parte da síndrome de Fraser, seu risco de recorrência é de 25%.[79]

Conduta Pré-natal

O diagnóstico pré-natal de CHAOS sempre deve levar ao encaminhamento a um centro terciário capaz de atendimento multidisciplinar no período pré-natal e pós-natal. A ecocardiografia fetal é obrigatória para descartar defeitos cardíacos estruturais e avaliar a função cardíaca. Deve-se considerar o cariótipo, em vista da associação à síndrome de Fraser. Relata-se que esta se associe a uma inversão p11;q12 no cromossomo 9, embora a maioria dos casos de síndrome de Fraser tenha um cariótipo normal.[79] A sonografia detalhada é necessária para descartar as numerosas anomalias associadas relatadas em fetos com CHAOS. Deve-se dar atenção particular à pesquisa de anomalias no sistema nervoso central e genitourinárias. Fetos com diagnóstico de CHAOS sabidamente possuem alto risco de óbito intra-útero secundariamente a hidropisia não-imune. O prognóstico ainda continua reservado, mesmo com um parto cuidadosamente planejado, incorporando o que se tornou conhecido como procedimento EXIT (tratamento intraparto extra-útero). Isso engloba o parto da cabeça e tórax fetais a fim de garantir uma via aérea enquanto se mantém a circulação uteroplacentária. A laringoscopia e a broncoscopia geralmente são necessárias para garantir a via respiratória e facilitam a realização de traqueostomia imediata.[80-84]

Malformação Adenomatosa Cística do Pulmão Congênita (MACP)

Esta lesão se caracteriza por massa multicística de tecido pulmonar com proliferação brônquica. A malformação adenomatosa cística congênita é um hamartoma que geralmente envolve apenas um lobo do pulmão. É provável que represente displasia pulmonar ou falha de maturação brônquica durante o desenvolvimento embriológico dos pulmões durante as primeiras oito a nove semanas. Isso resulta em desenvolvimento hamartomatoso dos bronquíolos respiratórios terminais fetais de vários tamanhos. A incidência estimada é de 1:25.000 a 1:35.000.[85] Essas lesões císticas com quantidades variáveis de estruturas brônquicas em proliferação comprimem o parênquima pulmonar vizinho e interferem com o desenvolvimento alveolar normal. Há comunicações diretas entre cistos e a árvore broncopulmonar normal, originando-se da irrigação da vasculatura pulmonar existente.

A maioria das MACPs detectadas no pré-natal é unilateral, ocorrendo 2% a 3% bilateralmente. Nas lesões unilaterais, o envolvimento é unilobar em 80% a 95% dos casos;

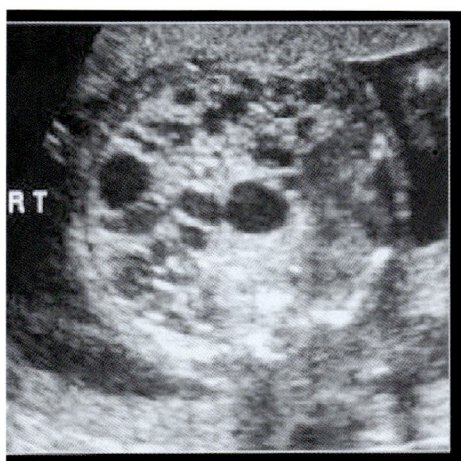 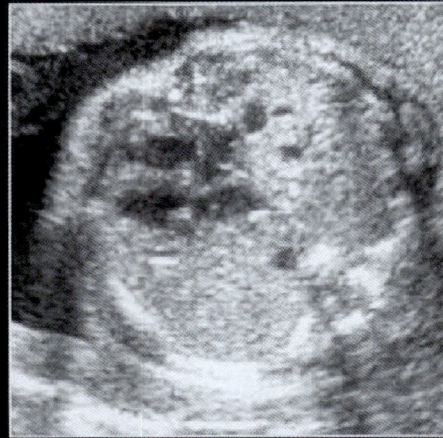

FIGURA 39-6. Resolução de malformação adenomatosa cística congênita com ultra-sonografia seqüencial. O desvio do mediastino se resolveu.

18 semanas — 3 semanas

entretanto, as lesões podem envolver mais de um lobo ou até o pulmão inteiro. As lesões são tipicamente unilaterais, unilobulares e não-compressíveis.[86] A massa multicística de tecido contém tecido pulmonar primitivo e estruturas brônquicas anormais e deriva sua irrigação de um ramo da artéria pulmonar. Stocker originalmente classificou MACP em três tipos, com base no tamanho dos cistos:[87] tipo I, com cistos com 2 a 10 cm; tipo II, com cistos com menos de 2 cm; e tipo III, com cistos com menos de 0,5 cm.

Stocker subseqüentemente expandiu essa classificação para incluir cinco subtipos (0 a IV).[88] Foram descritos dois padrões histológicos, assemelhando-se aos estágios pseudoglandular e canalicular do desenvolvimento do pulmão normal, correspondendo o primeiro à MACP tipo III e o segundo ao tipo II.[89] Também foi proposto que a MACP originada durante o estágio pseudoglandular de ramificação da árvore broncopulmonar possui epitélio do tipo brônquico, que corresponde aos tipos I, II e III de MACP. Sob esta classificação, a MACP tipo IV tem epitélio do tipo acinar-alveolar e se origina durante o estágio sacular do desenvolvimento do pulmão.[46] O aspecto da ultra-sonografia pré-natal da MACP, contudo, é mais bem descrito como macrocístico ou microcístico, conforme proposto por Azdick.[90] O primeiro contém cistos acima de 0,5 cm (Fig. 39-6) e engloba os tipos I e II de Stocker. O tipo microcístico contém cistos menores que não podem ser distinguidos individualmente, mas que produzem massa ecogênica sólida (tipo III de Stocker) (Fig. 39-7).[90]

Achados Sonográficos

O diagnóstico sonográfico pré-natal depende da demonstração de tumor pulmonar cístico ou sólido. Pode ser possível demonstrar o fluxo vascular para a lesão de um ramo da artéria pulmonar usando Doppler colorido, mas não ocorre fluxo Doppler vascular sistêmico. A MACP deve ser classificada por sonografia como microcística ou macrocística.[90] Geralmente as lesões microcísticas parecem mais sólidas, enquanto as lesões macrocísticas parecem mais císticas. As lesões microcísticas geralmente têm um componente cístico e sólido. Os cistos podem variar de tamanho de menos de 1 a 2 mm ou até menos de 4 mm. MACP macrocística tem cistos com mais de 5 mm de tamanho. Ocasionalmente, pode estar presente apenas um grande cisto único, embora, de longe, a maioria das MACPs sejam multicísticas — mesmo quando os cistos individuais são grandes.

As MACPs macrocísticas e microcísticas podem produzir desvio do mediastino e hidropisia associada. Relata-se que o tipo macrocístico seja acompanhado menos freqüentemente por hidropisia e, deste modo, tem melhor prognóstico. Na Unidade de Medicina Fetal do Mount Sinai Hospital da Universidade de Toronto, todos os fetos hidrópicos com MACP desde 1993 tinham grandes lesões macrocísticas multicísticas (Fig. 39-8).[91] A experiência de outros também sugere que é o tamanho da lesão, e não o tamanho dos cistos, que determina se o feto desenvolve hidropisia ou não. Alguns estudos têm sugerido que grande MACP resulte em compressão cardíaca significativa, assim alterando a hemodinâmica e causando hidropisia em decorrência de pressão venosa central elevada.[92] O grau de desvio do mediastino associado, contudo, não parece ser preditivo do desenvolvimento de hidropisia.[93,94] A hidropisia é fortemente preditiva de um mau prognóstico e atualmente é a única indicação para terapia fetal intra-útero.[95-97]

É importante observar que o tamanho da massa, no momento em que se faz o diagnóstico, não é preditivo do prognóstico. O tamanho da lesão pode diminuir acentuadamente durante o período pré-natal; a maioria das séries relata que pelo menos 50% das MACPs seguidas com sonografia pré-natal seriada demonstraram redução completa ou parcial do tamanho (Fig. 39-6).[90,93,98,99] Não se tem certeza

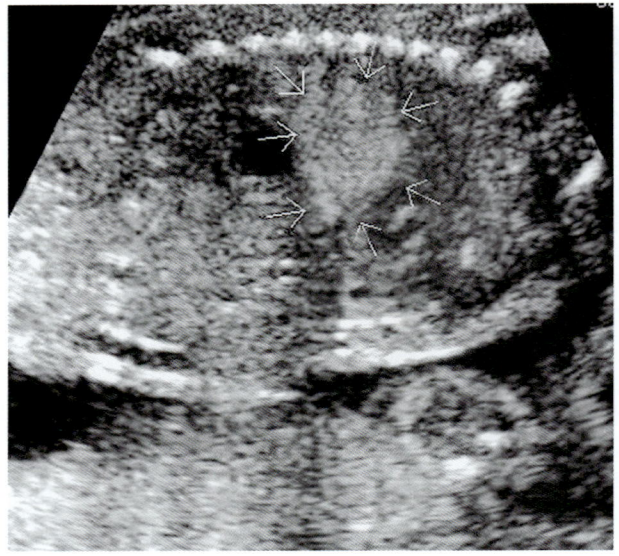
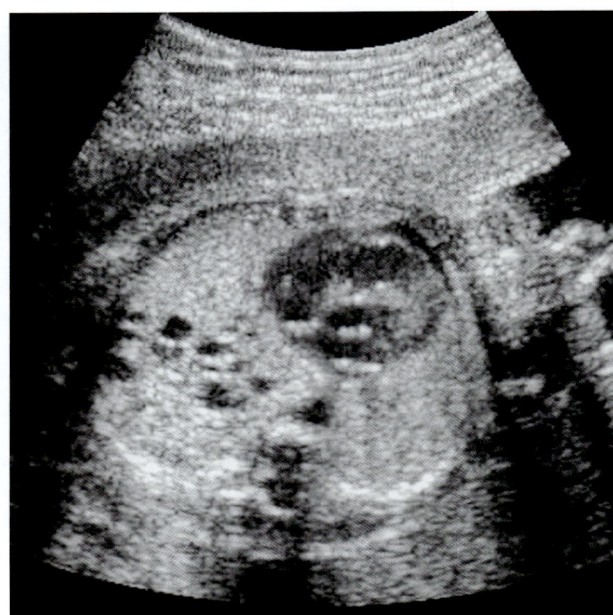

FIGURA 39-7. Malformação adenomatosa cística congênita (MACP) microcística. Exames **A**, Longitudinal e **B**, transverso.

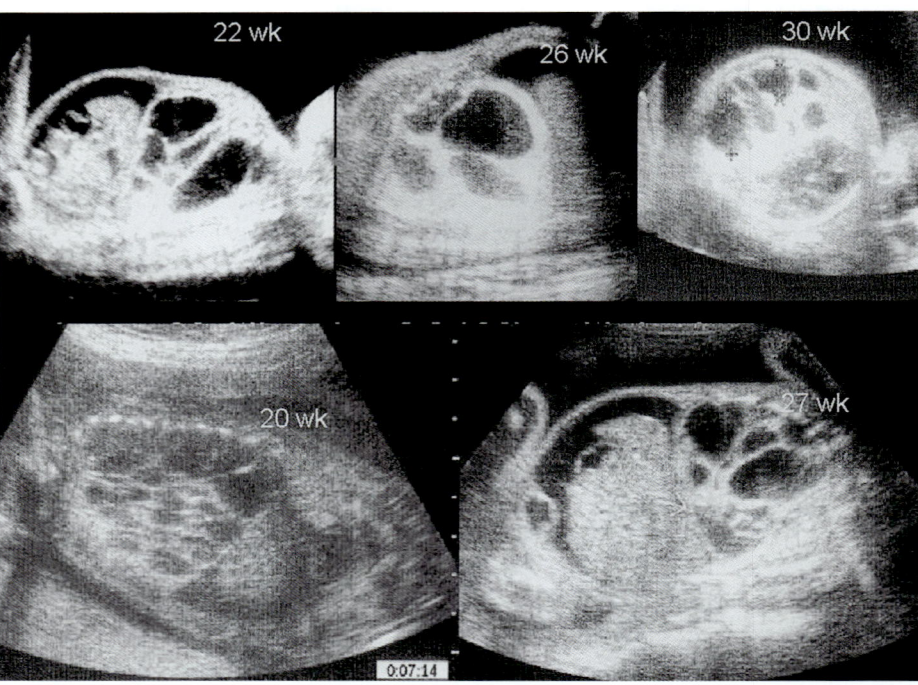

FIGURA 39-8. Malformação adenomatosa cística congênita macrocística com características hidróides mostradas de 22 a 30 semanas intra-útero. Observar ascite fetal, edema da parede corporal. wk = semanas.

se ocorre regressão verdadeira da lesão ou se a massa diminui de tamanho relativamente ao tórax fetal em crescimento.[100,101] Qualquer que seja o mecanismo, isso resulta em resolução de qualquer desvio do mediastino presente inicialmente. A massa pode até desaparecer inteiramente na ultra-sonografia pré-natal e ser difícil de detectar na radiografia do tórax pós-natal. A lesão geralmente ainda é detectável, contudo, por TC pós-natal.[46]

Diagnóstico Diferencial e Anomalias Associadas

Massa pulmonar predominantemente cística ou sólida é o que determina quais outras lesões considerar ou excluir do diagnóstico. A MACP pode ser difícil de distinguir de uma HDC; entretanto, os cistos da MACP, diferentemente do intestino, não mostram peristaltismo. Além disso, o tamanho do abdome do feto com MACP é normal. Os órgãos abdominais estão na posição habitual e não há movimento cranial do conteúdo abdominal para o tórax na inspiração fetal como ocorre na hérnia diafragmática. Massa cística no pulmão deve levantar a possibilidade de HDC, teratoma, cisto neurentérico, duplicação do esôfago ou seqüestro pulmonar. Os cistos brônquicos geralmente são únicos, embora o tipo multicístico ocasional seja difícil de distinguir de uma MACP. Um teratoma pericárdico pode conter cistos grandes, mas geralmente é cercado por líquido pericárdico. A MACP microcística ou sólida pode ser simulada por uma hérnia diafragmática envolvendo o fígado ou o baço apenas, por um seqüestro pulmonar ou até pelo pulmão ecogênico distal à atresia brônquica.

A incidência de anomalias estruturais extrapulmonares relatadas em associação à MACP varia amplamente (0% a 26%). É mais alta em estudos de necropsia e mais baixa em séries de cirurgia pediátrica. Agenesia ou disgenesia renal é a anomalia mais comumente associada, mas a HDC e a fístula traqueoesofágica também têm sido relatadas.[46] De modo semelhante, a incidência de anormalidades cromossômicas parece ser baixa e, em algumas séries, não superior ao esperado na população em geral. Atualmente não está claro se todos os fetos com MACP devam ser submetidos a análise cromossômica de rotina, particularmente se nenhuma outra anomalia estrutural for detectada em avaliação sonográfica detalhada.

Conduta Pré-natal

A detecção de MACP deve levar o encaminhamento a um centro fetal capaz de atendimento multidisciplinar. Até 40% dos recém-nascidos podem ser sintomáticos ao nascimento e precisar de intervenção imediata e suporte respiratório.[46,102] Na ausência de hidropisia, o resultado, a longo prazo, para estes fetos, em geral é excelente. Embora a interrupção da gravidez antes de 24 semanas seja sempre uma opção após um diagnóstico pré-natal de MACP, os pais devem ser aconselhados quanto aos bons resultados, ainda que a MACP exija ressecção cirúrgica pós-natal na maioria dos casos. O determinante mais importante de sobrevida consiste na presença ou não de hidropisia, e esta é a indicação para vigilância fetal seqüencial para detectar alterações hidrópicas e levar ao encaminhamento a uma unidade de terapia fetal para intervenção. Em alguns centros, isso pode assumir a forma de ressecção cirúrgica da lesão, enquanto outros centros relatam resultados bem-sucedidos com a aspiração com agulha fina intra-útero dos cistos e/ou derivação toracoamniótica.[53,100] A compressão pelo tumor pode causar comprometimento cardiovascular, levando à hidropisia. Isso se manifesta como edema de pele e couro cabeludo, derrames pleural e pericárdico, ascite fetal, placentomegalia ou síndrome do espelho materno (hidropisia fetal com pré-eclâmpsia materna associada). Isso provavelmente decorre de obstrução direta da veia cava ou compressão cardíaca ou ambas. Nos fetos com MACP, a hidropisia continua a ser o fator mais sombrio de prognóstico para um mau resultado.

Fetos hidrópicos em idades gestacionais inferiores a 32 semanas e com lesões macrocísticas se beneficiam de derivações toracoamnióticas ou de ressecção cirúrgica. A derivação intra-útero fornece uma opção minimamente invasiva para estes fetos com menor risco de trabalho de parto prematuro associado a uma ressecção cirúrgica aberta dessas lesões. Lesões microcísticas que evoluem para hidropisia fetal podem justificar a ressecção cirúrgica para melhorar a sobrevida se o parto não estiver indicado.[53] Na maioria dos casos, a MACP fetal não justifica nada mais que vigilância fetal constante a cada duas a três semanas para confirmar se a massa está regredindo de tamanho ou, na pior das hipóteses, se está crescendo.

Seqüestro Broncopulmonar

O seqüestro broncopulmonar ou seqüestro pulmonar representa massa cística de tecido não-funcionante com a irrigação oriunda de vasos sistêmicos anômalos. É provável que o seqüestro se origine de brotamento brônquico anormal.[46] Relata-se para o SBP uma incidência de 0,5% a 6,0% de todas as lesões pulmonares congênitas diagnosticadas no pré-natal, podendo ser mais alta devido à baixa porcentagem de diagnósticos.[53] O SBP pode ser intralobar ou extralobar, sendo o primeiro mais comum nas populações adultas. O **seqüestro intrapulmonar** (SIP) é responsável por 75% dos casos diagnosticados em adultos, mas esta forma raramente é diagnosticada intra-útero. Compreende tecido pulmonar anormal no interior de pulmão normal, compartilhando a membrana pleural do pulmão normal vizinho, drenando para as veias pulmonares. A variedade intralobar é vista primariamente como anormalidade adquirida decorrente de infecção e obstrução brônquica recorrentes.[46,103] O **seqüestro extrapulmonar** (SEP) continua a ser a forma mais comumente diagnosticada em fetos e recém-nascidos e pode ainda ser classificado em intratorácico e intra-abdominal (15%).[46,53,103] No SEP, o tecido pulmonar anormal é separado do restante do pulmão, a massa tem sua própria membrana pleural e drena para a circulação sistêmica. A variedade extralobar é considerada lesão congênita, consistindo em tecido pulmonar normal que não tem conexão com a árvore brônquica e irrigado por artérias que se originam da aorta. Ambos os tipos são muito mais freqüentes no lado esquerdo. O seqüestro extralobar diagnosticado no pré-natal pode se associar a outras anormalidades congênitas, incluindo HDC, cardiopatia congênita e MACP.[53,104]

Achados Sonográficos

Sonograficamente, o SBP aparece como massa hiperecogênica bem circunscrita com pedículo vascular bem definido. A massa geralmente tem forma triangular e está localizada na região para-espinhal na base do hemitórax esquerdo fetal. A maioria apresenta tamanho pequeno ou médio, embora tenham sido relatados grandes seqüestros que podem se associar a um efeito compressivo resultando em hidropisia, hidrotórax e poliidrâmnio.[104] São descritos seqüestros extralobares com um componente cístico predominante. Relatam-se seqüestros extrapulmonares, geralmente de origem basal, nas mais variadas localizações, como dentro da estrutura diafragmática, no mediastino e nos espaços pericárdico ou pleural, no hilo ou dentro do parênquima pulmonar.[105] O Doppler colorido tem sido usado para demonstrar os vasos sistêmicos que irrigam o SEP (Fig. 39-9A-C). Nunca é demais enfatizar a importância de tentar demonstrar uma artéria sistêmica porque outras lesões pulmonares (MACP, enfisema lobar e atresia brônquica) derivam sua irrigação dos vasos pulmonares.

A irrigação arterial do SEP é um vaso único proveniente da aorta em 80% dos casos. A drenagem venosa para SEP geralmente se faz pelos sistemas ázigos, hemiázigos ou veia cava; somente 25% drenam para as veias pulmonares. De forma diferente, a maioria dos SIP drena através das veias pulmonares.[46,53,103,106] Ocasionalmente, esses vasos não podem ser visualizados por ultra-sonografia e pode ser difícil distinguir entre um SBP e uma MACP tipo III. Relata-se hidrotórax em 5% a 10% dos fetos com SEP. O derrame geralmente é ipsilateral e, quando grande, pode resultar em desvio significativo do mediastino e hidropisia.[104,107] O SBP e a MACP tipo II associada são relatados na fase pré-natal e pós-natal. O diagnóstico pré-natal desta lesão híbrida pode ser um desafio.[46]

Diagnóstico Diferencial e Anomalias Associadas

O diagnóstico diferencial deve incluir MACP microcística, enfisema lobar e atresia brônquica. Ocasionalmente, uma HDC pode ser confundida com SBP, particularmente quando o fígado ou baço é o componente único da herniação. **Teratoma do mediastino, neuroblastoma** e **nefroma mesoblástico** também podem simular um SBP. **Eventração, obstrução brônquica segmentar** ou um **rim torácico** devem ser incluídos no diagnóstico diferencial.[108] A combinação híbrida MACP/SBP tem sido relatada, e este diagnóstico deve ser estabelecido caso seja demonstrada uma artéria de origem sistêmica na presença de um cisto no interior da massa. O SEP associado a uma MACP tipo II ou III parece ser a apresentação mais comum desta lesão híbrida, embora o SIP/MACP tipo II ou III também tenha sido relatado.[46] Foi relatada uma variedade legítima de malformações concomitantes em até 50% dos lactentes com seqüestros extralobares. Estudos fetais, até o presente, não relataram prevalência tão alta de anomalias associadas.[109]

Conduta Pré-natal

O diagnóstico de um SBP deve levar ao encaminhamento a um centro fetal de avaliação multidisciplinar. O prognóstico, na ausência de hidropisia fetal e outras anomalias cirúrgicas maiores (p. ex., HDC), geralmente é excelente.[46,53,109] Embora séries mais antigas relatassem piores resultados e uma incidência mais alta de hidropisia fetal, está aparente, depois das séries mais recentes e de nossa experiência na Universidade de Toronto, que os resultados fetais são muito melhores do que antes se demonstrava. Tornou-se evidente que, como ocorre com as lesões de MACP, muitos seqüestros broncopulmonares regridem no pré-natal.[110-112] Embora o prognóstico dos lactentes e crianças com seqüestros pulmonares seja excelente, o prognóstico dos fetos que desenvolvem hidropisia tem sido ruim.

Ocorre hidropisia fetal somente se houver o desenvolvimento de um hidrotórax de tensão. A causa de derrames ipsilaterais associados ao seqüestro pulmonar é desconhecida. A torção de um pedículo vascular ou gradiente de pressão anormal entre uma artéria sistêmica e a veia pulmonar pode ser a causa. Independentemente da etiologia, grandes derrames persistentes causam não somente compressão do pulmão, levando à hipoplasia pulmonar, mas também a possível comprometimento da veia cava devido ao desvio do mediastino.[109] O derrame pode ser drenado no pré-natal por derivação toracoamniótica e, quando bem-sucedido, melhora o prognóstico dramaticamente.[53] SBP pós-natal persistente normalmente pode ser ressecado.

Cistos Broncogênicos

Cistos broncogênicos provavelmente se originam do intestino anterior primitivo no início da embriogênese, são revestidos por epitélio colunar ciliado e podem conter cartilagem em suas paredes. São intrapulmonares[112] ou podem se situar no mediastino posterior. Podem ainda ser caracterizados como intrapericárdicos, infradiafragmáticos e cervicais.[113] Ocasionalmente, ligam-se à árvore traqueobrônquica, permitindo que o ar passe para o seu interior ao nascimento. Raramente se associam a anomalias e em geral não são assintomáticos intra-útero.

Achados Sonográficos

A maioria dos cistos broncogênicos é pequena e se localiza no mediastino posterior. A lesão geralmente é um cisto bem circunscrito, de parede fina e unilocular. Tipicamente está localizado posteriormente à traquéia na região subcarinal.[114] Têm sido descritos cistos multiloculados, bem como variações na localização do cisto. Os cistos broncogênicos do mediastino podem causar estreitamento da traquéia ou brônquios, com aprisionamento distal de líquido dentro dos pulmões. O pulmão distal pode ficar expandido e denso, simulando a forma sólida da malformação adenomatosa cística.[115,116]

Diagnóstico Diferencial e Anomalias Associadas

O diagnóstico diferencial deve incluir **cisto de duplicação do esôfago, cisto neurentérico, MACP, linfangioma,**

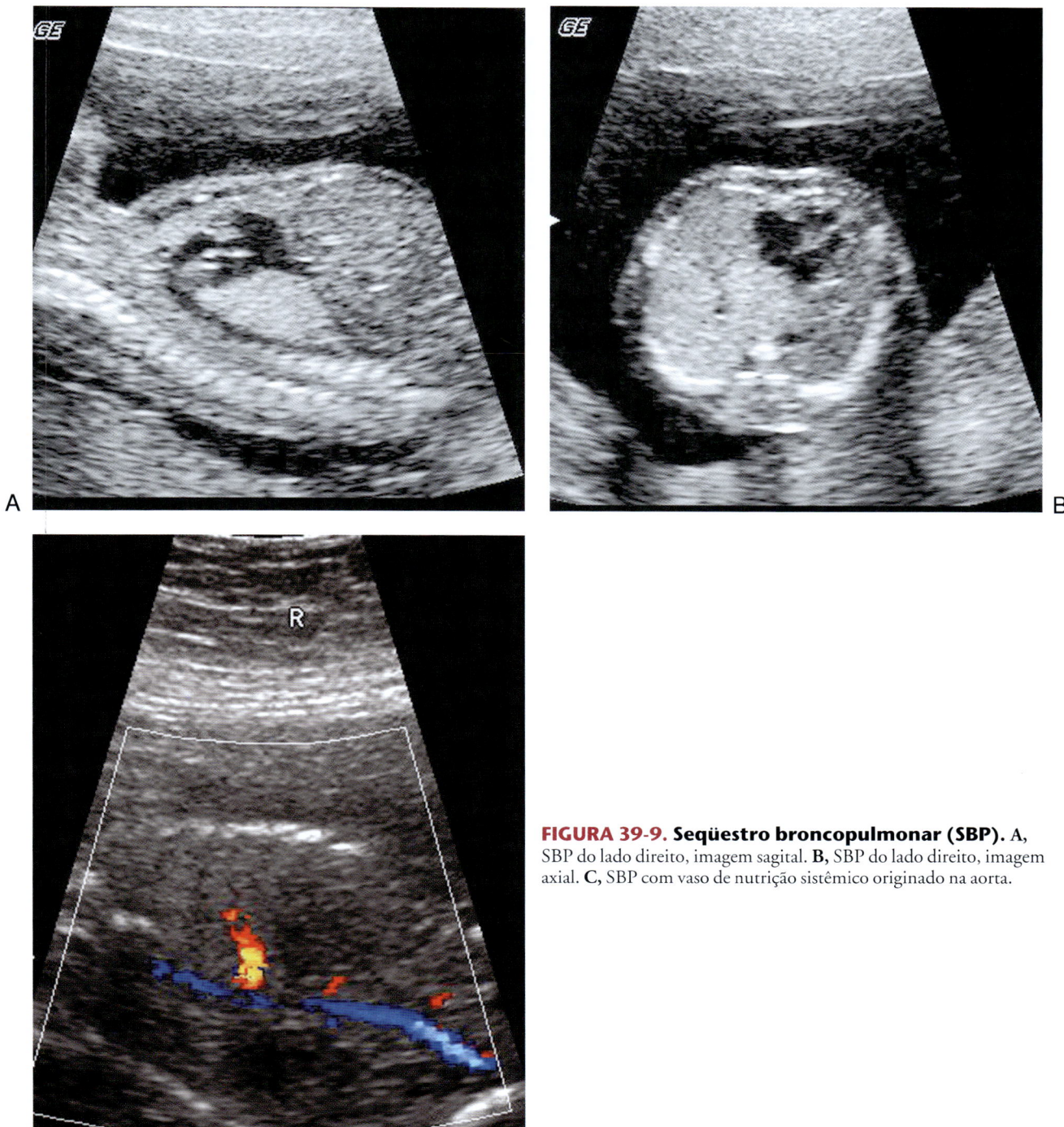

FIGURA 39-9. Seqüestro broncopulmonar (SBP). A, SBP do lado direito, imagem sagital. **B,** SBP do lado direito, imagem axial. **C,** SBP com vaso de nutrição sistêmico originado na aorta.

cisto pericárdico e **HDC.**[46,103,117] Podem ocorrer cistos broncogênicos como parte de um espectro de malformações broncopulmonares oriundas do intestino anterior. Portanto, deve ser feita uma busca de cistos de duplicação esofágica, SBP e cistos neurentéricos.[118]

Conduta Pré-natal

As atuais evidências da literatura sugerem que essas lesões não resultam em comprometimento fetal. No pós-natal, associam-se a desconforto respiratório, secundariamente ao aprisionamento de ar no cisto e aumento da pressão intratorácica. Portanto, diante do diagnóstico no pré-natal, além da pesquisa de anomalias associadas, deve-se pensar num parto em centro de encaminhamento terciário.[117]

Enfisema Lobar Congênito (Hiperinsuflação)

A hiperinsuflação lobar congênita, também conhecida como enfisema lobar congênito (ELC), caracteriza-se por hiperexpansão progressiva de um lobo superior ou médio direito depois do nascimento.[103] Nesta patologia, ocorre hiperdistensão de alvéolos geralmente normais sem destruição das paredes alveolares.[46] É uma anomalia rara do desenvolvimento do pulmão que geralmente se apresenta no período neonatal com desconforto respiratório e hiperinsuflação lobar pulmonar.[118]

Achados Sonográficos

O pulmão afetado parece uniformemente ecogênico, e o coração e o mediastino são deslocados para o lado oposto. Poucos casos foram relatados no pré-natal. Pode simular o aspecto de MACP microcística, aparecendo como grande massa hiperecogênica.[103,119] Há relatos do desaparecimento da lesão no pré-natal com sintomas subseqüentes no pós-parto.[120,121]

Diagnóstico Diferencial e Anomalias Associadas

MACP e SBP têm mais probabilidade de simular ELC.

Conduta Pré-natal

O atendimento pré-natal deve incluir programação para parto em centro especializado em lidar com desconforto respiratório progressivo que comece logo depois do parto. Como ocorre com outras massas pulmonares fetais, relata-se uma diminuição do tamanho do ELC em vários casos. No entanto, esses recém-nascidos subseqüentemente demonstraram acentuado aprisionamento de ar e desconforto respiratório, exigindo lobectomia no período neonatal imediato.[120,121]

Cistos Neurentéricos

Os cistos representam um remanescente entérico posterior, provavelmente causado por separação incompleta da notocorda do intestino anterior durante a embriogênese. Ocorrem mais comumente no mediastino, em geral em localização posterior. Os cistos neurentéricos também ocorrem no canal medular, envolvendo a coluna cervical baixa ou torácica alta.[122,123]

Achados Sonográficos

O cisto tem um aspecto septado ou bilobado. A maioria comumente está situada na parte posterior do tórax. Anomalias da coluna torácica ou cervical estão sempre presentes.[122-125]

Diagnóstico Diferencial e Anomalias Associadas

A lesão precisa ser diferenciada de **HDC, MACP macrocística, cisto broncogênico** e **duplicação do intestino**. Como afirmado, sempre estão presentes anomalias vertebrais e incluem uma ampla variedade de malformações. Também foram relatadas anomalias intestinais e agenesia renal.

Conduta Pré-natal

Como com outras massas torácicas fetais, é obrigatória uma busca detalhada de outras anomalias. O cisto exige ressecção pós-natal. É necessária vigilância fetal seqüencial pré-natal porque se relata a hidropisia fetal associada aos cistos neurentéricos.[126-128]

Referências

1. Hubbard AM, Adzick NS, Crombleholme TM, et al: Congenital chest lesions: Diagnosis and characterization with prenatal MR imaging. Radiology 1999;212:43-48.
2. Levine D, Barnewolt CE, Mehta TS, et al: Fetal thoracic abnormalities: MR imaging. Radiology 2003;228:379-388.
3. Hess DB, Hess WL, Guy A, et al: Obtaining the four-chamber view to diagnose fetal cardiac anomalies. Obstet Gynecol Clin North Am 1998;25:499-515.
4. Crane JM, Ash K, Fink N, et al: Abnormal fetal cardiac axis in the detection of intrathoracic anomalies and congenital heart disease. Ultrasound Obstet Gynecol 1997;10:90-93.
5. Hilpert PL, Pretorius DH: The Thorax. In Nyberg DA, Mahony BS, Pretorius DH (eds): Diagnostic Ultrasound of Fetal Anomalies. St. Louis, Mosby-Year Book, 1990, pp 262-299.

Hérnia Diafragmática Congênita
6. Smith NP, Jesudason EC, Losty PD. Congenital diaphragmatic hernia. Paediatr Respir Rev 2002;3:339-348.
7. Langer JC: Congenital diaphragmatic hernia. Chest Surg Clin N Am 1998;8:295-314.
8. Geary MP, Chitty LS, Morrison JJ, et al: Perinatal outcome and prognostic factors in prenatally diagnosed congenital diaphragmatic hernia. Ultrasound Obstet Gynecol 1998;12:107-111.
9. Torfs CP, Curry CJ, Bateson TF, et al: A population based study of congenital diaphragmatic hernia. Teratology 1992;46:555-565.
10. Garne E, Haeusler M, Barisic I, et al: Congenital diaphragmatic hernia: Evaluation of prenatal diagnosis in 20 European regions. Ultrasound Obstet Gynecol 2002;19:329-333
11. Chinn DH, Filly RA, Callen PW, et al: Congenital diaphragmatic hernia diagnosed prenatally by ultrasound. Radiology 1983;148:199-203.
12. Comstock CH. The antenatal diagnosis of diaphragmatic anomalies. J Ultrasound Med 1986;5:391-396.
13. Borgida AF, Odibo A, Egan JF, et al: Clinical and ultrasonographic features of dextroposition of the fetal heart. Am J Obstet Gynecol 1998;179:982-984.

14. Stocker JT: Sequestrations of the lung. Semin Diagn Pathol 1986;3:106-121.
15. Teixeira J, Sepulveda W, Hassan J, et al: Abdominal circumference in fetuses with congenital diaphragmatic hernia: Correlation with hernia content and pregnancy outcome. J Ultrasound Med 1997;16:407-410.
16. Benacerraf BR, Adzick NS: Fetal diaphragmatic hernia: Ultrasound diagnosis and clinical outcome in 19 cases. Am J Obstet Gynecol 1987;156:573-576.
17. Siebert JR, Hass JE, Beckwith JB: Left ventricular hypoplasia in congenital diaphragmatic hernia. J Pediatr Surg 1984;19:567-571.
18. Crawford DC, Drake DP, Kwaitkowski D, et al: Prenatal diagnosis of reversible cardiac hypoplasia associated with congenital diaphragmatic hernia: Implications for postnatal management. J Clin Ultrasound 1986; 14:718-721.
19. Fu RH, Hsieh WS, Yang PH, et al: Diagnostic pitfalls in congenital right diaphragmatic hernia. Acta Paediatr Taiwan 2000;41:251-254.
20. Sydorak RM, Goldstein R, Hirose S, et al: Congenital diaphragmatic hernia and hydrops: A lethal association? J Pediatr Surg 2002;37:1678-1680.
21. Skari H, Bjornland K, Haugen G, et al: Congenital diaphragmatic hernia: A meta-analysis of mortality factors. J Pediatr Surg 2000;35:1187-1197.
22. Bollmann R, Kalache K, Mau H, et al: Associated malformations and chromosomal defects in congenital diaphragmatic hernia. Fetal Diagn Ther 1995;10:52-59.
23. Sabharwal AJ, Davis CF, Howatson AG: Post-mortem findings in fetal and neonatal congenital diaphragmatic hernia. Eur J Pediatr Surg 2000;10:96-99.
24. Witters I, Legius E, Moerman P, et al: Associated malformations and chromosomal anomalies in 42 cases of prenatally diagnosed diaphragmatic hernia. Am J Med Genet 2001;103:278-282.
25. Cohen MS, Rychik J, Bush DM, et al: Influence of congenital heart disease on survival in children with congenital diaphragmatic hernia J Pediatr 2002;141:25-30.
26. Neville HL, Jaksic T, Wilson JM, et al: Fryns syndrome in children with congenital diaphragmatic hernia. J Pediatr Surg 2002;37:1685-1687.
27. Jurcak-Zaleski S, Comstock CH, Kirk JS: Eventration of the diaphragm: Prenatal diagnosis. J Ultrasound Med 1990;9:351-354.
28. Thiagarajah S, Abbitt PL, Hogge WA, et al: Prenatal diagnosis of eventration of the diaphragm. J Clin Ultrasound. 1990;18:46-49.
29. Flageole H: Central hypoventilation and diaphragmatic eventration: Diagnosis and management. Semin Pediatr Surg 2003;12:38-45.
30. Metkus AP, Filly RA, Stringer MD, et al: Sonographic predictors of survival in fetal diaphragmatic hernia. J Pediatr Surg 1996;31:148-151.
31. Bootstaylor FS, Filly RA, Harrison MR, et al: Prenatal sonographic predictors of liver herniation in congenital diaphragmatic hernias. J Ultrasound Med 1995; 14:515-520.
32. Walsh DS, Hubbard AM, Olutoye OO, et al: Assessment of fetal lung volumes and liver herniation with magnetic resonance imaging in congenital diaphragmatic hernia. Am J Obstet Gynecol 2000;183:1067-1069.
33. Muratore CS, Wilson JM: Congenital diaphragmatic hernia: Where are we and where do we go from here? Semin Perinatol 2000;24:418-428.
34. Flake AW, Crombleholme TM, Johnson MP, et al: Treatment of severe congenital diaphragmatic hernia by fetal tracheal occlusion: Clinical experience with fifteen cases. Am J Obstet Gynecol 2000;183(5):1059-1066
35. Sydorak RM, Harrison MR: Congenital diaphragmatic hernia: Advances in prenatal therapy. World J Surg 2003;27:68-76.

Hidrotórax Fetal
36. Longaker MT, Laberge JM, Dausereau J, et al: Primary fetal hydrothorax: Natural history and management. J Pediatr Surg 1989;24:573-576.
37. Weber AM, Philipson EH: Fetal pleural effusion: A review and meta-analysis for prognostic indicators. Obstet Gynecol 1992;79:281-286.
38. Aubard Y, Derouineau I, Aubard V, et al: Primary fetal hydrothorax: A literature review and proposed antenatal clinical strategy. Fetal Diagn Ther 1998;13:325-333.
39. Vain NE, Swamer OW, Cha CC: Neonatal chylothorax: A report and discussion of nine consecutive cases. J Pediatr Surg 1980;15:261-265.
40. Bessone LN, Ferguson TB, Burford TH: Chylothorax. Ann Thorac Surg 1971;12:527-550.
41. Van Aerde J, Cambell AN, Smyth J, et al: Spontaneous chylothorax in newborns. Am J Dis Child 1984; 138:961-964.
42. Moerman P, Vandenberghe K, Devlieger H, et al: Congenital pulmonary lymphangiectasia with chylothorax: A heterogeneous lymphatic vessel abnormality. Am J Med Gen 1993;47:54-58.
43. Murayama K, Jimbo T, Matsumoto Y, et al: Fetal pulmonary hypoplasia with hydrothorax. Am J Obstet Gynecol 1987;157:119-120.
44. Laberge JM, Crombleholme TM, Longaker MT: The fetus with pleural effusions. In Harrison MR, Golbus MS, Filly RA (eds): The Unborn Patient, 2nd ed. Philadelphia, WB Saunders, 1991;314-319.
45. Bigras JL, Ryan G, Suda K, et al: Echocardiographic evaluation of fetal hydrothorax: The effusion ratio as a diagnostic tool. Ultrasound Obstet Gynecol. 2003; 21:37-39.
46. Cameron HM: Fetal thoracic lesions. Fetal Mat Med Rev 2003;14:23-46.
47. Nisbet DL, Griffin DR, Chitty LS: Prenatal features of Noonan syndrome. Prenat Diagn 1999;19:642-647.
48. Pijpers L, Reuss A, Stewart PA, et al: Noninvasive management of isolated bilateral fetal hydrothorax. Am J Obstet Gynecol 1989;161:330-332.
49. Yaghoobian J, Comrie M: Transitory bilateral isolated fetal pleural effusions. J Ultrasound Med 1988;7:231-232.
50. Adzick NS, Harrison MR, Cromblehome TM, et al: Fetal lung lesions: Management and outcome. Am J Obstet Gynecol 1998;179:884-889.
51. Bernaschek G, Deutinger J, Hansmann M, et al: Feto-amniotic shunting: Report of the experience of four European centers. Prenat Diagn 1994;14:821-833.
52. Wilkins-Haug LE, Doubilet P: Successful thoracoamniotic shunting and review of the literature in unilateral pleural effusion with hydrops. J Ultrasound Med 1997; 16:153-160.
53. Tsao KJ, Albanese CT, Harrison MR: Prenatal therapy for thoracic and mediastinal lesions. World J Surg 2003;27:77-83.

Hipoplasia Pulmonar
54. Sohaey R. Zwiebel WJ: The fetal thorax: Non-cardiac chest anomalies. Semin Ultrasound CT MR 1996;17:34-50.
55. Abdullah MM, Lacro RV, Smallhorn J, et al: Fetal cardiac dextroposition in the absence of an intrathoracic mass: Sign

of right lung hypoplasia. J Ultrasound Med 2000;19:669-676.
56. Yancey MF, Richards DS: Antenatal sonographic findings associated with unilateral pulmonary agenesis. Obstet Gynecol 1993;81:847-849.
57. Fox HE, Badalian SS: Ultrasound prediction of fetal pulmonary hypoplasia in pregnancies complicated by oligohydramnios and in cases of congenital diaphragmatic hernia: A review. Am J Perinatol 1994;11:104-108.
58. DeVore GR, Horenstein J, Platt LD: Fetal echocardiography, VI. Assessment of cardiothorax disproportion: A new technique for the diagnosis of thoracic dysplasia. Am J Obstet Gynecol 1986; 155:1066-1071.
59. Johnson A, Callan NA, Bhutani VK, et al: Ultrasonic ratio of fetal thoracic to abdominal circumference: An association with fetal pulmonary hypoplasia. Am J Obstet Gynecol 1987;157:764-769.
60. Nimrod C, Nicholson S, Davies D, et al. Pulmonary hypoplasia testing in clinical obstetrics. Am J Obstet Gynecol 1988;158:277-280.
61. Vintzileos AM, Campbell WA, Rodis JR, et al: Comparison of six different ultrasonographic methods for predicting lethal fetal pulmonary hypoplasia. Am J Obstet Gynecol 1989;161:606-612.
62. Songster GS, Gray DL, Crane JP: Prenatal prediction of lethal pulmonary hypoplasia using ultrasound fetal chest circumference. Obstet Gynecol 1989;73:261-266.
63. Lauria MR, Gonik B, Romero R: Pulmonary hypoplasia: Pathogenesis, diagnosis, and antenatal detection. Obstet Gynecol 1995;86:466-475.
64. McNamara MF, McCurdy CM, Reed KL, et al: The relation between pulmonary hypoplasia and amniotic fluid volume: Lessons learned from discordant urinary tract anomalies in monoamniotic twins. Obstet Gynecol 1995;85:867-869.
65. Yoshimura S, Masuzaki H, Gotoh H, et al: Ultrasonographic prediction of lethal pulmonary hypoplasia: Comparison of eight different ultrasonographic parameters. Am J Obstet Gynecol 1996;175:477-483.
66. Laudy JA, Gaillard JL, vd Anker JN, et al: Doppler ultrasound imaging: A new technique to detect lung hypoplasia before birth? Ultrasound Obstet Gynecol 1996;7:189-192.
67. Rizzo G, Capponi A, Angelini E, et al: Blood flow velocity waveforms from fetal peripheral pulmonary arteries in pregnancies with preterm premature rupture of the membranes: Relationship with pulmonary hypoplasia. Ultrasound Obstet Gynecol 2000;15:98-103.

Agenesia Pulmonar
68. Bianchi DW, Crombleholme TM, D'Alton ME: Pulmonary agenesis. In Fetology: Diagnosis and Management of the Fetal Patient. New York, McGraw-Hill, 2000, pp 323-328.
69. Chen CP, Shih JC, Chang JH, et al: Prenatal diagnosis of right pulmonary agenesis associated with VACTERL sequence. Prenat Diagn 2003;23:515-518.
70. Berkenstadt M, Lev D, Achiron R, et al: Pulmonary agenesis, microphthalmia, and diaphragmatic defect (PMD): New syndrome or association? Am J Med Genet 1999;86:6-8.
71. Cunningham ML, Mann N: Pulmonary agenesis: A predictor of ipsilateral malformations. Am J Med Genet 1997;70:391-398.
72. Courtney SP, MacKinnon AE: Pulmonary agenesis associated with fourteen other congenital abnormalities. Br J Clin Pract 1990;44:291-292.
73. Yancey MK, Richards DS: Antenatal sonographic findings associated with unilateral pulmonary agenesis. Obstet Gynecol 1993;81:847-849.
74. Vettraino IM, Tawil A, Comstock CH: Bilateral pulmonary agenesis: Prenatal sonographic appearance simulates diaphragmatic hernia. J Ultrasound Med 2003;22:723-726.

Síndrome da Obstrução Congênita das Vias Aéreas Superiores
75. Kalache KD, Chaoui R, Tennstedt C, et al: Prenatal diagnosis of laryngeal atresia in two cases of congenital high airway obstruction syndrome (CHAOS). Prenat Diagn 1997;17:577-581.
76. Lim FY, Crombleholme TM, Hedrick HL, et al: Congenital high airway obstruction syndrome: Natural history and management. J Pediatr Surg 2003;38:940-945.
77. Liechty KW, Crombleholme TM: Management of fetal airway obstruction. Semin Perinatol 1999;23:496-506.
78. McAlister WH, Wright JR, Crane JP: Main-stem bronchial atresia: Intrauterine sonographic diagnosis. Am J Roentgenol 1987;148:364-366.
79. Bianchi DW, Crombleholme TM, D'Alton ME: Congenital high airway obstruction (CHAOS). In Fetology: Diagnosis and Management of the Fetal Patient. New York, McGraw-Hill, 2000, pp 247-254.
80. DeCou JM, Jones DC, Jacobs HD, et al: Successful *ex utero* intrapartum treatment (EXIT) procedure for congenital high airway obstruction syndrome (CHAOS) owing to laryngeal atresia. J Pediatr Surg 1998; 33:1563-1565.
81. Hedrick MH, Ferro MM, Filly RA, et al: Congenital high airway obstruction syndrome (CHAOS): A potential for perinatal intervention. J Pediatr Surg 1994; 29:271-274.
82. Bouchard S, Johnson MP, Flake AW, et al: The EXIT procedure: Experience and outcome in 31 cases. J Pediatr Surg 2002;37:418-426.
83. Paek BW, Callen PW, Kitterman J, et al: Successful fetal intervention for congenital high airway obstruction syndrome. Fetal Diagn Ther 2002;17:272-276.
84. Bui TH, Grunewald C, Frenckner B, et al: Successful EXIT (*ex utero* intrapartum treatment) procedure in a fetus diagnosed prenatally with congenital high-airway obstruction syndrome due to laryngeal atresia. Eur J Pediatr Surg 2000;10:328-333.

Malformação Adenomatosa Cística do Pulmão Congênita
85. Laberge JM, Flageole H, Pugash D, et al: Outcome of the prenatally diagnosed congenital cystic adenomatoid malformation: A Canadian experience. Fetal Diagn Ther 2001;16:178-186.
86. Lipshutz GS, Loppoo JB, Jennings RW, et al: Are bilateral fetal lung masses double trouble? Fetal Diagn Ther 1999;14:348-350.
87. Stocker JT, Madewell JE, Drake RM: Congenital cystic adenomatoid malformation of the lung classification and morphologic spectrum. Hum Pathol 1977; 8:155-171.
88. Stocker JT. Congenital and developmental diseases. In Dail DH, Hammer SP (eds): Pulmonary Pathology, 2nd ed. New York, Springer-Verlag, 1994, pp 174-180.
89. Cha I, Adzick NS, Harrison MR, et al: Congenital cystic adenomatoid malformation of the lung: A clinicopathologic study of eleven cases. Am J Surg Pathol 1997;21:537-544.
90. Adzick NS, Harrison MR, Glick PL, et al: Fetal cystic adenomatoid malformation: Prenatal diagnosis and natural history. J Pediatr Surg 1985;20:483-488.
91. Oepkes D, Windrim R, Seaward PG, et al: Reversal of macrocystic CCAM-associated fetal hydrops by *in utero* tho-

racoamniotic shunting. Am J Obstet Gynecol 2000;182:S173.
92. Mahle WT, Rychik J, Tian Z, et al: Echocardiographic evaluation of the fetus with congenital cystic adenomatoid malformation. Ultrasound Obstet Gynecol 2000; 16:620-624.
93. Barret J, Chitayat D, Sermer M, et al: The prognostic factors in the prenatal diagnosis of the echogenic fetal lung. Prenat Diag 1995;15:849-853.
94. Mankuta D, Barrett J, Seaward PG, et al: Mediastinal shift in fetuses with an echogenic lung mass is not predictive of poor outcome. Am J Obstet Gynecol 1999;180:s163.
95. Roelofsen J, Oostendorp R, Volovics A, et al: Prenatal diagnosis and fetal outcome of cystic adenomatoid malformation of the lung: Case report and historical survey. Ultrasound Obstet Gynecol 1994;4:78-82.
96. Bunduki V, Ruano R, da Silva MM, et al: Prognostic factors associated with congenital cystic adenomatoid malformation of the lung. Prenat Diagn 2000;20:459-464.
97. Miller JA, Cortville JE, Langer JC: Congenital cystic adenomatoid malformation in the fetus: Natural history and predictors of outcome. J Pediatr Surg 1996; 31:805-808.
98. Fine C, Adzick NS, Doubilet PM: Decreasing size of a congenital cystic adenomatoid malformation *in utero*. J Ultrasound Med 1988;7:405-408.
99. Saltzman DH, Adzick NS, Benacerraf BR: Fetal cystic adenomatoid malformation of the lung: Apparent improvement *in utero*. Obstet Gynecol 1988; 71:1000-1002.
100. Dommergues M, Louis-Sylvestre C, Mandelbrot l, et al: Cystic adenomatoid malformation of the lung: When is active fetal therapy indicated? Am J Obstet Gynecol 1997;177:953-958.
101. De Santis M, Masini L, Noia G, et al: Cystic adenomatoid malformation of the lung: Antenatal ultrasound findings and fetal-neonatal outcome. Fifteen years of experience. Fetal Diagn Ther 2000;25:246-250.
102. Duncombe GJ, Dickinson JE, Kikiros CS. Prenatal diagnosis and management of congenital cystic adenomatoid malformation of the lung. Am J Obstet Gynecol 2002;187:950-954.

Seqüestro Broncopulmonar
103. Winters WD, Effman EL: Congenital masses of the lung: Prenatal and postnatal imaging evaluation. J Thorac Imag 2001;16:196-206.
104. Dolkart LA, Reimers FT, Helmuth WV, et al: Antenatal diagnosis of pulmonary sequestration: A review. Obstet Gynecol Surv 1992;47:515-520.
105. O'Mara CS, Baker RR, Jeyasingham K: Pulmonary sequestration. Surg Gynecol Obstet 1978;147:609-616.
106. Sauerbrei E: Lung sequestration: Duplex Doppler diagnosis at 19 weeks gestation. J Ultrasound Med 1991;10:101-105.
107. Evans MG: Hydrops fetalis and pulmonary sequestration. J Pediatr Surg 1996;31:761-764.
108. Fong K, Ohlsson A, Zalev A: Fetal thoracic circumference: A prospective cross-sectional study with real-time ultrasound. Am J Obstet Gynecol 1988;158:277-280.
109. Lopoo JB, Goldstein RB, Lipshutz GS, et al: Fetal pulmonary sequestration: A favorable congenital lung lesion. Obstet Gynecol 1999;94:567-571.
110. Sintzoff SA, Avni EF, Rocmans P, et al: Pulmonary sequestration-like anomaly presenting as a spontaneously resolving mass. Pediatr Radiol 1991;21:143-144.
111. Meizner I, Rosenak D: The vanishing fetal intrathoracic mass: Consider an obstructing mucous plug. Ultrasound Obstet Gynecol 1995;5:275-277.
112. Becmeur F, Horta-Geraud P, Donato L, et al: Pulmonary Sequestration: Prenatal ultrasound diagnosis, treatment, and outcome. J Pediatr Surg 1998;33:492-496.

Cistos Broncogênicos
113. Albright EB, Crane JP, Shackelford GD: Prenatal diagnosis of a bronchogenic cyst. J Ultrasound Med 1988;7:91-95.
114. Levine D, Jennings R, Barnewolt C, et al: Progressive fetal bronchial obstruction caused by a bronchogenic cyst diagnosed using prenatal MR imaging. AJR 2001; 176:49-52.
115. Bagolan P, Bilancioni E, Nahom A, et al: Prenatal diagnosis of a bronchogenic cyst in an unusual site. Ultrasound Obstet Gynecol. 2000;151:66-68.
116. Young G, L'Heureux PR, Krueckeberg S, et al: Mediastinal bronchogenic cyst: Prenatal sonographic diagnosis. AJR 1989;152:125-127.
117. Rahmani MR, Filler RM, Shuckett B: Bronchogenic cyst occurring in the antenatal period. J Ultrasound Med 1995;1412:971-973.
118. Bianchi DW, Crombleholme TM, D'Alton ME: Bronchogenic cyst. In Fetology: Diagnosis and Management of the Fetal Patient. New York, McGraw-Hill, 2000, pp 275-280.
119. MacKenzie TC, Guttenberg ME, Nisenbaum HL, et al: A fetal lung lesion consisting of bronchogenic cyst, bronchopulmonary sequestration, and congenital cystic adenomatoid malformation: The missing link? Fetal Diagn Ther 2001;16:193-195.

Enfisema Lobar Congênito
120. Babu R, Kyle P, Spicer RD: Prenatal sonographic features of congenital lobar emphysema. Fetal Diagn Ther 2001;16:200-202.
121. Olutoye OO, Coleman BG, Hubbard AM, et al: Prenatal diagnosis and management of congenital lobar emphysema. J Pediatr Surg 2000;35:792-795.
122. Quinton AE, Smoleniec JS: Congenital lobar emphysema— the disappearing chest mass: Antenatal ultrasound appearance. Ultrasound Obstet Gynecol 2001;17:169-171.
123. Wansaicheong GK, Ong CL: Congenital lobar emphysema: Antenatal diagnosis and follow up. Australas Radiol 1999;43:243-245.

Cistos Neurentéricos
124. Perera GB, Milne M: Neurenteric cyst: Antenatal diagnosis by ultrasound. Australas Radiol 1997;41:300-302.
125. Uludag S, Madazli R, Erdogan E, et al: A case of prenatally diagnosed fetal neurenteric cyst. Ultrasound Obstet Gynecol 2001;18:277-279.
126. Macaulay KE, Winter TC, 3rd, Shields LE: Neurenteric cyst shown by prenatal sonography. AJR 1997; 1692:563-565.
127. Rizalar R, Demirbilek S, Bernay F, et al: A case of a mediastinal neurenteric cyst demonstrated by prenatal ultrasound. Eur J Pediatr Surg 1995;5:177-179.
128. Wilkinson CC, Albanese CT, Jennings RW, et al: Fetal neurenteric cyst causing hydrops: Case report and review of the literature. Prenat Diagn 1999;19:118-121.

40

O CORAÇÃO DO FETO

Lisa K. Hornberger / Edgar T. Jaeggi / Jean Trines

SUMÁRIO DO CAPÍTULO

INTRODUÇÃO
AVALIAÇÃO GERAL DO CORAÇÃO FETAL
   Considerações Técnicas
   Anatomia do Coração Normal
   Avaliação Doppler do Coração Fetal

Avaliação Funcional do Coração Fetal
Anormalidades Cardiovasculares Estruturais
Anormalidades da Função Cardíaca
Arritmias Fetais

Avaliação do Ritmo Fetal
Aconselhamento Pré-natal para a Doença Cardíaca Fetal
Impacto Clínico do Diagnóstico Pré-natal da Doença Cardíaca Congênita

INTRODUÇÃO

O imageamento ultra-sonográfico do coração fetal normal foi inicialmente descrito em 1972 por Winsberg,[1] um radiologista na Universidade McGill, em Montreal. Decorreu quase uma década até que outros começaram a documentar os parâmetros normais do crescimento do coração fetal[2-5] e o diagnóstico pré-natal da patologia cardíaca.[6-9] Avanços significativos na resolução da imagem e na experiência em se realizarem diagnósticos cardíacos pré-natais ao longo das últimas duas décadas resultaram na capacidade de detectar a maioria das lesões cardiovasculares e de avaliar o ritmo e a função ventricular antes do nascimento.

Há muito tempo tem-se reconhecido que as patologias cardíacas estruturais, funcionais e relacionadas ao ritmo detectadas no período pré-natal representam um espectro mais severo de lesões do que as encontradas após o nascimento.[6] Isto, em grande parte, deve-se ao fato de as lesões graves serem mais prontamente detectadas na ultra-sonografia. Além disso, a doença cardíaca detectada no período pré-natal está associada a uma incidência significativamente maior de anomalias cromossomiais, com taxas de 15% a 25% nas diversas séries,[10-12] comparadas com a doença detectada no período pós-natal. Ocorrem também uma incidência maior de distúrbios genéticos isolados e uma maior associação com uma patologia estrutural extracardíaca, o que pode ocorrer em mais de 40% dos fetos afetados.[11,13,14] As gestações de maior risco para uma doença cardíaca fetal podem apresentar fatores maternos, fetais e familiares (Tabela 40-1).

O reconhecimento do risco real e das lesões ou grupos de lesões para as quais o risco é maior é útil no rastreamento de tais gestações quanto à presença de uma doença cardíaca fetal. Pode ser fornecido um aconselhamento relativo a estes achados ou quanto à incapacidade de se excluírem determinadas patologias. A razão mais comum para o encaminhamento consiste em história familiar de doença cardíaca estrutural ou funcional.[10,11] O elevado risco de recorrência quando um dos pais é a pessoa afetada, particularmente a mãe, já foi claramente reconhecido (2% a 18%), dependendo da lesão cardíaca (Tabela 40-2).[15-18] Isto provavelmente continuará a ser um motivo cada vez maior para o encaminhamento, conforme aumenta a sobrevida dos pacientes com doenças cardíacas congênitas mais complexas até uma idade reprodutiva. Quando um casal já teve um filho previamente afetado, o risco é de 1% a 4%, aumentando para 3% a 12% quando um segundo filho foi afetado.[15,19,20]

Uma razão recentemente reconhecida para uma avaliação cardíaca fetal detalhada é a presença de uma translucência nucal aumentada no primeiro trimestre.[21-23] Uma translucência nucal aumentada está significativamente associada a anomalias cromossomiais, que apresentam uma elevada incidência de patologias cardíacas.[23-25] Mesmo na ausência de anomalias cromossomiais, uma translucência nucal aumentada acima do percentil 99, ou maior do que 3,5 mm, está associada a uma incidência aumentada de patologias cardiovasculares estruturais de mais de 8%.[26-28]

TABELA 40-1. GESTAÇÕES SOB RISCO DE DOENÇA CARDÍACA FETAL

Fatores de Risco Congênitos Maternos
Doença cardíaca materna (2%-18%)
Distúrbios metabólicos
    Diabetes insulino-dependente (tipo II) (4%-5%)
    Fenilcetonúria (14% se os níveis de fenilalanina > 15 mg/dl)
Anticorpos anti-Ro ou anti-Ra
Exposição a teratógenos
    Talidomida (10% se tomada 20-35 dias após a concepção)
    Lítio (7%)
    Álcool (25% com a síndrome alcoólica fetal)
    Anticonvulsivantes (p. ex., valproato, Dilantin [fenitoína])
    Ácido retinóico

Fatores de Risco Fetais
Ultra-sonografia sugestiva de doença cardíaca fetal
Arritmias fetais

Defeitos extracardíacos
    Anomalias cromossomiais
    Lesões estruturais (p. ex., onfalocele, patologia renal)
    Síndromes e associações
    Hidropsia não-imunológica (20% a 30% de risco)
    Poliidrâmnios
    Aumento na translucência nucal
Gestação gemelar (inclusive a síndrome transfusor-transfundido e gêmeos acardíacos)

Fatores de Risco Familiares
Síndromes mendelianas
    Esclerose tuberosa
    Síndrome de Noonan
    Síndrome de DiGeorge/velocardiofacial (22q11.2 na maioria)
    Síndrome de Holt-Oram
    Síndrome de Ellis van Creveld
Doença cardíaca paterna (1,4%-4%)
Criança/feto previamente afetado (1%-4%)

TABELA 40-2. RISCO DE RECORRÊNCIA PARA A DOENÇA CARDÍACA CONGÊNITA*

Lesão	% Materna	% Paterna	% Prévia
Estenose aórtica/VAo bicúspide[16,17,20]	8,0	3,8	3-4,7
Comunicação interatrial[16,17,20]	6,1	3,5	3,0
Coarctação da aorta[16,17,20]	6,3	3,0	2-8,1
Comunicação septal atrioventricular[16,17,20]	11,6	4,3	0,0
Estenose/atresia pulmonar[16,17,20]	5,3	3,5	2-4
Tetralogia de Fallot sem 22q11.2 conhecido[17,19]	2,0	1,4	3,0
Comunicação interventricular[16,17,20]	6,0	3,6	3-5,1
Conexão anômala das veias pulmonares[16,20]	5,9	0,0	0,0
Transposição das grandes artérias[16,20]	0,0	0,0	0,8-2
Síndrome do coração esquerdo hipoplásico[20]	N/A	N/A	13,5

*As porcentagens fornecem o risco de recorrência para qualquer forma de doença cardíaca congênita quando a mãe, o pai ou uma criança prévia tiver sido afetada.

Apesar de existirem muitas gestações sob um risco maior de doença cardíaca fetal, a razão para o encaminhamento que resulte em maior rendimento positivo consiste em suspeita de patologia cardíaca em rastreamento anatômico fetal geral em gestações de baixo risco[10,11] (sendo responsável por 75% das referências positivas na nossa experiência). A segunda razão para o encaminhamento que proporciona elevada incidência de doenças cardíacas estruturais é a presença de uma patologia extracardíaca em um rastreamento anatômico fetal geral. A maioria das doenças cardíacas congênitas, no entanto, permanece sem ser reconhecida antes do nascimento, apesar do uso rotineiro da avaliação ultra-sonográfica fetal durante o segundo trimestre na maioria dos países.[29-30] Em razão da elevada taxa de diagnóstico da patologia em gestações de outro modo normais, é evidente que um rastreamento criterioso para uma doença cardíaca fetal no momento de uma avaliação anatômica fetal de rotina é absolutamente essencial para melhorar as taxas de detecção. Para as lesões cardíacas associadas a uma projeção quatro câmaras anormal, como a síndrome do coração esquerdo hipoplásico, a taxa de detecção é alta, mas a incidência quatro câmaras é anormal em apenas 35% a 63% dos casos nos outros casos de doenças cardíacas estruturais importantes.[31,32] Se o imageamento das vias de saída de ambos os ventrículos e das grandes artérias for acrescentado à imagem quatro câmaras, as taxas de detecção de uma doença cardíaca estrutural importante poderão melhorar para até 90%.[32] No entanto, as limitações na tecnologia empregada para o rastreamento, o emprego de imagens de *frames* estacionários, a falta de treinamento e de experiência na avaliação do coração fetal e a incerteza quanto à importância do diagnóstico pré-natal da doença cardíaca continua a restringir as taxas de detecção. A evolução antenatal da doença cardíaca também pode contribuir para a falta do diagnóstico, mesmo em mãos muito experientes, apesar de estas lesões serem uma minoria.

O melhor momento com a atual tecnologia para a detecção da patologia cardíaca em uma ultra-sonografia obstétrica de rotina é durante o período entre a 17ª e a 20ª semana. Tal momento permite avaliação adicional do cariótipo fetal, avaliação de patologias adicionais, aconselhamento criterioso com especialistas apropriados neste campo e a subseqüente tomada de decisão quanto à continuação ou à interrupção da gravidez. Embora seja ideal a detecção da doença cardíaca fetal em idades gestacionais mais precoces, uma resolução de imagem limitada e o potencial para a evolução de muitas das lesões obstrutivas no coração, que poderia ocorrer durante o final do primeiro trimestre e início do segundo trimestre,[33-35] tornam o seu uso rotineiro na população geral pouco prático. Na última década, vários grupos relataram a detecção de uma doença cardíaca estrutural no período entre a 10ª e a 16ª semana de gestação empregando abordagens ultra-sonográfica transvaginal e transabdominal em associação.[36,37]

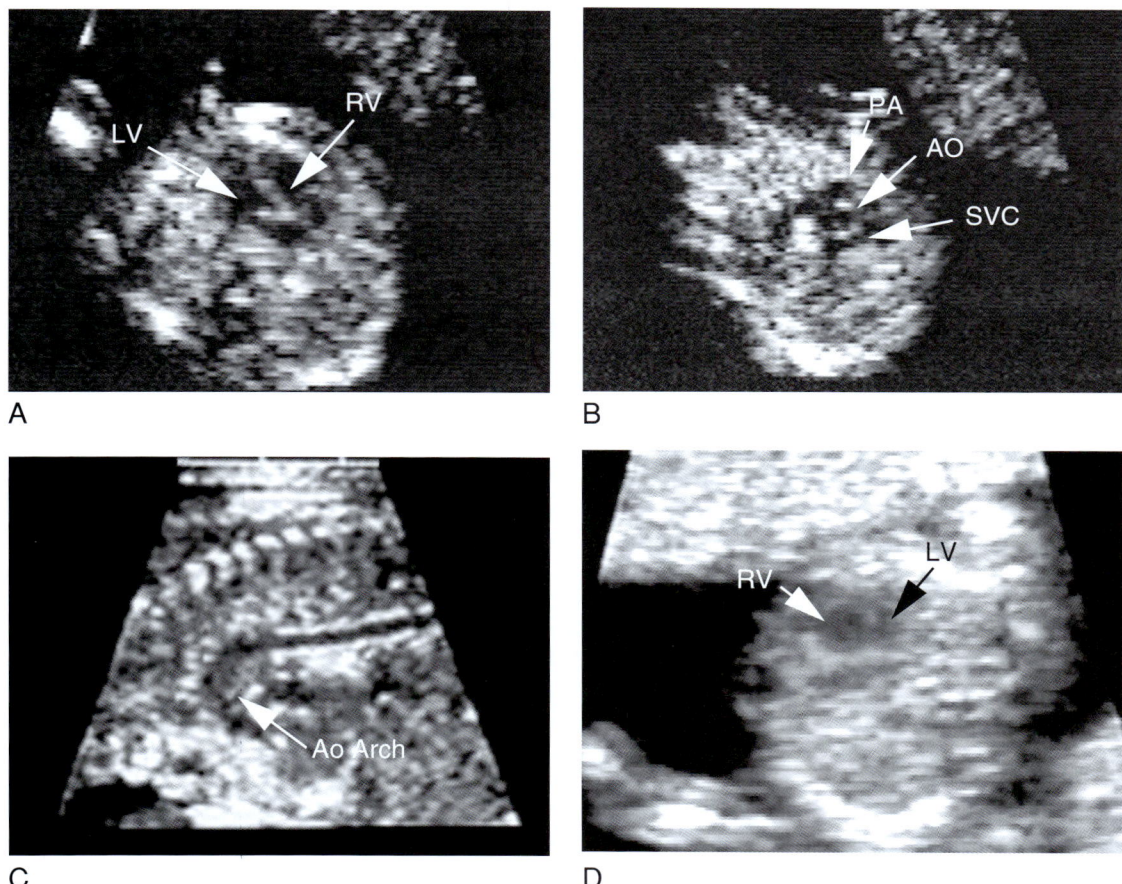

FIGURA 40-1. Imagem do coração fetal ao final do primeiro trimestre. A, Imagem de uma ecocardiografia fetal transvaginal, feto de 12 semanas, com anatomia cardíaca normal, projeção quatro câmaras. **B,** Incidência três vasos normal em um feto de 12 semanas. **C,** O arco aórtico pode ser demonstrado na 12ª semana. **D,** Comunicação septal AV não balanceada detectada na 12ª semana de gestação com uma nítida ausência da diferença de inserção das valvas AV e um pequeno ventrículo esquerdo. AO, aorta; AV, atrioventricular; LV, ventrículo esquerdo; RV, ventrículo direito; PA, artéria pulmonar; SVC, veia cava superior. Ao Arch = Arco Ao.

Enquanto é possível realizar diagnósticos de uma patologia cardíaca mais significativa em tais idades (Fig. 40-1), é difícil estabelecer as verdadeiras sensibilidade e especificidade em muitas das gestações relatadas. Embora as lesões cardíacas estruturais mais graves possam ser detectáveis nestas idades gestacionais muito precoces, ainda não ficou esclarecido se a avaliação detalhada necessária para um aconselhamento pré-natal acurado fornecido em idade gestacional mais avançada é possível com a tecnologia disponível atualmente.

AVALIAÇÃO GERAL DO CORAÇÃO FETAL

Considerações Técnicas

A imagem diagnóstica do coração fetal requer uma abordagem técnica que é diferente da empregada na ultra-sonografia obstétrica de rotina. A natureza dinâmica e a complexidade do coração requerem altas velocidades de *frames* e uma excelente resolução. "Pré-ajustes" tecido-específicos são uma maneira rápida de mudar da dinâmica empregada para a avaliação fetal rotineira para aquelas apropriadas para o exame cardíaco fetal. Em virtude do tamanho diminuto das estruturas cardiovasculares fetais, na maioria dos casos é necessário um transdutor de alta freqüência, de 5 a 7 MHz. As freqüências menores podem ser úteis em certas instâncias, para otimizar a abordagem do Doppler. A resolução da imagem pode ser otimizada pela **manutenção de velocidades de *frames* altas,** empregando o controle de profundidade, **reduzindo a largura do setor, posicionando a zona focal** e **utilizando *zoom* de alta definição.** As opções de mediação do *frame* ou a **persistência** devem ser **desligadas** ou estar na variação baixa. Um ajuste de contraste que permita uma variação dinâmica mínima (escala cinzenta) apresenta uma melhor sensibilidade e define as interfaces de tecido sangüíneo. Modificar para um transdutor de freqüência menor pode ser útil nos pacientes no terceiro trimestre ou se o feto estiver a uma grande distância do transdutor (mais de 7 cm). A **imagem harmônica,** que utiliza as freqüências naturais geradas pelos tecidos, as quais são duas vezes a freqüência básica ou a transmitida, permite uma redução drástica nos artefatos de imageamento, reduz a turvação e o ruído, aumenta a resolução do contraste e melhora a delineação das bordas. O emprego da imagem harmônica pode ser muito útil em pacientes nos quais a imagem tradicional não é boa.

Anatomia do Coração Normal

Determinação do *situs* Visceral-Atrial. Na avaliação do coração fetal, a determinação da posição fetal é um primeiro passo básico. Obter uma imagem no eixo longo do feto pode facilitar a determinação da posição fetal. A partir daí, os lados direito e esquerdo do feto podem ser identificados. Girando-se 90º a partir de uma imagem em corte transversal através do abdome do feto, é possível demonstrar que o volume do fígado encontra-se à direita da linha média fetal, que o estômago está à esquerda e que o baço em geral pode

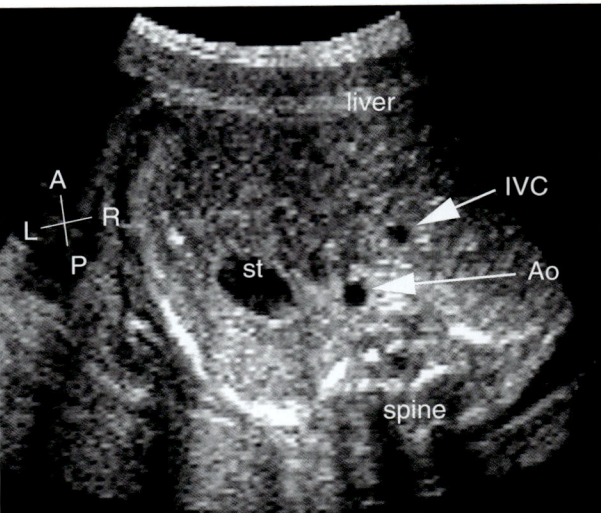

FIGURA 40-2. Avaliação do *situs* visceral-atrial. O abdome fetal normal demonstra a posição do estômago (à esquerda, st), com o baço logo posterior a ele, o fígado (predominantemente à direita), a aorta descendente imediatamente anterior e à esquerda da coluna vertebral (Ao) e a veia cava inferior à direita e anterior à aorta (IVC). A, anterior; L, esquerda; P = posterior; R, Direita. Liver = fígado; spine = coluna vertebral.

ser identificado posteriormente ao estômago (Fig. 40-2). A partir da mesma imagem, pode-se demonstrar que o vaso mais posterior, o mais próximo da coluna vertebral e logo à esquerda da linha média, é a aorta descendente, e anteriormente e à direita à aorta descendente encontra-se a veia cava inferior. As veias hepáticas esquerda e direita também conectam-se às porções mais cefálicas da veia cava inferior, que apresenta um trajeto anterior para conectar-se com o átrio direito. A conexão da veia cava inferior com o átrio direito e as conexões das veias pulmonares com o átrio esquerdo são uma confirmação adicional para a presença de um *situs solitus* visceral-atrial ou um *situs* visceral-atrial normal.

Projeção Quatro Câmaras. A projeção quatro câmaras é um componente importante do rastreamento de rotina. A partir da imagem abdominal em corte transversal, uma varredura cranial pode proporcionar uma projeção quatro câmaras razoável (Fig. 40-3). Se o feto estiver na posição prona, no entanto, é necessário mobilizar o transdutor para cada um dos lados da coluna a fim de visualizar melhor a incidência em quatro câmaras. A partir de uma revisão geral do tórax fetal ao nível das quatro câmaras, o tamanho, a posição e a orientação do coração fetal podem ser avaliados. O coração não deve ocupar mais do que um terço da área total do tórax. O seu eixo, que pode ser determinado a partir da obtenção do ângulo do septo ventricular a partir da linha média do tórax, deve ser de 43 + 7 graus.[38] Quando o eixo cardíaco está próximo à linha média, isto é denominado **mesocardia**, e quando ele está à direita da linha média, é denominado **dextrocardia** (Fig. 40-4). Tanto a mesocardia quanto a dextrocardia geralmente estão associadas a uma patologia cardiovascular, mas, ocasionalmente, podem ser secundárias a uma patologia extracardíaca. Quando o ápice

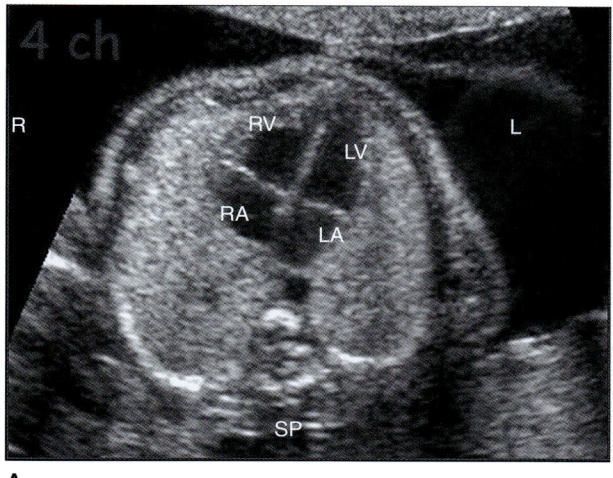 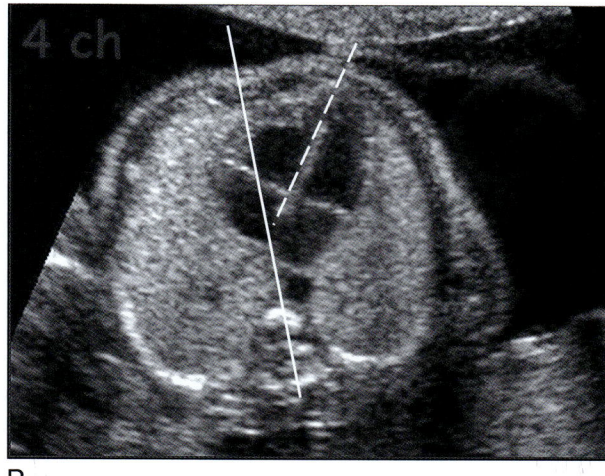

FIGURA 40-3. Projeção quatro câmaras normal. A, Incidência quatro câmaras mostrando o tamanho do coração (um terço do tamanho do tórax) e a sua posição (predominante no tórax esquerdo, com apenas o átrio direito no tórax direito). **B,** Incidência quatro câmaras, um eixo cardíaco normal de 40 graus a partir da linha média. L, esquerda; LA, átrio esquerdo; LV, ventrículo esquerdo; R, direita; RA, átrio direito; RV, ventrículo direito.

cardíaco está em orientação normal, mas o coração encontra-se desviado na direção do tórax esquerdo ou direito, isto é denominado posição cardíaca anormal, uma levoposição ou uma dextroposição. Uma posição cardíaca anormal geralmente está associada a uma patologia extracardíaca, intratorácica, que desloca o coração para uma posição anormal (p. ex., hérnia diafragmática) ou permite que o coração se desvie para dentro de um espaço vazio (p. ex., hipoplasia ou agenesia do pulmão direito ou esquerdo).[39,40]

Na projeção de quatro câmaras, a conexão de pelo menos duas veias pulmonares (uma para cada um dos pulmões) deve ser demonstrada conforme elas fazem o seu trajeto de cada lado da aorta descendente (Fig. 40-5A). O plano perpendicular ao seu trajeto permite uma melhor visualização das próprias veias. O mapeamento com fluxo colorido pode facilitar ainda mais a documentação das **conexões das veias pulmonares** (Fig. 40-5B). Além de demonstrar as veias sistêmicas e pulmonares, a simetria dos átrios esquerdo e direito deve ser demonstrada. Os átrios são caracteristicamente simétricos, exceto no caso de gestação em uma fase muito tardia, quando, às vezes, o átrio direito pode ser ligeiramente maior do que o esquerdo. O átrio esquerdo é a estrutura mais posterior, e a sua parede posterior se aproxima muito da aorta descendente.

O **septo atrial** é composto do septo *secundum*, do septo *primum* (valva do forame oval) e da área do coxim endocárdico, que se encontra mais próxima das valvas atrioventriculares (AV) (Fig. 40-5B). O septo *primum* e outros componentes do septo atrial são tão finos que, se o plano ultra-sonográfico for paralelo ao plano do septo, poderá haver uma falta de captação, falsamente sugerindo a presença de uma comunicação interatrial. É melhor obter a imagem do septo atrial em um plano ultra-sonográfico que seja perpendicular ao plano do septo atrial. A partir da mesma projeção em quatro câmaras, angulada caudalmente, pode ser demonstrado o **seio coronário** correndo ao longo da porção posterior do átrio esquerdo, logo acima do anel da valva mitral (Fig. 40-6A). O retorno venoso coronariano, por fim, esvazia-se dentro do átrio direito, no septo atrial. Quando o seio coronário está dilatado, uma **veia cava superior esquerda persistente** constitui a causa mais provável, e isto também pode ser identificado nas **veias pulmonares anômalas para o seio coronário.** A entrada do seio coronário pode estar tão dilatada que resulta na falsa impressão de uma comunicação interatrial tipo *primum*, dada a sua proximidade com as valvas AV. Varreduras mais anteriores do septo atrial ajudam a excluir este tipo de comunicação, pois o restante do septo atrial na área do coxim endocárdico está intacto.

As valvas mitral e tricúspide, embora morfologicamente diferentes, quase sempre são simétricas até o final do segundo e terceiro trimestres da gestação, quando as estruturas do coração direito apresentam-se ligeiramente maiores.[41] A valva tricúspide é composta de um folheto septal, um folheto posterior e um anterior. O folheto septal apresenta ancoramentos ao longo do septo ventricular, que sempre estão mais próximo ao ápice do que os ancoramentos da valva mitral no coração normal. Portanto, as **valvas AV estão ligeiramente fora de alinhamento no coração normal** (Fig. 40-7). A demonstração de folhetos finos, móveis e da abertura e do fechamento de ambas as valvas em tempo real é essencial para confirmação da presença de uma anatomia normal.

Conforme ocorre no caso das valvas AV e dos átrios, os ventrículos esquerdo e direito são caracteristicamente simétricos até a segunda metade da gestação, quando, então, o ventrículo direito pode apresentar um tamanho ligeiramente maior, até uma relação de diâmetro de 1,2 (VD/VE). O ventrículo direito apresenta um formato piramidal, com uma via de saída muscular proeminente, ou *conus*, sendo grosseiramente trabeculado. Em contrapartida, o ventrículo esquerdo apresenta uma superfície endocárdica mais lisa e tem o formato de uma bala. A partir da projeção quatro câmaras, pode ser feita uma estimativa grosseira da função sistólica ventricu-

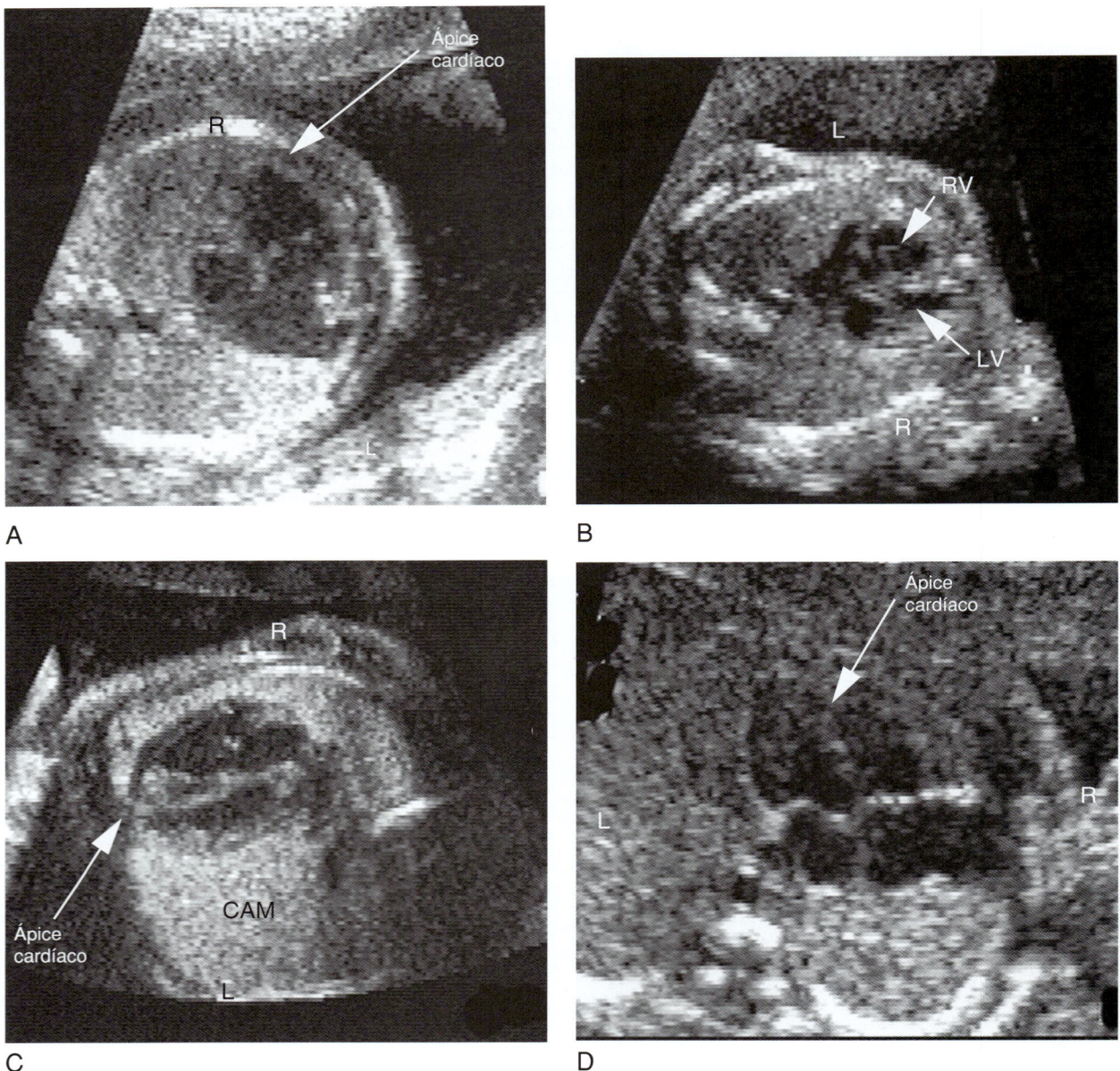

FIGURA 40-4. Eixo e posição cardíacas anormais. A, Dextrocardia verdadeira, com uma patologia intracardíaca complexa. **B, Mesocardia,** com uma posição mais na linha média do septo ventricular em um feto com E-transposição das grandes artérias. **C, Dextroposição do coração** devida à presença de uma grande malformação adenomatosa cística (MAC) do lado esquerdo que desloca o coração para dentro do tórax direito. **D, Dextroposição devida à presença de hipoplasia do pulmão direito.** O coração desvia-se para dentro do espaço devido à ausência de tecido pulmonar, mas mantém um eixo quase normal. L, esquerda; LV, ventrículo esquerdo; R, direita; RV, ventrículo direito. Cardiac apex = Ápice cardíaco.

lar. O septo ventricular consiste em pelo menos quatro componentes: um septo da via de entrada, um septo trabecular, um septo membranoso e um septo da via de saída, ou conal. A demonstração de que o septo ventricular está intacto e possui uma espessura similar à da parede livre dos ventrículos direito e esquerdo deve ser incluída em um exame de rotina, o que requer uma varredura completa desde a porção das vias de entrada até a porção das vias de saída. Para melhor analisar o septo ventricular de modo a pesquisar comunicações interventriculares e para se avaliar a espessura septal, o plano de imageamento deve ser perpendicular ao plano septal.

Vias de Saída Ventriculares e Grandes Artérias. A partir da imagem quatro câmaras, uma varredura cranial adicional permite demonstrar as vias de saída ventriculares que se cruzam a quase 90 graus (Fig. 40-8). A **via de saída aórtica** é a mais posterior e a primeira das vias de saída a ser encontrada. Ela provém de uma posição localizada à esquerda e faz um trajeto para a direita da linha média. O arco aórtico, então, mergulha posteriormente na direção da coluna vertebral. Um eixo longo do ventrículo esquerdo e da via de saída aórtica pode ser visualizado a partir de um plano ultra-sonográfico que seja perpendicular ao plano do septo ventricular. A

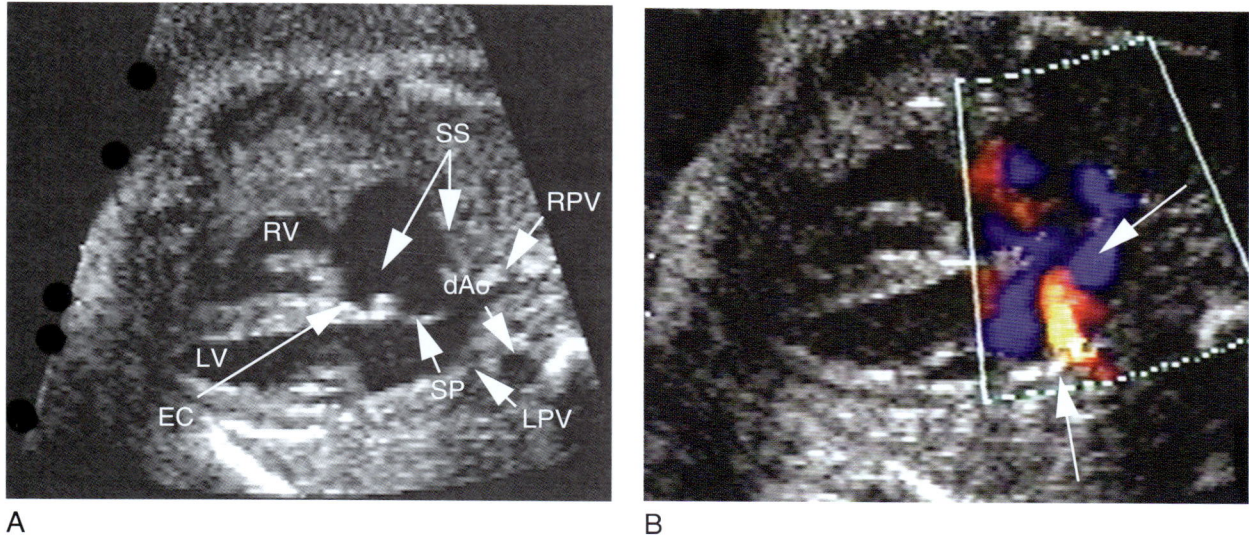

FIGURA 40-5. Septo atrial normal e veias pulmonares normais. A, A incidência quatro câmaras demonstra a anatomia septal atrial e pelo menos uma das veias pulmonares esquerdas (LPV) e uma veia pulmonar direita (RPV) conectando-se com o átrio esquerdo de cada lado da aorta descendente. **B,** Doppler de fluxo colorido, retorno normal das veias pulmonares (*setas*). dAo, aorta descendente; EC, área do coxim endocárdico; LV, ventrículo esquerdo; RV, ventrículo direito; SS, septo *secundum*; SP, septo *primum*.

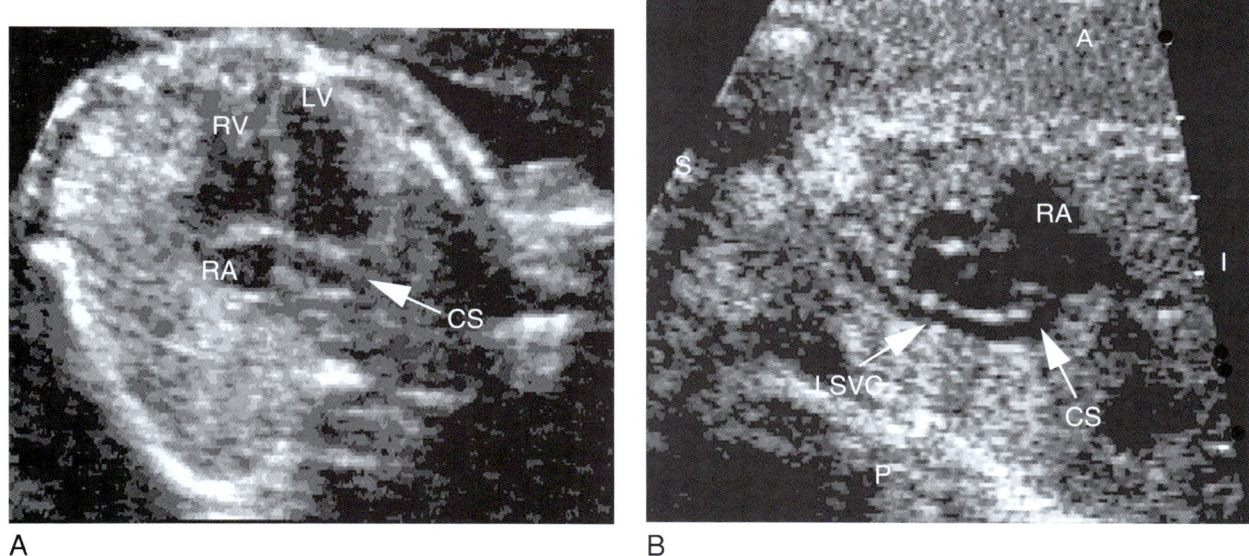

FIGURA 40-6. Veia cava superior esquerda persistente para um seio coronário dilatado. A, Incidência quatro câmaras angulada mais inferiormente, um seio coronário dilatado (CS) pode ser visualizado posicionado logo acima do sulco A-V posterior. **B,** Projeção sagital, a veia cava superior esquerda pode ser demonstrada conforme se une ao seio coronário (CS). I, inferior; L, esquerda; LV, ventrículo esquerdo; R, direita; RA, átrio direito; RV, ventrículo direito; S, superior.

via de saída pulmonar inicia mais à direita, sobrepõe-se anteriormente à via de saída aórtica, faz um trajeto logo à esquerda da linha média aórtica e mergulha posteriormente, para se encontrar com a aorta descendente. As valvas semilunares possuem três folhetos, são finas e devem ser visualizadas abertas e fechadas. As **grandes artérias** devem ser simétricas, exceto o período que vai do final do segundo trimestre ao terceiro trimestre, quando a artéria pulmonar pode ser ligeiramente maior do que a aorta. Elas sempre devem cruzar-se, e, portanto, não se consegue demonstrar ambas no mesmo plano em um eixo longo ou curto.

A projeção de três vasos é um rastreamento extremamente útil para a doença cardíaca estrutural no feto.[42] Esta projeção pode ser obtida por meio de uma imagem em corte transversal, com o transdutor posicionado na parte alta do tórax fetal (Fig. 40-9A). Nesta projeção, o tronco da artéria pulmonar

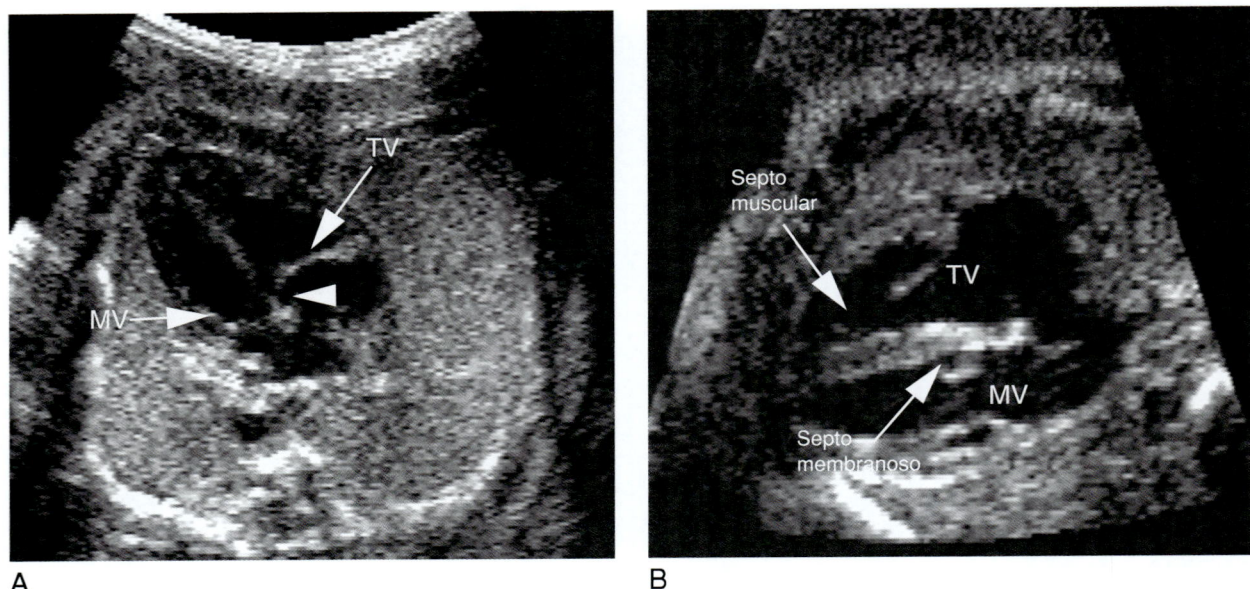

FIGURA 40-7. Valvas atrioventriculares e septo ventricular normais. A, A inserção das valvas mitral e tricúspide pode ser demonstrada na incidência quatro câmaras. A ponta de seta mostra a lacuna entre o ponto de inserção da valva tricúspide (TV) e a valva mitral (MV). **B,** A partir da mesma imagem, o plano ultra-sonográfico perpendicular ao plano do septo ventricular, o septo membranoso que está posicionado entre as valvas AV e a aorta e o septo muscular ou trabecular podem ser visualizados. Fazendo-se uma varredura caudal, o septo da via de entrada pode ser visualizado e, anterior e superiormente, o septo da via de saída pode ser visualizado.

está mais anterior e à esquerda e é o maior vaso; a aorta ascendente assenta-se à direita e é ligeiramente mais posterior ao tronco da artéria pulmonar e é ligeiramente menor; e a veia cava inferior é a estrutura mais posterior e mais à direita e a menor das estruturas vasculares. O timo fetal tipicamente preenche a lacuna entre os três vasos e a parede torácica anterior.[43] A artéria pulmonar direita pode ser visualizada nesta projeção conforme ela se sobrepõe posteriormente ao redor da aorta ascendente. A artéria pulmonar esquerda faz um trajeto logo abaixo do ducto arterioso e à esquerda da aorta descendente. Com uma varredura cefálica a partir da projeção de três vasos, é possível visualizar o arco do ducto arterioso. Ele assenta-se apenas ligeiramente à esquerda da linha média e mergulha de forma direta posteriormente. O **arco ductal** é mais bem avaliado a partir da porção anterior ou lateral da parede torácica e pode ser mais difícil de ser visualizado quando o feto está na posição prona (Fig. 40-10A). Um eixo longo pode ser obtido orientando-se o transdutor de tal modo que o plano ultra-sonográfico do eixo longo comece a partir da porção anterior e ligeiramente à esquerda para a parte posterior e para a esquerda do tórax (uma imagem superior-inferior reta) (Fig. 40-10B). Realizando-se uma varredura mais cefálica a partir da projeção de três vasos e do ducto, o **arco aórtico esquerdo normal** começa anteriormente e logo à direita da linha média e realiza um trajeto posterior e para a esquerda, desta forma atravessando a linha média (Fig. 40-10C). Para que seja obtida uma **imagem no eixo longo do arco aórtico**, o plano ultra-sonográfico deve ser direcionado desde a parte direita anterior até a porção posterior à esquerda do tórax (Fig. 40-10D). Quando o feto está na posição prona, o plano ultra-sonográfico deve ser revertido.

Varreduras sagitais. A partir de varreduras sagitais ou no eixo longo, a anatomia cardíaca normal pode ser adicionalmente confirmada. Com o transdutor orientado no eixo longo do feto a partir de uma posição sobre o fígado fetal ou da parede torácica anterior direita, pode-se demonstrar a presença de uma **veia cava inferior intacta** e de uma **veia cava superior direita**, conectando-se ao **átrio direito** (Fig. 40-11). Realizando-se uma varredura lentamente na direção da região esquerda fetal, tanto os átrios quanto o septo atrial podem ser visualizados, e o arco aórtico também pode ser demonstrado neste eixo longo. Em uma varredura contínua direcionada para a esquerda, é possível visualizar a valva tricúspide e o ventrículo direito. Na imagem no eixo curto dos ventrículos a partir desta varredura, é possível observar que o ventrículo esquerdo é mais circular e que o ventrículo direito é piramidal. A valva mitral, no seu eixo curto, afasta-se completamente do septo ventricular nesta incidência e ambos os folhetos da valva mitral podem ser visualizados. A íntima associação da valva tricúspide com o septo ventricular pode ser mais bem apreciada a partir de varreduras ventriculares no eixo curto. A via de saída do ventrículo direito é a última das vias de saída a ser visualizada nesta incidência, pois é a que se encontra mais à esquerda. O septo ventricular pode ser avaliado na sua totalidade. A avaliação qualitativa da função sistólica ventricular é mais bem demonstrada nas imagens sagitais.

Avaliação Doppler do Coração Fetal

Enquanto a maioria das patologias cardiovasculares fetais pode ser identificada a partir de imagens em cortes transversais e sagitais 2D, as avaliações com Doppler espectral e colo-

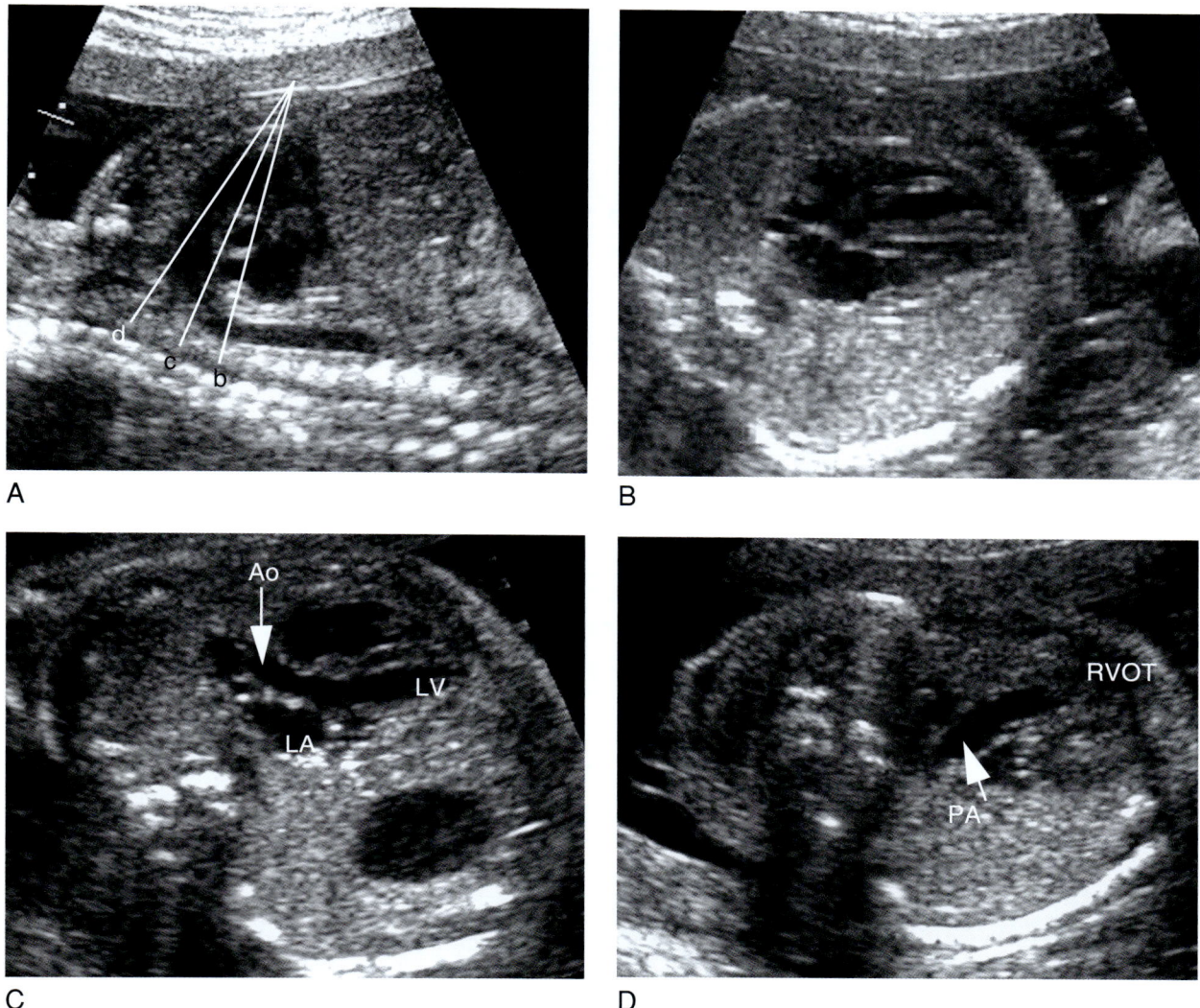

FIGURA 40-8. Vias de saída ventriculares esquerda e direita normais. A, A imagem em um plano que seja perpendicular à projeção sagital mostrada aqui permite a avaliação das quatro câmaras (b) e das vias de saída (c, d). **B,** Incidência quatro câmaras. **C,** Realizando-se uma varredura anterior e superiormente a partir da projeção quatro câmaras, pode ser demonstrado a via de saída aórtica. **D,** Fazendo-se uma varredura mais anterior e superiormente, a via de saída pulmonar é demonstrada, conforme faz o seu trajeto sobre a aorta. Ao, aorta; LA, átrio esquerdo; LV, ventrículo esquerdo; PA, artéria pulmonar; RVOT, via de saída do ventrículo direito.

rido permitem um refinamento adicional no diagnóstico e a confirmação de sua gravidade. O imageamento Doppler com fluxo colorido é útil na confirmação da anatomia normal, particularmente no feto durante o seu desenvolvimento inicial, com menos de 16 a 17 semanas, e para rapidamente demonstrar a patência das vias de entrada e de saída e dos arcos, assim como das conexões venosas pulmonares e sistêmicas. O Doppler com fluxo colorido permite a identificação de fluxos anormais, inclusive a insuficiência e a obstrução valvares, a presença de comunicações interventriculares e a direção do fluxo através do forame oval e dos arcos ductal e aórtico, o que define a gravidade da lesão cardiovascular (Fig. 40-12). A avaliação com o Doppler espectral dos padrões de fluxo e das velocidades ajuda a definir melhor as direções de fluxo e confirmar a presença de **vias de entrada e de saída ventriculares patentes** (Fig. 40-13). Um ecocardiograma fetal completo deve incluir a avaliação do fluxo na veia umbilical, nas veias sistêmicas (ducto venoso e veias hepáticas ou veia cava inferior), nas veias pulmonares, no forame oval, nas vias de entrada e de saída ventriculares, nos arcos ductal e aórtico e nas artérias umbilicais.

Avaliação Funcional do Coração Fetal

Quando se avalia a função do coração fetal, devem-se considerar os parâmetros das funções sistólica e diastólica. A avaliação mais simples da função sistólica ventricular esquerda é feita mediante cálculo da **fração de ejeção ventricular.** Isto requer as medidas das dimensões diastólica final e sistólica final dos ventrículos esquerdo e direito do feto logo

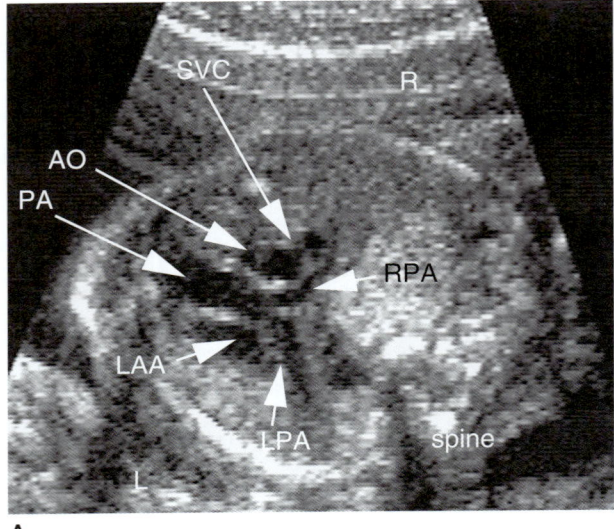
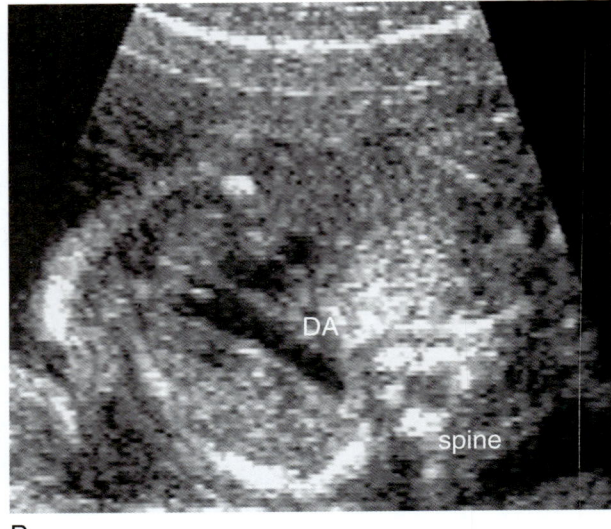
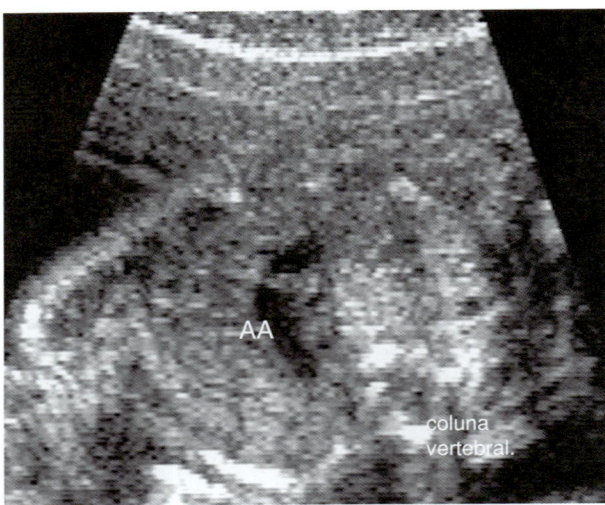

FIGURA 40-9. Incidência de três vasos com varreduras para os arcos. A, Através da porção superior do tórax fetal, é apreciada a relação entre a veia cava superior (SVC), a aorta ascendente (AO) e a artéria pulmonar (PA) a partir de uma posição mais posterior e à direita para mais superior e à esquerda. O átrio esquerdo (LAA) é visualizado logo à esquerda da PA. A artéria pulmonar direita (RPA) contorna a aorta ascendente e a SVC, e a artéria pulmonar esquerda (LPA) e mergulha posteriormente para a esquerda da aorta descendente. **B,** Com varreduras para cima em direção à cabeça fetal a partir da incidência três vasos, pode ser mostrado o ducto arterioso (DA). **C,** Realizando-se uma varredura mais acima em direção à cabeça, demonstra-se o arco aórtico (AA). L, esquerda; R, direita.

abaixo das valvas AV, a partir da superfície endocárdica da parede livre ventricular direita ou esquerda até a superfície endocárdica do septo ventricular. A maior dimensão na diástole e a menor dimensão na sístole são assumidas como representando o final dos aspectos diastólico e sistólico do ciclo. Estas medidas podem ser feitas a partir de imagens bidimensionais (Fig. 40-14) ou imagens modo-M. A fração de ejeção normal para ambos os ventrículos a partir da metade do segundo trimestre até o termo é de 34 + 3%.[44]

O **estado funcional diastólico** dos ventrículos esquerdo e direito pode ser indiretamente avaliado pela demonstração do influxo ventricular,[45] dos padrões de fluxo sistêmicos,[46,47] venosos pulmonares[48] e da veia umbilical.[46,47] No coração normal, os influxos ventriculares têm padrão de fluxo bifásico, com uma onda E diastólica precoce, que é o período de enchimento passivo dos ventrículos, seguido por uma onda A, que é o influxo ventricular que ocorre durante a contração atrial. Antes da 10ª semana de gestação, o Doppler fetal tem revelado a ausência deste padrão de fluxo bifásico.[49] Após a 10ª semana, ocorre um aumento progressivo na velocidade da onda E, sem uma modificação significativa na velocidade da onda A durante todo o restante da gestação. Acredita-se que a velocidade durante o período de enchimento passivo reflita a capacidade dos ventrículos de se relaxarem, o que aumenta com o decorrer da gestação.[50] Alterações na onda A provavelmente refletem modificações na complacência dos ventrículos fetais, que é o segundo componente da função diastólica.

Na circulação fetal, uma redistribuição do fluxo sangüíneo através do **forame oval** em geral previne um potencial comprometimento cardiovascular e placentário. No entanto, quando há uma disfunção diastólica de ambos os ventrículos, isto pode ser refletido como modificações no fluxo sangüíneo dentro da veia cava inferior e das veias hepáticas, do ducto arterioso e, por fim, da veia umbilical. Com **pressões de enchimentos ventriculares cada vez maiores**, como ocorre na insuficiência cardíaca, pode ocorrer uma crescente reversão da onda A nas veias sistêmicas, com uma eventual perda no

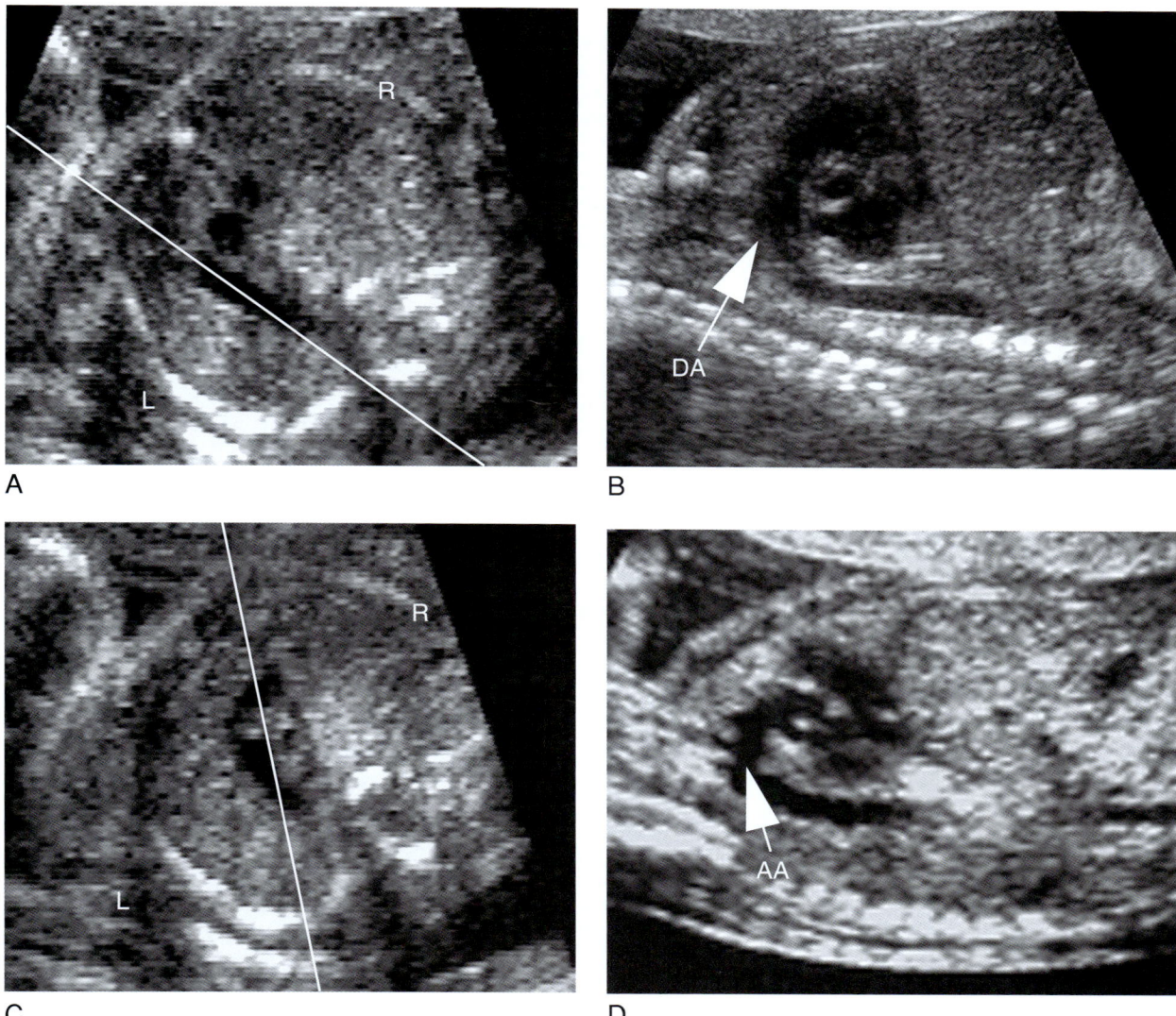

FIGURA 40-10. Projeções dos arcos no eixo longo. A partir da orientação do arco observada nas projeções transversais descritas na Figura 40-9, pode-se demonstrar o eixo longo dos arcos ductal e aórtico. **A,** O trajeto do ducto arterioso em uma linha que demonstra o plano ultra-sonográfico obtido na projeção sagital (ligeiramente à esquerda do tórax anterior e posterior à parte esquerda da coluna vertebral). **B,** O ducto arterioso (DA) tem um ângulo mais agudo, muito semelhante ao formato de um bastão de hóquei. **C,** O trajeto do arco aórtico, em uma linha que demonstra o plano de imagem a partir da projeção sagital (logo à direita da linha média do tórax e à esquerda da coluna vertebral). **D,** O eixo longo do arco aórtico (AA). Note que a curva mais arredondada ou o formato de um "doce em bastão" está em contraste com o formato mais angular do DA. L, esquerda; R, direita.

fluxo anterógrado no início da diástole ventricular, de tal modo que resta apenas um fluxo para a frente e para trás (reverso) (Fig. 40-15). A velocidade anterógrada durante a contração atrial nos ductos venosos pode eventualmente se tornar retrógrada com as elevadas pressões atriais. Com uma crescente reversão da onda A e uma elevação na pressão venosa central, a veia umbilical se torna pulsátil.

Rastreamento Cardíaco Básico. Uma vez que os detalhes da morfologia cardíaca normais e dos padrões de fluxo Doppler podem levar um tempo significativo para serem avaliados, a análise geral do coração fetal como parte de uma avaliação anatômica fetal rotineira precisa ser encurtada para um protocolo bastante sucinto de modo a ser prático. A nossa sugestão para um rastreamento fetal básico é listada na Tabela 40-3. Qualquer anormalidade no rastreamento básico deve estimular uma referência imediata para um estudo ecocardiográfica fetal mais detalhado.

Anormalidades Cardiovasculares Estruturais

A avaliação do coração fetal normal e anormal deve incluir a definição da posição e do eixo cardíaco, a anatomia segmentar, incluindo-se o *situs* visceral e atrial, o *looping* (alça) ven-

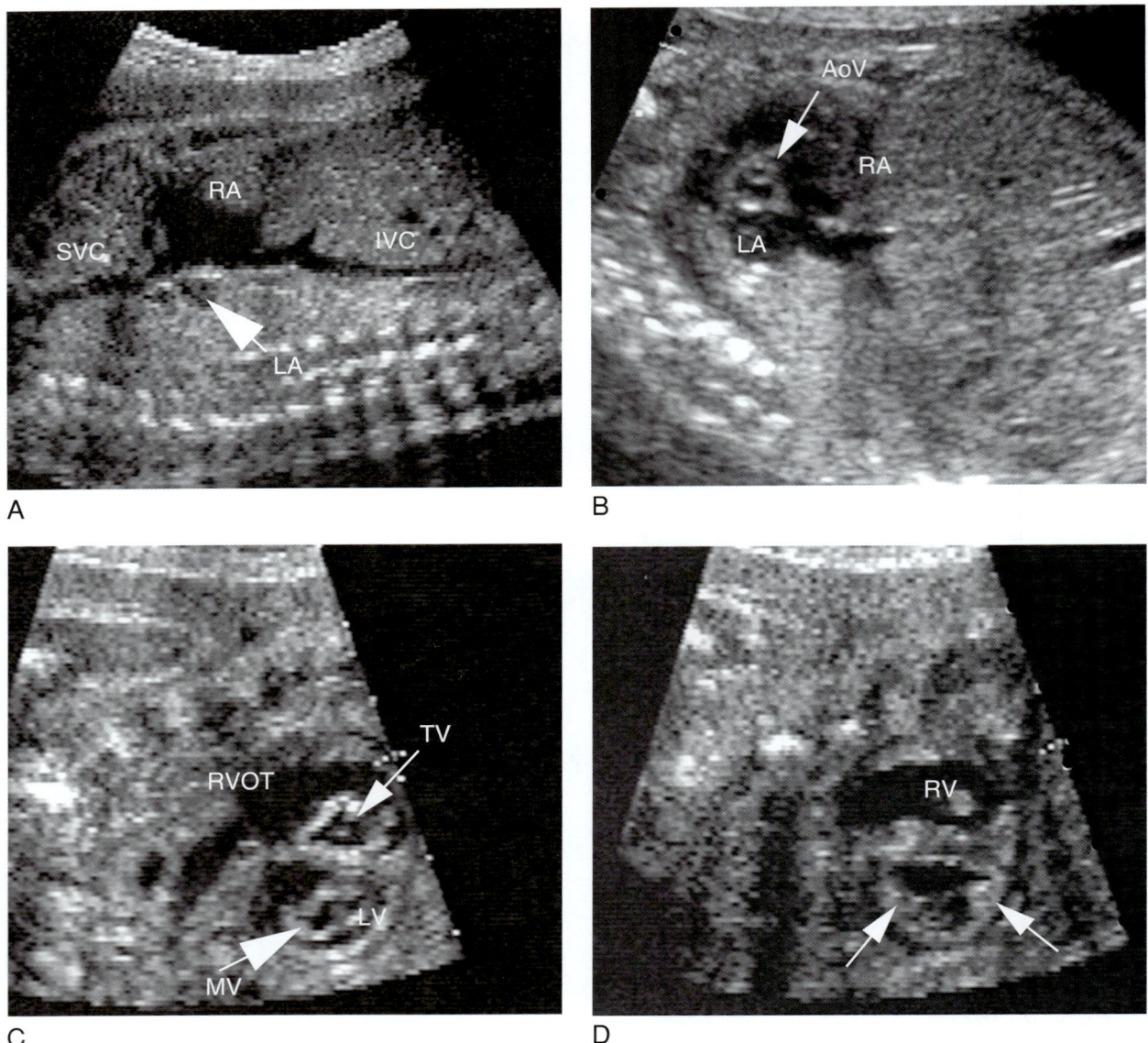

FIGURA 40-11. Varreduras sagitais normais através do coração iniciando pelo lado direito do feto. A, As veias cavas superior (SVC) e inferior (IVC) podem ser observadas penetrando o átrio direito (RA) com um átrio esquerdo mais posterior (LA). **B e C,** Com uma varredura para a esquerda, pode-se observar a valva aórtica (AoV) e a via de saída do ventrículo direito (RVOT). Em **C,** o eixo curto das valvas mitral (MV) e tricúspide (TV) podem ser visualizadas com uma varredura adicional para a esquerda. Note que a TV apresenta ancoramentos ao septo ventricular (septofílica), enquanto a valva mitral se afasta do septo (septofóbica). **D,** Uma varredura adicional para a esquerda pode demonstrar os dois músculos papilares ventriculares (setas). LA, átrio esquerdo; LV, ventrículo esquerdo; RA, átrio direito; RV, ventrículo direito.

tricular e a relação entre as grandes artérias e as conexões atriais-ventriculares e ventriculares-arteriais. **O *situs* visceral atrial** pode ser *solitus* ou normal, *inversus* ou em imagem em espelho do normal, ou ambíguo, na heterotaxia, quando órgãos como o fígado não se lateralizam ou lateralizam-se anormalmente — como a presença de estômago ou baço do lado direito — e as conexões venosas sistêmicas e pulmonares não definem com clareza um átrio morfologicamente esquerdo ou direito. Esta última patologia é típica da síndrome de heterotaxia. O *looping* **ventricular** pode ser D, E ou indeterminado. O *looping* ventricular pode ser determinado considerando-se que o polegar do examinador está posicionado nas vias de entrada, a sua palma contra o septo e os dedos através das vias de saída. O *looping* ventricular tipo D ocorre quando o ventrículo esquerdo é o ventrículo da mão esquerda, o que indica um coração normal. O inverso é verdadeiro no *looping* ventricular tipo E, conforme ocorre na transposição das grandes artérias corrigida fisiologicamente. A **relação das grandes artérias**, na definição da anatomia segmentar, pode ser normal ou *solitus*; invertida, na qual a aorta provém do ventrículo do lado direito mas apresenta um trajeto posterior ao da artéria pulmonar na direção do tórax esquerdo; a D-transposição, na qual a aorta está anterior e à direita (conforme ocorre na transposição completa das gran-

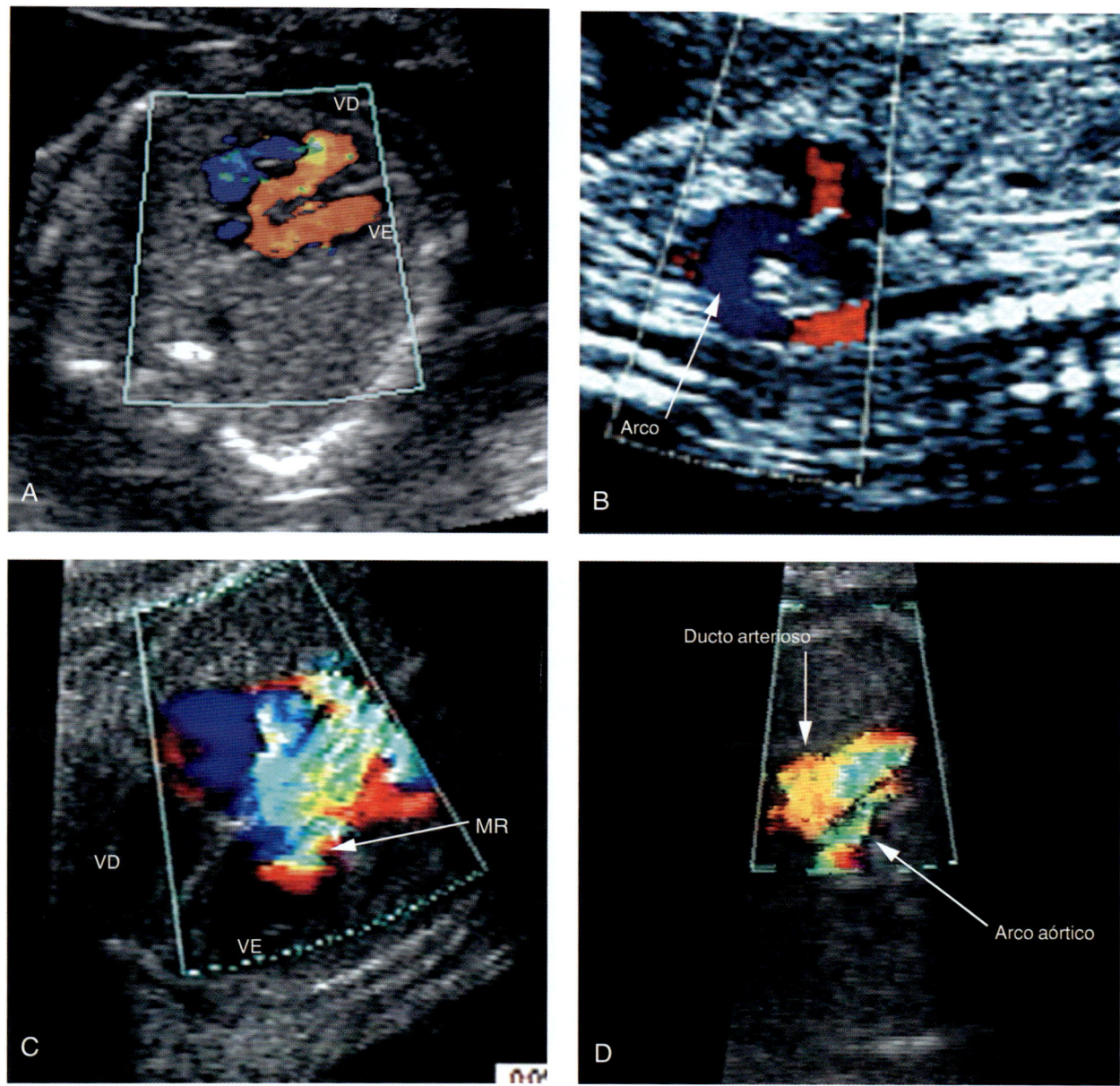

FIGURA 40-12. Doppler com fluxo colorido. A, Demonstra os influxos (e efluxos) ventriculares normais. **B,** Fluxo normal através do arco aórtico (e arco ductal). **C,** Fluxos anormais, como na regurgitação mitral grave (MR); e **D,** Anatomia anormal de um arco aórtico muito hipoplásico, apesar da presença do fluxo anterógrado.

des artérias); ou E-transposição, na qual a aorta é anterior e à esquerda (como ocorre na transposição fisiologicamente corrigida das grandes artérias). A anatomia segmentar normal é SDS (*situs solitus, looping* ventricular-D e relação *solitus* ou normal das grandes artérias). **As conexões atrioventriculares normais** existem quando o átrio morfologicamente direito conecta-se com o ventrículo morfologicamente direito e o átrio esquerdo conecta-se com o ventrículo esquerdo, independente da sua posição. **Conexões ventriculares-arteriais normais** existem quando o ventrículo direito conecta-se com a artéria pulmonar e o ventrículo esquerdo primariamente com a aorta, independentemente das suas posições. O exame da anatomia segmentar e das conexões auxilia a definição de patologias mais complexas.

Comunicações Septais. As comunicações interatriais e interventriculares podem ser melhor apreciadas com o conhecimento da anatomia septal normal. As comunicações interatriais (CIA) podem ser divididas em quatro tipos: defeitos do septo *secundum* ou defeitos do septo *primum* e do septo *secundum*; defeitos do septo *primum*, os quais incluem defeitos que envolvem a área do coxim endocárdico; defeitos tipo seio venoso; e defeitos do tipo seio coronário-septal. As comunicações atriais tipo *secundum* no coração de aparência normal, a menos que sejam muito grandes, são dificil-

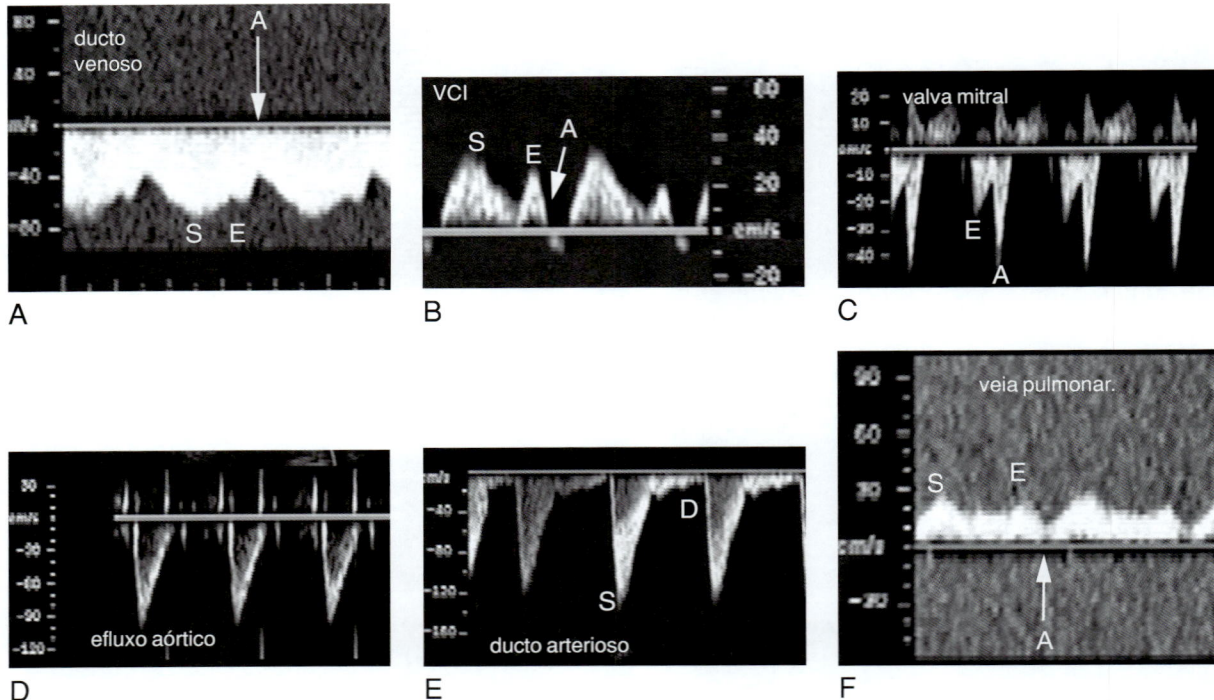

FIGURA 40-13. Padrões de fluxo Doppler espectral normais. A, Espectros de fluxo de um **ducto venoso. B,** Fluxo da **veia cava inferior. C,** Influxo pela **valva mitral ou tricúspide. D,** Efluxo **aórtico ou pulmonar. E,** Fluxo pelo **ducto arterioso. F,** Fluxo **venoso pulmonar.** A, Durante a contração atrial ou o final da diástole ventricular; D, diástole ventricular; E, diástole ventricular em fase precoce; S, sístole ventricular.

TABELA 40-3. RASTREAMENTO CARDÍACO BÁSICO

Determinação do *situs* visceral-atrial
Incidência quatro câmaras
    Tamanho do coração
    Posição do coração
    Eixo cardíaco
    Cruz cardíaca (coxim endocárdico)
    Simetria atrial e ventricular
    Septo ventricular
Varreduras para as vias de saída e grandes artérias
    Conexão ventricular-arterial
    Cruzamento normal das grandes artérias
    Simetria das grandes artérias
Incidência três vasos
    Avaliação macroscópica da "contração" cardíaca (função sistólica)
    Avaliação básica da freqüência e do ritmo cardíacos

mente excluídas no período pré-natal, dada a natureza fina do septo atrial e o forame oval no feto normal. Os defeitos tipo seio venoso e os defeitos septais tipo seio coronário não foram relatados no período pré-natal. A **CIA *primum*** é uma forma de defeito septal AV, que pode estar ou não associada a uma comunicação interventricular. Nesta lesão, o coxim cardíaco é anormal, e as valvas AV ancoram-se no mesmo nível. O defeito encontra-se imediatamente acima do nível das valvas AV, conforme pode ser observado a partir de uma projeção quatro câmaras. Uma fenda no folheto anterior da valva mitral pode ser visualizada na varredura do eixo curto ventricular, com a valva mantendo os seus ancoramentos ao septo ventricular durante o seu fechamento. No **átrio comum** há um CIA *primum* e uma deficiência do resto do septo atrial (Fig. 40-16 A).

A **comunicação septal AV** (CSAV) pode apresentar defeitos de tamanhos variáveis a nível atrial, a nível ventricular ou uma combinação de ambos. A "cruz" cardíaca, formada pelos septos atrial-ventricular e pelos coxins endocárdicos, pode parecer normal, dependendo do tamanho do(s) defeito(s) septal(is) (Fig. 40-16B, C). As valvas AV parecem ancorar-se no mesmo nível na sístole ventricular. Em uma CSAV completa (também denominado como defeito do coxim endocárdico ou do canal AV), as valvas AV compartilham um folheto em ponte superior e inferior, o que resulta em uma única grande valva funcional. Isto é melhor demonstrado na imagem do eixo curto ventricular, na qual a totalidade do tecido valvar AV pode ser demonstrada. As CSAVs podem ser balanceadas, sendo que nestes casos a valva abre-se igualmente em ambos os ventrículos, de tamanhos similares, ou não-balanceados, com um ventrículo esquerdo ou direito dominantes. A morfologia do lado esquerdo da valva AV, da obstrução da via de saída ventricular esquerda ou direita e a presença de uma coarctação da aorta (freqüentemente observada quando o coração esquerdo é pequeno) pioram o prognóstico fetal após o nascimento. O Doppler com fluxo colorido é útil para excluir a presença de qualquer regurgitação valvar AV e para confir-

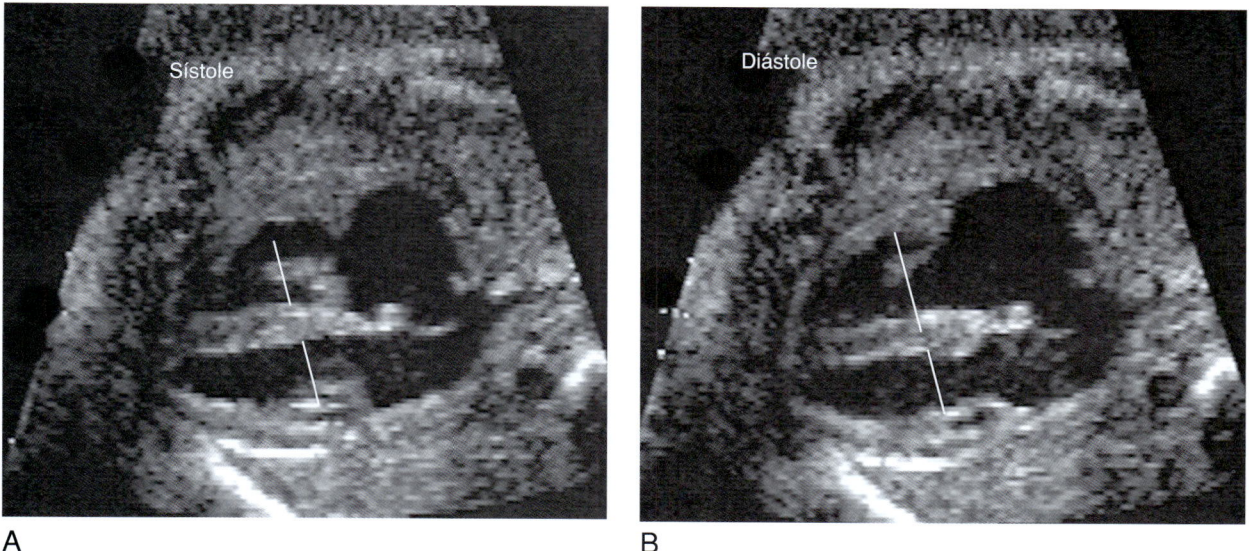

FIGURA 40-14. Fração de ejeção ventricular obtida da projeção quatro câmaras. A técnica para medir os diâmetros ventriculares esquerdo e direito em **A**, sístole e em **B**, diástole. As medidas são obtidas a partir do endocárdio da parede livre do ventrículo até o endocárdio do septo, logo abaixo das valvas tricúspide e mitral.

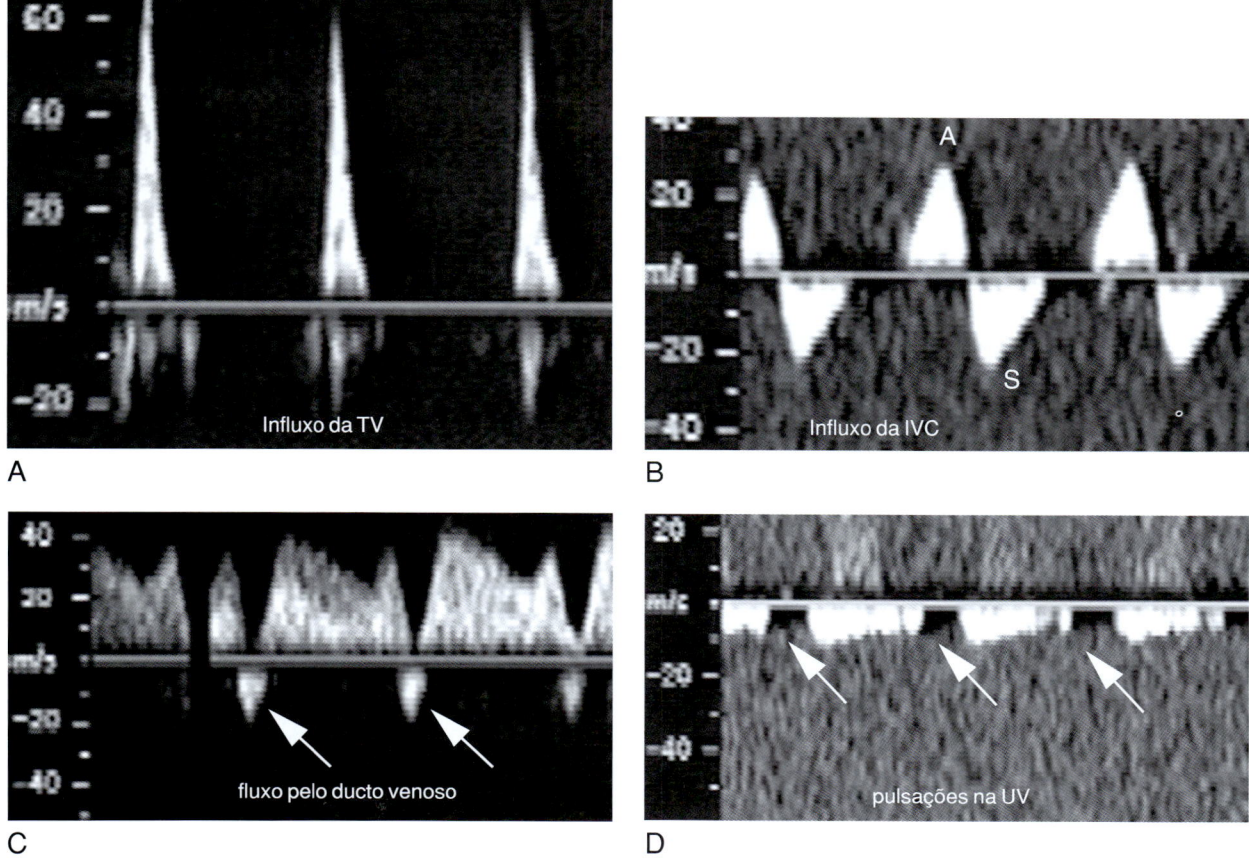

FIGURA 40-15. Formatos de ondas de Doppler pulsátil em pressão venosa sistêmicas aumentada devida a uma insuficiência cardíaca. A, Onda A única, de curta duração através da valva tricúspide (TV). **B,** Fluxo para a frente e para trás (reverso) através da veia cava inferior (IVC) com um fluxo anterógrado ocorrendo apenas durante a sístole ventricular (S) e o fluxo retrógrado ocorrendo durante a contração atrial (**A**). **C,** Reversão da onda A é observada no ducto verso (*setas*). **D,** pulsações venosas umbilicais (UV) com ausência do fluxo anterógrado durante a contração atrial ou a sístole (*setas*).

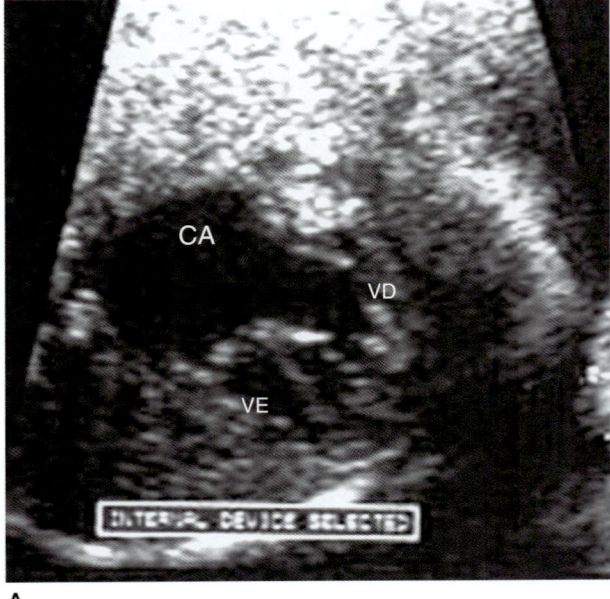

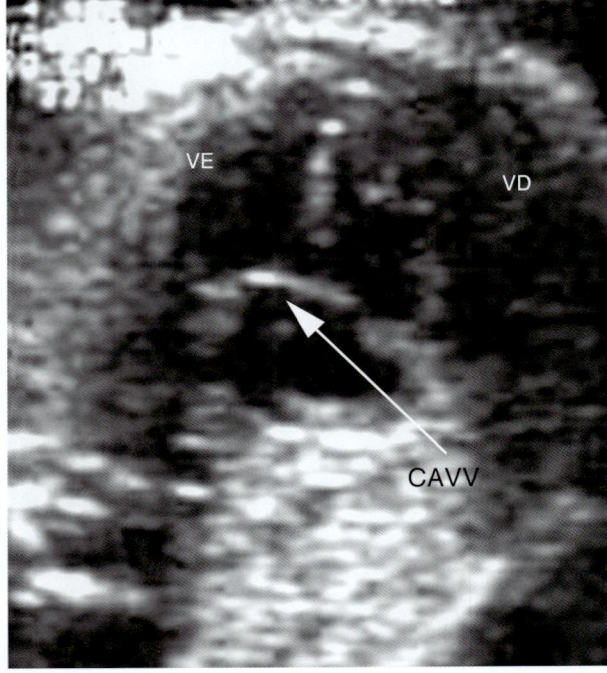

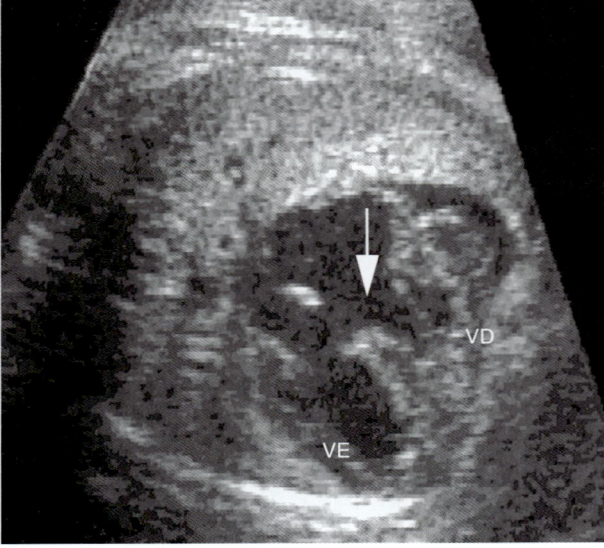

FIGURA 40-16. Comunicação interatrial/defeito septal atrioventricular A, Uma grande comunicação interatrial tipo *primum* ou átrio comum (CA) demonstrada pela ausência de visibilidade de um tecido septal atrial. **B e C, Defeito septal AV completo.** Na sístole ventricular, **B**, a incidência quatro câmaras mostra que as valvas atrioventriculares (AV) inserem-se no mesmo nível (valva AV comum, CAVV). Na diástole ventricular, **C**, revela-se a ausência da cruz cardíaca (*seta*). Junção da cruz dos septos e das paredes das quatro câmaras do coração.

mar a patência das vias de saída e fluxos normais através dos arcos. As CSAVs balanceadas são mais comumente observadas no pré e no pós-natal em pacientes com trissomia do cromossomo 21 (síndrome de Down),[21] que, na nossa experiência, está presente em mais de 70% dos fetos afetados. Além disso, as CSAVs podem estar associadas a patologias cardíacas mais complexas, como as lesões associadas a um isomerismo atrial esquerdo e atrial direito (lateralidade direita ou esquerda bilateral, p. ex., asplenia e isomerismo direito).

As comunicações interventriculares (CIVs) podem ser divididas em vários tipos, conforme sua localização no septo ventricular: na via de entrada, membranosa, trabecular muscular e na via de saída ou septais conais. Os defeitos na via de entrada geralmente estão associados a uma CSAV. Quando não existem evidências de um defeito septal AV, eles podem estar associados a um acavalgamento da valva tricúspide, freqüentemente com atenuação do ápice ventricular direito.

As **CIVs perimembranosas** são as mais comumente identificadas antes e após o nascimento. Tais defeitos podem ser observados no nível da projeção quatro câmaras entre as valvas AV ou na projeção no eixo curto ventricular entre as valvas tricúspide e aórtica (Fig. 40-17A, B). Muitos defeitos da via de saída com mau alinhamento estendem-se para trás até o septo membranoso. Os defeitos musculares, a menos que grandes, podem ser de difícil detecção. O Doppler com fluxo colorido facilita o seu diagnóstico (Fig. 40-17C). Eles podem ser descritos detalhadamente pela sua posição no septo muscular como defeitos posteriores, mediais, apicais e anteriores. **Os defeitos na via de saída** quase sempre envol-

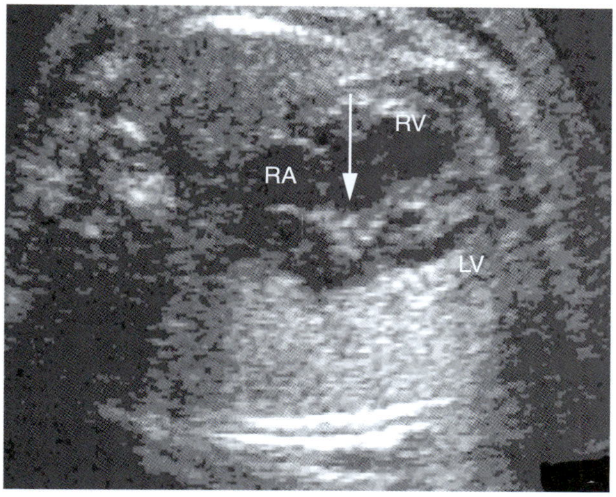

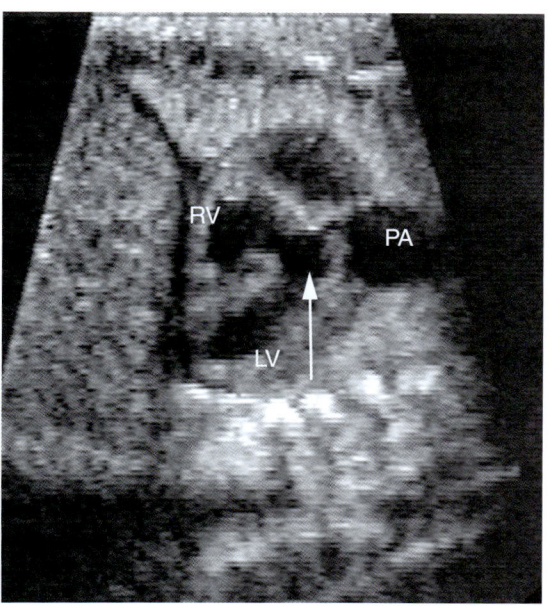

FIGURA 40-17. Comunicações interventriculares. A. Na **Comunicação interventricular membranosa ou perimembranosa** pode ser difícil a visualização apenas na escala cinzenta em 2D, mas pode ser reconhecida quando associada a um tecido valvar AV redundante ou um aneurisma do septo membranoso (*seta*). **B,** O Doppler com fluxo colorido confirma a comunicação interventricular membranosa. A direção do fluxo (*seta*) tipicamente provém do ventrículo esquerdo (LV) para o ventrículo direito (RV). RA, átrio direito. **C, As comunicações interventriculares musculares,** particularmente quando pequenas ou moderadas em tamanho, freqüentemente não são bem visualizadas apenas com o 2D, mas requerem o Doppler colorido de modo que não haja nenhuma interferência pela modificação do PRF pela profundidade do ajuste, conforme mostrado nesta comunicação muscular anterior. **D, Defeitos da via de saída** (*setas*) quando associados a um mau alinhamento do septo da via de saída ou conal quase sempre são prontamente demonstrados apenas com o 2D, devido ao seu tamanho caracteristicamente grande e ao acavalgamento das valvas semilunares. PA, artéria pulmonar.

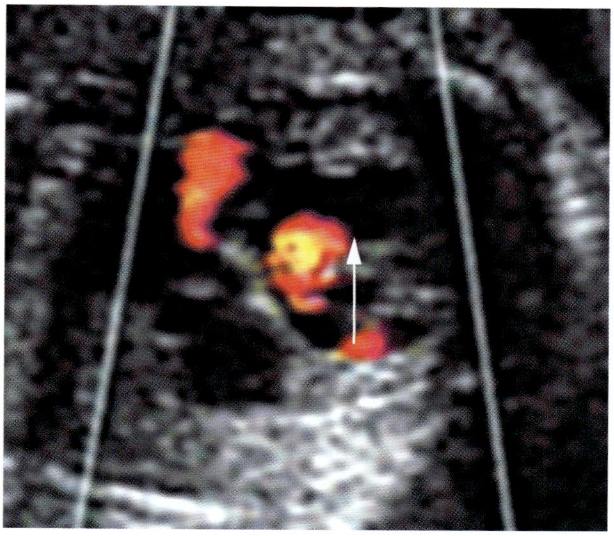

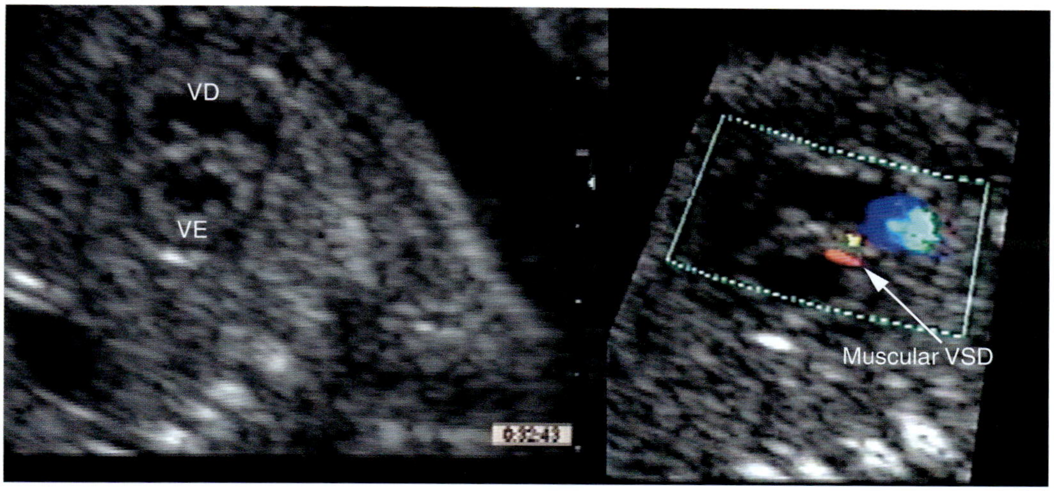

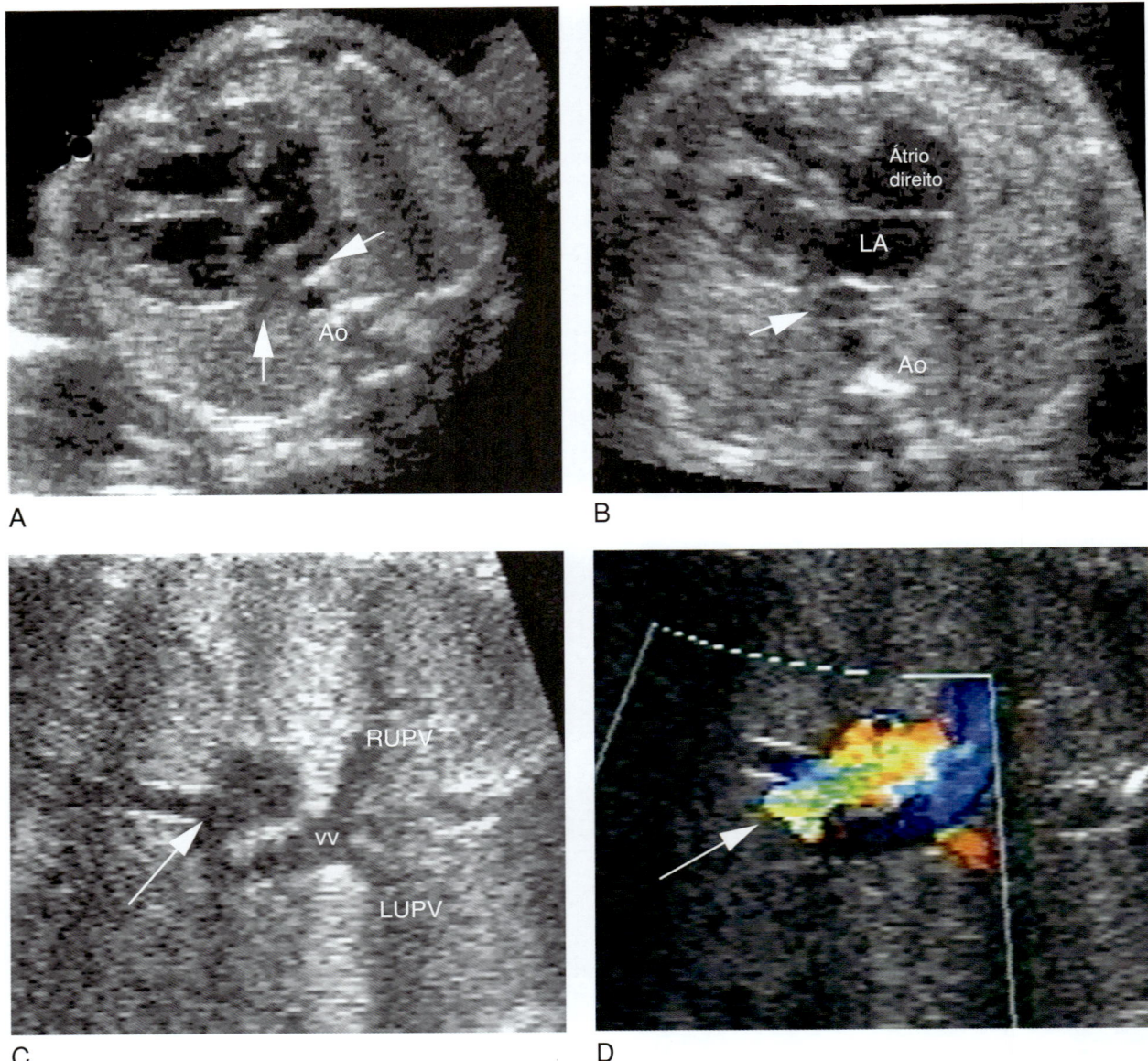

FIGURA 40-18. Conexão de retorno venoso pulmonar anômalo (RVPAT). As veias pulmonares anômalas conectadas a uma confluência, que une-se a uma veia vertical, que, por fim, drena para dentro da veia cava inferior, próximo ao ducto venoso. **A,** Conexão venosa pulmonar (*setas*) com a confluência que se assenta logo à frente da aorta descendente (Ao) por trás do átrio esquerdo (LA) em **B**, nitidamente demonstrando a confluência, que resulta em uma lacuna entre a parede posterior do átrio esquerdo e a aorta descendente, que normalmente é mínima. **C,** A confluência venosa pulmonar então se une a uma veia vertical (vv) que, por fim, conecta-se abaixo do diafragma (*seta*). As conexões venosas pulmonares superiores esquerda (LUPV) e direita (RUPV) podem ser visualizadas. **D,** O Doppler de fluxo colorido confirma a direção do fluxo e a presença da obstrução onde a veia vertical conecta-se com a veia cava inferior (*seta*).

vem alinhamento anormal e hipoplasia do septo da via de saída ou septo conal (Fig. 40-17D). As CIVs podem estar associadas a muitas outras patologias cardiovasculares e extracardíacas — inclusive aneuploidia.[12] Felizmente, a maioria das CIVs perimembranosas ou trabeculares simples podem fechar-se espontaneamente antes do nascimento.[51]

Retorno Venoso Pulmonar Anômalo (Conexões). O retorno venoso pulmonar anormal pode ser descrito como total, com uma conexão anormal de todas as veias pulmonares, ou como parcial. Apesar de as conexões venosas pulmonares parciais isoladas terem sido descritas no período pré-natal,[52] esta condição não é crítica no neonato, e, em virtude da ausência de achados adicionais evidentes, freqüentemente deixa de ser diagnosticada antes do nascimento. **O retorno venoso pulmonar anômalo total** (RVPAT) (conexões), em contrapartida, representa risco à vida do neonato. Quando há uma obstrução, o RVPAT freqüentemente é observado na presença de uma patologia cardíaca

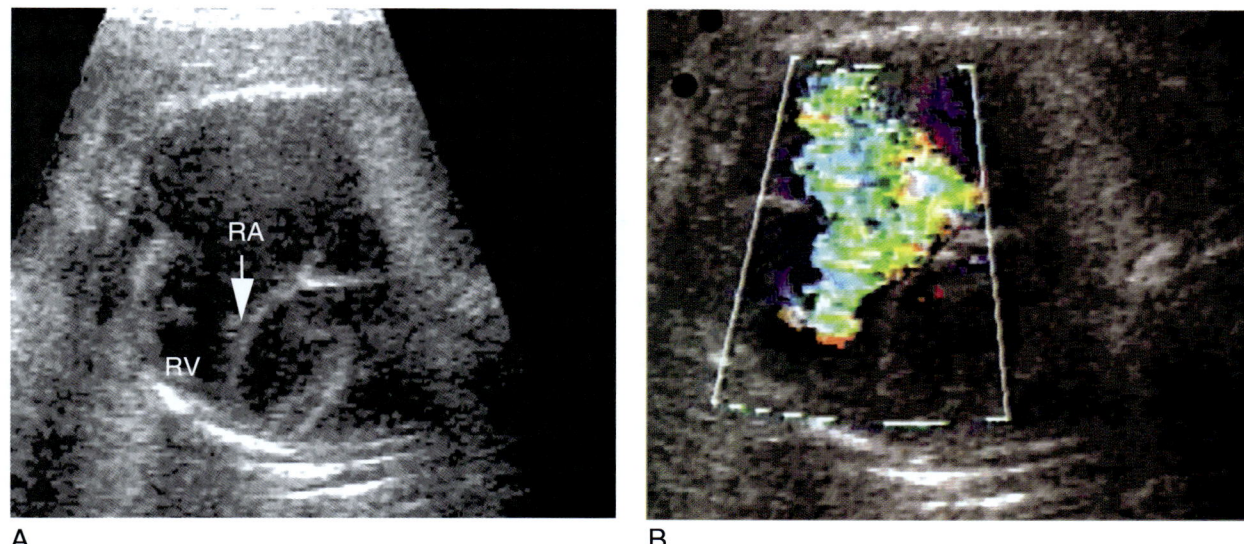

FIGURA 40-19. Anomalia de Ebstein da valva tricúspide. A, Incidência quatro câmaras demonstra uma cardiomegalia maciça, primariamente devida a um átrio direito muito dilatado (RA). O folheto septal da valva tricúspide está deslocado na direção do ápice do ventrículo direito (RV) (*setas*). **B,** O Doppler com fluxo colorido demonstra a regurgitação tricúspide que surge no ponto de má coaptação dos folhetos.

mais complicada e apresenta um impacto significativo no prognóstico de recém-nascidos com uma fisiologia de ventrículo único.[53] A conexão venosa pulmonar se faz mais comumente com uma confluência e uma veia vertical, que, por fim, conecta-se a uma veia sistêmica que se encontra acima ou abaixo do diafragma. As conexões podem ser para a veia cava superior, para a veia inominada, para a veia cava inferior, para o sistema venoso porta ou para a veia hepática. O sítio mais comum de obstrução ocorre na conexão da veia vertical com a veia sistêmica, mas pode suceder uma obstrução mais periférica das próprias veias. As veias pulmonares podem também se conectar com o seio coronário ou apresentar uma conexão mista. Uma das pistas mais úteis quanto à presença de uma conexão venosa pulmonar anômala é uma lacuna entre a parede posterior do átrio esquerdo ou do átrio comum e a aorta torácica descendente (Fig. 40-18). Dentro desta lacuna, a confluência e/ou a veia vertical podem ser identificadas. O retorno venoso pulmonar anômalo total (conexões) para uma veia sistêmica supradiafragmática também está associado a uma discrepância no tamanho ventricular, com um ventrículo direito maior relativamente ao esquerdo.[54] No entanto, as conexões infradiafragmáticas podem não estar associadas a discrepância no tamanho ventricular ou associadas a uma reversão dessa discrepância, conforme a maior parte do retorno é desviado para dentro do átrio esquerdo e do ventrículo esquerdo. Além disso, o RVPAT (conexões) freqüentemente está associado a patologias intracardíacas significativas.

Anormalidades das Valvas AV. As anormalidades das valvas AV incluem anormalidades que resultem em uma regurgitação das valvas, estenose das valvas e em inserções anormais. As displasias da valva tricúspide, inclusive a anomalia de Ebstein da valva tricúspide e um orifício da valva tricúspide, estão entre as lesões mais graves e mal toleradas no feto, devido à insuficiência tricúspide grave tipicamente associada.[55] Tais lesões em geral são inicialmente suspeitadas na presença de um átrio direito dilatado, que pode preencher todo o tórax direito, e um eixo cardíaco direcionado mais para a esquerda. Na displasia da valva tricúspide, os folhetos estão espessados e não raro são redundantes e apresentam má coaptação. Na **anomalia de Ebstein** ocorre um deslocamento apical dos folhetos posterior e septal, o que resulta em uma péssima coaptação e em atrialização de uma porção do ventrículo direito (Fig. 40-19). Estas lesões podem estar associadas a uma obstrução da via de saída pulmonar. Mesmo na ausência de uma obstrução estrutural da via de saída pulmonar, a insuficiência tricúspide pode ser tão severa que o ventrículo direito é incapaz de gerar uma pressão suficiente para abrir a valva pulmonar na sístole — a chamada "atresia pseudopulmonar". A hipoplasia pulmonar pode estar presente em mais de 50% dos fetos afetados, o que evidentemente piora o seu prognóstico pré-natal.[56] Uma cardiomegalia mais grave, a obstrução da via de saída pulmonar e a atresia pseudopulmonar, com insuficiência pulmonar, confere um pior prognóstico.[56] A taquicardia supraventricular e o *flutter* atrial são comuns nesta condição.

A estenose e a regurgitação da valva mitral raramente ocorrem de modo isolado. Elas são comumente observadas na presença de outras formas de obstrução do coração esquerdo. A estenose mitral pode envolver o espessamento e a displasia dos próprios folhetos, cordoalhas encurtadas e espessadas, músculos papilares com um pequeno espaçamento entre eles ou apenas um único músculo papilar e, após o nascimento, um anel supramitral progressivo. A valva geralmente é hipoplásica, e, mesmo na ausência de uma significativa obstrução adicional do coração esquerdo, o ventrículo esquerdo freqüentemente é pequeno em relação ao direito. O fluxo através da valva em geral é laminar, como

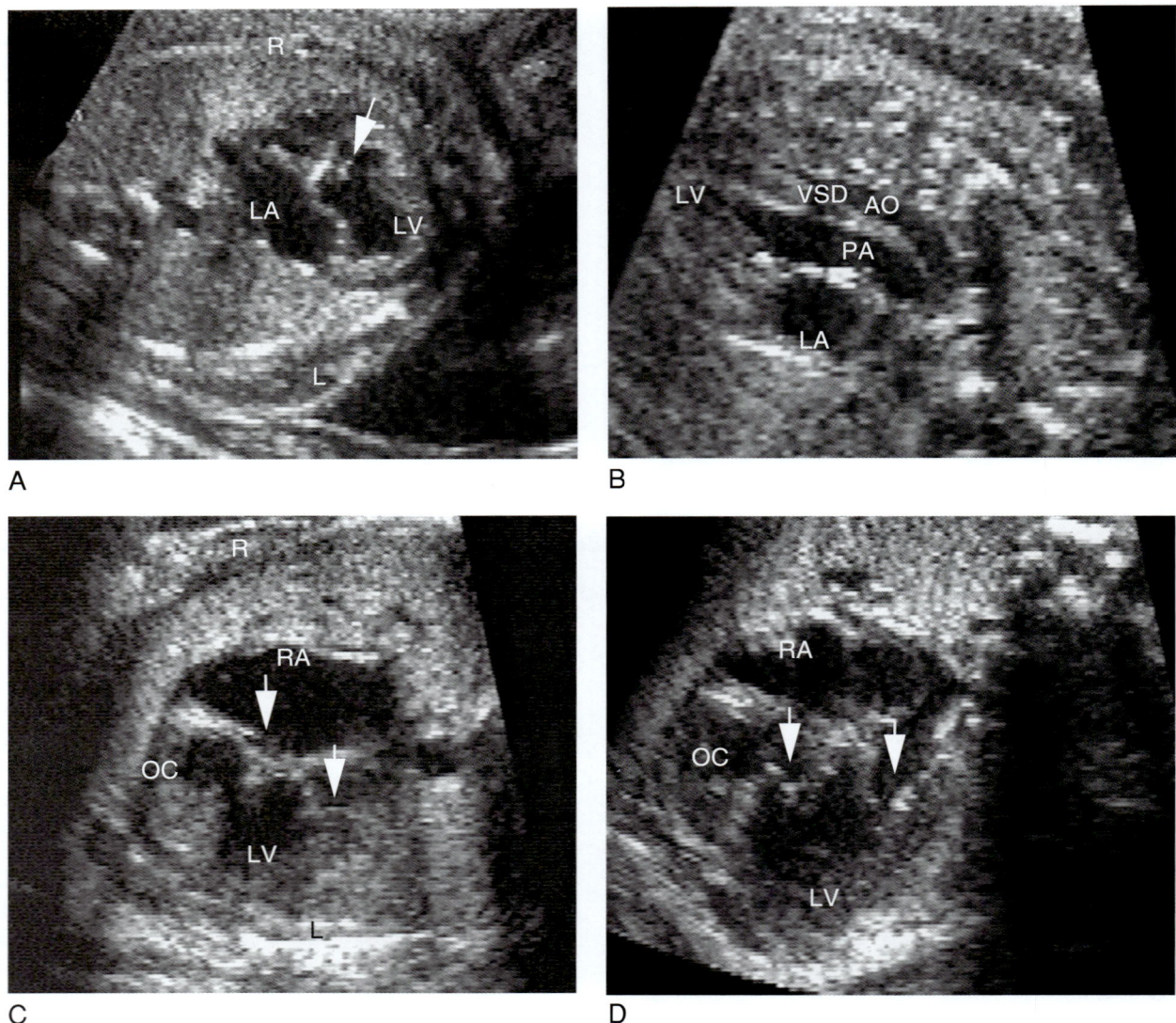

FIGURA 40-20. Coração univentricular. A, Incidência quatro câmaras demonstra a banda muscular na posição da valva tricúspide típica da atresia tricúspide. O grande ventrículo esquerdo (LV) e o átrio esquerdo (LA) são mais prontamente demonstrados. **B,** Realizando-se uma varredura até as vias de saída, as grandes artérias surgem de modo paralelo, a aorta (AO) surgindo a partir de uma câmara da via de saída menor e a artéria pulmonar (PA) surgindo a partir do ventrículo esquerdo. Uma discrepância no tamanho das grandes artérias sugere obstrução da via de saída aórtica e presença de coarctação da aorta. As pontas de setas demonstram a pequena comunicação interventricular que é a fonte do fluxo sangüíneo aórtico. **C e D,** As imagens obtidas em um feto com um ventrículo esquerdo com duas vias de entrada, na sístole e na diástole ventriculares, respectivamente (*setas*), com ambos primariamente se abrindo dentro do ventrículo esquerdo. L, esquerda; R, direita; RA, átrio direito; OC, câmara da via de saída.

resultado de redistribuição do fluxo através do forame oval. A patologia da valva mitral, com ventrículos ligeiramente discrepantes, justifica uma avaliação detalhada para a pesquisa de uma coarctação aórtica.

Coração Univentricular (ventrículo único). De longe, as duas formas mais comuns do ventrículo único são a atresia tricúspide e um ventrículo esquerdo de dupla via de entrada. Em ambos, a descrição de um coração único ou um ventrículo único não é verdadeiramente o caso, pois apresentam um ventrículo direito ou uma câmara de saída ventricular direito rudimentares, que apresentam formato e função variáveis. Na **atresia tricúspide,** uma borda muscular separa o átrio direito do ventrículo rudimentar e apenas uma única valva AV pode ser demonstrada, que é morfologicamente a valva mitral (Fig. 40-20). A morfologia do ventrículo primário é a do ventrículo esquerdo e ele é sempre *loop*-D, com o ventrículo direito pequeno surgindo à direita e súpero-anterior ao ventrículo esquerdo.

O ventrículo esquerdo com dupla via de entrada é uma lesão na qual ambas as valvas AV primariamente se esvaziam para dentro do grande ventrículo esquerdo (Fig. 40-20). As valvas AV podem ser similares ou discrepantes em tamanho. O ventrículo pode ser um ventrículo esquerdo de *loop*-D ou *loop*-E, o que é determinado pela posição da câmara rudimentar da via de saída. Tanto na atresia tricúspide quanto no ventrículo esquerdo de dupla via de entrada o ventrículo esquerdo comunica-se com a câmara de saída através de uma comunicação interventricular, as grandes artérias podem estar posicionadas normalmente ou estar transpostas e pode haver uma obstrução da via de saída aórtica ou pulmonar. A grande artéria de menor calibre geralmente está associada a uma obstrução proximal, e uma aorta pequena deve estimular uma avaliação quanto a presença de uma coarctação aórtica. No ventrículo esquerdo com dupla via de entrada, a patência da valva AV esquerda e do forame oval são importantes, pois uma hipertensão atrial esquerda com cianose pode se desenvolver após o nascimento na presença de uma valva pequena ou atrética. Em ambos os tipos de ventrículo único, a competência da valva AV e a função ventricular devem ser avaliadas para que seja excluído o potencial para um comprometimento cardiovascular.

Síndrome de Heterotaxia. A heterotaxia, ou síndrome de Ivenmark, é um termo empregado para descrever um grupo de pacientes com um *situs* visceral e atrial anormais. Ocorre tipicamente uma simetria anormal dos órgãos e das veias viscerais, incluindo-se o fígado, os pulmões e as veias cavas. O baço pode estar do lado direito, ser multilobulado ou muito pequeno e, não raro, sem função. O conjunto das lesões cardíacas com as alterações do baço levou ao emprego de termos como "polisplenia" e "asplenia" que são freqüentemente usados na definição dos dois grupos mais comuns de pacientes entre aqueles com a síndrome de heterotaxia, um baço único à direita sendo o terceiro. O estômago pode estar à esquerda ou à direita, e usualmente é mais posterior do que o habitual, devido à presença de um grande fígado na linha média. Os termos "isomerismos atrial esquerdo e direito" também têm sido empregados para descrever estes pacientes, sendo que, nestes casos, freqüentemente o formato dos átrios pode ser similar ao átrio esquerdo (na polisplenia) ou direito (asplenia). O eixo cardíaco freqüentemente é anormal na síndrome de heterotaxia.

Uma das características cardiovasculares mais comuns da **síndrome de polisplenia** (isomerismo do lado esquerdo bilateral) é de uma veia cava inferior interrompida (segmento renal até supra-hepático) com uma continuação ázigos até a veia cava superior direita ou esquerda, que ocorre em 80% dos pacientes.[57] Além da incapacidade de demonstrar a presença de uma veia cava inferior que faça um trajeto através do fígado, a presença de uma veia ázigos dilatada, que se assenta imediatamente adjacente à aorta descendente, consiste em sinal imediato para esta patologia (Fig. 40-21A, B). Caracteristicamente, as veias hepáticas conectam-se com o assoalho dos átrios. Em cerca de metade dos pacientes, existem veias cavas superiores bilaterais. A anatomia intracardíaca normal pode ser encontrada em mais de um terço dos pacientes com polisplenia. Ocorre CSAV balanceada ou não-balanceada em dois terços destes pacientes. As grandes artérias podem estar relacionadas normalmente ou estarem invertidas; podem ser ambas provenientes do ventrículo direito, e uma delas pode apresentar uma obstrução ao fluxo. Os distúrbios do ritmo são comuns, o mais preocupante dos quais sendo o bloqueio AV, que está associado a uma elevada taxa de mortalidade. Patologias extracardíacas adicionais que podem estar presentes na polisplenia incluem má rotação intestinal, atresia biliar, agenesia traqueal com uma fístula broncoesofágica e defeitos no sistema nervoso central.

Na **asplenia** a veia cava inferior está intacta e pode estar à direita ou à esquerda. Geralmente se observam duas veias cavas superiores. Uma doença cardíaca estrutural importante é muito mais comum do que na polisplenia. O retorno venoso ou a conexão pulmonar anômalo(a), que ocorre em quase dois terços dos fetos e dos lactentes com síndrome de asplenia,[58] está associado a uma taxa de mortalidade muito elevada.[53] A CSAV ocorre em quase todos os pacientes aspênicos, e a maioria destes apresentam assimetrias ou discrepância no tamanho dos ventrículos. O *looping* ventricular pode ser D ou E. Um ventrículo com dupla via de saída é a conexão ventricular-arterial mais comum na asplenia, mais freqüentemente com uma obstrução na via de saída pulmonar (Fig. 40-21C, D).

Anormalidades troncoconais. As anormalidades troncoconais incluem lesões que envolvem o septo da via de saída, as vias de saída ventriculares e as grandes artérias. Não raro estão associadas com uma projeção quatro câmaras normal. As vias de saída e as grandes artérias nas anormalidades troncoconais podem ter uma relação anormal ou uma discrepância nos seus tamanhos, e as comunicações interventriculares são comuns.

D-Transposição das grandes artérias ("transposição completa") é uma das lesões cardíacas críticas mais comuns identificadas no recém-nascidos, mas, ainda assim, no rastreamento rotineiro da ultra-sonografia obstétrica, consiste em uma das lesões que mais freqüentemente deixam de ser diagnosticadas antes do nascimento. Na maioria dos fetos, a projeção de quatro câmaras e o eixo cardíaco são normais, e assim só quando são visualizadas as grandes artérias é que se reconhece a sua origem e relação anormais (Fig. 40-22). A artéria pulmonar aparece posteriormente, a partir do ventrículo esquerdo, e a aorta aparece anteriormente e à direita da artéria pulmonar, a partir do ventrículo direito. A relação das grandes artérias é paralela, e ambas podem ser demonstradas na projeção no eixo longo ou curto dentro do mesmo plano. Mais de 50% podem apresentar CIVs, e pode ocorrer uma obstrução da via de saída aórtica ou pulmonar em um número menor. Se houver uma obstrução à via de saída aórtica, provavelmente coexiste uma coarctação da aorta. Mais tardiamente na gestação pode ocorrer uma progressiva restrição do forame oval e uma constrição prematura do ducto arterioso, que provavelmente ocorre em virtude da concentração de oxigênio anormalmente alto no sangue que chega à artéria pulmonar.[59] Os lactentes afetados encontram-se profundamente cianóticos ao nascimento, e, para sobreviverem, precisam de uma intervenção imediata, para criar uma comunicação em um nível atrial para uma mistura adequada do sangue oxigenado e desoxigenado.

L-Transposição das grandes artérias ou "**transposição corrigida**" (**L-TGA**) é significativamente menos comum do que a L-transposição completa das grandes artérias. Nesta patologia, a conexão atrial-ventricular é discordante com o *looping*-L ventricular ou o ventrículo morfologicamente esquerdo está do lado direito e o ventrículo direito do lado esquerdo do coração. O tronco da artéria pulmonar provém do ventrículo esquerdo e encontra-se posteriormente e à direita da aorta. A aorta provém do ventrículo direito. Portanto, um sangue altamente oxigenado proveniente do átrio esquerdo penetra a aorta, e o sangue que

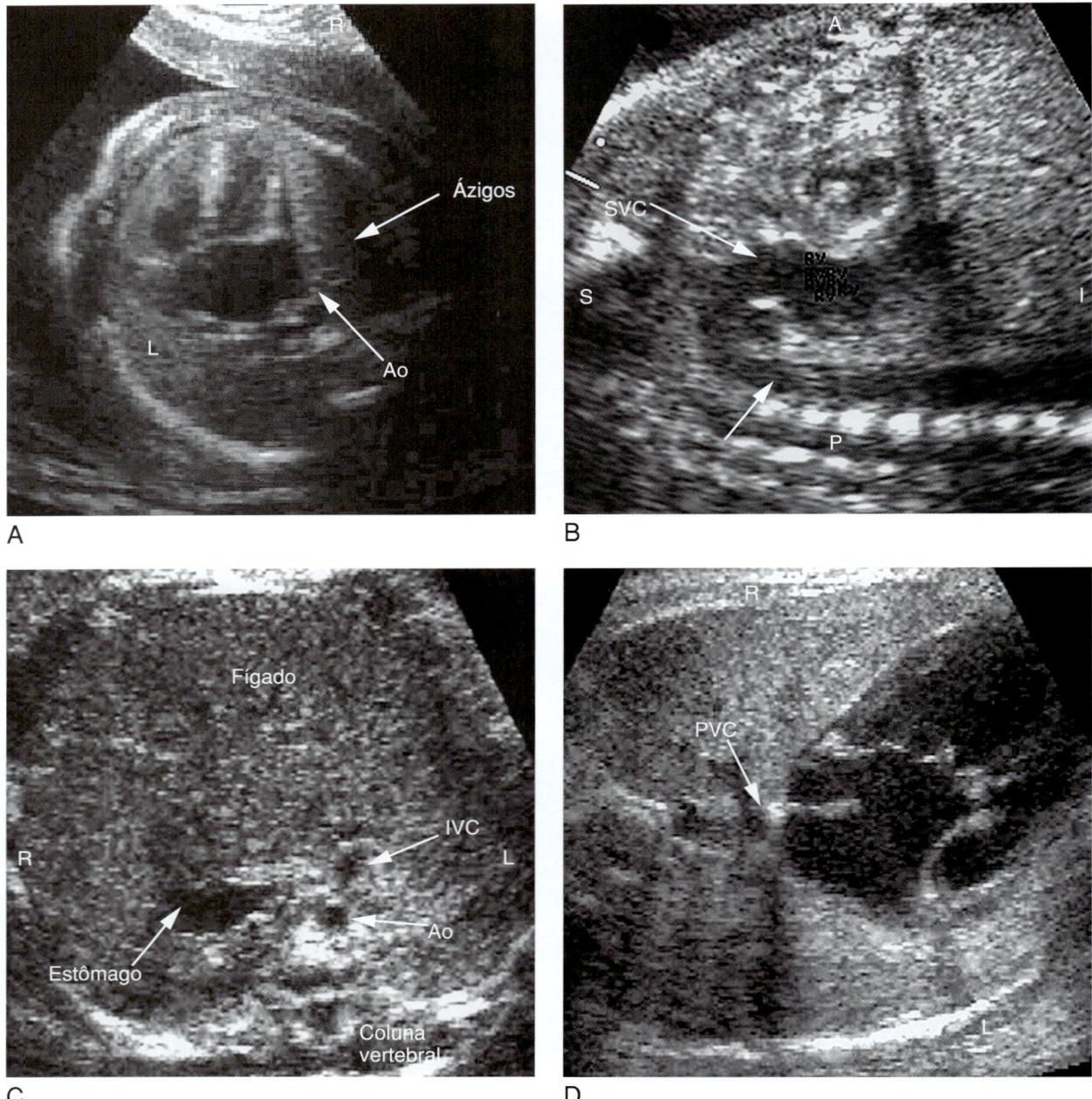

FIGURA 40-21. Síndrome de heterotaxia. O isomerismo atrial esquerdo comumente apresenta uma interrupção da veia cava inferior com uma continuação ázigos para a veia cava superior. **A,** A partir da incidência quatro câmaras, a ázigos dilatada ascende ao longo da aorta descendente (Ao) logo atrás da parede posterior do átrio. **B,** A partir de uma imagem no eixo longo, o trajeto da ázigos pode ser visualizado surgindo abaixo do fígado, fazendo um trajeto logo à frente da coluna vertebral e unindo-se à veia cava superior (SVC), imediatamente superior às artérias pulmonares direita ou esquerda. **C,** O corte transversal do abdome com isomerismo atrial direito mostra um fígado na linha média, um estômago posterior e à direita e uma veia cava inferior (IVC) à esquerda e uma aorta descendente (Ao) (normalmente em lados opostos da coluna vertebral). **D,** Doença cardíaca estrutural complexa, TAPVR ou TAPVC, de um defeito septal AV não balanceado e conexões venosas pulmonares (PVC) anômalas totais, conforme mostrados, são características comuns. I, inferior; L, esquerda; R, direita; S, superior.

retorna do corpo para o átrio direito, por fim, chega à artéria pulmonar. A primeira pista para uma L-TGA é a presença de mesocardia (Fig. 40-4). As grandes artérias aparecem com uma relação em paralelo. Há freqüentemente uma CIV, e pode estar presente obstrução de uma via de saída unilateral. A valva tricúspide do lado esquerdo pode ser como na anomalia de Ebstein e incompetente. É possível observar um bloqueio AV completo na L-TGA fetal, apesar que este ocorre mais freqüentemente após o nascimento.

A **tetralogia de Fallot** é a forma mais comum de doença cardíaca cianótica identificada em bebês e crianças. Na tetralogia de Fallot, o septo da via de saída ou septo conal está des-

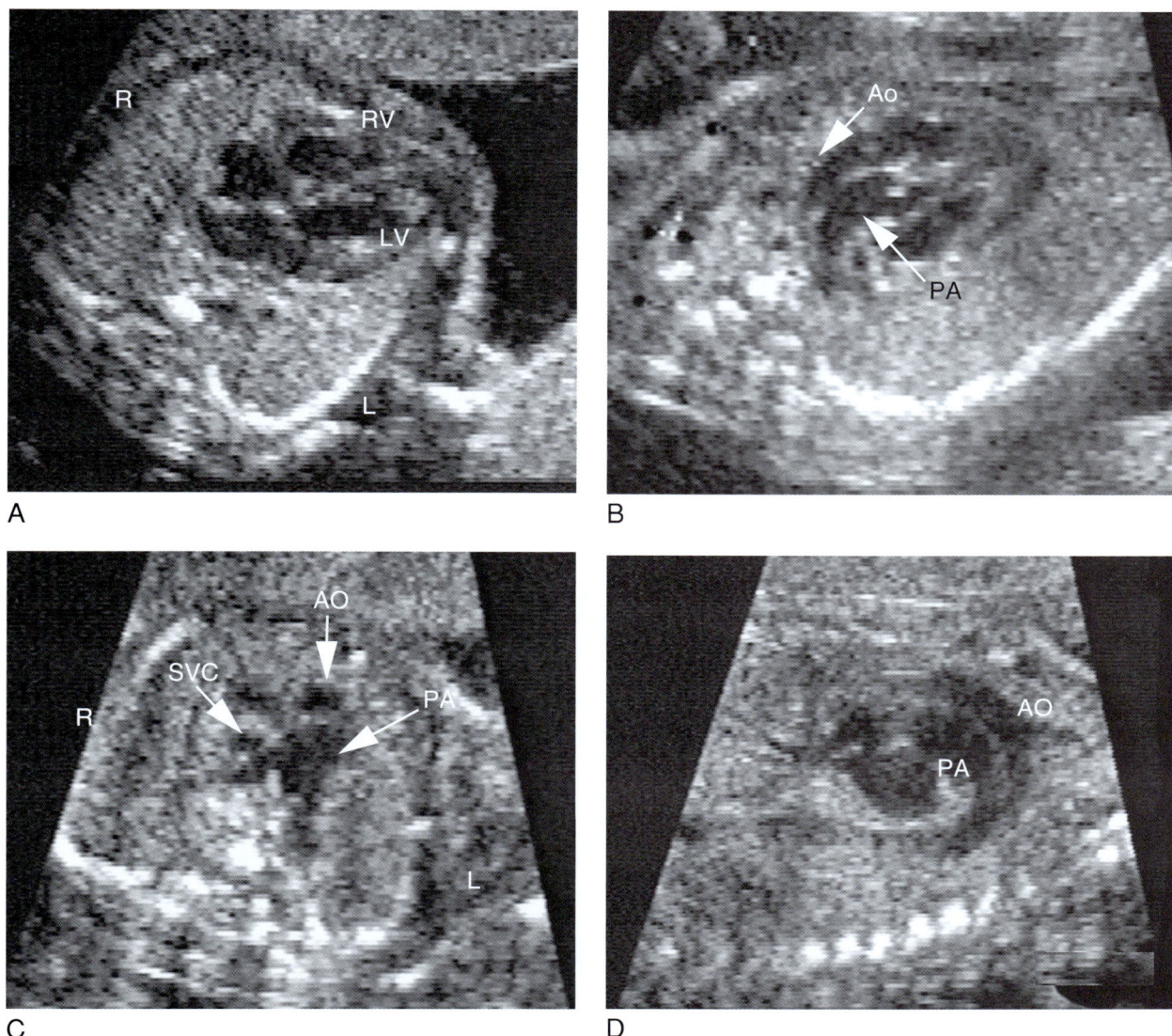

FIGURA 40-22. D-transposição das grandes artérias. A, A incidência em quatro câmaras e o eixo cardíaco habitualmente são normais. **B,** Com uma varredura na direção das vias de saída, no entanto, as grandes artérias surgem de um modo paralelo, assim ambas podem ser observadas nos seus eixos longos no mesmo plano. **C,** Na incidência três vasos, a aorta (AO) é a estrutura mais anterior e a artéria pulmonar (PA) é posterior e está à esquerda. **D,** É possível demonstrar arcos em um único plano como resultado das origens proximais em paralelo das grandes artérias. L, esquerda; LV, ventrículo esquerdo; R, direita; RV, ventrículo direito.

viado anteriormente e para a esquerda, resultando em contenção do fluxo que passa através da via de saída pulmonar e há uma grande comunicação ventricular subaórtica septal. Na ultra-sonografia fetal, apesar de a projeção quatro câmaras freqüentemente ser normal, um eixo cardíaco mais desviado para a esquerda pode estar presente nesta patologia (Fig. 40-23). A CIV pode não ser aparente até que se execute uma varredura na direção das vias de saída, sendo que, neste ponto, o acavalgamento da aorta quase sempre é evidente. O tronco da artéria pulmonar pode ter a sua ponta deslocada mais posteriormente e em geral é hipoplásico. A aorta, ao final da gestação, pode estar dilatada e não raro é mais anterior do que no coração normal. Em alguns fetos, pode ocorrer uma hipoplasia progressiva do tronco da artéria pulmonar e dos ramos da artéria pulmonar, o que freqüentemente está associada a uma obstrução progressiva da via de saída pulmonar.[60] A patência da via de saída pulmonar e a direção do fluxo através do tronco da artéria pulmonar e dos ductos arteriosos são essenciais para o planejamento do tratamento pós-natal. O fluxo revertido através do ducto sugere a presença de uma obstrução severa da via de saída pulmonar. O ducto arterioso pode apresentar uma localização normal ou a partir da artéria braquiocefálica e freqüentemente é diminuto. A tetralogia de Fallot fetal comumente está associada a uma patologia extracardíaca,[61] inclusive às trissomias dos cromossomos 13, 18 e 21, à microdeleção do 22q11 (mais de 34% dos neonatos)[62] e às anormalidades estruturais adicionais.

A **tetralogia de Fallot com atresia pulmonar** é uma variante mais severa da tetralogia de Fallot. Nesta patologia,

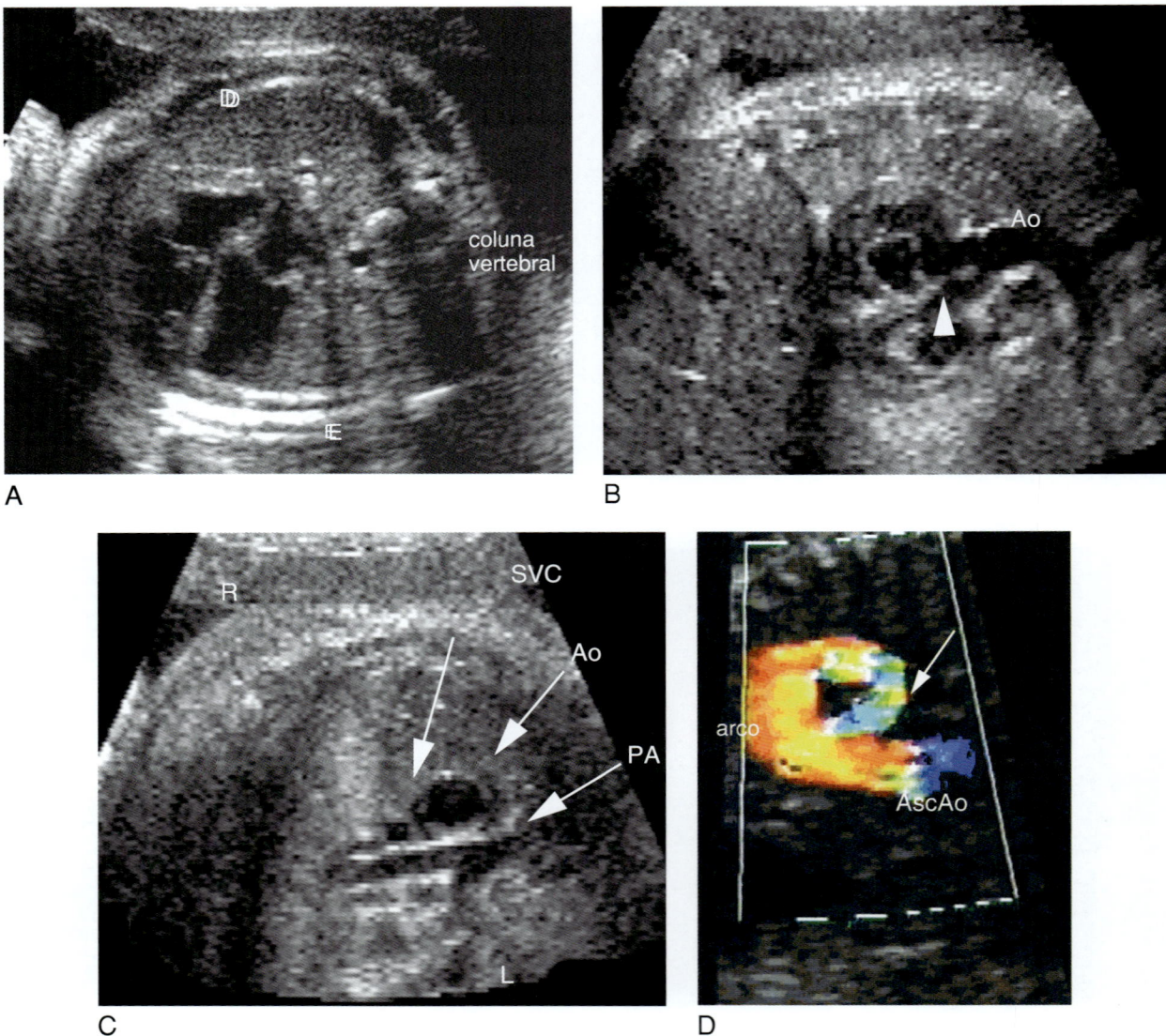

FIGURA 40-23. Tetralogia de Fallot. A, A incidência quatro câmaras é tipicamente normal na tetralogia de Fallot, embora o eixo se encontre mais à esquerda do que o normal. **B,** A projeção no eixo curto demonstra a aorta cavalgando sobre uma comunicação interventricular grande anterior subaórtica devido a um mau alinhamento (*ponta de seta*). **C,** Incidência três vasos revela uma posição mais anterior da aorta (Ao) do que o habitual e uma artéria pulmonar (PA) de calibre menor. **D,** Na tetralogia de Fallot com atresia pulmonar pode haver um vaso colateral ou um ducto arterioso tortuoso (*seta*) surgindo a partir da aorta torácica descendente mais inferior, com um fluxo retrógrado para dentro dos pulmões. AscAo, aorta ascendente; SVC, veia cava superior.

a grande comunicação interventricular subaórtica pode ser facilmente identificada, mas apenas uma única grande artéria pode ser nitidamente demonstrada. As ramificações das artérias pulmonares podem ser contíguas ou descontínuas, com cada uma delas aparecendo a partir de uma fonte diferente, sendo freqüentemente são hipoplásicas. Quando elas são contíguas, freqüentemente podem ser demonstradas como o "sinal da gaivota", o que ajuda a confirmar o diagnóstico. Os pulmões e as artérias pulmonares recebem os seus suprimentos sangüíneos através de um ducto arterioso ou de vasos colaterais tortuosos e pequenos que surgem a partir da aorta descendente ou de outras artérias sistêmicas.

O **tronco arterioso** é outra lesão troncoconal associada à deleção do 22q11.2 em mais de 41%[62] dos casos. Consiste em um tipo de defeito de mau alinhamento anterior, muito semelhante à tetralogia de Fallot, na qual um único tronco arterial comum provém do coração, tipicamente cavalgando sobre o septo ventricular (Fig. 40-24). O tronco comum dá origem às artérias coronárias, braquiocefálicas e aos ramos da artéria pulmonar. O tipo mais comum é freqüentemente definido como IA, no qual os ramos das artérias pulmonares provêm de um vaso principal comum para fora e à esquerda ou posterior e na parte ascendente do tronco. A forma menos comum do tronco arterioso inclui uma interrupção do arco aórtico (tipo IVA) e é a única forma com um ducto arterioso real. Na ultra-sonografia fetal, esta também pode estar associada a um eixo cardíaco mais à esquerda, porém uma projeção quatro câmaras simétrica é quase sempre a regra. A valva truncal freqüentemente é

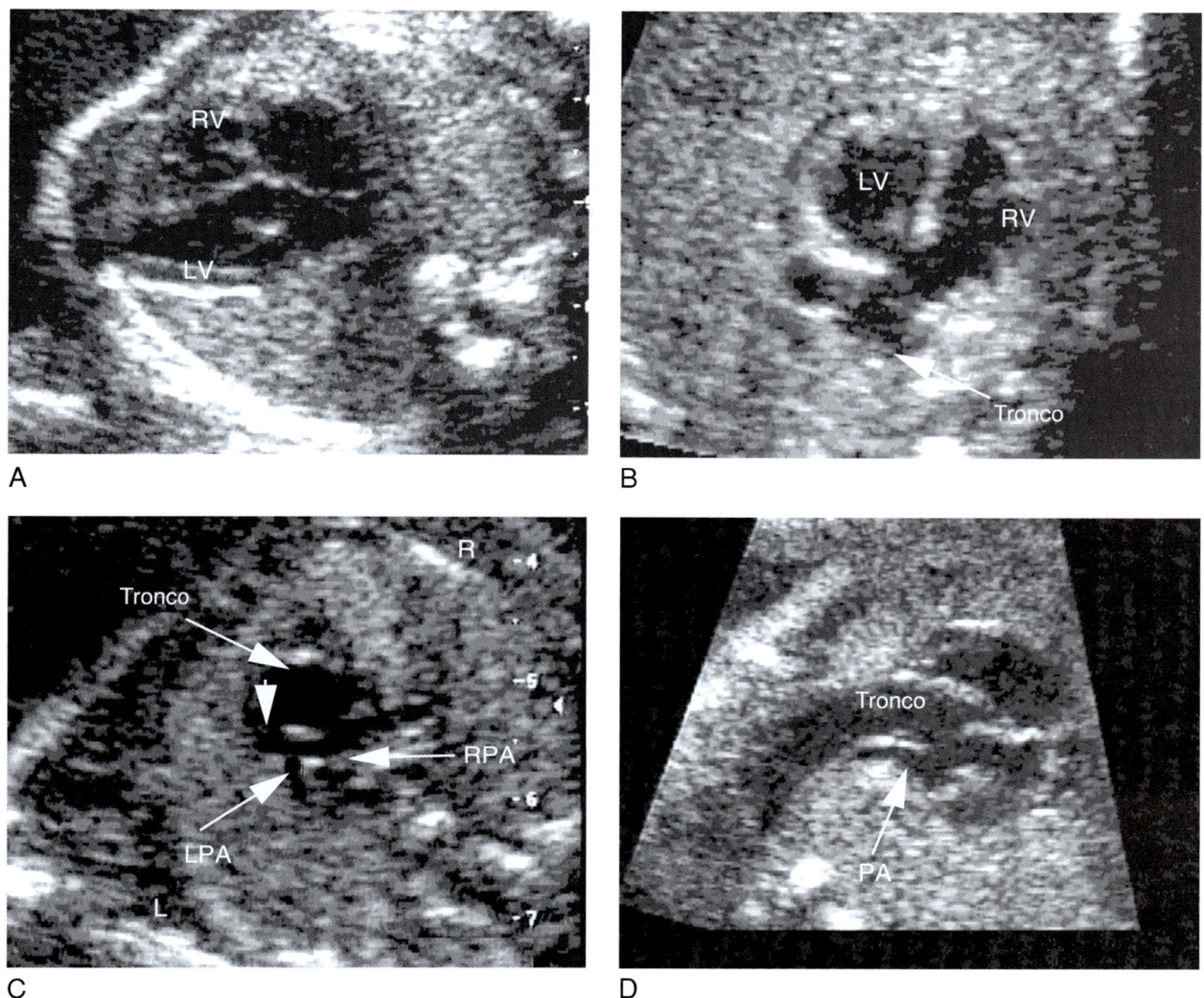

FIGURA 40-24. Tronco arterioso. A, A incidência quatro câmaras pode não ser tão anormal no tronco arterioso, além do desvio do eixo para a esquerda. **B,** Realizando-se uma varredura na direção das vias de saída, apenas uma única valva semilunar pode ser demonstrada, que fica cavalgando sobre a comunicação interventricular. **C,** A incidência três vasos revela artéria única muito grande, o tronco, a partir do qual ambas as artérias braquiocefálicas e o tronco da artéria pulmonar e os ramos da artéria pulmonar (LPA e RPA) surgem. **D,** A comunicação entre o tronco e a artéria pulmonar é demonstrada com uma *seta*. A artéria pulmonar (PA) surge a partir da porção posterior ou à esquerda do tronco. LPA, artéria pulmonar esquerda; RPA, artéria pulmonar direita; RV, ventrículo direito; LV, ventrículo esquerdo; L, esquerda; R, direita.

displásica. No nível da grande artéria, as artérias pulmonares, na forma mais comum, podem ser visualizadas como provenientes diretamente do tronco. Regurgitação ou estenose truncal significativa pode causar um comprometimento cardiovascular e até mesmo levar a uma hidropsia fetal e a morte.

O **arco aórtico interrompido tipo B** é outra lesão troncoconal usualmente associada a uma deleção 22q11.2 (88%).[62] Nesta patologia, o septo conal está desviado posteriormente e, como tal, restringe o fluxo através da via de saída aórtica. A interrupção aórtica ocorre entre a artéria carótida comum e a artéria subclávia esquerda no arco aórtico esquerdo ou entre a artéria carótida comum direita e a artéria subclávia direita em um arco aórtico direito. Uma comunicação interventricular maior, mais subpulmonar, com ou sem um verdadeiro acavalgamento do tronco da artéria pulmonar consiste no primeiro sinal para o seu diagnóstico. Uma discrepância significativa no tamanho das grandes artérias, com um tronco da artéria pulmonar maior, é a regra. Certas formas de coarctação da aorta também podem estar associadas com um mau alinhamento posterior do septo conal.

A **dupla saída de ventrículo direito** é uma lesão na qual ambas as grandes artérias surgem primariamente do ventrículo morfologicamente direito, com ou sem acavalgamento de uma das grandes artérias. Esta pode ser identificada isoladamente ou ser encontrada na presença de uma patologia intracardíaca mais complexa. O arranjo das grandes artérias pode ser normal, invertido ou transposto, embora, na maior parte das vezes, a aparência seja quase lado a lado. No ventrículo direito com dupla via de saída pode não ocorrer nenhuma obstrução da via de saída, nenhuma obstrução da via de saída aórtica ou pulmonar. Uma CIV quase sempre está presente, e a sua localização pode ser subaórtica, subpulmonar ou remota, sendo que, neste caso, há uma grande distância entre ela e ambas as grandes artérias.

Anormalidades das Valvas Semilunares. A obstrução da valva semilunar, incluindo a estenose ou atresia e a regurgitação, particularmente quando graves, estão entre as lesões mais comuns diagnosticadas antes do nascimento, pois estão usualmente associadas a uma projeção quatro câmaras anormal. Elas também são lesões progressivas e, como tal, justificam um acompanhamento intensivo. A estenose da valva aórtica detectada antes ou após o nascimento pode ser de natureza discreta, moderada ou grave. A obstrução precoce pode não ser tão evidente, pois pode haver apenas um discreto espessamento da valva, com ou sem uma mínima dilatação pós-estenótica. Uma estenose valvar aórtica mais significativa está inicialmente associada à hipertrofia progressiva do ventrículo esquerdo, com ou sem insuficiência mitral. Um gradiente sistólico pode ser demonstrado através da valva pela insonação de um Doppler de onda contínua. Com uma obstrução mais crítica, o ventrículo pode parar de funcionar normalmente e tornar-se progressivamente dilatado.[33,34] Neste estágio, o fluxo através do forame oval pode ser revertido (do átrio esquerdo para o direito) e o fluxo através do arco aórtico distal pode ser retrógrado, como resultado de um péssimo débito ventricular esquerdo. Se houver uma insuficiência mitral significativa, o ventrículo poderá permanecer dilatado. No entanto, mais freqüentemente, o ventrículo esquerdo torna-se progressivamente hipoplásico. O tamanho do ventrículo esquerdo nesta patologia é determinado pelo momento de ocorrência durante o desenvolvimento, pela severidade da estenose da valva aórtica e pelo grau de insuficiência mitral. Uma estenose aórtica severa na 20ª semana de gestação pode tornar-se uma síndrome do coração esquerdo hipoplásico a termo,[33,34] enquanto uma de início mais tardio caracteristicamente está associada a um crescimento normal do ventrículo esquerdo.

O termo **síndrome do coração esquerdo hipoplásico** geralmente é reservado para a patologia cardíaca associada a um ventrículo esquerdo severamente hipoplásico, tal como ocorre na atresia mitral e aórtica (Fig. 40-25). A aorta ascendente freqüentemente é semelhante a um filamento, com o arco distal tendo um diâmetro pouco maior, próximo do normal. Sempre ocorre um fluxo retrógrado no arco aórtico distal e um fluxo do átrio esquerdo para o direito. Para qualquer obstrução crítica do coração esquerdo, devem-se documentar uma função normal do ventrículo direito e a competência das valvas tricúspide e pulmonar, que quando anormais, poderiam causar um comprometimento cardiovascular. Deve-se avaliar o fluxo através do septo atrial e das veias pulmonares.[48] Enquanto bem tolerada antes do nascimento, um septo atrial severamente restrito pode resultar em uma severa hipoxemia e em angústia respiratória após o nascimento, devido à hipertensão atrial esquerda e incapacidade de mobilização do retorno venoso pulmonar para dentro do coração direito. Recentemente demonstramos que uma restrição septal atrial severa na obstrução cardíaca esquerda antes do nascimento está associada com um fluxo reverso nas veias pulmonares, com perda do fluxo anterógrado no início da diástole.[48]

A **estenose da valva pulmonar** antes do nascimento tem um curso similar ao da estenose da valva aórtica. Quando estenótica, a valva pulmonar tipicamente está espessada e apresenta uma aparência em domo (Fig. 40-26). Uma estenose da valva pulmonar mais leve freqüentemente não é detectada. Uma das primeiras pistas para uma obstrução da via de saída pulmonar moderada ou severa com um septo ventricular intacto é a presença de um aumento do átrio direito.[63] Conforme ocorre na obstrução da via de saída aórtica, o ventrículo direito inicialmente se hipertrofia, mas, conforme a obstrução torna-se mais importante, o ventrículo eventualmente se dilata e entra em insuficiência. Com uma obstrução mais severa da via de saída pulmonar, o fluxo através do ducto arterioso é revertido, e a morfologia do ducto arterioso pode ser tortuosa, e até mesmo apresentar um formato sigmóide. Se a valva tricúspide for significativamente regurgitante, o ventrículo direito e o átrio direito poderão permanecer dilatados. No entanto, se houver menos insuficiência tricúspide, o enchimento do ventrículo direito irá reduzir-se, com uma redistribuição do fluxo na direção do átrio esquerdo e ventrículo esquerdo, e o ventrículo direito pára de crescer.[36] Na **atresia pulmonar e na estenose pulmonar grave** o ventrículo direito pode ter um tamanho variável, que, em muitas instituições, estabelece o curso neonatal do lactente afetado.

Uma patologia miocárdica ventricular esquerda ou direita primária pode resultar no desenvolvimento de uma obstrução secundária à via de saída. Tardiamente no processo patológico, pode ser difícil determinar a etiologia primária destas patologias, pois elas podem se assemelhar muito. Precocemente no curso da doença, no entanto, podem haver sinais mais evidentes de um processo miocárdico primário. A **fibroelastose endocárdica ventricular esquerda**, por exemplo, pode resultar em um péssimo fluxo anterógrado através da via de saída ventricular esquerda.[64] A insuficiência aórtica pode ser um indício deste problema. O gêmeo receptor na **síndrome transfusor-transfundido** pode desenvolver uma disfunção sistólica e diastólica ventricular direita grave. Em 9% dos casos isto resulta em alguma forma de obstrução da via de saída do ventrículo direito, incluindo a possibilidade de uma atresia pulmonar.[65]

Anomalias dos Arcos. As anormalidades tanto do arco aórtico quanto do arco ductal podem ser identificadas antes do nascimento. As anomalias do arco aórtico incluem coarctação da aorta e hipoplasia do arco, interrupção do arco aórtico e arco aórtico duplo. Dada a raridade destas últimas duas patologias, esta seção enfoca apenas os achados *in utero* da coarctação da aorta. A **coarctação da aorta**, mesmo nas mãos mais experientes, continua a ser uma das lesões que apresenta mais dificuldade para ser diagnosticada ou excluída durante a vida fetal. A coarctação da aorta pode consistir em uma saliência bem definida que se desenvolve através do ducto arterioso apenas após o nascimento, ou ela pode incluir uma hipoplasia tubular grave transversal ou do arco distal (istmo), a patologia mais comumente observada nos neonatos e fetos afetados (Fig. 40-27). A presença de hipoplasia do arco no feto deve causar preocupações quanto à possibilidade de coarctação aórtica.[66] Um dos sinais mais precoces, indiretos, de coarctação da aorta é a discrepância no tamanho dos ventrículos. Com menos de 34 semanas, o valor preditivo positivo de uma sutil discrepância no tamanho dos ventrículos para uma obstrução cardíaca esquerda, mais comumente, a coarctação, é de 62%.[67] Após 34 sema-

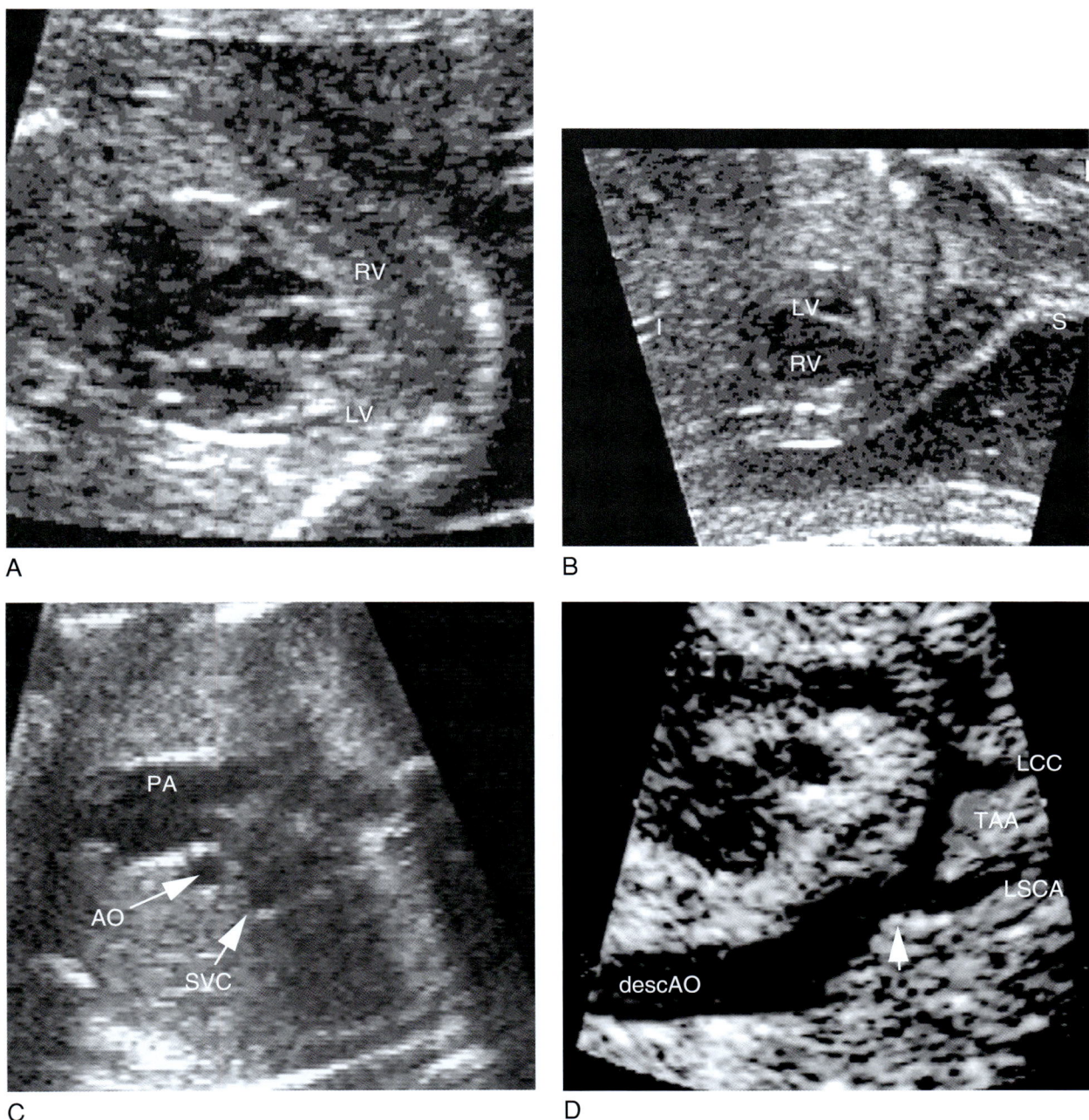

FIGURA 40-27. Coarctação da aorta. Uma discrepância no tamanho dos ventrículos, com um ventrículo esquerdo (LV) menor do que o ventrículo direito (RV), é demonstrada na incidência quatro câmaras em **A,** e na projeção de eixo curto em **B. C,** A aorta (AO) tem um calibre similar ao da veia cava superior (SVC) e é muito menor do que a artéria pulmonar (PA) na projeção de três vasos. **D,** O eixo longo do arco aórtico revela uma hipoplasia do arco e uma constrição definida (*ponta de seta*). DescAo, aorta descendente; LCC, carótida comum esquerda; LSCA, artéria subclávia esquerda; TAA, arco aórtico transverso.

nalmente, pode ser identificado na presença de distúrbios do tecido conjuntivo, sendo que, neste caso, pode ser muito grande. Tipicamente se observa um formato sigmóide do ducto arterioso sem o usual estreitamento central do final da gestação. No corte transversal, o ducto pode deslocar externamente na direção da esquerda do tronco da artéria pulmonar e ser visualizado como uma massa vascular ao nível dos três vasos. Apesar de a maioria dos aneurismas ductais ser benigno, quando grandes eles podem comprimir as vias aéreas, e outras estruturas vasculares, ou formarem trombos, e, mesmo quando pequenos, podem se romper catastroficamente no paciente com uma doença do tecido conjuntivo.[69]

Tumores cardíacos. Conforme ocorre após o nascimento, os rabdomiomas constituem os tumores cardíacos mais comumente diagnosticados identificados no feto.[70] A apresentação do **rabdomioma cardíaco fetal** pode incluir um achado incidental da própria massa na ultra-sonografia de rotina, arritmias fetais, ou hidropsia fetal. No ultra-som, eles

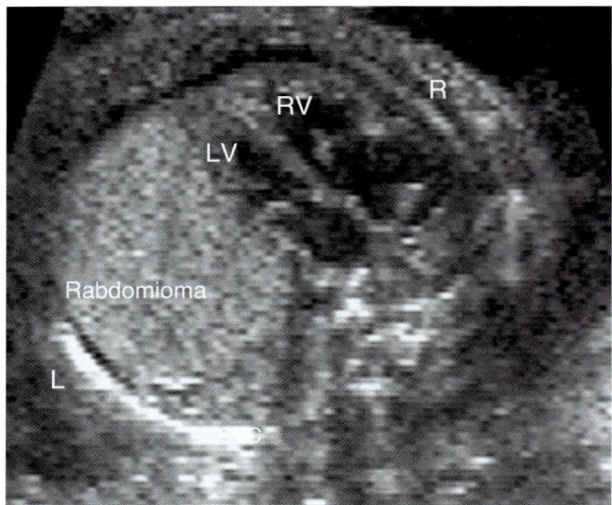

FIGURA 40-28. Rabdomioma cardíaco volumoso. Estende-se da parede livre do ventrículo esquerdo deste feto na 28ª semana de idade gestacional. Há aparência uniformemente ecogênica neste tipo de tumor comparado ao tecido circunjacente. L, esquerda; LV, ventrículo esquerdo; R, direita; RV, ventrículo direito.

são massas múltiplas ou únicas, homogêneas e circunscritas, geralmente ligeiramente mais ecogênicas do que o próprio miocárdio. Elas podem ancorar-se ao miocárdio ventricular, septal ou atrial, ou podem fazer uma protrusão para dentro das câmaras ou se localizarem primariamente na parede do coração (Fig. 40-28). Os rabdomiomas podem obstruir a via de entrada ou a via de saída ventricular e podem, em casos raros (4% a 5%), resultar em comprometimento hemodinâmico. Na nossa experiência, a esclerose tuberosa é identificada após o nascimento em mais de 80% dos rabdomiomas fetais diagnosticados no pré-natal.[71] Os **fibromas**, os **hemangiomas** e os **hamartomas** são outros tumores que têm sido diagnosticados antes do nascimento.[70] São, tipicamente, massas únicas. Os fibromas degeneram-se e desenvolvem áreas centrais de cistos e de calcificações. O **teratoma pericárdico** é outro tipo raro de tumor cardíaco fetal, que tem uma ecogenicidade variável, predominantemente cístico, com ancoramentos para a base do coração, veia cava superior ou raízes aórticas, geralmente associados a um derrame pericárdico. Se a compressão das estruturas vasculares ou o derrame pericárdico forem importantes, pode ocorrer uma redução no retorno venoso sistêmico, levando a uma insuficiência cardiovascular. A avaliação dos tumores cardíacos fetais deve incluir a determinação das suas características ultra-sonográficas (homogeneidade, ecogenicidade, presença de cistos), tamanho, número e localização dos tumores. Deve haver uma avaliação da patência das vias de entrada e de saída ventriculares, incluindo-se a avaliação quanto a qualquer evidência de discrepância no tamanho ventricular, atrial ou arterial que possa ser indicativa para os seus efeitos hemodinâmicos. O comprometimento cardiovascular e o distúrbio de ritmo devem ser excluídos.

Ectopia Cordis. A ectopia *cordis* é uma patologia extremamente rara na qual o coração está posicionado parcial ou completamente para fora do tórax. O tipo de ectopia *cordis* é determinado pela localização específica do coração e inclui localização cervical, torácica completa ou incompleta, toracoabdominal e abdominal. Os tipos mais comuns de ectopia são a toracoabdominal, na qual o coração permanece parcialmente dentro do tórax e parcialmente no abdome (uma onfalocele faz uma protrusão através de um defeito anterior

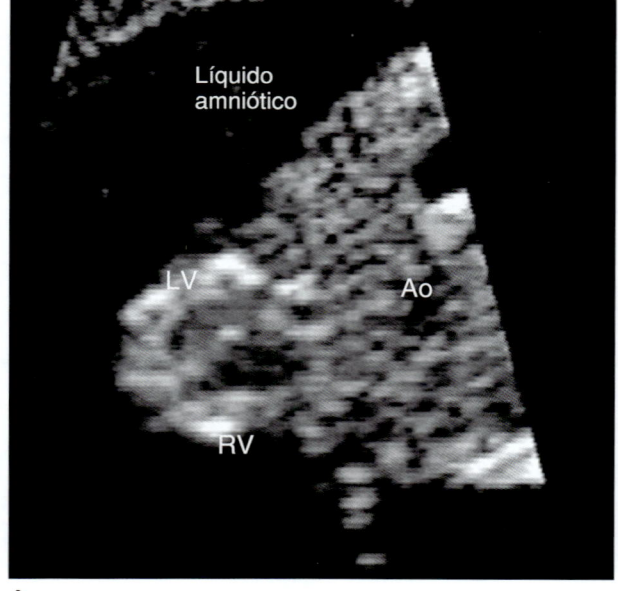

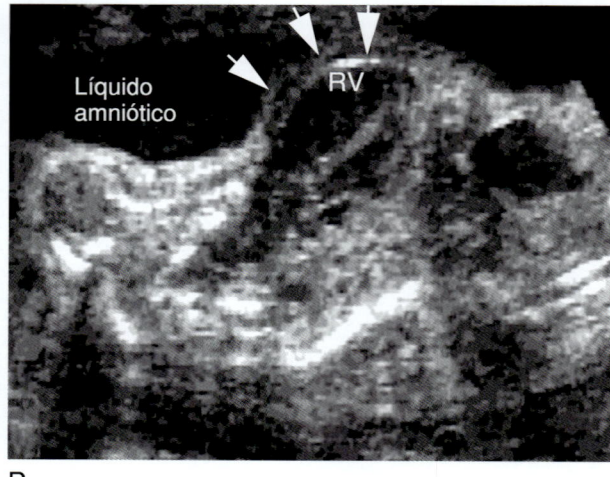

FIGURA 40-29. Ectopia cordis. A, Ectopia torácica completa detectada na 13ª semana de gestação, em que o coração bate dentro do líquido amniótico. **B,** Ectopia toracoabdominal parcial (*setas*) em um feto em idade mais avançada com uma grande onfalocele e uma hérnia diafragmática anterior associada à pentalogia de Cantrell. Ao, aorta; LV, ventrículo esquerdo; RV, ventrículo direito.

no diafragma), e a torácica, na qual o coração está posicionado completa ou parcialmente para fora do tórax através de um defeito na linha média ou esternal (Fig. 40-29). **A ectopia *cordis* toracoabdominal e abdominal** tipicamente é observada na **pentalogia de Cantrell**, que inclui, além da posição cardíaca anormal e da hérnia diafragmática, ausência completa ou parcial do pericárdio, doença cardíaca estrutural e defeito na linha média no esterno e/ou no abdome. Ocorre malformação cardíaca na maioria dos casos de ectopia *cordis*, que inclui comunicação interventricular, comunicação interatrial e anormalidades troncoconais.[72] Mesmo na ausência de malformação cardíaca, a ectopia *cordis* costuma ser grave, dada a posição desprotegida do coração e da possibilidade de ele ser comprimido externamente.

Anormalidades da Função Cardíaca

A **disfunção miocárdica** pode ocorrer como resultado de um distúrbio primário do miocárdio, ou pode ser secundário a alterações hemodinâmicas como resultado de outra patologia cardíaca ou não-cardíaca (Tabela 40-4).

Nas cardiomiopatias primárias pode haver dilatação ventricular, hipertrofia ventricular e/ou fibroelastose endocárdica com disfunção diastólica e/ou sistólica, e tais cardiomiopatias podem envolver primariamente o ventrículo direito, o ventrículo esquerdo ou ambos. A avaliação das cardiomiopatias fetais deve incluir a avaliação da estrutura cardiovascular com exclusão da doença cardíaca estrutural, a avaliação da freqüência e do ritmo cardíacos fetal, a medida dos diâmetros ventriculares e das espessuras de suas paredes, das velocidades de influxo e efluxo ventriculares, a avaliação de parâmetros de função sistólica e diastólica ventriculares e a avaliação quanto a evidências de um comprometimento cardiovascular ou de hidropsia fetal. Uma forma de cardiomiopatia é observada no gêmeo receptor nas gestações monocoriônicas complicadas pela **síndrome transfusor-transfundido**. O gêmeo receptor desenvolve hipertrofia ventricular e uma disfunção diastólica precocemente no processo patológico, seguido por uma disfunção sistólica tardia, que envolve o coração direito desproporcionalmente ao esquerdo.[73] Ao final do curso da doença, o feto pode desenvolver insuficiência cardíaca congestiva.[73-75] Em uma revisão de 50 casos de cardiomiopatia fetal que incluíram a **patologia do gêmeo receptor**,[47] demonstramos que, apesar da disfunção sistólica e da regurgitação da valva AV serem fatores de risco para um péssimo prognóstico perinatal, a presença de uma disfunção diastólica é um fator de risco significativamente maior para o óbito fetal e neonatal. A disfunção diastólica com uma pressão venosa sistêmica aumentada é mal tolerada pela circulação fetal. Uma avaliação adicional para a cardiomiopatia fetal deve incluir ultra-sonografia anatômica fetal geral e investigações laboratoriais

TABELA 40-4. ETIOLOGIAS DA DISFUNÇÃO MIOCÁRDICA FETAL

Cardiomiopatias Primárias	Cardiomiopatias Secundárias
Causas intrínsecas	**Causas cardíacas**
Distúrbios genéticos únicos	Arritmias
Distúrbios metabólicos autossômicos recessivos[‡]	Doença cardíaca estrutural
Síndrome de Noonan autossômica dominante[‡]	Tumores cardíacos/pericárdicos
Cardiomiopatia familiar, distrofia miotônica congênita*	Estados de alto débito
Miopatia miotubular ligada ao X*	Anemias primárias
Distúrbios mitocondriais*	Transfusão feto-materna ou feto-fetal aguda
Anomalias cromossomiais	Malformações arteriovenosas
α-Talasssemia[†]	Agenesia do ducto venoso
	Gêmeos acárdicos
Causas extrínsecas	Enchimento ventricular alterado
Infecções maternas	Ectopia cordis
Citomegalovírus	Patologia intratorácica
Toxoplasma gondii	Pós-carga ventricular alterada
Vírus da rubéola	Insuficiência placentária grave
Vírus do herpes	Síndrome transfusor-transfundido
Coxsackie vírus B	Acidose metabólica
Parvovírus	
Adenovírus	
HIV	
Doenças maternas	
Auto-anticorpos	
Diabetes insulino-dependente	
Síndrome transfusor-transfundido	

*Distúrbios nos quais a apresentação pré-natal ainda não foi documentada.
[†]O = Mecanismo patogênico obscuro.
[‡]A = Autossômico.
(De Fontes-Pedra SRF, Smallhorn J, Ryan G et al: Fetal cardiomyopathies: etiologies, hemodynamic findings and clinical outcome. Circulation 2002;106:585-591.)

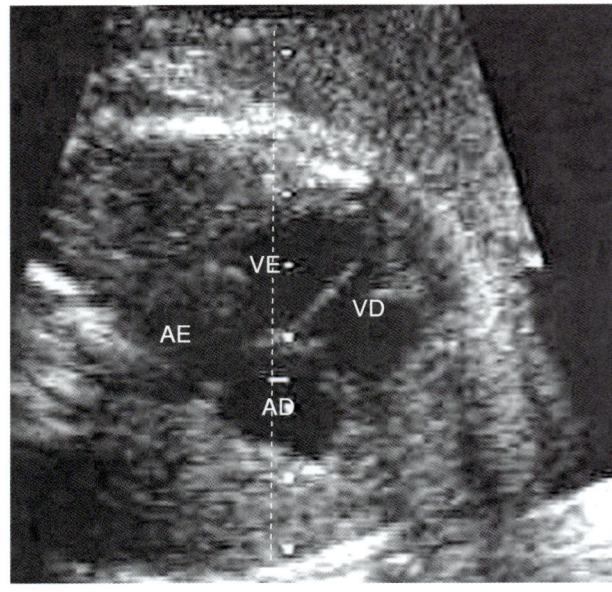

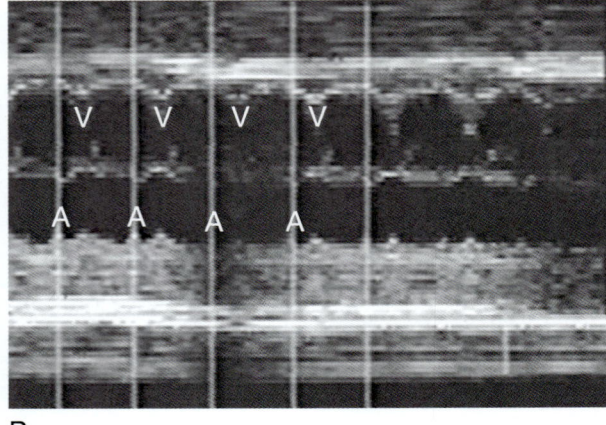

FIGURA 40-30. Avaliação modo-M do ritmo fetal. O traçado modo-M normal utilizando-se uma projeção quatro câmaras para demonstrar os movimentos das paredes atriais e ventriculares. **A,** O cursor do modo-M é direcionado simultaneamente através das paredes do ventrículo esquerdo (LV) e átrio direito (RA). **B,** A contração ventricular (V) segue-se a cada contração atrial (A), resultando em uma condução atrioventricular 1:1 normal.

maternas e fetais para estabelecer a etiologia e excluir patologias tratáveis.

Arritmias Fetais

As contrações rítmicas do coração fetal, que se originam de células marca-passos que se despolarizam espontaneamente, começam aproximadamente três semanas após a concepção. Subseqüentemente, as células nodais sinusais localizadas na borda epicárdica do sulco terminal na junção da veia cava superior e do átrio direito, assumem o comando para o desencadeamento do batimento cardíaco por despolarizarem mais rapidamente do que qualquer outro elemento no miocárdio. Com o desenvolvimento de um sistema de condução elétrico, os impulsos elétricos rítmicos podem ser conduzidos a partir do nodo sinusal através do anel fibroso da junção AV e liberados ao longo dos ventrículos, permitindo uma despolarização seqüencial dos átrios e dos ventrículos e o enchimento e esvaziamento coordenados do coração. O sistema de condução torna-se funcionalmente maduro por volta da 16ª semana de gestação. Tanto os componentes simpáticos quanto os parassimpáticos do sistema nervoso autonômico agem competitivamente acelerando e desacelerando a freqüência cardíaca, respectivamente. Por volta da 20ª semana de gestação, a freqüência cardíaca fetal média é de cerca de 140 ± 20 batimentos por minuto. Ela gradualmente se reduz para 130 ± 20 batimentos por minuto próximo ao termo, presumivelmente secundariamente a um aumento no tônus parassimpático.[76] No feto saudável, a freqüência cardíaca é bastante regular, e geralmente permanece entre 100 e 180 batimentos por minuto com variações batimento a batimento de 5 a 15 batimentos por minuto.[77]

Avaliação do Ritmo Fetal

O diagnóstico acurado das anomalias de condução e de ritmo intra-útero pode ser desafiador, pois os eletrocardiogramas convencionais não estão disponíveis. A **ecocardiografia modo-M** e a **ecocardiografia Doppler pulsátil** tornaram-se instrumentos diagnósticos confiáveis na avaliação do ritmo e da freqüência cardíaca fetal. Ambas as modalidades permitem uma análise batimento-a-batimento da cronologia das contrações atriais e ventriculares.[78] Orientados pela imagem bidimensional em tempo real da incidência quatro câmaras do coração fetal, o feixe de ultra-som modo-M pode ser alinhado simultaneamente através das paredes atriais e ventriculares para a avaliação do ritmo fetal (Fig. 40-30). Com uma insonação simultânea com o Doppler pulsátil da veia cava superior e da aorta ascendente, dada a sua íntima relação anatômica, é possível registrar a cronologia das velocidades do fluxo sangüíneo a partir de ambos os vasos (Fig. 40-31A). O começo do fluxo retrógrado na veia cava superior indica o começo da sístole atrial, enquanto que o início do fluxo aórtico anterógrado marca o começo da contração ventricular (Fig. 40-31B). O intervalo A-V corresponde ao intervalo entre os inícios de duas ondas de fluxo. Alternativamente, o registro simultâneo do influxo mitral e das ondas de fluxo Doppler de efluxo ventricular esquerdo pode ser usado (Fig. 40-31C). Muito recentemente, a **imagem tissular com Doppler (ITD)** orientada por uma ecocardiografia bidimensional tornou-se disponível em numerosos sistemas ultra-sonográficos comercialmente disponíveis (Fig. 40-32).[79] A ITD, armazenada como dados não processados, linha de rastreamento, permite a análise linear das motilidades segmentares das paredes em qualquer área do coração e permite-nos obter curvas de velocidade tissular múltiplas dentro do mesmo domínio temporal. Para avaliar relação temporal atrioventricular, curvas ITDs trifásicas típicas podem ser obtidas a partir de uma projeção de duas

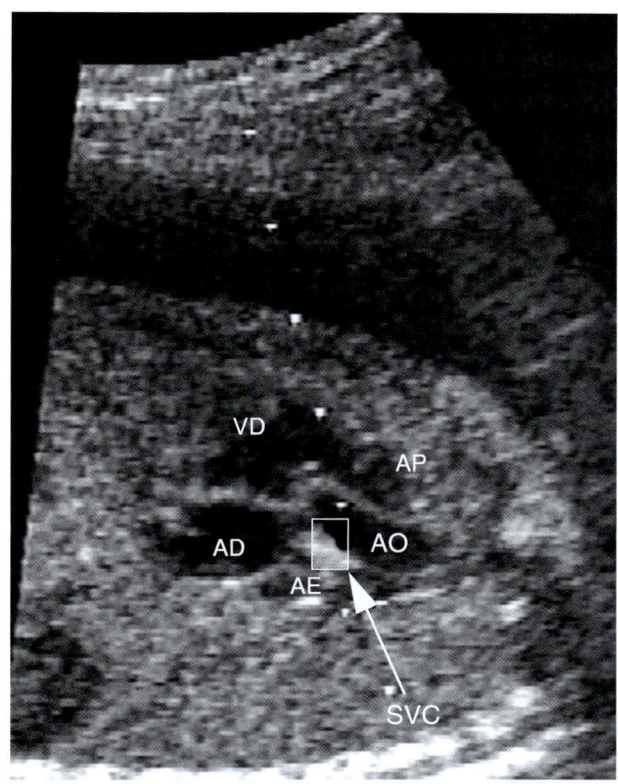

FIGURA 40-31. Avaliação Doppler do ritmo fetal normal. A e **B,** Registros do Doppler pulsátil simultâneos da aorta ascendente (AO) e da veia cava superior (SVC). O volume de amostragem Doppler (-) é colocado entre os dois vasos adjacentes. O intervalo de tempo entre os inícios do fluxo retrógrado da SVC e do fluxo aórtico anterógrado, que corresponde ao tempo de condução atrioventricular (AV), pode ser medido. O influxo através da valva tricúspide (ondas de fluxo da TV, E e A) também é demonstrado. **C,** Registro de Doppler pulsátil do influxo e do efluxo ventricular esquerdo. O volume de amostragem Doppler é posicionado no ventrículo esquerdo para demonstrar simultaneamente o fluxo através da valva mitral (MV) e a via de saída aórtica (AO). O intervalo de tempo entre a sístole atrial (início da onda A) e a sístole ventricular (início da AO) permite uma avaliação indireta da condução AV.

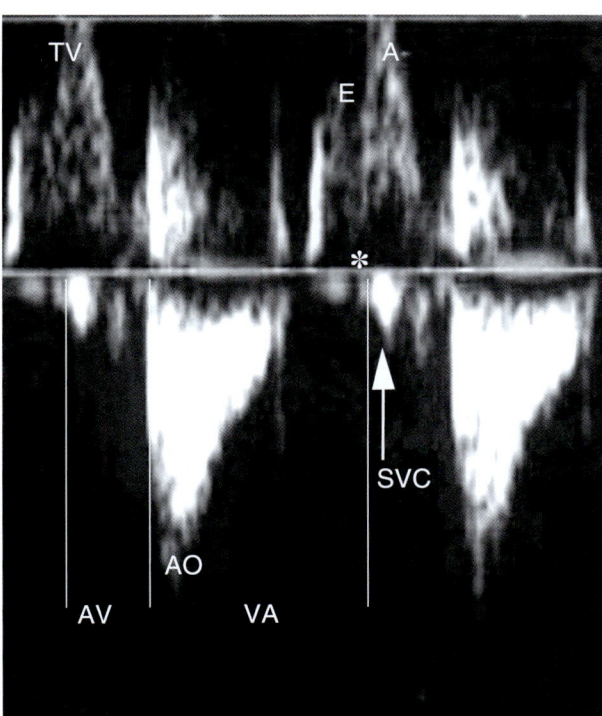

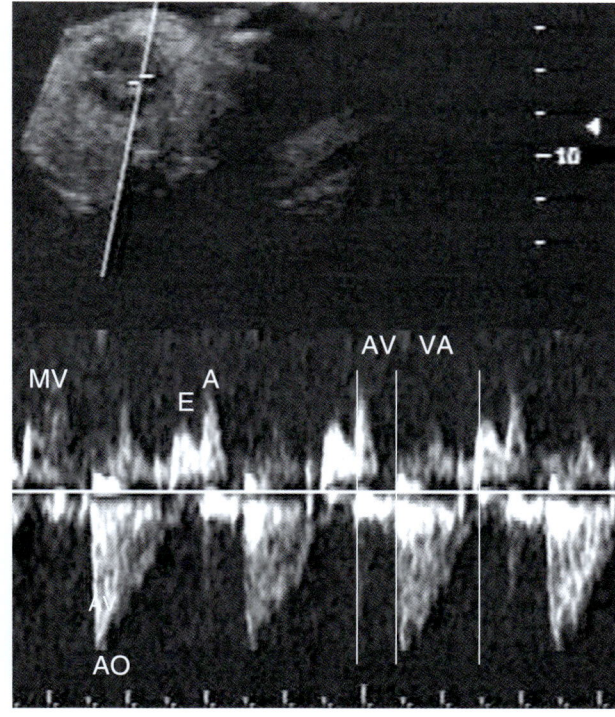

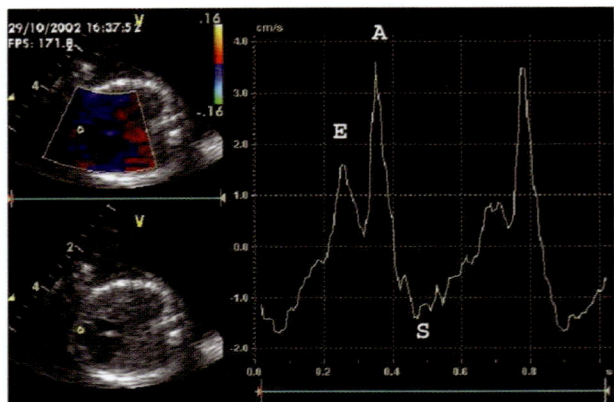

FIGURA 40-32. Imagem da velocidade tissular (IVT). Feto normal com amostragem na linfa A-V direita. As análises seqüenciais dos movimentos tissulares regionais resultam em duas ondas diastólicas (E e A) e uma onda sistólica (S), assemelhando-se ao traçado Doppler de influxo-efluxo da Figura 40-31C.

ou quatro câmaras ao nível da parede atrial direita ou superior esquerda e simultaneamente no lado ventricular do sulco A-V. Isto resulta em duas ondas diastólicas (as ondas A e E durante o início e o final da diástole, respectivamente), e uma onda sistólica ventricular (onda S). Embora todas estas técnicas ultra-sonográficas permitam a avaliação de intervalos de condução A-V e do ritmo fetal,[80] os tempos de condução A-V medidos diferem entre os métodos.[81] Os valores médios da condução A-V normal são 190 ± 36 ms (IC 95%: 182 a 198 ms) no modo-M, 120 ± 11 ms (IC 95%: 118 a 123 ms) no Doppler de influxo/efluxo do VE e 111 ± 17 ms (IC 95%: 107 a 114 ms) obtidos pela amostragem VCS/Doppler de aorta).[82] Os valores normais para a ITD ainda não foram publicados.

As **arritmias**, definidas como anormalidades do ritmo, da freqüência fetal ou de ambos, estão presentes em pelo menos 1% a 2% dos fetos durante um escaneamento ultra-sonográfico de rotina.[83] Arritmias menores (extra-sístoles atriais, bradicardia sinusal e taquicardia sinusal) são responsáveis por pelo menos 90% de todos os distúrbios do ritmo. As anomalias de ritmo importantes, com episódios intermitentes ou sustentados de taquicardia (> 180 batimentos por minuto) ou bradicardia (< 100 batimentos por minuto), como a taquicardia supraventricular, o *flutter* atrial e o bloqueio AV completo, são muito menos comuns. Os sintomas fetais associados a tais arritmias variam desde assintomáticos até insuficiência cardíaca severa, esta última podendo levar a óbito fetal em cerca de 30%. Felizmente, muitas formas de distúrbios de ritmo importantes, particularmente as taquiarritmias, respondem à terapia medicamentosa transplacentária; no entanto, a avaliação precisa da natureza das arritmias fetais é necessária antes de expor a mãe e o feto à terapia.

Ritmo Cardíaco Fetal Irregular. As **extra-sístoles atriais** originam-se de células marca-passos atriais ectópicas e tipicamente resultam em um ritmo irregular com uma freqüência cardíaca média normal ou quase normal. Elas são a causa mais comum de arritmias fetais, freqüentemente detectadas coincidentemente durante a ausculta de rotina ou pelo escaneamento ultra-sonográfico. Elas podem ser conduzidas ou bloqueadas, dependendo da prematuridade da ativação atrial (Fig. 40-33). Se suficientemente precoce, o impulso elétrico tipicamente é bloqueado dentro do tecido A-V refratário ou tecidos de condução ventriculares, resultando em uma pausa. Múltiplos batimentos bloqueados, como o que pode ocorrer no **bigeminismo atrial**, podem reduzir a freqüência cardíaca média do feto para 70 a 100 batimentos por minuto, o que pode ser confundido com um bloqueio AV de grau elevado (2° e 3° graus). As extra-sístoles atriais caracteristicamente são benignas e transitórias, embora em menos de 1% dos casos, elas possam desencadear taquiarritmias mais importantes, como a **taquicardia supraventricular reentrante** e o *flutter* atrial.[83,84] Uma doença cardíaca congênita concomitante é diagnosticada em mais de 2% dos fetos,[84] inclusive a displasia da valva tricúspide e os tumores intracardíacos. A alteração da valva do forame oval também pode estar presente isoladamente.[85-87] As extra-sístoles atriais geralmente são monitorizadas por períodos semanais ou quinzenais (Doppler, ausculta) do ritmo cardíaco para excluir uma progressão para uma taquicardia supraventricular (TSV) até a resolução completa da arritmia. A maioria se resolve espontaneamente antes ou logo após o parto, sem necessidade de tratamento.

As **extra-sístoles ventriculares** raramente são documentadas no período pré-natal. Em geral, são hemodinamicamente bem toleradas e benignas. Se freqüentes, no entanto, podem estar associadas a miocardite, cardiomiopatia e tumores, e precisam de uma observação mais estrita da evolução clínica.

Taquicardias. As anomalias que acarretam freqüências cardíacas aceleradas são o segundo grupo mais comum de arritmias fetais. Elas incluem a taquicardia sinusal, o *flutter* atrial, a TSV e a taquicardia ventricular. Os diferentes mecanismos podem ser distinguidos pela análise das relações entre os átrios e os ventrículos e pela documentação dos intervalos temporais atrioventricular e ventriculoarterial (VA).[78] Uma taquicardia VA curta está principalmente associada com uma reentrada atrioventricular. À parte a taquicardia sinusal, as arritmias com um VA longo podem ser causadas pela taquicardia atrial ectópica (TAE) e pela taquicardia juncional recíproca permanente (TJRP), tipos de TSV incomuns e freqüentemente refratárias à terapia.[78] A TSV reentrante e o *flutter* atrial representam os distúrbios de ritmo fetal mais prevalentes e clinicamente mais relevantes.[89,90] A TSV e o *flutter* atrial estão associados a um risco aumentado de doença cardíaca congênita (1% a 6%) inclusive da anomalia de Ebstein da valva tricúspide.[89,90]

A **taquicardia sinusal** é caracterizada por uma freqüência atrial de aproximadamente 180 batimentos por minuto, uma condução atrioventricular 1:1, uma duração normal do intervalo AV e uma certa variabilidade na freqüência cardíaca. Ela pode ser causada por sofrimento fetal, anemia, infecções, tratamento com drogas simpaticomiméticas, febre e hipertireoidismo materno. A importância da taqui-

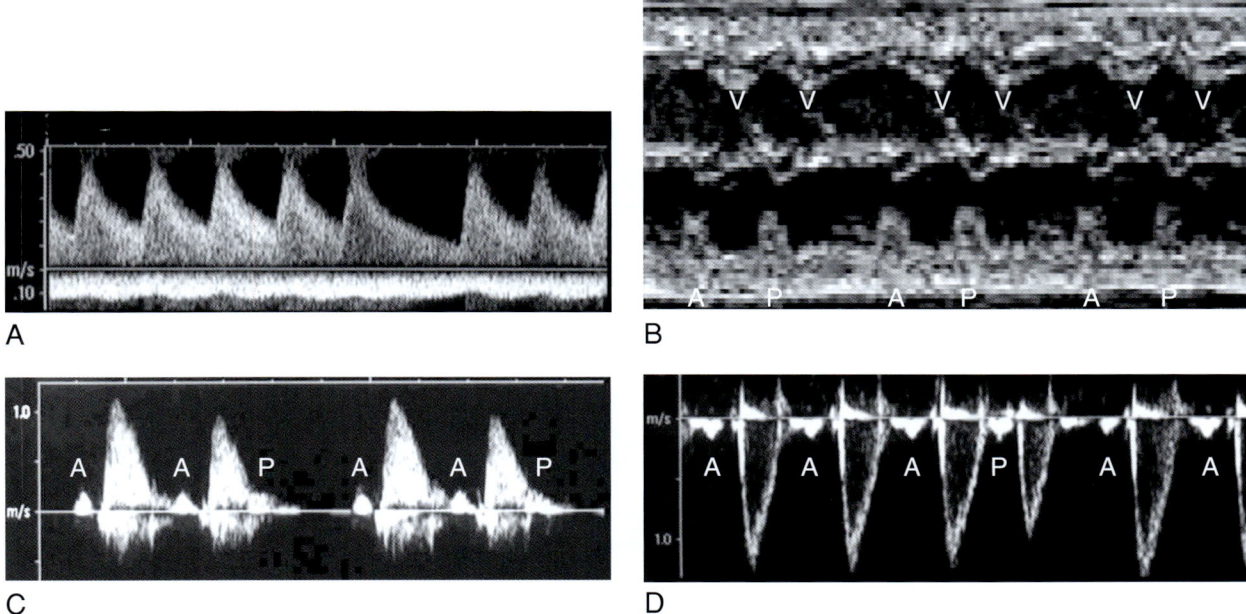

FIGURA 40-33. Extra-sístoles. A, O registro de fluxo Doppler da artéria umbilical mostra um intervalo prolongado entre dois batimentos, provavelmente causado por uma extra-sístole atrial não conduzida. Para melhor estudar o mecanismo das anomalias de ritmo, é mandatório o registro simultâneo das estruturas atriais e ventriculares. **B,** O cursor modo-M demonstra as paredes ventriculares e atriais simultaneamente. Cada contração atrial (A) normal é seguida por uma contração atrial prematura (extra-sístole atrial) (P) (bigeminismo atrial). Cada movimento da parede atrial normal e prematuro é seguido por uma contração ventricular (V), sugerindo uma condução AV 1:1. **C,** Doppler da SVC/aorta dos batimentos ectópicos atriais (extra-sístoles atriais) bloqueados. Neste exemplo, cada terceiro batimento atrial ocorre muito prematuramente (P), imediatamente ao final da sístole ventricular, sem condução para o ventrículo. **D,** Doppler da SVC/aorta de um batimento atrial prematuro conduzido isolado. SVC, veia cava superior.

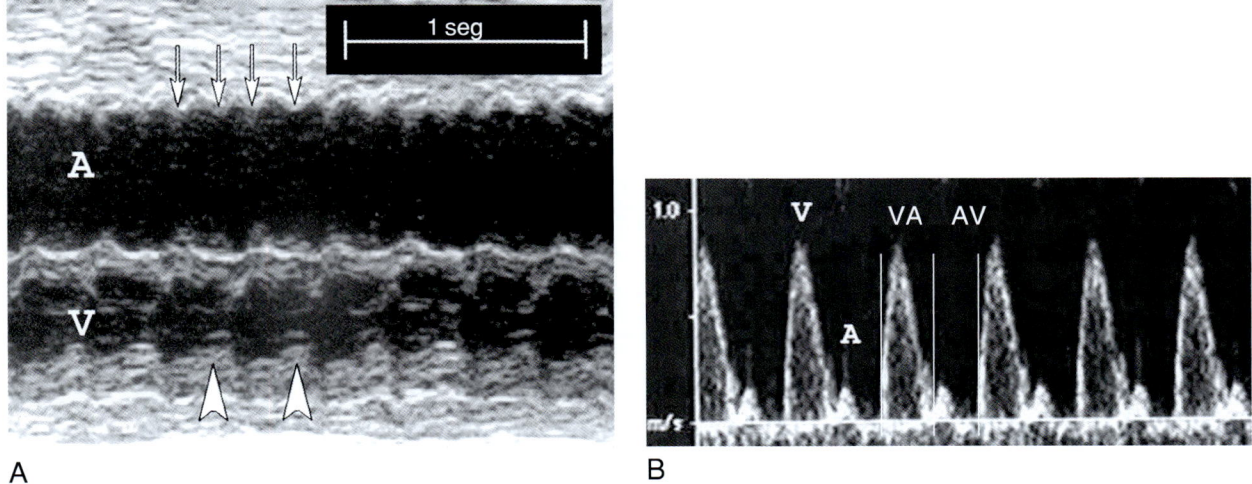

FIGURA 40-34. Taquiarritmia supraventricular. A, *Flutter* atrial, traçado modo-M, com uma freqüência atrial de 360 e uma freqüência ventricular de 180 batimentos por minuto. Cada segundo batimento atrial não é conduzido devido a um bloqueio atrioventricular 2:1. **B, Taquicardia supraventricular VA curta** com uma freqüência cardíaca de 240 batimentos por minuto demonstrado com um fluxo simultâneo SVC/aórtico. Na forma mais comum de TSV, a condução A-V ocorre através do nodo AV de condução relativamente lenta (intervalo AV mais longo), enquanto que a condução elétrica ventriculoarterial (VA) retrógrada ocorre mais rapidamente, através de uma via acessória (intervalo VA mais curto). A, contração atrial; V, contração ventricular.

cardia sinusal é o estabelecimento e o tratamento da causa subjacente.

O *flutter* atrial (Fig. 40-34A) é responsável por aproximadamente um terço das taquiarritmias mais importantes. Apesar de o *flutter* atrial utilizar um circuito de reentrada dentro dos próprios átrios, ele pode estar associado a uma condução por uma via atrioventricular acessória e TSV.[88,90-92] Tipicamente, o *flutter* atrial fetal não é diagnosticado antes do terceiro trimestre. Ele pode ser intermitente ou sustentado. As freqüências atriais variam entre 300 e 550 batimentos por minuto e ocorre predominantemente uma condução AV 2:1 ou 3:1. Isto resulta em uma freqüência ventricular mais lenta, entre 150 e 250 batimentos por minuto, que pode ser regular ou irregular.

A reentrada é o mecanismo mais comum da **taquicardia supraventricular**. Na forma típica, ocorre uma condução anterógrada através do nodo AV, enquanto uma via acessória de condução particularmente rápida permite ativação retrógrada dos átrios. No ECG e na ecocardiografia, a ativação atrial retrógrada ocorre logo após a ativação ventricular e, portanto, leva a uma taquicardia com uma via retrógrada curta (intervalo VA curto) (Fig. 40-34B). Este tipo de taquiarritmia é caracterizado por episódios intermitentes ou sustentados de freqüências rápidas, regulares entre 180 e 300 batimentos por minuto e uma condução 1:1. Tanto o início quanto o término da TSV em geral são súbitos. A **síndrome de Wolff-Parkinson-White** é diagnosticada em cerca de 10% dos neonatos com TSV fetal.[89,90]

A **taquicardia juncional recíproca permanente (TJRP)** representa uma variante da TSV reentrante. Conforme ocorre na TSV ortodrômica, o circuito reentrante utiliza o nodo AV para a condução anterógrada, enquanto a condução retrógrada prossegue através de uma via acessória de condução lenta. Isto resulta em taquicardias VA longas e sustentadas de aproximadamente 220 batimentos por minuto, e ocorre uma relação A-V 1:1.[78]

Na **taquicardia atrial ectópica (TAE)** não há circuito reentrante, mas um foco atrial ectópico definido, que excede a atividade de marca-passos do nodo sinusal. A TAE mostra as características da TSV com VA longo, pois as contrações atriais precedem a contração ventricular. A arritmia é, em grande parte, sustentada, com freqüências cardíacas que variam de 200 a 250 batimentos por minuto.[78] A freqüência cardíaca pode ser variável, com períodos de aquecimento e desaquecimento. Geralmente ocorre uma condução AV 1:1.

A **taquicardia ventricular** é uma anomalia fetal muito rara. Surtos intermitentes de freqüências ventriculares entre 170 e 400 batimentos por minuto excedem a freqüência atrial e tipicamente ocorre uma dissociação AV completa.[93,94] Poderá haver uma relação VA 1:1 se o nodo AV for capaz de conduzir retrogradamente. Nesta última situação, a taquicardia ventricular torna-se difícil de ser diferenciada da TSV reentrante. A síndrome do QT longo pode ser suspeitada quando há uma bradicardia fetal durante o ritmo sinusal, bloqueio atrioventricular completo intermitente ou permanente, ou ambos.[95,96]

Tratamento das Taquiarritmias. A taquiarritmia fetal pode acarretar insuficiência cardíaca e hidropsia, com risco substancial de morte intra-uterina e neonatal, mesmo se a arritmia for apenas intermitente.[97,98] À parte a duração e o mecanismo da taquicardia, outros fatores foram sugeridos como contribuindo para a hidropsia fetal, inclusive idade gestacional precoce, freqüências cardíacas mais rápidas, e uma função sistólica cardíaca prejudicada.[97] A taquicardia fetal relacionada a hidropsia tem um risco de mortalidade de 20% a 30%.[89,97] O tratamento pré-natal tem como objetivo primariamente a conversão permanente para um ritmo sinusal e a prevenção ou resolução da insuficiência cardíaca. No entanto, decisões sobre quando tratar e com quais medicações são complexas, pois: (1) atualmente, não há estudo controlado para documentar a superioridade e a segurança das drogas antiarrítmicas no controle das arritmias fetais; (2) a escolha do tratamento deve levar em consideração uma diversidade de outros fatores, como idade gestacional no momento do diagnóstico, padrão e mecanismo da arritmia subjacente, sinais de insuficiência cardíaca congestiva e lesões cardíacas associadas; (3) as drogas antiarrítmicas diferem nos seus efeitos farmacológicos, eletrofisiológicos, na sua eficácia e na sua tolerabilidade. A terapia transmaterna inclui a digoxina,[78,98-100] os agentes antiarrítmicos das classes Ia (procainamida)[100,101] e Ic (flecainida, propafenona),[89,102-104] e os agentes antiarrítmicos da classe III (sotalol com efeitos β-bloqueadores e amiodarona).[105-107]

A administração fetal direta da adenosina ou da amiodarona dentro da veia umbilical tem sido ocasionalmente empregada para o tratamento agudo da TSV reentrante incessante não controlada.[108,109] Preferimos a seguinte abordagem na TSV reentrante: no feto com menos de 35 semanas de gestação sem insuficiência cardíaca, usamos a digoxina como a droga de primeira escolha. Se houver evidências de insuficiência cardíaca, combinamos a digoxina com o sotalol. Quando comparada à TSV reentrante, a TJRP e a TAE são de tratamento mais difícil, pois elas não respondem prontamente à digoxina.[78] Nesta situação, utiliza-se o sotalol como a droga de primeira escolha, mesmo se não houver nenhuma evidência de insuficiência cardíaca iminente. Cabe destacar que alguns fetos sem evidências de insuficiência cardíaca e surtos ocasionais de TSV podem não precisar de tratamento, mas eles devem ser estritamente monitorizados. O parto, seguido pelo tratamento neonatal, deve ser considerado para o feto com mais de 35 semanas de gestação com taquiarritmias significativas. O tratamento do *flutter* atrial tem como objetivo reverter o *flutter* atrial para um ritmo sinusal ou, de outro modo, prejudicar a condução AV, assim reduzindo a freqüência da resposta ventricular a uma freqüência próxima ao normal. Em termos de restabelecimento do ritmo sinusal, a administração materna de sotalol parece ser mais eficaz do que a digoxina.[105]

Bradicardias. Uma redução na freqüência cardíaca fetal média pode ser observada durante a bradicardia sinusal, múltiplas extra-sístoles atriais bloqueadas e bloqueios AV de alto grau (BAV). A **bradicardia sinusal transitória** é uma observação bastante comum durante o exame ultra-sono-

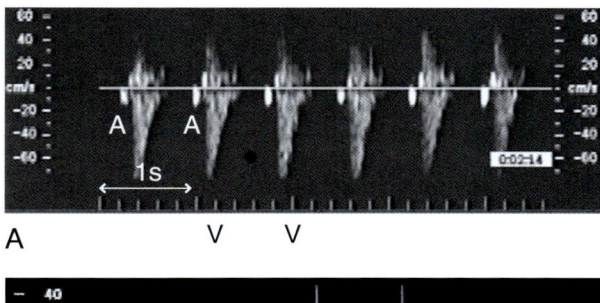

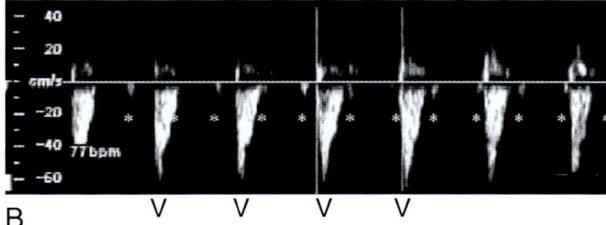

FIGURA 40-35. Bradicardia. A, Bradicardia atrial com 75 batimentos por minuto documentado pelo Doppler da SVC/aorta simultâneo. Cada onda de fluxo aórtico é precedida por uma onda de fluxo menor, que corresponde a um fluxo retrógrado normal na SVC durante a contração atrial (A). **B, BAVC fetal isolado** (bloqueio atrioventricular completo) com uma freqüência ventricular de 77 batimentos por minuto documentado pelo Doppler da SVC/aorta simultâneo. Note a ausência de relação entre as contrações atriais (*) e ventriculares. Os intervalos AV mudam com cada ciclo cardíaco, enquanto que os intervalos A-A (*-*) e V-V permanecem praticamente constantes. A freqüência atrial é quase duas vezes mais rápida do que a freqüência ventricular. AV, atrioventricular, SVC, veia cava superior.

gráfico, o que pode ser provocado pela pressão do transdutor. A **bradicardia sinusal sustentada** (Fig. 40-35A) pode ser causada por inúmeras patologias graves, inclusive a hipóxia fetal e a síndrome do QT longo. A bradicardia permanente está mais comumente associada a um bloqueio atrioventricular avançado. A anomalia refere-se a um distúrbio da condução do impulso elétrico dentro do nodo AV, do feixe de His ou dos feixes de ramo. Distinguem-se três graus de gravidade pela ecocardiografia fetal. O **BAV de primeiro grau** é definido como o prolongamento do tempo de condução AV além dos limites normais, mas todos os impulsos são conduzidos. O **BAV de segundo grau** refere-se a uma incapacidade de conduzir alguns, porém nem todos os impulsos atriais aos ventrículos. No terceiro grau, ou **bloqueio AV completo** (Fig. 40-35B), ocorre uma interrupção completa da comunicação elétrica anterógrada entre os átrios e os ventrículos. Os átrios e os ventrículos, portanto, batem independentemente. O BAV de segundo grau (Mobitz tipo II) e o BAV de terceiro grau representam anomalias de condução graves. O coração fetal precisa adaptar-se à freqüência cardíaca lenta pelo aumento no seu volume de ejeção, resultando em cardiomegalia e hipertrofia biventriculares. A função sistólica ventricular está predominantemente preservada, mas pode ser anormalmente reduzida no feto com descompensação cardíaca, miocardite e fibroelastose endocárdica.[110] Se o coração não for capaz de compensar suficientemente para a freqüência cardíaca reduzida, o que ocorre particularmente a freqüências ventriculares mais baixas, com uma função miocárdica reduzida e na presença de doença cardíaca estrutural, poderá evoluir para uma insuficiência cardíaca congestiva. Um derrame pericárdico trivial é comum, e não é necessariamente um sinal de insuficiência cardíaca iminente. Em contraste, a hidropsia fetal deve ser considerada um estágio avançado da insuficiência cardíaca com um elevado risco de péssimo prognóstico.

O **bloqueio atrial ventricular completo congênito (BAVC)** é responsável por cerca de 20% de todas as principais arritmias detectadas intra-útero e é observado em aproximadamente 1 em cada 15.000 nascimentos vivos. Em cerca de metade dos casos, o bloqueio atrioventricular está associado a uma doença cardíaca estrutural complexa, mais comumente um isomerismo atrial esquerdo, e uma transposição corrigida. O prognóstico dos fetos com BAVC e doença cardíaca estrutural é péssimo; apenas aproximadamente 15% sobrevivem ao período fetal e neonatal.[111] Na outra metade dos casos, não se constata nenhuma doença cardíaca estrutural. O BAVC isolado está associado em 95% dos casos à passagem transplacentária dos **auto-anticorpos maternos anti-Ro e/ou anti-La**.[110-112] Estes anticorpos tipicamente são encontrados na síndrome de Sjögren e no lúpus eritematoso sistêmico, embora a doença auto-imune não esteja presente em 70% a 80% das mães dos fetos e recém-nascidos afetados. Os anticorpos anti-Ro/La penetram a circulação fetal na metade do segundo trimestre, desencadeando uma lesão tissular imune-mediada que pode resultar em destruição progressiva do nodo AV, miocardite e cardiomiopatia dilatada nos fetos susceptíveis.[110,113,114] O BAVC tipicamente é diagnosticado entre a 18ª e a 24ª semanas de gestação,[115] desenvolve-se em cerca de 1% a 2% da população total das mães com anticorpos anti-Ro/La positivos[116,117] e pode recorrer em 8% a 18% das mulheres.[115] Doença cardíaca estrutural, hidropsia fetal, péssima função ventricular, fibroelastose endocárdica ventricular, parto prematuro, freqüências cardíacas abaixo de 55 batimentos por minuto e queda rápida na freqüência cardíaca fetal foram associados a mortalidades fetal e neonatal aumentadas no BAVC fetal.[110,111,118] Da mesma forma, o BAVC isolado com freqüências ventriculares superiores a 60 batimentos por minuto apresenta uma taxa de mortalidade relativamente baixa de 6%. A maioria dos sobreviventes necessita de uma terapia por marca-passo permanente no primeiro ano de vida.[110,111,118,119] Diretrizes para o tratamento do feto com, ou sob risco de desenvolver um bloqueio atrioventricular ainda não foram estabelecidas.

Tratamento Antiinflamatório. Os esteróides fluorinados, a dexametasona e a betametasona são apenas minimamente metabolizados pela placenta. Portanto, eles podem não apenas reduzir o nível de autoanticorpos maternos, mas também suprimir a resposta imune no feto. Estes compostos oferecem uma chance de reversão quando administrados para o BAV de primeiro e segundo graus.[120] Infelizmente, a maioria dos fetos é diagnosticada com bloqueio atrioventricular completo, o que representa um estágio irreversível de dano ao tecido de condução AV. Apesar da persistência do bloqueio atrioventricular, foi notada a resolução da hidropsia com os esteróides.[120-123] Em virtude da possibilidade de miocardite associada nesses casos selecionados, o tratamento intra-útero da inflamação com esteróides pode melhorar indiretamente a contratilidade cardíaca, levando a uma redução na hidropsia.[124] Os efeitos colaterais do uso materno de esteróides inclui risco aumentado de infecções e oligoidrâmnio, ambas complicações potencialmente de risco, que justificam cuidadosa vigilância da gravidez. Os agentes β-adrenérgicos administrados por via materna (salbutamol, ritodrina, terbutalina) podem ser usados para elevar o débito cardíaco fetal, pela elevação da freqüência cardíaca e da contratilidade miocárdica.[125,126]

Em nosso centro, se houver suspeita de atraso na condução AV, ou de cardite em fase inicial, imediatamente se inicia a dexametasona (geralmente 4 mg/dia) e a gravidez é monitorizada ao longo de todo o período gestacional e durante um mínimo de 6 meses após o nascimento. Os nossos dados mais recentes[127] indicam menor morbidade e melhoria na sobrevida fetal e neonatal de aproximadamente 90% quando um esteróide é iniciado durante o restante da gravidez antes de qualquer deterioração, em combinação com um β-simpaticomimético, se a freqüência cardíaca declinar abaixo de 55 batimentos por minuto. Quando há oligoidrâmnio, a dexametasona materna é reduzida, pois a persistência de líquido amniótico reduzido pode estimular um parto mais prematuro. Em uma situação hemodinamicamente estável, somos favoráveis a um parto cesariana por volta da 36ª a 37ª semanas de gestação, pois não há nenhum método capaz de monitorizar adequadamente os parâmetros vitais fetais durante o trabalho de parto. No entanto, o parto vaginal poderá ser considerado se for possível monitorizar o feto com uma ultra-sonografia e amostragens repetidas de sangue do escalpe.[128] No momento do parto, a maioria dos neonatos necessitam de cuidado médico imediato, que consiste primariamente em suporte ventilatório e cardíaco, inclusive emprego de isoprenalina ou de marca-passo ventricular para elevar a freqüência cardíaca.

Aconselhamento Pré-Natal para a Doença Cardíaca Fetal

O aconselhamento pré-natal para a doença cardíaca fetal precisa mais do que conhecimento sobre a patologia cardiovascular básica. Requer conhecimento sobre as lesões cardíacas e extracardíacas adicionais associadas com a patologia primária, a evolução antenatal da doença cardíaca, inclusive o potencial para o desenvolvimento de insuficiência cardíaca e óbito fetal espontâneo, e o prognóstico pós-natal dos recém-nascidos e crianças afetadas. As estratégias de tratamento e os prognósticos a curto, médio e longo prazos para a doença cardíaca congênita estão em evolução na atual era clínica e cirúrgica. Uma abordagem multidisciplinar para tais gestações, com a participação de cardiologistas fetais ou pediátricos, radiologistas, neonatologistas, subespecialidades cirúrgicas, geneticistas e obstetras, resulta em aconselhamento mais apropriado e em excelente tratamento perinatal e melhor prognóstico das gestações afetadas.

Impacto Clínico do Diagnóstico Pré-Natal da Doença Cardíaca Congênita

Há poderosas evidências de que a detecção de uma doença cardíaca fetal resulta em um impacto significativo sobre o prognóstico da gestação afetada. Esta detecção proporciona tempo para se planejar um tratamento neonatal apropriado dos recém-nascidos com lesões neonatais críticas. Em corroboração à sua eficácia, vários grupos documentaram uma redução significativa na morbidade pré-operatória e na mortalidade perioperatória quando a transposição das grandes artérias e a síndrome do coração esquerdo hipoplásico são diagnosticadas no período pré-natal.[129-132] Com acurada definição do mecanismo das taquiarritmias fetais e terapia materna/transplacentária apropriada, a incidência de hidropsia fetal associada foi significativamente reduzida. A mortalidade perinatal associada às taquiarritmias supraventriculares fetais e à hidropsia fetal diminui de aproximadamente 50% para 10%.[89]

Uma detecção pré-natal de uma patologia cardíaca fetal feita no momento preciso, com aconselhamento pré-natal apropriado, prepara a família para um recém-nascido afetado. Também proporciona uma oportunidade de se considerar a interrupção da gestação. Várias doenças cardíacas congênitas e lesões cardíacas associadas a uma patologia extracardíaca importante e anomalias cromossomiais apresentam elevadas taxas de interrupção. O impacto da ecocardiografia pré-natal sobre a incidência de uma doença cardíaca congênita grave provavelmente aumenta conforme melhoram as taxas de detecção pré-natal.[133,134] O impacto mais dramático, sem dúvida, vai ocorrer quando a maior parte das lesões cardíacas significativas for detectada por volta do segundo trimestre.

Referências

1. Winsberg F: Echocardiography of the fetal newborn heart. Invest Radiol 1972;7:152-158.
2. Allan, LD, Tynan MJ, Campbell S, et al: Echocardiographic and anatomical correlates in the fetus. Br Heart J 1980;44:444-447.
3. Lange LW, Sahn DJ, Allen HD, et al: Qualitative real-time cross-sectional echocardiographic imaging of the human fetus during the second half of pregnancy. Circulation 1980;62:799-805.
4. Sahn DJ, Lange LW, Allen HD, et al: Quantitative real-time cross-sectional echocardiography in the developing normal human fetus and newborn. Circulation 1980;62:588-603.
5. Huhta JC, Hagler DJ, Hill LM: Two-dimensional echocardiographic assessment of normal fetal cardiac anatomy. J Reprod Med 1984;29:162-165.
6. Allan D, Crawford DC, Anderson RH, et al: Spectrum of congenital heart disease detected echocardiographically in prenatal life. Br Heart J 1985;54:523-526.
7. Kleinman CS, Donnerstein RL, DeVore GR, et al: Fetal echocardiography for the evaluation of in utero congestive heart failure. N Engl J Med 1982;306:568-571.
8. Kleinman CS, Donnerstein RL, Jaffe CC, et al: Fetal echocardiography: A tool for evaluation of in utero cardiac

arrhythmias and monitoring of in utero therapy: Analysis of 71 patients. Am J Cardiol 1983;51:237-242.
9. Silverman NH, Kleinman CS, Rudolph AM, et al: Fetal atrioventricular valve insufficiency associated with nonimmune hydrops: A two-dimensional echocardiographic and pulsed Doppler ultrasound study. Circulation 1985;72:825-832.
10. Sharland GK, Lockhart SM, Chita SK, et al: Factors influencing the outcome of congenital heart disease detected prenatally. Arch Dis Child 1991;66:284-287.
11. Ferrazzi E, Fesslova V, Bellotti M, et al: Prenatal diagnosis and management of congenital heart disease. J Reprod Med 1989;34:207-214.
12. Paladini D, Calabro R, Palmieri S, et al: Prenatal diagnosis of congenital heart disease and fetal karyotyping. Obstet Gynecol 1993;81(5 [Pt 1]):679-682.
13. Copel JA, Pilu G, Kleinman CS: Congenital heart disease and extracardiac anomalies: Associations and indications for fetal echocardiography. Am J Obstet Gynecol 1986;154:1121-1124.
14. Allan LD, Sharland GK, Milburn A, et al: Prospective diagnosis of 1,006 consecutive cases of congenital heart disease in the fetus. J Am Coll Cardiol 1994;23:1452-1458.
15. Nora JJ, Nora AH: Update on counseling the family with a first degree relative with a congenital heart defect. Am J Med Genet 1988;29:137-142.
16. Burn J, Brennan P, Little J, et al: Recurrence risks in offspring of adults with major heart defects: Results from first cohort of British collaborative study. Lancet 1998;351:311-316.
17. Nora JJ: From generational studies to a multilevel genetic-environmental interaction. J Am Coll Cardiol 1994;23:1468-1471.
18. Ardinger RH: Genetic counseling in congenital heart disease. Pediatric Annals 1997;26:99-104.
19. Digilio MC, Marino B, Giannotti A, et al: Recurrence risk figures for isolated tetralogy of Fallot after screening for 22q11 microdeletion. J Med Genet 1997;34:188-190.
20. Boughman JA, Berg K, Astemborski JA, et al: Familial risks of congenital heart defect assessed in a population-based epidemiologic study. Am J Med Genet 1987; 26:839-849.
21. Hyett J, Moscoso G, Papapanagiotou G, et al: Abnormalities of the heart and great arteries in chromosomally normal fetuses with increased nuchal translucency thickness at 11-13 weeks of gestation. Ultrasound Obstet Gynecol 1996;7:245-250.
22. Hyett J, Perdu M, Sharland G, et al: Using fetal nuchal translucency to screen for major congenital cardiac defects at 10-14 weeks of gestation: Population based cohort study. Br Med J 1999;318:81-85.
23. Ville Y, Lalondrelle C, Doumere S, et al: First-trimester diagnosis of nuchal anomalies: Significance and fetal outcome. Ultrasound Obsetet Gynecol 1992;2:314-316.
24. Nicolaides KH, Brizot ML, Snijders RJM: Fetal nuchal translucency thickness: ultrasound screening for fetal trisomy in the first trimester of pregnancy. Br J Obstet Gynaecol 1994;101:782-786.
25. Pandya PP, Brizot ML, Khun P, et al: First-trimester fetal nuchal translucency thickness and risk for trisomies. Obstet Gynecol 1994;84:420-423.
26. Souka AP, Krampl E, Bakalis S, et al: Outcome of pregnancy in chromosomally normal fetuses with increased nuchal translucency in the first trimester. Ultrasound Obstet Gynecol 2001;18:9-17.
27. Hyett JA, Perdu M, Sharland GK, et al: Increased nuchal translucency at 10-14 weeks of gestation as a marker for major cardiac defects. Ultrasound Obstet Gynecol 1997;10:242-246.
28. Mavrides E, Cobian F, Tekay A, et al: Fetal nuchal translucency measurements in screening for major congenital cardiac defects in chromosomally normal fetuses [abstract]. Cardiol Young 2000;10(2):9.
29. Jaeggi ET, Sholler GF, Jones OD, et al: Comparative analysis of pattern, management and outcome of pre- versus postnatally diagnosed major congenital heart disease: A population-based study. Ultrasound Obstet Gynecol 2001;17:380-385.
30. Crane JP, LeFevre ML, Winborn RC, et al: A randomized trial of prenatal ultrasonographic screening: Impact on the detection, management, and outcome of anomalous fetuses. The RADIUS Study Group. Am J Obstet Gynecol 1994;171(2):392-399.
31. Bromley B, Estroff JA, Sanders SP, et al: Fetal echocardiography: Accuracy and limitations in a population at high and low risk for heart defects. Am J Obstet Gynecol 1992;166:1473-1481.
32. Wigton TR, Sabbagha RE, Tamura RK, et al: Sonographic diagnosis of congenital heart disease: Comparison between the four-chamber view and multiple cardiac views. Obstet Gynecol 1993;82:219-224.
33. Hornberger L, Sanders SP, Rein AJ, et al: Left heart obstructive lesions and left ventricular growth in the midtrimester fetus. A longitudinal study. Circulation 1995;92:1531-1538.
34. Simpson JM, Sharland GK: Natural history and outcome of aortic stenosis diagnosed prenatally. Heart 1997; 77:205-210.
35. Hornberger LK, Need L, Benacerraf BR: Development of significant left and right ventricular hypoplasia in the second and third trimester fetus. J Ultrasound Med 1996;15:60-65.
36. Bronshtein M, Zimmer EJ: The sonographic approach to the detection of fetal cardiac anomalies in early pregnancy. Ultrasound Obstet Gynecol 2002;19:360-365.
37. Achiron R, Rotstein Z, Lipitz S, et al: First-trimester diagnosis of fetal congenital heart disease by transvaginal ultrasonography. Obstet Gynecol 1994;84:69-72.
38. Shipp TD, Bromley B, Hornberger LK, et al: Levorotation of the fetal cardiac axis: A clue for the presence of congenital heart disease. Obstet Gynecol 1995;85:97-102.
39. Bromley B, Benacerraf BR: Unilateral lung hypoplasia: Report of three cases. J Ultrasound Med 1997;16:599-601.
40. Abdullah MM, Lacro RV, Smallhorn J, et al: Fetal cardiac dextroposition in the absence of an intrathoracic mass: Sign of significant right lung hypoplasia. J Ultrasound Med 2000;19:669-676.
41. Sharland GK, Allan LD: Normal fetal cardiac measurements derived by cross-sectional echocardiography. Ultrasound Obstet Gynecol 1992;2:175-181.
42. Yoo SJ, Lee YH, Cho KS: Abnormal-vessel view on sonography: A clue to the diagnosis of congenital heart disease in the fetus. Am J Roentgenol 1999;172: 825-830.
43. Barrea C, Yoo S-J, Chitayat D, et al: Assessment of the thymus at echocardiography in fetuses at risk for 22q11.2 deletion. Prenatal Diagnosis 2003; 23(1):9-15.
44. Schmidt KG, Birk E, Silverman NH, et al: Echocardiographic evaluation of dilated cardiomyopathy in the human fetus. Am J Cardiol 1989;63:599-605.
45. Reed KL, Meijboom EJ, Sahn DJ, et al: Cardiac Doppler flow velocities in human fetuses. Circulation 1986; 73:41-46.

46. Gudmundsson S, Huhta JC, Wood DC, et al: Venous Doppler ultrasonography in the fetus with nonimmune hydrops. Am J Obstet Gynecol 1991;164:33-37.
47. Fontes-Pedra SRF, Smallhorn J, Ryan G, et al: Fetal cardiomyopathies: Etiologies, hemodynamic findings and clinical outcome. Circulation 2002;106:585-591.
48. Barrea C, Taketazu M, Smallhorn JF, et al: Pulmonary venous flow and restrictive atrial septal defect in fetal hypoplastic left heart syndrome. Circulation 2001; 104:II-516;2443.
49. Leiva MC, Tolosa JE, Binotto CN, et al: Fetal cardiac development and hemodynamics in the first trimester. Ultrasound Obstet Gynecol 1999;14:169-174.
50. Carceller-Blanchard AM, Fouron JC: Determinants of the Doppler flow velocity profile through the mitral valve of the human fetus. Br Heart J 1993;70:457-460.
51. Orie J, Flotta D, Sherman FS: To be or not to be a VSD. Am J Cardiol 1994;74:1284-1285.
52. Valsangiacomo ER, Hornberger LK, Barrea C, et al: Partial and total anomalous pulmonary venous connection in the fetus: Two-dimensional and spectral Doppler echocardiographic findings. Ultrasound Obstet Gynecol 2004, in press.
53. Hashmi A, Abu-Sulaiman R, McCrindle BW, et al: Management and outcomes of right atrial isomerism: A 26-year experience. J Am Coll Cardiol 1998; 31:1120-1126.
54. Allan LD, Sharland GK: The echocardiographic diagnosis of totally anomalous pulmonary venous connection in the fetus. Heart 2001;85:433-437.
55. Hornberger LK, Sahn DJ, Kleinman CS, et al: Tricuspid valve disease with significant tricuspid insufficiency in the fetus: Diagnosis and outcome. J Am Coll Cardiol 1991;17:167-173.
56. Sharland GK, Chita SK, Allan LD: Tricuspid valve dysplasia or displacement in intrauterine life. J Am Coll Cardiol 1991;17:944-949.
57. Van Praagh S, Santini F, Sanders SP: Cardiac malpositions with special emphasis on visceral heterotaxy (asplenia and polysplenia syndromes). In Fyler DC (ed): Nadas' Pediatric Cardiology. Philadelphia: Hanley and Belfus; 1992, pp 589-608.
58. Taketazu M, Lougheed J, Smallhorn JF, et al: Fetal heterotaxy syndrome: Spectrum of heart disease, accuracy of diagnosis and clinical outcome. J Am Coll Cardiol 2002;39 (Suppl A):415A.
59. Maeno Y, Kamenir SA, Sinclair B, et al: Prenatal features of ductus arteriosus constriction and foramen ovale restriction in d-transposition of the great arteries. Circulation 1999;99:1209-1214.
60. Hornberger LK, Sander SP, Sahn DJ, et al: *In utero* pulmonary artery and aortic growth and the potential for progression of pulmonary outflow tract obstruction in tetralogy of Fallot. J Am Coll Cardiol 1995; 25:739-745.
61. Allan LD, Sharland GK: Prognosis in fetal tetralogy of Fallot. Pediatr Cardiol 1992;13:1-4.
62. Iserin L, de Lonlay P, Viot G, et al: Prevalence of the microdeletion 22q11 in newborn infants with congenital conotruncal cardiac abnormalities. Eur J Ped 1998;157:881-884.
63. Hornberger LK, Benacerraf BR, Bromley BS, et al: Prenatal detection of severe right ventricular outflow tract obstruction: Valvar pulmonary stenosis and pulmonary atresia with intact ventricular septum. J Ultrasound Med 1994;13:743-750.
64. Sharland GK, Chita SK, Fagg NL, et al: Left ventricular dysfunction in the fetus: Relation to aortic valve anomalies and endocardial fibroelastosis. Br Heart J 1991; 66:419-424.
65. Lougheed J, Sinclair BG, Fung KFK, et al: Acquired right ventricular outflow tract obstruction in the recipient twin in twin-twin transfusion syndrome. J Am Coll Cardiol 2001;38:1533-1538.
66. Hornberger LK, Sahn DJ, Kleinman C, et al: Antenatal diagnosis of coarctation of the aorta: A multicenter experience. J Am Coll Cardiol 1994:23:417-423.
67. Brown DL, Durfee SM, Hornberger LK: Ventricular discrepancy as a sonographic sign of coarctation of the fetal aorta: How reliable is it? J Ultrasound Med 1997;16:95-99.
68. Tulzer G, Gudmundsson S, Sharkey AM, et al: Doppler echocardiography of fetal ductus arteriosus constriction versus increased right ventricular output. J Am Coll Cardiol 1991;18:532-536.
69. Dyamenahalli U, Smallhorn JF, Geva T, et al: Isolated ductus arteriosus aneurysm in the fetus and infant: A multi-institutional experience. J Am Coll Cardiol 2000;36:262-269.
70. Holley DG, Martin GR, Brenner JI, et al: Diagnosis and management of fetal cardiac tumors: A multicenter experience and review of published reports. J Am Coll Cardiol 1995;26:516-520.
71. Bader R, Chitayat D, Kelly E, et al: Fetal rhabdomyoma: Prenatal diagnosis, clinical outcome and incidence of associated tuberous sclerosis complex. J Am Coll Cardiol 2003;41:A-483.
72. Hornberger LK, Colan SD, Lock JE, et al: Outcome of patients with ectopia cordis and significant intracardiac defects. Circulation 1996;94:II-32-37.
73. Barrea C, Ryan G, McCrindle BW, et al: Prenatal cardiovascular manifestations in the recipient twin of pregnancies complicated by twin-to-twin transfusion syndrome and the impact of therapeutic amnioreduction. Circulation 2001;104:II-517.
74. Fesslova V, Villa L, Nava S, et al: Fetal and neonatal echo findings in twin-twin transfusion syndrome. Am J Obstet Gynecol 1998;179:1056-1062.
75. Simpson LL, Marx GR, Elkadry EA, et al: Cardiac dysfunction in twin-twin transfusion syndrome: A prospective longitudinal study. Obstet Gynecol 1998;92:557-562.
76. Wheeler T, Murrils A: Patterns of fetal heart rate during normal pregnancy. Br J Obstet Gynecol 1978;85:18-27.
77. Southall DP, Richard J, Hardwick Southall DP, et al: Prospective study of fetal heart rate and rhythm patterns. Arch Dis Child 1980;55:506-551.
78. Jaeggi E, Fouron JC, Fournier A, et al: Ventriculo-atrial time interval measured on M-mode echocardiography: A determining element in the diagnosis, treatment and prognosis of fetal supraventricular tachycardia. Heart 1998;79:582-587.
79. Rein AJJT, O'Donnell CO, Geva T, et al: Use of tissue velocity imaging in the diagnosis of fetal cardiac arrhythmias. Circulation 2002;106:1827-1833.
80. Dancea A, Fouron JC, Miro J, et al: Correlation between electrocardiographic and ultrasonographic time-interval measurements in the fetal lamb heart. Pediatr Res 2000;47:324-328.
81. Fouron JC, Proulx F, Miro J, et al: Doppler and M-mode ultrasonography to time fetal atrial and ventricular contractions. Obstet Gynecol 2000;96:732-736.
82. Andelfinger G, Fouron JC, Sonesson SE, et al: Reference values for time intervals between atrial and ventricular contractions of the fetal heart measured by two Doppler techniques. Am J Cardiol 2001;88:1433-1436.

83. Southall DP, Richards J, Hardwick RA, et al: Prospective study of fetal heart rate and rhythm patterns. Arch Dis Child 1980;55:506-551.
84. Kleinman CS: Prenatal diagnosis and management of intrauterine arrhythmias. Fetal Ther 1986;1:92-95.
85. Simpson JM, Yates RW, Sharland GK: Irregular heart rate in the fetus—not always benign. Cardiol Young 1996;6:28-31.
86. Steward PA, Wladimiroff JW: Fetal atrial arrhythmias associated with redundancy/aneurysm of the foramen ovale. J Clin Ultrasound 1988;16:643-650.
87. Rice MJ, McDonald RW, Reller MD: Fetal atrial septal aneurysm: A cause of fetal arrhythmias. J Am Coll Cardiol 1988;12:1292-1297.
88. Jaeggi E, Fouron JC, Drblik SP: Fetal atrial flutter: Diagnosis, clinical features, treatment, and outcome. J Pediatr 1998;132:335-339.
89. Simpson JM, Sharland GK: Fetal tachycardias: Management and outcome of 127 consecutive cases. Heart 1998;79:576-581.
90. Van Engelen AD, Weijtens O, Brenner JI, et al: Management, outcome and follow-up of fetal tachycardia. J Am Coll Cardiol 1994;24:1371-1375.
91. Hansmann M, Gembruch U, Bald R, et al: Fetal tachyarrhythmias: Transplacental and direct treatment of the fetus—a report of sixty cases. Ultrasound Obstet Gynecol 1991;1:162-170.
92. Till J, Wren C: Atrial flutter in the fetus and young infant. Br Heart J 1992;67:80-83.
93. Hofbeck M, Ulmer H, Beinder E, et al: Prenatal findings in patients with long QT interval in the neonatal period. Heart 1997;77:198-204.
94. Yamada M, Nakazawa M, Momma K: Fetal ventricular tachycardia in long QT syndrome. Cardiol Young 1998;8:119-122.
95. Ohkuchi A, Shiraishi H, Minakami H, et al: Fetus with long QT syndrome manifested by tachyarrhythmia: A case report. Prenat Diagn 1999;19:990-992.
96. Chang IK, Shyu MK, Lee CN, et al: Prenatal diagnosis and treatment of fetal long QT syndrome: A case report. Prenat Diagn 2002;22:1209-1212.
97. Naheed ZJ, Strasburger JF, Deal BJ, et al: Fetal tachycardia: mechanisms and predictors of hydrops fetalis. J Am Coll Cardiol 1996;27:1736-1740.
98. Simpson JJ, Milburn A, Yates RW, et al: Outcome of intermittent tachyarrhythmias in the fetus. Pediatr Cardiol 1997;18:78-82.
99. Azancot-Benisty A, Jacqz-Aigrain E, Guirguis NM, et al: Clinical and pharmacological study of fetal supraventricular tachyarrhythmias. J Pediatr 1992;121:608-613.
100. Ito S, Magee L, Smallhorn J: Drug therapy for fetal arrhythmias. Clin Perinatal 1994;21:543-572.
101. Triedman JK, Walsh EP, Saul JP: Response of fetal tachycardia to transplacental procainamide. Cardiol Young 1996;6:235-238.
102. Allan LD, Chita SK, Sharland GK, et al: Flecainide in the treatment of fetal tachycardias. Br Heart J 1991;65:46-48.
103. Ebenroth ES, Cordes TM, Darragh RK: Second-line treatment of fetal supraventricular tachycardia using flecainide acetate. Pediatr Cardiol 2001;22:483-448.
104. Krapp M, Baschat AA, Gembruch U, et al: Flecainide in the intrauterine treatment of fetal supraventricular tachycardia. Ultrasound Obstet Gynecol 2002; 19:158-164.
105. Sonesson SE, Fouron JC, Wesslen-Eriksson E, et al: Foetal supraventricular tachycardia treated with sotalol. Acta Paediatr 1998;87:584-587.
106. Oudijk MA, Michon MM, Kleinman CS, et al: Sotalol in the treatment of fetal dysrhythmias. Circulation 2000;101:2721-2726.
107. Jouannic JM, Delahaye S, Fermont L, et al: Fetal supraventricular tachycardia: A role for amiodarone as second-line therapy? Prenat Diagn 2003;23:152-156.
108. Kohl T, Tercanli S, Kececioglu D, et al: Direct fetal administration of adenosine for the termination of incessant supraventricular tachycardia. Obstet Gynecol 1995;85:873-874.
109. Flack NJ, Zosmer N, Bennett PR, et al: Amiodarone given by three routes to terminate fetal atrial flutter associated with severe hydrops. Obstet Gynecol 1993;82:483-486.
110. Jaeggi ET, Hamilton RM, Silverman ED, et al: Outcome of children with fetal, neonatal or childhood diagnosis of isolated congenital atrioventricular block. A single institution's experience of 30 years. J Am Coll Cardiol 2002;39:130-137.
111. Schmidt KG, Ulmer HE, Silverman NH, et al: Perinatal outcome of fetal complete atrioventricular block: A multicenter experience. J Am Coll Cardiol 1991; 17:1360-1366.
112. Hubscher O, Batista N, Rivero S, et al: Clinical and serological identification of 2 forms of complete heart block in children. J Rheumatol 1995;22:1352-1355.
113. Moak JP, Barron KS, Hougen TJ, et al: Congenital heart block: Development of late-onset cardiomyopathy, a previously underappreciated sequela. J Am Coll Cardiol 2001;37:238-242.
114. Nield LE, Silverman ED, Taylor GP, et al: Maternal anti-Ro and anti-La antibody associated endocardial fibroelastosis. Circulation 2002;105:843-848.
115. Buyon JP, Hiebert R, Copel J, et al: Autoimmune-associated congenital heart block: Demographics, mortality, morbidity and recurrence rates obtained from the national neonatal lupus registry. J Am Coll Cardiol 1998;31:1658-1666.
116. Gladman G, Silverman ED, Yuk L, et al: Fetal echocardiographic screening of pregnancies of mothers with anti-Ro and/or anti-La antibodies. Am J Perinatal 2002;19:73-80.
117. Brucato A, Frassi M, Franceschini F, et al: Risk of congenital complete heart block in newborns of mothers with anti-Ro/SSA antibodies detected by counter-immunoelectrophoresis: A prospective study of 100 women. Arthritis Rheum 2001;44:1832-1835.
118. Groves AMM, Allan LD, Rosenthal E: Outcome of isolated congenital complete heart block diagnosed in utero. Heart 1996;75:190-194.
119. Brucato A, Gasparini M, Vignati G, et al: Isolated congenital heart block: Long-term outcome of children and immuno-genetic study. J Rheumatol 1995;22:541-543.
120. Saleeb S, Copel J, Friedman D, et al: Comparison of treatment with fluorinated glucocorticoids to the natural history of autoantibody-associated congenital heart block: Retrospective review of the research registry for neonatal lupus. Arthritis Rheum 1999;42:2335-2345.
121. Bierman FZ, Baxi L, Jaffe E, et al: Fetal hydrops and congenital complete heart block: Response to maternal steroid therapy. J Pediatr 1988,112:646-648.
122. Kaaja R, Julkunen H, Ammala P, et al: Congenital heart block: Successful prophylactic treatment with intravenous gamma globulin and corticosteroid therapy. Am J Obstet Gynecol 1991;165:1333-1334.
123. Brackley KJ, Ismael KMK, Wright JGC, et al: The resolution of fetal hydrops using combined maternal digoxin and dexamethasone therapy in a case of isolated complete heart block at 30 weeks gestation. Fetal Diagn Ther 2000;15:355-358.

124. Carreira PE, Gutierrez-Larraya F, Gomez-Reino JJ: Successful intrauterine therapy with dexamethasone for fetal myocarditis and heart block in a woman with systemic lupus erythematosus. J Rheumatol 1993; 20:1204-1207.
125. Groves AMM, Allan LD, Rosenthal E: Therapeutic trial of sympathomimetics in three cases of complete heart block in the fetus. Circulation 1995;92:3394-3396.
126. Räsänen J: The effects of ritodrine infusion on fetal myocardial function and fetal hemodynamics. Acta Obstet Gynecol Scand 1990;69:487-492.
127. Jaeggi ET, Fouron JC, Smallhorn J, et al: Prenatally diagnosed complete AV block with and without structural heart disease in the 1990s: Management and impact on outcome [abstract]. J Am Coll Cardiol 2003; 41(Suppl B):482.
128. Sherman SJ, Featherstone LS: Congenital complete heart block and successful vaginal delivery. J Perinatal 1997;17:489-492.
129. Eapen RS, Rowland DG, Franklin WH: Effect of prenatal diagnosis of critical left heart obstruction on perinatal morbidity and mortality. Am J Perinatal 1998; 15:237-242.
130. Krishna K, Newburger JW, Gauvreau K, et al: Comparison of the outcome when hypoplastic left heart syndrome and transposition of the great arteries are diagnosed prenatally versus when diagnosis of these two conditions is made only postnatally. Am J Cardiol 1999;83:1649-1653.
131. Bonnet D, Coltri A, Butera G, et al: Prenatal diagnosis of transposition of great vessels reduces neonatal morbidity and mortality. Arch Mal Coeur Vaiss 1999;92:637-640.
132. Tworetzky W, McElhinney DB, Reddy VM, et al: Improved surgical outcome after fetal diagnosis of hypoplastic left heart syndrome. Circulation 2001;103:1269-1273.
133. Allan LD, Cook A, Sullivan I, et al: Hypoplastic left heart syndrome: Effects of fetal echocardiography on birth prevalence. Lancet 1991;337(8747):959-961.
134. Daubeney PE, Sharland GK, Cook AC, et al: Pulmonary atresia with intact ventricular septum: Impact of fetal echocardiography on incidence at birth and postnatal outcome. UK and Eire Collaborative Study of Pulmonary Atresia with Intact Ventricular Septum. Circulation 1998;98:562-566.

41

O ABDOME DO FETO

Jeanne A. Cullinan / Christine H. Comstock

SUMÁRIO DO CAPÍTULO

ESÔFAGO E ESTÔMAGO
    Atresia Esofágica
PÂNCREAS
VESÍCULA E DUCTOS BILIARES
FÍGADO
BAÇO
INTESTINO DELGADO E CÓLON
    Aspecto Normal

DUODENO
    Atresia Duodenal
    Atresia do Intestino Delgado
    Íleo Meconial
    Peritonite Meconial
    Doença de Hirschsprung
    Intestino Hiperecóico
    Atresia Anorretal
    Massas Variadas

DEFEITOS DA PAREDE ABDOMINAL FETAL
    Diagnóstico Pré-natal
    Embriologia
    Gastrosquise
    Onfalocele
    Pentalogia de Cantrell
    Complexo Membros-Parede Corporal
    Extrofias Vesical e Cloacal
    Extrofia Cloacal
    Extrofia Vesical

A avaliação ultra-sonográfica do abdome fetal consiste primariamente na avaliação do trato gastrointestinal fetal e da parede abdominal. Como as anormalidades do trato gastrointestinal podem não estar clinicamente aparentes no recém-nascido, o diagnóstico pré-natal facilita o pronto tratamento e previne ou minimiza subseqüentes complicações.

ESÔFAGO E ESTÔMAGO

O **estômago fetal normal** (Fig. 41-1) é visibilizado como estrutura cheia de líquido no abdome superior esquerdo já com 9 semanas,[1] mas confiavelmente com 13 semanas de gestação. A presença de pregas lineares hiperecóicas o distingue de outras estruturas cheias de líquido. Áreas hiperecóicas dentro do estômago fetal podem representar sangue de descolamento da placenta ou de amniocentese prévia,[2,3] pregas proeminentes ou grumos de verniz.

Estômago Fetal à Direita

Não se pode assumir que o estômago esteja à esquerda. A posição fetal precisa ser determinada, seguindo-se a identificação dos lados direito e esquerdo do feto. Quando o estômago fetal é encontrado no abdome superior direito, pode haver *situs inversus* **total** se houver um estômago do lado direito e o coração do lado direito, ou *situs inversus* **parcial** se houver um estômago do lado direito e o coração do lado esquerdo. Quando o estômago e o coração estão em lados opostos, há uma incidência mais alta de defeitos graves associados do que quando o *situs inversus* é total. Também pode ocorrer a **síndrome de Kartagener** (*situs inversus* total, bronquiectasia e sinusite)[4] ou **defeitos de lateralidade (síndrome da poliesplenia** ou **asplenia)**. Conseqüentemente, quando o estômago fetal é encontrado no lado direito, está indicada a ecocardiografia fetal, pois é uma tentativa de visibilizar o baço fetal.

Atresia Esofágica

A visibilização do estômago fetal é uma parte essencial do exame ultra-sonográfico do segundo ou do terceiro trimestre. Se o estômago não puder ser visibilizado no curso de várias horas, indica-se a repetição do exame. Numa série de 995 pacientes, 11 das 20 pacientes nas quais o estômago fetal não foi visibilizado tiveram um resultado anormal da gravidez.[5]

A não-visibilização do estômago no quadrante superior esquerdo pode ser causada por

- Estômago normal que está apenas vazio
- Deslocamento do estômago para o tórax ou para o cordão umbilical

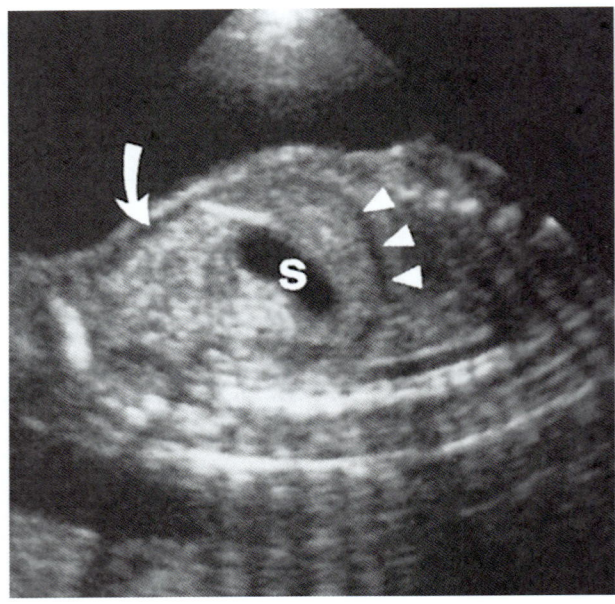
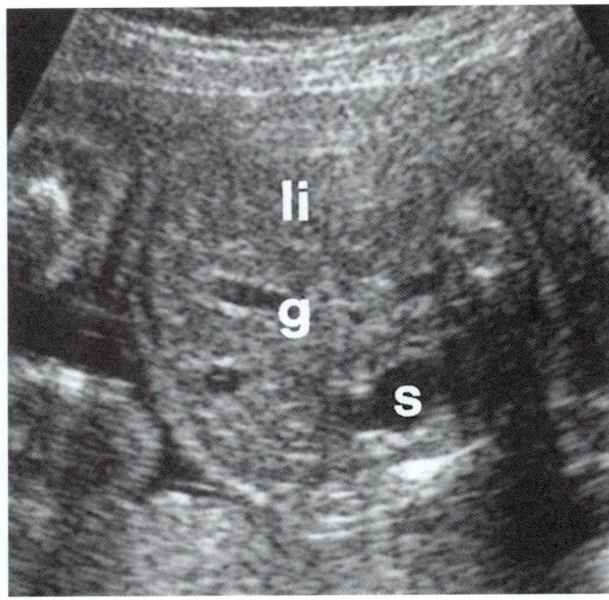

FIGURA 41-1. Abdome fetal normal. A, Imagem sagital com a cabeça à direita. O diafragma (*cabeças de setas*) é ecotransparente, assim como o estômago (*S*). O intestino delgado é bem hiperecóico (*seta curva*). O lobo esquerdo do fígado se situa entre o diafragma e o estômago. **B,** Corte transverso com a coluna na posição de 3 horas. O estômago se situa à esquerda (*S*); a vesícula (g) geralmente está na linha média ou discretamente à direita e mais anteriormente que o estômago. O lobo direito do fígado (li) ocupa grande parte do abdome fetal e é homogêneo.

NÃO-VISIBILIZAÇÃO DO ESTÔMAGO NO QUADRANTE SUPERIOR ESQUERDO

Estômago normal que está apenas vazio
Deslocamento do estômago para o tórax ou cordão umbilical
Falta de produção de líquido amniótico ou falha em chegar à cavidade amniótica (agenesia renal e válvulas de uretra posterior)
Atresia esofágica
Microgastria

- Falta de produção de líquido amniótico ou falha em chegar à cavidade amniótica (agenesia renal, válvulas de uretra posterior)
- Atresia esofágica
- Microgastria[6]

Se o restante do feto for normal, a não visibilização do estômago fetal por várias horas sugere fortemente atresia esofágica.

Há cinco tipos de anomalias traqueoesofágicas[7-9]:

- **Tipo A:** Atresia esofágica sem fístula traqueoesofágica
- **Tipo B:** Atresia esofágica com fístula traqueoesofágica para o segmento esofágico proximal
- **Tipo C:** Atresia esofágica com fístula traqueoesofágica para o segmento esofágico distal
- **Tipo D:** Atresia esofágica com fístula traqueoesofágica para os segmentos proximal e distal do esôfago
- **Tipo E:** Fístula traqueoesofágica sem atresia esofágica

O tipo C é o mais comum nos recém-nascidos, sendo responsável por 87% dos casos.[5] Estes fetos têm atresia esofágica e uma fístula traqueoesofágica distal. Geralmente há presença de líquido no estômago porque um pouco de líquido pode atravessar a fístula e ir ao estômago. No entanto, a quantidade de líquido gástrico pode ser baixa, em comparação com os níveis normais.[10] Geralmente há poliidrâmnio. De fato, um poliidrâmnio acentuado com estômago visibilizado sem outros achados óbvios é sugestivo deste diagnóstico. O interessante é que, algumas vezes, nenhum líquido atravessa esta fístula, e o estômago jamais está cheio.[7]

A falta de visibilização ou apenas o enchimento discreto (por sucos gástricos) do estômago fetal ocorrem sempre na atresia do esôfago pura (Tipo A). O estômago colapsado algumas vezes pode ser visto como duas linhas brancas densas paralelas no abdome superior (Fig. 41-2). Ocasionalmente, pode ser vista uma bolsa cheia de líquido no pescoço ou mediastino (Fig. 41-3).[11,12] Há aumento da incidência de outras anomalias em fetos com atresia esofágica, incluindo cardiovasculares, músculo-esqueléticas e gastrointestinais.[8,9] Quando se suspeita do diagnóstico de atresia esofá-

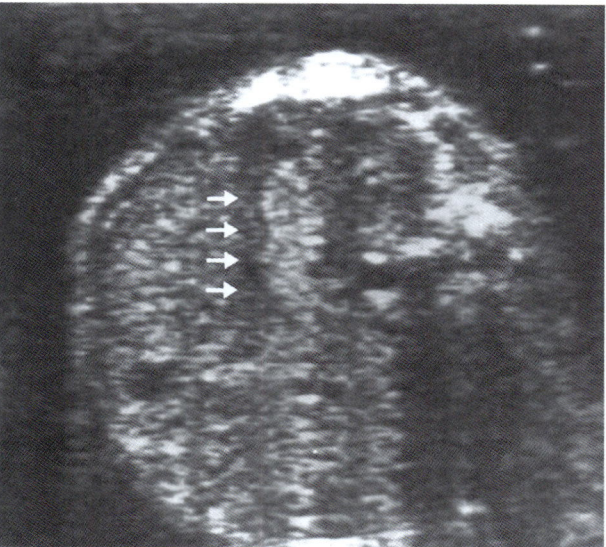

FIGURA 41-2. Atresia esofágica sem fístula. Imagem transversa do abdome mostra as paredes do estômago vazio como linhas brancas densas paralelas (*setas*).

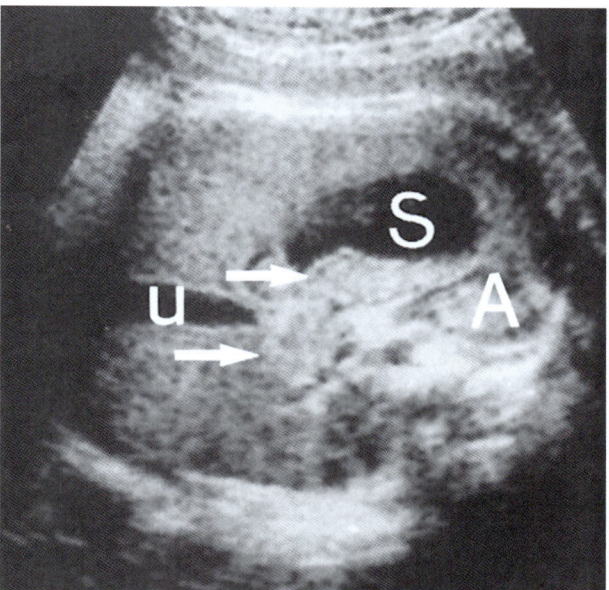

FIGURA 41-4. Pâncreas fetal normal. O pâncreas fetal normal (*setas*) fica entre a adrenal esquerda (A) e o estômago (S). Veia umbilical (U).

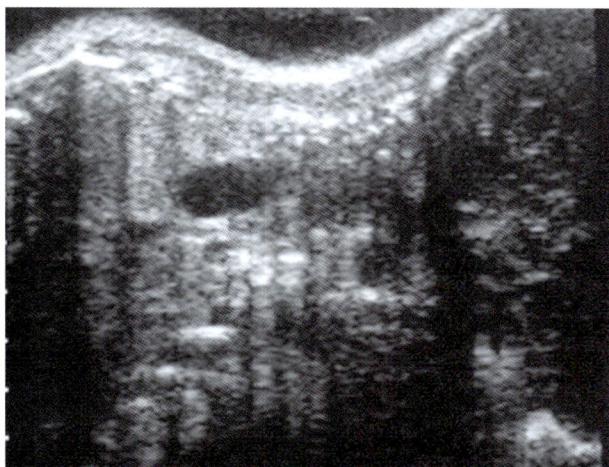

FIGURA 41-3. Bolsa esofágica. A cabeça está à direita. A área oblonga ecotransparente é líquido no esôfago acima de uma área atrésica.

gica, está indicado o exame ultra-sonográfico detalhado, incluindo ecocardiografia fetal.

PÂNCREAS

A cabeça do pâncreas fetal pode ser visibilizada entre o rim esquerdo e o estômago e é pouco mais hiperecóica do que o fígado (Fig. 41-4).[13] O pâncreas é visibilizado em 74% dos casos entre 14 e 20 semanas de idade gestacional.[14]

VESÍCULA E DUCTOS BILIARES

A vesícula fetal aparece como uma estrutura alongada e cheia de líquido à direita e inferiormente à veia umbilical (Figs. 41-1 e 41-5). A largura e o comprimento da vesícula aumentam com a idade gestacional. A visibilização, em fetos normais, chega ao máximo na faixa de 20 a 32 semanas.[15,16] Hertzberg *et al.* não foram capazes de visibilizar a vesícula em 86 de 576 fetos. Usando um acesso transvaginal, Blazer demonstrou a vesícula em 99,9% dos fetos com 14 a 16 semanas. O acompanhamento era realizado em uma semana caso a vesícula não fosse identificada, e foi realizada uma avaliação repetida com 22 a 26 semanas; fazia-se uma ultra-sonografia pós-natal em fetos se a vesícula ainda não fosse demonstrada. A vesícula não foi visibilizada na gravidez normal no primeiro exame em 34 fetos (0,1%), vendo-se anormalidades associadas em 14. Dos 14 fetos com anomalias, cinco fetos (41%) tinham um cariótipo anormal. Nos fetos restantes, todos os quais tiveram resultados normais, a falta de visibilização foi um achado isolado.[17] A vesícula pode ser puxada cranialmente até o tórax numa hérnia diafragmática do lado direito ou pode estar localizada à esquerda em alguns casos.

Em 842 exames, 43 fetos tiveram aumento de volume da vesícula. O resultado foi normal em 38 de 39 dos lactentes no acompanhamento, com um único feto mostrando uma comunicação interventricular isolada. Nenhum dos bebês apresentou defeitos anatômicos estruturais ou aneuploidia.[16]

Os **cálculos biliares** fetais são relatados como focos hiperecóicos com sombras acústicas (Fig. 41-5).[18-21] Lama biliar, um precursor dos cálculos, parece ser um achado mais freqüente. É hiperecóica, mas não mostra sombras acústicas

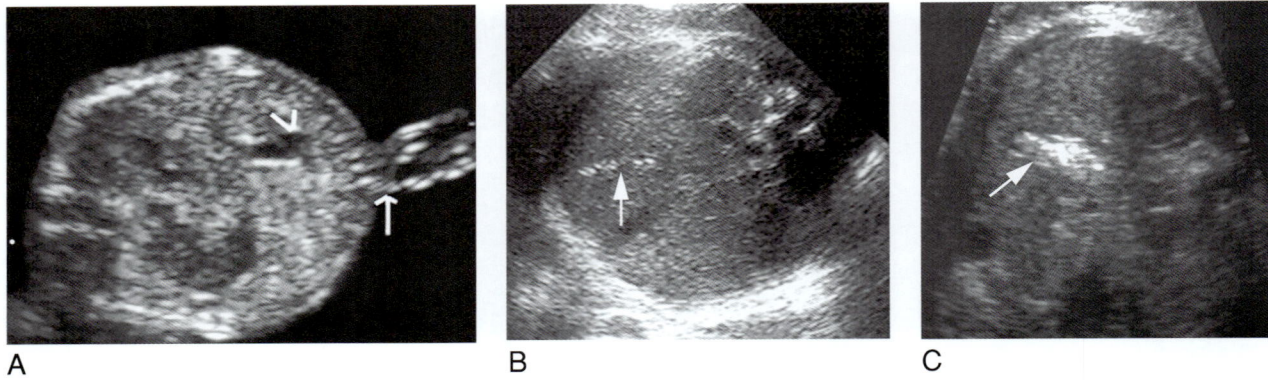

FIGURA 41-5. Vesícula biliar normal. A, A vesícula biliar normal aparece como área ecotransparente oblonga com parede hiperecóica no quadrante superior direito (*cabeça de seta*). A seta aponta para a saída do cordão umbilical do abdome. **B,** Linha fina de cálculos biliares hiperecóicos ocupando a vesícula biliar fetal (*seta*). **C,** Lama hiperecóica na vesícula biliar fetal (*seta*).

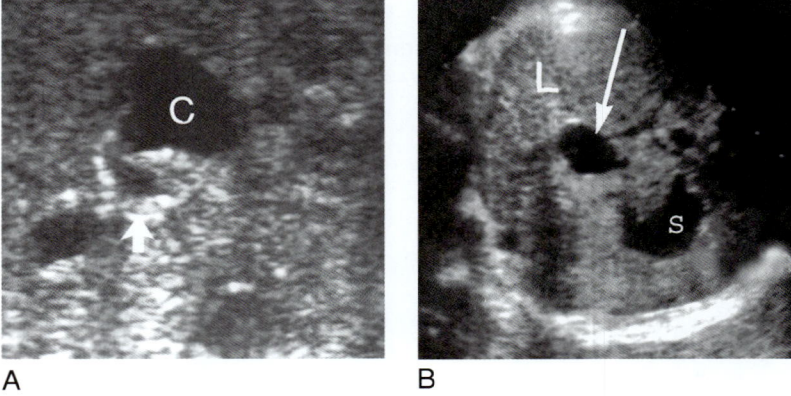

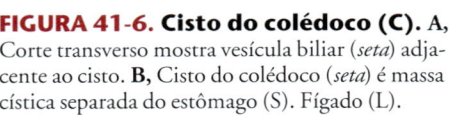

FIGURA 41-6. Cisto do colédoco (C). A, Corte transverso mostra vesícula biliar (*seta*) adjacente ao cisto. **B,** Cisto do colédoco (*seta*) é massa cística separada do estômago (S). Fígado (L).

(Fig. 41-5).[20] Em quase todos os casos relatados, tem havido resolução espontânea da lama e dos cálculos biliares no período neonatal por volta das 6 semanas de vida.

Os **cistos do colédoco** ou cistos congênitos do sistema biliar podem ser de quatro tipos, dos quais o mais comum é a dilatação cística do colédoco.[22] Eles são visibilizados como estruturas císticas, inferiores à veia umbilical e anteriores ao rim direito (Fig. 41-6) e podem ser identificados primeiramente no final do segundo e terceiro trimestres,[23-27] apesar de um exame previamente normal.[24,26] Com melhora da avaliação ultra-sonográfica, os cistos do colédoco agora são diagnosticados já com 15 semanas de gestação.[28] Uma lesão que se pensa ser um cisto do colédoco pode, na realidade, ser uma atresia biliar com dilatação cística.[29-31]

FÍGADO

Nos fetos normais, o lobo esquerdo do fígado fetal é maior que o lobo direito.[32] Medidas normais do comprimento do fígado foram determinadas para fetos com mais de 20 semanas de idade gestacional. Há um aumento de aproximadamente 14% no tamanho durante a segunda metade da gravidez.[33]

Tem-se visto **hepatomegalia** nos fetos com doença hemolítica grave em gestações isoimunizadas, em infecção congênita e nas síndromes de Beckwith-Wiedemann e de Zellweger. O fígado fetal normalmente tem aspecto bem homogêneo (Fig. 41-1).

Hamartomas mesenquimais, hemangioendoteliomas e **hemangiomas** têm, cada um, aspecto de massa hipoecóica no fígado fetal.[34-36] Os hemangiomas também podem ser hiperecóicos e pequenos. Quando grandes, podem produzir alterações das plaquetas. Os hemangioendoteliomas e hepatoblastomas podem ser acompanhados por hidropsia.[37-38] Os hemangioendoteliomas podem atuar como *shunts* extracardíacos e podem levar a uma insuficiência cardíaca de alto débito. Um autor relatou um adenoma hepático fetal presente no terceiro trimestre como massa sólida com bordas irregulares dentro do fígado.[39] Um cisto hepático solitário não-parasitário também foi relatado no pré-natal (Fig. 41-7).[40] Pode ser impossível fazer um diagnóstico preciso de massa hepática unicamente pelo aspecto, embora a vascularização possa ser caracterizada por imagens de Doppler colorido.

Podem ser visibilizadas **calcificações hepáticas** (Fig. 41-8) não somente nos tumores hepáticos, mas também em casos de infecção intra-uterina ou agressão vascular.[41] Na vasta maioria de casos, contudo, não há explicação para sua origem em fetos que pareçam normais ao nascimento.[42]

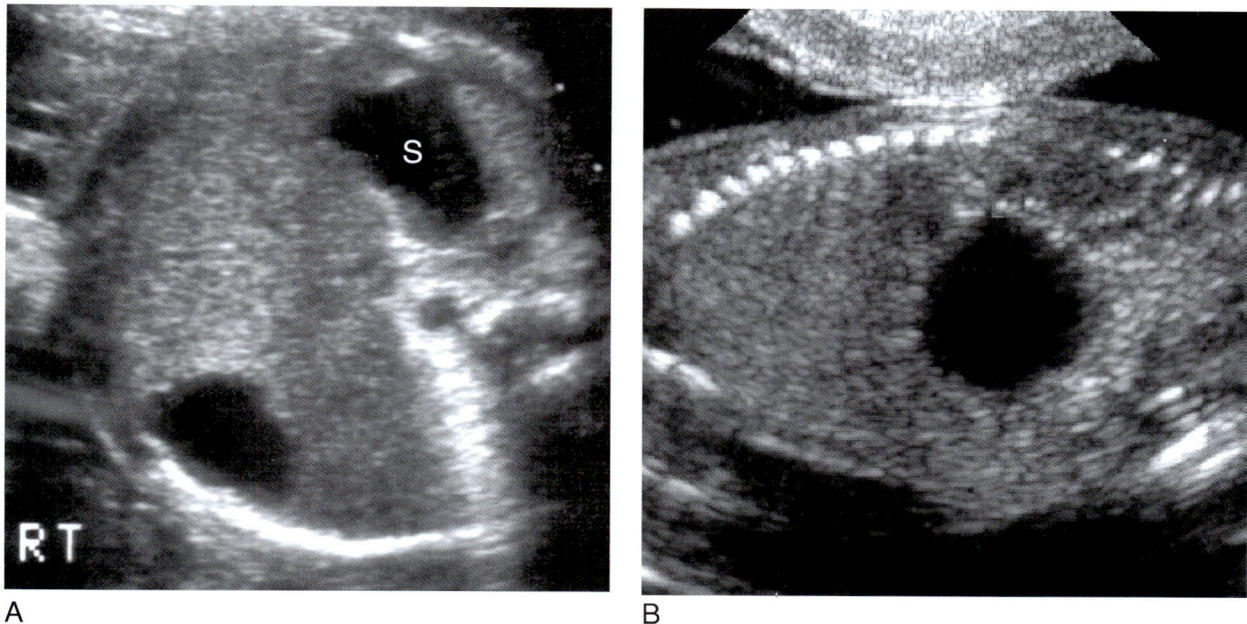

FIGURA 41-7. Cisto benigno do fígado. A, Imagem transversa — estômago (S). **B,** Imagem sagital de feto de 13 semanas com cisto hepático.

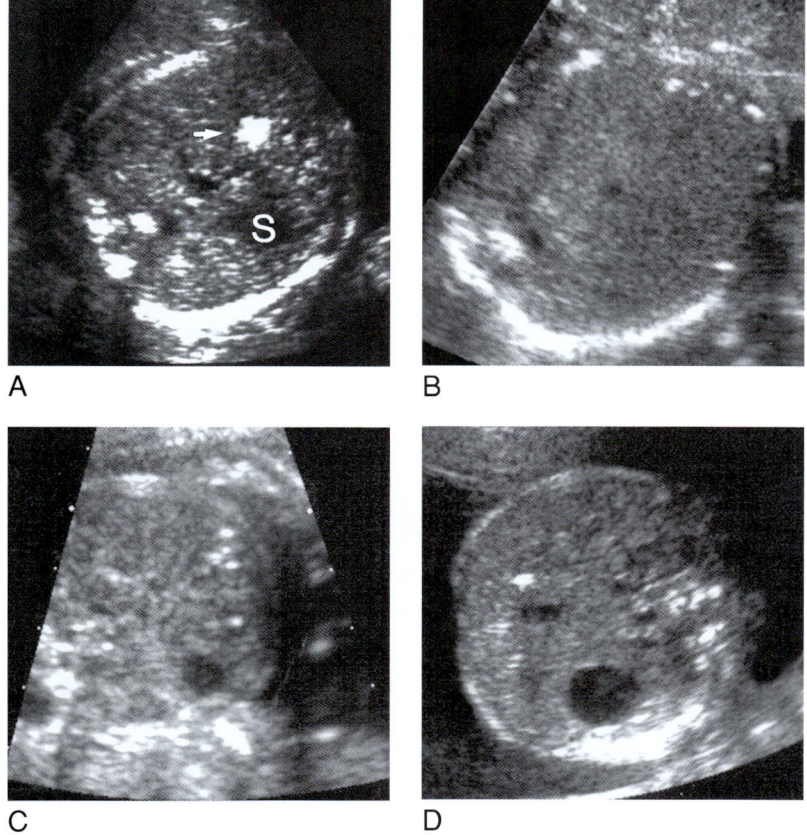

FIGURA 41-8. Calcificações. Calcificações de causa desconhecida — estômago (S). **A** e **B,** Várias calcificações puntiformes no fígado fetal. **C,** Calcificações sobre a superfície do fígado, não intraparenquimatosas. **D,** Calcificação solitária no fígado.

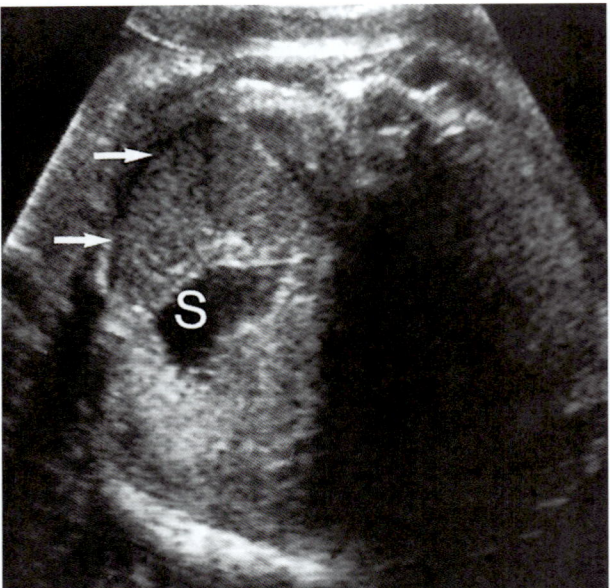

FIGURA 41-9. Baço fetal normal. Baço fetal normal (*setas*). Estômago (S).

caso de infecção por citomegalovírus.[44] Um cisto esplênico simples já foi diagnosticado no pré-natal,[45,46] assim como múltiplos cistos esplênicos na linfangiomatose congênita.[47] Relatou-se ausência de baço em dois casos de asplenia e síndrome de polisplenia.[48] Atualmente, os múltiplos baços acessórios na polisplenia não foram identificados intra-útero; os baços adicionais costumam ser muito pequenos.

INTESTINO DELGADO E CÓLON

Aspecto Normal

Herniação fisiológica do intestino médio para o cordão umbilical pode ser vista com exame transvaginal já com 8 semanas de gestação (Fig. 41-10), retornando o intestino normalmente ao abdome com 11 semanas. Em alguns fetos de 10 a 14 semanas examinados por acesso transvaginal, o intestino delgado intra-abdominal pode ter aspecto hiperecóico. A luz cheia de líquido não é vista antes de 13 semanas e é muito mais fácil de ver após 20 semanas.[49] No feto mais velho, o intestino delgado aparece como uma área hiperecóica amorfa central no abdome (Fig. 41-11). Pode ser visto peristaltismo já com 18 semanas de gestação, sendo as alças intestinais separadas visualizadas após 28 semanas. Ocasionalmente, são identificados segmentos muito densos e distintos do intestino delgado, particularmente perto do termo.

O cólon fetal é mais bem visibilizado após 22 semanas como uma área hipoecóica ao longo da periferia do abdome fetal. O movimento é visto menos comumente no intestino grosso do que no intestino delgado.[50] O cólon pode ser visto em 44% dos fetos com 18 a 20 semanas, em 89% dos fetos com 20 a 25 semanas e em 100% depois de 25 semanas. Seg-

BAÇO

O baço é visibilizado como um órgão hiperecóico no abdome superior esquerdo, lateralmente à coluna e inferior ou posteriormente ao estômago cheio de líquido, dependendo da posição fetal (Fig. 41-9). As medidas normais foram determinadas para idade gestacional de 18 a 40 semanas.[43] A esplenomegalia fetal também foi reconhecida num

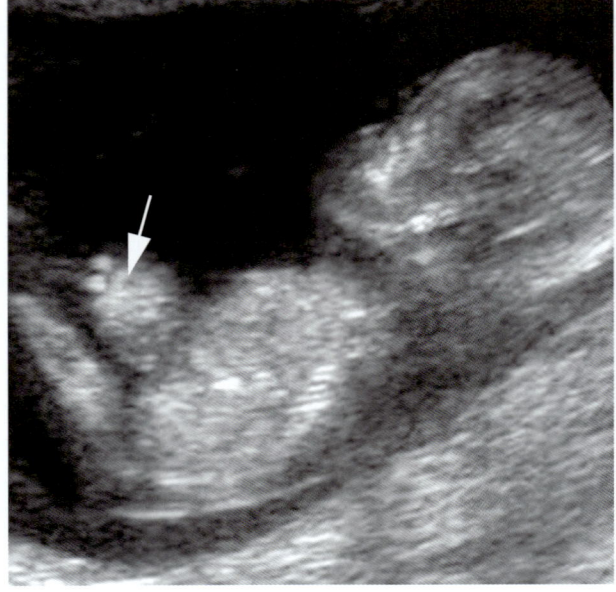
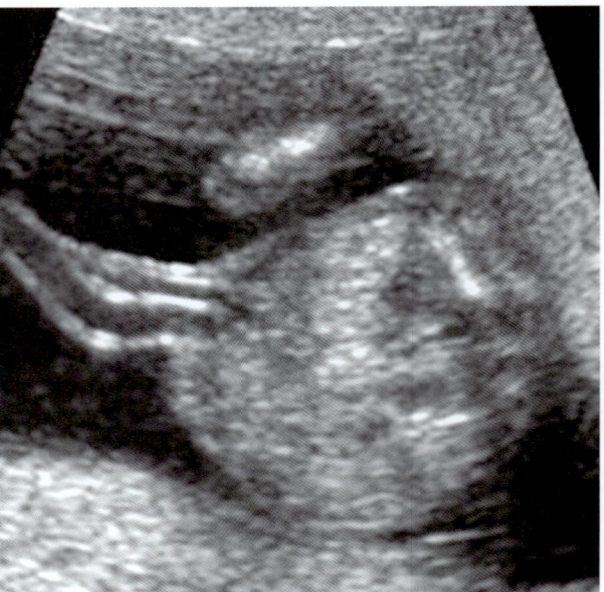

FIGURA 41-10. Intestino herniado. A, Herniação fisiológica proeminente do intestino para o cordão neste feto de 12 semanas (*seta*). **B,** O mesmo feto com 18 semanas, mostrando a parede abdominal intacta.

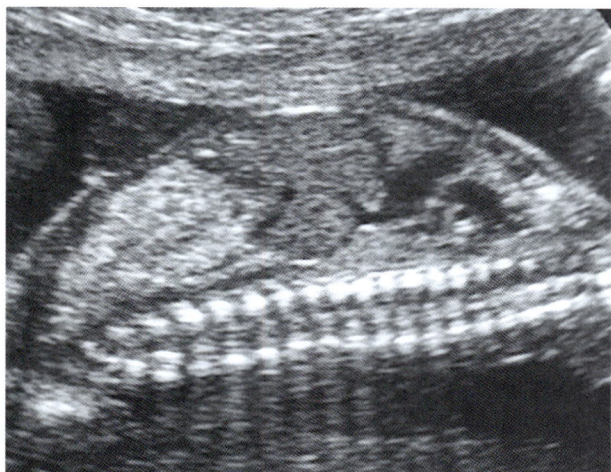

FIGURA 41-11. Ecogenicidade normal do intestino fetal com 18 semanas de gestação. Ultra-sonografia sagital da linha média mostra o contorno do corpo fetal com a cabeça à direita. O intestino é visto como área amorfa de aumento da ecogenicidade relativa tanto ao fígado quanto ao pulmão. A ecogenicidade não é tão intensa quanto a da coluna. (Cortesia de Stephanie R. Wilson, M.D., University of Toronto.)

mentos maiores de cólon e haustrações podem ser identificados na maioria dos fetos após 30 semanas.[51] Perto do termo completo, o cólon se torna maior (até 28 mm de diâmetro), e o mecônio dentro dele desenvolve gradualmente uma densidade que se aproxima daquela do fígado. A taxa de detecção, os diâmetros da luz e o comprimento médio de segmentos visíveis em variadas idades gestacionais estão resumidos na Tabela 41-1.[49]

DUODENO

Obstrução duodenal é a causa mais comum de obstrução do intestino delgado no feto, ocorrendo em 2,5 a 10 por 100.000 nascidos vivos.[52,53] Associa-se a outras anomalias, particularmente a trissomia do 21.[54,55] A falta de canalização com 8 a 10 semanas resulta em anormalidades da luz duodenal, incluindo estenose, atresia e membranas (Fig. 41-12). Parte da dificuldade para avaliar o feto no início da gestação se relaciona com o volume muito pequeno dos líquidos deglutidos no início do segundo trimestre (2 a 7 ml por 24 horas, em comparação a 450 ml a termo).[56] Também há baixas pressões devido ao lento desenvolvimento dos músculos longitudinais e circulares do estômago. Por estas razões, o diagnóstico pode ficar mais aparente na gestação mais adiantada.

Atresia Duodenal

O clássico aspecto radiográfico de "dupla-bolha" da atresia duodenal no recém-nascido é produzido por um grande estômago obstruído e um segmento duodenal proximal distendido. Na ultra-sonografia pré-natal, duas estruturas ecotransparentes, correspondendo à **dupla-bolha**, podem ser visibilizadas como áreas sonotransparentes lado a lado (Fig. 41-12). A bolha gástrica se distingue por suas pregas. É importante demonstrar continuidade do segmento duodenal dilatado com o estômago para excluir outras estruturas císticas, como os cistos do colédoco. Deve-se ter cuidado em evitar o diagnóstico de atresia duodenal num estômago com incisura angular proeminente.[57] Se for feita imagem do estômago em seu eixo longitudinal, bem como no transverso, este erro será evitado. Lawrence et al. demonstraram que mais de 20% dos casos de atresia duodenal poderiam ser detectados antes de 20 semanas de gestação. Eles relataram que aqueles com diagnóstico no início da gravidez tinham uma taxa mais alta de anomalias.[58]

Contrastando com atresias mais distais, a atresia duodenal se associa a uma incidência de 30% de **trissomia do 21** e a uma alta incidência de outras anomalias,[55,59] inclusive **atresia esofágica** em cerca de 10%[60] e **anomalias cardíacas** em cerca de 20% dos casos.[55,59] Ademais, há uma associação entre atresia duodenal e o **complexo VACTERL** (defeitos **V**ertebrais, atresia **A**nal, defeitos **C**ardíacos, fístula **T**raqueoesofágica com atresia **E**sofágica e defeitos **R**enais e dos membros [de **L**imb, em inglês] [displasia radial]).[61,62]

	Luz do Intestino Delgado (mm)		Tamanho da Luz do Cólon		Comprimento Médio (mm)	
Idade Gestacional (semanas)	Média	Maior	Média	Maior	Intestino Delgado	Cólon
40	4,4	6	18,7	28	11,3	63,0
35-40	3,7	8	16,8	26	11,0	70,0
30-35	2,9	6	11,4	16	9,8	55,0
25-30	1,8	3	8,0	13	7,9	37,0
20-25	1,4	2	4,4	6	4,5	19,0
15-20	1,2	2	3,6	5	4,5	9,8
10-15	1,0	1	1,5	2	2,4	10,0

TABELA 41-1. INTESTINO FETAL, DIÂMETRO DA LUZ E COMPRIMENTO DO SEGMENTO INTESTINAL CONTÍGUO

Adaptado com permissão de Parulekar SG: Sonography of normal fetal bowel. J Ultrasound Med 1991;10:211-220.

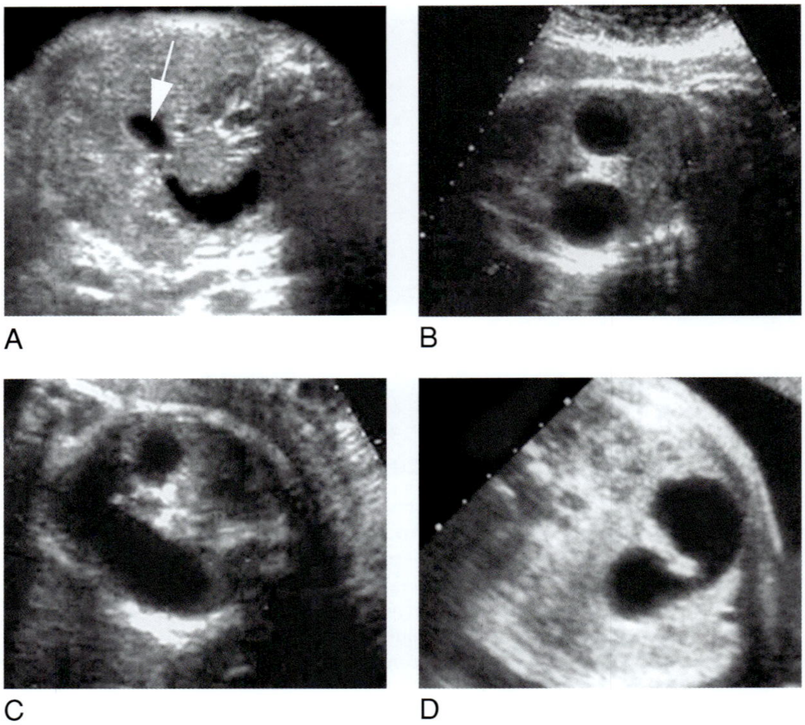

FIGURA 41-12. Membranas duodenais. A, Obstrução duodenal pode não obstruir o duodeno inteiro e, portanto, embora o duodeno seja visto de maneira consistente (*seta*), não está aumentado de volume como na atresia duodenal. **B,** Dupla-bolha em atresia duodenal, imagem transversa e **C,** imagem oblíqua. O duodeno dilatado é visto na parte superior da imagem. O duodeno e o estômago são contínuos. **D, Incisura angular proeminente** simula atresia duodenal.

Quando se diagnostica atresia duodenal no pré-natal, está indicado um exame detalhado, incluindo ecocardiograma fetal. Ademais, deve ser oferecida a determinação do cariótipo fetal. Mesmo que o cariótipo seja normal, o prognóstico é pior do que se esperaria.[63]

Atresia do Intestino Delgado

A obstrução do intestino fetal tem uma prevalência de 1 em 3.000 a 5.000 nascidos vivos.[64] As causas mais freqüentes são atresia, ausência completa de uma luz devido à falta de formação, ou necrose. Os locais mais habituais são o jejuno proximal (31%), o jejuno distal (20%), o íleo proximal (13%) e o íleo distal (36%). Vê-se aumento da mortalidade com múltiplas atresias e quando esta se associa a íleo meconial, peritonite ou gastrosquise.[65] Os achados ultra-sonográficos são primariamente aqueles de segmentos de intestino delgado dilatados indistinguíveis daqueles resultantes do íleo meconial (Fig. 41-13). Também pode ser difícil ou impossível distinguir alças de intestino delgado dilatadas de um cólon dilatado ou até de megaureteres redundantes. A obstrução do intestino delgado se associa a alças intestinais com um diâmetro interno acima de 7 mm e um movimento peristáltico forte.[64] Fong *et al.* relataram que a manifestação inicial de obstrução intestinal pode ser intestino hiperecóico isolado previamente a distensão do intestino delgado. Deste modo, a obstrução intestinal de início pode ser considerada no diagnóstico diferencial de intestino hiperecóico fetal.[64] O comprometimento vascular é a etiologia presumida. Outras anomalias sistêmicas são raras, mas são freqüentes as anomalias do restante do intestino, incluindo vólvulo, má-rotação e duplicações. Vê-se poliidrâmnio em metade dos fetos com obstrução no nível do jejuno proximal ou acima dele e, raramente, com obstrução mais distal.[66]

A síndrome do intestino curto, na qual não há intestino suficiente para absorver os nutrientes, é um resultado possível e indesejável. A predição do grau de intestino viável que resta não pode ser feita por ultra-sonografia, mas a RM, em um caso, mostrou o nível de obstrução e o grau de intestino viável restante.[67]

Íleo Meconial

O intestino fetal contém mecônio, uma pasta verde composta por sais biliares. O íleo meconial se refere à obstrução e subseqüente dilatação do íleo que ocorrem por impactação de mecônio espesso e anormalmente viscoso de fetos com **fibrose cística**. O íleo se dilata acima da obstrução (Fig. 41-14)[68] e pode resultar em vólvulo ou perfuração. O cólon distal não é usado e diminui. Embora em geral aparente apenas no terceiro trimestre, o íleo meconial é relatado já com 22 semanas de idade gestacional. O quadro ultra-sonográfico não pode ser distinguido daquele causado por atresia do jejuno ou do íleo.

Ocasionalmente, o mecônio espessado pode obstruir o cólon, e não o íleo, causando a **síndrome do tampão de mecônio** ou obstrução colônica transitória. Esses fetos geralmente não têm fibrose cística, mas este pode ser o primeiro sinal da doença de Hirschsprung.

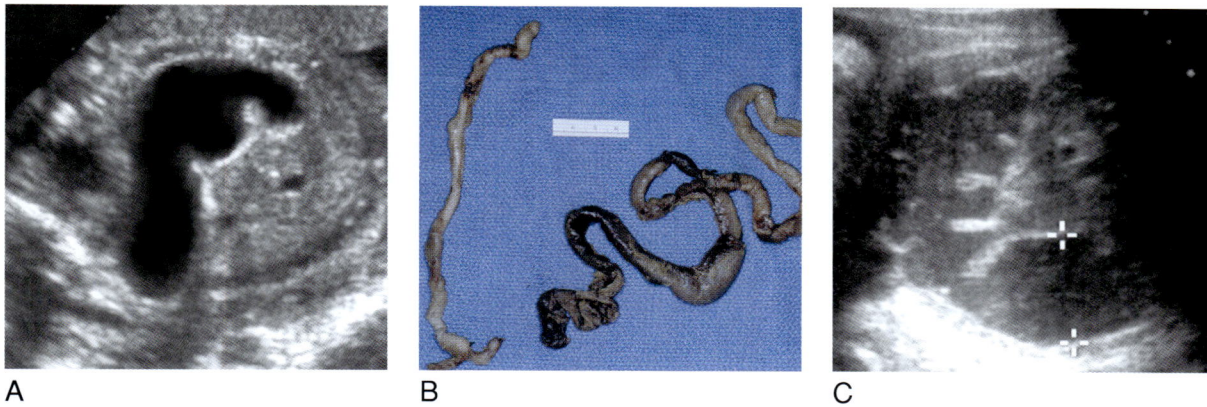

FIGURA 41-13. Atresia ileal, intestino delgado dilatado. A, Apesar das pregas que se parecem com haustrações, isto era o intestino delgado dilatado. **B,** Pedaços do intestino delgado que foram removidos do paciente em **A. C,** Cólon transverso dilatado para comparação. Os recém-nascidos quase não têm haustrações ao nascimento, de modo que o intestino delgado e o cólon terão sempre um aspecto bem semelhante.

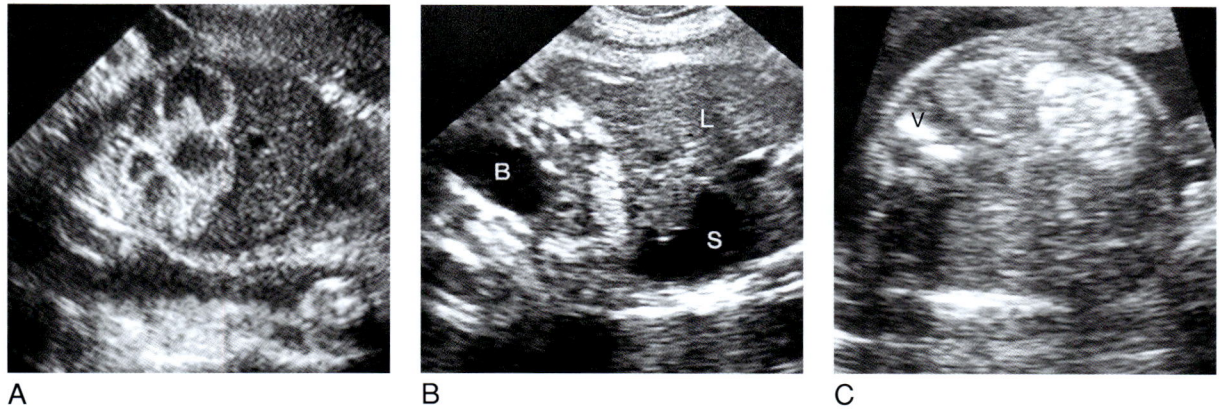

FIGURA 41-14. Íleo meconial. A, Íleo meconial num feto com síndrome de Down. **B,** Visão longitudinal com 31 semanas e **C,** Visão transversal. Feto normal mostra mecônio altamente hiperecóico enchendo o cólon. (Extraída de Fung A, Wilson SW, Toi, A, et al: Echogenic colonic meconium in the third trimester: Abnormal sonographic findings. J Ultrasound Med 1992; 11:676-678.)

Peritonite Meconial

Vólvulo, atresia do jejuno ou do íleo ou íleo meconial podem causar perfuração do intestino delgado. O mecônio que sai para a cavidade abdominal produz uma peritonite química estéril. Geralmente há ascite imediata. A intensa inflamação pela peritonite meconial pode incitar calcificação ao longo da superfície do intestino ou do peritônio; ela pode ser linear e difícil de ser vista. Pensa-se que a calcificação ocorra menos freqüentemente em fetos com fibrose cística, talvez devido à falta de enzimas pancreáticas. Com o tempo, a resposta inflamatória pode vedar a perfuração ou, alternativamente, pode formar um **pseudocisto** de mecônio descamado da parede. O pseudocisto tem paredes finas e, muitas vezes, calcificadas (Fig. 41-15). O prognóstico da peritonite meconial depende dos fatores etiológicos subjacentes. A maioria dos fetos com peritonite meconial não tem fibrose cística.[69]

Doença de Hirschsprung

A doença de Hirschsprung, uma aganglionose congênita de um segmento do cólon, é causa de obstrução intestinal funcional (Fig. 41-16). Foram relatados três casos nos quais foram realizadas ultra-sonografias pré-natais. Num caso confirmado, com antecedentes familiares da doença, os achados de ultra-sonografias seqüenciais foram negativos.[70] Nos outros dois casos, foram observados poliidrâmnios e múltiplas alças de intestino fetal dilatadas.[71,72] Calcificações intraluminais têm sido vistas no recém-nascido[73] e, presumivelmente, poderiam ser vistas nos fetos no terceiro trimestre. A apresentação neonatal é tipicamente com a síndrome do tampão de mecônio.

Intestino Hiperecóico

O achado de intestino hiperecóico permanece foco de pesquisa. Ocasionalmente, o intestino fetal aparece mais hipe-

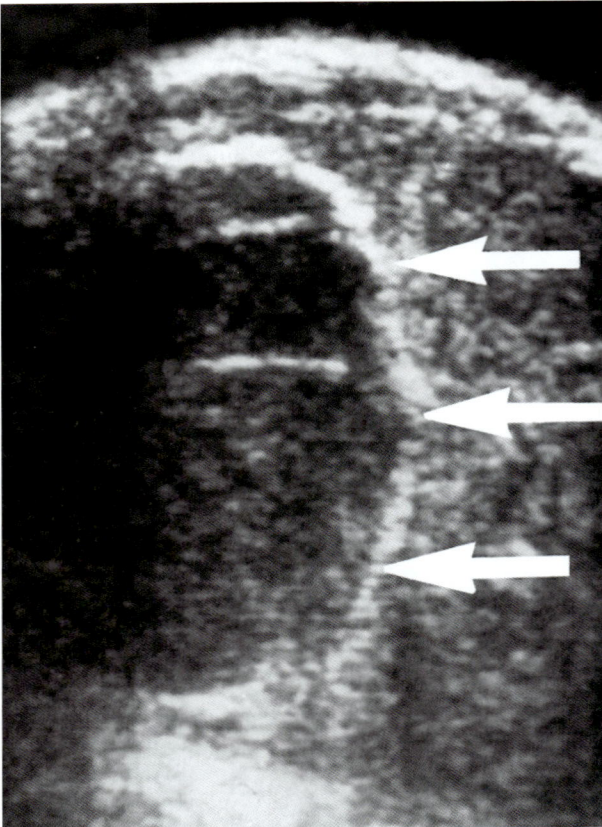

FIGURA 41-15. Pseudocisto de mecônio com margem calcificada (setas).

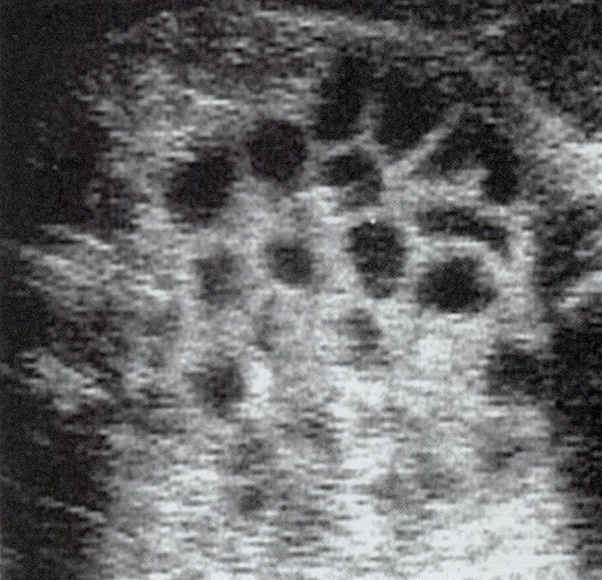

FIGURA 41-16. Doença de Hirschsprung. A imagem mostra os intestinos delgado e grosso dilatados. Este feto precisou de um transplante de intestino.

FETOS COM INTESTINO HIPERECÓICO ESTÃO SOB RISCO DE:

Fibrose cística
Trissomia do 21
Citomegalovírus (CMV)
Parvovírus
Sangue intra-amniótico
Obstrução gastrointestinal
Retardo grave do crescimento intra-uterino
Óbito intra-uterino sem explicação

recóico do que o normal, de modo que os segmentos individuais são proeminentes (Fig. 41-14). Transdutores com freqüência mais alta fazem o intestino parecer hiperecóico mais constantemente que aqueles com freqüências mais baixas. Usando uma freqüência de 8 MHz, Vincoff et al. interpretaram 31% dos casos como tendo intestino hiperecóico, mas, com uma freqüência de 5 MHz, eles relataram somente 3%.[74] Este achado é significativo, pois os estudos originais publicados avaliando a significância do aumento de ecogenicidade intestinal, em geral, foram realizados com transdutores de freqüências mais baixas.[13,14,75] Com base nestes achados, os autores recomendam que a parede intestinal hiperecóica detectada com um transdutor de alta freqüência não deva levar a exames propedêuticos adicionais, a menos que confirmada com o transdutor de freqüência de 5 MHz ou inferior.

Há muitas definições de intestino hiperecóico.[76-79] Trabalho recente sugere que a baixa sensibilidade da ecogenicidade intestinal pode ser devida à ampla variabilidade intra-observador.[80] Conseqüentemente, a sensibilidade e a especificidade na utilidade clínica deste exame variam entre investigadores. Em 1992, Dicke e Crane definiram intestino hiperecóico: ecogenicidade intestinal semelhante ou maior que a do osso circunjacente.[13] Nyberg graduou a ecogenicidade em comparação com o fígado fetal, sendo grau 0 hipoecóico, grau 1, levemente hiperecóico, grau 2, moderadamente hiperecóico, e grau 3, acentuadamente hiperecóico.[75] A aplicação deste achado a populações gerais continua amplamente desconhecida.

Relata-se que os fetos com intestino hiperecóico têm aumento da incidência de **fibrose cística, óbito perinatal, citomegalovírus** (CMV), **retardo do crescimento subseqüente** e **trissomia do 21**.[76] A taxa de fibrose cística no feto com intestino hiperecóico varia de 0% a 2%,[81,82] com uma variação de aneuploidia, nestes fetos, de 3,7% a 27%.[83,84]

Líquido amniótico com sangue no momento da amniocentese também demonstrou estar associado a uma incidência de 16% de intestino hiperecogênico.[85] Petrikovsky avaliou fetos antes e 12 horas depois de transfusões fetais em que houve sangramento intra-amniótico. Nenhum dos fetos tinha intestino hiperecóico antes da transfusão. O sangramento intra-amniótico resultou em aumento da ecogenicidade intestinal em 7 de 28 fetos nas primeiras 12 horas após o episódio de sangramento e foi visto nos fetos até duas semanas depois do evento inicial.[86] Sepulveda et al. exami-

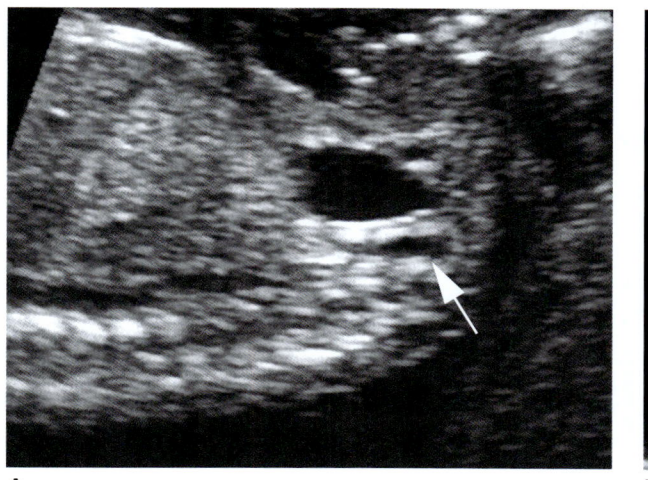 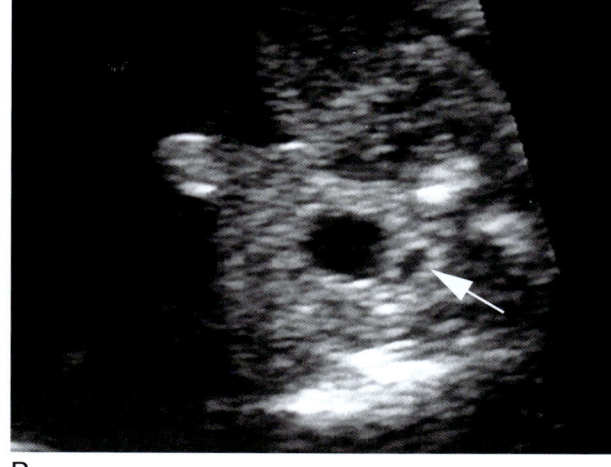

FIGURA 41-17. Reto fetal normal com 18 semanas de gestação. A, Exame sagital na linha média mostra o reto como pequena estrutura tubular hipoecóica posterior à bexiga (*seta*). **B,** Imagem transversa mostrando reto (*seta*) num feto masculino. (**A,** Cortesia de Stephanie R. Wilson, M.D., University of Toronto.)

naram o líquido amniótico para pesquisa de pigmentos de hemossiderina em 100 gestações normais e em 14 gestações em que foi realizada amniocentese para intestino hiperecóico. Concluíram que o intestino hiperecóico se associava à presença destes pigmentos no líquido amniótico, confirmando sua relação com o sangramento.[87] A maioria dos fetos com intestino hiperecóico terá um resultado normal.[88] Apesar disso, uma percentagem de gestações com intestino hiperecóico isolado pode ter um resultado adverso. A tríade de AFP alta, intestino hiperecóico e restrição do crescimento foi associada a um risco alto de morbidade perinatal.[89]

Atresia Anorretal

O reto fetal normal é visibilizado diretamente posterior à bexiga fetal (Fig. 41-17). Em cerca de metade dos pacientes com atresia anorretal, o cólon distal pode estar dilatado. Muitos casos têm outras anomalias, particularmente o complexo VACTERL.[90,91] Algumas vezes, podem ser visibilizadas calcificações redondas, representando **mecônio calcificado intraluminal** (Fig. 41-18).[66] No entanto, essas calcificações não são diagnósticas de um ânus imperfurado; ocasionalmente elas também são encontradas na **disgenesia cloacal e na aganglionose colônica total**.[92] O diagnóstico diferencial de um cólon dilatado inclui todas as causas de obstrução intestinal, incluindo o intestino delgado. Como estão presentes poucas haustrações ao nascimento, o intestino delgado pode simular o cólon, quando dilatado. O ânus pode ser visibilizado no plano transverso como um círculo hipoecóico em torno de um eco linear central (Fig. 41-19). A ausência dessa estrutura tem sido usada para sugerir ânus imperfurado,[93] mas a sensibilidade e a especificidade desse achado ainda não foram descritas.

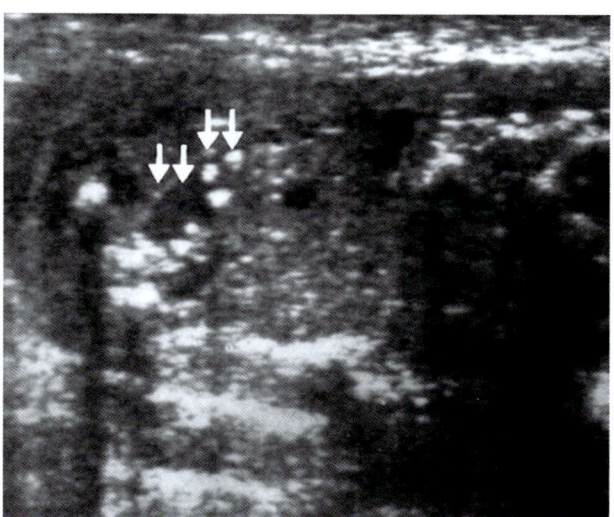

FIGURA 41-18. Atresia anal. Mecônio altamente hiperecóico espessado (*setas*) no reto de feto com atresia anal (sombras acústicas abaixo do mecônio).

Massas Variadas

Uma variedade de massas raras pode ser vista no abdome fetal, incluindo tumores de origem mesenquimal, cistos mesentéricos e linfangiomas (Fig. 41-20). Os linfangiomas geralmente são multisseptados. Podem ser vistos já com 20 semanas, mas geralmente aparecem no terceiro trimestre. Eles podem estar associados a cromossomos anormais.[94] As massas associadas ao sistema geniturinário podem simular massas intestinais. Teratomas sacrococcígeos podem incluir um componente pélvico. Cistos de duplicação são ecotransparentes, mas têm uma "casca" ou linha dupla característica na parede. Podem originar-se do estômago ou do intestino delgado ou grosso (Fig. 41-21).

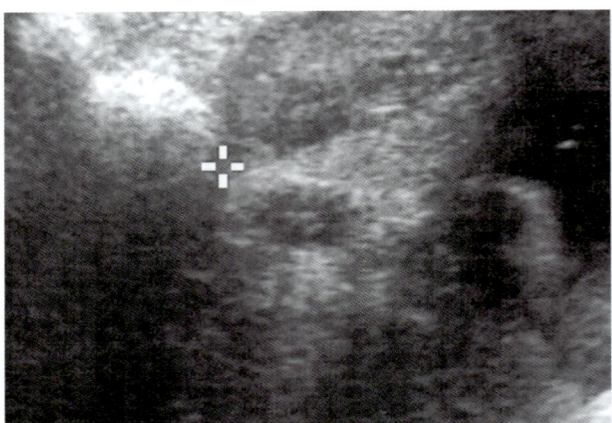

FIGURA 41-19. Ânus normal com o característico halo em torno de uma área hiperecóica. Plano transverso através da região glútea.

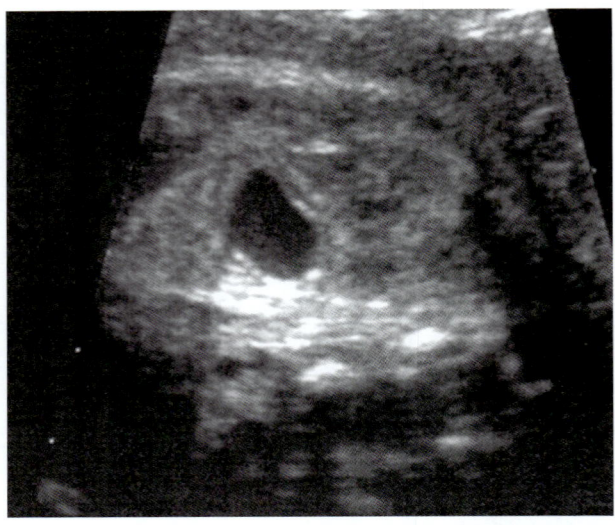

FIGURA 41-21. Cisto de duplicação do intestino delgado. Observe a linha dupla característica em torno da parede, que distingue este de outros cistos.

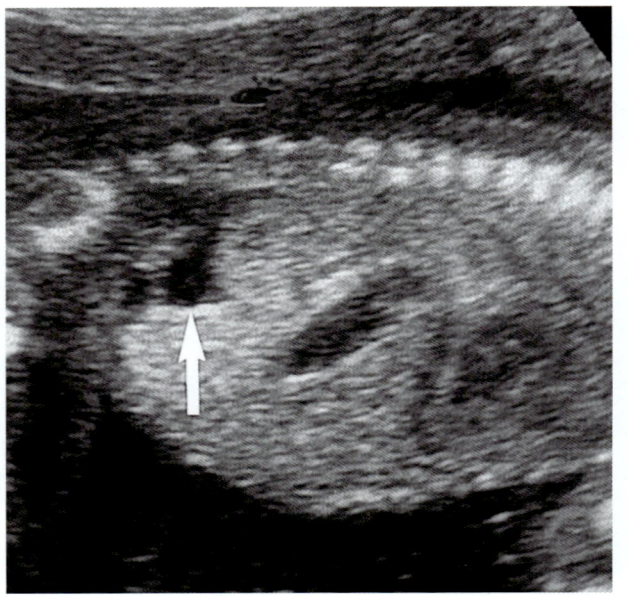

A

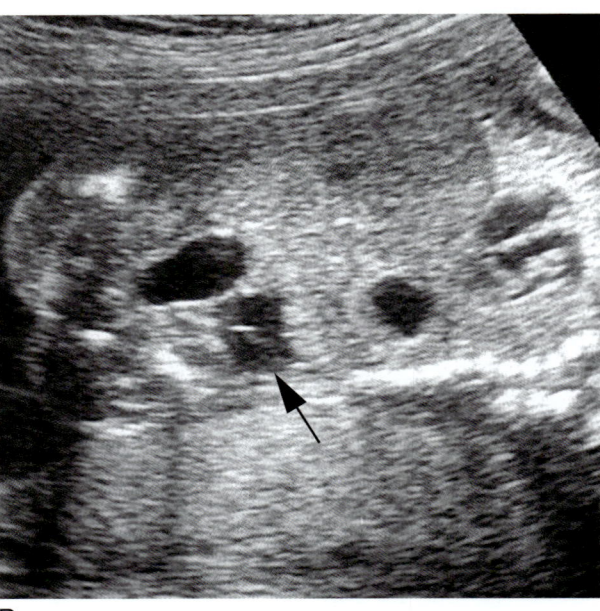

B

FIGURA 41-20. Linfangioma retroperitoneal com 18 semanas de gestação. A, Ultra-sonografia sagital, a coluna fetal está para cima. No retroperitônio esquerdo há uma coleção cística (*seta*) na parte inferior do rim. O estômago e o coração também são vistos cranialmente à massa. **B,** Ultra-sonografia coronal mostra que a massa (*seta*) se situa ao lado da bexiga. (Cortesia de Stephanie R. Wilson, M.D., University of Toronto.)

DEFEITOS DA PAREDE ABDOMINAL FETAL

O desenvolvimento da parede abdominal anterior representa um processo complexo que envolve migração e desdobramento das pregas corporais laterais, bem como regressão de estruturas embrionárias iniciais. As anomalias mais comuns da parede abdominal incluem gastrosquise e onfalocele. Condições mais raras incluem a pentalogia de Cantrell, o complexo membros-parede corporal, extrofia vesical e extrofia cloacal.

Diagnóstico Pré-natal

As anormalidades da parede abdominal fetal são um grupo comum de defeitos congênitos, havendo uma incidência relatada de quase 3,5 por mil nascidos vivos.[95] A triagem por

TABELA 41-2. CARACTERÍSTICAS PATOLÓGICAS E CLÍNICAS TÍPICAS DOS DEFEITOS DA PAREDE ABDOMINAL ANTERIOR

	Gastrosquise	Onfalocele	CMPC	Extrofia Cloacal
Localização	Paraumbilical direita	Local de inserção do cordão na linha média	Lateral	Infra-umbilical
Tamanho do defeito	Pequeno (2-4 cm)	Variável (2-10 cm)	Grande (mais contíguo com a placenta)	Variável
Membrana		+		"
Envolvimento do fígado		Comum	+	+
Ascite		Comum (a menos que haja membrana rota)		+
Espessamento do intestino	+			+
Complicações intestinais	Comuns			
Anomalias cardíacas	Raras (CIA, DAP)	Comum (Complexa)	Comum	10%-15%
Outras anomalias	Raras	Comum	Sempre (escoliose, defeitos cranianos e espinhais)	Sempre (geniturinárias, defeitos nos membros)
Anormalidades cromossômicas		Comuns		"

CIA, comunicação interatrial; CMPC, complexo membros-parede corporal (anomalia da haste corporal); DAP, ducto arterial patente.

α-fetoproteína no sangue materno (AFPSM) é menos sensível no caso de uma onfalocele devido à presença da membrana limitante.[96,97] Embora Fischer et al. tivessem encontrado que 98% dos casos de gastrosquise e 95% das onfaloceles foram precisamente diagnosticados com ultra-sonografia,[98] outras grandes séries relataram que até um terço destes defeitos pode ficar sem detecção.[99,100] Um trabalho sueco de 1994 observou que o diagnóstico pré-natal foi correto em 65 de 70 casos.[101] Estas discrepâncias são decorrentes de alguns fatores, incluindo instrumentação, técnica, posição fetal e experiência do operador. Este é um diagnóstico que geralmente não pode ser feito quando o feto está em decúbito ventral. Outra fonte de erro é não visibilizar a inserção do cordão cercada por líquido amniótico e longe da parede do útero. O local, tamanho e conteúdo do defeito, juntamente com outras anomalias associadas, têm um impacto sobre o controle neonatal e o prognóstico desses lactentes (Tabela 41-2). A imagem preferida para avaliação de defeitos da parede fetal é a transversa. Com imagens transversas, pode-se diagnosticar a maioria das onfaloceles, observando se o intestino fez extrusão para a base do cordão umbilical. Na mesma imagem, geralmente podem ser visibilizadas alças de intestino herniadas na cavidade amniótica à direita da inserção do cordão umbilical.

Embriologia

Na sexta semana menstrual, o disco embrionário achatado começa o processo complexo do dobramento. Isto ocorrerá nas extremidades cranial, caudal e lateral do embrião. O desdobramento dos componentes laterais forma a parede abdominal anterior, um processo que se completa com 8 semanas menstruais, exceto pela persistência do talo corporal central.[102,103] Neste ponto, devido ao volume das vísceras sólidas no abdome, o intestino médio é forçado para dentro do celoma extra-embrionário no cordão umbilical proximal, processo este conhecido como *herniação fisiológica*. Este intestino externo sofre uma rotação de 90 graus no sentido anti-horário ao longo do eixo da artéria mesentérica superior (Fig. 41-22). Aproximadamente na décima segunda semana menstrual, o intestino médio retorna à cavidade abdominal, enquanto passa por mais uma rotação de 180 graus no sentido anti-horário, fazendo um total de 270 graus de rotação.[102] Esta herniação fisiológica do intestino médio pode ser observada por ultra-sonografia (Fig. 41-10).[104] O diâmetro desta herniação normal do intestino pode ser de 7 a 10 mm.[105,106] Foi visto um pequeno abaulamento persistente na base do cordão umbilical com 12 semanas em 20% dos fetos.[107] Deste modo, dada a posição extra-abdominal normal dos intestinos no embrião em desenvolvimento, é preciso cuidado para fazer um diagnóstico antes do final do primeiro trimestre.[103] Timor-Tritsch e colaboradores demonstraram, em ultra-sonografia transvaginal, que o intestino tinha retornado à cavidade abdominal com 12 semanas de gestação.[108] Em geral, a recomendação aceita é que o diagnóstico de defeito da parede abdominal seja adiado até 14 semanas de gestação para levar em conta qualquer erro em potencial da data gestacional. Depois desse tempo, a parede abdominal anterior, na inserção do cordão umbilical, deve assemelhar-se à Figura 41-13. É preciso cuidado para não deixar de perceber uma pequena alça de intestino na base do cordão (Fig. 41-23).

Gastrosquise

Gastrosquise é um defeito paraumbilical relativamente pequeno e de espessura completa no lobo direito da parede abdominal (Fig. 41-24), que ocorre em um de 4.000 nascidos.[109] Devido a este defeito, são visibilizadas alças intestinais flutuando livremente no líquido amniótico. Foram relatadas gastrosquises do lado esquerdo, mas estas são raras.[110,111] Diferentemente de uma onfalocele, o intestino

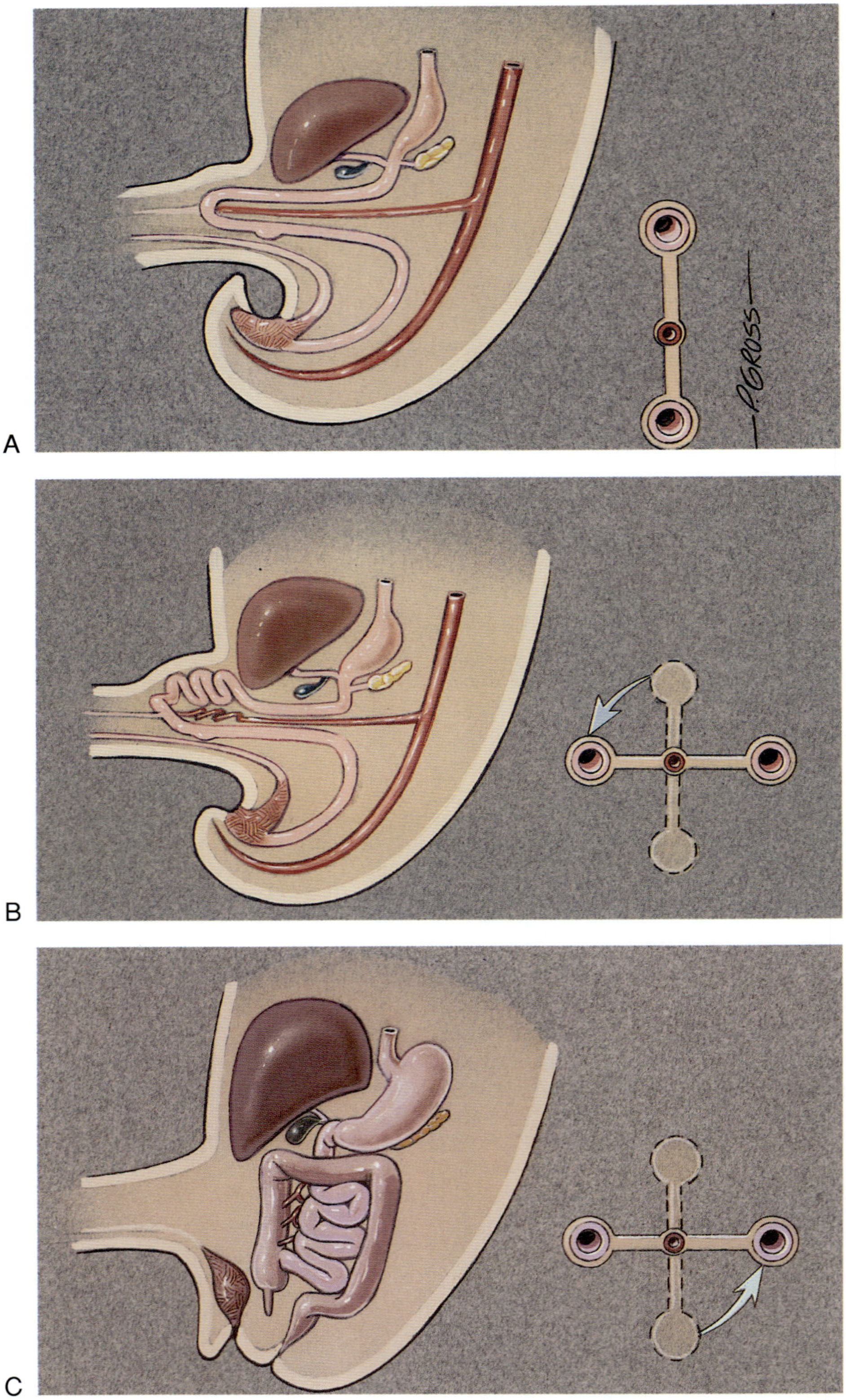

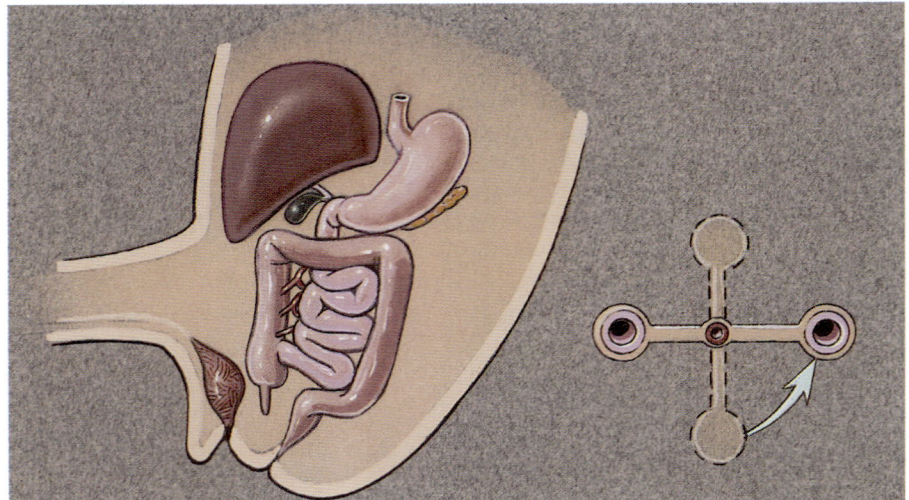

FIGURA 41-22. Desenvolvimento normal da parede abdominal anterior. A, Herniação para a base do cordão umbilical proximal (9 semanas de gestação). B, Este intestino realiza uma rotação de 90 graus ao longo do eixo da artéria mesentérica superior. C, Aproximadamente com 12 semanas de gestação, o intestino retorna à sua posição normal na cavidade abdominal, sofrendo uma rotação adicional de 180 graus ao longo do eixo da artéria mesentérica superior.

CRITÉRIOS ULTRA-SONOGRÁFICOS PARA O DIAGNÓSTICO DE GASTROSQUISE

- Defeito da parede abdominal com espessura completa
- Localização paraumbilical do defeito; em geral, no lado direito
- Defeito pequeno (*i. e.*, 2 a 4 cm)
- Alças de intestino flutuando livremente no líquido amniótico
- Não há membrana envolvendo

herniado está em contato direto com o líquido amniótico. Teorias referentes à etiologia deste defeito incluem involução anormal da veia umbilical direita[112] ou ruptura da artéria onfalomesentérica por isquemia.[113] A teoria da ruptura vascular é apoiada por trabalho recente referente ao uso de cocaína,[114] tabagismo[115] e uso de pseudo-epinefrina.[116] Estas substâncias atuam como agentes vasoativos, resultando potencialmente em gastrosquise quando a exposição ocorre nos períodos críticos do desenvolvimento. Calzolari relatou que as mulheres com menos de 20 anos de idade tinham 11 vezes mais probabilidade de apresentar gastrosquise.[95] O aumento do risco nas mulheres mais jovens pode envolver a exposição a substâncias vasoativas, como a nicotina e outras substâncias, incluindo o tabagismo. O risco de gastrosquise é 2,1 vezes maior nas mulheres que fumam do que nas que não o fazem.[117] Os efeitos vasoativos da cocaína também têm demonstrado relação com um aumento da gastrosquise.[118] Apesar do fato de a gastrosquise geralmente ser considerada decorrente de uma agressão vascular, há um risco de recorrência de 3,5%, sendo a ocorrência familiar observada entre irmãos.[119,120] Contrastando com a onfalocele, a gastrosquise geralmente não se associa a um aumento das anormalidades cromossômicas, enfatizando a necessidade de distinção precisa entre estes distúrbios.[121,122]

Anormalidades relacionadas ao intestino são as complicações mais comuns e importantes da gastrosquise.[46,123,124-129] O intestino delgado é sempre eviscerado. Isto costuma ser acompanhado pelo intestino grosso e pode raramente se associar a evisceração do estômago ou de órgãos sólidos. Todos os fetos com gastrosquise demonstram má rotação do intestino ou falta de rotação. Pode estar presente isquemia intestinal ou estenose em 7% a 30% dos fetos. Isto pode decorrer da compressão dos vasos mesentéricos quando eles saem do pequeno defeito ou de torção em torno do eixo mesentérico. Esta isquemia pode levar à gangrena do intestino, perfuração ou peritonite por mecônio. O prognóstico do feto se relaciona a estas complicações.[125,126] O recém-nascido pode ter uma evolução hospitalar longa e complicada.[130] A gastrosquise geralmente não se associa a anomalias extragastrointestinais, embora tenham sido relatadas anormalidades cardíacas e geniturinárias.[124,128,129,131-133] Quando são identificados defeitos extragastrointestinais, deve ser considerado um diagnóstico alternativo.

Como a patologia do intestino é o fator isolado mais importante para determinar os resultados neonatais, isto tem levado a uma tentativa de determinar o tempo ideal do parto seguindo o aspecto ultra-sonográfico do intestino. Com o avançar da gestação, pode ser identificado o espessamento do intestino eviscerado. A etiologia do dano intestinal permanece controversa. Ela pode decorrer de uma peritonite química induzida pela exposição ao líquido amniótico[134] ou de dano causado por constrição no local do defeito da parede abdominal.[135,136] A presença de casca fibrosa intestinal na gastrosquise se correlaciona com a duração da exposição ao líquido amniótico intra-útero.[137] Outros

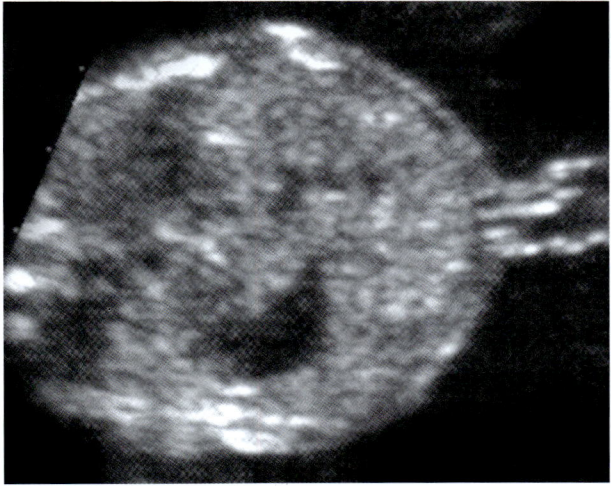 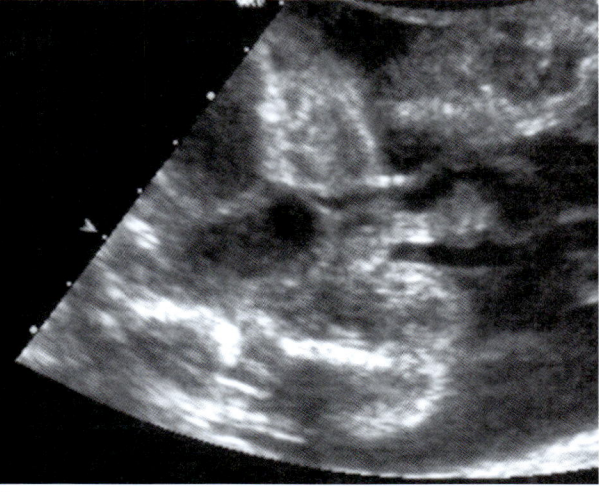

FIGURA 41-23. Síndrome do intestino curto. A, No segundo trimestre, este intestino retornou à cavidade abdominal. Uma parede abdominal anterior intacta com um cordão de três vasos é vista inserindo-se ao nível do umbigo. **B,** Imagem transversa do ponto de inserção do cordão abdominal. Há muito poucas alças intestinais na base do cordão. Esta alça intestinal estava necrótica ao nascimento, assim como várias outras. O recém-nascido tinha a síndrome do intestino curto. (**A** e **B** são dois fetos diferentes.)

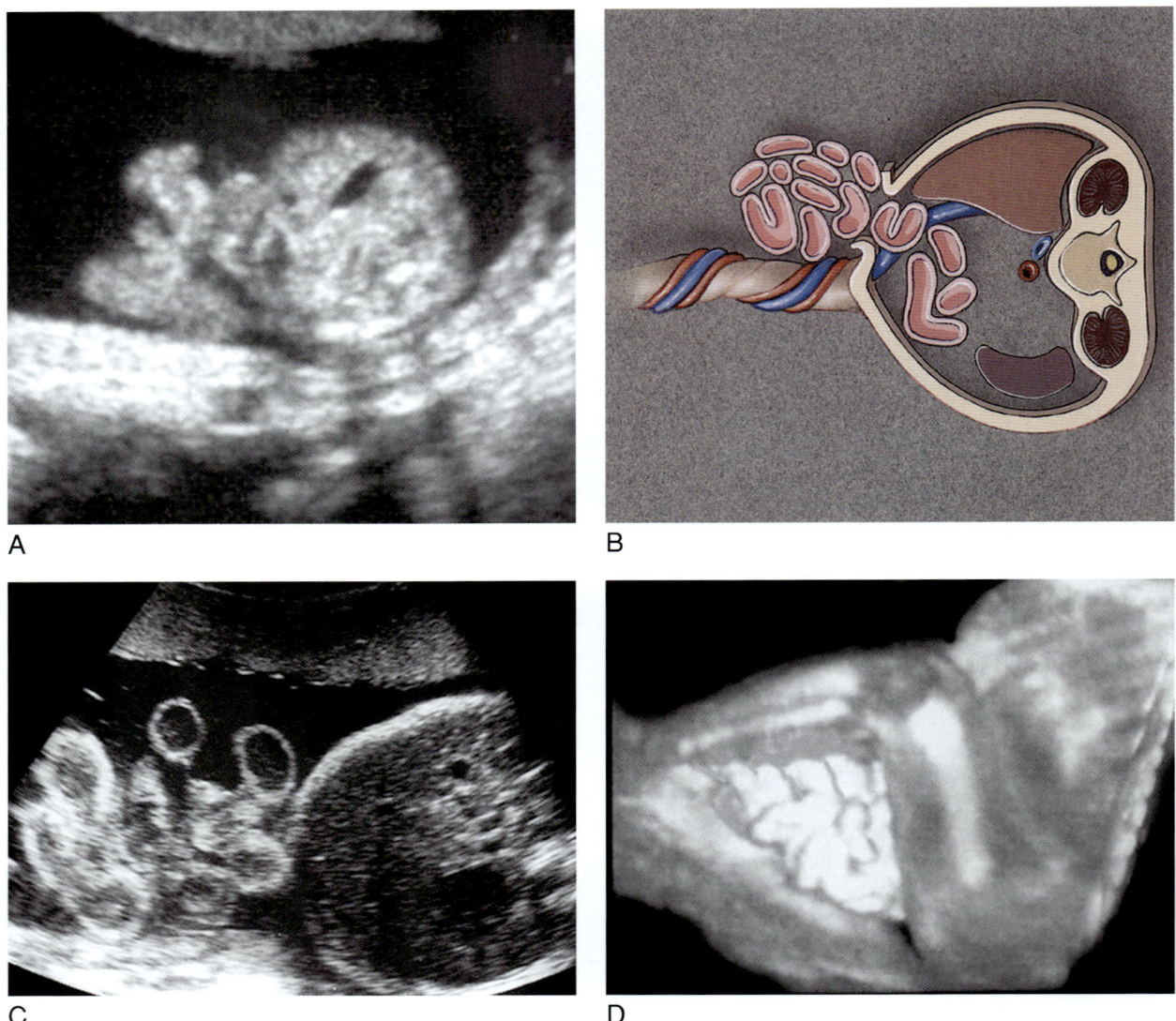

FIGURA 41-24. Gastrosquise. A, Defeito paraumbilical direito é identificado na parede abdominal anterior, com herniação das alças livres de intestino delgado para a cavidade amniótica neste feto de 16 semanas. A bolha gástrica é visibilizada no quadrante superior esquerdo. **B,** Diagrama deste achado. **C,** Alças intestinais flutuando livremente — com o avançar da gestação, é mais difícil determinar a relação do defeito da parede abdominal com o umbigo. **D,** Reconstrução em superfície da gastrosquise usando ultra-sonografia 3-D mostra intestino descoberto entre as pernas fetais. (Cortesia do Dr. Wesley Lee.)

investigadores não relataram formação de casca, apesar da exposição prolongada ao líquido amniótico.[124,138] Embora uma leve dilatação do intestino exposto seja vista comumente, é preciso considerar o desenvolvimento de isquemia ou obstrução do intestino quando se observa dilatação intestinal progressiva.[124] Bond et al. relataram 11 casos nos quais a dilatação intestinal e o espessamento mural, e não o tamanho do defeito, correlacionaram-se com o prognóstico neonatal.[124]

Com base nos dados de 24 fetos, Langer preconizou o uso de uma curva de limiar de dilatação intestinal para predizer aqueles lactentes com risco de complicações neonatais.[135] Pryde et al. numa série de 20 gestações, relataram que um corte absoluto de mais de 17 mm de dilatação intestinal se associou ao aumento da morbidade e da mortalidade.[139] Isto contrasta com Babcock et al., que encontraram uma dilatação intestinal de 11 mm como preditiva de conseqüências fetais adversas.[140] A falta de concordância na medida absoluta do diâmetro intestinal nessas séries provavelmente se relaciona com o pequeno tamanho da amostra, juntamente com apresentações clínicas variáveis desses lactentes. Muitos autores têm relatado que a dilatação intestinal pode ser uma característica insuficiente de prognóstico nos recém-nascidos com gastrosquise.[119,139] Um aspecto anormal do intestino fetal demonstra forte correlação com complicações pós-operatórias e dificuldade de reparo.[141,142] Dados opostos de Alsulyman et al. concluíram que a dilatação intestinal não previu resultados fetais.[143] Dados recentes sugerem que o poliidrâmnio, e não o aspecto do intestino, pode ser o melhor preditor.[144] Até o presente, nenhum dado conclusivo sustentou a confiabilidade dos achados ultra-sonográficos como indicadores de prognóstico nem há dados suficientes para apoiar o parto cirúrgico profilático em todos os casos de gastrosquise.[145] Embora possa ser esperado um excelente prognóstico, fatores que prejudicam os resultados incluem retardo do crescimento intra-uterino, necrose ou atresia do intestino, infecção do líquido amniótico e parto prematuro.[110,146] O risco de retardo do crescimento pode ser visto em até 50% dos fetos.[147,148]

A taxa de sobrevida se aproxima de 90% com um controle neonatal agressivo;[129] a maioria dos óbitos se relaciona à prematuridade, sepse ou isquemia intestinal.[149] Durfee et al. relataram sobre 26 fetos que tinham diagnóstico de gastrosquise pela ultra-sonografia. Dezenove lactentes tiveram complicações pós-natais, alguns com complicações multissistêmicas, incluindo três óbitos. Somente cinco pacientes tiveram evoluções pós-cirúrgicas completamente sem complicações.[130] Embora a modalidade de parto continue controversa,[150-153] deve ser incentivada uma abordagem de equipe coordenada planejada.

Onfalocele

Uma onfalocele é um defeito da linha média da parede abdominal anterior no nível do umbigo, permitindo herniação do conteúdo intra-abdominal para o cordão umbilical. Se ocorrer um defeito no dobramento fetal na parte cefálica da superfície ventral do embrião, haverá extrusão de estruturas da parte alta da linha média, juntamente com o conteúdo abdominal, como se vê no defeito chamado **pentalogia de Cantrell**. A falta de pregas laterais ao longo da superfície ventral do embrião produz a clássica **onfalocele**. A falta de dobramento da superfície ventral lateral e inferior do embrião resulta em **deformidades de extrofia cloacal e vesical**. A falta completa de dobramento do corpo ao longo de todos os três eixos resulta em **deformidade da haste corporal**.[154]

Na onfalocele, há uma falta de retorno do intestino à sua posição intra-abdominal normal. O defeito da parede abdominal está localizado centralmente na base do cordão abdominal (Fig. 41-25). A onfalocele pode conter intestino e/ou órgãos sólidos. O conteúdo da onfalocele é coberto por uma membrana limitante composta de peritônio e âmnio, separada por gelatina de Wharton (Fig. 41-24).[103] A dilatação e o espessamento do intestino não são característicos deste distúrbio devido à presença da membrana limitante. Pode ser demonstrada ascite, implicando na presença da membrana (Fig. 41-26).[155] O tamanho e o conteúdo do defeito variam consideravelmente neste distúrbio.[156-159] Na maioria dos casos, o saco contém, em seu interior, fígado com ou sem intestino (Fig. 41-25). Em alguns casos, identifica-se somente o intestino no saco, o que pode representar a persistência da haste corporal primitiva além de 12 semanas.[156,157,160] A membrana limitante pode ser difícil de demonstrar devido a fatores técnicos, mas sua presença pode ser inferida quando o conteúdo intra-abdominal parece estar contido, e não flutuando, no líquido amniótico. Um diagnóstico falso-positivo de onfalocele pode ser feito quando se examina o feto num plano oblíquo ou com a compressão do abdome fetal.[161,162] Raramente, pode ocorrer ruptura da membrana, complicando o diagnóstico.[46,163] A incidência desse distúrbio é semelhante à da gastrosquise (1/4.000).[164] A incidência de onfalocele está relacionada a um aumento da idade materna.[165]

A avaliação ultra-sonográfica da onfalocele inclui documentação do tamanho, conteúdo e localização do defeito. É comum a natimortalidade,[166] e o óbito neonatal está altamente correlacionado com anomalias associadas,[167] que podem ser vistas em 67% a 88% dos fetos com onfalocele.[167,168] Como até 50% das anomalias associadas são de origem cardíaca,[169-171] é crítico um exame cardíaco detalhado na avaliação destes fetos. Ocorrem anomalias gastrointestinais em 40% dos fetos, bem como anomalias dos sistemas músculo-esquelético, geniturinário e nervoso central.[172] Como esperado, dada a falta de retorno do intestino à cavidade abdominal, a má rotação sempre está presente nesta patologia.

A onfalocele se associa a algumas síndromes, incluindo a síndrome de Beckwith-Wiedemann, um distúrbio autossômico dominante caracterizado por gigantismo, macroglossia e hiperplasia pancreática.[173,174] Embora uma onfalocele não seja pré-requisito para este distúrbio, ela é vista em 5% a 10% dos lactentes no parto. Critérios ultra-sonográficos adicionais incluem protrusão da língua, anomalias cardíacas e visceromegalia do fígado, baço e rim.

As onfaloceles se associam a anormalidades cromossômicas em 30% a 40% dos fetos em séries pré-natais. As trissomias do 13 e do 18 são as anormalidades cromossômicas mais freqüentemente associadas a uma onfalocele, seguidas por trissomias do 21, do 45, XO e triploidia.[156,157,169] A taxa pré-natal de trissomias do 13 e do 18 em fetos com onfalocele é sete vezes maior que a dos fetos nascidos vivos a termo.[164] Um terço dos fetos com trissomia do 13, e 10% a 50% daqueles com trissomia do 18 terão uma onfalocele.[175,176] Fetos com sacos que contenham apenas intestino trazem um risco significativamente mais alto de anormalidades cromossômicas do que aqueles contendo fígado.[167,168,177] Um saco amniótico pequeno e associado a translucência nucal alterada é um achado comum em pacientes com padrões cromossômicos anormais.[178] A avaliação cromossômica deve ser realizada em todos os fetos com diagnóstico de onfalocele.

CRITÉRIOS ULTRA-SONOGRÁFICOS PARA DIAGNÓSTICO DE ONFALOCELE

Defeito anterior central da parede abdominal contendo intestino/vísceras sólidas
Massa englobada pelo cordão umbilical
Membrana limitante cobrindo o defeito

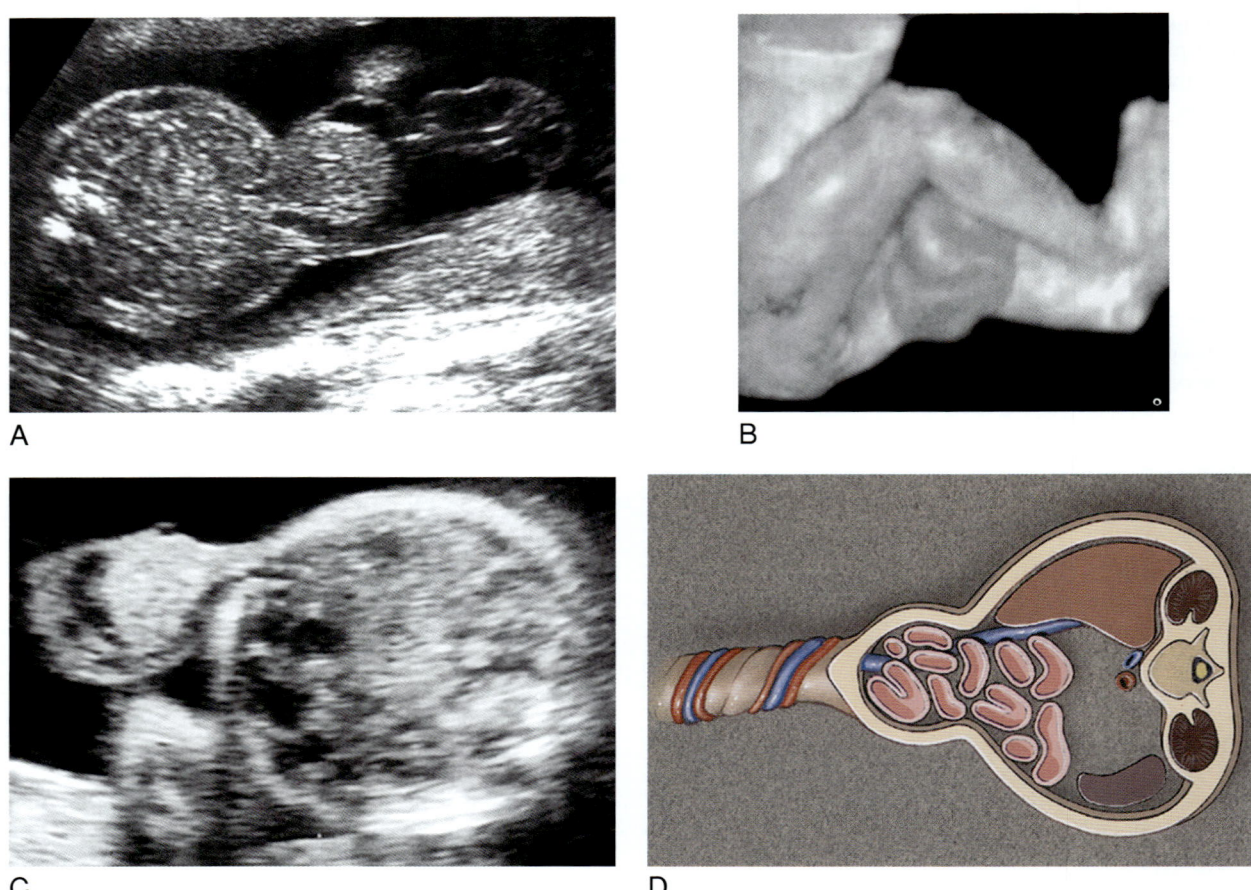

FIGURA 41-25. Onfalocele. A, Defeito central da parede abdominal é visibilizado na base do cordão umbilical. O fígado está contido no saco. **B, Onfalocele.** Reconstrução em superfície 3-D mostra que há uma membrana lisa sobre o intestino herniado para o cordão. (Comparar com Fig. 41-23D). **C,** Neste feto de 17 semanas, o intestino delgado é identificado herniando para a base do cordão umbilical sem ser observado outro conteúdo abdominal. **D,** Diagrama deste achado. (**A,** Cortesia de Ants Toi, M.D., University of Toronto; **B,** Fotografia por cortesia do Dr. Wesley Lee.)

Como o reparo de uma onfalocele geralmente pode ser efetuado com sucesso, a determinação precisa das anomalias associadas é o mais importante determinante de sobrevida fetal, e não o tamanho do defeito nem a presença de ascite.[167] Como na gastrosquise, a onfalocele mostra aumento da incidência de restrição do crescimento fetal, com a maior parte da morbidade e da mortalidade refletindo anomalias estruturais e cromossômicas associadas.[179] A sobrevida neonatal na onfalocele não complicada se aproxima daquela da gastrosquise, enquanto os fetos com anomalias maiores associadas ou defeitos cromossômicos têm mais de 80% de mortalidade.[126,128,129,180] A taxa de sobrevida dos lactentes com onfalocele continua em aproximadamente 80%, em grande parte devido à coexistência de anormalidades.[165]

Pentalogia de Cantrell

Supõe-se que a pentalogia de Cantrell resulte da falta de fusão das dobras laterais na região torácica, com extensão variável inferiormente.[168] Há falta de desenvolvimento do septo transverso do diafragma.[181] Há uma onfalocele e um coração ectópico (Fig. 41-27). Outros achados associados são secundários a estes dois defeitos principais. A síndrome consiste nas cinco características a seguir: (1) hérnia diafragmática anterior; (2) defeito da parede abdominal na

CRITÉRIOS ULTRA-SONOGRÁFICOS PARA PENTALOGIA DE CANTRELL

Defeito da parede anterior na linha média, geralmente envolvendo o abdome superior
Coração ectópico
Derrames pericárdicos ou pleurais
Anomalias craniofaciais
Ascite
Cordão com dois vasos

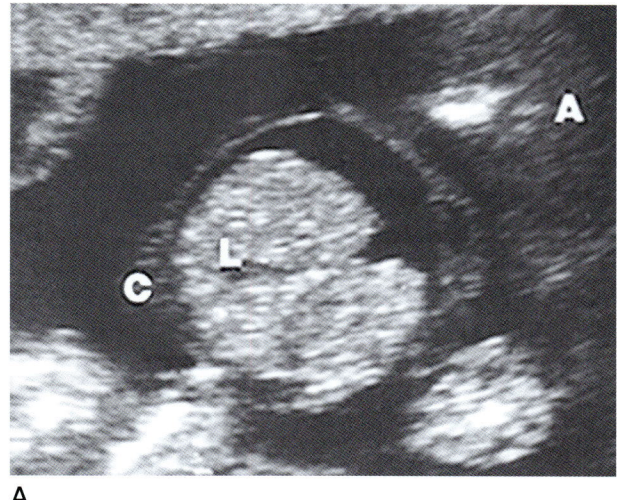
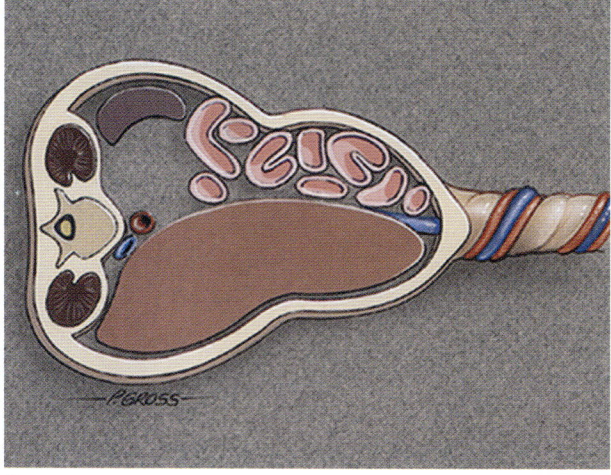
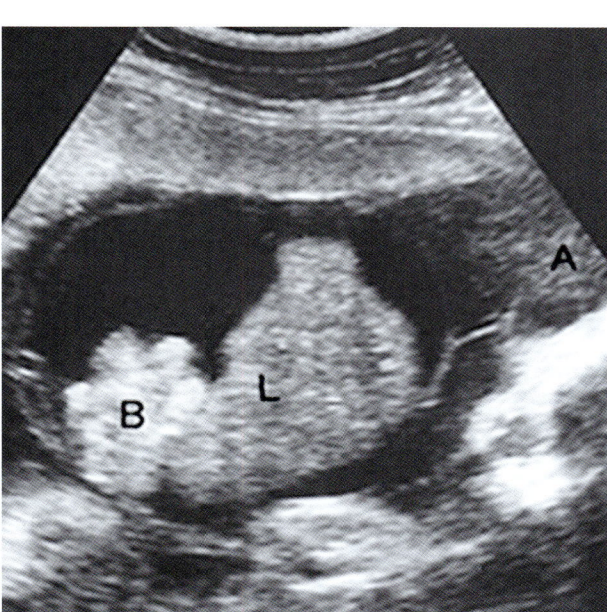

FIGURA 41-26. Onfalocele. A, Ultra-sonografia de um feto de 18 semanas através da onfalocele numa localização paraumbilical mostra fígado (L), inserção do cordão (C) no abdome (A). Observa-se ascite, bem como membrana limitante. **B,** Diagrama deste distúrbio. **C,** Membrana limitante sugere uma onfalocele. Com o avançar da gestação, a relação do cordão umbilical é mais difícil de avaliar com respeito ao conteúdo abdominal. (Cortesia de Joseph Brunner, M.D., Dept. of Obstetrics and Gynecology, Vanderbilt, University Medical Center, Nashville, Tenn.)

linha média; (3) anomalias cardíacas; (4) defeito do pericárdio diafragmático; e (5) defeito inferior no esterno.[182] Relatou-se uma associação com anormalidades cromossômicas,[183-186] bem como anomalias não-cardíacas, incluindo anomalias craniofaciais, anomalias vertebrais, cordão com dois vasos e ascite. Foram relatados dois pacientes com pentalogia de Cantrell e higroma cístico associado. Os relatos propuseram que um higroma cístico pode ser um marcador adicional para esta síndrome.[187] A condição é rara,[181] tendo sido relatados apenas 50 casos. A demonstração de onfalocele e coração ectópico deve sugerir o diagnóstico de pentalogia de Cantrell. O prognóstico depende da gravidade das anomalias, porém a maioria dos casos diagnosticados no pré-natal tem um resultado fatal.[185,188]

Complexo Membros-Parede Corporal

O complexo membros-parede corporal, ou anomalia da haste corporal, é malformação rara e complexa causada pela falta de fechamento da parede ventral do corpo. Tem pelo menos duas das seguintes anormalidades: defeitos dos membros, defeitos da parte anterior do corpo, e exencefalia ou encefalocele com ou sem defeitos faciais (Fig. 41-28).[189]

A causa deste complexo continua controversa. Embora alguns investigadores o vejam como uma forma extrema da síndrome da banda amniótica, ele não seria responsável por muitas das anomalias associadas.[190,191] A maioria dos casos é esporádica.[192,193] Os mecanismos incluem a ruptura precoce do âmnio,[149,194] ruptura vascular[190,191,196] e disgenesia embrionária.[197] As anomalias sugerem desenvolvimento anormal da haste corporal como mecanismo patológico. A

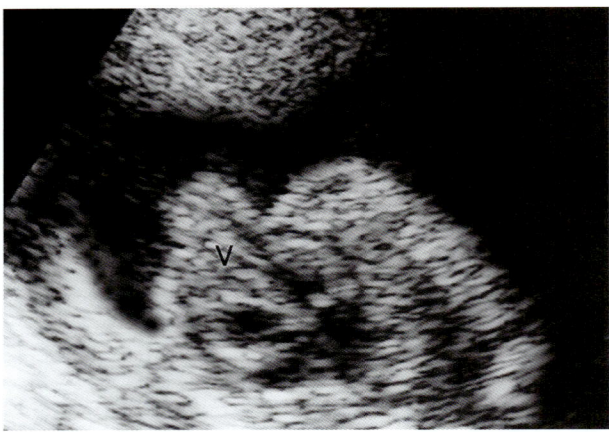

FIGURA 41-27. Ectopia do coração com pentalogia de Cantrell. Exame através do tórax mostra os ventrículos (V) cardíacos eviscerados para o líquido amniótico no topo de um defeito que incluía uma onfalocele. Também estava presente uma anomalia cardíaca complexa e fenda labial. (Cortesia de Leo Drolshagen, M.D., Fort Smith, Arizona.)

MARCOS ULTRA-SONOGRÁFICOS DO COMPLEXO MEMBROS-PAREDE CORPORAL

- Grande defeito da parede ventral do abdome e tórax (muitas vezes no lado esquerdo)
- Anomalias craniofaciais
- Escoliose acentuada e/ou disrafismo espinhal
- Defeitos dos membros
- Cordão umbilical curto ou ausente
- Bandas amnióticas

teoria mais plausível é que um acidente vascular precoce resulte em eventos disruptivos na parede corporal e em malformações internas.[175,198,199] O mau desenvolvimento das dobras corporais cranial, caudal e lateral resulta num cordão umbilical curto ou ausente, com evisceração dos órgãos abdominais, que se fixam à placenta.[200,201] Um defeito excêntrico da parede ventral envolvendo o abdome e/ou o

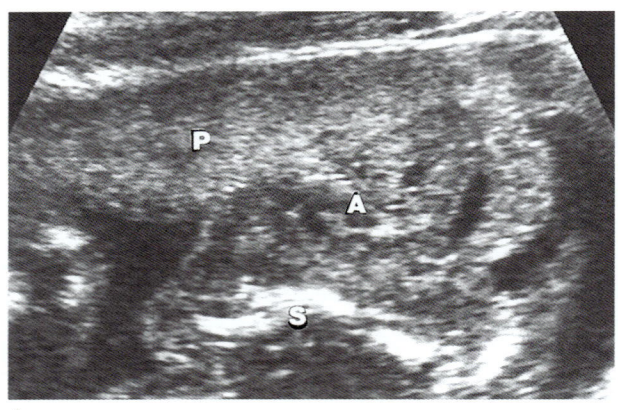

A

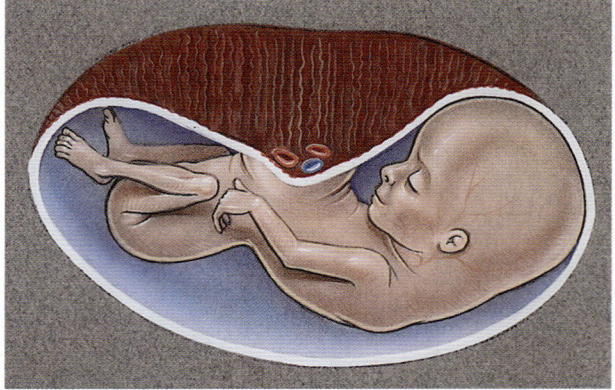

B

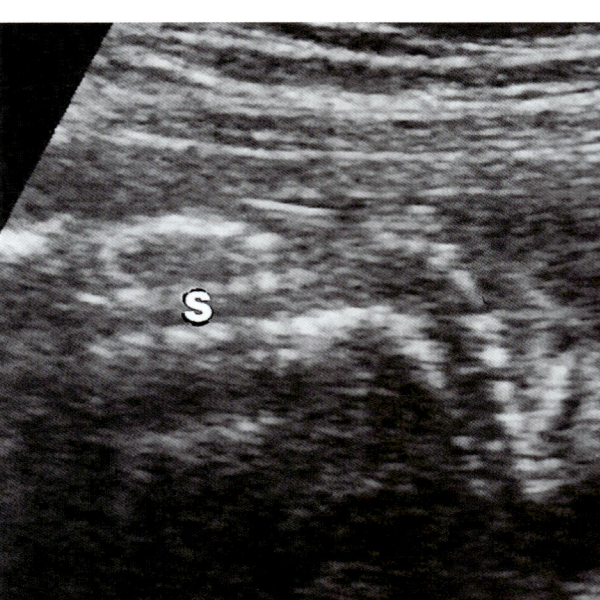

C

FIGURA 41-28. Complexo membros-parede corporal. A, Há dificuldade em diferenciar a parede abdominal anterior da placenta aderente (P) neste feto de 17 semanas. Defeito da parede abdominal (A); coluna (S). **B,** Ilustração da relação do feto com a placenta. **C,** Identifica-se escoliose (S) significativa.

tórax, defeitos craniais e faciais, e anormalidades das membranas placentárias e do cordão umbilical são marcas de autenticidade deste complexo (Fig. 41-27).[175,190,199,202]

O defeito da parede abdominal costuma localizar-se no lado esquerdo, opostamente ao defeito no lado direito, geralmente observado com a gastrosquise.[191] Numa série de 25 lactentes com o complexo membros-parede corporal, as principais anomalias vistas incluíram defeitos nos membros (95%), escoliose grave (77%) malformações dos órgãos internos (95%) e anomalias craniofaciais (56%).[190] Os defeitos nos membros incluíram pé torto, ausência de membros ou dígitos, artrogripose, polidactilia e sindactilia. As malformações internas incluíram defeitos cardíacos, ausência do diafragma, atresia intestinal e anomalias renais. Os defeitos craniofaciais incluíram fendas faciais, encefalocele ou exencefalia. As bandas amnióticas são vistas em até 40% dos casos.[203] Algumas dessas malformações podem ter origem posicional e se relacionam à fixação fetal à placenta e hiperextensão.[201]

A posição fetal distorcida e a gravidade das anomalias podem tornar difícil a avaliação ultra-sonográfica. O tronco fetal é aderente à placenta sem cordão umbilical demonstrável. A diferenciação precisa de outras formas de defeitos da parede abdominal é crucial porque o complexo membros-parede corporal é universalmente fatal.

Extrofias Vesical e Cloacal

As extrofias vesical e cloacal são defeitos da linha média da parede abdominal anterior infra-umbilical.[204] Embora estes distúrbios compartilhem uma origem embriológica, eles

ACHADOS ULTRA-SONOGRÁFICOS NA EXTROFIA CLOACAL

Grande defeito infra-umbilical da parede anterior com massa irregular na parede anterior
Bexiga ausente
Malformação da genitália
Defeito do tubo neural

diferem na extensão e gravidade dos achados anômalos. Estes são defeitos raros, com uma incidência de um por 33.000 nascidos vivos na extrofia vesical e 1 por 200.000 a 400.000 nascidos vivos no caso de extrofia cloacal.[204-207] Nos fetos com **extrofia vesical**, há falta de migração das células mesenquimais entre o ectoderma e a cloaca com 6 semanas de idade menstrual. Isto produz uma falta de desenvolvimento muscular da parede abdominal anterior com eversão inadequada da mucosa vesical (Fig. 41-29).[102] Em geral, este é um defeito isolado.

Extrofia Cloacal

A extrofia cloacal tem uma constelação mais complexa de achados devido ao mau desenvolvimento embriológico da membrana cloacal. Na extrofia cloacal, há persistência da membrana cloacal infra-umbilical interferindo com o fechamento normal da parede abdominal anterior e falta de separação do septo urogenital do reto.[208] Como resultado, há persistência de dois restos embrionários da mucosa vesical lateralmente. As duas hemibexigas são separadas por

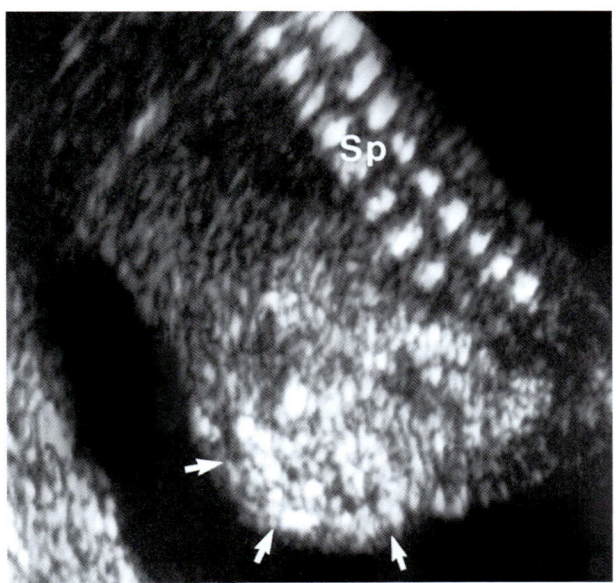
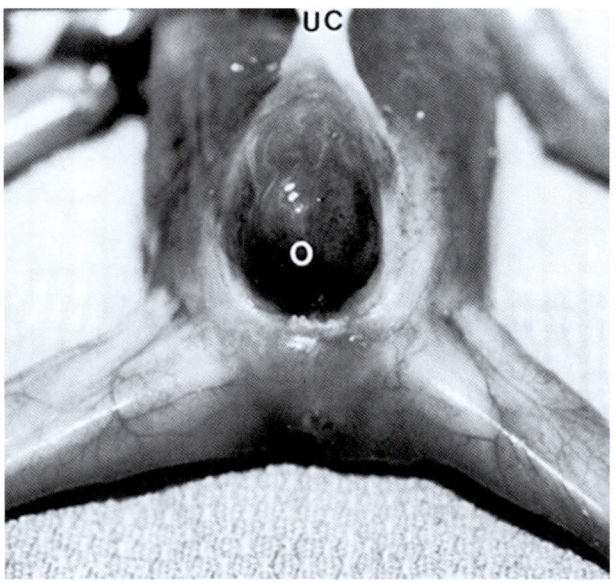

A B

FIGURA 41-29. Extrofia vesical. A, Ultra-sonografia transvaginal com 16 semanas. A suspeita de defeito da parede abdominal no exame transabdominal mostra pequena massa de partes moles (*setas*) fazendo protrusão a partir da parede abdominal anterior. A bexiga não foi visibilizada, sugerindo um diagnóstico diferencial de extrofia vesical ou cloacal. Coluna (Sp). **B,** Fotografia após a morte confirma extrofia vesical com onfalocele infra-umbilical associada (O). Também está presente atresia anorretal. Cordão umbilical (UC).

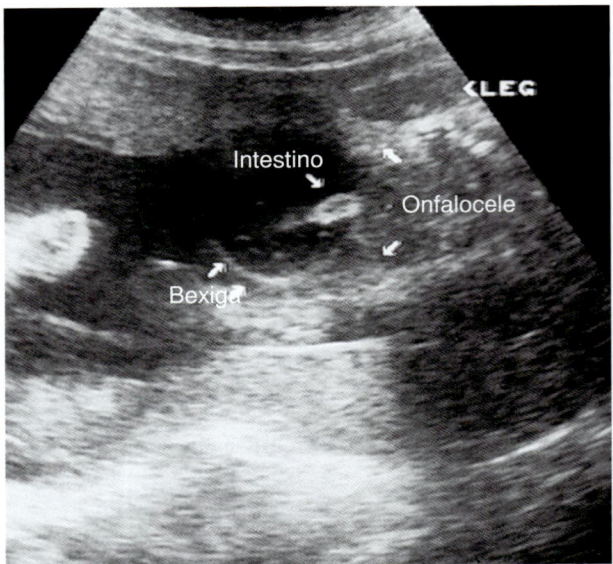 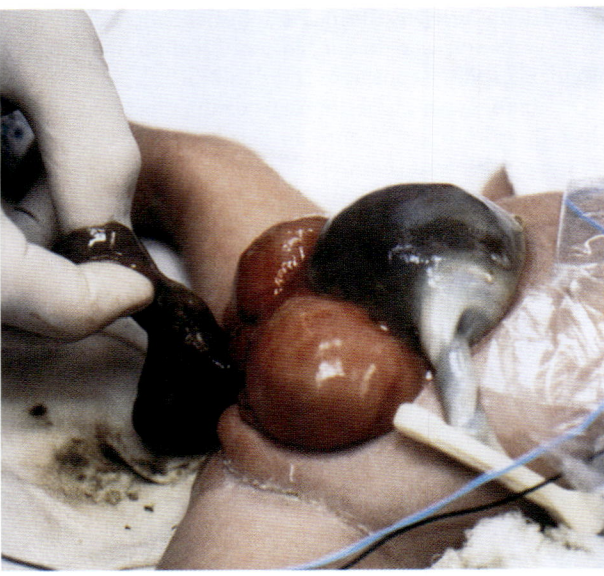

FIGURA 41-30. Extrofia cloacal intra-útero. A, Massa de partes moles mal definida vista na parede abdominal infra-umbilical, bem como hemibexigas laterais. **B,** Fotografia após a morte ilustra a massa paraumbilical de partes moles e as hemibexigas, que estão separadas por intestino que fez extrusão. (Cortesia de Joseph Brunner, M.D., Dept. of Obstetrics and Gynecology, Vanderbilt University Medical Center, Nashville, Tenn.)

mucosa intestinal que provavelmente corresponde ao ceco, porque o íleo entra nela (Fig. 41-30). O íleo terminal costuma fazer prolapso através do ceco exposto, dando o aspecto de um tronco de elefante.[209] Membrana cloacal intacta pode ser vista até com 22 semanas (Fig. 41-31).[210,211] Anomalias associadas incluem envolvimento do sistema nervoso central, do sistema geniturinário, genitália anômala, defeitos dos membros (particularmente pés tortos), cordão com dois vasos, defeitos espinhais fechados (Fig. 41-32), onfaloceles, e, ocasionalmente, agenesia renal.[208,212-214] Como a ocorrência destas síndromes é infreqüente, a genética destes distúrbios é incerta, devendo ser considerada uma avaliação cromossômica.

Extrofia Vesical

Os achados ultra-sonográficos na extrofia vesical incluem incapacidade de identificar a bexiga e massa na parede abdominal que está exposta posteriormente à bexiga. O umbigo fica deslocado inferiormente e se localiza perto da margem superior da bexiga com extrofia.[215] O defeito da parede abdominal pode ser obscurecido pela mucosa evertida da bexiga. O único achado a sugerir esta anomalia pode ser massa de partes moles fazendo protrusão a partir da parede abdominal anterior baixa na ausência de bexiga identificada (Fig. 41-29).[216]

Outras anomalias associadas que podem ser vistas incluem tórax estreito, cifoescoliose, pés tortos e anomalias renais. Também foram relatadas hidrocefalia e ascite, mas não estão uniformemente presentes.[217] É necessário diferenciar este distúrbio de outros defeitos da parede abdominal

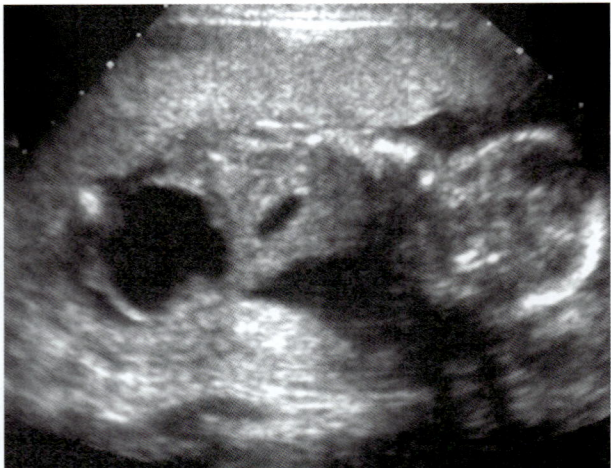

FIGURA 41-31. Extrofia cloacal. A cabeça está à direita. Uma grande massa cística se estende para fora do feto à esquerda. Não se vê a bexiga. Esta é a membrana cloacal, que geralmente se rompe com 22 semanas.

anterior. Isto é efetuado por determinação do local do defeito com respeito ao umbigo.

A diferenciação pré-natal entre extrofia vesical e extrofia cloacal pode ser difícil, mas pequenas séries têm descrito diagnóstico pré-natal bem-sucedido destas síndromes.[217,218] Estes distúrbios devem ser considerados quando houver demonstração de um defeito infra-umbilical e uma bexiga ausente. Uma tentativa de diagnosticar corretamente estas duas patologias é importante devido às diferenças no prognóstico fetal. O prognóstico para extrofia vesical é favorável,

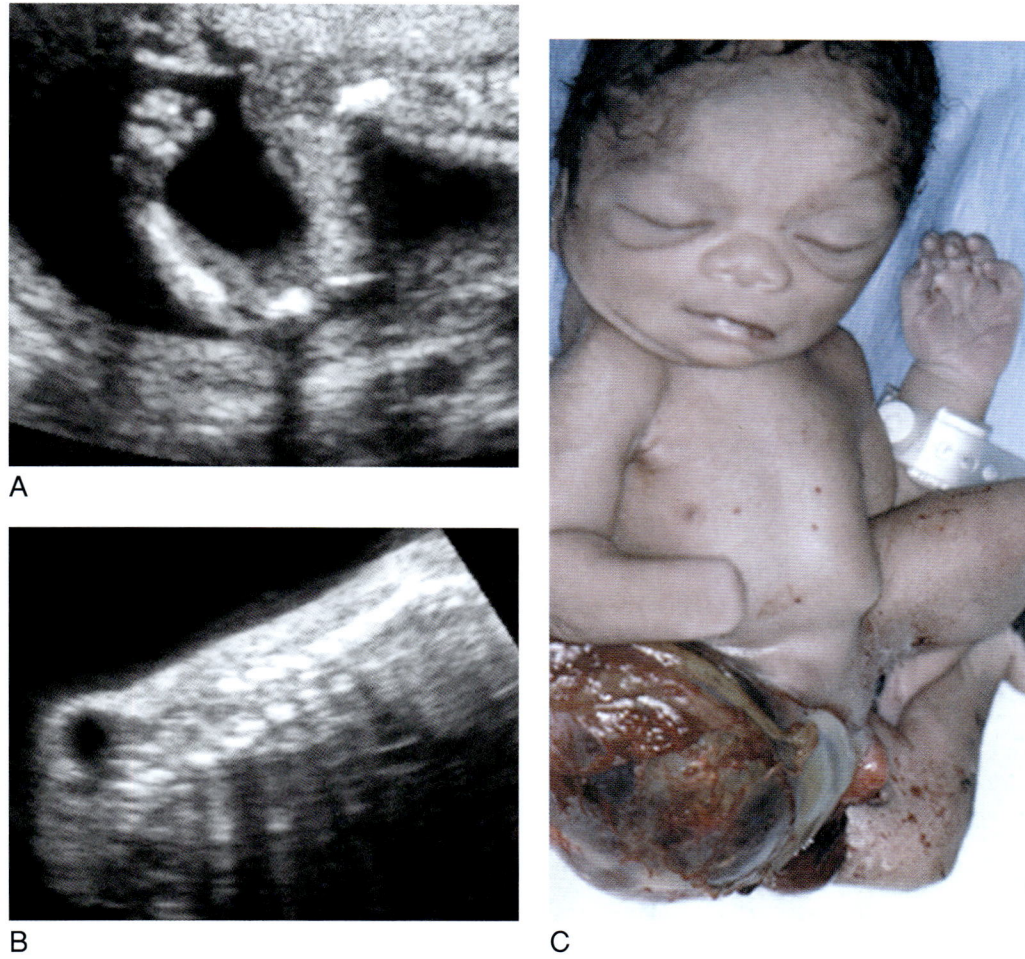

FIGURA 41-32. Anormalidades extragenitourinárias típicas da extrofia cloacal. A, Pés tortos. **B.** Meningo-hidrocele (na base da coluna). **C,** Extrofia cloacal com membros anormais, onfalocele e bexiga e íleo exteriorizados às 7 horas.

embora possam ser necessários múltiplos procedimentos.[219] Devido à complexidade das anomalias na extrofia cloacal, o prognóstico é menos favorável e se relaciona à gravidade dos defeitos. Embora alguns relatos tenham observado uma taxa de mortalidade de 55%,[220] Lund *et al.* relataram uma experiência de 25 anos com 50 casos, de 1974 a 1999, mostrando uma taxa de sobrevida global de 98%.[209] Avanços recentes nos cuidados de suporte e técnicas cirúrgicas têm resultado em melhora dos relatos de sobrevida, com Hurvitz *et al.* relatando uma taxa de sobrevida pós-operatória de 90%.[221]

AGRADECIMENTOS

Desejamos agradecer a Valerie Bates e Erika Taylor pelo auxílio como secretárias e a Margaret Kowaluk pelo apoio artístico.

Referências

1. Goldstein I, Reese EA, Yarkoni S, et al: Growth of the fetal stomach in normal pregnancies. Obstet Gynecol 1987;70:641-644.
2. Walker JM, Ferguson DD: The sonographic appearance of blood in the fetal stomach and its association with placental abruption. J Ultrasound Med 1988;7:155-161.
3. Daly-Jones E, Sepulveda W, Hollingsworth J, et al: Fetal intraluminal gastric masses after second trimester amniocentesis. J Ultrasound Med 1994;13:963-966.
4. Bergsma D: Birth Defects Compendium, 2nd ed. New York, Alan R Liss, 1979.
5. Pretorius DH, Gosink BB, Clautice-Engle T, et al: Sonographic evaluation of the fetal stomach: Significance of nonvisualization. AJR 1988;151:987-989.
6. Hill LM: Congenital microgastria: Absence of the fetal stomach and normal third trimester amniotic fluid volume. J Ultrasound Med 1994;13:894-896.
7. Pretorius DH, Drose JA, Dennis MA, et al: Tracheoesophageal fistula in utero. J Ultrasound Med 1987;6:509-513.

8. German JC, Mahour GH, Woolley MM: Esophageal atresia and associated anomalies. J Pediatr Surg 1976;1:299-306.
9. Holder TM, Cloud DT, Lewis JE, Jr, et al: Esophageal atresia and tracheoesophageal fistula: A survey of its members by the surgical section of the American Academy of Pediatrics. Pediatrics 1964;34:542-549.
10. Sase M, Asada M, Okuda M, et al: Fetal gastric size in normal and abnormal pregnancies. Ultrasound Obstet Gynecol 2002;19:467-470.
11. Kalache KD, Wauer R, Mau H, et al: Prognostic significance of the pouch sign in fetuses with prenatally diagnosed esophageal atresia. Am J Obstet Gynecol 2000;182:978-981.
12. Satoh S, Takashima T, Takeuchi H, et al: Antenatal sonographic detection of the proximal esophageal segment: Specific evidence for congenital esophageal atresia. J Clin Ultrasound 1995;23:419-423.
13. Dicke JM, Crane JP: Sonographically detected hyperechoic fetal bowel: Significance and implications for pregnancy management. Obstet Gynecol 1992;80:778.
14. Bromley B, Doubilet P, Frigoletto FD, et al: Is fetal hyperechoic bowel on second-trimester sonogram an indication for amniocentesis? Obstet Gynecol 1994;83:647.
15. Goldstein I, Tamir A, Weisman A, et al: Growth of the fetal gallbladder in normal pregnancies. Ultrasound Obstet Gynecol 1994;4:289-293.
16. Hertzberg BS, Kliewer MA, Maynor C, et al: Nonvisualization of the fetal gallbladder: Frequency and prognostic importance. Radiology 1996;199:679-682.
17. Blazer S, Zimmer EZ, Bronshtein M: Nonvisualization of the fetal gallbladder in early pregnancy: Comparison with clinical outcome. Radiology 2002;224:379-382.
18. Beretsky I, Lankin DH: Diagnosis of fetal cholelithiasis using real-time high-resolution imaging employing digital detection. J Ultrasound Med 1983;2:381-383.
19. Klingensmith WC III, Cioffi-Ragan DT: Fetal gallstones. Radiology 1988;167:143-144.
20. Devonald KJ, Ellwood DA, Colditz PB: The variable appearance of fetal gallstones. J Ultrasound Med 1992;11:579-585.
21. Brown DL, Teele RL, Doubilet PM, et al: Echogenic material in the fetal gallbladder: Sonographic and clinical observations. Radiology 1992;182:73-76.
22. Olbourne NA: Choledochal cysts: A review of the cystic anomalies of the biliary tree. Ann R Coll Surg Engl 1975;56:26-32.
23. Dewbury KC, Aluwihari APR, Birch SJ, et al: Prenatal ultrasound demonstration of a choledochal cyst. Br J Radiol 1980;53:906-907.
24. Elrad H, Mayden KL, Ahart S, et al: Prenatal ultrasound diagnosis of choledochal cyst. J Ultrasound Med 1985;4:553-555.
25. Frank JL, Hill MC, Chirathivat S, et al: Antenatal observation of a choledochal cyst by sonography. AJR 1981;137:166-168.
26. Howell CG, Templeton JM, Weiner S, et al: Antenatal diagnosis and early surgery for choledochal cyst. J Pediatr Surg 1983;18:387-393.
27. Wiedman MA, Tan A, Martinez CJ: Fetal sonography and neonatal scintigraphy of a choledochal cyst. J Nucl Med 1985;26:893-896.
28. Benhidjeb T, Chaoui R, Kalache K, et al: Prenatal diagnosis of a choledochal cyst: A case report and review of the literature. Am J Perinatol 1996;13:207-210.
29. Iwai N, Deguchi E, Sasaki Y, et al: Antenatal diagnosis of biliary atresia (non-correctable cyst type): A case report. Eur J Pediatr Surg 1999;9:340-342.
30. Tsuchida Y, Kawarasaki H, Iwanaka T, et al: Antenatal diagnosis of biliary atresia (type 1 cyst) at 19 weeks' gestation: Differential diagnosis and etiologic implications. J Pediatr Surg 1995;30:697-699.
31. Redkar R, Davenport M, Howard ER: Antenatal diagnosis of congenital anomalies of the biliary tract. J Pediatr Surg 1998;33:700-704.
32. Gross BH, Harter LP, Filly RA: Disproportionate left hepatic lobe size in the fetus: Ultrasonic demonstration. J Ultrasound Med 1982;1:79-81.
33. Vintzileos AM, Neckles S, Campbell WA, et al: Fetal liver ultrasound measurements in isoimmunized pregnancies. Obstet Gynecol 1986;68:162-167.
34. Foucar E, Williamson RA, Yiu-Chiu V, et al: Mesenchymal hamartoma of the liver identified by fetal sonography. AJR 1983;140:970-972.
35. Horgan JG, King DL, Taylor KJW: Sonographic detection of prenatal liver mass. J Clin Gastroenterol 1984;6:277-280.
36. Platt LD, De Vore GR, Benner P, et al: Antenatal diagnosis of a fetal liver mass. J Ultrasound Med 1983;2:521-522.
37. Gonen R, Fong K, Chiasson DA: Prenatal sonographic diagnosis of hepatic hemangioendothelioma with secondary nonimmune hydrops fetalis. Obstet Gynecol 1989;73:485-487.
38. Kazzi NJ, Chang C-H, Roberts EC, et al: Fetal hepatoblastoma presenting as nonimmune hydrops. Am J Perinatol 1989;6:278-280.
39. Marks F, Thomas P, Lustig I, et al: In utero sonographic description of a fetal liver adenoma. J Ultrasound Med 1990;9:119-122.
40. Chung W-M: Antenatal detection of hepatic cyst. J Clin Ultrasound 1986;14:217-219.
41. Richards DS, Cruz AC, Dowdy KA: Prenatal diagnosis of fetal liver calcifications. J Ultrasound Med 1988;7:691-694.
42. Bronshtein M, Blazer S: Prenatal diagnosis of liver calcifications. Obstet Gynecol 1995;86:739-743.
43. Schmidt W, Yarkoni S, Jeanty P, et al: Sonographic measurements in the fetal spleen: Clinical implications. J Ultrasound Med 1985;4:667-672.
44. Eliezer S, Feldman E, Ehud W, et al: Fetal splenomegaly, ultrasound diagnosis of cytomegalovirus infection: A case report. J Clin Ultrasound 1984;12:520-521.
45. Lichtman JP, Miller EJ: Prenatal ultrasonic diagnosis of splenic cyst. J Ultrasound Med 1988;7:637-638.
46. Hertzberg BS: Sonography of the fetal gastrointestinal tract: Anatomic variants, diagnostic pitfalls, and abnormalities. AJR 1994;162:1175-1182.
47. Dembner AG, Taylor KJ: Gray scale sonographic diagnosis: Multiple congenital splenic cysts. J Clin Ultrasound 1978;6:173-174.
48. Chitayat D, Lao A, Wilson, RD, et al: Prenatal diagnosis of asplenia/polysplenia syndrome. Am J Obstet Gynecol 1988;158:1085-1087.
49. Parulekar SG: Sonography of normal fetal bowel. J Ultrasound Med 1991;10:211-220.
50. Hertzberg BS, Bowie JD: Fetal gastrointestinal abnormalities. Radiol Clin North Am 1990;28:101.
51. Goldstein I, Lockwood C, Hobbins JC: Ultrasound assessment of fetal intestinal development in the evaluation of gestational age. Obstet Gynecol 1987;70:682-686.
52. Safra MJ, Oakley GP, Erikson JD: Descriptive epidemiology of small bowel atresias in metropolitan Atlanta. Teratology 1976;14:143-149.

53. Romero R, Ghidini A, Costigan K, et al: Prenatal diagnosis of duodenal atresia: Does it make any difference? Obstet Gynecol 1988;71:739-741.
54. Grosfled JL, Rescoria FJ: Duodenal atresia and stenosis: Reassessment of treatment and outcome based on antenatal diagnosis, pathologic variance, and long-term follow-up. World J Surg 1993;17:301-309.
55. Fonkalsrud EW, DeLorimier AA, Hays DM: Congenital atresia and stenosis of the duodenum: A review compiled from the members of the surgical section of the American Academy of Pediatrics. Pediatrics 1969;43:79-83.
56. Grand RJ, Watkins JB, Torti FM: Development of the human gastrointestinal tract. A review. Gastroenterology 1976;70:790-810.
57. Gross BH, Filly RA: Potential for a normal fetal stomach to simulate the sonographic "double-bubble" sign. J Can Assoc Radiol 1982;33:39-40.
58. Lawrence MJ, Ford WD, Furness ME, et al: Congenital duodenal obstruction: Early antenatal ultrasound diagnosis. Pediatr Surg Int 2000;16:342-345.
59. Nixon HH, Tawes R: Etiology and treatment of small intestinal atresia: Analysis of a series of 127 jejunoileal atresias and comparison with 62 duodenal atresias. Surgery 1971;69:49-51.
60. Young DG, Wilkinson AW: Abnormalities associated with neonatal duodenal obstruction. Surgery 1968;63:832-836.
61. Quan L, Smith DW: The VATER association: vertebral defects, anal atresia, T-E fistula with esophageal atresia, radial and renal dysplasia: A spectrum of associated defects. J Pediatr 1973;82:104-107.
62. Touloukian RJ: Intestinal atresia. Clin Perinatol 1978;5:3-18.
63. Brautverg A, Blaas M, Salvesen KA, et al: Fetal duodenal obstructions: Increased risk of prenatal sudden death. Ultrasound Obstet Gynecol 2002;20:439-446.
64. Fong EF, Solari M: Prenatal diagnosis of bowel obstruction initially manifested as isolated hyperechoic bowel. J Ultrasound Med 1998;17:721-723.
65. Sai Prasad TR, Bajai M: Intestinal Atresia. Indian J Pediatr 2000;67:671-678.
66. Pierro A, Cozzi F, Colarossi G, et al: Does fetal gut obstruction cause hydramnios and growth retardation? J Pediatr Surg 1987;22:454-457.
67. Benachi A, Sonigo P, Jouannic JM, et al: Determination of the anatomical location of an antenatal intestinal occlusion by magnetic resonance imaging. Ultrasound Obstet Gynecol 2001;18:163-165.
68. Fung A, Wilson SW, Toi A, et al: Echogenic colonic meconium in the third trimester: Abnormal sonographic findings. J Ultrasound Med 1992;11:676-678.
69. Foster MA, Nyberg DA, Mahoney BS, et al: Meconium peritonitis: Prenatal sonographic findings and their clinical significance. Radiology 1987;165:661-665.
70. Jarmas AL, Weaver DD, Padilla LM, et al: Hirschsprung disease: Etiologic implications of unsuccessful prenatal diagnosis. Am J Med Genet 1983;16:163-167.
71. Vermesh M, Mayden K, Confino E, et al: Prenatal sonographic diagnosis of Hirschsprung's Disease. J Ultrasound Med 1986;5:37-39.
72. Wrobleski D, Wesselhoeft C: Ultrasonic diagnosis of prenatal intestinal obstruction. J Pediatr Surg 1979;14:598-660.
73. Fletcher BD, Yullish BS: Intraluminal calcifications in the small bowel of newborn infants with total colonic aganglionosis. Radiology 1978;126:451-455.
74. Vincoff NS, Callen PW, Smith-Bindman R, et al: Effect of ultrasound transducer frequency on the appearance of the fetal bowel. J Ultrasound Med 1999;18:799-803.
75. Nyberg DA, Dubinksy T, Resta RG, et al: Echogenic fetal bowel during the second trimester: Clinical importance. Radiology 1993;188:527.
76. Hill L, Fries J, Hecker J, et al: Second trimester echogenic small bowel: An increased risk for adverse perinatal outcome. Prenat Diagn 1994;14:845.
77. MacGregor SN, Tamura R, Sabbagha R, et al: Isolated hyperechoic fetal bowel: Significance and implications for management. Am J Obstet Gynecol 1995;173:1254.
78. Muller F, Dommergues M, Aubry M, et al: Hyperechoic fetal bowel: An ultrasonographic marker for adverse fetal and neonatal outcome. Am J Obstet Gynecol 1995;173:508-573.
79. Sepulveda W, Nicolaidis P, Mai AM, et al: Is isolated second trimester hyperechogenic bowel a predictor of suboptimal fetal growth? Ultrasound Obstet Gynecol 1996;7:104.
80. Khandelwal M, Silva J, Chan L, et al: Three-dimensional ultrasonographic technology to assess and compare echodensity of fetal bowel, bone, and liver in the second trimester of pregnancy. J Ultrasound Med 1999;18:691-695.
81. Sepulveda W, Leung KY, Robertson ME, et al: Prevalence of cystic fibrosis mutations in pregnancies with fetal echogenic bowel. Obstet Gynecol 1996;87:103-106.
82. Duchatel F, Muller F, Oury JF, et al: Prenatal diagnosis of cystic fibrosis: Ultrasonography of the gallbladder at 17-19 weeks of gestation. Fetal Diagn Ther 1993;8:28-36.
83. Bahado-Singh R, Morotti R, Copel JA, et al: Hyperechoic fetal bowel: The perinatal consequences. Prenat Diagn 1994;14:981-987.
84. Scioscia AL, Pretorius DH, Budorick NE, et al: Second-trimester echogenic bowel and chromosomal abnormalities. Am J Obstet Gynecol 1992;167:889-894.
85. Sepulveda W, Hollingsworth J, Bower S, et al: Fetal hyperechogenic bowel following intra-amniotic bleeding. Obstet Gynecol 1994;83:947-950.
86. Petrikovsky B, Smith-Levitin M, Holsten N: Intra-amniotic bleeding and fetal echogenic bowel. Obstet Gynecol 1999;93(Pt 1):684-686.
87. Sepulveda W, Reid R, Nicolaides P, et al: Second-trimester echogenic bowel and intra-amniotic bleeding: Association between fetal bowel echogenicity and amniotic fluid spectrophotometry at 410 nm. Am J Obstet Gynecol 1996;174:839-842.
88. Monaghan KG, Feldman GL: The risk of cystic fibrosis with prenatally detected echogenic bowel in an ethnically and racially diverse North American population. Prenat Diag 1999;19:604-609.
89. Achiron R, Seidman DS, Horowitz A, et al: Hyperechogenic fetal bowel and elevated serum alpha-fetoprotein: A poor fetal prognosis. Obstet Gynecol 1996;88:368-371.
90. Nora AH, Nora JJ: A syndrome of multiple congenital anomalies associated with teratogenic exposure. Arch Environ Health 1975;30:17-21.
91. Shalev E, Weiner E, Zuckerman H: Prenatal ultrasound diagnosis of intestinal calcifications with imperforate anus. Acta Obstet Gynecol Scand 1983;62:95-96.
92. Sepulveda W, Romero R, Qureshi F, et al: Prenatal diagnosis of enterolithiasis: A sign of fetal large bowel obstruction. J Ultrasound Med 1994;13:581-585.
93. Guzman ER, Ranzini A, Day-Salvatore D, et al: The prenatal ultrasonographic visualization of imperforate anus in mono-amniotic twins. J Ultrasound Med 1995;14:547-555.

94. Deshpaude P, Twining P, O'Neill D: Prenatal diagnosis of fetal abdominal lymphangioma by ultrasonography. Ultrasound Obstet Gynecol 2001;17:445-448.
95. Calzolari E, Bianchi F, Dolk H, et al: Omphalocele and gastroschisis in Europe: A survey of 3 million births, 1980-1990. Am J Med Genet 1995;58:187.
96. Luck CA: Value of routine ultrasound scanning at 19 weeks: A four year study of 8849 deliveries. Br Med J 1992;304:1474-1478.
97. Saller DN, Canick JA, Palomaki GE, et al: Second-trimester maternal serum alpha-fetoprotein, unconjugated estriol, and hCG levels in pregnancies with ventral wall defects. Obstet Gynecol 1994;84:852.
98. Fisher R, Attah A, Partington A, et al: Impact of antenatal diagnosis on incidence and prognosis in abdominal wall defects. J Pediatr Surg 1996;31:538.
99. Morrow RJ, Whittle MJ, McNay MB, et al: Prenatal diagnosis and management of anterior abdominal wall defects in the west of Scotland. Prenat Diagn 1993;13:111-115.
100. Robert JP, Burge DM: Antenatal diagnosis of abdominal wall defects: A missed opportunity? Arch Dis Child 1990;65:687-689.
101. Eurenius K, Axelsson O: Outcome for fetuses with abdominal wall defects detected by routine second trimester ultrasound. Acta Obstet Gynecol Scand 1994;73:25-29.
102. Moore KL: The Developing Human, 4th ed. Philadelphia, WB Saunders, 1988, pp 217-285.
103. Emanuel PG, Garcia GI, Angtuaco TL: Prenatal detection of anterior abdominal wall defects with ultrasound. Radiographics 1995;15:517-530.
104. Schmidt W, Yarkoni S, Crelin ES, et al: Sonographic visualization of physiologic anterior abdominal wall hernia in the first trimester. Obstet Gynecol 1987;69:911.
105. Cyr DR, Mack LA, Schoenecker SA, et al: Bowel migration in the normal fetus: US detection. Radiology 1986;161:119.
106. Bowerman R, Aulla N, Ginsberg H: High resolution sonographic identification of fetal midgut herniation into the umbilical cord: Differentiation from fetal anterior abdominal wall defects. J Ultrasound Med 1988;109 (Suppl):7.
107. Green JJ, Hobbins JC: Abdominal ultrasound examination of the first trimester fetus. Am J Obstet Gynecol 1988;159:165.
108. Timor-Tritsch IE, Warren WB, Peisner DB, et al: First-trimester midgut herniation: A high-frequency transvaginal sonographic study. Am J Obstet Gynecol 1989;161:831.
109. Goldstein RB: Ultrasound evaluation of the fetal abdomen. In Callen PW (ed): Ultrasonography in Obstetrics and Gynecology. Philadelphia, WB Saunders, 1994, pp 347-369.
110. Tibboel D, Raine P, McNee M, et al: Developmental aspects of gastroschisis. J Pediatr Surg 1986;21:865.
111. Tibboel D, Kluck AWM, van der Kamp AWM, et al: The development of the characteristic anomalies found in gastroschisis—experimental and clinical data. Z Kinderchir 1986;40:355.
112. Devries PA: The pathogenesis of gastroschisis and omphalocele. J Pediatr Surg 1980;15:245-251.
113. Hoyme HE, Higginbottom MC, Jones KL: The vascular pathogenesis of gastroschisis: Intrauterine interruption of the omphalomesenteric artery. Semin Perinatol 1983;7:294.
114. Hume RF, Jr, Gingas JL, Martin LS, et al: Ultrasound diagnosis of fetal anomalies associated with in utero cocaine exposure: Further support for cocaine-induced vascular disruption teratogenesis. Fetal Diagn Ther 1994;9:239-245.
115. Goldbaum G, Daling J, Milham S: Risk factors for gastroschisis. Teratology 1990;42:397-403.
116. Werler MM, Mitchell AA, Shapiro S: First trimester maternal medication use in relation to gastroschisis. Teratology 1992;45:361-367.
117. Haddow JE, Palomaki GE, Holman MS: Young maternal age and smoking during pregnancy as risk factors for gastroschisis. Teratology 1993;47:225.
118. Hume RF, Gingras JL, Martin LS, et al: Ultrasound diagnosis of fetal anomalies associated with in utero cocaine exposure: Further support for cocaine-induced vascular disruption teratogenesis. Fetal Diagn Ther 1994;9:239.
119. Langer JC, Khanna J, Caco C, et al: Prenatal diagnosis of gastroschisis: Development of objective sonographic criteria for predicting outcome. Obstet Gynecol 1993;81:53-56.
120. Lowry RB, Baird PA: Familial gastroschisis and omphalocele. Am J Hum Genet 1982;34:517-519.
121. Caniano DA, Brokaw B, Ginn-Pease ME: An individualized approach to the management of gastroschisis. J Pediatr Surg 1990;25:287-300.
122. Nicolaides KH, Snijders RJM, Cheng HH, et al: Fetal gastrointestinal and abdominal wall defects: Associated malformations and chromosomal abnormalities. Fetal Diagn Ther 1992;7:102-115.
123. Roeper PJ, Harris J, Lee G, et al: Secular rates and correlates for gastroschisis in California (1968-1977). Teratology 1987;35:203.
124. Bond SJ, Harrison MR, Filly RA: Severity of intestinal damage in gastroschisis: Correlation with prenatal sonographic findings. J Pediatr Surg 1988;23:520-525.
125. Luck SR, Sherman J, Raffensperger JG, et al: Gastroschisis in 106 consecutive newborn infants. Surgery 1985;98:677-683.
126. Mabogunje OOA, Mahour GH: Omphalocele and gastroschisis: Trends in survival across two decades. Am J Surg 1984;148:679-686.
127. Martin LW, Torres AM: Omphalocele and gastroschisis: Symposium on pediatric surgery. Surg Clin North Am 1985;65:1235-1244.
128. Kirk EP, Wah R: Obstetric management of the fetus with omphalocele or gastroschisis: A review and report of one hundred twelve cases. Am J Obstet Gynecol 1983;146:512-518.
129. Mayer T, Black R, Matlak ME, et al: Gastroschisis and omphalocele. An eight-year review. Ann Surg 1980;192:783-787.
130. Durfee SM, Downard CD, Benson CB, Wilson JM: Postnatal outcome of fetuses with the prenatal diagnosis of gastroschisis. J Ultrasound Med 2002;21:269-274.
131. Paidas MJ, Crombleholme TM, Robertson FM: Prenatal diagnosis and management of the fetus with an abdominal wall defect. Semin Perinatol 1994;18:196-214.
132. Redford DH, McNay MB, Whittle MJ: Gastroschisis and exomphalos: Precise diagnosis by midpregnancy ultrasound. Br J Obstet Gynaecol 1985;92:54.
133. Sermer M, Benzie RJ, Pitson L, et al: Prenatal diagnosis and management of congenital defects of the anterior abdominal wall. Am J Obstet Gynecol 1987;156:308-312.
134. Kluck P, Tibboel D, Van Der Kamp AWM, et al: The effect of fetal urine on the development of bowel in gastroschisis. J Pediatr Surg 1983;18:47-50.
135. Langer JC, Longaker MT, Crombleholme TM, et al: Etiology of intestinal damage in gastroschisis. Effects of amniotic fluid exposure and bowel constriction in a fetal lamb model. J Pediatr Surg 1989;24:992-997.
136. Langer JC, Bell JG, Castillo RO, et al: Etiology of intestinal damage in gastroschisis. II. Timing and reversibility of histo-

136. logical changes, mucosal function and contractility. J Pediatr Surg 1990;25:1122-1126.
137. Aktug T: Amnio-allantoic fluid exchange for the prevention of intestinal damage in gastroschisis: An experimental study in chick embryos. J Pediatr Surg 1995;30:384-387.
138. Deans KJ, Mooney DP, Meyer MM, et al: Prolonged intestinal exposure to amniotic fluid does not result in peel formation in gastroschisis. J Pediatr Surg 1999;34:975-976.
139. Pryde PG, Bardicef M, Treadwell MC, et al: Gastroschisis: Can antenatal ultrasound predict infant outcomes? Obstet Gynecol 1994;84:505-510.
140. Babcock CJ, Hedrick MH, Goldstein RB, et al: Gastroschisis: Can sonography of the fetal bowel accurately predict postnatal outcome? J Ultrasound Med 1994;13:701-706.
141. Adra AM, Landy HJ, Nahmais J, et al: The fetus with gastroschisis: Impact of route of delivery and prenatal ultrasonography. Am J Obstet Gynecol 1967;174:540-560.
142. Brun M, Grignon A, Guibaud L, et al: Gastroschisis: Are prenatal ultrasonographic findings useful for assessing the prognosis? Pediatr Radiol 1996;26:723-726.
143. Alsulyman OM, Monterio H, Ouzounian JG, et al: Clinical significance of prenatal ultrasonographic intestinal dilation in fetuses with gastroschisis. Am J Obstet Gynecol 1996;175:982-984.
144. Japaraj RP, Mockey R, Chan FY: Gastroschisis: Can prenatal sonography predict neonatal outcome. Ultrasound Obstet Gynecol 2003;21:329-333.
145. Haberman S, Burgess T, Klass L, et al: Acute bowel perforation in a fetus with gastroschisis. Ultrasound Obstet Gynecol 2000;15:542-544.
146. Carpenter MW, Curci MR, Dibbins AW, et al: Perinatal management of ventral wall defects. Obstet Gynecol 1984;64:646.
147. Crawford RA, Ryan G, Wright VM, et al: The importance of serial biophysical assessment of fetal well-being in gastroschisis. Br J Obstet Gynecol 1992;99:899-902.
148. Tan KH, Kilby MD, Whittle MJ, et al: Congenital anterior abdominal wall defects in England and Wales 1987-1993: Retrospective analysis of OPCS data. BMJ 1996;313:903.
149. Higginbottom MC, Jones KL, Hall BD, et al: The amniotic band disruption complex: Timing of amniotic rupture and variable spectra of consequent defects. J Pediatr 1979;95:544-549.
150. Lenke RR, Hatch EI: Fetal gastroschisis: A preliminary report advocating the use of cesarean section. Obstet Gynecol 1986;67:395.
151. Moretti M, Khoury A, Rodriquez J, et al: The effect of mode of delivery on the perinatal outcome in fetuses with abdominal wall defects. Am J Obstet Gynecol 1990;163:833-838.
152. Sipes SL, Weiner CP, Sipes DR, et al: Gastroschisis and omphalocele: Does either antenatal diagnosis or route of delivery make a difference in perinatal outcome? Obstet Gynecol 1990;76:195-199.
153. Bethel CAE, Seashore JH, Touloukian RJ: Cesarean section does not improve outcome in gastroschisis. J Pediatr Surg 1989;24:1-4.
154. Duhammel B: Embryology of exomphalos and allied malformations. Arch Dis Child 1963;38:142.
155. Bair JH, Russ PD, Pretorius DH, et al: Fetal omphalocele and gastroschisis: A review of 24 cases. AJR 1986;147:1047-1051.
156. Nyberg DA, Fitzsimmons J, Mack LA, et al: Chromosomal abnormalities in fetuses with omphalocele: Significance of omphalocele contents. J Ultrasound Med 1989;8:299-308.
157. Seashore JH: Congenital abdominal wall defects. Clin Perinatol 1978;5:62-77.
158. Schaffer RM, Barone C, Friedman AP: The ultrasonographic spectrum of fetal omphalocele. J Ultrasound Med 1983;2:219-222.
159. Brown BS: The prenatal ultrasonographic features of omphalocele: A study of 10 patients. J Can Assoc Radiol 1985;36:312-316.
160. Larsen WJ: Essentials of Human Embryology, 2nd ed. New York, Churchill Livingstone, 1998.
161. Lindfors KK, McGahan JP, Walter JP: Fetal omphalocele and gastroschisis: Pitfalls in sonographic diagnosis. AJR 1986;147:797-800.
162. Salzman L, Kuligowska E, Semine A: Pseudoomphalocele: Pitfall in fetal sonography. AJR 1986;146:1283-1285.
163. Hansen KH, Pedersen SA, Kristoffersen K: Prenatal rupture of omphalocele. J Clin Ultrasound 1987;15:191.
164. Snijders JM, Brizot ML, Faria M, et al: Fetal exomphalos at eleven to fourteen weeks of gestation. J Ultrasound Med 1995;14:469-574.
165. Martin RW: Screening for fetal abdominal wall defects. Obstet Gynecol Clin North Am 1998;25:517-526.
166. Gilbert WM, Nicolaides KH: Fetal omphalocele: Associated malformations and chromosomal defects. Obstet Gynecol 1987;70:633.
167. Hughes MD, Nyberg DA, Mack LA, et al: Fetal omphalocele: Prenatal detection of concurrent anomalies and other predictors of outcome. Radiology 1989;173:371-376.
168. Nyberg DA, Mack LA: Abdominal wall defects. In Nyberg DA, Mahony BS, Pretorius DH (eds): Diagnostic Ultrasound of Fetal Anomalies: Text and Atlas. St. Louis, Mosby-Year Book; 1990, pp 395-432.
169. Crawford DC, Chapman MG, Allan LD: Echocardiography in the investigation of anterior abdominal wall defects in the fetus. Br J Obstet Gynecol 1985;92:1034.
170. Greenwood RD, Rosenthal A, Nadas AS: Cardiovascular malformations associated with omphalocele. J Pediatr 1974;85:818.
171. Calisti A: The fetus with an abdominal wall defect: Management and outcome. J Perinat Med 1987;15:105.
172. Hutchin P: Somatic anomalies of the umbilicus and anterior abdominal wall. Obstet Gynecol Surg 1965;120:1075-1090.
173. Winter SC, Curry CJR, Smith JC, et al: Prenatal diagnosis of the Beckwith-Wiedemann syndrome. Am J Med Genet 1986;24:137-141.
174. Weinstein L, Anderson C: *In utero* diagnosis of Beckwith-Wiedemann syndrome by ultrasound. Radiology 1980;134:474.
175. Smith DW: Recognizable Patterns of Human Malformations. Philadelphia, WB Saunders, 1982, pp 10-19.
176. Smith DW, Patau K, Therman E, et al: The no.18 trisomy syndrome. J Pediatr 1962;57:338-345.
177. De Veciana M, Major CA, Porto M: Prediction of an abnormal karyotype in fetuses with omphalocele. Prenat Diagn 1994;14:487-492.
178. Van Zalen-Sproch RM, Vugt JM, Van Geijn HP: First trimester sonography of physiological midgut herniation and early diagnosis of omphalocele. Prenat Diagn 1997;17:511-518.
179. Sakala EP, Erhard LN, White JJ: Elective cesarean section improves outcomes in neonates with gastroschisis. Am J Obstet Gynecol 1993;169:1050.
180. Knight PJ, Sommer A, Clatworthy HW: Omphalocele: A prognostic classification. J Pediatr Surg 1981;16:599-604.

181. Goncalves LF, Jeanty P: Ultrasound evaluation of abdominal wall defects. In Callen PW (ed): Ultrasonography in Obstetrics and Gynecology. Philadelphia, WB Saunders, 1994, pp 370-388.
182. Siles C, Boyd PA, Manning N, et al: Omphalocele and pericardial effusion: Possible sonographic markers for the pentalogy of Cantrell or its variants. Obstet Gynecol 1996;87:840-842.
183. Abu-Yousel MM, Wray AB, Williamson RA, et al: Antenatal ultrasound diagnosis of variant of pentalogy of Cantrell. J Ultrasound Med 1987;6:535-538.
184. Klingensmith WC III, Cioffi-Ragan DT, Harvey DE: Diagnosis of ectopia cordis in the second trimester. J Clin Ultrasound 1988;16:204-206.
185. Ghidini A, Sirtori M, Romero R, et al: Prenatal diagnosis of pentalogy of Cantrell. J Ultrasound Med 1988;7:467-472.
186. Fox JE, Gloster ES, Mirchandani R: Trisomy 18 with Cantrell pentalogy in a stillborn infant. Am J Med Genet 1988;31:391.
187. MacKenzie TC, Howell LJ, Flake AW, et al: The management of prenatally diagnosed choledochal cysts. J Pediatr Surg 2001;36:1241-1243.
188. Craigo S, Gillieson MS, Cetrulo CL: Pentalogy of Cantrell. Fetus 1992;3:7548.
189. Colpaert C, Bogers J, Hertveldt K: Limb-body wall complex: 4 new cases illustrating the importance of examining placenta and umbilical cord. Pathol Res Pract 2000;196:783-790.
190. Van Allen MI, Curry C, Gallagher L: Limb-body wall complex. I. Pathogenesis. Am J Med Genet 1987;28:529-548.
191. Moerman P, Fryns JP, Vandenberghe K, et al: Constrictive amniotic bands, amniotic adhesions and limb-body wall complex: Discrete disruption sequences with pathologic overlap. Am J Med Genet 1992;42:470-479.
192. Herva R, Karkinen-Jaaskelainen M: Amniotic adhesion malformation syndrome: Fetal and placental pathology. Teratology 1984;29:11-19.
193. Pagon RA, Stephens TD, McGillivray BC, et al: Body wall defects with reduction limb anomalies: A report of fifteen cases. Birth Defects 1979;15:171-185.
194. Miller ME, Graham JM, Higginbottom MC, et al: Compression-related defects from early amnion rupture: Evidence for mechanical teratogenesis. J Pediatr 1981;98:292-297.
195. Hunter AG, Carpenter BF: Implications of malformations not due to amniotic bands in the amniotic band sequence. Am J Med Genet 1986;24:691-700.
196. Palacios J, Rodriquez JI: Limb-body wall malformation complex associated with vascular steal. Hum Pathol 1990;21:875-876.
197. Vermeij-Keers C, Hartwig NG, van der Werff JFA: Embryonic development of the ventral body wall and its congenital malformations. Semin Pediatr Surg 1996;5:82-89.
198. Hartwig NG, Vermeij-Keers C, De Vries HE, et al: Limb-body wall malformation: An embryologic etiology? Hum Pathol 1989;20:1071-1077.
199. Van Allen MI, Myhre S: Ectopia cordis thoracalis with craniofacial defects resulting from early amnion rupture. Teratology 1985;32:19-24.
200. Shalev E, Eliyahu S, Battino S, et al: First trimester transvaginal sonographic diagnosis of body stalk anatomy. J Ultrasound Med 1995;14:641-642.
201. Giacoia GP: Body stalk anomaly: Congenital absence of the umbilical cord. Obstet Gynecol 1992;80:527-529.
202. Van Allen MI, Curry C, Walden L, et al: Limb-body wall complex. II. Limb and spine defects. Am J Med Genet 1987;28:549-565.
203. Soper RT, Kilger K: Vesico-intestinal fissures. J Urol 1986;92:390.
204. Mueke EC: Exstrophy of the bladder, epispadias and other bladder anomalies. In Walsh PC, Retik AB, Stamey TA, et al (eds): Campbell's Urology, 5th ed. Philadelphia, WB Saunders, 1992, pp 1772-1821.
205. Engel RME: Exstrophy of the bladder and associated anomalies. Birth Defects 1974;10:146-149.
206. Bartholomew TH, Gonzales ET, Jr: Urologic management in cloacal dysgenesis. Urology 1978;11:549-557.
207. Tank ES, Lindenaner SM: Principles of management of exstrophy of the cloaca. Am J Surg 1970;119:95-100.
208. Kutzner DK, Wilson WG, Hogge WA: OEIS complex (cloacal exstrophy): Prenatal diagnosis in the second trimester. Prenat Diagn 1988;8:247-253.
209. Lund DP, Hardy Hendren W: Cloacal exstrophy: A 25-year experience with 50 cases. J Pediatr Surg 2001;36:68-75.
210. Bruch SW, Adzick NS, Goldstein RB, et al: Challenging the embryogenesis of cloacal exstrophy. J Pediatr Surg 1996;31:768-770.
211. Austin PF, Homsy YL, Gearhart JP, et al: The prenatal diagnosis of cloacal exstrophy. J Urol 1998;160:1179-1181.
212. Ambrose SS, O'Brien DP: Surgical embryology of the exstrophy-epispadias complex. Surg Clin North Am 1974;54:1379-1390.
213. Langer JC, Brennan B, Lappolainen RE, et al: Cloacal exstrophy: Prenatal diagnosis before rupture of the cloacal membrane. J Pediatr Surg 1992;27:1352-1355.
214. Keppler-Noreuil KM: OEIS complex (omphalocele-extrophy-imperforate anus-spinal defects): A review of 14 cases. Am J Med Genet 2001;99:271-279.
215. Martinez-Frias ML, Bermejo E, Rodriguez-Pinilla E, et al: Exstrophy of the cloaca and exstrophy of the bladder: Two different expressions of a primary developmental field defect. Am J Med Genet 2001;99:261-269.
216. Mirk P, Callisti A, Fieni A: Prenatal sonographic diagnosis of bladder exstrophy. J Ultrasound Med 1986;5:291-293.
217. Meizner I, Levy A, Barnhard Y: Cloacal exstrophy sequence: An exceptional ultrasound diagnosis. Obstet Gynecol 1995;86:446-450.
218. Pinette MG, Pan Y-Q, Pinette SG, et al: Prenatal diagnosis of fetal bladder and cloacal exstrophy by ultrasound: A report of three cases. J Reprod Med 1996;41:132-134.
219. Canning DA, Gearhart JP: Exstrophy of the bladder. In Ashkroft KW, Holder TM (eds): Pediatric Surgery, 2nd ed. Philadelphia, WB Saunders, 1993, pp 678-693.
220. Howel C, Caldamone A, Snyder H, et al: Optimal management of cloacal exstrophy. J Pediatr Surg 1983;18:365-369.
221. Hurvitz RS, Manzoni GA, Ransley PG, et al: Cloacal exstrophy: A report of 34 cases. J Urol 1987;138:1060-1064.

TRATO UROGENITAL DO FETO

Katherine W. Fong / Cynthia V. Maxwell / Greg Ryan

SUMÁRIO DO CAPÍTULO

TRATO URINÁRIO NORMAL
    Embriologia
    Aspecto Sonográfico
    Volume do Líquido Amniótico
ANORMALIDADES DO TRATO URINÁRIO
    Agenesia Renal Bilateral
    Agenesia Renal Unilateral
    Ectopia Renal
    Rim em Ferradura
    Doença Renal Cística
    Rim Displásico
        Multicístico
        Displasia Renal Cística Obstrutiva
        Doença Renal Policística Autossômica Recessiva (Infantil)
    Doença Renal Policística Autossômica Dominante (do Adulto)
    Síndromes Associadas à Doença Renal Cística
    Rins Ecogênicos
    Cistos Renais Simples
    Neoplasia Renal
    Massa Supra-renal
    Dilatação do Trato Urinário Alto
        Diagnóstico de Hidronefrose
        Obstrução da Junção Ureteropélvica
        Obstrução da Junção Uretero-vesical
        Anomalias de Duplicação
        Refluxo Vesicoureteral
    Obstrução do Trato Urinário Baixo
        Obstrução Uretral '
        Intervenção Intra-útero
        Derivação Vesicoamniótica
        Extrofia Vesical
TRATO GENITAL
    Genitália Normal
    Genitália Anormal
    Hidrometrocolpos
    Cistos Ovarianos

A avaliação do trato urogenital fetal é parte do exame sonográfico obstétrico. A sonografia retrata a anatomia normal do desenvolvimento e permite detecção e caracterização de muitas anormalidades geniturinárias. Ademais, a avaliação do volume do líquido amniótico costuma fornecer importantes informações de prognóstico referentes à função renal do feto. O diagnóstico pré-natal preciso e precoce é importante porque pode influenciar as condutas obstétrica e neonatal.

Anormalidades do trato urogenital são responsáveis por 30% de todas as malformações detectadas por sonografia pré-natal de rotina.[1] Propõe-se uma abordagem sonográfica sistemática, que inclui pesquisa de anomalias associadas, bem como avaliação detalhada da estrutura e da função do rim.

TRATO URINÁRIO NORMAL

Embriologia

O rim permanente (metanefro) é o terceiro em uma série de órgãos excretores no embrião humano, formando-se depois do pronefro e do mesonefro.[2] Na sétima semana após a menstruação, o metanefro começa a se desenvolver a partir de duas estruturas: o broto ureteral e o mesoderma metanéfrico (Fig. 42-1). O broto ureteral é uma excrescência do ducto mesonéfrico, perto de sua entrada na cloaca. Alonga-se e se ramifica em um padrão dicotômico, dando origem ao ureter, à pelve renal, aos cálices e aos túbulos coletores. Por meio da interação com o mesoderma metanéfrico, o broto ureteral induz a formação de néfrons. No início da vida embrionária, os rins estão localizados na pelve, mas ascendem para sua posição adulta por volta da 11ª semana após a menstruação. Começam a produzir urina ao final do primeiro trimestre.

Na nona semana após a menstruação, a cloaca (parte caudal do intestino posterior) é dividida pelo septo urorretal em reto, posteriormente, e seio urogenital anteriormente (Fig. 42-1). A bexiga se desenvolve a partir do seio urogenital e mesênquima esplâncnico ao redor. A uretra feminina e quase toda a uretra masculina têm uma origem semelhante. Inicialmente, a cúpula da bexiga é contínua com o alantóide, mas essa conexão logo se constringe e se torna um cordão fibroso chamado de úraco, o qual se estende do ápice da bexiga ao umbigo.

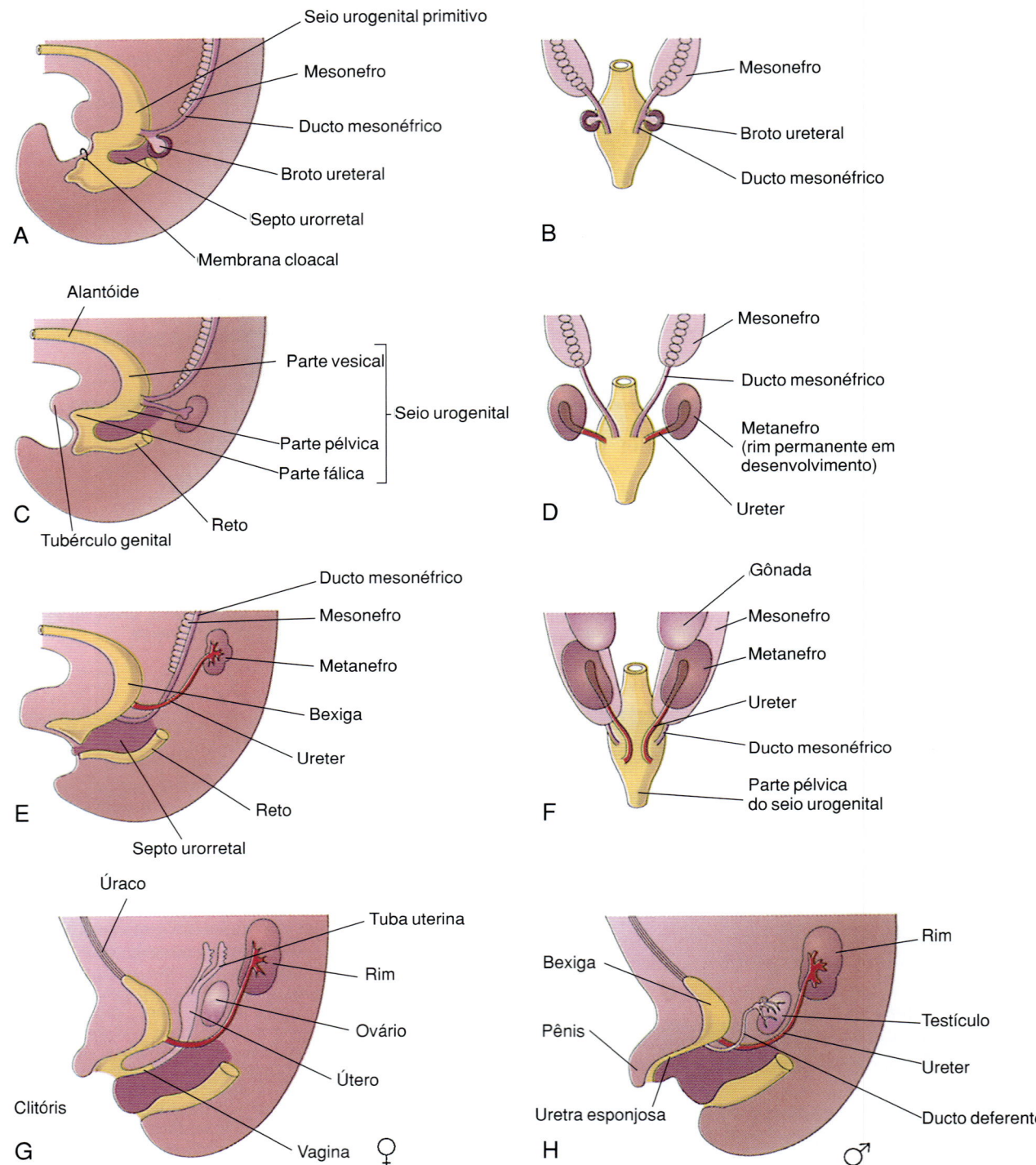

FIGURA 42-1. Embriologia do trato urinário. Diagrama mostrando (1) divisão da cloaca em seio urogenital e reto; (2) absorção dos ductos mesonéfricos; (3) desenvolvimento dos rins permanentes (metanefro), da bexiga, da uretra e do úraco; e (4) alterações da localização dos ureteres. **A,** Imagem lateral da metade caudal de um embrião com 5 semanas de idade. **B, D** e **F,** Imagens dorsais. **C, E, G** e **H,** Imagens laterais. Os estágios mostrados em **G** e **H** são alcançados na 12ª semana. (Extraída de Moore KL, Persaud TVN: The Developing Human: Clinically Oriented Embryology, 6th ed. Philadelphia, WB Saunders, 1998.)

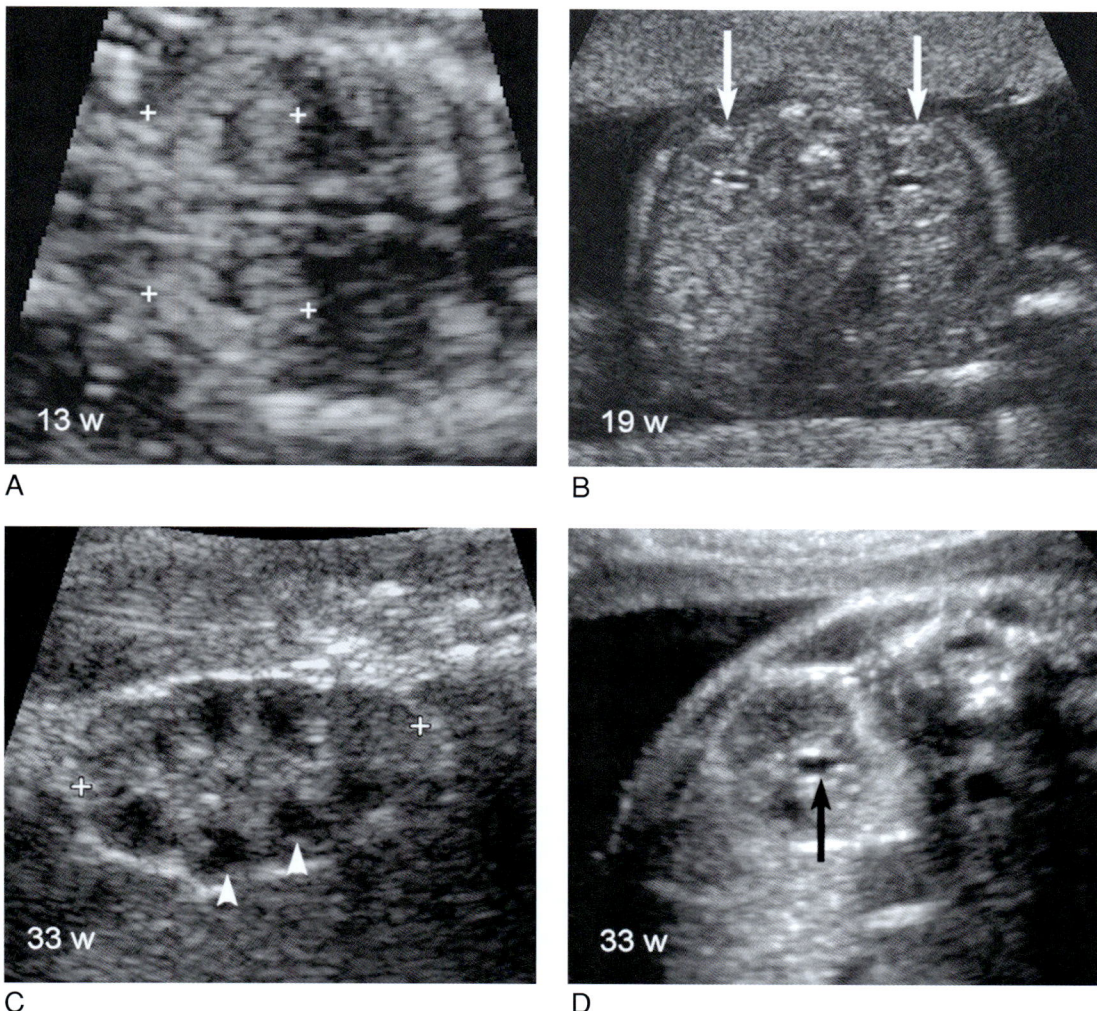

FIGURA 42-2. Aspecto normal dos rins em diferentes idades gestacionais. A, Exame transvaginal na 13ª semana do plano coronal mostra rins normais (*cursores*), que aparecem hiperecóicos e com pequenas áreas centrais hipoecóicas em decorrência do líquido nas pelves renais. **B,** Exame transabdominal na 19ª semana no plano transverso mostra os rins (*setas*) como estruturas isoecóicas pares adjacentes à coluna fetal. Exames longitudinal (**C**) e transverso (**D**) na 33ª semana mostra o rim bem contornado por gordura perinéfrica e diferenciação corticomedular normal. As pirâmides (*pontas de setas*) são hipoecóicas. Há pequena quantidade de líquido no sistema coletor central (*seta negra*).

Aspecto Sonográfico

No primeiro trimestre, os **rins fetais** são mais bem examinados por sonografia transvaginal. São vistos como estruturas hiperecóicas ovais nas regiões paravertebrais, com uma pequena área hipoecóica central em virtude do líquido na pelve renal (Fig. 42-2A).[3] Com 12 a 13 semanas de gestação, os rins poderiam ser visualizados em 99% dos casos com sonografias transabdominal e transvaginal combinadas.[4] No início do segundo trimestre, aparecem como estruturas isoecóicas ou hipoecóicas adjacentes à coluna fetal na sonografia transabdominal (Fig. 42-2B). À medida que o feto amadurece, os rins ficam mais bem delineados pela deposição de gordura nas regiões perinéfricas e do seio renal.[5] No terceiro trimestre, torna-se aparente a distinção corticomedular (Fig. 42-2C e D). As pirâmides renais se orientam em fileiras anteriores e posteriores e são hipoecóicas relativamente ao córtex renal. Os lóbulos renais normais costumam ser visíveis e dar aos rins um contorno ondulado.

Os rins crescem durante toda a gravidez. Uma regra prática muito citada é a de que "o comprimento renal, em milímetros, aproxima-se da idade gestacional em semanas de 24 a 40 semanas".[6] No entanto, estudos mais recentes mostram que os comprimentos renais são mais longos do que previamente se relatava.[7,8] Os comprimentos renais médios, seus desvios-padrão e 95% do intervalo de confiança para várias idades gestacionais são mostrados na Tabela 42-1.

Algumas vezes, é difícil definir os limites renais exatos, especialmente no pólo superior, devido a sombras das costelas ou pouca distinção a partir da glândula supra-renal. A respiração fetal pode auxiliar a visualização renal. Também é importante evitar usar uma seção oblíqua através do rim para

TABELA 42-1. COMPRIMENTOS RENAIS MÉDIOS, DESVIO-PADRÃO (DP) E INTERVALO DE CONFIANÇA (IC) DE 95% PARA VÁRIAS IDADES GESTACIONAIS

Idade Gestacional (sem.)	Comprimento Médio (cm)	DP	IC 95%	Nº
18	2,2	0,3	1,6-2,8	14
19	2,3	0,4	1,5-3,1	23
20	2,6	0,4	1,8-3,4	22
21	2,7	0,3	2,1-3,2	20
22	2,7	0,3	2,0-3,4	18
23	3,0	0,4	2,2-3,7	13
24	3,1	0,6	1,9-4,4	13
25	3,3	0,4	2,5-4,2	9
26	3,4	0,4	2,4-4,4	9
27	3,5	0,4	2,7-4,4	15
28	3,4	0,4	2,6-4,2	19
29	3,6	0,7	2,3-4,8	12
30	3,8	0,4	2,9-4,6	24
31	3,7	0,5	2,8-4,6	23
32	4,1	0,5	3,1-5,1	23
33	4,0	0,3	3,3-4,7	28
34	4,2	0,4	3,3-5,0	36
35	4,2	0,5	3,2-5,2	17
36	4,2	0,4	3,3-5,0	36
37	4,2	0,4	3,3-5,1	40
38	4,4	0,6	3,2-5,6	32
39	4,2	0,3	3,5-4,8	17
40	4,3	0,5	3,2-5,3	10
41	4,5	0,3	3,9-5,1	4

Extraída de Cohen HL, Cooper J, Eisenberg P, et al: Normal length of fetal kidneys: Sonographic study in 397 obstetric patients. AJR AM J Roentgenol 1991;157:545-548.

medida. A proporção de perímetro renal para abdominal permanece constante em 0,27 a 0,30 durante toda a gravidez.[9]

Normalmente os cálices não são visualizados, mas é comum identificar um pouco de líquido na pelve renal. O eco pélvico renal altamente característico muitas vezes é a chave para encontrar os rins no segundo trimestre. As medidas da pelve renal são discutidas na seção de hidronefrose. O ureter normal tem 1 a 2 mm de diâmetro e em geral não é visível.

Na sonografia transvaginal, a **bexiga** pode ser vista já com 11 semanas de gestação.[3] Com 12 a 13 semanas, a bexiga poderia ser visualizada em 98% dos casos, usando-se sonografia transabdominal e transvaginal.[4] Possui as paredes finas e se situa anteriormente na pelve. As artérias umbilicais (vesicais superiores) correm lateralmente à bexiga num trajeto em direção ao umbigo (Fig. 42-3). A produção de urina fetal por hora aumenta com o avançar da gestação — de um valor médio de 5 ml/h com 20 semanas para 56 ml/h com 41 semanas.[10] O volume vesical máximo aumenta de um valor médio de 1 ml com 20 semanas para 36 ml com 41 semanas. A bexiga normal enche e esvazia (de maneira parcial ou completa) aproximadamente a cada 25 minutos (variação de 7 a 43 minutos).[10] Portanto, alterações do volume vesical devem ser observadas durante o curso da sonografia obstétrica.

Volume do Líquido Amniótico

A avaliação do volume do líquido amniótico (VLA) fornece importantes informações sobre as funções renal e placentária no feto. A avaliação do VLA é um componente-chave da avaliação biofísica fetal. Depois de 16 semanas, a produção de urina fetal se torna a principal fonte de líquido amniótico.[11] Há vários métodos para avaliar o VLA. É possível combinar a avaliação subjetiva com técnicas semiquantitativas, como a medida do maior bolsão isolado (livre de cordão umbilical e pequenas partes fetais) e/ou o **índice do líquido amniótico (ILA)**. Estudos intra e interobservador mostraram que a avaliação subjetiva do VLA por sonografistas experientes é confiável.[12] Oligoidrâmnio significativo resulta em compressão do feto, acentuada aglomeração de partes fetais e pouca definição de suas interfaces. A classificação a seguir foi proposta para o método do maior bolsão único: profundidade vertical do bolsão abaixo de 2 cm indica oligoidrâmnio moderado a severo, 2 a 8 cm é normal e acima de 8 cm, poliidrâmnio.[13]

O ILA é obtido pela medida da profundidade vertical (mm) do maior bolsão de líquido amniótico sem cordão nos quatro quadrantes do útero, e a soma das quatro medidas é o índice.[14,15] Varia com a idade gestacional, como mostra o normograma (Tabela 42-2).

O oligoidrâmnio deve ser definido como mais de dois desvios-padrão abaixo da média para a idade gestacional específica, embora o valor do quinto percentil seja recomendado para triagem. O ILA é um método objetivo reprodutível para medida do líquido amniótico.[15] É útil para controle do VLA em exames seqüenciais, particularmente por vários examinadores de experiência variável. No entanto, há diversas limitações técnicas e interpretativas aos métodos semiquantitativos.[16] Se o feto for ativo, os movimentos fetais poderão rapidamente mudar o tamanho dos bolsões. Um bolsão grande pode ser substituído por múltiplos pequenos bolsões entre as extremidades. Medir os bolsões preenchidos por cordão ou bolsões com dimensões verticais grandes, mas larguras pequenas (< 1 cm) levaria à hiperestimativa. Entretanto, o uso concomitante de ultra-sonografia com Doppler

---

AVALIAÇÃO DO LÍQUIDO AMNIÓTICO (- MÉTODO DO MAIOR BOLSÃO ISOLADO)

Profundidade vertical:
< 2 cm: Oligoidrâmnio
2-8 cm: Normal
> 8 cm: Poliidrâmnio

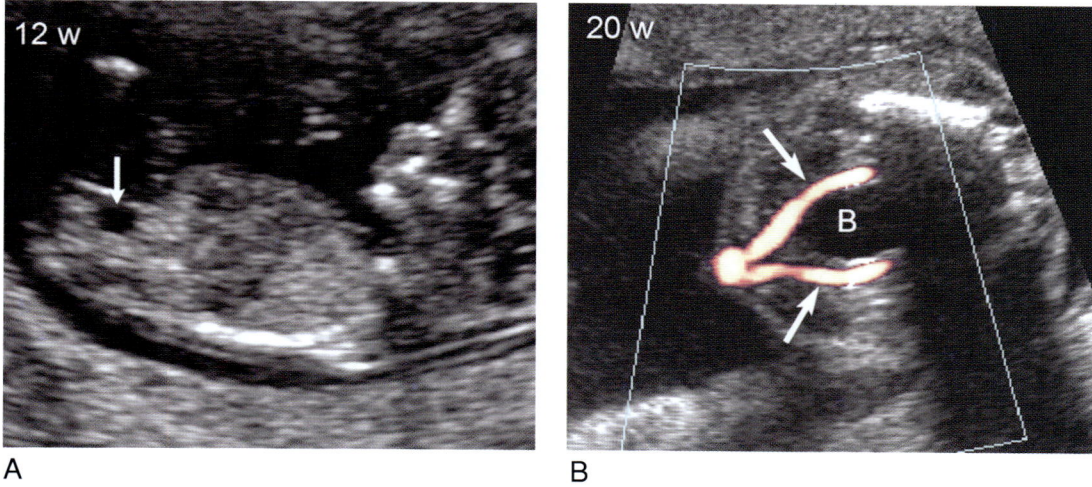

FIGURA 42-3. Bexiga normal. A, Imagem sagital de um feto com 12 semanas. Observar a bexiga normal (*seta*). **B,** Imagem com Doppler colorido das artérias umbilicais (*setas grandes*) na 20ª semana de gestação ajuda na identificação de qualquer estrutura cheia de líquido questionável na pelve como bexiga (B).

TABELA 42-2. VALORES DO ÍNDICE DO LÍQUIDO AMNIÓTICO (MM) EM GRAVIDEZ NORMAL

	Valores Percentuais do Índice do Líquido Amniótico				
Semana	2,5º	5º	50º	95º	97,5º
16	73	79	121	185	201
17	77	83	127	194	211
18	80	87	133	202	220
19	83	90	137	207	225
20	86	93	141	212	230
21	88	95	143	214	233
22	89	97	145	216	235
23	90	98	146	218	237
24	90	98	147	219	238
25	89	97	147	221	240
26	89	97	147	223	242
27	85	95	146	226	245
28	86	94	146	228	249
29	84	92	145	231	254
30	82	90	145	234	258
31	79	88	144	238	263
32	77	86	144	242	269
33	74	83	143	245	274
34	72	81	142	248	278
35	70	79	140	249	279
36	68	77	138	249	279
37	66	75	135	244	275
38	65	73	132	239	269
39	64	72	127	226	255
40	63	71	123	214	240
41	63	70	116	194	216
42	63	69	110	175	192

Extraída de Moore TR, Cayle JE: The amniotic fluid index in normal human pregnancy. Am Obstet Gynecol 1990;162:1168-1173.

colorido levou ao diagnóstico excessivo de oligoidrâmnio no final do terceiro trimestre em um relato.[17] Se as imagens do Doppler colorido forem integradas à avaliação de rotina do VLA, precisarão ser determinadas novas definições para limites normais e anormais.[17] Uma nova técnica, usando ultra-sonografia tridimensional, pode ser útil para quantificação do VLA.[18] Recomenda-se que, quando o índice ficar abaixo de 100 mm, deverá ser obtida uma média entre três medidas do ILA.[15] O ILA não é um substituto em relação à experiência na avaliação do VLA.

ANORMALIDADES DO TRATO URINÁRIO

Anormalidades congênitas dos rins e dos ureteres são muito comuns e encontradas em 3% a 4% da população.[2] A incidência de anomalias do trato urinário detectadas por sonografia pré-natal de rotina varia entre os centros de 1 em 154 gestações a 1 em 1.200.[19] As anomalias letais do trato urinário chegam a 10% das gestações completas. A taxa de detecção para uropatia não-letal é influenciada por muitos fatores, em particular o momento do exame de ultra-sonografia, a experiência do operador e a qualidade do equipamento de ultra-sonografia.

Uma **abordagem sistemática** do diagnóstico pré-natal de anormalidades do trato urinário inclui avaliação do volume do líquido amniótico, localização e caracterização das anormalidades do trato urinário e pesquisa de malformações associadas.

O VLA normal na segunda metade da gravidez implica pelo menos um rim funcionando e um conduto urinário patente para a cavidade amniótica. Se estiver presente um **oligoidrâmnio** (sem história de membranas rotas ou evi-

DIAGNÓSTICO PRÉ-NATAL DE ANORMALIDADES DO TRATO URINÁRIO

Avaliação do volume do líquido amniótico
Localização e caracterização das anormalidades do trato urinário
Pesquisa de novas anormalidades

dência de restrição do crescimento intra-uterino), **é preciso suspeitar fortemente de anomalias do trato urinário**. Na vigência de anormalidade do trato urinário, o VLA normal indica bom prognóstico. O oligoidrâmnio no início do segundo trimestre significa prognóstico muito reservado pela hipoplasia pulmonar associada.[20] Ocasional e paradoxalmente, pode ocorrer poliidrâmnio, especialmente em uropatia obstrutiva unilateral, em nefroma mesoblástico ou quando há anormalidades concomitantes do sistema nervoso central ou do trato gastrointestinal.

As perguntas a seguir são úteis para definir e caracterizar a anormalidade do trato urinário:

- A bexiga é identificada e tem aspecto normal?
- Os rins estão presentes? Têm posição, tamanho e ecogenicidade normais? São identificados cistos renais?
- O trato urinário está dilatado? Se a resposta for afirmativa, em que grau, em que nível e qual a causa?
- O envolvimento é unilateral ou bilateral, simétrico ou assimétrico?
- Qual é o sexo fetal?

É importante realizar um exame anatômico detalhado para pesquisas de anormalidades associadas, que podem indicar a presença de uma síndrome ou anormalidade cromossômica. Anomalias renais podem fazer parte da associação, em inglês, VATER (anomalias **V**ertebrais, atresia **A**nal, fístula **T**raqueo**E**sofágica, defeitos **R**adiais e anomalias **R**enais). Uma expansão dessa síndrome (VACTERL, iniciais também do inglês) indica defeitos **C**ardíacos e de **E**xtremidades não-radiais. Quando houver malformações adicionais, o risco de anormalidades cromossômicas aumentará significativamente: ×30 para defeitos múltiplos ×3 para defeitos renais isolados.[21]

Além disso, a ultra-sonografia renal é recomendada para pais (e irmãos) de fetos com suspeita de apresentarem certas anormalidades renais (doença renal policística, agenesia renal bilateral/disgenesia grave) porque pode ajudar a diagnosticar o tipo de doença policística do rim no feto e/ou detectar patologia renal assintomática em pais e irmãos.[22]

Agenesia Renal Bilateral

A agenesia renal bilateral é uma anomalia congênita letal com incidência de aproximadamente 1 em 4.000 nascidos e preponderância masculina de 2,5 para 1.[23] O botão ureteral deixa de se desenvolver, os néfrons não se formam, não é produzida urina e resulta em oligoidrâmnio severo. Hipoplasia pulmonar é a principal causa de morte neonatal. Outras características da "seqüência de Potter" incluem características faciais atípicas (nariz achatado, orelhas de implantação baixa, pregas epicânticas proeminentes e hipertelorismo), deformidades nas extremidades e restrição do crescimento.

Os achados de ultra-sonografia incluem **oligoidrâmnio severo e falta de visualização dos rins e da bexiga**. Antes de 16 semanas de gestação, o VLA não é dependente da produção de urina e pode ser normal, apesar da ausência de função renal. A ausência de rins fetais deve ser o achado mais específico, mas isto pode ser difícil de documentar devido à má qualidade da imagem associada ao oligoidrâmnio. Ademais, o intestino ou as supra-renais nas fossas renais podem ser tomados por rins.[24-26] No entanto, o reconhecimento do aspecto distintivo achatado da supra-renal no sonograma longitudinal (**sinal da supra-renal "deitada"**) ajuda a confirmar que o rim não se desenvolveu no flanco (Fig. 42-4).[27]

Falta de visualização repetida e consistente da bexiga (mais de uma hora) é sinal secundário de agenesia renal bilateral. Inversamente, a identificação de uma bexiga normal exclui esse diagnóstico. Um pequeno divertículo do úraco pode simular a bexiga, mas a falta de enchimento e esvaziamento o distingue da bexiga. O estímulo com furosemida não é um teste útil porque não diferencia confiavelmente fetos com agenesia renal daqueles com um comprometimento da função renal por outras causas (p. ex., restrição do crescimento intra-uterino).[28,29]

Foram propostas outras técnicas para melhorar a visualização de estruturas fetais: infusão intra-amniótica e intraperitoneal de soro fisiológico isotônico,[30] ultra-sonografia transvaginal[31] e Doppler colorido.[32-34] A sonda transvaginal é particularmente útil no segundo trimestre e em face de apresentação pélvica. O Doppler colorido pode ser usado para diagnosticar ausência de artérias renais, favorecendo o diagnóstico de agenesia renal bilateral. O mais importante é

AVALIAÇÃO DO TRATO URINÁRIO

Bexiga
    Presença
    Aspecto e tamanho
Rins
    Presença
    Número
    Posição
    Aspecto (ecogenicidade, cistos)
    Unilateral ou bilateral
Sistema coletor
    Dilatação
    Nível de obstrução
    Causa da obstrução
    Unilateral ou bilateral
Sexo fetal

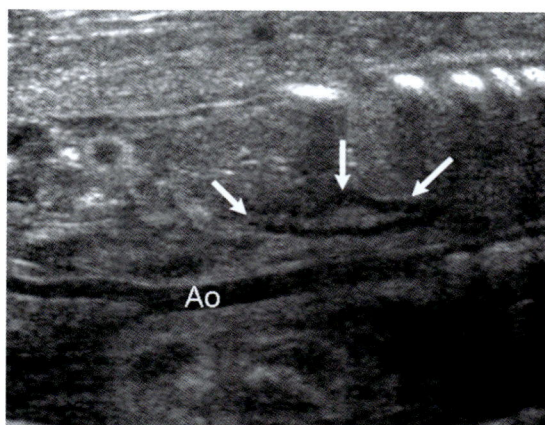

FIGURA 42-4. Sinal da supra-renal "deitada" — um indicador de agenesia renal ou ectopia. Exame coronal através da fossa renal mostra a ausência do rim e a supra-renal achatada (*setas*). Ao, aorta.

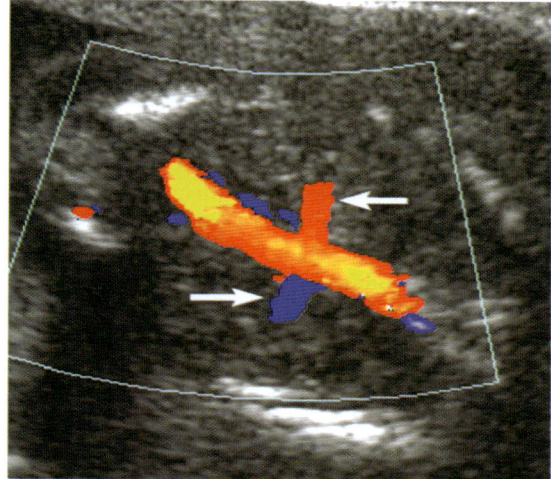

FIGURA 42-5. Artérias renais normais. O Doppler colorido mapeia as artérias renais bilateralmente (*setas*) em um feto com 20 semanas confirmando a presença dos rins, pouco visualizados.

que ajuda a mapear as artérias renais em casos difíceis de oligoidrâmnio, assim confirmando a presença de rins e evitando confusão (Fig. 42-5).

São bem comuns **anomalias associadas**, envolvendo os sistemas musculoesquelético (40%), cardiovascular (25%), gastrointestinal e o sistema nervoso central.

A conduta obstétrica inclui opção de interrupção da gravidez, parto antecipado e falta de intervenção no trabalho de parto.

Na maioria dos casos, a agenesia renal bilateral é um distúrbio multifatorial. Os pais devem ser aconselhados sobre dois riscos. Em primeiro lugar, o risco de recorrência de ter outro filho com agenesia renal bilateral é de aproximadamente 4%.[22,35] Em segundo, os pais e irmãos "não afetados" têm risco elevado de malformações geniturinárias silenciosas. Demonstrou-se que 9% dos parentes em primeiro grau têm malformações renais assintomáticas, mais freqüentemente agenesia renal unilateral. Portanto, recomenda-se a triagem dos familiares com ultra-sonografia.[22]

AGENESIA RENAL BILATERAL

ACHADOS SONOGRÁFICOS

Oligoidrâmnio severo
Rins ausentes
Sinal da supra-renal "deitada"
Ausência de artérias renais no Doppler colorido
Falta de visualização da bexiga (período de mais de 1 hora)

LIMITAÇÕES TÉCNICAS

Má qualidade da imagem em decorrência de oligoidrâmnio
Posição fetal (apresentação pélvica)

PONTOS DELICADOS

O volume do líquido amniótico pode ser normal antes de 16 semanas de gestação.
Intestino ou supra-renais podem ser tomados pelos rins.
Divertículo do úraco pode simular bexiga.
Bexiga vazia pode ser causada por comprometimento da função renal por outras causas.

Agenesia Renal Unilateral

A agenesia renal unilateral é três a quatro vezes mais comum do que a agenesia renal bilateral, ocorrendo uma vez a cada 1.000 nascidos. Pode ser difícil de diagnosticar no pré-natal porque há um volume normal de líquido amniótico e a bexiga parece normal. Um ponto delicado comum é a falta de imagem da fossa renal no campo distante em razão de sombras acústicas da coluna, especialmente no plano transverso. É necessária atenção meticulosa à técnica (rodar o transdutor, mudar a posição materna ou repetir a avaliação). De outro modo, o diagnóstico pode não ser feito. O rim contralateral pode estar aumentado de volume em virtude de hipertrofia compensatória.[36] Há uma incidência alta de anormalidades renais contralaterais, sendo a mais comum o refluxo vesicoureteral.[37] Agenesia renal unilateral apresenta bom prognóstico. É necessária a investigação urológica neonatal, incluindo uretrocistograma miccional.[38]

Ectopia Renal

A incidência relatada de ectopia renal varia entre 1:500 e 1:1.200, sendo o **rim pélvico** a mais comum das formas.[39]

Quando a fossa renal está vazia, o exame cuidadoso pode demonstrar o rim ectópico adjacente à bexiga ou à asa ilíaca.[40] Pode se associar às anormalidades esqueléticas, cardiovasculares, gastrointestinais e ginecológicas. Menos comumente, identifica-se ectopia renal cruzada com ou sem fusão. Nesta patologia, o rim ectópico está localizado no lado oposto do abdome relativamente à sua inserção ureteral na bexiga. Na maioria dos casos, o rim cruzado se funde com o contralateral (ectopia cruzada com fusão) e se observa um rim aumentado e bilobado, muitas vezes com achados de uropatia obstrutiva.[41]

Rim em Ferradura

O rim em ferradura ocorre em 1 em 400 a 500 nascidos.[2,39] Geralmente, os pólos inferiores dos rins se fundem. Apesar de sua freqüência relativa, esse distúrbio raramente é diagnosticado, presumivelmente porque os achados são sutis e não costumam ser percebidos na sonografia de rotina.[42] Podem ser necessárias múltiplas imagens transversas e coronais para **demonstrar a ponte de tecido renal ligando os pólos inferiores de ambos os rins** (Fig. 42-6). Um rim em ferradura freqüentemente se associa a outras anomalias, incluindo anormalidades urogenitais, do sistema nervoso central, cardíacas e cromossômicas, como a **síndrome de Turner e a trissomia do 18**. O rim em ferradura isolado é um distúrbio relativamente benigno que exige controle urológico pós-natal devido à prevalência mais alta de refluxo vesicoureteral, cálculos renais, infecções do trato urinário e hidronefrose.

Doença Renal Cística

A doença renal cística consiste em grupo heterogêneo de distúrbios do desenvolvimento hereditários e adquiridos. Devido a sua etiologia, histologia e apresentação clínica diversa, não existe uma classificação amplamente aceita. A classificação de Potter se baseia na histologia e não leva em consideração recentes avanços da biologia molecular e da genética.[43] Uma abordagem mais recente é agrupar as anormalidades com base na biologia celular subjacente, como a alteração precoce do desenvolvimento (em que há falha de indução entre o broto ureteral e o mesênquima metanéfrico) ou defeitos da maturação terminal.[44] O grupo da alteração precoce do desenvolvimento inclui rins displásicos. As alterações histopatológicas típicas caracterizam displasia renal e glomérulos e túbulos primitivos. As alterações císticas não são universais, mas podem ser encontradas na maioria das formas de displasia renal.[45] São observados defeitos da maturação terminal na doença policística do rim. A formação inicial dos nefros e dos ductos coletores não é comprometida nesses rins, porém há dilatação cística posterior das suas estruturas, causando perda secundária das estruturas normais adjacentes. Achamos a seguinte **classificação** simples e prática: (1) cistos displásicos, incluindo o rim displásico multicístico (RDMC) e o rim displásico decorrente de obstrução precoce severa; (2) cistos hereditários, incluindo as doenças policísticas do rim e as síndromes hereditárias; e (3) cistos não-displásicos e não-hereditários, como os cistos simples.

Rim Displásico Multicístico (Rim Multicístico)

Esta é a mais comum das formas de doença renal cística na infância e representa uma das mais comuns massas abdominais no recém-nascido. A maioria dos casos se associa a atresia do ureter e atresia pelve-infundibular.[46] O rim é substituído por múltiplos cistos de tamanhos variáveis. Entre os cistos há um estroma denso, mas em geral não há parênquima renal normal. Como o RDMC quase sempre não é

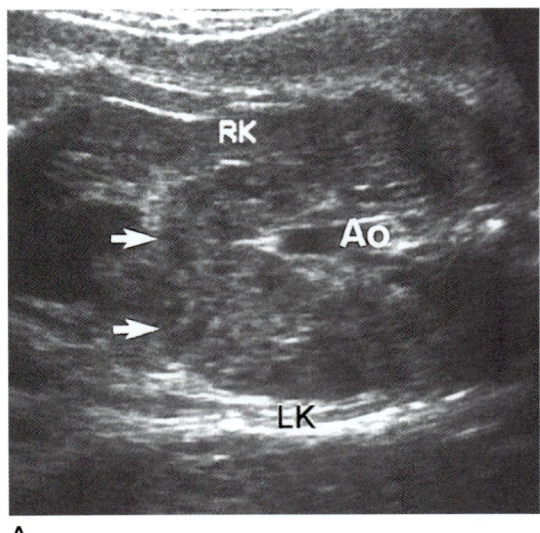
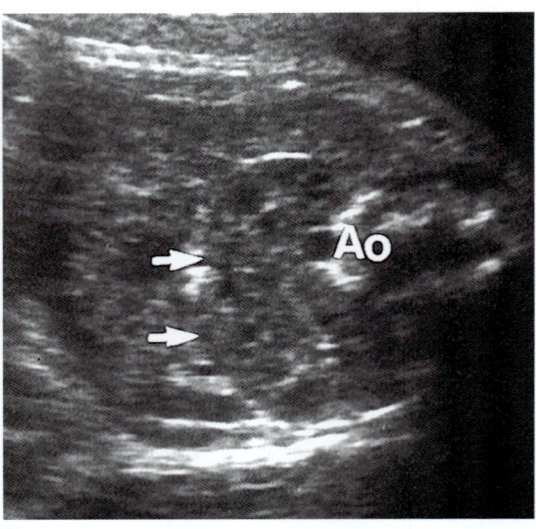

FIGURA 42-6. Rim em ferradura. Imagens coronal (**A**) e transversa (**B**) mostram a ponte de parênquima renal (*setas*) ligando os pólos inferiores dos rins (RK, LK), anteriormente à aorta (Ao).

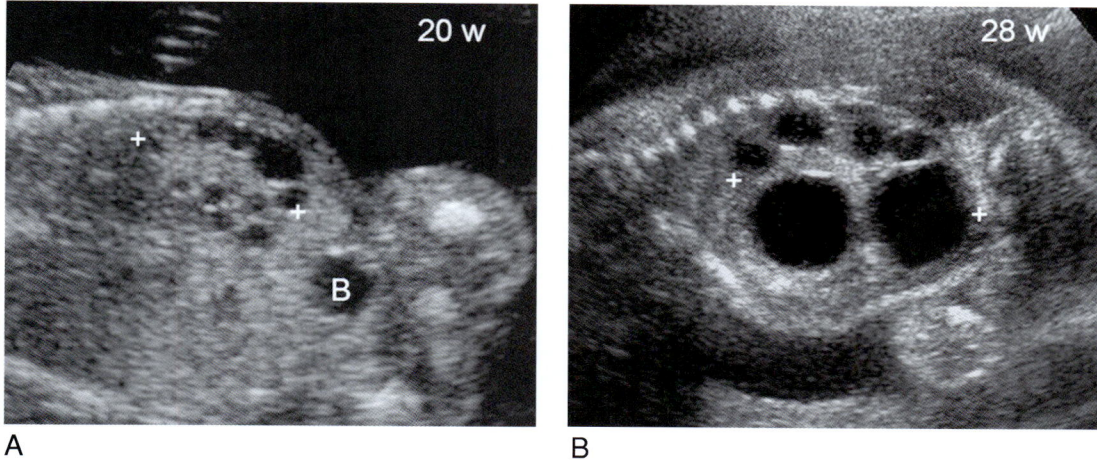

FIGURA 42-7. Rim displásico multicístico unilateral. A, Imagem do feto com 20 semanas demonstra múltiplos cistos pequenos em um rim discretamente aumentado (*cursores*). B, bexiga. **B,** Imagem de controle com 28 semanas demonstra um rim acentuadamente aumentado (*cursores*). Os cistos aumentaram de tamanho, não se comunicam e se distribuem aleatoriamente.

funcional, o prognóstico depende inteiramente do rim contralateral. A displasia renal multicística geralmente afeta o rim inteiro. No entanto, pode ser segmentar e ocorrer na parte dupla do rim suprida pelo ureter com atresia.

Os achados sonográficos se correlacionam com o aspecto patológico. O rim malformado quase sempre aumenta de volume, mas pode ser normal ou pequeno. Há múltiplos cistos de tamanhos variáveis que não se comunicam entre si e se distribuem aleatoriamente (Fig. 42-7). Grandes cistos periféricos distorcem o contorno reniforme. A pelve e o ureter renais usualmente apresentam atresia e não são visíveis. Na avaliação por Doppler colorido, a artéria renal está ausente ou é muito pequena.

Ocasionalmente, um RDMC com grande cisto central e pequenos cistos periféricos pode simular hidronefrose. Contudo, na hidronefrose, os cálices dilatados são de tamanho uniforme, alinhados anatomicamente e se comunicam com a pelve renal dilatada (ver obstrução da junção ureteropélvica). O rim geralmente mantém o contorno, estando o parênquima renal presente perifericamente.

O aspecto e o tamanho do RDMC podem mudar muito com a evolução da gestação (Fig. 42-7). Nos exames seqüenciais, o rim e seus cistos podem aumentar ou diminuir de tamanho ou inicialmente aumentar de volume e, mais tarde, involuir.[47,48] Esse aspecto variável pode decorrer de função renal residual e/ou de fibrose progressiva.

A avaliação do rim contralateral é muito importante. Intra-útero, a displasia renal multicística é **bilateral** em 19% a 24% dos casos.[49,50] Na displasia renal multicística unilateral, 13% a 26% se associam a **anormalidades renais contralaterais**, incluindo **agenesia renal** e **obstrução da junção ureteropélvica**.[49-51] Nos fetos com RDMC, o oligoidrâmnio intenso e a falta de visualização da bexiga implicam doença renal letal, seja RDMC bilateral (Fig. 42-8) ou agenesia renal contralateral. O volume do líquido amniótico normal é tranqüilizador. Se houver hidronefrose contralateral, é necessária ultra-sonografia de controle para monitorizar qualquer dilatação progressiva ou oligoidrâmnio que possa afetar a conduta obstétrica. O RDMC unilateral com anormalidades renais ou não-renais associadas está associado a um resultado favorável. Como a incidência de refluxo vesicoureteral no rim contralateral pode ser de até 23%, a terapia profilática com antibióticos deve ser iniciada logo depois do nascimento e é necessária investigação urológica completa, incluindo cistouretrografia miccional no primeiro mês de vida.[50]

A história natural do RDMC pode resultar em **involução** espontânea. Isso tem sido bem documentado antes e depois do nascimento.[47,48,50] Quanto mais longa a duração do acompanhamento, maior a probabilidade de que o rim displásico desapareça completamente. É baixo o risco de

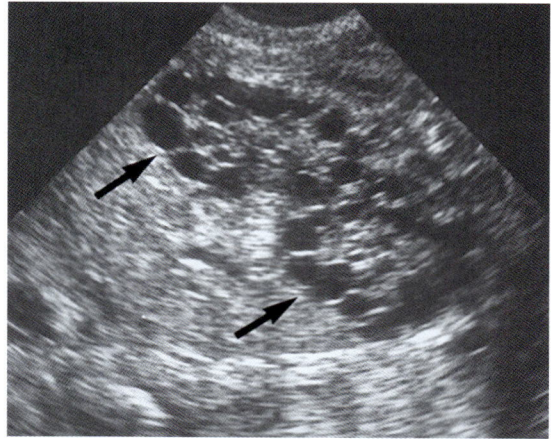

FIGURA 42-8. Rins displásicos multicísticos bilateral. Imagem transvaginal em um feto com 16 semanas demonstra inúmeros pequenos cistos bilateralmente (*setas*) e ausência de parênquima renal normal.

desenvolver hipertensão e malignidade no RDMC.[52] Entretanto, há ainda controvérsia quanto à nefrectomia profilática de rotina.[51,53] Em um estudo, não houve diferença no número de complicações em crianças submetidas à nefrectomia em comparação com aquelas que não passaram pela cirurgia.[53] A conduta conservadora (acompanhamento a longo prazo com ultra-sonografia seriada) é a preferida na maioria dos centros.[44,52,53] A maioria dos casos de RDMC é esporádica, sendo baixo o risco de recorrência.

Displasia Renal Cística Obstrutiva

Trabalho experimental em cordeiros tem demonstrado que a obstrução urinária na primeira metade da gestação produz displasia renal.[54,55] Doença unilateral pode ser causada por obstrução da junção ureteropélvica ou da junção ureterovesical. Doença bilateral é causada por severa obstrução da saída vesical, geralmente atresia uretral ou valvas uretrais posteriores. A severidade da displasia renal está relacionada ao momento e à severidade da obstrução do fluxo urinário. O tamanho dos rins varia de pequeno, normal a muito aumentado de volume. Em alguns casos, o aumento de volume se deve, em parte, à presença de cistos e, em parte, à hidronefrose. Geralmente estão presentes cistos na área subcapsular do córtex. Em um feto com uropatia obstrutiva, a identificação sonográfica de **cistos corticais** é indicativa de **displasia renal** (*i. e.*, lesão renal irreversível) (Fig. 42-9).[56] Os rins displásicos também podem demonstrar aumento da ecogenicidade relativamente às estruturas fetais ao redor, presumivelmente por tecido fibroso abundante (Fig. 42-10). No entanto, o **aumento da ecogenicidade cortical não é um achado específico**,[56,57] não podendo ser feito um diagnóstico de displasia renal com base no aumento da ecogenicidade do parênquima exclusivamente. Além disso, é importante reconhecer que nem todos os rins displásicos têm cistos sonograficamente visíveis ou aumento da ecogenicidade cortical, de modo que não é possível predizer precisamente a ausência de displasia renal. A função renal se relaciona diretamente ao grau de displasia, o que determina o prognóstico de pacientes que sobrevivem ao período perinatal.

Em geral, se a obstrução for precoce e completa, os achados no parênquima renal serão predominantemente cistos macroscópicos simulando displasia renal multicística. A distinção sonográfica entre RDMC e displasia renal cística obstrutiva pode ser difícil, especialmente na ausência de hidronefrose. Na displasia renal cística obstrutiva, um parênquima reconhecível cerca os cistos relativamente pequenos, enquanto no RDMC não se identifica parênquima renal normal entre os cistos. A displasia renal cística obstrutiva ocorre mais comumente com obstrução uretral. Portanto, seriam úteis evidências sonográficas de obstrução uretral. Além disso, a displasia renal por obstrução do trato urinário baixo freqüentemente envolve ambos os rins, mas ocorre RDMC bilateral em apenas 19% a 24% dos casos.[49,50]

Doença Renal Policística Autossômica Recessiva (Infantil)

A doença renal policística autossômica recessiva (DRPI) envolve ambos os rins e o fígado. Há um amplo espectro clínico, que varia da **forma perinatal** (com doença renal severa, fibrose hepática mínima e morte precoce por hipoplasia pulmonar) à **forma juvenil** (com doença renal mínima, acentuada fibrose hepática e sobrevida mais longa). A dilatação difusa dos túbulos coletores renais produz inúmeros cistos de 1 a 2 mm. Ambos os rins aumentam de volume, mas mantêm um contorno liso. A superfície de corte tem aspecto em esponja, com pequenos cistos que tendem a se dispor de maneira perpendicular à cápsula renal (Fig. 42-11).

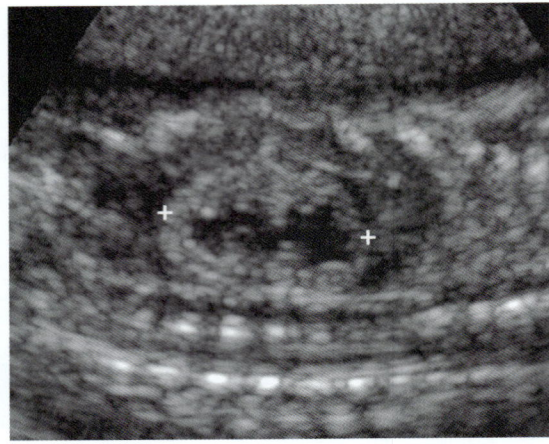

FIGURA 42-10. Rim displásico ecogênico. O rim (*cursores*) demonstra aumento da ecogenicidade em feto com 16 semanas e obstrução uretral. Há hidronefrose moderada.

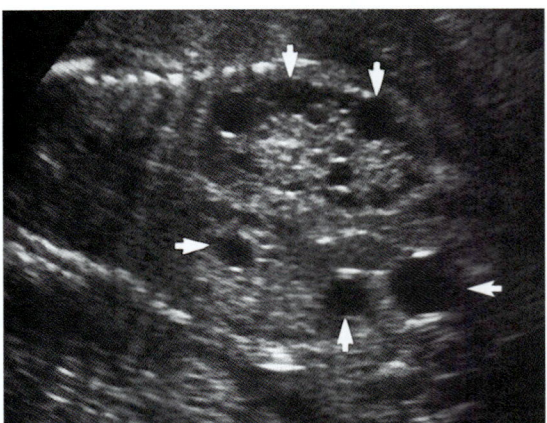

FIGURA 42-9. Displasia cística obstrutiva. Exame coronal em um feto com válvula de uretra posterior mostra cistos corticais difusos em ambos os rins (*setas*), indicativos de dano renal irreversível.

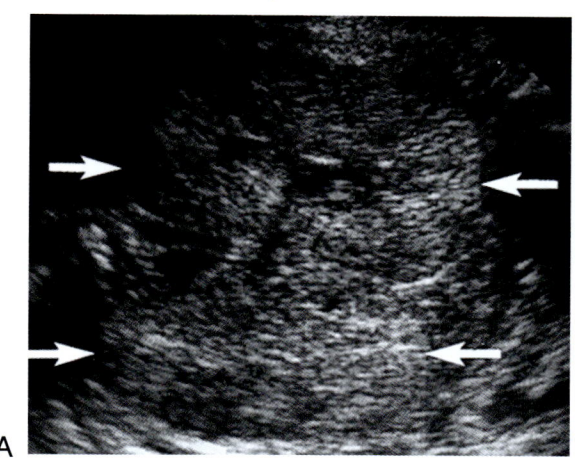
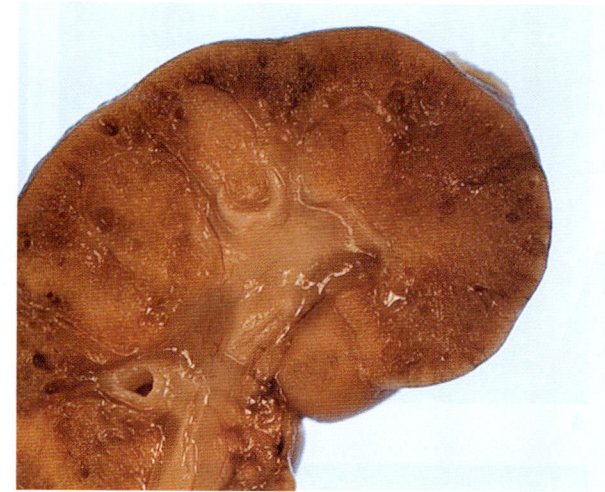
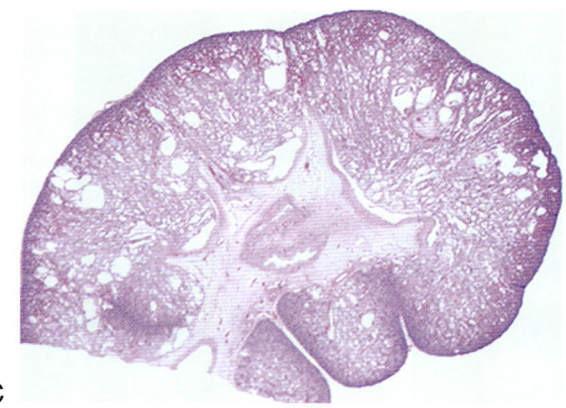

FIGURA 42-11. Doença renal policística autossômica recessiva. A, Imagem coronal de feto com 27 semanas mostra aumento de volume dos rins e aumento da ecogenicidade (*setas*). **B,** A fotografia da superfície de corte do rim mostra um aspecto semelhante a uma esponja. Os cistos pequenos são difíceis de serem identificados. **C,** Fotografia de corte com montagem completa mostra cistos pequenos que tendem a se dispor perpendicularmente à cápsula renal (coloração hematoxilina e eosina). (**B** e **C** são cortesia de Sarah Keating, MD, Departamento de Patologia e Medicina de Laboratório, Hospital Mount Sinai, Toronto.)

A sonografia revela **aumento de volume reniforne bilateral** dos rins (Fig. 42-11). Há pouca demonstração do contorno das estruturas intra-renais. Os inúmeros e minúsculos cistos geralmente são menores do que o limite da resolução sonográfica, mas criam múltiplas interfaces acústicas, sendo responsáveis pelo característico **aumento de ecogenicidade renal e perda de diferenciação corticomedular.**[58] Algumas vezes pode ser vista uma orla hipoecóica periférica cercando a ecogenicidade centralmente aumentada. Quando a função renal é anormal, há oligoidrâmnio e a bexiga é pequena ou está ausente.

A DRPI pode ser diagnosticada por ultra-sonografia no começo do segundo trimestre, com base nas anormalidades renais características, especialmente se o feto estiver acometido.[59] No entanto, em razão da variabilidade de expressão e da idade gestacional de início, os rins podem parecer normais inicialmente e só manifestarem sinais mais tarde.[59,60] Deste modo, **um sonograma anormal num feto com risco de DRPI não exclui essa doença, e o diagnóstico pré-natal usando sonografia pode não ser confiável, sobretudo no início da gravidez.** Geralmente, mas nem sempre, a ultra-sonografia mostra evidências de DRPI recorrente com 24 a 26 semanas de gestação.[59-61] Os casais que têm um filho com DRPI apresentam um risco de 25% de ter outro filho afetado em cada gravidez subseqüente. O *locus* da DRPI foi mapeado no cromossomo 6p proximal, permitindo o diagnóstico genético no primeiro trimestre nas famílias consideradas "de risco".[62]

Doença Renal Policística Autossômica Dominante (do Adulto)

A doença renal policística autossômica dominante (DRPA) é a mais comum das doenças císticas renais hereditárias. Caracteriza-se por formação de cistos nos rins e no fígado. Os cistos também podem estar presentes no pâncreas, no baço e no sistema nervoso central. Na etapa inicial da doença, somente uma pequena porcentagem de néfrons mostra dilatação cística. Na doença estabelecida no adulto, os rins aumentam de volume e contêm múltiplos cistos de tamanhos variáveis.

A DRPA pode manifestar-se durante o período fetal ou neonatal. A base para esta grande variabilidade de expressão da doença continua desconhecida. A sonografia demonstra **rins ecogênicos aumentados de volume** simetricamente (Fig. 42-12A e B).[63] Pequenos cistos podem ser identifica-

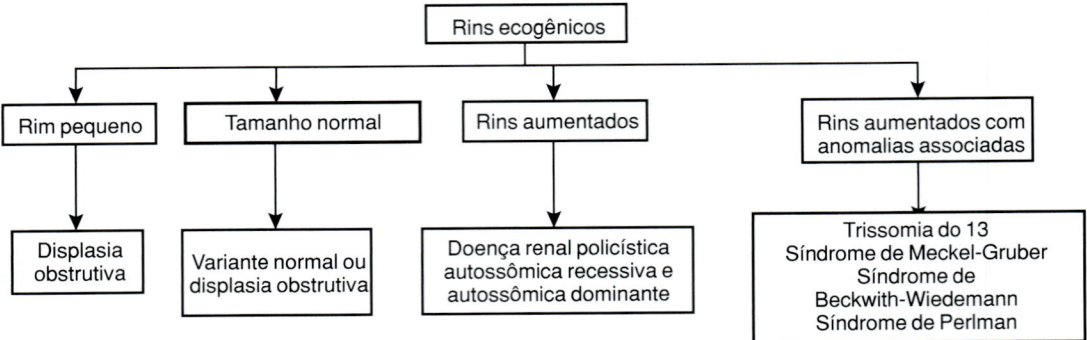

FIGURA 42-14. Algoritmo para avaliação de rins ecogênicos. (Modificada de Twining P: Genitourinary malformation. In Nyberg DA, McGahan JP, Pretorius DH, Pilu G [eds]: Diagnostic imaging of fetal anomalies. Philadelphia, Lippincott Williams & Wilkins, 2003.)

plasia renal será uma possibilidade, especialmente quando os rins forem pequenos ou de tamanho normal e se houver cistos corticais periféricos.[57] Quando forem detectadas outras malformações, estará indicado o cariótipo para excluir aneuploidia (especialmente trissomia do 13). Se os rins e as medidas biométricas estiverem acima do 95º percentil, então deverá ser considerada uma síndrome de hipercrescimento (síndrome de Beckwith-Wiedemann, síndrome de Perlman). Em ambas as patologias, há organomegalia generalizada. O VLA pode ser normal ou aumentado. Na síndrome de Beckwith-Wiedemann, pode haver macroglossia e onfalocele. Na síndrome de Perlman, pode haver micrognatia, depressão da ponte nasal e ascite.

Rins ecogênicos aumentados bilateralmente em feto normal levam, de uma maneira geral, a possibilidade de DRPI ou DRPA. São importantes história familiar detalhada e ultra-sonografia dos rins dos pais. Na DRPA, um dos pais tem a doença e a sonografia geralmente estabelece o diagnóstico. O VLA normal favorece DRPA. Na DRPI, geralmente há oligoidrâmnio e pode haver um irmão previamente afetado.

Outras causas menos comuns de rins ecogênicos e aumentados de volume incluem nefrose congênita do tipo finlandesa (um distúrbio autossômico recessivo que pode associar-se a níveis elevados de α-fetoproteína no soro materno), trombose da veia renal (quase sempre unilateral), infecção pelo citomegalovírus, nefrocalcinose, tumores renais bilaterais além de outras. Em muitos casos, um diagnóstico definitivo exigirá investigações pós-natais, incluindo histologia. Rins ecogênicos bilaterais que tenham tamanho normal com preservação das pirâmides medulares e se associam a VLA normal costumam ter um resultado favorável e podem representar uma variante normal.[57,72]

Cistos Renais Simples

Os cistos renais simples são relatados no feto desde 14 a 16 semanas de gestação.[73] Na ultra-sonografia, geralmente se observa um cisto unilocular pequeno e solitário, localizado perto da periferia do rim. Deve ser diferenciado de cistos que se originem de estruturas próximas do rim, como um cisto de duplicação ou mesentérico. Os cistos mais simples se resolvem com 20 a 24 semanas de gestação. Entretanto, um estudo documentou um cisto renal simples visto com 14 semanas de gestação que se desenvolveu até um rim displásico multicístico na idade gestacional de 18 semanas.[73] Portanto, se forem vistos cistos simples no primeiro ou no segundo trimestre, estarão indicados exames de acompanhamento.

Neoplasia Renal

São raros os tumores renais congênitos. O mais comum dos tumores é o **nefroma mesoblástico**, também conhecido como hamartoma leiomiomatoso ou hamartoma renal fetal. Histologicamente, é composto por tecido mesenquimal (células em fuso), ao contrário do tecido epitelial do tumor de Wilms. O nefroma mesoblástico se apresenta tipicamente no primeiro ano de vida e tem evolução benigna. A nefrectomia em geral é curativa. O tumor de Wilms é uma lesão maligna extremamente incomum no recém-nascido.

Na sonografia, o nefroma mesoblástico é indistinguível do tumor de Wilms.[74-76] O nefroma mesoblástico é unilateral e pode ser visto como massa sólida que substitui completamente o rim ou que se localiza em uma parte. A massa é vascular e estão presentes *shunts* arteriovenosos. Pode conter áreas císticas, causadas por hemorragia e degeneração cística. **Poliidrâmnio** é uma associação freqüente[77] e pode levar ao trabalho de parto prematuro, à ruptura prematura das membranas e ao parto prematuro.

Massa Supra-renal

As glândulas supra-renais normalmente são bem proeminentes intra-útero. São vistas como estruturas paraespinhais em forma de disco na imagem transversa e como estruturas em forma de Y ou de V na borda superior dos rins no sonograma longitudinal (Fig. 42-15). A ecogenicidade das glândulas supra-renais é semelhante à dos rins, com centro hiperecóico (medula) e periferia hipoecóica (córtex). Anormalidades da glândula supra-renal incluem hemorragia, cisto, hipertrofia e tumor (neuroblastoma). O

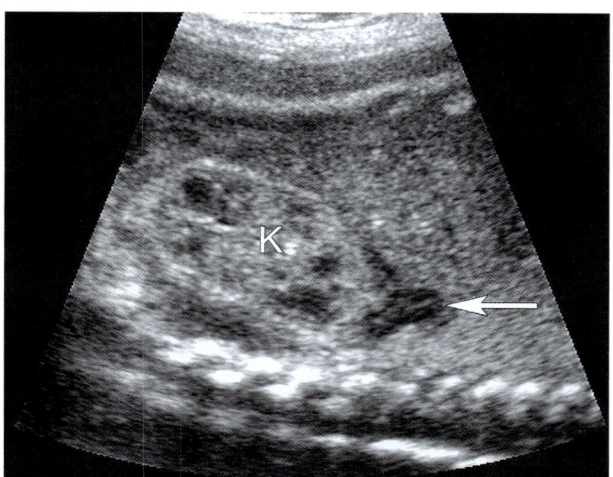

FIGURA 42-15. Supra-renal normal. Imagem longitudinal de feto com 31 semanas demonstra a supra-renal em forma de Y ou de V (*seta*) na borda superior do rim (K).

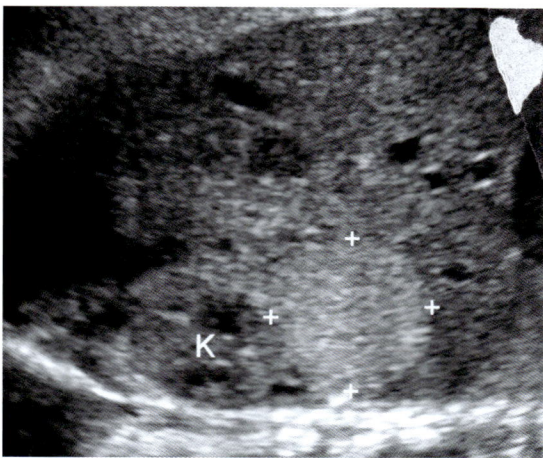

FIGURA 42-16. Neuroblastoma da supra-renal. Exame longitudinal mostra massa sólida grande (*cursores*) adjacente ao pólo superior do rim esquerdo (K). (Cortesia de John R Mernagh, MD, Centro Médico da Universidade McMaster, Hamilton, Ontário.)

diagnóstico diferencial para massas supra-renais fetais inclui neuroblastoma ou hemorragia da supra-renal, seqüestro pulmonar intra-abdominal, cistos de duplicação entéricos e massas renais, incluindo nefroma mesoblástico, displasia cística do pólo superior ou hidronefrose na duplicação renal.[78]

Neuroblastoma é a doença maligna abdominal mais comum nos recém-nascidos e no período pré-escolar, e a supra-renal é o local primário mais comum. O aspecto sonográfico é variável podendo ser cístico, sólido ou complexo (Fig. 42-16).[78,79] O neuroblastoma geralmente é identificado no terceiro trimestre. Foram relatadas metástases (fígado, placenta) e hidropsia.[80,81] Pode haver sintomas maternos de hipertensão ou pré-eclâmpsia, que resultam de catecolaminas elevadas e se correlacionam com um estágio de doença mais avançado.[80] Os pacientes com neuroblastoma detectado por sonografia pré-natal quase sempre seguem uma evolução clinicamente favorável, na qual a ressecção cirúrgica em geral é curativa.[82] Um curto período de observação pode evitar cirurgia em alguns indivíduos cujos tumores regridem espontaneamente.[83]

Hemorragia da supra-renal, muito mais comum do que o neuroblastoma neonatal, pode ter um aspecto sonográfico semelhante ao de uma neoplasia da supra-renal ou renal. A imagem por Doppler colorido pode ser útil na diferenciação.[84] A chave para o diagnóstico de hemorragia supra-renal é a evolução da lesão com a idade gestacional, demonstrando em sonogramas seriados uma alteração da ecogenicidade (de sólida a cística) e diminuição do tamanho da massa (Fig. 42-17).[85]

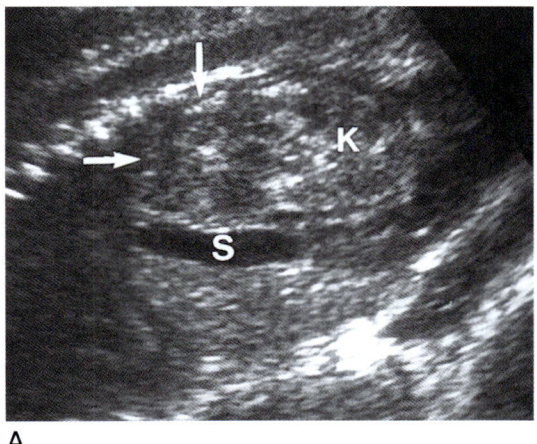
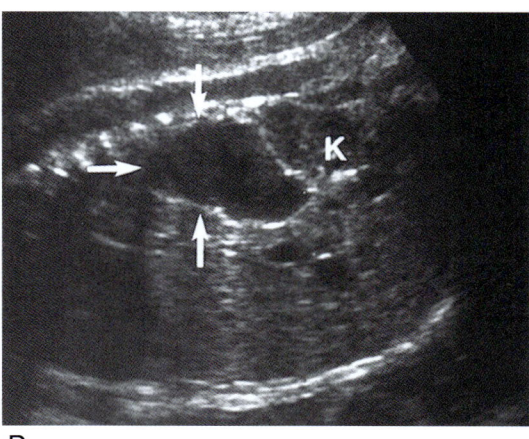

FIGURA 42-17. Hemorragia da supra-renal. A, Exame longitudinal mostra massa sólida (*setas*) adjacente ao pólo superior do rim (K). S, estômago. **B,** Quatro dias mais tarde, a massa (*setas*) tem padrão de ecos misto, com um componente cístico predominante. Ultra-sonografia de um paciente com dois meses de idade (não mostrada) mostrou resolução completa da massa.

Dilatação do Trato Urinário Alto

A dilatação do trato urinário pode ser obstrutiva ou não-obstrutiva. Em uma revisão de 400 recém-nascidos com hidronefrose, as várias causas foram obstrução da junção ureteropélvica (44%), obstrução da junção ureterovesical (21%), refluxo vesicoureteral (14%), duplicação do sistema coletor (12%) e válvula de uretra posterior (9%).[86] No entanto, essa distribuição pode não refletir a situação antes do nascimento. Malformações letais podem ser detectadas pela sonografia pré-natal, que podem levar à natimortalidade ou ao óbito neonatal imediato.

Diagnóstico de Hidronefrose

A hidronefrose é a anormalidade mais comumente relatada na sonografia pré-natal.[87] Costuma ser bilateral e mais comum no sexo masculino do que no feminino.[88] Pielectasia se refere à dilatação apenas da pelve renal. Os objetivos do diagnóstico pré-natal são definir aqueles critérios que se correlacionam melhor com a função renal pós-natal ou que precisam de cirurgia. A medida do diâmetro da pelve intra-renal (DPR) ântero-posterior no plano transverso é a técnica mais simples e a mais comumente usada (Fig. 42-18). No primeiro trimestre, há um relato que definiu pielectasia como DPR de 3 mm ou mais.[89] No segundo e terceiro trimestres há alguns estudos, e os valores de corte para o DPR estão relacionados na Tabela 42-3.[90-98] Não há consenso, com variação na definição de tamanho da pelve renal e faixas de idade gestacional. Os valores de corte para o DPR variam entre 4 e 5 mm no segundo trimestre e entre 7 e 10 mm no terceiro.

O tipo de população estudada também contribuiu para a variação da prevalência relatada de hidronefrose, que varia de 0,73% a 4,3% (Tabela 42-3). Fatores como estado de hidratação materna, pielectasia materna e tamanho da bexiga fetal podem afetar a medida do DPR.[99-101] Além

disso, tem sido mostrado que o DPR pode ser extremamente variável durante o período de duas horas de observação sonográfica.[102] Esses achados sugerem que se deve ter cautela ao considerar as implicações da dilatação do sistema coletor renal com base numa única medida do DPR. De maneira ideal, o DPR é obtido quando a bexiga fetal está vazia. Dilatação calicial é um achado significativo e sempre patológico, independentemente do tamanho pélvico.[97,103]

O tamanho da pelve renal aumenta durante toda a gestação.[103,104] Muitos autores são favoráveis ao uso de um limite superior da normalidade dependente da gestação.[93-95,97] Em nosso estudo de 642 rins em 328 fetos, o valor do 95º percentil para o DPR é de 4,4 mm com 20 semanas, 5,3 mm com 24 semanas, 6 mm com 28 semanas e 6,6 mm com 33 semanas. **Antes de 20 semanas de gestação**, concordamos com muitos autores que um **DPR de 4 mm** ou acima deve ser considerado **anormal**.[93-95,97] No terceiro trimestre, é controverso se 7, 8 ou 10 mm devem ser usados como valor de corte.[93-95,97,98,105,106] Embora diminuir o limite superior da normalidade possa aumentar a sensibilidade para detecção de patologia renal, pode levar a uma taxa alta de falso-positivos, talvez gerando ansiedade parental desnecessária.[103] Por outro lado, deve-se reconhecer que uma pelve renal com aspecto normal na ultra-sonografia do segundo trimestre não deve excluir obstrução.[104]

A detecção de **pielectasia fetal** é importante por duas razões: **aneuploidia e uropatia pós-natal**. A significância da pielectasia como marcador para aneuploidia é discutida no Capítulo 34. Pielectasia geralmente é um achado isolado, mas deve ser realizado um exame sonográfico detalhado para detectar outros processos patológicos do trato urinário e outras anomalias. A dilatação da pelve renal pode ser a primeira manifestação de uma anormalidade do trato urinário. A Tabela 42-4 resume vários estudos prospectivos que descrevem a patologia renal pós-natal.[91,97,98,105] Isso inclui refluxo vesicoureteral, obstrução da junção ureteropélvica, obstrução da junção ureterovesical, duplicação renal e obstrução da saída.

Há poucos dados referentes à história natural da pielectasia, da sua detecção no segundo trimestre até o parto. Vários pequenos estudos retrospectivos demonstram que, em exames sonográficos seqüenciais, o DPR pode mostrar regressão, ausência de alteração ou progressão.[103,107] Sairam e associados publicaram o maior estudo prospectivo da história natural de hidronefrose fetal diagnosticada em ultra-sonografia do segundo trimestre em uma população não selecionada.[97] Usando um DPR de 4 mm ou mais com 18 a 23 semanas e um DPR de 10 mm ou mais depois de 28 semanas como limites superiores da normalidade, eles demonstraram que **96%** dos casos com **hidronefrose leve** (DPR 4 mm e < 7 mm com 18 a 23 semanas) **se resolvem** antes do nascimento (79,6%) ou no pós-natal (16,7%) e nenhum precisou de cirurgia pós-natal.[97] No entanto, nenhum dos fetos com hidronefrose moderada/severa (DPR 7 mm ou presença de caliectasia com 18 a 23 semanas) apresentou resolução antes do nascimento, embora 44% dos casos tenham se resolvido depois do nascimento e aproximada-

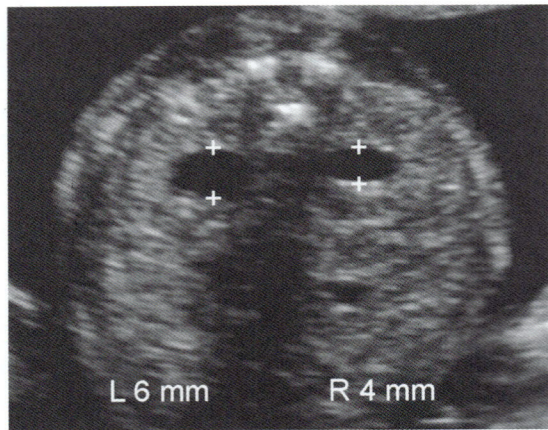

FIGURA 42-18. Medida da pelve renal. Exame transverso do abdome em feto de 21 semanas mostra pelves renais proeminentes (*cursores*). O diâmetro ântero-posterior mede 6 mm no lado esquerdo (L) e 4 mm no lado direito (R).

TABELA 42-3. DEFINIÇÃO E PREVALÊNCIA RELATADA DE HIDRONEFROSE FETAL

Autor	Ano	População Total	Definição (DPR)	Gestação (sem.)	Nº. com Pielectasia	Prevalência (%)
Segundo Trimestre						
Thompson, et al.[90]*	1998	10,971[†]	≥ 4 mm	18-23	423	3.9
Jawson, et al.[91]*	1999	7,000[†]	≥ 5 mm	20	139	2.0
Chudleigh, et al.[92]*	2001	101,600[†]	≥ 5 mm	16-26	737	0.73
Segundo e Terceiro Trimestres						
Benacerraf, et al.[93]	1990	7,400	≥ 4 mm	15-20	210	2.8
			≥ 5 mm	20-30		
			≥ 7 mm	30-40		
Corteville, et al.[94]	1992	5,944	≥ 4 mm	< 33	127	2.1
			≥ 7 mm	> 33		
Wickstrom, et al.[95]*	1996	7,481	≥ 4 mm	< 33	121	1.6
			≥ 7 mm	> 33		
Anderson, et al.[96]*	1997	9,800[†]	≥ 4 mm	> 16	426	4.3
Sairam, et al.[97]*	2001	11,465[†]	≥ 4 mm	18-23	268	2.3
			≥ 10 mm	> 28		
Terceiro Trimestre						
Livera, et al.[98]*	1989	6,292[†]	≥ 10 mm	26-30	79	1.3

*Indica estudo prospectivo.
[†]Indica população geral não selecionada; de outra forma, população encaminhada ou não conhecida.
DPR, Diâmetro ântero-posterior da pelve renal.

TABELA 42-4. RESULTADOS DE HIDRONEFROSE DETECTADA NO PRÉ-NATAL EM QUATRO ESTUDOS PROSPECTIVOS: INCIDÊNCIA DE RESOLUÇÃO ESPONTÂNEA, PATOLOGIA RENAL E CIRURGIA UROLÓGICA PÓS-NATAL

Autor	Nº. de Casos	Resolução no Terceiro Trimestre	Resolução Pós-natal	Refluxo	OJUP ou OJUV	Duplicação Renal	Válvula de Uretra Posterior	Outros	Cirurgia Pós-natal (% de Casos no Terceiro Trimestre)
Livera, et al.[98] 1989*	79		63%	2	16	2	2	7	14 (18%)
Stocks, et al.[105] 1996[†]	27		30%	6	6			7	3 (11%)
Jawson, et al.[91] 1999*	104		55%	23	4			12	1 (N/A)
Sairam, et al.[97] 2001*	227	67%	21%						11 (15%)

*Critérios do estudo estão relacionados na Tabela 42-3.
[†]Critérios do estudo: DPR 4 mm < 33 semanas e 7 mm > 33 semanas.
OJUP, obstrução da junção ureteropélvica; OJUV, obstrução da junção ureterovesical.

mente um em três tenha precisado de cirurgia pós-natal.[97] No estudo de Sairam e associados, a taxa total de resolução no terceiro trimestre foi de 67%, e a taxa de resolução pós-natal foi de 21%. Definição diferente de hidronefrose do terceiro trimestre (DPR 7 mm como limite superior da normalidade) e populações de estudo pré-selecionadas de casos mais severos de hidronefrose de vários estudos retrospectivos provavelmente foram responsáveis pelas taxas de resolução mais baixas no terceiro trimestre (cerca de 30%) em relação a outros relatos.[103,106] A taxa de resolução pós-natal também variou de 21% a 63%.[91,97,105]

A incidência e o tipo de patologia renal variam consideravelmente entre os estudos (Tabela 42-4). A comparação exata é difícil pelas diferenças nos critérios pré-natais e nas investigações pós-natais realizadas. Estas últimas são particularmente relevantes para o diagnóstico de refluxo vesicoureteral. Estudos nos quais a uretrocistografia miccional é feita de rotina em todos os recém-nascidos com pielectasia pré-natal relataram até 30% de incidência de refluxo.[91,105,108] Isto é mais elevado do que a taxa relatada em nossos estudos, nos quais a cistografia miccional não é realizada de rotina quando a ultra-sonografia pós-natal é normal.[98,106]

É importante identificar aqueles casos de pielectasia pré-natal com maior risco de patologia pós-natal. A progressão intra-útero aumenta a probabilidade de uropatia pós-natal e de cirurgia urológica.[109,110] Na ultra-sonografia seriada, o

DPR aumenta em uma taxa maior nos rins que demonstram estar obstruídos no pós-natal do que naqueles que não estão obstruídos.[104] No estudo de Sairam e associados, 15% dos fetos com hidronefrose persistente (DPR 10 mm depois de 28 semanas) precisaram de cirurgia pós-natal; e todos eles tinham hidronefrose moderada a severa (DPR 7 mm ou presença de caliectasia) entre 18 e 23 semanas de gestação.[97] Alguns investigadores verificaram que um DPR do terceiro trimestre 8 mm é um preditor mais confiável de processo patológico renal pós-natal.[106] No entanto, dois editoriais recentes recomendaram que somente medidas de DPR acima de 10 mm depois de 28 semanas de gestação precisariam de mais investigações pós-natais.[111,112]

Dada a taxa substancial de resoluções no terceiro trimestre e pós-natal em fetos com pielectasia leve detectada no segundo trimestre,[97] os pais devem ser aconselhados de que a pielectasia leve é um achado comum e pode ser fisiológica e que o risco de conseqüências adversas é pequeno. Cabe salientar que a predição das conseqüências depois de um único exame é difícil. Se a pelve renal parecer anormal no segundo trimestre, deverá ser realizada uma outra ultra-sonografia no início do terceiro trimestre ou depois de seis a oito semanas. Se a dilatação da pelve renal persistir, deverá ser iniciada antibioticoterapia profilática logo depois do parto e realizada ultra-sonografia pós-natal na primeira semana de vida.

A maioria dos lactentes identificados no pré-natal é assintomática ao nascimento. Os protocolos de imagens pós-natais estão em constante evolução, e o tratamento continua controverso, havendo pouquíssimos estudos de história natural.[113] A principal modalidade de imagens é a ultra-sonografia e, juntamente com a medicina nuclear, fornece uma excelente avaliação da anatomia e da função. No recém-nascido, há um estado relativo de desidratação e de oligúria fisiológica nas primeiras 24 a 48 horas de vida. Isto pode causar uma subestimativa do grau de hidronefrose e pode resultar em ultra-sonografia renal falso-negativa.[114] Portanto, a ultra-sonografia não deve ser realizada antes de 72 horas após o parto, a menos que haja hidronefrose bilateral severa que possa exigir intervenção precoce. Se a ultra-sonografia pós-natal inicial for normal, será necessário repetir a ultra-sonografia em seis semanas para excluir obstrução.[115] A ultra-sonografia não diagnostica o refluxo no recém-nascido com hidronefrose detectada no pré-natal. Como a hidronefrose por refluxo é transitória e ocorre durante a micção, é essencial a uretrocistografia miccional para excluir o refluxo. Portanto, uma ultra-sonografia normal não exclui refluxo. Alguns autores recomendam a uretrocistografia miccional de rotina, independentemente dos achados sonográficos pós-natais.[96,115-117] No entanto, isso continua controverso.[113,118] O exame por isótopos preferido no lactente é a cintilografia renal com mercaptoacetil triglicina (MAG3). Proporciona estudo dinâmico do trato urinário, avaliação da drenagem e estimativa da função renal diferencial. O exame renal estático usando ácido dimercaptossuccínico (DMSA) é indicado para a detecção de anormalidades focais no parênquima. Na insuficiência renal e/ou na dilatação bilateral ajuda a distinguir entre dois rins igualmente afetados ou acentuada função renal assimétrica. O momento para a cintilografia renal depende da situação clínica em particular.

Obstrução da Junção Ureteropélvica

A obstrução na junção ureteropélvica (JUP) é a **causa mais comum de hidronefrose neonatal**.[86] A maioria dos casos de obstrução da JUP é funcional (causadas por uma anormalidade muscular) e não é decorrente de lesões anatômicas fixas, como aderências fibrosas, acotovelamentos, valvas ou vasos aberrantes. A obstrução da JUP é mais comum no sexo masculino e costuma ser unilateral.[119] Em 10% a 30% dos casos é bilateral.

Na sonografia, identifica-se pelve renal dilatada com ou sem caliectasia. O ureter e a bexiga não se dilatam. Obstrução crônica severa leva ao apagamento dos cálices e diminuição da espessura do córtex renal (Fig. 42-19). Raramente a pelve renal pode estar acentuadamente dilatada, apresentando-se como grande massa cística unilocular.[120] A ruptura do sistema coletor resulta no desenvolvimento de um urinoma perirrenal. Esta "válvula de segurança" pode proteger o rim obstruído de lesão pré-renal e diminuir o grau de hidronefrose. O rim afetado deve ser cuidadosamente avaliado para displasia renal.

O VLA quase sempre é normal, mas pode aumentar paradoxalmente. Quando a hidronefrose unilateral é acompanhada por oligoidrâmnio, justifica-se a pesquisa de patologia contralateral (p. ex., agenesia renal, displasia multicística). Quando o rim contralateral é normal, a detecção pré-natal de obstrução unilateral da JUP não deve alterar a conduta obstétrica porque o prognóstico é bom. O grau de dilatação pélvica renal intra-útero pode não se correlacionar com o grau de comprometimento funcional renal medido no pós-natal.[121] Todavia, em casos de obstrução unilateral da JUP diagnosticada com menos de 24 semanas, dilatação severa (DPR > 15 mm) é preditiva de comprometimento da função renal pós-natal.[122] Na obstrução bilateral da JUP, o

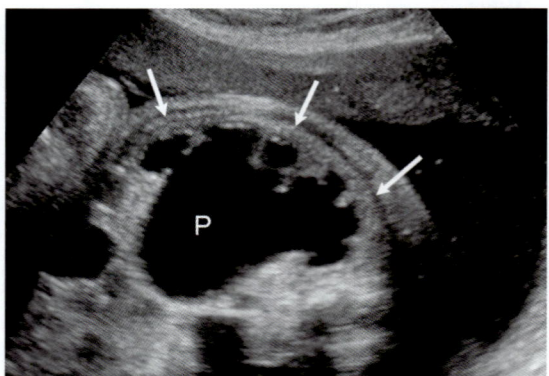

FIGURA 42-19. Obstrução da junção ureteropélvica. Exame longitudinal mostra caliectasia moderada e pelve renal acentuadamente dilatada (P) com um córtex mais fino (*setas*).

prognóstico depende da intensidade e da duração da obstrução e do VLA. São necessárias avaliações sonográficas seqüenciais para avaliar o VLA e qualquer progressão da hidronefrose. Raramente se indica um parto prematuro, exceto quando há acentuada obstrução bilateral progressiva com oligoidrâmnio severo. A antibioticoterapia profilática é iniciada logo depois do nascimento, sendo necessária investigação urológica neonatal.

Obstrução da Junção Ureterovesical

Esta é quase sempre causada por um segmento ureteral distal aperistáltico, o chamado **megaureter primário**. Raramente é causada por uma estenose ureteral distal ou válvula. A patologia é mais comum no sexo masculino e pode ser bilateral em até 25% dos casos.[123] Anomalias coexistentes do trato urinário (refluxo vesicoureteral, obstrução da JUP, displasia multicística) estão freqüentemente presentes.

Na sonografia, o rim afetado demonstra dilatação da pelve renal e do ureter, que costuma apresentar um trajeto tortuoso (Fig. 42-20). Algumas vezes, pode ser difícil reconhecer um ureter discretamente dilatado, ou ele pode ser confundido com o intestino, embora o conteúdo intestinal geralmente seja mais ecogênico que a urina. A identificação de peristaltismo numa estrutura tubular cheia de líquido não confirma intestino; tamém costuma ser vista com hidroureter. Para se ter certeza, os segmentos císticos tortuosos devem ser seguidos até a pelve renal e/ou a bexiga. Além disso, o ureter, em geral, encontra-se em estreito contato com a coluna, mas o intestino delgado não. Como a dilatação pode ser severa, isoladamente o tamanho não impossibilita megaureter como possível diagnóstico.

O prognóstico, em geral, é bom, mesmo no envolvimento bilateral. A maioria dos casos (83%) pode ser tratada de maneira conservadora.[123] A correlação de achados pré-natais com resultados clínicos tem demonstrado que os diâmetros ureterais superiores a 10 mm se associam a mau prognóstico e a alta incidência de cirurgia.[123] Na sonografia pré-natal, as causas não-obstrutivas, como refluxo vesicoureteral, geralmente não podem ser diferenciadas de obstrução da junção ureterovesical. O diagnóstico definitivo exige investigações pós-natais. A antibioticoterapia profilática é iniciada logo após o nascimento.

Anomalias de Duplicação

Diferentemente da maioria dos distúrbios do trato urinário, a duplicação do sistema coletor renal é mais comum no sexo feminino. Dois primórdios ureterais originam-se do ducto mesonéfrico, crescendo até o blastema metanéfrico. Classicamente, **o pólo superior é obstruído**, enquanto o **pólo inferior apresenta refluxo**. O aspecto sonográfico mais comum é a hidronefrose do pólo superior associada a um ureter dilatado e a uma ureterocele dentro da bexiga (Fig. 42-21).[124,125] Se o ureter dilatado parecer se inserir num nível abaixo da base da bexiga e não houver ureterocele presente, deverá ser considerado um ureter ectópico.[126] O pólo inferior também parece hidronefrótico em virtude de refluxo vesicoureteral. No entanto, a identificação de dois sistemas coletores separados ou do pólo não dilatado de uma duplicação renal pode ser difícil em razão de seu pequeno tamanho e de deslocamento pela pelve renal superior e ureter dilatados.[126]

É necessária avaliação criteriosa da bexiga para detectar a **ureterocele**, que é vista como estrutura semelhante a um cisto de paredes finas dentro da bexiga (Fig. 42-21). O diagnóstico é fácil quando a bexiga está parcialmente cheia, mas poderá passar despercebido se a bexiga estiver vazia ou apenas minimamente distendida. Igualmente, se a bexiga estiver cheia, a ureterocele poderá ser comprimida, resultando em falta de visualização.[126] As ureteroceles são bilaterais em 15% dos casos. Se as ureteroceles se tornarem suficientemente grandes, poderão causar obstrução da saída da bexiga. A detecção pré-natal de hidronefrose do pólo superior em um rim duplo permite o uso de antibióticos profiláticos ao nascimento, e isso tem diminuído a proporção de recém-

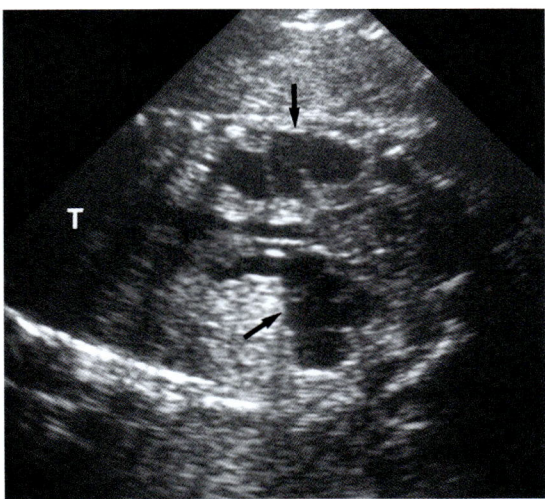

FIGURA 42-20. Hidroureteres bilaterais/megaureteres primários. Exame coronal mostra ureteres tortuosos bilateral e acentuadamente dilatados (*setas*) a cada lado da coluna. T, tórax.

DETECÇÃO DE UMA URETEROCELE

Estrutura de paredes finas e semelhante a um cisto na bexiga
Não percebida se a bexiga estiver vazia
Bexiga cheia pode comprimir a ureterocele
Pode causar obstrução da saída da bexiga

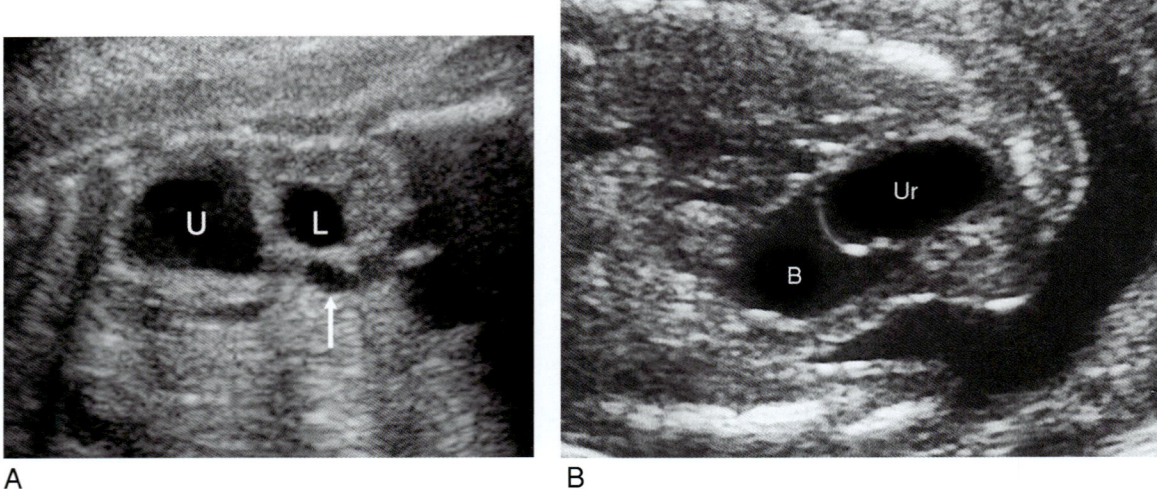

FIGURA 42-21. Anomalias por duplicação. A, Exame longitudinal mostra dois sistemas coletores separados. A pelve renal hidronefrótica no pólo superior (U) é contínua com o ureter dilatado (*seta*). O sistema coletor do pólo inferior (L) está dilatado em decorrência de refluxo. **B,** Exame longitudinal da pelve mostra a ureterocele (Ur) separada da luz da bexiga (B) por uma margem curvilínea de ecos.

nascidos afetados que apresentam infecção do trato urinário e septicemia de causa urológica.[124]

Refluxo Vesicoureteral

Nessa patologia, há fluxo retrógrado de urina da bexiga para o ureter e, muitas vezes, para o sistema pelvecalicial. A etiologia provavelmente é multifatorial porque há dois grupos distintos: refluxo neonatal, mais comum em meninos, e refluxo identificado nas crianças com mais idade, que é mais comum em meninas. O refluxo vesicoureteral tem sido relatado em 2,5% a 30% dos fetos com diagnóstico de hidronefrose pré-natal.[91,96,98,105,106,108,127] Essa ampla variação pode ser explicada, em parte, pela realização de rotina de uretrocistografia miccional no recém-nascido em alguns estudos, mas não em outros. O refluxo neonatal ocorre predominantemente em lactentes do sexo masculino e costuma ser bilateral e de alto grau. Sua história natural difere daquela do refluxo, que se apresenta clinicamente em crianças com mais idade, geralmente em meninas com infecções de repetição do trato urinário e cicatrizes renais.[117,127,128] Tem sido demonstrado que até o refluxo neonatal de alto grau pode se resolver espontaneamente em 20% a 46% dos casos aos 2 anos de idade.[117,127,128] No entanto, o refluxo pode ser apontado como causa de lesão renal em 22% a 33% dos lactentes, particularmente naqueles com refluxo severo, muitas vezes antes de uma infecção do trato urinário.[127,128] Desse modo, no refluxo vesicoureteral é importante o diagnóstico e o tratamento precoce. Há controvérsias quanto ao controle do refluxo neonatal: conduta conservadora com antibioticoterapia profilática em relação à cirurgia precoce.

O principal achado sonográfico pré-natal é a hidronefrose, que pode ser uni ou bilateral. O ureter pode estar dilatado. Em alguns casos em que foi observado que a hidronefrose aumentou com a micção fetal, o refluxo vesicoureteral foi confirmado no pós-natal.[117] Há alta incidência de anormalidades renais contralaterais, inclusive obstrução da junção ureteropélvica, duplicação renal, rim displásico multicístico e agenesia renal unilateral. A ultra-sonografia pós-natal se correlaciona inadequadamente com a presença e o grau de refluxo.[127] Deve ser feita uretrocistografia miccional mesmo com ultra-sonografia pós-natal normal porque a hidronefrose pode não estar presente, exceto depois da micção.

Obstrução do Trato Urinário Baixo

Obstrução Uretral

O efeito da obstrução urinária sobre o desenvolvimento renal subseqüente depende do momento de início e da severidade da obstrução. O trato urinário fetal responde à obstrução crônica diferentemente do trato dos adultos. Nos adultos com obstrução uretral crônica, o sistema pelvecalicial quase sempre está acentuadamente dilatado; no feto, pode haver falta relativa de dilatação pelvecalicial e possível desenvolvimento de cistos renais macroscópicos. Trabalho experimental em cordeiros mostrou que a obstrução ureteral originada na segunda metade da gestação causa hidronefrose simples e atrofia do parênquima.[54] No entanto, se ocorrer durante a primeira metade da gestação, evoluirá para displasia renal e, algumas vezes, ocorrerá formação de cistos (Fig. 42-22).[54,55,129]

Megabexiga fetal tem sido relatada desde 10 a 14 semanas de gestação quando o diâmetro longitudinal da bexiga é de 7 mm ou mais (Fig. 42-23).[130] Entre 145 fetos com megabexiga precoce, foram detectadas anormalidades cromossômicas em 21%.[131] No grupo com cariótipo normal, a megabexiga severa (comprimento > 15 mm) se associou invariavelmente a uropatia obstrutiva progressiva.[131] Quando o comprimento da bexiga era de 7-15 mm, ocorreu resolução

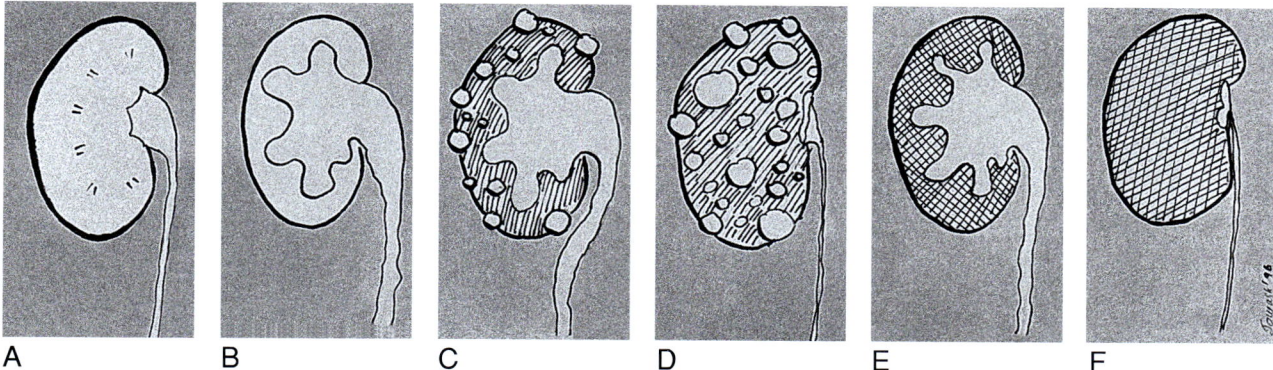

FIGURA 42-22. Obstrução do trato urinário produz resposta variada dos rins. A, Rim normal. **B,** Pelvecaliectasia com ou sem atrofia do parênquima. **C,** Displasia cística renal com cistos no parênquima. **D,** Rim displásico pode parar de funcionar (falta de pelvecaliectasia). Alternativamente, o rim pode mostrar aumento da ecogenicidade sem cistos visíveis, mas com pelvecaliectasia (**E**) ou sem pelvecaliectasia (**F**). No caso de **E** e **F**, está provavelmente, mas não invariavelmente, presente uma displasia.

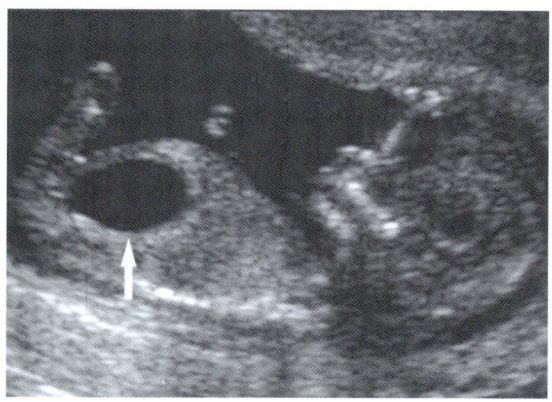

FIGURA 42-23. Megabexiga no primeiro trimestre. Imagem sagital transabdominal de um feto com 12 semanas mostra uma bexiga distendida e com parede espessa (*seta*), medindo 13 mm de comprimento. Não há hidronefrose.

CAUSAS DE MEGABEXIGA FETAL

Válvula de uretra posterior
Atresia/estenose uretral
Malformação cloacal
Síndrome de *prune belly* (abdome em "ameixa")
Síndrome com megabexiga-microcólon-hipoperistaltismo intestinal

espontânea da megabexiga na 20ª semana em 90% dos casos.[131] O controle sonográfico é necessário para interpretar corretamente a significância da megabexiga detectada no primeiro trimestre. O papel da vesicocentese precoce precisa de mais investigação.[132]

Válvula de uretra posterior consiste na causa mais comum de obstrução do trato urinário baixo, seguida por atresia ou estenose uretral. Outras causas de megabexiga fetal estão relacionadas no quadro.

A válvula de uretra posterior é vista exclusivamente no sexo masculino e pode causar obstrução total, intermitente ou parcial com prognóstico variável. A maioria dos casos é esporádica, ocorrendo em 1 em 5.000 nascidos do sexo masculino; e o risco de recorrência é pequeno.[133] A pressão proveniente da parte posterior causa bexiga persistentemente dilatada, com uretra proximal dilatada (**sinal da "fechadura"**) (Fig. 42-24A). Pode haver espessamento da parede da bexiga (> 2 mm), hidroureter tortuoso bilateralmente e hidronefrose (Fig. 42-24B). Se a obstrução for severa e tiver longa duração, desenvolver-se-ão fibrose progressiva do parênquima renal e displasia, resultando em severo oligoidrâmnio, hipoplasia pulmonar e deformidades por compressão. Pode haver evidências de ruptura espontânea: ascite urinária (Fig. 42-25) ou urinoma perirrenal em uma proporção de casos (Fig. 42-26).[134] Se ocorrer descompressão espontânea, essa "válvula de segurança" poderá proteger os rins da progressão da lesão pré-natal, diminuindo o grau de hidronefrose em alguns casos. Estudos em fetos de cordeiro mostraram que a recuperação da função renal é inversamente proporcional à duração da obstrução do trato urinário e diretamente proporcional à duração da descompressão intra-útero.[55]

Atresia uretral causa a mais severa das formas de uropatia obstrutiva. As características sonográficas incluem bexiga acentuadamente distendida e anidrâmnio depois do primeiro trimestre (Fig. 42-27). Na ausência de tratamento antes do nascimento, essa patologia é quase sempre fatal em razão da displasia renal e da hipoplasia pulmonar associadas.[135] Um pequeno número de sobreviventes tem sido relatado depois da intervenção prévia ao nascimento.[136]

Malformação cloacal (cloaca persistente) decorre da falta do septo urorretal atingindo o períneo. Ocorre exclusivamente em fetos de fenótipo feminino, com uma incidência de 1 em 50.000 nascidos. O caso típico tem abertura perineal única que serve como saída para urina, secreções genitais e mecônio. As anormalidades do trato urinário baixo (refluxo, ectopia ureteral, duplicação da bexiga) e as anormalidades genitais (duplicação ou atresia do útero e vagina) são freqüentes, bem como as anormalidades da pelve

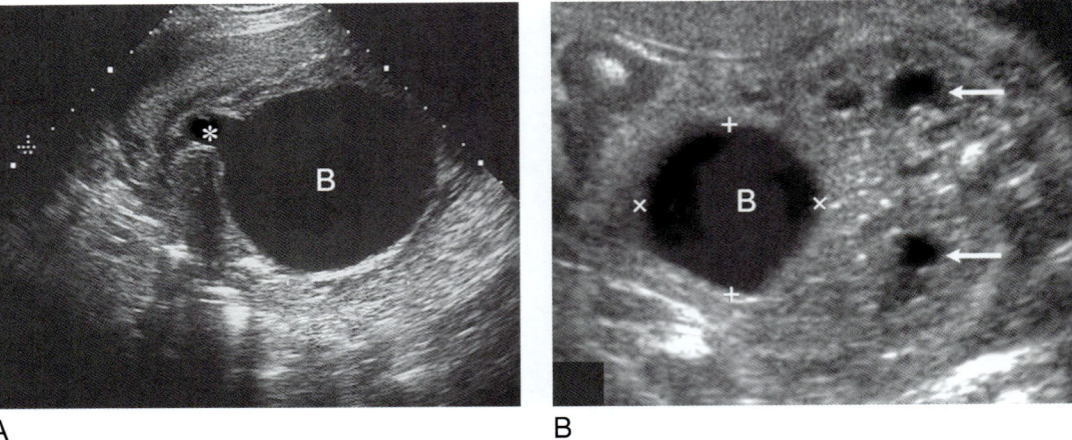

FIGURA 42-24. Válvula de uretra posterior causando obstrução no nível uretral. A, Bexiga dilatada (B) e uretra proximal (*asterisco*) dão o aspecto de uma fechadura, característico de obstrução uretral. **B,** Exame transverso mostra bexiga (B) dilatada e hidronefrose bilateral (*setas*).

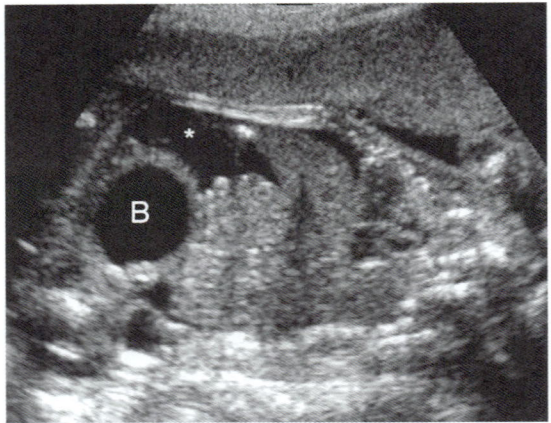

FIGURA 42-25. Ascite urinária. Exame longitudinal de um feto de 22 semanas mostra bexiga (B) de paredes espessas e ascite urinária (*asterisco*) causada por ruptura espontânea de megabexiga severa.

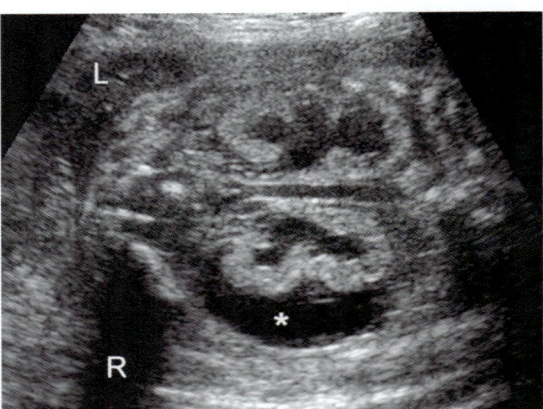

FIGURA 42-26. Urinoma perinéfrico. Exame coronal do abdome mostra um grande urinoma perinéfrico (*asterisco*) no lado direito e hidronefrose bilateral em feto com obstrução da saída da bexiga. O sistema coletor direito está discretamente descomprimido. Ambos os rins são ecogênicos. L, esquerda; R, direita. (Cortesia de Ants Toi, MD, University Health Network e Hospital Mount Sinai, Toronto.)

óssea e dos rins. Complicações adicionais estão relacionadas a obstrução do trato urinário, hidrometrocolpos e obstrução intestinal. Os achados sonográficos pré-natais incluem VLA normal ou diminuído; bexiga normal, distendida ou não visualizada; massa cística retrovesical; ascite; hidronefrose; genitália ambígua; e anomalias vertebrais.[137,138]

A **síndrome de *prune belly*** se caracteriza pela clássica tríade de ausência de musculatura abdominal, criptorquidia e anormalidades do trato urinário (megabexiga, ureterectasia). Embora alguns autores acreditem que a síndrome decorra de um defeito mesodérmico primário, outros explicam a patogênese como um complexo de malformação da obstrução uretral (o defeito muscular é secundário à distensão do sistema urinário).[139] Caracteristicamente, a bexiga é muito grande. A uretra prostática é dilatada, e o aspecto se assemelha ao da válvula de uretra posterior. Os ureteres tendem a ser tortuosos e dilatados. Os rins podem ser normais, hidronefróticos ou displásicos. Outras anor-

SÍNDROME DE PRUNE BELLY (ABDOME EM "AMEIXA")

Musculatura abdominal ausente
Criptorquidia
Megabexiga
Uretra prostática dilatada
Ureteres tortuosos e dilatados
Rins normais, hidronefróticos ou displásicos

malidades podem estar presentes, incluindo má rotação, cardiopatia congênita e deformidades musculoesqueléticas. Embora nem todos os lactentes tenham obstrução uretral ao nascimento, tem sido sugerido que a obstrução intra-útero transitória possa iniciar a seqüência responsável por esta síndrome.[140]

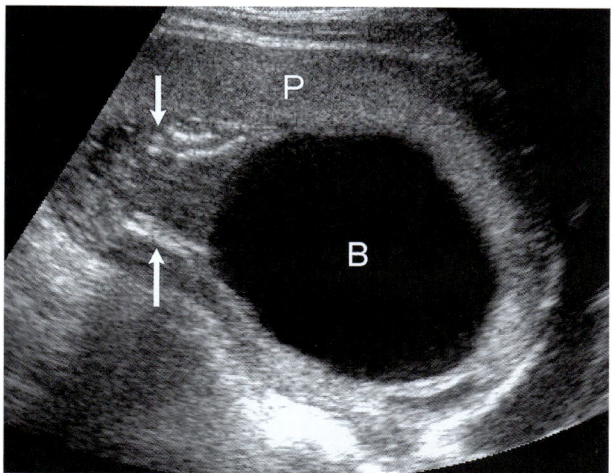

FIGURA 42-27. Atresia uretral. Exame coronal de feto de 17 semanas mostra bexiga (B) acentuadamente distendida que ocupa o abdome inteiro. O tórax (*setas*) está comprimido e tem forma de sino. Há profundo oligoidrâmnio. P, placenta.

A **síndrome de megabexiga-microcólon-hipoperistaltismo intestinal (SMMHI)** é causa rara e **não-obstrutiva** de megabexiga, com predominância de 4:1 para o sexo feminino. A síndrome envolve não apenas uma bexiga distendida, mas também obstrução funcional do intestino delgado e microcólon. É importante diferenciar essa síndrome da válvula de uretra posterior mais comum porque associa-se a um prognóstico sombrio e não está indicada a derivação da bexiga fetal. As características-chave são: (1) o líquido amniótico geralmente é normal ou aumentado; (2) o feto quase sempre é do sexo feminino; e (3) raramente pode estar presente um intestino delgado dilatado.[141]

Intervenção Intra-útero

Derivação Vesicoamniótica

Para um grupo selecionado de fetos com obstrução severa do trato urinário baixo, a drenagem vesical intra-útero permanente pode ser uma opção terapêutica. O objeto da derivação vesicoamniótica é permitir a drenagem livre de urina da bexiga para a cavidade amniótica. Isto alivia a pressão de sobre o interior do trato urinário e pode impedir ou estabilizar a alteração displásica renal, corrigir oligoidrâmnio e permitir desenvolvimento pulmonar. Essa abordagem presume que a função renal tenha sido comprometida pela agressão original que resultou na obstrução anatômica. A seleção cuidadosa de casos adequados é fundamental, e os objetivos de muitos investigadores são a identificação e a avaliação rigorosa de preditores confiáveis da função renal pós-natal.[142-149]

Uma avaliação sonográfica detalhada do feto é um pré-requisito, incluindo busca cuidadosa de anormalidades estruturais ou cromossômicas associadas.[21] Os aspectos sonográficos e as seqüelas clínicas de obstrução severa do trato urinário baixo já foram discutidos antes. É necessária criteriosa avaliação do trato urinário para definir a causa pro-

---

PREDITORES PRÉ-NATAIS DE MÁ FUNÇÃO RENAL PÓS-NATAL

ULTRA-SONOGRAFIA

Oligoidrâmnio severo — especialmente se de início precoce
Aumento da ecogenicidade renal
Cistos corticais renais
Lento enchimento da bexiga depois de vesicocentese

URINA FETAL

↑ Na^+
↑ Ca^{2+}
↑ Osmolalidade
↑ β_2-microglobulina

SANGUE FETAL

↑ β_2-microglobulina

---

vável e avaliar o prognóstico. A intervenção não será indicada se a ultra-sonografia for sugestiva de SMMHI ou de disgenesia cloacal severa em razão de prognóstico sombrio. A instilação de líquido pode auxiliar na avaliação se houver anidrâmnio,[30] embora tenhamos raramente verificado que isso seja necessário.

A aspiração com agulha fina sob orientação sonográfica (vesicocentese) alivia temporariamente a megabexiga e permite que a urina seja analisada para **determinação da função renal**[142-145] **e cariótipo.**[150] Se houver reacúmulo rápido de urina (o que, por si mesmo, pode ser indicativo de função) e os outros fatores de prognóstico forem favoráveis, poder-se-á indicar a realização de uma derivação vesicoamniótica permanente. O sódio (Na^+), o cálcio (Ca^{2+}), a osmolalidade e a β_2-microglobulina na urina do feto (em combinação) parecem ser os fatores mais preditivos do prognóstico[142-148] e atualmente formam a base da avaliação bioquímica (Tabela 42-5).

Inicialmente, foram sugeridos valores de corte fixos para cada variável como preditores de mau prognóstico;[55] entretanto, os níveis normais de muitos parâmetros variam com a idade gestacional e devem ser interpretados de acordo. Especificamente, os níveis de sódio e de β_2-microglobulina diminuem durante toda a gestação, enquanto os valores de cálcio e de creatinina se elevam.[142,145,149] Em geral, a urina fetal mais hipotônica se correlaciona com um resultado mais favorável. Alguns grupos preconizam que a última de três amostras seqüenciais de urina com intervalos de 48 a 72 horas reflita mais a verdadeira função renal.[146,151,152] Numa série mostrou-se pequena correlação entre eletrólitos urinários no pré-natal e resultado a longo prazo.[153] Sugeriu-se que os níveis sangüíneos fetais de β_2-microglobulina possam avaliar melhor a taxa de filtração glomerular, opostamente aos marcadores urinários, que, em geral, refletem a função tubular.[154] A amostragem do sangue para eletrólitos e β_2-microglobulina também pode ser útil em casos nos quais não se pode colher urina por vesicocentese.[155] Um "perfil da função urinária" que combine alguns dos preditores bioquímicos e sonográficos parece ser de mais valor

TABELA 42-5. VALOR PREDITIVO DA ANÁLISE DA URINA FETAL PARA FUNÇÃO RENAL PÓS-NATAL

	Autor	Limiar	Sensibilidade	Especificidade	VPP	VPN
Sódio	Muller et al.[144]	> 50 mmol/l	0,82	0,64	0,6	
	Nicolini et al.[142]	> 95 centil[†] (mmol/l)	0,87	0,8		
	Johnson et al.[146*]	>100 mg/dl	1,0	0,79	0,7	1,0
	Nicolaides et al.[145]	> 95º centil[†] (mmol/l)			0,9	0,7
β₂-microglobulina	Muller et al.[144]	> 2 mg/l	0,8	0,83	0,8	
	Johnson et al.[146*]	> 4 mg/l	0,22	1,0	1,0	0,68
Cálcio	Muller et al.[144]	> 0,95 mmol/l	0,53	0,84	0,6	
	Nicolini et al.[142]	> 95º centil[†] (mmol/l)	1,0	0,6		
	Johnson et al.[146*]	> 8 mg/dl	0,88	0,47	0,47	0,88
Osmolalidade	Johnson et al.[146*]	> 200 mOsm/l	1,0	0,84	0,77	1,0
Creatinina	Nicolaides et al.[145]	> 95º centil[†] (mmol/l)	0,64	0,89	1,0	0,4
	Muller et al.[144]	< 200 mmol/l			0,85	
Proteína Total	Muller et al.[144]	> 0,04 g/l	0,65	0,89	1,0	
	Johnson et al.[146*]	> 20 mg/dl	0,88	0,71	0,64	0,91

*Resultados da terceira de três amostras seqüenciais.
[†]Para idade gestacional.
VPP, valor preditivo positivo; VPN, valor preditivo negativo.
Definição de função renal "normal". Muller et al.[144] — creatinina no soro 50 mmol/l com um ano de idade. Johnson et al.[146*] — creatinina urinária < 1,0 mg/dl com dois anos de idade; Nicolaides et al.[145] — creatinina no soro < 70 mmol/l com um a seis anos de idade; Nicolini et al.[142] — não declarado.

clínico. Apenas fetos cuidadosamente selecionados e com adequada função renal, apesar do oligoidrâmnio significativo, têm probabilidade de se beneficiar da intervenção intra-útero; e em nosso centro, somente alguns dos casos que são encaminhados com obstrução do trato urinário baixo prossegue para tal tratamento.

Nossa abordagem inicial é **aconselhar os pais** amplamente, com informações de especialistas em medicina fetal, pediatria, urologia, nefrologia e serviço social. Os pais também têm a oportunidade de falar com outros que enfrentaram dilemas semelhantes. Antes de ser tomada qualquer decisão, tentamos ter certeza de que têm um relato completo e sem vieses da situação e de que estão inteiramente cientes de que, apesar da colocação bem-sucedida de uma derivação, a insuficiência renal ou a hipoplasia pulmonar ainda podem vir a seguir.[153,156-158]

A **técnica** envolve a introdução de um pequeno cateter "duplo rabo de porco" de plástico Silastic na bexiga sob orientação contínua da ultra-sonografia. Para facilitar a introdução, sempre se realiza a amnioinfusão prévia. Antibioticoterapia profilática e tocólise (indometacina retal e nitroglicerina tópica) são usadas por 24 horas. O intuito é realizar a derivação anteriormente, na linha média, de forma ideal abaixo da inserção do cordão umbilical (Fig. 42-28).[152] A análise com Doppler colorido é usada para ajudar a evitar os vasos maternos e fetais. A intervenção precoce provavelmente é necessária para esse procedimento ter sucesso na prevenção de hipoplasia pulmonar e preservação da função renal.[132] Geralmente, oligoidrâmnio significativo é um pré-requisito para derivação. Ocasionalmente, a intervenção pode ser considerada quando ocorre piora documentada da

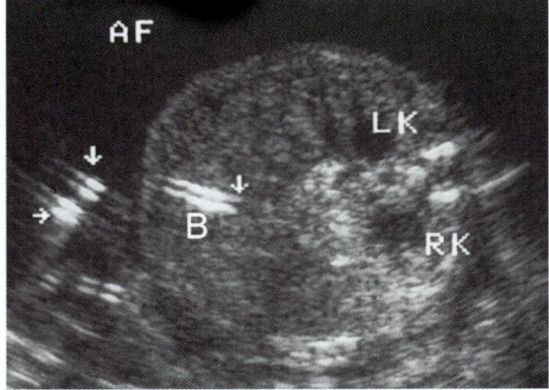

FIGURA 42-28. Derivação vesicoamniótica. Setas indicam cateter na bexiga (B) descomprimida e líquido amniótico (AF). LK, rim esquerdo; RK, rim direito. Observe o volume do líquido amniótico normal.

função renal na análise da urina ou da progressão anormal da imagem ultra-sonográfica dos rins, apesar de VLA normal. Raramente, pode-se justificar realizar uma derivação diretamente numa pelve renal dilatada, e não na bexiga. As derivações podem ficar bloqueadas ou desalojadas e precisar de substituição numa pequena proporção de casos.

A conduta no pré-natal para obstrução do trato urinário baixo é difícil por algumas razões. A história natural não é clara; a comparação com séries pós-natais é enganosa; os pacientes apresentam-se em graus variáveis de progressão; e a conduta e o acompanhamento pós-natais são variáveis. Até o presente não foi tentada nenhuma avaliação randomizada formal da derivação vesicoamniótica pré-natal. Essa avaliação precisa ser realizada para esse procedimento buscar seu papel terapêutico real. Em geral, séries retrospectivas relatam 22% a 67% de sobreviventes entre os tratados, sendo a função renal preservada em 0% a 50% dos sobreviventes.[153,156-158]

Extrofia Vesical

Essa anomalia severa ocorre uma vez em 10.000 a 40.000 nascidos, predominantemente no sexo masculino. É causada por fechamento incompleto da parte inferior mediana da parede abdominal anterior e da parede anterior da bexiga. Em decorrência disso, ocorrem protrusão e exposição da parede posterior da bexiga. Com a extrofia completa da bexiga, há separação dos ossos púbicos. No feto de sexo masculino, os testículos não descem e o pênis é pequeno com epispádia. No sexo feminino, o clitóris tem uma fenda.

Ao ultra-som, o volume do líquido amniótico e os rins são normais, mas **não se identifica bexiga cheia de líquido**. Em lugar disso, uma bexiga evertida com mucosa sobreposta pode ser vista como massa irregular na parede abdominal anterior, inferiormente ao umbigo (Fig. 42-29). Um cordão umbilical com inserção baixa no abdome também sugere o diagnóstico.[159,160]

A extrofia vesical quase sempre é um defeito isolado. Raramente, é relatada com o complexo OEIS, que se caracteriza por **O**nfalocele, **E**xtrofia da bexiga, ânus **I**mperfurado e defeitos e**S**pinhais.

TRATO GENITAL

Genitália Normal

Há implicações médicas (bem como sociais) para documentação do gênero fetal. Elas incluem história de distúrbios

> ### FALTA DE VISUALIZAÇÃO DA BEXIGA FETAL: DIAGNÓSTICO DIFERENCIAL
>
> #### ANORMALIDADE RENAL
>
> Agenesia renal bilateral
> Rins displásicos multicísticos bilaterais
> Obstrução bilateral da junção ureteropélvica
> Combinações bilaterais de qualquer dos acima
> Doença renal policística autossômica recessiva
>
> #### ANORMALIDADE DA BEXIGA
>
> Extrofia vesical (ou cloacal)
>
> #### CAUSA SISTÊMICA
>
> Restrição severa do crescimento intra-uterino

ligados ao X, atribuição de dizigosidade em gestações gemelares, exclusão de contaminação por células maternas durante amniocentese quando está presente uma população mista de células no cariótipo, necessidade de confirmar o sexo fetal para diagnosticar certas anormalidades estruturais, como as válvula de uretra posterior ou cistos de ovário e síndromes familiais nas quais são comuns as anormalidades genitais, como a síndrome de Opitz.

No segundo trimestre, a genitália externa pode ser visualizada em 84% a 91% dos fetos, e o gênero fetal pode ser corretamente atribuído em 93% a 99% desses casos.[161-163] O feto masculino é diagnosticado quando o pênis e o escroto são demonstrados e o feto feminino, quando são mostrados os grandes lábios (Fig. 42-30). Posição fetal inoportuna, oli-

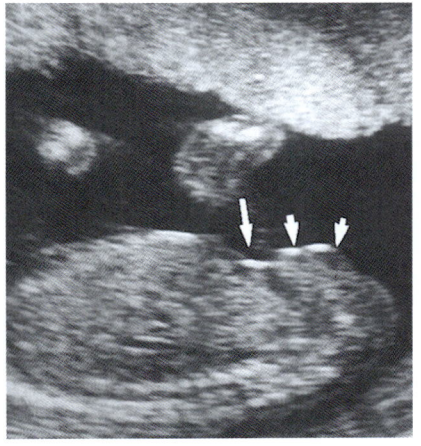 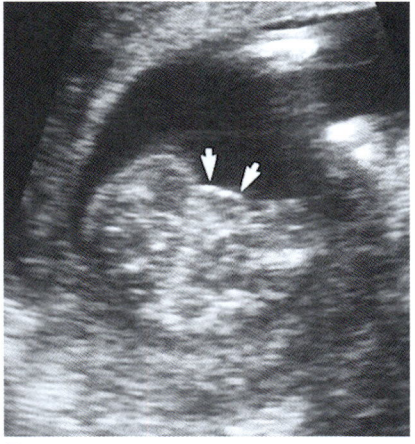 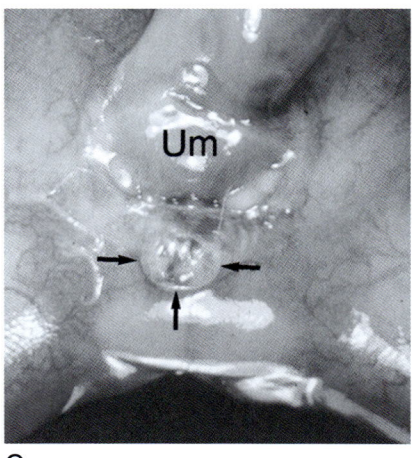

FIGURA 42-29. Extrofia vesical. A, Exame longitudinal da parte inferior do abdome fetal mostra massa irregular na parede abdominal anterior (*pequenas setas*) abaixo da inserção do cordão umbilical (*seta grande*) que é mais caudal que o habitual. Não se identifica bexiga. Observar o volume do líquido amniótico normal. **B,** Imagem transversa do períneo mostra duas pequenas excrescências (*pequenas setas*) que representam a bexiga evertida e com mucosa sobreposta. **C,** Fotografia correspondente da bexiga exposta com mucosa sobreposta (*setas*). Um, cordão umbilical. (Cortesia de Ants Toi, MD, University Health Network e Hospital Mount Sinai, Toronto.)

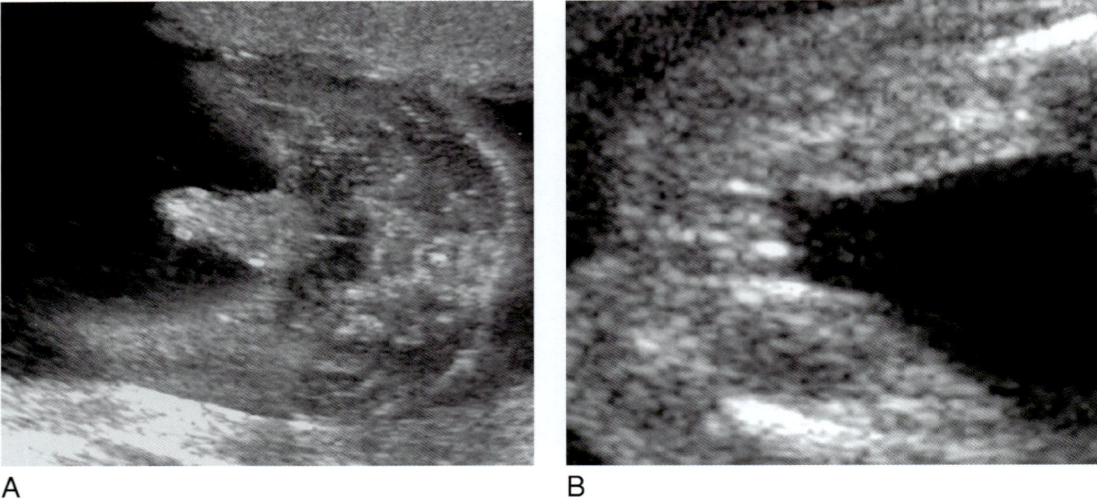

FIGURA 42-30. Genitália normal. A, Feto masculino normal com 20 semanas. Exame transverso do períneo mostra o pênis e o escroto. **B,** Feto feminino normal com 20 semanas. Exame transverso do períneo mostra as pregas labiais.

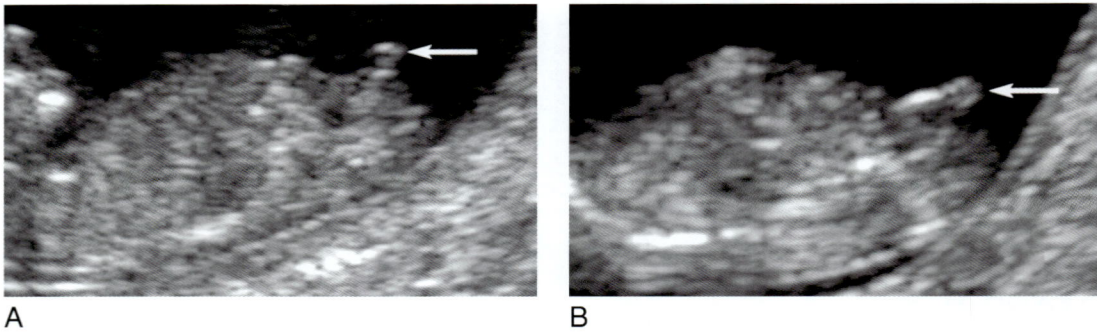

FIGURA 42-31. Definição do sexo no primeiro trimestre. A, Exame sagital de um feto masculino com 12 semanas mostra o falo direcionado vertical/cranialmente (*seta*). **B,** Exame sagital de um feto feminino com 12 semanas mostra o falo direcional horizontal/caudalmente (*seta*).

goidrâmnio, obesidade materna e experiência do operador representam as principais limitações na atribuição do gênero fetal. Podem ocorrer erros quando lábios apostos arredondados são tomados por um escroto pequeno e vazio, ou quando o cordão umbilical é confundido com o pênis.

Recentemente, atenção tem sido dada à identificação do gênero fetal no primeiro trimestre. Durante o desenvolvimento embriológico, a genitália masculina e feminina é idêntica até a 11ª semana de gestação, de modo que a determinação do sexo não é possível antes de 11 semanas. No primeiro trimestre, o plano de exame mais útil é o sagital médio, em que há uma orientação diferente do falo relacionada ao gênero. No sexo masculino, vê-se o pênis como falo direcional cranial/verticalmente; no sexo feminino, o clitóris é identificado como um falo direcional caudal/horizontalmente (Fig. 42-31).[164] A sonografia tridimensional permite que seja obtido o plano sagital médio, e a genitália pode ser visualizada mais facilmente.[165] Com 12 semanas de gestação, o gênero fetal pode ser identificado em 87% a 100% dos fetos e é estabelecido com precisão em 86% a 100% desses casos.[166-168]

A descida testicular para a bolsa escrotal ocorre depois de 25 semanas de gestação.[169] Depois de 32 semanas, ambos os testículos já desceram em 97% dos fetos. Pequenas hidroceles são comuns nos fetos masculinos no terceiro trimestre (15%) e geralmente não têm significância clínica (Fig. 42-32).[170] No entanto, grandes hidroceles, especialmente se aumentarem de tamanho com a idade gestacional, sugerem uma comunicação aberta entre o processo vaginal e a cavidade peritoneal. Em tais casos, deve ser realizada avaliação pós-natal para hérnia inguinal.[171]

Genitália Anormal

As anormalidades da genitália podem constituir um achado isolado ou se associar a outras malformações maiores. Num feto masculino, achados anormais de ultra-sonografia incluem micropênis, pênis semilunar (curvatura ventral do

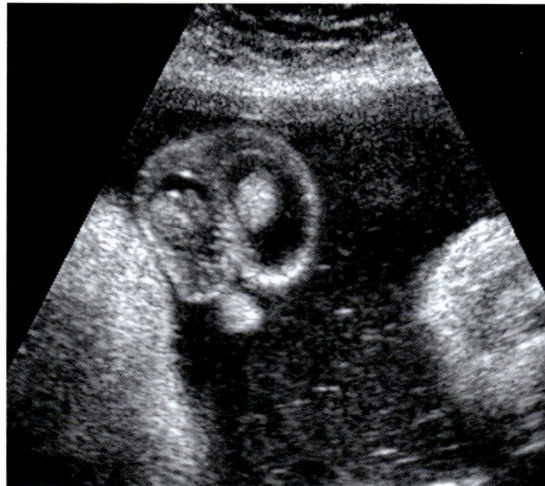

FIGURA 42-32. Hidroceles. Exame da bolsa escrotal em feto masculino de 38 semanas demonstra testículos e hidroceles bilaterais.

pode evitar ou reduzir a masculinização da genitália externa.[176] Em um feto masculino genético que tenha genitália externa feminina é provável a feminização testicular. Os estados intersexuais podem ser divididos em anormalidades mediadas por hormônios e são independentes destes. Este último tipo se associa a anomalias cloacais ou a aberrações cromossômicas ou pode fazer parte de uma dentre inúmeras síndromes de malformações múltiplas. Em muitos casos, só no pós-natal é possível estabelecer um diagnóstico preciso e uma atribuição final de gênero.

Hidrometrocolpos

O hidrometrocolpos, aumento de volume do útero e da vagina por secreções retidas, pode resultar de algumas causas, incluindo atresia vaginal ou cervical, hímen imperfurado e membranas vaginais. Ao ultra-som, nota-se massa ovóide, cística ou complexa, posteriormente à bexiga.[177] Isso deve ser diferenciado do cólon retossigmóide (normalmente cheio de mecônio ou obstruído), visto como estrutura tubular. O aumento de volume do útero pode comprimir o trato urinário e causar hidronefrose ou hidroureter.

pênis), escroto em xale ou bífido, hipospádia e ausência da descida testicular (no terceiro trimestre).[172-175] No sexo feminino, um clitóris aumentado é o achado mais comum. Pode ser difícil definir genitália ambígua precisamente. Um feto do sexo masculino com micropênis, escroto bífido e ausência de descida testicular (Fig. 42-33) pode não ser distinguido do feto do sexo feminino virilizado que tem aumento de clitóris (e fusão de lábios). Se houver suspeita de genitália ambígua, solicita-se um cariótipo para determinar a composição genética do feto.

Quando a ultra-sonografia sugere genitália masculina e o feto for geneticamente feminino, a **hiperplasia supra-renal congênita** é a causa mais comum. A patologia é autossômica recessiva, de modo que pode haver um irmão previamente afetado. Deve-se à deficiência de 21-hidroxilase. Se diagnosticada logo durante o primeiro trimestre, a supressão da supra-renal fetal com terapia materna usando dexametasona

Cistos Ovarianos

A vasta maioria dos cistos ovarianos fetais corresponde a **cistos funcionais benignos**.[178] Eles provavelmente resultam de estimulação excessiva do ovário fetal por hormônios placentários e maternos. Geralmente são detectados na segunda metade da gravidez. Os principais critérios diagnósticos constituem a presença de massa cística, em geral localizada em um lado da pelve ou na parte inferior do abdome; tratos urinário e gastrointestinal normais; e gênero feminino. O diagnóstico sempre é por suposição porque outras lesões, como **cistos de duplicação entéricos, cistos mesentéricos, pseudocistos de mecônio ou cistos do úraco**, não podem ser completamente descartados. A maioria dos cistos ovaria-

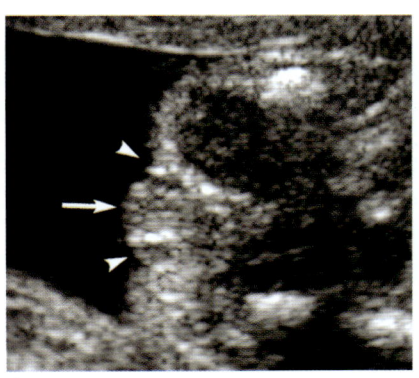
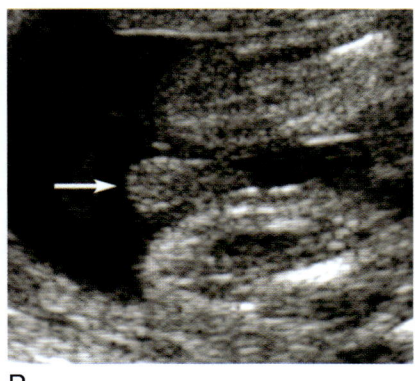
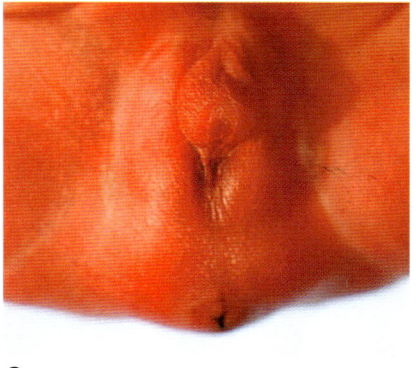

FIGURA 42-33. Genitália ambígua. A e B, Imagens transversas do períneo em feto de 28 semanas com restrição de crescimento mostram genitália ambígua: pênis anormalmente encurvado (*setas*) localizado entre as duas tumefações semelhantes a lábios (*pontas de setas*). **C,** Fotografia pós-natal do recém-nascido (geneticamente masculino) mostra micropênis, intensamente encurvado com hipospádias, bolsa escrotal bífida e criptorquidia (esta última é normal para um feto de 28 semanas). (**C** é cortesia de Sarah Keating, MD, Departamento de Patologia e Medicina de Laboratório, Hospital Mount Sinai, Toronto.)

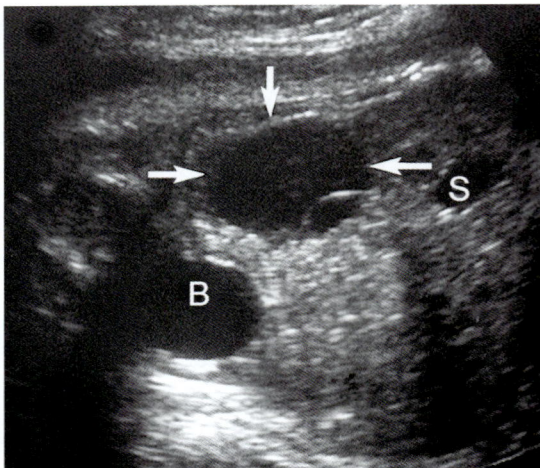

FIGURA 42-34. Cisto ovariano. Massa cística (*setas*) na parte inferior do abdome de um feto feminino, separada dos rins (não mostrado), bexiga (B) e estômago (S). Ultra-sonografia pós-natal subseqüente mostrou resolução espontânea.

nos é pequena e do tipo simples por critérios sonográficos (Fig. 42-34). Quando complicados por torção ou hemorragia, os cistos ovarianos podem parecer complexos ou até sólidos. Pode ser demonstrado um nível líquido com debris, um coágulo em retração ou septos internos. A parede pode ser ecogênica por calcificação distrófica.[179]

As conseqüências dependem do tamanho do cisto e do padrão sonográfico. A evolução natural para a maioria dos cistos ovarianos (mais de 50%) é a resolução espontânea, seja no pré-natal ou no pós-natal (até seis meses do nascimento).[178,180] Nos cistos maiores que **5 cm**, há aumento do risco de complicações, como torção e ruptura.[180,181] O valor da aspiração do cisto é controverso. Em um pequeno estudo prospectivo, a "aspiração intra-útero" de cistos simples com mais de 5 cm de diâmetro se associou a um resultado significativamente melhor (diminuição da incidência de torção) do que o de cistos semelhantes não aspirados.[182] Na maioria dos casos, a identificação de um cisto ovariano não altera a conduta obstétrica. Cistos muito grandes podem causar obstrução intestinal, poliidrâmnio e/ou distocia. Recomenda-se monitorização sonográfica seriada.

As opções para **conduta pós-natal** incluem cirurgia, aspiração percutânea e apenas observação. Os cistos simples que tenham menos de 5 cm são tratados de maneira conservadora com ultra-sonografia seriada. Os cistos complexos, aqueles com mais de 5 cm, os cistos sintomáticos e os cistos que persistem ou aumentam de tamanho são indicações para cirurgia.[183,184]

CONCLUSÃO

As anomalias fetais mais comumente detectadas no pré-natal têm origem geniturinária. Uma criteriosa avaliação sonográfica da estrutura renal e de sua função e das anomalias associadas melhora a precisão do diagnóstico no pré-natal, assim possibilitando condutas obstétrica e neonatal adequadas.

Referências

Trato Urinário Normal

1. Levi S, Schaaps JP, De Havay P, et al: End-result of routine ultrasound screening for congenital anomalies: The Belgian multicentric study 1984-92. Ultrasound Obstet Gynecol 1995;5:366-371.
2. Moore KL, Persaud TVN: The urogenital system. In The Developing Human: Clinically Oriented Embryology, 6th ed. Philadelphia, WB Saunders, 1998, pp 303-347.
3. Bronshtein M, Yoffe N, Brandes JN, et al: First and early second trimester diagnosis of fetal urinary tract anomalies using transvaginal sonography. Prenat Diagn 1990; 10:653-666.
4. Braithwaite JM, Armstrong MA, Economides DL: Assessment of fetal anatomy at 12 to 13 weeks of gestation by transabdominal and transvaginal sonography. Br J Obstet Gynaecol 1996;103:82-85.
5. Bowie JD, Rosenberg ER, Andreotti RF, et al: The changing sonographic appearance of fetal kidneys during pregnancy. J Ultrasound Med 1983;2:505-507.
6. Bertagnoli L, Lalatta F, Gallicchio MD, et al: Quantitative characterization of the growth of the fetal kidney. J Clin Ultrasound 1983;11:349-356.
7. Cohen HL, Cooper J, Eisenberg P, et al: Normal length of fetal kidneys: Sonographic study in 397 obstetric patients. AJR 1991;157:545-548.
8. Scott JES, Wright B, Wilson G, et al: Measuring the fetal kidney with ultrasonography. Br J Urology 1995; 76:769-774.
9. Grannum P, Bracken M, Silverman R, et al: Assessment of fetal kidney size in normal gestation by comparison of ratio of kidney circumference. Am J Obstet Gynecol 1980;136:249-254.
10. Rabinowitz R, Peters MT, Vya S, et al: Measurements of fetal urine production in normal pregnancy by real-time ultrasonography. Am J Obstet Gynecol 1989; 161:1264-1266.
11. Abramovich DR: The volume of amniotic fluid and its regulating factors. In Fairweather DVI, Eskers TKA (eds): Amniotic Fluid Research and Clinical Application, 2nd ed. Amsterdam, Excerpta Medica, 1978, pp 31-49.
12. Goldstein RB, Filly RA: Sonographic estimation of amniotic fluid volume: Subjective assessment versus pocket measurements. J Ultrasound Med 1988;7:363-369.
13. Chamberlain PF, Manning FA, Morrison I, et al: Ultrasound evaluation of amniotic fluid volume. Am J Obstet Gynecol 1984;150:245-249.
14. Phelan JP, Ahn MO, Smith CV, et al: Amniotic fluid index measurements during pregnancy. J Reprod Med 1987;32:601-604.
15. Moore TR, Cayle JE: The amniotic fluid index in normal human pregnancy. Am J Obstet Gynecol 1990; 162:1168-1173.
16. Hashimoto BE, Kramer DJ, Brennan L: Amniotic fluid volume: Fluid dynamics and measurement technique. Semin US CT MR 1993;14:40-55.
17. Magann EF, Chauhan SP, Barrilleaux PS, et al: Ultrasound estimate of amniotic fluid volume: Color Doppler overdiagnosis of oligohydramnios. Obstet Gynecol 2001;98:71-74.
18. Mann SE, Grover J, Ross MG: Novel technique for assessing amniotic fluid volume: Use of a three-dimensional bladder scanner. J Matern Fetal Med 2000;9:308-310.

Anormalidades do Trato Urinário

19. Thomas DFM: Prenatally detected uropathies: Epidemiological considerations. Br J Urol 1998;81(Suppl 2):8-12.
20. Barss VA, Benacerraf BR, Frigoletto FD: Second trimester oligohydramnios, a predictor of poor fetal outcome. Obstet Gynecol 1984;64:608-610.
21. Nicolaides KH, Cheng HH, Abbas A, et al: Fetal renal defects: Associated malformations and chromosomal defects. Fetal Diagn Ther 1992;7:1-11.
22. Roodhooft AM, Birnholz JC, Holmes LB: Familial nature of congenital absence and severe dysgenesis of both kidneys. N Engl J Med 1984;310:1341-1345.
23. Potter EL: Bilateral absence of ureters and kidneys: A report of 50 cases. Obstet Gynecol 1965;25:3-12.
24. Dubbins P, Curt A, Rappner R, et al: Renal agenesis: Spectrum of *in utero* findings. J Clin Ultrasound 1981;9:189-193.
25. McGahan JP, Myracle MR: Adrenal hypertrophy: Possible pitfall in the sonographic diagnosis of renal agenesis. J Ultrasound Med 1986;5:265-268.
26. Bronshtein M, Amit A, Achiron R, et al: The early prenatal sonographic diagnosis of renal agenesis: Techniques and possible pitfalls. Prenat Diagn 1994;14:291-297.
27. Hoffman CK, Filly RA, Callen PW: The "lying down" adrenal sign: A sonographic indicator of renal agenesis or ectopia in fetuses and neonates. J Ultrasound Med 1992;11:533-536.
28. Harman CR: Maternal furosemide may not provoke urine production in the compromised fetus. Am J Obstet Gynecol 1984;150:322-323.
29. Raghavendra BN, Young BK, Greco MA, et al: Use of furosemide in pregnancies complicated by oligohydramnios. Radiology 1987;165:455-458.
30. Haeusler MCH, Ryan G, Robson SC, et al: The use of saline solution as a contrast medium in suspected diaphragmatic hernia and renal agenesis. Am J Obstet Gynecol 1993;168:1486-1492.
31. Benacerraf BR: Examination of the second trimester fetus with severe oligohydramnios using transvaginal scanning. Obstet Gynecol 1990;175:491-493.
32. Wladimiroff JW, Heydanus R, Stewart PA, et al: Fetal renal artery flow velocity waveforms in the presence of congenital renal tract anomalies. Prenat Diagn 1993;13:545-548.
33. DeVore GR: The value of color Doppler sonography in the diagnosis of renal agenesis. J Ultrasound Med 1995;14:443-449.
34. Sepulveda W, Stagiannis KD, Flack NJ, et al: Accuracy of prenatal diagnosis of renal agenesis with color flow imaging in severe second-trimester oligohydramnios. Am J Obstet Gynecol 1995;173:1788-1792.
35. Carter CO, Evans K, Pescia G: A family study of renal agenesis. J Med Genet 1979;16:176-188.
36. Glazebrook KN, McGrath FP, Steele BT: Prenatal compensatory renal growth: Documentation with US. Radiology 1993;189:733-735.
37. Atiyeh B, Husmann D, Baum M: Contralateral renal abnormalities in patients with renal agenesis and noncystic renal dysplasia. Pediatrics 1993;91:812-815.
38. Cascio S, Paran S, Puri P: Associated urological anomalies in children with unilateral renal agenesis. J Urol 1999;162:1081-1083.
39. Dunnick NR, McCallum RW, Sandler CM: Congenital anomalies. In Textbook of Uroradiology. Baltimore, Williams & Wilkins, 1991, pp 15-18.
40. Hill LM, Peterson CS: Antenatal diagnosis of fetal pelvic kidneys. J Ultrasound Med 1987;6:393-396.
41. Greenblatt AM, Beretsky I, Lankin DH, et al: *In utero* diagnosis of crossed renal ectopia using high resolution real-time ultrasound. J Ultrasound Med 1985;4:105-107.
42. King KL, Kofinas AD, Simon NV, et al: Antenatal ultrasound diagnosis of fetal horseshoe kidney. J Ultrasound Med 1991;10:643-644.

Doença Cística Renal Fetal

43. Osathanondh V, Potter EL: Pathogenesis of polycystic kidneys, historical survey. Arch Pathol 1964;77:459-512.
44. Winyard P, Chitty L: Dysplastic and polycystic kidneys: Diagnosis, associations and management. Prenatal diagnosis 2001;21:924-935.
45. Matsell DG: Renal dysplasia: New approaches to an old problem. Am J Kidney Dis 1998;32:535-543.
46. Griscom NT, Vawter GF, Fellers FX: Pelvoinfundibular atresia: The usual form of multicystic kidney: 44 unilateral and 2 bilateral cases. Semin Roentgenol 1975;10:125-131.
47. Hashimoto BE, Filly RA, Callen PW: Multicystic dysplastic kidney *in utero*: Changing appearance on ultrasound. Radiology 1986;159:107-109.
48. Dungan JS, Fernandez MT, Abbitt PL, et al: Multicystic dysplastic kidney: Natural history of prenatally detected cases. Prenat Diagn 1990;10:175-182.
49. Kleiner B, Filly RA, Mack LA, et al: Multicystic dysplastic kidney: Observations of contralateral disease in the fetal population. Radiology 1986;161:27-29.
50. Lazebnik N, Bellinger MF, Ferguson JE, et al: Insights into the pathogenesis and natural history of fetuses with multicystic dysplastic kidney disease. Prenat Diagn 1999;19:418-423.
51. Van Eijk L, Cohen-Overbeek TE, Den Hollander NS, et al: Unilateral multicystic dysplastic kidney: A combined pre- and postnatal assessment. Ultrasound Obstet Gynecol 2002;19:180-183.
52. Gordon AC, Thomas DFM, Arthur RJ, et al: Multicystic dysplastic kidney: Is nephrectomy still appropriate? J Urol 1988;140:1231-1234.
53. Rudnik-Schoneborn S, John U, Deget F, et al: Clinical features of unilateral multicystic renal dysplasia in children. Eur J Pediatr 1998;157:666-672.
54. Beck AD: The effect of intrauterine urinary obstruction upon the development of the fetal kidney. J Urol 1971;105:784-789.
55. Harrison MR, Filly RA: The fetus with obstructive uropathy: Pathophysiology, natural history, selection and treatment. In Harrison MR, Golbus MS, Filly RA (eds): The Unborn Patient: Prenatal Diagnosis and Treatment, 2nd ed. Philadelphia, WB Saunders, 1991, pp 328-393.
56. Mahony BS, Filly RA, Callen PW: Fetal renal dysplasia: Sonographic evaluation. Radiology 1984;152:143-146.
57. Estroff JA, Mandell J, Benacerraf BR: Increased renal parenchymal echogenicity in the fetus: Importance and clinical outcome. Radiology 1991;181:135-139.
58. Mahony BS, Callen PW, Filly RA, et al: Progression of infantile polycystic kidney disease in early pregnancy. J Ultrasound Med 1984;3:277-279.
59. Reuss A, Wladimiroff JW, Stewart PA, et al: Prenatal diagnosis by ultrasound in pregnancies at risk for autosomal recessive polycystic kidney disease. Ultrasound Med Biol 1990;16:355-359.
60. Romero R, Cullen M, Jeanty P, et al: The diagnosis of congenital renal anomalies: II. Infantile polycystic kidney disease. Am J Obstet Gynecol 1984;150:259-262.
61. Barth RA, Guillot AP, Capeless EL, et al: Prenatal diagnosis of autosomal recessive polycystic kidney disease: Variable outcome within one family. Am J Obstet Gynecol 1992;166:560-561.

62. Zerres K, Mucher G, Becker J, et al: Prenatal diagnosis of autosomal recessive polycystic kidney disease (ARPKD): Molecular genetics, clinical experience and fetal morphology. Am J Med Genet 1998;76:137-144.
63. Pretorius DH, Lee ME, Manco-Johnson ML: Diagnosis of autosomal dominant polycystic kidney disease *in utero* and in the young infant. J Ultrasound Med 1987;6:249-255.
64. MacDermot KD, Saggar-Malik AK, Economides DL, et al: Prenatal diagnosis of autosomal dominant polycystic kidney disease (PKD1) presenting *in utero* and prognosis for very early onset disease. J Med Genet 1998;35:13-16.
65. Sinibaldi D, Malena S, Mingarelli R, et al: Prenatal ultrasonographic findings of dominant polycystic kidney disease and postnatal renal evolution. Am J Med Genet 1996;65:337-341.
66. Fick GM, Johnson AM, Strain JD, et al: Characteristics of very early onset autosomal dominant polycystic kidney disease. J Am Soc Nephrol 1993;3:1863-1870.
67. Zerres K, Rudnik-Schoneborn S, Deget F, et al: Childhood onset autosomal dominant polycystic kidney disease in sibs: Clinical picture and recurrence risk. J Med Genet 1993;30:583-588.
68. Wellesley D, Howe DT: Fetal renal anomalies and genetic syndromes: Prenatal diagnosis 2001;21:992-1003.
69. Sepulveda W, Sebire NJ, Souka, et al: Diagnosis of the Meckel-Gruber syndrome at eleven to fourteen weeks gestation. Am J Obstet Gynecol 1997;176:316-319.
70. Nyberg DA, Hallesy D, Mahony BS, et al: Meckel-Gruber syndrome: Importance of prenatal diagnosis. J Ultrasound Med 1990;9:691-696.
71. Twining P: Genitourinary malformations. In Nyberg DA, McGahn JP, Pretorius DH, et al (eds): Diagnostic Imaging of Fetal Anomalies. Philadelphia, Lippincott Williams & Wilkins, 2003.
72. Carr MC, Benacerraf BR, Estroff JA, et al: Prenatally diagnosed bilateral hyperechoic kidneys with normal amniotic fluid: Postnatal outcome. J Urol 1995; 153:442-444.
73. Blazer S, Zimmer E, Bumenfeld Z, et al: Natural history of fetal simple renal cysts detected in early pregnancy. J Urol 1999;162:812-814.

Neoplasia Renal Fetal e Massa Supra-Renal

74. Guilian BB: Prenatal ultrasonographic diagnosis of fetal renal tumors. Radiology 1984;152:69-70.
75. Apuzzio JJ, Unwin W, Adhate A, et al: Prenatal diagnosis of fetal renal mesoblastic nephroma. Am J Obstet Gynecol 1986;154:636-637.
76. Schild RL, Plath H, Hofstaetter C, et al: Diagnosis of a fetal mesoblastic nephroma by 3D-ultrasound. Ultrasound Obstet Gynecol 2000;15:533-536.
77. Fung TY, Hedy Fung YM, Ng PC, et al: Polyhydramnios and hypercalcemia associated with congenital mesoblastic nephroma: Case report and a new appraisal. Obstet Gynecol 1995;85:815-817.
78. Rubenstein SC, Benacerraf BR, Retik AB, et al: Fetal suprarenal masses: Sonographic appearance and differential diagnosis. Ultrasound Obstet Gynecol 1995;5:164-167.
79. Heling KS, Chaoui R, Hartung J, et al: Prenatal diagnosis of congenital neuroblastoma. Analysis of 4 cases and review of the literature. Fetal Diagn Ther 1999:14:47-52.
80. Jennings RW, LaQuaglia MP, Leong K, et al: Fetal neuroblastoma: Prenatal diagnosis and natural history. J Pediatr Surg 1993;28:1168-1174.
81. Toma P, Lucigrai G, Marzoli A, et al: Prenatal diagnosis of metastatic adrenal neuroblastoma with sonography and MR imaging. AJR Am J Roentgenol 1994;162:1183-1184.
82. Ho PTC, Estroff JA, Kozakewich H, et al: Prenatal detection of neuroblastoma: A ten year experience from the Dana-Farber Cancer Institute and Children's Hospital. Pediatrics 1993;92:358-364.
83. Holgersen LO, Subramanian S, Kirpekar M, et al: Spontaneous resolution of antenatally diagnosed adrenal masses. J Pediatr Surg 1996;31:153-155.
84. Schwarzler P, Bernard JP, Senat MV, et al: Prenatal diagnosis of fetal adrenal masses: Differentiation between hemorrhage and solid tumor by color Doppler sonography. Ultrasound Obstet Gynecol 1999;13:351-355.
85. Rahman S, Ohlsson A, Fong KW, et al: Fetal adrenal hemorrhage in a diamniotic, dichorionic twin. J Ultrasound Med 1997;16:297-300.

Dilatação do Trato Urinário

86. Preston A, Lebowitz RL: What's new in pediatric uroradiology? Urol Radiol 1989;11:217-220.
87. Crane JP, LeFevre ML, Winborn RC, et al: A randomized trial of prenatal ultrasonographic screening: Impact on the detection, management, and outcome of anomalous fetuses. Am J Obstet Gynecol 1994;171:392-399.
88. Chudleigh T: Mild pyelectasis. Prenat Diagn 2001; 21:936-941.
89. Whitlow BJ, Lazanakis ML, Kadir RA, et al: The significance of choroid plexus cysts, echogenic heart foci and renal pyelectasis in the first trimester. Ultrasound Obstet Gynecol 1998;12:385-390.
90. Thompson MO, Thilaganathan B: Effect of routine screening for Down's syndrome on the significance of isolated hydronephrosis. Br J Obstet Gynecol 1998;105:860-864.
91. Jawson MS, Dibble L, Puri S, et al: Prospective study of outcome in antenatally diagnosed renal pelvic dilatation. Arch Dis Child Fetal Neonatal Ed 1999;80:F135-F138.
92. Chudleigh PM, Chitty LS, Pembrey M, et al: The association of aneuploidy and mild fetal pyelectasis in an unselected population: The results of a multicenter study. Ultrasound Obstet Gynecol 2001;17:197-202.
93. Benacerraf BR, Mandell J, Estroff JA, et al: Fetal pyelectasis: A possible association with Down syndrome. Obstet Gynecol 1990;76:58-60.
94. Corteville JE, Dicke JM, Crane JP: Fetal pyelectasis and Down syndrome: Is genetic amniocentesis warranted? Obstet Gynecol 1992;79:770-772.
95. Wickstrom EA, Thangavelu M, Parilla BV, et al: A prospective study of the association between isolated fetal pyelectasis and chromosomal abnormality. Obstet Gynecol 1996;88:379-382.
96. Anderson NG, Abbott GD, Mogridge N, et al: Vesicoureteric reflux in the newborn: Relationship to fetal renal pelvic diameter. Pediatr Nephrol 1997;11:610-616.
97. Sairam S, Al-Habib A, Sasson S, et al: Natural history of fetal hydronephrosis diagnosed on mid-trimester ultrasound. Ultrasound Obstet Gynecol 2001;17:191-196.
98. Livera LN, Brookfield DSK, Egginton JA, et al: Antenatal ultrasonography to detect fetal abnormalities: A prospective screening programme. BMJ 1989;289:1421-1423.
99. Babcook CJ, Silvera M, Drake C, et al: Effect of maternal hydration on mild fetal pyelectasis. J Ultrasound Med 1998;17:539-544.
100. Graif M, Lessler A, Hart S, et al: Renal pyelectasis in pregnancy: Correlative evaluation of fetal and maternal collecting systems. Am J Obstet Gynecol 1992; 167:1304-1306.
101. Petrikovsky BM, Cuomo MI, Schneider EP, et al: Isolated fetal hydronephrosis: Beware of the effect of bladder filling. Prenat Diag 1995;15:827-829.

102. Persutte WH, Hussey M, Chyu J, et al: Striking findings concerning the variability in the measurement of the fetal renal collecting system. Ultrasound Obstet Gynecol 2000;15:186-190.
103. Corteville JE, Gray DL, Crane JP: Congenital hydronephrosis: Correlation of fetal ultrasonographic findings with infant outcome. Am J Obstet Gynecol 1991;165:384-388.
104. Anderson NG, Clautice-Engle T, Allan RB, et al: Detection of obstructive uropathy in the fetus: predictive value of sonographic measurements of renal pelvic diameter at various gestational ages. AJR Am J Roentgenol 1995;164:719-723.
105. Stocks A, Richards D, Frentzen B, et al: Correlation of prenatal renal pelvic anteroposterior diameter with outcome in infancy. J Urol 1996;155:1050-1052.
106. Adra AM, Mejides AA, Dennaoui MS, et al: Fetal pyelectasis: Is it always "physiologic"? Am J Obstet Gynecol 1995;173:1263-1266.
107. Mandell J, Blyth BR, Peters CA, et al: Structural genitourinary defects *in utero*. Radiology 1991;178:193-196.
108. Marra G, Barbieri G, Moioli C, et al: Mild fetal hydronephrosis indicating vesicoureteric reflux. Arch Dis Child 1994;70:F147-F150.
109. Wickstrom E, Maizels M, Sabbagha R, et al: Isolated fetal pyelectasis: Assessment of risk for postnatal uropathy and Down syndrome. Ultrasound Obstet Gynecol 1996; 8:236-240.
110. Aviram R, Pomeran A, Sharony R, et al: The increase of renal pelvis dilatation in the fetus and its significance. Ultrasound Obstet Gynecol 2000;16:60-62.
111. Langer B: Fetal pyelectasis. Ultrasound Obstet Gynecol 2000;16:1-5.
112. Sherer DM: Is fetal hydronephrosis overdiagnosed? Ultrasound Obstet Gynecol 2000;16:601-606.
113. de Bruyn R, Gordon I: Postnatal investigations of fetal renal disease. Prenat Diagn 2001;21:984-991.
114. Laing FC, Burke VD, Wing VW, et al: Postpartum evaluation of fetal hydronephrosis: Optimal timing for follow-up sonography. Radiology 1984;152:423-424.
115. Clautice-Engle T, Anderson NG, Allan RB, et al: Diagnosis of obstructive hydronephrosis in infants: Comparison sonograms performed 6 days and 6 weeks after birth. AJR Am J Roentgenol 1995;164:963-967.
116. Zerin JM, Ritchey ML, Chang ACH: Incidental vesicoureteral reflux in neonates with antenatally detected hydronephrosis and other renal abnormalities. Radiology 1993;187:157-160.
117. Herndon C, McKenna P, Kolon T, et al: A multicentre outcomes analysis of patients with neonatal reflux presenting with prenatal hydronephrosis. J Urol 1999;162:1203-1208.
118. Yerkes EB, Adams MC, Pope JC, et al: Does every patient with prenatal hydronephrosis need voiding cystourethrography? J Urol 1999;162:1218-1220.
119. Grignon A, Filiatrault D, Homsy Y, et al: Ureteropelvic junction stenosis: Antegrade ultrasonographic diagnosis, postnatal investigation, and follow-up. Radiology 1986;160:649-651.
120. Jaffe R, Abramowicz J, Feigin M, et al: Giant fetal abdominal cyst: Ultrasonic diagnosis and management. J Ultrasound Med 1987;6:45-47.
121. Kleiner B, Callen PW, Filly RA: Sonographic analysis of the fetus with ureteropelvic junction obstruction. AJR Am J Roentgenol 1987;148:359-365.
122. Barker AP, Case MM, Thomas DSM, et al: Pelviureteric junction obstruction: Predictors of outcome. Br J Urol 1995;76:649-652.
123. Liu HYA, Dhillon HK, Yeung CK, et al: Clinical outcome and management of prenatally diagnosed primary megaureters. J Urol 1994;152:614-617.
124. Winters WD, Lebowitz RL: Importance of prenatal detection of hydronephrosis of the upper pole. AJR Am J Roentgenol 1990;155:125-129.
125. Vergani P, Ceruti P, Locatelli A, et al: Accuracy of prenatal ultrasonographic diagnosis of duplex renal collecting system. J Ultrasound Med 1999;18:463-467.
126. Nussbaum AR, Dorst JP, Jeffs RD, et al: Ectopic ureter and ureterocele: Their varied sonographic manifestations. Radiology 1986;159:227-235.
127. Farhat W, McLorie G, Geary D, et al: The natural history of neonatal vesicoureteric reflux associated with antenatal hydronephrosis. J Urol 2000;164:1057-1060.
128. Yeung C, Godley M, Dhillon H, et al: The characteristics of primary vesicoureteric reflux in male and female infants with prenatal hydronephrosis. Br J Urol 1997;80:319-327.

Alta Obstrução do Trato Urinário Baixo
129. Glazer GM, Filly RA, Callen PW: The varied sonographic appearance of the urinary tract in the fetus and newborn with ureteral obstruction. Radiology 1982;144:563-568.
130. Sebire NJ, von Kaisenberg C, Rubio C, et al: Fetal megacystis at 10-14 weeks of gestation. Ultrasound Obstet Gynecol 1996;8:387-390.
131. Liao AW, Sebire NJ, Geerts L, et al: Megacystis at 10-14 weeks of gestation: chromosomal defects and outcome according to bladder length. Ultrasound Obstet Gynecol 2003;21:338-341.
132. Carroll SGM, Soothill PW, Tizard J, et al: Vesicocentesis at 10-14 weeks of gestation for treatment of fetal megacystis. Ultrasound Obstet Gynecol 2001;18:366-370.
133. Perks AE, MacNeily AE, Blair GK: Posterior urethral valves. J Pediatr Surg 2002;37:1105-1107.
134. Yerkes EB, Cain MP, Padilla LM: *In utero* perinephric urinoma and urinary ascites with posterior urethral valves: A paradoxical pop-off valve? J Urol 2001; 166:2387-2388.
135. Bierkens AF, Feitz WFJ, Nijhuis JG, et al: Early urethral obstruction sequence: A lethal entity? Fetal Diagn Ther 1996;11:137-145.
136. Gonzalez R, De Filippo R, Jednak R, et al: Urethral atresia: Long-term outcome in six children who survived the neonatal period. J Urol 2001;165:2241-2244.
137. Jaramillo D, Lebowitz RL, Hendren WH: The cloacal malformation: Radiologic findings and imaging recommendations. Radiology 1990;177:441-448.
138. Cilento BG, Benacerraf BR, Mandell J: Prenatal diagnosis of cloacal malformation. Urology 1994;43:386-388.
139. Greskovich FJ, Nyberg LM: The prune belly syndrome: A review of its etiology, defects, treatment and prognosis. J Urol 1988;140:707-712.
140. Fitzsimons RB, Keohane C, Galvin J: Prune-belly syndrome with ultrasound demonstration of reduction of megacystis *in utero*. Br J Radiol 1985;58:374.
141. Stamm E, King G, Thickman D: Megacystis-microcolon-intestinal hypoperistalsis syndrome: Prenatal identification in siblings and review of the literature. J Ultrasound Med 1991;10:599-602.

Intervenção Intra-útero
142. Nicolini U, Fisk MN, Rodeck CH: Fetal urine biochemistry: An index of renal maturation and dysfunction. Br J Obstet Gynecol 1992;99:46-50.
143. Lipitz S, Ryan G, Samuell C, et al: Fetal urine analysis for the assessment of renal function in obstructive uropathy. Am J Obstet Gynecol 1993;1:174-179.
144. Muller F, Dommergues M, Mandelbrot L, et al: Fetal urinary biochemistry predicts postnatal renal function in

children with bilateral obstructive uropathies. Obstet Gynecol 1993;2:813-820.
145. Nicolaides KH, Cheng HH, Snijders RJM, et al: Fetal urine biochemistry in the assessment of obstructive uropathy. Am J Obstet Gynecol 1992;166:932-937.
146. Johnson MP, Corsi P, Bradfield W, et al: Sequential urinalysis improves evaluation of fetal renal function in obstructive uropathy. Am J Obstet Gynecol 1995;173:59-65.
147. Crombleholme TM, Harrison MR, Golbus MS, et al: Fetal intervention in obstructive uropathy: Prognostic indicators and efficacy of intervention. Am J Obstet Gynecol 1990;162:1239-1244.
148. Qureshi F, Jacques SM, Seifman, et al: *In utero* fetal urine analysis and renal histology correlate with the outcome in fetal obstructive uropathies. Fetal Diagn Ther 1996;11:306-312.
149. Muller F, Dommergues M, Bussieres L, et al: Development of human renal function: Reference intervals for 10 biochemical markers in fetal urine. Clin Chem 1996;42:1855-1860.
150. Teoh TG, Ryan G, Johnson JA, et al: The role of fetal karyotyping from unconventional sources. Am J Obstet Gynecol 1996;175:873-877.
151. Johnson MP, Bukowski TP, Reitleman C, et al: *In utero* surgical treatment of fetal obstructive uropathy: A new comprehensive approach to identify appropriate candidates for vesicoamniotic shunt therapy. Am J Obstet Gynecol 1994;170:1770-1779.
152. Freedman AL, Johnson MP, Evans MI, et al: Advances in fetal therapy for obstructive uropathy. Dialog Pediatr Urol 1996;19:1-8.
153. Holmes N, Harrison M, Baskin L: Fetal surgery for posterior urethral valves: Long term postnatal outcomes. Pediatrics 2001;108:E7.
154. Berry SM, Lecolier B, Smith RS, et al: Predictive value of fetal serum β_2-microglobulin for neonatal renal function. Lancet 1995;345:1277.
155. Nicolini U, Spelzini F: Invasive assessment of fetal renal abnormalities: Urinalysis, fetal blood sampling and biopsy. Prenat Diagn 2001;21:964-969.
156. Freedman AL, Johnson MP, Smith CA, et al: Long-term outcome in children after antenatal intervention for obstructive uropathies. Lancet 1999;354:374-377.
157. Makino Y, Kobayashi H, Kazoo K, et al: Clinical results of fetal obstructive uropathy treated by vesicoamniotic shunting. Urology 2000;55:118-122.
158. McLorie G, Farhat W, Khoury A, et al: Outcome analysis of vesicoamniotic shunting in a comprehensive population. J Urol 2001;166:1036-1040.
159. Barth RAD, Filly RA, Sondheimer FK: Prenatal sonographic findings in bladder exstrophy. J Ultrasound Med 1990;9:359-361.
160. Gearhart JP, Ben-Chaim J, Jeffs RD, et al: Criteria for the prenatal diagnosis of classic bladder exstrophy. Obstet Gynecol 1995;85:961-964.

Trato Genital Fetal
161. Reece EA, Winn HN, Wan M, et al: Can ultrasonography replace amniocentesis in fetal gender determination during the early second trimester? Am J Obstet Gynecol 1987;156:579-581.
162. Harrington K, Armstrong V, Freeman J, et al: Fetal sexing by ultrasound in the second trimester: Maternal preference and professional ability. Ultrasound Obstet Gynecol 1996;8:318-321.
163. Meagher S, Davison G: Early second-trimester determination of fetal gender by ultrasound. Ultrasound Obstet Gynecol 1996; 8:322-324.
164. Benoit B: Early fetal gender determination. Ultrasound Obstet Gynecol 1999;13:299-300.
165. Lev-Toaff AS, Ozhan S, Pretorius D, et al: Three-dimensional multiplanar ultrasound for fetal gender assignment: Value of the mid-sagittal plane. Ultrasound Obstet Gynecol 2000;16:345-350.
166. Whitlow BJ, Lazanakis MS, Economides DL: The sonographic identification of fetal gender from 11 to 14 weeks of gestation. Ultrasound Obstet Gynecol 1999;13:301-304.
167. Efrat Z, Akinfenwa OO, Nicolaides KH: First-trimester determination of fetal gender by ultrasound. Ultrasound Obstet Gynecol 1999;13:305-307.
168. Mazza V, Falcinelli C, Paganelli S, et al: Sonographic early fetal gender assignment: A longitudinal study in pregnancies after *in vitro* fertilization. Ultrasound Obstet Gynecol 2001;17:513-516.
169. Achiron R, Pinhas-Hamiel O, Zalel Y, et al: Development of fetal male gender: Prenatal sonographic measurement of the scrotum and evaluation of testicular descent. Ultrasound Obstet Gynecol 1998;11:242-245.
170. Pretorius DH, Halsted MJ, Abels W, et al: Hydroceles identified prenatally: Common physiologic phenomenon? J Ultrasound Med 1998;17:49-52.
171. Meizner I, Levy A, Katz M, et al: Prenatal ultrasonographic diagnosis of fetal scrotal inguinal hernia. Am J Obstet Gynecol 1992;166:907-909.
172. Mandell J, Bromley B, Peters CA, et al: Prenatal sonographic detection of genital malformations. J Urol 1995;153:1994-1996.
173. Shapiro E: The sonographic appearance of normal and abnormal genitalia. J Urol 1999;162:530-533.
174. Cheikhelard A, Luton D, Philippe-Chomette P, et al: How accurate is the prenatal diagnosis of abnormal genitalia? J Urol 2000;164:984-987.
175. Meizner I, Mashiach R, Shalev J, et al: The "tulip sign": A sonographic clue for *in-utero* diagnosis of severe hypospadias. Ultrasound Obstet Gynecol 2002;19:250-253.
176. Shapiro E, Santiago JV, Crane JP: Prenatal fetal adrenal suppression following *in utero* diagnosis of congenital adrenal hyperplasia. J Urol 1989;142:663-666.
177. Hill SJ, Hirsch JH: Sonographic detection of hydrometrocolpos. J Ultrasound Med 1985; 4:323-325.
178. Garel L, Filiatrault D, Brandt M, et al: Antenatal diagnosis of ovarian cysts: Natural history and therapeutic implications. Pediatr Radiol 1991;21:182-184.
179. Nussbaum AR, Sanders RC, Hartman DS, et al: Neonatal ovarian cysts: Sonographic-pathologic correlation. Radiology 1988;168:817-821.
180. Meizner I, Levy A, Katz M, et al: Fetal ovarian cysts: Prenatal ultrasonographic detection and postnatal evaluation and treatment. Am J Obstet Gynecol 1991;164:874-878.
181. Giorlandino C, Bilancioni E, Bagolan P, et al: Antenatal ultrasonographic diagnosis and management of fetal ovarian cysts. Int J Gynecol Obstet 1993;44:27-31.
182. Bagolan P, Giorlandino C, Nahom A, et al: The management of fetal ovarian cysts. J Pediatr Surg 2002;37:25-30.
183. Brandt ML, Luks FI, Filiatrault D, et al: Surgical indications in antenatally diagnosed ovarian cysts. J Pediatr Surg 1991;26:276-282.
184. Heling KS, Chaoui R, Kirchmair F, et al: Fetal ovarian cysts: Prenatal diagnosis, management and postnatal outcome. Ultrasound Obstet Gynecol 2002;20:47-50.

O Sistema Músculo-esquelético Fetal

Phyllis Glanc / David Chitayat / Sheila Unger

SUMÁRIO DO CAPÍTULO

- ESQUELETO FETAL NORMAL
  - Desenvolvimento
  - Mensuração das Extremidades
  - Abordagem para a Avaliação Ultra-sonográfica de um Feto com Displasia Esquelética
- DISPLASIAS ESQUELÉTICAS LETAIS
  - Displasia Tanatofórica
  - Acondrogênese
  - Osteogênese Imperfeita
  - Hipofosfatasia Congênita
  - Displasia Camptomélica
  - Síndromes de Costelas Curtas e Polidactilia
  - Condrodisplasia Punctata
- DISPLASIAS ESQUELÉTICAS NÃO-LETAIS OU DE PROGNÓSTICO VARIÁVEL
  - Acondroplasia Heterozigota
  - Displasia Diastrófica
  - Displasia Torácica Asfixiante
  - Síndrome de Ellis van Creveld
  - Osteogênese Imperfeita dos Tipos I, III, IV — Tipos Não-letais
- DEFEITOS DE REDUÇÃO DE MEMBROS E CONDIÇÕES ASSOCIADAS
  - Deficiência Femoral Focal Proximal
- Síndrome da Regressão Caudal
- Seqüência da Banda Amniótica e Complexo Parede Abdominal-Membros
- Defeitos de Redução do Membro
- Defeitos do Segmento Radial
- Artrogripose Múltipla Congênita
- DEFORMIDADES DAS MÃOS E DOS PÉS
- ACHADOS ESQUELÉTICOS ASSOCIADOS A ANEUPLOIDIA

As displasias esqueléticas formam um grupo heterogêneo de distúrbios que afetam o crescimento e o desenvolvimento do sistema músculo-esquelético. A prevalência das displasias esqueléticas diagnosticadas antes do nascimento ou durante o período neonatal, excluindo as amputações de membros, é de 2,4 a 4,5 por 10.000. Mais de 200 subtipos já foram publicados (Tabela 43-1).[1,2] A maioria dos casos não possui história familiar. Apesar de muitas displasias esqueléticas fetais poderem ser detectadas com precisão através da ultra-sonografia, este diagnóstico permanece sendo uma tarefa desafiadora devido à baixa incidência e ampla variedade de formas. Felizmente, a maioria das anomalias letais, incluindo a displasia tanatofórica, acondrogênese e osteogênese imperfeita (OI) do tipo IIA, pode ser diagnosticada simplesmente com base na ultra-sonografia antenatal.[3] Tretter *et al.* relatam que 26 das 27 displasias esqueléticas letais podem ser identificadas pela ultra-sonografia; entretanto, somente 13 das 27 ou 48% receberam um diagnóstico antenatal específico e preciso.[4] Talvez igualmente importante seja que 8 entre 14 ou 57% apresentaram uma mudança significativa no aconselhamento genético após a avaliação final com os dados de achados citogenéticos, patológicos e radiográficos. É necessária uma combinação de ultra-sonografia, investigações radiológica, patológicas e análises citogenéticas para classificar uma displasia músculo-esquelética específica. Um diagnóstico pré-natal de anomalia músculo-esquelética fornece uma oportunidade para o aconselhamento genético, interrupção da gestação ou tratamento em nível terciário quando apropriado. A abordagem multidisciplinar, envolvendo o ultra-sonografista, o obstetra, o perinatologista e o geneticista, irá otimizar a precisão do prognóstico e o risco de recorrência. Esta informação é crucial para a família e para a equipe médica envolvida no planejamento do tratamento clínico para esta gestação e para as futuras. Uma **abordagem para o diagnóstico ultra-sonográfico** com o uso de **"características-chave"** das displasias esqueléticas mais comuns será utilizada neste capítulo para ajudar na classificação e no diagnóstico diferencial.

ESQUELETO FETAL NORMAL
Desenvolvimento

O alto nível de contraste intrínseco das extremidades fetais as coloca entre as primeiras estruturas que podem ser avalia-

TABELA 43-1. PREVALÊNCIA APROXIMADA DAS DISPLASIAS ESQUELÉTICAS POR NASCIMENTOS

Displasia Esquelética	Prevalência Aproximada de Nascimentos por 100.000
Displasias Letais	
Displasia tanatofórica	2,4 a 6,9
Acondrogênese	0,9 a 2,3
Osteogênese imperfeita do tipo IIA	1,8
Hipofosfatasia congênita	1,0
Displasias de Prognóstico Variável	
Condrodisplasia rizomélica *punctata*	0,5 a 0,9
Displasia camptomélica	1,0 a 1,5
Distrofia torácica asfixiante	0,8 a 1,4
Síndrome de Ellis van Creveld	0,7
Osteogênese imperfeita (outros tipos)	1,8
Displasias Não-letais	
Acondroplasia heterozigota	3,3 a 3,8
Geral	24,4 a 75,0

das através da ultra-sonografia. No final do período embrionário, a diferenciação dos ossos, articulações e musculatura é similar à vista em adultos, e a atividade muscular já se iniciou.[5] A ultra-sonografia transvaginal pode demonstrar os brotos dos membros por volta da sétima semana gestacional; as placas dos pés e das mãos são visíveis por volta da oitava semana de gestação.[6] A osteogênese se inicia na clavícula e mandíbula na oitava semana de gestação. Entre a 11ª e a 12ª semana, os centros de ossificação primários dos ossos longos, escápulas e ilíacos — bem como as articulações dos membros e falanges — podem ser identificados. O ísquio, os metacarpos e os metatarsos se ossificam durante o quarto mês de gestação. O púbis, o calcâneo e o tálus se ossificam durante o quinto e o sexto mês. A ossificação dos outros ossos do tarso e do carpo ocorre após o nascimento.[7] A direção do crescimento nos ossos longos ocorre da região proximal para a distal, e as extremidades inferiores se desenvolvem mais lentamente do que as superiores.[5]

Dos centros de ossificação secundária, somente a **epífise femoral distal**, a **epífise tibial proximal** e, ocasionalmente, a **epífise umeral proximal se ossificam antes do nascimento**. A epífise não ossificada aparece hipoecóica, com um centro levemente ecogênico e variável. A ossificação se inicia na região central. A **epífise femoral distal** pode se ossificar por entre as semanas gestacionais 29 e 34. Quando ela mede mais de 7 mm, a idade gestacional geralmente é superior a 37 semanas.[8,9] A **epífise tibial proximal** começa a se ossificar por volta da trigésima quinta semana gestacional.[9] No feto normal, a combinação de uma epífise femoral distal superior ou igual a 3 mm e a presença de epífise tibial proximal é um **preditor** confiável da **maturidade pulmonar**.[10] A restrição de crescimento intra-uterino pode retardar a ossificação da epífise femoral distal e da epífise proximal da tíbia.

Os planos fasciais são ecogênicos em comparação com a cartilagem relativamente hipoecóica. A musculatura fetal é levemente mais ecogênica do que a cartilagem. Os espaços articulares fetais, em particular o do joelho, aparecem ecogênicos por causa da combinação de sinóvia, tecido adiposo e microvasculatura.[5] O desenvolvimento normal e a função final do sistema músculo-esquelético fetal dependem dos movimentos fetais que ocorrem por volta da segunda metade do primeiro trimestre. Na ausência de um movimento fetal normal, os ossos ficam subdesenvolvidos. Contraturas articulares e deformidades posturais também podem ocorrer.

Mensuração das Extremidades

É prática padrão avaliar o **comprimento femoral (CF)** como parte da avaliação de rotina do tamanho fetal e da morfologia. Apesar de a mensuração de todos os ossos longos não ser necessária na ultra-sonografia obstétrica de rotina, a avaliação geral do esqueleto fetal deve ser realizada para assegurar a presença e simetria bilateral dos ossos longos. As tabelas disponíveis fornecem orientação para a correlação dos comprimentos das extremidades com a idade gestacional (Tabela 43-2).

Geralmente se escolhe a medida femoral mais longa, excluindo as epífises proximal e distal. A inclusão do ponto femoral distal, ou a reflexão especular da face lateral da cartilagem da epífise femoral distal, é o motivo mais comum para uma superestimativa do CF (Fig. 43-1A).[12] Uma mensuração oblíqua do CF poderá resultar em uma medida menor. A margem lateral do fêmur no campo mais próximo do transdutor aparece reta, enquanto a margem medial do fêmur no campo mais distante possui uma aparência curva (Fig. 43-1B).[13]

Na **extremidade inferior**, o osso lateral é a fíbula e o osso medial é a tíbia. A tíbia e a fíbula terminam no mesmo nível distalmente. Na **extremidade superior**, a pronação pode fazer com que o rádio cruze por sobre a ulna, de modo que pode ser difícil distinguir entre a ulna e o rádio com o uso de posições lateral e medial. A ulna é distinguida do rádio por sua extensão proximal mais longa e sua relação com o quinto quirodáctilo, distalmente (Fig. 43-2). O rádio e a ulna terminam no mesmo nível distalmente. A demonstração deste relacionamento exclui efetivamente a maioria dos defeitos do rádio.

As **clavículas** crescem de modo linear, aproximadamente 1 mm por semana. A idade gestacional em semanas é aproximadamente igual ao comprimento da clavícula em milímetros da décima quarta semana até o termo. Por volta da quadragésima semana de gestação, as clavículas medem aproximadamente 40 mm.[14]

O **comprimento do pé** é medido do bordo da pele sobre o calcâneo até a extremidade distal do pododáctilo mais longo (o primeiro ou o segundo pododáctilo) tanto na vista plantar como na sagital (Fig. 43-3).[15-17] O CF ossificado é quase equivalente ao comprimento do pé (**proporção aproximada de 1,0**). Esta proporção permanece relativamente constante da 14ª semana de gestação em diante. Se o feto é constitucionalmente pequeno ou existe uma restrição simétrica do crescimento intra-uterino, a proporção geralmente é maior ou igual

TABELA 43-2. COMPRIMENTO NORMAL DOS OSSOS LONGOS DAS EXTREMIDADES E DIÂMETROS BIPARIETAIS EM DIFERENTES IDADES GESTACIONAIS*

Idade Gestacional	Diâmetro Biparietal	Osso					
		Fêmur	Tíbia	Fíbula	Úmero	Rádio	Ulna
13	2,3 (0,3)	1,1 (0,2)	0,9 (0,2)	0,8 (0,2)	1,0 (0,2)	0,6 (0,2)	0,8 (0,3)
14	2,7 (0,3)	1,3 (0,2)	1,0 (0,2)	0,9 (0,3)	1,2 (0,2)	0,8 (0,2)	1,0 (0,2)
15	3,0 (0,1)	1,5 (0,2)	1,3 (0,2)	1,2 (0,2)	1,4 (0,2)	1,1 (0,1)	1,2 (0,1)
16	3,3 (0,2)	1,9 (0,3)	1,6 (0,3)	1,5 (0,3)	1,7 (0,2)	1,4 (0,3)	1,6 (0,3)
17	3,7 (0,3)	2,2 (0,3)	1,8 (0,3)	1,7 (0,2)	2,0 (0,4)	1,5 (0,3)	1,7 (0,3)
18	4,2 (0,5)	2,5 (0,3)	2,2 (0,3)	2,1 (0,3)	2,3 (0,3)	1,9 (0,2)	2,2 (0,3)
19	4,4 (0,4)	2,8 (0,3)	2,5 (0,3)	2,3 (0,3)	2,6 (0,3)	2,1 (0,3)	2,4 (0,3)
20	4,7 (0,4)	3,1 (0,3)	2,7 (0,2)	2,6 (0,2)	2,9 (0,3)	2,4 (0,2)	2,7 (0,4)
21	5,0 (0,5)	3,5 (0,4)	3,0 (0,4)	2,9 (0,4)	3,2 (0,4)	2,7 (0,4)	3,0 (0,4)
22	5,5 (0,5)	3,6 (0,3)	3,2 (0,3)	3,1 (0,3)	3,3 (0,3)	2,8 (0,5)	3,1 (0,4)
23	5,8 (0,5)	4,0 (0,4)	3,6 (0,2)	3,4 (0,2)	3,7 (0,3)	3,1 (0,4)	3,5 (0,2)
24	6,1 (0,5)	4,2 (0,3)	3,7 (0,3)	3,6 (0,3)	3,8 (0,4)	3,3 (0,4)	3,6 (0,4)
25	6,4 (0,5)	4,6 (0,3)	4,0 (0,3)	3,9 (0,4)	4,2 (0,4)	3,5 (0,3)	3,9 (0,4)
26	6,8 (0,5)	4,8 (0,4)	4,2 (0,3)	4,0 (0,3)	4,3 (0,3)	3,6 (0,4)	4,0 (0,3)
27	7,0 (0,3)	4,9 (0,3)	4,4 (0,3)	4,2 (0,3)	4,5 (0,2)	3,7 (0,3)	4,1 (0,2)
28	7,3 (0,5)	5,3 (0,5)	4,5 (0,4)	4,4 (0,3)	4,7 (0,4)	3,9 (0,4)	4,4 (0,5)
29	7,6 (0,5)	5,3 (0,5)	4,6 (0,3)	4,5 (0,3)	4,8 (0,4)	4,0 (0,5)	4,5 (0,4)
30	7,7 (0,6)	5,6 (0,5)	4,8 (0,5)	4,7 (0,3)	5,0 (0,5)	4,1 (0,6)	4,7 (0,3)
31	8,2 (0,7)	6,0 (0,6)	5,1 (0,3)	4,9 (0,5)	5,3 (0,5)	4,2 (0,3)	4,9 (0,4)
32	8,5 (0,6)	6,1 (0,6)	5,2 (0,4)	5,1 (0,4)	5,4 (0,4)	4,4 (0,6)	5,0 (0,6)
33	8,6 (0,4)	6,4 (0,5)	5,4 (0,5)	5,3 (0,3)	5,6 (0,5)	4,5 (0,5)	5,2 (0,3)
34	8,9 (0,5)	6,6 (0,6)	5,7 (0,5)	5,5 (0,4)	5,8 (0,5)	4,7 (0,5)	5,4 (0,5)
35	8,9 (0,7)	6,7 (0,6)	5,8 (0,4)	5,6 (0,4)	5,9 (0,6)	4,8 (0,6)	5,4 (0,4)
36	9,1 (0,7)	7,0 (0,7)	6,0 (0,6)	5,6 (0,5)	6,0 (0,6)	4,9 (0,6)	5,5 (0,3)
37	9,3 (0,9)	7,2 (0,4)	6,1 (0,4)	6,0 (0,4)	6,1 (0,4)	5,1 (0,3)	5,6 (0,4)
38	9,5 (0,6)	7,4 (0,6)	6,2 (0,3)	6,0 (0,4)	6,4 (0,3)	5,1 (0,5)	5,8 (0,4)
39	9,5 (0,6)	7,6 (0,8)	6,4 (0,7)	6,1 (0,6)	6,5 (0,6)	5,3 (0,5)	6,0 (0,6)
40	9,9 (0,8)	7,7 (0,4)	6,5 (0,3)	6,2 (0,1)	6,6 (0,4)	5,3 (0,3)	6,0 (0,5)
41	9,7 (0,6)	7,7 (0,4)	6,6 (0,4)	6,3 (0,5)	6,6 (0,4)	5,6 (0,4)	6,3 (0,5)
42	10,0 (0,5)	7,8 (0,7)	6,8 (0,5)	6,7 (0,7)	6,8 (0,7)	5,7 (0,5)	6,5 (0,5)

*Valores médios (cm); valor de 2 DP em parênteses.
De Merz E, Kim-Kern MS, Pehl S: Ultrasonic mensuration of fetal limb in the second and third trimesters. J. Clin Ultrasound 1987;5:175-183.

a 0,9. Na maioria das displasias esqueléticas caracterizadas por encurtamento do membro, a proporção geralmente é inferior a 0,9 por causa da preservação relativa das mãos e dos pés. Quanto maior for o desvio dos limites inferiores para a normalidade, maior será o significado (Fig. 43-4).

Abordagem para a Avaliação Ultra-sonográfica de um Feto com Displasia Esquelética

A avaliação pré-natal de uma displasia esquelética está indicada na presença de história familiar positiva ou de um comprimento ou aparência anormal dos ossos na ultra-sonografia.[18,19]
História Familiar Positiva. Uma história familiar positiva com irmãos, pais ou parentes consangüíneos afetados por uma displasia esquelética deve estimular uma intensa investigação ultra-sonográfica com o foco nas anormalidades-alvo e mensurações em série. A história de consangüinidade é importante porque muitas das displasias esqueléticas possuem um modo de herança autossômica recessiva. A acondroplasia heterozigota, a mais comum das displasias esqueléticas não-letais, possui um padrão autossômico dominante de herança. A história familiar pode não ser útil, pois 80% dos casos são decorrentes de por uma nova mutação dominante.
Comprimento ou Aparência Anormal dos Ossos. Um CF anormal tradicionalmente é definido como inferior a -2 de desvio padrão (DP) para a idade gestacional.[19,20] Com o uso deste limite, 2,5% de todos os fetos podem ser classificados como portadores de membros curtos. Este número excede a freqüência esperada de displasias esqueléticas, de modo que mais investigações serão necessárias para a distinção do feto com displasia. Quando existe uma história familiar positiva ou achados ultra-sonográficos sugestivos de encurtamento dos ossos longos, uma avaliação detalhada da morfologia fetal e a determinação do grau de encurtamento[19] são realizadas. Não existem normogramas para discriminar precisamente entre o quinto e o primeiro percentil.

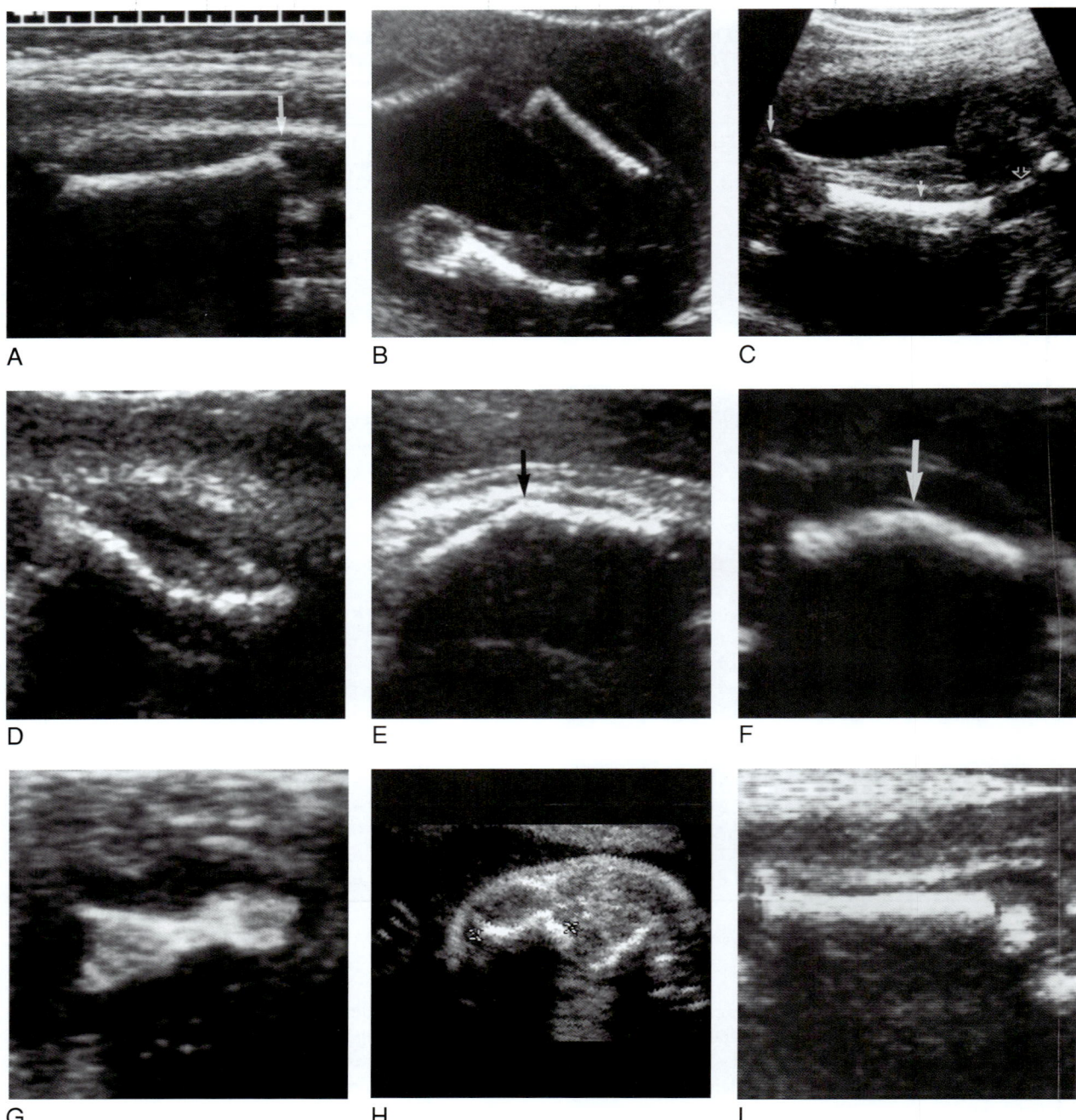

FIGURA 43-1. Fêmures: aparências normal e anormal. A, Fêmur normal: medir o maior comprimento, excluindo as epífises proximal e distal e a reflexão da face lateral da epífise femoral distal (*seta*). **B, Fêmur normal** no campo mais próximo, margem lateral reta *versus* a margem medial curva no campo mais distante do transdutor. **C, Fêmur esquerdo hipoplásico isolado** (*seta aberta*), tíbia normal (*seta pequena*) e pé (*seta*). **D, Osteogênese imperfeita do tipo IIA:** inumeráveis fraturas com exuberante formação de calo resultando em um contorno ósseo enrugado. **E, Osteogênese imperfeita do tipo I:** fratura isolada do fêmur com angulação aguda (*seta*). **F, Displasia camptomélica:** leve encurtamento e suave arqueamento ventral do fêmur (*seta*). **G, Hipofosfatasia congênita:** micromelia grave (metáfises relativamente amplas, diáfises curtas). **H, Displasia tanatofórica:** fêmur com formato curvo de "telefone". **I, Condrodisplasia *punctata*:** aparência do terceiro trimestre de uma epífise pontilhada. (**C,** Cortesia de Ants Toi, M.D., University of Toronto; **D** e **E,** Cortesia de Shia Salem, M.D., University of Toronto.)

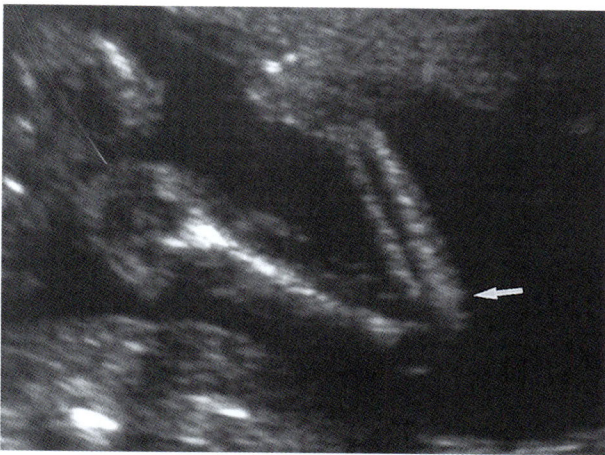

FIGURA 43-2. Extremidade superior. O rádio e a ulna terminam no mesmo nível distalmente; a ulna é distinguida por sua extensão proximal mais longa (*seta*) no cotovelo e por seu relacionamento com o quinto dígito distalmente.

CARACTERÍSTICAS-CHAVE NA AVALIAÇÃO DAS DISPLASIAS ESQUELÉTICAS

História familiar
Mensurações seriadas
Grau de encurtamento do membro
Padrão de encurtamento do membro
Presença de arqueamento, fraturas, angulações
Coluna
Mensurações torácicas
Mãos e pés
Características da calota craniana e da face

Quando um ou todos os ossos longos têm –2 de desvio padrão para a idade gestacional, uma ultra-sonografia de acompanhamento deve ser feita em 3 a 4 semanas para avaliar o crescimento neste intervalo. Se o crescimento do fêmur no intervalo for normal, existe uma alta probabilidade de o feto não apresentar displasia esquelética. Entretanto, se for detectado um novo desvio da média de pelo menos 1 DP, fica sugestionada a presença de displasia esquelética ou restrição do crescimento intra-uterino (RCIU). Quando o CF mede abaixo de –4 desvios padrão para a idade gestacional, existe uma alta probabilidade de displasia esquelética. Kurtz *et al.*[19] demonstraram que o número de milímetros abaixo da linha de –2 DP é uma ferramenta de rastreamento simples para a avaliação do encurtamento femoral com as seguintes diretrizes:

- Se o CF está entre 1 a 4 mm abaixo da linha de –2 DP, novas medidas seriadas são necessárias para determinar se uma displasia esquelética está presente.
- Se o CF for inferior a 5 mm abaixo da linha de –2 DP, existe uma alta probabilidade de displasia esquelética.

Ocasionalmente, a RCIU grave pode se manifestar predominantemente na forma de extremidades encurtadas.[21] Achados associados de medidas normais ou diminuídas das pregas da pele, oligoidrâmnio e formatos de onda Doppler anormais são sugestivos do diagnóstico de RCIU,[22] enquanto pregas de pele redundantes e espessadas e poliidrâmnio são acompanhantes comuns das displasias com membros curtos. Via de regra, quanto mais precoce for a detecção do encurtamento do membro, pior será o prognóstico.

Os **padrões de encurtamento do membro**[3,23] devem ser avaliados para determinar quais segmentos dos ossos longos estão afetados de modo mais grave (Fig. 43-5). Em vez de milímetros, achamos útil padronizar as medidas em semanas de tamanho para determinar a desproporção. Existem quatro padrões principais: **rizomelia**, encurtamento do segmento proximal (fêmur e úmero); **mesomelia**, encurtamento do segmento médio (rádio, ulna, tíbia e fíbula); **acromelia**, encurtamento do segmento distal (mãos e pés); e **micromelia**, encurtamento de todo o membro (leve, leve e arqueado, ou grave).

O formato, contorno e densidade dos ossos devem ser avaliados a procura de abaulamento, angulações, fraturas ou espessamentos. O abaulamento é um achado inespecífico,

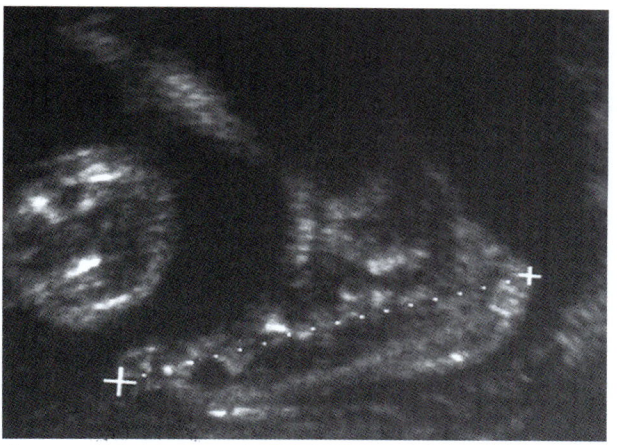
A

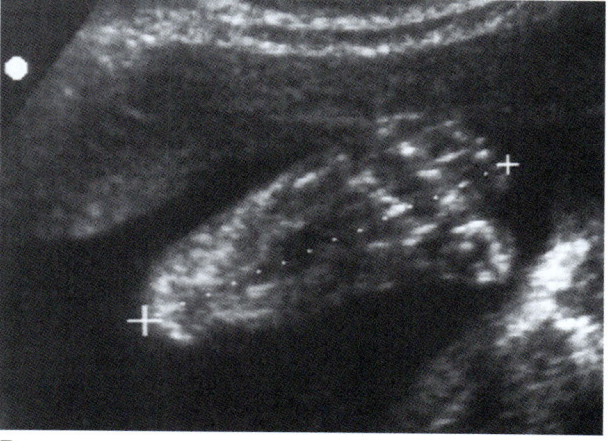
B

FIGURA 43-3. Mensuração do comprimento do pé. Da margem de pele sobre o calcâneo até a extremidade distal do pododáctilo mais longo. **A,** Mensuração sagital; observe a aparência quadrada normal do calcanhar. **B,** Mensuração plantar.

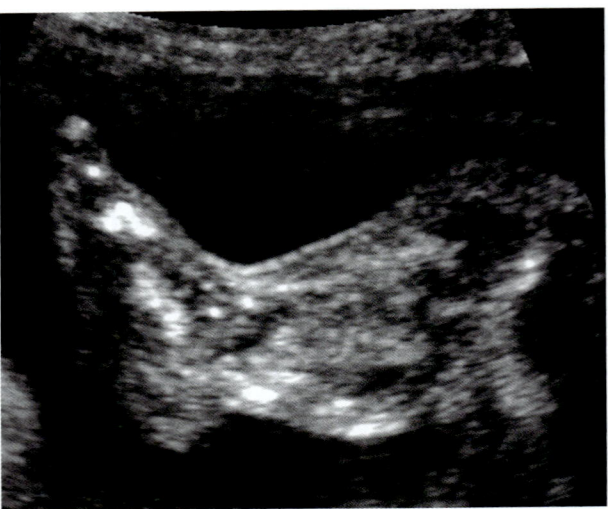

FIGURA 43-4. Displasia tanatofórica. Preservação relativa do comprimento do pé em comparação com o extremo encurtamento dos ossos longos. (Cortesia de Fetal Assessment Unit, University Health Network.)

PADRÕES DE ENCURTAMENTO DOS MEMBROS

Rizomelia: Encurtamento do segmento proximal
Fêmur e úmero
Mesomelia: Encurtamento do segmento médio
Rádio, ulna e tíbia, fíbula
Acromelia: Encurtamento do segmento distal
Mãos e pés
Micromelia: Encurtamento de todo o membro
Leve, leve com arqueamento, grave

sos e enrugados correspondentes a ciclos repetidos de fratura e formação de calo (Fig. 43-1D). A diminuição ou ausência do sombreamento acústico é um marcador para diminuição da mineralização dos ossos longos. Quando evidente, este achado é útil, mas na sua ausência a mineralização óssea ainda pode ser anormal. O sinal ultra-sonográfico mais confiável de desmineralização é a compressibilidade anormal da calota craniana. A osteogênese imperfeita do tipo IIA tipicamente ocorre com sinais de mineralização anormal e fraturas ósseas. A acondrogênese e hipofosfatasia também se apresentam com sinais de hipomineralização.

A **coluna** é avaliada para pesquisa de anormalidades segmentares, cifoescoliose, platispondilia, desmineralização, mielodisplasia e síndromes de regressão caudal. Apesar de a platispondilia ser a anormalidade mais comum da coluna, este apresenta um diagnóstico pré-natal difícil.[24] A desmineralização da coluna pode resultar na aparência de vértebras "fantasmas" ou na não-visualização dos três centros de ossificação da coluna. Uma distância interpedicular lombar progressivamente estreitada está associada a acondroplasia;

tipicamente causado por uma fragilidade óssea subjacente. Pacientes com tipos mais leves de OI podem apresentar um abaulamento aparente *in utero* sem fraturas francas dos ossos longos. O abaulamento anterior da tíbia e também do fêmur e úmero pode sugerir o diagnóstico de displasia camptomélica; entretanto, achados associados, como escápulas hipoplásicas e cifose cervical, estão geralmente presentes. As fraturas ósseas podem aparecer como angulações ou interrupções no contorno ósseo ou na forma de contornos espes-

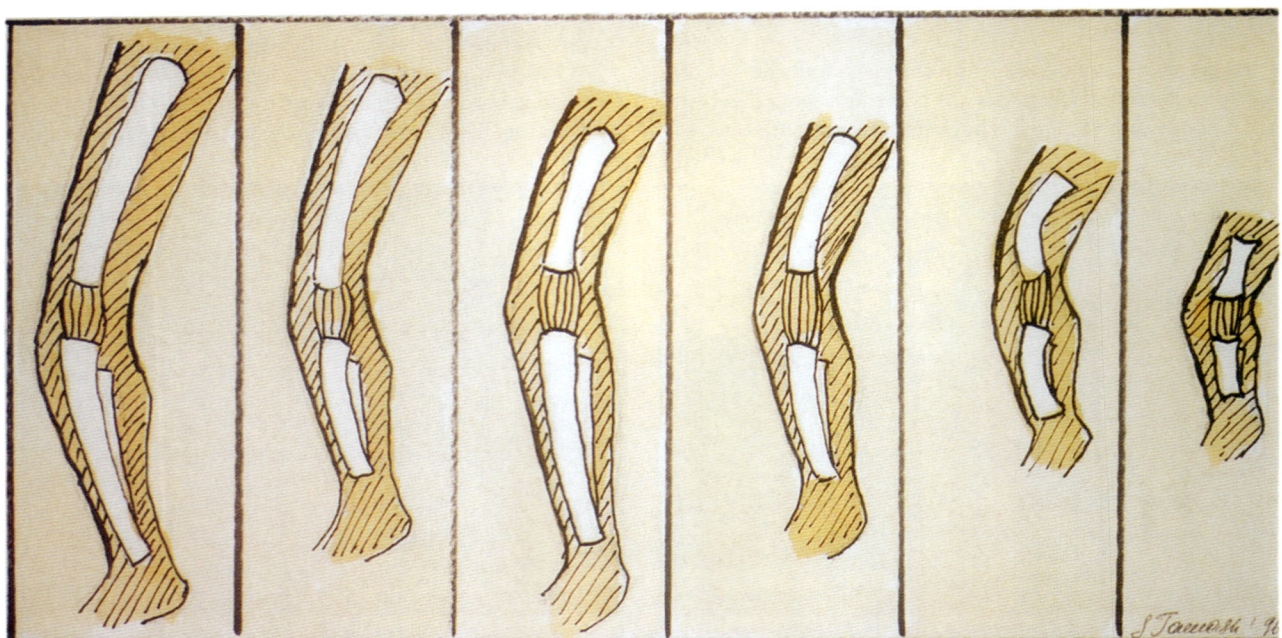

FIGURA 43-5. Padrões de encurtamento dos membros. Normal, mesomelia, rizomelia, micromelia leve, micromelia leve e curva e micromelia grave (*da esquerda para a direita*). (Desenho cortesia de J. Tomash, M.D., University of Toronto.)

TABELA 43-3. CIRCUNFERÊNCIA TORÁCICA NORMAL (CM) CORRELACIONADA COM A IDADE GESTACIONAL*										
Idade Gestacional (Semanas)	Número de Percentis Preditivos	2,5	5	10	25	50	75	90	95	97,5
16	6	5,9	6,4	7,0	8,0	9,1	10,3	11,3	11,9	12,4
17	22	6,8	7,3	7,9	8,9	10,1	11,2	12,2	12,8	13,3
18	31	7,7	8,2	8,8	9,8	11,0	12,1	13,1	13,7	14,2
19	21	8,6	9,1	9,7	10,7	11,9	13,0	14,0	14,6	15,1
20	20	9,5	10,0	10,6	11,7	12,9	13,9	15,0	15,5	16,0
21	30	10,4	11,0	11,6	12,6	13,7	14,8	15,8	16,4	16,9
22	18	11,3	11,9	12,5	13,5	14,6	15,7	16,7	17,3	17,8
23	21	12,2	12,8	13,4	14,4	15,5	16,6	17,6	18,2	18,8
24	27	13,2	13,7	14,3	15,3	16,4	17,5	18,5	19,1	19,7
25	20	14,1	14,6	15,2	16,2	17,3	18,4	19,4	20,0	20,6
26	25	15,0	15,5	16,1	17,1	18,2	19,3	20,3	21,0	21,5
27	24	15,9	16,4	17,0	18,0	19,1	20,2	21,3	21,9	22,4
28	24	16,8	17,3	17,9	18,9	20,0	21,2	22,2	22,8	23,3
29	24	17,7	18,2	18,8	19,8	21,0	22,1	23,1	23,7	24,2
30	27	18,6	19,1	19,7	20,7	21,9	23,0	24,0	24,6	25,1
31	24	19,5	20,0	20,6	21,6	22,8	23,9	24,9	25,5	26,0
32	28	20,4	20,9	21,5	22,6	23,7	24,8	25,8	26,4	26,9
33	27	21,3	21,8	22,5	23,5	24,6	25,7	26,7	27,3	27,8
34	25	22,2	22,8	23,4	24,4	25,5	26,6	27,6	28,2	28,7
35	20	23,1	23,7	24,3	25,3	26,4	27,5	28,5	29,1	29,6
36	23	24,0	24,6	25,2	26,2	27,3	28,4	29,4	30,0	30,6
37	22	24,9	25,5	26,1	27,1	28,2	29,3	30,3	30,9	31,5
38	21	25,9	26,4	27,0	28,0	29,1	30,2	31,2	31,9	32,4
39	7	26,8	27,3	27,9	28,9	30,0	31,1	32,2	32,8	33,3
40	6	27,7	28,2	28,8	29,8	30,9	32,1	33,1	33,7	34,2

De Chitkara U, Rosenberg J, Chevanak FA, et al: Prenatal sonografic assessment of thorax: Normal values. Am J Obstet Gynecol 1987;156:1069-1074.

uma distância interpedicular alargada está associada a mielodisplasia.

A **circunferência torácica** é medida no nível das quatro câmaras do coração e comparada com os nomogramas (Tabela 43-3). O **comprimento torácico** (do pescoço até o diafragma) também é medido, e as costelas são avaliadas para determinar se são curtas (Tabela 43-4). No nível da incidência das quatro câmaras cardíacas as costelas normalmente circundam pelo menos 70% a 80% da circunferência torácica. Um tórax curto e estreito geralmente implica hipoplasia pulmonar. Uma proporção da circunferência toracoabdominal inferior a 0,8 pode ser anormal.

O determinante prognóstico isolado mais importante é a ausência ou a presença de **hipoplasia pulmonar**. O diagnóstico de hipoplasia pulmonar sugere que uma determinada displasia esquelética é letal.

As **mãos** e os **pés** são examinados a procura de deformidades típicas, como o pé torto e as deformidades da mão. Um polegar em posição de "pedir carona" ou em abdução está associado ao nanismo diastrófico. Deformidades posturais fixas podem sugerir o diagnóstico de artrogripose. A polidactilia está associada às síndromes de polidactilia de costela curta, síndrome de Ellis van Creveld, e distrofia torácica asfixiante, bem como às anormalidades cromossômicas.

O **crânio** fetal é avaliado a procura de macrocrânio, presença de bossa frontal, deformidade craniana em formato de trevo, anormalidades cerebrais subjacentes e anormalidades faciais como nariz em sela, hipertelorismo e fendas de lábio e de palato. A mineralização anormal da calota craniana, como na OI ou na hipofosfatasia congênita, pode resultar na compressibilidade do crânio e na foice cerebral anormalmente brilhante ou ecogênica em comparação com a calota desmineralizada.

Finalmente, um exame detalhado de cada osso pode ser necessário para determinar as condições do feto que podem apresentar riscos. Características dismórficas específicas dos ossos como hipoplasia clavicular ou escapular, aplasia da fíbula, tíbia ou rádio, ou platispondilia podem ser úteis para definir de modo ainda mais específico qual é a displasia esquelética. Via de regra, quanto mais precoce for a detecção de um encurtamento de membro, pior será o prognóstico. Uma detalhada avaliação dos sistemas cardiovascular, geniturinário, gastrointestinal e do sistema nervoso central deve ser realizada em conjunção com a avaliação detalhada do sistema músculo-esquelético.

Papel da Ultra-sonografia Tridimensional (3-D). A ultra-sonografia 3-D está progredindo rapidamente de uma fase de pesquisa e desenvolvimento para a fase das aplicações clínicas. As gerações atuais reduziram o tempo de conversão de minutos para segundos, permitindo a obtenção de imagens 4-D ou 3-D em "tempo real". As capacidades de conversão de superfície estão se mostrando especialmente úteis na elucidação de carac-

TABELA 43-4. COMPRIMENTO TORÁCICO NORMAL (CM) CORRELACIONADO COM A IDADE GESTACIONAL*

Idade Gestacional (Semanas)	Número de Percentis Preditivos	2,5	5	10	25	50	75	90	95	97,5
16	6	0,9	1,1	1,3	1,6	2,0	2,4	2,8	3,0	3,2
17	22	1,1	1,3	1,5	1,8	2,2	2,6	3,0	3,2	3,4
18	31	1,3	1,4	1,7	2,0	2,4	2,8	3,2	3,4	3,6
19	21	1,4	1,6	1,8	2,2	2,7	3,0	3,4	3,6	3,8
20	20	1,6	1,8	2,0	2,4	2,8	3,2	3,6	3,8	4,0
21	30	1,8	2,0	2,2	2,6	3,0	3,4	3,7	4,0	4,1
22	18	2,0	2,2	2,4	2,8	3,2	3,6	3,9	4,1	4,3
23	21	2,2	2,4	2,6	3,0	3,4	3,8	4,1	4,3	4,5
24	27	2,4	2,6	2,8	3,1	3,5	3,9	4,3	4,5	4,7
25	20	2,6	2,8	3,0	3,3	3,7	4,1	4,5	4,7	4,9
26	25	2,8	2,9	3,2	3,5	3,9	4,3	4,7	4,9	5,1
27	24	2,9	3,1	3,3	3,7	4,1	4,5	4,9	5,1	5,3
28	24	3,1	3,3	3,5	3,9	4,3	4,7	5,0	5,4	5,4
29	24	3,3	3,5	3,7	4,1	4,5	4,9	5,2	5,5	5,6
30	27	3,5	3,7	3,9	4,3	4,7	5,1	5,4	5,6	5,8
31	24	3,7	3,9	4,1	4,5	4,9	5,3	5,6	5,8	6,0
32	28	3,9	4,1	4,3	4,6	5,0	5,4	5,8	6,0	6,2
33	27	4,1	4,3	4,5	4,8	5,2	5,6	6,0	6,2	6,4
34	25	4,2	4,4	4,7	5,0	5,4	5,8	6,2	6,4	6,6
35	20	4,4	4,6	4,8	5,2	5,6	6,0	6,4	6,6	6,8
36	23	4,6	4,8	5,0	5,4	5,8	6,2	6,5	6,8	7,0
37	22	4,8	5,0	5,2	5,6	6,0	6,4	6,7	7,0	7,1
38	21	5,0	5,2	5,4	5,8	6,2	6,6	6,9	7,1	7,3
39	7	5,2	5,4	5,6	6,0	6,4	6,8	7,1	7,3	7,5
40	6	5,4	5,6	5,8	6,1	6,5	6,9	7,3	7,5	7,7

*De Chitkara U, Rosenberg J, Chevanak FA, et al: Prenatal sonografic assessment of thorax: Normal values. Am J Obstet Gynecol 1987;156:1069-1074.

terísticas potencialmente sutis, como orelhas de implantação baixa, dismorfismo facial, pés tortos, fenda labial/palatal ou polidactilia. As estruturas de alto contraste, como o esqueleto fetal, são especialmente receptivas à manipulação dos dados. A capacidade de obter imagens diagnósticas em 3-D depende não somente da tecnologia mas também da habilidade do operador, da posição do feto e do volume de líquido amniótico. Atualmente, sua maior utilização é como ferramenta de pesquisa e para gerar uma demonstração visual das malformações anatômicas do feto para os pais. Para as famílias em risco de anomalias congênitas específicas, a confirmação visual de que o feto não apresenta anormalidades pode ser igualmente importante. Os estudos iniciais estão demonstrando que a ultra-sonografia 3-D pode aumentar a capacidade diagnóstica, especialmente para as malformações do crânio, face, esqueleto e superfície corporal[25-27] (Figs. 43-6 e 43-7).

Papel das Radiografias. O papel das radiografias pré-natais é limitado. Tipicamente, duas imagens podem ser realizadas: uma incidência ântero-posterior (AP), colocando o feto sobre o espaço da pelve, e uma incidência angulada com o feto projetado para baixo, afastado do sacro. O surgimento de membros curtos de formato normal e a presença de linhas de recuperação de crescimento podem ser úteis na distinção entre a restrição do crescimento intra-uterino grave e as displasias esqueléticas.[22] Em contraste, as radiografias pós-natais desempenham um papel extremamente importante na definição das características radiológicas encontradas em muitas anomalias esqueléticas.

Papel da Ressonância Magnética (RM). A ultra-sonografia permanece sendo a modalidade primária de imagens na avaliação dos pacientes obstétricos. O recente desenvolvimento da RM rápida tornou o tempo de aquisição curto o suficiente para examinar o feto sem sedação. A RM pode ser útil como uma modalidade de imagens correlativa por não ter radiação ionizante, gerando imagens multiplanares em combinação com um campo visual maior, com excelente contraste de tecidos moles. A RM não está recomendada durante o primeiro trimestre e o material de contraste não está recomendado para a gestante. Apesar de atualmente não existirem evidências de que o uso da RM produza efeitos deletérios sobre embriões ou fetos humanos, a segurança da RM durante a gestação ainda não foi definitivamente comprovada. Portanto, a RM deve ser reservada para os casos em que os achados ultra-sonográficos são inconclusivos e espera-se que a RM venha a gerar informações adicionais que possam mudar o tratamento.[28] Em muitos casos, o diagnóstico permanece obscuro, e a avaliação pelos especialistas locais pode ser útil. Se a gestação foi interrompida ou o feto apresenta uma displasia esquelética letal, é importante a obtenção de uma biópsia de pele para cultura de fibroblastos. Isto permitirá o teste molecular e é importante para propósitos de aconselhamento genético.

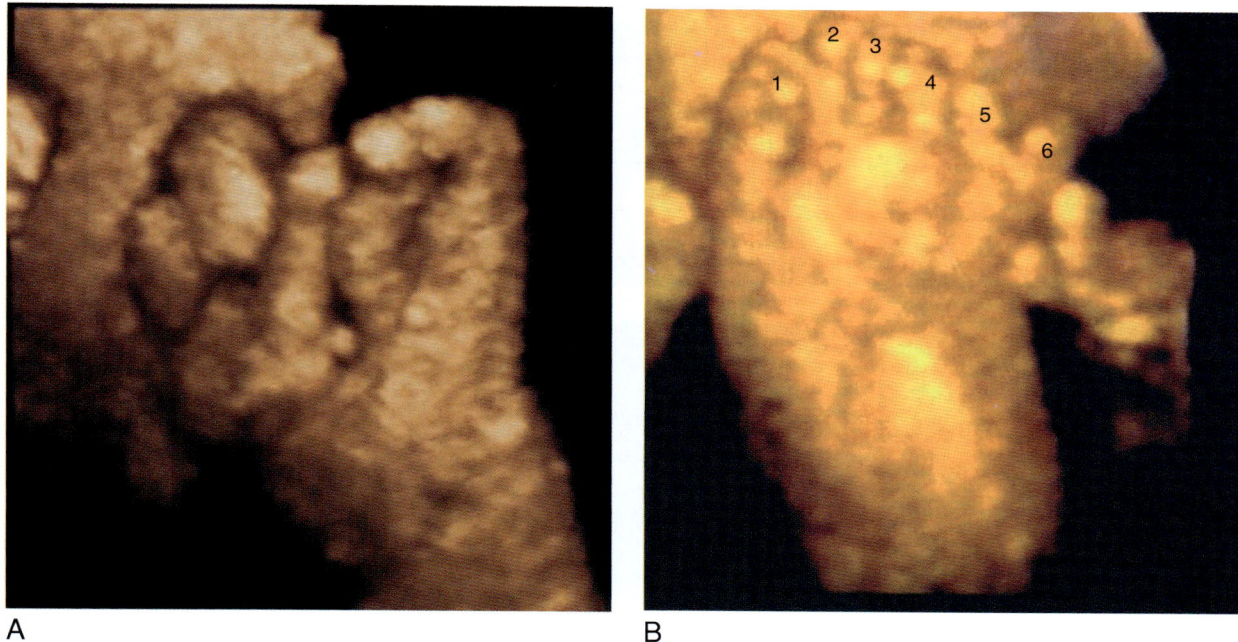

FIGURA 43-6. Trissomia do 18. A, Mão fechada, conversão de superfície 3-D. **B,** Pé fetal (conversão de superfície 3-D) Polidactilia. (**A,** Cortesia do Dr. Benoit B. Medison, OBGYN.net Fetal Hand. #OB 3 Abnormal. **B,** Cortesia do Dr. Medison, OBGYN.net. 3 Abnormal.)

DISPLASIAS ESQUELÉTICAS LETAIS

As displasias esqueléticas letais são caracterizadas por **micromelia grave** e **diminuição da circunferência torácica** com **hipoplasia pulmonar.**[29] A característica determinante isolada mais importante de letalidade é a presença de hipoplasia pulmonar. A morte é causada pela hipoplasia pulmonar secundária a um tórax hipoplásico. Achados associados incluem poliidrâmnio e pregas de pele espessas e redundantes. Em muitas displasias esqueléticas de membros curtos, a pele e as camadas subcutâneas continuam a crescer em uma velocidade proporcionalmente maior do que a dos ossos longos, resultando em pregas de pele relativamente espessas, que podem ser confundidas com hidropisia fetal. O poliidrâmnio pode estar relacionado a uma compressão esofágica pelo tórax pequeno, anormalidades gastrointestinais ou hipotonia.

Aproximadamente 60% de todas as displasias esqueléticas letais são displasias tanatofóricas ou acondrogêneses. Com o acréscimo da OI do tipo II, estas três displasias esqueléticas são responsáveis por mais de dois terços de todas as displasias esqueléticas letais.[1] Pretorius *et al.*[3] sugeriram que é possível fazer o diagnóstico correto de um nanismo de membros curtos em 85% dos casos, com um diagnóstico correto e específico em aproximadamente 54% dos casos. Nós utilizamos uma abordagem através de **"características-chave"** para a avaliação do grau de micromelia, mineralização, presença de macrocrânio e a avaliação do comprimento e circunferência do tórax (Tabela 43-5).

A DISPLASIA ESQUELÉTICA É LETAL?

Características marcantes
Micromelia grave
Hipoplasia pulmonar

Características distintivas
Mineralização anormal
Fraturas
Presença ou ausência de macrocrânio
Comprimento torácico

Displasia Tanatofórica

A displasia tanatofórica é a mais comum das displasias esqueléticas letais. A prevalência entre os nascimentos é de 0,24 a 0,69 por 10.000. As características-chave são micromelia grave com predominância rizomélica, macrocrania, diminuição da circunferência torácica e comprimento normal do tronco.

Tipicamente, as extremidades são tão encurtadas que tendem a fazer protrusões de ângulos retos em relação ao corpo. As pregas de pele estão espessadas e redundantes secundárias a uma maior velocidade de crescimento das camadas da pele e do subcutâneo em relação à dos ossos. A apresentação clínica comumente ocorre por medidas maiores do que as esperadas para a idade, secundárias ao poliidrâmnio (Figs. 43-8 e 43-9).

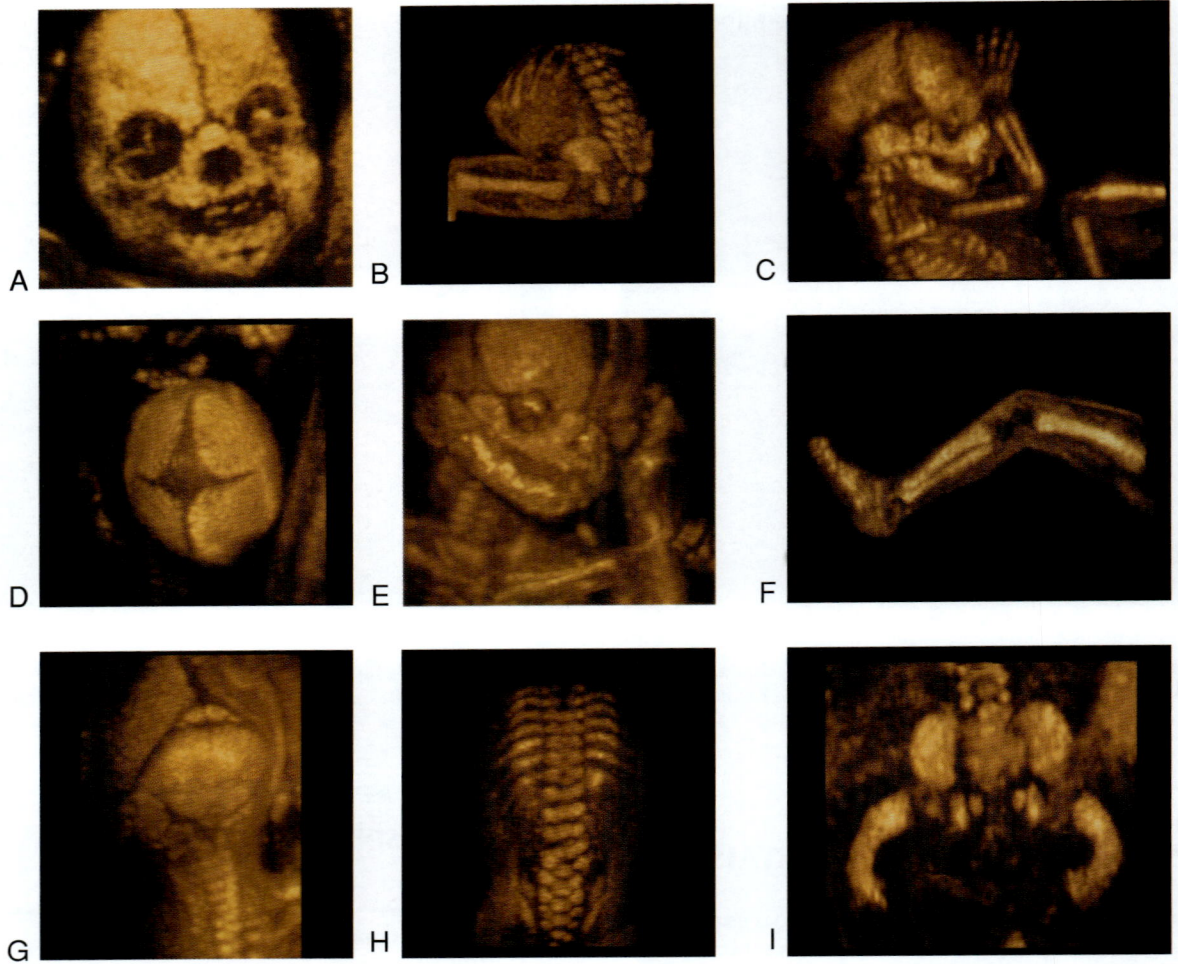

FIGURA 43-7. Colagem de imagens 3-D. A, Crânio normal com 22 semanas. **B,** Fêmur e osso ilíaco com 22 semanas. **C,** Extremidade superior com 22 semanas. **D,** Crânio normal. **E,** Face e crânio com 22 semanas. **F,** Membro inferior normal com 22 semanas. **G,** Ossos wormianos, fontanela posterior. **H,** Hemivértebras com 23 semanas. **I,** Fêmur e ilíaco. Osteogênese imperfeita. (Cortesia do Dr. Bernard Benoit.)

AVALIAÇÃO ULTRA-SONOGRÁFICA DOS OSSOS

Ossos longos
    Grau de encurtamento do membro
    Padrão de encurtamento do membro
    Grau de mineralização
    Presença de fraturas, arqueamento ou angulação
    Formato ou contorno anormal
    Anomalias com redução do membro
    Ossos hipoplásicos ou aplásicos
Coluna
    Grau e padrão de desmineralização
    Platispondilia
    Anomalias de segmentação ou curvatura
    Síndrome da regressão caudal
    Mielodisplasia
Tórax
    Comprimento e circunferência torácicos
    Costelas hipoplásicas
    Tórax em formato de sino por hipoplasia pulmonar
    Contorno convexo em um corte transversal
Mãos e pés
    Deformidades posturais
    Número anormal de dígitos
    Sindactilia
Calota craniana
    Macrocrânio
    Bossa frontal
    Craniossinostose
    Compressibilidade/grau anormal de mineralização
Características faciais
    Fenda de palato e lábio
    Hipertelorismo e hipotelorismo
    Hipoplasia da região média da face/ponte nasal plana

TABELA 43-5. MICROMELIA GRAVE COM DIMINUIÇÃO DA CIRCUNFERÊNCIA TORÁCICA

Comprimento	Mineralização Óssea	Fraturas	Macrocrania	Tronco Curto
Displasia tanatofórica*†	Normal	Não	Sim	Não
Acondrogênese	Desmineralização dispersa	Ocasional	Sim	Sim
Osteogênese imperfeita do tipo II	Desmineralização generalizada	Inúmeras	Não	Sim
Hipofosfatasia	Desmineralização dispersa ou generalizada	Ocasional	Não	Não

*Acondroplasia homozigota é similar à displasia tanatofórica, mas distinguível, pois ambos os pais são afetados com a forma heterozigota de acondroplasia.
†Displasias com polidactilia e costelas curtas são similares à displasia tanatofórica, mas macrocrania e polidactilia estão presentes.

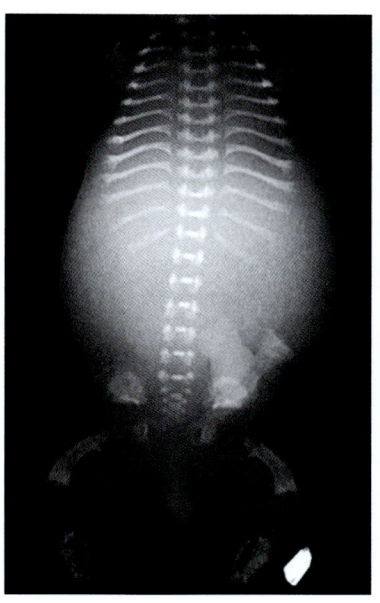
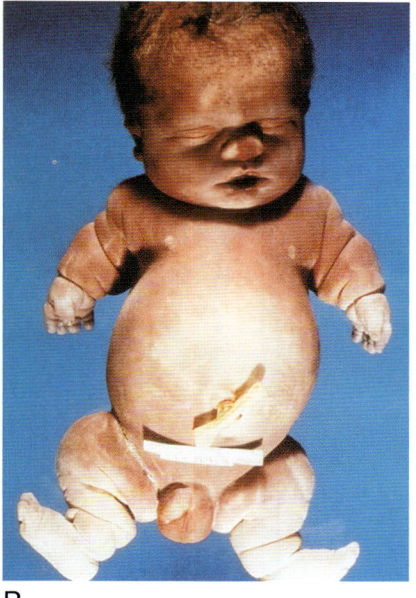
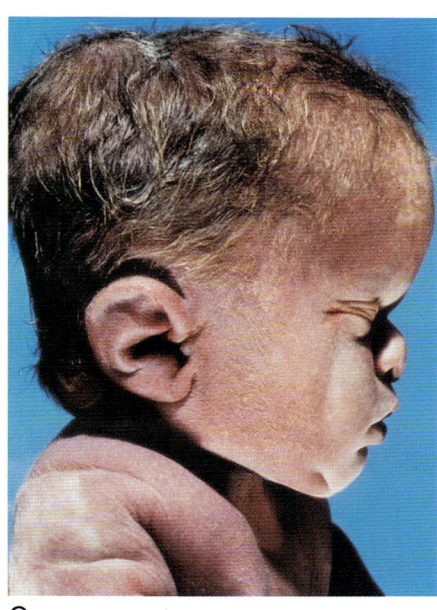

FIGURA 43-8. Displasia tanatofórica com 33 semanas. A, Radiografia ântero-posterior (AP) demonstra ossos das extremidades curvos com mineralização normal, platispondilia grave com corpos vertebrais em formato de U, tórax estreito e costelas encurtadas. **B,** Fotografia AP do espécime demonstra grave micromelia com preservação relativa das mãos e dos pés, telescopagem das pregas de pele redundantes e tórax pequeno com formato de sino. **C,** Fotografia em perfil do espécime demonstra o macrocrânio, bossa frontal e ponte nasal plana.

Langer et al.[30-32] distinguiram dois tipos de displasia tanatofórica. O **tipo 1 (DT1)**, a forma comum, demonstra extremidades típicas com **formato** de **"telefone"** (Fig. 43-1H). Esta aparência arqueada ou curva é secundária a amplas metáfises nas extremidades de ossos longos gravemente encurtados. A DT1 está associada a bossa frontal e a uma ponte nasal plana. Ocasionalmente pode ocorrer craniossinostose, resultando em uma variante leve de deformidade de crânio em formato de trevo. A platispondilia, ou corpos vertebrais planos, está presente.

No **tipo 2 (DT2)**, os fêmures são tipicamente retos com metáfises alargadas. A característica mais específica é a **deformidade** do crânio em formato de **"trevo"**. Esta é uma aparência trilobada do crânio no plano coronal que resulta da craniossinostose prematura das suturas lambdóide e coronal (Fig. 43-10). Outras condições que podem estar associadas a esta deformidade incomum do crânio são a **acondroplasia homozigota, a displasia camptomélica** e a **trissomia do 13.**

Ambos os tipos são condições autossômicas dominantes, com todos os casos sendo causados por novas mutações no gene receptor do fator de crescimento de fibroblastos 3 (GRFCF3). As mutações neste gene também causam hipocondroplasia, acondroplasia, acondroplasia grave com retardo do desenvolvimento e acantose *nigricans* (SADDAN), bem como craniossinostose.[32,33]

A displasia tanatofórica apresenta muitas similaridades fenotípicas com a **acondroplasia homozigota**. Ambas as condições podem parecer idênticas em perspectivas ultrasonográficas e radiológicas. Elas podem ser distinguidas por uma história familiar positiva de acondroplasia homozigota,[29] na qual ambos os pais são afetados com a forma heterozigota da acondroplasia (Fig. 43-11). Outra condição indicada por ossos longos arqueados é o **nanismo camptomélico**, que é distinto da displasia tanatofórica por apresentar uma forma moderada e arqueada de micromelia, afetando tipicamente as tíbias com anomalias associadas características.

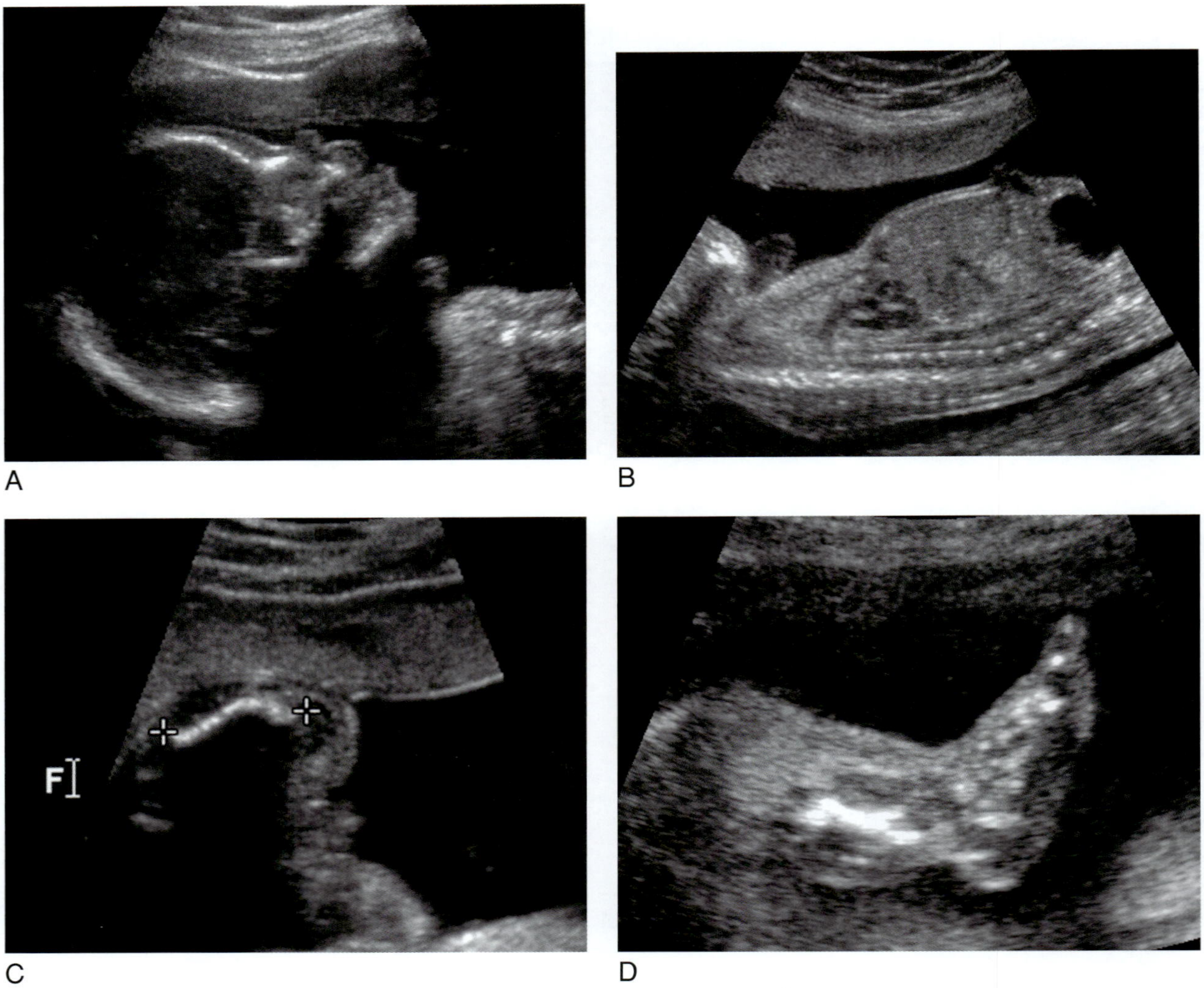

FIGURA 43-9. Displasia tanatofórica com 22 semanas. A, Perfil; hipoplasia da região média da face. **B,** Ultra-sonografia sagital demonstra tórax desproporcionalmente estreito e abdome protuberante, significando uma condição letal com base na hipoplasia pulmonar. **C,** Fêmur curto e curvo. **D,** Preservação do comprimento do pé em comparação com o extremo encurtamento da tíbia. (Cortesia de Fetal Assessment Unit, University Health Network.).

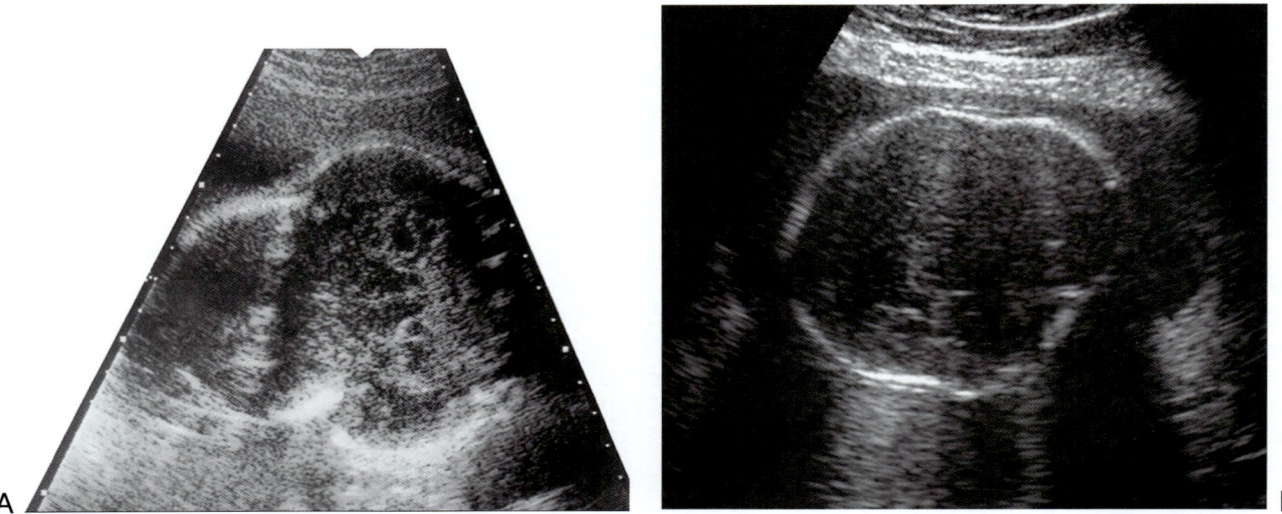

FIGURA 43-10. Deformidade da displasia tanatofórica em formato de trevo. A, Variante grave. **B,** Variante leve. (Cortesia de Greg Ryan, M.D., University of Toronto.)

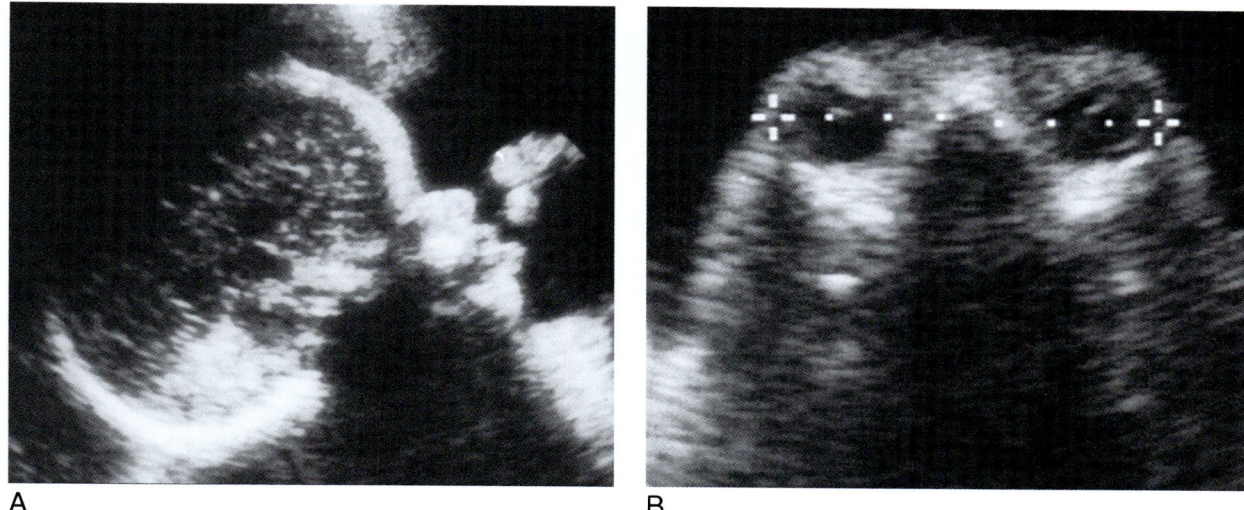

FIGURA 43-11. Acondroplasia homozigota na 34ª semana. A, Perfil lateral similar a uma displasia tanatofórica com macrocrânio, formação de bossa frontal e ponte nasal plana. **B,** Imagem axial através das órbitas e ossos nasais confirma a ponte nasal plana.

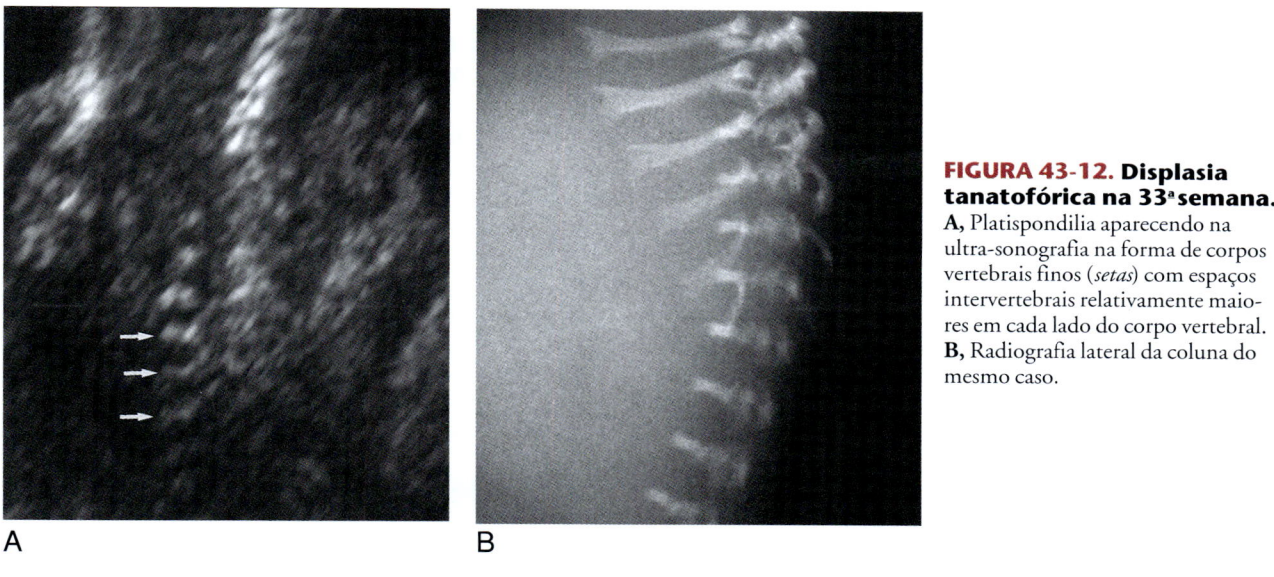

FIGURA 43-12. Displasia tanatofórica na 33ª semana. A, Platispondilia aparecendo na ultra-sonografia na forma de corpos vertebrais finos (*setas*) com espaços intervertebrais relativamente maiores em cada lado do corpo vertebral. **B,** Radiografia lateral da coluna do mesmo caso.

A platispondilia, ou corpos vertebrais planos, é uma das características mais marcantes nas radiografias AP da displasia tanatofórica. Observa-se uma configuração em U ou H dos corpos vertebrais e um aumento relativo da altura dos espaços discais. Esta característica pode ser extremamente difícil de avaliar em uma ultra-sonografia pré-natal. A platispondilia aparece na ultra-sonografia como um corpo vertebral fino com um espaço intervertebral hipoecóico relativamente maior em cada lado do corpo vertebral (Fig. 43-12). A proporção entre a altura do corpo vertebral e o interespaço vertebral (disco e corpo) na displasia tanatofórica é menor do que nos casos normais. A platispondilia também ocorre em muitos casos de acondrogênese e OI do tipo II.[22,29]

Achados associados relacionados ao sistema nervoso central incluem holoprosencefalia, agenesia do corpo caloso, megaleucefalia, polimicrogiria, heterotopia e ventriculomegalia. Outras anomalias podem incluir rins em formato de ferradura, hidronefrose, doença cardíaca congênita (defeito do septo atrial e insuficiência tricúspide), sinostose radioulnar e ânus imperfurado.[34]

Acondrogênese

A acondrogênese (ACH) é a segunda displasia esquelética letal mais comum. A prevalência de nascimentos é de 0,09 a 0,23 por 10.000 nascimentos. Ela forma um grupo genotípico e fenotípico diverso de condrodisplasias caracterizadas por micromelia grave, macrocrânio, diminuição da circunferência torácica e do comprimento do tronco e diminuição da mineralização.[34,35]

O padrão de desmineralização é mais marcado nos corpos vertebrais, ísquio e ossos do púbis, levando a um encurtamento acentuado do comprimento do tronco, diminuição da circunferência torácica e fraturas ocasionais.[36] Classicamente, devido a predominante desmineralização do corpo vertebral, somente os dois elementos ecogênicos posteriores ou arcos neurais aparecem em uma imagem transversa da coluna. Este achado também é encontrado na **hipofosfatasia congênita**, na qual a desossificação predominante da coluna envolve os elementos posteriores com comprometimento disperso dos corpos vertebrais. Poliidrâmnio e pregas de pele espessas e redundantes constituem presença comum na acondrogênese.[27]

O **tipo 1** é dividido em tipos A e B (ACH1A e ACH1B).[35,38] Aproximadamente 20% dos casos de acondrogênese são deste tipo. A ACH1A apresenta fraturas de costelas que não são observadas na ACH1B. Ambas são autossômicas recessivas em herança e, conseqüentemente, apresentam um risco de recorrência de 25%, mas o defeito genético na ACH1A permanece desconhecido. A ACH1B é causada por mutações no gene transportador de sulfato da displasia diastrófica. A ACH1A e ACH1B apresentam uma forma grave de micromelia evidenciada por ossos curtos e cubóides e encurtamento metafisário. Observa-se uma ausência parcial ou completa de ossificação do crânio, corpos vertebrais e ossos do sacro e do púbis. Devido à estrutura esquelética extremamente limitada, os tecidos subcutâneos podem aparecer grotescamente redundantes com múltiplas pregas cutâneas que podem ser confundidas antes do nascimento com hidropisia fetal.

O **tipo 2** (ACH2), ou forma de Langer-Saldino, é responsável por 80% dos casos de acondrogênese. Ele é causado por novas mutações dominantes no gene COL2A1 que codifica o colágeno tipo II e apresenta um risco de recorrência muito pequeno. Este tipo se caracteriza por ossificação normal da calota craniana e ausência de ossificação na coluna vertebral, sacro e ossos do púbis (Fig. 43-13). ACH2 apresenta a ausência mais completa de ossificação da coluna vertebral de todas as displasias esqueléticas. A forma de Langer-Saldino demonstra ossos longos e comprimento corporal relativamente mais compridos em associação a um maior tempo de sobrevida.

Estas duas características-chave da **acondrogênese** — mineralização anormal e encurtamento do comprimento do tronco — as distinguem da **displasia tanatofórica** que apresenta uma mineralização normal e comprimento normal do tronco. Ambas demonstram macrocrania e grave micromelia.

Osteogênese Imperfeita

A osteogênese imperfeita forma um grupo clínico e geneticamente heterogêneo de distúrbios do colágeno caracterizado por mutações nos genes do colágeno que resultam em ossos quebradiços e múltiplas fraturas (Tabela 43-6). A incidência é de um entre 60.000; todos os tipos são autossômicos dominantes, exceto o subtipo de OI do tipo III, que apresenta um modo hereditário autossômico recessivo. O diagnóstico pré-natal é possível com base no DNA extraído dos vilos coriônicos ou das células do líquido amniótico através de uma amniocentese. O diagnóstico também pode se basear no colágeno extraído dos fibroblastos cultivados obtidos de biópsia do vilo coriônico por volta da 10ª semana,[37-39] quando a mutação ou a anormalidade do colágeno no caso índice é conhecida. Uma modificação da classificação de Sillence, com base nos achados radiográficos do esqueleto, é utilizada com maior freqüência para distinguir os subtipos de OI.[40,41]

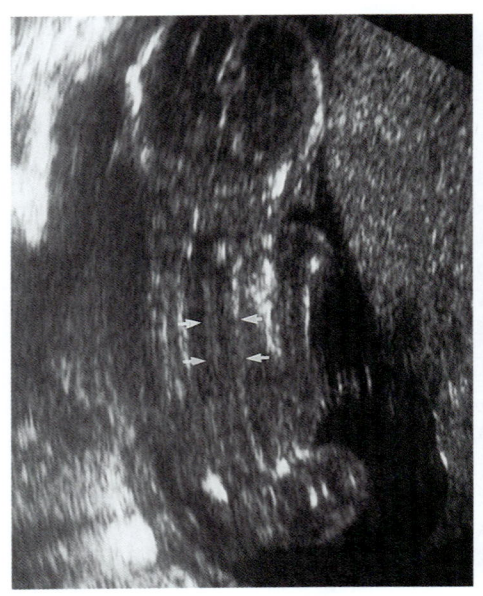
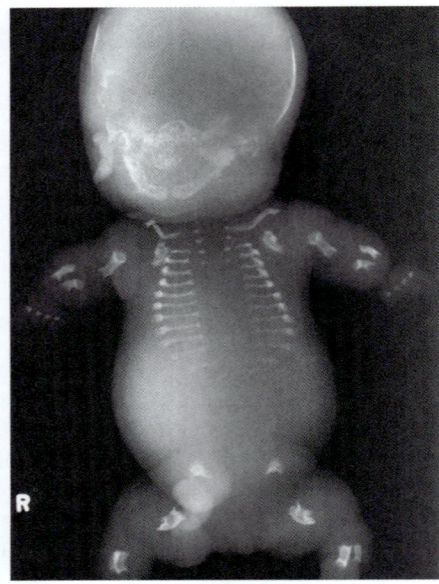

FIGURA 43-13 Acondrogênese na 18ª semana. A, Corte coronal demonstra tórax pequeno, tecidos subcutâneos redundantes, ausência de ossificação da coluna (*pontas de seta*), ossificação deficiente da calota craniana. **B,** Radiografia pós-morte demonstra macrocrânio, ossificação deficiente da calota e micromelia grave. (Cortesia de Shia Salem, M.D., University of Toronto.)

TABELA 43-6. CLASSIFICAÇÃO DA OSTEOGÊNESE IMPERFEITA: PRINCIPAIS CARACTERÍSTICAS ESQUELÉTICAS E GENÉTICAS

Tipo	Padrão Hereditário	Padrão de Encurtamento dos Membros	Costelas	Fraturas	Características Clínicas	Anormalidades Moleculares	Prognóstico
I	AD	Nenhum	Normais	Isoladas +/− arqueamento	Fragilidade óssea de leve a moderada Escleras azuis 60% de perda auditiva	Não-funcional (alelo nulo) COLA1	Bom
IA					Dentes normais		
IB					Dentes opalescentes		
II	AD, recorrência causada por mosaicismo gonadal				Grave fragilidade óssea Escleras azuis	Mutações pontuais nos genes COL1A1 e COL1A2 com substituição da glicina no domínio da tripla hélice	Letal
IIA		Grave Micromelia	Finas e recurvadas	Inúmeras	Ossos espessos		
IIB		Moderado, Fêmures primários	Mínimas	Numerosas	Ossos finos ou espessos		
IIC		Moderado Micromelia	Finas e recurvadas	Numerosas	Ossos finos		
III	AD, raramente AR			Múltiplas	Fragilidade óssea de moderada a grave Morte na primeira ou segunda década devido à insuficiência respiratória	Mutações pontuais nos genes COL1A1 e COL1A2	Deformante
IV	AD	Isolado		Ocasionais	Fragilidade óssea de leve a moderada Escleras brancas	Mutações pontuais nos genes COL1A1 e COL1A2	Bom
IVA					Dentes normais		
IVB					Dentes opalescentes		

A classificação de Sillence se tornou menos útil, pois a maioria das anormalidades moleculares associadas a OI já foi elucidada. De acordo com a subclassificação genética, as características-chave são a anormalidade molecular específica, o padrão hereditário e as características clínicas — como escleras azuis, dentes opalescentes e o prognóstico.[42]

Osteogênese imperfeita do tipo II é a forma letal neonatal. Na maioria dos casos, ela resulta de uma nova mutação nula no gene COL1A1.[41] O risco de recorrência empírico é de 6% e a maioria desses casos é causada por uma linha embrionária de um dos pais e mosaicismo somático. Múltiplas fraturas repetitivas *in utero* ocorrem secundariamente à formação defeituosa do colágeno, o que leva a uma fragilidade óssea.

Osteogênese imperfeita do tipo IIA é responsável por 80% dos casos de OI do tipo II, sendo uniformemente fatal. A prevalência de nascimentos é de aproximadamente 0,18 por 10.000 nascimentos. A maioria dos casos é esporádica e pode ser detectada na ultra-sonografia pré-natal (Fig. 43-14). As características-chave são **micromelia grave, diminuição da circunferência torácica e do comprimento do tronco, diminuição da mineralização e múltiplas fraturas ósseas.**

Os ossos longos exibem um contorno clássico em formato de acordeão ou enrugado. Os ossos são angulados, arqueados e espessados devido às repetidas fraturas *in utero* com formação de calos exuberantes (Fig. 43-1D). Os ossos estão desmineralizados, resultando em um sombreamento acústico diminuído ou ausente. Na ultra-sonografia, os ossos podem aparecer espessados, já que o osso desmineralizado reflete as ondas de som em um grau inferior do que o do osso mineralizado normalmente. As múltiplas fraturas dos arcos costais fazem com que o contorno da região lateral do tórax seja côncava ao invés de convexa. As costelas são

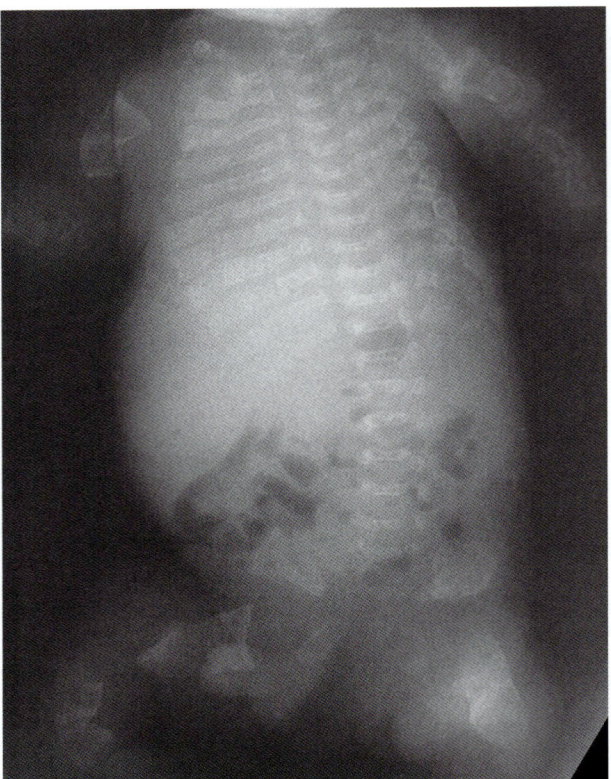

FIGURA 43-14. Osteogênese imperfeita do tipo IIA na 32ª semana. Radiografia pós-morte demonstra a micromelia grave, ossos espessados com contornos ondulados causados pelas inúmeras fraturas e exuberante formação de calos, costelas encurtadas com múltiplas fraturas e platispondilia.

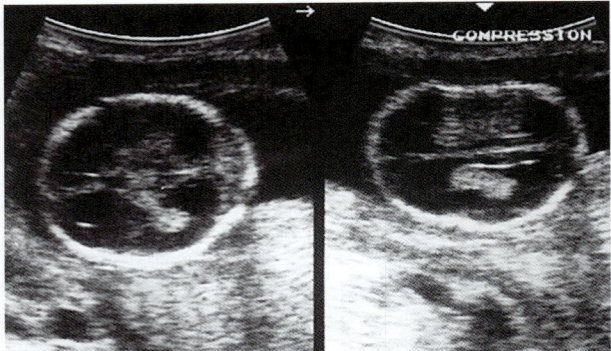

FIGURA 43-15. Osteogênese imperfeita do tipo IIA na 17ª semana. *Imagem à esquerda.* Contorno arredondado da cabeça. *Imagem à direita.* A suave pressão do transdutor sobre a calota craniana desmineralizada resulta no achatamento do contorno craniano. (Cortesia de Ants Toi, M.D., University of Toronto.)

hipoplásicas e apresentam uma aparência ondulada e em contas secundária às fraturas repetidas e formação de calo. Platispondilia secundária a múltiplas fraturas por compressão também pode ocorrer. A desmineralização da calota craniana pode ser observada ao se detectar as seguintes características: deformação localizada da calota craniana com a pressão do transdutor (Fig. 43-15); o sinal da foice brilhante, no qual a foice aparece mais brilhante ou mais ecogênica do que a calota craniana desmineralizada, havendo uma clareza incomum de detalhes no campo próximo. A calota craniana tem tamanho normal. A circunferência torácica está diminuída, e o comprimento do tronco, encurtado.

Em uma análise retrospectiva, Munoz *et al.*[41] concluíram que se os três critérios a seguir forem preenchidos, o diagnóstico da **OI do tipo IIA** pode ser estabelecido corretamente: **CF superior a 3DP abaixo da média, desmineralização da calota craniana** e **múltiplas fraturas em um único osso**. Uma ultra-sonografia normal após 17 semanas deve excluir este diagnóstico. O diagnóstico pode ser feito precocemente entre a 13ª e a 15ª semana de gestação. A **osteogênese imperfeita do tipo IIB** demonstra encurtamento dos fêmures. As costelas são relativamente normais, com fraturas isoladas.

A **osteogênese imperfeita do tipo IIC** demonstra leve encurtamento de todos os ossos longos. Os ossos permanecem finos, com uma leve retificação das costelas (Fig. 43-16). As escleras são normais. As osteogêneses dos tipos I, III e IV serão descritas na seção sobre displasias esqueléticas não-letais.

Hipofosfatasia Congênita

A hipofosfatasia congênita, a forma neonatal letal da hipofosfatasia, é uma displasia esquelética autossômica recessiva causada por uma deficiência de fosfatase alcalina não-específica nos tecidos.[43] A freqüência de nascimentos da hipofosfatasia congênita é de aproximadamente 1 para cada 100.000. A ultra-sonografia fetal detalhada no segundo trimestre conjuntamente com o teste molecular do vilo coriônico ou amniócitos cultivados podem ser utilizados para o diagnóstico pré-natal desse distúrbio (Fig. 43-17). As características-chave são micromelia grave, diminuição da circunferência torácica com comprimento normal do tronco e diminuição da mineralização com fraturas ocasionais.

Os ossos longos desmineralizados podem ser arqueados com angulações ocasionais causadas por fraturas. A calota craniana não se mineraliza e pode ser compressível com a pressão local do transdutor. Os ossos têm aparência fina e delicada, podendo parecer totalmente ausentes em alguns casos. Devido à expressividade variável desse distúrbio, a desmineralização pode variar de uma distribuição esparsa até uma forma difusa com envolvimento grave da coluna e da calota. As costelas são curtas, resultando em uma diminuição da circunferência torácica, mas o comprimento do tronco é normal. Não se observa macrocrania; o poliidrâmnio é um achado comum.

O principal diagnóstico diferencial é a **OI do tipo II**. Ambas as patologias demonstram uma forma grave de micromelia, desmineralização, diminuição da circunferência torácica e uma calota craniana normal que é compressível devido à desmineralização. Na OI do tipo IIA, o grau maior de fragilidade óssea resulta em inúmeras fraturas e

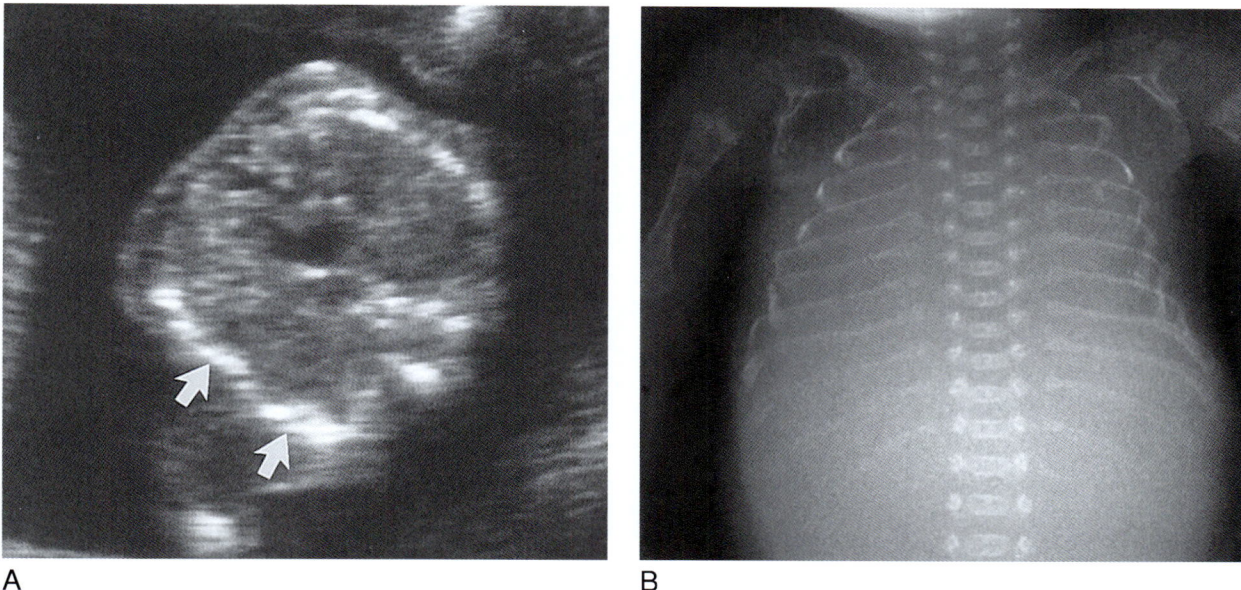

FIGURA 43-16. Osteogênese imperfeita do tipo IIC na 20ª semana. A, Imagem transversal do tórax demonstra costelas de comprimento normal com múltiplas fraturas (*setas*) resultando em um contorno ondulado. **B,** Radiografia pós-morte demonstra costelas finas com múltiplas fraturas.

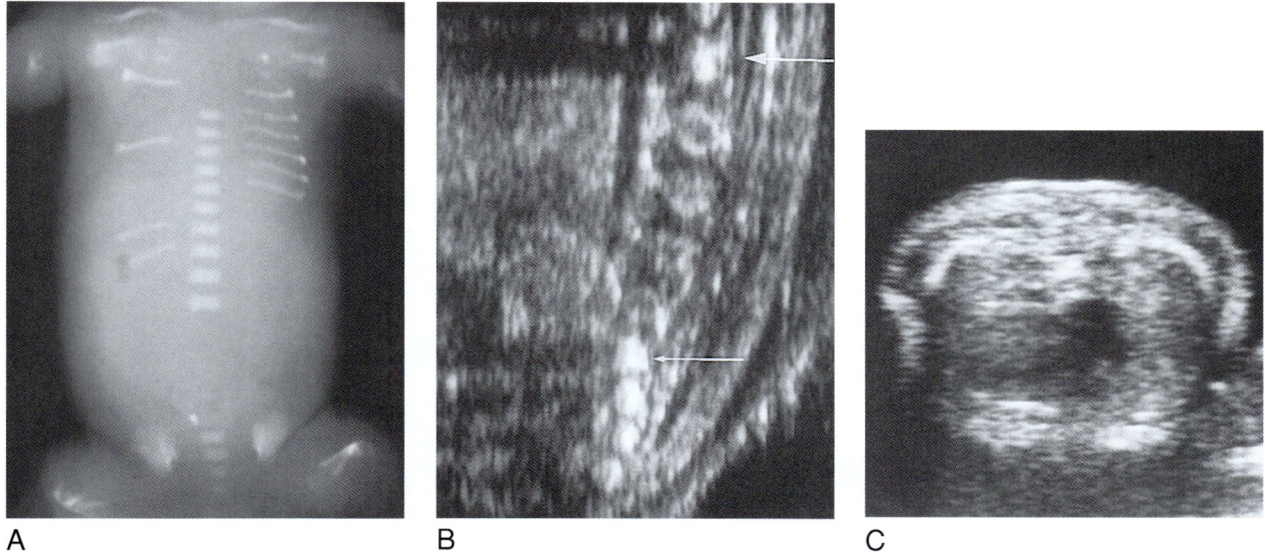

FIGURA 43-17. Hipofosfatasia congênita na 27ª semana. A, Radiografia pós-morte demonstra ossos finos, delicados ou "ausentes" e costelas hipoplásicas em associação com micromelia grave. **B,** Vista sagital da coluna lombossacral (*rodada para se combinar com a radiografia da coluna*) demonstra um sombreamento acústico normal dos corpos vertebrais cefálica e caudalmente (*setas*) para um segmento desmineralizado onde os corpos vertebrais possuem um delineamento "fantasma" sem sombreamento acústico. **C,** Vista transversal do tórax demonstra costelas finas e hipoplásicas com ausência de ossificação da coluna. Normalmente, as costelas devem circundar aproximadamente 70% a 80% da circunferência torácica no nível da vista das quatro câmaras cardíacas.

uma aparência ondulada dos ossos em contraste com a aparência fina e quase delicada dos ossos na hipofosfatasia congênita. O comprimento normal do tronco e o tamanho da calota craniana podem auxiliar na distinção entre a hipofosfatasia e acondrogênese. Tipicamente, na hipofosfatasia congênita, os elementos posteriores estão mal ossificados, enquanto na acondrogênese, os corpos vertebrais estão bastante afetados pela desmineralização, com a preservação relativa dos elementos posteriores.[44,45]

Displasia Camptomélica

A displasia camptomélica, ou displasia do membro arqueado, é uma rara condição autossômica dominante que resulta, na maioria dos casos, de uma nova mutação dominante no gene SOX9 (proteína homeobox 9 determinante do sexo mapeada para 17q24.3). A incidência registrada é de 0,5 a 1,0 por 100.000 nascimentos. A maioria dos casos é letal por causa da insuficiência respiratória causada pela laringotraqueomalacia em combinação com um tórax levemente estreito.

As características esqueléticas da displasia camptomélica são **tíbias curtas e ventralmente arqueadas, ausência ou hipoplasia de fíbula, tálipes equinovaros** (pés tortos) e **hipoplasia das escápulas** (Fig. 43-18). O arqueamento também pode ocorrer nas extremidades superiores. Características esqueléticas adicionais incluem escoliose; vértebras cervicais hipoplásicas e pouco ossificadas; quadris luxados e anormalidades de face incluindo micrognatia e fenda palatina. Aproximadamente 33% dos casos apresentam doença cardíaca congênita, como ventriculomegalia, e anormalidades renais, incluindo pielectasia.

A reversão do sexo é encontrada em aproximadamente 75% dos casos 46 XY afetados, com uma gradação de defeitos que variou de uma genitália ambígua até uma genitália feminina normal. O gene responsável pela displasia camptomélica é expresso no cérebro fetal, testículos, além do pericôndrio e condrócitos dos ossos longos e costelas.[46]

Síndromes de Costelas Curtas e Polidactilia

As displasias com costelas curtas e polidactilia (CCPs) formam um grupo heterogêneo de displasias esqueléticas raras e letais com um modo de herança autossômico recessivo. Todas as formas se caracterizam por micromelia grave e diminuição da circunferência torácica. As medidas da calota craniana e a mineralização óssea são normais. A polidactilia e as anormalidades geniturinárias são encontradas na maioria dos casos.

A displasia tanatofórica é distinguida pela presença de polidactilia e das típicas características faciais, macrocrania e platispondilia. A síndrome de Ellis van Creveld (ECV) e a distrofia torácica asfixiante (DTA) possuem características semelhantes, mas o encurtamento dos membros e o estreitamento do tórax são menos graves.

As CCPs são subdivididas em quatro grupos: tipo I — Saldino-Noonan; tipo II — Majewski; tipo III — Verma-Naumoff e tipo IV — Beemer-Langer (que pode ocorrer sem polidactilia).[43,47] As características clínicas e radiográficas podem fazer a distinção entre os tipos descritos. A base genética das CCPs permanece desconhecida e, consequentemente, o diagnóstico pré-natal se baseia nos achados ultra-sonográficos.

Condrodisplasia *Punctata*

A condrodisplasia *punctata* (CDP) ou **epífise pontilhada** forma um grupo heterogêneo de distúrbios que resulta em diversas pequenas calcificações (centros de ossificação) na cartilagem, nas extremidades dos ossos e ao redor da coluna. Entre as condições conhecidas associadas a CDP estão distúrbios genéticos isolados, como a CDP Conradi-Hunerman

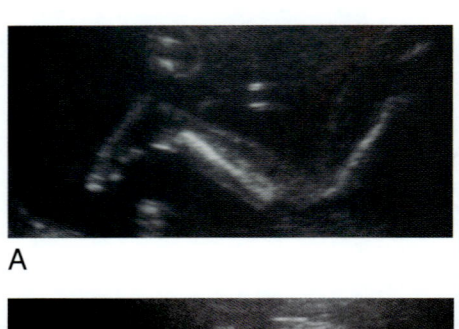

A

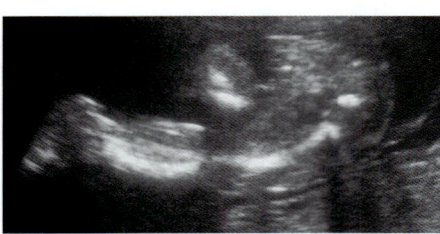

B

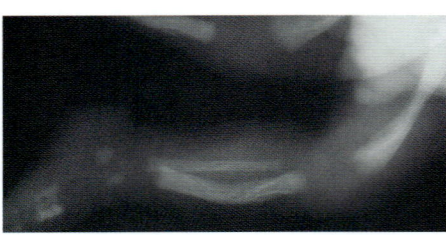

C

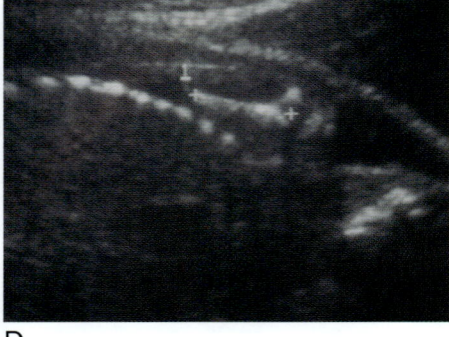

D

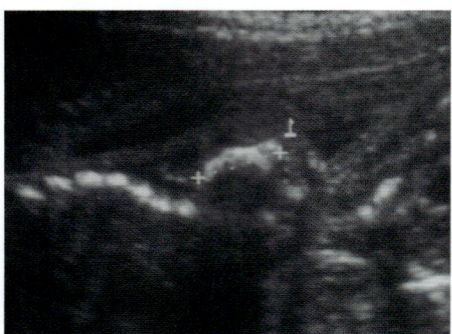

E

FIGURA 43-18. Displasia camptomélica do trigêmeo B na 27ª semana de gestação. A, O trigêmeo A demonstra extremidade inferior de comprimento normal com curvaturas. **B,** A extremidade inferior do trigêmeo B demonstra encurtamento do fêmur e da tíbia com arqueamento ventral. **C,** A radiografia do trigêmeo B demonstra arqueamento ventral da tíbia e do fêmur. **D,** Trigêmeo A: aparência normal em formato de Y da escápula (marcadores). **E,** Trigêmeo B: pequena e curva displasia da escápula (marcadores). Observe a deformidade do tórax em formato de sino, sugerindo uma anomalia letal.

(dominante ligado ao X), CDP rizomélica (AR) e síndrome de Zellweger (síndrome cérebro-hepatorrenal); anormalidades cromossômicas, como a trissomia do 21 e do 18; e exposição teratogênica, por exemplo, warfarina ou álcool.[48]

A **CDP rizomélica** é uma condição autossômica recessiva causada por um distúrbio peroxissomal que aparece como uma forma de encurtamento de membro predominantemente rizomélica (proximal ou na raiz).[43,49] A incidência é de aproximadamente 1 em 110.000 nascimentos, e geralmente é letal antes do segundo ano de vida. Os úmeros tendem a ser relativamente mais curtos do que os fêmures e apresentam uma cúpula metafisária. As epífises dilatadas com o pontilhado característico podem ser ocasionalmente identificadas na ultra-sonografia realizada no terceiro trimestre (Figs. 43-1 e 43-19). Outras anormalidades incluem características faciais dismórficas, contraturas articulares, fenda coronal dos corpos vertebrais, anormalidades cerebrais e retardamento mental grave.

CDP Conradi-Hunerman ou **forma não-rizomélica de CDP**, é uma condição dominante ligada ao X de grau intermediário e bom prognóstico.[50] O distúrbio ocorre exclusivamente em mulheres. Ele é letal em homens homozigotos. As anormalidades esqueléticas características são alterações displásicas assimétricas do esqueleto com pontilhamento ósseo. As calcificações pontilhadas ocorrem predominantemente no esqueleto axial, apesar de o pontilhamento também poder ser identificado nos ossos longos. A estatura geralmente é reduzida, e a cifoescoliose com encurtamento dos ossos longos, particularmente do fêmur e do úmero, além de características faciais dismórficas, são comuns.[48]

Outras displasias esqueléticas letais incluem a atelosteogênese, fibrocondrogênese, displasia bumerangue, displasia de la Chapelle e displasia Schneckenbecken. Estas são raras e de difícil diagnóstico, especialmente através da ultra-sonografia.

DISPLASIAS ESQUELÉTICAS NÃO-LETAIS OU DE PROGNÓSTICO VARIÁVEL

As displasias esqueléticas não-letais formam um grupo mais amplo, com anormalidades esqueléticas mais leves e de início tardio. A maioria dos casos se apresenta com displasias mesomélicas (meio) e acromélicas (distal) e são autossômicas recessivas. O diagnóstico destas displasias se baseia nos achados clínicos e radiológicos. As displasias esqueléticas não-letais que possuem achados ultra-sonográficos característicos estão descritas nas Tabelas 43-7, 43-8 e 43-9.

Acondroplasia Heterozigota

Esta é a displasia esquelética não-letal mais comum.[1] Oitenta por cento dos casos resultam de uma mutação autossômica dominante espontânea associada a idade avançada dos pais, e o restante é herdado de casos de acondroplasia heterozigota paterna. A incidência é de aproximadamente 1 para 26.000. Previamente considerada um diagnóstico do terceiro trimestre, os estudos recentes demonstraram que o diagnóstico no segundo trimestre é possível.[51-53]

As características-chave são **formas leves a moderadas de encurtamento rizomélico dos membros** mais proeminentes nos membros superiores; **macrocrânio, bossa frontal, depressão da ponte nasal, hipoplasia da região média da face**; e **bradidactilia**, com uma **configuração da mão em tridente**. O DBP tipicamente encontra-se acima do 97º percentil no termo. As distâncias interpediculares se estreitam progressivamente da coluna lombar superior para a inferior.

Observa-se uma discrepância progressiva entre o CF e o diâmetro biparietal (DBP) durante o terceiro trimestre da gestação, com o CF situando-se abaixo do primeiro percentil quando comparado com o DBP (Fig. 43-20).[52] Isto pode ocorrer precocemente, por volta da 21ª semana, ou posteriormente, na 27ª semana de gestação.

É importante reconhecer padrões de medidas do DBP superiores ao esperado para a idade gestacional em associação a medidas do CF inferiores ao esperado, em combinação com as medidas da circunferência abdominal média, como sinais sugestivos de acondroplasia heterozigota, para que se evite o erro de simplesmente obter a média dos três valores. Esta abordagem pode resultar em um valor médio para a idade gestacional.

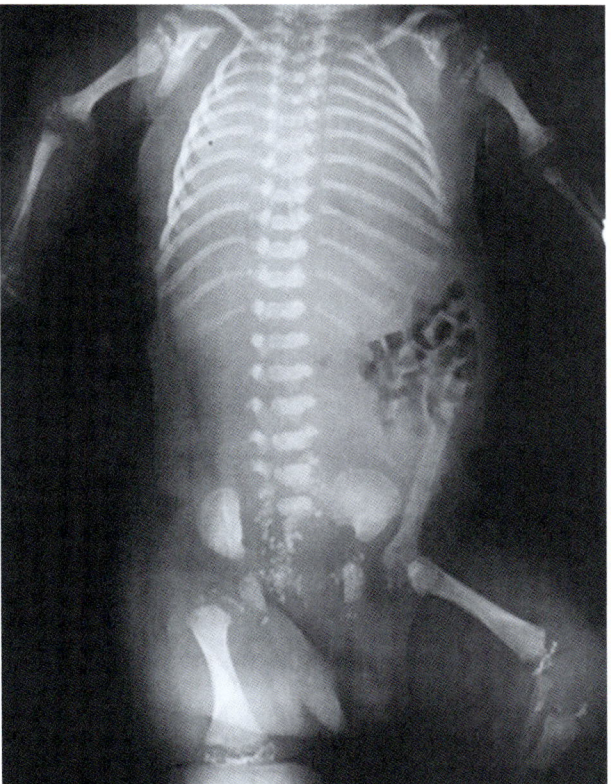

FIGURA 43-19. Condrodisplasia *punctata*, forma rizomélica. Calcificação pontilhada dentro das cartilagens epifisárias.

TABELA 43-7. DISPLASIA RIZOMÉLICA: CARACTERÍSTICAS-CHAVE

Displasia	Prognóstico	Grau de Encurtamento do Membro	Características Ultra-sonográficas-chave
Acondroplasia heterozigota	Não-letal	Leve	Discrepância progressiva entre o CF e DBP
Condrodisplasia *punctata*— forma rizomélica	Letal	Moderado-grave	Epífises pontilhadas no terceiro trimestre
Displasia diastrófica	Letalidade variada	Leve-moderado	Polegar do caronista, deformidades posturais, luxações, contraturas articulares, pés tortos

DBP, diâmetro biparietal; CF, comprimento femoral.

TABELA 43-8. DISPLASIA MICROMÉLICA LEVE: CARACTERÍSTICAS-CHAVE

Displasia	Prognóstico	Características Ultra-sonográficas-chave
Distrofia torácica asfixiante	Pode ser letal	Tórax longo e estreito, anomalias renais (displasia cística), polidactilia (14%)
Síndrome de Ellis van Creveld	Pode ser letal	Tórax longo e estreito, doença cardíaca congênita, 50% de defeito do septo atrial, polidactilia (100%)

TABELA 43-9. DISPLASIA MICROMÉLICA LEVE E ARQUEADA: CARACTERÍSTICAS-CHAVE

Displasia	Prognóstico	Características Ultra-sonográficas-chave
Osteogênese imperfeita do tipo III	Não-letal, progressivamente deformante	Extremidades inferiores demonstram maior grau de encurtamento e fraturas/arqueamento
Displasia camptomélica	Geralmente letal	Fêmur e tíbia com arqueamento ventral, fíbula hipoplásica ou ausente, escápulas hipoplásicas

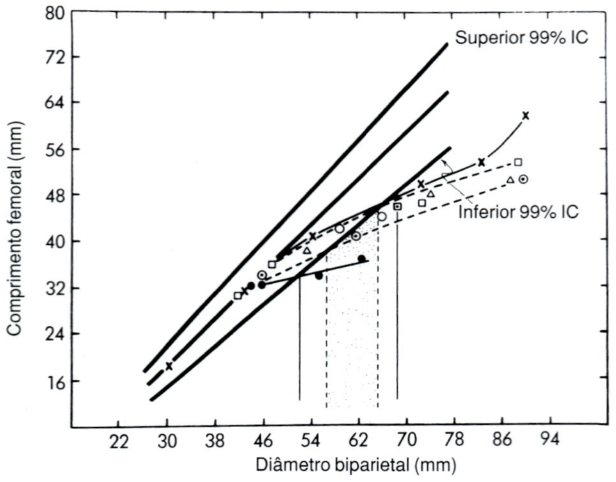

FIGURA 43-20. Comprimento femoral *versus* diâmetro biparietal (DBP) em sete casos de acondroplasia heterozigota recorrente. O comprimento femoral situa-se abaixo do limite de confiança de 99% (IC) no momento em que o DBP corresponde à 27ª semana gestacional (aproximadamente 69 mm).[52]

Patel *et al.*[51] sugeriram que os fetos com acondroplasia heterozigota possuem um comprimento femoral que excede os 34 mm na 26ª semana em relação ao DBP, enquanto isso não acontece com fetos com acondroplasia homozigota. Nos casos em que ambos os pais são acondroplásicos heterozigotos, a ultra-sonografia fetal pode ajudar a diferenciar entre o normal, a acondroplasia heterozigota, e a acondroplasia homozigota. Os fetos com comprimentos femorais abaixo do terceiro percentil em comparação com o DBP na 17ª semana e com encurtamento progressivo nas seis semanas seguintes possuem acondroplasia homozigota, enquanto aqueles em que a diminuição do comprimento femoral ocorre entre a 17ª e a 23ª semana em relação ao DBP possuem acondroplasia heterozigota.[51]

A identificação do gene responsável pela acondroplasia, receptor do fator de crescimento de fibroblastos tipo 3 (RFCF3), mapeado no braço curto do cromossomo 4, permitiu o diagnóstico pré-natal precoce através da análise do DNA em material BVC por volta da 10ª a 12ª semana de gestação nos casos em que os pais são heterozigotos para acondroplasia.[33]

Displasia Diastrófica

A displasia diastrófica (DDT) é um distúrbio autossômico recessivo com grau variável de expressão e uma **forma** predominantemente **rizomélica** de micromelia. O termo diastrófica implica **"torcido"**, o que reflete as **múltiplas deformidades posturais, luxações, contraturas articulares** e a presença de **cifoescoliose**.[53]

A principal característica é o **"polegar do caronista"**, causado por um posicionamento lateral do polegar em associação a uma hipoplasia do primeiro metacarpo (Fig. 43-29). O primeiro pododáctilo pode apresentar um posicionamento similar. Observa-se um tálipe equinovaro grave, o qual pode ser refratário ao tratamento cirúrgico.

Outras características incluem micrognatia, fenda palatina e laringotraqueomalacia. A expectativa de vida pode ser normal se a cifoescoliose não comprometer a função cardiorrespiratória. O gene DDT foi mapeado no braço longo do cromossomo 5 e codifica um transportador de sulfatos.[54] As mutações no mesmo gene foram registradas na acondrogênese do tipo IB e atelosteogênese do tipo II.[54,55]

Displasia Torácica Asfixiante

A **displasia torácica asfixiante (DTA), ou síndrome de Jeune**, é um distúrbio autossômico recessivo com expressividade variável. A incidência é de 1 para cada 70.000 a 130.000 nascimentos. O índice de mortalidade perinatal é alto devido à hipoplasia pulmonar. Os pacientes que sobrevivem podem desenvolver fibrose renal e hepática em um estágio mais avançado (Tabela 43-9).[34,43,54] As características-chave são:

- **Micromelia leve a moderada** com predominância rizomélica em 60%
- **Tórax estreito** e longo com costelas curtas e horizontais, **clavículas** em formato de "guidão" invertido
- **Displasia renal** e cistos
- **Polidactilia** pós-axial em 14%

Síndrome de Ellis van Creveld

EVC ou displasia condroectodérmica (DCE) é um distúrbio autossômico recessivo com uma incidência de aproximadamente 1 para cada 150.000 nascimentos. A condição tem uma alta prevalência entre populações inatas, como os Amish e os árabes da faixa de Gaza.[43] As características-chave nos fetos afetados são uma **forma leve a moderada de micromelia** com predominância mesomélica; **costelas curtas e de orientação horizontal; polidactilia pós-axial ou ulnar** (Fig. 43-21)[53] que ocorre em quase 100% das mãos e em 25% dos pés[34]; e **doença cardíaca congênita**, mais comumente o **defeito do septo atrial**, em aproximadamente 50%.

A presença de polidactilia e doença cardíaca congênita, além da ausência de cistos renais, ajuda a distinguir esta condição da distrofia torácica asfixiante. Este distúrbio geralmente não é letal, mas pode ocorrer morte secundária a hipoplasia pulmonar.[23,43]

Osteogênese Imperfeita dos Tipos I, III e IV — Tipos Não-letais

A **osteogênese imperfeita do tipo I** é uma variante leve e "tardia" herdada de modo autossômico dominante como o resultado de uma mutação no COL1A1 (no cromossomo 17) ou COL1A2 (no cromossomo 7) e possivelmente em outros genes de colágeno. A OI do tipo I é um distúrbio generalizado do tecido conjuntivo caracterizado por fragilidade óssea e escleras azuis. Os ossos têm comprimento normal e somente 5% apresentam fraturas à ocasião do nascimento. A maioria das fraturas ocorre entre a infância e a puberdade. Observa-se uma perda auditiva progressiva em aproximadamente 50%.

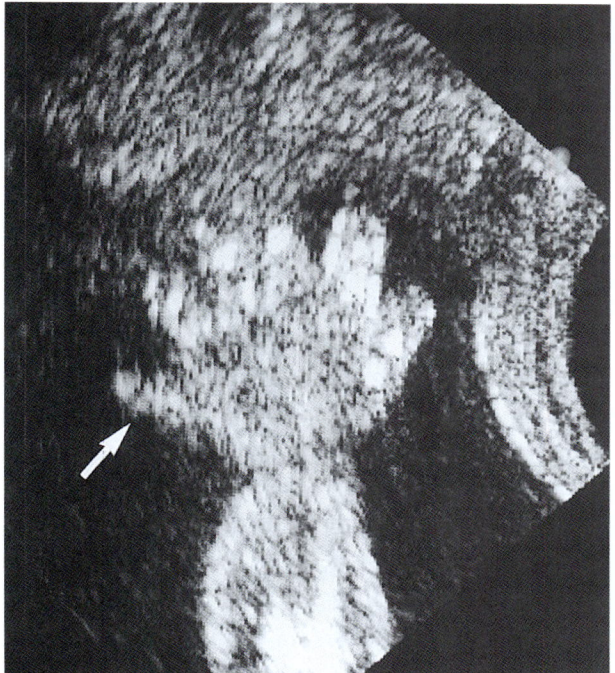 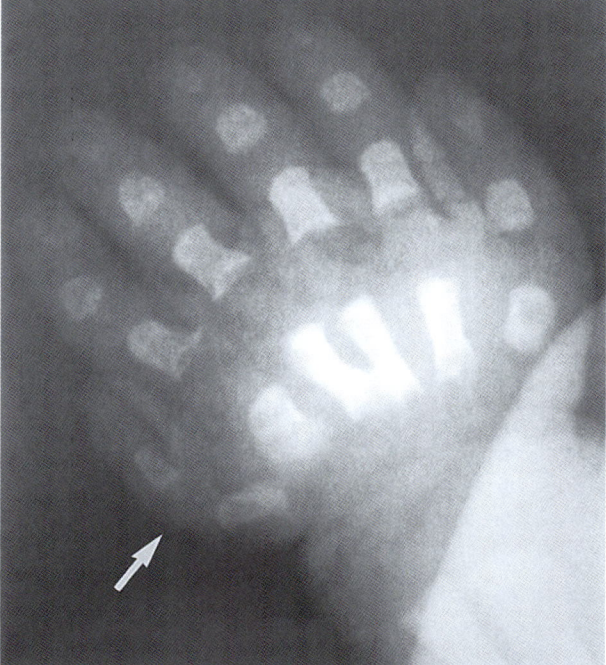

FIGURA 43-21. Síndrome de Ellis van Creveld. Polidactilia pós-axial ou ulnar (*seta*). **A,** Corte. **B,** Radiografia de outro feto com polidactilia pós-axial. Observe as falanges distais hipoplásicas e a fusão entre o terceiro e quarto metacarpos. (Cortesia de Greg Ryan, M.D., University of Toronto.)

A **osteogênese imperfeita do tipo III** possui um modo heterogêneo de herança. Esta é uma variedade não-letal progressivamente deformante de OI que freqüentemente preserva os úmeros, vértebras e pelve. O envolvimento das costelas é variável. As escleras azuis se normalizam, não sendo observado dano auditivo associado.

A **osteogênese imperfeita do tipo IV** é uma forma dominante de OI. Esta é a forma mais leve, envolvendo fraturas isoladas. As escleras são azuis por ocasião do nascimento, mas se normalizam com o passar do tempo. Não se observa perda auditiva associada.

DEFEITOS DE REDUÇÃO DE MEMBROS E CONDIÇÕES ASSOCIADAS

Este é um grupo heterogêneo de distúrbios hereditários e não-hereditários associados a um espectro de defeitos nos membros. O defeito pode consistir da ausência de todo um membro (**amelia**), parte de um membro (**focomelia**) ou dos dedos (**oligodactilia**), ou pode envolver um número aumentado de dedos (**polidactilia**). Também pode afetar somente o segmento radial ou ulnar, com ou sem o envolvimento dos quirodáctilos correspondentes (Tabela 43-10). A incidência geral das deformidades de redução dos membros é estimada em 0,40 por 10.000 nascimentos. Uma amputação isolada pode ser secundária a uma síndrome da banda amniótica, exposição teratogênica ou a um acidente vascular.

Deficiência Femoral Focal Proximal

A deficiência femoral focal proximal (DFFP) é uma condição rara e esporádica e 35% dos indivíduos afetados são filhos de mães diabéticas (Fig. 43-1C).[34] Observa-se um grau assimétrico de ausência do **fêmur subtrocantérico**, que pode se estender até a cabeça femoral e acetábulo.[43] A hipoplasia femoral geralmente está associada a hemimelia fibular ipsilateral, que pode resultar em uma aparência arqueada da tíbia — similar à observada na displasia camptomélica; entretanto, a DFFP geralmente é unilateral. Pode haver hipoplasia ou aplasia de outros ossos longos, anomalias vertebrais, microcefalia e dismorfismo facial. Se o defeito for unilateral, ele pode representar tanto um complexo fêmur-fíbula-ulnar, que não é familiar, como um complexo fêmur-tíbia-rádio, que possui uma forte associação genética.[56] Quando associada a **síndromes faciais infreqüentes**, a hipoplasia femoral geralmente é bilateral.

Síndrome da Regressão Caudal

A síndrome da regressão caudal consiste de **agenesia sacral** parcial ou completa e anormalidades da região lombar, da pelve e dos membros inferiores.[57-59] A maioria dos casos está associada a diabetes materno, mas já foram registrados casos familiares. Acredita-se que a **sirenomelia** seja a forma mais grave desse distúrbio; ela se caracteriza por ausência de sacro, fusão das extremidades inferiores, atresia anorretal e disgenesia ou agenesia renal (Fig. 43-22). Oligoidrâmnio grave e artéria umbilical única comumente estão presentes. A freqüência de nascimentos é de aproximadamente 1 para 60.000.

Seqüência da Banda Amniótica e Complexo Parede Abdominal-Membros

A **seqüência da banda amniótica** provavelmente é o resultado da ruptura do âmnio durante o primeiro trimestre, resultando em bandas amnióticas que se estendem da superfície coriônica do âmnio até o tecido fetal.[60,61] A incidência é de 1 a cada 1.200 nascimentos vivos, mas é muito mais elevada em abortos espontâneos. Dependendo do momento e da orientação das bandas, a ruptura resultante dos órgãos fetais inclui **amputação dos membros ou de dedos** (Fig. 43-23), **presença de fendas bizarras da face ou do crânio** e **solução de continuidade toracoabdominal**. A distribuição é assimétrica. Os defeitos em anel de constrição representam o achado mais comum. A identificação de uma banda fibrosa de tecido dentro de um anel constritivo com linfedema distal ou protrusão de osso não coberto são patognomônicos para esta anomalia (Fig. 43-24). Antes do nascimento, uma banda aberrante presa ao feto, no qual se observam deformidades características e restrição de movimento, permite o diagnóstico. Uma trave amniótica é distinta de uma banda amniótica por apresentar uma base espessada e uma margem livre.[62]

O **complexo parede abdominal-membros** é um distúrbio esporádico que ocorre em aproximadamente 1 entre 4.000 nascidos vivos com um complexo similar, mas invariavelmente mais grave e **letal**, de malformações fetais.[63] Achados adicionais incluem a evisceração dos órgãos inter-

TABELA 43-10. NOMENCLATURA DAS ANOMALIAS DOS MEMBROS

Anomalias de Redução de Membro	
Amelia	Ausência de membro
Adactilia	Ausência de dedos
Aqueiria	Ausência da mão
Apodia	Ausência do pé
Hemimelia	Ausência da extremidade distal do joelho ou do cotovelo
Focomelia	Ausência do segmento médio do membro
Ectrodactilia	Mão dividida
Hemimelia paraxial ulnar ou radial	Ausência ulnar e dos quirodáctilos ulnares ou do rádio e polegar

Anomalias da Mão e do Pé	
Clinodactilia	Não-curvatura de um dedo
Camptodactilia	Flexão de um dedo
Sindactilia	Fusão dos dedos
Polidactilia	Dedos extras
Oligodactilia	Diminuição do número de dedos

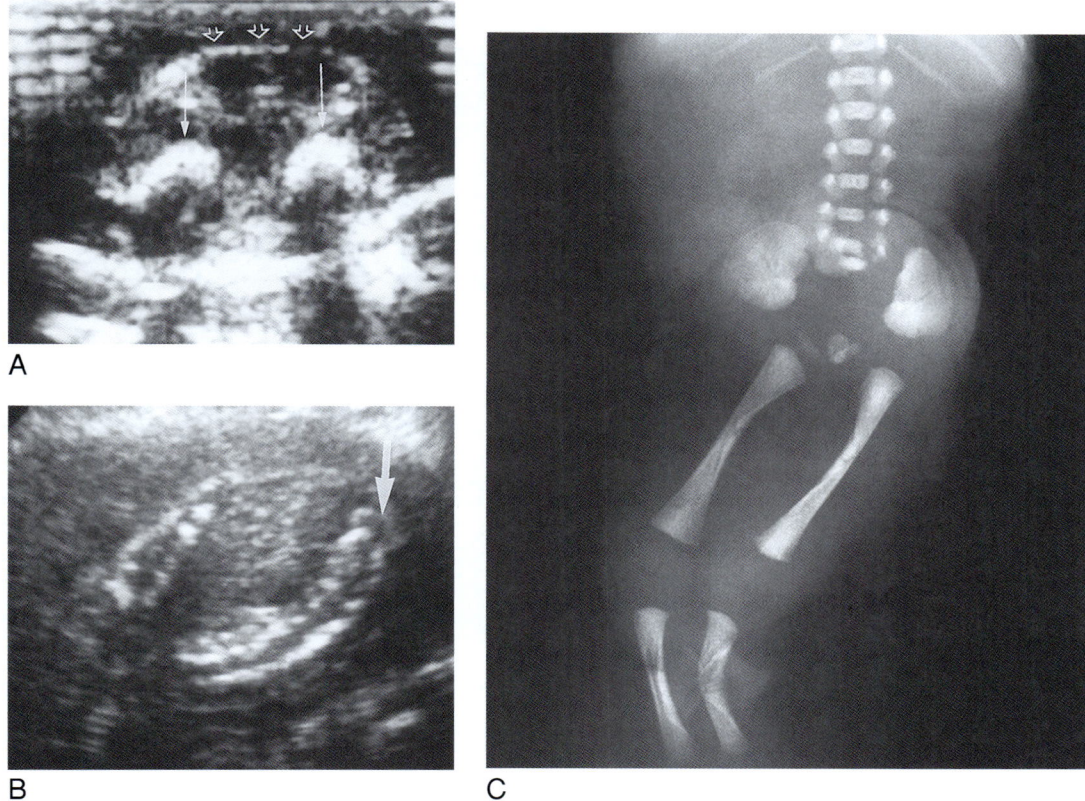

FIGURA 43-22. Sirenomelia. A, Corte transversal, extremidades inferiores: fêmures (*setas*) estão mais próximos do que o esperado devido à fusão dos tecidos moles (*setas abertas*). **B,** Agenesia sacral com término abrupto da região inferior da coluna (*seta*). **C,** Extremidade inferior única e fundida com agenesia sacral.

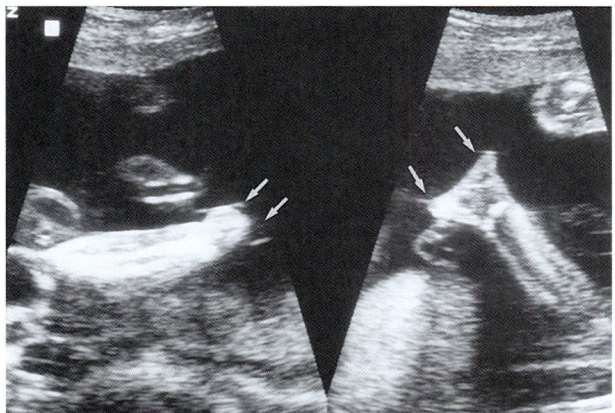

FIGURA 43-23. Amputação isolada da mão. A extremidade superior termina abruptamente no punho, na região mediocarpal (*setas*). (Cortesia de Ants Toi, M.D., University of Toronto.)

nos, meningomielocele, escoliose acentuada e um cordão umbilical curto e reto. As bandas amnióticas não podem ser identificadas em todos os casos. Teoricamente, a etiologia está relacionada a uma ruptura precoce do âmnio, ruptura vascular ou a um erro no desenvolvimento embriológico.

Defeitos de Redução do Membro

Utilizando dados dos registros de anomalias congênitas na Europa (1996-1998), o índice de detecção pré-natal de um defeito de redução de um membro isolado (DRM) foi estimado em aproximadamente 14,6% em comparação com 49,1% quando anomalias associadas foram detectadas.[64]

Defeitos do Segmento Radial

Os **defeitos do segmento radial** estão associados a uma ampla variedade de síndromes. O diagnóstico destes defeitos é confirmado pela ausência de um rádio distal visualizável no mesmo nível da ulna, em associação a um desvio radial ou deformidade da mão. Pode haver arqueamento ou hipoplasia da ulna e hipoplasia ou ausência do polegar (Fig. 43-25).

A **síndrome pancitopênica de Fanconi** é uma discrasia sanguínea autossômica recessiva na qual 50% dos casos apresentam aplasia ou hipoplasia unilateral ou bilateral do polegar e do rádio associada. O diagnóstico pré-natal se baseia no aumento do desarranjo cromossômico e troca de cromátides nas células cultivadas do líquido amniótico antes e depois da exposição ao disepoxibutano.[53,65]

A **síndrome Aase** é uma discrasia sanguínea autossômica recessiva caracterizada por **anemia hipoplásica**, rádio distal

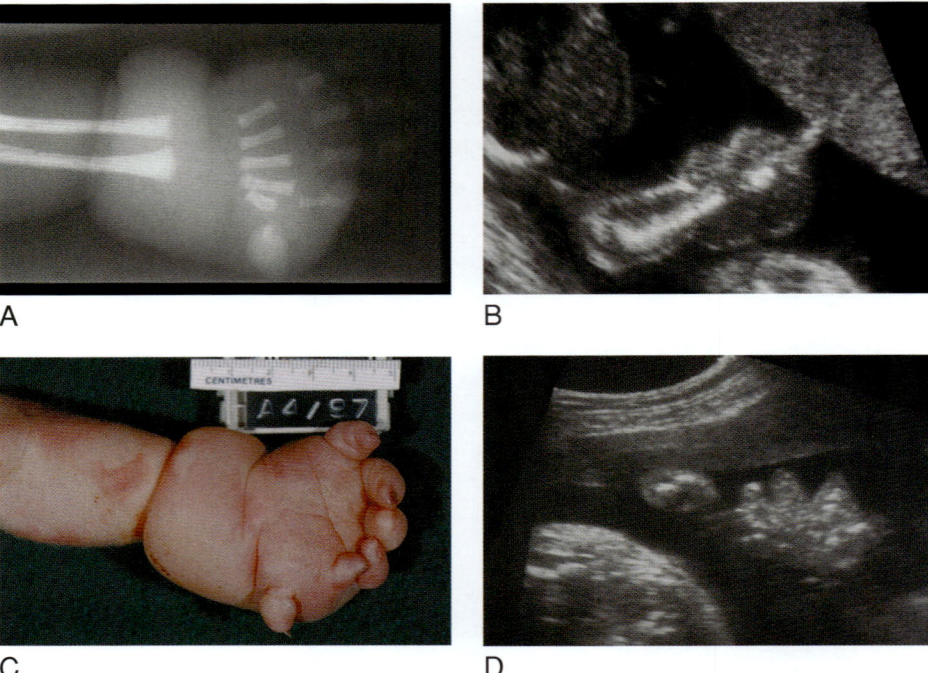

FIGURA 43-24. Síndrome da banda amniótica. Anéis de constrição com linfedema distal. **A,** A radiografia demonstra dois anéis de constrição no antebraço distal e mão. **B,** Imagem lateral de ultra-sonografia do antebraço distal e da mão demonstra os dois anéis de constrição com linfedema. **C,** Espécime patológico. **D,** Ultra-sonografia dos dedos demonstra o afilamento distal dos tecidos moles.

hipoplásico com mão desviada radialmente e um **polegar com três falanges**. Defeitos cardíacos (DSV, coartação da aorta) podem estar associados. O polegar com três falanges também pode ser encontrado na síndrome de Holt-Oram, síndrome de Diamond-Blackfan, anormalidades cromossômicas e na exposição fetal à hidantoína.

A **síndrome trombocitopenia-ausência de rádio** (TAR) é uma discrasia sangüínea autossômica recessiva caracterizada por trombocitopenia hipomegacariocítica e ausência bilateral do rádio.[66] O polegar sempre está presente. O úmero e as extremidades inferiores podem ser envolvidos de modo variável. Um terço destes pacientes apresenta doenças cardíacas congênitas, tipicamente tetralogia de Fallot ou defeitos septais. Os fetos apresentam risco de hemorragia intracraniana, de modo que o parto cesárea é recomendado (Fig. 43-26).[53]

A **síndrome de Holt-Oram** é um distúrbio autossômico dominante que consiste de um defeito cardíaco congênito (defeito do septo atrial ou do septo ventricular) em combinação com uma grande variedade de anomalias do membro superior. Os membros são afetados de modo assimétrico, com o polegar esquerdo geralmente apresentando mais alterações do que o direito. As extremidades inferiores não são envolvidas.

A **síndrome de Roberts**, ou síndrome pseudotalidomida, é um distúrbio autossômico recessivo caracterizado por tetrafocomelia e fenda bilateral do lábio-palato. As reduções dos membros são mais proeminentes nas extremidades superiores.

Outras condições associadas às anormalidades do segmento radial incluem as trissomias do 18 e do 13, a associação VACTREL (anomalias vertebrais, atresia anal, anormalidades cardíacas, fístula traqueoesofágica, agenesia e displasia renal e defeitos dos membros), síndrome acrorrenal, síndrome de Cornelia de Lange, síndrome de Goldenhar, disostose acrofacial de Nager e síndrome de Klippel-Feil.

Artrogripose Múltipla Congênita

A artrogripose múltipla congênita (AMC) é formada por um grupo heterogêneo de distúrbios com contratura de múltiplas articulações de início pré-natal (Fig. 43-27).[67-69] O movimento fetal normal por volta da sétima ou oitava semana em diante é necessário para o desenvolvimento do sistema músculo-esquelético. Algumas causas estão relacionadas a fatores extrínsecos, como oligoidrâmnio, gestação gemelar ou massas uterinas. A maioria destes casos tem bom prognóstico. Entre as **causas intrínsecas** que levam a uma AMC temos os distúrbios neuromusculares (a maioria dos casos) e distúrbios esqueléticos e do tecido conjuntivo. Tipicamente, a gravidade da deformação aumenta distalmente com o máximo de deformidade localizado nas mãos e nos pés. Isto pode resultar na também chamada "posição de Buda" do feto com os braços e pernas cruzados, terminando em pés tortos e mãos deformadas (Fig. 43-27). A **seqüência de acinesia fetal** diz respeito à combinação de múltiplas contraturas articulares em associação a restrição do crescimento intra-uterino, subdesenvolvimento dos ossos, hipoplasia pulmonar, anormalidades craniofaciais típicas e cordão umbilical curto.

O **pterígio de membros**, ou a presença de pele unindo os ossos das articulações, pode envolver uma ou várias articulações[70] e é etiologicamente um distúrbio heterogêneo. O pterígio poplíteo é a síndrome de pterígio herdada de modo dominante mais comum.

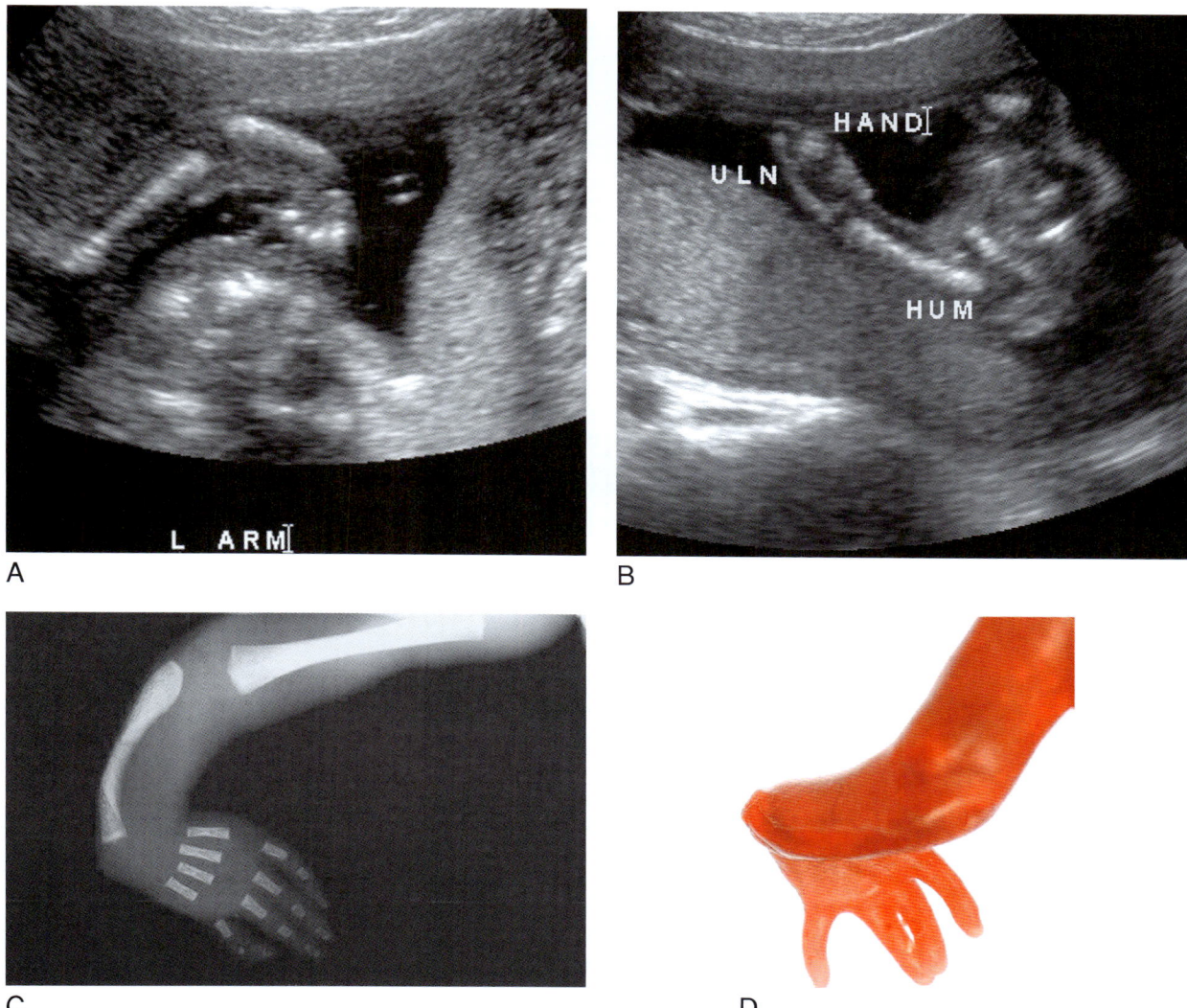

FIGURA 43-25. Aplasia do segmento radial. *Talipomanus.* Ausência bilateral do polegar. **A,** Desvio radial da mão esquerda ou mão torta secundária à aplasia do segmento radial e hipoplasia ulnar. Ausência de polegar. **B,** Exemplo mais extremo de desvio radial da mão ou mão torta secundária à aplasia do segmento radial e hipoplasia ulnar. **C,** Radiografia do braço esquerdo. Observe a ausência do polegar. **D,** Fotografia do braço esquerdo. Observe a ausência do polegar. (Cortesia de Shia Slaem, M.D., University of Toronto.) L ARM = Braço esquerdo; HAND = Mão; ULN = Ulna.

A **dilatação assimétrica dos membros** pode ser causada por hemi-hipertrofia, hemangioma cutâneo, ou linfangioma, linfedema secundário a uma banda constritiva, malformações arteriovenosas, neurofibromatose ou síndrome de Beckwith-Wiedemann, entre outras condições. O linfedema hereditário do tipo 1 ou linfedema de Nonne-Milroy é uma condição autossômica dominante rara secundária a uma drenagem linfática deficiente, afetando tipicamente as extremidades inferiores. Os tecidos subcutâneos da extremidade afetada aparecem difusamente espessados. Pode haver derrames pleurais e ascites associadas. Observam-se expressividade e idade de apresentação variáveis (Fig. 43-28).[71] A dilatação da extremidade também pode estar relacionada ao espessamento dos tecidos subcutâneos como na hidropisia fetal ou nos neonatos grandes para a idade gestacional.

A **cifoescoliose** pode ser uma manifestação de um defeito vertebral isolado ou estar associada a síndromes complexas, como VACTREL, complexo parede abdominal-membros, neurofibromatose, artrogripose, displasia diastrófica ou outras displasias esqueléticas.

DEFORMIDADES DAS MÃOS E DOS PÉS

Uma completa avaliação dos dedos pode ser realizada entre a 12ª e a 13ª semanas de gestação.[72] O feto geralmente mantém as mãos abertas com extensão dos dedos durante a primeira metade da gestação, enquanto na segunda metade da gestação ele pode manter as mãos fechadas por períodos relativamente prolongados de tempo — até 30 minutos — limi-

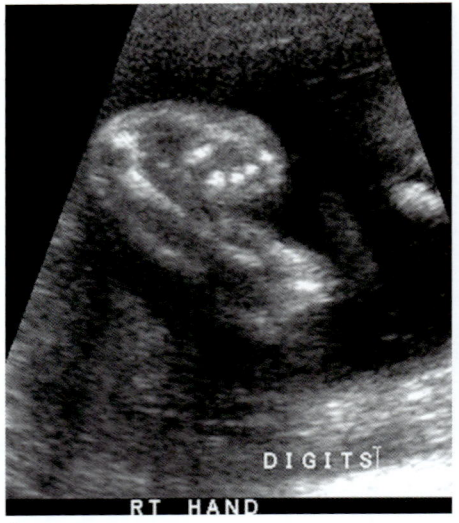
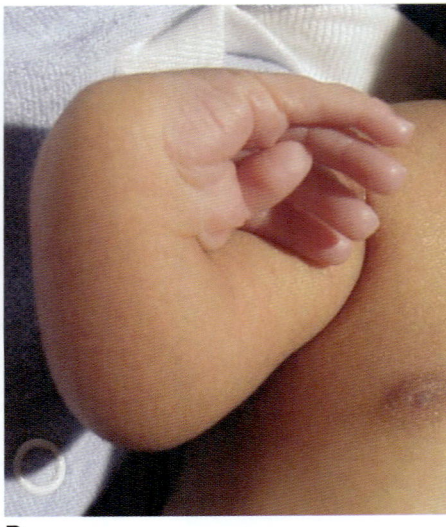

FIGURA 43-26. Síndrome do rádio ausente — trombocitopenia. A, Ausência de rádio em associação com hipoplasia de ulna resulta em *talipomanus*. Observe que o polegar está presente. **B,** Fotografia do espécime. Observe a presença do polegar. RT HAND = Mão; DIGITS = Dedos.

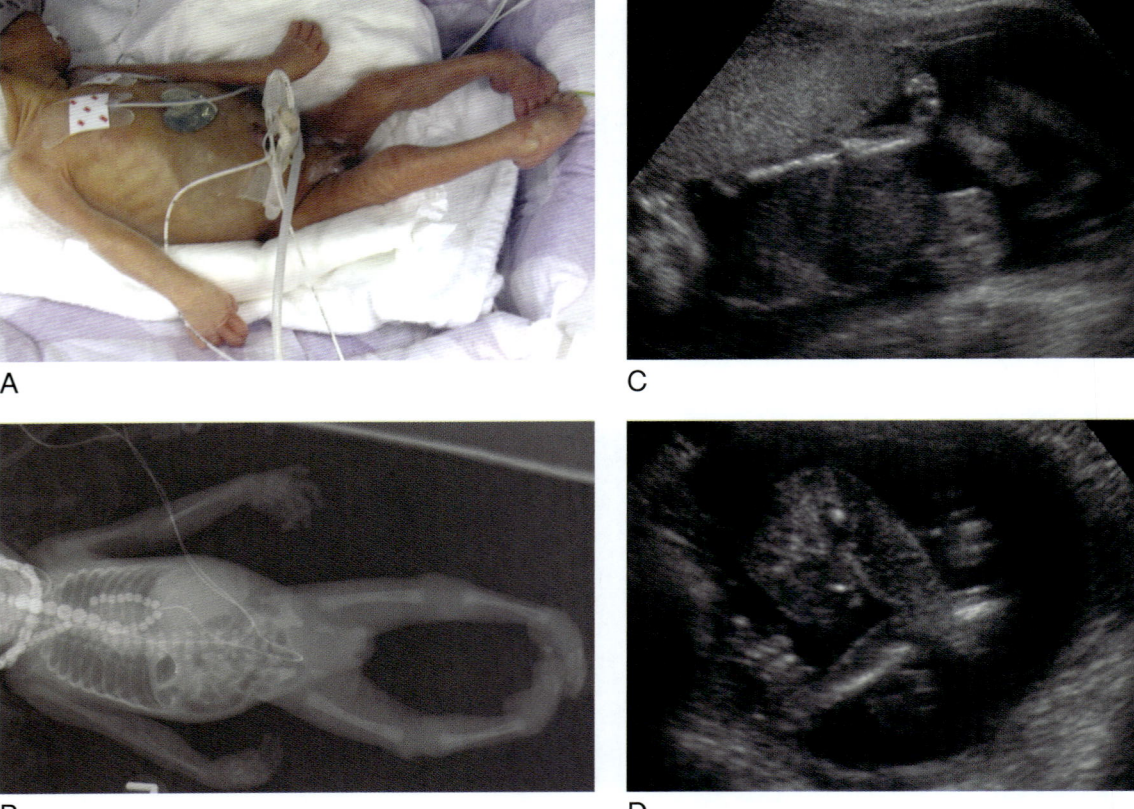

FIGURA 43-27. Artrogripose múltipla congênita. Amioplasia caracterizada por músculos hipoplásicos substituídos por uma mistura de gordura e tecido adiposo, resultando em múltiplas contraturas articulares congênitas específicas. Rotação interna dos ombros, hiperextensão dos cotovelos, flexão dos punhos e tálipe equinovaro. Observe que a gravidade da deformidade aumenta distalmente. Os joelhos posicionados sobre os quadris do nascimento demonstraram ser contraturas não-rígidas que foram tratadas através de terapia postural conservadora. **A,** Fotografia demonstrando as contraturas fixas dos cotovelos, punhos, dedos e tornozelos. **B,** Radiografia demonstra contraturas similares. **C,** Ultra-sonografia da extremidade superior demonstra uma extensão fixa do cotovelo, flexão fixa do punho e dedos, flexão com *talipomanus*. **D,** "Posição de Buda" com flexão dos quadris, joelhos e tornozelos, com pés tortos distalmente.

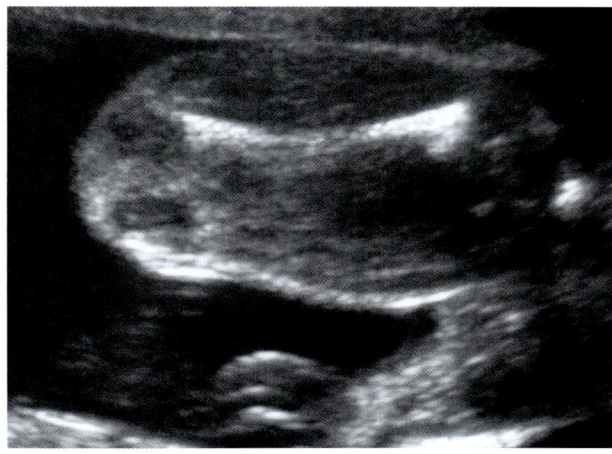
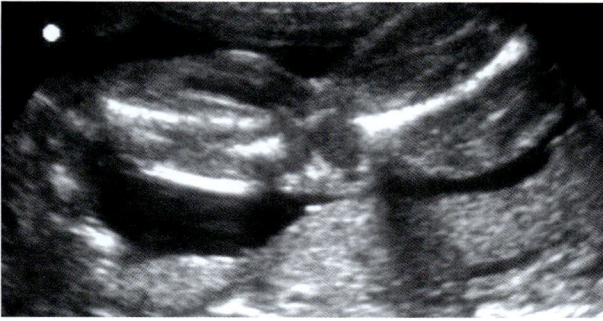

FIGURA 43-28. Linfedema hereditário em um feto de 21 semanas. A e **B,** Extremidade inferior com espessamento acentuado dos tecidos subcutâneos.

tando uma avaliação mais detalhada. A incidência de anormalidades dos quirodáctilos é de aproximadamente 1/1.000 fetos, dos quais 60% apresentarão uma seqüência de malformação associada ou malformação cariotípica. O momento ideal para a avaliação das mãos e dos pés ocorre durante o segundo trimestre.[73-88] Bromley *et al.*[6] estimaram que em aproximadamente 85% dos casos, tanto as mãos como os pés podem ser identificados em uma imagem ultra-sonográfica em um período de 5 minutos.

As **anomalias transitórias** representam uma armadilha na análise das extremidades distais. Durante a segunda metade da gestação, pode parecer que o feto tem uma pseudo-sindactilia por manter as mãos fechadas durante períodos prolongados de tempo ou a aparência de "afastamento do hálux". O diagnóstico de um pé torto isolado pode ser arriscado porque o feto pode manter o pé em uma posição sugestiva do diagnóstico sem que haja um defeito estrutural. Pode haver um pé torto secundário ao posicionamento de encontro à parede uterina materna ou na presença de oligoidrâmnio, que subseqüentemente é resolvido com a mudança na posição fetal ou no volume de líquido amniótico.

A **aneuploidia** está associada a um risco elevado de anomalias nas mãos e nos pés. Estas anomalias incluem persistência de mãos fechadas, dedos superpostos, clinodactilia, polidactilia, sindactilia, pregas simiescas, tálipes equinovaros, inserção anômala do pé e afastamento do hálux (Fig. 43-29).

A **persistência de mãos fechadas com sobre posição dos dedos** ocorre em mais de 50% dos fetos com trissomia do 18 e geralmente é bilateral (Fig. 43-29H). Esta aparência característica das mãos é altamente sugestiva da trissomia do 18, mas também pode ocorrer em outras condições, como na síndrome da acinesia fetal e na triploidia, entre outras.

A **clinodactilia** é a curvatura permanente de um quirodáctilo. A clinodactilia, causada por uma hipoplasia da falange média, envolve mais comumente o quinto quirodáctilo e está associada às trissomias do 13, do 15 do 18 e do 21 (Fig. 43-29G). A clinodactilia ocorre em 60% dos fetos com trissomia do 21; até 18% dos fetos normais podem apresentar um grau leve de clinodactilia.[76] A **camptodactilia** é a flexão permanente de um quirodáctilo.

A **polidactilia** é a presença de dedos adicionais nos pés ou nas mãos. A maioria dos casos é isolada, mas pode estar associada a síndromes e anormalidades cromossômicas. A polidactilia pode ser diagnosticada por volta do final do terceiro trimestre. A polidactilia pode se apresentar ao ultrasom com um sinal precoce para a presença de uma seqüência de malformações ou anormalidade do cariótipo. Os outros componentes mais comuns de uma síndrome como a de Meckel-Gruber (dilatação renal e cefalocele) podem não ser reconhecidos até que se atinjam estágios mais avançados da gestação. O dedo extra pode consistir de uma pequena projeção de tecidos moles ou ser um dedo completo (Fig. 43-18). A **polidactilia pós-axial** (ulnar ou fibular) é mais comum e é encontrada em condições como a síndrome de Ellis van Creveld, distrofia torácica asfixiante, síndrome da polidactilia com costelas curtas e trissomia do 13. A **polidactilia pré-axial** (radial ou tibial) é encontrada em condições familiares como a síndrome de Fanconi, síndrome de Holt-Oram, acrocefalossindactilia, e condições associadas ao polegar trifalângico.[43] A **polidactilia central** também pode ocorrer. A polidactilia pode ser hereditária ou familiar. Como esta forma está associada a um bom prognóstico, é importante rever uma história familiar pertinente.

A **sindactilia** é a fusão de dedos através de tecidos moles e/ou ósseos (Fig. 43-29E). A sindactilia do terceiro e quarto quirodáctilos em associação com RCIU no segundo trimestre sugere o diagnóstico de triploidia. Um polegar **abduzido** e de baixa implantação, ou polegar do caronista, está associado ao nanismo diastrófico. A **adução do polegar** pode estar associada a estenose aqueductal (Fig. 43-29I).

A **ectrodactilia**, ou deformidade em **"garra de lagosta"**, pode ocorrer como uma anormalidade isolada ou em associação a outros achados como a fenda lábio-palatina na síndrome da ectrodactilia-distrofia ectodérmica, síndrome de Cornelia de Lange e na síndrome membro-mamária (Fig. 43-31).[43] Muitos casos isolados são resultantes de uma nova mutação dominante ou são herdados de pais com manifestações mínimas. Assim, o exame cuidadoso dos pais é necessário antes de se determinar um baixo risco de recorrência.[79,80]

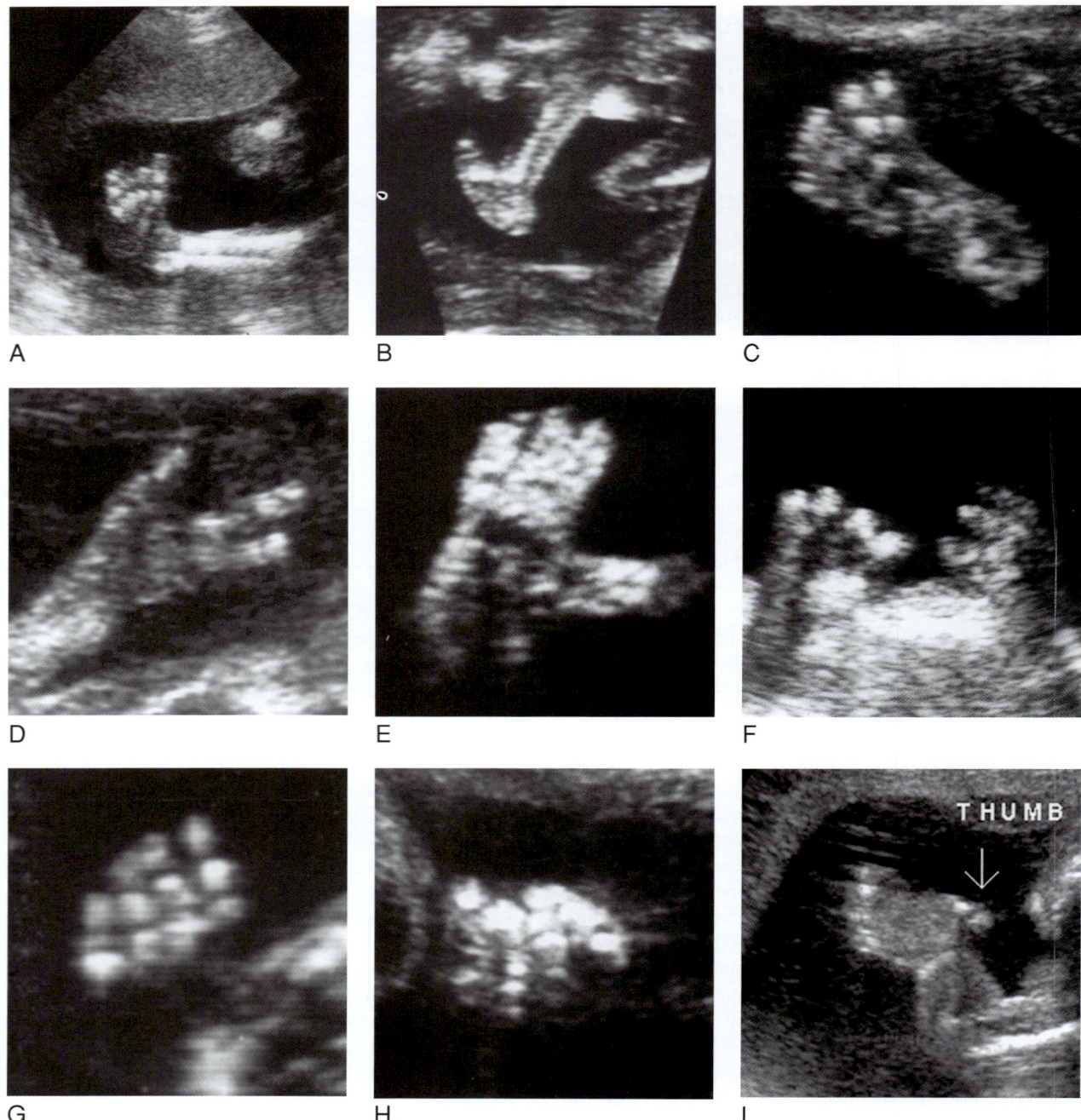

FIGURA 43-29. Anomalias da mão e do pé. A, Tálipe equinovaro. Flexão plantar invertida com desvio medial do pé resulta na visualização do eixo longo do pé (metatarsos) da extremidade distal da perna no mesmo plano. Ângulo arredondado entre o pé e a perna. **B, Inserção anômala do pé (taco de Hóckey).** O contorno convexo da sola do pé e protrusão arredondada de tecidos moles posterior aos tecidos moles da panturrilha. **C, Polidactilia de pododáctilos.** Seis dígitos. **D, Oligodactilia.** Três dígitos. **E, Sindactilia.** Fusão de tecidos moles do primeiro e segundo dedos. **F, Bradidactilia.** Encurtamento acentuado dos dedos da mão com configuração em tridente em um feto acondroplásico homozigoto. **G, Clinodactilia.** Falange média hipoplásica do quinto quirodáctilo. **H, Mão fechada com sobreposição do segundo dedo** em um feto com trissomia do 18. **I, Displasia diastrófica.** "Polegar do caronista" posicionado lateralmente. (**C, E** e **H**, Cortesia de Ants Toi, M.D., University of Toronto; **D**, Cortesia de Shia Salem, M.D., University of Toronto; **I**, Cortesia de Fetal Assessment Unit, University Health Network.) THUMB = Polegar.

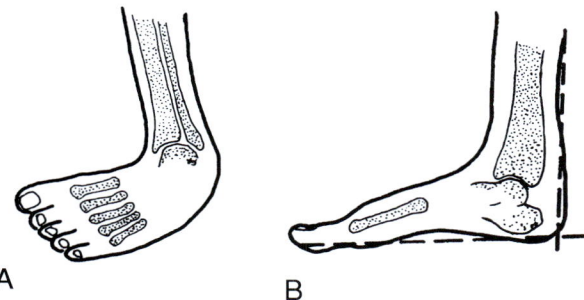

FIGURA 43-30. Diagnóstico ultra-sonográfico *in utero* de pé torto. A, Pé torto, lado esquerdo da figura, demonstra inversão, flexão plantar e desvio medial do pé, resultando na visualização do eixo longo do pé e da tíbia/fíbula no mesmo plano. Observe a angulação arredondada na junção entre a extremidade distal da perna e o pé. **B,** Lado direito normal da figura demonstra o posicionamento normal da tíbia e fíbula em relação aos metatarsos e o ângulo reto normal entre a extremidade distal da perna e o pé. (De Jeanty P, Romero R, d'Altoan M, et al: In utero sonographic detection of hand and foot deformities. J Ultrasound Med 1985;4:595-601.)

Talipomanus, ou **mão torta**, pode ser radial ou ulnar. A **mão torta radial** é mais comum e geralmente está associada às síndromes ou às anormalidades de cariótipo descritas na seção anterior sobre variações do segmento radial (Fig. 43-25). As trissomias do 18 e do 21, deleção do braço longo do cromossomo 13 e formação em anel do cromossomo 4 podem estar associadas à mão torta radial. Outras condições associadas com a *talipomanus* incluem a associação VATER (defeitos vertebrais, ânus impefurado, fístula traqueoesofágica e displasia radial e renal), síndrome de Goldenhar e síndrome de Klippel-Feil. Outra anormalidade inclui um grupo esporádico de síndromes associadas a anormalidades craniofaciais, mais comumente fenda labial e palatina. A **mão torta ulnar** está associada a defeitos do segmento ulnar; é incomum e pode ser um achado isolado.

O **tálipe equinovaro congênito** (TEVC) ocorre em 0,1 a 0,2% da população. O risco de recorrência após o nascimento de uma criança com TEVC isolado é de 2% a 3%, e se um dos pais for afetado, o risco de recorrência é de 3% a 4%. O diagnóstico se baseia no reconhecimento da inversão e flexão plantar do pé no qual o eixo longo do metatarso está no mesmo plano da tíbia e da fíbula, em associação com um ângulo de junção arredondado entre o pé e a extremidade distal da perna (Figs. 43-29A, 43-30 e 43-32). A maioria dos casos é formada por malformações isoladas; entretanto, a cariotipagem fetal deve ser considerada quando o TEVC é encontrado em associação com outras anormalidades estruturais.[81-87] A amniocentese precoce está associada a um risco elevado de TEVC.[87] O eqüino posterior do pé (flexão plantar), o varo posterior do pé (rotação interna), a adução do anterior do pé e a deformidade em cavo do anterior do pé (flexão plantar) também podem ocorrer.

O tálipe equinovaro congênito representa um espectro que engloba desde o chamado pé torto "postural" ou deformidade não-rígida que não necessita de muito tratamento ativo, até a deformidade rígida e grave que necessita de extensas cirurgias. Os dados de Keret *et al.*[83] sugerem que o pé torto pode ser encontrado no início da gestação, isto é, diagnosticado próximo à 23ª semana em 86%, com um adicional de 10% identificado entre a 25ª e a 32ª semana gestacional. Tillet *et al.*[82] apresentaram em suas séries que até 26% dos casos não necessitam de tratamento ativo após o nascimento, presumivelmente no grupo postural. É difícil determinar se este grupo é posicional ou se é um diagnóstico

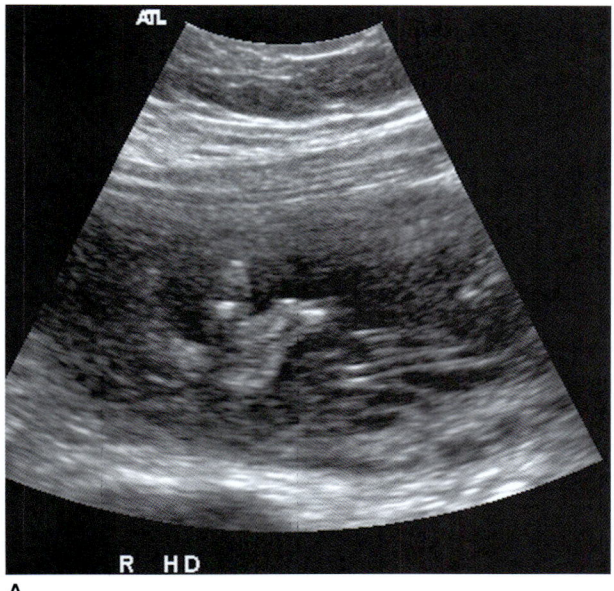
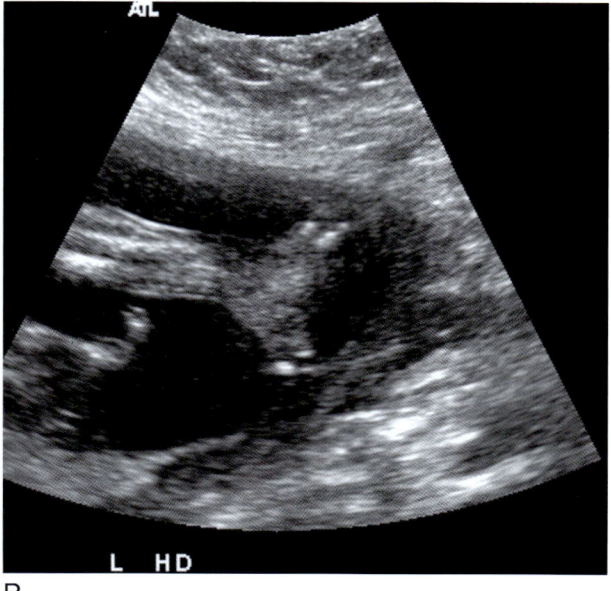

FIGURA 43-31. Ectrodactilia ou deformidade em garra da mão/pé. A, Mão direita. **B,** Mão esquerda. (Cortesia de Shia Salem, M.D., Univesity of Toronto.).

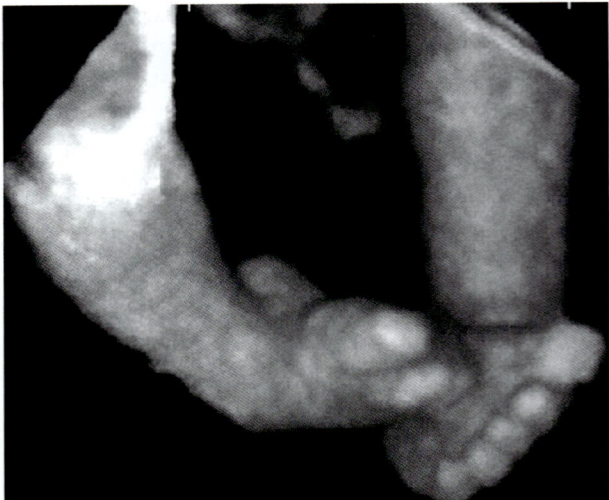

FIGURA 43-32. Pé torto bilateral, ultra-sonografia 3-D. MEDISON, OBGYN.net:3-D Fetal Bilateral ClubFoot; 3 Abnormal.

posição vertical do calcâneo secundária a um tendão-de-Aquiles curto (Fig. 43-29B). Os ossos do tarso estão luxados dorsalmente, de modo que se observa uma superfície plantar convexa com abaulamento posterior do calcâneo. Este achado apresenta um alto risco de anormalidades cromossômicas fetais, como as trissomias do 18 e do 13, quando associado a outras anormalidades, bem como a outras síndromes, como a seqüência de acinesia fetal.

O **afastamento do hálux (pé de dedos em sandália)** ou o espaço exagerado entre o primeiro e segundo pododáctilos, geralmente é visualizado em fetos normais, mas têm uma alta prevalência em fetos com trissomia do 21 (Fig. 43-33).[74] A elevação do primeiro pododáctilo pode causar uma anormalidade falsa ou transitória, que simula os "dedos em sandália".

ACHADOS ESQUELÉTICOS ASSOCIADOS A ANEUPLOIDIA

Quando uma anormalidade no sistema músculo-esquelético é detectada durante o exame ultra-sonográfico de rotina, uma pesquisa sistemática é realizada para detectar outros defeitos que possam levar ao diagnóstico de um defeito genético ou cromossômico específico.[34,43,89,90] Durante o **segundo trimestre**, uma proporção do comprimento esperado do fêmur em relação ao comprimento mensurado do fêmur abaixo de 0,9, com base no DBP, deve desencadear um exame detalhado para avaliar outras características possíveis de aneuploidia. Entretanto, no **terceiro trimestre**, um fêmur levemente encurtado geralmente está

falso-positivo. Os falso-positivos são encontrados com maior freqüência no grupo com diagnóstico isolado de TEVC feito no final da gestação. O pé normal pode chegar à extrema dorsiflexão ou flexão plantar e deve se ter cuidado ao fazer o diagnóstico inicial de um TEVC isolado durante o terceiro trimestre.[84,86]

O **pé de inserção anômala (pé em taco de Hóckey)** é o resultado de um posicionamento vertical do tálus e eqüino ou

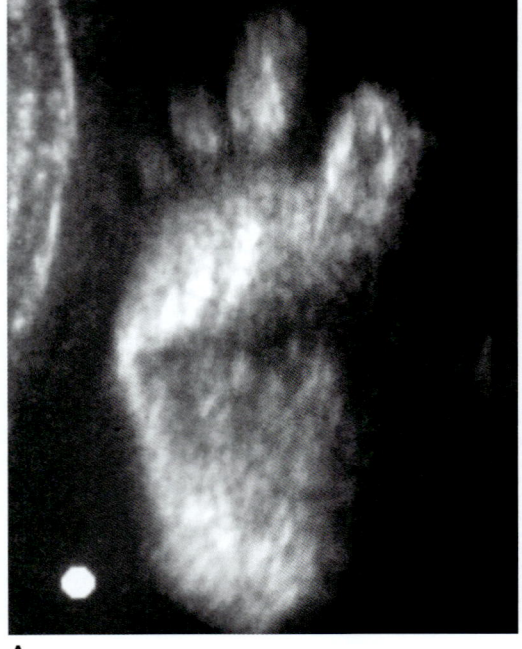
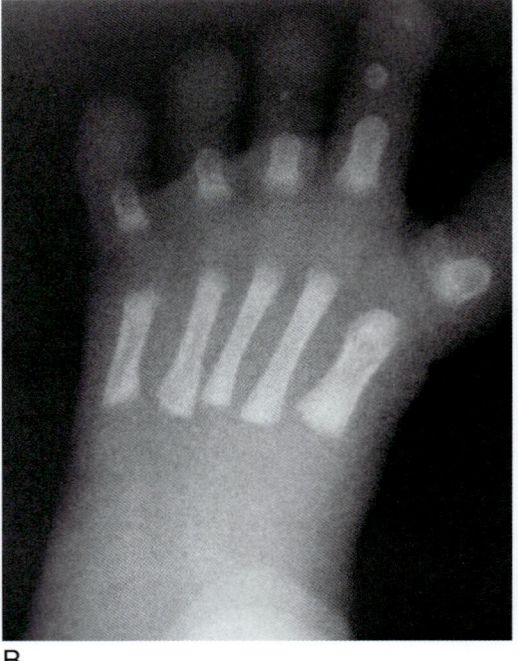

A   B

FIGURA 43-33. Pododáctilos "em sandália" em um feto de 37 semanas com síndrome de Nager. A, Vista plantar do pé demonstra um espaço exagerado entre o primeiro e segundo pododáctilos e uma depressão cutânea na região plantar. **B,** Radiografia correlata.

associado a um RCIU assimétrico em vez de uma aneuploidia. Uma proporção fêmur-pé superior a 0,9 é sugestiva de RCIU em vez de displasia óssea, enquanto uma proporção fêmur-pé inferior a 0,9 é sugestiva de displasia esquelética.[73-78,88] Em geral, as anomalias cromossômicas estão associadas a uma forma simétrica de RCIU, em contraste com a assimétrica, com base na insuficiência uteroplacentária. A síndrome da triploidia é uma exceção, ocorrendo com uma forma assimétrica de RCIU.

A **trissomia do 21**, ou **síndrome de Down**, é a anormalidade cromossômica mais comum em recém-nascidos, com uma incidência de 1 entre 600 a 800 nascimentos. Cerca de 95% destes casos são resultantes de um cromossomo 21 adicional; 3% são resultantes de translocação e 2% são mosaicos. A maioria dos casos é esporádica; próximo de 33% são nascidos de mães com mais de 35 anos de idade. Achados esqueléticos característicos podem incluir leve encurtamento do fêmur e do úmero, clinodactilia do quinto quirodáctilo, afastamento do hálux, ponte nasal plana, bossa frontal e braquicefalia. Os achados ultra-sonográficos não-esqueléticos mais comuns no feto são: espessamento da prega nucal ou higroma cístico durante o primeiro ou segundo trimestre da gestação, anormalidades cardíacas (50%), derrames pleurais ou pericárdicos isolados, atresia duodenal (10%), alças intestinais ecogênicas, picloectasia, obstrução vesical, pregas simiescas (45%), ventriculomegalia cerebral leve e hidropisia fetal não-imune.

A **trissomia do 18**, ou **síndrome de Edwards** é herdada de modo esporádico, com uma incidência de 1 para cada 5.000 nascimentos vivos. A clássica aparência é de mão persistentemente fechada com sobreposição do segundo sobre o terceiro quirodáctilo e do quarto sobre o quinto quirodáctilo, geralmente em associação com clinodactilia do quinto dedo. Os achados geralmente são bilaterais e ocorrem em mais de 50% dos casos de trissomia do 18. Outros achados músculo-esqueléticos associados a trissomia do 18 incluem variantes da aplasia do segmento radial em 10% a 50%, sindactilia do segundo e terceiro pododáctilos, pregas simiescas, tálipe equinovaro ou inserção anômala do pé, ossificação incompleta da clavícula e anomalias da coluna e das costelas. Outras características encontradas são RCIU precoce, artéria umbilical única (80%), higroma cístico, anormalidades cranianas, incluindo cabeça em formato de morango, cistos do plexo coróide, ventriculomegalia, agenesia do corpo caloso, doença cardíaca congênita, onfalocele, hérnia diafragmática congênita e anomalias renais. O prognóstico é ruim; 90% morrem durante o primeiro ano de vida, e todos os sobreviventes apresentam profundo retardamento mental.

A **trissomia do 13**, ou **síndrome de Patau**, é herdada esporadicamente com uma incidência de 1 para cada 10.000 nascidos vivos. As anomalias músculo-esqueléticas incluem polidactilia pós-axial das mãos e dos pés, possível mão fechada — com ou sem sobreposição dos dedos — clinodactilia, e possivelmente hipoplasia de costelas e ossos da pelve. Achados clássicos associados incluem microcefalia, com chanfradura da testa e hipotelorismo, e variantes de holoprosencefalia, com fendas faciais. Outros achados incluem anomalias cardíacas, renais e gastrointestinais. A trissomia do 13 nem sempre está associada a RCIU.

A **triploidia** (69,XXX, 69,XXY ou 69,XXY) ocorre em 18% de todos os abortos precoces, mas a incidência é de somente 1 a cada 2.500 nascimentos. Em 60%, ela é o resultado de dispermia, e, em 40%, resultado de um esperma diplóide ou óvulo diplóide. A combinação de RCIU grave, assimétrico e precoce, oligoidrâmnio e placenta hidrópica dilatada e espessa é sugestiva do diagnóstico. Uma gestação molar parcial pode estar presente. Achados músculo-esqueléticos associados incluem a sindactilia do terceiro e quarto quirodáctilos, pregas simiescas, tálipe equinovaro, e deformidade do polegar. Outros achados podem incluir micrognatia, ventriculomegalia, meningomielocele e anormalidades cardíacas.

CARACTERÍSTICAS MÚSCULO-ESQUELÉTICAS DA TRISSOMIA DO 21

Leve encurtamento do fêmur e do úmero
Clinodactilia do quinto quirodáctilo
Pododáctilos em sandália (afastamento do hálux)
Ponte nasal plana
Bossa frontal
Braquicefalia

CARACTERÍSTICAS MÚSCULO-ESQUELÉTICAS DA TRISSOMIA DO 13

Polidactilia
Persistência de mão fechada com ou sem sobreposição dos dedos
Clinodactilia
Costelas e ossos pélvicos hipoplásicos
Microcefalia
Hipotelorismo
Fendas faciais

CARACTERÍSTICAS MÚSCULO-ESQUELÉTICAS DA TRISSOMIA DO 18

Persistência de mão fechada com sobreposição dos dedos
Variantes de aplasia do segmento radial
Sindactilia
Tálipes equinovaros
Inserção anômala do pé (taco de Hóckey)
Anomalias vertebrais e costais

Referências

1. Camera G, Mastroiacovo P: Birth prevalence of skeletal dysplasias in the Italian multicentric monitoring system for

1. birth defects. In Papadatos CJ, Bartsocas CS (eds): Skeletal Dysplasias. New York, 1982, Alan R. Liss, pp 443-449.
2. Lachman RS, Rappaport V: Fetal imaging in the skeletal dysplasias. Clin Perinatol 1990;17:703-722.
3. Pretorius DH, Rumack CM, Manco-Johnson ML, et al: Specific skeletal dysplasias in utero: Sonographic diagnosis. Radiology 1986;159:237-242.
4. Tretter AE, Saunders RC, Meyers CM, et al: Antenatal diagnosis of lethal skeletal dysplasias. Am J Med Genet 1998:75:518-522.

Esqueleto Fetal Normal

5. Mahoney BS, Filly RA: High-resolution sonographic assessment of the fetal extremities. J Ultrasound Med 1984;3:489-498.
6. Bromley B, Benacerraf B: Abnormalities of the hands and feet in the fetus: Sonographic findings. AJR 1995;165:1239-1243.
7. Greulich WW, Pyles SI (eds): Radiologic Atlas of Skeletal Development of the Hand and Wrist, 2nd ed. Stanford, CA: Stanford University Press, 1959.
8. Mahoney BS, Callen PW, Filly RA: The distal femoral epiphyseal ossification center in the assessment of third-trimester menstrual age: Sonographic identification and measurement. Radiology 1985;155:201-204.
9. Chin DH, Bolding DB, Callen PW, et al: Ultrasonographic identification of fetal lower extremity epiphyseal ossification centers. Radiology 1983;147:815-818.
10. Goldstein I, Lockwood CJ, Reece EA, et al: Sonographic assessment of the distal femoral and proximal tibial ossification centers in the prediction of pulmonic maturity in normal women and women with diabetes. 1988;159:72-76.
11. Merz E, Kim-Kern MS, Pehl S: Ultrasonic mensuration of fetal limb bones in the second and third trimesters. J Clin Ultrasound 1987;5:175-183.
12. Goldstein RB, Filly RA, Simpson G: Pitfalls in femur length measurements. J Ultrasound Med 1987;6:203-207.
13. Abrams SL, Filly RA: Curvature of the fetal femur: A normal sonographic finding. Radiology 1985;156:490.
14. Yarkoni S, Schmidt W, Jeanty P, et al: Clavicular measurement: A new biometric parameter for fetal evaluation. J Ultrasound Med 1985;4:467-470.
15. Campbell J, Henderson A, Campbell SS: The fetal femur/foot length ratio: A new parameter to assess dysplastic limb reduction. Obstet Gynecol 1988;72:181-184.
16. Platt LD, Medearis AL, Gregory DR, et al: Fetal foot length: Relationship to menstrual age and fetal measurements in the second trimester. Obstet Gynecol 1988;71:526-531.
17. Chitkara U, Rosenberg J, Chevanak FA, et al: Prenatal sonographic assessment of thorax: Normal values. Am J Obstet Gynecol 1987;156:1069-1074.
18. Lachman RS, Rappaport V: Fetal imaging in the skeletal dysplasias. Clin Perinatol 1990;17:703-722.
19. Kurtz AB, Needleman L, Wapner RJ, et al: Usefulness of a short femur in the in utero detection of skeletal dysplasias. Radiology 1990;177:197-200.
20. Goncalves L, Jeanty P: Fetal biometry of skeletal dysplasias: A multicentric study. J Ultrasound Med 1994;13:977-985.
21. Zalel Y, Lehavi O, Schiff E, et al: Shortened fetal long bones: A possible in utero manifestation of placental function. Prenat Diagn 2002:22:553-557.
22. Pattarelli P, Pretorius D, Edwards D: Intrauterine growth retardation mimicking skeletal dysplasia on antenatal sonography. J Ultrasound Med 1990;9:737-739.
23. Spirt BA, Oliphant M, Gottlieb RA, et al: Prenatal sonographic evaluation of short-limbed dwarfism: An algorithmic approach. Radiographics 1990;10:217-236.
24. Rouse GA, Filly RA, Toomey F, et al: Short-limb skeletal dysplasias: Evaluation of the fetal spine with sonography and radiography. Radiology 1990;174:177-180.
25. Xu HX, Zhang QP, Lu MD, et al: Comparison of two-dimensional and three-dimensional sonography in evaluating fetal malformations. J Clin Ultrasound 2002; 30(9):515-525.
26. Benoit B, Hafner T, Kurjack A, et al: Three-dimensional sonoembryology. J Perinat Med 2002;30(1):63-73.
27. Benacerraf BR. Three-dimensional fetal sonography. Use and misuse. J Ultrasound Med 2002;21:1063-1067.
28. Nagayama M, Watanabe Y, Okumura A, et al: Fast MR imaging in obstetrics. Radiographics 2002;22(3)563-580.

Displasias Esqueléticas Letais

29. Lemyre E, Azouz EM, Teebi AS, et al. Bone dysplasia series. Achondroplasia, hypochondroplasia and thanatophoric dysplasia: Review and update. Can Assoc Radiol J 1999;50(3):185-197.
30. Langer LO Jr, Yang SS, Hall JG, et al: Thanatophoric dysplasia and cloverleaf skull. Am J Genet 1987;3:167-179.
31. Chen CP, Chern SR, Shih JC, et al: Prenatal diagnosis and genetic analysis of type I and type II thanatophoric dysplasia. Prenat Diagn 2001;21(2):89-95.
32. Vajo Z, Francomano CA, Wilkin DJ: The molecular and genetic basis of fibroblast growth factor receptor 3 disorders: The achondroplasia family of skeletal dysplasias, Muenke craniosynostosis and Crouzon syndrome with acanthosis nigricans. Endocr Rev 1999;21(1):23-39.
33. Tavormina PL, Shiang R, Thompson LM, et al. Thanatophoric dysplasia (types I and II) caused by distinct mutations in fibroblast growth factor receptor 3. Nat Genet 1995;9:321-328.
34. Taybi H, Lachman RS. Radiology of Syndromes, Metabolic Disorders, and Skeletal Dysplasias, 3rd ed. Chicago, Year Book, 1990.
35. Hall CM. International Nosology and Classification of Constitutional Disorders of Bone (2001) AM J Med Genet 2002; 113:65-77.
36. DiMaio MS, Barth R, Koprivnikar KE, et al: First-trimester prenatal diagnosis of osteogenesis imperfecta type II by DNA analysis and sonography. Prenat Diag 1993; 13:589-596.
37. Latini G, De Felice C, Parrini S, et al: Polyhydramnios: A predictor of severe growth impairment in achondroplasia. J Pediatr Vol 141(2) August 2002:274-276.
38. Superti-Furga A: Achondrogenesis type 1B. J Med Genet 1996;33(11):957-961.
39. Sillence DO, Senn A, Danks DM: Genetic heterogeneity in osteogenesis imperfecta. J Med Genetics 1979; 16:101-116.
40. Sillence DO, Barlow KK, Garber AP, et al: Osteogenesis imperfecta type II delineation of the phenotype with reference to genetic heterogeneity. Am J Med Genet 1984;17:407-423.
41. Munoz C, Filly RA, Golbus MS: Osteogenesis imperfecta type II: Prenatal sonographic diagnosis. Radiology 1990;174:181-185.
42. Cole WG: Advances in osteogenesis imperfecta. Clin Orthop 2002;(401):6-16.
43. Meizner I, Bar-Ziv J: In utero diagnosis of skeletal disorders: An atlas of prenatal sonographic and postnatal radiologic correlation. Boca Raton, FL: CRC Press, 1993.
44. Bowerman RA: Anomalies of the fetal skeleton: Sonographic findings. AJR 1995;164:973-979.

45. Spranger JW, Langer LO, Weidemann HR: Bone Dysplasias: An Atlas of Constitutional Disorders of Skeletal Development. Philadelphia, WB Saunders, 1974.
46. Kwok C, Weller PA, Guioli S, et al: Mutations in SOX9, the gene responsible for camptomelic dysplasia and autosomal sex reversal. Am J Hum Genet 1995; 57:1028-1036.
47. Wu MH, Kuo PL, Lin SJ: Prenatal diagnosis of recurrence of short-rib polydactyly syndrome. Am J Med Genet 1995;55:279-284.
48. Patel MS, Callahan JW, Zhang S, et al: Early infantile galactosialidosis: Prenatal presentation and postnatal follow-up. Am J Med Genet 1999;85(1):38-47.
49. Duff P, Harlass FE, Milligan DA:. Prenatal diagnosis of chondrodysplasia punctata by sonography. Obstet Gynecol 1990;76:497-500.
50. Pryde PG, Bawle E, Brandt F, et al: Prenatal diagnosis of nonrhizomelic chondrodysplasia punctata (Conradi-Hünermann syndrome). Am J Med Genet 1993;47:426-431.
51. Patel MD, Filly RA: Homozygous achondroplasia: US distinction between homozygous, heterozygous, and unaffected fetuses in the second trimester. Radiology 1995;196:543-545.
52. Kurtz AB, Filly RA, Wapner RJ, et al: In utero analysis of heterozygous achondroplasia: Variable time of onset as detected by femur length measurements. J Ultrasound Med 1986;5:137-140.
53. Romero R, Athanassiadis AP, Jeanty P: Radiol Clin North Am 1989;28:75-98.
54. Hastaback J, Superti-Furga A, Wilcox WR, et al: Atelosteogenesis type II is caused by mutations in the diastrophic dysplasia sulphate-transporter gene (DTDST): Evidence for a phenotypic series involving three chondrodysplasias. Am J Hum Genet 1996;58:255-262.
55. Kaitila I, Ammala P, Karjalainen O, et al. Early prenatal detection of diastrophic dysplasia. Prenat Diag 1983; 3:237-244.

Defeitos de Membros e Condições Associadas
56. Gupta DKS, Gupta SK: Familial bilateral femoral focal deficiency. J. Bone Joint Surg 1984;66:1470-1472.
57. Sonek JD, Gabbe SG, Landon MB, et al: Antenatal diagnosis of sacral agenesis syndrome in a pregnancy complicated by diabetes mellitus. Am J Obstet Gynecol 1990;162:806-808.
58. Twickler D, Budorick N, Pretorius D, et al: Caudal regression versus sirenomelia: Sonographic clues. J Ultrasound Med 1993;12(6):323-330.
59. Valenzano M, Paoletti R, Rossi A, et al: Sirenomelia. Pathological features, antenatal ultrasonographic clues, and a review of current embryogenic theories. Hum Reprod Update 1999;5(1):82-86.
60. Mahoney BS, Filly RA, Callen PW, et al: The amniotic band syndrome: Antenatal sonographic diagnosis and potential pitfalls. Am J Obstet Gynecol 1985;152:63-69.
61. Patten RM, Van Allen M, Mack LA, et al: Limb-body-wall complex: In utero sonographic diagnosis of a complicated fetal malformation. AJR 1986;146:1019-1024.
62. Randel SB, Filly RA, Callen PW, et al: Amniotic sheets. Radiology 1988;166:633-636.
63. Van Allen MI, Curry I, Gallagher L: Limb-body-wall complex: Pathogenesis. Am J Med Genet 1987;28: 529-548.
64. Stoll C, Wiesel A, Queisser-Luft A, et al: Evaluation of the prenatal diagnosis of limb reduction deficiencies. EUROSCAN Study Group Prenatal Diagnosis 2000;10:811-818.
65. Auerbach AD: Fanconi anemia. Dermatol Clin 1995; 13:43-49.
66. Hall G: Thrombocytopenic and absent radius (TAR) syndrome. J Med Gen 1987;24:79-83.
67. Ohlsson A, Fong KW, Rose TH, et al: Prenatal sonographic diagnosis of Pena-Shokeir syndrome type 1, or fetal akinesia syndrome. Am J Med Gen 1988;29:59-65.
68. Bay BJ, Cubberley D, Morris C, et al: Prenatal diagnosis of distal arthrogryphosis. Am J Med Gen 1988;29:501-510.
69. Goldberg JD, Chervenak FA, Lipman RA, et al: Antenatal sonographic diagnosis of arthrogryphosis multiplex congenita. Prenat Diag 1986;6:45-49.
70. Hall JG, Reed S, Gershanik J, et al: Limb proximal tibial epiphysisrygium syndromes: A review and report of eleven patients. Am J Med Genet 1982;12:377-409.

Deformidades das Mãos e dos Pés
71. Souka AP, Krampl E, Geerts L, Nicolaides KH: Congenital lymphedema presenting with increased nuchal translucency at 13 weeks of gestation. Prenat Diagn 2002;22(2):91-92.
72. Bronshtein M, Stahl S, Zimmer EZ: Transvaginal sonographic diagnosis of fetal finger abnormalities in early gestation. J Ultrasound Med 1995;14:813-820.
73. Jeanty P, Romero R, d'Altoan M, et al: In utero sonographic detection of hand and foot deformities. J Ultrasound Med 1985;4:595-601.
74. Bromley B, Benacerraf B: Abnormalities of the hands and feet in the fetus: Sonographic findings. AJR 1995; 165:1239-1242.
75. Reiss RE, Foy PM, Mendiratta V, et al: Ease and accuracy of evaluation of fetal hands during obstetrical ultrasonography: A prospective study. J Ultrasound Med 1995; 14:813-820.
76. Benacerraf BR, Osathanondh R, Frigoletto FD: Sonographic demonstration of hypoplasia of the middle phalanx of the fifth digit: A finding associated with Down syndrome. Am J Obstet Gynecol 1988;159:181-183.
77. Hegge FN, Presscott GH, Watson PT: Utility of a screening examination of the fetal extremities during obstetrical sonography. J Ultrasound Med 1986;5:639-645.
78. Snijders RJM, Nicolaides KH (eds): Frontiers in Fetal Medicine Series. New York: Parthenon, 1996.
79. Anneren G, Andersson T, Lindgren PG, et al: Ectrodactyly-ectodermal dysplasia-clefting syndrome (EEC): The clinical variation and prenatal diagnosis. Clin Genet 1991; 40(4):257-262.
80. Ianakiev P, Kilpatrick MW, Toudjarska I, et al: Split-hand/split-foot malformation is caused by mutations in the p63 gene on 3q27. Am J Hum Genet 2000;671):59-66.
81. Chesney D: Clinical outcome of congenital talipes equinovarus diagnosed antenatally by ultrasound. J Bone Joint Surg Br 2001;83(3):462-463.
82. Tillet RL, Fisk NM, Murphy K, et al: Clinical outcome of congenital talipes equinovarus diagnosed antenatally by ultrasound. J Bone Joint Surg Br 2000;82(6):878-880.
83. Keret D, Ezra E, Lokiec F, et al: Efficacy of prenatal ultrasonography in confirmed clubfoot. J Bone Joint Surg Br 2000;84(7):1015-1019.
84. Treadwell MC, Stanitski CL, King M: Prenatal sonographic diagnosis of clubfoot: Implications for patient counseling. J Pediatr Orthop 1999;19(1):8-10.
85. Bakalis S, Sairam S, Homfray R, et al: Outcome of antenatally diagnosed talipes equinovarus in an unselected obstetric population. Ultrasound Obstet Gynecol 2002;20:226-229.
86. Maffulli M: Ultrasound opinion: Prenatal ultrasonographic diagnosis of talipes equinovarus: Does it give the full picture? Obstet Gynecol 2002;20:217-218.

87. Farrell SA, Summers AM, Dallaire L, et al: Clubfoot, an adverse outcome of early amniocentesis: Disruption or deformation? CEMAT. Canadian Early and Mid-Trimester Trial. J Med Genet 1999;36(11):843-846.
88. Benacerraf BR, Frigoletto FD, Greene MF: Abnormal facial features and extremities in human trisomy syndromes: Prenatal US appearance. Radiology 1986;159:243-246.

Achados Esqueléticos Associados a Aneuploidia
89. Avni EF, Rypens F, Zappa M et al: Antenatal diagnosis of short-limb dwarfism: Sonographic approach. Pediatr Radiol 1996;26:171-178.
90. Nicolaides K, Sebire NJ, and Snijders RJM: The 11-14 week scan: The diagnosis of fetal abnormalities. In Nicolaides KH (ed): Diploma in Fetal Medicine Series. New York, Parthenon, 1999, pp 67-88.

44

HIDROPISIA FETAL

Fawaz Alkazaleh / Greg Ryan / Ann Jefferies

SUMÁRIO DO CAPÍTULO

- CARACTERÍSTICAS ULTRA-SONOGRÁFICAS DA HIDROPISIA
  - Ascite
  - Derrames Pleurais
  - Edema
  - Placentomegalia
  - Padrão da Hidropisia
- HIDROPISIA IMUNE
  - Patogênese
  - Tratamento do Feto Hidrópico
- HIDROPISIA NÃO-IMUNE
  - Patogênese
- CAUSAS DE HIDROPISIA NÃO-IMUNE
  - Anormalidades Cardiovasculares
  - Anomalias do Pescoço e Tórax
  - Anomalias Gastrointestinais
  - Anomalias do Trato Urinário
  - Anomalias Cromossômicas
  - Anemia
  - Infecção
- INVESTIGAÇÃO DA HIDROPISIA NÃO-IMUNE
- AVALIAÇÃO DO BEM-ESTAR FETAL NA HIDROPISIA NÃO-IMUNE
- PROGNÓSTICO
- TERAPIA PRÉ-NATAL
- ULTRA-SONOGRAFIA TRIDIMENSIONAL E HIDROPISIA FETAL
- PAPEL DO PATOLOGISTA NA HIDROPISIA FETAL
  - Exame do Feto
  - Exame da Placenta
- CONDUTA OBSTÉTRICA
  - Aconselhamento
  - Complicações Maternas
  - Parto
  - Procedimentos de Drenagem Pré-parto
- TRATAMENTO NEONATAL
- CONCLUSÕES

A hidropisia é definida como um acúmulo anormal de líquido seroso em pelo menos duas cavidades ou tecidos do corpo. A hidropisia é de origem **imune** ou **não-imune**. A hidropisia não-imune (HNI) é definida pela ausência de anticorpo circulante detectável anti-eritrócitos na mãe. Antes da introdução ampla da imunoglobulina anti D Rhesus (Rh)[1,2] nos anos de 1970, a maioria dos casos de hidropisia era imune,[3] enquanto atualmente a maioria é de causa não-imune. A HNI foi descrita inicialmente em 1892 em uma série de casos hidrópicos[4] e foi diferenciada pela primeira vez da hidropisia imune em 1943 em um "feto não associado a eritroblastose".[5] Revisões recentes documentam o padrão em mutação da hidropisia.[6-9] Por exemplo, nos de 1970, 80% dos casos de hidropisia fetal eram de origem imune; no começo dos 1990 mais da metade foram não-imunes.[10] Embora a hidropisia seja uma indicação relativamente comum para avaliação fetal em nível terciário, cada etiologia específica é relativamente rara.

CARACTERÍSTICAS ULTRA-SONOGRÁFICAS DA HIDROPISIA

O **diagnóstico inicial** de hidropisia é simples. **Ascite, derrame pleural, pericárdico** ou **edema subcutâneo** podem ser detectados em ultra-sonografia de rotina. Algumas

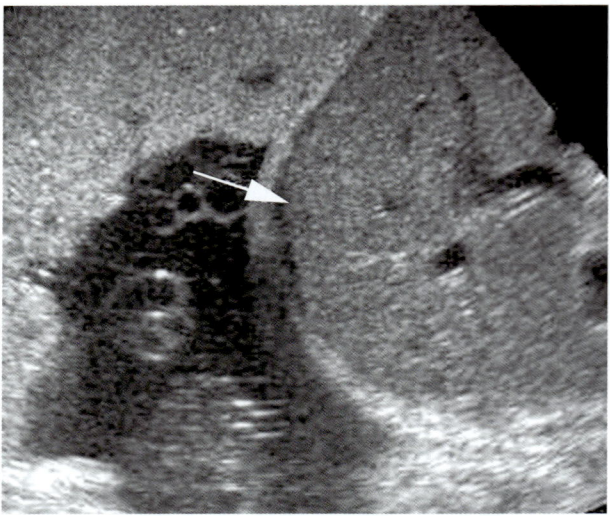

FIGURA 44-1. Pseudo-ascite devido a musculatura abdominal hipoecóica (*seta*). A orla ecotransparente é um artefato e desaparece quando o ângulo do transdutor é mudado.

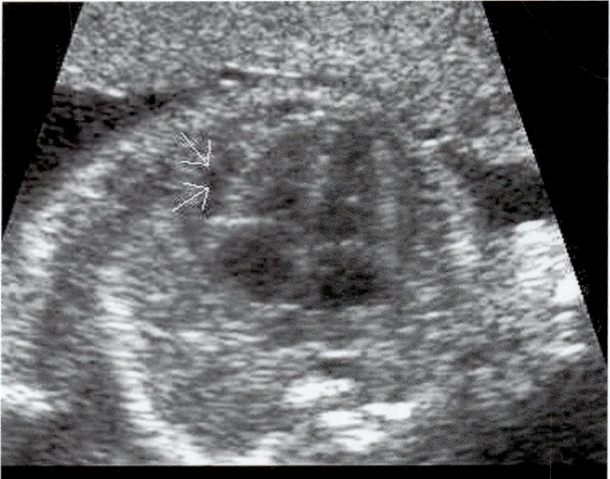

FIGURA 44-2. Achado normal de pequena quantidade de líquido pericárdico.

pacientes podem ser encaminhadas em virtude de uma suspeita clínica de **poliidrâmnio**. Coleções líquidas no tórax ou abdome fetais são facilmente vistas em qualquer fase da gestação. Um pequeno anel de **pseudo-ascite** (menos de 2 mm de espessura) pode ser um achado normal, e usualmente representa a camada muscular hipoecóica da parede abdominal.[11] Esta pseudo-ascite usualmente desaparece quando o ângulo do transdutor é modificado (Fig. 44-1). Similarmente, **derrames pericárdicos** pequenos, dependentes do ângulo, podem ser normais (Fig. 44-2). Uma quantidade pequena de líquido peritoneal livre é fisiológica, e é uma característica que empregamos para visualizar estruturas como o diafragma (Tabela 44-4).

Ascite

Pequenas coleções de **líquido ascítico** podem delinear as vísceras abdominais, incluindo alças intestinais ou bexiga, e podem causar um aumento aparente na sua ecogenicidade devido à interface líquido/tecido (Fig. 44-3). Acúmulos maiores, particularmente na cavidade peritoneal anterior, delineam outros órgãos viscerais (Fig. 44-4A, B), e os vasos umbilicais podem ser vistos proeminentes atravessando o espaço líquido (Fig. 44-5A, B). **Alças intestinais** podem parecer flutuando livremente (p. ex., hidropisia aloimune) ou como uma massa posterior ecogênica indistinta (p. ex., peritonite meconial). O líquido ascítico pode abrir caminho através do processo vaginal patente para dentro da bolsa escrotal causando uma **hidrocele**. A compressão crônica do tórax por ascite volumosa pode resultar em hipoplasia pulmonar.

Derrames Pleurais

Os derrames pleurais podem ser **unilaterais** ou **bilaterais**, muitas vezes se iniciando como coleções unilaterais que progridem bilateralmente. Derrames pequenos são vistos como uma

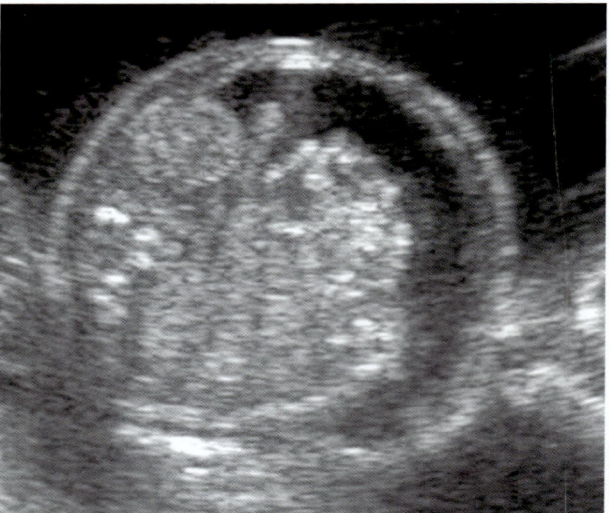

FIGURA 44-3. Pequenas quantidades de ascite causam um aumento aparente na ecogenicidade intestinal.

delgada lâmina anecóica rodeando tecido pulmonar, e também podem delinear estruturas mediastinais. Grandes derrames unilaterais sugerem uma causa local, como um **quilotórax** (Fig. 44-6). Em grandes derrames pleurais bilaterais, os pulmões aparecem como "asas de morcego" flutuando livremente ao lado do coração. Em contraste, um grande derrame pericárdico comprime os pulmões contra a parede torácica posterior (Fig. 44-7). À medida que os derrames pleurais aumentam, a compressão ou angulação das estruturas vasculares mediastinais causam edema do tronco superior e a obstrução esofágica funcional resulta em poliidrâmnio secundário.[12]

Edema

O **edema subcutâneo** pode ser generalizado, localizado ou limitado ao corpo superior ou inferior, dependendo da etio-

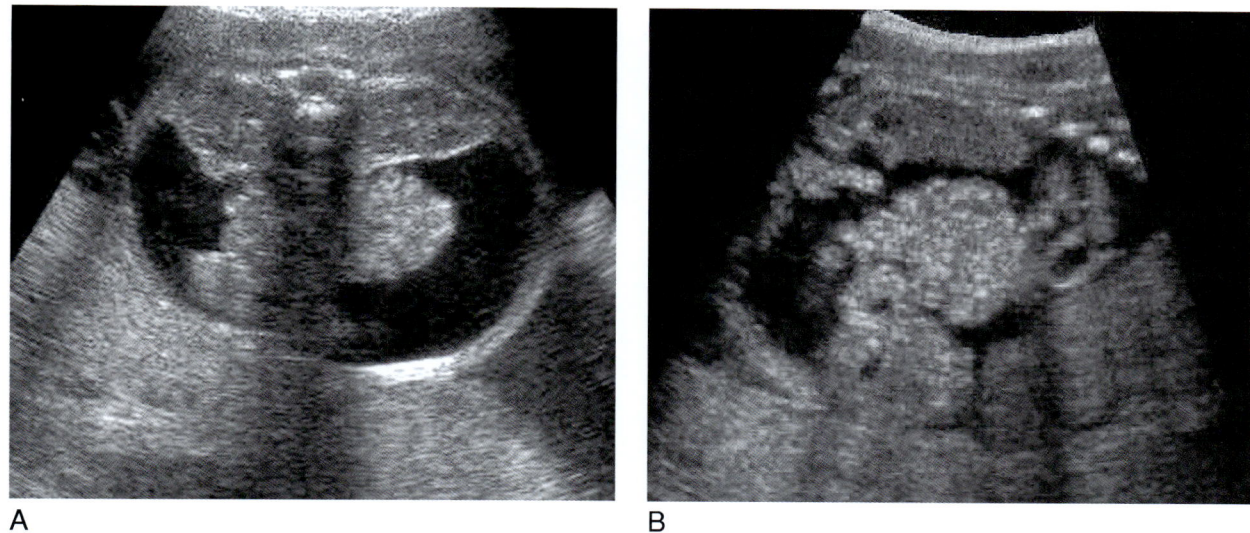

FIGURA 44-4. Ascite. A, B, Grandes quantidades de ascite delineiam claramente as vísceras.

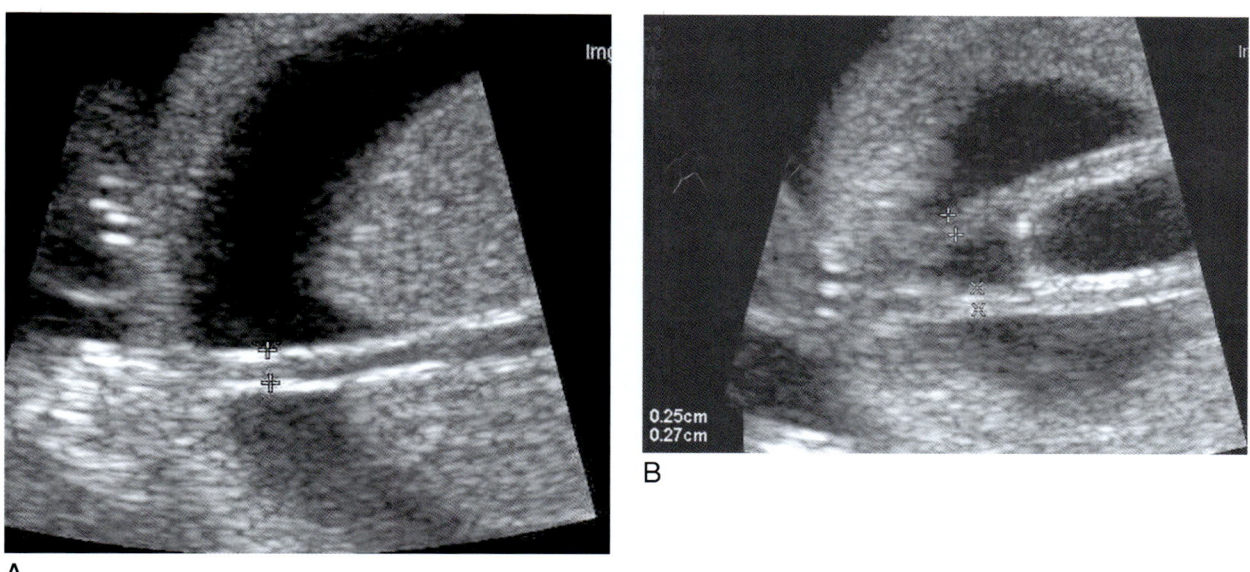

FIGURA 44-5. Vasos do cordão umbilical atravessando a ascite. A, Veia intra-hepática. B, Artérias vesicais superiores (umbilicais).

logia. O edema é observado mais facilmente sobre o couro cabeludo (Fig. 44-8) ou a face fetal, onde um espessamento e camadas da pele são sobrejacentes ao osso. O edema subcutâneo também pode ser visto sobre os membros e a parede abdominal.

Placentomegalia

O **edema placentário** é um sinal variável e usualmente tardio na hidropisia (Fig. 44-9). A textura ultra-sonográfica da placenta pode se apresentar alterada, e o seu aspecto pode ser descrito como **espessado, ecogênico, esponjoso** ou de **vidro fosco**. As dimensões da placenta, especialmente a espessura, estão aumentadas acima do normal de 5 cm no terceiro trimestre.[13-15] Quando o edema placentário é secundário a um processo hidrópico no feto, geralmente a placenta inteira é afetada. Este achado pode ser usado para excluir as causas placentárias primárias muito raras de hidropisia (p. ex., malformações vasculares).

Padrão da Hidropisia

A **distribuição, cronologia** e **tamanho** das coleções líquidas e edema, conforme detectados pelo ultra-som, podem fornecer um indício da etiologia da hidropisia. Por exemplo, na **hidropisia imune**, a ascite aparece primeiro, com edema subcutâneo aparecendo somente com a piora da anemia. Coleções intratorácicas não ocorrem (Fig. 44-11).

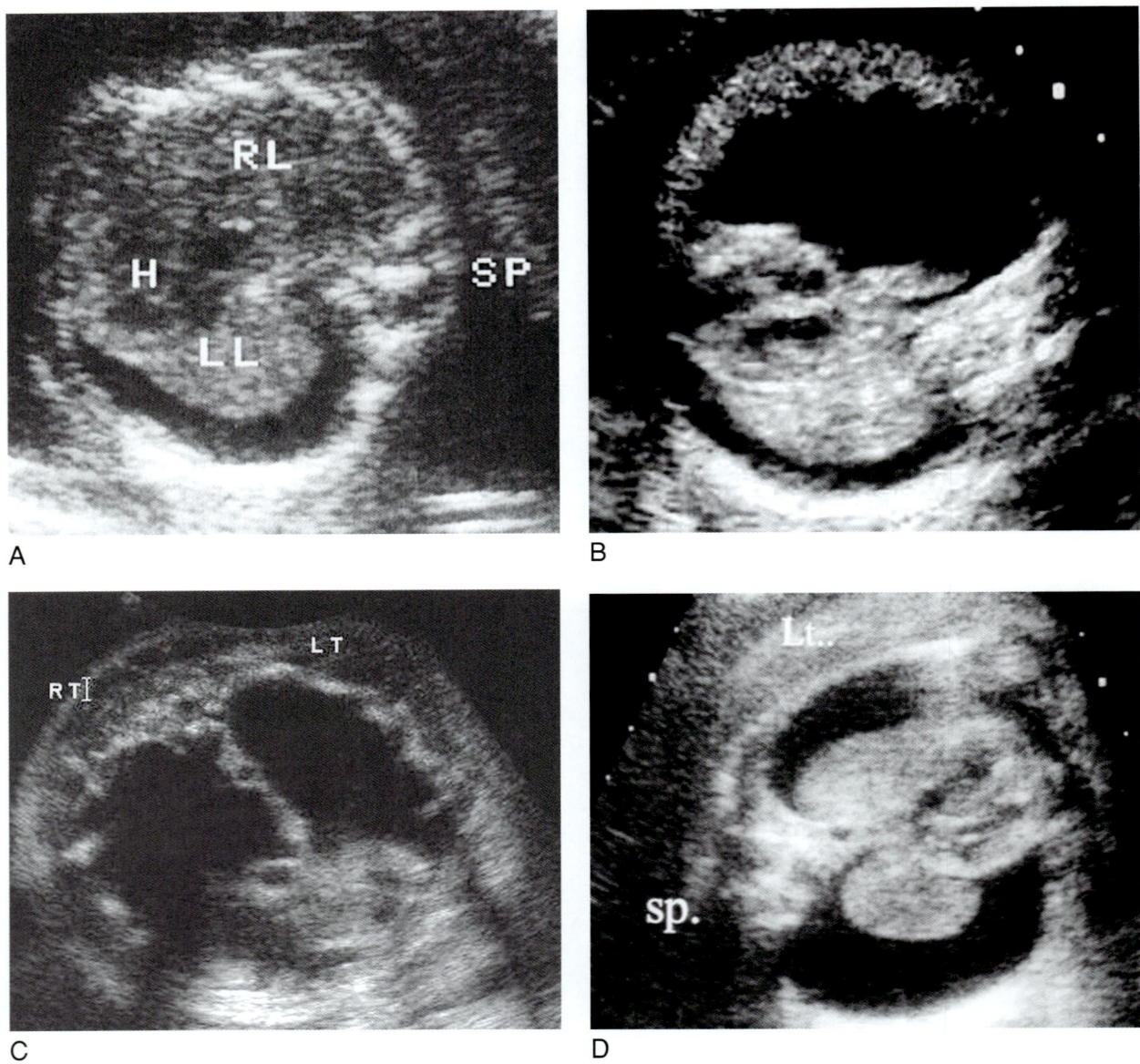

FIGURA 44-6. Derrames pleurais fetais. A, Pequeno derrame pleural unilateral esquerdo. H, coração; LL, pulmão esquerdo; RL, pulmão direito; SP, coluna vertebral. **B**, Grande derrame pleural à direita e pequeno à esquerda. **C**, Derrames pleurais volumosos bilaterais. **D**, Derrames bilaterais. Os pulmões comprimidos aparecem como "asas de morcego" flutuando livremente. Lt, esquerda; Sp, coluna vertebral.

Em alguns casos, pode não ser possível diferenciar ultra-sonograficamente entre a hidropisia que resulta de uma causa sistêmica e a hidropisia secundária a coleções líquidas localizadas. Por exemplo, derrames pleurais isolados decorrentes de um quilotórax primário podem não se mostrar diferentes de causas sistêmicas de derrames pleurais que se desenvolvem inicialmente na evolução da hidropisia generalizada, embora geralmente sejam muito desproporcionais às coleções líquidas em outras localizações no feto. De uma maneira geral, derrames pleurais e pericárdicos aparecem mais precoce e mais proeminentemente com patologias torácicas, enquanto ascite aparece mais cedo e predomina no caso de anemia e patologias abdominais primárias. Ascite volumosa com ecogenicidade intestinal associada é típica de infecção por **parvovírus** (quando a ascite é muito tensa) ou uma **perfuração intestinal** que pode ser secundária a **peritonite meconial** (Fig. 44-10). Coleções líquidas localizadas podem progredir para efeitos de pressão ou metabólicos e, assim, o padrão da hidropisia pode progredir com o tempo.

HIDROPISIA IMUNE

Patogênese

A hidropisia imune ocorre quando uma mãe sensibilizada desenvolve **anticorpos** contra os eritrócitos fetais. Segue-se hemólise quando anticorpos IgG maternos circulantes cru-

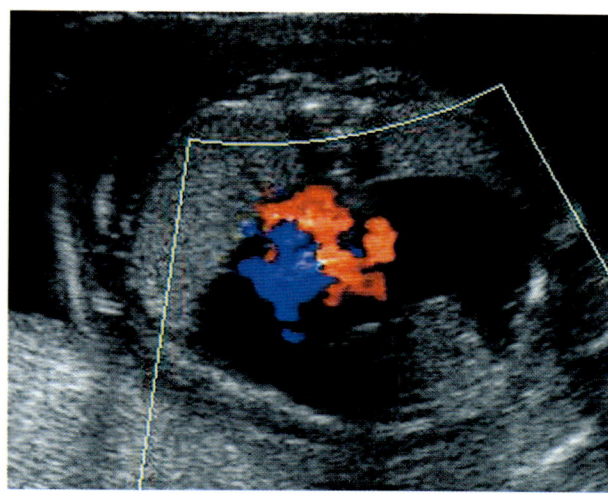

FIGURA 44-7. Derrame pericárdico volumoso. Os pulmões estão comprimidos posteriormente.

zam a placenta e se ligam aos eritrócitos fetais antígeno-positivos. A maioria dos casos ainda ocorre na presença de anticorpos **Rh (D, c e E)** e **Kell**. O resultado consiste em anemia, eritropoiese extramedular, hepatosplenomegalia, hipoalbuminemia e liberação de eritrócitos nucleados imaturos (**eritroblastose fetal**). Por fim ocorre hipóxia tecidual, hidropisia fetal, insuficiência cardíaca e óbito. A hidropisia desenvolve-se somente quando o déficit de hemoglobina fetal (HbF) excede 7 g/dl,[16] provavelmente em virtude da pressão oncótica reduzida secundária à hipoalbuminemia, combinada à insuficiência cardíaca de alto débito (Fig. 44-11).[17] Eventualmente o feto desenvolve acidose metabólica e láctica,[18,19] e, uma vez ocorrida esta descompensação, a progressão da hidropisia pode ser rápida, levando à morte fetal dentro de 24 a 48 horas.

Tratamento do Feto Hidrópico

Hidropisia imune constitui uma indicação absoluta para **amostragem sangüínea fetal** (cordocentese) e transfusão. Isto inicialmente era efetuado através da fetoscopia,[20] mas esta técnica foi superada pela coleta sangüínea guiada por ultra-som.[21] (Cap. 50, Procedimentos Fetais Invasivos.)

A **transfusão fetal intravascular** (TIV) comprovou-se salvadora no feto hidrópico, enquanto a **transfusão intraperitoneal** (TIP) pode não ter sucesso devido a pouca absorção de sangue da cavidade peritoneal, que se deve provavelmente aos movimentos respiratórios fetais reduzidos.[22] Com TIV, 70% a 85% dos fetos hidrópicos e 85% a 95% dos fetos não-hidrópicos sobrevivem.[22,23]

Avaliação Não-invasiva da Gravidade da Aloimunização. A conduta experimental e testada para o tratamento da doença aloimune envolve uma progressão de investigações, a partir de (1) quantificação dos títulos de anticorpo,[24] para (2) espectrofotometria da bilirrubina no líquido amniótico, para (3) cordocentese e transfusão.[17,25] Uma vez que cada procedimento invasivo acarreta seu próprio risco inerente,[26] há necessidade de métodos não-invasivos confiáveis para avaliar anemia fetal.

Diversos parâmetros ultra-sonográficos foram avaliados sem sucesso,[14,15] mas recentemente alguns comprovaram-se úteis. À medida que progride a doença hemolítica, o fígado e o baço fetais aumentam em tamanho em virtude da sua produção aumentada de eritrócitos (Fig. 44-12). O feto pode, no entanto, ser capaz de compensar essa destruição de eritrócitos, e, nesses casos, apresentar aumento do fígado e baço mas não necessariamente apresentar-se gravemente anêmico. Em contraposição, a degradação mais rápida dos eritrócitos pode impedir o feto de se adaptar à hemólise, e a anemia profunda pode se desenvolver sem hepatosplenomegalia.[27]

Em resposta à anemia grave, a **circulação fetal torna-se hiperdinâmica** com velocidades aumentadas de fluxo sangüíneo, as quais se admite resultarem do débito cardíaco aumentado e viscosidade diminuída do sangue fetal. Além disso, o fluxo sangüíneo na artéria cerebral média (ACM) pode estar ainda mais aumentado, porque é sabido que a circulação cerebral responde rapidamente à hipoxemia.[28] Embora a velocidade de fluxo esteja aumentada em todos os vasos fetais, a ACM é particularmente apropriada para avaliação em virtude da sua fácil visualização com o mapeamento Doppler (mesmo na escala de cinza, ela pode usualmente ser visualizada ao correr diretamente sobre a asa maior do osso esfenóide), e assim um ângulo de insonação próximo de 0 grau pode facilmente ser obtido.

Como a velocidade é uma medida quantitativa, a correção do ângulo ou preferivelmente um ângulo de 0 grau é crítico para sua interpretação correta. Foi demonstrado que a variabilidade intra-observador e interobservadores é baixa. As avaliações com Doppler das velocidades de fluxo sangüíneo fetais são superiores às medidas do fígado e baço na predição da anemia fetal (Fig. 44-13). A medida da velocidade sistólica máxima na ACM parece ser o melhor desses preditores e o seu uso deve evitar procedimentos invasivos desnecessários, isto é, amniocentese ou cordocentese.[27-30]

HIDROPISIA NÃO-IMUNE

A hidropisia não-imune ocorre em 1:1.500 a 1:4.000 gestações. Ela pode ocorrer em qualquer fase da gestação e é um achado patológico comum em abortos espontâneos no primeiro e segundo trimestres. Quando edema subcutâneo generalizado está presente, os aspectos podem ser denominados **anasarca** (Fig. 44-14). A etiologia varia geograficamente; na América do Norte e Europa, a maioria dos casos é de origem cardiovascular, infecciosa ou cromossômica,[6,31-33] enquanto no Sudeste da Ásia a **α-talassemia** homozigota é a causa mais comum.[7]

Patogênese

A HNI representa a fase terminal de muitas condições (Tabela 44-1), e vários mecanismos patogênicos diferentes podem atuar simultaneamente. Estes incluem pressão

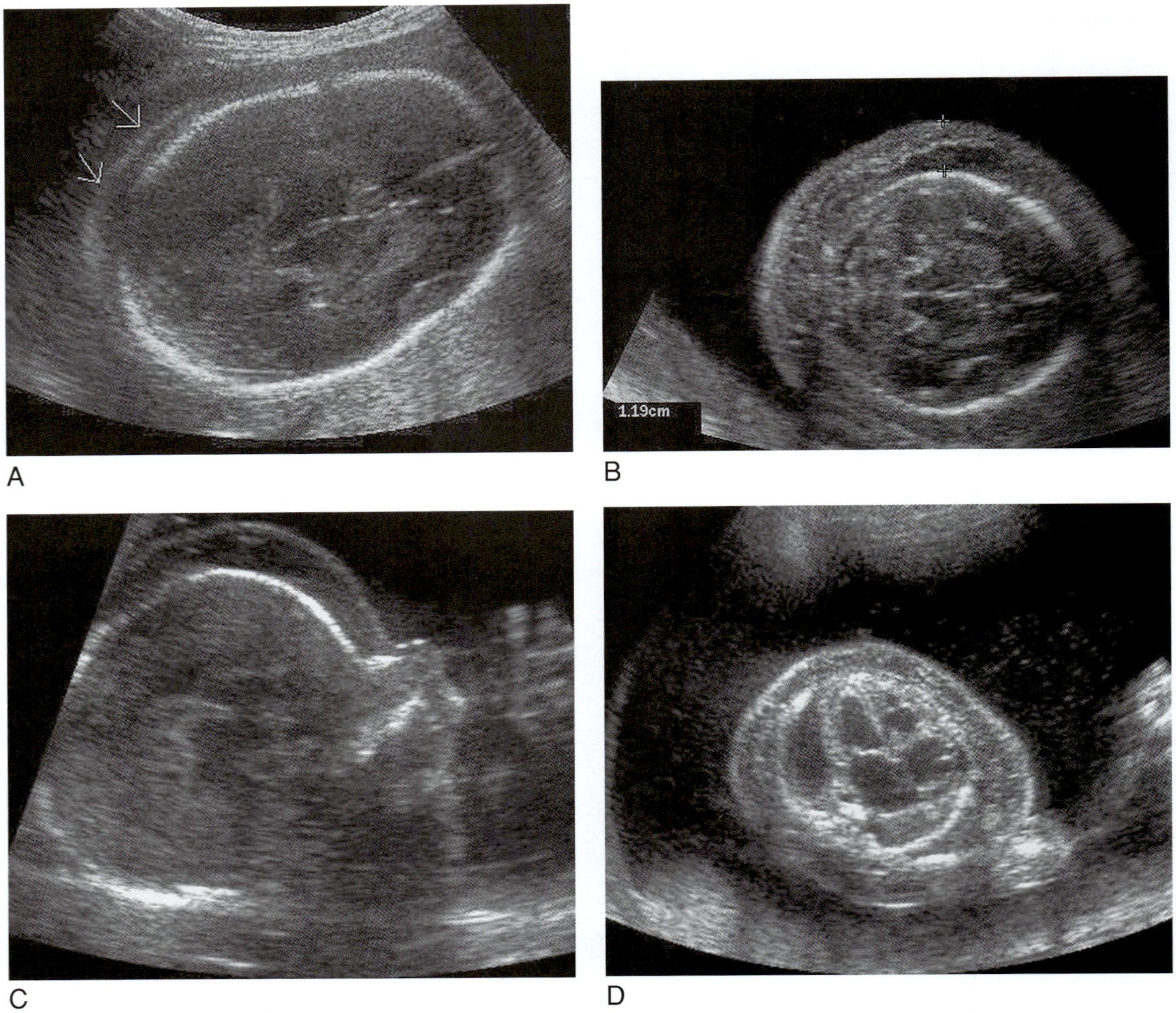

FIGURA 44-8. Edema do couro cabeludo e da parede corporal. A, Edema leve do couro cabeludo. **B**, Edema acentuado do couro cabeludo. **C**, Perfil fetal mostrando edema. **D**, Edema da parede torácica fetal (também poliidrâmnio).

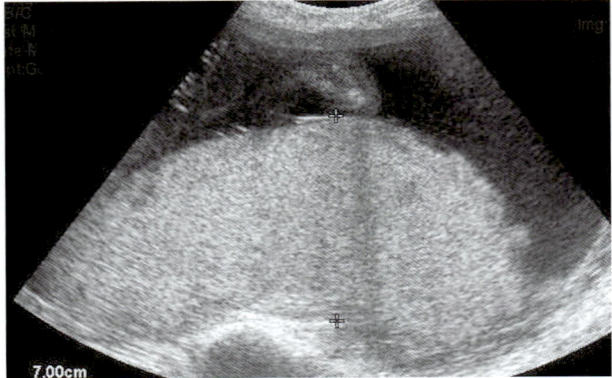

FIGURA 44-9. Edema da placenta. A espessura máxima da placenta normalmente é igual a 5 cm.

venosa sistêmica aumentada, insuficiência cardíaca, arritmia, hipóxia, anemia, hipoproteinemia, hepatite, infecção e obstrução vascular ou linfática (Fig. 44-15). Coleções líquidas podem resultar da redistribuição dos líquidos corporais fetais entre os compartimentos intravascular, intracelular e intersticial, secundariamente a um desequilíbrio da ultrafiltração capilar e o retorno líquido intersticial.[34] Hipóxia e/ou insuficiência circulatória podem resultar em lesão capilar que conduz à perda de proteína e líquido plasmático do compartimento intravascular.

Diversos fatores predispõem a edema no feto, em comparação com o período pós-natal. Ambos os compartimentos líquidos, corporal total e líquido extracelular, são proporcionalmente maiores no feto, particularmente em gestações mais iniciais. A pressão coloidosmótica é mais baixa devido

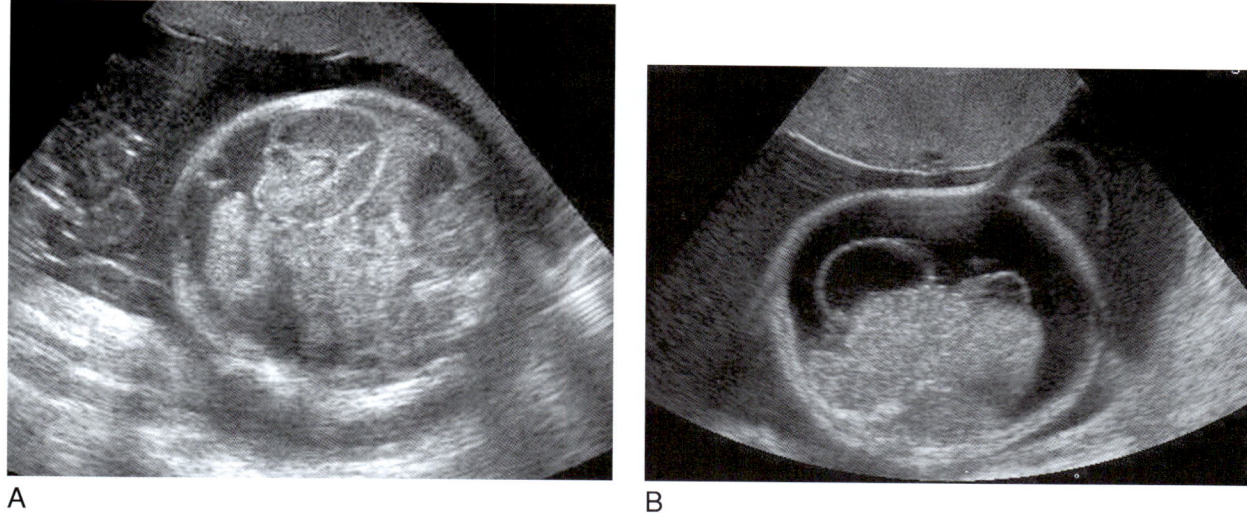

FIGURA 44-10. Peritonite meconial. A, Intestino ecogênico indistinto e dilatado com ascite típica de peritonite meconial. **B**, Ascite tensa na peritonite meconial.

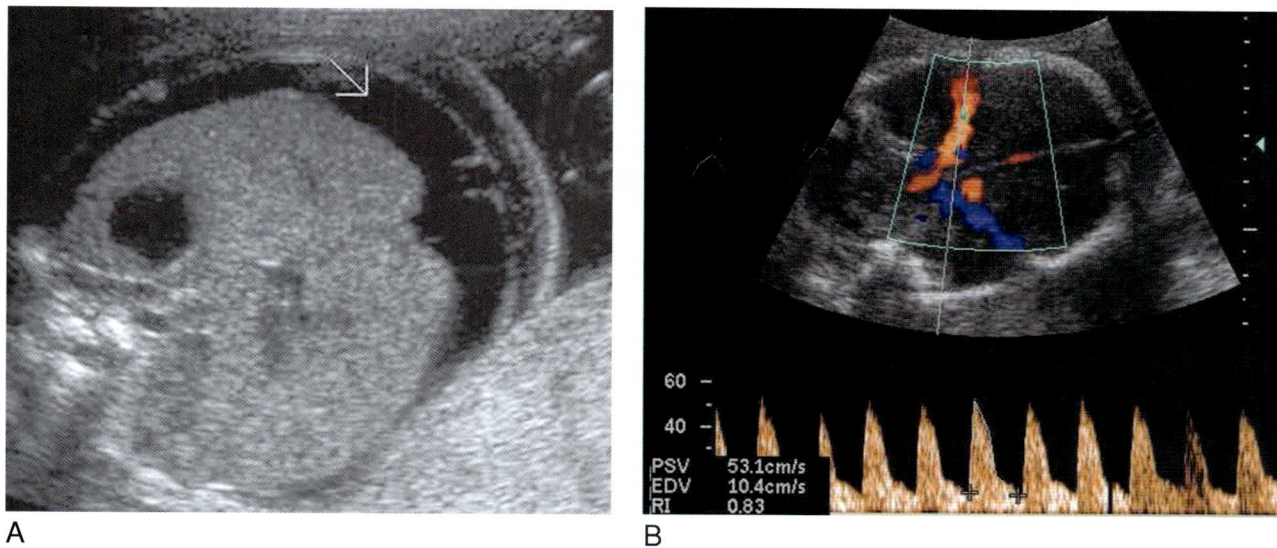

FIGURA 44-11. Hidropisia imune. A, Ascite. **B**, Medida da velocidade sistólica máxima (PSV) na artéria cerebral média (ACM).

às concentrações mais baixas de albumina. Alta complacência do espaço intersticial facilita o acúmulo de grandes volumes de líquido. Muitos casos de hidropisia fetal, especialmente aqueles com um componente cardíaco, ocorrem através de um aumento na pressão venosa sistêmica, ao qual o feto é particularmente sensível. No feto, parece que há um movimento "líquido" do espaço intravascular para o extravascular. Volumes cinco vezes maiores de líquido são removidos pelos linfáticos em modelos animais fetais em comparação com adultos.[35] Assim, pequenas elevações na pressão venosa sistêmica (da ordem de 2 a 3 mm Hg) no feto podem reduzir significativamente o fluxo linfático e também impelir grandes quantidades de líquido para dentro do espaço de capacitância extracelular. Este processo é ainda mais intensificado pela permeabilidade relativamente maior dos capilares fetais a proteína. O feto é, por essas razões, particularmente suscetível a pequenas elevações na pressão venosa por várias causas, todas resultando em hidropisia.[36,37]

CAUSAS DE HIDROPISIA NÃO-IMUNE

As causas de HNI são mais comumente **fetais**, mas também podem ser **maternas** ou **placentárias** (Tabela 44-1). Causas **maternas** (como diabetes melito mal controlado) são raras e devem ser diferenciadas de complicações maternas, que são secundárias à hidropisia fetal (chamadas **síndrome "espelho"** porque se desenvolve edema na mãe de um feto hidró-

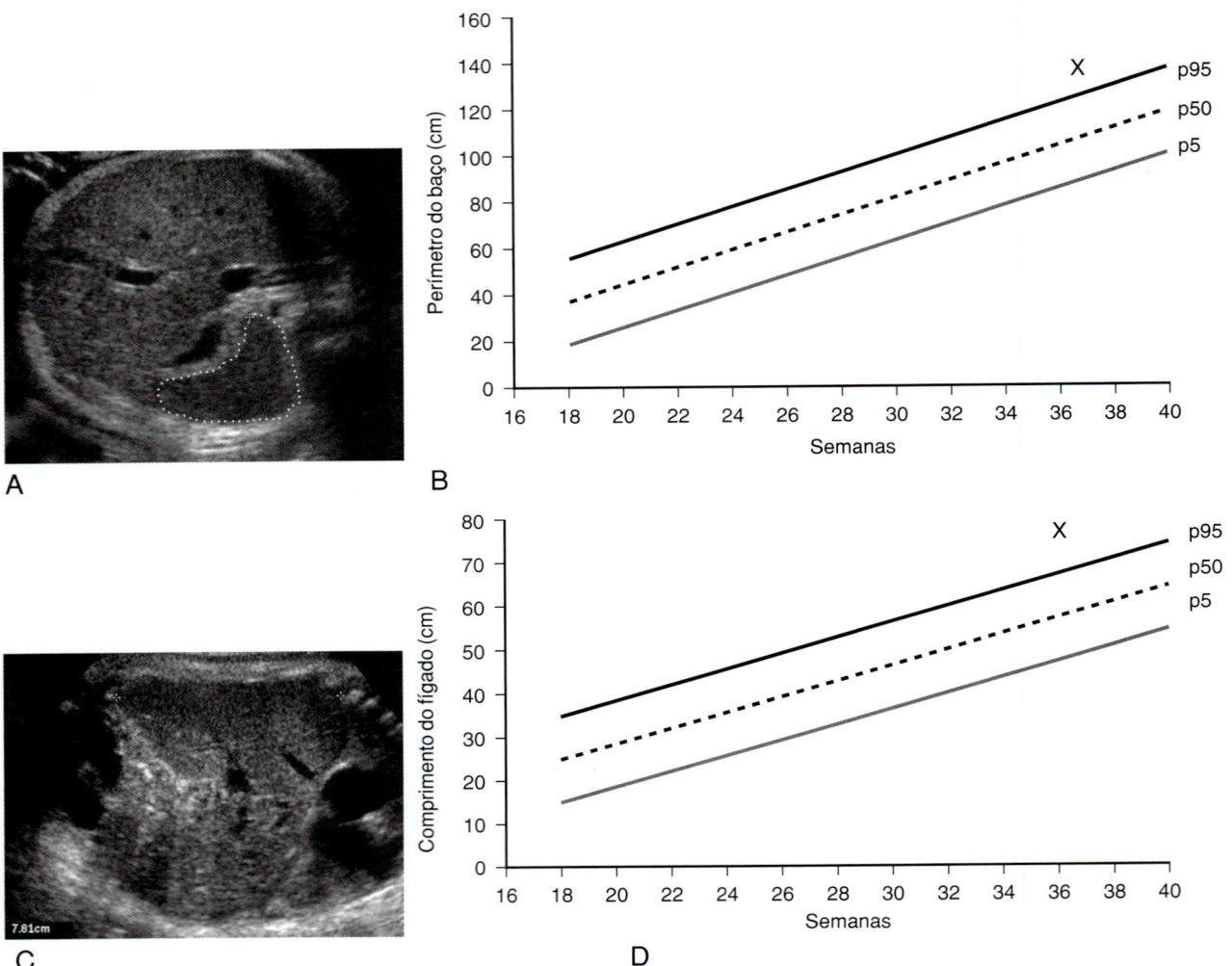

FIGURA 44-12. Medidas do baço e fígado. A, Perímetro do baço fetal. **B**, Perímetro do baço fetal, faixa normal (mostra o 5º, 50º e 95º percentis). **C**, Comprimento do fígado fetal. **D**, Comprimento do fígado fetal, faixa normal (mostra o 5º, 50º e 95º percentis).

pico).[38,39] Tireotoxicose materna pode causar hipertireoidismo fetal e hidropisia fetal,[40] com alguns relatos de resolução da hidropisia após tratamento com drogas antitireóideas.[41] Causas **placentárias** (como **corioangiomas** e outros desvios vasculares) são relativamente raras e usualmente estão associadas a estados de insuficiência de alto débito e, em alguns casos, anemia fetal.[42,43]

Um esquema de classificação das causas **fetais** está apresentado na Tabela 44-1. Há alguma superposição nos agrupamentos, dos quais alguns podem representar associações em vez de etiologias. Muitos relatórios são de unidades especializadas,[7,32-34] de modo que certas condições mais raras podem estar excessivamente representadas.

Anormalidades Cardiovasculares

Estas são responsáveis pela hidropisia em 25% a 42% dos casos descritos.[6-8,32,33,44-51] Podem ser subdivididas em lesões obstrutivas (malformações estruturais, tumores ou fechamento prematuro de estruturas comunicantes), arritmias, distúrbios valvulares atrioventriculares (AV), função miocárdica diminuída e estados de insuficiência de alto débito.[37]

Anomalias Cardíacas Estruturais. Na hidropisia, anormalidades estruturais cardíacas podem constituir a causa ou ser encontradas como associações.[46] Numerosas anomalias cardíacas são associadas ao desenvolvimento de hidropisia. Lesões direitas, quer obstrutivas, como **atresia pulmonar ou tricúspide** (Fig. 44-16), ou lesões estruturais que resultam em sobrecarga de volume ou pressão atriais direitas (**regurgitação mitral**) podem resultar em insuficiência cardíaca congestiva e hidropisia.[48,51,52] Lesões obstrutivas esquerdas, como **estenose aórtica, estenose mitral** ou **coarctação da aorta**, resultam em fluxo sangüíneo aumentado através do ventrículo direito fetal, o que pode resultar em hidropisia.[53] A presença de hidropisia com cardiopatia estrutural congênita acarreta um prognóstico sombrio, com sobrevida variando de 0% a 17%.[54] Estes resultados podem estar manipulados pelo fato de que mais de 30% das gestações nas quais cardiopatia estrutural foi diagnosticada evoluíram para interrupção.[55] Alguns fetos com anomalias car-

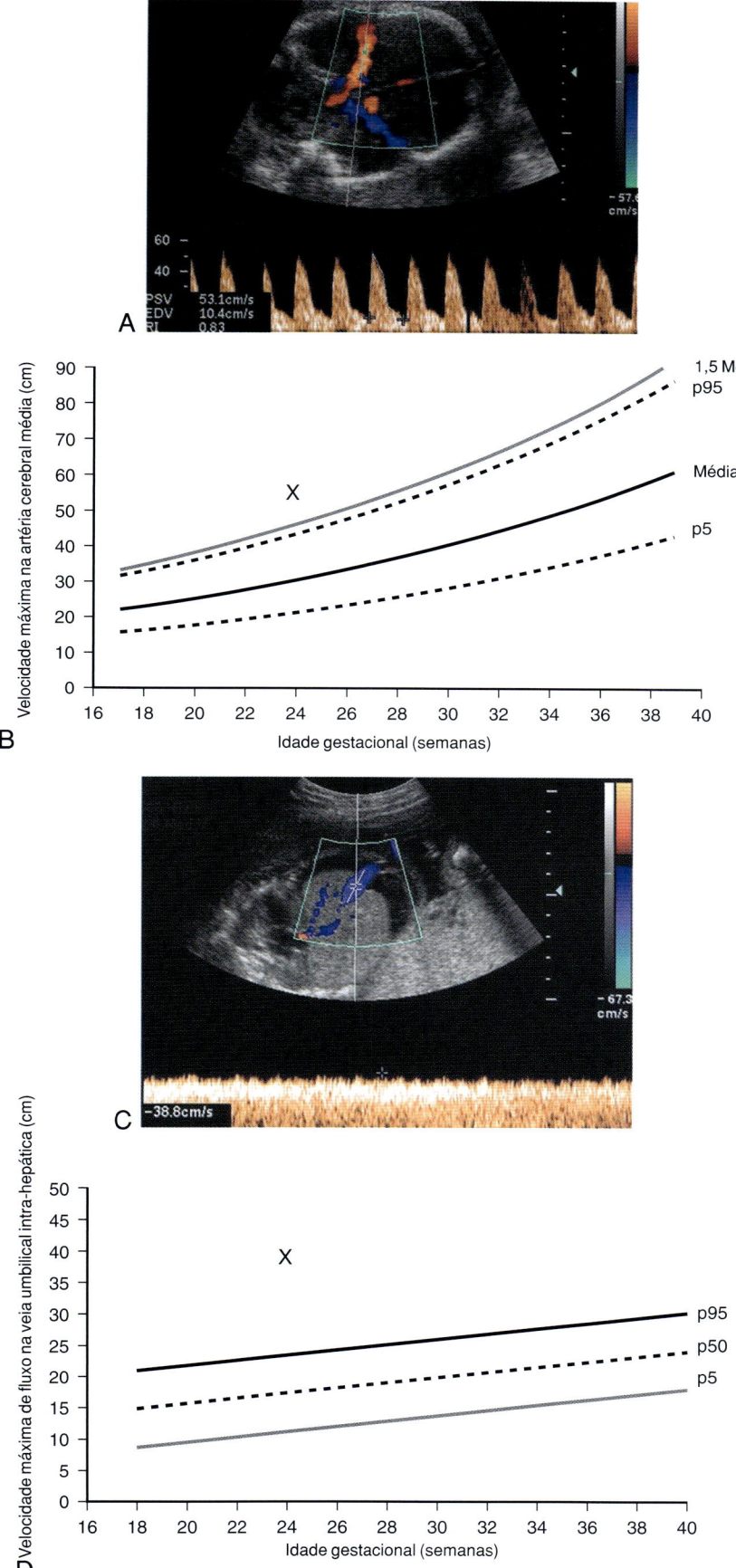

FIGURA 44-13. Medidas com dopplerfluxometria. A, Artéria cerebral média (ACM) fetal, velocidades sistólicas máximas. **B**, ACM fetal, faixa normal (mostra 5º, média, 95º, 1,5 múltiplos dos percentis médios). **C**, Velocidade máxima na veia umbilical (VVU) fetal. **D**, VVU máxima fetal; faixa normal (mostra 5º, 50º e 95º percentis). PSV = velocidade sistólica máxima.

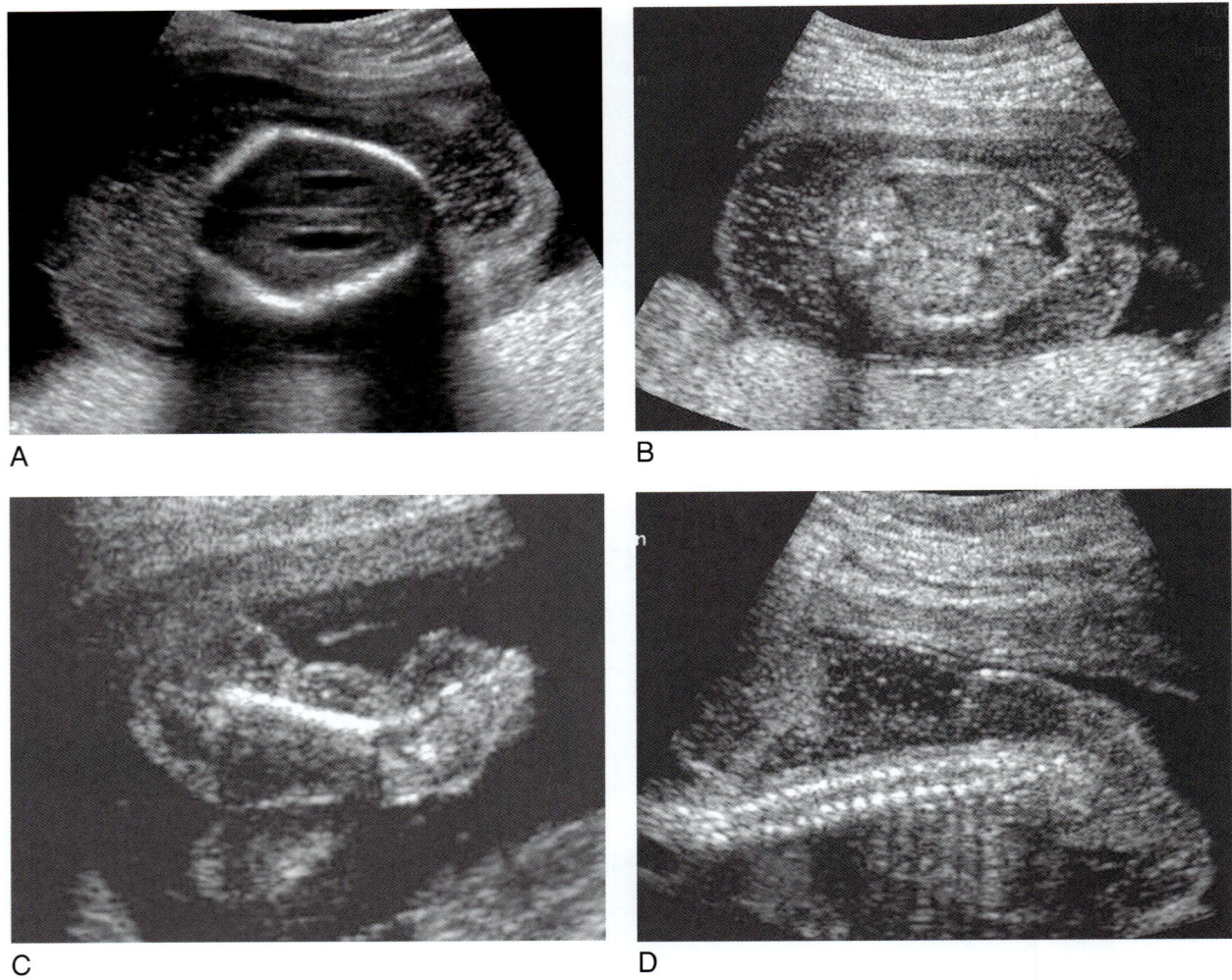

FIGURA 44-14. Anasarca. A, Edema acentuado do couro cabeludo. **B**, Edema acentuado da parede torácica. **C**, Edema de membros inferiores. **D**, Edema acentuado do tronco.

díacas estruturais também possuem alterações do ritmo associadas que contribuem para o mau prognóstico. Em uma série de 301 fetos com defeitos septais AV, a presença de hidropisia fetal, juntamente com bradicardia devida a disfunção do nó sinusal ou bloqueio completo, foi associada a um mau resultado.[56]

Tumores Cardíacos. Tumores cardíacos são uma causa rara de hidropisia fetal,[57,58,60-64] a qual pode ser devida a diversos mecanismos, dependendo da localização, tamanho e número de tumores. Eles podem causar obstrução ao fluxo sanguíneo e alteração da função da válvula AV e podem levar a arritmia, derrame pericárdico e hidropisia.[60-62] Rabdomiomas intracardíacos (Fig. 44-17) representam o tipo mais comum de tumor cardíaco fetal, e são vistos em associação a esclerose tuberosa em mais de 80% dos casos.[63] Usualmente estes tumores são múltiplos, bem circunscritos, hiperecóicos, homogêneos e comprometem principalmente o miocárdio ventricular.[60] Eles tendem a crescer durante a segunda metade da gravidez,[64] de modo que a maioria é diagnosticada durante o segundo e terceiro trimestres. Teratomas intrapericárdicos são muito raros e podem evoluir para derrame pericárdico e hidropisia fetal como resultado de compressão cardíaca (Fig. 44-18).[62]

Arritmias. As arritmias associadas a hidropisia incluem bradi e taquiarritmias. As taquiarritmias incluem **taquicardia supraventricular (TSV)** e **fibrilação/*flutter* atriais** que podem ser tratados intra-útero. Em uma série de fetos com taquicardia, 52/127 (41%) eram hidrópicos; dos 127 fetos, 105 tinham TSV e 22 apresentavam *flutter* atrial. A presença de hidropisia nesses casos foi associada a controle antiarrítmico pré-natal mais difícil da taquicardia e mais alta mortalidade. A passagem transplacentária de drogas antiarrítmicas administradas à mãe é significativamente reduzida na presença de hidropisia fetal. Controle pré-natal foi obtido em 83% dos fetos não-hidrópicos *versus* 66% dos fetos hidrópicos, e a mortalidade foi de 4% nos fetos não-hidrópicos *versus* 27% nos hidrópicos (Fig. 44-19).[65]

O **bloqueio atrioventricular total (BAVT)** é associado, em particular, a uma alta incidência de malformações cardíacas estruturais. Uma avaliação ecocardiográfica fetal detalhada está sempre justificada nos casos de BAVT,[66] bem como testes sorológicos para anticorpos anti-Ro/La. A

TABELA 44-1. CAUSAS DE HIDROPISIA FETAL

IMUNE	Anemia*	Aloimunização Rhesus*	
		Outra aloimunização a antígeno eritrocitário*	
		Trombocitopenia aloimune fetal*-	
NÃO-IMUNE			
FETAL			
Cardiovasculares	Lesões obstrutivas	Malformações estruturais	Hipoplasia cardíaca esquerda ou direita
			Defeito de canal AV
			Ventrículo único
			Fibroelastose endocárdica
			Anomalia de Ebstein
			Obstrução de trato de ejeção biventricular
			Tetralogia de Fallot
			Síndromes de heterotaxia
			Valva aórtica calcificada
			Agenesia da valva pulmonar
	Tumores	Rabdomioma, teratoma, hemangioma	
	Fechamento prematuro de comunicações	Fechamento do forame oval	
		Fechamento do ducto arterial	
		Agenesia do ducto venoso	
	Distúrbios valvulares AV	Regurgitação grave de válvula AV	
	Função miocárdica diminuída	Miocardite/miocardiopatia	
		Transfusão intergemelar (receptor) *	
	Arritmia	Taquiarritmia	Taquicardia supraventricular (TSV)
			Taquicardia atrial paroxística (TAV)
			Flutter atrial
			Síndrome de Wolff-Parkinson-White
		Bradiarritmia	Bloqueio cardíaco completo
			Bradicardia não especificada
	Insuficiência de alto débito	Corioangioma placentário	Outros grandes angiomas fetais
			Teratoma sacrococcígeo
			Aneurisma da veia de Galeno
			Malformação arteriovenosa
			Gêmeo acárdico (doador)*
			Hipertireoidismo
Cervicais/torácicas	Higroma cístico		
	Quilotórax/hidrotórax*		
	Malformação adenomatosa cística congênita*		
	Hérnia diafragmática*		
	Seqüestração pulmonar*		
	Tumores torácicos		
	Linfedema congênito		
	Linfangiectasia pulmonar		
Gastrointestinais	Hepáticas	Cirrose	
		Hepatite	
		Fibrose	
		Tumor	
		Doença policística do fígado	
		Colestase	
		Trombose da veia porta	

TABELA 44-1. CAUSAS DE HIDROPISIA FETAL, cont.

	Intestinais	Atresias (duodeno, jejuno, trato biliar, anal)
		Volvo
		Peritonite meconial
Trato urinário	Nefrose congênita (Tipo finlandês)	
	*Obstrução do trato urinário inferior**	
	*Obstrução do trato urinário superior**	
	Síndrome de ventre em ameixa seca (Prune Belly)	
	Rins policísticos	
	Trombose da veia renal	
Cromossômicas	45X	
	Trissomia 21	
	Trissomia 18	
	Trissomia 13	
	Outras trissomias (15 e 16)	
	Mosaicismo 46, XX/XY	
	Triploidia	
	Tetraploidia	
	Duplicação parcial de cromossomos (11, 15, 17, 18)	
Hematológicas	Anemia	α-*talassemia (homozigota)**
		*Infecção por parvovírus humano (HPV) B19**
		Deficiência de G6PD
		Hemorragia fetomaterna
		Hemorragia fetal interna
		*Transfusão intergemelar (doador)**
	Outras	Leucemia congênita
		Hemocromatose
		Trombose da VCI
Infecção	Citomegalovírus (CMV)	
	Parvovírus (HPV B19)	
	*Toxoplasmose**	
	Sífilis	
	Coxsackie	
	Rubéola	
	Listeriose	
	Adenovírus	
	Tipo *herpes simplex*	
	Leptospirose	
	Varicela	
	Doença de Chagas	
Genéticas	Doenças metabólicas	Doença de Gaucher
		GM$_1$ gangliosidose
		Galactossialidose
		Sialidose
		Doença de Niemann-Pick tipos A e C
		Mucolipidose tipos I e II
		Mucopolissacaridose
		Deficiência de carnitina
		Deficiência de piruvato cinase
		Deficiência de glicose fosfato isomerase
	Displasias esqueléticas	Acondroplasia
		Acondrogênese
		Osteogênese imperfeita
		Osteocondrodistrofia
		Osteocondrodisplasia
		Hipofosfatasia
		Osteopetrose letal

TABELA 44-1. CAUSAS DE HIDROPISIA FETAL, cont.

	Hipocinesia fetal	Displasia letal tipo Kniest
		Displasia tanatofórica
		Distrofia torácica asfixiante
		Síndromes de costelas curtas e polidactilia
		Síndrome de Cummings
		Artrogripose
		Síndrome de Neu-Laxova
		Síndrome de Pena-Shokeir
		Pterígios múltiplos
		Distrofia miotônica congênita
	Outras síndromes	Síndrome de Opitz-Frias (síndrome G)
		Síndrome de Noonan
		Síndrome de Cornelia de Lange
		Síndrome orofaciodigital
		Síndrome de polisplenia
		Síndrome de Fanconi tipo III
		Hidropisia recorrente idiopática
Tumores	Tumor de Wilms	
	Teratoma sacrococcígeo	
	Nefroblastoma	
	Neuroblastoma	
	Teratoma	
	Esclerose tuberosa	
MATERNA	Diabetes melito grave	
	Anemia grave	
	Hipoproteinemia grave	
	Uso de indometacina (fechamento prematuro do ducto arterial)	
	Doença de Graves	
PLACENTÁRIA	Corioangioma	
	Trombose venosa placentária e umbilical	
	Torção, nó ou tumor do cordão	
	Aneurisma de artéria umbilical	
	Angiomixoma do cordão umbilical	
	Endovasculite hemorrágica da placenta	

*Condições nas quais a terapia pré-natal foi bem-sucedida.
AV, atrioventricular.
Modificado com permissão de Respondek M, Kaczmarek P, Pertinsky T: Fetal echocardiography guidelines to predict survival of fetuses with ascites. Ultrasound Obstet Gynecol 1996;7(4):256-261.

hidropisia desenvolve-se com freqüências ventriculares menores que 60 batimentos por minuto, e quando anormalidades estruturais acompanham bloqueio cardíaco, os fetos hidrópicos têm uma mortalidade combinada fetal e neonatal de 83% a 100%.[66,67] Recentemente, Jaeggi relatou 29 casos de bloqueio AV congênito isolado diagnosticado no pré-natal: seis fetos apresentaram-se com hidropisia fetal, dos quais dois evoluíram para óbito intra-útero e quatro no período neonatal.[66] Nesses casos, o uso de corticosteróides durante a gravidez não reverteu a hidropisia ou reduziu a gravidade do bloqueio AV. Além da hidropisia, outros fatores de mau prognóstico incluem fibroelastose endocárdica (FEE) com disfunção ventricular, freqüências ventriculares menores que 55 batimentos por minuto, auto-anticorpos maternos positivos[66] e cardiopatia estrutural subjacente.[68] Embora 95% das mães tivessem teste positivo para anticorpos anti-Ro/La, menos de 5% tinham sinais e sintomas de doença do tecido conjuntivo no momento do diagnóstico de bloqueio AV fetal.[66]

Função Miocárdica Diminuída. A miocardiopatia fetal foi descrita com hidropisia fetal. Em uma série recente de 55 fetos afetados, 32 fetos eram hidrópicos e 23 apresentavam sinais iniciais de hidropisia.[68] As **miocardiopatias** podem ser classificadas como **primárias** ou **secundárias**, ou por uma avaliação ecocardiográfica como **dilatadas** ou **hipertróficas**.

As miocardiopatias fetais primárias podem ser devidas a causas intrínsecas, por exemplo, doenças de gene isolado,

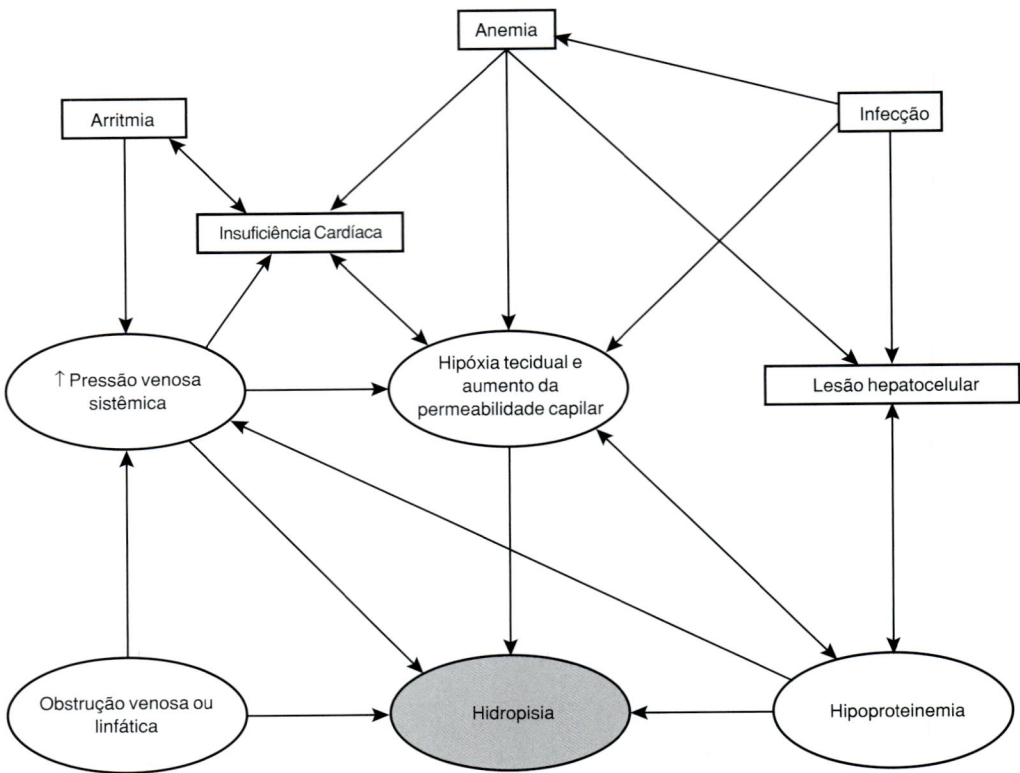

FIGURA 44-15. Patogênese da hidropisia.

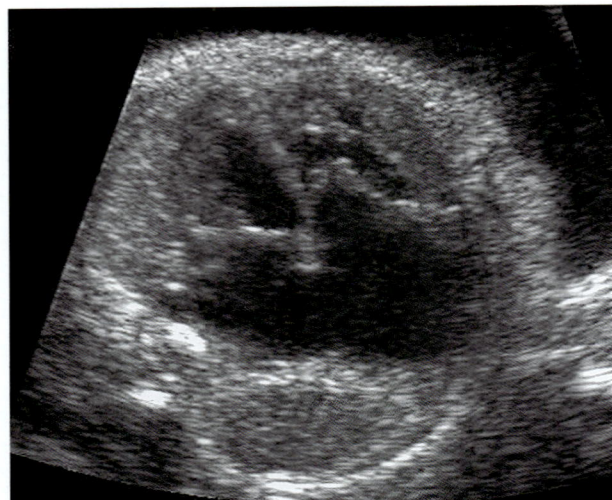

FIGURA 44-16. Displasia da valva tricúspide.

doenças mitocondriais, anormalidades cromossômicas, α-talassemia; ou extrínsecas, secundárias a infecção, doença materna (auto-anticorpos ou diabetes insulino-dependente) ou síndrome transfusor-transfundido (STT). As miocardiopatias fetais secundárias podem ser associadas a distúrbios cardíacos estruturais ou funcionais e estados de alto débito.

Síndrome transfusor-transfundido. A STT pode ser responsável por até 8% dos casos de HNI[31,33,70,71] e ocorre em aproximadamente 15% dos gêmeos monocoriônicos (MC), representando a mais comum complicação nesse grupo. Geralmente, a STT é responsável por 15% a 20% das mortes perinatais em gêmeos.[72] A STT ocorre devido à transferência de sangue de um feto (**doador**) para o outro (**receptor**) através de anastomoses placentárias AV unidirecionais desequilibradas.[72,73] Ela ocorre sob a forma de um desequilíbrio no líquido amniótico (seqüência poliidrâmnio/oligoidrâmnio) devido à poliúria no receptor, que tem uma bexiga persistentemente cheia. À medida que a STT piora, o receptor desenvolve cardiomegalia com redução da função cardíaca, que leva, afinal, à hidropisia. O doador possui uma bexiga persistentemente vazia e muitas vezes fica "acolada" à parede uterina como resultado de oligoidrâmnio grave (Fig. 44-20). Ele também pode apresentar restrição de crescimento, secundária a insuficiência placentária, com resistência aumentada nos traçados de Doppler em artérias umbilicais.

Diagnóstico. O diagnóstico da STT é estabelecido por ultra-sonografia, mostrando poliidrâmnio no gêmeo receptor e oligoidrâmnio no doador.[74] Uma classificação ultra-sonográfica da STT em cinco estádios foi sugerida (Figs. 44-21 e 44-22).[75]

I Bexiga do doador ainda visível
II Bexiga do doador não mais visível
III Estudos com Doppler criticamente anormais (velocidade diastólica final ausente ou invertida na artéria umbilical, fluxo invertido no ducto venoso (DV), ou fluxo pulsátil na veia umbilical)

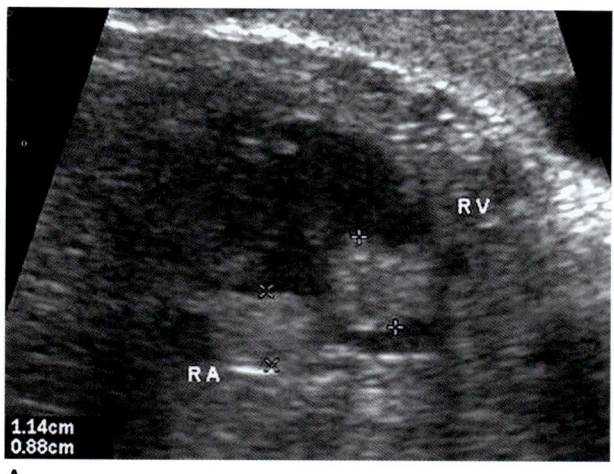

FIGURA 44-17. Rabdomioma cardíaco (A, B).

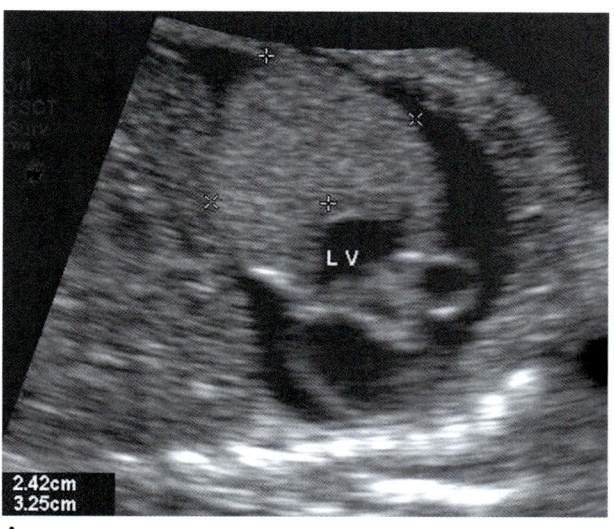
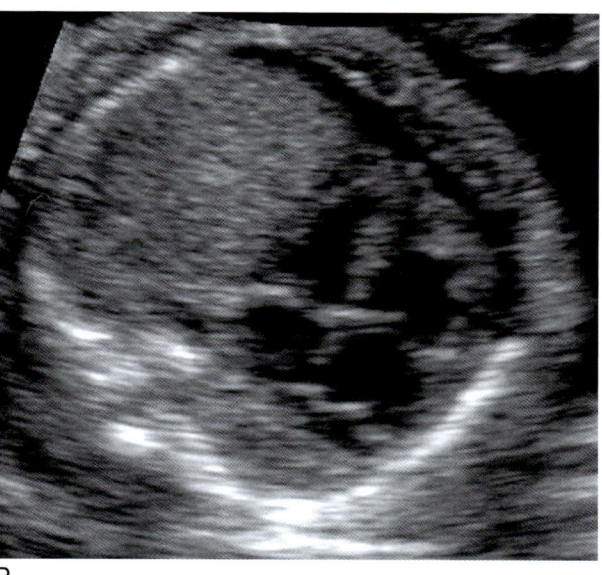

FIGURA 44-18. Rabdomioma cardíaco (A, B). LV = Ventrículo esquerdo.

IV   Hidropisia
V   Óbito de um dos gêmeos

Mecanismo da Hidropisia. O **gêmeo receptor** sofre uma elevação no débito cardíaco e na pressão arterial devido ao desvio de sangue através das anastomoses AV. Inicialmente, o aumento no trabalho ventricular direito (VD) pode ser compensado por hipertrofia ventricular, com mínima disfunção hemodinâmica. Com a sobrecarga continuada de volume e pressão, o VD se distende e a valva tricúspide começa a desenvolver insuficiência, provavelmente associada a aumento na pressão diastólica final no VD, refletida na pressão diastólica final do átrio direito. As contrações atriais contra uma pressão elevada produzem fluxo retrógrado durante a sístole atrial no DV, veias hepáticas e veia cava inferior (VCI). Eventualmente se desenvolvem acidose metabólica e insuficiência cardíaca congestiva (ICC).[76]

O tratamento conservador da STT grave de início precoce associa-se a uma taxa de sobrevida de menos de 10%.[72] A mortalidade ocorre devido à prematuridade extrema, em associação a restrição de crescimento no doador e insuficiência cardíaca e hidropisia no receptor. A amniorredução terapêutica seriada e, recentemente, a ablação a *laser* seletiva endoscópica das anastomoses vasculares placentárias conduziram a resultados perinatais bem melhores.[77-80]

Anomalias do Pescoço e Tórax

A hidropisia pode resultar da obstrução do retorno venoso ou linfático devido a mau desenvolvimento, compressão,

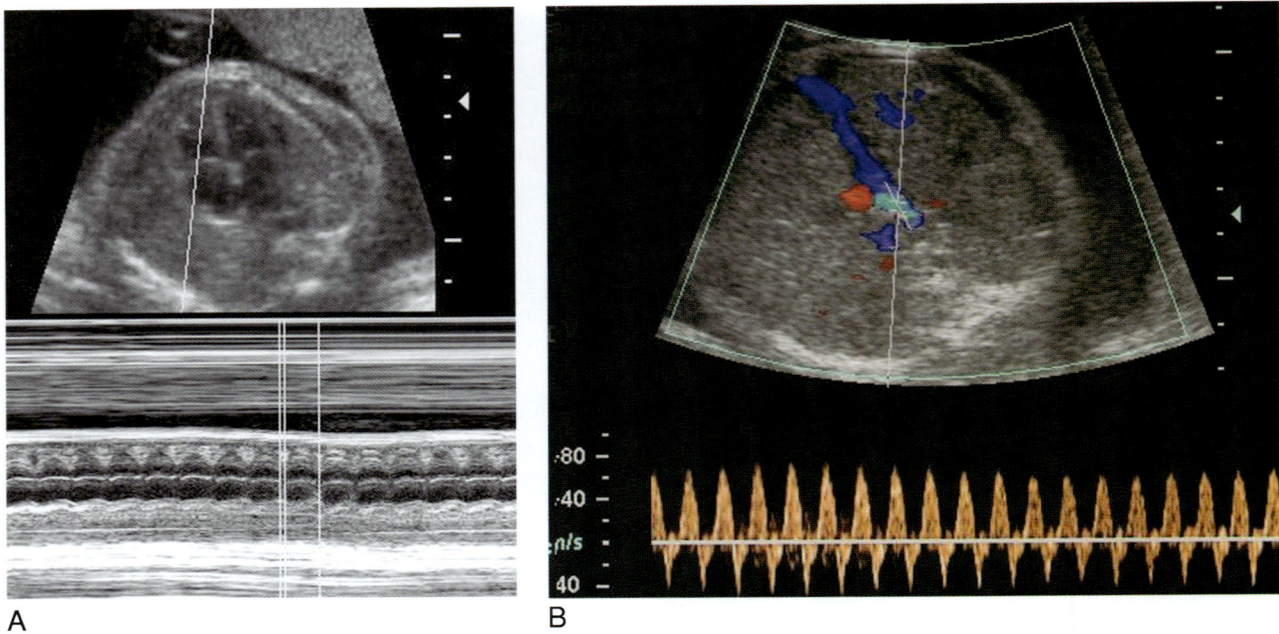

FIGURA 44-19. Taquicardia supraventricular (TSV). A, Freqüência atrial de 250 batimentos por minuto. **B**, Traçado de onda do ducto venoso mostrando TSV.

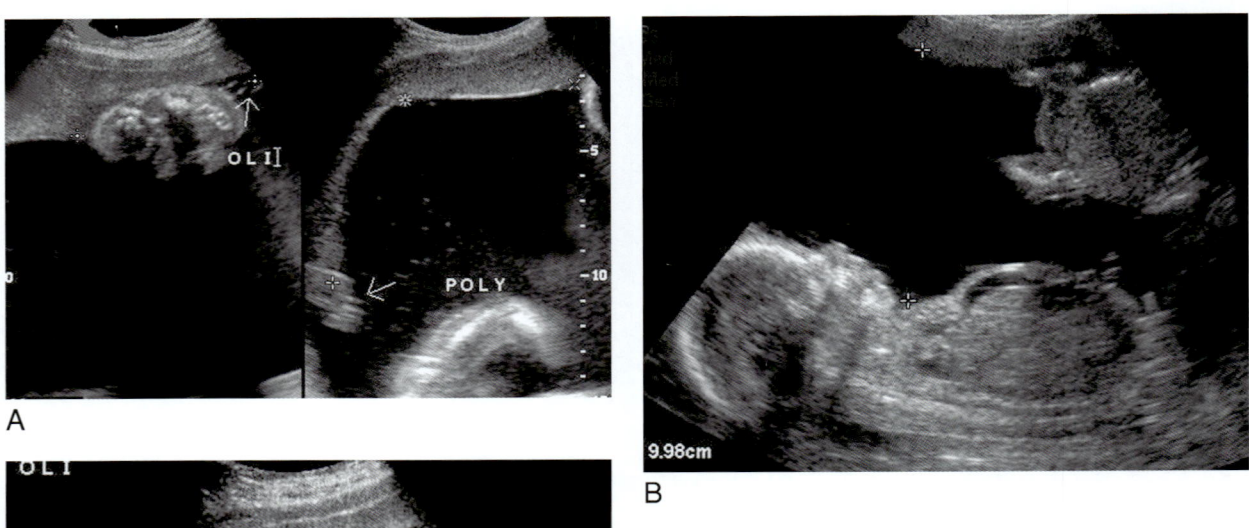

FIGURA 44-20. STT com 20 semanas de gestação. A, Seqüência poliidrâmnio (poly)/oligoidrâmnio (oli) com gêmeo doador "acolado". **B**, Poliidrâmnio e gêmeo receptor hidrópico. **C**, Seqüência poliidrâmnio/oligoidrâmnio com gêmeo doador ("oli") "acolado". STT, Síndrome transfusor-transfundido. A membrana (*setas*) está estreitamente aderida ao gêmeo doador.

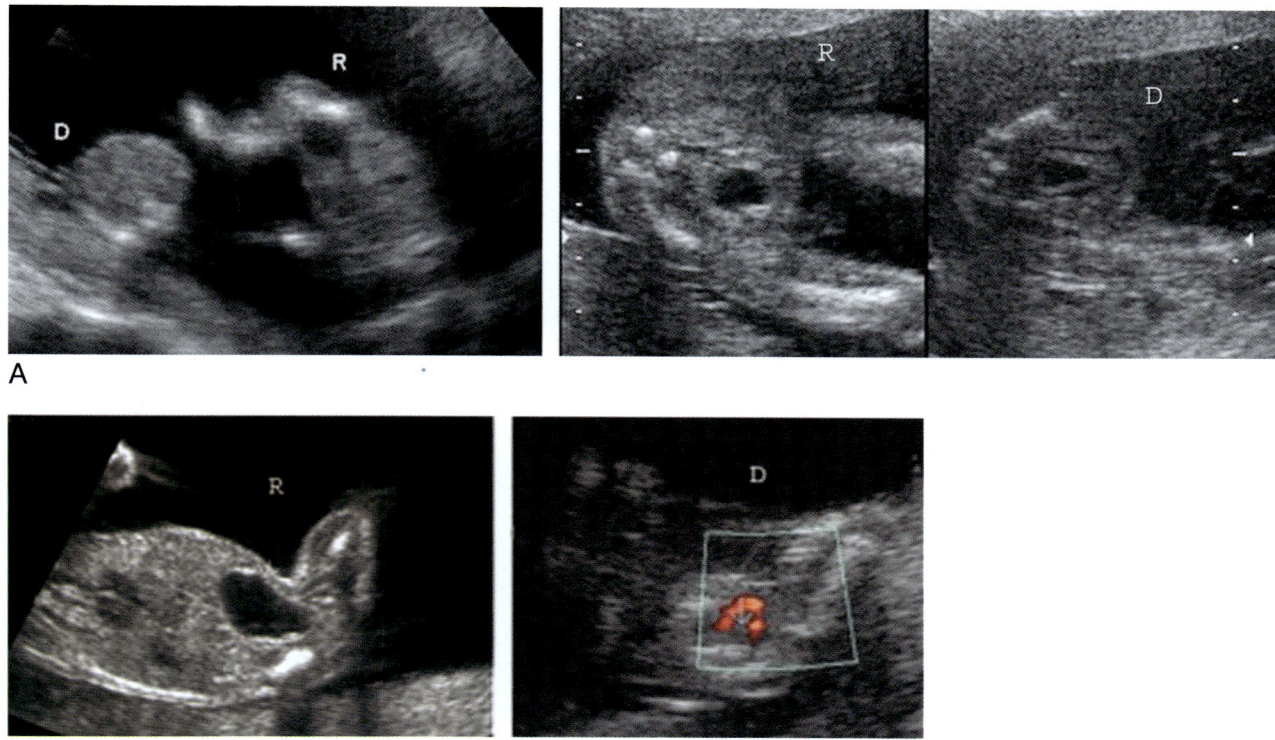

FIGURA 44-21. STT-Estádios I e II. A, Estádio I: Bexiga do doador ainda visível. D, Doador; R, receptor. **B**, Estádio II: Bexiga do doador não mais visível. D, Doador; R, receptor. STT, Síndrome transfusor-transfundido.

angulação, ou de tamponamento cardíaco. Massas mediastinais, derrames pleurais e hérnias diafragmáticas podem causar HNI por mecanismos semelhantes (Fig. 44-23).[12,81]

Massas cervicais, como teratomas e linfangiomas, podem causar hidropisia fetal, por compressão ou insuficiência cardíaca de alto débito (Fig. 44-24). Os fetos com massa pulmonar e hidropisia possuem alto risco de óbito fetal ou neonatal. Uma massa pulmonar ecogênica geralmente consiste em uma malformação pulmonar adenomatosa cística congênita (MACP), um seqüestro broncopulmonar (SBP), uma obstrução na via aérea ou, raramente, síndrome de obstrução da via respiratória alta congênita (CHAOS, do inglês, *congenital high airway obstruction syndrome*). Na ausência de hidropisia, e desde que não haja outras anomalias, a sobrevida nesses casos é virtualmente de 100% (Fig. 44-25).[82,83] A hidropisia fetal pode ocorrer no SBP e usualmente se associa a mau prognóstico (Fig. 44-26).[84,85]

A maioria dos casos de MACP, independentemente do seu grande tamanho, regride espontaneamente durante o terceiro trimestre, e apenas uma pequena minoria se torna hidrópica. Cento e um casos de MACP encaminhados aos dois principais centros de cirurgia fetal nos Estados Unidos foram acompanhados de modo expectante e todos os 25 fetos hidrópicos morreram, enquanto todos os 76 fetos não-hidrópicos sobreviveram,[83] suscitando a sugestão de que a cirurgia fetal seja considerada para casos hidrópicos. Observamos resolução completa da hidropisia em seis casos de MACP macrocística tratados no pré-natal através de derivação toracoamniótica, com sobrevida de seis fetos. Os preditores pré-natais de progressão para hidropisia incluem uma combinação de componentes micro e macrocísticos e uma proporção grande de volume da massa para o pulmão normal conforme medida por ultra-sonografia pré-natal.[86] Na síndrome CHAOS, o mecanismo da hidropisia pode ser secundário à compressão cardíaca e de grandes vasos pelos pulmões fetais aumentados.[87]

Anomalias Gastrointestinais

Estas causas relativamente raras de HNI podem ser relacionadas com outra patologia primária (p. ex., infecção).[88] Massas abdominais presumivelmente atuam com compressão do retorno venoso, embora hipoproteinemia ou comunicação arteriovenosa também possam desempenhar um papel em sua etiologia.

A **peritonite meconial** associa-se à **fibrose cística** em 70% dos casos. A ruptura intestinal resulta em uma peritonite química estéril, freqüentemente com ascite muito acentuada (Fig. 44-10).[89] A ascite pode ser anecóica ou heterogênea ao ultra-som, e a sua aparência pode mudar com o tempo. O intestino geralmente apresenta uma aparência agrupada ou indistinta, e podem ser visíveis áreas de calcificação (Fig. 44-27). Se este diagnóstico for suspeitado, deve-se oferecer aos pais o teste para as mutações mais comuns de fibrose cística, das quais aproximadamente 85% são agora rotineiramente detectáveis.

Estádio III

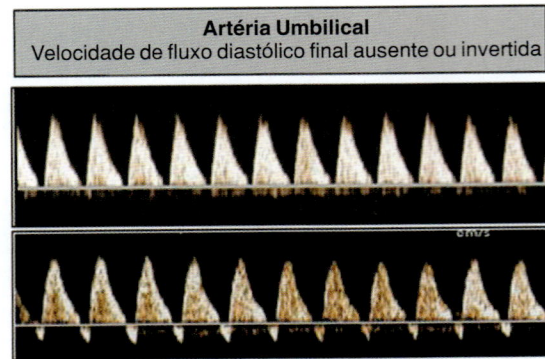
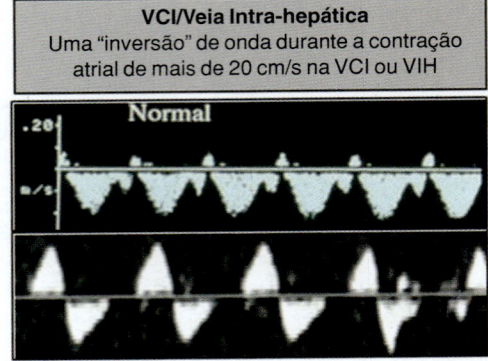
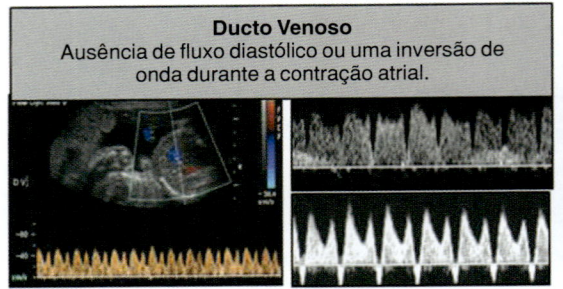
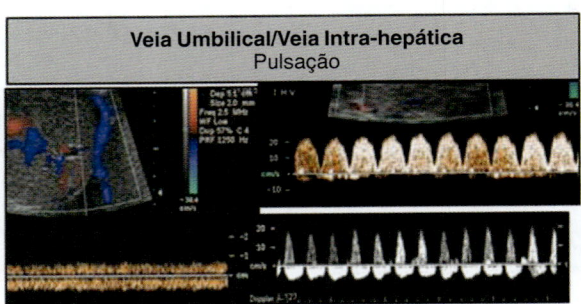

Estádio IV

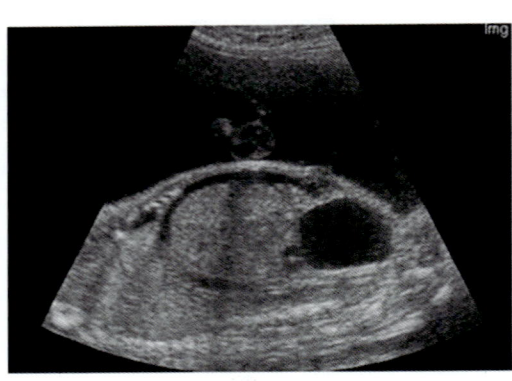
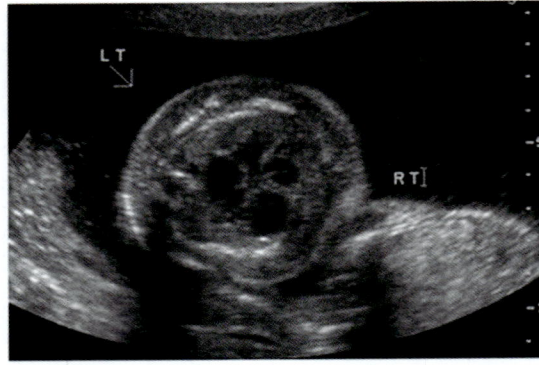
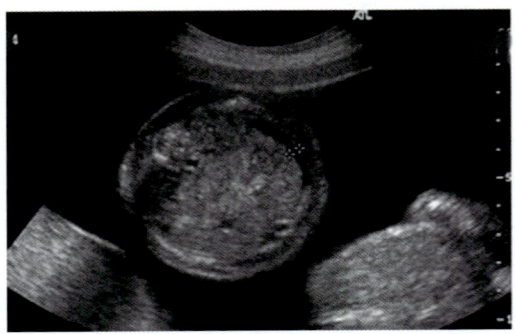
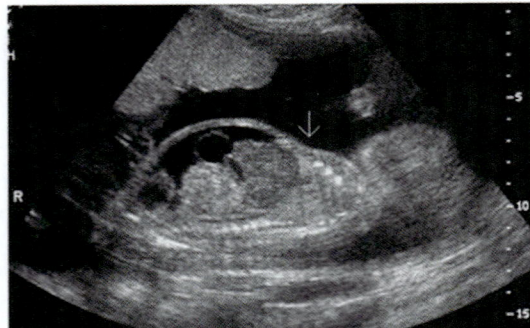

FIGURA 44-22. STT-Estádios III e IV. A, Estádio III: Estudos com Doppler criticamente anormais (velocidade diastólica final ausente ou invertida em artéria umbilical, fluxo invertido no ducto venoso ou fluxo pulsátil na veia umbilical). **B**, Estádio IV: Hidropisia. STT, Síndrome transfusor-transfundido.

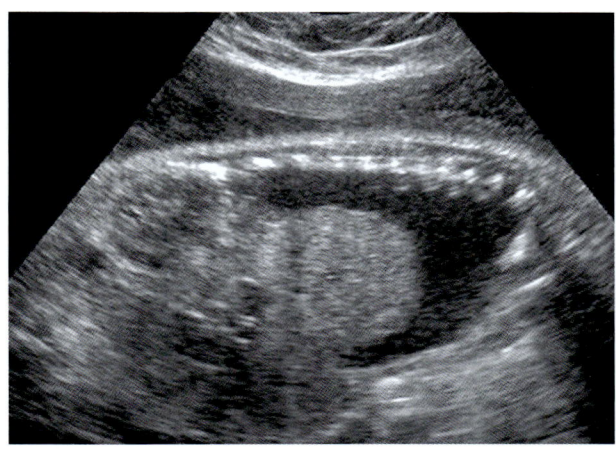
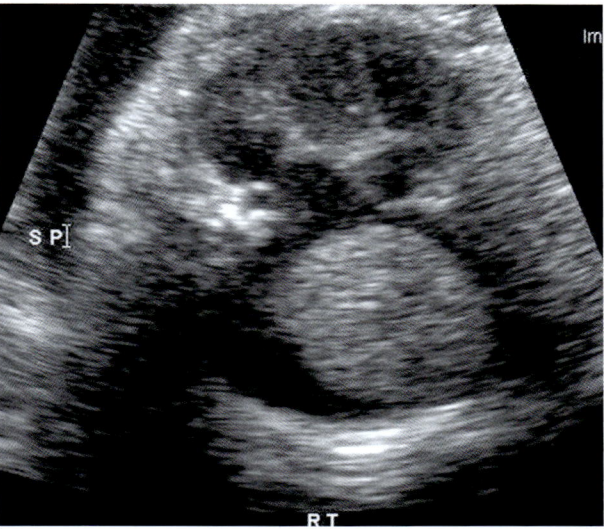

FIGURA 44-23. Hérnia diafragmática congênita (HDC). **A,** Vista sagital, derrame pleural acima de HDC direita. **B,** Vista axial, derrame pleural acima de HDC direita. SP = Coluna vertebral.

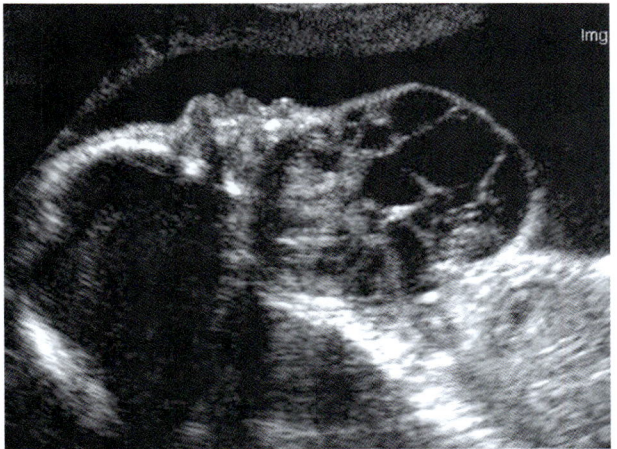

FIGURA 44-24. Teratoma do pescoço. Ultra-sonografia sagital com a face para cima; a massa eleva o queixo acima do tórax.

Anomalias do Trato Urinário

Estas são causas incomuns de HNI, possivelmente relacionadas com hipoproteinemia. A ascite isolada é usualmente de origem urinária após ruptura da bexiga (Fig. 44-28). Também é comum a urina extravasar transitoriamente para dentro da cavidade peritoneal após procedimentos de aspiração ou derivação em caso de obstrução do trato urinário inferior.

Anomalias Cromossômicas

Estas compõem o segundo grupo mais comum globalmente.[7,33] A incidência de aneuploidia é mais alta em casos que se manifestam na primeira metade da gravidez, variando de 33% a 78%.[10,31,90,91] A síndrome de Turner é classicamente associada a um higroma cístico no primeiro e começo do segundo trimestres (Figs. 44-14, 44-29 e 44-32). Muitos desses distúrbios resultam em aborto espontâneo precoce. As **trissomias 21, 18, 13** e **triploidia** foram todas associadas a HNI, embora muitas vezes não esteja clara a causa da hidropisia. O achado de múltiplas anomalias estruturais, higromas císticos proeminentes ou translucência nucal aumentada pode ser sugestivo de uma anormalidade cromossômica em um feto hidrópico. A base fisiológica para translucência nucal aumentada está incompletamente compreendida; ela pode ser secundária a desenvolvimento linfático retardado ou relacionada a malformações cardiovasculares na aneuploidia.[59,92,93]

Anemia

A anemia fetal é devida à produção diminuída de eritrócitos, hemólise aumentada ou hemorragia. Se o processo for gradual, o feto apresenta uma resposta eritropoiética compensadora e a HNI desenvolve-se somente quando a anemia excede sua capacidade de manter o equilíbrio.[16-18] A hidropisia parece resultar de uma combinação de insuficiência cardíaca de alto débito e lesão capilar hipóxica causando perda de proteína.

Produção Diminuída. Os homozigotos afetados com **α-talassemia** não são capazes de fabricar as cadeias de globina α necessárias para formar HbF intra-útero ou hemoglobina A (HbA) depois do nascimento.[94,95] Em seu lugar é formada Hb Bart intra-útero, a qual tem afinidade tão alta pelo oxigênio que resulta hipóxia tecidual, levando à lesão capilar, perda de proteína, insuficiência cardíaca e hidropisia. Outras causas de produção diminuída incluem uma aplasia generalizada da medula, como encontrada na **infecção por parvovírus**[71] ou na **leucemia fetal**.[50]

Hemólise. A **deficiência de glicose 6P desidrogenase (G6PD)** foi descrita como causa rara de HNI resultante de hemólise aumentada. A hemólise também pode ser responsável pela anemia que é secundária a infecção intra-útero.

Hemorragia. Perda sangüínea pode ocorrer em um ou outro feto na STT,[59] dentro do próprio feto (p. ex., intracraniana), dentro de um tumor (p. ex., teratoma sacrococcígeo) ou pela via transplacentária.[7]

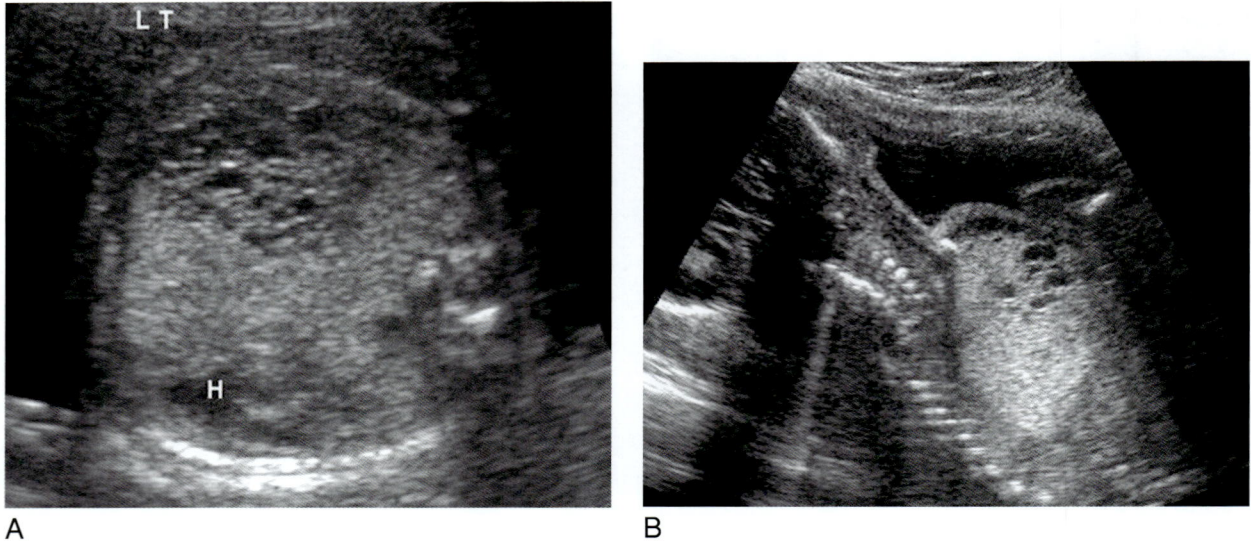

FIGURA 44-25. Malformação adenomatosa cística congênita (MACP). A, B, MACP esquerda em gestação de 22 semanas. H, coração; Lt, esquerda.

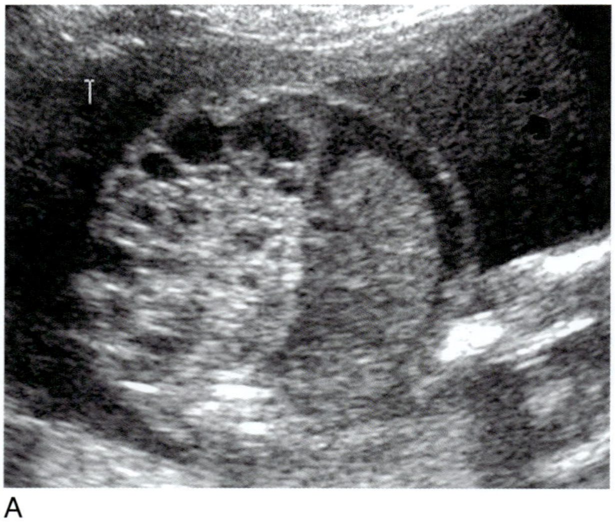

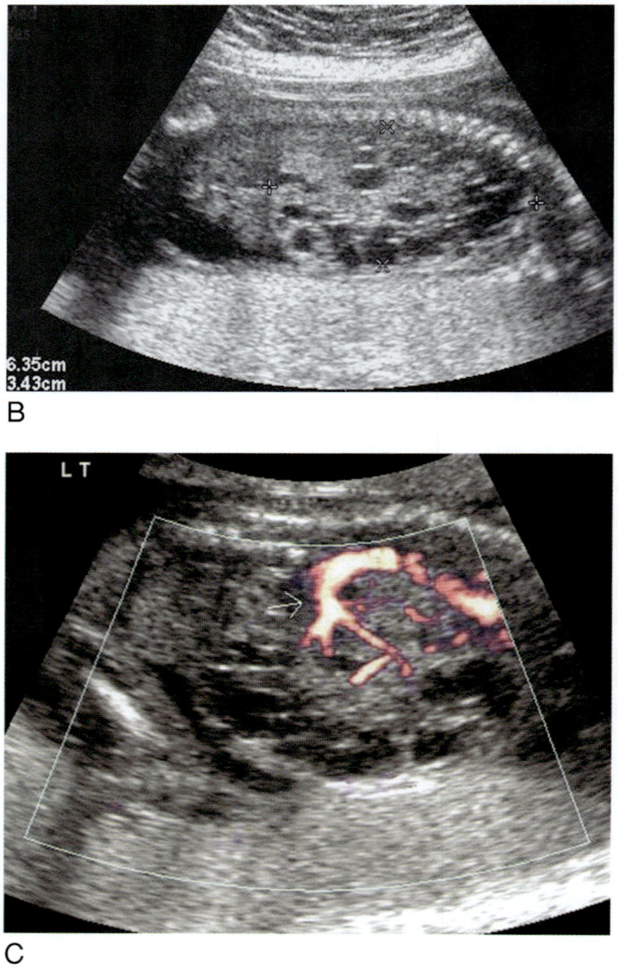

FIGURA 44-26. Seqüestro broncopulmonar (SBP) em gestação de 19 semanas. A, Vista axial. B, Vista sagital. C, Suprimento sangüíneo arterial sistêmico a partir da aorta. Lt, esquerda.

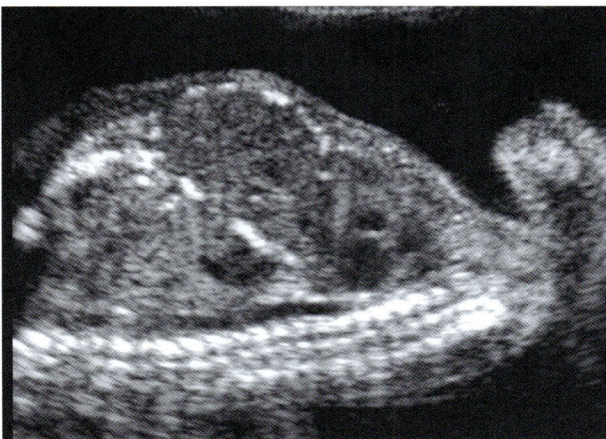

FIGURA 44-27. Calcificação hepática na peritonite meconial. Vista sagital.

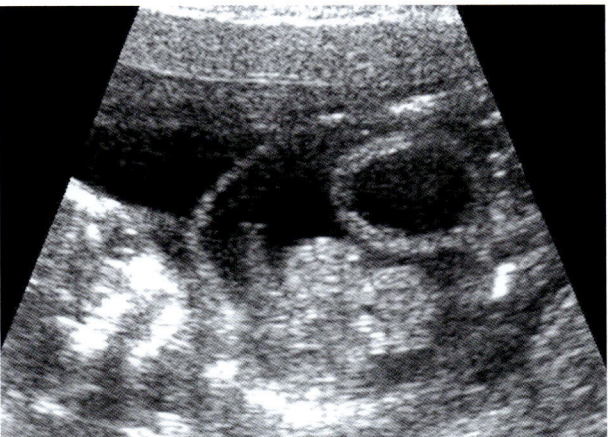

FIGURA 44-28. Obstrução do trato urinário inferior. Ascite urinária em uropatia obstrutiva com ruptura da bexiga (notar parede vesical espessada).

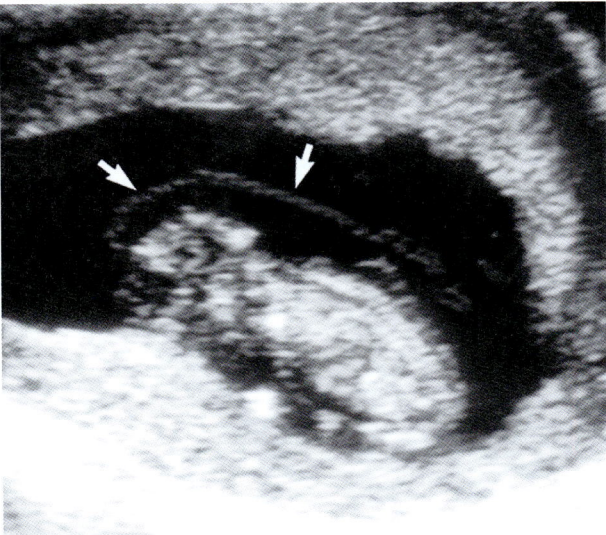

FIGURA 44-29. Edema generalizado da parede corporal fetal no primeiro trimestre.

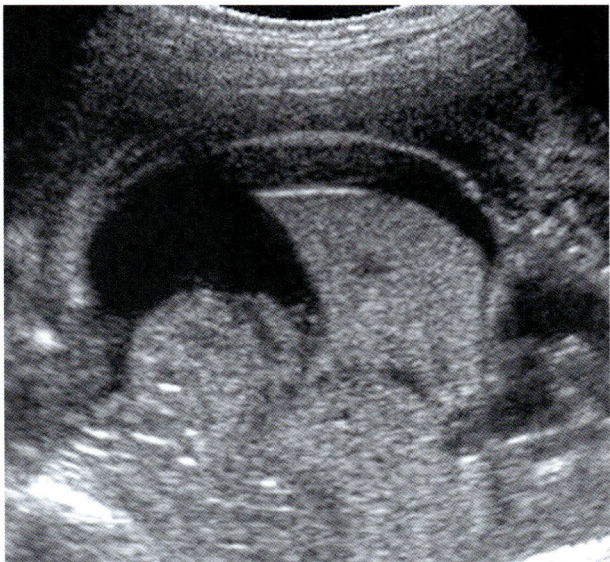

FIGURA 44-30. Ascite tensa — típica de hidropisia fetal em infecção por parvovírus.

Infecção

Infecções intra-uterinas responsabilizam-se por 1% a 8% dos casos de HNI,[7,32,33] e há vários mecanismos patológicos potenciais. Hidropisia pode resultar de lesão de múltiplos órgãos, hepatite causando produção diminuída de proteína, ou lesão capilar hipóxica causando perda de proteína (Fig. 44-15).[96] Miocardite e ICC intra-uterina podem resultar de infecções por **adenovírus, parvovírus** ou **vírus Coxsackie**.[97,98] Infecção também pode levar à hidropisia como resultado de anemia grave; **parvovírus, toxoplasmose** e **citomegalovírus** (CMV) têm uma predileção pelos precursores eritróides e podem causar supressão medular generalizada.[70,96,99]

Parvovírus Humano B19. O parvovírus humano (HPV) B19 pode ser responsável por até 27% dos casos globais de HNI.[100] Considera-se que miocardite e anemia fetal secundária a aplasia da medula óssea sejam os mecanismos da hidropisia (Fig. 44-30). A medula pode ser particularmente sensível à infecção por parvovírus na gestação de aproximadamente 16 a 24 semanas. O impacto sobre aplasia eritrocítica é ainda mais pronunciado pela meia-vida curta dos eritrócitos (45 a 70 dias).[96] A infecção ocorre em 0,25% a 6% das gestações suscetíveis, com infecção fetal em até 33% dos casos, o que pode resultar na perda fetal em 2% a 10%.[101] No primeiro trimestre, a infecção fetal pode causar aborto, enquanto no segundo trimestre o feto corre risco de hidropisia. Em contraste com a maioria das outras infecções congênitas, seqüelas adversas a longo prazo raramente são associadas a parvovírus.[71,102] Embora a hidropisia fetal possa regredir espontaneamente, alguns casos podem se beneficiar de transfusão intra-uterina.[103] Infecção por parvovírus pode ser diagnosticada pela análise de PCR (reação de cadeia de polimerase) no líquido amniótico ou no sangue fetal.[104]

Toxoplasmose. A infecção congênita pelo *Toxoplasma gondii* pode causar anemia, calcificações intracerebrais ou intra-

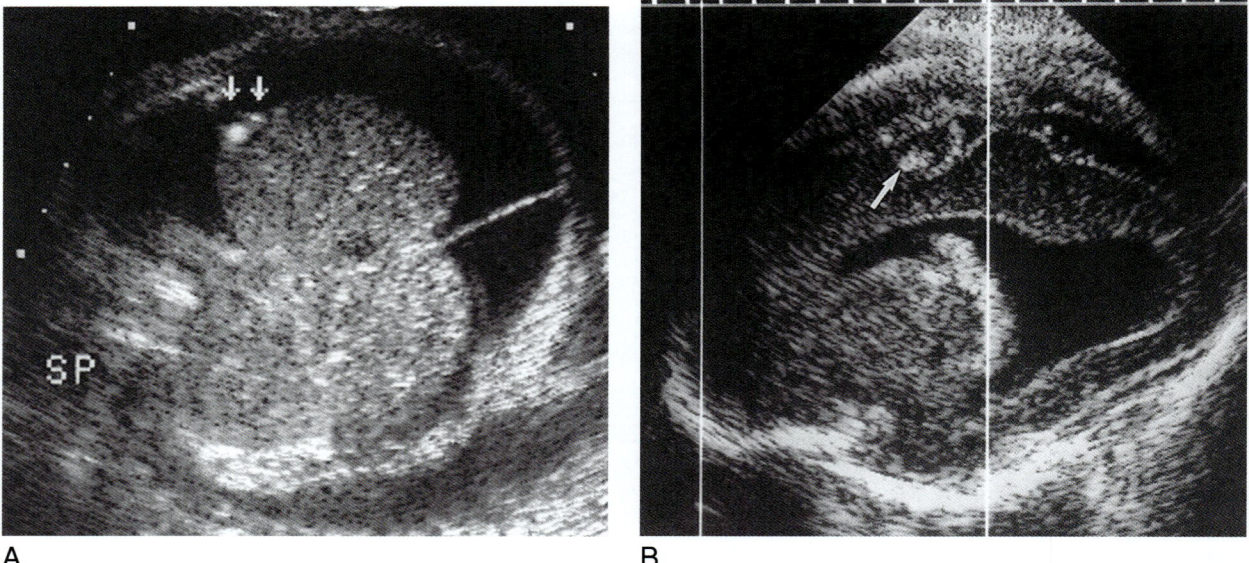

FIGURA 44-31. Feto hidrópico com toxoplasmose em gestação de 33 semanas. A, Ascite com calcificações hepáticas (*setas*) e **B**, ventriculomegalia com calcificações intracranianas (*seta*). SP, coluna vertebral.

hepáticas, ventriculomegalia e coriorretinite, e pode raramente se apresentar com hidropisia, particularmente ascite (Fig. 44-31).[99,105] A maioria das mães de lactentes com toxoplasmose congênita é assintomática durante a gravidez. A taxa de infecção fetal é variável de acordo com a idade gestacional na época da transmissão vertical, variando de 30% a 40%. O diagnóstico pré-natal da toxoplasmose pode ser difícil, e depende da demonstração da soroconversão materna e/ou demonstração do parasita no líquido amniótico pela técnica de PCR (reação de cadeia de polimerase) ou próprio isolamento do parasita.[106,107]

Outras Infecções. A **CMV** é responsável por 1% a 2% dos casos de HNI. CMV congênita e hidropisia fetal podem ocorrer, mesmo com infecção materna recorrente.[108] **Rubéola, sífilis** e **varicela** ainda são descritas como causas de HNI,[109,110] predominantemente em países em desenvolvimento. Os vírus *herpes simplex* tipos 1 e 6 congênitos foram descritos como agentes causadores de hidropisia.[111,112] **Adenovírus** recentemente foram identificados por PCR em 6 de 18 fetos com HNI ou ascite.[10,113] Infecção por **hepatite B** materna aguda resultando em infecção fetal intra-uterina manifestada por anemia, peritonite meconial e hidropisia também foi descrita.[114]

Doenças Genéticas. Inúmeras condições genéticas não-cromossômicas podem causar HNI,[115] e algumas estão listadas na Tabela 44-1. Os mecanismos estão mal compreendidos e provavelmente são multifatoriais. Nas doenças de depósito, o mecanismo mais provável é infiltração hepática resultando em hipoproteinemia ou obstrução vascular.

Distúrbios Idiopáticos. O número de casos idiopáticos de HNI (para os quais ainda não podemos identificar uma causa) diminuiu nas séries recentes[6,7,9,31-33] e continuará a diminuir à medida que a nossa capacidade de investigação melhore.

Distúrbios Endócrinos. Distúrbios endócrino-fetais são causas raras de HNI fetal. Hipotireoidismo e hipertireoidismo fetais foram relatados como causas de hidropisia.[40,41,116]

Drogas. Exposição intra-útero à indometacina pode resultar em constrição do ducto arterial e, raramente, hidropisia fetal — o ducto é mais suscetível no terceiro trimestre.[117] Avaliação ultra-sonográfica do ducto arterial deve ser efetuada até 48 horas após o início da terapia com indometacina no terceiro trimestre.[118]

INVESTIGAÇÃO DA HIDROPISIA NÃO-IMUNE

Uma avaliação pré-natal completa, sistemática, pode estabelecer a causa para HNI em 80% a 85% dos casos (Tabela 44-2).[32,33] Isto é importante não apenas para o tratamento da gravidez atual, mas também é essencial para futuro **aconselhamento genético**.[164] A Tabela 44-2 descreve um protocolo sugerido para a investigação da HNI; algumas investigações são recomendadas universalmente — a não ser que uma causa seja imediatamente óbvia, enquanto outras podem ser usadas seletivamente.

História. Uma história detalhada pode fornecer os primeiros indícios da etiologia, e pode ajudar a sugerir investigações apropriadas. Por exemplo, uma história materna de lúpus eritematoso sistêmico ou diabetes pode ser relevante; a α-talassemia homozigota é particularmente prevalente em pacientes de origem sul-asiática. Perdas gestacionais prévias podem ser relacionadas a um dos erros inatos do metabolismo ou rearranjos cromossômicos, e a história familial ou presença de consangüinidade pode sugerir outras condições genéticas. Infecção por parvovírus tende mais a ocorrer em professores ou profissionais de creches, abrigos e asilos.[119]

Ultra-som Detalhado. Uma avaliação ultra-sonográfica abrangente deve constituir o passo inicial (Tabela 44-3). O poliidrâmnio é uma associação comum; de fato, a suspeita

TABELA 44-2. INVESTIGAÇÕES NA HIDROPISIA FETAL NÃO-IMUNE

História	Idade, origem racial		
	Ocupação	Professor, trabalhador em creche	
	História médica	DM, LES e hemoglobinopatia	
	História obstétrica	Natimorto, mortes neonatais	
	História familiar	Natimortos, abortos recorrentes	
		Anomalias congênitas	
		Condições herdadas	
		Consangüinidade	
	Complicações durante a gravidez	Sangramento vaginal	
		Doença viral	
Investigações	**Em Todos os Casos**	**Em Casos Selecionados Apenas**	
Mãe	Teste de Coombs indireto	Cariótipo	
	Grupo sangüíneo	AFPSM	
	Hemograma completo e índices	Eletroforese da Hb	
	Kleihauer-Betke	Anticorpos SS-A, SS-B	
	Triagem de glicose	Teste de tolerância à glicose	
	IgM, IgG a TORCH/HPV B19	G6PD	
		Piruvato cinase	
	VDRL	Ácido úrico, TFHs	
		Tipagem HLA	
Pai		Eletroforese da Hb	
		Cariótipo	
Feto	Ultra-sonografia		Ecocardiograma Fetal
		Anatomia detalhada	Estrutura (2D)
		Volume do líquido amniótico	Modo M
		Doppler (venoso e arterial)	Doppler
		Perfil biofísico	Mapeamento com Doppler colorido
	Teste sem estresse		Função
	Sangue fetal		
		Hemograma completo, plaquetas	Eletroforese da Hb
		Teste de Coombs direto	Gasometria sangüínea
		Grupo sangüíneo	
		Cariótipo	Testes de função hepática
		Leucocitograma diferencial	Ensaios enzimáticos específicos
		IgM de TORCH/HPV B19	DNA de TORCH/HPV B19
		Proteína/albumina	Microscopia eletrônica
	Placenta	Cariótipo (BVC)	Testes metabólicos específicos
	Líquido amniótico	Cariótipo/FISH	DNA viral
		Cultura para CMV	Relação L/S
		Outras C e S virais	Endonucleases de restrição
		C e S bacterianas	Líquido amniótico (AFP)
			Ácidos orgânicos
	Derrames pleurais	Contagem de linfócitos (pleural)	Cariótipo
		Proteína/albumina	Cultura viral e/ou DNA
			Corpos de inclusão (MO ou ME)
Autópsia			
	Patologia da placenta	Estabelecer linhagem celular para DNA	
	Autópsia completa	Enzimas hepáticas e musculares	
	Radiografia do esqueleto		
Recém-nascido	Análise semelhante à acima, conforme apropriado		

BVC, Biópsia de vilo coriônico; DM, diabetes melito; FISH, hibridização fluorescente in situ; G6PD, glicose 6-fosfato desidrogenase; HPV B19, parvovírus humano B19; L/S, lecitina/esfingomielina; AFPSM, alfafetoproteína sérica materna; LES, lúpus eritematoso sistêmico; MO ou ME, microscopia óptica ou eletrônica; SS-A, SS-B, anticorpos falciformes; TORCH, toxoplasmose, rubéola, citomegalovírus (CMV) e herpes.

TABELA 44-3. HIDROPISIA FETAL: ANÁLISE ULTRA-SONOGRÁFICA	
	Biometria
Feto	Revisão anatômica completa
	Pesquisa cuidadosa de anomalias estruturais associadas
	Bexiga normal (usualmente exclui ascite urinária)
	Marcadores ultra-sonográficos de aneuploidia
	Distribuição e tamanho de coleções líquidas e edema da pele
	Ecocardiografia fetal
Placenta	Espessura
	Textura
	Excluir malformações arteriovenosas
Volume do líquido amniótico	Estudos biofísicos
Avaliação do bem-estar fetal	Estudos de fluxo sangüíneo com Doppler (arterial e venoso)
	Avaliação cardíaca funcional

clínica de útero volumoso para a idade gestacional leva muitas vezes à ultra-sonografia inicial que identifica hidropisia. Coleções de líquido nas cavidades corporais e tecidos são inequívocas (Figs. 44-3, 44-4 e 44-6), e a sua **distribuição relativa** e a **cronologia do seu desenvolvimento** podem dar uma indicação da etiologia.[120] Marcadores ultra-sonográficos podem sugerir uma causa cromossômica.[121] O grau de poliidrâmnio deve ser avaliado devido à ameaça iminente de ruptura prematura das membranas ou trabalho de parto prematuro, e o colo deve ser estudado para assegurar ausência de afunilamento ou encurtamento. Uma análise detalhada sistemática da anatomia fetal deve ser realizada, procurando outros indícios quanto à etiologia da hidropisia. A bexiga fetal deve ser visualizada para excluir ascite urinária decorrente da ruptura da bexiga. Comprimento, curvatura e densidade ósseos e a presença ou ausência de fraturas devem ser avaliados para excluir displasias esqueléticas. Estigmas de infecção congênita, como microcefalia ou calcificações intracranianas ou hepáticas, devem ser excluídos (Fig. 44-31). Uma avaliação ecocardiográfica fetal estrutural e funcional detalhada está justificada na maioria dos casos.

Investigações Maternas. O tipo sangüíneo materno, teste de Coombs indireto (título de antiglobulina) e a presença ou ausência de anticorpos contra eritrócitos devem ser verificados para excluir hidropisia imune. Outros testes básicos incluem um hemograma completo (HC) e índices, Kleihauer-Betke, triagem de infecção (IgM e IgG para TORCH e parvovírus) e glicose. Investigações seletivas adicionais, dependendo da história e apresentação, estão sugeridas na Tabela 44-2.

Investigações Fetais. O cariótipo fetal pode ser determinado a partir do líquido amniótico, biópsia de vilo coriônico (BVC), sangue fetal ou aspirado líquido de uma das cavidades corporais fetais. A escolha mais apropriada depende da idade da gestação, acessibilidade e urgência dos resultados. Um cariótipo rápido pode ser obtido com sucesso da maioria das coleções de líquido do corpo fetal.[122]

A **hibridização fluorescente in situ** (**FISH**) pode ser usada para identificar **aneuploidias** comuns (trissomias do 13, do 18, do 21 e monossomia X), bem como outras deleções e rearranjos cromossômicos específicos. Esta técnica pode fornecer um resultado a partir do líquido amniótico em 24 a 48 horas.[123] Na prática, a confirmação ou exclusão das aneuploidias mais comuns é muitas vezes adequada para guiar o tratamento da gravidez. Líquido amniótico é preferível para cultura viral e PCR para toxoplasmose e CMV,[99] e pode avaliar a maturidade pulmonar fetal em gestações mais adiantadas. BVC é uma alternativa em qualquer fase da gestação para obter um cariótipo rápido ou teste de DNA.

Cordocentese. Esta é uma investigação-chave em muitos casos nos quais os cromossomos não fornecem um diagnóstico. O estudo básico do sangue fetal deve incluir um teste de Coombs direto, HC e índices, cariótipo, proteína, albumina e IgM específica. Outros testes são feitos seletivamente (Tabela 44-2),[124,125] e amostras podem ser guardadas para avaliação subseqüente. Com esta conduta, pode-se encontrar uma resposta na maioria dos casos dentro de alguns dias. O risco de **perda fetal** relacionado ao procedimento é de aproximadamente 1,4%,[26,126] embora no feto comprometido com HNI taxas de perda de 7% a 25% possam ser mais realistas.[26,127] O sangue é colhido da inserção placentária fixa do cordão ou da veia intra-hepática fetal (VIH),[128] embora alternativas menos preferíveis sejam uma alça livre do cordão ou o coração.[129] Se for previsto que o feto pode necessitar transfusão (p. ex., infecção por parvovírus), é prudente dispor de sangue e plaquetas compatíveis, prontos, a fim de evitar os riscos de um segundo procedimento.

Drenagem de Cavidade. Geralmente é manobra simples avançar simultaneamente a agulha para dentro do tórax fetal, abdome ou líquido amniótico no momento da cordocentese ou amniocentese. Sua finalidade pode ser diagnóstica (p. ex., contagem de linfócitos em quilotórax ou para cariótipo rápido)[123] e ocasionalmente terapêutica. Amostragem simultânea não aumenta o risco global do procedimento.

Outras Investigações. Depois do parto, a **placenta** deve ser enviada para patologia e um **estudo do esqueleto** pode ser útil. Se o recém-nascido estiver em óbito, deve ser solicitada

TABELA 44-4. ESTRUTURAS QUE PODEM SIMULAR HIDROPISIA NA ULTRA-SONOGRAFIA

Anormalidade	Diagnósticos Diferenciais
Derrames pleurais	MACP tipo I
	Hérnia diafragmática
	Cisto broncogênico
Ascite	Pseudo-ascite
	Intestino obstruído ou maduro
	Uropatia obstrutiva
	Hidroceles
Derrames pericárdicos	Aneurismas cardíacos
	Derrames pseudo/fisiológicos
Edema subcutâneo	Alça de cordão umbilical
	Higroma cístico
	Camada gordurosa proeminente em feto bem nutrido

MACP, Malformação adenomatosa cística do pulmão congênita.

AVALIAÇÃO DO BEM-ESTAR FETAL NA HIDROPISIA NÃO-IMUNE

Depois da viabilidade, o bem-estar fetal deve ser avaliado rotineiramente durante um exame ultra-sonográfico.[131,132] É preciso lembrar que muitos dos testes de bem-estar fetal necessitam interpretação cuidadosa em gestações mais iniciais.[133] Tem havido interesse crescente pelo uso de técnicas ultra-sonográficas não-invasivas para avaliação do bem-estar fetal em gestações complicadas por HNI. Todas as modalidades comumente usadas foram estudadas, incluindo avaliação biofísica, estudo dopplervelocimétrico pulsátil de vasos umbilicais e fetais regionais e avaliação cardíaca funcional. Avaliação com Doppler fetal pode dar alguma indicação de anemia, insuficiência cardíaca e bem-estar.[28,30,44,134] Veia umbilical e VIH pulsáteis, ou inversão da onda *a* no DV, representam disfunção diastólica cardíaca e foram correlacionadas com maus resultados perinatais.[77,135]

Avaliação Cardíaca Fetal na HNI. A ecocardiografia fetal deve ser usada para avaliar a estrutura, ritmo e função cardíacos fetais na hidropisia.[45] Algumas causas de hidropisia não são associadas à insuficiência cardíaca fetal. Por exemplo, infecção fetal pode causar hepatite, a qual compromete a produção de proteína e diminui a pressão oncótica fetal, resultando em hidropisia. Raramente, infecções fetais causam miocardite e insuficiência cardíaca secundária; por exemplo, na infecção pelo parvovírus B19, insuficiência cardíaca pode ocorrer em virtude do alto débito cardíaco e baixa capacidade de transporte de oxigênio secundários à anemia fetal, embora a infecção também possa causar miocardite e disfunção miocárdica.[77] Da mesma maneira, a hidropisia

permissão para uma **autópsia**. Se houver suspeita de uma condição metabólica como causa da hidropisia, então corpos de inclusão podem ser pesquisados com microscopia óptica ou eletrônica. É prudente estabelecer uma **linhagem de células fetais** para DNA que possa ser armazenada para possíveis investigações futuras. Investigações adicionais podem ser sugeridas por achados físicos adicionais na autópsia e é útil se um geneticista puder examinar o feto.[164] Uma opinião de medicina fetal e/ou genética também é útil ao selecionar investigações apropriadas e no aconselhamento. A avaliação abrangente de cada caso facilita aconselhamento futuro.

TABELA 44-5. TERAPIA FETAL BEM-SUCEDIDA NA HIDROPISIA

Causa	Mecanismo da Hidropisia	Terapia
Hidrotórax primário	Ducto torácico interrompido Tamponamento cardíaco/desvio mediastinal	Desvio pleuroamniótico
Infecção por parvovírus B19	Anemia devida a supressão da medula óssea	Transfusão de eritrócitos fetais
Hemorragia fetomaterna	Anemia	Transfusão de eritrócitos fetais
STT	Pré-carga e pós-carga aumentadas	Ablação a *laser* de anastomoses placentárias Amniorredução
Taquiarritmia	Débito cardíaco diminuído	Drogas antiarrítmicas
Bradiarritmia	Débito cardíaco diminuído	Cronotrópicos positivos Esteróides (dexametasona) Marca-passo cardíaco*
Uropatia obstrutiva	Provavelmente efeitos de pressão	Derivação vesicoamniótica
Hérnia diafragmática	Provavelmente efeitos de pressão	Oclusão traqueal fetoscópica*
Grande MACP ou SBP	Tamponamento cardíaco/desvio mediastinal	Desvio pleuroamniótico Aspiração de grandes cistos Oclusão de vasos Cirurgia fetal aberta*
Toxoplasmose	Infecção	Antibióticos

*Controverso.
STT, Síndrome transfusor-transfundido; MACP, malformação adenomatosa cística de pulmão congênita; SBP, seqüestro broncopulmonar.

em distúrbios linfáticos usualmente não está associada à insuficiência cardíaca.[77] A função miocárdica pode, no entanto, deteriorar a qualquer momento durante o processo, e freqüentemente mais de um mecanismo está envolvido nas alterações hidrópicas (Fig. 44-15).[37]

A insuficiência cardíaca congestiva (ICC) é relacionada à perfusão tecidual inadequada que resulta em uma série de reflexos e adaptações complexas para melhorar o fluxo anterógrado e/ou redistribuir sangue aos órgãos vitais.[45] Os indicadores ultra-sonográficos do prognóstico na ICC fetal incluem:[45,47,77,135]

- **Cardiomegalia**
  O índice cardiotorácico (ICT) é calculado dividindo-se o diâmetro cardíaco na diástole medido no nível das valvas AV pela circunferência torácica em um plano de quatro câmaras e deve ser menor que 0,33.
- **Doppler venoso anormal** (VU, VIH, VCI e DV) (Fig. 44-22)
- **Função miocárdica anormal**
- **Insuficiência valvular AV**
- **Redistribuição do débito cardíaco**
  (Traçados de Doppler anormais em artéria umbilical e cerebral média)
- **Hidropisia**

PROGNÓSTICO

A **mortalidade** global da HNI ainda é de aproximadamente 80% em algumas séries.[6,9] Embora o prognóstico geral tenha melhorado um pouco nos últimos anos, a maioria das séries é pequena e representa misturas variáveis de causas, de modo que é difícil compará-las.[9,136] Foram feitas tentativas de identificar preditores de resultado na HNI com sucesso limitado.[135]

Uma revisão de 46 casos de HNI nascidos na nossa instituição depois de 24 semanas de gestação mostrou uma **mortalidade** global de 44%. Seis fetos foram natimortos e 14 nasceram vivos mas morreram depois do nascimento. Em 12 dos 26 sobreviventes, a hidropisia resolveu-se intra-útero. Os principais preditores de mortalidade foram a presença de anormalidades congênitas e/ou cromossômicas.

A idade gestacional do diagnóstico da hidropisia foi usada para predizer o resultado.[90] Uma revisão de 10 anos de 82 casos apresentando-se depois de 20 semanas[10] descreveu uma mortalidade global de 87%, e aqueles diagnosticados depois de 24 semanas tiveram mais tendência a ser idiopáticos ou relacionados a anormalidades cardiotorácicas. A mortalidade perinatal foi de 95% nos casos que se manifestaram antes de 24 semanas, com aproximadamente um terço tendo um cariótipo anormal, o que foi repetido em um estudo recente de 58 casos.[136] Outros não observaram diferença na sobrevida entre casos diagnosticados antes ou depois de 24 semanas de gestação, quando os casos com cariótipo anormal foram excluídos.[31] Resolução espontânea da hidropisia em fetos com cromossomos normais diagnosticados antes de 24 semanas foi descrita.[90]

Alguma melhora no resultado em relação aos relatórios mais antigos[3,31,44,137] é atribuível ao número crescente de casos que se prestam à **terapia intra-útero** (Tabela 44-5). Infelizmente, muitos casos ainda representam um processo terminal. Identificação e encaminhamento mais precoces, avaliação completa e terapia fetal nos casos apropriados são os passos essenciais para melhoras adicionais no prognóstico. A sobrevida foi melhor quando a terapia pré-natal foi usada seletivamente em casos com cromossomos normais, com taxas de sobrevida aproximando-se de 31% a 48% em casos apresentando-se antes e depois de 24 semanas, respectivamente.[31] Em outra série de 26 fetos, dentre 100 casos de HNI, que receberam terapia fetal, 18 de 26 (69%) estavam vivos e passando bem um mês depois do nascimento.[6]

TERAPIA PRÉ-NATAL

Os casos nos quais alguma forma de terapia pré-natal foi bem-sucedida, conforme determinado pelo nascimento de uma criança saudável, estão identificados nas Tabelas 44-1 e 44-5. Evidentemente, é importante realizar uma análise materna e fetal completa antes da consideração de qualquer terapia, porque muitos fetos devem ser excluídos com base em doenças intratáveis ou letais.

Arritmias. Muitas taquiarritmias são suscetíveis à terapia antiarrítmica, quase sempre transplacentária, e raramente é necessária administração fetal direta.[65,66,138] Digoxina materna tem sido a base do tratamento por muitos anos, e podem ser necessárias doses que causem alguns sintomas de toxicidade. Numerosos outros antiarrítmicos, incluindo sotalol, verapamil, flecainida, amiodarona e adenosina em posologias pediátricas padrão, têm sido usados. A digoxina também tem sido administrada diante da ICC fetal secundária a outras causas, e foi até mesmo empiricamente combinada com Lasix, albumina e sangue;[9] entretanto, não há dados para apoiar sua eficácia.

Síndrome Transfusor-transfundido. O tratamento expectante de STT grave associa-se a uma taxa de mortalidade perinatal de até 90%.[72,139] Várias condutas invasivas são possíveis:

- **Feticídio seletivo**, que tem sido reservado para os casos mais graves.
- **Amniorreduções** seriadas relatam taxas de sobrevida de aproximadamente 65%, com 15% a 20% de risco de seqüela neurológica nos sobreviventes.[78]
- **Ablação a *laser*** seletiva endoscópica de anastomoses placentárias comunicantes relata sobrevida de aproximadamente 70% (80% de pelo menos um feto e 50% de ambos), com risco aproximado de 5% a 10% de seqüelas neurológicas.[79] Estudos recentes mostram que o *laser* tem melhores resultados que a amniorredução.[77]

Drenagem Pleural. Causas torácicas de HNI, como **quilotórax** e **MACP**, foram tratadas com sucesso pela inserção de cateter toracoamniótico intra-útero.[83,140-144] O principal fundamento para terapia invasiva nesses casos é a prevenção de **hipoplasia pulmonar** e a prevenção ou reversão de hidropisia e poliidrâmnio. Os casos devem ser cuidadosamente selecionados porque os menores derrames podem resolver-se espontaneamente, enquanto outros evoluem para desenvolver HNI, poliidrâmnio e trabalho de parto prematuro e/ou óbito intra-uterino.[142] A **aneuploidia** está presente em cerca de 6% dos casos de quilotórax e deve ser excluída.[145] Grandes derrames isolados podem ser drenados inicialmente usando-se uma agulha fina e enviando-se o líquido para contagem de linfócitos,[146] cariotipagem rápida,[122] proteína, corpos de inclusão e estudos de infecção. Esta manobra também avalia a capacidade dos pulmões de se reexpandirem, e pode, ocasionalmente, ser terapêutica. Os derrames que se reacumulam rapidamente provavelmente se beneficiam da drenagem crônica, e a colocação de cateter deve ser considerada. Se os derrames forem muito grandes ou se hidropisia estiver presente, atualmente prosseguimos diretamente para inserção de cateter na primeira intervenção. Para derrames de ocorrência tardia na gravidez, a drenagem terapêutica imediatamente antes do parto pode facilitar a reanimação neonatal;[147] entretanto, observamos que a colocação de cateter mesmo se apenas por 24 a 48 horas antes do parto foi benéfica.

Uropatia Obstrutiva. Obstruções do trato urinário são raramente associadas a HNI, e usando-se um fundamento semelhante à drenagem pleural, a drenagem vesicoamniótica pode ter um papel importante.[148] Nenhum procedimento de drenagem pré-natal foi ainda submetido ao estudo científico de experiências randomizadas.

Seqüestro Broncopulmonar. O tratamento pré-natal nestes casos consiste principalmente em alguns relatos de casos de descompressão pré-natal por derivação toracoamniótica, toracocenteses repetidas,[1,49] ou administração de furosemida e digoxina pela via intravascular no feto.[150]

Malformação Adenomatosa Cística Congênita do Pulmão. Quando um feto com MACP desenvolve hidropisia, o prognóstico é ruim[83] e a intervenção pré-natal é aconselhável. A intervenção pode ser na forma de descompressão por aspiração do cisto ou colocação de cateter ou cirurgia fetal aberta. O sucesso com cirurgia fetal aberta em casos de MACP é variável — entre 29% e 62%.[83,86] A aspiração pré-natal de uma MACP macrocística é ineficaz devido ao reacúmulo rápido dos cistos,[83] e a derivação toracoamniótica pode ser uma conduta melhor.[140]

Hérnia Diafragmática. Vários casos de hérnia diafragmática,[140,151] MACP e teratoma sacrococcígeo[149,151] causando hidropisia progressiva foram reparados por cirurgia fetal; entretanto, esta intervenção associa-se a altas taxas de perda, devido principalmente a trabalho de parto prematuro.[151]

Anemia. A aplicação mais bem-sucedida da terapia fetal tem sido no tratamento de anemia fetal. Inicialmente a transfusão fetal era limitada à aloimunização eritrocítica,[17,25] mas os mesmos princípios foram aplicados às causas não-imunes de anemia, como infecção por **parvovírus**[71,152] e **hemorragia fetomaterna** grave.[153] É controverso se a transfusão fetal deve ser oferecida para condições que de outro modo são letais, como α-talassemia homozigota.[94] A transfusão de **células-tronco** constitui uma opção futura potencial para algumas causas genéticas de HNI, como α-talassemia.[154]

Infecções. A antibioticoterapia materna ou fetal é possível em várias infecções fetais que causam hidropisia.[106] Entretanto, na maioria das infecções, à parte parvovírus e toxoplasmose, podem ocorrer importantes seqüelas a longo prazo que podem constituir uma contra-indicação a esse tratamento. Na época de aparecimento da hidropisia, o dano irreversível pode já estar estabelecido. Algumas seqüelas podem ser evitadas pelo diagnóstico precoce e terapia antibiótica pré-natal. Isso é particularmente verdadeiro quanto a infecções devidas a toxoplasmose e realça a necessidade de diagnóstico pré-natal preciso.[106] A antibioticoterapia pré-natal agressiva instituída na época do diagnóstico pode resultar em resolução das calcificações intracerebrais próximo ao parto.[99]

A terapia intra-uterina para hidropisia fetal secundária a parvovírus B19 ainda é controversa, e não há experiências randomizadas comparando tratamento conservador com transfusão intra-uterina. Uma revisão recente de 82 estudos envolvendo 230 gestações tratadas de forma invasiva e 435 conservadoramente mostrou que 188 de 230 (82%) dos fetos infectados transfundidos tiveram um resultado normal, em oposição a apenas 239 de 435 (55%) no grupo tratado de maneira conservadora.[100] Um estudo retrospectivo recente de 20 sobreviventes de hidropisia fetal induzida por parvovírus B19 tratados com transfusão intra-uterina, acompanhados até os 9 anos de idade, mostrou ausência de seqüelas neuropsicomotoras adversas.[155]

Idiopática. Nos casos em que nenhuma causa pode ser determinada para a hidropisia, taxas de sobrevida de até 70% foram descritas com a abordagem pré-natal apropriada.[6,156]

ULTRA-SONOGRAFIA TRIDIMENSIONAL E HIDROPISIA FETAL

Há pouca experiência com o uso de ultra-som tridimensional (3-D) em hidropisia fetal. A imagem em 3-D de um feto hidrópico foi descrita como "bebê de vidro",[157] entretanto seu valor clínico ainda não está claro. Em seis casos de hidropisia entre 15 e 32 semanas de gestação, a imagem em 3-D mostrou que antes de 20 semanas a pele fetal mostrava-se transparente e foi sugerido que a demonstração de órgãos internos pode ser superior a imagens em 2-D.[76]

PAPEL DO PATOLOGISTA NA HIDROPISIA FETAL

Autópsia e exame placentário detalhados, correlacionados com achados pré-natais, constituem o melhor caminho para determinar a etiologia da HNI.[158,165] Em algumas séries, a causa da hidropisia foi identificada em apenas 40% a 50%

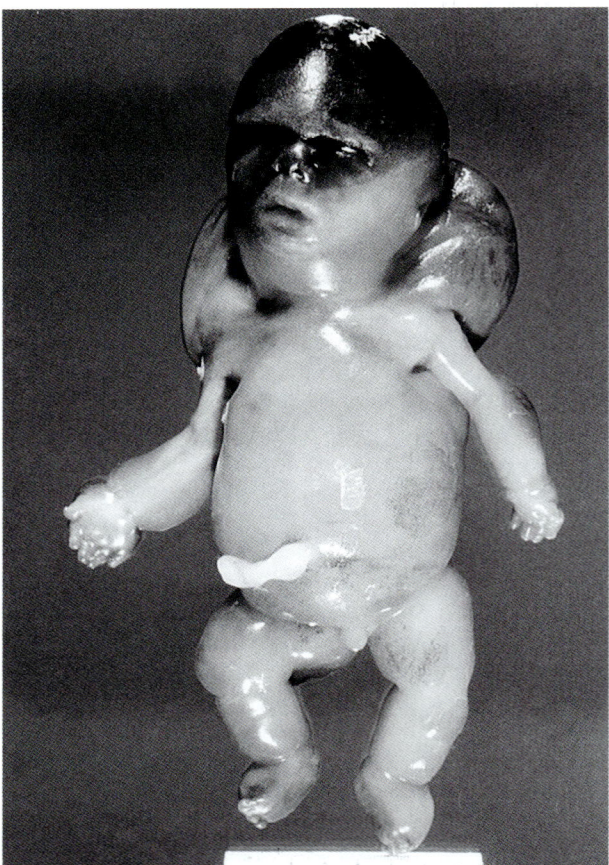

FIGURA 44-32. Higromas císticos bilaterais proeminentes em síndrome de Turner. Fotografia *post mortem* de um feto com hidropisia.

dos pacientes sem autópsia, em comparação com 80% a 90% depois da autópsia.[10,158,159] Antes da necropsia, é essencial rever de modo completo o prontuário médico, ultra-sonografias pré-natais e resultados laboratoriais maternos e fetais, conforme descrito anteriormente (Tabela 44-2).

Exame do Feto

Antes da dissecção, o corpo inteiro é examinado nas posições dorsal e ventral, com atenção particular para a cabeça, face, perfil e quaisquer anormalidades suspeitadas. Radiografias do corpo total também são aconselháveis, mesmo quando uma displasia esquelética não é suspeitada, porque diversas lesões associadas a hidropisia podem ser identificadas pela radiografia.[165] Amostras dos vários derrames em diferentes cavidades do corpo podem ser guardadas para estudos de microbiologia, sorologia, virais e químicos; amostras da pele e tecidos subcutâneos podem ser armazenadas para exame histológico e cultura celular. O exame macroscópico sistemático dos vários sistemas pode revelar a causa da hidropisia e a malformação associada em muitos casos. Exame microscópico de tecidos do corpo armazenados, especialmente em um feto macerado, pode ser útil para identificar algumas doenças (p. ex., infecções por vírus e protozoários, doenças de depósito ou neurológicas e tumores).

Exame da Placenta

O exame da placenta é útil para determinar a etiologia da HNI em casos de corioangioma placentário ou trombose da veia umbilical, ou na STT pela demonstração de anastomose vascular, discrepância de tamanho e cor entre as duas placentas. Macroscopicamente a placenta hidrópica é maior que controles comparados por idade, pálida e friável. Em casos com doenças de depósito, a placenta é pálida e volumosa sem apresentar edema.[165]

Além da amostragem de rotina para histopatologia, amostras da placenta (p. ex., blocos de tecido de 1 a 2 mm fixados em glutaraldeído) devem ser retirados para microscopia eletrônica de transmissão. Outro bloco é congelado para estudos de DNA e RNA. Em um natimorto macerado, sem cariotipagem prévia, a placenta constitui uma fonte valiosa de tecido a partir da qual linhagens celulares podem ser cultivadas.

Os achados histológicos nas placentas hidrópicas podem não ser patognomônicos, mas em alguns casos podem ajudar a confirmar o diagnóstico. Em casos de infecção viral, inclusões virais podem ser vistas e confirmadas por coloração imunoistoquímica para antígeno viral.[164] Em casos de suspeita de infecções TORCHS, os achados podem incluir focos de necrose, fibrose do estroma viloso ou infiltração dos vilos por células plasmáticas. Vacuolização do trofoblasto e/ou células de Hofbauer levantam a suspeita de doenças de depósito.

CONDUTA OBSTÉTRICA

Aconselhamento

Aconselhar um casal com feto anterior acometido por hidropisia é um desafio. É impossível ter certeza sobre prognóstico sem um diagnóstico firme. A ênfase é na necessidade da análise diagnóstica, conforme descrito. No primeiro e começo do segundo trimestre, muitos casais optam pela interrupção da gravidez, com ou sem investigação, em virtude do mau prognóstico nessas gestações. Não obstante, é importante completar o levantamento diagnóstico devido às implicações para futuras gestações. Uma discussão a respeito dos procedimentos invasivos inclui a avaliação realista dos riscos e benefícios e da tecnologia laboratorial disponível. Uma **abordagem multidisciplinar**, envolvendo obstetrícia, neonatologia, genética e cirurgia pediátrica conforme apropriado, usualmente ajuda os pacientes a escolher por uma conduta informada.[164]

Infelizmente, alguns pacientes sentem-se angustiados por tanta informação, particularmente quando o diagnóstico é incerto. No período pós-natal, todos os resultados e riscos de recorrência devem ser discutidos em detalhe com o casal, e deve ser adotado um plano de investigação, monitoramento e tratamento das gestações futuras.[164] O suporte psicológico dos pais é especialmente importante.

Complicações Maternas

Complicações maternas podem ocorrer em associação à hidropisia fetal. Hipoproteinemia, edema, hipertensão e achados laboratoriais de **pré-eclâmpsia** podem se desenvolver.[38] Esta associação, observada anteriormente com doença Rh grave,[167] foi chamada **síndrome do espelho** pelo desenvolvimento de edema na mãe de um feto hidrópico.[38] A síndrome do espelho foi descrita pela primeira vez por Ballantyne em 1892 e também é conhecida como síndrome de hidropisia materna, pseudotoxemia, síndrome de edema triplo e síndrome materna.[39] A síndrome foi descrita previamente em conjunção com hidropisia não-imune associada a mola hidatiforme, teratoma sacrococcígeo, corioangioma da placenta,[166-168] aneurisma fetal da veia de Galeno[169] e STT. A incidência da síndrome do espelho é desconhecida. O quadro clínico é variável e pode incluir edema, ganho de peso, oligúria, hematócrito aumentado, albuminúria branda e hipertensão. O resultado materno pode ser melhorado pela retirada do feto e placenta, ou por intervenção fetal para tratar a hidropisia. A mortalidade e morbidade perinatais são altas.

Parto

O modo e época do parto são decididos por parâmetros obstétricos usuais, levando-se em consideração o prognóstico subjacente.[170] Excessiva distensão uterina, no poliidrâmnio grave, acarreta os perigos de **descolamento da placenta** ou **prolapso do cordão** após ruptura das membranas e **hemorragia pós-parto** devido a atonia uterina. Prematuridade, secundária ao poliidrâmnio, é um fator que contribui de modo importante para o mau resultado de alguns recém-nascidos. Foram usadas tanto a **amniocentese terapêutica** quanto a **indometacina** para diminuir o volume do líquido amniótico.[171] A última deve ser usada com extrema cautela depois de 32 semanas de gestação, em virtude do potencial de fechamento do ducto arterial.

Procedimentos de Drenagem Pré-parto

As coleções de líquido fetais podem ser drenadas sob orientação de ultra-som imediatamente antes do parto para ajudar na **reanimação neonatal**. Isto é particularmente relevante se estiverem presentes grandes derrames pleurais fetais.[147] Ascite volumosa também pode ser drenada para prevenir distocia abdominal, particularmente quando é planejado parto vaginal. Amniocentese terapêutica antes da indução do trabalho de parto pode ser considerada em casos de poliidrâmnio volumoso, para diminuir a probabilidade de apresentação anômala ou prolapso do cordão.

TRATAMENTO NEONATAL

HNI representa um desafio ao neonatologista tanto em termos de tratamento quanto de diagnóstico. O diagnóstico pré-natal permite o parto em um local apropriado com atendimento neonatal especializado. Na nossa instituição, 76% dos casos de HNI foram diagnosticados mais de 24 horas antes do parto, 9% dos casos não foram diagnosticados até depois do parto.

Estabilização na sala de parto. Todas as gestações viáveis complicadas por hidropisia devem ser resolvidas em um centro de tratamento terciário com instalações para ressuscitação neonatal e subseqüente diagnóstico e tratamento. Exame com ultra-som logo antes do parto é útil para determinar a presença e extensão de derrames pleurais ou pericárdicos e ascite. Esta informação é importante para decidir que equipamento pode ser necessário e que procedimentos podem ser requeridos para a estabilização do recém-nascido depois do parto. No nosso centro, aproximadamente 48% dos lactentes com HNI necessitaram ressuscitação cardiopulmonar completa no momento do parto e 60% necessitaram drenagem de uma ou mais cavidades do corpo.

A ressuscitação de lactentes com HNI sempre obedece ao seguinte padrão de ressuscitação: (1) **Via aérea:** A intubação pode ser difícil, uma vez que edema pode interferir com a capacidade de visualização das cordas vocais. (2) **Respiração:** Muitos lactentes necessitam alguma forma de ventilação assistida, muitas vezes com altas pressões (> 25 cm H_2O). A presença de hipoplasia pulmonar ou derrames pleurais e ascite, os quais inibem a expansão do tórax, podem tornar difícil a ventilação. A administração de surfactante pode melhorar a ventilação.

Usar informação do ultra-som pré-natal, uma toracocentese, inserção de tubo torácico ou paracentese pode facilitar muito a ventilação. A orientação de ultra-som pode ser útil nestes procedimentos. A pericardiocentese é necessária apenas em situações extremas. (3) **Circulação:** Apesar da presença de edema, os lactentes freqüentemente têm um volume intravascular diminuído e necessitam um expansor de **volume** apropriado (soro fisiológico, albumina ou sangue). Cateteres devem ser colocados na artéria e veia umbilicais para monitoramento continuado e acesso intravenoso. A administração de inotrópicos pode ser necessária.

Investigações. As investigações neonatais devem representar uma continuação das investigações pré-natais e ser dirigidas para a etiologia suspeitada. Ultra-sonografia do tórax/abdome pode ser necessária e pode ser usada para acompanhar a extensão dos derrames pleurais no período pós-natal, assim minimizando a exposição a radiação. Um ecocardiograma pode ser necessário para estabelecer um diagnóstico anatômico e avaliar a função ventricular. Ultra-sonografia craniana deve ser efetuada para documentar a presença de hemorragia intraventricular e/ou leucomalacia periventricular.

Resultado a Longo Prazo. A gravidade da hidropisia e a idade gestacional ao nascer do lactente são os determinantes-chave da sobrevida, com alto risco de mortalidade na presença de mais de dois derrames em cavidades serosas.[160] Há dados escassos a respeito do resultado neurológico e psicomotor a longo prazo nos sobreviventes de hidropisia. Seis de dez sobreviventes demonstraram tônus muscular diminuído e dificuldade de alimentação no momento da alta de unidades de terapia intensiva neonatal.[161] Estudos mais recentes relataram resultados melhores.[162,163] Em uma série, 13 de 19 (68%) crianças sobrevivendo além de um ano de idade foram normais, duas tinham leve retardo do desenvolvimento com um ano de idade, uma criança de 8 anos apresentava retardo mental e três (16%) tinham retardo psicomotor grave com insuficiência acentuada do crescimento.[162] Um estudo recente relatou que 86% dos pacientes tinham desenvolvimento psicomotor normal, 86% mostravam estado neurológico normal, 7% tinham pequena disfunção neurológica e 4% sofriam de paresia cerebral espástica.[163]

CONCLUSÕES

A hidropisia representa um estádio terminal para muitas condições, a vasta maioria de origem fetal. O início da hidropisia usualmente significa descompensação fetal. As causas imunes podem ser tratadas com sucesso intra-útero, do mesmo modo que um número cada vez maior de causas não-imunes. Embora no passado a HNI acarretasse virtualmente 100% de mortalidade, este não é mais o caso. Uma abordagem de equipe usando ultra-sonografistas, perinatologistas obstétricos, neonatologistas e geneticistas pode ajudar a decidir que casos são adequados para intervenção terapêutica. Os pais podem receber aconselhamento de que um número firmemente crescente de casos cuidadosamente selecionados pode ser suscetível a alguma forma de terapia pré-natal, com uma apreciação realista dos resultados. Uma abordagem abrangente deve ser usada na investigação de hidropisia, tanto para manejo do caso-índice quanto para aconselhamento futuro. As bases essenciais dessa investigação são ultra-som detalhado incluindo ecocardiografia, cariotipagem fetal e outras intervenções diagnósticas fetais conforme apropriado, e exame patológico. O encaminhamento precoce a um centro perinatal terciário é necessário para avaliação adequada, aconselhamento e tratamento de cada caso.

Referências

1. Freda VJ, Gorman JG, Pollack W, et al: Prevention of Rh isoimmunization. Progress report of the clinical trial in mothers. JAMA 1967;199(6):390-394.
2. Bowman JM: The management of Rh-isoimmunization. Obstet Gynecol 1978;52(1):1-16.
3. Macafee CA, Fortune DW, Beischer NA: Non-immunological hydrops fetalis. J Obstet Gynaecol Br Commonw 1970;77(3):226-237.
4. The Disease and Deformities of the Fetus. Edinburgh: Oliver and Boyd, 1892.
5. Potter E: Universal edema of the fetus unassociated with erythroblastosis. Am J Obstet Gynecol 1943;43:130-134.
6. Anandakumar C, Biswas A, Wong YC, et al: Management of nonimmune hydrops: 8 years' experience. Ultrasound Obstet Gynecol 1996;8(3):196-200.
7. Machin GA: Hydrops revisited: literature review of 1414 cases published in the 1980s. Am J Med Genet 1989;34(3):366-390.
8. Andersen HM, Drew JH, Beischer NA, et al: Nonimmune hydrops fetalis: Changing contribution to perinatal mortality. Br J Obstet Gynaecol 1983;90(7):636-639.
9. Hansmann M, Gembruch U, Bald R: New therapeutic aspects in nonimmune hydrops fetalis based on four hundred and two prenatally diagnosed cases. Fetal Ther 1989;4(1):29-36.
10. McCoy MC, Katz VL, Gould N, et al: Nonimmune hydrops after 20 weeks' gestation: Review of 10 years' experience with suggestions for management. Obstet Gynecol 1995;85(4):578-582.
11. Hashimoto BE, Filly RA, Callen PW: Fetal pseudoascites: Further anatomic observations. J Ultrasound Med 1986;5(3):151-152.
12. Bigras JL, Ryan G, Suda K, et al: Echocardiographic evaluation of fetal hydrothorax: The effusion ratio as a diagnostic tool. Ultrasound Obstet Gynecol 2003; 21(1):37-40.
13. Hoddick WK, Mahony BS, Callen PW, et al: Placental thickness. J Ultrasound Med 1985;4(9):479-482.
14. Chitkara U, Wilkins I, Lynch L, et al: The role of sonography in assessing severity of fetal anemia in Rh- and Kell-isoimmunized pregnancies. Obstet Gynecol 1988;71(3 Pt 1):393-398.
15. Nicolaides KH, Fontanarosa M, Gabbe SG, et al: Failure of ultrasonographic parameters to predict the severity of fetal anemia in rhesus isoimmunization. Am J Obstet Gynecol 1988;158(4):920-926.
16. Nicolaides KH, Warenski JC, Rodeck CH: The relationship of fetal plasma protein concentration and hemoglobin level to the development of hydrops in rhesus isoimmunization. Am J Obstet Gynecol 1985;152(3):341-344.
17. Ryan G, Morrow RJ: Fetal blood transfusion. Clin Perinatol 1994;21(3):573-589.
18. Nicolaides KH: Studies on fetal physiology and pathophysiology in rhesus disease. Semin Perinatol 1989;13(4):328-337.
19. Soothill PW, Nicolaides KH, Rodeck CH: Effect of anemia on fetal acid-base status. Br J Obstet Gynaecol 1987;94(9):880-883.
20. Rodeck CH, Kemp JR, Holman CA, et al: Direct intravascular fetal blood transfusion by fetoscopy in severe Rhesus isoimmunisation. Lancet 1981;1(8221):625-627.
21. Daffos F, Capella-Pavlovsky M, Forestier F: Fetal blood sampling during pregnancy with use of a needle guided by ultrasound: A study of 606 consecutive cases. Am J Obstet Gynecol 1985;153(6):655-660.
22. Harman CR, Bowman JM, Manning FA, et al: Intrauterine transfusion—intraperitoneal versus intravascular approach: A case-control comparison. Am J Obstet Gynecol 1990;162(4):1053-1059.
23. van Kamp IL, Klumper FJ, Bakkum RS, et al: The severity of immune fetal hydrops is predictive of fetal outcome after intrauterine treatment. Am J Obstet Gynecol 2001;185(3):668-673.
24. Oepkes D, van Kamp IL, Simon MJ, et al: Clinical value of an antibody-dependent cell-mediated cytotoxicity assay in the management of Rh D alloimmunization. Am J Obstet Gynecol 2001;184(5):1015-1020.
25. Moise KJ: Management of rhesus alloimmunization in pregnancy. Obstet Gynecol 2002;100:600-611.

26. Tongsong T, Wanapirak C, Kunavikatikul C, et al: Fetal loss rate associated with cordocentesis at midgestation. Am J Obstet Gynecol 2001;184(4):719-723.
27. Oepkes D, Brand R, Vandenbussche FP, et al: The use of ultrasonography and Doppler in the prediction of fetal haemolytic anemia: A multivariate analysis. Br J Obstet Gynaecol 1994;101(8):680-684.
28. Mari G, Deter RL, Carpenter RL, et al: Noninvasive diagnosis by Doppler ultrasonography of fetal anemia due to maternal red-cell alloimmunization. Collaborative Group for Doppler Assessment of the Blood Velocity in Anemic Fetuses. N Engl J Med 2000;342(1):9-14.
29. Zimmerman R, Carpenter RJ, Jr, Durig P, et al: Longitudinal measurement of peak systolic velocity in the fetal middle cerebral artery for monitoring pregnancies complicated by red cell alloimmunization: A prospective multicenter trial with intention-to-treat. BJOG 2002;109(7):746-752.
30. Dukler D, Oepkes D, Seaward G, et al: Noninvasive tests to predict fetal anemia: A study comparing Doppler and ultrasound parameters. Am J Obstet Gynecol 2003;188(5):1310-1314.
31. Sohan K, Carroll SG, De La FS, et al: Analysis of outcome in hydrops fetalis in relation to gestational age at diagnosis, cause and treatment. Acta Obstet Gynecol Scand 2001;80(8):726-730.
32. Rodriguez MM, Chaves F, Romaguera RL, et al: Value of autopsy in nonimmune hydrops fetalis: Series of 51 stillborn fetuses. Pediatr Dev Pathol 2002;5(4):365-374.
33. Lallemand AV, Doco-Fenzy M, Gaillard DA: Investigation of nonimmune hydrops fetalis: Multidisciplinary studies are necessary for diagnosis-review of 94 cases. Pediatr Dev Pathol 1999;2(5):432-439.
34. Apkon M: Pathophysiology of hydrops fetalis. Semin Perinatol 1995;19(6):437-446.
35. Brace RA, Valenzuela GJ: Effects of outflow pressure and vascular volume loading on thoracic duct lymph flow in adult sheep. Am J Physiol 1990;258(1 Pt 2):R240-R244.
36. Allan LD, Crawford DC, Sheridan R, et al: Aetiology of nonimmune hydrops: The value of echocardiography. Br J Obstet Gynaecol 1986;93(3):223-225.
37. Rudolph AM: Cardiac failure in the fetus. In Rudolph AM (ed): Congenital Diseases of the Heart: Clinical-Physiological Considerations. New York, Futura, 2001, pp 38-44.
38. van Selm M, Kanhai HH, Gravenhorst JB: Maternal hydrops syndrome: A review. Obstet Gynecol Surv 1991;46(12):785-788.
39. Carbillon L, Oury JF, Guerin JM, et al: Clinical biological features of Ballantyne syndrome and the role of placental hydrops. Obstet Gynecol Surv 1997;52(5):310-314.
40. Stulberg RA, Davies GA: Maternal thyrotoxicosis and fetal nonimmune hydrops. Obstet Gynecol 2000;95(6 Pt 2):1036.
41. Treadwell MC, Sherer DM, Sacks AJ, et al: Successful treatment of recurrent nonimmune hydrops secondary to fetal hyperthyroidism. Obstet Gynecol 1996;87(5 Pt 2):838-840.
42. Makino Y, Horiuchi S, Sonoda M, et al: A case of large placental chorioangioma with non-immunological hydrops fetalis. J Perinat Med 1999;27(2):128-131.
43. Haak MC, Oosterhof H, Mouw RJ, et al: Pathophysiology and treatment of fetal anemia due to placental chorioangioma. Ultrasound Obstet Gynecol 1999;14(1):68-70.
44. Machin GA: Differential diagnosis of hydrops fetalis. Am J Med Genet 1981;9(4):341-350.
45. Falkensammer CB, Paul J, Huhta JC: Fetal congestive heart failure: Correlation of Tei-index and cardiovascular-score. J Perinat Med 2001;29(5):390-398.
46. Knilans TK: Cardiac abnormalities associated with hydrops fetalis. Semin Perinatol 1995;19(6):483-492.
47. Respondek M, Kaczmarek P, Pertynski T: Fetal echocardiography guidelines to predict survival of fetuses with ascites. Ultrasound Obstet Gynecol 1996;7(4):256-261.
48. Holzgreve W, Holzgreve B, Curry CJ: Nonimmune hydrops fetalis: Diagnosis and management. Semin Perinatol 1985;9(2):52-67.
49. Forouzan I: Hydrops fetalis: Recent advances. Obstet Gynecol Surv 1997;52(2):130-138.
50. Watson J, Campbell S: Antenatal evaluation and management in nonimmune hydrops fetalis. Obstet Gynecol 1986;67(4):589-593.
51. Poeschmann RP, Verheijen RH, Van Dongen PW: Differential diagnosis and causes of nonimmunological hydrops fetalis: A review. Obstet Gynecol Surv 1991;46(4):223-231.
52. Groves AM, Fagg NL, Cook AC, et al: Cardiac tumors in intrauterine life. Arch Dis Child 1992;67(10 Spec No):1189-1192.
53. Schmider A, Henrich W, Dahnert I, et al: Prenatal therapy of non-immunologic hydrops fetalis caused by severe aortic stenosis. Ultrasound Obstet Gynecol 2000;16(3):275-278.
54. Hornberger LK, Sahn DJ, Kleinman CS, et al: Tricuspid valve disease with significant tricuspid insufficiency in the fetus: Diagnosis and outcome. J Am Coll Cardiol 1991;17(1):167-173.
55. Crawford DC, Chita SK, Allan LD: Prenatal detection of congenital heart disease: Factors affecting obstetric management and survival. Am J Obstet Gynecol 1988;159(2):352-356.
56. Huggon IC, Cook AC, Smeeton NC, et al: Atrioventricular septal defects diagnosed in fetal life: Associated cardiac and extra-cardiac abnormalities and outcome. J Am Coll Cardiol 2000;36(2):593-601.
57. Guereta LG, Burgueros M, Elorza MD, et al: Cardiac rhabdomyoma presenting as fetal hydrops. Pediatr Cardiol 1986;7(3):171-174.
58. Rheuban KS, McDaniel NL, Feldman PS, et al: Intrapericardial teratoma causing nonimmune hydrops fetalis and pericardial tamponade: A case report. Pediatr Cardiol 1991;12(1):54-56.
59. van Heteren CF, Nijhuis JG, Semmekrot BA, et al: Risk for surviving twin after fetal death of co-twin in twin-twin transfusion syndrome. Obstet Gynecol 1998;92(2):215-219.
60. Geipel A, Krapp M, Germer U, et al: Perinatal diagnosis of cardiac tumors. Ultrasound Obstet Gynecol 2001;17(1):17-21.
61. Scurry J, Watkins A, Acton C, et al: Tachyarrhythmia, cardiac rhabdomyomata and fetal hydrops in a premature infant with tuberous sclerosis. J Paediatr Child Health 1992;28(3):260-262.
62. Tollens T, Casselman F, Devlieger H, et al: Fetal cardiac tamponade due to an intrapericardial teratoma. Ann Thorac Surg 1998;66(2):559-560.
63. Bader RS, Chitayat D, Kelly E, et al: Fetal rhabdomyoma: Prenatal diagnosis, clinical outcome and incidence of associated tuberous sclerosis complex. J Pediatr 2003;143(5):620-624.

64. Paladini D, Palmieri S, Russo MG, et al: Cardiac multiple rhabdomyomatosis: Prenatal diagnosis and natural history. Ultrasound Obstet Gynecol 1996;7(1):84-85.
65. Simpson JM, Sharland GK: Fetal tachycardias: Management and outcome of 127 consecutive cases. Heart 1998;79(6):576-581.
66. Jaeggi ET, Hamilton RM, Silverman ED, et al: Outcome of children with fetal, neonatal or childhood diagnosis of isolated congenital atrioventricular block. A single institution's experience of 30 years. J Am Coll Cardiol 2002;39(1):130-137.
67. Groves AM, Allan LD, Rosenthal E: Outcome of isolated congenital complete heart block diagnosed *in utero*. Heart 1996;75(2):190-194.
68. Schmidt KG, Ulmer HE, Silverman NH, et al: Perinatal outcome of fetal complete atrioventricular block: A multicenter experience. J Am Coll Cardiol 1991;17(6):1360-1366.
69. Pedra SR, Smallhorn JF, Ryan G, et al: Fetal cardiomyopathies: Pathogenic mechanisms, hemodynamic findings, and clinical outcome. Circulation 2002;106(5):585-591.
70. Holzgreve W, Curry CJ, Golbus MS, et al: Investigation of nonimmune hydrops fetalis. Am J Obstet Gynecol 1984;150(7):805-812.
71. Crane J: Parvovirus B19 infection in pregnancy. J Obstet Gynecol Can 2003;119:1-8.
72. Cincotta RB, Fisk NM: Current thoughts on twin-twin transfusion syndrome. Clin Obstet Gynecol 1997;40(2):290-302.
73. Bajoria R: Vascular anatomy of monochorionic placenta in relation to discordant growth and amniotic fluid volume. Hum Reprod 1998;13(10):2933-2940.
74. Rejjal AR, Rahbeeni Z, al Zahrani AF: Prognostic factors and prenatal management in nonimmune hydrops fetalis are still a dilemma. J Perinat Med 1996;24(5):461-466.
75. Quintero RA, Morales WJ, Allen MH, et al: Staging of twin-twin transfusion syndrome. J Perinatol 1999; 19(8 Pt 1):550-555.
76. Huhta JC: Right ventricular function in the human fetus. J Perinat Med 2001;29(5):381-389.
77. Senat MV, Deprest J, Boulvain M, et al: Endoscopic laser surgery versus serial amnio reduction for severe twin-to-twin transfusion syndrome. New Engl J Med 2004;351(2):136-144.
78. Mari G, Detti L, Oz U, et al: Long-term outcome in twin-twin transfusion syndrome treated with serial aggressive amnioreduction. Am J Obstet Gynecol 2000;183(1):211-217.
79. Hecher K, Diehl W, Zikulnig L, et al: Endoscopic laser coagulation of placental anastomoses in 200 pregnancies with severe mid-trimester twin-to-twin transfusion syndrome. Eur J Obstet Gynecol Reprod Biol 2000;92(1):135-139.
80. Quintero RA, Dickinson JE, Morales WJ, et al: Stage-based treatment of twin-twin transfusion syndrome. Am J Obstet Gynecol 2003;188(5):1333-1340.
81. Giacoia GP: Right-sided diaphragmatic hernia associated with superior vena cava syndrome. Am J Perinatol 1994;11(2):129-131.
82. Barret J, Chitayat D, Sermer M, et al: The prognostic factors in the prenatal diagnosis of the echogenic fetal lung. Prenat Diagn 1995;15(9):849-853.
83. Adzick NS, Harrison MR, Crombleholme TM, et al: Fetal lung lesions: Management and outcome. Am J Obstet Gynecol 1998;179(4):884-889.
84. Dolkart LA, Reimers FT, Helmuth WV, et al: Antenatal diagnosis of pulmonary sequestration: A review. Obstet Gynecol Surv 1992;47(8):515-520.
85. da Silva OP, Ramanan R, Romano W, et al: Nonimmune hydrops fetalis, pulmonary sequestration, and favorable neonatal outcome. Obstet Gynecol 1996; 88(4 Pt 2):681-683.
86. Crombleholme TM, Coleman B, Hedrick H, et al: Cystic adenomatoid malformation volume ratio predicts outcome in prenatally diagnosed cystic adenomatoid malformation of the lung. J Pediatr Surg 2002;37(3):331-338.
87. Kalache KD, Chaoui R, Tennstedt C, et al: Prenatal diagnosis of laryngeal atresia in two cases of congenital high airway obstruction syndrome (CHAOS). Prenat Diagn 1997;17(6):577-581.
88. Pletcher BA, Williams MK, Mulivor RA, et al: Intrauterine cytomegalovirus infection presenting as fetal meconium peritonitis. Obstet Gynecol 1991;78(5 Pt 2):903-905.
89. Mayock DE, Hickok DE, Guthrie RD: Cystic meconium peritonitis associated with hydrops fetalis. Am J Obstet Gynecol 1982;142(6 Pt 1):704-705.
90. Iskaros J, Jauniaux E, Rodeck C: Outcome of nonimmune hydrops fetalis diagnosed during the first half of pregnancy. Obstet Gynecol 1997;90(3):321-325.
91. Has R, Recep H: Nonimmune hydrops fetalis in the first trimester: A review of 30 cases. Clin Exp Obstet Gynecol 2001;28(3):187-190.
92. Hyett JA, Perdu M, Sharland GK, et al: Increased nuchal translucency at 10-14 weeks of gestation as a marker for major cardiac defects. Ultrasound Obstet Gynecol 1997;10(4):242-246.
93. Jenderny J, Schmidt W, Hecher K, et al: Increased nuchal translucency, hydrops fetalis or hygroma colli. A new test strategy for early fetal aneuploidy detection. Fetal Diagn Ther 2001;16(4):211-214.
94. Leung WC, Oepkes D, Seaward G, et al: Serial sonographic findings of four fetuses with homozygous alpha-thalassemia-1 from 21 weeks onwards. Ultrasound Obstet Gynecol 2002;19(1):56-59.
95. Dame C, Albers N, Hasan C, et al: Homozygous alpha-thalassaemia and hypospadias—common aetiology or incidental association? Long-term survival of Hb Bart's hydrops syndrome leads to new aspects for counselling of alpha-thalassaemic traits. Eur J Pediatr 1999; 158(3):217-220.
96. Barron SD, Pass RF: Infectious causes of hydrops fetalis. Semin Perinatol 1995;19(6):493-501.
97. Oyer CE, Ongcapin EH, Ni J, et al: Fatal intrauterine adenoviral endomyocarditis with aortic and pulmonary valve stenosis: Diagnosis by polymerase chain reaction. Hum Pathol 2000; 31(11):1433-1435.
98. Bates HR, Jr: Coxsackie virus B3 calcific pancarditis and hydrops fetalis. Am J Obstet Gynecol 1970; 106(4):629-630.
99. Friedman S, Ford-Jones LE, Toi A, et al: Congenital toxoplasmosis: Prenatal diagnosis, treatment and postnatal outcome. Prenat Diagn 1999;19(4):330-333.
100. von Kaisenberg CS, Jonat W: Fetal parvovirus B19 infection. Ultrasound Obstet Gynecol 2001;18(3):280-288.
101. Miller E, Fairley CK, Cohen BJ, et al: Immediate and long term outcome of human parvovirus B19 infection in pregnancy. Br J Obstet Gynaecol 1998;105(2):174-178.
102. Morey AL, Keeling JW, Porter HJ, et al: Clinical and histopathological features of parvovirus B19 infection in the human fetus. Br J Obstet Gynaecol 1992;99(7):566-574.
103. Humphrey W, Magoon M, O'Shaughnessy R: Severe nonimmune hydrops secondary to parvovirus B-19

103. infection: Spontaneous reversal *in utero* and survival of a term infant. Obstet Gynecol 1991;78(5 Pt 2):900-902.
104. Kovacs BW, Carlson DE, Shahbahrami B, et al: Prenatal diagnosis of human parvovirus B19 in nonimmune hydrops fetalis by polymerase chain reaction. Am J Obstet Gynecol 1992;167(2):461-466.
105. Zornes SL, Anderson PG, Lott RL: Congenital toxoplasmosis in an infant with hydrops fetalis. South Med J 1988;81(3):391-393.
106. Daffos F, Forestier F, Capella-Pavlovsky M, et al: Prenatal management of 746 pregnancies at risk for congenital toxoplasmosis. N Engl J Med 1988;318(5):271-275.
107. Derouin F, Thulliez P, Candolfi E, et al: Early prenatal diagnosis of congenital toxoplasmosis using amniotic fluid samples and tissue culture. Eur J Clin Microbiol Infect Dis 1988;7(3):423-425.
108. Inoue T, Matsumura N, Fukuoka M, et al: Severe congenital cytomegalovirus infection with fetal hydrops in a cytomegalovirus-seropositive healthy woman. Eur J Obstet Gynecol Reprod Biol 2001;95(2):184-186.
109. Barton JR, Thorpe EM, Jr, Shaver DC, et al: Nonimmune hydrops fetalis associated with maternal infection with syphilis. Am J Obstet Gynecol 1992;167(1):56-58.
110. Harger JH, Ernest JM, Thurnau GR, et al: Frequency of congenital varicella syndrome in a prospective cohort of 347 pregnant women. Obstet Gynecol 2002;100(2):260-265.
111. Ashshi AM, Cooper RJ, Klapper PE, et al: Detection of human herpes virus 6 DNA in fetal hydrops. Lancet 2000;355(9214):1519-1520.
112. Anderson MS, Abzug MJ: Hydrops fetalis: An unusual presentation of intrauterine herpes simplex virus infection. Pediatr Infect Dis J 1999;18(9):837-839.
113. Ranucci-Weiss D, Uerpairojkit B, Bowles N, et al: Intrauterine adenoviral infection associated with fetal nonimmune hydrops. Prenat Diagn 1998;18(2):182-185.
114. Schroter B, Chaoui R, Meisel H, et al: Maternal hepatitis B infection as the cause of nonimmunologic hydrops fetalis. Z Geburtshilfe Neonatol 1999;203(1):36-38.
115. Jauniaux E, Van Maldergem L, De Munter C, et al: Nonimmune hydrops fetalis associated with genetic abnormalities. Obstet Gynecol 1990;75(3 Pt 2):568-572.
116. Kessel I, Makhoul IR, Sujov P: Congenital hypothyroidism and nonimmune hydrops fetalis: Associated? Pediatrics 1999;103(1):E1.
117. Pratt L, Digiosia J, Swenson JN, et al: Reversible fetal hydrops associated with indomethacin use. Obstet Gynecol 1997;90(4 Pt 2):676-678.
118. Harada K, Rice MJ, McDonald RW, et al: Doppler echocardiographic evaluation of ventricular diastolic filling in fetuses with ductal constriction. Am J Cardiol 1997;79(4):442-446.
119. Adler SP, Manganello AM, Koch WC, et al: Risk of human parvovirus B19 infections among school and hospital employees during endemic periods. J Infect Dis 1993;168(2):361-368.
120. Saltzman DH, Frigoletto FD, Harlow BL, et al: Sonographic evaluation of hydrops fetalis. Obstet Gynecol 1989;74(1):106-111.
121. Nyberg DA, Souter VL: Sonographic markers of fetal aneuploidy. Clin Perinatol 2000;27(4):761-789.
122. Teoh TG, Ryan G, Johnson J, et al: The role of fetal karyotyping from unconventional sources. Am J Obstet Gynecol 1996;175(4 Pt 1):873-877.
123. Cheong LW, Chitayat D, Seaward G, et al: Role of amniotic fluid interphase fluorescence in situ hybridization (FISH) analysis in patient management. Prenat Diagn 2001;21(4):327-332.
124. Soma H, Yamada K, Osawa H, et al: Identification of Gaucher cells in the chorionic villi associated with recurrent hydrops fetalis. Placenta 2000;21(4):412-416.
125. Galjaard H: Fetal diagnosis of inborn errors of metabolism. Baillieres Clin Obstet Gynaecol 1987;1(3):547-567.
126. Ghidini A, Sepulveda W, Lockwood CJ, et al: Complications of fetal blood sampling. Am J Obstet Gynecol 1993;168(5):1339-1344.
127. Weiner CP, Wenstrom KD, Sipes SL, et al: Risk factors for cordocentesis and fetal intravascular transfusion. Am J Obstet Gynecol 1991;165(4 Pt 1):1020-1025.
128. Nicolini U, Nicolaidis P, Fisk NM, et al: Fetal blood sampling from the intrahepatic vein: Analysis of safety and clinical experience with 214 procedures. Obstet Gynecol 1990;76(1):47-53.
129. Westgren M, Selbing A, Stangenberg M: Fetal intracardiac transfusions in patients with severe rhesus isoimmunisation. Br Med J (Clin Res Ed) 1988;296(6626):885-886.
130. Evans MI, Hume RF, Jr, Johnson MP, et al: Integration of genetics and ultrasonography in prenatal diagnosis: Just looking is not enough. Am J Obstet Gynecol 1996;174(6):1925-1931.
131. Harman CR, Baschat AA: Comprehensive assessment of fetal well-being: Which Doppler tests should be performed? Curr Opin Obstet Gynecol 2003;15(2):147-157.
132. Manning FA: Fetal biophysical profile: A critical appraisal. Clin Obstet Gynecol 2002;45(4):975-985.
133. Smith CV: Antepartum fetal surveillance in the preterm fetus. Clin Perinatol 1992;19(2):437-448.
134. Yaman C, Azt W, Tulzer G, et al: Venous Doppler in non-immunologic hydrops fetalis. Geburtshilfe Frauenheilkd 1996;56(8):407-409.
135. Gudmundsson S, Huhta JC, Wood DC, et al: Venous Doppler ultrasonography in the fetus with nonimmune hydrops. Am J Obstet Gynecol 1991;164(1 Pt 1):33-37.
136. Heinonen S, Ryynanen M, Kirkinen P: Etiology and outcome of second trimester non-immunologic fetal hydrops. Acta Obstet Gynecol Scand 2000;79(1):15-18.
137. Hutchison AA, Drew JH, Yu VY, et al: Nonimmunologic hydrops fetalis: A review of 61 cases. Obstet Gynecol 1982;59(3):347-352.
138. Simpson LL: Fetal supraventricular tachycardias: Diagnosis and management. Semin Perinatol 2000;24(5):360-372.
139. Berghella V, Kaufmann M: Natural history of twin-twin transfusion syndrome. J Reprod Med 2001;46(5):480-484.
140. Ryo E, Okai T, Namba S, et al: Successful thoracoamniotic shunting using a double-flower catheter in a case of fetal cystic adenomatoid malformation associated with hydrops and polyhydramnios. Ultrasound Obstet Gynecol 1997;10(4):293-296.
141. Morrow RJ, Macphail S, Johnson JA, et al: Midtrimester thoracoamniotic shunting for the treatment of fetal hydrops. Fetal Diagn Ther 1995;10(2):92-94.
142. Aubard Y, Derouineau I, Aubard V, et al: Primary fetal hydrothorax: A literature review and proposed antenatal clinical strategy. Fetal Diagn Ther 1998;13(6):325-333.
143. Rodeck CH, Fisk NM, Fraser DI, et al: Long-term *in utero* drainage of fetal hydrothorax. N Engl J Med 1988;319(17):1135-1138.
144. Nicolaides KH, Azar GB: Thoraco-amniotic shunting. Fetal Diagn Ther 1990;5(3-4):153-164.
145. Achiron R, Weissman A, Lipitz S, et al: Fetal pleural effusion: The risk of fetal trisomy. Gynecol Obstet Invest 1995;39(3):153-156.
146. Eddleman KA, Levine AB, Chitkara U, et al: Reliability of pleural fluid lymphocyte counts in the antenatal diagnosis of

congenital chylothorax. Obstet Gynecol 1991; 78(3 Pt 2):530-532.
147. Cardwell MS: Aspiration of fetal pleural effusions or ascites may improve neonatal resuscitation. South Med J 1996;89(2):177-178.
148. McLorie G, Farhat W, Khoury A, et al: Outcome analysis of vesicoamniotic shunting in a comprehensive population. J Urol 2001;166(3):1036-1040.
149. Chan V, Greenough A, Nicolaides KN: Antenatal and postnatal treatment of pleural effusion and extra-lobar pulmonary sequestration. J Perinat Med 1996; 24(4):335-338.
150. Anandakumar C, Biswas A, Chua TM, et al: Direct intrauterine fetal therapy in a case of bronchopulmonary sequestration associated with nonimmune hydrops fetalis. Ultrasound Obstet Gynecol 1999;13(4):263-265.
151. Harrison MR, Albanese CT, Hawgood SB, et al: Fetoscopic temporary tracheal occlusion by means of detachable balloon for congenital diaphragmatic hernia. Am J Obstet Gynecol 2001;185(3):730-733.
152. Rubin LP: Alpha-thalassemia major: Antenatal diagnosis and management. Med Health R I 2001;84(5):152-155.
153. Hartung J, Chaoui R, Bollmann R: Nonimmune hydrops from fetomaternal hemorrhage treated with serial fetal intravascular transfusion. Obstet Gynecol 2000; 96(5 Pt 2):844.
154. Paszty C, Mohandas N, Stevens ME, et al: Lethal alpha-thalassaemia created by gene targeting in mice and its genetic rescue. Nat Genet 1995;11(1):33-39.
155. Dembinski J, Eis-Hubinger AM, Maar J, et al: Long term follow up of serostatus after maternofetal parvovirus B19 infection. Arch Dis Child 2003;88(3):219-221.
156. Ayida GA, Soothill PW, Rodeck CH: Survival in nonimmune hydrops fetalis without malformation or chromosomal abnormalities after invasive treatment. Fetal Diagn Ther 1995;10(2):101-105.
157. Machado LE, Osborne NG, Bonilla-Musoles F: Two-dimensional and three-dimensional ultrasound of fetal anasarca: The glass baby. J Perinat Med 2002; 30(1):105-110.
158. Ruiz VA, Suarez Mier MP, Lopez FP, et al: Nonimmunologic hydrops fetalis: an etiopathogenetic approach through the postmortem study of 59 patients. Am J Med Genet 1990;35(2):274-279.
159. Santolaya J, Alley D, Jaffe R, et al: Antenatal classification of hydrops fetalis. Obstet Gynecol 1992;79(2):256-259.
160. Wafelman LS, Pollock BH, Kreutzer J, et al: Nonimmune hydrops fetalis: Fetal and neonatal outcome during 1983-1992. Biol Neonate 1999;75(2):73-81.
161. Laneri GG, Claassen DL, Scher MS: Brain lesions of fetal onset in encephalopathic infants with nonimmune hydrops fetalis. Pediatr Neurol 1994;11(1):18-22.
162. Nakayama H, Kukita J, Hikino S, et al: Long-term outcome of 51 liveborn neonates with nonimmune hydrops fetalis. Acta Paediatr 1999;88(1):24-28.
163. Haverkamp F, Noeker M, Gerresheim G, et al: Good prognosis for psychomotor development in survivors with nonimmune hydrops fetalis. BJOG 2000;107(2):282-284.
164. Steiner RD: Hydrops fetalis: Role of the geneticist. Semin Perinatol 1995;19(6):516-524.
165. Knisely AS: The pathologist and the hydropic placenta, fetus, or infant. Semin Perinatol 1995;19(6):525-531.
166. Benirschke KP, Kaufmann P: Pathology of the human placenta, 4th ed. Springer-Verlag, Berlin, 2000.
167. Kaiser IH: Ballantyne and triple edema. Am J Obstet Gynecol 1971;110(1):115-120.
168. Dorman SL, Cardwell MS: Ballantyne syndrome caused by a large placental chorioangioma. Am J Obstet Gynecol 1995;173(5):1632-1633.
169. Ordorica SA, Marks F, Frieden FJ, et al: Aneurysm of the vein of Galen: A new cause for Ballantyne syndrome. Am J Obstet Gynecol 1990;162(5):1166-1167.
170. McCurdy CM, Jr, Seeds JW: Route of delivery of infants with congenital anomalies. Clin Perinatol 1993; 20(1):81-106.
171. Kirshon B, Mari G, Moise KJ, Jr: Indomethacin therapy in the treatment of symptomatic polyhydramnios. Obstet Gynecol 1990;75(2):202-205.

45

MEDIDAS FETAIS — CRESCIMENTO FETAL NORMAL E ANORMAL

Carol B. Benson / Peter M. Doubilet

SUMÁRIO DO CAPÍTULO

DETERMINAÇÃO DA IDADE GESTACIONAL
    Datação do Primeiro Trimestre
    Datação do Segundo e Terceiro Trimestres
    Medidas da Cabeça Fetal
    Comprimento Femoral

Circunferência Abdominal
    Atribuição da Idade Gestacional
ESTIMATIVA E AVALIAÇÃO DO PESO
    Estimativa do Peso Fetal
    Conduta Recomendada para Estimativa do Peso Fetal

ANORMALIDADES DO CRESCIMENTO FETAL
    O Feto Grande
    População Geral
    Mães Diabéticas
    Restrição do Crescimento Intra-uterino

As medições ultra-sonográficas do feto fornecem informações sobre a idade e crescimento fetais. Elas são usadas para fixar a idade gestacional, estimar o peso fetal e diagnosticar distúrbios do crescimento. Outro uso das medidas fetais, discutido em outros capítulos, é a sua contribuição para o diagnóstico de várias anomalias fetais tais como displasias esqueléticas[1] e microcefalia.[2] Cada uma dessas anormalidades pode ser diagnosticada ou suspeitada com base em medidas que se desviam do normal da idade gestacional.

É importante começar por definir os vários termos usados na avaliação da idade de uma gravidez. A medida verdadeira da idade é o número de dias desde a concepção, denominada **idade conceptual**. Historicamente, as gestações foram datadas pelo número de dias desde o primeiro dia da última menstruação (DUM), a chamada **idade menstrual**. Em mulheres com ciclos regulares de 28 dias, a idade menstrual é 2 semanas a mais que a idade conceptual, porque a concepção ocorre aproximadamente 2 semanas depois da DUM. Hoje, o termo mais freqüentemente usado para datar gestações é **idade gestacional**, definida por

$$\text{Idade gestacional (idade menstrual)} = \text{idade concepcional} + 2 \text{ semanas} \quad\quad 1$$

Em mulheres com ciclos de 28 dias, a idade gestacional e a idade menstrual são iguais. Em mulheres com ciclos mais longos, a idade gestacional é menor que a idade menstrual; o oposto se verifica em mulheres com ciclos mais curtos.

O conhecimento preciso da idade gestacional é importante por várias razões. O período para a biópsia de vilo coriônico no primeiro trimestre, amniocentese genética no segundo trimestre, e indução eletiva ou parto cesáreo no terceiro trimestre são todos baseados na idade gestacional. A diferenciação entre trabalho de parto a termo e pré-termo e a caracterização de um feto como pós-data dependem da idade gestacional. O conhecimento da idade gestacional pode ser crítico para distinguir desenvolvimento fetal normal de patológico. Hérnia do tubo digestório médio, p. ex., é normal até 11 a 12 semanas de gestação,[3] mas significa onfalocele após esta fase. O tamanho normal de uma variedade de partes do corpo fetal depende da idade gestacional, do mesmo modo que dos níveis séricos maternos de α-feto-proteína,[4] gonadotropina coriônica humana[5] e estriol.[6] Quando uma anomalia fetal é detectada no pré-natal, as escolhas maternas e a conduta obstétrica são significativamente influenciadas pela idade gestacional. De fato, virtualmente todas as decisões clínicas importantes em obstetrícia são influenciadas pela idade gestacional.

A estimativa do peso fetal, por si próprio e em relação à idade gestacional, pode influenciar decisões de conduta obstétrica concernentes a cronologia e via do parto. Parto precoce pode beneficiar um feto que é pequeno para a data. Esse feto pode ser inadequadamente suprido com oxigênio e nutrientes pela sua placenta, e pode, portanto, evoluir melhor sob o cuidado de um neonatologista que *in utero*. Quando o feto é grande, a operação cesariana pode ser a via de parto preferida, particularmente em gestações complicadas por diabetes materno. Em vista destas considerações, as medidas fetais devem ser um componente de toda ultra-sonografia obstétrica.[7]

DETERMINAÇÃO DA IDADE GESTACIONAL

A datação clínica de uma gravidez é usualmente baseada na lembrança da paciente do primeiro dia da sua última menstruação e no exame físico do tamanho uterino. Infelizmente, ambos estes métodos são imprecisos, levando a erros na atribuição da idade gestacional. A datação pela última menstruação pode ser imprecisa por causa da variabilidade da duração dos ciclos menstruais (ovulação precoce ou tardia ocorre em aproximadamente 20% da população), falha de memória, exposição recente a anticoncepcionais orais, ou sangramento durante o começo da gravidez.[8] A determinação da idade gestacional a partir da dimensão palpada do útero pode ser afetada por fibromas uterinos, gravidez múltipla e constituição corporal materna.

A datação clínica é acurada apenas se uma das duas condições seguintes aplicarem-se: primeira, a paciente apresenta controle histórico com ciclos menstruais regulares e o tamanho uterino correlaciona-se estreitamente com o último período menstrual; segunda, se estiver disponível informação especificando o momento da concepção, como um gráfico da temperatura corporal basal ou fertilização *in vitro*. Quando a gravidez não pode ser datada acuradamente por avaliação clínica, a ultra-sonografia é aceita como a ferramenta mais útil e precisa para estimar a idade gestacional.

Datação do Primeiro Trimestre

Os marcos ultra-sonográficos da gravidez inicial e medição do embrião, uma vez que ele possa ser visualizado por ultrasom, permitem datação altamente precisa a partir de 5 semanas de gestação até o término do primeiro trimestre.

O sinal mais precoce de uma gravidez intra-uterina é a identificação de um **saco gestacional** na cavidade uterina. Este aparece como uma coleção líquida redonda ou oval circundada por dois anéis ecogênicos formados pelos vilos coriônicos em proliferação e a camada mais profunda da decídua vera. Ele é visto pela primeira vez aproximadamente na 5ª semana de gestação por escaneamento intravaginal, e entre 5 e 5,5 semanas por via transabdominal.[9-11]

De 5 a 6 semanas de gestação, há dois métodos para atribuir a idade gestacional por ultra-som: por meio do diâmetro médio do saco (DMS) ou com base no conteúdo ultra-sonográfico identificável no saco gestacional. O DMS, o diâmetro interno médio do saco gestacional, é calculado sob a forma da média do diâmetro ântero-posterior, o diâmetro transverso e o diâmetro longitudinal. Ele aumenta de 2 mm na 5ª semana para 10 mm na 6ª semana,[12] um padrão de crescimento que pode ser usado para atribuir a idade gestacional durante este período de tempo (Tabela 45-1).

Um método alternativo de atribuir a idade gestacional entre 5 e 6 semanas baseia-se nos achados ultra-sonográficos dentro do saco gestacional. Isto é mais bem observado por meio da ultra-sonografia transvaginal, e conta com a observação de que, em média, o **saco gestacional** é identificável pela primeira vez com 5 semanas, a **vesícula vitelínica** com 5,5 semanas (Fig. 45-1), e o embrião e o **batimento cardíaco embrionário** com 6 semanas (Fig. 45-2).[13] De 6,3 semanas em diante, o ultra-som visualiza um embrião de 5 mm ou mais de comprimento, época na qual o batimento cardíaco deve sempre ser visto se o embrião estiver vivo. A cronologia destes marcos é sujeita a alguma variabilidade, mas geralmente eles são vistos dentro de 0,5 semana das ida-

TABELA 45-1. DATAÇÃO GESTACIONAL PELO DIÂMETRO MÉDIO DO SACO GESTACIONAL NO INÍCIO DO PRIMEIRO TRIMESTRE

Diâmetro Médio do Saco Gestacional (mm)	Idade Gestacional (semanas)*
2	5,0
3	5,1
4	5,2
5	5,4
6	5,5
7	5,6
8	5,7
9	5,9
10	6,0

*Intervalo de confiança de 95% = ± 0,5 semana.
Valores de Daya S, Wood, Ward S, et al: Early pregnancy assessment of transvaginal ultrasound scanning. Can Med Assoc J 1991;144:441-446.

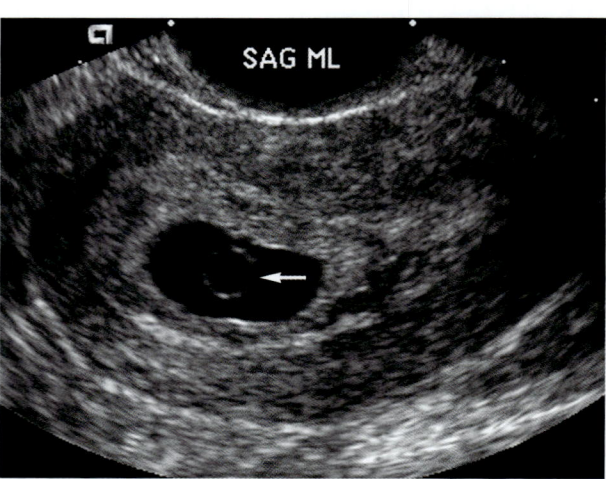

FIGURA 45-1. Vesícula vitelínica gestacional. O saco gestacional contém a vesícula vitelínica (*seta*) na ultra-sonografia transvaginal de 5,5 semanas de gestação. Nenhum embrião é visto. SAG ML, linha mediana sagital.

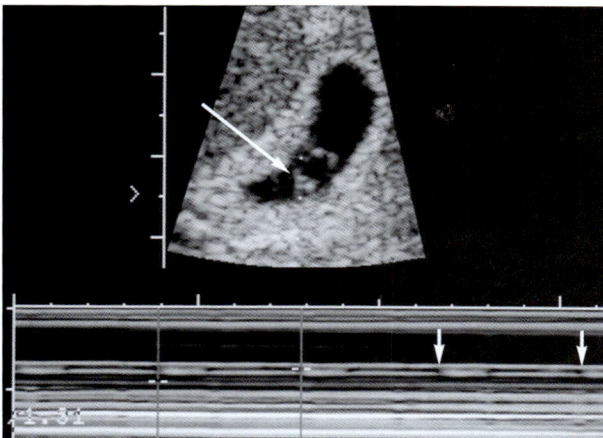

FIGURA 45-2. Batimento cardíaco embrionário.
Ultra-sonografia transvaginal e modo M de 6 semanas demonstram atividade cardíaca (*calipers e setas curtas*) originando-se do embrião (*seta longa*) adjacente à vesícula vitelínica.

des gestacionais declaradas. A idade gestacional pode ser atribuída com base nestes marcos (Tabela 45-2).

De 6 semanas até o fim do primeiro trimestre, a idade gestacional correlaciona-se estreitamente com o **comprimento crânio-nádega (CCN)** do embrião ou feto.[14,15] O termo **embrião** aplica-se até o término da organogênese na 10ª semana de gestação; o termo **feto** é aplicado daí em diante.[16] O CCN é o comprimento do embrião ou feto desde a extremidade da sua cabeça até o final do seu tronco. Ele é medido sob a forma da maior dimensão do embrião, excluindo a vesícula vitelínica e as extremidades (Fig. 45-3). O CCN pode ser usado para atribuir com precisão a idade gestacional porque há muito pouca variabilidade biológica durante este tempo (Tabela 45-3). Depois de 12 a 13 semanas de gestação, o CCN do feto mais desenvolvido, torna-se menos confiável. Neste estágio mais tardio, o CCN é afetado pela posição fetal, tendo uma medida mais curta em um feto cuja coluna está flexionada e mais longa em um feto cuja coluna está estendida.

A precisão da determinação da idade gestacional por ultra-som, conforme medida pela faixa de 95% de intervalo

TABELA 45-2. DATAÇÃO GESTACIONAL POR ULTRA-SOM NO PRIMEIRO TRIMESTRE

Achado Ultra-sonográfico	Idade Gestacional (Semanas)
Saco gestacional, ausência da vesícula vitelínica, embrião ou batimento cardíaco	5
Saco gestacional com vesícula vitelínica, ausência de embrião ou batimento cardíaco	5,5
Saco gestacional com batimento cardíaco e embrião < 5 mm de comprimento	6
Embrião/feto ≥ 5 mm de comprimento	Idade baseada no comprimento crânio-nádega (Tabela 45-3)

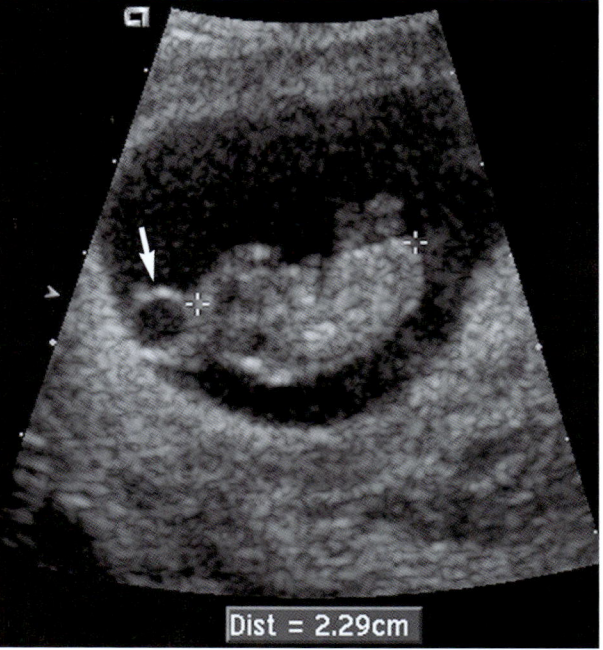

FIGURA 45-3. Medida do comprimento crânio-nádega. Cursores delineiam o comprimento desde o ápice da cabeça do feto até o final do seu tronco. A vesícula vitelínica (*seta*) não deve ser incluída nas medições de comprimento crânio-nádega fetal.

de confiança, é aproximadamente ± 0,5 semana durante todo o primeiro trimestre.[14,15] A estimativa ultra-sonográfica da idade gestacional fica dentro de 0,5 semana da idade real em 95% dos casos.

Datação no Segundo e Terceiro Trimestres

Muitos parâmetros ultra-sonográficos foram propostos para estimar a idade gestacional no segundo e terceiro trimestres. Estes incluem diversas medidas fetais: diâmetro biparietal (DBP),[17,18] circunferência da cabeça (CC),[19] circunferência abdominal (CA),[20] comprimento do fêmur (CF),[18,21-23] comprimento de outros ossos longos,[22] distância binocular,[24] e combinações de duas ou mais medidas fetais: o DBP corrigido[25] e fórmulas associadas para a idade.[20,26] Medições de partes corporais fetais estruturalmente anormais não devem ser usadas na atribuição de idade gestacional.

Medidas da Cabeça Fetal

Três medidas ou parâmetros envolvem a cabeça fetal: DBP, DBP corrigido e CC. Todas as três medições são obtidas de ultra-sonografias transaxiais da cabeça fetal ao nível do par de tálamos e cavo do septo pelúcido (Fig. 45-4A).[27] O DBP é medido desde a margem externa do crânio mais próxima ao transdutor até a margem interna do crânio mais distal ao transdutor (Fig. 45-4). O diâmetro occipitofrontal (DOF) é obtido da mesma imagem transaxial que o DBP e é medido do meio do osso da calota craniana até ao meio do osso do outro lado ao longo do maior eixo da cabeça fetal (Fig. 45-

TABELA 45-3. ESTIMATIVA DA IDADE GESTACIONAL PELO COMPRIMENTO CRÂNIO-NÁDEGA

CCN (mm)	Idade Gestacional (sem.)	CCN (mm)	Idade Gestacional (sem.)
5	6,0	45	11,1
6	6,2	46	11,2
7	6,4	47	11,3
8	6,6	48	11,4
9	6,8	49	11,4
10	7,0	50	11,5
11	7,2	51	11,6
12	7,4	52	11,7
13	7,5	53	11,8
14	7,7	54	11,8
15	7,8	55	11,9
16	8,0	56	12,0
17	8,1	57	12,1
18	8,3	58	12,2
19	8,4	59	12,2
20	8,5	60	12,3
21	8,7	61	12,4
22	8,8	62	12,4
23	8,9	63	12,5
24	9,0	64	12,6
25	9,1	65	12,7
26	9,3	66	12,7
27	9,4	67	12,8
28	9,5	68	12,9
29	9,6	69	12,9
30	9,7	70	13,0
31	9,8	71	13,1
32	9,9	72	13,2
33	10,0	73	13,2
34	10,1	74	13,3
35	10,2	75	13,4
36	10,3	76	13,4
37	10,4	77	13,5
38	10,5	78	13,5
39	10,6	79	13,6
40	10,7	80	13,7
41	10,8		
42	10,8		
43	10,9		
44	11,0		

CCN, Comprimento crânio-nádega.
Valores derivados de Robinson HP, Fleming JEE: A critical evaluation of sonar "crown-rump length" measurement. Br J Obstet Gynecol 1975;82:702-710.

4). Esta última medida é usada em conjunção com o DBP para calcular o DBP corrigido por meio da fórmula:[25]

$$\text{DBP corrigido} = \sqrt{[(DBP \times DOF)/1,265]} \qquad 2$$

O fundamento para o DBP corrigido é que ele representa o DBP para a cabeça de forma padrão (aquela com uma razão DOF/DBP de 1,265) da mesma área de secção transversal.[25] As mesmas tabelas ou fórmulas usadas para determinar a idade gestacional a partir do DBP são usadas para determinar a idade gestacional a partir do DBP corrigido.

A CC é o comprimento da circunferência externa do crânio, feito sobre a mesma imagem transaxial da cabeça fetal. Ela pode ser medida usando-se uma elipse eletrônica disponível na maiores dos aparelhos de ultra-som (Fig. 45-5).[28] Alternativamente, pode ser calculada a partir dos análogos margem externa a margem externa do DBP e o DOF:

$$CC = 1,57 \times [(DBP \text{ externa a externa}) + (DOF \text{ externa a externa})] \qquad 3$$

Embora o DBP seja mais simples de medir que o DBP corrigido ou a CC, ele tem a desvantagem de ser a única das

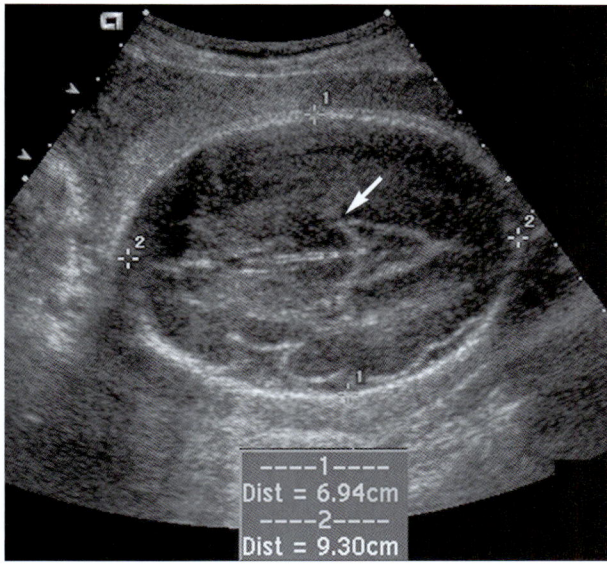

FIGURA 45-4. Medidas do diâmetro biparietal (DBP) e diâmetro occipitofrontal (DOF). Ultra-sonografia transaxial da cabeça fetal ao nível dos tálamos (seta), com BPD (calipers 1) e OFD (calipres 2).

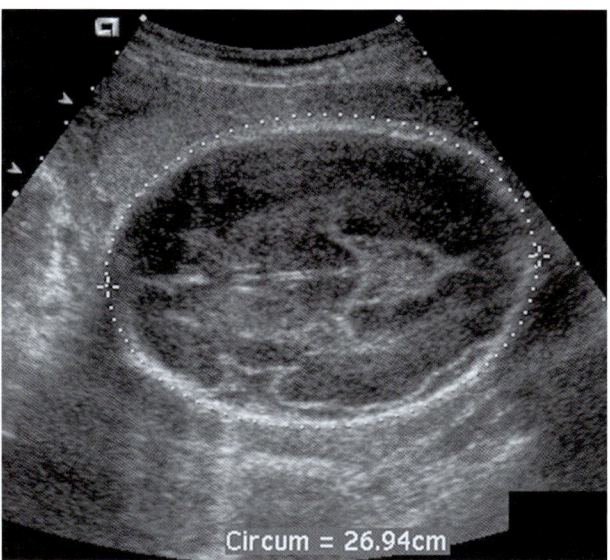

FIGURA 45-5. Medida da circunferência da cabeça. Medição da circunferência da cabeça (calipers e pontos traçadores) na ultra-sonografia transaxial da cabeça fetal ao mesmo nível que para a medição do diâmetro biparietal.

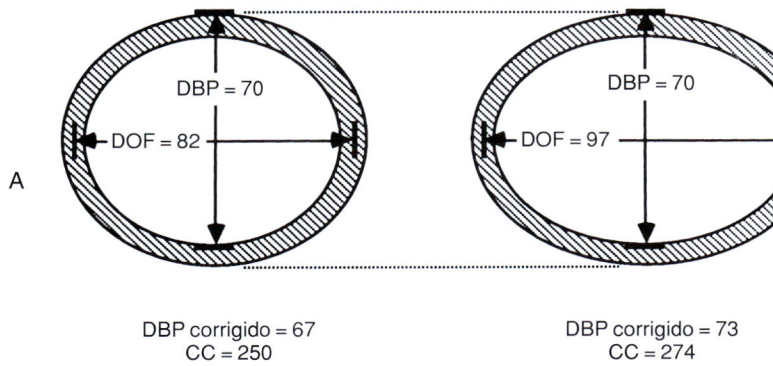

FIGURA 45-6. Efeito da forma da cabeça sobre o DBP corrigido e a circunferência da cabeça. A e B, As cabeças têm iguais DBPs, mas **A** tem um DOF menor que **B**. Por essa razão, o DBP corrigido e a CC são menores para **A** que para **B**. Com base no DBP, aos fetos **A** e **B** seria atribuída a mesma idade gestacional. Com base no DBP corrigido ou na CC, no entanto, o feto **A** receberia atribuição de uma idade gestacional mais baixa que o feto **B**. DBP, Diâmetro biparietal; CC, circunferência cefálica; DOF, diâmetro occipitofrontal.

três medidas que despreza a forma da cabeça. Isto significa que duas cabeças de larguras iguais porém comprimentos diferentes apresentam os mesmos DBPs, mas a cabeça mais longa tem um DBP corrigido e CC maiores que a cabeça mais curta (Fig. 45-6). O feto com a cabeça maior, por essas razões apresenta uma IG maior baseada no DBP e CC corrigidos; entretanto, ambos os fetos recebem atribuição da mesma IG se o DBP for usado como base para atribuição da idade gestacional.

Comprimento Femoral

O comprimento da diáfise do fêmur fetal é muitas vezes usado para predição da idade gestacional.[18,21,22] Medição cuidadosa da diáfise ossificada do fêmur é necessária para obter-se uma estimativa precisa da idade gestacional pelo comprimento femoral (CF) (Fig. 45-7). Para obter-se uma medida precisa, o transdutor tem que ser alinhado ao eixo longo da diáfise. Isto pode ser assegurado demonstrando-se que a cabeça femoral ou o trocanter maior e o côndilo femoral estão simultaneamente no plano de secção. Os cursores devem ser posicionados na junção do osso com a cartilagem, e o fino reflexo brilhante da epífise cartilaginosa não deve ser incluído na medida.[29]

Circunferência Abdominal

A **circunferência abdominal** (CA) fetal é o comprimento do perímetro externo do abdome fetal, medido em imagem transversa ao nível do estômago e porção intra-hepática da veia umbilical (Fig. 45-8). Alternativamente, a CA pode ser calculada com resultados equivalentes a partir de dois diâmetros abdominais (DA) ortogonais, um ântero-posterior e o outro transverso, medidos na mesma imagem, do seguinte modo:[28,30]

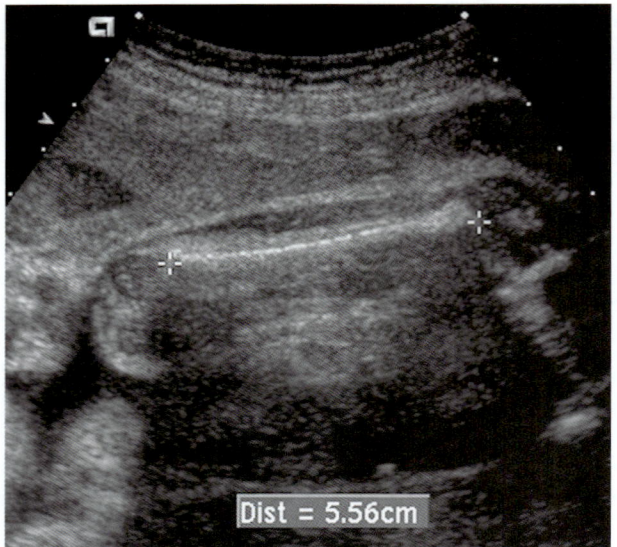

FIGURA 45-7. Medida do comprimento do fêmur.
Calipers eletrônicos medem a diáfise ossificada do fêmur.

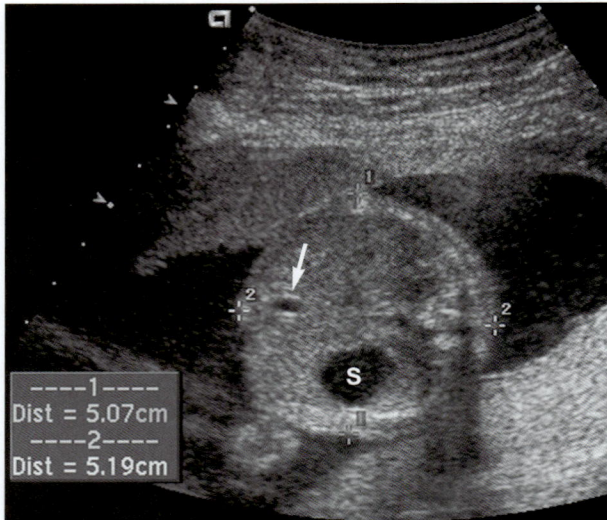

FIGURA 45-8. Medida do diâmetro e circunferência abdominais. A e B, Vista axial do abdome fetal ao nível do estômago (S) e porção intra-hepática da veia umbilical (*seta*). Em **A**, os diâmetros transverso (*calipers 1*) e ântero-posterior (*calipers 2*) foram medidos com *calipers* eletrônicos. Em **B**, a circunferência do abdome foi rastreada eletronicamente (*calipers e pontos traçadores*).

$$CA = 1,57 \times (DA_1 + DA_2) \qquad 4$$

A idade gestacional pode ser estimada a partir de medições da cabeça, abdome ou fêmur por meio de tabelas ou fórmulas que apresentam o valor médio de cada medida para uma dada idade gestacional (Tabelas 45-4, 45-5 e 45-6). Fórmulas de idade compostas que combinam várias medidas fetais também podem ser usadas para predizer a idade gestacional.[21,26]

A precisão na determinação da idade gestacional varia de 1,2 semana para a CC e DBP corrigido, entre 14 e 20 semanas, a 3,5 semanas no final do terceiro trimestre para o CF. Conforme a gestação progride, cada parâmetro apresenta menor acuidade.[18,31,32] As duas medidas da cabeça fetal que consideram a forma da cabeça o DBP corrigido e a CC, são equivalentes em precisão e ainda são mais precisas que o DBP durante toda a gestação. No segundo trimestre, estas duas medidas da cabeça são os melhores preditores da idade gestacional. No terceiro trimestre, estas duas medidas da cabeça, o CF, e as fórmulas compostas para idade predizem a idade gestacional com precisão semelhante.[18,32]

As fórmulas de idade compostas usam duas ou mais medições em conjunto para estimar a idade gestacional. Uma desvantagem potencial de usar essas fórmulas é que uma medida anormal ou anomalia poderia ser ocultada. Por exemplo, em um feto com uma displasia esquelética manifestada pelo encurtamento dos ossos longos e um tamanho normal da cabeça, a idade gestacional baseada na fórmula composta será subestimada, ou seja, menor que a prevista pelo DBP corrigido e a prevista pelo CF curto. Como resultado, o CF pode não parecer anormalmente pequeno quando comparado com esta idade gestacional obtida.

Atribuição da Idade Gestacional

A conduta recomendada para atribuição da idade gestacional no momento da primeira ultra-sonografia está apresentada na Tabela 45-7. No segundo e terceiro trimestres, a escolha depende de quais medidas são disponíveis, porque dois ou mais parâmetros podem ser equivalentes em precisão. Em alguns casos, especialmente quando o exame inicial ocorre tarde na gravidez, é preciso julgar para decidir entre usar critérios clínicos ou ultra-sonográficos para a determinação da idade gestacional. Como regra geral, nós recomendamos usar critérios ultra-sonográficos até 24 semanas de gestação, e a última menstruação (DUM) (se claramente lembrada) a partir deste período.

TABELA 45-4. ESTIMATIVA DA IDADE GESTACIONAL PELO DIÂMETRO BIPARIETAL

DBP ou DBPc* (mm)	Idade Gestacional† (sem.)	DBP ou DBPc (mm)	Idade Gestacional (sem.)
20	13,2	60	24,2
21	13,4	61	24,5
22	13,6	62	24,9
23	13,8	63	25,3
24	14,0	64	25,7
25	14,3	65	26,1
26	14,5	66	26,5
27	14,7	67	26,9
28	14,9	68	27,3
29	15,1	69	27,7
30	15,4	70	28,1
31	15,6	71	28,5
32	15,8	72	29,0
33	16,1	73	29,4
34	16,3	74	29,9
35	16,6	75	30,3
36	16,8	76	30,8
37	17,1	77	31,2
38	17,3	78	31,7
39	17,6	79	32,2
40	17,9	80	32,7
41	18,1	81	33,2
42	18,4	82	33,7
43	18,7	83	34,2
44	19,0	84	34,7
45	19,3	85	35,2
46	19,6	86	35,8
47	19,9	87	36,3
48	20,2	88	36,9
49	20,5	89	37,4
50	20,8	90	38,0
51	21,1	91	38,6
52	21,4	92	39,2
53	21,7	93	39,8
54	22,1	94	40,4
55	22,4	95	41,0
56	22,8	96	41,6
57	23,1	97	42,0
58	23,5		
59	23,8		

*DBP, Diâmetro biparietal; DBPc, DBP corrigido.
† De Doubilet PM, Benson CB: Improved prediction of gestational age in the late third trimester. J Ultrasound Med 1993;12:647-653.

Uma vez que as medidas fetais se tornam previsores progressivamente menos precisos da idade gestacional à medida que a gestação progride, a idade atribuída no momento da primeira imagem não deve ser mudada depois. A idade em qualquer momento posterior da gravidez deve se basear no estudo ultra-sonográfico inicial, sendo calculada considerando-se a idade gestacional atribuída no momento da primeira imagem e somando o número de semanas que decorreram desde aquela imagem. Em exames subseqüentes, medidas fetais padrão (DBP, DOF, CA e CF) devem ser obtidas e comparadas com os padrões normais para a idade gestacional, com base na ultra-sonografia inicial, para determinar se o feto apresenta tamanho apropriado.

ESTIMATIVA E AVALIAÇÃO DO PESO

Estimativa do Peso Fetal

Antes da disponibilidade do ultra-som, o exame manual do abdome era a única abordagem que podia ser usada para estimar o tamanho fetal. O exame físico, no entanto, provê apenas uma aproximação grosseira do peso fetal, porque as dimensões palpadas do útero são afetadas por vários fatores outros que não o tamanho fetal. Estes incluem o volume do líquido amniótico, o tamanho da placenta, presença de miomas e obesidade materna.

TABELA 45-5. ESTIMATIVA DA IDADE GESTACIONAL PELA CIRCUNFERÊNCIA CEFÁLICA

CC (mm)*	Idade Gestacional (sem.)[†]	CC (mm)	Idade Gestacional (sem.)
80	13,4	225	24,5
85	13,7	230	25,0
90	14,0	235	25,5
95	14,3	240	26,1
100	14,7	245	26,6
105	15,0	250	27,1
110	15,3	255	27,7
115	15,6	260	28,3
120	16,0	265	28,9
125	16,3	270	29,4
130	16,6	275	30,0
135	17,0	280	30,7
140	17,3	285	31,3
145	17,7	290	31,9
150	18,1	295	32,6
155	18,4	300	33,3
160	18,8	305	33,9
165	19,2	310	34,6
170	19,6	315	35,3
175	20,0	320	36,1
180	20,4	325	36,8
185	20,8	330	37,6
190	21,3	335	38,3
195	21,7	340	39,1
200	22,2	345	39,9
205	22,6	350	40,7
210	23,1	355	41,6
215	23,6	360	42,4
220	24,0		

*CC, Circunferência cefálica.
[†]Valores de Law RG, MacRae KD: Head circumference as an index of fetal age. J Ultrasound Med 1982;1:281-288.

As medições ultra-sonográficas das partes corporais fetais proporcionam um modo direto de avaliar o tamanho fetal. Numerosas fórmulas foram publicadas para estimar o tamanho fetal a partir de uma ou mais das seguintes medidas corporais fetais: cabeça (DBP ou CC), abdome (DA ou CA) e fêmur (CF).[33-42] Outras medidas, como a circunferência da coxa, também foram usadas.[42] Do mesmo modo foram publicadas fórmulas que estimam o peso fetal usando a ultra-sonografia tridimensional (3-D)[43-45] e imagem de ressonância magnética (IRM) em 3-D.[46]

A precisão de uma fórmula de predição do peso é determinada avaliando-se de que modo a fórmula opera em um grupo de fetos escaneados próximo ao parto. Uma medida importante do desempenho de uma fórmula é seu intervalo de confiança de 95%. Se o intervalo de confiança de 95% for ±18%, p.ex., então o peso estimado se situa dentro de 18% do peso real em 95% dos casos, e o erro será maior que 18% em apenas 5% dos casos. Quanto mais estreito o intervalo de confiança, mais confiável a fórmula. Muitos estudos publicados oferecem informação que permite estimar a precisão da medida de uma fórmula (Tabela 45-8).[33,34,39,40,42,47,48]

Os seguintes pontos são dignos de nota:

- A precisão das fórmulas de predição do peso melhora quando o número de partes corporais medidas aumenta até três, alcançando sua maior exatidão quando são usadas medidas da cabeça, abdome e fêmur. Não há melhora aparente pelo acréscimo da circunferência da coxa como quarta medida, nem há benefício comprovado do uso da ultra-sonografia ou IRM em 3-D.
- Mesmo quando baseada em medições da cabeça, abdome e fêmur, a predição de peso ultra-sonográfica tem um intervalo de confiança de 95% bastante amplo de pelo menos ± 15%. Com base no abdome e a cabeça ou o fêmur, o intervalo é pelo menos ± 16% a 18%. A precisão é considerada pior quando apenas o abdome é usado.
- Vários fatores foram estudados para determinar seu efeito sobre a precisão da predição de peso. A precisão parece ser menor nos fetos que pesam menos de 1.000 gramas do que em fetos maiores.[48] No restante do intervalo de peso ao nascer, a precisão é

TABELA 45-6. ESTIMATIVA DA IDADE GESTACIONAL PELO COMPRIMENTO DO FÊMUR

CF (mm)*	Idade Gestacional (sem.)[†]	CF (mm)	Idade Gestacional (sem.)
10	13,7	45	24,5
11	13,9	46	24,9
12	14,2	47	25,3
13	14,4	48	25,7
14	14,6	49	26,2
15	14,9	50	26,6
16	15,1	51	27,0
17	15,4	52	27,5
18	15,6	53	28,0
19	15,9	54	28,4
20	16,2	55	28,9
21	16,4	56	29,4
22	16,7	57	29,9
23	17,0	58	30,4
24	17,3	59	30,9
25	17,6	60	31,4
26	17,9	61	31,9
27	18,2	62	32,5
28	18,5	63	33,0
29	18,8	64	33,6
30	19,1	65	34,1
31	19,4	66	34,7
32	19,7	67	35,3
33	20,1	68	35,9
34	20,4	69	36,5
35	20,7	70	37,1
36	21,1	71	37,7
37	21,4	72	38,3
38	21,8	73	39,0
39	22,2	74	39,6
40	22,5	75	40,3
41	22,9	76	40,9
42	23,3	77	41,6
43	23,7	78	42,0
44	24,1		

*CF, Comprimento do fêmur.
[†] De Doubilet PM, Benson CB: Improved prediction of gestational age in the late third trimester. J Ultrasound Med 1993;12:647-653.

razoavelmente constante.[39,40,47,49] A predição de peso é menos precisa em mães diabéticas que nas não-diabéticas. Em diabéticas, as fórmulas que usam medições da cabeça, abdome e fêmur têm um intervalo de confiança de 95% de ± 24%[50] mais amplo que o intervalo de ± 15% na população geral.[39,40] A presença de oligoidrâmnio ou poliidrâmnio não exerce impacto sobre a precisão.[37,48,51] A qualidade do escaneamento pode ter um efeito sobre a precisão. Em um estudo houve uma tendência a maior precisão nas imagens que foram classificadas como "boas" em comparação com as classificadas como "ruins", com base na capacidade de visualizar marcos anatômicos, embora a diferença não fosse estatisticamente significativa.[48]

Conduta Recomendada para Estimativa do Peso Fetal

Uma tentativa deve ser feita para obter-se imagem de todas as três partes fundamentais anatômicas, isto é, cabeça, abdome e fêmur, aos níveis anatômicos apropriados (Tabela 45-9). Se medidas de todas as três estruturas puderem ser obtidas, então a Fórmula 1 deve ser usada para estimar o peso fetal. Esta fórmula deve ser usada com o DBP corrigido quando o DOF estiver disponível, e com o próprio DBP se não. Uma abordagem alternativa, igualmente acurada porém mais complicada, seria usar a Fórmula 1 quando o DOF não estivesse disponível, e uma fórmula baseada na CC, CA e CF quando o DOF estivesse disponível. Se o abdome e apenas a cabeça ou o fêmur puderem ser apropriadamente visualizados, então deve ser usada a Fórmula 2 ou

TABELA 45-7. ABORDAGEM DA IDADE GESTACIONAL PELA ULTRA-SONOGRAFIA NO EXAME INICIAL

Fase da Gravidez	Base para IG	Tabela	Precisão (sem.)*
Primeiro Trimestre			
Inicial (5-6 sem.)	Marcos ultra-sonográficos	2	±0,5
Média a avançada (6-13 sem.)	CCN	3	±0,5
Segundo Trimestre			
Se DOF mensurável	DBPc ou CC	4 e 5	± 1,2 (14-20 sem.)
			± 1,9 (20-26 sem.)
Se DOF não mensurável	DBP ou CF	4 e 6	± 1,4 (14-20 sem.)
			± 2,1-2,5 (20-26 sem.)
Terceiro Trimestre			
Se DOF mensurável	DBPc, CC ou CF	4, 5 e 6	± 3,1-3,4 (26-32 sem.)
			± 3,5-3,8 (32-42 sem.)
Se DOF não mensurável	CF	6	± 3,1 (26-32 sem.)
			± 3,5 (36-42 sem.)

*Dois desvios-padrão ou intervalo de confiança de 95%.
CCN, Comprimento crânio-nádega; DBP, diâmetro biparietal; DBPc, DBP corrigido; CF, comprimento do fêmur; CC, circunferência cefálica; DOF, diâmetro occipitofrontal.

TABELA 45-8. PRECISÃO DAS FÓRMULAS DE PREDIÇÃO DO PESO FETAL

Parte(s) do Corpo Incluída(s) na Fórmula	Fórmula*	Intervalo de Confiança de 95% (%)[†]
Abdome	Campbell[33]	±17,1-23,8[39,47]
	Higginbottom[34]	±23,8[39]
	Hadlock[39]	±22,2[39]
	Vintzileos[42]	±22,8[42]
Cabeça e abdome	Warsof[35]	±17,4-21,2[35,39,51]
	Shepard[36]	±18,2-18,3[36,47]
	Thurneau[37]	±19,8[39]
	Jordaan[38]	±25,8[39]
	Hadlock[39]	±18,2[39]
	Hadlock[40]	±18,2[40]
	Birnholz[41]	±17,7[48‡]
	Vintzileos[42]	±21,2[42]
Abdome e fêmur	Hadlock[39]	±16,4[39]
	Hadlock[40]	±16,0[40]
Cabeça, abdome e fêmur	Hadlock[39]	±15,0-15,4[39]
	Hadlock[40]	±14,8-15,0[40]
	Vintzileos[42]	±17,6[42]
Cabeça, abdome, fêmur e coxa	Vintzileos[42]	±15,6-17,8[42]

*Primeiro autor e número de referência do estudo no qual a fórmula foi desenvolvida.
†Computado como dois desvios-padrão do erro relativo, conforme descrito no estudo(s) citado(s), a não ser quando indicado de outro modo.
‡Baseado na fração de casos nos quais o peso estimado situa-se dentro de 10% do peso real.

3. Se o abdome não puder ser medido, ou a cabeça e o fêmur não puderem ser medidos, então uma estimativa do peso não deve ser calculada. Usando-se a abordagem descrita na Tabela 45-9, uma precisão de ± 15% a 18% pode ser obtida para a estimativa do peso.

Quando uma ultra-sonografia é realizada no terceiro trimestre, devem ser estabelecidas estimativas melhores da idade gestacional e peso fetal. A idade gestacional pode se basear em uma ultra-sonografia anterior, critérios clínicos de datação ou medidas atuais; o peso fetal é sempre calculado a partir de medidas atuais. Os dois valores devem ser avaliados um em relação ao outro para determinar se o feto é apropriado em tamanho para as datas. Isto pode ser realizado utilizando-se uma tabela que fornece normas para valores de peso fetal em função da idade gestacional (Tabela 45-10), diversas das quais aparecem na literatura.[52-57]

Como exemplo, suponhamos que uma ultra-sonografia obstétrica seja realizada e a idade gestacional mais bem estimada seja 34 semanas. De acordo com a Tabela 45-10, um peso de 2.220 gramas corresponde ao 50º percentil, e pesos

TABELA 45-9. ESTIMATIVA DO PESO FETAL	
Partes do Corpo Avaliadas	Fórmula Usada para Estimativa do Peso
Cabeça, abdome e fêmur	
DOF mensurável	Fórmula 1, usando DBP corrigido em lugar do DBP
DOF não mensurável	Fórmula 1
Cabeça e abdome	
DOF mensurável	Fórmula 2, usando DBP corrigido em lugar do DBP
DOF não mensurável	Fórmula 2
Abdome e fêmur	Fórmula 3

Fórmula 1

$\text{Log}_{10}(\text{PFE}) = 1{,}4787 - 0{,}003343\,\text{CA} \times \text{CF} + 0{,}001837\,\text{DBP}^2 + 0{,}0458\,\text{CA} + 0{,}158\,\text{CF}$

Fórmula 2

$\text{Log}_{10}(\text{PFE}) = 1{,}1134 + 0{,}05845\,\text{CA} - 0{,}000604\,\text{CA}^2 - 0{,}007365\,\text{DBP}^2 + 0{,}00595\,\text{DBP} \times \text{CA} + 0{,}1694\,\text{DBP}$

Fórmula 3

$\text{Log}_{10}(\text{PFE}) = 1{,}3598 + 0{,}051\,\text{CA} + 0{,}1844\,\text{CF} - 0{,}0037\,\text{CA} \times \text{CF}$

CA, Circunferência abdominal em cm; DBP, diâmetro biparietal em cm; PFE, peso fetal estimado em g; CF, comprimento do fêmur em cm; DOF, diâmetro occipitofrontal em cm.
De Hadlock FP, Harrist RB, Sharman RS, et al: Estimation of fetal weight with the use of head, body, and femur measurements: A prospective study. Am J Obstet Gynecol 1985;151:333-337.

TABELA 45-10. PERCENTIS DE PESO FETAL NO TERCEIRO TRIMESTRE			
	Percentis de Peso (g)		
Idade Gestacional (sem.)	10º	50º	90º
26	570	860	1.320
27	660	990	1.470
28	770	1.150	1.660
29	890	1.310	1.890
30	1.030	1.460	2.100
31	1.180	1.630	2.290
32	1.310	1.810	2.500
33	1.480	2.010	2.690
34	1.670	2.220	2.880
35	1.870	2.430	3.090
36	2.190	2.650	3.290
37	2.310	2.870	3.470
38	2.510	3.030	3.610
39	2.680	3.170	3.750
40	2.750	3.280	3.870
41	2.800	3.360	3.980
42	2.830	3.410	4.060
43	2.840	3.420	4.100
44	2.790	3.390	4.110

De Doubilet PM, Benson CB, Nadel AS, Ringer SA: Improved birth weight table for neonate developed from gestations dated by early ultrasonography. J Ultrasound Med 1997;16:421-249.

de 1.670 e 2.880 gramas correspondem ao 10º e 90º percentis, respectivamente. Um peso entre o 10º e o 90º percentis é geralmente considerado apropriado para a idade gestacional. Quando o peso estimado se situa fora desta faixa, é sugerido o diagnóstico de um feto pequeno ou grande para a idade gestacional.

O ganho de peso entre dois exames com ultra-som pode ser avaliado como a diferença entre os dois pesos estimados. A adequação do ganho de peso pode ser avaliada comparando-se esta diferença com a velocidade de crescimento fetal normal em função da idade gestacional. Os dados de Brenner indicam que o ganho de peso fetal médio por semana aumenta progressivamente até 36 semanas de gestação, alcançando uma velocidade máxima de 220 gramas por semana.[52] Depois de 36 semanas, a velocidade de ganho de peso diminui linearmente no feto normal. Quanto mais longo o tempo entre os escaneamentos, mais precisa é a estimativa do ganho de peso no intervalo. Quando dois exames são efetuados dentro de uma semana um do outro, o ganho de peso não pode ser determinado confiavelmente, de modo que há pouco ou nenhum valor em computar um peso estimado no momento do segundo exame.

Quando diversos exames são realizados, o crescimento fetal pode ser representado por meio de um gráfico de tendência ou curva de crescimento. Uma forma de curva de crescimento indica o **peso fetal estimado *versus* a idade gestacional**, com a curva do feto sendo examinada superposta às linhas que apresentam o 1º, 10º, 50º, 90º e 99º percentis (Fig. 45-9A). Um modo alternativo de representação indica o **percentil de peso estimado *versus* a idade gestacional** (Fig. 45-9B). Neste último formato, o gráfico de um feto crescendo normalmente apresenta uma linha horizontal, indicando a manutenção de um percentil de peso particular através de toda a gestação. Uma linha descendente indica uma taxa de crescimento subnormal, e uma linha ascendente indica crescimento acelerado.

O cálculo de percentis de peso e a plotagem de curvas de crescimento são realizados mais facilmente por meio de computador, usando-se um tipo de *software* de ultra-som obstétrico que executa estas tarefas.[58-60] Alternativamente, resultados semelhantes podem ser obtidos por meio de uma calculadora e plotagem manual dos dados.

ANORMALIDADES DO CRESCIMENTO FETAL

O Feto Grande

O recém-nascido (ou feto) grande para a idade gestacional (GIG) é definido como aquele cujo peso está acima do 90º percentil para a idade gestacional.[52,61-63] Macrossomia, uma entidade relacionada, é definida mais freqüentemente com base em um peso acima de 4.000 gramas. Outras medidas de

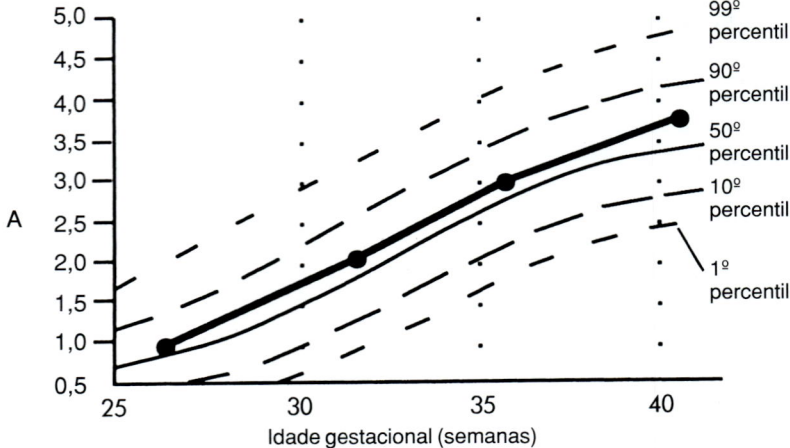
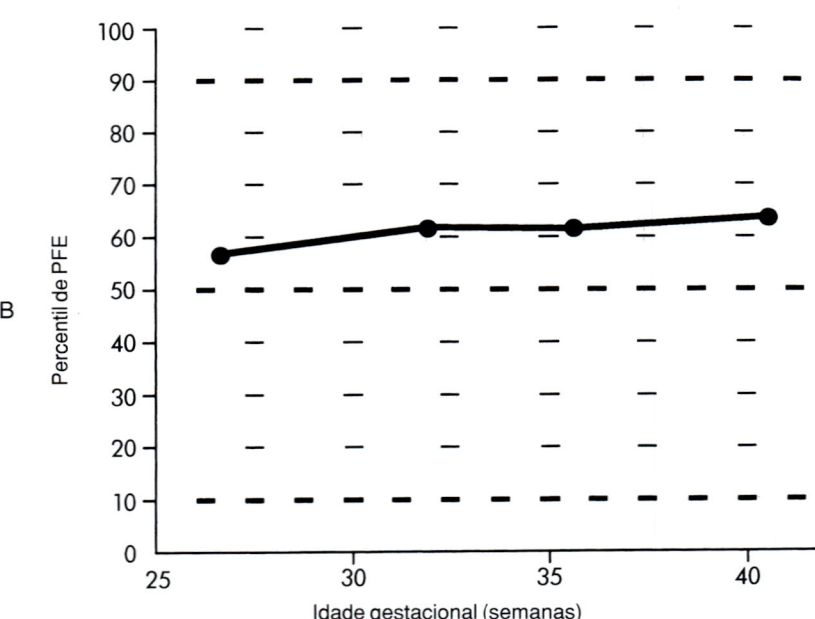

FIGURA 45-9. Curvas do crescimento fetal. A, Peso fetal estimado (PFE) plotado em relação à idade gestacional, superposto às curvas do 1º, 10º, 50º, 90º e 99º percentis. O feto aqui representado tem um padrão normal de crescimento, com pesos fetais estimados entre o 50º e o 90º percentis em quatro ultra-sonografias. **B**, Percentil de peso fetal estimado em relação à idade gestacional.

peso (4.100 gramas, 4.500 gramas) são usadas ocasionalmente.[62,64-66] Estes distúrbios do crescimento ocorrem com diferentes freqüências e são associados a diferentes morbidades e mortalidades em mães diabéticas, em comparação com a população geral. Por essas razões, consideraremos separadamente estas duas populações de pacientes.

População Geral

Dez por cento (10%) de todos os lactentes têm peso ao nascimento acima do 90º percentil para a idade gestacional e são considerados lactentes GIG. De todos os recém-nascidos, 8% a 10% têm peso ao nascimento acima de 4.000 gramas, e assim são classificados como macrossômicos.[62,64-66] Os fatores de risco para GIG e macrossomia incluem obesidade materna, diabetes, história de um lactente GIG prévio, gravidez prolongada (mais de 40 semanas), ganho excessivo de peso na gravidez, multiparidade e idade materna avançada.[61,62,64,67-69]

Os fetos grandes têm uma incidência aumentada de morbidade e mortalidade perinatais, em grande parte por causa de complicações obstétricas. Distocia do ombro, fraturas, e paralisias faciais e do plexo braquial ocorrem mais freqüentemente como resultado de parto traumático.[67,70,71] A incidência de asfixia perinatal, aspiração de mecônio, hipoglicemia neonatal e outras complicações metabólicas é significativamente aumentada nestas gestações.[61,64,67]

A abordagem mais simples para diagnosticar GIG e macrossomia é usar o peso fetal estimado computado a partir de medições ultra-sonográficas. Um peso estimado acima do 90º percentil para a idade gestacional sugere GIG, e uma estimativa de peso acima de 4.000 g sugere macrossomia. Embora a estimativa do peso seja menos precisa em fetos de tamanho grande do que em médios,[47,72-74] esta abordagem tem demonstrado ser moderadamente adequada para diagnosticar GIG e macrossomia. Ela tem valores preditivos positivos de até 51% para GIG e 67% para macrossomia. Outros parâmetros ultra-sonográficos propostos têm sensibilidades

TABELA 45-11. CRITÉRIOS ULTRA-SONOGRÁFICOS DO GRANDE PARA A IDADE GESTACIONAL (GIG) E MACROSSOMIA NA POPULAÇÃO GERAL: CARACTERÍSTICAS DE DESEMPENHO[†]

	(%)		Valores Preditivos (%)*	
	Sensibilidade	Especificidade	Positivo	Negativo
Critério para Predizer GIG*				
DA-DBP elevados[76]	46	79	19	93
Baixo CF/CA[61,76]	24-75	44-93	13-26	92-94
VLA elevado[77,78]	12-17	92-98	19-35	91
Índice ponderal elevado[61,76]	13-15	85-98	13-36	91-94
Alto PFE[61,78]	20-74	93-96	6-51	88-94
Escore de crescimento elevado[61]	14	91	10	90
VLA elevado e PFE alto[78]	11	99	54	99
Critério para Predizer Macrossomia				
CF elevado[79]	24	96	52	88
CA elevada[79]	53	94	63	89
Alto PFE[48,74,79]	11-65	89-96	38-67	83-91
DBP elevado[79]	29	98	71	92

*Valores preditivos para os critérios de GIG usando o teorema de Bayes,[101] admitindo uma taxa de prevalência de GIG de 10%.
CA, Circunferência abdominal; DA, diâmetro abdominal; VLA, volume do líquido amniótico; DBP, diâmetro biparietal; PFE, peso fetal estimado; CF, comprimento do fêmur.
[†]De Doubilet PM, Benson CB: Fetal growth disturbances. Semin Roentgenol 1990;25:309-316.

mais baixas e/ou valores preditivos positivos mais baixos do que o peso fetal estimado (Tabela 45-11).[47,61,72,75-80]

Mães Diabéticas

Os fetos de mães insulino-dependentes e diabéticas gestacionais são expostos a altas concentrações de glicose durante toda a gravidez e, como resultado, produzem insulina em excesso. Isto leva ao crescimento excessivo do tronco e órgãos abdominais fetais, enquanto a cabeça e o cérebro crescem a uma taxa normal.[62,63] Por essas razões, estes fetos tendem a ter proporções corporais diferentes daquelas de mães não-diabéticas. As medidas ultra-sonográficas dos fetos de mães diabéticas demonstram crescimento acelerado do tórax e abdome fetais começando entre 28 e 32 semanas de gestação.[62,63,81]

O GIG ocorre em 25% a 42%, e macrossomia em 10% a 50% dos lactentes de mães diabéticas.[62,63,82] Até 12% pesam mais de 4.500 gramas ao nascer. Complicações perinatais são mais freqüentes em fetos macrossômicos de mães diabéticas que naqueles de mães não-diabéticas.[66,70,71,83,84] Distocia do ombro, p.ex., ocorre em 31% dos fetos macrossômicos de mães diabéticas e em apenas 3% a 10% dos fetos macrossômicos de mães não-diabéticas.[67,70]

Muitos parâmetros ultra-sonográficos, envolvendo uma variedade de medições, fórmulas e relações foram propostos para diagnosticar o GIG e a macrossomia na mãe diabética (Tabela 45-12).[50,63,75,82,83,85-87] Como um grupo, estas têm mais altas sensibilidades e valores preditivos positivos do que os critérios ultra-sonográficos na população geral, em parte por causa da prevalência mais alta de fetos grandes em mães diabéticas.

Tal como na população geral, a abordagem mais simples para diagnosticar o GIG e a macrossomia nos fetos de mães diabéticas é por meio do peso fetal estimado pelo ultra-som.[50,75,85,88] Um feto cujo peso estimado situa-se acima do 90º percentil para a idade gestacional tem uma probabilidade de 74% de ser GIG, em comparação com 19% se o peso estimado estiver abaixo do 90º percentil.[85] Uma estimativa de peso acima de 4.000 gramas é associada a uma probabilidade de 77% de macrossomia, e um peso acima de 4.500 gramas é associado a uma probabilidade de 86% de macrossomia. A probabilidade de macrossomia é de apenas 16% quando a estimativa de peso é menor que 4.000 gramas.[50] Segue-se que se parto vaginal for considerado contra-indicado para os fetos macrossômicos de mães diabéticas, o peso fetal estimado deve ser valorizado para selecionar a via de parto.

Restrição do Crescimento Intra-uterino

A restrição do crescimento intra-uterino (RCIU) é um distúrbio do crescimento fetal definido mais comumente com base em um peso abaixo do 10º percentil para a idade gestacional.[89-93] Este distúrbio é às vezes chamado de pequeno para a idade gestacional (PIG). A maioria dos casos de restrição do crescimento é causada por insuficiência placentária, seja primária ou secundária a uma etiologia materna, como hipertensão, doença colagenovascular, desnutrição ou abuso de drogas ilícitas. A RCIU também pode resultar de uma anomalia cromossômica (p.ex., trissomias 18) ou infecção intra-uterina (p.ex., citomegalovírus) (Tabela 45-13).[90,93-95]

Em muitos casos, a causa específica da RCIU não pode ser determinada durante o pré-natal. Como um grupo, independentemente da etiologia, os fetos com restrição do crescimento têm mau prognóstico, com aumentadas morbidade

TABELA 45-12. CRITÉRIOS ULTRA-SONOGRÁFICOS DO GRANDE PARA A IDADE GESTACIONAL (GIG) E MACROSSOMIA EM MÃES DIABÉTICAS: CARACTERÍSTICAS DE DESEMPENHO[†]

	(%)		Valores Preditivos (%)*	
	Sensibilidade	Especificidade	Positivo	Negativo
Critério para Predizer GIG*				
CC elevada[85]	50	80	64	70
CA/DBP elevada[86]	83	60	71	75
Alto PFE[85]	78	78	74	81
DBP elevado[85]	13	86	75	57
CA elevada[63,83,85]	71-88	81-85	56-78	81-96
Crescimento elevado da CA[63]	84	85	79	89
Baixo CF/CA[63,86]	58-79	75-80	68-83	75-76
CA elevada e alto PFE[85]	72	71	89	89
Critério para Predizer Macrossomia				
CA elevada[83]	84	78	41	96
Baixo CF/CA[87]	48-64	60-74	36-42	80-83
DT-DBP elevados[82]	87	72	61	92
Alto PFE[50]	48	95	77	84

*Valores preditivos dos critérios de GIG computados usando o teorema de Bayes,[101] admitindo uma taxa de prevalência de GIG de 10%.

CA, Circunferência abdominal; DBP, diâmetro biparietal; PFE, peso fetal estimado; CF, comprimento do fêmur; CC, circunferência cefálica; GIG, grande para a idade gestacional; DT, diâmetro torácico.

[†] De Doubilet PM, Benson CB: Fetal growth disturbances. Semin Roentgenol 1990;25:309-316.

e mortalidade perinatais. Sua taxa de mortalidade é quatro a oito vezes maior que a dos fetos sem RCIU.[94,95] Metade dos lactentes sobreviventes com restrição do crescimento apresenta maior morbidade a curto ou longo prazo, incluindo pneumonia por aspiração de mecônio e distúrbios metabólicos.[93,94,96,97]

A RCIU foi classificada como **simétrica** ou **assimétrica**. Os fetos com restrição do crescimento simétrico são proporcionalmente reduzidos em tamanho, enquanto na RCIU assimétrica o abdome fetal é desproporcionalmente pequeno em relação à cabeça e aos membros. Entretanto, há considerável superposição entre estes dois grupos, de modo que esta classificação provavelmente não é útil clinicamente.[98]

Numerosos parâmetros ultra-sonográficos, usando ultra-som convencional e Doppler, foram propostos para o diagnóstico pré-natal da RCIU.[99,100] Para ser clinicamente útil para diagnóstico, um critério deve detectar uma fração substancial dos casos de restrição do crescimento (*i.e.*, sua *sensibilidade* deve ser alta), e um resultado positivo deve ser associado a uma alta probabilidade de RCIU (*i.e.*, seu *valor preditivo positivo* deve ser alto). Similarmente, para ser útil para excluir RCIU, um critério deve ter alta especificidade e valor preditivo negativo.[101]

As características de desempenho dos critérios ultra-sonográficos convencionais para RCIU estão apresentadas na Tabela 45-14, relacionadas na ordem crescente de valor preditivo positivo.[99] O melhor critério é a relação CC/CA, com um valor preditivo positivo de 62%. Deve ser observado que mesmo quando se baseia neste critério, a RCIU não pode ser diagnosticada confiavelmente porque mais de um terço (38%) dos fetos com uma relação anormal CC/CA não apresenta a restrição. Outros parâmetros têm valores preditivos positivos ainda mais baixos, com sete dos nove parâmetros relacionados tendo valores preditivos positivos que são abaixo de 50%.

O Doppler tornou-se facilmente disponível para uso clínico em meados dos anos 1980. Os estudos iniciais avaliaram o uso de Doppler para diagnosticar RCIU. Em particular, o Doppler foi usado para avaliar o fluxo sangüíneo nas circulações fetoplacentária ou uteroplacentária, ambas as quais são essenciais para nutrição e oxigenação fetais, a fim de determinar se os critérios do Doppler eram úteis para predizer restrição do crescimento fetal. Entretanto, foi comprovado que estes critérios são maus preditores de RCIU.[100,102,103]

Estudos mais recentes de Doppler, no entanto, mostraram que ele pode desempenhar um papel útil na determinação do prognóstico dos fetos com RCIU.[104-108] Em fetos com restrição do crescimento, o **fluxo diastólico reverso** na artéria umbilical determina um prognóstico grave, e **fluxo diastólico ausente** ou uma **relação sístole sobre diástole elevada** são associados a mau prognóstico, incluindo probabilidade aumentada de sofrimento fetal no trabalho de parto, admissão na unidade de terapia intensiva e mortalidade perinatal.[105,109-116]

Embora nenhum critério isolado permita diagnóstico confiável de RCIU, há três parâmetros-chave[117] que podem ser usados em combinação para estabelecer o diagnóstico com maior certeza: (1) peso fetal estimado; (2) volume de líquido amniótico; e (3) estado da pressão arterial materna (normal *versus* hipertensa). Outros parâmetros propostos para diagnosticar RCIU podem ser ignorados com segurança porque não acrescentam nenhuma informação importante.[118,119] Os três parâmetros-chave podem ser combinados em um escore ou uma tabela de RCIU que permita o

TABELA 45-13. FATORES DE RISCO ASSOCIADOS A RESTRIÇÃO DO CRESCIMENTO FETAL

Fatores Fetais	Fatores Placentários	Fatores Maternos
Anormalidades Cromossômicas	Invasão trofoblástica anormal	**Genéticos/Constitucionais**
Trissomia do 13, do 18, do 21	Infartos placentários múltiplos (descolamento crônico)	**Nutrição/Inanição**
Monossomia (45,XO)	Anomalias vasculares umbilicoplacentárias	Doença intestinal inflamatória
Deleções	Inserção anormal do cordão (inserção velamentar do cordão)	*Bypass* jejunoileal
Dissomia uniparental		Pancreatite crônica
Mosaicismo placentário limitado	Placenta prévia	Baixo peso pré-gestacional
Malformações Congênitas	Placenta circunvalada	Ganho de peso insuficiente na gravidez, segundo e terceiro trimestres
Ausência do pâncreas fetal	Corioangiomas	**Hipóxicos**
Anencefalia		Doença pulmonar grave
Hérnia diafragmática		Cardiopatia cianótica
Onfalocele		Anemia falciforme
Gastrosquise		**Vasculares**
Agenesia/displasia renal		Hipertensão crônica
Malformações múltiplas		Pré-eclâmpsia
Gestações Múltiplas		Doença colagenovascular
Gêmeos monocoriônicos		Diabetes melito tipo I
Um feto com malformações		**Renais**
Síndrome transfusor-transfundido		Glomerulonefrite
Gêmeos discordantes		Nefrite lipóide
Trigêmeos		Nefrosclerose arteriolar
		Transplante renal
		Anticorpos Antifosfolipídicos
		Ambiente e Drogas
		Alta altitude
		Estresse emocional
		Estresse físico
		Tabagismo
		Abuso de álcool
		Abuso de substância (heroína, cocaína)
		Drogas terapêuticas
		Antimetabólitos
		Anticonvulsivos
		Anticoagulantes
		Má História Obstétrica
		Natimortos prévios
		Abortos recorrentes
		Nascimento prévio de feto com restrição do crescimento
		Partos prematuros prévios

Reimpresso com permissão de Lin CC, Santolaya-Forgas J: Current concepts of fetal growth restriction: Part I. Causes, classification, and pathophysiology. Obstet Gynecol 1998;92:1044-1055.

diagnóstico seguro ou a exclusão da restrição do crescimento na maioria dos casos (Tabela 45-15).[117,118] Para quaisquer idade gestacional, volume do líquido amniótico (avaliado subjetivamente) e estado da pressão arterial materna, a tabela apresenta dois valores. Quando um feto tem um peso estimado abaixo do menor valor, a RCIU pode ser diagnosticada com segurança. Se o peso estimado for acima do valor maior, a restrição do crescimento pode ser excluída com quase certeza. Um peso estimado entre os dois valores é indeterminado para RCIU.

Quando disponível a datação precisa por uma ultra-sonografia efetuada antes de 20 semanas de gestação, aplica-se uma regra mais simples, usando-se apenas o valor mais baixo na coluna apropriada. A RCIU pode ser diagnosticada se o peso fetal estimado se situar abaixo deste valor e pode ser excluída se o peso estimado estiver acima deste mesmo valor.

Para ilustrar o uso desta tabela no diagnóstico de RCIU, consideremos um caso no qual a idade gestacional é 34 semanas (baseada em uma ultra-sonografia na 24ª semana), há oligoidrâmnio moderado, e a mãe é normotensa. Com base na Tabela 45-15, se o peso fetal estimado for abaixo de 1.853 gramas, a RCIU pode ser diagnosticada com segurança, e se ele for acima de 2.177 gramas, essa restrição pode ser excluída. Uma estimativa de peso entre estes dois valores é

TABELA 45-14. CRITÉRIOS ULTRA-SONOGRÁFICOS CONVENCIONAIS PARA A RESTRIÇÃO DO CRESCIMENTO INTRA-UTERINO (RCIU): PERFORMANCE DE CADA PARÂMETRO

Critério[2]	(%)		Valor Preditivo (%)[1]	
	Sensibilidade	Especificidade	Positivo	Negativo
Grau avançado da placenta	62	64	16	94
F/CA elevada	34-49	78-83	18-20	92-93
Volume intra-útero total reduzido	57-80	72-76	21-24	92-97
DBP reduzido	24-88	62-94	21-44	92-98
DBP reduzido e grau avançado da placenta	59	86	32	95
Taxa de crescimento lenta do DPB	75	84	35	97
Peso fetal estimado baixo	89	88	45	99
Redução do fluxo da artéria umbilical	24	98	55	92
CC/CA elevada	82	94	62	98

[1] Calculado usando o teorema de Baye101, assumindo uma taxa de prevalência de RCIU de 10%.
[2] Uma extensão de valores é dada para um critério quando estudos diferentes se aplicam ao critério de duas ou mais maneiras. DPD - Diâmetro biparietal; F/CA - Comprimento do fêmur/taxa de circunferência do abdome; CC/CA - circunferência da cabeça. De Benson CB, Doubilet PM, Saltzman DH: Intrauterine growth retardation: Predictive value of ultrasound criteria for antenatal diagnosis. Radiology 1986;160:415-417.

TABELA 45-15. VALORES CRÍTICOS* DO PESO ESTIMADO FETAL (EM GRAMAS) PARA DIAGNOSTICAR OU EXCLUIR RESTRIÇÃO DO CRESCIMENTO

	Estado da Pressão Arterial Materna e Volume do Líquido Amniótico					
IG	PA N N/Poli	PA N Oligo L-M	PA N Oligo Grave	HA N/Poli	HA Oligo L-M HA	Oligo Grave
26	516-660	646-826	743-950	610-780	763-976	878-1.123
27	597-761	745-949	855-1090	704-898	878-1.119	1.009-1.285
28	693-877	859-1.087	982-1.244	813-1.030	1.008-1.276	1.153-1.460
29	803-1.008	988-1.239	1.124-1.410	937-1.176	1.152-1.446	1.312-1.646
30	931-1.155	1.132-1.405	1.281-1.589	1.078-1.337	1.311-1.627	1.483-1.840
31	1.075-1.317	1.293-1.584	1.452-1.779	1.234-1.512	1.484-1.819	1.667-2.042
32	1.235-1.493	1.468-1.774	1.635-1.976	1.405-1.698	1.670-2.018	1.860-2.248
33	1.411-1.682	1.656-1.973	1.830-2.180	1.590-1.895	1.865-2.223	2.061-2.456
34	1.600-1.880	1.853-2.177	2.031-2.386	1.785-2.098	2.067-2.429	2.266-2.662
35	1.798-2.083	2.055-2.382	2.236-2.590	1.987-2.302	2.272-2.633	2.471-2.863
36	1.997-2.285	2.257-2.583	2.437-2.789	2.189-2.504	2.474-2.830	2.671-3.056
37	2.192-2.479	2.452-2.774	2.631-2.976	2.383-2.696	2.666-3.016	2.861-3.236
38	2.371-2.658	2.631-2.949	2.807-3.147	2.563-2.872	2.843-3.186	3.034-3.400
39	2.526-2.812	2.785-3.101	2.961-3.296	2.717-3.025	2.996-3.335	3.185-3.545
40	2.645-2.933	2.906-3.223	3.083-3.419	2.838-3.147	3.118-3.458	3.307-3.668
41	2.717-3.013	2.985-3.310	3.166-3.511	2.915-3.232	3.202-3.551	3.396-3.766
42	2.736-3.045	3.016-3.356	3.205-3.567	2.942-3.274	3.243-3.609	3.447-3.836

*Para cada par, peso estimado menor que o valor inferior permite diagnóstico com confiança de RCIU (valor preditivo positivo, 74%). Peso estimado maior que o valor superior virtualmente exclui RCIU (valor preditivo negativo, 97%). Peso estimado entre os dois valores é indeterminado para RCIU (probabilidade de RCIU, 13%).

IG, Idade gestacional; HA, hipertensão; N, líquido normal; PA N, pressão arterial normal; Poli, poliidrâmnio; L-M, leve a moderado; Oligo, oligoidrâmnio.
De Benson CB, Belville JS, Lentini JF, et al: Diagnosis of intrauterine growth retardation using multiple parameters: A prospective study. Radiology 1990;177:499-502.

indeterminada quanto a RCIU. Se a idade de 34 semanas foi baseada em uma ultra-sonografia de 12 semanas, então a RCIU pode ser diagnosticada se o peso estimado for abaixo de 1.853 gramas e excluída se a estimativa de peso for acima de 1.853 gramas. Esta tabela proporciona um meio racional e confiável para diagnóstico pré-natal de RCIU. Quando a restrição do crescimento é diagnosticada, avaliação adicional usando velocimetria com Doppler pode ajudar a determinar o prognóstico.[120]

Uma vez a RCIU tenha sido diagnosticada, uma tentativa deve ser feita para determinar sua etiologia, através da avaliação de ambos, a mãe e o feto. A avaliação materna deve incluir exame físico e testes sangüíneos, dirigidos para diagnóstico de hipertensão, doença renal e outras condições maternas que podem causar RCIU. A avaliação fetal começa com um exame ultra-sonográfico cuidadoso, procurando especialmente por achados sugestivos de uma etiologia cromossômica ou viral (p.ex., holoprosencefalia, mão em "garra", pés tortos congênitos, ou calcificações intracranianas). Se um achado assim estiver presente, amniocentese ou amostragem do sangue umbilical podem confirmar o diagnóstico de uma anormalidade cromossômica. Uma etiologia viral da RCIU também pode ser diagnosticada por estes procedimentos em alguns casos.[119]

Os fetos com restrição do crescimento, excetuando-se aqueles com uma condição letal, como trissomia do 13 ou do 18, devem ser cuidadosamente monitorizados durante o resto da gravidez. A monitorização é usualmente efetuada a intervalos semanais ou menores. Os aspectos ultra-sonográficos a serem acompanhados incluem volume do líquido amniótico, escore de perfil biofísico fetal, percentil do peso fetal estimado e Doppler da artéria umbilical. Uma tendência à piora em uma ou mais destes achados deve confirmar prontamente o parto precoce.

Referências

1. Filly RA, Golbus MS, Carey JC, et al: Short-limbed dwarfism: Ultrasonographic diagnosis by mensuration of fetal femoral length. Radiology 1981;138:653-656.
2. Chervenak FA, Rosenberg J, Brightman RC, et al: A prospective study of the accuracy of ultrasound in predicting fetal microcephaly. Obstet Gynecol 1987;69:908-910.
3. Bowerman RA: Sonography of fetal midgut herniation: Normal size criteria and correlation with crown-rump length. J Ultrasound Med 1993;12:251-254.
4. Wald NJ, Cuckle HS, Densem JW, et al: Maternal serum screening for Down's syndrome in early pregnancy. Br Med J 1988;8:883-887.
5. Osathanondh R, Canick JA, Abell KB, et al: Second trimester screening for Trisomy 21. Lancet 1989;2:52.
6. Canick JA, Knight GJ, Palomaki GE, et al: Low second trimester maternal serum unconjugated oestriol in pregnancies with Down's syndrome. Br J Obstet Gynaecol 1988;95:330-333.
7. ATUM Practice Guidelines for the performance of an antepartum obstetrical ultrasound examination. American Institute of Ultrasound in Medicine, 2003.

Determinação da Idade Gestacional

8. Campbell S, Warsof SL, Little D, et al: Routine ultrasound screening for the prediction of gestational age. Obstet Gynecol 1985;65:613-620.
9. Bradley WF, Fiske CE, Filly RA: The double sac sign in early intrauterine pregnancy: Use in exclusion of ectopic pregnancy. Radiology 1982;148:223-226.
10. Fossum GT, Davajan V, Kletzky OA: Early detection of pregnancy with transvaginal ultrasound. Fertil Steril 1988;49:788-791.
11. Bree RL, Edwards M, Bohm-Velez M, et al: Transvaginal sonography in the evaluation of normal early pregnancy. Correlation with HCG level. AJR 1989;153:75-79.
12. Daya S, Wood S, Ward S, et al: Early pregnancy assessment of transvaginal ultrasound scanning. Can Med Assoc J 1991;144:441-446.
13. Jain KA, Hamper UM, Sanders RC: Comparison of transvaginal and transabdominal sonography in the detection of early pregnancy and its complications. AJR 1988;151:1139-1143.
14. Robinson HP, Fleming JEE: A critical evaluation of sonar "crown-rump length" measurements. Br J Obstet Gynecol 1975;82:702-710.
15. MacGregor SN, Tamara RK, Sabbagha RE, et al: Underestimation of gestational age by conventional crown-rump length dating curves. Obstet Gynecol 1987;70:344-348.
16. Moore KL, Persaud TVN: The Developing Human, 5th ed. Philadelphia, WB Saunders, 1993.
17. Kurtz AB, Wapner RJ, Kurtz RJ, et al: Analysis of biparietal diameter as an accurate indicator of gestational age. J Clin Ultrasound 1980;8:319-326.
18. Doubilet PM, Benson CB: Improved prediction of gestational age in the late third trimester. J Ultrasound Med 1993;12:647-653.
19. Law RG, MacRae KD: Head circumference as an index of fetal age. J Ultrasound Med 1982;1:281-288.
20. Hadlock FP, Deter RL, Harrist RB, et al: Fetal abdominal circumference as a predictor of menstrual age. AJR 1982;139:367-370.
21. Hadlock FP, Deter RL, Harrist RB, et al: Estimating fetal age: Computer-assisted analysis of multiple fetal growth parameters. Radiology 1984;152:497-501.
22. Jeanty PJ, Rodesch F, Delbeke D, et al: Estimation of gestational age from measurements of fetal long bones. J Ultrasound Med 1984;3:75-79.
23. Honarvar M, Allahyari M, Dehbashi S: Assessment of gestational age based on ultrasonic femur length after the first trimester: A simple mathematical correlation between gestational age (GA) and femur length (FL). Int J Gynaecol Obstet 2000;70:335-340.
24. Jeanty P, Cantraine F, Cousaert E, et al: The binocular distance: A new way to estimate fetal age. J Ultrasound Med 1984;3:241-243.
25. Doubilet PM, Greenes RA: Improved prediction of gestational age from fetal head measurements. AJR 1984;142:797-800.
26. Hadlock FP, Deter RL, Harrist RB, et al: Computer-assisted analysis of fetal age in the third trimester using multiple fetal growth parameters. J Clin Ultrasound 1983;11:313-316.
27. Hadlock FP, Deter RL, Harrist RB, et al: Fetal biparietal diameter: Rational choice of plane of section for sonographic measurement. AJR 1982;138:871-874.
28. Hadlock FP, Kent WR, Loyd JL, et al: An evaluation of two methods for measuring fetal head and body circumferences. J Ultrasound Med 1982;1:359-360.
29. Goldstein RB, Filly RA, Simpson G: Pitfalls in femur length measurements. J Ultrasound Med 1987;6:203-207.
30. Smulian JC, Ranzini AC, Ananth CV, et al: Comparison of three sonographic circumference measurement techniques to predict birth weight. Obstet Gynecol 1999;93:692-696.
31. Guihard-Costa AM, Droulle P, Thiebaugeorges O, Hascoet JM: A longitudinal study of fetal growth variability. Biol Neonate 2000;78:8-12.
32. Benson CB, Doubilet PM: Sonographic prediction of gestational age: accuracy of second and third trimester fetal measurements. AJR 1991;157:1275–1277.

Estimativa e Avaliação do Peso

33. Campbell S, Wilkin D: Ultrasonic measurements of fetal abdominal circumference in the estimation of fetal weight. Br J Obstet Gynecol 1975;82:689-697.

34. Higginbottom J, Slater J, Porter G, et al: Estimation of fetal weight from ultrasonic measurement of trunk circumference. Br J Obstet Gynecol 1975;82:698-701.
35. Warsof SL, Gohari P, Berkowitz RL, et al: The estimation of fetal weight by computer-assisted analysis. Am J Obstet Gynecol 1977;128:881-892.
36. Shepard MJ, Richards VA, Berkowitz RL, et al: An evaluation of two equations for predicting fetal weight by ultrasound. Am J Obstet Gynecol 1982;142:47-54.
37. Thurnau GR, Tamura RK, Sabbagha R, et al: A simple estimated fetal weight equation based on real-time ultrasound measurements of fetuses less than thirty-four weeks' gestation. Am J Obstet Gynecol 1983;145:557-561.
38. Jordaan HVF: Estimation of fetal weight by ultrasound. J Clin Ultrasound 1983;11:59-66.
39. Hadlock FP, Harrist RB, Carpenter RJ, et al: Sonographic estimation of fetal weight: The value of femur length in addition to head and abdomen measurements. Radiology 1984;150:535-540.
40. Hadlock FP, Harrist RB, Sharman RS, et al: Estimation of fetal weight with the use of head, body, and femur measurements: A prospective study. Am J Obstet Gynecol 1985;151:333-337.
41. Birnholz JC: An algorithmic approach to accurate ultrasonic fetal weight estimation. Invest Radiol 1986;21:571-576.
42. Vintzileos AM, Campbell WA, Rodis JF, et al: Fetal weight estimation formulas with head, abdominal, femur, and thigh circumference measurements. Am J Obstet Gynecol 1987;157:410-414.
43. Lee W, Deter RL, Ebersole JD, et al: Birth weight prediction by three-dimensional ultrasonography. J Ultrasound Med 2001;20:1283-1292.
44. Song TB, Moore TR, Lee JY, et al: Fetal weight prediction by thigh volume measurement with three-dimensional ultrasonography. Obstet Gynecol 2000;96:157-161.
45. Schild RL, Fimmers R, Hansmann M: Fetal weight estimation by three-dimensional ultrasound. Ultrasound Obstet Gynecol 2000;16:445-452.
46. Uotila J, Dastidar P, Heinonen T, et al: Magnetic resonance imaging compared to ultrasonography in fetal weight and volume estimation in diabetic and normal pregnancy. Acta Obstet Gynecol Scand 2000;79:255-259.
47. Benacerraf BR, Gelman R, Frigoletto FD: Sonographically estimated fetal weights: Accuracy and limitation. Am J Obstet Gynecol 1988;159:1118-1121.
48. Townsend RR, Filly RA, Callen PW, et al: Factors affecting prenatal sonographic estimation of weight in extremely low birthweight infants. J Ultrasound Med 1988;7:183-187.
49. Hill LM, Breckle R, Wolfgram KR, et al: Evaluation of three methods for estimating fetal weight. J Clin Ultrasound 1986;14:171-178.
50. Benson CB, Doubilet PM, Saltzman DH: Sonographic determination of fetal weights in diabetic pregnancies. Am J Obstet Gynecol 1987;156:441-444.
51. Chauhan SP, Scardo JA, Hendrix NW, et al: Accuracy of sonographically estimated fetal weight with and without oligohydramnios. J Reprod Med 1999;44:969-973.
52. Doubilet PM, Benson CB, Nadel AS, Ringer SA: Improved birth weight table for neonate developed from gestations dated by early ultrasonography. J Ultrasound Med 1997;16:241-249.
53. Brenner WE, Edelman DA, Hendricks CH: A standard of fetal growth for the United States of America. Am J Obstet Gynecol 1976;126:555-564.
54. Lubchenco LO, Hansman C, Dressler M, et al: Intrauterine growth as estimated from liveborn birth-weight data at 24 to 42 weeks of gestation. Pediatrics 1963;32:793-800.
55. Gruenwald P: Fetus and newborn: Growth of the human fetus. I. Normal growth and its variation. Am J Obstet Gynecol 1966;94:1112-1119.
56. Thomson AM, Billewicz WZ, Hytten FE: The assessment of fetal growth. J Obstet Gynaecol Br Commonw 1968;75:903-916.
57. Hutchins CJ: Delivery of the growth-retarded infant. Obstet Gynecol 1980;56:683-686.
58. Greenes RA: OBUS: A microcomputer system for measurement, calculation, reporting, and retrieval of obstetric ultrasound examinations. Radiology 1982;144:879-883.
59. Jeanty P: A simple reporting system for obstetrical ultrasonography. J Ultrasound Med 1985;4:591-593.
60. Ott WJ: The design and implementation of a computer-based ultrasound data system. J Ultrasound Med 1986;5:25-32.

Anormalidades do Crescimento Fetal

61. Ott WJ: The diagnosis of altered fetal growth. Obstet Gynecol Clin North Am 1988;15:237-263.
62. Mintz MC, Landon MB: Sonographic diagnosis of fetal growth disorders. Clin Obstet Gynecol 1988;31:44-52.
63. Landon MB, Mintz MC, Gabbe SG: Sonographic evaluation of fetal abdominal growth: Predictor of the large-for-gestational-age infant in pregnancies complicated by diabetes mellitus. Am J Obstet Gynecol 1989;160:115-121.
64. Boyd ME, Usher RH, McLean FH: Fetal macrosomia: Prediction, risks, proposed management. Obstet Gynecol 1983;61:715-722.
65. Modanlou HD, Dorchester WL, Thorosian A, et al: Macrosomia—maternal, fetal, and neonatal implications. Obstet Gynecol 1980;55:420-424.
66. Deter RL, Hadlock FP: Use of ultrasound in the detection of macrosomia: A review. J Clin Ultrasound 1985;13:519-524.
67. Golditch IM, Kirkman K: The large fetus: Management and outcome. Obstet Gynecol 1978;52:26-30.
68. Rodriguez MH: Ultrasound evaluation of the postdate pregnancy. Clin Obstet Gynecol 1989;32:257-261.
69. Arias F: Predictability of complications associated with prolongation of pregnancy. Obstet Gynecol 1987;70:101-106.
70. Acker DB, Sachs BP, Friedman EA: Risk factors for shoulder dystocia. Obstet Gynecol 1985;66:762-768.
71. Gross SJ, Shime J, Farine D: Shoulder dystocia: Predictors and outcome. A five-year review. Am J Obstet Gynecol 1987;156:334-336.
72. Miller JM, Korndorffer FA, Gabert HA: Fetal weight estimates in late pregnancy with emphasis on macrosomia. J Clin Ultrasound 1986;14:437-442.
73. Sabbagha RE, Minogue J, Tamura RK, et al: Estimation of birthweight by use of ultrasonographic formulas targeted to large-, appropriate-, and small-for-gestational-age fetus. Am J Obstet Gynecol 1989;160:854-862.
74. Miller JM, Kissling GA, Brown HL, et al: Estimated fetal weight: Applicability to small- and large-for-gestational-age fetus. J Clin Ultrasound 1988;16:95-97.
75. Doubilet PM, Benson CB: Fetal growth disturbances. Semin Roentgenol 1990;25:309-316.
76. Miller JM, Korndorffer FA, Kissling GE, et al: Recognition of the overgrown fetus: In utero ponderal indices. Am J Perinatol 1987;4:86-89.

77. Chamberlain PF, Manning FA, Morrison I: Ultrasound evaluation of amniotic fluid volume II. The relationship of increased amniotic fluid volume to perinatal outcome. Am J Obstet Gynecol 1984;150:250-254.
78. Benson CB, Doubilet PM: Amniotic fluid volume in the large-for-gestational-age fetus. Radiology 1989;173:(P)248.
79. Miller JM, Brown HL, Khawli OF, et al: Ultrasonographic identification of the macrosomic fetus. Am J Obstet Gynecol 1988;159:1110-1114.
80. Chauhan SP, West DJ, Scardo JA, et al: Antepartum detection of macrosomic fetus: Clinical versus sonographic, including soft-tissue measurements. Obstet Gynecol 2000;95:639-642.
81. Basel D, Lederer R, Diamant YZ: Longitudinal ultrasonic biometry of various parameters in fetuses with abnormal growth rate. Acta Obstet Gynecol Scand 1987; 66:143-149.
82. Elliott JP, Garite TJ, Freeman RK, et al: Ultrasonic prediction of fetal macrosomia in diabetic patients. Obstet Gynecol 1982;60:159-162.
83. Bochner CJ, Medearis AL, William J, et al: Early third-trimester ultrasound screening in gestational diabetes to determine the risk of macrosomia and labor dystocia at term. Am J Obstet Gynecol 1987;157:703-708.
84. Sandmire HF, O'Halloin TJ: Shoulder dystocia: Its incidence and associated risk factors. Int J Gynaecol Obstet 1988;26:65-73.
85. Tamura RK, Sabbagha RE, Depp R, et al: Diabetic macrosomia: Accuracy of third trimester ultrasound. Obstet Gynecol 1986;67:828-832.
86. Bracero LA, Baxi LV, Rey HR, et al: Use of ultrasound in antenatal diagnosis of large-for-gestational-age infants in diabetic gravid patients. Am J Obstet Gynecol 1985;152:43-47.
87. Benson CB, Doubilet PM, Saltzman DH, et al: Femur length/abdominal circumference ratio. Poor predictor of macrosomic fetuses in diabetic mothers. J Ultrasound Med 1986;5:141-144.
88. Combs CA, Rosenn B, Miodovnik M, Siddiqi TA: Sonographic EFW and macrosomia: Is there an optimum formula to predict diabetic fetal macrosomia? J Matern Fetal Med 2000;9:55-61.
89. Lugo G, Cassady G: Intrauterine growth retardation: Clinicopathologic findings in 233 consecutive infants. Am J Obstet Gynecol 1971;109:615-622.
90. Galbraith RS, Karchmar EJ, Piercy WN, et al: The clinical prediction of intrauterine growth retardation. Am J Obstet Gynecol 1979;133:281-286.
91. Divon MY, Chamberlain PF, Sipos L, et al: Identification of the small for gestational age fetus with the use of gestational age-independent indices of fetal growth. Am J Obstet Gynecol 1986;155:1197-1201.
92. Sabbagha RE: Intrauterine growth retardation: Avenues of future research in diagnosis and management by ultrasound. Semin Perinatol 1984;8:31-36.
93. Reed K, Droegmueller W: Intrauterine growth retardation. In Centrullo CL, Sbarra AJ, (eds): The Problem-Oriented Medical Record. New York, Plenum, 1984, pp 175-194.
94. Lockwood CJ, Weiner S: Assessment of fetal growth. Clin Perinatol 1986;13:3-35.
95. Lin CC, Santolaya-Forgas J: Current concepts of fetal growth restriction: Part I. Causes, classification, and pathophysiology. Obstet Gynecol 1998;92:1044-1055.
96. Seeds JW: Impaired fetal growth: Definition and clinical diagnosis. Obstet Gynecol 1984;64:303-310.
97. Dodson PC, Abell DA, Beischer NA: Mortality and morbidity of fetal growth retardation. Aust NZ J Obstet Gynecol 1981;21:69-72.
98. Benson CB, Doubilet PM: Head-sparing in fetuses with intrauterine growth retardation: Does it really occur? Radiology 1986;161(P):75.
99. Benson CB, Doubilet PM, Saltzman DH: Intrauterine growth retardation: Predictive value of ultrasound criteria for antenatal diagnosis. Radiology 1986;160:415-417.
100. Benson CB, Doubilet PM: Doppler criteria for intrauterine growth retardation: Predictive values. J Ultrasound Med 1988;7:655-659.
101. Weinstein MC, Fineberg HV, Elstein AS, et al: Clinical Decision Analysis. Philadelphia, WB Saunders, 1980.
102. Ott WJ: Diagnosis of intrauterine growth restriction: Comparison of ultrasound parameters. Am J Perinatol 2002;19:133-137.
103. Bahado-Singh RO, Kovanci E, Jeffres A, et al: The Doppler cerebroplacental ratio and perinatal outcome in intrauterine growth restriction. Am J Obstet Gynecol 1999;180:750-756
104. McCowan LM, Erskine LA, Ritchie K: Umbilical artery Doppler blood flow studies in the preterm, small-for-gestational-age fetus. Am J Obstet Gynecol 1987;156:655-659.
105. Reuwer PJH, Sijmons EA, Reitman GW, et al: Intrauterine growth retardation: Prediction of perinatal distress by Doppler ultrasound. Lancet 1987;2:415-418.
106. Rochelson BL, Schulman H, Fleischer A, et al: The clinical significance of Doppler umbilical artery velocimetry in the small-for-gestational-age fetus. Am J Obstet Gynecol 1987;156:1223-1226.
107. Berkowitz GS, Mehalek KE, Chitkara U, et al: Doppler umbilical velocimetry in the prediction of adverse outcome in pregnancies at risk for intrauterine growth retardation. Obstet Gynecol 1988;71:742-746.
108. Westergaard HB, Langhoff-Roos J, Lingman G, et al: Critical appraisal of the use of umbilical artery Doppler ultrasound in high-risk pregnancies: Use of meta-analyses in evidence-based obstetrics. Ultrasound Obstet Gynecol 2001;17:466-476.
109. Illyes M, Gati I: Reverse flow in the human fetal descending aorta as a sign of severe fetal asphyxia preceding intrauterine death. J Clin Ultrasound 1988;16:403-407.
110. Brar HS, Platt LD: Reverse end-diastolic flow velocity on umbilical artery velocimetry in high-risk pregnancies: An ominous finding with adverse pregnancy outcome. Am J Obstet Gynecol 1988;159:559-561.
111. Woo JSK, Liang ST, Lo RLS: Significance of an absent or reversed end diastolic flow in Doppler umbilical artery waveforms. J Ultrasound Med 1987;6:291-297.
112. Rochelson BL, Schulman H, Fleischer A, et al: The clinical significance of Doppler umbilical artery velocimetry in the small-for-gestational-age fetus. Am J Obstet Gynecol 1987;256:1223-1226.
113. Berkowitz GS, Mehalek KE, Chitkara U, et al: Doppler umbilical velocimetry in the prediction of adverse outcome in pregnancies at risk for intrauterine growth retardation. Obstet Gynecol 1988;71:742-746.
114. Trudinger BJ, Giles WB, Cook CM: Flow velocity waveforms in the maternal uteroplacental and fetal umbilical placental circulations. Am J Obstet Gynecol 1985;152:155-163.
115. Baschat AA, Gembruch U, Reiss I, et al: Relationship between arterial and venous Doppler and perinatal outcome in fetal growth restriction. Ultrasound Obstet Gynecol 2000;16:407-413.

116. Fong KW, Ohlsson A, Hannah ME, et al: Prediction of perinatal outcome in fetuses suspected to have intrauterine growth restriction: Doppler US study of fetal cerebral, renal, and umbilical arteries. Radiology 1999; 213:681-689.
117. Benson CB, Boswell SB, Brown DL, et al: Improved prediction of intrauterine growth retardation with use of multiple parameters. Radiology 1988;168:7-12.
118. Benson CB, Belville JS, Lentini JF, et al: Diagnosis of intrauterine growth retardation using multiple parameters: A prospective study. Radiology 1990;177:499-502.
119. Doubilet PM, Benson CB: Sonographic evaluation of intrauterine growth retardation. AJR 1995;164:709-717.
120. Hecher K, Bilardo CM, Stigter RH, et al: Monitoring of fetuses with intrauterine growth restriction: A longitudinal study. Ultrasound Obstet Gynecol 2001;18:564-570.

46

PERFIL BIOFÍSICO FETAL

Christopher R. Harman

SUMÁRIO DO CAPÍTULO

ATIVIDADES BIOFÍSICAS FETAIS
  Padrões Normais de Comportamento Fetal
  Adaptação à Asfixia
  Comportamento Fetal e Estado Fetal
  Fatores Não Relacionados à Asfixia
PERFIL BIOFÍSICO FETAL
  Premissas do Perfil Biofísico
  Aplicação Prática
CARACTERÍSTICAS DE DESEMPENHO
  Correlação e Impactos Clínicos
CORRELAÇÕES COM O ESTADO FETAL
  Pré-natais
  No Parto
IMPACTOS DO TRATAMENTO PELO ESCORE DE PERFIL BIOFÍSICO
Implementação do Perfil Biofísico Reduz a Mortalidade Perinatal
Perfil Biofísico Reduz a Morbidade a Longo Prazo
Monitoragem Fetal Integrada
CONCLUSÃO

O **Perfil Biofísico Fetal (PBF)** é o instrumento central de muitos sistemas de **avaliação fetal**, destinados a detectar comprometimento fetal sob muitas circunstâncias de **alto risco**. O escore de perfil biofísico tem sido aplicado em gestações em risco de **asfixia fetal** por mais de duas décadas, e os dados aqui apresentados representam um sistema mais utilizado de muitos níveis de avaliação. Ao mesmo tempo, houve muitas alterações recentes na avaliação fetal — diferentes aplicações na gravidez, refinamentos de técnica, correlação com medidas de resultado a mais longo prazo, comparações com outras modalidades e integração na monitoragem fetal de sistemas múltiplos.

Uma vez que o PBF é baseado em ultra-som, o impacto sobre o tratamento perinatal estende-se além dos limites de um simples escore. Utilizando cinco comportamentos fetais para representar o estado fetal, o PBF pode beneficiar-se de combinações com outras modalidades que incluem biometria, estudo anatômico, dopplervelocimetria e outras observações, todas feitas durante o mesmo exame com ultra-som. Fica claro, portanto, que o ultra-sonografista desempenha um papel crítico na otimização desta ferramenta de avaliação fetal.

O PBF tira proveito dos diferentes ciclos e diferentes períodos de tempo dos seus componentes para evitar as armadilhas da monitoragem de uma variável isolada. Obtém-se uma avaliação altamente confiável do estado fetal, com muitas correlações fisiológicas e relatórios baseados em resultados agora disponíveis. Esta confiabilidade permite tratamento conservador seguro quando o teste é normal, o que freqüentemente leva ao ganho de tempo adicional valioso para maturação fetal. Efeitos colaterais de uma intervenção desnecessária podem ser evitados, e a intervenção direta adequada quando o teste é anormal proporciona o parto oportuno dos recém-nascidos na melhor condição possível. Integrado com a **avaliação materna de alto risco**, o protocolo de tratamento com PBF produziu muitos impactos positivos sobre a mortalidade perinatal, morbidade neonatal e resultados a longo prazo.

ATIVIDADES BIOFÍSICAS FETAIS

Padrões Normais de Comportamento Fetal

Em qualquer tempo da gestação, o feto humano demonstra uma ampla variedade de comportamentos (Tabela 46-1). Estes incluem funções básicas, como regulação da freqüência cardíaca, regulação da pressão arterial, fluxo sangüíneo renal, e assim por diante, que variam independentemente e também exibem vários padrões inter-relacionados. Experimentalmente, sabemos que respostas sensitivas, incluindo paladar, sensibilidade à dor e resposta a alterações na luz e

TABELA 46-1. VARIEDADES DE COMPORTAMENTO FETAL

Funções Básicas
Equilíbrio fisiológico
Respostas ao ambiente
Alterações adaptativas
Crescimento e maturação

Funções Não-essenciais
Produção de urina
Digestão
Respiração fetal, soluços

Movimentos Corporais Gerais
Macroscópicos do tronco/membros
Controle motor fino
Espreguiçar-se, rolar, sacudir-se

Atividade Relacionada ao Estado
Fazer mímica facial
Movimentos rápidos dos olhos
Associação freqüência cardíaca–SNC

Comportamento Cíclico
Circadiano
Repouso/atividade
Estados comportamentais

Comportamento Responsivo
Susto acústico
Respiração após glicose
Ajuste à posição materna

Comportamento Proposital
Sugar, soprar, bocejar, deglutir, suspirar, fazer careta, chorar (?), movimento das mãos, movimentos com a língua

Atividade Mental de Aprendizado/Adaptativa

---

temperatura são todas percebidas pelo feto humano. Dawes iniciou nosso estudo do comportamento fetal com observações sobre os movimentos respiratórios fetais (MRF).[1] Estes começam com contrações diafragmáticas (soluços) no início da gestação, passando por transição para MRF rítmicos, os quais ocupam 40% do tempo no feto maduro.[2] Os movimentos respiratórios fetais são responsivos às concentrações de glicose maternas, ritmos diurnos e avanço da gestação, e são muito sensíveis aos níveis de oxigênio fetais.[3,4] A abolição dos MRF por hipoxemia foi uma das primeiras correlações entre comportamento fetal e estado fetal.[5] Os movimentos corporais fetais variam desde atividades motoras grosseiras, como movimento do corpo, membros e generalizado, até atividades motoras finas, como movimentos oculares, ajustes sutis de posição e atividade aparentemente propositai, como agarrar, sugar, deglutir, e respostas a estímulos externos.

À medida que a gravidez progride, esses comportamentos se tornam mais organizados. No término do primeiro trimestre, a bradicardia identificada durante os movimentos embrionários iniciais desaparecem, e períodos de atividade fetal tornam-se mais segregados.[6] Na época da avaliação anatômica fetal do segundo trimestre (18 a 20 semanas), virtualmente todas as atividades do feto de termo já são visíveis.[6] Na maioria dos fetos a esta altura, a atividade é mais intensa no fim da tarde, correndo paralelamente ao início de variações diurnas nas funções basais, inclusive a regulação do fluxo sangüíneo avaliada por ultra-som Doppler.[7,8]

Por volta de 30 semanas de gestação, padrões comportamentais reprodutíveis podem ser definidos na maioria dos fetos. Há períodos reconhecíveis de alta atividade, alternando com períodos definidos de atividade reduzida ou nenhuma, de uma maneira repetitiva em todos os fetos normais. Conjugação específica de comportamentos é evidente durante esses ciclos gerais de repouso/atividade.[6,9,10] Por exemplo, acelerações da freqüência cardíaca fetal são conjugadas com movimentos fetais (MFs), formando a base do teste sem estresse (TSE – cardiofocografia).[11,12] Esta correlação é universalmente evidente no início do terceiro trimestre e se torna cada vez mais confiável à medida que o termo se aproxima no feto normal.

O estudo sistemático desses comportamentos produziu o conceito de estado comportamental fetal.[6,13,14] O **estado 1F** é caracterizado por um padrão EEG de baixa freqüência, alta voltagem no cérebro fetal, movimentos infreqüentes, MRFs esporádicos isolados e uma freqüência cardiofetal que é quase horizontal na sua ausência de variabilidade e ausência de correlação com MFs. Para o observador não treinado, essa ausência quase completa de atividade fetal sugere que o feto está em coma. No feto de termo, esses estados de hipoatividade podem durar mais de uma hora, mas geralmente têm lugar uma ou duas vezes por hora durante cerca de 20 minutos.[15]

Alternando com o sono quieto há o **estado fetal 2F**, descrito como **sono ativo**. Os padrões do eletrencefalograma ainda são típicos de sono, mas a atividade freqüente, períodos sustentados de MRFs, mudanças de tônus e postura, e mesmo a presença de movimentos propositais indicam este estado fetal. À medida que se aproxima o termo, o raro **estado 4F** pode ocupar até 10% do dia. O **feto a termo em 4F** parece estar acordado. Há longos períodos de freqüência cardiofetal elevada, MF muito ativo, quase contínuo, surtos freqüentes de respiração profunda e combinações de comportamentos de muitos padrões, os quais as mães podem reconhecer na tela de ultra-som como bocejar, chorar, chupar o polegar e assim por diante. É necessário conhecimento desses estados comportamentais fetais e sua alternância nos fetos normais para usar ferramentas de avaliação fetal baseadas em ultra-som.

Adaptação à Asfixia

Na gravidez normal, o suprimento fetal de oxigênio diminui progressivamente com o avanço da idade gestacional, e de forma ainda mais aguda durante o trabalho de parto e o parto. Assim, adaptar-se a reduções de oxigênio constitui um desafio contínuo para todo feto. Respostas metabólicas, metabolismo anaeróbico cerebral e alterações reflexas da freqüência cardíaca fetal representam, todos, respostas a um ambiente de baixo oxigênio que são exclusivas do feto. Confrontando-se com uma queda no oxigênio, a criança ou adulto simplesmente respira mais intensamente — o feto não pode fazer isso. Como o feto não governa o aporte de oxigênio à placenta, as respostas fetais à asfixia são sempre conservadoras.[16] Estas respostas são altamente individuais e variam com a extensão, duração, cronicidade e freqüência da asfixia.[17,18] Reduções transitórias na oxigenação podem ocorrer devido a alterações de posição, contrações uterinas e tabagismo, e são superpostas ao declínio gradual na disponibilidade de oxigênio à medida que a função da placenta diminui na direção do termo. Em virtude da interação de todos esses fatores, com a complexidade adicional de problemas agudos superpostos a problemas crônicos, uma discussão das respostas fetais à asfixia deve ser vista como um modelo, em vez de um plano rígido. Com isso em mente, as respostas fetais ao suprimento placentário inadequado podem ser agrupadas como se segue.

Maior obtenção de oxigênio. Esses passos apresentam capacidade limitada e incluem aumento da concentração de hemoglobina ao longo do tempo, aumento na freqüência cardíaca basal, melhora no débito cardíaco e aumento da extração de oxigênio.[16,19] Os fetos normais em trabalho de parto e os fetos com moderada restrição do crescimento intra-uterino (RCIU) são similarmente capazes de usar esses mecanismos para aumentar o oxigênio disponível em até 15%.[20]

Uso alternativo de oxigênio. A integração de respostas hemodinâmicas e respiratórias significa que a **redistribuição do fluxo sangüíneo** para os órgãos essenciais (cérebro, coração, placenta e supra-renais) preserva funções vitais sem dano ao próprio organismo.[21] Fluxo reduzido para leitos vasculares não essenciais (mesentérico, renal e membros) não produz nenhum impacto aparente a curto prazo, mas contribui para crescimento assimétrico e potenciais complicações neonatais (enterocolite necrotizante, função renal anormal, redução da massa muscular, respectivamente) quando a RCIU é mais grave.[22] Esta redistribuição do fluxo sangüíneo produz padrões Doppler característicos, reconhecíveis no feto comprometido.[23]

Redução do consumo de oxigênio. Defrontando-se com reduções críticas no suprimento de oxigênio, quer de forma aguda ou como resultado de deterioração crônica, o feto em última análise reduz a utilização de oxigênio.[24] A maioria dessas respostas, que podem diminuir a utilização de oxigênio em 15 a 20%, ou mais, são de **natureza reflexa** e podem ser ativadas e desativadas rapidamente.[25] A redução da atividade pode ser sutil no princípio, e inclui simplesmente períodos mais longos de inatividade, com períodos de comportamento normal entremeados.[26] Finalmente, o feto gravemente comprometido apresenta poucos movimentos corporais macroscópicos, absolutamente nenhum movimento respiratório, tônus muscular acentuadamente reduzido, oligoidrâmnio e um padrão de freqüência cardiofetal permanentemente não-reativo, ou mesmo com desaceleração.[27]

Comportamento Fetal e Estado Fetal

Os padrões de comportamento fetal refletem as condições fetais subjacentes. Estes princípios podem ser resumidos como se segue:[27]

- A representação ultra-sonográfica de atividade fetal normal é altamente preditiva de um sistema nervoso central fetal bem oxigenado, intacto.
- A parada completa e prolongada de todo o comportamento fetal é fortemente sugestiva de comprometimento fetal grave/terminal.
- O diagnóstico diferencial entre o feto normal em sono tranqüilo e um feto asfixiado pode exigir a observação de uma variedade de atividades fetais ao longo de um período prolongado de tempo.
- Diversas variáveis podem ser necessárias para explicar os muitos fatores interativos de comprometimento fetal e a cronologia variável da atividade fetal normal.
- Para reconhecer padrões de asfixia **crônica**, é necessário observar comportamentos fetais em períodos de tempo mais longos.

Os dois últimos pontos merecem alguma ênfase. Em mães com **doença vascular**, o suprimento de oxigênio e nutrientes ao leito placentário pode ser diminuído, e a avaliação com Doppler fetal e materno da **função placentária** constitui um adjunto importante.[28] Na diabética mal controlada, avaliação de poliidrâmnio, acúmulo fetal de gordura e desproporção cefalopélvica levando a tocotraumatismo constituem dados importantes.[29] Similarmente, no comprometimento crônico, o comportamento fetal a curto prazo pode não ser modificado, mas o crescimento, adaptações do fluxo sangüíneo e regulação do volume do líquido amniótico podem fornecer informações importantes. Uma vez que a urina e o líquido pulmonar fetais são as principais fontes de líquido amniótico depois de 14 a 16 semanas, diminuição na produção destes líquidos resulta em redução progressiva do volume de líquido amniótico, levando em última análise ao **oligoidrâmnio**.[30] Por essas razões, a estimativa do volume do líquido amniótico funciona como um marcador de asfixia fetal repetitiva, intermitente, se estiver reduzido, e como um marcador indireto valioso da saúde fetal ao longo de uma duração de tempo intermediária, se estiver normal.[31] Um feto com oligoidrâmnio, que parece ter rins e bexiga normais, sem membranas rotas, deve ser tratado como sinal de evidência de asfixia crônica até prova em contrário. Em um estudo prospectivo, este princípio foi altamente eficaz clinicamente quando o oligoidrâmnio foi o indicador de resolução obstétrica.[32]

Fatores Não Relacionados à Asfixia

Grande parte do esforço em monitoramento fetal é focalizado no risco de lesão por asfixia. Esta não é, no entanto, a única maneira pela qual o feto pode ser comprometido. Os sistemas de avaliação fetal, que são baseados em **avaliação ultra-sonográfica em tempo real**, lidam com muitos

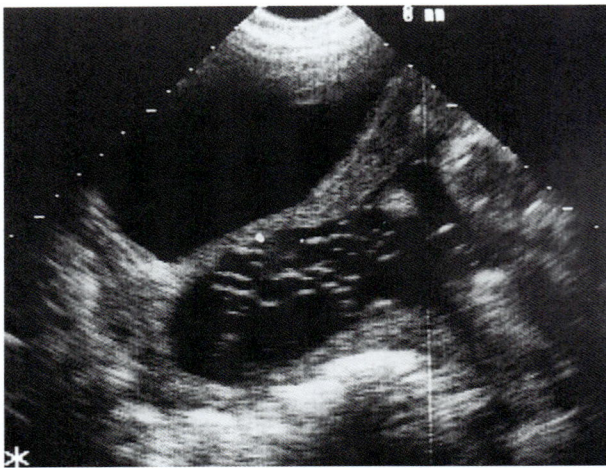

FIGURA 46-1. Apresentação de cordão potencialmente letal. Ultra-som sagital imediatamente acima da sínfise materna, próximo do termo, mostra apagamento acentuado do colo e afunilamento do segmento inferior em uma mãe assintomática. Acidentes de cordão responsabilizam-se por 10 a 20% da mortalidade perinatal em fetos com mais de 1.000 g.

outros fatores relacionados ao bem-estar fetal. A aplicação rígida de um ou outros testes fetais, ignorando toda outra informação disponível presente em um exame com ultra-som, impõe limites consideráveis, e desnecessários, ao que se pode aprender sobre o feto.

A detecção ao acaso de condições sem nenhuma suspeita clínica constitui uma real vantagem do uso de ultra-som para avaliação fetal. Por exemplo, diabetes gestacional pode ser sugerido, transtornos do crescimento fetal detectados, e descoberta hidropisia não-imune. A detecção pré-parto de anomalias fetais importantes, que podem afetar o tratamento obstétrico final, também é parte integrante do exame biofísico fetal.[27] Anormalidades estruturais na placentação, apresentação anômala fetal e problemas do cordão umbilical são todos facilmente observados durante a execução do PBF (Fig. 46-1).[33] Em pesquisa perinatal, pode ser importante separar os efeitos do resultado isolado do PBF daqueles benefícios complementares do exame com ultra-som. Na aplicação prática, embora o PBF seja o veículo principal, é artificial separá-lo da avaliação fetal abrangente. Nossa experiência de mais de 20 anos de avaliação fetal clínica, em centenas de milhares de gestações de alto risco, demonstra que o PBF, revisão anatômica, avaliação das estruturas extrafetais e uma revisão interativa do feto com a família são todos facilmente realizados durante uma ultra-sonografia obstétrica padrão.[34]

PERFIL BIOFÍSICO FETAL

PBF fetal é um método-chave de avaliação fetal em centros em todo o mundo. Introduzido por Manning e Platt em 1980,[35] o PBF inclui quatro variáveis de ultra-som, e a quinta é derivada do monitoramento da freqüência cardio-fetal. Ele foi validado em numerosas situações clínicas de alto risco, de 25 a 42+ semanas de gestação, em gestações simples e múltiplas, para complicações intraparto, pós-parto e neonatais. Estudos de acompanhamento relacionando o PBF imediatamente antes do nascimento a resultados a longo prazo estendem-se até 10 anos de vida. Há uma correlação entre o PBF e os padrões de bem-estar fetal e condição neonatal, a aplicação prática e armadilhas ocasionais do exame e conceitos emergindo a respeito da fusão do PBF e avaliação Doppler.

TABELA 46-2. VARIÁVEIS DO PBF E SEUS PERÍODOS DE TEMPO

Tônus fetal (TF)	Contínuo/min?
Movimento fetal (MF)	Min
Movimentos respiratórios fetais (MRFs)	20-30 min
Volume do líquido amniótico (ILA)	Dias
Cardiotocografia (CTG)	30-60 min

Premissas do Perfil Biofísico Fetal

Com base em nosso conhecimento expandido do comportamento fetal humano, vários princípios de monitoramento fetal são evidentes (Tabela 46-2).

- **Múltiplos parâmetros.** O desenvolvimento original do PBF demonstrou que a combinação de todas as cinco variáveis do escore produzia a representação mais precisa do estado fetal.[36] Os cinco parâmetros incluem quatro demonstrados em ultra-som em tempo real, tônus fetal (TF), MF, MRF e volume do líquido amniótico qualitativo (ILA), e a quinta variável é derivada da análise do traçado de freqüência cardíaca fetal (cardiotocografia [CTG] ou TSE [teste sem estresse]).

- **Múltiplos períodos de tempo.** Há períodos de ciclicidade destas variáveis. As três primeiras variáveis ultra-sonográficas são consideradas marcadores agudos do estado do SNC, enquanto o quarto marcador ultra-sônico, ILA, tem um arcabouço de tempo mais crônico. A adição da CTG possibilita ainda maior superposição entre as variáveis, tornando extremamente improvável que o feto sadio não tenha absolutamente nenhum comportamento alterado em qualquer tempo avaliado.[37]

- **Monitoragem baseada em ultra-sonografia.** Tipicamente, as variáveis de ultra-som são avaliadas em tempo real e apreciadas de acordo com critérios fixos (Tabela 46-3).[37] Evidentemente, o ultra-som oferece a capacidade de detectar anormalidades fetais, discordância de crescimento e outros fatores inesperados fetais ou maternos, ampliando ainda mais o benefício deste método (Fig. 46-1).

- **Interpretação binária das variáveis** (Tabela 46-3). A monitoragem é fácil de aplicar e não muito tendente a alarmes falsos. Por exemplo, quase todo feto normal

TABELA 46-3. PERFIL BIOFÍSICO FETAL: TÉCNICA E INTERPRETAÇÃO

Variável Biofísica	Normal (escore = 2)	Anormal (escore = 0)
Postura e tônus fetal (TF)	1 episódio de extensão ativa com retorno à flexão de membro(s) fetal(is) ou tronco; abertura e fechamento da mão considerados tônus normal	Extensão lenta com retorno à flexão parcial, movimento de membro em extensão completa, ou movimento fetal ausente
Movimento fetal (MF)	3 movimentos individualizados do corpo/membros em 30 min ou menos (episódios de movimento contínuo ativo considerados como movimento único)	Menos de 3 episódios de movimentos do corpo/membros em 30 min completos
Movimento respiratório fetal (MRF)	1 episódio de > 30 s de MRF em 30 min ou menos	Ausência ou nenhum episódio de > 30 s em 30 min completos
Volume de líquido amniótico qualitativo (ILA)	1 bolsão de líquido medindo 2 cm no eixo vertical	Ausência de bolsão ou maior bolsão < 2 cm no eixo vertical
Freqüência cardíaca fetal reativa (TSE)	2 episódios de aceleração de >15 bpm e de >15 bpm associados com movimento fetal em 20 min	< 2 episódios de aceleração da freqüência cardiofetal ou aceleração de <15 bpm em 20 min

alcança escore normal para variáveis agudas dentro de apenas alguns minutos de avaliação — o tempo médio para demonstrar um PBF de 8/8 é 11 minutos. A técnica e interpretação simples dessas variáveis permite aplicação do PBF em muitos contextos ambulatoriais.

- **Resultados do PBF.** Desde o seu começo, o PBF tem sido submetido a inúmeras avaliações.[38] Ao contrário de outros sistemas de monitoragem, que foram usados para descrever a distribuição estatística da população (p. ex., índice de pulsatilidade Doppler de artéria umbilical acima do 90º percentil), os resultados do PBF foram analisados em relação aos resultados do tratamento. O acúmulo continuado de dados demonstrando precisão do teste, impacto mensurável, tanto a curto quanto a longo prazos, continua a ser um componente da aplicação do PBF a populações grávidas de alto risco.[39-41]

Aplicação Prática

A orientação geral para tratamento baseado no PBF está mostrada na Tabela 46-4.[37] As variáveis de ultra-som são analisadas primeiro, e se estas não forem normais quando o tempo de observação é ampliado para 30 minutos, o TSE é efetuado. Na prática clínica, o TSE é incluído apenas em 10 a 15% das vezes (quando uma ou mais das variáveis de ultra-sonografia dinâmica é anormal), ou com base na gravidade clínica. Esta modificação foi estudada prospectivamente e mostrou não alterar a precisão preditiva do método.[42] O uso reduzido do TSE poupa aproximadamente 30 minutos de tempo por paciente a cada exame.[43]

Em geral, o PBF é reservado para pacientes encaminhadas com fatores de alto risco reconhecidos. A monitoragem começa em uma idade gestacional na qual os resultados modificam a conduta (24 a 25 semanas de gestação), e é feita seriadamente. A maioria das pacientes encaminhadas são examinadas semanalmente, mas aquelas com condições graves ou instáveis são avaliadas duas vezes por semana, ou mesmo mais freqüentemente para monitoragem específica para certas doenças.[44,45] Exemplos nesta categoria incluem pré-eclâmpsia proteinúrica, diabetes materno mal controlado com macrossomia fetal, ou mulheres com combinações de doença renal, hipertensão e restrição do crescimento fetal. Nesses casos, a freqüência de exame é aumentada para refletir a gravidade da condição, e o TSE é feito mesmo se todas as variáveis de ultra-som forem normais.[27]

Alguns pontos a respeito do PBF (Tabela 46-3) merecem ênfase.[37]

- **Tônus fetal.** Pelo menos algum movimento deve estar presente para avaliar TF; ele não é simplesmente a postura flexionada de um feto normal. A natureza subjetiva desta avaliação sugere que a experiência também pode fazer parte da aplicação do PBF.
- **Movimento fetal.** A descrição inicial do PBF confiava em movimento de grande amplitude do corpo e/ou membros fetais, porque a visualização com ultra-som era limitada. A aplicação atual inclui o uso de quaisquer MFs definidos, inclusive movimento motor fino da face e mãos, e movimentos propositais, como deglutição.
- **Movimentos respiratórios fetais.** Soluços também contam como movimento respiratório e a demonstração de contrações diafragmáticas sustentadas, durante mais de 30 segundos, satisfaz os critérios normais. O bocejo fetal é extremamente raro. Quando movimentos respiratórios fetais muito vigorosos estão presentes, isto tende muito mais a ser o resultado de glicemia materna e fetal elevada (p. ex., em diabéticas ou mesmo em mulheres normais 60 a 90 minutos em seguida a uma refeição).[46] Quando o feto respira continuamente, absolutamente sem movimento, durante 30 minutos ou mais, deve ser considerada acidose fetal ou outras situações raras.
- **Volume de líquido amniótico.** Quando nenhum bolsão maior que 2 cm pode ser identificado, o diag-

TABELA 46-4. TRATAMENTO CLÍNICO RECOMENDADO BASEADO NO PBF

PBF	Interpretação	MPN Prevista/1.000*	Tratamento Recomendado
10/10	Nenhuma evidência de presença de asfixia fetal	Menos de 1/1.000	Nenhuma intervenção imediata baseando-se no feto. Monitoragem seriada indicada por protocolos específicos para doenças.
8/8			
8/10 (ILA-normal)			
8/10 OLIGO	Comprometimento fetal crônico provável	89/1.000	Para oligoidrâmnio absoluto, observar trato urinário normal, excluir ruptura assintomática das membranas, em seguida resolução obstétrica com qualquer gestação viável.
6/10 (ILA-normal)	Teste equivocado, asfixia fetal não provável	Depende da progressão (61/1.000 em média)	Repetir monitoragem imediatamente, antes de atribuir valor final. Se o escore for 6/10, depois 10/10, em dois períodos de 30 min contínuos, tratar como 10/10. Para 6/10 persistente, aguardar maturidade fetal, ou então resolução obstétrica se menos de 6/10.
4/10	Asfixia fetal aguda provável. Se ILA-OLIGO, asfixia aguda ou crônica muito provável	91/1.000	Resolução obstétrica por via apropriada, com monitoramento contínuo.
2/10	Asfixia fetal aguda extremamente provável com descompensação crônica	125/1.000	Resolução por indicações fetais (usualmente cesariana).
0/10	Asfixia aguda grave bem provável	600/1.000	Resolução imediata por cesariana.

*Por 1.000 nascidos vivos, dentro de 1 semana do resultado de teste mostrado, se não for feita nenhuma intervenção. Para escores de 0, 2 ou 4, a intervenção deve ser imediata, desde que o feto seja viável.
ILA, Índice do líquido amniótico; OLIGO, oligoidrâmnio; MPN, mortalidade perinatal.

nóstico de oligoidrâmnio é claro. O conceito de "líquido subjetivamente reduzido" também é importante,[27] especialmente em RCIU ou em situações pós-termo.[47] Neste caso, haverá bolsões de 2 a 3 cm, mas nenhum bolsão livre de cordão maior que 3 cm, aproximação das partes fetais, extensão restrita de MF, útero acompanhando o contorno do feto e desacelerações espontâneas da freqüência cardiofetal com movimento. O Doppler colorido não é usado para verificar tamanho de bolsão de líquido amniótico. O PBF clássico utiliza a profundidade vertical máxima do bolsão, mas também pode ser usado o índice de líquido amniótico (ILA).[31] Neste caso, valores acima de 6,0 cm recebem um escore de 2.[37] A presença de líquido amniótico aumentado (bolsão vertical maior que 8 cm, constituindo poliidrâmnio leve, e bolsão máximo maior que 15 cm constituindo poliidrâmnio grave) não produzem um valor anormal, mas devem ser reconhecidos.[48] À medida que o volume líquido aumenta para poliidrâmnio grave, problemas neurológicos e defeitos estruturais associados a aneuploidia tornam-se mais prováveis, caso nos quais o PBF pode ser irrelevante. Este é um exemplo de como uma variável anormal, apesar de as restantes serem normais, necessitaria de avaliação adicional.

- **Cardiotocografia.** Muitos centros utilizam a interpretação simplificada deste teste. O TSE é chamado reativo quando há duas ou mais acelerações da freqüência cardíaca, mais de 15 batimentos por minuto, associadas a movimento fetal. Muito mais informação é disponível quando a interpretação é mais detalhada,[49] incluindo freqüência de movimento fetal, presença de contrações indicando trabalho de parto prematuro e presença de pequenas desacelerações indicando volume reduzido de líquido amniótico (Fig. 46-2).[27,37] Uma interpretação computadorizada pode ser mais valiosa na RCIU, e critérios menos rigorosos (10 batimentos por minuto durante 10 segundos) são aplicados antes de 32 semanas.

CARACTERÍSTICAS DE DESEMPENHO

A avaliação contínua do desempenho do PBF tem constituído uma característica da sua evolução clínica. O Quadro 46-5 mostra algumas dessas características. Observa-se que a distribuição do escore do teste reflete o que se espera — a maioria dos fetos, independentemente da sua designação de alto risco, são normais e comportam-se bem.[50] Em contraposição, em relação aos valores preditivos positivos, o raro escore de 0/10 ou 2/10 acarreta uma probabilidade extremamente alta de mortalidade ou morbidade permanente.[51]

Correlações e Impactos Clínicos

Os esquemas dos testes devem predizer acuradamente o estado fetal para validar o seu papel no tratamento de gesta-

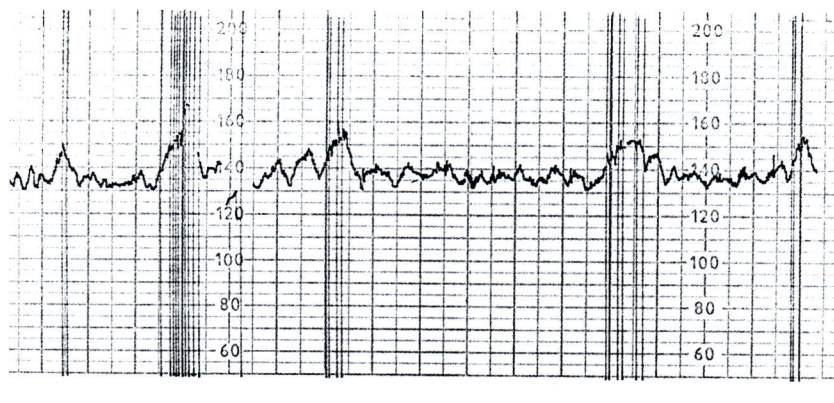

FIGURA 46-2. Teste sem estresse (TSE, teste de repouso) reativo. A freqüência cardíaca fetal (*traçado superior*) é registrada a partir de uma onda de Doppler automática (sonar). A percepção materna da atividade fetal (*marcas verticais no gráfico*) é usada para correlacionar o movimento fetal com as acelerações da freqüência cardíaca, claramente evidentes neste traçado.

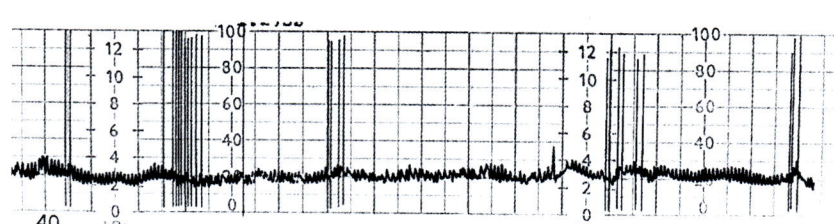

TABELA 46-5. CARACTERÍSTICAS DE DESEMPENHO DO PBF

Escore normal 8/8	Tempo médio do exame — 11 min
Escore anormal	**Exige** avaliação durante 30 min para satisfazer a critérios de anormalidade.

Distribuição do Escore do Teste

Escore normal	10/10	8/8	97,84%
Escore duvidoso	6/10		1,0%
Escore anormal	4/10		0,56
	2/10		0,19
	0/10		0,07

Valor Preditivo Negativo

(PBF normal, intervalo de 7 dias) 99,946%

Valores Preditivos Positivos (Alteram-se com os escores do teste, resultado final)

Exemplos

BPS	Resultado Final	Valor Preditivo Positivo (%)
0/10	Mortalidade perinatal	100 (sem intervenção)
0/10	Mortalidade neonatal	43 (apesar da intervenção)
0/10	Morbidade perinatal	100
4/10	Morbidade perinatal	63
6/10	Morbidade perinatal	35

ções de alto risco. Uma multiplicidade de estudos documentou correlações entre o PBF e avaliações do estado fetal, no pré-natal, intraparto e no período neonatal.[52,53] As relações entre o comportamento fetal, exemplificado pelo PBF, que foram presumidas verdadeiras com base em experimentos animais, agora já foram comprovadas verdadeiras na experiência humana. Por outro lado, o impacto clínico das intervenções indicadas pelos vários escores deve apresentar influência demonstrável sobre o resultado. Realmente não produziria nenhum benefício significativo, por exemplo, se todos os fetos que recebessem intervenção para um escore de 2/10 nascidos por cesariana de emergência morressem ou então ficassem irreversivelmente lesados, mesmo se a correlação entre o seu escore e o pH venoso umbilical fosse estatisticamente significante. Desse modo, é importante observar a utilidade e o impacto do PBF.

CORRELAÇÕES COM O ESTADO FETAL

Pré-natais

O pH venoso umbilical fetal, determinado por cordocentese antes do trabalho de parto, correlaciona-se com o PBF (Fig. 46-3).[54] Nenhum feto com um PBF de 10/10 teve um pH abaixo de 7,20, enquanto o pH caiu com escores declinantes, levando à acidose em quase todos os fetos com PBF de 0/10.

No Parto

Há uma forte correlação entre o PBF imediatamente antes do parto e o pH venoso umbilical colhido do sangue do cordão.[34,55] Muitos autores examinaram diferentes aspectos dessa relação, mas a observação clássica permanece clara: o perfil biofísico, apesar da influência do método do parto, avaliou corretamente o feto acidótico com precisão clínica adequada. Um exame adicional dessa relação demonstrou o conceito de perda progressiva de variáveis individuais, conforme representada na Figura 46-4.[37,56] À medida que a acidose piora, variáveis individuais tornam-se anormais. Estes dados, que são muito semelhantes aos de Vintzelios et al.[56] em gestações consideradas de alto risco e Harman *et al.*[27] em fetos comprometidos que já estavam apresentando desaceleração da freqüência cardiofetal, sugerem que as acelerações e

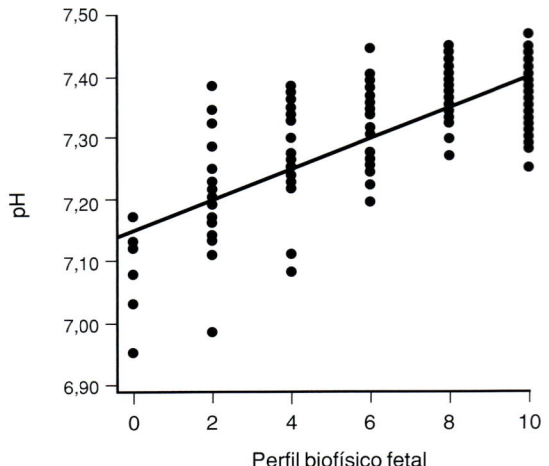

FIGURA 46-3. pH venoso umbilical antes do trabalho de parto em comparação com o perfil biofísico fetal (PBF). Uma amostragem sangüínea fetal por cordocentese foi obtida em 492 fetos que foram submetidos a PBF na mesma época. Este gráfico mostra uma correlação do escore com o pH do cordão umbilical nesses fetos fora de trabalho de parto. Quando o PBF foi 10/10, o pH foi maior que 7,20 em 100%. Quando o PBF foi 0/10, o pH foi sempre menor que 7,20. Para escores intermediários, houve uma variação ampla de um feto para outro.

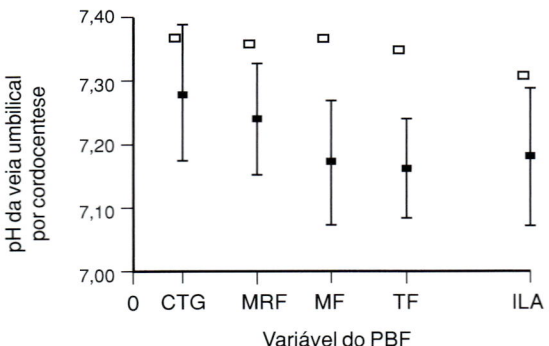

FIGURA 46-4. Perda seqüencial de comportamentos com pH fetal declinante. À medida que a acidose venosa umbilical piora, vários comportamentos se tornam menos freqüentes e afinal desaparecem. Os *quadrados vazios* significam pH quando a variável estava presente (normal). Os *quadrados preenchidos* + 1 DP significam pH de fetos quando a variável estava ausente (anormal). Esses dados sugerem que variáveis individuais podem desaparecer com graus diferentes de acidose.

a variabilidade da freqüência cardíaca fetal desaparecem relativamente cedo, enquanto a deterioração progressiva resulta na abolição de movimentos respiratórios fetais, seguidos pelos MF e tônus. Uma vez que o volume do líquido amniótico leva mais tempo para ser alterado, há uma ampla variação de pH anormal em fetos com oligoidrâmnio.

Como se poderia esperar, há uma forte relação estatística entre o último escore do teste e a mortalidade perinatal.[34,49,52,57,58] A mortalidade perinatal é um ponto final absoluto pelo qual o desempenho do teste pode ser medido. Não é o ideal. Um método de avaliação no qual um teste anormal correlaciona-se com mortalidade perinatal é dema-

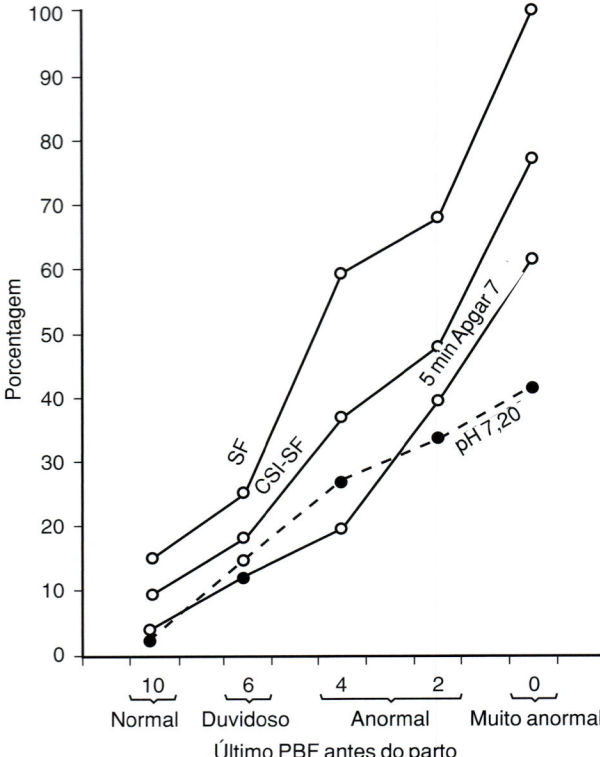

FIGURA 46-5. Perfil biofísico fetal *versus* morbidade neonatal. Este gráfico demonstra a relação exponencial entre a piora do escore e um resultado negativo mais freqüente. SF, Sofrimento fetal; CSI-SF, cesariana no segmento inferior para sofrimento fetal; porcentagem, porcentagem de fetos com sua respectiva morbidade.

siado tardio para ter valor clínico. Por essa razão, a intervenção precoce para um **escore anormal** deveria não apenas reduzir a mortalidade, mas deveria também reduzir a morbidade perinatal. Grandes estudos enfocando esses dados mostraram uma forte correlação entre o último escore do teste e vários marcadores de lesão perinatal (Fig. 46-5).[52] Isso é ampliado do conceito clássico sobre as relações do PBF com a condição do recém-nascido, para dados mais recentes disponíveis sobre mais de cem mil casos encaminhados de alto risco estudados com PBF, os quais mostram a mesma relação correlativa com paralisia cerebral. Entre os fetos acompanhados quanto a vários fatores de risco definidos, 27 subseqüentemente desenvolveram paralisia cerebral.[53] Esses casos seguiram o curso exponencialmente acelerado de cada vez mais casos de paralisia cerebral com PBF progressivamente mais baixo (Fig. 46-6). Assim, muitas facetas dos dados perinatais demonstram a relação estreita entre a avaliação composta do comportamento fetal e o estado fetal.

IMPACTOS DA CONDUTA PELO PERFIL BIOFÍSICO FETAL

Os resultados clínicos da implementação do PBF foram muito recompensadores. Incentivamos o leitor interessado

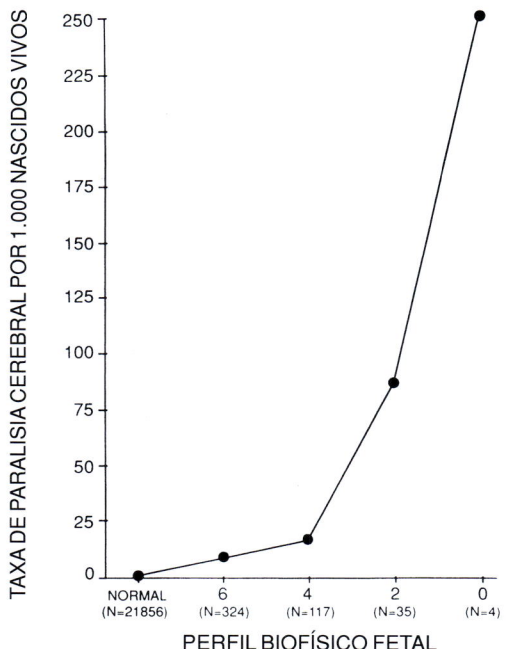

FIGURA 46-6. Paralisia cerebral na idade de 3 anos versus último PBF antes do parto. Há uma relação exponencial entre a piora do escore e o resultado a longo prazo diagnosticado como várias formas de paralisia cerebral. PBF, Perfil biofísico fetal; MPN, Mortalidade perinatal. (De Manning FA, Bondagji N, Harman CR, et al: Fetal assessment based on fetal biophysical profile score. VII. Relationship of last BPS result to subsequent cerebral palsy. J Gynecol Obstet Biol Repro 1997;26:720-729.)

TABELA 46-6. ALTERAÇÕES DA MORTALIDADE PERINATAL COM APLICAÇÃO DO PBF

Programa	n	MPN Testados	MPN Não-testados
Irlanda[57]	3.200	4,1	10,7
Nova Escócia[58]	5.000	3,1	6,6
Manitoba[34]	56.000	1,9	7,7
Califórnia[59]	15.000	1,3	8,8

PBF, Perfil biofísico fetal; n, número testado; MPN, mortalidade perinatal/1.000.

a investigar os muitos relatórios a respeito dos resultados em fetos conduzidos com PBF em comparação com populações controles semelhantes em várias jurisdições. Dois exemplos evidenciam este ponto.

Implementação do Perfil Biofísico Fetal Reduz a Mortalidade Perinatal

A Tabela 46-6 demonstra os impactos estatísticos da implementação do PBF em quatro localizações geográficas distintas. Todos os centros utilizaram um esquema de abordagem relacionando PBF a intervenção, com base na premissa de risco intra-uterino (mortalidade perinatal, como mostrado na coluna central da Tabela 46-4) versus estatísticas de sobrevida conhecidas nas unidades de terapia intensiva neonatal (UTINs) nas suas instituições.[34,57-59]

Perfil Biofísico Fetal Reduz a Morbidade a Longo Prazo

Os dados iniciais sobre taxas de paralisia cerebral mostraram uma redução de dois terços no número de crianças com paralisia cerebral na idade de 3 anos, na população de alto risco controlado com o método do PBF.[60] Estes dados agora foram ampliados, para incluir várias outras seqüelas neurológicas da infância (Tabela 45-7),[37,61-63] e demonstram que a implementação do protocolo de tratamento do PBF produz impactos altamente significantes sobre a sobrevida e o bem-estar a longo prazo. Embora o mecanismo preciso de redução dessas morbidades não seja conhecido em cada caso, está claro que isso não é um artefato: o diagnóstico-controle de distúrbios emocionais da infância não mostra diferença entre as populações testada e não testada. Pesquisa adicional está progredindo para avaliar os papéis respectivos da intervenção precoce, método de intervenção (p. ex., indução do trabalho de parto versus cesariana para o feto comprometido) e impacto da transferência pré-natal para um centro com UTIN de alto risco.

Monitoragem Fetal Integrada

Com o advento da dopplervelocimetria, o tratamento do feto com RCIU tornou-se muito sofisticado.[22] À medida que a função placentária piora, a progressão nos achados com Doppler estende-se a partir da artéria umbilical, demonstrando resistência placentária aumentada, para a artéria cerebral média, demonstrando fluxo sangüíneo cerebral anormalmente aumentado (centralização), em um esforço para preservar o cérebro, e finalmente o comprometimento do estado cardiovascular fetal, conforme representado pelas veias precordiais.[28] Do mesmo modo que os comportamentos se alteram à medida que a doença progride, a avaliação Doppler mostra deterioração progressiva.[64] Essas alterações tendem a obedecer a padrões comuns, mas não a progressões rígidas, de modo que todas as variáveis devem ser incluídas a fim de se obter avaliação adequada do estado hemodinâmico do feto comprometido com RCIU (Fig. 46-7).

As alterações no estado hemodinâmico do feto com RCIU são fortemente associadas às alterações no comportamento fetal e à produção de líquido amniótico. À medida que a função placentária se deteriora, o declínio nas variáveis hemodinâmicas interage com perda progressiva das **variáveis** biofísicas, de modo que, à medida que a resistência placentária cede caminho ao comprometimento vascular sistêmico, o CTG torna-se não-reativo. À medida que o Doppler na ACM piora e as veias precordiais começam a indicar comprometimento cardíaco, as outras variáveis do PBF começam a desaparecer e o escore global torna-se anormal (Fig. 46-8). Se o Doppler for usado para indicar o parto, muitas vezes os fetos estão ainda prematuros, e se supõe que poderia ser possível permanecer mais tempo intra-útero. Quando o PBF for usado para indicar o parto, depois que os estudos com Doppler mostraram alteração, a permanência intra-uterina pode ser maximizada — desse modo reduzindo o impacto de prematuridade e minimizando o risco de lesão neurológica. Essas relações conduziram ao estabelecimento de um protocolo utilizando ambos os conjuntos de informação no feto com RCIU, chamado *monitoragem fetal integrada* (Tabela 46-8).[22,65] Evidência preliminar sugere que a monitoragem fetal integrada pode alcançar a combinação ideal de permanência intra-uterina segura máxima e condi-

TABELA 46-7. SEQÜELAS NEUROLÓGICAS EM FETOS TESTADOS E NÃO-TESTADOS PELO PBF*

Variável	Testados	Não-testados	p
Parto	26.288	58.659	
Peso médio ao nascer	2,09 kg ± 0,99	2,28 kg ± 0,32	NS
< 1,0 kg	14%	6,7%	NS
Idade gestacional média	33,4 ± 5,6 semanas	34,4 ± 2,1 semanas	NS
< 32 semanas	40,5%	37,8%	NS
< 28 semanas	13,5%	10,9%	NS
Taxa de paralisia cerebral[60]	1,33	4,74	< 0,001
Cegueira cortical	0,66	1,04	< 0,01
Surdez cortical	0,90	2,2	< 0,005
Retardo mental	0,80	3,1	< 0,001
DDAH[62]	4,7	28,1	< 0,001
DEI[63]	1,2	1,0	NS

*Todas as taxas expressas por 1.000 nascidos vivos.
DDAH, Distúrbio de déficit de atenção hiperatividade; PBF, perfil biofísico fetal; DEI, distúrbios emocionais da infância (controle viável); NS, não significativamente diferente.

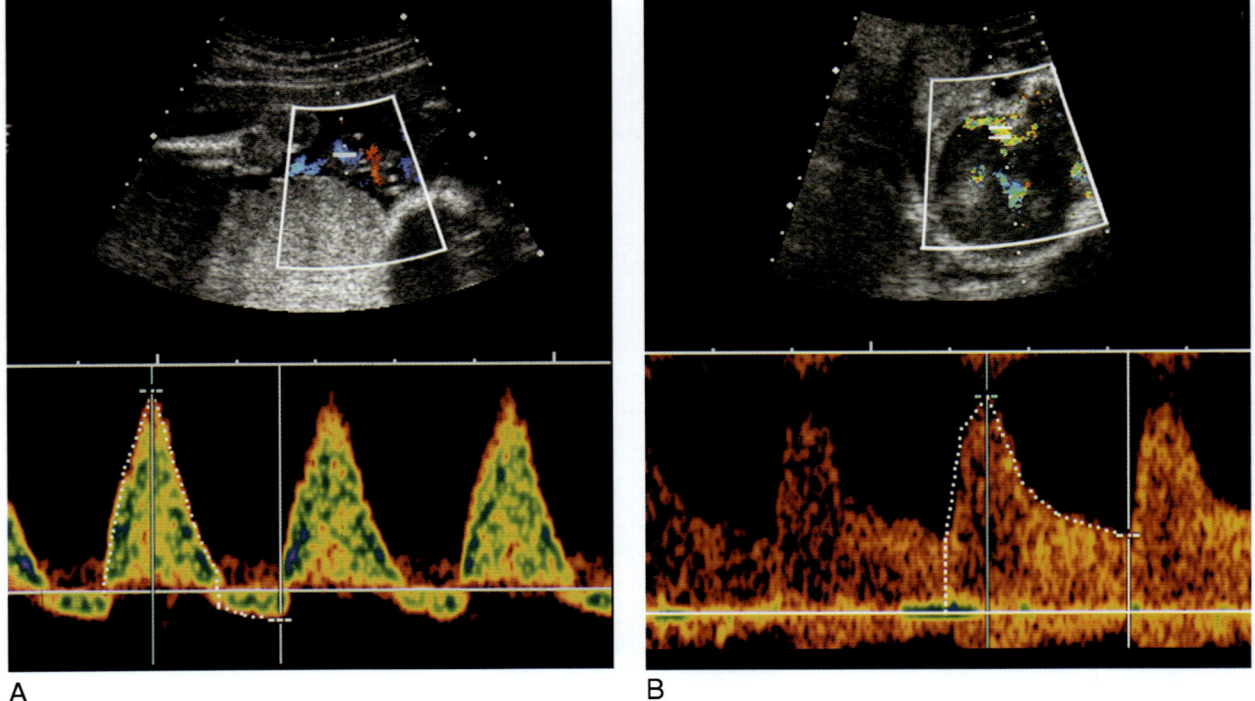

FIGURA 46-7. Avaliação Doppler fetal composta na RCIU. Os traçados devem ser obtidos de acordo com padrões clínicos rigorosos. **A**, na artéria umbilical; **B**, artéria cerebral média.

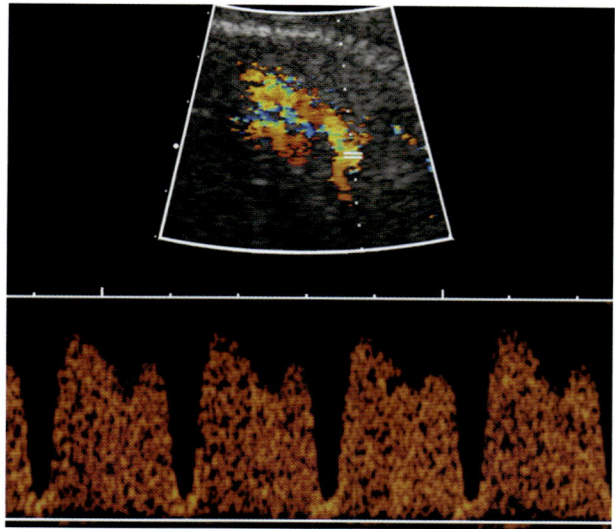

FIGURA 46-7, cont. Avaliação Doppler fetal composta na RCIU. Os traçados devem ser obtidos de acordo com padrões clínicos rigorosos. **C**, ducto venoso fetal. Os exemplos representam um feto com RCIU grave que tem inversão das velocidades diastólicas finais na artéria umbilical, redistribuição para aumentar o fluxo sangüíneo cerebral (preservação cerebral) na artéria cerebral média, mas traçado normal no ducto venoso. Uma vez que o PBF foi 10/10, o parto foi postergado por 12 dias, permitindo maturidade importante, antes da cesariana marcada para 30 semanas de gestação. PBF, Perfil biofísico fetal; RCIU, restrição do crescimento intra-uterino.

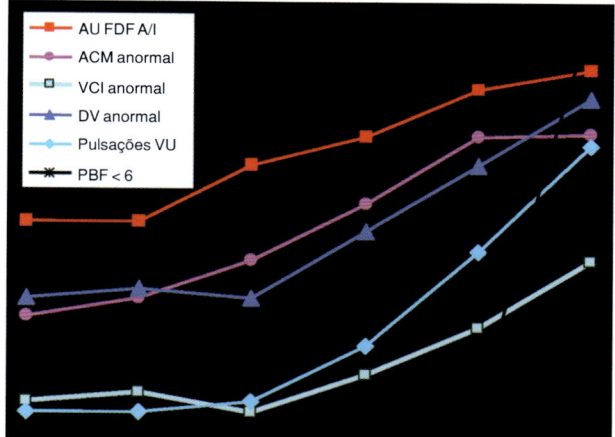

FIGURA 46-8. Declínio nos índices a Doppler à medida que o PBF se deteriora. Estudos com Doppler foram efetuados prospectivamente; as decisões de tratamento, inclusive a decisão de resolução por razões fetais, foram de acordo com o PBF. Uma vez que todos os fetos tinham diagnóstico de RCIU grave e nasceram muito antes do termo, a indicação do parto foi um PBF anormal. O gráfico demonstra a freqüência cada vez maior de fetos com traçados Doppler anormais em cada área da circulação analisada antes de o PBF ficar alterado. PBF, Perfil biofísico fetal; DV, ducto venoso; RCIU, restrição de crescimento intra-uterino; VCI, veia cava inferior; ACM, artéria cerebral média; AU FDF A/I, fluxo diastólico final ausente ou invertido na artéria umbilical; VU, veia umbilical.

TABELA 46-8. ANORMALIDADE DOPPLER INDICA CRONOLOGIA DO PBF

Anormalidade*	Cronologia do PBF[†]	Decisão de Resolução Obstétrica[‡]
Índices elevados (Isoladamente)	Semanalmente	PBF[§] anormal ou termo ou > 36 semanas Ausência de crescimento fetal
VDFA	Duas vezes por semana	PBF[§] anormal ou > 34 semanas comprovadamente Maturidade de conversão para VDFI
VDFI	Diariamente	Qualquer PBF < 10/10[¶] ou > 32 semanas, com corticoterapia pré-natal
VDFI-PVU	Três vezes por dia	Qualquer PBF < 10/10[¶] ou > 28 semanas, com corticoterapia pré-natal

Observação: PBF determina o tratamento; Feto deve ser viável para entrar: > 25 semanas de gestação, > 500 g, peso fetal estimado, anatomia normal, cariótipo normal.
*Doppler de artéria umbilical e árvore venosa completa. Centralização do fluxo sangüíneo confirma anormalidade da AU importante, não altera diretamente o tratamento.
[†]Freqüência **mínima**, aumentada com base na gravidade — condição(ões) materna(s), grau de RCIU, gestação.
[‡]Parecer de neonatologia, condição/instabilidade materna, parâmetro fetal direto por cordocentese, todos exercerão impacto nesta decisão da família-perinatologia.
[§]Qualquer PBF 4/10, ou 8/10–Oligo, ou 6/10 repetido.
[¶]PBF 8/10 ausência cíclica de MRF é a única exceção — nesse caso, repetir PBF < 6 h.
VDFA ou I, velocidade diastólica final ausente ou invertida; PBF, perfil biofísico fetal; MRF, movimento respiratório fetal; RCIU, restrição do crescimento intra-uterino; PVU, pulsações venosas umbilicais.

ção neonatal ideal, mesmo nos recém-nascidos mais gravemente comprometidos.

CONCLUSÃO

O perfil biofísico fetal reconhece os padrões de comportamento fetal e sua relação com o estado fetal. Ele proporciona precisão na avaliação fetal e orientação adequada no tratamento. A saúde fetal é avaliada acuradamente, permitindo que a gravidez continue com baixo risco de perda fetal, mesmo em situações maternas complicadas, quando o escore for normal. Comprometimento fetal é detectado com precisão, permitindo intervenção oportuna para baixar a mortalidade e a morbidade perinatais a longo prazo quando o escore não for normal. Uma vez que é um método baseado em ultra-som, o PBF oferece os parâmetros adicionais de intensificar a assistência perinatal quanto a anomalias fetais e alterações sem relação com a asfixia. Em muitos centros mundiais, o PBF representa o padrão de rotina para vigilância do feto de alto risco.

Referências

1. Dawes GS, Fox HE, Leduc BM, et al: Respiratory movements and rapid eye movement sleep in the foetal lamb. J Physiol (London) 1972;220:119-143.
2. Boddy K, Dawes GS: Fetal breathing. Br Med Bull 1975;31:3-7.
3. Manning FA, Platt LD: Human fetal breathing movements and maternal hypoxemia. Obstet Gynecol 1979;53:758-760.
4. Boddy K, Dawes GS, Fisher R:. Foetal respiratory movement electrocortical and cardiovascular responses to hypoxemia and hypercapnia in sheep. J Physiol (London) 1974;243:599-618.
5. Bocking AD, Gagnon R, Milne KM, et al: Behavioral activity during prolonged hypoxemia in fetal sheep. J Appl Physiol 1988;65:2420-2426.
6. Pillai M, James D: Development of human fetal behavior: A review. Fetal Diagn Ther 1990;5:15-32.
7. Patrick JE, Campbell K, Carmichael L: Patterns of gross fetal body movements in 24 hour observation intervals during the last 10 weeks of pregnancy. Am J Obstet Gynecol 1982;142:363-371.
8. Van Eyck J, Wladimiroff JW, Noordam MJ, et al: The blood flow velocity waveform in the fetal descending aorta: Its relationship to fetal behavior state in normal pregnancy at 37-38 weeks. Early Human Dev 1985;12:137-143.
9. Dalton KJ, Dawes GS, Patrick JE: Diurnal, respiratory and other rhythms of fetal heart rates in lambs. Am J Obstet Gynecol 1977;127:414-424.
10. Ruckebusch Y, Gaujoux M, Eghbali B. Sleep cycles and kinesis in the fetal lamb. Electroenceph Clin Neurophys 1977;42:226.
11. Lee CY, DiLoreto PC, O'Lane JM. A study of fetal heart rate acceleration patterns. Obstet Gynecol 1975; 45(2):142-146.
12. Pillai M, James D: The development of fetal heart rate patterns during normal pregnancy. Obstet Gynecol 1990;76:812-816.
13. Martin CB, Jr: Behavioral states in the human fetus. J Repro Med 1981;26:425-432.
14. Nijhuis JG, Prechtl HFR, Martin CB, Jr, et al: Are there behavioral states in the human fetus? Early Hum Devel 1982;6:177-195.
15. DeVries JIP, Visser GHA, Mulder EJH, et al: The emergence of fetal behavior. III. Individual differences and consistencies. Early Hum Devel 1988;16:85-104.
16. Richardson BS: Fetal adaptive responses to asphyxia. Clin Pernat 1989;16:595-611.
17. Rudolph AM: The fetal circulation and its response to stress. J Dev Physiol 1984;16(3):595-611.
18. Bocking AD, Gagnon R, Milne KM, et al: Circulatory responses to prolonged hypoxemia in fetal sheep. Am J Obstet Gynecol 1988;159:1418-1424.
19. Rurak DW, Richardson BS, Patrick JE, et al: Oxygen consumption in the fetal lamb during sustained hypoxemia with progressive acidemia. Am J Physiol 1990; 258:1108-1115.
20. Rurak DW, Selke P, Fisher M, et al: Fetal oxygen concentration: Comparison of the human and sheep. Am J Obstet Gynecol 1987;156:360-366.
21. Sheldon RE, Peeters LLH, Jones MD, et al: Redistribution of cardiac output and oxygen delivery in the hypoxemic fetal lamb. Am J Obstet Gynecol 1979;135:1071-1078.
22. Baschat AA, Harman CR: Antenatal assessment of the growth restricted fetus. Curr Opin Obstet Gynecol 2001;13:161-168.
23. Baschat AA, Gembruch U, Reiss I, et al: Relationship between arterial and venous Doppler and perinatal outcome in fetal growth restriction. Ultrasound Obstet Gynecol 2000;16:407-413.
24. Anderson DF, Parks CM, Faber JJ: Fetal O_2 consumption in sheep during controlled long-term reductions in umbilical blood flow. Am J Physiol 1986;250:H1037-H1042.
25. Rurak DW, Gruber NC: Effect of neuromuscular blockade on oxygen consumption and blood gases. Am J Obstet Gynecol 1983;145:258-262.
26. Van Vliet MAT, Martin CB, Jr, Nijhuis JG, et al: Behavioral states in growth retarded human fetuses. Early Hum Develop 1985;12:183-197.
27. Harman CR, Menticoglou S, Manning FA: Assessing fetal health. In James DK, Steer PJ, Weiner CP, Gonick B (eds): High Risk Pregnancy Management Options. New York, WB Saunders, pp 249, 1999.
28. Harman CR, Baschat AA: Comprehensive Doppler evaluation of high risk pregnancy. Curr Opin Obstet Gynecol 2003;15:147-157.
29. Harman CR, Menticoglou SM: Fetal surveillance in diabetic pregnancy. Curr Opin Obstet Gynecol 1997;9:83-90.
30. Seeds AE: Current concepts of amniotic fluid dynamics. Am J Obstet Gynecol 1980;138:575-586.
31. Chamberlain PF, Manning FA, Morrison I, et al: Ultrasound evaluation of amniotic fluid volume. I. The relationship of marginal and decreased amniotic fluid volumes to perinatal outcome. Am J Obstet Gynecol 1984;150:245-249.
32. Bastide A, Manning FA, Harman CR, et al: Ultrasound evaluation of amniotic fluid: Outcome of pregnancies with severe oligohydramnios. Am J Obstet Gynecol 1986;154:895-900.
33. Lange IR, Manning FA, Morrison I, et al: Cord prolapse: Is antenatal diagnosis possible? Am J Obstet Gynecol 1985;151:1083-1085.
34. Manning FA: Fetal biophysical profile scoring. Theoretic considerations and clinical application. In Fetal Medicine. Norwalk, Conn. Appleton and Lange, 1995, p. 221.
35. Manning FA, Platt LD, Sipos L. Antepartum fetal evaluation: Development of fetal biophysical profile score. Am J Obstet Gynecol 1980;136:787-795.
36. Harman CR: Assessment of fetal health. In Creasy R, Resnick R (eds): Maternal-Fetal Medicine., New York, Appleton, 2004, pp 357–401.
37. Manning FA, Baskett TF, Morrison I, et al: Fetal biophysical profile scoring: A prospective study in 1184 high-risk patients. Am J Obstet Gynecol 1981;140:289-294.
38. Manning FA, Morrison I, Lange IR, et al: Fetal assessment based on fetal biophysical profile scoring: Experience in 12,620 referred high-risk pregnancies. I. Perinatal mortality by frequency and etiology. Am J Obstet Gynecol 1985;151:343-350.
39. Manning FA, Morrison I, Harman CR, et al: Fetal assessment based on fetal biophysical profile scoring: Experience in 19,221 referred high-risk pregnancies. II. An analysis of false-negative fetal deaths. Am J Obstet Gynecol 1987;157:880-884.
40. Dayal AK, Manning FA, Berck DJ, et al: Fetal death after normal biophysical profile score: An eighteen-year experience. Am J Obstet Gynecol 2000;183:783.
41. Manning FA, Lange IR, Morrison I, et al: Fetal biophysical profile score and the non-stress test: A comparative trial. Obstet Gynecol 1984;64:326-331.

42. Manning FA, Morrison I, Lange IR, et al: Fetal biophysical profile scoring: Selective use of the non-stress test. Am J Obstet Gynecol 1987;157:709-712.
43. Johnson JM, Lange IR, Harman CR, et al: Biophysical profile scoring in the management of the diabetic pregnancy. Obstet Gynecol 1988;72:841-846.
44. Johnson JM, Harman CR, Lange IR, et al: Biophysical profile scoring in the management of post-term pregnancy: An analysis of 307 patients. Am J Obstet Gynecol 1986;154:269-273.
45. Manning FA, Heaman M, Boyce D, et al: Intrauterine fetal tachypnea. Obstet Gynecol 1981;58:398-400.
46. Harman CR: Fetal biophysical variables and fetal status. In Maulik D (ed): Asphyxia and Brain Damage. New York, Wiley-Liss, 1998, pp 279-320.
47. Chamberlain PF, Manning FA, Morrison I, et al: Ultrasound evaluation of amniotic fluid volume. II. The relationship of increased amniotic fluid volume to perinatal outcome. Am J Obstet Gynecol 1984;150:250-254.
48. Martin CB, Jr: Regulation of fetal heart rate and genesis of FHR patterns. Semin Perinatol 1978;2:131-145.
49. Manning FA, Morrison I, Harman CR, et al: The abnormal fetal biophysical profile score. V. Predictive accuracy according to score composition. Am J Obstet Gynecol 1990;162:918-927.
50. Manning FA, Harman CR, Morrison I, et al: Fetal assessment based on fetal biophysical profile scoring. III. Positive accuracy of the very abnormal test (biophysical profile score = 0). Am J Obstet Gynecol 1990;162:398-402.
51. Manning FA, Harman CR, Morrison I, et al: Fetal assessment based on fetal biophysical profile scoring. IV. An analysis of perinatal morbidity and mortality. Am J Obstet Gynecol 1990;162:703-709.
52. Manning FA, Bondagji N, Harman CR, et al: Fetal assessment based on fetal biophysical profile score. VII. Relationship of last BPS result to subsequent cerebral palsy. J Gynecol Obstet Biol Repro 1997;26:720-729.
53. Manning FA, Snijders R, Harman CR, et al: Fetal biophysical profile scoring. VI. Correlations with antepartum venous pH. Am J Obstet Gynecol 1993;169:755-763.
54. Vintzileos AM, Gaffney SE, Salinger LM, et al: The relationship among the fetal biophysical profile, umbilical cord pH, and Apgar scores. Am J Obstet Gynecol 1987;157:627-631.
55. Vintzileos AM, Fleming AD, Scorza WE, et al: Relationship between fetal biophysical activities and umbilical cord blood gas values. Am J Obstet Gynecol 1991;165:707-713.
56. Vintzileos AM, Campbell WA, et al: Fetal biophysical profile scoring: Current status. Clin Perinatol 1989; 16:661-689.
57. Chamberlain PF: Later fetal death—has ultrasound a role to play in its prevention? Irish J Med Sci 1991;160:251.
58. Baskett TF, Allen AC, Gray JH, et al: Fetal biophysical profile and perinatal death. Obstet Gynecol 1987;70:357.
59. Miller DA, Rabello YA, Paul RH: The modified biophysical profile: Antepartum testing in the 1990s. Am J Obstet Gynecol 1996;174:812-817.
60. Manning FA, Bondagji N, Harman CR, et al: Fetal assessment based on biophysical profile scoring. VIII. The incidence of cerebral palsy in tested and non-tested perinates. Am J Obstet Gynecol 1998;178:696-706.
61. Manning FA, Harman CR, Menticoglou S, et al: Mental retardation: Prevalence and etiologic factors in a large obstetric population. Am J Obstet Gynecol 2000;182:S110.
62. Manning FA, Harman CR, Menticoglou S, et al: Attention deficit disorder: Relationship to fetal biophysical profile. Am J Obstet Gynecol 2000;182(1):S72.
63. Manning FA, Harman CR, Menticoglou S, et al: The prevalence of non-specific emotional disorder of childhood is unrelated to adverse perinatal factors. Am J Obstet Gynecol 2000;182(1):S110.
64. Baschat AA, Gembruch U, Harman CR: The sequence of changes in Doppler and biophysical parameters as severe fetal growth restriction worsens. Ultrasound Obstet Gynecol 2001;18:571.
65. Baschat AA: Integrated fetal testing in growth restrictions: Combining multivessel Doppler and biophysical parameters. Ultrasound Obstet Gynecol 2003;21:1.

47

AVALIAÇÃO DOPPLER NA GRAVIDEZ

Fawaz Alkazaleh / Frank Reister / John C.P. Kingdom

SUMÁRIO DO CAPÍTULO

CONSIDERAÇÕES TÉCNICAS
- Doppler de Onda Contínua
- Doppler Pulsátil
- Doppler de Fluxo Colorido
- Power Doppler

SEGURANÇA DO ULTRA-SOM DOPPLER
- Cavitação
- Aquecimento
- Considerações Práticas de Segurança

ANÁLISE DA FORMA DE ONDA
- Análise Quantitativa
- Análise Qualitativa

RISCOS POTENCIAIS
- Ângulo de Insonação
- Freqüência Cardíaca
- Posicionamento da Amostra Doppler

ESTUDOS FUNCIONAIS DOPPLER
- Fisiologia do Fluxo Sangüíneo Placentário

Artérias Uterinas
Artérias Umbilicais
Artéria Cerebral Medial
Circulação Venosa
Outros Vasos
Variações de Referência aos Estudos Doppler

RESTRIÇÃO DE CRESCIMENTO INTRA-UTERINO
- Diagnóstico da Doença de Início Precoce
- Monitoração Ultra-sonográfica
- Monitoração Fetal Baseada em Evidência
- Administração de Esteróides

TRIAGEM DA RESTRIÇÃO DE CRESCIMENTO INTRA-UTERINO DE INÍCIO PRECOCE
- Doppler da Artéria Uterina
- Triagem Sérica Materna
- Doppler da Artéria Umbilical e Fetal

Restrição de Crescimento Intra-uterino de Início Tardio ou Brando
Gravidez Pós-data
Estudos Doppler em Gestação Gemelar
- Gêmeos Dicoriônicos
- Gêmeos Monocoriônicos
- Óbito de Um dos Gêmeos
Anemia Fetal
Hemorragia Fetomaterna Aguda

ESTUDOS DOPPLER NAS ANORMALIDADES FETAIS
- Cérebro Fetal
- Região do Pescoço
- Tórax
- Abdome

DOPPLER E A BASE DE DADOS COCHRANE

DIRETRIZES FUTURAS

Os últimos 20 anos têm visto um grande crescimento nos aspectos técnicos do ultra-som Doppler e suas aplicações na obstetrícia e medicina fetal. O ultra-som Doppler fornece importantes dados para a triagem e diagnóstico. Além disso, o Doppler contribui de maneira importante para garantir a vigilância do feto comprometido pela restrição de crescimento intra-uterino (RCIU). Esses estudos podem ser utilizados de modo complementar ao perfil biofísico tradicional e ao teste de sem-estresse. Os estudos Doppler têm sido sujeitos a um grande número de estudos clínicos controlados e randomizados, colocando, portanto, estas técnicas dentro do domínio da medicina baseada em evidência. O advento das técnicas Doppler coloridas e pulsáteis permitiu avaliar as anormalidades estruturais fetais e processos patológicos complexos envolvendo a anemia hemolítica fetal, síndrome transfusor-transfundido e hidropisia não-imune.

CONSIDERAÇÕES TÉCNICAS

Doppler de Onda Contínua

Os relatos iniciais do ultra-som Doppler em obstetrícia, incluindo vários estudos clínicos proeminentes, empregaram o Doppler de onda contínua para avaliar as artérias umbilicais,[1] e as artérias uteroplacentárias.[2] O equipamento Doppler de onda contínua é relativamente de baixo custo em comparação com os métodos pulsáteis mais recentes, pois o equipamento não é embutido na máquina de ultra-som. Por definição, o vaso de interesse não é visualizado, e os ângulos de insonação não podem ser avaliados. Apesar disso, o método pode ser útil num ambiente comunitário[3] se, por exemplo, a triagem uterina e/ou artérias umbilicais apresentaram-se normais; além disso, ele mantém seu valor no campo dos estudos nos países em desenvolvimento.[4] Esta modalidade de Doppler tem sido amplamente substituída pelo ultra-som com Doppler pulsátil devido às melhoras técnicas do equipamento e à redução dos custos do equipamento complexo.

Doppler Pulsátil

Contrariamente, o ultra-som com Doppler pulsátil é utilizado para avaliar os padrões de velocidade do fluxo das artérias e veias que são visualizadas simultaneamente pelo ultra-som de escala cinza. O tamanho da amostra do Doppler pulsátil, a freqüência de repetição pulsátil (PRF), o ângulo de insonação e a imagem de escala cinza podem todos ser ajustados para obter formas de onda pura de alta qualidade. Em geral, as velocidades do fluxo sanguíneo na placenta e circulações fetais variam entre 10 e 80 cm/s. O ultra-som com Doppler pulsátil é particularmente útil na obtenção de formas de onda confiáveis da artéria uterina e é essencial na avaliação de várias partes da circulação fetal.

Doppler com Fluxo Colorido

O Doppler com fluxo colorido é uma extensão do Doppler pulsátil em que o sinal colorido é determinado pela direção do fluxo; por convenção, os fluxos vermelhos se direcionam à sonda e os fluxos azuis se afastam dela. O Doppler colorido, portanto, detecta a velocidade do fluxo sangüíneo no mesmo plano da sonda do ultra-som. Os ângulos menores de insonação são necessários para tornar possível que o fluxo possa ser visualizado em vários vasos. O fluxo é mais bem observado em locais de PRF apropriados, ou então nenhum fluxo poderá ser detectado (local de PRF muito alto) ou uma grande quantidade de vasos de baixo fluxo se sobrepõe ao vaso de interesse (local de PRF muito baixo).

Power Doppler

O Power Doppler é uma evolução técnica recente que detecta a velocidade do fluxo sangüíneo independentemente do ângulo de insonação. Este método de imagem é particularmente útil na avaliação de áreas de alta velocidade do fluxo sangüíneo e na diferenciação vascular de áreas avasculares.

SEGURANÇA DO ULTRA-SOM DOPPLER

Em comparação com a imagem de escala cinza, os métodos Doppler aumentam o débito energético e, assim, possivelmente, os efeitos biológicos sobre os tecidos que serão visualizados. A quantidade de energia ultra-sonográfica utilizada na assistência pré-natal triplicou nos últimos 15 anos.[5] Isso é devido ao advento de novas tecnologias, como a apresentação simultânea multimodal (escala cinza, Doppler pulsátil e Doppler colorido) e à utilização cada vez mais disseminada do ultra-som Doppler no início da gravidez. Ainda que de interesse teórico, é difícil demonstrar quaisquer efeitos adversos do ultra-som Doppler no momento atual. O equipamento é regulado com a mínima potência capaz de produzir imagens adequadas, conhecido como o princípio ALARA (*as low as reasonably achievable* [os mais baixos possivelmente exeqüíveis]).[6]

Os efeitos biológicos do ultra-som de energia elevada incluem aquecimento e cavitação dos tecidos e teratogenicidade/mutagenicidade. O último não parece relevante na assistência pré-natal porque nenhuma fragmentação do DNA foi observada com a aplicação da energia do ultra-som comparável à utilizada no ultra-som diagnóstico.[5]

Cavitação

A cavitação no interior do tecido é causada pelo vácuo que segue a onda pulsátil do ultra-som e é empregada na litotripsia não-invasiva para destruição dos cálculos renais. A cavitação nunca fora observada nos tecidos expostos aos baixos níveis de energia utilizadas no ultra-som diagnóstico.

Aquecimento

O aquecimento dos tecidos fetais é dependente da intensidade do ultra-som durante a exposição e do tipo de tecido.[7] Por exemplo, a água não absorve o ultra-som e, portanto, não se aquece. O osso absorve a energia do ultra-som 40 vezes mais que o tecido adiposo. Nos experimentos animais, o efeito pode aumentar a temperatura do cérebro fetal logo abaixo do crânio em aproximadamente 4°C.[8] O tecido neural é particularmente sensível à hipertermia. Os defeitos do tubo neural e a microcefalia têm sido observados em experimentos em que os animais em gestação são expostos ao ultra-som prolongado durante o desenvolvimento embrionário.

Considerações Práticas de Segurança

Os benefícios do ultra-som Doppler excedem, claramente, qualquer preocupação razoável, desde que os exames individuais sejam clinicamente úteis e conduzidos de maneira oportuna por profissionais experientes que utilizam equipamentos modernos e adequadamente regulados no serviço.[6]

A estrutura do equipamento deve incluir:

- Menor intensidade possível de emissão
- Maior ganho possível do receptor
- Freqüência baixa do índice pulsátil e alcance pulsátil curto
- Menor freqüência possível do transdutor

Considerando a própria medida, o operador deve fazer o seguinte:

- Minimizar a utilização do Doppler colorido pela visualização dos vasos inicialmente com ultra-som de escala cinza.

Análise da velocidade da forma da onda do fluxo

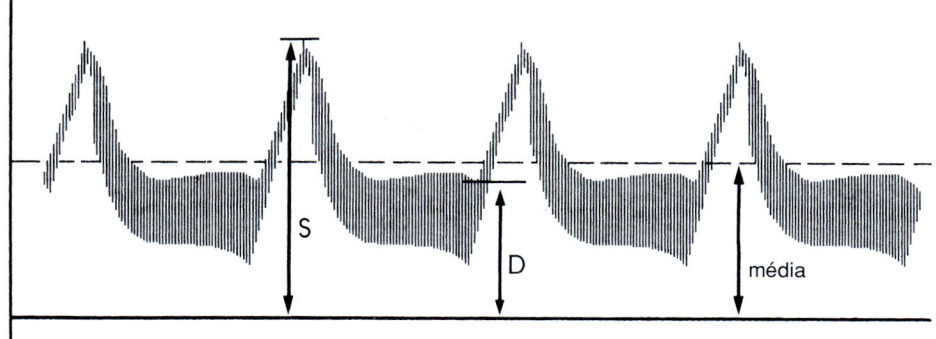

FIGURA 47-1. Diagrama de representação dos índices da forma de onda. Valores do índice de pulsatilidade (IP) são preferidos por questões teóricas e por fornecer dados consistentes de todos os vasos comumente estudados. S/D, velocidade do pico sistólico/diastólico. (De Adamson SL: Arterial Pressure, vascular input impedance, and resistance as determinants of pulsatile blood flow in the umbilical artery. Eur J Obstet Gynecol Reprod Biol 1999;84[2]:119-125.)

Razão S/D = $\dfrac{S}{D}$

Índice de pulsatilidade = $\dfrac{S-D}{\text{média}}$

Índice de resistência = $\dfrac{S-D}{S}$

- Manter a área da janela do fluxo colorido pequena.
- Evitar exames coloridos/pulsáteis prolongados para evitar o aquecimento do tecido.

Em geral, se as considerações supracitadas forem respeitadas e os exames forem clinicamente avaliados e necessários, o exame resulta em um benefício muito maior que um dano potencial ao paciente.

ANÁLISE DA FORMA DE ONDA

Análise Quantitativa

A energia do Doppler resulta na onda de velocidade de fluxo (FWF) que representa o esquema-padrão da velocidade através do ciclo cardíaco. Existem três métodos comuns de descrição da forma de velocidade da onda do fluxo sangüíneo: o índice de pulsatilidade (IP), o índice de resistência (IR) e a relação sístole/diástole S/D (Fig. 47-1). Cada um desses índices é independente do ângulo de insonação. Destes, o IP relaciona-se mais intimamente ao fluxo pulsátil nos vasos com propriedades elásticas.[9] Portanto, os valores do IP são preferidos para todos os vasos placentários e fetais e são mostrados nas tabelas de referências deste capítulo.

Quando o ângulo de insonação for de 0 grau, a velocidade de pico obtida será uma estimativa confiável da velocidade do pico de fluxo dentro do vaso sangüíneo. Para os ângulos de insonação menores que 30°, o ângulo de correção resulta em estimativas precisas razoáveis da velocidade do fluxo de pico. As medidas das velocidades do pico de fluxo são clinicamente úteis, particularmente na avaliação da anemia fetal, débito cardíaco fetal e restrições de crescimento intra-uterino graves.

Análise Qualitativa

Os métodos qualitativos e descritivos podem ser utilizados para descrever as formas de onda na circulação das artérias uterinas e umbilical. As **formas de onda da artéria uterina** normal e anormal representativas são mostradas na Figura 47-2. Uma forma de onda da artéria uterina anormal pode ser descrita ou pela presença ou pela ausência de uma incisura diastólica inicial, ou pelo índice de pulsatilidade. Alguns especialistas preferem reportar o Doppler da artéria uterina pela presença ou ausência de uma incisura protodiastólica. Preferimos a avaliação usuário-independente pelo IP, que leva em consideração a forma do ciclo cardíaco completo e, portanto, inclui a incisura protodiastólica.

Da mesma forma, **as formas de onda Doppler da artéria umbilical** podem ser descritas de modo qualitativo e categórico como normais, com fluxo diastólico reduzido, fluxo diastólico final (FDF) ausente, ou reverso (Fig. 47-3).[10] Esta abordagem é descrita na seção sobre tratamento de gestações com restrição de crescimento intra-uterino grave. A avaliação quantitativa das formas de onda Doppler é mais rápida e mais conveniente atualmente, já que o equipamento pode fornecer valores Doppler utilizando programas disponíveis na Internet (Figs. 47-2A e 47-3D).

RISCOS POTENCIAIS

Ângulo de Insonação

Os índices Doppler comuns, como o IP, IR, ou a razão S/D não são influenciados pelo ângulo de insonação. Todavia, os altos ângulos de insonação reduzem a velocidade de pico, de modo que a proporção da onda total atribuível à interferência de fundo pode ficar aumentada. Em

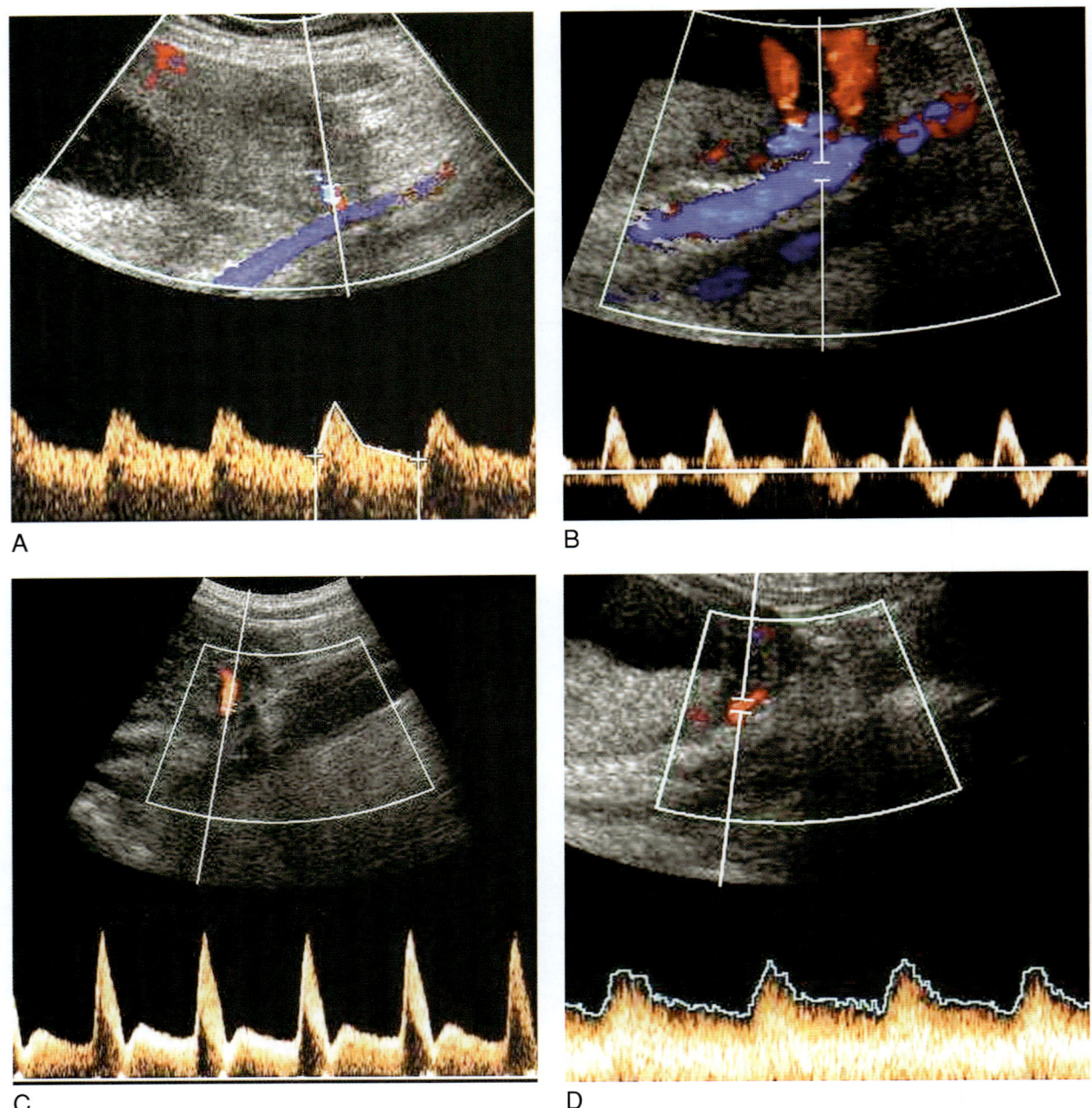

FIGURA 47-2. Formas de onda Doppler da artéria uterina. A, Janela de Doppler pulsátil na artéria uterina proximal logo acima da artéria ilíaca externa. B, Forma de onda correspondente da artéria ilíaca externa. C, Forma de onda com alta pulsatilidade e incisura diastólica inicial evidente. D, Traçado alternativo da forma da onda "Q-elevada" em relação à linha de base pode ser utilizado quando a intensidade do sinal é alta. Um IP médio da artéria uterina > 1,45 da 18ª à 22ª semana é sugestivo de insuficiência vascular uteroplacentária independentemente da presença ou ausência de uma incisura. IP, índice de pulsatilidade.

termos práticos, a forma de onda fica "achatada" (Fig. 47-4). A análise precisa da forma de onda é, portanto, difícil. Além disso, os amplos ângulos de insonação podem levar à perda aparente das freqüências diastólicas, por exemplo, nas artérias umbilicais, levando a um diagnóstico errôneo da insuficiência vascular placentária. É útil utilizar o Doppler com fluxo colorido para localizar os vasos individuais, pois os sinais do fluxo colorido são mais fortes no plano vertical. Os sinais da janela do fluxo colorido asseguram ângulos mínimos de insonação e formas precisas de onda.

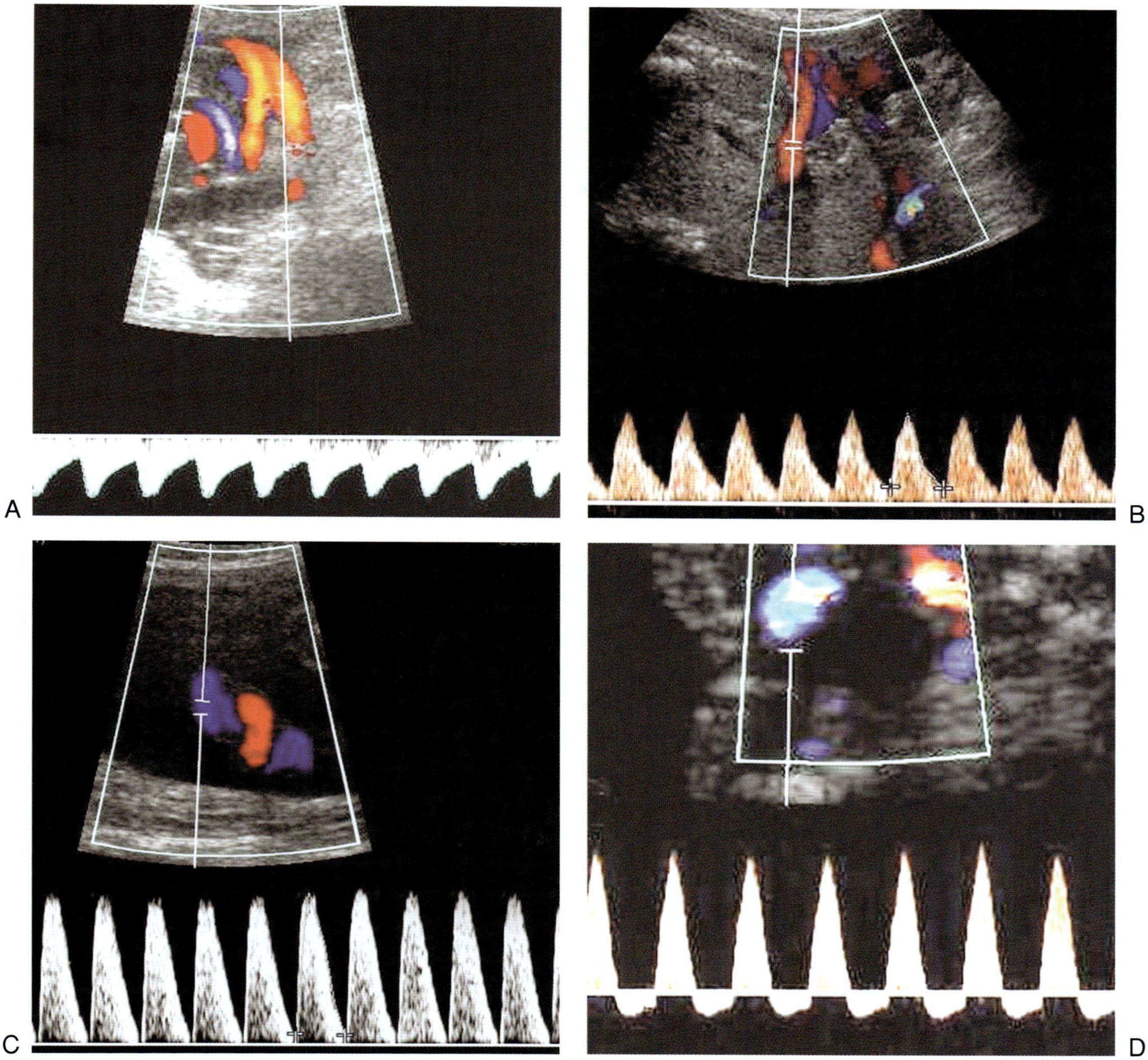

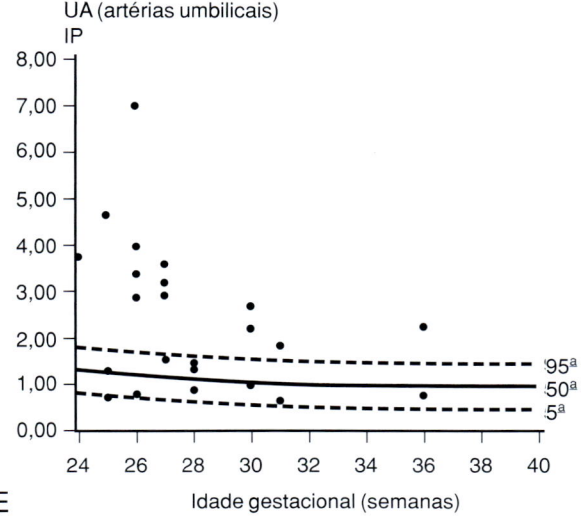

FIGURA 47-3. Formas de onda Doppler da artéria umbilical. A, Traçado normal da forma da onda pela "Q-elevada" na 28ª semana de gestação. B, Fluxo diastólico reduzido. C, Fluxo diastólico final ausente (FDFA). D, Fluxo diastólico final reverso (FDFR). Categorização da forma de onda (*A-D*) pode ser utilizada como um método de relato alternativo ao valor do índice de pulsatilidade (IP) (valores de referência mostrados em **E**). (**A-D**, De Almstrom H, Axelsson O, Cnattingius S, et al: Comparison of umbilical-artery velocimetry and cardiotocography for surveillance of small-for-gestational-age fetuses. Lancet 1992; 340[8825]:936-940; **E**, de Fong KW, Ohlsson A, Hannah ME, at al: Prediction of perinatal outcome in fetuses suspected to have intrauterine growth restriction: Doppler US study of fetal cerebral, renal, and umbilical arteries. Radiology 1999; 213[3]:681-689.)

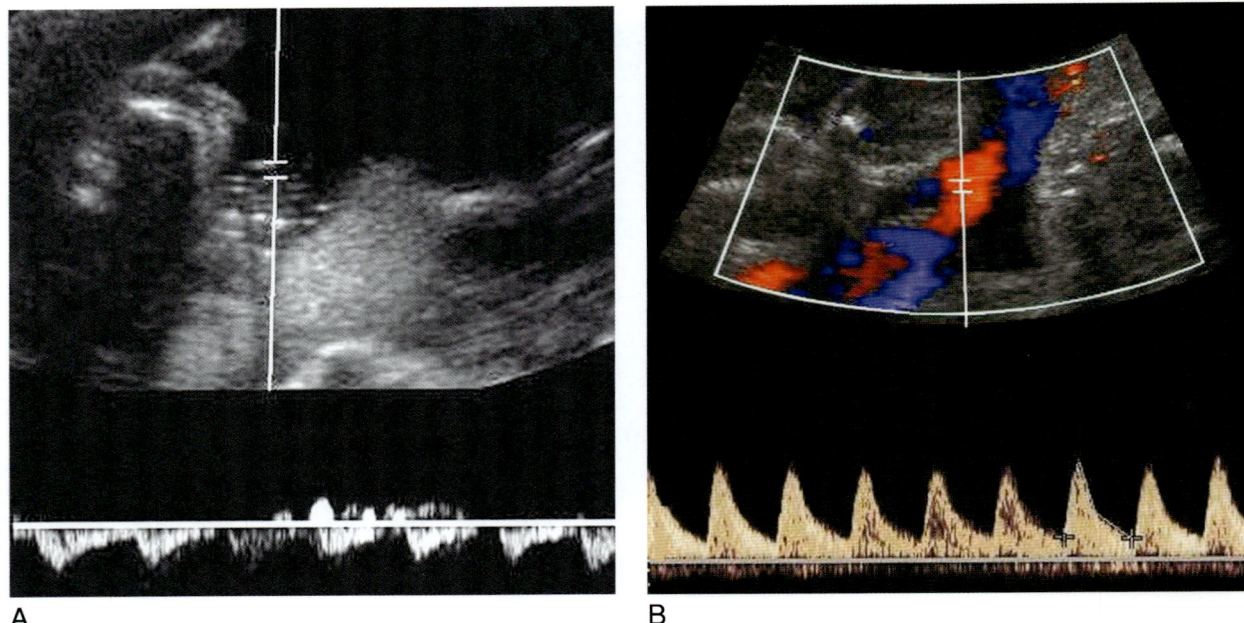

FIGURA 47-4. Aspectos técnicos da artéria umbilical no Doppler. A, "O acompanhamento" do cordão na escala de cinza levará a ângulos inadequadamente maiores de insonação e à impressão errada de fluxo diastólico final (FDF) reduzido ou mesmo ausente. A magnificação de um segmento do cordão seguida da utilização do fluxo colorido, detectando a velocidade do fluxo sangüíneo no plano vertical, permite que a amostra do Doppler pulsátil seja colocada em cada artéria com um ângulo mínimo de insonação. **B**, A forma de onda normal no mesmo paciente.

Freqüência Cardíaca

Um aumento na freqüência cardíaca encurta o tempo da diástole e, portanto, resulta em velocidades aumentadas de fluxo diastólico. De modo inverso, no bloqueio cardíaco completo, uma fase longa diastólica resulta em velocidade diastólica baixa e altos valores de IP (Fig. 47-5). Os algoritmos existem para a correção dos valores de IP para uma freqüência cardíaca padrão de 140 bpm,[11] porém são de menor relevância clínica.

Posicionamento da Amostra Doppler

Se a amostra Doppler for muito grande, os vasos adjacentes podem contaminar a forma de onda do vaso. Isso é importante, por exemplo, no Doppler da artéria uterina, pois a forma de onda Doppler da artéria ilíaca externa é muito diferente da forma de onda da artéria uterina normal com 20 semanas (Fig. 47-2B). De modo oposto, a utilização de uma pequena amostra Doppler posicionada na margem do vaso resulta em baixas velocidades diastólicas, dando uma impressão inadequada dos valores IP anormais. Uma amostra Doppler posicionada através de todo o vaso inclui o fluxo sangüíneo no centro do vaso.

ESTUDOS FUNCIONAIS DOPPLER

Fisiologia do Fluxo Sangüíneo Placentário

Artérias Uterinas

Durante a gestação, a artéria uterina representa o principal ramo anterior da artéria ilíaca interna. Estes vasos correm de cada lado do útero e anastomosam-se, de modo que o fluxo sangüíneo uteroplacentário é a soma de cada oferta arterial. As artérias uterinas ramificam-se nas artérias arqueadas, levando às artérias espiraladas no interior do miométrio. Durante a última parte do primeiro trimestre, as células denominadas trofoblastos extravilosos (TEV) migram dos vilos para fixação na decídua uterina. Essas células invadem e circundam as artérias espiraladas do útero, destruindo sua musculatura lisa, responsável pela sua alta resistência, e transformando-as em vasos dilatados de baixa resistência.[12,13] Além de suas propriedades invasivas, os TEVs promovem o fluxo sangüíneo materno no sítio de implantação por meio da produção dos peptídeos vasodilatadores de ação local na decídua e no miométrio.

O fluxo sangüíneo uterino na mulher não-grávida é de 50 ml/min e aumenta para mais de 700 ml/min no terceiro trimestre da gravidez. O componente diastólico da forma de onda Doppler da artéria uterina é, então, transformado durante a gravidez normal de um componente com uma velocidade baixa do pico de fluxo e uma incisura diastólica inicial para um componente de fluxo alto e nenhuma incisura diastólica da 18ª à 22ª semana.[14] Esta transformação no fluxo sangüíneo maternoplacentário pode ser observada no exame de triagem ultra-sonográfica anatômica detalhada. Os valores do índice de pulsatilidade da 18ª à 22ª semana são tipicamente menores que 1,2 (Fig. 47-2A). Em geral, os estudos Doppler da artéria uterina mostram melhora progressiva enquanto a gravidez avança. Por volta da 22ª semana de gestação, aproximadamente 5% das gestações apresentam formas de onda Doppler anormais bilateralmente na artéria uterina com valores do IP médio acima de 1,45.[15] Na

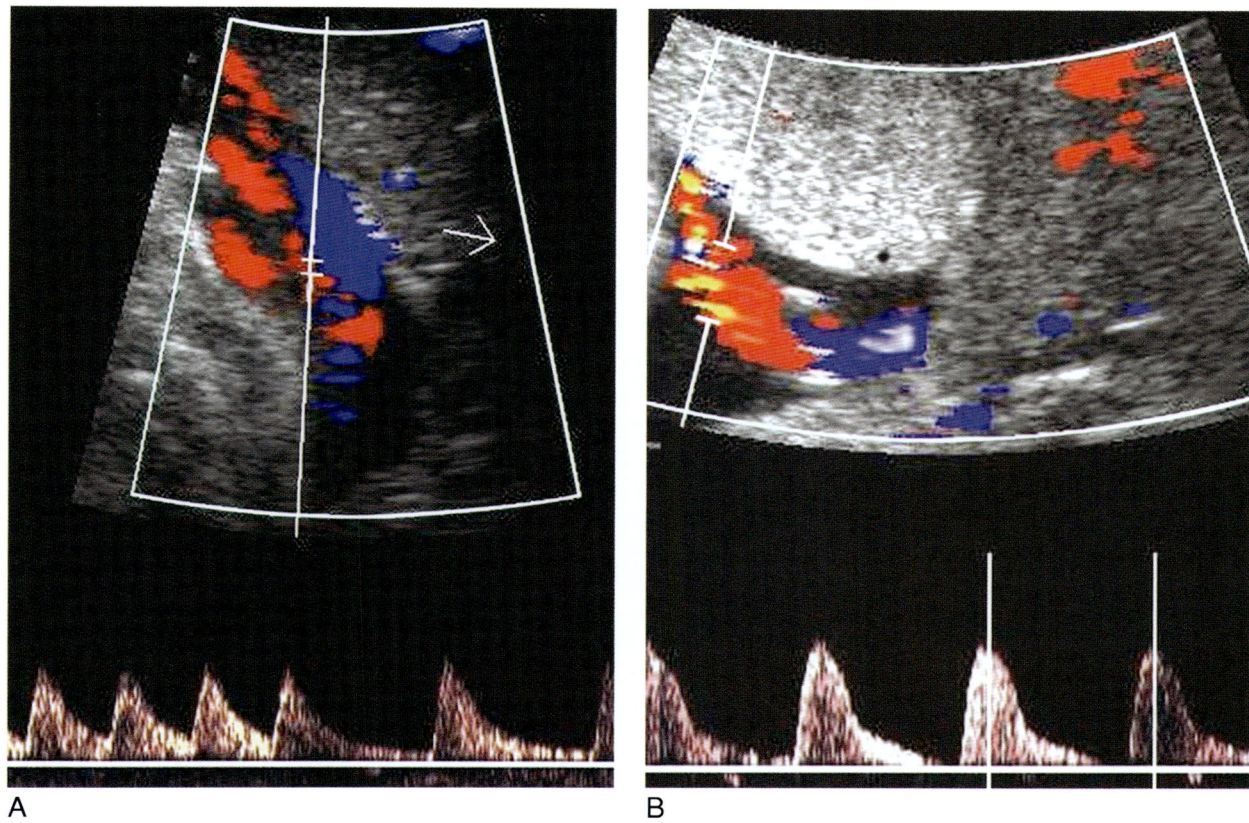

FIGURA 47-5. Efeito das arritmias fetais na forma de onda Doppler da artéria umbilical. A, Bloqueio atrioventricular fetal intermitente em paciente com lúpus eritematoso sistêmico (LES). **B**, Este progrediu para bloqueio atrioventricular total, apesar dos corticosteróides — observe o alto valor do IP devido ao declínio acentuado da onda diastólica antes do próximo ciclo cardíaco. Os valores da artéria umbilical podem ser corrigidos para uma freqüência cardíaca padrão de 140/min, porém esta é de utilização prática mínima. IP, índice de pulsatilidade. (**B**, De Kingdom JC, Ryan G, Whittle MJ, et al: Atrial natriuretic peptide: A vasodilator of the fetoplacental circulation? Am J Obstet Gynecol 1991; 165:791-800.)

22ª semana de gestação, somente 2 a 3% de gestações não-selecionadas apresentam formas de onda anormais bilaterais.[16] Os estudos de embolização em fetos de ovelhas[17,18] mostram que as formas de onda Doppler anormais das artérias uterinas com incisura bilateral podem ser reproduzidas quando a embolização das artérias uterinas provoca redução de aproximadamente 50% do fluxo sangüíneo. Portanto, a detecção de formas de onda anormais bilaterais da artéria uterina da 18ª à 22ª semana (IP médio > 1,45 com incisuras bilaterais) é sugestiva de isquemia vascular uteroplacentária clinicamente significante.

Artérias Umbilicais

O embrião conecta-se à vascularização fetoplacentária em desenvolvimento através do cordão umbilical em torno da 8ª à 10ª semana de gestação. O ultra-som transvaginal com Doppler de fluxo colorido pode demonstrar a circulação fetoplacentária, tipicamente, após 10 semanas de gestação. Durante o primeiro trimestre, a forma de onda da artéria umbilical é caracterizada por FDF ausente e fluxo pulsátil na veia umbilical (Fig. 47-6). O crescimento progressivo da árvore vilosa placentária, junto com um aumento no débito cardíaco fetal, aumentam a velocidade sistólica e diastólica na artéria umbilical.[19] Portanto, os valores do IP diminuem progressivamente enquanto a gestação avança. As velocidades diastólicas estão presentes, tipicamente, nas gestações normais a partir da 14ª à 16ª semana de gestação, de modo que a velocidade diastólica final ausente na artéria umbilical é um achado anormal no momento do exame ultra-sonográfico anatômico da 18ª à 22ª semana. Tipicamente, o valor do IP declina a partir de 2,0 no início do segundo trimestre para aproximadamente 1,0 próximo ao termo.

Artéria Cerebral Medial

O polígono de Willis é facilmente demonstrado pelo Doppler colorido da base do crânio no corte transverso do pólo cefálico (Fig. 47-7). Nesta orientação, as artérias cerebrais médias correm num alinhamento vertical junto à margem do osso esfenóide e são facilmente vistas pelo ultra-som com Doppler colorido. A forma de onda da artéria cerebral média típica da 28ª à 32ª semana é caracterizada por altas velocidades sistólicas e velocidades diastólicas mínimas, resultando

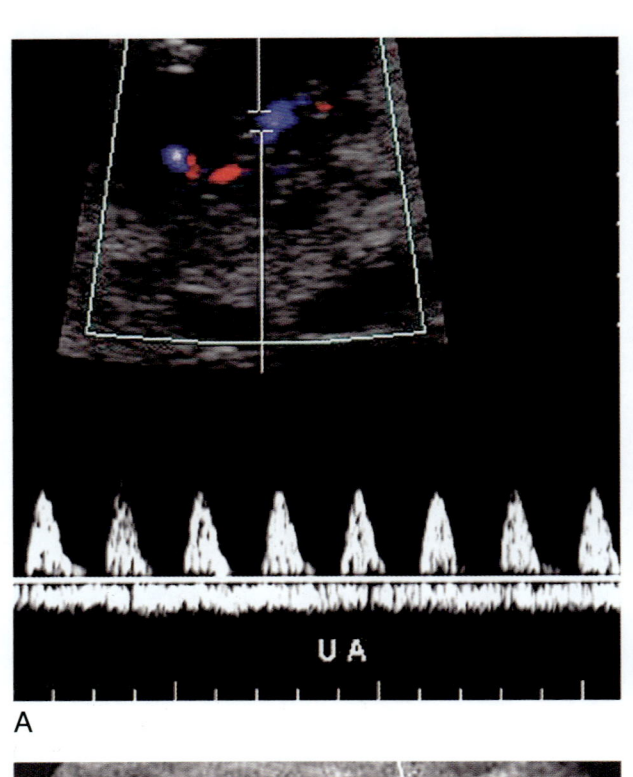
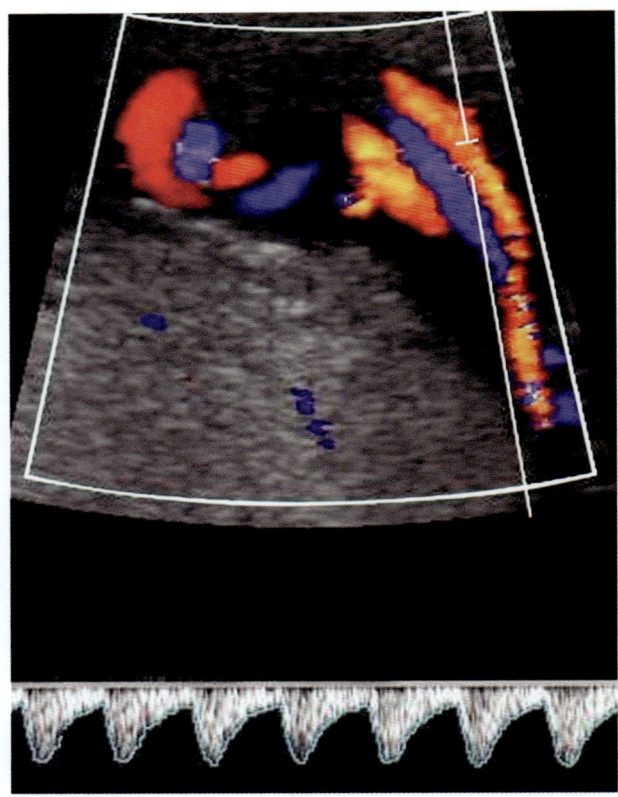
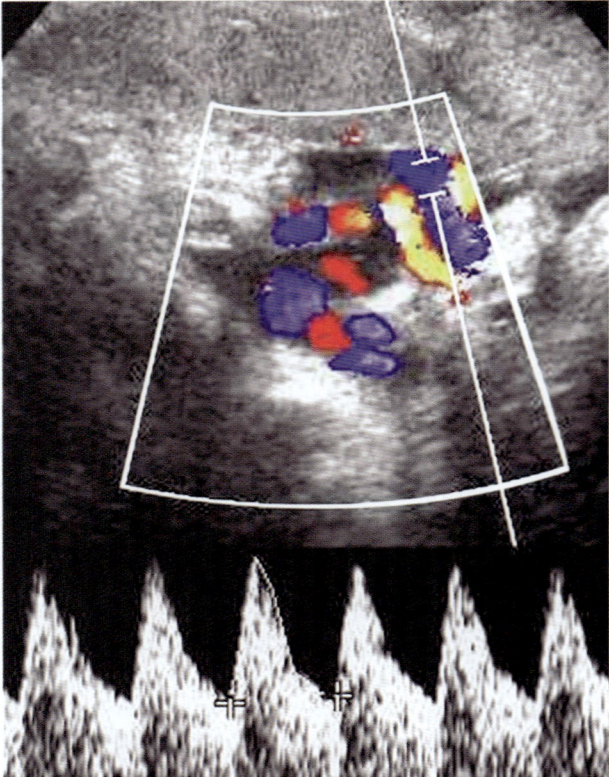

FIGURA 47-6. Alterações Doppler da artéria umbilical durante a gestação. A, Aparências típicas na 10ª semana, mostrando fluxo diastólico final (FDF) ausente fisiológico. B, FDF claramente presente no período de viabilidade fetal na 24ª semana. C, Forma de onda normal no feto de termo. Os valores do IP declinam de 2,0 na viabilidade fetal (24ª à 26ª semana) para 1,0 no termo.

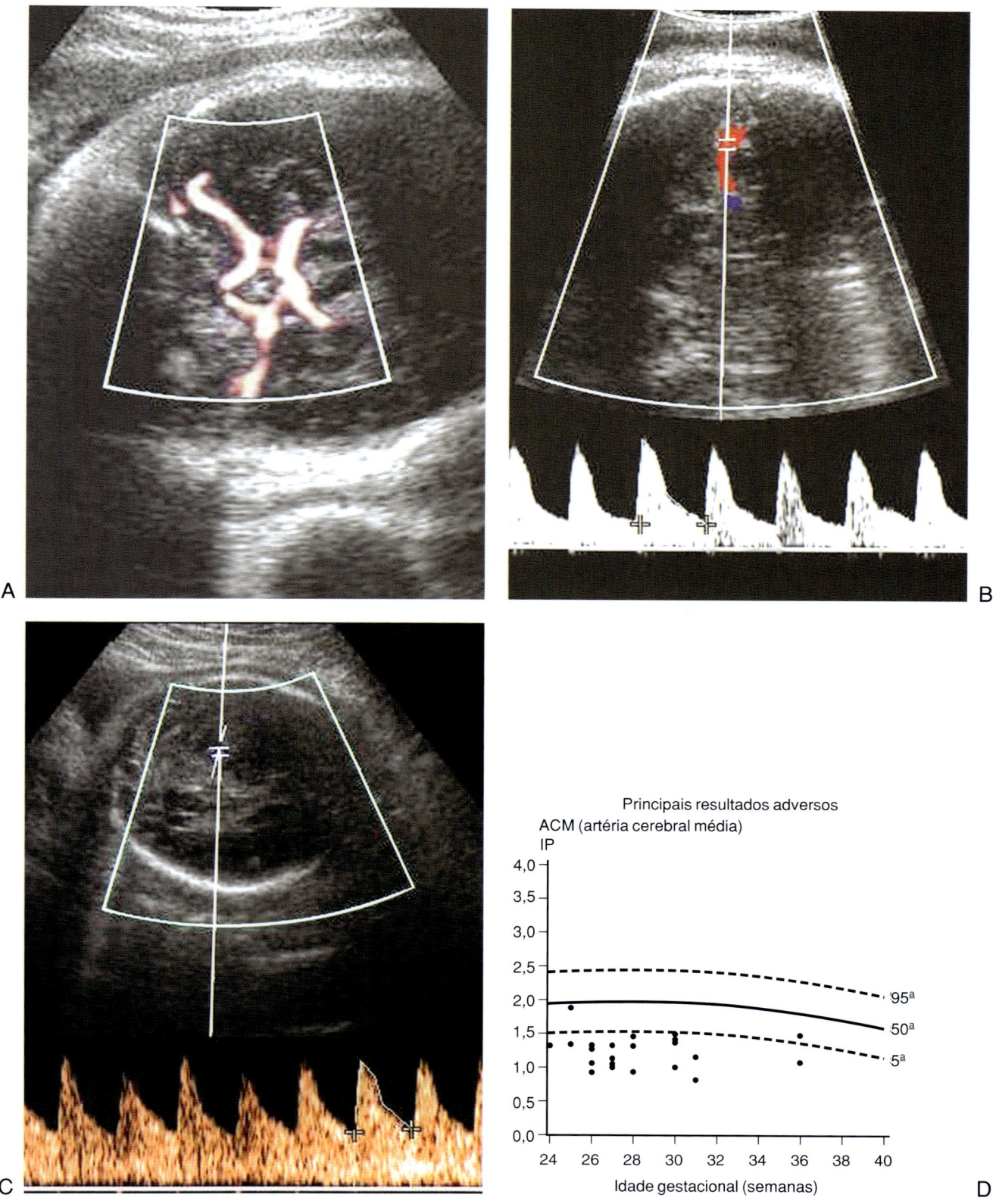

FIGURA 47-7. Doppler colorido e pulsátil da artéria cerebral média. A, polígono de Willis no Power Doppler. **B**, Localização do fluxo colorido da artéria cerebral média (ACM) proximal e forma de onda normal na 28ª semana com fluxo diastólico final mínimo decorrente de auto-regulação cerebral. O fluxo da ACM superior em direção à sonda deve ser medido. O excesso de pressão pode reduzir o fluxo diastólico ou causar bradicardia fetal. **C**, Restrição de crescimento intra-uterino (RCIU) grave. Centralização cerebral (na 28ª semana) aumenta o fluxo diastólico. **D**, Valores de referência, incluindo valores individuais de fetos com restrição do crescimento intra-uterino grave. (De Fong KW, Ohlsson A, Hannah ME, at al: Prediction of perinatal outcome in fetuses suspected to have intrauterine growth restriction: Doppler US study of fetal cerebral, renal, and umbilical arteries. Radiology 1999; 213[3]:681-689.)

em valores altos do IP, geralmente maiores que 1,45. A velocidade diastólica baixa indica mecanismos auto-regulatórios normais que limitam o fluxo sanguíneo cerebral. O sangue oxigenado é direcionado através do septo interatrial pelo ducto venoso (DV) e através da aorta ascendente e artérias carótidas, enviando, preferencialmente, esse sangue oxigenado ao cérebro em desenvolvimento. Os quimorreceptores aórticos percebem a tensão do oxigênio no sangue do arco aórtico e mantêm, normalmente, uma alta resistência vascular na artéria cerebral média (e, desse modo, velocidades diastólicas baixas). Em situações de baixa tensão do oxigênio, o tônus vascular é reduzido na artéria cerebral média, resultando numa velocidade diastólica aumentada e valores reduzidos do IP. Isso é conhecido como redistribuição do fluxo sangüíneo ao cérebro fetal e é encontrado em formas mais graves de RCIU de início precoce.

Circulação Venosa

Os fluxos sangüíneos venosos retornam ao átrio direito do feto através de três vasos, denominados veia cava superior (VCS), veia cava inferior (VCI) e ducto venoso (DV). Quarenta por cento do débito cardíaco fetal são direcionados para as artérias umbilicais, retornando ao coração fetal via veia umbilical e através da veia umbilical intra-hepática (VUI). Aproximadamente 50% do sangue da VUI entra no DV estreito e muscular, direcionando o sangue oxigenado em alta velocidade (60 cm/s) para o forame oval em direção ao átrio esquerdo, e do arco aórtico ao cérebro fetal. O fluxo restante da VUI entra na circulação hepática, retornando via VCI. O sangue flui em velocidade baixa (20 cm/s) a partir das veias cavas inferior e superior para o átrio direito, onde é direcionado através do canal arterial para a aorta descendente.

As formas de ondas representativas são mostradas na Figura 47-8. A forma de onda normal do DV tem duas interrupções causadas pela contração atrial (a onda A maior) e pelo fechamento da valva tricúspide (a onda E menor). Sob circunstâncias normais, essas interrupções da pressão da onda são pequenas em comparação ao fluxo ductal e não são transmitidas de modo retrógrado na VUI, cujo fluxo permanece suave e ininterrupto. Curiosamente, a velocidade do fluxo máximo no DV é similar à das valvas pulmonar e aórtica. A alta velocidade do fluxo venoso é obtida pelo estreitamento considerável do DV de paredes musculares em direção à sua extremidade, própria à entrada do sangue no átrio direito. Assim, o DV atua como um tubo flexível, direcionando o sangue oxigenado através do átrio esquerdo.

Contrariamente, a velocidade do fluxo sangüíneo na VCI é bastante inferior à do DV, pois a parte inferior do corpo fetal recebe uma porcentagem menor do débito cardíaco em comparação à placenta, e porque a VCI não sofre estreitamento quando entra no átrio direito. Todavia, os mesmos pulsos de pressão atrial direita são aplicados, resultando no mesmo padrão da forma de onda, porém com velocidades de pico secundárias inferiores. A interrupção ou reversão leve do fluxo da VCI é normal durante a onda A. Deve-se, então, tomar cuidado na identificação da forma de onda do DV separadamente à VCI para a correta avaliação do fluxo venoso. Quando uma forma de onda do DV anormal é encontrada, deve haver algum fluxo pulsátil na VUI proximal.

Outros Vasos

Formas de onda de alta resistência podem ser obtidas a partir das artérias renais e da aorta descendente. Da metade da gestação em diante, a aorta descendente fetal situa-se, tipicamente, na posição perpendicular ao feixe do ultra-som. Portanto, é difícil obter ângulos de insonação menores que 30º a fim de se obter formas de onda significativas. Além disso, as alterações na forma de onda da aorta descendente podem refletir as alterações nas artérias cerebrais médias, e ser, portanto, parte do "efeito protetor cerebral". O ultra-som Doppler da aorta descendente é, portanto, de valor limitado e não é utilizado normalmente em nossa prática. Alguns pesquisadores defendem a utilização das artérias renais fetais para a avaliação do bem-estar fetal. Em nossa experiência não é fácil obter formas de ondas renais consistentes em todos os fetos, porém as ondas arteriais cerebrais podem ser obtidas em quase todos os fetos.[20] O Doppler da parte inferior do corpo fetal é, então, de valor limitado na avaliação do bem-estar fetal.

Valores de Referência dos Estudos Doppler

Os valores de referência do IP da artéria umbilical e da artéria cerebral média são mostrados nas Figuras 47-3E e 47-7D. Os números úteis para lembrar são os seguintes:

- Entre a 18ª e a 22ª semana de gestação, a forma de onda Doppler da artéria uterina não possui nenhuma incisura diastólica e seu IP médio é inferior a 1,45.
- Na circulação da artéria umbilical, os valores do IP variam de 2,0 a 1,5 no segundo trimestre e de 1,5 a 1,0 no terceiro trimestre.
- Os valores do IP da artéria cerebral média são tipicamente maiores que 1,45 antes do termo, diminuindo para 1,0 no termo.
- A velocidade de pico da forma da onda do DV é tipicamente 50 cm/s com ondas A menores. As ondas A menores que 5 cm/s são anormais.

RESTRIÇÃO DE CRESCIMENTO INTRA-UTERINO

Diagnóstico da Doença de Início Precoce

A RCIU de início precoce é definida como a detecção de restrição de crescimento que resulta em óbito fetal ou indicação do parto com base em patologia materna ou fetal antes das 32 semanas de gestação.[21] Os achados típicos do ultra-som no caso de restrição de crescimento intra-uterino grave com 28 semanas são mostrados na Tabela 47-1 e são interpretados a seguir:

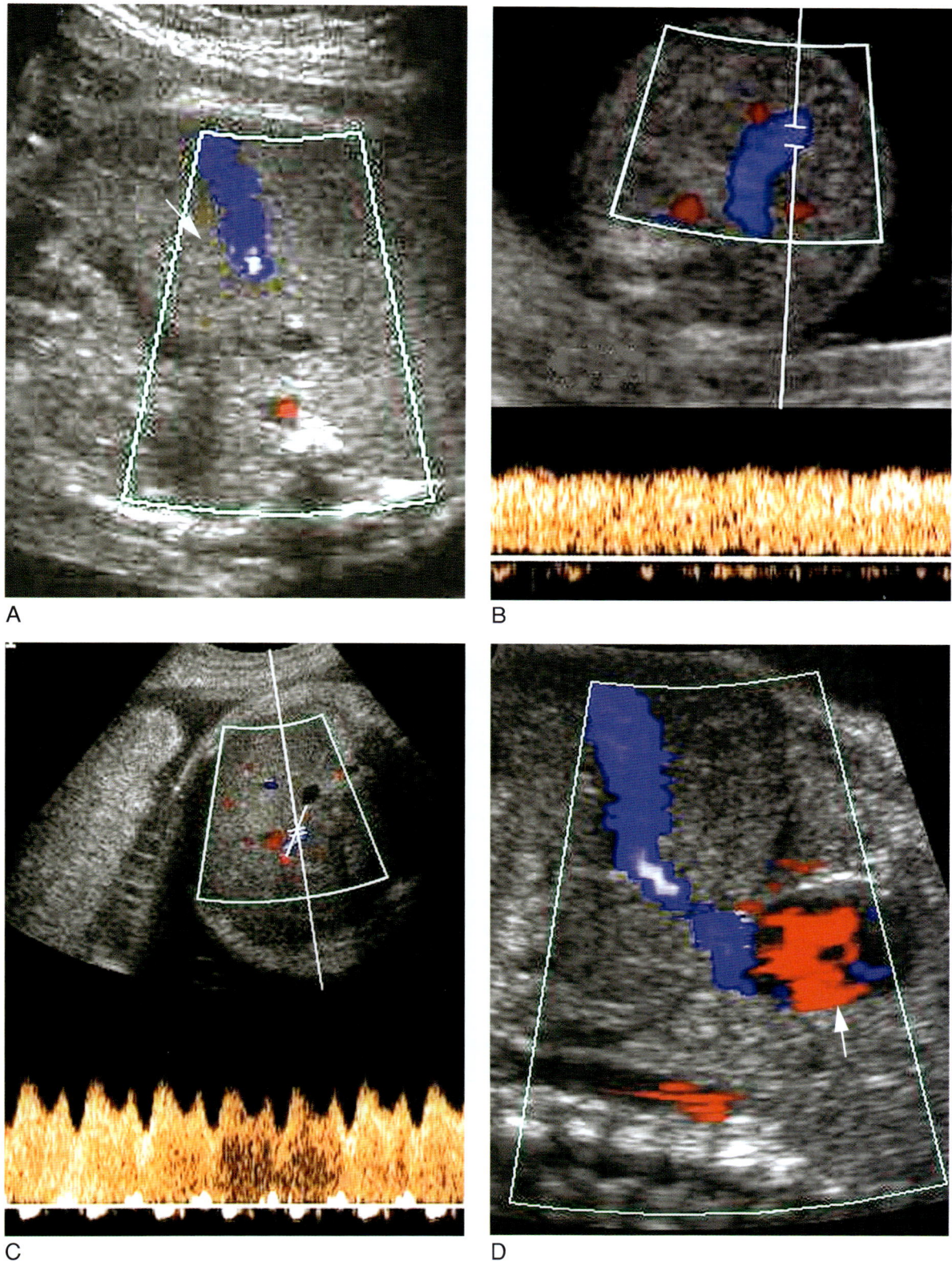

FIGURA 47-8. Formas de ondas Doppler venosas na gestação normal. A, Doppler com fluxo colorido da veia umbilical intra-hepática (VUIH), mostrando o efeito de turbilhonamento no ducto venoso (DV) (*seta*). **B**, Doppler pulsátil da VUIH. **C**, Doppler pulsátil do DV com velocidade alta do fluxo neste vaso estreito (causando o efeito de turbilhonamento), direcionando o sangue oxigenado através do forame oval ao átrio esquerdo (AE). **D**, Imagem coronal através do abdome fetal e tórax mostrando o fluxo (*azul*) do DV ao AE (*seta*).

TABELA 47-1. ASPECTOS TÍPICOS DA ULTRA-SONOGRAFIA NA RCIU DE INÍCIO PRECOCE EM 28 SEMANAS DE GESTAÇÃO	
Biometria	Peso fetal estimado de 640 g (< 10º percentil) Relação da circunferência cefálica/abdominal (CC/CA) de 1,35 (normal < 1,20) Índice de líquido amniótico (ILA) de 7 cm (normal de 10-20 cm)
Doppler	Artérias uterinas—incisuras rotodiastólicas bilaterais IP da artéria uterina esquerda de 1,97, IP da artéria uterina direita de 1,65 Artérias umbilicais—velocidade do fluxo diastólico final ausente (FDFA) em ambas Fluxo venoso estável do cordão umbilical, velocidade de pico de 16 cm/s Artéria cerebral média—IP de 1,12 (centralização) Ducto venoso-onda A positiva de 32 cm/s (normal)
Perfil biofísico fetal	8/8—NORMAL
Avaliação anatômica	Fêmur curto, intestino levemente ecogênico

IP, índice de pulsatilidade.

- A relação entre circunferência cefálica e abdominal elevada (razão CC/CA) indica que este feto pequeno para a idade gestacional (PIG) apresenta restrição de crescimento do tipo assimétrico, preservando o crescimento do cérebro.
- Os estudos Doppler das artérias uterina e umbilical anormais indicam insuficiência vascular uteroplacentária.
- A redistribuição do fluxo sangüíneo cerebral e o volume reduzido de líquido amniótico são adaptações fetais resultantes da insuficiência vascular uteroplacentária.
- O feto é de alto risco de mortalidade e morbidade perinatal. A vigilância fetal cuidadosa para o avanço seguro da gestação e o planejamento do parto por via alta reduzem esses riscos.
- A mãe possui alto risco (40%) de doença hipertensiva específica da gestação (DHEG) coexistente.

Essas preocupações podem existir apesar da documentação de um perfil biofísico fetal (PBF) normal.

A restrição grave de crescimento intra-uterino de início precoce possui um diagnóstico diferencial importante, especialmente na aneuploidia. As condições letais, como triploidia e trissomia do 18, são mais comuns que a trissomia do 21.[24] A triploidia pode estar associada a oligoidrâmnio e placenta espessa, enquanto a trissomia do 18 pode estar associada ao aumento do líquido amniótico. Ambas as condições podem estar associadas a estudos Doppler da artéria uterina anormal e/ou artéria umbilical anormal em aproximadamente 50% dos casos. A realização imediata de amniocentese é essencial, pois irá influenciar na decisão a respeito da via de parto (parto por cesariana no feto viável *versus* indução do trabalho de parto no interesse materno), devido a deterioração aguda da condição fetal ou a desenvolvimento de DHEG grave. A hibridização fluorescente *in situ* (FISH) avaliará as principais aneuploidias, enquanto as deleções menores, como a 4p, necessitarão de uma análise cariotípica completa.[25]

Monitoração Ultra-sonográfica

O Doppler da artéria uterina e **morfologia placentária** são testes diagnósticos e não contribuem adicionalmente ao tratamento uma vez que o diagnóstico já tenha sido estabelecido. De modo contrário, todos os outros testes ultra-sonográficos, junto com os testes sem estresse (TSE) do padrão de freqüência cardíaca fetal, podem ser utilizados em combinações variadas para determinar de maneira evolutiva o grau de adaptação fetal à insuficiência placentária. Esses testes seguem amplamente uma deterioração previsível e gradual em direção a um TSE alterado. A progressão do padrão está resumida na Tabela 47-2. Um feto em estágio 3 é mostrado na Figura 47-9. A freqüência de deterioração pode ser imprevisível devido a vários fatores: doenças clínicas de base na mãe (lúpus sistêmico, hipertensão ou doença renal), descolamento prematuro da placenta, infartos placentários e DHEG grave.

A freqüência dos exames de ultra-som necessários ao monitoramento seguro da restrição de crescimento intra-uterino grave de início precoce é debatida, mas depende da saúde materna, Doppler da artéria umbilical e volume de líquido amniótico. A triagem de intervenção à restrição de crescimento (CRIT) recentemente reportada sustenta a estratégia geral de postergar o parto por meio de monitoragem fetal intensiva, porém não define os pontos finais a serem utilizados como indicadores do parto em várias idades gestacionais.[23] Utilizando um sistema de estadiamento simples mostrado na Tabela 47-2, os fetos do estágio 1 podem ser monitorados semanalmente em um ambulatório na ausência de comprometimento da saúde materna. Os fetos do estágio 2 podem ser monitorados duas vezes por semana da mesma forma que os do estágio 1. Os fetos do estágio 3 têm um melhor prognóstico perinatal geral se o parto ocorrer antes da alteração do TSE, i. é, estágio 4.[26] As desacelerações do TSE sugerem uma redução na função cardíaca fetal, que resulta em uma lesão pré-natal hipotensiva do cérebro ou intestino, aumentando o risco pós-natal de morbidade neurológica ou enterocolite necrotizante.

TABELA 47-2. ESTADIAMENTO DO DECLÍNIO DA VITALIDADE FETAL NA RCIU DE INÍCIO PRECOCE COM FDFA NAS ARTÉRIAS UMBILICAIS

Estágio	Perfil Biofísico Fetal	Artéria Cerebral Média	Ducto Venoso	Teste sem Estresse
1	8/8	Normal	Normal	Normal
2	8/8	Centralização	Normal	Normal
3*	8/8	Centralização	Onda A reduzida	Normal[†]
4	2-4/8	Descentralização cerebral[†]	Onda A ausente/reversa	Desacelerada

*Fetos no estágio 3 apresentam, tipicamente, um ou mais bolsões de líquido amniótico > 2 cm e podem, portanto, manter o PBF de 8/8.
[†]A interpretação do TSE dos fetos pré-termo é complexa e pode ser apoiada pela análise computadorizada da variação da freqüência cardíaca fetal de curta duração (STV).
De Farrugia M, Alkazaleh F, Simchen MJ, et al: Timing delivery of the severely growth restricted fetus: Comparison of biophysical profile and nonstress testing with fetal Doppler studies. J Soc Gynecol Investig 2003;10:A 716; and Boog G: Computer analysis of fetal heart rate by Sonicaid Oxford 8002 System during pregnancy and labor. Personal experience and report of the literature. J Gynecol Obstet Biol Reprod 2001;30(1):28-41.
FDFA, fluxo diastólico final ausente; PBF, perfil biofísico fetal; RCIU, restrição de crescimento intra-uterino.

A alternativa tradicional aos estudos Doppler fetais intensivos na RCIU é a realização de PBF seriado e TSE, com indicação de parto se o escore for 6/10 ou menos. Um adjunto útil ao TSE é interpretá-lo utilizando programas computadorizados[27] que derivam da variação da freqüência cardíaca fetal a curto prazo (STV, do inglês *short-term fetal rate variation*) que se correlaciona com a oxigenação fetal e fornece, assim, informações similares ao Doppler da artéria cerebral média (ACM).[28]

Monitoração Fetal Baseada em Evidência

Não existe nenhum consenso atualmente sobre o melhor método de monitoragem. A utilização de rotina do Doppler da artéria umbilical nos fetos PIG antes de 32 semanas para identificar e reportar aqueles com FDF ausente/reverso nas artérias umbilicais reduzem, devido às medidas subseqüentes, a mortalidade perinatal em cerca de 30%.[29] A monitoragem subseqüente do Doppler da artéria umbilical pode ser superior ao PBF e TSE[10] e é provável que qualquer método que prolongue seguramente a gestação seja benéfico[23] dentro dos casos duvidosos definidos pela idade gestacional e pelo grau de comprometimento do Doppler da artéria umbilical.[30]

Administração de Esteróides

A detecção de restrição do crescimento intra-uterino grave com fluxo diastólico final ausente (FDFA) antes de 32 semanas deve impor pronta administração de esteróides para acelerar a maturidade pulmonar fetal. Curiosamente, os esteróides demonstraram melhora transitória no Doppler da artéria umbilical.[31] Os fetos humanos com RCIU são de risco para a acidose lática,[32] especialmente se forem comprometidos (estágios 3 e 4), e os esteróides mostraram induzir acidose lática em fetos de ovelhas.[33] Monitoramos de forma prospectiva fetos com **fluxo diastólico final ausente e/ou reverso** (FDFAR) por meio de estudos Doppler diários das artérias umbilicais e fetais após a administração de esteróide. Dois terços deles responderam com melhora do FDF e permaneceram bem, enquanto um terço apresentou piora importante (Fig. 47-10).[34] Esses dados sugerem que os fetos com RCIU e com FDFAR que receberam esteróides antes das 32 semanas devem ser submetidos a avaliação de Doppler intensiva seriada diária na tentativa de detectar uma resposta positiva ao FDF, ou reconhecer a necessidade de resolução obstétrica devido à deterioração aguda dentro das 24 a 48 horas entre os estágios 3 ou 4. A barreira esteróide-placentária pode já estar danificada na restrição de crescimento intra-uterino grave (expondo o feto aos esteróides maternos em vez dos exógenos) e, deste modo, pesquisas futuras podem sugerir que os fetos do estágio 3 beneficiariam-se mais com o parto do que com esteróides e monitoração intensiva.

TRIAGEM DA RESTRIÇÃO DE CRESCIMENTO INTRA-UTERINO DE INÍCIO PRECOCE

Doppler da Artéria Uterina

O Doppler da artéria uterina tem sido proposto como um teste de triagem para a DHEG e/ou RCIU no exame ultrasonográfico da 18ª à 22ª semana. Atualmente, o Doppler da artéria uterina não pode ser utilizado em populações de baixo risco devido à baixa sensibilidade do teste para essas doenças.[35] Se, entretanto, as definições da RCIU e DHEG forem restritas às suas formas graves de início precoce (< 34 semanas na maioria dos estudos), representando um subconjunto com alta morbimortalidade perinatal, e o teste de triagem for aplicado a grupos de alto risco clínico, a sensibilidade do teste será substancialmente melhor.[15,16] Quando utilizado na 23ª semana (em conjunto com avaliação do comprimento cervical), um valor médio do IP de 1,45 tem uma sensibilidade acima de 70% para detecção da RCIU e parto antes de 34 semanas.[16] Os valores médios do IP da artéria uterina maiores que 1,45 devem, portanto, ser reportados como sugestivos de insuficiência vascular uteroplacentária. A detecção de incisuras bilaterais acentuadas, em oposição aos valores do IP, apresenta resultados similares.[16] A exceção na descrição dos valores médios do IP ocorre quando a placenta está confinada a um lado do útero; nesta situação, a forma de onda ipsilateral deve ser reportada e a forma de onda contralateral (muitas vezes anormal devido à invasão trofoblástica reduzida) deve ser ignorada. As indica-

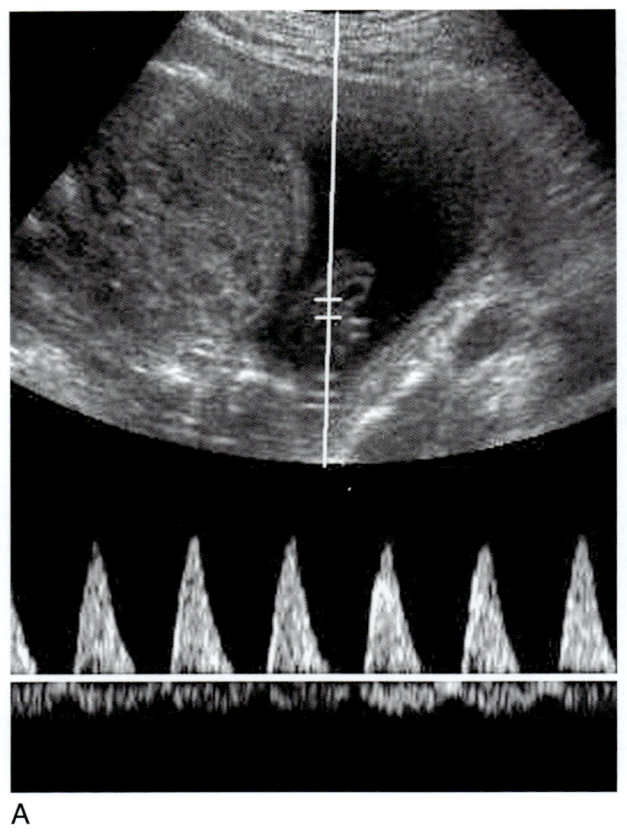
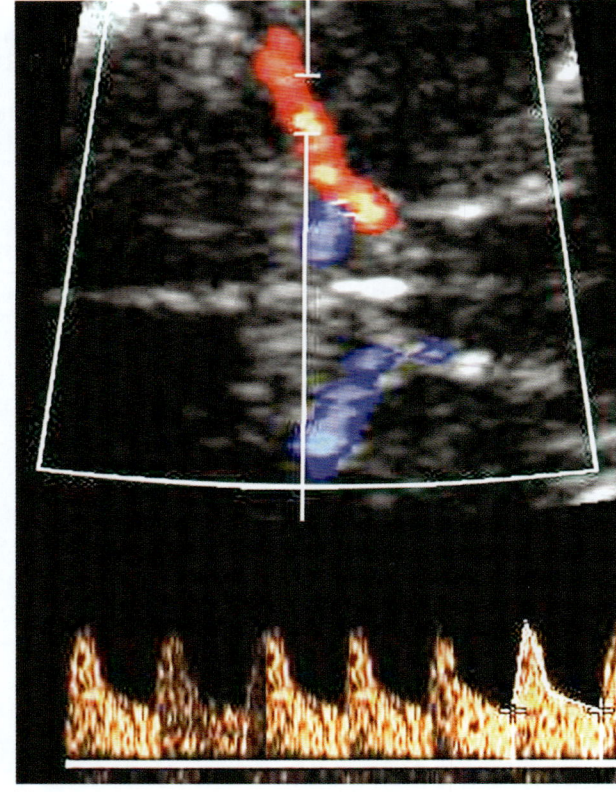
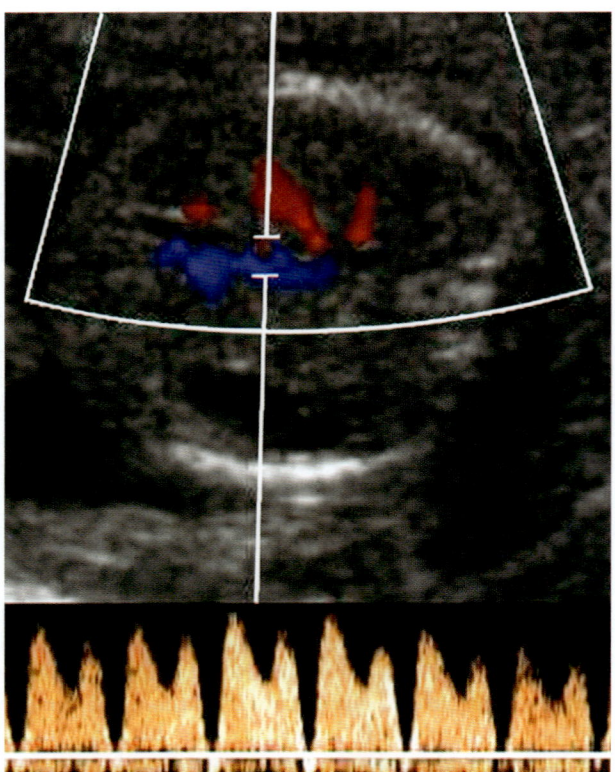

FIGURA 47-9. Feto com RCIU e FDF ausente nas artérias umbilicais na 28ª semana. A, Forma de onda da artéria umbilical com evidência sutil de pulsações da veia umbilical sincronizada com a onda arterial. **B**, Dilatação da ACM. **C**, Fluxo corrente ausente no ducto venoso durante a sístole atrial (onda A). Estas **incisuras profundas da onda A** são propagadas distalmente na veia umbilical intra-hepática e fora, na porção livre da veia umbilical. Em casos raros, a VUIH ou o cordão livre podem exibir a mesma forma de onda bifásica, como encontrada normalmente no DV. DV, Ducto venoso; VUIH, veia umbilical intra-hepática; ACM, artéria cerebral média.

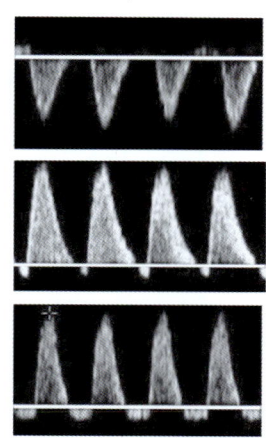

FIGURA 47-10. Resposta cardiovascular fetal à administração de esteróide. Dois terços dos fetos com FDFA nas artérias umbilicais desenvolvem uma resposta positiva do FDF (resposta transitória do FDF), enquanto o restante mostra deterioração progressiva das circulações umbilical e fetal. FDFA, Fluxo diastólico final ausente; FDF, fluxo diastólico final; FDFAR, FDF ausente ou reverso. (De Simchen MJ, Alkazaleh F, Adamsons SL, et al: The fetal cardiovascular response to antenatal steroids in severe early-onset intrauterine growth restriction. Am J Obstet Gynecol 2004; 190(2):296-304.)

TABELA 47-3. INDICAÇÕES E BENEFÍCIOS POTENCIAIS DO DOPPLER DA ARTÉRIA UTERINA

Situação	Fundamento	Benefício Potencial
Mulher de baixo risco com resultado anormal da TSM da 18ª à 22ª semana	Detecta um grupo de risco para doença placentária grave em vez de síndrome de Down ou espinha bífida	Evita amniocentese desnecessária;[41] monitoramento materno e fetal intensivo;[26] baixa dose de aspirina;[42] vitaminas antioxidantes[45]
Mulher de baixo risco com histórico familiar de hipertensão	Detecta um grupo de mulheres de risco de DHEG grave	Monitoramento materno e fetal intensivo;[26] baixa dose de aspirina;[42] vitaminas antioxidantes[45]
Mulher de alto risco devido a óbito/parto prévio decorrente de doença placentária antes da 32ª semana	Detecta um grupo de risco para doenças placentárias graves, incluindo DHEG grave, RCIU e descolamento prematuro de placenta recorrente	Monitoramento materno e fetal intensivo;[26] baixa dose de aspirina;[42] vitaminas antioxidantes;[45] triagem de trombofilia[43]
Feto pequeno para a idade gestaciocnal no 3º trimestre, com líquido amniótico reduzido	Ajuda no diagnóstico de insuficiência vascular uteroplacentária	Evita amniocentese desnecessária;[41] monitoramento materno e fetal intensivo[26]
Mãe hipertensa no 2º ou início do 3º trimestre, com pouca informação prévia	Ajuda no diagnóstico de insuficiência vascular uteroplacentária e, deste modo, de DHEG[44]	Monitoramento materno e fetal intensivo;[26] probabilidade elevada de parto prematuro[46,47]

RCIU, restrição de crescimento intra-uterino; TSM, triagem no soro materno.

ções e os benefícios potenciais do Doppler da artéria uterina estão resumidos na Tabela 47-3.

Triagem Sérica Materna

A triagem sérica materna (TSM) utilizando alfafetoproteína (AFP), estriol conjugado e gonadotrofina coriônica humana (HCG) da 15ª à 18ª semana para rastreamento de síndrome de Down e espinha bífida tem sido amplamente aceita há muitos anos. Coincidentemente, os componentes da AFP e da HCG da TSM provaram ser úteis como um teste de triagem da função placentária em mulheres de alto risco de dano placentário devido a doenças clínicas coexistentes ou mau passado obstétrico.[36-38] Em estudo recente de coorte prospectivo de nossa unidade, dois terços das mulheres que desenvolveram RCIU de início precoce com FDFA nas artérias umbilicais tiveram resultados anormais da TSM prévia.[39] No mesmo período, 85% das mulheres com elevações combinadas na AFP e HCG apresentaram Doppler anormal da artéria uterina, e mais de 50% delas também apresentaram placentas dismórficas (Cap. 48). A mortalidade perinatal foi superior a 30% neste subgrupo selecionado a partir da população geral de baixo risco pela TSM.[40]

A estratégia de combinar Doppler da artéria uterina e TSM pode melhorar a sensibilidade do teste de triagem para a doença placentária grave. Como exemplo, entre as gestações com níveis elevados de HCG, os estudos Doppler anormais da artéria uterina apresentaram valor preditivo positivo de mais de 70% para insuficiência placentária, levando a óbito fetal ou parto antes das 34 semanas de gestação.[41]

Doppler da Artéria Umbilical e Fetal

Um número grande de estudos clínicos controlados randomizados[48] concluiu que nenhum desses estudos Doppler pode ser recomendado como ferramenta de triagem para identificação da RCIU de início precoce em grupos de baixo risco não-selecionados. Isso é decepcionante, pois os aparelhos pulsáteis com Doppler de onda contínua existem atualmente para obter as formas de onda Doppler da artéria

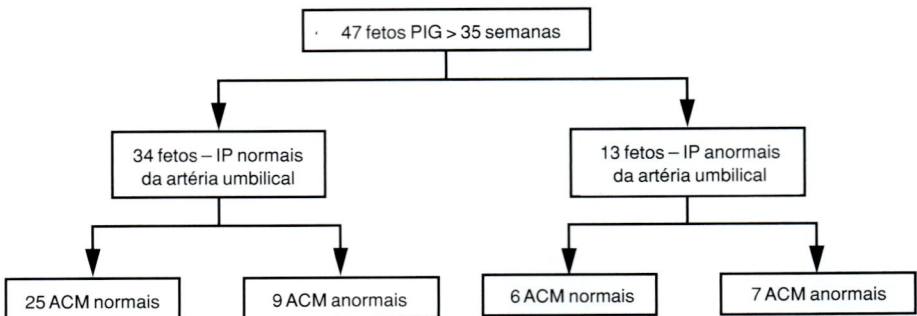

FIGURA 47-11. Anormalidades no Doppler das artérias umbilical e cerebral média num estudo de coorte de 47 fetos PIG após 35 semanas de gestação. Observe que 1/3 dos fetos pequenos para a idade gestacional (PIG) com dilatação da ACM tinham formas de onda Doppler normais da artéria umbilical. ACM, artéria cerebral média. (De Hershkovitz R, Kingdom JC, Geary M, et al: Fetal cerebral blood flow redistribution in late gestation: Identification of compromise in small fetuses with normal umbilical artery Doppler. Ultrasound Obstet Gynecol 2000; 15[3]:209-212.)

umbilical.[3] Todavia, os estudos Doppler da artéria umbilical e artéria cerebral média são úteis no reconhecimento de um subconjunto de fetos PIG pré-termo com maior risco de morbidade perinatal grave e óbito.[20] O valor de referência para interpretação das formas de onda do Doppler da artéria cerebral média e umbilical são mostrados nas Figuras 47-3E e 47-7D.[20]

Restrição de Crescimento Intra-uterino de Início Tardio ou Brando

Após 34 ou 36 semanas de gestação, é incomum encontrar FDF ausente ou reverso nas artérias umbilicais causado por insuficiência vascular uteroplacentária. A explicação é que essas gestações normalmente já resultaram em parto devido a óbito fetal intra-uterino, restrição de crescimento intra-uterino grave, DHEG ou descolamento prematuro de placenta. Em estudo de coorte de 47 fetos reconhecidos como PIG com 35 semanas ou mais, dois terços apresentaram Doppler normal da artéria umbilical, enquanto o restante apresentou alto índice de pulsatilidade e nenhum cursou com FDFA (Fig. 47-11).[49] O Doppler anormal da artéria umbilical após 35 semanas deve sugerir a ocorrência de outras causas, especialmente aneuploidia (trissomias do 18 e do 21).[10,24,50,51] Deve-se considerar a amniocentese com teste rápido de FISH para avaliação cromossômica antes do planejamento do parto.

Na ausência de aneuploidia a avaliação da RCIU no final da gravidez é desafiadora, pois o Doppler da artéria umbilical tem um valor limitado neste cenário (Fig. 47-12). O diagnóstico da RCIU de início tardio (em oposição a outras causas de oligoidrâmnio acentuado) é estabelecido pelos achados de crescimento assimétrico (aumento da relação CC/CA), Doppler anormal da artéria uterina e redistribuição do fluxo cerebral (valores do IP da artéria cerebral média tipicamente < 1,0). Ao contrário da RCIU de início precoce, a monitoragem com perfil biofísico é superior ao Doppler fetal. A resolução do parto é então discutida, pois um resultado perinatal favorável é esperado mesmo com parto prematuro, uma vez que o diagnóstico tenha sido estabelecido. A indução seletiva do trabalho de parto com monitoração contínua da freqüência cardíaca fetal pode resultar num parto vaginal com êxito, ainda que o sofrimento fetal e mecônio no trabalho de parto sejam complicações comuns. Não existe nenhum estudo que forneça recomendações nessas circunstâncias a respeito do parto imediato *versus* a indicação do parto com monitoragem.

Os achados de um feto simétrico pequeno, mas estruturalmente normal (relação CC/CA normal), com 35 semanas ou mais apresentando Doppler normal da ACM, líquido amniótico e grau placentário normal indicam que este é um feto saudável e constitucionalmente pequeno. A monitoragem fetal seriada é, portanto, uma opção segura e pode permitir trabalho de parto espontâneo no termo com um baixo risco de cesárea devido a sofrimento fetal.

Gravidez Pós-data

O Doppler da artéria umbilical não tem valor na avaliação de gestações pós-data, pois estas apresentaram desenvolvimento placentário normal. Os estudos Doppler da artéria cerebral média também podem ser difíceis de serem realizados ou desconfortáveis nesta situação devido à insinuação do pólo cefálico. Alguns pesquisadores sugerem que a redistribuição do fluxo cerebral (mecanismo de centralização) funciona como identificador de um subgrupo que merece indicação de resolução obstétrica.[52,53] Da mesma forma, a avaliação da função cardíaca também pode ser útil,[54,55] mas as imagens dos fluxos cardíacos podem ser difíceis de se obter devido ao sombreamento causado pela posição anterior da coluna freqüentemente encontrada no feto. A ultra-sonografia placentária, o perfil biofísico e o teste sem estresse (cardiotocografia) são os fatores determinantes apropriados para a avaliação do feto pós-data. Esses testes devem ser repetidos a cada 3 ou 4 dias em todas as mulheres a partir da 41ª semana até o parto.

Estudos Doppler em Gestação Gemelar

Existem indicações distintas para os estudos Doppler em gestações gemelares. Muitas dessas situações expõem o papel limitado do perfil biofísico fetal e o papel importante do Doppler na detecção e interpretação de uma ampla variedade de situações fisiopatológicas (Tabela 47-4).[56]

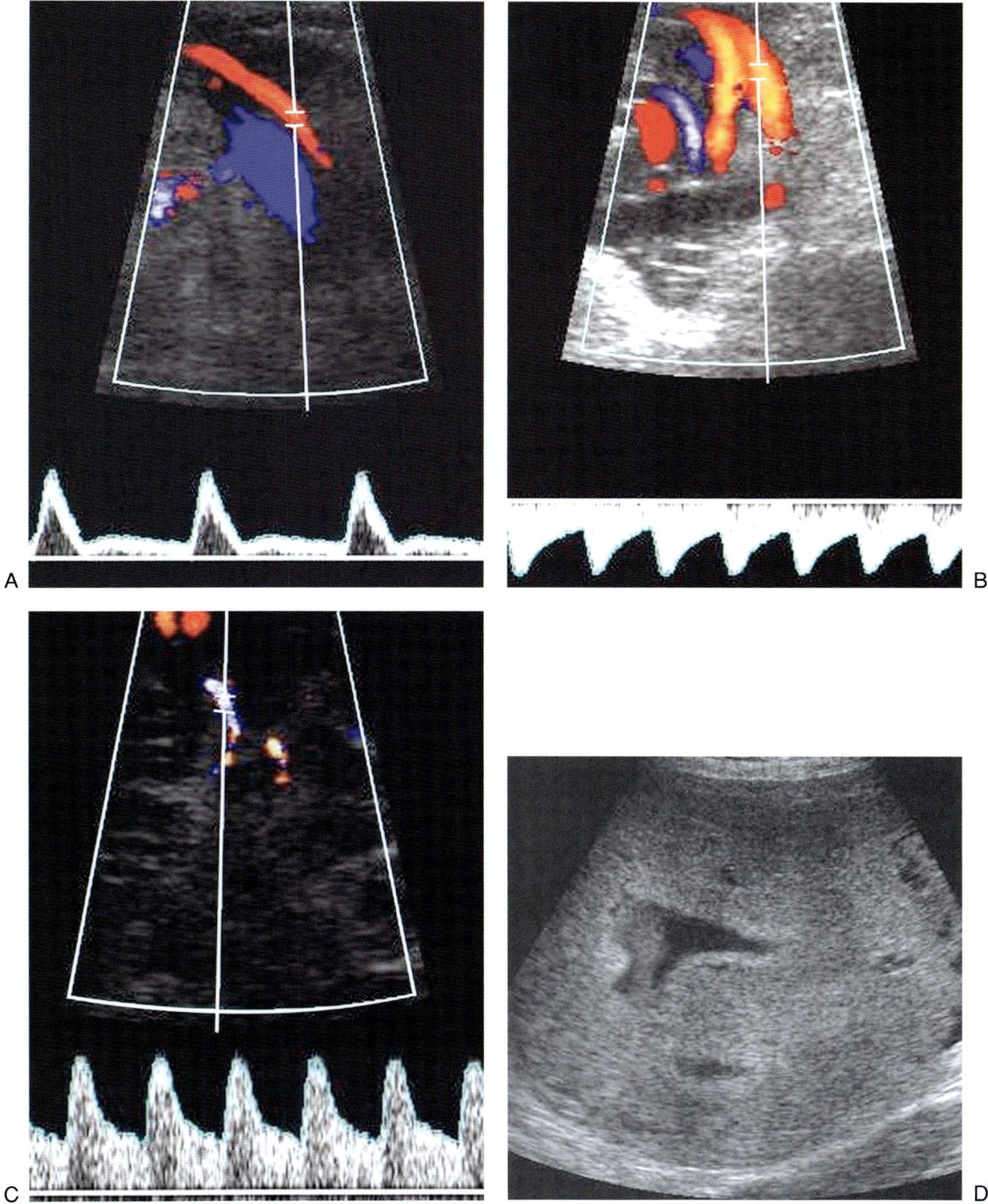

FIGURA 47-12. Gestação com RCIU tardia na 36ª semana. Oligoidrâmnio grave estava presente mesmo que uma bexiga normal tivesse sido identificada no exame da 18ª à 20ª semana e a mãe negasse qualquer perda de líquido vaginal. **A**, Doppler anormal da artéria uterina. O feto era assimetricamente pequeno do 5º ao 10º percentil. **B**, Os valores baixos do IP na artéria umbilical e **C**, dilatação evidente da ACM. **D**, Morfologia anormal da placenta. De maneira surpreendente, o feto tolerou uma indução curta do trabalho de parto que resultou em parto vaginal bem-sucedido. O período neonatal foi complicado pela hipoglicemia. RCIU, restrição de crescimento intra-uterino; ACM, artéria cerebral média; IP, índice de pulsatilidade.

TABELA 47-4. INDICAÇÕES DE ESTUDOS DOPPLER FETAL UMBILICAL EM GESTAÇÕES GEMELARES

Situação	Fundamento	Benefício Potencial
Gêmeos dicoriônicos clinicamente de baixo risco com peso fetal discordante da 24ª à 32ª semana	Detecta RCIU gemelar seletiva devido a doença placentária (Doppler da artéria umbilical). Quando normal, diferenças no sexo fetal, potencial de crescimento, posição uterina e época da fertilização podem ser explicações benignas	Evita o monitoramento ultra-sonográfico desnecessário se o Doppler da artéria umbilical estiver normal. Aconselhamento para realização de feticídio seletivo intra-uterino se o prognóstico for grave. Monitoramento seletivo freqüente e esteróides nas situações intermediárias
Gêmeos monocoriônicos da 18ª à 22ª semana	Sinais prognósticos do desenvolvimento da STTc (distância entre inserções do cordão e inserção do cordão velamentosa;[57] presença/ausência de anastomoses da superfície A-A;[58,59] valores do IP da artéria umbilical	Identificar o grupo de alto risco para desenvolvimento da STTc que necessite de vigilância semanal (ampla distância entre os cordões, nenhuma anastomose A-A, valores do IP discordantes nas artérias umbilicais).
Gêmeos monocoriônicos da 24ª à 32ª semana com peso fetal discordante	Distinção entre crescimento fetal discordante e STTc.	O prognóstico depende dos achados no feto pequeno se o diagnóstico for de crescimento discordante; o prognóstico da STTc depende do estadiamento.
Peso fetal discordante e líquido amniótico nos gêmeos monocoriônicos	Estudos Doppler fetal e do cordão umbilical necessários para estadiamento da STTc e para avaliar o efeito do tratamento[60-63]	As opções de tratamento para STTc dependem do estadiamento, incluindo uma avaliação da função cardíaca do receptor[62,63]
Suspeita de gêmeos monoamnióticos (nenhuma membrana vista)	Mapeamento com fluxo colorido identifica enovelamento do cordão, estabelecendo o diagnóstico;[66] o Doppler em série da artéria umbilical pode detectar a oclusão intermitente do cordão[64,65]	Monitoramento fetal cuidadoso e esteróides a partir da 26ª semana em caso de gêmeos monoamnióticos. O parto por cesariana é recomendado[66]

A-A, artério-arterial; STTc, síndrome transfusor-transfundido crônica; IP, índice de pulsatilidade.

As imagens Doppler representativas são mostradas nas Figuras 47-13, 47-14 e 47-15. O fator mais importante no contexto da avaliação fetal gemelar é estabelecer a corionicidade, que está ilustrada pela ampla variedade de patologias em gêmeos listadas na Tabela 47-4. A corionicidade é mais bem estabelecida no primeiro exame em que é diagnosticada a gravidez gemelar (Cap. 35).

Gêmeos Dicoriônicos

Nos gêmeos dicoriônicos (DC), o problema clínico mais comum é o crescimento discordante. Quando este é encontrado antes de 32 semanas, o diagnóstico de RCIU é estabelecido pela observação de um feto pequeno assimétrico (relação CC/CA elevado) e oligoidrâmnio. O Doppler anormal da artéria umbilical confirma um grau significante de insuficiência vascular uteroplacentária. A verificação da origem fetal de cada cordão pode ser difícil em gêmeos com oligoidrâmnio, mas o mapeamento das artérias umbilicais em torno de cada bexiga facilita esta diferenciação. O fluxo diastólico final é menor dentro do abdome fetal quando comparado às formas de ondas obtidas do cordão livre. Os valores do IP do Doppler da artéria umbilical devem ser obtidos fora do abdome fetal. O Doppler da artéria cerebral média é útil neste cenário, pois os fetos com dilatação da ACM requerem a monitoragem ultra-sonográfica duas vezes por semana, enquanto aqueles com Doppler normal da ACM podem ser monitorados, em geral, semanalmente.

TABELA 47-5. ESTADIAMENTO DA SÍNDROME TRANSFUSOR-TRANSFUNDIDO[67]

Estágio I:	Seqüência oligoidrâmnio-poliidrâmnio, porém bexiga do doador visível
Estágio II:	Bexiga do gêmeo doador não mais visível
Estágio III:	Estudos Doppler criticamente anormais em qualquer feto: velocidade diastólica final ausente ou reversa na artéria umbilical, ou fluxo reverso no ducto venoso, ou fluxo pulsátil na veia umbilical
Estágio IV:	Hidropisia (geralmente no receptor)
Estágio V:	Óbito de um dos gêmeos

Gêmeos Monocoriônicos

Nos gêmeos monocoriônicos (MC), as circulações fetoplacentárias são conectadas por meio de anastomoses de extensão variável na superfície de uma única placenta. Como nos gêmeos DC, o problema mais comum é o crescimento discordante. Este precisa ser diferenciado da síndrome transfusor-transfundido crônica (STTc), que resulta da divergência circulatória entre os fetos. A ultra-sonografia Doppler desempenha um papel importante no estadiamento da STTc (Tabela 47-5);[67] os exemplos dos estágios 3 até o 4 são mostrados na Figura 47-13.

Em geral, a STTc resulta de uma predominância das anastomoses arteriovenosas (AV) que drenam do doador para o receptor, junto com a falta de anastomoses artério-

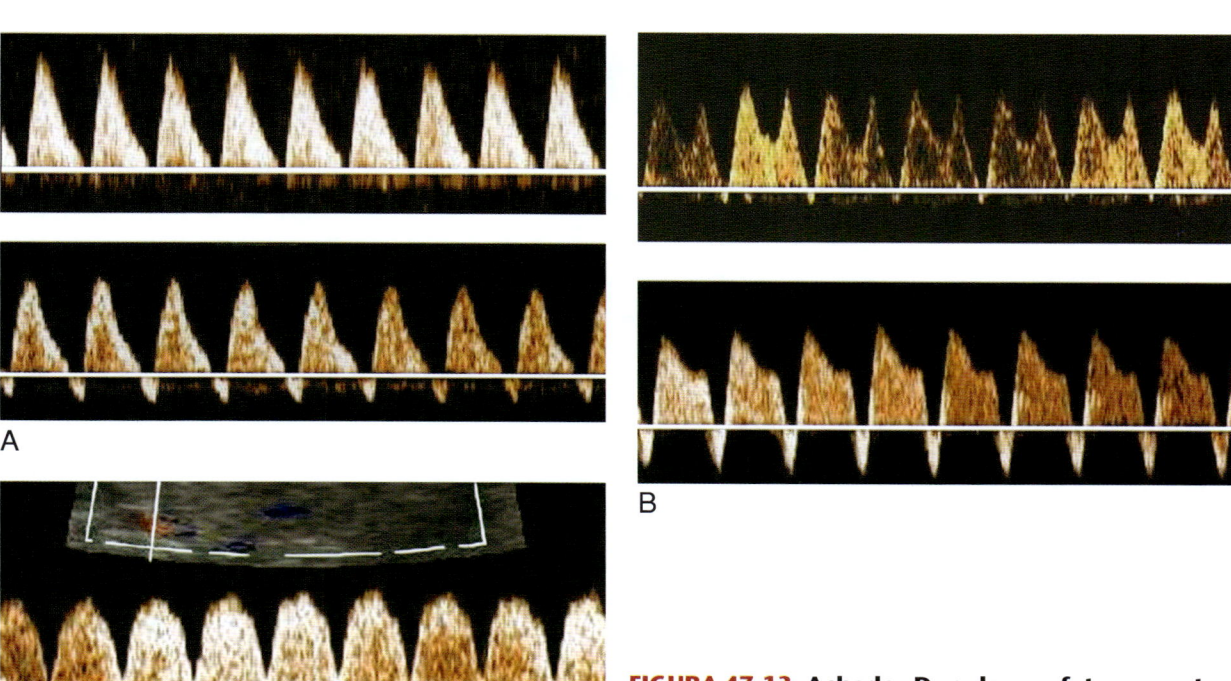

FIGURA 47-13. Achados Doppler em fetos receptores na síndrome transfusor-transfundido crônica (STTc) no estágio 3 ou 4. A, Velocidade diastólica final ausente ou reversa na **artéria umbilical. B**, Ondas A ausentes ou reversas no **ducto venoso. C**, Pulsações da veia umbilical intra-hepática profunda transmitidas na porção livre da **veia umbilical** (*painel inferior*).

arteriais (A-A) compensatórias de superfície.[68] A ultra-sonografia Power Doppler ou Doppler colorida pode ser utilizada para identificar a presença de anastomoses de superfície A-A, pois elas têm uma forma de onda característica causada pelas freqüências cardíacas fetais assincrônicas (Fig. 47-14).[69] Os gêmeos monocoriônicos com uma ou mais anastomoses A-A têm um risco reduzido de desenvolver a STTc. Paradoxalmente, eles possuem maior risco de desenvolvimento da variante aguda da síndrome transfusor-transfundido (STTa), em que ocorre a transfusão de grande volume sangüíneo, causando a síndrome da hiperviscosidade e falência cardíaca no feto receptor pletórico e hipotensão hipovolêmica e lesão cerebral (ou óbito) no feto doador. Alguns dos achados do Doppler venoso parecem reverter com a oclusão seletiva a *laser* das anastomoses AV do doador para o receptor e amniorredução concomitante, mas não com amniorredução isolada.[62,63]

Óbito de Um dos Gêmeos

O óbito de um dos gêmeos consiste no achado mais deletério ao sobrevivente de uma gestação de gêmeo MC em comparação com DC. O retardo mental relacionado à lesão cerebral isquêmica pode ocorrer em até 30% dos casos.[70] O Doppler pode ser útil para melhorar este risco empírico. Se a gestação for avaliada dentro de 2 ou 3 dias após óbito fetal, os sinais de anemia fetal podem ser evidentes, particularmente na ACM. A documentação do Doppler normal da ACM e a atividade fetal normal nos dias subseqüentes ao óbito de um dos gêmeos MC é indicativa de melhora, e é sustentada pela demonstração posterior de crescimento normal do pólo cefálico e do cérebro. Observamos o crescimento subseqüente normal do cérebro e o desenvolvimento adequado em três exemplos em que o Doppler da ACM do sobrevivente estava normal nas 48 horas após o óbito de um dos gêmeos.

Anemia Fetal

Os estudos Doppler podem contribuir para diagnóstico e tratamento das gestações de risco para anemia fetal, incluindo a avaliação de hidropisia fetal. Os estudos Doppler têm sido obtidos de secção cruzada[71] e longitudinal[72,73] em gestações sensibilizadas pelo RhD. A utilidade dos estudos Doppler está baseada na premissa de que o feto progressivamente anêmico aumenta o débito cardíaco para preser-

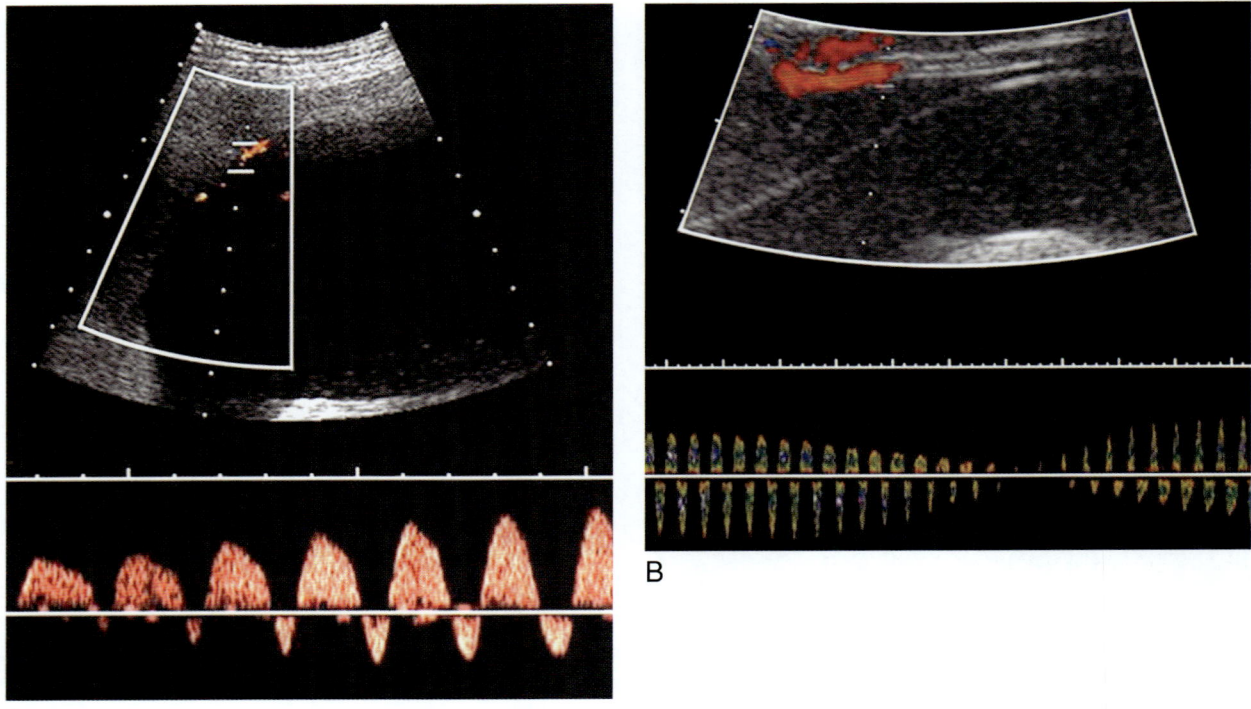

FIGURA 47-14. Anastomose artério-arterial. A, O padrão de interferência característico na ultra-sonografia com Doppler pulsátil de uma anastomose artério-arterial (A-A). Sobreposição de duas formas de onda da artéria umbilical resultando em duas características: (1) Forma de onda bidirecional (e, por conseguinte, uma aparência "salpicada" quando visualizada pela velocidade Doppler); (2) A periodicidade depende da diferença das freqüências cardíacas gemelares. **B**, A periodicidade da forma de onda do Doppler é intensificada pela utilização de uma varredura mais lenta (25 mm/s *versus* 50 mm/s). (Reimpresso com permissão do Dr. Myles Taylor, Londres, Reino Unido.)

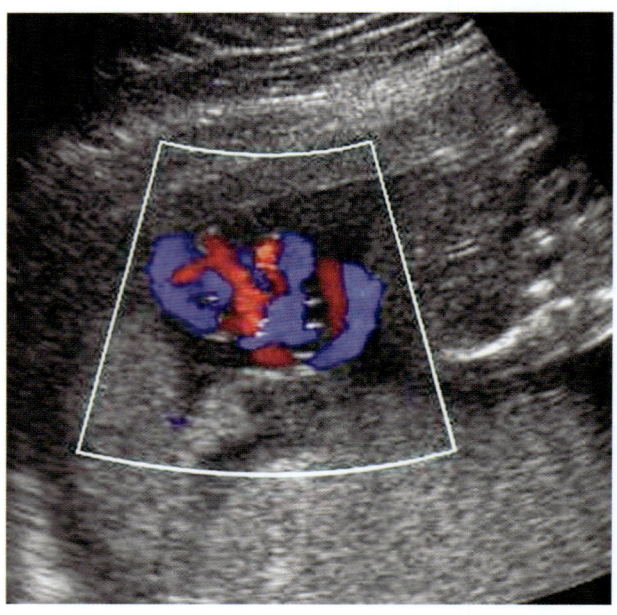

FIGURA 47-15. Enovelamento de cordão em gêmeos monocoriônicos monoamnióticos na 19ª semana de gestação, Doppler com fluxo colorido. A membrana intergemelar em gêmeos MCDA pode ser extremamente difícil de ser localizada. Este enovelamento de cordão identifica a rara gravidez gemelar MCMA. A proximidade dos cordões favorece um arranjo vascular equilibrado e a STTc não ocorre. A STT aguda é um risco efetivo e pode levar à morte súbita de ambos os fetos. STTc, Síndrome transfusor-transfundido crônica; MCDA, monocoriônico, diamniótico; MCMA, monocoriônico, monoamniótico.

var a oferta tecidual de oxigênio. Essas alterações podem ser observadas na VUIH (veia umbilical intra-hepática),[72] ou na velocidade de pico da artéria cerebral média.[73,74] O esquema das referências a essas medidas Doppler, junto com os exemplos representativos no feto anêmico, é mostrado na Figura 47-16. Ao contrário da avaliação do bem-estar fetal na RCIU, o Doppler do feto anêmico é avaliado pela determinação das velocidades de pico, de modo que o ângulo de insonação deve ser determinado, e, em condições ideais, deve ser menor que 10°. O ângulo deve ser corrigido na imagem ultra-sonográfica antes que a medida da velocidade de pico seja realizada. No momento atual, a amniocentese em série para a determinação da concentração de bilirrubina pela espectrofotometria delta DO450 é o método padrão de monitoramento. Os estudos Doppler são atrativos, já que não são invasivos e ocorrem em tempo real, de modo que os resultados podem ser discutidos diretamente com o paciente. Esses métodos estão sendo atualmente avaliados por um estudo clínico randomizado.[73] Outras formas de anemia, especialmente Kell[75] e alfatalassemia,[76] são adaptados à monitoragem Doppler, já que não podem ser avaliados com o delta DO450 pela amniocentese.

A maioria dos fetos de risco para aloimunização de eritrócitos é detectada inicialmente pela triagem de anticorpos no início da gestação. Ocasionalmente, os fetos podem ser hidrópicos em sua primeira apresentação. Uma ultra-sonografia completa, incluindo os estudos Doppler, pode ser útil para estabelecer o diagnóstico. Os estudos Doppler isolados podem não ser confiáveis devido à insuficiência cardíaca, porém os órgãos sujeitos a acúmulo de líquido, junto com o volume do fígado e alterações do Doppler venoso, auxiliam no diagnóstico, adiando a necessidade de coleta do sangue fetal em alguns casos.

Hemorragia Fetomaterna Aguda

A hemorragia fetomaterna aguda pode ser reconhecida por meio de estudos Doppler. A apresentação do quadro é silenciosa e aguda, com interrupção abrupta nos movimentos fetais na ausência de dor ou sangramento vaginal. O teste sem estresse pode mostrar uma taquicardia não-reativa ou alterações oscilatórias mais clássicas. O ultra-som revela um perfil biofísico fetal anormal, porém crescimento fetal normal, ausência de hidropisia e volume normal de líquido amniótico. O diagnóstico é considerado se o Doppler da ACM estiver anormal (Fig. 47-16E — observe a taquicardia fetal sustentada), sugerida pela palidez do recém-nascido e baixa concentração de hemoglobina no cordão após a cesariana, e confirmada por um teste de Betke-Kleihauer materno fortemente positivo.[77] O diagnóstico diferencial neste cenário inclui trombose/dissecção da artéria umbilical.

ESTUDOS DOPPLER NAS ANORMALIDADES FETAIS

Doppler colorido, pulsátil e Power podem ser utilizados para refinar o diagnóstico de uma variedade de anormalidades estruturais fetais. O uso dos métodos Doppler neste cenário é amplo.

Cérebro Fetal

Um aneurisma da veia de Galeno é facilmente reconhecido utilizando-se o Doppler colorido logo acima do polígono de Willis (Fig. 47-17). As aparências da escala cinza são sutis e o Doppler colorido é necessário para fazer o diagnóstico. O diagnóstico pré-natal é importante, pois, se irreconhecíveis, essas lesões podem resultar em óbito por insuficiência cardíaca no início da infância. Freqüentemente, a lesão pode ser tratada utilizando-se as técnicas oclusivas da radiologia intervencionista logo após o parto, após o qual o prognóstico é excelente. Ocasionalmente, essa lesão pode resultar em hidropisia não-imune pré-natal.[78,79]

Região do Pescoço

O Doppler colorido pode ajudar no diagnóstico diferencial dos tumores de tecido mole no pescoço fetal (Fig. 47-18A). Grandes massas podem requerer a presença de um cirurgião pediátrico de cabeça e pescoço no parto para tentar estabelecer uma via aérea pela visão direta ou traqueostomia — procedimento conhecido como EXIT.[80] Os estudos Doppler podem ajudar no diagnóstico e mapeamento do suprimento sangüíneo no avanço da cirurgia (Fig. 47-18B).

Tórax

O seqüestro pulmonar é um diagnóstico diferencial importante da malformação adenomatosa cística congênita (MACP) especialmente em sua forma microcística. O Doppler colorido pode esclarecer o diagnóstico pela identificação da artéria de nutrição, a qual é ramo direto da aorta (Fig. 47-19). O Doppler também pode ser útil neste cenário para ajudar no diagnóstico de hérnia diafragmática congênita devido ao desvio do fígado em direção ao tórax fetal, alterando a anatomia venosa intra-hepática (Fig. 47-20).

Abdome

O Doppler colorido ajuda no reconhecimento de tumores hepáticos vasculares (malformações arteriovenosas) associados aos casos de cardiomegalia e hepatomegalia fetais (Fig. 47-21). O Doppler colorido pode definir o curso intra-abdominal das artérias umbilicais, que é útil na avaliação de qualquer massa abdominal inferior, como um teratoma sacrococcígeo invadindo o abdome fetal (Fig. 47-22), uma megabexiga repleta de líquido ou outra massa cística (Fig. 47-23), obstrução do trato urinário inferior (OTUI) ou um úraco patente. O Power Doppler e o Doppler colorido são especialmente úteis na realização do diagnóstico de agenesia renal (ou de um rim pélvico) (Fig. 47-24). O Power Doppler e o Doppler colorido são vitais na avaliação de gêmeos acolados, como aqueles que compartilham o fígado ou outras estruturas abdominais vitais (Fig. 47-25).

DOPPLER E A BASE DE DADOS COCHRANE

A base de dados Cochrane é um arquivo profissional revisado de estudos clínicos controlados e randomizados orga-

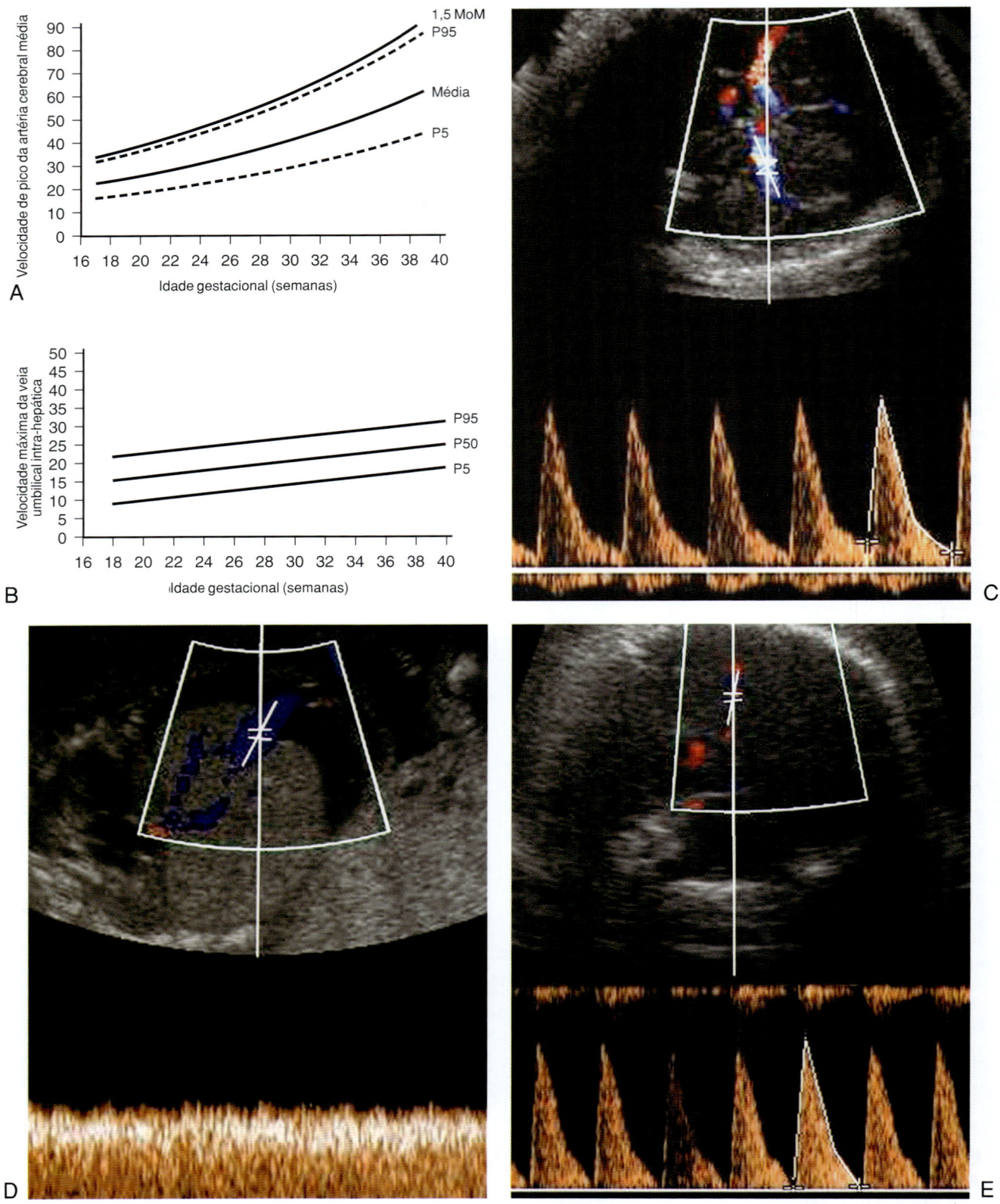

FIGURA 47-16. Estudos Doppler na predição da anemia fetal. A, Valores de referência da velocidade máxima da ACM.[74] **B**, Valores de referência da $V_{máx}$ da VUIH. **C**, ACM e **D**, Achados Doppler da VUIH a partir de um feto anêmico antes da transfusão na 24ª semana. **E**, Forma de onda da ACM de um feto de termo com taquicardia e PBF de 2/8 mostrando elevação extrema da velocidade de pico da ACM (116 cm/s) devido a hemorragia fetomaterna. Um parto imediato por cesariana foi realizado e o teste de Betke-Kleihauer foi fortemente positivo (125 ml de sangramento fetomaterno). PBF, Perfil biofísico fetal; VUIH, veia umbilical intra-hepática; ACM, artéria cerebral média. (**B**, De Mari G, Deter RL, Carpenter RL, et al: Noninvasive diagnosis by Doppler ultrasonography of fetal anemia due to maternal red-cell alloimmunization. Collaborative group for Doppler assessment of the blood velocity in anemic fetuses. N Engl J Med 2000; 342[1]:9-14; **E**, Cortesia do Dr. Greg Ryan, University of Toronto.)

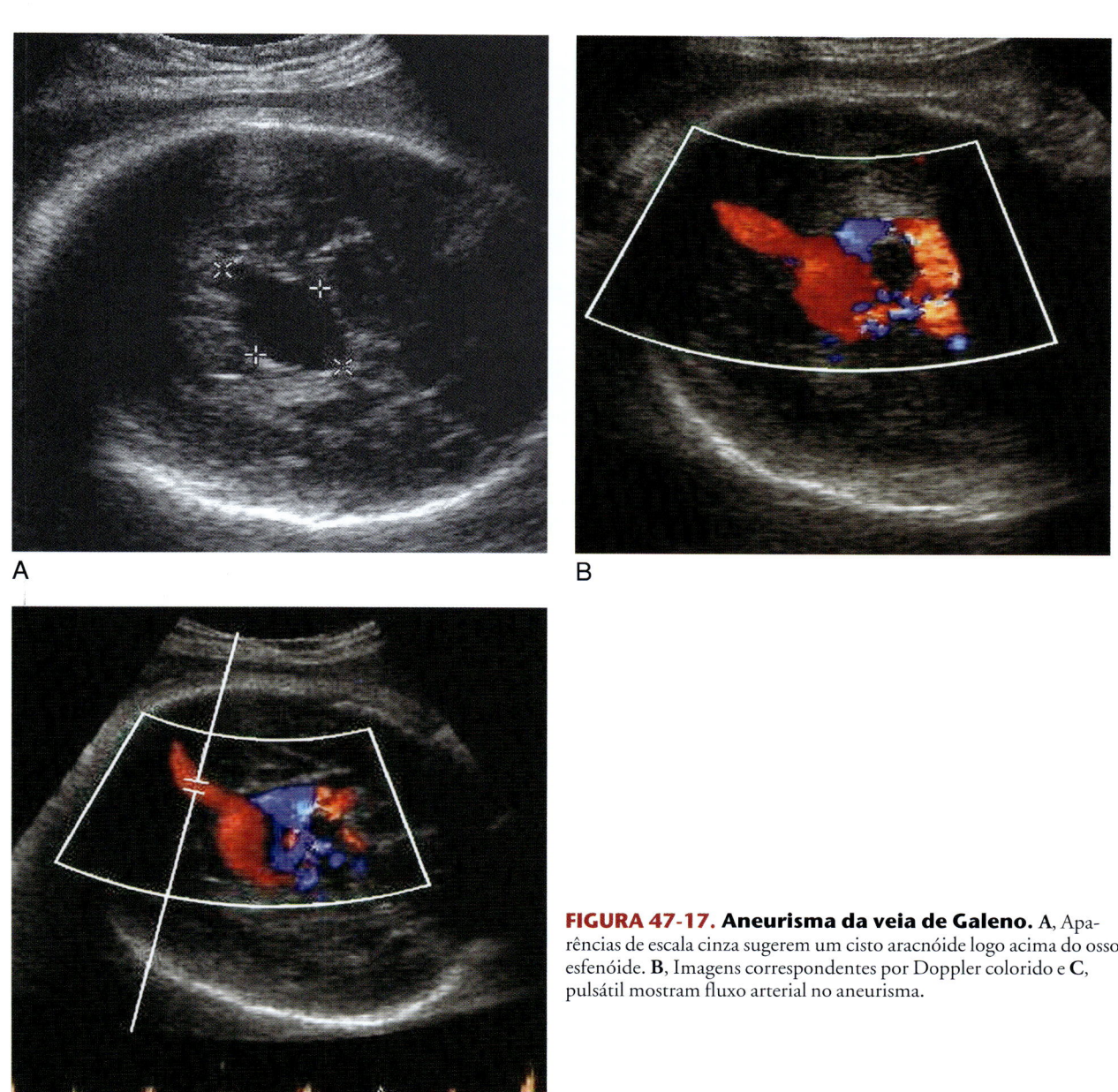

FIGURA 47-17. Aneurisma da veia de Galeno. A, Aparências de escala cinza sugerem um cisto aracnóide logo acima do osso esfenóide. **B**, Imagens correspondentes por Doppler colorido e **C**, pulsátil mostram fluxo arterial no aneurisma.

nizados como revisões sistemáticas. A utilização sistemática do Doppler da artéria umbilical em gestações de alto risco com menos de 32 semanas indica uma melhora de 30% na mortalidade perinatal no feto sem malformações, baseada numa revisão sistemática de 11 estudos clínicos randomizados (www.cochrane.org). Os estudos Doppler uterinos não são sustentados pelos resultados disponíveis no momento atual devido à sua natureza observacional e por serem conduzidos em coortes de risco misto para insuficiência placentária. Uma revisão sistemática com testes-piloto utilizando baixas doses de aspirina em gestações com Doppler anormal de artérias uterinas sugere que esta substância melhora o resultado perinatal.[42] Um único estudo clínico piloto sugeriu uma redução de 70% na incidência de DHEG quando

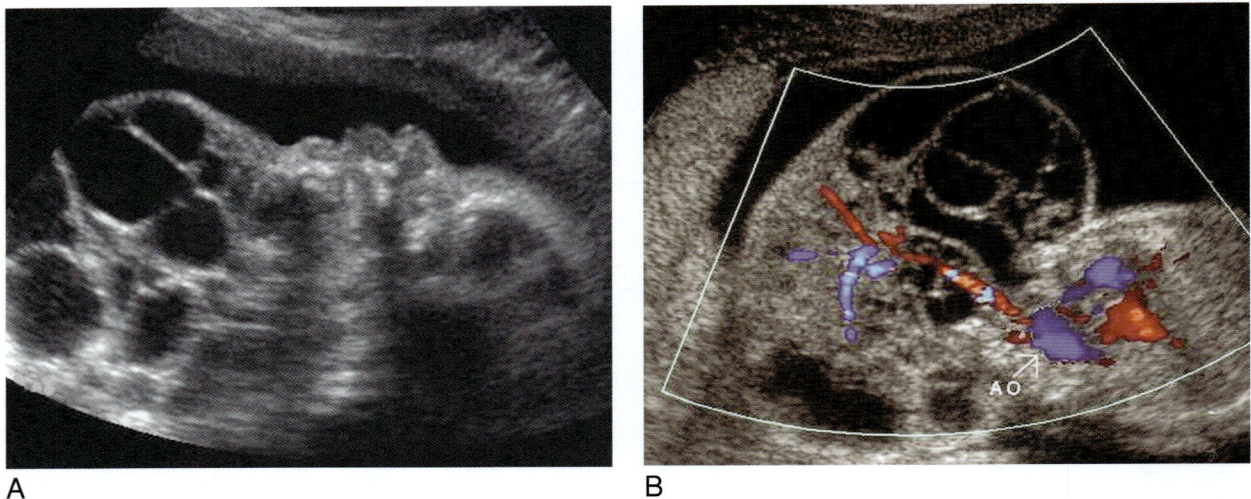

FIGURA 47-18. Teratoma no pescoço fetal. A, Escala cinza mostrando grande massa anterior multiseptada cística e sólida no pescoço. **B**, Doppler colorido das artérias de suprimento do tumor (seta). (Cortesia do Dr. Greg Ryan, University of Toronto.)

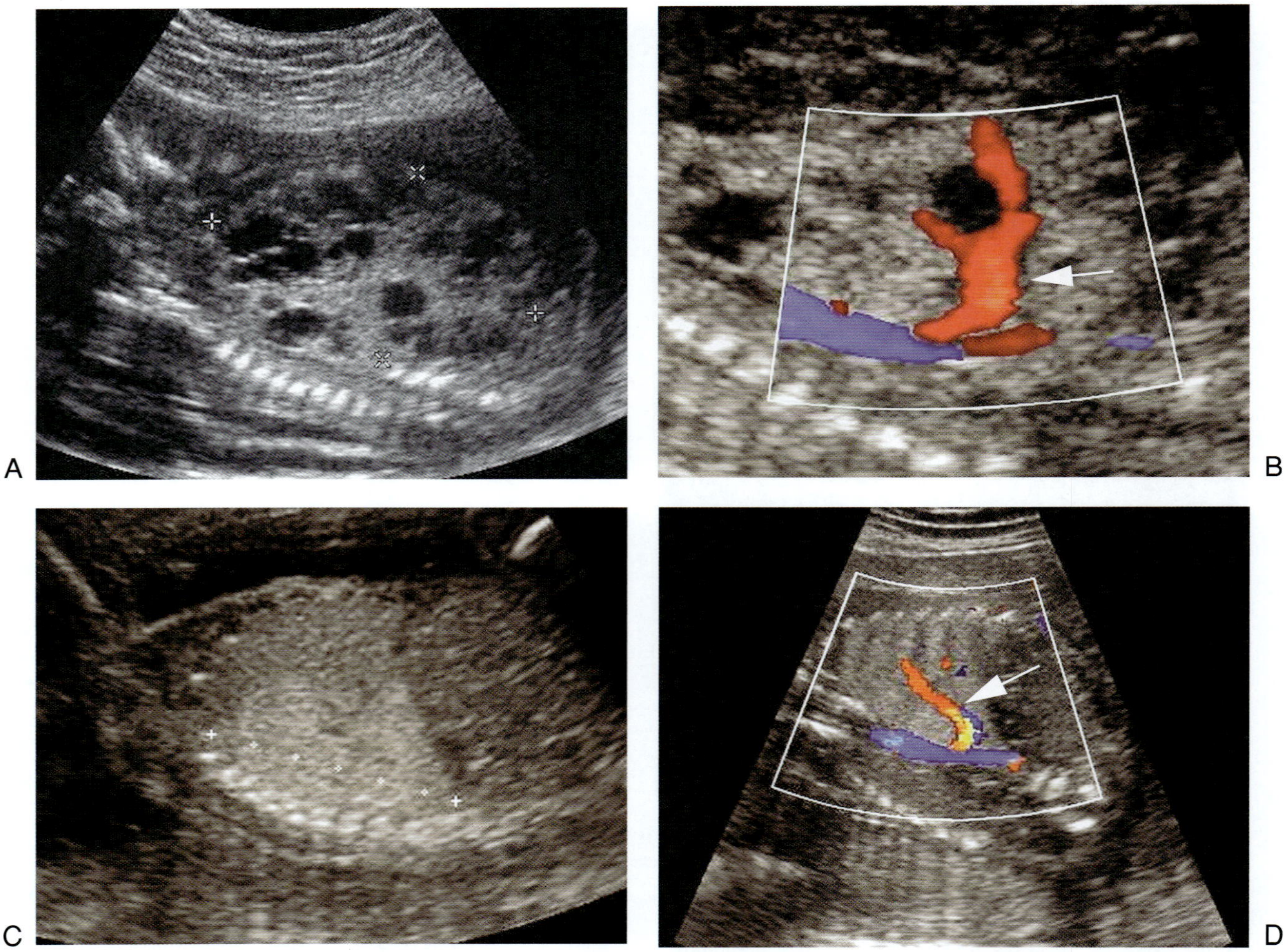

FIGURA 47-19. Seqüestro vascular pulmonar — Doppler colorido da artéria de suprimento. A, Componentes císticos e sólidos múltiplos grandes e pequenos similares aos da malformação adenomatosa cística congênita macrocística (MACP). **B**, Doppler colorido. A artéria de nutrição deriva diretamente da aorta descendente (*seta*). Esta grande lesão resultou em hidropisia na 20ª semana. O vaso sangüíneo foi obliterado utilizando-se fibra a *laser* guiada por ultra-som. A regressão do tumor levou à resolução da hidropisia e do poliidrâmnio. **C**, Seqüestro microcístico causando aumento difuso na ecogenicidade (*cursores*). **D**, Artéria de nutrição (*seta*) no Doppler colorido. (**B**, Cortesia do Dr. Greg Ryan, University of Toronto; **D**, Cortesia do Dr. Ants Toi, University of Toronto.)

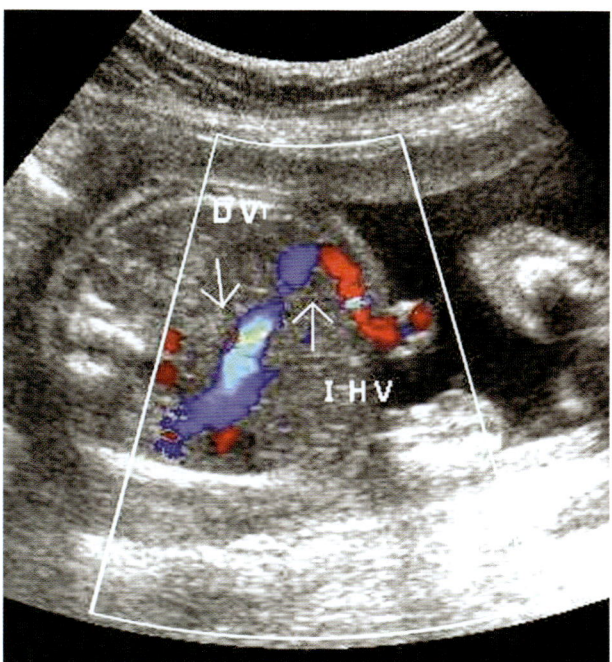

FIGURA 47-20. Desvio (*seta*) da veia umbilical intra-hepática (IHUV) na hérnia diafragmática esquerda. Compare com o curso normalmente ereto da IHUV em direção ao ducto venoso (DV) mostrado na Fig. 47-8B.

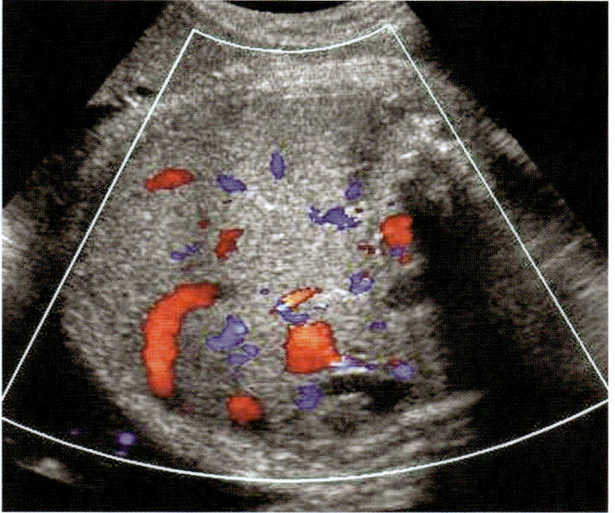

FIGURA 47-21. Malformação arteriovenosa hepática. A malformação arteriovenosa hepática (MAV) detectada pelo Doppler com fluxo colorido num feto com cardiomegalia e aumento do fígado. (Cortesia do Dr. Greg Ryan, University of Toronto.)

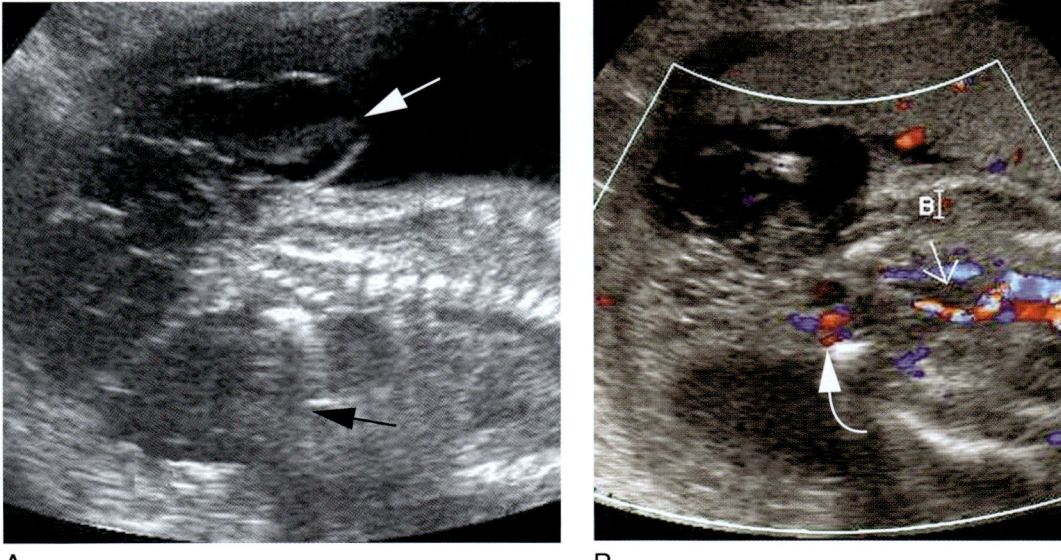

FIGURA 47-22. Teratoma sacrococcígeo com componentes sólidos e císticos (*setas*). A, Imagem em escala cinza. **B,** Doppler com fluxo colorido das artérias umbilicais em torno da bexiga fetal (*seta*) e artérias de nutrição do tumor (*seta curvada*).

foram administradas, adicionalmente, vitaminas antioxidantes C e E às mulheres de alto risco clínico ou àquelas com estudos Doppler anormais da artéria uterina.[81] A consulta regular à base de dados Cochrane assegurará que os estudos Doppler serão utilizados com base em evidência.

DIRETRIZES FUTURAS

Indubitavelmente, a ultra-sonografia Doppler da artéria umbilical é um método estabelecido importante na triagem

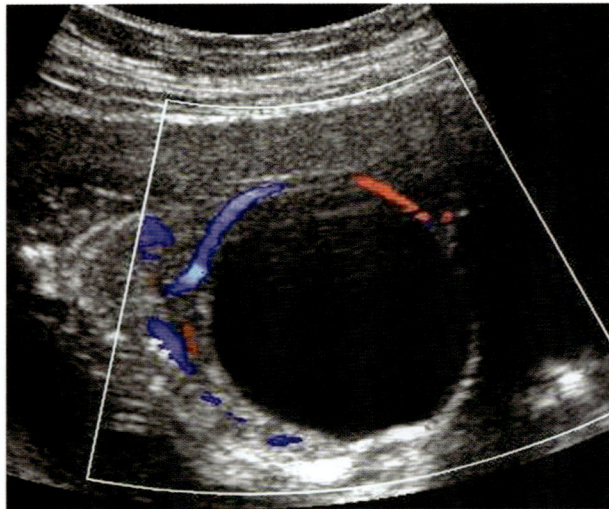

FIGURA 47-23. Curso das artérias umbilicais intrafetais em torno da bexiga na obstrução grave do trato urinário inferior. Este achado estabelece que a estrutura cística é a bexiga urinária fetal e não, por exemplo, um grande cisto ovariano.

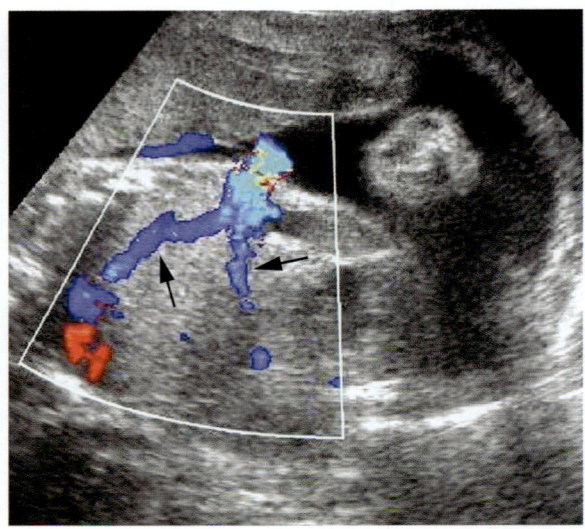

FIGURA 47-25. Gêmeos acolados, Doppler colorido. A veia umbilical divide-se nos dois fígados nos gêmeos acolados pelo abdome (*setas*). O Doppler colorido é bastante valioso para definir o prognostico perinatal e estratégia cirúrgica neonatal para o tratamento de gêmeos acolados.

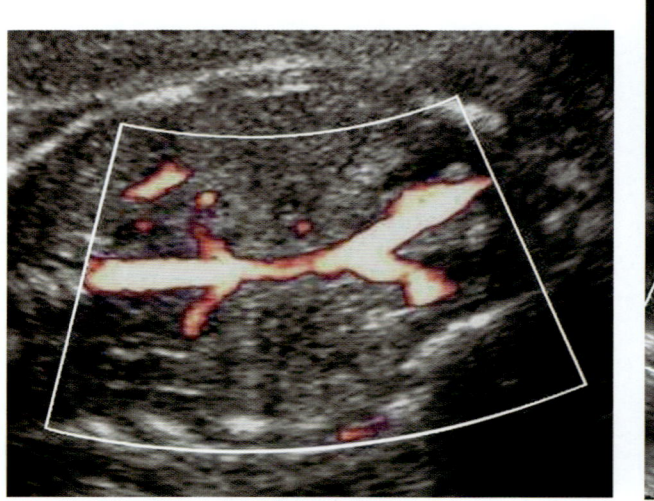

A

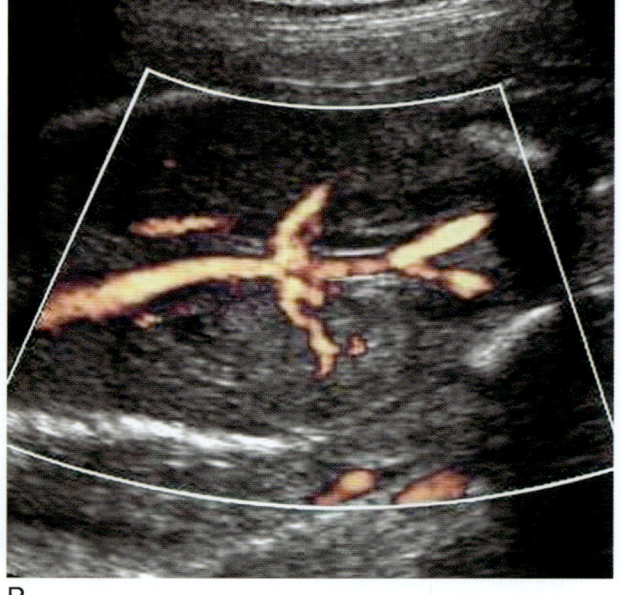

B

FIGURA 47-24. Agenesia renal bilateral, Power Doppler. A, Agenesia renal bilateral com anidrâmnio. **B,** Ramos aórticos normais (para comparação), incluindo ambas as artérias renais.

e detecção da RCIU grave. A discussão sobre os métodos biofísicos *versus* Doppler na monitoragem fetal em casos de RCIU de início precoce e de início tardio continuará até que estudos clínicos controlados e randomizados apropriados, que comparem o TSE e perfil biofísico fetal com estudos Doppler arterial e venoso fetais, sejam realizados.[82] Tais estudos requerem alto investimento, devido ao baixo risco de óbito perinatal e, ainda, a necessidade de acompanhamento evolutivo do desenvolvimento neuropsicomotor das crianças.[23] O papel do Doppler fetal na avaliação e no tratamento da anemia fetal será estabelecido por um estudo clínico controlado randomizado que foi concluído em 2004. O papel dos estudos Doppler na avaliação do dismorfismo[2] fetal continuará a se desenvolver de modo descritivo, devido principalmente às apresentações raras e bastante individuais dessas lesões.

Referências

1. Beattie RB, Dornan JC: Antenatal screening for intrauterine growth retardation with umbilical artery Doppler ultrasonography. BMJ 1989;298:631-635.
2. Hanretty KP, Whittle MJ, Rubin PC: Doppler uteroplacental waveforms in pregnancy-induced hypertension: A re-appraisal. Lancet 1988;1(8590):850-852.
3. Lockett M, Bisits A, Giles WB: Examination of a low-cost pocket Doppler device for fetal assessment. Ultrasound Obstet Gynecol 1998;11(1):44-47.
4. Dorman EK, Shulman CE, Kingdom J, et al: Impaired uteroplacental blood flow in pregnancies complicated by falciparum malaria. Ultrasound Obstet Gynecol 2002;19(2):165-170.
5. Hershkovitz R, Sheiner E, Mazor M: Ultrasound in obstetrics: A review of safety. Eur J Obstet Gynecol Reprod Biol 2002;101(1):15-18.
6. Barnett SB: Current status of safety of diagnostic ultrasound. Hosp Med 2001;62(12):726-727.
7. Miller MW, Nyborg WL, Dewey WC, et al: Hyperthermic teratogenicity, thermal dose and diagnostic ultrasound during pregnancy: Implications of new standards on tissue heating. Int J Hyperthermia 2002;18(5):361-384.
8. Horder MM, Barnett SB, Vella GJ, et al: In vivo heating of the guinea-pig fetal brain by pulsed ultrasound and estimates of thermal index. Ultrasound Med Biol 1998;24(9):1467-1474.
9. Adamson SL: Arterial pressure, vascular input impedance, and resistance as determinants of pulsatile blood flow in the umbilical artery. Eur J Obstet Gynecol Reprod Biol 1999;84(2):119-125.
10. Almstrom H, Axelsson O, Cnattingius S, et al: Comparison of umbilical-artery velocimetry and cardiotocography for surveillance of small-for-gestational-age fetuses. Lancet 1992;340(8825):936-940.
11. Kingdom JC, Ryan G, Whittle MJ, et al: Atrial natriuretic peptide: A vasodilator of the fetoplacental circulation? Am J Obstet Gynecol 1991;165:791-800.
12. Lyall F, Bulmer JN, Duffie E, et al: Human trophoblast invasion and spiral artery transformation: The role of PECAM-1 in normal pregnancy, preeclampsia, and fetal growth restriction. Am J Pathol 2001;158(5):1713-1721.
13. Reister F, Frank HG, Kingdom JC, et al: Macrophage-induced apoptosis limits endovascular trophoblast invasion in the uterine wall of preeclamptic women. Lab Invest 2001;81(8):1143-1152.
14. Kaminopetros P, Higueras MT, Nicolaides KH: Doppler study of uterine artery blood flow: Comparison of findings in the first and second trimesters of pregnancy. Fetal Diagn Ther 1991;6(1-2):58-64.
15. Albaiges G, Missfelder-Lobos H, Lees C, et al: One-stage screening for pregnancy complications by color Doppler assessment of the uterine arteries at 23 weeks' gestation. Obstet Gynecol 2000;96(4):559-564.
16. Papageorghiou AT, Yu CK, Bindra R, et al: Multicenter screening for preeclampsia and fetal growth restriction by transvaginal uterine artery Doppler at 23 weeks of gestation. Ultrasound Obstet Gynecol 2001;18(5):441-449.
17. Ochi H, Matsubara K, Kusanagi Y, et al: Significance of a diastolic notch in the uterine artery flow velocity waveform induced by uterine embolisation in the pregnant ewe. Br J Obstet Gynaecol 1998;105(10):1118-1121.
18. Ochi H, Suginami H, Matsubara K, et al: Micro-bead embolization of uterine spiral arteries and changes in uterine arterial flow velocity waveforms in the pregnant ewe. Ultrasound Obstet Gynecol 1995;6(4):272-276.
19. Kingdom J, Huppertz B, Seaward G, et al: Development of the placental villous tree and its consequences for fetal growth. Eur J Obstet Gynecol Reprod Biol 2000;92(1):35-43.
20. Fong KW, Ohlsson A, Hannah ME, et al: Prediction of perinatal outcome in fetuses suspected to have intrauterine growth restriction: Doppler US study of fetal cerebral, renal, and umbilical arteries. Radiology 1999;213(3):681-689.
21. Kingdom JCP, Smith GN: Diagnosis and management of IUGR. In Kingdom JCP, Baker PN (eds). Intrauterine Growth Restriction. London: Springer, 2000, pp, 251-268.
22. Karsdorp VH, van Vugt JM, van Geijn HP, et al: Clinical significance of absent or reversed end diastolic velocity waveforms in umbilical artery. Lancet 1994;344(8938):1664-1668.
23. The GRIT Study Group: A randomized trial of timed delivery for the compromised preterm fetus: Short term outcomes and Bayesian interpretation. Br J Obstet Gynaecol 2003;110(1):27-32.
24. Snijders RJ, Sherrod C, Gosden CM, et al: Fetal growth retardation: Associated malformations and chromosomal abnormalities. Am J Obstet Gynecol 1993;168(2):547-555.
25. Cheong LW, Chitayat D, Seaward G, et al: Role of amniotic fluid interphase fluorescence *in situ* hybridization (FISH) analysis in patient management. Prenat Diagn 2001;21(4):327-332.
26. Farrugia M, Alkazaleh F, Simchen MJ, et al: Timing delivery of the severely growth restricted fetus: Comparison of biophysical profile and non-stress testing with fetal Doppler studies. J Soc Gynecol Invest 2003;10:A 716.
27. Boog G: Computer analysis of fetal heart rate by the Sonicaid Oxford 8002 System during pregnancy and labor. Personal experience and report of the literature. J Gynecol Obstet Biol Reprod 2001;30(1):28-41.
28. Weiner Z, Farmakides G, Schulman H, et al: Central and peripheral hemodynamic changes in fetuses with absent end-diastolic velocity in umbilical artery: Correlation with computerized fetal heart rate pattern. Am J Obstet Gynecol 1994;170(2):509-515.
29. Neilson JP, Alfirevic Z: Doppler ultrasound for fetal assessment in high risk pregnancies. Cochrane Database Syst Rev 2003:CD000073.
30. The GRIT Study Group: When do obstetricians recommend delivery for a high-risk preterm growth-retarded fetus?. Growth Restriction Intervention Trial. Eur J Obstet Gynecol Reprod Biol 1996;67(2):121-126.
31. Wallace EM, Baker LS: Effect of antenatal betamethasone administration on placental vascular resistance. Lancet 1999;353(9162):1404-1407.
32. Marconi AM, Cetin I, Ferrazzi E, et al: Lactate metabolism in normal and growth-retarded human fetuses. Pediatr Res 1990;28(6):652-656.
33. Bennet L, Kozuma S, McGarrigle HH, et al: Temporal changes in fetal cardiovascular, behavioral, metabolic and endocrine responses to maternally administered dexamethasone in the late gestation fetal sheep. Br J Obstet Gynaecol 1999;106(4):331-339.

34. Simchen MJ, Alkazaleh F, Adamsons L, et al: The fetal cardiovascular response to antenatal steroids in severe early-onset intrauterine growth restriction. Am J Obstet Gynecol 2004;190(2):296-304.
35. Chien PF, Arnott N, Gordon A, et al: How useful is uterine artery Doppler flow velocimetry in the prediction of preeclampsia, intrauterine growth retardation and perinatal death? An overview. BJOG 2000 Feb;107(2):196-208.
36. Pahal GS, Jauniaux E: Maternal serum biochemical screening for pregnancy complications other than aneuploidy. Curr Opin Obstet Gynecol 1997; 9(6):379-386.
37. Jauniaux E, Gulbis B, Tunkel S, et al: Maternal serum testing for alpha-fetoprotein and human chorionic gonadotropin in high-risk pregnancies. Prenat Diagn 1996;16(12):1129-1135.
38. Chitayat D, Farrell SA, Huang T, et al: Double-positive maternal serum screening results for Down syndrome and open neural tube defects: An indicator for fetal structural or chromosomal abnormalities and adverse obstetric outcomes. Am J Obstet Gynecol 2002;187(3):758-763.
39. Viero S, Chaddha V, Alkazaleh F, et al: Prognostic value of placental ultrasound in pregnancies complicated by absent end-diastolic flow velocity in the umbilical arteries. Placenta 2004;25(8):(in press).
40. Alkazaleh F, Malik A, Chaddha V, et al: Early recognition of severe placental insufficiency in patients with unexplained combined elevation of maternal serum AFP and hCG. 2004, submitted for publication.
41. Palacio M, Jauniaux E, Kingdom J, et al: Perinatal outcome in pregnancies with a positive serum screening for Down's syndrome due to elevated levels of free beta-human chorionic gonadotropin. Ultrasound Obstet Gynecol 1999;13(1):58-62.
42. Coomarasamy A, Papaioannou S, Gee H, et al: Aspirin for the prevention of preeclampsia in women with abnormal uterine artery Doppler: A meta-analysis. Obstet Gynecol 2001;98(5 Pt 1):861-866.
43. Dekker GA, de Vries JI, Doelitzsch PM, et al: Underlying disorders associated with severe early-onset preeclampsia. Am J Obstet Gynecol 1995;173(4):1042-1048.
44. Vergani P, Roncaglia N, Andreotti C, et al: Prognostic value of uterine artery Doppler velocimetry in growth-restricted fetuses delivered near term. Am J Obstet Gynecol 2002;187(4):932-936.
45. Chappell LC, Seed PT, Briley AL, et al: Effect of antioxidants on the occurrence of preeclampsia in women at increased risk: A randomised trial. Lancet 1999;354(9181):810-816.
46. Hernandez-Andrade E, Brodszki J, Lingman G, et al: Uterine artery score and perinatal outcome. Ultrasound Obstet Gynecol 2002;19(5):438-442.
47. Vergani P, Roncaglia N, Andreotti C, et al: Prognostic value of uterine artery Doppler velocimetry in growth-restricted fetuses delivered near term. Am J Obstet Gynecol 2002;187(4):932-936.
48. Bricker L, Neilson JP: Routine Doppler ultrasound in pregnancy. Cochrane Database Syst Rev 2000;(2): CD001450.
49. Hershkovitz R, Kingdom JC, Geary M, et al: Fetal cerebral blood flow redistribution in late gestation: Identification of compromise in small fetuses with normal umbilical artery Doppler. Ultrasound Obstet Gynecol 2000; 15(3):209-212.
50. Wenstrom KD, Weiner CP, Williamson RA: Diverse maternal and fetal pathology associated with absent diastolic flow in the umbilical artery of high-risk fetuses. Obstet Gynecol 1991;77(3):374-378.
51. Kingdom JC, Rodeck CH, Kaufmann P: Umbilical artery Doppler—more harm than good? Br J Obstet Gynaecol 1997;104(4):393-396.
52. Devine PA, Bracero LA, Lysikiewicz A, et al: Middle cerebral to umbilical artery Doppler ratio in post-date pregnancies. Obstet Gynecol 1994;84(5):856-860.
53. Weiner Z, Reichler A, Zlozover M, et al: The value of Doppler ultrasonography in prolonged pregnancies. Eur J Obstet Gynecol Reprod Biol 1993;48(2):93-97.
54. Weiner Z, Farmakides G, Schulman H, et al: Central and peripheral haemodynamic changes in post-term fetuses: Correlation with oligohydramnios and abnormal fetal heart rate pattern. Br J Obstet Gynaecol 1996;103(6):541-546.
55. Weiner Z, Farmakides G, Barnhard Y, et al: Doppler study of the fetal cardiac function in prolonged pregnancies. Obstet Gynecol 1996;88(2):200-202.
56. Giles W: Doppler ultrasound in twin pregnancy. Fetal Mat Med Rev 2001;12(1):93-103.
57. Fries MH, Goldstein RB, Kilpatrick SJ, et al: The role of velamentous cord insertion in the etiology of twin-twin transfusion syndrome. Obstet Gynecol 1993;81(4):569-574.
58. Denbow ML, Cox P, Talbert D, et al: Color Doppler energy insonation of placental vasculature in monochorionic twins: Absent arterio-arterial anastomoses in association with twin-to-twin transfusion syndrome. Br J Obstet Gynaecol 1998;105(7):760-765.
59. Hecher K, van Gemert MJ: Color Doppler energy insonation of placental vasculature in monochorionic twins: Absent arterio-arterial anastomoses in association with twin-to-twin transfusion syndrome. Br J Obstet Gynaecol 1999;106(3):290.
60. Quintero RA, Morales WJ, Allen MH, et al: Staging of twin-twin transfusion syndrome. J Perinatol 1999; 19(8 Pt 1):550-555.
61. Gratacos E, Van Schoubroeck D, Carreras E, et al: Impact of laser coagulation in severe twin-twin transfusion syndrome on fetal Doppler indices and venous blood flow volume. Ultrasound Obstet Gynecol 2002;20(2):125-130.
62. Barrea C, Alkazaleh F, Ryan G, et al: Prenatal cardiovascular manifestation in the recipient twin in twin-to-twin transfusion syndrome and the impact of therapeutic amnioreduction, 2003. (personal communication).
63. Alkazaleh F, Barrea C, Hornberger LK, et al: Outcome and acute changes of the cardiovascular manifestations in the recipient twin after laser therapy for severe twin-to-twin transfusion syndrome (TTTS). J Soc Gynecol Invest 2002; 9 (Suppl 1):15.
64. Abuhamad AZ, Mari G, Copel JA, et al: Umbilical artery flow velocity waveforms in monoamniotic twins with cord entanglement. Obstet Gynecol 1995;86(4 Pt 2):674-677.
65. Suzuki S, Ishikawa G, Sawa R, et al: Umbilical venous pulsation indicating tight cord entanglement in monoamniotic twin pregnancy. J Ultrasound Med 1999;18(6):425-427.
66. Allen VM, Windrim R, Barrett J, et al: Management of monoamniotic twin pregnancies: A case series and systematic review of the literature. Br J Obstet Gynaecol 2001;108(9):931-936.
67. Quintero RA, Morales WJ, Allen MH, et al: Staging of twin-twin transfusion syndrome. J Perinatol 1999; 19(8 Pt 1):550-555.
68. Bajoria R: Vascular anatomy of monochorionic placenta in relation to discordant growth and amniotic fluid volume. Hum Reprod 1998;13(10):2933-2940.
69. Taylor MJ, Denbow ML, Tanawattanacharoen S, et al: Doppler detection of arterio-arterial anastomoses in monochorionic twins: Feasibility and clinical application. Hum Reprod 2000;15(7):1632-1636.

70. Bajoria R, Wee LY, Anwar S, et al: Outcome of twin pregnancies complicated by single intrauterine death in relation to vascular anatomy of the monochorionic placenta. Hum Reprod 1999;14(8):2124-2130.
71. Oepkes D, Meerman RH, Vandenbussche FP, et al: Ultrasonographic fetal spleen measurements in red blood cell-alloimmunized pregnancies. Am J Obstet Gynecol 1993;169(1):121-128.
72. Iskaros J, Kingdom J, Morrison JJ, et al: Prospective non-invasive monitoring of pregnancies complicated by red cell alloimmunization. Ultrasound Obstet Gynecol 1998;11(6):432-437.
73. Dukler D, Oepkes D, Seaward G, et al: Noninvasive tests to predict fetal anemia: a study comparing Doppler and ultrasound parameters. Am J Obstet Gynecol 2003;188(5):1310-1314.
74. Mari G, Deter RL, Carpenter RL, et al: Noninvasive diagnosis by Doppler ultrasonography of fetal anemia due to maternal red-cell alloimmunization. Collaborative group for Doppler assessment of the blood velocity in anemic fetuses. N Engl J Med 2000;342(1):9-14.
75. Gavriil P, Jauniaux E, Lambermont M, et al: Perinatal research on feto-maternal anti-Kell immunization. (French) J Gynecol Obstet Biol Reprod 1989;18(6):761-764.
76. Leung WC, Oepkes D, Seaward G, et al: Serial sonographic findings of four fetuses with homozygous alpha-thalassemia-1 from 21 weeks onward. Ultrasound Obstet Gynecol 2002;19(1):56-59.
77. Weisberg L, Kingdom J, Keating S, et al: Fetomaternal hemorrhage: Recent experience, treatment options and a review of the literature. J Obstet Gynecol Can 2004 (in press).
78. Ordorica SA, Marks F, Frieden FJ, et al: Aneurysm of the vein of Galen: A new cause for Ballantyne syndrome. Am J Obstet Gynecol 1990;162(5):1166-1167.
79. Coulson CC, Kuller JA, Sweeney WJ: Nonimmune hydrops and hydrocephalus secondary to fetal intracranial hemorrhage. Am J Perinatol 1994;11(4):253-254.
80. Bouchard S, Johnson MP, Flake AW, et al: The EXIT procedure: Experience and outcome in 31 cases. J Pediatr Surg 2002;37(3):418-426.
81. Chappell LC, Seed PT, Briley AL, et al: Effect of antioxidants on the occurrence of preeclampsia in women at increased risk: A randomised trial. Lancet 1999;354(9181): 810-816.
82. Baschat AA: Integrated fetal testing in growth restriction: Combining multivessel Doppler and biophysical parameters. Ultrasound Obstet Gynecol 2003;21(1):1-8.

48

AVALIAÇÃO ULTRA-SONOGRÁFICA DA PLACENTA

Fawaz Alkazaleh / Sandra Viero / John C.P. Kingdom

SUMÁRIO DO CAPÍTULO

O PRIMEIRO TRIMESTRE
  Desenvolvimento Placentário
  Sangramento no Primeiro Trimestre
  Anormalidades da Placenta e do Cordão no Primeiro Trimestre
O SEGUNDO TRIMESTRE
  Forma e Textura da Placenta
  Placenta Prévia
  Avaliação da Placenta em Gestações com Achados Anormais ao TRF
  Diagnóstico de Insuficiência Placentária Grave no Segundo Trimestre

CORDÃO UMBILICAL
  Massas do Cordão
  Inserção Placentária do Cordão
  Vasa Previa
O TERCEIRO TRIMESTRE
  Classificação de Grannum da Textura Placentária
  Lesão Isquêmico-trombótica da Placenta
  Patogênese da Lesão Isquêmico-trombótica
  Invasão Placentária: Placenta Percreta
  Importância do Diagnóstico Pré-natal de Percreta
INFARTO DA PLACA BASAL

DESCOLAMENTO PREMATURO
ANEMIA FETAL E HIDROPISIA NÃO-IMUNE
EXAME DA PLACENTA NA GESTAÇÃO GEMELAR
TUMORES E MALIGNIDADE PLACENTÁRIOS
QUESTÕES RELACIONADAS AO TRABALHO DE PARTO E SECUNDAMENTO
RETENÇÃO DE PRODUTOS DA CONCEPÇÃO
ULTRA-SONOGRAFIA TRIDIMENSIONAL
CONCLUSÕES

Uma ampla variedade de complicações gestacionais pode ocorrer como resultado do desenvolvimento placentário anormal ou de patologias placentárias. Estas variam desde abortos precoces recorrentes e morte fetal no segundo trimestre até parto prematuro e diversas combinações de pré-eclâmpsia, restrição do crescimento intra-uterino (RCIU) e descolamento prematuro. Outros defeitos do desenvolvimento, tais como placenta prévia, percreta ou *vasa previa* podem evoluir com graves complicações maternas e/ou fetais se não forem reconhecidos durante o período antenatal. Em muitas destas situações, o exame cuidadoso da placenta por meio da ultra-sonografia em uma ou mais ocasiões pode contribuir diretamente para a conduta terapêutica.

O desenvolvimento placentário é complexo, mas os elementos clinicamente importantes podem ser facilmente reconhecidos à ultra-sonografia. Embora a estrutura básica da placenta seja semelhante em todas as gestações, muitas variações macroscópicas podem ser observadas em gestações que apresentam desfechos normais. Desta forma, é importante considerar as variações normais deste órgão heterogêneo, para evitar provocar preocupações desnecessárias. Por outro lado, o reconhecimento precoce de doenças placentárias graves pode provocar um impacto significativo na evolução perinatal. Portanto, o desenvolvimento de uma abordagem sistemática à ultra-sonografia placentária, tanto em situações de alto quanto de baixo risco, fornece um útil complemento ao exame ultra-sonográfico obstétrico. As recomendações específicas de equipes profissionais credenciadas em relação à ultra-sonografia obstétrica deixam muito a desejar, mesmo utilizando-se equipamentos de imagem convencionais. Espera-se que este capítulo estimule o reconhecimento da importância da ultra-sonografia placentária na prática radiológica e perinatal.

O PRIMEIRO TRIMESTRE

Desenvolvimento Placentário

Os eventos iniciais no desenvolvimento pós-implantação estão ilustrados na Figura 48-1.[1] Inicialmente, a placenta

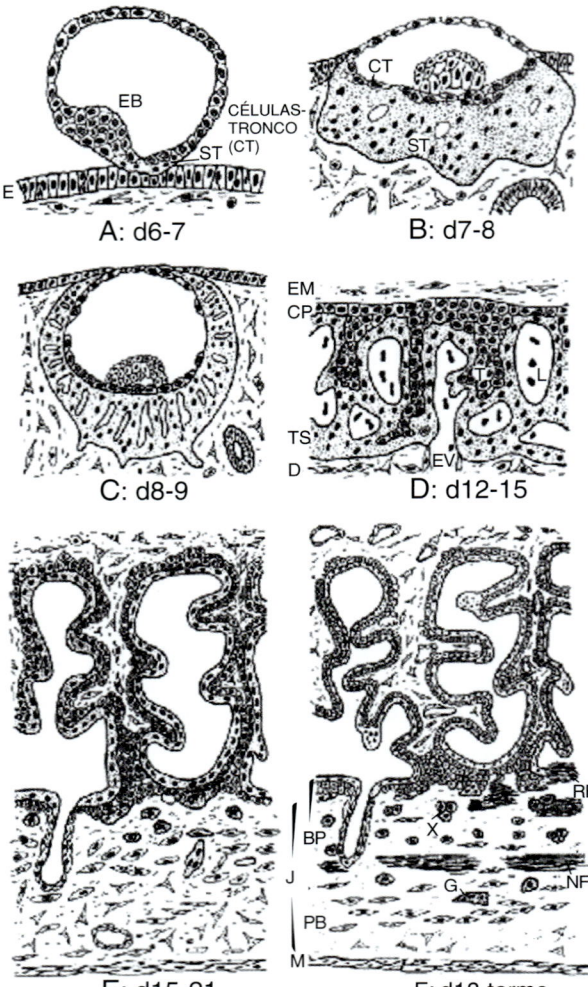

FIGURA 48-1. Desenvolvimento placentário. Desenvolvimento placentário humano inicial a partir da implantação (A), até a formação de vilosidades coriônicas (F). Note que os vasos sangüíneos maternos e fetais estão separados por uma camada de trofoblasto, estroma viloso e endotélio vascular fetal. (Extraída de Jauniaux E, Zaidi J, Jurkovic D, et al: Comparison of color Doppler features and pathological findings in complicated early pregnancy. Hum Reprod 1994;9:2432-2437.)

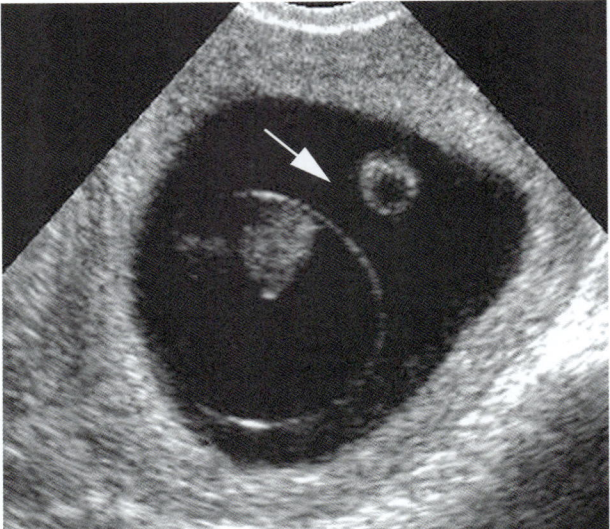

FIGURA 48-2. Desenvolvimento placentário e embrionário. Aparência transvaginal do desenvolvimento placentário e embrionário na 8ª semana de gestação. Note a vesícula vitelínica (*seta*) dentro da cavidade celômica e o embrião contido no saco amniótico. A placenta que o circunda é esférica, porque praticamente não há distinção, neste estágio, entre córion liso e frondoso.

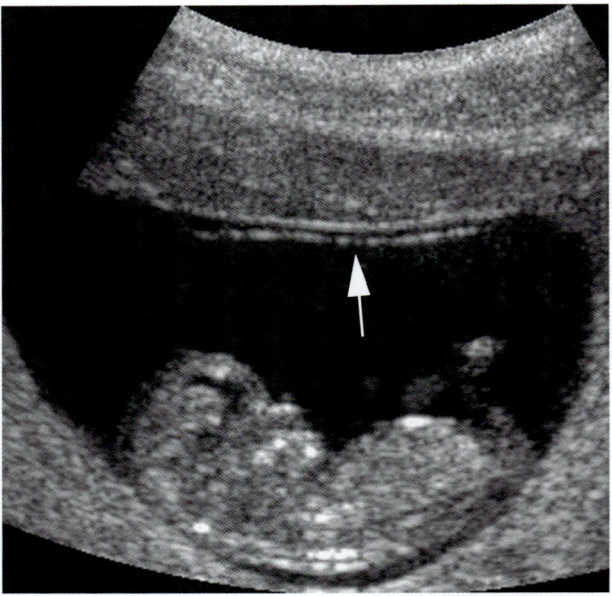

FIGURA 48-3. Aparência transabdominal da placenta definitiva na 12ª semana de gestação. O córion liso (*seta*) e âmnio se fundem, formando as membranas definitivas.

recobre completamente o embrião como uma concha de trofoblasto que começa a invadir o estroma uterino. A vesícula vitelínica se localiza na cavidade celômica (Fig. 48-2).[1] Esta se conecta ao embrião em desenvolvimento através do ducto vitelínico e seus vasos. É uma estrutura transitória, posteriormente substituída pela placenta alantocoriônica definitiva.[2] É formada pelo crescimento do estroma alantóico e vasos sangüíneos a partir do embrião (o precursor do cordão umbilical) em direção à placa coriônica.[3] Os vasos sangüíneos fetais se formam dentro das vilosidades em desenvolvimento para formar as árvores vilosas coriônicas. A placenta alantocoriônica recobre o embrião em desenvolvimento, mas entre a 9ª e a 12ª semanas de gestação dois terços regridem, resultando no córion liso, enquanto o terço remanescente, ao qual o cordão umbilical está ligado, continua a se desenvolver até formar a placenta definitiva (**córion frondoso**). Na 12ª semana, a placenta definitiva pode ser facilmente observada à ultra-sonografia, apresentando uma aparência granular e acinzentada (Fig. 48-3). Ela compreende cerca de 50 árvores vilosas em desenvolvimento, cada uma conhecida como um **placentoma** (cotilédone). Estas árvores funcionam independentemente, embora estejam fundidas formando o órgão placentário. Uma artéria materna central e espiralada perfunde cada placentoma. Da 12ª semana até o termo, estas estruturas crescem em taxas variáveis e se especializam para acomodar o crescimento exponencial do tamanho fetal.

Ao ultra-som, a placenta definitiva pode ser definida na 12ª semana de gestação. O volume placentário aumenta linearmente com o comprimento cabeça-nádega (CCN) e se correlaciona aos níveis plasmáticos maternos do hormônio placentário, a proteína-A associada à gravidez (PAPP-A).[4] O cordão se insere na porção central do disco, e o córion liso em regressão pode ser visto na parede uterina oposta. Dentro do córion, a cavidade celômica é gradualmente obliterada pela expansão do saco amniótico. O âmnio normalmente se funde com o córion ao redor de 12 semanas de gestação. Da mesma forma, o saco coriônico ocupa completamente a cavidade uterina neste estágio, de modo que o orifício cervical interno é selado pela fusão das membranas corioamnióticas. Ameaças de aborto ou sangramentos vaginais benignos, geralmente oriundos da decídua uterina, são incomuns após o final do primeiro trimestre.

Sangramento no Primeiro Trimestre

O sangramento vaginal é muito comum no primeiro trimestre, complicando mais de 25% das gestações. A ultra-sonografia está indicada para estabelecer a localização da gestação, viabilidade e número de fetos. A ultra-sonografia transvaginal (USTV) está geralmente indicada, a menos que imagens claras de uma gravidez viável sejam identificadas com outras abordagens. Problemas placentários comuns incluem a identificação de um segundo saco inviável, sua diferenciação de líquido ou sangue na cavidade uterina, e sangramento retroplacentário ou subcoriônico (Fig. 48-4A). Gestações gemelares inviáveis são comuns, sendo uma explicação benigna para o sangramento vaginal; da mesma forma, espaços preenchidos por líquido entre o córion e a parede uterina podem causar sangramento para dentro da cavidade uterina. Hematomas subcoriônicos são observados com pouca freqüência, mas podem causar dor em cólicas persistente devido ao extravasamento de sangue para a parede uterina (Fig. 48-4B). Se o saco amniótico estiver intacto e a freqüência cardíaca embriofetal for normal (>120/min), o prognóstico é bom. A aparência ultra-sonográfica pode melhorar dramaticamente em 1 a 2 semanas, portanto exames de acompanhamento podem ser uma medida de segurança caso se identifiquem anormalidades ultra-sonográficas. Mulheres Rhesus-negativas devem receber imunoglobulina anti-D.

Anormalidades da Placenta e do Cordão no Primeiro Trimestre

A vesícula vitelínica pode se expandir em tamanho ou se apresentar ecogênica devido a hemorragia em remissão; nenhum desses achados é clinicamente relevante, desde que o embrião/feto não apresente outras anormalidades. Na 12ª semana de gestação, a placenta definitiva pode ser reconhecida, e sua localização e a inserção do cordão são fáceis de descrever, especialmente por USTV. Um cordão de dois vasos pode ser reconhecido, assim como o achado de cistos no cor-

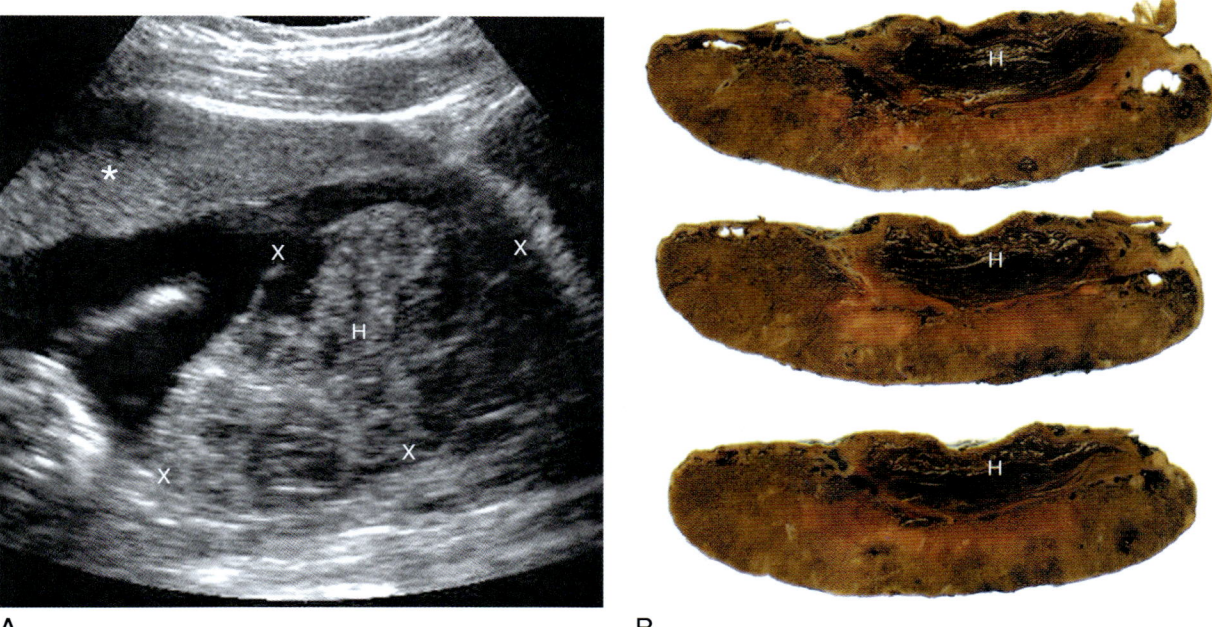

FIGURA 48-4. Hemorragia volumosa. A, Aparência transabdominal de uma **hemorragia volumosa** (H) envolvendo o córion liso na parede posterior do útero, na 12ª semana de gestação. A placenta (*) é anterior. **B,** Secções seriadas da placenta demonstrando um hematoma subcoriônico (H).

dão umbilical. Estes cistos podem estar associados a aneuploidia, especialmente se estiverem separados, se a medição da translucência nucal estiver aumentada e/ou se o comprimento crânio-nádega for menor que o esperado – em relação às datas menstruais bem estabelecidas. Ocasionalmente, uma grande porção da placenta definitiva pode aparentemente regredir, freqüentemente com sangramento vaginal contínuo. Isto pode resultar em uma pequena placenta com um cordão excêntrico, podendo representar os primeiros sinais de insuficiência placentária grave. A ecotextura placentária é normalmente homogênea com uma aparência isoecogênica. Pequenos lagos venosos, que surgem de defeitos no desenvolvimento da árvore vilosa, podem estar evidentes ao exame da 12ª semana. Neste estágio não se visualizam infartos, porque a circulação uteroplacentária não começa até cerca de 11 a 12 semanas de gestação.

O SEGUNDO TRIMESTRE

Uma ultra-sonografia obstétrica, incluindo um exame cardíaco fetal, avaliação do líquido amniótico e biometria, é geralmente solicitada na 15ª à 16ª semana, idade gestacional em que se deve realizar o teste de risco fetal (TRF). A relativa abundância de líquido amniótico facilita a documentação do local de inserção do cordão, de seu número de vasos e da localização placentária. A placenta assumiu sua aparência madura à ultra-sonografia e deve apresentar uma textura homogênea uniforme. A expansão do volume de líquido amniótico resulta na fusão do âmnio com o córion. É importante reconhecer a não-fusão do âmnio, o que pode estar relacionado a aneuploidia (número anormal de cromossomos) e *RPM-PT* (ruptura prematura de membranas pré-termo/parto prematuro (Fig. 48-5).[5] A placenta é mais habitualmente avaliada no exame da 18ª à 20ª semana, no qual o foco principal é a avaliação da anatomia fetal, incluindo uma pesquisa de marcadores de aneuploidia. A ênfase na visualização da placenta e cordão é mínima, o que se reflete pela ausência de recomendações para a visualização ultra-sonográfica. Entretanto, a avaliação da placenta é facilmente realizada, podendo ter um impacto significativo na evolução perinatal.

Forma e Textura da Placenta

O comprimento placentário é aproximadamente seis vezes maior que sua largura máxima (12 × 2,5 cm) na 18ª à 20ª semana de gestação. O volume placentário foi avaliado no segundo trimestre e correlacionado com a evolução da gestação.[6] À medida que a gestação avança, o comprimento placentário máximo se torna difícil de avaliar, embora valores de referência para a espessura placentária máxima tenham sido relatados (Fig. 48-6A, B).[7] Como regra geral, uma espessura placentária > 4 cm antes de 24 semanas é anormal, e deve-se investigar prontamente sua causa. Contrações uterinas são uma causa benigna e transitória de aumento da espessura placentária, podendo alterar marcadamente a forma da placenta. Contrações do miométrio podem ser reconhecidas pelo espesso e curvado miométrio subjacente, e com o tempo o relaxamento permite que a placenta assuma sua forma normal. Causas patológicas de espessura placentária aumentada incluem **lesão isquêmico-trombótica, hemorragia intraplacentária, corioangioma** e qualquer causa de **hidropisia fetal.**

O local de implantação, ou base da placenta, deve ser claramente diferenciado do miométrio subjacente. A substância placentária, compreendendo as árvores vilosas, apresenta uma aparência homogênea e granular, embora defeitos do desenvolvimento, chamados de *lagos venosos*, sejam freqüentemente vistos, geralmente sem significado clínico.[8] As bordas da placenta geralmente apresentam um pequeno seio, o **seio marginal da placenta**, onde o sangue interviloso drena para a circulação materna (Fig. 48-7). Sinais de baixo fluxo podem ser identificados, e esta estrutura não deve ser confundida com o descolamento placentário.

Lagos placentários ocorrem em cerca de 5% das gestações, sendo mais comumente encontrados naquelas com valores elevados, na 16ª semana, dos níveis de hCG materna (Fig. 48-8).[8] Os lagos representam áreas de espaço interviloso carentes de árvores vilosas placentárias. Sinais de fluxo venoso podem ser evidentes em imagens ampliadas em escala de cinza, confirmando o fluxo interviloso. Estes são defeitos não-progressivos, ocupando uma pequena fração do volume placentário. A evolução é geralmente boa, embora pré-eclâmpsia leve a termo seja duas a três vezes mais comum. Os lagos placentários devem ser distinguidos de lesões destrutivas.

Placenta Prévia

Graus importantes de placenta prévia são facilmente reconhecíveis no exame da 18ª à 20ª semana (Fig. 48-9A-C), embora a abordagem transabdominal possa ser incapaz de visualizar a relação precisa entre a borda placentária inferior e

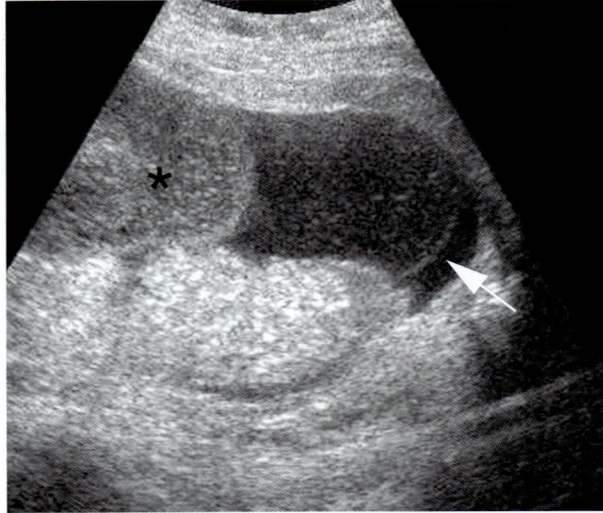

FIGURA 48-5. Não-fusão de âmnio e córion. A não-fusão de âmnio e córion (*seta*) em um feto hidrópico (*) com síndrome de Turner, na 15ª semana de gestação.

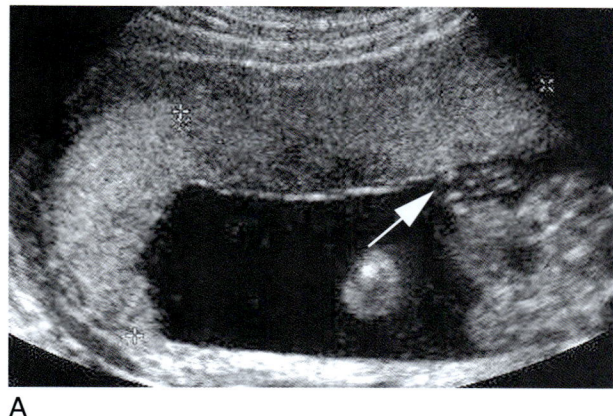

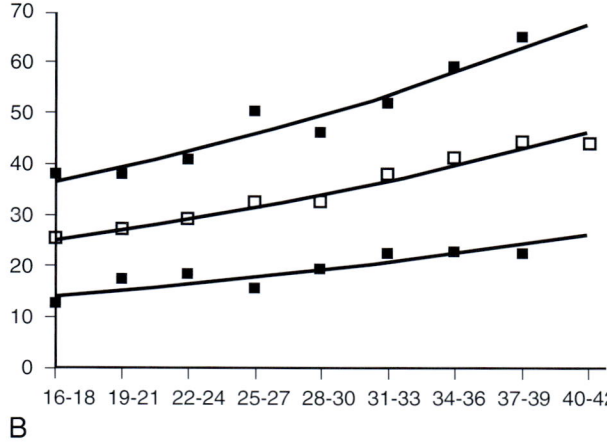

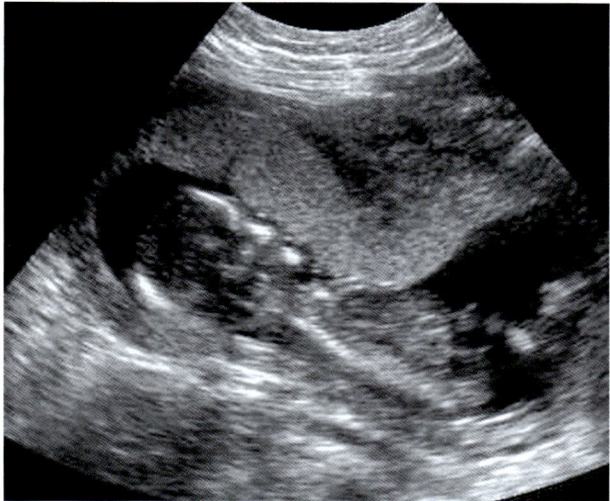

FIGURA 48-6. Aparência placentária normal na 18ª à 20ª semana. A, Pode ser necessário medir-se o comprimento placentário em duas porções (+———+) devido à curvatura da parede uterina (+). Note a espessura de 2,2 cm e a inserção central do cordão (*seta*). A textura vilosa é uniforme e granular. **B**, Valores de referência para a espessura placentária, com idade gestacional no eixo X e espessura em mm no eixo Y. **C**, Efeito da contração uterina sobre a aparência normal da placenta. (**B,** Extraída de Elchalal U, Ezra Y, Levi Y, et al: Sonographically thick placenta: A marker for increased perinatal risk – a prospective cross-sectional study. Placenta 2000;21:268-272.)

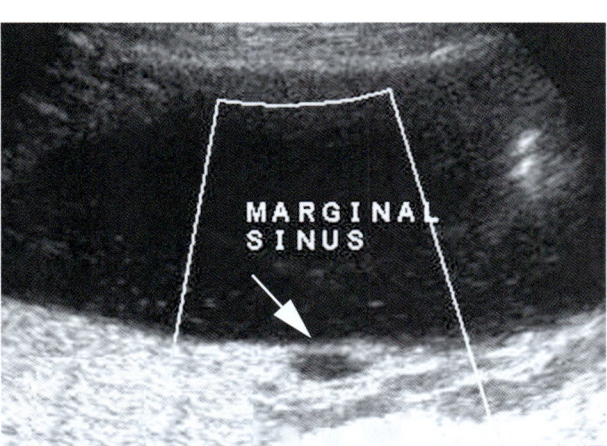

FIGURA 48-7. Seio marginal da placenta (*seta*). Este é um ponto circunferencial de drenagem venosa de volta para as veias uterinas maternas, não devendo ser confundido com descolamento placentário. *Marginal sinus* = seio marginal.

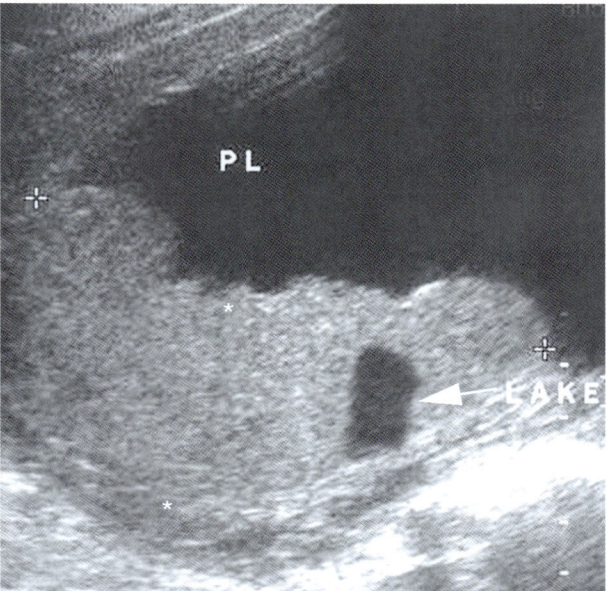

FIGURA 48-8. Lago placentário (*seta*) na 20ª semana. Note a espessura placentária aumentada (*———* 3,7 cm). Os lagos placentários (PL) são estruturas esféricas não-progressivas representando áreas desprovidas do desenvolvimento normal da árvore vilosa. *LAKE*, lago.

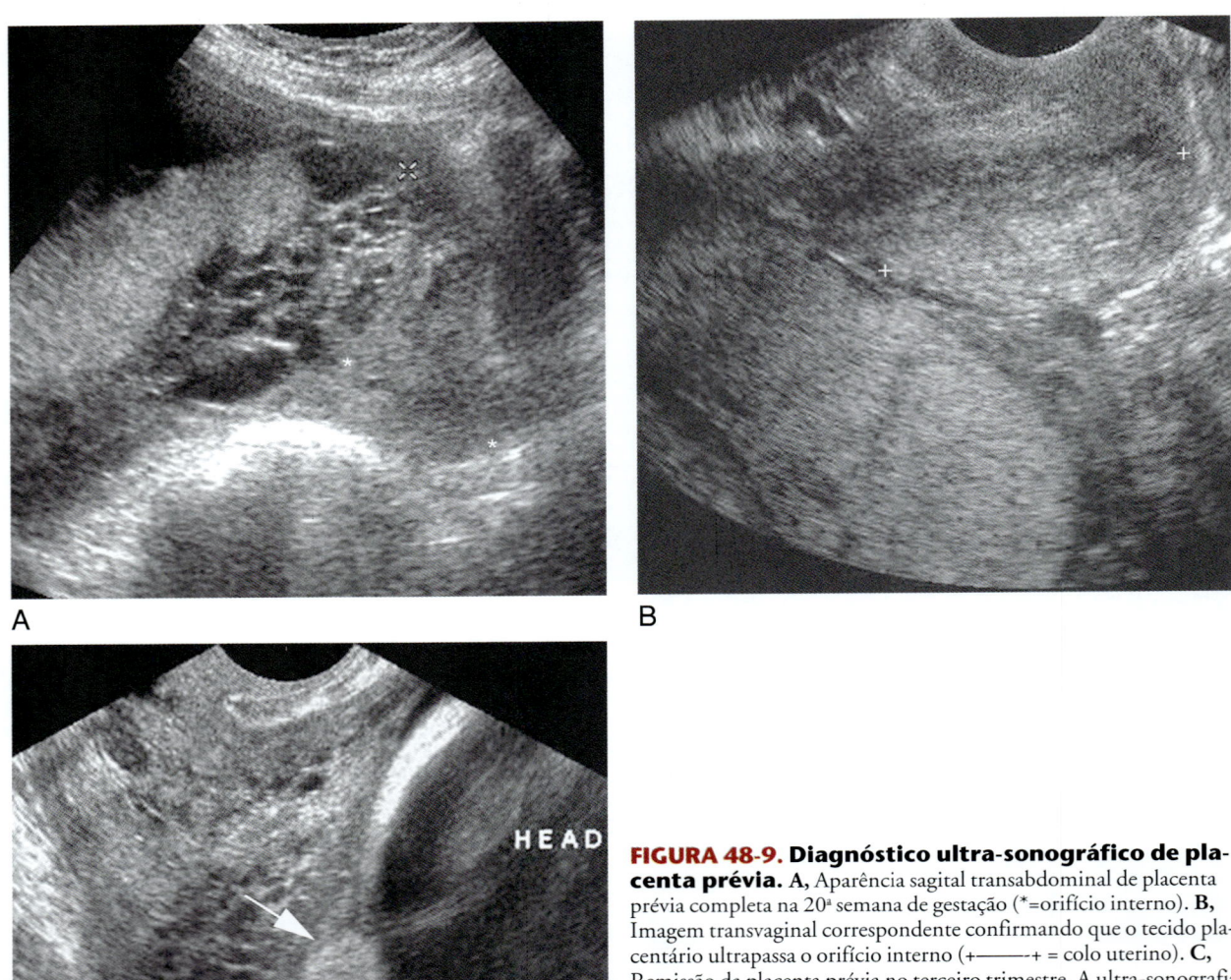

FIGURA 48-9. Diagnóstico ultra-sonográfico de placenta prévia. A, Aparência sagital transabdominal de placenta prévia completa na 20ª semana de gestação (*=orifício interno). **B,** Imagem transvaginal correspondente confirmando que o tecido placentário ultrapassa o orifício interno (+———+ = colo uterino). **C,** Remissão da placenta prévia no terceiro trimestre. A ultra-sonografia transvaginal demonstra que a placenta prévia posterior (*seta*) não mais ultrapassa o orifício interno. *HEAD*, cabeça.

o orifício interno em casos de prévia parcial. O rótulo de placenta prévia pode facilmente ser utilizado com exagero nesta situação, causando ansiedade desnecessária à paciente em muitos casos. A delineação precisa do local de implantação da placenta por USTV é possível, embora o risco de placenta prévia clinicamente significativa seja pequeno, a menos que a placenta realmente ultrapasse o orifício interno.[9] Portanto, a avaliação por USTV do local de implantação placentário em casos de suspeita de placenta de inserção baixa é desnecessária até a 18ª à 20ª semana, exceto nos casos que apresentem sangramento vaginal. Na maioria dos casos, uma ultra-sonografia transabdominal no terceiro trimestre descarta a possibilidade de placenta prévia. Quando a preocupação persiste, uma USTV no terceiro trimestre define precisamente a relação entre a borda inferior da placenta e o orifício cervical interno. Existe alguma controvérsia em relação à distância segura entre estas estruturas e a probabilidade de parto vaginal seguro em mulheres com graus leves de placenta prévia. Estudos iniciais sugeriram que uma distância entre a placenta e o orifício interno > 4 cm era necessária para um parto vaginal seguro. Pesquisas mais recentes sugerem que 2 cm são adequados porque, no trabalho de parto ativo, o comprimento completo do colo uterino é incluído após o seu apagamento completo.[10] *Vasa previa* (vasos cruzando o orifício cervical interno) devem ser descartados durante a USTV nos casos mais leves de placenta prévia, assim como evidências de **placenta percreta** (invasão miometrial pela placenta). Em geral, o parto cesáreo é recomendado quando a borda inferior da placenta se encontra a menos de 2 cm do orifício interno durante o terceiro trimestre.

Avaliação da Placenta em Gestações com Achados Anormais ao TRF

O TRF na 16ª semana calcula o risco individualizado de trissomia do 21 e defeito do tubo neural (DTN) com base na idade gestacional e níveis plasmáticos de α-fetoproteína (AFP), estriol (E3) e gonadotrofina coriônica humana (hCG), expressos como valores múltiplos da mediana (MdM) para a gestação. Níveis elevados de hCG na ausência de trissomia do 21, ou de AFP na ausência de qualquer anormalidade estrutural, podem estar associados a insuficiência placentária subclínica; a associação é mais elevada em níveis maiores. Acredita-se que o aumento dos níveis de hCG seja devido a isquemia uteroplacentária persistente.[11] Estima-se que elevações na AFP ocorram devido à separação da interface fetomaterna da placenta, p.ex., devido a infartos vilosos, porque o feto sintetiza AFP quase com exclusividade.[12] Elevações combinadas de hCG e AFP representam um sério risco, com mortalidade perinatal e parto pré-termo ocorrendo em mais de 25% dos casos (Fig. 48-10A-D).[13,14] A tríade ultra-sonografia com Doppler de artéria uterina anormal, alterações no rastreamento do plasma materno e uma pequena placenta globular ou infartada prediz o desenvolvimento de RCIU grave.[15]

Diagnóstico de Insuficiência Placentária Grave no Segundo Trimestre

Gestações sob risco de insuficiência placentária grave (definida como morte fetal ou parto cesáreo antes de 32 semanas) podem ser identificadas no exame da 18ª à 20ª semana. Mulheres com histórias clínicas e/ou obstétricas complexas e aquelas com resultados anormais ao TRF estão sob maior risco. O exame isolado mais útil para a pesquisa de insuficiência placentária grave na gestação de 18 a 20 semanas é a ultra-sonografia com Doppler da artéria uterina, considerada no Capítulo 47. Entretanto, no contexto deste capítulo, a especificidade dos exames de rastreamento por Doppler da artéria uterina é melhorada avaliando-se a aparência da placenta em escala de cinza.[14]

Paradoxalmente, o subgrupo de mulheres com placentas espessas (> 4 cm) se encontra sob risco aumentado de RCIU grave. Exemplos típicos de placentas pequenas e malformadas, com textura vilosa anormal, são demonstrados na Figura 48-10. O cordão umbilical geralmente apresenta uma inserção excêntrica. Observamos a perda precoce de uma grande porção do córion frondoso na gestação anterior em uma mulher com dados combinados anormais do TRF na 16ª semana, sugerindo que estes cordões excêntricos resultam da perda precoce patológica de tecido placentário viloso. É inte-

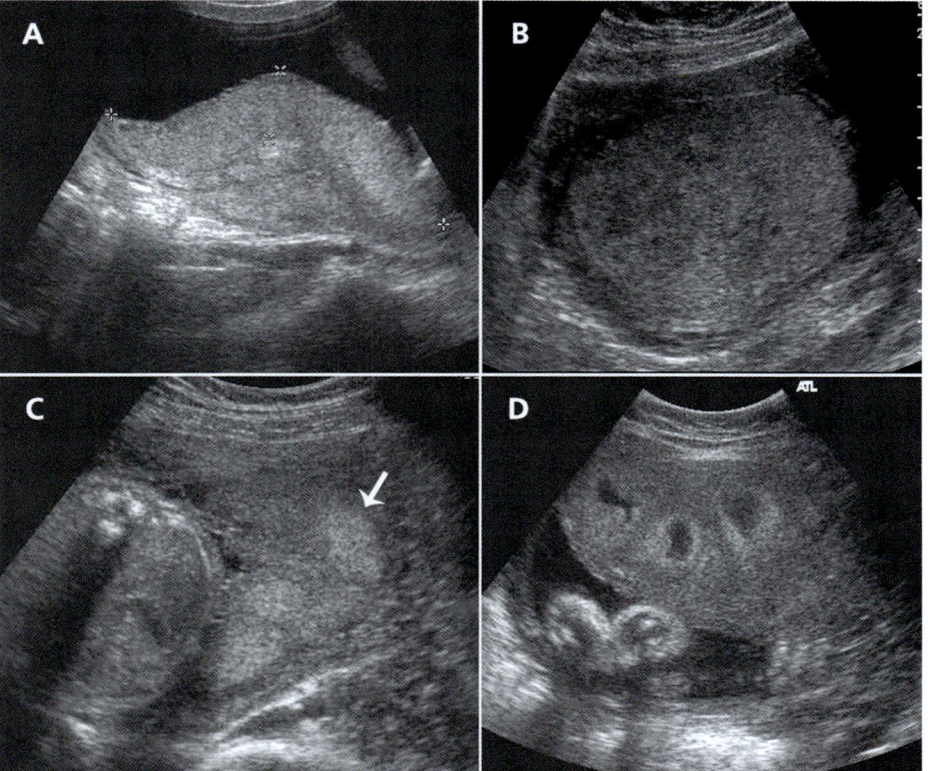

FIGURA 48-10. Aparência placentária na 18ª a 20ª semanas em gestações complicadas por teste de risco fetal anormal na 16ª semana. **A,** Aparência normal. **B,** Pequena placenta globular associada a oligoidrâmnio e uma inserção lateral do cordão. **C,** Aparência heterogênea da textura vilosa placentária (*seta*). **D,** Discretas lesões trombóticas com bordas ecogênicas. Estas lesões podem crescer em número e tamanho à medida que a gestação avança, sendo um mau sinal prognóstico. (Extraída de Viero S, Chaddha V, Alkazaleh F, et al: Prognostic value of placental ultrasound in pregnancies complicated by absent end flow velocity in the umbilical arteries. Placenta 2004;25[8]:[no prelo].)

ressante notar que o tecido placentário remanescente freqüentemente sofre hipertrofia compensatória, projetando-se como uma massa para dentro da cavidade uterina, onde pode ser confundido com um mioma, hematoma ou tumor placentário. Nestes casos extremos, geralmente ocorre oligoidrâmnio, freqüentemente acompanhado de bexiga fetal ecogênica e fluxo diastólico final nas artérias umbilicais ausente ou revertido. A placenta malformada é facilmente deformável por movimentos dos membros fetais, devido à escassez de tecido viloso, sendo conhecida como "**placenta semelhante à geléia**"[16]. Em casos menos graves, a placenta pode ter uma forma normal, mas ainda assim apresentar uma textura heterogênea com áreas ecogênicas dispersas. Estas podem evoluir, com o tempo, para infartos mais evidentes, com prognóstico freqüentemente ruim.[17] A anticoagulação com heparina pode estar indicada em situações em que a lesão placentária progressiva é reconhecida antes do início de pré-eclâmpsia ou RCIU.

O diagnóstico de insuficiência placentária grave indica o encaminhamento para um centro perinatal terciário, onde um plano de monitorização do crescimento e vitalidade fetal possa ser iniciado. Exames para rastreamento de trombofilia e prescrição de aspirina em baixa dose, vitaminas C e E antioxidantes[18] ou heparina podem estar indicados. É conveniente realizar consultas pediátricas e considerar a administração de corticosteróides pré-natais, dado o risco aumentado de parto pré-termo.

CORDÃO UMBILICAL

O cordão normalmente se insere na porção central da placenta, e pode ser facilmente encontrado com um aparelho de Doppler colorido ou Doppler, de potência direcionado ao longo da superfície da placa coriônica (Fig. 48-11). O Doppler colorido permite a confirmação do cordão umbilical normal de três vasos, embora este seja facilmente visualizado pelo exame em tempo real (Fig. 48-12). O local de inserção na placenta se torna progressivamente mais difícil de locali-

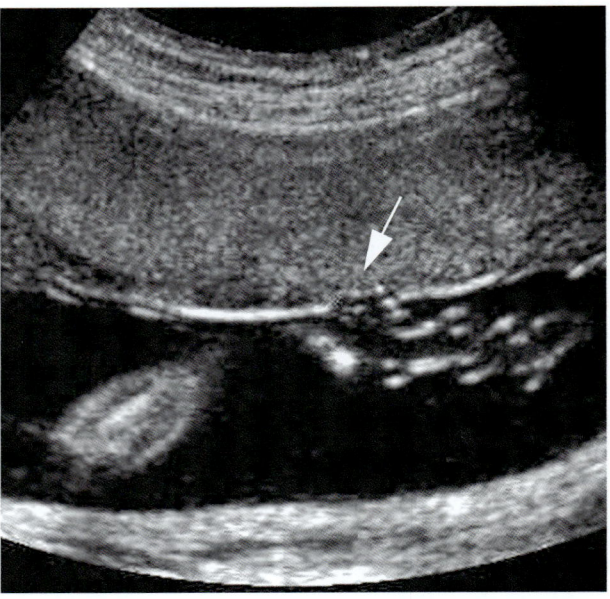

FIGURA 48-12. Inserção anterior central do cordão. Identificação em escala de cinza de uma inserção anterior central do cordão (*seta*) na 19ª semana.

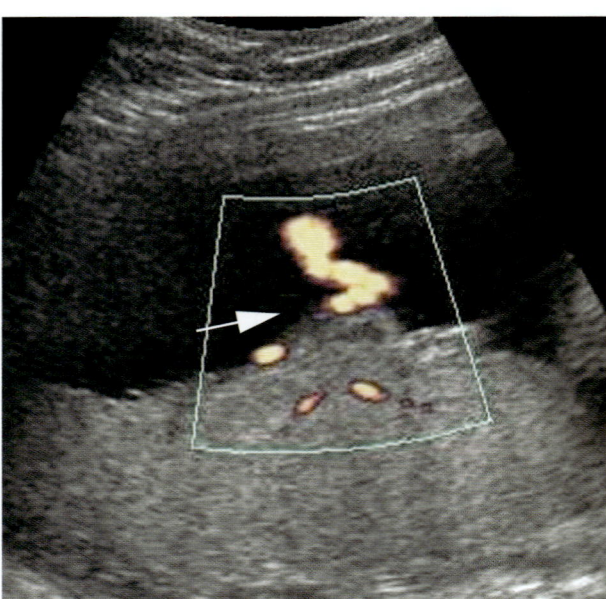

FIGURA 48-11. Identificação por Doppler de potência de uma inserção central do cordão (*seta*) em uma placenta posterior. Quando se pesquisa a inserção do cordão, posiciona-se uma "janela" de cor ao longo da placa coriônica, como demonstrado, de modo que a atualização de quadros seja mantida durante o exame.

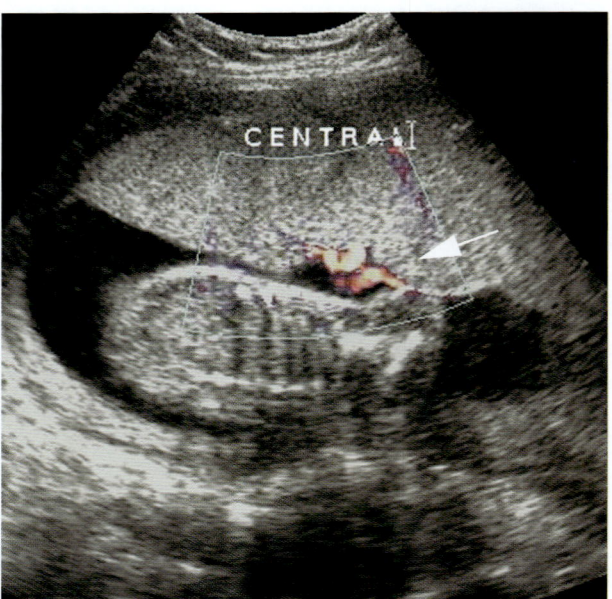

FIGURA 48-13. O mapeamento de fluxo em cores identifica a inserção do cordão na situação em que o feto está oposto à placenta na 23ª semana de gestação. É importante documentar a inserção do cordão, mas esta se torna progressivamente mais difícil de localizar à medida que a gestação avança, devido ao tamanho do feto.

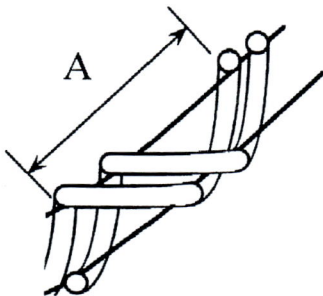

FIGURA 48-14. Índice de espiral do cordão. Define-se o índice de espiral do cordão como a distância (A) entre duas voltas da mesma artéria umbilical após o envolvimento ao redor da veia umbilical. (De Otsubo Y, Yoneyama Y, Suzuki S, et al: Sonographic evaluation of umbilical cord insertion with umbilical coiling index. J Clin Ultrasound 1999;27:341-344.)

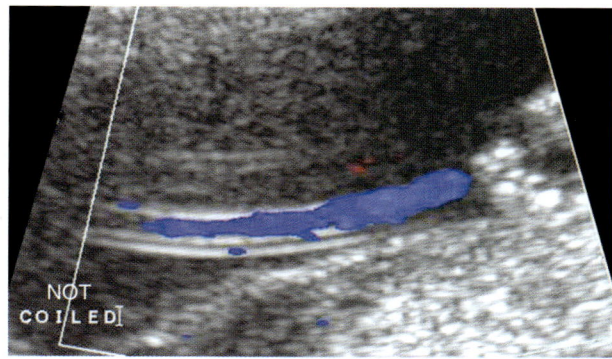

A

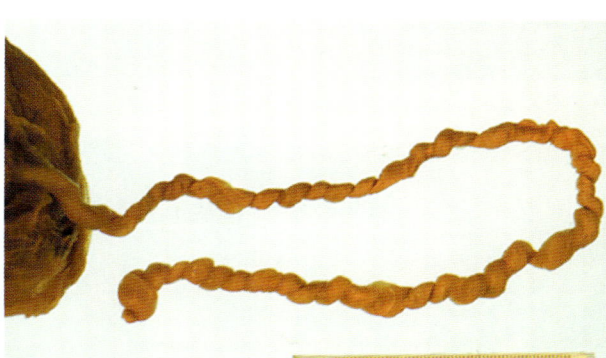

B

FIGURA 48-15. Espiralamento anormal do cordão umbilical. A, O mapeamento de fluxo em cores identifica a ausência de espirais do cordão umbilical em um feto com restrição ao crescimento intra-uterino (RCIU) e oligoidrâmnio. **B,** Espiralamento excessivo patológico do cordão umbilical resultando em feto natimorto. *NOT COILED*, não espiralado.

zar à medida que a gestação avança (Fig. 48-13). Cordões marginais ou excêntricos podem não ser percebidos em mais de 30% dos casos.[19,20] As artérias se enroscam progressivamente ao redor da veia à medida que a gestação avança, com até 40 espirais no momento do parto. O espiralamento pode resultar de atividade fetal, e tem o objetivo de impedir a oclusão associada ao movimento. A extensão do espiralamento pode ser avaliada usando-se o **índice de espiral** (Fig. 48-14).[21] O cordão varia consideravelmente em extensão, mas esta não pode ser avaliada de maneira reprodutível utilizando-se métodos de ultra-sonografia, o que é frustrante, porque os extremos de comprimento estão associados a patologias fetais. **Cordões curtos** estão associados a condições que prejudicam a atividade fetal no início da gestação, tais como síndromes de acinesia, aneuploidia, patologias do SNC e RCIU grave. Estas condições são normalmente reconhecíveis mesmo sem se conhecer o comprimento do cordão. Em contraste, o **comprimento excessivo do cordão** está associado a asfixia ou morte em fetos grandes, sem malformação, provavelmente devido a uma ampla variedade de situações que comprometem o fluxo no cordão. Estas incluem **espiralamento excessivo, nós verdadeiros, circular de cordão de múltiplas voltas** e **prolapso de cordão.** O espiralamento reduzido pode estar associado a RCIU e inserção marginal do cordão (Fig. 48-15).[21]

No primeiro trimestre, a **circular de cordão** aparece ao ultra-som como múltiplos ecos na região nucal. Quando observada entre a 11ª e a 14ª semana de gestação, é importante documentar o cordão umbilical através da ultra-sonografia com Doppler colorido para evitar interpretar as alças do cordão como uma translucência nucal aumentada (Fig. 48-16A, B). **Múltiplas voltas (> 2) de circular de cordão** observadas no terceiro trimestre (Fig. 48-17) são relevantes para o obstetra e devem ser relatadas, p.ex., em mulheres com apresentação pélvica, quando uma tentativa de versão cefálica externa estaria assim contra-indicada. Múltiplas voltas de circular de cordão marcando a pele no final do terceiro trimestre devem indicar um longo exame de cardiotocografia para pesquisa de desacelerações cardíacas fetais espontâneas e, se presentes, deve-se considerar a realização do parto.

A **trombose da artéria umbilical** é difícil de reconhecer, mas é uma importante causa de interrupção aguda dos movimentos fetais sem causa aparente no terceiro trimestre. A artéria trombosada pode parecer muito ecogênica (branca).[22] **Uma artéria umbilical única (AUU)** ocorre em 1% de gestações não selecionadas ao **exame ultra-sonográfico de rotina do segundo trimestre** (Fig. 48-18A-C). A suspeita do diagnóstico surge do exame de uma alça livre de cordão no líquido amniótico, e é facilmente confirmada pelo mapeamento de fluxo em cores da circulação umbilical em volta da bexiga fetal. Uma AUU é considerada um marcador leve de aneuploidia e, portanto, indica uma pesquisa cuidadosa de outros marcadores.[23] AUU está associada a **trissomia autossômica** e anormalidades **renais** e **cardíacas.**[24,25] Isoladamente, uma AUU não apresenta significado funcional. A associação com RCIU é baixa,[26] porque a artéria umbilical remanescente hipertrofia para manter o fluxo para a placenta. Ocasionalmente, há uma evidente discordância nos diâmetros das artérias umbilicais. Este é um achado benigno porque a hipertrofia compensatória da artéria maior garante o fluxo normal. A artéria de menor diâmetro apresenta um padrão anormal ao Doppler, dando a impressão equivocada de uma gravidez de alto risco, quando todos os demais achados são normais. As artérias umbilicais típica-

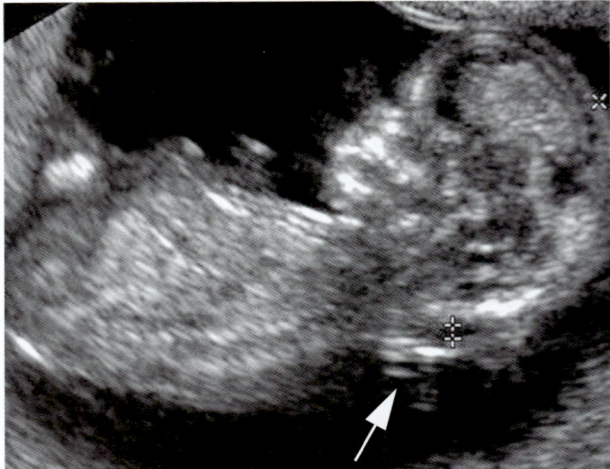

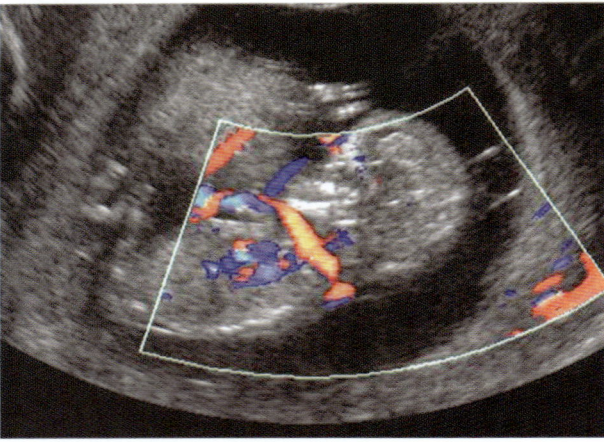

FIGURA 48-16. Circular de cordão. A, Corte sagital de um feto de 12 semanas demonstrando múltiplos ecos na região da nuca, compatíveis com circular de cordão (*seta*). **B,** Circular de cordão ao Doppler colorido.

mente se enroscam ao redor da veia desde o princípio do primeiro trimestre. Uma disposição oposta foi ocasionalmente observada, o que não gera conseqüências. Às vezes o cordão aparenta estar excessivamente espiralado, o que pode estar associado a um cordão excessivamente longo. O espiralamento reduzido do cordão apresenta uma baixa associação com RCIU, talvez devido a atividade fetal reduzida.

Massas do Cordão

Podem ser observados cistos no cordão umbilical (Fig. 48-19A, B), os quais podem estar associados a aneuploidia. Pequenas hérnias do cordão umbilical podem ser ocasionalmente vistas na inserção fetal (Fig. 48-20A, B). Hematomas no cordão umbilical podem ocorrer espontaneamente, um acidente que reconhecidamente pode ocorrer após a coleta de sangue do cordão umbilical.

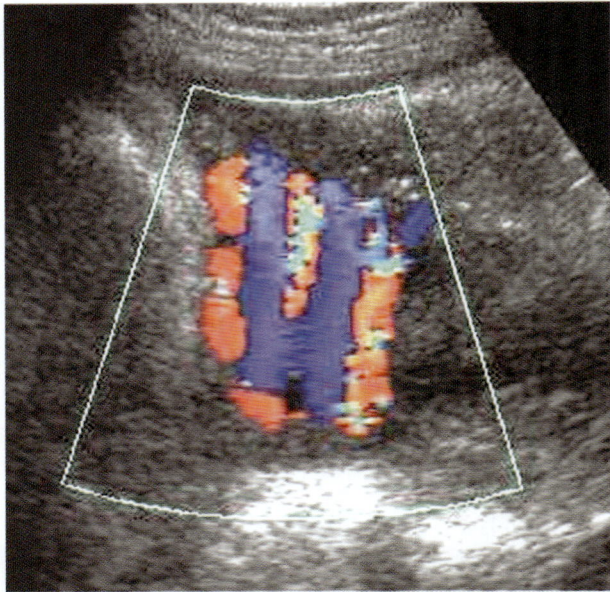

FIGURA 48-17. Oligoidrâmnio. O mapeamento de fluxo em cores identifica três voltas de cordão ao redor do pescoço do feto em apresentação pélvica com oligoidrâmnio na 36ª semana de gestação.

Inserção Placentária do Cordão

A inserção placentária do cordão deve, em nossa opinião, ser documentada em algum momento em todas as gestações. A **inserção paramarginal do cordão**, < 2 cm a partir da borda da placenta, ocorre em aproximadamente 10% das gestações não selecionadas. Isto, habitualmente, não apresenta significado clínico, especialmente se outros achados placentários e ao Doppler forem normais. Um **cordão marginal**, inserido na borda da placenta, é mais raro (Fig. 48-21A-D), estando mais freqüentemente associado a RCIU. Por exemplo, um cordão marginal foi encontrado em mais de 25% dos casos de RCIU com Doppler anormal do cordão.[15] Se a inserção do cordão não puder ser encontrada no disco placentário, o restante da parede uterina deve ser analisado por mapeamento de fluxo em cores, em busca de inserção velamentosa.[27,28] Se for encontrada uma inserção velamentosa abaixo da borda da placenta, deve-se considerar cuidadosamente a possibilidade de *vasa previa*.

Vasa Previa

Este é um diagnóstico especialmente importante a considerar se a placenta apresentar inserção baixa e/ou se um lobo acessório da placenta for descoberto no segmento uterino inferior. O diagnóstico deve ser ainda mais considerado se a inserção placentária do cordão não puder ser encontrada no disco placentário e confirmada por ultra-sonografia transvaginal ou transperineal.[29] O achado principal consiste em vasos correndo ao longo do orifício cervical interno (Fig. 48-22A, B). A ruptura inadvertida de vasos fetais nas membranas que recobrem o segmento uterino inferior durante o parto normal, ou

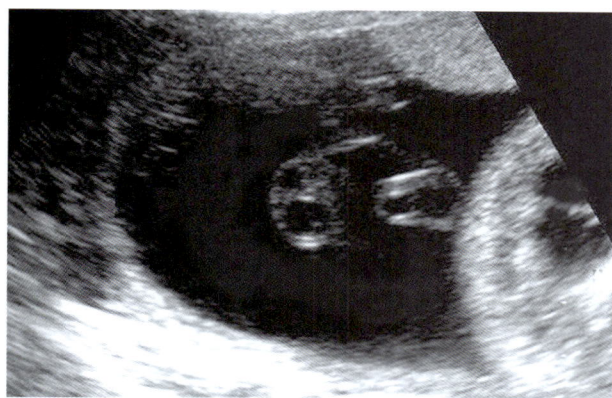

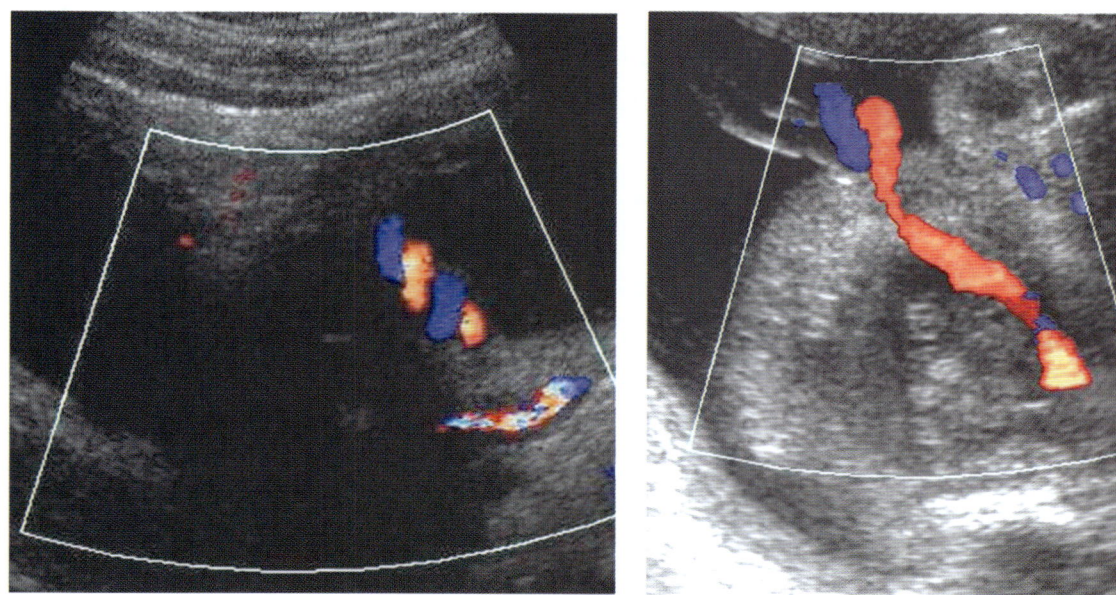

FIGURA 48-18. Artéria umbilical única. A, Aparência em escala de cinza e **B,** seu correspondente no mapeamento de fluxo em cores. **C,** O mapeamento em cores ao redor da bexiga urinária fetal em um feto hidrópico demonstra a ausência da artéria umbilical direita.

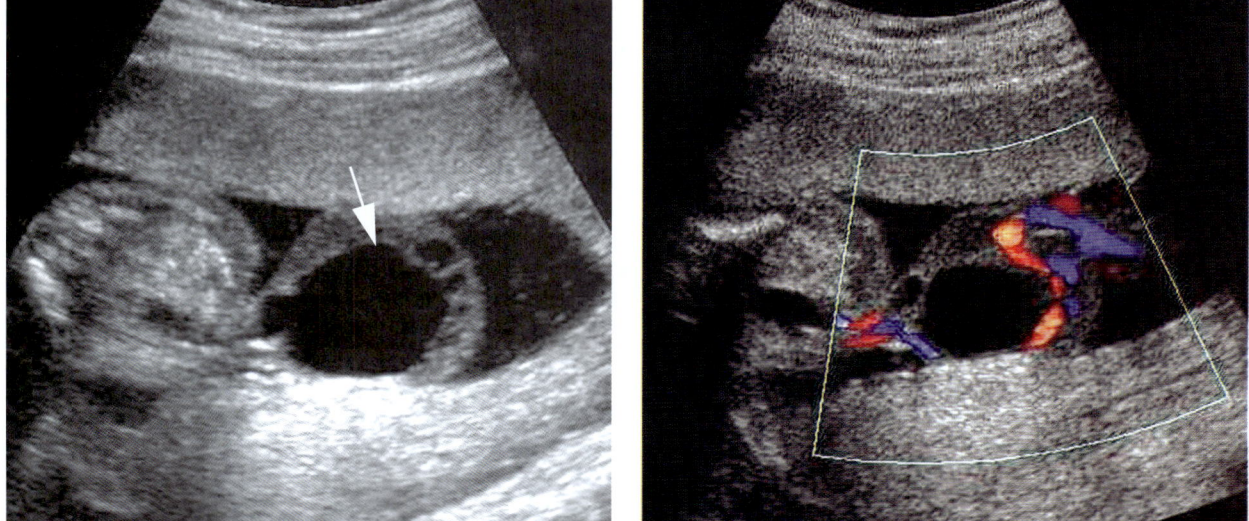

FIGURA 48-19. Cisto do cordão umbilical. A, Escala de cinza e B, seu correspondente no mapeamento de fluxo em cores.

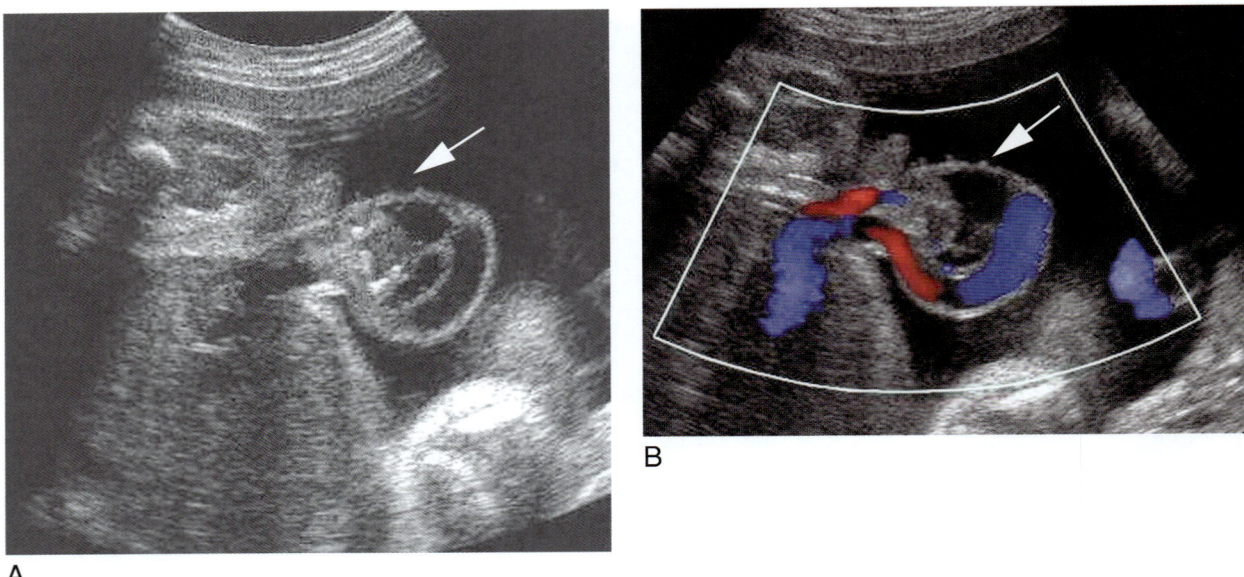

FIGURA 48-20. Hérnia da inserção do cordão umbilical. A, Aparência em escala de cinza e **B,** seu correspondente no mapeamento de fluxo em cores.

durante a indução do parto por amniotomia, pode ser fatal ou seriamente comprometedora em gestações com *vasa previa*. O parto deve, portanto, ser por cesárea planejada.

O TERCEIRO TRIMESTRE

A placenta adquire gradualmente uma textura heterogênea à medida que a gestação avança, devido a variações no crescimento individual dos cotilédones. Na maioria dos casos, mesmo desvios aparentemente marcantes da aparência placentária normal estão associados a uma evolução perinatal favorável. Muitos centros, incluindo o nosso, oferecem uma avaliação de crescimento e bem-estar na 34ª a 36ª semana para todas as mulheres grávidas, independentemente do risco perinatal. Neste contexto, a decisão de relatar (ou ignorar) achados placentários em escala de cinza deve ser influenciada pela presença ou ausência de anormalidades no crescimento fetal, ultra-sonografia com Doppler e perfil biofísico fetal.

Classificação de Grannum da Textura Placentária

A placenta pode exibir placas brancas, ecogênicas, dispersas por toda sua superfície e, quando mais proeminentes, podem parecer coalescer, definindo compartimentos lobulares da placenta. Estas aparências foram classificadas por Grannum *et al.*[30] e originalmente propostas como um marcador da maturidade pulmonar fetal (Fig. 48-23A-D). A associação provou ser muito fraca para ser utilizada na clínica, embora o interesse por estes achados ultra-sonográficos placentários distantes do termo tenha apresentado uma relação com morte fetal, RCIU, sofrimento fetal e presença de mecônio no momento do parto.[31] Um estudo piloto de controle aleatório britânico descobriu que o relato de placentas grau 3 de Grannum na 36ª semana, seguido por um plano de monitorização fetal, reduz o risco de morte perinatal.[31] Em gestações não selecionadas, achados de grau 3 de Grannum não foram observados em uma coorte prospectiva de mais de 1.000 mulheres examinadas na 32ª a 34ª semana de gestação, e placentas Grannum 1 e 2 não foram associadas a restrição do crescimento fetal ou evoluções desfavoráveis.[32] Achados ultra-sonográficos isolados Grannum 1 ou 2 não apresentam significado em gestações clinicamente normais e não precisam ser relatados. Gestações saudáveis com placentas Grannum 3 devem indicar um ou dois exames semanais de acompanhamento. Fatores que ressaltam a importância das placentas grau 3 de Grannum incluem uma história de pré-eclâmpsia grave, descolamento prematuro ou RCIU, diabetes insulino-dependente (a placenta diabética é normalmente imatura), crescimento dentro dos percentis mais baixos e movimentos fetais reduzidos. Uma ou duas avaliações semanais são apropriadas nestas situações até que o parto eletivo seja decidido pelo médico.

A fisiopatologia de um achado grau 3 de Grannum e, portanto, a base para a insuficiência placentária leve nestas placentas ao ultra-som maturas não são compreendidas. É interessante notar que a ultra-sonografia com Doppler de artérias umbilicais é normal em gestações com placentas grau 3 de Grannum.[33] Conforme previsto pela gestação, a ultra-sonografia com Doppler de artérias uterinas não apresenta outras anormalidades, de modo que a placenta madura apresenta fluxo sangüíneo normal.[34] O tabagismo aumenta a prevalência de achados de grau 3,[35] de modo que esse grau de Grannum apresentam maior significado em não-fumantes. Acredita-se, no meio clínico, que as áreas brancas lobuladas representem calcificação patológica; entretanto, a pesquisa histopatológica desta condição é esparsa. Um estudo descobriu um *aumento* de 33% na área de vilosidades disponíveis para a troca gasosa, sugerindo angiogênese adaptativa[36] e,

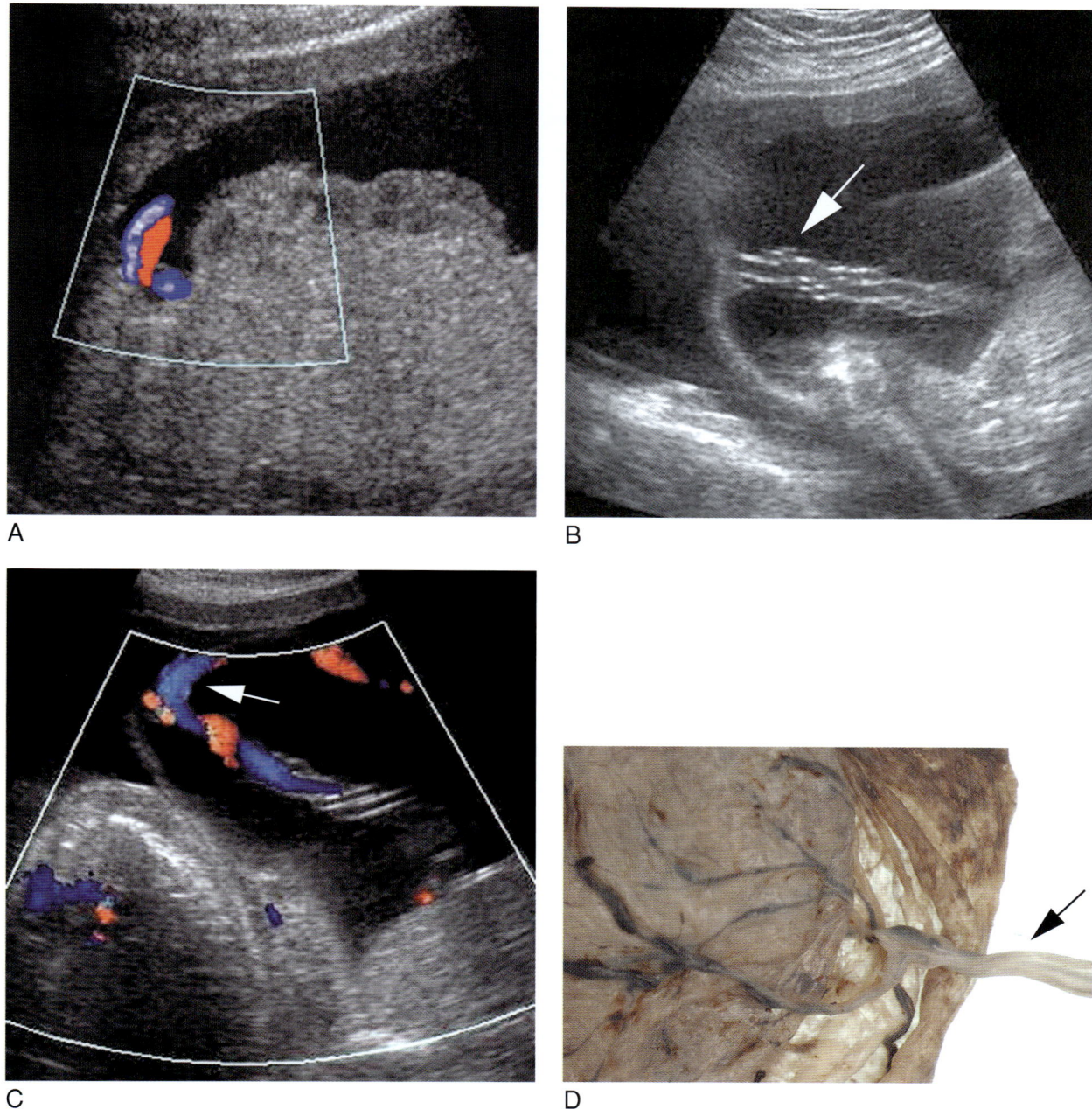

FIGURA 48-21. Inserção anormal do cordão umbilical na placenta. A, O mapeamento de fluxo em cores identifica uma inserção marginal do cordão em uma pequena placenta globular na 21ª semana de gestação em um feto com elevação da α-fetoproteína plasmática materna. **B e C,** O mapeamento em escala de cinza e em cores identifica uma inserção velamentosa do cordão (*seta*) nas membranas em uma gestação gemelar. **D,** Exame da placenta após o parto demonstrando vasos fetais margeando as membranas até o disco placentário (*seta*).

portanto, tentativas da placenta de aumentar sua capacidade de transferir oxigênio para o feto. Ocasionalmente, podem ser vistos infartos em lóbulos de Grannum 3, que provocam considerações devido a destruição tecidual (Fig. 48-24).

Lesão Isquêmico-trombótica da Placenta

Marcadores de coagulação aumentada e fibrinólise, tais como complexos trombina-antitrombina (complexos TAT), circulam em níveis aumentados no estado gravídico, e aumentam à medida que a gestação avança. Acredita-se que seu local de produção seja o espaço interviloso da placenta, tipicamente em áreas hipoperfundidas perto da placa coriônica, e em cotilédones laterais mal perfundidos. Estes locais de trombose se desenvolvem à medida que a placenta envelhece e não representam uma ameaça para a função placentária geral porque ocupam uma pequena fração do órgão e não lesam o grupo central de cotilédones placentários bem desenvolvidos. Trombos subcoriônicos podem ser facilmente identificados ao exame ultra-sonográfico como áreas hipoecóicas sob o

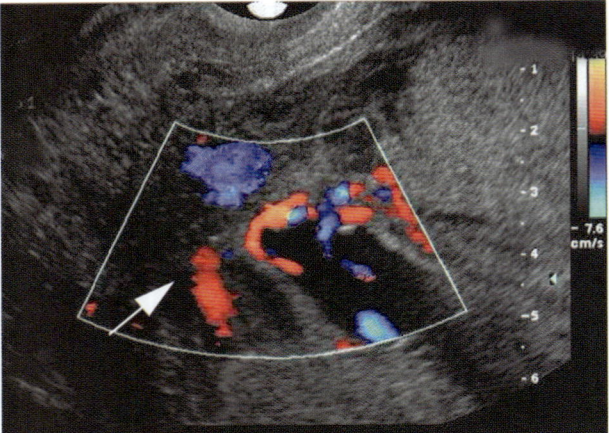

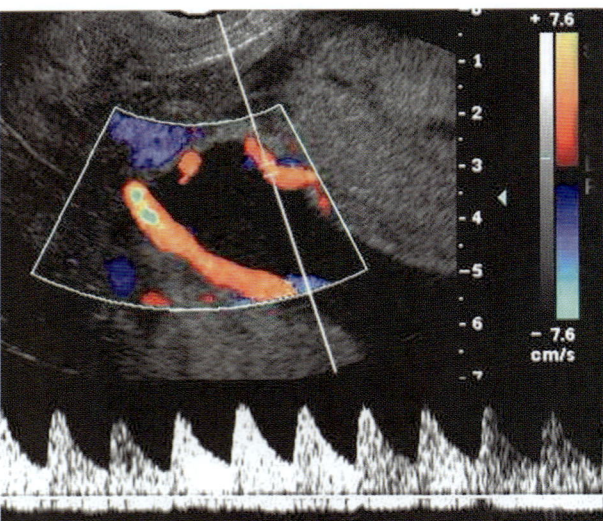

FIGURA 48-22. Vasa previa. A, O mapeamento de fluxo em cores transvaginal em uma gestação com placenta prévia anterior demonstra vasos correndo ao longo do orifício interno do colo (seta). **B,** O Doppler pulsátil demonstra que estes são ramos arteriais fetais do cordão umbilical, estabelecendo do diagnóstico de vasa previa. O parto foi eletivo, por cesárea.

geral de transporte da placenta, o que, se ignorado, pode representar um risco de lesão isquêmica ao feto ou morte perinatal.

Dois tipos de destruição trombótica podem ser observados à ultra-sonografia. O primeiro, e mais comum, é a **lesão trombótica irregular**, com uma borda hiperecóica (Fig. 48-26A, B). Estas lesões, denominadas lesões císticas ecogênicas,[14,15] aparecem e crescem em exames sucessivos, especialmente em gestações sob risco de complicações no início do terceiro trimestre. Acredita-se que a borda hiperecóica represente vilosidades necróticas agregadas no sangue materno. O processo é provavelmente iniciado por trombose intervilosa patológica, espalhando-se exteriormente e dessa forma aumentando a área de vilosidades não-funcionais. O fluxo colorido é insignificante nos espaços centrais preenchidos por líquido. Uma vez identificadas, estas lesões representam uma ameaça progressiva à função placentária, implicando a necessidade de avaliação ultra-sonográfica fetal regular. A segunda lesão identificada por ultra-sonografia é o **infarto de árvores vilosas inteiras**, isto é, segmentos de placenta funcional (Fig. 48-27). Estas áreas triangulares, brancas, hiperecóicas representam vilosidades necróticas não perfundidas. Provavelmente surgem devido a trombose de artérias espiraladas maternas com hemorragia secundária. Esta lesão resulta em regiões de vilosidades avasculares e fibróticas, que podem ser vistas macroscopicamente como áreas pálidas irregulares levemente endurecidas, mas são mais freqüentemente identificadas histologicamente.[37] **Infartos periféricos isolados** não apresentam significado funcional porque as árvores vilosas mais bem desenvolvidas ocupam a porção central da placenta. Grandes infartos centrais geram maior preocupação porque afetam uma proporção significativa da função placentária e podem representar um prenúncio de descolamento prematuro.

Patogênese da Lesão Isquêmico-trombótica

O infarto de até 5% da placenta é considerado normal a termo. Múltiplas áreas de fibrina perivilosa/trombose intervilosa e infartos ocupando mais de 33% da placenta à ultra-sonografia estão, em nossa experiência, associados quase que exclusivamente a RCIU grave de início precoce – resultando em morte ou necessidade de parto cesáreo antes da 32ª semana de gestação.[15] A ultra-sonografia com Doppler de artéria uterina é anormal em 95% dos casos, enquanto a detecção de trombofilia materna é rara (10%), parcialmente devido a nossa população de etnia múltipla. Estes achados sugerem que o fluxo interviloso lento, em vez da trombofilia materna, é o causador de lesão trombótica.[14,38] Entre mulheres brancas, o infarto placentário acima de 10% está associado a herança do fator V de Leiden (FVL).[39] No plano clínico, entretanto, nem o FVL nem a herança de mutação no gene da protrombina estão estreitamente associados a disfunção placentária.[40,41] Talvez seja mais interessante a relação relatada entre a patologia placentária isquêmico-trombótica e a lesão cerebral isquêmica perinatal.[42] Estudos prospectivos de ultra-sonografia placentária em relação ao desenvolvimento do recém-nascido e patologias placentárias podem fornecer um entendimento útil quanto às origens do retardo no desenvolvimento e paralisia cerebral.

córion, freqüentemente próximo à inserção do cordão. Podem apresentar diversas camadas devido a trombose persistente. Se a maior parte da textura placentária for normal, freqüentemente não representam qualquer preocupação.

Lagos placentários são normalmente descobertos no segundo trimestre e representam áreas de espaço interviloso onde árvores vilosas não se desenvolveram (Fig. 48-25). São, portanto, não-progressivos por definição, e suas margens contêm vilosidades normais, com a mesma textura do restante do tecido placentário. Em contraste, a ultra-sonografia pode identificar áreas de tecido placentário nas quais vilosidades placentárias previamente funcionais são destruídas (por necrose) devido a trombose patológica. A implicação desse achado sugere um processo progressivo está destruindo a capacidade

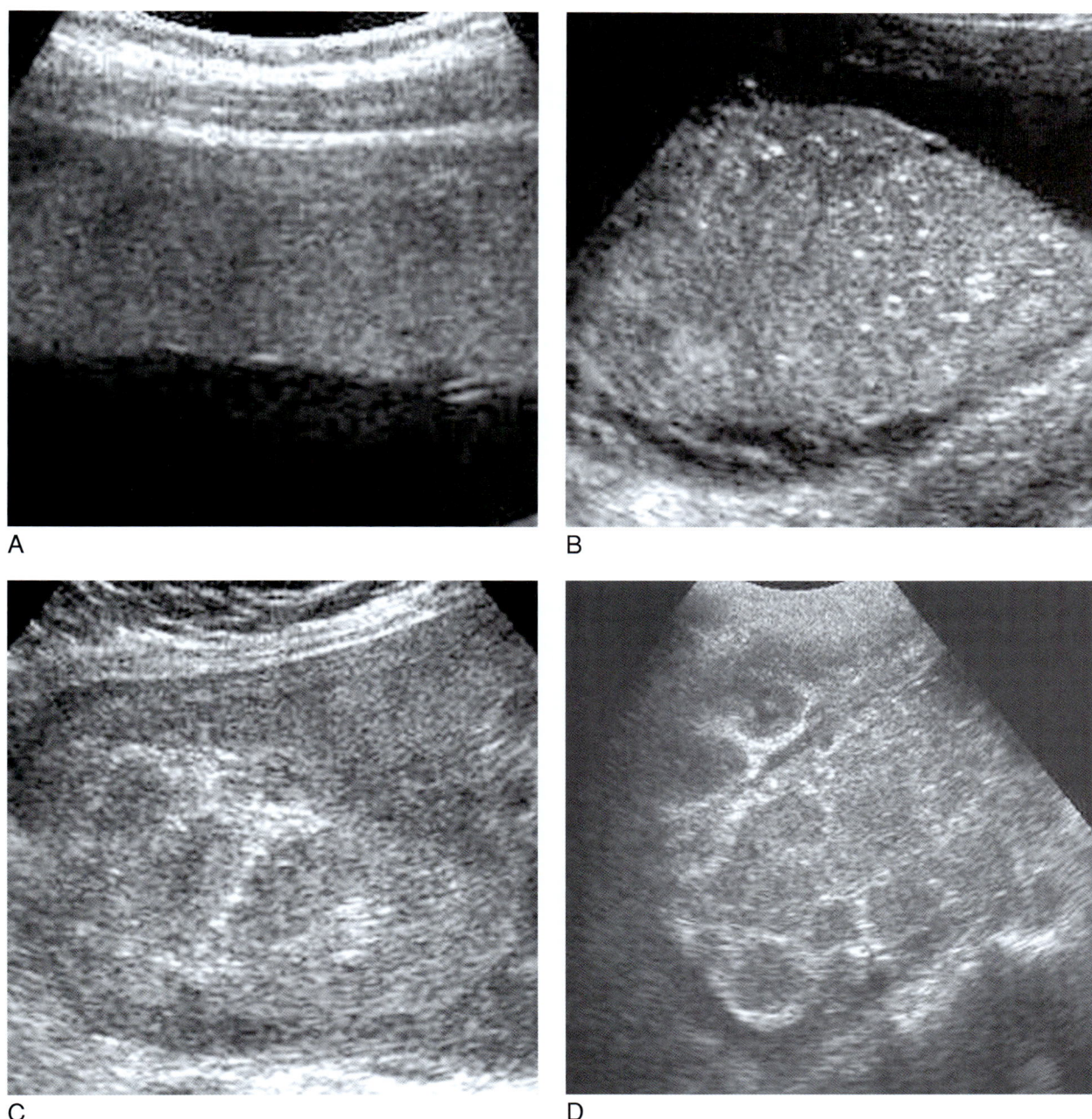

FIGURA 48-23. Graduação de Grannum da textura placentária. A, Grau 0, com aparência granular uniforme da textura vilosa placentária. **B,** Grau 1; **C,** Grau 2; **D,** Grau 3. A área vilosa da placenta disponível para a troca gasosa entre a mãe e o feto está aumentada em placentas grau 3 de Grannum. (De Burton GJ, Jauniaux E: Sonographic, stereological and Doppler flow velocimetric assessments of placental maturity. Br J Obstet Gynaecol 1995;102(10):818-825.)

Invasão Placentária: Placenta Percreta

A invasão do terço interno do miométrio por trofoblasto é fisiológica, embora os mecanismos que a limitam não sejam atualmente bem compreendidos. No parto, a placenta se separa no plano decidual após uma interrupção abrupta do fluxo intraplacentário à medida que o miométrio se contrai.[43] A invasão além deste nível resulta em destruição de miométrio e fixação patológica da placenta. Este é um importante diagnóstico a ser estabelecido no período antenatal porque é necessário um cuidadoso aconselhamento e planejamento prévios ao parto para que se obtenha uma evolução segura. Fatores de risco incluem placenta prévia anterior e uma ou mais cesáreas anteriores, ou placenta prévia e uma elevação inexplicada da α-fetoproteína na 16ª semana.[44] Suspeita-se do diagnóstico usando-se uma combinação de ultra-sonografia em escala de cinza e Doppler com fluxo colorido. O achado típico de invasão miometrial completa na placenta percreta consiste em aparente perda da

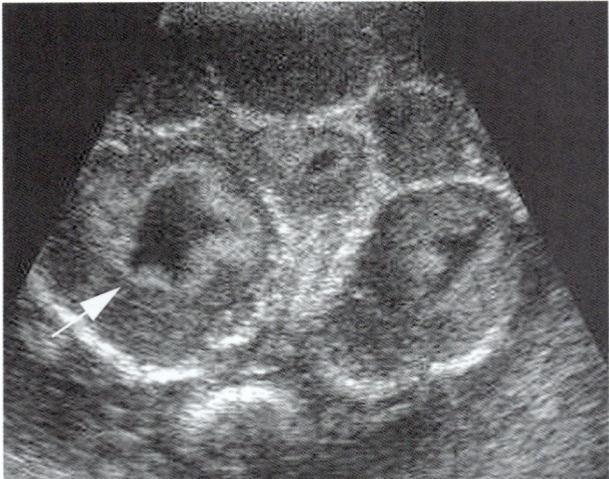

FIGURA 48-24. Lesão cística ecogênica (LCE). As lesões aparecem no centro dos lóbulos de uma placenta grau 3 de Grannum (*seta*) com oligoidrâmnio. Gêmeos dicoriônicos de crescimentos discordantes na 35ª semana de gestação. O gêmeo maior apresentou líquido amniótico normal e placenta grau 0 de Grannum.

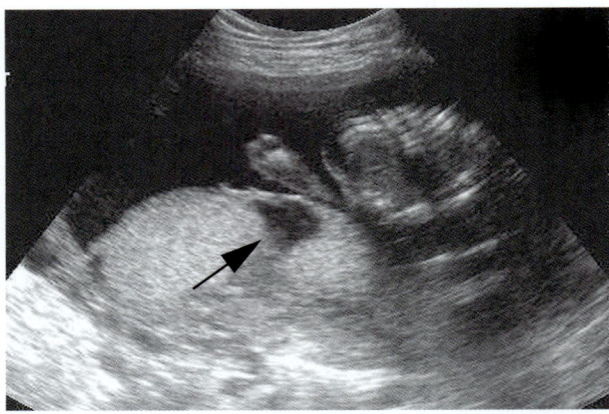

FIGURA 48-25. Lago venoso sob a porção central da placenta (*seta*). Freqüentemente encontram-se lagos venosos sob o local de inserção do cordão. Note o líquido amniótico normal e a aparência grau 0 de Grannum da placenta.

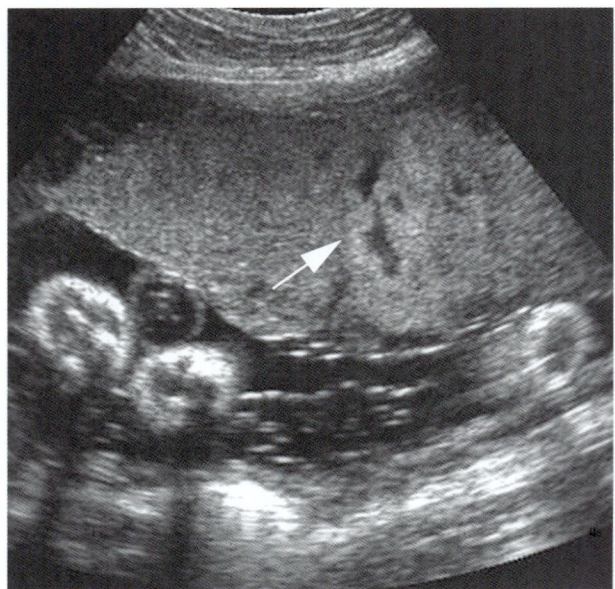

A

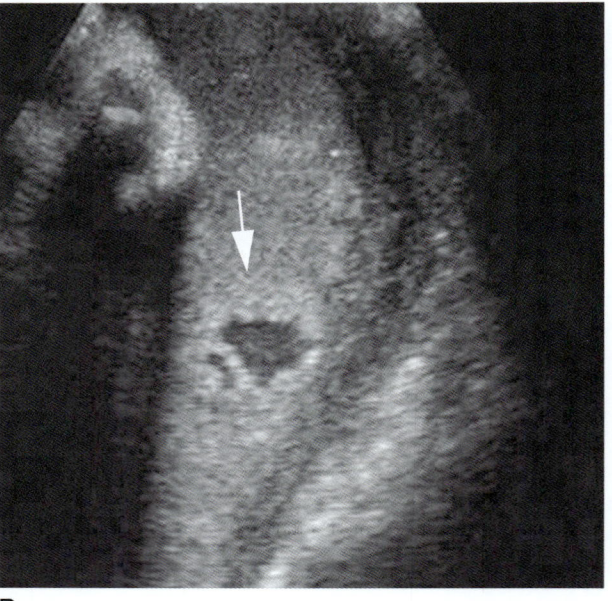

B

FIGURA 48-26. Lesões destrutivas da placenta. Estas se iniciam como pequenas placas brancas hiperecóicas; sofrem um crescimento central e se tornam áreas císticas com bordas hiperecóicas irregulares. **A,** Seu número e tamanho aumentam à medida que a gestação avança (*seta*). **B,** Imagem ampliada correspondente (*seta*) em uma placenta na parede lateral.

camada miometrial subplacentária (Fig. 48-28A-C). Esta é substituída por grandes vasos sangüíneos maternos que são facilmente identificados pela ultra-sonografia com Doppler colorido. Estes vasos ocupam todo o espaço entre a placa basal da placenta e a serosa uterina. Na maioria dos casos, a abordagem transabdominal é satisfatória e auxiliada por uma bexiga parcialmente cheia.

A visualização transvaginal é um adjunto útil, especialmente com placenta prévia coexistente, porque permite avaliar a extensão da invasão para tecidos vesicais, pararretais e pélvicos. Ressonância nuclear magnética pode auxiliar no diagnóstico, especialmente quando se suspeita de invasão extra-uterina.[45] Entretanto, a impossibilidade de se utilizar o realce com contraste na gravidez para se pesquisar áreas de fluxo aumentado faz com que o mapeamento de fluxo em cores do leito placentário continue sendo o padrão para o diagnóstico na maioria dos casos (Dr. S. Pantazi, comunicação pessoal). A avaliação da invasão patológica por trofoblasto se torna mais difícil na gestação avançada devido ao afinamento miometrial fisiológico. Como a patologia pro-

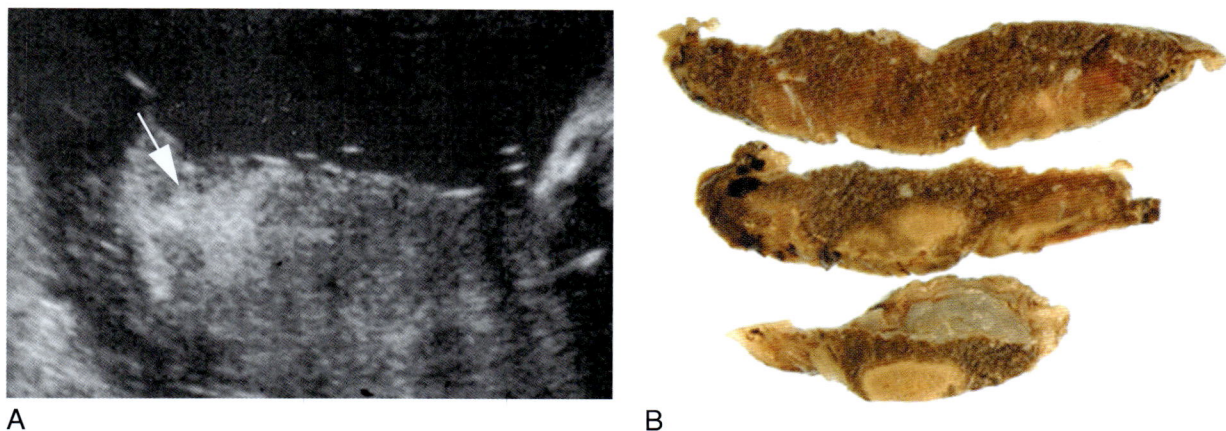

FIGURA 48-27. Infarto periférico. A, Lesão (*seta*) identificada por sua base hiperecóica triangular estendendo-se por toda a espessura da placenta. **B,** Secções seriadas da placenta após o parto e a fixação, demonstrando múltiplas áeas de infarto viloso. Secções seriadas da placenta fixada permitem a pesquisa de todo o órgão em busca de infartos.

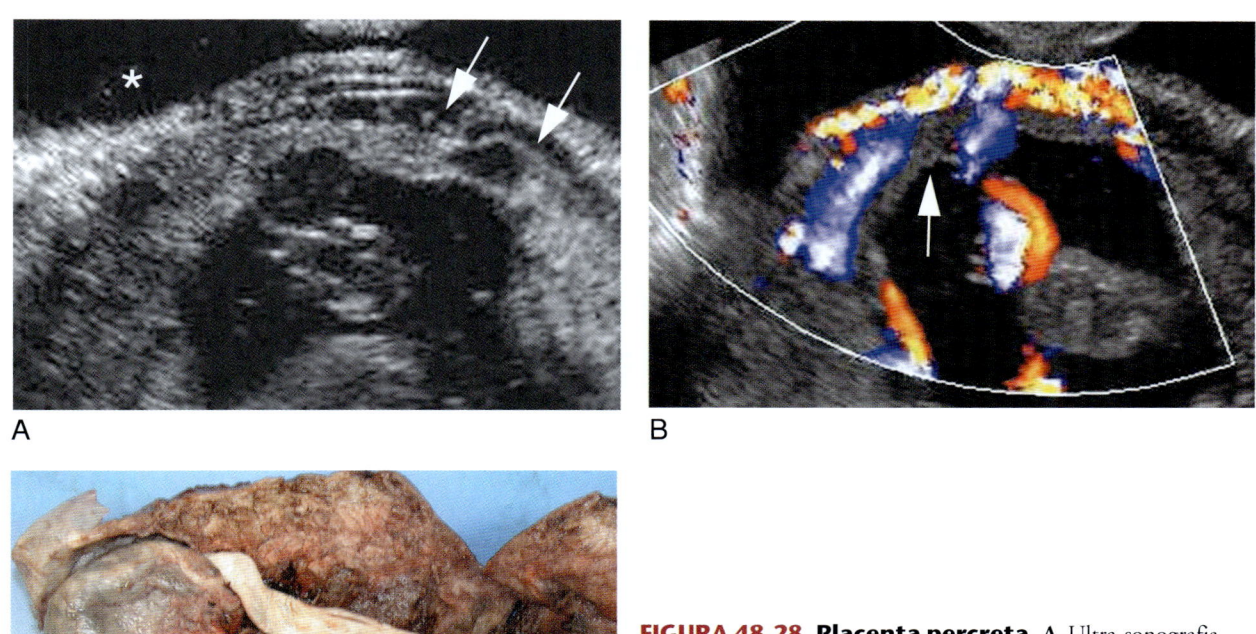

FIGURA 48-28. Placenta percreta. A, Ultra-sonografia transvaginal com a bexiga semicheia* demonstrando a substituição do miométrio do segmento uterino inferior por vasos sangüíneos. **B,** A ultra-sonografia com Doppler colorido demonstra vascularização materna proeminente (*seta*). **C,** Útero com placenta aderida após uma histerectomia abdominal planejada.

vavelmente se estabelece no final do primeiro trimestre e início do segundo, quando a parede uterina se encontra muito mais profunda, o diagnóstico pode estar mais evidente no exame da 12ª ou da 18ª à 20ª semana que no terceiro trimestre. É interessante notar, portanto, que um diagnóstico de placenta percreta foi recentemente relatado no primeiro trimestre,[46] o que, espera-se, estimulará o exame do leito placentário em gestações de 18 a 20 semanas nas quais se considere haver um alto risco de percreta.

Importância do Diagnóstico Pré-natal de Percreta

O valor do diagnóstico pré-natal desta condição por especialistas em exames de imagem não pode ser subestimado, especialmente em mulheres com placenta prévia ou partos cesáreas prévias. Caso não seja suspeitado no parto normal ou na cesárea, qualquer tentativa de remover a placenta patologicamente aderida provavelmente pode causar sangramento incontrolável a partir do leito placentário. Nesse estágio, a única opção disponível é a histerectomia de urgência, um procedimento cirúrgico de alto risco – especialmente com placenta prévia coexistente ou invasão de outros tecidos extra-uterinos. A suspeita pré-natal ou diagnóstico desta condição garante a oportunidade de um acompanhamento por exames de imagem, aconselhamento perinatal e transferência para um centro com instalações de radiologia intervencionista para tratamento cirúrgico eletivo. A conservação uterina e a prevenção de grande perda sanguínea no parto podem ser possíveis. A estratégia inclui as seguintes condutas: (1) colocação pré-operatória de cateteres com balão nas artérias ilíacas internas; (2) incisão cesárea clássica guiada por ultra-sonografia para remover o feto acima da margem superior da placenta; (3) subseqüente enchimento dos cateteres com balão após a retirada do feto; e (4) embolização pós-operatória com espuma da artéria uterina e retenção dos cateteres nas artérias ilíacas por 24 horas após a cirurgia. O objetivo geral é reter a placenta intacta *in situ*, desta forma permitindo que seja eliminada gradualmente ao longo de 2 a 3 meses após o parto.[47]

INFARTO DA PLACA BASAL

Ocasionalmente, toda a placa basal da placenta se apresenta densamente ecogênica ou branca, com mínimos ecos na substância placentária (Fig. 48-29A, B). Esta aparência é chamada de infarto da placa basal ou da camada basal (materna), sendo observada no terceiro trimestre.[48] Este achado apresenta provavelmente o mesmo significado que uma placenta grau 3 de Grannum – em relação a sua associação a RCIU e oligoidrâmnio, e requer observação semanal caso todos os outros achados sejam normais. A ultra-sonografia com Doppler da artéria uterina é geralmente normal, e os achados não estão associados a infarto de tecidos vilosos. Se houver sinais evidentes de RCIU, a idade gestacional determina a decisão entre o parto eletivo e o prolongamento da gestação utilizando-se exames fetais. O exame histológico do leito placentário após o parto demonstra alterações degenerativas nas artérias espiraladas, sugestivas de uma reação imune materna contra a invasão do trofoblasto.

DESCOLAMENTO PREMATURO

O descolamento de uma porção variável da placenta da circulação materna cursa com amplas apresentações clínicas, incluindo internação hospitalar com dor abdominal vaga ou falso trabalho de parto prematuro, ou diretamente com trabalho de parto e sangramento vaginal ativo, choque materno e sofrimento fetal agudo. Portanto, exemplos evidentes de

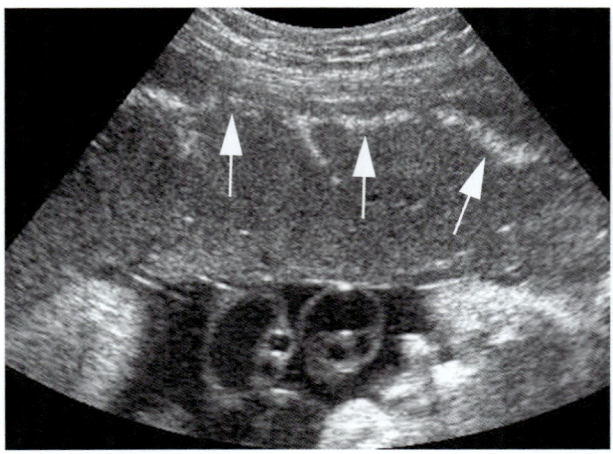
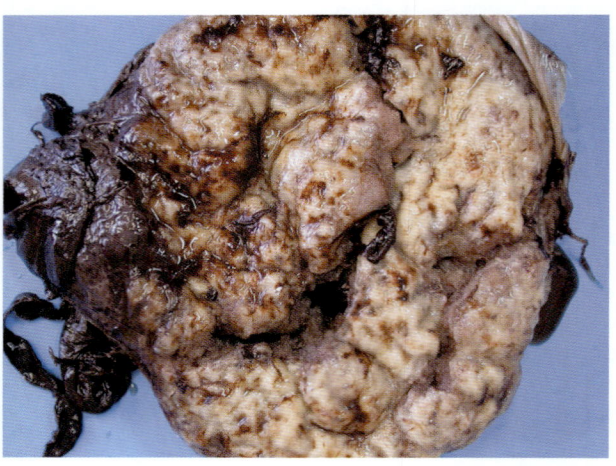

FIGURA 48-29. Placa basal proeminente, sugestiva de infarto de placa basal. A, Placa basal altamente ecogênica e oligoidrâmnio (*setas*). **B,** Lado materno correspondente da placenta após o parto. Este é um marcador leve de insuficiência placentária no final da gestação, justificando a monitorização regular do perfil biofísico até o parto.

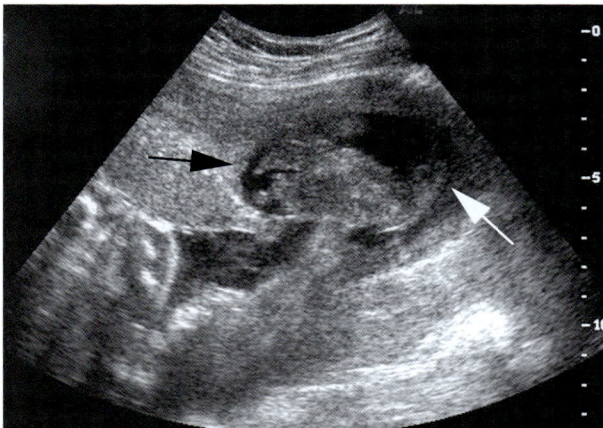

FIGURA 48-30. Grande descolamento placentário na 32ª semana de gestação com evidentes sinais clínicos anteriores ao parto cesáreo. Note a placenta grau 2 de Grannum e uma massa sólida/cística (*setas*) descolando a borda inferior da placenta da parede uterina. Um grande descolamento foi confirmado pouco após a obtenção desta imagem. Achados evidentes de descolamento são infrequentes em pacientes estáveis com queixas de sangramento vaginal.

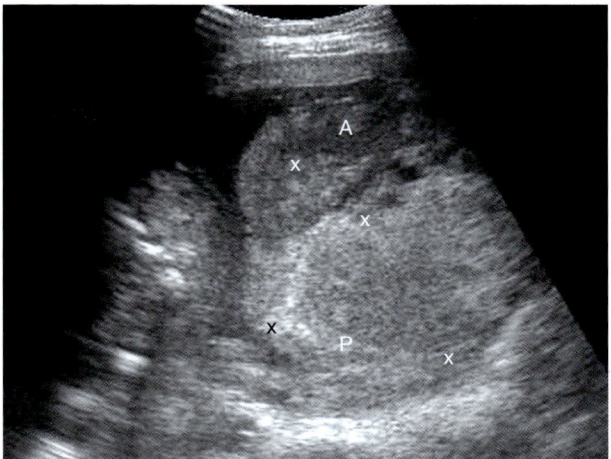

FIGURA 48-31. Descolamento oculto. Descolamento oculto (A) em uma gestação com RCIU e uma pequena placenta globular (P). O parto foi cesáreo após a internação hospitalar com contrações, sangramento vaginal e uma cardiotocografia anteparto (CTG) anormal. RCIU, restrição do crescimento intra-uterino.

descolamento prematuro raramente são observados à ultra-sonografia (Fig. 48-30), pois são tratados imediatamente. Em contraste, por vezes é solicitada a pesquisa de descolamento por ultra-sonografia, após a internação hospitalar com sinais e sintomas mais sutis. Evidências ultra-sonográficas de descolamento são infrequentes nesta situação porque as lesões suficientemente grandes para ser visualizadas tendem a produzir achados clínicos agudos. No contexto de pré-eclâmpsia ou suspeita de RCIU, entretanto, um exame completo da gestação é importante e pode revelar uma placenta de morfologia anormal, talvez com exames por Doppler alterados. Ocasionalmente, contrações uterinas ou miomas hipoecóicos podem ser erroneamente interpretados como sinais de descolamento placentário. Descolamento placentário e formação de hematoma podem, às vezes, ser observados na RCIU grave e na ultra-sonografia com Doppler de artérias umbilicais anormais (Fig. 48-31).

ANEMIA FETAL E HIDROPSIA NÃO-IMUNE

A anemia fetal está associada a um aumento do tamanho da placenta devido ao desenvolvimento excessivo das árvores vilosas placentárias. Em algumas situações, a medida da espessura máxima da placenta pode ser um exame de rastreamento útil para a pesquisa de anemia fetal devido a α-talassemia.[49] A prática mais comum de rastreamento dos pacientes através de hemograma completo e eletroforese de hemoglobina geralmente desconsidera a utilidade desse exame. A espessura placentária não é um exame útil para rastrear ou monitorizar a anemia hemolítica fetal devido a doença por sistemas Rhesus ou Kell. Um aumento no tamanho hepático reflete anemia hemolítica.[50] Juntamente com a ultra-sonografia o Doppler das artérias cerebrais médias e da veia umbilical intra-hepática, fetos com anemia hemolítica significativa podem ser detectados e monitorizados com segurança. Um **aumento no tamanho da placenta** é frequentemente encontrado na hidropsia não-imune, refletindo o edema viloso placentário. A espessura placentária pode ser maior que 6 cm nos casos graves (Fig. 48-32). Independentemente da causa, uma placenta aumentada libera maior quantidade de trofoblasto para a circulação materna, colocando a mãe sob risco da variante de pré-eclâmpsia chamada de *síndrome em espelho*.[51]

EXAME DA PLACENTA NA GESTAÇÃO GEMELAR

A visualização por ultra-sonografia de gestações gemelares está discutida no Capítulo 35. De uma perspectiva placentária, a ultra-sonografia apresenta um importante papel no diagnóstico de corionicidade. A precisão da determinação de corionicidade é inversamente proporcional à idade gestacional, devendo, portanto, ser avaliada no primeiro exame em que se descobrir uma gestação gemelar. Gestações gemelares monocoriônicas apresentam risco de crescimento discordante e formas agudas e crônicas de síndrome transfusor-transfundido (STT). Na STT **aguda** (transfusão feto-fetal aguda), diferenças na espessura e/ou textura placentárias podem ser observadas (Fig. 48-33). As inserções dos cordões geralmente estão bastante afastadas nas gestações gemelares monocoriônicas com risco de STT. Em contraste, em gêmeos monoamnióticos as inserções dos cordões estão geralmente próximas, com anastomoses balanceadas que impedem o desenvolvimento de STT crônica (Fig. 48-34). **Enovelamento de cordão** é, portanto, muito comumente observado nesta situação.

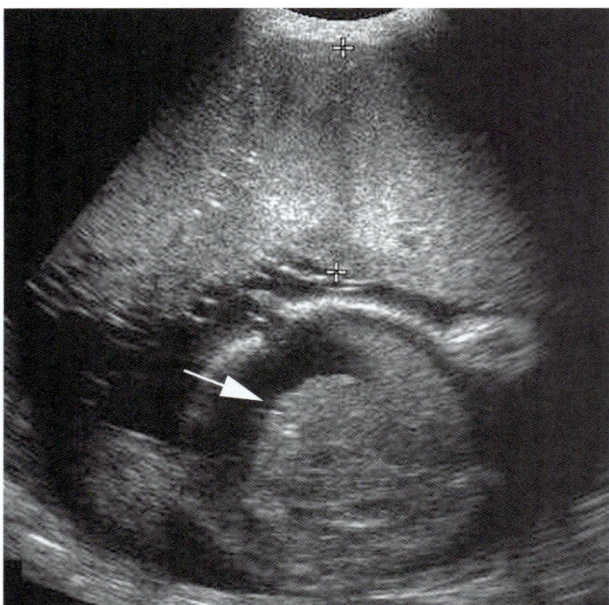

FIGURA 48-32. Placenta espessada (+ — + = 5,2 cm) em um feto com hidropisia não-imune na 22ª semana de gestação. Compare com a Figura 48-6A. Note a ascite fetal (*seta*).

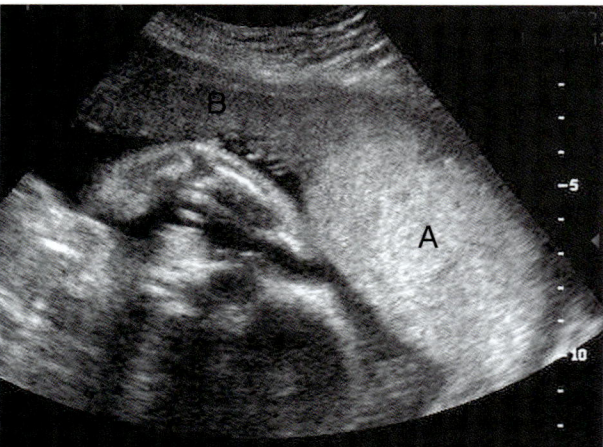

FIGURA 48-33. Aparência placentária em gêmeos monocoriônicos com tamanhos discordantes. Diferença importante entre a espessura e ecogenicidade placentária entre os gêmeos A e B. Estas diferenças podem ser devidas a STT ou transfusão feto-fetal. A ocorrência de síndrome transfusor-transfundido crônica grave resulta em poliidrâmnio acentuado e diminuição da espessura da placenta. STT, síndrome transfusor-transfundido.

TUMORES E MALIGNIDADE PLACENTÁRIOS

O diagnóstico diferencial de massas placentárias sólidas inclui o corioangioma e outros tumores raros, hematoma subamniótico (Fig. 48-4A) e subcoriônico (Fig. 48-4B).[52] Hemorragia placentária pode estar associada a risco aumen-

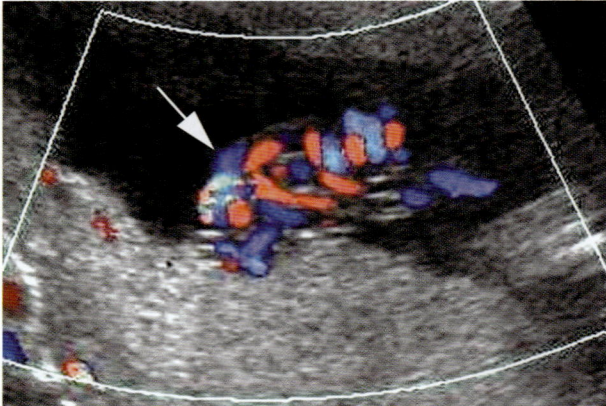

FIGURA 48-34. Enovelamento de cordão (*seta*) em gêmeos monoamnióticos na 28ª semana de gestação. As inserções dos cordões estão tipicamente próximas em gêmeos monoamnióticos, de modo que a atividade fetal resulta, de modo quase universal, em algum grau de enovelamento de cordão. Em gêmeos monocoriônicos-diamnióticos existe uma membrana muito fina que é difícil de localizar.

tado de aborto espontâneo ou parto pré-termo.[53] Tumores verdadeiros da placenta podem surgir da camada de trofoblasto ou do compartimento estromal/vascular. O tumor não-trofoblástico mais comumente observado por ultra-sonografia é um **corioangioma** (Fig. 48-35A-C).[54] Este é um tumor benigno do compartimento vascular das vilosidades placentárias. Estes tumores ocorrem em até 1% das placentas, e são mais comumente encontrados em mulheres que vivem em altas altitudes.[55] Seu reconhecimento é improvável quando têm menos de 3 cm em diâmetro, embora possam crescer até mais de 10 cm, especialmente se forem vasculares, e resultem na protrusão para a cavidade amniótica. São facilmente distinguíveis de miomas porque estão contidos dentro da substância placentária e contêm padrões vasculares fetais de fluxo. As aparências ultra-sonográficas são normalmente homogêneas, mas ocasionalmente podem se tornar infartadas ou calcificadas. Tumores não-vasculares menores que 5 cm em diâmetro não representam uma ameaça ao feto. Corioangiomas maiores necessitam de acompanhamento, especialmente se uma ultra-sonografia com Doppler de potência ou em cores demonstrar que o tumor é altamente vascularizado. Nessas situações, o feto se encontra sob risco de insuficiência cardíaca de alto débito, hidropsia e parto prematuro devido a poliidrâmnio.[56] Foram relatadas intervenções intra-uterinas para melhorar a evolução perinatal nos casos mais graves, p.ex., injetando-se materiais trombogênicos ou embolização com micromolas,[57,58] ou por cauterização vascular a *laser* guiada por ultra-sonografia.[59]

Malignidades maternas podem ocasionalmente gerar metástases na placenta, e desta para o feto em raras circunstâncias. Melanoma maligno e adenocarcinomas de mama, pâncreas e cólon foram relatados em placentas.[60,61] Os depósitos são geralmente microscópicos e não interferem com a função placentária.

A forma mais comum de tumor trofoblástico é a **mola hidatiforme completa.** A placenta é composta de vilosidades hidrópicas e não há feto. O número de cromossomos é

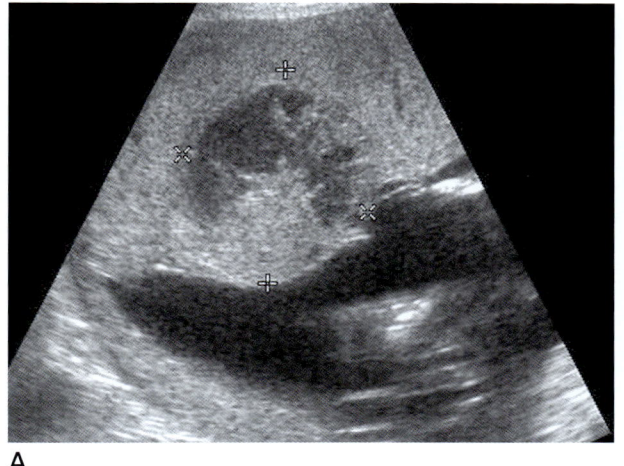
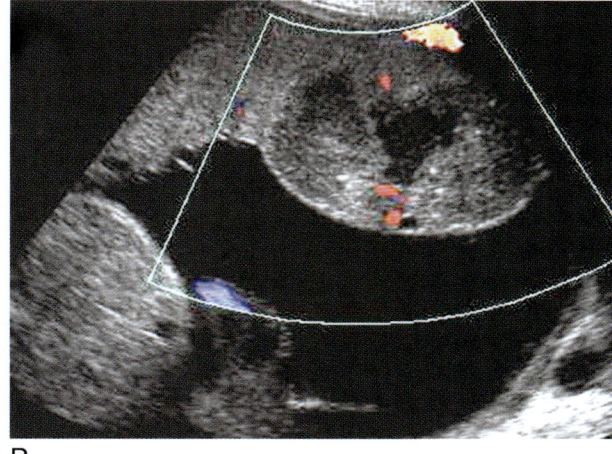
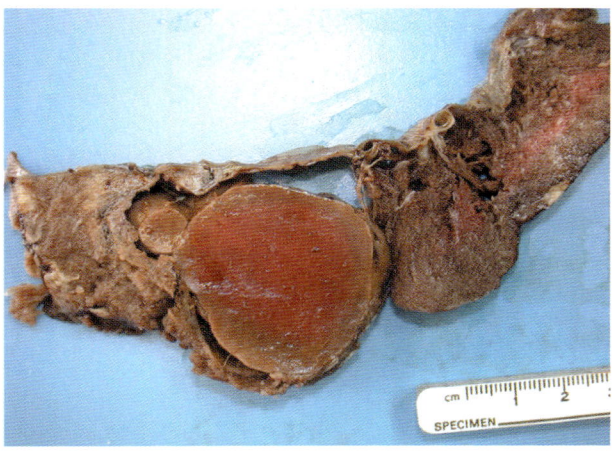

FIGURA 48-35. Corioangioma da placenta. A, Ecogenicidade heterogênea em um pequeno tumor não-vascular. **B,** Corioangioma periférico com mínima vascularização ao mapeamento de fluxo em cores. **C,** A amostra de placenta ilustra o discreto tumor benigno.

normal, com uma predominância de 46XX surgindo da fertilização de um óvulo desprovido de cromossomos maternos. O tumor placentário cresce rapidamente na cavidade uterina, de modo que a apresentação comum consiste em volume uterino aumentado e sangramento vaginal intermitente no final do primeiro trimestre. A aparência ultra-sonográfica característica reflete as propriedades acústicas de grupos edematosos de vilosidades que se assemelham a um cacho de uvas (Fig. 48-36A, B). À medida que a gestação avança, o diagnóstico se torna bastante evidente por ultra-sonografia. Ocasionalmente, sua determinação pode ser difícil no início do primeiro trimestre devido a similaridades nas propriedades acústicas da parede uterina e do tumor. A ultra-sonografia transvaginal pode ser útil nestas circunstâncias e auxiliar na detecção de ovários bilateralmente aumentados e císticos. A quantificação da hCG no plasma materno e a repetição da avaliação em 1 semana são ocasionalmente necessárias para assegurar o diagnóstico antes de se programar um procedimento de dilatação e curetagem (D & C). A monitorização seriada da hCG é necessária após a remoção do tumor porque uma pequena proporção, segundo a idade materna, raça e grupo sangüíneo, apresenta risco de **doença trofoblástica gestacional** (DTG). O aumento da hCG no plasma materno é o padrão para o diagnóstico de DTG, enquanto a ultra-sonografia do útero apresenta um papel limitado porque a doença se apresenta tipicamente em locais extra-uterinos, tais como fígado, coluna vertebral e cérebro.

A transformação molar da placenta pode ocorrer em associação com um feto, sendo chamada de **mola parcial**.[62] A maioria das molas parciais resulta de triploidia, que pode ser masculina (69XXY) ou feminina (69XX). Restrição do crescimento intra-uterino com oligoidrâmnio, ultra-sonografia com Doppler anormal do cordão umbilical e anormalidades fetais estão geralmente presentes na triploidia.[62] Na triploidia masculina, a placenta acaba por desenvolver uma aparência de "queijo suíço", e a pré-eclâmpsia coexistente pode ser grave. Como na mola hidatiforme completa, pode-se observar aumento ovariano bilateral, o que deve chamar a atenção para o diagnóstico. A triploidia é letal e é necessário o acompanhamento após o parto para detectar a possibilidade de doença trofoblástica gestacional.

Um tumor estromal benigno raramente observado é chamado de **displasia mesenquimal**. É considerado uma malformação da placenta e foi associado a síndrome de Beckwith-Weidemann e a um feto viável com cariótipo normal.[63] Também foi descrito como uma mola pseudoparcial com malformação angiomatosa de vilosidades-tronco. As vilosidades-tronco apresentam um alargamento do tecido con-

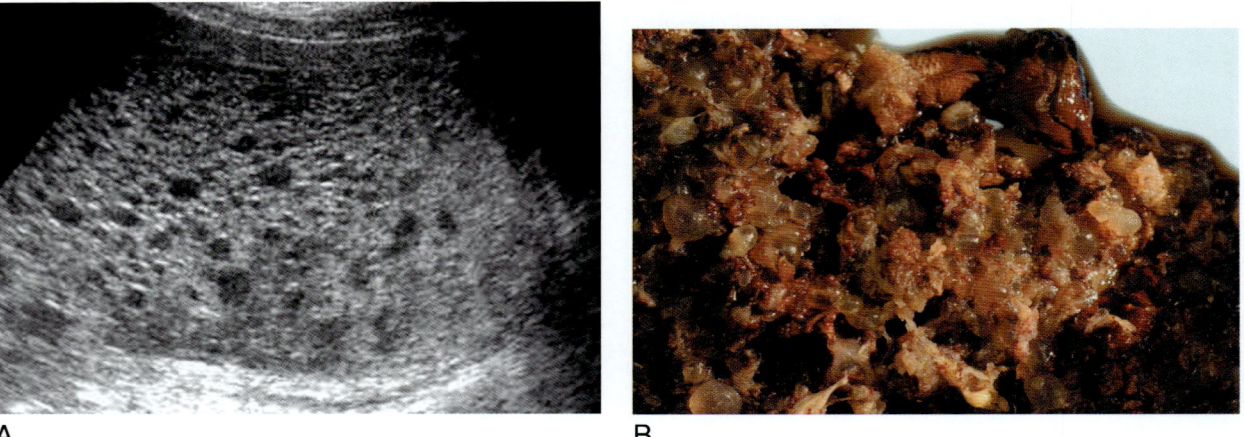

FIGURA 48-36. Mola hidatiforme completa. A, A ultra-sonografia em escala de cinza demonstra a típica massa grande e ecogênica com múltiplos espaços císticos (*tempestade de neve*) ocupando toda a cavidade uterina. O feto não está presente. **B,** Amostra patológica de vilosidades hidrópicas (lesões císticas) após a evacuação do útero.

juntivo em forma de cisterna, enquanto o restante da placenta é normal. Os achados placentários são dispersos. O defeito placentário é causado por mutações no receptor do fator de crescimento transformador beta (TGF-β), a endoglina, resultando em vilosidades placentárias extremamente alargadas, contendo lacunas vasculares.

QUESTÕES RELACIONADAS AO TRABALHO DE PARTO E SECUNDAMENTO

O secundamento (dequitação) por tração controlada do cordão é normalmente possível após 10 minutos do parto, e foi recentemente observado por ultra-sonografia.[43] Uma placenta retida predispõe à hemorragia primária pós-parto porque o útero se torna incapaz de se contrair efetivamente e o descolamento parcial permite a manutenção do fluxo nas artérias espiraladas. A conduta nesses casos envolve a remoção manual da placenta sob anestesia regional ou geral. A ultra-sonografia pode ser útil para auxiliar no diagnóstico de placenta percreta se a placenta não puder ser removida.

A ultra-sonografia à beira do leito é importante para determinar a localização placentária no trabalho de parto, p.ex., em mulheres que se apresentam com graus leves de hemorragia anteparto. Uma solicitação comum para ultra-sonografia nesta situação é a de descartar graus menores de descolamento. Entretanto, a ultra-sonografia é muito limitada nessa situação porque a conduta clínica frente a descolamento visível ao ultra-som é freqüentemente a realização de cesárea de emergência devido a sofrimento fetal agudo. A ultra-sonografia pode ser útil para descarar *vasa previa*, p.ex., se vasos pulsáteis puderem ser sentidos nas membranas sobre a parte fetal em apresentação no exame vaginal no início do trabalho de parto. O diagnóstico pode ser suspeitado pela incapacidade de se observar a inserção da raiz do cordão na placenta, e confirmado pela abordagem transvaginal.

RETENÇÃO DE PRODUTOS DA CONCEPÇÃO

A ultra-sonografia pode ser muito útil na avaliação de mulheres no pós-parto com suspeita de retenção de produtos da concepção (RPC),[64] e especialmente após um aborto espontâneo no segundo trimestre, parto prematuro externo[65] e interrupção clínica da gestação, situações em que comumente é encontrada a RPC. A cavidade uterina normalmente vazia exibe uma grossa linha hiperecogênica de camadas deciduais opostas, que pode ser seguida até o interior do canal cervical pela abordagem transabdominal. Produtos da concepção clinicamente relevantes, resultando em sangramento vaginal persistente, são localizados no fundo uterino ou deslocados para dentro do canal cervical. Quando localizados no fundo podem ser vistos por abordagem transabdominal, embora, enquanto o útero involui, a USTV se torne mais precisa (Fig. 48-37A, B). Indicações de exame transvaginal incluem as seguintes situações: mulheres obesas, má visualização, p.ex., devido a miomas e suspeita de RPC no canal cervical. As opções de conduta na confirmação de RPC incluem: procedimento de D & C, misoprostol oral, ou conduta conservadora. Ocasionalmente, os produtos da concepção podem apresentar fortes sinais (aumento de fluxo) ao Doppler colorido, sugerindo áreas de percreta focal ou fístula arteriovenosa (AV) secundária na interface miometrio-decidual devido a infecção crônica. A ressonância nuclear magnética pode confirmar o diagnóstico, desta forma alertando o clínico em relação a casos que podem se beneficiar de embolização uterina, em oposição aos riscos de hemorragia significativa durante um procedimento de D & C.

ULTRA-SONOGRAFIA TRIDIMENSIONAL

A ultra-sonografia tridimensional (US3D) está ganhando aceitação na visualização do feto e placenta em desenvolvi-

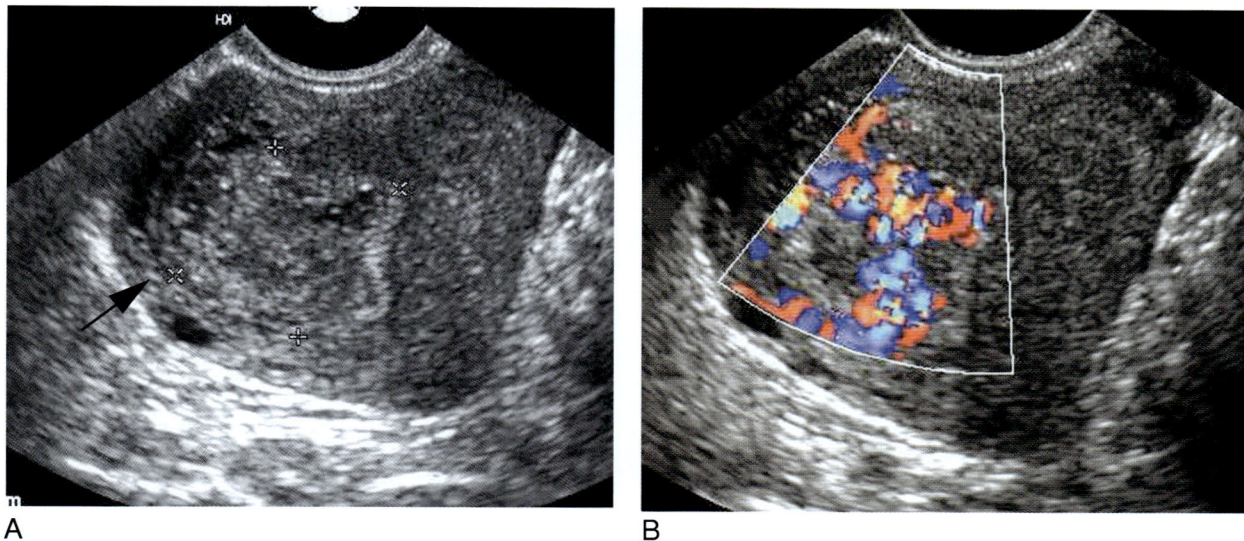

FIGURA 48-37. Tecido placentário retido 3 semanas após o parto (+). A, Imagem transvaginal do fundo uterino demonstrando uma área de 3 × 3 cm de tecido hiperecóico. Note o fino miométrio vascular sugestivo de percretisno focal (*seta*). **B,** A ultra-sonografia com Doppler colorido demonstra que o tecido é altamente vascular, o que foi confirmado subseqüentemente por RNM. A anomalia regrediu espontaneamente após a embolização seletiva de ramos da artéria uterina direita.

mento, especialmente para tipos específicos de anormalidades fetais.[66] A ultra-sonografia tridimensional pode ser capaz de reconhecer casos de insuficiência placentária com uma placenta pequena e auxiliar na localização de inserções de cordão.

CONCLUSÕES

A visualização ultra-sonográfica da placenta apresenta valiosas indicações clínicas, ao longo de todo o processo da gestação. As aplicações da ultra-sonografia placentária excedem amplamente as recomendações atuais de equipes profissionais de ultra-sonografia em todo o mundo. Espera-se que este capítulo estimule os leitores a considerar a avaliação da placenta em sua prática ultra-sonográfica.

Referências

1. Jauniaux E, Zaidi J, Jurkovic D, et al: Comparison of color Doppler features and pathological findings in complicated early pregnancy. Hum Reprod 1994;9:2432-2437.
2. Jauniaux E, Greenwold N, Hempstock J, et al: Comparison of ultrasonographic and Doppler mapping of the intervillous circulation in normal and abnormal early pregnancies. Fertil Steril 2003;79:100-106.
3. Cross JC: Formation of the placenta and extraembryonic membranes. Ann N Y Acad Sci 1998;857:23-32.
4. Schuchter K, Metzenbauer M, Hafner E, et al: Uterine artery Doppler and placental volume in the first trimester in the prediction of pregnancy complications. Ultrasound Obstet Gynecol 2001;18:590-592.
5. Ulm B, Ulm MR, Bernaschek G: Unfused amnion and chorion after 14 weeks of gestation: Associated fetal structural and chromosomal abnormalities. Ultrasound Obstet Gynecol 1999;13:392-395.
6. Wolf H, Oosting H, Treffers PE: Second-trimester placental volume measurement by ultrasound: Prediction of fetal outcome. Am J Obstet Gynecol 1989;160:121-126.
7. Elchalal U, Ezra Y, Levi Y, et al: Sonographically thick placenta: A marker for increased perinatal risk—a prospective cross-sectional study. Placenta 2000;21:268-272.
8. Thompson MO, Vines SK, Aquilina J, et al: Are placental lakes of any clinical significance? Placenta 2002;23:685-690.
9. Mustafa SA, Brizot ML, Carvalho MH, et al: Transvaginal ultrasonography in predicting placenta previa at delivery: A longitudinal study. Ultrasound Obstet Gynecol 2002;20:356-359.
10. Oppenheimer LW, Farine D, Ritchie JW: What is a low-lying placenta? Am J Obstet Gynecol 1991;165:1036-1038.
11. Palacio M, Jauniaux E, Kingdom J, et al: Perinatal outcome in pregnancies with a positive serum screening for Down's syndrome due to elevated levels of free beta-human chorionic gonadotropin. Ultrasound Obstet Gynecol 1999;13:58-62.
12. Williams MA, Hickok DE, Zingheim RW, et al: Elevated maternal serum alpha-fetoprotein levels and midtrimester placental abnormalities in relation to subsequent adverse pregnancy outcomes. Am J Obstet Gynecol 1992;167:1032-1037.
13. Malik A, Alkazaleh F, Windrim R, et al: Placental sonographic abnormalities and elevated mid-trimester AFP and hCG is associated with severe placental damage and poor perinatal outcome. J Soc Gynecol Invest 2001;8:96A.
14. Viero S, Chaddha V, Alkazaleh F, et al: Prognostic value of placental ultrasound in pregnancies complicated by absent end flow velocity in the umbilical arteries. Placenta 2004;25(8):(in press).
15. Alkazaleh F, Viero S, Simchen M, et al: Ultrasound diagnosis of severe thrombotic placental damage in the second trimester: An observational study. Ultrasound Obstet Gynecol 2004;23(5):472-476.
16. Jauniaux E, Ramsay B, Campbell S: Ultrasonographic investigation of placental morphologic characteristics and size

17. Rodriguez JG, Porter HJ, Andrews HS, Soothill PW: Placental lesions: Is growth a predictor of bad outcome? Fetal Diagn Ther 1997;12:163-166.
18. Chappell LC, Seed PC, Briley AL, et al: Effect of antioxidants on the occurrence of preeclampsia in women at increased risk: A randomised trial. Lancet 1999;354(9181): 810-816.
19. Di Salvo DN, Benson CB, Laing FC, et al: Sonographic evaluation of the placental cord insertion site. AJR 1998;170:1295-1298.
20. Liu CC, Pretorius DH, Scioscia AL, et al: Sonographic prenatal diagnosis of marginal placental cord insertion: Clinical importance. J Ultrasound Med 2002;21:627-632.
21. Otsubo Y, Yoneyama Y, Suzuki S, et al: Sonographic evaluation of umbilical cord insertion with umbilical coiling index. J Clin Ultrasound 1999;27:341-344.
22. Cook V, Weeks J, Brown J, et al: Umbilical artery occlusion and fetoplacental thromboembolism. Obstet Gynecol 1995;85:870-872.
23. Rinehart BK, Terrone DA, Taylor CW, et al: Single umbilical artery is associated with an increased incidence of structural and chromosomal anomalies and growth restriction. Am J Perinatol 2000;17:229-232.
24. Thummala MR, Raju TN, Langenberg P: Isolated single umbilical artery anomaly and the risk for congenital malformations: A meta-analysis. J Pediatr Surg 1998;33:580-585.
25. Geipel A, Germer U, Welp T, et al: Prenatal diagnosis of single umbilical artery: determination of the absent side, associated anomalies, Doppler findings and perinatal outcome. Ultrasound Obstet Gynecol 2000;15:114-117.
26. Lee CN, Cheng WF, Lai HL, et al: Perinatal management and outcome of fetuses with single umbilical artery diagnosed prenatally. J Mat Fet Inv 1998;8:156-159.
27. Nomiyama M, Toyota Y, Kawano H: Antenatal diagnosis of velamentous umbilical cord insertion and vasa previa with color Doppler imaging. Ultrasound Obstet Gynecol 1998;12:426-429.
28. Heinonen S, Ryynanen M, Kirkinen P, et al: Velamentous umbilical cord insertion may be suspected from maternal serum alpha-fetoprotein and hCG. J Obstet Gynaecol 1996;103:209-213.
29. Hertzberg BS, Kliewer MA: Vasa previa: Prenatal diagnosis by transperineal sonography with Doppler evaluation. J Clin Ultrasound 1998;26:405-408.
30. Grannum PA, Berkowitz RL, Hobbins JC: The ultrasonic changes in the maturing placenta and their relation to fetal pulmonic maturity. Am J Obstet Gynecol 1979; 133:915-922.
31. Proud J, Grant AM: Third trimester placental grading by ultrasonography as a test of fetal well being. Br Med J 1987;294:1641-1644.
32. Geary M, Alkazaleh F, Rodeck CH, et al: Does routine third trimester placental grading reliably predict adverse pregnancy outcome in low-risk pregnancy? 2004 Submitted for publication.
33. Kara SA, Toppare MF, Avsar F, et al: Placental aging, fetal prognosis and fetomaternal Doppler indices. Eur J Obstet Gynecol Reprod Biol 1999;82:47-52.
34. Hershkovitz R, Kingdom JCP, Geary M, et al: Fetal cerebral blood flow redistribution in late gestation: Identification of compromise in small fetuses with normal umbilical artery Doppler. Ultrasound Obstet Gynecol 2000;15:209-212.
35. Vosmar MB, Jongsma HW, van Dongen PW: The value of ultrasonic placental grading: No correlation with intrauterine growth retardation or with maternal smoking. J Perinat Med 1989;17:137-143.
36. Burton GJ, Jauniaux E: Sonographic, stereological and Doppler flow velocimetric assessments of placental maturity. Br J Obstet Gynaecol 1995;102(10):818-825.
37. Redline RW, Pappin A: Fetal thrombotic vasculopathy: The clinical significance of extensive avascular villi. Hum Pathol 1995;26:80-85.
38. Ferrazzi E, Bulfamante G, Mezzopane R, et al: Uterine Doppler velocimetry and placental hypoxic-ischemic lesion in pregnancies with fetal intrauterine growth restriction. Placenta 1999;20:389-394.
39. Dizon-Townson DS, Meline L, Nelson LM, et al: Fetal carriers of the factor V Leiden mutation are prone to miscarriage and placental infarction. Am J Obstet Gynecol 1997;177:402-405.
40. Infante-Rivard C, Rivard GE, Yotov WV, et al: Absence of association of thrombophilia polymorphisms with intrauterine growth restriction. N Engl J Med 2002; 347:19-25.
41. Mousa HA, Alfirevic Z: Do placental lesions reflect thrombophilia state in women with adverse pregnancy outcome? Hum Reprod 2000;15:1830-1833.
42. Burke CJ, Tannenberg AE: Prenatal brain damage and placental infarction—an autopsy study. Dev Med Child Neurol 1995;37:555-562.
43. Krapp M, Baschat AA, Hankeln M, et al: Gray scale and color Doppler sonography in the third stage of labor for early detection of failed placental separation. Ultrasound Obstet Gynecol 2000;15:138-142.
44. Kupferminc MJ, Tamura RK, Wigton TR, et al: Placenta accreta is associated with elevated maternal serum alpha-fetoprotein. Obstet Gynecol 1993;82:266-269.
45. Kirkinen P, Helin-Martikainen HL, Vanninen R, et al: Placenta accreta: Imaging by gray-scale and contrast-enhanced color Doppler sonography and magnetic resonance imaging. J Clin Ultrasound 1998;26:90-94.
46. Chen YJ, Wang PH, Liu WM, et al: Placenta accreta diagnosed at 9 weeks' gestation. Ultrasound Obstet Gynecol 2002;19:620-622.
47. Alkazaleh F, Geary M, Kingdom JCP, et al: Elective non-removal of the placenta and prophylactic uterine artery embolization post-partum as a diagnostic imaging approach for the management of placenta percreta; A case report. J Obstet Gynaecol Can 2004; (in press).
48. Mandsager NT, Bendon R, Mostello D, et al: Maternal floor infarction of the placenta: Prenatal diagnosis and clinical significance. Obstet Gynecol 1994; 83:750-754.
49. Leung WC, Oepkes D, Seaward G, et al: Serial sonographic findings of four fetuses with homozygous alpha-thalassemia 1 from 21 weeks onwards. Ultrasound Obstet Gynecol 2002;19:56-59.
50. Iskaros J, Kingdom J, Morrison JJ, et al: Prospective non-invasive monitoring of pregnancies complicated by red cell alloimmunization. Ultrasound Obstet Gynecol 1998;11:432-437.
51. Midgley DY, Harding K: The mirror syndrome. Eur J Obstet Gynecol Reprod Biol 2000;88:201-202.
52. Sepulveda W, Aviles G, Carstens E, et al: Prenatal diagnosis of solid placental masses: The value of color flow imaging. Ultrasound Obstet Gynecol 2000;16:554-558.
53. Bennett GL, Bromley B, Lieberman E, et al: Subchorionic hemorrhage in first-trimester pregnancies: Prediction of pregnancy outcome with sonography. Radiology 1996; 200:803-806.

54. Jauniaux E, Ogle R: Color Doppler imaging in the diagnosis and management of chorioangiomas. Ultrasound Obstet Gynecol 2000;15:463-467.
55. Reshetnikova OS, Burton GJ, Milovanov AP, et al: Increased incidence of placental chorioangioma in high-altitude pregnancies: Hypobaric hypoxia as a possible etiologic factor. Am J Obstet Gynecol 1996;174:557-561.
56. Zalel Y, Gamzu R, Weiss Y, et al, Role of color Doppler imaging in diagnosing and managing pregnancies complicated by placental chorioangioma. J Clin Ultrasound 2002;30:264-269.
57. Nicolini U, Zuliani G, Caravelli E, et al: Alcohol injection: A new method of treating placental chorioangiomas. Lancet 1999;353:1674-1675.
58. Lau TK, Leung TY, Yu SC, et al: Prenatal treatment of chorioangioma by microcoil embolisation. Br J Obstet Gynaecol 2003;110:70-73.
59. Quintero RA, Reich H, Romero R, et al: In utero endoscopic devascularization of a large chorioangioma. Ultrasound Obstet Gynecol 1996;8:48-52.
60. Eltorky M, Khare VK, Osborne P, et al: Placental metastasis from maternal carcinoma. A report of three cases. J Reprod Med 1995;40:399-403.
61. Ferreira CM, Maceira JM, Coelho JM: Melanoma and pregnancy with placental metastases. Report of a case. Am J Dermatopathol 1998;20:403-407.
62. Jauniaux E, Nicolaides KH: Early ultrasound diagnosis and follow-up of molar pregnancies. Ultrasound Obstet Gynecol 1997;9:17-21.
63. Jauniaux E, Nicolaides KH, Hustin J: Perinatal features associated with placental mesenchymal dysplasia. Placenta 1997;18:701-706.
64. Hertzberg BS, Bowie JD: Ultrasound of the postpartum uterus. Prediction of retained placental tissue. J Ultrasound Med 1991;10:451-456.
65. de Vries JI, van der Linden RM, van der Linden HC: Predictive value of sonographic examination to visualize retained placenta directly after birth at 16 to 28 weeks. J Ultrasound Med 2000;19:7-12.
66. Kurjak A, Kupesic S, Kos M: Three-dimensional sonography for assessment of morphology and vascularization of the fetus and placenta. J Soc Gynecol Investig 2002;9:186-202.

49

ULTRA-SONOGRAFIA CERVICAL E PARTO PREMATURO

Rory Windrim / Nanette Okun / Katherine W. Fong

SUMÁRIO DO CAPÍTULO

ULTRA-SONOGRAFIA DO COLO UTERINO
  Abordagem Transabdominal
  Abordagem Transperineal (Translabial)
  Abordagem Transvaginal
  Limitações Técnicas e Armadilhas da Ultra-sonografia Cervical
ASPECTOS DO COLO UTERINO À ULTRA-SONOGRAFIA
  Aspectos Normais do Colo Uterino
  Aspectos Anormais do Colo Uterino
ASPECTOS CLÍNICOS DA ULTRA-SONOGRAFIA CERVICAL E DO PARTO PREMATURO
  Predição Ultra-sonográfica de Trabalho de Parto Prematuro/Risco para Nascimento Prematuro
  Rastreamento Pré-natal Através da Medida do Comprimento do Colo Uterino por Ultra-sonografia
  Rastreamento em População Normal (Não Selecionada)
  Rastreamento em População de Alto Risco
  Protocolos de Conduta para Colo Uterino Curto
  Medida do Comprimento do Colo Uterino em Pacientes Sintomáticas
  Incompetência ou Insuficiência Cervical
  Circlagem Cervical
CONCLUSÃO

Os nascimentos prematuros continuam sendo o problema mais importante na obstetrícia. Um parto é considerado prematuro ou pré-termo (PPT) quando ocorre antes da 37ª semana de gravidez, sendo uma complicação em 6% a 7% de todas as gestações. A taxa de PPT não apresentou reduções durante os últimos 30 anos, apesar dos sólidos esforços de pesquisa. Na realidade, essa taxa aumentou em incidência desde o início da década de 1980, parcialmente em decorrência do maior número de gestações múltiplas, relacionadas aos atuais tratamentos para infertilidade.[1]

A importância dos nascimentos prematuros se deve aos seus elevados graus de mortalidade e morbidade e aos custos subseqüentes com serviços de saúde. Na ausência de anomalias congênitas, os PPT respondem por 75% da mortalidade e morbidade na maioria dos levantamentos de evolução perinatal.[2] Esta morbidade inclui paralisia cerebral, atraso no desenvolvimento mental, doença pulmonar crônica e diminuição da acuidade visual. Independentemente das conseqüências dos partos prematuros para a vida humana e para o bem-estar social, os custos destes nascimentos são enormes para a sociedade. Vinte por cento das crianças com baixo peso ao nascimento apresentam deficiências significativas, incluindo paralisia cerebral, retardo mental, autismo e baixo grau de inteligência, acompanhadas por graves problemas de aprendizagem. Além disso, uma em cada duas crianças requer serviços especiais de educação.[3] Estima-se que foram gastos US$ 820 milhões em internações hospitalares relacionadas a prematuridade somente entre 1993 e 1996 nos Estados Unidos.[4] Há um interesse crescente no papel da ultra-sonografia obstétrica para a prevenção de nascimentos prematuros através da obtenção de imagens do colo uterino.

ULTRA-SONOGRAFIA DO COLO UTERINO

A obtenção de medidas adequadas e a visualização do colo uterino por ultra-sonografia podem facilitar o diagnóstico e o tratamento do colo incompetente e do trabalho de parto prematuro. Por esta razão, a avaliação do colo uterino materno se tornou parte integrante do exame ultra-sonográfico obstétrico extensivo. A familiaridade com o aspecto cervical normal permite o reconhecimento de qualquer alteração.

Existem três abordagens para o exame do colo uterino: transabdominal, transperineal (translabial) e transvaginal. Cada uma possui suas técnicas e vantagens próprias para diferentes cenários clínicos. A avaliação cervical transabdominal é não-invasiva, sendo utilizada em nossa unidade como a primeira opção de abordagem para exames ultra-sonográficos obstétricos de rotina. Consideramos a ultra-sonografia transvaginal como o "padrão-ouro" das técnicas, permitindo a obtenção de medidas e imagens ideais do colo uterino. A abordagem transperineal é freqüentemente empregada quando a ultra-sonografia transvaginal é contra-indicada, como em casos de ruptura prematura das membranas.

Abordagem Transabdominal

O exame do colo uterino pela via transabdominal é comumente realizado durante ultra-sonografias obstétricas de rotina para a avaliação da anatomia fetal, entre a 18ª e a 20ª semana de gestação. A avaliação geralmente requer uma bexiga urinária repleta.[5] O exame é iniciado na linha média do abdome inferior, imediatamente acima da sínfise púbica, utilizando-se transdutores com freqüência de 3 MHz ou superior. É importante que o corte longitudinal seja paralelo ao eixo longo do colo. Quando o canal endocervical se torna visível, um pequeno ajuste ou angulação do transdutor pode ser necessário para visualizar todo o canal, desde o orifício interno até o externo (Fig. 49-1).

A medida do comprimento cervical à ultra-sonografia transabdominal é influenciada pelo tamanho da bexiga, devendo-se evitar uma distensão exagerada da mesma. Uma pressão aumentada da bexiga pode comprimir o segmento uterino inferior, provocando um alongamento cervical falso e/ou mascarando uma dilatação cervical. Este problema pode ser contornado realizando-se um novo exame do colo após o esvaziamento parcial da bexiga. Pode-se aferir subjetivamente a distensão da bexiga em relação ao tamanho da pelve, ou utilizar o valor de 45 a 60 mm para seu diâmetro.[6]

No segundo trimestre, com a bexiga vazia, pode-se utilizar o líquido amniótico como uma janela acústica para a avaliação do colo uterino.[7] Cortes longitudinais são obtidos com o transdutor direcionado para baixo, posicionado logo abaixo da cicatriz umbilical. O colo assume uma orientação mais vertical, parecendo mais volumoso (Fig. 49-2). Dificuldades para identificar o orifício externo, especialmente quando a distensão da bexiga não é adequada, provocam erros na medida do comprimento cervical.

Na abordagem transabdominal, a visualização do colo se torna mais difícil conforme a gestação evolui. No terceiro trimestre, mesmo com a bexiga repleta e a utilização de determinadas estratégias, como o posicionamento da paciente em Trendelenburg ou a manipulação externa do feto, a visualização do colo uterino não é adequada em aproximadamente 30% das pacientes.[8] Isto pode ser conseqüência de estruturas fetais sobrepostas, particularmente sombra acústica da cabeça fetal e/ou obesidade materna. Estas dificuldades podem ser contornadas utilizando-se as técnicas transperineal ou transvaginal (USTV).

Independentemente da idade gestacional, a reprodutibilidade da medida cervical por ultra-sonografia transabdominal é relativamente ruim.[9,10] Assim, em casos de dúvida, o ultra-sonografista deverá utilizar a abordagem "padrão-ouro", que é a USTV.

Abordagem Transperineal (Translabial)

A ultra-sonografia transperineal (USTP) é especialmente valiosa para pacientes com ruptura de membranas, para as quais repetidos exames digitais e por USTV estejam contra-

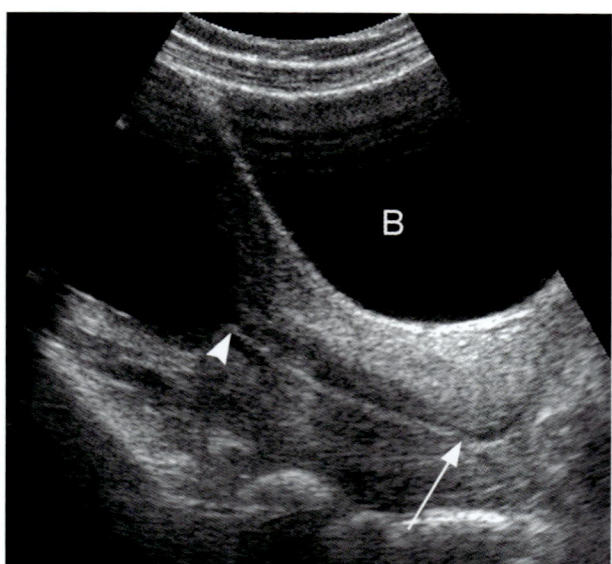

FIGURA 49-1. Colo uterino normal, técnica transabdominal com bexiga repleta. Exame longitudinal de linha média do colo. O canal cervical hiperecóico é visto do orifício interno (*ponta de seta*) ao orifício externo (*seta*). B, bexiga.

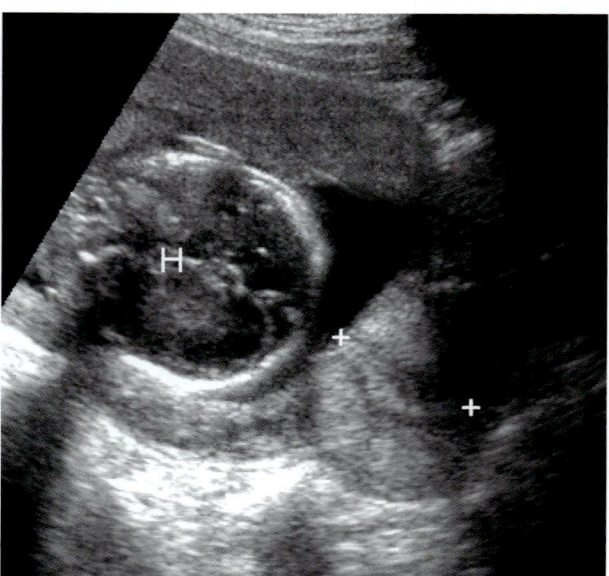

FIGURA 49-2. Colo uterino normal, técnica transabdominal com bexiga vazia. Exame longitudinal de linha média do colo uterino realizado através do líquido amniótico. O canal cervical hiperecóico está indicado por cursores. H, cabeça fetal.

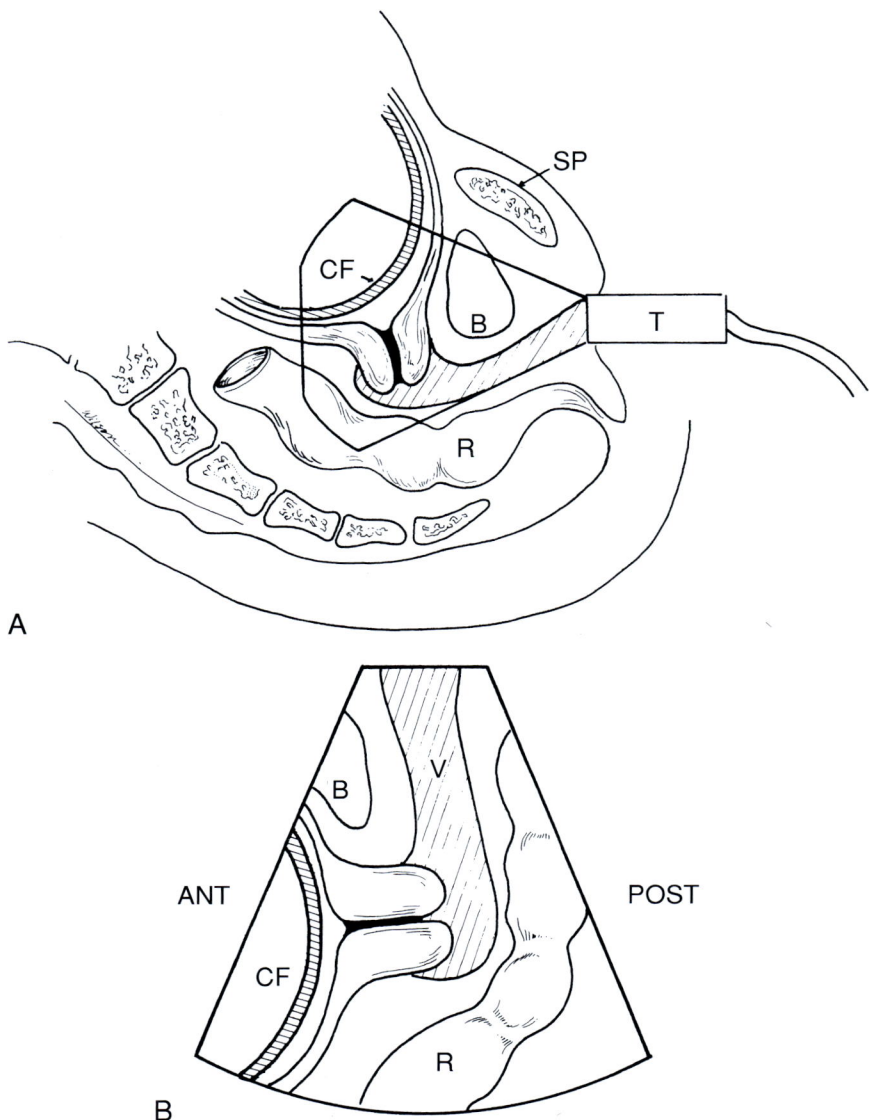

FIGURA 49-3. Referências anatômicas – abordagem transperineal. A, Ilustração da pelve em corte sagital com transdutor (T) posicionado no intróito vaginal mostra o plano típico de exame na ultra-sonografia transperineal. **B,** O plano representado em **A** com rotação de 90 graus em sentido anti-horário antes de sua projeção no monitor. Como resultado, o colo está em orientação horizontal a aproximadamente 90 graus com a vagina (V). SP, sínfise púbica; B, bexiga; CF, cabeça fetal; R, reto.

indicados, por risco potencial de infecção uterina. Esta abordagem também é útil em casos em que o vaginismo impeça a avaliação transvaginal. O exame é realizado com a bexiga vazia.[11] Transdutores abdominais com freqüência de 3 MHz ou superior podem ser utilizados. Contudo, transdutores com freqüências mais elevadas geralmente não fornecem penetração adequada para a visualização do colo uterino.

Para minimizar os riscos de infecção, o transdutor deve ser revestido por uma luva ou envoltório plástico, recebendo então gel lubrificante. A paciente deve ser vestida adequadamente. Com a paciente em posição supina e o quadril abduzido, o transdutor é colocado entre os pequenos lábios, no intróito vaginal. O feixe ultra-sônico é orientado em um plano sagital alinhado à direção da vagina. As imagens são projetadas de modo convencional, com a cabeça em direção à esquerda da tela (Fig. 49-3A, B). A vagina é observada em um plano vertical entre a bexiga e o reto, e o colo apresenta orientação horizontal, formando um ângulo reto com a vagina (Fig. 49-4).

A ultra-sonografia transperineal é uma técnica eficaz para a obtenção de imagens do colo uterino, e sua aceitação pelas pacientes é boa. Estudos iniciais demonstraram que o colo pode ser visualizado integralmente em 86% a 96% das pacientes.[12,13] Se a região do orifício externo estiver obscurecida pela

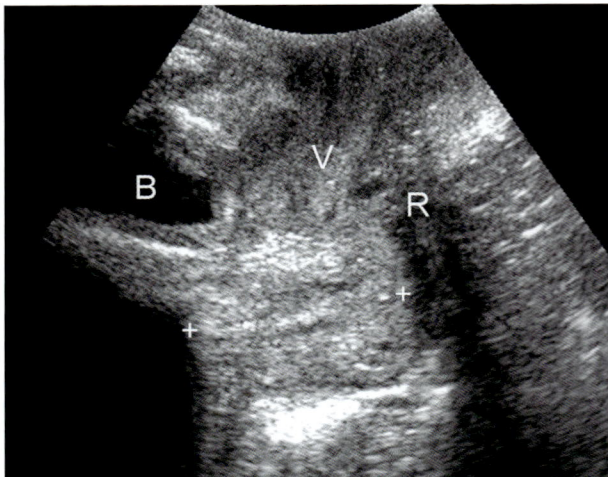

FIGURA 49-4. Ultra-sonografia transperineal de colo uterino normal. O colo (*cursores*) está orientado horizontalmente, aproximadamente perpendicular ao feixe de ultra-som. A vagina (V) está orientada em um plano praticamente vertical. B, bexiga; R, reto.

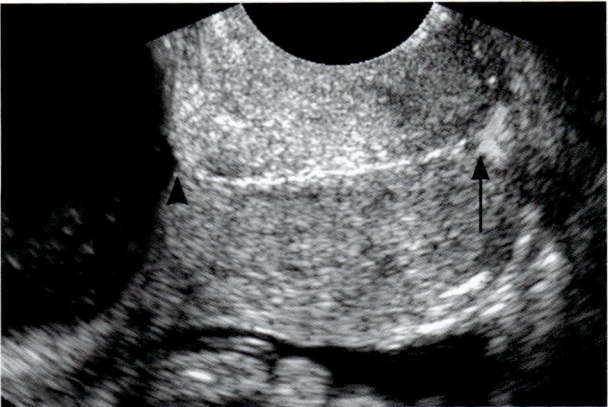

FIGURA 49-5. Ultra-sonografia transvaginal de colo uterino normal. O canal cervical é visualizado do orifício interno (*ponta de seta*) ao orifício externo (*seta*).

presença de gás no reto, a elevação das nádegas da paciente com um apoio poderá auxiliar a visualização do colo.[14]

Estudos mais recentes comparando medidas do comprimento cervical por meio de abordagens transperineal e transvaginal demonstraram uma concordância de até 95% entre as duas técnicas.[15] De modo geral, entretanto, a qualidade das medidas realizadas por USTV é superior, com mensurações mais confiáveis.[16,17]

Abordagem Transvaginal

A ultra-sonografia cervical transvaginal é a técnica "padrão-ouro" para a determinação precisa das dimensões do colo uterino.[10,18-21] A avaliação é realizada com a bexiga vazia e requer transdutores endovaginais específicos (freqüências de 5 MHz ou superiores). A sonda vaginal é recoberta por um envoltório de proteção – geralmente um preservativo – antes de ser inserida na paciente. Após cada exame, o envoltório deverá ser descartado, realizando-se a limpeza e anti-sepsia da sonda. Embora uma mesa ginecológica com perneiras seja preferível, esta abordagem pode ser realizada com o quadril da paciente elevado por um apoio. Antes de iniciar, é importante explicar à paciente o procedimento, sanando suas possíveis dúvidas ou preocupações. A paciente deve ser vestida de modo apropriado, sendo rotina, em alguns centros, oferecer um acompanhante. Com a paciente em posição dorsal de litotomia, supina e com abdução do quadril, o transdutor é posicionado na vagina e orientado em um plano longitudinal. Com monitorização em tempo real, a sonda é inserida até que o colo se torne visível. Em geral, o transdutor é introduzido apenas 3 a 4 cm na vagina, evitando-se o contato com o colo, para que as imagens tenham o colo uterino no alcance focal efetivo do transdutor (Fig. 49-5).

Para que a medida do comprimento cervical seja reprodutível, vários critérios padronizados[21] foram desenvolvidos, devendo ser seguidos: (1) A visualização de todo o canal cervical ecogênico deve ser possível; (2) o orifício interno deve ser plano ou em folha de "V"; (3) deve ser possível observar uma depressão ou área triangular de ecodensidade no ângulo externo; (4) a distância entre a superfície do lábio anterior e o canal cervical deve ser igual à distância do lábio posterior até este canal. Uma diferença entre as distâncias dos lábios anterior e posterior indica pressão excessiva no colo, o que poderia provocar alteração da medida. Recomenda-se que primeiro se obtenha uma imagem satisfatória do colo, retrocedendo a sonda em seguida até que a imagem esteja borrada. Então, finalmente, deve-se aplicar apenas a pressão necessária para o restabelecimento da imagem. Isso evita o falso alongamento do colo, provocado por pressão excessiva da sonda em sua parte anterior. Cursores digitais são utilizados para medir a distância entre os orifícios externo e interno, e três medidas são tomadas. As primeiras medidas costumam ser maiores que as seguintes (cerca de 3 a 5 mm). A medida mais curta com os critérios exigidos é, então, registrada (Fig. 49-6).

A técnica transvaginal é superior à transabdominal. Transdutores de freqüências mais elevadas e maior proximidade das estruturas estudadas permitem uma melhor resolução. O exame é altamente reprodutível, e há uma excelente aceitação por parte das pacientes. Como o exame clínico digital mede somente o comprimento do orifício cervical externo à junção cérvico-vaginal, temos apenas uma estimativa do comprimento cervical nesse tipo de exame. A avaliação digital subestima o comprimento cervical por uma diferença média de 12 mm em mais de 80% das mulheres nos segundo e terceiro trimestres de gestação.[19]

As desvantagens de um campo de visão limitado e uma profundidade de penetração insuficiente podem ser contornadas utilizando-se sondas endovaginais de última geração. Sondas vaginais com um amplo ângulo de visualização (> 90

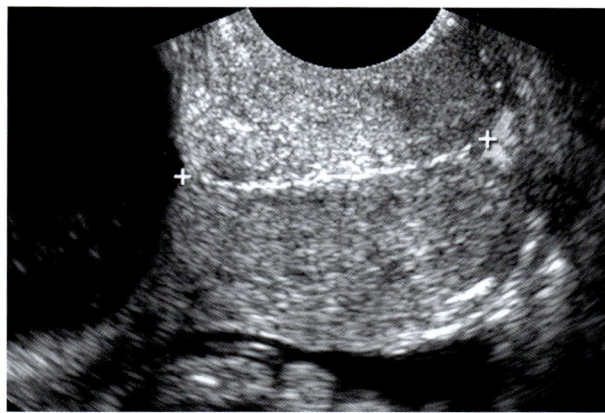

FIGURA 49-6. Ultra-sonografia transvaginal de colo uterino normal. Posicionamento sugerido para os cursores de medida.

graus) permitem a observação integral do colo, independentemente do comprimento cervical.

Complicações em potencial da ultra-sonografia transvaginal incluem um possível aumento no risco de corioamnionite em presença de membranas rotas, estimulação de contrações em casos de trabalho de parto pré-termo e indução de sangramento vaginal em casos de placenta prévia, embora esta não seja uma complicação provável nos exames realizados por profissionais experientes.[8] Na verdade, a USTV é menos invasiva que o exame digital, pois a sonda não penetra o canal cervical. Em pacientes com membranas rotas, investigações por ultra-sonografia transvaginal são contra-indicadas, devendo-se usar, em seu lugar, a abordagem transperineal.

Limitações Técnicas e Armadilhas da Ultra-sonografia Cervical

As abordagens da ultra-sonografia cervical, suas limitações técnicas e armadilhas estão resumidas na Tabela 49-1.

ASPECTOS DO COLO UTERINO À ULTRA-SONOGRAFIA

Aspectos Normais do Colo Uterino

À ultra-sonografia, o colo uterino aparece como uma estrutura distinta formada por tecido mole de ecogenicidade média. O canal endocervical é visualizado, freqüentemente, como uma linha ecogênica (representando o tampão mucoso) circundada por uma zona hipoecóica, atribuída às glândulas endocervicais. Ocasionalmente, o canal endocervical pode se apresentar hipoecóico. Normalmente, o orifício interno se encontra fechado, com suas paredes justapostas. As membranas estão freqüentemente dispostas próximas ao orifício interno.

Comprimento Cervical. O comprimento cervical é obtido medindo-se o comprimento do canal endocervical desde o orifício cervical interno até o externo. Numerosos estudos

TABELA 49-1. AVALIAÇÃO DO COLO UTERINO: LIMITAÇÕES TÉCNICAS E ARMADILHAS

	USTA	USTP	USTV
Aspectos Técnicos			
Apresentação de estruturas fetais	++	-	-
Obesidade materna	++	+	-
Campo de visão limitado	-	+	++
Profundidade de penetração insuficiente (relacionada a transdutor de alta freqüência)	-	-	+
Gases intestinais	-	+	-
Gases vaginais	-	++	+
Armadilhas			
Bexiga muito distendida	+	-	-
Contrações uterinas	++	++	++
Líquido na cúpula vaginal (confundido com dilatação cervical)	++	+	-
Mioma cervical	++	++	++
Visualização do Colo Uterino e Orifício Interno no Terceiro Trimestre	70%	86%-96%	99,5%

USTA, Ultra-sonografia transabdominal; USTP, ultra-sonografia transperineal; USTV, ultra-sonografia transvaginal.
++ Armadilha ou limitação importante/significativa.
+ Possível armadilha ou limitação.
– Sem limitação ou armadilha.

ultra-sonográficos avaliaram o comprimento cervical na gestação normal.[10,21-29] Na técnica transabdominal, as medidas do comprimento cervical apresentam uma ampla variação, por falta de uma padronização causadas pelos volumes da bexiga. A ultra-sonografia transvaginal evita o problema da distorção cervical, sendo um método mais preciso (Tabela 49-2).

O maior estudo realizado até o momento foi relatado por Iams et al.[20] Nesta pesquisa prospectiva e multicêntrica, realizaram-se ultra-sonografias vaginais em uma população não selecionada de mulheres com gestação única nas 24ª e 28ª semanas. O comprimento cervical apresentou distribuição normal em ambos os momentos: a média ± DP foi de 35,2 ± 8,3 mm para 24 semanas, e de 33,7 ± 8,5 mm para 28 semanas.

Na população normal, o comprimento cervical médio é superior a 30 mm.[20] O esvaecimento e encurtamento cervical normal têm início ao redor da 30ª semana de gestação. A diferença entre o comprimento cervical de primigestas e multíparas não é clinicamente significativa.[6,18,20] A diferença do comprimento cervical entre gestações múltiplas e únicas também não parece ser significativa quanto à predição de nascimentos prematuros.[30-32]

Largura Cervical. A largura cervical é obtida pelo diâmetro ântero-posterior do colo uterino no ponto médio situado entre os orifícios interno e externo. Esta dimensão aumenta com a idade gestacional. Nomogramas para a largura cervical, da 10ª à 37ª semana de gestação, foram publicados. Na prática, esta medida não é amplamente utilizada em diagnósticos.

TABELA 49-2. COMPRIMENTO CERVICAL NA GESTAÇÃO NORMAL

Estudos	Número de Pacientes	Gestação	Comprimento Médio(mm)	1 DP (mm)
Abordagem Transvaginal				
Iams[20]	2.915	24 semanas	35,2	8,3
	2.531	28 semanas	33,7	8,5
Tongsong[49]	639	28-30 semanas	37,0	5,0
Andersen[10]	38	1º trimestre	39,8	8,5
	77	2º trimestre	41,6	10,2
	62	3º trimestre	32,3	11,6
Abordagem Transabdominal (com distensão de bexiga)				
Ayers[6]	142	8-33 semanas	52,0	6,0
Podobnik[90]	80	1º trimestre	49,7	3,1
	80	2º trimestre	47,8	3,2
	80	3º trimestre	44,3	3,9
Andersen[10]	32	1º trimestre	53,2	16,9
	67	2º trimestre	43,7	13,8
	36	3º trimestre	39,5	9,8

Aspectos Anormais do Colo Uterino

Encurtamento do Colo Uterino. Na ultra-sonografia transabdominal, o valor de 30 mm foi sugerido como o menor limite para um comprimento cervical normal.[28,33] Com a USTV, 25 mm correspondem ao 10º percentil do comprimento cervical apresentado pelo estudo de Iams *et al.*, sendo sugerido como o ponto de corte.[20] Um comprimento cervical de 15 mm corresponde a um esvaecimento de aproximadamente 50% ao exame digital, enquanto que 10 mm correspondem a um esvaecimento de 75% (Fig. 49-7). O encurtamento progressivo do colo é mais significativo que uma única medida anormal do seu comprimento.[34]

Afunilamento do Orifício Interno/Protrusão Inicial das Membranas Fetais. A ultra-sonografia pode revelar o afunilamento ou protrusão inicial das membranas para dentro do orifício cervical interno quando o externo ainda se encontra intacto (Fig. 49-8). Isto ocorre antes que as alterações físicas do colo possam ser detectadas por exame especular ou digital.[28] O afunilamento do orifício interno foi relatado como um sinal inicial de colo incompetente.[10,34] Iams *et al.* definem afunilamento como uma protrusão de 3 mm ou mais das membranas amnióticas para dentro do orifício interno[20]. O afunilamento foi encontrado em 3% a 7% da população em seu estudo, tanto na 24ª quanto na 28ª semana de gestação, estando relacionado a um aumento do risco de parto prematuro.[20] Contudo, algumas pacientes com afunilamento do orifício interno progridem para um parto a termo sem necessitar de intervenções.[20,35] Não há um acordo sobre o que constitui um afunilamento significativo. Michaels *et al.* consideraram como significativa uma protrusão de membranas superior a 6 mm.[34] Não existe um método padrão para mensurar o afunilamento do colo uterino. As medidas do comprimento e da largura do istmo e o comprimento do canal cervical fechado foram sugeridas.[36]

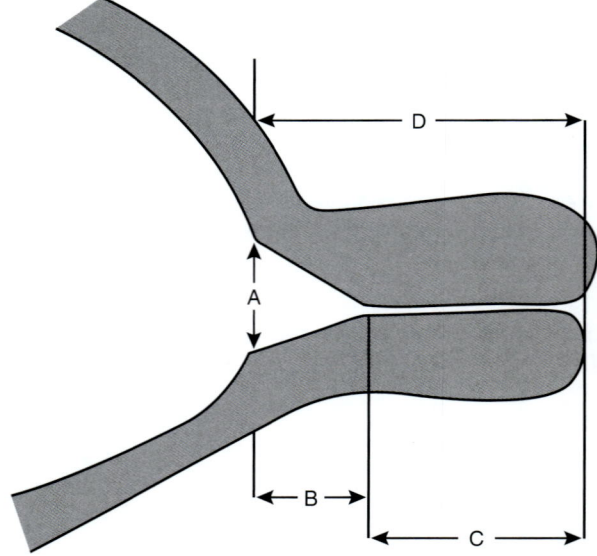

FIGURA 49-7. Medidas do colo uterino. Largura do istmo (A) (largura do orifício interno). Comprimento do istmo (B). Comprimento do canal cervical fechado (C). Comprimento do colo do orifício interno ao externo (D).

Canal Cervical Dilatado e Protrusão de Membranas. Com a protrusão avançada das membranas, uma variedade de achados ultra-sonográficos foi descrita (Fig. 49-9A, B, C).[37,38] Em casos graves, o saco amniótico pode adentrar através do colo até a vagina, com ou sem os produtos da concepção. Como freqüentemente o colo sem dilatação completa provoca um estreitamento do saco herniado, este costuma aparecer com um formato característico de ampulheta à ultra-sonografia. Alguns centros poderão oferecer a essas pacientes um reposicionamento cirúrgico do saco herniado e sutura cervical *de resgate*. Deste modo, é importante regis-

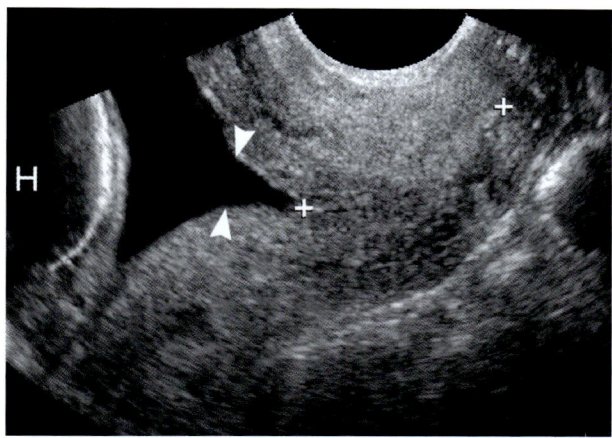

FIGURA 49-8. Protrusão inicial das membranas.
Exame transvaginal longitudinal demonstra afunilamento leve do orifício interno, que mede 6 mm em largura (*pontas de setas*). O colo fechado residual (*cursores*) mede 25 mm. H, cabeça fetal.

trar tanto o tamanho do saco herniado quanto a dilatação cervical, bem como o comprimento aparente do colo uterino fechado ou de todo o colo aberto sempre que o ultra-sonografista encontrar membranas em forma de ampulheta.
Armadilhas no Diagnóstico de Aspectos Anormais do Colo Uterino à Ultra-sonografia. Alterações na configuração do segmento uterino inferior e do orifício interno podem ocorrer com diversos graus de distensão da bexiga. Uma bexiga distendida, comprimindo o colo uterino e obliterando o líquido no canal endocervical, pode mascarar uma dilatação cervical real.

O desenvolvimento do colo incompetente não é estático, ocorrendo como um processo dinâmico.[39,40] O colo pode se alterar espontaneamente durante uma avaliação ultra-sonográfica, algumas vezes de modo dramático. Pode aparecer completamente normal em um momento do exame, e, em outro, notavelmente anormal (Fig. 49-10A, B). Assim, em pacientes com risco de incompetência cervical, ou naquelas em que as imagens ultra-sonográficas iniciais demonstrem uma anormalidade questionável, o colo deve ser examinado mais de uma vez, e observado continuamente durante um período de vários minutos. Além disso, se alterações suspei-

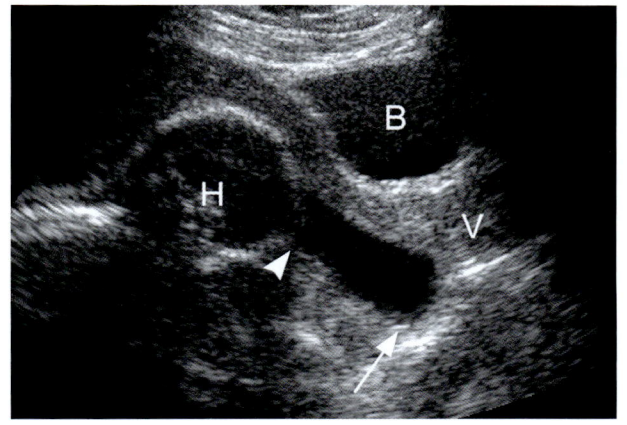

A

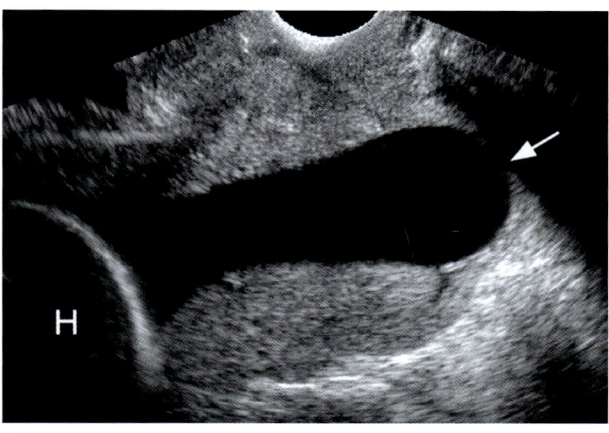

B

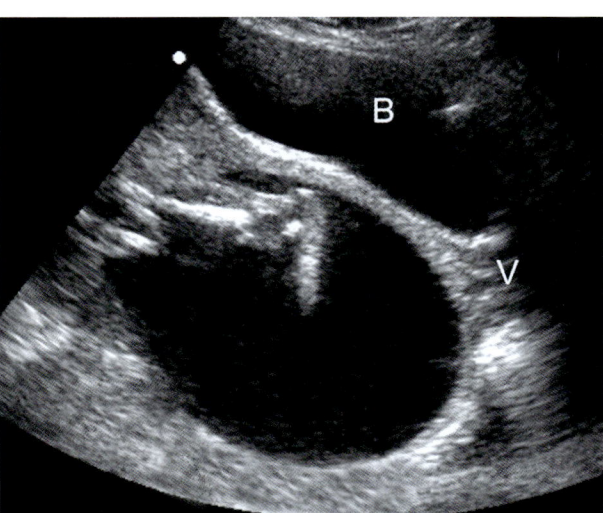

C

FIGURA 49-9. Canal cervical dilatado. A, Ultra-sonografia transabdominal longitudinal mostra um canal cervical aberto do orifício interno (*ponta de seta*) ao externo (*seta*). **B,** Ultra-sonografia transvaginal longitudinal mostra membranas em protrusão (*seta*) na vagina proximal. B, bexiga; H, cabeça fetal. **C,** Protrusão avançada das membranas. Ultra-sonografia transabdominal longitudinal mostra saco amniótico herniado na vagina (V), contendo um pé. B, bexiga.

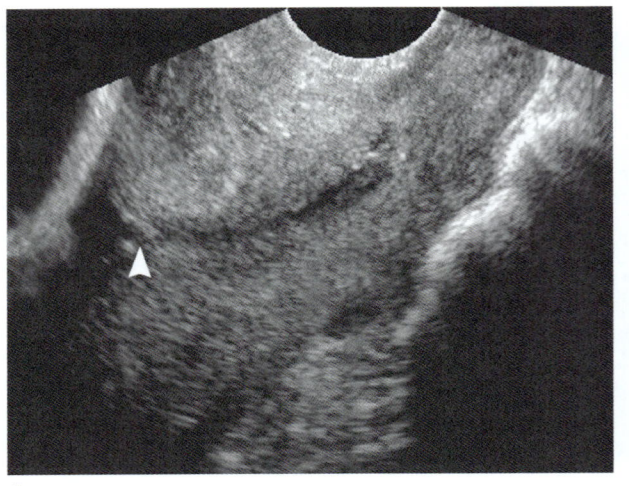
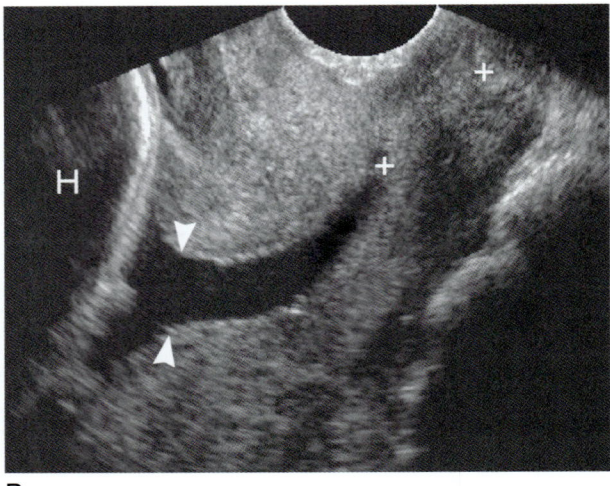

FIGURA 49-10. Dilatação dinâmica do colo uterino, ultra-sonografia transvaginal. A, Inicialmente, o orifício interno encontra-se fechado (*ponta de seta*). **B,** Imagem obtida 30 segundos depois mostra afunilamento do orifício interno (*ponta de seta*). O colo fechado residual (*cursores*) mede 12 mm. H, cabeça fetal.

tas mas não diagnósticas forem notadas na avaliação, o exame deve ser repetido nas próximas 24 a 48 horas.

Foi demonstrado que a avaliação funcional do colo, assim como a aplicação de pressão leve sobre o fundo uterino, pode induzir afunilamento e dilatação não existentes anteriormente.[41] Este procedimento, também denominado **teste de estresse cervical**, pode levar a um diagnóstico precoce de incompetência do colo uterino, demonstrando ser significativo, também, para o prognóstico de partos prematuros.[41]

Um **canal cervical hipoecóico** pode ser confundido com membranas herniadas (Fig. 49-11). As membranas podem ser observadas dispostas próximas ao orifício interno, em vez de herniadas para dentro do canal cervical. Por vezes, uma **contração do segmento uterino inferior** pode dar uma falsa aparência de membrana em ampulheta. Como neste caso o orifício cervical interno ainda está fechado, é possível distingui-lo do saco amniótico herniado. Repetindo-se a avaliação após o relaxamento da contração, a aparência voltará ao normal.

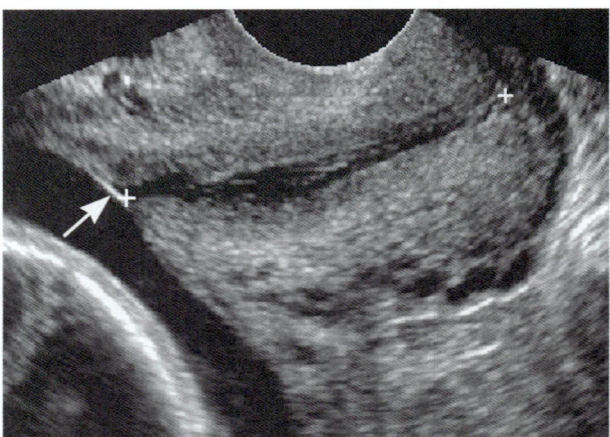

FIGURA 49-11. Canal cervical hipoecóico. Ultra-sonografia transvaginal longitudinal mostra canal cervical hipoecóico (*cursores*), que pode ser confundido com membranas herniadas. No entanto, as membranas (*seta*) estão posicionadas próximas ao orifício interno, ainda sem protrusão para o canal cervical.

ASPECTOS CLÍNICOS DA ULTRA-SONOGRAFIA CERVICAL E DO PARTO PREMATURO

Existem três apresentações clínicas que antecedem o nascimento prematuro: trabalho de parto prematuro, dilatação do colo incompetente sem trabalho de parto (incompetência cervical) e ruptura prematura de membranas. Estas condições podem ocorrer em seqüência – a ruptura prematura de membranas pode ser seguida por um trabalho de parto prematuro, e um colo aberto e incompetente pode predispor a uma infecção ascendente com ruptura prematura de membranas. Existe uma relação estreita entre a incompetência cervical e o trabalho de parto prematuro, pois o colo incompetente, algumas vezes, não é clinicamente silencioso, e o trabalho de parto prematuro é freqüentemente antecedido por encurtamento e afunilamento cervicais. Assim, a diferenciação destas condições, com base na sintomatologia e idade gestacional, pode ser difícil.

Predição Ultra-sonográfica de Trabalho de Parto Prematuro/Risco para Nascimento Prematuro

Independentemente da apresentação clínica, existe agora uma grande quantidade de evidências demonstrando uma forte correlação entre os achados ultra-sonográficos de colo uterino curto e nascimentos prematuros.[20,42-48] Em um estudo pioneiro, Iams *et al.* analisaram 2.915 mulheres de uma população normal nas 24ª e 28ª semanas de gestação, utilizando medidas do comprimento cervical transvaginal, e acompanhando essas pacientes de modo prospectivo.[20] Eles demonstraram que, conforme o comprimento do colo diminuía, o risco relativo de parto prematuro antes de 35 semanas de gestação aumentava (Figs. 49-12 e 49-13). Este estudo foi corroborado por outros pesquisadores, e todos encontraram uma relação de proporção inversa entre o comprimento cervical à ultra-sonografia transvaginal e o risco de nascimento prematuro. O afunilamento do orifício interno não pareceu contribuir significativamente para o risco de colo uterino curto.[43]

Não está definido, assim, como o conhecimento desta relação deve ser incorporado à prática obstétrica. A maior parte das mulheres com colo curto ou afunilamento não evolui para um parto prematuro, pois estes achados possuem baixo valor preditivo e os mecanismos que ligam as alterações cervicais ao trabalho de parto prematuro permanecem amplamente sem explicação. As perguntas levantadas agora com mais freqüência são:

- A obtenção da medida do colo uterino deve ser realizada para todas as gestações?
- Como os médicos devem agir perante o achado de colo curto?
- A ultra-sonografia cervical possui um papel no rastreamento de mulheres com sintomas sugestivos de trabalho de parto prematuro?
- Qual o papel da ultra-sonografia antes e depois da circlagem cervical para colo incompetente?

Rastreamento Pré-natal através da Medida do Comprimento do Colo Uterino por Ultra-sonografia

Rastreamento em População Normal (Não Selecionada)

Vários estudos analisaram se a relação entre a diminuição do comprimento do colo uterino à ultra-sonografia transvaginal e o risco crescente de prematuridade pode ser utilizada como base para exames de rastreamento para predição de partos prematuros em uma população normal.[29,41-51] Há um significativo grau de heterogeneidade entre esses estudos quanto aos pontos de corte para o comprimento do colo uterino, definição de prematuridade, metodologia e intervenções subseqüentes. As características do teste de rastreamento através da ultra-sonografia cervical, conforme relatado nesses estudos, é consideravelmente variável, com sensibilidades que variam entre 11% e 58% para partos

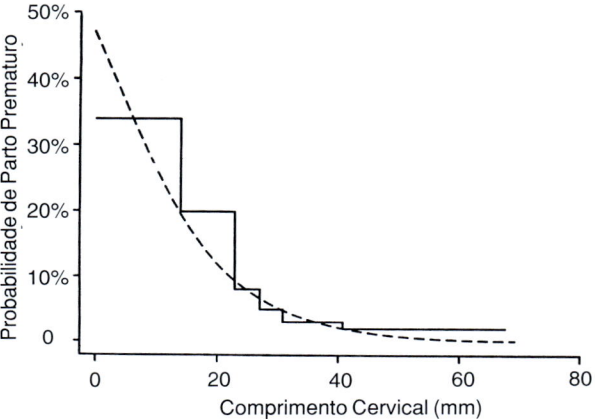

FIGURA 49-12. Probabilidade de parto prematuro espontâneo antes de 35 semanas de gestação. Freqüência observada para parto prematuro espontâneo (*linha contínua*) e probabilidade estimada por análise de regressão logística (*linha pontilhada*), conforme as medidas do comprimento cervical à ultra-sonografia transvaginal na 24ª semana de gestação. (De Iams ID, Goldenberg RL, Meis PJ, et al: The lengh of cervix and the risk of spontaneous premature delivery N England J Med 1996; 334:567-572.)

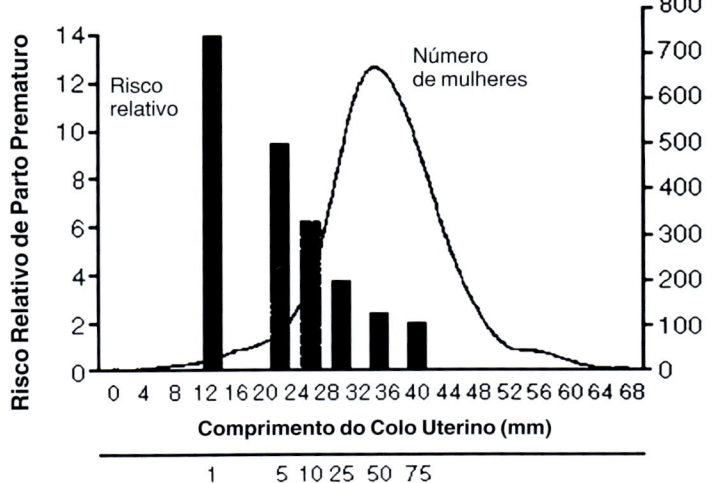

FIGURA 49-13. Comprimento cervical e risco de parto prematuro em percentis. Comprimento cervical à ultra-sonografia transvaginal na 24ª semana de gestação em percentis e risco relativo de parto prematuro antes da 35ª semana. (De Iams ID, Goldenberg RL, Meis PJ, et al: The lengh of cervix and the risk of spontaneous premature delivery N England J Med 1996; 334:567-572.)

anteriores a 32ª semana de gestação. De modo geral, a capacidade de predição da ultra-sonografia cervical para nascimentos prematuros em mulheres de uma população geral parece pouco consistente.

Para que um exame de rastreamento em uma população normal seja eficiente, é preciso existir uma intervenção igualmente eficaz que possa alterar o curso da anomalia e proporcionar melhores resultados. As intervenções disponíveis atualmente para tentar evitar partos prematuros são repouso,[52] tocólise,[53,54] antibióticos,[55] e circlagem cervical.[51] Não há indícios de que alguma dessas opções tenha sido benéfica para a prevenção de partos prematuros, e algumas, de fato, mostraram-se potencialmente nocivas. Além de lesões físicas, os riscos representados pelo estresse emocional e a perda de renda decorrente da obrigatoriedade desnecessária de repouso também devem ser considerados.

Considerando a baixa sensibilidade das medidas do comprimento cervical por ultra-sonografia como exame de rastreamento, a ausência de evidências apoiando qualquer intervenção e o risco de lesões em potencial, os autores acreditam que o exame de rotina do comprimento cervical não se justifica para uma população de mulheres com baixo risco de parto prematuro.

Rastreamento em População de Alto Risco

Pacientes com gestações múltiplas ou história de parto prematuro, ruptura prematura de membranas ou cirurgia cervical representam a maior parte das mulheres classificadas no grupo de risco elevado de parto prematuro. Iams *et al.* observaram que o comprimento cervical tinha maior valor preditivo para nascimentos prematuros quando outros fatores de risco também estavam presentes.[48] Para um comprimento cervical inferior a 2,5 cm na 22ª à 24ª semana de gestação em mulheres com parto **prematuro** anterior, o risco relativo foi aproximadamente 10 vezes maior que na população não selecionada.[48] Este risco é cinco vezes maior que o aumento de aproximadamente duas vezes do risco base para a mesma condição de colo curto em mulheres com história de parto anterior **a termo**.

Outros estudos também demonstraram esse aumento do risco de parto prematuro associado a um colo curto na população de alto risco.[45,56] Em função da melhora da abordagem deste teste, e como as intervenções, como repouso, são freqüentemente recomendadas para essas pacientes – independentemente do comprimento cervical – há uma maior aceitação da medida do colo uterino como exame de rastreamento em gestações de alto risco.

Protocolos de Conduta para Colo Uterino Curto

Apesar da ausência de evidências que suportem a utilização da medida do comprimento cervical para a investigação pré-natal de rotina,[57] algumas jurisdições e associações profissionais incluíram a avaliação ultra-sonográfica do colo uterino na ultra-sonografia obstétrica de rotina do segundo semestre. Além disso, um colo curto pode ser um achado incidental durante a ultra-sonografia obstétrica para outras indicações. Assim, cada unidade de serviço de ultra-sonografia deve ter sua própria política de conduta perante um achado de colo anormal durante exames obstétricos. O protocolo que utilizamos em nossa instituição se baseia no protocolo de Guzman (Fig. 49-14).[43]

Medida do Comprimento do Colo Uterino em Pacientes Sintomáticas

Um dos problemas encontrados com maior freqüência no setor de triagem de qualquer maternidade é diferenciar as mulheres que estão realmente em trabalho de parto prematuro e aquelas com dores abdominais não-específicas.[58] A tomada correta de decisão é importante nestas circunstâncias porque as mulheres em trabalho de parto prematuro devem receber imediatamente glicocorticóides[59] e profilaxia contra estreptococos do grupo B β-hemolíticos.[60] Se o hospital não possuir uma enfermaria para o nível de cuidado apropriado, essas mulheres devem ser transferidas para o hospital adequado mais próximo.[61] Pode-se considerar

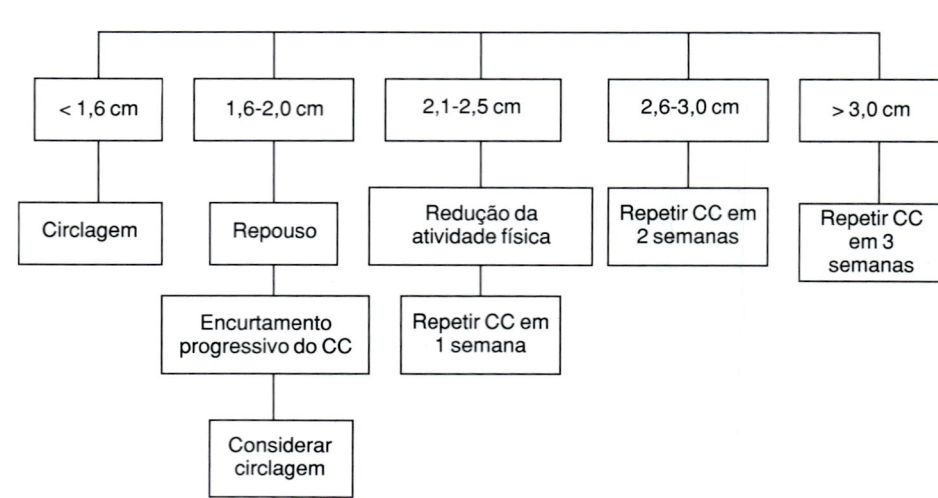

FIGURA 49-14. Protocolo de Guzman. Algoritmo para orientar conduta perante medidas de comprimento cervical (CC) em pacientes sob investigação de parto prematuro. (De Guzman ER, Walters C, Ananth CV, et al: A comparison of sonographic cervical parameters in predicting spontaneous preterm birth in high-risk singleton gestations. Ultrasound Obstet Gynecol 2001;18[3]:204-210.)

tocólise para aumentar o tempo disponível para transporte da paciente e a finalização da administração dos glicocorticóides, que requer 48 horas. Por outro lado, não há necessidade de nenhuma dessas intervenções e seus riscos associados para pacientes que não estejam em trabalho de parto.

A ultra-sonografia cervical pode ajudar a diferenciar mulheres com ameaça de trabalho de parto prematuro e as que realmente desenvolvem esta condição. Em mulheres com dor abdominal, um comprimento cervical superior a 30 mm à ultra-sonografia transvaginal indica que trabalho de parto prematuro é extremamente improvável, com um valor preditivo negativo de 98% a 99%.[47] De outro modo, um colo com comprimento inferior a 18 mm parece ter um valor preditivo positivo elevado para nascimentos prematuros.[47] Guzman demonstrou que o colo fechado tinha tanto valor preditivo quanto os outros padrões ultra-sonográficos, como o afunilamento, para a predição de nascimentos prematuros.[43]

Incompetência ou Insuficiência Cervical

A incompetência/insuficiência cervical é um fator de risco estabelecido para nascimentos prematuros.[62-66] A incidência relatada varia de 0,05% a 2% de todas as gestações,[67] mas pode ser responsável por uma percentagem significativa de abortos no segundo semestre. A incompetência cervical pode resultar de lesões traumáticas do colo, incluindo laceração cervical, amputação, conização e dilatação cervical excessiva antes de curetagem diagnóstica ou aborto terapêutico.[58] A incompetência cervical congênita é incomum, mas foi relatada em mulheres expostas a dietilestilbestrol (DES) *in utero*.[58] Também pode estar associada a malformações uterinas.[58]

Dilatação cervical indolor e/ou abortos recorrentes no segundo trimestre caracterizam o quadro clínico obstétrico clássico.[68] A incompetência cervical, em geral, não está associada a trabalho de parto sintomático, sangramento franco ou ruptura de membranas, e freqüentemente provoca partos prematuros mais precoces do que aqueles produzidos por outras causas.[68] O diagnóstico é freqüentemente feito de forma retrospectiva, pela análise de dados de gestações anteriores, ou com base em alterações cervicais avançadas na gestação atual.[67-69] Investigações no estado não-gravídico, como histerossalpingografia, uso da vela uterina de Hegar e histeroscopia foram utilizadas, mas até o momento não foram validadas nem estão em uso.[70]

O advento da ultra-sonografia transvaginal mudou nossa visão sobre a incompetência cervical. A possibilidade de acompanhar o comprimento cervical de modo prospectivo ao longo da gestação proporcionou um modo mais novo e preciso de predizer um aumento da probabilidade de parto prematuro, tornando incertos os conceitos de insuficiência cervical e nascimento prematuro.

Circlagem Cervical

O tratamento para a incompetência cervical tem sido a circlagem do colo uterino, um procedimento cirúrgico em que se realiza uma sutura "em bolsa" no colo. Duas técnicas básicas foram descritas por Shirodkar[71] e MacDonald.[72] A técnica de Shirodkar é mais complicada, necessitando, classicamente, de uma dissecção da bexiga a partir da parede cervical anterior e da utilização de um material de sutura mais grosso. A técnica de MacDonald é mais simples. Há muito pouco na literatura apoiando a eficácia relativa de qualquer uma dessas técnicas.[67]

Em pacientes com história clássica de colo incompetente, a sutura é geralmente realizada eletivamente entre a 13ª e a 16ª semana de gestação, após a demonstração à ultra-sonografia de um feto viável e uma translucência nucal normal. Assim, a sutura é realizada quando a chance de abortamento é mínima, mas antes da dilatação silenciosa que ocorre tipicamente após a 16ª semana de gestação. A circlagem **eletiva** foi analisada em quatro estudos controlados e aleatórios,[73-76] três dos quais não apresentaram benefícios,[73-75] e um ensaio maior e multicêntrico[76] que demonstrou uma pequena diminuição na incidência de nascimentos prematuros com esta intervenção. Pareceu ser mais eficaz em mulheres com abortos recorrentes no segundo trimestre.

A circlagem tem sido empregada de modo crescente em mulheres no segundo trimestre de gestação apresentando colo curto à ultra-sonografia transvaginal, sendo então chamada de *circlagem de resgate*. Com base nos estudos supracitados, a maioria dos profissionais consideraria um comprimento cervical inferior a 2,5 cm como um ponto de corte razoável para se considerar uma intervenção.

Diversos estudos prospectivos encontraram achados conflitantes quanto ao valor da circlagem para o colo curto à ultra-sonografia.[21,77-79] Dois estudos aleatórios e controlados publicados sobre a eficácia de circlagem para colo curto à ultra-sonografia transvaginal também resultaram em achados conflitantes.[80,81] A maioria dos profissionais concordaria que, com base nas evidências disponíveis até o momento, não existe justificativa para a circlagem nesse cenário. Esses estudos são demasiado pequenos para abordar a questão adequadamente, e estudos maiores estão sendo planejados ou estão em andamento. Apesar das evidências, muitos centros continuam a oferecer circlagem diante de comprimentos cervicais gravemente curtos, em função do risco significativamente aumentado de partos prematuros nessa situação.

A circlagem também é empregada diante de alterações cervicais avançadas clinicamente detectáveis, quando o parto é inevitável. Essas circlagens de emergência possuem um elevado grau de complicações, como ruptura de membranas e infecções.[82,83] Ainda assim, vários estudos retrospectivos apontaram que circlagens realizadas nessas situações desesperadas podem prolongar a gestação em várias semanas.[84,85]

Ultra-sonografia para Realização e Acompanhamento de Circlagem Cervical. A ultra-sonografia tem sido usada na sala de cirurgia para guiar a circlagem cervical, especialmente quando o colo é curto.[86,87] Ocasionalmente procura-se utilizar a circlagem de resgate para reduzir um saco herniado e realizar uma sutura abaixo do mesmo. Neste procedimento, a ultra-sonografia transabdominal freqüentemente não possui utilidade para visualizar as posições relativas do saco, colo e

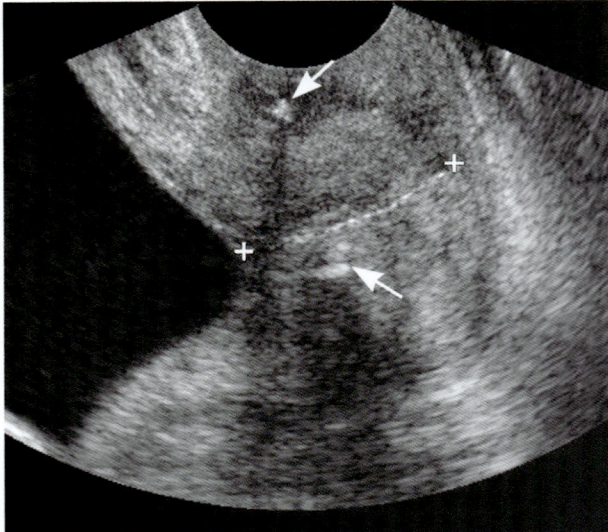

FIGURA 49-15. Circlagem cervical. Ultra-sonografia transvaginal longitudinal demonstra um colo uterino fechado com medida de 28 mm (*cursores*). A sutura ecogênica (*setas*) está posicionada próxima ao orifício interno nesta paciente com história de colo incompetente.

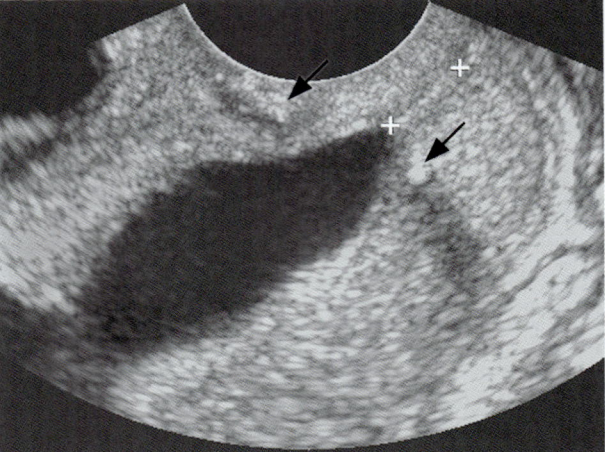

FIGURA 49-16. Afunilamento após circlagem cervical. Ultra-sonografia transvaginal longitudinal demonstra protrusão de membranas para além da sutura (*setas*). O colo fechado residual mede 9 mm (*cursores*).

balão do cateter de Foley que o obstetra poderá inflar temporariamente abaixo do saco, enquanto realiza a sutura.

Mais freqüentemente, a ultra-sonografia cervical é utilizada para avaliar a eficácia do tratamento cirúrgico. Ao exame ultra-sonográfico do colo, a **sutura da circlagem** aparece como estruturas lineares hiperecóicas, geralmente com sombra acústica (Fig. 49-15). Os componentes anteriores e posteriores da sutura podem ser demonstrados tanto em corte longitudinal quanto transverso. O sombreamento é mais evidente na região do nó cirúrgico, geralmente posicionado anteriormente. É importante determinar a localização das suturas em relação aos orifícios interno e externo e medir o comprimento do canal cervical fechado.[88] Ultra-sonografias periódicas de acompanhamento podem detectar complicações, como uma deiscência de sutura, afunilamento do orifício interno (Fig. 49-16) ou protrusão das membranas para além da sutura, antes que sejam clinicamente aparentes (Fig. 49-17).[89] Demonstrou-se que evidências à ultra-sonografia transvaginal de afunilamento do orifício interno e encurtamento do canal cervical fechado acima da circlagem predizem um risco mais elevado de parto prematuro.[91] A ultra-sonografia também é útil para visualizar circlagens mais altas realizadas por laparotomia ou laparoscopia.

CONCLUSÃO

A ultra-sonografia, particularmente a USTV, constitui um método objetivo e não-invasivo para a avaliação do colo uterino. Alterações ultra-sonográficas podem ser os primeiros indicadores de incompetência cervical incipiente, freqüen-

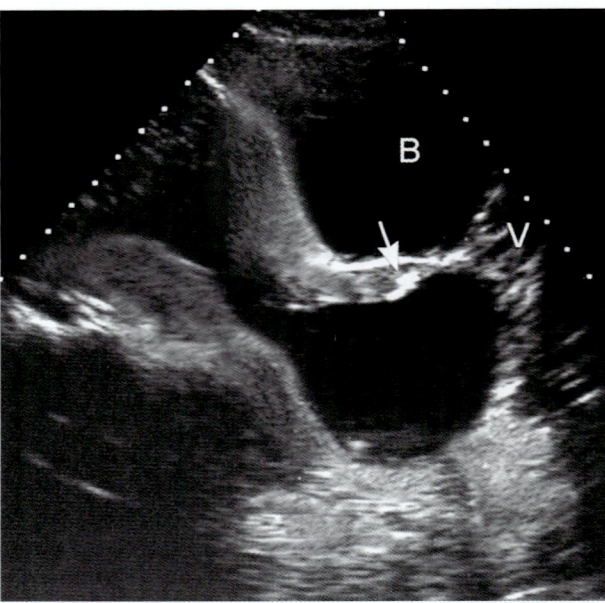

FIGURA 49-17. Circlagem cervical sem êxito. Ultra-sonografia transabdominal longitudinal mostra protrusão de membranas para além da sutura de MacDonald, na vagina (V). B, bexiga.

temente antecedendo as detecções por exame especular ou digital, e antes da presença de sintomas clínicos associados ao colo incompetente ou a trabalho de parto prematuro. Outros estudos são necessários para padronizar as definições das alterações cervicais à ultra-sonografia e para esclarecer a eficácia das intervenções obstétricas para estes achados ultra-sonográficos. O objetivo final deve ser um tratamento mais eficiente para a mulher com essas alterações cervicais e a redução da incidência do parto prematuro.

Referências

1. Ventura SJ, Martin JA, Curtin SC, et al: Births: Final data for 1999. Natl Vital Stat Rep 2001;49:1-100.
2. Iams JD: Prediction and early detection of preterm labor. Obstet Gynecol 2003;101(2):402-412.
3. Halsey CL, Collin MF, Anderson CL: Extremely low-birth-weight children and their peers. A comparison of school-age outcomes. Arch Pediatr Adolesc Med 1996;150(8):790-794.
4. Nicholson WK, Frick KD, Powe NR: Economic burden of hospitalizations for preterm labor in the United States. Obstet Gynecol 2000;96(1):95-101.
5. Sarti DA, Semple WF, Hobel CJ, et al: Ultrasonic visualization of a dilated cervix during pregnancy. Radiology 1979;130:417-420.
6. Ayers JW, DeGrood RM, Compton AA, et al: Sonographic evaluation of cervical length in pregnancy: Diagnosis and management of preterm cervical effacement in patients at risk for premature delivery. Obstet Gynecol 1988; 71:939-944.
7. Bowie JD, Andreotti RF, Rosenberg ER: Sonographic appearance of the uterine cervix in pregnancy: The vertical cervix. AJR 1983;140:737-740.
8. Farine D, Fox HE, Jacobson S, et al: Is it really placenta previa? Eur J Obstet Gynecol 1989;31(2):103-108.
9. Mason GC, Maresh MJA: Alterations in bladder volume and the ultrasound appearance of the cervix. Br J Obstet Gynaecol 1990;97:547-548.
10. Andersen HF: Transvaginal and transabdominal ultrasonography of the uterine cervix during pregnancy. J Clin Ultrasound 1991;19:77-83.
11. Jeanty P, d'Alton M, Romero R, et al: Perineal scanning. Am J Perinatol 1986;3:289-295.
12. Hertzberg BS, Bowie JD, Weber TM, et al: Sonography of the cervix during the third trimester of pregnancy: Value of the transperineal approach. AJR 1991;157:73-76.
13. Mahony BS, Nyberg DA, Luthy DA, et al: Translabial ultrasound of the third-trimester uterine cervix: Correlation with digital examinations. J Ultrasound Med 1990; 9:717-723.
14. Hertzberg BS, Kliewer MA, Baumeister LA, et al: Optimizing transperineal sonographic imaging of the cervix: The hip elevation technique. J Ultrasound Med 1994; 13:933-936.
15. Kurtzman JT, Goldsmith LJ, Gall SA, et al: Transvaginal versus transperineal ultrasonography: A blinded comparison in the assessment of cervical length at midgestation. Am J Obstet Gynecol 1998;179(4):852-857.
16. Okun N, Tkatch S, Demianczuk N, et al: Is transperineal ultrasonography of cervical length in pregnant women as accurate as endovaginal ultrasonography? A prospective, blinded comparison of level of agreement of two techniques. J SOGC 2001;23(7):592-596.
17. Owen J, Neely C, Northen A: Transperineal versus endovaginal ultrasonographic examination of the cervix in the midtrimester: A blinded comparison. Am J Obstet Gynecol 1999;181(4):780-783.
18. Kushnir O, Vigil DA, Izquierdo L, et al: Vaginal ultrasonographic assessment of cervical length changes during normal pregnancy. Am J Obstet Gynecol 1990;162:991-993.
19. Sonek JD, Iams JD, Blumenfeld M, et al: Measurement of cervical length in pregnancy: Comparison between vaginal ultrasonography and digital examination. Obstet Gynecol 1990;76:172-175.
20. Iams JD, Goldenberg RL, Meis PJ, et al: The length of the cervix and the risk of spontaneous premature delivery. N Engl J Med 1996;334:567-572.
21. Heath VC, Souka AP, Erasmus I, et al: Cervical length at 28 weeks of gestation: The value of Shirodkar suture for the short cervix. Ultrasound Obstet Gynecol 1998; 12:318-322.
22. Iams JD, Johnson FF, Sonek J, et al: Cervical competence as a continuum: A study of ultrasonographic cervical length and obstetric performance. Am J Obstet Gynecol 1995;172(4 Pt 1):1097-1103.
23. Guzman ER, Benito C, Hanley M: Sonography in the evaluation of the cervix during pregnancy. Curr Opin Obstet Gynecol 1996;8(2):99-105.
24. Sonek J, Shellhaas C: Cervical sonography: A review. Ultrasound Obstet Gynecol 1998;11(1):71-78.
25. Wong G, Levine D: Sonographic assessment of the cervix in pregnancy. Semin Ultrasound CT MR 1998; 19(4):370-380.
26. Bergelin I, Valentin L: Patterns of normal change in cervical length and width during pregnancy in nulliparous women: A prospective, longitudinal ultrasound study. Ultrasound Obstet Gynecol 2001;18(3):217-222.
27. Rozenberg P, Gillet A, Ville Y: Transvaginal sonographic examination of the cervix in asymptomatic pregnant women: Review of the literature. Ultrasound Obstet Gynecol 2002;19(3):302-311.
28. Varma TR, Patel RH, Pillai U: Ultrasonic assessment of cervix in 'at risk' patients. Acta Obstet Gynecol Scand 1986;65(2):147-152.
29. Smith CV, Anderson JC, Matamoros A, et al: Transvaginal sonography of cervical width and length during pregnancy. J Ultrasound Med 1992;11(9):465-467.
30. Fujita MM, Brizot ML, Liao AW, et al: Reference range for cervical length in twin pregnancies. Acta Obstet Gynecol Scand 2002;81(9):856-859.
31. Maymon R, Herman A, Jauniaux E, et al: Transvaginal sonographic assessment of cervical length changes during triplet gestation. Hum Reprod 2001;16(5):956-960.
32. Skentou C, Souka AP, To MS, et al: Prediction of preterm delivery in twins by cervical assessment at 23 weeks. Ultrasound Obstet Gynecol 2001;17(1):7-10.
33. Riley L, Frigoletto FD, Jr, Benacerraf BR: The implications of sonographically identified cervical changes in patients not necessarily at risk for preterm birth. J Ultrasound Med 1992;11(3):75-79.
34. Michaels WH, Montgomery C, Karo J, et al: Ultrasound differentiation of the competent from the incompetent cervix: Prevention of preterm delivery. Am J Obstet Gynecol 1986;154(3):537-546.
35. Andersen HF, Ansbacher R: Ultrasound: A new approach to the evaluation of cervical ripening. Semin Perinatol 1991;15(2):140-148.
36. Gomez R, Galasso M, Romero R, et al: Ultrasonographic examination of the uterine cervix is better than cervical digital examination as a predictor of the likelihood of premature delivery in patients with preterm labor and intact membranes. Am J Obstet Gynecol 1994; 171(4):956-964.
37. Fried AM: Bulging amnion in premature labor: Spectrum of sonographic findings. AJR 1981;136(1):181-185.
38. McGahan JP, Phillips HE, Bowen MS: Prolapse of the amniotic sac ("hourglass membranes"): Ultrasound appearance. Radiology 1981;140(2):463-466.
39. Parulekar SG, Kiwi R: Dynamic incompetent cervix uteri. Sonographic observations. J Ultrasound Med 1988; 7(9):481-485.
40. Hertzberg BS, Kliewer MA, Farrell TA, et al: Spontaneously changing gravid cervix: Clinical implications and prognostic features. Radiology 1995;196(3):721-724.

41. Guzman ER, Rosenberg JC, Houlihan C: A new method using vaginal ultrasound and transfundal pressure to evaluate the asymptomatic incompetent cervix. Obstet Gynecol 1994;83(2):248-252.
42. Welsh A, Nicolaides K: Cervical screening for preterm delivery. Curr Opin Obstet Gynecol 2002;14(2):195-202.
43. Guzman ER, Walters C, Ananth CV, et al: A comparison of sonographic cervical parameters in predicting spontaneous preterm birth in high-risk singleton gestations. Ultrasound Obstet Gynecol 2001;18(3):204-210.
44. To MS, Skentou C, Liao AW, et al: Cervical length and funneling at 23 weeks of gestation in the prediction of spontaneous early preterm delivery. Ultrasound Obstet Gynecol 2001;18(3):200-203.
45. Owen J, Yost N, Berghella V, et al: Mid-trimester endovaginal sonography in women at high risk for spontaneous preterm birth. JAMA 2001; 286(11):1340-1348.
46. Hibbard JU, Tart M, Moawad AH: Cervical length at 16-22 weeks' gestation and risk for preterm delivery. Obstet Gynecol 2000;96(6):972-978.
47. Leitich H, Brunbauer M, Kaider A, et al: Cervical length and dilatation of the internal cervical os detected by vaginal ultrasonography as markers for preterm delivery: A systematic review. Am J Obstet Gynecol 1999; 181(6):1465-1472.
48. Iams JD, Goldenberg RL, Mercer BM, et al: The Preterm Prediction Study: Recurrence risk of spontaneous preterm birth. National Institute of Child Health and Human Development Maternal-Fetal Medicine Units Network. Am J Obstet Gynecol 1998;178(5):1035-1040.
49. Tongsong T, Kamprapanth P, Srisomboon J, et al: Single transvaginal sonographic measurement of cervical length early in the third trimester as a predictor of preterm delivery. Obstet Gynecol 1995;86(2):184-187.
50. Andersen HF, Nugent CE, Wanty SD, et al: Prediction of risk for preterm delivery by ultrasonographic measurement of cervical length. Am J Obstet Gynecol 1990; 163(3):859-867.
51. Belej-Rak T, Okun N, Windrim R, et al: Effectiveness of cervical cerclage for a sonographically shortened cervix—a systematic review and meta-analysis. Am J Obstet Gynecol 2003;189(6):1679-1687.
52. Dye TD, Oldenettel D: Physical activity and the risk of preterm labor: An epidemiological review and synthesis of recent literature. Semin Perinatol 1996;20(4): 334-339.
53. Crowther CA, Hiller JE, Doyle LW: Magnesium sulphate for preventing preterm birth in threatened preterm labour. Cochrane Database Syst Rev 2002;(4):CD001060.
54. King JF, Flenady VJ, Papatsonis DN, et al: Calcium channel blockers for inhibiting preterm labour. Cochrane Database Syst Rev 2003;(1):CD002255.
55. King J, Flenady V: Prophylactic antibiotics for inhibiting preterm labour with intact membranes. Cochrane Database Syst Rev 2002;(4):CD000246.
56. Andrews WW, Copper R, Hauth JC, et al: Second-trimester cervical ultrasound: associations with increased risk for recurrent early spontaneous delivery. Obstet Gynecol 2000;95(2):222-226.
57. Van der Hof M, Crane J: Ultrasound cervical assessment in predicting preterm birth. J SOGC 2001;102:418-421.
58. Iams JD: Preterm birth. In Gabbe S (ed): Obstetrics: Normal and Problem Pregnancies, 4th ed. New York, Churchill Livingstone, 2002, pp 755-814.
59. Crowley P: Prophylactic corticosteroids for preterm birth. Cochrane Database Syst Rev 2000;(2):CD000065.
60. Smaill F: Intrapartum antibiotics for group B streptococcal colonisation. Cochrane Database Syst Rev 2000;(2):CD000115.
61. Lee SK, McMillan DD, Ohlsson A, et al: The benefit of preterm birth at tertiary care centers is related to gestational age. Am J Obstet Gynecol 2003;188(3):617-622.
62. Lockwood CJ, Kuczynski E: Markers of risk for preterm delivery. J Perinat Med 1999;27(1):5-20.
63. Besinger RE: Preterm labor, premature rupture of membranes, and cervical incompetence. Curr Opin Obstet Gynecol 1993;5(1):33-39.
64. Terzidou V, Bennett PR: Preterm labour. Curr Opin Obstet Gynecol 2002;14(2):105-113.
65. Lefevre ML: Preventing the complications of preterm birth. Am Fam Physician 1992;46(2):441-448.
66. McGregor JA: Preterm birth, premature rupture of membranes, and cervical incompetence. Curr Opin Obstet Gynecol 1992;4(1):37-42.
67. Harger JH: Cerclage and cervical insufficiency: An evidence-based analysis. Obstet Gynecol 2002;100(6):1313-1327.
68. Cunningham FG, Gant NF, Leveno KJ, et al (eds): Williams Obstetrics. New York, McGraw-Hill, 1992, pp 862-865.
69. Owen J, Iams JD, Hauth JC: Vaginal sonography and cervical incompetence. Am J Obstet Gynecol 2003;188(2):586-596.
70. Ansari AH, Reynolds RA: Cervical incompetence. A review. J Reprod Med 1987;32(3):161-171.
71. Shirodkar VN: A new method of treatment for habitual abortions within the second trimester of pregnancy. Antiseptic 1955;(52):299-300.
72. McDonald IA: Suture of the cervix for inevitable miscarriage. J Obstet Gynecol Br Em 1957;(64):346-350.
73. Dor J, Shalev J, Mashiach S, et al: Elective cervical suture of twin pregnancies diagnosed ultrasonically in the first trimester following induced ovulation. Gynecol Obstet Invest 1982;13(1):55-60.
74. Rush RW, Isaacs S, McPherson K, et al: A randomized controlled trial of cervical cerclage in women at high risk of spontaneous preterm delivery. Br J Obstet Gynaecol 1984;91(8):724-730.
75. Lazar P, Gueguen S, Dreyfus J, et al: Multicentre controlled trial of cervical cerclage in women at moderate risk of preterm delivery. Br J Obstet Gynaecol 1984;91(8):731-735.
76. MMC/RCOG Working Party on Cervical Cerclage. Final report of the Medical Research Council/Royal College of Obstetricians and Gynaecologists Multicentre Randomized Trial of Cervical Cerclage. Br J Obstet Gynaecol 1993;(100):516-523.
77. Berghella V, Daly SF, Tolosa JE, et al: Prediction of preterm delivery with transvaginal ultrasonography of the cervix in patients with high-risk pregnancies: Does cerclage prevent prematurity? Am J Obstet Gynecol 1999;181(4):809-815.
78. Newman RB, Krombach RS, Myers MC, et al: Effect of cerclage on obstetrical outcome in twin gestations with a shortened cervical length. Am J Obstet Gynecol 2002;186(4):634-640.
79. Hassan SS, Romero R, Maymon E, et al: Does cervical cerclage prevent preterm delivery in patients with a short cervix? Am J Obstet Gynecol 2001;184(7):1325-1329.
80. Althuisius SM, Dekker GA, Hummel P, et al: Final results of the Cervical Incompetence Prevention Randomized Cerclage Trial (CIPRACT): Therapeutic cerclage with bed rest versus bed rest alone. Am J Obstet Gynecol 2001;185(5):1106-1112.
81. Rust OA, Atlas RO, Jones KJ, et al: A randomized trial of cerclage versus no cerclage among patients with ultrasonographically detected second-trimester preterm dilation of the internal os. Am J Obstet Gynecol 2000;183(4):830-835.

82. Minakami H, Matsubara S, Izumi A, et al: Emergency cervical cerclage: Relation between its success, preoperative serum level of C-reactive protein and WBC count, and degree of cervical dilatation. Gynecol Obstet Invest 1999;47(3):157-161.
83. Charles D, Edwards WR: Infectious complications of cervical cerclage. Am J Obstet Gynecol 1981; 141(8):1065-1071.
84. Olatunbosun OA, al-Nuaim L, Turnell RW: Emergency cerclage compared with bed rest for advanced cervical dilatation in pregnancy. Int Surg 1995;80(2):170-174.
85. Caruso A, Trivellini C, De Carolis S, et al: Emergency cerclage in the presence of protruding membranes: Is pregnancy outcome predictable? Acta Obstet Gynecol Scand 2000;79(4):265-268.
86. Wheelock JB, Johnson TR, Jr, Graham D, et al: Ultrasound-assisted cervical cerclage. J Clin Ultrasound 1984;12(5):307-308.
87. Fleischer AC, Lombardi S, Kepple DM: Guidance for cerclage using transrectal sonography. J Ultrasound Med 1989;8(10):589-590.
88. Parulekar SG, Kiwi R: Ultrasound evaluation of sutures following cervical cerclage for incompetent cervix uteri. J Ultrasound Med 1982;1(6):223-228.
89. Rana J, Davis SE, Harrigan JT: Improving the outcome of cervical cerclage by sonographic follow-up. J Ultrasound Med 1990;9(5):275-278.
90. Podobnik M, Bulic M, Smiljanic N, et al: Ultrasonography in the detection of cervical incompetency. J Clin Ultrasound 1988;16(6):383-391.
91. Andersen HF, Karimi A, Sakala EP, et al: Prediction of cervical cerclage outcome by endovaginal ultrasonography. Am J Obstet Gynecol 1994;171(4):1102-1106.

50

PROCEDIMENTOS FETAIS INVASIVOS

Fionnuala McAuliffe / Jo-Ann M. Johnson / Greg Ryan / Gareth R. Seaward

SUMÁRIO DO CAPÍTULO

AMOSTRA DO VILO CORIÔNICO
  Indicações para Amostra do Vilo Coriônico
  Amostra do Vilo Coriônico Transcervical
  Amostra do Vilo Coriônico Transabdominal
  Acurácia e Segurança da Amostra do Vilo Coriônico

AMNIOCENTESE DIAGNÓSTICA
  Indicações para Amniocentese
  Acurácia e Segurança da Amiocentese
  Comparação da Amostra do Vilo Coriônico com a Amniocentese
  Hibridização Fluorescente *in Situ*

AMNIOCENTESE TERAPÊUTICA
  Instilação de Líquido no Interior da Cavidade Amniótica
  Amnioinfusão Intraparto

AMOSTRA DO SANGUE FETAL
  Indicações para Amostra do Sangue Fetal

TRANSFUSÃO INTRAVASCULAR FETAL

AMOSTRA PERCUTÂNEA DE TECIDO FETAL
  Biópsia do Fígado Fetal
  Biópsia da Pele Fetal
  Biópsia do Músculo Fetal
  Biópsia de Tumor Fetal

OUTROS PROCEDIMENTOS INTERVENCIONISTAS
  Aspiração de Urina ou Líquido
  Derivação Vesicoamniótica
  Derivação Pleuroamniótica
  Cefalocentese
  Aspiração de Outros Cistos ou Cavidades
  Procedimentos Cardíacos Fetais

FETOSCOPIA
  Fetoscopia Diagnóstica
  Indicações para Fetoscopia Cirúrgica
  Fetoscopia Cirúrgica

CONCLUSÃO

As tecnologias modernas permitiram um aumento sofisticadamente significativo da capacidade de visualizar, medir, monitorizar, colher amostras do feto, e, na realidade, mais recentemente, se engajar em várias terapias fetais, incluindo a cirurgia. De todos os avanços nesta área, a ultra-sonografia tem um papel central em permitir que uma variedade de intervenções diagnósticas seja realizada com alto grau de acurácia e baixos riscos maternos e fetais. Essas intervenções incluem a amostra *in utero* do líquido amniótico, tecido placentário, sangue fetal, urina fetal ou, raramente, pele ou fígado fetal. A informação obtida a partir dos tecidos fetais pode, então, ser usada para revelar aos pais se o feto é afetado por um distúrbio particular genético, do desenvolvimento ou adquirido para os quais existem riscos.

Assim como a capacidade diagnóstica melhorou, da mesma forma aconteceu com o nosso entendimento sobre a história natural dos distúrbios fetais. A terapia fetal, de maneira crescente, está sendo tentada como uma seqüência lógica do diagnóstico fetal. Transfusões intra-uterinas, toracocentese terapêutica, derivações vesico e pleuroamnióticas e ablação por *laser* de vasos comunicantes em transfusões gemelares são apenas algumas das intervenções terapêuticas disponíveis no momento. Podemos antecipar que, conforme nosso conhecimento e entendimento da doença fetal continuam a se expandir, a capacidade para diagnosticar e tratar condições fetais *in utero* continuará a aumentar.

AMOSTRA DO VILO CORIÔNICO

A amostra do vilo coriônico (AVC) é um método de avaliação pré-natal que permite o diagnóstico de muitos distúrbios genéticos no primeiro trimestre. A base para o diagnóstico pré-natal utilizando a AVC é que os vilos coriônicos são derivados mitóticos do embrião numa fase inicial e, portanto, refletem a constituição genética do feto. No desenvolvimento inicial do embrião, os vilos coriônicos circundam completamente o saco gestacional como uma franja delicada (Fig. 50-1A). Os vilos ao longo do local de implantação proliferam rapidamente, criando uma área de ecogenicidade aumentada que pode ser visibilizada na ultra-sonografia (Fig. 50-1B).

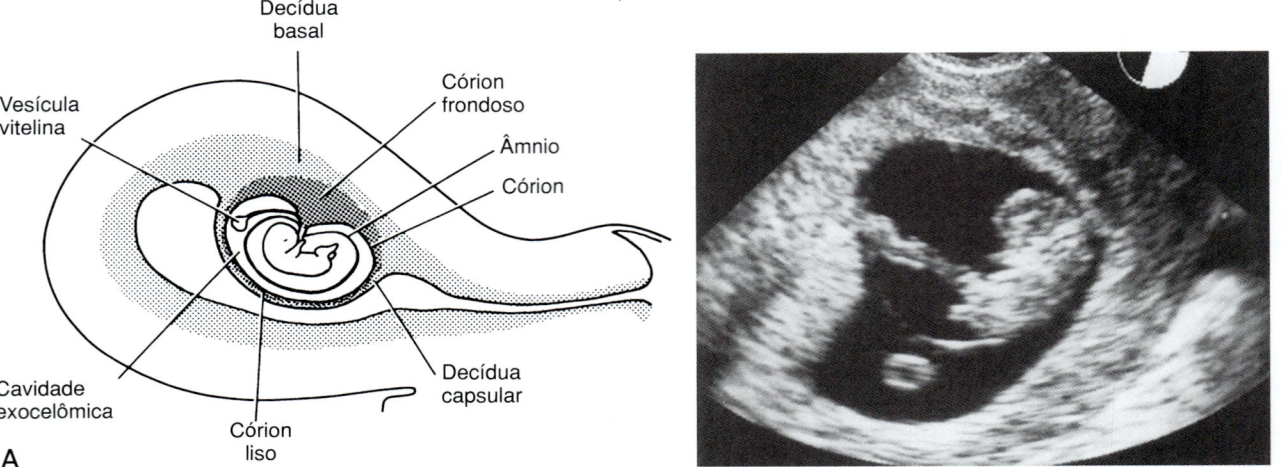

FIGURA 50-1. Córion frondoso, o local para amostra do vilo coriônico. A, Diagrama de um feto normal. Anatomia intra-uterina de uma gestação de aproximadamente 10 semanas. **B**, USG transvaginal de um embrião de 9,6 semanas de gestação. O cordão umbilical pode ser visto inserindo-se no córion frondoso, que aparece espesso e ecogênico. (Cortesia de Ants Toi, M.D., Mount Sinai Hospital, Toronto.)

Isso é conhecido como **córion frondoso**, que eventualmente se torna a placenta. O vilo coriônico oposto ao local de implantação degenera e é conhecido como córion liso. O córion frondoso é o local mais adequado para se obter uma amostra do vilo coriônico.

A AVC teve início no final da década de 1960, quando ela foi realizada usando-se técnicas endoscópicas,[1,2] embora o entusiasmo tenha diminuído por causa das altas taxas de complicações e falhas comparadas com a amniocentese. No meio da década de 1970, um relato chinês descreveu com sucesso uma AVC usando uma técnica de aspiração às cegas por meio de um cateter.[3] Entretanto, a AVC não recebeu atenção significativa até 1982, quando um relato de Kazy *et al.* descreveu os benefícios para o diagnóstico genético[4] e enfatizou o papel da USG na orientação da amostragem de forma bem-sucedida. Desde então, a técnica se desenvolveu rapidamente, e experiência suficiente foi adquirida para determinar sua segurança, acurácia e confiança.

Indicações para Amostra do Vilo Coriônico

De longe, a indicação mais comum para AVC é a idade materna tardia (≥ 80%), que é definida como 35 anos ou mais de idade à época do parto (Tabela 50-1). Outras indicações são descendência trissômica prévia, rearranjo cromossômico dos pais, distúrbios recessivos ligados ao cromossomo X e distúrbios mendelianos. Como um grande volume de DNA pode ser extraído do tecido obtido por AVC em comparação com a cultura de células da amniocentese, a AVC tornou-se o procedimento preferido para diagnósticos que necessitam da análise do DNA.[5] Investigações genéticas agora estão disponíveis para o diagnóstico pré-natal de um número crescente de doenças, incluindo as hemoglobinopatias, hemofilia (A e B), distrofia muscular de Duchenne, fibrose cística, distúrbios esqueléticos e vários distúrbios metabólicos. A AVC pode ser realizada após 10 semanas de gestação e os resultados levam cerca de 7 a 10 dias. Portanto, o resultado geralmente é conhecido com 14 a 15 semanas de gestação. A amostra do vilo coriônico requer pessoal com experiência médica e laboratorial, assim ela tende a ser realizada em centros de nível terciário. Há duas abordagens básicas para realização da AVC: o método transcervical (AVC-TC) e o transabdominal (AVC-TA).

Amostra do Vilo Coriônico Transcervical

A AVC transcervical é geralmente realizada entre **10 e 14 semanas de gestação**. Antes do procedimento, um exame de USG determina a viabilidade e idade gestacional do feto e a localização do córion frondoso. A paciente é então colocada em posição de litotomia, um espéculo é inserido e o colo/vagina são limpos com uma solução anti-séptica. Vários cateteres diferentes para biópsia transcervical estão disponíveis, todos contendo um obturador metálico maleável que pode ser usado para escolher o melhor ângulo cérvico-uterino e o trajeto para biópsia do local desejado (Fig. 50-2A). Sob orientação ultra-sonográfica, o cateter é passado pelo colo e colocado no interior dos vilos do córion frondoso (Fig. 50-3). O obturador metálico é removido e uma seringa de 20 mL contendo o meio de transporte é conectada ao cateter. Sucção negativa é aplicada à seringa com movimentos simultâneos de vaivém do cateter. O cateter é então retirado e a amostra é

TABELA 50-1. INDICAÇÕES PARA TESTES INVASIVOS PRÉ-NATAIS

Idade materna avançada (≥ 35 anos)
Descendência trissômica prévia
Rearranjo cromossomial dos pais
Desordens ligadas ao cromossomo X
Desordens medelianas (outras desordens genéticas)

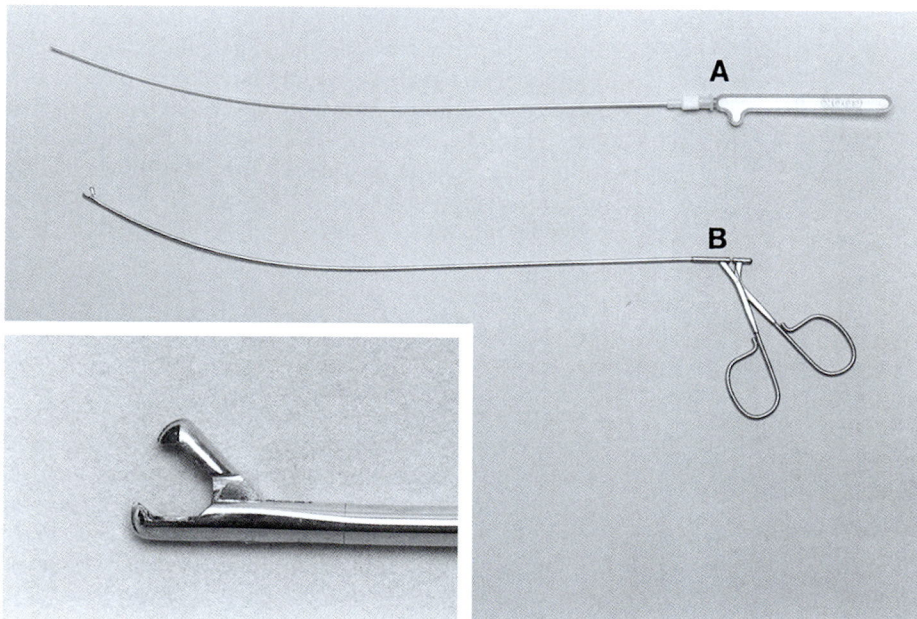

FIGURA 50-2. Instrumentos para realização de amostra do vilo coriônico. A, O cateter flexível de biópsia transcervical (Portex). Quando o cateter está em posição no interior do córion frondoso, o obturador maleável de metal é removido e uma seringa é conectada ao cateter. **B**, O fórceps rígido de biópsia transcervical descrito por Rodeck *et al.* (R.M. Surgical Developments, Surrey, UK). A figura *inserida* mostra a extremidade romba do fórceps rígido aumentado. (**B**, De Rodeck CH, Sheldrake A, Beattie, et al: Maternal Serum alpha fetoprotein after placental damage in chorionic villus sampling. Lancet 1993; 341: 500.)

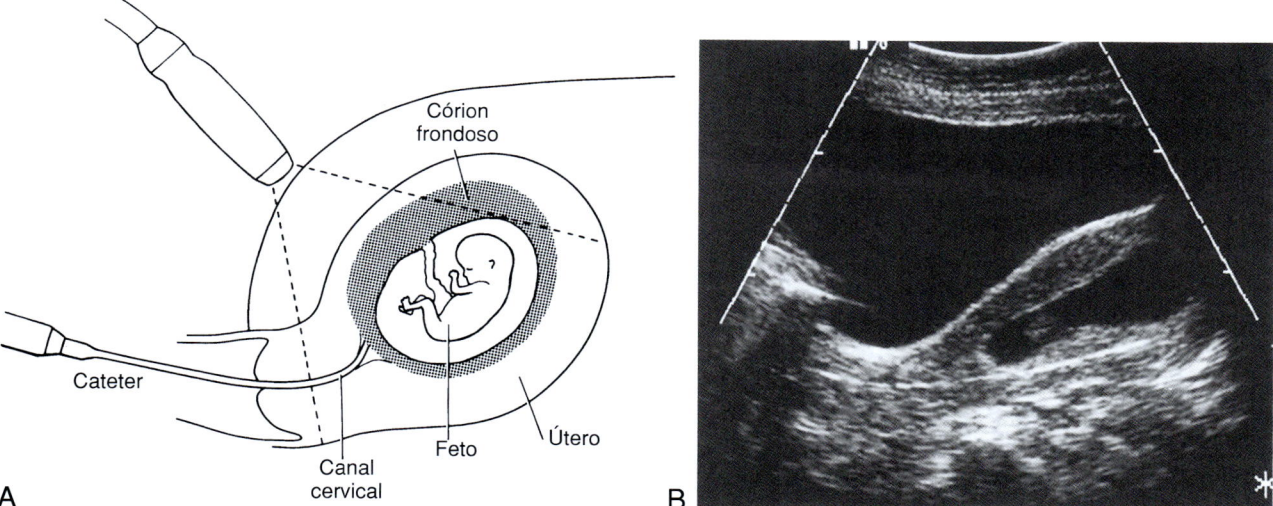

FIGURA 50-3. Amostra do vilo coriônico (AVC) transvaginal. A, Esquema da técnica mostrando um cateter transcervical entrando no córion frondoso. **B**, Ultra-sonografia da AVC transcervical. O cateter é visível no interior do córion frondoso. (Cortesia de Ants Toi, M.D., Mount Sinai Hospital, Toronto.)

examinada imediatamente sob dissecção microscópica (Fig. 50-4). Um peso molhado estimado de 10 a 20 mg é suficiente para a maioria dos diagnósticos. Se a quantidade de vilo coriônico é considerada inadequada, o procedimento é repetido. Um cateter novo e estéril é usado para cada tentativa visando minimizar o risco de infecção intra-uterina, e, em geral, não mais de três tentativas devem ser realizadas. A freqüência cardíaca fetal, a configuração do saco e o aspecto do córion frondoso são checados cuidadosamente após cada tentativa. O único desconforto relatado pela maioria das pacientes é uma pressão do transdutor de USG na bexiga cheia e a colocação do tenáculo no colo, caso este seja utilizado. Hematomas vaginais são comuns após o procedimento, mas geralmente regridem em 3 dias.

A AVC transcervical também pode ser realizada usando-se um **fórceps de biópsia transcervical** fino e rígido (Fig. 50-2B). Em nossa instituição, é usado um fórceps de aço encurvado com a ponta romba (1,9 mm de diâmetro e 25 cm de extensão) (R.M. Surgical Developments, Surrey, UK) que foi primeiramente introduzido no Queen Charlotte's Maternity Hospital por Rodeck *et al.*[6] Raramente necessita-se de um tenáculo para manipular o colo. O procedimento é realizado de uma maneira semelhante à da técnica de aspiração por cateter com o fórceps sendo introduzido sob monitorização ultra-sonográfica contínua. Uma vez que a ponta do fórceps seja visibilizada no interior do córion, ele é aberto, avançado e então fechado e lentamente retirado. A amostra é removida da ponta do fórceps diretamente do meio de

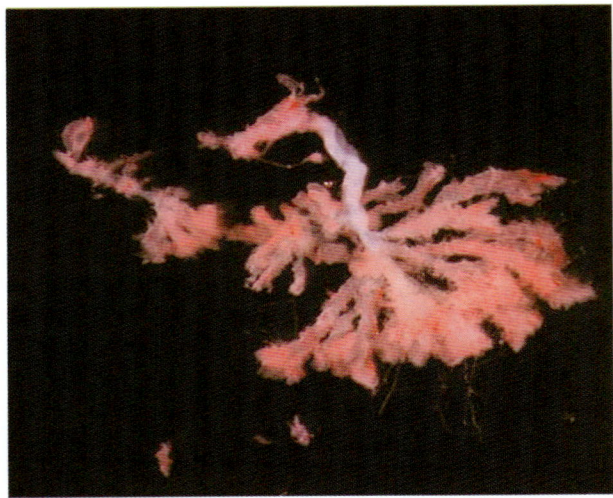

FIGURA 50-4. Uma amostra do vilo coriônico.

transporte e inspeciona-se o tecido para ver se o mesmo está adequado.

Amostra do Vilo Coriônico Transabdominal

Na AVC-TA, um exame USG é primeiramente realizado para determinar a viabilidade fetal, idade gestacional e localização do córion frondoso. Sob orientação ultra-sonográfica, uma **agulha de calibre 18 a 20** é então introduzida pelo abdome e parede uterina sob condições assépticas e inserida no interior do córion frondoso. Uma seringa de 20 mL é então conectada à agulha e sucção negativa é aplicada à seringa enquanto a extremidade da agulha é movida para a frente e para trás, a fim de obter amostras em vários locais. Diferentemente da AVC-TC, a AVC-TA pode ser realizada **além das 14 semanas gestacionais** (10 semanas para o termo).

A AVC-TA também pode ser realizada usando-se o **fórceps rígido e reto**. O fórceps é uma versão modificada do fórceps de biópsia cutânea fetal (1,35 mm de diâmetro e 25 cm de comprimento) e é guiado por uma agulha de calibre 17,5 (R.M. Surgical Development, Surrey, UK). O procedimento é semelhante ao descrito anteriormente para a AVC-TA. Uma vez que se alcance o local de amostra, o fórceps é introduzido até que ele seja visto emergindo além da ponta do trocarte, quando então ele é aberto, avançado e fechado novamente. O fórceps é gentilmente rodado conforme vai sendo retirado de volta para o interior do trocarte para facilitar o desalojamento do tecido. A vantagem dessa técnica é que múltiplas amostras podem ser obtidas com uma única introdução do trocarte. A **taxa de perda fetal** associada a AVC-TA não é significativamente diferente da AVC-TC.[7] A AVC-TA parece estar associada a menos complicações pós-procedimento em comparação a AVC-TC, especialmente hematomas e sangramento.

Em nossa instituição, a seleção da via de acesso para a AVC está sob cuidado do operador e depende da localização do córion, da posição do útero e bexiga e da presença de anormalidades uterinas ou cervicais. Por exemplo, em pacientes com córions localizados inferiormente, nós temos preferência pela via transcervical, enquanto para pacientes com placentas fúndicas anterior ou posterior, preferimos a abordagem transabdominal. O critério mais importante para uma AVC bem-sucedida é a clara visibilização do córion e a seleção da via de acesso que levará diretamente à parte mais espessa sem causar problemas às membranas da cavidade amniótica.

Acurácia e Segurança da Amostra do Vilo Coriônico

A taxa de perda fetal associada a AVC foi avaliada em diversas grandes séries, e é citado um risco de 1% a 2% acima do estabelecido.[8,9] Em duas grandes séries comparando a AVC com a amniocentese, o risco de perda fetal com a AVC foi levemente mais alto do que com a amniocentese; entretanto, a diferença (0,6% a 0,8%) não foi estatisticamente significativa. A acurácia diagnóstica da AVC é de aproximadamente 96%. Há uma incidência de 4% de mosaicismo confinado à placenta, onde o resultado reflete o cariótipo placentário e não o cariótipo verdadeiro do feto. Nesses casos, uma amniocentese confirmatória é recomendada.

Em 1991, Firth *et al.* relataram um grupo de recém-nascidos com anormalidades graves nos membros filhos de mulheres que se submeteram a AVC-TA entre 55 e 66 dias de gestação.[10] Após essa publicação, grupos de casos adicionais com defeitos de redução transversa dos membros, nascidos de mulheres que se submeteram tanto a AVC-TA quanto a AVC-TC, foram publicados.[11,12] Na avaliação desses relatos, uma tendência crescente para defeitos graves com AVCs progressivamente mais precoces foi discernível (p. ex., um aumento de 20 a 30 vezes quando a AVC foi realizada antes de 9 semanas, comparada com amostras após 9,5 semanas). Esses relatos estimularam extensa reavaliação da segurança da AVC por várias organizações, incluindo o National Intitutes of Health (NIH) nos Estados Unidos e a Organização Mundial de Saúde (OMS). Ambas as organizações recentemente concluíram que, embora a gestação inicial e o excesso de trauma placentário possam ser importantes como causa dos defeitos de redução transversa dos membros associados a AVC, não há evidência de risco aumentado desses defeitos após AVC com 10 semanas de gestação ou mais tardiamente.[13]

AMNIOCENTESE DIAGNÓSTICA

A amniocentese é a técnica invasiva mais comumente utilizada no diagnóstico pré-natal. Descrita inicialmente em 1952, foi usada clinicamente pela primeira vez no início dos anos de 1960 para o tratamento da doença de rhesus (incompatibilidade Rh).[14] O procedimento depois foi realizado sem a USG, mas, como o alvo era maior (*i.e.*, coleção de líquido amniótico na gestação tardia), sempre era bem-sucedido. Em 1966, foi relatado que as células fetais obtidas do líquido amniótico poderiam ser cultivadas e os cariótipos obtidos.[15] Esse achado estimulou as investigações com o objetivo de oferecer amniocenteses no segundo trimestre a mulheres com risco aumentado de anormalidades cromossômicas fetais. Desde aquela época, os avanços na USG e na tecnologia laboratorial resultaram numa amniocentese mais segura e confiável com aceitação ampla.

Indicações para Amniocentese

As indicações para oferecer amniocentese genética são semelhantes àquelas da AVC (Tabela 50-1). Por causa da incidência um pouco mais alta de dificuldades interpretativas com a AVC, a amniocentese pode ser preferida por pacientes em risco de rearranjos cromossômicos ou mosaicismo. A amniocentese também é usada adjunta ao tratamento obstétrico. Exemplos incluem a medida dos níveis de bilirrubina em gestações sensibilizadas pelo fator Rh e, mais recentemente, para determinação do *status* do antígeno-D fetal e antígeno plaquetário usando a reação em cadeia da polimerase (RCP).[16] A amniocentese também é usada para medição da taxa lecitina/esfingomielina (L/E) e corpos lamelares[17] na determinação da maturidade pulmonar fetal e para cultura e/ou análise da RCP no diagnóstico de infecção intra-uterina fetal. Amniocentese terapêutica (amnioredução) também pode ser usada seletivamente em casos de poliidrâmnio e menos comumente em síndromes de transfusão gemelar (STG).[18]

A amniocentese é realizada exclusivamente pela **via transabdominal**, embora uma abordagem transvaginal tenha sido tentada no passado.[19] Primeiramente é realizada uma USG para avaliar a idade gestacional, a viabilidade do feto e a localização placentária. Uma coleção de líquido amniótico apropriada é identificada. O abdome é então limpo com uma solução anti-séptica, e **uma agulha fina de punção lombar (calibre 20 ou 22)** é inserida através do abdome e parede uterina maternos, no interior do saco amniótico. O transdutor de USG é geralmente mantido distante do local de punção, de forma que o feixe de USG encontra-se com a agulha em ângulos certos, permitindo ecos claros na tela. Quando a ponta da agulha é identificada no meio da coleção-alvo, o estilete é removido e o líquido amniótico aspirado com uma seringa. Para evitar a contaminação materna da amostra, os primeiros 1 a 2 mL são desprezados e a seringa é removida da agulha antes que seja retirada. Um exame pós-procedimento é realizado para confirmar a atividade cardíaca fetal e checar a integridade do saco. O líquido, que contém as células fetais (primariamente fibroblastos cutâneos), é então cultivado e usado para citogenética, bioquímica e análise de DNA como indicado.

Acurácia e Segurança da Amniocentese

A amniocentese combina as vantagens do baixo risco para o feto (0,5% a 1% de taxa de perda fetal) com uma alta acurácia diagnóstica (99%).[20-23] O procedimento tem uma acurácia diagnóstica maior que a amostra do vilo coriônico porque as células fetais são analisadas, o que não acontece com as células placentárias. A amniocentese pode ser realizada de forma segura a partir de 15 semanas gestacionais até o termo. É mais comumente realizada entre 15 e 17 semanas gestacionais com o objetivo de diagnóstico pré-natal e está disponível na maioria das maternidades da América do Norte. Um resultado de cariótipo leva cerca de 14 a 21 dias, portanto o resultado é conhecido com 17 a 20 semanas de gestação. É importante que essa informação seja discutida, porque algumas mulheres preferem saber o resultado de um teste invasivo precocemente na gravidez.

Um teste comparativo realizado entre a AVC e a amniocentese no primeiro trimestre encontrou maior taxa de abortamento com a amniocentese.[24] De forma semelhante, um estudo aleatório examinou amniocenteses precoces (11 a 13 semanas de gestação) e outras realizadas no segundo trimestre (15 a 17 semanas de gestação) e encontrou que a amniocentese precoce estava associada a maior taxa de perda fetal e pé eqüinovaro.[25] Assim, é considerado mais seguro realizar a amniocentese após 15 semanas de gestação, quando o córion e o âmnio já se fundiram.

Comparação da Amostra do Vilo Coriônico com Amniocentese

Vários estudos multicêntricos têm sido conduzidos para comparar a segurança e a acurácia destes dois procedimentos invasivos. Enquanto estudos canadenses, dinamarqueses e americanos não revelaram uma diferença significativa nas taxas de perda fetal comparando a AVC do primeiro trimestre com a amniocentese do segundo trimestre,[26-29] o estudo aleatório europeu MRC mostrou uma taxa significativamente maior de crianças sobreviventes no grupo da amniocentese.[30] Embora haja alguma controvérsia em relação às taxas de perda entre os dois procedimentos (Tabela 50-2), as taxas de perdas totais são comparáveis.

Hibridização Fluorescente *in Situ*

A hibridização fluorescente *in situ* usa ensaios de DNA representando um cromossomo ou região específico. Esses ensaios estão disponíveis para identificação de aneuploidia envolvendo os cromossomos 21, 18, 13, X e Y, sendo uma avaliação rápida (24 a 48 h) e preliminar do *status* da aneuploidia, com confirmação subseqüente pela cultura citogenética padrão. A hibridização fluorescente *in situ* não detectará outras anormalidades citogenéticas identificadas pelos testes convencionais, tais como deleções, translocações e marcadores extras de cromossomos. Esta estratégia pode ser aplicada a células do líquido amniótico, AVC ou amostras de sangue fetal após identificação de anormalidades pela USG. A vantagem de um cariótipo preliminar rápido do líquido amniótico resultou na virtual substituição da amos-

TABELA 50-2. AMOSTRA DO VILO CORIÔNICO COMPARADA COM AMNIOCENTESE					
	Tecido Obtido	Gestação	Acurácia Diagnóstica (%)	Taxa de Abor-Tamento (%)	Outros Efeitos Colaterais
Amostra do vilo coriônico	Placenta	11-14 semanas	96	1	Defeitos nos membros
Amniocentese	Líquido amniótico	16 semanas em diante	99	0,5-1	Síndrome da angústia respiratória, pé torto

tra de sangue fetal pela amniocentese como método de se obter um cariótipo rápido.

AMNIOCENTESE TERAPÊUTICA

O principal uso terapêutico da amniocentese é a drenagem de líquido amniótico em casos de poliidrâmnio. As causas de poliidrâmnio, tais como **diabetes materno, hidropisia fetal** e **defeitos estruturais**, devem ser consideradas, e o cariótipo fetal oferecido antes da drenagem terapêutica. Sintomas maternos incluem desconforto grave, dispnéia e insônia, e podem precipitar parto prematuro. O tratamento clínico com antagonistas da síntese de prostaglandinas foi tentando com algum sucesso, mas está associado a complicações fetais, incluindo fechamento prematuro do ducto arterioso e insuficiência renal.[31-33] Complicações potenciais do procedimento incluem ruptura prematura de membranas, parto prematuro, separação da placenta e corioamnionite. A monitorização do comprimento cervical pode ajudar a definir a hora da amniorredução, porque o líquido reacumula-se e este procedimento precisa ser repetido freqüentemente.

Instilação de Líquido no Interior da Cavidade Amniótica

A visibilização da anatomia fetal pela USG é difícil em pacientes com oligoidrâmnio grave. A instilação de líquido no interior das cavidades amniótica ou peritoneal cria uma janela acústica para uma imagem clara na USG.[34] Tais procedimentos devem ser realizados sob condições assépticas estritas e são recomendados também antibióticos profiláticos. O líquido instilado (solução salina normal) deve estar à temperatura corpórea e a agulha deve ser guiada para dentro do espaço amniótico por meio da USG. O cordão umbilical pode ser confundido com áreas hipoecóicas sugerindo pequena coleção de líquido amniótico, situação que pode ser esclarecida com o emprego do Doppler colorido. Antes que qualquer líquido seja instilado, uma seringa deve ser conectada à agulha para aspiração, visando identificar se foi obtido sangue no lugar do líquido amniótico. Uma vez que a agulha esteja no interior da cavidade amniótica, se nenhum líquido for aspirado, um pequeno volume de solução salina morna é injetado e a dispersão do líquido é observada. Ocasionalmente, não há dispersão, e se a ponta da agulha estiver sob a pele fetal, um salinoma pode se tornar visível na USG.

A amnioinfusão irá melhorar a visibilização ultra-sonográfica, especialmente dos rins, e permitirá ao feto realizar movimentos corporais e com os membros, possibilitando desta maneira a avaliação das características internas e externas. Isso pode ser útil, p. ex., na avaliação de fetos com uma uropatia obstrutiva, em que é essencial descartar anormalidades associadas antes de considerar a derivação vesicoamniótica. Conforme o feto engole, o estômago pode se tornar visível, e com o aumento da absorção de líquidos, a excreção pelos rins e bexiga ocorrerá. Perda de líquido pelo colo materno e vagina indicará ruptura prematura de membranas, e caso uma verificação adicional seja necessária, um corante não-tóxico (azul-carmim) pode ser utilizado para confirmação.

Amnioinfusão Intraparto

Desacelerações repetitivas são causadas pela compressão do cordão umbilical, placenta e cabeça fetal durante o parto e são aumentadas com o oligoidrâmnio. As desacelerações, se persistentes, podem levar à acidose fetal e parto cirúrgico por causa do sofrimento fetal. O objetivo da amnioinfusão é evitar esta seqüência, especialmente quando as manobras comuns de troca da posição materna e oferta de oxigênio falham. O procedimento é realizado pela inserção de um cateter de pressão intra-uterina no interior da cavidade amniótica através do colo. Até 1L de solução salina a 0,9% é infundido a 20-25 mL por minuto através do cateter sob orientação ultra-sonográfica. Esta técnica tem sido usada em casos de oligoidrâmnio a termo, e num estudo aleatório e controlado, mostrou estar associada a poucas cesarianas realizadas por sofrimento fetal e melhor perfil bioquímico dos gases do sangue do cordão no neonato.[35] De forma semelhante, a amnioinfusão intraparto tem sido empregada em casos em que o mecônio entra em contato com o líquido amniótico; poucas cesarianas com melhores escores de APGAR foram observadas no grupo que foi submetido a amnioinfusão.[36] A amnioinfusão seriada semanal foi estudada em gestações com ruptura prematura de membranas. Efeito benéfico foi observado com amnioinfusão seriada no que se refere a melhor sobrevida perinatal e relatos menos freqüentes de sepse.[37]

AMOSTRA DO SANGUE FETAL

A amostra do sangue fetal (ASF), também conhecida como amostra percutânea do sangue umbilical (APSU) ou cordocentese, é uma técnica que permite acesso vascular direto ao feto para fins diagnósticos e terapêuticos. Inicialmente descrita por Daffos *et al.* em 1983,[38] a técnica se tornou possível pelos avanços na USG de alta resolução, que permitiram clara visibilização do cordão umbilical e seus vasos sem ajuda de técnicas endoscópicas (p. ex., fetoscopia). Ela é geralmente realizada em ambiente ambulatorial, com aparelhos para monitorizar gestações viáveis (≥ 26 semanas) após o procedimento. A sedação materna, além de anestesia local, pode diminuir o desconforto. Antibióticos profiláticos são usados seletivamente.

A amostra do sangue fetal pode ser obtida a partir da 17ª semana de gestação ao termo. Um exame USG é realizado primeiramente para determinar a viabilidade fetal, posição, idade gestacional, presença de anormalidades associadas e localização da placenta. A clara identificação do local da inserção do cordão umbilical na placenta é um passo fundamental. É importante não confundir uma volta do cordão umbilical adjacente à massa placentária com o verdadeiro local de inserção. Uma abordagem transplacentária é o meio mais fácil de se chegar à inserção do cordão placentário, a não ser que a placenta esteja inteiramente posterior. A atividade fetal, no entanto, pode interferir com a visibilização do cordão independentemente da localização placentária.

A técnica envolve a inserção de uma agulha fina de punção lombar (calibre 20 ou 22) através do abdome e parede uterina maternos, no interior da veia umbilical, aproximadamente 1 cm do local de inserção na placenta (Fig. 50-5).

Embora diversas abordagens diferentes possam ser usadas para o procedimento, o princípio geral é inserir a agulha sob monitorização ultra-sonográfica, manipulando o transdutor de forma a manter a ponta da agulha sempre sob visão. Muitos operadores experientes usam uma técnica que deixa as mãos livres, por causa da flexibilidade e capacidade para ajustar o trajeto da agulha.

Após confirmar que a ponta da agulha está na veia umbilical, o estilete é removido e o sangue fetal será visto preenchendo o centro da agulha, caso esta esteja corretamente posicionada. Uma seringa heparinizada é conectada ao centro da agulha e o sangue retirado. A amostra é analisada imediatamente à procura de células fetais que vão determinar sua origem e pureza. Testes confirmatórios incluem a contagem sangüínea completa (o volume corpuscular fetal médio é maior que o encontrado nas hemácias maternas) e um teste de Kleihauer-Betke.[39] Uma pequena quantidade de solução salina é então injetada no interior do cordão, com um jato na USG confirmando o posicionamento correto da agulha. Um relaxante muscular pode ser dado para abolir a atividade fetal e reduzir a possibilidade de a agulha ser deslocada.

O volume de sangue removido varia com a idade gestacional. Geralmente, nós removemos uma quantidade correspondente a 6% a 7% do volume fetoplacentário para a idade gestacional. Na maioria dos casos, o sangue é obtido da veia umbilical. A punção da artéria está associada a uma maior incidência de bradicardia (possivelmente reflexo vasoespástico) e sangramento pós-procedimento mais duradouro. Quando o acesso para o local de inserção perto do cordão umbilical não é possível, a ASF também pode ser realizada na inserção do cordão no interior do umbigo,[40] na porção intra-hepática do cordão,[41] numa porção livre do cordão umbilical, ou por punção intracardíaca. Dessas, a

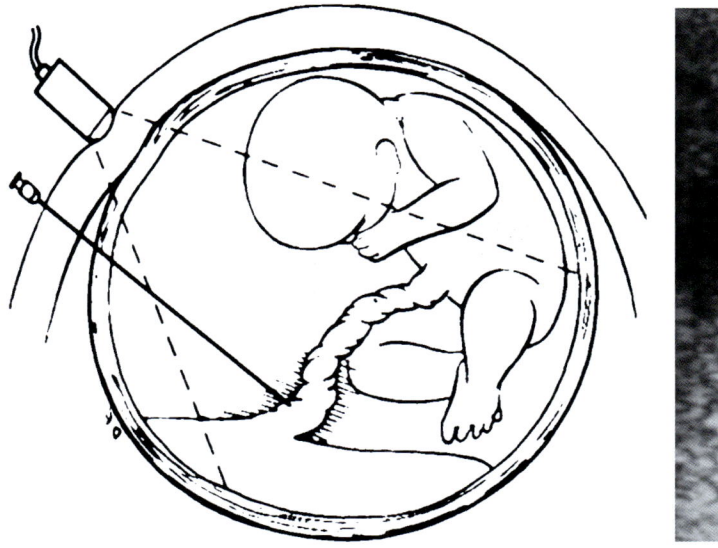
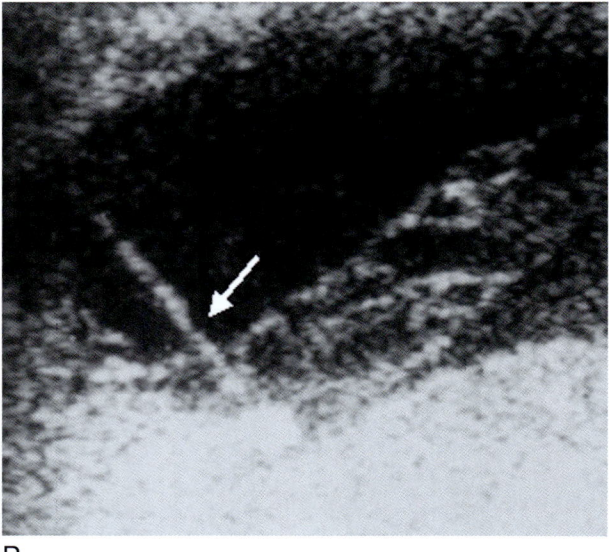

FIGURA 50-5. Amostra do sangue fetal. **A**, Esquema da amostra do sangue fetal na raiz do cordão sob orientação contínua da ultra-sonografia. **B**, Ultra-sonografia de amostra do sangue fetal na raiz do cordão de uma gestação de 28 semanas. A agulha (*seta*) é vista entrando na veia umbilical na raiz do cordão.

amostra da porção intra-hepática da veia umbilical tornou-se o local preferido na nossa instituição, particularmente quando o acesso ao local da inserção do cordão está prejudicado por uma placenta posterior ou posição fetal (Fig. 50-6). As vantagens dessa abordagem são um alvo relativamente grande, menor risco de vasoespasmo, já que a veia hepática não está circundada pelo cordão ou artérias, e menor risco de contaminação materna. Este local é particularmente favorecido nos fetos com mais idade (acima de 28 semanas) que se submetem à transfusão intravascular por incompatibilidade Rh ou plaquetária.

Além dos **riscos** comuns dos procedimentos invasivos na gravidez (infecção, ruptura prematura de membranas e parto prematuro), a ASF traz o risco de sangramento ou hematoma do local de punção com agulha. Como conseqüência, pode ocorrer obstrução ao fluxo no local da agulha e bradicardia fetal. Felizmente, esse risco parece ser raro. Os dados do International Fetal Blood Sampling Registry, na Filadélfia, relataram uma taxa de perda fetal com a ASF de 1,1%.[42] Em nossa experiência com mais de 500 ASFs ao longo de 7 anos, a taxa de perda fetal diretamente relacionada ao procedimento foi de aproximadamente 1,6%, com uma baixa incidência de complicações associadas. Outros fatores que influenciam a taxa de perda fetal após a ASF são a idade gestacional e a indicação do procedimento. A taxa de perda fetal será mais alta se a ASF for realizada antes de 20 semanas de gestação[43] e se o feto tiver alguma condição que ameace a vida.[44]

Indicações para Amostra do Sangue Fetal

Os linfócitos de divisão rápida obtidos através da ASF capacitam a análise cromossômica em 48 a 72 horas. Isso pode ser útil quando uma anormalidade é detectada na USG ou quando uma aneuploidia é sugerida pela restrição grave ao crescimento intra-uterino (Tabela 50-3). A **cariotipagem rápida** desses fetos pode ajudar o aconselhamento dos pais e permitir intervenção apropriada, planejamento adequado do parto e tratamento neonatal.[43] Entretanto, com a introdução da análise de amniócitos por hibridização fluorescente *in situ*, o papel da ASF para cariotipagem fetal está diminuindo. Também foi relatado o uso da ASF para análise dos gases sangüíneos fetais anteparto como avaliação da restrição ao crescimento intra-uterino; entretanto, sua significância é controversa e atualmente não há um papel clínico estabelecido.[46]

Infecções fetais tais como **toxoplasmose, citomegalovirose** e **parvovirose** podem ser confirmadas tanto pela detecção do DNA viral como pela resposta da IGM no sangue fetal. Embora a maioria das condições genéticas possa ser atualmente diagnosticada pela análise do DNA da ASF ou amostras de líquido amniótico, a ASF ainda é necessária em certas circunstâncias. Por exemplo, a hidropisia fetal não-imune é o ponto final inespecífico de muita anormalidades e doenças fetais, e a ASF torna possível o diagnóstico de algumas das diversas etiologias cromossômicas, hematológicas, infecciosas e metabólicas. Na **eritroblastose fetal**, a avaliação da gravidade da anemia e a transfusão sangüínea fetal por ASF são práticas estabelecidas.[47] Com o aperfeiçoamento da avaliação não-invasiva da **aloimunização Rh**, a ASF é empregada como um meio de confirmar uma anemia suspeitada pela USG e para administração de transfusão sangüínea fetal.

Nos **distúrbios plaquetários aloimunes**, a trombocitopenia fetal grave pode ter como conseqüência a hemorragia intracraniana espontânea. Os níveis de plaquetas fetais podem ser monitorizados, de forma que se estiverem muito baixos, imunoglobulina (IGIV) e/ou prednisona podem ser dadas à mãe,[48] ou, caso não dê certo, plaquetas podem ser transfundidas diretamente no feto.[49] Nos **distúrbios plaquetários auto-imunes**, púrpura trombocitopênica imune, tem sido nossa prática restringir a ASF àqueles fetos cujas mães têm doenças ativas que requerem tratamento, tiveram uma esplenectomia ou já deram à luz conceptos com trombocitopenia neonatal grave ou hemorragia.

Arritmias fetais podem ser tratadas por administração direta de medicamento antiarrítmico,[50] embora o tratamento inicial deva ser sempre a administração transplacentária de drogas maternas.[51,52]

TRANSFUSÃO INTRAVASCULAR FETAL

A transfusão intravascular fetal (TIF) está bem estabelecida no tratamento da anemia grave devido à aloimunização de hemácias (Fig. 50-7). A amostra do sangue fetal permite uma avaliação mais acurada da hemólise, superior à amniocentese

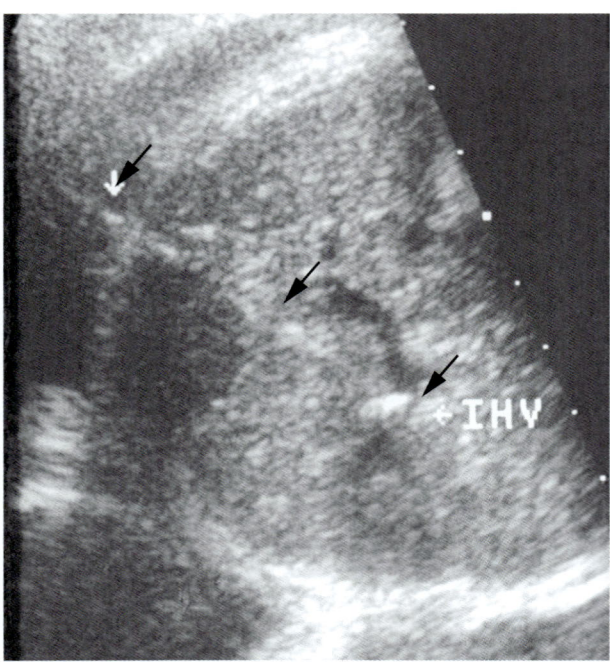

FIGURA 50-6. Amostra de sangue fetal na porção intra-hepática da veia umbilical. As setas apontam para a posição da agulha calibre 20 na porção intra-hepática da veia umbilical.

TABELA 50-3. INDICAÇÕES PARA AMOSTRA DO SANGUE FETAL

Diagnóstico

Cariótipo rápido (agora largamente substituído pela hibridização fluorescente *in situ* nos amniócitos)	Anomalia fetal Hidropisia não-imune Restrição grave ao crescimento intra-uterino Mosaico ou falha na cultura em amostra de vilo coriônico ou amniocentese
Aloimunização	Rhesus, outros antígenos de hemácias, aloimunização plaquetária
Infecção fetal	Toxoplasmose, citomegalovirose, rubéola, parvovirose, varicela
Genética	Coagulopatias Hemoglobinopatias e distúrbios das hemácias Distúrbios dos leucócitos e sistema imunológico Distúrbios metabólicos e deficiências enzimáticas
Bem-estar fetal	Restrição grave ao crescimento intra-uterino
Auto-imunização	Púrpura trombocitopênica idiopática

Terapêutica

Transfusão	Hemácias: aloimunização de hemácias, parvovirose Aloimunização plaquetária
Drogas	Pancurônio, antiarrítmicos
Outros	Células-tronco

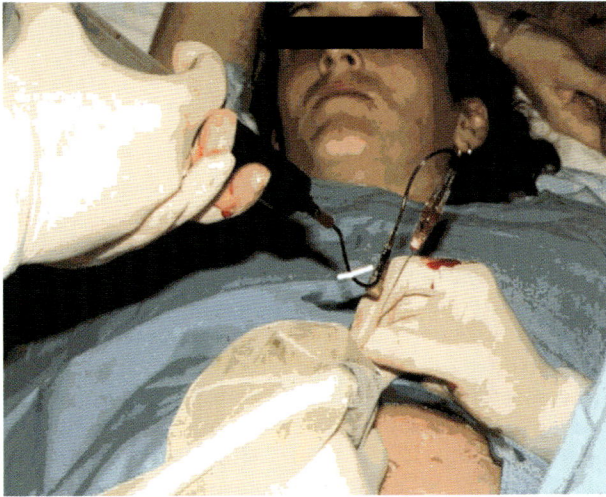

FIGURA 50-7. Transfusão de sangue fetal. Administração de transfusão de sangue fetal para isoimunização rhesus por uma agulha posicionada na porção intra-hepática da veia umbilical.

ou aos níveis de anticorpos maternos. A hemoglobina fetal pode ser diretamente medida, assim como outros indicadores de gravidade da hemólise (p. ex., teste de Coombs direto), contagem de reticulócitos e hemácias nucleadas. Através de uma de agulha de calibre 20 a 22, como descrito anteriormente, um agregado de hemácias doadas que foram lavadas, irradiadas e estão livres do CMV são infundidas para que se restabeleça o nível normal de hemoglobina. As transfusões são repetidas a intervalos dependentes da taxa de hemólise. Os riscos da TIF são quatro a cinco vezes maiores do que a ASF isoladamente, atingindo um pico nas gestações iniciais ou na presença de hidropsia; no entanto, o tratamento é muito bem-sucedido, com taxas de sobrevida de 85% nos fetos hidrópicos e 95% nos não-hidrópicos. A ascite é o sinal mais precoce de hidropisia devido à anemia grave e, uma vez que apareça, a hemoglobina estará invariavelmente 7 g/dL abaixo da média para a idade gestacional. O achado ultra-sonográfico de **qualquer** alteração hidrópica em um feto aloimunizado constitui uma **emergência ultra-sonográfica** e deve motivar o encaminhamento imediato ao centro perinatal regional.

AMOSTRA PERCUTÂNEA DE TECIDO FETAL

Embora muitos erros inatos do metabolismo possam ser diagnosticados pela amostra do vilo coriônico, cultura de fibroblastos ou sangue fetal, há algumas poucas doenças que requerem biópsia direta tecidual para o diagnóstico, visto que a proteína afetada é expressa exclusivamente nestes tecidos. Há duas abordagens para obtenção do tecido fetal: o primeiro e mais antigo método é a fetoscopia; o segundo método, mais recente, utiliza a USG para guiar agulhas ou fórceps ao órgão-alvo.[53] As biópsias fetais guiadas por USG causam menos trauma materno porque as agulhas são muito mais finas do que o fetoscópio, resultando em um risco menor de aborto.

Biópsia do Fígado Fetal

Em alguns poucos distúrbios raros do ciclo da uréia, o ensaio bioquímico tem que ser feito com material do fígado. A **deficiência de ornitina transcarbamilase (OTC)** é uma condição ligada ao cromossomo X que causa falha na conversão da amônia em uréia.[54] Os fetos do sexo masculino afetados desenvolvem intoxicação por amônia após o nascimento e geralmente morrem durante a primeira semana. O diagnóstico *in utero* não é possível pelo sangue fetal ou líquido amniótico porque a placenta rapidamente limpa os metabólitos.[55] A OTC é expressa apenas nas mitocôndrias dos hepatócitos e tecido intestinal, e, assim, é necessário uma biópsia hepática para confirmar a ausência da enzima. Visto que as mulheres portadoras apresentam mínimos sintomas clínicos ou nenhum sintoma, o diagnóstico pré-natal é oferecido aos fetos do sexo masculino selecionados por USG.[56] O melhor é realizar o teste com aproximadamente 18 semanas de gestação porque, no início, o nível enzimático no fígado tende a ser baixo.[55] Atualmente, um ensaio genético está disponível e o diagnóstico no primeiro trimestre é possível para as famílias cientes dessa possibilidade. Outras deficiências enzimáticas que são tecido-específicas ao fígado e que podem ser diagnosticadas no pré-natal são a falta da **fenilalanina hidroxilase, glucose-6-fosfatase** e **carbamilfosfato sintetase 1**.[53] Entretanto, a maioria dessas condições agora pode ser diagnosticada pela análise do DNA da amostra do vilo coriônico ou amniócitos obtidos por amniocentese, fazendo com que a necessidade de uma biópsia hepática seja uma raridade.

A biópsia hepática deve ser restringida a centros especializados, com operadores capacitados em procedimentos invasivos. O defeito enzimático exato deve ser conhecido a partir de uma gravidez anterior afetada e o estado de portador deve ser identificado antes do início de tais procedimentos. A gestação na qual a enzima é primeiramente expressa também deve ser conhecida. Os laboratórios devem estabelecer controles próprios para atividades enzimáticas nos fetos no segundo trimestre porque os valores podem ser mais baixos do que os encontrados no período neonatal.

Biópsia da Pele Fetal

Estudos histológicos e ultra-sonográficos de biópsia cutâneas fetais são necessários para o diagnóstico de condições graves da pele que são geneticamente transmitidas.[57] O diagnóstico é feito após um exame de microscopia eletrônica da estrutura cutânea e estudos imunoistoquímicos. Os distúrbios pré-natais diagnosticados incluem **eritroderma ictiosiforme bolhoso congênito, epidermólise bolhosa distrófica, ictiose arlequim** e **albinismo oculocutâneo**. Embora tais biópsias tivessem sido realizadas inicialmente por fetoscopia entre 17 e 20 semanas de gestação, as técnicas guiadas por USG já foram descritas.[58] Pequenas biópsias são realizadas pela passagem do fórceps de biópsia por uma agulha transabdominal de calibre 16 a 18. O local preferencial para biópsia depende da doença em questão. O risco parece ser semelhante ao de outras intervenções diagnósticas (1% a 2%). De forma crescente, no entanto, as genodermatoses são diagnosticadas pelos métodos de DNA usando-se AVC ou amniócitos obtidos por amniocentese.

Biópsia do Músculo Fetal

A biópsia do músculo fetal obtém amostras da coxa ou panturrilha com aparente segurança, embora lesões do nervo fibular sejam possíveis. O objetivo é excluir ou confirmar o diagnóstico de **distrofia muscular de Duchenne** em fetos masculinos nos quais as mutações não são identificáveis pela análise do DNA. Dos casos relatados, nenhum problema óbvio ocorreu e as cicatrizes não são significativas nos sobreviventes.[59]

Biópsia de Tumor Fetal

Massas sólidas ou císticas identificadas no interior do feto por USG têm sido biopsiadas para orientar o tratamento obstétrico. Em um relato, seis higromas císticos, três teratomas sacrococcígeos e dois cistos ovarianos foram biopsiados.[60] A maioria desses procedimentos foi realizada para propósitos diagnósticos; a indicação para esse tipo de procedimento deixou de existir com o advento da USG de alta resolução.

OUTROS PROCEDIMENTOS INTERVENCIONISTAS

Aspiração de Urina ou Líquido

Informação útil pode ser obtida pela análise da urina e líquido fetais das cavidades pleural ou peritoneal ou de cistos.

Derivação Vesicoamniótica

A **obstrução urinária** no feto masculino causada por valvas de uretra posterior não é um problema incomum (Fig. 50-9). O prognóstico perinatal ruim nesses fetos está associado à displasia renal causada pela obstrução e pressão retrógrada nos rins e hipoplasia pulmonar causada por oligoidrâmnio grave.[61,62] O objetivo da derivação vesicoamniótica *in utero* com um cateter *pigtail* duplo é permitir a drenagem livre da urina da bexiga para o interior da cavidade amniótica; assim, o alívio na pressão sobre o trato urinário evita o oligoidrâmnio (Figs. 50-8 e 50-10). O procedimento deve ser precedido por uma USG meticulosa à procura de anormalidades estruturais e cromossômicas associadas. A seleção cuidadosa dos casos, no entanto, é essencial, porque a derivação vesicoamniótica de um feto com displasia renal grave não apenas seria malsucedida em evitar a morte eventual por insuficiência renal, mas também não evitaria a hipoplasia pulmonar se os rins fossem incapazes de restaurar o volume líquido. Os critérios de seleção incluem a presença de megabexiga e ausência de líquido amniótico, cariótipo masculino e microglobulina urinária fetal B_2 menor que 10 µmol/L. Um cariótipo feminino na presença de megabexiga representa de forma mais provável a **disgenesia cloacal** ou **síndrome da megabexiga, microcólon e hipoperistalse intestinal**. A inserção de uma derivação vesicoamniótica não melhoraria o prognóstico de qualquer uma dessas condições. Embora a hiperecogenicidade do parênquima renal possa acuradamente predizer a displasia renal (sensibilidade de 73%, especificidade de 80%),[63] a acurácia prognóstica pode ser aumentada ao se avaliar a bioquímica da urina fetal

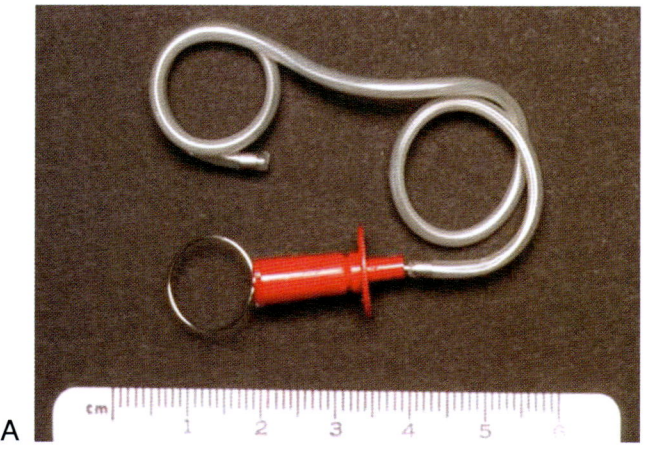
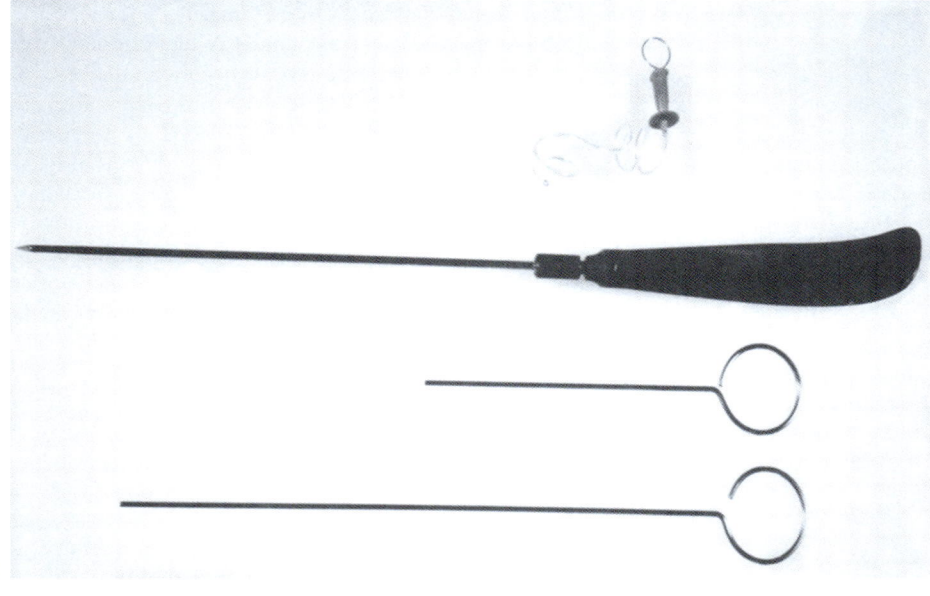
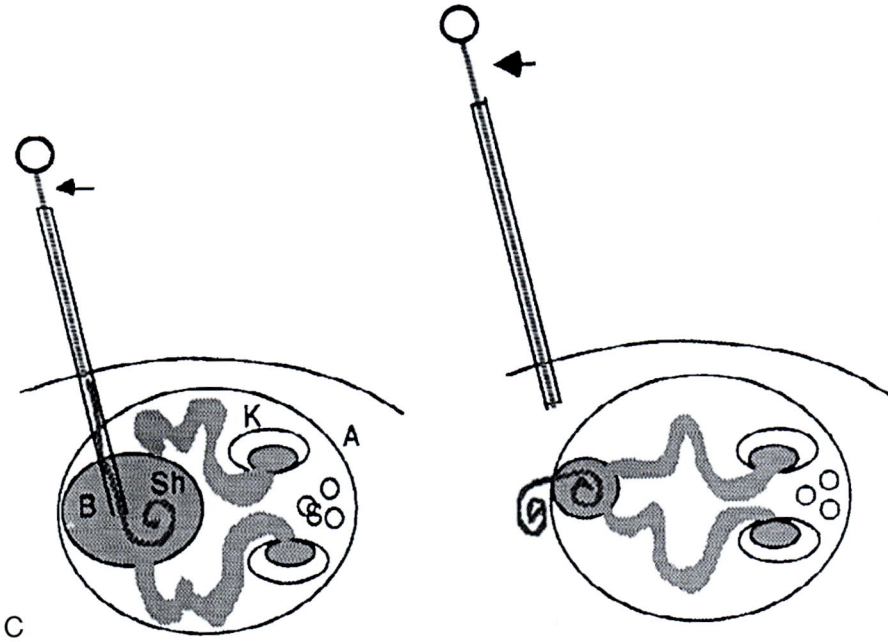

FIGURA 50-8. Derivação Vesicoamniótica. A, Cateter *pigtail* duplo para derivações pleuroamniótica e vesicoamniótica (Rocket-Kings Catheters). O cateter tem diâmetros externo e interno de 0,21 mm e 0,15 mm, respectivamente, e possui aço inoxidável radiopaco inserido em cada extremidade e furos laterais ao redor do *coil*. O obturador metálico maleável permite que o cateter seja ajeitado e passado por dentro de uma cânula rígida de metal com um trocarte – diâmetro externo de 3 mm, comprimento de 15 cm (R.M. Surgical Developments, Surrey, UK). Durante a inserção percutânea através do abdome materno, no interior da bexiga ou tórax fetais, o obturador metálico é removido e o cateter reassume sua configuração em *pigtail* duplo. **B**, Trocarte (calibre 16) para inserção das derivações pleuroamnióticas e vesicoamnióticas com obturadores metálicos maleáveis. **C**, Esquema para inserção de uma derivação vesicoamniótica. As *setas* apontam para o obturador metálico. (Cortesia do Professor K. Rhodeck, University College, London, UK.)

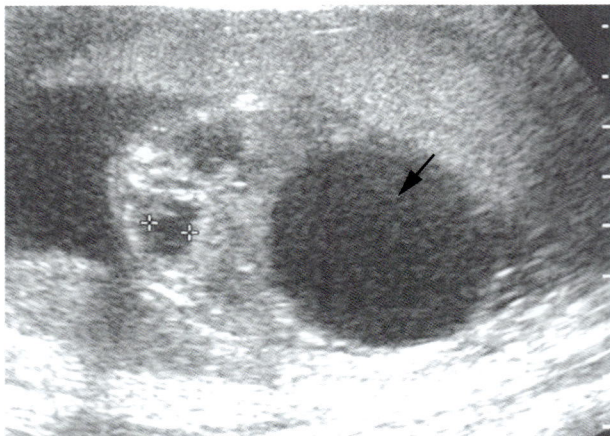

FIGURA 50-9. Obstrução fetal do trato urinário inferior. Ultra-sonografia de megabexiga fetal (*seta*) e hidronefrose bilateral num feto do sexo masculino.

aspirada da bexiga e da pelve renal.[64] O líquido também pode ser usado para análise do cariótipo.[65] Resultados recentes de nossa unidade demonstram que de 89 fetos com megabexiga, 12 preenchiam critérios para realização de derivação vesicoamniótica, como descrito anteriormente.[66] Embora tenhamos concluído que a derivação vesicoamniótica foi efetiva na reversão do oligoidrâmnio, sua capacidade de manter uma boa função renal na infância foi variável. Nenhum parâmetro pré-natal específico foi efetivo em predizer uma eventual boa função renal, e a função pulmonar não pode ser assegurada com a restauração do líquido amniótico.

Derivação Pleuroamniótica

A **toracocentese** fetal para propósitos diagnósticos e terapêuticos tem sido relatada.[67,68] O hidrotórax fetal pode estar relacionado a anormalidades estruturais ou cariotípicas, infecção fetal, ou pode ser parte de um quadro mais generalizado de hidropisia fetal não-imune. A USG detalhada, a ASF e a toracocentese são investigações importantes, especialmente na presença de hidropisia. Após uma condição subjacente ser excluída, deve-se considerar a existência de um grupo de fetos em que a doença primária está relacionada ao atraso no desenvolvimento de canais linfáticos que drenam a cavidade pleural. Em tais casos, há uma alta contagem de leucócitos no líquido aspirado. Derrames pleurais de longa data podem causar hipoplasia pulmonar, e a pressão no coração e grandes vasos – combinados com o aumento da pressão intratorácica – pode reduzir o débito cardíaco e levar à insuficiência cardíaca e hidropsia. Como o líquido se reacumula, derivações pleuroamnióticas semelhantes aos cateteres *pigtails* vesicoamnióticos têm sido usadas e se mostram benéficas, particularmente na reversão do estado de hidropsia (Fig. 50-11, 50-12).[69,70] Há evidência de que a função pulmonar pós-natal é semelhante em crianças após derivação toracoabdominal *in utero* como um grupo controle.[71]

Cefalocentese

A cefalocentese transvaginal ou transabdominal pode ser realizada para permitir o parto vaginal nos casos de hidrocefalia fetal associada a anomalias que são incompatíveis com a vida ou a formas de disfunção neurológica mais graves. Um exemplo é a **holoprosencefalia**; nenhuma intervenção está disponível para melhorar o prognóstico fetal. A morte perinatal que se segue à cefalocentese é provável, embora não inevitável.[72,73] O procedimento geralmente é realizado durante o parto, com uma abordagem transabdominal que requer orientação ultra-sonográfica.

Aspiração de Outros Cistos ou Cavidades

A aspiração de cistos ovarianos, cistos mesentéricos, ascite, higromas císticos e outras coleções linfáticas pode ser feita, mas a maior parte desses procedimentos não é apoiada por uma apreciação crítica em termos de benefícios definitivos. Por exemplo, no caso de grandes cistos ovarianos fetais, a distocia não é um problema e a cirurgia neonatal é raramente necessária, pois o cisto quase sempre regride espontaneamente no período neonatal. Ascite inflamatória associada à peritonite meconeal é raramente associada a comprometimento pulmonar e não há indicação para drenagem. Podem existir, no entanto, informações diagnósticas úteis obtidas pela amostra do líquido ascítico visando à determinação da etiologia, prognóstico e tratamento do recém-nascido. Além disso, a aspiração de grandes volumes de ascite pode ser importante antes do parto vaginal. De forma semelhante, a aspiração do líquido pleural antes do parto aumenta bastante a possibilidade de uma ressuscitação neonatal bem-sucedida.

Não está claro se a drenagem de **grandes cistos broncopulmonares fetais** é benéfica em termos de permitir a reexpansão de um pulmão normal que está comprimido. Em no mínimo um caso, a drenagem seriada durante o período fetal permitiu a reexpansão do pulmão, e a evidência de reparo em andamento foi confirmada histologicamente após a ressecção pulmonar neonatal.[74]

No geral, os tumores fetais e cistos raramente necessitam ser aspirados porque o diagnóstico pode ser feito pela ultra-sonografia. Entretanto, se o cisto for muito grande, a origem for incerta ou elementos malignos estiverem presentes, a análise do tecido ou líquido poderá ser diagnóstica.

Procedimentos Cardíacos Fetais

Foram relatados vários procedimentos intracardíacos orientados por USG. A **cardiocentese fetal** tem sido realizada em casos em que uma amostra do sangue é necessária precocemente na gestação (antes de 17 semanas) e como uma manobra salvadora para transfusão quando vasos umbilicais ou outros vasos fetais não são acessíveis.[75,76] Alguns grupos já usaram o coração como uma via secundária para tipagem sanguínea e transfusão; entretanto, a taxa total de perda (2% a 17%) entre os vários relatos é insatisfatória dentro do contexto dos exames de rotina

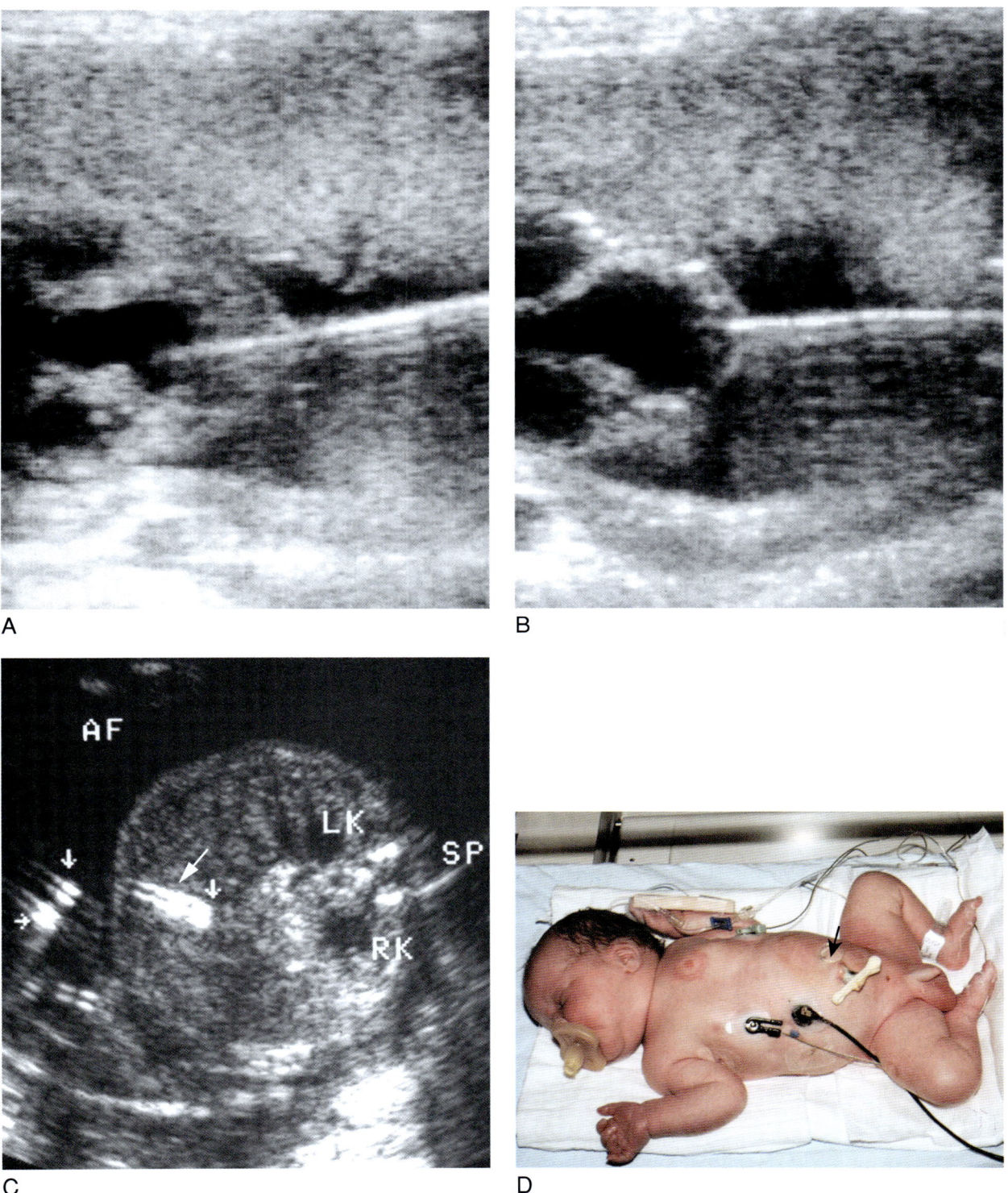

FIGURA 50-10. Inserção de uma derivação vesicoamniótica. A, Imagem de USG de um trocarte entrando numa bexiga fetal aumentada, em um caso de válvula de uretra posterior. **B**, Cateter *pigtail* duplo sendo inserido no interior da bexiga fetal através do trocarte com a ajuda de um obturador de metal. Uma vez que a extremidade distal da derivação seja colocada na bexiga, o trocarte é retirado e a extremidade proximal da derivação é colocada na cavidade amniótica. O trocarte e o obturador de metal são então retirados do útero. **C**, Três dias depois da inserção da derivação vesicoamniótica. A bexiga agora é esvaziada continuamente pela derivação (*seta*), sem que haja mais a distensão pela urina. Observe o líquido amniótico (AF) agora presente. LK, rim esquerdo; RK, rim direito; SP, coluna. **D**, Criança do sexo masculino com a derivação vesicoamniótica fechada e visível na região inferior do abdome (*seta*).

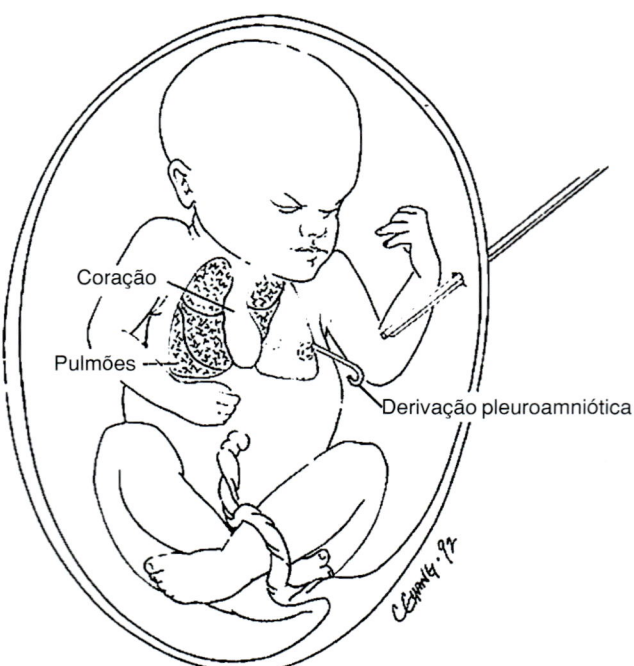

FIGURA 50-11. Esquema para inserção de uma derivação pleuroamniótica. (Cortesia do Dr. Greg Ryan, Mount Sinai Hospital, Toronto.)

A **pericardiocentese fetal** tem sido realizada em casos de derrames pericárdicos significativos pontencialmente ameaçadores à vida. Infecção viral fetal causando pericardite com derrame pericárdico pode resultar numa debilidade miocárdica, débito cardíaco marcadamente reduzido e perfusão periférica reduzida refletida pela ausência de comportamento fetal. Nesta situação, a pericardiocentese tem sido bem-sucedida, embora os casos relatados não forneçam um nível suficiente de informação para determinar se o procedimento foi necessário ou benéfico. Na maioria dos casos, o manejo bem-sucedido dos derrames pericárdicos não envolve tratamento direto ou drenagem. A resolução da condição subjacente (p. ex., transfusão de sangue em casos de isoimunização rhesus) resultará na solução do derrame.

Nós relatamos um caso de derrame pericárdico isolado associado a divertículo ventricular.[77] Neste caso, não havia evidência de insuficiência cardíaca; no entanto, por causa do grande volume do derrame, foi considerado que o feto estava sob considerável risco de hipoplasia pulmonar pela compressão do pulmão. A drenagem bem-sucedida do derrame foi realizada sob orientação contínua da USG. O derrame pericárdico não reacumulou e a gravidez progrediu sem intercorrências especiais. O divertículo ventricular foi confirmado ao nascimento e a criança continuou assintomática (Fig. 50-13).

Em anos recentes, os avanços na tecnologia da ultra-sonografia permitiram o estudo da evolução da doença cardíaca congênita durante a vida fetal. O conhecimento de que algumas obstruções de valvas semilunares progridem por toda a gestação motivou alguns centros a tentar *in utero* valvuloplastias percutâneas com balão guiadas pela USG.[78-81] Em casos de **estenose aórtica grave** e **estenose pulmonar** também foi tentada a valvuloplastia. Até o momento, no entanto, os dados são desapontadores por causa dos problemas técnicos durante o procedimento e alta mortalidade cirúrgica nos fetos que sobreviveram ao período gestacional. A seleção de casos graves também pode ter resultado em prognósticos ruins. A melhora da seleção dos pacientes e as modificações técnicas nos métodos intervencionistas prometem beneficiar os resultados em casos futuros.

FETOSCOPIA

Fetoscopia Diagnóstica

A fetoscopia, que significa *visualizar o feto*, foi introduzida na década de 1970.[82] Era um método endoscópico para visualizar o feto no segundo trimestre e costumava obter amostras fetais do sangue, pele e fígado para diagnóstico pré-natal. As abordagens técnicas atuais são a transvaginal e, mais recentemente, a transabdominal.[83-85] Há maiores riscos teóricos de infecção fetal pela via transvaginal, assim a abordagem transabdominal é atualmente mais popular. A fetoscopia diagnóstica transabdominal é realizada utilizando-se uma única agulha de calibre 18 com um embriofetoscópio de calibre fino (Fig. 50-14).[86] A agulha é introduzida no interior da cavidade amniótica sob orientação direta da USG. O endoscópio é então introduzido pela agulha e é obtida a visualização direta do feto e da placenta (Fig. 50-15). Anestesia local e sedação materna com um benzodiazepínico geralmente são suficientes para diminuir o desconforto materno durante a fetoscopia diagnóstica. A taxa de complicações com o uso de agulha de pequeno calibre é baixa.[87]

As indicações para fetoscopia diagnóstica são raras e estão confinadas à validação de achados ultra-sonográficos suspeitos ou para o diagnóstico de distúrbios esqueléticos, tais como as **síndromes de Treacher-Collins, de Apert e de hidantoína,** em que malformações específicas (fenda palatina ou sindactilia) são procuradas. No ambiente de pesquisa, a avaliação do desenvolvimento embrionário antes do término planejado da gravidez utiliza a fetoscopia. Possíveis aplicações futuras incluem a **terapia intra-uterina de células-tronco.**

Indicações para Fetoscopia Cirúrgica

A ablação a *laser* de vasos comunicantes na síndrome de transfusão gemelar é a indicação mais comum para fetoscopia cirúrgica. Esta condição ocorre em gestações gemelares monocoriônicas em que um gêmeo é oligúrico (doador) e o outro tem poliidrâmnio com uma bexiga grande (receptor). Isto é o resultado de um desequilíbrio no fluxo sanguíneo pelas comunicações vasculares placentárias de um feto (doador) para o outro (receptor). As opções de tratamento incluem a amniorredução (Fig. 50-16) e a ablação a *laser* dessas comunicações vasculares entre os dois leitos placentários

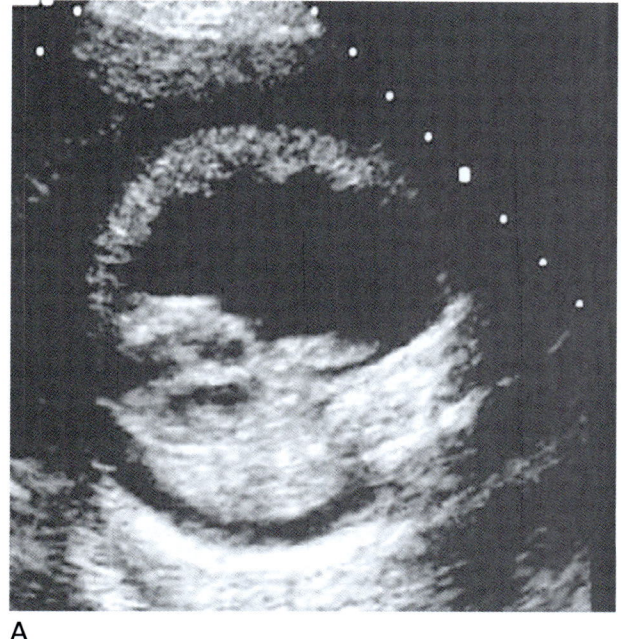
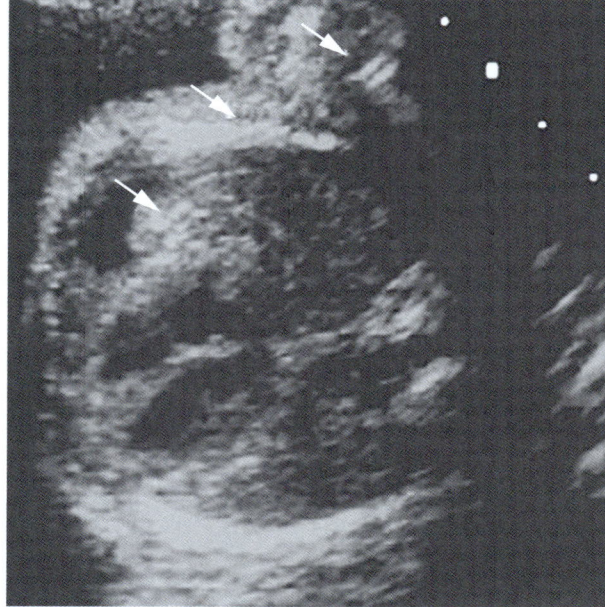
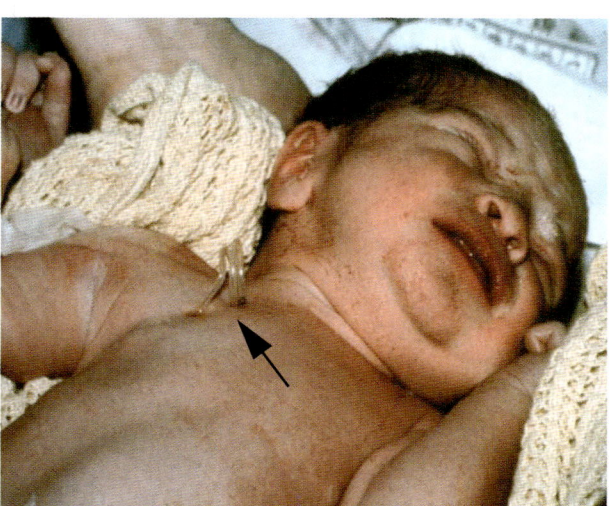

FIGURA 50-12. Inserção de uma derivação pleuroamniótica para derrame pleural. A, Derrame pleural unilateral. **B**, Derivação pleuroamniótica em posição no tórax fetal (*setas*). Observe a resolução do derrame pleural e a reexpansão do pulmão fetal. **C**, Criança com derivação pleuroamniótica fechada e visível na parede anterior do tórax (*seta*). A derivação deve estar ocluída ao nascimento para evitar o desenvolvimento de um pneumotórax. Caso o derrame persista após o nascimento, essa derivação pode ser usada para drenar o tórax pela conexão de um recipiente selado.

(Fig. 50-17). Estudos recentes indicam que a ablação a *laser* pode ter resultados superiores aos da amniorredução. Após a introdução do endoscópio rígido de 2 mm no interior da cavidade amniótica do receptor, uma fibra de *laser* Nd:YAG de 400 μm de diâmetro é então passada pelo braço da cânula até alcançar um ponto 1 cm além da extremidade do fetoscópio. Uma combinação de ultra-sonografia e visão direta é utilizada para examinar a placa coriônica sistematicamente ao longo da extensão da membrana intergemelar tentando identificar os vasos que se cruzam. Os vasos que se cruzam de um leito placentário para o outro são cortados de uma maneira seletiva (Fig. 50-18B). O líquido amniótico é drenado no final do procedimento por um período de 15 minutos para recompor o volume de líquido amniótico para próximo do normal. A mãe permanece no hospital por aproximadamente 24 horas. Há relatos de cerca de 70% de sobrevida (80% de pelo menos um feto e 50% de ambos), com aproximadamente 5% a 10% de risco de seqüelas neurológicas.[89,90]

Fetoscopia Cirúrgica

Esta técnica é semelhante à fetoscopia diagnóstica usando um trocarte maior (2 a 3,8 mm). Instrumentos de 1,3 mm ou menos de diâmetro podem ser introduzidos pelo canal de trabalho desses fetoscópios cirúrgicos. Um dos instrumentos mais usados é a fibra de *laser* Nd:YAG. Outros instrumentos incluem agarradores, guias de metal e fórceps (Fig. 50-19). A anestesia materna para fetoscopia cirúrgica inclui anestesia local, sedação materna com benzodiazepínicos e morfina. Solução fisiológica é continuamente

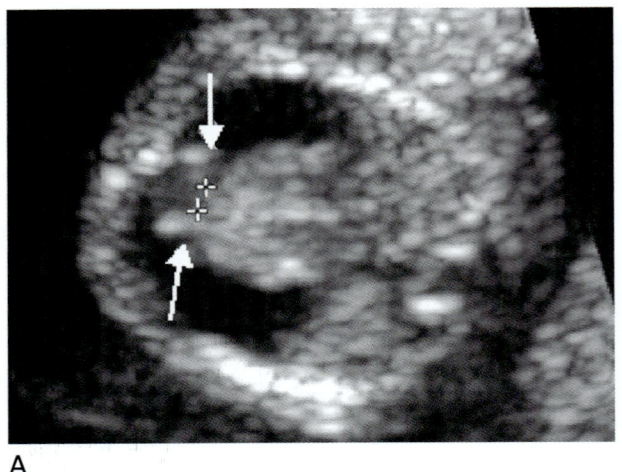
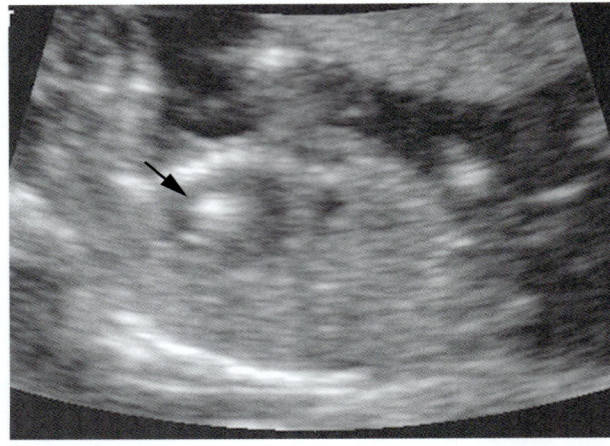
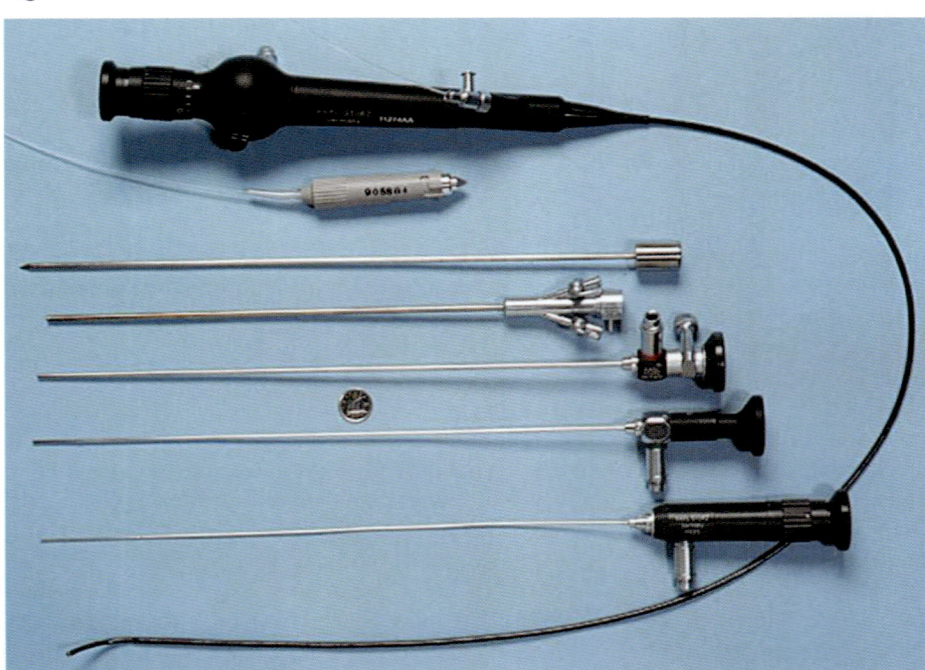

FIGURA 50-13. Drenagem de derrame pericárdico. A, Divertículo ventricular direito com derrame pericárdico (*setas*). Observe a posição posterior dos pulmões fetais devido à compressão pelo derrame pericárdico. **B,** Inserção de uma agulha de calibre 22 (*seta*) para a drenagem do derrame pericárdico num feto de 14 semanas. **C,** Resolução de derrame pericárdico 1 semana depois; observe a reexpansão dos pulmões fetais. O derrame pericárdico não recorreu.

FIGURA 50-14. Fetoscópios rígidos e flexíveis com diâmetros comparados a uma moeda canadense de 10 cent.

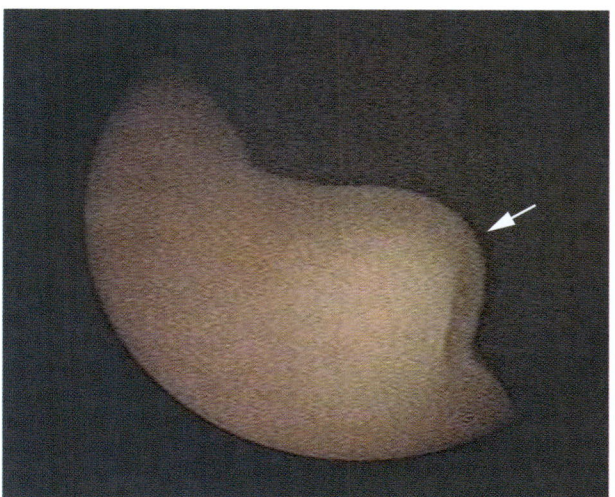

FIGURA 50-15. Fetoscopia. Fetoscopia mostrando a face fetal de lado; a *seta* aponta o nariz. (Cortesia do Dr. Greg Ryan, Mount Sinai Hospital, Toronto.)

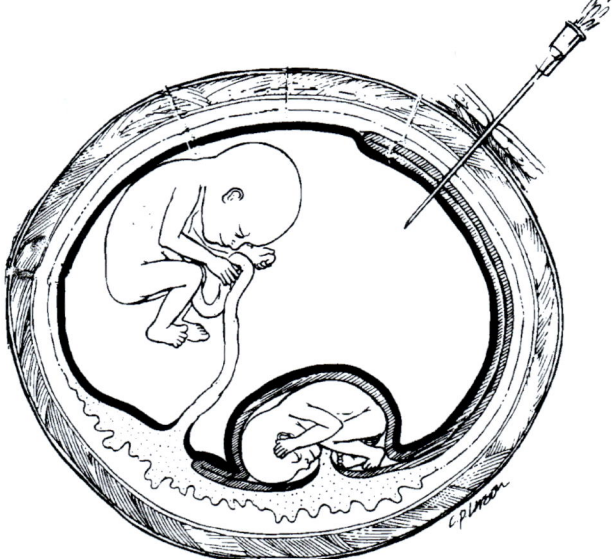

FIGURA 50-16. Esquema de drenagem amniótica na síndrome de transfusão gemelar. Observe o gêmeo doador com anidrâmnio e o receptor com poliidrâmnio. Uma agulha de calibre 18 a 20 geralmente é utilizada. (Cortesia do Professor K. Nicolaides, King's College Hospital, London.)

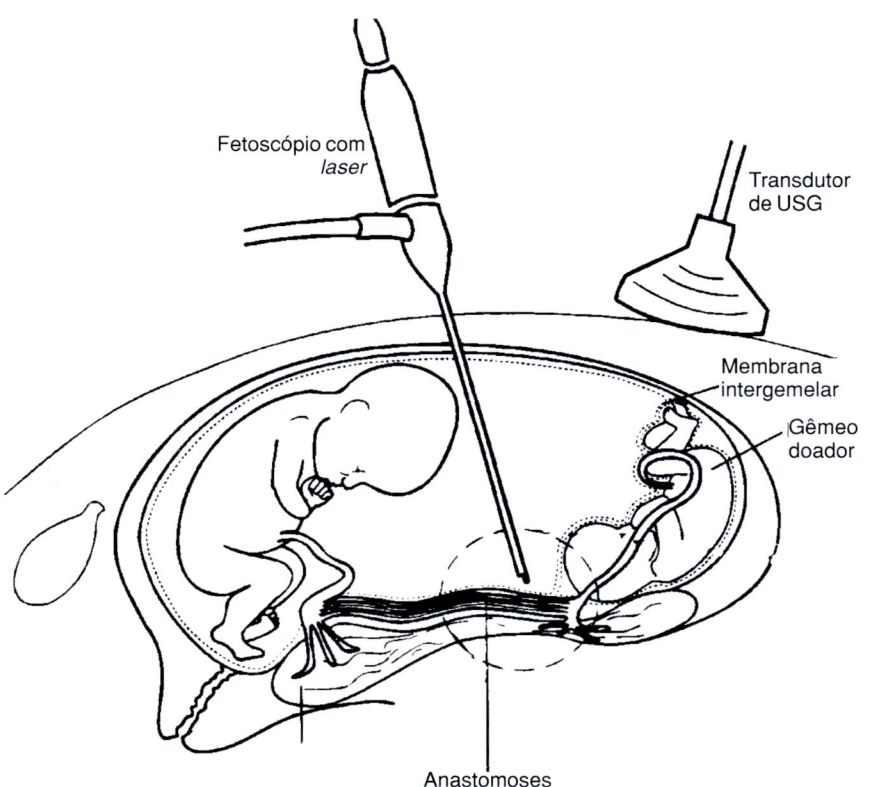

FIGURA 50-17. Esquema de ablação a *laser* de conexões vasculares na síndrome de transfusão gemelar. O fetoscópio cirúrgico entra no saco amniótico do gêmeo com poliidrâmnio e as conexões vasculares são identificadas ao longo do equador placentário.

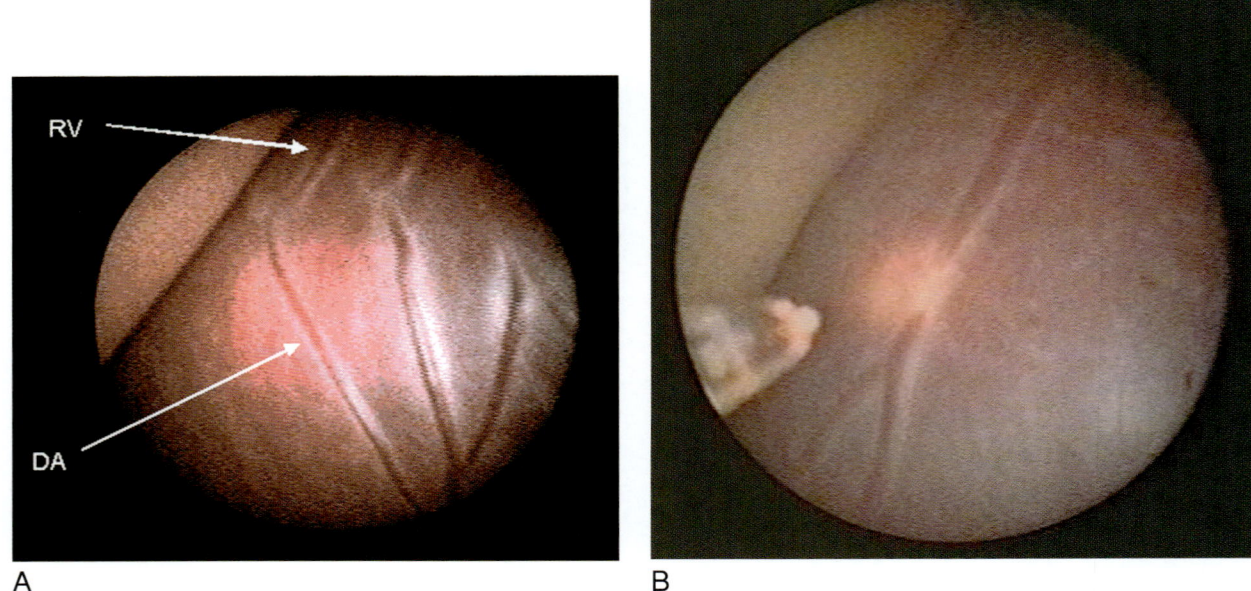

FIGURA 50-18. Ablação a *laser* de vasos comunicantes na síndrome de transfusão gemelar. A, Aspecto endoscópico da artéria do doador (DA) conectando-se com uma veia do receptor (RV). **B**, Após a ablação a *laser*, a veia do receptor está obliterada. Fibra de *laser* (400 μm) é vista protruindo do fetoscópio no lado esquerdo da figura. (Cortesia do Dr. Greg Ryan, Mount Sinai Hospital, Toronto.)

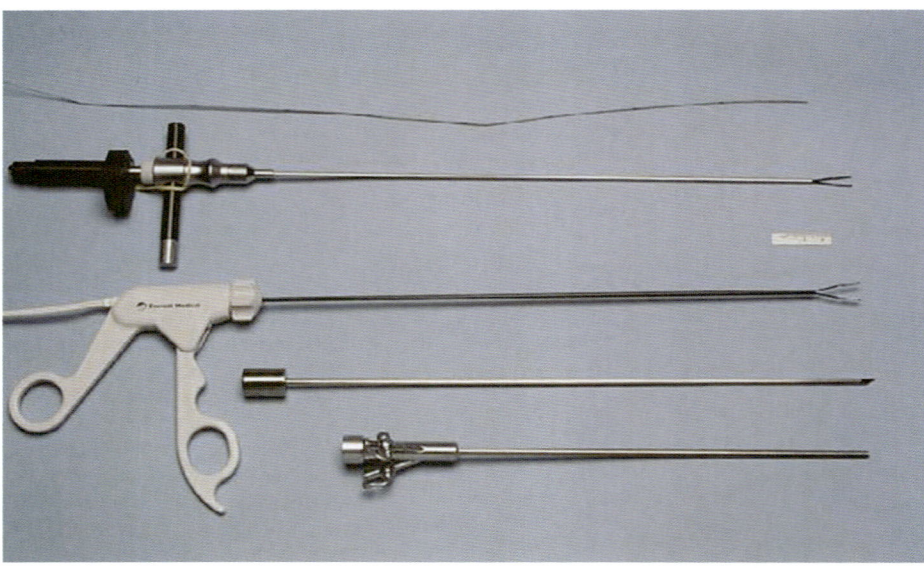

FIGURA 50-19. Instrumentos para cauterização uni e bipolar em fetoscopia cirúrgica.

infundida no interior da cavidade amniótica para maximizar a visualização durante a fetoscopia. Terapia tocolítica (indometacina retal/nitroglicerina transdérmica) com cobertura antibiótica é recomendada. Geralmente, a fetoscopia cirúrgica é bem tolerada pela mãe; entretanto, as complicações incluem hemorragia no local da inserção do trocarte, infecção, parto pré-termo e desequilíbrio eletrolítico secundário a vazamento de solução fisiológica do útero para a cavidade peritoneal. A principal complicação fetal é o parto pré-termo e a ruptura prematura de membranas (9%).[88] Estes riscos são relacionados ao tamanho do fetoscópio e à extensão do procedimento.

A oclusão do cordão resultando na morte de um gêmeo pode ser realizada pela fetoscopia cirúrgica em casos de **gêmeos acardíacos** ou em pares monocoriônicos em que a **morte de um gêmeo** é inevitável (p. ex., anencefalia). A oclusão do cordão pode ser obtida com a ligação do mesmo (Figs. 50-20 e 50-21), com cauterização uni ou bipolar ou

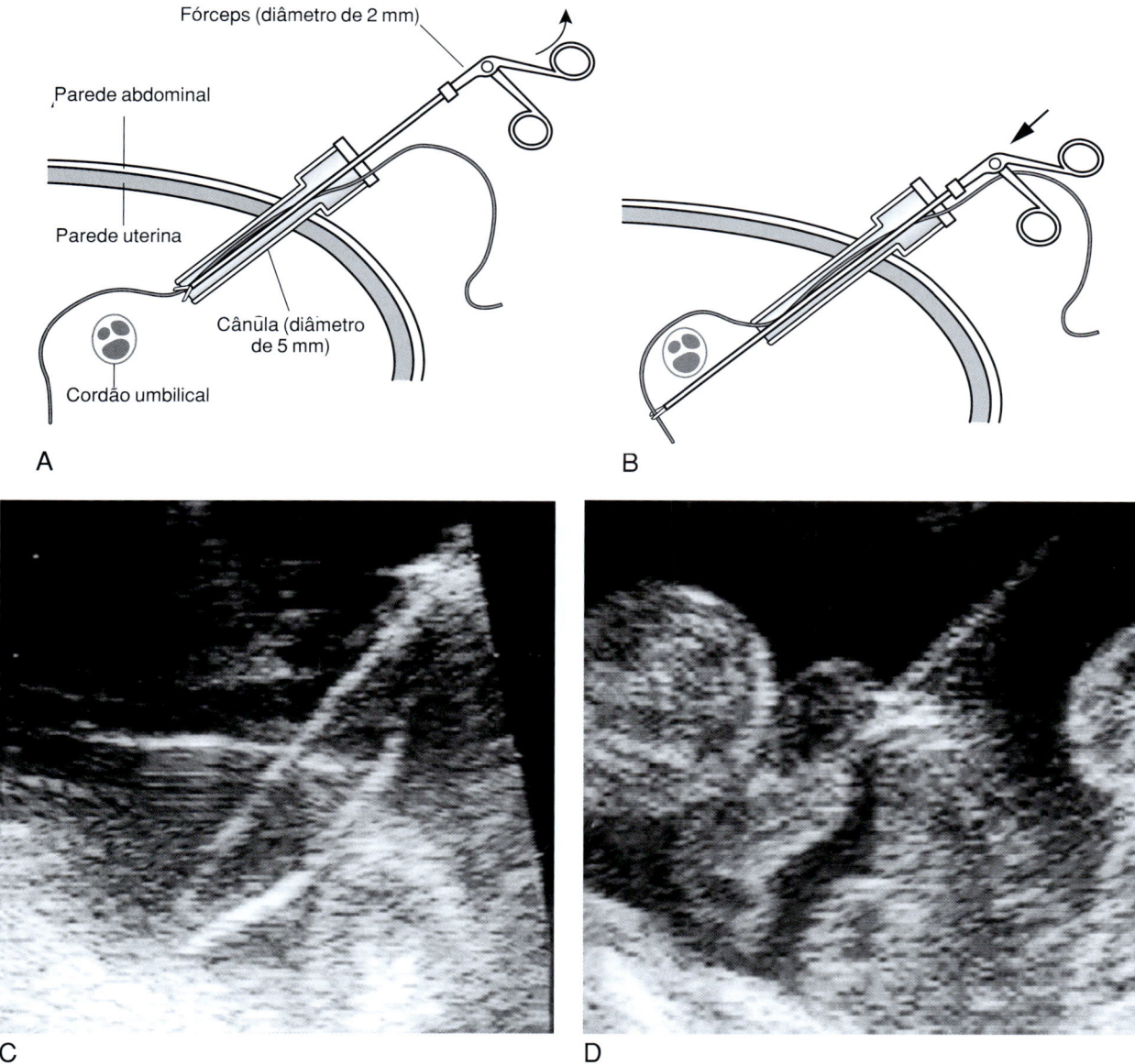

FIGURA 50-20. Esquema de ligação do cordão. A, O fórceps introduz a ligadura no interior da cavidade amniótica adjacente ao cordão umbilical. **B**, Fórceps guiando a ligadura ao redor do cordão umbilical. Um nó é então amarrado ao redor do cordão e a cessação do fluxo sanguíneo é confirmada pelo Doppler. **C**, Imagem de USG correspondente a **A** para oclusão do cordão do gêmeo anômalo num caso de seqüência de perfusão arterial reversa. **D**, Imagem de USG correspondente a **B**. (Cortesia de Blackwell-Synergy.)

com termocoagulação. Um fórceps uni ou bipolar é passado por um canal de fetoscopia cirúrgica e o cordão umbilical é preso entre as garras do fórceps. Uma força de 20 a 50 W é utilizada para cauterizar o cordão umbilical nas garras. A cessação do fluxo sanguíneo pelo cordão é documentada pelo Doppler colorido. Isto pode ser realizado tanto sob a orientação ultra-sonográfica como pela visão direta com o endoscópio. A endoscopia tem sido usada para ajudar a dividir bandas amnióticas *in utero* quando a circulação de um membro está ameaçada.

CONCLUSÃO

Os aperfeiçoamentos na tecnologia ultra-sonográfica e outras intervenções diagnósticas permitiram a avaliação mais precoce e acurada de uma vasta gama de condições fetais. Os procedimentos obstétricos invasivos agora têm um papel definitivo na investigação e no tratamento de condições fetais selecionadas e abriram novas opções para terapia fetal. Intervenções fetais deveriam ser confinadas a centros de nível terciário com espe-

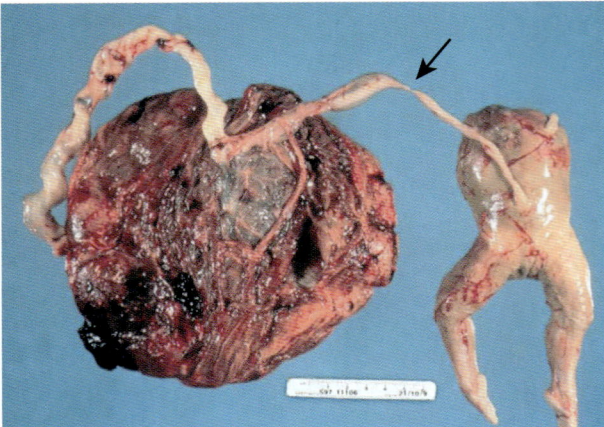

FIGURA 50-21. Perfusão arterial reversa. Espécime patológico de um caso de seqüência de perfusão arterial reversa total após ligadura *in utero* do cordão de um gêmeo anômalo (Fig. 50-20). A *seta* aponta para o local da oclusão do cordão. (Cortesia do Dr. Greg Ryan, Mount Sinai Hospital, Toronto.)

cialistas apropriados na identificação de anomalias fetais, tratamento obstétrico e cuidados perinatais. Um grupo de abordagem regionalizado, integrado e multidisciplinar é fundamental para o tratamento adequado desses casos.

Referências

1. Hanemann N, Mohr J: Antenatal fetal diagnosis in the embryo by means of biopsy with extra embryonic membranes. Bull Eur Soc Hum Genet 1968;2:23.
2. Kullander S, Sandahl V: Fetal chromosome analysis after transcervical placental biopsy during early pregnancy. Acta Obstet Gynecol Scand 1973;52:355.
3. Tiatung Hospital of Anshan Steel Works. Department of Obstetrics and Gynaecology: Fetal sex prediction by sex chromatin of chorionic villi cells during early pregnancy. Chin Med J 1975;1:117-126.
4. Kazy Z, Rozovsky IS, Bakharev VA: Chorion biopsy in early pregnancy: A method of early prenatal diagnosis for inherited disorders. Prenat Diagn 1982;2:39.
5. Williamson R, Eskdale J, Coleman DV, et al: Direct gene analysis of chorionic villi: A possible technique for the first trimester diagnosis of haemoglobinopathies. Lancet 1981;2:1125-1127.
6. Rodeck CH, Sheldrake A, Beattie B, et al: Maternal serum alpha fetoprotein after placental damage in chorionic villus sampling. Lancet 1993;341:500.
7. Brambati B, Lanzani A, Tului L: Transabdominal and transcervical chorionic villus sampling: Efficacy and risk evaluation of 2411 cases. Am J Med Genet 1990;35:160-164.
8. Canadian Collaborative CVS-Amniocentesis Clinical Trial Group: Multicentered randomized clinical trial of chorionic villus sampling and amniocentesis. First Report. Lancet 1989;1:1-6.
9. National Institute of Child Health and Human Development: The safety and efficacy of chorionic villus sampling for early prenatal diagnosis of cytogenetic abnormalities. N Engl J Med 1989;320:609-617.
10. Firth HV, Boyd PA, Chamberlain P, et al: Severe limb abnormalities after chorion villus sampling at 55-66 days' gestation. Lancet 1991;337:762-763.
11. Burton BK, Schulz CJ, Burd LI: Limb anomalies associated with chorionic villus sampling. Obstet Gynecol 1992;79:726-730.
12. Kuliev AM, Modell B, Jackson L, et al: Risk evaluation of CVS. Prenat Diagn 13:197-209.
13. Report of National Institute of Child Health and Human Development: Workshop on chorionic villus sampling and limb and other defects. Am J Obstet Gynecol 1993;169:1-6.
14. Bevus DCA: The antenatal prediction of hemolytic disease of the newborn. Lancet 1952;1:395-398.
15. Steel NW, Bragg WR: Chromosome analysis of human amniotic fluid cells. Lancet 1966:1:383.
16. Bennett PR, Mervankim LE, Van Kim C, et al: Prenatal determination of fetal RhD type by DNA amplification. N Engl J Med 1993;329:607-610.
17. Roiz-Hernandez J, Navarro-Solis E, Carreon-Valdez E: Lamellar bodies as a diagnostic test of fetal lung maturity. Int J Gynaecol Obstet 2002;77(3):217-221.
18. Elliot JP, Urig MA, Clewell WH: Aggressive therapeutic amniocentesis for treatment of twin-twin transfusion syndrome. Obstet Gynecol 1991;77:537-540.
19. Scrimgeour JB: Amniocentesis: Technique and complications. In Emery ACH (ed): Antenatal Diagnosis of Genetic Diseases. Edinburgh, Churchill Livingstone, 1973, pp 11-39.
20. Simpson E, Daillaire L, Miller JR, et al: Prenatal diagnosis of genetic disease in Canada: Report of a collaborative study. Can Med Assoc J 1976;115:739-748.
21. National Institutes of Health and Development Amniocentesis Registry: The Safety and Accuracy of Mid-Trimester Amniocentesis. Rockville, MD: US Dept of Health, Education, and Welfare, 1978, pp 78-190.
22. Medical Research Council 1978: An assessment of the hazards of amniocentesis. Br J Obstet Gynaecol 1978;85(2):1-41.
23. Tabor A, Philip J, Marson M, et al: Randomized control trial of genetic amniocentesis in 4606 low-risk women. Lancet 1986;1:1278-1293.
24. Nicolaides K, Brizot MdE L, Patel F, et al: Comparison of chorionic villus sampling and amniocentesis for fetal karyotyping at 10-13 weeks' gestation. Lancet 1994;344:435-439.
25. Randomised trial to assess safety and fetal outcome of early and midtrimester amniocentesis. The Canadian Early and Mid-trimester Amniocentesis Trial (CEMAT) Group. Lancet 1998;351(9098):242-247.
26. Rhoads GG, Jackson LG, Schlesselman SE, et al: The safety and efficacy of chorionic villus sampling for early prenatal diagnosis of cytogenetic abnormality. N Engl J Med 1989;320:609-614.
27. Canadian Collaborative CVS-Amniocentesis Clinical Trial Group: Multicenter randomized trial of chorionic villus sampling and amniocentesis. Lancet 1989;1:1-6.
28. Smidt-Jensen S, Philip J: Comparison of transabdominal and transcervical CVS and amniocentesis: Sampling success and risk. Prenat Diag 1991;11:529-537.
29. Jackson LG, Zachary M, Fowler SE, et al: US National Institute of Child Health and Human Development Chorion Villus Sampling and Amniocentesis Study Group. A randomized comparison of transcervical and transabdominal chorionic villus sampling. N Engl J Med 1992;327:594-598.
30. Medical Research Council European Trial of chorion villus sampling. MRC working party on the evaluation of chorion villus sampling. Lancet 1991;337:1491-1499.
31. Nageotte MP, Bertucci L, Towers CV, et al: Prophylactic amnioinfusion in pregnancies complicated by

oligohydramnios: a prospective study. Obstet Gynecol 1991;77:677-680.
32. Cabrol D, Landesman R, Muller J, et al: Treatment of polyhydramnios with prostaglandin synthetase inhibitor (indomethacin). Am J Obstet Gynecol 1987;157:422-426.
33. Moise KJ, Huhta JC, Sharif DS, et al: Indomethacin in the treatment of preterm labor; effects on ductus arteriosus. N Engl J Med 1988;319:327-331.
34. Genbruch U, Hansmann M: Artificial instillation of amniotic fluid as a new technique for the diagnostic evaluation of cases of oligohydramnios. Prenat Diagn 1988;8:33-45.
35. Amin AF, Mohammed MS, Sayed GH, et al: Prophylactic transcervical amnioinfusion in laboring women with oligohydramnios. Int J Gynaecol Obstet 2003; 81(2):183-189.
36. Rathor AM, Singh R, Ramji S, et al: Randomized trial of amnioinfusion during labor with meconium stained amniotic fluid. Br J Obstet Gynaecol 2002;109(1):17-20.
37. Ogunyemi D, Thompson W: A case controlled study of serial transabdominal amnioinfusions in the management of second trimester oligohydramnios due to premature rupture of membranes. Eur J Obstet Gynecol Reprod Biol 2002;102(2):167-172.
38. Daffos F, Capella-Pavovisky M, Forestier F. Fetal blood sampling via the umbilical cord using a needle guided by ultrasound. Prenat Diagn 1982;3:271-274.
39. Forestier F, Cox WL, Daffos F, et al: The assessment of fetal blood samples. Am J Obstet Gynecol 1988;158:1184.
40. Romero R, Athanassiadis AP, Inati M: Fetal blood sampling. In Fleischer AC, Romero R, Manning FA (eds): The Principles and Practice of Sonography in Obstetrics and Gynecology. Norwalk, Conn. Appleton & Lange, 1991, pp 455-473.
41. Nicolini U, Santolaya J, Ojo OE, et al: The fetal intrahepatic umbilical vein as an alternative to cord needling for prenatal diagnosis and therapy. Prenat Diagn 1988;8:665.
42. National PUBS Registry: Philadelphia Proceedings of the 4th Annual Meeting, 1989.
43. Orlandi E, Damiani G, Jakli C, et al: The risk of early cordocentesis (12-21 weeks): Analysis of 500 procedures. Prenat Diagn 1990;10:425-429.
44. Antsakalis A, Daskalakis G, Papantouiou N, et al: Fetal blood sampling indicated related losses. Prenat Diagn 1999;18:934-940.
45. Nicolaides KH, Rodeck CH, Gosden CM: Rapid karyotyping in nonlethal fetal malformations. Lancet 1986;1:283-287.
46. Nicolaides KH, Soothill PW, Rodeck CH, et al: Ultrasound-guided sampling of umbilical cord and placental blood to assess fetal well being. Lancet 1986;1:1065-1067.
47. Harman CR, Bowman JM, Manning FA, et al: Use of intravascular transfusion to treat hydrops fetalis in a moribund fetus. Can Med Assoc J 1988;138:827-830.
48. Bussel JP, Berkowitz RL, McFarland JG, et al: Antenatal treatment of neonatal alloimmune thrombocytopenia. N Engl J Med 1988;319:1374-1378.
49. Nicolini U, Rodeck CH, Kochenour NK, et al: *In utero* platelet transfusion for alloimmune thrombocytopenia. Lancet 1988;2:506.
50. Kohl T, Tercanli S, Kececioglu D, et al: Direct fetal administration of adenosine for the termination of incessant supraventricular tachycardia. Obstet Gynecol 1995; 85(5 Pt 2):873-874.
51. Jouannic JM, Delahaye S, Le Bidois J, et al: Prenatal management of fetuses with supraventricular tachycardia. J Gynecol Obstet Biol Reprod (Paris) 2003;32(4):338-344.
52. Ito S, Magee L, Smallhorn J: Drug therapy for fetal arrhythmias. Clin Perinatol 1994; 21(3):543-572.
53. Golbus MS, McGonigle KF, Goldberg J, et al: Fetal tissue sampling. The San Francisco experience with 190 pregnancies. West J Med 1989;150(4):423-430.
54. Scott CR, Teng CC, Goodman SI, et al: X-linked transmission of ornithine transcarbamylase deficiency. Lancet 1972;2:1148.
55. Rodeck CH, Patrick AD, Penbrey ME, et al: Fetal liver biopsy for prenatal diagnosis of ornithine carbamyl transferase deficiency. Lancet 1982;2:297-300.
56. Natuyama E: Sonographic determination of fetal sex from 12 weeks' gestation. Am J Obstet Gynecol 1984;149:748-757.
57. Brady RAJ, Rodeck CH: Prenatal diagnosis of disorders of the skin. In Rodeck CH, Nicolaides KH (eds): Prenatal Diagnosis. Proceedings of the 11th Study Group of the Royal College of Obstetrics and Gynaecologists. Chichester, UK. Wiley, 1984, pp 147-158.
58. Bang J: Intrauterine needle diagnosis. In Holm K (ed): Interventional Ultrasound. Copenhagen: Munksgaard, 1985, pp 122-128.
59. Arulkumaran S, Rodeck CH: Invasive prenatal diagnostic techniques. Fetal Med Rev 1990;2:171-185.
60. Kurjak A, Alfirevic Z, Jurkovic D: Ultrasonically-guided fetal tissue biopsy. Acta Obstet Gynecol Scand 1987;66:523-527.
61. Harrison MR, Golbus MS, Filly RA, et al: Management of the fetus with congenital hydronephrosis. J Pediatr Surg 1982;17:728-742.
62. Harrison MR, Filly RA, Parer JT, et al: Management of the fetus with a urinary tract malformation. JAMA 1981;246:635-639.
63. Mahoney BS, Filly RA, Cowan PW, et al: Fetal renal dysplasia: Sonographic evaluation. Radiology 1984; 152:143-146.
64. Nicolini U, Rodeck CH, Fisk NN: Shunt treatment for fetal obstructive uropathy. Lancet 1987;2:1338-1339.
65. Teoh TG, Ryan G, Johnson JM, et al: The role of fetal karyotyping from unconventional sources. Am J Obstet Gynecol 1996;175:873-877.
66. McLorie G, Farhat W, Khoury A, et al: Outcome analysis of vesicoamniotic shunting in a comprehensive population. J Urol 2001;166(3):1036-1040.
67. Schmidt W, Harms E, Wolfe D: Successful prenatal treatment of non-immune hydrops fetalis due to congenital chylothorax. Br J Obstet Gynaecol 1985;92:685-687.
68. Rodeck CH, Fisk NN, Fraser DI, et al: Long-term *in-utero* drainage of fetal hydrothorax. N Engl J Med 1988; 319:1135-1138.
69. Grisaru-Granovsky S, Seaward PG, Windrim R, et al: Mid-trimester thoracoamniotic shunting for the treatment of fetal primary pleural effusions in a twin pregnancy. A case report. Fetal Diagn Ther 2000;15(4):209-211.
70. Brito T, Oliveira C, Sousa L, et al: Congenital chylothorax: A case report. Ultrasound Obstet Gynecol 2003; 21(1):70-71.
71. Thompson PJ, Greenough A, Nicolaides KH: Respiratory function in infancy following pleuro-amniotic shunting. Fetal Diagn Ther 1993;8(2):79-83.
72. Chasen ST, Chervenak FA, McCullough LB: The role of cephalocentesis in modern obstetrics. Am J Obstet Gynecol 2001;185(3):734-736.
73. Chervenak FA, Berkowitz RL, Tortora M, et al: The management of fetal hydrocephalus. Am J Obstet Gynecol 1985;151:933-942.
74. Kyle P, Lauge IR, Menticoglou SM, et al: Intrauterine thoracentesis of fetal cystic lung malformations. Fetal Diagn Ther 1994;9:84-87.

75. Westgren M, Selbing A, Stangenbergm: Fetal intracardiac transfusions in patients with severe rhesus-isoimmunization. Br Med J 1988;296:885-886.
76. Harman CR, Manning FA, Menticoglous S, et al: Fetal exsanguination at intravascular transfusion. Proc Soc Obstet Gynecol Can 1990 (Abstract).
77. Johnson JA, Ryan G, Toi A, et al: Prenatal diagnosis of a fetal ventricular diverticulum associated with pericardial effusion: Successful outcome following pericardiocentesis. Prenat Diagn 1996;16(10):954-957.
78. Maxwell D, Adan L, Tynan MJ: Balloon dilatation of the aortic valve in the fetus: A report of two cases. Br Heart J 1991;65:256-258.
79. Kohl T, Sharland G, Allan LD, et al: World experience of percutaneous ultrasound-guided balloon valvuloplasty in human fetuses with severe aortic valve obstruction. Am J Cardiol 2000;85(10):1230-1233.
80. Lopes LM, Cha SC, Kajita LJ, et al: Balloon dilatation of the aortic valve in the fetus. A case report. Fetal Diagn Ther 1996;11(4):296-300.
81. Kohl T: Fetal echocardiography: New grounds to explore during fetal cardiac intervention. Pediatr Cardiol 2002; 23(3):334-346.
82. Scrimgeour JB: Other techniques for antenatal diagnosis. In Emery AEH (ed): Antenatal Diagnosis of Genetic Disease. Edinburgh: Churchill Livingstone, 1973, p 40.
83. Cullen MT, Reece EA, Whetham J, et al: Embryoscopy: Description and utility of a new technique. Am J Obstet Gynecol 1990;162:82-86.
84. Reece EA, Homko C, Goldstein I, et al: Toward fetal therapy using needle embryofetoscopy. Utrasound Obstet Gynecol 1995;5:281-285.
85. Ville Y, Bernard JP, Doumerc S, et al: Transabdominal fetoscopy in fetal anomalies diagnosed by ultrasound in the first trimester of pregnancy. Ultrasound Obstet Gynecol 1996;8:11-15.
86. Quintero RA: Diagnostic and operative fetoscopy: Technical issues. In Quintero RA (ed): Diagnostic and Operative Fetoscopy. Parthenon, New York, 2002, pp 7-19.
87. Dumez Y: Embryoscopy and congenital malformations. Proceedings of International Conference on Chorionic Villus Sampling and Early Prenatal Diagnosis. Athens, 1990.
88. Morales WJ, Bermudez C: Complications of operative fetoscopy. In Quintero RA (ed): Diagnostic and Operative Fetoscopy. Parthenon, New York, 2002, pp 123-126.
89. Quintero RA, Comas C, Bornick PW, et al: Selective versus non-selective laser photocoagulation of placental vessels in twin-to-twin transfusion syndrome. Ultrasound Obstet Gynecol 2000;16(3):230-236.
90. Hecher K, Diehl W, Zikulnig L, et al: Endoscopic laser coagulation of placental anastomoses in 200 pregnancies with severe mid-trimester twin-to-twin transfusion syndrome. Eur J Obstet Gynecol Reprod Biol 2000;92(1):135-139.

VI
ULTRA-SONOGRAFIA PEDIÁTRICA

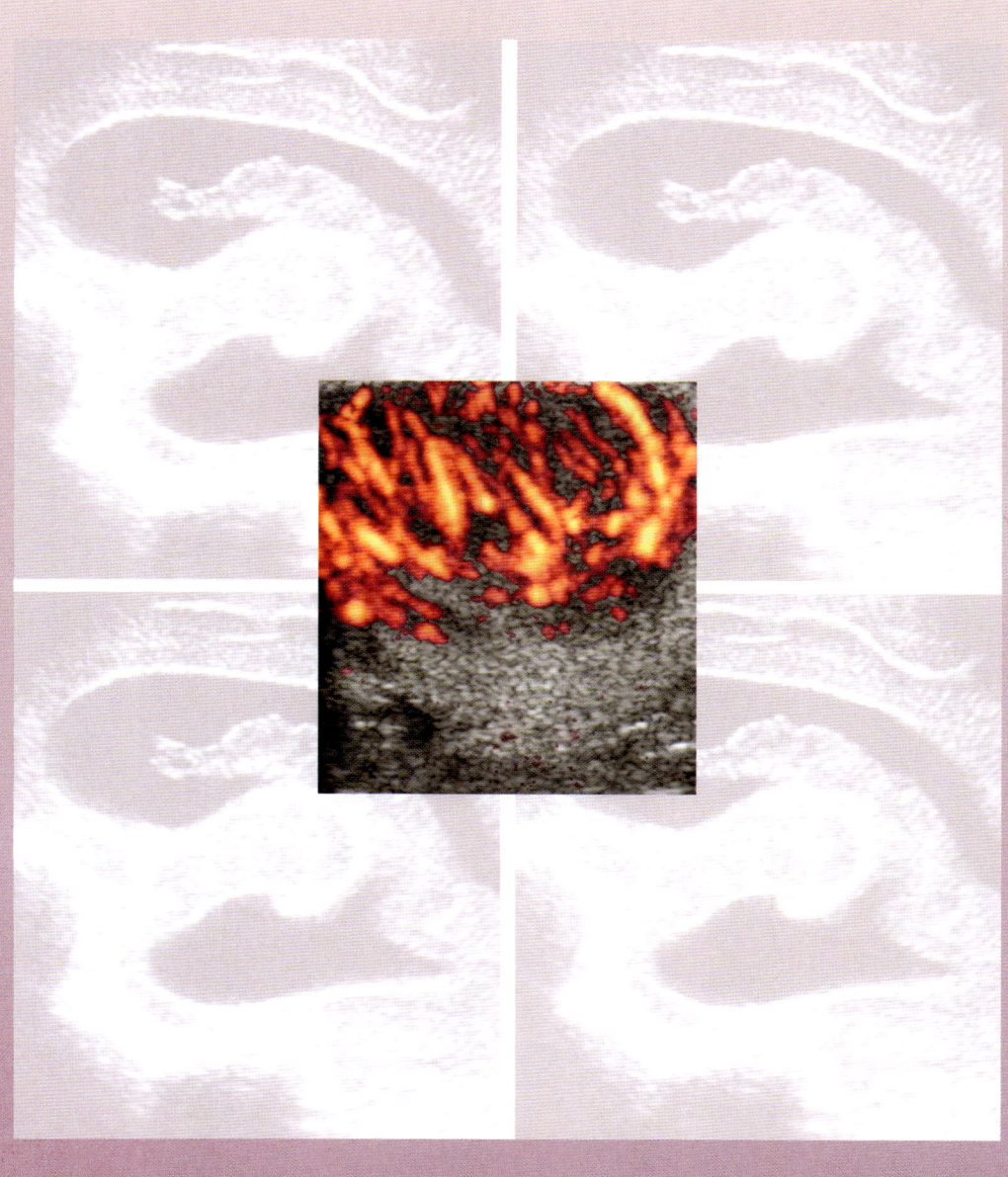

51

EXAME CEREBRAL DO NEONATO E DO LACTENTE

Carol M. Rumack / Julia A. Drose

SUMÁRIO DO CAPÍTULO

EQUIPAMENTO
TÉCNICA ULTRA-SONOGRÁFICA
  Cortes Cerebrais Coronais
  Cortes Cerebrais Sagitais
  Cortes da Fontanela Posterior
  Cortes de Fontanela Mastóidea
  Ultra-som Tridimensional
ANATOMIA DO DESENVOLVIMENTO
  Desenvolvimento dos Sulcos Cerebrais e Espaços Subaracnóides
  Cavo do Septo Pelúcido e Cavo Vergae
  Cavo do *Vellum Interpositum*
  Plexo Coróide
  Matriz Germinativa
VARIANTES DA NORMALIDADE
  Variantes do Plexo Coróide
  Calcar Avis
MALFORMAÇÕES CEREBRAIS CONGÊNITAS
  Classificação
DISTÚRBIOS DO FECHAMENTO DO TUBO NEURAL
  Malformações de Chiari
  Achados Ultra-sonográficos Clássicos da Malformação II de Chiari

Agenesia do Corpo Caloso
Lipoma do Corpo Caloso
Malformação de Dandy-Walker
DISTÚRBIOS DA DIVERTICULAÇÃO E CLIVAGEM
  Holoprosencefalia
  Holoprosencefalia Alobar
  Holoprosencefalia Semilobar
  Holoprosencefalia Lobar
DISTÚRBIOS DA SULCAÇÃO E MIGRAÇÃO CELULAR
  Esquizencefalia
LESÕES DESTRUTIVAS
  Cisto Porencefálico
  Hidranencefalia
  Encefalomalacia Cística
HIDROCEFALIA
  Produção e Circulação Normal do LCR
  Diagnóstico do Nível de Obstrução da Hidrocefalia
  Etiologias
EVENTOS HIPÓXICO-ISQUÊMICOS
  Limite Arterial Determina a Região da Lesão Cerebral
  Hemorragia Subependimária
  Hemorragia Intraventricular

Hemorragia Intraventricular com Hidrocefalia
Hemorragia Intraparenquimatosa
Hemorragia da Fossa Posterior
Hemorragia Subaracnóide
Edema e Infarto Cerebrais
  Leucomalacia Periventricular
  Edema Cerebral Difuso
LESÃO PÓS-TRAUMÁTICA
  Hematomas Subdural e Epidural
INFECÇÃO
  Infecções Congênitas
    Citomegalovírus e Toxoplasmose
    Herpes-vírus
    Rubéola
  Infecções Adquiridas no Período Neonatal
    Meningite e Ventriculite
MASSAS INTRACRANIANAS
  Tumores Cerebrais
  Lesões Císticas
    Cistos Aracnóides
    Cistos Porencefálicos
    Cistos do Plexo Coróide
    Cistos Subependimários
    Malformações da Veia de Galeno

A ultra-sonografia do cérebro é, atualmente, uma parte integrante do cuidado no neonato, principalmente entre os lactentes prematuros de alto risco e instáveis.[1,2] A atual tecnologia de ultra-som possibilita a rápida avaliação dos lactentes no berçário de cuidados intensivos quase sem risco.[3] As vantagens da ultra-sonografia em relação à TC ou RM incluem a capacidade de transporte, menor custo, velocidade, ausência de radiação ionizante e nenhuma sedação. A triagem de lactentes prematuros para a hemorragia intracraniana mostrou-se altamente sensível e específica. O ultra-som também pode ser valioso na avaliação e acompanhamento da hidrocefalia e leucomalacia periventricular (LPV). Hoje em dia, o diagnóstico pré-natal das malformações, infecções ou massas do SNC é freqüentemente realizado no período neonatal por RM ou TC. O ultra-som pode ser útil para o *follow-up* da terapia ou para o *follow-up* das complicações. O Doppler pulsado, colorido e Power para estudo do fluxo sangüíneo cerebral pode vir a ser valioso quando o diagnóstico diferencial inclui uma lesão vascular, para possíveis hematomas subdurais, para diferenciar as estruturas vasculares normais do coágulo e é útil nos lactentes que recebem oxigenação por membrana extracorpórea (OMEC), ou em outros casos em que o fluxo sangüíneo diminuído pode levar a infarto.[4-7] A ultra-sonografia tem sido descrita na avaliação das suturas cranianas normais, o que pode permitir o diagnóstico de craniossinostose, e outras suturas anormais, bem como para o diagnóstico de lacunas no crânio em pacientes com mielomeningocele.[8,9]

EQUIPAMENTO

No lactente prematuro, recomenda-se um transdutor de 7,5 MHz ou mais para obter a mais alta resolução possível. Pode ser necessário um transdutor de 5 MHz para permitir a maior penetração apropriada da cabeça de uma criança maior.[10] Os transdutores eletrônicos setoriais com um ângulo de 120 graus e multifocais geralmente são empregados para o exame através da fontanela anterior. Os **transdutores de alta freqüência, lineares e de base pequena** (até 12 MHz) podem fornecer imagens de qualidade para o estudo da patologia próxima ao campo através da fontanela anterior. Estes transdutores são melhores para os hematomas subdurais, meningite, trombose do seio sagital superior e edema cerebral, bem como, em alguns casos, de anormalidades de migração,[11] ou quando se escaneia sobre a fontanela mastóidea, fontanela posterior e forame magno.[12] A porção escamosa do osso temporal é fina, mas pode precisar de um transdutor de 3,5 MHz quando não examinada através da fontanela mastóidea. A capacidade de zona multifocal propicia excelente resolução por todo o campo de visão, porém exige um paciente colaborador porque a velocidade de escaneamento se mostra muito lentificada. Os aspectos de filmagem que permitem a revisão e a recuperação de imagens, antes da imagem congelada, são inestimáveis em um lactente não-colaborador.[6]

Estão disponíveis diversos formatos para registrar cópias permanentes de exames. O armazenamento digital que possibilita o pós-processamento das imagens pode melhorar a qualidade e economizar o filme. Pode ser útil preservar os videoteipes ou vídeos de um exame complexo para a posterior revisão. Isto pode evitar a repetição de um exame quando há um achado questionável nas imagens individuais. As áreas de ecogenicidade aumentada ou diminuída podem ser extremamente sutis no filme original, mas elas se tornam muito mais evidentes quando integradas a múltiplas imagens de um quadro em movimento em tempo real.

TÉCNICA ULTRA-SONOGRÁFICA

Atualmente, muitos exames ultra-sonográficos cerebrais são realizados através da fontanela anterior nos planos coronal e sagital. Imagens muito úteis também podem ser obtidas através das fontanelas posterior e mastóidea. O bom contato pele-transdutor pode ser conseguido por um gel de contato acústico. Ocasionalmente, um coxim anecóico pode ser proveitoso para avaliar as anormalidades superficiais, como a hemorragia subdural, mas um transdutor de resolução mais alta pode ser melhor para avaliar o campo proximal em detalhes. É muito importante usar o Doppler colorido para avaliar as coleções de líquido, porque algumas áreas císticas são na realidade vasos.[13] Quando se espera observar coleções de líquido extracerebrais, elas são mais bem avaliadas com TC ou RM. O corte axial tem sido amplamente utilizado *in utero*, principalmente para as medições exatas das dimensões ventriculares.

No neonato, o corte axial é usado na avaliação da fossa posterior através da fontanela mastóidea e no exame transcraniano com Doppler colorido para avaliar o polígono de Willis.[6,10,12,14-17] As técnicas de exame posterior constituem a melhor maneira para avaliar os cornos occipitais para pesquisar coágulo ventricular. A abordagem pelo forame magno pode ser útil quando se avalia o canal medular superior – por exemplo, nos pacientes com uma malformação de Chiari. A fontanela anterior permanece aberta até aproximadamente 2 anos de idade, porém é apropriada para o exame apenas até 12 a 14 meses. Quanto menor for a fontanela, menor será a janela acústica e mais difícil será o exame.[10,14]

Devem ser feitos todos os esforços para manter a temperatura corporal normal nos lactentes prematuros. Seu pequeno tamanho resulta em uma alta proporção de superfície/volume e na rápida perda de calor, quando são expostos. Rotineiramente, devem ser usados lâmpadas de aquecimento suspensas, cobertores e o aquecimento do gel. Caso o lactente esteja em uma incubadora, a perda calórica pode ser minimizada através do emprego das portas laterais como um local de entrada para o transdutor.

A lavagem das mãos e a limpeza do transdutor entre os pacientes são de primordial importância para evitar a disseminação da infecção no berçário de terapia intensiva. Deve ser adequada a simples limpeza da cabeça do transdutor com um desinfetante aprovado pelo fabricante. Um transdutor nunca deve passar pela autoclavagem, porque isto o destruirá. Quando há necessidade da esterilização absoluta, como durante a ultra-sonografia operatória, o transdutor pode ser colocado dentro de uma luva cirúrgica esterilizada ou capa de transdutor esterilizada com o gel de transmissão. O gel aquoso ou soro fisiológico esterilizado pode ser empregado como meio de transmissão externo à capa esterilizada.

O exame cerebral comum inclui os planos sagital e coronal através da fontanela anterior. Atualmente, também obtemos rotineiramente duas visões axiais: através da fontanela posterior e da fontanela mastóidea. Os cortes coronais podem ser úteis na fontanela posterior, bem como a fim de comparar o tamanho ventricular. As visualizações ampliadas são essenciais para estudar a patologia no campo proximal. Sempre que possível, o transdutor deve ser seguro firmemente entre o polegar e o indicador, e a face lateral da mão repousa sobre a cabeça do lactente para dar estabilidade.

Cortes Cerebrais Coronais

As imagens coronais são obtidas ao se colocar a cabeça do transdutor transversalmente sobre a fontanela anterior (Fig. 51-1). Então, faz-se com que o plano do feixe de ultra-som

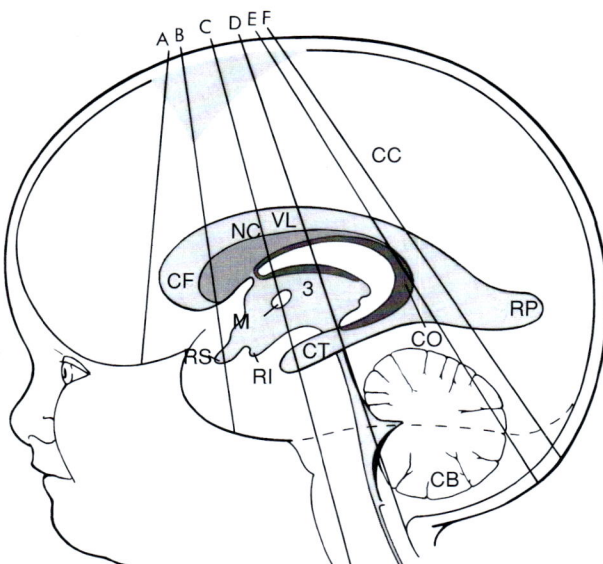

FIGURA 51-1. Planos da ultra-sonografia cerebral coronal através da fontanela anterior. (A a F correspondem da frente para trás). Córtex cerebral (CC); corpo do ventrículo lateral (VL); corno frontal (CF), corno occipital (CO); núcleo caudado (NC); massa intermédia (M); recesso pineal (RP); terceiro ventrículo (3); corno temporal (CT); recesso supra-óptico (RS); recesso infundibular (RI); plexo coróide (PC); quarto ventrículo (4); cerebelo (CB). (De Rumack CM, Johnson ML: Perinatal and Infant Brain Imaging. St. Louis, Mosby-Year Book, 1984.)

faça a varredura completa em uma direção anteroposterior através do cérebro. Deve-se ter o cuidado para manter o corte simétrico de cada metade do cérebro e do crânio. Uma varredura inicial do cérebro para alinhar o espesso glomo do plexo coróide em cada trígono consiste em um bom método para obter a simetria. Pelo menos seis imagens coronais comuns devem ser obtidas durante esta varredura anteroposterior.[14,17]

A imagem mais anterior (Fig. 51-2A)[18] deve ser exatamente **anterior aos cornos frontais** dos ventrículos laterais. A visualização da fossa craniana anterior é obtida, incluindo os lobos frontais do córtex cerebral com as órbitas profundamente ao soalho da base do crânio.

Movendo-se o transdutor posteriormente (Fig. 51-2B), os **cornos frontais dos ventrículos laterais** aparecem como estruturas anecóicas simétricas, em forma de vírgula, com as cabeças hipoecóicas dos corpos caudados dentro do limite lateral côncavo. As estruturas visualizadas da parte superior para a inferior na linha média incluem a fissura inter-hemisférica; o *girus cingulus*; o joelho e a parte anterior do corpo caloso. E o septo pelúcido entre os ventrículos. Movendo-se lateralmente a partir da linha média, o núcleo caudado é separado do putâmen pela cápsula interna. Lateral ao putâmen, a fissura de Sylvius é ecogênica, porque ela contém a artéria cerebral média (ACM). Ela separa o lobo frontal do temporal. Inferiormente, as artérias carótidas internas bifurcam-se para formar as artérias cerebrais anterior e média ecogênicas.

Progredindo ainda mais posteriormente até o nível **acima do mesencéfalo** (Fig. 51-2C), **o corpo dos ventrículos laterais** é notado em ambos os lados do cavo do septo pelúcido. Abaixo deste, os tálamos localizam-se sobre ambos os lados do terceiro ventrículo, o qual, em geral, é muito delgado para ser visualizado nos lactentes normais. Profundamente aos tálamos, começa a ser visualizado o tronco cerebral. Laterais à linha média, os tálamos são separados dos núcleos lentiformes (caudado e putâmen) pela cápsula interna. Lateralmente aos núcleos lentiformes está a profunda região de substância branca do cérebro, chamada de centro semioval. Mais uma vez, os sulcos laterais são visualizados. Em uma angulação discretamente mais posterior do transdutor a um nível que inclui **o cerebelo, o corpo do ventrículo lateral** se torna um pouco mais arredondado à medida que o tamanho do núcleo caudado diminui quando posterior ao forame interventricular (Fig. 51-2D). Neste nível na linha média, o corpo caloso é profundo ao sulco cingulado e o terceiro ventrículo está localizado entre as porções anteriores dos tálamos. O material ecogênico no soalho dos ventrículos laterais consiste no plexo coróide. O plexo coróide ecogênico também é notado no teto do terceiro ventrículo, resultando em três focos ecogênicos do coróide. Agora, os tálamos são mais proeminentes em ambos os lados do terceiro ventrículo. As estruturas na linha média permanecem inalteradas, exceto pelo fato de que, profundamente aos tálamos, visualiza-se o tentório que reveste o cerebelo. Abaixo disto, na fossa posterior, o vérmis é a estrutura ecogênica na linha média circundada pelos hemisférios cerebelares mais hipoecóicos. Quando o septo pelúcido é cístico posteriormente, ele é chamado de **cavo vergae**. Como o centro cístico do septo pelúcido se fecha no sentido póstero-anterior à medida que o cérebro amadurece, os neonatos em fase final de gestação freqüentemente apresentam apenas o cavo do septo pelúcido mais anterior. Os núcleos lentiformes podem não ser mais notados neste nível. Os cornos temporais dos ventrículos laterais podem ser visualizados lateral e inferiormente aos tálamos, mas, em geral, não são percebidos, a menos que exista hidrocefalia.

Mais posteriormente, visualiza-se **o trígono ou átrio dos ventrículos laterais e cornos occipitais** (Fig. 51-2E). O extenso glomo ecogênico do plexo coróide quase obscurece a luz do ventrículo cheio de LCR no trígono. Na linha média – a porção visualizada do corpo caloso profundamente ao sulco cingulado – está o esplênio. Inferiormente, o cerebelo é separado do córtex occipital pelo tentório do cerebelo.

O corte mais posterior (Fig. 51-2F) visualiza predominantemente o **córtex do lobo occipital** e a face mais posterior dos cornos occipitais dos ventrículos laterais que não contêm o plexo coróide. Este corte é angulado posterior ao cerebelo.

As imagens de ultra-som cerebral do prematuro normal nos mesmos planos são mostradas na Figura 51-3. Os ventrículos laterais são um pouco maiores; o cavo do septo pelúcido estende-se para trás para se transformar no cavo vergae entre os corpos do ventrículo lateral e cornos occipitais (Fig. 51-3B-E). Existem apenas alguns sulcos, e as fissuras de

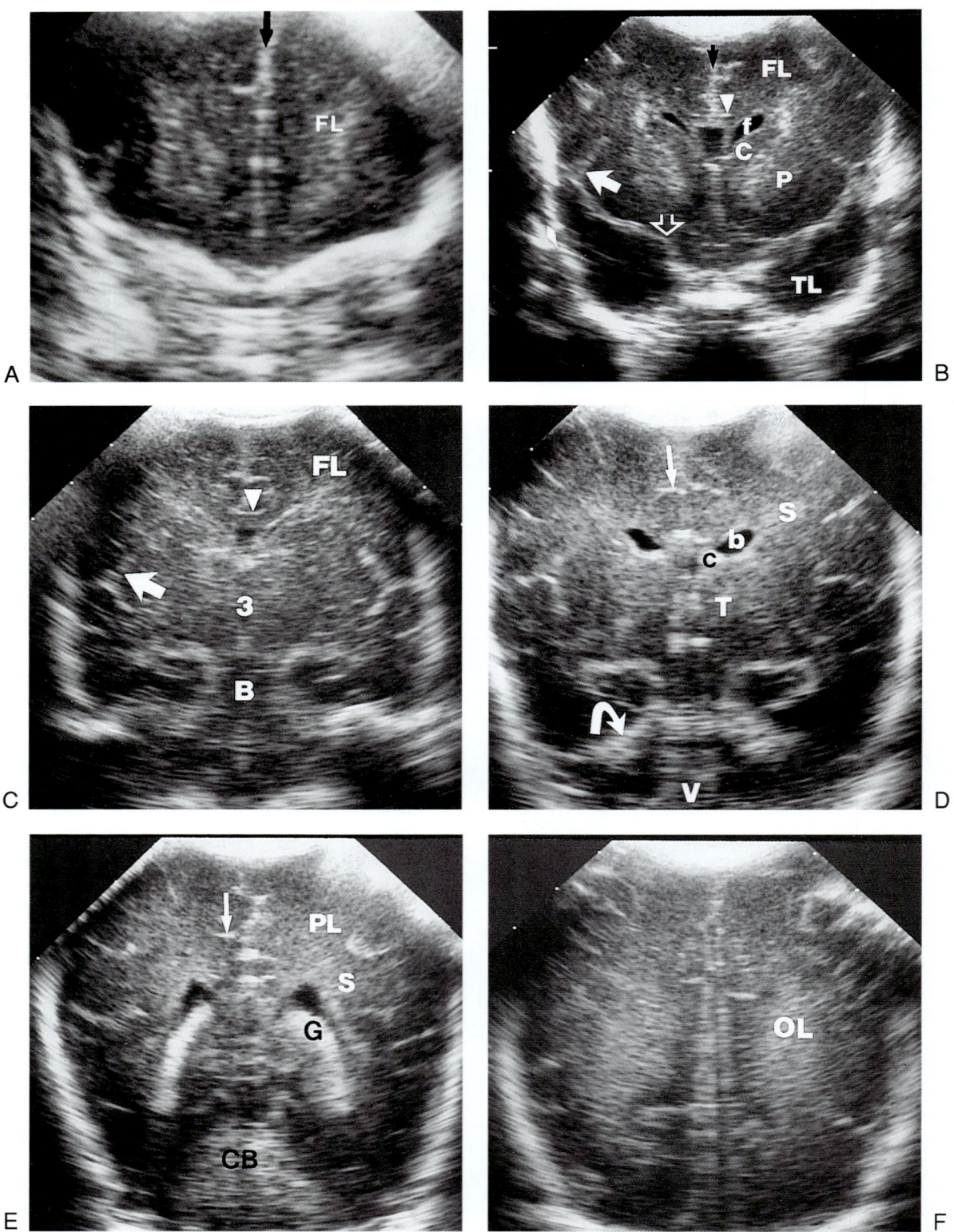

FIGURA 51-2. Lactente normal a termo — imagens ultra-sonográficas cerebrais coronais. (Do anterior para o posterior corresponde aos cortes na Figura 51.1A a F.) **A.** Lobos frontais (FL). **B.** Cornos frontais dos ventrículos laterais (f); núcleo caudado (C); lobo temporal (TL); corpo caloso (*ponta de seta*); fissura de Sylvius (*seta fechada*); bifurcação da artéria carótida interna (*seta aberta*); putâmen (P). **C,** Tronco cerebral (B); loja do terceiro ventrículo (3); (o terceiro e quarto ventrículos são difíceis de observar nos pacientes normais nos cortes coronais). (Nas imagens **A** e **B**, a *seta negra reta* representa a fissura inter-hemisférica.) **D,** Centro semi-oval (S); corpo do ventrículo lateral (b); plexo coróide (c); tálamo (T); vermis do cerebelo (V); tentório do cerebelo (*seta curva*); sulco do cíngulo (*seta branca reta*). **E,** lobo parietal (PL); glomo do plexo coróide (G); cerebelo (CB). **F,** Lobo occipital (OL). (**B** e **C** reproduzidos com a permissão de Rumack CR, Horgan JG, Hay TC, et al: Pocket Atlas of Pediatric Ultrasound. Philadelphia, Lippincott-Raven, 1990.)

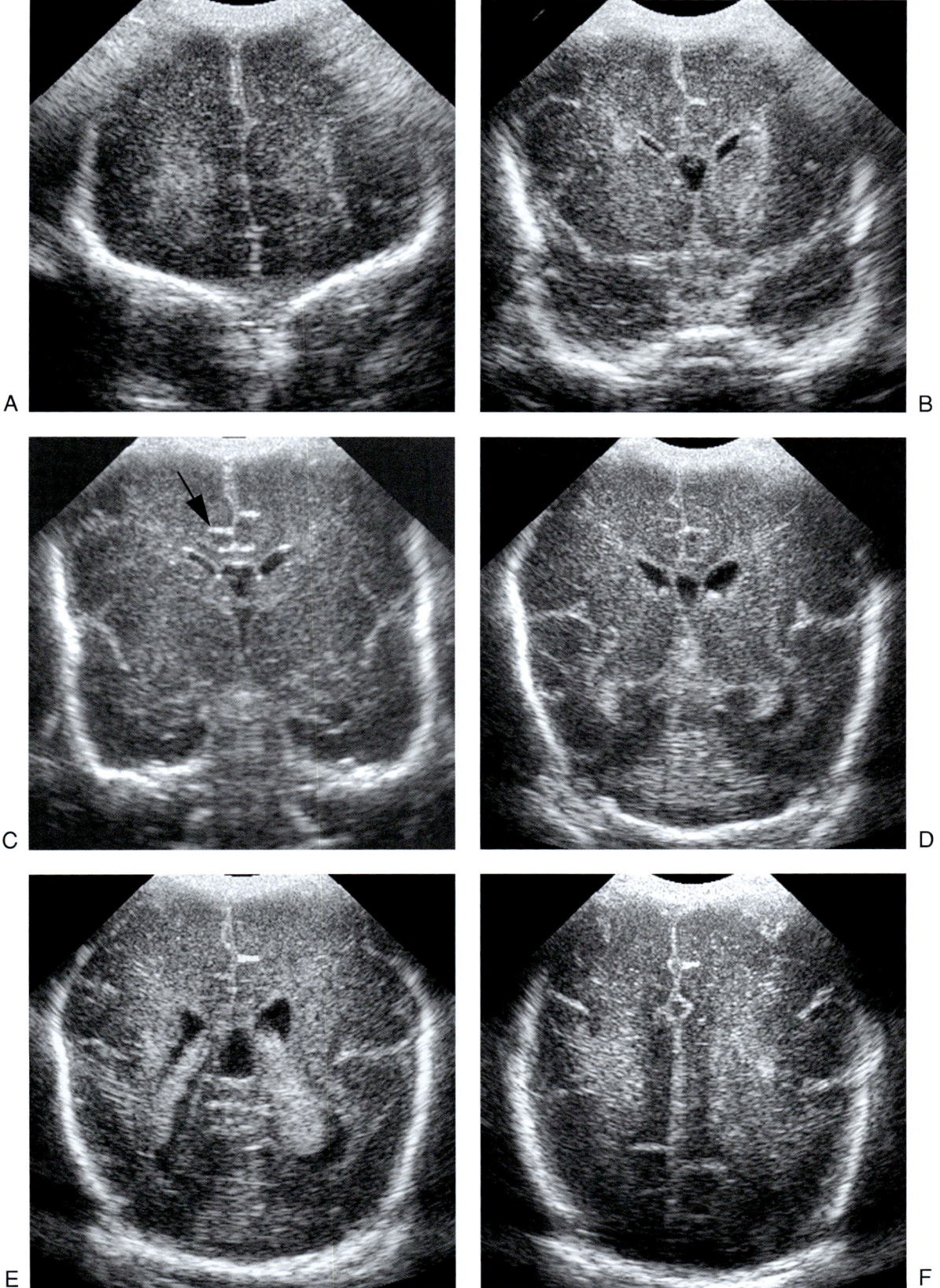

FIGURA 51-3. Neonato Prematuro Normal. A-F Ultra-sonografias cerebrais coronais. Observe que o cavo do septo pelúcido estende-se posteriormente e se torna o cavo vergae. As fissuras de Sylvius são mais amplas. O cérebro é muito liso, carecendo de muitos sulcos, exceto os fragmentos do sulco do cíngulo acima do corpo caloso (*seta*).

EXAMES CEREBRAIS CORONAIS: ESTRUTURAS NORMAIS

LINHA MÉDIA

Fissura inter-hemisférica
Sulco do cíngulo
Corpo caloso
Cavo do septo pelúcido
Cavo vergae (quando presente)
Terceiro ventrículo
Quarto ventrículo
Tronco cerebral
Vérmis do cerebelo

PARAMEDIANAS

Lobo frontal
Lobo parietal
Lobo occipital
Corno frontal do ventrículo lateral
Corpo do ventrículo lateral
Corno temporal do ventrículo lateral
Trígono do ventrículo lateral
Plexo coróide
Glomo do plexo coróide
Núcleo caudado
Cápsula interna
Tálamo
Núcleo lentiforme
Tentório do cerebelo
Hemisfério cerebelar
Sulco lateral

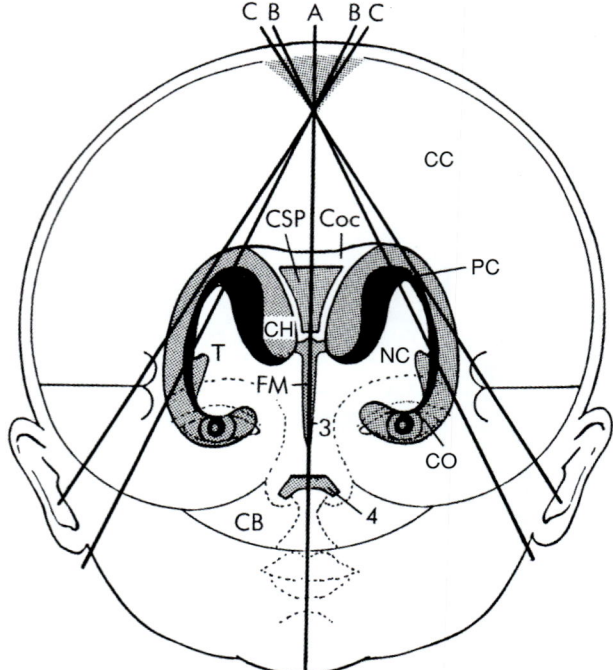

FIGURA 51-4. Planos sagitais utilizados no exame cerebral através da fontanela anterior; representação esquemática. (A a C corresponde a linha média até a lateral.) Cerebelo (CB); córtex cerebral (CC); corpo caloso (Coc); núcleo caudado (NC); plexo coróide (PC); cavo do septo pelúcido (CSP); corno frontal (CF); forame de Monro (FM); corno occipital (CO); corno temporal (T); terceiro ventrículo (3); quarto ventrículo (4). (De Rumack CM, Johnson ML: Perinatal and Infant Brain Imaging. St. Louis, Mosby-Year Book, 1984.)

Sylvius são mais amplas e podem parecer semelhante a uma caixa, em lugar de delicadas fissuras.

Cortes Cerebrais Sagitais

As imagens sagitais são obtidas ao se colocar o transdutor longitudinalmente através da fontanela anterior e angulando-o para cada lado (Fig. 51-4). A **linha média** é primeiramente identificada por toda a fissura inter-hemisférica através do reconhecimento da linha curva do corpo caloso acima do cavo cístico do septo pelúcido e do cavo Vergae do terceiro e quarto ventrículos, e do vermis cerebelar altamente ecogênico (Fig. 51-5A e B). O sulco cingulado fica paralelo e acima do corpo caloso. Nesta incidência, o tamanho do vermis cerebelar tem sido utilizado para avaliar a idade gestacional.[19] Também pode ser empregado o grau de desenvolvimento do sulco. A angulação superficial de aproximadamente 10 graus para cada lado mostrará os **ventrículos laterais** normalmente pequenos (Fig. 51-6A). Os ventrículos não se localizam em um plano perfeitamente reto no sentido anteroposterior. O transdutor deve ser angulado, de modo que a sua porção anterior seja direcionada mais medialmente, e a porção posterior mais lateralmente para incluir todo o ventrículo lateral em um plano de imagem único.[14,17]

Acima do ventrículo lateral está o córtex cerebral e abaixo dele está o hemisfério cerebelar. O núcleo caudado e o tálamo estão entre os ramos do ventrículo (Fig. 51-6B). O **sulco caudotalâmico** na junção destas duas estruturas é uma área importante a reconhecer, porque este é o sítio mais comum da hemorragia da matriz germinativa (HMG) na região subependimária do ventrículo.

A angulação lateral mais pronunciada demonstrará a face periférica dos ventrículos e o **hemisfério cerebral mais lateral**, incluindo os lobos temporais (Fig. 51-6C), onde os ramos da ACM se estendem no sentido do ventrículo. Na prática real, devemos aprender a lidar com o sombreamento normal causado pela foice na linha média sobre os cortes sagitais. Isto é facilmente conseguido e requer apenas que o exame seja realizado discretamente lateral à foice. Os problemas originam-se apenas quando não se reconhece o sombreamento conturbador que provoca a perda de resolução.

A ultra-sonografia sagital quase sempre revela um ***blush peritrigonal hiperecóico*** normal (Fig. 51-6B) exatamente posterior e superior aos trígonos ventriculares nas incidências parassagitais. Ele é causado pela interface de inúmeras

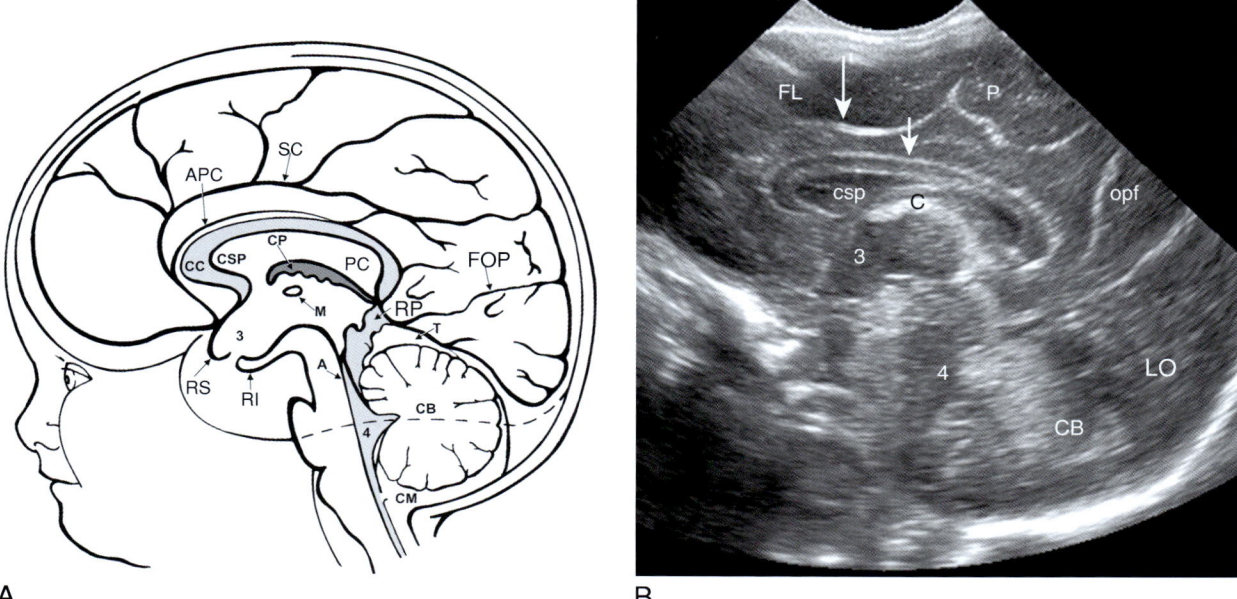

FIGURA 51-5. Normal Sagital na linha média normal. A, Desenho. Corpo caloso (CC); cavo do septo pelúcido (CSP); plexo coróide (PC); cavo vergae (CV); recesso pineal (RP); recesso supra-óptico (RS); recesso infundibular (RI); terceiro ventrículo (3); quarto ventrículo (4); aqueduto (A); vermis do cerebelo (CB); cisterna magna (CM); artéria pericaloso (APC); sulco do cíngulo (SC); massa intermédia (M); tentório (T); fissura occipitoparietal (FOP); **B,** Exame cerebral sagital em linha média normal. Lobo frontal (LF); lobo parietal (P); lobo occipital (LO); corpo caloso (*seta curta*); cavo do septo pelúcido (csp); terceiro ventrículo (3); quarto ventrículo (4); vérmis do cerebelo (CB); sulco do cíngulo (*seta longa*), fissura occipitoparietal (opf).

EXAMES CEREBRAIS SAGITAIS: ESTRUTURAS NORMAIS

ESTRUTURAS NA LINHA MÉDIA

Lobo frontal
Lobo parietal
Lobo occipital
Sulco do cíngulo
Artéria pericalosa
Corpo caloso
Cavo do septo pelúcido
Cavo vergae
Velum interpositum
Terceiro ventrículo
Quarto ventrículo
Tentório
Plexo coróide, terceiro ventrículo
Aqueduto
Sulco occipitoparietal
Tronco cerebral
Vérmis do cerebelo

ESTRUTURAS PARAMEDIANAS

Lobo frontal
Lobo parietal
Lobo occipital
Corno frontal do ventrículo lateral
Corpo do ventrículo lateral
Átrio do ventrículo lateral (trígono)
Corno temporal do ventrículo lateral
Corno occipital do ventrículo lateral
Plexo coróide
Núcleo caudado
Tálamo
Sulco caudotalâmico
Cerebelo

fibras paralelas que são quase perpendiculares ao ângulo longitudinal do feixe ultra-sonográfico que passa através da fontanela anterior. Uma área similar de ecogenicidade aumentada não é notada nas ultra-sonografias obtidas através da fontanela posterior, porque, com esta angulação, o eixo longitudinal de um feixe ultra-sonográfico e os tratos de fibras ficam quase em paralelo. As correlações ultra-sonográficas patológicas demonstraram o *blush* ou hiperecogenicidade peritrigonal normal.[20]

Cortes na Fontanela Posterior

A **fontanela posterior** é uma incidência muito útil para avaliar os cornos occipitais para o diagnóstico da hemorragia

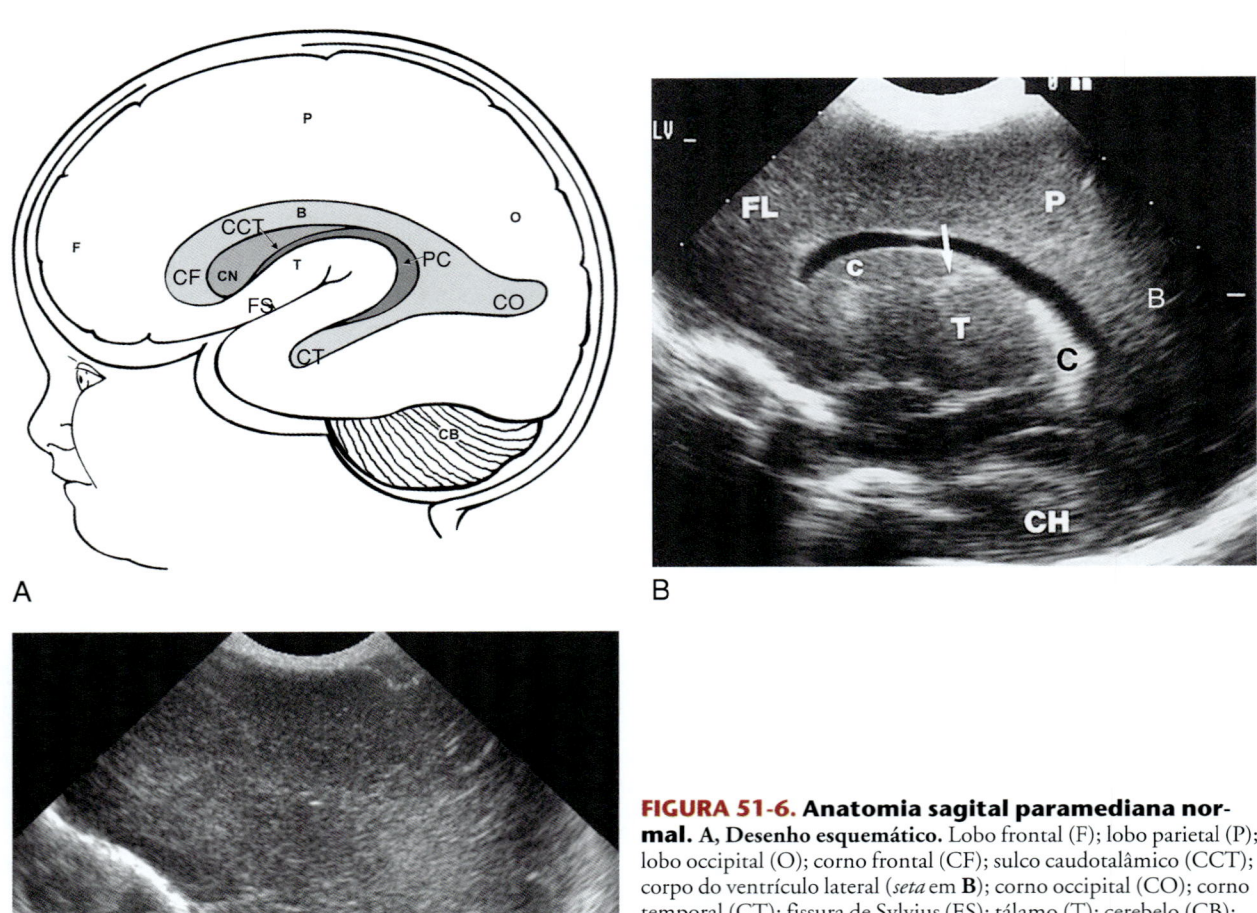

FIGURA 51-6. Anatomia sagital paramediana normal. A, Desenho esquemático. Lobo frontal (F); lobo parietal (P); lobo occipital (O); corno frontal (CF); sulco caudotalâmico (CCT); corpo do ventrículo lateral (*seta* em **B**); corno occipital (CO); corno temporal (CT); fissura de Sylvius (FS); tálamo (T); cerebelo (CB); plexo coróide (PC). **B, Ultra-sonografia sagital,** incidência paramediana. Lobo frontal (LF); lobo parietal (P); tálamo (T); núcleo caudado (c); plexo coróide (C); hemisfério cerebelar (HC); rubor peritrigonal (B). **C, Ultra-sonografia parassagital do córtex cerebral.**

intraventricular (HIV). A fontanela posterior localiza-se na linha média, na junção das suturas lambdóide e sagital; ela permanece aberta até aproximadamente três meses de idade[21] (Fig. 51-7). O transdutor deve ser angulado discretamente para fora da linha média, com a porção anterior da sonda direcionada discreta e medialmente para demonstrar o trígono ventricular lateral com seu corno occipital no campo proximal (Fig. 51-8). O glomo coróide será observado com as extensões para dentro do corpo ventricular e do corno temporal. O corno occipital não contém o plexo coróide e deve ser totalmente anecóico. Angular o transdutor para dentro dos planos parassagitais esquerdo e direito demonstrará cada corno occipital. Estes planos são extremamente úteis para detectar a deposição dependente do coágulo e o coágulo ligado ao plexo coróide. As imagens coronais invertidas de ambos os cornos occipitais podem ser obtidas para a comparação do tamanho e ecogenicidade dos ventrículos (Fig. 51-8B).

Cortes da Fontanela Mastóidea

A **fontanela mastóidea** permite a avaliação do tronco cerebral e da fossa posterior que não são bem demonstrados nos planos comuns através da fontanela anterior. O transdutor do ultra-som é colocado aproximadamente 1 cm atrás do pavilhão do ouvido e 1 cm acima do trago. Esta fontanela está localizada na junção das suturas escamosa, lambdóide e occipital (Fig. 51-7). As imagens axiais da fossa posterior, com a porção anterior do transdutor angulada em sentido discretamente cefálico, demonstrarão o quarto ventrículo, vérmis cerebelar posterior, hemisférios cerebelares e a cisterna magna. Estas imagens axiais têm sido tipicamente demons-

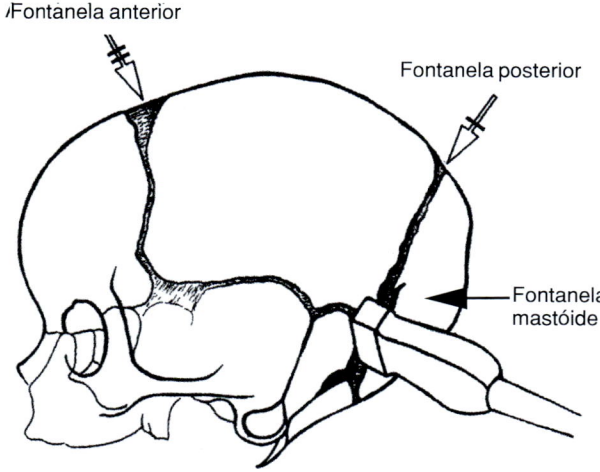

FIGURA 51-7. Janelas acústicas das fontanelas anterior, posterior e mastóide. (Modificado com permissão de Di Salvo DN: A new view of the neonatal brain: Clinical utility of supplemental neurologic US imaging windows. Radiographics 2001;21:943-955.)

tradas com o ápice da cabeça para a esquerda; embora rodada, a demonstração pode ser útil para relacionar a anatomia com as incidências axiais comuns a partir de outras modalidades (Fig. 51-9). As folhas ecogênicas radiadas (pregas superficiais) do cerebelo tornam a superfície do cerebelo bastante proeminente em comparação com o parênquima do hemisfério cerebelar. Atrás do quarto ventrículo está o vérmis da linha média ecogênico, que parece muito menos ecogênico na incidência axial em comparação com os cortes sagitais da linha média. Quando imagens axiais anguladas são obtidas através das porções inferiores do cerebelo abaixo do quarto ventrículo, a **valécula** (normalmente fina) pode ser observada na linha média normal, entre os hemisférios cerebelares (Fig. 51-9C). Nos cortes axiais excessivamente angulados, o **forame de Magendie** pode ser notado na linha média como uma linha sonolucente fina entre a cisterna magna e o quarto ventrículo (Fig. 51-9D). Ela não deve ser confundida com uma variante de Dandy Walker. A presença de um vermis íntegro nos cortes superiores e a acentuada angulação para observar a valécula possibilitam a diferenciação desta variante normal.[15] O exame com Doppler colorido nesta incidência permite a avaliação do fluxo nestes seios transversais e retos, visando excluir a trombose venosa.[22]

Um corte axial discretamente mais alto deve incluir os tálamos, mesencéfalo, terceiro ventrículo, aqueduto de Sylvius e cisterna da placa quadrigêmea com o transdutor angulado a partir do plano axial comum e posicionado cefalicamente à aurícula externa (Fig. 51-10). Os tálamos são estruturas hipoecóicas em forma de coração invertido. O mesencéfalo, incluindo os pedúnculos cerebrais e corpos quadrigêmeos, consiste em estruturas lenticulares hipoecóicas pareadas exatamente caudais aos tálamos. O terceiro ventrículo geralmente é uma fenda delgada, pouco visível entre os tálamos. O aqueduto comumente é uma linha ecogênica fina, porém pode ocasionalmente ser uma fenda delgada no mesencéfalo. A cisterna quadrigêmea é ecogênica e circunda o mesencéfalo.

Ultra-Som Tridimensional

O ultra-som tridimensional é uma técnica relativamente nova que tem sido empregada principalmente para o exame fetal. Em alguns centros, a ultra-sonografia cerebral neonatal tridimensional mostrou ser mais rápida, embora ainda não com uma qualidade de imagem tão boa quanto a bidimensional.[23] Um volume do cérebro pode ser avaliado em alguns segundos e, depois, demonstrações computadorizadas de três fatias octagonais em qualquer ângulo podem ser reconstruídas em um momento posterior, além dos planos coronal, sagital e axial. As lesões cerebrais podem ser imediatamente examinadas em três incidências, o que pode melhorar a compreensão da posição no cérebro e o diagnóstico mais provável (Fig. 51-11). Alguns autores recomendam a medição do volume tridimensional dos ventrículos.[24] O método comum ainda é uma avaliação qualitativa com base nos ventrículos normais típicos de diferentes grupos etários.

ANATOMIA DO DESENVOLVIMENTO

Desenvolvimento dos Sulcos Cerebrais e Espaços Subaracnóides

No lactente muito prematuro, os sulcos cerebrais não estão plenamente desenvolvidos, e o cérebro parece bastante liso (Fig. 51-12).[25] O primeiro sulco a se formar é sulco lateral primitivo, quase quadrado, mais bem observado nas imagens coronais[26] (Fig. 51-3C). O desenvolvimento dos sulcos, melhor avaliado nas imagens sagitais na linha média, estende-se então para o sulco calcarino como uma linha reta simples no quinto mês de gestação (20 semanas).[27] Em torno de 24 a 25 semanas de gestação, a fissura occipitoparietal está presente e nenhum sulco é visível (Fig. 51-13A). Em torno de 28 semanas de gestação, o sulco do cíngulo sobre o corpo caloso e um sulco do cíngulo linear e simples, superior e em paralelo com o corpo caloso, também são percebidos (Fig. 51-13B). Em torno de 30 semanas de gestação, o sulco do cíngulo também está ramificado (Fig. 51-13C). Entre 33 e 40 semanas de gestação, os sulcos curvam-se, ramificam-se e se anastomosam, de modo que um lactente a termo apresenta muitos ramos periféricos sobre a superfície cerebral (Fig. 51-13D). Os espaços subaracnóides são proeminentes no lactente muito prematuro, fazendo com que a fissura de Sylvius seja quase quadrada enquanto que, mais adiante, ela se transforma em uma fissura ecogênica estreita, repleta de ramos da ACM.

Embora não utilizada rotineiramente, a medição do espaço subaracnóide em uma incidência ampliada do cérebro pode ser feita a partir do seio sagital triangular até a superfície do córtex. Armstrong e cols.[28] reportam que este normalmente é menor que 3,5 mm em 95% dos lactentes pré-termo com menos de 36 semanas de gestação. Mais próximo ao termo, os valores tenderam a ficar no extremo superior da faixa e mostraram aumentar a cada semana.

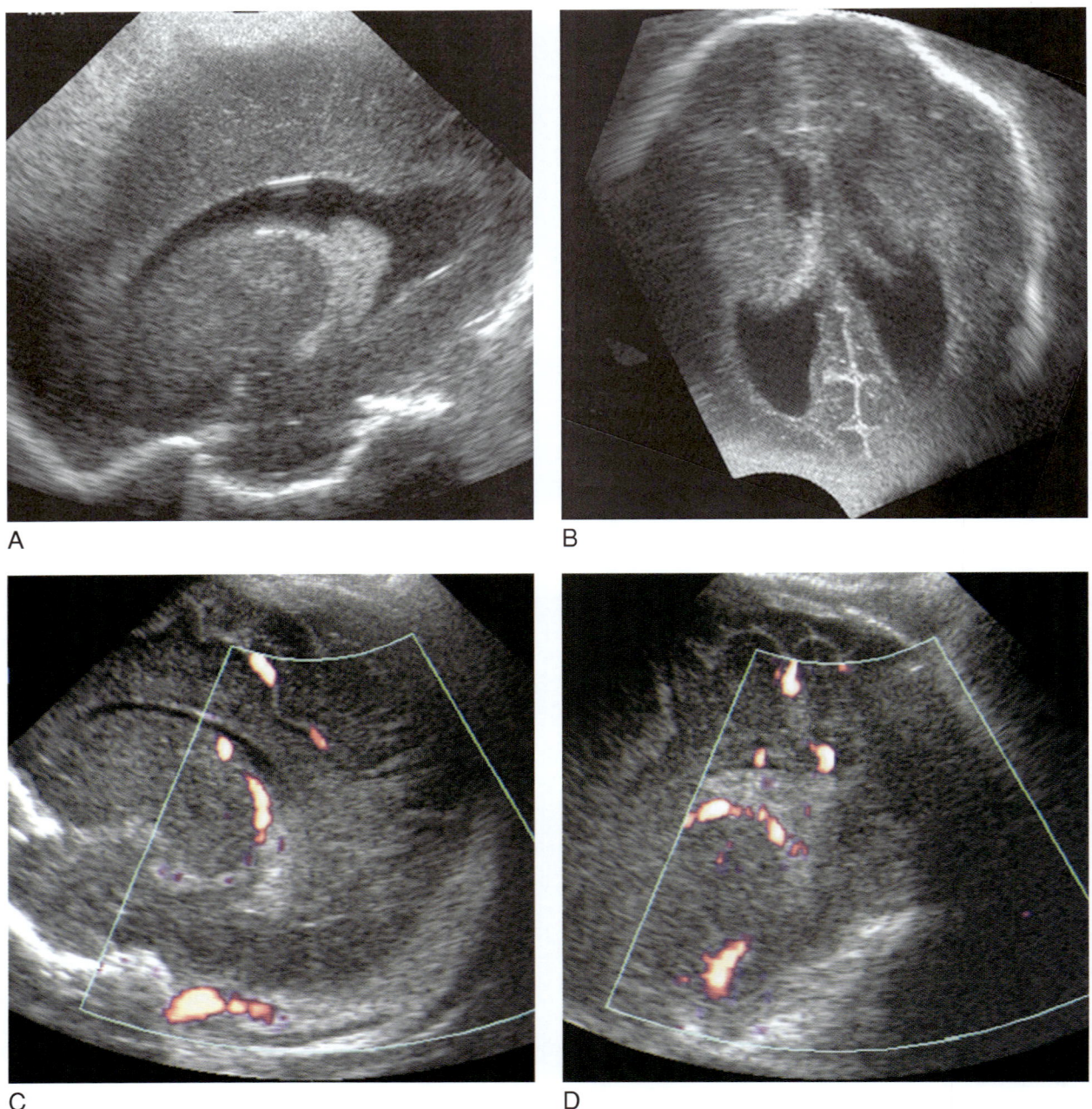

FIGURA 51-8. Imagens na fontanela posterior. A, Corno occipital com coróide lobular, plano sagital. **B**, Cornos occipitais, plano axial (rodado em 90 graus no sentido horário). **C** e **D**, Plexo coróide no Doppler colorido é vascularizado; o coágulo pode ser distinguido pela falta do fluxo vascular. O movimento pode mimetizar o fluxo, de modo que é necessário o exame cuidadoso.

Cavo do Septo Pelúcido e Cavo Vergae

Há uma estrutura cística contínua na linha média no septo pelúcido durante a vida fetal. O septo contém o cavo do septo pelúcido, anterior ao forame de Monro (Fig. 51-13), e o cavo vergae posteriormente. Ambas as partes estão normalmente presentes no início da gestação, mas elas se fecham de trás para frente, começando com aproximadamente seis meses de gestação (Fig. 51-14). No termo, o fechamento aconteceu posteriormente em 97% dos lactentes, de modo que existe apenas um cavo do septo pelúcido no nascimento. Em torno de três a seis meses depois do nascimento, este septo está completamente fechado em 85% dos lactentes, embora, em alguns, o septo permaneça aberto na vida adulta.[29]

Velum Interpositum

O *velum interpositum* representa um espaço potencial acima da coróide no teto do terceiro ventrículo e abaixo das colunas dos fórnices.[2,30] Ele pode parecer como um espaço

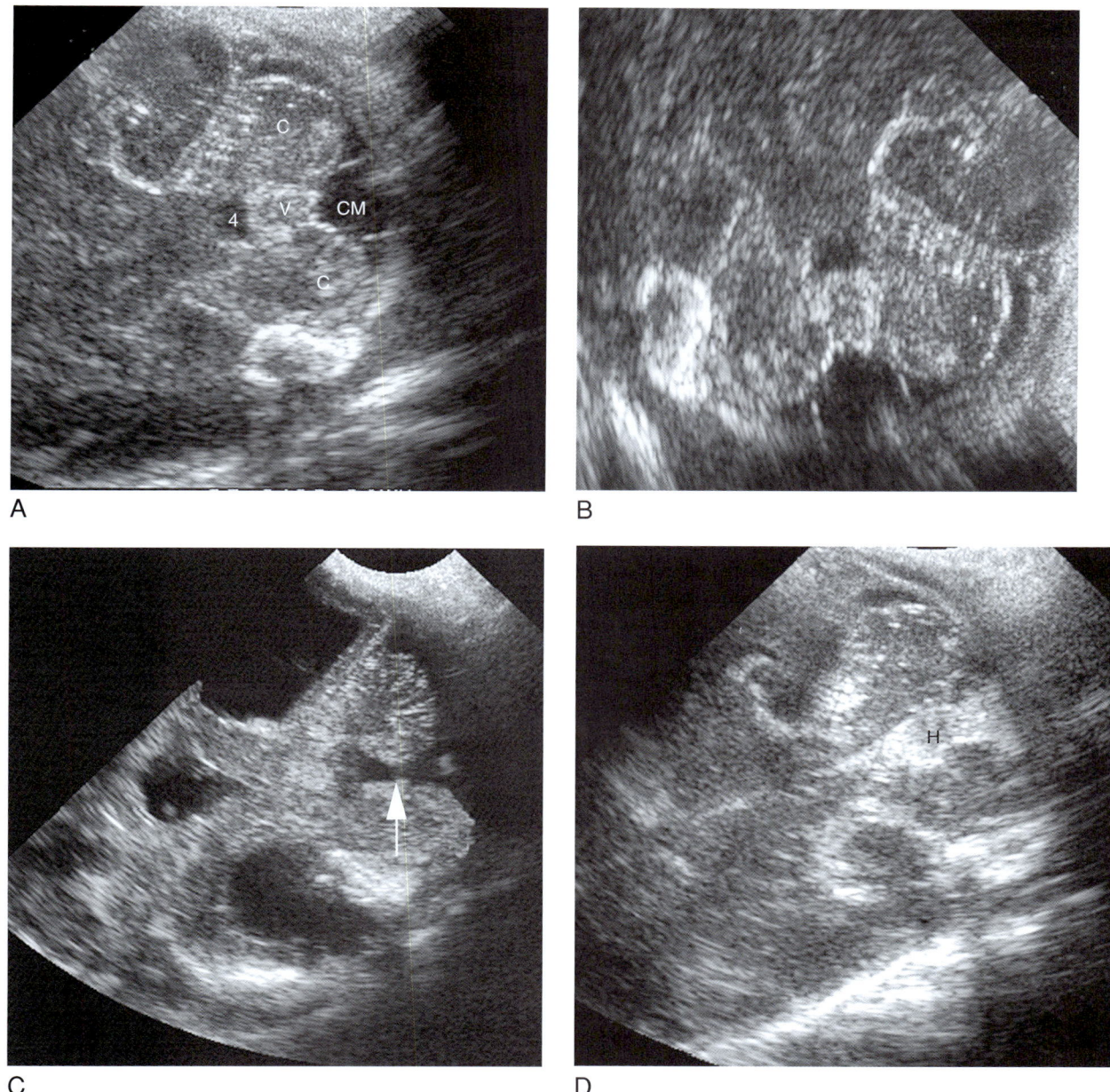

FIGURA 51-9. Imagens na fontanela mastóide. A, Hemisférios cerebelares (c), vérmis do cerebelo (v), quarto ventrículo (4) e cisterna magna (cm) normais. **B,** Fossa posterior normal rodada em 90 graus em relação ao corte axial padrão. **C,** Vista baixa da fossa posterior através da valécula (*seta*) entre os hemisférios cerebelares em um neonato com hidrocefalia pós-hemorrágica. **D,** Forame de MAGENDIE, que se conecta ao quarto ventrículo e à cisterna magna, está aumentado e contém a hemorragia intraventricular (H).

anecóico em forma de capacete invertido, exatamente inferior e posterior ao esplênio na região pineal (Fig. 51-13B). Chen reporta que 21% dos neonatos na ultra-sonografia possuem um velum interpositum.[30] Em torno de dois anos de idade, esta estrutura cística consistiu um achado incomum e, desta maneira, acredita-se que seja um estágio normal do desenvolvimento cerebral. Ocasionalmente, um raro cisto é encontrado nesta área, o qual provoca a compressão de outras estruturas.

Plexo Coróide

O plexo coróide é o sítio da produção do LCR nos ventrículos (Fig. 51-15). A maior porção do plexo coróide é o glomus, uma estrutura altamente ecogênica ligada ao trígono de cada ventrículo lateral. O plexo coróide afila-se à medida que se estende anteriormente até o forame de Monro e continua, a partir de cada ventrículo lateral, para dentro e ao longo do teto do terceiro ventrículo. O plexo coróide se estreita lateralmente

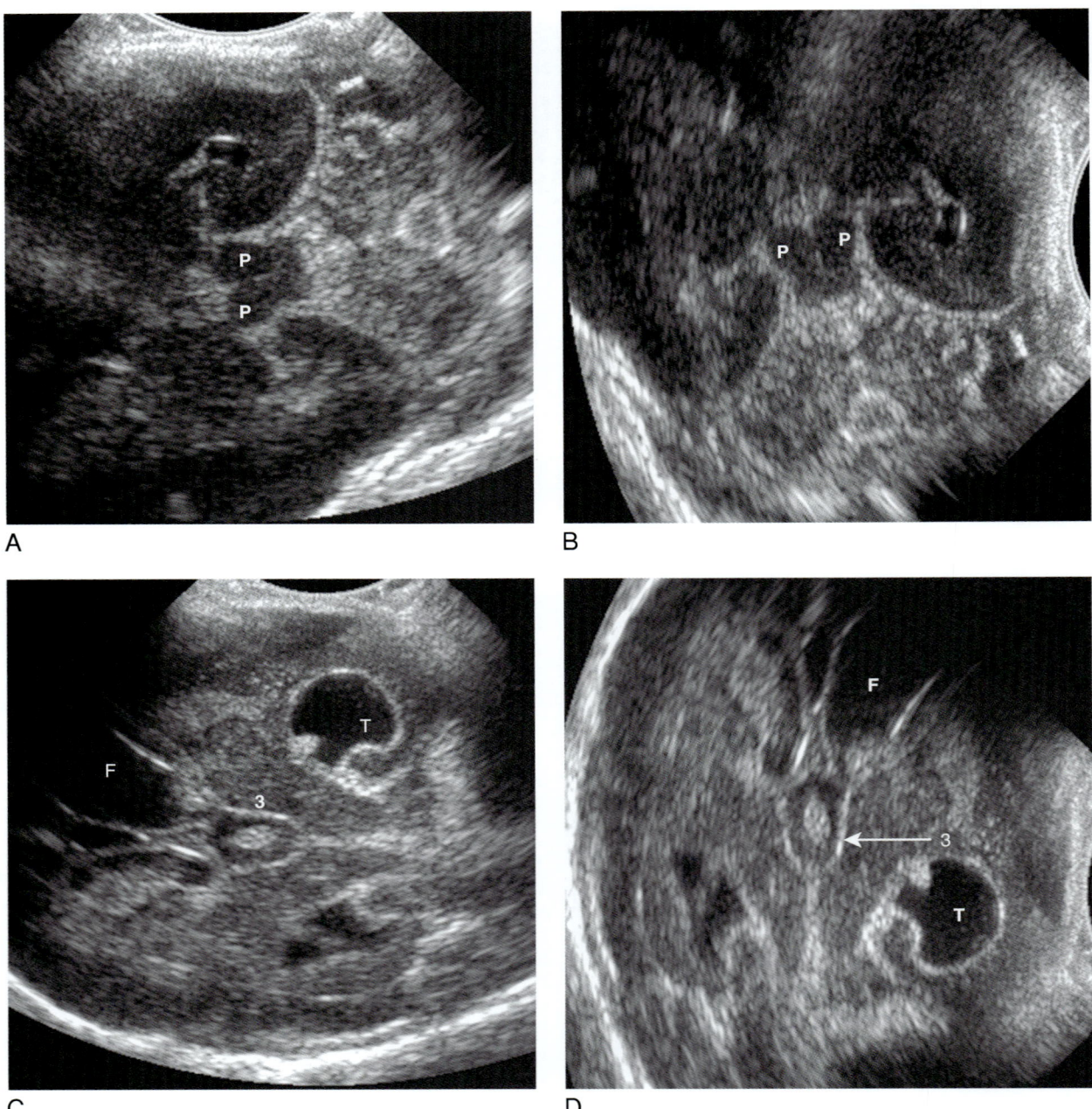

FIGURA 51-10. Fossa posterior, nível mesencefálico. A, Plano axial normal do cerebelo posterior superiormente e os pedúnculos cerebrais anteriormente (P). **B,** Normal, corte de **A** rodado em 90 graus para se compatibilizar com a vista axial em outras modalidades. **C** e **D**, **Hidrocefalia pós-hemorrágica.** Corno frontal (F); terceiro ventrículo com a *seta* no coágulo no terceiro ventrículo; corno temporal (T).

enquanto se estende para o corno temporal do ventrículo lateral. O plexo coróide não se estende para dentro do corno frontal ou occipital. O plexo coróide também está presente no teto do quarto ventrículo. Os pequenos cistos no plexo coróide são comuns e, em geral, decorrem de pequenos vasos.

Matriz Germinativa

A matriz germinativa desenvolve-se profundamente no epêndima e consiste em células proliferativas, frouxamente organizadas, que originam os neurônios e células da glia do córtex cerebral e gânglios da base (Fig. 51-16). Seu leito vascular é a região mais ricamente perfundida do cérebro em desenvolvimento. Os vasos nesta região formam uma rede vascular imatura de capilares finos, veias com paredes extremamente finas e vasos maiores irregulares.[31] A rede capilar é melhor desenvolvida na periferia da matriz germinativa e se torna menos desenvolvida no sentido da massa glioblástica central. Embora a matriz germinativa não seja visualizada na ultra-sonografia, ela é importante porque consiste no sítio

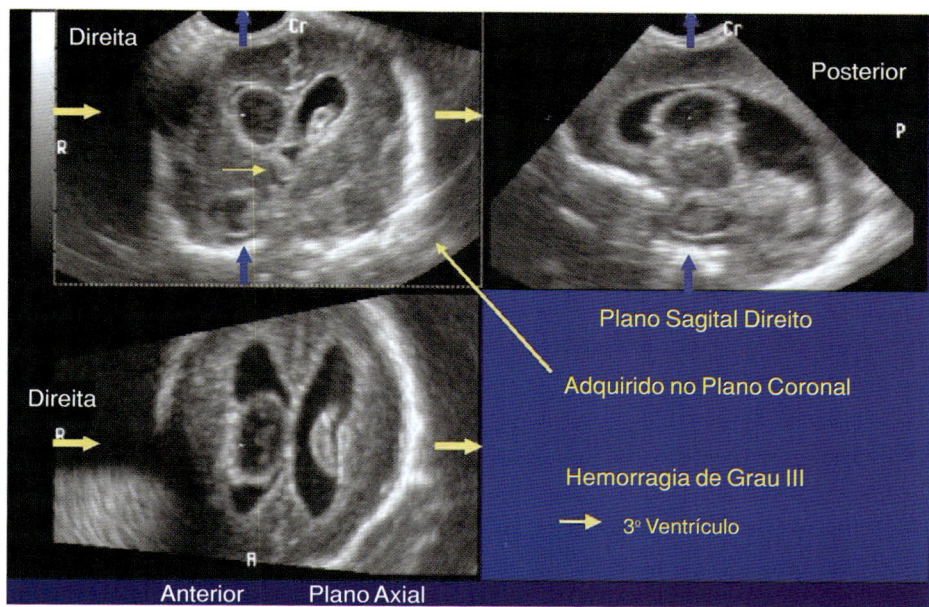

FIGURA 51-11. Exame tridimensional. Hidrocefalia pós-hemorrágica. (Cortesia de Gary Thieme, M. D., University of Colorado Health Sciences Center, Denver, CO.)

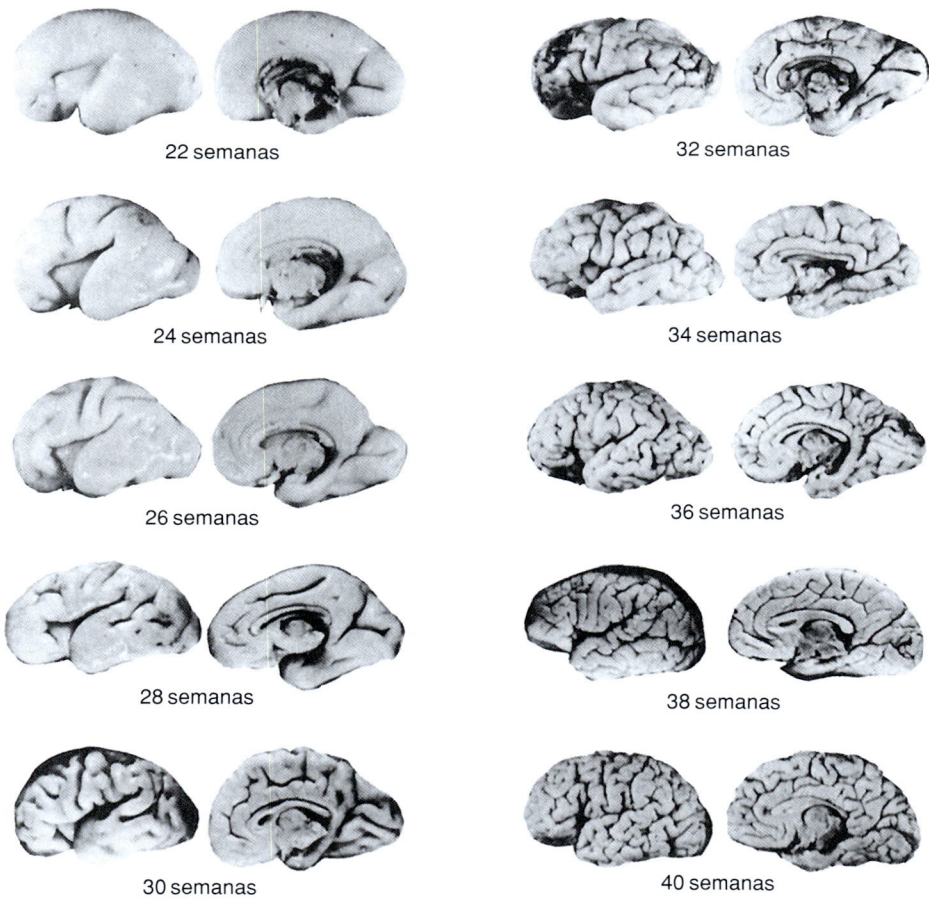

FIGURA 51-12. Desenvolvimento normal do padrão de sulcos com 22 a 40 semanas de gestação. (De Dolan CL, Dorovini ZIS: Gestational development of the brain. Arch Pathol Lab Med 1977;101:192-195.)

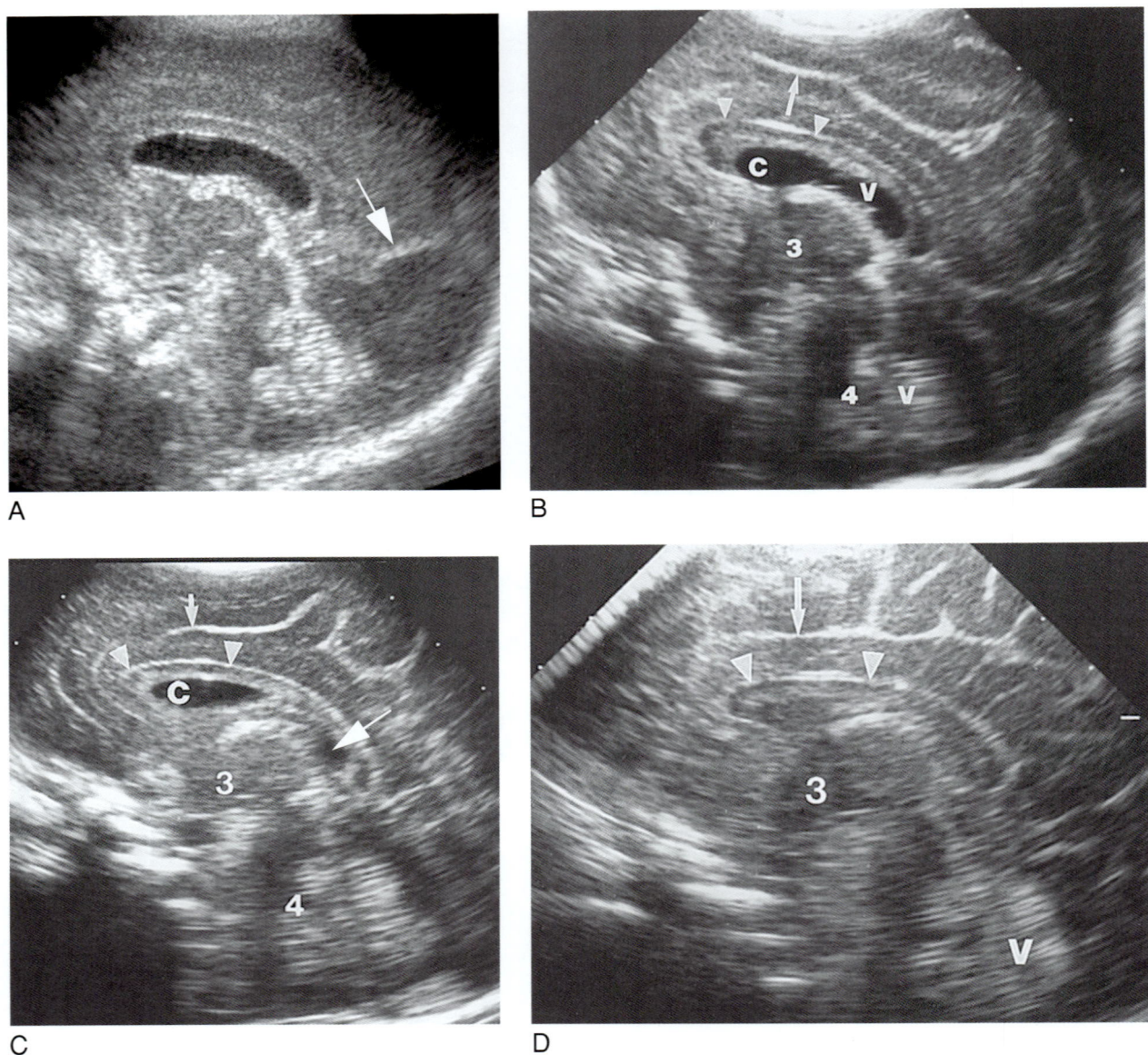

FIGURA 51-13. Cérebro do lactente prematuro normal com 25 a 40 semanas de gestação, cortes sagitais. A, Gestação de 25 semanas, sem sulcos. O corpo caloso situa-se acima totalmente cístico, cavo do septo pelúcido e cavum vergae. Fissura occipitoparietal (*seta*). **B**, Gestação de 27 semanas. O sulco do cíngulo (*seta*) está pouco desenvolvido, e o cavo do septo pelúcido (C) e o cavo vergae (V) são facilmente visíveis. **C**, Gestação de 30 semanas. O sulco do cíngulo (*seta curta*) apresenta alguns ramos. Velum interpositum do terceiro ventrículo (*seta longa*). **D**, Gestação de 40 semanas. O sulco do cíngulo (*seta*) apresenta muitas ramificações. O septo pelúcido não é mais cístico. Terceiro ventrículo (3); quarto ventrículo (4); vermis do cerebelo (V); corpo caloso (*setas curtas*).

anatômico típico sobre o núcleo caudado em que acontece a hemorragia nos lactentes prematuros.

No início da gestação, a matriz germinativa forma toda a parede do sistema ventricular. Depois do terceiro mês de gestação, a matriz germinativa regride, primeiro ao redor do terceiro ventrículo, depois ao redor dos cornos e trígonos temporais e occipitais. Em torno de 24 semanas de gestação, a matriz germinativa persiste apenas sobre a cabeça do núcleo caudado e, em menor extensão, sobre o corpo do núcleo caudado. Em torno de 32 semanas de gestação, é incomum visualizar HMG porque estas células migram para fora do córtex cerebral. Esta regressão continua até 40 semanas de gestação, quando ela pára de existir como uma estrutura separada e a rede vascular imatura é remodelada para formar os padrões vasculares adultos.

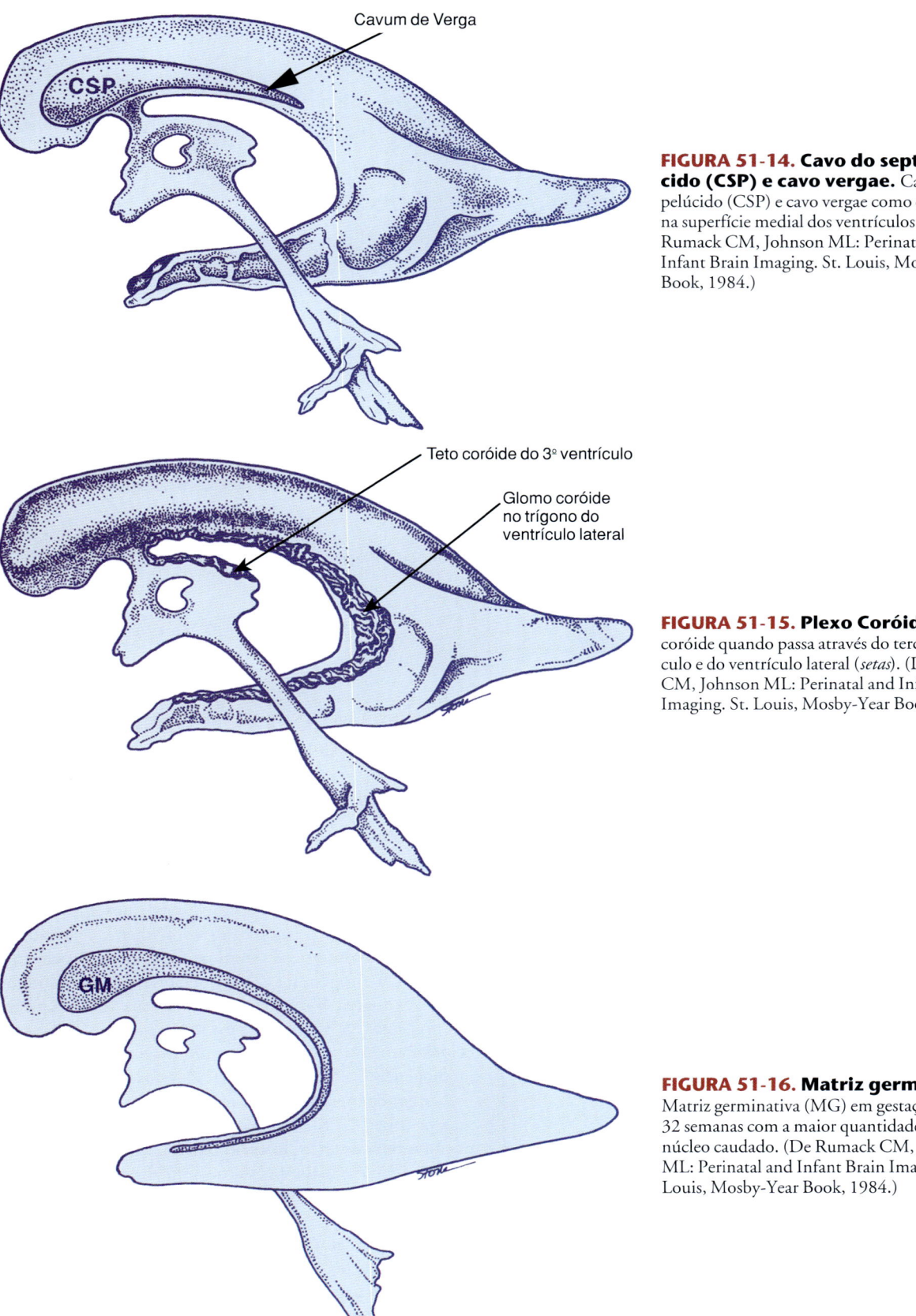

FIGURA 51-14. Cavo do septo pelúcido (CSP) e cavo vergae. Cavo do septo pelúcido (CSP) e cavo vergae como ele se projeta na superfície medial dos ventrículos laterais. (De Rumack CM, Johnson ML: Perinatal and Infant Brain Imaging. St. Louis, Mosby-Year Book, 1984.)

FIGURA 51-15. Plexo Coróide. O plexo coróide quando passa através do terceiro ventrículo e do ventrículo lateral (*setas*). (De Rumack CM, Johnson ML: Perinatal and Infant Brain Imaging. St. Louis, Mosby-Year Book, 1984.)

FIGURA 51-16. Matriz germinativa. Matriz germinativa (MG) em gestação de 30 a 32 semanas com a maior quantidade próxima ao núcleo caudado. (De Rumack CM, Johnson ML: Perinatal and Infant Brain Imaging. St. Louis, Mosby-Year Book, 1984.)

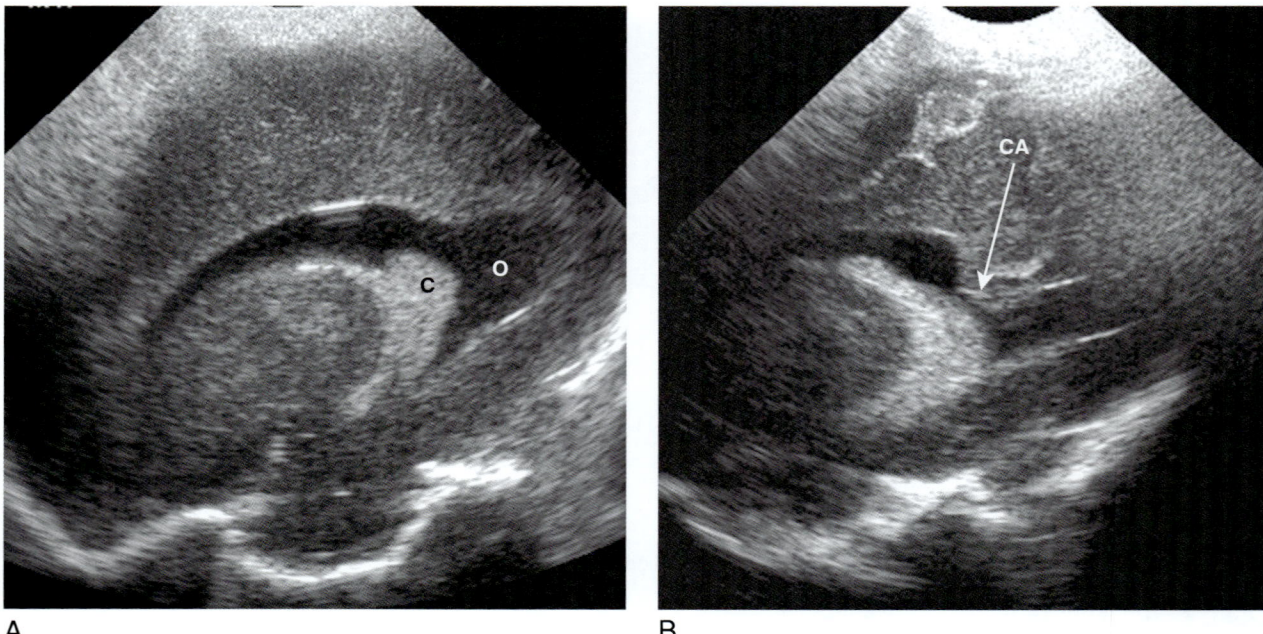

FIGURA 51-17. Calcar avis. A, O glomo do plexo coróide (c) normal não se estende para dentro do corno occipital (O). **B**, O calcar avis (CA) pode fazer uma projeção para dentro do corno occipital e imitar a hemorragia. Observe que a continuidade com o cérebro adjacente identifica esta estrutura.

VARIANTES NORMAIS

Variantes do Plexo Coróide

O glomus do plexo coróide está freqüentemente duplicado e, desta maneira, parece **lobulado** (Fig. 51-17A). Alguns autores denominaram esta aparência como um plexo *coróide fendido*.[32] Ele pode ser confundido com o coágulo que adere ao plexo coróide. O Doppler colorido irá diferenciar o coróide altamente vascularizado normal do coágulo similarmente ecogênico, porém avascular (Fig. 51.8C). Nas incidências coronais, também pode parecer ser um plexo coróide achatado ou truncado no nível da coróide mais espessa no trígono, o que, provavelmente, se relaciona com o ângulo do transdutor com a coróide.[32]

Calcar Avis

Nas incidências da fontanela posterior, um giro normal, o calcar avis, freqüentemente faz protrusão para dentro da face medial do ventrículo lateral na junção do trígono com o corno occipital (Fig. 51-17B). Ele pode ser reconhecido por causa de um sulco ecogênico central (sulco calcarino), de sua continuidade com o cérebro adjacente e da vascularização normal no Doppler colorido.[32] O calcar avis é observado quando o corno occipital é cortado discretamente fora do centro e capta aquela porção do cérebro.

MALFORMAÇÕES CONGÊNITAS DO CÉREBRO

Classificação

As malformações congênitas do cérebro são extremamente comuns – elas representam as anomalias mais comuns nos seres humanos.[31,33,34] As malformações podem ser classificadas com base no desenvolvimento cerebral e nos tipos de anomalias que resultam quando o desenvolvimento é alterado.

O desenvolvimento cerebral pode ser dividido em três estágios: (1) citogênese; (2) histogênese; e (3) organogênese.[35] A citogênese envolve a formação das células a partir das moléculas. A histogênese é a formação das células nos tecidos e envolve a proliferação e diferenciação neuronal. A organogênese é a formação dos tecidos nos órgãos.

A organogênese pode ser adicionalmente dividida em estágios (Fig. 51-18).[36] O primeiro estágio é aquele da **formação e fechamento do tubo neural**, que acontece com três a quatro semanas de gestação. A placa neural dobra-se sobre si mesma, fundindo-se dorsalmente e originando o cérebro e a medula espinhal mais precocemente identificáveis. Na etapa seguinte, a **segmentação e a diverticulação** do prosencéfalo ocorrem com aproximadamente cinco a seis semanas. O ventrículo central fetal único divide-se em dois ventrículos laterais, e o cérebro se divide nos dois hemisférios cerebrais. A diverticulação anterior resulta na formação dos bulbos olfatórios, vesículas ópticas e na indução do desenvolvimento facial. A hipófise e a pineal também se desenvolvem por meio da diverticulação a partir do ventrículo neste estágio.

A **proliferação e migração neuronal** ocorre com 8 a 24 semanas de gestação. É necessária a enorme proliferação celular para prover o cérebro em desenvolvimento com os elementos constituintes necessários para se formar da maneira adequada. Milhões de células devem migrar para dentro da estrutura funcional organizada que é reconhecida como um cérebro normal. A matriz germinativa é uma fonte de muitas das células migratórias e, mais adiante, a matriz desaparece à medida que elas migram. A **mielinização** ocorre desde aproximadamente o segundo trimestre até a vida adulta, porém se mostra mais ativa desde imediatamente após o nascimento até aproximadamente 2 anos.[33, 34] Os defeitos de migração e de mielinização são mais bem avaliados através da RM.

As lesões destrutivas podem acontecer em qualquer momento do desenvolvimento cerebral. As malformações congênitas do cérebro são freqüentemente diagnosticadas *in utero*, e o exame ultra-sonográfico neonatal pode ser necessário para confirmar e/ou avaliar ainda mais o diagnóstico pré-natal. Em alguns casos, a TC ou a RM pode ser necessária para caracterizar ainda mais os achados ultra-sonográfi-

MALFORMAÇÕES CEREBRAIS CONGÊNITAS*

DISTÚRBIOS DA ORGANOGÊNESE

Distúrbios do fechamento do tubo neural
Malformações de Chiari
Agenesia do corpo caloso
Lipoma do corpo caloso
Malformação/variante de Dandy-Walker
Cisto aracnóide da fossa posterior
Teratoma

DISTÚRBIOS DA DIVERTICULAÇÃO E CLIVAGEM

Displasia do septo óptico
Holoprosencefalia
    Alobar, semilobar e lobar

DISTÚRBIOS DA SULCAÇÃO/MIGRAÇÃO CELULAR

Lissencefalia
Esquizencefalia
Heterotopias
Paquimicrogíria ou polimicrogíria

DISTÚRBIOS DO TAMANHO

DISTÚRBIOS DA MIELINIZAÇÃO

LESÕES DESTRUTIVAS

DISTÚRBIOS DA HISTOGÊNESE

Síndromes neurocutâneas (facomatoses)
    Esclerose tuberosa
    Neurofibromatose
Malformações vasculares congênitas

DISTÚRBIOS DA CITOGÊNESE

Neoplasias congênitas

*Modificado da classificação de anomalias de DeMeyer.[36]

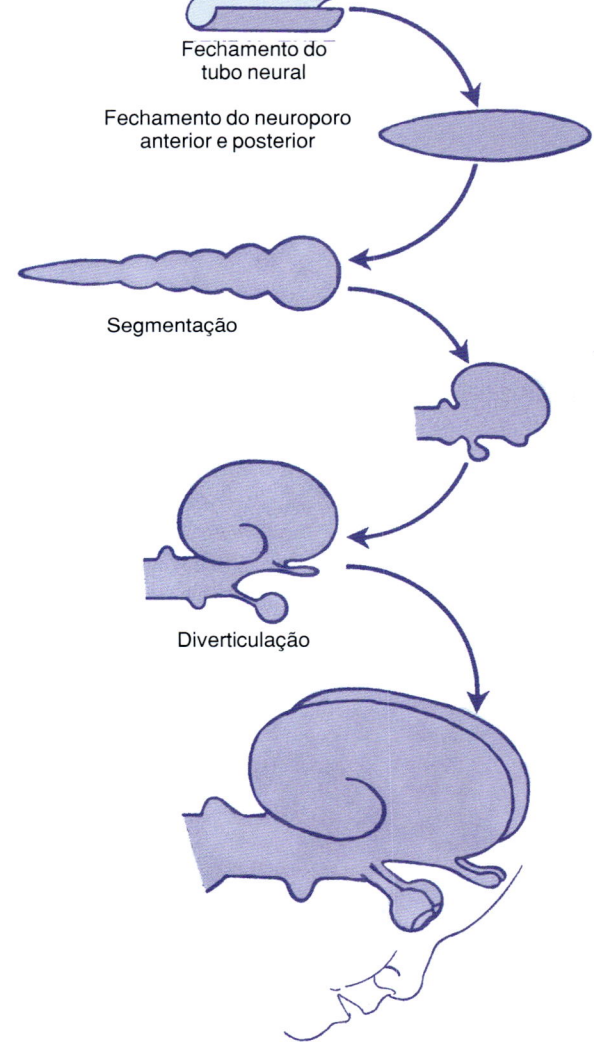

FIGURA 51-18. Estágios da organogênese. O tubo neural fecha-se com 3 a 4 semanas de gestação, incluindo o fechamento dos neuroporos anterior e posterior. Com 5 a 6 semanas de gestação, os segmentos cerebrais e os cinco tipos de divertículos se formam. A princípio, desenvolvem-se os tratos olfatórios, tratos ópticos e ventrículos cerebrais pareados, depois a pineal e a hipófise isoladas. A proliferação neural, migração, organização e mielinização ocorrem depois destes estágios. (De DeMeyer W: Classification of cerebral malformations. Birth Defects 1971;7:78-93.)

ESTÁGIOS DO DESENVOLVIMENTO CEREBRAL*
Citogênese: Desenvolvimento das moléculas em células
Histogênese: Desenvolvimento das células em tecidos
Organogênese: Desenvolvimento dos tecidos em órgãos
Fechamento do tubo neural (indução dorsal: 3-4 semanas de gestação)
Diverticulação (indução ventral: 5-6 semanas de gestação)
Proliferação neuronal (8-16 semanas de gestação)
Migração neuronal (gestação de 24 semanas até anos)
Organização (seis meses de gestação até anos depois do nascimento)
Mielinização (surgimento até anos depois do nascimento)
*Os estágios se sobrepõem no tempo, mas podem ser individualmente anormais. Modificado de Volpe JJ: Neurology of the Newborn. Philadelphia, WB Saunders, 1995.

ACHADOS ULTRA-SONOGRÁFICOS NA MALFORMAÇÃO DE CHIARI II
Cornos frontais apontados anterior e inferiormente
Configuração em asa de morcego
Ventrículos laterais dilatados com os cornos occipitais maiores que os cornos frontais
Colpocefalia
Terceiro ventrículo parecendo apenas discretamente aumentado
A grande massa intermédia preenche o terceiro ventrículo
Alongamento e deslocamento caudal do quarto ventrículo, ponte, medula e vérmis
Quarto ventrículo não-visualizado devido à compressão
Ausência parcial do septo pelúcido
Fissura inter-hemisférica
Amplo, principalmente depois do desvio
A interdigitação dos giros causa o aspecto serrilhado

cos. Em geral, a RM é preferida porque ela demonstra melhor os padrões dos sulcos, anomalias de migração e os distúrbios da mielinização.

DISTÚRBIOS DO FECHAMENTO DO TUBO NEURAL

Malformações de Chiari

Existem três malformações de Chiari clássicas. A malformação de Chiari I é apenas o deslocamento das tonsilas cerebelares para baixo, sem o deslocamento do quarto ventrículo ou da medula. A malformação de Chiari II é a mais comum e a de maior importância clínica, por causa de sua associação quase universal com a mielomeningocele. A malformação de Chiari III é uma encefalomeningocele cervical alta, na qual se situam a medula oblonga, o quarto ventrículo e quase todo o cerebelo.

Achados Ultra-Sonográficos Clássicos da Malformação de Chiari II

As atuais teorias propõem que uma falha no fechamento do tubo neural resulta em uma pequena fossa posterior.[37] No desenvolvimento cerebral inicial, o fechamento anormal do tubo neural pode resultar em um defeito espinhal, como uma mielomeningocele. Isto descomprime os ventrículos e leva ao subdesenvolvimento das estruturas ósseas da fossa posterior. Os achados intracranianos constituem o resultado da fossa posterior pequena.[38-41] A inserção tentorial é baixa, e o efeito combinado provoca a compressão da porção superior do cerebelo pelo tentório. O cerebelo inferior é comprimido e deslocado para dentro do forame magno. As tonsilas cerebelares e o vérmis herniam-se para dentro do canal espinhal através de um forame magno aumentado. A ponte e a medula oblonga são deslocadas inferiormente, assim como ocorre com o quarto ventrículo alongado (Figs. 51-19 e 51-20).

Em geral, há acentuado **aumento da massa intermédia** nos cortes coronais e sagitais na linha média. Embora o terceiro ventrículo esteja freqüentemente aumentado e o aqueduto esteja dobrado, a massa intermédia aumentada comumente preenche o terceiro ventrículo, fazendo com que ele pareça apenas um pouco maior que o normal (Figs. 51-19 e 51-20). Em geral, o quarto ventrículo não é visualizado porque ele é delgado, estando alongado, comprimido e deslocado para dentro do canal espinhal superior. Os cornos frontais são tipicamente pequenos, com os cornos posteriores dos ventrículos laterais sendo, com freqüência, desproporcionalmente grandes, em uma configuração similar aos ventrículos fetais, chamada de **colpocefalia**. O direcionamento anterior e inferior dos cornos frontais tem sido freqüentemente referido como uma **configuração em asa de morcego** (Fig. 51-21). O septo pelúcido pode estar total ou parcialmente ausente (Fig. 51-22). Amiúde, a fissura inter-hemisférica parece estar alargada nas imagens coronais, principalmente depois da derivação (Fig. 51-21). Também pode haver a interdigitação dos giros. Comumente, a fossa posterior é pequena, e o tentório parece relativamente baixo e hipoplásico. A hidrocefalia decorrente da malformação de Chiari II é freqüentemente branda *in utero* e se torna mais grave no nascimento depois da reparação da mielomeningocele. Quando a circulação do LCR não pode mais ser descomprimida para dentro da mielomeningocele depois da reparação, há tipicamente o agravamento da hidrocefalia. A triagem neonatal para a hidrocefalia será melhor realizada rotineiramente em torno de dois dias depois da reparação da

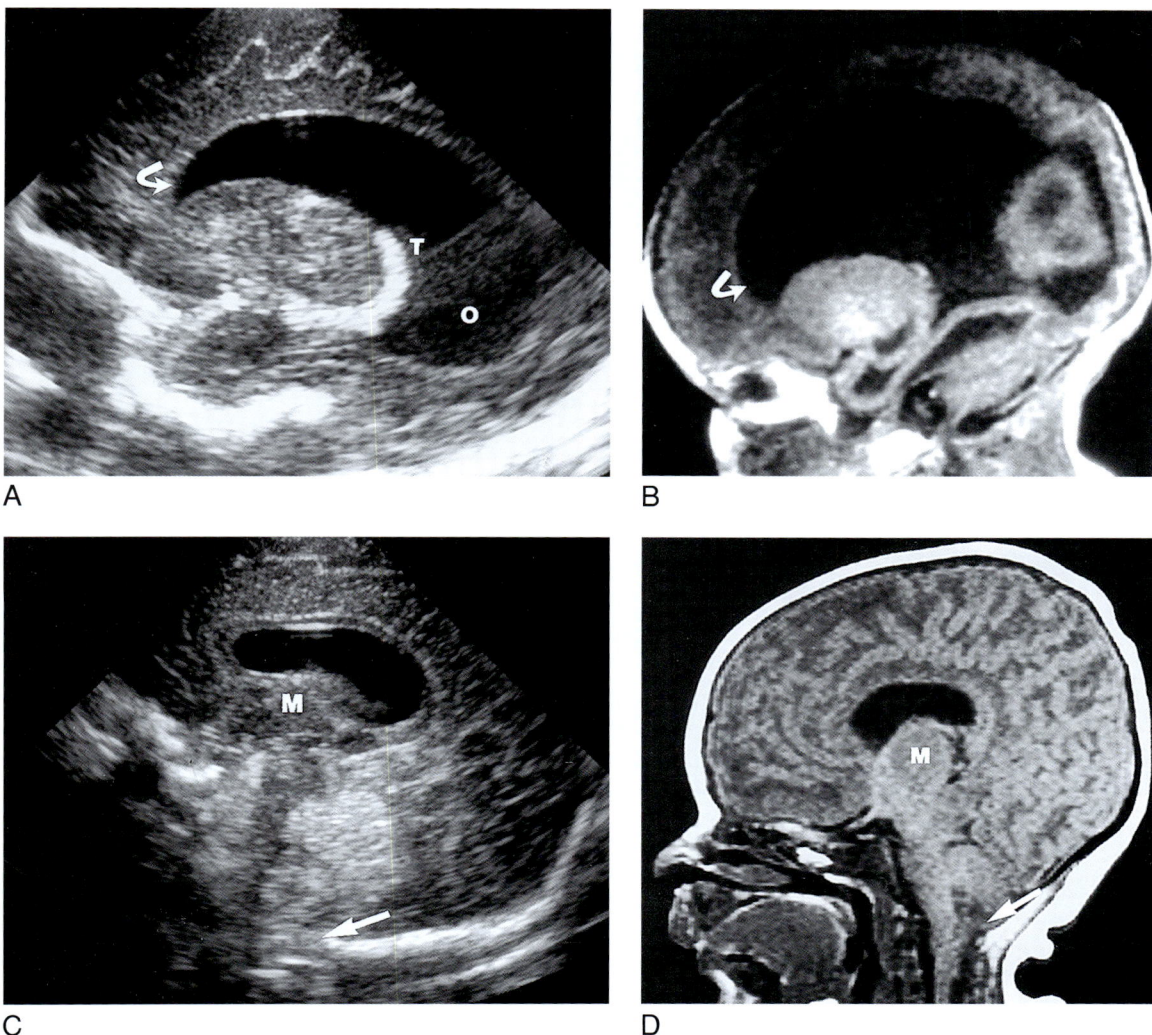

FIGURA 51-19. Malformação de Chiari II. A, A ultra-sonografia parassagital lateral, e **B**, a RM mostram o limite do corno frontal (*seta curva*) e a colpocefalia. Corno occipital (O); trígono do ventrículo lateral (T). **C**, Ultra-sonografia sagital na linha média e **D**, a RM sagital na linha média mostram o aumento da massa intermédia (M) e herniação tonsilar através do forame magno (*seta*). (De Rumack CM, Johnson ML: Perinatal and Infant Brain Imaging. St. Louis, Mosby-Year Book, 1984.)

mielomeningocele, porque os ventrículos podem parecer não-dilatados antes deste evento. O diagnóstico ultra-sonográfico do crânio lacunar pode ser feito na ultra-sonografia. O crânio lacunar é uma displasia que está freqüentemente presente no nascimento na malformação de Chiari II. O crânio exibe uma aparência ondulada e irregular da parte interna da calota craniana.[9] Ela desaparecerá durante o primeiro ano de vida, mesmo sem a derivação.

A triagem pré-natal rotineira do soro materno para a α-fetoproteína, a qual está elevada nos defeitos do tubo neural, e o uso disseminado da ultra-sonografia possibilitam o diagnóstico pré-natal da maioria das malformações de Chiari.[42] Como a malformação cerebral de Chiari II é tão clássica, ela é freqüentemente reconhecida *in utero* e alerta o ultra-sono-grafista a procurar com muito rigor uma mielomeningocele. A ultra-sonografia e a TC constituem métodos de imagem valiosos para o *follow-up* dos procedimentos de derivação. A RM pode ser necessária para avaliar os lactentes com sintomas sugestivos de compressão do tronco cerebral, porque isto pode exigir a descompressão do forame magno.

Agenesia do Corpo Caloso

O corpo caloso forma amplas faixas de fibras de conexão entre os hemisférios cerebrais. O desenvolvimento do corpo caloso acontece entre a oitava e a vigésima semanas de gestação, começando ventralmente e estendendo-se no sentido dorsal.[26,43,44] As imagens de RM de fetos em fase

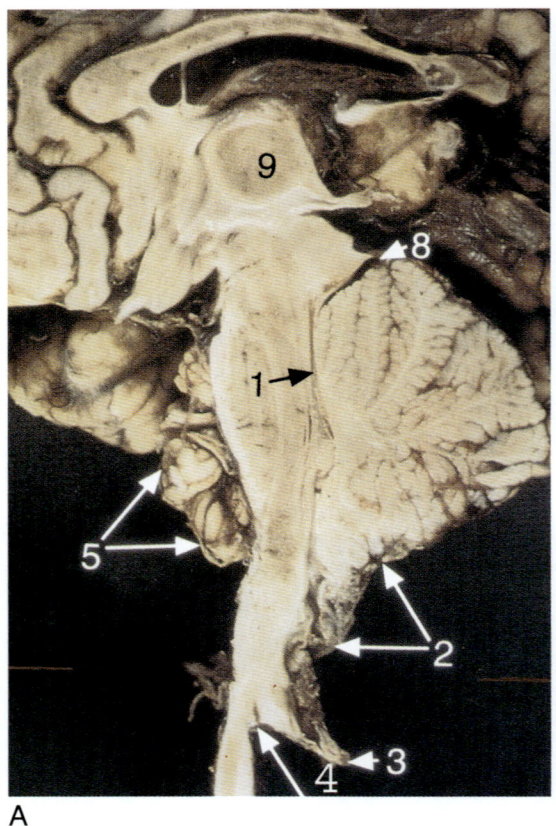
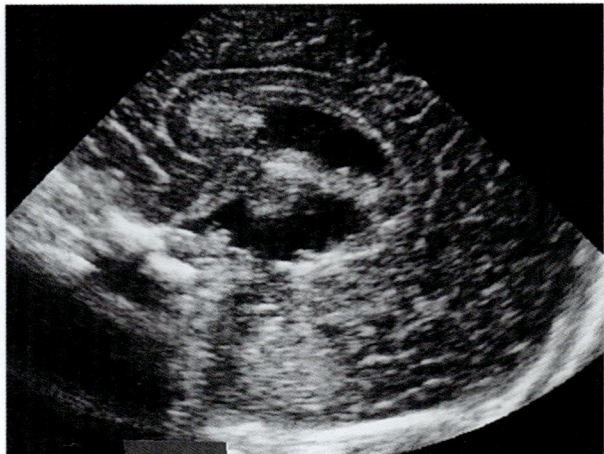
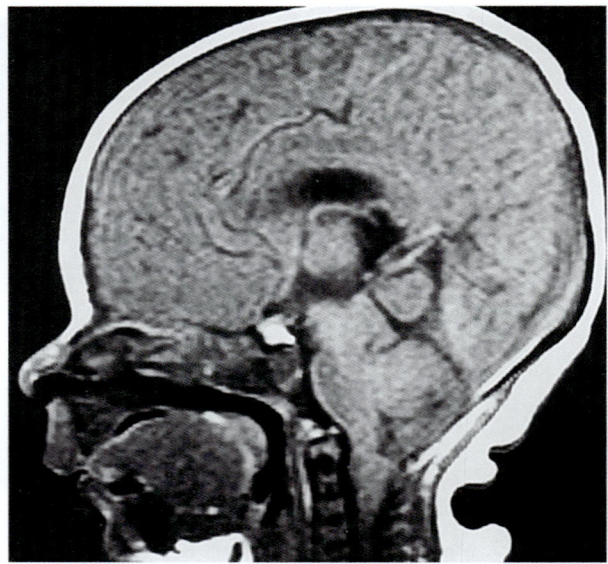

FIGURA 51-20. Chiari II. As **imagens na linha média** mostram a grande massa intermédia e herniação tonsilar. **A,** Sagital média, amostra de patologia. **B,** Ultra-sonografia e **C,** RM. Massa intermédia (9); Herniação tonsilar (2); quarto ventrículo comprimido (1). (De Osborn AG: Diagnostic Neuroradiology, St. Louis, 1994, CV Mosby.)

inicial mostraram que o genu e a parte anterior do corpo desenvolvem-se em primeiro lugar, e o desenvolvimento prossegue tanto anteriormente até o rostro, quanto posteriormente para desenvolver o esplênio.[26,45] Portanto, dependendo do momento da agressão intra-uterina, o desenvolvimento pode ser parcialmente paralisado ou pode acontecer a agenesia completa. Quando parcial, então o joelho está usualmente presente e o esplênio dorsal ou o rostro anterior está ausente. Como uma agressão que provoca anomalias do corpo caloso deve acontecer muito precocemente no desenvolvimento (entre 8 e 20 semanas de gestação), não constitui surpresa que existam outras anomalias do SNC associadas em até 80% dos casos.[45] Estas outras anomalias compreendem as **malformações de Chiari II e de Dandy-Walker, holoprosencefalia, encefaloceles, lipomas, cistos aracnóides, anormalidades de migração** e **síndrome de Aicardi** (mulheres com agenesia do corpo caloso, anormalidades oculares e espasmos infantis). Quando o corpo caloso está ausente, uma RM será valiosa, quer *in utero*, quer no nascimento, para delinear os outros achados associados que podem provocar um prognóstico ruim e mudar o tratamento do paciente.[46] O diagnóstico fetal da agenesia do corpo caloso é um marcador chave para a necessidade de avaliar o cérebro em detalhe, a fim de detectar as anomalias associadas que podem provocar um prognóstico muito ruim.[26,47-49] A agenesia isolada do corpo caloso pode ter um prognóstico normal. Contudo, Barkovich relata que os pacientes sintomáticos com ausência do corpo caloso apresentam-se tipicamente com convulsões, microcefalia, desenvolvimento tardio, retardo mental ou disfunção hipotalâmica.[26,49]

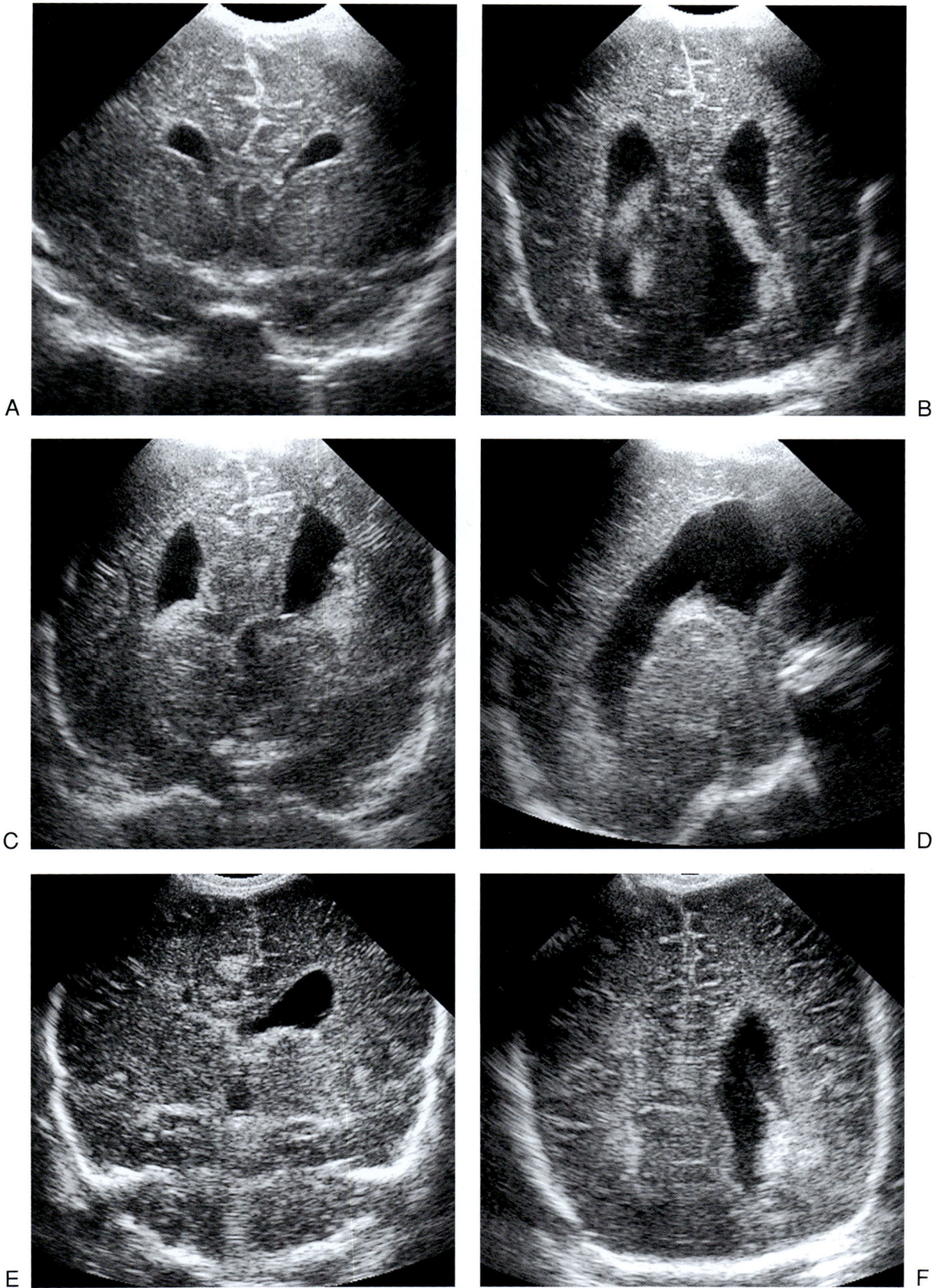

FIGURA 51-21. Chiari II e corpo caloso ausente. A e **B**, As ultra-sonografias coronais mostram ventrículos amplamente separados e cornos frontais finos típicos da ausência do corpo caloso com a limitação dos ventrículos observada em ambas as anomalias. **C** e **D**, Cornos occipitais com a colpocefalia (muito maior que os cornos frontais). Vistas axial invertida e sagital através da fontanela posterior. **E** e **F**, Chiari II depois da derivação. O ventrículo lateral direito é muito menor, típico do lado com o *shunt*. O alargamento inter-hemisférico está freqüentemente presente depois que as derivações são realizadas.

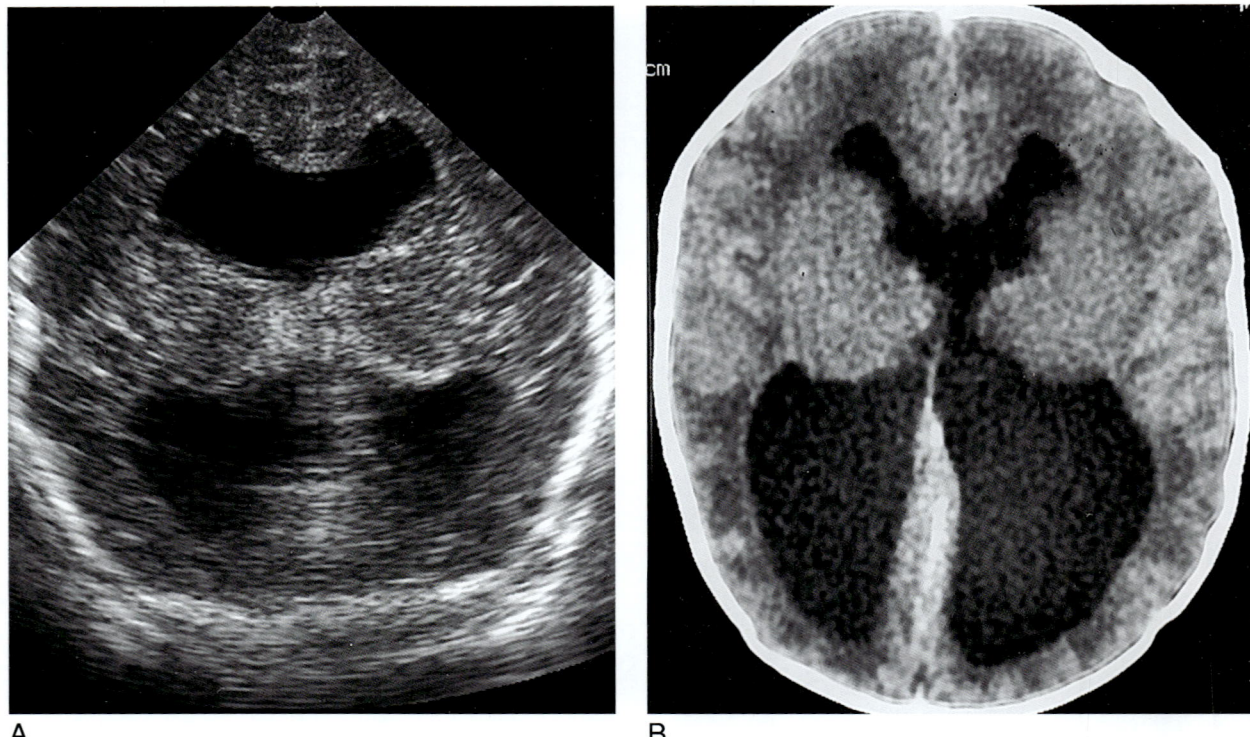

FIGURA 51-22. Chiari II e ausência do septo pelúcido. A, Ultra-sonografia coronal e **B**, o exame por TC mostram a continuidade entre os cornos frontais devido à ausência do septo pelúcido.

ACHADOS ULTRA-SONOGRÁFICOS NA AGENESIA DO CORPO CALOSO

Corpo caloso ausente
Sulco e giro do cíngulo ausente
Arranjo radial dos sulcos mediais acima do terceiro ventrículo (sinal dos raios de sol)
Ventrículos laterais em paralelo, amplamente separados
Cornos frontais extremamente estreitos (semelhante à fenda)
Bordas mediais côncavas ou retas secundárias aos feixes de Probst
Colpocefalia (átrios e cornos occipitais dilatados)
Terceiro ventrículo elevado estendendo-se entre os ventrículos laterais, contínuo com o sulco inter-hemisférico com ou sem cisto dorsal
Ausência do septo pelúcido

Achados Ultra-Sonográficos. Os principais indícios diagnósticos são os ventrículos laterais orientados em paralelo e amplamente separados, os quais apresentam cornos frontais extremamente estreitos (com freqüência, semelhantes a fendas) (Fig. 51-23) (ver Fig. 51-21). No plano coronal, os cornos frontais e os corpos ventriculares apresentam picos laterais intensamente angulados. Pode haver aumento relativo dos cornos occipitais (colpocefalia) e, com freqüência, cornos temporais aumentados (Fig. 51-24). Os feixes de 'Probst' – fibras calosas longitudinais que falharam em decussar ou cruzar para o outro hemisfério cerebral – fazem abaulamento para dentro dos ventrículos ao longo da face superomedial dos ventrículos laterais (Figs. 51-21 e 51-23). Estes são melhor observados nas imagens coronais como a borda medial côncava para os ventrículos laterais. Não há septo pelúcido. O terceiro ventrículo mostra-se dilatado e elevado, de modo que seu teto se estende superiormente, entre os ventrículos laterais e para dentro do sulco inter-hemisférico, podendo estar associado a um cisto na linha média dorsal (Fig. 51-25). Os sulcos cerebrais mediais dispõem-se tipicamente em arranjo radial, perpendicular ao curso esperado do corpo caloso, provocando um **sinal dos raios de sol** nas imagens sagitais em linha média (Fig. 51-26). O sulco pericaloso mostra-se ausente, e o sulco do cíngulo está ausente ou presente apenas como segmentos soltos.

Lipoma do Corpo Caloso

O desenvolvimento errôneo dos tecidos da crista neural embrionária pode resultar em lipomas do sulco inter-hemisférico. Como estes não possuem efeito de massa, eles não exigem cirurgia. Estes lipomas contribuem com 30 a 50% dos lipomas intracranianos e estão associados à disgenesia do corpo caloso (Fig. 51-27).[26,43]

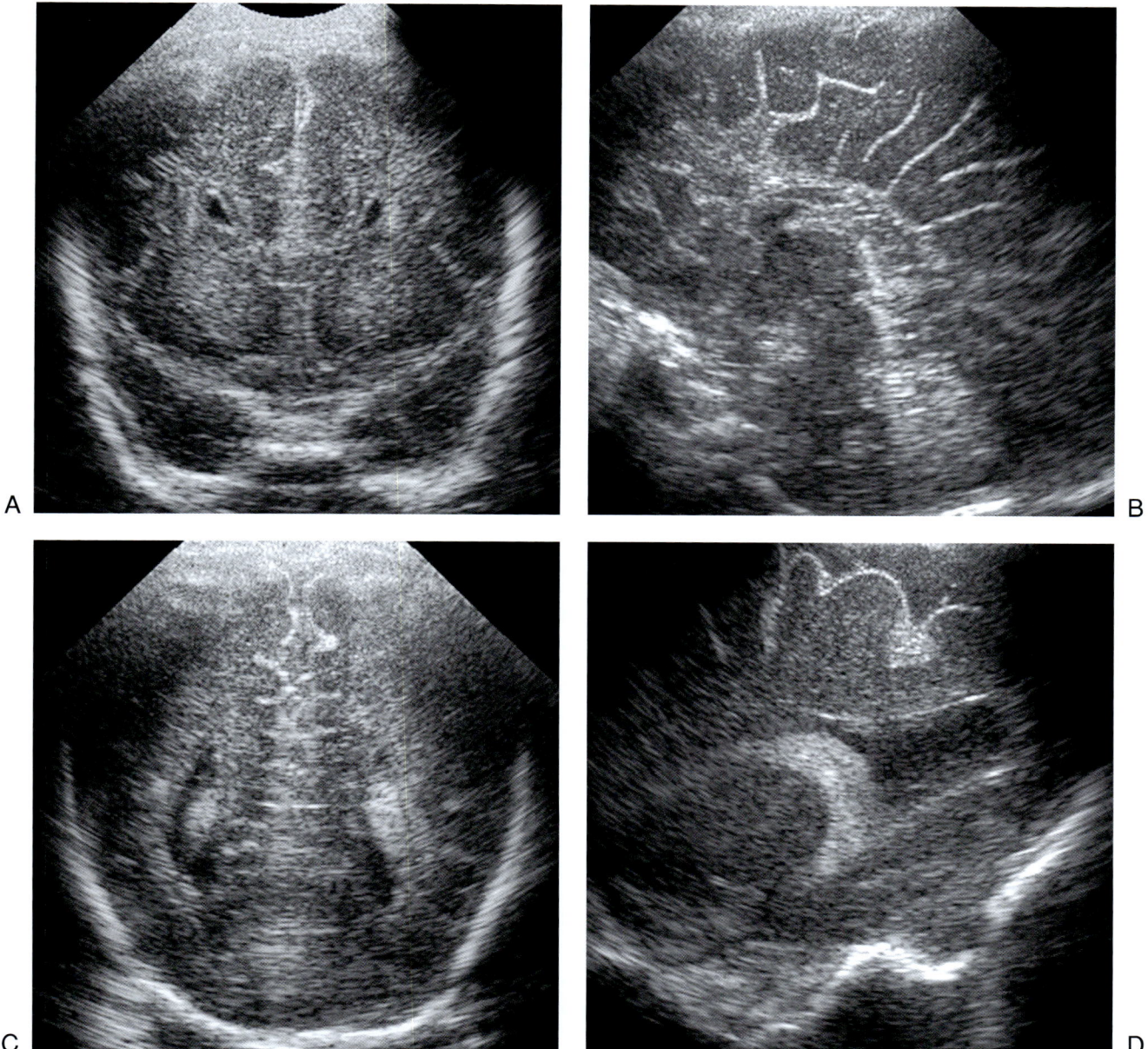

FIGURA 51-23. Agenesia do corpo caloso, anomalia isolada. A, Os diminutos cornos frontais estão amplamente separados. **B,** Os sulcos em raio de sol irradiam-se acima do terceiro ventrículo. **C e D,** Os cornos occipitais são maiores que os cornos frontais e estão amplamente separados.

Malformação de Dandy-Walker

A malformação de Dandy-Walker ocorre como um quarto ventrículo dilatado em comunicação direta com a cisterna magna (Fig. 51-28). A fossa posterior mostra-se aumentada, com elevação do tentório do cerebelo, seio reto e da torcular de Herófilo na confluência do seio venoso. O vermis do cerebelo mostra-se hipoplásico a ausente, e os hemisférios cerebelares são variadamente hipoplásicos e mostram-se deslocados lateralmente pelo quarto ventrículo aumentado. O tronco cerebral pode estar comprimido anteriormente ou hipoplásico. A hidrocefalia obstrutiva generalizada acontece

ACHADOS ULTRA-SONOGRÁFICOS NA MALFORMAÇÃO DE DANDY-WALKER

O quarto ventrículo dilatado conecta-se à cisterna magna
Fossa posterior grande
Vérmis cerebelar hipoplásico
Hemisférios cerebelares hipoplásicos deslocados lateralmente pelo quarto ventrículo
Tronco cerebral pequeno
Hidrocefalia dos ventrículos (80%)
Obstrução acima e abaixo do quarto ventrículo
Ausência do corpo caloso (70%)

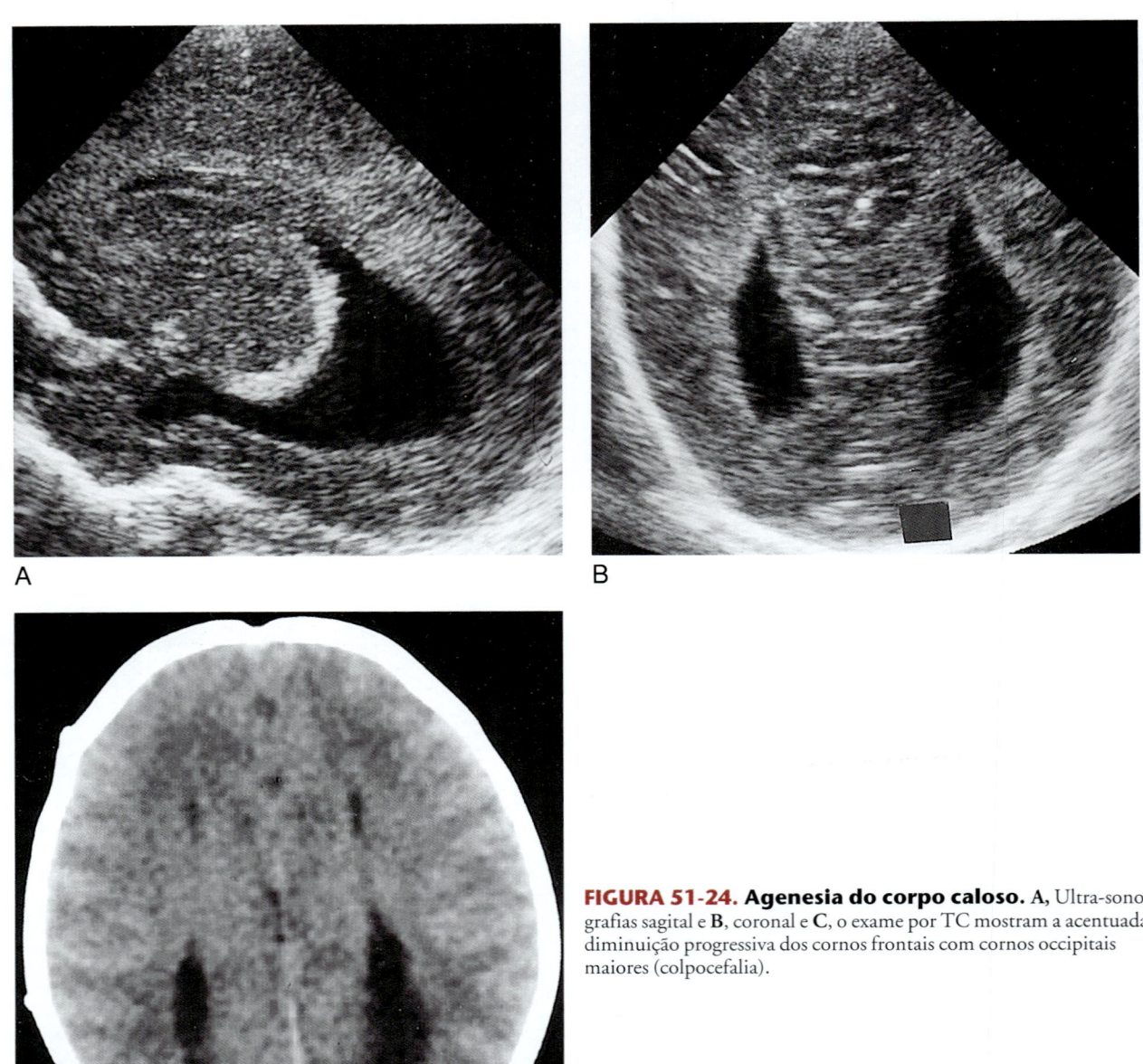

FIGURA 51-24. Agenesia do corpo caloso. A, Ultra-sonografias sagital e **B,** coronal e **C,** o exame por TC mostram a acentuada diminuição progressiva dos cornos frontais com cornos occipitais maiores (colpocefalia).

em até 80% dos casos. Quando há agenesia concomitante do corpo caloso, a colpocefalia (ventrículos na forma fetal) está tipicamente presente.[10,43,50]

A etiologia da malformação de Dandy-Walker não está definitivamente conhecida. As teorias para explicar esta malformação incluem a agenesia dos forames de Luschka e Magendie no primeiro trimestre; malformação do teto do quarto ventrículo; ou abertura tardia do forame de Magendie.[26,43] O diagnóstico pré-natal da malformação de Dandy-Walker, com a diferenciação entre a variante de Dandy-Walker, um cisto aracnóide da fossa posterior e uma megacisterna magna, geralmente é possível com o equipamento de alta resolução. Alguns casos graves podem ser diagnosticados precocemente, porém, tipicamente, a malformação de

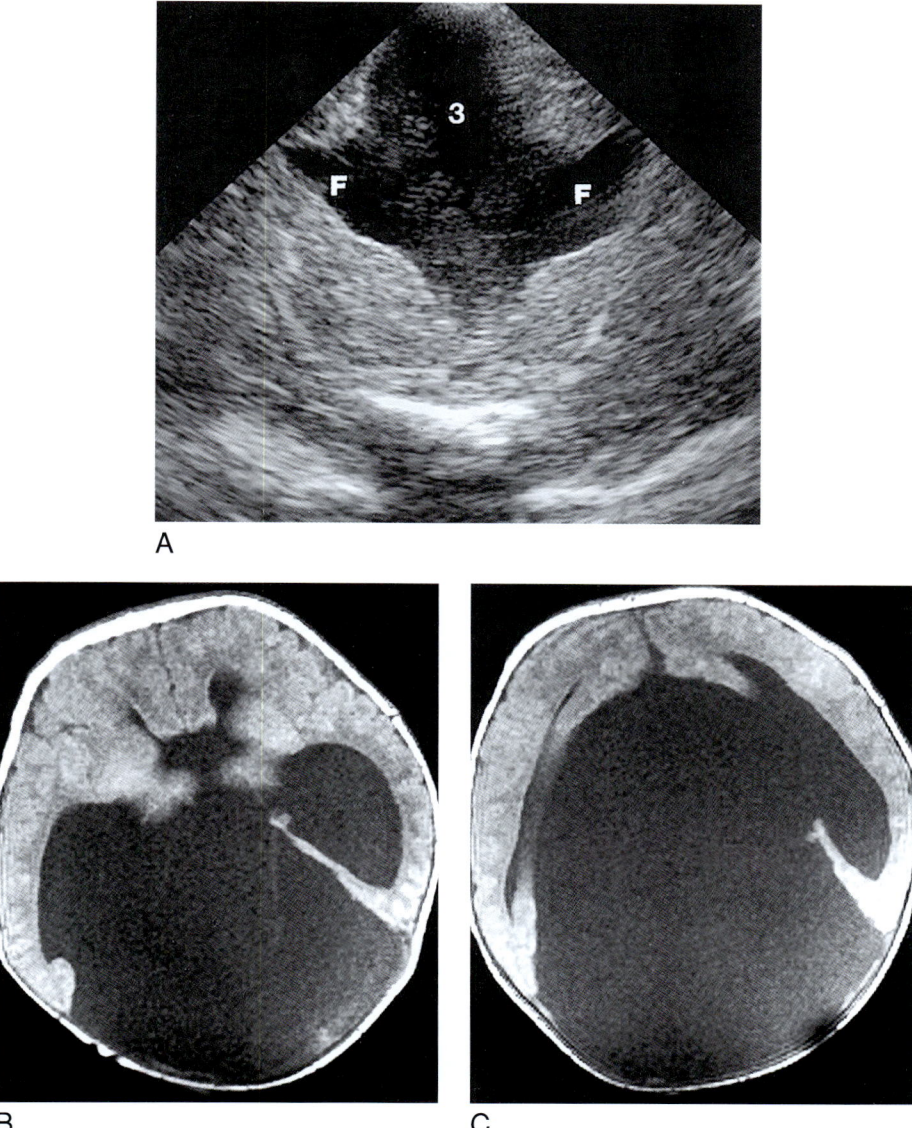

FIGURA 51-25. Agenesia do corpo caloso com elevação do terceiro ventrículo e continuação para dentro de um grande cisto dorsal. A, A ultra-sonografia coronal e **B** e **C**, cortes de TC mostram os cornos frontais (F) amplamente separados, um grande terceiro ventrículo (3), que se estende superiormente como um cisto dorsal entre os ventrículos laterais.

Dandy-Walker pode ser diagnosticada depois de 17 semanas de gestação, quando, normalmente, o vérmis inferior se formou por completo.[51-55]

A malformação de Dandy-Walker está associada a outras anomalias do SNC em até 70% dos casos. Estas incluem a agenesia parcial ou completa do corpo caloso, encefalocele, holoprosencefalia, microcefalia, heterotopia da substância cinzenta e malformações dos giros. As anormalidades cromossomiais são descritas em até 20 a 50% dos casos e incluem as trissomias do 13, 18 e 21. As outras anomalias associadas compreendem as malformações gastrointestinais (GIs), genitourinárias (GUs), cardíacas, musculoesqueléticas e pulmonares – incluindo a hérnia diafragmática congênita e o higroma cístico.[41,50,51,55-57]

A terapia para a malformação de Dandy-Walker inclui a derivação ventriculoperitoneal, que descomprimirá os ventrículos laterais, mas pode não descomprimir o cisto da fossa posterior (Fig. 51-28E). O cisto pode exigir um *shunt* separado para a descompressão. A ultra-sonografia pode ser utilizada para acompanhar estes procedimentos até que o lactente tenha aproximadamente 18 meses, porém este método raramente é usado após os poucos primeiros meses de vida.

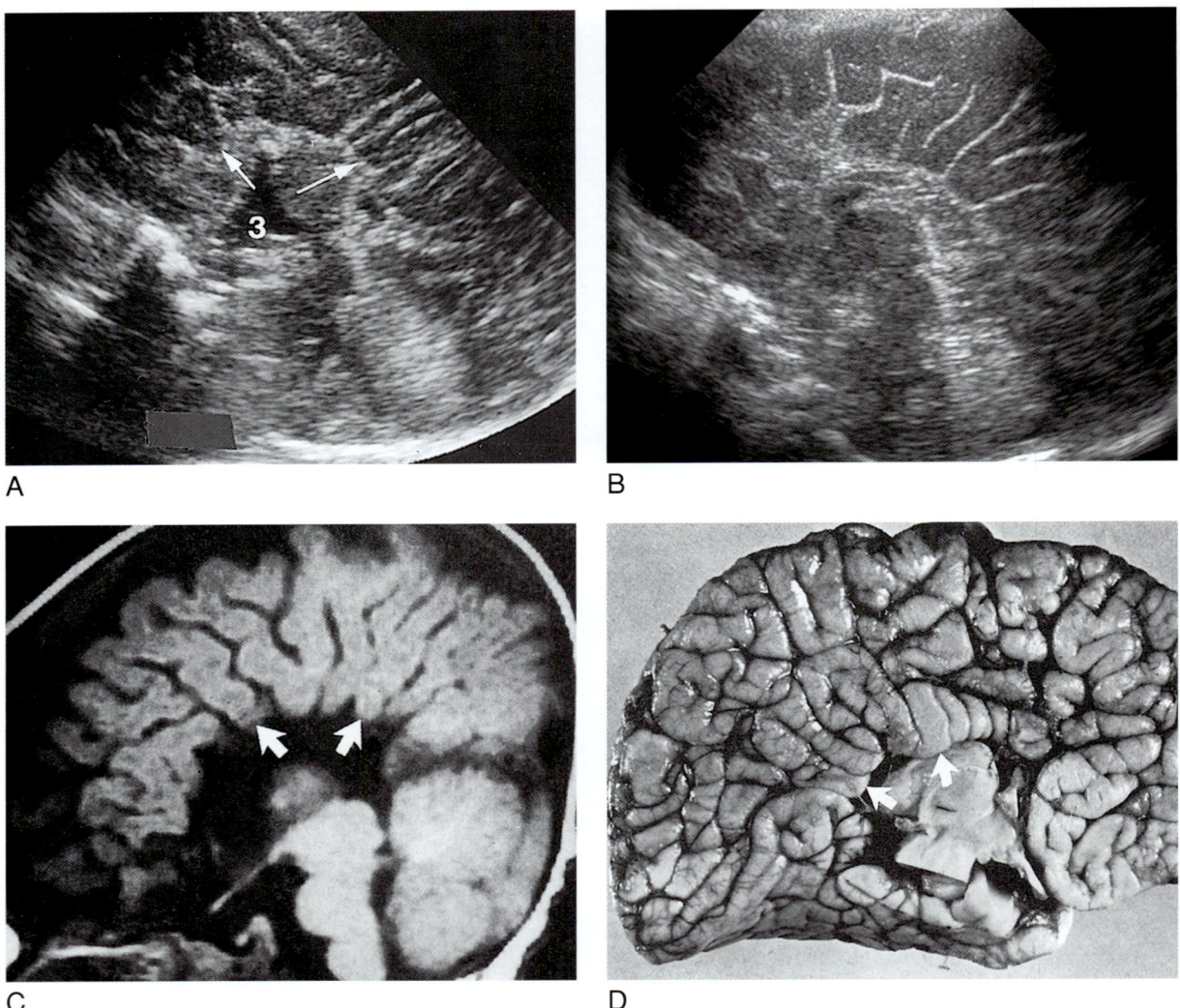

FIGURA 51-26. Arranjo em raios de sol ou radial dos sulcos na agenesia do corpo caloso. A e **B**, Ultra-sonografias sagitais na linha média. O terceiro ventrículo (3) está elevado e sem o corpo caloso e sulco do cíngulo em paralelo normais. **C**, RM sagital na linha média, e **D**, espécime de patologia em visão sagital. Disposição radial dos sulcos (*setas*). (**C**, De Osborn AG: Diagnostic Neuroradiology, St. Louis, 1994, CV Mosby. **D**, De Friede R: Developmental Neuropathology, 2nd ed. New York, Springer-Verlag, 1975.)

Na **variante de Dandy-Walker** (Fig. 51-29), novamente está presente a hipoplasia variável do vérmis póstero-inferior e a comunicação entre o quarto ventrículo e a cisterna magna. O quarto ventrículo mostra aumento de discreto a moderado. Na variante de Dandy-Walker, a fossa posterior exibe tamanho normal, embora o vermis seja pequeno e os hemisférios cerebelares são normais. Não há hidrocefalia associada. As incidências da fontanela mastóidea devem ser obtidas através do quarto ventrículo, de modo que o forame de Magendie e a valécula normais, que podem ser confundidos com hidrocefalia, não sejam confundidos com uma variante de Dandy-Walker (Fig. 51-9C). Tipicamente, a variante de Dandy-Walker apresenta hipoplasia do vermis, um quarto ventrículo aumentado, um grande aqueduto e um terceiro ventrículo grande.[15] Existem anormalidades cromossomiais em até 30% destes lactentes e anomalias associadas ao SNC ou extra-SNC adicionais, que podem ter mais que um impacto sobre a recuperação do lactente que a variante de Dandy-Walker.[26,43,50,52,54]

Existem dois diagnósticos diferenciais das lesões císticas da fossa posterior que mimetizam a síndrome de Dandy-Walker. Uma **megacisterna magna** (Fig. 51-30) é uma variante normal sem efeito de massa, que não está associada ao desenvolvimento da hidrocefalia e apresenta um vermis cerebelar, quarto ventrículo e hemisfério cerebelar normais.[43] Um **cisto subaracnóide da fossa posterior** pode ser diferenciado da malformação ou variante de Dandy-Walker pela falta de comunicação do cisto com o quarto

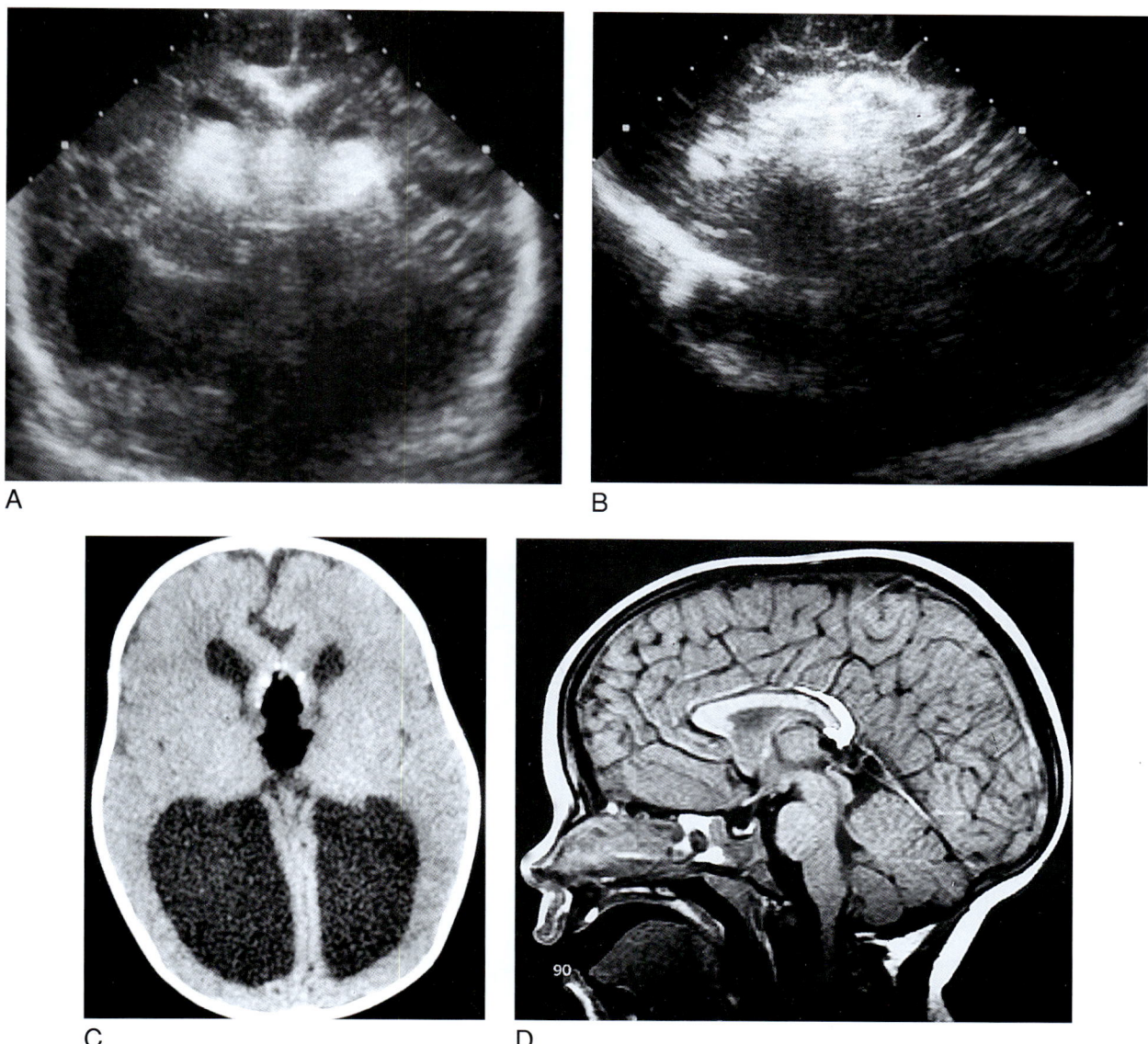

FIGURA 51-27. Lipoma do corpo caloso. A, As ultra-sonografias coronal e **B,** sagital mostram o tecido adiposo altamente ecogênico circundado por calcificação. Ambos estão causando importante sombra acústica. **C,** O corte de TC mostra o tecido adiposo central escuro circundado por salpicados brancos de cálcio, e **D**, a RM sagital mostra o tecido adiposo (branco intenso em T_1) estendendo-se sobre o corpo caloso.

ventrículo. O quarto ventrículo, o vérmis e o cerebelo normais são deslocados pelo cisto aracnóide.[53,56]

A agenesia completa do vermis cerebelar sem hidrocefalia acontece na **síndrome de Joubert** com os sintomas associados, incluindo a hiperpnéia episódica, ataxia, movimentos oculares anormais e retardo mental.[26,43] Acredita-se que esta anomalia decorra da incapacidade dos axônios da fossa posterior para cruzar a linha média.[58] Existe uma síndrome Meckel-like com malformação de Dandy-Walker, rins policísticos, fibrose hepática, anomalias da mão e genitais. A **síndrome de Meckel Gruber** verdadeira inclui uma encefalocele, displasia cística renal, membros curtos e polidactilia.[57]

LESÕES CÍSTICAS DA FOSSA POSTERIOR

Síndrome de Dandy-Walker
Megacisterna magna
Variante normal
Cisto subaracnóide da fossa posterior
O cisto não se conecta com o quarto ventrículo

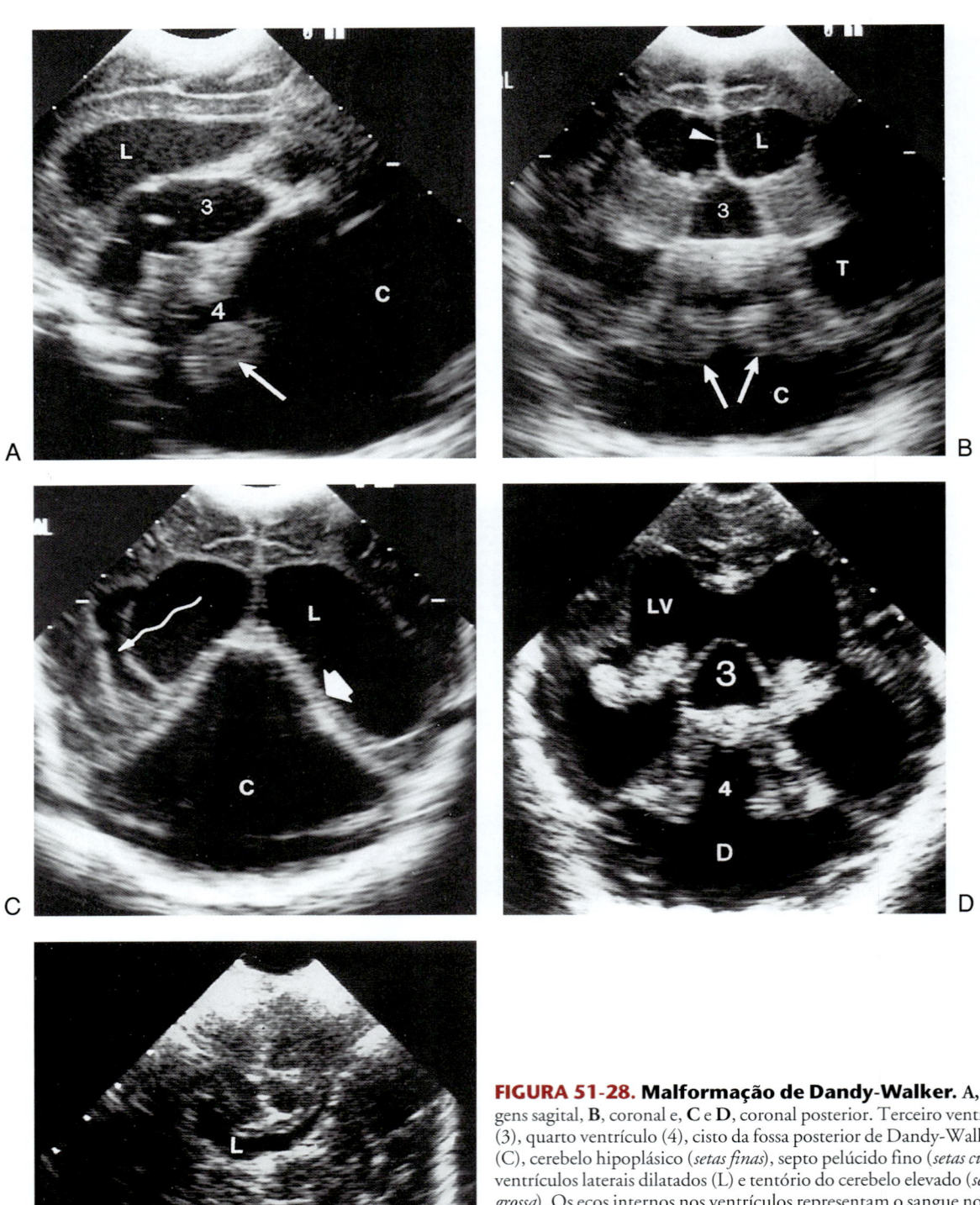

FIGURA 51-28. Malformação de Dandy-Walker. A, Imagens sagital, **B**, coronal e, **C** e **D**, coronal posterior. Terceiro ventrículo (3), quarto ventrículo (4), cisto da fossa posterior de Dandy-Walker (C), cerebelo hipoplásico (*setas finas*), septo pelúcido fino (*setas curtas*), ventrículos laterais dilatados (L) e tentório do cerebelo elevado (*seta grossa*). Os ecos internos nos ventrículos representam o sangue no LCR. A *seta ondulada* mostra o parênquima em reabsorção e a hemorragia intraventricular. Ventrículo lateral (LV); terceiro ventrículo (3); quarto ventrículo (4); cisto de Dandy-Walker (D). **E**, Mais adiante, o ventrículo lateral (L) e o terceiro ventrículo foram descomprimidos, mas o cisto de Dandy-Walker (D) permanece dilatado. Com freqüência, os cistos da fossa posterior exigem derivação adicional para a descompressão. (De Rumack CM, Johnson ML: Perinatal and Infant Brain Imaging. St. Louis, Mosby-Year Book, 1984.)

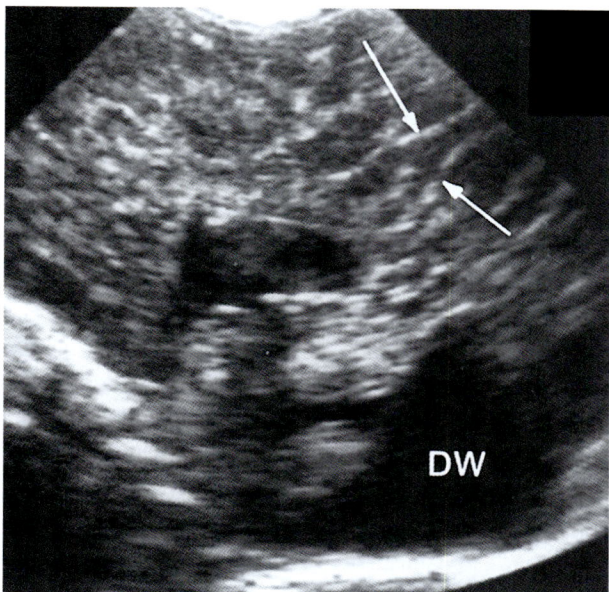

FIGURA 51-29. Variante de Dandy-Walker com agenesia do corpo caloso. A imagem sagital em linha média não mostra corpo caloso identificável ou o giro do cíngulo. Os giros e sulcos mediais estão dispostos de modo radial (*setas*) acima do terceiro ventrículo. Cisto de Dandy-Walker (DW).

DISTÚRBIOS DA DIVERTICULAÇÃO E CLIVAGEM

Holoprosencefalia

A holoprosencefalia resulta de uma falha de diverticulação quando o prosencéfalo primitivo não se divide no telencéfalo e diencéfalo, entre a quarta e a oitava semanas de gestação. Normalmente, o telencéfalo desenvolve-se nos hemisférios cerebrais, ventrículos, putâmen e núcleos caudados. O diencéfalo transforma-se no terceiro ventrículo, tálamos, hipotálamo e globus pallidus lateral. A holoprosencefalia representa um espectro de malformações que forma um continuum desde a mais grave, sem a separação do telencéfalo nos hemisférios (holoprosencefalia alobar), até a menos grave, com separação parcial das faces dorsais do cérebro (prosencefalia lobar) (Fig. 51-31). O septo pelúcido está ausente em todas as formas de prosencefalia.

A forma mais branda da prosencefalia lobar é a **displasia septo-óptica** (Fig. 51-32), **na qual há ausência do septo pelúcido e hipoplasia do nervo óptico.** Aproximadamente dois terços dos pacientes apresentam disfunção hipotálamo-hipofisária. Eles podem exibir sintomas visuais e retardo do crescimento. Além de apresentar-se com holoprosencefalia, agenesia do corpo caloso e malformações de Chiari I, outras associações sugerem que a displasia septo-óptica pode acontecer a partir de processos destrutivos que provocam esquizencefalia e hidrocefalia crônica grave.[26] A gravidade intermediária entre a alobar e a lobar é a **holoprosencefalia semilobar**, que exibe fusão do córtex e ventrículo anteriormente e separação variável posteriormente; as anomalias faciais são brandas ou ausentes. As anomalias da face e do crânio acompanham e ajudam a predizer a gravidade da malformação cerebral, porque a face desenvolve-se ao mesmo tempo que o cérebro durante a diverticulação. Em geral, os casos de holoprosencefalia são suspeitados em conseqüência das anomalias faciais acompanhantes, com as anomalias faciais mais graves predizendo as anomalias intracranianas mais graves. Estas são observadas mais amiúde na **trissomia do 13 e 18**,

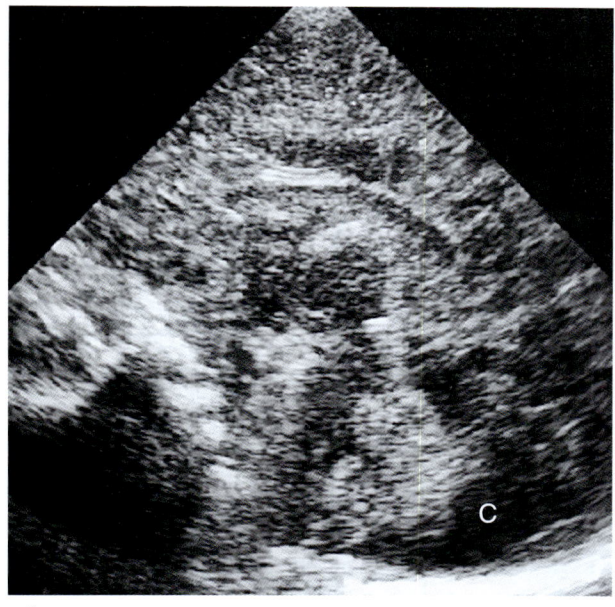
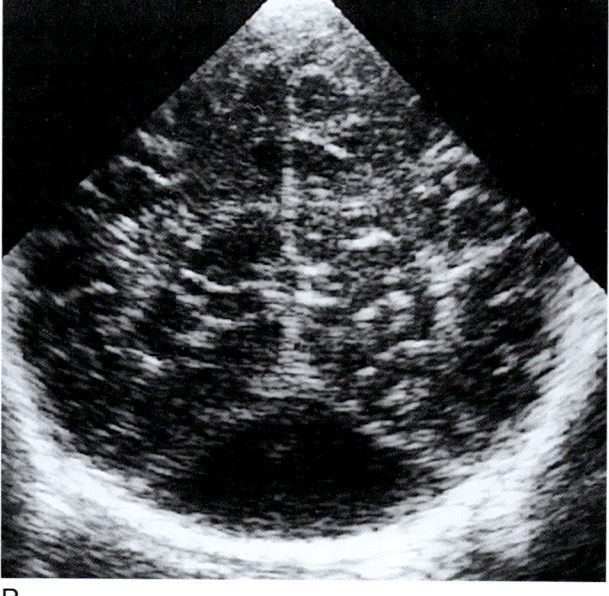

A   B

FIGURA 51-30. Megacisterna magna. A, As ultra-sonografias sagital e **B,** coronal mostram uma cisterna magna aumentada (C) atrás do vermis em **A** e abaixo do tentório em **B** sem comunicação para o quarto ventrículo e nenhuma hidrocefalia.

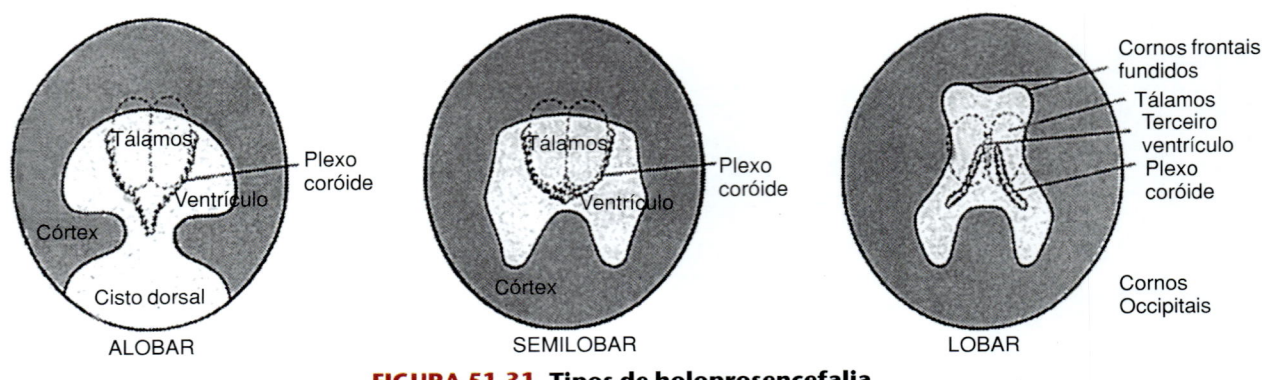

FIGURA 51-31. Tipos de holoprosencefalia.

podendo ser causadas por **teratógenos**, considerado o mecanismo em **filhos de mães diabéticas**.[26,57-60]

Holoprosencefalia Alobar

A holoprosencefalia alobar é a forma mais grave deste distúrbio. Os lactentes com este defeito comumente morrem dentro dos primeiros meses de vida ou nascem mortos. Os aspectos faciais podem incluir a cebocefalia (Fig. 51-33), ciclopia e etmocefalia (ciclopia ou hipotelorismo com um probóscide acima dos olhos).[60] O cérebro circunda um único ventrículo em forma de ferradura ou de crescente na linha média, com um córtex cerebral primitivo, fino e circunvizinho (Fig. 51-33).[56] Os hemisférios são fundidos como uma massa tissular em forma de panqueca na porção mais anterior do crânio. Apenas na holoprosencefalia, o esplênio do corpo caloso será o único segmento presente de acordo com Barkovich. Os tálamos são fundidos e não há foice, corpo caloso ou fissura inter-hemisférica entre eles. Os tálamos fundidos, moderadamente ecogênicos e na linha média, são observados anteriormente ao plexo coróide hiperecogênico fundido. O terceiro ventrículo comumente está ausente, de modo que o grande holoventrículo central único se comunica inferiormente com o aqueduto e também pode conectar-se posteriormente com um cisto dorsal.[61] A paquigiria pode ser notada. As estruturas da fossa posterior podem ser normais.

Holoprosencefalia Semilobar

Na holoprosencefalia semilobar, maior quantidade do parênquima cerebral está presente, mas persiste o ventrículo único. Pode haver cornos occipital e temporal separados. Uma pequena porção da foice e da fissura inter-hemisférica desenvolve-se no córtex occipital posteriormente. O esplênio e o joelho do corpo caloso estão formados com freqüência e podem ser observados nos cortes sagitais na linha média. Os tálamos são parcialmente separados, e o terceiro ventrículo é rudimentar. As anomalias faciais são menos graves que na holoprosencefalia alobar, comumente com hipotelorismo apenas discreto e fenda labial mediana ou lateral.

Holoprosencefalia Lobar

A holoprosencefalia lobar é a forma menos grave deste distúrbio. Há separação quase completa dos hemisférios com o desenvolvimento de uma foice e fissura inter-hemisférica, mas eles podem ser superficiais anteriormente e os lobos frontais estão fundidos. O septo pelúcido está ausente. Os cornos anteriores dos ventrículos laterais estão fundidos e exibem forma quadrada, mas os cornos occipitais estão separados. Os cornos temporais podem estar presentes. O terceiro ventrículo geralmente está presente, separando os tálamos. O esplênio e o corpo do corpo caloso estão geralmente presentes, com a ausência do joelho e do rostro. As anomalias faciais são brandas e similares à forma semilobar ou estão ausentes.

DISTÚRBIOS DA SULCAÇÃO E MIGRAÇÃO CELULAR

Esquizencefalia

Creditadas como causadas por um processo destrutivo *in utero*, estas são fendas revestidas por substância cinzenta que se estendem através de todo o hemisfério, desde o revestimento ependimário dos ventrículos laterais até o revestimento pial do córtex. As fendas podem ser bilaterais ou unilaterais (Fig. 51-34A, B). Podem existir amplas aberturas das

---

ACHADOS ULTRA-SONOGRÁFICOS NA HOLOPROSENCEFALIA ALOBAR

- Ventrículo único na linha média em forma de lua crescente
- Fina camada do córtex cerebral
- Ausência da foice
- Ausência da fissura inter-hemisférica
- Ausência do corpo caloso
- Tálamos e gânglios da base fundidos
- Plexo coróide ecogênico fundido
- Terceiro ventrículo ausente
- Grande cisto dorsal

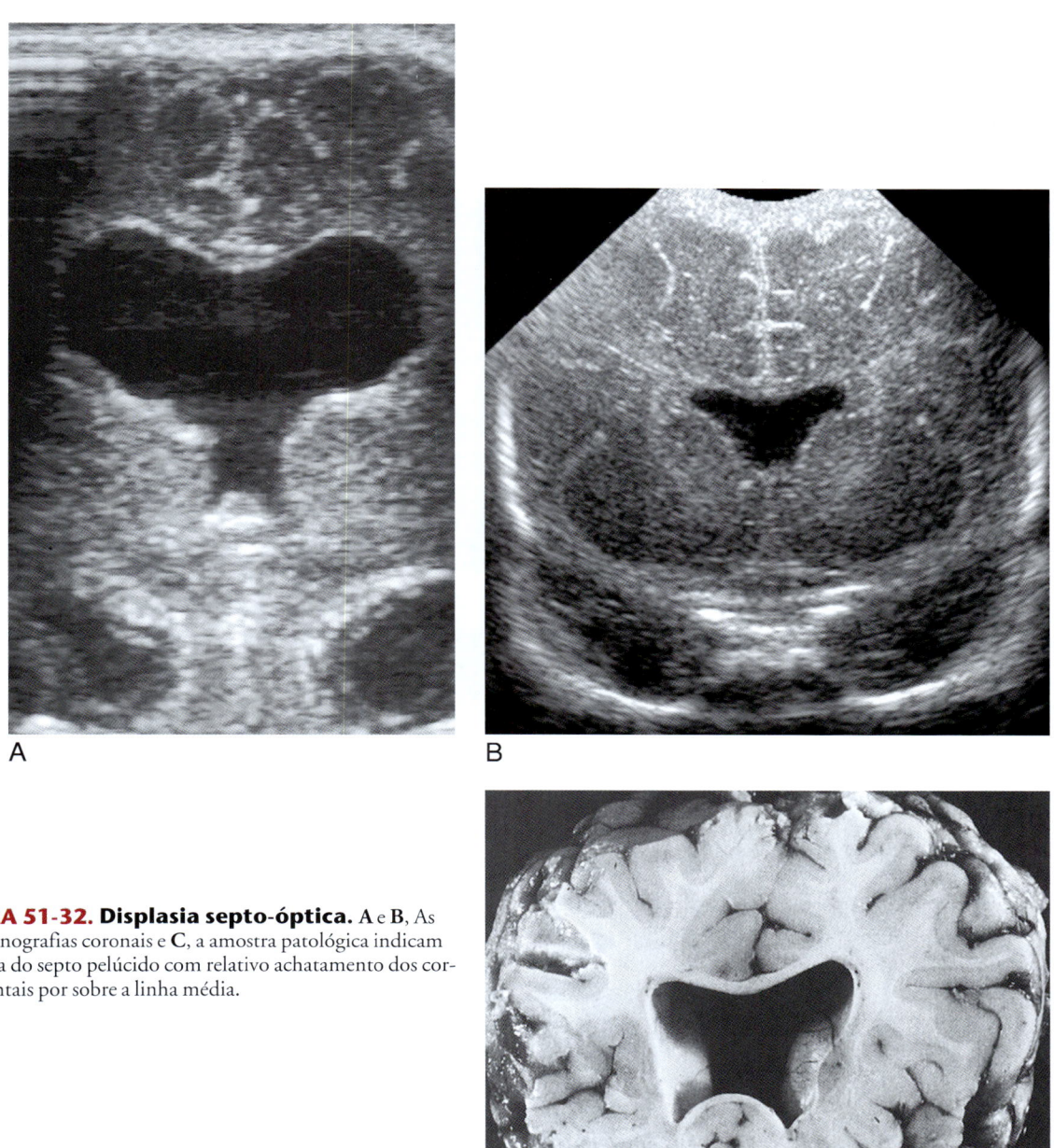

FIGURA 51-32. Displasia septo-óptica. A e B, As ultra-sonografias coronais e C, a amostra patológica indicam ausência do septo pelúcido com relativo achatamento dos cornos frontais por sobre a linha média.

fendas (esquizencefalia com lábio aberto). Em alguns casos, a fenda fica fechada (tipo lábio fechado) (Fig. 51-34C, D) e pode exigir a RM para o diagnóstico, porque a diferenciação entre as substâncias branca-cinzenta não é bem demonstrada na ultra-sonografia. Muitos destes pacientes desenvolvem convulsões, hemiparesia e retardo variável do desenvolvimento. A gravidade está relacionada com a quantidade de cérebro envolvida. Alguns exibem cegueira, que se acredita que está associada à ausência do septo pelúcido e à hipoplasia do nervo óptico. Acredita-se que isto é uma displasia septo-óptica adquirida. Existem casos genéticos a partir do gene Homeobox EMX2[26] e outros pacientes com possível lesão *in utero* durante o segundo trimestre. Relatou-se que o citomegalovírus (CMV) causa esquizencefalia em alguns pacientes.[62,63] Naqueles pacientes com envolvimento unilateral, relatos recentes mostram a reorganização funcional da área motora, de modo que o hemisfério não-afetado assuma a função.[64]

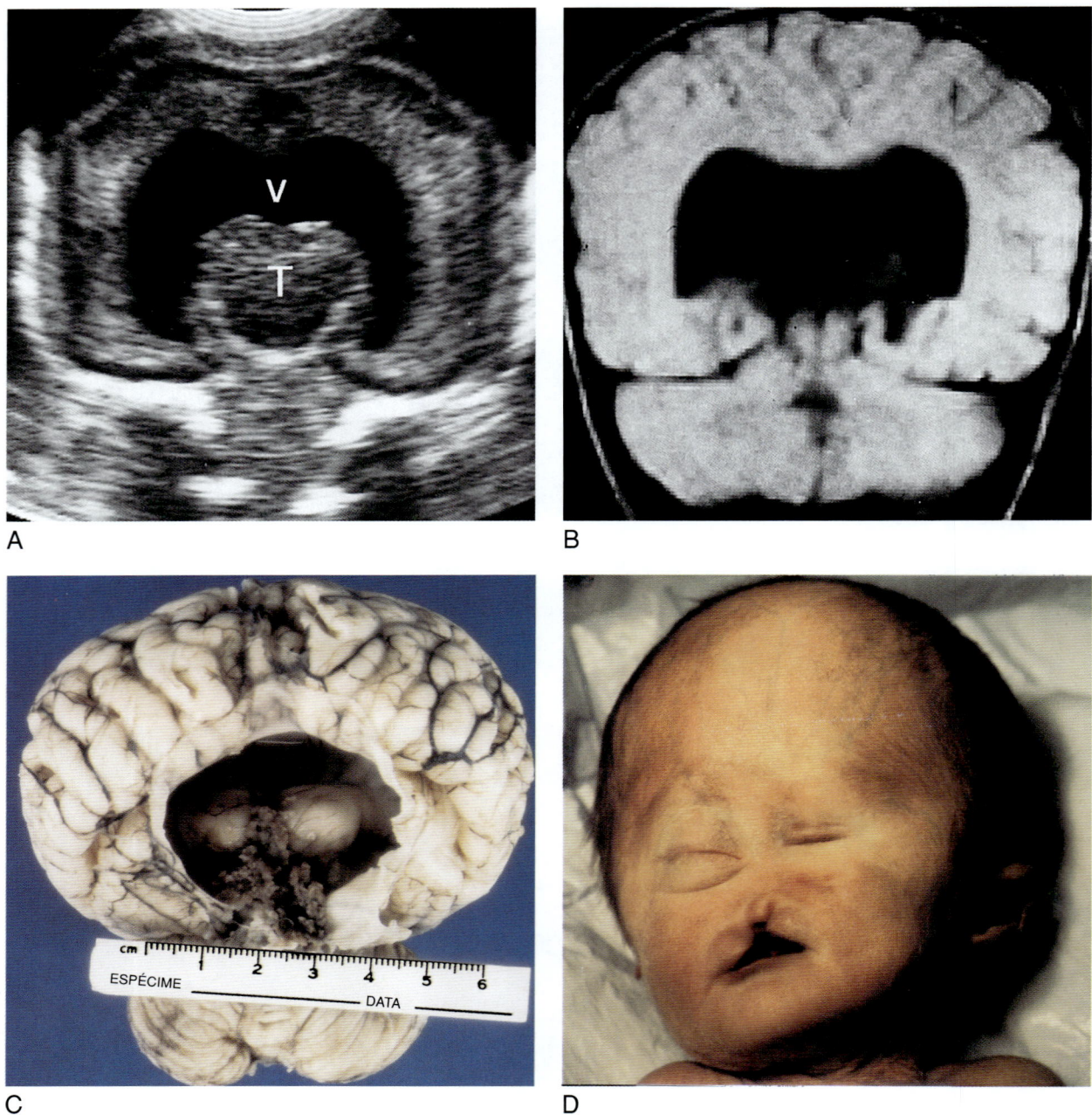

FIGURA 51-33. Holoprosencefalia alobar com ventrículo central único (V) e tálamos fundidos (T). A, Ultra-sonografia coronal. Nenhuma foice ou fissura inter-hemisférica está presente. **B,** RM e **C,** a amostra patológica revelam o ventrículo central único e os tálamos fundidos. **D,** A amostra de autópsia exibe a cebocefalia (hipotelorismo grave e nariz malformado).

LESÕES DESTRUTIVAS

Cisto Porencefálico

Antes de 26 semanas de gestação, a destruição cerebral focal tipicamente cicatrizará com substância cinzenta displásica e resultará em esquizencefalia usualmente associada aos defeitos da migração.[31] Depois de 26 semanas de gestação, um cisto porencefálico irá se desenvolver em uma área do cérebro normalmente desenvolvido que foi lesionada e cura com a cicatrização devido a um revestimento da substância branca gliótica. Por definição, os **cistos porencefálicos** sempre se conectam com o sistema ventricular, mas não se estendem até o córtex superficial. Em geral, eles ocorrem depois do nascimento, secundários à hemorragia intraparenquimatosa (HIP), infecção (vasculite focal ou abscesso) ou trauma.

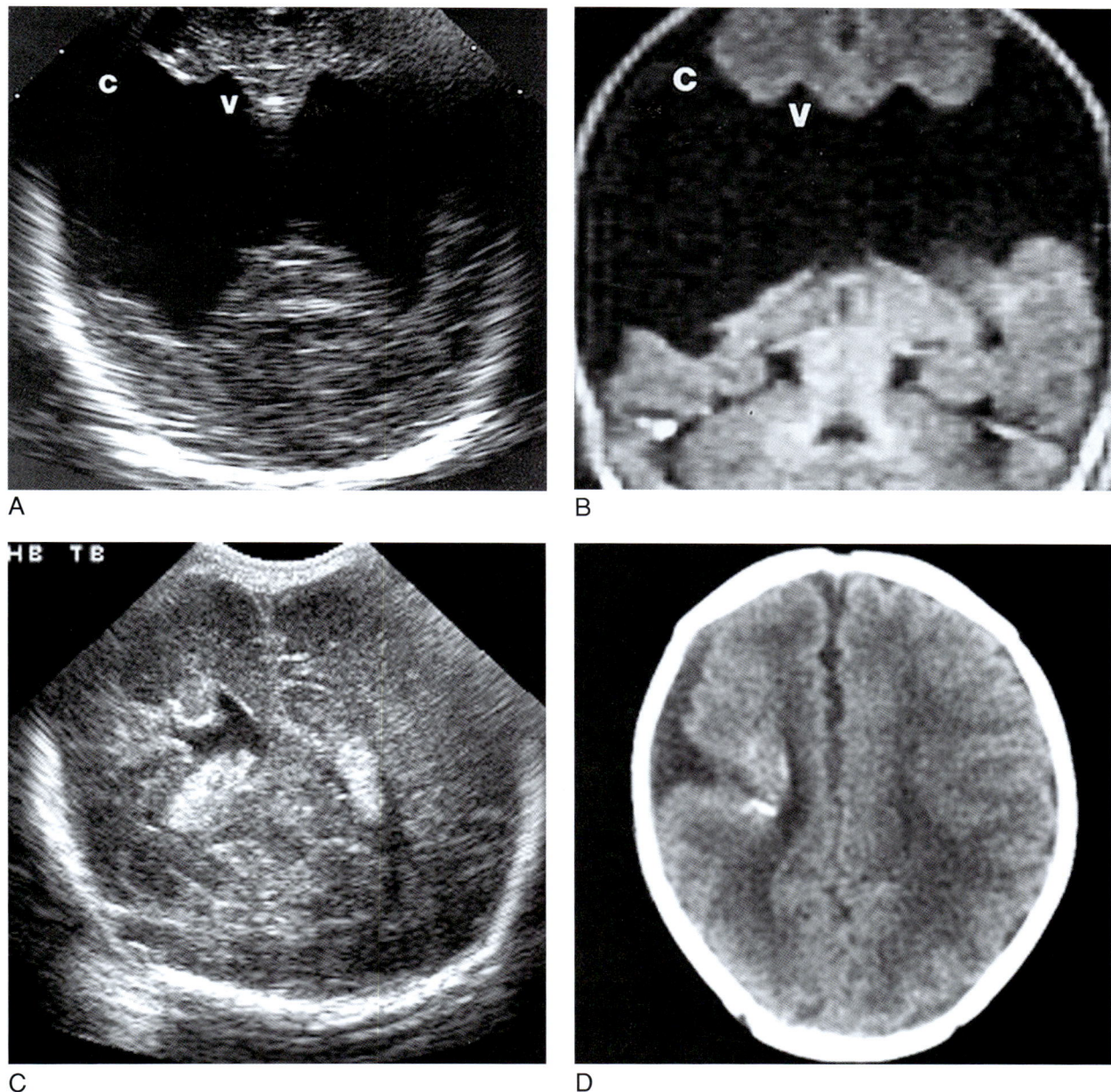

FIGURA 51-34. Esquizencefalia. A, Esquizencefalia com lábio aberto, a ultra-sonografia coronal e **B**, a RM coronal mostram fendas bilaterais (c) com amplas aberturas para o sistema ventricular (v). **C**, O ultra-som e **D**, a TC da **esquizencefalia de lábio fechado** com calcificação a partir da infecção *in utero*.

Hidranencefalia

Classicamente, acredita-se que a hidranencefalia seja o resultado da oclusão bilateral das artérias carótidas internas durante o desenvolvimento fetal, mas ela pode resultar de inúmeros processos destrutivos intracranianos (Fig. 51-35). Este distúrbio poderia ser creditado como a forma mais intensa de porencefalia – isto é, existe destruição quase total do córtex cerebral.[65,66] Estes lactentes podem parecer surpreendentemente normais no nascimento, mas exibem retardo do desenvolvimento desde uma idade precoce e, com freqüência, morrem dentro do primeiro ano de vida.

Os achados ultra-sonográficos incluem um crânio preenchido por LCR, (Fig. 51-35). As estruturas que recebem seu suprimento sangüíneo a partir da artéria cerebral posterior e artéria vertebral, como o tálamo, cerebelo, tronco cerebral e plexo coróide posterior, são poupadas e, em geral, são identificáveis. O fluxo por Doppler nas artérias carótidas está ausente. Uma foice incompleta ou completa pode ser identificável mesmo *in utero* (Fig. 51-36). A presença da foice ajuda a diferenciar esta lesão da holoprosencefalia alobar, na qual a foice não se forma. Pode ser difícil diferenciar a hidranencefalia da hidrocefalia grave, mas uma borda fina de córtex deve ser visualizada por ultra-sonografia na hidrocefalia.[65,66] Se existe um perímetro cefálico crescente, a derivação ventriculoperitoneal pode estar indicada, independentemente do diagnóstico real para controlar o crescimento.

Encefalomalácia Cística

A encefalomalácia é uma área da lesão cerebral focal que, patologicamente, apresenta proliferação astrocítica e septações gliais. Na lesão cerebral difusa, podem existir grandes áreas de encefalomalacia cística. A localização da lesão depende do tipo de agressão. Tipicamente, não existe conexão com o sistema ventricular. Em neonatos, a infecção ou anóxia pode provocar lesão disseminada, enquanto um trombo pode provocar comprometimento focal.

HIDROCEFALIA

A hidrocefalia acontece em aproximadamente 5 a 25% por 10.000 nascimentos. Ela resulta de um desequilíbrio entre a produção do LCR e sua drenagem pelas vilosidades aracnóides. Três mecanismos contribuem para o desenvolvimento da hidrocefalia. Estes incluem a obstrução do fluxo de saída, absorção diminuída ou produção excessiva (p. ex., um tumor do plexo coróide).

Produção e Circulação Normais do LCR

O líquido cefalorraquidiano provê um ambiente protetor, quimicamente controlado, que banha continuamente e circula ao redor do SNC. A maior parte do LCR é produzida pelo plexo coróide, mas ele também é produzido pelo epêndima ventricular, pelo revestimento subaracnóide intracraniano e pelo revestimento subaracnóide espinhal. Normalmente, o LCR flui a partir dos ventrículos laterais, através dos forames de Monro, do terceiro ventrículo, do aqueduto de Sylvius, do quarto ventrículo, dos forames laterais de Luschka ou do forame medial de Magendie, e dentro das cisternas basais. A partir daqui, uma pequena quantidade circula para baixo, para dentro do espaço subaracnóide espinhal. O LCR flui para cima ao redor do cérebro anteriormente e posteriormente até alcançar o vértice, onde ele é reabsorvido pelas granulações aracnóides para dentro do seio sagital superior.

Diagnóstico de Hidrocefalia

Com freqüência, a hidrocefalia pode ser diagnosticada *in utero* em torno de 15 semanas de gestação. O tamanho do átrio do ventrículo e o glomus do plexo coróide permanecem constantes no segundo e terceiro trimestre no plano transaxial. *In utero*, um limite superior a 10 mm para o átrio ventricular foi estabelecido e bem revisto.[67-69] Quando a hidrocefalia é reconhecida, está garantida a inspeção rigorosa para o disrafismo espinhal, outras anomalias do SNC ou anomalias adicionais do SNC, porque estes achados afetarão o resultado. A avaliação cromossomial é necessária quando outras anomalias são reconhecidas.[70] A hidrocefalia diagnosticada *in utero* possui uma evolução variável, dificultando o aconselhamento da família. Com freqüência, principalmente se outras anomalias ou anormalidades cromossomiais são diagnosticadas, a família opta por interromper a gravidez. Atenção especial deve ser empreendida para procurar sinais da malformação de Chiari II porque esta está quase 100% associada a uma mielomeningocele.

A hidrocefalia neonatal é facilmente reconhecida pelo exame sagital e coronal normal.[8,67-69] O tamanho ventricular é um pouco maior nos neonatos que nas crianças com mais idade. A progressão da hidrocefalia pode ser melhor estimada por comparação com os estudos anteriores. A ultra-sonografia também é valiosa no acompanhamento da descompressão ventricular nos pacientes com derivação para a hidrocefalia. Um cuidado deve ser tomado com relação ao acompanhamento do tamanho ventricular em casos de hidrocefalia. Deve-se tomar cuidado, de modo que as alterações na penetração do feixe do ultra-som não resulte em aumento aparente ou descompressão dos ventrículos relacionada com as diferenças de ampliação quando as escalas de penetração são empregadas. A falha em fazer isto pode resultar em uma falsa impressão da hidrocefalia mutável.

Nível de Obstrução

A assimetria dos ventrículos laterais pode fazer com que um deles seja um pouco maior como uma variante normal. A avaliação de todo o sistema ventricular deve ser obtida, de modo que o nível seja identificado, onde haja uma transição de um ventrículo grande para um pequeno.[71] A dilatação do ventrículo lateral e terceiro ventrículo indica uma obstrução do aqueduto do mesencéfalo, causada mais amiúde por HIV e também, com freqüência, um traço recessivo ligado. Em raros casos, pode haver dilatação isolada do quarto ventrículo; desta maneira, cada parte do sistema ventricular exige avaliação. A dilatação de todos os ventrículos deve levar a uma fonte extraventricular. A hidrocefalia neonatal também pode ser avaliada por Doppler para examinar (indiretamente) a pressão intracraniana e ajudar a determinar a necessidade da colocação de uma derivação.[72]

Taylor e cols. reportam o uso de agentes de contraste ultra-sonográficos na hidrocefalia neonatal. Estes foram utilizados nos modelos em animais para permitir a visualização direta da permeabilidade ventricular ao injetar o contraste através de cateteres ventriculares. Embora isto seja experimental, pode ser um método excelente para estudar a hidrocefalia nos pacientes com cateteres.[73]

Etiologias

A hidrocefalia pode ser uma conseqüência da obstrução intraventricular (HOIV), quando o fluxo está obstruído den-

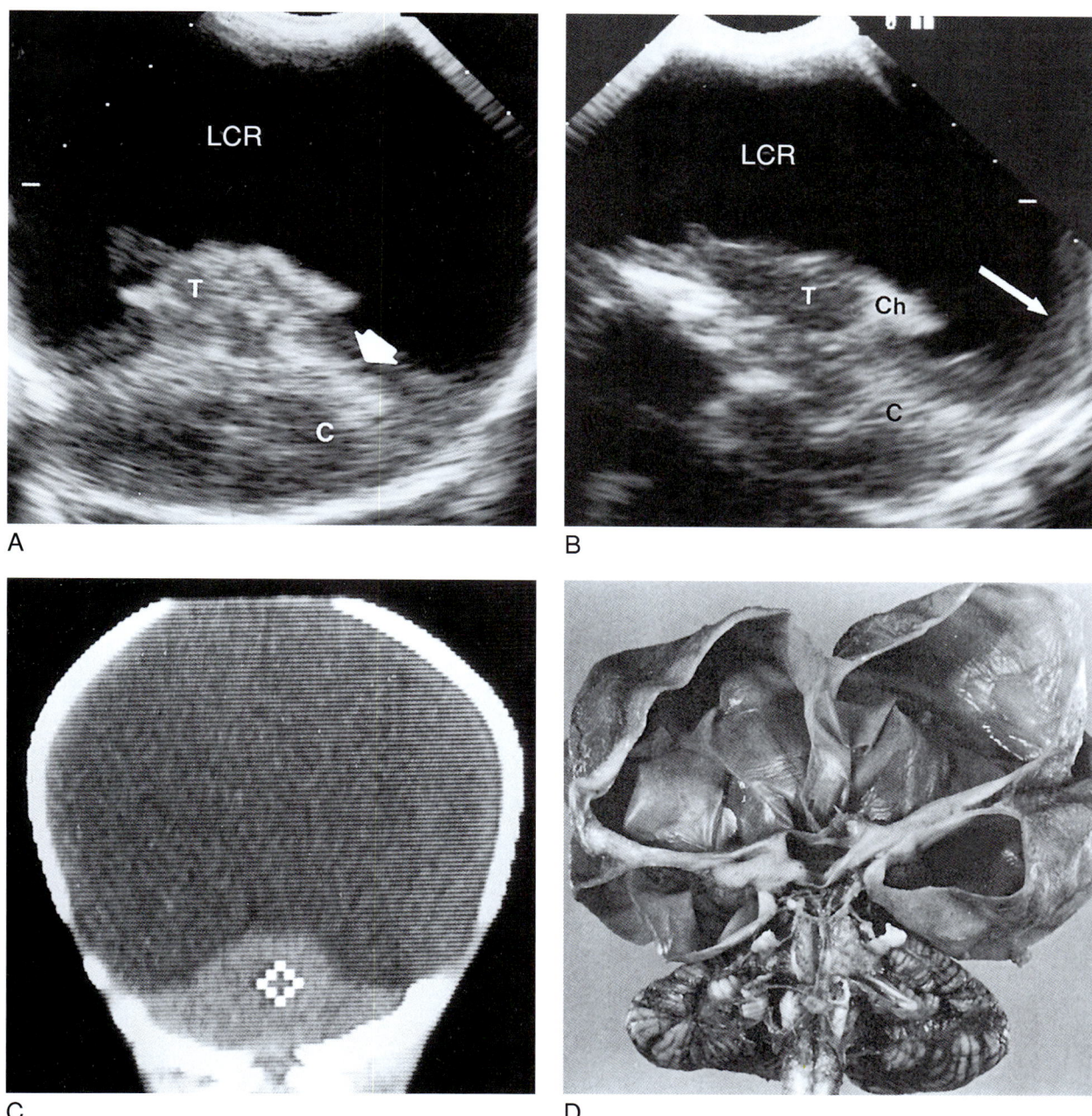

FIGURA 51-35. Hidranencefalia. A, Ultra-sonografias coronal e **B**, sagital em linha média. **C**, Corte de TC. Observe que apenas o LCR anecóico é notado acima do tálamo (T). Tentório do cerebelo (*seta grossa*), cerebelo (C), plexo coróide (Ch) e um fino resquício do córtex cerebral posteriormente (*seta fina*). Em geral, a fossa posterior está normal. **D**, A amostra patológica com uma foice completa e as estruturas da fossa posterior relativamente normais. (**D**, De Friede R: Developmental Neuropathology, 2nd ed. New York, Springer-Verlag, 1975.)

tro do sistema ventricular, ou da obstrução extraventricular (HOEV) à circulação do LCR, que é a obstrução ao fluxo que acontece dentro dos espaços subaracnóides e cisternas ou secundário à absorção diminuída nas vilosidades aracnóides no seio sagital. A produção excessiva de LCR a partir de um **papiloma do plexo coróide** é uma causa incomum. As outras causas incluem a obstrução venosa ou malformações vasculares (p. ex., **malformação da veia de Galeno** freqüen-temente sofre obstrução). As causas mais comuns de hidrocefalia intraventricular obstrutiva (HIVO) incluem a **infecção** ou **hemorragia** (causando obstrução aos forames de saída do terceiro ou quarto ventrículo), anomalias congênitas (p. ex., **estenose do aqueduto** (Fig. 51-37), **malformação de Dandy-Walker**) (Fig. 51-28), fibrose do forame interventricular (Fig. 51-38), e tumor. A estenose do aqueduto ocorre em homens devido a um gene ligado ao X (L1-CAM) e pode

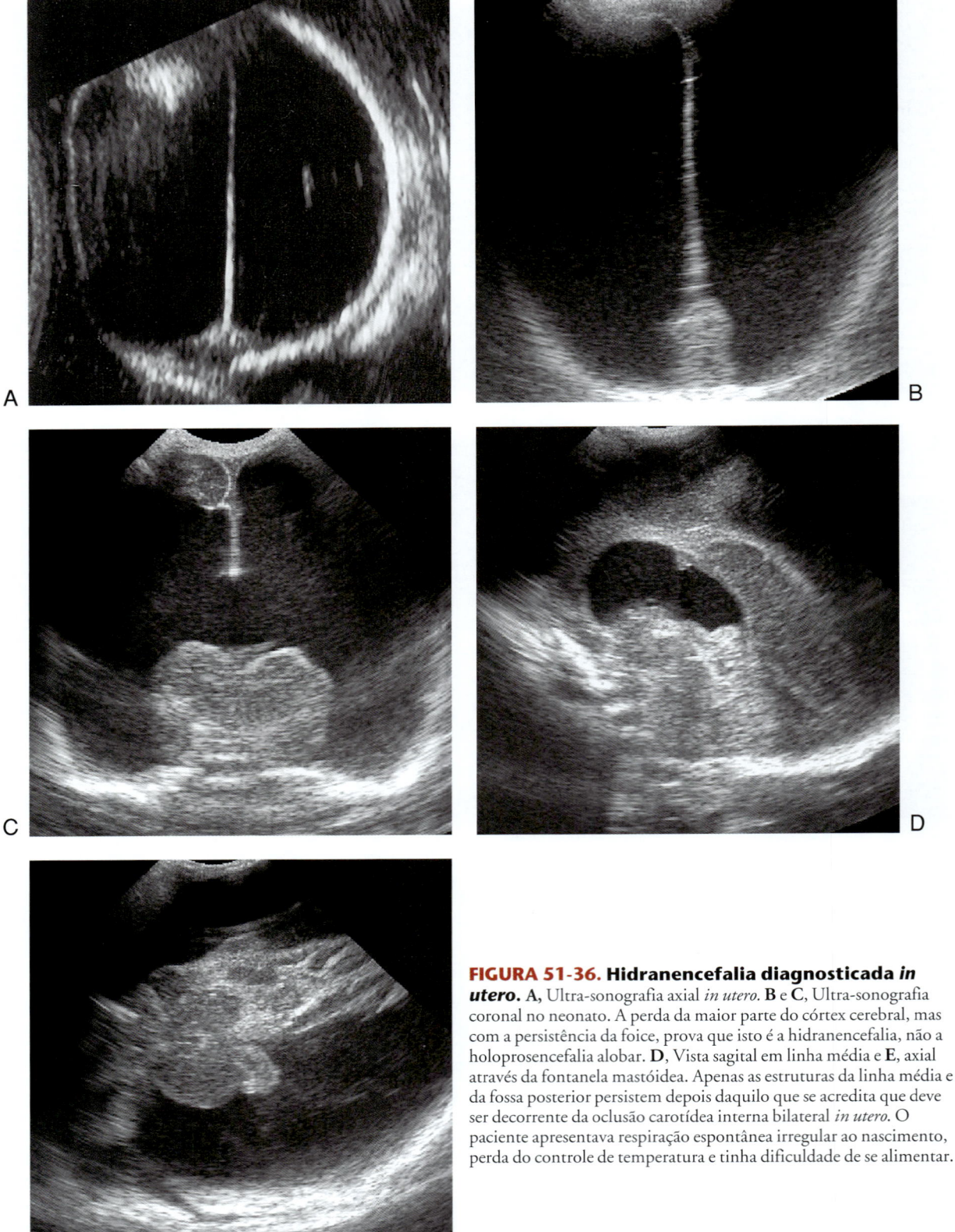

FIGURA 51-36. Hidranencefalia diagnosticada *in utero*. A, Ultra-sonografia axial *in utero*. **B** e **C**, Ultra-sonografia coronal no neonato. A perda da maior parte do córtex cerebral, mas com a persistência da foice, prova que isto é a hidranencefalia, não a holoprosencefalia alobar. **D**, Vista sagital em linha média e **E**, axial através da fontanela mastóidea. Apenas as estruturas da linha média e da fossa posterior persistem depois daquilo que se acredita que deve ser decorrente da oclusão carotídea interna bilateral *in utero*. O paciente apresentava respiração espontânea irregular ao nascimento, perda do controle de temperatura e tinha dificuldade de se alimentar.

> **CAUSAS DE HIDROCEFALIA**
>
> **OBSTRUÇÃO INTRAVENTRICULAR**
>
> Pós-hemorrágica
> Obstrução do aqueduto
> Obstrução do quarto ventrículo
> Hematoma subdural da fossa posterior
> Malformação de Chiari II
> Malformação de Dandy-Walker
> Estenose do aqueduto
> Pós-infecciosa
> Malformação da veia de Galeno
> Tumor ou cisto
>
> **OBSTRUÇÃO EXTRAVENTRICULAR**
>
> Pós-hemorrágica
> Pós-infecciosa
> Acondroplasia
> Ausência ou hipoplasia das granulações aracnóides
> Obstrução venosa
>
> **PRODUÇÃO EXCESSIVA DO LCR**
>
> Papiloma do plexo coróide

ser diagnosticada em torno de aproximadamente 18 semanas de gestação com a hidrocefalia e polegares aduzidos.[74] As causas mais comuns da obstrução extraventricular são a hemorragia e a infecção – com fibrose nas cisternas da base, incisura, convexidade das cisternas ou região parassagital.

O **aumento ventricular nem sempre significa obstrução.** Os casos graves de **lesão hipóxico-isquêmica** resultam mais em ventrículos grandes devido à atrofia cerebral em duas a quatro semanas depois da agressão do que em hidrocefalia obstrutiva. Uma causa rara de aumento ventricular é a **acidúria glutárica do tipo 1**.[75] Na realidade, estes pacientes possuem macrocefalia no nascimento ou dentro das primeiras semanas de vida. O alargamento cistiforme bilateral do sulco lateral pode ser o primeiro sinal, seguido por dilatação ventricular e subaracnóide frontotemporal progressiva, que se acredita decorrer da atrofia. Quando diagnosticada no início da fase de lactente, o controle nutricional rigoroso pode permitir o desenvolvimento neurológico normal. Alguns autores acreditam que as alterações císticas representam áreas focais de edema que provocam a macrocefalia e, mais adiante, a atrofia, porque o tamanho da cabeça fica menor – aparentemente em decorrência da destruição cerebral. A chave consiste em reconhecer este padrão e pesquisar acidúria glutárica.

EVENTOS HIPÓXICO-ISQUÊMICOS

Os eventos hipóxico-isquêmicos no neonato podem ser divididos em causas maternas e causas atribuíveis ao neonato. As causas maternas incluem a doença cardíaca ou pulmonar crônica, insuficiência placentária, choque, descolamento de placenta e parada cardiorrespiratória. Todas estas podem causar asfixia grave ao nascimento. Uma causa incomum é o uso materno de cocaína.[76] Algumas manobras terapêuticas nestes neonatos hipóxicos muito doentes também foram associadas a um risco aumentado para a hemorragia da matriz germinativa (HMG) e podem fazer isto ao provocar a obstrução venosa aumentada.[77] A pressão venosa aumentada foi demonstrada em lactentes que respiram fora de seqüência com um ventilador mecânico, durante a aspiração por tubo endotraqueal e com a pressão inspiratória máxima alta.[78] Outros fatores, incluindo o pneumotórax hipertensivo, exsangüinitransfusões, infusões rápidas de colóide e lesão miocárdica provocados por asfixia, podem afetar muito a hemodinâmica e a pressão venosa.[78-80]

O Limite Arterial Determina a Região da Lesão Cerebral

Os achados ultra-sonográficos são variados, dependendo da causa e da idade do neonato quando ocorre o evento, porque as áreas de limitação do cérebro mudam de localização durante o último trimestre. Nos lactentes prematuros, o limite localiza-se na região periventricular imediata e, desta maneira, a hemorragia da matriz germinativa (HMG) e a leucomalacia periventricular (LPV) consistem em achados patológicos comuns. Nos lactentes a termo, a lesão tende a ocorrer mais nas regiões cortical ou subcortical, porque o limite move-se para estas áreas, resultando em **infarto parassagital** nos lactentes a termo.

A falta de auto-regulação da pressão arterial cerebral, que comumente ocorre nos lactentes prematuros e, menos amiúde, nos lactentes a termo asfixiados, fará com que a perfusão cerebral seja diretamente afetada por episódios hipertensivos ou hipotensivos. Este sistema de pressão passivo pode resultar em hemorragia focal súbita ou infarto difuso ou focal com hipotensão.

As manifestações neurológicas da lesão cerebral no lactente prematuro variam desde os déficits de motilidade e cognitivos menos graves até déficits motores espásticos importantes, incluindo a diplegia espástica e a tetraplegia espástica com déficits intelectuais mais profundos. No lactente a termo, os eventos hipóxico-isquêmicos podem manifestar-se como convulsões, distúrbios do movimento (inclusive o arqueamento e o punho fechado), tônus alterado, sucção ausente e – dependendo da gravidade – déficits intelectuais. **A hemorragia da matriz germinativa pode levar à HIV, hidrocefalia e porencefalia.** A hemorragia da matriz germinativa é um evento comum, ocorrendo principalmente nos lactentes prematuros que têm menos de 32 semanas de idade gestacional. Embora a incidência outrora fosse tão alta quanto 55%, muitos berçários experimentaram uma queda significativa na HMG. Relatos recentes de HMG e HIV variam atualmente de 10 a 25% nos lactentes com peso de nascimento muito baixo (<1.000 g) na maioria das unidades de terapia intensiva neonatal.[81,82] Os lactentes em risco máximo são

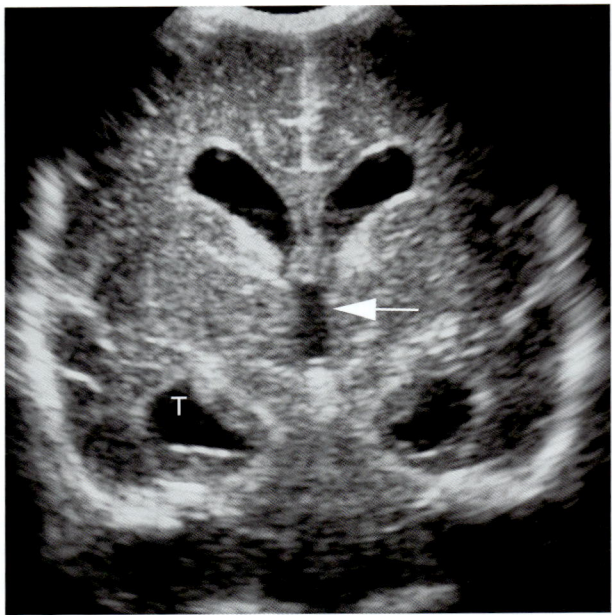
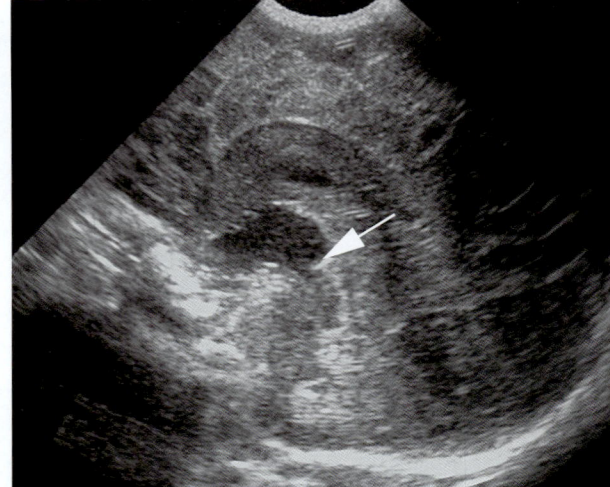
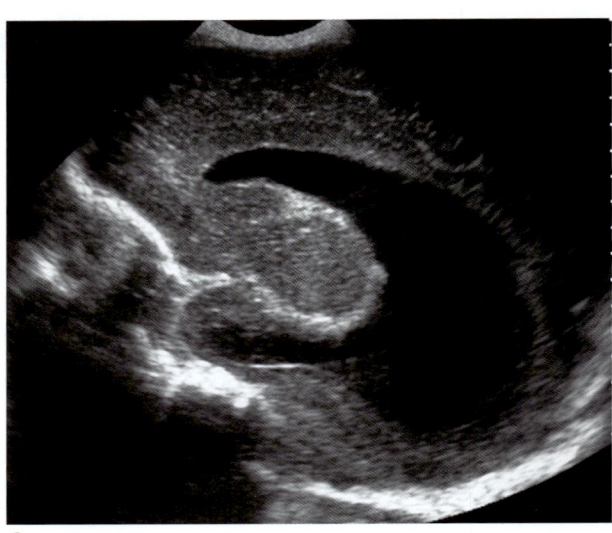

FIGURA 51-37. Estenose do aqueduto. Cortes **A**, coronal, **B**, sagital em linha média, e **C**, sagital. São demonstrados a dilatação acentuada do ventrículo lateral e do terceiro ventrículo (*setas*), mas o quarto ventrículo é normal (*anterior ao vermis cerebelar*). Corno temporal (T). A ecogenicidade caudotalâmica decorreu da hemorragia aguda. O aumento ventricular estava presente *in utero* antes da ocorrência da hemorragia.

aqueles com idades gestacionais abaixo de 30 semanas, de um peso de nascimento inferior a 1.500 g ou de ambos.[83]

Múltiplos fatores foram estudados como causas para esta hemorragia. Embora nenhuma causa isolada tenha sido identificada, os eventos freqüentemente associados incluem a prematuridade com complicações (como a hipoxia, hipertensão e hipercapnia), hipernatremia, aumento rápido do volume, e pneumotórax.[78-80] Os lactentes a termo raramente experimentam este tipo de hemorragia.

A hemorragia da matriz germinativa pode ocorrer nas regiões subependimária (HSE), intraventricular (HIV) ou intraparenquimatosa (HIP).[84] No entanto, ela origina-se predominantemente como hemorragia na matriz germinativa abaixo da camada subependimária e pode ser contida pelo epêndima ou por ruptura no sistema ventricular ou, menos amiúde, para dentro do parênquima adjacente (Fig. 51-39). A matriz germinativa é uma fina rede de vasos sangüíneos e tecido neural primitivo que reveste o sistema ventricular na camada subependimária durante a vida fetal. À medida que o feto amadurece, a matriz germinativa regride

GRAUS DE HEMORRAGIA DA MATRIZ GERMINATIVA

Grau I:	hemorragia subependimária
Grau II:	extensão intraventricular sem hidrocefalia
Grau III:	hemorragia intraventricular com hidrocefalia
Grau IV:	hemorragia intraparenquimatosa com ou sem hidrocefalia

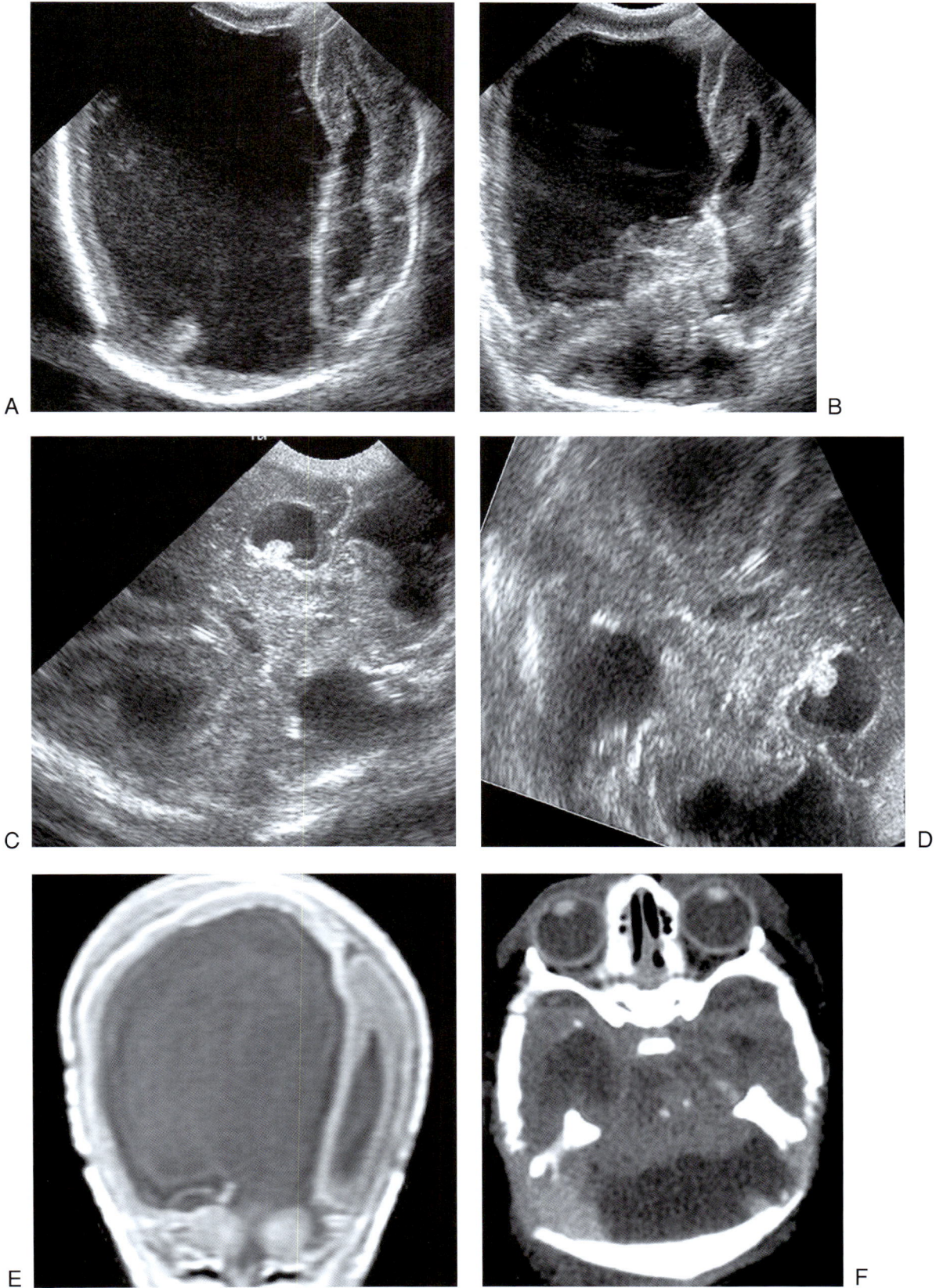

FIGURA 51-38. Hidrocefalia assimétrica devido à obstrução do forame de Monro direito. O ventrículo direito estende-se para dentro da fossa posterior atrás do cerebelo. **A** e **B**, Ultra-sonografias coronais. **C** e **D**, As ultra-sonografias axiais mostram os cornos frontais aumentados, terceiro ventrículo e o cerebelo com o ventrículo lateral direito estendendo-se para trás dele. **E**, RM. **F**, Corte de TC. As calcificações sugerem que isto foi causado pela infecção *in utero*.

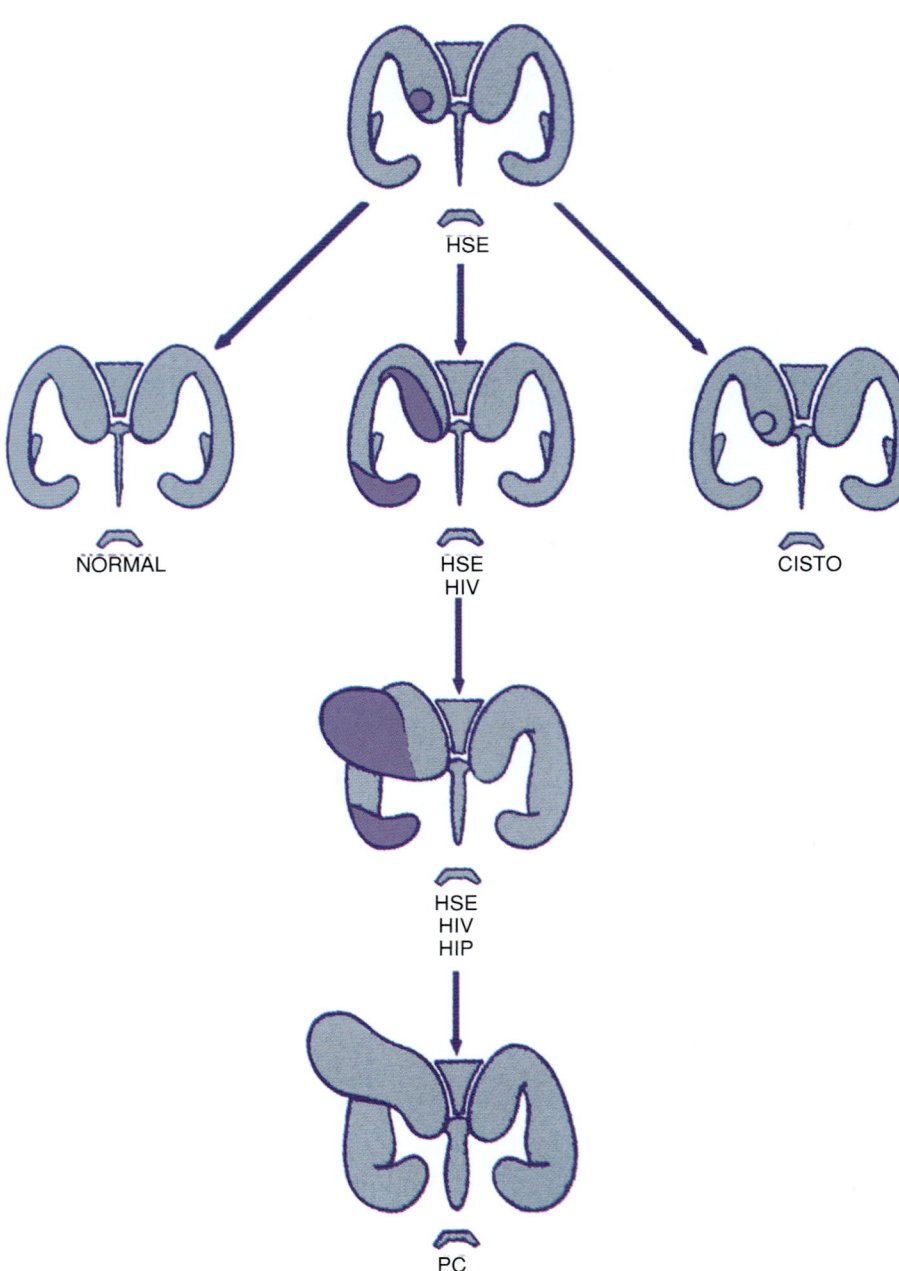

FIGURA 51-39. Seqüelas da hemorragia subependimária. A hemorragia subependimária (HSE) pode resolver, levando a um exame normal; pode resolver, deixando um pequeno cisto subependimário; pode progredir, rompendo para dentro do ventrículo e causando hemorragia intraventricular, ou estende-se para dentro do parênquima, causando hemorragia intraparenquimatosa. A hidrocefalia e a porencefalia são as seqüelas comuns da HSE. (De Rumack CM, Johnson ML: Perinatal and Infant Brain Imaging. St. Louis, Mosby-Year Book, 1984.)

no sentido do forame de Monro, de modo que, no termo, apenas uma pequena quantidade de matriz germinativa está presente no sulco caudotalâmico entre o tálamo e o núcleo caudado. Esta fina rede de vasos sangüíneos é altamente suscetível às alterações de pressão e metabólicas, o que pode levar à ruptura dos vasos. A matriz germinativa raramente é um sítio de hemorragia depois de 32 semanas de gestação, porque ela quase desapareceu.

A classificação da HMG mais amplamente utilizada foi proposta por Burstein e Papile.[84] Também existem outros sistemas, mas a descrição anatômica de exatamente onde a lesão cerebral acontece é mais importante que a classificação. As causas principais do resultado neurológico ruim relacionam-se com a hidrocefalia e a extensão parenquimatosa para dentro de trajetos descendentes da substância branca.

A ultra-sonografia é o método mais efetivo para detectar esta hemorragia no período neonatal e para o acompanhamento nas semanas subseqüentes. Grande parte da hemorragia (90%) ocorre nos primeiros sete dias de vida, mas apenas um terço destas ocorre nas primeiras 24 horas.[85] A regulação ótima de custo-eficácia para triar os lactentes prematuros é com uma a duas semanas de idade para detectar os pacientes com hemorragia significativa, bem como aqueles que estão desenvolvendo hidrocefalia.[5,86] As pequenas HSEs (Grau I) poderiam passar desapercebidas quando triadas tardiamente, caso elas resolvam rapidamente, mas estas não mostraram ser clinicamente importantes. Uma triagem tardia para a LPV deve ser realizada com um mês para pesquisar para as alterações císticas da LPV,[87,88] pois o curso clínico ou o primeiro ultra-som cerebral não irá predizer o desenvolvimento posterior da hidrocefalia ou da LPV. Estes preditores do resultado neurológico mais grave (LPV e dilatação ventricular) podem passar desapercebidos quando a triagem tardia não é realizada. Certamente, um exame deverá ser efetuado mais precocemente quando a condição do paciente exigir isto.

Os graus graves de hemorragia com hidrocefalia (Grau III) e HIP (Grau IV) estabilizaram em aproximadamente 11% de acordo com um recente grande estudo de lactentes com peso de nascimento muito baixo (<1500 g).[89] Muitos fatores contribuíram para esta incidência diminuída de hemorragia, incluindo o uso crescente de esteróides antenatais[90,91] e a melhoria do cuidado respiratório neonatal, incluindo a terapia com surfactante. Como se demonstrou que os pneumotórax estão associados a uma maior incidência de HMG, o uso efetivo de ventiladores de alta freqüência, osciladores e surfactante, que diminuem a pressão para o pulmão, também é causa provável para a diminuição da incidência de HMG.

As complicações da HSE e HIV são a hidrocefalia obstrutiva intraventricular (comumente no forame de Monro ou no aqueduto de Sylvius) e a hidrocefalia obstrutiva extraventricular (nas granulações aracnóides). As complicações da HIP são áreas permanentes de lesão cerebral que podem se tornar necróticas, levando aos cistos porencefálicos.

Hemorragia Subependimária

No exame ultra-sonográfico, a HSE aguda (Fig. 51-40) apresenta-se como uma massa homogênea, moderadamente ou altamente ecogênica. Com freqüência, o coágulo ecogênico causa hemorragia focal no sulco caudotalâmico. O plexo coróide normalmente é bastante espesso no trígono do ventrículo lateral e diminui progressivamente no sentido anterior, descendo entre a cabeça do caudado e o tálamo, exatamente acima do forame de Monro. A HSE pode parecer um abaulamento no plexo coróide. À medida que o hematoma envelhece, o coágulo fica menos ecogênico com seu centro se tornando sonolucente (Fig. 51-41). O envelhecimento do coágulo pode ser freqüentemente acompanhado nos exames de ultra-som durante semanas a meses (como na RM), dependendo de seu tamanho inicial. O coágulo retrai-se, e a necrose acontece com resolução completa da hemorragia ou desenvolvimento de um **cisto subependimário**. Ele pode persistir como um eco linear adjacente ao epêndima. A hemorragia no cérebro geralmente é isodensa na TC com duas a três semanas.

Hemorragia Intraventricular

Quando a HSE irrompe no ventrículo lateral, a HIV apresenta-se como coágulo hiperecóico que preenche uma parte do sistema ventricular ou a totalidade de um ventrículo quando o coágulo forma um molde do ventrículo (Fig. 51-42). O próprio coágulo pode obscurecer o ventrículo devido ao enchimento completo da luz. O plexo coróide ecogênico e normalmente espesso pode parecer assimetricamente espesso e ser difícil de definir dentro do ventrículo, separado da hemorragia densamente ecogênica. À medida que o coágulo amadurece, ele torna-se hipoecóico centralmente e melhor definido e distingüível do plexo coróide mais ecogênico. Os ecos de nível baixo que flutuam em um ventrículo podem acontecer na HIV à medida que o coágulo se cliva (Fig. 51-43). O uso da fontanela posterior ou das incidências axiais pode aumentar a detecção da HIV nos ventrículos de tamanho normal, porque, às vezes, existem apenas pequenos coágulos ou níveis líquidos de LCR-sangue no corno occipital (Fig. 51-44).[12] O sangue no terceiro ou quarto ventrículo também é muito mais facilmente diagnosticado no exame da fossa posterior. Se o sangue estende-se para dentro da cisterna magna, existe um risco aumentado para a hidrocefalia pós-hemorrágica (Fig. 51-45).[92,93]

O **coágulo da cisterna magna** é um melhor preditor da hidrocefalia pós-hemorrágica que da hidrocefalia inicial. A **HIV de início precoce** nas primeiras seis horas de vida é incomum e tem sido associada a um risco mais elevado para déficits cognitivo e motor, incluindo a paralisia cerebral.[94]

Hemorragia Intraventricular com Hidrocefalia

Como a HIV provoca a hidrocefalia (Fig. 51-46), o coágulo e, em seguida, o plexo coróide podem ser melhor definidos. O coágulo ecogênico pode ser aderente às paredes ventriculares ou se torna dependente dentro do ventrículo. Uma mudança na posição da cabeça, durante o exame, demonstrará o movimento do coágulo em alguns casos (Fig. 51-47). As imagens da fontanela posterior podem mostrar a HIV no corno occipital nos casos mais sutis. Da mesma forma que com a HSE, com o tempo, o coágulo ecogênico se tornará mais hipoecóico centralmente e pode resolver mais adiante. Uma ventriculite química como uma resposta ao sangue no LCR provoca, tipicamente, o espessamento e a ecogenicidade aumentada do revestimento subependimário do ventrículo.[95] A hidrocefalia pós-hemorrágica pode exigir uma

---

TRIAGEM ULTRA-SONOGRÁFICA CEREBRAL ÓTIMA EM LACTENTES PREMATUROS*

1º exame – 10 a 14 dias
para a hemorragia da matriz germinativa
para a hidrocefalia pós-hemorrágica
2º exame – quatro semanas de idade
para a leucomalácia periventricular
para a dilatação ventricular

*Menos de 30 semanas de gestação ou menos de 1.500 g.

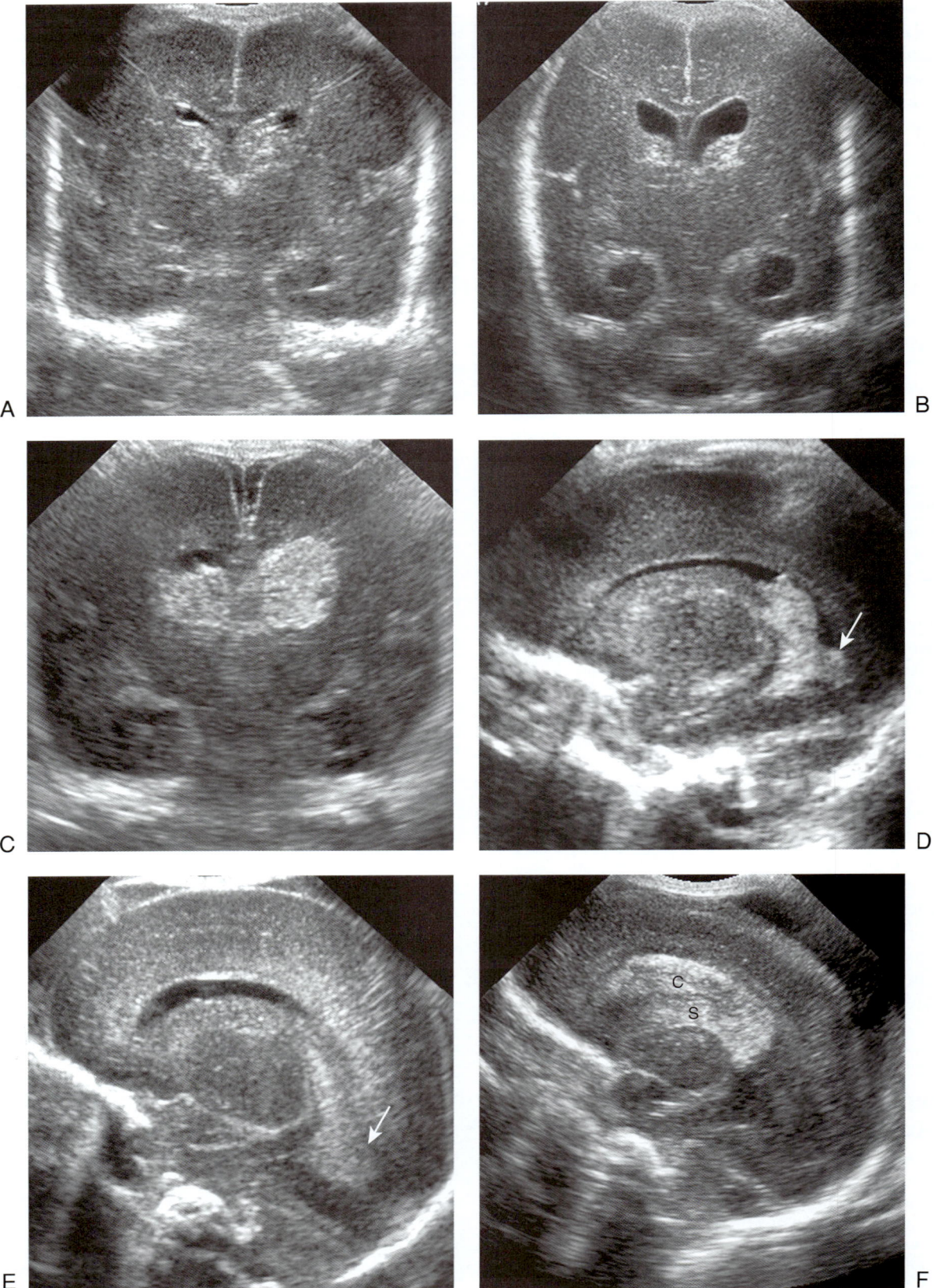

FIGURA 51-40. A hemorragia subependimária freqüentemente se transforma em hemorragia intraventricular. A, B, C, A hemorragia subependimária aguda pode aparecer isolada em cortes coronais. D e E, Os cortes sagitais mostrarão o coágulo intraventricular no corno occipital (*seta*), ou F, o coágulo (C) estendendo-se para dentro do corno frontal e corpo acima da hemorragia subependimária (S).

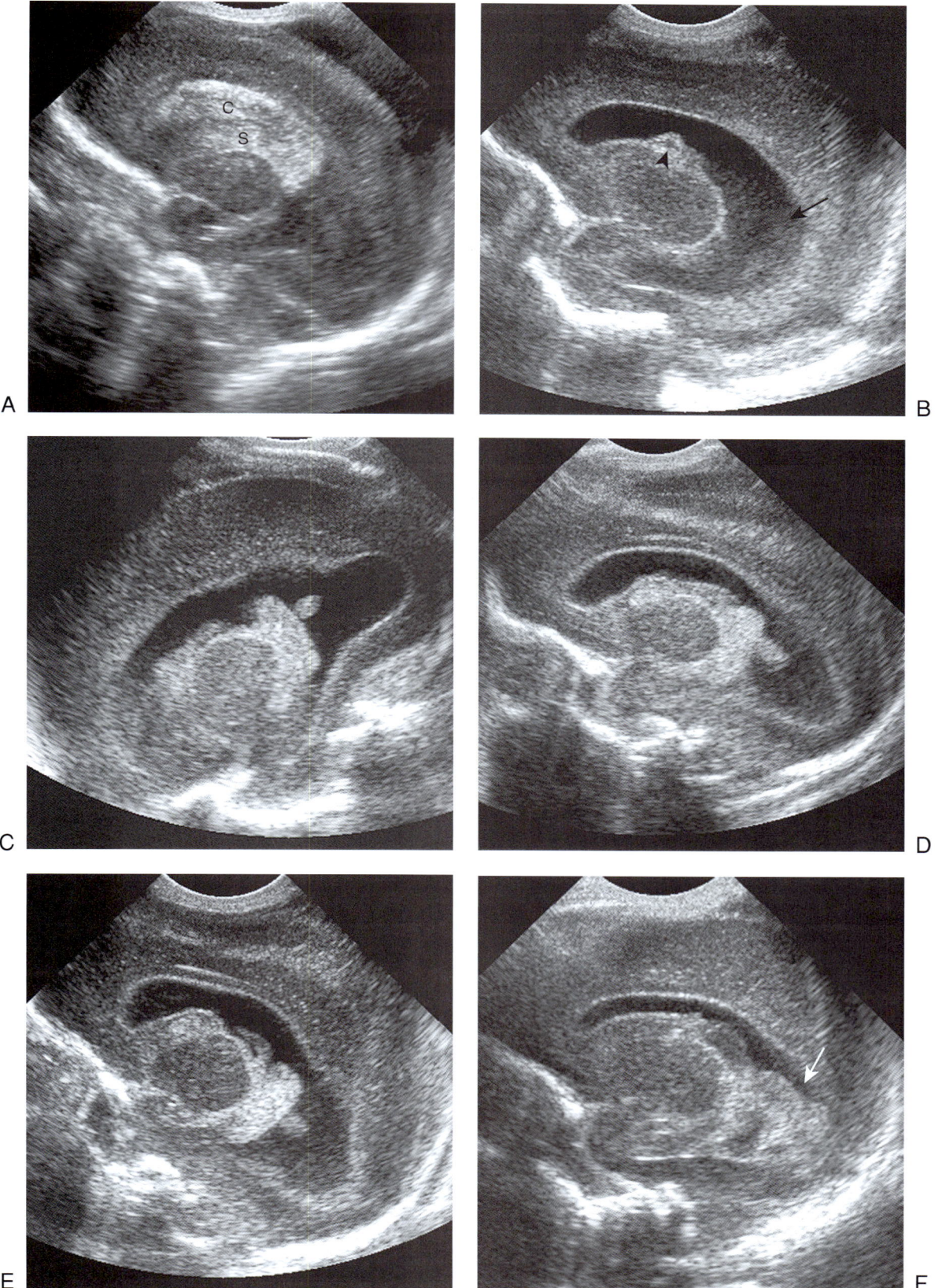

FIGURA 51-41. Envelhecimento da hemorragia subependimária. A hemorragia subependimária e intraventricular torna-se sonolucente centralmente durante vários dias com ecos de baixo nível (*seta*) surgindo no corno occipital. **A** e **D** são agudos. **B**, **C**, **E**, e **F** são feitos com uma semana depois da hemorragia inicial. A hemorragia no cérebro freqüentemente ainda estará visível no ultra-som ou RM durante semanas a meses, mas se tornará isodensa na TC em aproximadamente duas semanas.

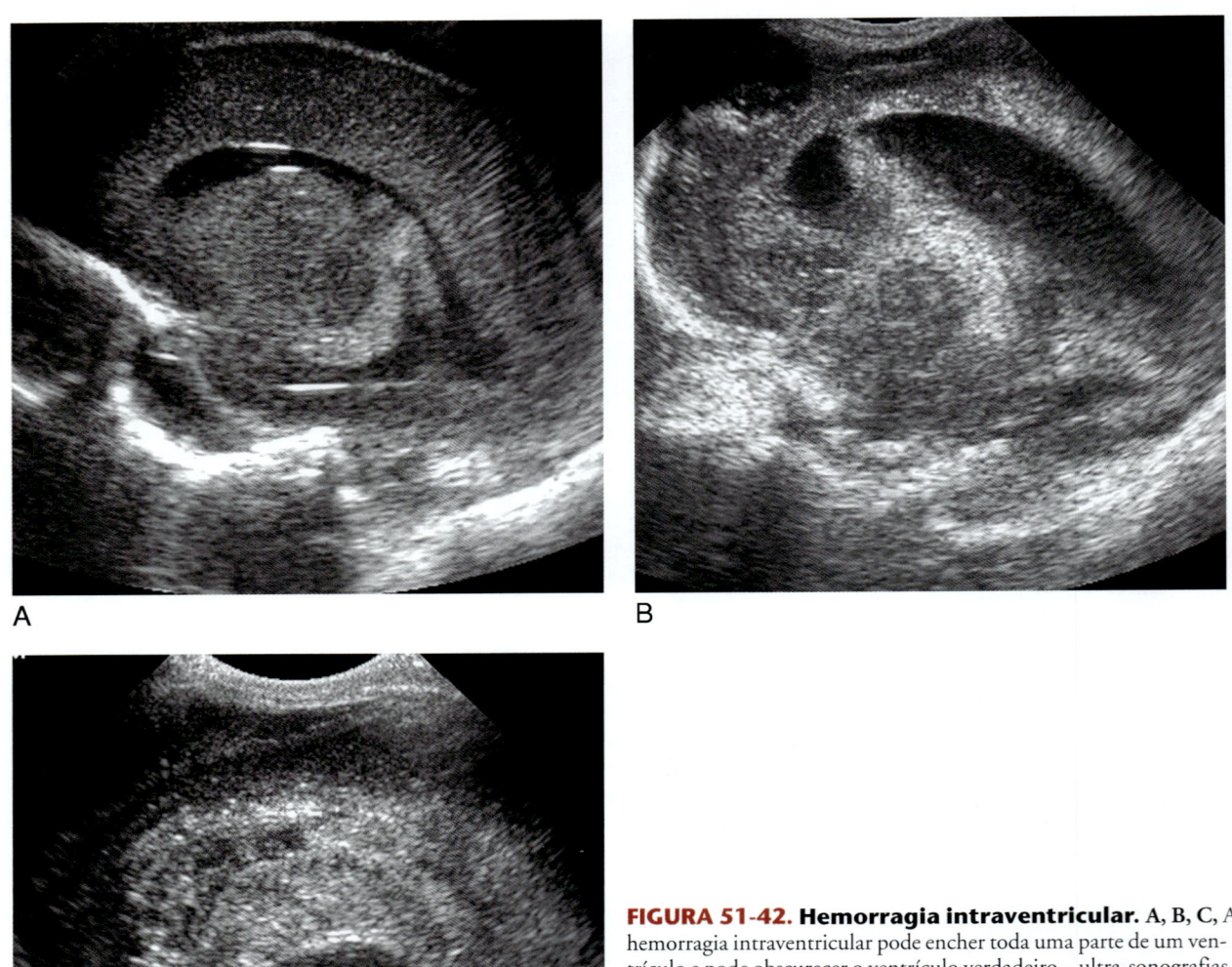

FIGURA 51-42. Hemorragia intraventricular. A, B, C, A hemorragia intraventricular pode encher toda uma parte de um ventrículo e pode obscurecer o ventrículo verdadeiro – ultra-sonografias sagitais.

SINAIS DE HIV

Material hiperecóico que enche uma parte do sistema ventricular
O coágulo forma um molde do ventrículo
  Pode obscurecer o ventrículo devido ao enchimento completo da luz
Plexo coróide ecogênico espesso
Ecolucência central tardia
Ecos de baixo nível flutuando em um ventrículo
LCR – nível líquido-sangue

derivação se ela for progressiva. Os exames de *follow-up* devem ser obtidos em intervalos semanais, a menos que o tamanho da cabeça cresça rapidamente ou sobrevenha outra crise. Tipicamente, isto pode levar várias semanas até que ocorra o grau mais grave da hidrocefalia. Em seguida, principalmente com um bloqueio no aqueduto, à medida que o sangue desaparece dos ventrículos, o tamanho ventricular pode voltar ao normal. A dilatação ventricular pós-hemorrágica exigia apenas tratamento cirúrgico com um reservatório ou derivação ventriculoperitoneal em 34% dos lactentes com peso de nascimento muito baixo com hidrocefalia em

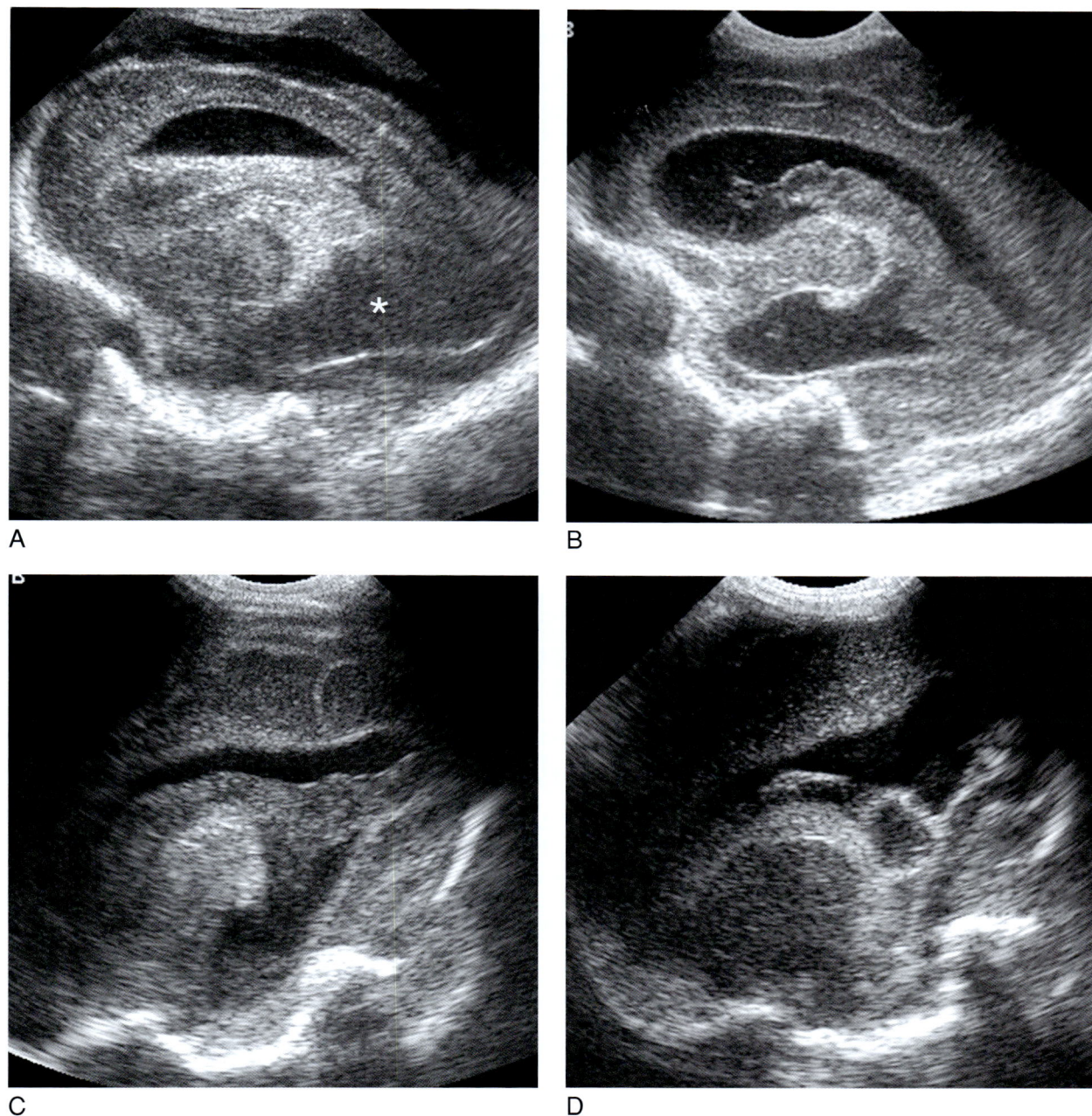

FIGURA 51-43. Hemorragia intraventricular tardia. A, B, C, D podem mostrar ecos de baixo nível, níveis hidroaéreos e fragmentos de coágulo no corno occipital – ultra-sonografias sagitais.

uma série recente.[96] Ocasionalmente, pode haver um **quarto ventrículo aprisionado** causado por obstrução tanto do aqueduto quanto das saídas do quarto ventrículo.[97] Nestes casos, um *shunt* ventriculoperitoneal apenas descomprimirá o ventrículo lateral e o terceiro ventrículo.

Hemorragia Intraparenquimatosa

A hemorragia intraparenquimatosa comumente está localizada nos lobos frontal ou parietal, porque ela freqüentemente se estende a partir da camada subependimária sobre o sulco caudotalâmico (Fig. 51-48). Estudos recentes sugerem que a HIP é causada por infarto venoso hemorrágico.[78,79] Taylor[80] demonstrou que a obstrução das veias terminais pela HSE ou HIV é freqüentemente observada com a HIP secundária ou hemorragia da substância branca periventricular. Acredita-se que o **infarto hemorrágico periventricular** (IHP) seja um infarto venoso, secundário a uma HSE grande que comprime as veias subependimárias. Estes infartos focais da substância branca periventricular podem ser

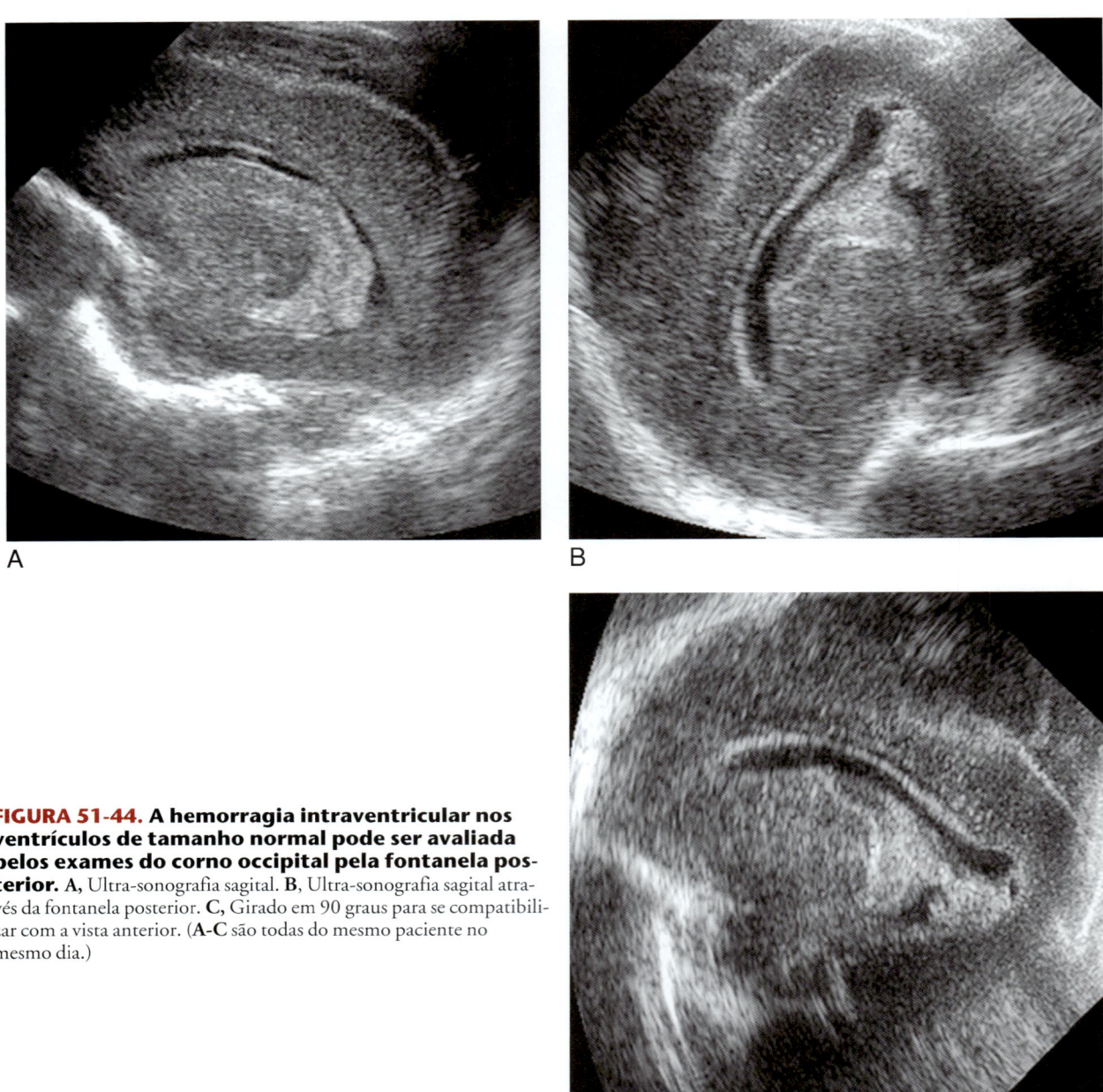

FIGURA 51-44. A hemorragia intraventricular nos ventrículos de tamanho normal pode ser avaliada pelos exames do corno occipital pela fontanela posterior. **A,** Ultra-sonografia sagital. **B,** Ultra-sonografia sagital através da fontanela posterior. **C,** Girado em 90 graus para se compatibilizar com a vista anterior. (**A-C** são todas do mesmo paciente no mesmo dia.)

frontais a parietais-occipitais, são assimétricos e, comumente, unilaterais; se eles são bilaterais, eles não são do mesmo tamanho.[98] Os lactentes com hemorragia parenquimatosa associada à HMG tipicamente desenvolvem hemiparesia, e, embora exista hiperintensidade periventricular, eles usualmente não desenvolvem a paralisia cerebral.[99] Acredita-se que esta hiperintensidade pode relacionar-se com a pressão a partir da hidrocefalia. Isto está em contraste com os lactentes com ecogenicidade periventricular e pouca ou nenhuma HIV, os quais estão em risco muito mais elevado para a LPV. Tipicamente, estes infartos causam hemiparesia espástica.[26,83,99] Na HIP, o infarto venoso causado pela HSE inicial leva à lesão intraparenquimatosa. Mais adiante, a necrose pode levar à porencefalia nesta região.

De forma aguda, a HIP aparece como uma massa ecogênica homogênea que se estende para dentro do parênquima cerebral. À medida que o coágulo se retrai, as bordas formam um halo ecogênico ao redor do centro, que se torna hipoecóico. O coágulo pode mover-se para uma posição dependente, sendo que, em torno de dois a três meses após a lesão, se desenvolve uma área de porencefalia (Fig. 51-49) (se há comunicação com o ventrículo) ou encefalomalácia.

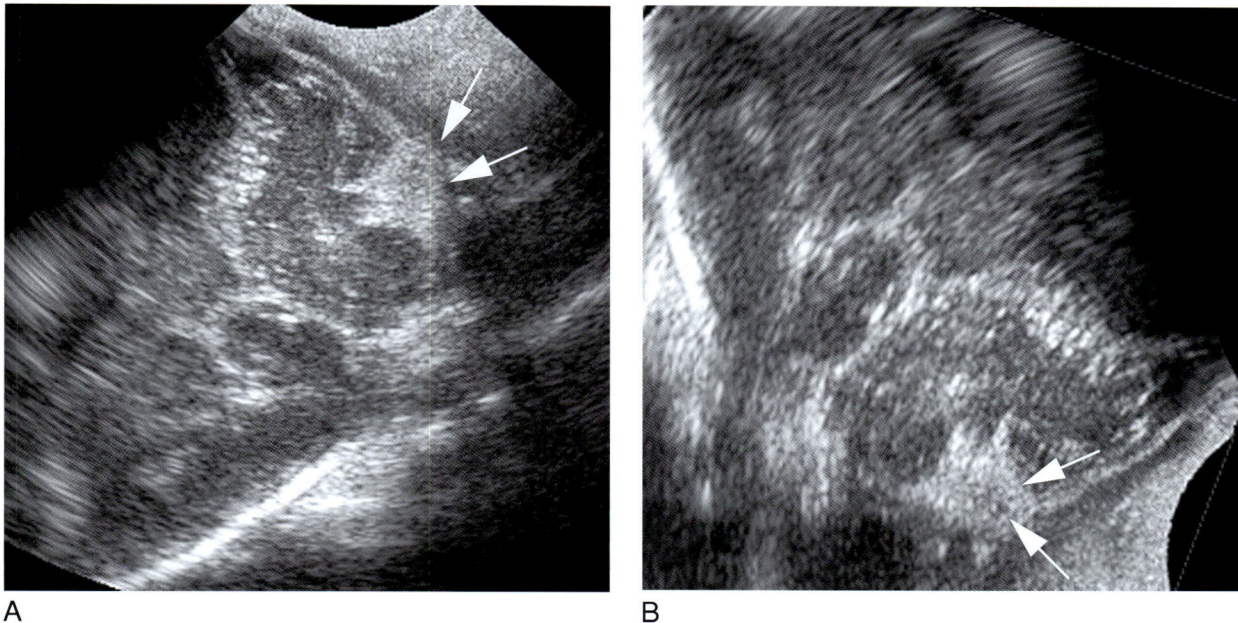

FIGURA 51-45. Coágulo da cisterna magna (seta). Um bom indicador para o risco de hidrocefalia. **A,** Vista da fossa posterior na fontanela mastóide. **B,** Mesma imagem girada em 90 graus no sentido horário para o formato padronizado.

Os **sítios incomuns de HIP** podem acontecer em conseqüência da hemorragia na LPV, secundária ao infarto ou tromboembolia, a partir de uma diátese hemorrágica (como a deficiência da vitamina K), hemofilia, trombocitopenia auto-imune ou incompatibilidade imune por RH (Fig. 51-50), ou a partir da hipernatremia.[100-102] A hemofilia tem sido associada à hemorragia intracraniana em 102 neonatos em uma revisão de 33 publicações; a hemorragia intracraniana tem sido encontrada em 65%, e a hemorragia extracraniana em 35%.[103]

As complicações da **oxigenação por membrana extracorpórea (OMEC)** incluem a HIP secundária ao infarto, isquemia e tromboembolia. A hemorragia da matriz germinativa ou a HIV é menos comum depois da OMEC, porque os lactentes prematuros estão em alto risco para estes tipos de hemorragia e, desta maneira, quase nunca se submetem a este procedimento. Estas complicações podem advir da lesão cerebral hipóxica, secundária à doença pulmonar subjacente – mesmo antes do início da terapia por OMEC. As complicações da OMEC também são causadas por heparinização e hipertensão transitória.[104]

O ultra-som é utilizado para avaliar o neonato sob OMEC em uma base diária. A característica de portabilidade e a facilidade do uso no lactente criticamente doente sem a necessidade de transporte constituem as principais vantagens. A ultra-sonografia pode alertar o médico para a hemorragia intracraniana e pode ser feita a consideração para interromper a terapia com OMEC.[104-106]

Hemorragia da Fossa Posterior

A hemorragia cerebelar é uma complicação de um parto traumático nos lactentes a termo, em OMEC ou com coagulopatia. No entanto, a hemorragia cerebelar pode acontecer em lactentes prematuros porque existe matriz germinativa no quarto ventrículo (Fig. 51-50). O exame da fontanela mastóide é, hoje em dia, rotineiramente usado para visualizar o cerebelo na zona focal ótima, de modo que a hemorragia cerebelar pode ser observada, e a fossa posterior pode ser totalmente avaliada. Agora, está claro que a hemorragia cerebelar ocorre mais freqüentemente do que se acreditava anteriormente, quando era feito apenas o exame da fontanela anterior.[107] A resolução da hemorragia cerebelar em um cisto na fossa posterior pode permitir o diagnóstico mais fácil, porque o cerebelo ecogênico normal pode obscurecer a hemorragia quando ela é aguda (Fig. 51-50). Merrill e cols. reportaram 13 hemorragias cerebelares em 525 lactentes com menos de 1.500 g. Elas ocorreram na primeira semana de vida em neonatos instáveis com acidose, hipotensão e que exigiram reanimação intensiva, e nem sempre foram associadas à hemorragia supratentorial.[107] No acompanhamento até dois anos, quatro lactentes exibiram déficits cognitivos e retardo do desenvolvimento, sem sinais de anormalidades motoras. Demonstrou-se que três casos de cistos da fossa posterior diagnosticados no período pré-natal originaram-se da hemorragia. A princípio, eles foram creditados como sendo cistos aracnóides congênitos da fossa posterior, mas foram reconhecidos devido a debris nos cistos e hemossiderina na RM.[108] Nos neonatos, a hemorragia cerebelar raramente exige intervenção cirúrgica, embora as crianças com mais idade possam necessitar de drenagem de emergência.[109]

Hemorragia Subaracnóide

A presença das fissuras do mesencéfalo e inter-hemisférica alargadas com sulcos espessados e ecogenicidade aumentada pode sugerir o diagnóstico da hemorragia subaracnóide (HSA).[106] A hemorragia subaracnóide pode acontecer em

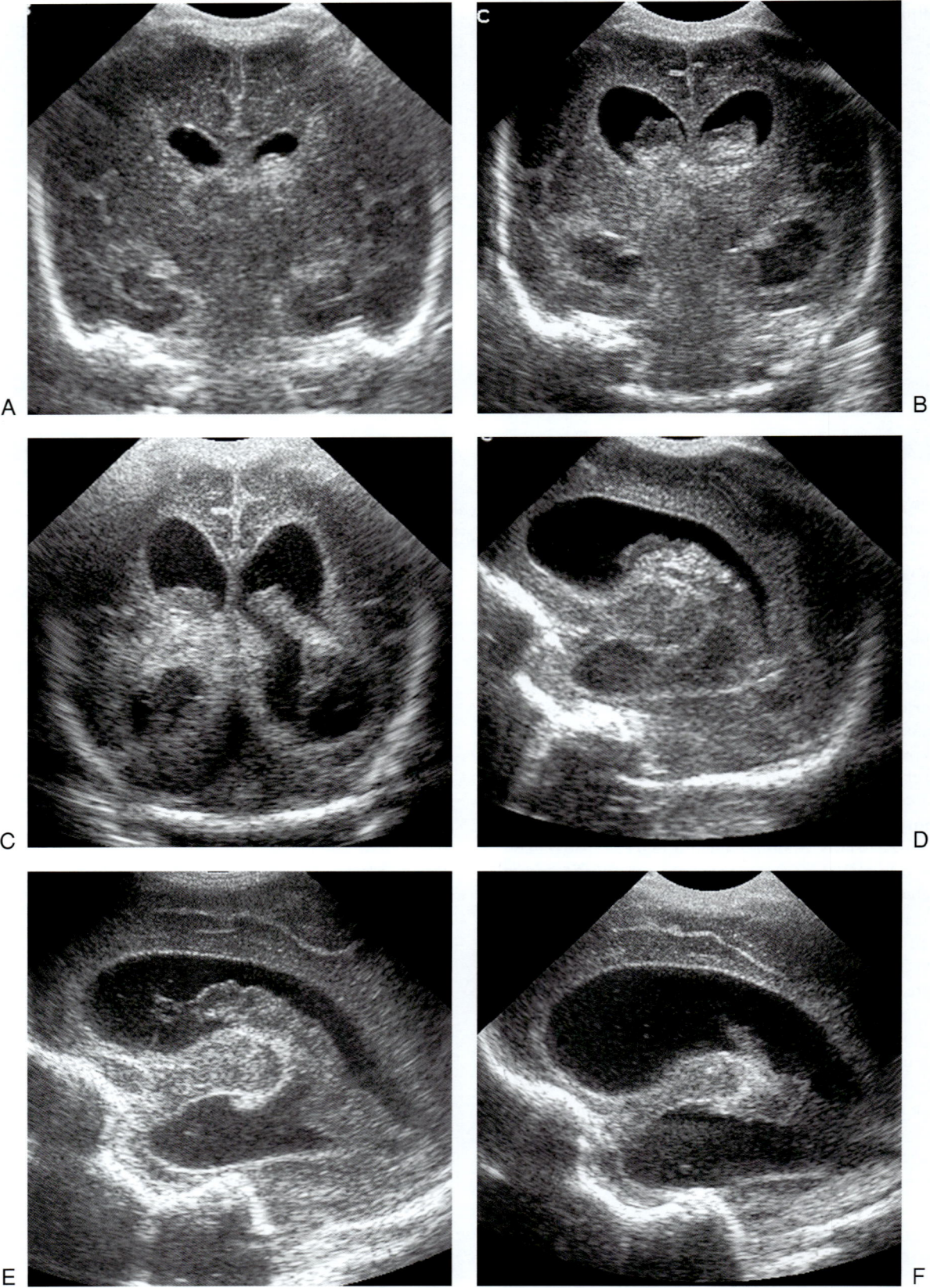

FIGURA 51-46. Hemorragia intraventricular e hidrocefalia. A, B, C, As ultra-sonografias mostram o coágulo que é menos ecogênico que o coróide. D, E, F, As ultra-sonografias sagitais mostram a hidrocefalia progressiva.

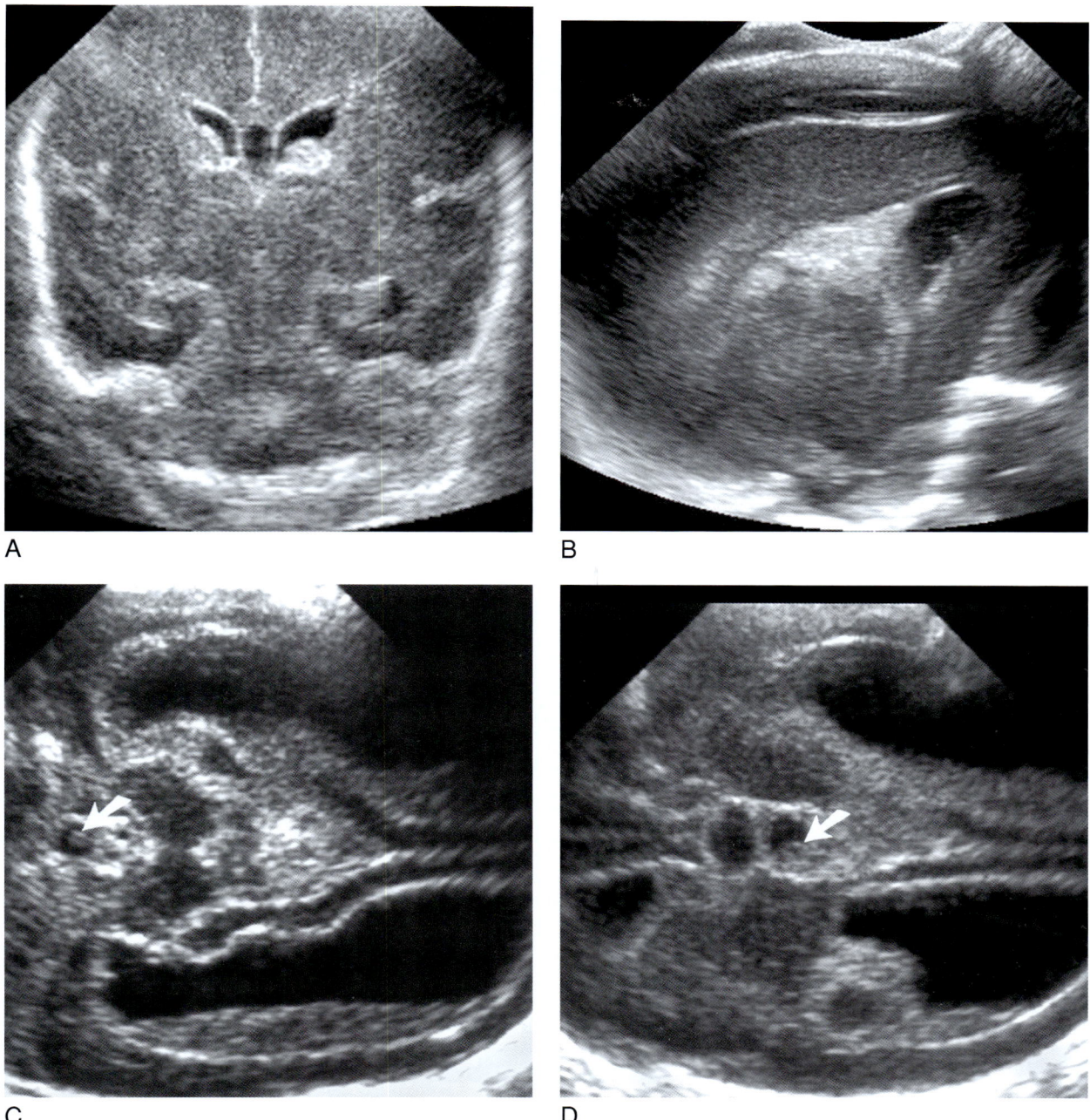

FIGURA 51-47. Hemorragia intraventricular crônica (HIV). O coágulo da HIV crônica pode mudar com a posição, principalmente quando ele começa a se dissolver e se torna mais sonolucente. As ultra-sonografias **A,** coronal, **B**, sagital e, **C** e **D**, axial mostram o coágulo depositando-se de modo dependente (*seta*) no terceiro ventrículo e no ventrículo lateral.

neonatos que experimentaram asfixia, trauma ou coagulação intravascular disseminada, podendo ser a única hemorragia nos lactentes a termo que não estão em risco para HMG. A HSA da cisterna tem sido encontrada depois da HIV, mas pode ser um diagnóstico difícil no ultra-som; recentemente, as incidências da fossa posterior tornaram o diagnóstico mais confiável (Fig. 51-51). A disseminação do sangue a partir do sistema ventricular para dentro do espaço subaracnóide espinhal depois da HMG é comum e pode ser notada dentro de 24 horas da HIC grave inicial nos lacten-

tes prematuros.[93] Como a hemorragia é facilmente demonstrada por TC ou RM, é melhor triar com estas técnicas nos lactentes a termo em quem a HSA ocorre isoladamente.

Infarto e Edema Cerebrais

Leucomalacia Periventricular

A leucomalacia periventricular – a principal lesão isquêmica do lactente prematuro – é infarto e necrose da substância

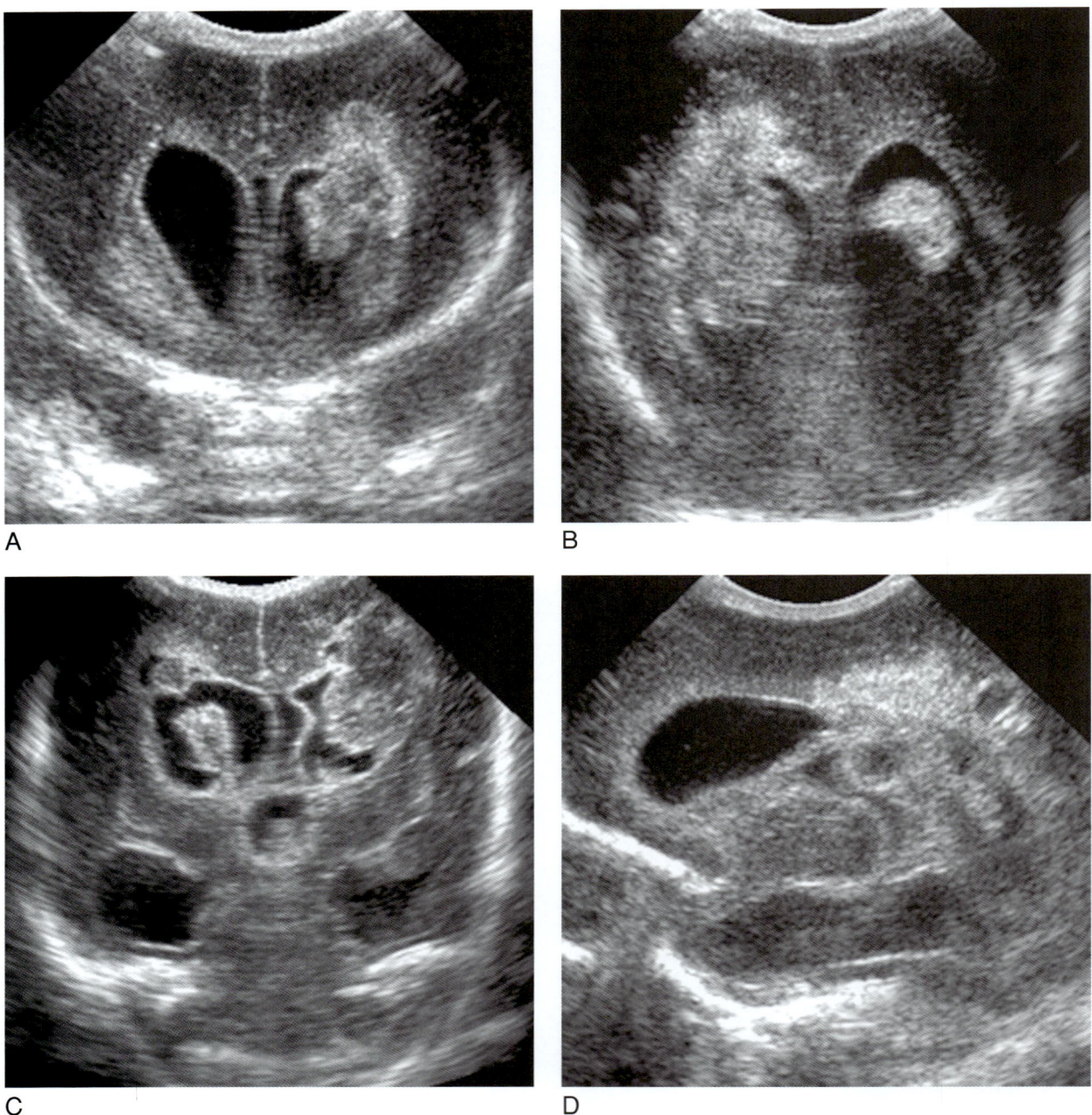

FIGURA 51-48. A hemorragia intraparenquimatosa é incomum (hemorragia de Grau IV). A, B, C, Ultra-sonografia coronal e **D**, sagital. A hemorragia do córtex parietal pode envolver a área motora causando hemiparesia contralateral.

branca periventricular. Em alguns casos, existe uma história de comprometimento cardiorrespiratório, resultando em hipotensão e hipoxia e isquemia graves. Demonstrou-se que a patogenia da LPV se relaciona com três fatores principais: a vascularização imatura no limite periventricular; a ausência da auto-regulação vascular em lactentes prematuros, principalmente na substância branca cerebral; e a vulnerabilidade da célula precursora oligodendroglial dependente de maturação, que é lesionada na LPV. Estas células são extremamente vulneráveis ao ataque por radicais livres, que são gerados na seqüência de isquemia-reperfusão.[83] A prevalência da LPV no lactente com peso de nascimento muito baixo (<1.000 g) foi previamente reportada como sendo de 25 a 40%.[80] Relatos mais recentes sugerem que a LPV diminuiu em incidência para 7%.[81] No entanto, Ment e cols. também relatam que, com as taxas de sobrevida crescentes dos lactentes com muito baixo peso de nascimento, tem ocorrido um aumento na paralisia cerebral, a qual está altamente asso-

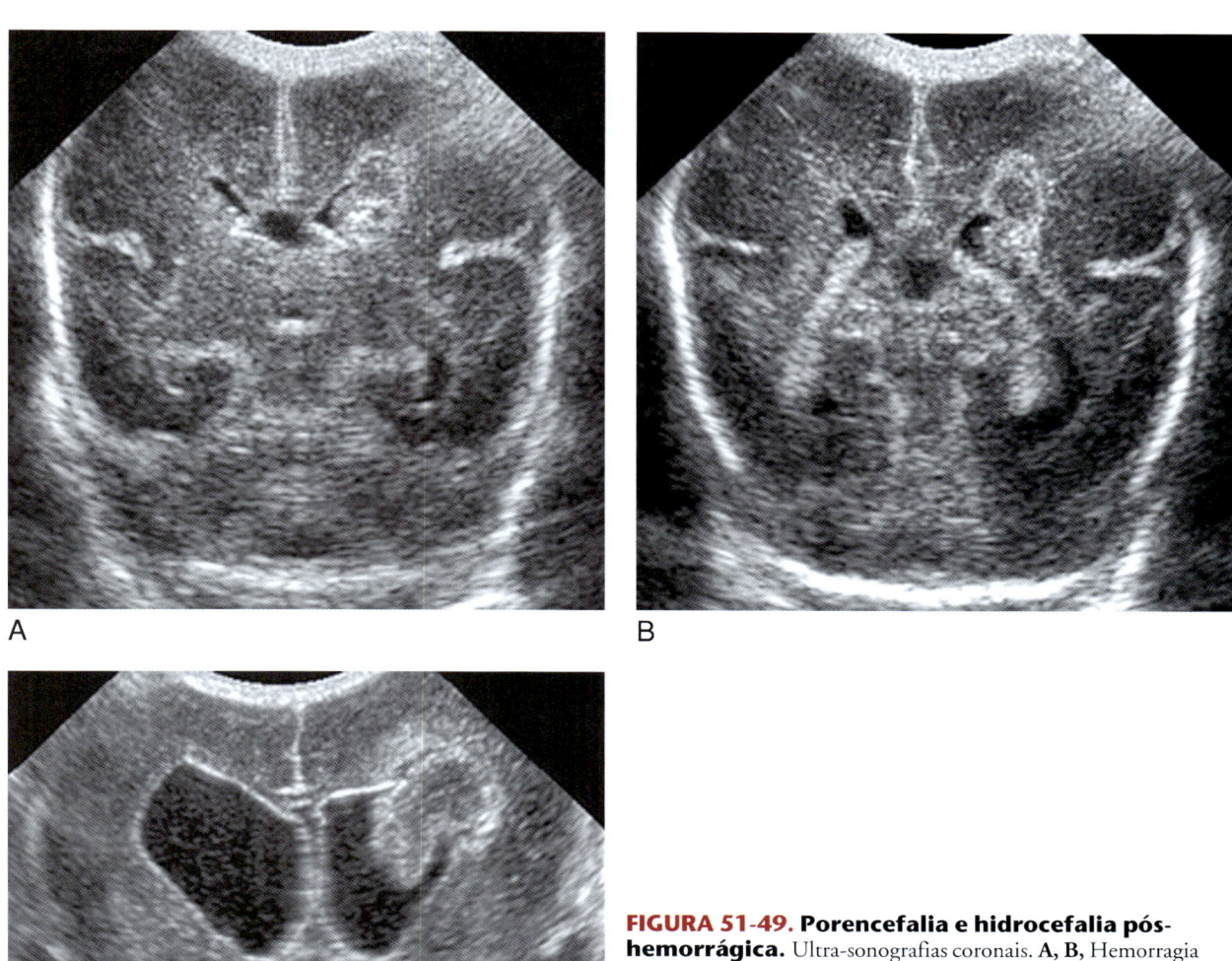

FIGURA 51-49. Porencefalia e hidrocefalia pós-hemorrágica. Ultra-sonografias coronais. **A, B,** Hemorragia subaguda no *follow-up* com duas semanas. Em **C**, a porencefalia está se desenvolvendo à medida que o coágulo está se dissolvendo na região parietal esquerda. A hidrocefalia desenvolveu-se no terceiro ventrículo e no ventrículo lateral.

ciada à LPV. Isto quer dizer que mais lactentes estão sobrevivendo com LPV, de modo que é um desafio crescente diagnosticar com exatidão esta lesão para otimizar o tratamento potencial e mudar o prognóstico, o melhor possível.

Na LPV, a substância branca mais afetada situa-se nas zonas dos limites arteriais no nível das radiações ópticas adjacentes aos trígonos dos ventrículos laterais e à substância branca cerebral frontal próxima aos forames de Monro. Observou-se que a prevalência da LPV aumenta com a duração da sobrevida nos lactentes prematuros. Por conseguinte, foi levantada a possibilidade das agressões pós-natais cumulativas (isto é, comprometimento circulatório, persistência do canal arterial (PCA), surtos apnéicos e sepse) terem aumentado[83, 84, 110, 111]

A corioamnionite materna foi associada à LPV. Uma teoria é que isto pode ser decorrente de proteínas vasoativas que são liberadas na circulação fetal, gerando flutuações no fluxo sangüíneo cerebral. Os recentes relatos[112,113] implicam as respostas inflamatórias à infecção no feto ou no neonato, que ativam os astrócitos e a microglia, que podem causar a LPV ou podem representar uma resposta patológica para reparar a lesão tissular na LPV.[114] As citocinas pró-inflama-

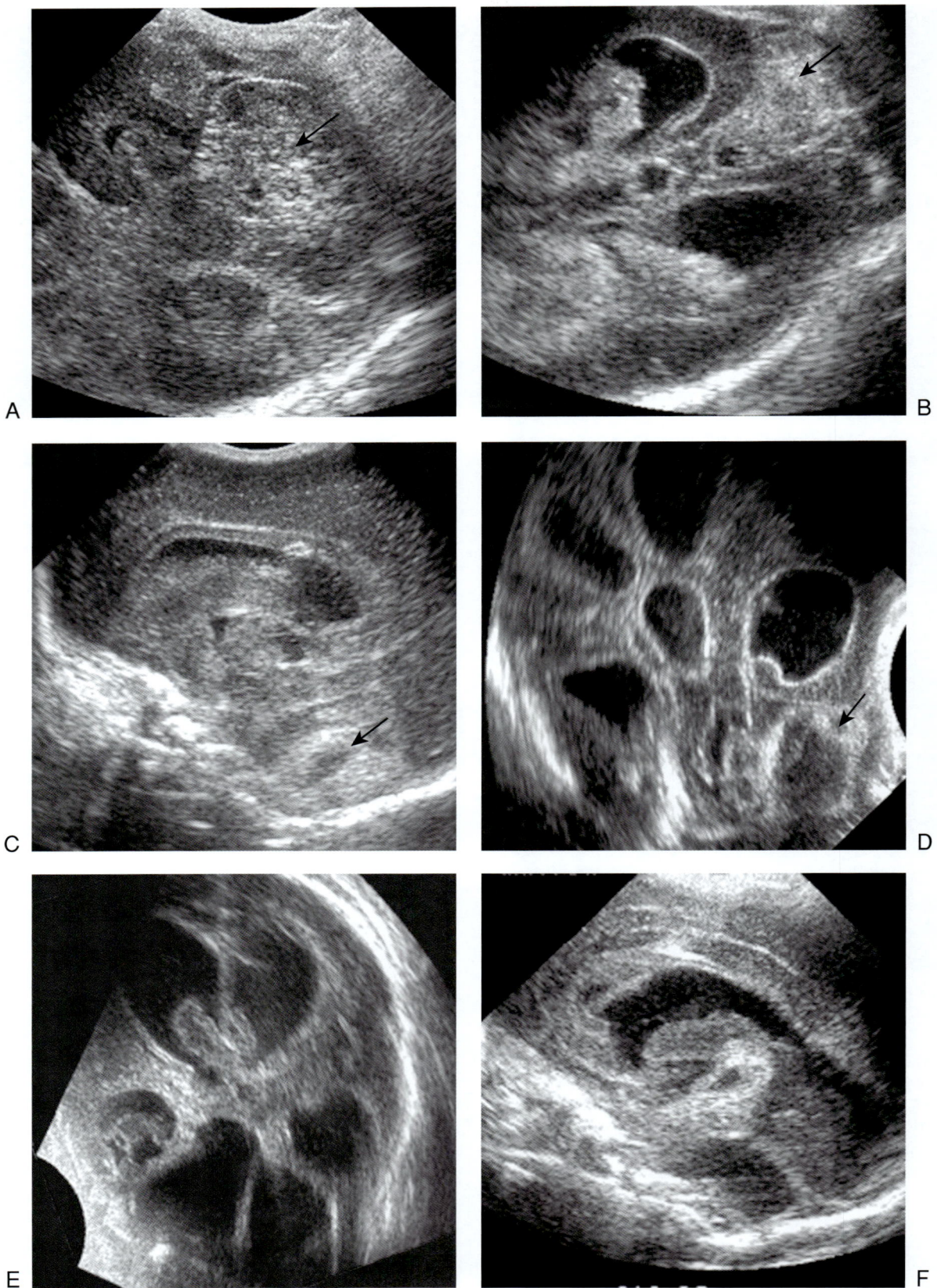

FIGURA 51-50. Hemorragia cerebelar. A, A hemorragia aguda (exames da fossa posterior na fontanela mastóide) pode ser sutil ou passar desapercebida devido ao vermis cerebelar hiperecóico normal. **B, C,** Alterações subaguda e **D, E,** crônica são mais fáceis de diagnosticar. Os exames da fossa posterior através da mastóide (**A, B, D, E**) mostrarão melhor os hemisférios cerebelares onde geralmente acontece a hemorragia. Rodar as imagens em 90 graus até o corte cerebral axial habitual pode melhorar a compreensão. **F,** A ultra-sonografia sagital mostra mal a lesão cerebelar cística quando comparada com as incidências pela fontanela mastóide.

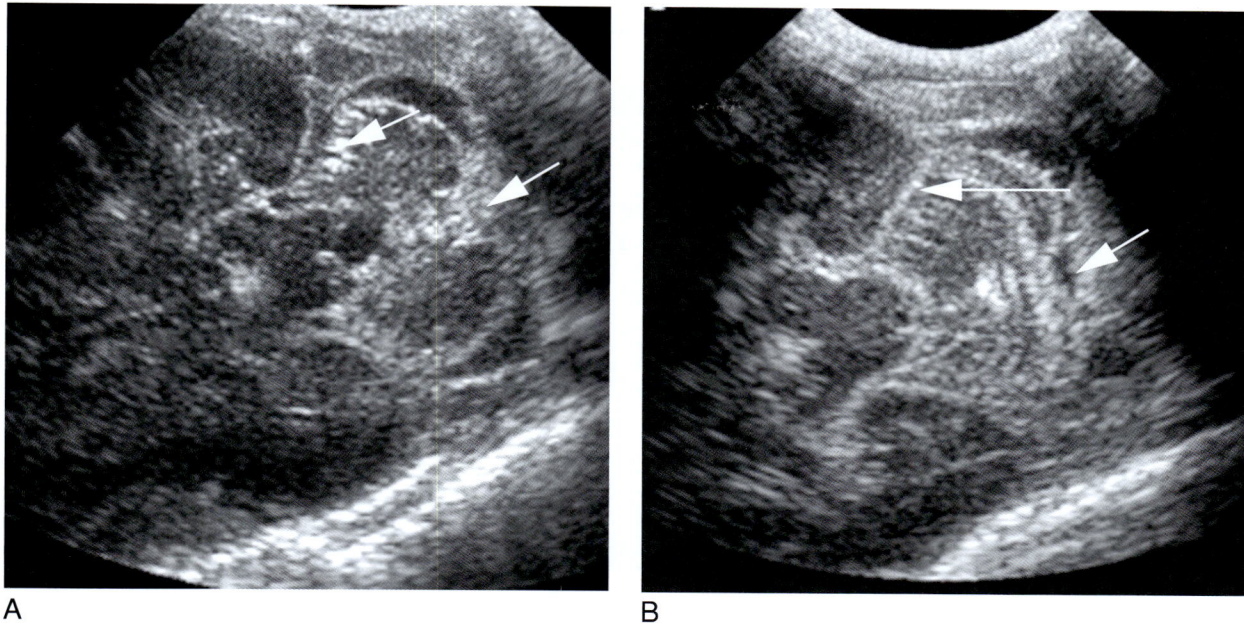

FIGURA 51-51. Hemorragia subaracnóide. A, As ultra-sonografias axiais cerebelar e **B,** mesencefálica mostram o sangue (*seta curta*) nos espaços subaracnóides e na cisterna magna. A ecogenicidade aumentada da folha cerebelar (*seta longa*) pode estar normal no campo proximal nos exames pela fontanela mastóide (note o sangue no quarto ventrículo em **B**).

tórias foram demonstradas depois da corioamnionite, que se correlacionam com o desenvolvimento da LPV.[115] A prevenção da LPV pode depender de tratar aqueles fatores, incluindo os antibióticos maternos ou agentes anticitocina e terapia com depuradores dos radicais livres.[83]

Pode-se prever que a **LPV cística** suceda um evento hemodinâmico grave em 56% dos lactentes prematuros com LPV de acordo com um relato por Batton e cols. Relatou-se que a LPV inesperada (sem um evento neonatal clínico específico) ocorre em até 44% dos casos de LPV.[116] Esta série de casos de LPV foi tratada com parto pré-termo e, muito comumente, tinha corioamnionite materna. Propôs-se que a infecção materna predispõe ao parto pré-termo e à LPV. Demonstrou-se que os esteróides pré-natais diminuem a incidência de LPV e a incidência de HIP a partir da HMG.[117-120]

Os problemas neurológicos posteriores a partir da LPV incluem o retardo do desenvolvimento e a diplegia espástica simétrica afetando ambas as pernas, freqüentemente perceptíveis em torno de seis meses de idade. A diplegia espástica ocorre porque os tratos piramidais desde o córtex motor, que inervam as pernas, atravessam a cápsula interna e fazem trajeto próximo à parede ventricular lateral. Os casos graves de LPV também afetam os braços, resultando em tetraplegia espásticas e provocam os déficits da visão e intelectual.[121-124]

Patologicamente, a substância branca periventricular sofre necrose por coagulação seguida por fagocitose do tecido necrótico. Mais amiúde, isto ocorre na substância branca adjacente aos ângulos externos dos ventrículos laterais. Isto resulta em mielinização diminuída nestas áreas e ventrículos laterais com dilatação focal. Nos casos mais graves de LPV, desenvolvem-se as cavidades císticas.[121,123,125]

As hemorragias petequiais podem complicar a LPV. De fato, tem sido demonstrado que a LPV hemorrágica é muito mais comum (64%) que outrora, quando se correlaciona a RM com a ultra-sonografia.[126]

O exame ultra-sonográfico inicial na LPV pode estar normal. Contudo, dentro de duas semanas, a substância branca periventricular aumenta em ecogenicidade, até que esta seja maior que o plexo coróide adjacente. Esta ecogenicidade aumentada geralmente é causada por edema devido ao infarto e também pode ser decorrente da hemorragia (Fig. 51-52).[110,127] As alterações císticas podem desenvolver-se na área do parênquima ecogênico anormal em duas a quatro semanas após a agressão (Fig. 51-53). Os cistos podem ser únicos ou múltiplos e estão em paralelo com a borda ventricular na substância branca profunda e, com freqüência, lateral e/ou superior ao ápice dos ventrículos. Estes cistos medem desde milímetros até 1 a 2 cm de diâmetro. As alterações císticas são comumente bilaterais e, com freqüência, simétricas.

Um caso tem sido relatado para mostrar as alterações císticas no corpo caloso com posterior adelgaçamento similar aos relatos patológicos da LPV do corpo caloso.[128] O adelgaçamento do corpo caloso freqüentemente segue a LPV devido à necrose da substância branca e uma diminuição nas fibras cruzadas. Os estudos patológicos sugerem que, na realidade, a ultra-sonografia subestima a incidência da LPV.[127,129] Em 51 casos de LPV comprovada *post mortem*, Addock e cols. mostraram que, em 44%, a neurossonografia falhou em fazer o diagnóstico por dois motivos principais. Mais amiúde, os últimos exames foram realizados antes de um mês de idade e não perceberam o estágio cístico da LPV. Outros não foram percebidos porque as lesões eram microcísticas e não eram sufi-

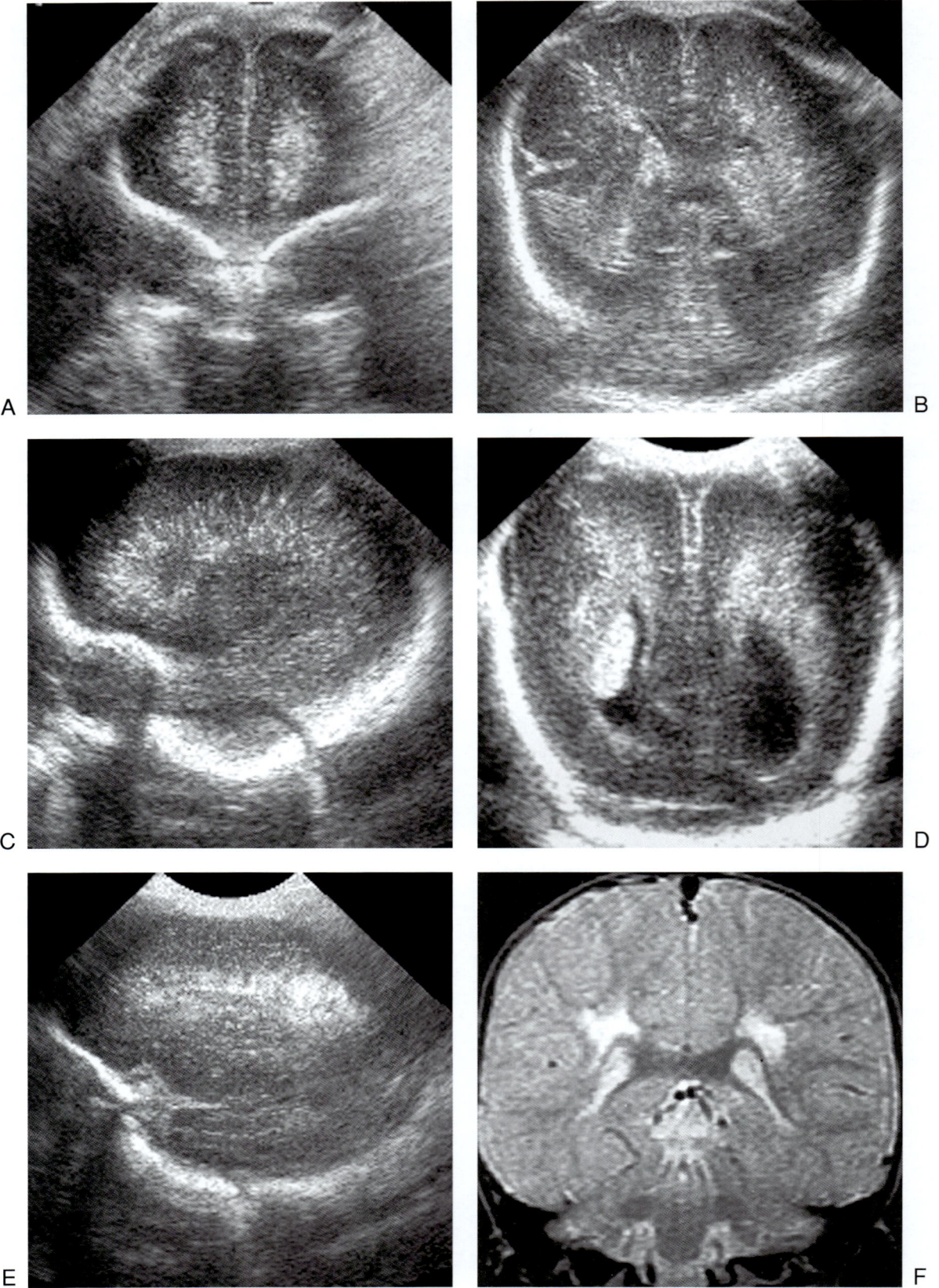

FIGURA 51-52. Leucomalacia periventricular precoce. A, B, As ultra-sonografias coronal e C, D, sagital podem ser ecogênicas, mas isto é incomum e pode indicar a hemorragia com edema. E, A ultra-sonografia e F, a RM. O tamanho ventricular pode aumentar ainda mais a partir da perda da substância branca adjacente aos ventrículos.

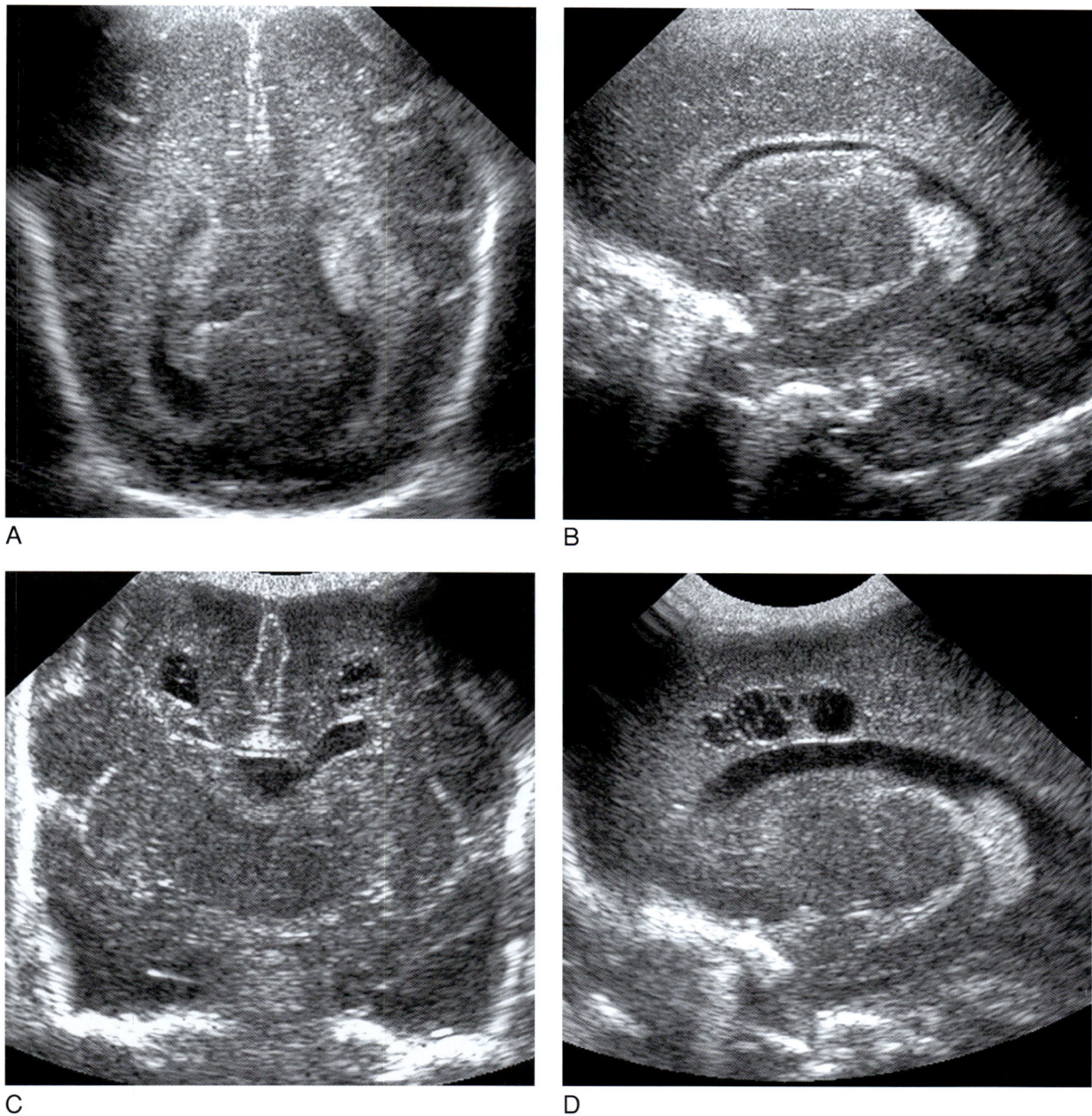

FIGURA 51-53. Alterações císticas da leucomalacia periventricular (LPV) — achados tardios. A, B, As ultra-sonografias coronal e sagital estão normais a princípio, como nestas imagens com sete dias de idade. C, D As ultra-sonografias sagitais coronais mostram LPV cística acima dos ventrículos laterais com um mês depois do nascimento, que é a idade usual do diagnóstico.

cientemente grandes para aparecer no ultra-som. A RM pode ser o melhor método para o diagnóstico da LPV quando realizada na idade do termo nos lactentes com muito baixo peso de nascimento, muitos em risco para a LPV.[130,131] A RM mostra lesões parenquimatosas da substância branca que predizem o resultado motor. A mielinização retardada, aumento ventricular e alargamento dos espaços extracerebrais não mostraram ser bons preditores da paralisia cerebral.

Nas ultra-sonografias subseqüentes, as lesões císticas podem aumentar ou resolver.[123] Portanto, a substância branca de aspecto normal, quer no ultra-som, quer nos exames de TC, realizados várias semanas a meses após a agressão, não exclui a ocorrência da LPV.[132] A RM torna-se mais sensível que a TC ou ultra-som para o *follow-up* de longo prazo da lesão parenquimatosa, porque, quando a mielinização progride, pode ser diagnosticada a cicatrização glial por lesão da substância branca (Fig. 51-53) e, tipicamente, ocorrerá o adelgaçamento da substância branca adjacente a um ventrículo aumentado, onde os cistos coalesceram e não são mais visíveis. Como o exame inicial de ultra-som freqüente-

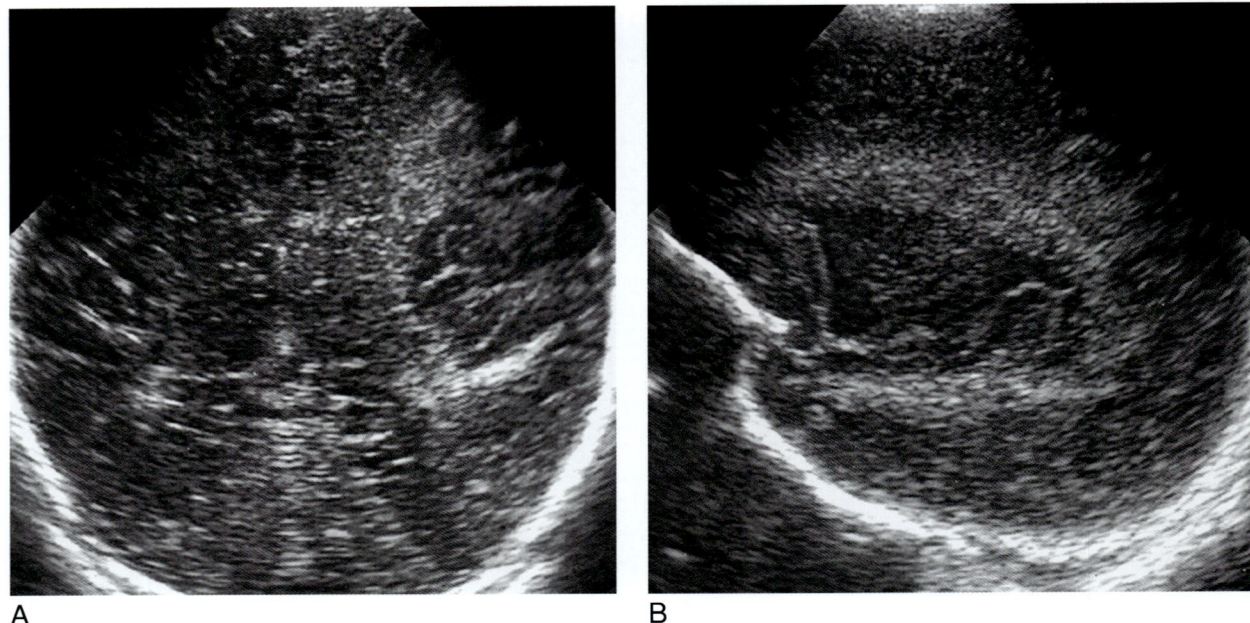

FIGURA 51-54. Edema cerebral difuso com perda da silhueta dos sulcos. A, As ultra-sonografias coronal e **B,** sagital mostram o edema cerebral que é um pouco pior à esquerda que à direita. Os ventrículos estão tão pequenos que eles não são visualizados. Os sulcos são obscurecidos pelo cérebro hiperecóico difuso; mesmo os sulcos inter-hemisférico e lateral são difíceis de visualizar.

mente está normal nos lactentes que sofreram um evento hipóxico/isquêmico significativo, as ultra-sonografias posteriores devem ser obtidas com aproximadamente quatro semanas depois do nascimento, de modo a excluir a LPV em evolução. A distribuição característica das lesões císticas que estão nitidamente separadas do ventrículo na LPV deve diferenciá-las da hemorragia parenquimatosa que acontece na HMG de grau IV. Contudo, a LPV e a HMG podem acontecer ao mesmo tempo.[133]

Edema Cerebral Difuso. O edema cerebral difuso, com ou sem HSA, é um resultado comum dos eventos hipóxico-isquêmicos em lactentes a termo. Inicialmente, o edema cerebral causará ventrículos semelhantes a fendas em um cérebro difusamente ecogênico com sulcos mal definidos. Esta ecogenicidade pode causar o **apagamento da silhueta dos sulcos**, de modo que os sulcos parecem desaparecer (Fig. 51-54). O parênquima cerebral parece ecogênico na distribuição da lesão, e os sulcos são difíceis de apreciar por causa do cérebro edemaciado ecogênico circunvizinho. O mecanismo da ecogenicidade aumentada do parênquima cerebral decorrente do edema cerebral não é compreendido por completo. Uma possibilidade é que o líquido intracelular aumentado provoca mais interfaces, o que contribui com a aparência hiperecóica. A avaliação com Doppler dos lactentes gravemente asfixiados demonstrou anormalidades mais precoces e, por vezes, mais focais que no exame em escala de cinza isolado.

Muitos pesquisadores utilizaram o Doppler, quer para classificar o edema cerebral,[134] quer para predizer o resultado.[135] O resultado de crianças com fluxo sangüíneo cerebral muito anormal foi notado em 47 pacientes, desde neonatos até quatro anos de idade. Isto mostrou que a perda do fluxo diastólico, fluxo diastólico retrógrado e nenhum fluxo detectável nas artérias cerebrais não tiveram, de todo, um resultado letal. Aqueles apenas com perda ou reversão do fluxo diastólico podem sobreviver com o tratamento imediato e efetivo.[136] Alguns estudos mostram alterações na RM precocemente na vida neonatal pela asfixia, porém muitos neonatologistas resistem em levar um neonato muito instável até à RM. Se o evento isquêmico foi suficientemente grave para levar ao infarto, então dentro de duas semanas acontece a perda difusa do volume cerebral, com aumento ventricular secundário à atrofia.[26] Os espaços líquidos extra-axiais aumentados também se desenvolvem como uma conseqüência das alterações atróficas.

O perímetro cefálico é muito valioso para diferenciar a atrofia difusa da hidrocefalia, porque o perímetro cefálico é normal a pequeno nos pacientes que sofreram atrofia cerebral difusa. Dependendo do tipo de agressão, pode resultar em atrofia cerebral generalizada ou podem ser notadas as áreas focais de porencefalia ou encefalomalácia. Com a **asfixia intra-uterina quase-total aguda** em um neonato, foi reportado um padrão incomum de lesão dos gânglios da base poupando córtex cerebral e substância branca, o que pode ser difícil de diagnosticar com o ultra-som até que se desenvolvam os estágios tardios da atrofia (Fig. 51-55).[26] A ultra-sonografia pode detectar estas complicações dos eventos hipóxico-isquêmicos, mas a RM é mais sensível para a extensão total da lesão próxima à superfície cortical.[26,138-141]

Infarto Focal. O **infarto cerebral** no neonato, com exceção da LPV, é incomum. Os fatores de risco são a prematuridade, asfixia neonatal grave, cardiopatia congênita (resultando em um *shunt* esquerdo-direito), meningite, embolia (a partir da placenta ou circulação sistêmica), policitemia, hipernatremia e trauma.[100,142] Os sintomas podem variar,

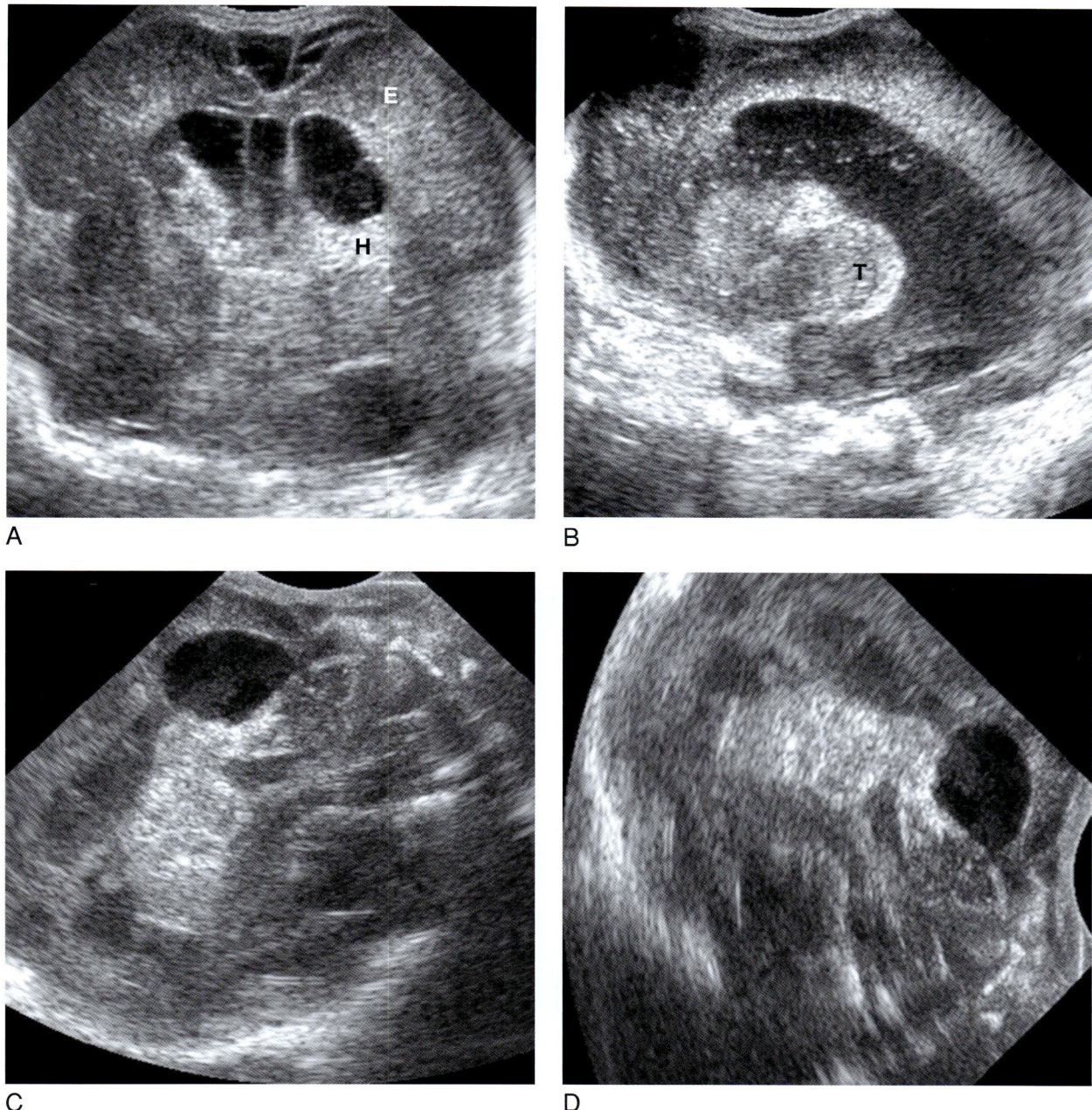

FIGURA 51-55. Edema cerebral grave por asfixia intra-uterina aguda, quase total, após o descolamento de placenta. A, Coronal, **B,** sagital, **C,** axial, e **D,** axial rodada em 90 graus. A ecogenicidade aumentada difusa pelo edema (E) obscurece os sulcos. Aumento ventricular grave agudo devido a grande quantidade de hemorragia intraventricular (H). A hemorragia talâmica (T) é rara e apresenta um prognóstico ruim.

indo desde o quadro assintomático até convulsões com letargia e coma. A distribuição da ACM é o sítio mais freqüente, embora tenham sido reportadas as circulações anterior e posterior.[33] Áreas isoladas de infarto são mais comumente observadas nos lactentes a termo, enquanto os lactentes prematuros freqüentemente demonstram múltiplos sítios de lesão. A avaliação do fluxo sangüíneo cerebral com Doppler colorido e/ou *power* pode ser o exame mais sensível disponível no neonato instável quando a RM por difusão não é possível para identificar os sinais mais precoces do acidente vascular cerebral.[143-147]

O **infarto cerebelar** é muito menos comum que o infarto cerebral, mas seis casos foram reportados em três anos no Hammersmith Hospital em Londres, diagnosticados por RM em pacientes com várias idades que nasceram prematuramente.[148] Todos estes pacientes também tiveram HIV e, assim, a lesão cerebelar foi provavelmente uma conseqüência da agressão isquêmica difusa. Apenas um dos seis foi diagnosticado na ultra-sonografia como tendo comprometimento cerebelar. Como o vermis é muito ecogênico, o edema ou a hemorragia pode ser um diagnóstico difícil nesta região (Fig. 51-50). O infarto cerebelar também foi diagnosticado com RM em 13 pacientes com paralisia cerebral grave que sofreram lesão vermiana e hemisférica cerebelar.[149] Agora que nós estamos avaliando mais rotineiramente a fossa posterior em detalhe, podemos melhorar a consciência do infarto cerebelar no momento da lesão em lactentes prematuros.[150]

Na ultra-sonografia (Fig. 51-56), o parênquima cerebral afetado demonstra alguns dos seguintes achados dentro das duas primeiras semanas: parênquima ecogênico, falta de pulsação arterial, falta de um sinal de Doppler ou fluxo no Doppler, efeito de massa de corrente do edema, distribuição territorial arterial da lesão, definição sulcal diminuída, e pulsação aumentada na periferia da seção infartada.[151-154]

> **SINAIS ULTRA-SONOGRÁFICOS DO INFARTO CEREBRAL**
>
> Parênquima ecogênico
> Ausência de uma pulsação arterial no exame em tempo real
> Ausência de uma forma de onda vascular no Doppler pulsado
> Ausência de fluxo no Doppler colorido
> Efeito de massa pelo edema
> Distribuição territorial arterial da lesão
> Definição sulcal diminuída
> Pulsação aumentada na periferia da área de infarto
> Vasos arteriais colaterais precoces dentro de horas da agressão

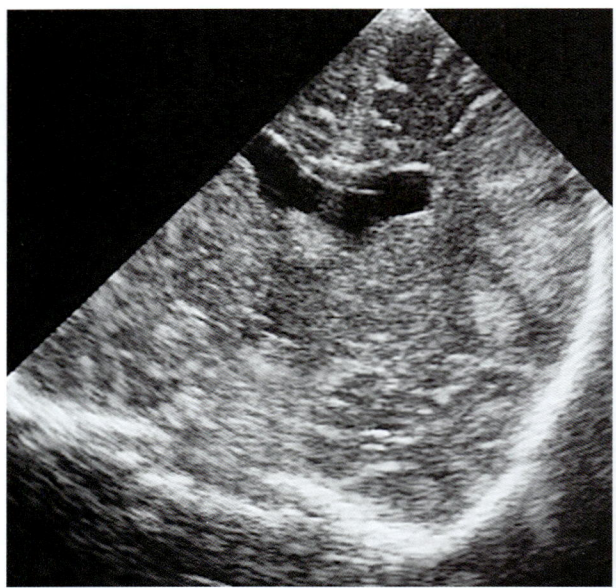
A

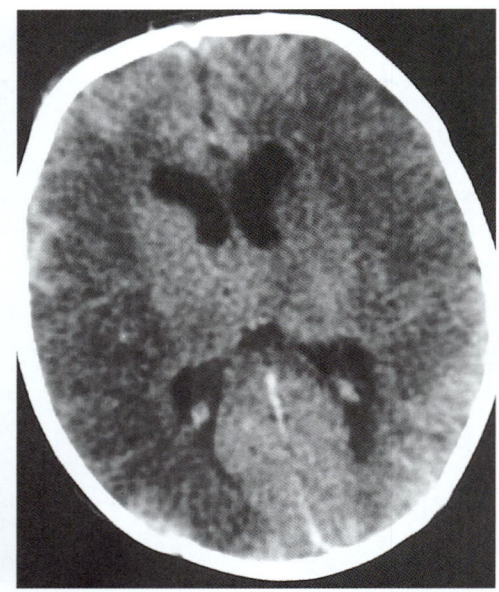
B

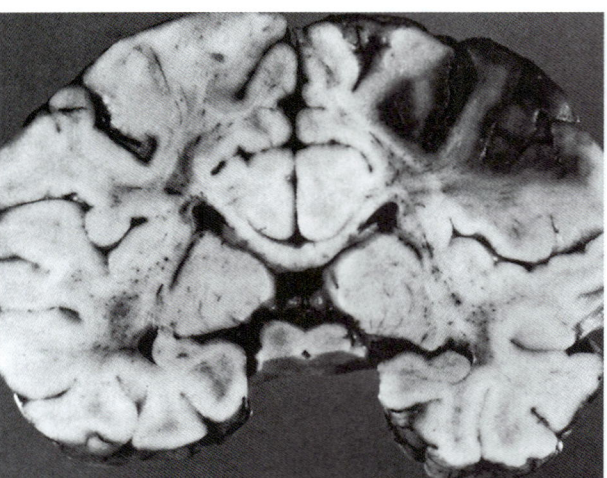
C

FIGURA 51-56. Infarto focal em um lactente a termo. A, A ultra-sonografia coronal mostra a ecogenicidade aumentada focal precoce na região temporoparietal esquerda na região da distribuição vascular da ACM. **B,** O exame de TC, realizado vários dias depois, mostra o infarto em evolução visto como grandes áreas de hipodensidade em ambos os lados do cérebro – uma distribuição parassagital típica. **C,** A amostra patológica coronal em um paciente diferente mostra um infarto focal típico que se estende até a superfície cerebral em uma distribuição parassagital. (**C**, De Friede R: Developmental Neuropathology, 2nd ed. New York, Springer-Verlag, 1975.)

Depois de duas semanas, as lesões ecogênicas começam a mostrar alterações císticas e aumento ventricular ipsilateral a partir da atrofia em evolução (hidrocefalia *ex vacuo*), bem como um retorno gradual das pulsações arteriais nos principais ramos desde a distribuição proximal para a periférica. Usando o exame com Doppler colorido, Taylor demonstrou a **perfusão exuberante** dentro de horas de uma agressão vascular focal, tanto experimentalmente, quanto em neonatos.[152-154] O *power* Doppler pode mostrar a perfusão luxuriante com um aumento no tamanho e quantidade de vasos ainda melhor que o Doppler colorido.[155]

Vasculopatia dos Gânglios da Base. A ecogenicidade com ramificação linear nas artérias lenticuloestriadas do tálamo e gânglios da base são incomuns, porém têm sido descritas nas infecções virais intra-uterinas (rubéola, CMV, sífilis), asfixia neonatal, hidropisia não imune, síndrome alcoólica fetal e trissomias do 13 e 21. Em uma revisão recente, Cooley e cols. reportaram que as condições hipóxico/isquêmicas contribuíram com 30 dos 63 casos.[156] Uma interessante correlação por Denbow e cols.[157] mostrou que a síndrome de transfusão intergemelar tinha múltiplos sinais de infarto focal e também exibia vasculopatia lenticuloestriada. Na ultra-sonografia, estes vasos ecogênicos desenvolvem-se em uma idade média de um mês e parecem consistir em um marcador para a lesão cerebral mais difusa, porque alguns autores encontraram um risco aumentado para o resultado neurológico sombrio.[158,159]

Núcleos Caudados Hiperecóicos. Os focos hiperecóicos bilaterais nos núcleos caudados desenvolvem-se na localização característica da HMG, porém são atípicos pelo fato de que eles são nitidamente marginados, em formato de lágrima, bilaterais e simétricos (Fig. 51-57). Schlesinger e cols. reportam que cinco dentre nove lactentes tiveram isquemia, e dois foram relatados como normais nesta área com base em uma RM e revisão histopatológica.[160] Eles parecem ocorrer tardiamente, com a maior parte tendo lugar depois da primeira semana de vida, que é quando acontece a maioria das HMG.

LESÃO PÓS-TRAUMÁTICA

Hematomas Subdurais e Epidurais

A hemorragia subdural e epidural pode ser um diagnóstico difícil na ultra-sonografia em comparação com a TC ou RM.[10,161] Nos exames ultra-sonográficos, elas aparecem como coleções de líquido hipoecóicas unilaterais ou bilaterais, que circundam o parênquima cerebral (Fig. 51-58). Os hematomas subdurais são incomuns em neonatos e não são necessariamente indicativos de tocotraumatismo, porque 13 de 26 lactentes reportados nos exames por TC possuíam uma história de trauma. Felizmente, é muito

PADRÕES DA LESÃO CEREBRAL HIPÓXICO-ISQUÊMICA

	MODERADA	GRAVE
Lactente prematuro	Leucomalácia periventricular	Talâmica, gânglios da base, tronco cerebral
Lactente a termo	Substância branca parassagital no córtex cerebral	Talâmica, gânglios da base, tronco cerebral, substância branca perirolândica

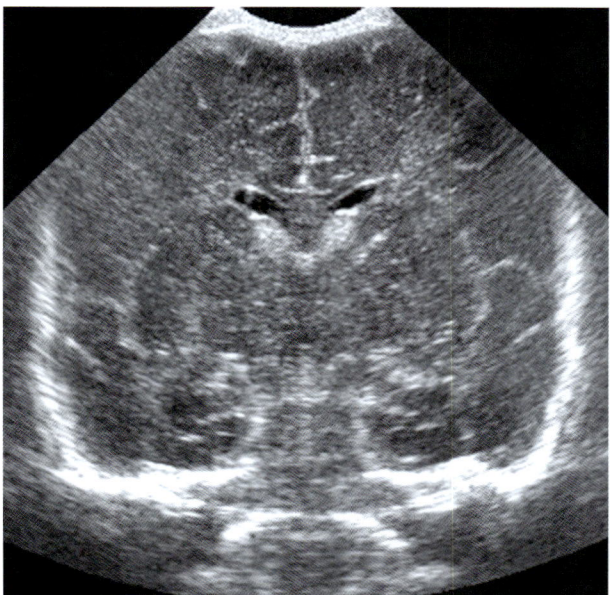 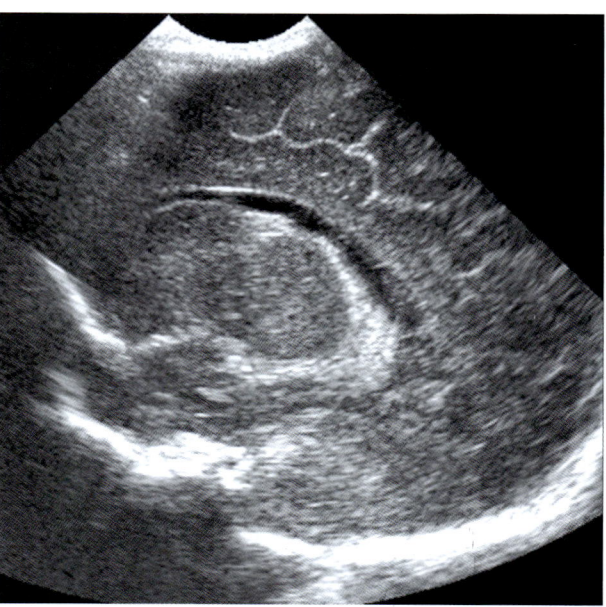

A B

FIGURA 51-57. Núcleo caudado hiperecóico (bilateral). A, B, As ultra-sonografias coronal e sagital mostram os núcleos caudados ecogênicos que não pareciam anormais até que o lactente prematuro tivesse aproximadamente um mês de idade (postulou-se ser a lesão isquêmica a distância).

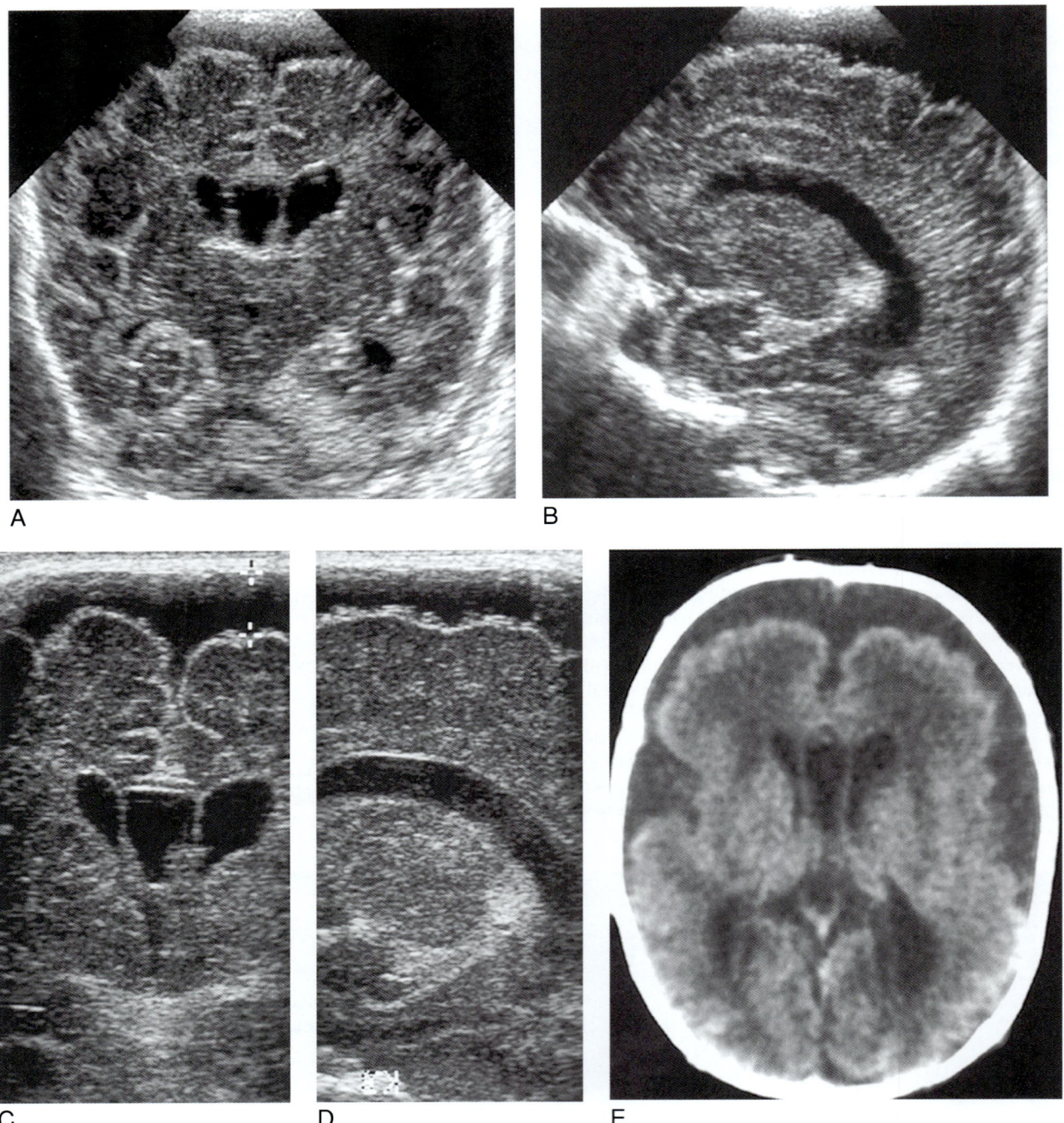

FIGURA 51-58. Hematoma subdural. A, As ultra-sonografias coronal e **B,** sagital mostram o líquido sobre a superfície do cérebro (os sulcos cerebrais geralmente não são visualizados porque o artefato proximal do transdutor obscurece o primeiro centímetro abaixo da fontanela). **C** e **D,** As ultra-sonografias de alta resolução ampliadas mostram mais claramente os sulcos. **E,** O exame de TC mostra o líquido extracerebral.

rara a necessidade de cirurgia.[162] As pequenas quantidades de líquido podem ser difíceis de detectar secundariamente ao artefato de campo proximal inerente a todo transdutor; no entanto, isto é um problema menor com os transdutores de freqüência mais alta recentemente desenvolvidos (10 a 12 MHz). Quando necessário, com os transdutores de freqüência mais baixa, a interposição de um coxim acústico entre o transdutor e a fontanela pode ajudar a eliminar o artefato do campo proximal ao movê-lo superiormente para fora do cérebro. Os cortes coronais ampliados com os transdutores lineares de freqüência mais alta (pelo menos 10 a 12 MHz) são melhores para apreciar as coleções epidural e subdural no espaço supratentorial. O exame através do forame magno ou da fontanela posterior pode ajudar no diagnóstico das coleções de líquido extra-axiais infratentoriais.

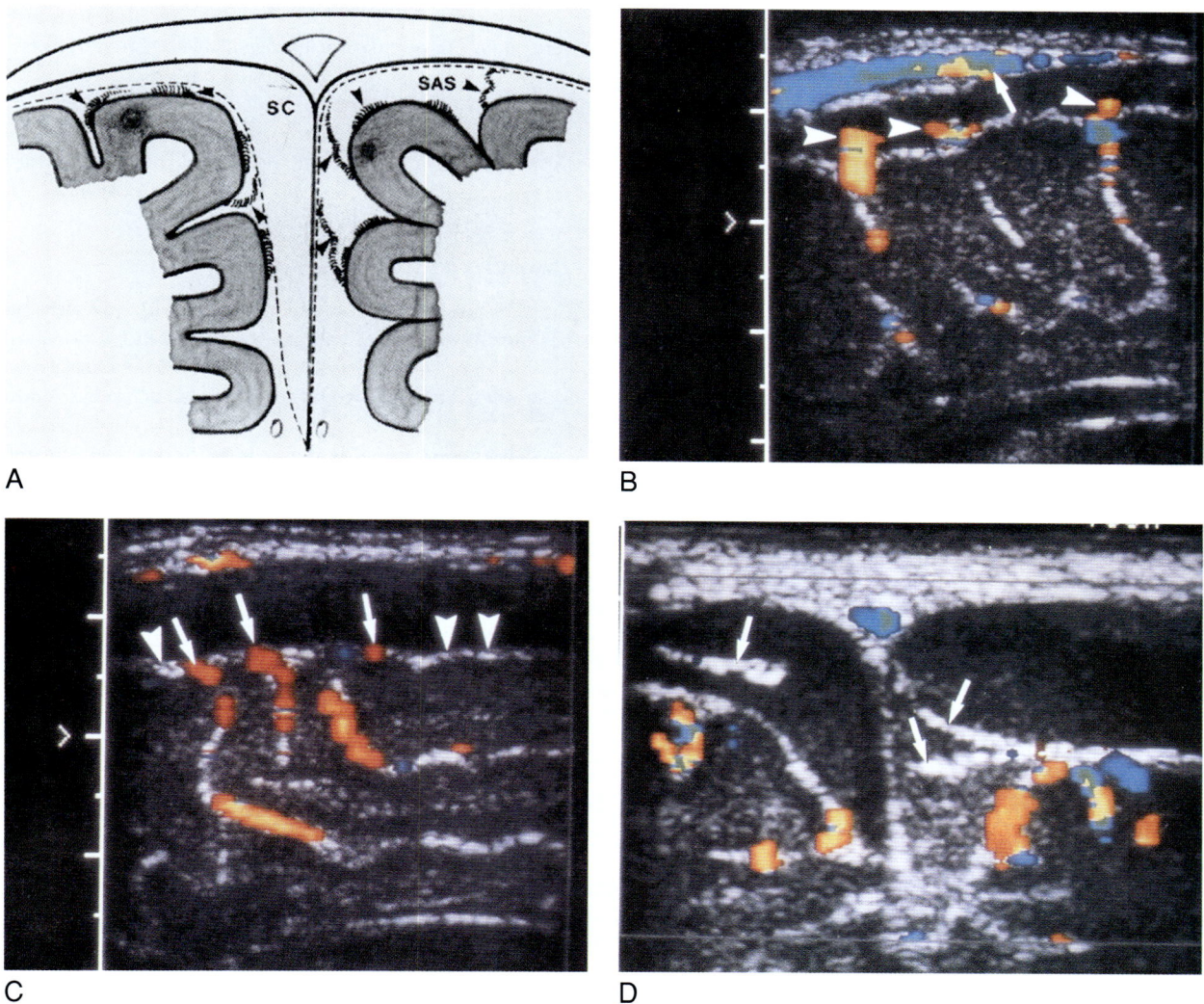

FIGURA 51-59. Coleções de líquido subdural *versus* subaracnóide. A, O desenho mostra que os vasos são comprimidos na superfície do cérebro nas coleções de líquido subdural (SC) e os vasos atravessam o líquido no espaço subaracnóide (SAS). **B,** O Doppler colorido mostra os vasos (*seta, setas curtas*) cruzando para dentro do espaço subaracnóide **C,** Doppler colorido mostra vasos comprimidos na área subdural (*setas, pontas de setas*). **D,** Mostra neomembrana (*setas*) formada em coleções líquidas subdurais. (De Cheng-YUC, Chou TY, Zimmerman RA, et al: Pericerebral fluid collection: Differentiation of enlarged subarachnoid spaces from subdural collections with color Doppler. Radiology 1996;201(2):389-392.)

Cheng-Yu[13] relatou que o Doppler colorido mostrou separar o líquido e/ou hemorragia subaracnóide e subdural com base no deslocamento dos vasos a partir da superfície cerebral (Fig. 51-59). Se este método sempre pode predizer de forma confiável a atrofia com coleções do líquido subaracnóide oriundas do excesso de líquido sob pressão nas coleções de líquido subdural ainda precisa ser provado. Isto pode transformar-se em um instrumento diagnóstico confiável para determinar quais pacientes podem ser simplesmente observados e quais pacientes precisam de RM para um diagnóstico mais específico da hemorragia.

Depois do período neonatal, quando o tocotraumatismo pode provocar hemorragia, a presença de novas coleções de líquido subdural deve levantar a possibilidade da meningite preexistente (mais amiúde pelo *Haemophilus influenzae*) ou do trauma não-acidental.[13,163,164] Se o perímetro cefálico de um lactente aumenta anormalmente rápido depois das duas primeiras semanas de vida, um exame de TC deve ser utilizado na maioria dos casos para pesquisar por líquido extra-axial porque a causa mais comum é a hemorragia subdural, não a hidrocefalia. Se for feito um exame ultra-sonográfico, devemos pesquisar cuidadosamente o campo proximal com incidências ampliadas para o líquido extracerebral e lacerações cerebrais, bem como as membranas observadas nas coleções de líquido subdural crônicas.[13,165]

INFECÇÃO

Infecções Congênitas

As infecções congênitas podem ter graves conseqüências para o feto em desenvolvimento. A morte do feto, as malformações congênitas, o retardo mental ou o retardo do desenvolvimento, a espasticidade ou as convulsões podem resultar da infecção nos momentos críticos durante a gestação.[166] O ultra-som desempenha um papel importante na identificação e acompanhamento das complicações pré-natais e neonatais decorrentes da infecção congênita.

As infecções congênitas mais freqüentes são comumente referidas pelo acrônimo TORCH. Isto refere-se às infecções por *Toxoplasma gondii*, vírus da rubéola, CMV e herpes simples do tipo 2. O 'O' advém de 'outro', como a sífilis. A sífilis causa a meningite aguda, resultando incomumente em lesões parenquimatosas no neonato.

Citomegalovírus e Toxoplasmose

Do grupo TORCH, a infecção congênita por CMV é a mais comum, ocorrendo em aproximadamente 1% de todos os nascimentos.[166,167] O CMV pode ser adquirido no nascimento ou depois dele, com pouca ou nenhuma conseqüência, porém as infecções pré-natais podem resultar em grave comprometimento para o cérebro em desenvolvimento. A toxoplasmose é a segunda infecção congênita mais comum e é causada pelo parasita unicelular *Toxoplasma gondii*.[166] Em geral, a infecção materna é subclínica. Recentemente, demonstrou-se que a imuni materna para o CMV reduz o risco de CMV *in utero* e estão sendo consideradas as vacinas.[168]

A gravidade da infecção por CMV ou por toxoplasmose depende do momento da infecção durante a gestação. A infecção mais precoce, antes de 20 a 24 semanas, resulta nos resultados mais devastadores. Estes incluem a microcefalia, lissencefalia com mielinização anormal, um cerebelo hipoplásico, polimicrogiria e displasias corticais, porencefalia e encefalomálacia multicística.[169] Relatou-se que o CMV causa esquizencefalia em alguns pacientes (Fig. 51-34).[62,63] A ventriculomegalia pode resultar da perda de volume cerebral. A infecção tardia depois de 24 semanas resultará em lesão neurológica menos grave. A morte perinatal ou neonatal é esperada com as agressões mais graves e precoces. Retardo mental, retardo do desenvolvimento, espasticidade e convulsões são, sem exceção, resultados potenciais. É útil diferenciar os títulos séricos do CMV e da toxoplasmose para os anticorpos contra estes organismos.[170] Os outros sinais de diferenciação incluem as lesões cutâneas petequiais e a hepatomegalia associada ao CMV e a coriorretinite associadas à toxoplasmose. As calcificações intracranianas têm sido descritas em ambas as infecções.[171,172] Classicamente, a CMV causa as calcificações periventriculares (Figs. 51-60 e 51-61). A toxoplasmose provoca calcificações mais disseminadas, com uma predileção pelos gânglios da base. No entanto, ambos os padrões foram observados nas duas.[170-174] A resolução da calcificação intracraniana foi reportada depois do tratamento da toxoplasmose congênita, compatível com o resultado neurológico melhorado.[175]

A ultra-sonografia pode demonstrar as calcificações cerebrais periventriculares ou disseminadas como focos ecogênicos com ou sem sombra acústica. Nos oito casos comprovados de CMV, Malinger reportou a hiperintensidade periventricular em todos os casos e/ou calcificação, ventriculomegalia, vermis hipoplásico, cistos periventriculares, aderências intraventriculares e vascularização ecogênica nos gânglios da base. A calcificação cerebelar foi notada em um paciente.[169] O parênquima cerebral pode parecer desorganizado com os sulcos e o corpo caloso mal definidos. A TC demonstrará melhor a calcificação, mas a RM demonstrará mielinização anormal ou displasias corticais de forma mais confiável.[132]

Herpes-vírus

Existem dois tipos reconhecidos do vírus herpes: vírus herpes simples dos tipos 1 e 2. Ambos podem causar doença do SNC, embora o tipo 2 seja mais comum no neonato, e o tipo 1 ocorre principalmente em crianças com mais idade e adultos.[166,176,177]

O herpes do tipo 2 pode ser adquirido por via transplacentária ou pela exposição vaginal durante o nascimento. A encefalite resultante é tipicamente difusa, resultando na perda da diferenciação cinzenta-branca. (Isto difere da doença do lobo temporal notada em crianças com mais idade e adultos com HSV do tipo 1.) Com freqüência, resulta na encefalomálacia cística da substância branca periventricular e/ou infarto hemorrágico com calcificações parenquimatosas disseminadas.[178] É típica a relativa preservação do eixo neural inferior, incluindo os gânglios da base, tálamo, cerebelo e tronco cerebral.[179,180] As infecções adquiridas *in utero* podem levar à microcefalia, calcificações intracranianas e displasias retinianas.

Rubéola

Desde a ampla disponibilidade da vacina da rubéola depois de 1967, a rubéola congênita, felizmente, tornou-se extremamente incomum no mundo ocidental. Infelizmente, ela permanece como um problema significativo em muitas outras regiões do mundo. Não se sabe se a rubéola causa malformações cerebrais. Um caso descrito por Levene[179] mostrou calcificações ecogênicas nos gânglios da base, confirmadas na autópsia. Também são descritos os cistos subependimários.[181] A microcefalia, vasculopatia[181] e calcificação maciça do cérebro, que são detectáveis em uma radiografia simples, foram descritas em um lactente que morreu com nove dias de idade.[180]

Infecções Neonatais Adquiridas

Meningite e Ventriculite

Apesar do desenvolvimento dos antibióticos para o tratamento das infecções bacterianas na última metade deste século, a meningite bacteriana permanece como uma grave preocupação para lactentes e crianças. Durante o primeiro mês da vida de um lactente, as duas infecções mais comuns resultam da *Escherichia coli* e estreptococo do grupo B. Entre quatro e 12 semanas, a *E. coli* e o *Streptococcus pneumoniae* são mais comuns, e, de três meses a três anos, o *H. influenzae* é o mais freqüente. Em geral, isto é um diagnóstico clínico.

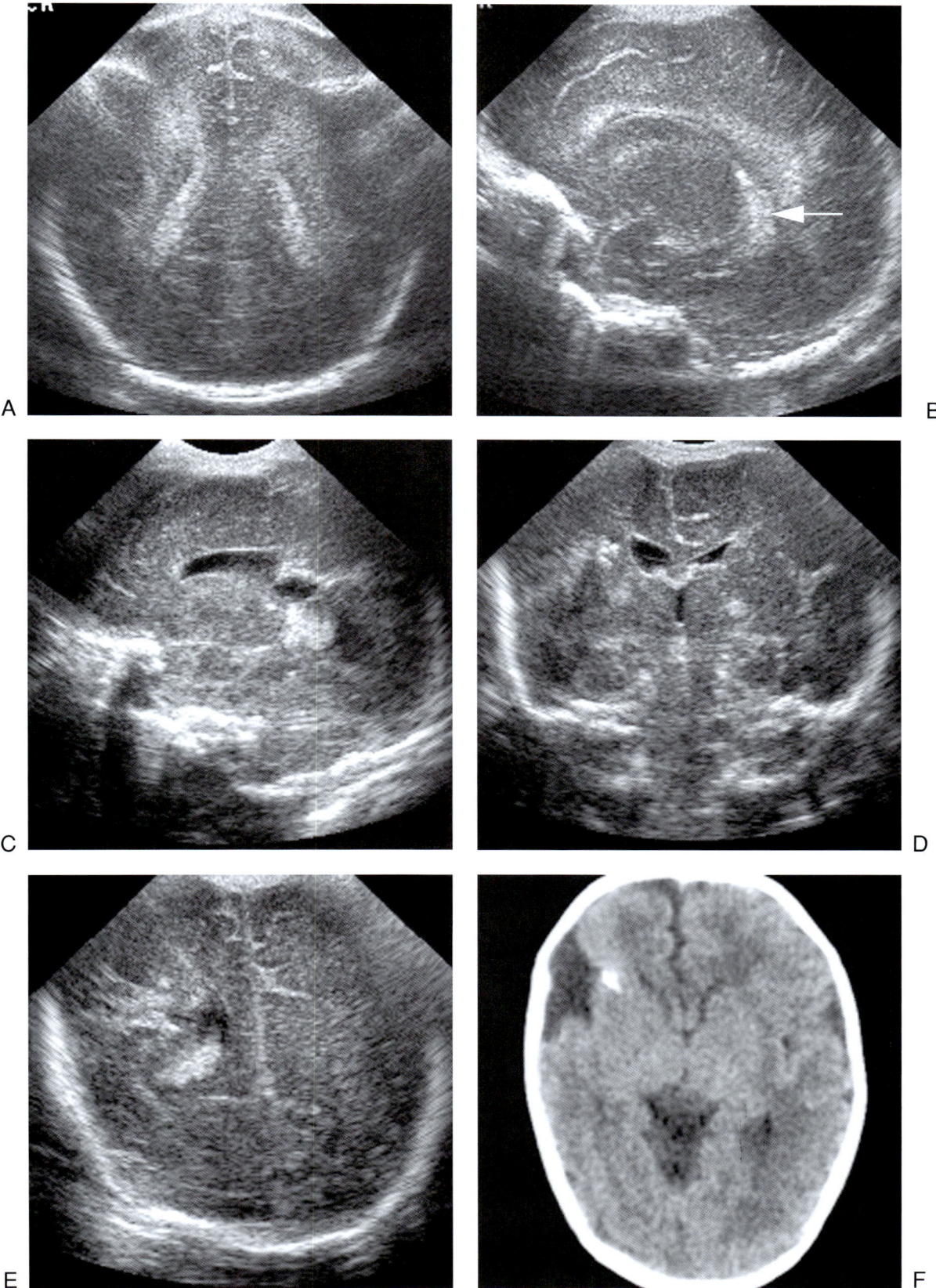

FIGURA 51-60. Encefalite por citomegalovírus. A, B, Ecogenicidade periventricular e calcificação focal (*seta*) com pequena sombra acústica. **C, D, E,** Segundo paciente, calcificações focais na ultra-sonografia e **F,** TC.

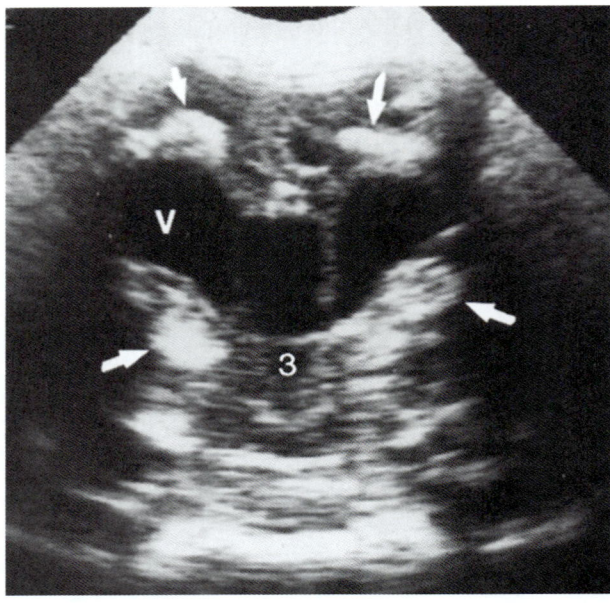

FIGURA 51-61. Infecção por citomegalovírus. A, Ultra-sonografia coronal, **B,** e sagital, e **C,** a TC mostram a ventriculomegalia devido à lesão cerebral difusa e calcificações periventriculares (*setas*). Ventrículo lateral (V); terceiro ventrículo (3). (De Rumack CM, Johnson ML: Perinatal and Infant Brain Imaging. St. Louis, Mosby-Year Book, 1984.)

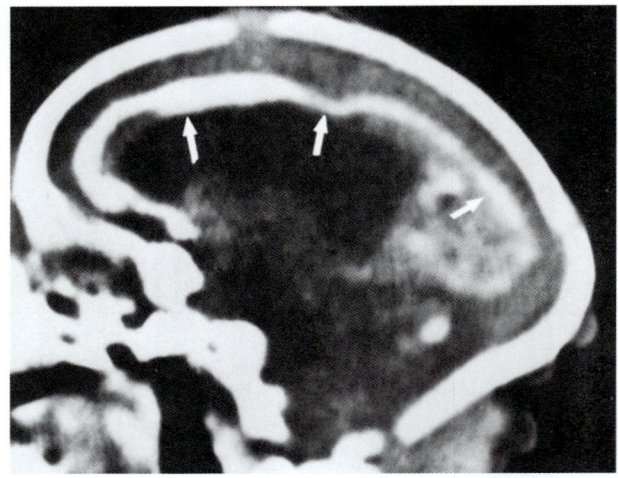

O exame é necessário apenas para avaliar as complicações ou quando a situação clínica do paciente deteriora.[26,181]

As complicações da meningite incluem os empiemas subdurais ou coleções de líquido (Figs. 51-58 e 51-59), cerebrite, formação de abscesso e trombose do seio venoso. Os infartos podem acontecer a partir da vasculite arterial ou obstrução venosa, em conseqüência da trombose do seio venoso. A ultra-sonografia pode identificar estas complicações, porém não é específica. As áreas de ecogenicidade aumentada ou diminuída do parênquima cerebral ou sulcos podem representar edema, cerebrite (Figs. 51-62 e 51-63) ou infarto em evolução (Fig. 51-64).

A ventriculite, outra complicação da meningite observada em 60 a 95% dos casos, é sugerida pelos achados ultra-sonográficos de hidrocefalia, debris ecogênicos dentro dos ventrículos, ecogenicidade aumentada ou um revestimento ependimário áspero ou septos fibrosos dentro dos ventrículos (Fig. 51-65).[95] O ultra-som é melhor para identificar a formação de septos intraventriculares conforme comparado com a TC ou RM. Estas septações podem resultar em falha do *shunt* ou permitir que as bactérias escapem da exposição ao antibiótico. A RM e a TC com contraste são mais sensíveis para localizar as complicações da infecção, como infartos, trombose de seio venoso e coleções de líquido extra-axiais.[166]

MASSAS INTRACRANIANAS

Tumores Cerebrais

Apenas 11% das crianças com neoplasias cerebrais apresentam-se antes de dois anos de idade. Os tumores que se evidenciam antes de dois anos de idade são usualmente congênitos. Os tumores cerebrais podem ser difíceis de diagnosticar no neonato. Se a neoplasia provoca hidrocefalia, então podem ser reconhecidos os sinais e sintomas da PIC aumentada, como o tamanho craniano aumentado, vômito ou alteração do comportamento. Podem ser identificados os sinais e sintomas mais específicos, dependendo da localização do tumor, como os achados nos nervos cranianos ou funções hipofisária/hipotalâmica. Em geral, a RM ou a TC é a primeira modalidade de exame de escolha nestes lactentes.[182] Contudo, com sinais e sintomas inespecíficos, inclusive uma

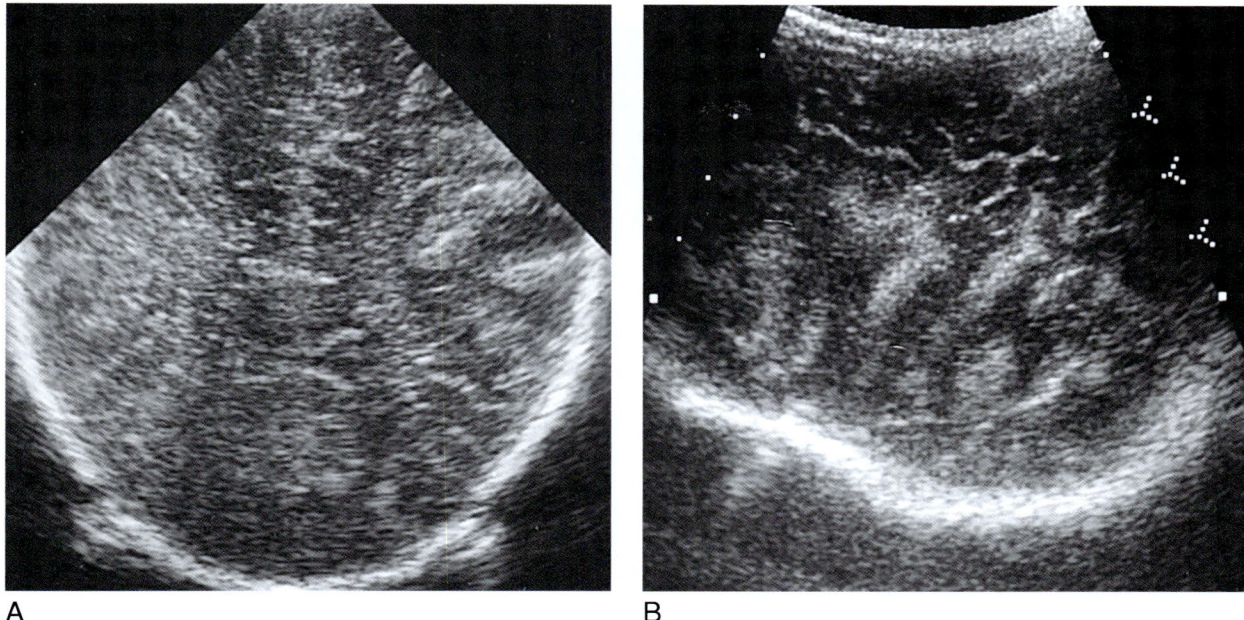

FIGURA 51-62. Meningite por estreptococo do grupo B. A, As ultra-sonografias coronal e **B,** sagital mostram os sulcos difusamente ecogênicos que parecem mais espessos que o normal.

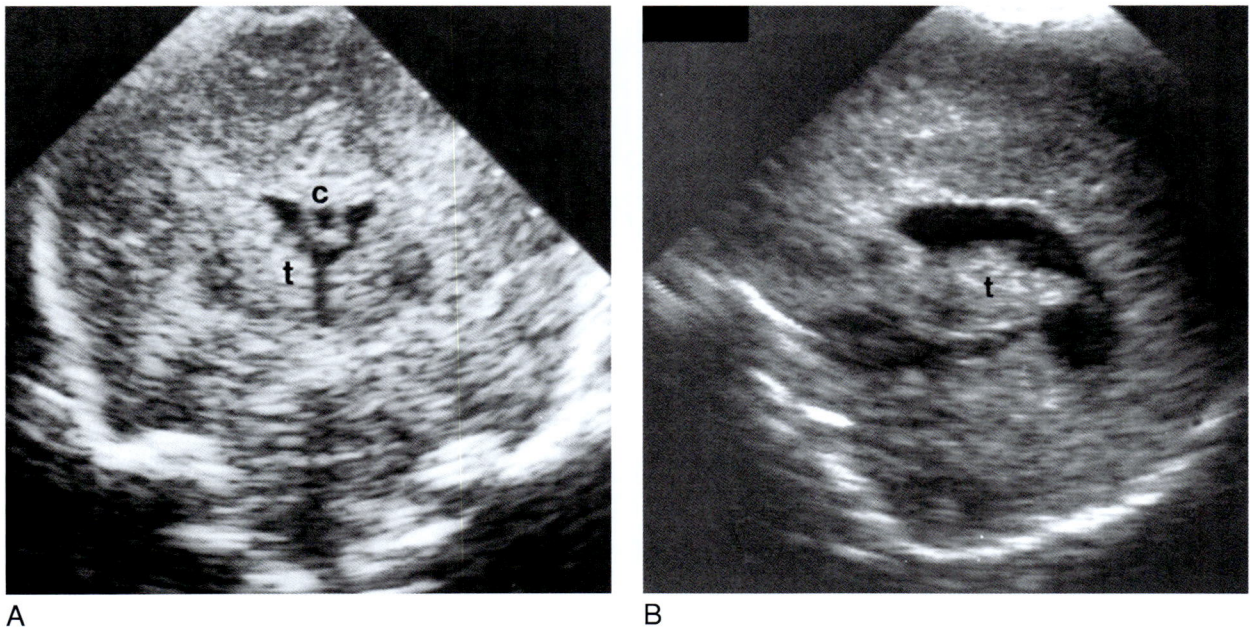

FIGURA 51-63. Meningite por Salmonela. A, As ultra-sonografias coronal e **B,** sagital mostram o cérebro difusamente ecogênico. Os sulcos estão obliterados pelo cérebro edemaciado. O corpo caloso (C) e o tálamo (t) estão bastante ecogênicos, mas, normalmente, eles devem ser hipoecóicos.

cabeça aumentada pela hidrocefalia, o ultra-som pode ser o primeiro exame realizado. A ultra-sonografia pode delinear o sítio e tamanho do tumor e avaliar os componentes císticos e sólidos.

A princípio, os tumores podem aparecer pela hemorragia dentro do tumor. De fato, como a hemorragia é muito mais comum que o tumor nos neonatos, pode ser extremamente difícil diferenciar um simples hematoma de um tumor porque eles podem ser bastante ecogênicos. Observamos pelo menos três casos de tumor congênito se apresentando como hemorragia. Qualquer hemorragia existente em circunstâncias incomuns ou em uma localização incomum deve ser investigada por TC contrastada ou RM contrastada, pesquisando um tumor oculto.[10] Para a hemorragia incomum, os exames de

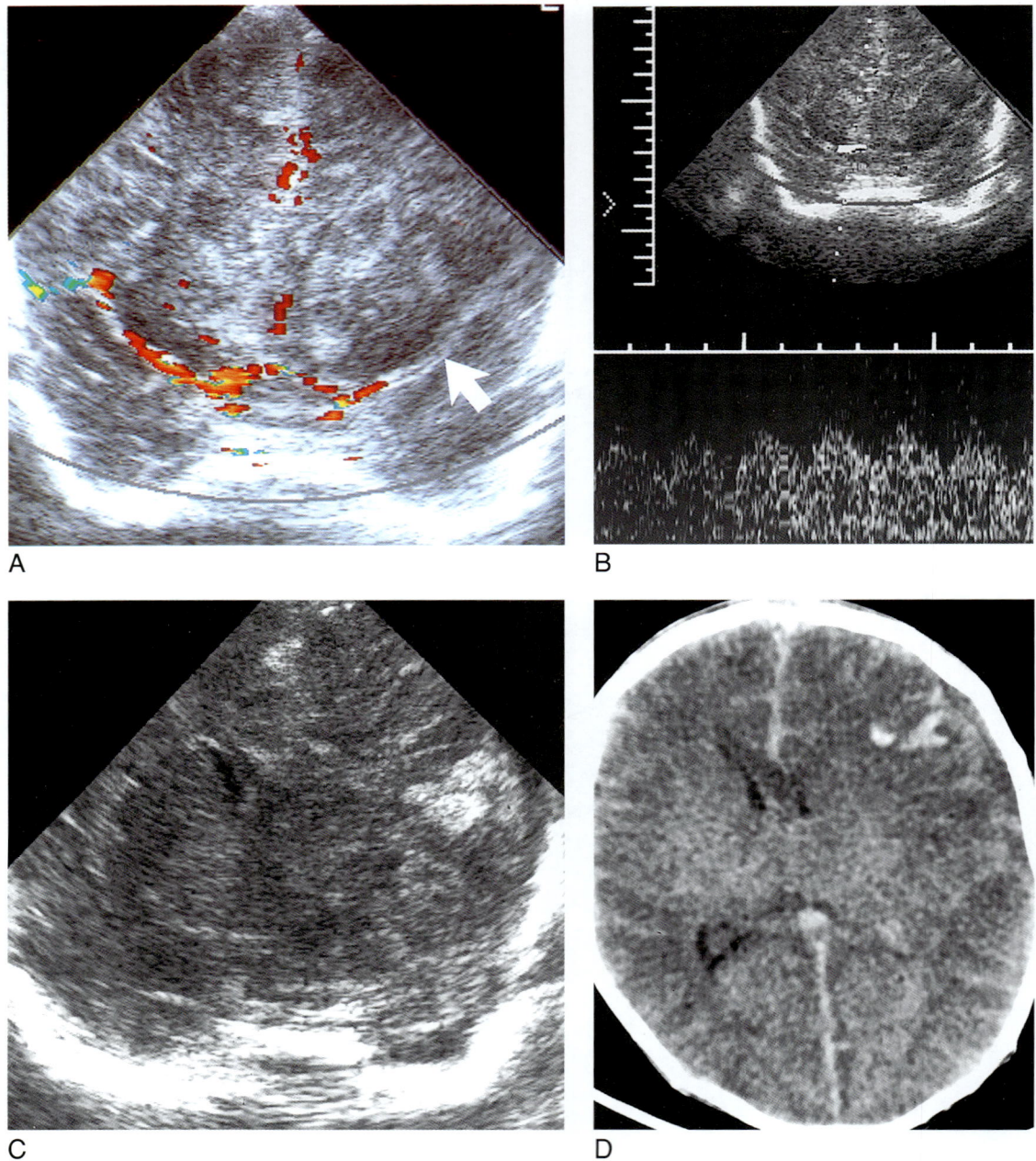

FIGURA 51-64. Meningite por estreptococo do grupo B com infarto focal. A, A ultra-sonografia coronal com Doppler colorido mostra a falta de fluxo na artéria cerebral média (ACM) esquerda (*seta*); o exame em escala cinza isolado mostrou ecogenicidade simétrica aumentada. **B,** O Doppler pulsado na ACM direita (*lado oposto*) mostra fluxo diastólico muito aumentado. **C,** Ultra-sonografia coronal e **D,** o exame por TC mais adiante mostram a hemorragia frontal esquerda para dentro de um infarto com desvio da linha média da esquerda para a direita.

follow-up também podem ser mais valiosos porque a coagulação a partir da hemorragia resolverá com o passar do tempo, permitindo que o tumor seja visualizado isoladamente.

O exame com Doppler pulsado e colorido pode identificar os componentes vasculares do tumor. O *follow-up* com a RM ou TC é então realizado para avaliar a extensão total da neoplasia, assistir com o diagnóstico diferencial e avaliar as condutas terapêuticas. Não é possível diferenciar o tipo histológico da neoplasia, mas localizar o tumor geralmente permite determinar um diagnóstico diferencial.

A localização tumoral nos lactentes com menos de um ano de idade difere daquela nas crianças com mais idade e difere pela série.[26,182-187] As neoplasias supratentoriais são mais comuns que os tumores infratentoriais em aproximadamente 2,5:1. Os **teratomas** são agora as neoplasias mais freqüentes reportadas no primeiro ano de vida. Os **astrocitomas** estão em segundo lugar na maioria das séries (Fig. 51-66), originando-se, em geral, a partir do quiasma óptico e nervos ou do hipotálamo (Fig. 51-67). As outras neoplasias incluem o **teratoma atípico/tumores rabdóides** (em lugar

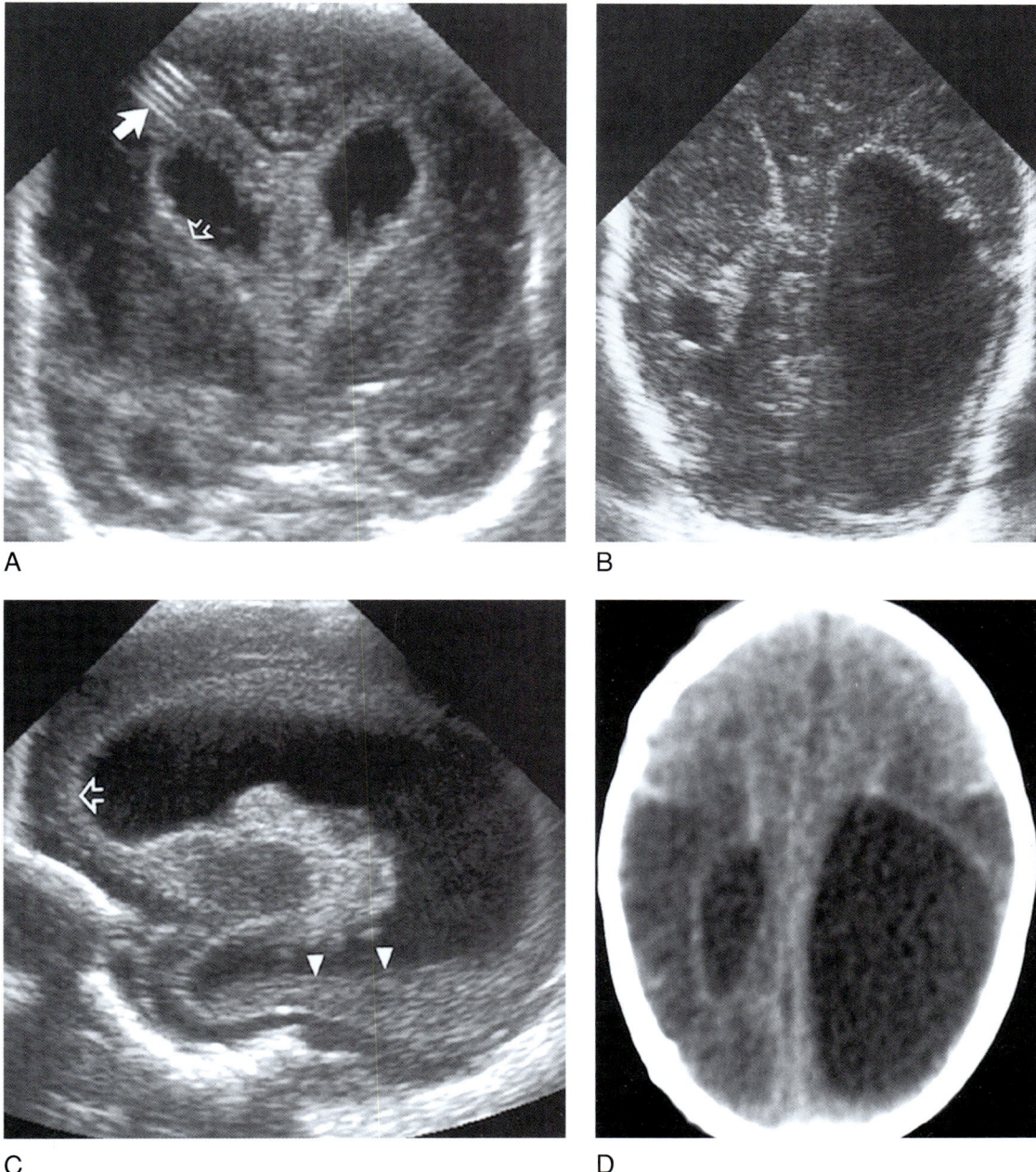

FIGURA 51-65. Ventriculite. **A** e **B**, Ultra-sonografias coronais no lactente prematuro que se submeteu a uma derivação ventriculoperitoneal (*seta*) inserido para a hidrocefalia progressiva. Depois da hemorragia intraventricular, os ventrículos são freqüentemente revestidos por material ecogênico (*seta aberta*) – uma ventriculite química por causa do sangue (e raramente, como aqui, por causa da infecção). **C**, A ultra-sonografia sagital mostra o nível de debris do LCR (*setas curtas*) (leucócitos) que se assemelha aos níveis de sangue do LCR (eritrócitos). **D**, O exame por TC mostra assimetria tardia dos ventrículos.

de meduloblastomas), **tumores neuroectodérmicos primitivos** (TNEP), **ependimomas,**[188-193] e **papilomas do plexo coróide** (Fig. 51-68). Têm sido reportados casos esporádicos de oligodendrogliomas, hemangioblastomas, hemangiomas, cistos dermóides, lipomas, neuroblastoma primário, teratomas e meningiomas.[194] Alguns casos de **hemangiomatose neonatal difusa** têm sido reportados com inúmeros hemangiomas do cérebro, pele, medula, fígado e coração. Embora estes possam causar a insuficiência cardíaca congestiva, o risco máximo é sangramento para dentro das lesões e possível coagulação intravascular disseminada. Estes lactentes geralmente não vivem por tempo suficiente para que a terapia com esteróide cause involução das lesões, o que, tipicamente, ajuda nos hemangiomas neonatais.[195]

As aparências ultra-sonográficas são variáveis e inespecíficas, porém muitas são hiperecóicas. Não existem dados suficientes sobre a avaliação das neoplasias por ultra-som porque a maior parte é avaliada por RM ou TC.

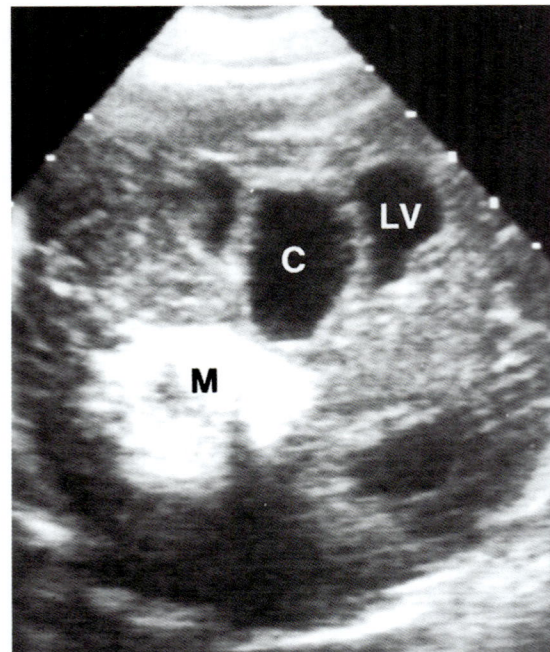
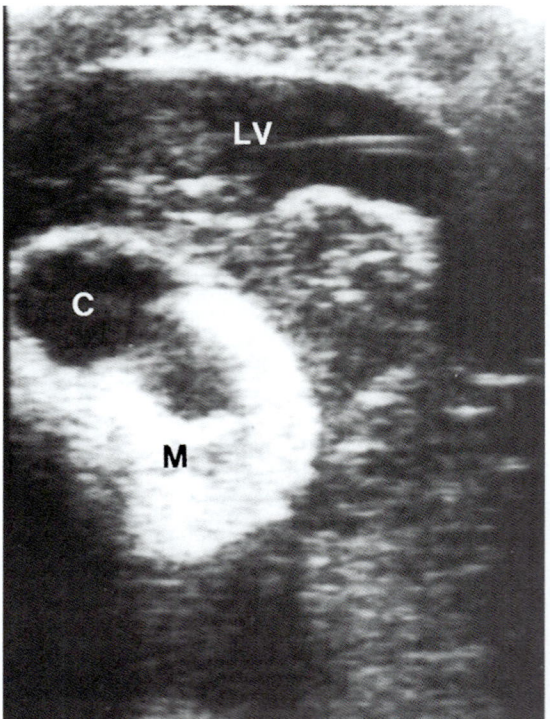
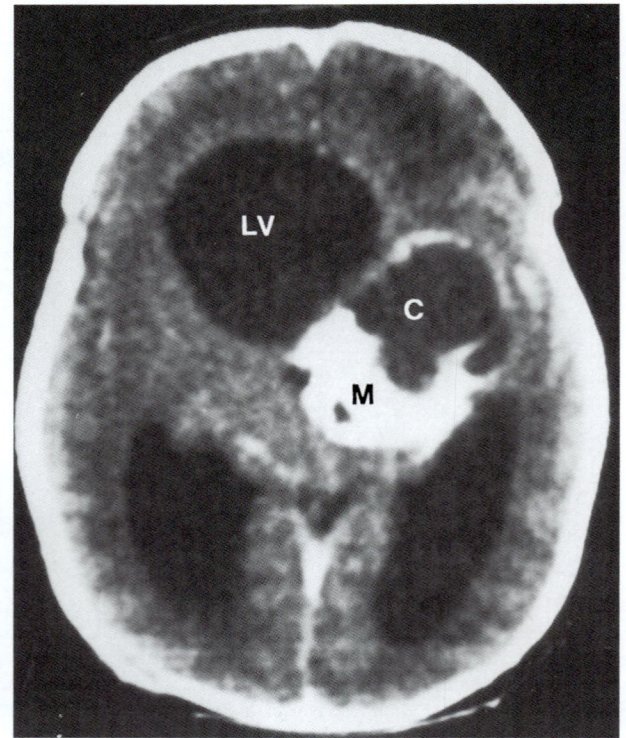

FIGURA 51-66. Glioma. As ultra-sonografias **A**, coronal e **B**, sagital mostram a massa ecogênica (M) com componente cístico (C) que se estende superiormente entre os ventrículos laterais (LV). **C**, Exame por TC axial contrastada. (Cortesia de T. Stoeker, M. D., Roanoke, Virginia.)

Lesões Císticas

As lesões intracranianas císticas são bastante comuns e o ultra-som é o melhor método para avaliar certas lesões (falta de prova cirúrgica). Felizmente, muitas massas císticas do cérebro são bastante benignas, de modo que é importante reconhecê-las.[26]

As lesões intracranianas císticas foram definidas por Harwood-Nash, e Fitz[196] como "uma cavidade cheia de líquido dentro do ou adjacente ao cérebro, que apresenta efeito de massa." Uma cisterna magna grande não é um cisto verdadeiro. Os cistos ventriculares incluem as variedades do plexo coróide, subependimária, porencefálica e colóide. Os cistos congênitos, diferente dos cistos aracnóides, são discutidos

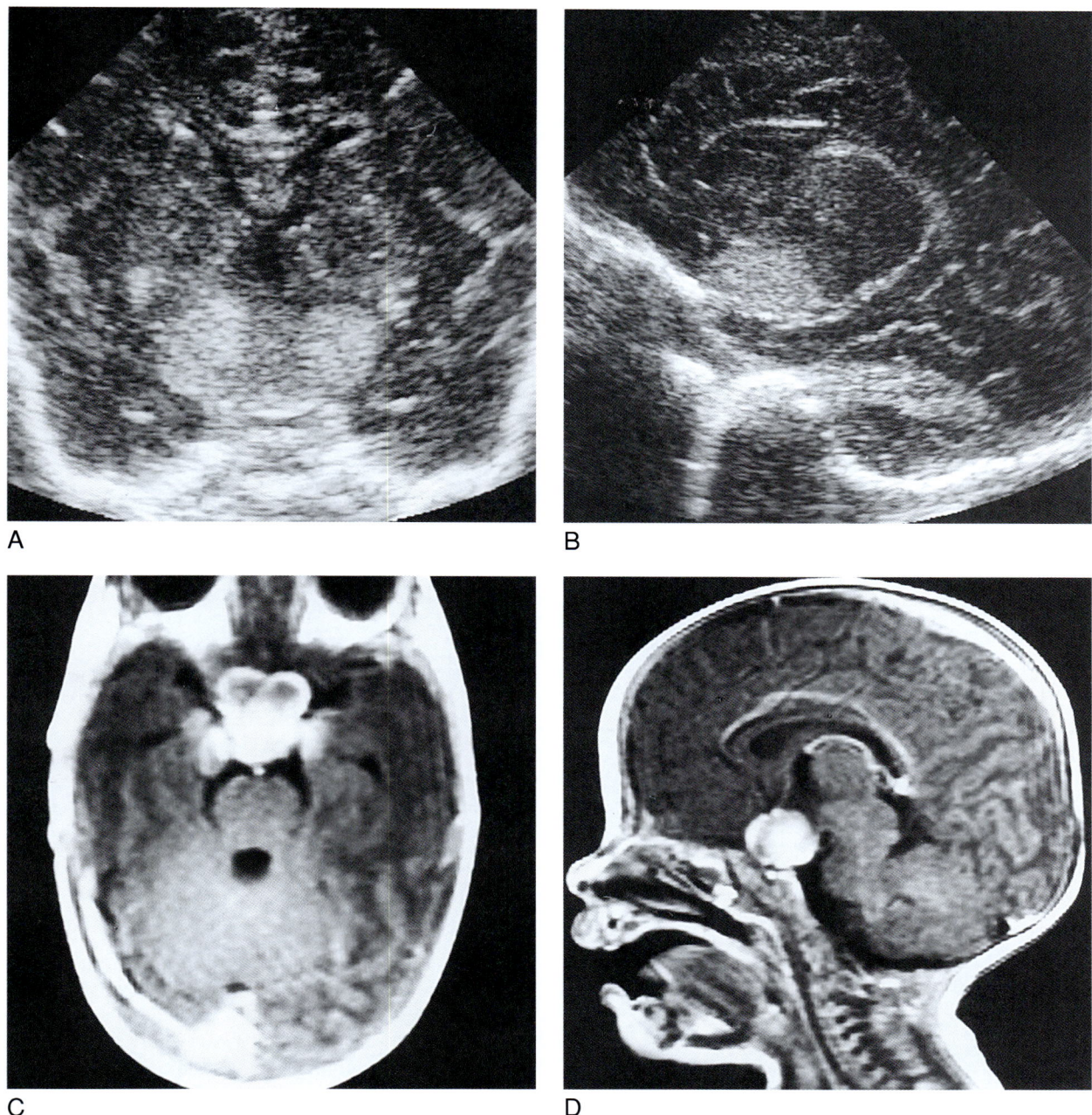

FIGURA 51-67. Glioma óptico. As ultra-sonografias **A**, coronal e **B**, sagital mostram a massa ecogênica em linha média. **C**, Exame por TC e **D**, por RM em T_1 sagital com contraste mostram a captação de contraste do glioma óptico na linha média.

TUMORES CEREBRAIS COMUNS NO PRIMEIRO ANO DE VIDA

- Teratoma
- Astrocitoma supra-selar (hipotalâmica)
- Teratoma/tumores rabdóides
- Ependimoma
- Tumores do plexo coróide

em detalhe na seção sobre malformações. Os cistos associados aos tumores e infecções também são discutidos em suas respectivas seções.

Cistos Aracnóides

Os cistos aracnóides são os cistos verdadeiros mais comuns do cérebro, mas eles constituem apenas 1% de todas as lesões de massa nas crianças.[26] Eles são espaços contendo LCR entre duas camadas da aracnóide. Acredita-se que os cistos primários e secundários desenvolvam-se por diferentes mecanismos. Acredita-se que os cistos primários resultem

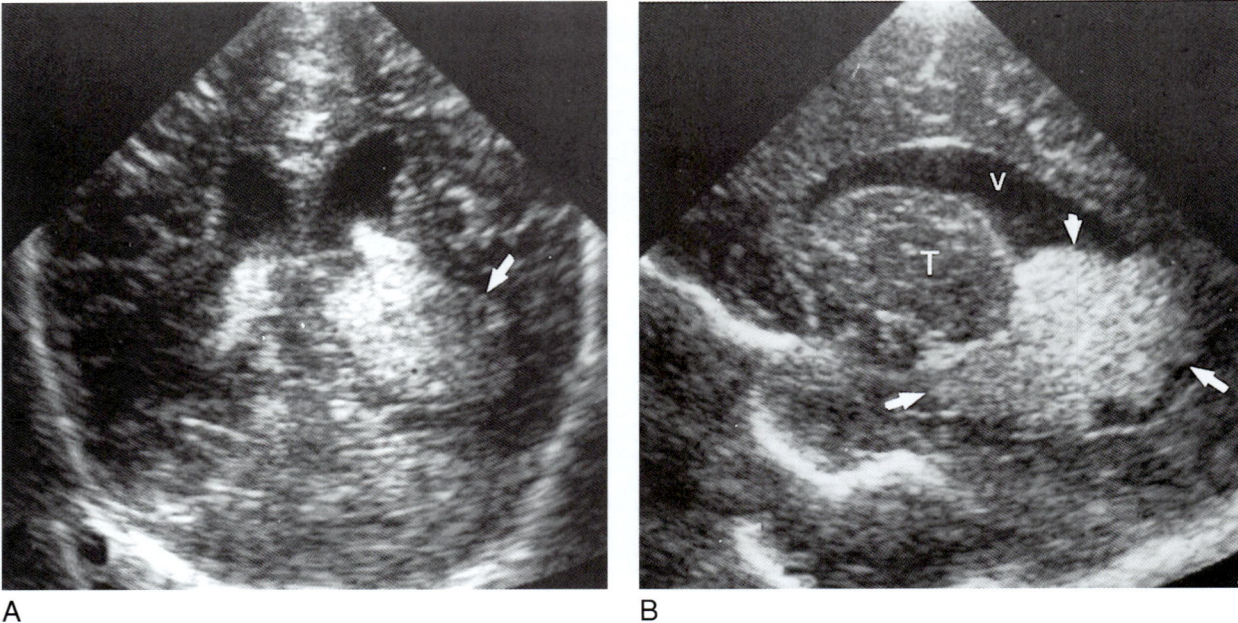

FIGURA 51-68. Papiloma do plexo coróide (*setas*) no ventrículo lateral esquerdo. A, Ultra-sonografias coronal e **B**, sagital. Tálamo (T); ventrículo lateral (V). (Cortesia de D. Pretorius, M. D., University of California at San Diego.)

LESÕES CEREBRAIS CÍSTICAS	
Cistos congênitos	Cisto aracnóide primário
	Malformação de Dandy-Walker
	Hidranencefalia
	Holoprosencefalia
Cistos ventriculares	Cisto porencefálico
	Cisto do plexo coróide
	Hidranencefalia
	Cisto subependimário
	Cisto colóide
Cistos neoplásicos	Astrocitoma cerebelar (tipo cístico) Craniofaringioma
	Teratoma
Cistos inflamatórios	Abscesso
	Empiema subdural
Outros cistos	Cistos aracnóides secundários
	Malformação da veia de Galeno

SÍTIOS DOS CISTOS ARACNÓIDES EM ORDEM DECRESCENTE DE FREQÜÊNCIA
Porções anteriores da fossa craniana média
Região supra-selar
Fossa posterior
Região quadrigêmea
Convexidades cerebrais
Sulco inter-hemisférico

do desdobramento da aracnóide e do LCR se coletando entre as duas camadas. Os cistos aracnóides secundários podem desenvolver-se pelo LCR aprisionado entre as aderências aracnóides.

Os cistos aracnóides, principalmente aqueles na linha média, podem crescer e provocar obstrução do sistema ventricular.[26,196] O cisto aracnóide é mais comumente observado como hidrocefalia na fase de lactente. A aparência ultra-sonográfica de um cisto aracnóide é uma área anecóica com paredes distintas (Fig. 51-69).

Os cistos de linha média estão freqüentemente associados a outras anomalias cerebrais. Com a agenesia do corpo caloso, os cistos de linha média são freqüentemente contínuos com um terceiro ventrículo elevado. Na holoprosencefalia alobar, um cisto dorsal pode exibir contigüidade com o ventrículo central único.

Cistos Porencefálicos

Os cistos porencefálicos são o resultado da necrose e cavitação cerebral, que é contínua com o sistema ventricular (Fig. 51-49). Em geral, eles são uma conseqüência da hemorragia parenquimatosa, infecção ou cirurgia.[10]

Cistos do Plexo Coróide

Os cistos do plexo coróide são comuns e, em geral, assintomáticos.[197-200] Eles ocorrem em todos os grupos etários e são encontrados em 34% dos fetos e lactentes na autópsia.[164] Contudo, os relatos de ultra-som pré-natal e neonatal iden-

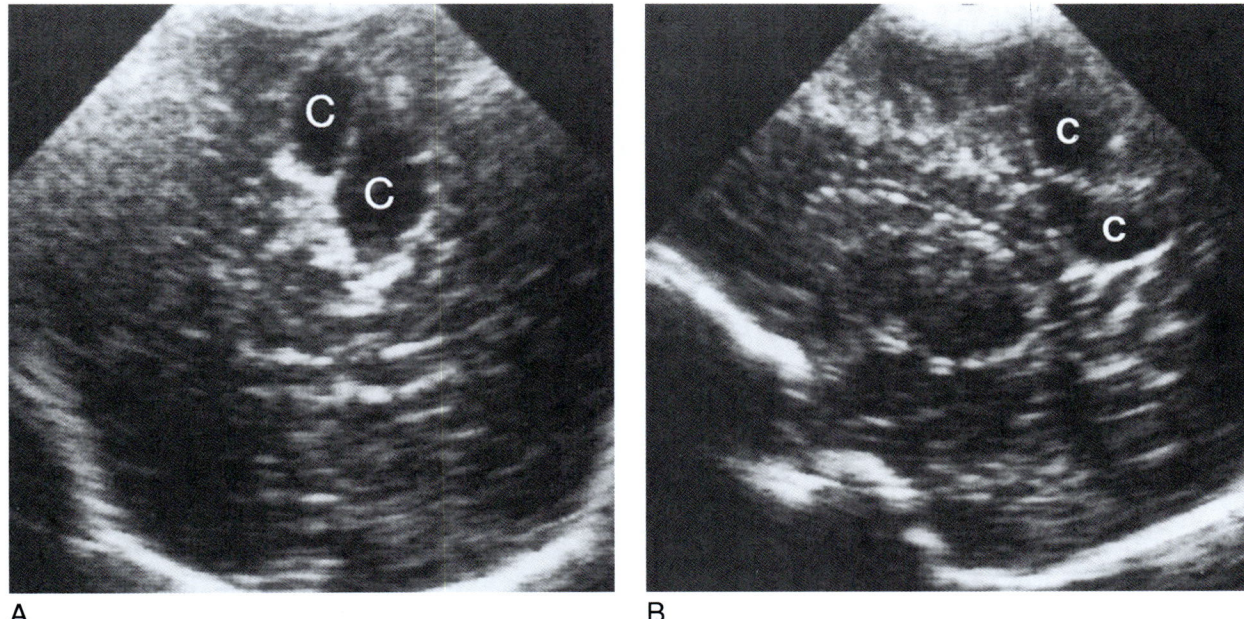

FIGURA 51-69. Cisto aracnóide na linha média. A, As ultra-sonografias coronal e **B,** sagital mostram dois cistos aracnóides (C) no sulco inter-hemisférico, exatamente acima do ventrículo lateral. (De Rumack CM, Johnson ML: Perinatal and Infant Brain Imaging. St. Louis, Mosby-Year-Book, 1984.)

tificaram estes cistos em aproximadamente 1% das populações estudadas. Eles são nitidamente diferentes dos cistos subependimários e não devem ser confundidos com estes. Os cistos do plexo coróide tendem a ser isolados e se apresentam como um achado isolado, não associado a outras anormalidades do SNC ou a anormalidades cromossomiais.[198] Os cistos coróides grandes (>10 mm) e múltiplos podem estar associados a anormalidades cromossomiais, principalmente a trissomia do 18.[2] Muitas outras anomalias estão tipicamente presentes nestes neonatos. Um cisto do plexo coróide aparece como uma massa cística com paredes bem definidas dentro do plexo coróide (Fig. 51-70). Eles são variáveis no tamanho, com menos de 4 a 7 mm, sendo, em geral, unilaterais, maiores à esquerda que à direita, e situados na face dorsal do plexo coróide. Têm sido relatados raros casos de cistos coróides sintomáticos que causam hidrocefalia obstrutiva, mas, provavelmente, estão relacionados a alguma causa específica em lugar de uma variante normal.[200] Algumas lesões que parecem ser os cistos do plexo coróide são, na realidade, vasos na coróide,[201] que podem ser reconhecidas com Doppler colorido, mesmo *in utero*. Os cistos coróides ocasionais desenvolvem-se depois da hemorragia do plexo coróide no ventrículo (Fig. 51-70).

Cistos Subependimários

Os cistos subependimários apresentam-se como cistos discretos no revestimento dos ventrículos (Fig. 51-71). Eles são, mais amiúde, o resultado da seqüela da HMG nos lactentes prematuros.[202,203] Outras causas incluem a infecção, incluindo o CMV e rubéola, e a rara entidade conhecida como síndrome cérebro-hepatorrenal (síndrome de Zellweger).[57,204] Os cistos subependimários também podem ser um achado isolado sem evento predisponente aparente.[199]

Malformações da Veia de Galeno

As malformações da veia de Galeno são freqüentemente referidas como aneurismas da veia de Galeno, mas este é um nome errôneo porque elas não constituem aneurismas verdadeiros. Na realidade, eles representam dilatação da veia de Galeno causada por uma malformação vascular que é nutrida por grandes artérias a partir da circulação da artéria cerebral anterior ou posterior.[205] Os lactentes com este distúrbio geralmente se apresentam com insuficiência cardíaca congestiva.[206] Mais adiante na infância, a apresentação clínica engloba convulsões, sopro craniano, hidrocefalia e cardiomegalia.

Do ponto de vista ultra-sonográfico, uma malformação da veia de Galeno aparece como uma massa cística anecóica entre os ventrículos laterais (Fig. 51-72). Ela situa-se posterior ao forame de Monro, superior ao terceiro ventrículo e principalmente na linha média.[207,208] Contudo, estas malformações devem ser facilmente diferenciadas de outras massas císticas através da identificação dos grandes vasos nutridores. As imagens com Doppler pulsado ou colorido podem ser empregadas para confirmar o diagnóstico.[209] A hidrocefalia pode estar presente ou não, e a calcificação pode acontecer, principalmente quando existe trombose na malformação.[210] Se o tratamento é considerado com a embolização, pode ser efetuada a angiografia (Fig. 51-72).[211]

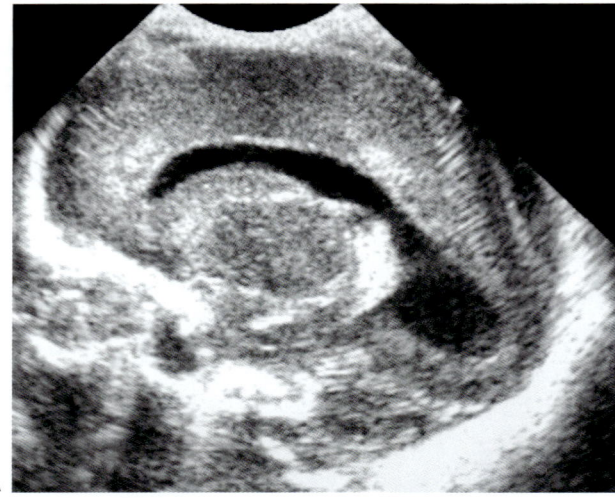

FIGURA 51-70. Cisto do plexo coróide. A, Hemorragia subaguda do plexo coróide. **B** e **C,** Cisto do plexo coróide que se desenvolveu depois da hemorragia.

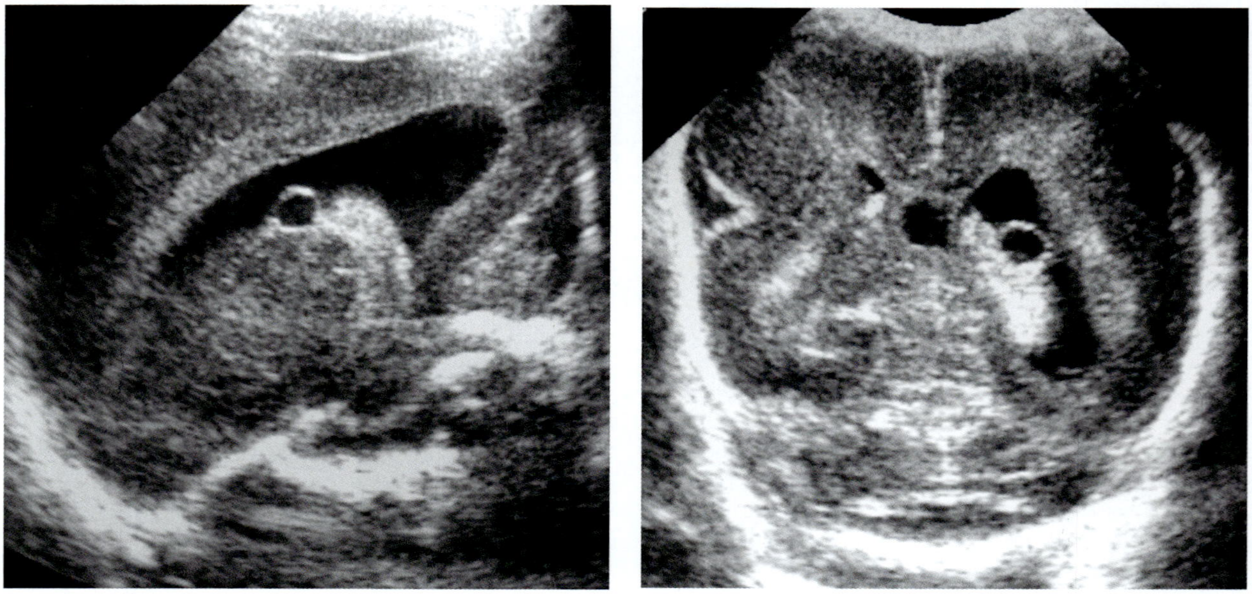

FIGURA 51-71. Cisto subependimário. A, Ultra-sonografia sagital e **B,** a RM coronal em T$_1$ mostram um cisto subependimário esférico, de paredes finas (*setas curvas*) no ventrículo lateral. Este é tão grande que poderia ser chamado de um cisto intraventricular.

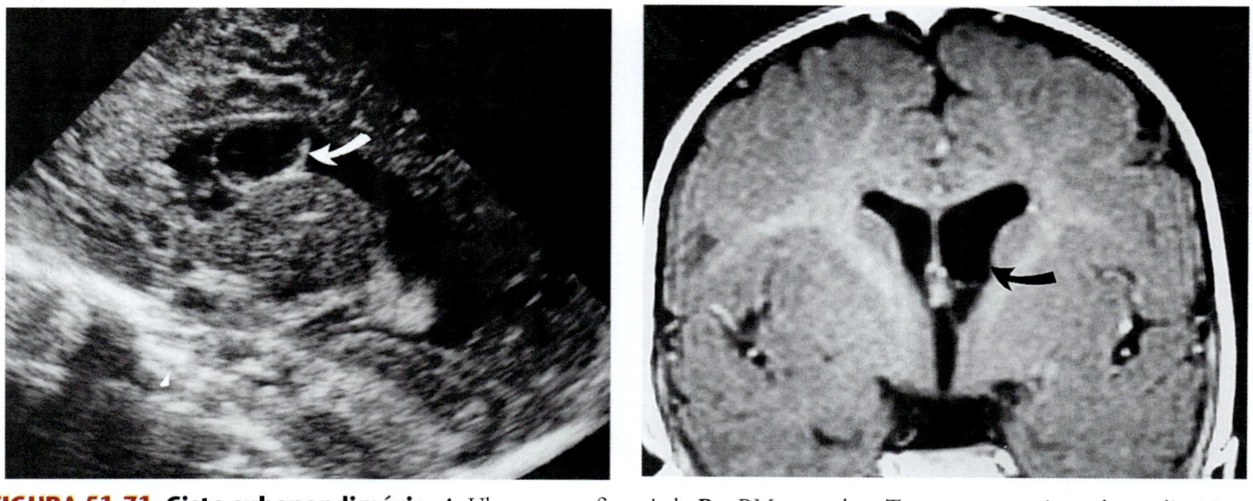

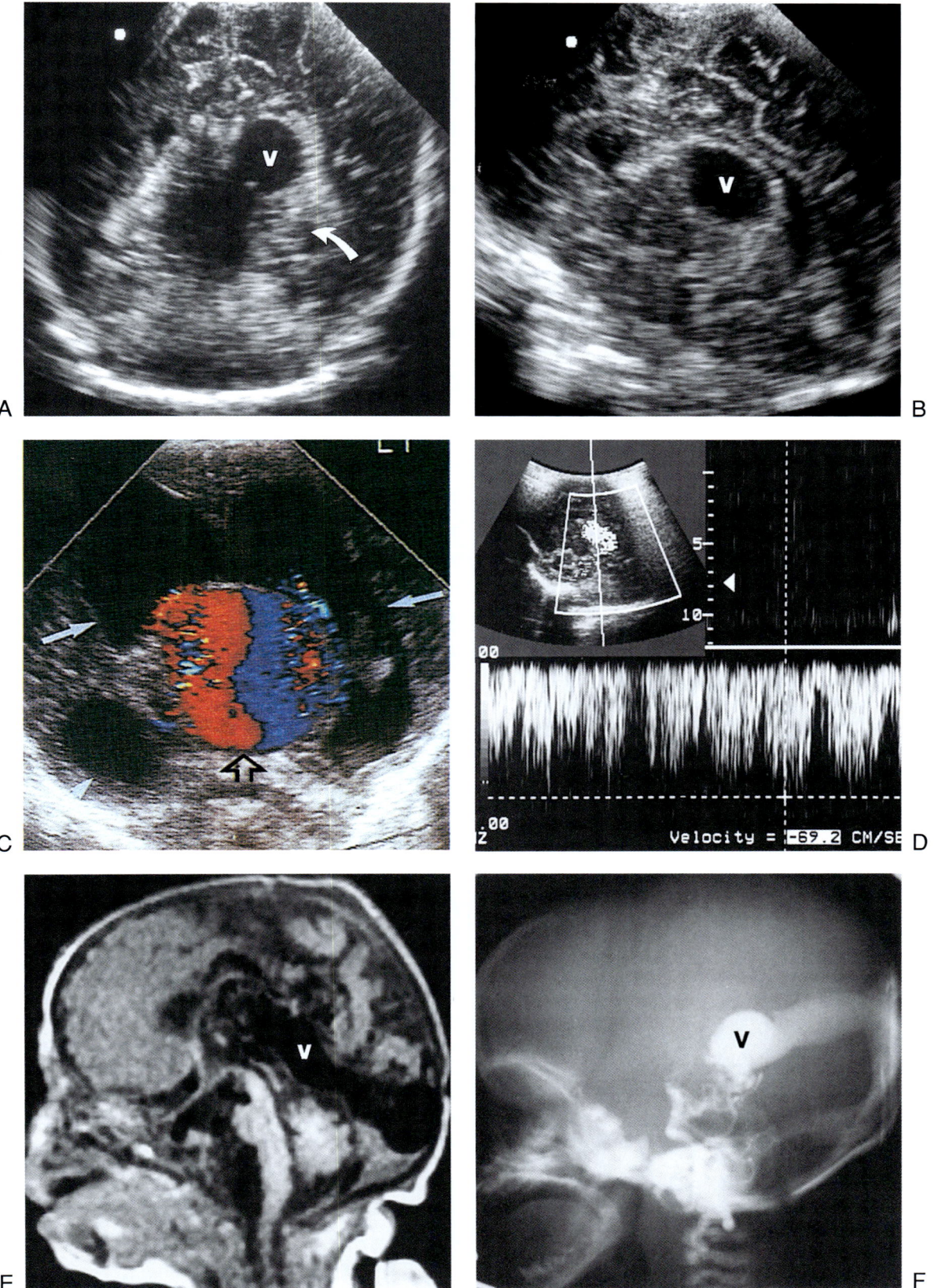

FIGURA 51-72. Malformação da veia de Galeno. A, As ultra-sonografias coronal e **B,** sagital mostram a veia de Galeno (V) dilatada e o seio reto. Os vasos nutridores arteriais ecogênicos, abaixo e anteriormente à veia de Galeno dilatada (*seta curva*). **C,** Os exames com Doppler colorido e **D,** dúplex mostram o fluxo turbulento (*seta aberta*), o que define claramente esta massa de aspecto cístico como vascular. Os ventrículos mostram-se aumentados (*setas*). **E,** O exame com RM sagital e **F,** a angiografia (paciente diferente) mostram que a região ecogênica é um emaranhado tortuoso de vasos nutridores anormais e a massa cística é a veia de Galeno (V) dilatada.

Referências

1. Barr LL: Neonatal cranial ultrasound. Rad Clin N Am 1999;37(6):1127-1146.
2. Benson JE, Bishop MR, Cohen HL: Intracranial neonatal neurosonography: An update. Ultrasound Quarterly 2002;18(2):89-114.
3. DiPietro MA, Faix RG, Donn SM: Procedural hazards of neonatal ultrasonography. J Clin Ultrasound 1986; 14:361-366.
4. Mitchell DG, Merton D, Desai H, et al: Neonatal brain: Color Doppler imaging, II: Altered flow patterns from extracorporeal membrane oxygenation. Radiology 1988;167:307-310.
5. Babcock DS: Sonography of the brain in infants: Role in evaluating neurologic abnormalities. AJR 1995; 165:417-423.
6. Cohen HL, Haller JO: Advances in perinatal neurosonography. AJR 1994;163:801-810.
7. Bezinque SL, Slovis TL, Touchette AS, et al: Characterization of superior sagittal sinus blood flow velocity using color flow Doppler in neonates and infants. Pediatr Radiol 1995;25:175-179.
8. Soboleski D, McCloskey D, Mussari B, et al: Sonography of normal cranial sutures. AJR 1997;168:819-821.
9. Coley BD: Ultrasound diagnosis of lückenschädel (lacunar skull). Pediatr Radiol 2000;30:82-84.

Equipamento

10. Rumack CM, Johnson ML: Perinatal and Infant Brain Imaging. St. Louis, Mosby-Year Book, 1984.
11. Thomson GD, Teele RL: High-frequency linear array transducers for neonatal cerebral sonography. AJR 2001;176:995-1001.
12. Anderson N, Allan R, Darlow B, Malpas T: Diagnosis of intraventricular hemorrhage in the newborn. Value of sonography via the posterior fontanelle. AJR 1994;163:893-896.

Técnica Ultra-Sonográfica

13. Cheng-Yu C, Chou TY, Zimmerman RA, et al: Pericerebral fluid collection: Differentiation of enlarged subarachnoid spaces from subdural collections with color Doppler. Radiology 1996;201(2):389-392.
14. Pigadas A, Thompson JR, Grube GL: Normal infant brain anatomy: Correlated real-time sonograms and brain specimens. AJR 1981;137:815-820.
15. Di Salvo DN: A new view of the neonatal brain: Clinical utility of supplemental neurologic US imaging windows. Radiographics 2001;21:943-955.
16. Luna JA, Goldstein RB: Sonographic visualization of neonatal posterior fossa abnormalities through the posterolateral fontanelle. AJR 2000;174:561-567.
17. Yousefzadeh DK, Naidich TP: Ultrasound anatomy of the posterior fossa in children: Correlation with brain sections. Radiology 1985;156(2):353-361.
18. Rumack CR, Horgan JG, Hay TC, et al: Pocket Atlas of Pediatric Ultrasound. Philadelphia, Lippincott-Raven, 1990.
19. Cuddihy SL, Anderson NG, Wells JE, et al: Cerebellar vermis diameter at cranial sonography for assessing gestational age in low-birth-weight infants. Pediatr Radiol 1999;29:589-594.
20. DiPietro MA, Brody BA, Teele RL: Peritrigonal echogenic "blush" on cranial sonography: Pathologic correlates. AJR 1986;146:1067-1072.
21. Buckley KM, Taylor GA, Estroff JA, et al: Use of the mastoid fontanelle for improved sonographic visualization of the neonatal midbrain and posterior fossa. AJR 1997;168:1021-1025.
22. Taylor GA: Recent advances in neonatal cranial ultrasound and Doppler techniques. Clin Perinatol 1997; 24(3):677-691.
23. Salerno CC, Pretorius DH, Saskia WH, et al: Three-dimensional ultrasonographic imaging of the neonatal brain in high-risk neonates: Preliminary study. J Ultrasound Med 2000;19:549-555.
24. Csutak R, Unterassinger L, Rohrmeister C, et al: Three-dimensional volume measurement of the lateral ventricles in preterm and term infants: Evaluation of a standardised computer-assisted method in vivo. Pediatr Radiol 2003;33:103-109.

Anatomia do Desenvolvimento

25. Dolan CL, Dorovini ZIS: Gestational development of the brain. Arch Pathol Lab Med 1977;101:192-195.
26. Barkovich AJ: Pediatric Neuroimaging, 3rd ed. Philadelphia, Lippincott Williams and Wilkins, 2000.
27. Worthen NJ, Gilbertson V, Lau C: Cortical sulcal development seen on sonography: Relationship to gestational parameters. J Ultrasound Med 1986; 5:153-156.
28. Armstrong DL, Bagnall C, Harding JE, Teele RL: Measurement of the subarachnoid space by ultrasound in preterm infants. Arch Dis Child Fetal Neonatal Ed 2002;86:F124-126.
29. Shaw CM, Alvord EC, Jr: Cava septi pellucidi et vergae: Their normal and pathological states. Brain 1969; 92:213-223.
30. Chen CY, Chen FH, Lee CC, et al: Sonographic characteristics of the cavum velum interpositum. AJNR 1998;19:1631-1635.
31. Friede R: Developmental Neuropathology, 2nd ed. New York, Springer-Verlag, 1975.
32. Enriquez G, Flavia C, Javier L, et al: Potential pitfalls in cranial sonography. Pediatr Radiol 2003;33:110-117.
33. Volpe JJ: Neurology of the Newborn. Philadelphia, WB Saunders, 1995.
34. Gilles FH, Leviton A, Dooling EC: The Developing Human Brain, Boston, John Wright—PSG,1983.
35. Volpe JJ: Normal and abnormal human brain development. Clin Perinatol 1977;4(1):3-30.

Malformações Cerebrais Congênitas

36. DeMeyer W: Classification of cerebral malformations. Birth Defects 1971;7:78-93.
37. McLone DB, Naidich T: Developmental morphology of the subarachnoid space, brain vasculature, and contiguous structures, and the cause of Chiari II malformation. AJNR 1992;13:463-482.
38. Naidich TP, Pudlowski RM, Naidich JB: Computed tomographic signs of Chiari II malformation. II: Midbrain and cerebellum. Radiology 1980;134:391-398.
39. Naidich TP, Pudlowski RM, Naidich JB: Computed tomographic signs of Chiari II malformation. III: Ventricles and cisterns. Radiology 1980; 134:657-663.
40. Zimmerman RD, Breckbill D, Dennis MW, et al: Cranial CT findings in patients with myelomeningocele. AJR 1980;132:623-629.
41. Fitz CR: Disorders of ventricles and CSF spaces. Semin Ultrasound 1988;9:216-230.
42. Babcock CJ, Goldstein RB, Berth RA, et al: Prevalence of ventriculomegaly in association with myelomeningocele: Correlation with gestational age and severity of posterior fossa deformity. Radiology 1994;190:703-707.

43. Osborn AG: Diagnostic Neuroradiology, St. Louis, 1994, CV Mosby.
44. Babcock DS: The normal absent and abnormal corpus callosum: Sonographic findings. Radiology 1984; 151:450-453.

Distúrbios do Fechamento do Tubo Neural
45. Kier EL, Truwit CL: The normal and abnormal genu of the corpus callosum: An evolutionary, embryologic, anatomic, and MR analysis. AJNR 1996;17:1631-1641.
46. Levine D, Barnes PD, Madsen JR, et al: Fetal central nervous system anomalies: MR imaging augments sonographic diagnosis. Radiology 1997;204:635-642.
47. Goodyear PWA, Bannister CM, Russell S, et al: Outcome in prenatally diagnosed fetal agenesis of the corpus callosum. Fetal Diagn Ther 2001;16:139-145.
48. D'Ercole C, Girard N, Cravello L, et al: Prenatal diagnosis of fetal corpus callosum agenesis by ultrasonography and magnetic resonance imaging. Prenat Diagn 1998; 18:247-253.
49. Byrd S, Radkowski M, Falnnery A, McClone D: The clinical and radiologic evaluation of absence of the corpus callosum. Eur J Radiol 1990;10:65-73.
50. Aletebi FA, Fung KFK: Neurodevelopmental outcome after antenatal diagnosis of posterior fossa abnormalities. J Ultrasound Med 1999;18:683-689.
51. Nyberg DA, Mahony BS, Hegge FN, et al: Enlarged cisterna magna and the Dandy-Walker malformation: Factors associated with chromosomal abnormalities. Obstet Gynecol 1991;77:436-442.
52. Bromley B, Nadel AS, Pauker S, et al: Closure of the cerebellar vermis: Evaluation with second trimester ultrasound. Radiology 1994;193:761-763.
53. Estroff JA, Parad RB, Barnes PD, et al: Posterior fossa arachnoid cyst: An *in utero* mimicker of Dandy-Walker Malformation. J Ultrasound Med 1995;14:787-790.
54. Chang MC, Russell SA, Callen PW, et al: Sonographic detection of inferior vermian agenesis in Dandy-Walker malformations: Prognostic implications. Radiology 1994;193:765-770.
55. Keogan MT, DeAtkine AB, Hertzberg BS: Cerebellar vermian defects: Antenatal sonographic appearance and clinical significance. J Ultrasound Med 1994; 13(8):607-611.
56. Hart MN, Malamud N, Ellis WG: The Dandy-Walker syndrome. A clinicopathologic study based on 28 cases. Neurology 1972;22(8):771-779.
57. Taybi H, Lachman RS: Radiology of Syndromes, Metabolic Disorders, and Skeletal Dysplasias, 4th ed. Mosby-Year Book, St. Louis, 1996.
58. Ball WA, Jr: Pediatric Neuroradiology. Lippincott-Raven, Philadelphia, 1997.

Distúrbios da Diverticulação e Clivagem
59. DeMyer W, Zeman W, Gardella Palmer C: The face predicts the brain: Diagnostic significance of median facial anomalies for holoprosencephaly (arrhinencephaly). Pediatrics 1964;34:256-263.
60. Fitz CR: Holoprosencephaly and related entities. Neuroradiology 1983;25:225-238.
61. Altman NR, Altman DH, Sheldon JJ, et al: Holoprosencephaly classified by computed tomography. AJNR 1984;5:433-437.
62. Sener RN: Schizencephaly and congenital cytomegalovirus infection. J Neuroradiol 1998;25:151-152.
63. Iannetti P, Nigro G, Spalice A, et al: Cytomegalovirus infection and schizencephaly: Case reports. Ann Neurol 1998;43:123-127.
64. Lee HK, Kim JS, Hwang YM, et al: Location of the primary motor cortex in schizencephaly. AJNR 1999;20:163-166.

Lesões Destrutivas
65. Pretorius DH, Russ PD, Rumack CM, et al: Diagnosis of brain neuropathology *in utero*. In Naidich TP, Quencer RM (eds): Clinical Neurosonography. Berlin, Springer-Verlag, 1987.
66. Diebler C, Dulac O: Pediatric neurology and neuroradiology. Berlin, Springer-Verlag, 1987.

Hidrocefalia
67. Farrell TA, Hertzberg BS, Kliewer MA, et al: Fetal lateral ventricles: Reassessment of normal values for atrial diameter at US. Radiology 1994;93:409-411.
68. Filly RA, Goldstein RB: The fetal ventricular atrium: Fourth down and 10 mm to go. Radiology 1994; 193:315-317.
69. Alagappan R, Browning PD, Laorr A, McGahan JP: Distal lateral ventricular atrium: Reevaluation of the normal range. Radiology 1994;193:405-408.
70. Rosseau GL, McCullough DC, Joseph AL: Current prognosis in fetal ventriculomegaly. J Neurosurg 1992;77:551-555.
71. Rosenfeld DL, DeMarco ELK: Transtentorial herniation of the fourth ventricle. Pediatr Radiol 1995;25:436-439.
72. Taylor GA, Madsen JR: Neonatal hydrocephalus: Hemodynamic response to fontanelle compression—correlation with intracranial pressure and need for shunt placement. Radiology 1996;201:685-689.
73. Taylor GA, Soul JS, Dunning PS: Sonographic ventriculography: A new potential use for sonographic contrast agents in neonatal hydrocephalus. AJNR 1998;19:1931-1934.
74. Senat MV, Bernard JP, Delezoide A, et al: Prenatal diagnosis of hydrocephalus—stenosis of the aqueduct of Sylvius by ultrasound in the first trimester of pregnancy. Report of two cases. Prenat Diagn 2001;21:1129-1132.
75. Forstner R, Hoffmann GF, Gassner I, et al: Glutaric aciduria type I: Ultrasonographic demonstration of early signs. Pediatr Radiol 1999;29:138-143.

Eventos Hipóxico-Isquêmicos
76. Dogra VS, Shyken JM, Menon PA, et al: Neurosonographic abnormalities associated with maternal history of cocaine use in neonates of appropriate size for gestational age. AJNR 1994;15:697-702.
77. Dean LM, Taylor GA: The intracranial venous system in infants: Normal and abnormal findings on color and duplex Doppler sonography. AJR 1995;164:151-156.
78. Taylor GA: New concepts in the pathogenesis of germinal matrix intraparenchymal hemorrhage in premature infants. AJNR 1997;18:231-232.
79. Ghazi-Birry HS, Brown WR, Moody DM, et al: Human germinal matrix venous origin of hemorrhage and vascular characteristics. AJNR 1997;18:219-229.
80. Taylor GA: Effect of germinal matrix hemorrhage on terminal vein positions and patency. Pediatr Radiol 1995;25:S37-S40.
81. Ment LR, Schneider KC, Ainley MA, et al: Adaptive mechanisms of developing brain. The neuroradiologic assessment of the preterm infant. Clin Perinatol 2000;27(2):303-323.
82. Paul DA, Pearlman SA, Finkelstein MS, et al: Cranial sonography in very-low-birth-weight infants: Do all infants need to be screened? Clin Pediatr 1999;38:503-509.
83. Volpe JJ: Neurobiology of periventricular leukomalacia in the premature infant. Pediatr Res 2001;50:553-562.

84. Burstein J, Papile L, Burstein R: Intraventricular hemorrhage and hydrocephalus in premature newborns: A prospective study with CT. AJR 1979;132:631.
85. Rumack CM, Manco-Johnson ML, Manco-Johnson MJ, et al: Timing and course of neonatal intracranial hemorrhage using real-time ultrasound. Radiology 1985;154:101.
86. Boal DK, Watterberg KL, Miles S, et al: Optimal cost effective timing of cranial ultrasound in low birthweight infants. Pediatr Radiol 1995;25:425-428.
87. Townsend SF, Rumack CM, Thilo EH, et al: Late neurosonographic screening is important to the diagnosis of periventricular leukomalacia and ventricular enlargement in preterm infants. Pediatr Radiol 1999;29:347-352.
88. Perlman JM, Rollins N: Surveillance protocol for the detection of intracranial abnormalities in premature neonates. Arch Pediatr Adolesc Med 2000;154:822-826.
89. Lemons JA, Bauer CR, Oh W, et al: Very low birth weight outcomes of the National Institute of Child Health and Human Development Neonatal Research Network, January 1995 through December 1996. Pediatrics 2001;107:E1.
90. Shankaran S, Bauer C, Bain R, Wright LL, et al: Antenatal steroids to reduce the risk of intracranial hemorrhage in the neonate. Report of the Consensus Development Conference on the Effects of Corticosteroids for Fetal Maturation on Perinatal Outcomes, NIH No. 95-3784, 1994.
91. Maher JE: Effects of corticosteroid therapy in the very premature infant. Report of the Consensus Development Conference on the Effects of Corticosteroids for Fetal Maturation on Perinatal Outcomes. NIH No. 95-3784, 1994.
92. Cramer BC, Walsh EA: Cisterna magna clot and subsequent post-hemorrhagic hydrocephalus. Pediatr Radiol 2001;31:153-159.
93. Rudas G, Varga E, Meder U, et al: Changes in echogenicity of spinal subarachnoid space associated with intracranial hemorrhage: New observations. Pediatr Radiol 2000;30:739-742.
94. Vohr B, Allan WC, Scott DT, et al: Early-onset intraventricular hemorrhage in preterm neonates: Incidence of neurodevelopmental handicap. Semin Perinatol 1999;23:212-217.
95. Rypens F, Avni EF, Dussaussois L, et al: Hyperechoic thickened ependyma: Sonographic demonstration and significance in neonates. Pediatr Radiol 1994;24:550-553.
96. Murphy BP, Inder TE, Rooks V, et al: Posthaemorrhagic ventricular dilatation in the premature infant: Natural history and predictors of outcome. Arch Dis Child Fetal Neonatal Ed 2002;87:F37-41.
97. Taylor GA: Recent advances in neonatal cranial ultrasound and Doppler techniques. Clin Perinatol 1997;24:677-691.
98. de Vries LS, Rademaker KJ, Groenendaal F, et al: Correlation between neonatal cranial ultrasound, MRI in infancy and neurodevelopmental outcome in infants with a large intraventricular haemorrhage with or without unilateral parenchymal involvement. Neuropediatrics 1998;29:180-188.
99. Bass WT, Jones MA, White LE, et al: Ultrasonographic differential diagnosis and neurodevelopmental outcome of cerebral white matter lesions in premature infants. J Perinatol 1999;19:330-336.
100. Korkmaz A, Yitgit S, Firat M, et al: Cranial MRI in neonatal hypernatraemic dehydration. Pediatr Radiol 2000;30:323-325.
101. Moncharla R, Schexnayder SM, Glasier CM: Fatal cerebral edema and intracranial hemorrhage associated with hypernatremic dehydration. Pediatr Radiol 1997;27:785-787.
102. Dean LM, McLeary M, Taylor GA: Cerebral hemorrhage in alloimmune thrombocytopenia. Pediatr Radiol 1995;25:444-445.
103. Kulkarni R, Lusher JM: Intracranial and extracranial hemorrhages in newborns with hemophilia: A review of the literature. J Pediatr Hematol Oncol 1999;21:254-256.
104. Jarjour IT, Abdab-Barmada M: Cerebrovascular lesions in infants and children dying after extracorporeal membrane oxygenation. Pediatr Neurol 1994;10:13-19.
105. Bulas DT, Taylor GA, O'Donnel RM, et al: Intracranial abnormalities in infants treated with ECMO: Update in sonographic and CT findings. AJNR 1995;17:287-294.
106. Kazan E, Rudelli R, Rubenstein WA, et al: Sonographic diagnosis of cisternal subarachnoid hemorrhage in the premature infant. AJNR 1994;15:1009-1020.
107. Merrill JD, Piecuch RE, Fell SC, et al: A new pattern of cerebellar hemorrhages in preterm infants. Pediatrics 1998;102:E62.
108. Folkerth RD, McLaughlin ME, Levine D: Organizing posterior fossa hematomas simulating developmental cysts on prenatal imaging. Report of 3 cases. J Ultrasound Med 2001;20:1233-1240.
109. Chadduck WM, Duong DH, Kast JM, et al: Pediatric cerebellar hemorrhages. Childs Nerv Syst 1995;110:579-593.
110. DeReuck J, Chattha AS, Richardson EP: Pathogenesis and evolution of periventricular leukomalacia in infancy. Arch Neurol 1972;27:229-236.
111. Lou HC, Lassen NA, Friis-Hansen B: Impaired autoregulation of cerebral blood flow in the distressed newborn infant. J Pediatr 1979;94:118-121.
112. Gibbs RS: The relationship between infections and adverse pregnancy outcomes: an overview. Ann Periodontol 2001;6:153-163.
113. Bracci R, Buonocore G: Chorioamnionitis: A risk factor for fetal and neonatal morbidity. Biol Neonate 2003;83:85-96.
114. Rezaie P, Dean A: Periventricular leukomalacia, inflammation and white matter lesions within the developing nervous system. Neuropathology 2002;22:106-132.
115. Vigneswaran R: Infection and preterm birth: Evidence of a common causal relationship with bronchopulmonary dysplasia and cerebral palsy. J Paediatr Child Health 2000;36:293-926.
116. Batton DG, Kirtley X, Swails T: Unexpected versus anticipated cystic periventricular leukomalacia. Am J Perinatol 2003;20:33-40.
117. Leviton A, Dammann O, Allred EN, et al: Antenatal corticosteroids and cranial ultrasonographic abnormalities. Am J Obstet Gynecol 1999;181:1007-1017.
118. Verma U, Tajani N, Klein S, et al: Obstetric antecedents of intraventricular hemorrhage and periventricular leukomalacia in the low-birth-weight neonate. Am J Obstet Gynecol 1997;176:275-281.
119. Perlman JM: White matter injury in the preterm infant: An important determination of abnormal neurodevelopment outcome. Early Hum Dev 1998;53:99-120.
120. Cooke RWI: Trends in incidence of cranial ultrasound lesions and cerebral palsy in very low birthweight infants 1982-93. Arch Dis Child Fetal Neonatal Ed 1999;80:F115-117.
121. Stannard MW, Jimenez JF: Sonographic recognition of multiple cystic encephalomalacia. AJR 1983;141:1321-1324.
122. Schellinger D, Grant EG, Richardson JD: Cystic periventricular leukomalacia: Sonographic and CT findings. AJNR 1984;5:439-445.

123. Dubowitz LM, Bydder GM, Mushin J: Developmental sequence of periventricular leukomalacia. Arch Dis Child 1985;60:349-355.
124. Melhem ER, Alexander HH, Jr, Ferrucci JT, et al: Periventricular leukomalacia: Relationship between lateral ventricular volume on brain MR images and severity of cognitive and motor impairment. Radiology 2000; 214:199-204.
125. Bejar R, Coen RW, Merritt TA, et al: Focal necrosis of the white matter (periventricular leukomalacia): Sonographic, pathologic and electroencephalographic features. AJNR 1986;7:1073-1079.
126. Sie LTL, van der Knaap MS, van Wezel-Meijler G, et al: Early MR features of hypoxic-ischemic brain injury in neonates with periventricular densities on sonograms. AJNR 2000;21:852-861.
127. Carson SC, Hertzberg BS, Bowie JD, Burger PC: Value of sonography in diagnosis of intracranial hemorrhage and periventricular leukomalacia: A postmortem study of 35 cases. AJR 1990;155:595-601.
128. Coley BD, Hogan MJ: Cystic periventricular leukomalacia of the corpus callosum. Pediatr Radiol 1997;27:583-585.
129. Adcock LM, Moore PJ, Schlesinger AE, et al: Correlation of ultrasound with postmortem neuropathologic studies in neonates. Pediatr Neurol 1998;19:263-271.
130. Valkama AM, Paakko ELE, Vainionpaa LK, et al: Magnetic resonance imaging at term and neuromotor outcome in preterm infants. Acta Paediatr 2000; 89:348-355.
131. Aida N, Nishimura G, Hachiya Y, et al: MR imaging of perinatal brain damage: Comparison of clinical outcome with initial and follow-up MR findings. AJNR 1998;19:1909-1921.
132. Skranes JS, Nilsen G, Smevik O, et al: Cerebral magnetic resonance (MRI) of very low birth weight infants at one year of corrected age. Pediatr Radiol 1992;22:406-409.
133. deVries LS, Dubowitz LMS, Pennock JM, et al: Extensive cystic leukomalacia: Correlation of cranial ultrasound, magnetic resonance imaging and clinical findings in sequential studies. Clin Radiol 1989;40:158-166.
134. Deeg KG, Rupprecht, Zeilinger G: Doppler sonographic classification of brain edema in infants. Pediatr Radiol 1990;20:509-514.
135. Stark JE, Seibert JJ: Cerebral artery Doppler ultrasonography for prediction of outcome after perinatal asphyxia. J Ultrasound Med 1994;13:595-600.
136. Chiu NC, Shen EY, Ho CS: Outcome in children with significantly abnormal cerebral blood flow detected by Doppler ultrasonography: Focus on the survivors. J Neuroimaging 2003;13:53-56.
137. Rollins NK, Morriss MC, Evans D, et al: The role of early MR in the evaluation of the term infant with seizures. AJNR 1994;15:239-248.
138. Connolly B, Kelehen P, O'Brien N, et al: The echogenic thalamus in hypoxic ischemic encephalopathy. Pediatr Radiol 1994;24:268-271.
139. Volpe JJ: Value of MR in definition of the neuropathology of cerebral palsy in vivo. AJNR 1992;13:79-83.
140. Truwit CL, Barkovich AJ, Koch TK, et al: Cerebral palsy: MR findings in 40 patients. AJNR 1992;13:76-78.
141. Barkovich AJ, Sargent SK: Profound asphyxia in the premature infant: imaging findings. AJNR 1995; 16:1837-1846.
142. Han BK, Lee M, Yoon HK: Cranial ultrasound and CT findings in infants with hypernatremic dehydration. Pediatr Radiol 1997;27:739-742.
143. Mader I, Schoning M, Klose U, et al: Neonatal cerebral infarction diagnosed by diffusion-weighted MRI: Pseudonormalization occurs early. Stroke 2002; 33:1142-1145.
144. Huppi PS, Murphy B, Maier SE, et al: Microstructural brain development after perinatal cerebral white matter injury assessed by diffusion tensor magnetic resonance imaging. Pediatrics 2001;107:455-460.
145. Seibert JJ, Avva R, Hronas TN, et al: Use of power Doppler in pediatric neurosonography: A pictorial essay. Radiographics 1998;18:879-890.
146. Blankenberg FG, Loh NN, Norbash AM, et al: Impaired cerebrovascular autoregulation after hypoxic-ischemic injury in extremely low-birth-weight neonates: Detection with power and pulsed wave Doppler US. Radiology 1997;205:563-568.
147. Allison JW, Faddis LA, Kinder DL, et al: Intracranial resistive index (RI) values in normal term infants during the first day of life. Pediatr Radiol 2000;30:618-620.
148. Mercuri E, He Julian, Curati WL, et al: Cerebellar infarction and atrophy in infants and children with a history of premature birth. Pediatr Radiol 1997; 27:139-143.
149. Johnsen SD, Tarby TJ, Lewis KS, et al: Cerebellar infarction: An unrecognized complication of very low birthweight. J Child Neurol 2002;17:320-324.
150. Bulas DI, Vezina GL: Preterm anoxic injury. Radiologic evaluation. Radiol Clin North Am 1999;37:1147-1161.
151. Steventon DM, John PR: Power Doppler ultrasound appearances of neonatal ischaemic brain injury. Pediatr Radiol 1997;27:147-149.
152. Taylor GA: Alterations in regional cerebral blood flow on neonatal stroke: Preliminary findings with color Doppler sonography. Pediatr Radiol 1994;24:111-115.
153. Taylor GA: Regional cerebral blood flow estimates in newborn lamb using amplitude-mode color Doppler ultrasound. Pediatr Radiol 1996;26:282-286.
154. Taylor GA, Trescher WA, Traystman RJ, et al: Acute experimental neuronal injury in the newborn lamb: US characterization and demonstration of hemodynamic effects. Pediatr Radiol 1993;23:268-275.
155. Steventon DM, John PR: Power Doppler ultrasound appearances of neonatal ischaemic brain injury. Pediatr Radiol 1997;27:147-149.
156. Coley BD, Rusin JA, Boue DR: Importance of hypoxic/ischemic conditions in the development of cerebral lenticulostriate vasculopathy. Pediatr Radiol 2000;30:846-855.
157. Denbow ML, Battin Mr, Cowan F, et al: Neonatal cranial ultrasonographic findings in preterm twins complicated by severe fetofatal transfusion syndrome. Am J Obstet Gynecol 1998;178:479-483.
158. Chamnanvanakij S, Rogers CG, Luppino C, et al: Linear hyperechogenicity within the basal ganglia and thalamus of preterm infants. Pediatr Neurol 2000;23:129-133.
159. Wang HS, Kuo MF, Chang TC: Sonographic lenticulostriate vasculopathy in infants: Some associations and a hypothesis. AJNR 1995;16:97-102.
160. Schlesinger AE, Shackelford GD, Adcock LM: Hyperechoic caudate nuclei: A potential mimic of germinal matrix hemorrhage. Pediatr Radiol 1998; 8:297-302.

Lesão Pós-Traumática
161. Huang LT, Lui CC: Tentorial hemorrhage associated with vacuum extraction in a newborn. Pediatr Radiol 1995;25:S230-S231.

Infecção

162. Chamnanvanakij S, Rollins N, Perlman JM: Subdural hematoma in term infants. Pediatr Neurol 2002; 26:301-304.
163. Siegel M, et al: Pediatric Sonography, 2nd ed. New York, Raven Press, 1995.
164. Kleinman PK: Diagnostic imaging in infant abuse. AJR 1990;155:703-712.
165. Jaspan T, Narborough G, Punt JAG, et al: Cerebral contusional tears as a marker of child abuse—detection by cranial sonography. Pediatr Radiol 1992;22:237-245.
166. Shaw DWW, Cohen WA: Viral infections of the CNS in children: Imaging features. AJNR 1993;160:125-133.
167. Barkovich AJ, Lindan CE: Congenital cytomegalovirus infection of the brain: Imaging analysis and embryologic considerations. AJNR 1994;15:703-715.
168. Fowler KB, Stagno S, Pass RF: Maternal immunity and prevention of congenital cytomegalovirus infection. JAMA 2003;289:1008-1011.
169. Malinger G, Lev D, Zahalka N, et al: Fetal cytomegalovirus infection of the brain: The spectrum of sonographic findings. AJNR 2003;24:28-32.
170. Virkola K, Lappalainen M, Valanne L, et al: Radiological signs in newborns exposed to primary *Toxoplasma* infection *in utero*. Pediatr Radiol 1997;27:133-138.
171. Graham D, Guidi SM, Sanders RC: Sonography features of *in utero* periventricular calcification due to cytomegalovirus infection. J Ultrasound Med 1982;1:171-172.
172. Molloy PM, Lowman RM: The lack of specificity of neonatal intracranial paraventricular calcifications. Radiology 1963;80:98-102.
173. Ramsey RG: Central nervous system infections in the immunocompromised and immunocompetent patient. RSNA Special Course in Neuroradiology 1994;181-189.
174. Shaw CM, Alvord EC, Jr: Subependymal germinolysis. Arch Neurol 1974;31:374-381.
175. Patel DV, Holfels EM, Vogel NP, et al: Resolution of intracranial calcifications in infants with treated congenital toxoplasmosis. Radiology 1996;199:433-440.
176. Florman AL, Gershon AA, Blackett PR, et al: Intrauterine infection with herpes simplex virus. JAMA 1973; 225(2):129-132.
177. South MA, Tompkins WA, Morris CR, et al: Congenital malformation of the central nervous system associated with genital type (type 2) herpes virus. J Pediatr 1969; 75(1):13-18.
178. Gray PH, Tudehope DI, Masel J: Cystic encephalomalacia and intrauterine herpes simplex virus infection. Pediatr Radiol 1992;22:529-532.
179. Levene MI, Williams JL, Fawer CL: Ultrasound of the Infant Brain. London, Spastics International Medical Publications, 1985.
180. Harwood-Nash DC, Reilly BJ, Turnbull I: Massive calcification of the brain in a newborn infant. AJR 1970;108(3):528-532.
181. Ben-Ami T, Yousezadeh D, Backus M, et al: Lenticulostriate vasculopathy in infants with infections of the central nervous system sonographic and Doppler findings. Pediatr Radiol 1990;20:575-579.

Massas Intracranianas

182. Ball WS, Jr: Pediatric neuroradiology: Part I. RSNA Special Course in Neuroradiology 1994;113-126.
183. Tadmor R, Harwood-Nash DC, Savoiardo M, et al: Brain tumors in the first two years of life: CT diagnosis. AJNR 1980;1:411-417.
184. Farwell JR, Dohrmann GJ, Flannery JT: Intracranial neoplasms in infants. Arch Neurol 1978;35:533-537.
185. Jooma R, Kendall BE: Intracranial tumors in the first year of life. Neuroradiology 1982;23:267-274.
186. Ambrosino MM, Hernanz-Schulman M, Genieser NB, et al: Brain tumors in infants less than a year of age. Pediatr Radiol 1988;19:6-8.
187. Jooma R, Hayward RD, Grant DN: Intracranial neoplasms during the first year of life: Analysis of one hundred consecutive cases. Neurosurgery 1984; 14(1):31-41.
188. Chow PP, Horgan JG, Burns PN, et al: Choroid plexus papilloma: Detection by real-time and Doppler sonography. AJNR 1986;7:168-170.
189. Han BK, Babcock DS, Oestreich AE: Sonography of brain tumors in infants. AJR 1984;143:31-36.
190. Smith WL, Menezes A, Franken EA: Cranial ultrasound in the diagnosis of malignant brain tumors. J Clin Ultrasound 1983;11(2):97-100.
191. Schellhas KP, Siebert RC, Heithoff KB, et al: Congenital choroid plexus papilloma of the third ventricle. Diagnosis with real-time sonography and MR imaging. AJNR 1988;9:797-798.
192. Hopper KD, Foley LC, Nieves NL, et al: The interventricular extension of choroid plexus papillomas. AJNR 1987;8:469-472.
193. Shkolnik A: B-Mode scanning of the infant brain. A new approach case report. Craniopharyngioma. J Clin Ultrasound 1975;3(3):229-231.
194. Mazewski CM, Hudgins RJ, Reisner A, et al: Neonatal brain tumors: A review. Semin Perinatol 1999;23:286-298.
195. Balaci E, Sumner TE, Auringer ST, et al: Diffuse neonatal hemangiomatosis with extensive involvement of the brain and cervical spinal cord. Pediatr Radiol 1999;29:441-445.
196. Chuang S, Harwood-Nash DC: Tumors and cysts. Neuroradiology 1986;28:463-475.
197. Fakhry J, Schechter A, Tenner MS, et al: Cysts of the choroid plexus in neonates: Documentation and review of the literature. J Ultrasound Med 1985;4:561-563.
198. Riebel T, Nasir R, Weber K: Choroid plexus cysts: A normal finding on ultrasound. Pediatr Radiol 1992;22:410-412.
199. Shuangshoti S, Netsky MG: Neuroepithelial (colloid) cysts of the nervous system. Neurology 1966; 16:887-903.
200. Giorgi C: Symptomatic cyst of the choroid plexus of the lateral ventricle. Neurosurgery 1979;5(1):53-56.
201. Kurjak A, Schulman H, Predanic A, et al: Fetal choroid plexus vascularization assessed by color flow ultrasonography. J Ultrasound Med 1994;3:841-844.
202. Shackelford GD, Fulling KH, Glasier CM: Cysts of the subependymal germinal matrix: Sonographic demonstration with pathologic correlation. Radiology 1983;149:117-121.
203. Larcos G, Gruenewald SM, Lui K: Neonatal subependymal cysts detected by sonography: Prevalence, sonographic findings and clinical significance. AJR 1994;162:953-956.
204. Russel IM, van Sonderen L, van Straaten HL, et al: Subependymal germinolytic cysts in Zellweger syndrome. Pediatr Radiol 1995;25:254-255.
205. Litvak J, Yahr MD, Ransohoff J: Aneurysms of the great vein of Galen and midline cerebral arteriovenous anomalies. Neurosurgery 1960;17:945-954.
206. Long DM, Seljeskog EL, Chou SN, et al: Giant arteriovenous malformations of infancy and childhood. J Neurosurg 1974;40:304-312.
207. Soto G, Daneman A, Hellman J: Doppler evaluation of cerebral arteries in a galenic vein malformation. J Ultrasound Med 1985;4:673-675.

208. Tessler FN, Dion J, Vinuela F, et al: Cranial arteriovenous malformations in neonates: Color Doppler imaging with angiographic correlation. AJR 1989;153:1027-1030.
209. Westra SJ, Curran JG, Duckwiler GR, et al: Pediatric intracranial vascular malformations: Evaluation of treatment results with color Doppler US. Radiology 1993;186:775-783.
210. Chapman S, Hockley AD: Calcification of an aneurysm of the vein of Galen. Pediatr Radiol 1989;19:541-542.
211. Hurst RW, Kagetsu NJ, Berenstein A: Angiographic findings in two cases of aneurysmal malformation of vein of Galen prior to spontaneous thrombosis: therapeutic implications. AJNR 1992;13:1446-1450.

Doppler do Cérebro do Neonato e do Lactente

George A. Taylor

SUMÁRIO DO CAPÍTULO

TÉCNICA
  Abordagens Transcranianas
  Otimização do Doppler
  Considerações de Segurança
  Medições com Doppler
HEMODINÂMICA NORMAL
  Padrões do Fluxo Arterial Normal
  Padrões do Fluxo Venoso Normal

TERAPIAS DE TRATAMENTO INTENSIVO E HEMODINÂMICA CEREBRAL
  Ventilação Mecânica
  Oxigenação por Membrana Extracorpórea
LESÃO NEURONAL DIFUSA
  Asfixia
  Edema Cerebral
  Morte Cerebral

HEMORRAGIA INTRACRANIANA E ACIDENTE VASCULAR CEREBRAL
HIDROCEFALIA
MALFORMAÇÕES VASCULARES
TUMORES INTRACRANIANOS
ESTRUTURAS DO CAMPO PROXIMAL
  Diferenciação das Coleções de Líquido Subaracnóides das Subdurais
  Trombose Venosa

As técnicas de Doppler espectral ou com onda contínua e pulsada têm estado em uso há muitos anos na monitoração da hemodinâmica intracraniana no neonato.[1-3] Embora os estudos iniciais com Doppler fossem úteis na tentativa de compreender a fisiopatologia da lesão vascular cerebral, eles foram limitados pela incapacidade de mostrar os vasos reais. A introdução da tecnologia com Doppler colorido facilitou a obtenção da identificação da origem do sinal do Doppler e sua orientação para o transdutor. Atualmente, as melhorias adicionais na sensibilidade da cor e no *design* do transdutor possibilitaram o exame rotineiro da vascularização intracraniana nos neonatos, incluindo a identificação do fluxo em artérias submilimétricas e nas principais vias da drenagem venosa do cérebro.[4] A faixa dinâmica estendida e a sensibilidade aumentada do Power Doppler (amplitude da modalidade de cor ou energia do Doppler de fluxo colorido) podem ser empregadas para melhorar a demonstração da baixa velocidade e baixa amplitude do fluxo. Embora a ultra-sonografia craniana com Doppler não seja utilizada como parte do exame de triagem rotineiro de prematuros assintomáticos, ela pode ser um instrumento valioso no diagnóstico e na resolução de problemas em diversas situações clínicas.

TÉCNICA

Abordagens Transcranianas

Três diferentes condutas de exame têm funcionado bem, cada qual com suas próprias vantagens.[5-9] A janela da fontanela anterior é a mais fácil e a mais comumente utilizada. As artérias basilar, carótida interna e cerebral anterior, bem como as veias cerebrais internas, a veia de Galeno e os seios sagital superior e reto, podem ser rotineiramente visualizados nos exames sagitais próximo à linha média (Fig. 52-1A e C). O seio sagital inferior é difícil de distinguir como um vaso separado porque seu trajeto está, com freqüência, superposto na porção posterior da artéria pericalosa. As artérias talamoestriadas menores e os ramos operculares da artéria cerebral média podem ser observados em imagens sagitais anguladas (Fig. 52-1B).

Nos exames coronais através da fontanela anterior, as carótidas internas supraclinóides, os segmentos M1 das artérias cerebrais médias, as artérias talamoestriadas e o seio cavernoso quase sempre podem ser visualizados nos cortes anteriormente angulados (Fig. 52-2A). As veias cerebrais internas e terminais pareadas, as artérias talamoestriadas, a artéria basilar, o seio reto e os seios transversais podem ser

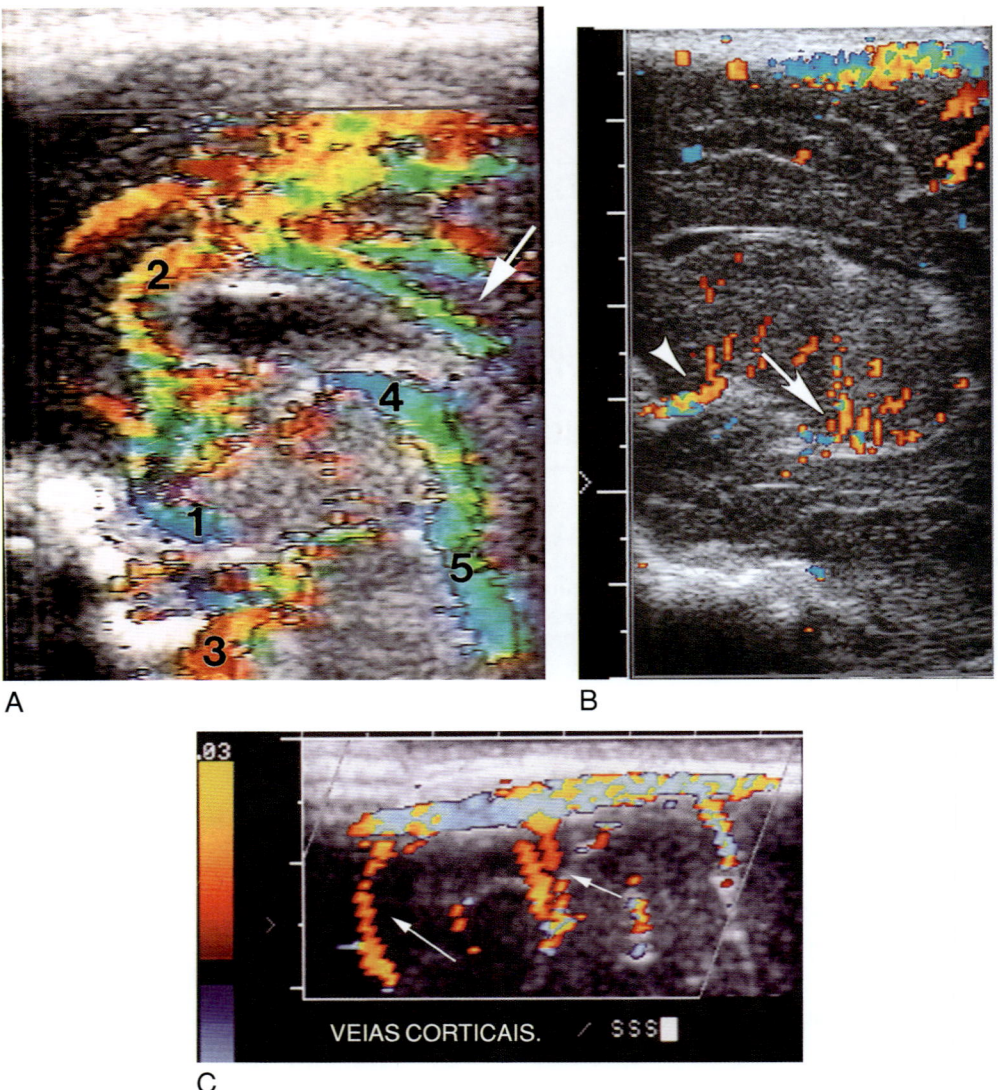

FIGURA 52-1. Ultra-sonografia sagital normal com Doppler colorido das artérias e veias cerebrais. A, O corte sagital em linha média com o lactente voltado para a esquerda mostra a artéria carótida interna, 1; artéria pericalosa, 2; artéria basilar, 3; veia de Galeno, 4; e seio reto, 5. O seio sagital inferior e a artéria pericalosa distal (*seta*) estão freqüentemente superpostos e não podem ser avaliados como vasos distintos. **B,** O corte sagital angulado mostra as artérias talamoestriadas anterior e posterior fazendo trajeto através dos gânglios da base (*setas curtas*) e tálamo (*seta*). **C,** A incidência sagital magnificada do seio sagital superior mostra o fluxo nas pequenas veias corticais (*setas*) que desembocam no seio.

observados em cortes angulados mais posteriormente (Fig. 52-2B). Uma importante desvantagem do plano coronal é o ângulo quase perpendicular entre as artérias cerebrais médias e o feixe de ultra-som, de tal modo que as mudanças de freqüência medidas a partir dos eritrócitos no fluxo se aproximam de zero.

A abordagem pelo osso temporal é melhor para a artéria cerebral média, pois ela fica em paralelo com o fluxo. O transdutor é colocado em orientação axial, aproximadamente 1 cm anterior e superior ao trago do ouvido. Usando o fino osso temporal como uma janela acústica, a penetração adequada para os exames de Doppler pode ser conseguida na maioria dos neonatos a termo. Esta conduta permite a visualização dos principais ramos do polígono de Willis (Fig. 52-3). Em muitos lactentes prematuros, ambas as artérias cerebrais médias podem ser facilmente examinadas a partir de um lado da cabeça.

A abordagem pela fontanela póstero-lateral (mastóidea) é um corte axial angulado. Esta porta localiza-se a aproximadamente 1 cm atrás e superior à concha do ouvido. É a abordagem preferida para o exame do fluxo nos seios venosos transversos, e da torcular de Herófilo em pacientes selecionados (Fig. 52-4).

Otimização do Doppler

Para a melhor visualização do sistema vascular intracraniano, a imagem deve ser eletronicamente ampliada, e a

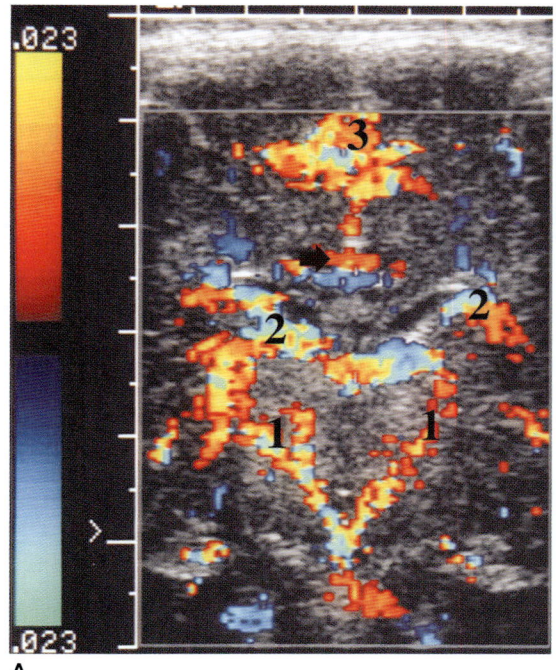
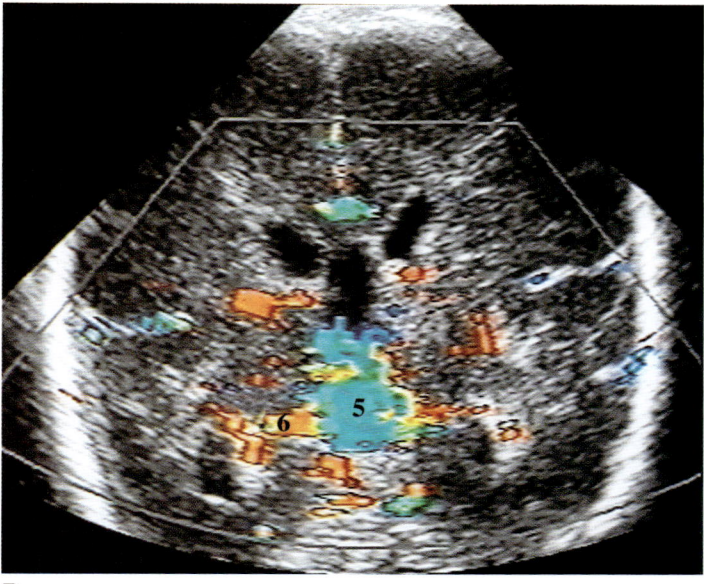
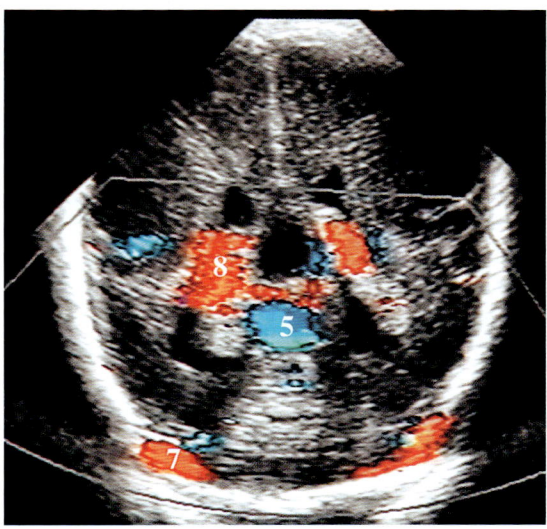

FIGURA 52-2. Incidência coronal normal, artérias e veias cerebrais. A, O corte coronal mostra, no nível da cabeça do caudado, as artérias talamoestriadas, 1; veias terminais, 2; e a artéria pericalosa (*seta*) e seio sagital, 3. **B,** O corte coronal através do terceiro ventrículo mostra o seio reto, 5, e as veias basais de Rosenthal, 6. **C,** O corte angulado posteriormente através dos átrios dos ventrículos laterais mostra o seio reto, 5; seios transversais, 7; e os vasos coroidais, 8.

região colorida de interesse restringida para estimular a sensibilidade da cor e a velocidade da estrutura. O ganho de cor deve ser ajustado para maximizar o sinal vascular e minimizar os artefatos de movimento tissular, sendo que o filtro baixo deve ser usado para maximizar a sensibilidade de baixo fluxo necessário para avaliar as estruturas venosas. Um transdutor linear de 7 a 15 MHz é recomendado para examinar o seio sagital superior superficialmente localizado. A visualização dos ramos arteriais menores das artérias cerebrais média e anterior também pode ser feita na maioria dos lactentes a termo e prematuros normais, mas, com freqüência, requer transdutores setoriais com freqüência mais alta (7 ou 10 MHz) capazes de detectar o sinal de amplitude e velocidade menor. O uso do Power Doppler é recomendado quando a informação direcional é de importância secundária e a detecção do fluxo é de importância primária.

Para a avaliação de vaso específico, o exame com Doppler espectral ou de onda pulsada dúplex pode ser efetuado com o uso de sondas de 3,5-15 MHz, dependendo da profundidade e da localização do vaso em questão. O exame com Doppler espectral é essencial para a avaliação da hemodinâmica intracraniana nos sistemas arterial e venoso.

Considerações de Segurança

Durante os exames de Doppler pulsado e colorido, o sinal é obtido ao se transmitir a energia para dentro dos tecidos. Embora a ultra-sonografia intracraniana com Doppler seja

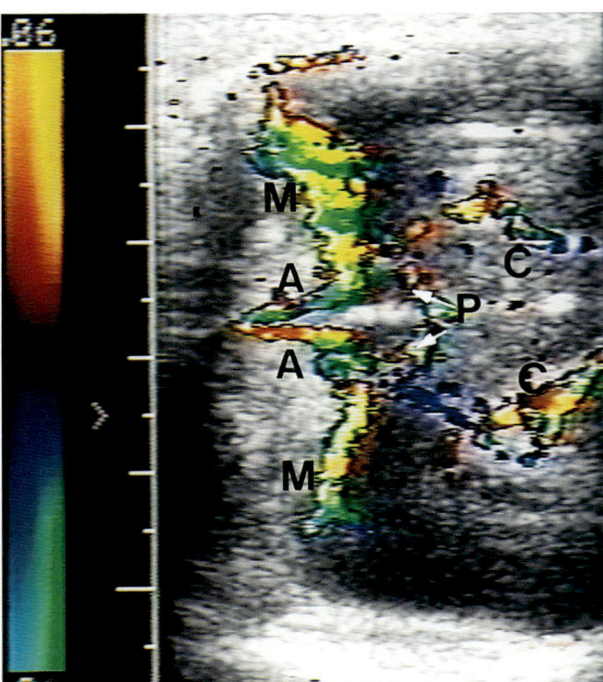

FIGURA 52-3. Incidência axial normal, artéria cerebral média e o polígono de Willis. O corte axial obtido através do osso temporal esquerdo mostra os principais ramos do polígono de Willis. O segmento A1 da artéria cerebral esquerda e direita, A; as artérias cerebrais médias, M; as artérias comunicantes posteriores, (*P com setas*); e artérias cerebrais posteriores, C.

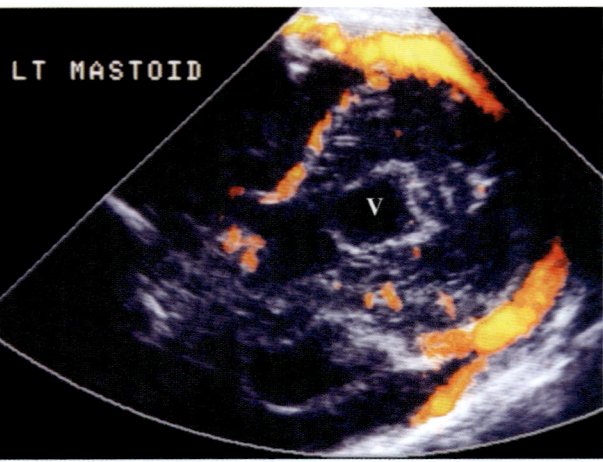

FIGURA 52-4. Fluxo normal no seio transverso no Power Doppler. A imagem axial angulada com Power Doppler, através da fontanela mastóidea, mostra o fluxo em ambos os seios transversos. Observe o quarto ventrículo dilatado, V. *LT MASTOID = Mastóidea Esquerda.*

segura, existe a possibilidade de que efeitos biológicos possam ser identificados no futuro. Desta maneira, a exposição ao Doppler deverá ser limitada no tempo, e a intensidade do sinal deverá ser maximizada através do aumento do ganho e não dos parâmetros de débito de força do transdutor. As atuais orientações do FDA para a exposição intracraniana

OTIMIZAÇÃO DO DOPPLER

Ampliar eletronicamente a imagem.
Restringir a região de cor de interesse para aumentar a sensibilidade da cor e a velocidade do quadro.
Ajustar o ganho de cor para maximizar o sinal vascular e minimizar o artefato tissular.
Usar filtro menor para maximizar a sensibilidade de baixo fluxo e avaliar as estruturas venosas.
Usar o transdutor linear de 7 MHz para o seio sagital superior.
Usar o Power Doppler para os menores vasos quando a direção do fluxo não é necessária.

(máximo ≤ 94 mW/cm^2 nas intensidades I_{SPTA} *in situ* na água) são iguais àquelas recomendadas para os exames fetais e passíveis de ser obtidas pelos aparelhos mais recentemente fabricados.[10]

Medições com Doppler

O índice de resistência (IR), as velocidades sistólica e diastólica final máximas instantâneas e a velocidade média do fluxo sangüíneo em relação ao tempo (velocidade regulada para o tempo) são as medidas de Doppler espectral mais comumente utilizadas para monitorar a hemodinâmica intracraniana. As mais fáceis e as mais reprodutíveis são as medidas da pulsatilidade (Fig. 52-5). Elas são relativamente insensíveis às diferenças no ângulo de insonação e se correlacionam bem com as alterações agudas na pressão de perfusão intracerebral.[11] No entanto, muitos fatores diferentes da resistência vascular cerebral podem afetar o IR em um vaso intracraniano[12-14] (Fig. 52-6). Os fatores comuns e seus efeitos sobre o IR estão listados na Tabela 52-1.

O mecanismo pelo qual estes fatores modificam o IR é o seguinte: **com o aumento do filtro**, as velocidades menores não são demonstradas, resultando em um IR falsamente elevado. A **pressão no transdutor** sobre a fontanela anterior pode aumentar transitoriamente a pressão intracraniana, que, por sua vez, reduz preferencialmente o fluxo durante a diástole e aumenta o IR. Nos lactentes com um **canal arterial persistente** assintomático, a resistência ao fluxo no leito vascular cerebral é mais elevada que a resistência vascular pulmonar. Isto resulta no desvio do sangue para longe do cérebro durante a diástole e um IR intracraniano elevado. Durante a **taquicardia**, há menos tempo para que a onda de pressão arterial se dissipe antes que ocorra outra ejeção sistólica. O IR intracraniano é artificialmente menor porque as velocidades diastólicas são medidas no meio da diástole quando as velocidades são mais elevadas, em lugar de durante o final da diástole. A **disfunção ventricular esquerda** (débito cardíaco diminuído) resulta em uma onda de pressão sistólica diminuída, velocidades sistólicas reduzidas e um IR diminuído.

O IR é apenas um preditor fraco da resistência vascular cerebral sob a maioria das condições fisiológicas.[15] As medi-

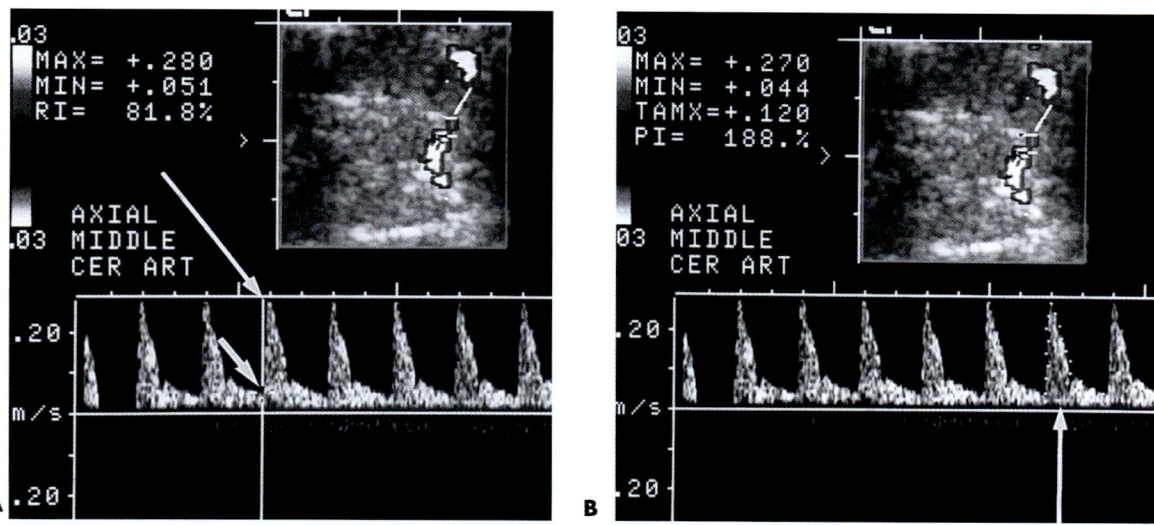

FIGURA 52-5. Determinação do índice de resistência (RI) e índice de pulsatilidade (PI). A, O índice de resistência (RI) de Pourcelot pode ser derivado ao se colocar o cursor do Doppler na velocidade sistólica máxima, Vs, ou na velocidade máxima (*seta longa*) e na velocidade diastólica final, Ved, ou velocidade mínima (*seta curta*). O RI é calculado como Vs-Ved/Vs. **B,** O PI de Gosling é derivado ao se traçar o envelope externo de um único ciclo cardíaco (*seta*) e calcular o envelope da velocidade máxima relacionada com o tempo (TAMX). O PI é calculado como Vs-Ved/TAMX.

TABELA 52-1. FATORES QUE MODIFICAM O ÍNDICE DE RESISTÊNCIA

Fator	Efeito sobre o IR
Parâmetros do filtro de alta passagem	Aumentado
Pressão de corte	Aumentado
Persistência do canal arterial	Aumentado
Freqüência cardíaca elevada	Diminuído
Débito cardíaco diminuído	Diminuído

das da velocidade média do fluxo sangüíneo são os índices mais informativos do fluxo sangüíneo cerebral (FSC). Embora a posição exata do volume de amostra e o ângulo de insonação sejam necessários, demonstrou-se uma forte correlação entre a velocidade média do fluxo sangüíneo e as alterações no FSC global sob diversas condições clínicas e experimentais (Fig. 52-7).[15-18]

HEMODINÂMICA NORMAL

Padrões do Fluxo Arterial Normal

A hemodinâmica arterial na circulação cerebral é afetada por eventos maturacionais normais no neonato saudável. O índice de resistência (IR) na artéria cerebral anterior diminui de uma média de 0,78 (faixa de 0,5 a 1) nos lactentes prétermo para uma média de 0,71 (faixa de 0,6 a 8) em neonatos a termo.[2,3,19,20] Esta tendência está associada a velocidades crescentes do fluxo diastólico e pode estar relacionada com as alterações periféricas na resistência vascular cerebral ou com as alterações proximais ao sítio de registro, como um canal arterial em fechamento e um *shunt* decrescente da esquerda para a direita. Nos lactentes a termo, o IR também pode mudar durante os primeiros dias de vida.[2] Em um estudo de 476 neonatos normais pesando mais de 2.500 g no nascimento, o IR da artéria cerebral anterior diminuiu de uma média de 70,6 ± 7 (faixa de 51 a 87) para 68,3 ± 6 (faixa de 51 a 83) dentro das primeiras 24 horas.[21] A faixa das velocidades diastólica final e sistólica máximas e IR publicados em várias artérias intracranianas é mostrada na Tabela 52-2. Embora a faixa dos valores normais publicados seja ampla, a variabilidade dentro de um determinado paciente não deve ser grande. As alterações de mais de 50% a partir dos valores basais devem ser consideradas anormais. Não existem diferenças consistentes na velocidade do fluxo sangüíneo instantâneo ou da pulsatilidade do fluxo entre os principais ramos do polígono de Willis ou entre as estruturas do lado direito e esquerdo.

Padrões do Fluxo Venoso Normais

O fluxo sangüíneo venoso é contínuo nas veias intracerebrais menores, assim como nas veias cerebrais terminais e internas. As **pulsações cardíacas de baixa amplitude** são comuns nas estruturas venosas mais centrais, como a veia cerebral magna e os seios sagitais (Fig. 52-8). Os **padrões em dente de serra** ou de alta amplitude da pulsatilidade não são normais e podem ser observados em lactentes com pressões cardíacas direitas elevadas ou regurgitação tricúspide (Fig. 52-9). Embora as alterações respiratórias comumente não sejam observadas durante a respiração tranqüila normal, as alterações acentuadas na velocidade podem acontecer durante o choro vigoroso em conseqüência das rápidas alterações na pressão intra-aórtica.[8,23,24] As faixas para as veloci-

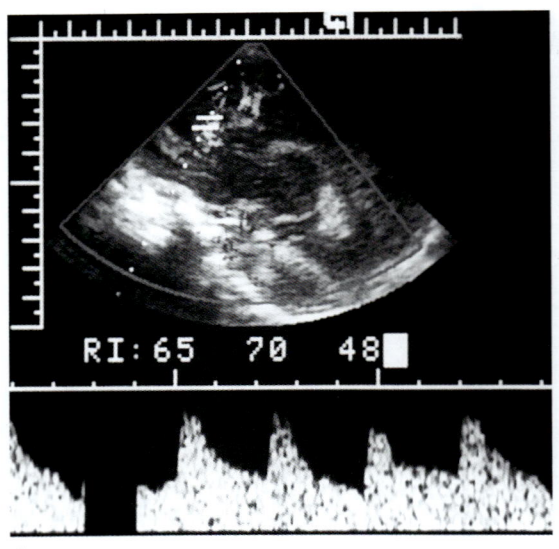
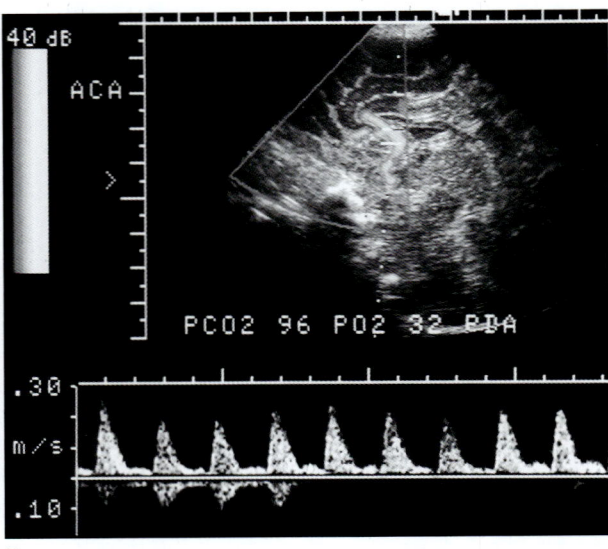
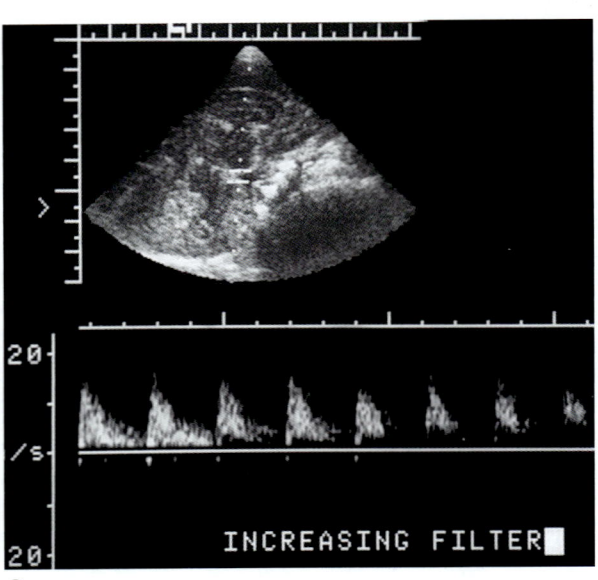

FIGURA 52-6. Fatores que afetam o RI intracraniano. A, Alta variabilidade na pulsatilidade do fluxo relacionada com a **disfunção ventricular esquerda**. Traçado do Doppler a partir da artéria cerebral anterior em um lactente com cardiopatia congênita. **B,** Alta pulsatilidade com velocidades diastólicas diminuídas no lactente com **persistência do canal arterial** sintomática, apesar da hipoxemia e hipercarbia. **C,** Os **parâmetros de filtro de parede progressivamente mais elevados** mostram o que parece ser o fluxo ausente durante a diástole, quando o filtro corta o fluxo inferior.

TABELA 52-2. VELOCIDADES DO FLUXO SANGÜÍNEO ARTERIAL NOS LACTENTES A TERMO: FAIXA DAS VELOCIDADES DE FLUXO SISTÓLICO MÁXIMO, DIASTÓLICO TERMINAL E ÍNDICE DE RESISTÊNCIA*

	Velocidade Sistólica Máxima (cm/s)	Velocidade Diastólica Terminal (cm/s)	Índice de Resistência
Carótida interna	12-80	3-20	0,5-0,8
Basilar	30-80	5-20	0,6-0,8
Cerebral média	20-70	8-20	0,6-0,8
Cerebral anterior	12-35	6-20	0,6-0,8
Cerebral posterior	20-60	8-25	0,6-0,8

*Valores modificados das referências 2, 19, 20 e 22.

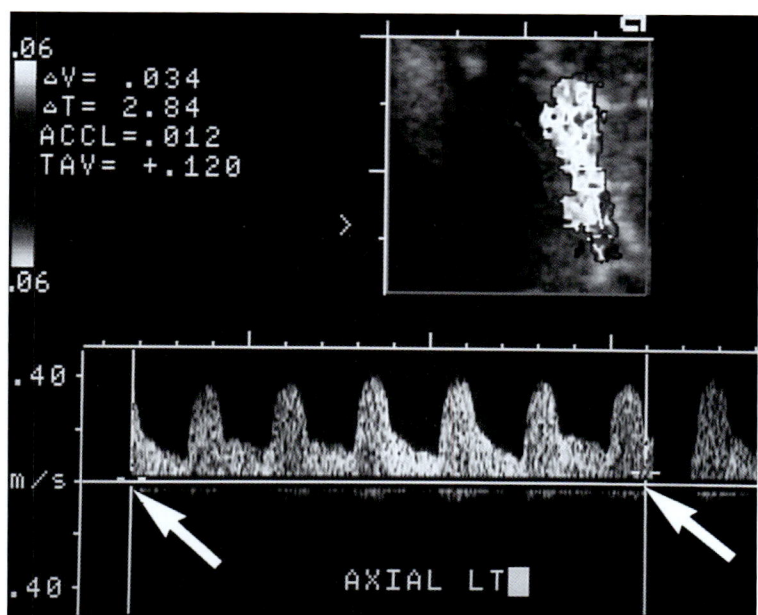

FIGURA 52-7. Determinação da velocidade média do fluxo sangüíneo. O traçado do Doppler com correção do ângulo, obtido a partir da artéria cerebral média. Os cursores são colocados no início e no final de um traçado de Doppler contínuo (*setas*). A velocidade média do fluxo sangüíneo regulada para o tempo (TAV) é calculada por integrar todas as velocidades médias instantâneas do fluxo sangüíneo entre ambos os cursores. Neste exemplo, a TAV mediu 0,12 cm/s.

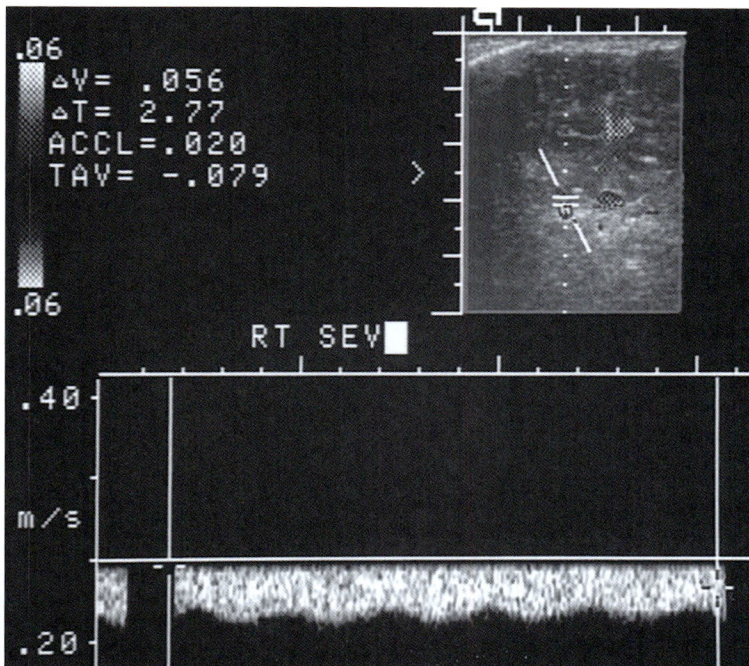

FIGURA 52-8. Pulsações cardíacas referidas normais nas veias. A pulsatilidade de baixa amplitude a partir das pulsações cardíacas referidas em um traçado de Doppler a partir da veia terminal em um lactente a termo normal.

dades médias do fluxo sangüíneo em várias veias e seio intracranianos são mostradas na Tabela 52-3.

TERAPIAS DE CUIDADO INTENSIVO E HEMODINÂMICA CEREBRAL

Ventilação Mecânica

A hemodinâmica cerebral pode ser acentuadamente afetada pela ventilação mecânica. As alterações no retorno venoso para o coração associadas à respiração fora de sincronia com o ventilador podem resultar em variabilidade significativa entre batimentos nas formas de onda arteriais.[25]

De modo similar, as **pressões inspiratórias máximas altas** podem impedir o retorno venoso para o coração e resultar na reversão do fluxo nas veias intracranianas. O tratamento com **ventilação de alta freqüência** exerce seus efeitos sobre as hemodinâmicas arterial e venosa na forma de oscilações de baixa amplitude em aproximadamente 15 ciclos por segundo (Fig. 52-10).[9] A **aspiração endotraqueal** foi associada a aumentos acentuados na pressão arte-

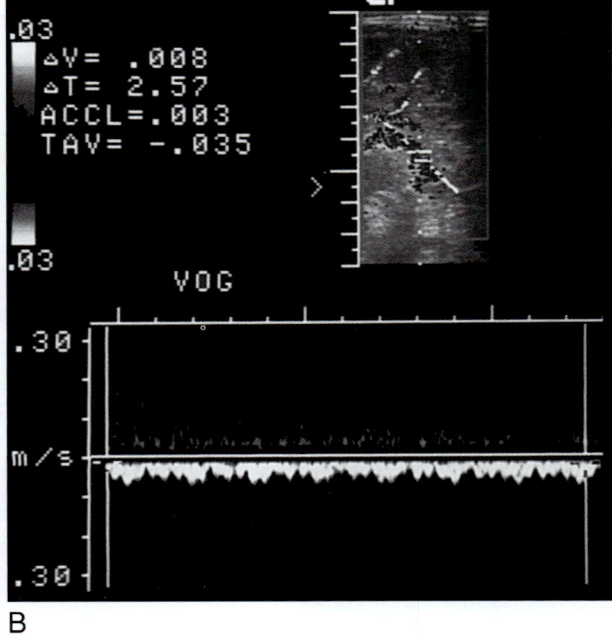

FIGURA 52-9. Pulsações venosas exageradas devido à regurgitação tricúspide. O traçado de Doppler a partir do seio transverso em lactente com regurgitação tricúspide mostra um padrão de fluxo anormal em dente de serra devido às pulsações atriais direitas referidas.

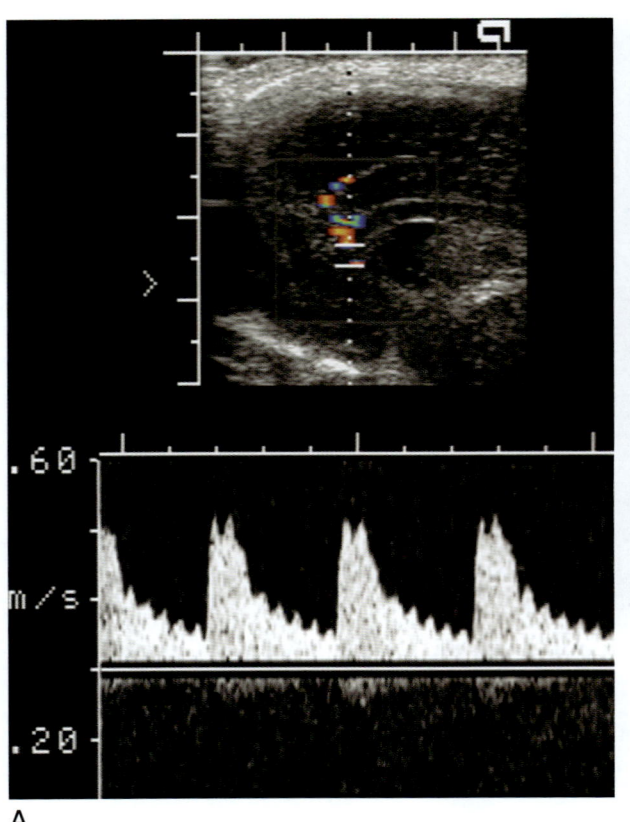

FIGURA 52-10. Efeito da ventilação de alta freqüência sobre as hemodinâmicas arterial e venosa. A, Traçado de Doppler com onda pulsada da artéria cerebral anterior e **B,** veia de Galeno em um lactente prematuro sob ventilação de alta freqüência mostra oscilações de 15 Hz superpostas no fluxo.

TABELA 52-3. VELOCIDADES DO FLUXO SANGÜÍNEO VENOSO: VELOCIDADES MÉDIAS DO FLUXO SANGÜÍNEO EM NEONATOS A TERMO

Vaso	TAV Média* (cm/s)
Veias terminais	**3,0±0,3**
Veias cerebrais internas	3,3±0,3
Veia de Galeno	4,3±0,7
Seio reto	5,9±1,0
Seio sagital superior	9,2±1,1
Seio sagital inferior	3,5±0,3

*TAV, Velocidade média do fluxo sangüíneo regulada para o tempo expressa em ± erro padrão da média.
(Valores modificados de Taylor GA: Intracranial venous system in the newborn: Evaluation of normal anatomy and flow characteristics with color Doppler US. Radiology 1992;183:449-452.)

rial média e nas velocidades de fluxo sangüíneo arterial nos lactentes prematuros e foi atribuída à circulação cerebral passiva com pressão relativa (falta de auto-regulação) nestes pacientes.[26] Relatou-se também que o tratamento com **óxido nítrico inalado** diminui as velocidades do fluxo sangüíneo cerebral nos neonatos com hipertensão pulmonar que experimentam uma melhoria aguda na hemodinâmica pulmonar e troca gasosa no início da terapia.[27]

Oxigenação por Membrana Extracorpórea

A oxigenação por membrana extracorpórea (OMEC) pode ser utilizada para o tratamento de lactentes com insuficiência respiratória grave que não responderam ao suporte ventilatório convencional máximo. Durante a OMEC venoarterial, os lactentes sofrem a canulação e laqueadura da artéria carótida comum direita e veia jugular para o acesso vascular e são colocados sob *bypass* cardiopulmonar parcial não-pulsátil. Isto resulta em alterações significativas na hemodinâmica intracraniana (Fig. 52-11).[28,29] À medida que aumenta a quantidade de fluxo através do circuito de *bypass* da OMEC, a pulsatilidade arterial diminui proporcionalmente e pode desaparecer de uma maneira geral, principalmente em associação com a disfunção cardíaca grave.[30] Durante o *bypass*, o fluxo para a artéria cerebral média direita é tipicamente alcançado pelo desvio do sangue da artéria carótida interna e do segmento A1 da artéria cerebral anterior através da artéria comunicante anterior. Depois, o fluxo prossegue de modo retrógrado ao longo do segmento A1 esquerdo para a artéria cerebral média esquerda (Fig. 52-12).[31] As alterações na drenagem venosa também podem acontecer durante o *bypass* com OMEC em consequência da laqueadura da veia jugular e podem estar associadas a um risco mais elevado de infarto hemorrágico (Fig. 52-13).[30]

LESÃO NEURONAL DIFUSA

Asfixia

As alterações hemodinâmicas associadas à asfixia dependem da gravidade da agressão, a hipercapnia e hipoxemia continuadas, e variam, dependendo do tempo transcorrido desde a lesão. Os lactentes com graus brandos de asfixia terão hemodinâmica cerebral totalmente normal. No quadro da asfixia grave ou prolongada, a lesão tissular hipóxica resulta em liberação excessiva ou recaptação diminuída dos ami-

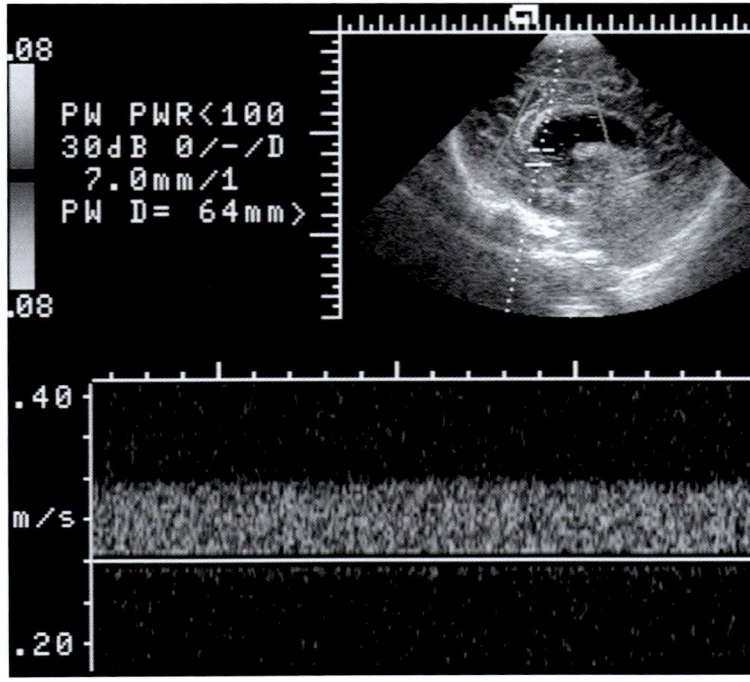

FIGURA 52-11. Pulsatilidade arterial ausente durante a OMEC. Fluxo não-pulsátil contínuo no traçado de Doppler de onda pulsada a partir da artéria cerebral anterior em um lactente com cardiopatia congênita e disfunção cardíaca grave.

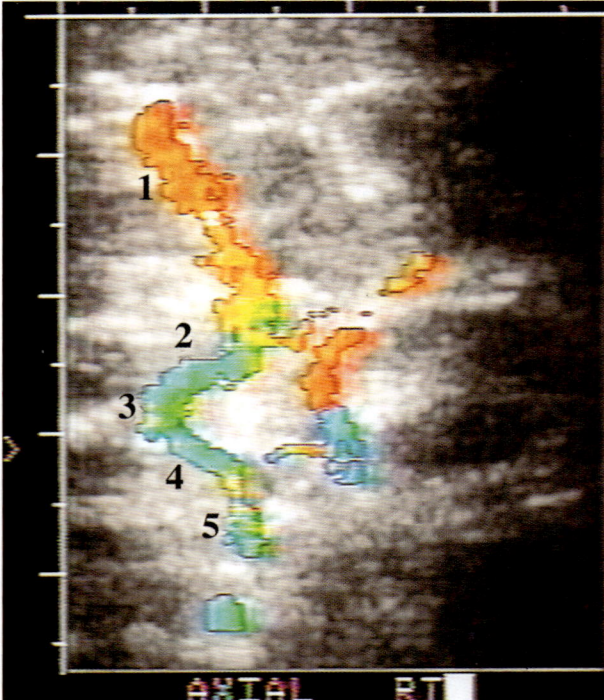

FIGURA 52-12. Fluxo colateral através do polígono de Willis durante a OMEC. O corte axial esquerdo mostra o fluxo anterógrado na artéria cerebral média esquerda, 1, e segmento A1, artéria cerebral anterior esquerda, 2. Fluxo para a artéria cerebral média direita, 5, é o fluxo retrógrado através do segmento A1, artéria cerebral anterior direita, 4, e artéria comunicante anterior, 3. Compare com a aparência normal na Figura 52-3. (De Taylor GA: Current concepts in neonatal cranial Doppler sonography. Ultrasound Q 1992;4:223-244.)

noácidos excitatórios endógenos, como o glutamato e aspartato. Isto, por sua vez, resulta na produção de óxido nítrico intrínseco e subseqüente vasodilatação cerebral.[32] Como uma conseqüência, as **velocidades aumentadas do fluxo sangüíneo médio** e a **pulsatilidade arterial diminuída** podem ser notadas no exame com Doppler espectral durante os primeiros dias depois do insulto inicial (Fig. 52-14).[33] Isto reflete a auto-regulação prejudicada e o elevado fluxo sangüíneo cerebral associados à lesão cerebral hipóxica difusa. Nos lactentes asfixiados, um **IR muito baixo (<60)** nos primeiros dias de vida está associado ao subseqüente retardo de crescimento grave.[34] A hipoxia ou hipercapnia persistente também contribuirá para a vasodilatação generalizada e espectros de Doppler anormais, e a flutuação das velocidades sistólicas pode estar presente em virtude da isquemia cardíaca relacionada à asfixia.[35,36]

Edema Cerebral

Com freqüência, o edema cerebral acompanha a lesão cerebral hipóxico-isquêmica. O edema começa durante o curso da hipoxia-isquemia e parece estar relacionado com a formação de osmoles idiogênicos (íons H+ e lactato) dentro das células, combinado com a falência da energia celular e perda dos gradientes iônicos transcelulares. Quanto mais grave for a agressão cerebral, mais extenso e prolongado será o edema associado.[37] À medida que o edema cerebral se agrava, a resistência vascular cerebral aumenta, resultando no amortecimento da velocidade do fluxo sangüíneo diastólico. Tipicamente, o exame por Doppler com onda pulsada mostra a elevação progressiva do IR e a reversão do fluxo diastólico nas artérias intracranianas.[36,38]

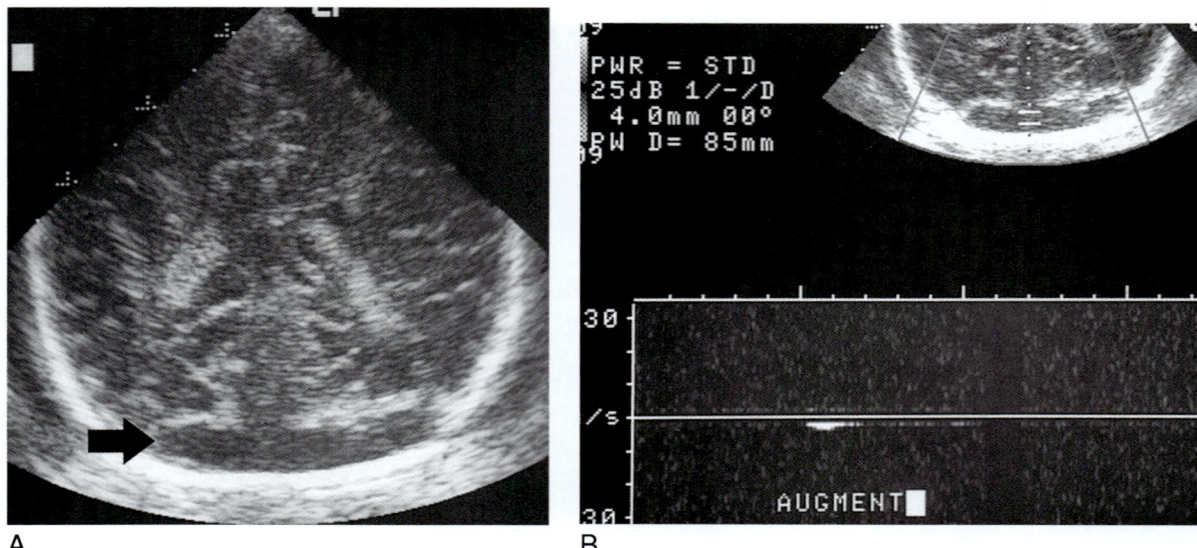

FIGURA 52-13. Obstrução venosa parcial durante a OMEC. A, O corte coronal angulado posteriormente mostra a confluência sinusal dilatada (*seta*). **B,** Fluxo apenas detectável durante o aumento por compressão suave e liberação da veia jugular interna esquerda. O lactente desenvolveu sinais de obstrução da veia cava superior no terceiro dia de OMEC. (De Taylor, GA, Walker LK: Intracranial venous system in newborns treated with extracorporeal membrane oxygenation: Doppler US evaluation after ligation of the right jugular vein. Radiology 1992;183:452-456.)

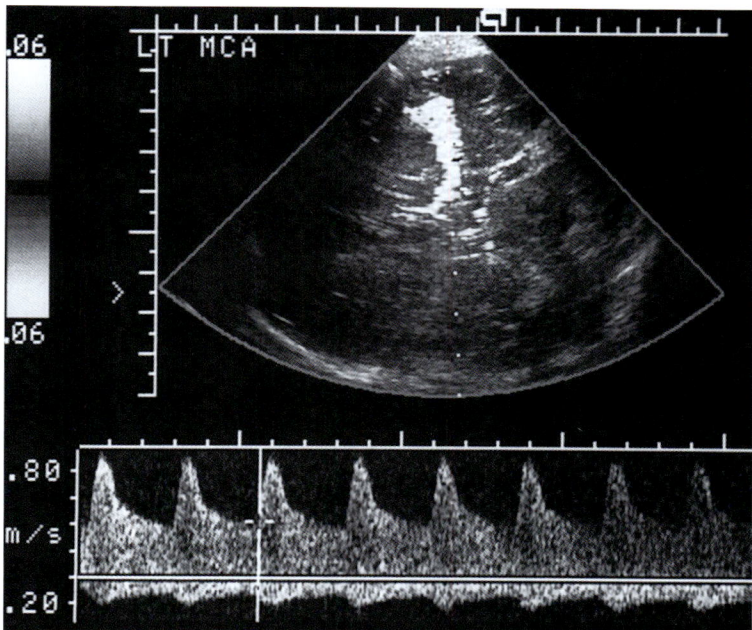

FIGURA 52-14. Asfixia perinatal grave. O Doppler da artéria cerebral média mostra o fluxo elevado durante a diástole e uma pulsatilidade reduzida do fluxo. RI (índice de resistência):54.

Morte Cerebral

Mais adiante, o fluxo durante a sístole torna-se diminuído e presente apenas durante uma breve parcela do ciclo cardíaco. Isto representa o **fluxo sangüíneo cerebral inviável** (Fig. 52-15).[38] Embora a ausência do fluxo intracraniano pelas técnicas com Doppler seja um sinal confiável da função cortical ausente, a presença do fluxo não garante a integridade funcional, e a morte cerebral pode ser observada na presença do fluxo sangüíneo intracraniano preservado.[39]

HEMORRAGIA INTRACRANIANA E ACIDENTE VASCULAR CEREBRAL

A substância branca periventricular é drenada principalmente através das veias medulares para dentro das veias cerebrais terminais e internas. A obstrução destas pequenas veias pela hemorragia da matriz germinativa e a subseqüente hipertensão venosa pode desempenhar um importante papel na patogenia do infarto hemorrágico periventricular no lactente pré-termo.[40,41] O exame por Doppler colorido pode ser empregado para demonstrar o deslocamento inicial, encaixotamento gradual e obstrução das veias terminais por uma hemorragia crescente da matriz germinativa (Fig. 52-16). Em um estudo, o deslocamento ou oclusão da veia terminal pode ser demonstrado em 50% das hemorragias da matriz germinativa e em 92% das hemorragias da substância branca periventricular.[42] Este achado pode ser útil na predição inicial dos lactentes em risco para o agravamento da hemorragia intracraniana.

Nem todos os infartos cerebrais mostram alterações no fluxo sangüíneo regional. No entanto, as pulsações arteriais diminuídas, o tamanho e número aumentados de vasos visíveis, e as velocidades aumentadas do fluxo sangüíneo médio podem ser demonstrados nos tecidos circunvizinhos a infartos cerebrais maiores (Fig. 52-17).[43,44] Este padrão de vasodilatação foi bem descrito na tomografia computadorizada (TC) e angiografia e se acredita que seja causado pela dissociação do fluxo sangüíneo cerebral das demandas metabólicas locais ('**perfusão exuberante**").[45,46]

HIDROCEFALIA

À medida que a pressão intracraniana aumenta, o fluxo arterial tende a ser mais afetado durante a diástole que na sístole, resultando em uma pulsatilidade elevada do fluxo. Seibert e cols. demonstraram que o IR crescente se correlaciona bem com a elevação na pressão intracraniana (PIC) em um modelo animal de hidrocefalia aguda.[11] Eles e outros também demonstraram uma queda significativa na pulsatilidade após a punção e desvio ventricular nos lactentes com hidrocefalia.[11,47] Contudo, uma PIC elevada pode não estar sempre presente em lactentes com dilatação ventricular, e o IR pode estar bem dentro da faixa de normalidade. O exame com Doppler da artéria cerebral anterior ou média durante a compressão da fontanela pode ser útil na identificação precoce dos lactentes com **complacência intracraniana anormal** antes do desenvolvimento da PIC aumentada, conforme demonstrado pelo IR basal elevado.[48]

Taylor e Madsen e Westra e cols. mediram diretamente as alterações na PIC e no IR intracraniano antes e depois de procedimentos de drenagem ventricular.[49,50] Este estudo mostrou que a alteração no IR durante a compressão da fontanela é um forte preditor da pressão intracraniana e ajudou a predizer a necessidade para a colocação do *shunt*. Esta técnica também tem sido usada com sucesso para avaliar a complacência intracraniana em crianças jovens com craniossinostose antes da reparação cirúrgica.[51]

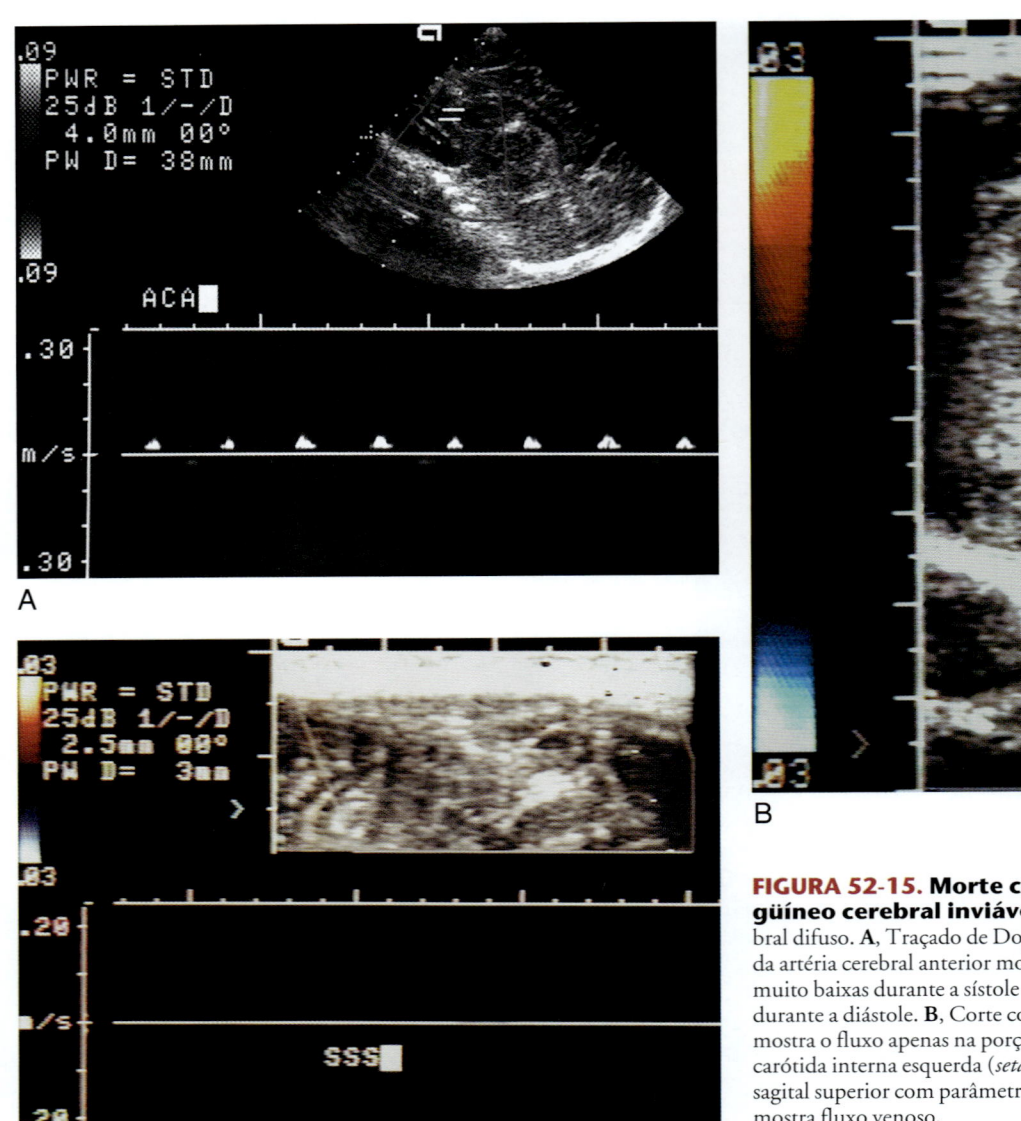

FIGURA 52-15. Morte cerebral com fluxo sangüíneo cerebral inviável. Lactente com edema cerebral difuso. **A**, Traçado de Doppler de onda pulsada a partir da artéria cerebral anterior mostra velocidades de fluxo muito baixas durante a sístole máxima e ausência de fluxo durante a diástole. **B**, Corte coronal com Doppler colorido mostra o fluxo apenas na porção extracraniana da artéria carótida interna esquerda (*seta*). **C**, Doppler pulsado do seio sagital superior com parâmetros de baixa velocidade não mostra fluxo venoso.

De acordo com a hipótese de Monro-Kellie, o volume do cérebro, líquido cefalorraquidiano e outros componentes intracranianos é constante.[52] Durante a compressão graduada da fontanela em lactentes normais, o LCR ou o sangue podem ser prontamente deslocados para compensar o pequeno aumento no volume proporcionado pela compressão da fontanela anterior, resultando em ausência de aumento na PIC. Contudo, nos lactentes com hidrocefalia, o aumento no volume intracraniano com a compressão da fontanela é traduzido em um aumento transitório na PIC e em um **aumento agudo na pulsatilidade arterial** (Fig. 52-18). Os exames seriados, empregando esta técnica, também podem ser empregados para acompanhar a capacidade de um determinado lactente para compensar as alterações menores no volume intracraniano e, assim, podem ser usados como uma medida indireta não-invasiva da complacência intracraniana (Fig. 52-19).

As técnicas por Doppler colorido também podem ser valiosas na avaliação da dinâmica do líquido cefalorraquidiano nestes lactentes. Winkler mostrou que o exame por Doppler do sistema ventricular durante a compressão craniana ou abdominal **pode induzir o movimento do LCR** detectável com o fluxo colorido ou exame por Doppler dúplex.[53] Estas técnicas dinâmicas podem ser empregadas para demonstrar a obstrução nos forames interventriculares e no aqueduto de Sylvius (Fig. 52-20).

MALFORMAÇÕES VASCULARES

A malformação vascular intracraniana mais comum que se apresenta no período neonatal é a **malformação da veia de Galeno**. O exame por Doppler colorido pode ser útil na identificação das malformações da veia de Galeno e na dife-

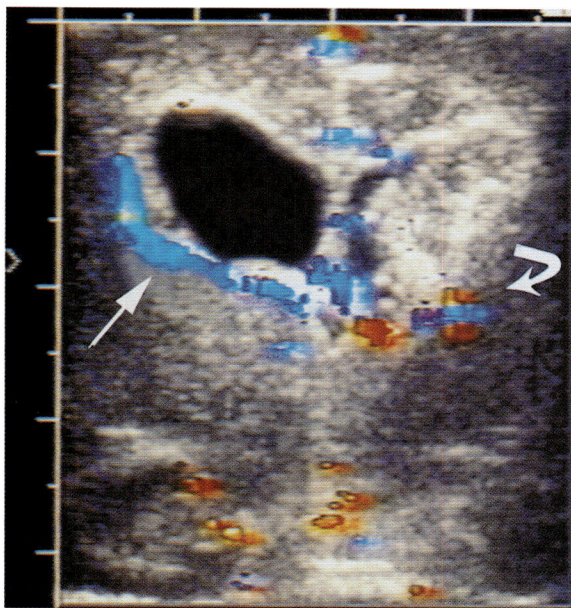

FIGURA 52-16. Hemorragia intracraniana de grau IV com obstrução da veia terminal. O fluxo na veia subependimária esquerda (*seta curva*) está obliterado por hematoma. O fluxo na veia subependimária direita normal (*seta reta*) é mostrado.

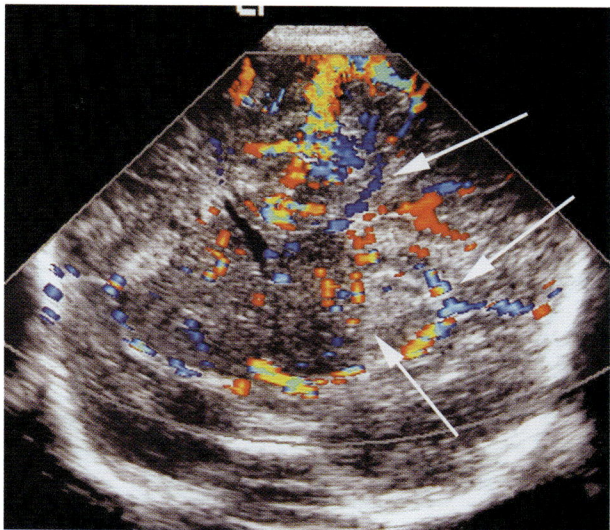

FIGURA 52-17. Infarto da ACM esquerda com perfusão exuberante no lactente a termo. A imagem coronal com Doppler colorido mostra o fluxo sangüíneo acentuadamente aumentado para a área ecogênica infartada (*setas*) compatível com a perfusão de luxo. Observe a herniação transfalcina do hemisfério esquerdo.

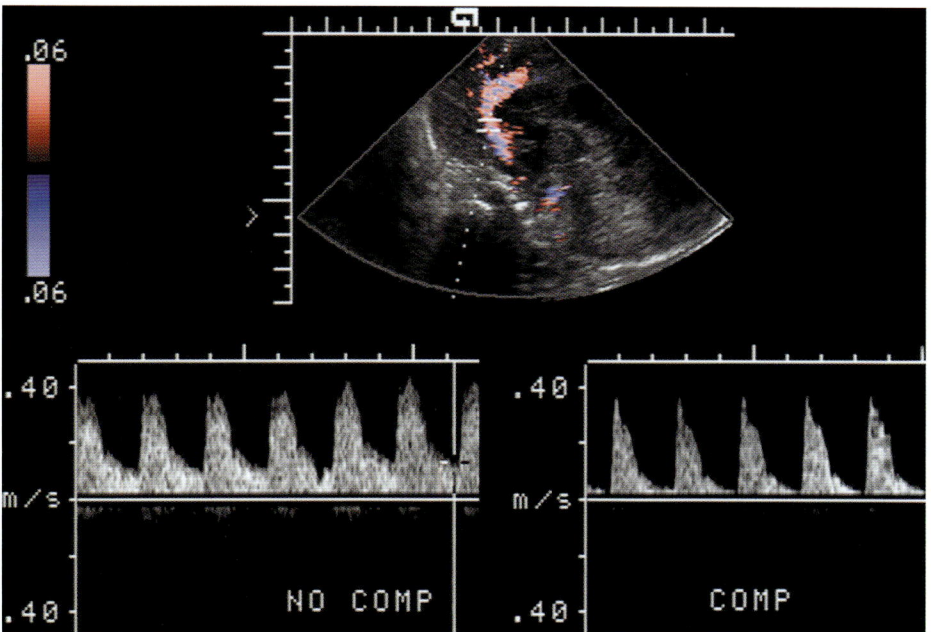

FIGURA 52-18. Efeito da pressão aumentada na fontanela sobre o RI no lactente com hidrocefalia. O traçado de Doppler com onda pulsada da artéria cerebral anterior com o transdutor mantido suavemente sobre a fontanela anterior (No Comp) mostra um RI de 0,69. O traçado repetido obtido alguns segundos depois com o transdutor mantido firmemente sobre a fontanela (Comp). O RI aumentou para 0,99 indicando a complacência intracraniana anormal. (Comp, compressão.)

renciação dos dois tipos mais comuns.[54] O tipo coroidal caracteriza-se por múltiplos vasos nutridores anormais que se originam no mesencéfalo, com a drenagem venosa por meio de uma veia de Galeno com dilatação aneurismática e do seio reto (Fig. 52-21). O tipo infundibular é uma fístula arteriovenosa com um ou poucos nutridores arteriais que drenam diretamente para dentro da veia de Galeno. Tipicamente, o exame por Doppler espectral mostra a arterialização do fluxo venoso e as velocidades de fluxo aumentadas com pulsatilidade reduzida dos nutridores arteriais. O fluxo sangüíneo nas porções mais periféricas do cérebro pode ser diminuído ou ausente em conseqüência de um 'fenômeno de seqüestro vascular' para longe da circulação cerebral normal através da malformação com baixa resistência.[55] O

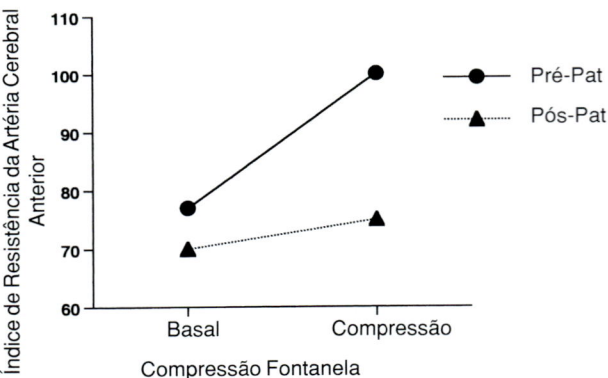

FIGURA 52-19. Hidrocefalia tratada com shunt menos sensível a efeitos de pressão na fontanela. Gráfico de determinações seriadas do índice de resistência (IR) em um lactente com hidrocefalia antes e após shunt mostra resposta hemodinâmica marcadamente diminuída à compressão da fontanela após drenagem ventricular. Observar IR similar sem compressão da fontanela.

exame por Doppler colorido também tem sido empregado para monitorar e quantificar os efeitos hemodinâmicos dos procedimentos intervencionistas, como a embolização transcateter.[56] Ocasionalmente, as grandes malformações arteriovenosas faciais ou cervicais podem ter um componente intracraniano, que pode ser sugerido pela hemodinâmica intracraniana anormal (Fig. 52-22).

TUMORES INTRACRANIANOS

Os tumores intracranianos neonatais são incomuns, e a experiência com a caracterização destas lesões pelo Doppler é limitada.[57] Achamos que ele é valioso na caracterização do grau de vascularização intratumoral e na identificação do suprimento vascular (Fig. 52-23).[58]

ESTRUTURAS DO CAMPO PROXIMAL

Diferenciação das Coleções de Líquido Subaracnóides das Subdurais

A ultra-sonografia com Doppler colorido, usando transdutores lineares de alta freqüência, pode ser empregada para caracterizar as coleções de líquido extracerebrais como subaracnóides, subdurais ou combinadas. Como os vasos sangüíneos corticais superficiais se localizam dentro da pia-aracnóide, o líquido neste espaço (subaracnóide) afasta os vasos corticais da superfície cerebral (Fig. 52-24). O líquido no espaço subdural empurra os vasos corticais no sentido da

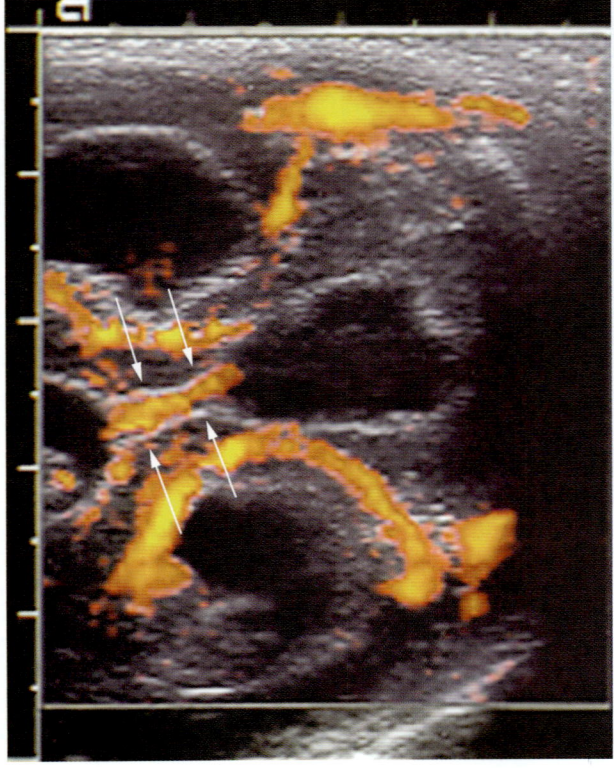

A

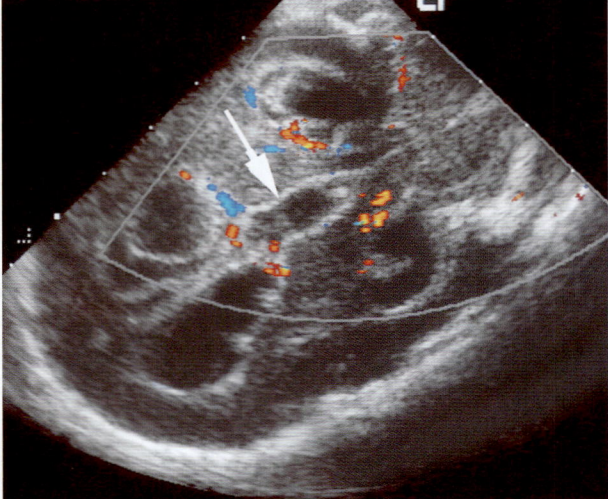

B

FIGURA 52-20. Permeabilidade do aqueduto. Avaliação da permeabilidade do aqueduto (ultra-sonografia axial angulada com Power Doppler rodado a 90 graus para facilitar a visualização). **A,** Hidrocefalia comunicante (obstrução extraventricular) e persistência do aqueduto de Sylvius mostra o sinal de cor (*setas*) no terceiro ventrículo causado pelo fluxo retrógrado normal do CSF a partir do quarto ventrículo, obtido imediatamente depois da compressão manual e da rápida liberação da fontanela. **B,** Hemorragia intraventricular provocando a hidrocefalia. O coágulo obstrui a saída do terceiro ventrículo (*seta*) e não permite o fluxo retrógrado durante a liberação rápida da compressão da fontanela.

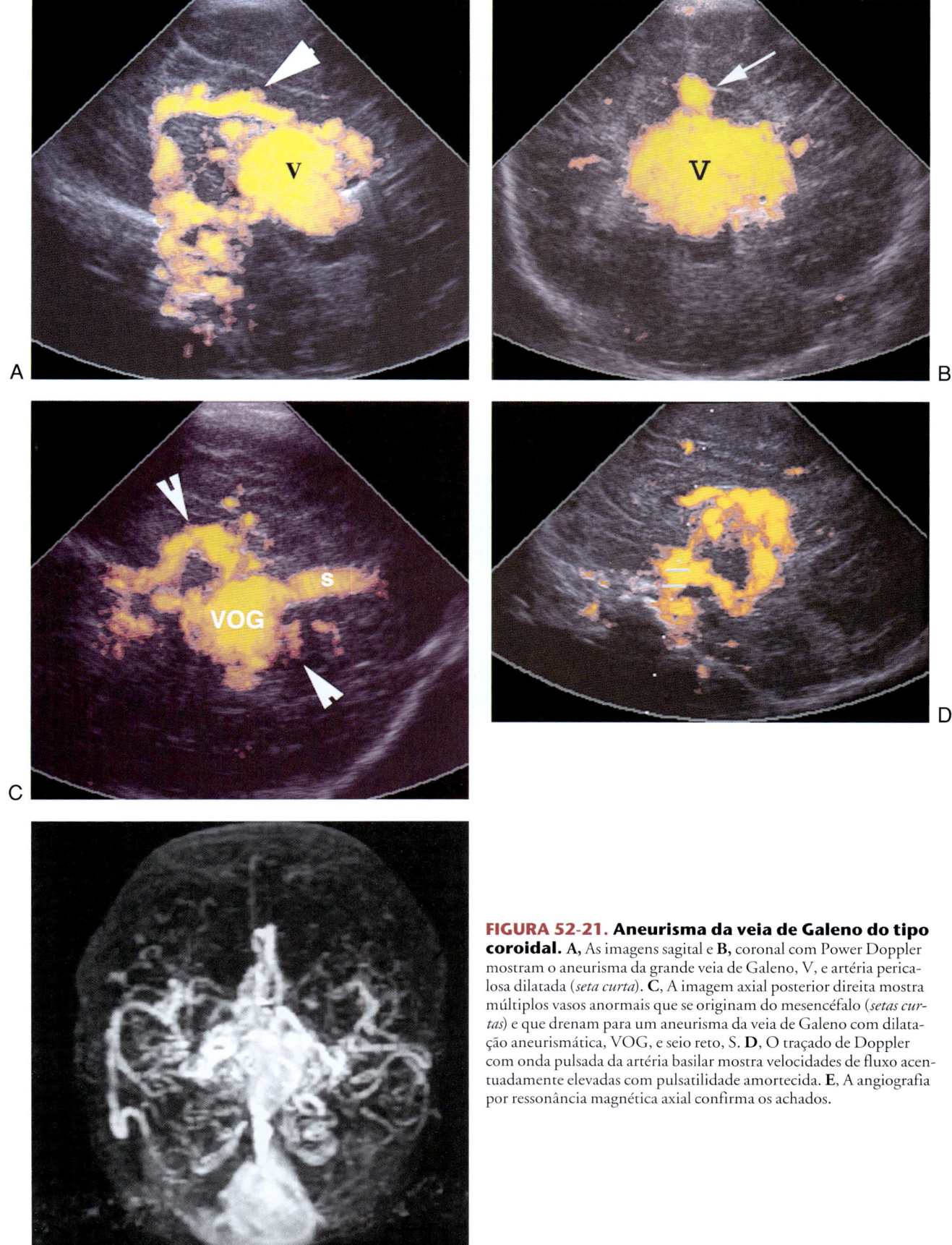

FIGURA 52-21. Aneurisma da veia de Galeno do tipo coroidal. A, As imagens sagital e **B,** coronal com Power Doppler mostram o aneurisma da grande veia de Galeno, V, e artéria pericalosa dilatada (*seta curta*). **C,** A imagem axial posterior direita mostra múltiplos vasos anormais que se originam do mesencéfalo (*setas curtas*) e que drenam para um aneurisma da veia de Galeno com dilatação aneurismática, VOG, e seio reto, S. **D,** O traçado de Doppler com onda pulsada da artéria basilar mostra velocidades de fluxo acentuadamente elevadas com pulsatilidade amortecida. **E,** A angiografia por ressonância magnética axial confirma os achados.

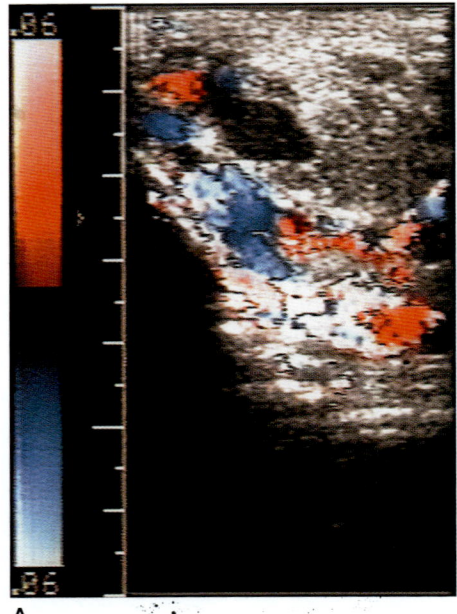

FIGURA 52-22. Malformação vascular cerebral com suprimento sangüíneo intracraniano parcial. A, Imagem por Doppler sagital colorido da grande malformação vascular do pescoço e face. **B,** Artéria carótida interna supraclinóide. O traçado de Doppler invertido mostra o fluxo de alta velocidade e baixa pulsatilidade na direção caudal (invertida). **C,** A arteriografia da carótida interna direita mostra múltiplos vasos nutridores que surgem de uma artéria oftálmica dilatada (*seta*).

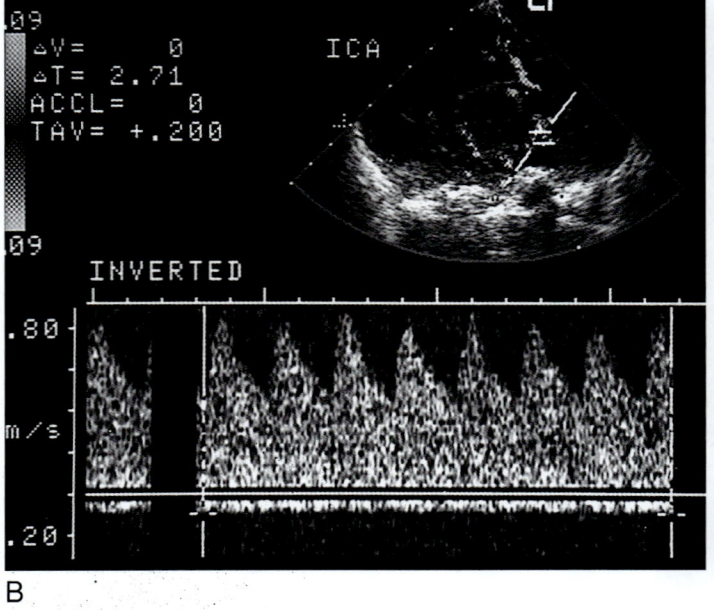

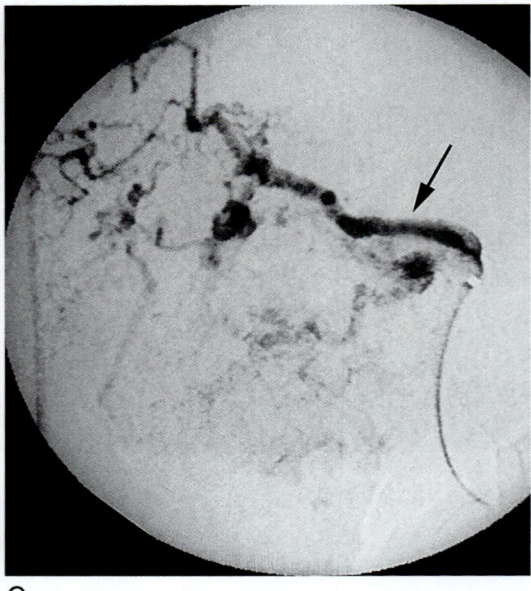

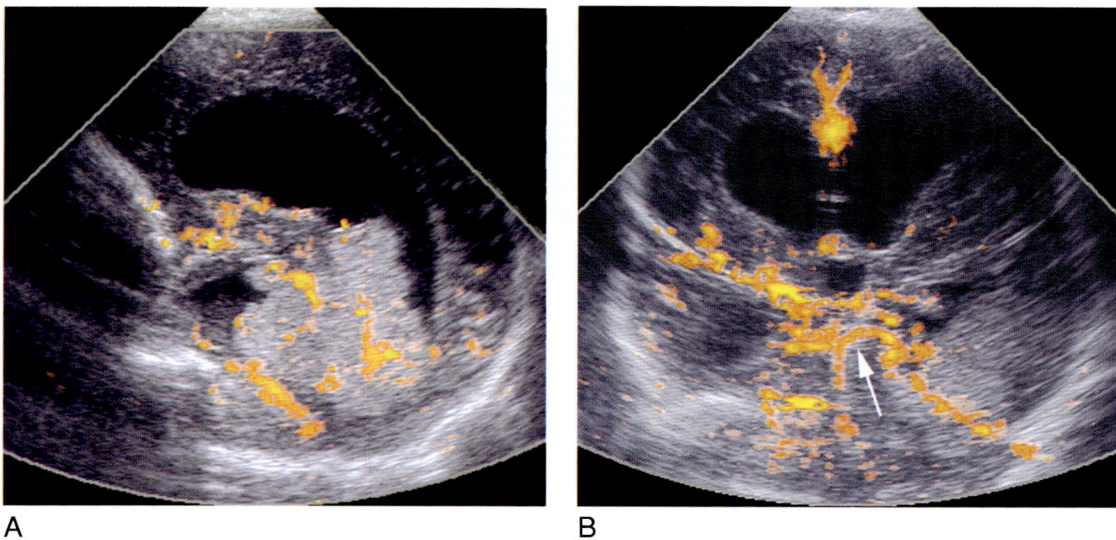

FIGURA 52-23. Papiloma de plexo coróide em lactente com seis semanas de idade. A, Imagens sagital angulada e, B, coronal com Power Doppler mostram a vascularização tumoral aumentada dentro da massa ecogênica, com o suprimento arterial que se origina de um ramo da artéria basilar (*seta*).

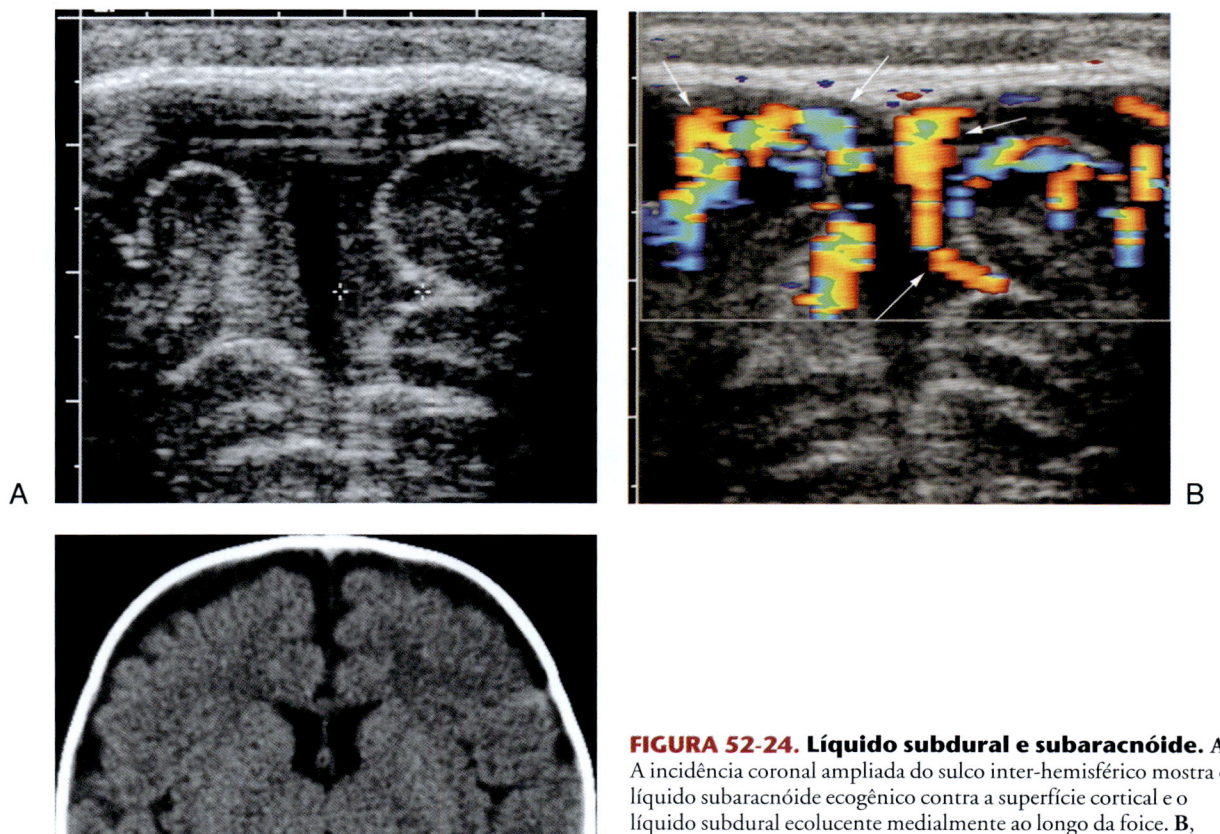

FIGURA 52-24. Líquido subdural e subaracnóide. A, A incidência coronal ampliada do sulco inter-hemisférico mostra o líquido subaracnóide ecogênico contra a superfície cortical e o líquido subdural ecolucente medialmente ao longo da foice. B, Líquido subaracnóide ecogênico circundando e levantando os pequenos vasos sangüíneos corticais a partir do córtex cerebral da superfície do cérebro (*setas*). C, Líquido subaracnóide bilateral confirmado por TC no mesmo paciente.

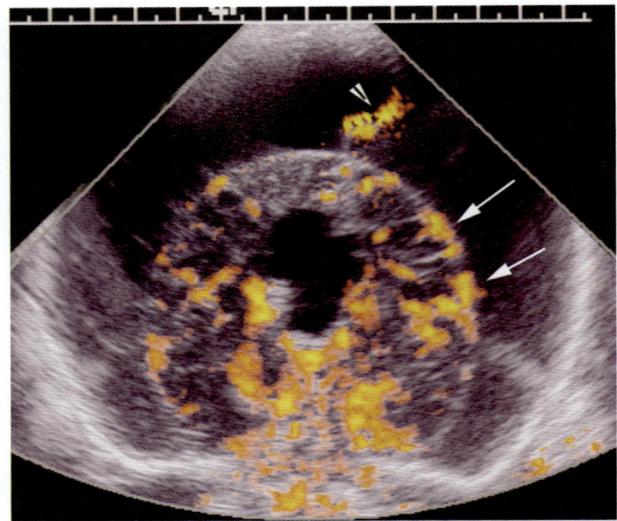

FIGURA 52-25. Grande derrame subdural em lactente com três semanas de idade com holoprosencefalia depois da colocação do shunt ventrículo-peritoneal.
A imagem coronal com Power Doppler mostra os vasos corticais comprimidos contra a superfície cerebral (*setas*) e a veia emissária única dentro do líquido subdural (*seta curta*).

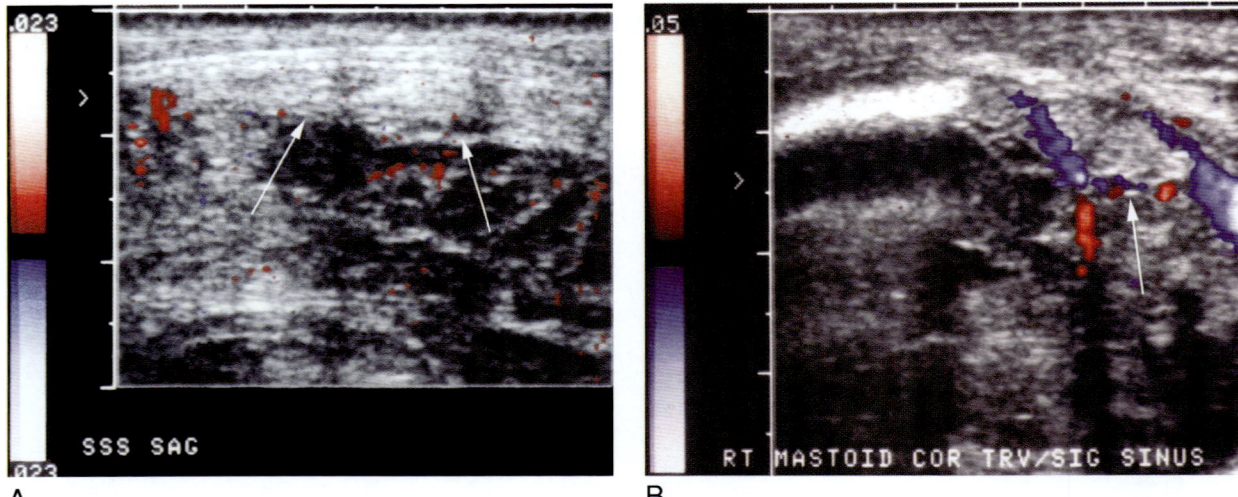

FIGURA 52-26. Trombose do seio venoso no lactente com seis semanas de idade. A, Nenhum fluxo está presente dentro do seio sagital superior (*setas*). Imagem coronal com Power Doppler. **B,** A incidência mastóide do seio transverso mostra o coágulo ocluindo parcialmente o fluxo no seio (*seta*).

superfície cerebral e é separado destes vasos por uma fina membrana (Fig. 52-25). A correlação com o exame por ressonância magnética e TC sugere que o exame por Doppler colorido é confiável para fazer esta diferenciação.[59]

Trombose Venosa

A trombose dos seios venosos intracranianos pode acontecer no neonato em consequência da desidratação e como uma complicação da meningite. A ultra-sonografia com Doppler colorido pode ser utilizada como um instrumento não-invasivo para a identificação inicial e monitoração destes lactentes (Fig. 52-26).[11]

Referências

1. Bada HS, Hajjar W, Chua C, et al: Noninvasive diagnosis of neonatal asphyxia and intraventricular hemorrhage by Doppler ultrasound. J Pediatr 1979; 95:775-779.
2. Archer LNJ, Evans DH, Levene MI: Doppler ultrasound examination of the anterior cerebral arteries of normal newborn infants: The effect of postnatal age. Early Hum Dev 1985;10:255-260.
3. Grant EG, White EM, Schellinger D, et al: Cranial duplex sonography of the infant. Radiology 1987;163:177-185.
4. Taylor GA: Current concepts in neonatal cranial Doppler sonography. Ultrasound Q 1992;4:223-244.

Técnica

5. Wong WS, Tsuruda JS, Liberman RL, et al: Color Doppler imaging of intracranial vessels in the neonate. AJR 1989;152:1065-1070.
6. Mitchell DG, Merton D, Needleman L, et al: Neonatal brain: color Doppler imaging. Part I. Technique and vascular anatomy. Radiology 1988;167:303-306.

7. Mitchell DG, Merton D, Mirsky PJ, et al: Circle of Willis in newborns: Color Doppler imaging of 53 healthy full-term infants. Radiology 1989;172:201-205.
8. Taylor GA: Intracranial venous system in the newborn: evaluation of normal anatomy and flow characteristics with color Doppler US. Radiology 1992;183:449-452.
9. Dean LM, Taylor GA: The intracranial venous system in infants: Normal and abnormal findings on duplex and color Doppler sonography. AJR 1995;164:151-156.
10. 510(k) Guide for Measuring and Reporting Acoustic Output of Diagnostic Medical Devices. Rockville, MD: US Food and Drug Administration, 1985.
11. Seibert JJ, McCowan TC, Chadduck WM, et al: Duplex pulsed Doppler US versus intracranial pressure in the neonate: Clinical and experimental studies. Radiology 1989;171:155-159.
12. Perlman JM, Hill A, Volpe JJ: The effect of patent ductus arteriosus on flow velocity in the anterior cerebral arteries: Ductal steal in the premature infant. J Pediatr 1981; 99:767-771.
13. Taylor GA: Effect of scanning pressure on intracranial hemodynamics during transfontanellar duplex US. Radiology 1992;185:763-766.
14. Taylor GA, Martin G, Short BL: Cardiac determinants of cerebral blood flow during ECMO. Invest Radiol 1989; 24:511-516.
15. Taylor GA, Short BL, Walker LK, et al: Intracranial blood flow: Quantification with duplex Doppler and color Doppler flow US. Radiology 1990;176:231-236.
16. Greisen G, Johansen K, Ellison PH, et al: Cerebral blood flow in the newborn infant: Comparison of Doppler ultrasound and 133 xenon clearance. J Pediatr 1984;104:411-418.
17. Hansen NB, Stonestreet BS, Rosenkrantz TS, et al: Validity of Doppler measurement of anterior cerebral artery blood flow velocity: Correlation with brain blood flow in piglets. Pediatrics 1983;72:526-531.
18. Lundell BP, Lindstrom DP, Arnold TG: Neonatal cerebral blood flow velocity. I. An in vitro validation of the pulsed Doppler technique. Acta Pediatr Scand 1984;73:810-815.

Hemodinâmica Normal
19. Horgan JG, Rumack CM, Hay T, et al: Absolute intracranial blood-flow velocities evaluated by duplex Doppler sonography in asymptomatic preterm and term neonates. AJR 1989;152:1059-1064.
20. Allison JW, Faddis LA, Kinder DL, et al: Intracranial resistive index (RI) values in normal term infants during the first day of life. Pediatr Radiol 2000;30:618-620.
21. Agoestina T, Humphrey JH, Taylor GA, et al: Safety of one 52 mmol (50,000 IU) oral dose of vitamin A administered to neonates. Bull World Health Org 1994;72:859-868.
22. Raju TNK, Ikos E: Regional cerebral blood velocity in infants. A real-time transcranial and fontanellar pulsed Doppler study. J Ultrasound Med 1987;6:497-507.
23. Winkler P, Helmke K: Duplex-scanning of the deep venous drainage in the evaluation of blood flow velocity of the cerebral vascular system in infants. Pediatr Radiol 1989;19:79-90.
24. Cowan F, Thoresen M: Changes in superior sagittal sinus blood velocities due to postural alterations and pressure on the head of the newborn infant. Pediatrics 1985;75:1038-1047.

Terapias de Cuidado Intensivo e Hemodinâmica Cerebral
25. Rennie JM, South M, Morley CJ: Cerebral blood flow velocity variability in infants receiving assisted ventilation. Arch Dis Child 1987;62:1247-1251.
26. Perlman JM, Volpe JJ: Suctioning in the preterm infant: Effects on cerebral blood flow velocity, intracranial pressure, and arterial blood pressure. Pediatrics 1983;72:329-334.
27. Day RW: Cerebral blood flow velocity acutely decreases in newborns who respond to inhaled nitric oxide. Am J Perinatol 2000;18:185-194.
28. Taylor GA, Short BL, Glass P, et al: Cerebral hemodynamics in infants undergoing extracorporeal membrane oxygenation: Further observations. Radiology 1988;168(1):163-167.
29. Mitchell DG, Merton D, Desai H, et al: Neonatal brain: Color Doppler imaging. Part II. Altered flow patterns from extracorporeal membrane oxygenation. Radiology 1988;167:307-310.
30. Taylor, GA, Walker LK: Intracranial venous system in newborns treated with extracorporeal membrane oxygenation: Doppler US evaluation after ligation of the right jugular vein. Radiology 1992;183:452-456.
31. Taylor GA: Current concepts in neonatal cranial Doppler sonography. Ultrasound Q 1992;4:223-244.

Lesão Neuronal Difusa
32. Taylor GA, Trescher WH, Johnston MV, et al: Experimental neuronal injury in the newborn lamb: A comparison of N-Methyl-D-Aspartic acid receptor blockade and nitric oxide synthesis inhibition on lesion size and cerebral hyperemia. Pediatr Res 1995;38:644-651.
33. van Bel F, van de Bor M, Stijnen T, et al: Cerebral blood flow velocity pattern in healthy and asphyxiated newborns: A controlled study. Eur J Pediatr 1987;146:461-467.
34. Stark JE, Seibert JJ: Cerebral artery Doppler ultrasonography for prediction of outcome after perinatal asphyxia. J Ultrasound Med 1994;13:595-600.
35. van Bel F, van de Bor M, Baan J, et al: The influence of abnormal blood gases on cerebral blood flow velocity in the preterm newborn. Neuropediatrics 1988;19:27-32.
36. Deeg KH, Rupprecht TH, Zeilinger G: Doppler sonographic classification of brain edema in infants. Pediatr Radiol 1990;20:509-514.
37. Vannucci RC: Mechanisms of perinatal hypoxic-ischemic brain damage. Semin Perinatol 1993;17:330-337.
38. McMenamin JB, Volpe JJ: Doppler ultrasonography in the determination of neonatal brain death. Ann Neurol 1983;14:302-307.
39. Glasier CM, Seibert JJ, Chadduck WM, et al: Brain death in infants: Evaluation with Doppler US. Radiology 1989;172:377-380.

Hemorragia Intracraniana e Acidente Vascular Cerebral
40. Ghazi-Birry HS, Brown WR, Moody DM, et al: Venous origin of germinal matrix hemorrhage in VLBW preterm neonates and vascular characteristics of the human germinal matrix. AJNR Am J Neuroradiol 1997; 18:219-229.
41. Volpe JJ: Current concepts of brain injury in the premature infant. AJR 1989;153:243-251.
42. Taylor GA: Effect of germinal matrix hemorrhage on terminal vein position and patency. Pediatr Radiol 1995;25:S37-S40.
43. Hernanz-Schulman M, Cohen W, Genieser NB: Sonography of cerebral infarction in infancy. AJR 1988;150:897-902.
44. Taylor GA: Alterations in regional cerebral blood flow in neonatal stroke: Imaging with color Doppler. Pediatr Radiol 1994;24:111-115.
45. Savoiardo M: CT scanning. In Barnett HJM, Stein BM, Mohr JP, et al. (eds.): Stroke, Pathophysiology, Diagnosis and Management. Vol I. New York: Churchill Livingstone; 1986, pp 189-219.

46. Taylor GA, Trescher WH, Traystman RJ, et al: Acute experimental neuronal injury in the newborn lamb: US characterization and demonstration of hemodynamic effects. Pediatr Radiol 1993;23:268-275.

Hidrocefalia
47. Bada HS, Miller JE, Menke JA, et al: Intracranial pressure and cerebral arterial pulsatile flow measurements in neonatal intraventricular hemorrhage. J Pediatr 1982;100:291-296.
48. Taylor GA, Phillips MD, Ichord RN, et al: Intracranial compliance in infants: Evaluation with Doppler US. Radiology 1994;191:787-791.
49. Taylor GA, Madsen JR: Neonatal hydrocephalus: Hemodynamic response to fontanelle compression: Correlation with intracranial pressure and need for shunt placement. Radiology 1996;201:685-689.
50. Westra SJ, Lazareff J, Curran JG et al: Transcranial Doppler ultrasonography to evaluate need for cerebrospinal fluid drainage in hydrocephalic children. J Ultrasound Med 1998;17:561-569.
51. Westra SJ, Stotland MA, Lazareff J, et al: Perioperative transcranial Doppler US to evaluate intracranial compliance in young children undergoing craniosynostosis repair surgery. Radiology 2001;218:816-823.
52. Bruce DA, Berman WA, Schut L: Cerebrospinal fluid pressure monitoring in children: Physiology, pathology and clinical usefulness. Adv Pediatr 1977;24:233-290.
53. Winkler P. Colour-coded echographic flow imaging and spectral analysis of cerebrospinal fluid (CSF) in infants. Part II. CSF-dynamics. Pediatr Radiol 1992;22:31-42.

Malformações Vasculares
54. Tessler FN, Dion J, Vinuela F, et al: Cranial arteriovenous malformations in neonates: Color Doppler imaging with angiographic correlation. AJR 1989;153:1027-1030.
55. Soto G, Daneman A, Hellman J: Doppler evaluation of cerebral arteries in a galenic vein malformation. J Ultrasound Med 1985;4:673-675.
56. Westra SJ, Curran JG, Duckwiler GR, et al: Pediatric intracranial vascular malformations: evaluation of treatment results with color Doppler US. Radiology 1993; 186:775-783.

Tumores Intracranianos
57. Chow PP, Horgan JG, Burns P, et al: Choroid plexus papilloma: Detection by real-time and Doppler sonography. AJR 1986;7:168-170.
58. Simanovsky N, Taylor GA: Sonography of brain tumors in infants and young children. Pediatr Radiol 2001; 31:392-398.

Espaços de Líquidos Extra-Axiais
59. Chen CY, Chou TY, Zimmerman RA, et al: Pericerebral fluid collection: Differentiation of enlarged subarachnoid spaces from subdural collections with color Doppler US. Radiology 1996;201:389-392

DOPPLER DO CÉREBRO EM CRIANÇAS

Dorothy I. Bulas / Joanna J. Seibert

SUMÁRIO DO CAPÍTULO

TÉCNICA
DOSAGEM DO ULTRA-SOM
ARMADILHAS NAS INVESTIGAÇÕES COM DOPPLER
INDICAÇÕES AO DOPPLER TRANSCRANIANO
  Vasoespasmo
Enxaquecas
Hidrocefalia
Malformações Vasculares
Asfixia
Edema Cerebral e Terapia de Hiperventilação
Morte Cerebral
PROCEDIMENTOS NEURORRADIOLÓGICOS INTRACIRÚRGICOS
ACIDENTE VASCULAR ENCEFÁLICO EM PACIENTES COM DOENÇA FALCIFORME
USO DO CONTRASTE

O Doppler colorido dúplex através da fontanela anterior é simples e provou utilidade na avaliação de anormalidades do fluxo sangüíneo cerebral no neonato e lactente.[1-4] Uma vez que a fontanela se fecha, o Doppler transcraniano (DTC) ainda pode ser realizado de forma não-invasiva utilizando um transdutor Doppler de onda pulsada de 2 a 2,5 MHz via o delgado osso temporal, órbitas, ou o forame magno. Esta técnica, introduzida por Aeslid no início da década de 80, pode ser utilizada para medir a velocidade e pulsatilidade do fluxo sangüíneo dentro das artérias intracranianas do polígono de Willis e o sistema vertebrobasilar.[5] As técnicas Doppler de onda contínua e de onda pulsada não-visualizada fazem a insonação dos vasos específicos utilizando critérios estritos à identificação do vaso baseados na profundidade e direção do fluxo aos vasos intracranianos via osso temporal.[6,7] Esta técnica às cegas requer destreza meticulosa e habilidade em manter a imagem mental do polígono de Willis. As vantagens desta técnica incluem o pequeno tamanho da unidade portátil projetada especificamente para o Doppler transcraniano, preço baixo, sensibilidade do Doppler, e capacidade de manobra da janela superior devido ao pequeno tamanho do transdutor. As limitações incluem a necessidade de um treinamento intensivo, dificuldade em encontrar os vasos, e a falta da disponibilidade da unidade nos departamentos de radiologia. O desenvolvimento da ultra-sonografia dúplex com imagem colorida utilizando transdutores de 2 a 2,5 MHz aumentou a utilidade do Doppler transcraniano via abordagem transtemporal. As vantagens desta técnica incluem a rápida identificação do vaso, curva de aprendizado mais curta, e disponibilidade de unidades na maioria dos departamentos de radiologia. Esta técnica permite a identificação positiva do vaso resultando em informações mais fáceis, confiáveis e reprodutíveis.[8-10] Com treinamento e experiência quaisquer técnicas provaram ser confiáveis com reprodutibilidade entre os operadores.

TÉCNICA

A fontanela anterior permanece tipicamente aberta durante o primeiro ano de vida. Uma vez fechada, três janelas cranianas (além dos orifícios por brocas e defeitos cirúrgicos) podem ser utilizados rotineiramente para produzir insonação da circulação intracraniana: (1) o osso temporal, (2) a órbita, e (3) o forame magno.[11] A abordagem transtemporal é via porção delgada suprazigomática do osso temporal utilizando um transdutor de 2 a 2,5 MHz. A janela transtemporal é encontrada, geralmente, no osso temporal em direção cefálica ao arco zigomático e anterior ao ouvido. A janela anatômica intracraniana neste plano são os pedúnculos cerebrais em forma de coração (Fig. 53-1A). Logo anterior aos pedúnculos está a cisterna interpeduncular ou supra-selar ecogênica em forma de estrela. Anterior e lateralmente a esta cisterna basilar situa-se a fissura ecogênica à artéria cerebral

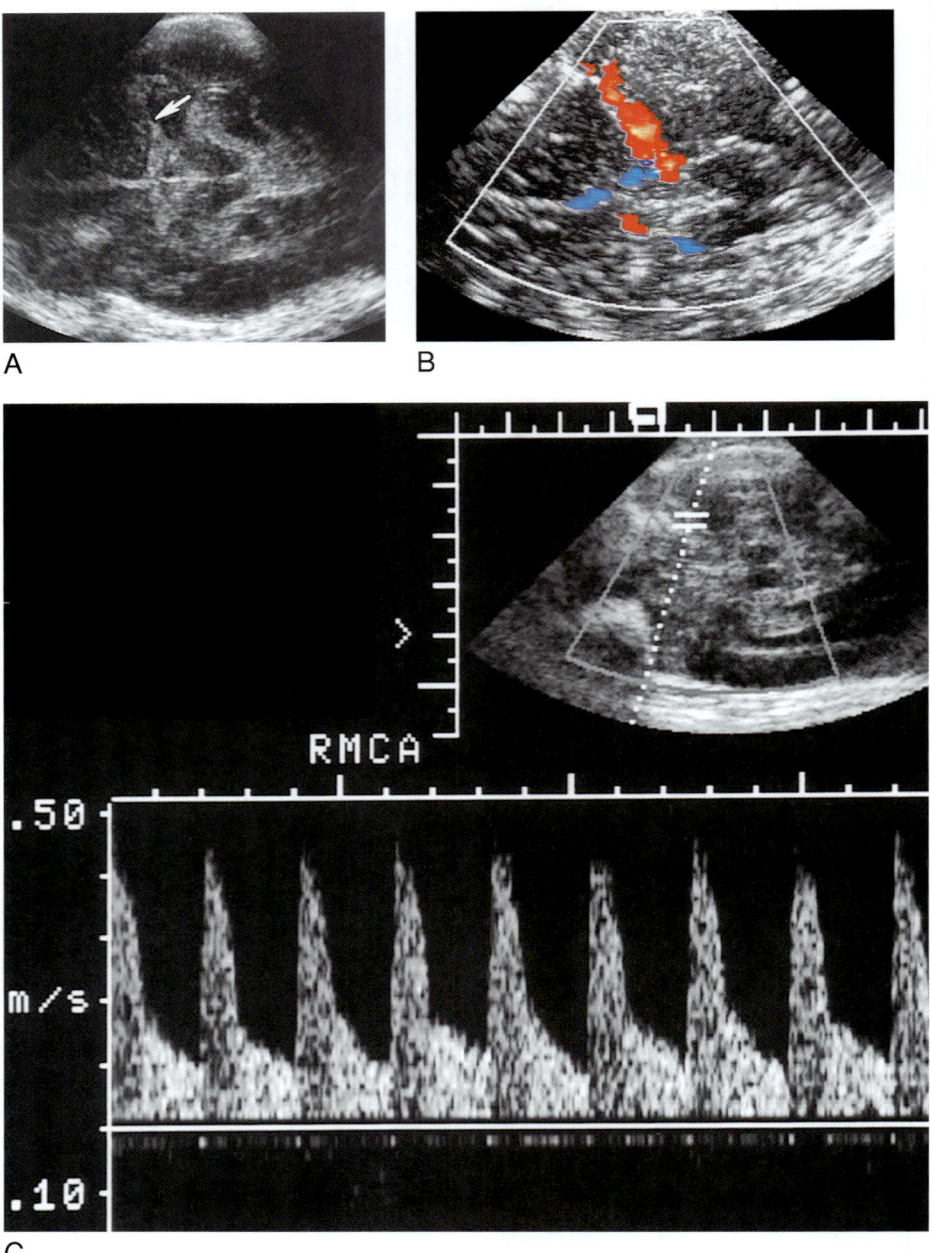

FIGURA 53-1. Janela temporal. A, Doppler transcraniano transtemporal com pontos de referência normais. Observar os pedúnculos cerebrais em forma de coração com a cisterna supra-selar ecogênica. Anterior e lateralmente a esta cisterna basilar está a fissura ecogênica para a MCA (*seta*). **B**, Doppler do fluxo colorido transtemporal mostra ainda o ponto de referência dos pedúnculos cerebrais em forma de coração. O fluxo direcionado ao transdutor está em vermelho na MCA na fissura cerebral medial logo anterior aos pedúnculos cerebrais. Fluxo na ACA neste lado em azul, em direção contrária ao transdutor. O fluxo também é visto em azul na PCA no lado oposto enquanto cursa em torno do pedúnculo cerebral. **C**, A forma de onda Doppler normal na MCA direita com fluxo direcionado ao transdutor. ACA, artéria cerebral anterior; MCA, artéria cerebral média.

média (ACM). A imagem colorida (Fig. 53-1B) e análise espectral (Figs. 53-1C e 53-2A) deste vaso mostrará o fluxo em direção ao transdutor. A insonação do vaso mais profundo em direção à linha média direciona o operador na bifurcação do segmento A1 da artéria cerebral anterior (ACA) e da ACM. A análise espectral neste ponto de referência da bifurcação mostrará o fluxo bidirecional – fluxo em direção ao transdutor na ACM e fluxo na ACA distante do transdutor (Fig. 53-2B). Enquanto o cursor é movido mais medial anteriormente, o fluxo é visto totalmente na ACA distante do transdutor (Fig. 53-2C). A ACM deve ser estudada desde sua localização mais periférica ao ponto da bifur-

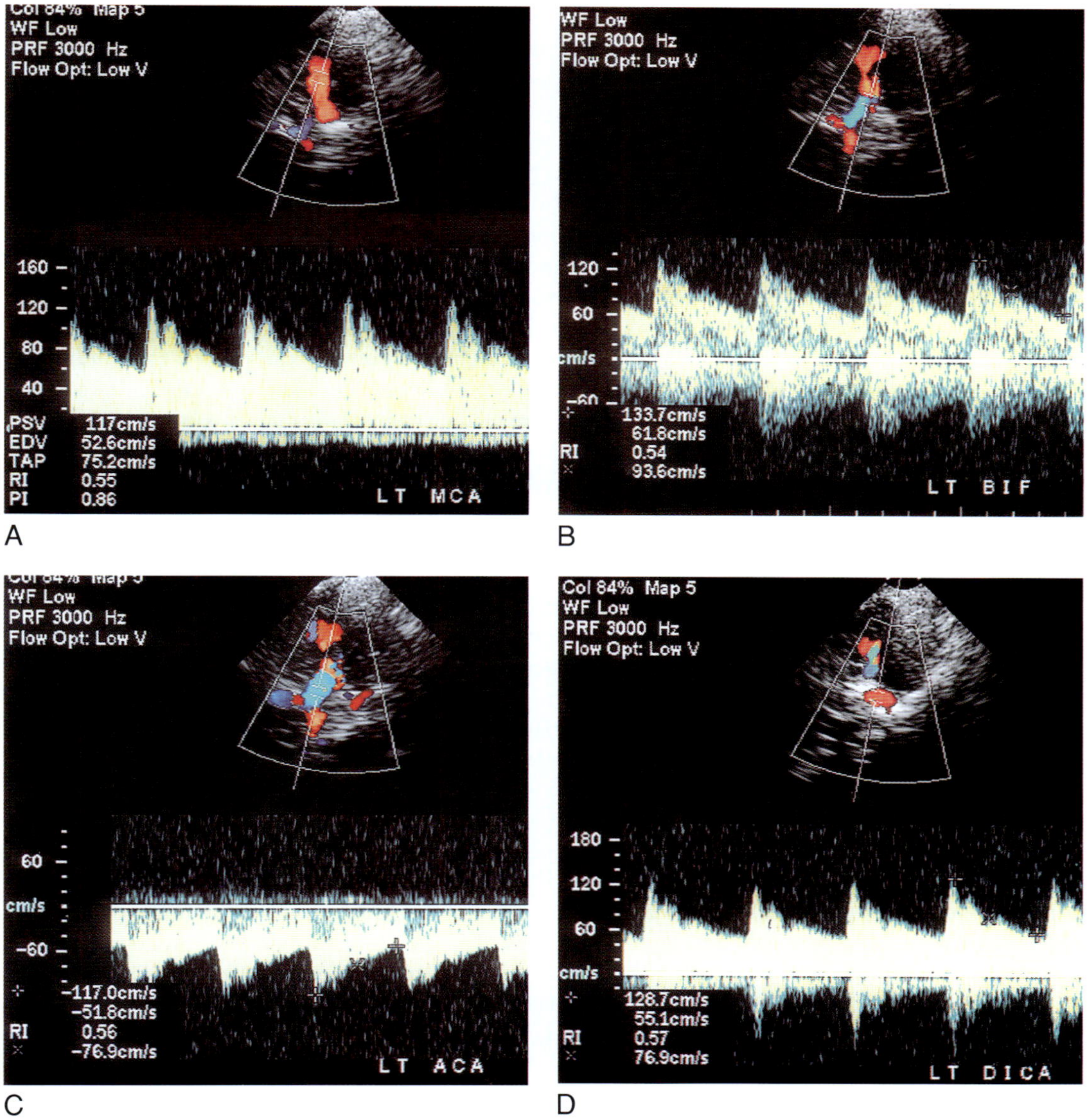

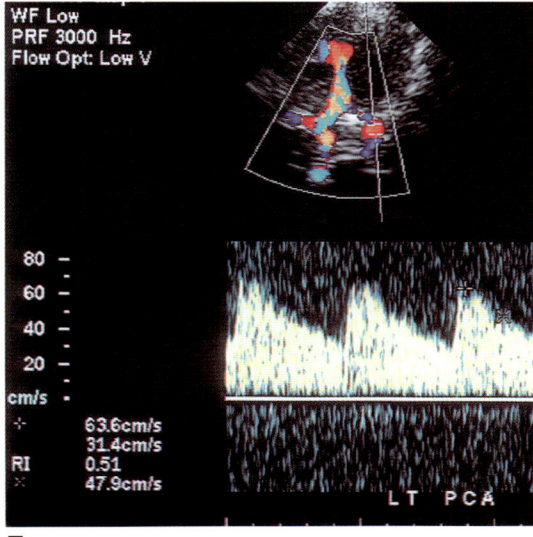

FIGURA 53-2. Formas de onda Doppler do fluxo colorido transtemporal normal. A, MCA esquerda mostra o fluxo direcionado ao transdutor. **B**, Bifurcação da MCA e ACA com fluxo em direção ao transdutor na MCA e em direção contrária ao transdutor na ACA. **C**, ACA com fluxo distante do transdutor. **D**, Angulado inferiormente à bifurcação, um segmento curto da ICA distal com fluxo em direção ao transdutor. **E**, PCA com fluxo em direção ao transdutor. ACA, artéria cerebral anterior; MCA, artéria cerebral média.

cação, e a ACA deve ser estudada o mais medialmente possível. A artéria cerebral interna distal está inferior à bifurcação. O fluxo pode ser amortecido devido ao ângulo de insonação com fluxo direcionado em direção ao transdutor (Fig. 53-2D). A artéria cerebral posterior (ACP) pode ser visualizada enquanto ela circula em torno dos pedúnculos cerebrais. O fluxo neste vaso pode estar distante ou em direção ao transdutor (Fig. 53-2E). Às vezes, a ACM, a ACA, e a ACP no lado oposto também podem ser avaliadas.

As artérias vertebral e basilar podem ser estudadas via forame magno com um transdutor de 2 MHz. O paciente fica em um lado ou em posição prona e a cabeça é arqueada levemente de modo que o queixo toca o tórax fazendo com que aumente o espaço entre o crânio e o atlas. O transdutor é colocado na linha média na nuca e angulado através do forame magno em direção ao olho. O ponto de referência normal é a medula arredondada hipoecóica logo anterior ao clivo ecogênico (Fig. 53-3A). As artérias vertebrais parecem em forma de V como se surgissem da junção medulopontino para formar a artéria basilar entre a junção pontomedular hipoecóica e o clivo ecogênico (Fig. 53-3B). Desta incidência posterior, o fluxo nas artérias vertebral e basilar deve ser direcionado para longe do transdutor (Fig. 53-3C).

A artéria oftálmica (AO) é avaliada através da órbita com os olhos fechados utilizando um transdutor de 3, 5 ou 7,5 MHz (Fig. 53-4) em sua menor potência. O fluxo na AO deve estar em direção ao transdutor (Fig. 53-4A). A artéria oftálmica entra no forame óptico para ficar lateral e levemente inferior ao nervo óptico. Portanto, ela atravessa, geralmente, superior ao nervo óptico e continua anteriormente no lado medial da órbita. O ramo da artéria retinal central da artéria oftálmica é o ramo mais facilmente investigado pela imagem do Doppler colorido logo posterior à retina (Fig. 53-4). Como a visualização desta artéria retinal central exige ondas sonoras direcionadas através das lentes, a menor potência deve ser utilizada. As diretrizes do FDA atualmente recomendadas sugerem média temporal do pico espacial limitante de 17 mW/cm^2 à imagem orbital.[12,13] Todavia, um grande ramo da artéria oftálmica prossegue junto à parede nasal ou medial da órbita. Como investigar este vaso não envolve o direcionamento do feixe de som através das lentes, uma potência mais alta pode ser utilizada para este ramo.

Na análise espectral da forma de onda, as velocidades máxima, mínima e média (média do tempo médio da velocidade máxima) podem ser medidas em centímetros por segundo. Pelo menos duas leituras devem ser feitas para cada vaso. A velocidade mais alta obtida pode ser tirada como a velocidade mais real, pois se acreditou ser a velocidade obtida no melhor ângulo de insonação do vaso.[14] A correção do ângulo não pode ser realizada com a técnica de não-visualização. Enquanto a correção do ângulo for possível com a técnica de imagem devido à visualização do curso do vaso, as velocidades publicadas não foram tipicamente corrigidas. Como a ACM, a ACA, e a AO cursam, em geral, quase que diretamente em direção ao ou a partir do transdutor, a correção do ângulo é menos um problema nestes vasos. As velocidades da ACA e da ACP são mais variáveis devido ao seu curso tortuoso.

Um índice de pulsatilidade, como o índice de pulsatilidade (IP) de Gosling (velocidade sistólica menos velocidade diastólica dividida pela velocidade média), ou índice de resistência (IR) de Pourcelot (velocidade sistólica menos velocidade diastólica dividida pela velocidade sistólica), também pode ser medido. Ambos estes índices de pulsatilidade, tanto o IP quanto o IR, são índices que minimizam o efeito da angulação do vaso. Como o IR é um índice, ele pode ser expresso como um número inteiro (50), representando uma porcentagem (%), ou como uma fração (0,5).

Os valores de referência dependentes da idade estão disponíveis para as velocidades e IRs dos vários vasos intracranianos. A velocidade média normal na ACM em adultos varia de 50 a 80 cm/s, na ACA de 35 a 60 cm/s, na ACP de 30 a 50 cm/s, e na artéria basilar de 25 a 50 cm/s. As velocidades de pico sistólico até 150 cm/s foram descritas em pacientes com doença falciforme secundária à anemia.[15,16] Normalmente, a velocidade da AO é aproximadamente um quarto a velocidade na ACM. As velocidades na ACP e nas artérias basilar e vertebral devem ser aproximadamente metade da velocidade na ACM. O IR normal após o fechamento da fontanela deve ser de 0,50 a 0,59 exceto na AO, que tem um IR maior (geralmente 0,70 a 0,79) e menos fluxo diastólico, pois ele fornece um leito muscular (Fig. 53-3B).[11] Um aumento no fluxo diastólico resultará numa diminuição do IR, enquanto uma diminuição no fluxo diastólico resultará num aumento do IR. Enquanto a pressão intracraniana (PIC) aumenta acima da pressão arterial média, o fluxo diastólico pode tornar-se reverso, demonstrando um IR maior que 1.[17]

DOSAGEM DO ULTRA-SOM

O American Institute of Ultrasound and Medicine (AIUM) e as diretrizes federais norte-americanas da intensidade média do tempo do pico espacial (I_{SPTA}) para a cabeça de pacientes pediátricos não devem exceder 94 mW/cm^2. Na avaliação dos vasos no olho, o limite é de 17 mW/cm^2.[18] Os ajustes de potência dos transdutores de vários fabricantes são diferentes para cada peça do equipamento e cada sonda.[19] Com o equipamento da Acuson, os níveis de energia para o olho estão dentro das diretrizes para uma sonda de 2 a 3 MHz se for utilizado para um ajuste baixo ou médio da imagem Doppler.[20] Outros transdutores somente estão dentro das diretrizes num ajuste de potência baixo com Acuson. Todavia, quando a abordagem transtemporal for utilizada, pelo menos 65% (e provavelmente mais) da energia são atenuados pelo crânio. Estes campos maiores podem, portanto, ser utilizados na abordagem transtemporal, mas não devem ser excedidos quando se fizer a insonação do olho ou forame magno.[21]

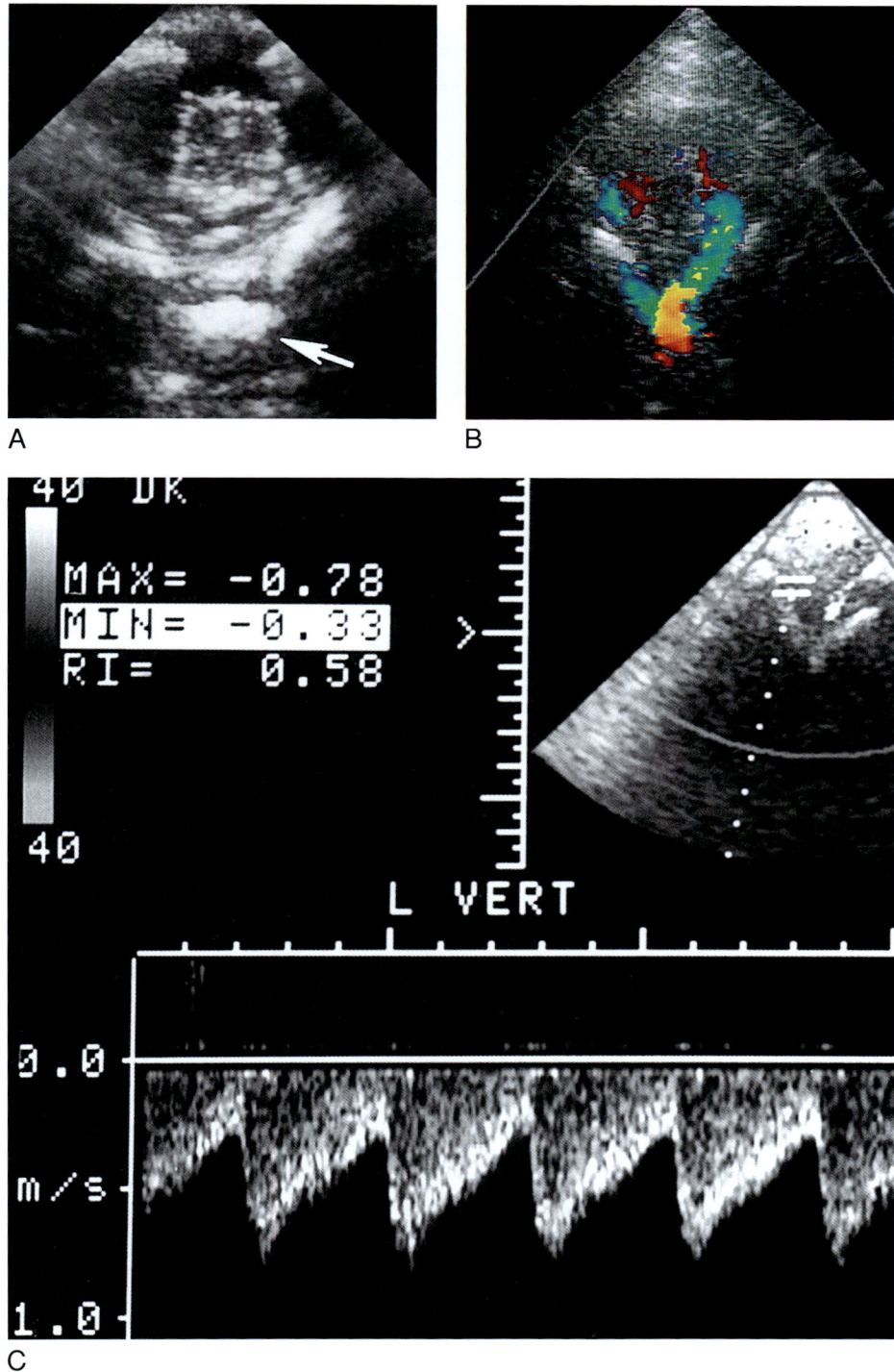

FIGURA 53-3. Incidência occipital através do forame magno. A, Ponto de referência normal na incidência transforame magno mostra medula arredondada anterior ao clivo bastante ecogênico (*seta*). **B**, Com imagem colorida das artérias vertebrais em forma de V que se unem para formar a artéria basilar na junção medula-ponte. **C**, Forma de onda Doppler na artéria vertebral mostra fluxo distante do transdutor.

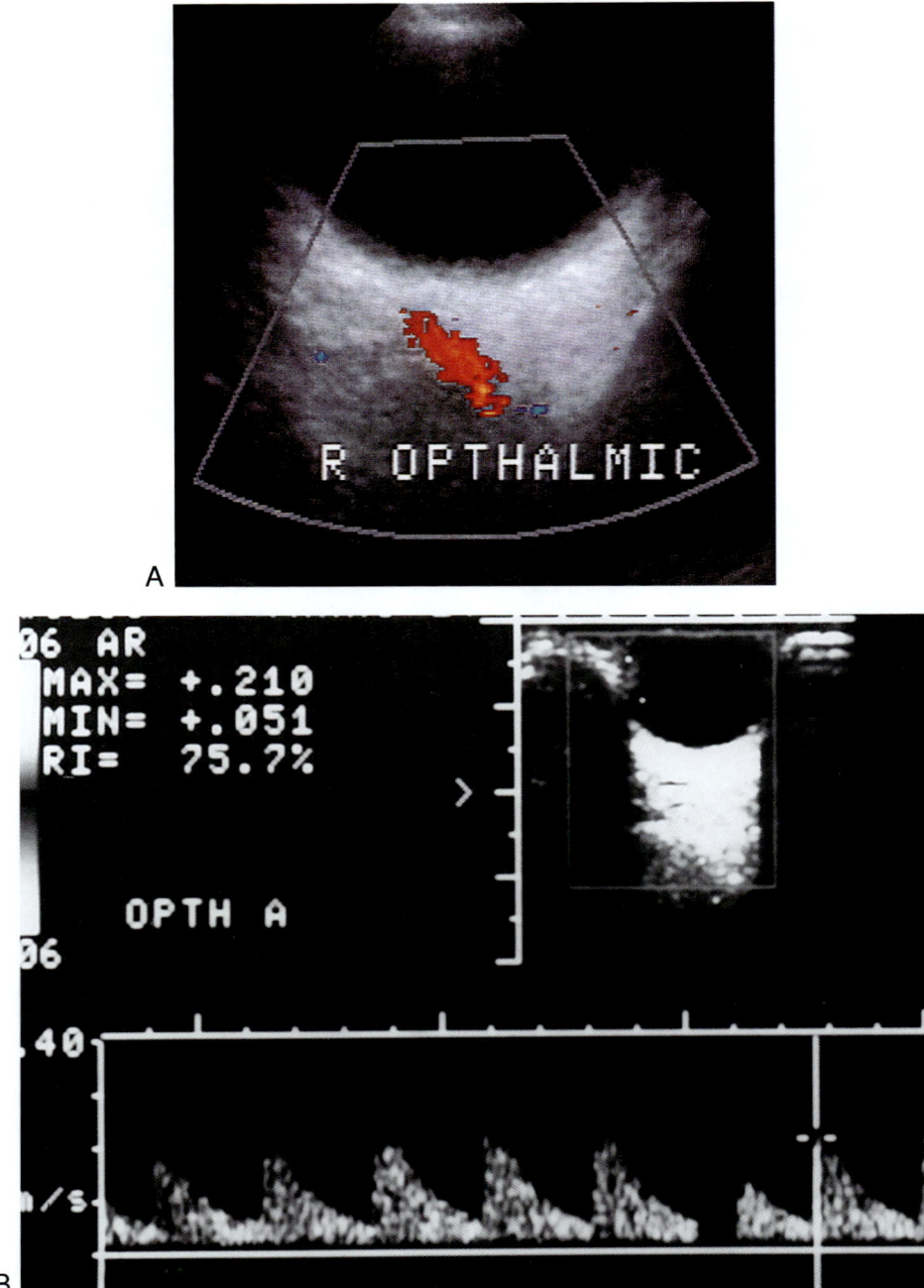

FIGURA 53-4. TCD normal através do olho. A, Visualização do fluxo colorido da OA posterior ao globo com fluxo direcionado ao transdutor em vermelho. **B**, Forma de onda normal da OA com RI de 0,75. OA, artéria oftálmica; RI, índice de resistência; TCD, Doppler transcraniano.

RISCOS NAS INVESTIGAÇÕES COM DOPPLER

Existem numerosos riscos para realizar um exame Doppler transcraniano em crianças.[22,23] Os poucos ajustes do filtro da parede, a alta frequência Doppler, e a avaliação crítica de análise da velocidade espectral são cruciais à interpretação precisa dos dados.[10] Enquanto alguém pode assumir um polígono de Willis patente nas crianças, nenhuma artéria pode ser utilizada para representar toda a circulação cerebral.

INDICAÇÕES AO DOPPLER TRANSCRANIANO

Vasoespasmo

Em adultos, o DTC provou ser valioso no diagnóstico do vasoespasmo que pode ocorrer após hemorragia subaracnóidea secundária à ruptura de um aneurisma intracraniano ou outra patologia.[24,25] Os pacientes com vasoespasmo grave persistente podem desenvolver déficits permanentes devido

> **INDICAÇÕES ESTABELECIDAS PARA DTC EM ADULTOS**
>
> Detecção de estenose grave (>65%) numa artéria intracraniana basal principal
> Avaliação dos padrões e extensão da circulação colateral em pacientes com conhecida oclusão estenótica grave
> Avaliação e acompanhamento dos pacientes com vasoespasmo ou vasoconstrição, especialmente após hemorragia subaracnóidea
> Detecção de malformações arteriovenosas e avaliação pós-tratamento
> Confirmação de diagnóstico clínico de morte cerebral

> **APLICAÇÕES POTENCIAIS PARA DTC EM ADULTOS**
>
> Monitoração durante endarterectomia cerebral, *bypass* cardiopulmonar, outros procedimentos cirúrgicos e intervencionistas cerebrovasculares/cardiovasculares
> Avaliação dos pacientes com vasculopatias dilatadas, como aneurismas fusiformes
> Avaliação da auto-regulação, respostas fisiológicas e farmacológicas das artérias cerebrais
> Avaliação dos pacientes com enxaquecas

> **INDICAÇÕES PARA DTC EM CRIANÇAS**
>
> Avaliação das crianças com várias vasculopatias, como doença falciforme e doença cerebrovascular de moyamoya
> Avaliação das crianças com malformações arteriovenosas
> Acompanhamento das crianças com hidrocefalia e derrames subdurais
> Avaliação das crianças com asfixia, edema cerebral, e seus tratamentos, incluindo terapia com hiperventilação
> Confirmação clínica de morte cerebral
> Monitoração de crianças durante os procedimentos intervencionistas e cirúrgicos cerebrovasculares e cardiovasculares

aos infartos cerebrais. O vasoespasmo desenvolve-se, tipicamente, nos primeiros dois dias após a hemorragia, aumentando gradualmente por uma semana, atingindo picos entre 11 e 17 dias antes de diminuir também gradativamente. O DTC tornou-se uma ferramenta importante na detecção do vasoespasmo antes do paciente sofrer déficits neurológicos isquêmicos ou infarto. O DTC é altamente específico (98% a 100%)[26,27] no diagnóstico do vasoespasmo. Nestes casos, a velocidade do fluxo sangüíneo aumenta devido a uma diminuição da área de secção luminal dos vasos afetados.

Assim, o DTC pode ser utilizado para direcionar um melhor tempo de terapia e é útil no acompanhamento dos efeitos das terapias (Fig. 53-5). Quando um vasoespasmo hemodinamicamente significante de interesse clínico é sugerido, a angiografia cerebral de emergência pode ser útil com angioplastia de dilatação do balão ou infusão intra-arterial de agentes vasodilatadores.[28] Os estudos de DTC em série mostram redução nas velocidades, indicando tempo apropriado à terapia de retirada, minimizando complicações e diminuindo as internações nas UTIs. O DTC é mais preciso na predição do vasoespasmo da ACM. O DTC não pode ser utilizado para avaliar a ACA além do seu segmento A1 e está limitado na avaliação dos ramos distais da ACM.

As velocidades médias da ACM de 100 a 140 cm/s correlacionam-se com vasoespasmo brando demonstrado pela angiografia. O vasoespasmo moderado é definido como velocidades que variam de 140 a 200 cm/s, e o vasoespasmo grave é definido como velocidades > que 200 cm/s. Um aumento exorbitante (> 25 cm/s por dia) na velocidade nos primeiros dias após a hemorragia aracnóide está associado com um prognóstico pior. As fontes de erro na detecção do vasoespasmo pelo DTC (comparado com arteriografia) incluem vasoespasmo periférico ausente, pressão intracraniana elevada, e fluxo de baixo volume.[7] Assim, os valores do DTC devem sempre ser combinados com dados clínicos e laboratoriais.

Enxaquecas

Os adultos com dores de cabeça vasculares foram avaliados pelo DTC.[7] Thie e cols.[29] encontraram um aumento significativo na velocidade média nos pacientes com enxaquecas quando comparadas aos controles durante os períodos sem enxaqueca. Os pacientes com enxaquecas comuns tiveram velocidades intracranianas diminuídas e pulsatilidade aumentada durante os ataques de dores de cabeça, enquanto os pacientes sintomáticos com enxaquecas clássicas demonstraram um aumento nas velocidades e uma diminuição na pulsatilidade.[30] Assim, o DTC pode ser um potencial para ajudar no diagnóstico diferencial das dores de cabeça de etiologia desconhecida e assiste, possivelmente, nas intervenções terapêuticas.

As dores de cabeça devido à pressão intracraniana aumentada podem, algumas vezes, demonstrar pulsatilidade anormal. Um estudo avaliando a utilidade do DTC em crianças com dores de cabeça foi reportado por Wang e cols. Em suas séries de crianças com dores de cabeça isoladas, a sensibilidade e a especificidade do DTC na detecção de lesões intracranianas foram de 75 e 99,7%, respectivamente.[31]

Hidrocefalia

A habilidade em diferenciar entre ventriculomegalia e hidrocefalia (ventriculomegalia aumentada e pressão intracraniana elevada) pode ser difícil. Quando se desenvolve uma hidrocefalia, aumenta a pressão intracraniana, resultando numa diminuição no fluxo diastólico. A ventri-

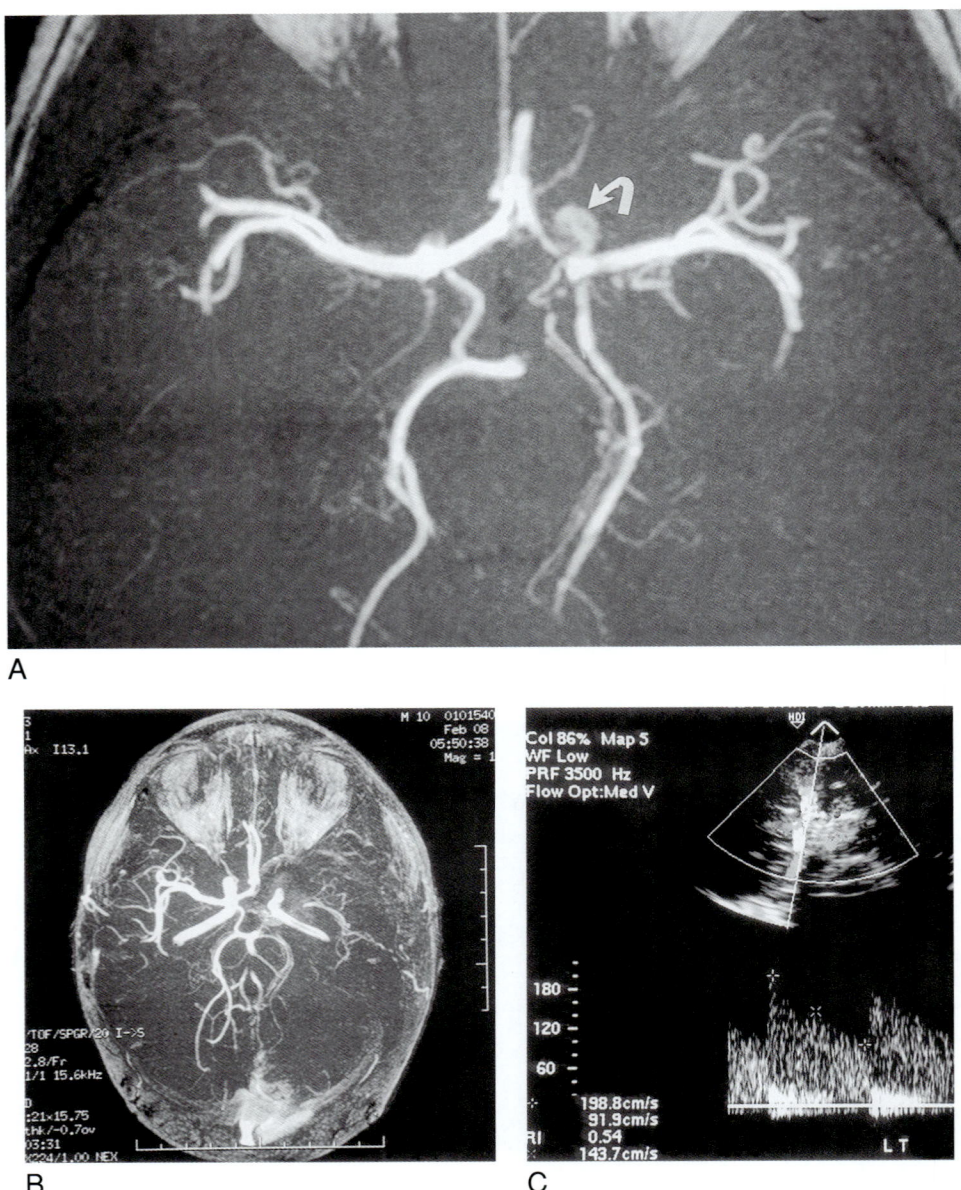

FIGURA 53-5. Vasoespasmo com aneurisma. A, Menino com 10 anos apresenta-se com cefaléia aguda. A MRA demonstra carótida supraclinóide estreita, segmento A1 estreito, e pequeno aneurisma na bifurcação esquerda (*seta*). **B**, Pós-grampeamento do aneurisma, suscetibilidade do artefato de metal limita a avaliação da MRA do segmento M1 proximal esquerdo. **C**, No dia 15, o TCD demonstra um aumento nas velocidades médias de 144 cm/s consistente com o vasoespasmo moderado. Paciente seguiu bem após o tratamento médico. TCD, Doppler transcraniano.

culomegalia estável deve ter pulsatilidade normal, assim, um IR elevado em casos em que o tamanho ventricular estiver aumentado pode implicar a necessidade de uma derivação. Hill e Volpe descreveram primeiramente uma diminuição no índice de fluxo diastólico para sistólico em 11 lactentes com hidrocefalia.[32] Devido à sua natureza não-invasiva e repetível, o Doppler tem sido utilizado cada vez mais para avaliar as alterações na hemodinâmica cerebral na hidrocefalia através da fontanela anterior em lactentes e transcranialmente através do osso temporal em crianças mais velhas.[4,33,34] Há um consenso de que existe uma correlação direta entre a pressão intracraniana (da evidência fontanométrica experimental e medida direta) e o IR, e que o aumento do índice de resistência tem sido, predominantemente, devido à redução na velocidade diastólica final.[34,35] Os dois índices de pulsatilidade mais comumente aplicados nos pacientes com hidrocefalia têm sido o IR de Pourcelot e IP de Gosling. Ambos os índices minimizam o erro na estimativa da velocidade verdadeira devido a uma variedade no ângulo de insonação. Isto é particularmente importante na hidrocefalia, pois a anatomia vascular pode ser distorcida, significativamente, pelo aumento ventricular e um pequeno ângulo de insonação não pode ser assumido.[36]

TABELA 53-1. ALTERAÇÕES DO DOPPLER CEREBRAL

	IR	Velocidade Sistólica
Anormalidades intracranianas		
Sangue intracraniano	Aumentado	(Variação pulsação a pulsação, fator de risco para HIV) Diminuída, reversão diastólica
LPV	Agudamente diminuído	
Asfixia	Aumentado	
Edema cerebral	Aumentado, reversão após drenagem	
Hidrocefalia	Aumentado	Aumentada, turbulência
Subdural	Aumentado	
Morte cerebral	Diminuído	
OMEC	Diminuído	
Estenoses por malformações vasculares	Diminuído	
Anormalidades extracranianas		
PCO_2	Relação inversa	Sistólica/diastólica diminuída
Freqüência cardíaca	Relação inversa	
Choque		
PCA	Aumentado	
Pneumotórax	Aumentado	
Isquemia cardíaca	Aumentado	
Sangramento GI	Aumentado	Diminuída
Policitemia, hiperviscosidade	Aumentado	Aumentada
Anemia		
Drogas		
Indometacina	Aumentado	Diminuída
Cocaína materna		Aumentada
Surfactante exógeno		Aumentada

OMEC, oxigenação por membrana extracorpórea; GI, gastrointestinal; HIV, hemorragia intraventricular; PCA, persistência do canal arterial; LPV, leucomalácia periventricular; IR, índice de resistência.

As dificuldades com a utilização do IR[37] ocorreram devido a dois problemas principais:

1. Existem muitos outros fatores intracranianos e extracranianos que podem alterar o IR exceto a pressão intracraniana elevada (Tabela 53-1). Portanto, o IR deve ser correlacionado com a condição clínica do paciente (PCO_2, freqüência cardíaca, presença de persistência do canal arterial PCA, etc.).
2. Há uma ampla variedade de valores normais (0,65 a 0,85 no neonato; 0,60 a 0,70 na criança antes do fechamento da fontanela; 0,50 a 0,60 nas crianças mais velhas e adultos através da janela temporal após o fechamento da fontanela).[11]

Goh e cols. utiliza um IR maior que 0,8 como um sinal de pressão elevada no neonato e um IR maior que 0,65 nas crianças.[34] Devido à ampla variação de normal e uma sobreposição entre valores normais e anormais, os valores dos IRs são mais úteis individualmente seguindo o curso do paciente para determinar se as alterações clínicas e/ou dilatação ventricular são secundárias à pressão elevada ou atrofia (Figs. 53-6 a 53-9). O DTC mostrou-se útil na predição do mau funcionamento da derivação. Qualquer aumento no IR pode ser considerado significativo em termos do mau funcionamento do *shunt*. Os valores normais podem ser o resultado do monitoramento do líquido cerebrospinal junto à derivação. A espessura excessiva do crânio pode impedir que seja obtido com sucesso o DTC em alguns destes pacientes.

Malformações Vasculares

O Doppler intracraniano é particularmente útil na detecção de malformações vasculares no neonato instável.[3,38] A malformação vascular pode ser visualizada com o Doppler colorido ou o *power* Doppler. A análise espectral dos vasos envolvidos mostrará alta velocidade, com baixa pressão e baixa pulsatilidade devido ao fluxo diastólico aumentado. Estas qualidades hemodinâmicas resultam num meio maior que o normal e velocidades do pico sistólico em conjunto com a turbulência e IRs menores que o normal (Fig. 53-10). O DTC pode diagnosticar corretamente as malformações arteriovenosas com uma sensibilidade de 87 a 95%.[39-41] Como a ressonância magnética (RM) permite uma sensibilidade maior ainda que o DTC na triagem diagnóstica, a imagem Doppler é utilizada com mais freqüência para quantificar a hemodinâmica das malformações arteriovenosas e para monitorar os efeitos das intervenções cirúrgicas ou endolu-

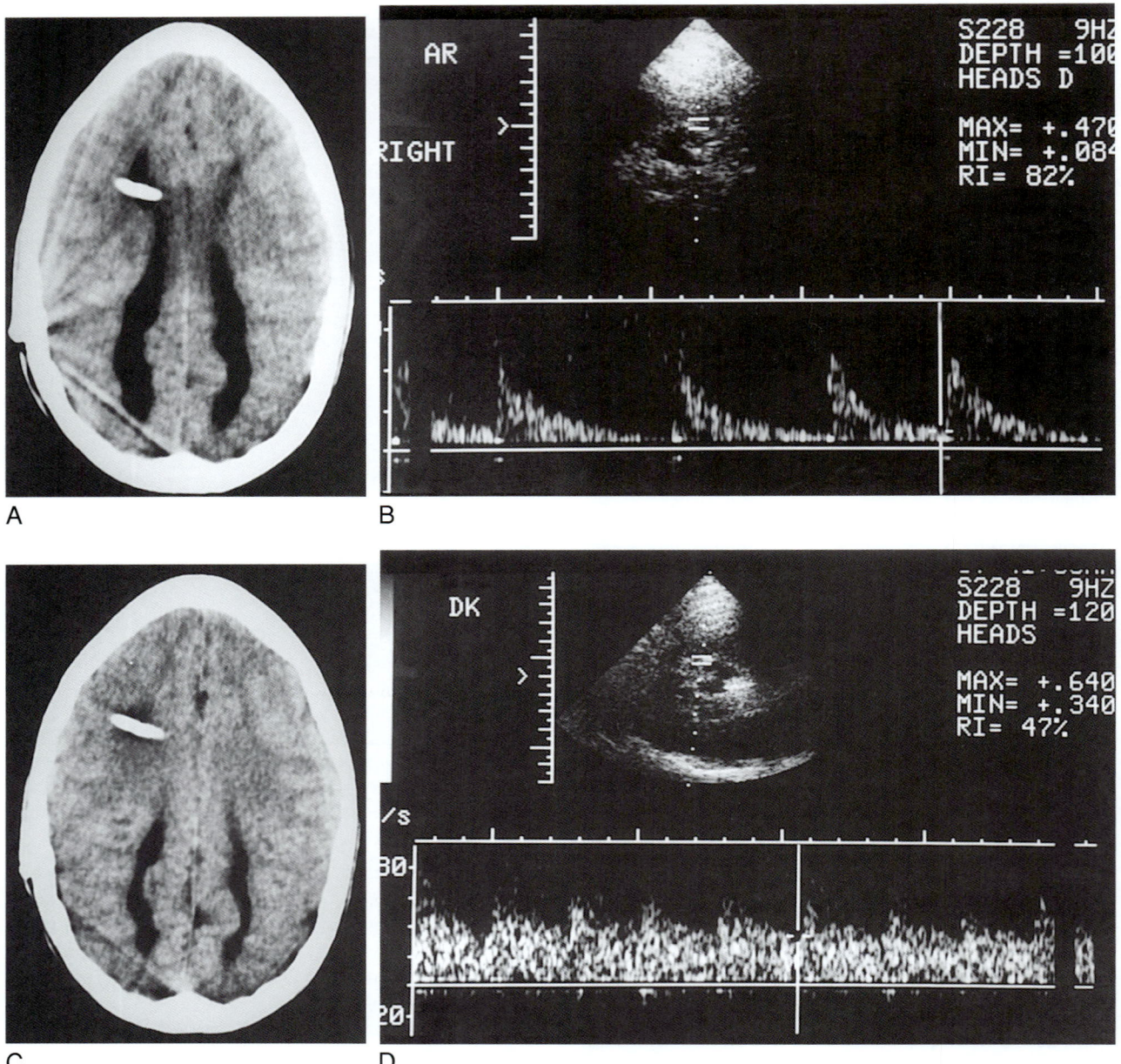

FIGURA 53-6. Disfunção da derivação numa criança de oito anos. A, Imagem por CT mostra ventrículos dilatados bastante moderados. **B**, Imagem do TCD através da janela temporal mostra RI aumentado de 0,82 na MCA. **C**, Imagem por TC pós-revisão da derivação mostra diminuição no tamanho ventricular. **D**, TCD através da janela temporal mostra diminuição no RI de 0,47 (normal de aproximadamente 0,5 após fechamento da fontanela).[11] RI, índice de resistência; TCD, Doppler transcraniano.

minais.[42] Após o tratamento cirúrgico ou embolização, podem ser seguidos a diminuição na velocidade sistólica e o aumento no IR nas artérias nutridoras.

Asfixia

O DTC tem sido útil na avaliação da lesão cerebral hipóxico-isquêmica. A asfixia pode resultar na deficiência da auto-regulação cerebral, produzindo um aumento no fluxo sangüíneo diastólico e uma diminuição na resistência cerebrovascular.[2]

A imagem por Doppler intracraniano no neonato tem sido particularmente útil na predição da lesão cerebral hipóxico-isquêmica.[43-47] Archer e cols. encontraram 100% de sensibilidade de um IR baixo devido ao fluxo diastólico aumentado na ACA e ACM e um resultado neurológico adverso quando realizado dentro das primeiras 48 horas da injúria no neonato. Stark e Seibert[43] reportaram que 10 de 13 neonatos com IRs iniciais baixos desenvolveram limita-

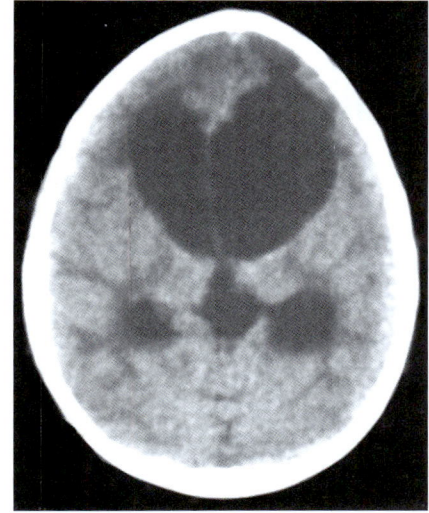

FIGURA 53-7. Malfuncionamento da derivação numa criança de 3 anos. A, Hidrocefalia com aumento dos sinais de malfuncionamento da derivação. **B**, TCD através da janela temporal mostra RI elevado de 0,7 na MCA. **C**, TCD pós-revisão da derivação mostra um RI normal de 0,55. MCA, artéria cerebral média; RI, índice de resistência; TCD, Doppler transcraniano.

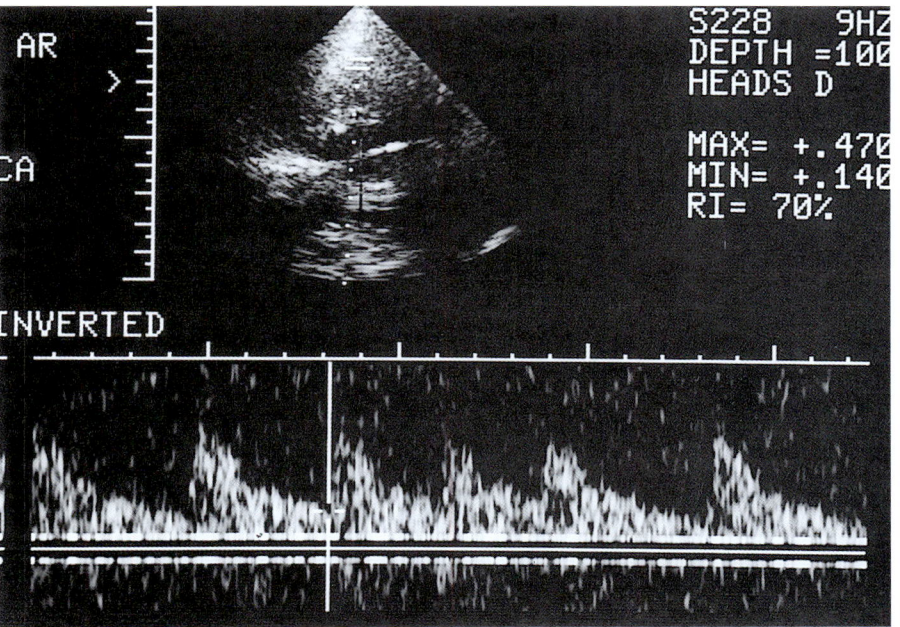

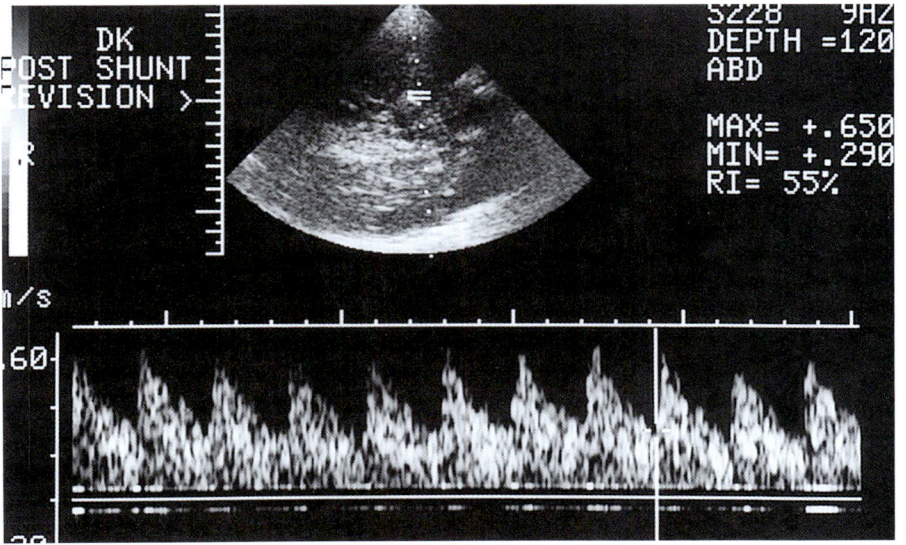

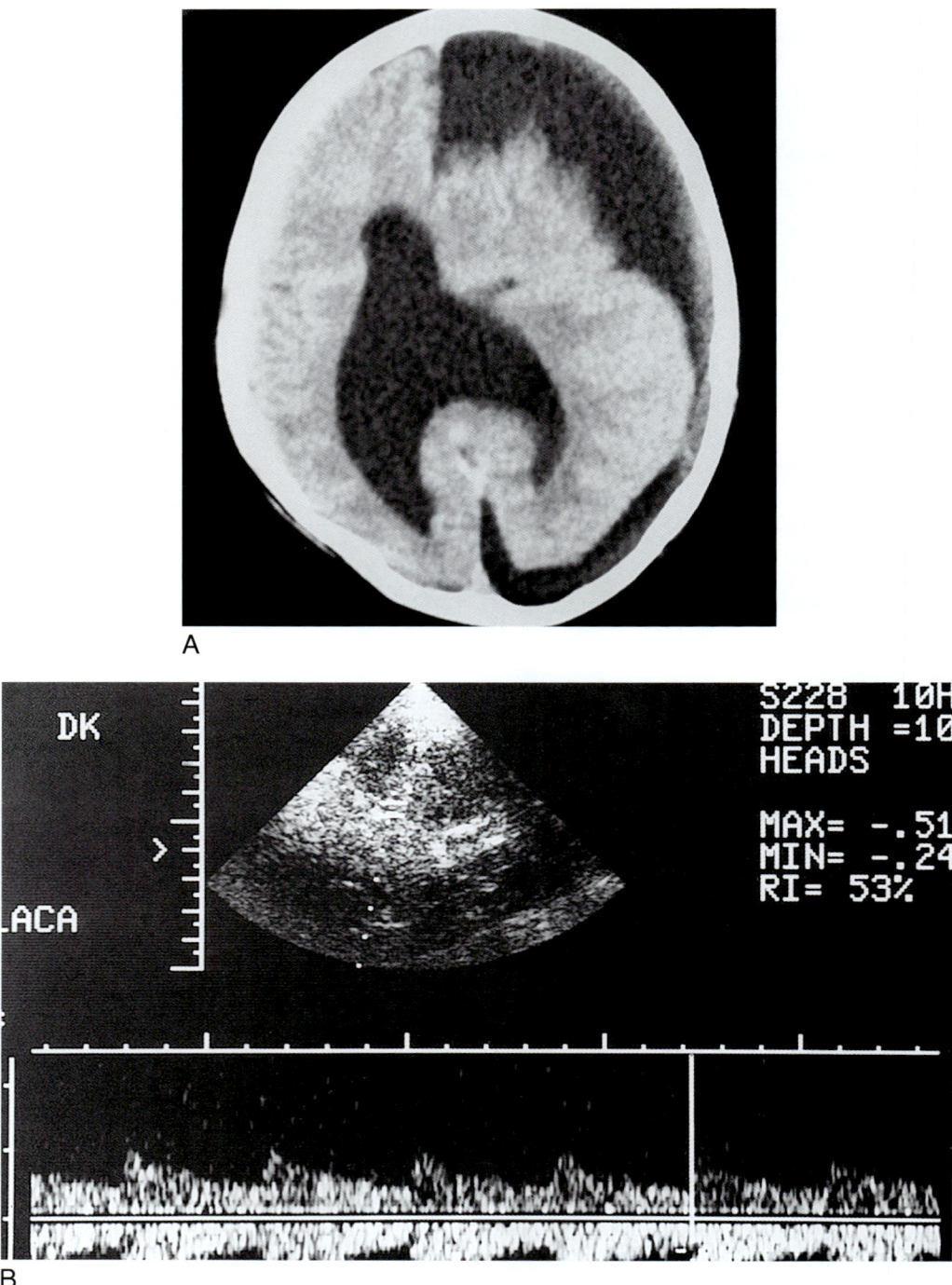

FIGURA 53-8. Atrofia. A, Corte de TC mostra líquido extra-axial à esquerda e nos ventrículos dilatados nesta criança de nove anos com aumento na atividade de convulsão. **B**, Bifurcação normal característica no Doppler com fluxo em direção ao transdutor na MCA (*acima da linha*) e fluxo distante do transdutor na ACA (*abaixo da linha*). O RI é de 0,53 que está normal nesta criança de nove anos com atrofia. MCA, artéria cerebral média. (De Seibert JJ, Glasier CM, Leithiser RE Jr, et al: Transcranial Doppler using standard duplex equipment in children. Ultrasound Q 1990;8:167-196.)

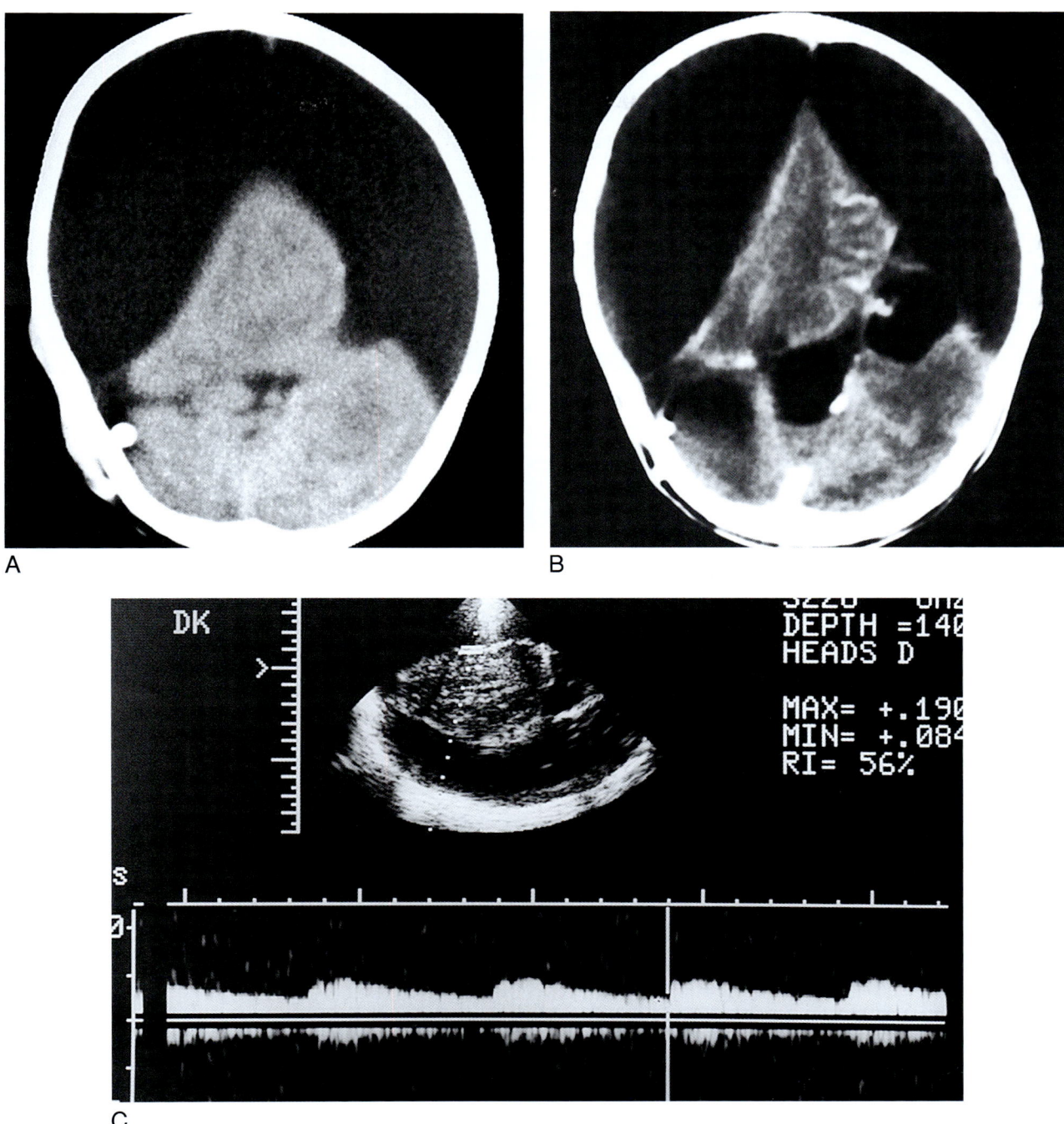

FIGURA 53-9. Atrofia. A, Corte de TC aos sete anos mostra cérebro dismórfico com uma grande quantidade de líquido extra-axial. **B**, TC repetida aos dez anos pelo aumento das convulsões mostra aumento da dilatação ventricular. **C**, TCD através da janela temporal mostra um RI normal de 0,56 que é consistente com a atrofia. RI, índice de resistência; TCD, Doppler transcraniano. (De Seibert JJ, Glasier CM, Leithiser RE Jr, et al: Transcranial Doppler using standard duplex equipment in children. Ultrasound Q 1990;8:167-196.)

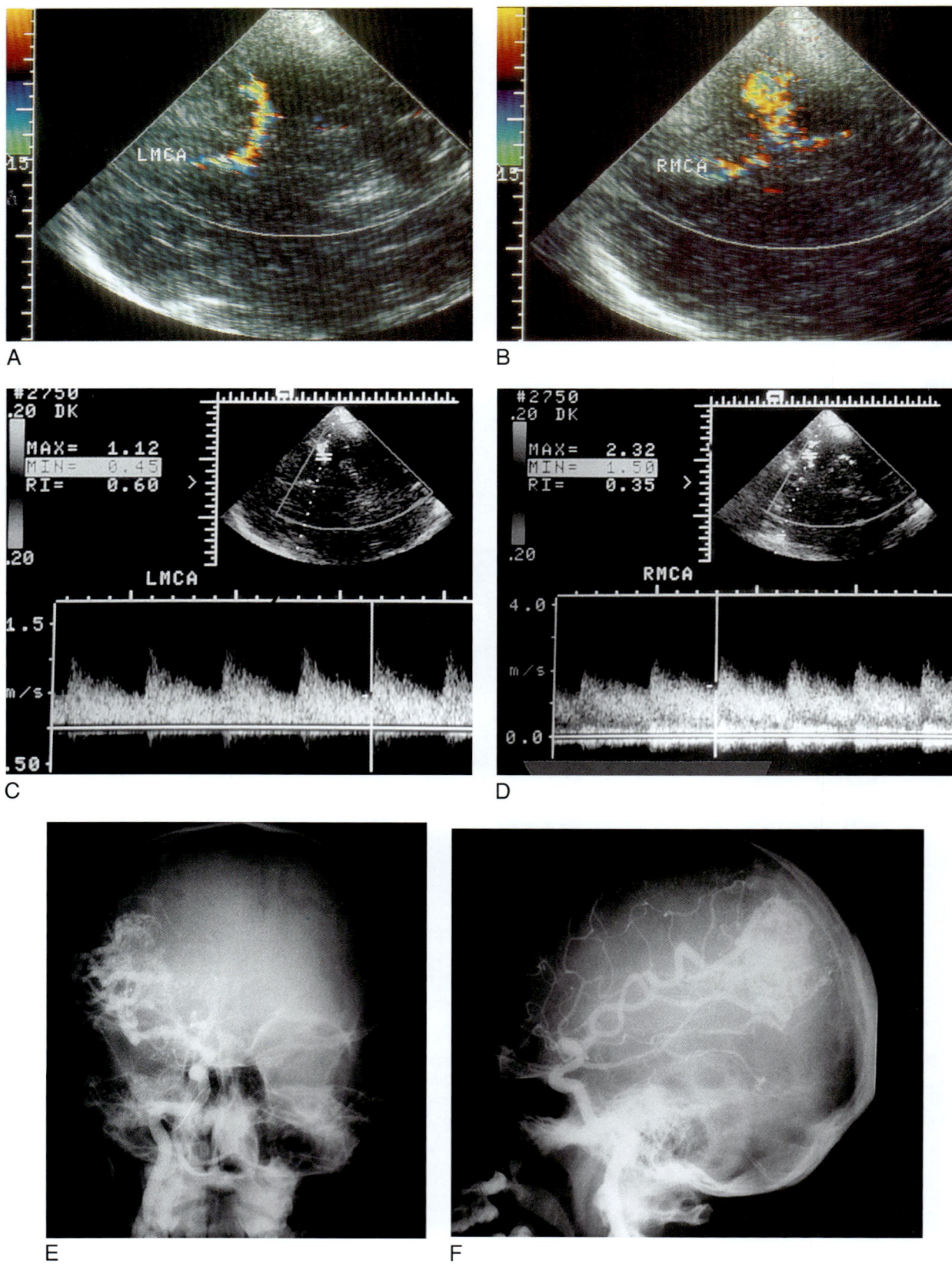

FIGURA 53-10. Adolescente com malformação arteriovenosa. A, Imagem colorida normal na MCA esquerda. **B**, Vasos aumentados na região da malformação arteriovenosa (AV) na MCA direita. **C**, TCD da MCA esquerda mostra velocidade máxima de 112 cm/s. **D**, Velocidade máxima aumentada na MCA direita de 232 cm/s. **E**, Arteriografias em AP e, **F**, perfil mostrando a malformação AV.

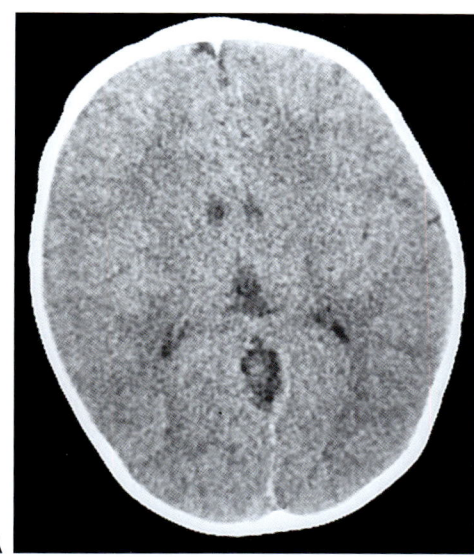

FIGURA 53-11. Asfixia. A, Criança de um ano em parada pós-respiratória com uma TC normal, mas, **B**, uma avaliação com Doppler anormal, com um RI baixo de 0,43 (0,5 a 0,6 é normal para a idade) na artéria cerebral posterior esquerda. **C**, Uma TC dois dias após mostra edema cerebral. **D**, TC um mês após mostra atrofia marcada.[95] RI, índice de resistência.

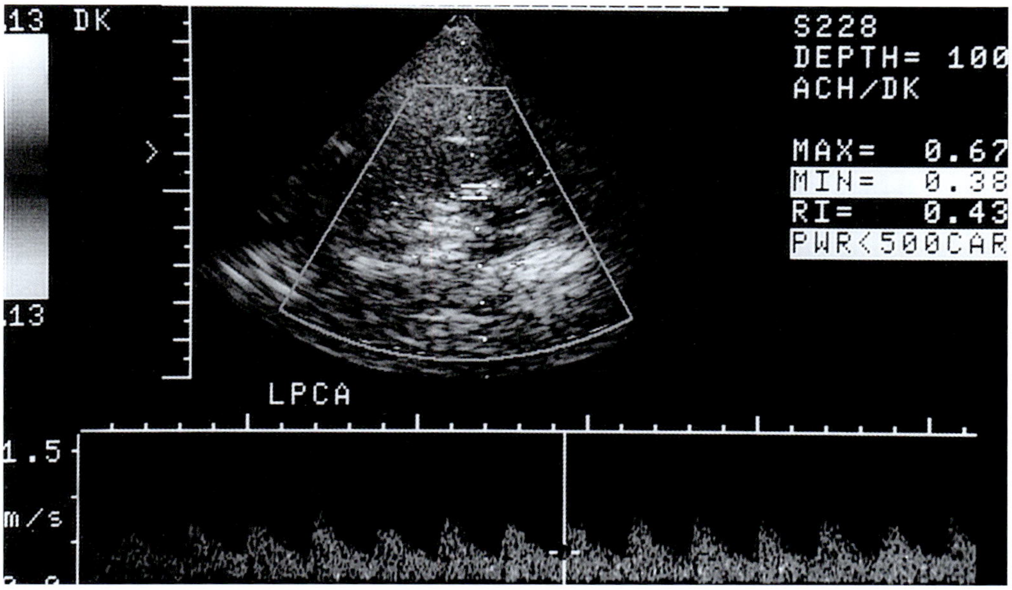

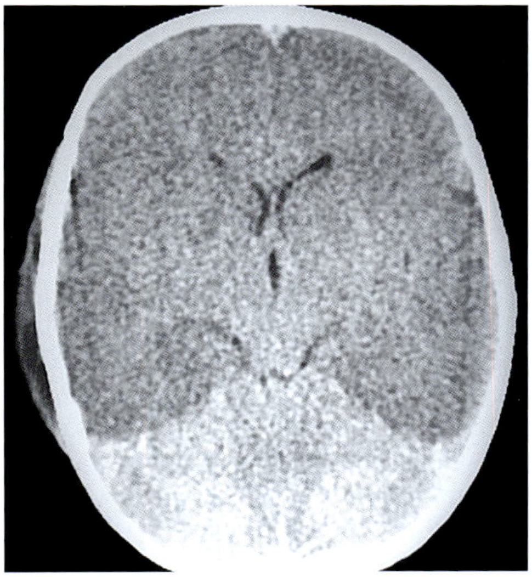

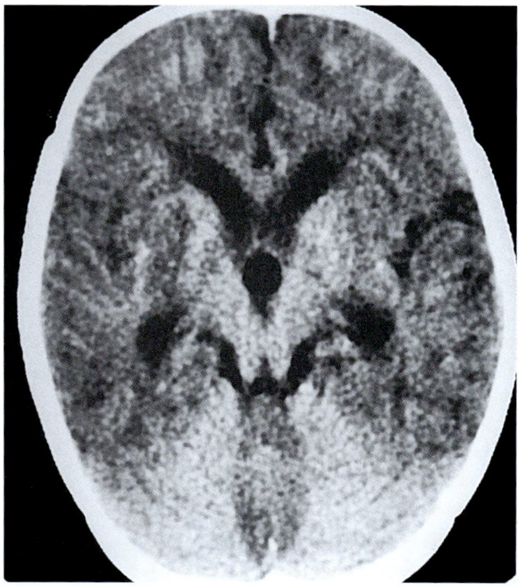

ções neuroevolutivas graves. Este achado de fluxo diastólico aumentado também pode ser útil na avaliação da criança mais velha após lesão na cabeça ou parada cardíaca para predizer a lesão cerebral significativa antes dos achados da tomografia computadorizada (TC) (Fig. 53-11).

Edema Cerebral e Terapia de Hiperventilação

O trauma na cabeça inicia vários processos patológicos que podem resultar em alterações significativas na hemodinâmica cerebral. O diagnóstico destas anormalidades pode ser crucial ao tratamento apropriado de tais casos. Seguindo uma injúria hipóxico-cerebral, a vasodilatação pode ocorrer inicialmente com aumento resultante na velocidade do fluxo diastólico e IR reduzido durante esta fase hiperêmica inicial. Enquanto a pressão intracraniana aumenta, entretanto, a velocidade do fluxo diastólico começa a diminuir, e a velocidade do pico sistólico torna-se aguçada.[2] Enquanto se desenvolve o edema cerebral, há uma perda adicional do fluxo diastólico corrente e um aumento no IR.[35] As leituras do DTC intermitente ou seqüencial acompanhadas de um insulto cerebral têm se mostrado úteis na avaliação da presença do edema e no curso do tratamento (Fig. 53-12).

O tratamento para o edema cerebral inclui hiperventilação. Há uma relação inversa entre a PCO_2 e o IR. Quanto maior a PCO_2 maior a vasodilatação, maior o fluxo diastólico e menor o IR. Quando a PCO_2 estiver diminuída, há uma vasoconstrição com uma diminuição no fluxo diastólico e uma elevação do IR. Assim, a reatividade do CO_2 pode ser mensurada utilizando o IR. O fluxo sanguíneo cerebral mostrou-se elevar 4% por mmHg da elevação no CO_2.[35,46-48] A ausência de alteração no IR enquanto aumenta a hiperventilação do paciente é descrita como um 'teste de reatividade do CO_2' ausente e é um sinal de lesão cerebral grave.[48] Por causa disto, o IR pode ser utilizado para monitorar a terapia de hiperventilação[2,49] no edema cerebral associado a traumatismo craniano. Enquanto a hiperventilação diminui a PCO_2, o IR deve aumentar com a vasoconstrição concomitante dos vasos cerebrais. Deve-se levar em consideração, entretanto, que o aumento do edema cerebral também aumentará o IR. Portanto, esta mensuração deve estar intimamente correlacionada com outros achados clínicos e laboratoriais. Por exemplo, quando um paciente estiver em tratamento com hiperventilação e tiver um IR que aumente diante de nenhuma alteração na pressão intracraniana, sugere-se que o tratamento esteja causando muita vasoconstrição cerebral. Neste cenário, o paciente pode beneficiar-se de uma diminuição na hiperventilação.

Morte Cerebral

Estabelecer a morte cerebral pode ser problemático, e a rápida identificação pode ser útil no caso da doação dos órgãos. O exame neurológico, o EEG, potencial evocado do tronco encefálico (audiometria do tronco encefálico), e estudos nucleares do fluxo sangüíneo podem ser utilizados de vez

---

CRITÉRIOS DO DTC PARA MORTE CEREBRAL APÓS FECHAMENTO DA FONTANELA

Reversão sustentada do fluxo diastólico
Pequenos picos sistólicos iniciais
Nenhum fluxo na ACM, com reversão do fluxo diastólico na ACI extracraniana
Velocidade média na ACM de <10 cm/s por mais que 30 minutos

---

em quando para estabelecer a morte cerebral. O DTC é uma outra ferramenta não-invasiva que pode ser repetido tão logo seja requerido, é portátil, de baixo custo, e fácil de ser realizado. Aos pacientes em coma por fenobarbital em que um EEG não é diagnóstico, o DTC é, particularmente, útil na demonstração da gravidade do comprometimento cerebrovascular.[50-52]

Acompanhando um evento asfixiante grave pode haver uma queda inicial no IR devido à vasodilatação pela perda de auto-regulação. Enquanto o edema se desenvolve, há uma perda do fluxo diastólico corrente seguido pela reversão do fluxo diastólico. Isto resulta num aumento do IR, medindo eventualmente mais que 1 enquanto o fluxo diastólico se reverte. Ocorre então a parada do fluxo sangüíneo cerebral na microcirculação. Os vasos sangüíneos maiores vão se distender, e então vão se contrair, e eventualmente vão se trombosar ou colapsar. Como a PIC aumenta acima da pressão arterial média, a parada da circulação cerebral resulta numa diminuição na velocidade sistólica anterógrada. Então se desenvolvem pequenos picos sistólicos iniciais e parada completa do fluxo anterógrado. Finalmente, nenhum fluxo sistólico ou diastólico pode ser detectado (Fig. 53-13).[51,53]

Não existe nenhuma preocupação quanto à confiabilidade do DTC na avaliação da morte cerebral do lactente. Como está evidente na Tabela 53-1, muitos fatores podem aumentar o IR acima de 1 no neonato – pressão intracraniana elevada com ou sem hidrocefalia e uma PCA são muito comuns.[4,54] Nos neonatos, os IRs baixos foram descritos em pacientes clinicamente mortos, enquanto os lactentes com altos IRs sobreviveram.[54,55] Um IR marcadamente elevado (1 a 2) no lactente a termo sem nenhuma evidência de hidrocefalia ou uma PCA sugere fortemente morte cerebral.[56]

Após o fechamento da fontanela, a reversão sustentada do fluxo diastólico pode ser característica do fluxo cerebral efetivo ausente no adulto e na criança mais velha (Figs. 53-14 e 53-15).[55-57] Em dois estudos independentes de um total de 91 pacientes comatosos, Petty e cols.[25] e Feri e cols.[58] encontraram uma forma de onda do DTC de fluxo diastólico reverso ausente ou completo ou pequenos picos sistólicos iniciais em, pelo menos, duas artérias intracranianas em todos os 43 pacientes com morte cerebral, porém em nenhum dos outros pacientes em coma. A variação da idade dos pacientes foi de dois a 88 anos. Bulas e cols. reportaram um estudo com 19 crianças (quatro a 14 anos) que susten-

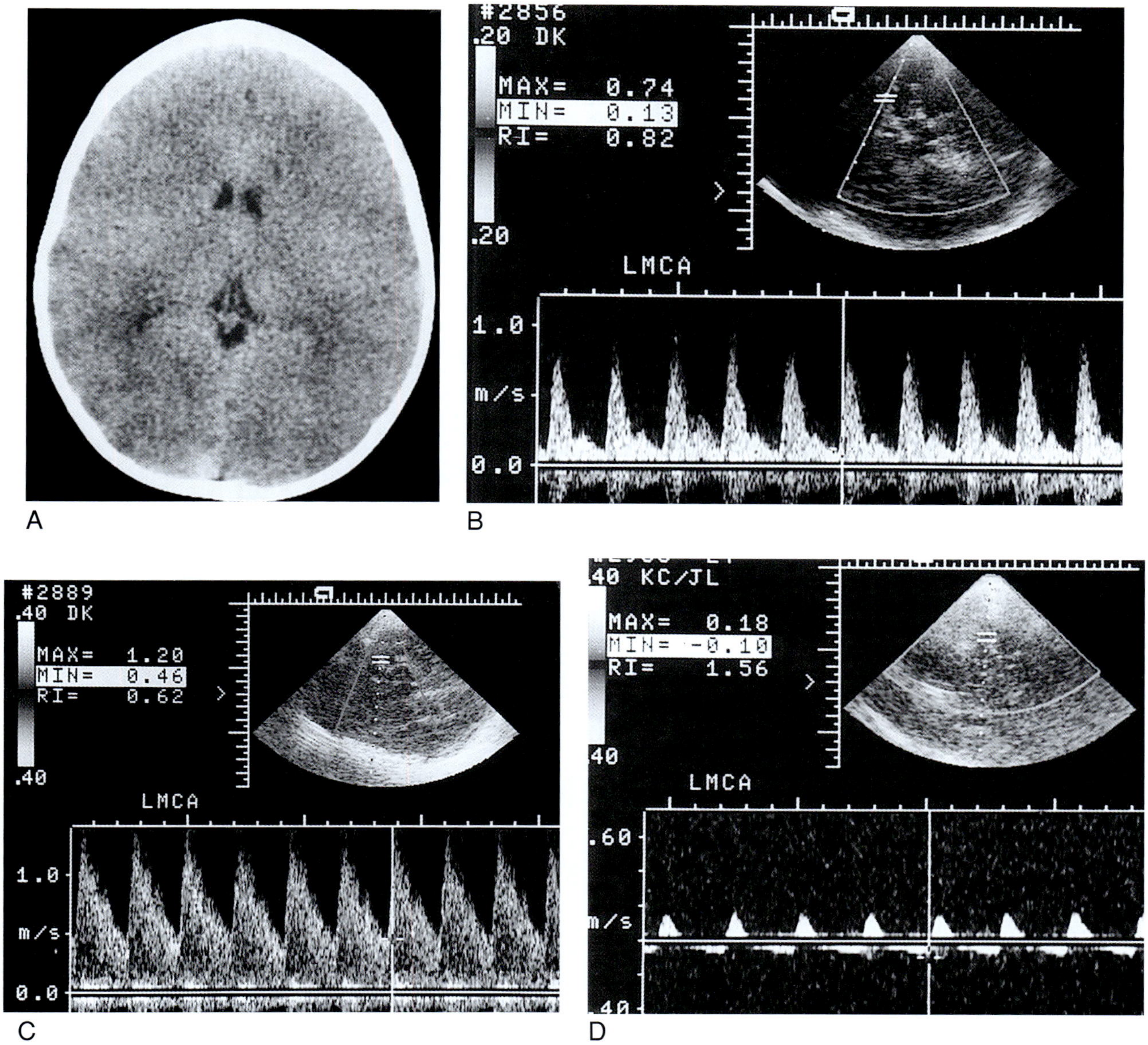

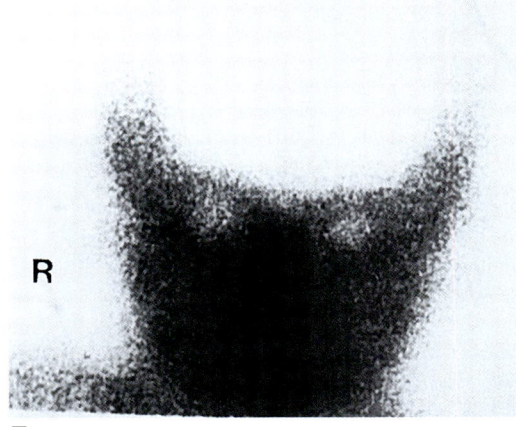

FIGURA 53-12. Edema cerebral. Morte cerebral. Criança de um ano e meio com quase-afogamento. **A**, TC mostra edema cerebral. **B**, Doppler mostra um RI elevado de 0,82 da MCA. **C**, Doppler da MCA dois dias após mostra que o RI diminuiu para 0,62 com o tratamento. **D**, Doppler da MCA quatro dias após mostra morte cerebral com velocidade diminuída e fluxo diastólico reverso com um RI de 1,56. **E**, Cintilografia cerebral com Tecnécio-99m-DTPA feito naquele momento também mostra morte cerebral sem perfusão cerebral. MCA, artéria cerebral média; IR, índice de resistência. (De Seibert JJ: Doppler evaluation of cerebral circulation. In Dieckmann RA, Fiser DHB, Selbst SM: Illustrated Textbook of Pediatric Emergency and Critical Care Procedures. St Louis, Mosby-Year Book, 1997).

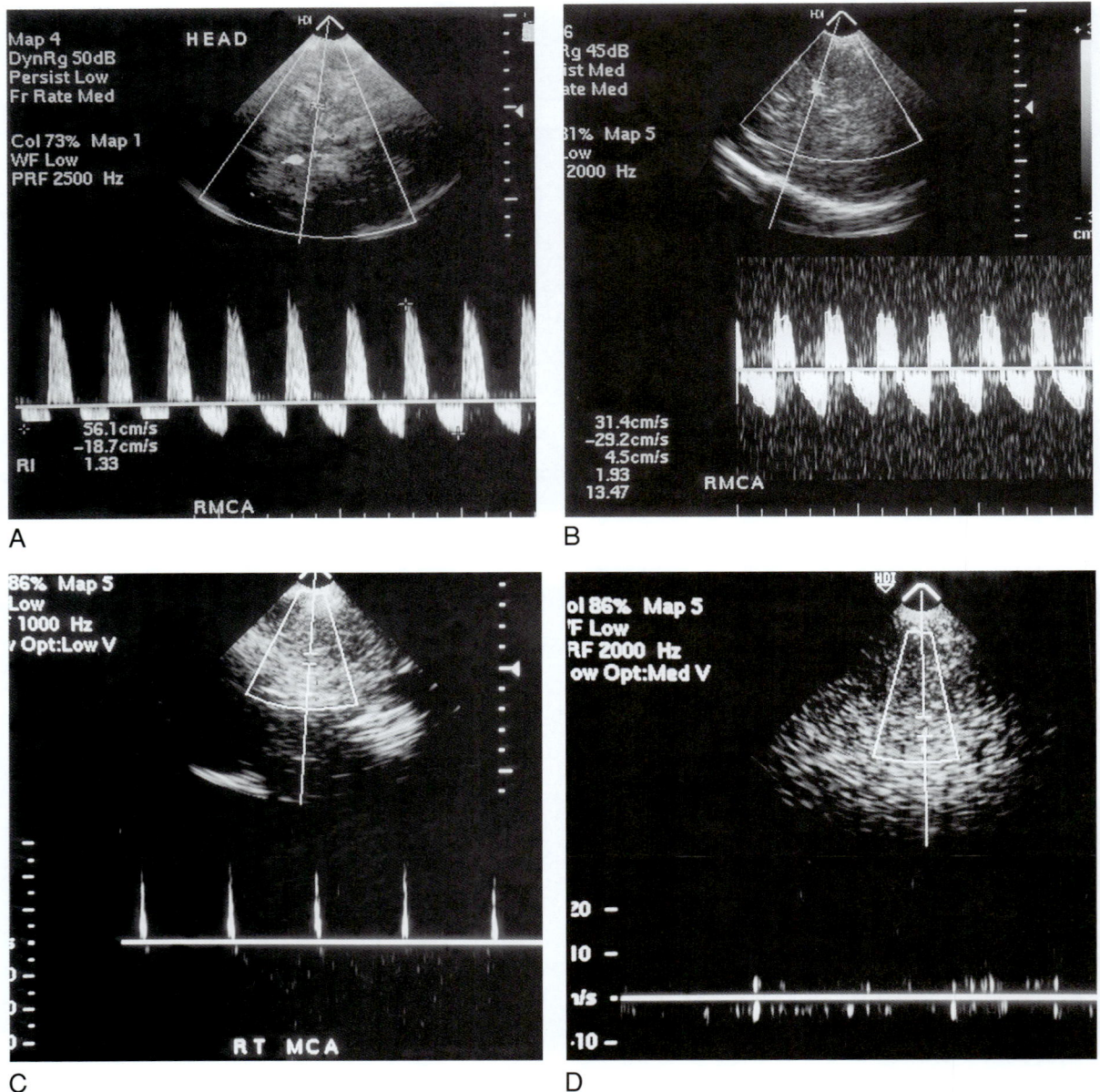

FIGURA 53-13. Morte cerebral. Padrões de formas de onda do TCD pediátrico na morte cerebral iminente. **A**, Reversão moderada do fluxo diastólico com RI de 1,3. **B**, Reversão significativa do fluxo diastólico (RI de 1,9) com área da velocidade diastólica reversa quase igual à área da velocidade sistólica. **C**, Breve fluxo sistólico anterógrado. **D**, Sem fluxo sistólico ou diastólico discernível. RI, índice de resistência; TCD, Doppler transcraniano.

tavam grave lesão fechada da cabeça.[59] Todas as sete crianças com fluxo diastólico retrógrado completo no exame inicial encontraram critérios de morte cerebral dentro das 24 horas daquele estudo. Feri e cols.[58] e Shiogai e cols.[57] descreveram três pacientes instáveis que mostraram brevemente reversão diastólica acompanhada por um fluxo diastólico corrente na mesma forma de onda que melhoraram; porém dos pacientes observados por Feri e cols. ninguém com reversão completa do fluxo diastólico sobreviveu. Shiogai e cols. reportaram um sobrevivente de 80 anos de idade em um mês com uma escala de coma de Glasgow de 8 com reversão completa do fluxo diastólico na ACM que

sustentou o fluxo diastólico corrente na ACP. Existem poucos casos pediátricos de fluxo diastólico reverso brando que demonstraram recuperação do fluxo diastólico corrente e função do tronco encefálico. Por causa disto, Kirkham sugeriu utilizar uma direção do índice de fluxo (DIF = 1 − área da velocidade diastólica máxima/área da velocidade sistólica máxima).[50] Em sua série, todas as crianças com fluxo diastólico reverso substancial e uma velocidade de tempo médio menor que 10 cm/s num período de 30 minutos morreram. Alguns pesquisadores defenderam a monitoração do DTC contínuo. Powers e cols. demonstraram que uma velocidade média na ACM menor que 10 cm/s por

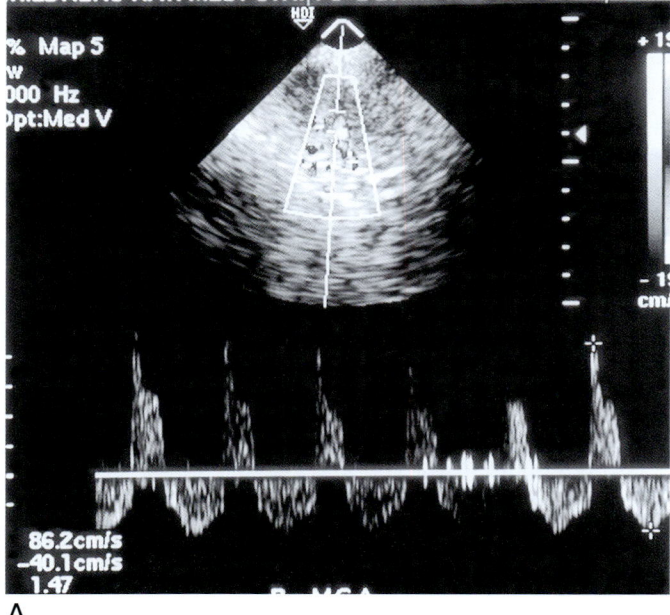
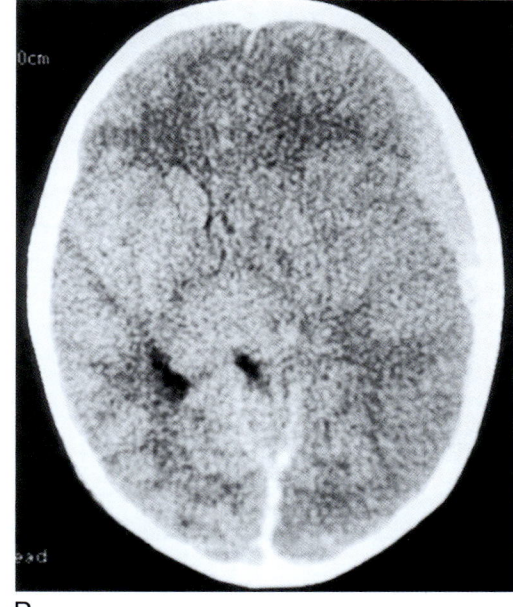

FIGURA 53-14. Trauma da cabeça num menino de três anos. A, TCD da MCA direita demonstra reversão do fluxo diastólico com um RI de 1,5. **B**, CT demonstra um hematoma subdural com herniação subfalcina. **C**, Imagem do cérebro no dia seguinte foi consistente com morte cerebral. RI, índice de resistência; TCD, Doppler transcraniano.

mais de 30 minutos não é compatível com a sobrevida.[51] Uma série por Qian descobriu que crianças com fluxo diastólico reverso, pequeno fluxo sistólico corrente, ou um DIF menor que 0,8 na ACM por mais de duas horas foi um indicador confiável para confirmar a morte cerebral.[60] O fluxo indetectável no cérebro também tem sido descrito na morte cerebral.[58,59,57,61] A ocorrência de fluxo cerebral medial indetectável, entretanto, poderia ser, algumas vezes, devido aos fatores técnicos. A utilização de agentes de contraste pode melhorar o nível de confiança quando nenhum fluxo é encontrado.

Alguns pesquisadores estudaram, simultaneamente, a circulação carótida extra e intracraniana em suas avaliações de morte cerebral. Feri e cols.[58] descreveram três padrões de formas de onda nas ACMs, bem como na carótida interna extracraniana e artérias vertebrais como específicas à morte cerebral: (1) fluxo diastólico reverso sem fluxo diastólico anterógrado, (2) fluxo sistólico anterógrado breve, e (3) fluxo indetectável. Feri e cols.[58] encontraram a ausência de fluxo cerebral médio no DTC com um registro simultâneo de reversão completa do fluxo diastólico na artéria carótida interna extracraniana como um sinal confiável de parada cir-

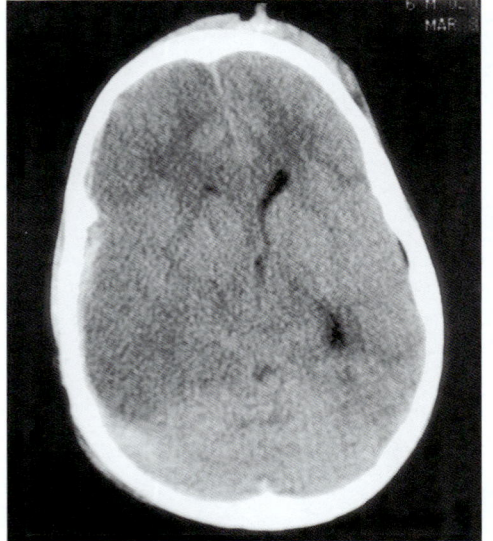

FIGURA 53-15. Hematoma subdural e morte cerebral numa criança de seis anos após um acidente automobilístico. **A**, CT demonstra um pequeno hematoma subdural direito e edema difuso com herniação subfalcina branda. **B**, TCD no dia seguinte demonstra reversão do fluxo diastólico (RI de 1,1) da MCA direita. **C**, Nenhum fluxo foi observado na MCA esquerda. Os achados clínicos foram consistentes com morte cerebral. MCA, artéria cerebral média; RI, índice de resistência; TCD, Doppler transcraniano.

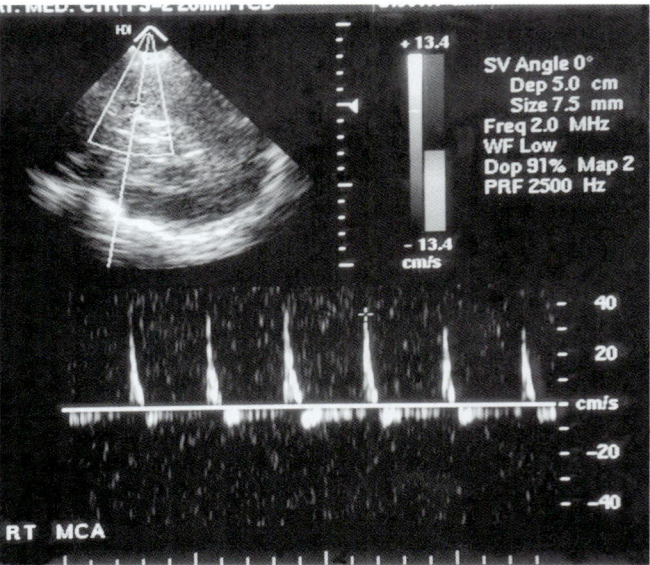
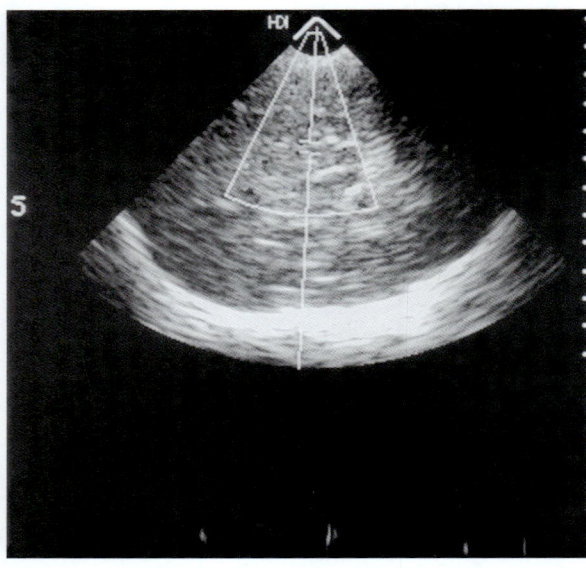

culatória cerebral. Alguns pesquisadores estudaram somente a circulação carótida extracraniana no pescoço. Jalili e cols. relataram especificidade de 100% à morte cerebral com reversão bilateral do fluxo diastólico na artéria carótida interna de crianças com morte cerebral.[62]

A facilidade da apresentação do DTC e a habilidade em repetir o estudo sempre que necessário são também úteis em aprovar a ausência de morte cerebral, particularmente quando um paciente está sob drogas sedativas (Fig. 53-16). É importante lembrar que o exame do DTC nunca deve ser utilizado isoladamente, pois a parada do fluxo supratentorial não é sinônimo de morte cerebral. Particularmente, os dados devem ajudar a indicar a gravidade da parada cerebrovascular e seriam um teste confirmatório útil.

PROCEDIMENTOS NEURORRADIOLÓGICOS INTRACIRÚRGICOS

A monitoração com DTC intracirúrgico da velocidade na ACM durante a endarterectomia da carótida é uma aplicação clínica aceita em adultos.[63] As complicações intracirúrgicas da endarterectomia da carótida relacionam principalmente à isquemia durante o pinçamento cruzado, fenômenos hiperêmicos, ou embolização de materiais ateromatosos ou gasosos. Os fenômenos hiperêmicos secundários à isquemia são descritos por um aumento repentino na velocidade do fluxo. Os microêmbolos sólidos ou gasosos menores que

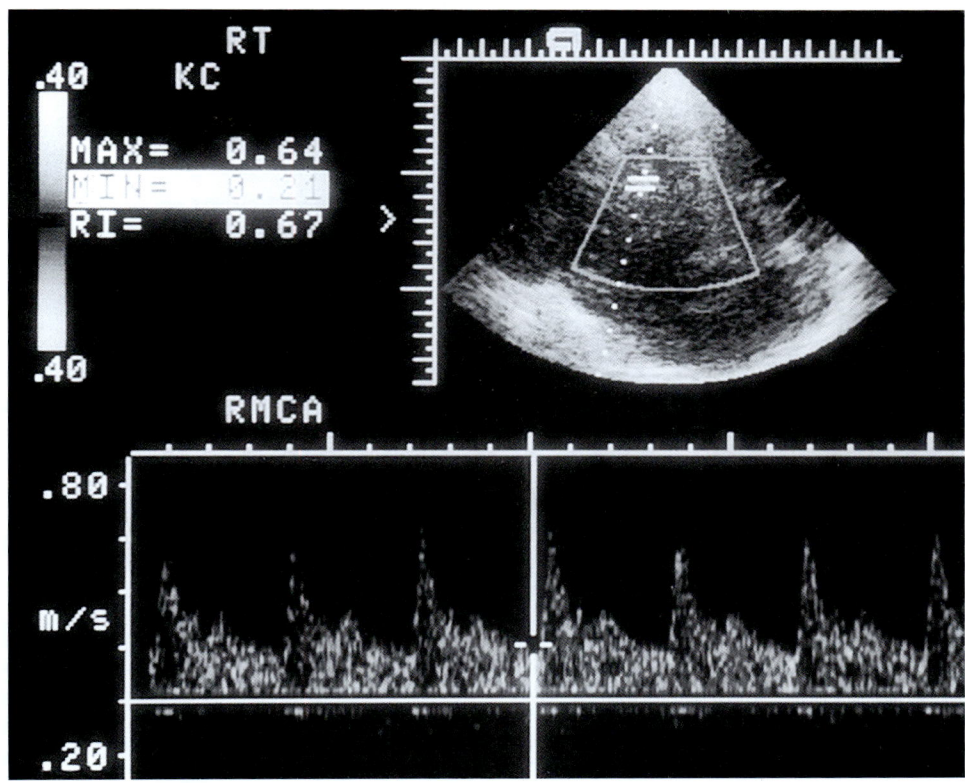

FIGURA 53-16. Coma, sem morte cerebral, em adolescente em estado epilético com EEG flat em coma induzido por fenobarbital com uma PCO_2 de 27. TCD mostra bom fluxo diastólico na MCA direita com RI levemente elevado de 0,67, mas sem evidência de morte cerebral. O paciente recuperou-se sem seqüela. MCA, artéria cerebral média; RI, índice de resistência; TCD, Doppler transcraniano.

30 a 50 μm podem ser documentados pelo DTC como picos de grande amplitude na forma de onda espectral e um som auditivo 'gorjeante' característico.[64] A isquemia durante o pinçamento cruzado é uma complicação clássica que pode ocorrer em até 10% dos pacientes e é causada pela circulação colateral intracranina incompetente, principalmente as artérias comunicantes posterior e anterior e os vasos leptomeníngeos. O DTC pode ser utilizado para avaliar o efeito do pinçamento cruzado da carótida na ACM em crianças e adultos (Fig. 53-17).

INDICAÇÕES DA DOENÇA CEREBRO-VASCULAR EM CRIANÇAS

Velocidade máxima, AO ≥ 35 cm/s
Velocidade média, ACM ≥ 170 cm/s Índice de resistência na AO ≥ 0,6 cm/s
Velocidade na AO maior que a velocidade na ACM (ipsilateral)
Velocidade máxima na ACP, artérias vertebral, ou basilar ≥ ACM
Turbulência ACP ou ACA visualizadas sem ACM Qualquer IR <0,3
Velocidade máxima da ACM ≥ 200 cm/s

A monitoração com DTC durante a derivação cardiopulmonar para cirurgia cardíaca também tem sido estudada. O DTC pode demonstrar cúmulos embólicos que ocorrem durante a canulação aórtica, manipulação cardíaca, ou outras manobras cirúrgicas.[65] O DTC tem sido utilizado para monitorar os padrões de fluxo durante a derivação cardiopulmonar e tem sido observada uma diminuição cada vez maior na velocidade média com hipotermia.[66,67]

A utilização do DTC durante os procedimentos neuroangiográficos e cirúrgicos diagnósticos e terapêuticos também tem sido pesquisada.[68] O DTC mostrou que os microêmbolos assintomáticos entram na circulação cerebral em grande número durante a angiografia da carótida de 'rotina', como também a cirurgia de escoliose pediátrica. Os altos índices de microêmbolos podem estar relacionados à presença de *shunts* cardíacos direita-esquerda.[69] A orientação intracirúrgica utilizando agentes de contraste e DTC tridimensional estão, atualmente, sob pesquisa para melhorar a demonstração da anatomia vascular.

ACIDENTE VASCULAR ENCEFÁLICO EM PACIENTES COM ANEMIA FALCIFORME

Em crianças com doença falciforme, a anemia diminui a viscosidade e aumenta a freqüência do fluxo, mas excepcional-

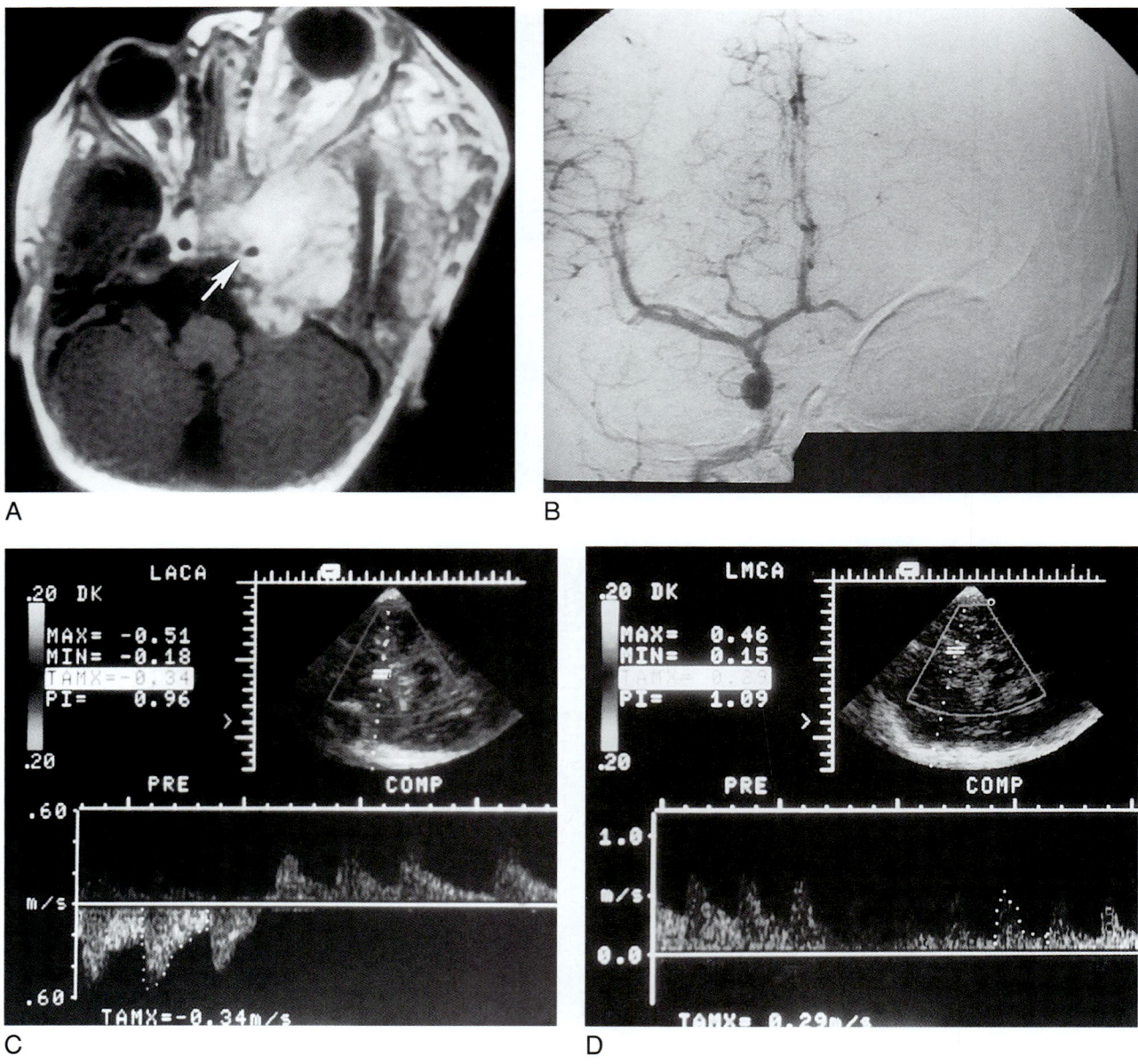

FIGURA 53-17. Fluxo normal na artéria carótida interna considerado normal para uma ligadura possível (seta). A, Artéria carótida interna circundada pelo neurofibroma plexiforme na RM. **B**, Compressão da artéria carótida esquerda na arteriografia mostra enchimento cruzado do lado direito na ACA esquerda. **C**, TCD no momento da compressão mostra também um bom enchimento da ACA esquerda do lado direito (fluxo reverso na ACA esquerda) e **D**, bom enchimento da MCA esquerda. ACA, artéria cerebral anterior; MCA, artéria cerebral média; TCD, Doppler transcraniano.

mente as altas velocidades são a conseqüência principal do estreitamento luminal. O infarto cerebral secundário à vasculopatia oclusiva é a complicação principal dos pacientes com doença falciforme com uma prevalência variando de 5,5[70] a 17.[71] As lesões estenóticas envolvem, tipicamente, os grandes vasos na circulação das artérias intracranianas interna, medial e anterior e progridem por meses e anos antes que os sintomas se desenvolvam. A prevenção dos sintomas do acidente vascular encefálico (AVE) pela terapia de hipertransfusão é possível em pacientes em risco.[14] O transplante de medula óssea também provou cura em pacientes jovens com doença falciforme sintomática e levou à estabilização da vasculopatia do sistema nervoso como documentada pela RM.[72] O DTC provou ser um método de triagem custo-efetivo, seguro, e confiável para crianças em risco.

Adams e cols. mostraram primeiramente a efetividade do Doppler sem imagem na triagem para a doença cerebrovascular na doença falciforme.[14-16,73,74] Utilizando uma abordagem transtemporal e suboccipital, Adams e cols. classificaram 190 pacientes com doença falciforme assintomáticos e descobriram no *follow-up* clínico que a velocidade do fluxo médio na ACM igual ou maior que 170 cm/s era um indicador de um

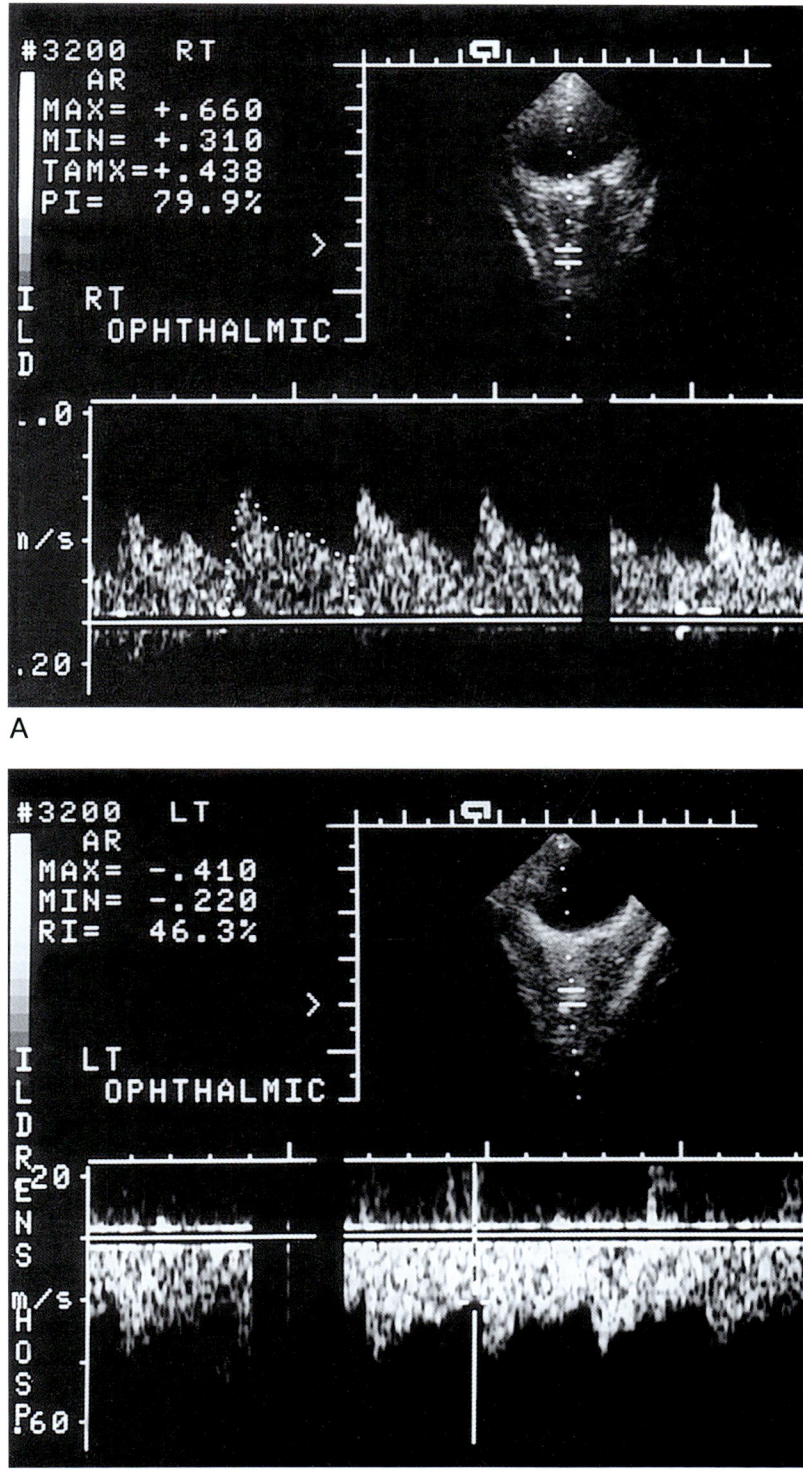

FIGURA 53-18. Artéria oftálmica anormal (OA) mostrada no Doppler transcraniano. Um adolescente de 16 anos com doença falciforme; primeiro acidente cerebrovascular aos sete anos. Formas de onda Doppler transocular mostra fluxo diastólico aumentado em ambas as OAs. **A**, Velocidade aumentada na OA direita com uma velocidade máxima de 66 cm/s e com **B**, fluxo reverso na OA esquerda.[74]

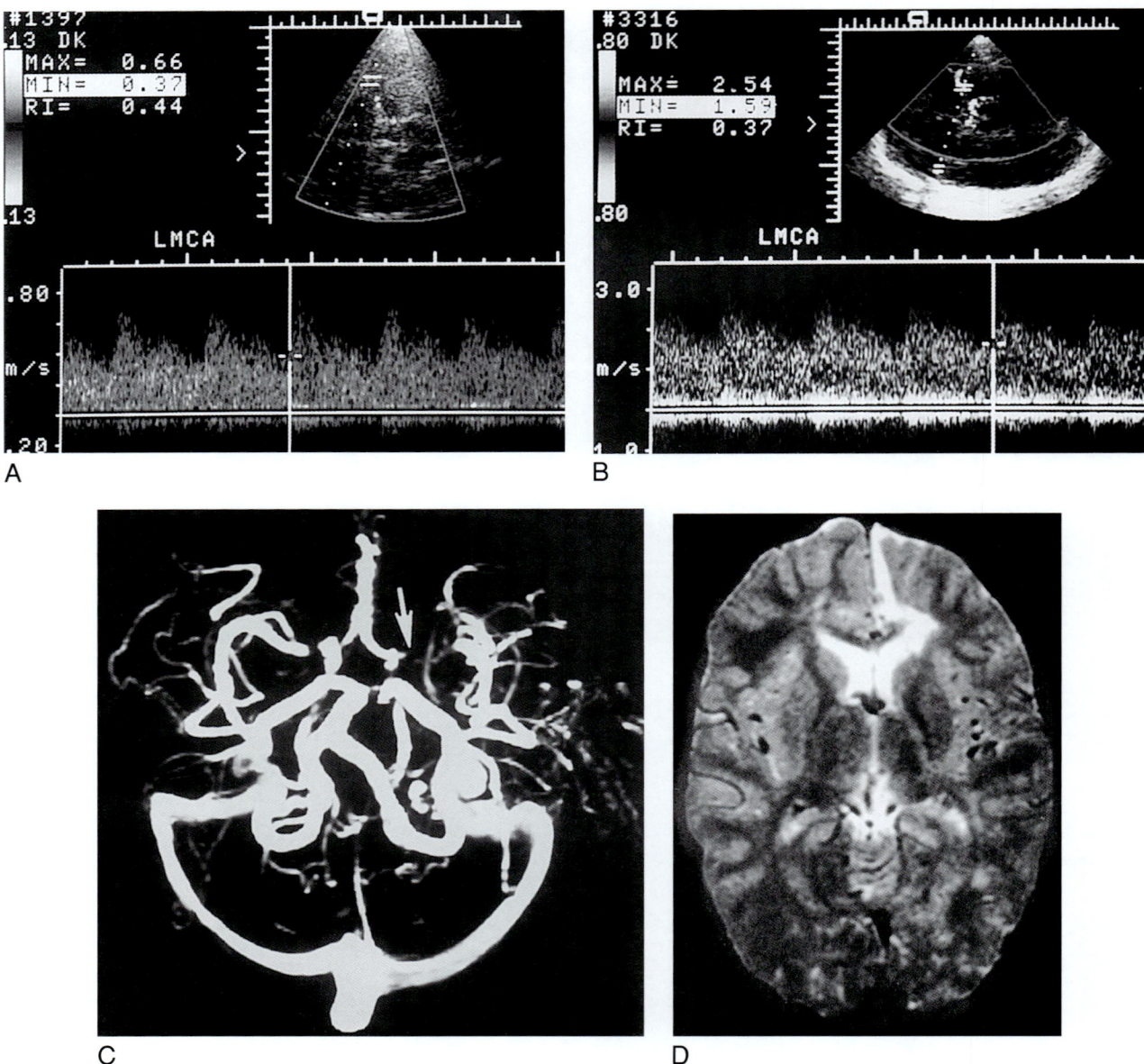

FIGURA 53-19. Estenose da artéria cerebral média. Uma menina de 10 anos com doença falciforme e acidente vascular encefálico no hemisfério esquerdo aos sete anos. **A**, TCD na MCA esquerda distal mostra velocidade baixa de 66 cm/s. **B**, TCD na MCA mais proximal próxima à estenose mostra velocidade aumentada de 254 cm/s. **C**, Imagem axial tridimensional da MRA na fase contrastada com velocidade codificada de 60 cm/s mostra estenose da MCA esquerda (*seta*) com artérias carótidas internas pequenas bilateralmente. **D**, Imagem axial ponderada em T2 (2.500/90, com sinal médio de três quartos) mostra encefalomalácia no lobo frontal esquerdo do infarto prévio da ACA.[74] ACA, artéria cerebral anterior; MCA, artéria cerebral média; TCD, Doppler transcraniano.

paciente em risco para desenvolvimento de um acidente vascular encefálico.[11] Adams e cols. compararam então o DTC à angiografia cerebral em 33 pacientes neurologicamente sintomáticos e descobriram cinco critérios para a doença cerebrovascular: (1) velocidade média de 190 cm/s, (2) velocidade baixa na ACM (< 70 cm/s), (3) relação da ACM (mais alta ou mais baixa) de 0,5 ou menos, (4) relação ACA/ACM maior que 1,2 no mesmo lado, e (5) inabilidade em detectar uma ACM na presença de uma janela demonstrada no ultra-som.[74] Utilizando o Doppler dúplex, a ARM e a RM, Seibert e cols.

(ver quadro anterior) descreveram inicialmente cinco indicadores de doença cerebrovascular em pacientes com doença falciforme: (1) velocidade máxima na AO maior que 35 cm/s (Fig. 53-18); (2) velocidade média na ACM maior que 170 cm/s (Fig. 53-19); (3) IR na AO menor que 0,6 (Fig. 53-20); (4) velocidade na AO maior que aquela da ACM ipsilateral; e (5) velocidade máxima na ACP, artérias vertebral, ou basilar maiores que a velocidade máxima na ACM.[75] Um acompanhamento de oito anos de 27 pacientes com doença falciforme neurologicamente sintomáticos e 90 assintomáticos

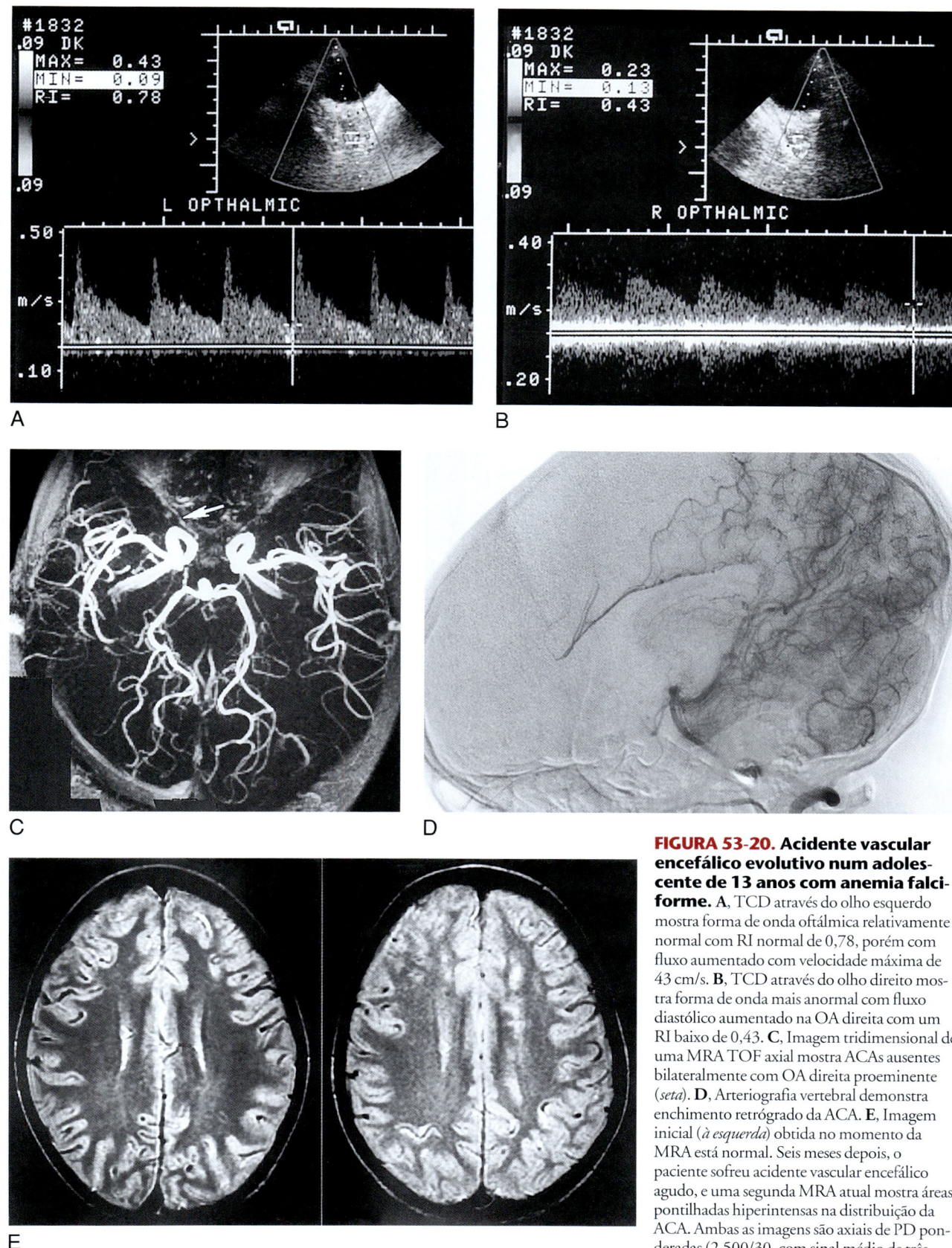

FIGURA 53-20. Acidente vascular encefálico evolutivo num adolescente de 13 anos com anemia falciforme. A, TCD através do olho esquerdo mostra forma de onda oftálmica relativamente normal com RI normal de 0,78, porém com fluxo aumentado com velocidade máxima de 43 cm/s. **B**, TCD através do olho direito mostra forma de onda mais anormal com fluxo diastólico aumentado na OA direita com um RI baixo de 0,43. **C**, Imagem tridimensional de uma MRA TOF axial mostra ACAs ausentes bilateralmente com OA direita proeminente (*seta*). **D**, Arteriografia vertebral demonstra enchimento retrógrado da ACA. **E**, Imagem inicial (*à esquerda*) obtida no momento da MRA está normal. Seis meses depois, o paciente sofreu acidente vascular encefálico agudo, e uma segunda MRA atual mostra áreas pontilhadas hiperintensas na distribuição da ACA. Ambas as imagens são axiais de PD ponderadas (2.500/30, com sinal médio de três quartos).[74] ACA, artéria cerebral anterior; OA, artéria oftálmica; RI, índice de resistência; TCD, Doppler transcraniano.

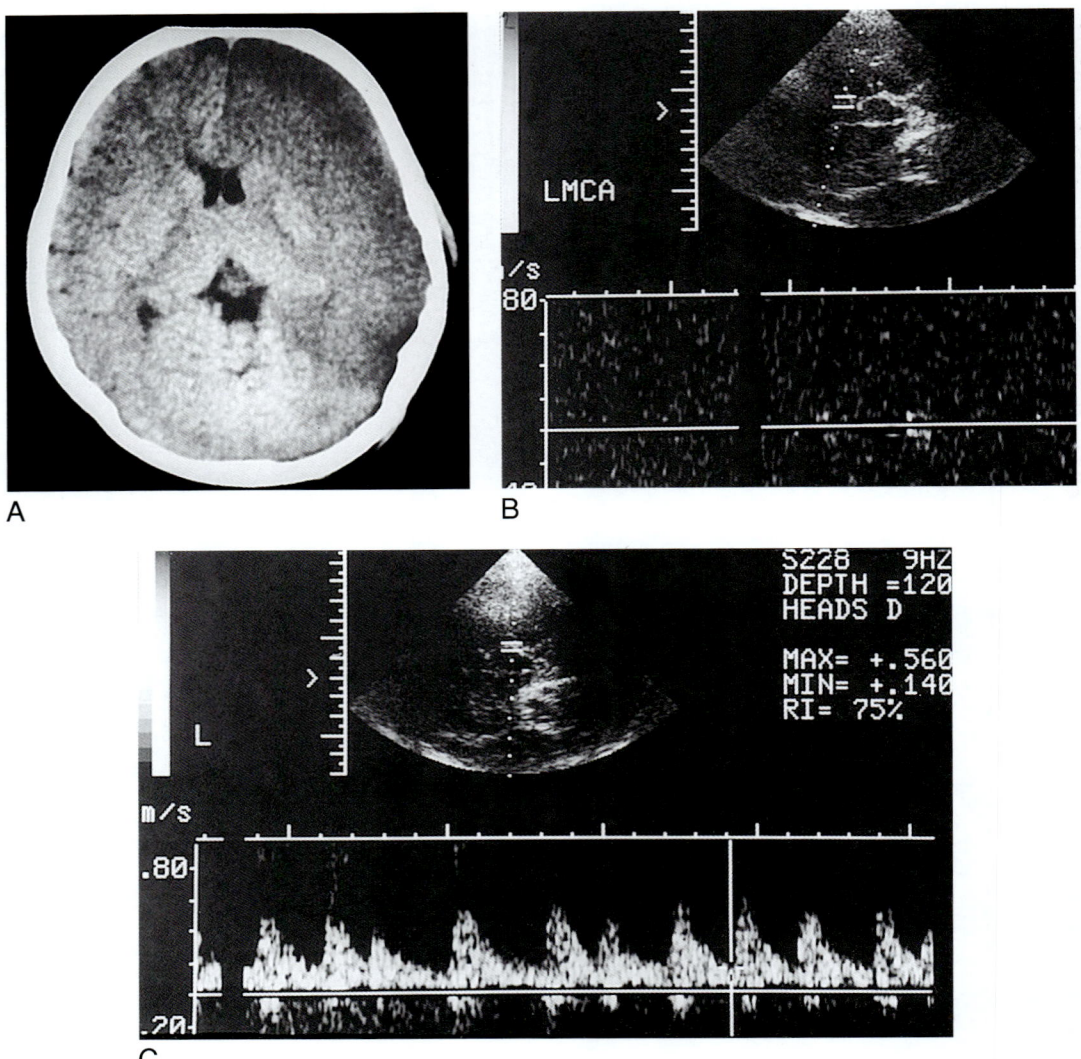

FIGURA 53-21. Acidente vascular encefálico agudo. Criança de dois anos com doença falciforme e acidente vascular cerebral. **A**, TC mostra baixa densidade na distribuição da ACA esquerda e MCA. **B**, TCD através do osso temporal à esquerda não demonstra nenhum fluxo na ACA ou MCA. **C**, Fluxo poderia ser obtido através da janela temporal na PCA à esquerda enquanto circulada pelo pedúnculo cerebral.[11] ACA, artéria cerebral anterior. MCA, artéria cerebral média.

mostrou que todos os cinco indicadores originais do DTC da doença ainda eram significantes.[76] Quatro fatores adicionais também eram significantes: (1) turbulência, (2) ACP ou ACA visualizada sem mostrar a ACM (Figs. 53-21 e 53-22), (3) qualquer IR menor que 0,3 e (4) velocidade máxima da ACM menor que 200 cm/s. A sensibilidade do Doppler como um preditor do acidente vascular encefálico desta pesquisa foi de 94% com uma especificidade de 51%.

Siegel e cols. compararam o DTC transtemporal utilizando equipamento duplo ao exame neurológico e descobriram também um fluxo máximo na ACM maior que 200 cm/s ou menor que 100 cm/s (incluindo nenhum fluxo) como significante para a doença.[77] Verlhac e cols. estudaram os pacientes com doença falciforme com Doppler dúplex com um transdutor de 3 MHz transtemporal e suboccipital, como também ARM e RM.[78] A arteriografia foi realizada em casos em que a estenose foi suspeitada no DTC. Este grupo encontrou pacientes com uma velocidade média maior que 190 cm/s que tinham estenoses pela arteriografia. Kogutt e cols.[79] também avaliaram pacientes com doença falciforme sintomáticos com Doppler dúplex, RM, e ARM e encontraram uma sensibilidade de 91% e uma especificidade de 22% do DTC utilizando ARM como padrão. Os valores anormais do DTC foram (1) Vmáx e Vméd maiores que 2 dos desvios padrões destes valores normais reportados por Adams e cols. nos pacientes com doença falciforme: Vmáx da ACM maior que 168±−38 cm/s e Vméd da ACM de 115±−31 cm/s, Vmáx da ACA de 138±34 cm/s e Vméd da ACA de 94±cm/s; (2) IR menor que 40; e (3) Vmáx da ACM menor que Vmáx da ACA (Fig. 53-23).

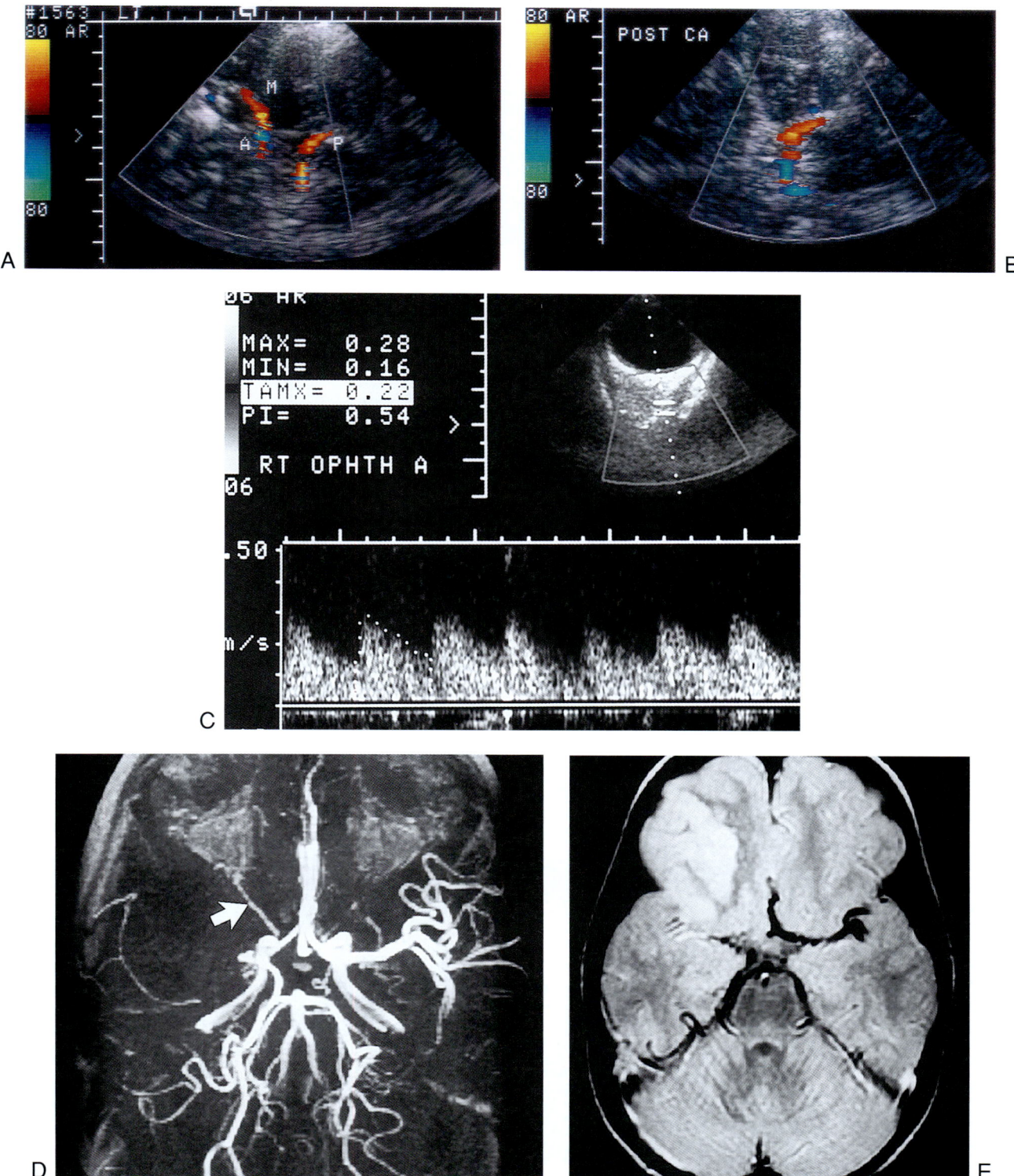

FIGURA 53-22. Acidente vascular encefálico agudo. Menino com três anos com doença falciforme, alterações da fala e fraqueza do lado esquerdo. **A**, TCD colorido normal através do osso temporal da MCA esquerda (M), ACA esquerda (A), e PCA esquerda (P). **B**, TCD temporal direito não mostra nenhuma MCA direita; a PCA direita é mostrada em laranja e a PCA esquerda é mostrada em azul. **C**, Forma de onda Doppler da OA direita mostra fluxo diastólico aumentado. **D**, Imagem de uma MRA tridimensional TOF axial mostra fluxo ausente na MCA direita e uma OA direita proeminente (*seta*). **E**, Imagem axial PD ponderada (2.500/30, com sinal médio de três quartos) mostra segmento M1 ausente da MCA direita e área hiperintensa no lobo frontal direito compatível com infarto agudo. ACA, artéria cerebral anterior; MCA, artéria cerebral média; OA, artéria oftálmica; PCA, artéria cerebral posterior; TCD, Doppler transcraniano. (De Seibert JJ, Miller SF, Kirby RS, et al: Cerebrovascular disease in symptomatic and asymptomatic patients with sickle cell anemia: Screening with duplex transcranial Doppler US – correlation with MR imaging and MR angiography. Radiology 1993;189:457-466.)

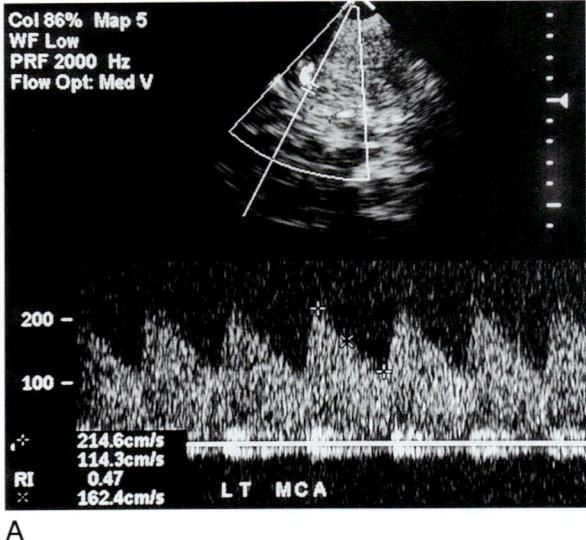
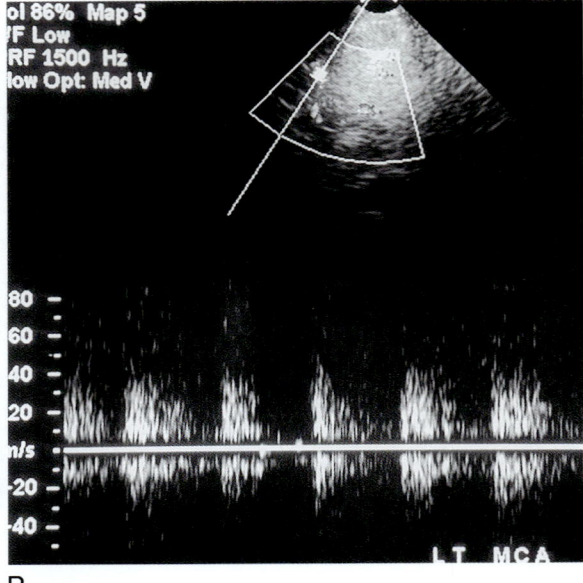
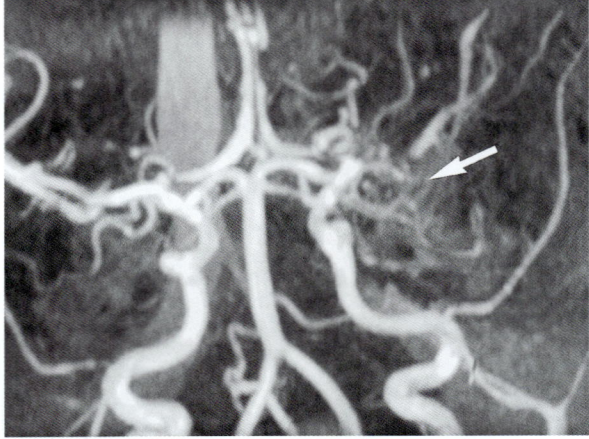

FIGURA 53-23. Desenvolvimento da doença cerebrovascular de Moyamoya. A, Observou-se que um menino de três anos e meio com doença falciforme tinha velocidades limites da MCA esquerda. MRA realizado dois meses após estava normal. **B**, *Screening* de acompanhamento de um ano, é observado fluxo baixo anormal na MCA esquerda (<40 cm/s). **C**, MRA naquele momento demonstra alterações moyamoya com oclusão completa dos segmentos A1 e M1 esquerdos. MCA, artéria cerebral média.

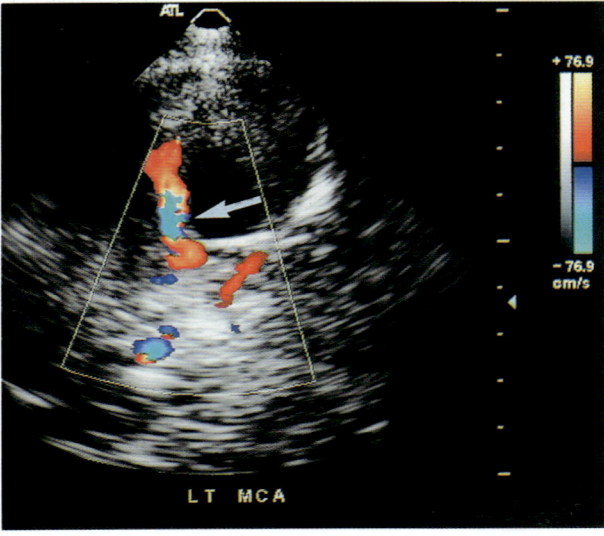
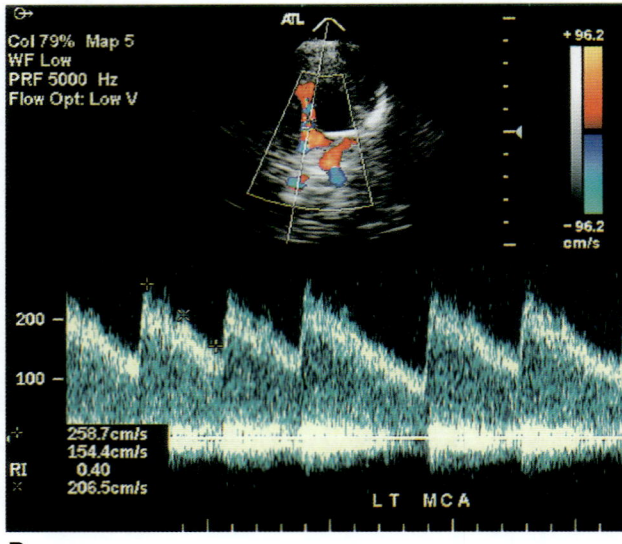

FIGURA 53-24. Doença falciforme numa menina de quatro anos. A, Doppler colorido demonstra uma região de *aliasing* (*seta*) na MCA esquerda proximal. **B**, Forma de onda Doppler confirma a presença de velocidades anormalmente altas (206 cm/s) consistentes com uma estenose focal da MCA. MCA, artéria cerebral média.

O *screening* dos pacientes com doença falciforme com a técnica de Doppler pulsado sem imagem envolve a varredura transtemporal do paciente para avaliar a ACM, bifurcação, ACI, ACA e ACP. A artéria oftálmica pode ser avaliada pela órbita. As artérias basilar e vertebral podem ser avaliadas a partir da abordagem occipital. O pico sistólico, diastólico final, tempo médio das velocidades máximas médias, e o IR de cada um destes vasos devem ser avaliados, pelo menos, duas vezes. A otimização do traçado é crucial na identificação das regiões da estenose.[80] A imagem por Doppler colorido também pode ser utilizada para caracterizar os pacientes com doença falciforme. Esta técnica é mais rápida de se aprender, é responsável pela identificação mais rápida e melhora a localização da passagem (Fig. 53-24). Todavia, como as sondas tendem a ser maiores, a otimização do traçado pode ser mais difícil, resultando em velocidades levemente inferiores que aquelas obtidas pelos métodos sem imagem.[9,10]

O estudo STOP[1] (Estudo clínico de prevenção do acidente vascular encefálico na anemia falciforme) conduzido por Robert Adams mostrou que a transfusão regular de crianças em risco de acidente vascular encefálico, como determinado pelo Doppler, poderia prevenir esse AVE.[14,81,82] Adams estudou 130 crianças, com idades entre dois e 16 anos em 14 centros médicos, que estavam em risco de desenvolver o acidente vascular encefálico, com velocidade média na ACM maior que 200 cm/s. Metade recebeu transfusões de sangue por três a quatro semanas, suficientes para diminuir a hemoglobina falciforme abaixo de 30%. Após um ano, as transfusões diminuíram o risco ao acidente vascular encefálico em aproximadamente 90%. Enquanto somente um paciente que recebeu transfusão sofreu o AVE, 10 crianças sem transfusão sofreram o acidente vascular encefálico. O NIH (Instituto Nacional de Saúde dos Estados Unidos) tem recomendado, atualmente, que todos os pacientes com doença falciforme entre as idades de dois e 16 anos sejam estudados a cada seis meses com DTC para identificar possível doença cerebrovascular. Os pacientes com uma velocidade média maior que 200 cm/s em dois exames são encaminhados à terapia de hipertransfusão para prevenir o acidente vascular encefálico. A correlação com os achados da RM e da ARM também pode ser útil. Num estudo por Pegelow e cols. as crianças com DTC e RM anormais estavam num risco maior ao desenvolvimento de um novo infarto silencioso ou acidente vascular encefálico cuja RM inicial estava normal.[83,84]

O estudo STOP foi realizado com equipamento sem imagem (Nicolet Vascular, Madison, WI). Em dois estudos clínicos de comparação separados utilizando equipamento com imagem (ATL, Bothel, WA e Acuson, Mountain View, CA) e sem imagem (Nicolet), Bulas e Jones descobriram que as medidas de velocidade na ACM obtidas com o equipamento com imagem (Acuson e ATL) foram aproximadamente 10% mais baixas que o equipamento sem imagem. Dois outros estudos clínicos de comparação utilizando equipamento com imagem (GE Medical Systems, Milwaukee, WI; Acuson; e Siemens, Issaquah, WA) e equipamento sem imagem (Nicolet) mostraram que as medidas de velocidade não diferem entre os equipamentos com e sem imagens.[85,86] As razões para estes resultados diferentes provavelmente são multifatoriais. Os centros devem estar atentos quando realizarem o protocolo STOP e considerar a realização de seus próprios estudos comparativos quando utilizarem o equipamento de imagem.

USO DO CONTRASTE

A visualização do fluxo normal ou patológico com Doppler transcraniano pode ser obstruída pelas janelas ósseas temporais insuficientes, ângulos de insonação desfavoráveis, ou velocidades de fluxo baixo. Nos estudos adultos, os agentes de ecocontraste, como as suspensões de microbolhas de galactose têm sido utilizados numa tentativa para aumentar as aplicações dos estudos transcranianos.[87-89]

Estes agentes de contraste têm mostrado facilitar a visualização da patência do vaso, estenose, oclusão, e fluxo colateral.[90-92] As artérias e os vasos de pequeno calibre que correm em ângulos desfavoráveis podem ser identificados.[93] Os estudos demonstraram que as velocidades obtidas utilizando este método fornecem dados confiáveis considerando a estenose e a oclusão. As comparações com angiografia de subtração digital têm sido favoráveis.[87,93,94]

As indicações aos agentes de intensificação do eco incluem a descrição da anatomia dos vasos de tumores, malformações vasculares, e estenose. Na avaliação da morte cerebral pode melhorar o nível de confiança da documentação do fluxo baixo. As limitações desta técnica incluem a curta duração de alguns agentes de contraste, o artefato de fluorescência, e disponibilidade limitada aos estudos pediátricos. As aplicações futuras podem incluir a avaliação da perfusão cerebral nos pacientes com acidente vascular encefálico durante a trombólise e avaliação da perfusão de tumores cerebrais seguido de quimioterapia e radiação.

O Power Doppler tridimensional tem sido utilizado para fornecer uma exibição melhorada da espacialidade orientada da posição da imagem. O Power Doppler tridimensional com contraste também mostrou melhorar a identificação dos vasos. Num estudo de contraste por Postert e cols., utilizando Power Doppler tridimensional com contraste em adultos com janelas inadequadas foi notada a visualização tridimensional clara dos principais segmentos vasculares intracranianos. A adição do contraste resultou numa ferramenta ultra-sônica mais sensível quando comparada às reconstruções tridimensionais não-contrastadas. Descobriu-se que estes estudos são fáceis de ser realizados e interpretados, aumentando o nível de confiança diagnóstica do operador.[93]

Referências

1. Raju TNK: Cranial Doppler applications in neonatal critical care. Crit Care Clin 1992;8(1):93-111.
2. Saliba EM, Laugier J: Doppler assessment of the cerebral circulation in pediatric intensive care. Crit Care Clin 1992;8(1):79-92.

3. Taylor GA: Current concepts in neonatal cranial Doppler sonography. Ultrasound Q 1992;(4):223-244.
4. Seibert JJ, McCowan TC, Chadduck WM, et al: Duplex pulsed Doppler US versus intracranial pressure in the neonate. Clinical and experimental studies. Radiology 1989;171:155-159.
5. Aeslid R: Transcranial Doppler sonography. J Neurosurg 1982;57:769-774.
6. Lupetin AR, Davis DA, Beckman I, et al: Transcranial Doppler sonography. Part 1. Principles, technique, and normal appearances. Radiographics 1995;15:179-191.
7. Katz ML, Comerota AJ: Transcranial Doppler: A review of technique, interpretation and clinical applications. Ultrasound Q 1991;8:241-265.
8. Byrd SM: An overview of transcranial Doppler color flow imaging: A technique comparison. Ultrasound Q 1996;13(4):197-210.
9. Bulas DI, Jones A, Seibert J, et al: TCD Screening for Stroke Prevention in Sickle Cell Anemia (STOP) pitfalls in technique variation. Pediatr Radiol 2000;20:733-738.
10. Jones A, Seibert J, Nichols F, et al: Comparison of TCDI and TCD in children with sickle cell anemia. Pediatr Radiol 2001;31:461-465.
11. Seibert JJ, Glasier CM, Leithiser RE Jr, et al: Transcranial Doppler using standard duplex equipment in children. Ultrasound Q 1990;8:167-196.
12. Erickson SJ, Hendrix LE, Massaro BM, et al: Color Doppler flow imaging of the normal and abnormal orbit. Radiology 1989;173:511-516.
13. Baxter GM, Williamson TH: Color Doppler imaging of the eye: Normal ranges, reproducibility, and observer variation. J Ultrasound Med 1995;14:91-96.
14. Adams R, McKie V, Nichols F, et al: The use of transcranial ultrasonography to predict stroke in sickle cell disease. N Engl J Med 1992;326(9):605-610.
15. Adams RJ, Nichols FT, McKie VC, et al: Transcranial Doppler: Influence of hematocrit in children with sickle cell anemia without stroke. J Cardiovasc Tech 1989; 8:97-101.
16. Adams RJ, Nichols FT III, Aaslid R, et al: Cerebral vessel stenosis in sickle cell disease: Criteria for detection by transcranial Doppler. Am J Pediatr Hematol Oncol 1990;12:277-282.
17. Chadduck WM, Seibert J: Intracranial duplex Doppler: Practical uses in pediatric neurology and neurosurgery. J Child Neurol 1989;S77-S86.
18. Lizzi R, Mortimer A, Cartensen E, et al: Bioeffects considerations for the safety of diagnostic ultrasound. J Ultrasound 1988;7(suppl):1-38.
19. Rabe H, Grohs B, Schmidt RM, et al: Acoustic power measurements of Doppler ultrasound devices used for perinatal and infant examinations. Pediatr Radiol 1990;20:277-281.
20. Acuson 128 Systems Manual. Doppler Section. Appendix C. Transducer Power Values. 1987.
21. Aaslid R: Transcranial Doppler Sonography. New York, Springer-Verlag;1986, pp 10-21.
22. Winkler P, Helmke K: Major pitfalls in Doppler investigations with particular reference to the cerebral vascular system. Part I. Sources in error, resulting pitfalls, and measures to prevent errors. Pediatr Radiol 1990; 20:219-228.
23. Winkler P, Helmke K, Mahl M: Major pitfalls in Doppler investigations. Part II. Low flow velocities and colour Doppler applications. Pediatr Radiol 1990; 20:304-310.
24. American Academy of Neurology, Therapeutics and Technology Subcommittee. Assessment: Transcranial Doppler. Neurology 1990;40:680-681.
25. Petty GW, Wiebers DO, Meissner I: Transcranial Doppler ultrasonography: Clinical applications in cerebrovascular disease. Mayo Clin Proc 1990;65:1350-1364.
26. Lennihan L, Petty GW, Mohr JP, et al: Transcranial Doppler detection of anterior cerebral artery vasospasm (abstract). Stroke 1989;20:151.
27. Sloan MA, Haley EC Jr, Kassell NF, et al: Sensitivity and specificity of transcranial Doppler ultrasonography in the diagnosis of vasospasm following subarachnoid hemorrhage. Neurology 1989;39:1514-1518.
28. Topeuoglu MA, Pryor JC, Oglvy CS, et al: Cerebral vasospasm following subarachnoid hemorrhage. Curr Treat Option Cardiovasc Med 2002;4(5):373-384.
29. Thie A, Fuhlendorf A, Spitzer K, et al: Transcranial Doppler evaluation of common and classic migraine. Part I. Ultrasonic features during the headache-free period. Headache 1990;30:201-208.
30. Thie A, Fuhlendorf A, Spitzer K, et al: Transcranial Doppler evaluation of common and classic migraine. Part II. Ultrasonic features during attacks. Headache 1990; 30:209-215.
31. Wang HS, Huo MF, Huang SC, et al: Transcranial ultrasound diagnosis of intracranial lesions in children with headaches. Pediatr Neurol 2002;26:43-46.
32. Hill A, Volpe JJ: Decrease in pulsatile flow in the anterior cerebral arteries in infantile hydrocephalus. Pediatrics 1982;69:4-7.
33. Goh D, Minns RA: Intracranial pressure and cerebral arterial flow velocity indices in childhood hydrocephalus: Current review. Child Nerv Syst 1995;11:392-396.
34. Goh D, Minns RA, Hendry GMA, et al: Cerebrovascular resistive index assessed by duplex Doppler sonography and its relationship to intracranial pressure in infantile hydrocephalus. Pediatr Radiol 1992;22:246-250.
35. Klingelhofer J, Conrad B, Benecke R, et al: Evaluation of intracranial pressure from transcranial Doppler studies in cerebral disease. J Neurol 1988;235:159-162.
36. Finn JP, Quinn MW, Hall-Craggs MA, et al: Impact of vessel distortion on transcranial Doppler velocity measurements: Correlation with magnetic resonance imaging. J Neurosurg 1990;73:572-575.
37. Hanlo PW, Gooskens RHJM, Nijhuis IJM, et al: Value of transcranial Doppler indices in predicting raised ICP in infantile hydrocephalus. Child Nerv Syst 1995;11:595-603.
38. Westra SJ, Curran JG, Duckwiler GR, et al: Pediatric intracranial vascular malformations: Evaluation of treatment results with color Doppler US. Radiology 1993; 186:775-783.
39. Grolimund P, Seiler RW, Aaslid R, et al: Evaluation of cerebrovascular disease by combined extracranial and transcranial Doppler sonography: Experience in 1,039 patients. Stroke 1987;18:1018-1024.
40. Lindegaard KF, Aaslid R, Nornes H: Cerebral arteriovenous malformations. In Aaslid R (ed.): Transcranial Doppler Sonography. New York, Springer-Verlag, 1986, pp 86-105.
41. Lindegaard KF, Grolimund P, Aaslid R, et al: Evaluation of cerebral AVM's using transcranial Doppler ultrasound. J Neurosurg 1986;65:335-344.
42. Petty GW, Massaro AR, Tatemichi TK, et al: Transcranial Doppler ultrasonographic changes after treatment for AVMS. Stroke 1990;21:260-266.
43. Stark JE, Seibert JJ: Cerebral artery Doppler ultrasonography for prediction of outcome after perinatal asphyxia. J Ultrasound Med 1994;13:595-600.

44. Gray PH, Tudehope DI, Massel JP, et al: Perinatal hypoxic-ischaemic brain injury: Prediction of outcome. Dev Med Child Neurol 1993;35:965-973.
45. Archer LNJ, Levene ME, Evans DH: Cerebral artery Doppler ultrasonography for prediction of outcome after perinatal asphyxia. Lancet 1986;2:1116.
46. Raju TNK: Cerebral Doppler studies in the fetus and newborn infant. J Pediatr 1991;119(2):165-174.
47. Raju TNK: Cranial Doppler applications in neonatal critical care. Crit Care Med 1992;8(1):93-111.
48. Bode H: Pediatric Applications of Transcranial Doppler Sonography. New York, Springer-Verlag, 1988, pp 44-75.
49. Newell DW, Seiler RW, Aaslid R: Head injury and cerebral circulatory arrest. In Newell DW, Aaslid R (eds.): Transcranial Doppler. New York, Raven Press, 1992, pp 109-121.
50. Kirkham F, Levin S, Padayachee TS, et al: Transcranial Doppler US in the determination of brain death. Neurosurgery 1989;24:884-889.
51. Powers AD, Graeber MC, Smith RR: Transcranial Doppler ultrasonography in the determination of brain death. Neurosurgery 1989;24:884-889.
52. Valentin A, Karuik R, Winkler WB, et al: Transcranial Doppler for early identification of potential organ transplant donors Wien Klin Wocherischr 1997;109:837-836.
53. McMenamin JB, Volpe JJ: Doppler ultrasonography in the determination of neonatal brain death. Ann Neurol 1983;14:302-307.
54. Chui NC, Shen EY, Lee BS: Reversal of diastolic cerebral blood flow in infants without brain death. Pediatr Neurol 1994;11:337-340.
55. Ducrocq X, Hassler W, Moritade K, et al: Consensus opinion on diagnosis of cerebral circulatory arrest using Doppler-sonography: Task Force Group on cerebral death of the Neurosonology Research Group of the World Federation of Neurology. J Neurol Sci 1998;159:145-150.
56. Glasier CM, Seibert JJ, Chadduck WM, et al: Brain death in infants: Evaluation with Doppler US. Radiology 1989;172:377-380.
57. Shiogai T, Sato E, Tokitsu M, et al: Transcranial Doppler monitoring in severe brain damage: Relationships between intracranial haemodynamics, brain dysfunction, and outcome. Neurol Res 1990;12:205-213.
58. Feri M, Ralli L, Felici M, et al: Transcranial Doppler and brain death diagnosis. Crit Care Med 1994; 22(7):1120-1126.
59. Bulas DJ, Chadduck WM, Vezina GL: Pediatric closed head injury: Evaluation with transcranial Doppler US. Presented at the Eighty-First Scientific Assembly and Annual Meeting, Radiological Society of North America; Nov 26-Dec 1, 1995, Chicago.
60. Qian SY, Fan XM, Yin HH: Transcranial Doppler assessment of brain death in children. Singapore Med J 1998;39:247-250.
61. Hassler W, Steinmetz H, Gawlowski J: Transcranial Doppler ultrasonography in raised intracranial pressure and in intracranial circulatory arrest. J Neurosurg 1988; 68:745-751.
62. Jalili M, Crade M, Davis AL: Carotid blood-flow velocity changes detected by Doppler ultrasound in determination of brain death in children: A preliminary report. Clin Pediatr 1994;33:669-674.
63. Lupetin AR, Davis DA, Beckman I, et al: Transcranial Doppler sonography. Part II. Evaluation of intracranial and extracranial abnormalities and procedural monitoring. Radiographics 1995;15:193-209.
64. Albin MS, Bunegin BS, Garcia C, et al: Transcranial Doppler can image microaggregates of intracranial air and particulate matter. J Neurosurg Anesth 1989;1:134-135.
65. Pugsley W: The use of Doppler ultrasound in the assessment of microemboli during cardiac surgery. Perfusion 1986;4:115-122.
66. Jordan WD, Voellinger DC, Doblar DD, et al: Microemboli detected by TCD monitoring in patients during carotid endarterectomy. Cardiovasc Surg 1999;7(1):33-38.
67. Dagirmanjian A, Davis DA, Rothful WE, et al: Silent cerebral microemboli occurring during carotid angiography: Frequency as determined with Doppler sonography. AJR 1993;161:1037-1040.
68. Abdul-Khaliq H, Uhlig R, Bottcher W, et al: Factors influencing the change in cerebral hemodynamics in pediatric patients during and after corrective cardiac surgery of congenital heart diseases by means of full flow cardiopulmonary bypass. Perfusion 2002;17:179-185.
69. Rodriguez RA, Letts M, Jarvis J, et al: Cerebral microembolization during pediatric scoliosis surgery: A transcranial Doppler study. J Pediatr Orthop 2001;21(4):532-536.
70. Powars D, Wilson B, Imbus C, et al: The natural history of stroke in sickle cell disease. Am J Med 1978; 65:461-471.
71. Huttenlocher PR, Moohr JW, Johns I, et al: Cerebral blood flow in sickle cell cerebrovascular disease. Pediatrics 1984;73:615-621.
72. Waters MC, Patience M, Leisenring W, et al: Bone marrow transplantation for sickle cell disease. N Engl J Med 1996;335(6):369-376.
73. Adams RJ, Aaslid R, Gammal TE, et al: Detection of cerebral vasculopathy in sickle cell disease using transcranial Doppler ultrasonography and magnetic resonance imaging: Case report. Stroke 1988;19:518-520.
74. Adams RJ, Nichols FT, Figueroa R, et al: Transcranial Doppler correlation with cerebral angiography in sickle cell disease. Stroke 1992;23:1073-1077.
75. Seibert JJ, Miller SF, Kirby RS, et al: Cerebrovascular disease in symptomatic and asymptomatic patients with sickle cell anemia: Screening with duplex transcranial Doppler US—correlation with MR imaging and MR angiography. Radiology 1993;189:457-466.
76. Seibert JJ, Glasier CM, Allison JW, et al: Transcranial Doppler (TCD), MRA, and MRI as a screening examination for cerebral vascular disease in patients with sickle cell anemia: A four-year follow-up. Presented at Third Conjoint Meeting, International Pediatric Radiology; May 1996, Boston.
77. Siegel MJ, Luker GD, Glauser TA, et al: Cerebral infarction in sickle cell disease: Transcranial Doppler US versus neurologic examination. Radiology 1995;197:191-194.
78. Verlhac S, Bernaudin F, Tortrat D, et al: Detection of cerebrovascular disease in patients with sickle cell disease using transcranial Doppler sonography: Correlation with MRI, MRA, and conventional angiography. Pediatr Radiol 1995;25:S14-S19.
79. Kogutt MS, Goldwag SS, Gupta KL, et al: Correlation of transcranial Doppler ultrasonography with MRI and MRA in the evaluation of sickle cell disease patients with prior stroke. Pediatr Radiol 1994;24:204-206.
80. Nichols FT, Jones AM, Adams RJ, et al: Stroke Prevention in Sickle Cell Disease (STOP) Study guidelines for transcranial Doppler testing. J Neuroimaging 2001; 11:353-362.
81. Adams R, McKie VC, Hsu L, et al: Prevention of a first stroke by transfusions in children with sickle cell anemia and abnor-

mal results on transcranial Doppler ultrasonography. N Engl J Med 1998;339:5-11.
82. Adams R, McKie VC, Brambilla D, et al: Stroke prevention trial in sickle cell anemia: Study design. Controlled Clin Trials 1998;19:110-129.
83. Pegelow CH, Wang W, Granger S, et al: Silent infarcts in children with sickle cell anemia and abnormal cerebral artery velocity. Arch Neurol 2001;58:2017-2021.
84. Wang WC, Gallagher DM, Pegelow CH, et al: A multi-center comparison of MRI and TCD in the evaluation of the central nervous system in children with sickle cell disease. Am J Ped Hem/Oncol 2000;22:335-339.
85. Neish A, Blews D, Simms C, et al: Screening for stroke in sickle cell anemia: Comparison of transcranial Doppler imaging and nonimaging US techniques. Radiology 2002;222:709-714.
86. Malouf AJ, Hamrick-Turner JE, Doherty MC, et al: Implementation of the STOP protocol for stroke prevention in sickle cell anemia by using duplex power Doppler imaging. Radiology 2001;219:359-365.
87. Bazzocchi M, Qunia E, Zuiani C, Moroldo M: Transcranial Doppler: State of the art. Eur J Radiol 1998; 27:S141-148.
88. Totaro R, Marini C, Sacco S, et al: Contrast enhanced transcranial Doppler sonography in patients with acute cerebrovascular diseases. Neurology 2001;16:11-16.
89. Postert T, Federlein J, Przuntek H, et al: Insufficient and absent acoustic temporal bone window: potential and limitations of transcranial contrast enhanced color coded sonography and contrast enhanced power based sonography. Ultrasound Med Biol 1997;23:857-862.
90. Griewing B, Schminke U, Motsch L, et al: Transcranial duplex sonography of middle cerebral artery stenosis: A comparison of color coding techniques—frequency or power based Doppler and contrast enhancement. Neuroradiology 1998;40(8):490-495.
91. Droste DW, Llull JB, Pezzoli C, et al: SonoVue, a new long acting echocontrast agent, improves transcranial color-coded ultrasonic imaging. Cerebrovasc Dis 2002;14:27-32.
92. Droste DW, Jurgens R, Weber S, et al: Benefit of echocontrast enhanced transcranial color-coded duplex ultrasound in the assessment of intracranial collateral pathways. Stroke 2000;31(4):920-923.
93. Postert T, Braun B, Pfundtener N, et al: Echo contrast-enhanced three-dimensional power Doppler of intracranial arteries. Ultrasound Med Biol 1998;24:953-962.
94. Gerriets T, Seidel G, Fiss I, et al: Contrast enhanced transcranial color-coded duplex sonography: Efficiency and validity. Neurology 1999;52:1133-1137.
95. Seibert JJ: Doppler evaluation of cerebral circulation. In Dieckmann RA, Fiser DHB, Selbst SM: Illustrated Textbook of Pediatric Emergency and Critical Care Procedures. St Louis, Mosby-Year Book, 1997.

54

MASSAS CRANIANAS E CERVICAIS EM PEDIATRIA

S. Bruce Greenberg / Joanna J. Seibert / Robert W. Seibert

SUMÁRIO DO CAPÍTULO

FACE E PARTE ALTA DO PESCOÇO
- Anatomia Normal e Técnica
  - Glândulas Salivares
- Inflamação
- Neoplasias
- Lesões Congênitas
- Outras Massas Faciais e Cervicais Altas

PARTE LATERAL DO PESCOÇO
- Anatomia Normal
- Inflamação
- Neoplasias
- Músculo
  - Esternocleidomastóideo
- Timo
- Lesões Congênitas
- Lesões Vasculares

GLÂNDULAS TIREÓIDE E PARATIREÓIDE
- Anatomia Normal e Técnica
- Inflamação
- Neoplasias
- Lesões Congênitas
- Lesões das Paratireóides

A ultra-sonografia de alta resolução é útil na avaliação de massas na cabeça e no pescoço.[1-5] A ausência de radiação ionizante ou da necessidade de sedação torna a ultra-sonografia um exame inicial ideal em crianças.[6] A localização anatômica precisa da massa pode ser determinada com os conhecimentos de uma anatomia normal da região.[2] As características ultra-sonográficas teciduais da massa podem muitas vezes classificar a lesão como inflamatória, neoplásica, congênita, traumática ou vascular e podem dar o diagnóstico em 40% dos casos.[7] A ultra-sonografia também é excelente instrumento para uso no *follow-up* da progressão ou regressão da lesão.[8] A extensão completa da lesão é avaliada melhor com tomografia computadorizada (TC) ou ressonância magnética (RM).[7,9-16] Estudos recentes mostraram aumento mensurável do risco de câncer por doses de radiação associadas à tomografia computadorizada[17] e, portanto, é importante usar a ultra-sonografia onde ela possa substituir a TC.

O pescoço pode ser dividido em três áreas anatômicas: a face e a parte alta do pescoço, a parte lateral do pescoço e as glândulas tireóide e paratireóide. A anatomia normal e os pontos de referência da área são importantes para se compreender os achados ultra-sonográficos característicos das patologias.

FACE E PARTE ALTA DO PESCOÇO

Anatomia Normal e Técnica

Glândulas Salivares. As glândulas salivares se dividem em três grupos: as parótidas, as submandibulares e as sublinguais.

Glândula Parótida. A glândula parótida é a maior das glândulas salivares. Localiza-se num triângulo limitado pela ponta do processo mastóide, a parte média do arco zigomático e o ângulo da mandíbula. É composta por ácinos ligados por ductos que drenam para o ducto de Stensen. A localização aproximada do ducto de Stensen no adolescente pode ser obtida pela colocação do dedo indicador na margem inferior do arco zigomático. O ducto estará localizado na superfície inferior do dedo.[18] A glândula parótida também contém tecido linfóide, vasos e nervos. Em particular, o sétimo nervo craniano sai do forame estilomastóideo e entra na glândula parótida.[19] Aí se divide em cinco ramos maiores, que inervam predominantemente os músculos faciais. Divide a glândula parótida em lobos profundo e superficial.[15] O lobo profundo é responsável por aproximadamente 20% da glândula e se localiza adjacente ao espaço parafaríngeo.[20]

Esta glândula é avaliada melhor nos planos axial e coronal usando um transdutor de alta freqüência, linear e com pequenas peças com ou sem coxim. Para as imagens axiais, o transdutor deve ser colocado perpendicularmente à orelha com sua margem superior tocando o lóbulo (Fig. 54-1). Nesta posição, a ponta da mastóide é vista posteriormente como linha ecogênica com sombra acústica posterior (Fig. 54-2A). À medida que o transdutor é movido inferiormente, o músculo esternocleidomastóideo pode ser visto originando-se da mastóide. Anteriormente, identifica-se a mandíbula como linha ecogênica com sombra acústica posterior (Fig. 54-2B). O músculo masseter é visto superficialmente à mandíbula. A massa muscular profunda à ponta da mastóide é o ventre posterior do músculo digástrico. Este mús-

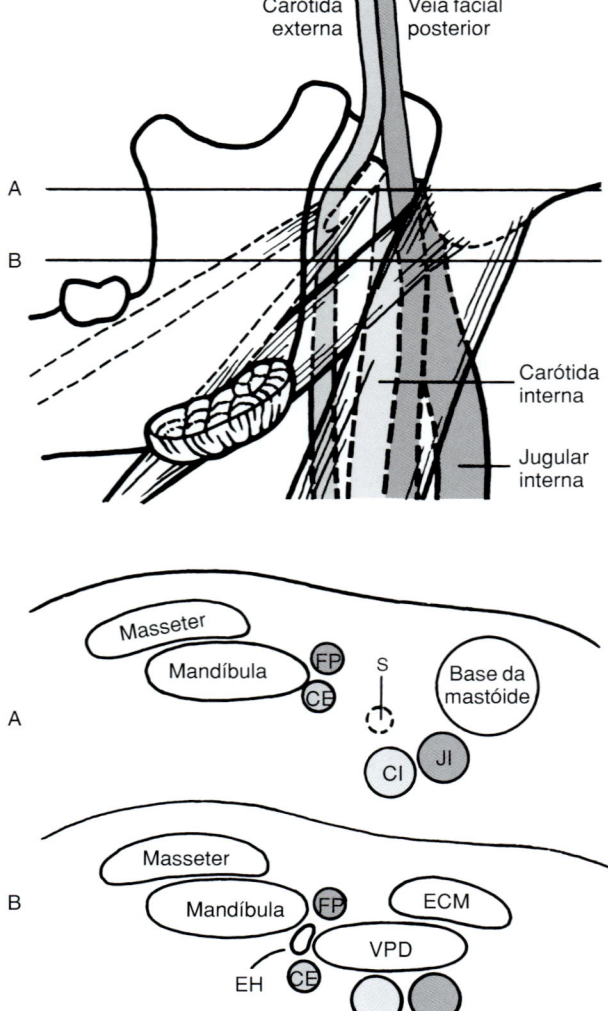

FIGURA 54-1. Glândula parótida normal. Diagrama em cortes axiais ou perpendiculares. Podem ser vistos pontos de referência normais, como o músculo esternocleidomastóideo (ECM), ventre posterior do músculo digástrico (VPMD), processo estilóide (E), artéria carótida interna (CI), veia jugular interna (JI), artéria carótida externa (CE), veia facial posterior (FP) e músculo estiloióideo (EH). A glândula parótida se situa entre o músculo esternocleidomastóideo e a ponta da mastóide posteriormente e o músculo masseter e a mandíbula anteriormente. (Extraída de Lewis, GJS, Leithiser RE, Jr, Glasier CM, et al: Ultrasonography of pediatric neck masses. Ultrasound Q 1989;7:315-355.)

culo se origina da base do crânio, imediatamente medial à ponta da mastóide. O processo estilóide pode ser identificado como área ecogênica superior e profunda ao ventre posterior do músculo digástrico. Estas duas estruturas passam inferior e anteriormente em direção ao ângulo da mandíbula. Localizam-se mais profundamente que o ramo da mandíbula. A glândula parótida é vista como massa homogênea localizada imediatamente abaixo da superfície da pele. Estende-se anteriormente sobre o músculo masseter, medialmente atrás da parte posterior da mandíbula e posteriormente à ponta da mastóide e ao músculo esternocleidomastóideo. É mais ecogênica e homogênea do que os músculos e gordura adjacentes.[20,21] Isto provavelmente é porque contém tecido glandular gorduroso. A veia facial retromandibular ou posterior é identificada na substância da glândula parótida, imediatamente posterior à mandíbula.

A anatomia vascular da glândula parótida pode ser bem avaliada com imagens de Doppler colorido.[22] O ramo terminal da artéria carótida externa pode ser visto imediatamente medial à parte superior da veia facial posterior. A veia jugular interna e as artérias carótidas interna e externa costumam ser bem visualizadas profundamente ao processo estilóide e ao ventre posterior do músculo digástrico. A veia jugular interna é posterior e lateral à artéria carótida interna. Devido à importância cirúrgica de localizar tumores nos lobos profundo ou superficial,[19] o trajeto do nervo facial pode ser estimado traçando-se uma linha da parte superior do ventre superior do músculo digástrico à veia facial posterior e depois à parte lateral do ramo mandibular.[11,20]

As imagens coronais são obtidas colocando-se o transdutor imediatamente anterior e paralelo à orelha (Fig. 54-3). O transdutor é então angulado anterior e posteriormente. A glândula parótida é vista como área elíptica, homogênea e ecogênica imediatamente abaixo da pele (Fig. 54-4).

Glândula submandibular. A **glândula submandibular** se situa predominantemente no espaço submandibular, que é limitado lateralmente pelo corpo da mandíbula e superior e medialmente pelo músculo miloióideo. Uma pequena parte da glândula pode passar posteriormente à parte posterior do músculo miloióideo e se situar dentro do espaço sublingual.[14] É drenada pelo ducto de Wharton, que passa entre o músculo miloióideo lateral e o músculo hioglosso medial.[23]

A glândula submandibular é avaliada melhor por ultrasonografia em uma posição submentoniana com o transdutor angulado nos planos sagital e coronal. A glândula submandibular se localiza medialmente ao corpo da mandíbula e superficialmente ao ventre anterior dos músculos digástrico e miloióideo. Sua parte posterior pode enrolar-se em torno do dorso do músculo miloióideo, situando-se no espaço sublingual. A posição do ducto de Wharton pode ser vista pedindo-se aos pacientes para movimentarem a língua. Isto revela o plano entre os músculos miloióideo e hioglosso, onde corre o ducto.[23]

Glândulas Sublinguais. Há múltiplas **glândulas sublinguais** que se situam no soalho da boca. Estas se localizam profundamente ao músculo miloióideo e superficialmente ao músculo hioglosso[23] e aos músculos intrínsecos da língua. As glândulas sublinguais são difíceis de ver ultra-sonograficamente.[21]

Inflamação

Os processos inflamatórios das glândulas salivares são mais comuns que as neoplasias ou as anormalidades de desenvolvimento e são responsáveis por aproximadamente um terço de toda a patologia das glândulas salivares em uma série.[24] A inflamação pode ser aguda ou crônica.

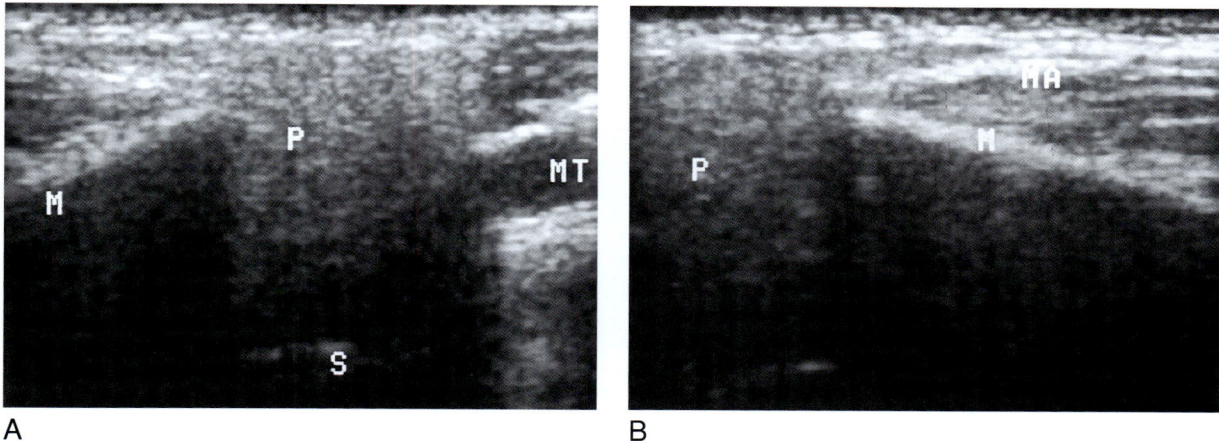

FIGURA 54-2. Ultra-sonografia da glândula parótida normal. A, Imagem axial da glândula parótida, mostrando ponta da mastóide (MT). Entre a ponta da mastóide e a mandíbula (M) está o processo estilóide ecogênico (S). **B,** Exame axial da glândula parótida (P) com o músculo masseter (MA) e a mandíbula (M) anteriores a ela.

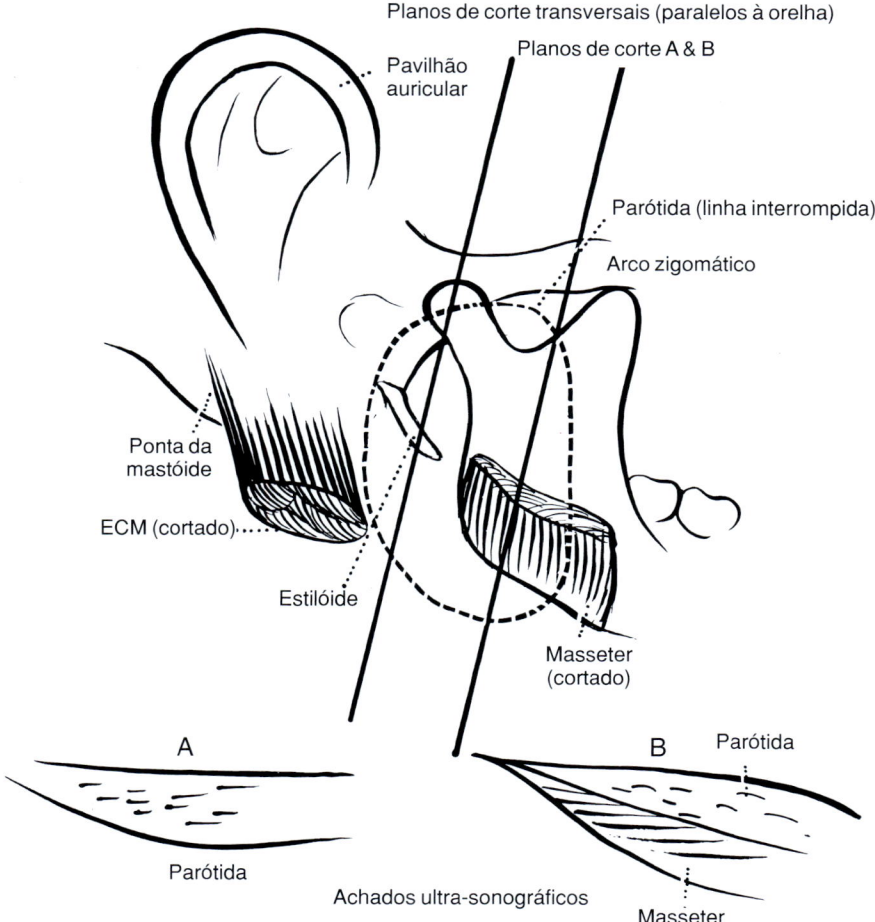

FIGURA 54-3. Glândula parótida normal. Planos de corte transversais (A) paralelos e imediatamente anteriores à orelha mostram a glândula parótida elíptica. B, O segundo plano, discretamente anterior na mandíbula, mostra a glândula parótida com o músculo masseter medial e inferiormente a ela. ECM, músculo esternocleidomastóideo. (Extraída de Seibert RW, Seibert JJ: High-resolution ultrasonography of the parotid gland in children. Part I. Pediatr Radiol 1986;16:374-379.)

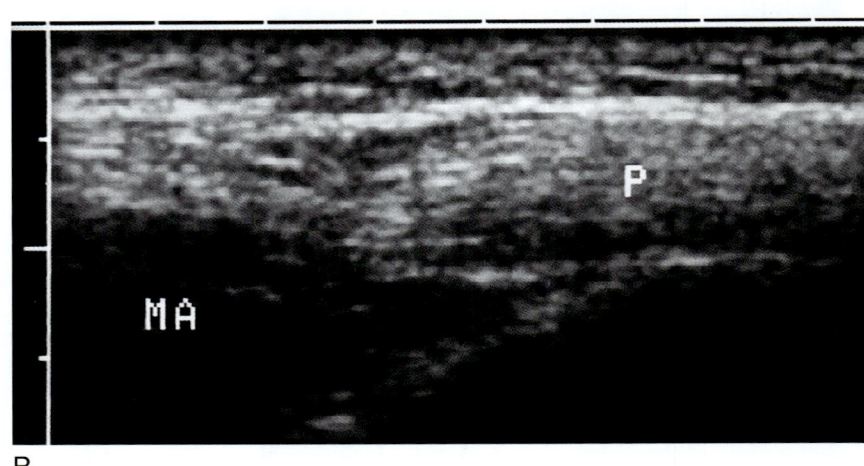

FIGURA 54-4. Glândula parótida normal. A, Corte transversal da glândula parótida imediatamente anterior à orelha mostra a glândula parótida ecogênica e elíptica (P). **B,** Examinando mais anteriormente, o músculo masseter (MA) é observado medialmente à glândula parótida (P).

A **inflamação aguda da parótida** geralmente é viral (Figs. 54-5 e 54-6) e pode ser unilateral ou bilateral. Caxumba, mononucleose, citomegalovírus e parotidite epidêmica são comuns. A ultra-sonografia mostra aumento de volume difuso da glândula com diminuição irregular da ecotextura da glândula.[21,25,26] A parotidite bacteriana aguda é rara, mas geralmente ocorre em lactentes com menos de um ano. Podem formar-se abscessos focais, especialmente no recém-nascido entre sete e 14 dias depois do nascimento. *Staphylococcus aureus* é o organismo mais comum, relatando-se sua ocorrência em 50 a 90% dos casos.[27,28] Em uma série recente, o *Streptococcus viridans* foi o organismo mais comum em crianças, visto em 60% dos casos.[29] Quando se forma um abscesso focal, pode ser realizada a drenagem orientada por ultra-sonografia.[30]

O aumento de volume inflamatório dos linfonodos na parótida costuma associar-se a adenopatia cervical e algumas vezes é difícil de distinguir clinicamente de parotidite aguda. No entanto, a ultra-sonografia mostra massas hipoecóicas distintas no interior da glândula, as quais representam linfonodos intraparotídeos (Fig. 54-7). A adenopatia intraparotídea associada a conjuntivite é uma entidade distinta chamada síndrome de Parinaud. Também foi descrito o envolvimento de linfonodos por sarcoidose.[31] A ultra-sonografia também é útil para distinguir adenopatia de massas nas glândulas submandibulares e sublinguais (Fig. 54-8).

A parotidite crônica costuma se apresentar como tumefação intermitente unilateral e indolor da glândula.[24] Geralmente se associa a sialectasia. Foram descritas áreas hipoecogênicas redondas medindo 2-3 mm de diâmetro.[32] As regiões hipoecogênicas são maiores do que o esperado pelas sialografias e podem representar muco extravasado ou infiltração linfocítica.[32,33] Também vimos um paciente com sialectasia que tinha uma glândula heterogênea e múltiplas áreas hipoecóicas.[34] Também podem ser identificadas pequenas densidades ecogênicas puntiformes dispersas pela glândula (Fig. 54-9). Se houver uma tumefação crônica dolorosa da glândula, então deverá ser considerada linfossialadenopatia benigna ou síndrome de Sjögren.[24] Isto pode fazer parte da doença de Mikulicz, que é semelhante à síndrome de Sjögren, exceto que a doença de Mikulicz não tem componente sistêmico.[35,36] A ecogenicidade heterogênea das glândulas salivares é relatada em 88% dos pacientes com síndrome de Sjögren em uma série.[37]

Aumento de volume bilateral da parótida em crianças HIV-positivas com o complexo relacionado à AIDS geralmente se associa à pneumonite intersticial linfocitária e à linfadenopatia cervical difusa.[38] São comuns dois padrões ultra-sonográficos. O padrão mais comum (70%) consiste em múltiplas massas hipoecóicas ou anecóicas com reforço acústico posterior (Fig. 54-10), representando infiltração linfóide.[39,40,41] O segundo padrão (30%) consiste em grandes cistos linfoepiteliais substituindo a maior parte da glân-

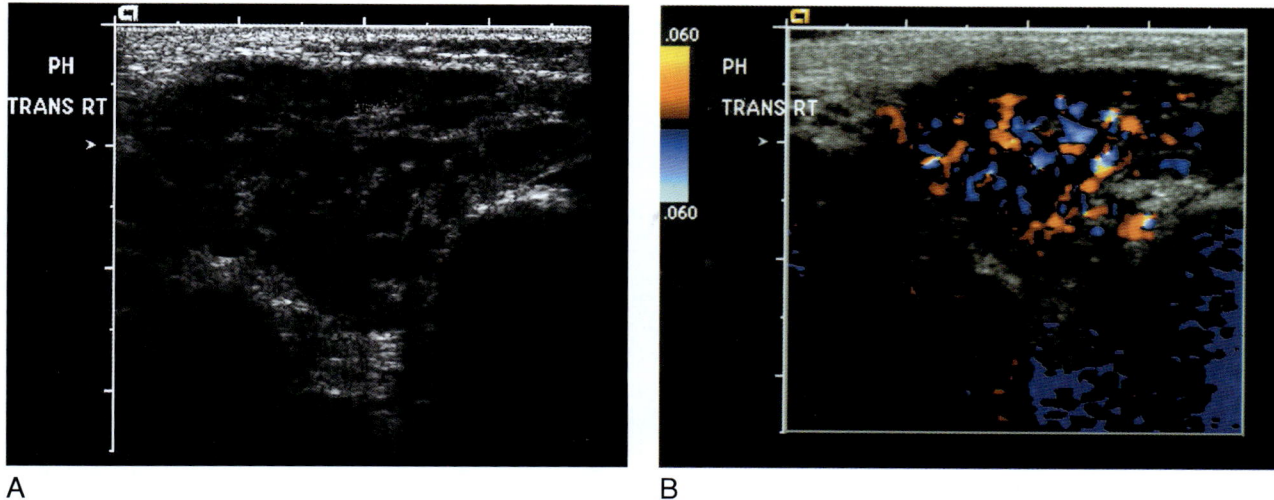

FIGURA 54-5. Parotidite aguda. A, A glândula parótida está aumentada e hipoecóica. **B,** O Doppler colorido mostra aumento da vascularidade.

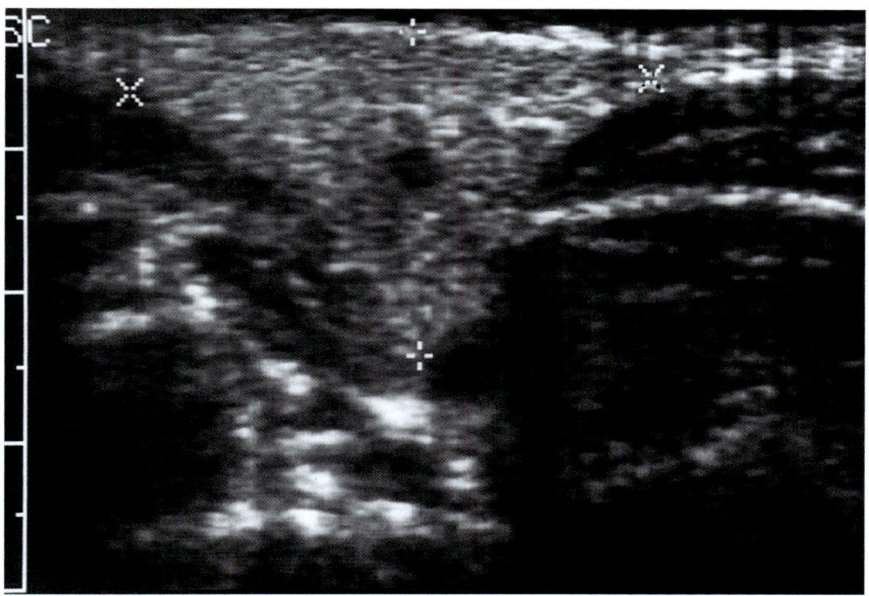

FIGURA 54-6. Parotidite viral.
Uma glândula difusamente aumentada (limitada por x e +). A linha ecogênica da mandíbula é anterior ao músculo masseter hipoecóico e superficial a ela. Observe a veia facial posterior normal posterior à mandíbula. (Extraída de Seibert RW, Seibert JJ: High-resolution ultrasonography of the parotid gland in children. Part II. Pediatr Radiol 1988;19:13-18.)

dula parótida.[39,40,42] A sialografia revela dilatação acinar generalizada compatível com sialectasia, e a patologia revela infiltração de linfócitos e cistos linfoepiteliais.[43] A hiperplasia linfocitária na glândula parótida provavelmente reflete o processo em outras áreas, com desenvolvimento de fendas revestidas por epitélio na glândula parótida e cercadas por tecido linfóide hiperplásico que tem centros germinativos proeminentes.

A sialolitíase raramente é vista em crianças, mas pode estar associada à fibrose cística.[24] A maioria dos cálculos é vista na glândula submandibular (80 a 90%) e é calcificada.[39,43,44] Radiografias simples identificam 60 a 80% dos cálculos. A ultra-sonografia pode detectar até 94% dos cálculos salivares (Fig. 54-11).[21,39,43,45,46]

A obstrução do ducto de uma glândula salivar sublingual pode resultar em massa cística conhecida como rânula. A massa se localiza profundamente ao músculo miloióideo,[21] mas pode ter um componente mergulhante, produzindo massa cística localizada medialmente ao ângulo da mandíbula e superficialmente ao músculo miloióideo (ou seja, no espaço submandibular).

Neoplasias

Os tumores de glândulas salivares são incomuns, especialmente em crianças com menos de 16 anos.[47] A maioria dos tumores pediátricos de glândulas salivares é benigna, mas se relata uma ampla faixa de incidência de tumores. Séries

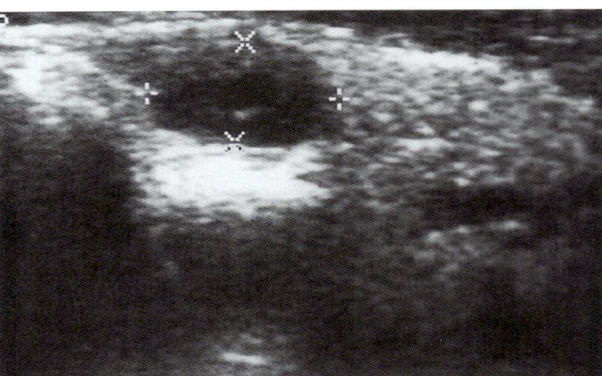

FIGURA 54-7. Linfonodo intraparotídeo. Massa hipoecóica limitada por x e + está localizada dentro da glândula parótida ecogênica homogênea. (Extraída de Lewis GJS, Leithiser RE, Jr, Glasier CM, et al: Ultrasonography of pediatric neck masses. Ultrasound Q 1989;7:315-355.)

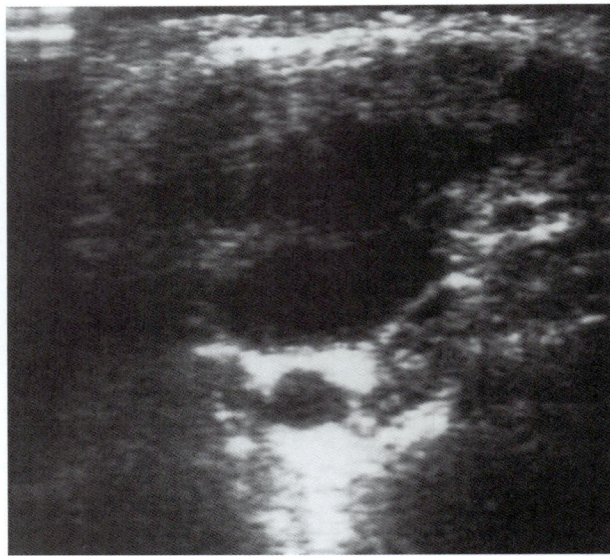

FIGURA 54-8. Abscesso parotídeo na parte esquerda do pescoço imediatamente abaixo da glândula parótida. Este abscesso tem os achados típicos de um centro hipoecóico com paredes irregulares. (Extraída de Lewis GJS, Leithiser RE, Jr, Glasier CM, et al: Ultrasonography of pediatric neck masses. Ultrasound Q 1989;7:315-355.)

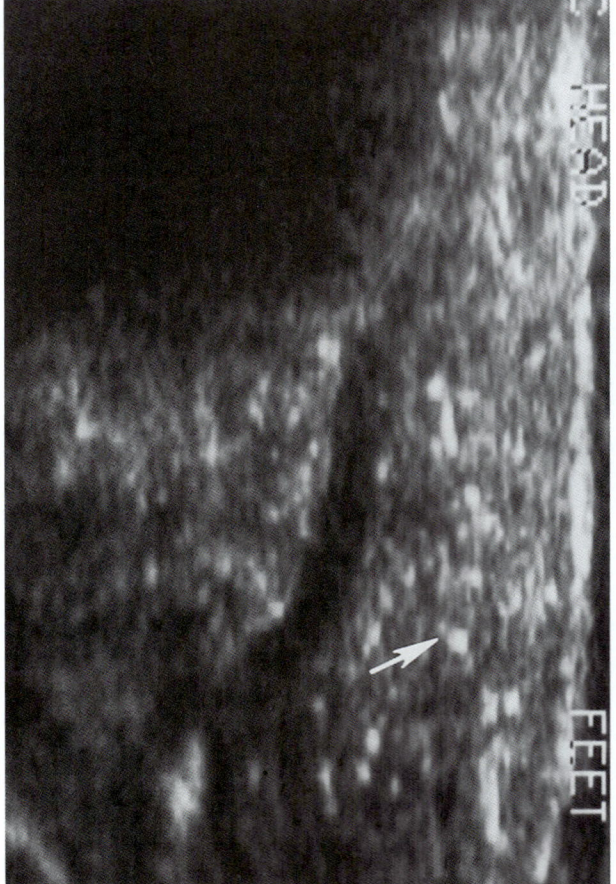

A

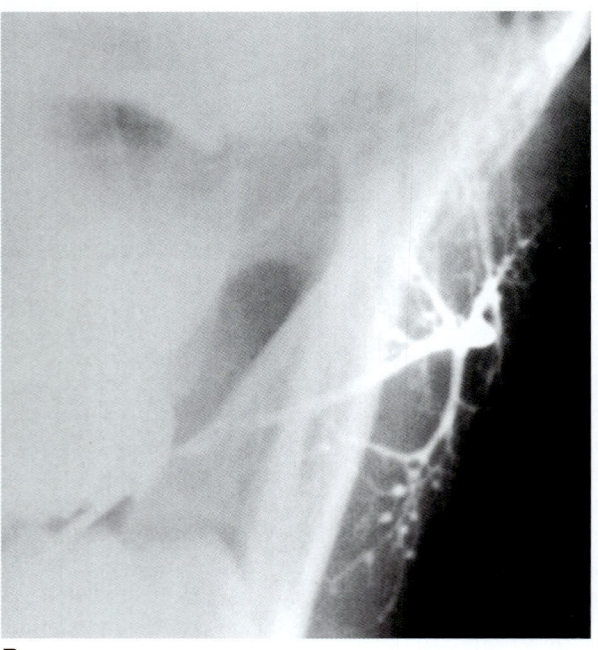

B

FIGURA 54-9. Parotidite crônica. A, Corte ultra-sonográfico transversal mostra múltiplas densidades pequenas, puntiformes, ecogênicas, mas sem sombras, em toda a glândula (*seta*), provavelmente representando muco dentro dos ductos dilatados. **B,** A sialografia mostra retenção de contraste dentro dos ductos dilatados. (Extraída de Seibert RW, Seibert JJ: High-resolution ultrasonography of the parotid gland in children. Part II. Pediatr Radiol 1988;19:13-18.)

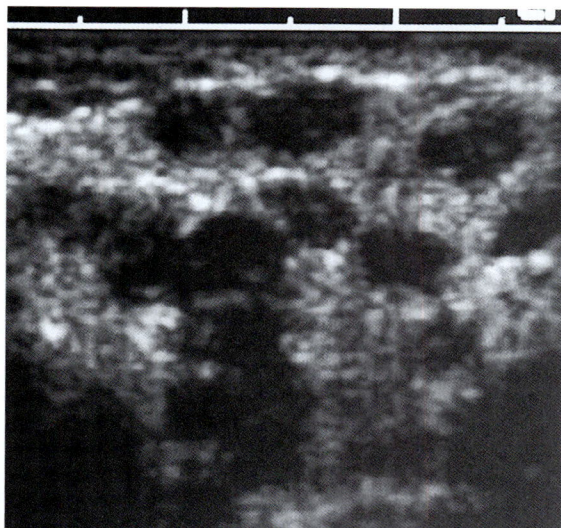

FIGURA 54-10. Aumento de volume da glândula parótida em criança com infecção pelo HIV. Ambas as glândulas parótidas estavam aumentadas de volume com múltiplas lesões hipoecóicas sem reforço acústico.

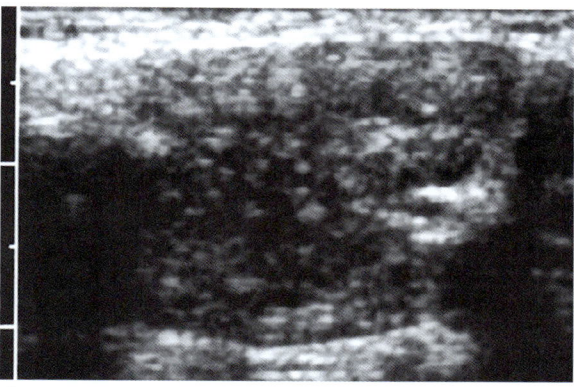

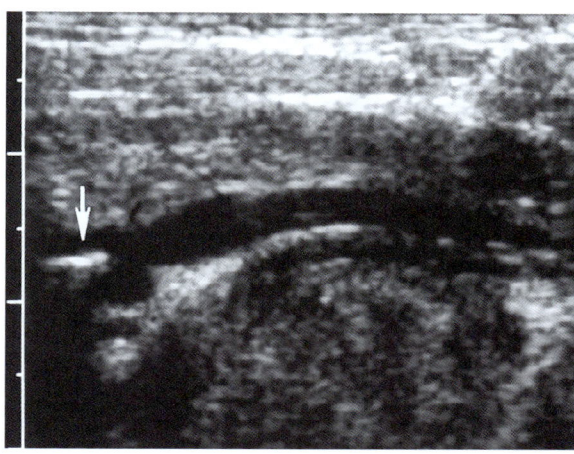

FIGURA 54-11. Obstrução do ducto submandibular. A, Aumento de volume da glândula submandibular. **B,** Ducto submandibular dilatado secundariamente a cálculo (*seta*).

cirúrgicas recentes sugerem que 75-87% de todos os tumores de glândulas salivares pediátricos são benignos.[48,49] Em uma série, os hemangiomas foram responsáveis por 59%, e as malformações linfáticas por 27% dos tumores de glândulas salivares.[48]

Os hemangiomas são a neoplasia mais comum no período neonatal, com 60% localizados na cabeça ou pescoço.[20,24,50] Estas massas se apresentam predominantemente no sexo feminino, numa predominância de 4:1. As massas podem ocorrer em qualquer ponto no pescoço, mas freqüentemente estão na glândula parótida. Clinicamente, são massas indolores e que vão aumentando de volume na região da glândula parótida. Aproximadamente metade tem uma mancha sentinela azulada ou vermelha na pele sobre a massa.[51] A maioria se resolverá sem tratamento cirúrgico.[24] Esteróides, drogas antiangiogênese e interferon alfa-2a têm sido usados para o tratamento clínico.[51,52] A ultra-sonografia revela massa heterogênea com artérias e veias de baixa resistência e alto fluxo.[50,52] O Doppler colorido revela numerosos vasos com gradiente Doppler sistólico maior que 2 kHz.[50]

Diferentemente dos hemangiomas, as malformações vasculares são anomalias do desenvolvimento, e não massas. As malformações não involuem. Malformações linfáticas são as malformações vasculares mais comuns associadas às glândulas salivares. A ultra-sonografia é útil para avaliar hemangiomas e demonstrar calcificações e compressão dos espaços vasculares (Fig. 54-12).[21]

A avaliação usando Doppler colorido revelará a presença e o tipo de fluxo vascular em malformação vascular (Fig. 54-12).[53,54] Os hemangiomas mostram ecogenicidade inespecífica com padrão de alto fluxo. A análise espectral revela fluxo arterial e venoso sem *shunts*. Malformações venosas exibem ecogenicidade heterogênea com um padrão lacunar hipoecóico. As imagens com Doppler colorido mostram ausência

MASSAS FACIAIS E DA PARTE ALTA DO PESCOÇO

VASCULARES

Hemangioendoteliomas
Hemangioma
Linfangioma

NÃO-VASCULARES

Adenomas pleomórficos da glândula parótida
Carcinomas mucoepidermóides
Sarcoma indiferenciado
Neurofibroma

CISTOS

Bolsa branquial ou cistos branquiais
Cisto de retenção mucoso
Cisto valecular
Abscesso
Hematoma
Pseudo-aneurisma

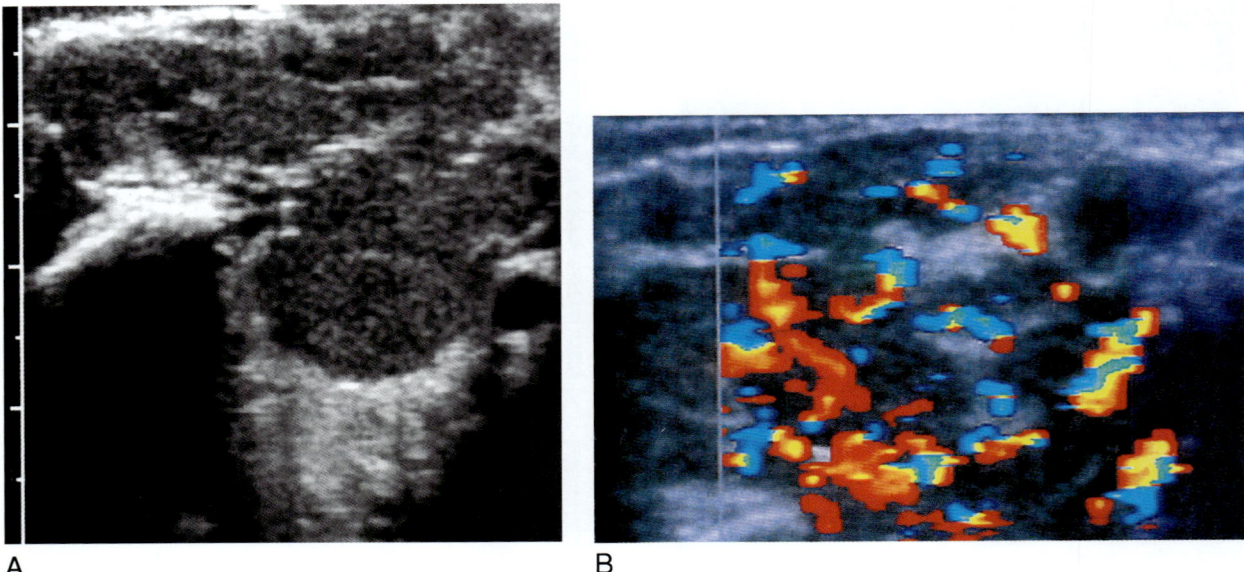

FIGURA 54-12. Hemangioma. A, Ultra-sonografia de menina com glândula parótida aumentada de volume mostra glândula difusamente aumentada com múltiplas pequenas áreas hipoecóicas. **B,** Imagem de Doppler colorido demonstra glândula parótida acentuadamente vascular. Análise espectral demonstrou fluxo arterial e venoso sem *shunt*. O aumento da glândula parótida respondeu ao tratamento com esteróides.

de fluxo ou fluxo venoso baixo. Malformações arteriolocapilares têm lesões homogeneamente ecogênicas, lesões com baixo fluxo com padrões arterial e venoso sem *shunts*. Malformações linfáticas mistas e microcísticas mostram ecogenicidade variável. Malformações linfáticas macrocísticas se apresentam com lesões homogêneas anecóicas ou hipoecóicas. Não se detecta fluxo geralmente dentro de malformações linfáticas (Fig. 54-13).

Adenomas pleomórficos ou tumores mistos são os tumores epiteliais mais comuns das glândulas salivares.[39,49] Em uma série, os pilomatrixomas foram mais comuns e responsáveis por 21% dos tumores benignos.[48] Os adenomas pleomórficos ocorrem em pré-adolescentes e em adolescentes.[20,24,47] Raramente, eles podem invadir e desenvolver lesões metastáticas posteriores.[47] Não há predominância de sexo.[24] Eles ocorrem mais freqüentemente na glândula parótida (90%)[47] e raramente são vistos na glândula submandibular. Há uma taxa de recorrência alta (15-20%).[47,49] Estes tumores são discretamente hipoecóicos a isoecóicos em relação à glândula parótida.[21,31,34] Outros autores os descreveram como anecóicos com ajustes de ganho normais e com poucos ecos com ajustes de ganho mais altos.[26,55] Podem ter áreas císticas e pequenas calcificações em seu interior.[39]

Os carcinomas mucoepidermóides são os tumores de parótida mais comuns em crianças, responsáveis por 6 a 9% dos tumores de parótida.[24,48,49] Estes têm um mau prognóstico e são seguidos, em incidência, por carcinomas indiferenciados e sarcomas indiferenciados,[24] os quais têm prognósticos piores.[47] Os sarcomas indiferenciados tendem a ocorrer em crianças abaixo de cinco anos (Fig. 54-14).[24] Na ultra-sonografia, os tumores malignos tendem a apresentar bordas mal definidas, mas podem ter margens bem definidas. A maioria dos tumores benignos tem margens lisas ou

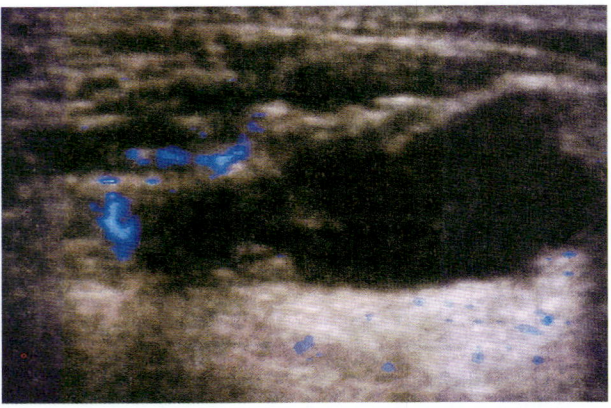

FIGURA 54-13. Linfangioma. Imagem com *power* Doppler de massa cervical cística sem aumento de fluxo.

lobuladas bem definidas.[11,26,31,55] Os neurofibromas podem envolver a glândula parótida. A ultra-sonografia mostra múltiplas áreas hipoecóicas em toda a glândula (Fig. 54-15). Quando os neurofibromas são plexiformes, deve-se considerar neurofibromatose.[56]

Lesões Congênitas

Cistos da glândula parótida podem ser derivados das pregas branquiais ou das bolsas branquiais (Fig. 54-16).[24,57] Um cisto de retenção mucoso da glândula parótida também foi descrito por ultra-sonografia numa garota de 13 anos.[58]

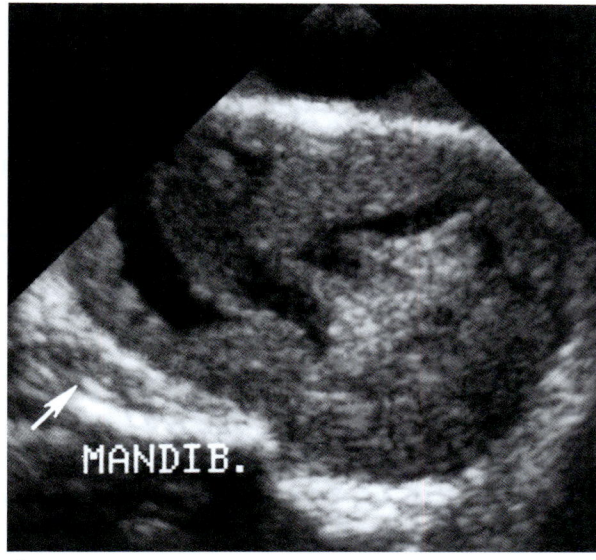
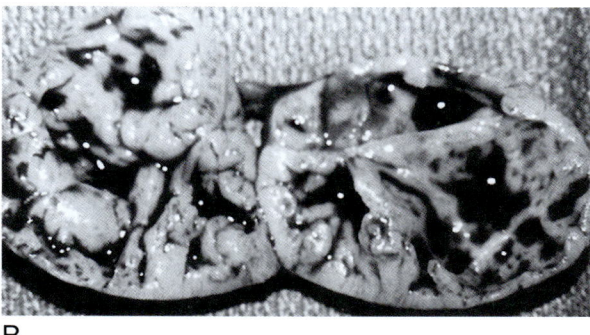

FIGURA 54-14. Carcinoma indiferenciado. A, Fino halo de tecido da parótida observado anteriormente (*seta*) à mandíbula. O restante da glândula parótida está substituído por massa mista com áreas centrais hipoecóicas. **B,** Superfície de corte do tumor, mostrando cavidades centrais cheias de sangue. (Extraída de Seibert RW, Seibert JJ: High-resolution ultrasonography of the parotid gland in children. Part II. Pediatr Radiol 1988;19:13-18.)

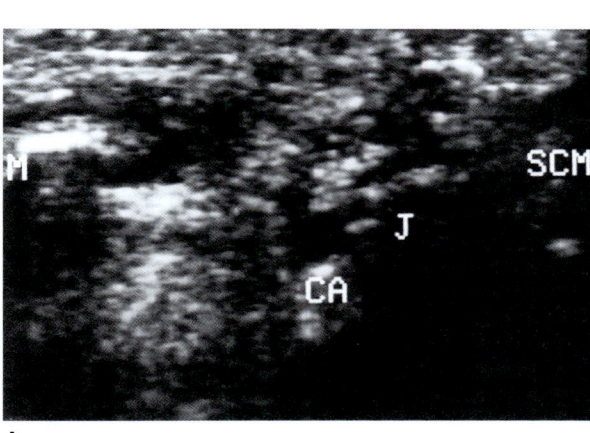
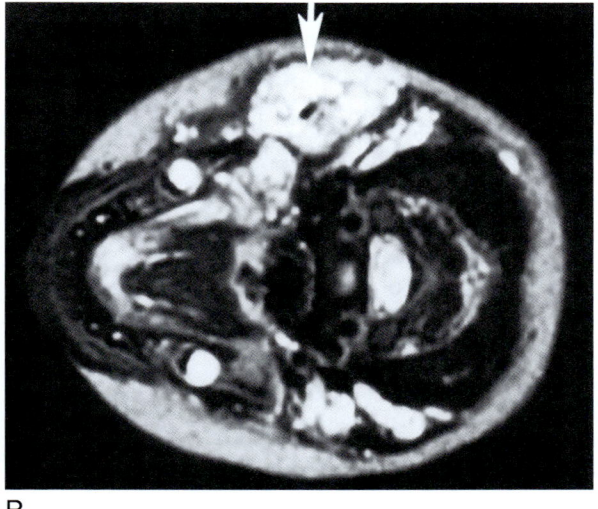

FIGURA 54-15. Neurofibromas. A, Ultra-sonografia da glândula parótida esquerda mostra áreas hipoecóicas heterogêneas dispersas em toda a glândula parótida. **B,** RM axial ponderada em T2 da parte alta do pescoço (voltada para a mesma posição que a ultra-sonografia) mostra aumento difuso do sinal infiltrando a glândula parótida esquerda (*seta*). CA, artéria carótida; J, veia jugular; M, mandíbula. SCM, músculo esternocleidomastóideo. (Extraída de Lewis GJS, Leithiser RE, Jr, Glasier CM, et al: Ultrasonography of pediatric neck masses. Ultrasound Q 1989;7:315-355.)

Outras Massas Faciais e Cervicais Altas

As crianças com cistos da valécula podem apresentar-se com estridor. A ultra-sonografia é útil para demonstrar a natureza cística desta massa na valécula (Fig. 54-17). O espaço pré-masseterino é superficial ao músculo masseter e é local freqüente para trauma e infecções. Clinicamente, é difícil diferenciar tumefação nesta área da tumefação da glândula parótida, de linfonodos ou do músculo masseter. A ultra-sonografia é útil para caracterizar a patologia e demonstrar se há envolvimento da glândula parótida. Um hematoma do masseter deve apresentar-se como massa hipoecóica (Fig. 54-18)[59] e pode parecer semelhante a um abscesso do espaço pré-masseterino. Durante a resolução, pode ter uma ecotextura mista com a sugestão de septações.[7,34,60,61] Outra massa facial é um pseudo-aneurisma pós-traumático. As imagens Doppler são valiosas para demonstrar se esta massa cística é vascular (Fig. 54-19). A hipertrofia benigna do músculo masseter foi descrita por TC e ultra-sonografia (Fig. 54-20).[11,62] A ultra-sonografia também tem sido usada para localização de corpos estranhos nas extremidades e deve ser útil para esta finalidade na face e pescoço (Fig. 54-21).[63] A ultra-sonografia recentemente foi usada para avaliar a laringe.[64] Tem aplicação particular em crianças com papilomatose laríngea.[65]

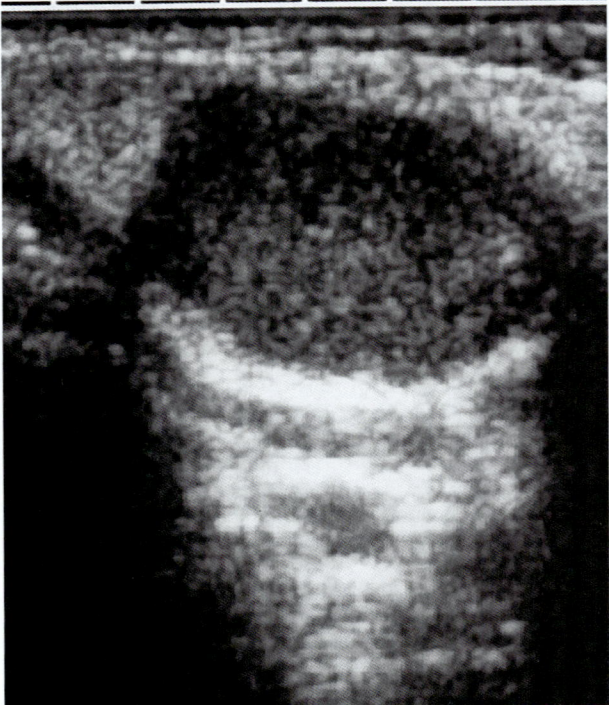

FIGURA 54-16. Cisto da glândula parótida. Ultra-sonografia de glândula parótida aumentada em criança mostra massa ecogênica com reforço acústico. Na cirurgia, foi encontrado cisto da glândula parótida cheio de debris.

PARTE LATERAL DO PESCOÇO

Anatomia Normal

O pescoço é dividido anatomicamente nos triângulos posterior e anterior. A divisão é feita pelo músculo esternocleidomastóideo, que se estende da ponta da mastóide anterior e inferiormente. Este músculo tem duas pontas inferiormente, uma ponta clavicular e uma ponta esternal. Esta última se localiza medialmente. A parte posterior do triângulo posterior é limitada pelo músculo trapézio. Este músculo se estende do occipital inferior e lateralmente, inserindo-se no processo espinhoso da escápula. A parte anterior do triângulo anterior é a linha média.[18,66] A artéria carótida comum e a veia jugular interna se situam imediatamente profundas ao músculo esternocleidomastóideo. Na parte superior do pescoço, a veia jugular interna se situa lateral e posteriormente à artéria carótida. Na parte baixa do pescoço, este vaso se situa anterior e lateralmente à artéria carótida comum. As cadeias de linfonodos cervicais se dividem em quatro ou cinco grupos principais. No entanto, para a finalidade de ultra-sonografia, devem ser considerados dois grandes grupos: os localizados no triângulo anterior e os localizados no triângulo posterior. Como regra geral, a linfadenopatia do triângulo posterior tende a ser benigna.[24]

Os linfonodos cervicais normais são ovais e hipoecóicos, tendo um hilo linear ecogênico.[67] Imagens no *power* Doppler muitas vezes identificarão um vaso central no hilo do

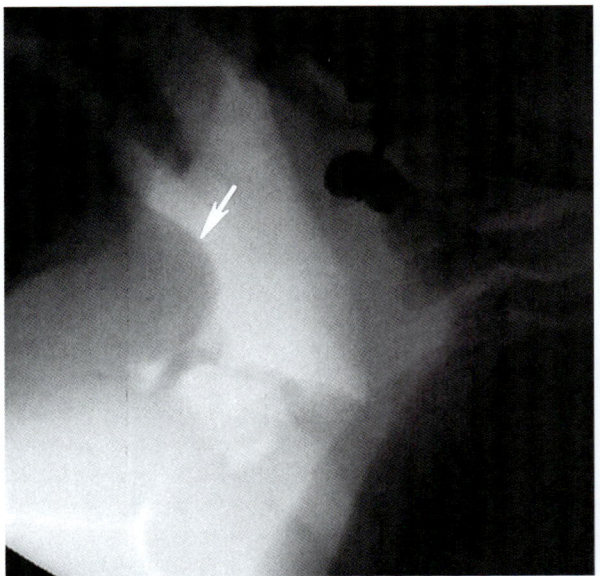
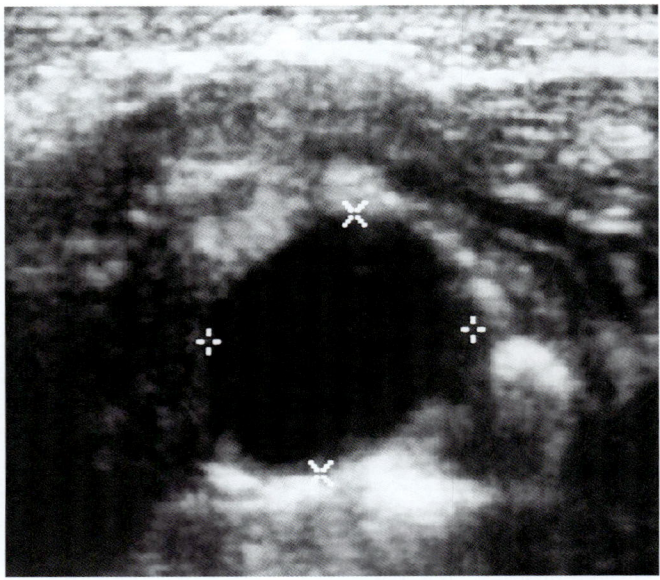

FIGURA 54-17. Cisto de valécula. A, Exame da parte lateral do pescoço demonstrando massa valecular (*seta*) num lactente com estridor (*preto e branco invertidos*). **B,** Ultra-sonografia transversa da parte alta do pescoço demonstra a natureza cística da massa.

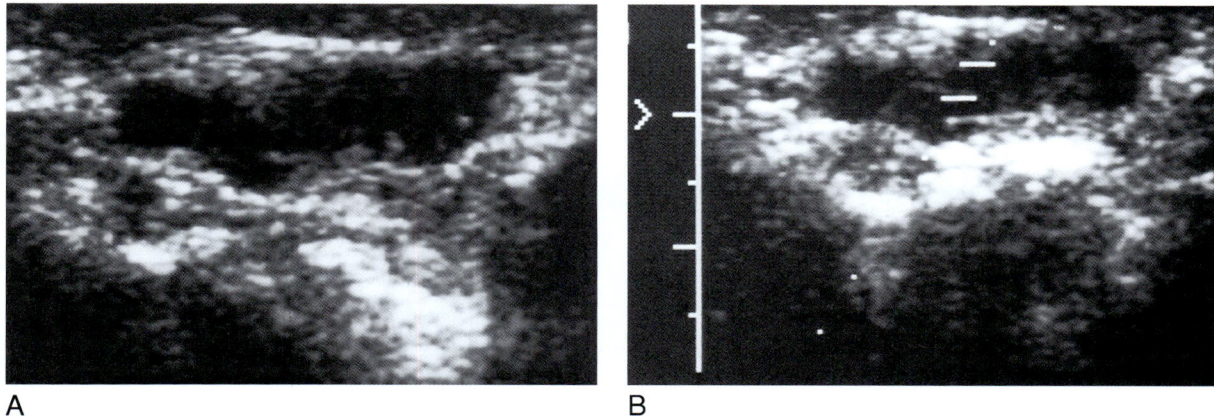

FIGURA 54-18. Hematoma pós-traumático do músculo masseter em paciente de 13 anos. A, Ultra-sonografia mostra massa hipoecóica com paredes irregulares. **B,** Doppler não mostra fluxo dentro desta área. (Extraída de Lewis GJS, Leithiser RE, Jr, Glasier CM, et al: Ultrasonography of pediatric neck masses. Ultrasound Q 1989;7:315-355.)

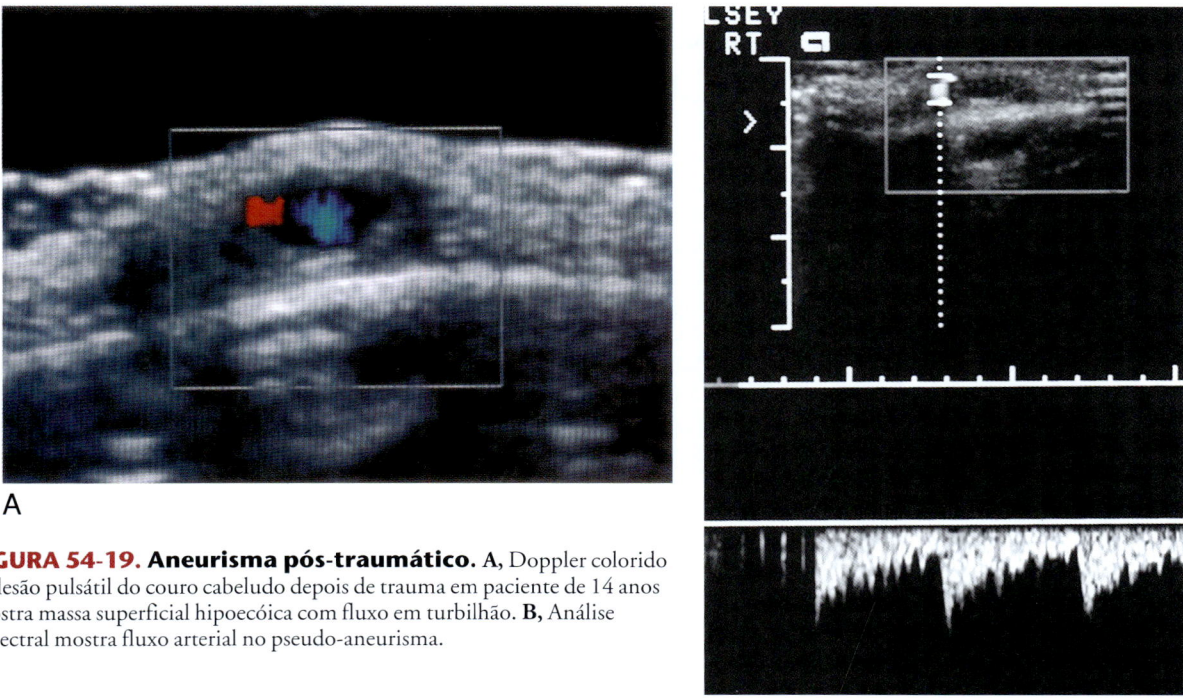

FIGURA 54-19. Aneurisma pós-traumático. A, Doppler colorido de lesão pulsátil do couro cabeludo depois de trauma em paciente de 14 anos mostra massa superficial hipoecóica com fluxo em turbilhão. **B,** Análise espectral mostra fluxo arterial no pseudo-aneurisma.

linfonodo normal (Fig. 54-22). Ying e cols. procuraram linfonodos cervicais em pacientes normais com mais de 14 anos e os encontraram em todos os 100 participantes.[67]

Inflamação

A maioria das massas cervicais pediátricas é secundária à linfadenite aguda, que deve se resolver com o tratamento clínico apropriado.[6] Os organismos mais comuns identificados são o *Staphylococcus aureus*; em menos casos, vê-se o estreptococo beta-hemolítico *Streptococcus* do grupo A.[24] A ultra-sonografia é útil para acompanhar processos inflamatórios agudos. A linfadenite inicialmente se apresenta como massas hipoecóicas homogêneas (Fig. 54-23). Os linfonodos inflamatórios são altamente vascularizados nas imagens com Doppler colorido (Figs. 54-22 e 54-24). Identifica-se aumento dos fluxos sistólico e diastólico no exame com Doppler.[50] Se eles se desenvolverem para abscessos, o quadro ultra-sonográfico mostra desenvolvimento de uma transparência central com uma parede irregular em torno (Fig. 54-25).[6,7,68,69] Os linfonodos também tendem a coalescer na formação de abscesso (Fig. 54-26).[9] Os linfonodos com pus espesso podem parecer ecogênicos, e não ecolucentes (Fig. 54-27). Sinais ultra-sono-

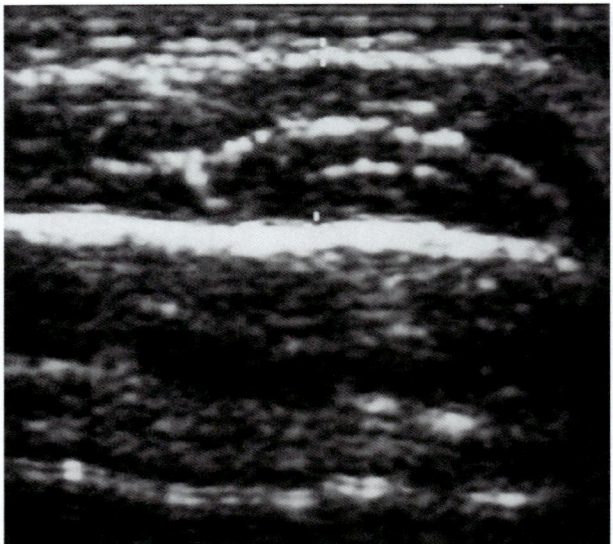

FIGURA 54-20. Hipertrofia do músculo masseter.
Menina com massas cervicais proeminentes bilateralmente, as quais, por ultra-sonografia, eram músculos masseteres aumentados.

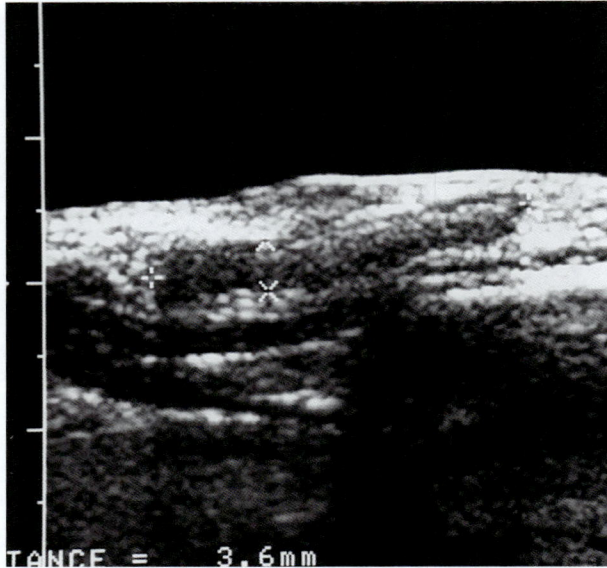

FIGURA 54-21. Corpo estranho em paciente com dois anos. Pós-operatório de remoção de cisto de fenda branquial com drenagem crônica do pescoço. A ultra-sonografia mostra um corpo estranho imediatamente abaixo da cicatriz hipertrófica do paciente (*cursores*).

gráficos da natureza liquefeita dos linfonodos que se tornaram abscessos (ver quadro) são a presença de reforço acústico e movimento de material necrótico no linfonodo abscedado[70] com imagens dinâmicas de compressão e liberação, ausência de faixa hilar nas imagens e ausência do vaso hilar central nas imagens com *power* Doppler (Fig. 54-28). Bolhas de ar ecogênicas em massa cervical podem dar o diagnóstico das infecções anaeróbias do pescoço, que são incomuns, mas colocam a vida em risco.[71] Raramente, ocorrem infecções micobacterianas ou fúngicas. No caso de doença granulomatosa, podem ser vistas calcificações (Fig. 54-29). A doença da arranhadura de gato também pode se apresentar com adenopatia cervical regional e tem o mesmo aspecto que a adenopatia bacteriana.[50]

A ultra-sonografia também é útil na avaliação de abscessos retrofaríngeos.[72] Como os linfonodos retrofaríngeos atrofiam depois dos quatro anos de idade, os abscessos retrofaríngeos são uma doença de crianças pequenas.[73] A radiografia do pescoço em perfil e a TC contrastada identificam e localizam massas inflamatórias retrofaríngeas, mas a ultra-sonografia é superior à TC para distinguir entre adenite e formação de abscesso.[72] Temos usado orientação ultra-sonográfica intra-operatória para a drenagem transoral de abscessos retrofaríngeos e perifaríngeos. Isto é importante porque os grandes vasos costumam estar localizados em posição imediatamente lateral ao abscesso (Fig. 54-30).

A síndrome cutaneomucosa dos linfonodos (doença de Kawasaki) também tende a se apresentar com adenopatia cervical e deve ser considerada no diagnóstico diferencial. Não se observou característica de distinção entre essa e outras causas de aumento de volume de linfonodos (Fig. 54-31).

SINAIS ULTRA-SONOGRÁFICOS DE LINFONODOS ABSCEDADOS

- Reforço acústico aumentado
- Movimento de material ecogênico (pela compressão e liberação)
- Ausência de faixa hilar
- Ausência de vaso hilar central (nas imagens do Doppler colorido)
- Transparência central com parede ecogênica

MASSAS CERVICAIS LATERAIS

LINFADENITE

ABSCESSO

NEOPLASIAS

Neuroblastoma
Rabdomiossarcoma
Linfoma
Fibromatose agressiva
Teratoma

FIBROMATOSE DO PESCOÇO

HIGROMA CÍSTICO

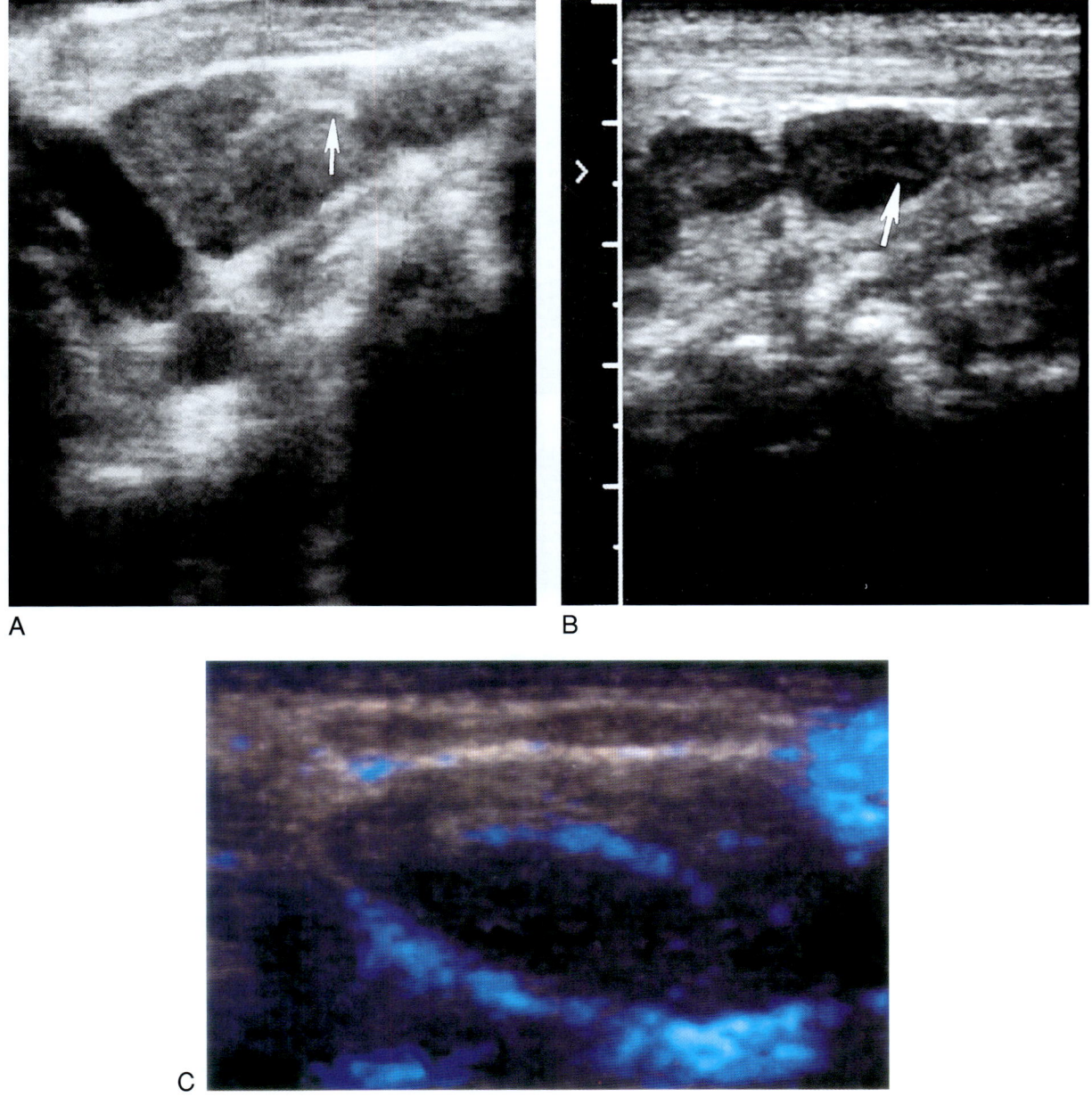

FIGURA 54-22. Linfonodo. A e **B,** Aumento de volume dos linfonodos cervicais em paciente com mononucleose com faixa hilar linear central (*setas*). **C,** Doppler colorido mostra vaso em hilo central.
Continua

Neoplasias

Os linfomas são as doenças malignas mais comuns na cabeça e pescoço durante a infância. Neuroblastoma, linfoma e rabdomiossarcoma são os tumores mais comuns em crianças com menos de seis anos. Linfoma, câncer de tireóide e rabdomiossarcoma são os mais comuns em crianças entre sete e 13 anos. Os linfomas são os tumores mais comuns depois da puberdade.[74]

A maioria dos linfomas de Hodgkin é unilateral e envolve linfonodos supraclaviculares. O linfoma não-Hodgkin tende a estar presente bilateralmente.[24,66] Tipicamente, o linfoma se apresenta como massas hipoecóicas múltiplas e não pode ser distinguido de adenopatia inflamatória (Fig. 54-32).[2,9,62] As imagens por Doppler colorido podem ser úteis na diferenciação de linfadenopatia maligna da reativa.[75] Os critérios de malignidade são regiões intranodais avasculares, deslocamento dos vasos intranodais, trajeto aberrante dos vasos centrais e vasos periféricos acessórios.

Os neuroblastomas podem se apresentar na cabeça e pescoço em aproximadamente 5% dos casos.[24] Originam-se dos gânglios da cadeia simpática. Como um todo, têm melhor prognóstico que os neuroblastomas originados no abdome.[24] As pequenas microcalcificações ecogênicas vistas

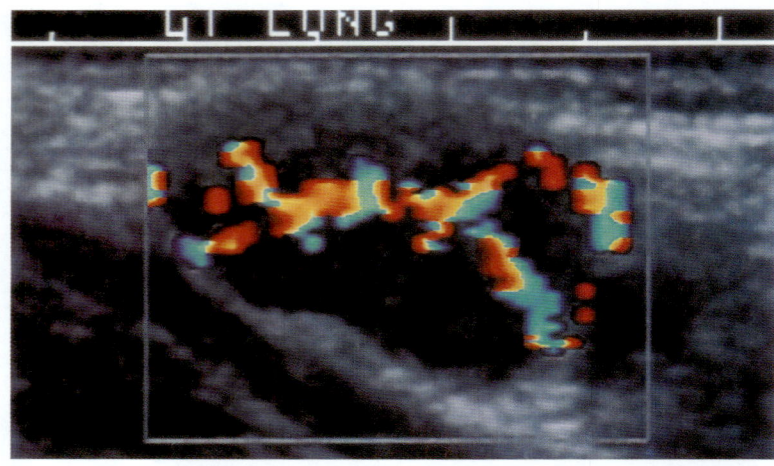

FIGURA 54-22, cont. Linfonodo. D e E, Dois outros pacientes com linfonodos inflamatórios com vascularização difusa no Doppler colorido.

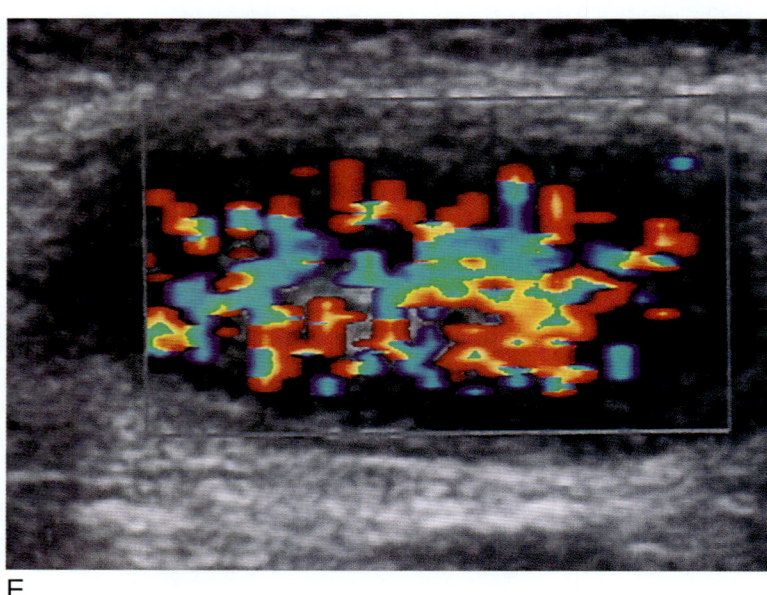

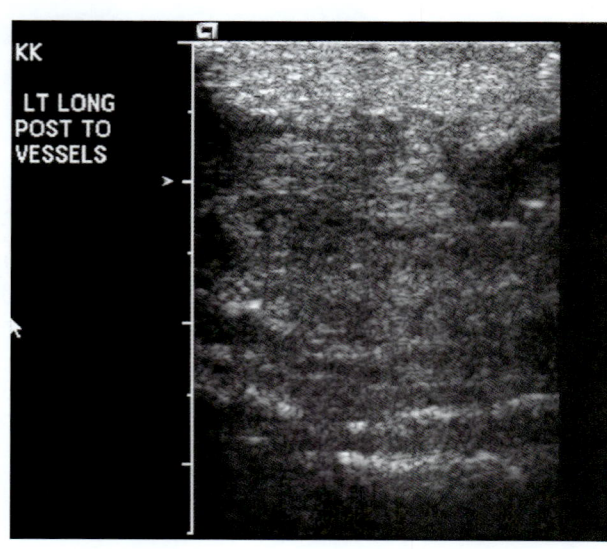

FIGURA 54-23. Celulite e linfadenopatia. A pele está hiperecóica e estão presentes alguns linfonodos aumentados profundamente em relação à derme. LT LONG POST TO VESSELS = Longitudinal esquerdo posterior aos vasos.

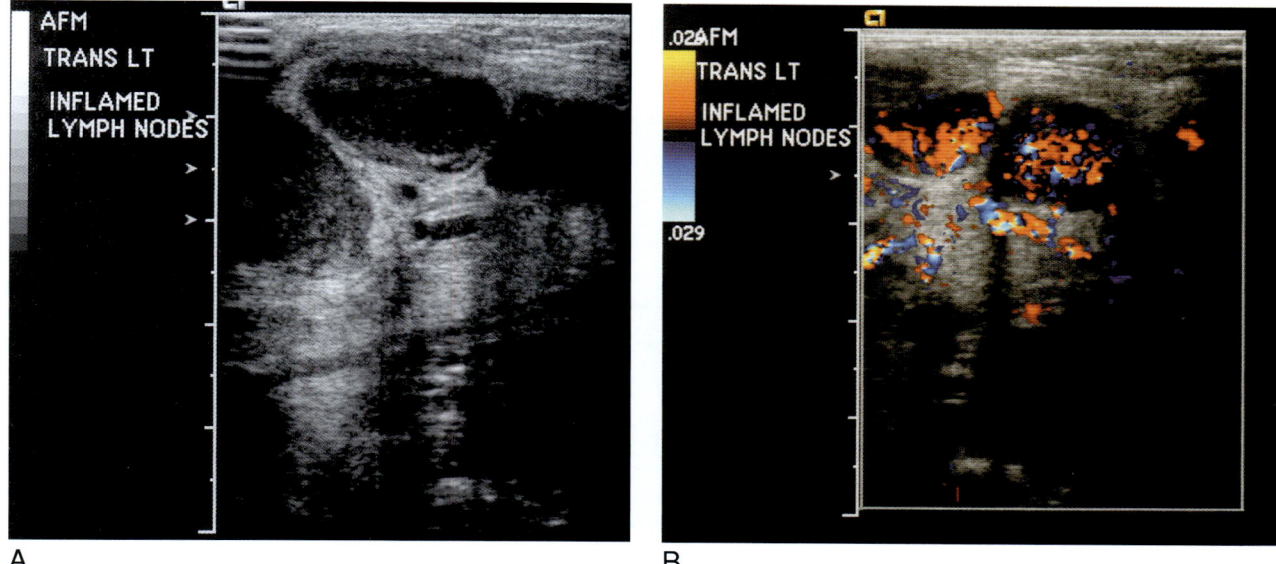

FIGURA 54-24. Linfadenopatia. A, Linfonodos aumentados e hipoecóicos estão presentes na parte anterior do pescoço. **B,** Doppler colorido mostra aumento da vascularização nos linfonodos inflamados. TRANSLT = Transversal esquerdo; INFLAMED LYMPHNODES = Linfonodos inflamados.

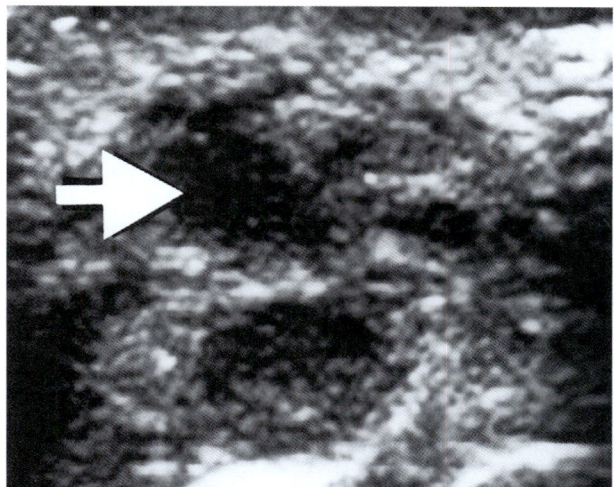

FIGURA 54-25. Abscesso submentoniano em linfadenite. Linfonodo com paredes irregulares e centro hipoecóico (*seta*) representando início de formação de abscesso.

nestes tumores sólidos são suas marcas características na ultra-sonografia (Fig. 54-33).[6,76]

Os rabdomiossarcomas da cabeça e do pescoço, em geral, ocorrem na órbita, na rinofaringe e no ouvido médio. Raramente, originam-se da glândula parótida.[24] Os rabdomiossarcomas, em geral, apresentam-se como lesões metastáticas envolvendo linfonodos. O rabdomiossarcoma primário pode se originar de qualquer músculo.[50] Na ultra-sonografia, são sólidos e podem ter alto sinal no Doppler arterial (Fig. 54-34). Isto se opõe ao linfoma e ao neuroblastoma, que têm sinais Doppler moderados (20 a 50 cm/s).[68] A orientação ultra-sonográfica de biópsia com agulha cortante para massas cervicais comprovou ser eficaz e segura quando está sendo considerada uma doença maligna.[77,78] A fibromatose agressiva pode estar presente como massa cervical. Esta pode invadir a mandíbula, a laringe, a traquéia e a língua (Fig. 54-35).[24]

Músculo Esternocleidomastóideo

A fibromatose do pescoço é massa do músculo esternocleidomastóideo relacionada ao tocotraumatismo e caracterizada por fibrose. A massa se apresenta no primeiro mês de vida e freqüentemente se associa a torcicolo. A lesão raramente é bilateral. As pontas esternal e clavicular estão envolvidas na maioria dos pacientes, mas a ponta esternal apenas é envolvida em 24% dos lactentes.[79] O comprimento inteiro do músculo pode estar envolvido, mas os dois terços inferiores do músculo são mais afetados. Além do aumento de tamanho, a massa muscular é hiperecóica.[79,80,81] O padrão ecográfico é homogêneo ou heterogêneo. A relação entre fibrose e músculo normal pode ser usada para orientar a terapia.[79] Tipicamente, a massa é elíptica e discretamente hiperecóica e se mistura com o músculo esternocleidomastóideo (Fig. 54-36A e B).[7,9,76]

Timo

O timo normal pode herniar intermitentemente para o pescoço, produzindo massa cervical anterior, supra-esternal e na linha média.[82] A traquéia cervicotorácica é vergada posteriormente e para a direita na expiração forçada (choro). A ultra-sonografia pode ser útil para demonstrar o movimento

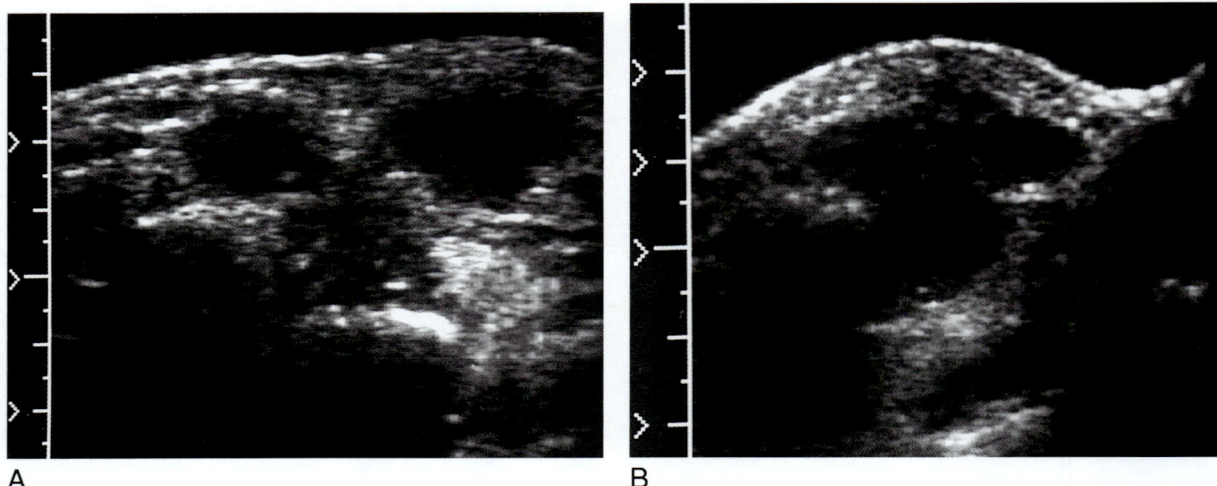

FIGURA 54-26. Linfadenite com coalescência. A, Pensa-se que as múltiplas massas hipoecóicas distintas no pescoço representem linfonodos. **B,** Um exame repetido cinco dias mais tarde mostra coalescência dos linfonodos com desenvolvimento de mais centros hipoecóicos, que se associam a paredes irregulares. (Extraída de Lewis GJS, Leithiser RE, Jr, Glasier CM, et al: Ultrasonography of pediatric neck masses. Ultrasound Q 1989;7:315-355.)

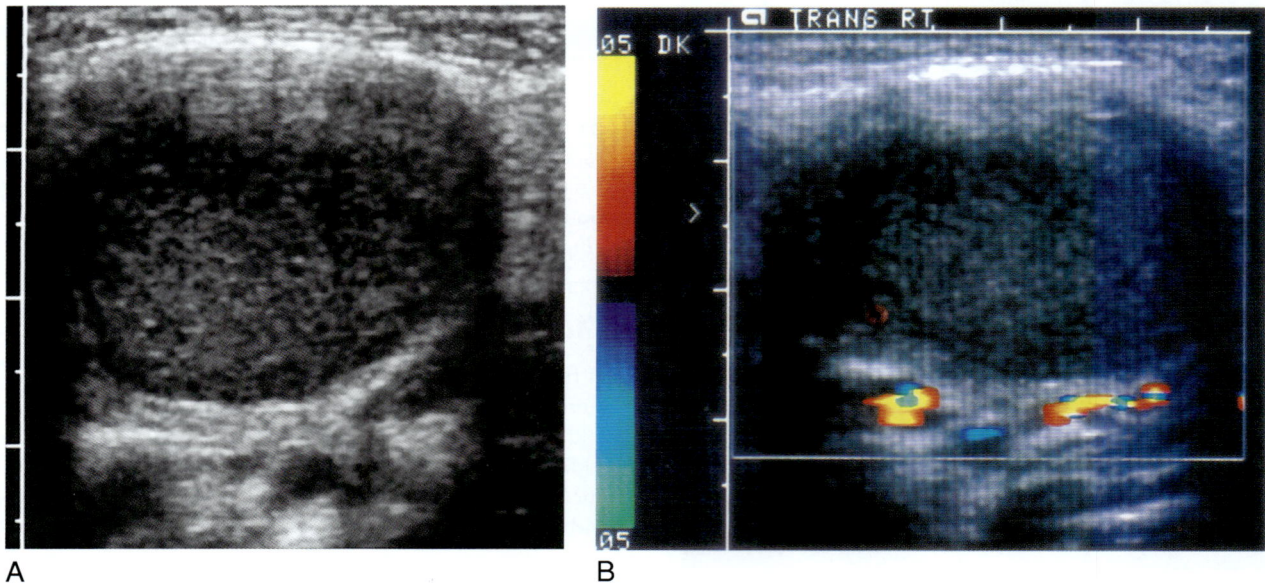

FIGURA 54-27. Abscesso. A, Linfonodo submandibular doloroso à palpação, redondo, aumentado e ecogênico sem faixa central. **B,** Doppler colorido não mostra vaso central, sugerindo que o linfonodo tenha sofrido formação de abscesso. Na cirurgia, foi encontrado linfonodo necrótico que continha pus.

cefálico intermitente do timo com ecotextura homogênea do mediastino anterior para o pescoço. O timo cervical é hipoecóico e homogêneo ao timo torácico.[83,84]

Lesões Congênitas

Anomalias das fendas branquiais são as massas cervicais laterais pediátricas não-inflamatórias mais comuns. A maioria das anomalias das fendas branquiais é derivada da segunda fenda branquial e inclui cistos, fístulas e tratos sinusais. Fístulas e tratos sinusais se apresentam nos primeiros meses de vida, enquanto os cistos geralmente se apresentam mais tarde.[24,74] A maioria dos cistos se apresenta como massas anteriores ao terço inferior do músculo esternocleidomastóideo,[58,85] lateralmente à tireóide e anterolaterais à artéria carótida comum.[2] A extensão medial posterior dos cistos da segunda fenda branquial passa entre as artérias carótidas interna e externa.[86] Podem infectar-se. O aspecto na ultra-sonografia é variável, indo de um cisto simples a um aspecto pseudo-sólido.[87] Freqüentemente, os cistos das fendas branquiais têm padrões ecográficos complexos por debris no líquido secundariamente à infecção.[88] Os debris podem

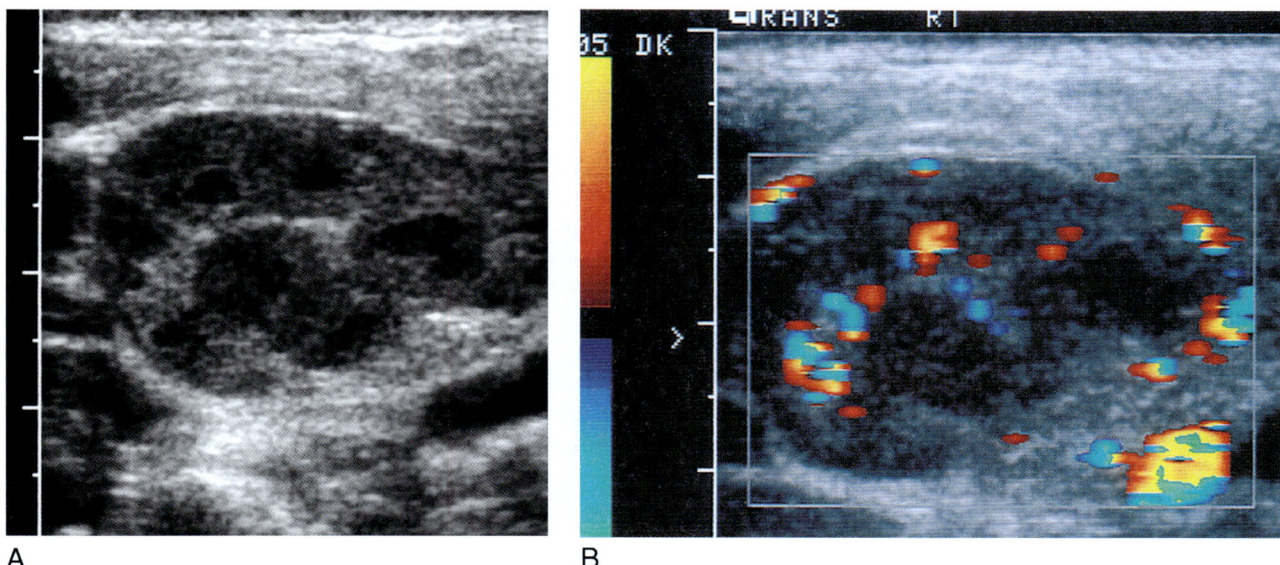

FIGURA 54-28. Linfonodo com múltiplos pequenos abscessos. A, Aumento de volume em linfonodo cervical com múltiplos abscessos pequenos e hipoecogênicos. **B,** Doppler demonstra aumento da vascularização em torno dos abscessos.

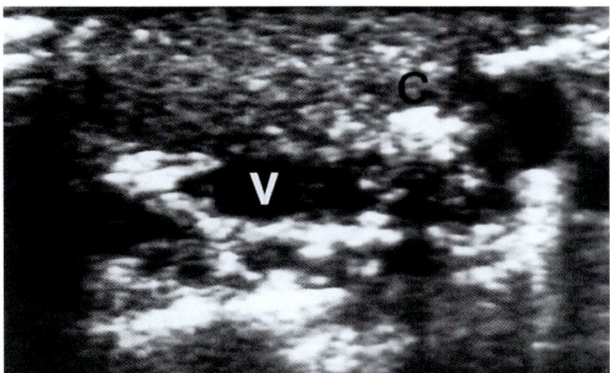

FIGURA 54-29. Calcificação de linfonodo. Vê-se linfonodo aumentado e oval imediatamente anterior à veia jugular (V). Vê-se alguma calcificação (C) com sombra acústica posterior em sua parte medial (Extraída de Lewis GJS, Leithiser RE, Jr, Glasier CM, et al: Ultrasonography of pediatric neck masses. Ultrasound Q 1989;7:315-355.)

mudar com a posição.[6] O realce da parede no retorno diferencia cistos complexos de linfonodos.

Malformações linfáticas, em geral, são reconhecidas no período neonatal.[63] Mais de metade das malformações linfáticas são identificadas ao nascimento e até 90% serão identificadas ao final do segundo ano de vida.[74] Também é relatado o diagnóstico pré-natal por ultra-sonografia.[89,90] A maior parte é encontrada na área do triângulo posterior do pescoço.[24,91] Podem estender-se ao mediastino ou à axila. Associam-se à síndrome de Turner, especialmente quando estão presentes na área da nuca, mas também podem ser vistas nas síndromes de trissomia.[24,90] Na ultra-sonografia, são estruturas císticas uniloculares ou multisseptadas com septos ecogênicos incompletos ocasionais (Fig. 54-37).[62,76,91] Quando contêm sangue ou estão infectadas, têm um padrão misto (Fig. 54-38).[9,76] A avaliação Doppler das massas císticas não mostrará fluxo venoso ou arterial (Fig. 54-13). A escleroterapia orientada por ultra-sonografia pode ser útil para tratamento.[92]

Quando os teratomas se originam na região do pescoço, são vistos mais comumente a um lado da linha média.[93] Em geral, apresentam-se ao nascimento, mas tem se relatado diagnóstico por ultra-sonografia pré-natal.[94] Não se observou predominância entre os sexos. Calcificação e áreas císticas são tipicamente identificadas por ultra-sonografia (Figs. 54-39 e 54-40).[9,76] As áreas císticas seriam mais típicas de teratoma do que de neuroblastoma, o qual poderia apresentar-se como massa cervical calcificada.

Quando se vê massa cística posterior na linha média, deve ser considerada uma encefalocele pedunculada[2] ou mielomeningocele cervical.[7,62] Se a massa tiver componente ecogênico, então deverá ser considerada uma lipomeningocele.[95]

Lesões Vasculares

Os hemangiomas foram discutidos juntamente com as massas na parótida. Ocorrem hemangiomas em até 12% de todas as crianças no primeiro ano de vida e são mais comuns nos lactentes prematuros. A maioria não requer exame por imagens.[52] As malformações venosas são anomalias congênitas que não se apresentam até a adolescência. As malformações venosas podem resultar em desfiguramento e se caracterizam por estase. Os canais variam de tamanho e podem incluir trombo e flebólitos. O músculo e o osso adjacentes podem estar invadidos. Na ultra-sonografia, as malformações venosas são massas compressíveis. A característica é de pouco fluxo e baixa densidade dos vasos.[50]

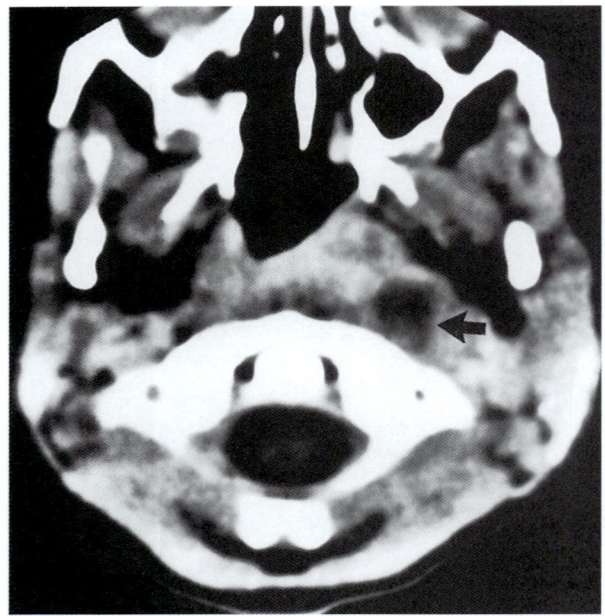

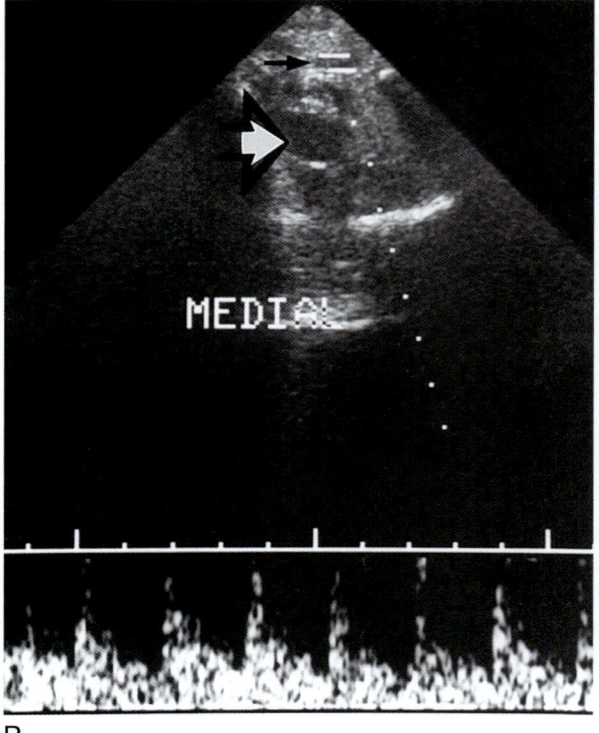

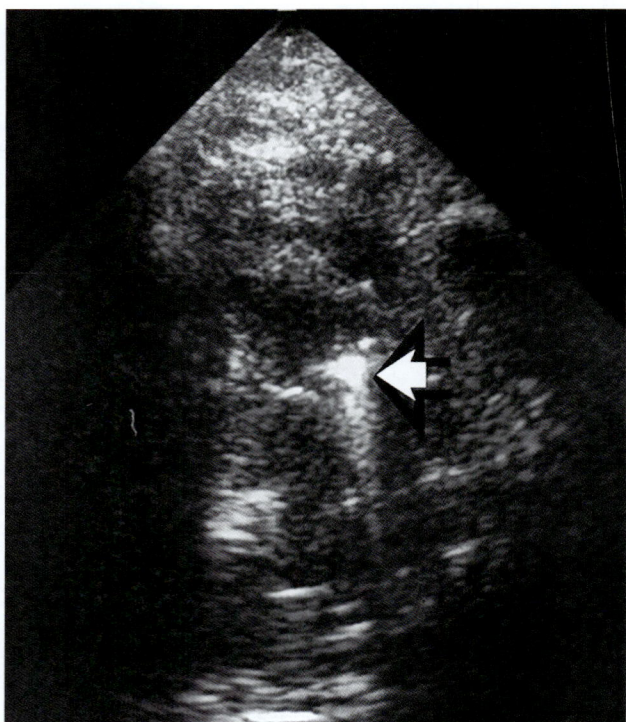

FIGURA 54-30. Abscesso retrofaríngeo. A, TC contrastada mostra área arredondada de atenuação diminuída na área retrofaríngea esquerda (*seta*). **B,** Ultra-sonografia intra-operatória da parte lateral do pescoço mostra a artéria carótida (*pequena seta*) lateral ao abscesso (*seta grande*). **C,** Exame ultra-sonográfico mostra agulha colocada por via transoral (*seta*) dentro do abscesso. (Extraída de Lewis GJS, Leithiser RE, Jr, Glasier CM, et al: Ultrasonography of pediatric neck masses. Ultrasound Q 1989;7:315-355.)

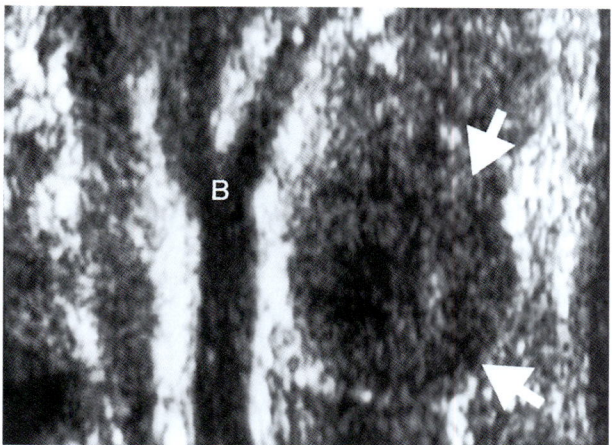

FIGURA 54-31. Doença de Kawasaki. Exame longitudinal da artéria carótida mostra adenopatia (*seta*) imediatamente anterior à bifurcação da carótida (B). (Extraída de Lewis GJS, Leithiser RE, Jr, Glasier CM, et al: Ultrasonography of pediatric neck masses. Ultrasound Q 1989;7:315-355.)

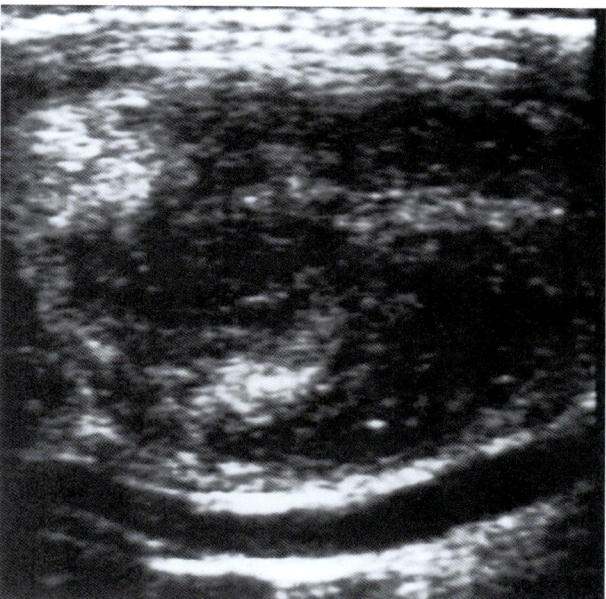

FIGURA 54-32. Linfoma linfoblástico. Ultra-sonografia mostra linfonodo heterogêneo com linfoma e localizado anteriormente à artéria carótida. (Extraída de Lewis GJS, Leithiser RE, Jr, Glasier CM, et al: Ultrasonography of pediatric neck masses. Ultrasound Q 1989;7:315-355.)

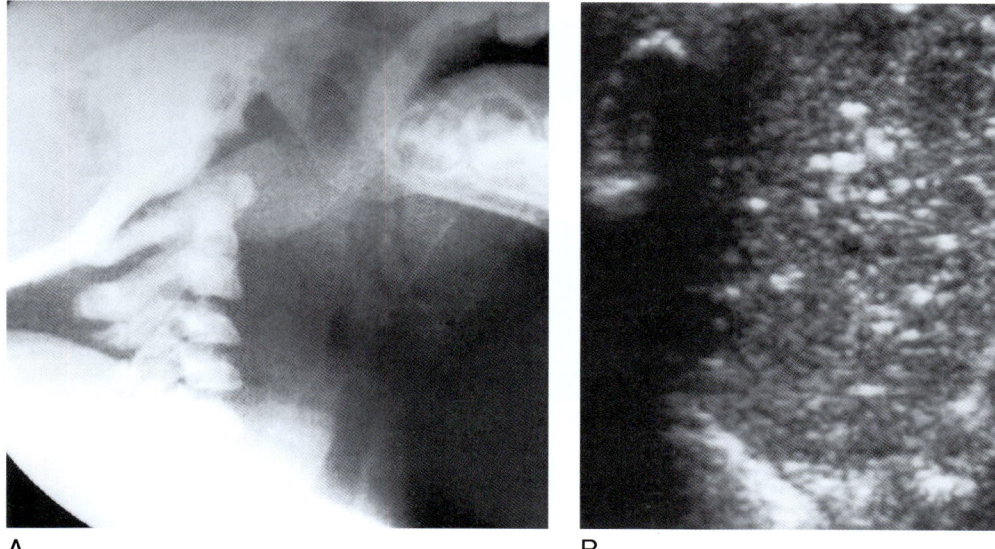

A   B

FIGURA 54-33. Neuroblastoma. A, Parte lateral do pescoço em criança com um ano de idade com dificuldade para respirar mostra aumento do espaço retrofaríngeo. **B,** Ultra-sonografia mostra fina calcificação, típica de neuroblastoma.

Continua

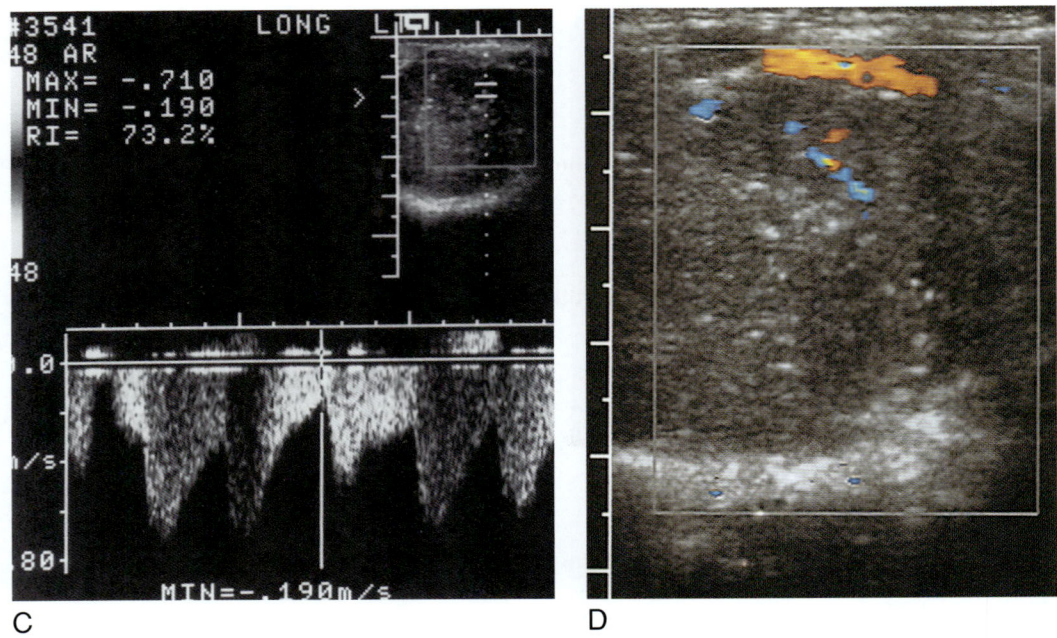

FIGURA 54-33, cont. Neuroblastoma. C, Doppler com onda pulsada mostra fluxo de alta velocidade. **D.** Doppler colorido mostra vascularização na periferia da massa.

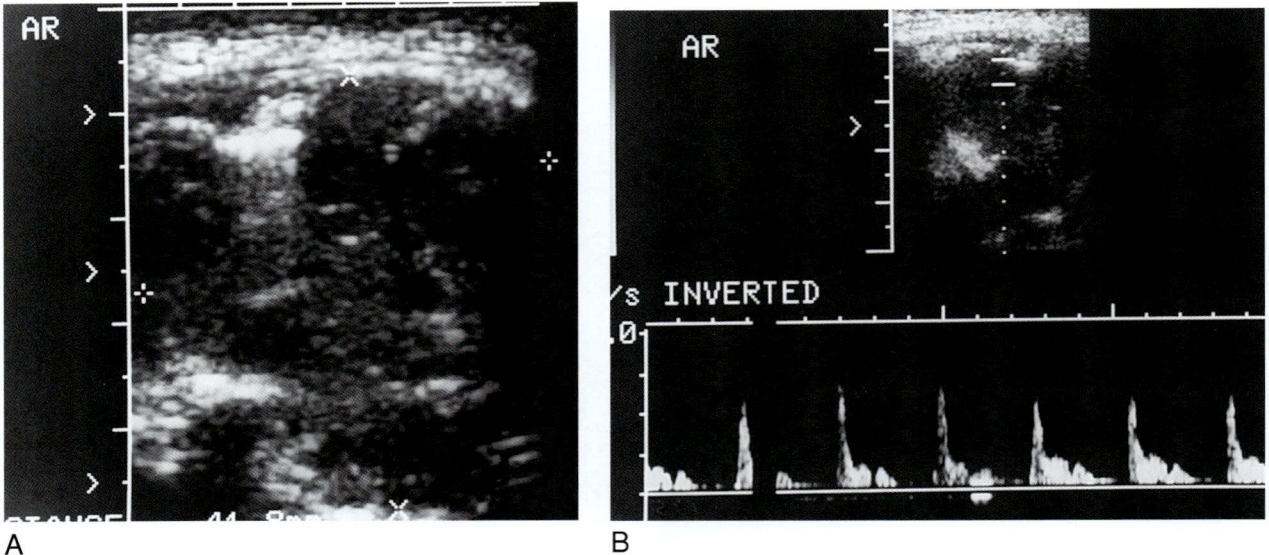

FIGURA 54-34. Rabdomiossarcoma. A, Ultra-sonografia da parte direita do pescoço mostra massa de ecogenicidade mista. **B,** Doppler mostra fluxo arterial com velocidades acima de 1 m/s. (Extraída de Lewis GJS, Leithiser RE, Jr, Glasier CM, et al: Ultrasonography of pediatric neck masses. Ultrasound Q 1989;7:315-355.)

As imagens em Doppler podem ser extremamente valiosas, demonstrando a natureza vascular das massas cervicais que podem ser vasos normais, como a artéria carótida ectásica (Fig. 54-41). Flebectasia jugular é identificada por dilatação da veia jugular, que aumenta de volume ao se realizar manobra de Valsalva. Isto é diagnosticado apenas por ultra-sonografia.[96,97]

A ultra-sonografia pode ser útil em pediatria para avaliação da patência das veias jugular e subclávia para acesso venoso central[98,99] (Cap. 56). Rand e cols. observaram que 25% dos recém-nascidos que tiveram cateterização da veia jugular central quando recém-nascidos tinham trombose jugular num *follow-up* de dois a quatro anos.[98] A ultra-sonografia também pode ser usada para orientar a escolha do local para introdução de um cateter para diminuir o risco de complicações. Cassey e cols. mostraram que o acesso prévio de um local venoso convencional não deve ser considerado

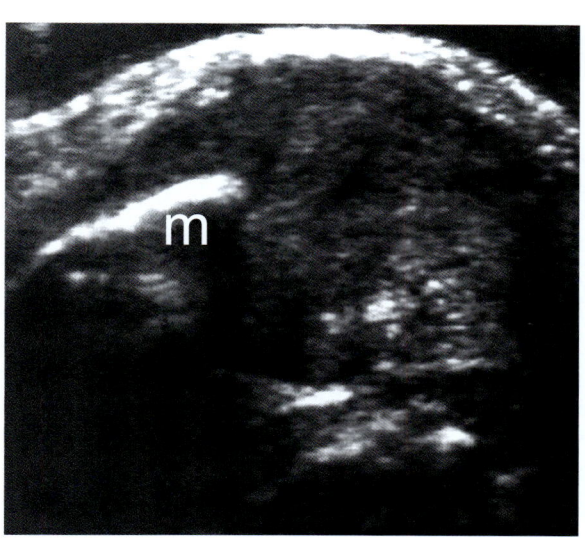 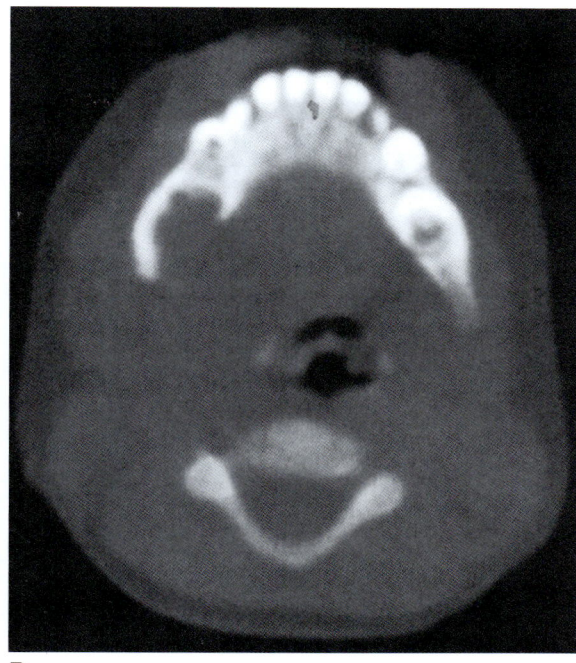

FIGURA 54-35. Fibromatose agressiva. A, Ultra-sonografia transversal no nível do ângulo da mandíbula mostra massa hipoecóica cercando a parte posterior da mandíbula (M). **B,** TC (com janela óssea) mostra destruição óssea da mandíbula pela fibromatose agressiva. (Extraída de Lewis GJS, Leithiser RE, Jr, Glasier CM, et al: Ultrasonography of pediatric neck masses. Ultrasound Q 1989;7:315-355.)

contra-indicação automática para reutilizar aquele local e que pode ser usado Doppler direcionado por imagens como avaliação não-invasiva da patência venosa.[99]

As imagens por Doppler colorido também podem ser usadas para avaliar a patência da artéria carótida comum reconstruída em recém-nascido depois de terapia com OMEC (oxigenação por membrana extracorpórea).[100] Pode-se fazer a imagem da artéria carótida comum (Fig. 54-42) e pode ser medida uma razão de velocidade entre o pico de velocidade sistólica máxima acima do nível da anastomose e o pico de velocidade sistólica máxima abaixo da anastomose para avaliar o grau de estenose no local de reparo. Merton e cols. verificaram que o exame feito entre dois e 12 meses predisse o *status* do vaso num *follow-up* de quatro anos melhor do que os exames antes da alta.[101] As imagens por Doppler também podem ser muito úteis para avaliar tumores vasculares e malformações AV (Fig. 54-43).

GLÂNDULAS TIREÓIDE E PARATIREÓIDE

Anatomia Normal e Técnica

Durante o desenvolvimento, o divertículo tireoidiano migra inferiormente até abaixo da laringe, onde se desenvolve em glândula tireóide. O remanescente do divertículo da tireóide é conhecido como ducto tireoglosso.[102,103] Os lobos direito e esquerdo da glândula tireóide são massas ecogênicas homogêneas na laringe ou na traquéia (que são vistas como áreas acentuadamente ecogênicas com sombras na linha média da parte baixa do pescoço). Os grandes vasos são vistos nas partes póstero-laterais de ambos os lobos. Em geral, as paratireóides não são identificadas, mas ocasionalmente podem ser vistas como massas hipoecóicas ao longo das partes póstero-mediais dos lobos da tireóide.[7,104] Pode-se identificar tireóide ectópica por ultra-sonografia (Fig. 54-44).

Inflamação

Os distúrbios inflamatórios da tireóide incluem tireoidite aguda (supurativa), subaguda e crônica. Quando se vê massa complexa na ultra-sonografia no quadro clínico de tireoidite, deverá ser considerada tireoidite supurativa aguda com formação de abscesso (Fig. 54-45).[76] Os organismos mais

MASSAS DA TIREÓIDE

Tireoidite supurativa aguda
Neoplasias
Carcinoma papilar
Carcinoma folicular
Carcinoma medular
Bócios multinodulares
Cistos do ducto tireoglosso
Bócio congênito

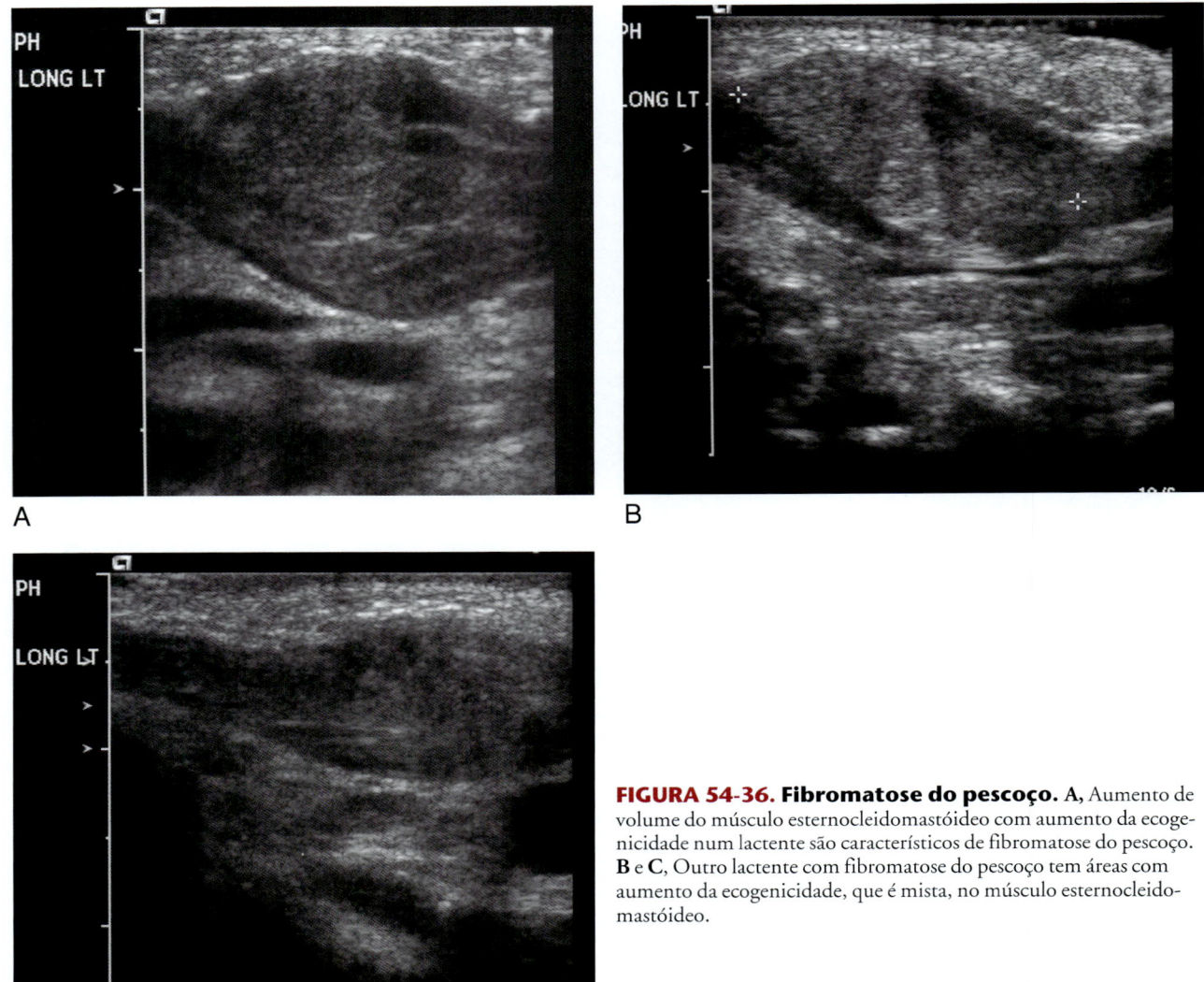

FIGURA 54-36. Fibromatose do pescoço. A, Aumento de volume do músculo esternocleidomastóideo com aumento da ecogenicidade num lactente são característicos de fibromatose do pescoço. **B e C,** Outro lactente com fibromatose do pescoço tem áreas com aumento da ecogenicidade, que é mista, no músculo esternocleidomastóideo.

comuns são os estafilococos e os estreptococos; também foram encontradas infecções anaeróbias.[24,105,106] Quando o lobo esquerdo da tireóide está envolvido, deve ser considerada a possibilidade de um remanescente da terceira bolsa faríngea esquerda, que resulta em fístula entre este lobo e o seio piriforme ipsilateral. Quando os sintomas agudos desaparecerem, deverá ser realizado um exame contrastado com bário.[107,108] Os pacientes com hipertireoidismo agudo demonstrarão glândula difusamente aumentada, que pode ser muito vascular nas imagens Doppler (Fig. 54-46).

A tireoidite subaguda raramente é vista na população pediátrica.[24] No entanto, vimos um caso como aumento de volume unilateral do lobo direito com diminuição associada da atividade do radioisótopo na cintilografia da tireóide (Fig. 54-47). A maioria dos pacientes na faixa etária pediátrica tem tireoidite linfocitária crônica (tireoidite de Hashimoto) como sintoma de apresentação.[24,85] Há uma predominância de 4:1 ou 5:1 do sexo feminino para o masculino.[24] A maioria dos pacientes são crianças com mais idade e aumento de volume indolor da tireóide. Esta patologia pode se associar à síndrome de Turner, à síndrome de Noonan, à síndrome de Down, à terapia com fenitoína (Dilantin), ao diabetes melito juvenil e à doença de Hodgkin tratada.[24,110] A maioria destes pacientes terá resolução espontânea.[24] Na ultra-sonografia, a glândula tireóide mostra aumento de volume difuso com aspecto homogêneo[62,76] ou heterogê-

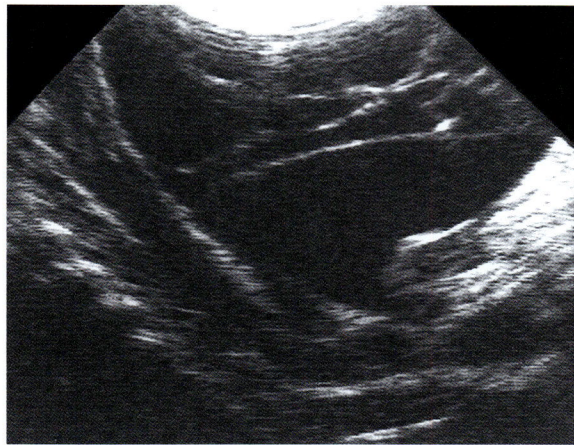

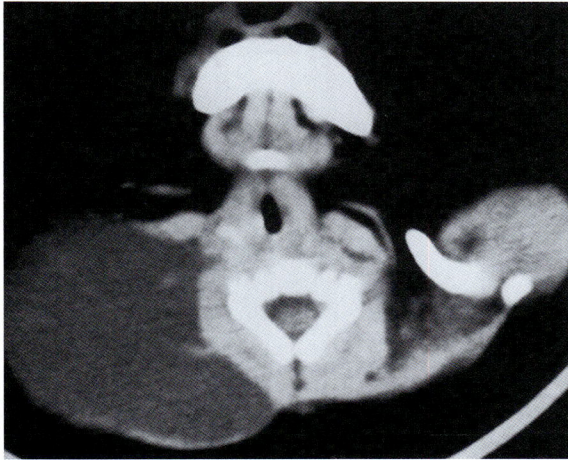

FIGURA 54-37. Higroma cístico. A, Massa hipoecóica multisseptada na parte posterior direita do pescoço. **B,** As septações não são bem vistas na TC. (Extraída de Lewis GJS, Leithiser RE, Jr, Glasier CM, et al: Ultrasonography of pediatric neck masses. Ultrasound Q 1989;7:315-355.)

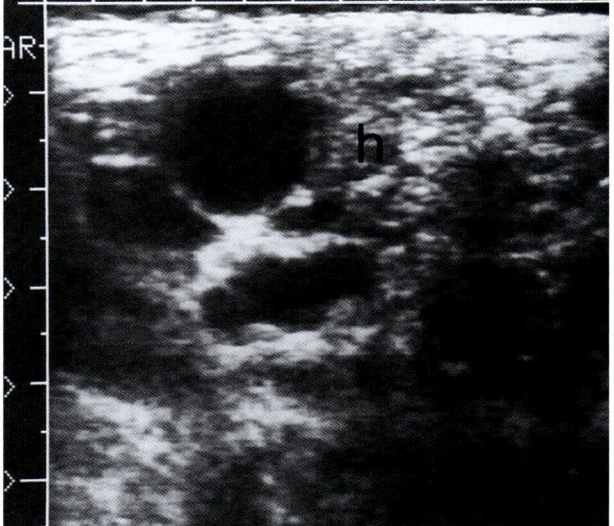

FIGURA 54-38. Higroma cístico hemorrágico. Corte transversal da parte direita do pescoço mostra múltiplas áreas císticas. Um cisto hemorrágico (h) se apresenta como massa hiperecóica (Extraída de Lewis GJS, Leithiser RE, Jr, Glasier CM, et al: Ultrasonography of pediatric neck masses. Ultrasound Q 1989;7:315-355.)

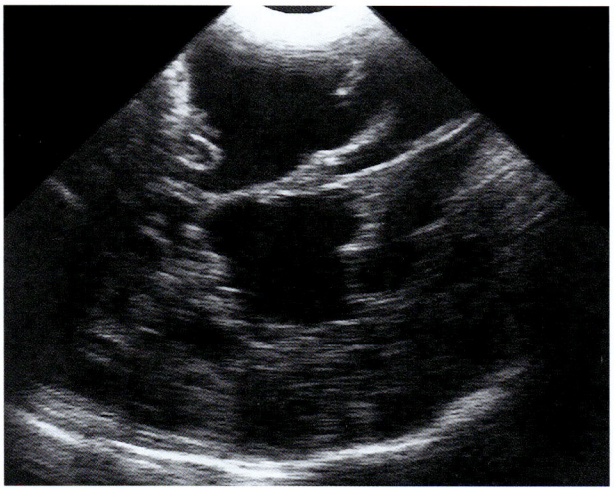

FIGURA 54-39. Teratoma. Recém-nascido com grande massa de partes moles no pescoço. Ultra-sonografia mostra múltiplas áreas císticas entre septos espessos.

neo.[6,109] Se a ecotextura da tireóide for menor do que a dos músculos adjacentes, deverá ser considerada a degeneração folicular severa da tireoidite de Hashimoto.[111]

Neoplasias

Em uma série, um terço das massas cervicais pediátricas estava localizado na tireóide.[6] Em geral, o aumento difuso de volume da tireóide é um processo benigno, enquanto o nódulo solitário precisa ser mais inteiramente avaliado.[24] Sempre que estiver presente uma patologia da tireóide, estará indicada a cintilografia da tireóide.[112] São incomuns os nódulos discretos da tireóide nas crianças, especialmente antes da puberdade.[6] No caso de um nódulo frio, deverá ser considerada uma doença maligna da tireóide, especialmente se houver uma história de irradiação prévia[113-115] ou se o paciente for do sexo masculino.[6,9,116,117] A ultra-sonografia pode determinar se estas massas são císticas ou sólidas.

Adenomas se apresentam como massas hiperecóicas ou hipoecóicas. Podem ter centros necróticos císticos hipoecóicos (Fig. 54-48).[104] Hiperplasia nodular da tireóide pode simular um adenoma (Fig. 54-49). A ultra-sonografia é útil para acompanhar o tamanho das massas da tireóide que estão sendo tratadas com terapia hormonal.[118]

O carcinoma papilar é responsável por mais de 90% de todos os cânceres pediátricos de tireóide.[24,119,120] Setenta e

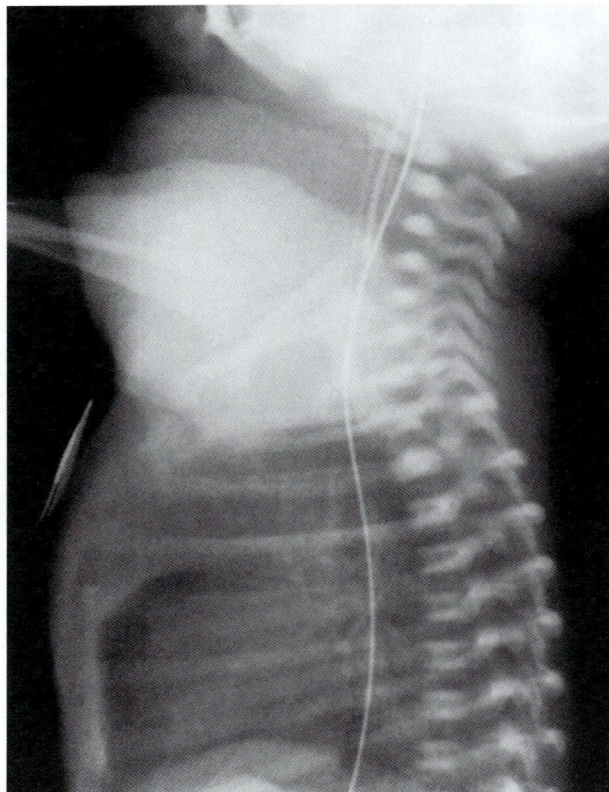
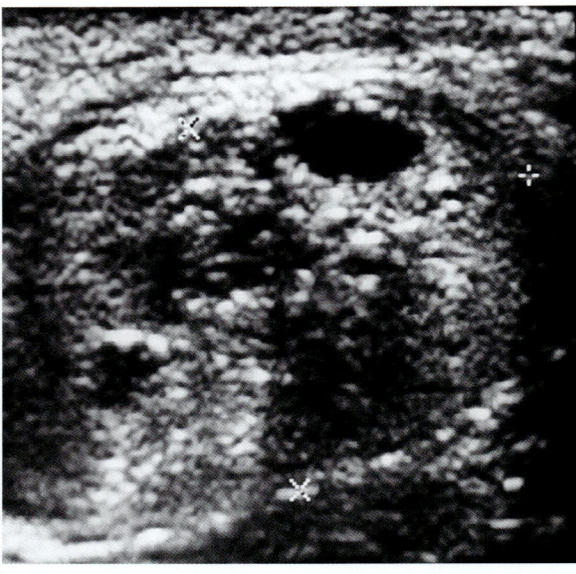

FIGURA 54-40. A, Radiografia do pescoço em perfil (recém-nascido) com grande massa cervical anterior à traquéia. **B,** Ultra-sonografia mostra massa sólida com componentes císticos e pequenas calcificações. (Extraída de Lewis GJS, Leithiser RE, Jr, Glasier CM, et al: Ultrasonography of pediatric neck masses. Ultrasound Q 1989;7:315-355.)

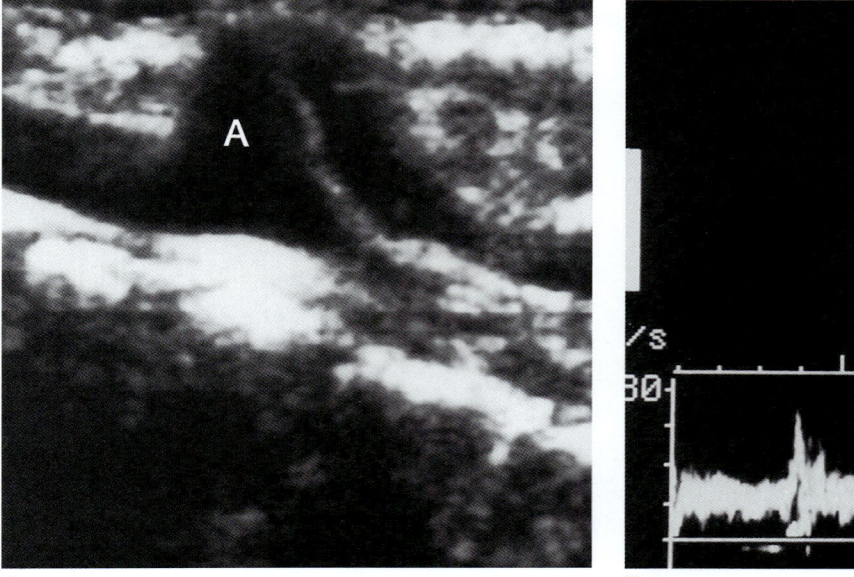
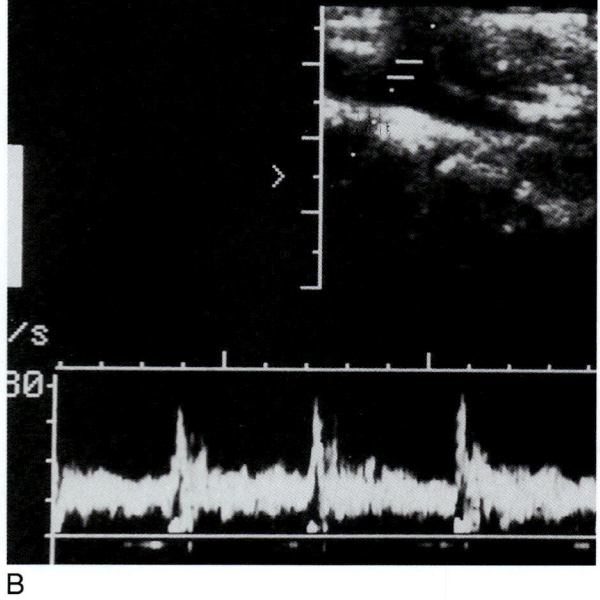

FIGURA 54-41. Artéria carótida ectásica. A, Corte longitudinal da bifurcação da artéria carótida esquerda mostra artéria carótida ectásica (A) em sua bifurcação neste paciente com massa cervical pulsátil. **B,** Doppler mostra fluxo arterial. (Extraída de Lewis GJS, Leithiser RE, Jr, Glasier CM, et al: Ultrasonography of pediatric neck masses. Ultrasound Q 1989;7:315-355.)

SINAIS ULTRA-SONOGRÁFICOS DE MALIGNIDADE NA TIREÓIDE

Hipoecogenicidade
Calcificações nodulares
Origem na metade superior da tireóide

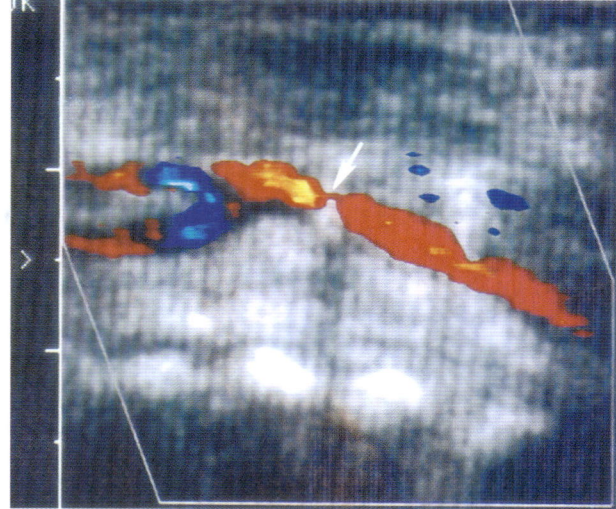

FIGURA 54-42. Estreitamento da artéria carótida. Corte longitudinal do pescoço em paciente com dois meses de idade, pós-oxigenação por membrana extracorpórea mostra estreitamento no local anastomótico na artéria carótida comum (*seta*) imediatamente abaixo da bifurcação da carótida. A proporção da velocidade do fluxo acima para abaixo da anastomose foi de 2, indicando um estreitamento de pelo menos 50%.

cinco por cento de todos os carcinomas papilares têm doença cervical metastática na apresentação. As metástases tendem a se espalhar para linfonodos cervicais. Os carcinomas foliculares, por outro lado, associam-se à disseminação hematogênica.[106] As crianças, como os adultos, têm baixa incidência de carcinomas foliculares (Fig. 54-50).[24,121,122] Na ultra-sonografia, a maioria dos carcinomas é hipoecóica, em comparação com a glândula, e não contém grandes áreas císticas.[117] No entanto, podem ter pequenos componentes císticos.[104] Quando metástases locais estão presentes, observa-se extensa degeneração cística nos linfonodos.[24,104] Devido à sobreposição dos achados ultra-sonográficos com aqueles dos adenomas, recomenda-se biópsia das lesões tireóideas sólidas ou mistas.[109,118,123]

O carcinoma medular da tireóide é incomum na infância, sendo responsável por 5-10% dos cânceres de tireóide.[120] Quando presente, há associação mais alta com síndromes de neoplasias endócrinas múltiplas do que nos adultos.[24,117,124] As crianças com tratamento prévio com radioterapia na cabeça e pescoço têm alta incidência de anormalidades da tireóide, inclusive câncer de tireóide. A ultra-sonografia é útil para acompanhar este grupo de pacientes.[125,126]

Bócios multinodulares se apresentam como múltiplas massas hipoecóicas que causam aumento de volume unilateral ou bilateral de lobos da tireóide (Fig. 54-51).[62,123] Estes bócios têm uma incidência significativamente mais baixa de malignidade como nódulos frios.[118] Hipoecogenicidade, calcificações nodulares e localização na metade superior da tireóide são características ultra-sonográficas associadas a um risco mais alto de malignidade. A punção-biópsia deve ser considerada em bócios multinodulares com estas características.[127]

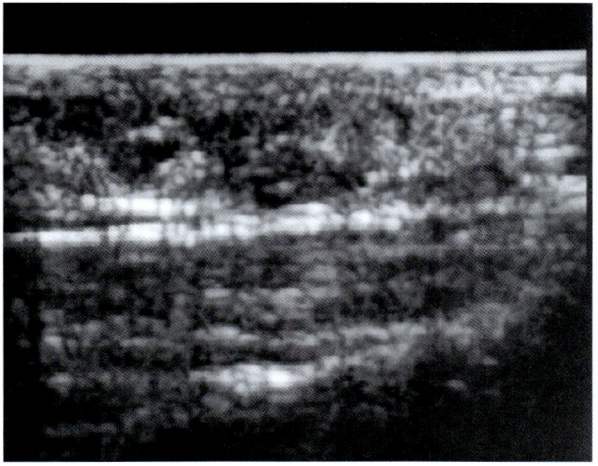
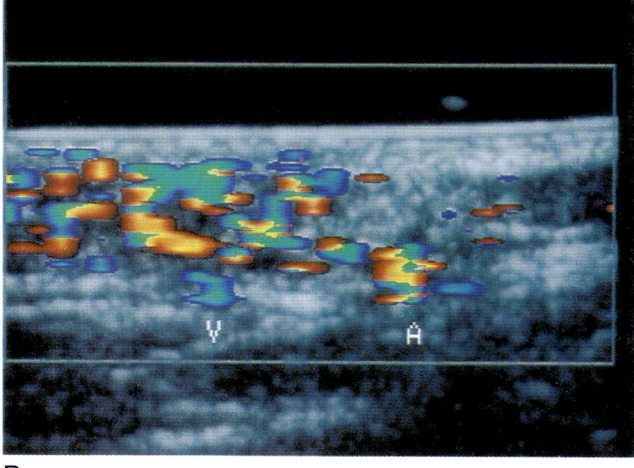

FIGURA 54-43. Malformação arteriovenosa (AV). Paciente de 14 anos com lesão de pele que aumentou de tamanho desde o nascimento. **A,** Lesão de pele superficial com ecotextura heterogênea com múltiplas áreas hipoecóicas. **B,** Doppler colorido mostra que a lesão é muito vascular.

Continua

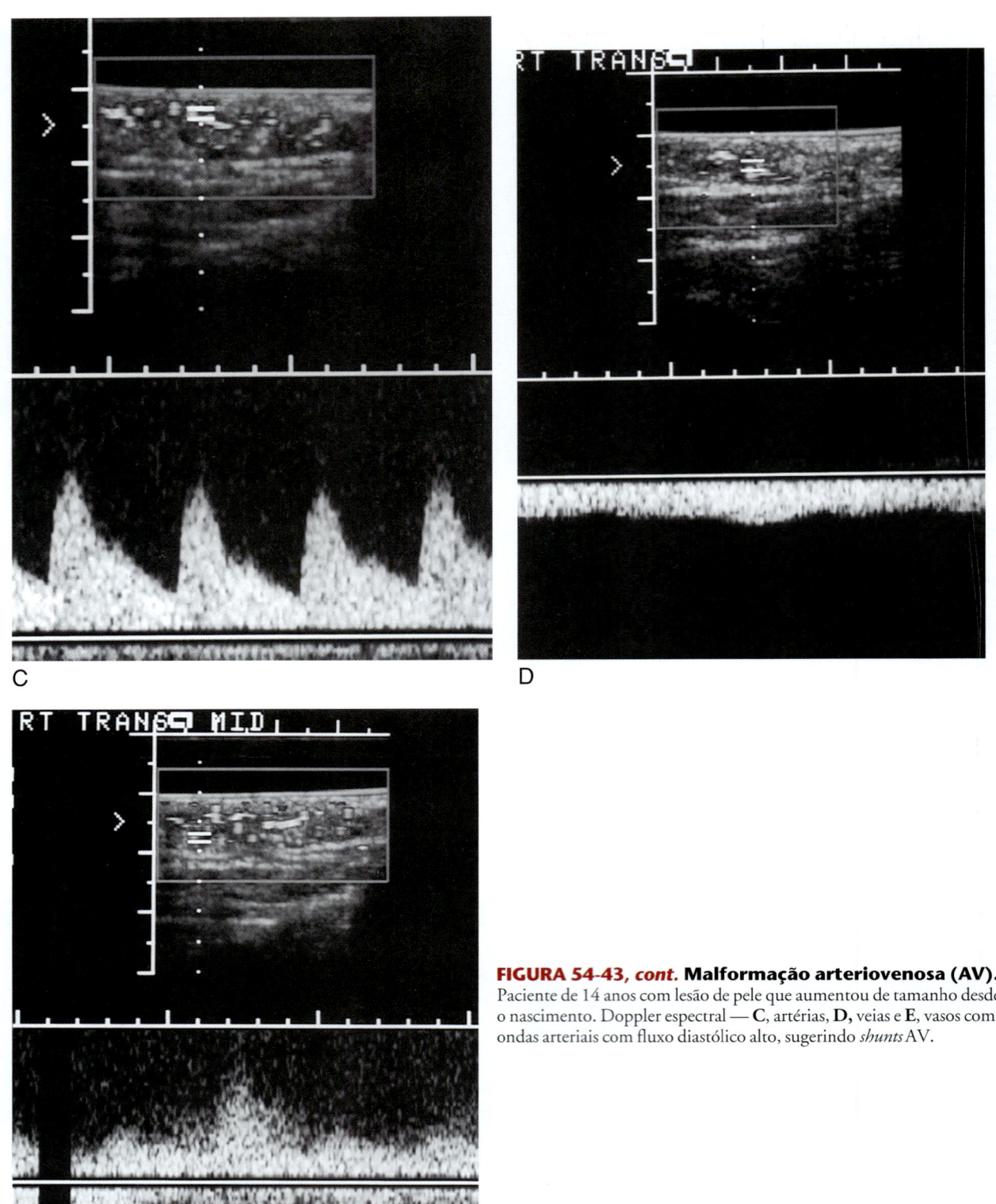

FIGURA 54-43, *cont*. Malformação arteriovenosa (AV).
Paciente de 14 anos com lesão de pele que aumentou de tamanho desde o nascimento. Doppler espectral — **C**, artérias, **D**, veias e **E**, vasos com ondas arteriais com fluxo diastólico alto, sugerindo *shunts* AV.

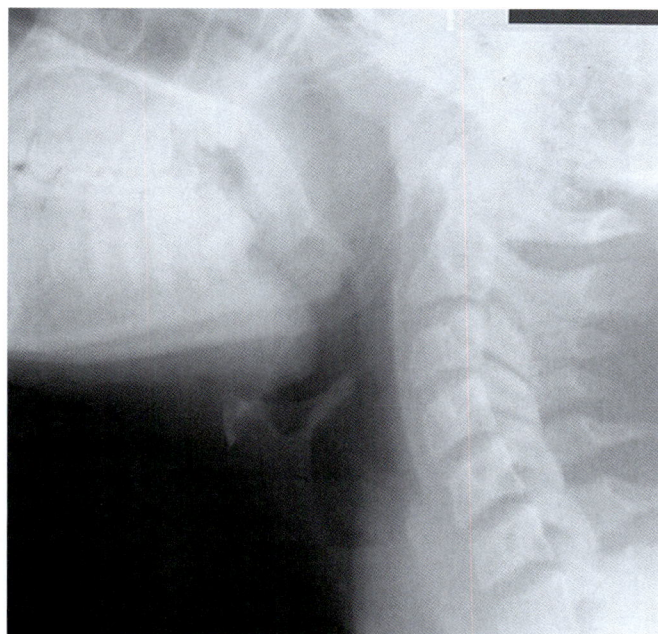
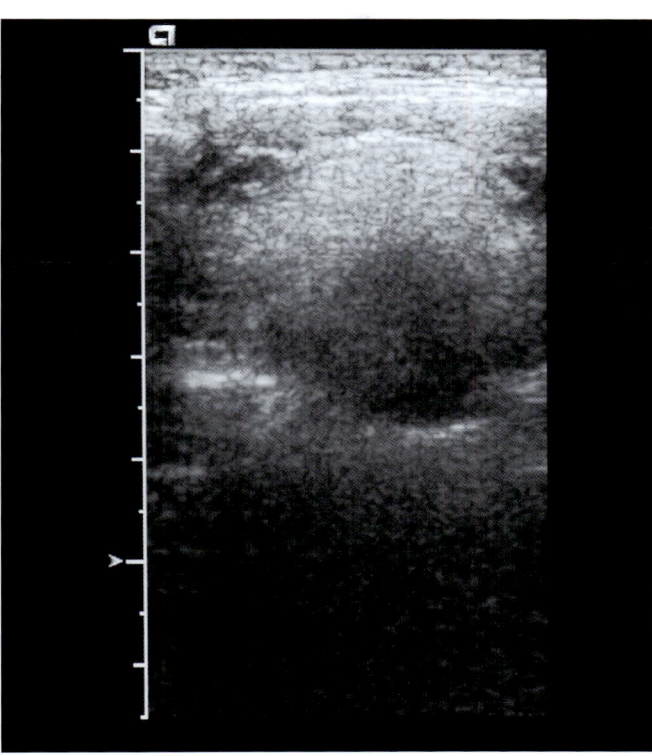
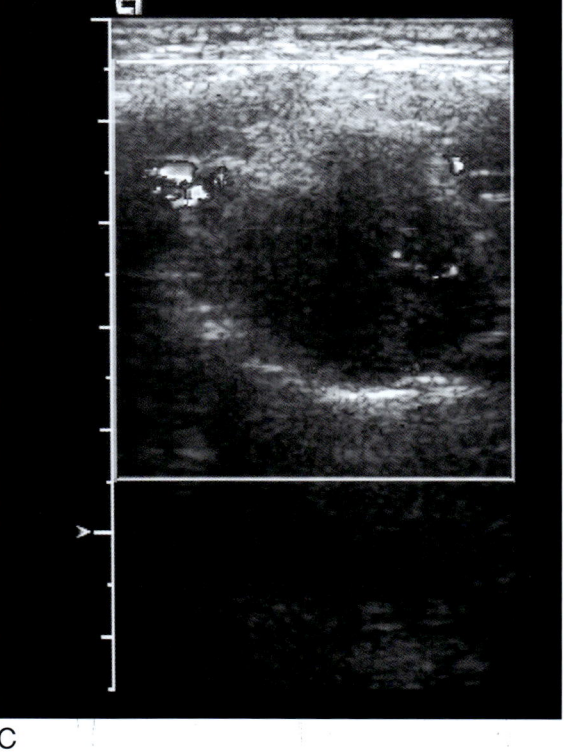

FIGURA 54-44. Tireóide lingual. A, Radiografia do pescoço em perfil mostra contorno convexo na base da língua. **B,** Ultra-sonografia transversal da base da língua mostra a tireóide lingual hiperecóica em relação à língua. **C,** Ultra-sonografia transversal da língua imediatamente anterior à tireóide lingual mostra que a língua normal é menos ecogênica.

A ultra-sonografia é muito útil para diferenciação de bócios multinodulares de nódulos únicos da tireóide e doença difusa da tireóide sem nódulos distintos.[128] A doença multinodular da tireóide em crianças costuma associar-se a outros distúrbios, como anomalias renais e digitais, síndrome de McCune-Albright e tireoidite de Hashimoto. Garcia e cols. relataram que um quarto das crianças pode ter carcinoma de tireóide, especialmente com uma história de radioterapia prévia.[128] Têm sido vistos múltiplos cistos de tireóide, com tireotoxicose associada, em pacientes com achados clínicos da síndrome de McCune-Albright.[109]

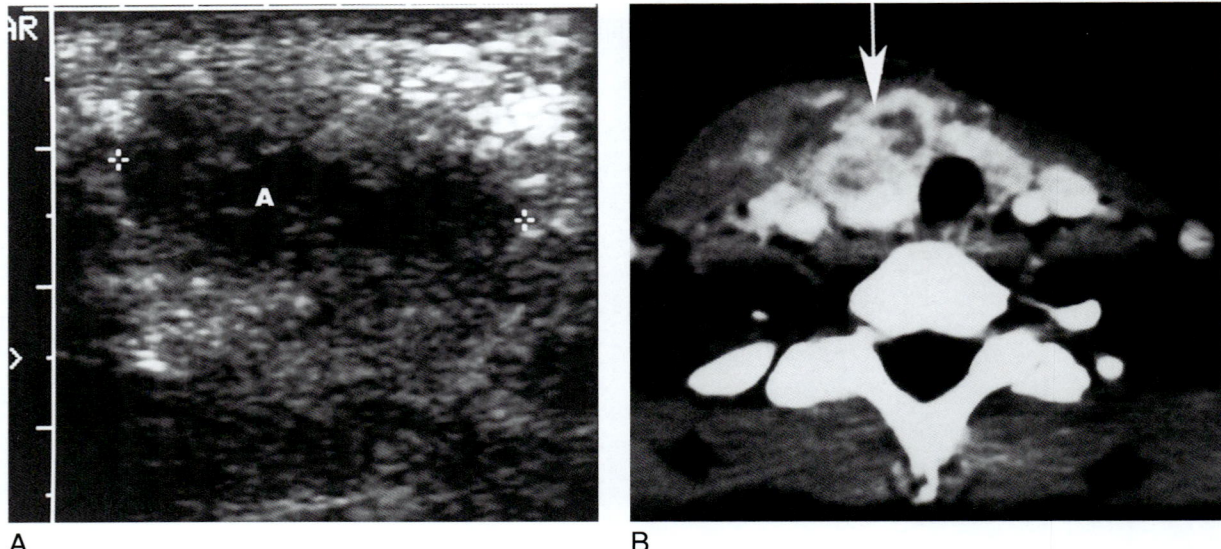

FIGURA 54-45. Abscesso da glândula tireóide. A, Ultra-sonografia longitudinal da parte direita da glândula tireóide mostra abscesso maldefinido (A) com centro hipoecóico e parede irregular. **B,** TC do pescoço mostra aumento de volume da glândula tireóide com captação de contraste em torno de múltiplas áreas com baixa atenuação no abscesso (*seta*). (Extraída de Lewis GJS, Leithiser RE, Jr, Glasier CM, et al: Ultrasonography of pediatric neck masses. Ultrasound Q 1989;7:315-355.)

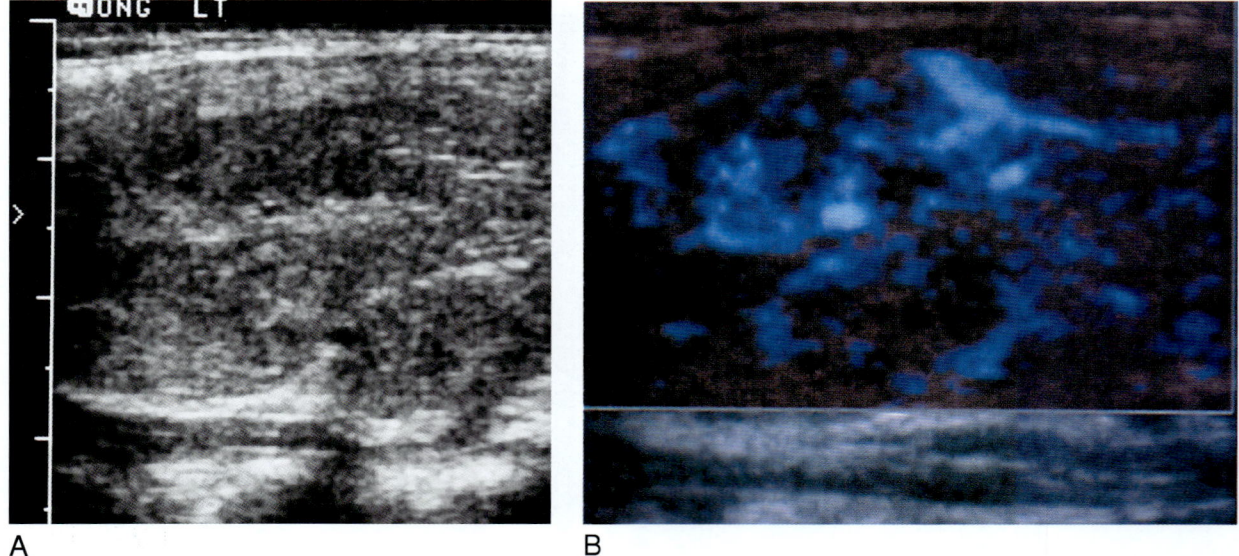

FIGURA 54-46. Hipertireoidismo. Paciente de 18 anos com bócio tóxico multinodular. **A,** Aumento de volume bilateral da glândula com múltiplos nódulos. **B,** *Power* Doppler demonstra aumento acentuado do fluxo. *Continua*

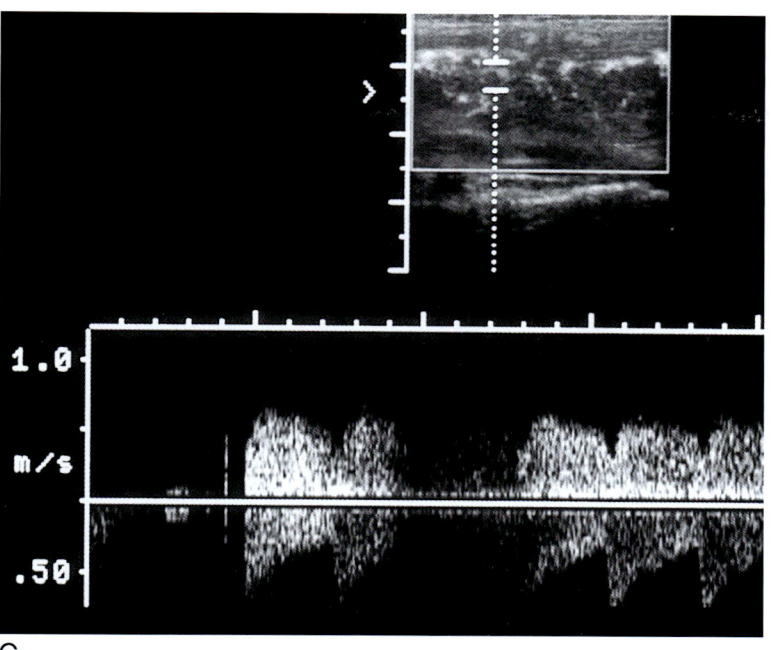

FIGURA 54-46, cont. Hipertireoidismo.
Paciente com 18 anos com bócio tóxico multinodular. **C,** Análise espectral demonstra alto fluxo diastólico.

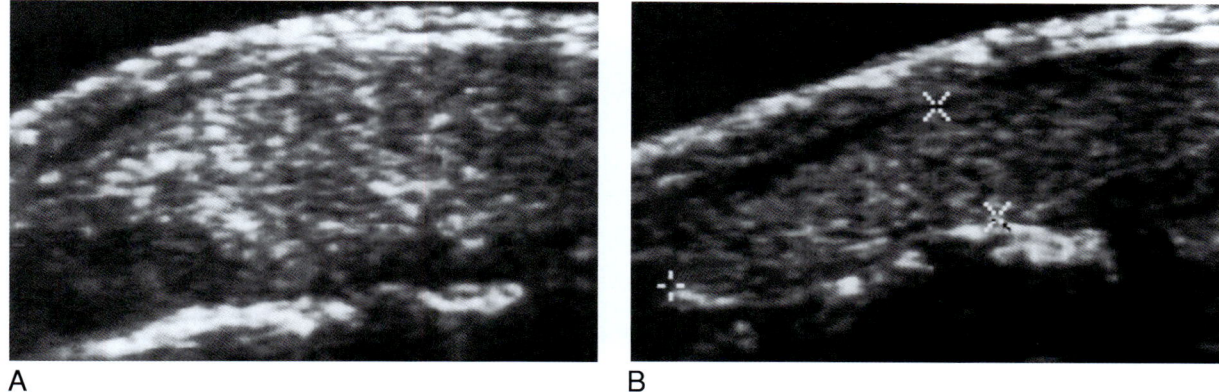

FIGURA 54-47. Tireoidite subaguda. A, Corte longitudinal através de lobo direito homogeneamente hiperecóico e aumentado da glândula tireóide. **B,** Lobo esquerdo normal da glândula tireóide. Cintilografia da tireóide mostrou tireoidite como lobo direito difusamente aumentado com diminuição da atividade. (Extraída de Lewis GJS, Leithiser RE, Jr, Glasier CM, et al: Ultrasonography of pediatric neck masses. Ultrasound Q 1989;7:315-355.)

Lesões Congênitas

Setenta por cento das anomalias congênitas no pescoço são remanescentes do ducto tireoglosso ou cistos.[24,76,129,130] Podem desenvolver-se fístulas com infecção e devem ser avaliadas com fistulografias.[131] Os cistos podem ser localizados em qualquer parte da base da língua ao istmo da tireóide.[76] No entanto, a maioria se localiza no nível do osso hióide ou é infra-hióidea.[87] A maioria se apresenta na criança como massa firme classicamente na linha média localizada no nível do osso hióide ou abaixo dele (Figs. 54-52, 54-53 e 54-54).[24,102,129,132] Algumas se apresentam em localizações parassagitais, especialmente no nível da laringe.[76,129] Podem ter as características ultra-sonográficas típicas dos cistos (hipoecóicas, reforço acústico posterior e paredes lisas)[62] ou apresentar-se como massas complexas, na linha média, contendo pseudocolóide e áreas hipoecóicas, especialmente se estiverem infectadas.[87] Um cisto dermóide na linha média pode ter a aparência de um cisto do ducto tireoglosso (Fig. 54-55). A ultra-sonografia também é útil para documentar

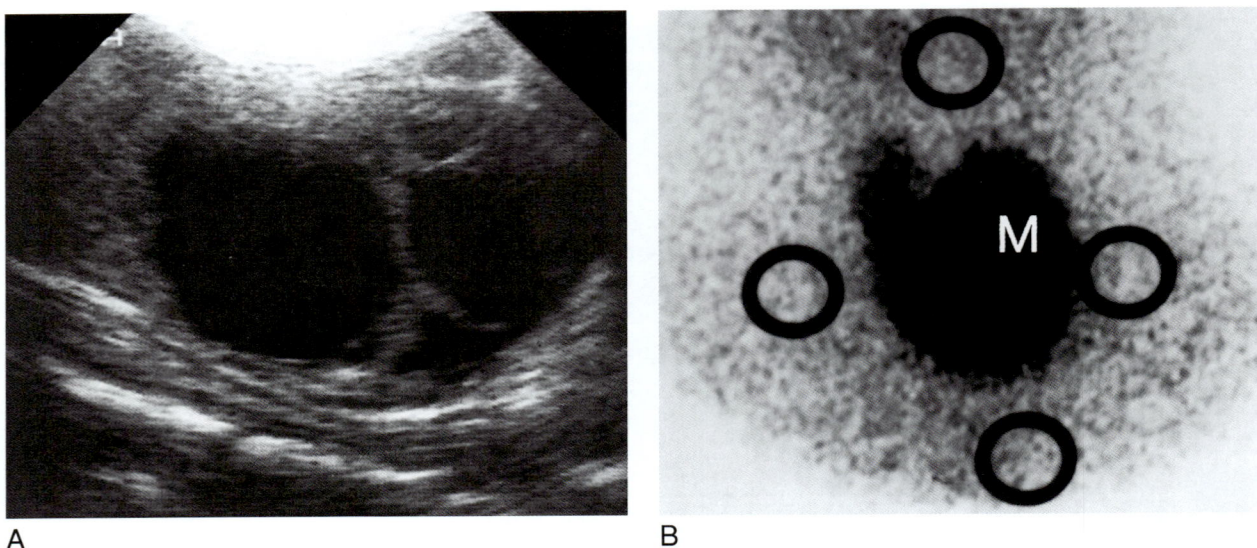

FIGURA 54-48. Adenoma cístico da glândula tireóide. A, Exame mostra grande massa cística inferior multisseptada. **B,** Massa (M) acumula marcador em exame com tecnécio. (Extraída de Lewis GJS, Leithiser RE, Jr, Glasier CM, et al: Ultrasonography of pediatric neck masses. Ultrasound Q 1989;7:315-355.)

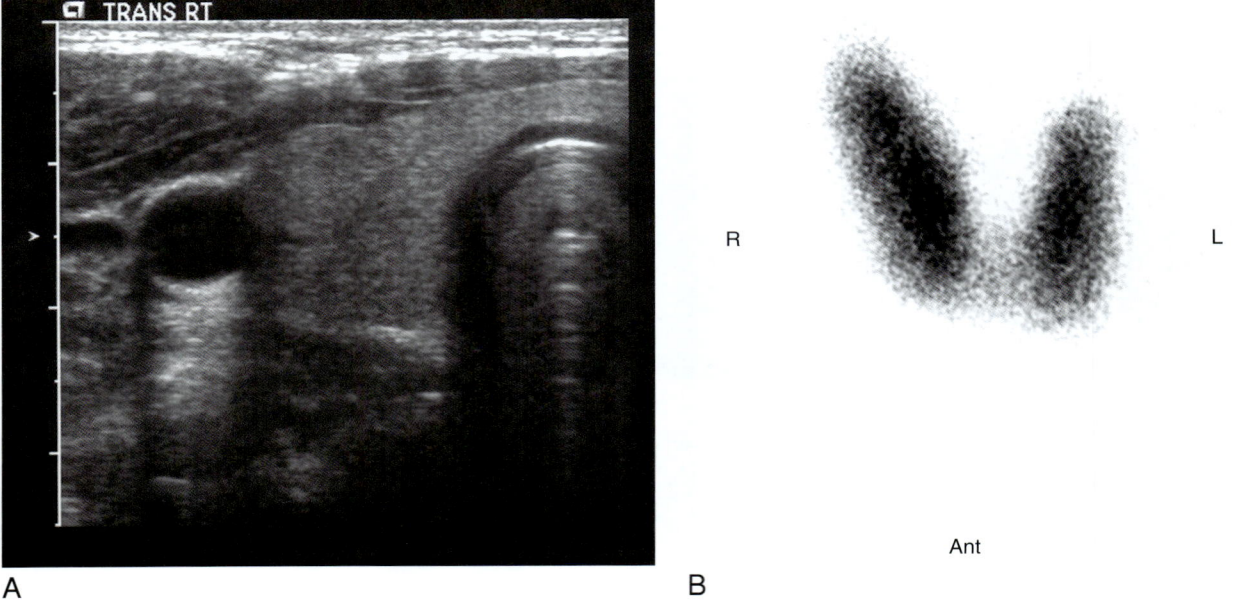

FIGURA 54-49. Hiperplasia da tireóide. A, Ultra-sonografia transversal do lobo direito da tireóide mostra massa nodular no pólo superior do lobo direito. **B,** Exame de medicina nuclear com I^{123} mostra aumento de captação no pólo superior do lobo direito da tireóide. O diagnóstico foi confirmado por biópsia.

a presença da glândula tireóide normal. A TC pode ser útil para avaliar cistos infectados.[129]

Os bócios congênitos podem ser secundários a algumas doenças. Os bócios secundários a deficiências enzimáticas[24,133] podem estar presentes no nascimento. No entanto, a maioria destes se desenvolve nos primeiros meses e anos da vida extra-uterina.[133] Os lactentes nascidos de mães com tireotoxicose secundária ao hormônio tireostimulante de ação prolongada que atravesse a placenta podem ter bócios.[134] Outras causas incluem ingestão pré-natal materna de iodo, medicação antitireoidiana, lítio[135] e outros formadores de bócio.[134]

Os recém-nascidos que se apresentam com hipotireoidismo podem ser estudados com ultra-sonografia para pes-

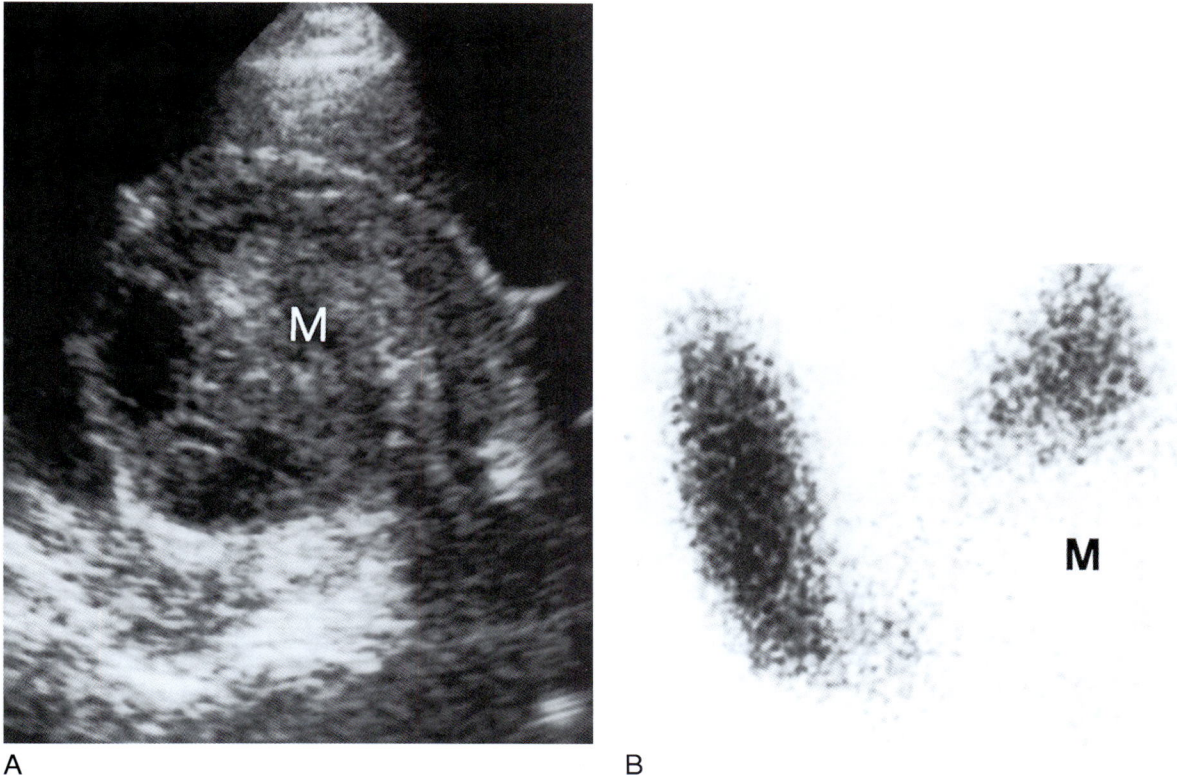

FIGURA 54-50. Carcinoma folicular. A, Ultra-sonografia mostra grande massa complexa (M) contendo áreas císticas no lobo esquerdo da glândula tireóide. **B,** Cintilografia da tireóide com I^{123} mostra que a massa não era funcionante. (Extraída de Lewis GJS, Leithiser RE, Jr, Glasier CM, et al: Ultrasonography of pediatric neck masses. Ultrasound Q 1989;7:315-355.)

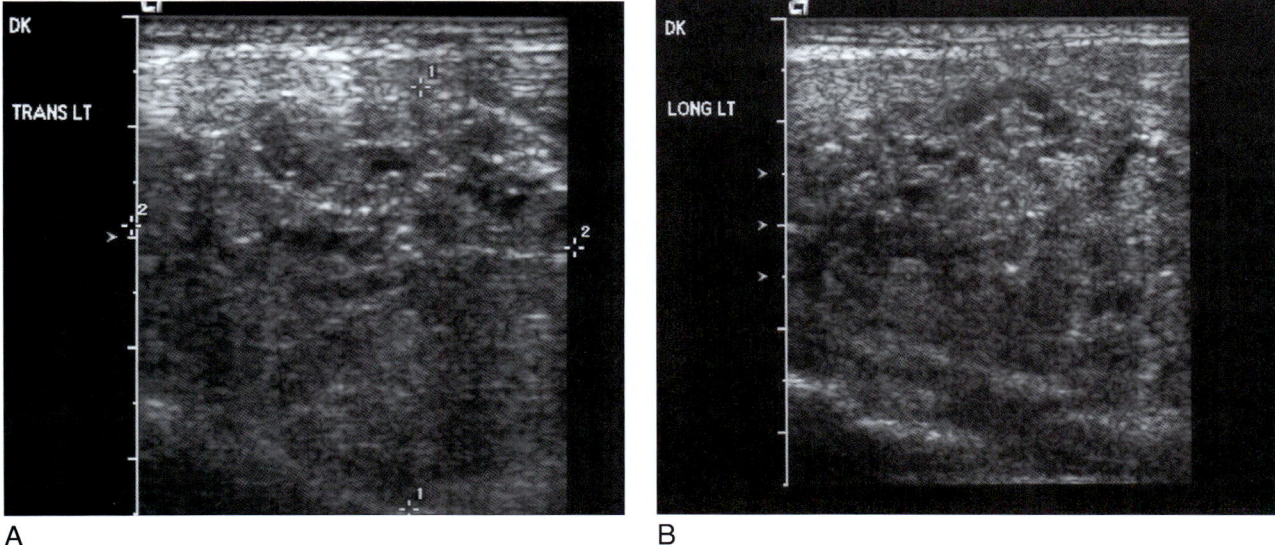

FIGURA 54-51. Bócio multinodular. A e B, Ultra-sonografia transversal e longitudinal da tireóide mostra aumento de volume da glândula com múltiplas áreas de diminuição da ecogenicidade.

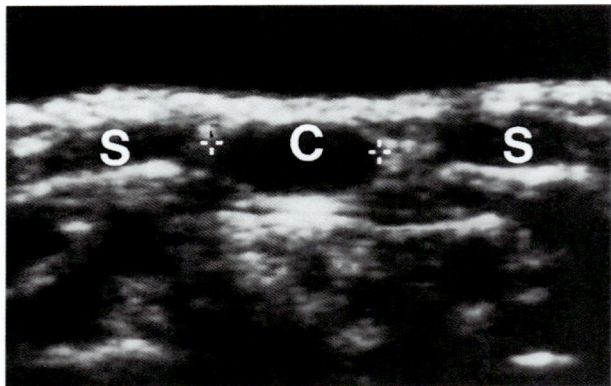

FIGURA 54-52. Cisto do ducto tireoglosso. Massa cística (C) na linha média da parte alta do pescoço com reforço acústico. Os músculos infra-hióideos (S) estão localizados a cada lado dela. (Extraída de Lewis GJS, Leithiser RE, Jr, Glasier CM, et al: Ultrasonography of pediatric neck masses. Ultrasound Q 1989;7:315-355.)

quisa da presença de tecido tireoidiano.[136] A cintilografia deve ser o próximo passo na investigação de tecido tireoidiano ectópico funcionante. Raramente, vêem-se cistos congênitos da tireóide. Quando estes ocorrem, localizam-se predominantemente no pólo superior.[24] Um destes cistos tímicos se associa à agenesia da hemitireóide.[137]

Lesões das Paratireóides

Hiperplasia e adenomas das glândulas paratireóides raramente são vistos em crianças. Podem ser difíceis de visualizar por ultra-sonografia porque sua ecotextura pode ser semelhante à da tireóide e podem ficar encravados no interior da glândula.[103,138-145] Ultra-sonografia de alta resolução com Doppler colorido, contudo, agora comprovou ser mais eficaz e identificou estas lesões pequenas em 67% dos casos em uma série.[146,147] A maioria dos adenomas era sólida, oval e hipoecóica, com um anel vascular ou arco em torno da massa. A RM deve ser realizada quando não se identificar adenoma com ultra-sonografia, e o paciente então passa por cirurgia planejada ou exploradora.[147]

Agradecimento

Desejamos agradecer porque grande parte deste capítulo original, *Pediatric Head and Neck Masses*, baseou-se no artigo original intitulado *Ultrasonography of Pediatric Neck and Masses*, escrito por Gregory J. Lewis, M.D., Richard E. Leithiser, Jr., M.D., Charles M. Glasier, M.D., Vaseem Iqbal, M.D., Carol A. Stephenson, M.D., e Joanna J. Seibert, M.D., e publicado por Ultrasound Quarterly 1989;7(4):315-335.

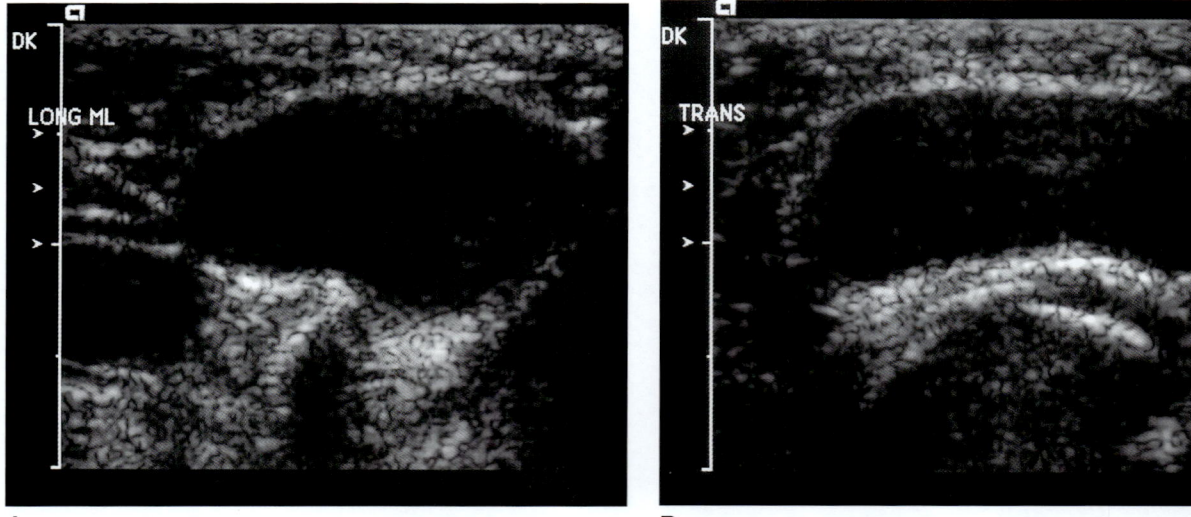

FIGURA 54-53. Cisto do ducto tireoglosso. A e B, Ultra-sonografia transversal e longitudinal mostrou grande cisto na linha média na parte anterior do pescoço, compatível com cisto do ducto tireoglosso.

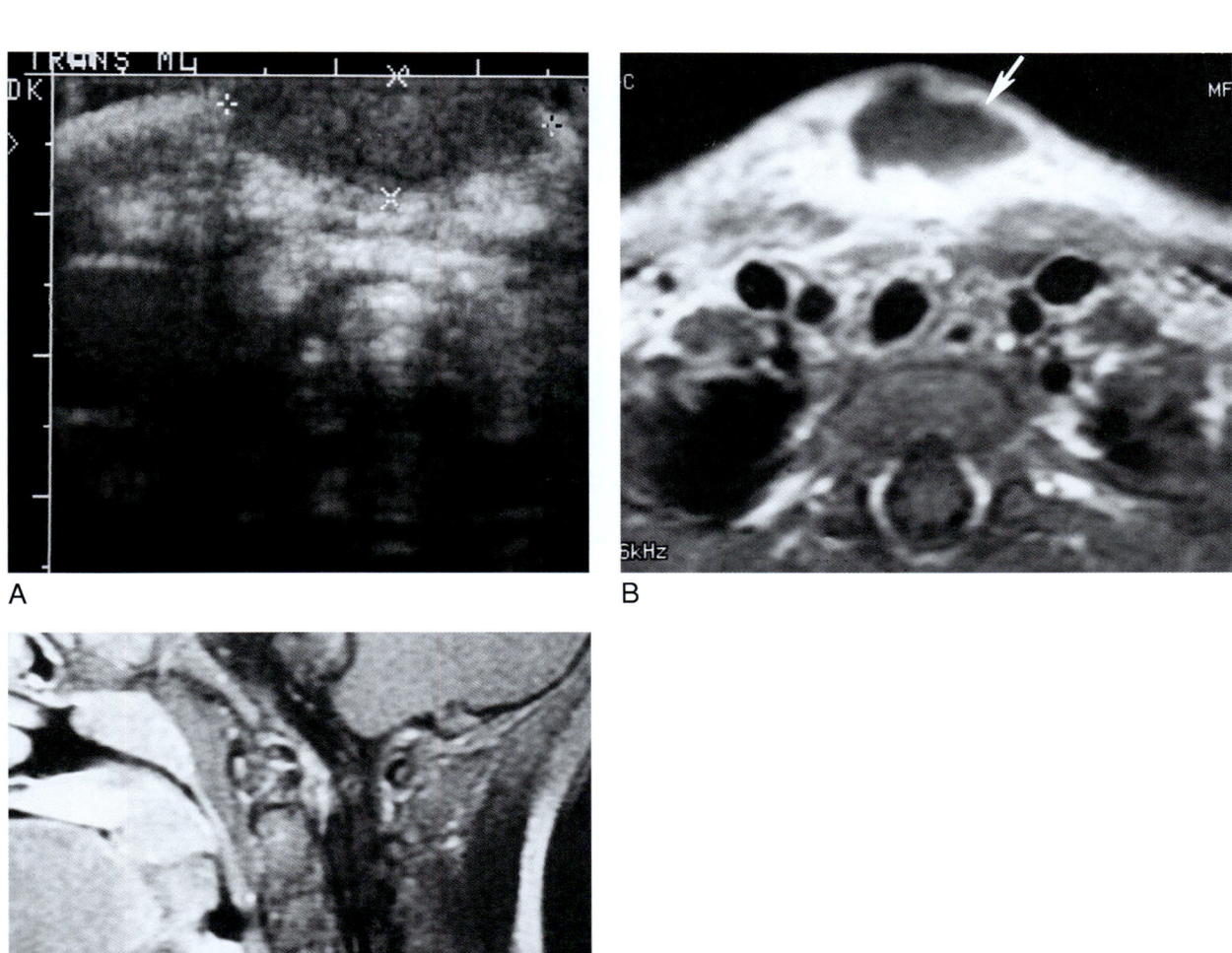

FIGURA 54-54. Cisto do ducto tireoglosso infectado. A, Ultra-sonografia axial mostra cisto com debris com reforço acústico. RM **B,** axial e **C,** sagital mostra massa cística anterior na linha média (*seta*) com aumento do sinal em relação ao sangue. (Extraída das referências 6,64,94,105,106).

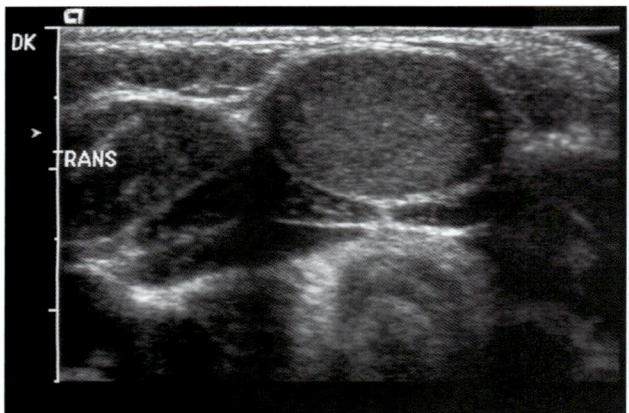
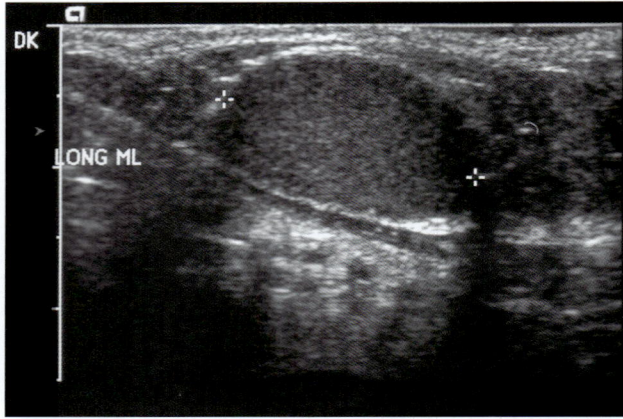
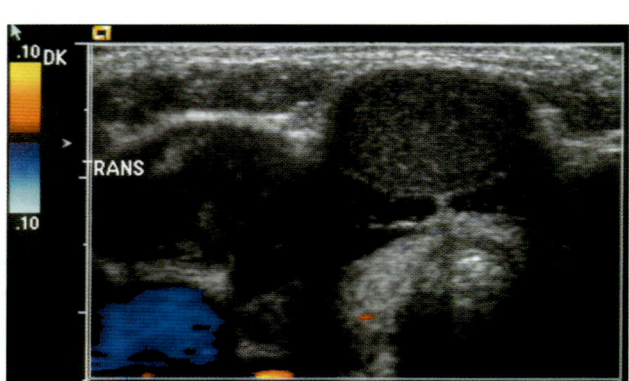

FIGURA 54-55. Cisto dermóide. A e **B,** Ultra-sonografia transversal e longitudinal identificou massa ecogênica na linha média da parte anterior do pescoço. Está presente reforço acústico. **C,** A massa não mostram fluxo no Doppler colorido. Foi diagnosticado cisto dermóide pela patologia.

Referências

1. Chodosh PL, Silbey R, Oen KT: Diagnostic use of ultrasound in diseases of the head and neck. Laryngoscope 1980;90:814-821.
2. Friedman AP, Haller JO, Goodman JD, et al: Sonographic evaluation of noninflammatory neck masses in children. Radiology 1983;147:693-697.
3. Lewis GJS, Leithiser RE, Jr, Glasier CM, et al: Ultrasonography of pediatric neck masses. Ultrasound Q 1989;7:315-355.
4. Scheible FW: Recent advances in ultrasound: High-resolution imaging of superficial structures. Head Neck Surg 1981;4:58-63.
5. Scheible FW, Leopold GR: Diagnostic imaging in head and neck disease: Current applications of ultrasound. Head Neck Surg 1978;1:1-11.
6. Sherman NH, Rosenberg HK, Heyman S, et al: Ultrasound evaluation of neck masses in children. J Ultrasound Med 1985;4:127-134.
7. Glasier CM, Seibert JJ, Williamson SL, et al: High-resolution ultrasound characterization of soft tissue masses in children. Pediatr Radiol 1987;17:233-237.
8. Oestreich AE: Ultrasound imaging of musculoskeletal and superficial tissues in infants and children. Appl Radiol 1984;13(1):83-93.
9. Casselman JW, Mancusa AA: Major salivary gland masses: Comparison of MR imaging and CT. Radiology 1987;165:183-189.
10. McGahan JP, Walter JP, Bernstein L: Evaluation of the parotid gland. Radiology 1984;152:453-458.
11. Rabinov K, Kell T Jr, Gordon PH: CT of the salivary glands. Radiol Clin North Am 1984;22(1):145-159.
12. Radecki PD, Arger PH, Arenson RL, et al: Thyroid imaging: Comparison of high-resolution, real-time ultrasound and computed tomography. Radiology 1984;153:145-147.
13. Som PM, Biller HF: The combined CT-sialogram. Radiology 1980;135:387-390.
14. Tabor EK, Curtin HD: MR of the salivary glands. Radiol Clin North Am 1989;27(2):379-392.
15. Teresi LM, Kolin E, Lufkin RB, et al: MR imaging of the intraparotid facial nerve: Normal anatomy and pathology. AJR 1987;148:995-1000.
16. Vincent LM: Ultrasound of soft tissue abnormalities of the extremities. Radiol Clin North Am 1988;26(1):131-143.
17. Brenner DJ, Elliston CD, Hall EJ, et al: Estimated risks of radiation-induced fatal cancer from pediatric CT. AJR 2001;176:289-296.

Face e a Parte Alta do Pescoço

18. Moore KL: Clinically Oriented Anatomy. Baltimore, Williams & Wilkins, 1980.
19. Beahrs OH: The facial nerve in parotid surgery. Surg Clin North Am 1963;43(4):973-977.
20. Seibert RW, Seibert JJ: High-resolution ultrasonography of the parotid gland in children. Part I. Pediatr Radiol 1986;16:374-379.

21. Gritzmann N: Sonography of the salivary glands. AJR 1989;153:161-166.
22. Martinoli C, Derchi LE, Solbiati L, et al: Color Doppler of salivary glands. AJR 1994;163:933-941.
23. Bartlett LJ, Pon M: High-resolution real-time ultrasonography of the submandibular salivary gland. J Ultrasound Med 1984;3:433-437.
24. Dehner LP: Pediatric Surgical Pathology, 2nd ed. Baltimore, Williams & Wilkins, 1987.
25. Gooding GAW: Gray scale ultrasound of the parotid gland. AJR 1980;134:469-472.
26. Kralj Z, Pichler E: Ultrasonic diagnosis of parotid gland tumors. Acta Med Iugosl 1984;38:111-118.
27. Lundeberg D: Non-neoplastic disorders of the parotid gland. Western J Med 1983;138(4):589-595.
28. McQuone SJ: Acute viral and bacterial infections of the salivary glands. Otolaryngol Clin North Am 1999; 32:793-811.
29. Chiu CH, Lin TY: Clinical and microbiological analysis of six children with acute suppurative parotitis. Acta Paediatr 1996;85:106-108.
30. Magaram D, Gooding GAW: Ultrasonic guided aspiration of parotid abscess. Arch Otolaryngol 1981; 107:549.
31. Rothberg R, Noyek AM, Goldfinger M, et al: Diagnostic ultrasound imaging of parotid disease: A contemporary clinical perspective. J Otolaryngol 1984;13(4):232-240.
32. Nozaki H, Harasawa A, Hara H, et al: Ultrasonographic features of recurrent parotitis in childhood. Pediatr Radiol 1994;24:98-100.
33. Nolasco AM, Oxer SA: Ultrasonographic features of recurrent parotitis in childhood. Pediatr Radiol 1995;25:402.
34. Seibert RW, Seibert JJ: High-resolution ultrasonography of the parotid gland in children. Part II. Pediatr Radiol 1988;19:13-18.
35. Som PM, Shugar JMA, Train JS, et al: Manifestations of parotid gland enlargement: Radiographic, pathologic and clinical correlations. Part I. The autoimmune pseudosia-lectasis. Radiology 1981;141:415-419.
36. Som PM, Shugar JMA, Train JS, et al: Manifestations of parotid gland enlargement: Radiographic, pathologic and clinical correlations. Part II. The diseases of Mikulicz syndrome. Radiology 1981;141:421-426.
37. Kawamura H, Taniguchi N, Itoh K, Kano S: Salivary gland echography in patients with Sjögren's syndrome. Arthritis Rheum 1990;33:505-510.
38. Goddart D, Francois A, Vermylen C, et al: Parotid gland abnormality found in children seropositive for the human immunodeficiency virus (HIV). Pediatr Radiol 1990;20:354-357.
39. Garcia CJ, Flores PA, Arce JD, et al: Ultrasonography in the study of salivary gland lesions in children. Pediatr Radiol 1998;24:418-425.
40. Soberman N, Leonidas JC, Berdon WE, et al: Parotid enlargement in children seropositive for human immunodeficiency virus: Imaging findings. AJR 1991;157:553-556.
41. Mandel L: Ultrasound findings in HIV-positive patients with parotid gland swellings. J Oral Maxillofac Surg 2001;59:283-286.
42. Tao LC, Gullane PJ: HIV infection-associated lymphoepithelial lesions of the parotid gland: Aspiration biopsy cytology, histology, and pathogenesis. Diagn Cytopathol 1991;7(2):158-162.
43. Rabinov K, Weber AL: Radiology of the Salivary Glands. Boston, G.K. Hall, 1985.
44. Gritzmann N: Sonography of the salivary glands. AJR 1989;153:161-166.
45. Rubaltelli L, Sponga T, Candiani F, et al: Infantile recurrent sialectatic parotitis: The role of sonography and sialography in diagnosis and follow-up. Br J Radiol 1987;60:1211-1214.
46. Bellina PV Jr: Diagnostic use of ultrasound in sialolithiasis of the parotid gland. J L State Med Soc 1982;134(3):79-82.
47. Bianchi A, Cudmore RE: Salivary gland tumors in children. J Pediatr Surg 1978;13(6):519-522.
48. Bentz BG, Hughes CA, Ludemann JP, Maddalozzo J: Masses of the salivary gland region in children. Arch Otolaryngol Head Neck Surg 2000;126:1435-1439.
49. Orvidas LJ, Kasperbauer JL, Lewis JE, et al: Pediatric parotid masses. Arch Otolaryngol Head Neck Surg 2000; 126:177-184.
50. Dubois J, Patriquin H: Doppler sonography of head and neck masses in children. Neuroimaging Clin N Am 2000;10:215-252.
51. Ravitch MM, Welch KJ, Benson CD, et al: Pediatric Surgery, 3rd ed. Chicago, Yearbook, 1979.
52. Robertson RL, Robson CD, Barnes PD, Burrows PE: Head and neck anomalies of childhood. Neuroimaging Clin N Am 1999;9:115-132.
53. Paltiel HJ, Patriquin HB, Keller MS, et al: Infantile hepatic hemangioma: Doppler US. Radiology 1992;182:735-742.
54. Guibaud L, Dubois J, Garel LA, et al: Hemangiomas and vascular malformations in 86 pediatric cases: Evaluation with gray-scale and color Doppler imaging. Presented at the Eighty-First Scientific Assembly and Annual Meeting, Radiological Society for North America, Nov 26-Dec 1, 1995, Chicago.
55. Ballerini G, Mantero M, Sbrocca M: Ultrasonic patterns of parotid masses. J Clin Ultrasound 1984;12:273-277.
56. Aoki S, Barkovich AJ, Nishimura K, et al: Neurofibromatosis types 1 and 2: cranial MR findings. Radiology 1989;172:527.
57. Work WP: Cysts and congenital lesions of the parotid gland. Otolaryngol Clin North Am 1977;10(2):339-342.
58. Ward-Booth RP, Williams EA, Faulkner TPJ, et al: Ultrasound: A simple non-invasive examination of cervical swellings. Plast Reconstr Surg 1984;73(4):577-581.
59. Wicks JD, Silver TM, Bree RL: Gray scale features of hematomas: An ultrasonic spectrum. AJR 1978; 131:977-980.
60. Giyanani VL, Grozinger KT, Gerlock AJ Jr, et al: Calf hematoma mimicking thrombophlebitis: Sonographic and computed tomographic appearance. Radiology 1985;154:779-781.
61. Lovern RE, Bosse DA, Hartshorne MF, et al: Organizing hematoma of the thigh: Multiple imaging technique. Clin Nucl Med 1987;12(8):661-664.
62. Gianfelice D, Jequier S, Patriquin H, et al: Sonography of neck masses in children: Is it useful? Int J Pediatr Otorhinolaryngol 1986;11:247-256.
63. Fornage BD, Schernberg FL: Sonographic diagnosis of foreign bodies of the distal extremities. AJR 1986;147:567-569.
64. Grunert D, Schoning M, Stier B: Sonographic evaluation of the larynx in children. New perspectives by application of computed sonography. Part I. Anatomy and method. Klin Padiatr 1989;201:201-205.
65. Grunert D, Schoning M, Stier B, et al: Sonographic evaluation of the larynx in children. New perspectives by application of computed sonography. Part II. Sonographic findings in a case of laryngeal papillomatosis. Klin Padiatr 1989;201:206-208.

Parte Lateral do Pescoço

66. Zitelli BJ: Neck masses in children: Adenopathy and malignant disease. Pediatr Clin North Am 1981;28(4):813-821.
67. Ying M, Ahuja A, Brook F, et al: Sonographic appearance and distribution of normal cervical lymph nodes in a Chinese population. J Ultrasound Med 1996;15:431-436.
68. Kreutzer EW, Jafek BW, Johnson ML, et al: Ultrasonography in the preoperative evaluation of neck abscesses. Head Neck Surg 1982;4:290-295.
69. Sandler MA, Alpern MB, Madrazo BL, et al: Inflammatory lesions of the groin: Ultrasonic evaluation. Radiology 1984;151:747-750.
70. Loyer EM, Kaur H, David CL, et al: Importance of dynamic assessment of the soft tissues in the sonographic diagnosis of echogenic superficial abscesses. J Ultrasound Med 1995;14:669-671.
71. Tovi F, Barki Y, Hertzanu Y: Imaging case study of the month: Ultrasound detection of anaerobic neck infection. Ann Otol Rhino Laryngol 1993;102:157-158.
72. Glasier CM, Stark JE, Jacobs RF, et al: CT and ultrasound imaging of retropharyngeal abscesses in children. AJNR 1992;13:1191-1195.
73. Ramilo J, Harris VJ, White H: Empyema as a complication of retropharyngeal and neck abscesses in children. Radiology 1978;126:743-746.
74. Brown RL, Azizkhan RG: Peditric head and neck lesions. Pediatr Clin North Am 1998;45:889-905.
75. Tschammler A, Ott G, Kumpflein P, et al: Differentiation of malignant from reactive lymphadenopathy using color Doppler flow imaging. Presented at the Fortieth Annual Convention, American Institute of Ultrasound in Medicine; March 17-20, 1996, New York.
76. Kraus R, Han BK, Babcock DS, et al: Sonography of neck masses in children. AJR 1986;146:609-613.
77. Bearcroft PWP, Berman LH, Grant J: The use of ultrasound-guided cutting needle biopsy in the neck. Clin Radiol 1995;50:690-695.
78. Bain G, Bearcroft PW, Berman LH, Grant JW: The use of ultrasound-guided cutting-needle biopsy in paediatric neck masses. Eur Radiol 2000;10:512-515.
79. Lin JN, Chou ML: Ultrasonographic study of the sternocleidomastoid muscle in the management of congenital muscular torticollis. J Pediatr Surg 1997; 32:1648-1651.
80. Hsu TC, Wang CL, Wong MK, et al: Correlation of clinical and ultrasonographic features in congenital muscular torticollis. Arch Phys Med Rehabil 1999; 80:637-641.
81. Cheng JC, Metreweli C, Chen TM, Tang S: Correlation of ultrasonographic imaging of congenital muscular torticollis with clinical assessment in infants. Ultrasound Med Biol 2000;26:1237-1241.
82. Mandell GA, Bellah RD, Boulden MEC, et al: Cervical trachea: Dynamics in response to herniation of the normal thymus. Radiology 1993;186:383-386.
83. Fitoz S, Atasoy C, Turkoz E, et al: Sonographic findings in ectopic cervical thymus in an infant. J Clin Ultrasound 2001;29:523-526.
84. Cacciaguerra S, Rizzo L, Tranchina MG, et al: Ultrasound features of ectopic cervical thymus in a child. Pediatr Surg Int 1998;13:597-599.
85. Remine WH: Branchial-cleft cysts and sinuses: Their embryologic development and surgical management. Surg Clin North Am 1963;43(4):1033-1039.
86. Proctor B: Lateral vestigial cysts and fistulas of the neck. Laryngoscope 1955;65(6):354-401.
87. Ahuja AT, King AD, Metreweli C: Second branchial cleft cysts: Variability of sonographic appearances in adult cases. AJNR Am J Neuroradiol 2000;21:315-319.
88. Badami JP, Athey PA: Sonography in the diagnosis of branchial cysts. AJR 1981;137:1245-1248.
89. Suzuki N, Tsuchida Y, Takahashi A, et al: Prenatally diagnosed cystic lymphangioma in infants. J Pediatr Surg 1998;33:1599-1604.
90. Descamps P, Jourdain O, Paillet C, et al: Etiology, prognosis and management of nuchal cystic hygroma: 25 New cases and literature review. Eur J Obstet Gynecol Reprod Biol 1997;71:3-10.
91. Lynn HB: Cystic hygroma. Surg Clin North Am 1963;43(4):1157-1163.
92. Dubois J, Garel L, Abela A, et al: Lymphangiomas in children: Percutaneous sclerotherapy with an alcoholic solution of zein. Radiology 1997;204:651-654.
93. Goodwin BD, Gay BB Jr: The roentgen diagnosis of teratoma of the thyroid region. A review of the literature. AJR 1965;95(1):25-31.
94. Kerner B, Flaum E, Mathews H, et al: Cervical teratoma: Prenatal diagnosis and long-term follow-up. Prenat Diagn 1998;18:51-59.
95. Ymaguchi M, Takeuchi S, Matsuo SS: Ultrasonic evaluation of pediatric superficial masses. J Clin Ultrasound 1987;15:107-113.
96. Kwok KL, Lam HS, Ng DKK: Unilateral right-sided internal jugular phlebectasia in asthmatic children. J Paediatr Child Health 2000;36:517-519.
97. Sander S, Elicevik M, Unal M, Vural O: Jugular phlebectasia in children: Is it rare or ignored? J Pediatr Surg 1999;34:1829-1832.
98. Rand T, Kohlhauser C, Popow C, et al: Sonographic detection of internal jugular vein thrombosis after central venous catheterization in the newborn period. Pediatr Radiol 1994;24:577-580.
99. Cassey J, Hendry M, Patel J: Evaluation of long-term central venous patency in children with chronic venous catheters using image-directed Doppler ultrasonography. J Clin Ultrasound 1994;22:313-315.
100. Taylor BJ, Seibert JJ, Glasier CM, et al: Evaluation of the reconstructed carotid artery following extracorporeal membrane oxygenation. Pediatrics 1992;90(4):568-573.
101. Merton DA, Needleman L, Desai SA, et al: The fate of the reconstructed common carotid artery: A four-year follow-up in children post-ECMO. Presented at the Fortieth Annual Convention, American Institute of Ultrasound in Medicine, March 17-20, 1996, New York.

Glândulas Tireóide e Paratireóide

102. Judd ES: Thyroglossal-duct cysts and sinuses. Surg Clin North Am 1963;43(4):1023-1031.
103. Moore KL: The Developing Human-Clinically Oriented Embryology, 2nd ed. Philadelphia, WB Saunders, 1977.
104. Leopold GR: Ultrasonography of superficially located structures. Radiol Clin North Am 1980;18(1): 161-173.
105. Bussman YC, Wong ML, Bell MJ, et al: Suppurative thyroiditis with gas formation due to mixed anaerobic infection. J Pediatr 1977;90(2):321-322.
106. Wojtowycz M, Duck SD, Lipton M, et al: Acute suppurative thyroiditis: Dénouement and discussion. AJDC 1981;135:1063-1064.
107. Abe K, Fujita H, Matsuura N, et al: A fistula from pyriform sinus in recurrent acute suppurative thyroiditis. AJDC 1981;135:178.

108. Miller D, Hill JL, Sun CC, et al: The diagnosis and management of pyriform sinus fistulae in infants and young children. J Pediatr Surg 1983;18(4):377-381.
109. Bachrach LK, Daneman A, Martin DJ: Use of ultrasound in childhood thyroid disorders. J Pediatr 1983; 103(4):547-552.
110. Winter RJ, Green OC: Carbohydrate homeostasis in chronic lymphocytic thyroiditis: Increased incidence of diabetes mellitus. J Pediatr 1976;89(3):401-405.
111. Hayashi N, Tamaki N, Konishi J, et al: Sonography of Hashimoto's thyroiditis. J Clin Ultrasound 1986; 14:123-126.
112. Freitas JE, Gross MD, Riplet S, et al: Radionuclide diagnosis and therapy of thyroid cancer: Current status report. Semin Nucl Med 1985;15(2):106-131.
113. Workshop on late effects of irradiation to the head and neck in infancy and childhood. Radiology 1976; 120:733-734.
114. Beahrs OH et al. Information for physicians on irradiation-related thyroid cancer. CA 1976;26(3):150-159.
115. Favus MJ, Schneider AB, Stachura ME, et al: Thyroid cancer occurring as a late consequence of head-and-neck irradiation. N Engl J Med 1976;294(19):1019-1025.
116. Desjardins JG, Khan AH, Montupet P, et al: Management of thyroid nodules in children: A 20-year experience. J Pediatr Surg 1987;22(8):736-739.
117. Hung W, August GP, Randolph JG, et al: Solitary thyroid nodules in children and adolescents. J Pediatr Surg 1982;17(3):225-229.
118. Cole-Beuglet C, Goldberg BB: New high-resolution ultrasound evaluation of diseases of the thyroid gland. A review article. JAMA 1983;249(21):2941-2944.
119. Silverman SH, Nussbaum M, Rausen AR: Thyroid nodules in children: A ten year experience at one institution. Mt Sinai J Med 1979;46(5):460-463.
120. Segal K, Arad-Cohen A, Mechlis S, et al: Cancer of the thyroid in children and adolescents. Clin Otolaryngol 1997;22:525-528.
121. Theros EG, Harris JR Jr: Nuclear Radiology (Third Series) Syllabus. Chicago, American College of Radiology, 1983.
122. Withers EH, Rosenfeld L, O'Neill J, et al: Long-term experience with childhood thyroid carcinoma. J Pediatr Surg 1979;14(3):332-335.
123. Katz JF, Kane RA, Reyes J, et al: Thyroid nodules: Sonographic-pathologic correlation. Radiology 1984;151:741-745.
124. Graze K, Spiler IJ, Tashjian AH Jr, et al: Natural history of familial medullary thyroid carcinoma: Effect of a program for early diagnosis. N Engl J Med 1978;229(18):980-985.
125. Crom DB, Kaste SC, Tubergen DG, et al: Ultrasonography for thyroid screening after head and neck irradiation in childhood cancer survivors. Med Pediatr Oncol 1997;28:15-21.
126. Shafford EA, Kingston JE, Healy JC, et al. Thyroid nodular disease after radiotherapy to the neck for childhood Hodgkin's disease. Br J Cancer 1999;80:808-814.
127. Brkljacic B, Cuk V, Tomic-Brzac H, et al: Ultrasonic evaluation of benign and malignant nodules in echographically multinodular thyroids. J Clin Ultrasound 1994;22:71-76.
128. Garcia CJ, Daneman A, Thorner P, et al: Sonography of multinodular thyroid gland in children and adolescents. AJDC 1992;146:811-816.
129. Reede DL, Bergeron RT, Som PM: CT of thyroglossal duct cysts. Radiology 1985;157:121-125.
130. Wadsworth DT, Siegel MJ: Thyroglossal duct cysts: Variability of sonographic findings. AJR 1994; 163:1475-1477.
131. Rabinov K, Van Orman P, Gray E: Radiologic findings in persistent thyroglossal tract fistulas. Radiology 1979;130:135-139.
132. Solomon JR, Rangecroft L: Thyroglossal-duct lesions in children. J Pediatr Surg 1984;19(5):554-561.
133. Fisher DA, Kleink AH: Thyroid development and disorders of thyroid function in the newborn. N Engl J Med 1981;304(12):702-712.
134. Hardwick DF, Cormode EJ, Riddell DG: Respiratory distress and neck mass in a neonate. J Pediatr 1976;89(3):501-505.
135. Nars PW, Girard L: Lithium carbonate intake during pregnancy leading to large goiter in a premature infant. AJDC 1977;131:924-925.
136. De Bruyn R, Ng WK, Taylor J, et al: Neonatal hypothyroidism: Comparison of radioisotope and ultrasound imaging in 54 cases. Acta Paediatr Scand 1990;79:1194-1198.
137. Lopez-Perez GA, Camacho F, Unda A, et al: Case report: Hemithyroid agenesis associated with a cervical thymic cyst. J Pediatr Surg 1979;14(4):468-470.
138. Law WM Jr, James EM, Charboneau JW, et al: High-resolution parathyroid ultrasonography in familial benign hypercalcemia (familial hypocalciuric hypercalcemia). Mayo Clin Proc 1984;59:153-155.
139. Peck WW, Higgins CB, Fisher MR, et al: Hyperparathyroidism: Comparison of MR imaging with radionuclide scanning. Radiology 1987;163:415-420.
140. Rodriguez-Cueto G, Manzano-Sierra C, Villalpando-Hernandez S: Preoperative ultrasonographic diagnosis of a parathyroid adenoma in a child. Pediatr Radiol 1984;14:47-48.
141. Simeone JF, Meuller PR, Ferrucci JT, et al: High-resolution real-time sonography of the parathyroid. Radiology 1981;141:745-751.
142. Spritzer CE, Gefter WB, Hamilton R, et al: Abnormal parathyroid glands: High-resolution MR imaging. Radiology 1987;162:487-491.
143. Takebayashi S, Matsui K, Onohara Y, et al: Sonography for early diagnosis of enlarged parathyroid glands in patients with secondary hyperparathyroidism. AJR 1987;148:911-914.
144. Winzelberg GG, Hydovitz JD: Radionuclide imaging of parathyroid tumors: Historical perspectives and newer techniques. Semin Nucl Med 1985;15(2):161-169.
145. Winzelberg GG, Hydovitz JD, O'Hara KR, et al: Parathyroid adenomas evaluated by TI-201/Tc-99m pertechnetate subtraction and high-resolution ultrasonography. Radiology 1985;155:231-235.
146. Wolf RJ, Cronan JJ, Monchik JM: Color Doppler sonography: An adjunctive technique in assessment of parathyroid adenomas. J Ultrasound Med 1994; 13:303-308.
147. Weinberger MS, Robbins KT: Diagnostic localization studies for primary hyperparathyroidism: A suggested algorithm. Arch Otolaryngol Head Neck Surg 1994;120:1187-1189.

O Canal Espinhal Pediátrico

Carol E. Barnewolt

SUMÁRIO DO CAPÍTULO

EMBRIOLOGIA
TÉCNICA ULTRA-SONOGRÁFICA E ANATOMIA NORMAL
A JUNÇÃO CRANIOCERVICAL
DISRAFISMO ESPINHAL
    Disrafismo Espinhal Manifesto
    Disrafismo Espinhal Oculto
LIPOMA ESPINHAL
MENINGOCELE
SEIOS DÉRMICOS DORSAIS
MIELOCISTOCELE
DIASTEMATOMIELIA
SÍNDROME DO NOTOCÓRDIO DIVIDIDO
REGRESSÃO CAUDAL
ANOMALIAS DOS CORPOS VERTEBRAIS
TUMORES
HEMORRAGIA E INFECÇÃO
OUTROS USOS EM POTENCIAL DA ULTRA-SONOGRAFIA ESPINHAL

Nos lactentes normais, a medula espinhal pode ser visualizada porque a sincondrose intraneural posterior-mediana não-ossificada dá uma janela acústica ampla (Fig. 55-1). A configuração anormal dos corpos vertebrais, nos lactentes com certas anormalidades disráficas, abre a janela ainda mais. Embora a ressonância magnética (RM) seja considerada o exame de escolha ao avaliar a coluna em crianças e adultos, a ultra-sonografia da coluna, no período neonatal, pode revelar detalhes que são difíceis de definir com a RM.

EMBRIOLOGIA

Está além do interesse deste capítulo uma descrição detalhada da embriologia da coluna vertebral e da medula espinhal, recomendando-se que o leitor recorra a excelentes obras que cobrem este tópico.[1-7] Para melhor compreensão da patologia espinhal, é útil um conhecimento geral do processo de formação da medula espinhal e da coluna vertebral. Dos segmentos cervicais até o segundo sacral, a medula espinhal se forma pelo processo de **neurulação primária**.[8] Distalmente a este nível, a medula e o filamento terminal são formados por um processo denominado **canalização e diferenciação retrógrada** da massa celular caudal, algumas vezes denominado **neurulação secundária**.

A **neurulação primária** é o processo pelo qual o ectoderma neural, a camada dorsal do disco embrionário dos dias 18 a 28, torna-se o tubo neural, atuando o sulco neural como um *fulcrum*. A crista neural, inicialmente a borda lateral do ectoderma neural, move-se para o topo do tubo neural, de modo que fica então dorsal ao tubo neural e dá origem aos gânglios sensitivos (gânglios da raiz dorsal) (Fig. 55-2). O processo pelo qual o neuroectoderma se separa do ectoderma cutâneo é denominado **disjunção**.

A massa celular caudal indiferenciada coalesce caudalmente ao neuroporo posterior e se estende à prega da cauda. Este conglomerado de células desenvolve vacúolos que coalescem para formar o tubo neural mais distal (canalização), que se funde com o tubo rostral quando ele se forma pelo processo de neurulação primária. A **diferenciação da massa celular caudal** em tubo neural distal ocorre entre os dias 28 e 48.

A coluna vertebral se desenvolve paralelamente à medula espinhal, começando na futura região occipital, e se estende caudalmente. Blocos sólidos de mesoderma se formam numa posição ventral à placa neural. Esta se divide em pares de blocos ou somitos no dia 20. A parte dorsolateral de cada somito se tornará o músculo esquelético e a derme, en-

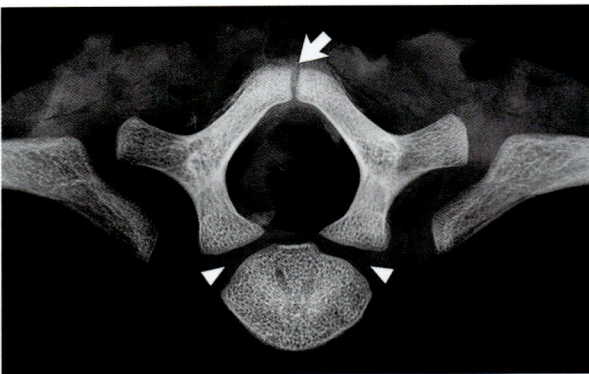

FIGURA 55-1. Espaços cartilaginosos no anel vertebral permitem penetração do feixe. Radiografia transversal através de um corpo vertebral torácico de um lactente demonstra sincondrose intraneural mediana posterior cartilaginosa (*seta*) e o par de sincondroses neurocentrais (*pontas de setas*). (Cortesia do Dr. Paul Kleinman, Children's Hospital, Boston.)

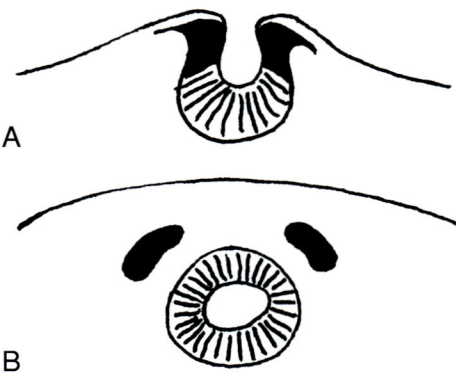

FIGURA 55-2. Neurulação primária prossegue como o sulco neural, A, forma o tubo neural, B. Inicialmente, o ectoderma neural (*hachurados transversos*) está posicionado na parte mais profunda do sulco, e a crista neural (*parte negra*) está posicionada ao longo de cada borda lateral do ectoderma neural. Com a formação do tubo neural, a crista neural se separa do ectoderma neural e fica posicionada ao longo de cada margem dorsolateral do tubo neural, como é mostrado em **B**.

quanto a parte ventromedial se tornará a cartilagem, o osso e os ligamentos da coluna vertebral. Estas últimas células migram em torno do tubo neural, formando um tubo pericordal que começará a se segmentar em vértebras pré-cartilaginosas primitivas em torno do dia 24. Pode-se facilmente ver como a falta de finalização ou o erro de organização em qualquer destes níveis poderia levar a defeitos abertos do tubo neural, à medula aprisionada, à regressão caudal e a anomalias dos corpos vertebrais.

Sabe-se que algumas anomalias da coluna vertebral e da medula espinhal ocorrem em combinação com outras anomalias, como as mielomeningoceles cervicais, as malformações da medula dividida, cistos neurentéricos, certas malformações intestinais complexas e a síndrome de Klippel-Feil. Vários autores formularam teorias de que estas situações não podem ser explicadas pelo cenário descrito anteriormente. Como estas anomalias complexas envolvem todas as três camadas germinativas embrionárias, foi proposto um distúrbio do processo anterior de **gastrulação** (conversão do disco embrionário bilaminar em disco trilaminar).[9]

TÉCNICA ULTRA-SONOGRÁFICA E ANATOMIA NORMAL

Os lactentes são, em geral, examinados em decúbito ventral, embora seja possível examinar num decúbito em que o lactente esteja sendo alimentado com mamadeira ou até no peito. A última posição é muito mais desafiadora. Será obtido um exame melhor se for permitido que o lactente que se agita seja amamentado e retorne ao decúbito ventral no estado pós-prandial. Se possível, acentue a lordose lombar, elevando os ombros para auxiliar a determinação do nível dos corpos vertebrais pela definição da junção lombossacra.[10] Transdutores lineares modernos de alta freqüência permitem a visualização de detalhes finos da anatomia, e a característica adicional de campo estendido das imagens visualizadas auxilia ainda mais o ultra-sonografista (Fig. 55-3). Embora diferentes indicações de exames possam dar ênfase a abordagens variáveis, é melhor ter o hábito de examinar o dorso inteiro nos planos longitudinal e transversal. Isto permite um exame minucioso da contigüidade dos anéis dos corpos vertebrais, uma avaliação do contorno e da posição da medula espinhal e uma pesquisa da musculatura paraespinhal e pele sobrejacente.

A ótima exibição anatômica possível com a ultra-sonografia tem sido demonstrada em estudos correlativos entre ultra-sonografia (US) e anatomia de peças.[11] A Figura 55-4 demonstra os pontos de referência básicos que devem ficar visíveis. Em geral, a medula é relativamente hipoecóica, enquanto as interfaces criadas pelas radículas nervosas em leque são ecogênicas. No passado, havia um certo debate animado referente à origem do complexo de ecos no centro da medula hipoecóica. É intuitivamente satisfatório presumir que isto represente o canal central da medula espinhal, mas algumas autoridades pensaram que a ecogenicidade central poderia realmente indicar a interface entre a comissura branca ventral mielinizada e a extremidade central da fissura mediana anterior.[12,13] Imagens obtidas com transdutores de alta freqüência algumas vezes revelam uma coluna de líquido dentro do complexo central de ecos. Isto implica que a estrutura represente um canal espinhal central patente. Isto é tão comumente visto no recém-nascido que provavelmente deve ser considerado achado normal (Fig. 55-5).

O filamento terminal normal deve estar claramente visível e móvel com as pulsações do LCR. O centro do filamento tende a ser relativamente hipoecóico, em comparação com suas margens externas brilhantes (Fig. 55-6). Os transdutores modernos algumas vezes permitem a visualização de uma estrutura cística na ponta do cone medular. Este chamado ventrículo terminal ou cisto filar deve ser considerado uma variante do desenvolvimento normal quando não há outra

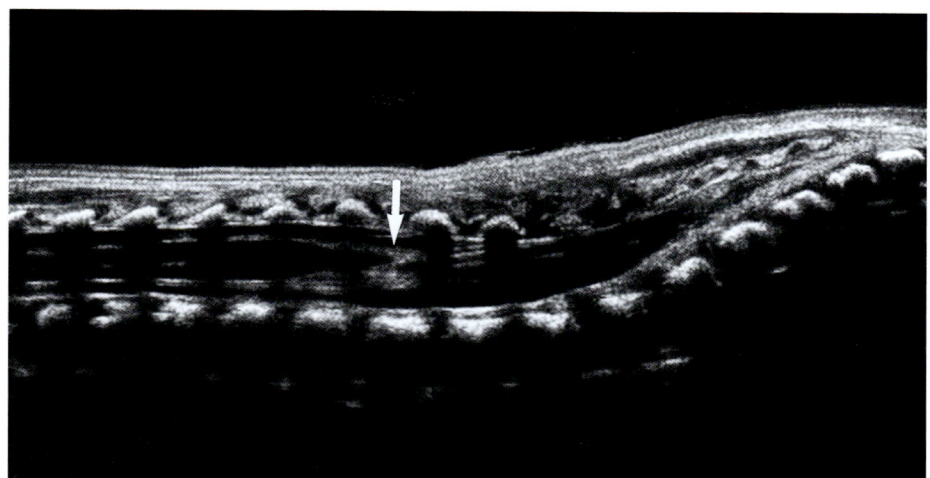

FIGURA 55-3. Coluna lombossacra. Imagem com campo de visualização estendido revela anatomia detalhada do trajeto e contorno da coluna lombossacra (bebê com duas semanas de vida). A ponta do cone medular está claramente visível (*seta*).

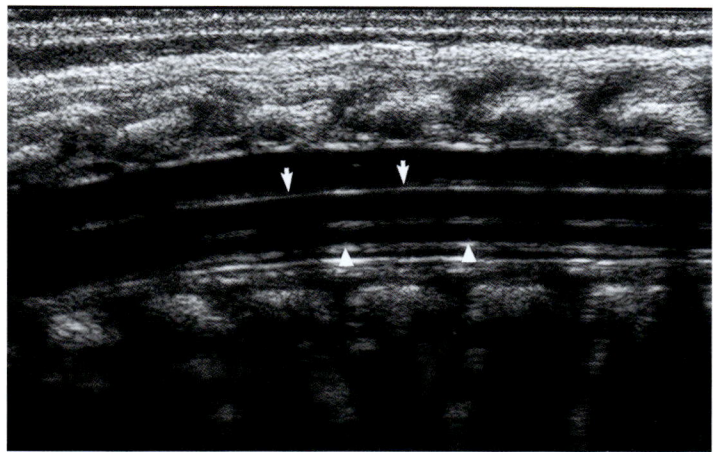

A

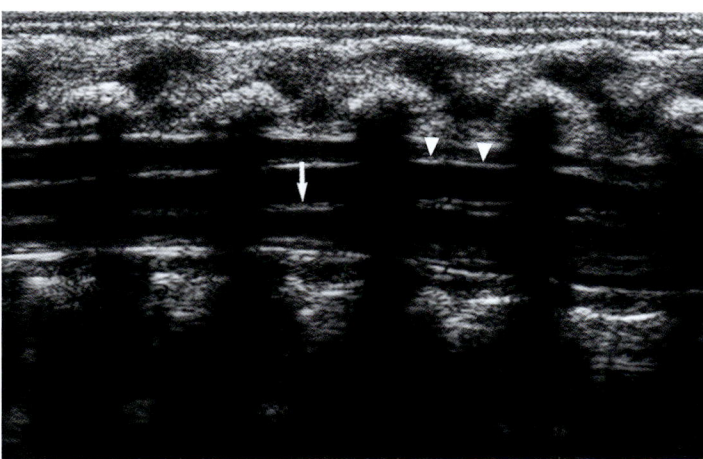

B

FIGURA 55-4. Medula espinhal normal. A, Corte sagital mostra os aspectos posterior (*setas*) e anterior da medula espinhal torácica (*pontas de setas*). A medula espinhal torácica normal está posicionada mais anteriormente no canal vertebral do que a medula espinhal mais distal. **B, Alargamento normal da medula espinhal lombar** (*pontas de setas*). O canal espinhal central está visível como linha ecogênica (*seta*). *Continua*

sugestão de patologia (Fig. 55-7). Alguns lactentes têm gordura epidural mais proeminente do que outros. Isto também deve ser considerado uma variante normal, a menos que haja outras sugestões de que esteja presente massa adiposa anormal (Fig. 55-8). O Doppler colorido pode ajudar a localizar o plexo venoso epidural, a artéria espinhal anterior e o par de espinhais posteriores. Má posição, compressão ou distensão destes vasos podem ajudar a distinguir massa anormal no canal vertebral de radículas nervosas normais ou gordura epidural.

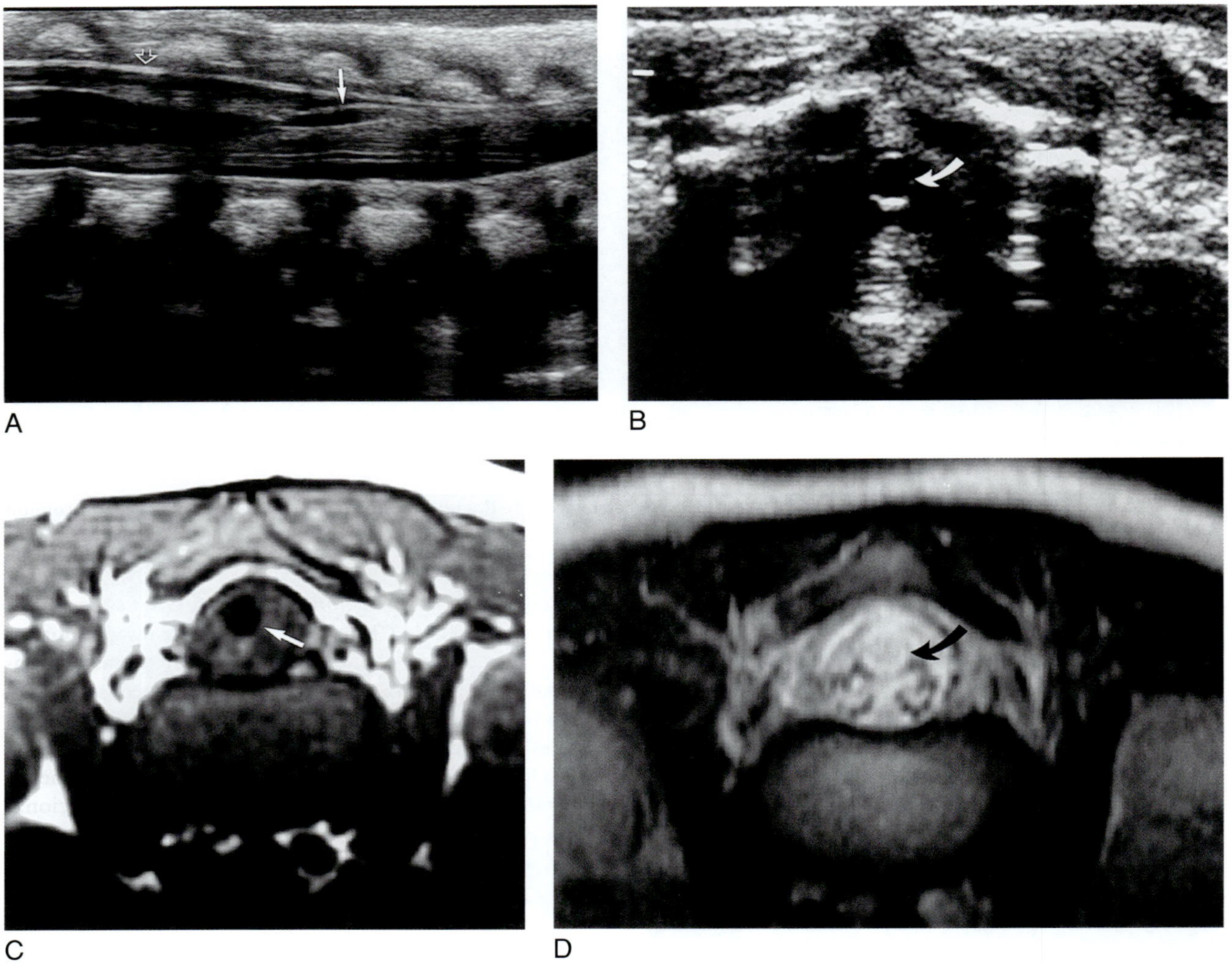

FIGURA 55-7. Cisto filar ou ventrículo terminal. A, Variante normal (*seta*). Corte longitudinal do cone medular num recém-nascido. Neste, a dura é particularmente brilhante e fácil de visualizar (*seta aberta*). Cortes transversais de um cisto filar num lactente com mais idade são revelados por **B,** ultra-sonografia (*seta curva*), **C,** RM ponderada em T1 (*seta*) e **D,** RM ponderada em T2 (*seta curva*).

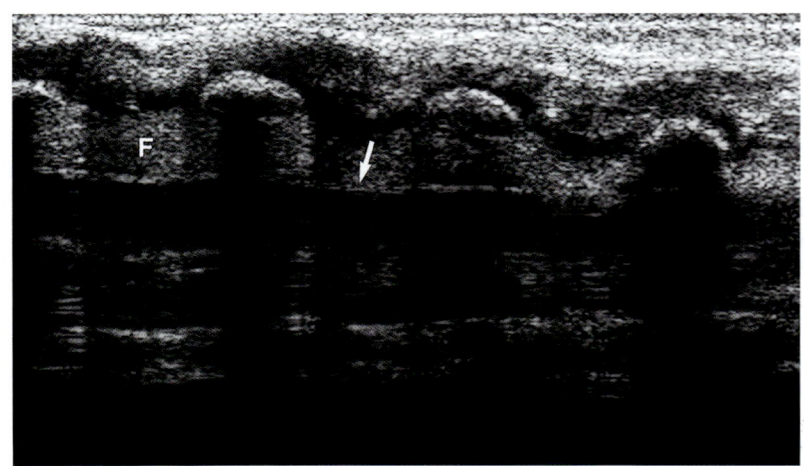

FIGURA 55-8. Camada adiposa epidural. Ocorre, em alguns lactentes (F), camada adiposa epidural incomumente proeminente. A *seta* demarca a dura.

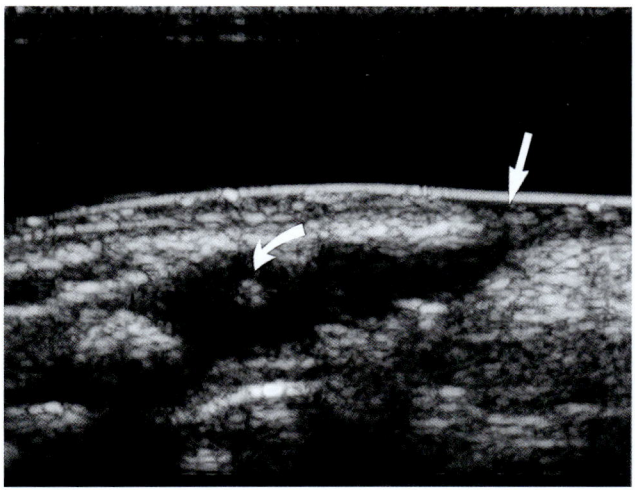 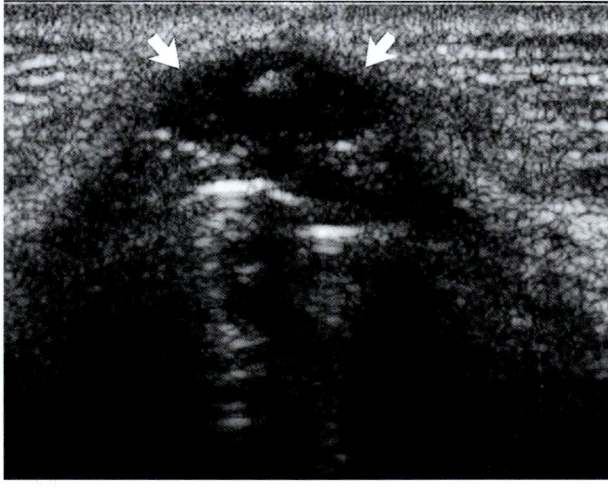

FIGURA 55-9. Cóccix quase inteiramente cartilaginoso. A, Corte longitudinal numa menina de quatro semanas de idade revela os minúsculos núcleos arredondados de ossificação do primeiro segmento coccígeo (*seta curva*) e a ponta do cóccix cartilaginoso, que está posicionado no ápice de uma depressão interglútea (*seta reta*). O cóccix cartilaginoso não deve ser confundido com um trato sinusal. **B,** A ossificação em início está apropriadamente posicionada no centro do primeiro segmento neste corte transversal (*contornada por setas*).

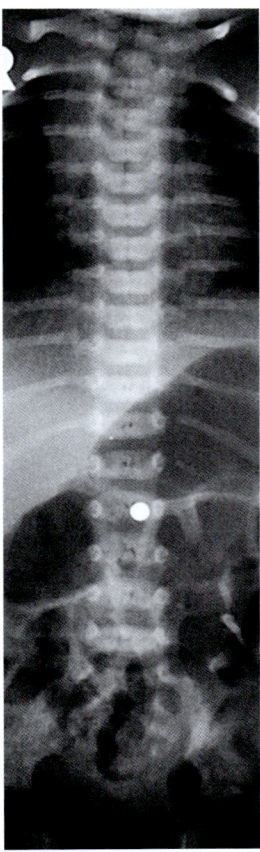

FIGURA 55-10. Determinando o nível do cone medular. Quando é difícil determinar o nível do cone medular por ultra-sonografia apenas, as radiografias simples costumam ser úteis. Coloca-se um marcador na pele do lactente, correspondendo à posição da ponta do cone medular durante a ultra-sonografia, para ajudar a determinar o nível de corpo vertebral associado.

disrafismo é usado para descrever qualquer anormalidade que possa ser explicada por um erro nos processos embriológicos de neurulação primária, disfunção, canalização e diferenciação retrógrada da massa celular caudal. Isto inclui lactentes com achados físicos visivelmente anormais de defeitos do tubo neural, bem como as chamadas *lesões ocultas* ou *cobertas com pele*, como um lipoma intradural ou filar.

Disrafismo Espinhal Manifesto

A terminologia usada para descrever este espectro de anomalias pode ser confusa porque há uma tendência para usar os termos de maneira imprecisa. **Espinha bífida** simplesmente se refere ao fechamento incompleto dos elementos ósseos posteriores da coluna (Tabela 55-1).

Espinha bífida aberta se refere à protrusão posterior de todo o conteúdo do canal vertebral ou de parte dele através deste defeito ósseo posterior. **Aberta** significa 'descoberta'. O termo **espinha bífida cística** introduz o requisito adicional de que a protrusão não somente passe além do defeito ósseo, mas além das demarcações esperadas da pele do dorso, como a massa de forma cística que pode ser vista, mais tipicamente no nível lombossacro. As lesões classicamente descobertas incluem **mielocele** e **mielomeningocele**. Os lactentes com mielocele têm placóide neural exposto ao ambiente (Fig. 55-14). Nas mielomeningoceles, este placóide ainda se desloca mais posteriormente por expansão do espaço subaracnóide. Os recém-nascidos com mielocele ou mielomeningocele, em geral, são vistos no primeiro ou segundo dia de vida sem exames pré-operatórios porque o defeito é facilmente aparente. Quando a definição da lesão é julgada prudente, a ultra-sonografia poderá dar grandes detalhes anatômicos em virtude da deficiência nos elemen-

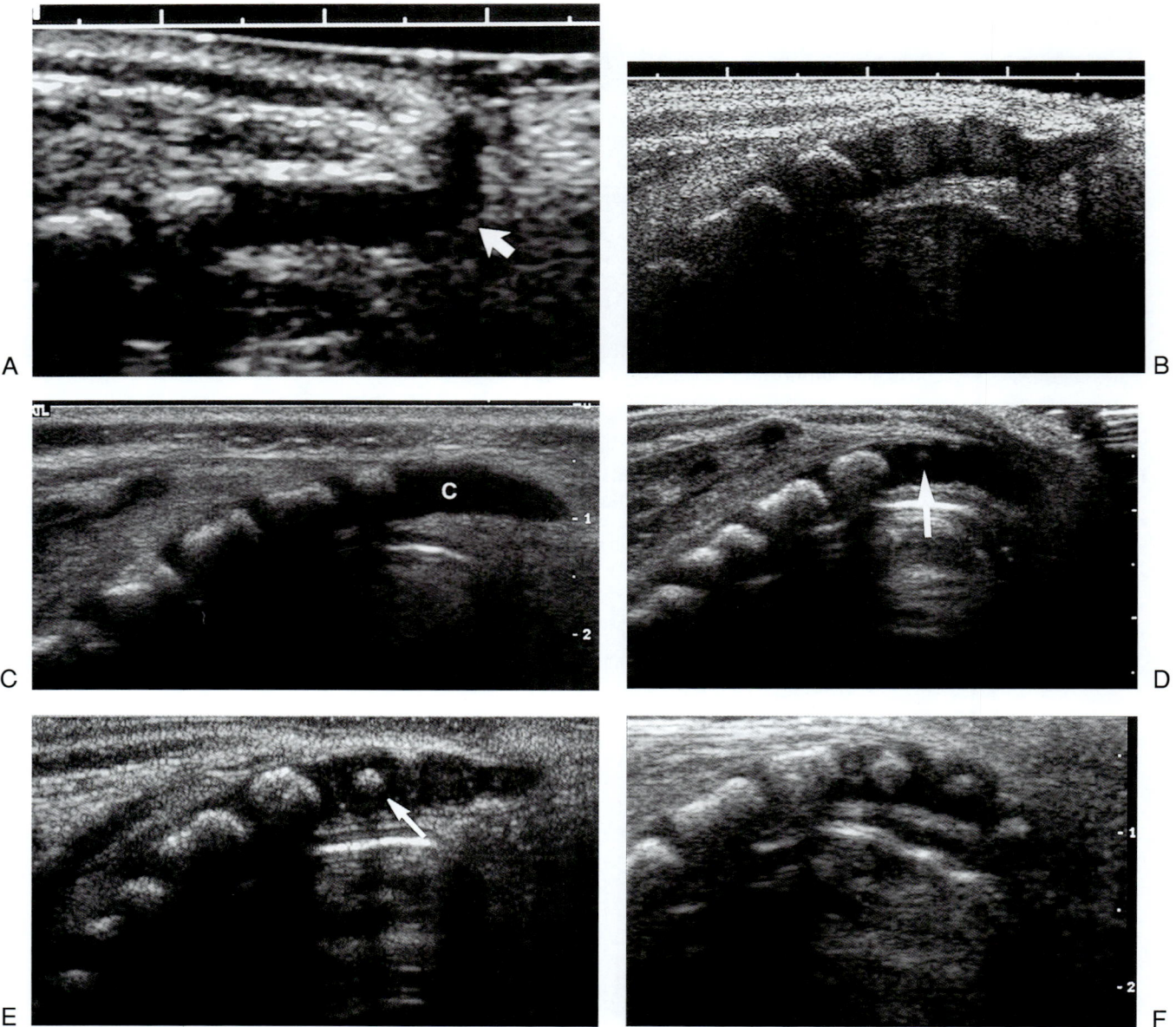

FIGURA 55-11. Variação extraordinária do desenvolvimento normal do cóccix em seis lactentes. A, Curva incomumente aguda do cóccix distal (*seta*). **B,** A curva é menos intensa. **C,** Vê-se a curva clássica suave do cóccix cartilaginoso (C). **D,** Há um núcleo de ossificação minúsculo no segmento C1 (*seta*). **E,** Foco de ossificação maior (*seta*) e **F,** Núcleos de ossificação são visíveis dentro de todos os segmentos coccígeos.

tos posteriores envolvidos, o que permite uma janela acústica clara.

As mielomeningoceles, a mais comum das duas, quase sempre se associam à malformação Chiari II, enquanto as meningoceles raramente o são. A malformação Chiari II consiste em fossa posterior pequena com herniação transcisural em direção cranial da parte superior do cerebelo, bem como herniação caudal pelo forame magno com a compressão associada e distorção do tronco cerebral. Esta distorção da fossa posterior pode ser vista facilmente por ultra-sonografia do cérebro através da fontanela anterior e da junção craniocervical através do forame magno.[32] A ultra-sonografia também tem um papel potencial na avaliação da medula espinhal em pacientes com mielomeningocele reparada. Especificamente, a ultra-sonografia em escala de cinza e modo M, juntamente com a RM, tem o potencial para sugerir o desenvolvimento da síndrome da medula aprisionada, com base no abafamento da pulsação das raízes nervosas, neste grupo de alto risco.[33-36]

Embora a ultra-sonografia da coluna do recém-nascido com mielomeningocele não reparada seja realizada infreqüentemente, a ultra-sonografia do feto investigado para

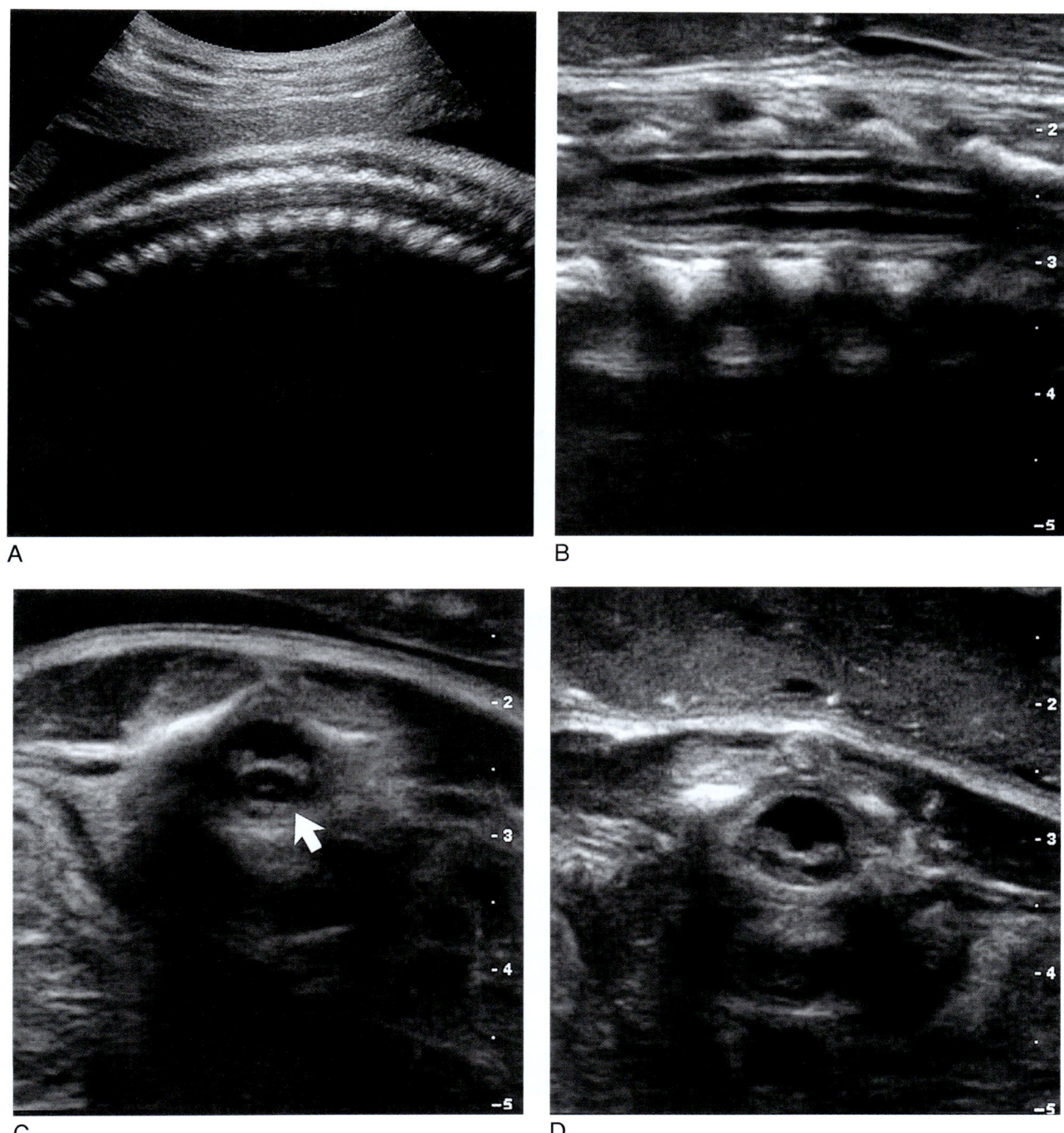

FIGURA 55-12. Quantidade surpreendente de detalhes da coluna fetal normal é visível com 31 semanas pelos transdutores modernos. A, Imagens sagitais da coluna lombar. **B,** Coluna toracolombar permite visualização direta da medula espinhal. **C,** Cortes transversais da coluna lombar revelam medula nitidamente definida (*seta*) e **D,** radículas nervosas mais inferiormente. Também é possível a visualização dos anéis vertebrais ósseos e cartilaginosos.

esta patologia já está bem estabelecida.[37-39] Este diagnóstico costuma ser a primeira suspeita nos testes de triagem para níveis elevados de alfafetoproteína (AFP) no líquido amniótico ou no soro materno. Achados cranianos fetais que respaldam o diagnóstico da malformação Chiari II incluem os chamados **sinais do limão** (estreitamento bitemporal do crânio fetal) e **da banana** (compressão do cerebelo fetal). O nível e a natureza da anormalidade, bem como os achados associados — como pé torto —, podem ser avaliados com ultra-sonografia fetal (Fig. 55-15). De fato, a ultra-sonografia tridimensional da coluna fetal se mostra promissora para aumentar a precisão com que se determina o nível de envol-

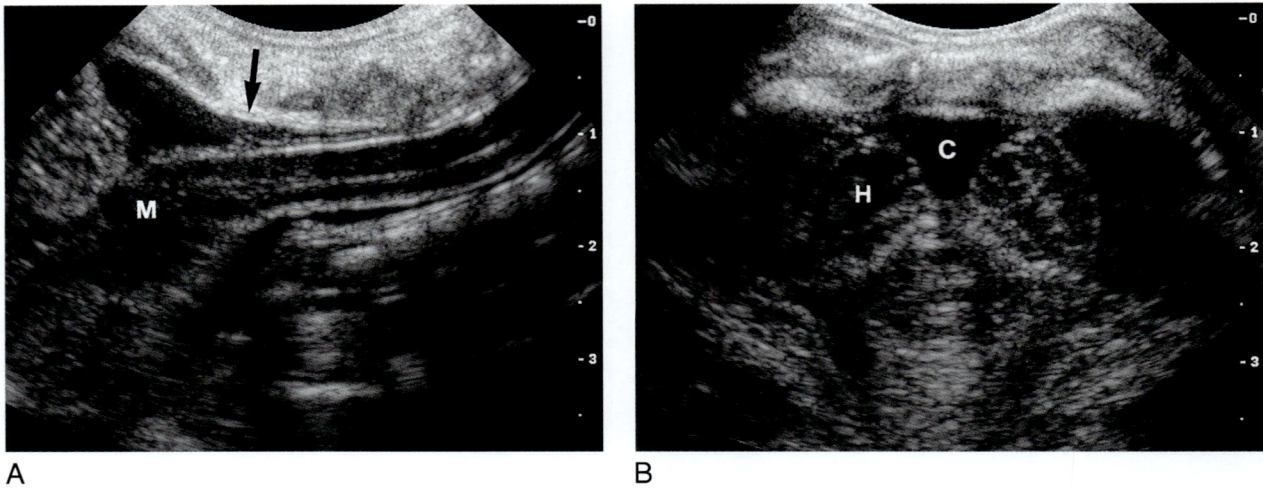

FIGURA 55-13. Tronco cerebral, cisterna magna e hemisférios cerebelares. A, Corte sagital da junção craniocervical usando o forame magno como janela. A margem posterior do forame magno é demarcada pela *seta*. A visualização do cerebelo e do bulbo (M) também é possível nesta imagem. **B,** Na imagem transversal, a cisterna magna (C) e os hemisférios cerebelares (H) são bem mostrados.

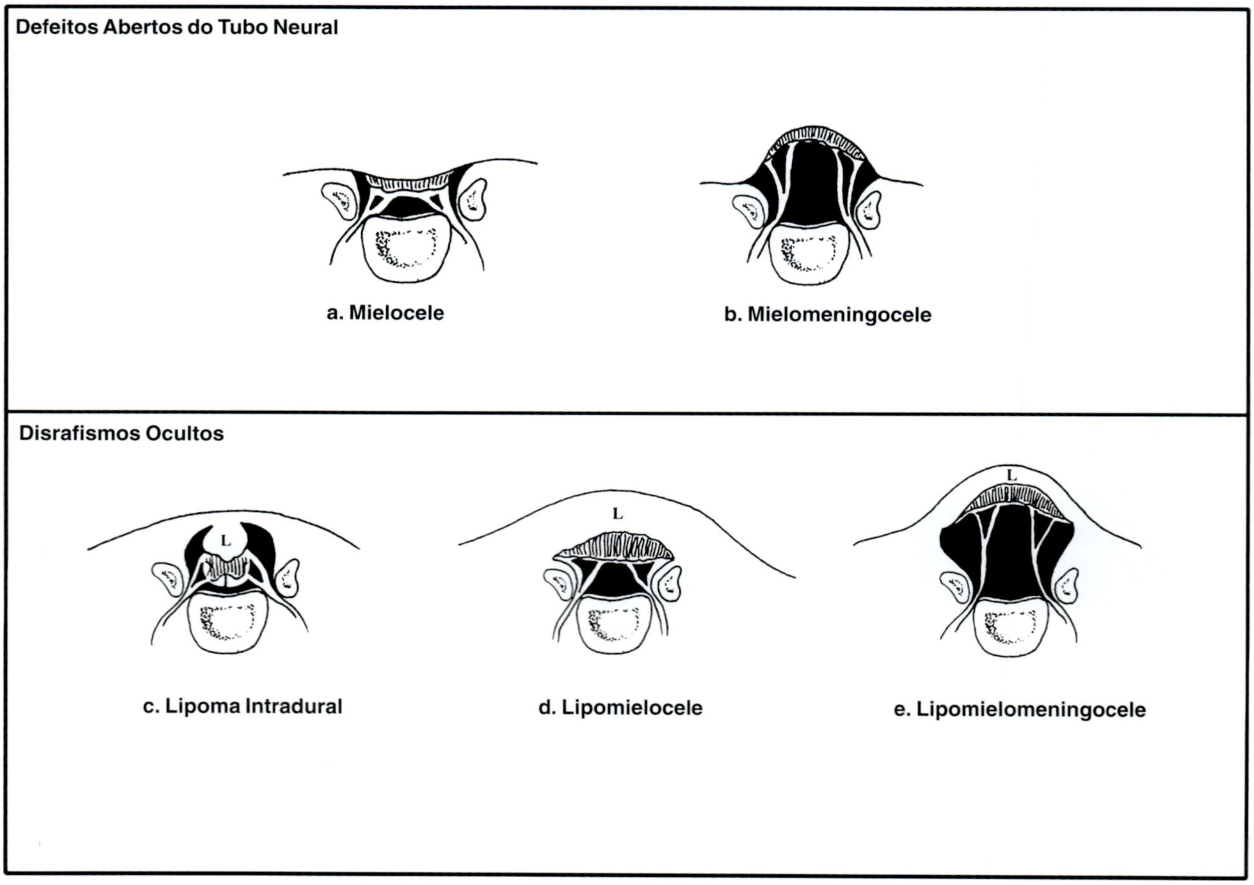

Defeitos Abertos do Tubo Neural

a. Mielocele   b. Mielomeningocele

Disrafismos Ocultos

c. Lipoma Intradural   d. Lipomielocele   e. Lipomielomeningocele

FIGURA 55-14. Defeitos abertos do tubo neural e exemplos de disrafismos ocultos. Cada diagrama está posicionado com a parte dorsal para cima como se estivesse sendo feito o exame de um lactente (L, lipoma). (Modificada de Barkovich AJ: The nervous system. *In* Pediatric Neuroimaging. Philadelphia, Lippincott Williams & Wilkins, 2000, pp. 13-69.)

TABELA 55-1. DEFEITOS DO TUBO NEURAL*
Disrafismo Manifesto
Mielocele
Meningomielocele
Disrafismo Oculto
Lipoma espinhal
Lipoma intradural
Lipomielocele
Lipomielomeningocele
Fibrolipoma do filamento terminal
Meningocele
Seio dérmico dorsal
Mielocistocele
Diastematomielia
Síndrome do notocórdio dividido

Anomalias que se pensa resultarem de erros na tubularização e disjunção.

vimento espinhal e, por isso, a extensão do provável comprometimento neurológico.[40,41] A RM fetal também pode desempenhar um papel em definir a anatomia espinhal e cerebral nesta situação, particularmente na triagem e acompanhamento de fetos considerados para reparo intra-útero de mielomeningocele, o que ainda está em investigação.[42-47] É interessante saber que a incidência de mielomeningocele parece estar diminuindo. Não se sabe se isto é devido à suplementação de ácido fólico periconceptual ou à suplementação com outras vitaminas, a outros fatores ambientais ou à interrupção de gestações que se descobre estarem afetadas.[48]

Disrafismo Espinhal Oculto

Os disrafismos espinhais ocultos são definidos como o grupo de disrafismos espinhais que existem abaixo de uma cobertura intacta de derme e epiderme e não são, portanto, descobertos com triagem da AFP fetal. Muitos de tais pacientes são claramente identificados por um exame físico anormal. Há freqüentemente massa coberta de pele óbvia ou um tufo de pêlos, apêndice, pele com distúrbio de coloração, curvatura da coluna distorcida, fenda interglútea assimétrica ou depressão profunda na pele.[49-52] Nesta situação, são ocultas somente em virtude de uma cobertura de pele, mas não ficam necessariamente escondidas do diagnóstico físico pronto. Uma lista parcial de anomalias que caem nesta categoria é encontrada na Tabela 55-1. Os lactentes com achados físicos suspeitos ou outras anormalidades no dorso, sabidamente associadas ao disrafismo espinhal oculto, justificam avaliação radiológica. Começando no início da década de 1980, começaram a aparecer excelentes revisões da ultrassonografia dos disrafismos espinhais ocultos.[53-58] Hoje, a ultra-sonografia neonatal desempenha um papel crítico no diagnóstico ou na exclusão desta categoria de disrafismo. Estudos correlativos com RM sugerem um alto grau de precisão.[59,60] Massas adiposas, posição da medula e relação com qualquer massa, bem como a presença ou a ausência de pulsações da raiz nervosa, podem ser claramente vistas.

LIPOMA ESPINHAL

Os **lipomas espinhais** são massas adiposas que têm conexão com as leptomeninges ou a medula espinhal.[61,62] Estes provavelmente se desenvolvem em decorrência de disjunção prematura do neuroectoderma a partir do ectoderma cutâneo e podem ser divididos em quatro categorias de **lipomas intradurais, lipomielocele, lipomielomeningocele** e **fibrolipomas do filamento terminal** (Fig. 55-14). Os **lipomas intradurais** se situam numa posição subpial numa fenda dorsal da medula espinhal aberta (Fig. 55-16). A **lipomielocele** é análoga à mielocele. Em lugar de um placóide neural exposto, há uma cobertura de lipoma fixado e pele intacta. O lipoma está em contigüidade com a camada gordurosa subcutânea. Há expansão do espaço subaracnóide ventralmente ao placóide em pacientes com **lipomielomeningocele** (Fig. 55-17). Esta expansão e seu lipoma associado podem ser assimétricos, levando a grandes diferenças de comprimento dos pares de raízes dorsais e à protrusão da meningocele, de modo que se estenda posteriormente ao placóide neural.[4]

Também é possível, embora desafiador, fazer o diagnóstico fetal de lipomielomeningocele com ultra-sonografia.[63,64] Isto pode ser difícil porque os sinais bem conhecidos da malformação de Chiari II que são quase universais em fetos com mielomeningocele, em geral, não estão presentes nos fetos com lipomielomeningocele coberta por pele. É preciso depender da obtenção de imagens detalhadas do dorso fetal. A posição fetal e o biótipo materno desempenham um grande papel na sensibilidade deste empreendimento.

Fibrolipomas do filamento terminal são uma forma peculiar de lipoma espinhal que, em algumas situações, podem representar uma variante do desenvolvimento normal. Esta é uma questão controversa.[61,62,65-67] Nesta entidade, o tecido adiposo expande o filamento terminal além de seu diâmetro habitual de aproximadamente 2 mm.[68] Na ultra-sonografia, isto é visto como filamento terminal espessado ecogênico, algumas vezes com um contorno ondulado (Fig. 55-18).[69] Se for observado um fibrolipoma do filamento terminal na situação de uma posição anormalmente baixa do cone medular, será denominado **filamento terminal apertado** ou **síndrome da medula aprisionada** (Fig. 55-19).[70] Algumas autoridades acreditam que este termo deva ser aplicado sempre que for observado um fibrolipoma do filamento terminal, independentemente do nível do cone.[61,62] Um filamento terminal curto e espessado decorre da deficiência da diferenciação retrógrada da massa celular caudal. Estes pacientes podem ser assintomáticos inicialmente, havendo início dos sintomas em qualquer idade (tipicamente durante um estirão de crescimento do adolescente). Os sintomas incluem fraqueza das extremidades inferiores, reflexos anormais nas extremidades inferiores, disfunção da bexiga — e raramente do intestino —, esco-

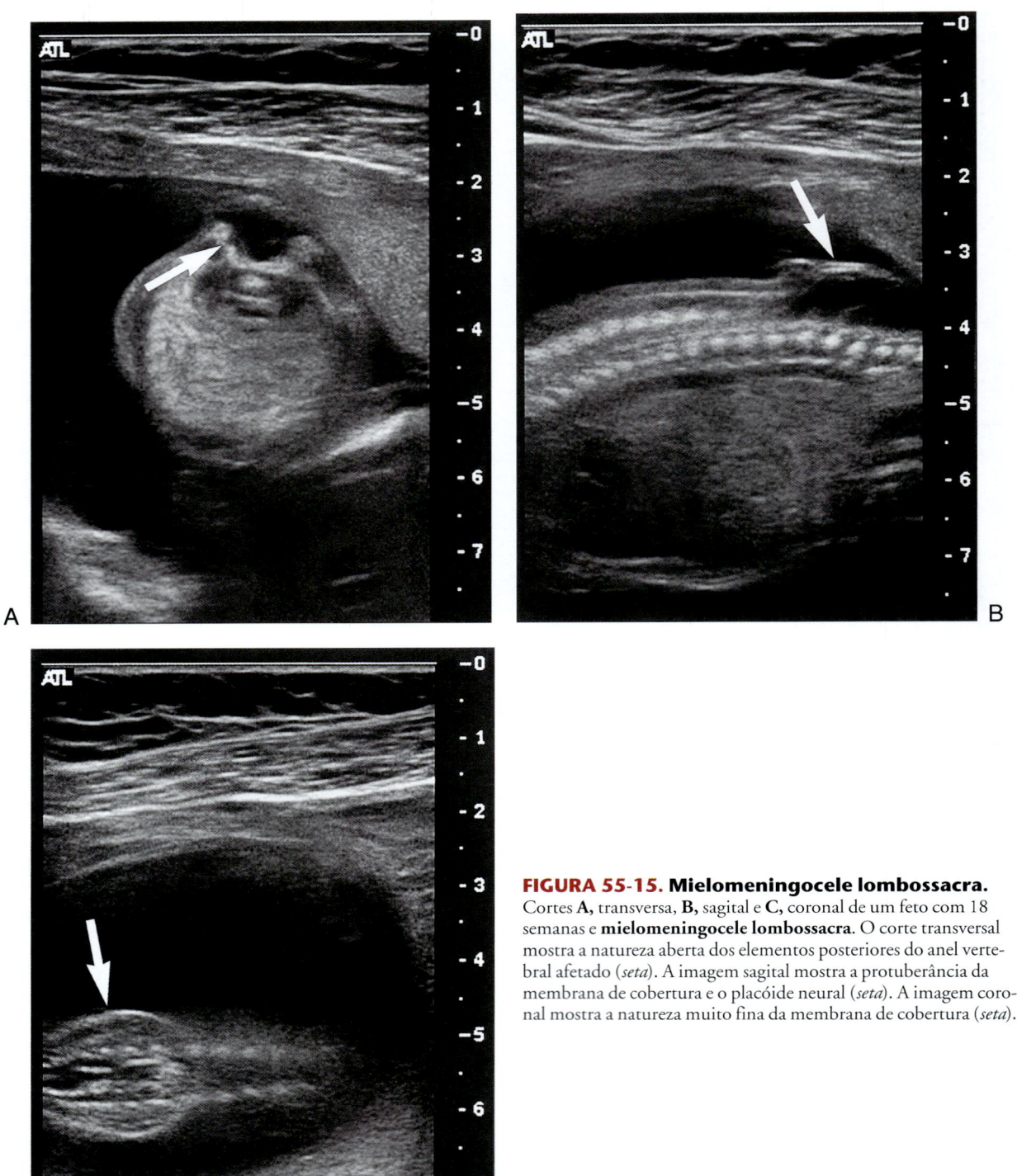

FIGURA 55-15. Mielomeningocele lombossacra.
Cortes **A,** transversa, **B,** sagital e **C,** coronal de um feto com 18 semanas e **mielomeningocele lombossacra**. O corte transversal mostra a natureza aberta dos elementos posteriores do anel vertebral afetado (*seta*). A imagem sagital mostra a protuberância da membrana de cobertura e o placóide neural (*seta*). A imagem coronal mostra a natureza muito fina da membrana de cobertura (*seta*).

liose, deformidades dos pés, extremidades inferiores dolorosas ou hipoestésicas ou dor nas costas. Há uma teoria sobre trauma da medula espinhal decorrente de isquemia da medula causada por tensão ou estiramento excessivo das fibras nervosas.

MENINGOCELE

O termo meningocele exige mais descritores para seu uso. **Meningoceles dorsais simples e complexas** são compos-

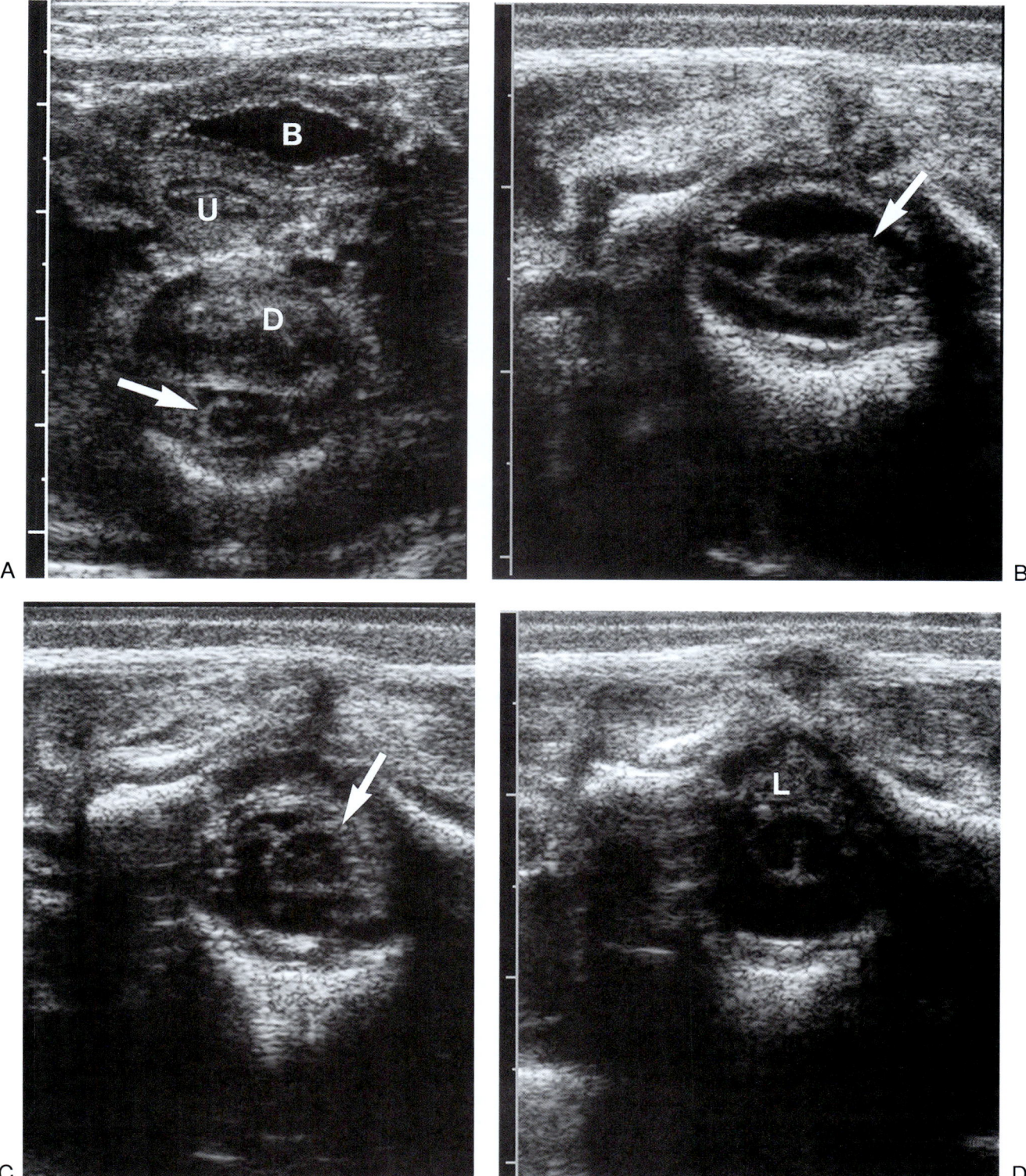

FIGURA 55-16. Lipoma justamedular intradural em menina com duas semanas de vida. A, Corte transversal da pelve mostra a bexiga parcialmente cheia (B), o útero da recém-nascida (U) e um espaço discal intervertebral do sacro (D). A medula espinhal é baixa demais e visível de um acesso posterior (*seta*). Imagens tradicionais da coluna, examinando o dorso neonatal. **B, C** e **D** são imagens transversais progressivamente inferiores, revelando a obliqüidade para a direita da medula espinhal anormalmente baixa (*seta*), também colocada numa posição anormalmente dorsal pelo lipoma (L).

Continua

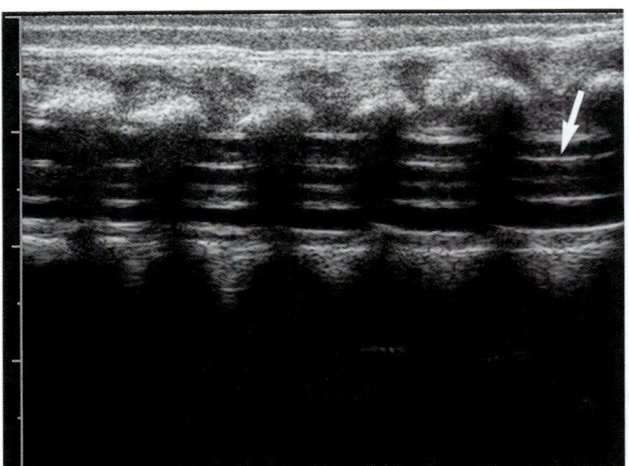
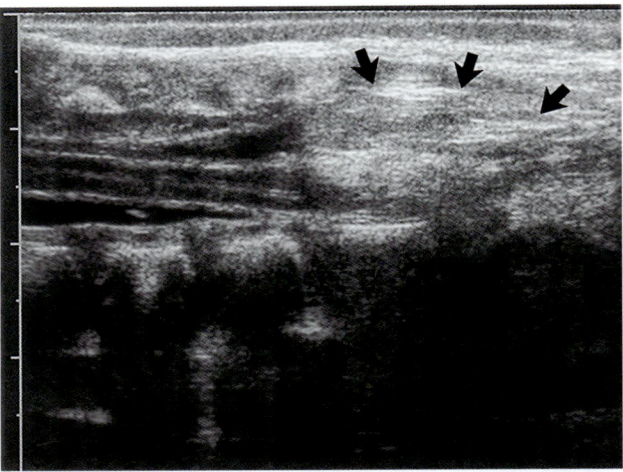
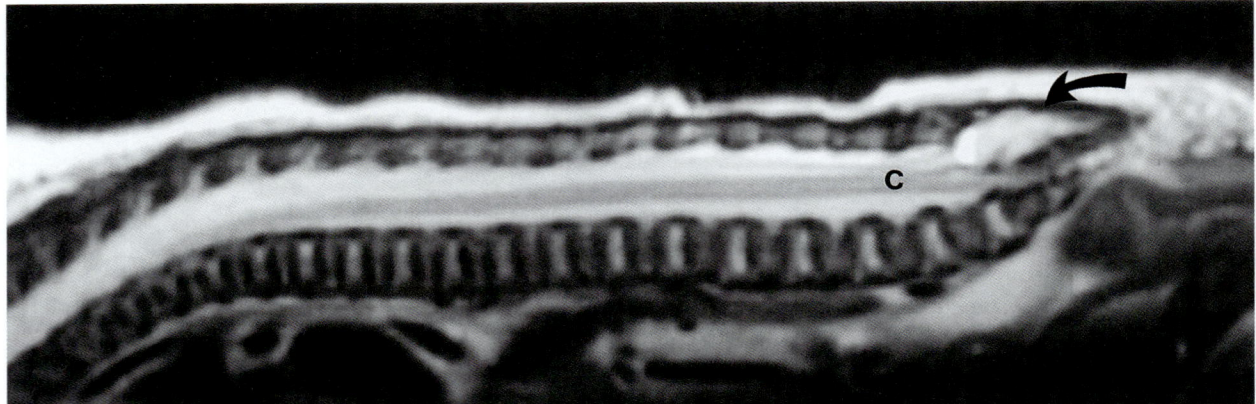

FIGURA 55-16, cont. Lipoma justamedular intradural em menina com duas semanas de vida. E e **F,** Cortes sagitais da medula baixa (*seta branca*) com lipoma claramente visível e que prende a medula (*setas negras*). **G,** RM sagital correlativa ponderada em T2 e orientada para corresponder à ultra-sonografia revela a medula anormalmente baixa (C) e o lipoma (*seta negra curva*).

tas por herniação dorsal da dura, aracnóide e LCR para os tecidos subcutâneos do dorso e são cobertas por pele. Uma meningocele dorsal simples não contém elementos neurais. Uma meningocele dorsal complexa se associa a anomalias da medula espinhal e, muitas vezes, da coluna vertebral associada. As meningoceles dorsais são facilmente observadas com ultra-sonografia como coleção subcutânea cística em contigüidade com o canal vertebral. A medula espinhal contida no canal vertebral parecerá normal quando se observa uma chamada *meningocele dorsal simples*, mas pode parecer anormal se a lesão for uma meningocele dorsal complexa.

A bem da integridade, mencionam-se as **meningoceles laterais**. Estas são protrusões da dura e da aracnóide cheias de LCR e que se estendem pelos forames neurais aumentados e quase nunca observadas no período neonatal. A maioria é encontrada em pacientes com neurofibromatose ou as síndromes de Marfan ou Ehlers-Danlos.[4] Como estas tendem a se apresentar em crianças com mais idade e adultos, a ultra-sonografia não é o método tradicional de avaliação.

SEIOS DÉRMICOS DORSAIS

Pensa-se que os **seios dérmicos dorsais** resultem da disjunção incompleta do ectoderma cutâneo do neuroectoderma e também podem ser vistos por ultra-sonografia neonatal e RM. Estes seios podem ou não penetrar a dura. Se ela for penetrada, o seio poderá terminar no espaço subaracnóide, no cone medular, no filamento terminal, numa raiz nervosa ou num cisto dermóide ou epidermóide (Fig. 55-20). A região lombossacra é o local mais comum de tais seios e, se presentes, a abertura da pele tende a estar posicionada cranialmente ao ponto de contato com dura (Fig. 55-20D). Os seios occipital, cervical e torácico podem todos ocorrer, mas são menos comuns. Igualmente, seios e outras lesões disráficas, como as mielomeningoceles, podem coexistir. Os principais riscos dos seios dérmicos dorsais não diagnosticados são a infecção e o trauma por compressão por qualquer massa intradural associada.[71-76]

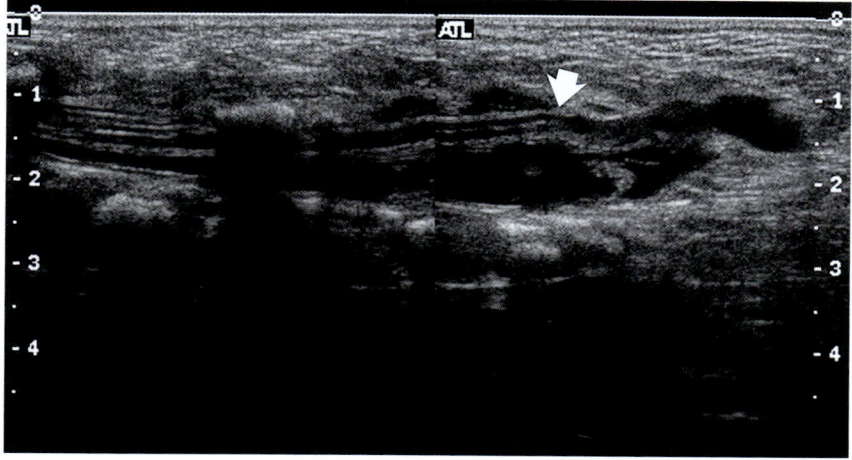

FIGURA 55-17. Lipomielomeningocele num recém-nascido. A, Corte sagital em tela repartida da medula espinhal baixa (*seta*). Imagem transversal **B** mostra o placóide neural deslocado posteriormente (*seta*) e a meningocele cheia de LCR em torno do placóide. **C,** Extremidade distal da medula aprisionada está incorporada ao lipoma (*seta*).

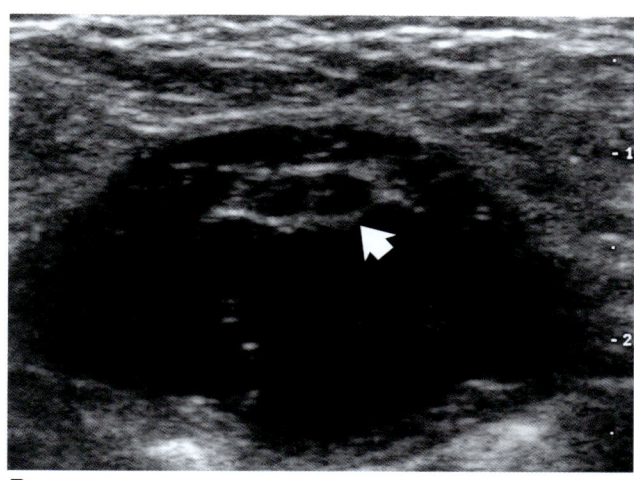
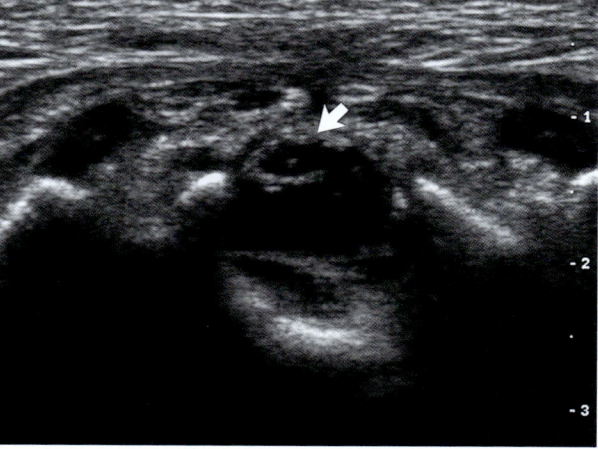

MIELOCISTOCELE

Uma mielocistocele é malformação na qual o **canal central dilatado** da medula espinhal faz protrusão dorsalmente através de uma espinha bífida óssea. Pode ocorrer nos níveis cervical, torácico ou lombossacro; é bem distinta das mielomeningoceles; e é coberta por pele.[4,59] Quando ocorrem no nível lombossacro, são designadas **mielocistoceles terminais**. Estas são bem raras.[77] O diagnóstico pode ser firmemente estabelecido com ultra-sonografia ou RM quando a medula terminal de situação baixa terminar num cisto que está em comunicação com o canal central da medula espinhal. O espaço subaracnóide expandido tende a cercar a medula distal e o cisto terminal. O líquido dentro do cisto terminal não se comunica com o espaço subaracnóide expandido.[78-80] Na ulta-sonografia fetal, a mielocistocele terminal pode simular o diagnóstico de mielomeningocele ou até teratomas sacrococcígeos (Fig. 55-21). É importante observar que as mielocistoceles geralmente não se associam à malformação de Chiari II, enquanto as mielomeningoceles quase sempre o fazem. O diagnóstico pré-natal preciso de mielocistocele terminal, opostamente a mielomeningocele ou teratoma sacrococcígeo, é particularmente importante de se fazer na era da cirurgia fetal.[81,82]

DIASTEMATOMIELIA

Diastematomielia e **malformação da medula dividida** são malformações equivalentes em que há divisão *sagital* da medula em duas hemimedulas, cada uma contendo um canal central, uma ponta ventral única e uma ponta dorsal única.[4] É provável que esta anomalia resulte da divisão sagital do notocórdio embrionário, talvez resultando de um obstáculo à migração celular a partir do nódulo de Henson.[83] Certamente é possível fazer o diagnóstico de diastematomielia com ultra-sonografia no período neonatal (Fig. 55-22).[59,78,84,85] Cerca de metade dos pacientes com diastematomielia tem algum estigma de superfície de malformação subjacente, como hipertricose, nevos, lipomas, depressões ou lesões vasculares.[4] Apesar disto, não é incomum que o diagnóstico seja adiado até uma idade mais alta porque se

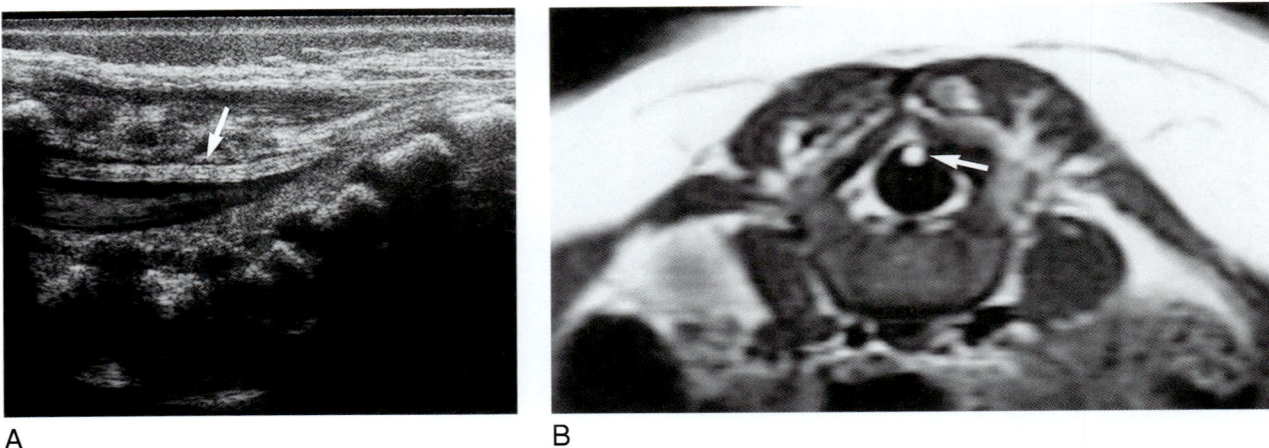

FIGURA 55-18. Fibrolipoma do filamento terminal. A, Ultra-sonografia sagital e **B,** RM transversal ponderada em T1 mostram o filamento terminal anormalmente espessado e ecogênico (*seta*) por ultra-sonografia. Vê-se sinal T1 alto no filamento (*seta*) por RM.

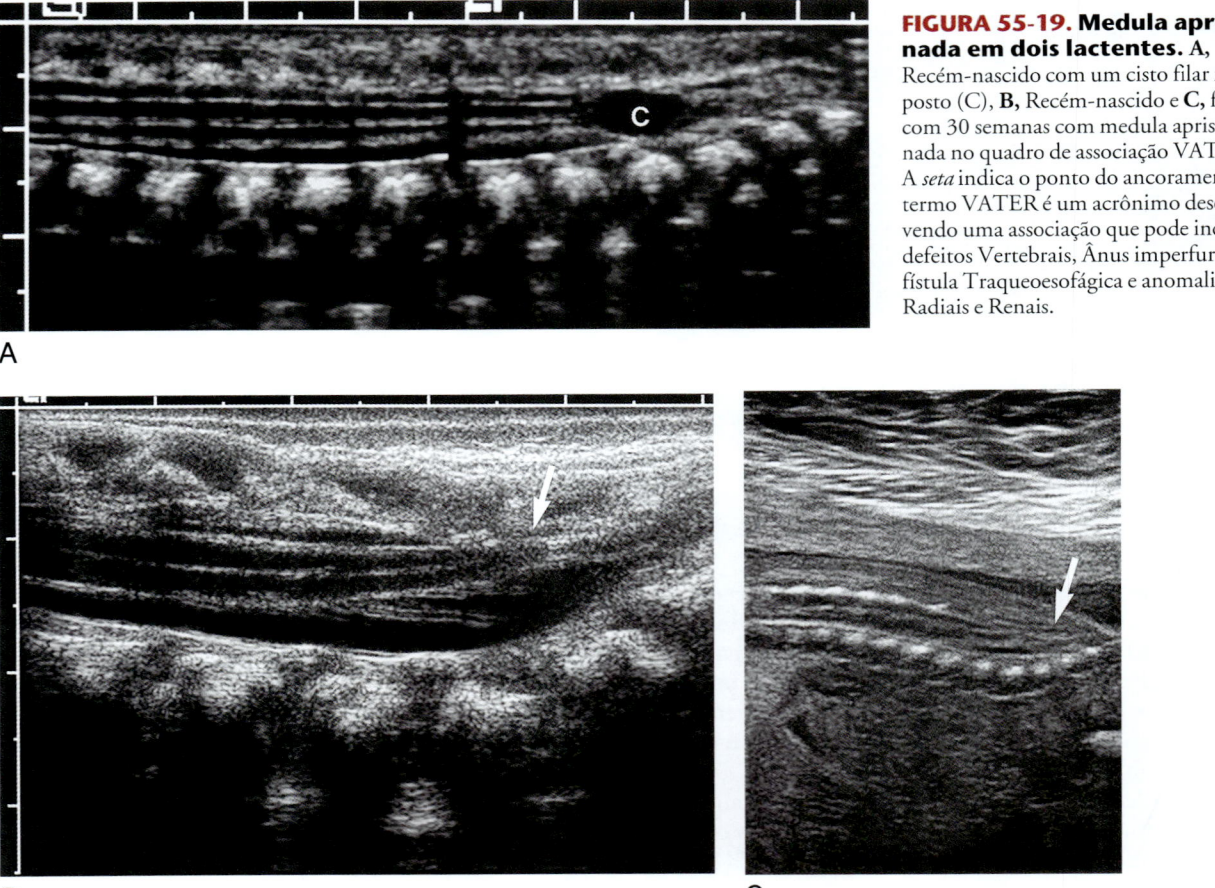

FIGURA 55-19. Medula aprisionada em dois lactentes. A, Recém-nascido com um cisto filar interposto (C), **B,** Recém-nascido e **C,** feto com 30 semanas com medula aprisionada no quadro de associação VATER. A *seta* indica o ponto do ancoramento. O termo VATER é um acrônimo descrevendo uma associação que pode incluir defeitos Vertebrais, Ânus imperfurado, fístula Traqueoesofágica e anomalias Radiais e Renais.

desenvolva escoliose ou outras características neurológicas ou sintomas ortopédicos. A RM é necessária além do período neonatal para estabelecer o diagnóstico. A definição de qualquer septo cartilaginoso ou ósseo que se divide é parte importante do planejamento cirúrgico, algumas vezes necessitando a etapa adicional de TC espinhal.

O diagnóstico fetal de diastematomielia foi relatado e é anunciado pelo aspecto desorganizado da coluna vertebral, alargando-se um segmento fusiforme do canal vertebral e havendo um septo que se divide no centro da área de alargamento.[86,87] Tal diagnóstico precoce deve permitir a pronta intervenção cirúrgica e pode melhorar o prognóstico. A dias-

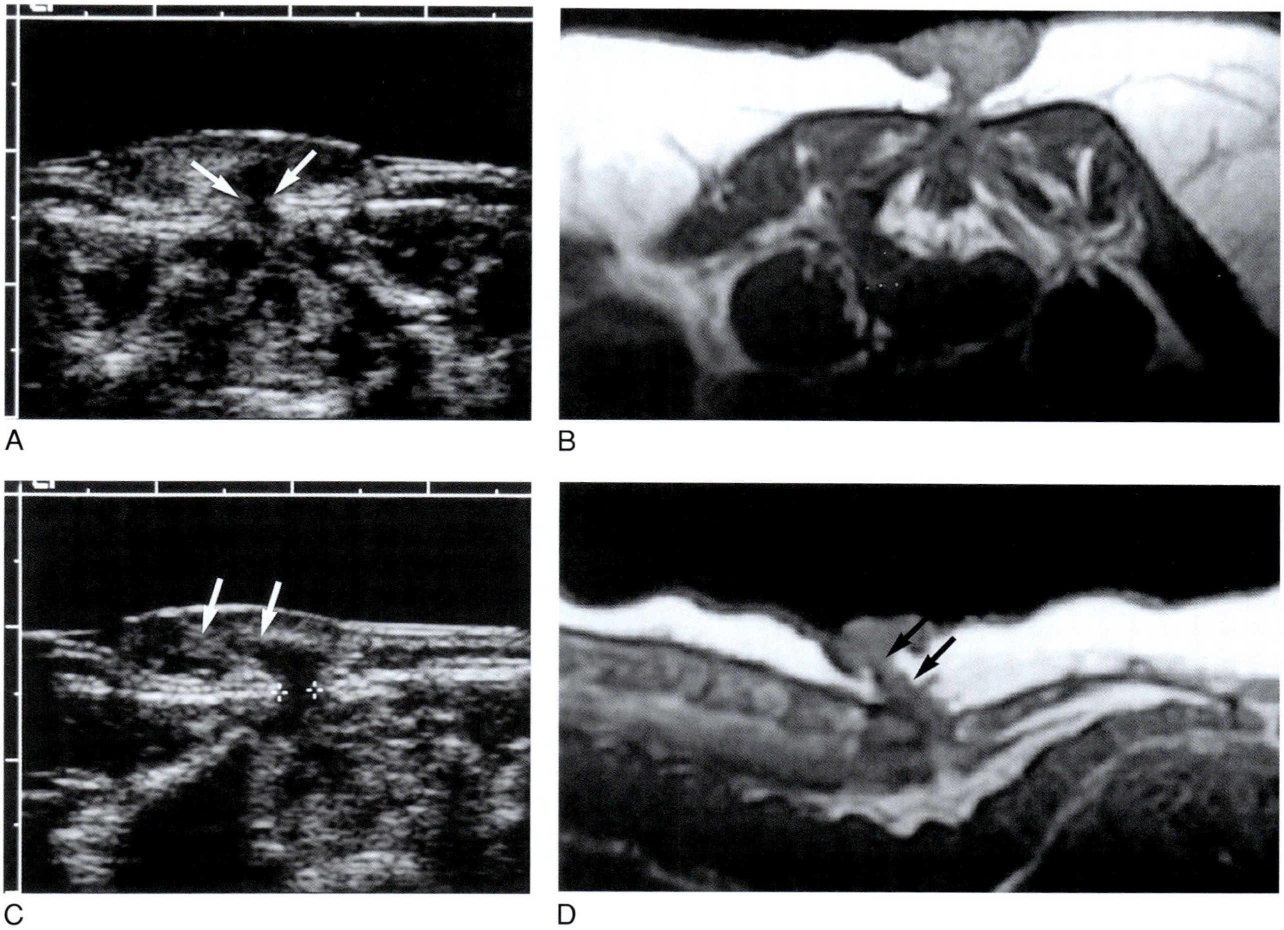

FIGURA 55-20. Seio dérmico dorsal. Cortes transversal e sagital, pareando ultra-sonografia e RM ponderada em T1. **A** e **B**, Cortes transversais revelam a conexão aberta entre a camada adiposa subcutânea, os músculos sobrejacentes e o canal vertebral (*setas*). **C** e **D**, Imagens sagitais mostram a obliqüidade do seio de ligação (*setas*). A abertura no lado da pele é superior ao nível de conexão dural. Esta é uma configuração típica.

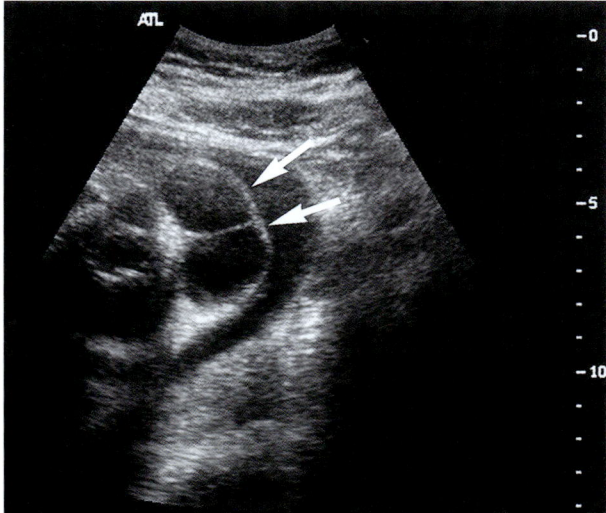

FIGURA 55-21. Mielocistocele terminal num feto com 31 semanas de gestação (corte coronal oblíquo). A pele ecogênica e bem definida que cobre é característica destas lesões (*setas*).

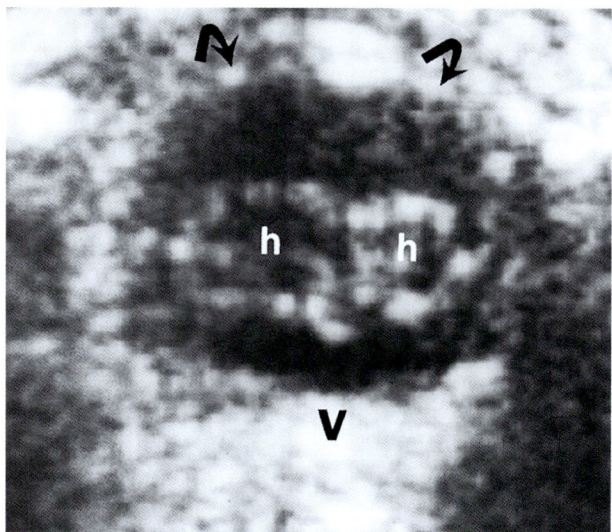

FIGURA 55-22. Diastematomielia.
Corte transversal (menina de três anos) do canal lombar mostra duas hemimedulas (h), confirmadas em RM e na cirurgia. V, corpo vertebral; *setas curvas*, dura dorsal.

tematomielia pode ocorrer isoladamente ou em conjunto com outras anomalias, como a mielomeningocele, os lipomas, seios dérmicos e dermóides.[4] Há raros relatos de teratomas ocorrendo em recém-nascidos numa posição imediatamente dorsal ao local da diastematomielia.[88]

SÍNDROME DO NOTOCÓRDIO DIVIDIDO

A **síndrome do notocórdio dividido** descreve um grupo complexo de anomalias que se pensa serem causadas por uma conexão anormal e persistente entre o ectoderma localizado dorsalmente e o endoderma localizado ventralmente no disco embrionário inicial. Isto pode resultar durante o processo de **gastrulação**, quando o disco embrionário bilaminar é convertido em disco embrionário trilaminar.[9] Estas malformações incluem fístula, cisto, seio e divertículo entéricos dorsais. A fístula entérica dorsal é uma conexão anormal que vai da cavidade intestinal, passa pelas partes moles pré-vertebrais, corpos vertebrais, canal vertebral, medula espinhal, elementos posteriores e termina na superfície da pele dorsal na linha média.[4] O **cisto entérico, o seio e o divertículo entéricos dorsais** ocorrem em várias posições ao longo deste trajeto à medida que partes da fístula entérica dorsal são obliteradas ou persistem. São incluídos nesta categoria os **cistos neuroentéricos**, que tendem a ser vistos anteriormente à coluna vertebral num nível bem inferior à anomalia vertebral associada.[89] Mais de uma destas conexões anômalas persistentes podem ocorrer no mesmo paciente.[90] Os **cistos entéricos** podem ocorrer dentro do canal vertebral, tipicamente ventral ou ventrolateral à medula espinhal.[4] Lesões dentro do canal vertebral e grandes cistos imediatamente anteriores ou ântero-laterais ao corpo vertebral devem ficar visíveis com a ultra-sonografia da coluna no período neonatal. O diagnóstico de cisto neurentérico foi relatado no quadro clínico de massa cística torácica com anomalias vertebrais associadas.[91-93]

A longa e complexa lista de anomalias denominadas **disrafismo espinhal oculto** inclui diagnósticos relativamente comuns e extraordinariamente raros. Como já foi mencionado, costuma haver uma anormalidade no contorno ou no caráter da pele do dorso sobrejacente. Quando for este o caso, a ultra-sonografia da coluna neonatal será a modalidade ideal para *screening*. Quanto mais novo o lactente, melhor a janela ultra-sonográfica e maior confiabilidade terá o diagnóstico. A ossificação vertebral progride, e o lactente fica mais ativo, sendo visíveis menos detalhes com a ultra-sonografia (Fig. 55-23). Caso seja detectada uma anormalidade, a RM muitas vezes é solicitada. Como a correção cirúrgica não costuma ser planejada no período neonatal, a RM deverá esperar até imediatamente antes do momento da cirurgia, de modo que possa ser obtido o máximo de informação a partir do estudo. A RM da coluna, no período neonatal, pode ser um desafio técnico.

Há um corpo bem estabelecido de literatura que demonstra aumento da incidência de anomalias urogenitais e anorretais em associação ao disrafismo espinhal.[94-100] As anomalias a seguir são relacionadas em ordem de incidência crescente de disrafismo associado: ânus imperfurado ectópico ou baixo, ânus imperfurado alto, malformação cloacal e extrofia cloacal.[95] Cerca de um terço dos lactentes com ânus imperfurado alto tem anomalias da medula espinhal associadas, cerca de metade com malformação cloacal e essencialmente todos com extrofia cloacal. Poder-se-ia argumentar que o grupo da extrofia cloacal devesse pular a etapa da ultra-sonografia e ir direto para a RM. Uma grande porcentagem dos outros grupos pode evitar a RM sedada se a ultra-sonografia demonstrar que há uma coluna de aspecto normal no período neonatal. Como os pacientes com disrafismo espinhal costumam ter anomalias renais associadas, os rins sempre devem ser examinados como parte do exame ultra-sonográfico de rotina da coluna do recém-nascido (Fig. 55-24).

REGRESSÃO CAUDAL

A síndrome da regressão caudal tradicionalmente engloba um espectro de anomalias de extremidade desde **sirenomelia**, com fusão das extremidades inferiores, a graus variados

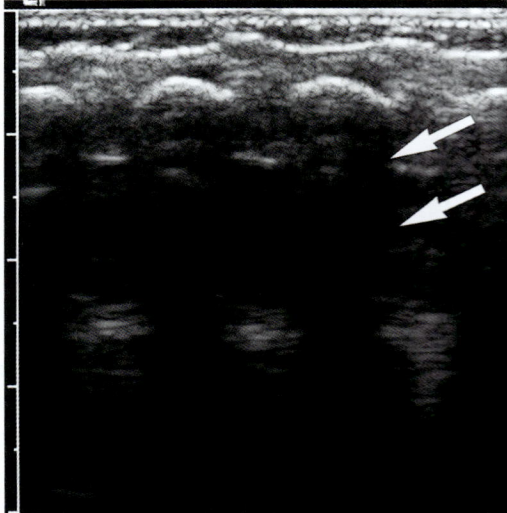

FIGURA 55-23. Depressão sacral em lactente com mais idade. Grande calcificação em elemento posterior lança uma sombra (*setas*), tornando muito difícil observar a medula espinhal. Corte sagital da coluna lombar em menina de quatro meses de idade com depressão sacral.

ANOMALIAS COM RISCO PARA DISRAFISMO ESPINHAL

Extrofia cloacal (100%)
Malformação cloacal (50%)
Ânus imperfurado alto (30%)
Ânus imperfurado ectópico ou baixo

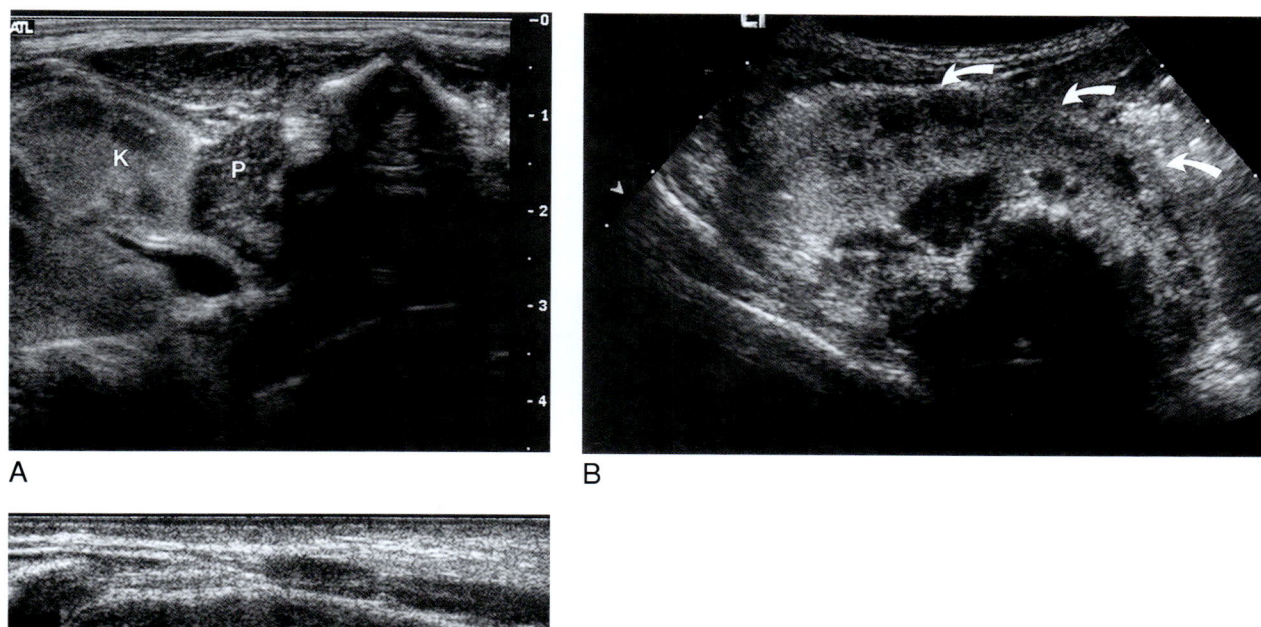

FIGURA 55-24. Anomalias renais associadas. A, Corte transversal revela anatomia detalhada do músculo psoas (P) e do rim (K). **B, Rim em ferradura,** corte transversal, com a margem anterior do rim demarcada pelas *setas curvas*. **C, Hidronefrose moderada** em outro paciente, corte coronal.

de agenesia lombossacra.[101] A explicação embriológica tradicional é a de uma agressão ao mesoderma caudal, incluindo a cloaca e a massa celular caudal, durante o processo de neurulação secundária.[4] Como se sabe que a massa celular caudal dá origem aos níveis espinhais mais distais, começando com o segundo nível sacral, e como o espectro de regressão caudal pode começar no nível torácico, parece lógico que esta lesão deva começar durante o tempo de formação das células germinativas. Autoridades propuseram, mais recentemente, que uma interrupção da linha primitiva resulte em erro da neurulação primária e secundária, produzindo este espectro de anomalias.[102]

Cerca de 15% dos pacientes com esta patologia são **filhos de mães diabéticas**.[103] Estes pacientes têm graus variáveis de ausência da extremidade caudal da coluna. O espectro inclui ausência isolada de vértebras coccígeas a ausência dos corpos vertebrais torácicos distais, lombares, sacrais e coccígeos. Em alguns pacientes com níveis mais altos de agenesia vertebral, há associação de **ânus imperfurado, agenesia da bexiga** e **ausência de um ou de ambos os rins**. A posição do **término da medula espinhal** tende a ser incomumente **alta** e tem uma forma anormalmente redonda ou de cunha (Fig. 55-25). Ocasionalmente, há associação com **medula aprisionada** por um fibrolipoma do filamento terminal.[103,104] Se as vértebras sacrais estiverem ausentes, as asas ilíacas ficarão estreitamente opostas. Costuma haver uma luxação dos quadris associada.

A detecção de regressão caudal é possível por ultra-sonografia fetal.[105-107] A patologia tem sido relatada em um grupo de gêmeos monozigóticos de mães diabéticas. Isto sugere que algum fator, que não a hiperglicemia isolada, esteja implicado em sua causa.[108]

Trabalho recente no campo da genética tem mostrado uma correlação entre deleção terminal do cromossomo 7 e agenesia sacral com a anomalia adicional de holoprosencefalia.[109-111] Isto implica que genes neste local estejam envolvidos no desenvolvimento de segmentação cerebral e da região caudal.

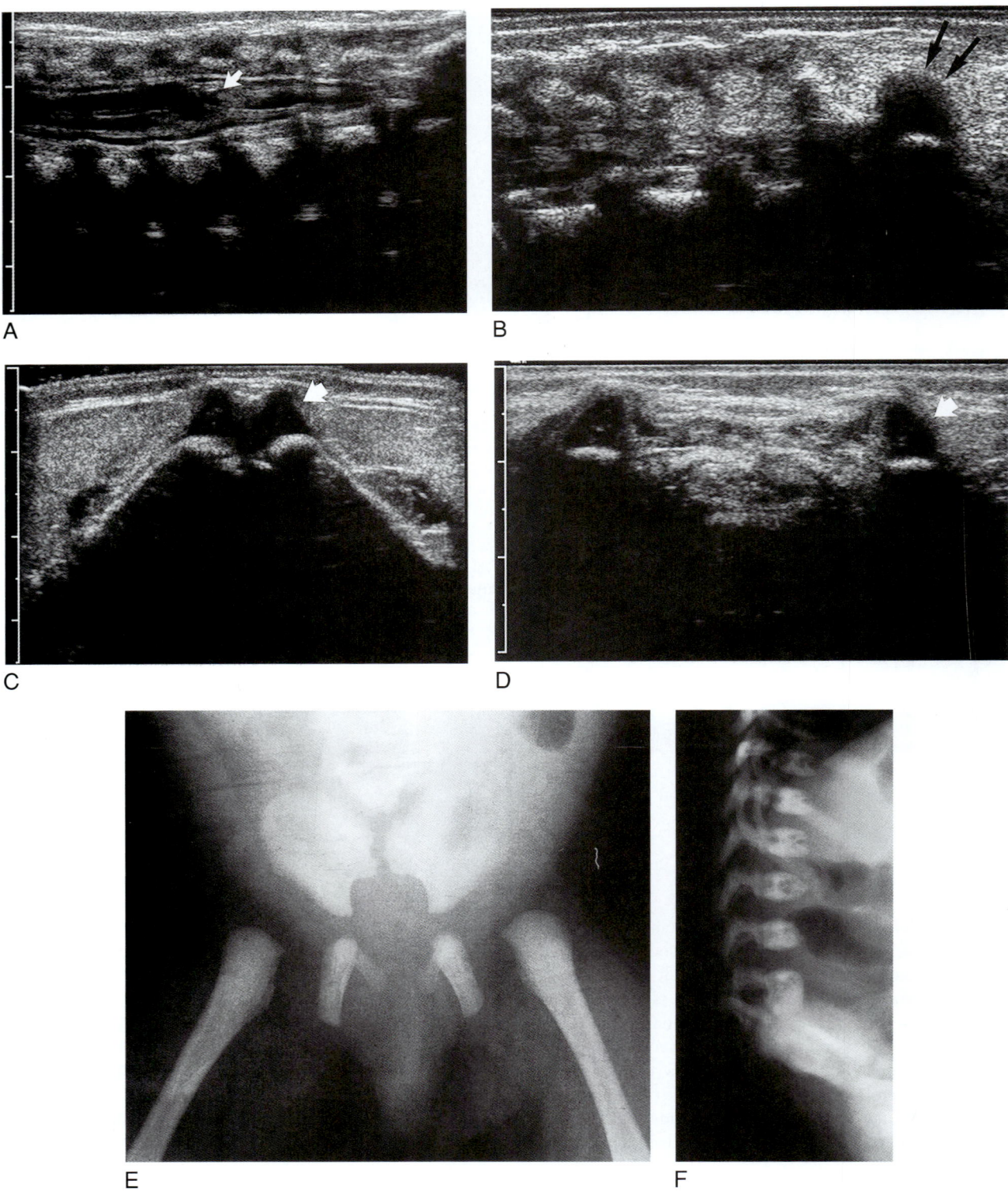

FIGURA 55-25. Síndrome da regressão caudal em menina de quatro semanas de vida. A, Corte sagital do cone medular revela que sua ponta é anormalmente redonda (*seta*). **B,** Corte sagital da extremidade distal truncada da coluna vertebral revela uma ponta cartilaginosa anormalmente voltada para cima e truncada (*setas negras*). **C,** Ausência do sacro (corte transversal) na posição esperada da coluna sacral mostra a margem posterior cartilaginosa das asas ilíacas diretamente apostas (*seta*) sem o sacro separando. **D,** Comparação normal da relação das asas ilíacas cartilaginosas posteriores (*seta*) na maioria dos lactentes. **E,** Radiografia AP da pelve demonstra os aspectos mediais das asas ilíacas diretamente apostos, ausência de coluna lombar distal e sacral e quadris luxados. **F,** Radiografia em perfil demonstra a coluna vertebral truncada.

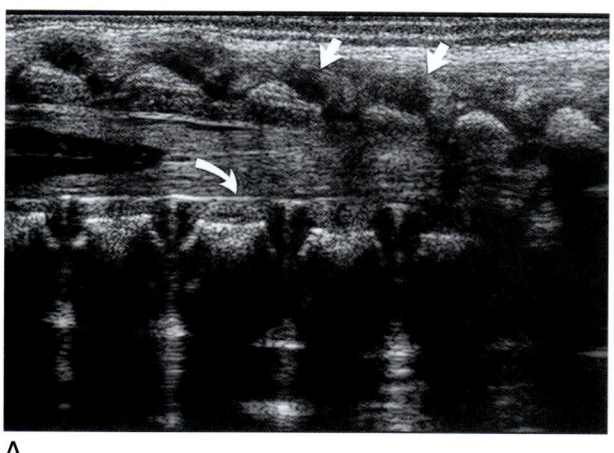 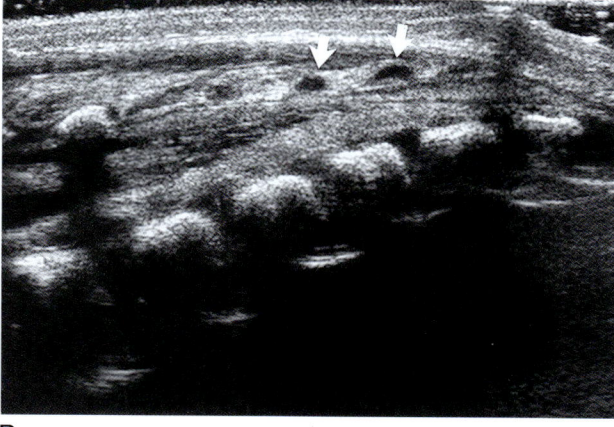

FIGURA 55-26. Anatomia ultra-sonográfica vertebral normal. A, Corte sagital da coluna lombar distal mostra definição ótima da anatomia dos corpos vertebrais. São vistas as pontas cartilaginosas dos processos espinhosos posteriores (*setas*), e a margem posterior da parte cartilaginosa do corpo vertebral L3 (*seta curva*). **B,** Corte sagital mais distal, onde estão indicados os elementos posteriores cartilaginosos da parte sacral média da coluna (*setas*).

ANOMALIAS DOS CORPOS VERTEBRAIS

Lembre-se de que as colunas vertebrais se originam de pares de somitos que se organizam em torno da medula espinhal em desenvolvimento, diferenciando-se numa direção cranial para caudal. Cada par dá origem a um corpo vertebral único e a um único grupo de elementos posteriores. Durante a sexta semana, começa a condrificação. A ossificação começa em torno da semana 9. O disco intervertebral se desenvolve a partir de células mesenquimais perinotocordiais.[112] **Hemivértebras** resultam de uma ruptura do centro de ossificação primário e de defeitos no pareamento dos esclerótomos envolvidos. Distúrbios da segmentação vertebral incluem **vértebras de bloqueio** e **barras não segmentadas unilaterais**. Pode ocorrer fusão em muitos locais, inclusive na coluna espinhal anterior, na coluna espinhal posterior ou no local das articulações facetárias.[112]

A ultra-sonografia da coluna do recém-nascido permite visualização detalhada dos elementos cartilaginosos e ósseos da coluna vertebral (Fig. 55-26). É, portanto, lógico que a ultra-sonografia pré-natal e a pós-natal possam visualizar e caracterizar muitas das anomalias vertebrais de formação e provavelmente é uma ferramenta subutilizada.[113-116] A suspeita de uma anomalia vertebral sutil vista nas radiografias no período neonatal onde a ossificação for incompleta muitas vezes pode ser comprovada ou refutada com o uso de ultra-sonografia da coluna (Figs. 55-27, 55-28 e 55-29).

Há várias síndromes bem descritas nas quais hemivértebras, vértebras fundidas e vértebras hipoplásicas são uma grande característica. Elas incluem a rara **síndrome de Jarcho-Levin** autossômica recessiva, também chamada **disostose espondilotorácica**, onde a altura do corpo vertebral é curta, e o pequeno tamanho do tórax costuma levar a grave comprometimento respiratório e à morte precoce.[117] Com base nestas impressionantes anomalias vertebrais e nos antecedentes familiares, este diagnóstico pode ser sugerido na ultra-sonografia fetal.[118,119] A **síndrome de Larsen** é mais um distúrbio hereditário caracterizado por anomalias da segmentação vertebral, particularmente envolvendo os níveis torácico alto e cervical. Também são características as múltiplas luxações articulares.[120,121] Foi descrito o diagnóstico fetal da síndrome de Larsen, com base nas anomalias de segmentação dos corpos vertebrais e em múltiplas luxações articulares.[122] A **síndrome de Klippel-Feil** é mais uma em que as anomalias de segmentação cervicais, levando a limitações do movimento do pescoço, são uma característica proeminente.[123] A **associação MURCS** (agenesia dos ductos de Müller, agenesia ou ectopia renal e displasia dos somitos cervicotorácicos) é mais uma de tais síndromes, com a característica adicional de anomalias genitourinárias associadas.[124-126]

TUMORES

Os tumores posicionados no canal vertebral e em torno dele ocorrem de fato, mas são raros. No período neonatal, o **neuroblastoma intra-espinhal** é o diagnóstico mais provável quando tal massa é descoberta.[127] Estas lesões têm uma tendência para calcificar e estender-se ao canal vertebral a partir do retroperitônio. A calcificação e o trajeto da extensão podem ser observados pela ultra-sonografia (Fig. 55-30). Estes lactentes podem apresentar-se com massa abdominal palpável ou sinais de compressão da medula espinhal. Outras possibilidades diferenciais na situação de extensão de tumor intra-espinhal incluem **hemangioma** e **tumor rabdóide**.[128] Existem alguns trabalhos de neoplasias intramedulares primárias, como o gliofibroma.[129]

Os **teratomas sacrococcígeos** se apresentam, mais comumente, no período fetal ou neonatal como massa sacral. Estes são um grupo heterogêneo de teratomas que têm uma tendência lamentável de recorrer e, em geral, são

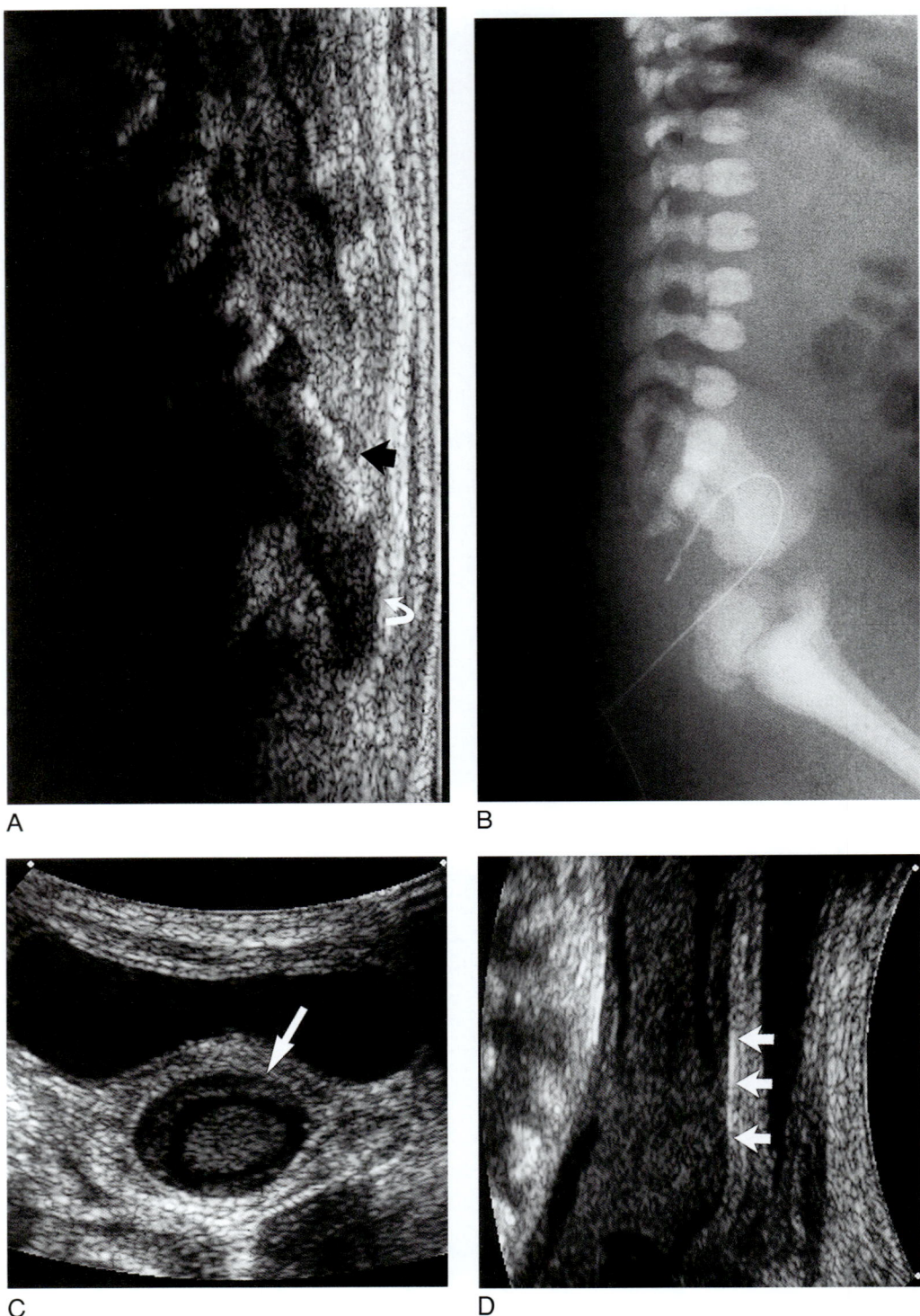

FIGURA 55-27. Ânus imperfurado, menino de dois meses. A, Ultra-sonografia sagital do cóccix revela um sacro anormalmente truncado. A ponta exatamente é cartilaginosa (*seta curva*) e há anomalias de corpo vertebral de bloqueio (*seta negra*). **B,** A radiografia em perfil da coluna acompanhante revela os mesmos achados. Cortes **C,** transversal e **D,** sagital da pelve mostram material fecal no reto distendido (*setas*) antes de reparo cirúrgico do ânus imperfurado.

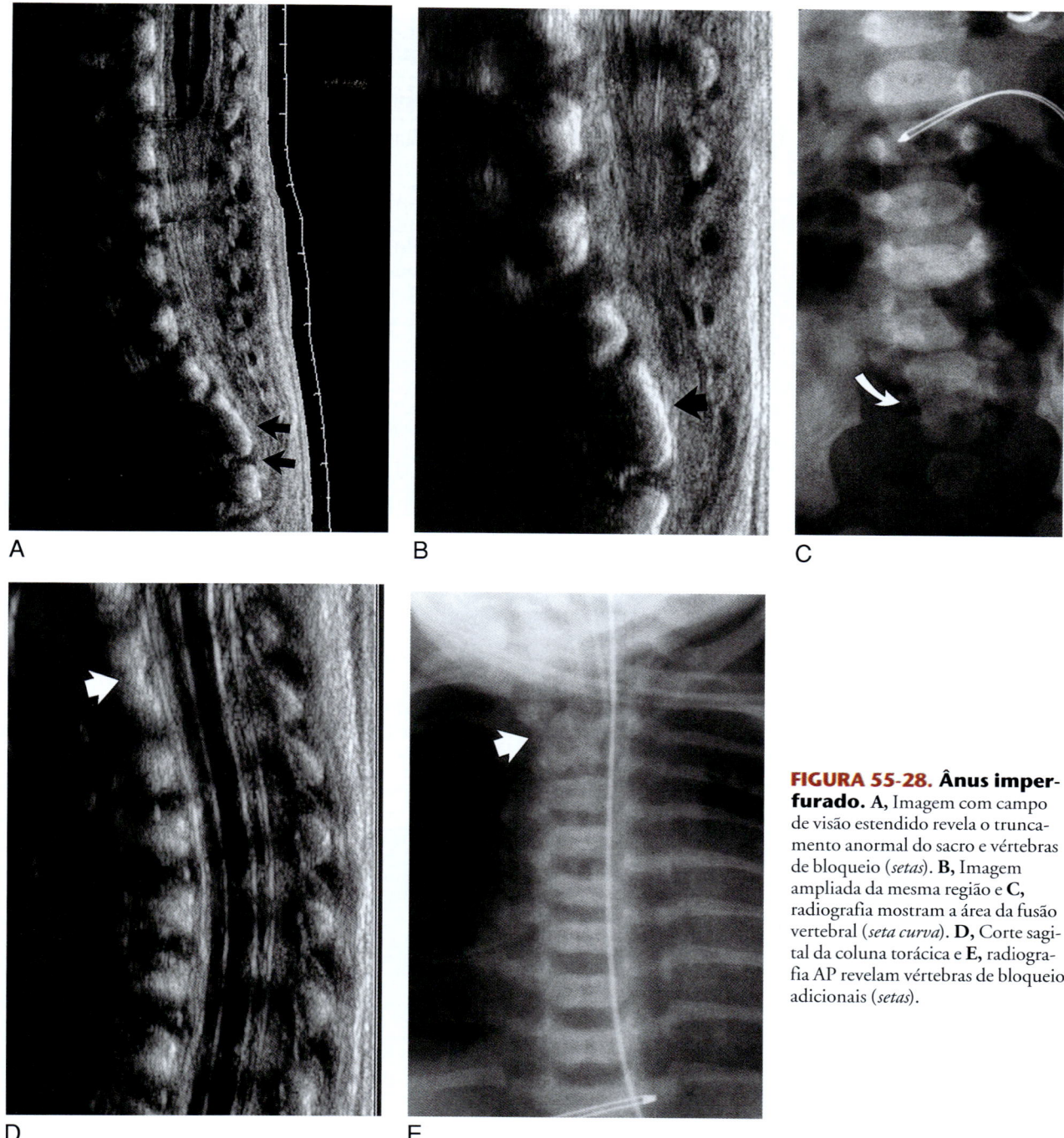

FIGURA 55-28. Ânus imperfurado. A, Imagem com campo de visão estendido revela o truncamento anormal do sacro e vértebras de bloqueio (*setas*). **B,** Imagem ampliada da mesma região e **C,** radiografia mostram a área da fusão vertebral (*seta curva*). **D,** Corte sagital da coluna torácica e **E,** radiografia AP revelam vértebras de bloqueio adicionais (*setas*).

descritos como maduros ou imaturos.[130-133] É usada, em geral, a classificação de Altman dos teratomas sacrococcígeos, descrevendo a extensão da massa e sendo útil no planejamento pré-cirúrgico (Tabela 55-2).[134] Estas massas tendem a apresentar um aspecto heterogêneo na ultra-sonografia, incluindo componentes sólidos e císticos (Figs. 55-31 e 55-32). Os teratomas sacrococcígeos, em geral, não entram no canal vertebral, mas há raros relatos de tal extensão.[135]

Os exames fetais modernos, incluindo a ultra-sonografia e a RM, tornam possível o diagnóstico intra-útero de teratoma sacrococcígeo (Fig. 55-33).[136-138] Ocasionalmente, é um desafio fazer a distinção entre o diagnóstico de mielomeningocele e teratoma sacrococcígeo. A demonstração dos vasos nutridores e a hiperemia relativa em teratomas usando Doppler colorido podem auxiliar nesta distinção (Fig. 55-34).[139] De fato, a extrema hiperemia destes tumores pode, algumas vezes, levar à perda fetal devido à insufi-

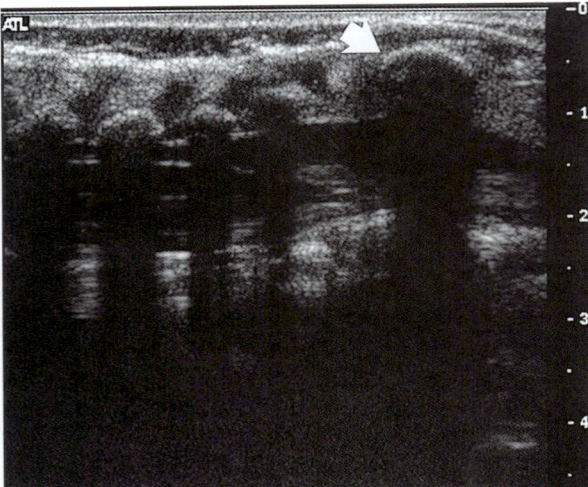

FIGURA 55-29. Fusão anormal. Fusão anormal dos elementos posteriores (*seta*) num menino de nove semanas criou massa firme à palpação.

TABELA 55-2. CLASSIFICAÇÃO DE ALTMAN PARA TERATOMAS SACROCOCCÍGEOS	
Tipo	Descrição
I	O maior volume da massa é externo, apenas com mínimo componente pré-sacral.
II	Estão presentes componentes externo grande e interno grande.
III	Quantidade relativamente pequena de tumor é externa, mas o maior volume da massa é interno.
IV	Não há massa externa porque o tumor é exclusivamente pré-sacral.

ciência cardíaca de alto débito ou à morte do recém-nascido por exsangüinação no momento do parto.[140-142] Por esta razão, na situação do desenvolvimento de hidropisia fetal, alguns centros estão realizando excisão fetal dos teratomas sacrococcígeos.[143]

Há uma associação hereditária interessante, denominada **tríade de Currarino**, que inclui a coexistência de estenose anorretal, agenesia sacral e massa pré-sacral.[144-148] A chamada *agenesia sacral* tende a ocorrer num padrão assimétrico, de modo que se observa um sacro em forma de meia-lua parcial. A massa pré-sacral pode consistir em um teratoma, meningocele ou cisto entérico. Conquanto haja uma tendência para fazer este diagnóstico na infância, a triagem com ultra-sonografia nos lactentes pode estar justificada em pacientes com antecedentes familiares provocativos.

HEMORRAGIA E INFECÇÃO

Hemorragia dentro do canal vertebral pode certamente ocorrer em recém-nascidos associadamente a trauma, como

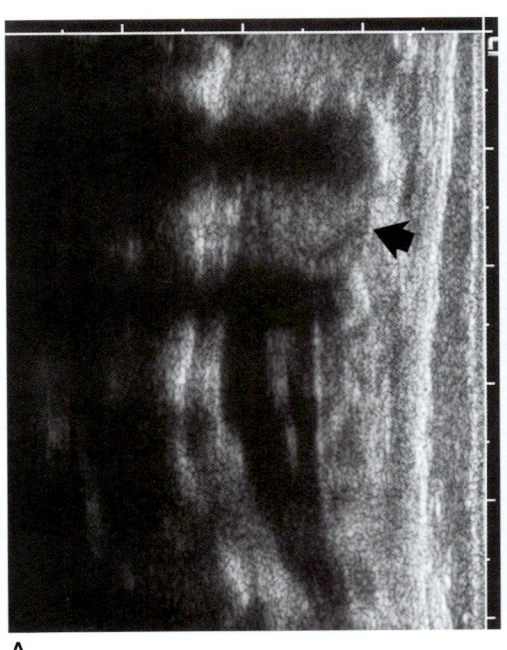
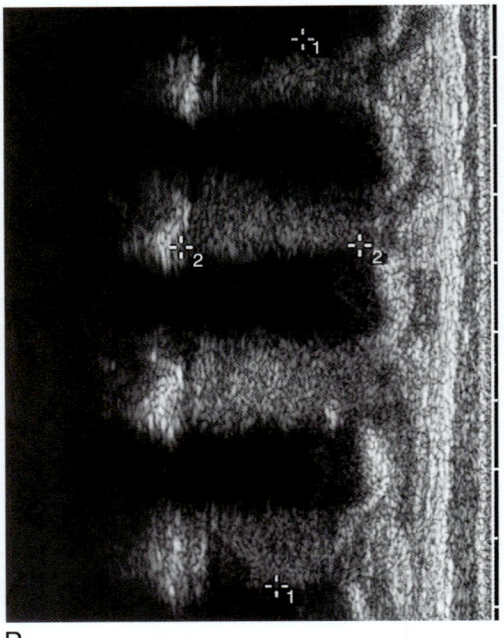

FIGURA 55-30. Neuroblastoma com extensão intra-espinhal. Esta menina de quatro semanas apresentou prolapso retal. As imagens iniciais incluíram ultra-sonografia espinhal. **A** e **B** são cortes sagitais (orientados para corresponder à RM), onde foi descoberta massa ecogênica dentro do canal vertebral lombar (*seta*).

Continua

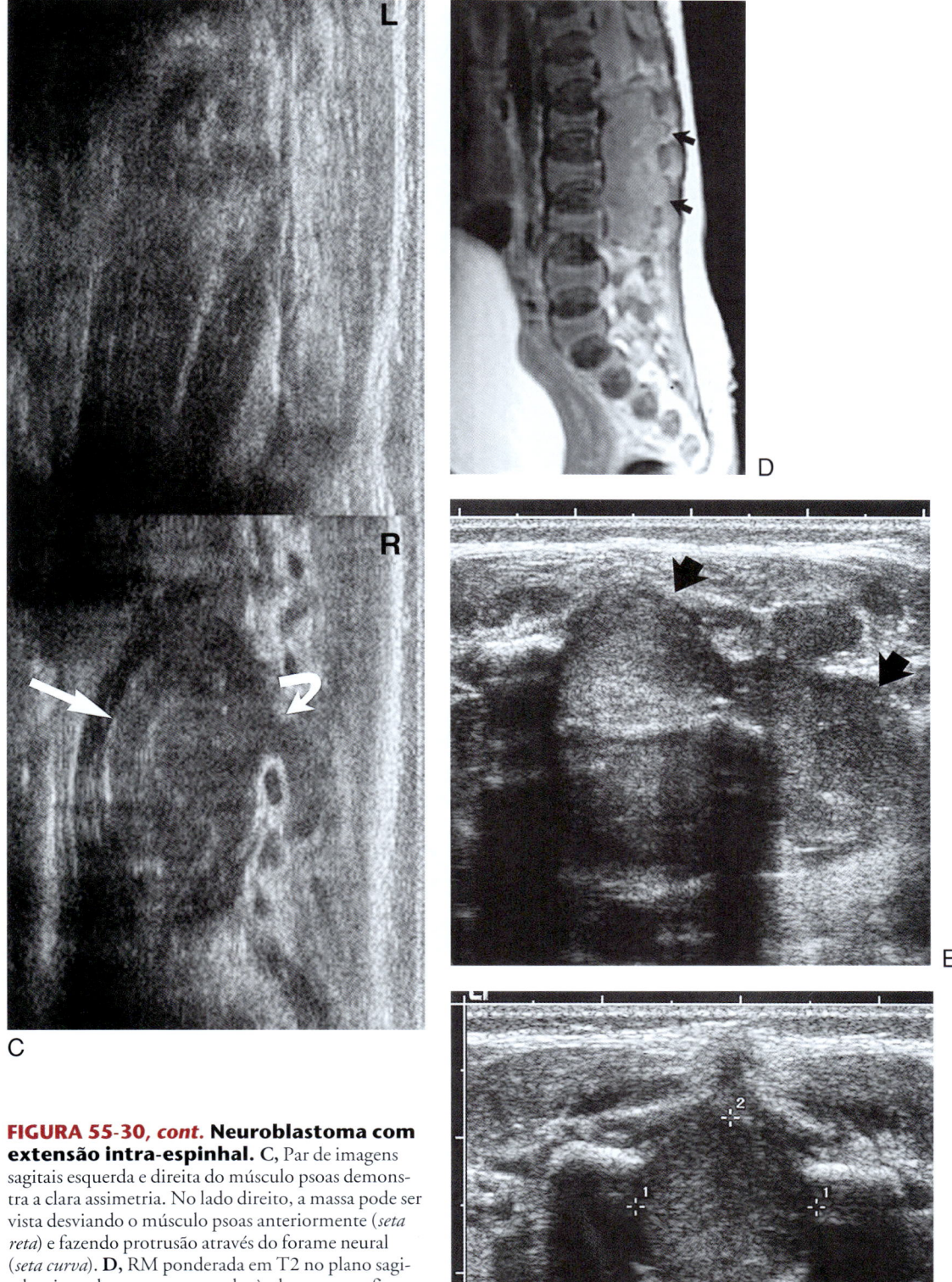

FIGURA 55-30, cont. Neuroblastoma com extensão intra-espinhal. C, Par de imagens sagitais esquerda e direita do músculo psoas demonstra a clara assimetria. No lado direito, a massa pode ser vista desviando o músculo psoas anteriormente (*seta reta*) e fazendo protrusão através do forame neural (*seta curva*). **D,** RM ponderada em T2 no plano sagital, orientada para corresponder à ultra-sonografia, revela a mesma massa (*setas negras*). **E** e **F,** Cortes transversais na ultra-sonografia mostram que a massa enche o canal e há também clara conexão com o retroperitônio no lado direito (*setas negras*). *Continua*

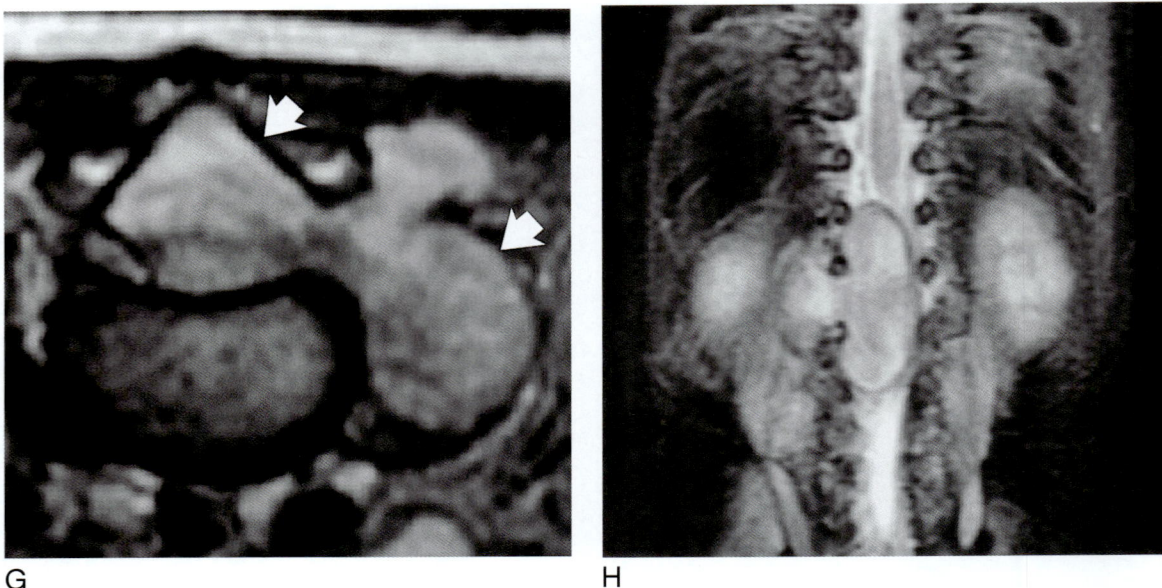

FIGURA 55-30, cont. Neuroblastoma com extensão intra-espinhal. G, MRI ponderada em T2 revela a mesma configuração em halter incomum de massa intra-espinhal com conexão visível com massa paraespinhal/retroperitoneal. **H,** RM coronal ponderada em T2 revela a massa intra-espinhal comprimindo o cone medular e sua contigüidade com a massa retroperitoneal.

um tocotraumatismo ou com um procedimento invasivo, tal como a punção lombar. Hemorragia por tocotraumatismo pode centralizar-se em qualquer nível vertebral. A hemorragia relacionada à punção lombar originalmente está centrada no ponto de colocação da agulha, mas pode estender-se superiormente e inferiormente por uma boa distância. Estas coleções primariamente epidurais podem ser visualizadas agudamente como líquido ecogênico que rapidamente se torna heterogêneo e depois tem aspecto anecóico (Fig. 55-35).[149,150] A lesão da própria medula espinhal também é visível com ultra-sonografia como foco hiperecóico na fase aguda.[151] Debris ecogênicos no espaço subaracnóide algumas vezes são visíveis com a ultra-sonografia depois de punção lombar (Fig. 55-36). Isto poderia concebivelmente representar hemorragia por trauma do próprio procedimento ou poderia ser causado por redistribuição da hemorragia originalmente encontrada nos ventrículos cerebrais em lactentes com hemorragia intraventricular conhecida.[152]

A importância do pronto reconhecimento e tratamento de abscessos epidurais está bem documentada na literatura histórica.[153] No período neonatal, e talvez até mais tarde, a ultra-sonografia é útil para detectar tais coleções.[154,155] Isto é particularmente verdadeiro se o lactente está clinicamente instável e a transferência para a sala de RM for julgada demasiadamente arriscada. É importante examinar o comprimento inteiro da coluna vertebral e prestar atenção especial à integridade dos corpos vertebrais nesta situação.

OUTROS USOS EM POTENCIAL DA ULTRA-SONOGRAFIA ESPINHAL

Muitos autores têm descrito o uso da **ultra-sonografia espinhal intra-operatória** para minimizar a invasão cirúrgica da medula espinhal e para analisar o movimento normal e anormal da medula.[156-159] Uma vez realizada a laminectomia, a janela estendida ao canal vertebral torna possível imagens altamente detalhadas, mesmo nos pacientes mais velhos.[160] As massas podem ser precisamente localizadas e pode ser determinada a posição ótima do pescoço e, por isso, a medula cervical, antes da fusão vertebral cervical. A ultra-sonografia tem sido usada para orientar com sucesso a punção-biópsia do corpo vertebral lítico e lesões com massa paraespinhal.[161] Também é possível a definição de coleções pós-operatórias (Fig. 55-37). De fato, as partes moles superficiais do dorso, em geral, são bem definidas por ultra-sonografia. Hemangiomas superficiais do dorso, freqüentemente os impulsionadores para se realizar uma ultra-sonografia da coluna, são bem definidos pela ultra-sonografia (Fig. 55-38).

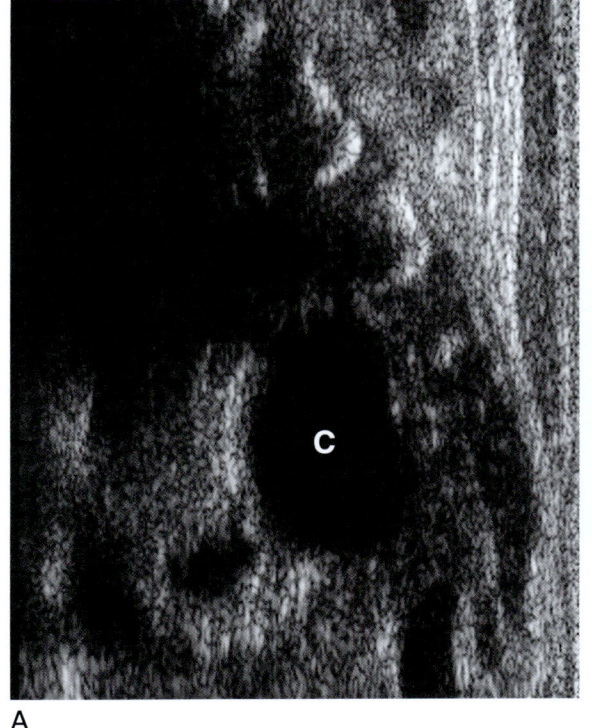
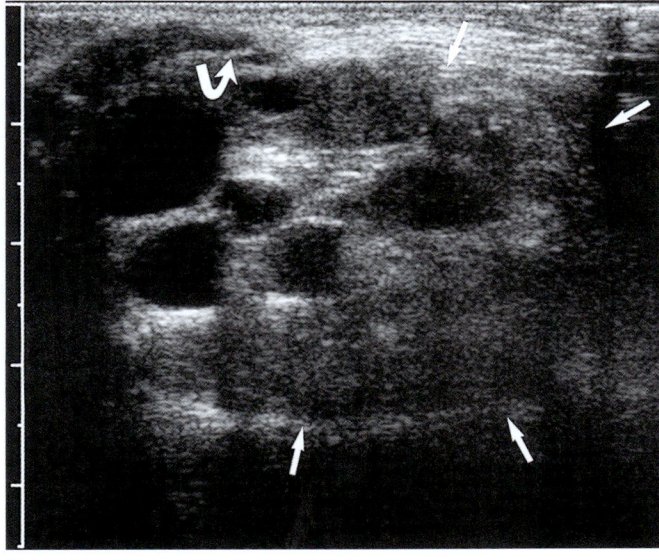
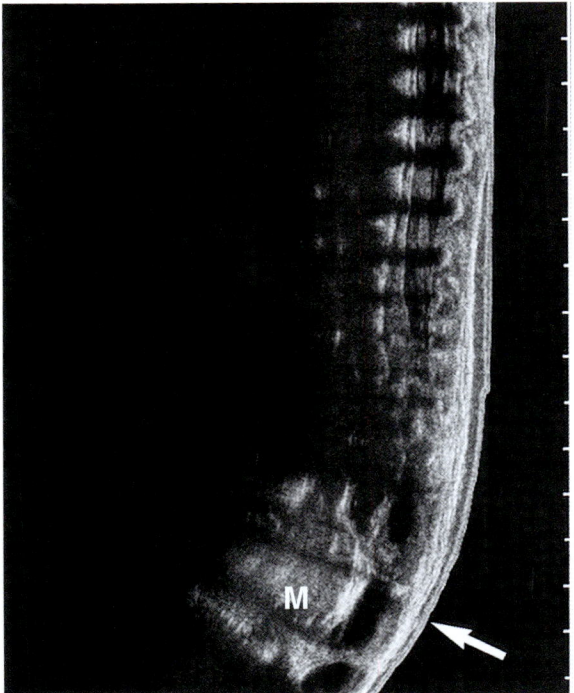

FIGURA 55-31. Teratoma sacrococcígeo. Menina com três dias de vida apresentou 'tumefação' na região glútea. **A,** Corte sagital mostra massa complexa imediatamente anterior ao cóccix cartilaginoso. Partes da massa são císticas (C). **B,** Imagem mais distal revela a ponta do cóccix (*seta curva*). A grande massa se estendia até abaixo da curva do cóccix (*setas* retas). **C,** A imagem com campo de visão estendido dá mais noção do tamanho relativo da massa (M), em comparação com o restante da coluna (*seta* — final do cóccix), mas o contorno da pele da região glútea não ficou distorcido.

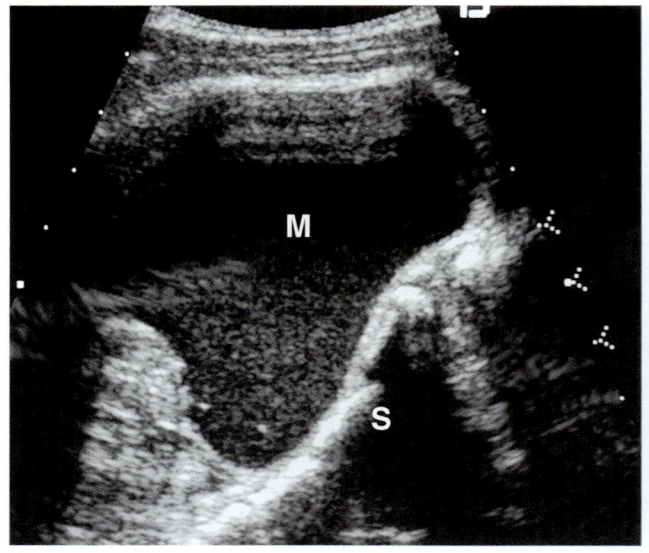
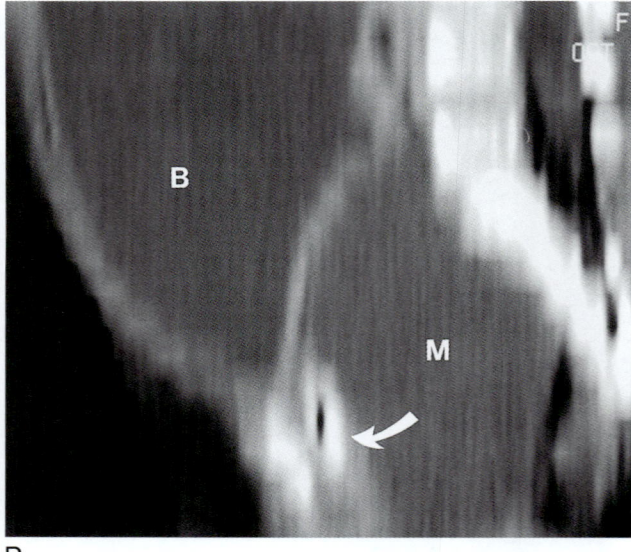
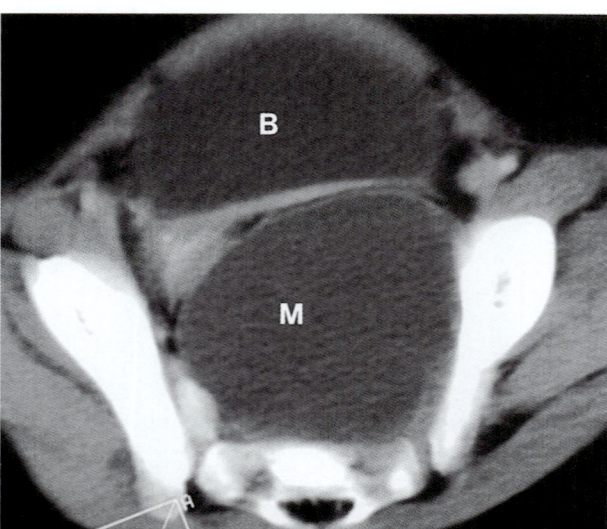

FIGURA 55-32. Teratoma sacrococcígeo intrapélvico.
Menina com três anos de vida apresentou obstrução da saída da bexiga. **A,** Ultra-sonografia sagital da pelve mostra massa cística complexa (M) que poderia ter sido tomada por bexiga. A massa foi comprimida imediatamente contra a parede anterior do sacro (S). Imagens de TC **B,** sagital reconstruída e **C,** axial direta revelam a massa (M) e a bexiga distendida (B). O material de alta intensidade é o bário dentro do reto deslocado anteriormente (*seta curva*).

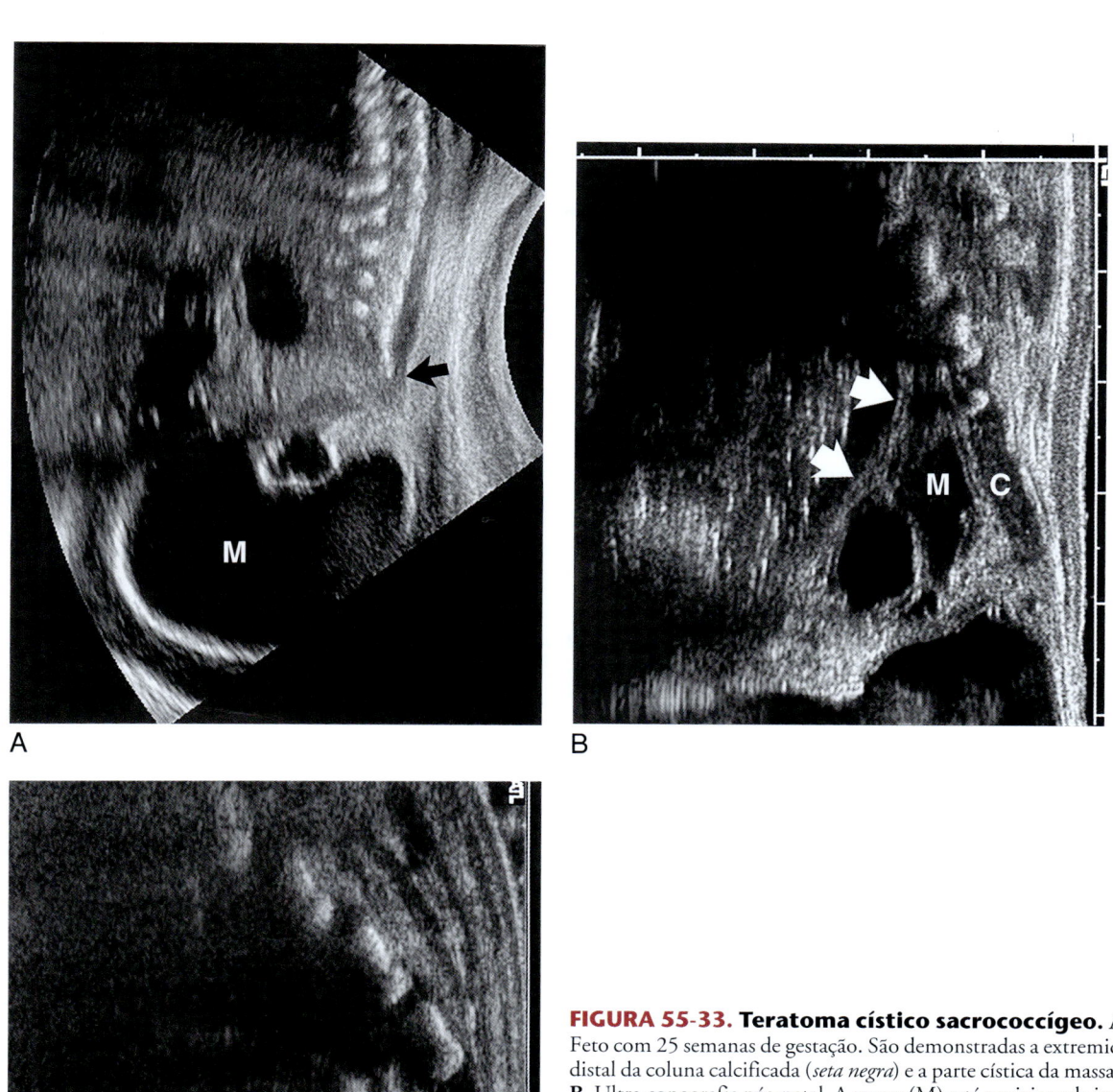

FIGURA 55-33. Teratoma cístico sacrococcígeo. A, Feto com 25 semanas de gestação. São demonstradas a extremidade distal da coluna calcificada (*seta negra*) e a parte cística da massa (M). **B,** Ultra-sonografia pós-natal. A massa (M) está posicionada imediatamente anterior ao cóccix (C) e imediatamente posterior à parede posterior do reto (*setas*). Uma grande porção da massa era externa, e uma pequena língua do tumor se estendia até a posição pré-sacral retrorretal. **C, Lactente normal,** corte sagital, mostra ar dentro do reto (*seta*), que abraça o aspecto anterior do cóccix.

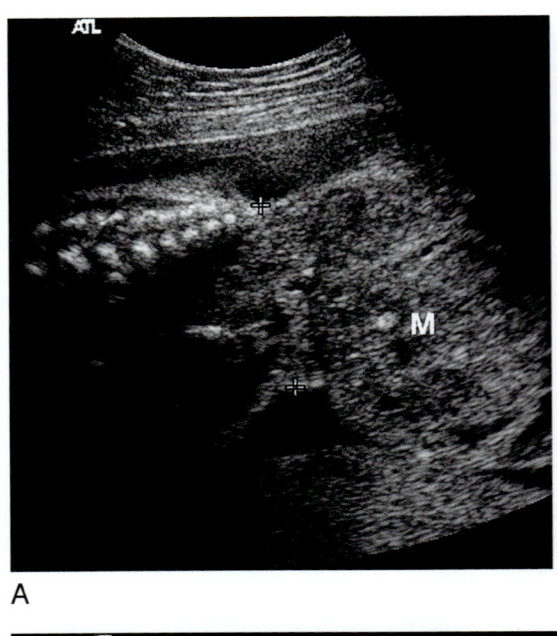
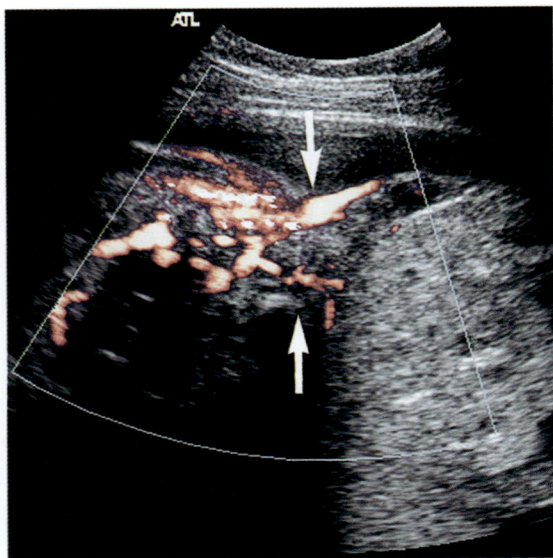
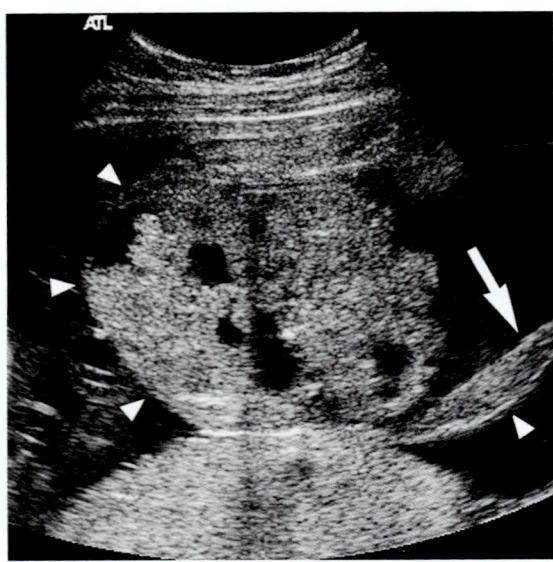

FIGURA 55-34. Teratoma sacrococcígeo. A, Ultra-sonografia fetal de 30 semanas de gestação revelou massa complexa (M). **B,** Doppler colorido mostra vasos incomumente proeminentes alimentando a massa (*setas*). **C,** Corte transversal da massa (*pontas de setas*) mostra níveis líquidos dependentes (*seta*), sugerindo que tenha havido uma hemorragia intra-útero.

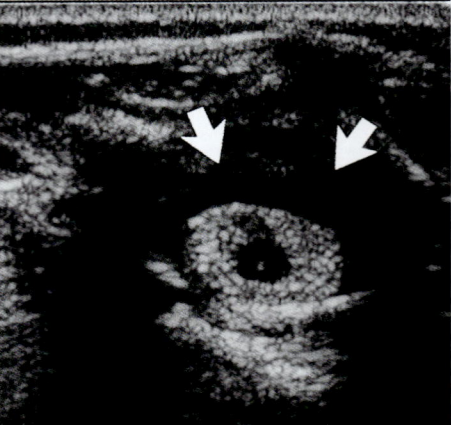

FIGURA 55-35. Hemorragia epidural. Corte transversal da coluna lombar mostra a medula espinhal hipoecóica com radículas nervosas ecogênicas estreitamente posicionadas e cercadas por um halo de líquido anecóico (*setas*) devido a uma hemorragia epidural depois de uma punção lombar. Esta hemorragia se tornou anecóica com o passar do tempo.

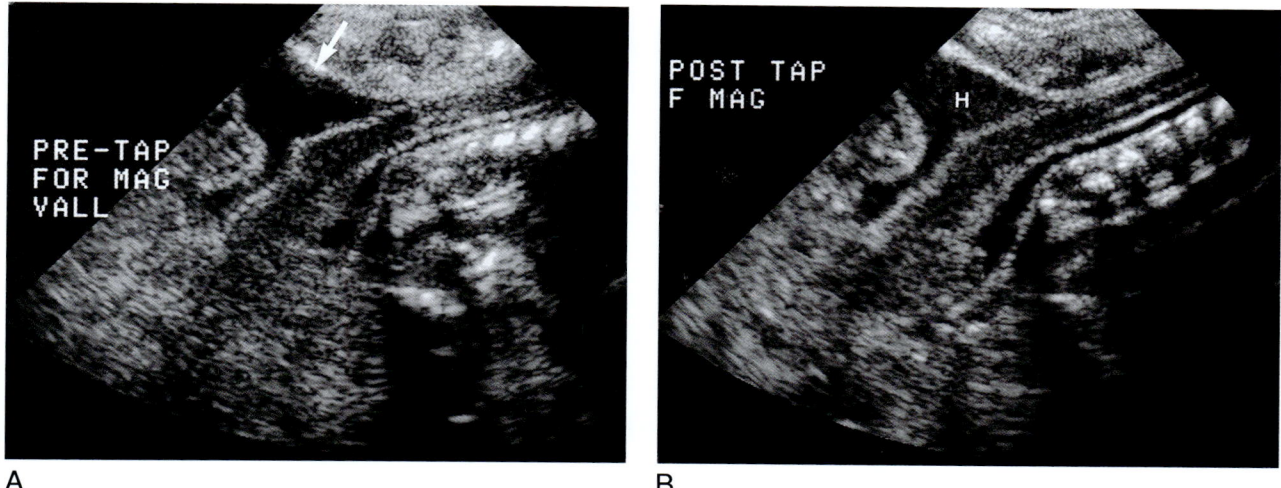

FIGURA 55-36. Hemorragia dentro da cisterna magna depois de punção lombar. **A,** Imagens sagitais da junção craniocervical antes de punção lombar usando o forame magno como janela revelam líquido anecóico na cisterna magna (*seta*). **B,** A mesma região contém ecos internos, indicando a presença de hemorragia (H) após a punção.

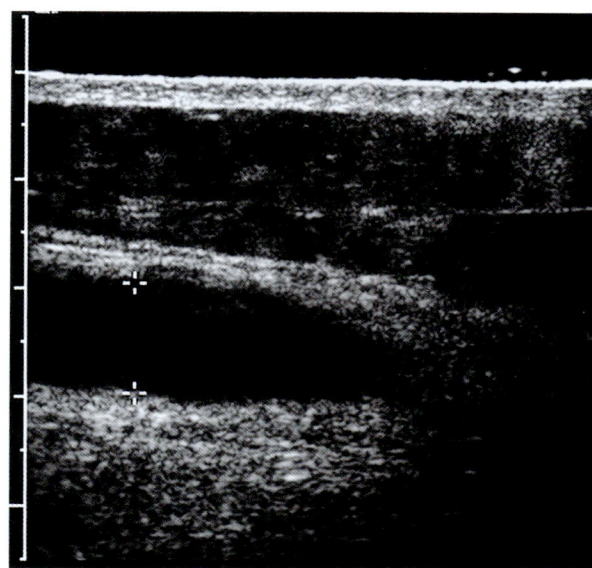

FIGURA 55-37. Seroma (*cursores*). Corte transversal do dorso em criança com seis anos depois de fusão espinhal posterior para escoliose. Os cursores indicam a presença de um seroma.

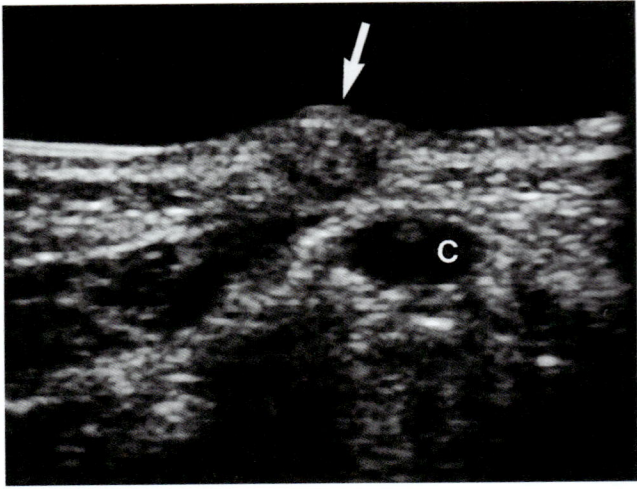
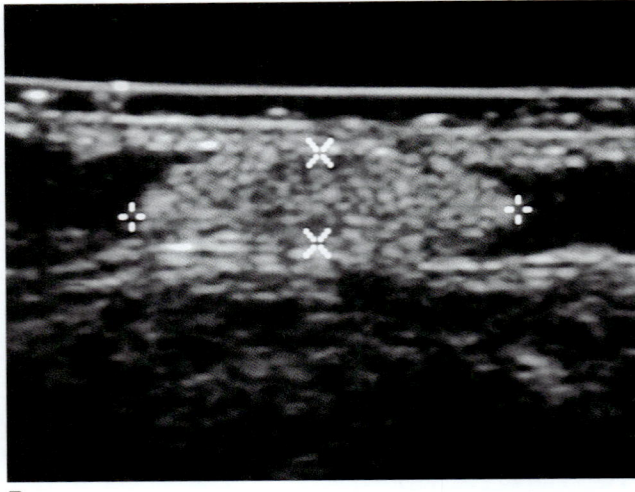

FIGURA 55-38. Hemangiomas subcutâneos. A, Ultra-sonografia transversal de massa vermelha palpável adjacente ao cóccix (C) num recém-nascido. Não há extensão ao canal vertebral, e a medula espinhal subjacente (*seta*) é normal. **B,** Ultra-sonografia sagital de outro lactente mostra lesão ecogênica que não distorce a superfície da pele. O coxim é bem útil para demonstrar ou excluir alterações do contorno da pele.

Referências

1. Jinkins JR: In John J-R (ed): Embryology: Embryology of the spine. In Atlas of Neurologic Embryology, Anatomy, and Variants. Philadelphia, Lippincott, Williams and Wilkins, 2000, pp 33-38.
2. Moore KL, Persaud TVN: The nervous system. In The Developing Human: Clinically Oriented Embryology. Philadelphia, WB Saunders, 2003, pp 427-463.
3. Barkovich AJ: The nervous system. In Pediatric Neuroimaging. Philadelphia, Lippincott, Williams and Wilkins, 2000, pp 13-69.
4. Barkovich AJ: Congenital anomalies of the spine. In Pediatric Neuroimaging. Philadelphia, Lippincott, Williams and Wilkins, 2000, pp 621-683.
5. O'Rahilly R, Gardner E: The timing and sequence of events in the development of the human nervous system during the embryonic period proper. Z Anat Entwicklungsgesch 1971;134(1):1-12.
6. Dias MS, Pang D: Human neural embryogenesis: A description of neural morphogenesis and a review of embryonic mechanisms. In Pang D (ed): Disorders of the Pediatric Spine. New York, Raven Press, 1995, pp 1-26.
7. Dias MS, McLone DG: Normal and abnormal early development of the nervous system. In McLone DG (ed): Pediatric Neurosurgery of the Developing Nervous System. Philadelphia, WB Saunders, 2001, pp 31-71.
8. Müller F, O'Rahilly R: The development of the human brain, the closure of the caudal neuropore, and the beginning of secondary neurulation at stage 12. Anat Embryol (Berl) 1987;17(4):413-430.
9. Dias MS, Walker ML: The embryogenesis of complex dysraphic malformations: A disorder of gastrulation? Pediatr Neurosurg 1992;18(5-6):229-253.
10. Beek FJ, van Leeuwen MS, Bax NM, et al: A method for sonographic counting of the lower vertebral bodies in newborns and infants. Am J Neuroradiol 1994;15(3):445-449.
11. Gusnard DA, Naidich TP, Yousefzadeh D, et al: Ultrasonic anatomy of the normal neonatal and infant spine: Correlation with cryomicrotome sections and CT. Neuroradiology 1986;28(5-6):493-511.
12. St Amour TE, Rubin JM, Dohrmann GJ: The central canal of the spinal cord: Ultrasonic identification. Radiology 1984;152(3):767-769.
13. Nelson MD, Jr, Sedler JA, Gilles FH: Spinal cord central echo complex: Histoanatomic correlation. Radiology 1989;170(2):479-481.
14. Beek FJ, Bax KM, Mali WP: Sonography of the coccyx in newborns and infants. J Ultrasound Med 1994;13(8):629-664.
15. Ballantyne JW: The spinal column of the infant. Edinburgh Med J 1892;(37):913-922.
16. Miller MM: Prenatal growth of the human spinal cord. J Comp Neurol 1913;(23):39-70.
17. Streeter GL: Factors involved in the formation of the filum terminale. Am J Anat 1919;(25):1-11.
18. Barson AJ: The vertebral level of termination of the spinal cord during normal and abnormal development. J Anat 1970;106(3):489-497.
19. Wilson DA, Prince JR: MR imaging determination of the location of the normal conus medullaris throughout childhood. Am J Roentgenol 1989;152(5):1029-1032.
20. Hawass ND, el-Badawi MG, Fatani JA, et al: Myelographic study of the spinal cord ascent during fetal development. Am J Neuroradiol 1987;8(4):691-695.
21. DiPietro MA: The conus medullaris: Normal US findings throughout childhood. Radiology 1993;188(1):149-153.
22. Robbin ML, Filly RA, Goldstein RB: The normal location of the fetal conus medullaris. J Ultrasound Med 1994;13(7):541-546.
23. Rowland-Hill CA, Gibson PJ: Ultrasound determination of the normal location of the conus medullaris in neonates. Am J Neuroradiol 1995;16(3):469-472.
24. Sahin F, Selcuki M, Ecin N, et al: Level of conus medullaris in term and preterm neonates. Arch Dis Child Fetal Neonatal Ed 1997;77(1):F67-69.
25. Beek FJ, de Vries LS, Gerards LJ, et al: Sonographic determination of the position of the conus medullaris in premature and term infants. Neuroradiology 1996;38(Supp 1):S174-177.

26. Wolf S, Schneble F, Tröger J: The conus medullaris: Time of ascendance to normal level. Pediatr Radiol 1992;22(8):590-592.
27. Goodwin L, Quisling RG: The neonatal cisterna magna: Ultrasonic evaluation. Radiology 1983;149(3):691-695.
28. Cramer BC, Jequier S, O'Gorman AM: Sonography of the neonatal craniocervical junction. Am J Roentgenol 1986;147(1):133-139.
29. Harlow CL, Drose JA: A special technique for cervical spine sonography. Illustrated by a patient with meningoencephalocele, Dandy-Walker variant, and syringomyelia. J Ultrasound Med 1992;11(9):502-506.
30. Leveuf J: Etudes sur le spina bifida. Paris, Masson and Cie, 1937.
31. Lichtenstein BW: Spinal dysraphism. Arch Neurol Psychiatry 1940;44:792-810.
32. de la Cruz R, Millan JM, Miralles M, et al: Cranial sonographic evaluation in children with meningomyelocele. Childs Nerv Syst 1989;5(2):94-98.
33. Levy LM, Di Chiro G, McCullough DC, et al: Fixed spinal cord: Diagnosis with MR imaging. Radiology 1988;169(3):773-778.
34. Schumacher R, Kroll B, Schwarz M, et al: M-mode sonography of the caudal spinal cord in patients with meningomyelocele. Work in progress. Radiology 1992;184(1):263-265.
35. Brunelle F, Sebag G, Baraton J, et al: Lumbar spinal cord motion measurement with phase-contrast MR imaging in normal children and in children with spinal lipomas. Pediatr Radiol 1996;26(4):265-270.
36. Gerscovich EO, Maslen L, Cronan MS, et al: Spinal sonography and magnetic resonance imaging in patients with repaired myelomeningocele: Comparison of modalities. J Ultrasound Med 1999;18(9):655-664.
37. Fiske CE, Filly RA: Ultrasound evaluation of the normal and abnormal fetal neural axis. Radiol Clin North Am 1982;20(2):285-296.
38. Russ PD, Pretorius DH, Manco-Johnson ML, et al: The fetal spine. Neuroradiology 1986;28(5-6):398-407.
39. Dennis MA, Drose JA, Pretorius D, et al: Normal fetal sacrum simulating spina bifida: "pseudodysraphism." Radiology 1985;155(3):751-754.
40. Johnson DD, Pretorius DH, Riccabona M, et al: Three-dimensional ultrasound of the fetal spine. Obstet Gynecol 1997;89(3):434-438.
41. Coniglio SJ, Anderson SM, Ferguson JE, 2nd: Functional motor outcome in children with myelomeningocele: Correlation with anatomic level on prenatal ultrasound. Dev Med Child Neurol 1996;38(8):675-680.
42. Whitby E, Paley MN, Davies N, et al: Ultrafast magnetic resonance imaging of central nervous system abnormalities *in utero* in the second and third trimester of pregnancy: Comparison with ultrasound. Br J Obstet Gynaecol 2001;108(5):519-526.
43. Meuli M, Meuli-Simmen C, Hutchins GM, et al: *In utero* surgery rescues neurological function at birth in sheep with spina bifida. Nat Med 1995;1(4):342-347.
44. Adzick NS, Sutton LN, Crombleholme TM, et al: Successful fetal surgery for spina bifida. Lancet 1998;352(9141):1675-1676.
45. Huisman TA, Wisser J, Martin E, et al: Fetal magnetic resonance imaging of the central nervous system: A pictorial essay. Eur Radiol 2002;12(8):1952-1961.
46. Kitano Y, Flake AW, Crombleholme TM, et al: Open fetal surgery for life-threatening fetal malformations. Semin Perinatol 1999;23(6):448-461.
47. Tulipan N, Hernanz-Schulman M, Lowe LH, et al: Intrauterine myelomeningocele repair reverses preexisting hindbrain herniation. Pediatr Neurosurg 1999;31(3):137-142.
48. Smithells RW, Sheppard S, Schorah CJ, et al: Possible prevention of neural-tube defects by periconceptional vitamin supplementation. Lancet 1980;1(8164):339-340.
49. Anderson FM: Occult spinal dysraphism. Diagnosis and management. J Pediatr 1968;73(2):163-177.
50. Hall DE, Udvarhelyi GB, Altman J: Lumbosacral skin lesions as markers of occult spinal dysraphism. JAMA 1981;246(22):2606-2608.
51. Albright AL, Gartner JC, Wiener ES: Lumbar cutaneous hemangiomas as indicators of tethered spinal cords. Pediatrics 1989;83(6):977-980.
52. Kriss VM, Desai NS: Occult spinal dysraphism in neonates: Assessment of high-risk cutaneous stigmata on sonography. Am J Roentgenol 1998;171(6):1687-1692.
53. Miller JH, Reid BS, Kemberling CR: Utilization of ultrasound in the evaluation of spinal dysraphism in children. Radiology 1982;143(3):737-740.
54. Raghavendra BN, Epstein FJ, Pinto RS, et al: The tethered spinal cord: Diagnosis by high-resolution real-time ultrasound. Radiology 1983;149(1):123-128.
55. Naidich TP, Fernbach SK, McLone DG, et al: Sonography of the caudal spine and back: Congenital anomalies in children. AJR 1984;142(6):1229-1242.
56. Kangarloo H, Gold RH, Diament MJ, et al: High-resolution spinal sonography in infants. Am J Roentgenol 1984;142(6):1243-1247.
57. Naidich TP, Radkowski MA, Britton J: Real-time sonographic display of caudal spinal anomalies. Neuroradiology 1986;28(5-6):512-527.
58. Zieger M, Dörr U, Schulz RD: Pediatric spinal sonography. Part II: Malformations and mass lesions. Pediatr Radiol 1988;18(2):105-111.
59. Korsvik HE, Keller MS: Sonography of occult dysraphism in neonates and infants with MR imaging correlation. Radiographics 1992;12(2):297-306;discussion 307-308.
60. Rohrschneider WK, Forsting M, Darge K, et al: Diagnostic value of spinal US: comparative study with MR imaging in pediatric patients. Radiology 1996;200(2):383-388.
61. Pierre-Kahn A, Zerah M, Renier D, et al: Congenital lumbosacral lipomas. Childs Nerv Syst 1997;13(6):298-334; discussion 335.
62. La Marca F, Grant JA, Tomita T, et al: Spinal lipomas in children: Outcome of 270 procedures. Pediatr Neurosurg 1997;26(1):8-16.
63. Seeds JW, Jones FD: Lipomyelomeningocele: Prenatal diagnosis and management. Obstet Gynecol 1986;67(3 Suppl):34S-37S.
64. Kim SY, McGahan JP, Boggan JE, et al: Prenatal diagnosis of lipomyelomeningocele. J Ultrasound Med 2000;19(11):801-805.
65. McLendon RE, Oakes WJ, Heinz ER, et al: Adipose tissue in the filum terminale: A computed tomographic finding that may indicate tethering of the spinal cord. Neurosurgery 1988;22(5):873-876.
66. Uchino A, Mori T, Ohno M: Thickened fatty filum terminale: MR imaging. Neuroradiology 1991;33(4):331-333.
67. McLone DG, Thompson DNP: Lipomas of the spine. In Pediatric Neurosurgery: Surgery of the Developing Nervous System. Philadelphia, WB Saunders, 2001, pp 289-301.
68. Raghavan N, Barkovich AJ, Edwards M, et al: MR imaging in the tethered spinal cord syndrome. Am J Roentgenol 1989;152(4):843-852.

69. Rypens F, Avni EF, Matos C, et al: Atypical and equivocal sonographic features of the spinal cord in neonates. Pediatr Radiol 1995;25(6):429-432.
70. Fitz CR, Harwood Nash DC: The tethered conus. Am J Roentgenol Radium Ther Nucl Med 1975;125(3):515-523.
71. Martinez-Lage JF, Esteban JA, Poza M, et al: Congenital dermal sinus associated with an abscessed intramedullary epidermoid cyst in a child: Case report and review of the literature. Childs Nerv Syst 1995;11(5):301-305.
72. Walker AE, Bucy PC: Congenital dermal sinuses: A source of spinal meningeal infection and subdural abscesses. Brain 1934;57:401-421.
73. Mount LA: Congenital dermal sinuses. JAMA 1949;139:1263-1268.
74. Haworth JC, Zachary RB: Congenital dermal sinuses in children: Their relation to pilonidal sinuses. Lancet 1955(2):10-14.
75. Wright RL: Congenital dermal sinuses. Progr Neurol Surg 1971;4:175-191.
76. Barkovich AJ, Edwards M, Cogen PH: MR evaluation of spinal dermal sinus tracts in children. AJNR 1991;12(1):123-129.
77. McLone DG, Naidich TP: Terminal myelocystocele. Neurosurgery 1985;16(1):36-43.
78. Unsinn KM, Geley T, Freund MC, et al: US of the spinal cord in newborns: Spectrum of normal findings, variants, congenital anomalies, and acquired diseases. Radiographics 2000;20(4):923-938.
79. Peacock WJ, Murovic JA: Magnetic resonance imaging in myelocystoceles. Report of two cases. J Neurosurg 1989;70(5):804-807.
80. Nishino A, Shirane R, So K, et al: Cervical myelocystocele with Chiari II malformation: Magnetic resonance imaging and surgical treatment. Surg Neurol 1998; 49(3):269-273.
81. Meyer SH, Morris GF, Pretorius DH, et al: Terminal myelocystocele: Important differential diagnosis in the prenatal assessment of spina bifida. J Ultrasound Med 1998;17(3):193-197.
82. Midrio P, Silberstein HJ, Bilaniuk LT, et al: Prenatal diagnosis of terminal myelocystocele in the fetal surgery era: Case report. Neurosurgery 2002;50(5):1152-1154; discussion 1154-1155.
83. Schijman E: Split spinal cord malformations. Report of 22 cases and review of the literature. Childs Nerv Syst 2003;19(2):96-103.
84. Glasier CM, Chadduck WM, Burrows PE: Diagnosis of diastematomyelia with high-resolution spinal ultrasound. Childs Nerv Syst 1986;2(5):255-257.
85. Raghavendra BN, Epstein FJ, Pinto RS, et al: Sonographic diagnosis of diastematomyelia. J Ultrasound Med 1988;7(2):111-113.
86. Sepulveda W, Kyle PM, Hassan J, et al: Prenatal diagnosis of diastematomyelia: Case reports and review of the literature. Prenat Diagn 1997;17(2):161-165.
87. Allen LM, Silverman RK: Prenatal ultrasound evaluation of fetal diastematomyelia: Two cases of type I split cord malformation. Ultrasound Obstet Gynecol 2000;15(1):78-82.
88. Ugarte N, Gonzalez-Crussi F, Sotelo-Avila C: Diastematomyelia associated with teratomas. Report of two cases. J Neurosurg 1980;53(5):720-725.
89. Fernandes ET, Custer MD, Burton EM, et al: Neurenteric cyst: Surgery and diagnostic imaging. J Pediatr Surg 1991;26(1):108-110.
90. Akgur FM, Ozdemir T, Olguner M, et al: A case of split notochord syndrome: Presence of dorsal enteric diverticulum adjacent to the dorsal enteric fistula. J Pediatr Surg 1998;33(8):1317-1319.
91. Macaulay KE, Winter TC 3rd, Shields LE: Neurenteric cyst shown by prenatal sonography. Am J Roentgenol 1997;169(2):563-565.
92. Uludag S, Madazli R, Erdogan E, et al: A case of prenatally diagnosed fetal neurenteric cyst. Ultrasound Obstet Gynecol 2001;18(3):277-279.
93. Almog B, Leibovitch L, Achiron R: Split notochord syndrome—Prenatal ultrasonographic diagnosis. Prenat Diagn 2001;21(13):1159-1162.
94. Long FR, Hunter JV, Mahboubi S, et al: Tethered cord and associated vertebral anomalies in children and infants with imperforate anus: Evaluation with MR imaging and plain radiography. Radiology 1996;200(2):377-382.
95. Appignani BA, Jaramillo D, Barnes PD, et al: Dysraphic myelodysplasias associated with urogenital and anorectal anomalies: Prevalence and types seen with MR imaging. Am J Roentgenol 1994;163(5):1199-1203.
96. Carson JA, Barnes PD, Tunell WP, et al: Imperforate anus: The neurologic implication of sacral abnormalities. J Pediatr Surg 1984;19(6):838-842.
97. Warf BC, Scott RM, Barnes PD, et al: Tethered spinal cord in patients with anorectal and urogenital malformations. Pediatr Neurosurg 1993;19(1):25-30.
98. Chestnut R, James HE, Jones KL: The VATER association and spinal dysraphia. Pediatr Neurosurg 1992;18(3):144-148.
99. Karrer FM, Flannery AM, Nelson MD, Jr, et al: Anorectal malformations: Evaluation of associated spinal dysraphic syndromes. J Pediatr Surg 1988;23(1 Pt 2):45-48.
100. Beek FJ, Boemers TM, Witkamp TD, et al: Spine evaluation in children with anorectal malformations. Pediatr Radiol 1995;25 Suppl 1:S28-32.
101. Duhamel B: From the mermaid to anal imperforation: The syndrome of caudal regression. Arch Dis Child 1961;36:152-155.
102. Harlow CL, Partington MD, Thieme GA: Lumbosacral agenesis: Clinical characteristics, imaging, and embryogenesis. Pediatr Neurosurg 1995;23(3):140-147.
103. Barkovich AJ, Raghavan N, Chuang S, et al: The wedge-shaped cord terminus: A radiographic sign of caudal regression. Am J Neuroradiol 1989;10(6):1223-1231.
104. Muthukumar N: Surgical treatment of nonprogressive neurological deficits in children with sacral agenesis. Neurosurgery 1996;38(6):1133-1137; discussion 1137-1138.
105. Baxi L, Warren W, Collins MH, et al: Early detection of caudal regression syndrome with transvaginal scanning. Obstet Gynecol 1990;75(3 Pt 2):486-489.
106. Twickler D, Budorick N, Pretorius D, et al: Caudal regression versus sirenomelia: Sonographic clues. J Ultrasound Med 1993;12(6):323-330.
107. Adra A, Cordero D, Mejides A, et al: Caudal regression syndrome: Etiopathogenesis, prenatal diagnosis, and perinatal management. Obstet Gynecol Surv 1994;49(7):508-516.
108. Zaw W, Stone DG: Caudal regression syndrome in twin pregnancy with type II diabetes. J Perinatol 2002;22(2):171-174.
109. Morichon-Delvalle N, Delezoide A-L, Vekemans M: Holoprosencephaly and sacral agenesis in a fetus with a terminal deletion 7q36-7qter. J Med Genet 1993;30:521-524.

110. Schrander-Stumpel C, Schrander J, Fryns JP, et al: Caudal deficiency sequence in 7q terminal deletion. Am J Med Genet 1988;30(3):757-761.
111. Nowaczyk MJ, Huggins MJ, Tomkins DJ, et al: Holoprosencephaly, sacral anomalies, and situs ambiguus in an infant with partial monosomy 7q/trisomy 2p and SHH and HLXB9 haploinsufficiency. Clin Genet 2000;57(5):388-393.
112. Brockmeyer DL, Smith JT. Congenital vertebral anomalies. In McLone DG (ed): Pediatric Neurosurgery: Surgery of the Developing Nervous System. Philadelphia, WB Saunders, 2001, pp 428-441.
113. Abrams SL, Filly RA: Congenital vertebral malformations: Prenatal diagnosis using ultrasonography. Radiology 1985;155(3):762.
114. Benacerraf BR, Greene MF, Barss VA: Prenatal sonographic diagnosis of congenital hemivertebra. J Ultrasound Med 1986;5(5):257-259.
115. Rouse GA, Filly RA, Toomey F, et al: Short-limb skeletal dysplasias: Evaluation of the fetal spine with sonography and radiography. Radiology 1990;174(1):177-180.
116. Zelop CM, Pretorius DH, Benacerraf BR: Fetal hemivertebrae: Associated anomalies, significance, and outcome. Obstet Gynecol 1993;81(3):412-416.
117. Jarcho S, Levin PM: Hereditary malformation of the vertebral bodies. Bull Johns Hopkins Hospital 1938(62):216.
118. Tolmie JL, Whittle MJ, McNay MB, et al: Second trimester prenatal diagnosis of the Jarcho-Levin syndrome. Prenat Diagn 1987;7(2):129-134.
119. Lawson ME, Share J, Benacerraf B, et al: Jarcho-Levin syndrome: Prenatal diagnosis, perinatal care, and follow-up of siblings. J Perinatol 1997;17(5):407-409.
120. Larsen LJ, Schottstaedt ER, Bost FC: Multiple congenital dislocations associated with characteristic facial abnormality. J Pediatr 1950;37:574-581.
121. Latta RJ, Graham CB, Aase J, et al: Larsen's syndrome: A skeletal dysplasia with multiple joint dislocations and unusual facies. J Pediatr 1971;78(2):291-298.
122. Tongsong T, Wanapirak C, Pongsatha S, et al: Prenatal sonographic diagnosis of Larsen syndrome. J Ultrasound Med 2000;19(6):419-421.
123. Ulmer JL, Elster AD, Ginsberg LE, et al: Klippel-Feil syndrome: CT and MR of acquired and congenital abnormalities of cervical spine and cord. J Comput Assist Tomogr 1993;17(2):215-224.
124. Duncan PA, Shapiro LR, Stangel JJ, et al: The MURCS association: Mullerian duct aplasia, renal aplasia, and cervicothoracic somite dysplasia. J Pediatr 1979;95(3):399-402.
125. Fernandez CO, McFarland RD, Timmons C, et al: MURCS association: Ultrasonographic findings and pathologic correlation. J Ultrasound Med 1996;15(12):867-870.
126. Duncan PA, Shapiro LR, Stangel JJ, et al: The MURCS association: Mullerian duct aplasia, renal aplasia, and cervicothoracic somite dysplasia. J Pediatr 1979;95:399-402.
127. Patel RB: Sonographic diagnosis of intraspinal neuroblastoma. J Clin Ultrasound 1985;13(8):565-569.
128. Garcia CJ, Keller MS: Intraspinal extension of paraspinal masses in infants: Detection by sonography. Pediatr Radiol 1990;20(6):437-439.
129. Windisch TR, Naul LG, Bauserman SC: Intramedullary gliofibroma: MR, ultrasound, and pathologic correlation. J Comput Assist Tomogr 1995;19(4):646-648.
130. Gonzalez-Crussi F, Winkler RF, Mirkin DL: Sacrococcygeal teratomas in infants and children: Relationship of histology and prognosis in 40 cases. Arch Pathol Lab Med 1978;102(8):420-425.
131. Ein SH, Adeyemi SD, Mancer K: Benign sacrococcygeal teratomas in infants and children: A 25 year review. Ann Surg 1980;191(3):382-384.
132. Lahdenne P, Heikinheimo M, Nikkanen V, et al: Neonatal benign sacrococcygeal teratoma may recur in adulthood and give rise to malignancy. Cancer 1993;72(12):3727-3731.
133. Altman RP, Randolph JG, Lilly JR: Sacrococcygeal teratoma: American Academy of Pediatrics Surgical Section Survey-1973. J Pediatr Surg 1974;9(3):389-398.
134. Noseworthy J, Lack EE, Kozakewich HP, et al: Sacrococcygeal germ cell tumors in childhood: An updated experience with 118 patients. J Pediatr Surg 1981;16(3):358-364.
135. Ribeiro PR, Guys JM, Lena G: Sacrococcygeal teratoma with an intradural and extramedullary extension in a neonate: Case report. Neurosurgery 1999;44(2):398-400.
136. Teal LN, Angtuaco TL, Jimenez JF, et al: Fetal teratomas: Antenatal diagnosis and clinical management. J Clin Ultrasound 1988;16(5):329-536.
137. Chisholm CA, Heider AL, Kuller JA, et al: Prenatal diagnosis and perinatal management of fetal sacrococcygeal teratoma. Am J Perinatol 1999;16(2):89-92.
138. Avni FE, Guibaud L, Robert Y, et al: MR imaging of fetal sacrococcygeal teratoma: Diagnosis and assessment. AJR Am J Roentgenol 2002;178(1):179-183.
139. Sherer DM, Fromberg RA, Rindfusz DW, et al: Color Doppler aided prenatal diagnosis of a type 1 cystic sacrococcygeal teratoma simulating a meningomyelocele. Am J Perinatol 1997;14(1):13-15.
140. Bond SJ, Harrison MR, Schmidt KG, et al: Death due to high-output cardiac failure in fetal sacrococcygeal teratoma. J Pediatr Surg 1990;25(12):1287-1291.
141. Langer JC, Harrison MR, Schmidt KG, et al: Fetal hydrops and death from sacrococcygeal teratoma: Rationale for fetal surgery. Am J Obstet Gynecol 1989;160(5 Pt 1):1145-1150.
142. Hoehn T, Krause MF, Wilhelm C, et al: Fatal rupture of a sacrococcygeal teratoma during delivery. J Perinatol 1999;19(8 Pt 1):596-598.
143. Currarino G, Coln D, Votteler T: Triad of anorectal, sacral, and presacral anomalies. Am J Roentgenol 1981;137(2):395-398.
144. Deprest JA, Lerut TE, Vandenberghe K: Operative fetoscopy: New perspective in fetal therapy? Prenat Diagn 1997;17(13):1247-1260.
145. O'Riordain DS, O'Connell PR, Kirwan WO: Hereditary sacral agenesis with presacral mass and anorectal stenosis: The Currarino triad. Br J Surg 1991;78(5):536-538.
146. Gaskill SJ, Marlin AE: The Currarino triad: Its importance in pediatric neurosurgery. Pediatr Neurosurg 1996;25(3):143-146.
147. Ashcraft KW, Holder TM: Hereditary presacral teratoma. J Pediatr Surg 1974;9(5):691-697.
148. Cohn J, Bay-Nielsen E: Hereditary defect of the sacrum and coccyx with anterior sacral meningocele. Acta Paediatr Scand 1969;58(3):268-274.
149. Leadman M, Seigel S, Hollenberg R, et al: Ultrasound diagnosis of neonatal spinal epidural hemorrhage. J Clin Ultrasound 1988;16(6):440-442.
150. Coley BD, Shiels WE, 2nd, Hogan MJ: Diagnostic and interventional ultrasonography in neonatal and infant lumbar puncture. Pediatr Radiol 2001;31(6):399-402.
151. Filippigh P, Clapuyt P, Debauche C, et al: Sonographic evaluation of traumatic spinal cord lesions in the newborn infant. Pediatr Radiol 1994;24(4):245-247.

152. Rudas G, Almassy Z, Papp B, et al: Echodense spinal subarachnoid space in neonates with progressive ventricular dilatation: A marker of noncommunicating hydrocephalus. Am J Roentgenol 1998;171(4):1119-1121.
153. Stammers FAR: Spinal epidural suppuration, with special reference to osteomyelitis of the vertebrae. Br J Surg 1938;26:366-374.
154. Gudinchet F, Chapuis L, Berger D: Diagnosis of anterior cervical spinal epidural abscess by US and MRI in a newborn. Pediatr Radiol 1991;21(7):515-517.
155. Rubaltelli L, De Gerone E, Caterino G: Echographic evaluation of tubercular abscesses in lumbar spondylitis. J Ultrasound Med 1990;9(2):67-70.
156. Rubin JM, DiPietro MA, Chandler WF, et al: Spinal ultrasonography: Intraoperative and pediatric applications. Radiol Clin North Am 1988;26(1):1-27.
157. Jokich PM, Rubin JM, Dohrmann GJ: Intraoperative ultrasonic evaluation of spinal cord motion. J Neurosurg 1984;60(4):707-711.
158. Maiuri F, Iaconetta G, de Divitiis O: The role of intraoperative sonography in reducing invasiveness during surgery for spinal tumors. Minim Invasive Neurosurg 1997;40(1):8-12.
159. Theodotou BC, Powers SK: Use of intraoperative ultrasound in decision making during spinal operations. Neurosurgery 1986;19(2):205-211.
160. Braun IF, Raghavendra BN, Kricheff II: Spinal cord imaging using real-time high-resolution ultrasound. Radiology 1983;147(2):459-465.
161. Gupta S, Takhtani D, Gulati M, et al. Sonographically guided fine-needle aspiration biopsy of lytic lesions of the spine: Technique and indications. J Clin Ultrasound 1999;27(3):123-129.

56

O TÓRAX PEDIÁTRICO

S. Bruce Greenberg / Joanna J. Seibert / Charles M. Glasier / Richard E. Leithiser, Jr.

SUMÁRIO DO CAPÍTULO

INDICAÇÕES PARA A ULTRA-SONOGRAFIA DO TÓRAX
SINAIS ULTRA-SONOGRÁFICOS DE LÍQUIDO PLEURAL
    Sinal do Diafragma
    Sinal da Crura Deslocada
    Sinal da Área Nua

Vantagens e Desvantagens da Ultra-sonografia
Abscesso e Empiema
PARÊNQUIMA PULMONAR
MEDIASTINO
    Trombose da Veia Cava Superior
    Massas Mediastinais

MASSAS TORÁCICAS EXTRACARDÍACAS
ASPIRAÇÃO/BIÓPSIA DAS LESÕES PULMONARES GUIADAS POR ULTRA-SONOGRAFIA
DIAFRAGMA
USOS POTENCIAIS DA ULTRA-SONOGRAFIA DE TÓRAX

A ultra-sonografia extracardíaca do tórax é limitada pelo ar nos pulmões e pelos ossos do gradil costal. Entretanto, a ultra-sonografia é valiosa na avaliação do tórax anormal em que haja uma interposição de líquido e densidades sólidas entre a parede torácica e o pulmão. A ultra-sonografia é particularmente bem adequada para a avaliação dos derrames pleurais. O timo, o fígado e o baço proporcionam janelas para a ultra-sonografia do tórax, bem como os espaços intercostais. Qualquer tórax que seja radiograficamente opaco pode ser avaliado pela ultra-sonografia para determinar a

INDICAÇÕES PARA A ULTRA-SONOGRAFIA DE TÓRAX

DIAGNÓSTICO DE:

Derrames pleurais
Paralisias diafragmáticas
Massas císticas *vs.* sólidas
Hérnia diafragmática (p. ex., fígado, alça intestinal)
Defeito diafragmático
Líquido subpneumônico *vs.* subfrênico
Derrame pericárdico
Trombos vasculares (p. ex., cardíacos, VCS, VCI)
Tumores *vs.* derrames pleurais de grande monta ou persistentes

Massas da parede torácica *vs.* derrames pleurais
Posicionamento de cateteres nos vasos
Massas mediastinais
Relação do timo com as massas
Extensão de massas da região cervical para o tórax

ORIENTAÇÃO ULTRA-SONOGRÁFICA PARA:

Toracocentese
Biópsia por agulha de massas
Colocação de dreno endotraqueal

VCI, veia cava inferior; VCS, veia cava superior. De Ablin DS, Newell JD II. Imagens diagnósticas para a avaliação do tórax pediátrico. Clin Chest Med 1987; 8(4):641-660.

presença de líquido, de uma massa, de atelectasia ou hipoplasia pulmonar. A ultra-sonografia pode ser utilizada terapeuticamente como um guia para a toracocentese, biópsia pleural e biópsia pulmonar.

SINAIS ULTRA-SONOGRÁFICOS DE LÍQUIDO PLEURAL

O uso mais freqüente da ultra-sonografia é para a determinação de uma opacificação pulmonar em uma radiografia de tórax de modo a especificar se esta imagem é líquido pleural ou um espessamento pleural,[2] ou se existe uma pneumonia subjacente ou uma massa (Fig. 56-1). Os exames de ultra-sonografia do tórax se mostraram significativamente superiores às radiografias de decúbito para a detecção de pequenas quantidades de líquido.[3] Os sinais ultra-sonográficos de um derrame pleural incluem a detecção de um espaço livre de eco imediatamente abaixo da parede torácica (Fig. 56-2). Como os derrames pleurais transmitem som, as estruturas abaixo do derrame que normalmente não podem ser vistas pelo ultra-som se tornam visíveis quando um derrame está

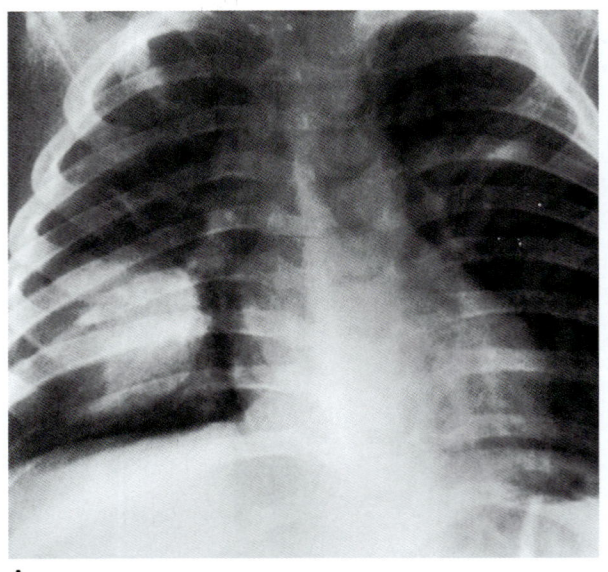
A

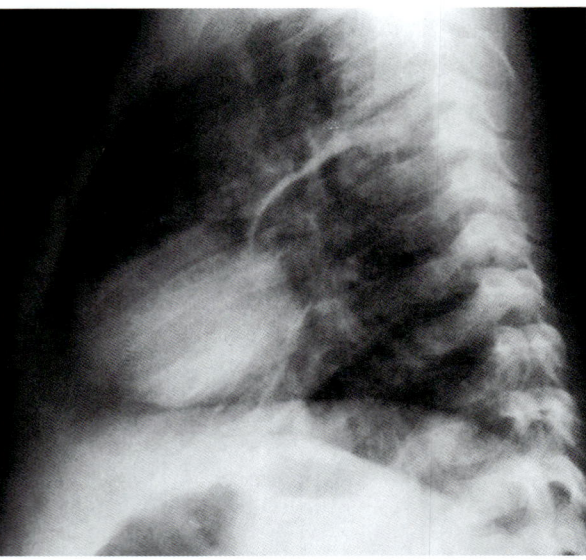
B

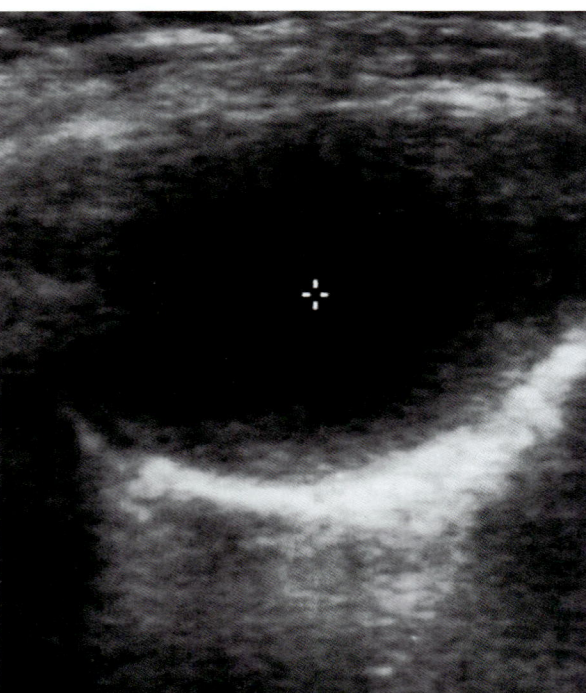
C

FIGURA 56-1 Líquido loculado no tórax — fissura menor do lobo médio direito. Radiografias póstero-anterior, **A** e lateral, **B** demonstram uma massa arredondada. **C,** A ultra-sonografia demonstra que a massa arredondada é uma coleção loculada de líquido.

líquido se move para trás do fígado e do pulmão (Fig. 56-5). Quando o paciente está em pé, o líquido se move por entre o pulmão e o diafragma.

Os relatos iniciais observam que quase 20% das lesões pleurais anecóicas não geraram líquido livre na toracocentese.[5] Os mesmos autores anos mais tarde publicaram duas observações que se mostraram mais preditivas de líquido pleural: (1) uma **mudança** definida **no formato** de uma densidade pleural durante a inspiração e expiração e (2) **septações em movimento** dentro da lesão pleural.[6] As septações são faixas de fibrina. Este movimento é uma evidência inequívoca de que o líquido possui uma viscosidade relativamente baixa. Com os transdutores de tempo real, a detecção de líquido não é difícil.

O Doppler colorido também pode auxiliar na distinção entre derrame pleural e espessamento pleural.[7,8] Na presença de um derrame pleural livre, observa-se um sinal colorido entre as pleuras parietal e visceral ou próximo ao ângulo costofrênico, que está relacionado com o movimento respiratório. A análise espectral do formato de onda demonstra um **sinal caótico tipo fluxo turbulento** relacionado com os ciclos respiratório e cardíaco. As células em movimento, os detritos celulares e os materiais tipo fibrina podem degradar o som e produzir sinais de fluxo no Doppler colorido. O espessamento pleural organizado pode aparecer como uma lesão pleural sem cor e sem sinal.

O fígado e o baço também são excelentes janelas acústicas para a avaliação de massas baseadas na pleura.[9-14] Os mesmos critérios utilizados na tomografia computadorizada se aplicam para a avaliação ultra-sonográfica das massas da região inferior do tórax. A ultra-sonografia gera imagens sagitais e longitudinais diretas que não eram disponíveis nas imagens convencionais de tomografia computadorizada, exceto nas reconstruções.[4,12] Esta vantagem não é mais relevante porque a tomografia computadorizada multidetectora permite uma imagem isotrópica em todos os planos.[15-17] A ultra-sonografia de tórax através do abdome é claramente superior no lado direito devido à maior janela acústica proporcionada pelo fígado.

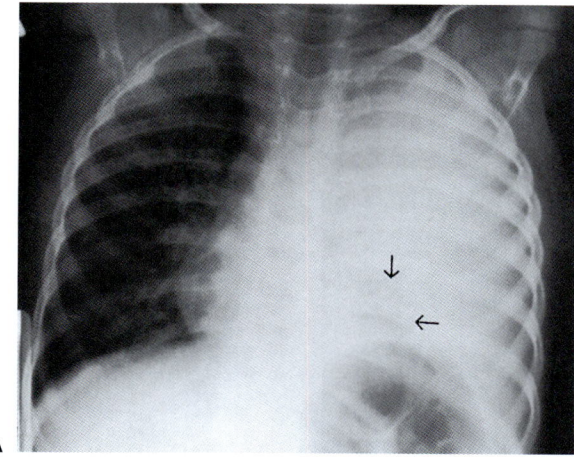
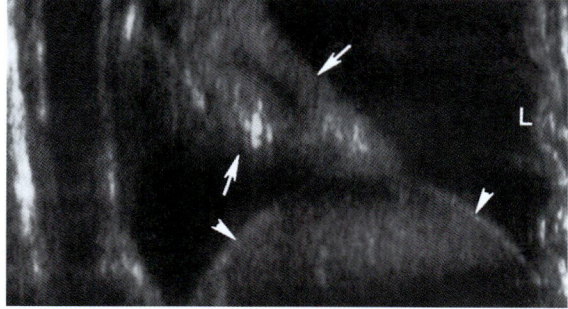

FIGURA 56-2. Derrame pleural causado por pneumonia estreptocócica (menino com 18 meses de vida).
A, A radiografia de tórax demonstra um hemitórax esquerdo totalmente opacificado com a possibilidade de pneumatocele (*setas*). **B,** Ultra-sonografia coronal esquerda (posicionada da mesma forma que a radiografia de tórax) demonstra grandes coleções de líquido claro circundando o pulmão inferior esquerdo comprimido (*setas*) acima do hemidiafragma esquerdo (*cabeças de seta*). L, Parede lateral do tórax esquerdo. (De Glasier CM, Leithiser RE Jr, Williamson SL, et al: Extracardiac chest ultrasonography in infants and children: Radiographic and clinical implications. J Pediatr 1989;114(4):540-544.)

presente. Normalmente, quando se faz a imagem através do fígado, a parede torácica atrás do fígado não é visível porque os pulmões aerados interrompem o feixe de ultra-som. Entretanto, na presença de um derrame pleural, a parede torácica posterior se torna visível.[4]

O acesso ao espaço pleural é obtido com o uso de imagens subcostais ou intercostais. O baço ou o fígado podem ser utilizados como janelas para o espaço pleural porque eles são órgãos parenquimatosos sólidos e relativamente homogêneos e proporcionam uma boa transmissão. Um derrame pleural aparece como uma coleção hipoecóica logo acima do diafragma e adjacente a ele. O pulmão consolidado subjacente pode ser separado do derrame porque o pulmão consolidado é mais denso e contém múltiplas áreas hiperecóicas de **broncogramas aéreos** dentro dele (Fig. 56-3). Um derrame não complicado é anecóico, enquanto uma coleção complexa, como um hemotórax ou empiema, apresenta um líquido mais espesso com septações (Figs. 56-4 a 56-7).

O líquido livre muda de posição conforme a posição do paciente. Quando o paciente está em decúbito dorsal, o

SINAIS ULTRA-SONOGRÁFICOS DE LÍQUIDO PLEURAL

Coleção líquida hipoecóica sob a parede torácica
Septações se loculado
Pulmão hipoecóico abaixo do líquido
Parede posterior do tórax visibilizada abaixo do líquido
Líquido hipoecóico acima do diafragma
Líquido se move livremente com a respiração
Septações movem se o líquido está loculado
Sinal no Doppler colorido entre a pleura visceral e parietal
Sinal no Doppler colorido no ângulo costofrênico
Sinal do diafragma (líquido fora ou ao redor do diafragma)
Sinal da crura deslocada
Sinal da área nua

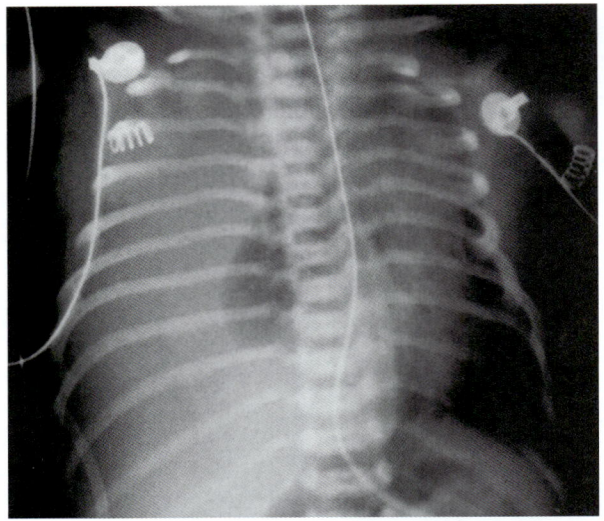
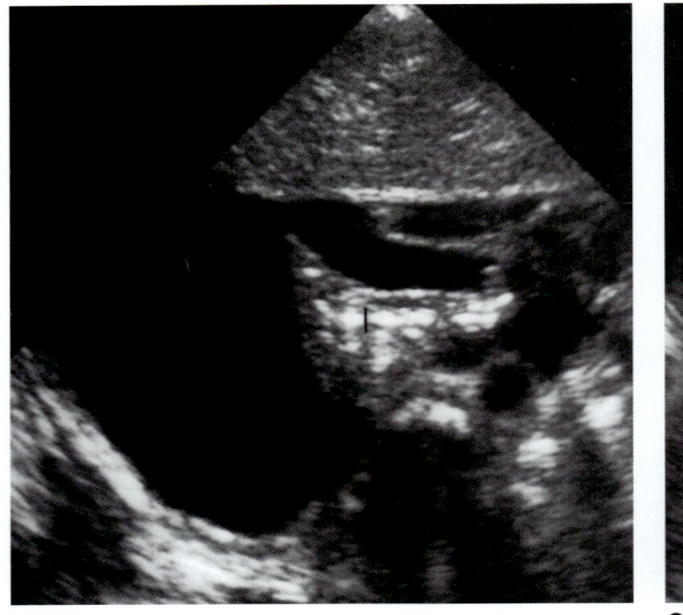
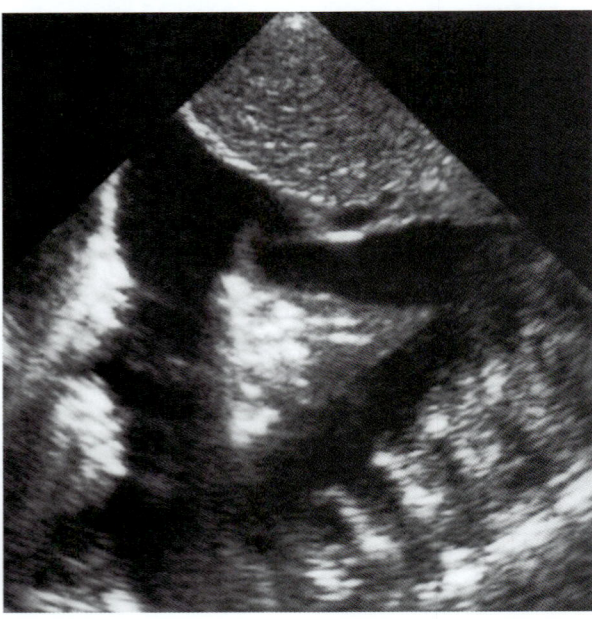

FIGURA 56-3. Quilotórax neonatal. A, Radiografia anteroposterior do tórax em um lactente de duas semanas de vida demonstra a opacificação do pulmão direito e desvio do coração e do mediastino para a esquerda. **B,** Cortes ultra-sonográficos transversos através do fígado demonstram que a massa é um grande acúmulo de líquido e que o pulmão colapsado (l) está circundado por líquido. **C,** Múltiplas sombras aéreas (broncogramas aéreos) são vistas dentro do pulmão.

Sinal do Diafragma

Quando o fígado ou o baço é utilizado como janela acústica e o líquido é visto adjacente a estas estruturas, a localização do líquido é determinada em referência à posição do diafragma. Se o líquido está dentro do diafragma e localizado mais centralmente, é uma ascite. Se o líquido está fora do diafragma e apresenta uma localização periférica, ele está no espaço pleural.[4]

Sinal da Crura Deslocada

O líquido está no espaço pleural quando existe uma interposição de líquido entre a crura e a coluna vertebral, afastando a crura da coluna.[4]

Sinal da Área Nua

A face posterior do lobo inferior direito do fígado está diretamente presa ao diafragma posterior sem peritônio. Assim, o líquido ascítico no espaço subepático ou subfrênico não pode se estender por trás do fígado no nível da área nua. O líquido pleural pode ser visto atrás do fígado no nível da área nua (Fig. 56-8).

Vantagens e Desvantagens da Ultra-sonografia

A ultra-sonografia tem a vantagem sobre a TC de ser uma técnica portátil que pode ser levada à beira do leito, o que a

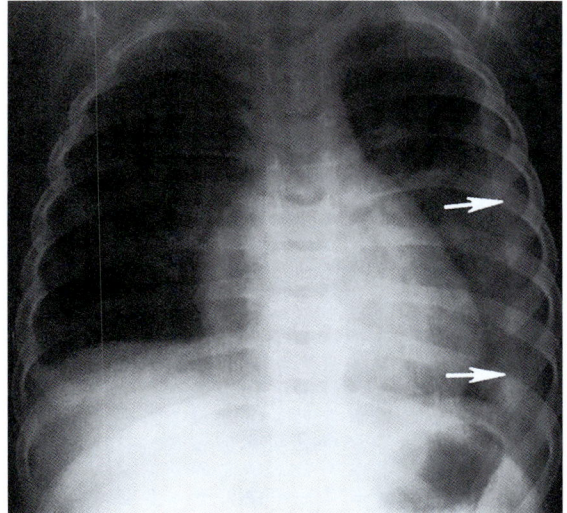 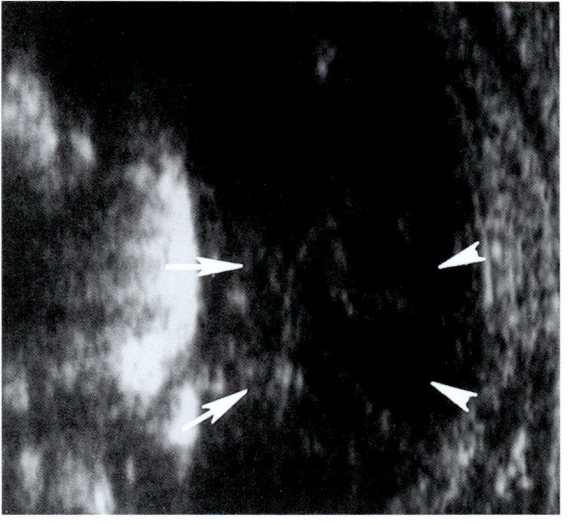

FIGURA 56-4. Espessamento pleural. A, Radiografia de tórax de uma menina de três anos em decúbito dorsal tratada de uma infecção por *Haemophilus pneumoniae* e febre recorrente demonstra uma densidade pleural à esquerda (*setas*). **B,** Corte ultra-sonográfico coronal à esquerda (reorientado como o filme da radiografia de tórax) demonstra líquido pleural ecogênico (*setas*) com vários bolsões loculados de líquido claro (*cabeças de seta*). (De Glasier CM, Leithiser RE Jr, Williamson SL et al: Extracardiac chest ultrasonography in infants and children: Radiographic and clinical implications. J. Pediatr 1989;114(4):540-544.)

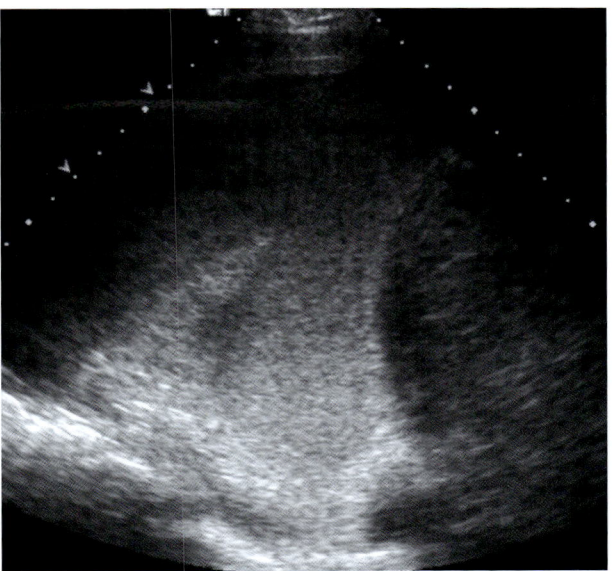

FIGURA 56-5. Empiema causado por pneumonia.
Líquido ecogênico no espaço pleural direito acima do diafragma. Drenagem purulenta continha cepas gram-positivas e gram-negativas e cocos gram-positivos.

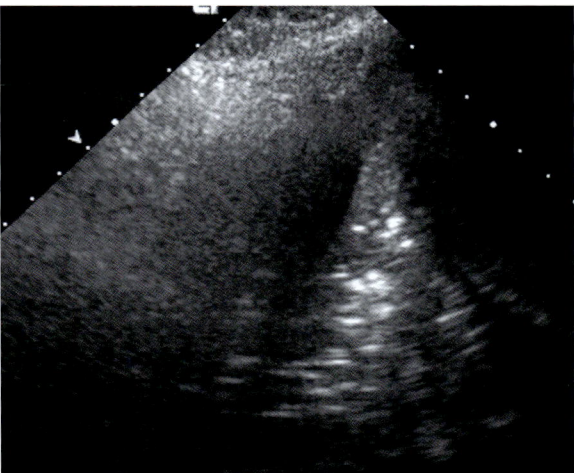

FIGURA 56-6. Hemotórax causado por um acidente.
Um derrame moderadamente ecogênico à direita é observado após trauma. A atelectasia da região inferior do pulmão direito está presente com a visibilização de alguns broncogramas aéreos.

torna útil para o estudo de lactentes criticamente enfermos (Fig. 56-9) quando uma opacificação pulmonar pode ser confundida com derrames pleurais.

Uma limitação da ultra-sonografia de tórax é que lesões sólidas muito homogêneas podem algumas vezes parecer que estão repletas de líquido (Fig. 56-10).[4] Abaixo do diafragma, os critérios para estruturas repletas de líquido são (1) ausência de ecos internos, (2) uma parede posterior aguda e (3) transmissão elevada de som profundamente à coleção de líquido. A ausência de ecogenicidade é um fenômeno relativo que é considerado pela ecogenicidade das estruturas circundantes. No tórax, não existe uma estrutura sólida ou cística de referência para comparação que possa ajudar a fazer esta observação. A transmissão aumentada de som é chamada de reforço acústico, e o julgamento pode ser difícil no tórax. Profundamente a um derrame pleural existe um pulmão que contém ar; o ar em interface com o tecido pulmonar é fortemente ecogênico, a despeito do conteúdo da lesão pleural. Portanto, líquido livre, tecido pulmonar organizado e massas pleurais sólidas podem produzir uma transmissão de som aparentemente elevada. A observação da mudança do formato do líquido pleural durante a inspiração e expiração, além da observação do movimento das septações são

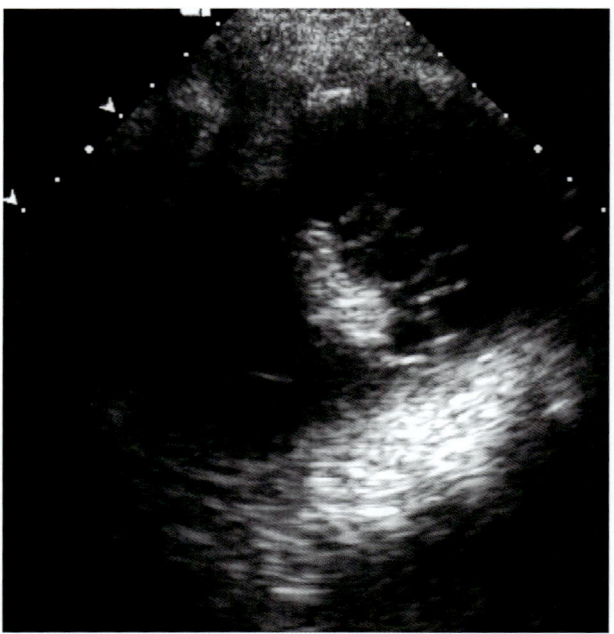

FIGURA 56-7. Derrame pleural septado. Atelectasia do lobo inferior do pulmão direito causada pela compressão gerada por um derrame pleural septado.

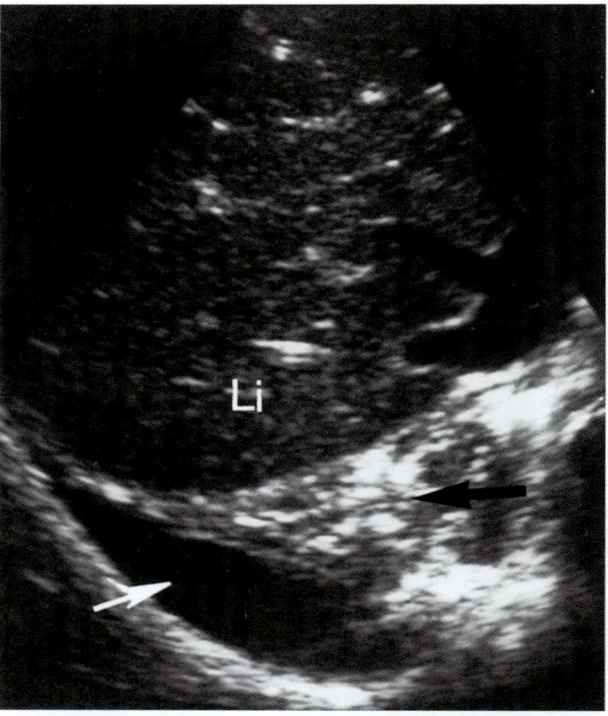

FIGURA 56-8. Líquido pleural posterior sobre a área nua do fígado. Imagem transversal através do fígado com o paciente em decúbito dorsal demonstra o fígado, pulmão consolidado (broncogramas aéreos) atrás dele (*seta preta*) e líquido (*seta branca*) posterior ao pulmão e ao fígado (Li).

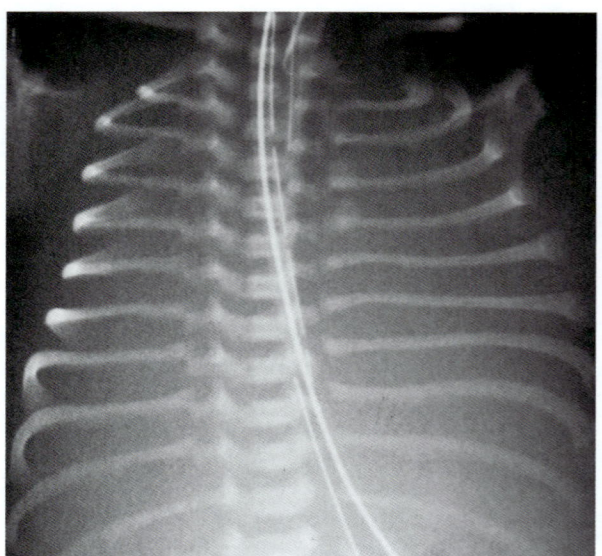

A

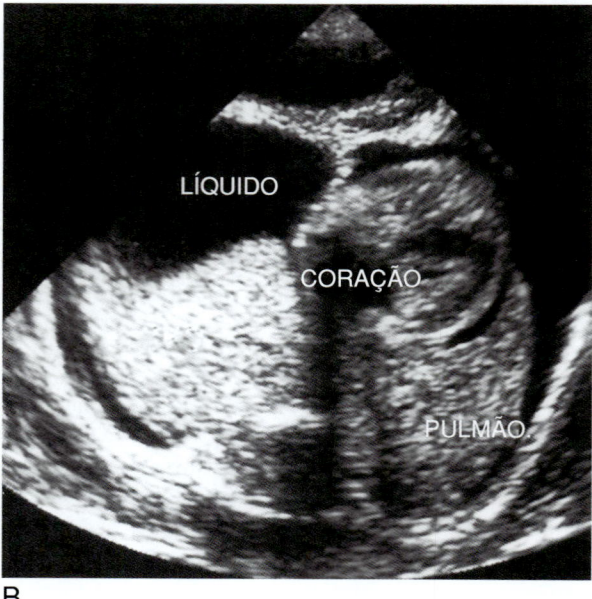

B

FIGURA 56-9. Derrame pleural bilateral e derrame pericárdico. A, Radiografia de tórax de um lactente em oxigenação por membrana extracorpórea (OMEC) demonstra uma opacificação completa do pulmão. **B,** Corte ultra-sonográfico transversal demonstra o colapso bilateral do pulmão com uma pequena quantidade de líquido pericárdico.

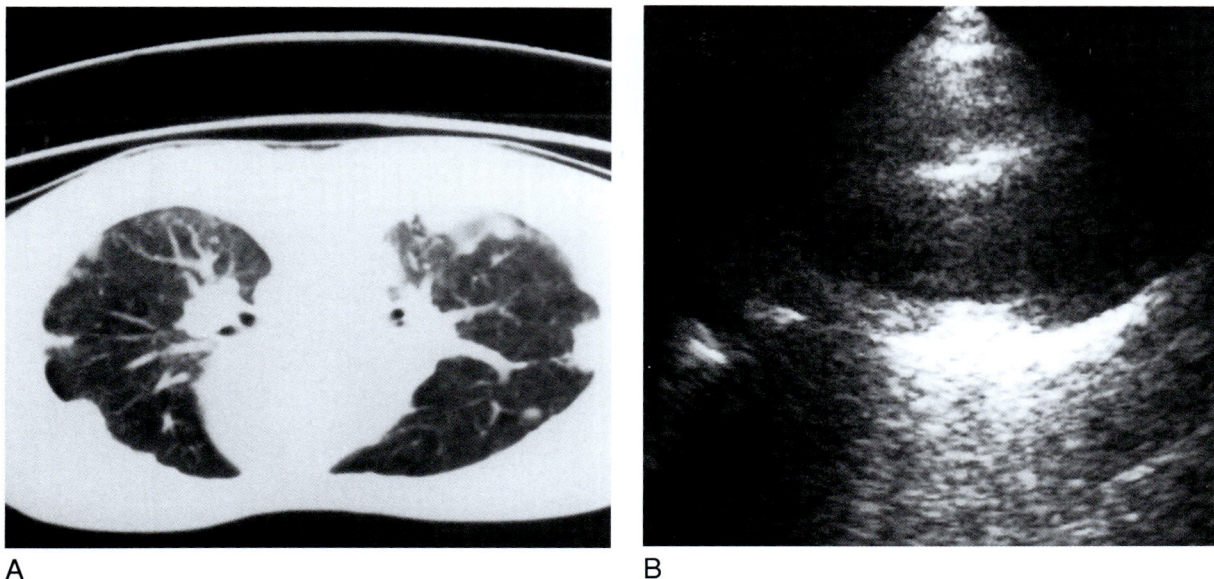

FIGURA 56-10. Metástases de um carcinoma de células renais. A, Imagem de TC (adolescente) demonstra diversas metástases. **B,** Ultra-sonografia demonstra que a grande massa pleural é relativamente hipoecóica.

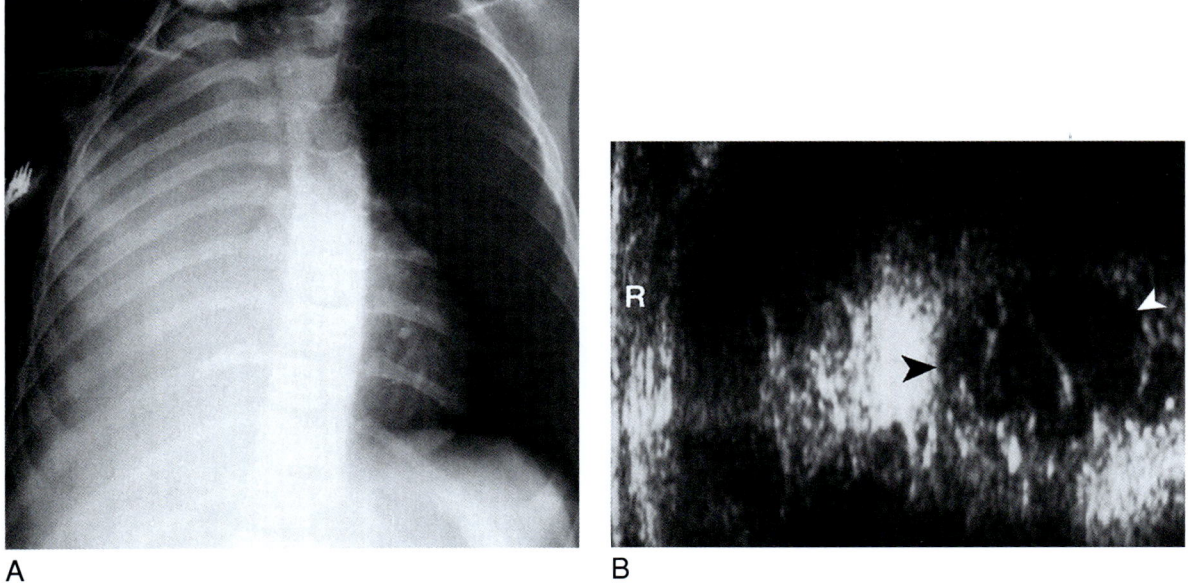

FIGURA 56-11. Abscesso loculado. A, Radiografia de tórax de um menino de sete anos com tosse, febre e sepse pneumocócica demonstra um hemitórax direito opaco. As diversas toracocenteses não foram bem sucedidas. **B,** Corte ultra-sonográfico coronal direito (na mesma orientação da radiografia de tórax) demonstra um pulmão ecogênico consolidado com áreas císticas multiloculares (*cabeça de seta*) de uma formação precoce de abscesso (líquido purulento foi aspirado sob orientação ultra-sonográfica). R, Parede lateral direita do tórax.

sinais adicionais para detectar líquido pleural espesso. **Broncogramas aéreos ou líquidos** no parênquima pulmonar podem ser utilizados para diferenciar o pulmão como a área de transmissão elevada (Fig. 56-3), e o **tecido pulmonar colabado ou consolidado** geralmente tem o aspecto de fígado ou baço.

Outra armadilha na avaliação ultra-sonográfica do tórax é a sombra acústica gerada por uma costela densa (sombra costal), que pode levar o ultra-sonografista inexperiente a confundir esta costela com uma massa anecóica. O transdutor deve ser colocado entre as costelas inferiores e sobre o fígado para que se evite esta armadilha. Isto permite que o ultra-sonografista se torne mais familiarizado com as sombras acústicas geradas pelas costelas. A ecogenicidade da massa ou da densidade pleural pode ser comparada com a do fígado.[7] Derrames parapneumônicos detectados pela

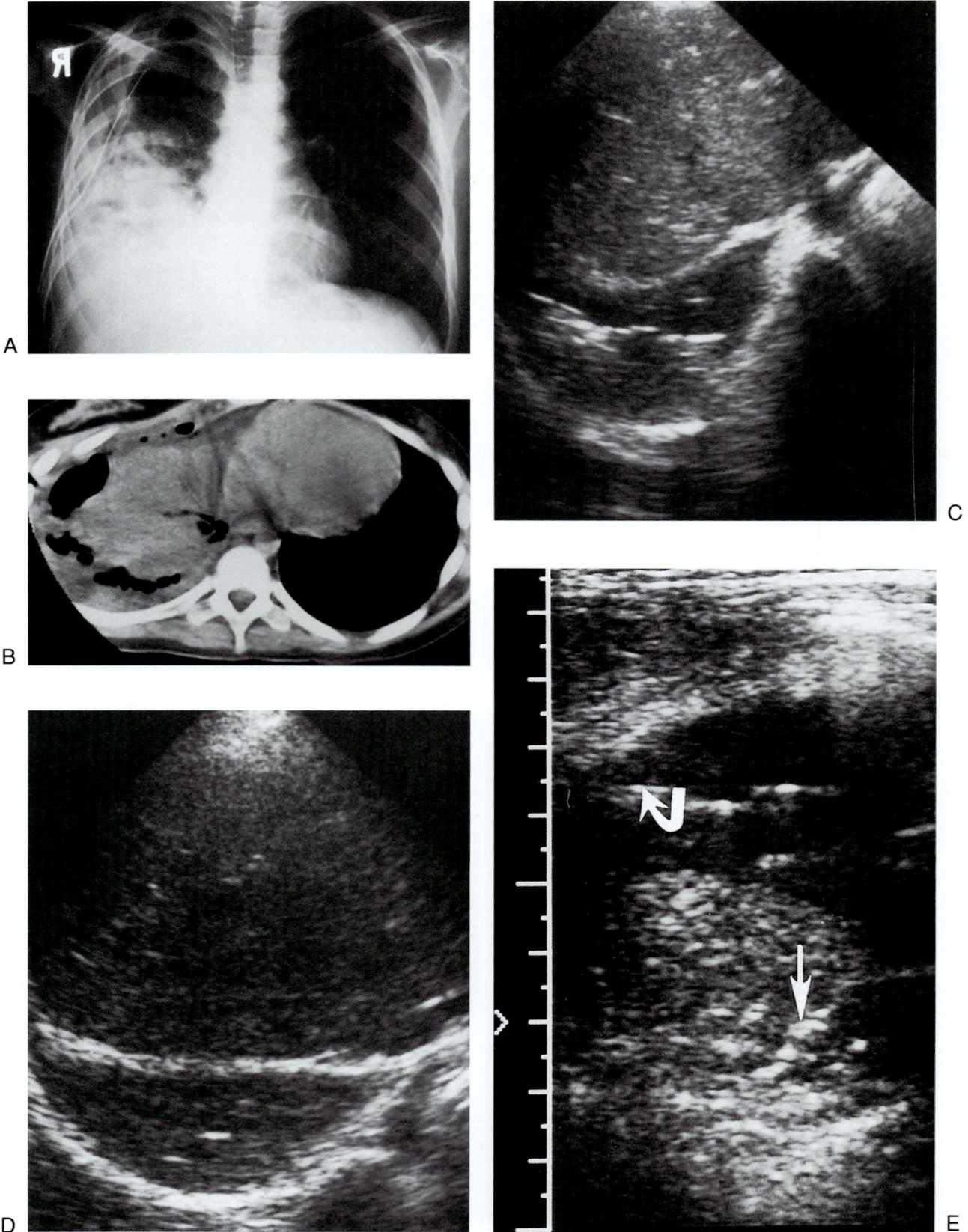

FIGURA 56-12. Níveis líquidos em um empiema complexo. A, Radiografia de tórax demonstra vários níveis líquidos em um abscesso pulmonar ou empiema. Múltiplos níveis líquidos em um empiema em uma TC, **B,** e na ultra-sonografia feita através do fígado, **C. D,** Ultra-sonografia feita com o paciente em pé. Os níveis líquidos mudam quando o paciente está em pé (o ar se move para cima e para fora desta imagem transversa através da região inferior do tórax). **E,** Imagem intercostal transversal através da parede torácica anterior demonstra ecos lineares do brônquio (*seta*) em um padrão aleatório e ecos lineares de ar (*seta curva*) no líquido pleural em um único nível.

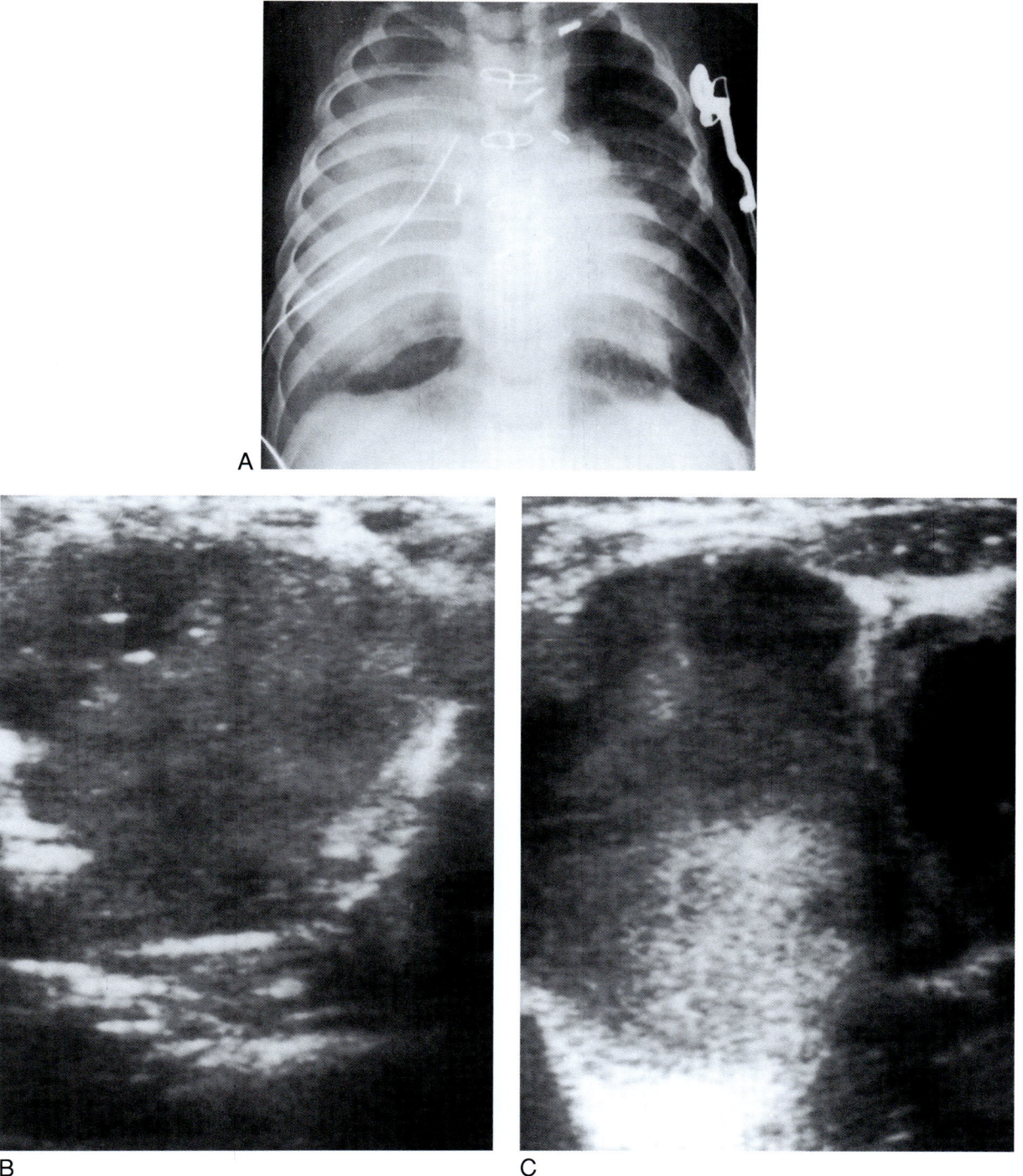

FIGURA 56-13. Líquido pleural espesso com mudança de aspecto. A, Radiografia de tórax demonstra pneumonia que não drena pelo tubo torácico. **B,** Ultra-sonografia torácica demonstra líquido muito espesso no tórax com broncogramas aéreos dentro da densidade espessa. **C,** Nível líquido/líquido de espessura diferente com a mudança de posição.

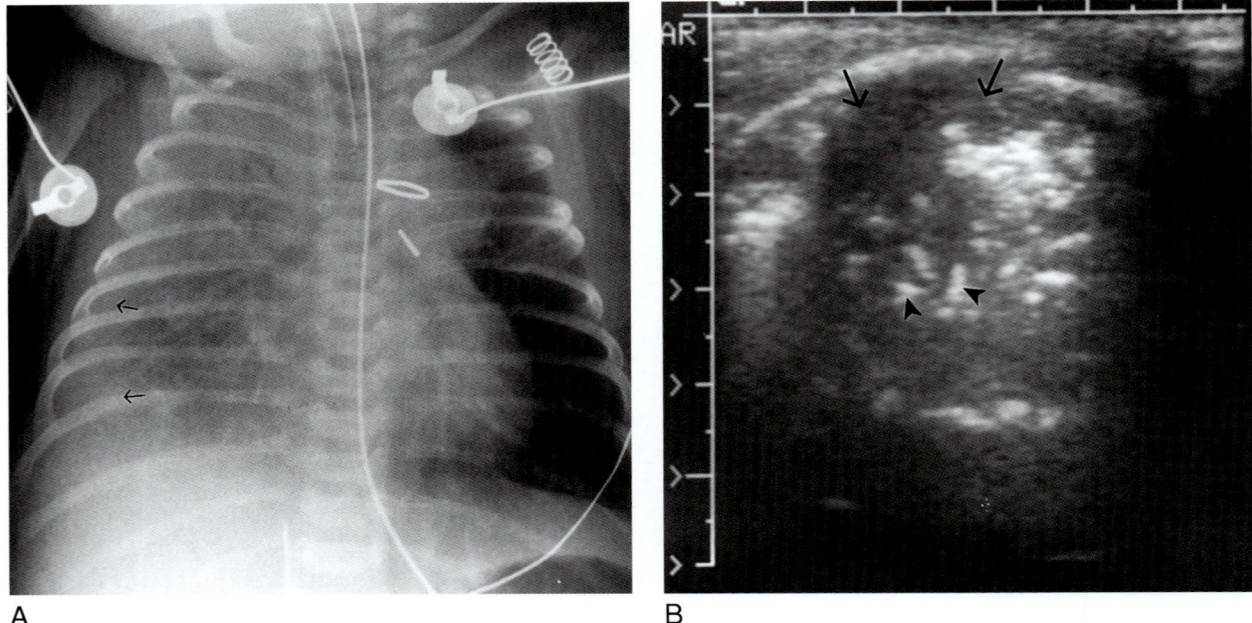

FIGURA 56-14. Pneumonia sem derrame em uma menina de duas semanas de vida. Esta paciente apresentava febre persistente e drenagem endotraqueal purulenta após um reparo de coarctação. **A,** Radiografia de tórax demonstra infiltrados no parênquima direito e possível líquido pleural (*setas*). **B,** Ultra-sonografia transversal demonstra consolidação do parênquima pulmonar (*setas*) com estruturas hiperecóicas, ramificadas e tubulares (*cabeças de seta*) sugestivas de brônquios cheios de ar. Não foi observado líquido pleural. Na autópsia, foi detectada uma pneumonia necrosante sem evidências de empiema.

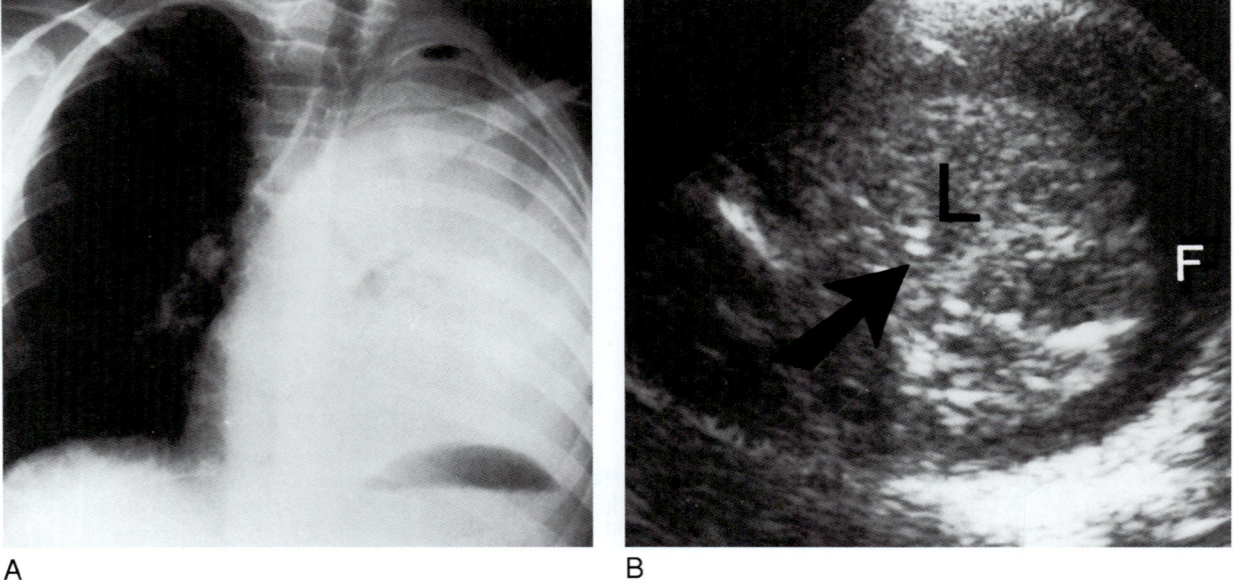

FIGURA 56-15. Pneumonia com líquido em uma criança de seis anos. **A,** Radiografia de tórax demonstra opacificação do lado esquerdo do tórax com alguns broncogramas aéreos dentro da densidade. **B,** Imagem transversal demonstra líquido (F) ao redor do pulmão (L), com broncogramas aéreos no interior (*seta*).

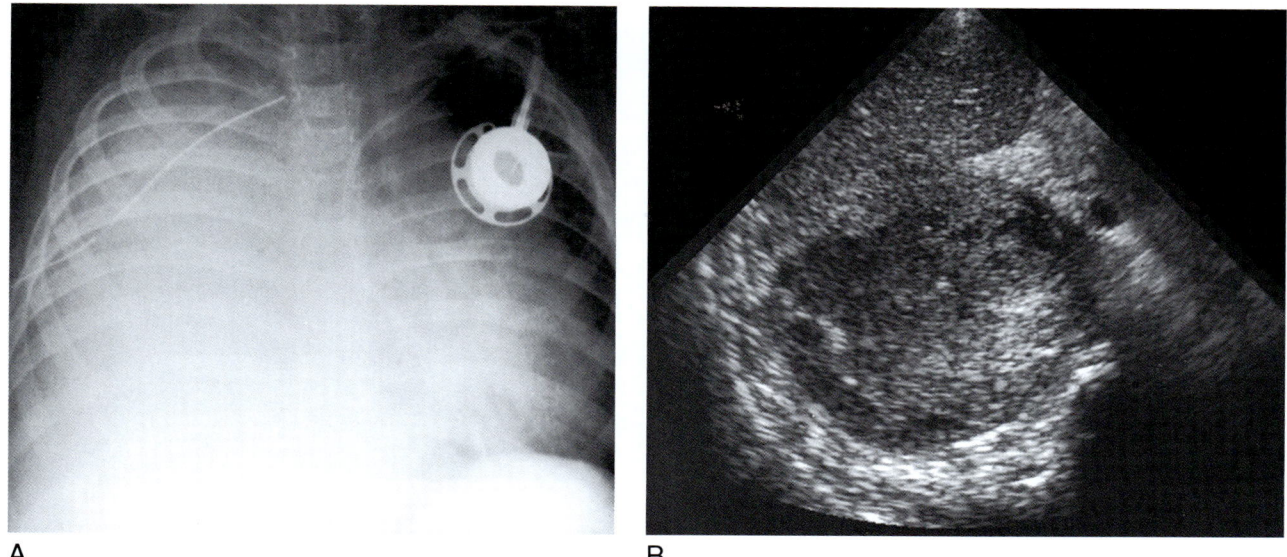

FIGURA 56-16. Consolidação pulmonar sem derrame. A, Opacificação do tórax direito com desvio do coração para a esquerda, sugerindo líquido no lado direito do tórax. Entretanto, não foi obtida drenagem pelo tubo torácico. **B,** O tórax direito estava preenchido por tecido sólido, que na cirurgia estava infectado com aspergilose oriunda do fígado. Ultra-sonografia através do fígado.

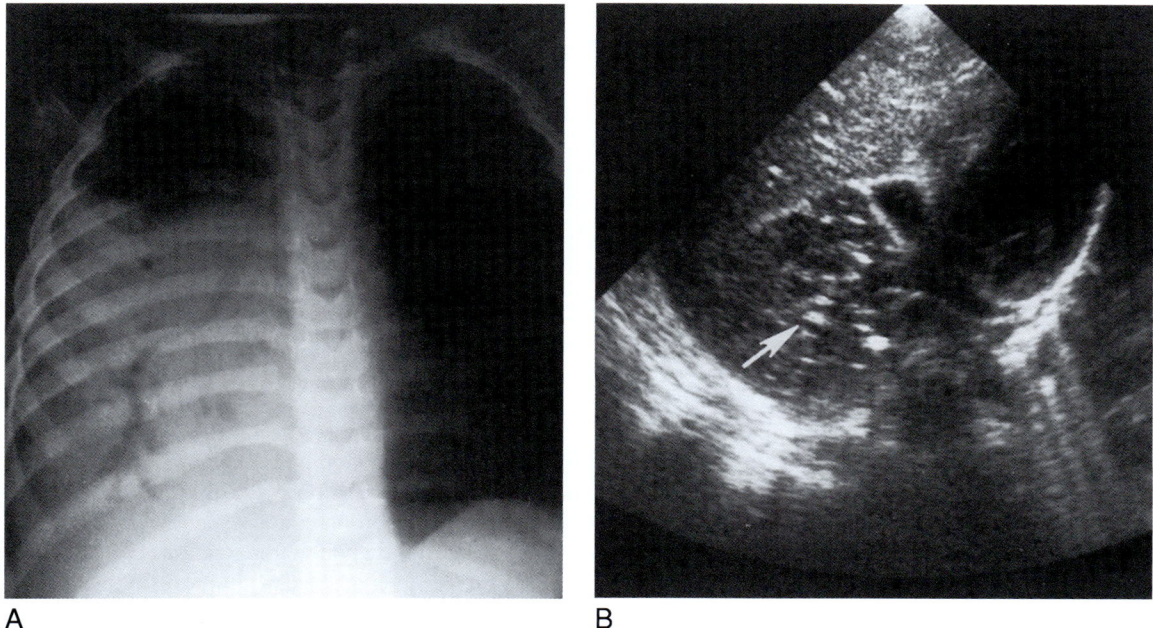

FIGURA 56-17. Atelectasia por corpo estranho. A, Radiografia de tórax demonstra broncogramas aéreos no lado direito opacificado do tórax com o desvio do coração para a direita, sugerindo perda de volume. **B,** Ultra-sonografia transversal através do fígado não demonstra líquido no tórax. Múltiplos broncogramas aéreos (*seta*) dentro do pulmão colapsado. Na endoscopia, foi encontrado um corpo estranho no brônquio principal direito. (De Seibert RW, Seibert JJ, Williamson SL: The opaque chest: When to suspect a bronchial foreign body. Pediatr Radiol 1986;16:193-196.)

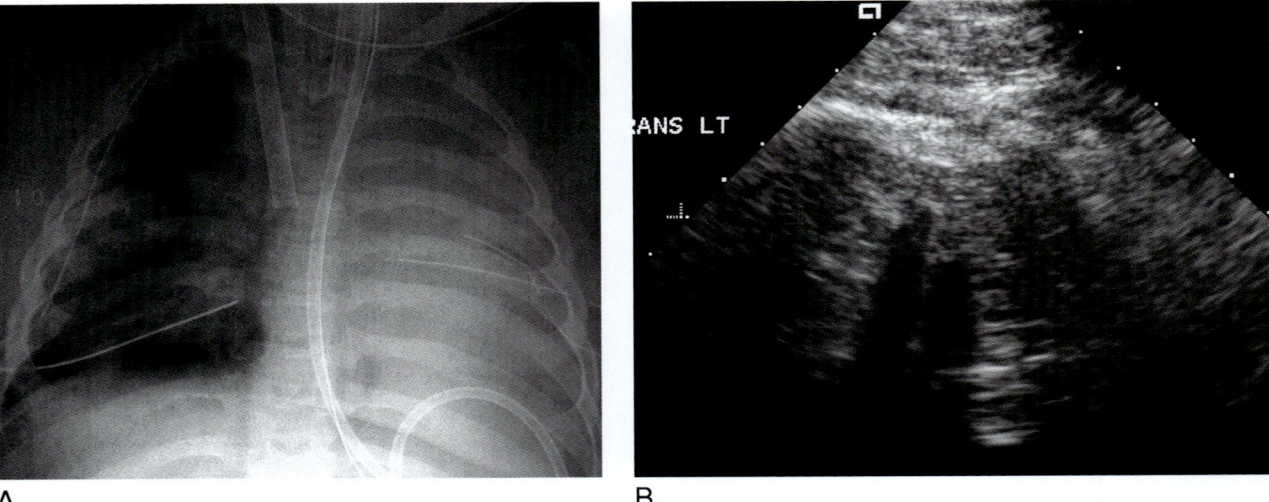

FIGURA 56-18. Sombra causada pela colocação de drenos torácicos intrapulmonares. A, Radiografia de tórax de uma criança em OMEC demonstra vários drenos torácicos e consolidações pulmonares. Os drenos torácicos à esquerda não drenam de modo apropriado. **B,** A ultra-sonografia do tórax do lado esquerdo revelou uma consolidação do pulmão com sombras causadas pela posição intraparenquimatosa de dois drenos torácicos.

ultra-sonografia podem ser prognósticos em crianças com pneumonia. Derrames claros prevêem uma duração padrão de internação hospitalar, a despeito de um tratamento conservador ou cirúrgico. Entretanto, crianças com derrames organizados caracterizados por septações ou loculações terão internações hospitalares mais curtas se forem tratados cirurgicamente.[18]

Abscesso e Empiema

Um empiema ou abscesso pulmonar adjacente à parede torácica ou às janelas acústicas como o fígado ou baço geralmente aparece na forma de uma coleção complexa com níveis líquido-debris e septações (Fig. 56-11). Os abscessos e empiemas geralmente exibem diferentes tipos de movimento quando visibilizados pela ultra-sonografia. Um **abscesso** demonstra expansão de toda a circunferência durante a inspiração, enquanto no **empiema** somente a parede interna adjacente ao pulmão demonstra um leve movimento.[2] Os abscessos pulmonares podem ser de difícil diferenciação dos empiemas quando o empiema contém múltiplas coleções de ar loculado causadas pela toracocentese. O movimento destas coleções de ar através do posicionamento pode distinguir o empiema (Figs. 56-12 e 56-13).

PARÊNQUIMA PULMONAR

O pulmão consolidado é relativamente hipoecóico em relação ao pulmão normal circundante altamente reflexivo.[13] Ecos lineares fortes e não pulsantes produzidos por brônquios cheios de ar podem ser vistos convergindo na direção da raiz do pulmão. Este padrão linear de ecos brilhantes pode ser observado quando se faz a imagem em paralelo ao eixo longitudinal do brônquio. Quando a imagem é feita em ângulos diferentes, podem ser observados ecos degradados de comprimentos variáveis produzidos pelos broncogramas aéreos (Fig. 56-14). Reverberação posterior e sombra acústica podem ser vistas e estão relacionadas com os brônquios mais proximais cheios de ar. Na presença de líquido pleural, o pulmão consolidado hipoecóico pode ser diferenciado de um derrame pleural hipoecóico ou anecóico através da identificação destes broncogramas aéreos (Fig. 56-15). O **pulmão consolidado** pode apresentar uma ecogenicidade similar à do fígado (Fig. 56-16), mas os broncogramas aéreos fazem a diferenciação. O **pulmão atelectásico** aparece como uma massa sólida e pode ser mais ecogênico do que o fígado (Fig. 56-17).[19] Ocasionalmente, os brônquios podem estar cheios de líquido em vez de ar.[20-22] As paredes ecogênicas, ramificadas e paralelas novamente podem ser vistas sem a sombra acústica, e os artefatos de reverberação

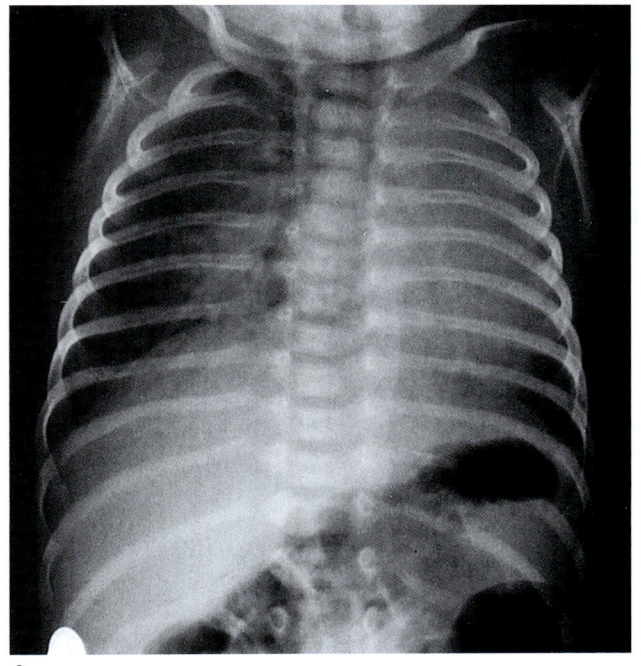
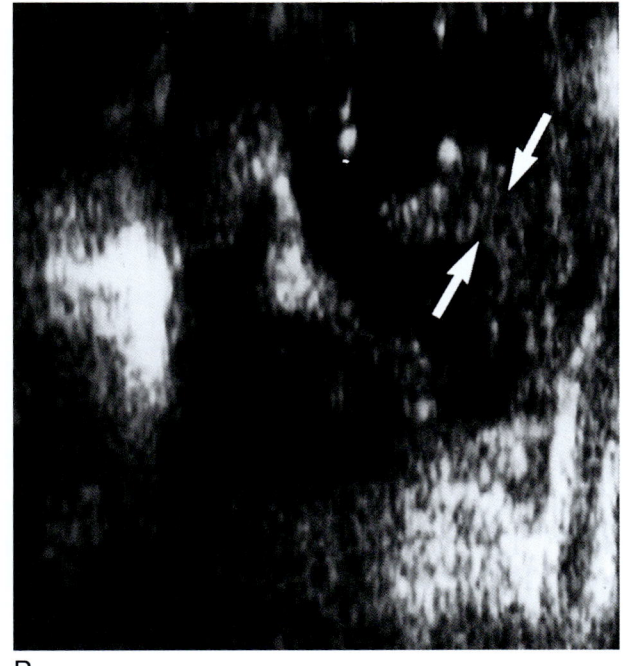
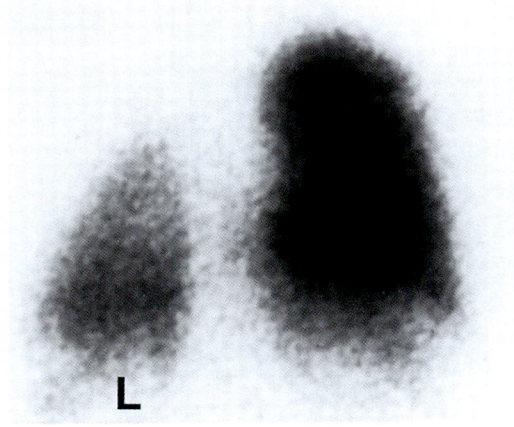

FIGURA 56-19. Pulmão esquerdo hipoplásico em um neonato. A, Radiografia do tórax demonstra um desvio para a esquerda do coração e do mediastino. **B,** Ultra-sonografia coronal esquerda demonstra o coração na região inferior do tórax com uma pequena quantidade de parênquima pulmonar (*setas*). **C,** Cintilografia de perfusão pulmonar demonstra uma hipoplasia do pulmão esquerdo (L).

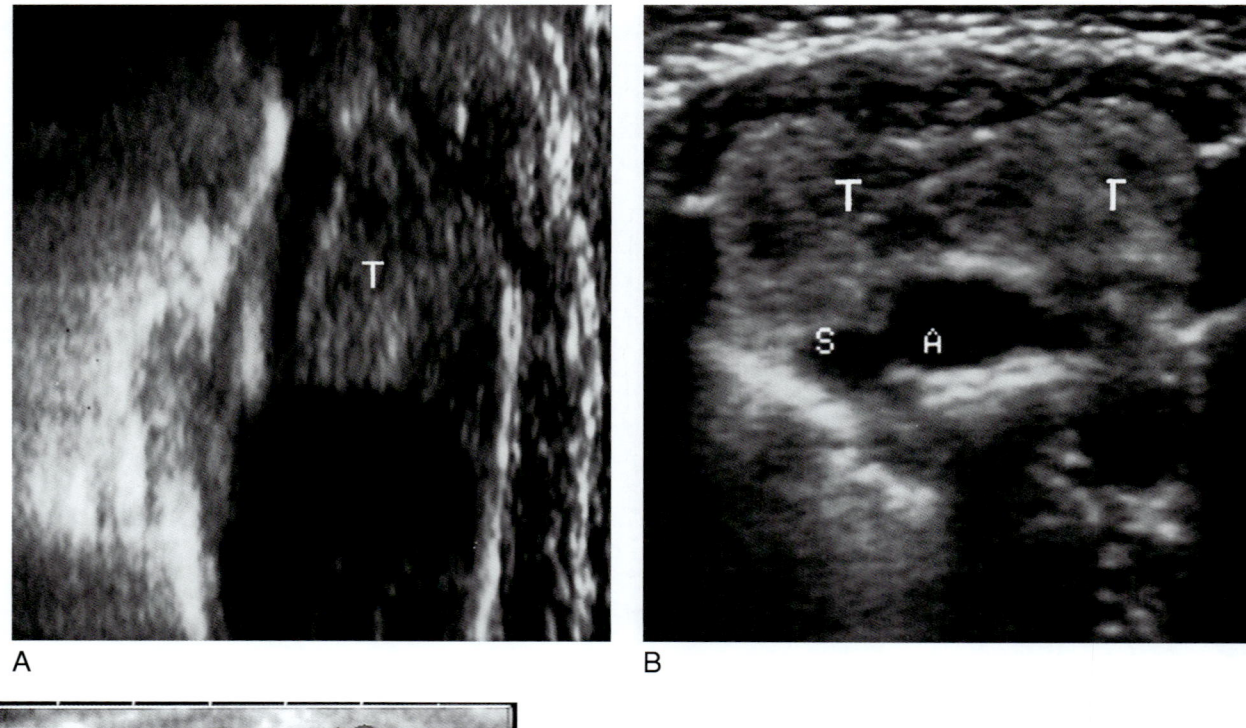
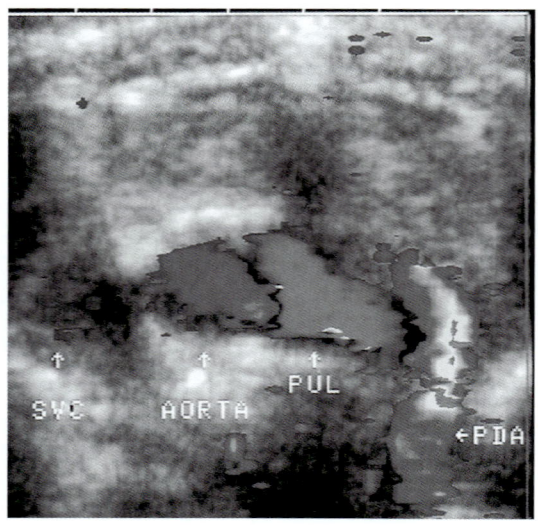

FIGURA 56-20. Timo normal em um neonato. A, Cortes ultra-sonográficos longitudinal e **B,** transversal demonstram a veia cava superior (S), aorta (A) e timo (T). **C,** Doppler colorido dos grandes vasos normais no tórax visibilizados em uma imagem transversal através do timo. SVC, Veia cava superior; PUL, artéria pulmonar.

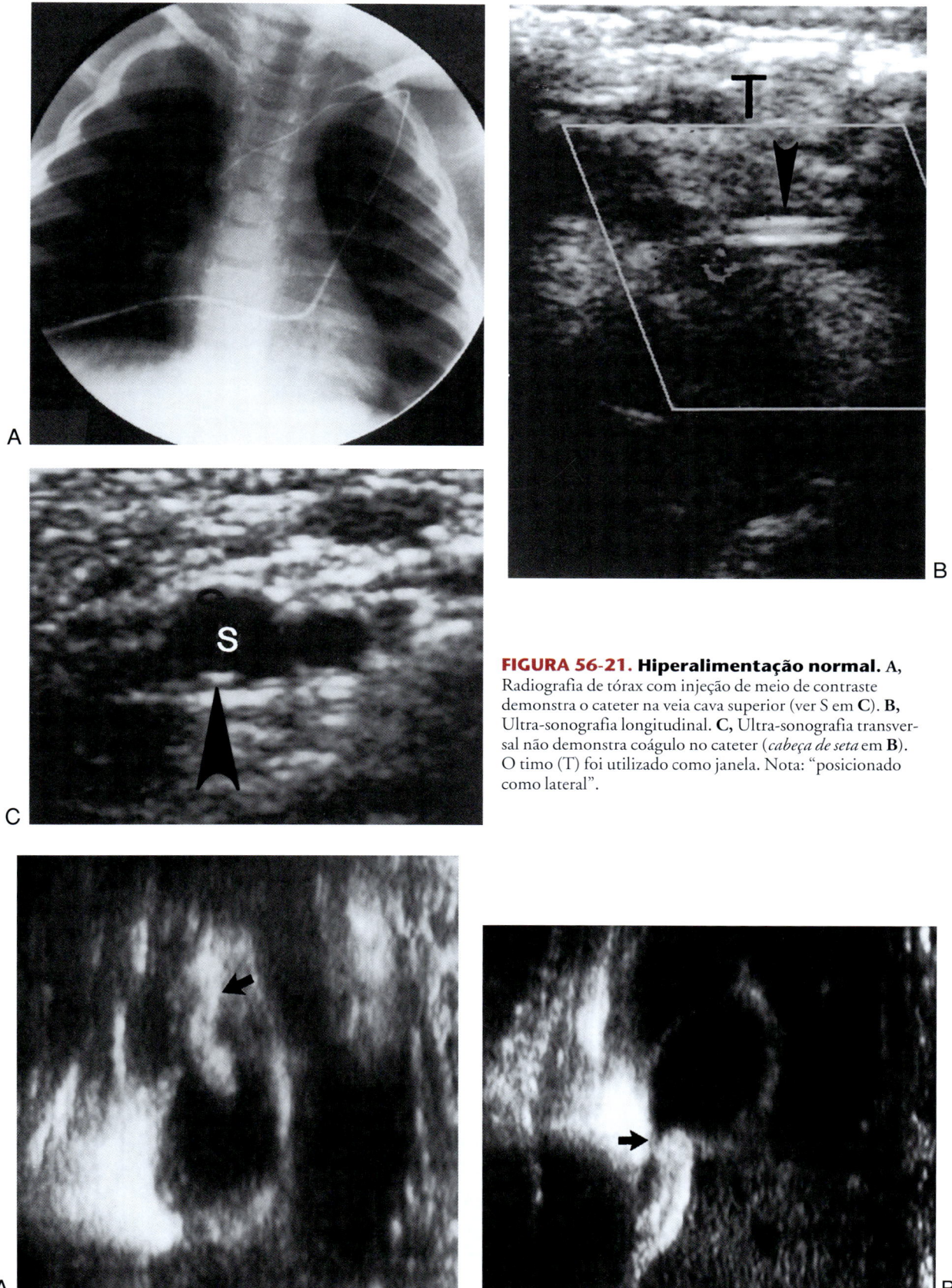

FIGURA 56-21. Hiperalimentação normal. A, Radiografia de tórax com injeção de meio de contraste demonstra o cateter na veia cava superior (ver S em **C**). **B,** Ultra-sonografia longitudinal. **C,** Ultra-sonografia transversal não demonstra coágulo no cateter (*cabeça de seta* em **B**). O timo (T) foi utilizado como janela. Nota: "posicionado como lateral".

FIGURA 56-22. Coágulo no cateter. A, Coágulo na veia cava superior se estendendo para o átrio direito (*seta*). **B,** Coágulo no cateter da veia cava inferior (*seta*) em um paciente com síndrome da veia cava superior. Ultra-sonografias em posição anatômica.

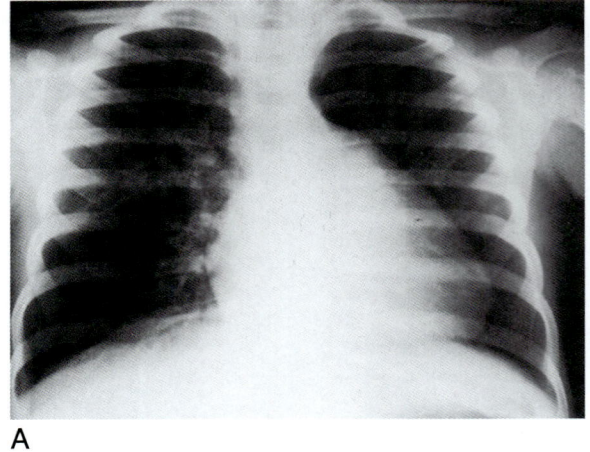
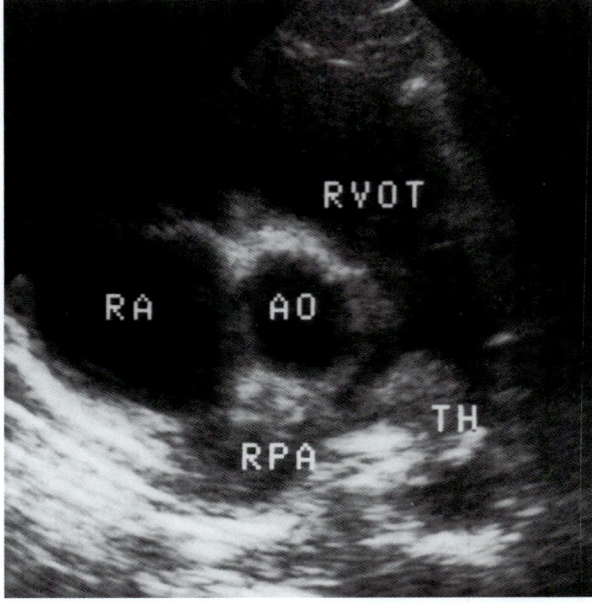
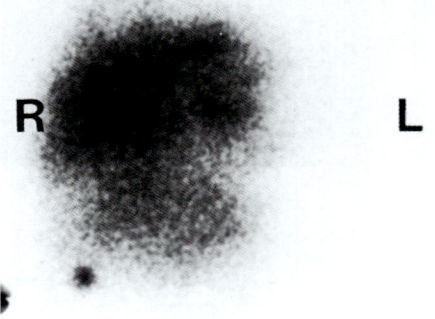

FIGURA 56-23. Êmbolo pulmonar. A, Radiografia de tórax demonstra um pulmão esquerdo hiperlucente em uma criança de quatro anos. **B,** Ultra-sonografia transversal através do coração demonstra um êmbolo em sela na artéria pulmonar principal. TH, trombo; RVOT, trato de saída do ventrículo direito; AO, aorta; RA, átrio direito; RPA, artéria pulmonar direita. **C,** Imagem de perfusão pulmonar não demonstra perfusão para o pulmão esquerdo.

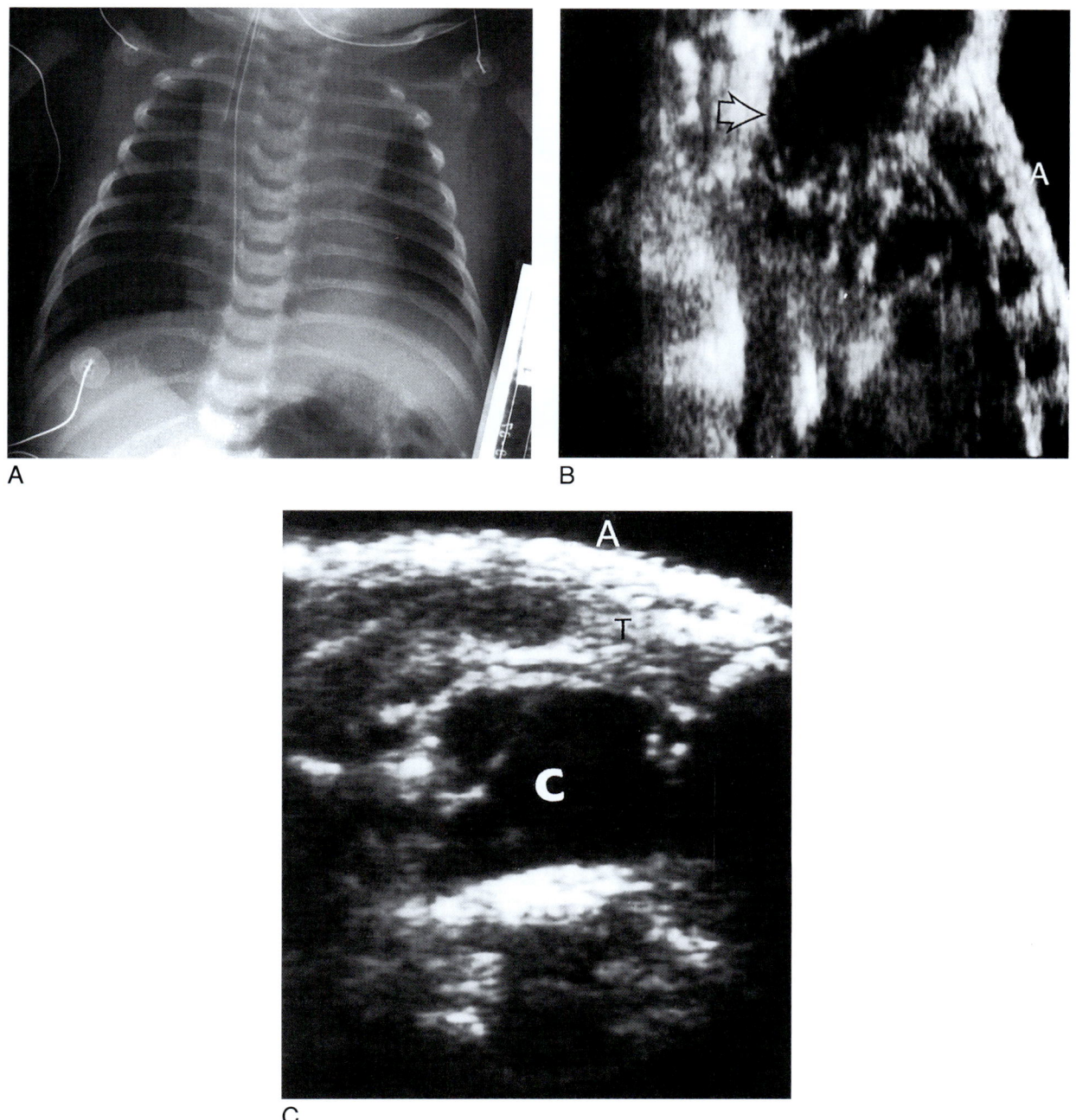

FIGURA 56-24. Higroma cístico se estendendo para o tórax. A, Radiografia de tórax de um neonato com uma grande massa na região cervical que pode estar se estendendo para o tórax. **B,** Higroma cístico se estendendo para o tórax (*cabeça de seta*). Ultra-sonografia longitudinal (posicionado anatomicamente) através da região superior do pescoço e esterno. **C,** Ultra-sonografia transversal através da região superior do tórax demonstra um higroma cístico (C) se estendendo para o tórax por trás do timo (T). A, parede anterior do tórax.

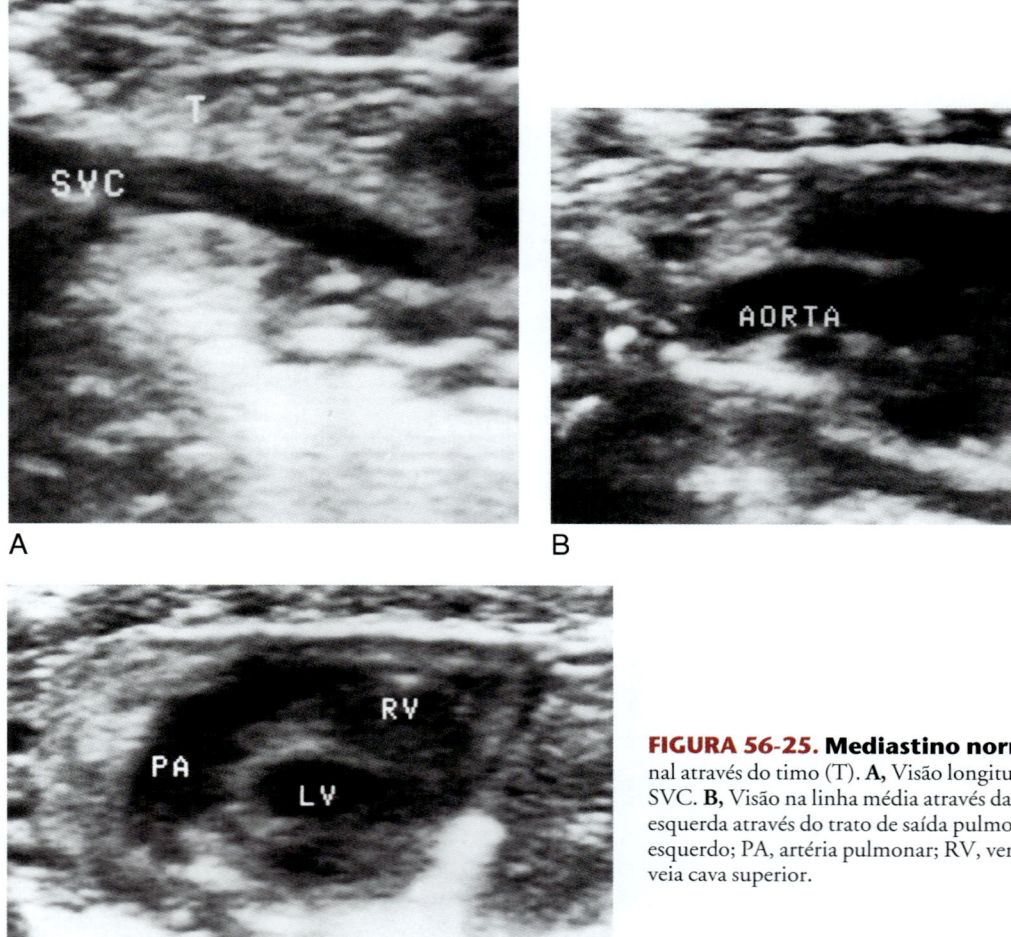

FIGURA 56-25. Mediastino normal. Visão longitudinal através do timo (T). **A,** Visão longitudinal direita através da SVC. **B,** Visão na linha média através da aorta. **C,** Visão lateral esquerda através do trato de saída pulmonar. LV, ventrículo esquerdo; PA, artéria pulmonar; RV, ventrículo direito; SVC, veia cava superior.

normalmente vistos com o ar. As lesões parenquimatosas adjacentes ao coração já foram confundidas com derrames pericárdicos.[23] Nós identificamos sombras no pulmão causadas por drenos torácicos mal posicionados dentro do parênquima pulmonar (Fig. 56-18). A ultra-sonografia pode ser utilizada para demonstrar que um tórax opacificado contém uma quantidade muito pequena de tecido pulmonar (Fig. 56-19) no caso de um **pulmão hipoplásico**.

MEDIASTINO

Em crianças, o timo normal é uma excelente janela acústica para a visibilização das estruturas mediastinais e das massas mediastinais.[23] O timo se localiza anteriormente aos grandes vasos e se estende inferiormente até a porção superior do coração (Fig. 56-20). A ecogenicidade do timo geralmente é inferior à do fígado, baço e da tireóide.[24] Os grandes vasos, a veia cava superior, a aorta e a artéria pulmonar podem ser avaliados com clareza nas imagens feitas através do timo. Estes vasos são especialmente mais evidentes com o Doppler (Fig. 56-20C).[25] A veia braquiocefálica esquerda cursa transversalmente da esquerda para a direita

---

SINAIS DE TROMBOSE DE VCS

Desaparecimento do formato de onda bifásica
Fluxo anterógrado contínuo (sem picos sistólico ou diastólico)
Fluxo turbulento
Aumento da velocidade a jusante
Diminuição da velocidade contra o fluxo

VCS, veia cava superior

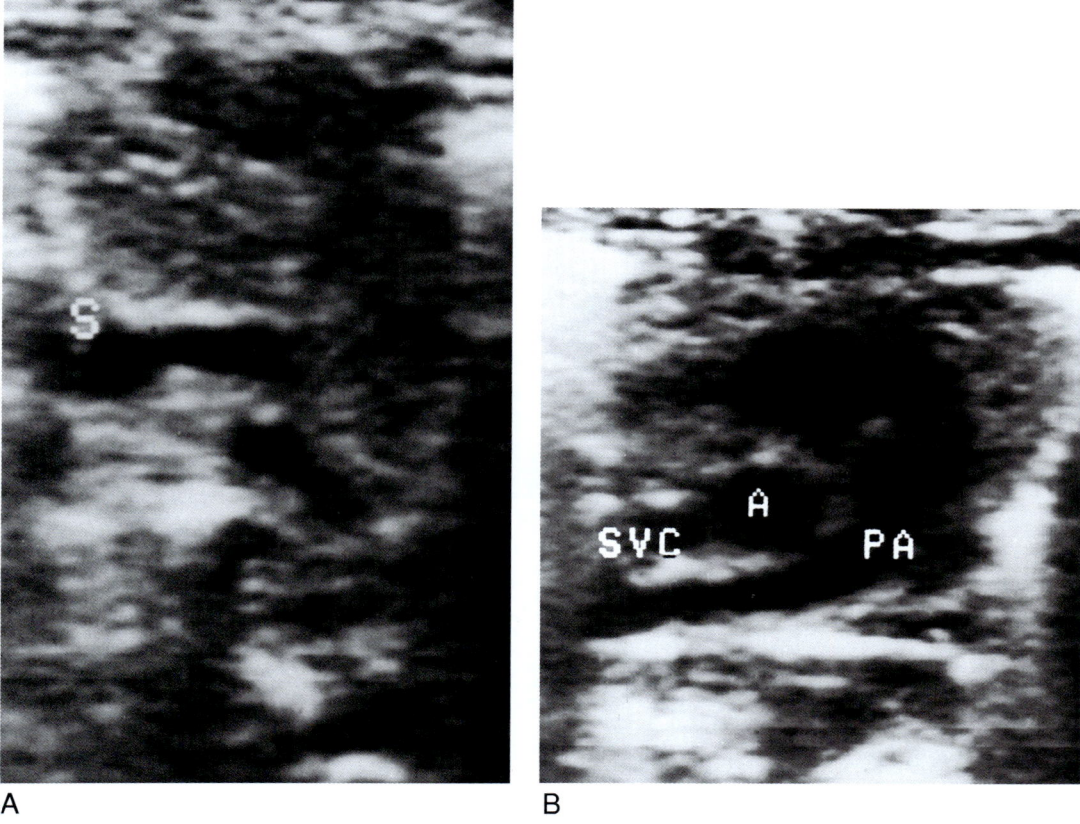

FIGURA 56-26. Mediastino normal, visão transversal. A, Plano superior com a veia inominada cursando através do timo na direção da veia cava superior (S). **B,** Plano inferior através da veia cava superior (SVC), aorta (A) e artéria pulmonar (PA).

posteriormente ao timo para penetrar na VCS. Esta informação é útil para determinar a posição de cateteres e a presença de coágulos em crianças com cateteres venosos centrais (Figs. 56-21 a 56-23).

Trombose da Veia Cava Superior

O formato de onda no Doppler será anormal na presença de um **trombo ou obstrução da VCS** (quadro). Serão observados (1) ausência de formato de onda bifásico da VCS, (2) um fluxo contínuo em vez de picos sistólico e diastólico distintos, (3) um perfil de fluxo turbulento, (4) aumento da velocidade a jusante e (5) diminuição da velocidade contra o fluxo.[26] A trombose venosa é registrada em 20% das crianças que recebem oxigenação com membrana extracorpórea.[27] A trombose recorrente da veia cava superior foi registrada em uma criança com resistência contra proteína C ativada.[28]

Massas Mediastinais

A tomografia computadorizada e a ressonância magnética são as modalidades primárias para a avaliação de massas mediastinais detectadas pela radiografia de tórax. A ultra-sonografia pode ser útil na avaliação de uma massa mediastinal para determinar se ela é um timo normal, aumentado ou ectópico.[29,30,31] A ultra-sonografia mediastinal também pode determinar se as massas torácicas se estendem para a região cervical (Fig. 56-24).

Três planos longitudinais podem ser identificados no mediastino (Fig. 56-25) — um lateralmente à direita através da VCS, um no meio através da raiz aórtica e um lateralmente à esquerda no nível do trato de saída pulmonar. Dois planos transversais distintos através do mediastino podem ser identificados (Fig. 56-26) — o plano superior na confluência das veias braquiocefálicas e veia cava superior e um plano transverso inferior onde a veia cava superior, a aorta e o trato de saída pulmonar são visibilizados.

A ultra-sonografia supra-esternal também pode ser útil para a detecção de pequenas e grandes massas mediastinais, particularmente o linfoma em crianças e em adultos.[32-35] A ultra-sonografia mediastinal para massas deve incluir os grandes vasos ou câmaras cardíacas no campo de visão de modo que a massa e a ecogenicidade do vaso possam ser diretamente comparadas. Isto evita as armadilhas criadas pela redução do ajuste de ganho em resposta ao aspecto hiperecóico do pulmão adjacente. O ajuste reduzido de ganho gera uma falsa aparência hipoecóica para uma massa sólida (Fig. 56-10).[14]

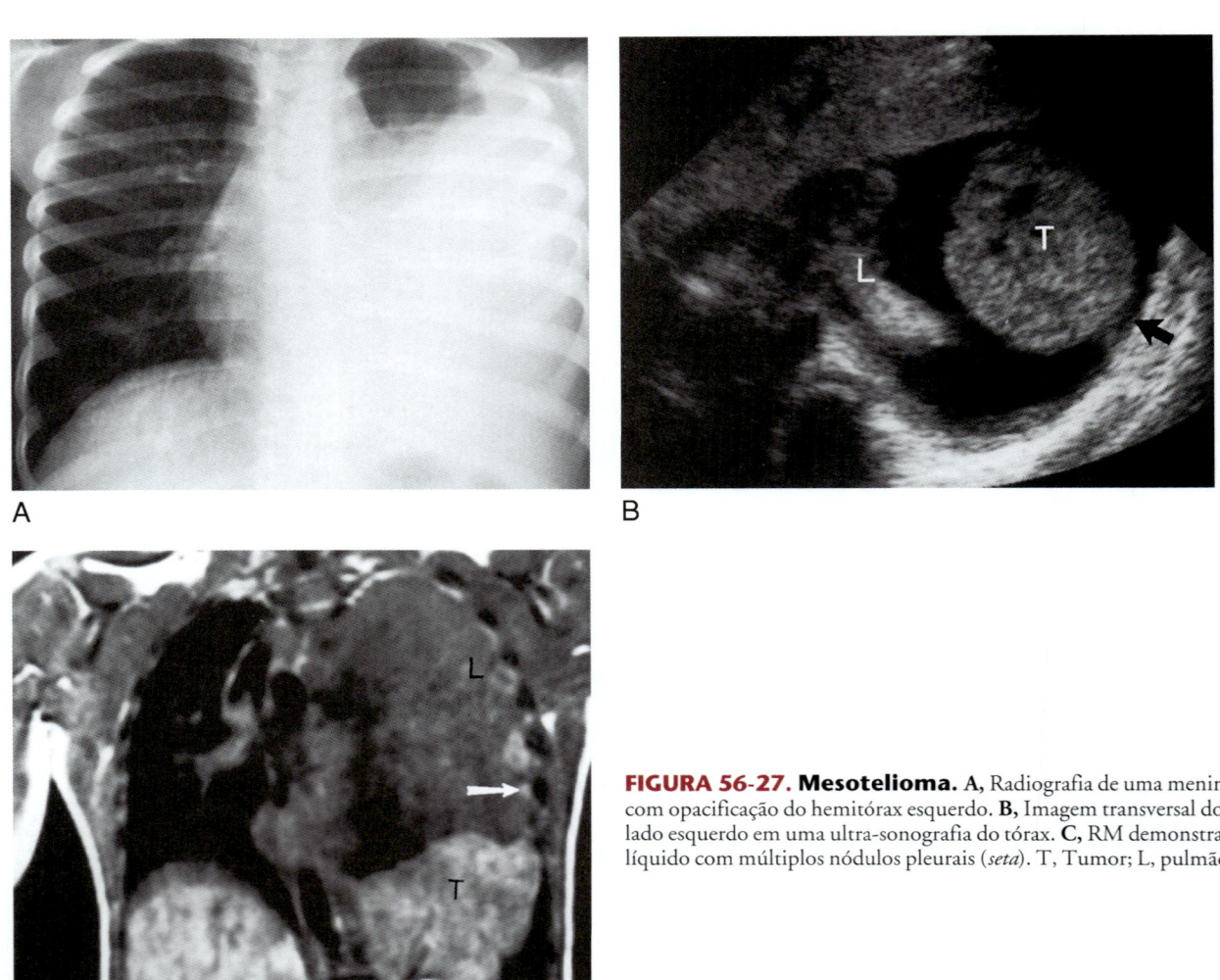

FIGURA 56-27. Mesotelioma. A, Radiografia de uma menina com opacificação do hemitórax esquerdo. **B,** Imagem transversal do lado esquerdo em uma ultra-sonografia do tórax. **C,** RM demonstra líquido com múltiplos nódulos pleurais (*seta*). T, Tumor; L, pulmão.

MASSAS TORÁCICAS EXTRACARDÍACAS

A ultra-sonografia do tórax pode ser utilizada para avaliar massas torácicas fora do mediastino se elas estiverem posicionadas em regiões adjacentes à pleura ou a uma janela acústica como o fígado ou baço.[36-38] Um paciente com persistência de líquido pleural não respondendo à drenagem pode ser avaliado através da ultra-sonografia para um possível tumor subjacente (Figs. 56-27 e 56-28). É importante comparar a ecogenicidade da massa com as estruturas adjacentes como o fígado, baço ou coração. O Doppler pode ser útil para determinar se a massa tem origem vascular ou não.[38] As massas malignas do tórax demonstram baixa impedância com alto fluxo diastólico no Doppler.[39]

A ultra-sonografia é particularmente valiosa na avaliação de uma massa paradiafragmática que pode ser uma **eventração diafragmática**, uma **hérnia diafragmática** (Figs. 56-29 e 56-30), ou um **rim intratorácico**.[40] Estas anormalidades freqüentemente estão associadas com o comprometimento respiratório, fazendo com que o uso de aparelhos portáteis, à beira do leito, seja o método de escolha. As massas diafragmáticas menos comuns detectadas pela ultra-sonografia incluem o **hemangioma**,[41] o **tumor neuroectodérmico primário**,[42] e o **rabdomiossarcoma embrionário primário**.[41] A ultra-sonografia é útil no diagnóstico do **seqüestro pulmonar**[44-46] pela demonstração de uma massa hiperecóica com um vaso alimentador anormalmente dilatado oriundo da aorta abdominal ou torácica.[47] Broncogramas aéreos dentro do parênquima pulmonar podem ser identifi-

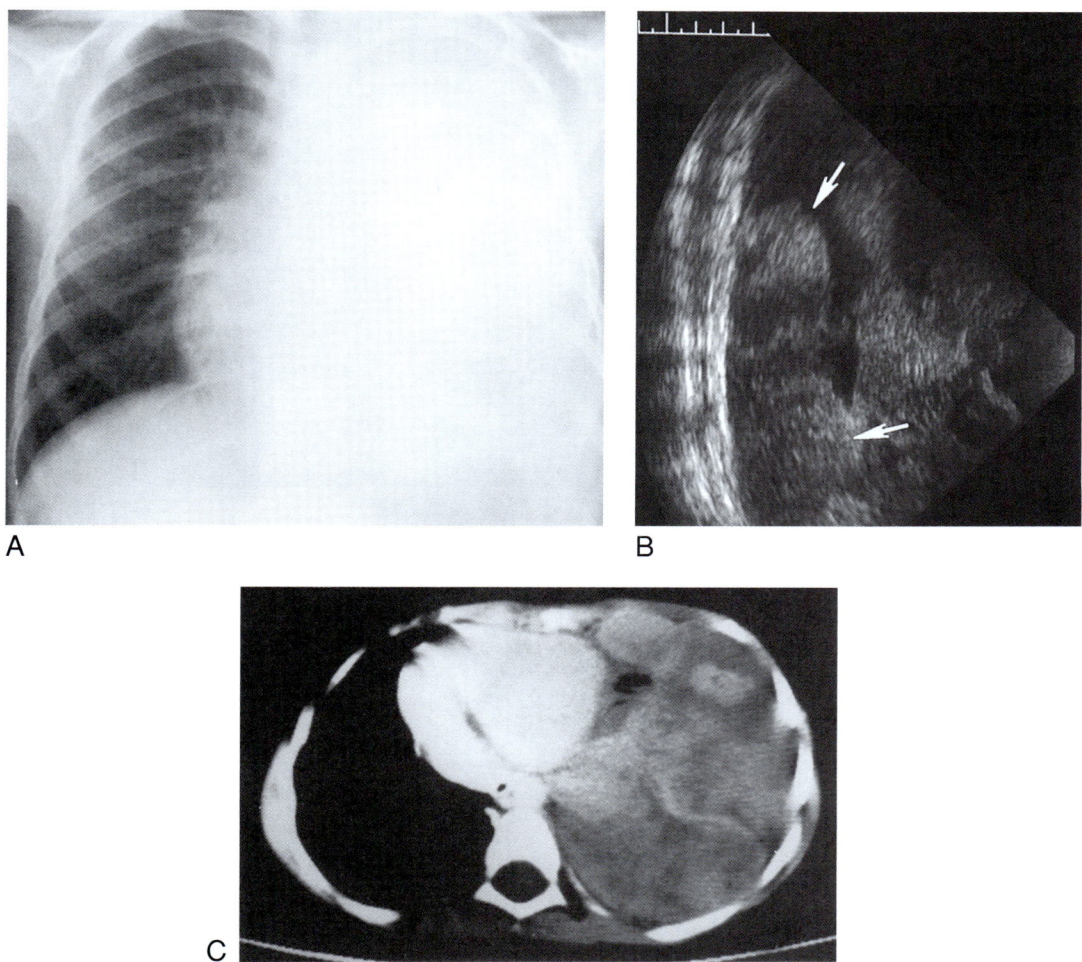

FIGURA 56-28. Doença metastática do pulmão causada por tumor de Wilms em um menino de sete anos. A, Radiografia de tórax demonstra um hemitórax esquerdo opaco com desvio mediastinal para a direita. **B,** Ultra-sonografia longitudinal do tórax do lado esquerdo (posicionada para comparar com a radiografia de tórax) demonstra líquido pleural circundando o pulmão consolidado com múltiplas densidades pleurais hiperecóicas e metastáticas (*setas*). **C,** TC do tórax demonstra metástases pleurais e parenquimatosas maciças e um derrame maligno que foi comprovado cirurgicamente.

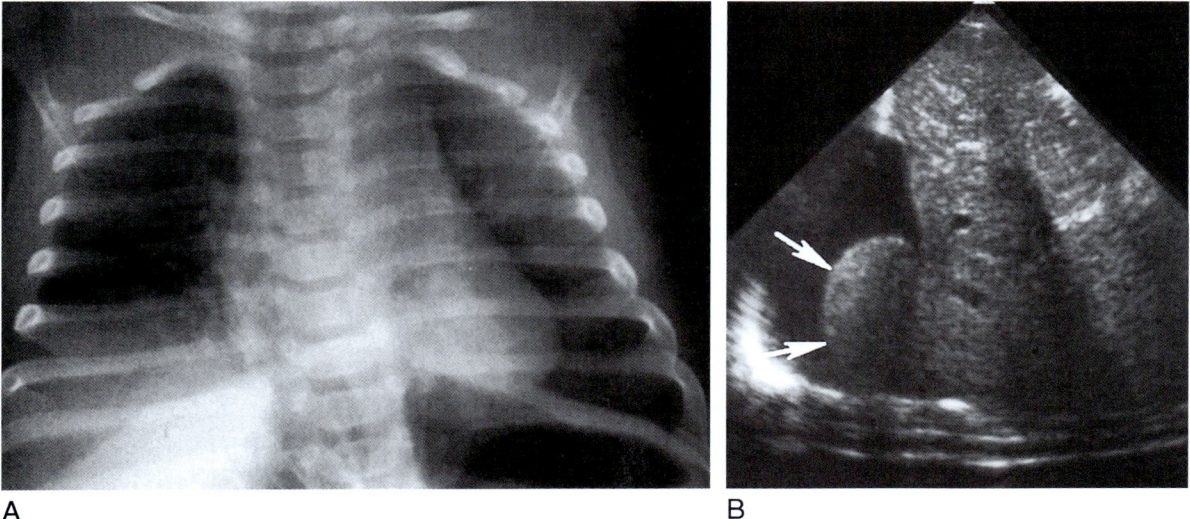

FIGURA 56-29. Hérnia diafragmática em uma criança de três meses com massa no lado direito e história de tosse e febre. A, Radiografia póstero-anterior do tórax demonstra densidade elevada na base do pulmão direito e elevação do hemidiafragma direito. **B,** Ultra-sonografia longitudinal do tórax do lado direito (posicionada para comparar com o filme da radiografia de tórax) demonstra a porção posterior do fígado herniando para o tórax (*setas*). Na cirurgia, o espaço anecóico era um saco preenchido por líquido circundando o fígado herniado. (De Ries T, Currarino G, Nikaidoh H, et al: Real-time ultrasonography of subcarinal bronchogenic cysts in two children. Radiology 1982;145:121-122.)

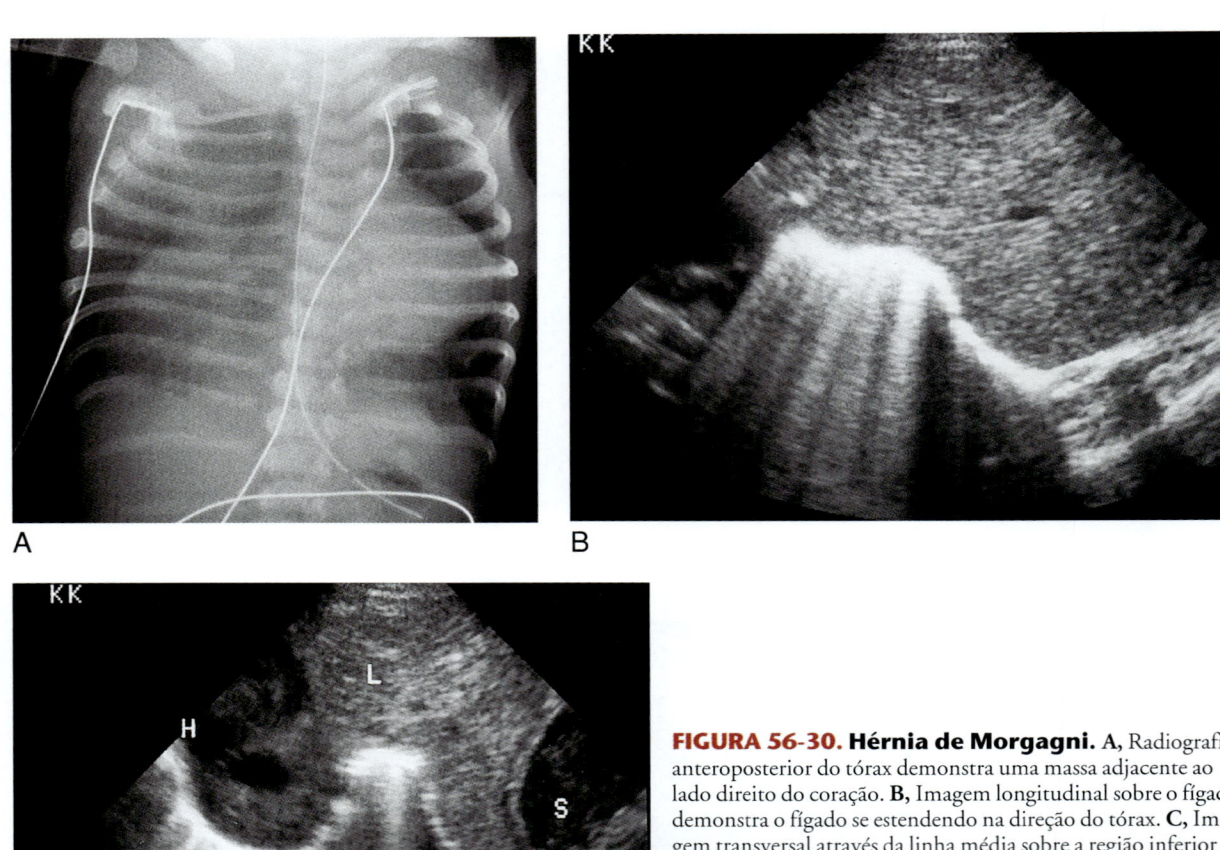

FIGURA 56-30. Hérnia de Morgagni. A, Radiografia anteroposterior do tórax demonstra uma massa adjacente ao lado direito do coração. **B,** Imagem longitudinal sobre o fígado demonstra o fígado se estendendo na direção do tórax. **C,** Imagem transversal através da linha média sobre a região inferior do tórax demonstra o fígado se estendendo na direção do tórax entre o coração e o estômago (S). (H, coração; L, fígado).

cados nos seqüestros (Fig. 56-31). Já foram demonstrados múltiplos cistos dentro do pulmão displástico do seqüestro pulmonar.[46] Estas estruturas císticas já foram descritas com as malformações cistadenomatóides.[48] Os **cistos broncogênicos** ou malformações broncopulmonares do intestino anterior podem, de forma semelhante, ser identificadas através da ultra-sonografia do tórax se estiverem adjacentes à parede torácica (Fig. 56-32).[49] Outras estruturas diafragmáticas, como as eventrações localizadas, líquido loculado, abscessos subfrênicos e coxins adiposos pericárdicos, são visibilizadas na região adjacente ao diafragma com o uso do fígado ou do baço como janela.

As massas da parede torácica podem ser avaliadas através da ultra-sonografia.[50-52] Em particular, a ultra-sonografia pode ser utilizada para demonstrar o edema de partes moles associado com a **osteomielite das costelas**. A demonstração ultra-sonográfica de um espessamento ao redor das costelas pode ser o primeiro sinal de edema periostal associado com osteomielite em estágio inicial antes que se apresentem as alterações radiológicas de destruição óssea.[50]

ASPIRAÇÕES/BIÓPSIAS DAS LESÕES PULMONARES GUIADAS PELA ULTRA-SONOGRAFIA

A ultra-sonografia é um excelente método para guiar a aspiração de líquido pleural e para a biópsia de lesões na parede torácica.[53-56] A ultra-sonografia pode ser utilizada para marcar a pele sobre uma coleção líquida ou para a visibilização direta de uma agulha durante a inserção no interior de uma coleção. A marca cutânea para a aspiração líquida geralmente é feita na beira do leito com o paciente na posição ereta (Fig. 56-33). A ultra-sonografia é particularmente útil

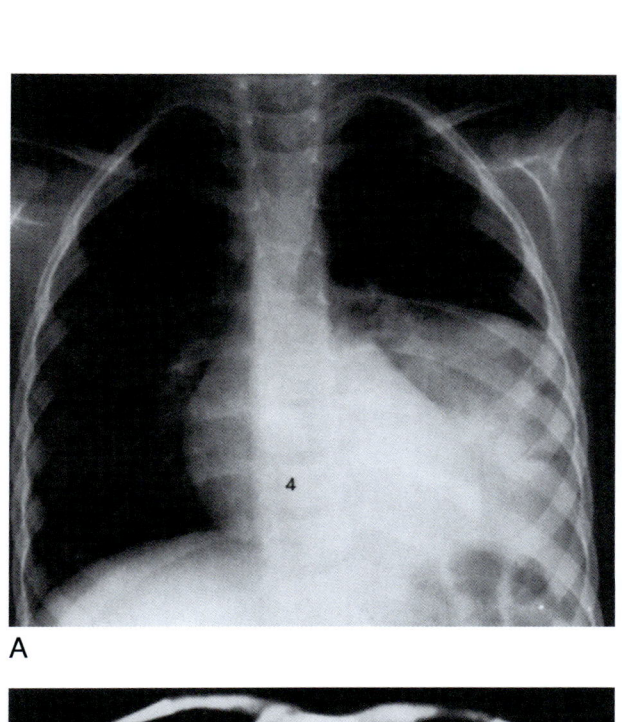
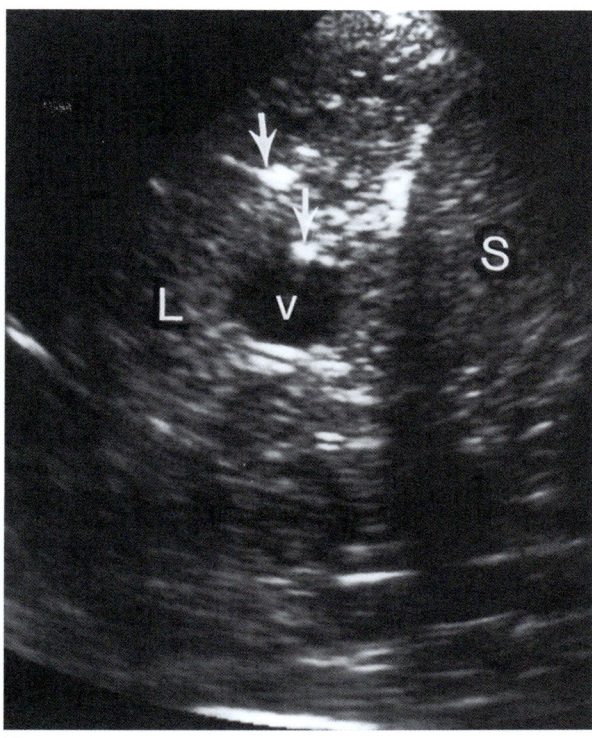
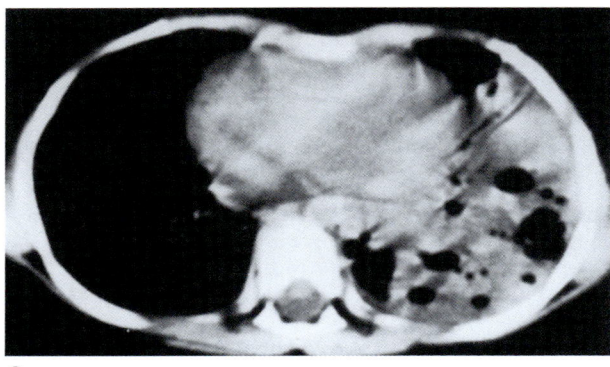

FIGURA 56-31. Seqüestro. A, Radiografia de tórax de uma criança de quatro anos demonstra uma grande massa na região inferior do tórax. **B,** Ultra-sonografia longitudinal inferior demonstra uma massa sólida com broncogramas aéreos (*setas*) e o aspecto do pulmão (L) sobre o baço (S). **C,** Imagem de TC demonstra áreas difusas de bronquiectasia por toda a massa. V, Vaso sangüíneo na massa.

para determinar se o derrame pleural irá responder a uma simples drenagem ou irá necessitar de decorticação cirúrgica.[18,57] Se o líquido é relativamente anecóico ou claro, a simples drenagem com toracocentese ou drenagem com tubo torácico é um tratamento adequado. Se o líquido é espesso com múltiplas septações (Fig. 56-34) e se o paciente não responde prontamente à terapia antibiótica, a decorticação pode ser recomendada. O tratamento com uroquinase intracavitária administrada através de um dreno torácico instalado com o auxílio da ultra-sonografia pode ser útil.[58]

O que parece ser um abscesso intraparenquimatoso em uma ultra-sonografia pode ser um empiema circundando o pulmão. A mudança na posição do paciente e dos planos de visibilização pode distinguir um empiema de um abscesso parenquimatoso (Fig. 56-33). Um abscesso deve ser visibilizado em dois planos.

A ultra-sonografia é útil na avaliação das consolidações pulmonares. Ela pode ser utilizada para a orientação de aspirações por agulhas para o estabelecimento do diagnóstico etiológico em pacientes com pneumonia complicada, bem como a aspiração de microabscessos na pneumonia necrosante.[59]

A ultra-sonografia pode detectar pneumotórax após uma toracocentese.[60] Antes e depois da toracocentese, o ápice pulmonar ipsilateral e o pulmão adjacente devem ser examinados na posição ereta avaliando o movimento respiratório normal da pleura. Na ausência de movimento respiratório pleural, deve se suspeitar de um pneumotórax.[58]

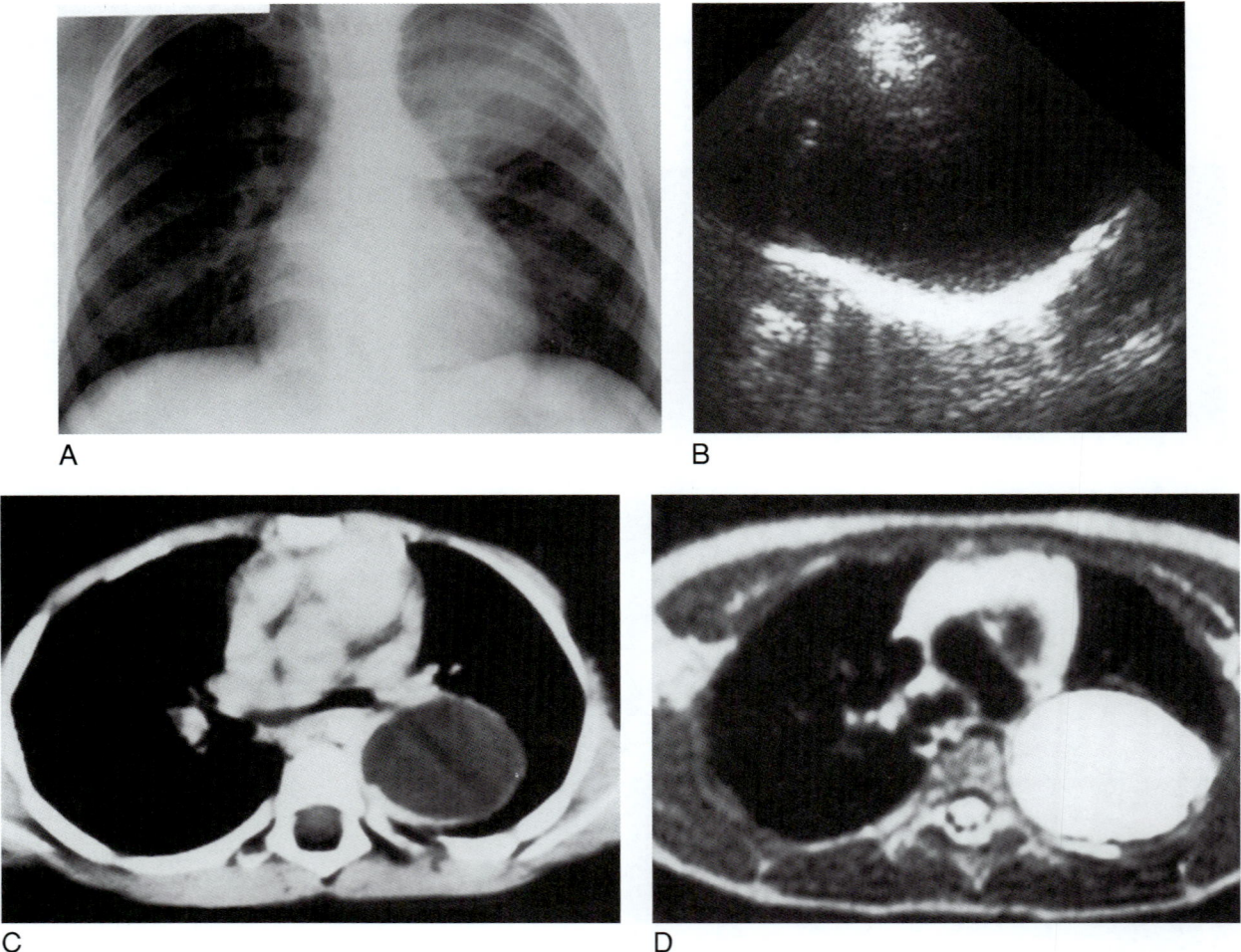

FIGURA 56-32. Malformação broncopulmonar do intestino anterior (cisto de duplicação). A, Radiografia póstero-anterior demonstra uma massa arredondada na região superior do pulmão esquerdo. **B,** Ultra-sonografia posterior demonstra um cisto repleto de líquido com "reforço acústico posterior". **C,** TC e **D,** RM demonstram uma massa torácica preenchida por líquido.

DIAFRAGMA

A ultra-sonografia é o exame de escolha na beira do leito para a avaliação das anormalidades de movimento do diafragma.[61-63] A ultra-sonografia em tempo real é o único procedimento de imagem que avalia simultaneamente os espaços paradiafragmáticos, os hemidiafragmas e seus movimentos.

Quando o transdutor é colocado na posição subxifóide em uma orientação transversa e angulado para cima na direção dos folhetos dos hemidiafragmas, o movimento dos lados pode ser comparado (Fig. 56-35). Esta comparação pode ser feita com as imagens ultra-sonográficas transversas em lactentes; mas em crianças mais velhas são necessárias imagens sagitais unilaterais de cada diafragma. Uma comparação da excursão máxima do diafragma para cada lado é mais precisa do que a fluoroscopia na demonstração das anormalidades do movimento diafragmático.[64] No paciente artificialmente ventilado, o respirador deve ser desconectado por aproximadamente 5 a 10 segundos para observar a respiração sem assistência. Na presença de paralisia, observa-se a ausência de movimento ou um movimento paradoxal em um lado e excursões exageradas no lado oposto. Entretanto, a eventração severa e as hérnias diafragmáticas também podem demonstrar este movimento paradoxal. A ultra-sonografia pode ser utilizada para demonstrar a ruptura do diafragma (Fig. 56-36).[63] A ultra-sonografia no modo-M permite a avaliação semiquantitativa do movimento do diafragma e pode ser utilizada durante o acompanhamento para monitorar mudanças na função diafragmática (Figs. 56-37 e 56-38).[65-67]

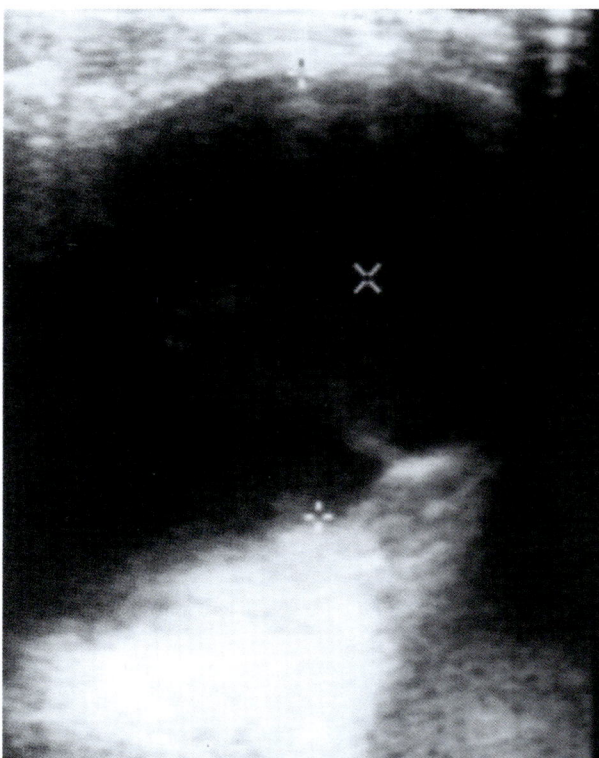

FIGURA 56-33. Pneumonia estreptocócica em uma criança de 18 meses apresentando líquido que não contém debris. O cursor marca a profundidade da extensão do líquido. A toracocentese obteve uma grande quantidade de líquido de coloração amarelada. (De Ries T, Currarino G, Nikaidoh H, et al: Real-time ultrasonography of subcarinal bronchogenic cysts in two children. Radiology 1982; 145:121-122.)

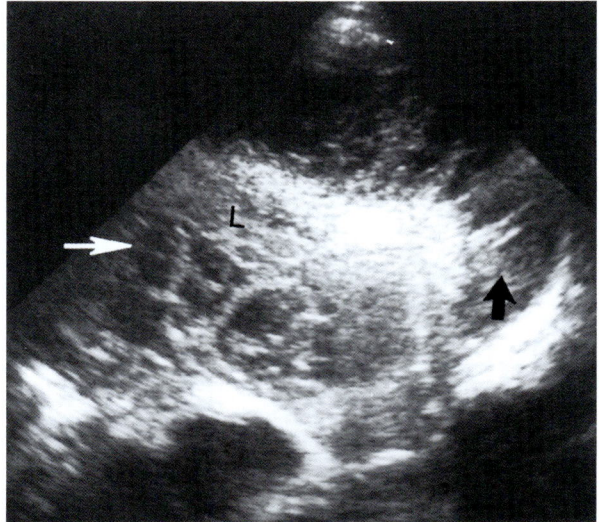

A

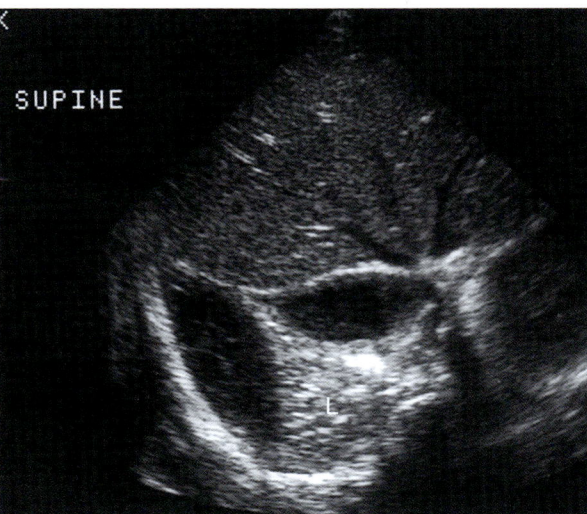

B

FIGURA 56-34. Empiema necessitando de decorticação cirúrgica. A, Paciente com anemia falciforme e pneumonia com líquido muito espesso (*seta preta*) circundando o pulmão (L) com loculações múltiplas. Uma crosta espessa e pastosa foi encontrada durante a cirurgia. O pulmão inicialmente também parecia apresentar abscessos intraparenquimatosos (*seta branca*) quando o paciente foi submetido a uma imagem transversal através do espaço intercostal em posição ereta. **B,** Quando o paciente foi submetido a exame em decúbito dorsal utilizando o fígado como janela para angular para o tórax, foi óbvio que não havia abscesso parenquimatoso, somente empiema circundando o pulmão (L).

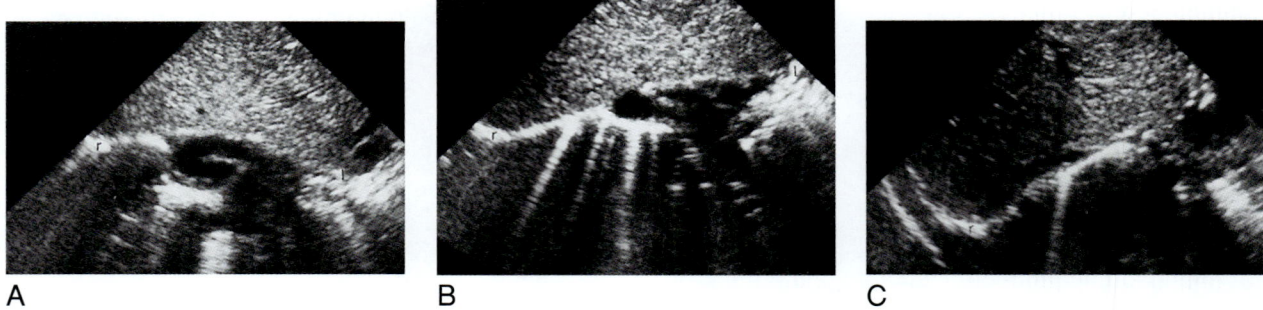

FIGURA 56-35. Paralisia do diafragma esquerdo. Observe a mudança de posição e de formato do hemidiafragma (R) em **A**, **B** e **C**, mas sem alterações no lado esquerdo.

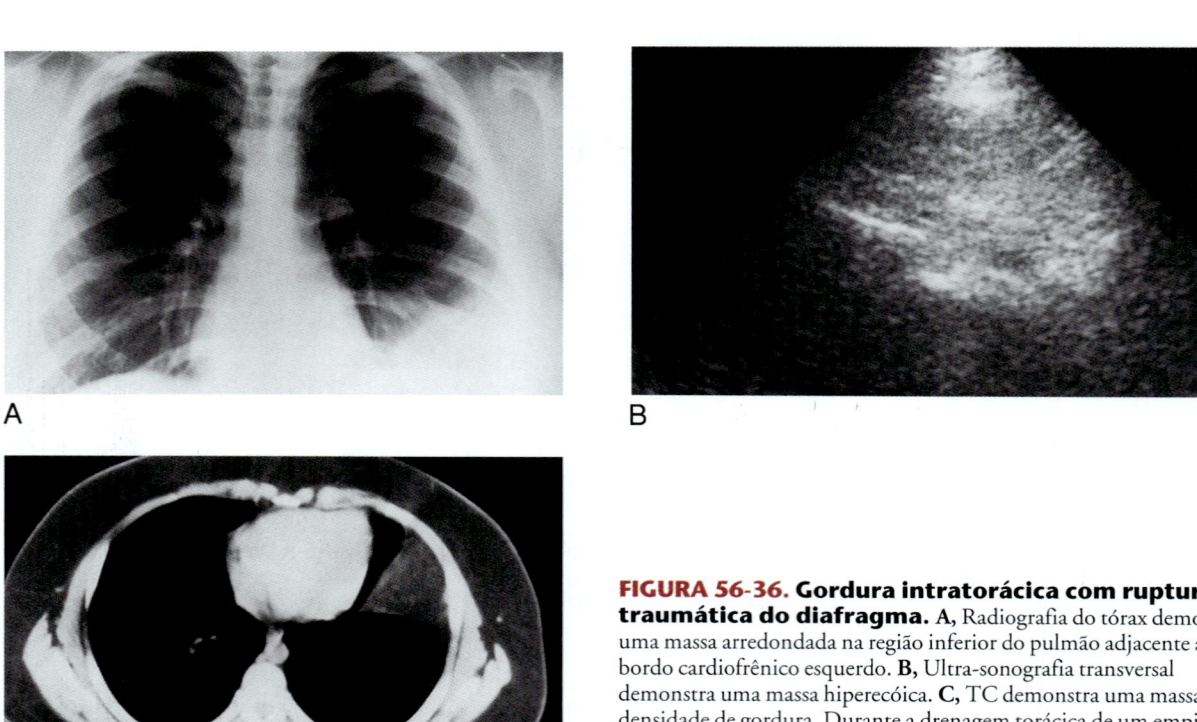

FIGURA 56-36. Gordura intratorácica com ruptura traumática do diafragma. A, Radiografia do tórax demonstra uma massa arredondada na região inferior do pulmão adjacente ao bordo cardiofrênico esquerdo. **B,** Ultra-sonografia transversal demonstra uma massa hiperecóica. **C,** TC demonstra uma massa com densidade de gordura. Durante a drenagem torácica de um empiema quatro anos antes da realização deste exame, o dreno torácico rompeu o diafragma, e a gordura do omento preencheu o defeito na cirurgia.

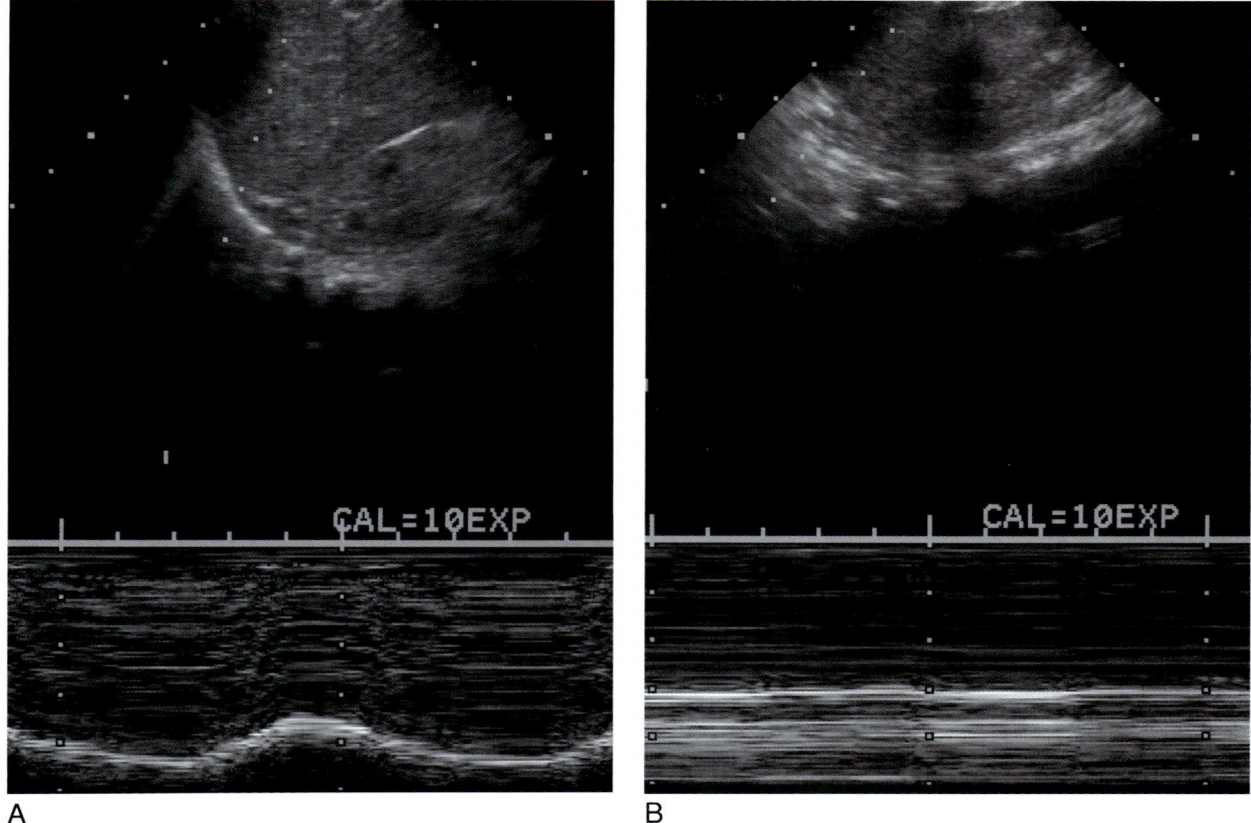

FIGURA 56-37. Paralisia do hemidiafragma esquerdo. A, Criança com doença cardíaca complexa e paralisia do hemidiafragma esquerdo após uma paliação cirúrgica. O hemidiafragma esquerdo apresentava movimento normal durante a ultra-sonografia modo-M. **B,** A ultra-sonografia modo-M não detectou movimento no hemidiafragma esquerdo paralisado

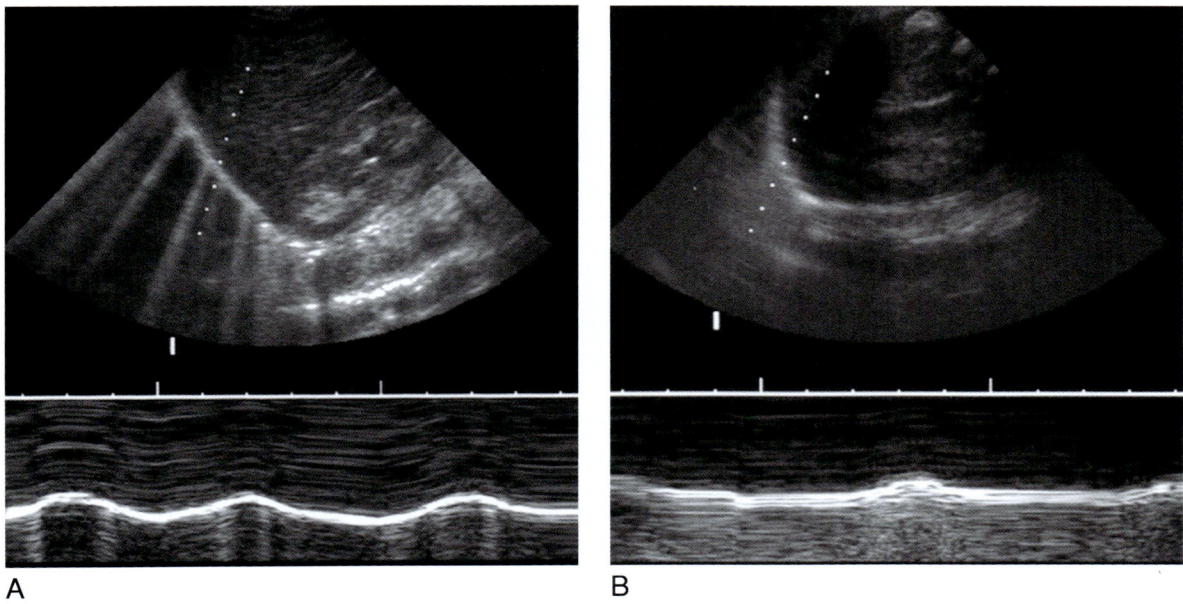

FIGURA 56-38. Paresia do hemidiafragma esquerdo. A, Criança com anomalias múltiplas apresentou uma paresia do hemidiafragma esquerdo após uma plicatura. O movimento normal do diafragma direito foi detectado através da ultra-sonografia modo-M. **B,** Movimento fraco do hemidiafragma esquerdo foi detectado pela ultra-sonografia modo-M.

USOS POTENCIAIS DA ULTRA-SONOGRAFIA DO TÓRAX

A ultra-sonografia pode ser utilizada para a detecção da posição do tubo endotraqueal em crianças e adultos entubados.[68,69] A via aérea não entubada produz um eco linear quebrado e denso, enquanto o tubo endotraqueal produz uma densidade linear contínua. A ponta distal do tubo pode ser confiavelmente identificada quando o movimento é produzido por uma suave oscilação da ponta do tubo para cima e para baixo na via aérea. Uma posição ideal do tubo é obtida quando a ponta está posicionada 1 cm acima do arco aórtico.

Referências

Indicações para a Ultra-sonografia do Tórax

1. Ablin DS, Newell JD II: Diagnostic imaging for evaluation of the pediatric chest. Clin Chest Med 1987;8(4):641-660.

Sinais Ultra-sonográficos de Líquido Pleural

2. Simeone JF, Mueller PR, van Sonnenberg E: The uses of diagnostic ultrasound in the thorax. Clin Chest Med 1984;5(2):281-290.
3. Kohan JM, Poe RH, Israel RH, et al: Value of chest ultrasonography versus decubitus roentgenography for thoracentesis. Am Rev Respir Dis 1986;133:1124-1126.
4. Halvorsen RA Jr, Thompson WM: Ascites or pleural effusion? CT and ultrasound differentiation. CRC Crit Rev Diagn Imag 1986;26(3):210-240.
5. Laing FC, Filly RA: Problems in the application of ultrasonography for the evaluation of pleural opacities. Radiology 1978;126:211-214.
6. Marks WM, Filly RA, Callen PW: Real-time evaluation of pleural lesions: New observations regarding the probability of obtaining free fluid. Radiology 1982;142:163-164.
7. Wu RG, Yang PC, Kuo SH, et al: A fluid color sign: A useful indicator for discrimination between pleural thickening and pleural effusion. J Ultrasound Med 1995;14:767-769.
8. Wu RG, Yuan A, Liaw YS, et al: Image comparison of real-time gray-scale ultrasound and color Doppler ultrasound for use in diagnosis of minimal pleural effusion. Am J Resp Crit Care Med 1994;150:510-514.
9. Baron RL, Lee JKT, Melson GL: Sonographic evaluation of right juxtadiaphragmatic masses in children using transhepatic approach. J Clin Ultrasound 1980;8(2):156-159.
10. Rosenberg HK: The complementary roles of ultrasound and plain film radiography in differentiating pediatric chest abnormalities. Radiographics 1986;6(3):427-455.
11. Miller JH, Reid BS, Kemberling CR: Water-path ultrasound of chest disease in childhood. Radiology 1984;152:401-408.
12. Haller JO, Schneider M, Kassner EG, et al: Sonographic evaluation of the chest in infants and children. AJR 1980;134:1019-1027.
13. Bedi DG, Fagan CJ, Hayden CK Jr: The opaque right hemithorax: Identifying the diaphragm with ultrasound. Tex Med 1985;81:37-42.
14. Goddard P: Indications for ultrasound of the chest. J Thorac Imag 1985;1(1):899-997.
15. Brink JA, Heiken JP, Semenkovich J, et al: Abnormalities of the diaphragm and adjacent structures: Findings on multiplanar spiral CT scans. AJR Am J Roentgenol 1994;163:307-310.
16. Honda O, Johkoh T, Yamamoto S, et al: Comparison of quality of multiplanar reconstructions and direct coronal multidetector CT scans of the lung. AJR Am J Roentgenol 2002;179:875-879.
17. Eibel R, Turk T, Kulinna C, et al: Value of multiplanar reformations in multi-slice spiral CT of the lung. Rofo Fortschr Geb Rontgenstr Neuen Bildgeb Verfahr 2001;173:56-64.
18. Ramnath RR, Heller RM, Ben-Ami T, et al: Implications of early sonographic evaluation of parapneumonic effusions in children with pneumonia. Pediatrics 1998;101:68-71.

Parênquima Pulmonar

19. Baysal K, Uysal S, Cetinkaya F, et al: Two-dimensional ultrasonographic findings of atelectatic lung segments. Indian J Pediatr 1997;64:713-717.
20. Weinberg B, Diakoumakis EE, Seife B, et al: The air bronchogram: Sonographic demonstration. AJR 1986;147:595-598.
21. Dorne HL: Differentiation of pulmonary parenchymal consolidation from pleural disease using the sonographic fluid bronchogram. Radiology 1986;158:41-42.
22. Seibert RW, Seibert JJ, Williamson SL: The opaque chest: When to suspect a bronchial foreign body. Pediatr Radiol 1986;16:193-196.
23. Erasmie U, Lundell B: Pulmonary lesions mimicking pericardial effusion on ultrasonography. Pediatr Radiol 1987;17:447-450.

Mediastino

24. Han BK, Babcock DS, Oestreich AE: Normal thymus in infancy: Sonographic characteristics. Radiology 1989;170:471-474.
25. Babcock DS: Sonographic evaluation of suspected pediatric vascular diseases. Pediatr Radiol 1991;21:486-489.
26. Hammerli M, Meyer RA: Doppler evaluation of central venous lines in the superior vena cava. J Pediatr 1993;122(6):S104-S108.
27. Riccabona M, Kuttnig-Haim M, Dacar D, et al: Venous thrombosis in and after extracorporeal membrane oxygenation: Detection and follow-up by color Doppler sonography. Eur Radiol 1997;7:1383-1386.
28. Provenzale JM, Frush DP, Ortel TL: Recurrent thrombosis of the superior vena cava associated with activated protein C resistance: Imaging findings. Pediatr Radiol 1998;28:597-598.
29. Lemaitre L, Arconi V, Avni F, et al: The sonographic evaluation of normal thymus in infants and children. Eur J Radiol 1987;7:130-136.
30. Han BK, Suh YL, Hoon HK: Thymic ultrasound. I. Intrathymic anatomy in infants. Pediatr Radiol 2001;31(7):474-479.
31. Han BK, Yoon HK, Suh YL. Thymic ultrasound. II. Diagnosis of aberrant cervical thymus. Pediatr Radiol 2001;31(7):480-487.
32. Wernecke K, Peters PE, Galanski M: Mediastinal tumors: Evaluation with suprasternal sonography. Radiology 1986;159:405-409.
33. Claus D, Coppens JP. Sonography of mediastinal masses in infants and children. Ann Radiol 1984;27(2-3):150-159.
34. Ries T, Currarino G, Nikaidoh H, et al: Real-time ultrasonography of subcarinal bronchogenic cysts in two children. Radiology 1982;145:121-122.

35. Marx MV, Cunningham JJ: Sonographic findings in mediastinal embryonal carcinoma. J Ultrasound Med 1986;5:41-43.

Massas Torácicas Extracardíacas
36. Glasier CM, Leithiser RE Jr, Williamson SL, et al: Extracardiac chest ultrasonography in infants and children: Radiographic and clinical implications. J Pediatr 1989;114(4):540-544.
37. Hudson TD, Lesar M, Blei L: Ultrasound diagnosis of a middle mediastinal mass. J Clin Ultrasound 1982;10:183-185.
38. O'Laughlin MP, Huhta JC, Murphy DJ Jr: Ultrasound examination of extracardiac chest masses in children: Doppler diagnosis of a vascular etiology. J Ultrasound Med 1987;6:151-157.
39. Yuan A, Chang D-B, Yu C-J, et al: Color Doppler sonography of benign and malignant pulmonary masses. AJR 1994;163:545-549.
40. Sumner TE, Volberg FM, Smolen PM: Intrathoracic kidney: Diagnosis by ultrasound. Pediatr Radiol 1982;12:78-80.
41. Cacciaguerra S, Vasta G, Benedetto AG, et al: Neonatal diaphragmatic hemangioma. J Pediatr Surg 2001;36:E21.
42. Smerdely MS, Raymond G, Fisher KL, Bhargava R: Primitive neuroectodermal tumor of the diaphragm: A case report. Pediatr Radiol 2000;30:702-704.
43. Gupta AK, Mitra DK, Berry M: Primary embryonal rhabdomyosarcoma of the diaphragm in a child: Case report. Pediatr Radiol 1999;29:823-825.
44. West MS, Donaldson JS, Shkolnik A: Pulmonary sequestration: Diagnosis by ultrasound. J Ultrasound Med 1989;8:125-129.
45. Kaude JV, Laurin S: Ultrasonographic demonstration of systemic artery feeding extrapulmonary sequestration. Pediatr Radiol 1984;14:226-227.
46. Thind CR, Pilling DW: Case report: pulmonary sequestration—the value of ultrasound. Clin Radiol 1985;36:437-439.
47. Smart LM, Hendry GMA: Imaging of neonatal pulmonary sequestration including Doppler ultrasound. Br J Radiol 1991;64:324-329.
48. Hartenberg MA, Brewer WH: Cystic adenomatoid malformation of the lung: Identification by sonography. AJR 1983;140:693-694.
49. Rodgers BM, Harman PK, Johnson AM: Bronchopulmonary foregut malformations: The spectrum of anomalies. Ann Surg 1986;203(5):517-524.
50. Bar-Ziv J, Barki Y, Maroko A, et al: Rib osteomyelitis in children: Early radiologic and ultrasonic findings. Pediatr Radiol 1985;15:315-318.
51. Birnholz J: Chest wall and lung surface viewing with ultrasound. Chest 1988;94(6):1275-1276.
52. Dershaw DD: Actinomycosis of the chest wall: Ultrasound findings in empyema necessitatis. Chest 1984;86(5):779-780.

Aspiração/Biópsias das Lesões Pulmonares Guiadas por Ultra-sonografia
53. Yang PC, Luh KT, Sheu JC, et al: Peripheral pulmonary lesions: Ultrasonography and ultrasonically guided aspiration biopsy. Radiology 1985;155:451-456.
54. Mace AH, Elyaderani MK: Ultrasonography in the diagnosis and management of empyema of the thorax. South Med J 1984;77(3):294-296.
55. Elyaderani MK, Gabriele OF: Aspiration of thoracic masses and fluid collections under guidance of ultrasonography. South Med J 1982;75(5):536-539.
56. Harnsberger HR, Lee TG, Mukuno DH: Rapid, inexpensive real-time directed thoracentesis. Radiology 1983;146:545-546.
57. Golladay ES, Wagner CW: Management of empyema in children. Am J Surg 1989;158:618-621.
58. de Benedictis FM, De Giorgi G, Niccoli A, et al: Treatment of complicated pleural effusion with intracavitary urokinase in children. Pediatr Pulmonol 2000;29:438-442.
59. Yang PC, Luh KT, Chang DB, et al: Ultrasonographic evaluation of pulmonary consolidation. Am J Respir Dis 1992;146:756-762.
60. Hashimoto BE, Hubler BE, Gass MA: Promising new application: Ultrasound diagnosis of pneumothorax after thoracentesis. Presented at the Fortieth Annual Convention, American Institute of Ultrasound; May 17-20, 1996; New York.

Diafragma
61. Diament MJ, Boechat MI, Kangarloo H: Real-time sector ultrasound in the evaluation of suspected abnormalities of diaphragmatic motion. J Clin Ultrasound 1985;13:539-543.
62. Oyen RH, Marchal GJ, Verschakelen JA, et al: Sonographic aspect of hypertrophic diaphragmatic muscular bundles. J Clin Ultrasound 1984;12:121-123.
63. Ammann AM, Brewer WH, Maull KI, et al: Traumatic rupture of the diaphragm: Real-time sonographic diagnosis. AJR 1983;140:915-916.
64. Houston JG, Fleewt M, Cowan MD, et al: Comparison of ultrasound with fluoroscopy in the assessment of suspected hemidiaphragmatic movement abnormality. Clin Radiol 1995;50:95-98.
65. Riccabona M, Sorantin E, Ring E: Application of M-mode sonography to functional evaluation in pediatric patients. Eur Radiol 1998;8:1456-1461.
66. Gerscovich EO, Cronan M, McGahan JP, et al: Ultrasonographic evaluation of diaphragmatic motion. J Ultrasound Med 2001;20:597-604.
67. Urvoas E, Pariente D, Fausser C, et al: Diaphragmatic paralysis in children: Diagnosis by TM-mode ultrasound. Pediatr Radiol 1994;24:564-568.

Usos Potenciais da Ultra-sonografia de Tórax
68. Slovis TL, Poland RL: Endotracheal tubes in neonates: Sonographic positioning. Radiology 1986;160:262-263.
69. Raphael DT, Conard FU III: Ultrasound confirmation of endotracheal tube placement. J Clin Ultrasound 1987;15:459-462.

57

O Fígado e Baço Pediátricos

Sara M. O'Hara

SUMÁRIO DO CAPÍTULO

ANATOMIA
  Anatomia da Veia Porta
    Lobo Esquerdo do Fígado
    Lobo Direito do Fígado
  Anatomia das Veias Hepáticas
ICTERÍCIA NEONATAL
  Cisto do Colédoco
  Ruptura Espontânea do Ducto Biliar
  Escassez de Ductos Biliares Interlobulares e Síndrome de Alagille
  Atresia Biliar
  Hepatite Neonatal
  Icterícia Neonatal e Infecção do Trato Urinário/Septicemia
  Erros Inatos do Metabolismo
ESTEATOSE (DEGENERAÇÃO OU INFILTRAÇÃO GORDUROSA)
CIRROSE
COLELITÍASE
TUMORES HEPÁTICOS
  Identificação
  Tumores Hepáticos Benignos
  Hemangiomas
  Hemangioendoteliomas Infantis
  Hamartomas Mesenquimais
  Adenomas
  Hiperplasia Nodular Focal

TUMORES MALIGNOS DO FÍGADO
  Hepatoblastoma
  Carcinoma Hepatocelular
  Sarcoma Embrionário Indiferenciado
  Rabdomiossarcoma Biliar
  Metástases
  Detecção da Angiogênese Tumoral
ABSCESSOS E GRANULOMAS HEPÁTICOS
  Abscesso Piogênico
  Abscessos Parasitários
    Amebíase
    Equinococose
    Esquistossomose
  Granulomas Hepáticos
DOENÇAS HEPÁTICAS E HIPERTENSÃO PORTA: AVALIAÇÃO PELO DOPPLER
  Princípios Básicos
  Doppler dos Padrões de Fluxo Normais nos Vasos Esplâncnicos
  Possibilidades e Armadilhas no Doppler
  Técnica

Exame com Doppler na Criança Portadora de Doença Hepática Secundária à Hipertensão Porta
Padrões de Fluxo Anormais Dentro do Sistema Porta
  Sinal Doppler Ausente
    Padrões de Fluxo Arterializados no Sistema Porta
  Fluxo Reverso ou Anterógrado e Retrógrado
  Padrões Doppler Anormais da Artéria Hepática
Hipertensão Venosa Porta
Hipertensão Porta Pré-hepática
Hipertensão Porta Intra-hepática
Hipertensão Porta Supra-hepática (pós-hepática)
Shunts Cirúrgicos Portossistêmicos
DOPPLER NA CRIANÇA RECEPTORA DE UM TRANSPLANTE HEPÁTICO
  Avaliação Pré-transplante
  Avaliação Pós-transplante
O BAÇO

ANATOMIA

A anatomia do fígado pode ser estudada em diversos planos pela ultra-sonografia. O trajeto usual dos vasos intra-hepáticos e suas variantes normais podem ser traçados. Existe uma abordagem ultra-sonográfica simples à anatomia segmentar do fígado segundo a nomenclatura do cirurgião francês Couinaud,[1,2] que descreveu os segmentos segundo a distribuição das veias porta e hepáticas. Cada segmento apresenta um ramo (ou um grupo de ramos) da veia porta no seu centro e uma veia hepática na sua periferia. Cada lobo do fígado contém quatro segmentos; os segmentos são numerados no sentido anti-horário: de 1 até 4 compreendem o lobo esquerdo e de 5 até 8, o lobo direito. O segmento 1 é o lobo caudado ou lobo de Spiegel. Os lobos direito e esquerdo são separados pela fissura hepática principal, uma linha que liga a vesícula biliar e o lado esquerdo da veia cava inferior (VCI) (Fig. 57-1).[2]

Os ramos segmentares da veia porta (cada um levando a um segmento) podem ser delineados sob a forma de dois Hs

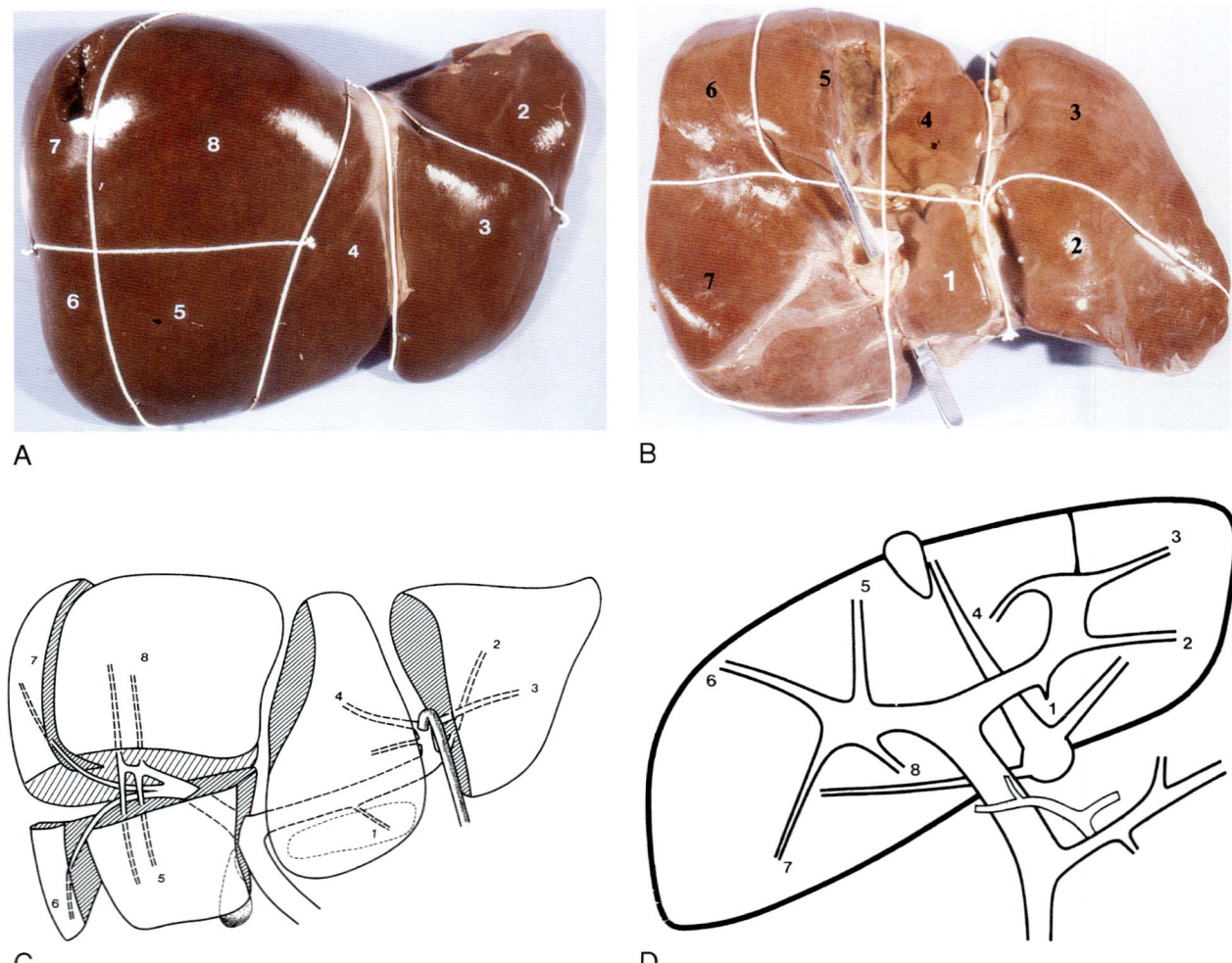

FIGURA 57-1. Anatomia segmentar externa do fígado. Os segmentos são numerados no sentido anti-horário. Suas bordas estão marcadas por um barbante. **A,** Superfície superior e anterior: observe o ligamento falciforme esbranquiçado que separa os segmentos 3 e 4. **B,** Superfície inferior: o fórceps encontra-se na veia porta principal; a vesícula biliar foi retirada de seu leito, que separa os segmentos 4 e 5. O barbante vertical entre os segmentos 4 e 5 e entre 1 e 7 segue o eixo da vesícula biliar/porção média da veia hepática e marca a fissura hepática principal, a divisão entre os lobos direito e esquerdo. O segmento 1, ou lobo caudado, encontra-se à direita do fórceps. Os segmentos 3 e 4 são separados pelo ligamento falciforme; os segmentos 1 e 2, pelo ligamento venoso. **C,** Esquema dos segmentos hepáticos com seus ramos venosos porta superior e anterior, vistos em A. **D,** Diagrama da veia porta e das veias hepáticas e sua relação com os segmentos (superfície inferior do fígado, vista em B). (De Ikeda S, Sera Y, Yamamoto H, et al: Effect of phenobarbital on serial ultrasonic examination in the evaluation of neonatal jaundice. Clin Imaging 1994;18:146-148).

deitados, um para o lobo esquerdo (segmentos de 1 a 4) e um para o lobo direito (segmentos de 5 a 8) (Fig. 57-2).

Anatomia da Veia Porta

Lobo Esquerdo do Fígado

O H do lobo esquerdo é visualizado numa abordagem subxifóide, oblíqua, inclinada para cima. O H é formado pela veia porta esquerda, com o ramo que penetra no segmento 2, a porção umbilical da veia porta esquerda e os ramos para os segmentos 3 e 4 (Fig. 57-2). Neste H deitado são fixos dois ligamentos, o ligamento venoso (também chamado de pequeno omento ou ligamento hepatogástrico) e o ligamento falciforme. O ligamento venoso separa o segmento 1 do segmento 2 (Figs. 57-1B e 57-2A). O ligamento falciforme é visto entre a porção umbilical da veia porta esquerda[1] e a superfície externa do fígado (Figs. 57-1A e B e 57-2A e C). Ele separa o segmento 3 do segmento 4.

O segmento 1 (lobo caudado) é limitado posteriormente pela VCI, lateralmente pelo ligamento venoso e anteriormente pela veia porta esquerda (Fig. 57-1B). Ao contrário dos outros segmentos, ele pode receber ramos das veias porta esquerda e direita. As veias porta para o segmento 1 são geralmente pequenas e raramente são visualizadas na ultra-sonografia. O lobo caudado apresenta uma ou mais veias hepáticas que drenam diretamente na VCI, separadamente das três veias hepáticas principais.[3] Esta vascularização especial é uma característica distintiva do segmento 1.

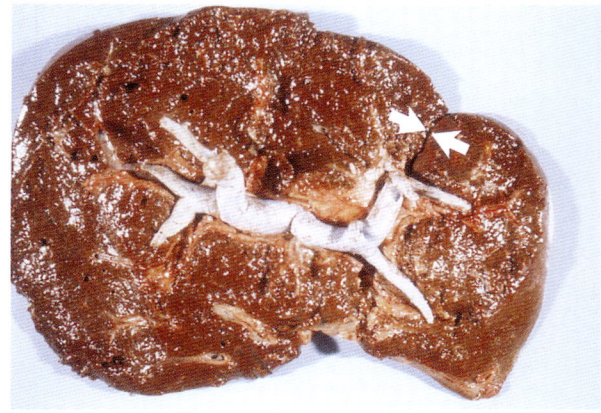

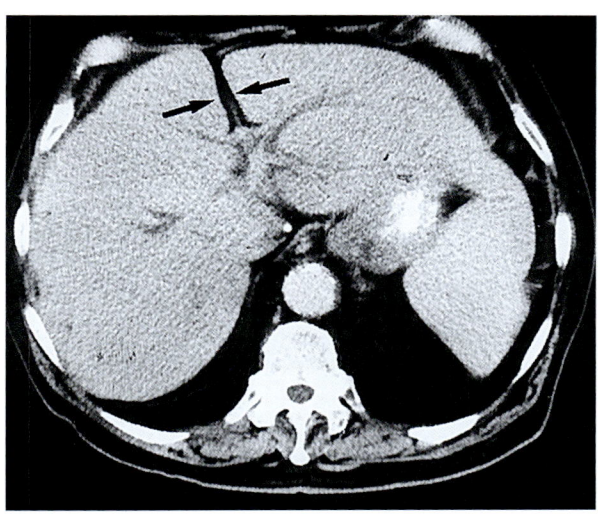

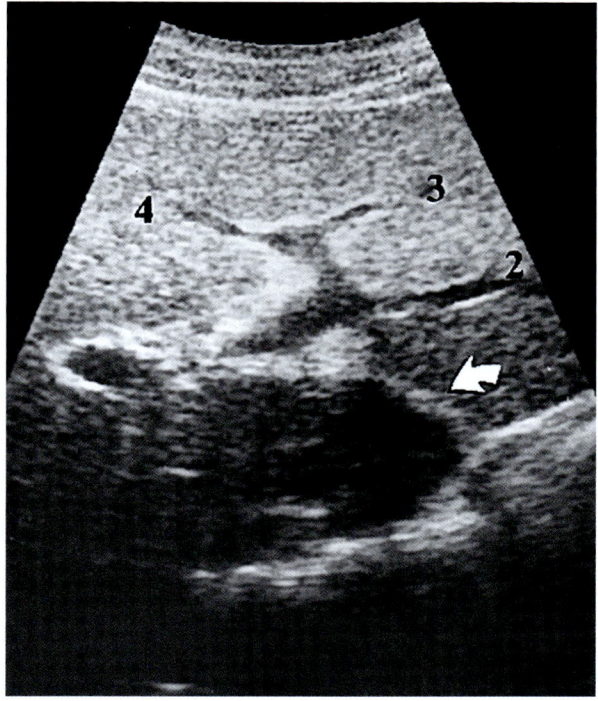

FIGURA 57-2. Anatomia segmentar das veias porta.
Lobo esquerdo, exibido num espécime dissecado. (**A**) (com corante azul-claro na veia porta), numa imagem de ultra-sonografia transversal subxifóide (**B**) e na tomografia computadorizada (**C**). A veia porta esquerda com ramos nos segmentos 2, 3 e 4 forma um H posicionado horizontalmente. A porção umbilical da veia porta esquerda forma a barra transversal do H. O ligamento falciforme (*setas,* **A** e **C**) é uma extensão da porção umbilical da veia porta esquerda. Ligamento venoso (*setas curvas,* **B**). *Continua*

A veia porta que leva ao segmento 2 é uma continuação linear da veia porta esquerda, completando a perna horizontal inferior do H. Os ramos segmentares para os segmentos 3 e 4 formam a outra perna horizontal (Fig. 57-2). Os segmentos 2 e 3 estão localizados à esquerda da porção umbilical da veia porta esquerda, o do ligamento venoso, e do ligamento falciforme. O segmento 4 (lobo quadrado) situa-se em volta da perna anterior direita do H venoso portal, à direita da porção umbilical da veia porta esquerda e do ligamento falciforme (Fig. 57-2). O segmento 4 é separado do segmento 5 pela fissura principal (uma linha entre o colo da vesícula biliar e a VCI) (Fig. 57-1B) e do 5 e 8 pela veia hepática média. É separado do segmento 1 pela veia porta esquerda.

Lobo Direito do Fígado

A veia porta direita e seus ramos são mais bem visualizados através de uma abordagem sagital ou oblíqua intercostal na linha axilar média. Em algumas pessoas, também é útil realizar uma abordagem subcostal. A veia porta direita segue um trajeto oblíquo ou vertical, dirigido anteriormente.

Os ramos que levam aos segmentos do lobo direito do fígado também se distribuem sob a forma de um H em diagonal. A veia porta direita forma a barra transversal do H. Os ramos para os segmentos 5 e 8 formam a perna superior do H (Fig. 57-2), enquanto os ramos para os segmentos 6 e 7 formam sua porção inferior. Os ramos dos segmentos 6 e 7 apresentam uma orientação mais oblíqua, e o transdutor deve ser ligeiramente girado para cima para avaliar o segmento 7 e para baixo, na direção do rim direito, para o segmento 6.

A veia hepática média separa os segmentos 5 e 8 do segmento 4. A veia hepática direita separa os segmentos 5 e 8 dos segmentos 6 e 7 (Fig. 57-3).

O segmento 5 é limitado medialmente pela vesícula biliar e pela veia hepática média, e lateralmente pela veia hepática direita. A veia porta direita serve como ponto de referência para a separação entre os segmentos 5 e 8 (Fig. 57-3). O segmento 8 é separado do segmento 7 pela veia hepática direita e do segmento 4 pela veia hepática média (Fig. 57-3).

Os segmentos 6 e 7 estão separados dos segmentos 5 e 8 pela veia hepática direita. O segmento 6 é a parte do fígado mais próxima do rim; seu limite lateral é a caixa torácica. O

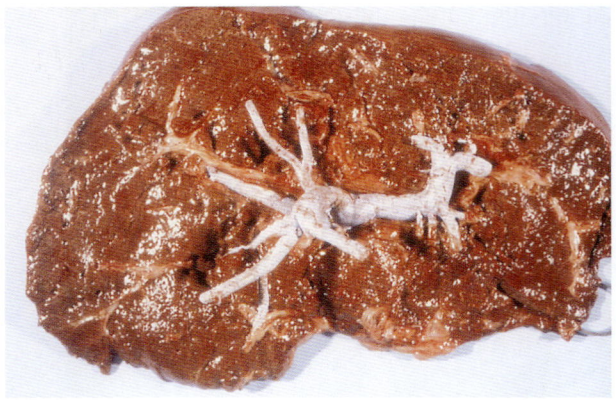

D

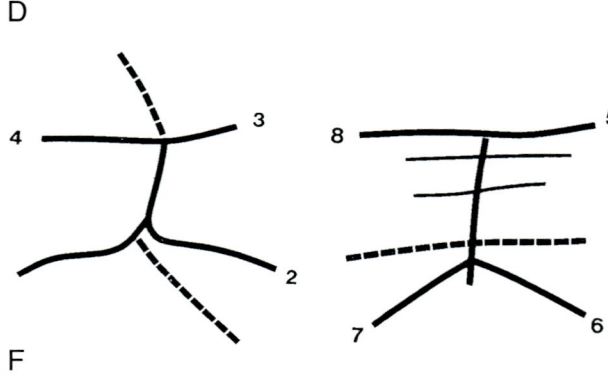

F

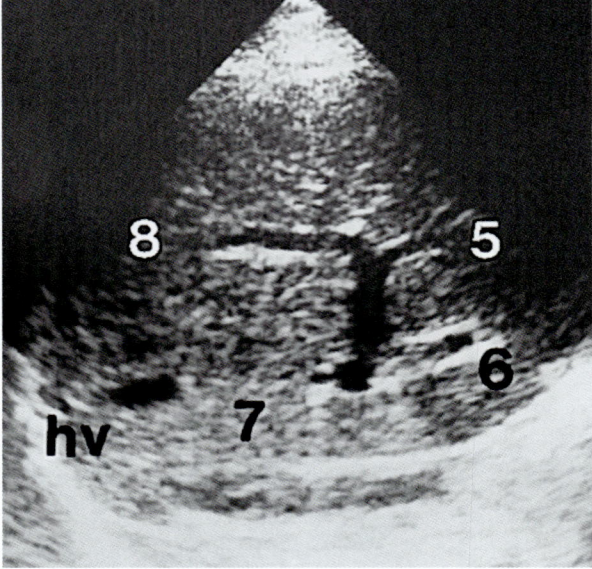

E

FIGURA 57-2. cont. Anatomia segmentar das veias porta. Lobo direito do fígado num espécime dissecado (**D**) e numa ultra-sonografia intercostal com incidência sagital oblíqua (**E**) obtida na linha axilar média. Os ramos da veia porta para os segmentos de 5 até 8 e 6 e 7 formam os membros principais do H e a veia porta direita forma sua haste. Uma vez mais o H está virado horizontalmente. **F**, Diagrama dos ramos da veia porta para os lobos direito e esquerdo (De Bismuth H: Surgical anatomy and anatomical surgery of the liver. World J Surg 1982;6:3-9).

segmento 7 é separado do segmento 8 pela veia hepática direita e seu limite lateral é a caixa torácica e o cranial é a cúpula diafragmática.

Anatomia das Veias Hepáticas

Quando visualizadas numa incidência coronal oblíqua subxifóide, as três veias hepáticas formam um W, com sua base na VCI. As veias hepática esquerda e média se ligam à porção anterior esquerda da VCI (Fig. 57-4). As veias hepáticas separam os seguintes segmentos: a veia hepática esquerda separa o segmento 2 do segmento 3; a veia hepática média separa o segmento 4 dos segmentos 5 e 8; e a veia hepática direita separa os segmentos 5 e 8 dos segmentos 6 e 7 (Fig. 57-1D). Com a incidência oblíqua subxifóide, a veia porta direita é vista *de frente*, o que ajuda a separar o segmento superficial 5 do segmento 8, situado mais profundamente.

O exame ultra-sonográfico do fígado da criança deve incluir a visualização das veias porta direita e esquerda e seus ramos segmentares, assim como as veias hepáticas. É possível identificar e localizar com exatidão não somente lesões focais, mas também delinear a presença de trombose, compressão ou invasão tumoral de vasos. O Doppler é acrescentado quando a presença e direção do fluxo sanguíneo nestes vasos precisa ser avaliada. A exploração do fígado através de seus vasos é uma maneira excelente de garantir que o exame ultra-sonográfico está completo e não consiste apenas num exame superficial deste órgão, normalmente homogêneo com contornos variáveis e poucos pontos de referência, exceto por suas veias. Uma vez que os ramos da artéria hepática e os ductos biliares se encontram próximos às veias porta, o exame das veias porta lobares e segmentares garante um exame completo também destas estruturas.

ICTERÍCIA NEONATAL

A causa de uma icterícia persistente no neonato é com freqüência difícil de definir porque as características clínicas e laboratoriais podem ser similares na icterícia hepatocelular e na obstrutiva. Se houver intenção de tratar efetivamente, com cirurgia, dieta específica e medicação uma obstrução biliar, atresia biliar ou doenças metabólicas tais como a galactosemia e a tirosinemia, o diagnóstico deve ser estabelecido precocemente (nos primeiros dois ou três meses), antes que ocorra uma cirrose irreversível.

A ultra-sonografia desempenha um papel importante na definição das causas de **obstrução extra-hepática ao fluxo biliar** que podem ser tratadas efetivamente com cirurgia precoce: cisto de colédoco, atresia biliar e perfuração espontânea dos ductos biliares (outras causas de obstrução dos ductos biliares tais como a colelitíase, tumores dos ductos

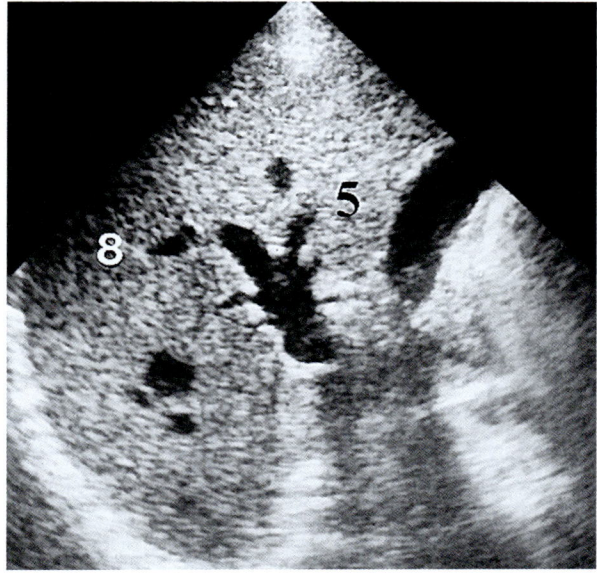
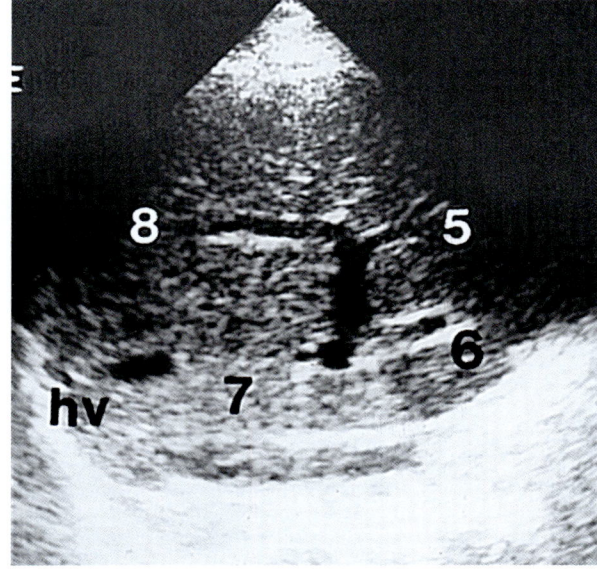
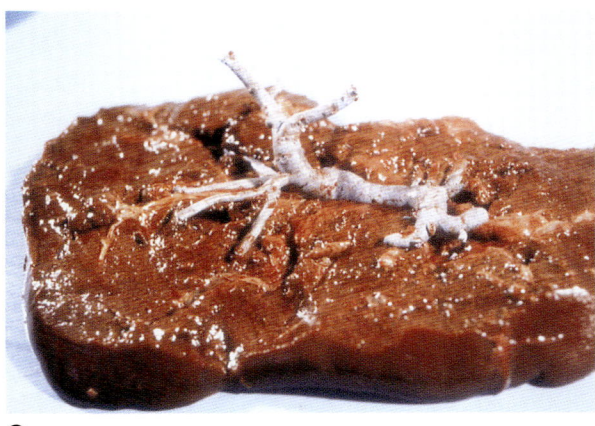

FIGURA 57-3. A veia porta direita e seus ramos. Ultra-sonografia intercostal na linha axilar média com obliqüidade variável mostrando a veia porta direita, a barra transversal do H direito. **A,** A extremidade anterior da veia porta direita mostra sua bifurcação em ramos para os segmentos 5 e 8 (neste paciente existem dois ramos adicionais de cada para os segmentos 5 e 8). **B,** Acompanhando a barra transversal do H até sua origem posteriormente, encontramos o ramo segmentar 7. O ramo segmentar 6 está dirigido para a frente, no sentido do rim direito. **C,** A veia porta direita e seus ramos num espécime dissecado mostra os ramos segmentares e seu trajeto oblíquo (De Bismuth H: Surgical anatomy and anatomical surgery of the liver. World H Surg 1982;6:3-9).

biliares ou do pâncreas e estenose congênita do ducto biliar comum, em geral, surgem posteriormente na infância).

As **causas intra-hepáticas de icterícia neonatal** incluem hepatite (bacteriana, viral ou parasitária) e as doenças metabólicas (p. ex., galactosemia, tirosinemia, intolerância à frutose, deficiência de α-1 antitripsina, fibrose cística, escassez dos ductos interlobulares, cirrose dos índios norte-americanos). As **doenças sistêmicas** que causam colestase incluem a insuficiência cardíaca, choque, septicemia, lúpus neonatal, histiocitose e doença hemolítica grave.

O lactente com icterícia é, em geral, investigado com uma ultra-sonografia. Quando encontramos dilatação dos ductos biliares, podemos realizar uma colangiografia percutânea ou uma colecistografia se a causa e anatomia da obstrução não estiverem esclarecidas. Se a ultra-sonografia não conseguir demonstrar uma anormalidade anatômica, uma cintilografia hepatobiliar pode definir a patência do ducto biliar comum, a menos que a lesão dos hepatócitos seja extensa. Quando o radionuclídeo não atinge o intestino, em geral realizamos uma biópsia hepática. A cintilografia e a ultra-sonografia evidenciam melhor a vesícula biliar pelo efeito bile-estimulante do fenobarbital administrado por 3 a 5 dias antes do teste.[4] O **sinal do cordão triangular**, uma densidade com formato de cone cranial à bifurcação da veia porta nas varreduras longitudinais ou transversais, é altamente preditivo de atresia biliar. Uma **vesícula biliar ausente ou pequena** (menor do que 1,5 cm de comprimento) associada ao sinal do cordão triangular é ainda mais específico para o diagnóstico.[5]

Cisto do Colédoco

A dilatação, de comprimento e gravidade variados, do ducto biliar comum, chamada de *cisto do colédoco*, tem sido detectada no pré-natal e geralmente se apresenta com icterícia na infância, que simula clinicamente a hepatite neonatal e a atresia biliar (Fig. 57-5). A classificação de Todani,[6] uma modificação da proposta por Alonson-Lej, descreve cinco

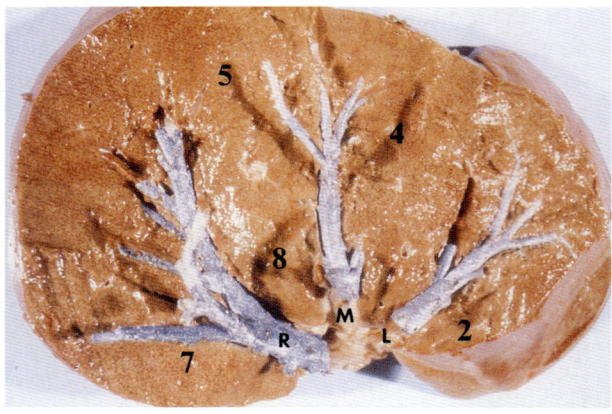
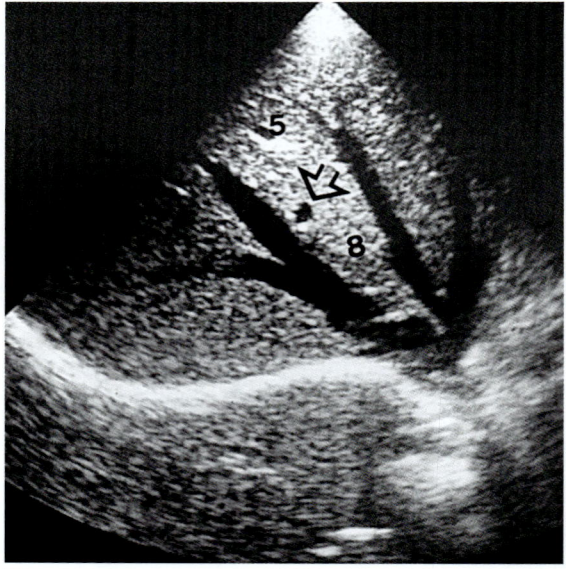

FIGURA 57-4. As bordas periféricas dos segmentos: as veias hepáticas. A, espécime dissecado mostrando as veias hepáticas esquerda, média e direita (L, M, R). A posição dos segmentos está indicada pelos números. **B,** Ultra-sonografia subxifóide, oblíqua num plano similar ao visto em A, mostra três veias hepáticas. A veia hepática média se liga à esquerda logo antes de esvaziar na parte esquerda da veia cava inferior. A veia porta direita (*seta aberta*) divide o segmento 5 do 8 antes de dar origem aos ramos segmentares (De Bismuth H: Surgical anatomy and anatomical surgery of the liver. World H Surg 1982;6:3-9).

CAUSAS DE ICTERÍCIA NEONATAL

OBSTRUÇÃO DOS DUCTOS BILIARES

Cisto de colédoco
Atresia biliar
Perfuração espontânea dos ductos biliares
Escassez de ductos biliares interlobulares (síndrome de Alagille)

LESÃO HEPATOCELULAR (COLESTASE)

Hepatite
  Bacteriana
    Sífilis
    Listeria
    Staphylococcus
Viral
  Hepatite B
  Hepatite C
  Citomegalovírus

Vírus da imunodeficiência humana
Rubéola
Herpes
Epstein-Barr
Parasitária
  Toxoplasma
Doenças sistêmicas
Choque
Septicemia
Insuficiência cardíaca
Lúpus neonatal
Histiocitose
Doenças hemolíticas

DOENÇAS METABÓLICAS HEPÁTICAS

Galactosemia
Tirosinemia
Intolerância à frutose
Deficiência de α_1-antitripsina
Fibrose cística

---

tipos. A mais comum é a **dilatação cilíndrica ou sacular do ducto biliar comum** (DBC) (tipo I) (80% a 90%) e acredita-se que é causada por uma inserção anormal do DBC no ducto pancreático, que forma um canal comum e facilita o refluxo das enzimas no ducto biliar, conseqüentemente com inflamação. Uma vez que cistos do colédoco têm sido detectados em fetos de até 15 semanas, quando a amilase ainda não existe, e como os cistos operados no período neonatal mostram pouca inflamação, devem existir outros fatores causais (ainda desconhecidos) além da teoria do canal comum. Duas causas raras, mas bem documentadas, de dilatação de ductos biliares (cisto de colédoco) no neonato são a atresia localizada do DBC e atresias intestinais múltiplas em que o DBC drena para um fundo-de-saco cego do intestino.[7] Um cisto de colédoco que se apresenta mais tardiamente na infância pode ter uma patogênese diferente. Em

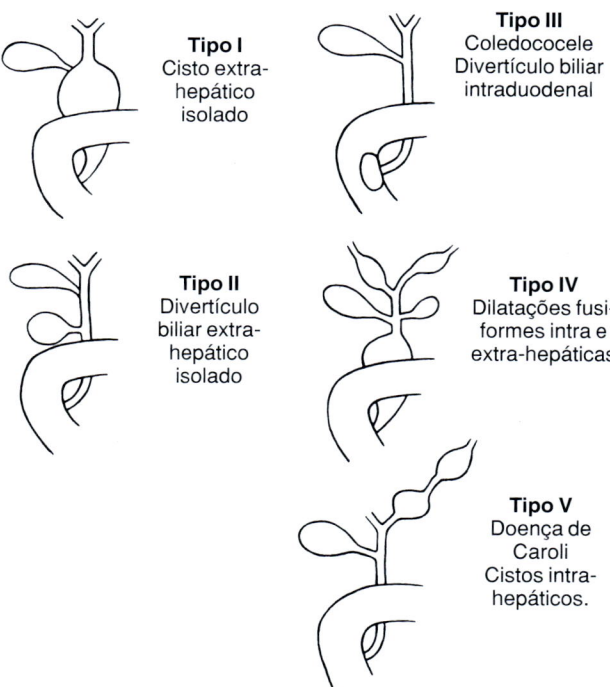

FIGURA 57-5. Classificação do cisto de colédoco.

geral é complicado por colangite e classicamente causa dor abdominal, icterícia obstrutiva e febre. Às vezes o cisto é palpável como uma massa,

O **cisto de colédoco** (tipo II) consiste em um ou mais divertículos do DBC (2% dos cistos). A **coledococele** (tipo III) é uma dilatação da porção intraduodenal do DBC (1% a 5%). Os **cistos intra-hepáticos e extra-hepáticos múltiplos** formam o tipo IV (10%). A **doença de Caroli,** tipo V, afeta os ductos biliares intra-hepáticos.

A ultra-sonografia usada para avaliar o lactente ictérico mostra um ou mais cistos de parede fina no hilo hepático ou dentro do fígado (Fig. 57-6). A vesícula biliar é identificada separadamente. A dilatação dos ductos intra-hepáticos, assim como cálculos, pode acontecer posteriormente como um resultado de estase biliar e colangite. A cintilografia é usada para documentar fluxo biliar no interior do cisto e a colangiografia/colecistografia percutânea ou colangiopancreatografia retrógrada percutânea é realizada se um mapeamento detalhado do sistema biliar for considerado necessário antes da cirurgia.

A **doença de Caroli** (cisto de colédoco tipo V) consiste na dilatação não obstrutiva dos ductos biliares intra-hepáticos[8,9] e está freqüentemente associada à fibrose hepática congênita e à doença policística infantil.[10] A doença é causada pela falência ou desarranjo na remodelação embriológica dos ductos, resultando em uma dilatação segmentar. Os pacientes costumam só procurar atendimento médico mais tardiamente do que nos outros tipos de cisto de colédoco, em geral depois de uma colangite e formação de litíase biliar na infância (Fig. 57-7). Na ultra-sonografia, os ductos dilatados envolvem ramos da veia porta.[9] A presença de lama biliar ou de cálculos é freqüentemente visível dentro dos ductos dilatados. Os abscessos que complicam a colangite são vistos como cavidades com paredes mais espessas do que as dos ductos e repletas de material heterogêneo. Rins policísticos, quando presentes, são outra pista para o diagnóstico.

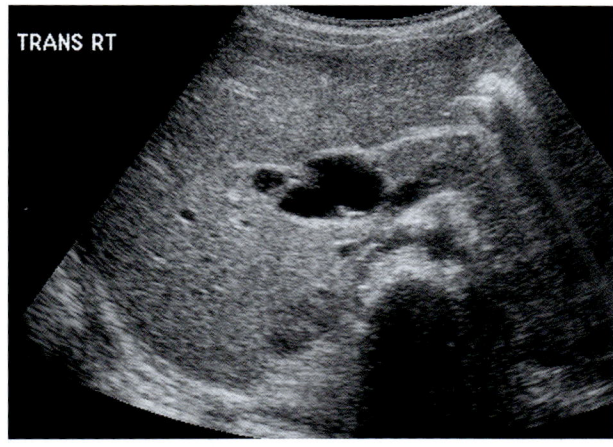
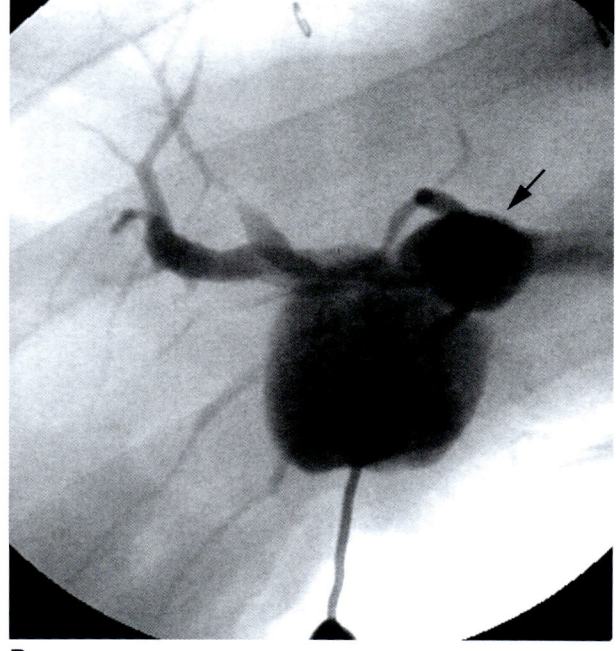

FIGURA 57-6. Cisto de colédoco em um lactente com icterícia. A, Ultra-sonografia transversal. Um cisto volumoso, que é o ducto biliar comum muito dilatado, é visível entrando na cabeça pancreática. **B,** Colangiografia intra-operatória mostra a injeção da vesícula biliar e o enchimento do cisto de colédoco (seta).

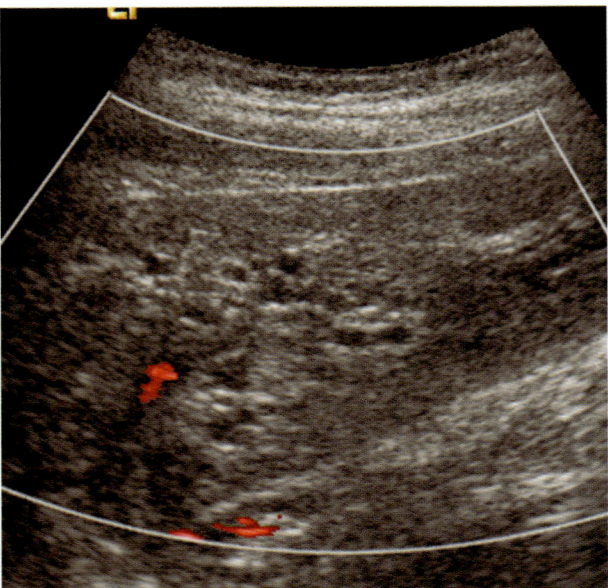

FIGURA 57-7. Doença de Caroli. Colangite, causada por obstrução dos ductos biliares ou por infecção ascendente, leva a uma dilatação do ducto intra-hepático ou do ducto biliar comum. Uma imagem longitudinal com Doppler colorido do lobo esquerdo do fígado mostra uma dilatação sacular dos ductos biliares com paredes ecogênicas espessadas e poucos vasos profundos nas regiões mais profundas do fígado.

Ruptura Espontânea do Ducto Biliar

A ruptura do ducto biliar é rara. Quando ocorre nos neonatos, se não for corrigida, pode levar à icterícia, distensão abdominal e ao óbito. Sua causa é ignorada. Como a junção dos ductos cístico e biliar comum é geralmente o local da ruptura, acredita-se que uma fraqueza no desenvolvimento deste local leve à ruptura. O sistema biliar não está dilatado, mas existe ascite e/ou coleções de líquido loculado em torno da vesícula biliar.[11]

Escassez de Ductos Biliares Interlobulares e Síndrome de Alagille

Estas doenças são diagnosticadas histologicamente pela observação de um número reduzido de ductos biliares interlobulares em comparação ao número total de áreas porta e se apresentam com colestase crônica, em geral dentro dos três primeiros meses de vida. Devido à colestase, a vesícula biliar pode ser muito pequena (desuso). O fígado em geral está aumentado, especialmente à custa do lobo esquerdo. Ocorre hipertensão porta, com esplenomegalia e varizes esofagianas. Nas crianças com displasia artério-hepática (**síndrome de Alagille**), a escassez dos ductos biliares está associada a uma fácies peculiar, estenose pulmonar, vértebras em borboleta e, raramente, anormalidades renais (acidose tubular renal).[12] A síndrome de Alagille parece ser herdada como uma doença autossômica dominante com penetrância variável.

Atresia Biliar

A incidência da atresia biliar varia de 1 em 8.000 a 1 em 10.000 nascimentos. Os meninos e meninas são igualmente afetados, e em geral, nascem a termo. A cirrose biliar ocorre cedo e está freqüentemente presente nas primeiras semanas depois do nascimento.

Caracterizada pela ausência ou obliteração da luz dos ductos biliares extra-hepáticos e/ou intra-hepáticos, antigamente acreditava-se que esta doença era causada por um defeito no desenvolvimento do sistema biliar. Está associada à **síndrome da poliesplenia** (atresia biliar, *situs inversus*, poliesplenia, fígado simétrico, VCI e veia porta pré-duodenal obstruídas) em cerca de 20% dos pacientes,[13] assim como com as **trissomias 17 ou 18.** A doença é extremamente rara nos fetos e natimortos ou recém-nascidos, e como o ducto pancreático que se desenvolve de acordo com os ductos biliares está normal nas crianças afetadas, acredita-se atualmente que a atresia biliar se desenvolve depois da formação dos ductos biliares. Existe provavelmente uma agressão intra-útero ao sistema hepatobiliar, de origem infecciosa, imunológica, tóxica ou vascular, que resulta numa esclerose progressiva dos ductos biliares extra-hepáticos e/ou intra-hepáticos. A exposição a algumas drogas (carbamazepina) foi associada à atresia biliar; contudo, ainda não existem evidências sorológicas conclusivas da infecção intra-útero nas crianças afetadas.[14]

A icterícia se desenvolve classicamente de modo gradual em duas a três semanas depois do nascimento. O diagnóstico é imediatamente estabelecido se houver sinais radiológicos ou ultra-sonográficos da síndrome da poliesplenia (Fig. 57-8). Uma vez que o fluxo biliar é interrompido, na maioria dos pacientes[13] a vesícula biliar é muito pequena ou ausente. Depois de deixar o lactente em jejum por 4 a 6 horas, uma pesquisa específica com um transdutor de alta freqüência vai demonstrar uma vesícula biliar muito pequena (microvesícula biliar) em cerca de 20% dos casos. O remanescente fibrótico ecogênico do ducto biliar comum visto adjacentemente à veia porta tem sido chamado de sinal do cordão triangular. A associação de uma vesícula biliar pequena, menor do que 1,5 cm de comprimento, e o sinal do cordão triangular são muito específicos para o diagnóstico de atresia biliar.[5] Qualquer remanescente do ducto biliar intra-hepático pode dilatar e ficar visível na ultra-sonografia como uma dilatação de ducto biliar ou pequenos cistos. Além disso, a colangite que complica a atresia biliar pode resultar em áreas císticas no fígado.[15]

O tratamento cirúrgico estabelece um contato entre uma alça de jejuno (transposta para o fígado depois de uma anastomose em Y de Roux) e qualquer "dúctulo" biliar pérvio no hilo hepático. Este procedimento é a hepatoportoenterostomia clássica descrita por Kasai em 1959.[16] Mesmo se não houver contato mucoso entre o intestino e os ductos biliares, o procedimento permite a drenagem da bile com remissão clínica completa em 30% e uma drenagem parcial em 30% das crianças afetadas. O prognóstico torna-se muito mais reservado quando a cirurgia de Kasai é realizada 60 dias após

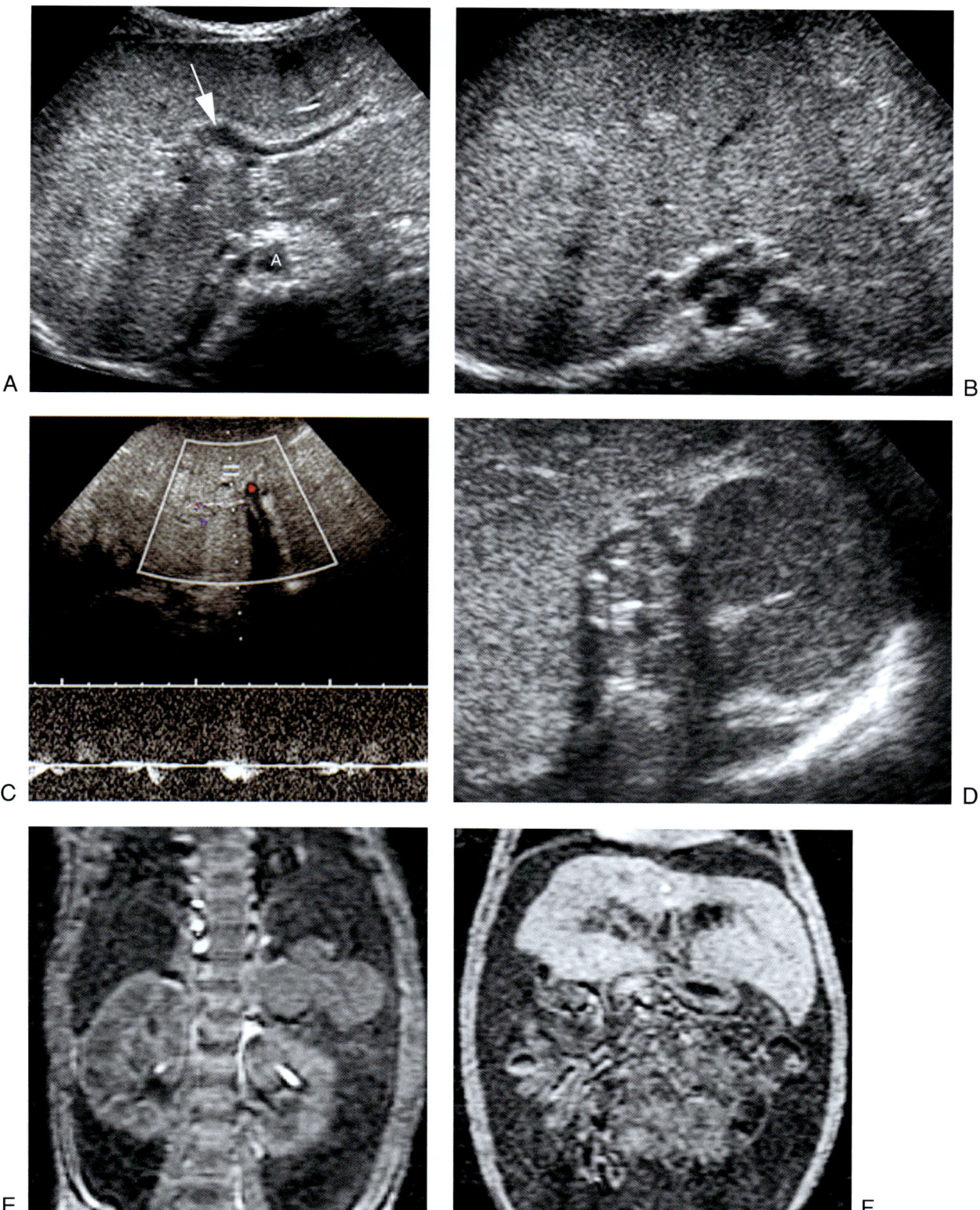

FIGURA 57-8. Veia porta pré-duodenal e interrupção da veia cava inferior são sinais da síndrome da poliesplenia. A, Ultra-sonografia transversal do fígado mostra aorta (A) anterior e à esquerda da coluna (recém-nascido do sexo feminino). A bifurcação da veia porta (*seta*) está mais anterior do que o usual. **B,** Ultra-sonografia transversal mostra o fígado que se estende através de todo o abdome superior — "fígado transversal". A veia cava inferior está ausente em ambas as imagens. **D,** No quadrante superior esquerdo encontram-se diversos pequenos baços. **C,** Cursor do Doppler na veia porta mostra um fluxo hepatopetal normal, mas está localizado bem anteriormente. Não foi encontrada vesícula biliar neste paciente com atresia biliar. Cortes coronais de RM em SPGR mostram poliesplenia (**E**), e corte transversal do fígado com veia porta posicionada anteriormente (**F**) diversos meses depois, a paciente foi submetida ao procedimento de Kasai por apresentar ascite e elevação das enzimas hepáticas.

o parto.[16] Apesar do êxito do procedimento de Kasai, 75% dos pacientes precisam de um transplante hepático antes dos 20 anos de idade.[17]

Hepatite Neonatal

É definida como uma infecção do fígado que ocorre antes dos 3 meses de idade, e atualmente é considerada uma entidade distinta das doenças tóxicas ou metabólicas que afetam o neonato. O agente causal (bactéria, vírus ou parasita) atinge o fígado através da placenta, por via vaginal a partir de secreções maternas infectadas ou por meio de cateteres ou de transfusão de sangue. A infecção transplacentária ocorre mais prontamente durante o terceiro trimestre de gestação, e sífilis, *Toxoplasmose,* rubéola e citomegalovírus (CMV) são os agentes mais comuns.[14]

A hepatite bacteriana neonatal é em geral secundária a uma disseminação ascendente de organismos da vagina, que contaminam o endométrio, placenta e líquido amniótico. (Nas gestações gemelares, o feto localizado mais próximo ao cérvix é o mais freqüentemente afetado.) Os organismos usuais são *Listeria* e *Escherichia coli*. O contato direto com os vírus do herpes, CMV, vírus da imunodeficiência humana (HIV) e *Listeria* durante o parto vaginal pode levar à hepatite. As transfusões de sangue podem conter os vírus da hepatite B ou C, CMV, Epstein-Barr e HIV. A cateterização infectada da veia umbilical resulta geralmente em hepatite bacteriana ou abscessos.[14] Não existem aspectos ultra-sonográficos específicos para hepatite, com exceção de uma hepatomegalia difusa, a menos que existam abscessos (geralmente de origem bacteriana). A parede da vesícula biliar pode estar espessada, provavelmente como conseqüência de hipoalbuminemia (Fig. 57-9).[18,19]

Icterícia Neonatal e Infecção do Trato Urinário/Septicemia

A associação entre estas duas entidades ocorre com maior freqüência nos neonatos do sexo masculino do que nos do feminino. Icterícia, hepatomegalia e vômitos são sinais clínicos comuns. Os sintomas do trato urinário são raros, assim como choque e febre. Um exame cuidadoso dos rins, ureteres e bexiga deve, portanto, acompanhar a ultra-sonografia do fígado do lactente com icterícia. Do mesmo modo, o diafragma e as bases pulmonares devem ser examinados na procura de derrames pleurais e pneumonia, que podem estar acompanhados por septicemia e icterícia no neonato.

Erros Inatos do Metabolismo

Os pediatras e radiologistas devem estar bem atentos a estes distúrbios que causam lesão hepática no neonato porque alguns deles, na ausência de tratamento provocam destruição rápida do fígado; logo, é importante considerar que é possível tratar efetivamente diversos desses distúrbios com dieta ou medicamentos assim que o diagnóstico for conhecido. A

ERROS INATOS DO METABOLISMO

SEMPRE LESAM O HEPATÓCITO

Armazenamento do glicogênio do tipo IV
Galactosemia
Intolerância à frutose
Tirosinemia
Doença de Wolman
Síndrome de Zellweger
Doença do armazenamento do ferro neonatal
Doença de Wilson

EVENTUALMENTE LESAM O HEPATÓCITO

Deficiência de α_1-antitripsina
Fibrose cística
Doença do armazenamento do glicogênio (I e III)

NÃO LESAM OS HEPATÓCITOS (ARMAZENAMENTO DE METABÓLITOS)

Mucopolissacaridose
Doença de Gaucher

---

lesão hepática é causada pelo armazenamento de um metabólito hepatotóxico ou pela ausência de uma enzima essencial que prejudica o processo de desintoxicação do fígado.

A **esteatose** (degeneração ou infiltração gordurosa) é especialmente proeminente nas doenças de armazenamento do glicogênio, galactosemia, tirosinemia e fibrose cística. A **cirrose** eventualmente se desenvolve em todas as doenças que causam lesão hepática seguida por hipertensão porta. O risco de um **carcinoma hepatocelular** está significativamente aumentado na deficiência de α_1-antitripsina, na tirosinemia e na doença do armazenamento do glicogênio do tipo 1. Os **adenomas hepáticos** também se desenvolvem nas duas últimas condições, assim como a **doença tubular renal**, que se caracteriza em geral por acidose e nefrocalcinose.[14]

A **tirosinemia** é atualmente mais bem tratada com transplante. Até que dispuséssemos um tratamento medicamentoso para as crises neurológicas agudas nos lactentes portadores de tirosinemia aguda, o transplante era realizado como um procedimento salvador de vidas e efetuado assim que fosse cirurgicamente possível. Agora o transplante é realizado assim que surgem nódulos hepáticos (Fig. 57-10), porque o hepatocarcinoma desenvolve-se em cerca de 30% das crianças portadoras de tirosinemia que sobrevivem ao período neonatal. Uma revisão dos fígados dissecados durante o transplante hepático revelou que a ultra-sonografia e a TC não eram exatas para estabelecer uma distinção entre nódulos de regeneração, adenomas, e carcinomas (Fig. 57-10), nem tampouco a análise da dosagem da α-fetoproteína.[20]

O exame ultra-sonográfico de crianças possivelmente portadoras de distúrbios metabólicos inclui uma análise cuidadosa do tamanho e da arquitetura do fígado, uma pesquisa meticulosa por esteatose, cirrose e nódulos; uma análise da

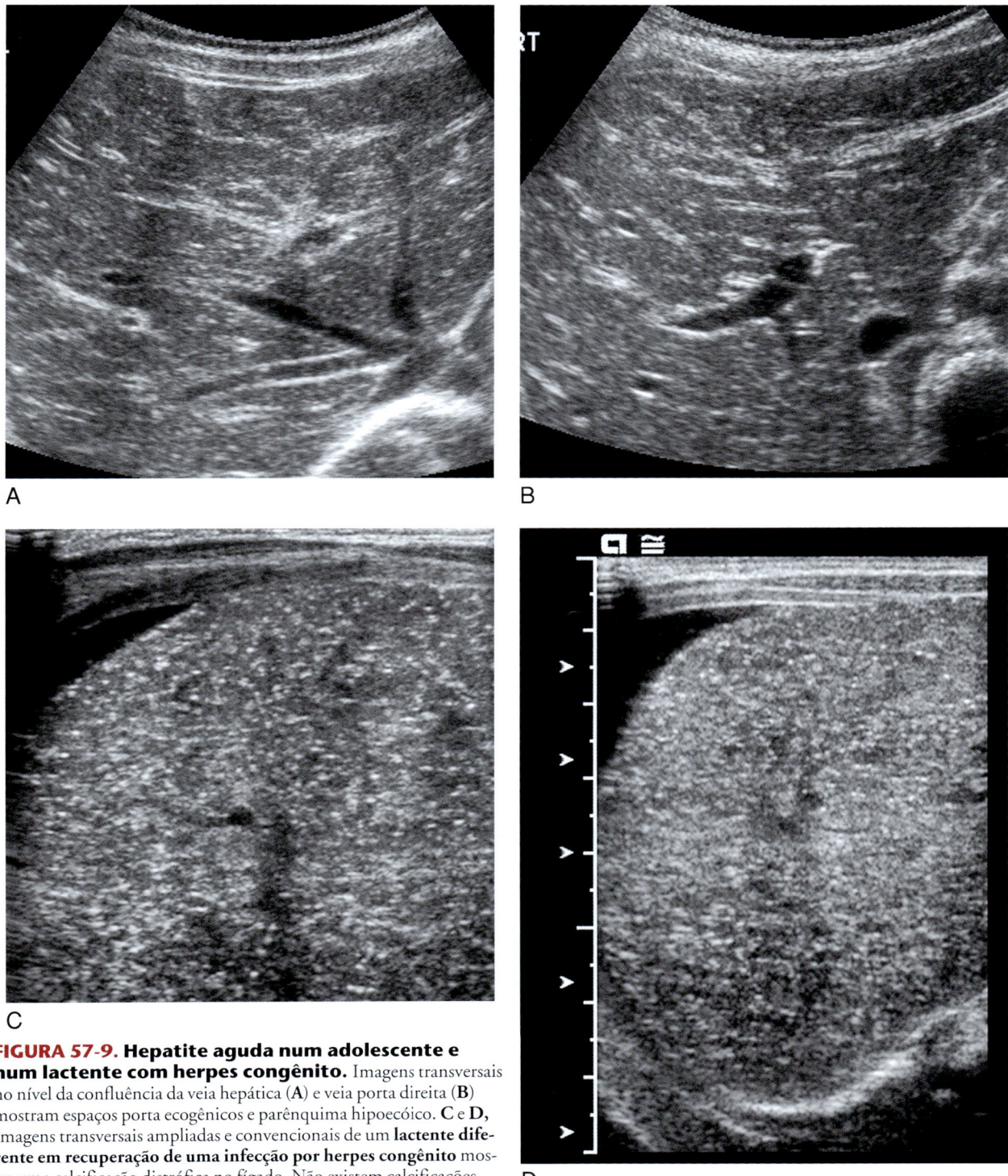

FIGURA 57-9. Hepatite aguda num adolescente e num lactente com herpes congênito. Imagens transversais no nível da confluência da veia hepática (**A**) e veia porta direita (**B**) mostram espaços porta ecogênicos e parênquima hipoecóico. **C** e **D**, Imagens transversais ampliadas e convencionais de um **lactente diferente em recuperação de uma infecção por herpes congênito** mostra uma calcificação distrófica no fígado. Não existem calcificações similares no baço.

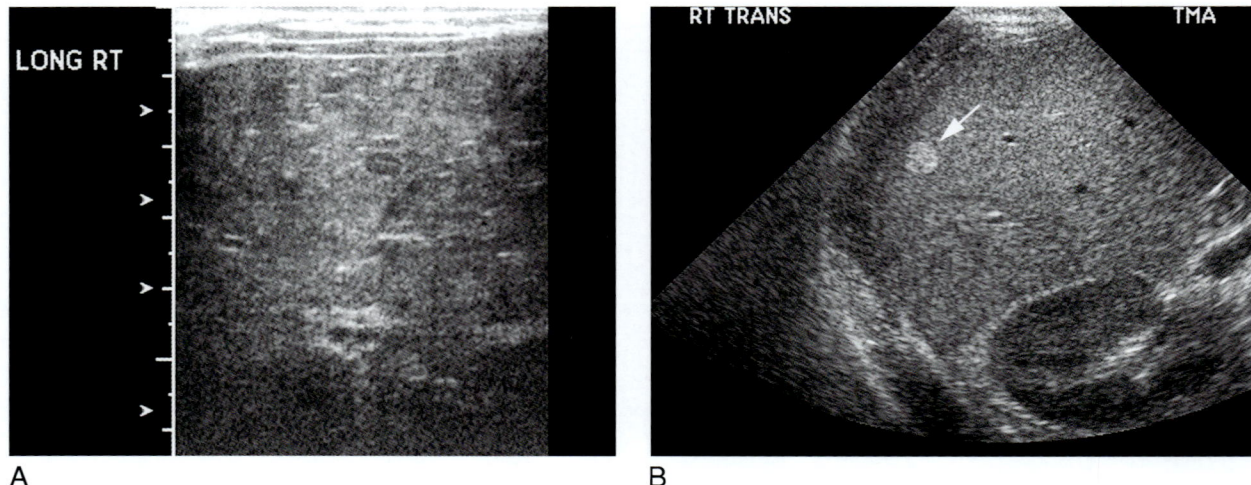

FIGURA 57-10. Tirosinemia e doença do armazenamento do glicogênio (tipo I, doença de Von Gierke). A, Ultra-sonografia longitudinal do fígado num paciente portador de tirosinemia aguardando transplante hepático mostra uma ecotextura ecogênica, provavelmente uma combinação de nódulos de regeneração e adenomas. **B,** O fígado de uma outra criança com doença do armazenamento do glicogênio tipo I mostra um adenoma ecogênico (*seta*); o paciente foi acompanhado devido ao risco aumentado de carcinoma hepatocelular.

arquitetura renal (Fig. 57-10), pesquisando por um volume aumentado e nefrocalcinose; e um exame Doppler do abdome na pesquisa de sinais de hipertensão porta.

ESTEATOSE (DEGENERAÇÃO OU INFILTRAÇÃO GORDUROSA)

A gordura acumula-se nos hepatócitos após lesão celular (degeneração gordurosa) por meio da sobrecarga de células previamente saudáveis com o excesso de gordura (infiltração gordurosa) ou, em certas síndromes de deficiência de enzimas, por meio da incapacidade da gordura de ser mobilizada para fora do fígado. Drogas (ácido acetilsalicílico, tetraciclina, valproato, varfarina) e toxinas (aflatoxina, hipoglicina), assim como abuso de álcool, levam a uma degeneração gordurosa das células hepáticas. A esteatose é também encontrada nos distúrbios hepáticos metabólicos tais como a galactosemia, intolerância à frutose e síndrome de Reye. A obesidade, corticoterapia, hiperlipidemia e diabetes são exemplos de aumento da mobilização da gordura e de sua entrada no fígado. Na desnutrição, síndrome nefrótica e fibrose cística não só aumentam a entrada da gordura no fígado, como existe também uma mobilização deficiente da gordura para fora do hepatócito. Quando a nutrição parenteral não inclui lipídios, a esteatose ocorre devido a uma deficiência de ácidos graxos essenciais. A maioria dos distúrbios hereditários do fígado mencionados anteriormente envolve uma deficiência enzimática e resulta em esteatose. As alterações gordurosas são reversíveis, podem ser difusas ou focais e freqüentemente são detectadas pela ultra-sonografia antes de existir uma suspeita clínica.[21] Na ultra-sonografia, as áreas de esteatose são altamente ecogênicas, borrando as paredes vasculares. O córtex do rim adjacente parece ter ecogenicidade bem menor. Quando a esteatose é focal, geralmente apresenta bordas lisas, geométricas ou digitiformes[22] (Fig. 57-11). O fígado normal interveniente pode parecer hipoecogênico e simular lesões como as do tipo massa (metástases ou abscessos), especialmente se o ganho da ultra-sonografia for ajustado como referência de normalidade segundo o ganho nas áreas de gordura. Os segmentos 4 e 5 são freqüentemente poupados pela esteatose, talvez devido ao aporte sangüíneo derivado da vesícula biliar e seus vasos.[23] Os nódulos de esteatose podem simular metástases na TC. Áreas de ecotextura anormal nos estudos ultra-sonográficos podem ser ainda mais bem estudadas com a TC; as duas modalidades são complementares nesta situação. Apesar da

CAUSAS DE ESTEATOSE

Drogas
    Ácido acetilsalicílico
    Tetraciclina
    Valproato
    Varfarina (Marevan)
Toxinas
    Aflatoxina
    Hipoglicina
Abuso de álcool
Doença hepática metabólica
    Galactosemia
    Intolerância à frutose
    Síndrome de Reye
Obesidade
Terapia com corticosteróides
Hiperlipidemia
Diabetes
Desnutrição
Síndrome nefrótica
Fibrose cística

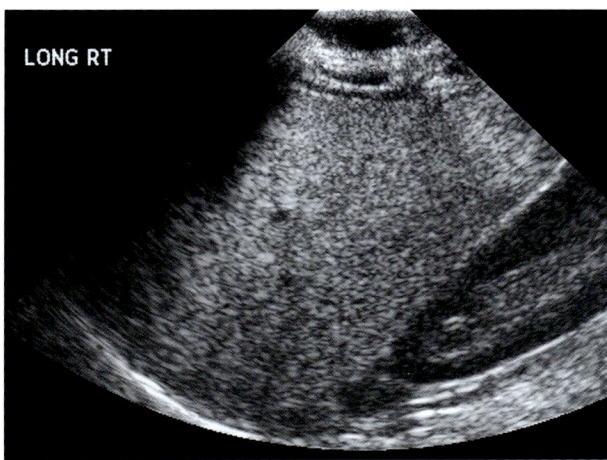

FIGURA 57-11. Infiltração gordurosa do fígado (esteatose) num paciente portador de fibrose cística. Imagem sagital mostra ecotextura hepática aumentada, com alguma atenuação posterior. O córtex do rim direito é muito menos ecogênico do que o fígado adiposo.

sofisticação das imagens, às vezes ainda há necessidade da realização de biópsia guiada pelo ultra-som ou pela TC.

CIRROSE

As formas usuais de cirrose na infância são a biliar e a pós-necrótica. Morfologicamente, o fígado cirrótico consiste em nódulos de regeneração desprovidos de veias centrais e envoltos por uma quantidade variável de tecido conjuntivo. A arquitetura hepática encontra-se distorcida o bastante para alterar a circulação hepática e a função hepatocelular. O aumento da resistência ao fluxo sangüíneo no fígado leva à hipertensão porta.

O aspecto ultra-sonográfico do fígado depende da gravidade da cirrose. Com a substituição progressiva dos hepatócitos por tecido fibroso, o fígado passa a apresentar uma atenuação sonora cada vez maior, e a penetração do som no fígado, mesmo com transdutores de baixa freqüência (2 a 3 MHz), torna-se difícil. Os macronódulos da cirrose avançada tornam-se visíveis na ultra-sonografia na superfície do fígado (em contraste com o pequeno omento vizinho, peritônio ou ascite, se houver) ou dentro de sua substância (arquitetura nodular, aumento da hiperecogenicidade do tecido fibroso em volta dos ramos da veia porta e do ligamento redondo).[22] O lobo caudado é sempre proeminente (Fig. 57-12).[24] Partes do segmento 4 do lobo direito do fígado podem sofrer atrofia na doença avançada.

COLELITÍASE

Os cálculos biliares são menos freqüentes nas crianças do que nos adultos e estão geralmente relacionados com uma doença associada. Sua composição pode ser mista ou podem ser for-

DOENÇAS ASSOCIADAS A LÍTIASE DE VESÍCULA BILIAR EM CRIANÇAS

HEMATOPOÉTICAS

Anemias hemolíticas ou hemólise (válvula cardíaca artificial)
Incompatibilidade Rh
Transfusão de sangue
Anemia falciforme

GASTROINTESTINAIS

Fibrose cística
Anomalias de ductos biliares
Disfunção ileal (doença de Crohn, intestino curto)
Nutrição parenteral total (NPT)
Doenças hepáticas metabólicas

OUTRAS

Imobilização (cirurgia por escoliose)
Desidratação
Obesidade
Septicemia
Anovulatórios orais

mados por bilirrubinato de cálcio. O cálculo de colesterol é raro, exceto nas crianças portadoras de fibrose cística.[25] Os cálculos são móveis e hiperecogênicos, e só criam sombra acústica se forem de tamanho e composição apropriados.

Em algumas crianças, especialmente naquelas que recebem nutrição parenteral total, podemos observar uma bile espessa que forma lama biliar, "bolas de lama" ou "lama tumefeita", e, finalmente, litíase, quando são realizadas ultra-sonografias seriadas no período de diversas semanas (Fig. 57-13). A estase do fluxo biliar é a causa provável de formação de lama e de cálculos, que também ocorre intra-útero e em prematuros, e que em geral regride espontaneamente.[26]

O espessamento da parede da vesícula biliar ocorre em crianças com hepatite aguda, hipoalbuminemia, obstrução do retorno venoso hepático e ascite.[18,19] Os sinais clássicos de vesícula biliar impactada, espessamento da parede da vesícula biliar e presença de líquido em volta da vesícula encontrados nos adultos com colecistite aguda são raros nas crianças. A vesícula biliar torna-se dilatada e arredondada (em vez de apresentar formato oval normal) nas crianças em jejum (em especial lactentes em nutrição parenteral total), nas crianças com septicemia (em especial por estreptococos) e nas crianças na fase aguda da doença de Kawasaki. Quando a vesícula está distendida, pode se tornar sensível e dolorosa. Cicatriza junto com a doença de base. A colecistite alitiásica nas crianças é rara e só deve ser diagnosticada se nenhuma doença que provoque a distensão da vesícula ou edema de parede for encontrada.[27] A distinção entre atonia de vesícula biliar e obstrução nem sempre pode ser estabelecida com frações de ejeção cintilográficas da vesícula biliar.

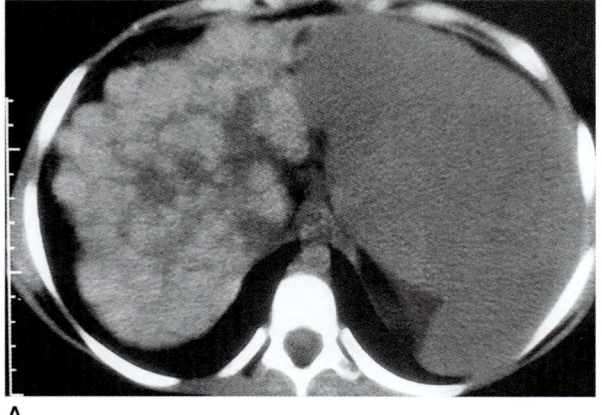
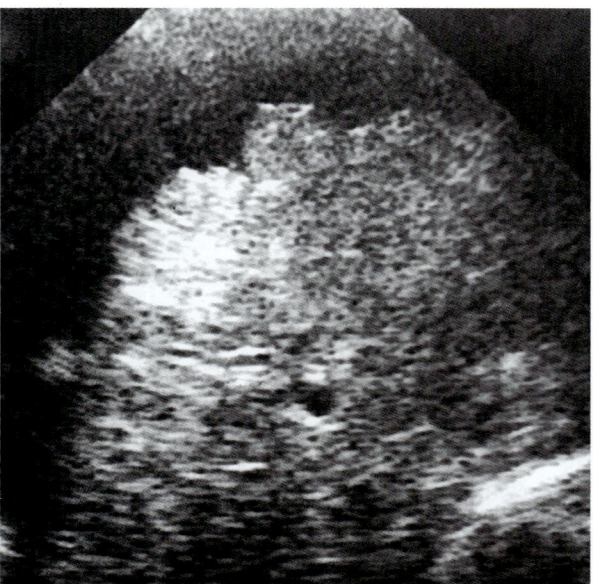
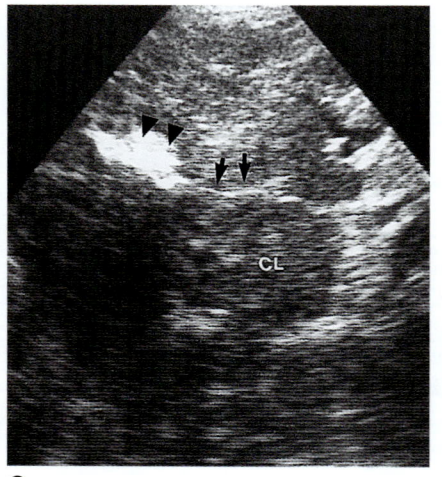

FIGURA 57-12. Cirrose. A, TC do abdome superior (criança de 6 anos) mostrando um fígado pequeno com diversos nódulos visíveis tanto no contorno como dentro do fígado. A microscopia do fígado nativo depois do transplante mostrou nódulos de regeneração e cirrose grave (hipertensão porta). **B, Macronódulos da cirrose** na superfície do fígado delineados pelo líquido ascítico (ultra-sonografia de outra criança). **C, Fibrose cística e cirrose** com aumento do tecido fibroso ecogênico em torno do ligamento venoso (*setas*) e ligamento redondo (*ponta de setas*). Observe a superfície nodular inferior do fígado e o lobo caudado maior (CL) (ultra-sonografia de uma criança de 12 anos) (De Patriquin HB, Roy CC, Weber AM, et al: Liver disease and portal hypertension. Clin Diagn Ultrasound 1989;24:103-127).

TUMORES HEPÁTICOS

Identificação

Às vezes é difícil definir a origem de uma massa abdominal, especialmente quando ela é grande. As seguintes questões são úteis na identificação de uma massa como de origem hepática.

- **Anatomia vascular:** É possível identificar um vaso hepático nutridor por meio do Doppler? As veias porta segmentares estão deslocadas ou invadidas por tumor?[28] Que segmentos hepáticos estão comprometidos? A artéria hepática principal está alargada? (Isto assinala geralmente a presença de hemangioendotelioma altamente vascular.)
- **Anatomia biliar:** Os ductos biliares estão normais? A vesícula biliar foi identificada?
- **Anatomia do abdome:** A massa move-se junto com o fígado durante a respiração? O parênquima hepático está normal ou cirrótico? Existe líquido ascítico dispo-

MASSAS HEPÁTICAS NAS CRIANÇAS

SÓLIDAS

Hemangioendotelioma (único ou múltiplo)
Adenoma, hamartoma
Hiperplasia nodular focal
Nódulos de regeneração na cirrose
Hepatoblastoma
Carcinoma hepatocelular
Rabdomiossarcoma biliar (pode ser cístico)
Linfoma
Metástases

CISTOS NO FÍGADO OU PRÓXIMOS A ELE

Cistos congênitos
Fibrose hepática congênita
Cistos de colédoco
Cistos de duplicação do duodeno
Cistos hidáticos (cistos de "areia" ou cistos dentro de cistos)
Doença de Caroli
Hamartoma

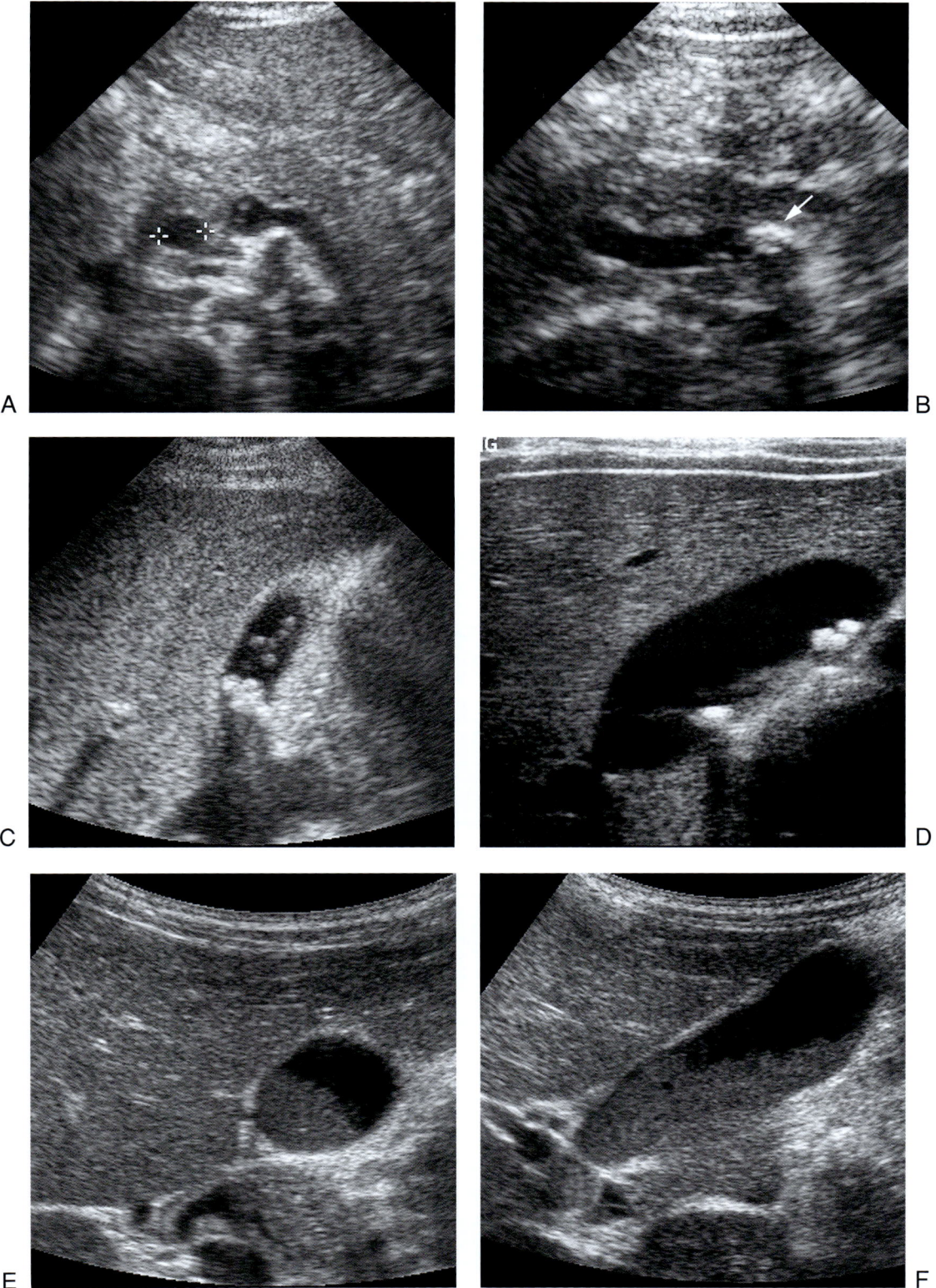

FIGURA 57-13. Colelitíase. Cortes transversal (**A**) e (**B**) longitudinal de um ducto biliar comum dilatado contendo um cálculo ecogênico formando sombra (a litíase só é visualizada em B, *seta*) em adolescente com dor aguda no quadrante superior direito. **C** e **D**, cálculos múltiplos ecogênicos em outro paciente com anemia hemolítica. Observe que os cálculos são móveis com a mobilização do paciente entre essas duas imagens. **E** e **F**, Lama biliar sem cálculos ou espessamento de parede da vesícula em paciente com nutrição parenteral total.

nível para a realização de citologia? Existe alguma outra massa abdominal, retroperitoneal, paraaórtica ou pélvica que possa ser um tumor primário?

Tumores Hepáticos Benignos

Cerca de 40% dos tumores hepáticos primários nas crianças são benignos. Os hemangiomas são, de longe, os mais comuns. Os hamartomas mesenquimais, adenomas e hiperplasia nodular focal juntos constituem em torno da metade dos tumores hepáticos benignos na infância.

Hemangiomas

Os hemangiomas são massas vasculares, mesenquimais que se caracterizam por um crescimento endotelial ativo inicial (angiogênese). Neste estágio, o tumor é altamente vascular e pode causar uma derivação arteriovenosa grande o bastante para resultar numa insuficiência cardíaca de alto débito. Esta lesão é geralmente chamada de hemangioendotelioma e se apresenta no neonato ou no lactente. Na medida em que o tumor amadurece, o crescimento vascular diminui. Os vasos existentes podem aumentar e formar "lagos" com pouco fluxo sangüíneo. Este é o hemangioma cavernoso encontrado tipicamente em adultos e raro em crianças.[29]

Hemangioendoteliomas Infantis

Os hemangioendoteliomas infantis são massas sólidas únicas ou múltiplas, de ecogenicidade variável, que freqüentemente contêm discretos focos lineares de cálcio.[30] O exame com Doppler mostra fluxo sangüíneo em diversos vasos tortuosos tanto no interior como na periferia da massa (Fig. 57-14). Os gradientes Doppler ultrapassam os normalmente encontrados nas artérias intra-hepáticas normais. Quando existe uma derivação arteriovenosa grave, o tronco celíaco, a artéria hepática e as veias estão dilatados e a aorta infracelíaca é pequena. Os gradientes Doppler dos vasos do hemangioendotelioma podem lembrar os encontrados nos tumores malignos.[31] A natureza vascular dessas lesões é confirmada por meio de uma TC com injeção em bolus de contraste e da pesquisa por um enchimento e esvaziamento rápido nessas massas. A angiografia está geralmente reservada para os pacientes com indicação para embolização.

Hamartomas Mesenquimais

Os hamartomas mesenquimais são raros, em geral em massas císticas com septações múltiplas derivadas do mesênquima periportal. O achado de calcificações é raro. Apresentam-se tipicamente como uma massa assintomática no lobo direito do fígado em crianças com menos de dois anos de idade.[32]

Adenomas

Os adenomas são raros, exceto no caso das lesões associadas a doença hepática metabólica (especialmente a **doença do armazenamento do glicogênio do tipo I**),[33] ao uso de **anticoncepcionais orais** ou na **terapia com esteróides anabólicos** para a anemia de Fanconi. Esta última situação pode evoluir para um carcinoma hepatocelular. Os níveis séricos da α-fetoproteína estão normais. O aspecto ultra-sonográfico varia desde hiperecogênico até hipoecogênico e é inespecífico. A degeneração maligna é rara. A distinção entre um adenoma e uma massa maligna é difícil de ser estabelecida com a ultra-sonografia, TC e RM porque os achados das imagens são variáveis e inespecíficos. Nos pacientes portadores da anemia de Fanconi submetidos a um transplante de medula óssea, os adenomas podem simular abscessos nas avaliações de septicemia.

Hiperplasia Nodular Focal

A hiperplasia nodular focal mostra tipicamente uma cicatriz central que pode ser visível na ultra-sonografia ou na TC. A captação normal ou aumentada do enxofre coloidal marcado com tecnécio-99m pela massa ajuda a estabelecer sua distinção das massas malignas, que tipicamente não captam o material radiotraçador.[34]

Tumores Malignos do Fígado

A maioria dos tumores sólidos do fígado é maligna e derivada do epitélio.

Hepatoblastoma

É o tumor primário do fígado mais comum na infância, apresenta-se em crianças com menos de três anos de idade e às vezes é considerado a forma juvenil do carcinoma hepatocelular. Existe uma associação com a síndrome de Beckwith-Wiedemann, hemi-hipertrofia e o cromossoma 11p13.[35] Os níveis séricos da α-fetoproteína estão quase sempre elevados. Alguns tumores secretam gonadotrofinas e levam à puberdade precoce.

O tumor geralmente é único, sólido, volumoso, de ecogenicidade mista e com margens mal delimitadas, com pequenos cistos e depósitos de cálcio arredondados ou de formato irregular (Fig. 57-15). Estas calcificações são bastante diferentes das calcificações finas, lineares, vistas nos hemangioendoteliomas.[36] O fígado remanescente em geral está normal, embora eventualmente possa haver metástases no momento do diagnóstico. Os vasos intra-hepáticos estão deslocados e/ou amputados pela massa. A presença de trombos tumorais é menos freqüente do que no carcinoma hepatocelular. O exame com Doppler é útil no diagnóstico de invasão vascular e na detecção de fluxo na neovascularização maligna.[37,38] A ressecção completa do tumor resulta numa taxa de cura de 50% a 60%. A ressecabilidade depende do número de segmentos e vasos envolvidos e é mais bem determinada pela RM.[39]

Carcinoma Hepatocelular

O carcinoma hepatocelular, o segundo tumor maligno hepático em freqüência, apresenta dois picos de incidência,

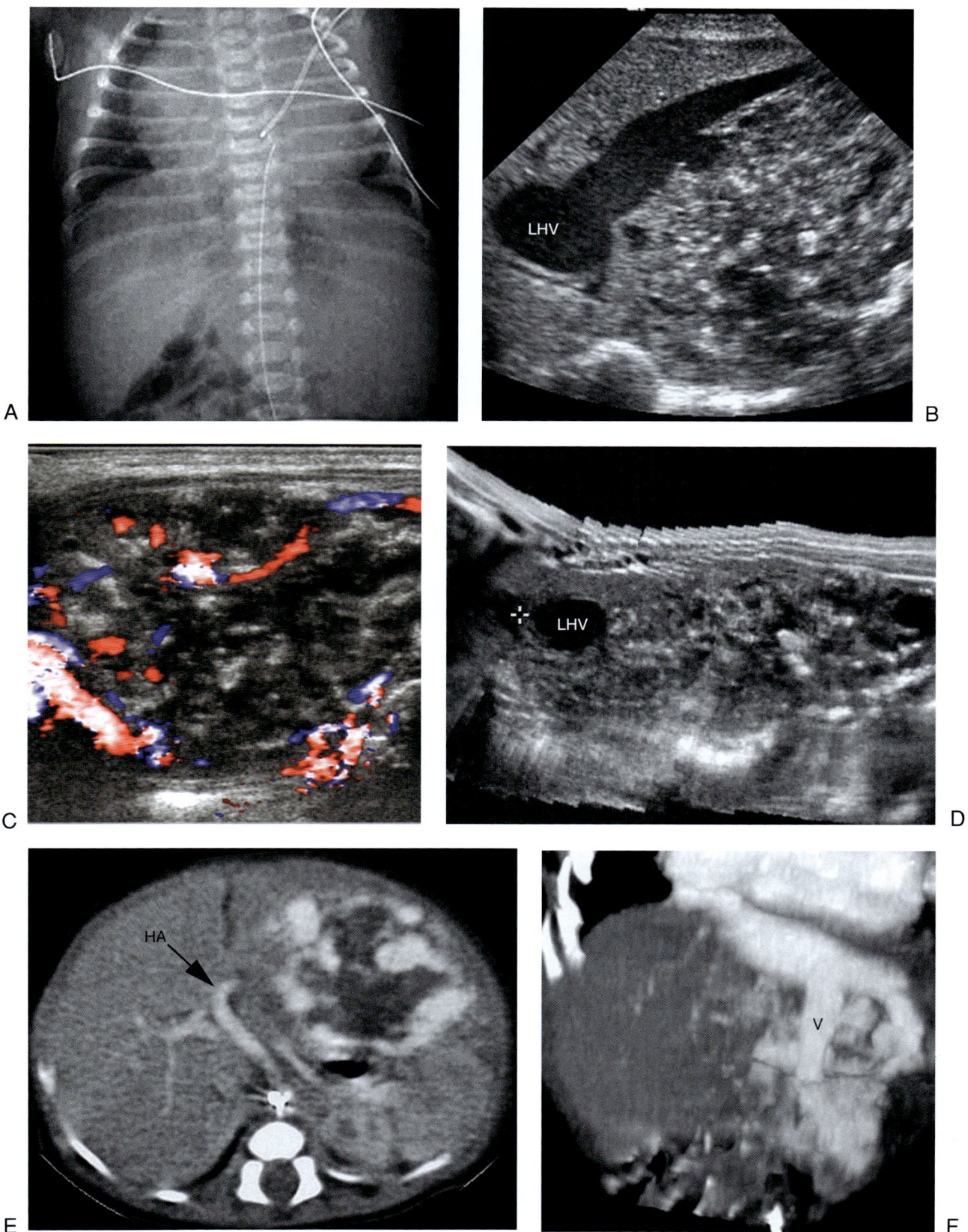

FIGURA 57-14. Hemangioendotelioma infantil. A, Radiografia do tórax e do abdome de um neonato mostra massa de partes moles no quadrante superior esquerdo e insuficiência cardíaca congestiva. **B,** Ultra-sonografia longitudinal em escala de cinza, LHV, veia hepática esquerda. **C,** Ultra-sonografia com Doppler Colorido. **D,** Ultra-sonografia com imagem longitudinal estendida. **E,** TC axial contrastada. **F,** Imagens da massa mostram uma artéria hepática aumentada (HA em **E**) nutrindo a lesão e veias grandes (V em **F**), drenando no átrio direito e criando um *shunt* esquerdo-direito e insuficiência cardíaca.

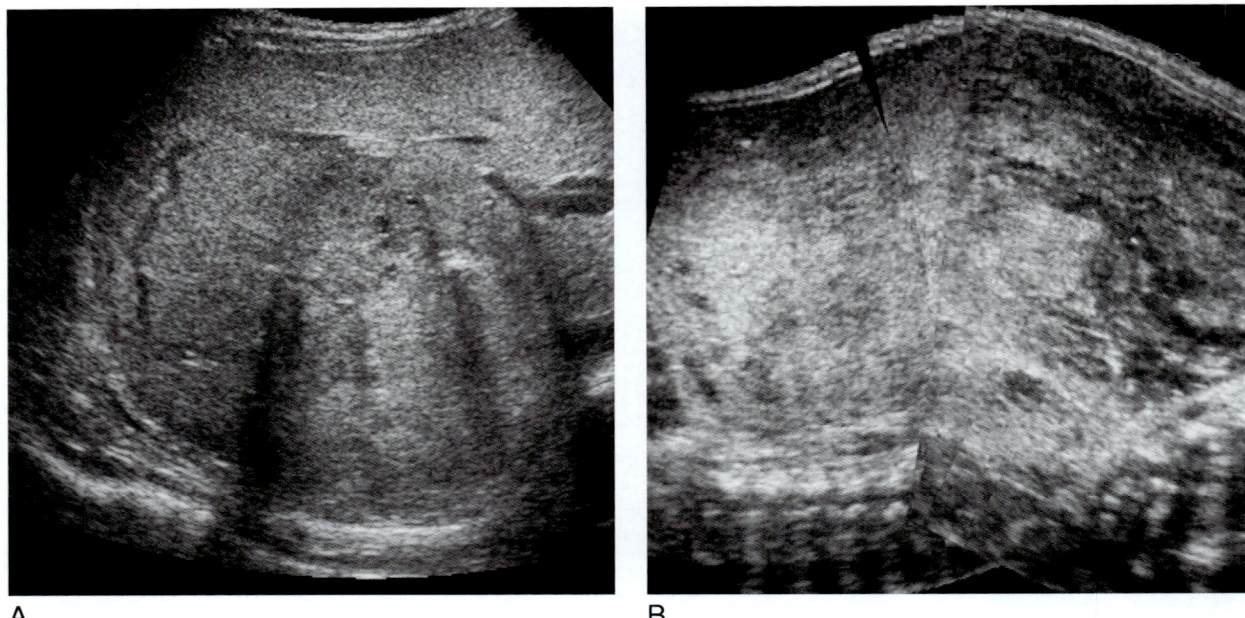

FIGURA 57-15. Hepatoblastoma. Massa palpável abdominal num lactente do sexo feminino com um mês de idade. **A,** Lobo direito do fígado contendo uma grande massa heterogênea, com calcificações com sombra acústica esparsas. **B,** Imagem longitudinal em campo estendido mostra a massa alongada crescendo caudalmente, deslocando o intestino.

com 4 a 5 anos de idade e entre 12 e 14 anos. Cerca de metade das crianças afetadas apresenta uma doença hepática preexistente, especialmente **tirosinemia, doença do armazenamento do glicogênio tipo I, deficiência de α_1-antitripsina, cirrose ou cirrose biliar pós-hepatite B ou C**, depois de uma atresia biliar, **doença de Byler** ou **síndrome de Alagille**. Os níveis séricos de α-fetoproteína estão geralmente elevados. O tumor é freqüentemente multicêntrico; as massas são sólidas, raramente se calcificam e são de ecogenicidade variável. A invasão do sistema venoso porta é comum e facilmente detectável ao Doppler, assim como o fluxo de alta velocidade na neovascularização periférica.[37,38,40]

Sarcoma Embrionário Indiferenciado

O sarcoma embrionário indiferenciado (mesenquimoma maligno) é considerado o equivalente maligno do hamartoma. É raro; ocorre em crianças entre 6 e 10 anos de idade, mais velhas do que as crianças portadoras de hamartomas; seu crescimento é rápido; desenvolve necrose central e cistos. Os níveis de α-fetoproteína estão normais. As massas são caracteristicamente volumosas e de aspecto heterogêneo.

Rabdomiossarcoma Biliar

Local incomum para um rabdomiossarcoma primário, os tumores da árvore biliar costumam incidir em crianças pequenas, com idade média de 3,5 anos. O rabdomiossarcoma pode ter origem nos ductos intra-hepáticos e extra-hepáticos, vesícula biliar, ducto cístico ou na ampola de Vater. As crianças apresentam-se tipicamente com icterícia obstrutiva intermitente, hepatomegalia, distensão e dor abdominal, perda de peso, urina escura e acolia fecal. A localização intraductal é a melhor pista obtida nas imagens para o diagnóstico desta massa heterogênea, ocasionalmente cística (Fig. 57-16). Os tumores apresentam disseminação local e metastatizam para o pulmão e ossos.

Metástases

As metástases para o fígado em geral derivam de **neuroblastoma** (Fig. 57-17), **tumor de Wilms, leucemia** ou **linfoma**. Uma infiltração difusa do fígado (ou nódulos múltiplos) no estágio 4S do neuroblastoma neonatal é notável por seu bom prognóstico.

Detecção da Angiogênese Tumoral

O hepatoblastoma e o carcinoma hepatocelular produzem com freqüência uma rede de vasos tumorais parasíticos microscópicos na sua periferia. O fluxo nestes vasos, com a ausência de uma camada muscular normal, produz gradientes Doppler (fluxos de baixa resistência, alta velocidade) maiores que os encontrados na aorta.[38,40]

ABSCESSOS E GRANULOMAS HEPÁTICOS

Abscesso Piogênico

Os abscessos hepáticos piogênicos são muito raros na criança normal. Eles incidem normalmente em associação com septicemia, nas crianças imunossuprimidas (leucemia,

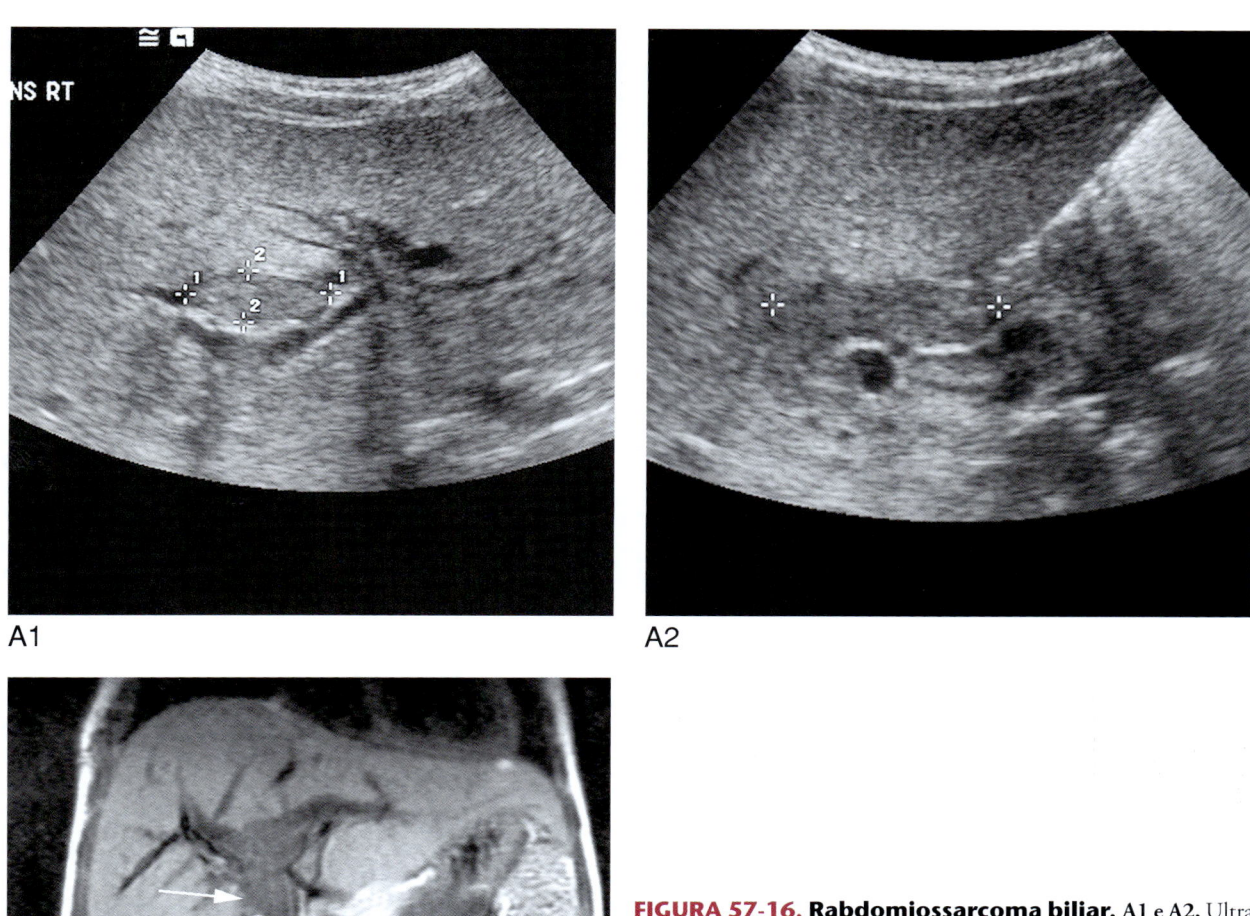

FIGURA 57-16. Rabdomiossarcoma biliar. A1 e A2, Ultra-sonografias transversal e longitudinal do *porta hepatis* numa criança com 3 anos com icterícia intermitente e dor abdominal mostra uma massa intraductal que aumenta o ducto biliar comum entre os cursores. **B,** Imagem de RM coronal, ponderada em T1 demonstrando a massa intraductal (*seta*) e dilatação secundária de ducto biliar.

drogas), nas crianças portadoras de defeitos imunes primários (Fig. 57-18) (doença granulomatosa crônica, disgamaglobulinemia), ou em associação com infecção contígua (apendicite, colangite). Na ultra-sonografia, os abscessos são geralmente massas bem definidas, com ou sem conteúdo líquido heterogêneo e pequenas bolhas de ar produzindo artefatos do tipo cauda de cometa. Eles deslocam, mas não invadem os vasos adjacentes. Um exame Doppler pode ser usado para confirmar a patência dos ramos portais próximos. Devemos pesquisar a presença de líquido no espaço pleural ou no espaço de Morison na posição supina. Em diversos centros, a aspiração com ou sem drenagem de abscessos, sob orientação ultra-sonográfica ou da TC, vem se tornando o método de tratamento de eleição. Alguns abscessos, especialmente os que acompanham a doença granulomatosa crônica, calcificam gradativamente durante o tratamento clínico.[41] Pequenos abscessos múltiplos, geralmente encontrados em crianças imunossuprimidas, podem resultar num fígado aumentado de volume e doloroso. A distinção entre essas pequenas lesões hipoecogênicas e um parênquima hepático normal é um desafio para a resolução do aparelho e habilidade do examinador. A varredura da superfície anterior do fígado com um transdutor linear de alta freqüência comumente ressalta algumas lesões que não seriam percebidas de outra maneira. Nós complementamos de rotina o exame ultra-sonográfico com uma TC de alta resolução nessas crianças porque abscessos pequenos são, freqüentemente, mais bem visualizados na TC.

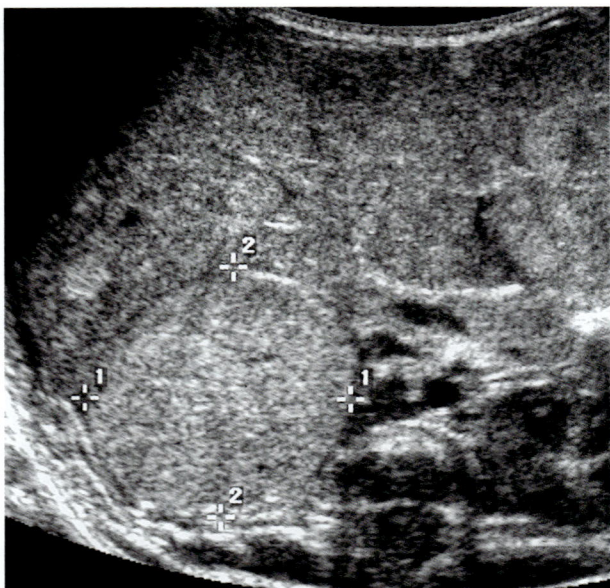

FIGURA 57-17. Doença hepática metastática. Ultra-sonografia transversa quadrante superior direito, mostra um neuroblastoma bem definido da adrenal (*cursores*) e múltiplas metástases hepáticas ecogênicas numa criança com 4 anos.

Abscessos Parasitários

Amebíase

A incidência de abscessos parasitários nas crianças, apesar de baixa, está crescendo devido ao aumento de viagens e da imigração. A amebíase é endêmica nos trópicos e sua transmissão ocorre pelo contato interpessoal. O protozoário *Entamoeba histolytica* é ingerido, invade a mucosa do cólon, penetra nas veias intestinais e se dissemina para os ramos venosos porta. O organismo secreta enzimas proteolíticas, e ocorre rapidamente a formação de abscessos hepáticos. É a complicação extra-intestinal mais freqüente da infecção amebiana. Nas crianças, os abscessos são geralmente múltiplos e incidem na maioria das vezes nas que têm menos de um ano de idade, e implicam risco de morte. A forma de apresentação usual ocorre com picos febris e hepatomegalia sem icterícia. O diagnóstico é estabelecido por testes sorológicos, mas estes nem sempre são positivos nos lactentes. Tanto as imagens da ultra-sonografia como da TC são altamente sensíveis, mas não são capazes de estabelecer a distinção entre os abscessos amebianos e os piogênicos. O padrão ultra-sonográfico de massas-alvo, hipoecóicas, homogêneas ou heterogêneas pode simular o aspecto de um hematoma ou de uma neoplasia. A ruptura de abscesso no tórax, apesar de ser rara, é patognomônica de abscesso amebiano. A extensão para os espaços subfrênicos ou peri-hepáticos, peritônio e órgãos abdominais próximos é o achado mais freqüente. A punção diagnóstica não é animadora devido à baixa quantidade de organismos. Como os abscessos piogênicos ocorrem geralmente na criança imunodeficiente, um abscesso que ocorre numa criança saudável deve ser considerado amebiano até prova em contrário. No passado, as elevadas taxas de mortalidade (60% em lactentes) ocorriam devido à demora no diagnóstico. Essas taxas foram reduzidas a quase zero com a detecção precoce por meio de técnicas de imagens apuradas (cintilografia, ultra-sonografia e TC).[42]

Equinococose

O parasita adulto, *Echinococcus*, habita no jejuno do cão, onde põe seus ovos, que se disseminam pelas fezes e são, então, deglutidos pelo hospedeiro intermediário (em geral, carneiros; às vezes, humanos). As áreas endêmicas incluem o Oriente Médio, o sul dos Estados Unidos e o norte do Canadá. Os embriões, liberados no intestino, invadem a mucosa de modo a penetrar na veia mesentérica que drena para o fígado, onde um cisto de crescimento lento formado por uma camada externa acelular e uma camada interna endotelial pode se desenvolver. O tecido hepático adjacente comprimido forma uma terceira camada. A camada interna forma embriões que flutuam livremente (escólices), ou "areia hidática", que são visíveis na ultra-sonografia. Cistos "filhotes" se formam no interior do cisto principal sob certas circunstâncias e, quando vistos na ultra-sonografia, sugerem o diagnóstico de cisto hidático (Fig. 57-18). Cistos hidáticos derivados da ruptura de outros cistos formam membranas que flutuam livremente. Um cisto morto diminui de tamanho e gradativamente calcifica.[43,44]

Esquistossomose

A invasão da veia porta pelos ovos de *Schistosoma* leva à hipertensão porta sem cirrose. A doença hepática evolui de forma tão lenta, que a hipertensão porta é raramente vista numa criança.

Granulomas Hepáticos

Os granulomas são lesões circunscritas, focais, inflamatórias que podem ser bacterianas (*Mycobacterium tuberculosis*, outras micobactérias, *Listeria*, espiroquetas), fúngicas (*Candida, Histoplasma, Aspergillus*), parasitárias (*Toxocara, Ascaris*), ou de origem maligna (linfoma). As características clínicas são as da doença de base, e o fígado está geralmente aumentado. Granulomas confluentes ou abscessos podem ser identificados como massas distintas na ultra-sonografia.

DOENÇAS HEPÁTICAS E HIPERTENSÃO PORTA: AVALIAÇÃO PELO DOPPLER

Princípios Básicos

A física do Doppler e os detalhes de sua implementação foram bem descritos por Taylor *et al.*[45,46] e por Burns e Jaffe[47] em seus artigos de revisão. Existem alguns poucos princípios essenciais para a realização de um exame clínico bem-sucedido com ultra-sonografia em tempo real associado a um monitor para Doppler, tanto espectral como colorido. Para maiores detalhes ver Capítulo 1, Física do Ultra-Som.

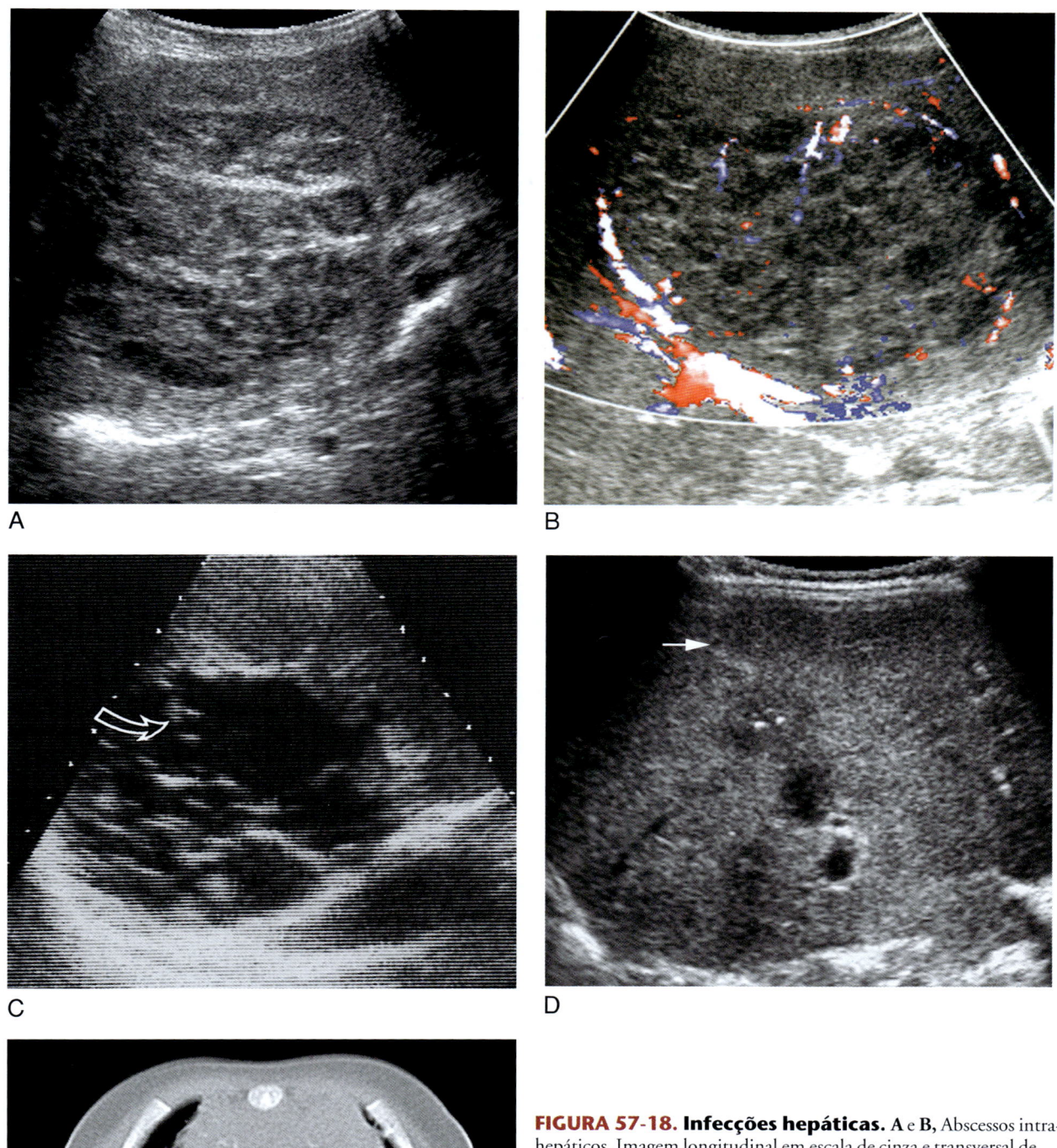

FIGURA 57-18. Infecções hepáticas. A e **B,** Abscessos intra-hepáticos. Imagem longitudinal em escala de cinza e transversal de Doppler colorido num paciente com imunodeficiência grave associada. Observe a hiperemia periférica e redução da vascularização central. **C,** Cisto hidático. Uma ultra-sonografia em corte sagital do fígado mostra um cisto com diversos septos. Existem vários pequenos cistos dentro de cistos no centro (*seta*). **D** e **E,** Histiocitose de células de Langerhans. Ultra-sonografia longitudinal mostra diversas áreas hipoecóicas no fígado, simulando pequenos abscessos (*seta*) neste lactente com incapacidade de desenvolvimento. TC axial do tórax mostra calcificações de mediastino e cistos pulmonares.

Os principais fatores que afetam o gradiente Doppler na situação clínica são (v) **a velocidade** e (θ) **o ângulo de insonação**. Os aparelhos comerciais expressam o gradiente Doppler em quilohertz ou em centímetros por segundo. Devemos recordar que, para realizar os cálculos da velocidade real, há necessidade da medida do ângulo do feixe no vaso. Quando o feixe Doppler encontra-se perpendicular ao eixo do vaso, não há registro de fluxo. Neste ângulo não existe movimentação indo nem vindo do transdutor. Conseqüentemente, o ângulo do feixe no vaso para detectar o fluxo do sangue deve ser pequeno, de preferência inferior a 60 graus. Existe um conflito entre a imagem da ultra-sonografia, que é melhor quando o transdutor se encontra perpendicular a uma estrutura, e o ângulo do Doppler, que é melhor até 60 graus. A arte de realizar um exame Doppler do abdome consiste na colocação do transdutor numa localização onde o ângulo entre o feixe do Doppler e o eixo do vaso é ideal.

A técnica básica do exame **Doppler dúplex** consiste na visualização do vaso em tempo real ou Doppler colorido e, então, posicionar um feixe Doppler com um pequeno volume de amostragem dentro do vaso, que deve ter um diâmetro ligeiramente inferior ao do vaso. O transdutor vai alternadamente enviar e receber ondas de som pela abertura. Vai haver um gradiente Doppler se existirem células em movimento dentro do vaso.

A maioria dos vasos abdominais estudados nas crianças apresenta um fluxo de baixa velocidade. Portanto, o filtro de parede deve ser tão baixo quanto possível, de preferência de 50 Hz ou menos. A freqüência de repetição do pulso deve ser, por este mesmo motivo, tão baixa quanto possível, a menos que ocorra uma imagem fantasma (projeção do "corte" de uma imagem espectral no lado oposto da linha de referência ou de uma imagem muito discreta e com reversão de cores). Assim, o fluxo que se aproxima do transdutor é visto acima da linha de referência, e o fluxo que se afasta dele é visto abaixo da linha de referência.

Dessa maneira, é possível determinar a presença ou ausência de fluxo num vaso, assim como a sua direção. Se for possível medir o ângulo do feixe no vaso, é possível avaliar a velocidade de fluxo. Quando o diâmetro do vaso puder ser determinado com exatidão, podemos fazer uma estimativa do volume de fluxo (com algumas limitações de exatidão).[47]

O **Doppler colorido** é um outro método de exibir o gradiente Doppler que surge a partir da movimentação das células do sangue dentro de um vaso.[48] Em vez de investigar um pequeno volume dentro de um vaso, o receptor do Doppler detecta sinais de diversas linhas de varredura. Os numerosos sinais Doppler resultantes são exibidos como sinais coloridos: gradientes de alta freqüência são de cores claras (amarelo ou branco), e, por convenção, o fluxo que se aproxima do transdutor é vermelho e o que se afasta do transdutor é azul. O fluxo turbulento é exibido como um mosaico de tons de vermelho e azul. Existem muitas vantagens no mapeamento colorido porque segmentos inteiros dos vasos são prontamente visualizados (p. ex., as veias colaterais portossistêmicas na hipertensão porta ou estenoses vasculares). Permanecem as limitações do ângulo do feixe no vaso, e não é possível detectar fluxo algum na região do vaso perpendicular ao transdutor. O fluxo nos vasos tortuosos pode ser de difícil compreensão porque vai, obviamente, apresentar os dois segmentos em vermelho e azul. Durante o exame de pequenos vasos em crianças, a movimentação pode produzir sinais brilhantes ou artefatos de pontos de cor. A amostragem do Doppler pulsado de tais sinais duvidosos estabelece a distinção entre esses artefatos dos sinais de fluxo.

O *Power* Doppler mede a força (potência) do sinal Doppler, mas não dá indicação de direção nem de velocidade. É bem menos dependente do ângulo do que o Doppler colorido ou pulsado e é mais sensível a um fluxo de sangue lento. Tem mais utilidade para a detecção de fluxo lento em pequenos vasos ou nos vasos perpendiculares ao feixe de ultra-som. Não é possível distinguir entre o fluxo venoso e o arterial, mas um exame com Doppler pulsado pode ser realizado em qualquer ponto no vaso identificado pelo *Power* Doppler. Nas crianças o tamanho do corpo é pequeno, e por isso o acesso ao feixe do Doppler é imediato e elas são especialmente adequadas para a realização dos exames de Doppler colorido, Power Doppler e Doppler pulsado na região abdominal.

Doppler dos Padrões de Fluxo Normais nos Vasos Esplâncnicos

As artérias para o fígado e para o baço fornecem um leito vascular de baixa resistência e normalmente mostram um fluxo anterógrado durante todo o ciclo cardíaco (sístole e toda a duração da diástole). O fluxo sangüíneo nas artérias mesentéricas mostra pouco ou nenhum gradiente Doppler diastólico. A artéria mesentérica superior numa pessoa em jejum apresenta muito pouco fluxo anterógrado durante a diástole. Logo depois de uma refeição, seu fluxo diastólico aumenta consideravelmente.[49] O perfil Doppler da aorta abdominal modifica-se durante seu trajeto. O fluxo diastólico anterógrado contínuo na porção superior da aorta abdominal não é mais visualizado além da origem dos ramos de baixa resistência para o fígado, baço, intestino e rins. Na porção distal da aorta abdominal, ocorre uma inversão do fluxo durante a diástole. A Figura 57-19 mostra as curvas de algumas artérias e veias pertinentes a esta discussão.[50]

As **veias sistêmicas do abdome** (VCI, hepática e veias renais) mostram um padrão pulsátil de fluxo que reflete as contrações cardíacas: dois picos de fluxo no sentido do coração ocorrem durante a diástole atrial e ventricular (enchimento). Ocorre uma pequena reversão do jato de fluxo nas veias hepáticas e na VCI proximal. Este fluxo reverso acompanha a sístole atrial (a onda P do eletrocardiograma). Além disso, a fase da respiração vai influenciar o padrão de fluxo das veias intra-abdominais sistêmicas (com aumento da velocidade na expiração). Conseqüentemente, as características ultra-sonográficas do Doppler dessas veias são variáveis na criança durante a respiração.

O fluxo nas veias esplâncnicas é mais estável, apenas com ligeiras ondulações que espelham a movimentação cardíaca (Fig. 57-19).[50] O sangue é constantemente dirigido para a veia porta e para o fígado. A velocidade do fluxo na veia porta aumenta acentuadamente depois de uma refeição e diminui com exercício.[51,52] O fluxo venoso hepatofugal (vindo do fígado) pode ser revertido para um fluxo hepatopetal (indo para o fígado) depois de uma refeição.[52]

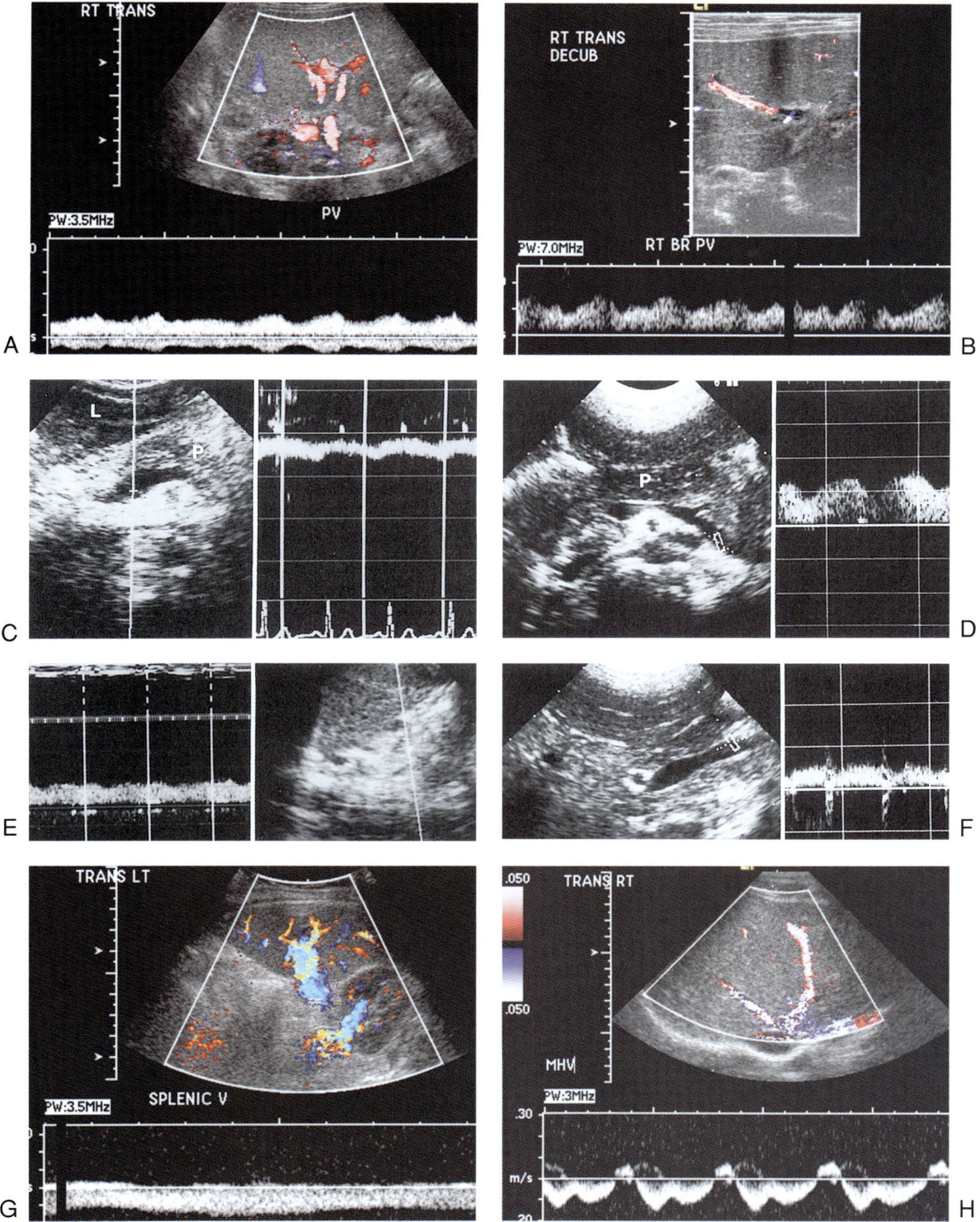

FIGURA 57-19. Imagens típicas com Doppler dúplex de vasos esplâncnicos de diversos pacientes. A, Veia porta normal examinada através de um acesso transversal, paramediano, subcostal. O fluxo varia levemente com a sístole cardíaca. Observe imagem fantasma causada por freqüência de repetição de baixo pulso. **B,** Ramo direito normal da veia porta visto numa incidência oblíqua direita com acesso subcostal. **C,** Veia esplênica normal. O volume de amostra Doppler está na seta próxima à confluência esplenomesentérica e seu terço médio. P, pâncreas; L, fígado **D,** Veia esplênica normal com modulação de fluxo relacionada ao fluxo cardíaco. **E,** Veia gástrica esquerda aumentada num rapaz de 17 anos com cirrose. Imagem longitudinal paramediana esquerda mostra um pequeno omento espessado e uma veia tortuosa. O fluxo está dirigido anteriormente e superiormente no sentido do esôfago. . **F,** Veia mesentérica superior normal num lactente do sexo masculino com um mês, imagem na incidência longitudinal paramediana direita. Modulação do fluxo sincrônica com as pulsações da parede da artéria mesentérica superior adjacente. **G,** Veia esplênica normal no hilo, vista com um acesso intercostal esquerdo. Observe a falta de pulsações transmitidas pelo coração na veia esplênica. Artéria renal normal e veia também são visualizadas. **H,** Veia hepática normal, imagem com acesso transversal subcostal, com fluxo de saída do transdutor e modulado pelas pulsações do átrio direito próximo.

Possibilidades e Armadilhas do Doppler

O Doppler é um complemento excelente à angiografia esplâncnica e à RM. Fornece respostas às questões que persistem após um exame dependente da injeção de um meio de contraste, com ou sem manipulação farmacêutica. Às vezes restam dúvidas em relação à direção do fluxo ou se um vaso está obstruído ou simplesmente não está acessível ao meio de contraste (tal como o fluxo reverso da veia porta). O exame Doppler é um indicador confiável da direção do fluxo e tem acesso ao sistema esplâncnico em seu estado fisiológico. As veias hepáticas, difíceis de serem delineadas na angiografia, são prontamente identificadas com a ultra-sonografia e o seu fluxo é bem delineado. Os principais vasos esplâncnicos, tais como esplênicos, mesentéricos e veias porta, são prontamente opacificados na arterioportografia, mas pequenos vasos são difíceis de explorar. Isso é especialmente verdadeiro em relação aos ramos do lado esquerdo da veia porta, que freqüentemente não opacificam. A circulação porta intra-hepática, tanto saudável como patológica, pode ser prontamente estudada com o Doppler. Cada ramo segmentar da veia porta está geralmente acessível ao feixe do Doppler. Padrões de fluxo regional e o resultado de compressão, obstrução do fluxo, fluxo reverso ou fístulas arteriovenosas podem ser avaliados. Na angiografia e na ressonância magnética, os fluxos anterógrado e retrógrado numa veia esplâncnica são de difícil avaliação. O exame com Doppler resulta em sinais claros dos movimentos de ida e vinda do fluxo, tanto no monitor espectral (um sinal acima e então abaixo da linha de referência) como no colorido (alternância de sinais vermelhos e azuis). Se houver alguma dúvida relativa aos detalhes do exame ou quando há modificação na condição do paciente, o exame com Doppler pode ser repetido sem risco.

Essas vantagens têm como contrapeso algumas limitações, em sua maioria idênticas às encontradas na ultra-sonografia em tempo real. O exame depende do examinador e requer algum treinamento, não somente em ultra-sonografia como também na física do Doppler e na anatomia e fisiologia normais da circulação hepática e esplâncnica. O Doppler é regido pelas mesmas leis da física que a ultra-sonografia em tempo real. É otimismo esperar obter um bom exame com o Doppler num paciente que acabou de realizar um exame pobre em tempo real. O fígado cirrótico da criança pode estar aumentado e apresentar um aumento da atenuação sonora. Penetrar todo esse tecido com um feixe Doppler ou uma ultra-sonografia em tempo real pode representar um desafio para o examinador e para o equipamento.

A análise quantitativa do fluxo de sangue esplâncnico com um equipamento Doppler é uma possibilidade fascinante porque o fluxo fisiológico, a hipertensão porta e a resposta a diversas drogas podem ser estudados de modo mais intensivo. No entanto, como a técnica depende das medidas do ângulo exato do feixe no vaso e do diâmetro do vaso, atualmente ainda é passível de inexatidões.[47,53]

Na atual situação, apesar das limitações supramencionadas, o exame Doppler da circulação esplâncnica é valioso. Se um exame não-invasivo pode responder a questões tais como se o paciente apresenta hipertensão porta, onde se encontra o nível da obstrução ao fluxo sangüíneo e se existem varizes esofagianas, trata-se de uma arma clínica da maior utilidade. Por este motivo, o exame Doppler tornou-se o método de classificação de eleição para as crianças portadoras de doença hepática e hipertensão porta em potencial.

Técnica

As crianças acima de cinco anos de idade são geralmente examinadas depois de um jejum de 4 a 6 horas. Normalmente, conseguimos sua cooperação se o procedimento lhes for explicado. Raramente há necessidade de sedação. Sempre que possível, pedimos à criança que prenda a respiração durante o exame com Doppler de um vaso de modo a minimizar seu movimento. A freqüência Doppler usual é de 3,0 ou 5,0 MHz, mesmo que a freqüência apropriada para o exame em tempo real possa variar entre 3,0 e 7,5 MHz.

Como uma criança pequena ou ansiosa costuma respirar rapidamente, o examinador deve estar familiarizado com o equipamento Doppler de modo a ser capaz de realizar o exame com agilidade. Todos os ajustes técnicos devem ser feitos antes do exame. O vaso a ser estudado deve ser identificado com a ultra-sonografia em tempo real. Podemos usar o Doppler colorido para orientar o posicionamento do volume de amostragem. Então, obtemos, em geral com facilidade, uma demonstração espectral do gradiente Doppler, mesmo que este possa desaparecer durante parte do ciclo respiratório.

Exame com Doppler na Criança Portadora de Doença Hepática Secundária à Hipertensão Porta

O objetivo do exame é avaliar a presença e a direção do fluxo nos vasos esplâncnicos, na veia porta principal e nos seus ramos segmentares intra-hepáticos, veias hepáticas e VCI (Fig. 57-20).[54,55-57] Além disso, a presença de fluxo na artéria hepática principal e nos seus ramos intra-hepáticos deve ser determinada. Quando o exame clínico ou o Doppler são sugestivos de hipertensão porta, segue-se uma pesquisa sistemática pelas veias portossistêmicas colaterais. Os locais usuais para derivações portossistêmicas espontâneas estão delineados na Figura 57-21.[56,58] O grande omento[59] (da junção esplenomesentérica até o esôfago) e os hilos renal, esplênico e hepático, assim como a pelve, são estudados na pesquisa de veias tortuosas, dilatadas. Se encontrarmos fluxo hepatofugal (reverso) numa veia esplâncnica, esta veia então é seguida até o vaso sistêmico receptor. Nos casos de hipertensão porta, a veia gástrica esquerda drena sangue para a veia esofagiana inferior; a veia esplênica drena para as veias renais (ou para-renais); as veias mesentérica superior e inferior drenam para os vasos gonadais, retroperitoneais ou hemorroidários; e as veias paraumbilicais seguem os ligamentos redondo e falciforme para drenar para as veias abdominal anterior e ilíacas, formando a clássica cabeça-de-medusa, ou para as veias da parede torácica anterior e veia mamária interna.

A direção do fluxo numa ou em diversas veias, compreendendo o sistema venoso porta, pode mudar na hipertensão

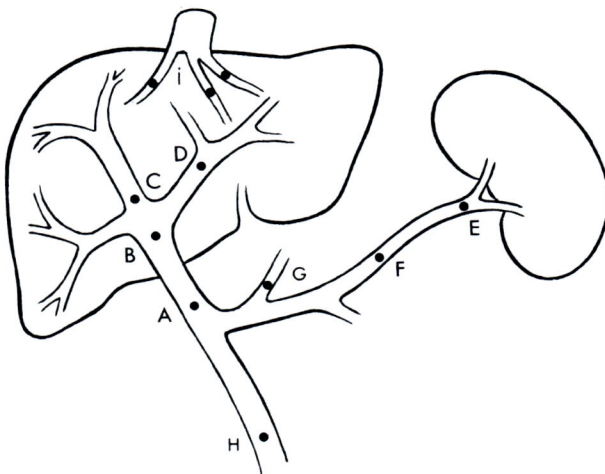

FIGURA 57-20. Pontos de referência essenciais das veias esplâncnicas para amostras de Doppler numa possível hipertensão porta em crianças com doença hepática. A, veia porta principal; B, veia porta intra-hepática; C, veia porta direita; D, veia porta esquerda; E, veia esplênica no hilo; F, veia esplênica; G, veia coronária esquerda; H, veia mesentérica superior; i, veias hepáticas. Também devem ser avaliadas a artéria hepática e a veia cava inferior (De Patriquin HB, Lafortune M, Burns PH, e cols: Duplex Doppler examination in portal hypertension: Technique and anatomy. AJR Am J Roentgenol 1987;149:71-76).

porta, e é essencial registrar com exatidão o sentido do fluxo sangüíneo. Devemos verificar cuidadosamente se a orientação da demonstração espectral ou colorida está normal e não invertida antes de iniciarmos o exame. O volume de amostragem Doppler deve ser posicionado no centro da luz de um vaso. Se for difícil obter a direção do fluxo dentro de um vaso, um vaso próximo com direção de fluxo conhecida pode ser usado como referência (p. ex., artéria esplênica ou hepática ou suas veias adjacentes).

A **veia porta principal e seus ramos hepáticos à direita** são mais bem estudados por meio de uma abordagem intercostal direita. Às vezes, a veia mesentérica superior também é claramente vista nesta posição. A **veia porta esquerda e três de seus quatro ramos** (o ramo porta para o lobo caudado raramente é visualizado) e as **veias hepáticas** são mais bem estudadas a partir de uma abordagem subcostal oblíqua. A **veia esplênica** é estudada através de um acesso transversal acima do baço. As **veias mesentérica superior e porta principal** têm melhor visualização através de um acesso sagital paramediano direito (Fig. 57-19). Quando a **veia mesentérica inferior** está normal, só raramente pode ser delineada. Quando aumentada, seu trajeto pode ser acompanhado através de um acesso lateral esquerdo até sua junção com a veia esplênica ou com a mesentérica superior.

As diversas origens possíveis da **artéria hepática** eventualmente são difíceis de reconhecer: procuramos em primeiro lugar pela artéria na sua origem normal, no eixo celíaco e também na medida em que passa entre a veia porta e o ducto biliar comum. Quando a artéria hepática esquerda tem origem na artéria mesentérica superior, ela atravessa o

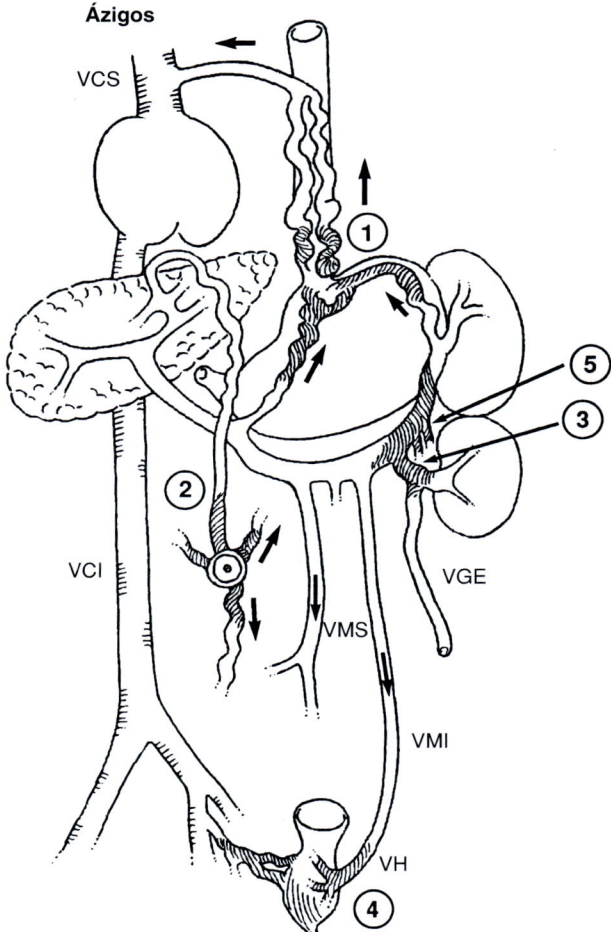

FIGURA 57-21. Diagrama de vias colaterais portos-sistêmicas espontâneas comuns. VCS, veia cava superior; VCI, veia cava inferior; VMS, VMI, veia mesentérica superior e veia mesentérica inferior; VGE, veia gonadal esquerda; VH, veia hemorroidária; 1, trajeto da gástrica esquerda-ázigos (varizes de esôfago); 2, trajeto paraumbilical-hipogástrica-mamária interna (cabeça de medusa); 3, trajeto esplenorrenal; 4, trajeto da VMI-hemorroidária; 5, trajeto espleno-retroperitoneal-gonadal (De Patriquin HB, Lafortune M: Society for Pediatric Radiology Syllabus in Pediatric Radiology. 1994).

ligamento venoso. Os ramos arteriais intra-hepáticos acompanham os ramos da veia porta e podem ser detectados com um volume de amostragem do Doppler ligeiramente maior, posicionado num ramo venoso porta, mesmo quando o ramo arterial não pode ser visualizado na ultra-sonografia em tempo real. O fluxo nas artérias para o lobo direito do fígado (especialmente segmentos 5, 7 e 8) é, deste modo, facilmente identificável. O ramo da artéria hepática que acompanha a porção umbilical da veia porta esquerda (para o segmento 4) é especialmente fácil de examinar com a imagem Doppler devido a um ângulo do feixe no vaso quase ideal, que pode ser obtido através de um acesso abdominal (Fig. 57-22). Por este motivo, procuramos, de rotina, por sinais Doppler arteriais neste local em crianças submetidas a um transplante de fígado (Figs. 57-2 e 57-22).

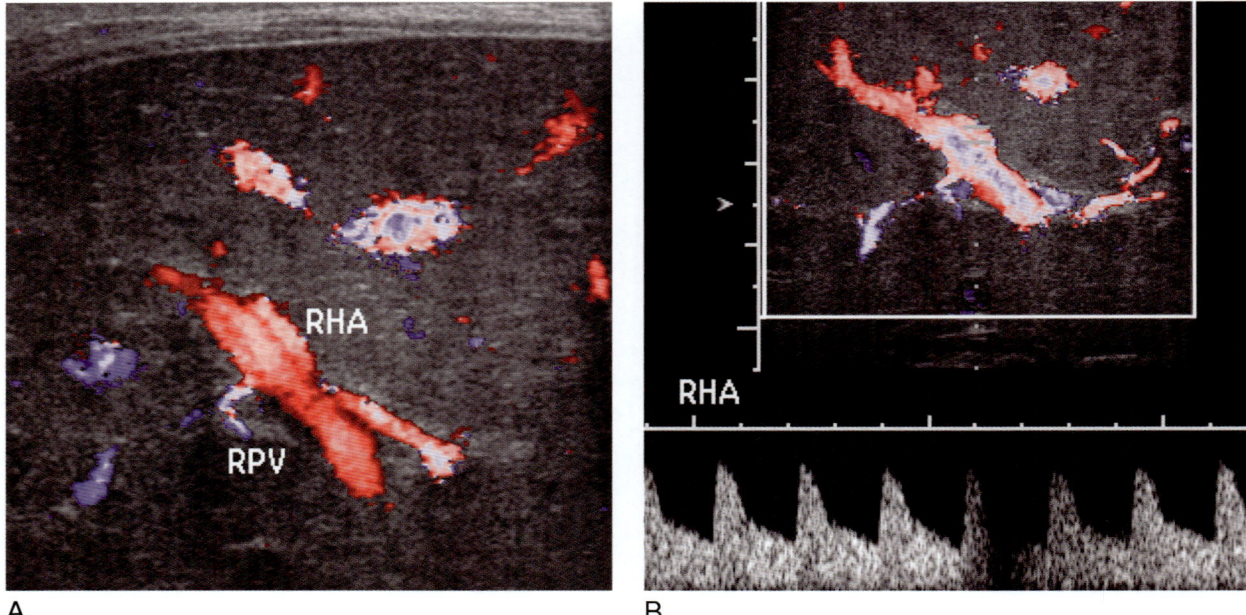

FIGURA 57-22. Fígado normal e artéria hepática direita (RHA) em um lactente. Doppler colorido, com acesso oblíquo subcostal. **A,** Veia porta direita (RPV). **B,** Cursor na RHA mostra formato de onda de fluxo arterial normal. Os gradientes Doppler da artéria hepática normal e da veia porta apresentam direção de fluxo idêntico.

Padrões de Fluxo Anormais Dentro do Sistema Porta

Sinal Doppler Ausente

É muito mais difícil estabelecer provas da ausência de um sinal Doppler do que sua presença (quadro). Quando o examinador deixa de obter um sinal Doppler de um vaso específico, em geral devemos questionar a sensibilidade do equipamento e examinar outros vasos próximos. A não-obtenção de um sinal Doppler pulsado, colorido ou *Power* de uma veia esplâncnica examinada num ângulo inferior a 60 graus, ganho Doppler adequado, freqüência de repetição de pulso baixa com um filtro de parede de 50 Hz e uma janela Doppler restrita significa que o sangue está fluindo numa velocidade inferior a 4 cm/s. Esta taxa é extremamente baixa. Assim, a ausência de um sinal Doppler nesta situação significa em geral ausência de fluxo ou um estado pré-trombótico.

Padrões de Fluxo Arterializados no Sistema Porta

O fluxo normal com ondulações leves dentro de uma veia porta é substituído por picos sistólicos e elevados gradientes Doppler diastólicos. Este padrão pode assinalar a presença de uma fístula arterioportal.[60]

Fluxo Reverso ou Anterógrado e Retrógrado

A presença de um fluxo reverso numa veia esplâncnica ou intra-hepática porta é o sinal mais confiável, no Doppler, de hipertensão porta. No entanto, o fluxo hepatofugal na veia porta ocorre tardiamente e é relativamente raro nos pacientes portadores de doença hepática. O fluxo anterógrado e retrógrado na veia porta também é sugestivo da presença de hipertensão porta. Um fluxo altamente pulsátil ou anterógrado e retrógrado na veia porta também pode ser encontrado na insuficiência cardíaca direita (Fig. 57-23) ou na insuficiência tricúspide devido à pressão transmitida através dos sinusóides hepáticos.

Padrões Doppler Anormais da Artéria Hepática

A ausência de sinal Doppler numa artéria hepática é sugestiva de trombose arterial ou de uma redução do fluxo nos estados pré-trombóticos.[60] O aumento localizado de gradientes Doppler sistólicos ou a presença de curvas periféricas do tipo

---

CAUSAS DE AUSÊNCIA DO SINAL DOPPLER

Ângulo Doppler maior do que 60 graus
Baixo ganho Doppler
Baixa freqüência de repetição de pulso
Alto filtro (o melhor é 50 Hz)
Pequeno volume de amostra
Fluxo diminuído na veia porta pelo jejum
Fluxo diminuído na artéria hepática depois de uma refeição

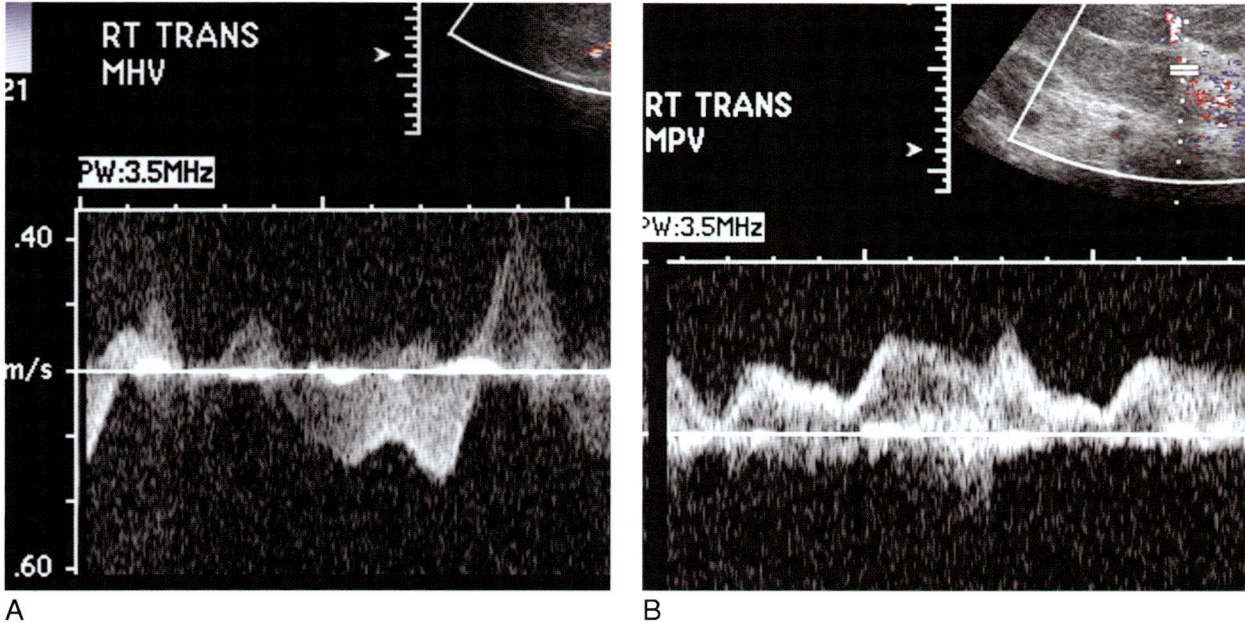

FIGURA 57-23. Pulso venoso hepático altamente pulsátil (A) e fluxo venoso porta (B) numa criança portadora de doença cardíaca congênita, estado após um procedimento de Fontan. Pressão no átrio direito é transmitida pelas veias hepáticas, através dos sinusóides hepáticos na veia porta. Comparar com o fluxo ligeiramente ondulante na Figura 57-19.

tardus-parvus podem ser o resultado de estenose da artéria hepática, assim como de qualquer outro sítio arterial.

A artéria hepática e a veia porta atuam em conjunto para nutrir o fígado. Mudanças nos volumes de fluxo num desses vasos alteram o fluxo no outro. Depois de uma refeição, o fluxo venoso porta aumenta e o fluxo arterial hepático diminui, provavelmente por vasoconstricção. O fluxo diastólico da artéria hepática depois de uma refeição está diminuído e os picos sistólicos são mais lentos quando medidos nos mesmos locais numa mesma pessoa.[61] Pode ser difícil localizar os sinais arteriais dentro do fígado depois de uma refeição. Isto é especialmente preocupante num paciente que recebeu um transplante de fígado, porque é possível estabelecer um falso diagnóstico de trombose.

Hipertensão Venosa Porta

A hipertensão venosa porta é uma condição patológica caracterizada pelo aumento da pressão na veia porta ou em um de seus afluentes. A pressão normal na veia porta situa-se entre 5 e 10 mm Hg. A hipertensão porta está presente quando a pressão na veia porta é mais de 5 mm Hg acima da pressão da VCI.

As seqüelas da hipertensão porta são diversas. Incluem esplenomegalia, formação de veias colaterais e um espessamento do pequeno omento. Nas crianças, o pequeno omento é observado entre o lobo esquerdo do fígado e a aorta nas imagens sagitais. Sua espessura não deve ultrapassar o diâmetro da aorta (Fig. 57-24).[61,62] Na HPP, está espessado pela estase linfática e uma veia gástrica esquerda intumescida. Também encontramos alterações morfológicas na arquitetura do fígado.

Há relatos na hipertensão porta dos adultos de um aumento no calibre da veia porta e de que o calibre da veia esplênica e mesentérica não se alteram. A exatidão desses achados na avaliação da hipertensão porta em crianças não foi estabelecida. Observou-se esporadicamente, em crianças com cirrose biliar, que o calibre da veia porta foi reduzido com a progressão da cirrose.

A informação hemodinâmica obtida a partir do exame Doppler em geral responde às seguintes questões: Existe hipertensão porta? Qual é o nível de obstrução? Qual é a direção do fluxo dentro do sistema? Existem colaterais portossistêmicas?

O **fluxo hepatofugal** numa veia colateral portossistêmica estabelece o diagnóstico de hipertensão porta. Clinicamente, a via mais significativa é a veia gástrica esquerda, que supre as varizes esofagianas. A **veia gástrica esquerda** é raramente visível na ultra-sonografia de uma criança normal. Quando se dilata para um diâmetro superior a 2 ou 3 mm, pode ser acompanhada a partir da veia esplênica próxima à junção esplenomesentérica ao longo do pequeno omento (atrás do lobo esquerdo do fígado e anteriormente à aorta) até o esôfago (Figs. 57-19E e 57-24). Um padrão de fluxo venoso Doppler possibilita distinguir a veia das artérias vizinhas gástrica esquerda ou hepática. A direção do fluxo é determinada ao mesmo tempo. O calibre da veia gástrica esquerda está geralmente relacionado com o tamanho das varizes de esôfago e, provavelmente, à probabilidade de sangramento.[63]

A **veia paraumbilical** classicamente deriva sangue da veia porta esquerda para a rede venosa periumbilical. Ela segue um trajeto paramediano direito para entrar no ligamento falciforme através do lobo esquerdo do fígado (Fig.

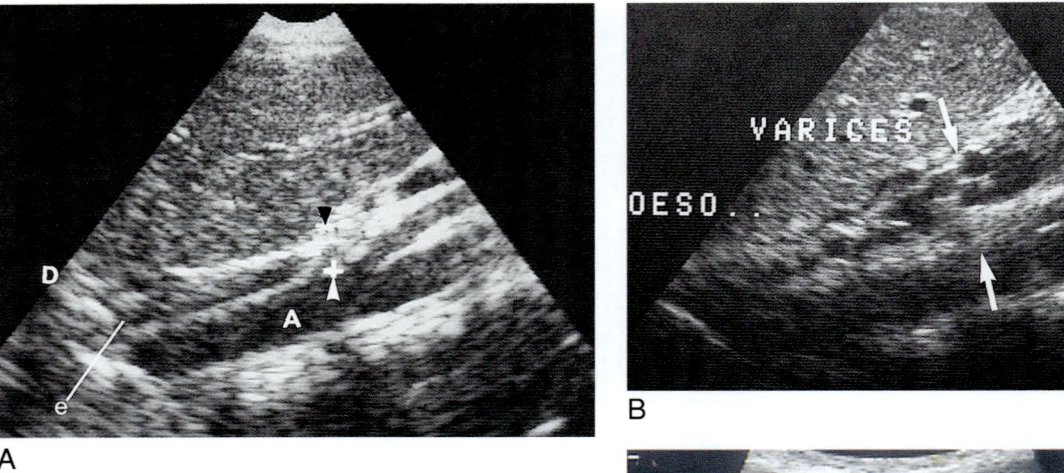
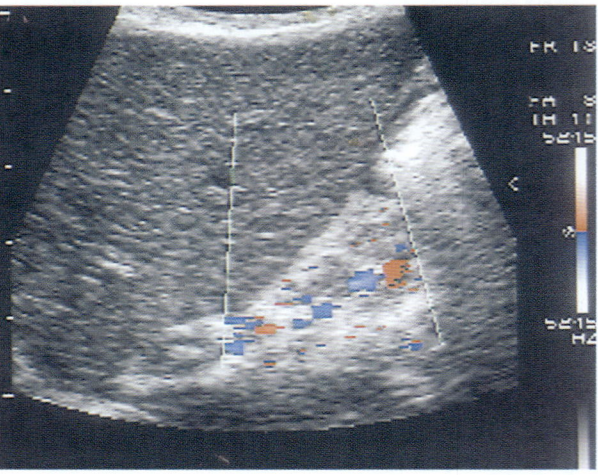

FIGURA 57-24. Pequeno omento. A, Omento normal (numa imagem de ultra-sonografia sagital, paramediana, esquerda de um menino com 9 anos), entre o lobo esquerdo do fígado e a aorta (*pontas de setas*) e menor do que a aorta (A). e, Esôfago; D, diafragma. **B,** Pequeno omento espessado (*setas*) por uma veia gástrica esquerda dilatada e tortuosa na cirrose. **C,** Veia gástrica esquerda anormal. Imagem de Doppler colorido mostrando sinais de fluxo no sentido do esôfago (*azul*).

57-25).[64,65] Com um transdutor de alta freqüência (7,5 a 10 MHz), seu trajeto subcutâneo é facilmente visto na ultra-sonografia a partir da ponta inferior do lobo esquerdo do fígado até o umbigo (Fig. 57-25). Outras veias colaterais espontâneas devem ser pesquisadas junto ao baço, rim esquerdo e flancos, onde derivações esplenorrenais (Fig. 57-26) ou veias dilatadas perirrenais, retroperitoneais (Fig. 57-27) ou gonadais recebem sangue das veias esplênicas e mesentéricas; na pelve (Fig. 57-28), em torno do rim direito; e próximo à *porta hepatis* e vesícula biliar (Figs. 57-29 e 57-30), onde as veias portocavas, paraduodenorrenal ou de Sappey podem desviar o sangue entre as veias porta e hepáticas. A variedade de colaterais portossistêmicas espontâneas é quase ilimitada.

Todas as colaterais portossistêmicas devem ser seguidas até sua veia sistêmica de drenagem, que em geral está dilatada onde ocorre a derivação (Fig. 57-27). A veia esplâncnica do doador também está dilatada. Quando a hipertensão porta diminui depois de uma cirurgia de derivação ou transplante, as colaterais portossistêmicas diminuem de tamanho (assim como o baço aumentado e o pequeno omento).

Se uma derivação portossistêmica, espontânea ou cirúrgica for grande, pode ocorrer uma encefalopatia hepática. O exame Doppler, sendo "fisiológico", pode, às vezes, revelar vias colaterais portossistêmicas incomuns difíceis de identificar com estudos arterioportográficos (fluxo localmente invertido nos ramos venosos porta intra-hepáticos, com "neo" vasos que vão das veias porta para a parede abdominal, ou fluxo hepatofugal na veia esplênica).

Hipertensão Porta Pré-hepática

A hipertensão porta pré-hepática resulta da obstrução da veia esplênica, mesentérica ou porta. Como nas outras tromboses venosas, os fatores predisponentes envolvem a parede do vaso (traumatismos, cateteres), fluxo sangüíneo estagnado, e fatores de coagulação anormais. As principais causas de **trombose da veia porta** incluem (1) traumas como cate-

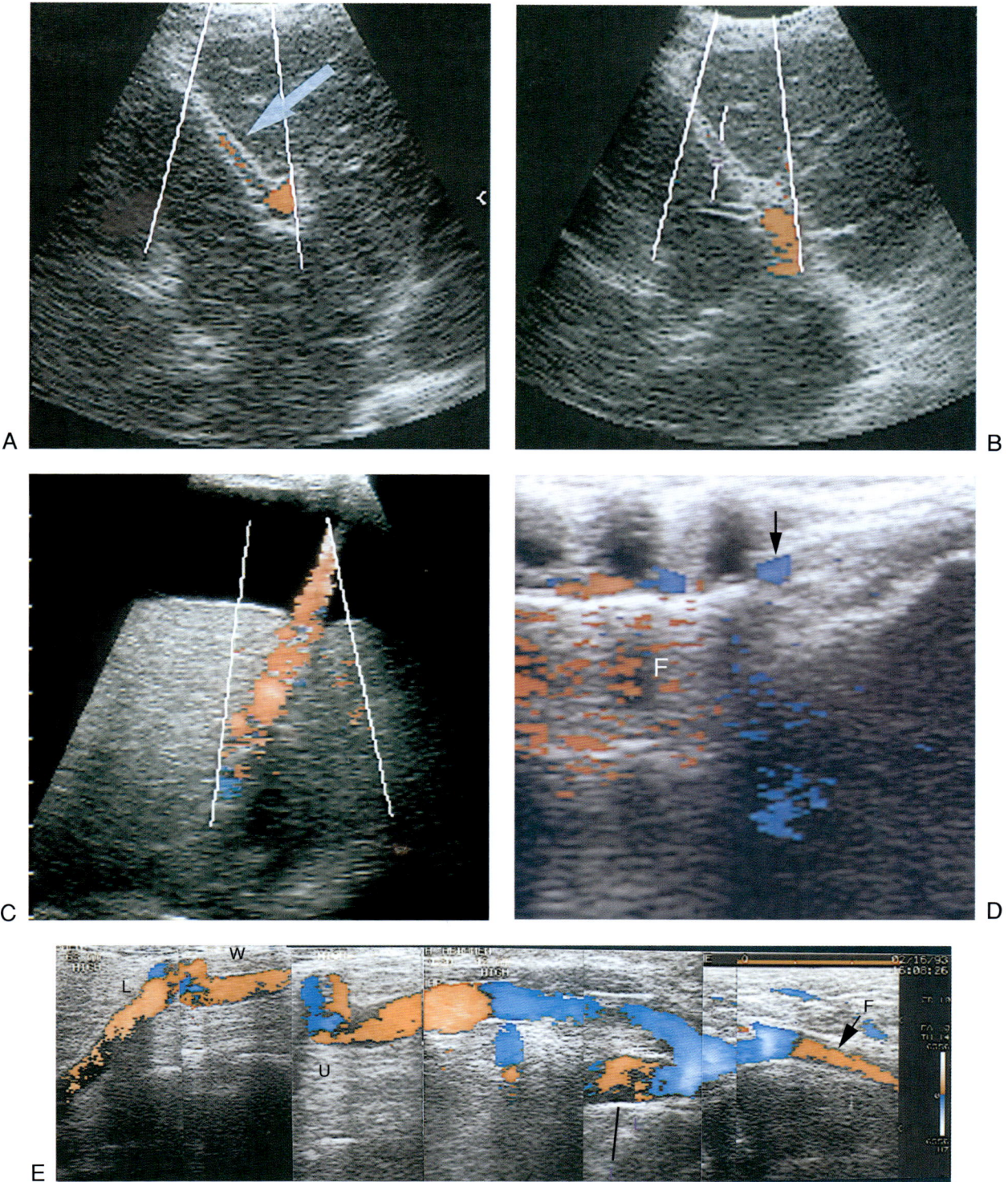

FIGURA 57-25. Via colateral paraumbilical. A e **B, Cirrose e hipertensão porta.** Doppler nas incidências sagital oblíqua e sagital paramediana de um menino com 10 anos. Lobo esquerdo do fígado; sinais do fluxo venoso dirigidos para o fígado através da veia porta esquerda (**B**, *vermelho*) e para uma veia dentro do ligamento redondo (*seta* em **A** e volume de amostragem em **B**) levando à superfície anterior do fígado. **C, Fibrose cística e ascite.** O fluxo do sangue sai do fígado através de uma veia paraumbilical funcionante que penetra no ligamento falciforme e é envolta por líquido (corte sagital com Doppler colorido). **D, Cirrose e hipertensão porta.** Na região paraesternal de uma outra criança, as imagens com Doppler colorido mostram fluxo pulsátil com direção cranial nas veias mamárias internas, originado de uma veia paraumbilical (*seta*). Os artefatos coloridos do tipo flash (F) são dos movimentos dos pulmões. **E,** Mesma criança vista em **D.** Uma ultra-sonografia sagital composta (transdutor de 7,5 MHz) da parede abdominal (W) mostra a veia paraumbilical saindo do fígado (L), envolvendo o umbigo (U) e penetrando na veia ilíaca (I). (De Patriquin HB: Em Taylor KJW, Burns PH, Wells PNT (eds): Clinical Applications of Doppler Ultrasound. Filadélfia. Lippincott-Raven, 1996, e Patriquin HB: Em Pediatric Diseases Test and Syllabus, vol. 35. American College of Radiology, Reston, Virginia, 1993.)

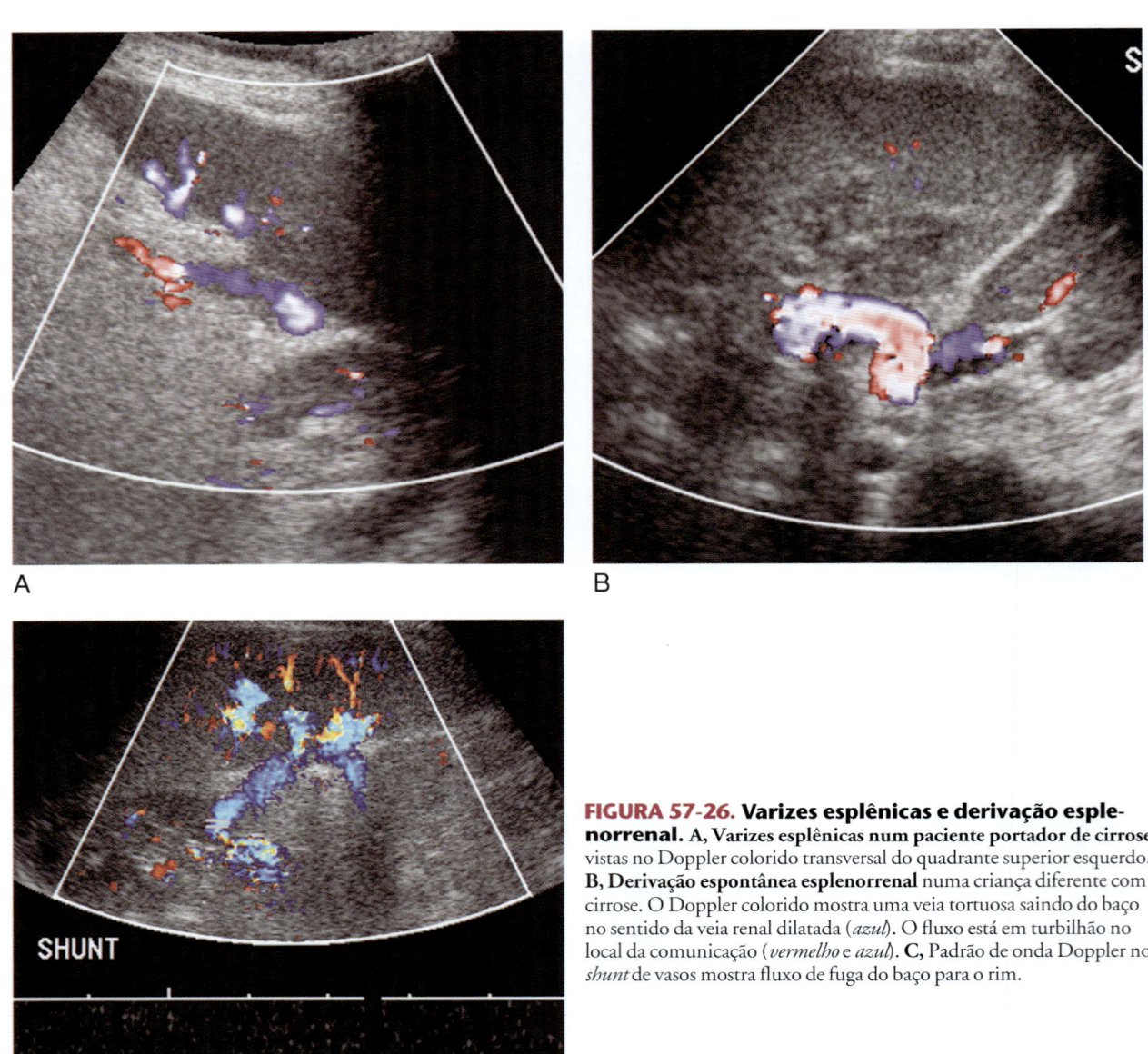

FIGURA 57-26. Varizes esplênicas e derivação esplenorrenal. A, Varizes esplênicas num paciente portador de cirrose, vistas no Doppler colorido transversal do quadrante superior esquerdo. **B, Derivação espontânea esplenorrenal** numa criança diferente com cirrose. O Doppler colorido mostra uma veia tortuosa saindo do baço no sentido da veia renal dilatada (*azul*). O fluxo está em turbilhão no local da comunicação (*vermelho* e *azul*). **C,** Padrão de onda Doppler no *shunt* de vasos mostra fluxo de fuga do baço para o rim.

terização da veia umbilical; (2) desidratação ou choque; (3) pioflebite após apendicite ou septicemia abdominal; (4) coagulopatia com a deficiência de proteína C sendo cada vez mais identificada; (5) invasão da veia porta por tumores adjacentes; (6) compressão venosa por pancreatite, linfonodos ou tumor; e (7) aumento da resistência ao fluxo venoso porta no fígado cirrótico ou na síndrome de Budd-Chiari.

A recanalização dos trombos venosos da porta em geral ocorre rapidamente nas crianças. Além disso, os canais venosos paraportais e as veias císticas que drenam a vesícula biliar se dilatam e canalizam o sangue para o fígado se não existir nenhuma obstrução neste local (na cirrose ou na obstrução da veia hepática). A coleção resultante de veias tortuosas é chamada de **cavernoma** (Fig. 57-29). O fluxo hepatofugal nesses vasos é facilmente detectável com o Doppler. Apesar da existência desses canais colaterais, ocorre uma hipertensão porta com a presença freqüente de varizes esofagianas.[66]

Depois da trombose da veia porta, as veias periféricas intra-hepáticas tornam-se pequenas e filiformes. A sua luz pode não ser visualizada. Um exame cuidadoso desses vasos com o Doppler em geral mostra fluxo venoso hepatopetal, provavelmente como resultado de *shunts* nos vasos do *porta hepatis*, o que constitui o "cavernoma". Como a obstrução ao fluxo venoso ocorre no *porta hepatis*, não é surpreendente

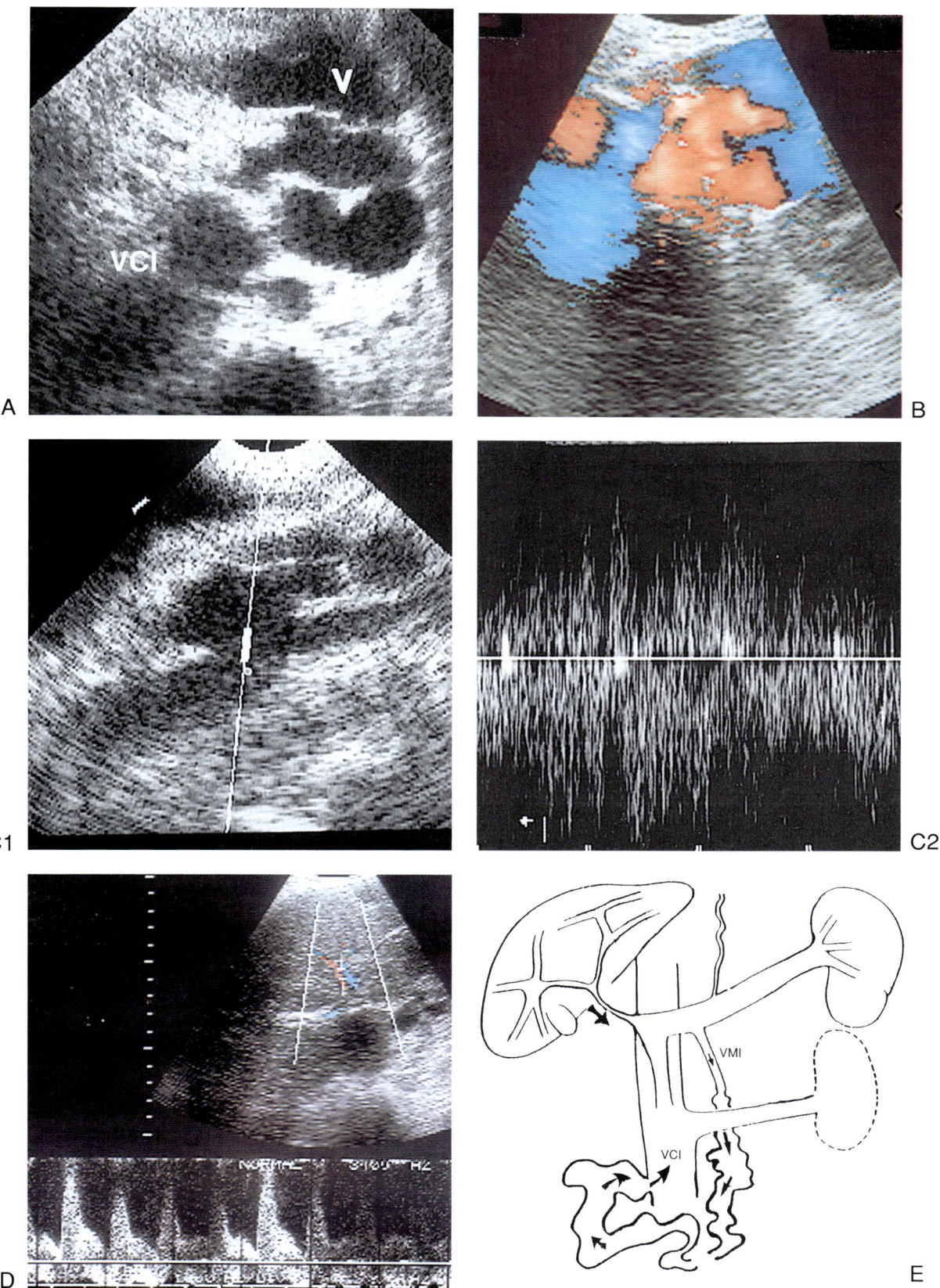

FIGURA 57-27. Derivação portossistêmica num menino com 10 anos com cirrose biliar. A, Ultra-sonografia coronal periumbilical mostra estruturas tubulares. V, veias; VCI, veia cava inferior. **B,** Vasos no Doppler colorido. **C,** Corte sagital com Doppler pulsado mostra fluxo venoso altamente turbulento no local onde as veias colaterais penetram na VCI. Observe o aumento do calibre da VCI acima da entrada do *shunt* (à esquerda do cursor). **D,** Doppler colorido e espectral do fígado mostrando fluxo hepatofugal (reverso) na veia porta. **E,** Esquema do desvio para a VCI como observamos com o Doppler. VCI, veia mesentérica inferior.

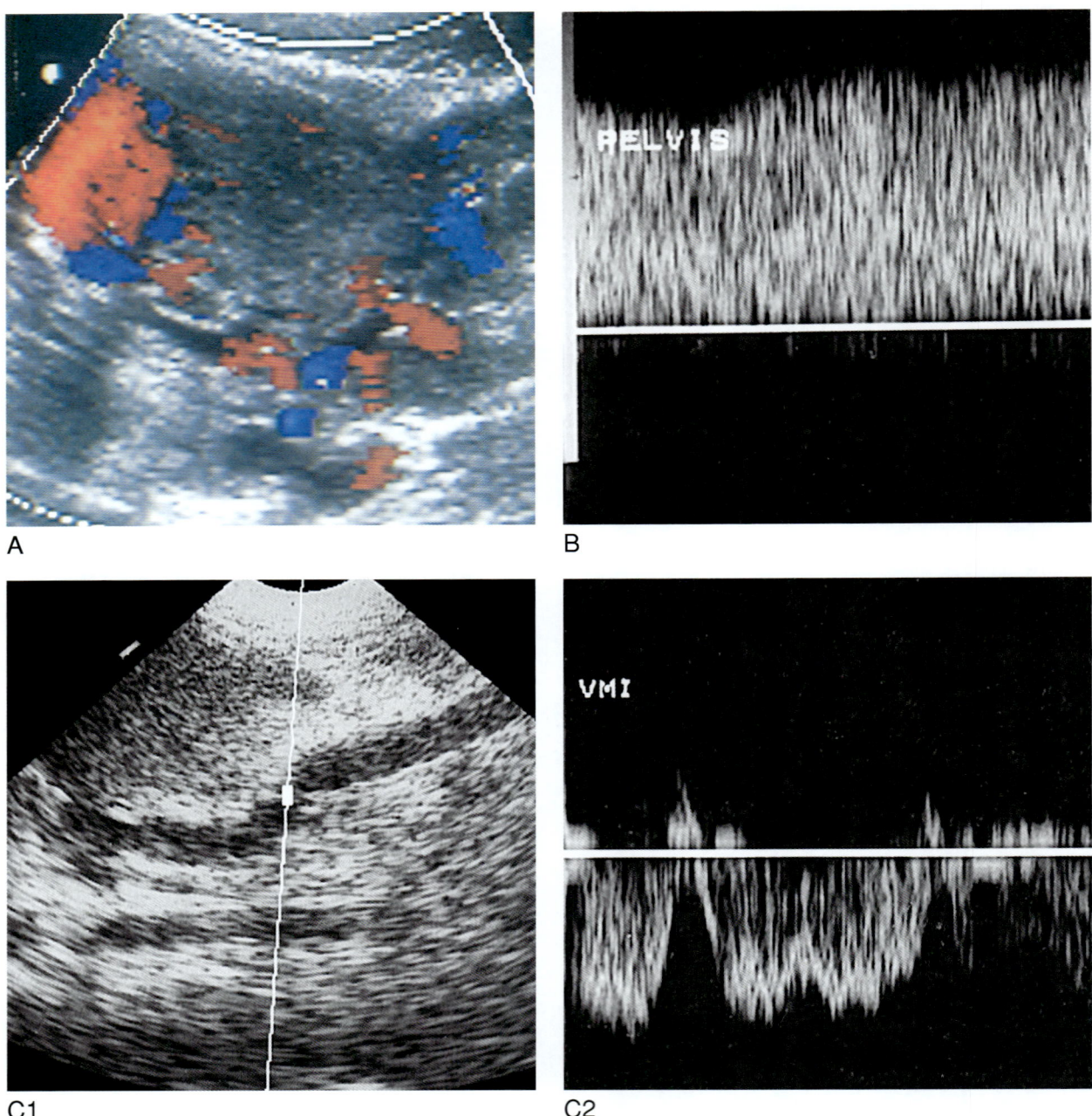

FIGURA 57-28. Varizes pélvicas numa moça com 17 anos portadora de um cavernoma da veia porta. A, Imagem coronal mostrando vasos dilatados em volta do útero. B, Formato de onda Doppler pulsado de varizes venosas paraovarianas. C, Flanco esquerdo (imagem axilar): uma veia dilatada com fluxo trifásico é a veia gonadal (ovariana) esquerda, desviando sangue para a veia renal.

que as crianças portadoras de trombose venosa porta não apresentem veias periumbilicais aumentadas e cabeça-de-medusa; esta via portossistêmica conta com fluxo abundante na veia porta esquerda.[66]

Uma outra causa de hipertensão porta pré-hepática (ou intra-hepática "pré-sinusoidal") nas crianças é a **fibrose hepática congênita**. Trata-se de uma doença hereditária, autossômica recessiva caracterizada por fibrose na tríade porta onde os ramos terminais da veia porta e pequenos duc-tos biliares estão sob compressão. Os hepatócitos estão normais, assim como a função hepática.[10] A arquitetura do fígado está alterada por estruturas lineares ou por cistos que representam uma ectasia variável de ductos biliares, assim como colaterais paraportais (cavernoma) (Fig. 57-30).[67,68] As crianças geralmente apresentam varizes esofagianas sangrantes. A ultra-sonografia mostra as características da hipertensão porta: esplenomegalia e um pequeno omento espessado onde uma veia gástrica esquerda dilatada, tor-

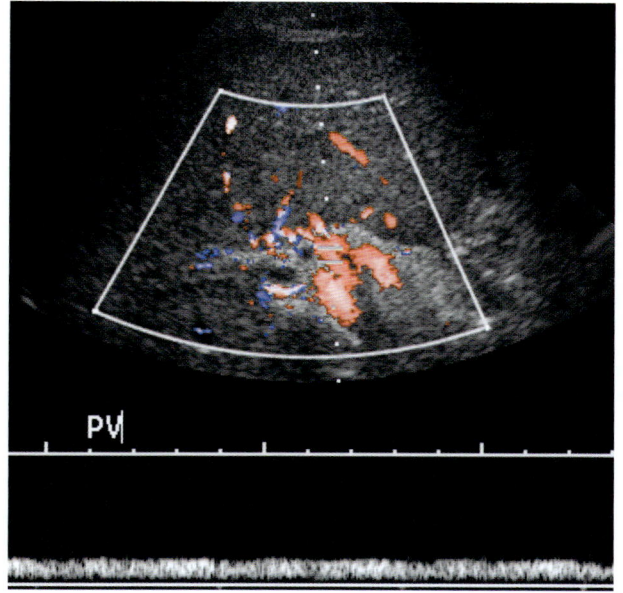
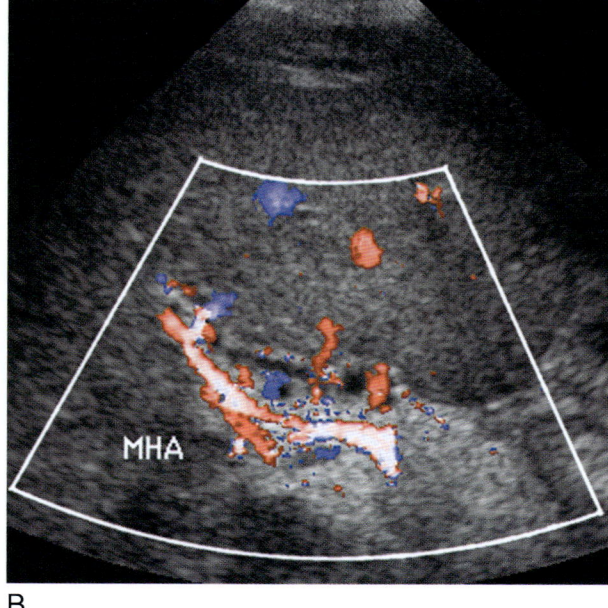
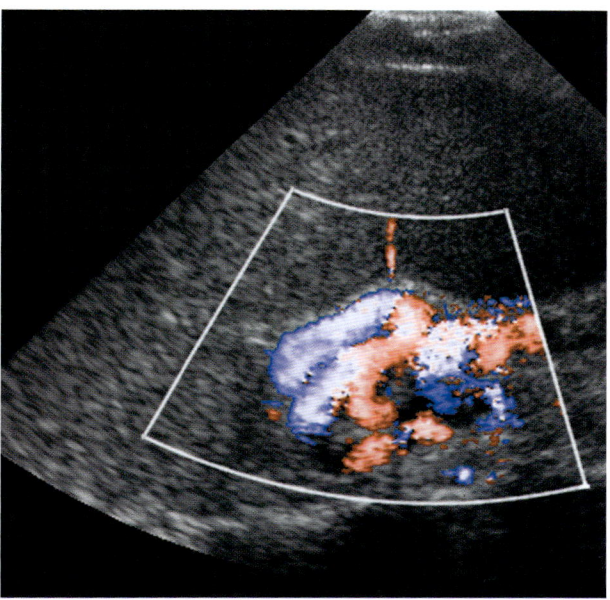

FIGURA 57-29. Transformação cavernosa da veia porta num menino com 5 anos depois de cateterização da veia umbilical na infância. A, Ultra-sonografia oblíqua do fígado mostrando diversas veias tubulares, mas não mostra a grande veia porta principal (PV) no *porta hepatis*. O padrão de onda Doppler no parênquima hepático mostra um fluxo hepatopetal lento. **B,** Doppler colorido da porta mostra uma artéria hepática principal proeminente sem veia porta principal adjacente. **C,** Apesar da presença de colaterais venosas que transportam o sangue para o fígado em torno da veia porta trombosada, a criança apresenta varizes esplênicas.

CAUSAS DE TROMBOSE DA VEIA PORTA

- Traumatismo
- Cateteres
- Desidratação
- Choque
- Pieloflebite
- Coagulopatia, especialmente deficiência de proteína C
- Invasão da veia porta
- Compressão da veia porta
- Cirrose
- Síndrome de Budd-Chiari

tuosa, pode ser visualizada, com fluxo hepatofugal detectado pelo Doppler (Fig. 57-24). A fibrose hepática congênita está geralmente associada à **doença renal policística recessiva** (Fig. 57-30).[69] A dilatação dos ductos coletores nessas crianças é variável e de menor gravidade do que na forma neonatal, e o comprometimento renal é menos acentuado. Contudo, a arquitetura renal está muito alterada. As pirâmides são hiperecogênicas e podem conter cálcio; eventualmente são vistos pequenos cistos; em geral os rins estão aumentados. Essas características possibilitam que os ultra-sonografistas estabeleçam a causa do sangramento intestinal superior nessas crianças durante seu primeiro exame ultra-sonográfico. Uma descrição dos rins nesta patologia encontra-se no Capítulo 58, O Rim Pediátrico e Glândulas Adrenais.

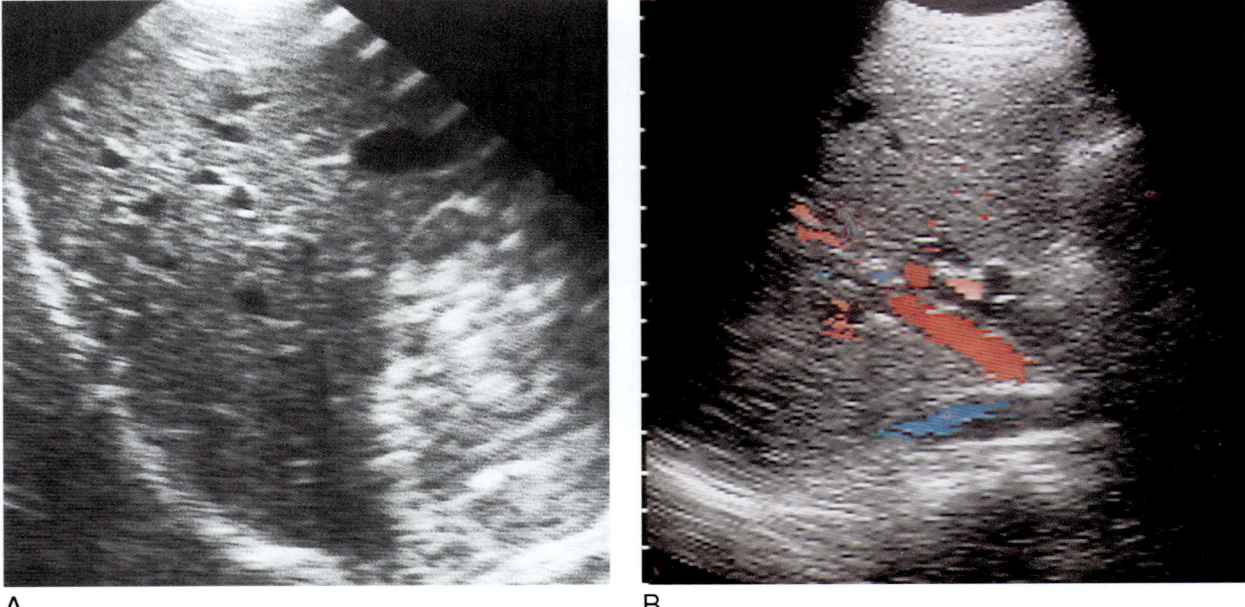

FIGURA 57-30. Fibrose hepática congênita causando obstrução biliar e de veia porta (cavernoma porta e ectasia de ducto biliar). A, Uma imagem sagital mostrando múltiplas pequenas estruturas císticas no lobo direito do fígado. O rim adjacente é grande e contém diversos focos hiperecóicos por todo o córtex e medula devido à doença renal policística recessiva. **B,** O hilo hepático numa menina de 12 anos contém três estruturas tubulares: duas "veias porta" e um ducto biliar dilatado (desprovido de sinais de fluxo colorido). (De Patriquin HB: Pediatric Diseases Test and Syllabus, vol 35. American College of Radiology).

Hipertensão Porta Intra-hepática

Uma agressão grave ao hepatócito resulta em necrose. A menos que a necrose seja excessiva, vamos encontrar em seguida cicatrização e a formação de diversos nódulos de regeneração. O processo da cirrose resulta em sinusóides obstruídos e cicatrizados e num fluxo venoso porta anormal através dos nódulos regenerados. Na criança a cirrose ocorre após:

- Hepatite
- Destruição dos hepatócitos pelas toxinas acumuladas nas doenças metabólicas hereditárias, como a tirosinemia e algumas formas de doença do armazenamento do glicogênio e doença de Wilson
- Estase biliar como a atresia biliar e a fibrose cística

Embora tipos diferentes de cirrose formem sua obstrução inicial nos níveis pré-sinusoidal (esquistossomose, cirrose biliar), sinusoidal (cirrose de Laennec) e pós-sinusoidal, a cicatrização progressiva geralmente se dissemina para todo o sinusóide. Na medida em que o sangue portal fica estagnado, as colaterais portossistêmicas se abrem. O fluxo sangüíneo porta diminui. O aporte total de sangue para o fígado é mantido geralmente com um aumento do fluxo sangüíneo na artéria hepática.

Ultra-sonograficamente, essas alterações na hemodinâmica são assinaladas pela redução do diâmetro da veia porta e de seus ramos segmentares até se tornarem estruturas filiformes. A velocidade de fluxo, quando mensurável, está reduzida. Ao contrário, ramos da artéria hepática (normal-

CAUSAS DE CIRROSE NA INFÂNCIA

Hepatite
Acúmulo de toxinas nas doenças metabólicas hereditárias
Atresia biliar
Fibrose cística

mente muito difíceis de visualizar em crianças) podem se tornar visíveis na ultra-sonografia com escala de cinza. O Doppler espelha o aumento do calibre da artéria hepática e o fluxo, vistos na angiografia. Os gradientes Doppler das artérias segmentares estão aumentados em comparação a seus vizinhos venosos porta.

Parecem ocorrer dois mecanismos hemodinâmicos nos pacientes portadores de hipertensão porta, especialmente nos pacientes com cirrose. A teoria do **fluxo retrógrado** explica a hipertensão porta pelo aumento da resistência ao fluxo venoso porta causado pelo bloqueio intra-hepático descrito anteriormente. Em resposta ao fluxo intra-hepático de muito baixa velocidade, formam-se colaterais portossistêmicas que realizam a drenagem do sangue do fígado, resultando finalmente num fluxo hepatofugal em alguns ou todos os ramos segmentares e na veia porta principal que é facilmente demonstrada com o Doppler. Por que a pressão porta permanece elevada apesar de tal mecanismo de descompressão? Esta questão pode ser respondida pela teoria do fluxo anterógrado. Na teoria do fluxo retrógrado, o fluxo sangüíneo porta permanece inalterado ou até mesmo é diminuído. A **teoria do fluxo anterógrado** sugere que as arteríolas esplâncnicas se dilatam nos pacientes portadores de cirrose. A resistência esplâncnica reduzida leva a um maior fluxo nas artérias e veias intestinais, subseqüentemente com fluxo venoso porta aumentado. Isso explicaria o motivo pelo qual a hipertensão porta é mantida apesar de desvios portossistêmicos extensos.

Como a obstrução ao fluxo de sangue porta na cirrose ocorre dentro do fígado, raramente se desenvolvem colaterais venosas periportais e císticas. No entanto, o sangue é freqüentemente desviado da veia porta esquerda através de uma ou diversas **veias paraumbilicais** tortuosas até a parede anterior do abdome e do tórax. Documentar o fluxo hepatofugal nesta veia situada dentro do ligamento falciforme é uma maneira fácil de estabelecer o diagnóstico de hipertensão porta nas crianças. As colaterais superficiais da parede abdominal (torácica) são facilmente acompanhadas com um Doppler colorido com o emprego de um transdutor de alta freqüência (Fig. 57-25E).

A **veia gástrica esquerda**, desviando o sangue do fígado para as varizes esofagianas, apesar de dilatada, torna-se cada vez mais difícil de detectar pela ultra-sonografia nas crianças portadoras de cirrose avançada; a atrofia do lobo esquerdo do fígado suprime a janela acústica através da qual o pequeno omento é normalmente estudado.

Todas as outras derivações portossistêmicas descritas na Figura 57-21 são possíveis nas crianças com cirrose. Assim, todo o abdome e pelve devem ser estudados com a ultra-sonografia com a finalidade de localizá-las. O princípio da derivação é constante em todas as colaterais portossistêmicas; uma veia esplâncnica dilatada, freqüentemente tortuosa, com fluxo revertido (hepatofugal) desvia o sangue para uma veia sistêmica que se encontra igualmente dilatada neste local do desvio. O fluxo sangüíneo venoso rápido produz gradientes Doppler elevados e mantidos. É freqüente encontrarmos turbulência e fluxo bidirecional no local da derivação. Um diagrama que resume os achados Doppler é extremamente útil para visualizarmos todo o trajeto da derivação, assim como a circulação intra-hepática (Fig. 57-27E). Uma minoria dos pacientes portadores de hipertensão porta grave desenvolve um fluxo reverso na veia porta principal, às vezes devido à proximidade de uma grande derivação próxima ao *porta hepatis* (Fig. 57-28). **Se o diagnóstico de hipertensão porta dependesse da identificação de um fluxo venoso porta reverso, deixaríamos de identificá-la na maioria desses paciente.**[70]

Hipertensão Porta Supra-hepática (Pós-hepática)

O quarteto clínico de ascite, dor abdominal, icterícia e hepatomegalia que ocorre após uma obstrução das veias hepáticas é chamado de **síndrome de Budd-Chiari**. É rara em crianças. O Doppler é especialmente útil na exclusão do diagnóstico, porque os quatro sinais clínicos que formam a síndrome são bastante comuns nas crianças com outras formas de hipertensão porta. Acreditava-se que os primeiros pacientes portadores de trombose das veias hepáticas descritos por Budd (1846), Fredrichs, Lange e Chiari (1899) apresentavam flebite hepática secundária à septicemia ou sífilis, com comprometimento primário dos pequenos ramos das veias hepáticas. Desde então, outras causas foram identificadas e são agora classificadas como obstrução das veias central e sublobulares, dos vasos hepáticos principais ou da VCI próxima ao orifício da veia hepática.[71] A **doença oclusiva venosa dos pequenos vasos hepáticos** (DOV) é causada pelos seguintes agentes: toxinas, especialmente alcalóides da pirralizidina existentes na erva-de-santiago ou chá de arbusto da Jamaica; quimioterapia; transplante de medula óssea; lúpus eritematoso; radioterapia hepática e uso de anovulatórios orais. Esta doença acomete primariamente pequenas radículas venosas hepáticas, embora os ramos principais possam ser secundariamente comprometidos. Os achados ultra-sonográficos da DOV incluem esplenomegalia, ascite, veias hepáticas de pequeno calibre e fluxo nas veias paraumbilicais. O diagnóstico ultra-sonográfico de DOV permanece difícil; os critérios clínicos e laboratoriais são melhores indicadores da gravidade da DOV e de sua resposta ao tratamento clínico.[72] A **trombose das veias hepáticas principais** é geralmente causada por anormalidades da coagulação ou malformações congênitas do orifício da veia hepática. A obstrução na porção hepática da VCI pode resultar em trombose das veias hepáticas. As membranas congênitas da VCI resultantes de um defeito embriológico na fenestração de sua luz também pode levar à obstrução das veias hepáticas.[73,74] A posição mais comum para tal membrana é abaixo de uma veia hepática esquerda obstruída e acima de uma veia hepática direita patente, provavelmente como resultado de um remanescente fibroso obstrutivo da veia umbilical esquerda e do ducto venoso.

Após qualquer obstrução das veias hepáticas, o fígado aumenta de volume e se torna congesto. Como o lobo caudado possui a sua própria veia hepática que drena na VCI abaixo das outras, freqüentemente ele não é afetado e funciona como única via de drenagem venosa para todo o fígado. Ele aumenta rapidamente e com freqüência com-

---

CAUSAS DE DOENÇA VENOSA OCLUSIVA HEPÁTICA

Toxinas
    Ragwort ou Jamaican bush tea
Quimioterapia
Transplante de medula óssea
Lúpus eritematoso
Radioterapia hepática
Anticoncepcionais orais
Alterações da coagulação
Malformações congênitas do óstio da veia hepática
Obstrução da porção hepática da veia cava inferior
Membranas congênitas da veia cava inferior

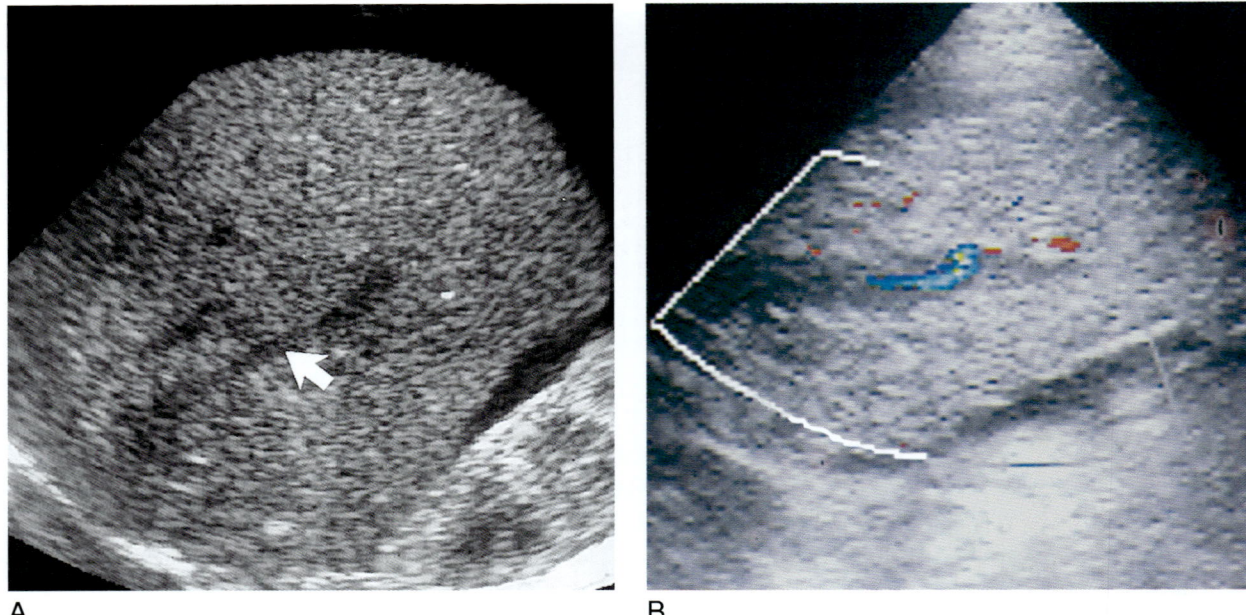

FIGURA 57-31. Síndrome de Budd-Chiari. A, Aspecto agudo: fígado envolto pelo líquido ascítico. O trajeto diagonal de uma veia hepática está ocupado por um coágulo ecogênico (*seta*). **B,** Diversos dias mais tarde, Doppler colorido mostrando uma ausência quase completa de fluxo dentro da veia hepática (*azul*). (Cortesia de M. Lafortune, MD, Montreal).

prime a VCI. Em seguida ocorre ascite, muitas vezes derrames pleurais, esplenomegalia e a formação de colaterais portossistêmicas. O Doppler mostra ausência ou inversão de fluxo nas veias hepáticas (Fig. 57-31). As áreas com fluxo de alta velocidade próximo a estenoses são prontamente detectadas pelo Doppler colorido pulsado. Na ausência de drenagem venosa hepática, o sangue arterial pode ser desviado para a veia porta através de derivações microscópicas na tríade portal ou através de derivações intra-hepáticas maiores. Pode haver inversão de fluxo venoso porta. Por outro lado, a veia porta pode sofrer trombose quando a congestão hepática for muito grave. Todas essas alterações podem ser detectadas com o Doppler. Atualmente a venografia hepática, que mostra uma rede aracniforme de veias intra-hepáticas em vez da luz habitual dos vasos hepáticos, só é realizada raramente.

No paciente portador da síndrome de Budd-Chiari aguda raramente há tempo para formar vias colaterais portossistêmicas. Se existirem vias de desvio, serão similares às encontradas na cirrose (as veias periportais e císticas não funcionam normalmente como vias de desvio porque drenam para os ramos segmentares da veia porta direita, que se encontra altamente congestionada em resposta à obstrução da veia hepática). É possível haver formação de derivações intra-hepáticas extensas, e estas podem ser demonstradas com o Doppler colorido.

O tratamento da oclusão da veia hepática é feito com anticoagulantes, ablação das redes obstrutivas ou com uma derivação portocava de emergência. A recanalização das veias hepáticas, a regressão da hipertensão porta (redução de calibre e da velocidade de fluxo nas derivações portossistêmicas, baço menor, absorção da ascite) e a permeabilidade das derivações terapêuticas podem ser avaliadas por meio do Doppler.

Shunts Cirúrgicos Portossistêmicos

O tratamento definitivo de crianças com sangramento de varizes esofagianas era anteriormente, a realização de derivações portossistêmicas cirúrgicas. Estas derivações agora só são realizadas quando a escleroterapia das varizes não é bem-sucedida ou quando um transplante de fígado não é possível. As crianças com fígados saudáveis e hipertensão porta pré-hepática ainda são candidatas aos procedimentos de derivação. Estão sendo realizadas **derivações transjugulares intra-hepáticas portossistêmicas (DTIPS)** como alternativa às derivações cirúrgicas clássicas nos adultos. Seu uso em crianças está começando a aumentar. A permeabilidade das derivações transjugulares tem sido monitorizada por Doppler, que mostra o sangue fluindo da veia porta direita do "doador" através da endoprótese intra-hepática para a veia hepática direita (ou outra). Estenoses, tromboses das derivações e a presença de fluxo em torno da endoprótese são prontamente visualizadas pelo Doppler.

As derivações cirúrgicas portossistêmicas podem ser totais ou parciais. As derivações totais dirigem todo o fluxo sangüíneo venoso do sistema esplâncnico congestionado para uma veia sistêmica, assim como na derivação portocava término-lateral, para a qual a veia porta principal é redirecionada. A extremidade hepática é ligada e a extremidade esplâncnica é conectada à VCI. Nesta situação, existe pouca perfusão venosa porta no fígado. As derivações parciais dirigem apenas parte do sangue esplâncnico para uma veia sistêmica, proporcionando assim uma melhor perfusão hepática e reduzindo a incidência de encefalopatia hepática: a derivação esplenorrenal distal (Warren) liga a veia esplênica com a veia renal esquerda; a derivação látero-lateral, ou derivação portocava do tipo H, liga a veia porta com a VCI no *porta hepatis*.

O exame Doppler das derivações portossistêmicas incluí o estudo do local da derivação e o sistema venoso esplâncnico e hepático. O local de uma derivação pode variar segundo a técnica cirúrgica; se a veia usada para uma derivação padrão não for adequada, o cirurgião pode usar a veia disponível mais próxima, por exemplo, a veia mesentérica superior. Se a derivação está funcionando, ela é muito freqüentemente visível na ultra-sonografia[75] e os sinais Doppler são, em geral, facilmente discerníveis no local propriamente dito. O Doppler colorido é especialmente útil nesta situação. O fluxo sangüíneo freqüentemente acelera no local de uma derivação e próximo a ela, e pode haver alguma turbulência. A direção do fluxo é hepatofugal, no sentido da veia sistêmica. Os sinais pós-estenóticos incluem um fluxo rápido (gradientes Doppler elevados) no local da derivação e turbulência pós-estenótica (sinais Doppler bidirecionais ou de fluxo invertido). Devemos considerar a hipótese da realização de uma angioplastia, e é necessária uma visualização direta da derivação com uma venografia contrastada.

O estudo Doppler das veias porta intra-hepáticas é precioso na avaliação do funcionamento da derivação portocava. Na maioria das derivações funcionantes o fluxo nas veias porta intra-hepáticas é hepatofugal.[76] É fácil compreender isso, porque é assim nas derivações portocava látero-laterais por onde flui o sangue venoso intra-hepático de alta pressão para a veia cava que apresenta uma baixa pressão. É mais difícil explicar o fluxo hepatofugal nas veias porta intra-hepáticas em pacientes com uma derivação portocava término-lateral onde a extremidade hepática da veia porta foi ligada e seccionada. O sangue pode sair do fígado através de um sistema de veias colaterais entre os ramos intra-hepáticos da veia porta e as veias sistêmicas de baixa pressão. Este fenômeno foi demonstrado na angiografia.[77]

Entre os **sinais de obstrução da derivação** incluem-se os seguintes:

- O local da derivação é difícil ou impossível de detectar, e não é possível obter nenhum sinal Doppler.
- O sangue na veia esplâncnica que alimenta a derivação não flui mais no sentido da derivação.
- A direção do fluxo venoso porta intra-hepático volta ao normal.
- Reaparecem derivações portossistêmicas espontâneas e outros sinais de hipertensão porta.

DOPPLER NA CRIANÇA RECEPTORA DE UM TRANSPLANTE HEPÁTICO

Avaliação Pré-transplante

Antes de ser possível considerarmos a realização de um transplante, devemos avaliar o calibre e o funcionamento da veia

---

SINAIS DE OBSTRUÇÃO DO *SHUNT*

Ausência de sinal
Doppler no local do *shunt*
O sangue na veia esplâncnica não flui mais em direção ao *shunt*
O fluxo venoso porta intra-hepática volta ao normal
Reaparecem os sinais de hipertensão porta

---

porta principal e da VCI. Isso é geralmente realizado com Doppler e complementado pela RM.[78,79] Se o diâmetro da veia porta for inferior a 4 mm (como pode ser na cirrose avançada) ou se os estudos do fluxo com o Doppler forem equívocos, podemos realizar uma RM ou uma angiografia. As crianças com atresia biliar, às vezes apresentam uma **síndrome de poliesplenia** associada (Fig. 57-8), que inclui um defeito de rotação intestinal, padrões bilateralmente simétricos dos brônquios principais, localização anormal da veia porta anterior ao duodeno e interrupção da VCI.[13,79] O transplante de fígado pode ser mais difícil nessas crianças. É essencial que o cirurgião tenha conhecimento desta anormalidade anatômica antes de realizar o transplante.

Além disso, as derivações portocava ou mesentérica-cava, criadas cirurgicamente ou naturais, mudam o padrão do fluxo sangüíneo e o calibre da veia porta principal e podem alterar a abordagem cirúrgica do transplante. As variantes anatômicas da artéria hepática não são sempre demonstradas na ultra-sonografia, mas a angiografia raramente é realizada com a intenção de delinear a anatomia da artéria hepática. O exame da criança antes do transplante deve também incluir diversos órgãos: rins, pulmões, coração e trato intestinal.[79]

Durante o transplante de fígado na criança, a artéria hepática do doador é às vezes removida com um coto da aorta e anastomosada na aorta abdominal do receptor ou na artéria ilíaca. Um fígado de adulto é geralmente dividido antes de ser transplantado numa criança pequena. O lobo esquerdo e os segmentos 2 e 3 são as regiões do fígado preferidas para transplante; no entanto, o fígado de um adulto pode ser dividido e utilizado para dois receptores. Uma coleção líquida transitória se forma com freqüência em volta da superfície do coto do lobo ou dos segmentos transplantados, mesmo que a incisão seja envolta com materiais hemostáticos como o Gelfoam ou uma cola de fibrina. Como a anatomia envolvida no transplante hepático segmentar ou lobar difere consideravelmente da anatomia normal e da anatomia envolvida num transplante de órgão inteiro, é útil para o ultra-sonografista dispor de um diagrama do procedimento cirúrgico como uma orientação para a avaliação do funcionamento dos vasos anastomosados.

Avaliação Pós-transplante

A complicação mais comum no período pós-operatório imediato é a **estenose de artéria hepática** e trombose. Apesar de vasos colaterais poderem se formar na criança e derivar o sangue arterial para o fígado, é freqüente ocorrer lesão de ductos biliares, seguida pela formação de lagos biliares e infecção recorrente. É quase invariavelmente necessário retransplantar.

Um exame com Doppler imediato tanto na sala de operações como na beira do leito logo após a cirurgia, e depois diariamente durante 5 a 7 dias, é o procedimento de rotina para confirmar o funcionamento dos vasos anastomosados antes que os exames clínico e bioquímico do fígado se mostrem alterados. A anastomose da artéria hepática pode ser difícil de ser visualizada adjacentemente à alça do Y de Roux, de modo que é importante examinar os ramos intra-hepáticos arteriais adjacentes às veias porta intra-hepáticas, com as técnicas de ultra-sonografia convencional e Doppler. Os seguintes pontos são os melhores para a detecção de sinais Doppler da artéria hepática no transplante hepático de todo órgão: adjacente ao ramo para os segmentos 3 e 4 e ao longo da veia porta direita e os ramos para os segmentos 6 e 7 (Fig. 57-22). A presença de sinais arteriais nestes pontos em geral estabelece o funcionamento da artéria hepática. Nos transplantes hepáticos segmentares o *"porta hepatis"* se localiza excentricamente ao longo da margem costal lateral direita[80]. Considerando as variações no tamanho do enxerto e sua orientação no quadrante superior direito, o ultra-sonografista deve achar a melhor janela para obter as imagens pelo método da tentativa e erro. No período pós-operatório imediato, o fluxo da artéria hepática (tanto sistólico como diastólico) é geralmente rápido. Entretanto, nos próximos 2 a 3 dias, um edema no enxerto pode resultar num fluxo diastólico transitoriamente reduzido. Desde que o pico sistólico permaneça agudo, e haja outros sinais de edema do enxerto (*i. e.*, edema periportal) a conduta com o paciente é expectante. Se o nível das enzimas hepáticas subir, geralmente realizamos uma nova avaliação com o Doppler ou uma reexploração cirúrgica.

Existem casos de crianças com obstrução crônica da artéria hepática principal não detectada clinicamente nas quais o Doppler detectou um fluxo arterial intra-hepático amortecido. A angiografia desses pacientes mostra obstrução da artéria hepática e da perfusão do fígado através de colaterais arteriais extensas em torno do local de uma portoenterostomia no *porta hepatis*.

Nos pacientes em condições clínicas boas o bastante para se alimentarem ou receberem nutrição via sonda gástrica, devemos lembrar que os gradientes Doppler da artéria hepática são difíceis de detectar depois de uma refeição.[61] A repetição do exame depois de um jejum pode mostrar sinais muito mais fortes. A não-detecção de sinais de gradiente Doppler arterial intra-hepáticos sugere a presença de uma trombose ou de um estado pré-trombótico. Nesta situação, eu realizo uma angiografia com a intenção de tratar a criança com trombolíticos ou angioplastia.

Embora o estudo da artéria hepática seja a parte mais importante do exame pós-transplante, o estudo com o Doppler é também útil na avaliação do funcionamento das anastomoses venosas — as veias porta, hepática e VCI. Os locais de anastomose venosa são claramente visíveis na ultra-sonografia com escala de cinza e devem ser demonstrados (Fig. 57-32). Pode ocorrer uma **trombose venosa porta** na anastomose, mas é menos freqüente do que uma oclusão arterial. É possível encontrarmos turbulência no local da veia porta (Fig. 57-33). A estenose ou compressão da veia porta é acompanhada por gradientes Doppler localmente aumentados. Pode haver hipertensão porta. A dilatação pós-estenótica da veia porta pode ocorrer sem seqüelas graves. Em alguns pacientes com uma veia porta pequena por um transplante segmentar, um jejum prolongado pode aumentar o fluxo da artéria hepática e dificultar a visualização da veia porta. Uma varredura limitada, depois que o paciente tiver sido alimentado, pode aumentar muito a visualização do fluxo venoso porta.

A **trombose da VCI** é geralmente assintomática na criança, porque o fluxo colateral através do sistema venoso paravertebral é rapidamente estabelecido. O diagnóstico ultra-sonográfico de um trombo de VCI numa criança com transplante lobar pode ser bastante difícil. A luz da VCI é obliterada pelo trombo e o vaso se torna muito difícil de localizar (Fig. 57-34). Entretanto, mesmo uma VCI patente pode ser difícil de localizar porque as relações anatômicas estão muito alteradas nessas crianças. No Doppler, o fluxo na veia hemiázigos é facilmente confundido com o fluxo da VCI. Uma vez que a VCI está freqüentemente comprimida por um grande enxerto do doador, um exame cuidadoso das veias hepáticas de drenagem é importante nesses pacientes.

Durante um transplante segmentar, a VCI do receptor é deixada intacta e a(s) veia(s) hepática(s) são diretamente anastomosadas na VCI ou no átrio direito. Tanto as veias hepáticas como a VCI podem trombosar a partir da anastomose. O exame no pós-operatório imediato delimita a anatomia cirúrgica nessas crianças e serve como um padrão de comparação útil na avaliação da permeabilidade continuada dos vasos anastomosados. Freqüentemente também encontramos cotos de excesso de sutura do enxerto da VCI, localizados entre o parênquima hepático e a VCI nativa. Raramente ocorre propagação de trombos na VCI remanescente do doador, mas estes podem ser vistos como ecos intraluminais no período peroperatório. Com o passar do tempo, estes remanescentes da VCI se tornam gradativamente menos visíveis, colabando e se misturando com os ecos médios do retroperitônio.

A rejeição do enxerto não resulta em alterações previsíveis do fluxo da artéria hepática (diferente do aumento da resistência intra-renal ao fluxo observado na rejeição aguda a um homoenxerto). Entretanto, mudanças nas fases normais do fluxo sangüíneo venoso hepático foram associadas à rejeição do enxerto. Especificamente, quando o fluxo trifásico normal do sangue venoso hepático se torna monofásico, a biópsia da peça mostra evidências de rejeição aguda (sensitividade de 92%, especificidade de 48%) ou de outra patologia hepática (colangite, fibrose, congestão centrilobular/necrose), doença linfoproliferativa, colestase e hepatite.[81] Alguns receptores de transplante hepático nunca apresentam fluxo trifásico (presumivelmente devido à pobre elasticidade no enxerto do doador); neste grupo, esses critérios não são úteis.

Um outro achado comum nos pacientes depois de um transplante é a presença de ar biliar ou pneumobilia. Ocorre

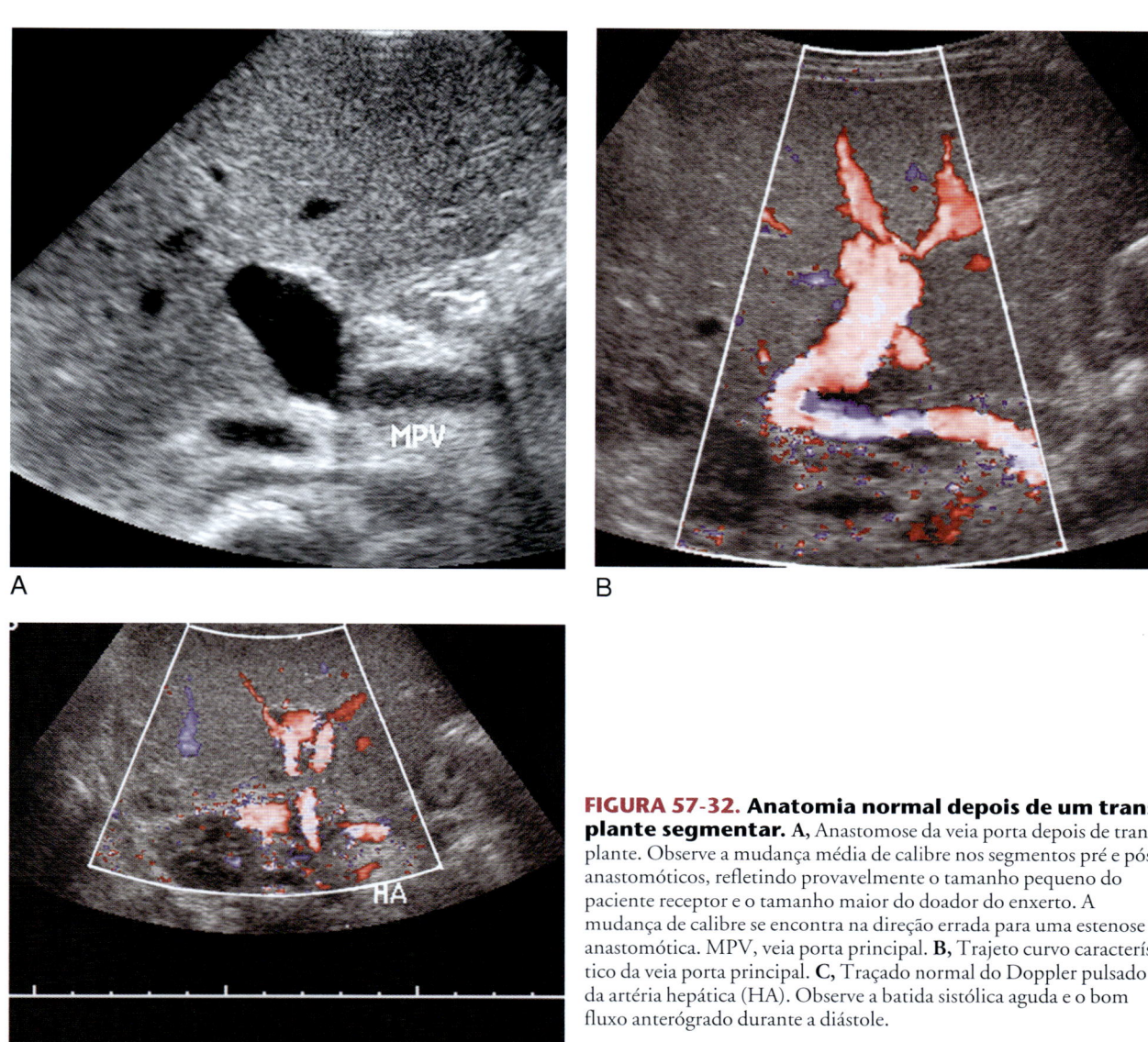

FIGURA 57-32. Anatomia normal depois de um transplante segmentar. A, Anastomose da veia porta depois de transplante. Observe a mudança média de calibre nos segmentos pré e pós-anastomóticos, refletindo provavelmente o tamanho pequeno do paciente receptor e o tamanho maior do doador do enxerto. A mudança de calibre se encontra na direção errada para uma estenose anastomótica. MPV, veia porta principal. **B,** Trajeto curvo característico da veia porta principal. **C,** Traçado normal do Doppler pulsado da artéria hepática (HA). Observe a batida sistólica aguda e o bom fluxo anterógrado durante a diástole.

muito esporadicamente, com menor freqüência no período pós-operatório imediato (apesar da colocação de endoprótese de rotina no ducto) e é observado mais provavelmente nos estudos de acompanhamento de rotina diversos meses depois do transplante. A fonte de ar é a passagem retrógrada do aparelho gastrintestinal, através da alça de Roux e de coledocoenterostomia nos ductos biliares. Um exame cuidadoso do parênquima hepático na ultra-sonografia de acompanhamento de rotina é importante para excluir anormalidades na árvore biliar, abscessos, áreas focais de isquemia e complicações de uma biópsia percutânea (p. ex., lago biliar, derivações arteriovenosas, hemorragia). Uma dilatação do ducto biliar pode ser causada por uma estenose da coledocoenterostomia, isquemia do ducto biliar com estenose secundária, doença calculosa e compressão dos ductos por massas externas, coleções de líquido ou adenopatia. As coleções líquidas são comuns no período peroperatório, e caracteristicamente cedem com poucas semanas ou meses. As coleções persistentes podem representar uma linfocele ou uma drenagem biliar persistente. Novas coleções são na maioria das vezes relacionadas a infecção, lesões iatrogênicas, traumatismo ou rejeição do enxerto.

Um novo subgrupo de receptores de transplante de fígado vem ocorrendo com maior freqüência — o dos receptores de transplantes combinados de fígado/intestino delgado. A avaliação ultra-sonográfica do transplante hepático de órgão inteiro não se modifica, embora a adição de um

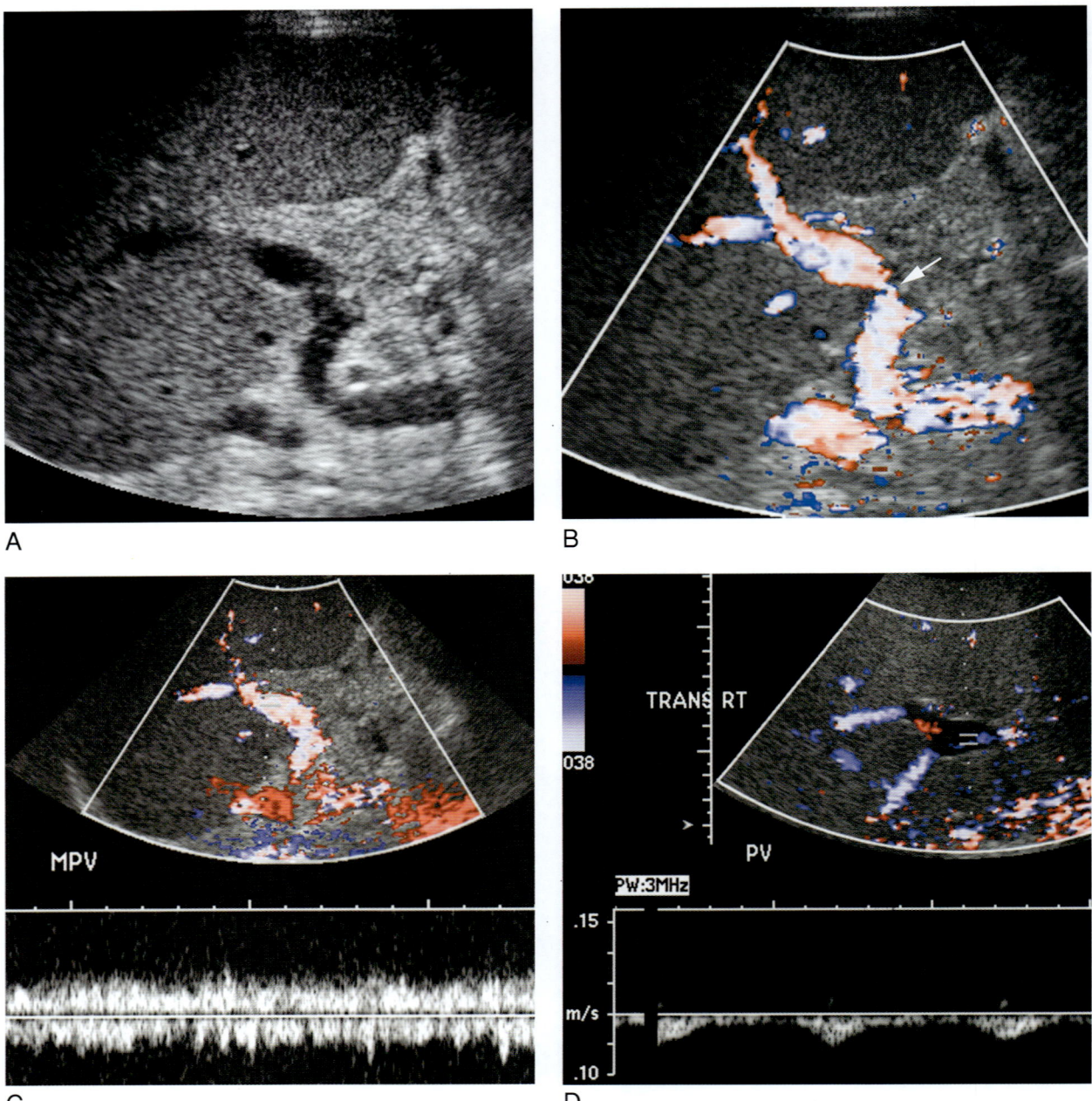

FIGURA 57-33. Estenose da veia porta depois de transplante. Ultra-sonografia oblíqua subcostal (**A**) e com Doppler colorido (**B**) mostrando um segmento estreitado da veia porta no sítio de anastomose (*seta*). **C**, Traçado do Doppler pulsado logo abaixo do sítio de estenose mostrando um fluxo turbulento, bidirecional, de alta velocidade. MPV, veia porta principal. **D**, Imagens com Doppler colorido e pulsado num paciente transplantado diferente mostrando uma trombose iminente da veia porta (PV) com ausência de sinal colorido e fluxo mínimo em configurações de baixa escala.

segundo órgão doado: pâncreas ou aorta com artérias celíaca e mesentéricas superiores pode representar um grande desafio para as imagens com o Doppler.[82] A experiência com imagens desses pacientes ainda é limitada.

O BAÇO

O exame do baço é uma parte integral da avaliação ultra-sonográfica da criança portadora de doença hepática ou pancreática, ou com infecção ou traumatismo.

As **anormalidades congênitas** (poliesplenia ou asplenia) em geral coexistem com anormalidades do coração. A **poliesplenia** está associada a atresia biliar, retorno venoso anômalo, veia porta pré-duodenal e veia cava interrompida, e pode estar associada a *situs* abdominal anormal.[13,79] O diagnóstico de **asplenia** é mais bem estabelecido com uma cintilografia, devido à dificuldade de diagnóstico ultra-sonográfico. Pode haver persistência de um parênquima esplênico fusionado intra-útero com o fígado primitivo, rim ou tecido gonadal nestas localizações depois do nascimento.

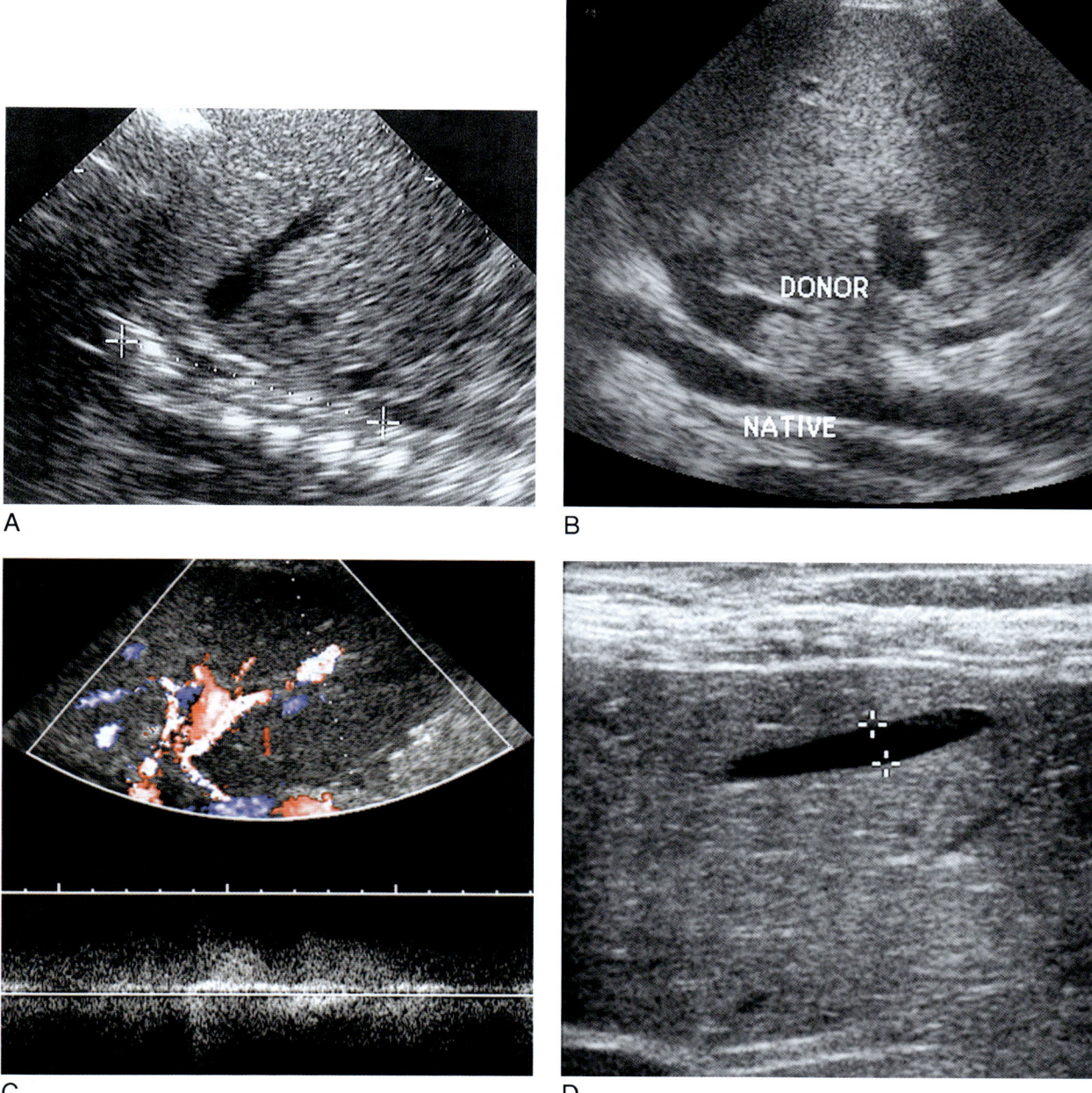

FIGURA 57-34. Complicações de transplante. A, Trombose da veia cava inferior (*cursores*) depois de um transplante hepático bi-segmentar numa criança com 2 anos faz contraste com a luz hipoecóica de uma veia hepática funcionante próxima. **B,** Trombose parcial de sutura de IVC de doador interposta entre a veia cava inferior nativa e o parênquima hepático. Isso não é geralmente problemático a menos que o coágulo se propague. **C,** Doppler colorido e pulsado de uma fístula arteriovenosa com fluxo turbulento num transplante hepático depois de biópsia. **D,** Dilatação focal (*cursores*) de um ducto biliar no lobo esquerdo de um fígado transplantado que pode ser causado por comprometimento arterial hepático e estenose ductal ou lesão ductal causada por uma biópsia percutânea prévia. Donor = Doador; Native = Nativa.

Depois de uma ruptura esplênica, pequenos "implantes" de tecido esplênico podem sobreviver por todo o peritônio, o que é chamado, às vezes, de "esplenose". Pequenos e redondos baços acessórios, localizados no hilo esplênico, são uma variação freqüente do normal (10% das autópsias) e não devem ser confundidos com linfonodos ou massas.

Os **cistos** do baço são congênitos (de revestimento epitelial),[83] pós-traumáticos (pseudocisto sem revestimento),[84] ou hidáticos (unilocular e posteriormente cistos dentro de cistos).[44] Os cistos esplênicos associados a doença renal policística são raros na infância. Os **abscessos** esplênicos são encontrados na maioria das vezes nas crianças imunossuprimidas ou leucêmicas com candidíase. Os abscessos no baço aumentado em geral se tornam visíveis muito depois de estabelecido o diagnóstico de septicemia por candidíase. A doença da arranhadura do gato é uma outra causa de absces-

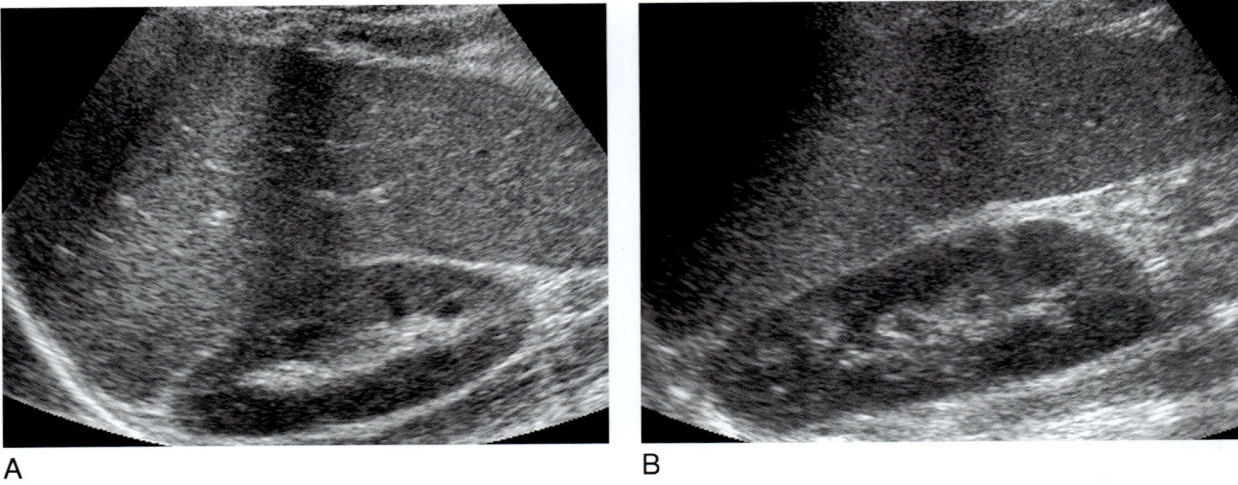

FIGURA 57-35. Hepatoesplenomegalia. Hepatomegalia (A) e esplenomegalia (B). Quando tanto o fígado como o baço se estendem abaixo do pólo renal ipsilateral, um aumento está sempre presente.

sos esplênicos múltiplos. As **calcificações** esplênicas podem ser conseqüências de infecções granulomatosas (histoplasmose, tuberculose) ou doença granulomatosa crônica da infância.

O **aumento** do baço acompanha diversas infecções sistêmicas: mononucleose infecciosa (vírus de Epstein-Barr) e outras infecções virais, febre tifóide, malária, infecções fúngicas. Tanto o comprimento como a largura do baço aumentam (Fig. 57-35). A extremidade inferior do baço torna-se arredondada. Outras causas de aumento compreendem a congestão na hipertensão porta e infiltração com tecido leucêmico ou linfomatoso que é impossível de distinguir do parênquima esplênico normal na ultra-sonografia. Estas condições ressaltam a importância do exame do baço no contexto de todo o abdome (p. ex., na doença hepática e colaterais portossistêmicas ou nas linfadenopatias).[85]

O baço é um dos órgãos mais freqüentemente lesados quando ocorre um traumatismo abdominal. Os **hematomas esplênicos** são geralmente lesões hipoecóicas, freqüentemente localizadas sob a cápsula (Fig. 57-36). Os hematomas recentes podem ser isoecóicos ou hiperecóicos, e algumas lacerações lineares são difíceis de visualizar na ultra-sonografia. Quase sempre existe hemoperitônio. A ultra-sonografia tem sido utilizada como método de detecção inicial nas crianças com traumatismo abdominal, com resultados variáveis.[86,87] Nem todos os estudos de rotina de ultra-sonografia abdominal focalizada (varredura do tipo FAST) se comparam a uma TC com padrão de excelência. A TC pode ser realizada apenas nos casos duvidosos ou quando existe traumatismo craniano ou de coluna concomitante. Os defensores da ultra-sonografia afirmam que, apesar de um subdiagnóstico nos casos de hematomas pancreáticos e excepcionalmente de hematomas esplênicos, assim como de algumas lesões de mesentérica, a conduta cirúrgica nessas crianças não foi alterada e nenhuma criança foi a óbito porque as lesões não foram detectadas no exame inicial.[86]

CAUSAS DE AUMENTO DO BAÇO

Infecções — bacterianas, virais, protozoários, fúngicas
Linfoma, leucemia
Distúrbios linfoproliferativos — doença granulomatosa crônica.
Cirrose, hipertensão porta
Seqüestro — Anemia falciforme
Anemia hemolítica, hematopoiese extramedular
Histiocitose de células de Langerhans
Doenças do armazenamento — Doença de Gaucher, de Niemann-Pick, mucopolissacaridoses
Doença vascular colagenosa
Insuficiência cardíaca congestiva
Sarcoidose

Nos seus casos, a TC foi realizada quando a ultra-sonografia era difícil de realizar devido a fraturas de arcos costais ou em caso de dúvidas ou ainda um hemoperitônio crescente sem explicação. A TC continua a ser o método padrão de exame no atendimento do traumatismo abdominal pediátrico nos Estados Unidos, enquanto a ultra-sonografia é o método de eleição no Canadá e em alguns países europeus.

Uma **ruptura espontânea do baço** ocorre num órgão fragilizado, aumentado na mononucleose infecciosa[88] e seu diagnóstico é feito pelo hemoperitônio.

Ocorrem **infartos esplênicos** com freqüência nas crianças portadoras de anemia falciforme e também nas crianças com diversas formas de vasculite. As lesões geralmente são triangulares e hipoecóicas. Se as inserções ligamentosas do baço estiverem frouxas ou ausentes, o baço pode se mover pelo abdome (baço errante) e ocasionalmente pode sofrer torção em seu pedículo. A torção e o infarto esplênico podem se apresentar com dor abdominal aguda ou uma massa palpável.

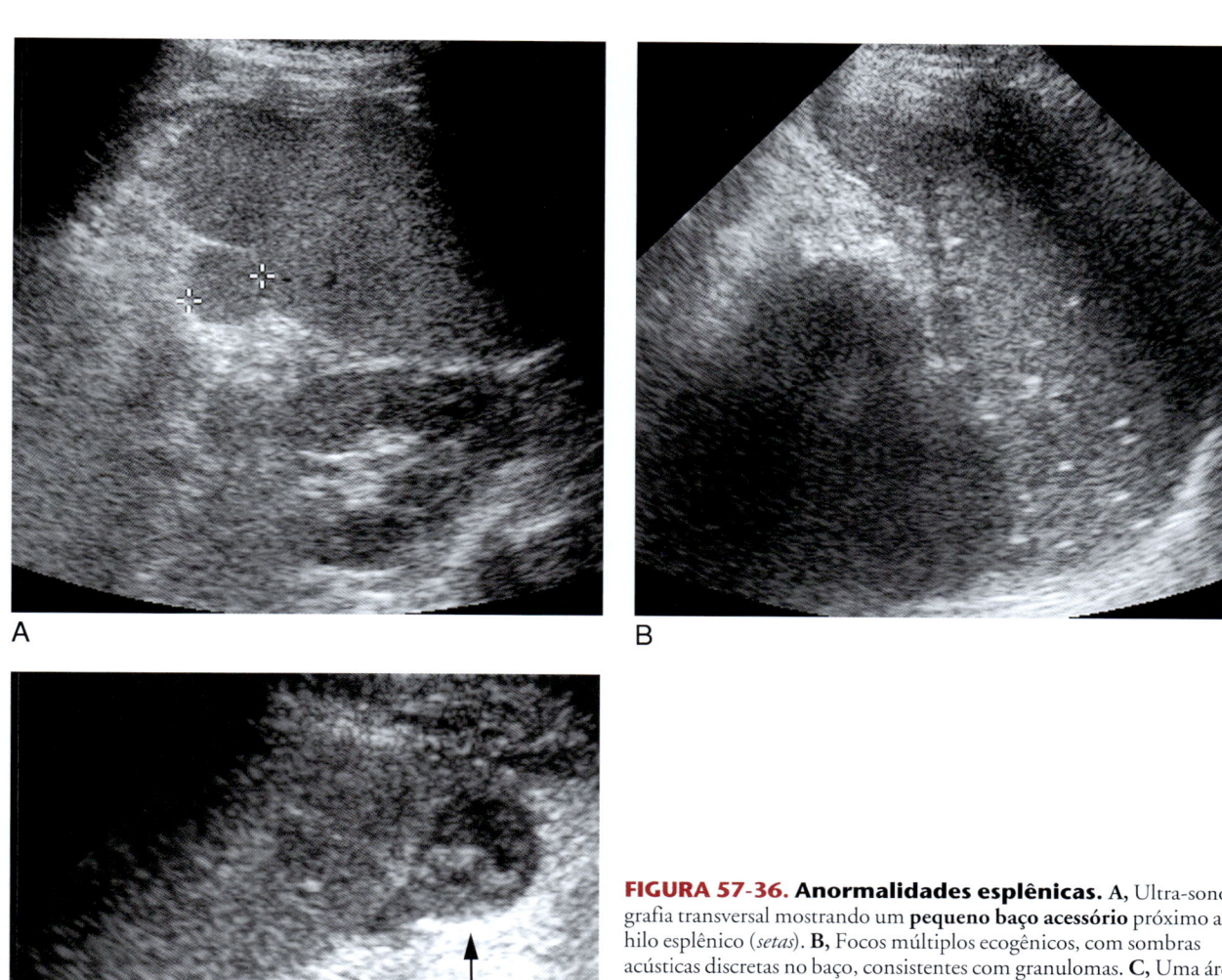

FIGURA 57-36. Anormalidades esplênicas. A, Ultra-sonografia transversal mostrando um **pequeno baço acessório** próximo ao hilo esplênico (*setas*). **B,** Focos múltiplos ecogênicos, com sombras acústicas discretas no baço, consistentes com granulomas. **C,** Uma área hipoecóica bem-definida na extremidade esplênica após trauma esportivo em um adolescente representa um(a) hematoma subagudo/contusão, que pode se tornar um cisto pós-traumático (*seta*).

Agradecimento

Este capítulo é uma atualização e revisão do excelente trabalho de Heidi Patriquin, M.D., que faleceu em novembro de 2000. A Dra. Patriquin foi uma pioneira na ultra-sonografia pediátrica e especialmente no Doppler do abdome visceral. Ela desenvolveu novas técnicas para a avaliação do fluxo do sangue, descreveu diferenças importantes entre a ultra-sonografia pediátrica e de adultos e foi muito publicada e reconhecida mundialmente. Tive o prazer de conhecê-la brevemente e seu entusiasmo pela ultra-sonografia pediátrica era contagiante. Acredito que ela apreciaria os avanços descritos e as novas imagens incluídas neste capítulo.

Referências

Anatomia
1. Couinaud C: Le Foie: Études Anatomiques et Chirurgicales. Paris, Masson, 1957.
2. Bismuth H: Surgical anatomy and anatomical surgery of the liver. World J Surg 1982;6:3-9.
3. Todds WJ, Erickson SJ, Taylor AJ, et al: Caudate lobe of the liver: Anatomy, embryology and pathology. AJR Am J Roentgenol 1990;154:87-93.

Icterícia Neonatal
4. Ikeda S, Sera Y, Yamamoto H, et al: Effect of phenobarbital on serial ultrasonic examination in the evaluation of neonatal jaundice. Clin Imaging 1994;18:146-148.
5. Tan Kendrick AP, Phua KB, Subramaniam R, et al: Making the diagnosis of biliary atresia using the triangular cord sign and gallbladder length. Pediatr Radiol 2000;30:69-73.
6. Todani T, Watanabe Y, Narusue M: Congenital bile duct cyst. Am J Surg 1977;134:263.
7. McHugh K, Daneman A: Multiple gastrointestinal atresias: Sonography of associated biliary abnormalities. Pediatr Radiol 1991;21:355.
8. Caroli J, Soupault R, Kossakowski J, et al: La dilatation polykystique congénitale des foies biliaires intrahépatiques: Essai de classification. Sem Hop Paris 1958;34:488.
9. Levy AD, Rohrman CA Jr, Murakata LA, Lonergan GL: Caroli's disease: Radiologic spectrum with pathologic correlation. AJR Am J Roentgenol 2002;179:1053-1057.
10. Davies CH, Stringer DA, Whyte H, et al: Congenital hepatic fibrosis with saccular dilatation of intrahepatic bile ducts and infantile polycystic kidneys. Pediatr Radiol 1986;16:302.
11. Haller JO, Condon VR, Berdon WE, et al: Spontaneous perforation of the bile duct in children. Radiology 1989;172:621.
12. Alagille D, Estrada A, Hadchouel M, et al: Syndromic paucity of interlobular bile ducts (Alagille syndrome or arteriohepatic dysplasia): Review of 80 cases. J Pediatr 1987;110:195.
13. Abramson SJ, Berdon WE, Altman RP, et al: Biliary atresia and noncardiac polysplenic syndrome: US and surgical considerations. Radiology 1987;163:377-379.
14. Roy CC, Silverman A, Alagille D: Pediatric Clinical Gastroenterology, 4th ed. St Louis, Mosby, 1994, pp 620-635.
15. Betz BW, Bisset GS III, Johnson ND, et al: MR imaging of biliary cysts in children with biliary atresia: Clinical associations and pathologic correlation. AJR Am J Roentgenol 1994;162:167-171.
16. Kasai M, Susuki H, Ohashi E, et al: Technique and results of operative management of biliary atresia. World J Surg 1978;2:571-580.
17. Bezerra JA, Balistreri WF: Cholestatic syndromes of infancy and childhood. Semin Gastroint Dis 2001;12:54-65.
18. Patriquin HB, DiPietro M, Barber FE, et al: Sonography of thickened gallbladder wall: Causes in children. AJR Am J Roentgenol 1983;141:57-60.
19. Maresca G, De Gaetano AM, Mirk P, et al: Sonographic patterns of the gallbladder in acute viral hepatitis. J Clin Ultrasound 1984;12:141-146.
20. Dubois J, Garel L, Patriquin H, et al: Imaging features of type I hereditary tyrosinemia: A review of 30 patients. Pediatr Radiol 1996;26:845-851.
21. Henschke CI, Goldman H, Teele RL: The hyperechogenic liver in children: Cause and sonographic appearance. AJR Am J Roentgenol 1982;138:841.
22. Tchelepi H, Ralls PW, Radin R, Grant E: Sonography of diffuse liver disease. J Ultrasound Med 2002;21:1023-1032.
23. Aubin B, Denys A, Lafortune M, et al: Focal sparing of liver parenchyma in steatosis: Role of the gallbladder and its vessels. J Ultrasound Med 1995;14:77.
24. Patriquin HB, Roy CC, Weber AM, et al: Liver disease and portal hypertension. Clin Diagn Ultrasound 1989;24:103-127.
25. Lobe TE: Cholelithiasis and cholecystitis in children. Semin Pediatr Surg 2000;9:170-176.
26. Keller MS, Markle BM, Laffey PA, et al: Spontaneous resolution of cholelithiasis in infants. Radiology 1985;157:345-458.
27. Littlewood Teele R, Chrestman Share J: Ultrasonography of Infants and Children. Philadelphia, WB Saunders, 1991, pp 431-433.

Tumores Hepáticos
28. Brunelle F, Chaumont P: Hepatic tumors in children: Ultrasonic differentiation of malignant from benign lesions. Radiology 1984;150:695-699.
29. Mulliken JB, Glowacki J: Hemangiomas and vascular malformations in infants and children: A classification based on endothelial characteristics. Plast Reconstr Surg 1982;69:412-420.
30. Dachman AH, Lichtenstein JE, Friedman AC, et al: Infantile hemangioendothelioma of the liver: A radiologic-pathologic clinical correlation. AJR Am J Roentgenol 1983;140:1091-1096.
31. Paltiel HJ, Patriquin HB, Keller MS, et al: Infantile hepatic hemangioma: Doppler US. Radiology 1992;182:735-742.
32. Ros PR, Goodman ZD, Ishak KG, et al: Mesenchymal hamartoma of the liver: Radiologic-pathologic correlation. Radiology 1986;159:619-624.
33. Brunelle F, Tamman S, Odievre M, et al: Liver adenomas in glycogen storage disease in children: Ultrasound and angiographic study. Pediatr Radiol 1984;14:94-101.
34. D'Souza VJ, Summer TE, Watson NE, et al: Focal nodular hyperplasia of the liver imaging by differing modalities. Pediatr Radiol 1983;13:77-81.
35. Koufos A, Hansen MF, Copeland NG, et al: Loss of heterozygosity in three embryonal tumours suggests a common pathogenic mechanism. Nature 1985;316:330-334.
36. Dachman AH, Pakter RL, Ros PR, et al: Hepatoblastoma: Radiologic-pathologic correlation in 50 cases. Radiology 1987;183:815-819.
37. Bates SM, Keller MS, Ramos IM, et al: Hepatoblastoma detection of tumor vascularity with duplex Doppler US. Radiology 1990;176:505-507.
38. Van Campenhout I, Patriquin H: Malignant microvasculature in abdominal tumors in children: Detection with Doppler sonography. Radiology 1992;183:445-448.
39. Boechat MI, Hooshang K, Ortega J, et al: Primary liver tumors in children: Comparison of CT and MR imaging. Radiology 1988;169:727-732.
40. Taylor KJ, Ramos I, Morse SS, et al: Focal liver masses: Differential diagnosis with pulsed Doppler US. Radiology 1987;164:643-647.

Abscessos e Granulomas Hepáticos
41. Garel LA, Pariente DM, Nezelof C, et al: Liver involvement in chronic granulomatous disease: The role of ultrasound in diagnosis and treatment. Radiology 1984;153:117.
42. Merten DF, Kirks DR: Amoebic liver abscess in children: The role of diagnostic imaging. AJR Am J Roentgenol 1984;143:13-25.
43. Lewall DB, McCorkell SJ: Hepatic echinococcal cysts: Sonographic appearance and classification. Radiology 1985;155:773.
44. Andronikou S, Welman CJ, Kader E: Classic and unusual appearances of hydatid disease in children. Pediatr Radiol 2002;32:817-828.

Doenças Hepáticas e Hipertensão Porta: Avaliação pelo Doppler

45. Taylor KJW, Burns PN, Woodcock JP, et al: Blood flow in deep abdominal and pelvic vessels: Ultrasonic pulsed Doppler analysis. Radiology 1985;154:487-493.
46. Taylor KJW, Burns PN: Duplex scanning in the pelvis and abdomen. Ultrasound Med Biol 1985;4:643-658.
47. Burns PN, Jaffe CC: Quantitative measurements with a Doppler ultrasound: Technique, accuracy and limitations. Radiol Clin North Am 1985;23:641-657.
48. Nelson TR, Pretorius DH: The Doppler signal: Where does it come from and what does it mean? AJR Am J Roentgenol 1988;151:439-447.
49. Sato S, Ohnishi K, Sujita S, et al: Splenic artery and superior mesenteric artery blood flow: Nonsurgical Doppler ultrasound measurement in healthy subjects and patients with chronic liver disease. Radiology 1987;164:347-352.
50. Patriquin HB, Paltiel H: Abdominal Doppler ultrasound in children: Clinical applications. Pediatric Radiology Categorical Course Syllabus RSNA, Chicago, 1989, pp 185-196.
51. Ohnishi K, Saito M, Nakayama T, et al: Portal venous hemodynamics in dynamics in chronic liver disease: Effects of posture change and exercise. Radiology 1985;155:757-761.
52. Tochio H, Kudo M, Nishiuma S, Okabe Y: Intrahepatic spontaneous retrograde portal flow in patients with cirrhosis of the liver: Reversal by food intake. AJR Am J Roentgenol 2001;177:1109-1112.
53. Burns PN, Taylor KJW, Blei AT: Doppler flowmetry and portal hypertension. Gastroenterology 1987;92:824-826.
54. Lafortune M, Madore F, Patriquin H, Braton G: Segmental anatomy of the liver: A sonographic approach to the Couinaud nomenclature. Radiology 1991;181:443-448.
55. Vanleeuwen MS: Doppler ultrasound in the evaluation of portal hypertension. Clin Diagn Ultrasound 1989;26:53-76.
56. Subramanyam BR, Balthazar EJ, Madamba MR, et al: Sonography of portosystemic venous collaterals in portal hypertension. Radiology 1983;146:161-166.
57. Patriquin HB, Lafortune M, Burns PN, et al: Duplex Doppler examination in portal hypertension: Technique and anatomy. AJR Am J Roentgenol 1987;149:71-76.
58. Patriquin HB, Lafortune M: Society for Pediatric Radiology Syllabus in Pediatric Radiology, 1994.
59. Patriquin HB, Tessier G, Grignon A, et al: Lesser omental thickness in normal children: Baseline for detection of portal hypertension. AJR Am J Roentgenol 1985;145:693-696.
60. Siegel MC, Zajko AB, Bowen A, et al: Hepatic artery thrombosis after liver transplantation: Radiologic evaluation. AJR Am J Roentgenol 1986;146:137-141.
61. Lafortune M, Dauzat M, Pomier-Layrargues G, et al: Hepatic artery: Effect of meal in normal persons and in transplant recipients. Radiology 1993;187:391-394.
62. Brunelle F, Alagille D, Pariente D, et al: An ultrasound study of portal hypertension in children. Ann Radiol 1981;24:121-124.
63. Lebrec D, De Fleury P, Rueff D, et al: Portal hypertension size of oesophageal varices and risk of gastrointestinal bleeding in alcoholic cirrhosis. Gastroenterology 1980;79:1139-1144.
64. Patriquin HB: RSNA publications. Current Concepts in Pediatric Radiology, Chicago, 1994.
65. Patriquin HB. In Taylor KJW, Burns PN, Wells PNT (eds): Clinical Applications of Doppler Ultrasound. Philadelphia, Lippincott-Raven, 1996.
66. De Gaetano AM, Lafortune M, Patriquin H, et al: Cavernous transformation of the portal vein: Patterns of intrahepatic and splanchnic collateral circulation detected with Doppler sonography. AJR Am J Roentgenol 1995;165:1135-1140.
67. Besnard M, Pariente D, Hadchouel M, et al: Portal cavernoma in congenital hepatic fibrosis: Angiographic reports of 10 pediatric cases. Pediatr Radiol 1994;24:61.
68. Odievre M, Chaumont P, Montagne JP, Alagille D: Anomalies of the intra-hepatic portal venous system in congenital hepatic fibrosis. Radiology 1977;122:427-430.
69. Patriquin HB: In Pediatric Diseases Test and Syllabus, vol 35. American College of Radiology, Reston, Virginia.
70. Bolondi L, Gandolfi L, Arienti V, et al: Ultrasonography in the diagnosis of portal hypertension diminished response of portal vessels to respiration. Radiology 1982;142:172-176.
71. Stanley P: Budd-Chiari syndrome. Radiology 1989;170:625-627.
72. Lassau N, Auperin A, Leclere J, et al: Prognostic value of Doppler ultrasonography in hepatic veno-occlusive disease. Transplantation 2002;74:60-66.
73. Hosoki T, Kuroda C, Tokunaga K, et al: Hepatic venous outflow obstruction: Evaluation with pulsed duplex sonography. Radiology 1989;170:733-737.
74. Rodgers BM, Kaude JV: Real-time ultrasound in determination of portosystemic shunt patency in children. J Pediatr Surg 1981;16:968-971.
75. Lafortune M, Patriquin HB, Pomier-Layrargues G, et al: Hemodynamic changes of portal circulation following portosystemic shunts: A study of 45 patients using duplex ultrasonography. AJR Am J Roentgenol 1987;149:701-706.
76. Nova D, Butzow GH, Becker K: Hepatic occlusion venography with a balloon catheter in patients with end-to-side porto-caval shunts. AJR Am J Roentgenol 1976;127:949-953.

Doppler na Criança Receptora de um Transplante Hepático

77. Ledesma-Medina J, Dominguez R, Bowen A, et al: Pediatric liver transplantation: I. Standardization of preoperative diagnostic imaging. Radiology 1985;157:335-338.
78. Longley DG, Skolnick ML, Zajko AB, et al: Duplex Doppler sonography in the evaluation of adult patients before and after liver transplantation. AJR Am J Roentgenol 1988;151:687-696.
79. Hernanz-Schulman M, Ambrosino MM, Genieser NB, et al: Current evaluation of the patient with abnormal visceroatrial situs. AJR Am J Roentgenol 1990;154:797-802.
80. Caron KH, Strife JL, Babcock DS, Ryckman FC: Left-lobe hepatic transplants: Spectrum of normal imaging findings. AJR Am J Roentgenol 1992;159:497-501.
81. Jequier S, Jequier JC, Hanquinet S, et al: Orthotopic liver transplants in children: Change in hepatic venous Doppler wave pattern as an indicator of acute rejection. Radiology 2003;226:105-112.
82. Sudan DL, Iyer KR, Deroover A, et al: A new technique for combined liver/small intestinal transplantation. Transplantation 2001;72:1846-1848.

O Baço

83. Daneman A, Martin DJ: Congenital epithelial splenic cysts in children: Emphasis on sonographic appearances and some unusual features. Pediatr Radiol 1982;12:119-125.

84. Patterson A, Frush DP, Donnelly LF, et al: A pattern-oriented approach to splenic imaging in infants and children. Radiographics 1999;19:1465-1485.
85. Littlewood Teele R, Chrestman Share J: Ultrasonography of Infants and Children. Saunders, Philadelphia, 1991.
86. Filiatrault D, Longpre D, Patriquin H, et al: Investigation of childhood blunt trauma: A practical approach using ultrasound as the initial diagnostic modality. Pediatr Radiol 1987;17:373-379.
87. Emery KH, McAneney CM, Racadio JM, et al: Absent peritoneal fluid on screening trauma ultrasonography in children: A prospective comparison with computed tomography. J Pediatr Surg 2001;36:565-569.
88. Johnson MA, Cooperberg PL, Boisvert J, et al: Spontaneous splenic rupture in infectious mononucleosis: Sonographic diagnosis and follow-up. AJR Am J Roentgenol 1981;136:111-114.

58

O Rim e as Glândulas Adrenais Pediátricas*

Diane S. Babcock/Heidi B. Patriquin

SUMÁRIO DO CAPÍTULO

ULTRA-SONOGRAFIA RENAL PEDIÁTRICA
   Técnica
   Anatomia Renal Normal
   Anatomia Vesical Normal
ANOMALIAS CONGÊNITAS DO TRATO URINÁRIO
   Duplicação Renal
   Outras Anomalias Renais
HIDRONEFROSE
   Obstrução da Junção Pieloureteral
   Obstrução Ureteral
   Obstrução do Esvaziamento da Bexiga
   Síndrome de "Prune-Belly"
   Síndrome de Megacistite-Microcólon-Hipoperistaltismo Intestinal
   Extrofia da Bexiga
   Anomalias do Úraco
DOENÇA RENAL CÍSTICA
   Doença Renal Policística Autossômica Recessiva
   Doença Renal Policística Autossômica Recessiva com Fibrose Hepática Grave
   Doença Renal Policística Autossômica Dominante
   Displasia Renal Multicística
   Doença Cística Medular e Nefronoftise Juvenil
   Cistos e Síndromes
   Cistos Adquiridos
INFECÇÃO DO TRATO URINÁRIO
   Pielonefrite Aguda
   Pielonefrite Crônica
   Candidíase Neonatal
   Cistite
DOENÇA RENAL PARENQUIMATOSA
   Glomerulonefrite
   Nefrocalcinose
TRAUMA RENAL
TUMORES ADRENAIS E RENAIS
   Tumor de Wilms
   Neuroblastoma
   Nefroma Mesoblástico
   Carcinoma de Células Renais
   Angiomiolipoma
   Cisto Renal Multilocular
   Linfoma Renal
   Tumores Vesicais
DOENÇAS VASCULARES RENAIS EM CRIANÇAS: AVALIAÇÃO
ULTRA-SONOGRÁFICA COM DOPPLER
   Técnica de Exames Renais com Doppler
   Anatomia Vascular e Padrões de Fluxo Normais
   Causas de Resistência Aumentada ao Fluxo Arterial Intra-renal
   Aplicações Clínicas do Doppler Renal
      Patência Vascular
      Trombose Aguda da Veia Renal
      Estenose da Artéria Renal
      Doença Arterial Intra-renal
      Hidronefrose
      Jatos Ureterais
   Transplante Renal
      Rejeição do Aloenxerto Renal
RESISTÊNCIA PÓS-TRANSPLANTE
   Determinação do Momento da Rejeição
ULTRA-SONOGRAFIA ADRENAL PEDIÁTRICA
   Anatomia Normal
   Hiperplasia Adrenal Congênita
   Hemorragia Adrenal Neonatal

ULTRA-SONOGRAFIA RENAL PEDIÁTRICA

A melhora da resolução dos equipamentos de ultra-som e o desenvolvimento de transdutores de alta freqüência resultaram na disseminação do uso da ultra-sonografia para diagnóstico e estudo de doenças renais e adrenais no paciente pediátrico. A ultra-sonografia possui as vantagens de não requerer material de contraste e de não empregar radiação ionizante. É a modalidade de imagem primária para o trato urinário pediátrico.

Técnica

O exame do trato urinário do paciente pediátrico deve incluir imagens dos rins, ureteres, se visualizados, e bexiga.

---

* Este capítulo é dedicado à Dra. Heidi Patriquin.

Pede-se aos pais da criança que tragam o paciente para o exame com a bexiga cheia. Podem ser oferecidos líquidos à criança meia hora antes do exame e solicitar para que não urine. Em uma criança que ainda não aprendeu a controlar a micção, o exame deve ser sincronizado com o enchimento vesical e o paciente deverá receber líquidos quando chegar no setor de ultra-sonografia. A bexiga deve ser examinada em primeiro lugar, uma vez que o paciente poderá enchê-la e esvaziá-la subitamente.

Embora crianças possam variar na sua capacidade de permanecer quietas por um período suficiente de tempo, raramente a sedação é necessária. Crianças com menos de um ano podem ser alimentadas, ou usar a chupeta, durante o exame. Se a sedação for necessária, deve ser administrada no setor de ultra-sonografia, e o paciente deve ser monitorizado durante o procedimento e antes de ir para casa. O paciente com mais de um ano pode ser distraído e/ou entretido durante o exame com TV, brinquedos ou livros. A adição do *cine loop* muitas vezes compensa o movimento da criança.

Vários equipamentos ultra-sonográficos podem ser utilizados. O transdutor de freqüência mais alta, que irá penetrar a área sob exame, é o ideal. Em um lactente, geralmente é utilizado um transdutor de 14-6 MHz, e em uma criança, um de 6,0 MHz. As imagens harmônicas podem auxiliar na visualização em um paciente difícil de examinar. Diferentes tipos de transdutores são utilizados para diferentes partes do corpo. Varreduras dos rins, a partir do dorso, são mais bem executadas com transdutores lineares ou convexos, enquanto as varreduras renais frontais são mais eficientemente realizadas com transdutores setoriais ou convexos que são posicionados entre as costelas. As imagens da bexiga são feitas com um transdutor setorial ou convexo. Os ureteres são avaliados quando deixam a pelve renal e entram na bexiga. As imagens são gravadas em filme ou digitalmente armazenadas.

O exame de rotina inclui imagens longitudinais e transversais dos rins. As varreduras podem ser executadas com o paciente em decúbito ventral ou dorsal. As imagens dos rins em decúbito ventral exibem detalhes ótimos dos pólos renais inferiores e do tamanho renal global. O posicionamento em decúbito é útil na visualização do pólo renal superior para que seja este medido, quando a porção superior do rim estiver obscurecida pelas costelas. As imagens coronais em decúbito dorsal, utilizando o fígado ou o baço como janelas, permitem a visualização ideal dos pólos superiores e a comparação da ecogenicidade parenquimatosa renal com a do fígado e baço adjacentes. Os exames da bexiga são realizados com o órgão confortavelmente cheio, de modo que as anomalias, incluindo o espessamento e a trabeculação parietal, possam ser observadas. Dilatação dos ureteres distais e ureteroceles são igualmente pesquisadas. As imagens pós-miccionais da bexiga e dos rins podem ser úteis nos pacientes com bexigas neurogênicas e/ou sistemas coletores superiores dilatados. O Doppler é empregado em situações clínicas selecionadas.

O tamanho renal deve ser medido e comparado com tabelas (Fig. 58-1).[1] Nos pacientes com problemas crônicos, tais como infecções recorrentes de trato urinário, refluxo, ou

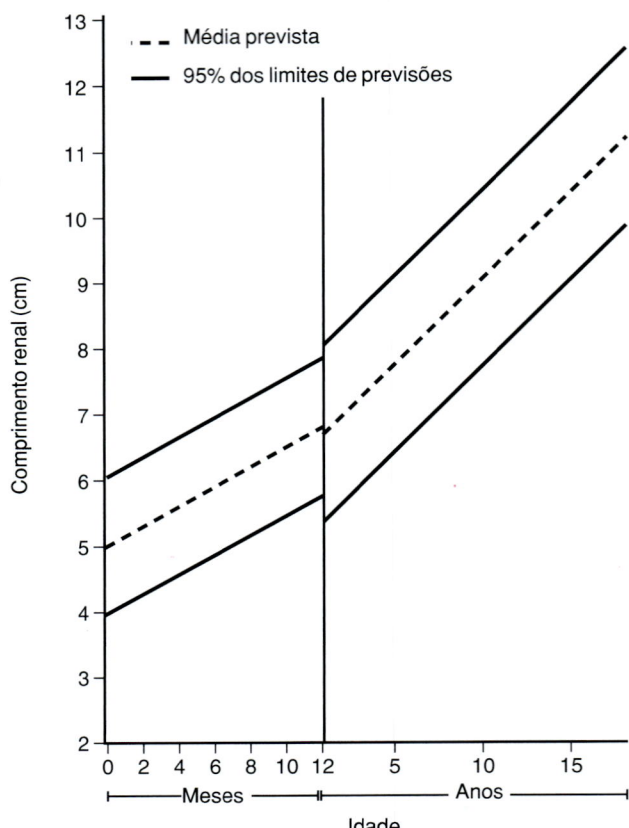

FIGURA 58-1. Comprimento renal normal *versus* idade.

uma bexiga neurogênica, o crescimento renal deve ser registrado em um gráfico nos exames de acompanhamento.[2]

Anatomia Renal Normal

Durante o segundo trimestre, o rim fetal consiste em uma coleção de *renunculi* (pequenos rins), cada um composto por uma grande pirâmide central com uma fina margem periférica de córtex. À medida em que os *renunculi* progressivamente se fundem, seus córtices adjacentes formam uma coluna de Bertin. Os *renunculi* precedentes são, então, chamados de lobos. Os remanescentes desses lobos com suas fusões algo incompletas são reconhecidos por uma superfície lobulada do rim. Esta "**lobulação renal**" (por vezes denominada de lobulação fetal) não deve ser confundida com cicatrizes renais[3], podendo persistir na idade adulta (Fig. 58-2). O **defeito juncional renal** (defeito parenquimatoso juncional, fissura ou septo inter-renicular) é a mais proeminente dessas incisuras, estendendo-se do hilo ao córtex, e é causada pela gordura perirrenal aderente à cápsula renal ao longo de uma fenda na superfície do órgão. Ele é freqüentemente observado na face ântero-superior do rim.[4] Ao nascimento, as pirâmides ainda são muito grandes e hipoecóicas, em comparação à fina margem de córtex ecogênico que as circunda. A taxa de filtração glomerular é baixa logo após o nascimento, aumentando rapidamente após a pri-

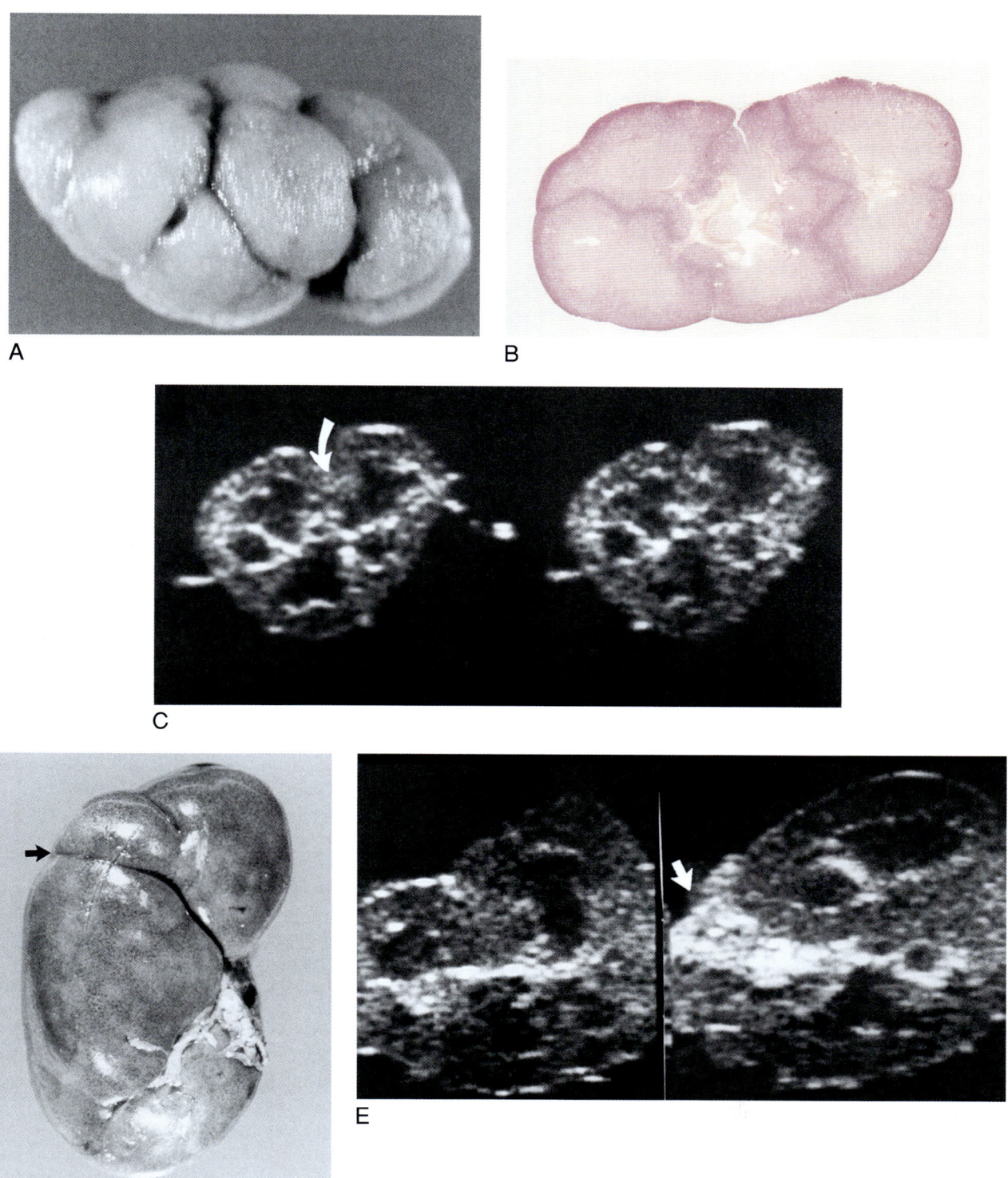

FIGURA 58-2. Alterações da lobulação renal com o amadurecimento. A, Rim fetal de 16 semanas de gestação. A superfície externa exibe lobos individuais, ou *renunculi*, separados por incisuras profundas. **B,** Corte microscópico de todo um rim (coloração pela hematoxilina-eosina) na 23ª semana de gestação. *Renunculi* individuais, cada um composto por uma pirâmide central e um fino córtex eosinofílico periférico, são visíveis. **C,** Rim um mês após o parto (corte ultra-sonográfico *in vitro*). Os lobos são bem observados, cada um com uma pirâmide central e uma fina margem de córtex. Uma linha de fusão (*seta*) é fracamente observada no centro de uma coluna de Bertin. **D,** Os lobos renais estão fundidos e a superfície externa desse rim de cadáver é lisa, exceto por três incisuras; a mais proeminente é a junção inter-renicular, ou defeito juncional parenquimatoso, que se estende a partir do hilo para o córtex (*seta*). **E,** Cortes ultra-sonográficos longitudinais e transversais, *in vitro*, do mesmo rim; assim como em **D**, ele exibe o defeito juncional parenquimatoso se estendendo do hilo para o córtex (*seta*).

meira semana pós-parto. Ao longo da infância ocorre um crescimento significativo do córtex, com as pirâmides gradualmente se tornando proporcionalmente menores.

A anatomia e o aspecto ultra-sonográfico do rim do paciente pediátrico variam em razão da sua idade. A anatomia no **adolescente e nas crianças mais velhas** é semelhante à do adulto (Fig. 58-3). O parênquima renal consiste no córtex, que é periférico e que contém os glomérulos, com diversos prolongamentos até a extremidade do seio renal (os septos de Bertin), e na medula (contendo as pirâmides renais), que é mais central e adjacente aos cálices. O córtex normal produz ecos de baixo nível com atenuação posterior. As pirâmides medulares são relativamente hipoecóicas, dispostas em torno do seio renal central, produtor de eco. Os vasos arqueados podem ser demonstrados como intensos ecos especulares na junção corticomedular.[5] Esta diferenciação corticomedular pode ser identificada na maioria das crianças, mas ocasionalmente pode não ser visualizada naquelas com aumentos das partes moles sobrejacentes. O complexo ecóico central é constituído por fortes ecos especulares oriundos do seio renal, incluindo o sistema coletor renal, os cálices e o infundíbulo, artérias, veias, linfáticos, gordura peripiélica e outras partes da pelve renal. Com a distensão do sistema coletor renal, esses ecos ficam separados e pequenos graus de hidronefrose podem ser demonstrados. Graus leves de distensão podem ser observados em crianças normais, particularmente após a ingestão recente de um grande volume de líquidos ou de diuréticos. Uma bexiga normalmente distendida também pode provocar obstrução e distensão discreta dos sistemas coletores renais. Um novo exame, quando a bexiga estiver vazia, resolverá esta questão.

No **lactente**, o rim normal possui diversas características que diferem daquelas do rim de um paciente adulto normal (Fig. 58-3).[6] O complexo ecóico central é muito menos proeminente, se comparado ao parênquima renal, uma vez que existe menos gordura peripiélica no lactente do que no adulto. A ecogenicidade do córtex renal no recém-nascido a termo é, muitas vezes, a mesma do fígado normal adjacente, enquanto nas crianças mais velhas e nos adultos, o córtex renal é menos ecogênico do que o fígado. A ecogenicidade do córtex renal está tipicamente aumentada no **neonato muito prematuro**, se comparada ao fígado e ao baço. As pirâmides medulares no lactente são relativamente maiores e tendem a parecer mais proeminentes. A dissociação corticomedular é maior no rim do lactente e da criança do que no adulto, possivelmente devido à maior resolução dos transdutores de alta freqüência e da menor quantidade de tecido adiposo corporal sobrejacente. Isso também pode ser devido a diferenças na composição celular do parênquima renal do lactente. As pirâmides proeminentes do rim pediátrico podem facilmente ser confundidas com cistos múltiplos ou cálices dilatados por aqueles que não estejam familiarizados com as diferenças; as pirâmides normais se alinham em torno do complexo ecóico central em um padrão característico, podendo, então, ser diferenciadas dos cistos. Igualmente, a posição das artérias arqueadas na junção corticomedular pode ajudar a identificar uma estrutura como uma pirâmide.

Anatomia Vesical Normal

A bexiga normal possui paredes finas quando distendida (< 3 mm). Quando vazia, a espessura da parede aumenta, mas ainda é menor do que 5 mm.[7] Os ureteres distais podem ser visíveis na base vesical, especialmente se a criança estiver bem hidratada (Fig. 58-4).

ANOMALIAS CONGÊNITAS DO TRATO URINÁRIO

Duplicação Renal

Uma anomalia congênita comum do trato urinário é a duplicação do sistema coletor, que pode ser parcial ou completa. Na duplicação completa, duas pelves e dois ureteres separados drenam o rim. O sistema coletor do pólo inferior geralmente se insere na bexiga na localização normal; porém, a porção intramural pode ser mais curta do que o normal, freqüentemente resultando em refluxo vesicoureteral. O sistema do pólo superior muitas vezes se insere ectopicamente, inferior e medial ao local da inserção ureteral normal (**regra de Weigert-Meyer**).[2] Seu orifício pode ser estenótico e obstruído. O alargamento da porção submucosa desse ureter do pólo superior provoca uma ureterocele. O ureter do pólo superior pode possuir uma inserção completamente fora da bexiga, na uretra, sobre, abaixo, ou no esfíncter urinário externo; no interior do útero ou vagina; no ducto ejaculatório, vesícula seminal ou canal deferente.[8]

Os pacientes com duplicações não obstruídas não apresentam problemas clínicos. Os pacientes com duplicações renais complicadas podem apresentar infecções do trato urinário, retardo do desenvolvimento, massa abdominal, hematúria, ou sintomas de obstrução do escoamento vesical devido a uma ureterocele. As pacientes com inserções uretrais do ureter do pólo superior, abaixo do esfíncter urinário externo, ou com inserções vaginais ou uterinas, podem apresentar uma crônica e constante incontinência ou gotejamento urinário.

A **duplicação do sistema coletor renal** é diagnosticada ultra-sonograficamente quando o complexo ecóico central se separa em duas partes com uma coluna interposta de parênquima renal normal denominada *coluna de Bertin* (Fig. 58-5). Geralmente é impossível distinguir uma duplicação parcial, não complicada, de uma completa, uma vez que o ureter normal é de difícil visualização ultra-sonográfica.[9]

Com a **obstrução da porção polar superior**, é observada a dilatação do sistema coletor do pólo superior e de todo o seu ureter (Fig. 58-6). O parênquima renal pode se encontrar adelgaçado sobre o sistema coletor do pólo superior. Se a obstrução estiver associada a uma ureterocele simples, as imagens da bexiga podem demonstrá-la como uma estrutura curvilinear no interior da bexiga, além da dilatação do

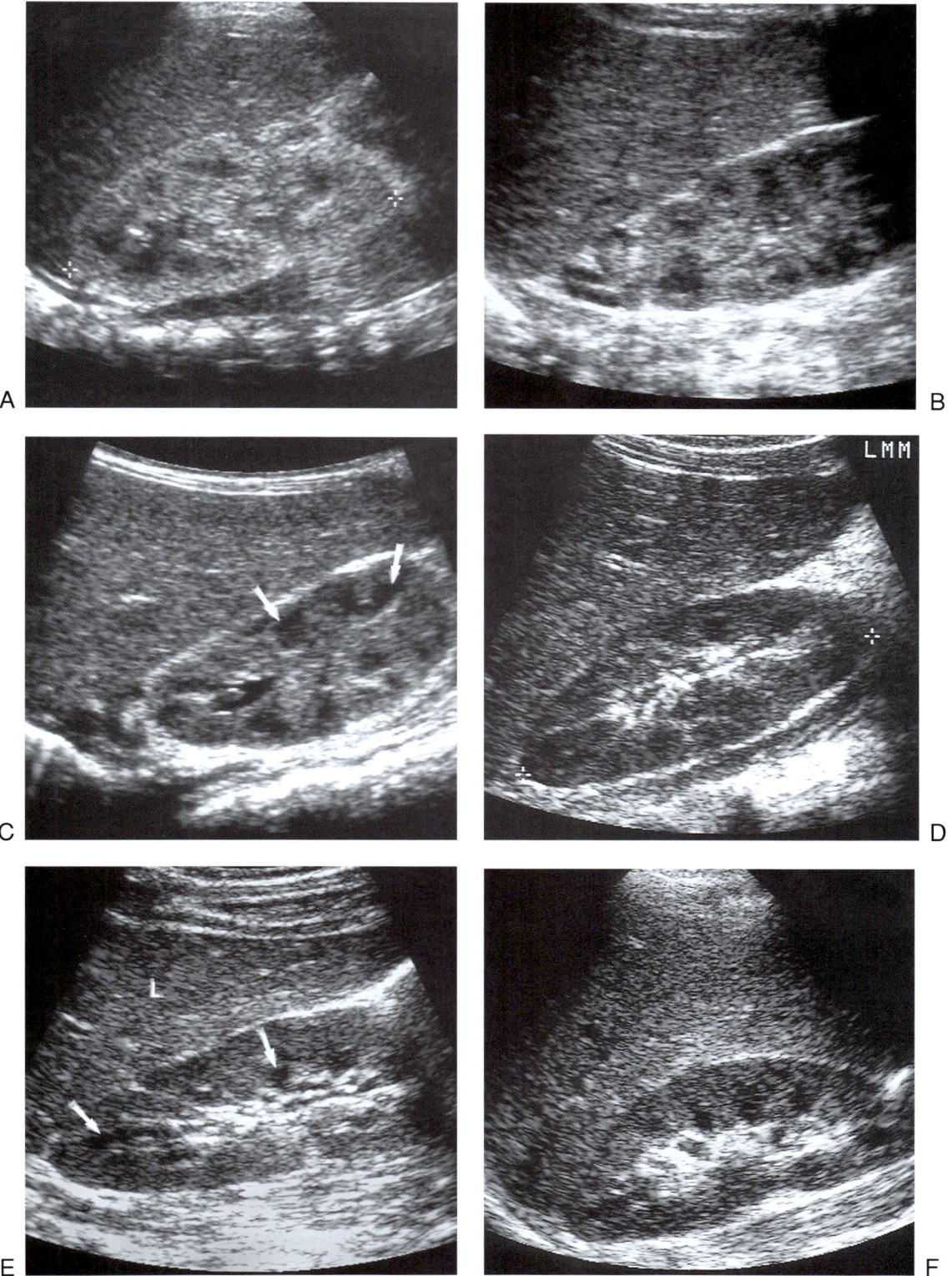

FIGURA 58-3. Aspectos renais normais em diferentes idades. A, Lactente prematuro: o córtex é mais proeminente e mais ecogênico do que o fígado. **B, Lactente a termo:** lobulações fetais normais ou córtex renal são isoecogênicos ou levemente hiperecogênicos em relação ao fígado e baço. As pirâmides renais proeminentes são hipoecóicas. **C, Lactente:** o complexo de eco central é menos proeminente devido a menor quantidade de gordura peripiélica, o córtex renal é igual ao fígado em ecogenicidade, e as pirâmides medulares (*setas*) são relativamente maiores, parecendo mais proeminentes. **D, Criança de 2 anos:** o córtex renal é ligeiramente menos ecogênico do que o fígado. A gordura do seio renal começa a desenvolver uma ecogenicidade central em torno dos vasos. **E, Criança de 10 anos:** córtex normal produzindo ecos de baixo nível, enquanto as pirâmides medulares (*setas*) são relativamente hipoecóicas e estão arranjadas em torno do complexo de eco central, consistindo em fortes ecos especulares. O córtex renal é igualmente ou menos ecogênico do que o fígado adjacente (L). **F, Criança de 14 anos:** o córtex renal é menos ecogênico do que o fígado ou o baço. As pirâmides são muito menos proeminentes. A gordura do seio renal está aumentada.

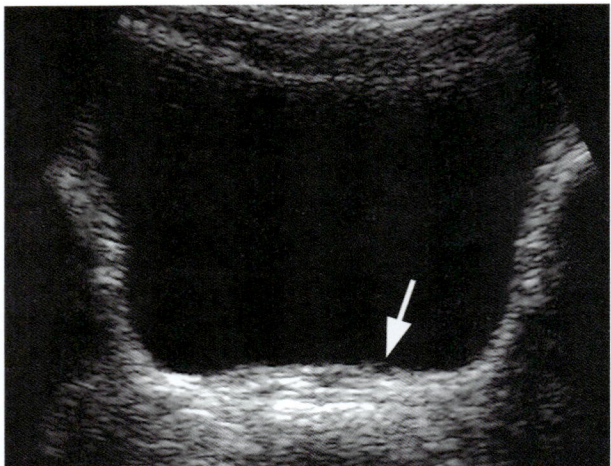

FIGURA 58-4. Bexiga e ureter normais. Margem transversal da bexiga distendida com paredes finas (< 3 mm). Inserção ureteral distal visível no trígono (*seta*).

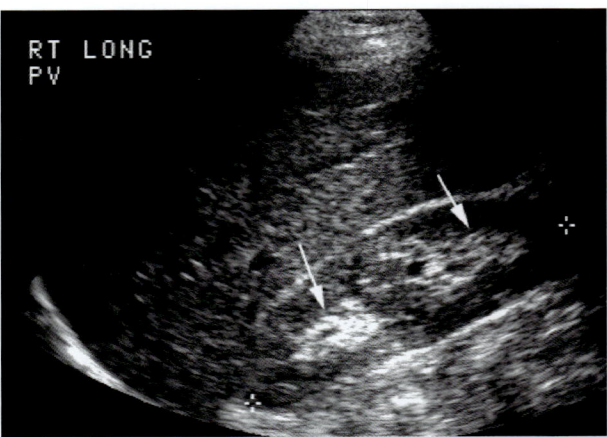

FIGURA 58-5. Duplicação renal. O complexo de eco central (*setas*) está separado em duas partes com uma coluna interposta de parênquima normal (coluna de Bertin).

ureter distal adjacente a esta. Uma grande ureterocele pode cruzar a linha média e obstruir o ureter contralateral ou o escoamento vesical, provocando hidronefrose bilateral. As ureteroceles podem ser difíceis de diagnosticar se forem grandes a ponto de simular uma bexiga. Se isso for um problema, um exame pós-miccional será diagnóstico.

Com o **refluxo para a porção polar superior**, o sistema coletor do pólo inferior e o seu ureter ficarão dilatados em graus variáveis. Se o refluxo for leve, pode não haver dilatação do pólo inferior.

Outras Anomalias Renais

As outras anomalias renais incluem a ausência congênita do rim, localizações anormais dos rins, tais como o rim pélvico ou uma ectopia cruzada, e o rim em ferradura, com a fusão dos pólos inferiores na linha média. A **ausência do rim** é suspeitada quando nenhum tecido renal pode ser ultra-sonograficamente identificado. Ao nascimento, a glândula adrenal assumirá um formato plano, em vez do habitual V invertido acima do rim (uma adrenal deitada). Deve-se ter o cuidado de buscar o rim não apenas na sua posição habitual na fossa renal, mas também no abdome inferior ou na pelve. O rim contralateral, quando saudável, exibe hipertrofia compensatória quando um rim está ausente ou gravemente lesionado. A cintilografia renal nuclear pode ser útil na identificação de um pequeno rim funcionante, não visualizado pela ultra-sonografia.

No **rim em ferradura**, o eixo longitudinal do rim é anormal, com os pólos inferiores localizados mais medialmente do que o habitual, fundidos na linha média anterior à coluna (Fig. 58-7). A fusão pode ser por uma faixa fibrosa ou por uma união verdadeira do parênquima renal. Os pólos renais inferiores encontram-se medialmente rodados, podendo estar posicionados algo mais abaixo do que o usual. Na **ectopia cruzada,** ambos os rins estão localizados no mesmo lado do abdome, encontrando-se fundidos inferiormente ao rim ipsilateral. Eles podem igualmente estar fundidos numa configuração em formato de L. Os ureteres normalmente se inserem em cada lado da bexiga.[10] Um rim em ferradura pode facilmente passar despercebido se o eixo renal anormal não for reconhecido. O tecido renal central também pode ser fino e facilmente imperceptível, particularmente se for constituído apenas por tecido fibroso.

HIDRONEFROSE

A dilatação do sistema coletor renal — hidronefrose — constitui um problema bastante comum no paciente pediátrico. Está freqüentemente, mas nem sempre, associada à obstrução; a ultra-sonografia é particularmente sensível para a sua detecção. Pode ser descoberta na ultra-sonografia fetal, sendo a criança encaminhada para a avaliação após o parto. Pequenos volumes de líquidos podem ser detectados na pelve renal normal. A dilatação dos cálices renais é anormal, sugerindo uma patologia significativa. Objetivando um diagnóstico mais preciso e a estimativa da gravidade, a informação referente ao grau de dilatação, se uni ou bilateral, se os ureteres e bexiga estão dilatados, assim como o aspecto do parênquima renal, devem ser obtidos exames de ultra-sonografia. A dilatação pode ser devida à obstrução, ao refluxo ou ao desenvolvimento muscular anormal. Uma cistografia e uma nefrografia nuclear com Lasix freqüentemente são realizados para uma avaliação completa.

Obstrução da Junção Pieloureteral

A massa abdominal neonatal mais comum é a hidronefrose,[11] e a obstrução é mais comum ao nível da junção pieloureteral (JPU), secundária a um estreitamento funcional, que resulta em um distúrbio funcional, tanto no início quanto na propagação da atividade peristáltica normal no interior do ureter. A obstrução produz dilatação proximal

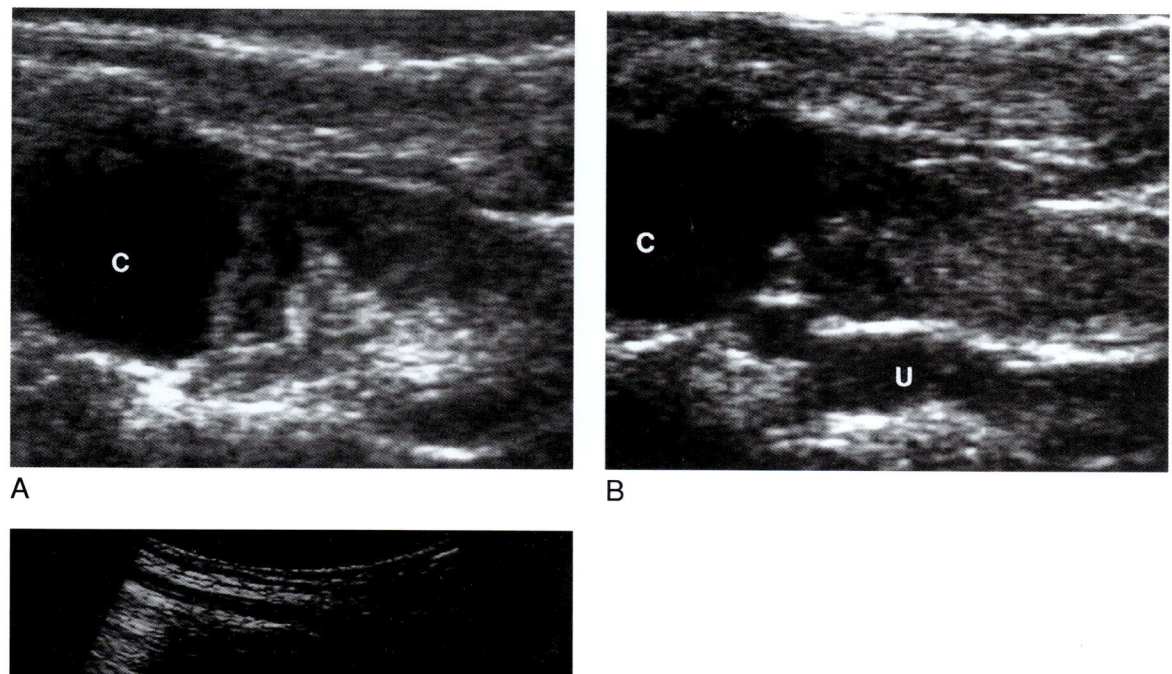

FIGURA 58-6. Duplicação renal com ureterocele obstrutiva. A, Corte longitudinal do rim esquerdo exibe um cisto (C) de pólo superior devido à dilatação do sistema coletor do pólo superior. **B,** Corte longitudinal medial exibindo um ureter dilatado (U) que se estende na direção da bexiga. **C,** Corte longitudinal da bexiga demonstrando ureterocele (*seta*) que se projeta para dentro da bexiga.

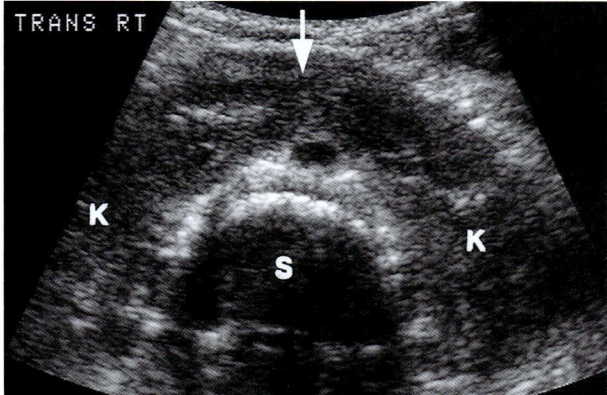

FIGURA 58-7. Rim em ferradura. Rim em ferradura. Corte transversal em decúbito dorsal demonstrando os pólos renais inferiores (K) mais mediais do que o normal, na linha média anterior à coluna (S). A fusão é feita através de uma faixa de parênquima renal (*seta*).

do sistema coletor, ao passo que o ureter possui um calibre normal. Há uma incidência aumentada de anomalias do rim contralateral.[2]

A investigação de uma criança com suspeita de hidronefrose geralmente começa com a ultra-sonografia, a fim de avaliar a anatomia dos rins, ureteres e bexiga. O grau de obstrução funcional é avaliado pela nefrografia nuclear com Lasix e, se leve, o paciente é acompanhado, uma vez que a obstrução e a dilatação muitas vezes se resolvem à medida que o paciente cresce.[12] O aspecto típico de um rim hidronefrótico é o de uma massa cística na fossa renal, que conserva o formato reniforme (Fig. 58-8). Na obstrução da JPU, um grande cisto medialmente localizado representa a pelve dilatada, enquanto cistos menores dispostos em torno e perifericamente na pelve representam os cálices renais dilatados. Um volume variável de tecido parenquimatoso renal pode ser visualizado. Com a obstrução na junção pieloureteral, o ureter é de tamanho normal, geralmente não visualizado pela ultra-sonografia.

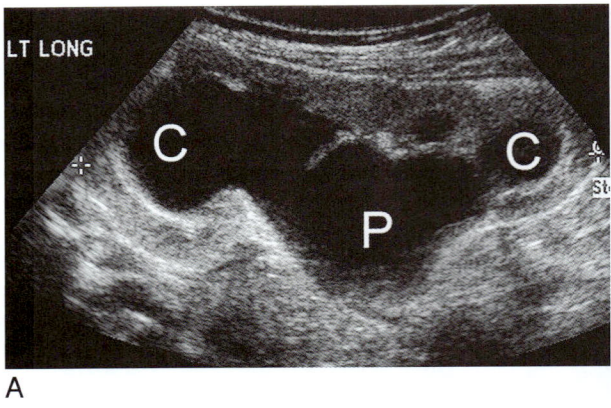
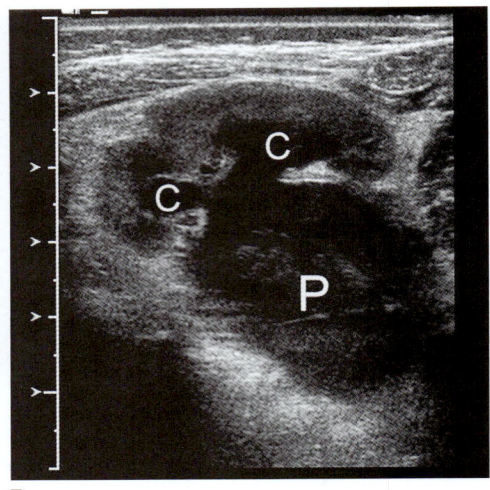

FIGURA 58-8. Hidronefrose com obstrução da junção pieloureteral. A, Cortes longitudinal e transversal (B) exibindo dilatação acentuada do sistema coletor com um cisto maior (P) medial, que é a pelve renal dilatada, e cistos menores de conexão a partir dos cálices renais dilatados (C). O ureter está normal em seu tamanho, não sendo visualizado.

Obstrução Ureteral

O ureter pode estar obstruído em qualquer ponto ao longo de seu trajeto por compressão extrínseca por uma massa, tal como um linfoma ou um abscesso. O local exato da obstrução pode ser de difícil visualização ultra-sonográfica devido ao gás intestinal sobrejacente. O ureter é mais comumente obstruído por anomalias intrínsecas, tais como cálculos, coágulos sangüíneos e bolas fúngicas.

A obstrução pode ocorrer na junção pieloureteral devido a um **megaureter primário, atresia,** ou a um **ureter ectopicamente inserido**. No megaureter primário, o segmento justavesical do ureter, próximo à bexiga, está estreitado por um aumento do tecido fibroso ou por tecido circunferencial destituído de musculatura. Existe um grau variável de dilatação do sistema coletor intra-renal e do ureter proximal à estenose. A ultra-sonografia[13] exibe tipicamente hidronefrose e hidroureter com um segmento estreito do ureter distal atrás da bexiga (Fig. 58-9). A peristalse aumentada do ureter proximal à obstrução pode ser detectada pela ultra-sonografia em tempo real. O exame com Doppler muitas vezes evidencia um jato ureteral diminuído ou anormal, no lado da obstrução.[14]

A inserção ectópica do ureter pode ocorrer com ou sem uma ureterocele, ocasionando a dilatação do sistema coletor mais proximal e do ureter. Conforme previamente discutido, isso geralmente se associa à duplicação.

Obstrução do Esvaziamento da Bexiga

A hidronefrose bilateral freqüentemente é provocada pela obstrução ao nível da bexiga ou de seu esvaziamento. Uma **bexiga neurogênica** (p. ex., na meningomielocele) pode produzir uma bexiga espessada e/ou dilatada, assim como dilatação bilateral dos sistemas coletores e ureteres. A bexiga e seu esvaziamento podem ser obstruídos por anomalias congênitas, tais como **válvulas de uretra posterior** ou **pólipos**, ou podem ser obstruídos por uma massa pélvica, tal como um **tumor** distorcendo o colo vesical. Em ambos os casos, a bexiga encontrar-se-á aumentada, apresentando uma parede espessada e irregular.[15] As anomalias congênitas da coluna devem ser pesquisadas radiologicamente e por meio de ultra-sonografia espinhal nos neonatos, se não forem clinicamente óbvias. As válvulas de uretra posterior podem, às vezes, ser diagnosticadas pela ultra-sonografia, com a demonstração de uma uretra posterior dilatada (Fig. 58-10).[15] A cistografia miccional deve ser realizada para uma visualização ótima das válvulas da uretra posterior.

A dilatação do sistema coletor renal não é sempre provocada pela obstrução, e outras anomalias, tais como o **refluxo vesicoureteral,** devem ser consideradas. Em um paciente com hidronefrose detectada ultra-sonograficamente, a bexiga e a uretra devem ser adicionalmente avaliadas através de uma uretrocistografia miccional. O tamanho e a contratilidade da bexiga, assim como a uretra, podem ser avaliados. Além disso, o refluxo vesicoureteral pode ser visto, podendo até mesmo ser a causa da dilatação do trato urinário.

Síndrome de "Prune-Belly"

A síndrome de Eagle-Barrett, de Prune-Belly; ou da deficiência muscular abdominal inclui ausência ou deficiência congênita da musculatura abdominal, grandes ureteres hipotônicos tortuosos e dilatados, uma grande bexiga, um

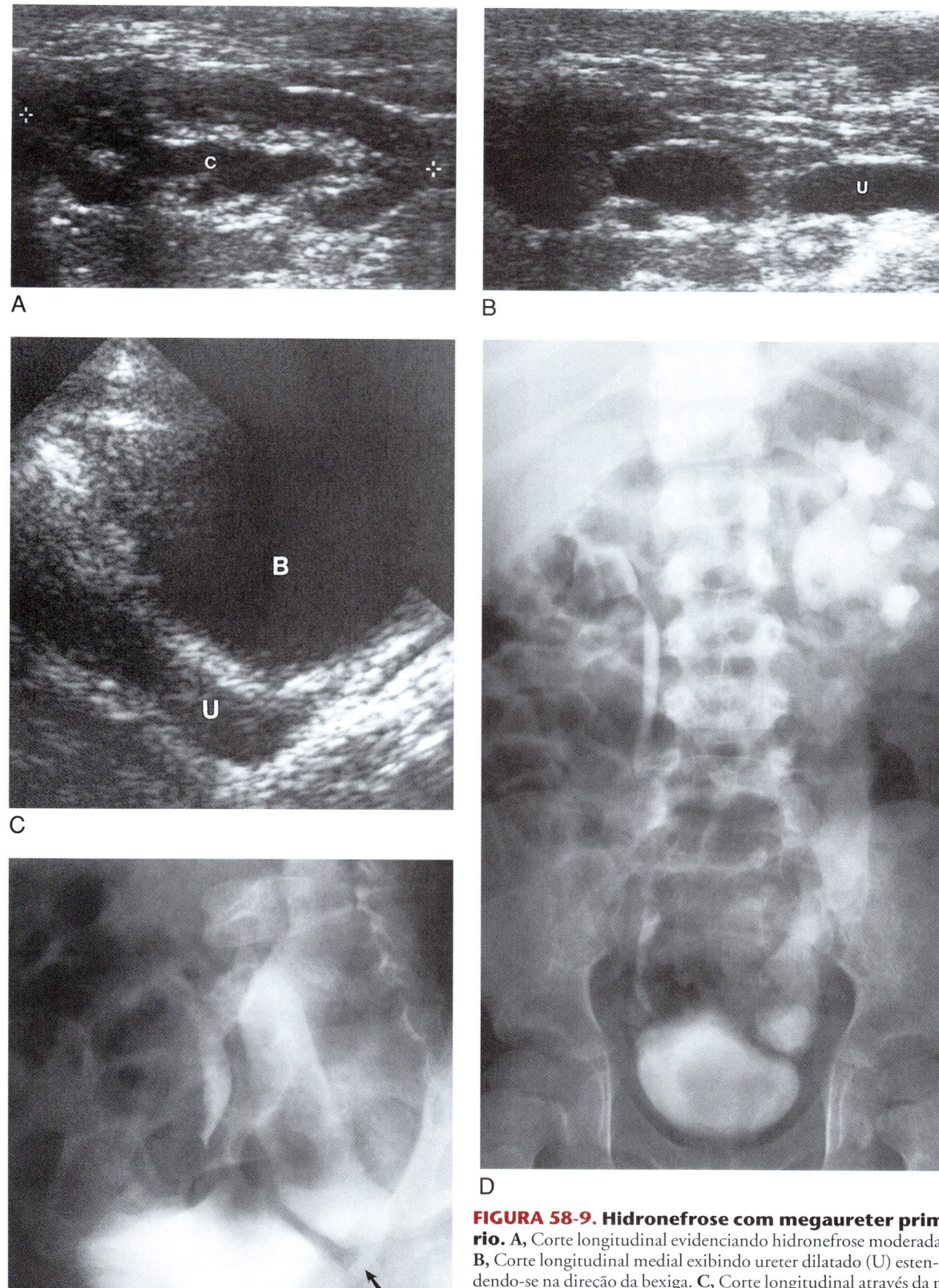

FIGURA 58-9. Hidronefrose com megaureter primário. A, Corte longitudinal evidenciando hidronefrose moderada (C). **B,** Corte longitudinal medial exibindo ureter dilatado (U) estendendo-se na direção da bexiga. **C,** Corte longitudinal através da pelve esquerda demonstrando o ureter distal dilatado (U) próximo à sua inserção na bexiga (B). **D** e **E,** Urografia excretora evidencia hidronefrose e hidroureter com segmento distal do ureter estreitado (*seta*) posterior à bexiga.

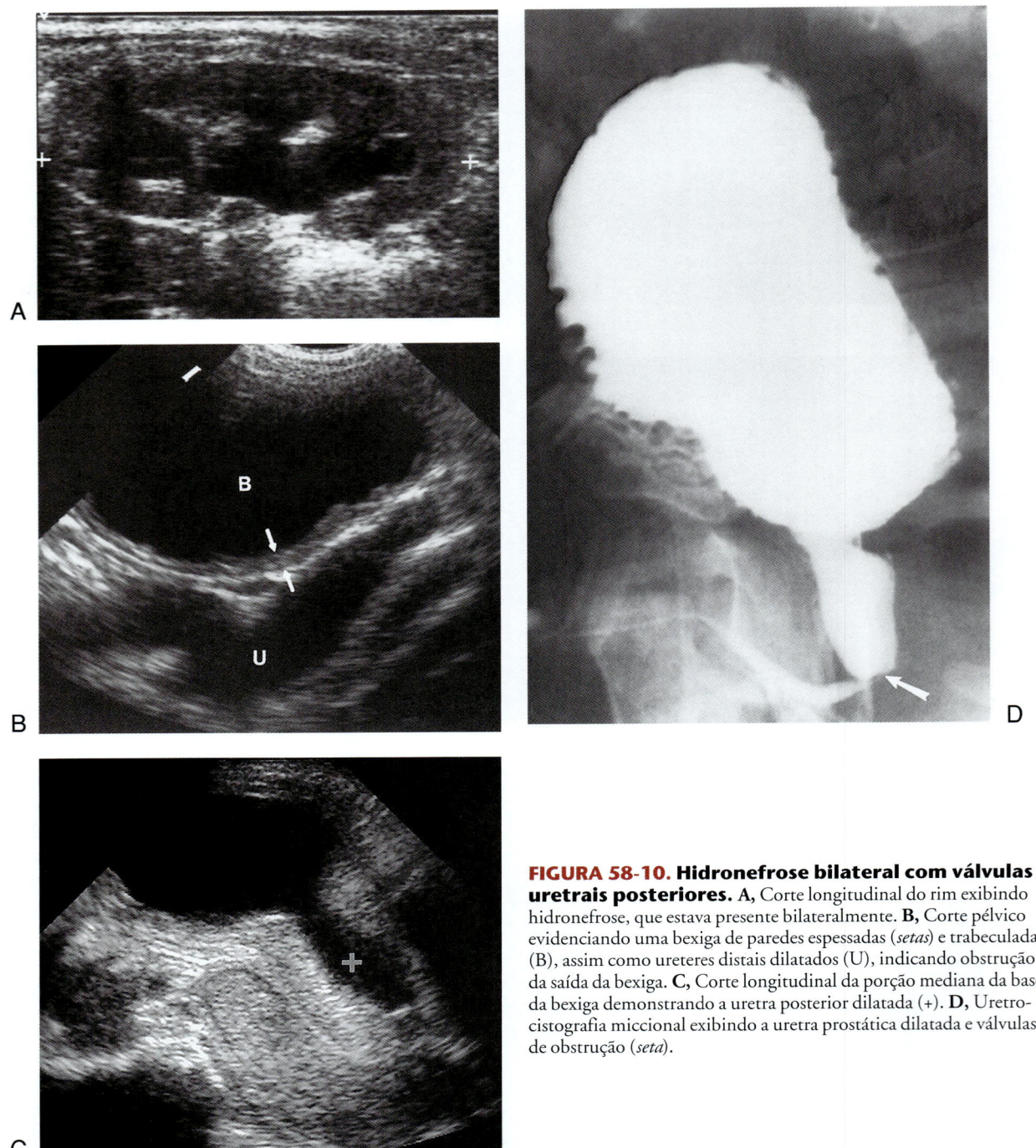

FIGURA 58-10. Hidronefrose bilateral com válvulas uretrais posteriores. A, Corte longitudinal do rim exibindo hidronefrose, que estava presente bilateralmente. **B,** Corte pélvico evidenciando uma bexiga de paredes espessadas (*setas*) e trabeculadas (B), assim como ureteres distais dilatados (U), indicando obstrução da saída da bexiga. **C,** Corte longitudinal da porção mediana da base da bexiga demonstrando a uretra posterior dilatada (+). **D,** Uretrocistografia miccional exibindo a uretra prostática dilatada e válvulas de obstrução (*seta*).

úraco patente (ver seção de anomalias uracais), criptorquidia bilateral e uretra prostática dilatada. O número de fibras musculares ao longo do trato urinário e da próstata encontra-se diminuído, resultando em dilatação e hipoperistalse. A displasia renal e a hidronefrose podem ocorrer em graus variáveis. Pode haver hipoplasia pulmonar associada, conduzindo à síndrome de Potter e ao óbito.[16]

Síndrome de Megacistite-Microcólon-Hipoperistaltismo Intestinal

Esta rara síndrome ocorre em meninas que nascem com um abdome difusamente distendido. Uma bexiga aumentada, hidronefrose e hidroureter são demonstrados ultra-sonograficamente. Microcólon, má-rotação e peristalse intestinal

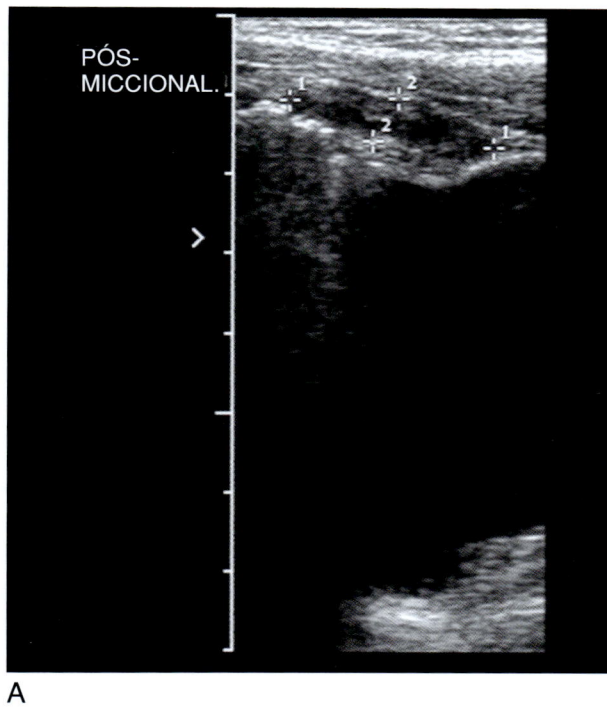 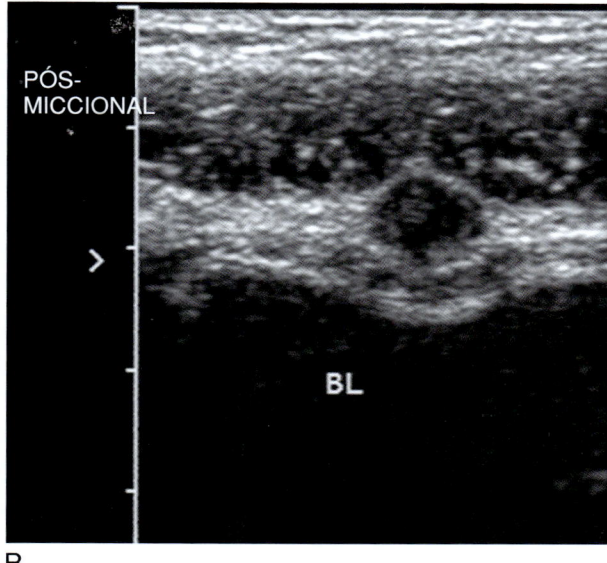

FIGURA 58-11. Remanescente uracal normal. A, Cortes longitudinal e transversal (**B**) evidenciando uma estrutura elíptica e hipoecóica no meio da superfície ântero-superior da bexiga (BL) freqüentemente visível com o emprego de um transdutor de alta freqüência.

diminuída ou ausente são observados na radiografia contrastada. A condição é fatal a menos que a paciente possa ser mantida em hiperalimentação parenteral total.[16]

Extrofia da Bexiga

Esta é uma anomalia rara na qual os ossos púbicos encontram-se muito afastados e a bexiga e a mucosa uretral encontram-se expostas. Os rins e os ureteres são normais. Após a restauração cirúrgica, a bexiga torna-se pequena e com formato irregular.[17] Pode haver hidronefrose secundária ao esvaziamento vesical deficiente. Um procedimento de aumento vesical, utilizando o intestino, pode então ser realizado. A bexiga assume, então, um tamanho mais próximo do normal, mas permanece irregular, podendo haver peristalse e debris ecogênicos (p. ex., muco).

Anomalias Uracais

O úraco fetal é uma estrutura tubular que se estende do umbigo à bexiga. Ele normalmente se fecha após o parto e um remanescente pode ser visível como uma massa hipoecóica de formato elíptico na face ântero-superior da bexiga (Fig. 58-11).[18] Se permanecer patente, a urina pode vazar através do umbigo. Se uma parte do úraco se fechar, a porção patente pode formar cistos uracais, os quais podem infectar. A porção proximal do úraco pode permanecer aberta, produzindo uma estrutura semelhante a um divertículo a partir da cúpula vesical.[17] Essas anomalias estão, por vezes, associadas à síndrome de Prune-Belly. As anomalias uracais são avaliadas com a cistografia, na incidência em perfil, e com a ultra-sonografia. Esta última é particularmente útil na demonstração dos cistos e massas uracais próximos à parede abdominal, ao longo da localização do trato uracal (Fig. 58-12).[18,19]

DOENÇA RENAL CÍSTICA

Doença Renal Policística Autossômica Recessiva

A doença renal cística é um assunto complexo, com diversas classificações confusas superpostas. Este é um resumo das formas mais comuns. A **doença renal policística autossômica recessiva** (tipo 1 de Potter) (DRPAR) é um distúrbio fenotipicamente variável, com graus variáveis de ectasias não-obstrutivas dos ductos coletores renais, ectasia dos ductos biliares hepáticos e fibrose de fígado e rins. No rim, a DRPAR se caracteriza por ductos coletores dilatados, vistos como cistos fusiformes, radialmente dispostos, mais proeminentes nas porções medulares do rim.[20] Esta patologia possui um espectro de gravidade e uma relação de reciprocidade com o envolvimento hepático (p. ex., fibrose periportal, muitas vezes com proliferação e dilatação variável dos ductos biliares).[21,22] O envolvimento renal grave pode ser diagnosticado no segundo trimestre de gestação, com rins hiperecogênicos aumentados acompanhados por oligohidrâmnio. No terceiro trimestre, os rins ocupam quase todo o abdome, fazendo com que ele aumente. Nesse momento, os rins lembram os de um recém-nascido com

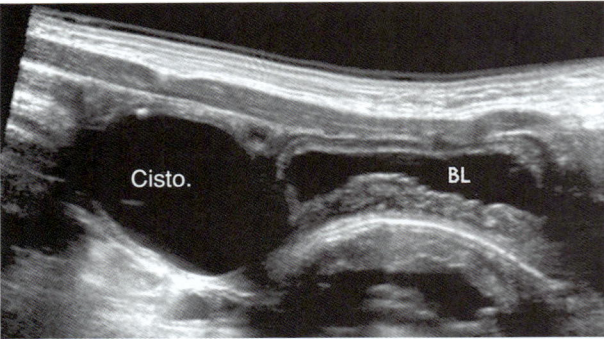

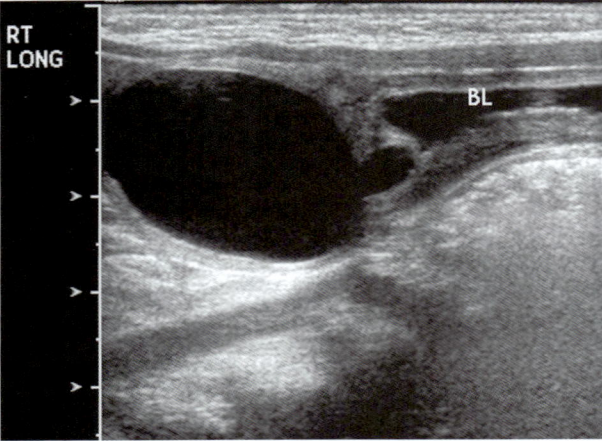

FIGURA 58-12. Cisto uracal. A, Corte longitudinal da linha média da pelve exibindo compressão da cúpula vesical (BL) por uma massa cística de paredes espessas contendo ecos de baixo nível. **B,** Imagem ampliada do cisto.

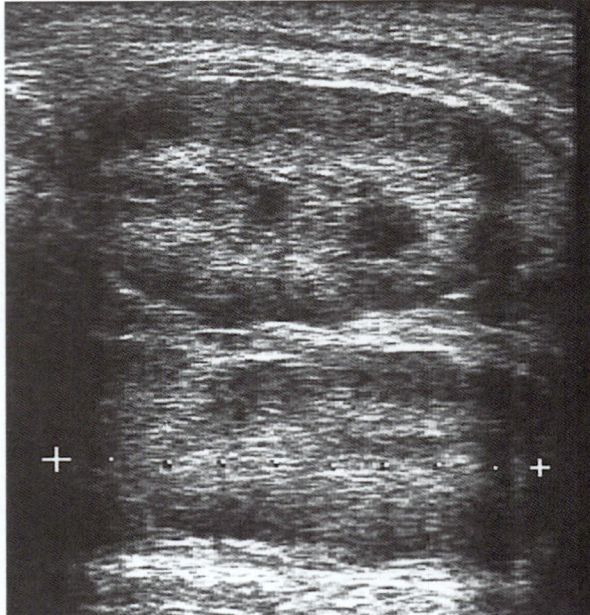

FIGURA 58-13. Doença renal policística autossômica dominante (DRPAD). Ultra-sonografia longitudinal do abdome de um feto de 38 semanas exibindo dois rins simetricamente aumentados ocupando quase inteiramente o abdome. Os rins conservam sua forma normal. A medula toda está muito ecogênica, representando túbulos coletores dilatados; a região subcapsular é relativamente hipoecóica, refletindo o córtex comprimido. As pirâmides não são mais reconhecíveis.

DRPAR: são hiperecogênicos e grandemente aumentados, freqüentemente com um halo externo, que provavelmente representa o córtex comprimido pelas pirâmides extremamente expandidas (Fig. 58-13).[23] A urografia intravenosa delineia um pouco da estagnação urinária que ocorre no interior dos túbulos; os rins aumentados exibem um nefrograma estriado, cada vez mais denso, e uma fraca visualização do sistema coletor.[24] Essas crianças geralmente sucumbem à insuficiência renal e nenhuma doença hepática clínica é percebida. Se sobreviverem, o aspecto dos rins pode evoluir com ecogenicidade crescente e cistos maiores.[25]

Doença Renal Policística Autossômica Recessiva com Fibrose Hepática Grave

Na outra extremidade do espectro encontra-se o adolescente que se apresenta com hemorragia de varizes esofágicas devido à hipertensão porta secundária à fibrose hepática congênita. Nessas crianças, aproximadamente 10% dos túbulos renais são císticos e a insuficiência renal se apresenta muito mais tarde em suas vidas. Neles, os rins muitas vezes estão leve a moderadamente aumentados, com pirâmides ecogênicas (Fig. 58-14). Estas últimas contêm cálcio. Na urografia, o padrão se assemelha ao do rim esponjoso medular do adulto, com acúmulo do meio de contraste nos ductos coletores dilatados. Nos casos mais avançados, todo o rim pode ser substituído por cistos minúsculos.

Doença Renal Policística Autossômica Dominante

Embora mais de 90% dos pacientes com doença renal policística autossômica dominante (DRPAD) (tipo 3 de Potter) possuam um *locus* genético no braço curto do cromossomo 16 e a penetrância seja completa, existe uma grande variabilidade na gravidade da doença. Ela tem sido diagnosticada intra-útero e no início da infância, mas a apresentação típica é entre as idades de 30 e 40 anos, momento em que a hipertensão e a azotemia estão presentes. No limite extremo do espectro, a doença tem sido descoberta incidentalmente, em pessoas de outro modo saudáveis, na sétima ou oitava décadas de vida. Vinte e cinco por cento dos pacientes apresentam uma história familiar negativa. Esta patologia se caracteriza por uma debilidade das membranas basais, provavelmente devida a um defeito generalizado na formação do colágeno. Todos os segmentos do néfron estão afetados, embora somente 5% a 10% deles estejam envolvidos. Os cis-

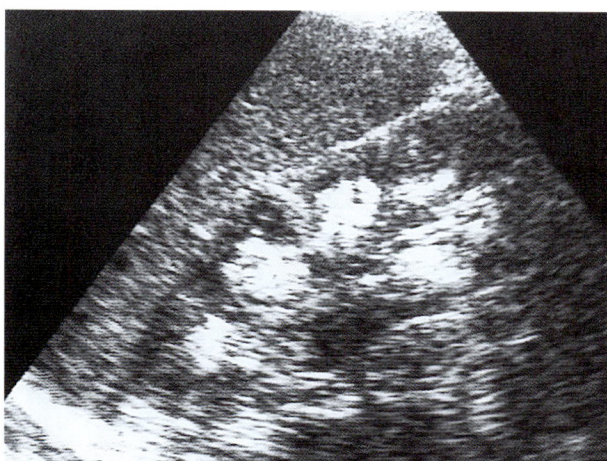

FIGURA 58-14. Doença renal policística autossômica recessiva (DRPAR) e fibrose hepática congênita. Um menino de 2 anos com rins (e fígado) aumentados devido à fibrose hepática congênita e doença renal policística recessiva. Note as pirâmides hiperecogênicas, provavelmente representando cálcio nos ductos coletores dilatados.

tos podem, portanto, ocorrer em qualquer local, sendo geralmente macroscópicos e de tamanho variável (Fig. 58-15).[26,27] A incidência de cistos em outros órgãos depende do estágio e da gravidade da doença. Cerca de 10% dos pacientes com DRPAD apresentam cistos hepáticos, havendo uma incidência muito menor de cistos esplênicos, pancreáticos e pulmonares. Existem, igualmente, aneurismas cerebrais, diverticulose colônica e cistos nos ovários, vesículas seminais e cérebro. Os cistos extra-renais são raros em crianças.

Displasia Renal Multicística

A displasia renal multicística (tipo 2 de Potter) (DRMC) é a forma mais comum de doença cística em lactentes, associando-se a uma incidência aumentada de anomalias no rim contralateral, que incluem a estenose da junção pieloureteral (JPU), rim multicístico displásico (situação na qual a doença é fatal), megaureter primário e refluxo vesicoureteral. O rim multicístico displásico é atualmente detectado ultra-sonograficamente intra-útero; grandes cistos de tamanhos variáveis estão dispostos como um cacho de uvas, não existindo uma pelve renal reconhecível (Fig. 58-16). A obliteração ureteral faz com que a função renal diminua e, então, cesse. Nos casos em que os cistos do rim multicístico displásico se assemelham aos cálices dilatados da estenose grave da junção pieloureteral, a cintilografia é útil para detectar qualquer função renal remanescente. Os cálices, na hidronefrose grave devida à estenose da JPU, se comunicam, enquanto os cistos no rim multicístico displásico, não.[28] Nesta patologia, a cirurgia geralmente não é necessária, a menos que o rim se encontre maciçamente aumentado.[29] O acompanhamento ultra-sonográfico periódico mostra a redução no tamanho dos cistos à medida que a pro-

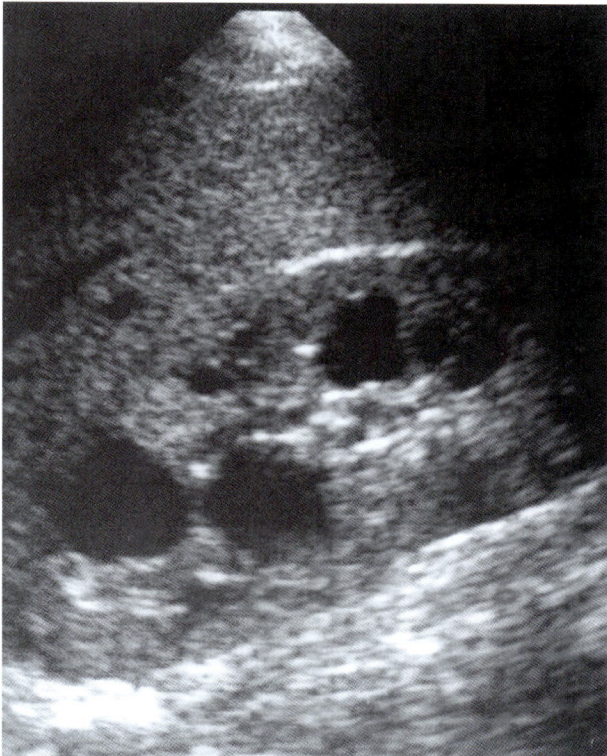

FIGURA 58-15. Doença renal policística autossômica dominante (DRPAD) em um paciente de 18 anos. Corte longitudinal do rim esquerdo demonstrando cistos de tamanhos variados. Os rins estão discretamente aumentados.

dução de urina é interrompida, até um ponto no qual o rim pode não ser mais visível.[30]

Doença Cística Medular e Nefronoftise Juvenil

A doença cística medular e a nefronoftise juvenil são duas entidades morfologicamente indistinguíveis. Ambas provocam insuficiência renal crônica em adolescentes ou adultos jovens. À ultra-sonografia, os rins são pequenos e ecogênicos, contendo cistos de tamanhos variáveis na junção corticomedular e em outras partes (Fig. 58-17). A doença cística medular é herdada na forma autossômica dominante, e a nefronoftise juvenil é autossômica recessiva.

Cistos e Síndromes

Cistos de tamanhos e localizações variáveis ocorrem em uma diversidade de síndromes, incluindo a esclerose tuberosa e a doença de von Hippel-Lindau. A **esclerose tuberosa** é uma doença autossômica dominante que consiste em retardo mental, epilepsia, adenoma sebáceo, lesões ectodérmicas múltiplas e hamartomas mesodérmicos. As lesões renais estão presentes em mais de 40% dos casos e incluem cistos, que podem ser múltiplos e se assemelhar à doença renal policística do adulto com aumento renal. Os angiomiolipomas

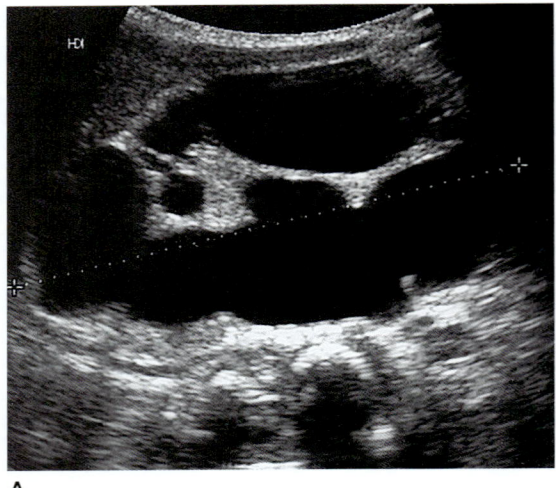
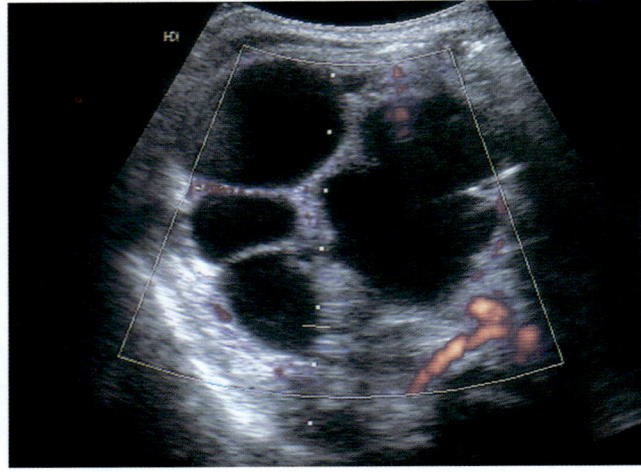
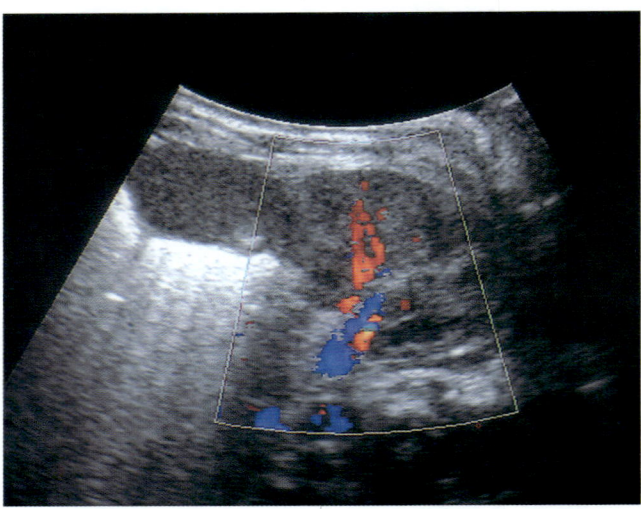

FIGURA 58-16. Rim multicístico displásico. A, Corte ultra-sonográfico longitudinal de um menino de um ano com acompanhamento devido a um rim multicístico displásico direito diagnosticado intra-útero. O rim está cheio de cistos de vários tamanhos. Somente um córtex ecogênico muito fino permanece. **B,** Corte transversal com Power Doppler não exibe vasos principais no interior do rim direito. Nenhuma função renal direita foi observada no exame com DTPA. **C,** Rim esquerdo normal. Doppler colorido transversal exibindo artéria e veia renal normais. (Cortesia de Carol M. Rumack, M.D.)

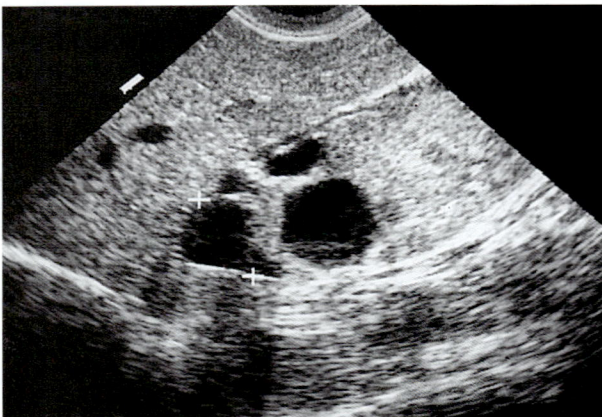

FIGURA 58-17. Nefrolitíase. Uma menina de 17 anos com hipertensão. Os rins contêm diversos cistos de tamanhos variados. As pirâmides não são mais visíveis. Os contornos e o tamanho dos rins são normais. A doença cística medular apresentará o mesmo aspecto ultra-sonográfico.

podem ocorrer e ser múltiplos. Eles variam em sua ecogenicidade, dependendo do tipo de tecido que contenham, podendo ser acentuadamente ecogênicos quando contiverem considerável quantidade de gordura (Fig. 58-18).[31] **Na doença de von Hippel-Lindau,** existem cistos e uma incidência aumentada de carcinoma de células renais, que freqüentemente é bilateral.

Cistos Adquiridos

Os pacientes com insuficiência renal crônica, especialmente aqueles submetidos a diálise, muitas vezes desenvolvem múltiplos pequenos cistos renais. Os rins geralmente permanecem pequenos e cistos grandes são raros. Há uma incidência aumentada de formação de adenomas e discretamente aumentada de adenocarcinoma nos pacientes em diálise de longa duração. Pode ocorrer hemorragia espontânea.

Os cistos simples são menos comuns nas crianças do que nos adultos. Eles possuem o aspecto típico de uma única

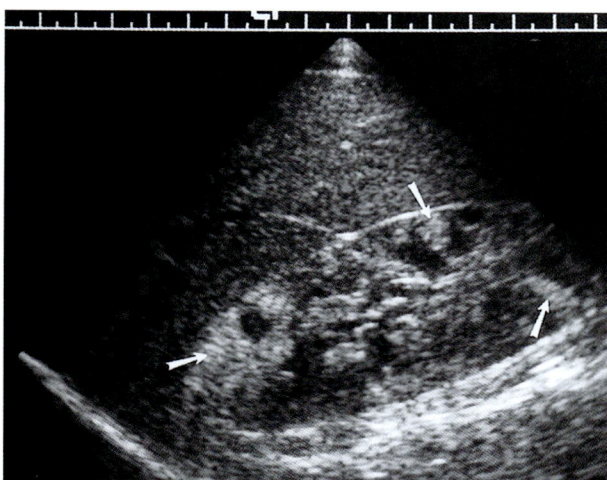

FIGURA 58-18. Esclerose tuberosa. Uma menina de 16 anos com hidrocefalia. Ultra-sonografia sagital do rim direito exibindo diversos pequenos cistos e numerosos focos hiperecogênicos (*setas*), especialmente na medula. Não se observa sombra acústica. Esses depósitos ecogênicos foram confirmados na TC.

massa cística proveniente do rim, somente possuindo significância clínica devido à sua associação à hematúria ou infecção.

INFECÇÃO DO TRATO URINÁRIO

A infecção do trato urinário é um problema clínico comum nas crianças e uma indicação comum de ultra-sonografia renal. A elaboração de imagens, em uma criança com uma infecção do trato urinário, geralmente é realizada após a primeira cultura ter documentado infecção na criança ou no lactente de ambos os sexos. O objetivo dessa investigação é identificar anomalias congênitas, obstruções, ou outras alterações que possam predispor o paciente a infecções. A ultra-sonografia do trato urinário, incluindo os rins e a bexiga, é usada para a triagem inicial. O trato urinário inferior, a bexiga e a uretra são avaliados através da cistografia radiográfica, e tanto o método radiológico quanto o de medicina nuclear podem ser empregados para avaliar o refluxo vesicoureteral. Nossa abordagem atual é a realização de uma cistografia radiográfica nos meninos, nos quais é importante a visualização da anatomia uretral, e nas meninas, se forem observadas anormalidades à ultra-sonografia. A cistografia nuclear está associada a uma menor dose de radiação para as gônadas masculinas. Ela é utilizada nas pacientes do sexo feminino com ultra-sonografias renais e vesicais normais, nas quais as anomalias uretrais são raras, e nos exames de acompanhamento para o refluxo em ambos os sexos. Se as anomalias que demandam investigação adicional forem detectadas na ultra-sonografia renal ou na cistografia, é procedida a cintilografia renal com DTPA ou MAG 3. A cintilografia renal com gluco-heptanato de Tc 99m ou com ácido succinato de dimercaprol é extremamente sensível para a demonstração de áreas focais de inflamação e cicatrizes parenquimatosas. As cicatrizes discretas podem não ser encontradas com a ultra-sonografia. Acredita-se que elas tenham uma importância prática pequena e não alterem o curso da terapia; portanto, a dose de radiação de uma varredura cortical renal não se justifica.[33-36]

Pielonefrite Aguda

A pielonefrite aguda, ou nefrite intersticial infecciosa, normalmente é diagnosticada pelo quadro clínico de febre súbita, dor em flanco e hipersensibilidade no ângulo costovertebral, com evidência microscópica de infecção urinária. A infecção geralmente ocorre na forma de infecção ascendente a partir da bexiga, via refluxo, mas pode ocorrer através de disseminação hematogênica.[37] Geralmente são poucos os achados à ultra-sonografia ou urografia excretora, mas estes incluem o intumescimento do rim infectado, ecogenicidade parenquimatosa alterada devido ao edema,[2] ou áreas triangulares de ecogenicidade aumentada (Fig. 58-19). Também pode haver espessamento da parede da pelve renal e do ureter, igualmente provocado por edema e inflamação (Fig. 58-20).[38] Cintilografia, TC e Doppler podem demonstrar perfusão ausente ou reduzida em uma distribuição difusa ou lobar, especialmente nos pólos superiores ou inferiores (Fig. 58-19).[39-41]

A pielonefrite pode envolver mais uma porção renal do que outras.[37] A ultra-sonografia pode demonstrar uma massa renal localizada com ecogenicidade alterada em comparação ao restante do órgão e ecos de baixa refringência que levam à perda da definição corticomedular renal naquela área.[41] Exames seqüenciais demonstrarão uma rápida mudança, com resolução da massa em resposta à antibioticoterapia. Se a resposta ao tratamento for inadequada, a massa pode sofrer liquefação central e se tornar um abscesso renal que exigirá drenagem. A ultra-sonografia de um abscesso exibe uma massa focal com parede ecogênica e uma área hipoecóica central representando pus liquefeito (Fig. 58-21). No acompanhamento de longo prazo, cicatrização focal e baqueteamento calicial podem resultar da infecção focal (Fig. 58-22). Outra complicação que demanda drenagem é a pionefrose, ultra-sonograficamente identificada como material ecogênico preenchendo um sistema coletor dilatado (Fig. 58-23). Quando pacientes com infecções do trato urinário não respondem rapidamente à antibioticoterapia, a repetição dos exames ultra-sonográficos e/ou a TC estão indicadas a fim de pesquisar essas complicações que requerem drenagem.

Pielonefrite Crônica

A pielonefrite crônica é o resultado de episódios repetidos de pielonefrite aguda, que produz um rim pequeno, fibrosado, indicativo de doença renal terminal. O rim geralmente possui um contorno irregular devido à perda parenquimatosa focal. O córtex renal se torna mais ecogênico do que o parênquima hepático. As pirâmides são difíceis de delinear ultra-sonograficamente (Fig. 58-24). Esses achados são inespecí-

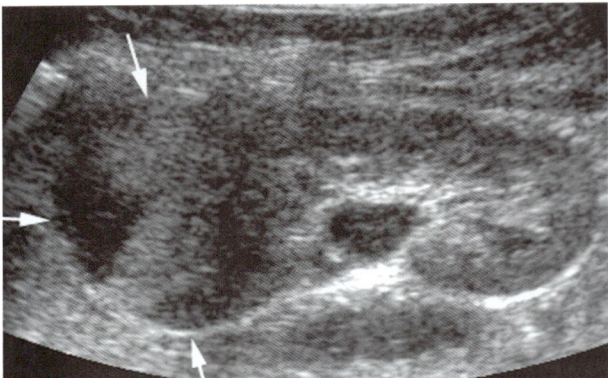

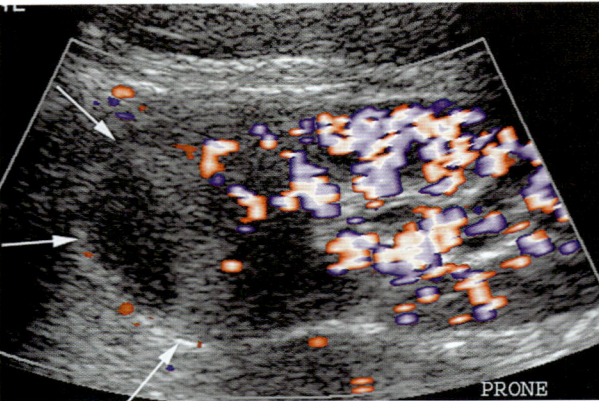

FIGURA 58-19. Pielonefrite aguda em um menino de 1 ano. A, Ultra-sonografia sagital do rim direito exibindo um pólo superior hipoecogênico (*setas*). B, No Power Doppler, esta área (*setas*) é destituída de sinais de fluxo.

ficos e também podem ser vistos na glomerulonefrite crônica, rins displásicos e doença hipertensiva ou isquêmica.[2]

Candidíase Neonatal

A *Candida albicans* é um fungo saprófito que geralmente infecta pacientes imunocomprometidos, particularmente os neonatos em uso de antibioticoterapia de amplo espectro e cateteres permanentes. A candidíase sistêmica leva à infecção de múltiplos órgãos, incluindo os rins, e os neonatos podem se apresentar com anúria, oligúria, uma massa no flanco, ou hipertensão. A ultra-sonografia pode revelar um aumento renal difuso com perda da arquitetura normal e presença de ecogenicidade parenquimatosa anormal. Pode ocorrer a aglutinação dos micélios (formação de bola fúngica) no sistema coletor, gerando hidronefrose e defeitos de enchimento ecogênicos no interior do sistema coletor (Fig. 58-25). Os defeitos de enchimento podem obstruir o sistema coletor e exigir procedimentos de drenagem tal como a nefrostomia.[42,43]

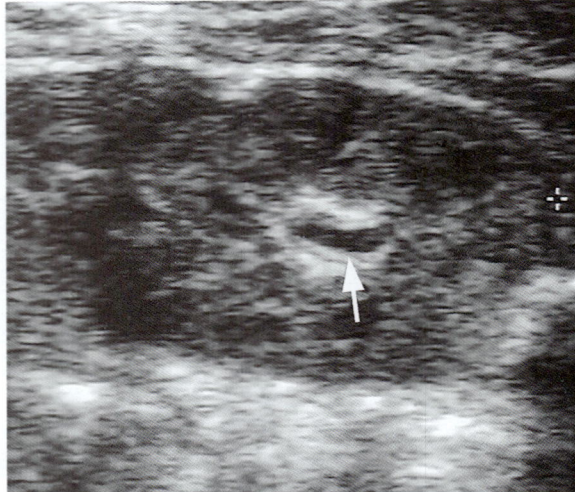

FIGURA 58-20. Espessamento da parede da pelve renal. O edema da parede da pelve renal e do ureter pode ocorrer com inflamação e/ou refluxo. A parede (*seta*) encontra-se espessada com ecos de nível médio menores do que a gordura do seio adjacente.

Cistite

A inflamação da bexiga pode ocorrer nas crianças como resultado de infecção ou terapia medicamentosa (Citoxan). A parede vesical fica espessada (> 3 mm) e irregular. Podem ser vistos debris ecogênicos ou coágulos sangüíneos na urina (Fig. 58-26).[19] Raramente, ela pode produzir um pseudotumor inflamatório, com a visualização de uma massa vesical.

DOENÇA RENAL PARENQUIMATOSA

Glomerulonefrite

A glomerulonefrite inclui lesões resultantes da reação glomerular à lesão imunológica. Na glomerulonefrite aguda pós-estreptocócica, os rins encontram-se moderadamente intumescidos, apresentando um infiltrado celular nos tufos glomerulares. Pode haver edema intersticial seguido por atrofia. Os achados ultra-sonográficos incluem rins normais ou bilateralmente aumentados, com aumento difuso da ecogenicidade do córtex renal (Fig. 58-27). A ecogenicidade cortical renal pode ser maior do que aquela do fígado adjacente, e as pirâmides medulares parecem proeminentes, em contraste com o córtex hiperecóico. A ecogenicidade do córtex renal diminui com a regressão da doença aguda, e a ultra-sonografia pode ser utilizada para demonstrar isso, evitando a necessidade de biópsias renais periódicas. Os achados na glomerulonefrite aguda são os de uma doença renal parenquimatosa tipo I, conforme descrito por Rosenfeld,[44] e são inespecíficos, sendo igualmente observados na amiloidose, nefroesclerose, necrose tubular aguda, leucemia, síndrome de Goodpasture, púrpura de Henoch-Schönlein e síndrome nefrótica. Na **glomerulonefrite crônica,** os rins são pequenos, difusamente hiperecogênicos e exibem perda da dife-

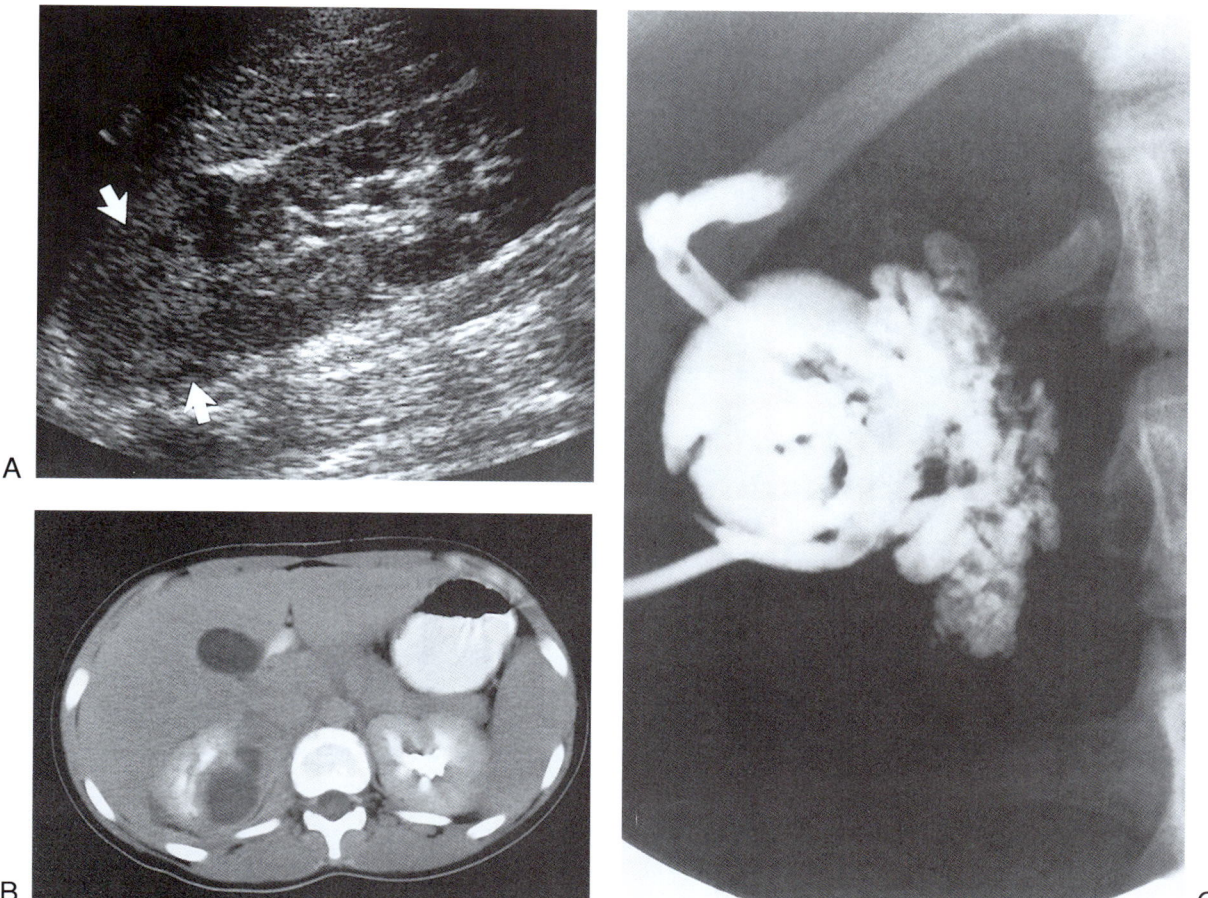

FIGURA 58-21. Abscesso renal. A, Corte longitudinal demonstrando uma massa renal localizada (*setas*) e a perda da definição corticomedular por uma área de nefrite bacteriana focal. **B,** Corte com TC, cinco dias depois, exibindo liquefação central e formação de abscesso. **C,** Drenagem do abscesso por meio de um cateter instalado por via percutânea.

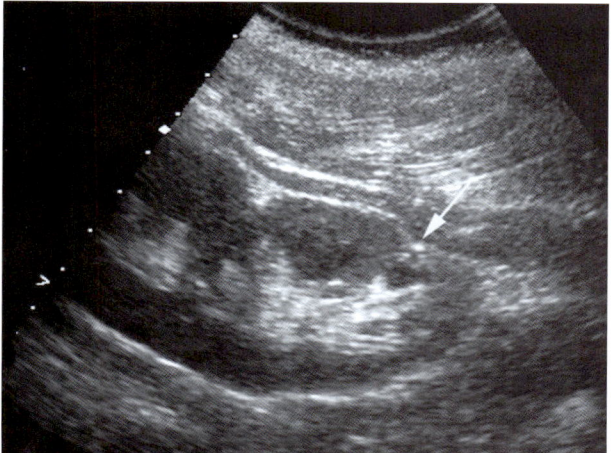

FIGURA 58-22. Cicatriz renal focal. Imagem longitudinal exibindo um adelgaçamento focal do parênquima renal (*seta*) e um adelgaçamento difuso do pólo inferior.

renciação corticomedular. Esses achados também são inespecíficos e idênticos àqueles da doença renal terminal de qualquer etiologia.[44]

Nefrocalcinose

As causas de deposição de cálcio no interior do rim na infância incluem hipervitaminose D, síndrome leite-álcali, acidose tubular renal, hiperparatireoidismo, hiperoxalúria, sarcoidose, síndrome de Cushing, síndrome de Williams e tratamento crônico com furosemida ou Lasix (em bebês prematuros). Nessas condições, o rim é exposto a uma carga aumentada de cálcio. O conteúdo mineral dentro do rim aumenta progressivamente, do glomérulo aos ductos coletores, e, desse modo, a maior concentração de cálcio é encontrada nas pirâmides, especialmente em suas pontas. Randall, Anderson e Carr descreveram depósitos calcários nas extremidades ou lados das pirâmides nos rins de cadáveres pediátricos e adultos, à microscopia. Bruwer delineou depósitos idênticos em cortes de rins de cadáveres utilizando radiogra-

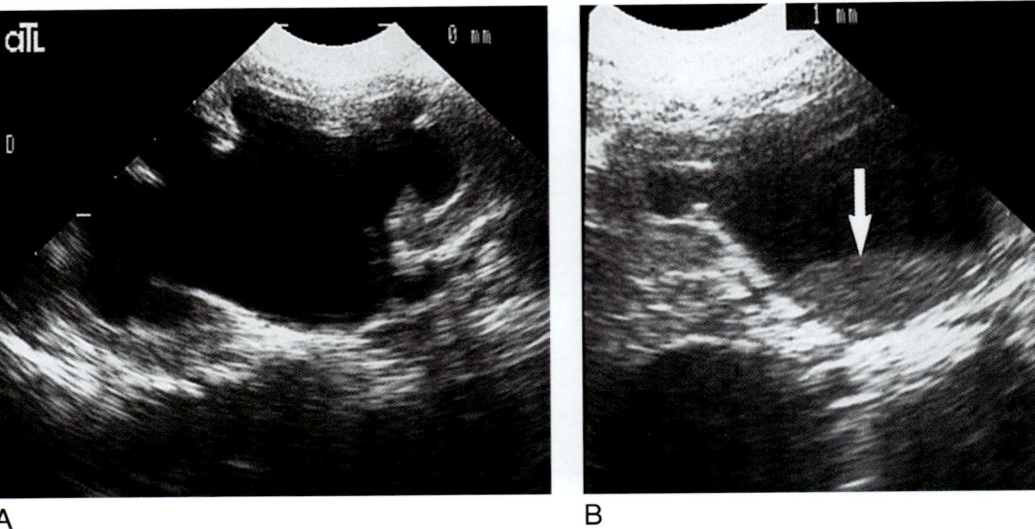

FIGURA 58-23. Pionefrose. Estenose bilateral da junção ureteropélvica em um menino de 3 meses de idade. Cortes sagitais dos rins direito (**A**) e esquerdo (**B**), evidenciando hidronefrose bilateral. A urina na pelve do rim direito parece anecóica; em contraste, há uma camada dependente de pus na pelve do rim esquerdo (*seta*).

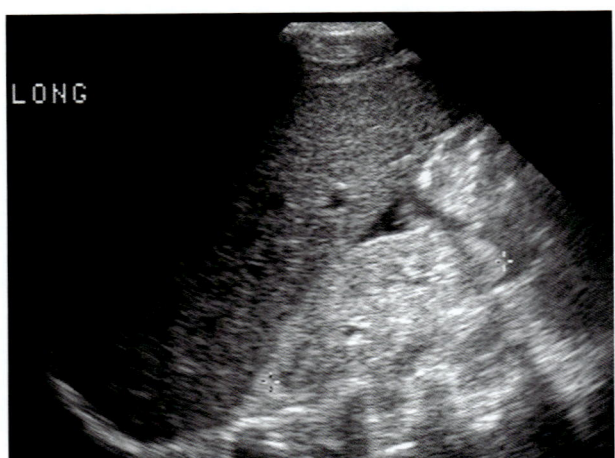

FIGURA 58-24. Pielonefrite crônica. Corte longitudinal do rim direito exibindo um pequeno rim hiperecóico com pouca diferenciação corticomedular (*entre os cursores*).

CAUSAS DE NEFROCALCINOSE

Hipervitaminose D
Síndrome leite-álcali
Acidose tubular renal
Hiperparatireoidismo
Hiperoxalúria
Sarcoidose
Síndrome de Cushing
Síndrome de Williams
Tratamento crônico com furosemida ou Lasix

fia de alta-resolução.[45] Estes autores postularam que a concentração de cálcio é elevada nos fluidos ao redor dos túbulos renais e que o cálcio é normalmente removido dessa área pelo fluxo linfático. Se a sobrecarga de cálcio exceder a capacidade linfática, agregados microscópicos de cálcio surgem na medula, principalmente nas pontas do fórnix e nas margens. Eles podem se fundir para formar placas, tal como a placa de Randall, e migrar em direção ao epitélio calicial, atravessando-o finalmente. Um ninho de cálculos urinários é formado. Brewer denominou esse processo de progressão de Anderson-Carr-Randall de formação de cálculos.

A ultra-sonografia é mais sensível do que a radiografia na detecção dos depósitos cálcicos intra-renais. Quatro padrões de depósitos de cálcio foram descritos (Fig. 58-28).[46] Eles demonstram a evolução da nefrocalcinose até a formação de placas macroscópicas de cálcio próximas ao cálice que posteriormente o perfuram, formando um cálculo ureteral.

Qualquer forma de estase urinária predispõe não somente à infecção, mas igualmente à formação de cálcio. Portanto, a ectasia tubular encontrada no **rim esponjoso medular**,[47] como também na **doença renal policística autossômica recessiva** associada à fibrose hepática congênita, freqüentemente exibe depósitos de cálcio, mais uma vez nas pirâmides, no local dos túbulos dilatados. Semelhantemente, o leite de cálcio pode se depositar nos **divertículos caliciais**, ou na **obstrução da junção pieloureteral** (Fig. 58-29).[48]

As calcificações finamente ramificadas do interior do córtex e da medula renais, encontradas após a **trombose da veia renal** são, de fato, microtrombos calcificados nas veias intra-renais.[49] As **infecções crônicas** tais como as micoses e a tuberculose, os tumores, as necroses tubular ou papilar, ou a infecção provocam calcificação distrófica no local renal afetado.[50]

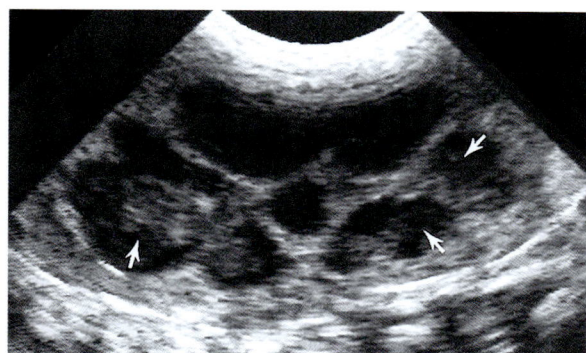
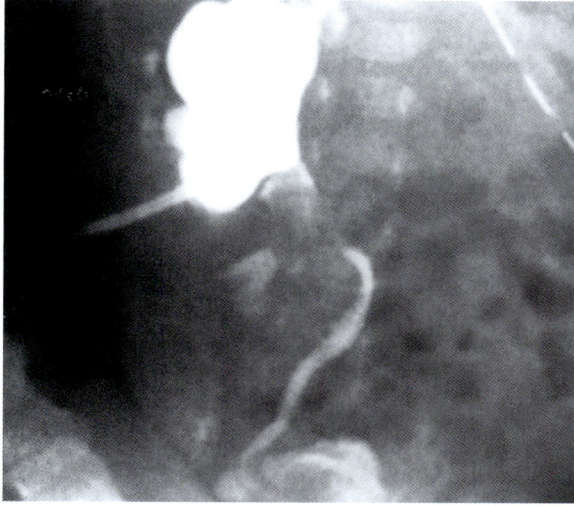

FIGURA 58-25. Candidíase neonatal. A, Corte longitudinal do rim direito exibindo hidronefrose com defeitos ecogênicos de enchimento (*setas*) representando a formação de bolas fúngicas. **B,** Foi realizada uma nefrostomia sob direcionamento ultra-sonográfico a fim de drenar o sistema obstruído.

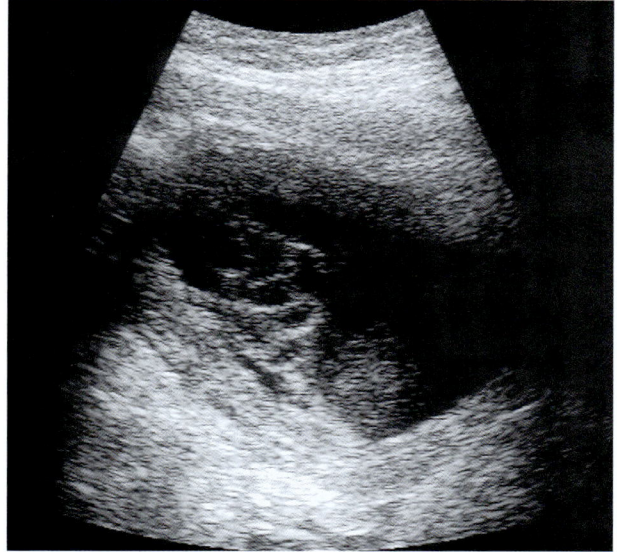

FIGURA 58-26. Cistite em um paciente em uso de Cytoxan. Corte longitudinal da pelve exibindo uma bexiga de paredes espessadas e debris ecogênicos e coágulos sangüíneos na urina.

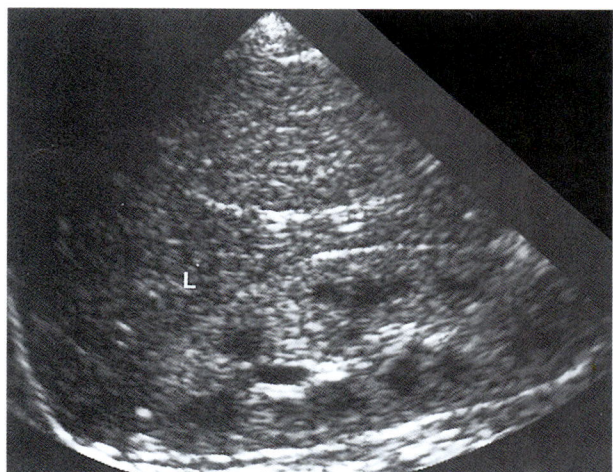

FIGURA 58-27. Glomerulonefrite aguda. Corte longitudinal do rim demonstra aumento do órgão com acentuação difusa da ecogenicidade cortical renal, maior do que a do fígado adjacente (L).

TRAUMA RENAL

Uma vez que os rins infantis são relativamente maiores e menos protegidos do que os adultos, muito freqüentemente são afetados quando ocorre uma lesão abdominal. Anomalias renais preexistentes e muitas vezes clinicamente silenciosas, como hidronefrose, podem tornar o rim mais suscetível à lesão por um trauma menor. O trauma renal freqüentemente está associado à lesão a outros órgãos, particularmente o fígado e o baço. A TC se tornou a principal modalidade de imagem para a suspeita de trauma abdominal fechado multiorgânico no paciente pediátrico.[51] Há um papel para a ultra-sonografia, principalmente no acompanhamento das lesões encontradas na TC.[52] A ultra-sonografia no trauma renal evidencia a distorção da arquitetura renal normal (Fig. 58-30). O hematoma renal pode variar, mas, geralmente, é inicialmente ecogênico, tornando-se hipoecóico à medida que se liquefaz. Pode haver extravasamento de urina em torno do rim, que pode ser difícil de distinguir de sangue hipoecóico. As lesões ao pedículo vascular renal são raras, mas se constituem em uma emergência cirúrgica. O Doppler pode demonstrar a patência arterial e venosa. Ausência de sinais de fluxo em segmentos ou em todo o rim — quando os sinais são detectados em outras partes do abdome — demonstram obstrução arterial. Na ultra-sono-

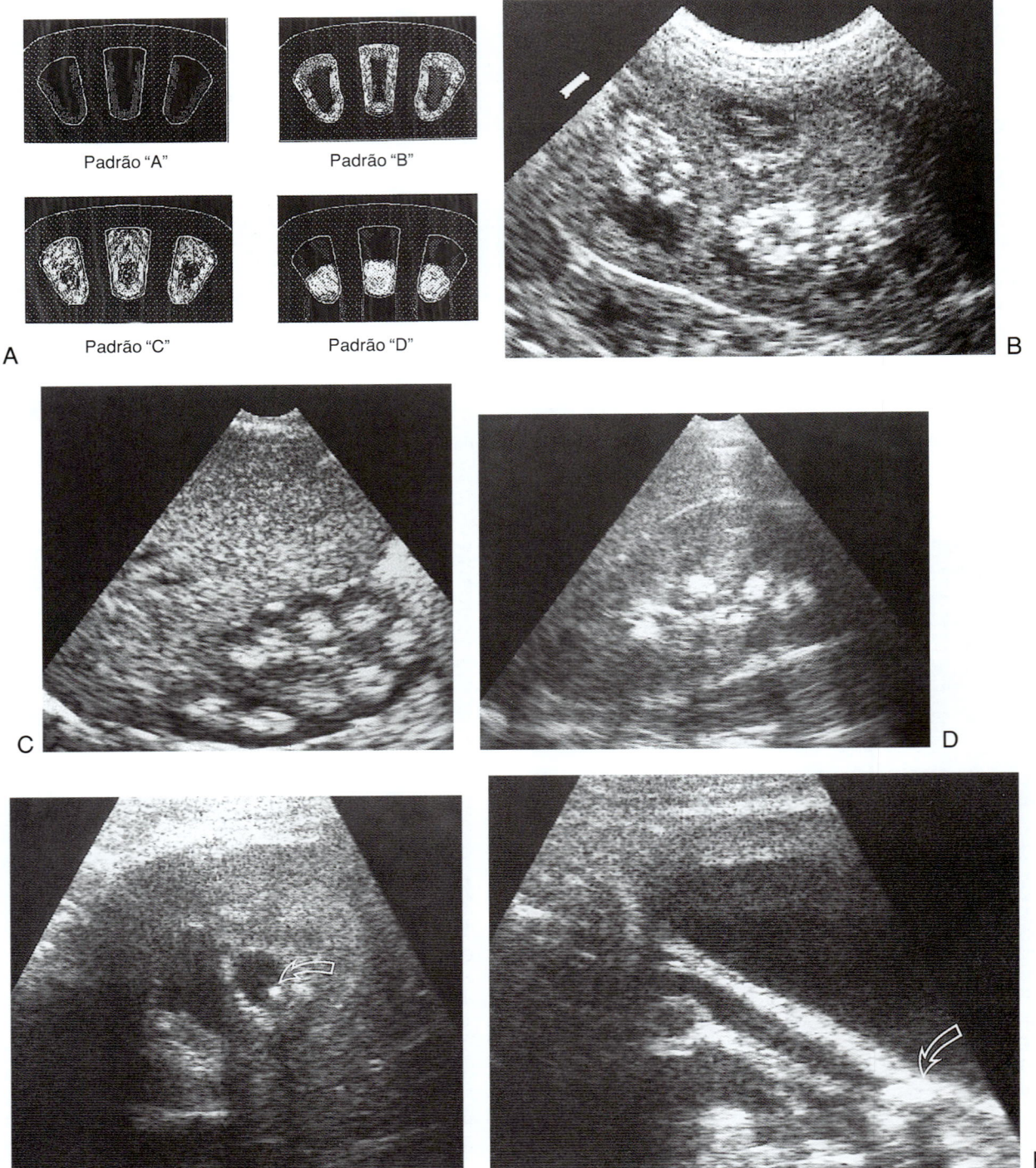

FIGURA 58-28. Nefrocalcinose. A, Diagrama dos quatro padrões ultra-sonográficos de deposição medular renal de cálcio. Os padrões de A a C representam estágios crescentes de deposição de cálcio, iniciando-se na periferia das pirâmides renais. O padrão D exibe a **formação de cálculos** nos fórnices. **B,** Nefrocalcinose (tipo B) em um **menino de 3 semanas com acidose tubular renal.** Os depósitos de cálcio estão na periferia das pirâmides. **C,** Padrão tipo C em um menino de 7 meses com glicogenose. Ultra-sonografia do rim direito exibindo as pirâmides virtualmente preenchidas por completo por depósitos cálcicos. **D,** Padrão D em um menino de 11 anos com hipercolesterolemia e um desvio porto-cava. Ultra-sonografia do rim direito exibindo focos hiperecóicos com sombras acústicas nas extremidades das pirâmides (fórnices), sugerindo a presença de cálcio. **E e F,** Um pequeno cálculo na extremidade de um cálice dilatado (*seta*) em um menino de 7 anos com **raquitismo resistente a vitamina D** tratado com Rocaltrol e nefrocalcinose tipo B prévia (*não exibida*). Corte longitudinal evidenciando um cálculo impactado no ureter direito distal dilatado (*seta*). (De Patriquin H, Robitaille P: Renal calcium deposition in children: Sonographic demonstration of the Anderson-Carr progression. AJR 1986; 146: 1253-1256.)

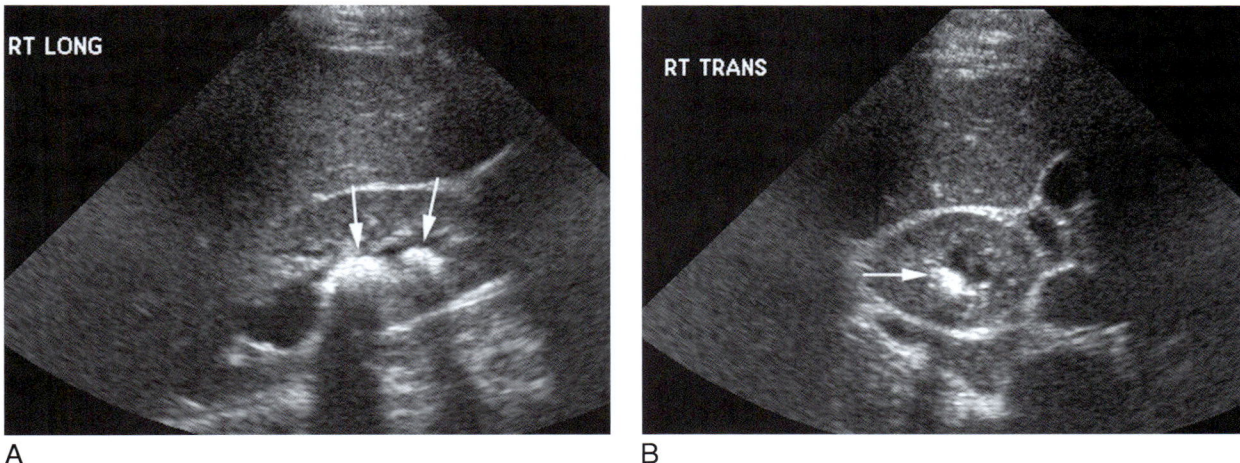

FIGURA 58-29. Cálculos urinários. Cortes longitudinal em decúbito dorsal (**A**) e transversal (**B**) exibindo níveis de urina-leite de cálcio na parte dependente dos cálices dilatados. O leite de cálcio se movimentou com a mudança de posição do paciente.

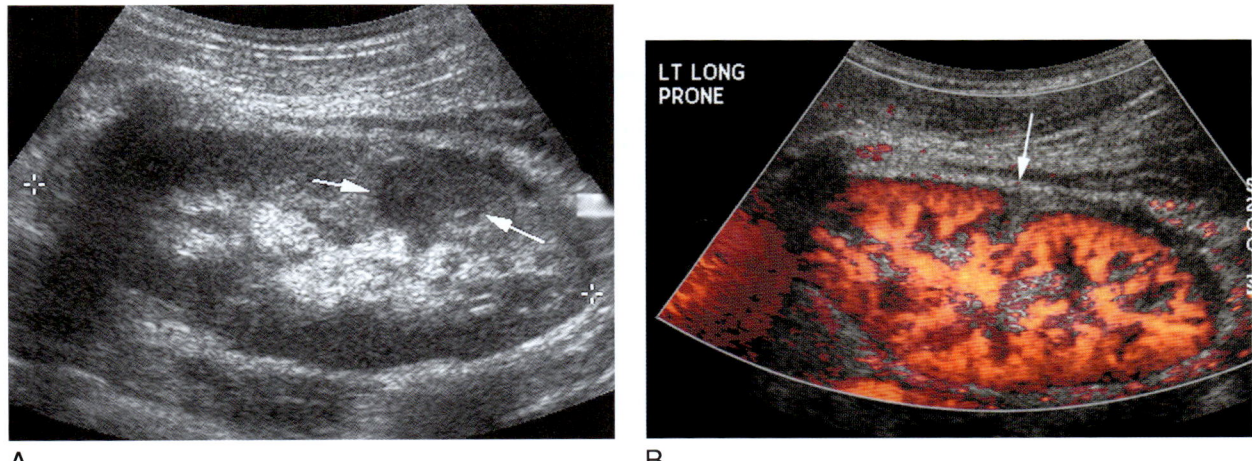

FIGURA 58-30. Trauma renal. A, Corte longitudinal do rim exibindo ecogenicidade diminuída na área da lesão (*setas*) e hematoma subcapsular circundando o pólo inferior. **B,** Power Doppler evidenciando fluxo reduzido na área da lesão (*seta*).

grafia em escala de cinza, o aspecto do rim agudamente privado de sua irrigação sangüínea é normal.

TUMORES ADRENAIS E RENAIS

As massas abdominais mais comuns na criança geralmente são de origem renal: hidronefrose e displasia renal multicística.[11] Os tumores sólidos são menos comuns. A investigação inicial por meio de imagens inclui a ultra-sonografia e, freqüentemente, uma radiografia simples do abdome. O local de origem da massa, sua constituição (cística ou sólida) e vascularização geralmente podem ser delineados com a ultra-sonografia. As metástases e invasões tumorais das veias renal ou cava inferior são pesquisadas durante a inspeção ultra-sonográfica do abdome. Se a massa for cística e se originar do rim, o diagnóstico diferencial mais provavelmente será entre o rim hidronefrótico e o multicístico displásico. Tanto a configuração dos cistos na ultra-sonografia quanto a presença de função na urografia nuclear auxiliarão a distinguir entre essas duas entidades. Se a massa for sólida e relacionada ao rim, então um tumor de Wilms será o diagnóstico mais provável. O estadiamento do tumor geralmente é feito através da TC ou da RM. Se o rim for normal e a massa for relacionada a outro órgão, então a avaliação prossegue por meio da técnica de imagem que seja ideal para aquele órgão.

Diversos tipos de tumores renais ocorrem no paciente pediátrico.[53] A neoplasia renal mais comum é o tumor de Wilms. Quando grande, pode ser difícil de diferenciar do neuroblastoma, que freqüentemente surge da glândula adrenal, ocorrendo em um grupo etário similar.

Tumor de Wilms

O tumor de Wilms, ou nefroblastoma, é o tumor maligno intra-abdominal de ocorrência mais comum na criança. Seu

> **MALFORMAÇÕES ASSOCIADAS AOS TUMORES DE WILMS**
>
> Hemi-hipertrofia congênita
> Síndrome de Beckwith-Wiedemann
> Aniridia esporádica
> Neurofibromatose
> Gigantismo cerebral

pico de incidência se dá entre 2 e 5 anos de idade.[54] O tumor normalmente é volumoso, expandindo-se dentro do parênquima renal, resultando em distorção e deslocamento do sistema coletor e da cápsula. Ele é, em geral, finamente marginado. Tipicamente, uma grande massa sólida distorcendo o seio, as pirâmides, o córtex e o contorno renal (Fig. 58-31) é delineada ultra-sonograficamente. A ecogenicidade geralmente é bastante hiperecóica e homogênea, embora possa haver áreas hipoecóicas que representam hemorragia e necrose.[55,56] De 5% a 10% dos pacientes apresentam tumores bilaterais, e a nefroblastomatose pode estar presente em ambos os rins em crianças com tumores de Wilms unilaterais.[57] Malformações específicas associadas aos tumores de Wilms e restos nefrogênicos incluem hemi-hipertrofia congênita, síndrome de Beckwith-Wiedemann, aniridia esporádica, neurofibromatose e gigantismo cerebral.[54]

O tumor de Wilms se dissemina por extensão direta para o seio renal e partes moles peripiélicas, linfonodos do hilo renal e áreas para-aórticas. Uma vez que é possível a sua extensão para a veia renal, veia cava inferior, átrio direito e fígado, estas áreas também devem ser examinadas em busca da presença do tumor. A ultra-sonografia com Doppler colorido e espectral é útil na detecção do fluxo residual em torno de um coágulo tumoral, assim como de sinais arteriais, tanto da periferia do tumor[58] como do interior do trombo tumoral. O rim oposto deve ser cuidadosamente examinado em busca de tumores bilaterais. A TC e a RM geralmente são realizadas para estadiamento. Freqüentemente favorece-se a TC espiral ou a helicoidal, uma vez que o tórax também pode ser avaliado para as metástases,[59] que mais comumente envolvem os pulmões.

Neuroblastoma

O segundo tumor abdominal mais comum da infância, que ocorre principalmente entre as idades de 2 meses e 2 anos, é o neuroblastoma. Ele se origina da glândula adrenal ou da cadeia nervosa simpática. Sua origem extra-renal desloca e comprime o rim sem distorcer a arquitetura renal interna. O neuroblastoma se dissemina precoce e amplamente, portanto a maioria dos pacientes apresenta metástases quando de sua apresentação. Sua disseminação em torno da aorta e das artérias celíaca e mesentérica superior ocorre precocemente, auxiliando a diferenciar ultra-sonograficamente o neuroblastoma do tumor de Wilms. Este último é, em geral, bem definido e relativamente homogêneo, enquanto o neuroblastoma normalmente é muito mal definido e heterogêneo, com áreas hiperecogênicas irregulares provocadas por calcificações (Fig. 58-32).[60,61] As síndromes associadas ao neuroblastoma incluem as de **Beckwith-Wiedemann, Klippel-Feil, alcoólica fetal,** as **síndromes fenil-hidantoínicas** e a **doença de Hirschsprung.** A ultra-sonografia é acompanhada pela TC ou RM para o estadiamento da doença. A RM é particularmente útil, uma vez que o tumor pode se estender para o canal vertebral, provocando sintomas neurológicos. É fundamental que se saiba se essa extensão ocorreu antes de o tumor ser cirurgicamente removido, uma vez que a criança pode desenvolver sintomas neurológicos no pós-operatório se o tumor não for cuidadosamente ressecado.

Nefroma Mesoblástico

O nefroma mesoblástico ou hamartoma renal (tumor de Wilms congênito) é a neoplasia renal neonatal mais comum

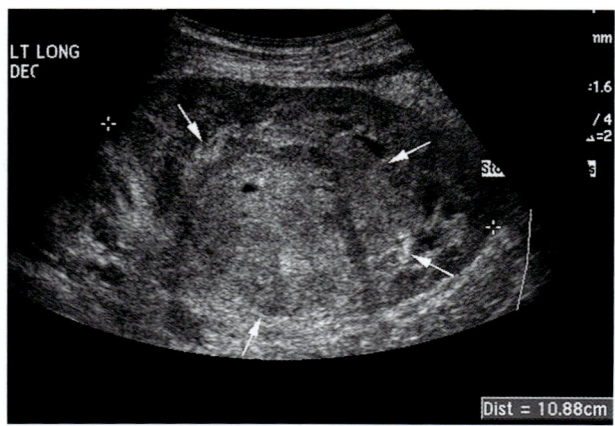
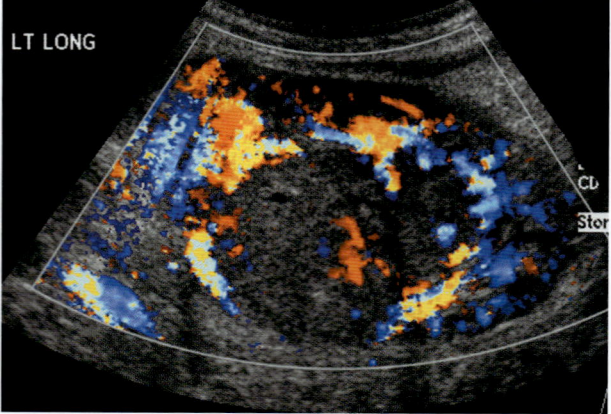

FIGURA 58-31. Tumor de Wilms. A, Corte longitudinal do rim demonstra uma grande massa ecogênica sólida (*setas*) no interior do rim. **B,** Doppler colorido exibindo um tumor menos vascular do que o parênquima renal normal.

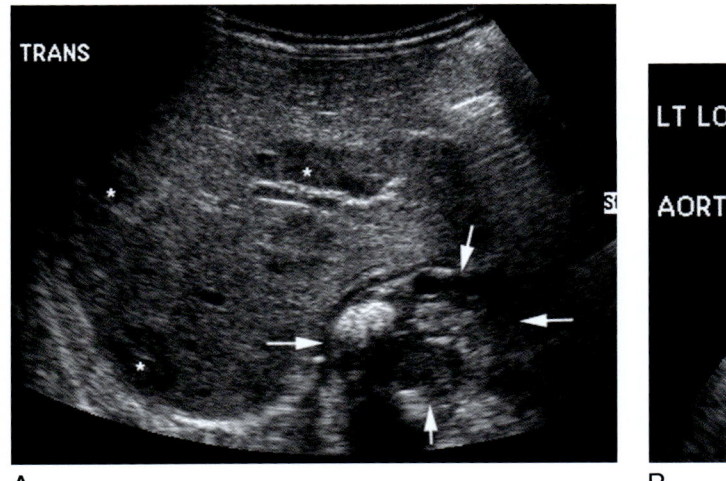 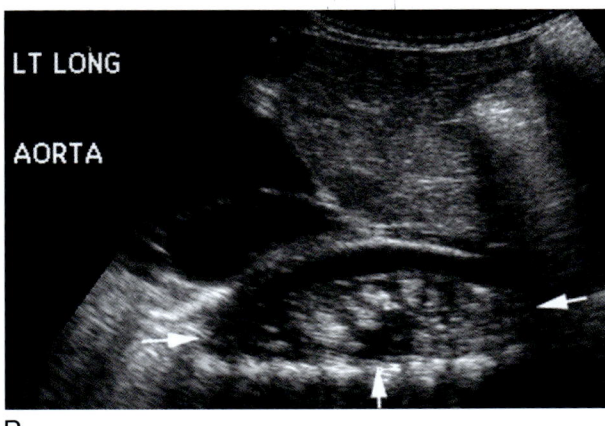

FIGURA 58-32. Neuroblastoma. A, Corte transversal do abdome superior demonstrando uma massa não homogeneamente sólida com áreas focais de calcificação (*setas*) e sombreamento. **B,** Corte longitudinal. A aorta está deslocada anteriormente pela massa (*setas*).

nos primeiros meses de vida, sendo, por vezes, detectado no feto. É um tumor benigno, mas que pode se disseminar por invasão local, sendo normalmente tratado por meio de nefrectomia simples. A ultra-sonografia demonstra uma massa oriunda do interior do rim, com um aspecto similar ao de um tumor de Wilms. O tumor é sólido, mas pode ter áreas de hemorragia e necrose de aspecto cístico. A idade jovem do paciente, o comportamento biológico benigno do tumor e suas conseqüências mais prováveis ajudam a diferenciá-lo do tumor de Wilms clássico.[62]

Carcinoma de Células Renais

O carcinoma de células renais, raro na infância, ocorre mais tarde (em uma média etária de 12 anos) do que o tumor de Wilms. Sua apresentação e aspecto ultra-sonográfico são semelhantes aos dos adultos.

Angiomiolipoma

O angiomiolipoma é um tipo de hamartoma que pode provocar sintomas relacionados à hemorragia e ruptura. Nas crianças, esses tumores geralmente são múltiplos, associando-se à esclerose tuberosa.[31] A ultra-sonografia exibe, tipicamente, múltiplas massas de ecogenicidade variável e, devido ao conteúdo gorduroso, algumas massas podem ser hiperecogênicas (Fig. 58-18). Pode haver cistos associados no interior dos rins, que podem estar aumentados.

Cisto Renal Multilocular

Algumas vezes denominado nefroma cístico, esta é uma lesão rara, geralmente considerada benigna. Pode ocorrer em qualquer idade, mas não é comum nas crianças com menos de 2 anos. A massa é composta por múltiplos cistos de tamanho variável que estão conectados por septos de tecido conjuntivo. Pode ser difícil distinguir-se de um tumor de Wilms cístico, bem-diferenciado, com componentes de nefroblastoma nas paredes dos cistos. A ultra-sonografia evidencia uma massa cística bem circunscrita, multiloculada, com septações.[63] Alguns autores sugeriram um potencial maligno para essas lesões, recomendando a nefrectomia.

Linfoma Renal

O envolvimento linfomatoso do rim geralmente é um processo secundário que pode ser visto à ultra-sonografia como massas únicas ou múltiplas, relativamente hipoecóicas ou fracamente ecogênicas, no interior do rim. Este pode se encontrar aumentado e lobulado em seu contorno. A infiltração difusa do órgão também pode ocorrer, e o aspecto, no paciente pediátrico, é semelhante ao do adulto.[64,65]

Tumores Vesicais

Os tumores primários do trato urinário inferior são raros em crianças. O sarcoma botrióide é um rabdomiossarcoma que surge na base da bexiga, no sexo masculino, apresentando-se com obstrução da saída da bexiga. Nas meninas, este raro tumor ocorre, tipicamente, no útero ou vagina. Podem surgir pólipos na uretra.[19]

DOENÇAS VASCULARES RENAIS EM CRIANÇAS: AVALIAÇÃO ULTRA-SONOGRÁFICA COM DOPPLER

Técnica de Exames Renais com Doppler

Bebês e crianças pequenas são examinados sem preparo especial, mas pode lhes ser fornecido suco ou leite para inge-

OTIMIZAÇÃO DO DOPPLER PARA FLUXO LENTO

Freqüência mais alta do transdutor
Restrição de cores na área de interesse
Baixa freqüência de repetição de pulso (FRP)
Aliasing corrigido por aumento da FRP
Pequeno volume da caixa de amostra
Menor ângulo vaso/feixe

rir durante o exame, a fim de acalmá-los, para aumentar a hidratação e fornecer uma janela acústica através do estômago cheio de líquidos. A sedação muito raramente é necessária. A criança mais velha é somente examinada após um jejum de 4 a 6 horas (a fim de reduzir o gás intestinal) se for planejado um exame detalhado da artéria renal principal. São realizados exames com Doppler colorido e pulsado. O Power Doppler também pode ser útil para avaliar a presença de fluxo vascular.

Os ajustes do Doppler são regulados para a detecção máxima de fluxo lento: freqüência do transdutor a mais alta possível, área de interesse com, relativamente, poucas cores, baixa freqüência de repetição de pulsos e filtros murais baixos. A freqüência de repetição de pulsos é aumentada se ocorrer *aliasing*. Uma caixa de amostra pequena e o menor ângulo vaso/feixe possível são utilizados.

A aorta e as artérias renais principais são examinadas através de uma via paramediana esquerda anterior, assim como por uma via axilar esquerda, com cortes longitudinais e transversais. O modo colorido é utilizado para traçar as artérias renais, que são examinadas através de amostras seriadas de Doppler pulsado, especialmente nas áreas de alta velocidade de fluxo. Mesmo se a artéria renal não puder ser integralmente delineada por conta do gás intestinal sobrejacente, a porção retrocava da artéria renal direita e das artérias hilares normalmente pode ser analisada. Uma artéria segmentar ou interlobar de cada terço renal (superior, médio e inferior) é então estudada com o Doppler pulsado, e o índice de resistência (Pourcelot) ou índice de pulsatilidade é calculado.

Anatomia Vascular e Padrões de Fluxo Normais

As artérias e veias intra-renais, assim como suas relações com o córtex renal, as pirâmides e os cálices, são excepcionalmente bem delineadas com a tecnologia do Doppler colorido. A(s) artéria(s) renal(is) principal(is) se divide(m) no hilo do rim para formar diversos pares (anterior e posterior) de artérias segmentares. Estas seguem em direção às pirâmides para, ali, se dividirem nos ramos interlobares que acompanham a periferia destas estruturas. Na extremidade externa das pirâmides, as artérias interlobares dão origem às artérias arqueadas, que acompanham o contorno externo das pirâmides. As artérias corticais surgem das artérias arqueadas, irradiando-se para o córtex, seguindo uma direção semelhante à dos vasos interlobares. A circulação venosa acompanha a arterial, e sinais adjacentes simultâneos são freqüentemente visíveis, tanto no Doppler colorido quanto na análise espectral (Fig. 58-33).

O leito arterial renal normalmente possui baixa resistência, havendo um fluxo constante para o rim ao longo de todo o ciclo cardíaco. O índice de resistência (IR) normal, nos adultos, é estimado em 0,65 ± 0,10. No período neonatal, provavelmente simultaneamente com a baixa taxa de filtração glomerular fisiológica, a resistência do leito arterial renal é um pouco maior: RI = 0,7 a 0,8. Uma vez que existe uma

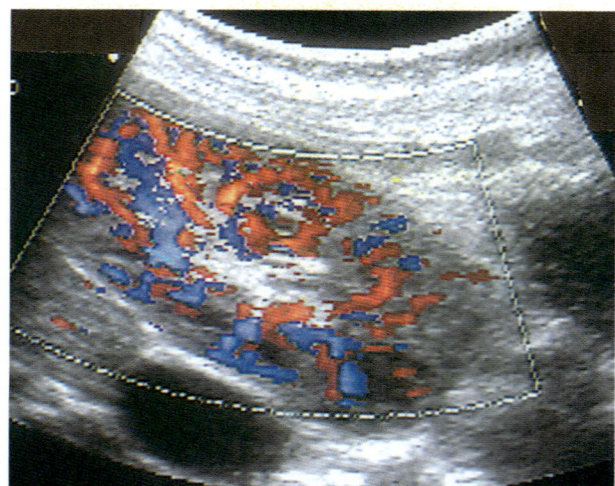
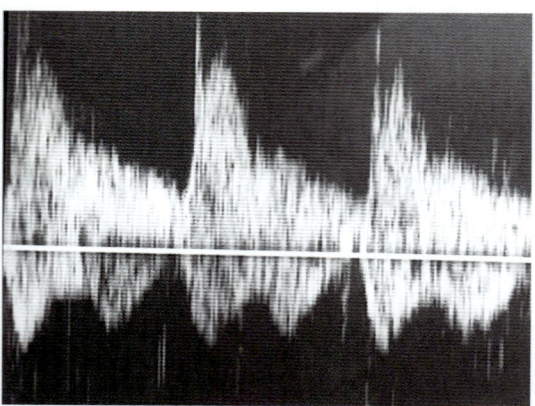

FIGURA 58-33. Circulação intra-renal normal. A, Doppler colorido de um neonato evidenciando a posição intra-renal dos vasos no hilo (segmentares) ao longo das pirâmides (interlobares) e a borda interna do córtex (arqueada). **B,** Exibição espectral de artéria segmentar (parabólica, de baixa resistência, permitindo um elevado fluxo diastólico) e veia (fluxo trifásico refletindo as pulsações atriais direitas) normais.

faixa de valores normais de índice de resistência, o diagnóstico de resistência intra-renal anormal é feito de forma muito mais confiável por meio da comparação dos perfis de onda do rim patológico com aqueles do rim normal, ou com traçados de um dia, comparados aos do dia seguinte, nos órgãos patológicos.

Os traçados normais do Doppler pulsado das veias intra-renais e das veias renais principais são um tanto variáveis: em algumas crianças as pulsações da diástole e da sístole atriais direitas são claramente visíveis, ao passo que, em outras, o fluxo é mais estável (Fig. 58-33B). As idas e vindas do fluxo venoso ao longo do ciclo cardíaco podem ser vistas na insuficiência cardíaca direita, ou na ausência de perfusão arterial da doença renal terminal.

Causas de Resistência Aumentada ao Fluxo Arterial Intra-renal

Qualquer aumento da pressão arterial intra-renal resulta em fluxo diminuído. O fluxo diastólico ocorre na pressão mais baixa durante o ciclo cardíaco, portanto diminuirá ou desaparecerá antes que as curvas de fluxo sistólico ao Doppler sejam afetadas de modo apreciável. As causas de resistência aumentada ao fluxo intra-renal podem ser classificadas como intravascular, perivascular e perirrenal (Fig. 58-34). Qualquer decréscimo no tamanho do lúmen das pequenas artérias intra-renais ou das arteríolas (espasmo, como no choque; ou inflamação endotelial, como na síndrome hemoliticourêmica [SHU]) ocasiona um aumento da resistência ao influxo arterial. Todavia, a compressão dos pequenos vasos por edema intra-renal (p. ex., trombose da veia renal) pode resultar em traçados de Doppler idênticos. A pressão retrógrada devida a um ureter obstruído pode ter o mesmo resultado. Finalmente, uma compressão significativa, causada por hematomas, linfangiomas, ou a parede abdominal comprimida em torno de um rim adulto transplantado em uma criança pequena pode ter o mesmo efeito.

Portanto, o exame bem-sucedido das artérias intra-renais com Doppler compreende duas etapas:

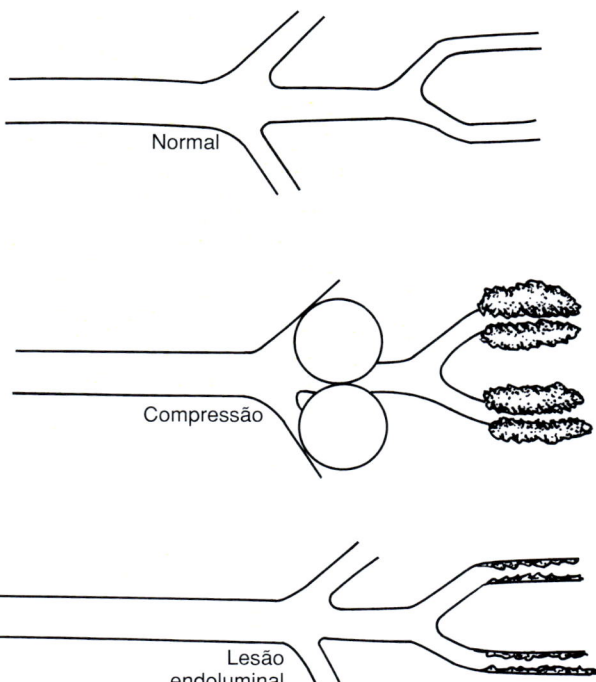

FIGURA 58-34. Causas de resistência aumentada ao fluxo arterial intra-renal. Diagrama da circulação intra-renal.

- Comparação do IR, tanto com o outro lado quanto com um exame prévio; e
- Revisão dos fatores fisiopatológicos pertinentes envolvidos em um paciente cujo IR seja alto.

Aplicações Clínicas do Doppler Renal

Patência Vascular. O exame com Doppler é um indicador confiável da patência das artérias renais, das veias e da presença de perfusão intra-renal. O exame é, portanto, particularmente útil na avaliação da perfusão do aloenxerto imediatamente após a cirurgia. Ele é igualmente útil para a exclusão da lesão arterial conseqüente ao trauma, especialmente quando a arquitetura renal é ultra-sonograficamente normal e outros exames, mais invasivos, não estão indicados. O Doppler colorido é especialmente valioso na busca de fístulas A-V e aneurismas pós-biópsia.[66]

CAUSAS DE ÍNDICE DE RESISTÊNCIA AUMENTADO NAS ARTÉRIAS RENAIS

Intravascular
Espasmo vascular no choque
Inflamação endotelial na síndrome hemoliticourêmica (SHU)
Perivascular
Edema intra-renal
Trombose de veia renal
Ureter agudamente obstruído
Compressão perirrenal
Hematoma
Linfangioma
Parede abdominal espessa

CAUSAS DE TROMBOSE AGUDA DA VEIA RENAL

Choque
Síndrome nefrótica
Coagulopatia
Tumores adjacentes, por exemplo, tumor de Wilms
Desidratação neonatal, especialmente FMD

Trombose Aguda da Veia Renal. A trombose aguda da veia renal pode ocorrer conseqüentemente ao choque, após a síndrome nefrótica, na coagulação anormal, ou na presença de massa maligna próxima, tal como um tumor de Wilms. No neonato, geralmente se associa à desidratação, perfusão e oxigenação renais diminuídas, e policitemia. É mais prevalente nos filhos de mães diabéticas (FMD). A apresentação clínica inclui hematúria, massa palpável no flanco, proteinúria e função renal diminuída. A ultra-sonografia mostra, tipicamente, um rim aumentado com ecogenicidade parenquimatosa alterada (Fig. 58-35). Há perda da diferenciação corticomedular normal. Existem áreas entremeadas de ecogenicidade diminuída e aumentada, secundárias ao edema e à hemorragia parenquimatosa.[66] A ultra-sonografia pode demonstrar trombos ecogênicos na veias renal e cava inferior. Os trombos começam nas pequenas vênulas, propagando-se na direção do hilo, de modo que as anomalias parenquimatosas renais estão freqüentemente presentes sem uma clara visualização de trombos. (No aloenxerto renal, a trombose normalmente se inicia na anastomose.)

O Doppler demonstrou fluxo diminuído ou ausente nas veias renais, assim como um IR significativamente aumentado nas artérias renais envolvidas. Essa diminuição do fluxo arterial renal diastólico se deve ao edema e à obstrução à saída do sangue arterial que adentra o rim. Nos bebês, esses sinais são muito menos confiáveis, porque há um rápido restabelecimento do fluxo na veia renal principal, assim como nas veias intra-renais. O fluxo diastólico, embora afetado nos estágios iniciais do processo, é rapidamente restabelecido em 80% ou 90% daquele do rim contralateral. Parece haver um número aumentado de veias colaterais ao redor do hilo renal e da coluna vertebral (Fig. 58-35). Esse restabelecimento do fluxo venoso não ocorre apenas nos rins nativos, mas, também, nos transplantes renais, embora o processo demore muito mais (até três semanas no rim transplantado).[67,68]

Estenose da Artéria Renal. As principais causas de estreitamento da artéria renal de uma criança são a hiperplasia fibromuscular, a neurofibromatose e a arterite de radiação. Todavia, o óstio da artéria renal pode estar estreitado em doenças que afetam a aorta, tais como coarctação da aorta abdominal, neurofibromatose e doença de Takayasu. Previamente ao exame detalhado das artérias renais, a ultra-sonografia da aorta abdominal e a determinação do tamanho e arquitetura renais são úteis. Os sinais clássicos de estenose incluem resistência proximalmente aumentada ao fluxo (fluxo diastólico, ou mesmo sistólico, diminuído ou ausente), alta velocidade no ponto do estreitamento (> 180 cm/s), turbulência ime-

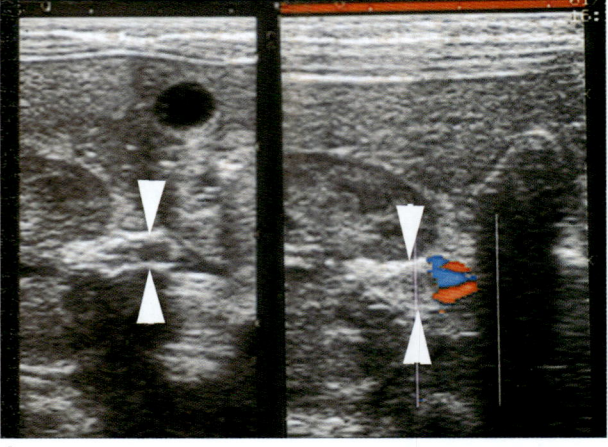

FIGURA 58-35. Trombose de veia renal. A, Cortes coronais do hilo renal direito em um lactente de 12 dias de vida exibindo um **trombo calcificado** dilatando a veia renal, com sinais de Doppler colorido ao redor do trombo. *Continua*

SINAIS DE ESTENOSE DA ARTÉRIA RENAL

Resistência ao fluxo proximalmente aumentada
Fluxo diastólico, ou mesmo sistólico, diminuído ou ausente
Alta velocidade no ponto do estreitamento (> 180 cm/s)
Turbulência imediatamente distal
Circulação à vazante exibindo curva *parvus-tardus*

diatamente distal e o fluxo retornando possivelmente ao normal a alguma distância da estenose.

Infelizmente, as artérias renais não são sempre integralmente observadas ultra-sonograficamente, e o Doppler não é altamente sensível para a detecção da doença vascular renal em crianças. Descobriu-se que os seguintes critérios de Doppler arterial renal sugerem uma estenose significativa: medidas da velocidade de fluxo excedendo 180 cm/s e razão de velocidade entre a artéria renal e a aorta abdominal de mais de 3,5 a 1.[69] Além disso, os efeitos da estenose arterial grave sobre a circulação abaixo do estreitamento podem ser utilizados para diagnosticar a estenose. Esses efeitos sobre a circulação à vazante, devidos à perda de energia cinética e à elevada retração elástica normal das artérias renais, incluem:

- Velocidade de fluxo diminuída;
- Abafamento da onda sistólica; e
- Aceleração reduzida do pulso sistólico ascendente.[69,70]

Uma vez que as artérias intra-renais são quase sempre acessíveis à investigação pelo Doppler, os efeitos secundários da estenose arterial renal grave (> 75%) podem ser bem refleti-

CAUSAS DE ESTENOSE DA ARTÉRIA RENAL

Hiperplasia fibromuscular
Neurofibromatose
Arterite por radiação
Coarctação da aorta
Doença de Takayasu

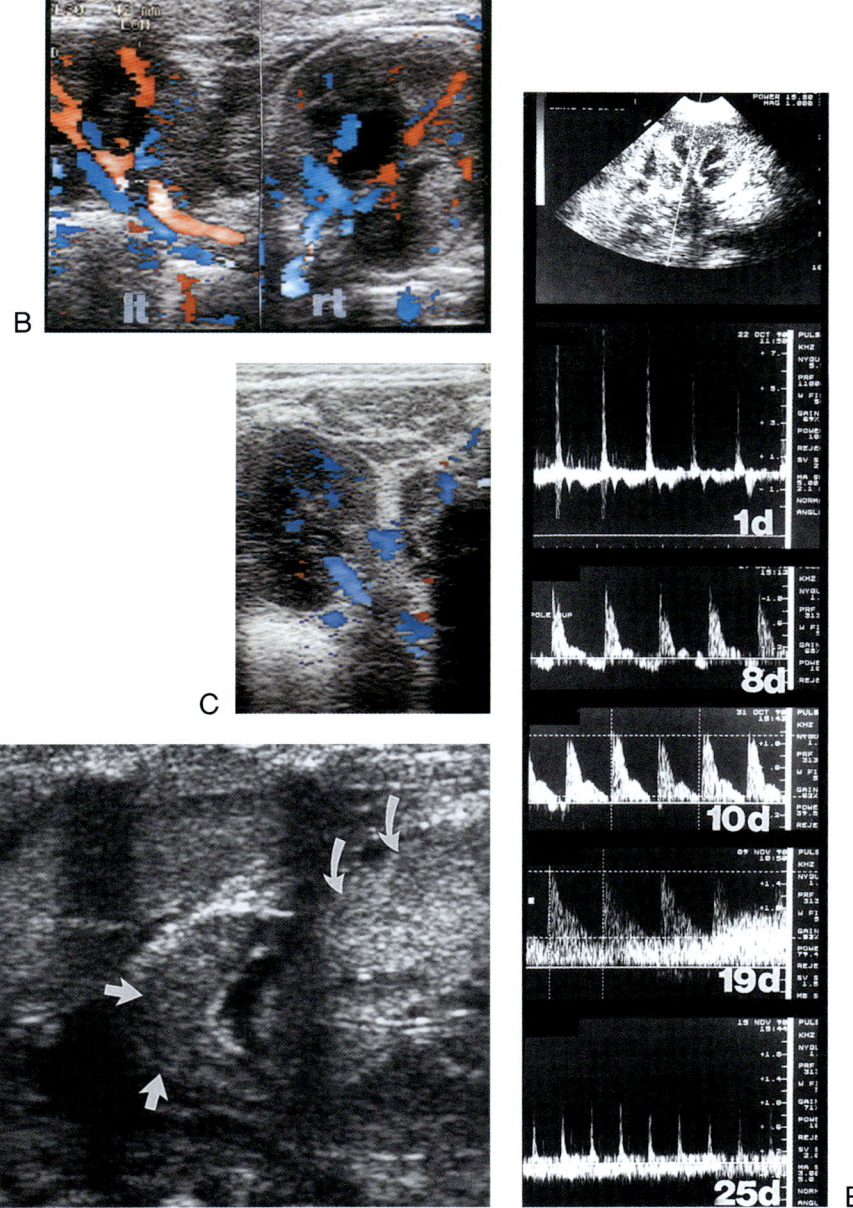

FIGURA 58-35. cont. Trombose de veia renal. B, Cortes ultra-sonográficos coronais em decúbito ventral do **rim esquerdo normal** (lt) **e do direito trombosado** (rt) evidenciando sinais de fluxo arterial e venoso em ambos os rins. Há fluxo venoso em torno da veia renal no hilo direito. **C, Trombose de veia renal esquerda** em um lactente de 1 ano (exame em decúbito ventral): note as pequeninas calcificações, principalmente na medula, e numerosas veias renais colaterais no hilo e próximas à coluna. **D, Trombose de veia renal esquerda e hemorragia adrenal** em um bebê prematuro de duas semanas. Corte longitudinal exibindo uma adrenal hemorrágica aumentada (*setas*) acima de um rim edematoso ecogênico (*setas curvas*). A drenagem comum da veia adrenal esquerda na veia renal esquerda torna este padrão mais provável à esquerda, uma vez que a drenagem venosa não é comum à direita. **E, Trombose da veia renal subseqüente ao transplante renal.** Traçados de Doppler pulsado de uma artéria segmentar foram obtidos um dia após o início dos sintomas (*topo*). No dia 1, existe fluxo diastólico reverso pulsátil. Os picos sistólicos são estreitos. A resistência intra-renal é muito alta. No dia 8, o fluxo diastólico positivo inicial retornou, mas o fluxo diastólico final permanece reverso. Os picos sistólicos estão menos estirados. No dia 10, o fluxo sistólico normal é observado, exceto na telediástole, onde ainda está ausente. No dia 19 há um aumento adicional do fluxo diastólico. (Os sinais de uma veia segmentar adjacente estão sobrepostos no traçado arterial.) No dia 25, a impedância intra-renal aumentou uma vez mais. Não existe fluxo diastólico e os picos sistólicos são estreitos. (Há um constante artefato de baixo ruído em cada lado da linha de referencia.) A biópsia desse dia demonstrou rejeição aguda grave. (De Laplante S, Patriquin HB, Robitaille P, et al.: Renal vein thrombosis in children: Evidence of early recovery with Doppler US. Radiology 1993; 189:37-42.)

dos aqui (Fig. 58-36).[69,70] As curvas do Doppler retornam ao normal imediatamente após a correção da estenose. Deve ser lembrado que a **curva *parvus-tardus*** (descrita na circulação à vazante) reflete qualquer estenose que ocorra à montante, incluindo a doença de Takayasu ou a coartação da aorta.

Doença Arterial Intra-renal. A **síndrome hemoliticourêmica**, que consiste em anemia, trombocitopenia e insuficiência renal aguda, geralmente acompanha a gastroenterite, especialmente a infecção pela *E. coli* 0 157:H7 e suas toxinas resultantes. Ela é a causa principal de insuficiência renal aguda em crianças, gerando múltiplos trombos glomerulares e vasculite que afetam as arteríolas renais. Essas lesões provocam um aumento da resistência ao fluxo sangüíneo arterial intra-renal. À ultra-sonografia, o córtex renal encontra-se uniformemente hiperecogênico e as pirâmides agudamente demarcadas (Fig. 58-37). Os rins podem aumentar bastante. Durante um estudo feito com 20 crianças com síndrome hemoliticourêmica, descobrimos a ausência de fluxo diastólico na fase anúrica.[71] À medida que as lesões vasculares agudas se curavam, o fluxo diastólico retornou, acompanhado por diurese, em 24 a 48 horas. Uma vez que os exames com Doppler prognosticavam o início da diurese, a duração da diálise peritoneal foi mantida em um mínimo, reduzindo, conseqüentemente, os riscos de complicações.

Hidronefrose. Nem todos os sistemas coletores renais dilatados estão obstruídos nas crianças, e um ureter agudamente obstruído pode sofrer um espasmo e não dilatar de modo algum. A cintilografia com DTPA e Lasix e como o teste de Whitaker estão sendo usados para distinguir os ureteres dilatados dos verdadeiramente obstruídos, com sucesso parcial.

Uma vez que não existe nenhum teste diferenciador confiável, as possibilidades do exame por Doppler nesse campo estão sendo observadas com interesse, especialmente em urologia pediátrica. A obstrução ureteral aguda provoca a imediata vasodilatação intra-renal, seguida, muitas horas mais tarde, por vasoconstrição. Durante os dias ou semanas, essa vasoconstrição se reduz, seja em virtude do alívio pressórico gerado pela ruptura do fórnice, seja por conta da adaptação mediada por hormônios.[72] O efeito da vasoconstrição aguda foi angiograficamente demonstrado em animais nos quais a ligadura ureteral foi acompanhada pela ausência de enchimento arteriolar após a injeção de material de contraste no interior da artéria renal.[73] Platt *et al.*[74] demonstraram um fluxo diastólico reduzido, refletindo resistência arterial aumentada no Doppler em adultos com obstrução ureteral aguda. As determinações do IR são mais bem comparadas ao padrão do próprio paciente: o rim normal na doença unilateral (Fig. 58-34) ou a linha de base do exame pré-operatório na hipótese de um rim único ou de um aloenxerto renal. Keller *et al.*[75] demonstraram que o IR do rim obstruído das crianças excede o do rim normal em 0,08 ou mais.

A resistência aumentada parece ser detectável somente no rim agudamente obstruído. Em um estudo em andamento com 110 crianças com obstrução urinária unilateral, não encontramos alterações significativas nos IRs de rins cronicamente obstruídos, tais como estenoses da JPU detectadas intra-útero.

Jatos Ureterais. Visíveis tanto à urografia como à ultra-sonografia vesical, esses jatos são facilmente perceptíveis com as imagens de Doppler.[76] O jato é medido dentro da bexiga, próximo à junção ureterovesical, em corte transversal. Ele possui uma curva ascendente quase vertical, um pico curto e uma rápida curva descendente. Na obstrução ureteral parcial, o jato normal é substituído por um gotejamento lento, quase constante, de urina adentrando a bexiga (Fig. 58-38).[78] O refluxo não pode ser diagnosticado pelo padrão de fluxo do jato ureteral.[14] Todavia, orifícios ureterais anormalmente localizados podem ser delineados com este método, pois quanto mais lateral o orifício, maior a probabilidade de refluxo vesicoureteral.

Transplante Renal

As causas comuns de mau funcionamento de um aloenxerto renal, logo após a cirurgia, incluem desidratação; obstrução da artéria ou da veia renal, ou do ureter; necrose tubular aguda; rejeição aguda; toxicidade à ciclosporina; e infecção (pielonefrite aguda). A ultra-sonografia é o exame de escolha para a busca de anomalias anatômicas. A informação hemodinâmica obtida com o Doppler é útil de várias maneiras. O exame com Doppler constitui um indicador confiável da patência da artéria e da veia renal recém-anastomosadas, assim como do fluxo nas artérias e veias intra-renais (segmentares, interlobares e arqueadas)[76] e nos desvios arteriovenosos pós-biópsia.[76] A artéria renal e suas anastomoses com a artéria ilíaca geralmente são vistas com a ultra-sonografia em tempo real e pelo Doppler; a detecção da estenose da artéria renal em um enxerto é muito mais fácil do que no rim nativo (Fig. 58-36C). A artéria renal é traçada a partir do hilo até a artéria ilíaca. O padrão do Doppler se altera de um fluxo pandiastólico, na artéria renal, para o típico padrão de alta resistência com um fluxo diastólico reverso precoce, na artéria ilíaca distal ao enxerto. A estenose é assinalada por uma zona de gradiente Doppler de alta freqüência. O padrão de fluxo além da estenose, e no interior do rim, pode estar normal ou apresentar um perfil de onda *parvus-tardus*, como na Figura 58-36.

Rejeição do Aloenxerto Renal. A diferença de histocompatibilidade entre o doador e o receptor (a menos que sejam gêmeos monozigóticos) leva à rejeição do aloenxerto renal. Existem dois tipos: intersticial ou celular, mediado por células T, e vascular ou humoral, mediado por células B. No tipo intersticial de rejeição, as células T, ativadas pelos antígenos do enxerto, estimulam a produção de células inflamatórias que, por sua vez, provocam a infiltração celular do córtex, edema intersticial e necrose tubular. As células inflamatórias são encontradas dentro dos capilares interlobulares, vênulas e linfáticos, mas as arteríolas e os glomérulos normalmente são poupados. A rejeição intersticial se assemelha histologicamente à nefrite tubulointersticial. O lúmen dos vasos não se encontra reduzido em seu calibre e, portanto, a impedância renal e o fluxo diastólico não são primariamente afetados.

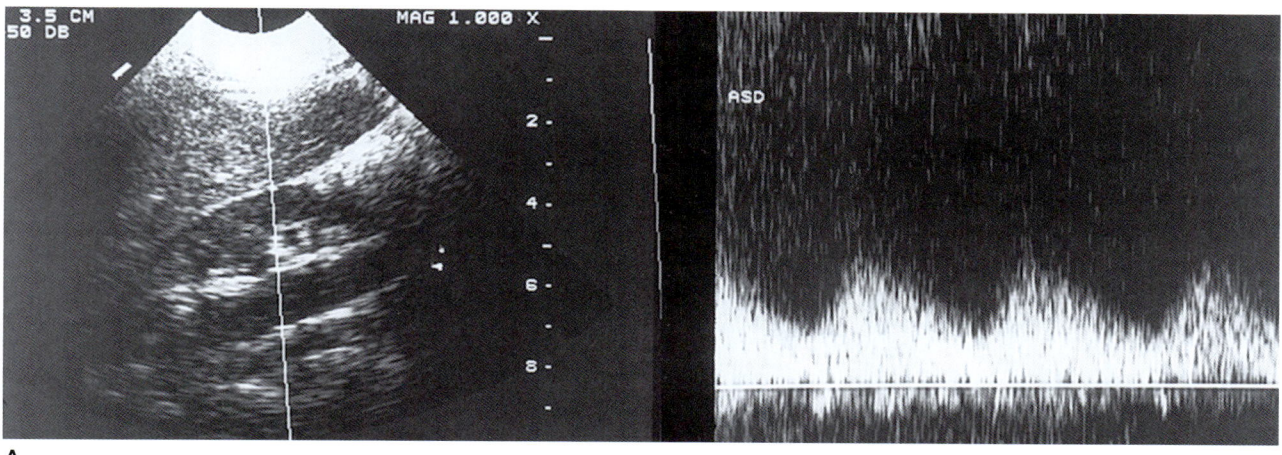

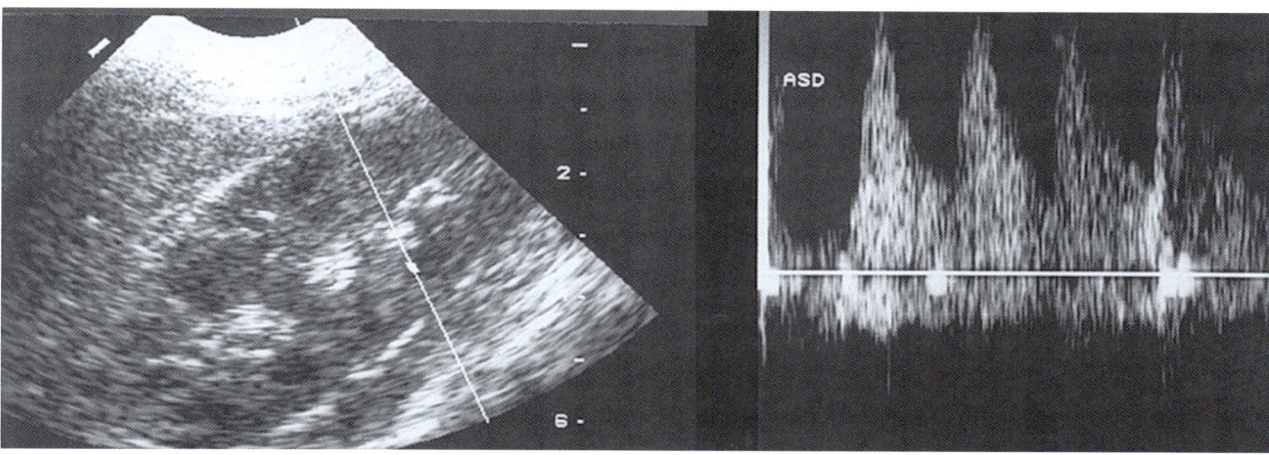

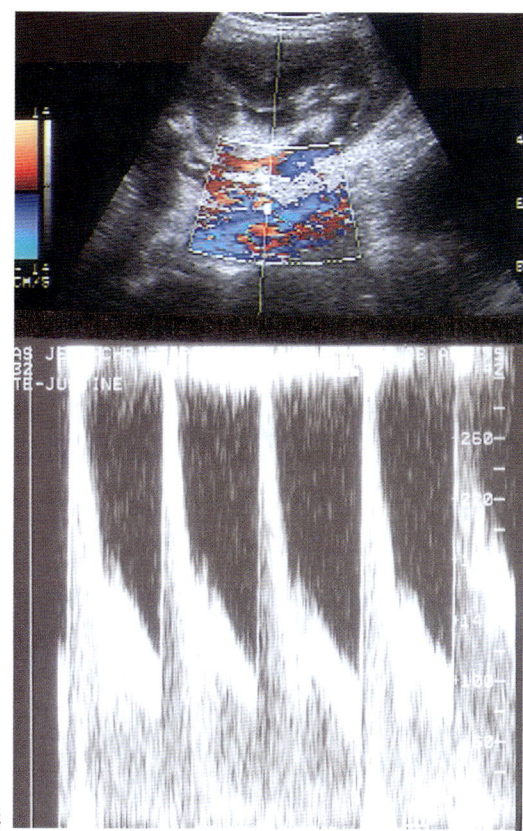

FIGURA 58-36. Estenose de artéria renal. A, Displasia fibromuscular com grave estenose arterial renal comprovada por arteriografia. Traçados de Doppler pulsado de artéria segmentar de um menino hipertenso de 6 anos (pressão sangüínea = 180/110 mm Hg). Existe um impulso ascendente diagonal e um abafamento da onda sistólica. **B,** O mesmo paciente 48 horas após reparo cirúrgico da estenose: o formato de onda retornou ao normal. **C,** Estenose de artéria renal pós-transplante com alta velocidade de fluxo na anastomose iliorrenal: um menino de 13 anos, três meses após o transplante renal. Imagem sagital com Doppler colorido do enxerto evidenciando fluxo turbulento (*cursor do Doppler*) de alta velocidade (*amarelo*). O diagrama espectral mostra uma velocidade de 280 cm/s (ângulo de 60º). (De Patriquin HB, Lafortune M, Jequier JC, et al.: Stenosis of the renal artery: Assessment of slowed systole in the downstream circulation with Doppler sonography. Radiology 1992; 184: 479-485.)

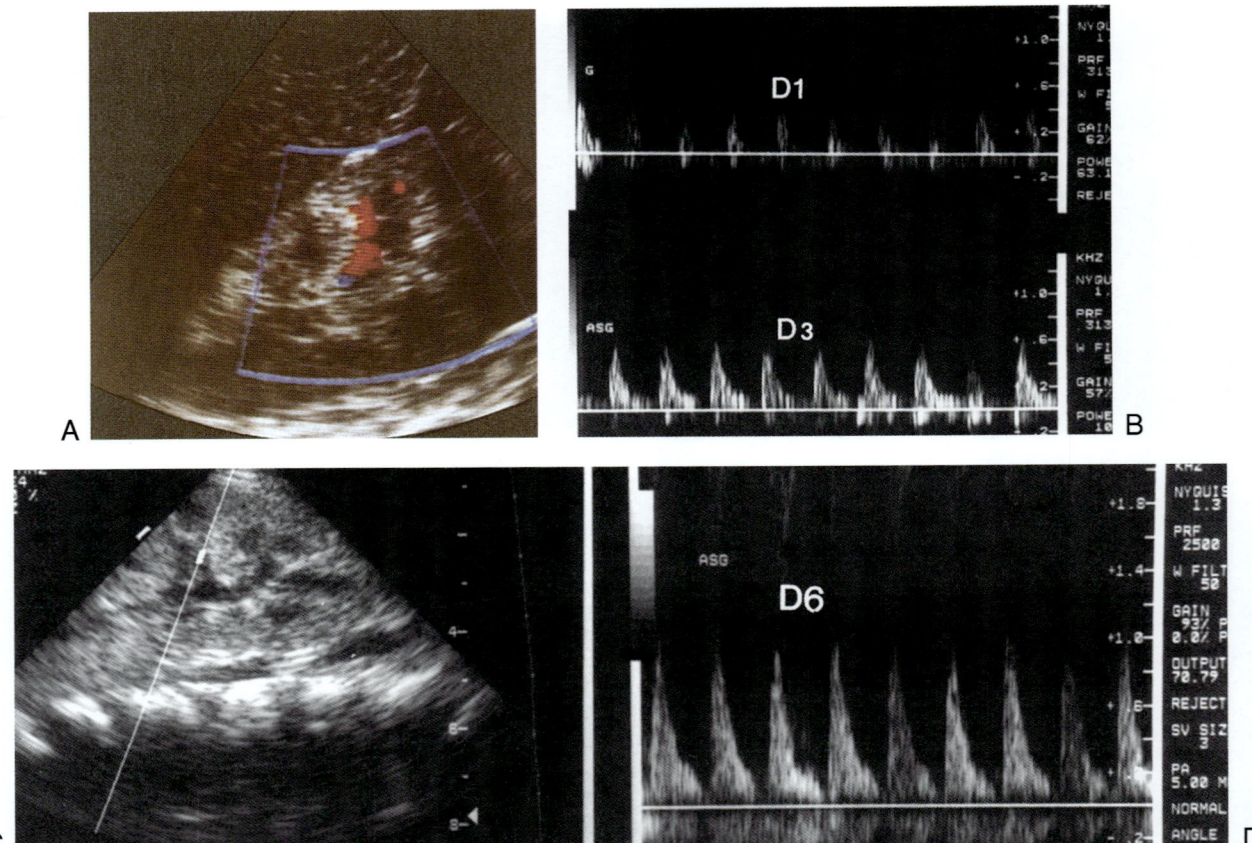

FIGURA 58-37. Síndrome hemoliticourêmica em uma menina de 2 anos. A, Doppler colorido exibindo artérias segmentares e interlobares pérvias (*vermelho*) delineadas contra o lado de uma pirâmide, bem observado por causa do córtex intensamente hiperecóico. **B,** Doppler espectral de uma artéria segmentar durante a fase anúrica. Dia 1 (*topo*): a sístole é muito curta; não existe fluxo diastólico; o índice de resistência é, conseqüentemente, 1. Dia 3 (*embaixo*): a sístole se tornou mais lenta e existe mais fluxo diastólico. **C** e **D,** Doppler espectral, dia 6: o fluxo diastólico melhorou muito, embora ainda não esteja normal.

No **tipo vascular de rejeição** ocorre a ativação das células B e estas produzem anticorpos antienxerto, dirigidos contra o endotélio das arteríolas e capilares. O resultado é o intumescimento e a inflamação do endotélio, que conduzem à lesão da parede vascular. A estase do fluxo sangüíneo é bastante aumentada, o que gera um fluxo diastólico diminuído, ausente, ou reverso.[78]

RESISTÊNCIA PÓS-TRANSPLANTE

Determinação do Momento da Rejeição. A rejeição aguda se dá principalmente entre as semanas 3 e 12 subseqüentes ao transplante, podendo recidivar mais tarde. Uma vez que as células T e B devem ser estimuladas, a resposta de rejeição normalmente leva uma semana ou mais para ocorrer. A rejeição hiperaguda acontece durante ou dentro de horas após o transplante, resultando da ação de anticorpos contra o tecido enxertado os quais já estavam presentes no hospedeiro previamente ao transplante. As rejeições hiperagudas são raras com os modernos testes de pré-sensibilização. A

CAUSAS DE DISFUNÇÃO DO TRANSPLANTE RENAL

Rejeição hiperaguda: horas após o transplante, devido a anticorpos de pré-sensibilização
Rejeição acelerada: 1 a 7 dias após o transplante, devido a doadores mal escolhidos; pré-sensibilização
Rejeição aguda: 3 a 12 semanas após o transplante, devido a anticorpos recém-formados
Disfunção do enxerto: 1 a 7 dias
Necrose tubular aguda (NTA)
Obstrução do sistema coletor
Grande coleção líquida perirrenal
Toxicidade por ciclosporina
Trombose aguda da veia renal
Pielonefrite
Rejeição crônica: meses a anos, devido à rejeição aguda repetida

rejeição acelerada ocorre entre os dias 1 a 7 em enxertos mal combinados de doadores vivos. Ela também é provocada pela pré-sensibilização. Outras causas de disfunção nos pri-

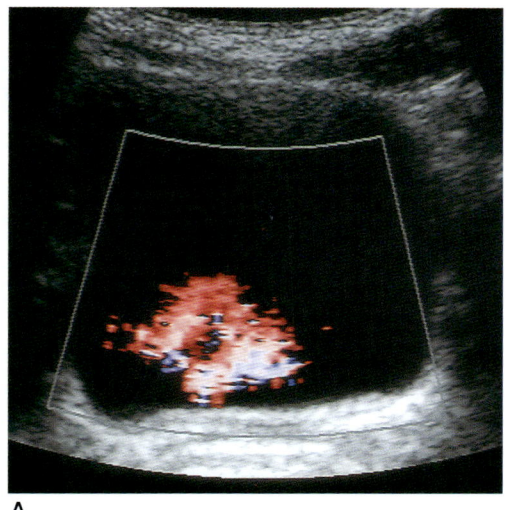

A

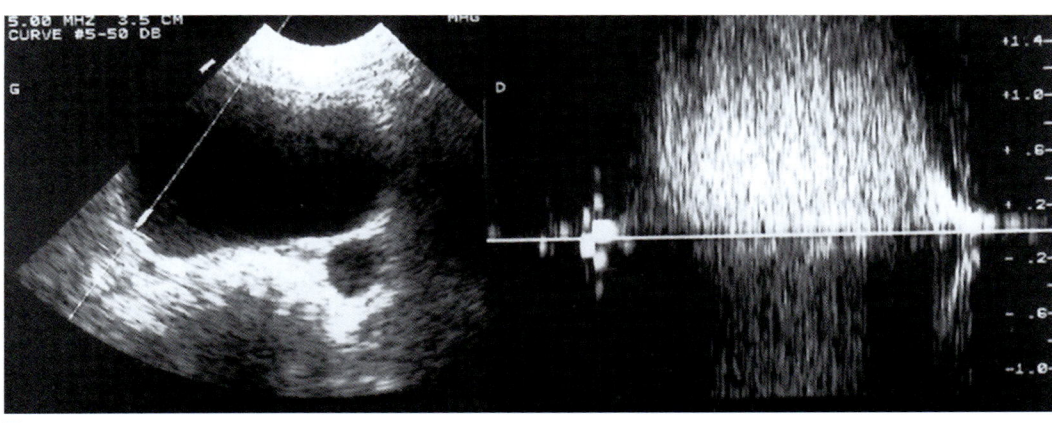

B

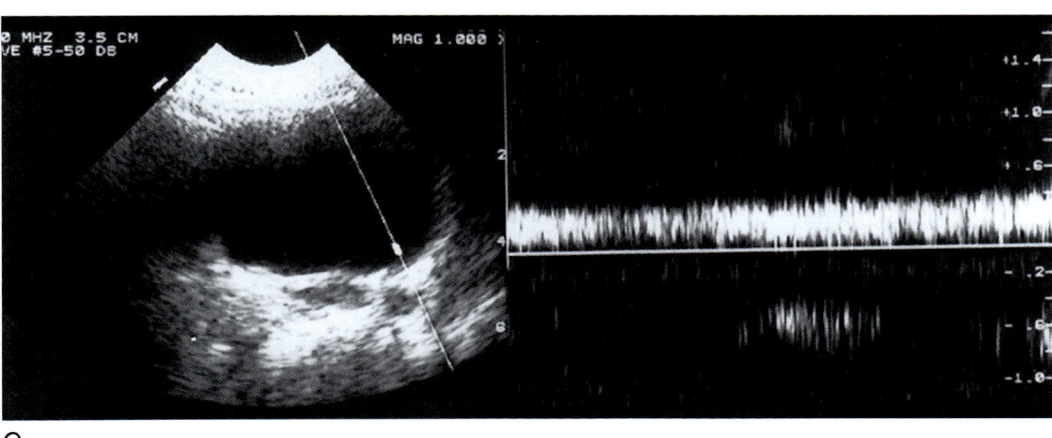

C

FIGURA 58-38. Jatos ureterais. Corte transversal da base da bexiga (de um menino de 8 anos). **A,** Doppler colorido auxiliando a localização do jato. **B,** Jato da curva de Bell normal de um ureter direito igualmente normal. **C,** Embaixo: sinal de Doppler constante do ureter esquerdo obstruído. A urina parece estar alcançando a bexiga em um gotejamento mais ou menos constante. (De Patriquin HB, Paltiel H: Pediatric Radiology Categorical Course Syllabus, RSNA, 1989.)

meiros dias ou na semana pós-transplante incluem necrose tubular aguda (NTA), uropatia obstrutiva, grandes coleções líquidas perirrenais, toxicidade pela ciclosporina, trombose aguda da veia renal e pielonefrite. Os achados clínicos são em tudo semelhantes: redução do débito urinário, elevação da creatinina sérica, dor abdominal, febre e leucocitose. A hidronefrose e as coleções líquidas perirrenais são facilmente detectadas com a ultra-sonografia em escala de cinza.

O Doppler é um indicador sensível do aumento da impedância intra-renal que acompanha a rejeição vascular. Se puderem ser obtidas medidas seriadas, fazendo-se um estudo basal logo após a cirurgia, então o IR do paciente poderá ser comparado à sua própria norma e não a padrões populacionais (Fig. 58-39). As determinações isoladas têm se revelado desapontadoras para diferenciar a NTA e a toxicidade pela ciclosporina da rejeição aguda. A ultra-sonografia é utilizada para a investigação inicial do fracasso de um enxerto. O diagnóstico da rejeição é estabelecido pela biópsia.

Para avaliar as alterações da resistência arterial intra-renal nas condições comumente encontradas no rim transplantado, Pozniak et al.[78] estudaram quatro grupos de aloenxertos caninos com Doppler pulsado: normais, NTA, toxicidade pela ciclosporina e rejeição (Tabela 58-1). Nos grupos normais e naqueles com NTA, o IR se elevou imediatamente após a cirurgia, retornando aos níveis basais depois de 10 dias. O comprimento renal também aumentou discretamente. Nenhuma alteração significativa no IR ou no comprimento renal foi observada no grupo da toxicidade pela ciclosporina. O grupo da rejeição aguda exibiu uma discreta redução inicial do IR e, então, uma elevação rápida e progressiva do IR após o dia 5. O comprimento renal também aumentou constantemente. Esse estudo é uma elegante demonstração das alterações temporais da impedância renal em três das doenças mais comuns que afetam o aloenxerto renal recente. Ele também ilustra a dificuldade na tentativa de diagnosticar um processo patológico específico a partir de uma única determinação do IR ou do comprimento renal, enfatizando a importância de exames seriados e da sua correlação com os achados clínicos.

Quando a rejeição vascular aguda é efetivamente tratada (com ciclosporina, que previne a proliferação das células T, ou com anticorpos policlonais ou monoclonais, que tornam as células T "cegas" para os antígenos do enxerto), a redução da resistência intra-renal é dramática, sendo bem demonstrada ao Doppler pulsado (Fig. 58-39).[77] A rejeição crônica ocorre meses ou anos após o transplante, sendo o resultado de muitos episódios de rejeição aguda tratados sem êxito. A rejeição crônica pode se iniciar precocemente, nos primeiros poucos meses após o transplante, caracterizando-se por arterite esclerosante e atrofia tubular. Os glomérulos são pequenos ou hialinizados, havendo proliferação da íntima vascular, especialmente das artérias interlobares e arqueadas. O resultante diâmetro reduzido dos pequenos vasos intra-renais gera um aumento da impedância vascular e um fluxo diastólico baixo ou ausente.

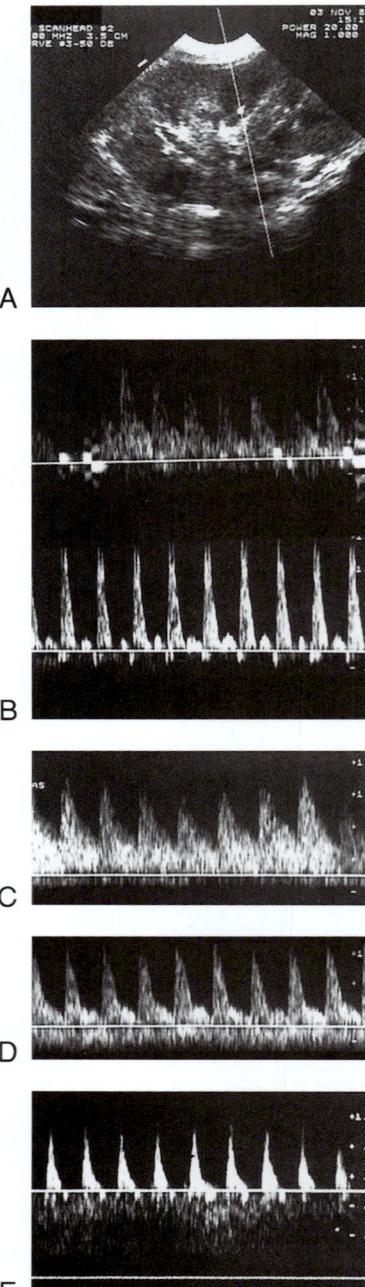

FIGURA 58-39. Rejeição de aloenxerto renal e tratamento. A, O cursor do Doppler adjacente a uma pirâmide registra um padrão de fluxo normal (no interior de uma artéria interlobar) dois dias após o transplante. **B,** Uma semana depois, o fluxo diastólico normal desapareceu; o fluxo reverte ao final da diástole. O nível sérico de creatinina se elevou e havia oligúria. **C,** 12 horas depois do término de um ciclo de terapia anti-rejeição com anticorpos monoclonais, o fluxo intra-renal normal foi retomado (fluxo urinário e níveis de creatinina retornaram a níveis quase normais). **D,** Dentro de uma semana, o nível de creatinina se elevou novamente. O fluxo diastólico diminuiu. **E,** Dois dias depois, durante oligúria, a reversão do fluxo diastólico prenunciou outro episódio grave de rejeição. (De Patriquin HB, Paltiel H: Pediatric Radiology Categorical Course Syllabus, RSNA, 1989.)

TABELA 58–1. RESISTÊNCIA ARTERIAL INTRA-RENAL PÓS-TRANSPLANTE			
	IR Precoce	**IR Tardio**	**Comprimento Renal**
Normal	↑	Basal após 10 dias	↑ discretamente
NTA	↑	Basal após 10 dias	↑ discretamente
Toxicidade por ciclosporina	Sem alteração	Sem alteração	Sem alteração
Rejeição aguda	↑ IR	↑ IR após 5 dias	↑

IR, índice de resistência.

ULTRA-SONOGRAFIA ADRENAL PEDIÁTRICA

Anatomia Normal

O sucesso da visualização ultra-sonográfica da glândula adrenal normal varia em função da idade e do tamanho do paciente. No período neonatal, a glândula adrenal normal pode ser prontamente visualizada por ser relativamente grande, por existir relativamente pouca gordura perirrenal a obscurecer a glândula, e porque os transdutores de alta freqüência podem ser utilizados. As glândulas adrenais normais são imediatamente identificadas na localização supra-renal, possuindo uma configuração em forma de V, Y ou Z (Fig. 58-40). A glândula apresenta uma fina área central ecogênica que representa a medula adrenal. Esta está circundada por um halo menos ecogênico que representa o córtex adrenal.[79] No neonato, existe uma espessa zona fetal que ocupa cerca de 80% do córtex glandular. Após o parto, a zona fetal do córtex adrenal sofre involução.

Ao nascimento, a congestão vascular está presente por toda a zona fetal, a involução ocorre por necrose hemorrágica e a zona fetal se retrai gradualmente, sendo substituída, em torno de um ano, por tecido conjuntivo. Valores para o tamanho normal da glândula adrenal no lactente estão disponíveis. O comprimento da adrenal varia entre 3,6 e 0,9 cm (média = 1,5 cm);[79] a largura oscila entre 0,5 e 0,2 cm (média = 0,3 cm). O comprimento adrenal médio aumenta com a idade gestacional. Na criança mais velha e no adolescente, a glândula adrenal não é de fácil visualização ultra-sonográfica, de modo que outras modalidades de imagem são preferíveis para esta avaliação. Se houver **agenesia renal**, a adrenal neonatal será observada como uma estrutura linear alongada (horizontalmente posicionada), ainda reconhecível pelo córtex e medula normais (Fig. 58-41).

Hiperplasia Adrenal Congênita

Crianças com deficiência da 21-hidroxilase, a qual é necessária para a produção adrenal de cortisol, apresentam um acúmulo excessivo de precursores androgênicos, com glândulas adrenais aumentadas[80] e virilização da genitália nos lactentes do sexo feminino. A largura da glândula adrenal estava aumentada em quatro de seis pacientes relatados por Sivit[81] (maior que 0,5 cm), com a preservação da arquitetura

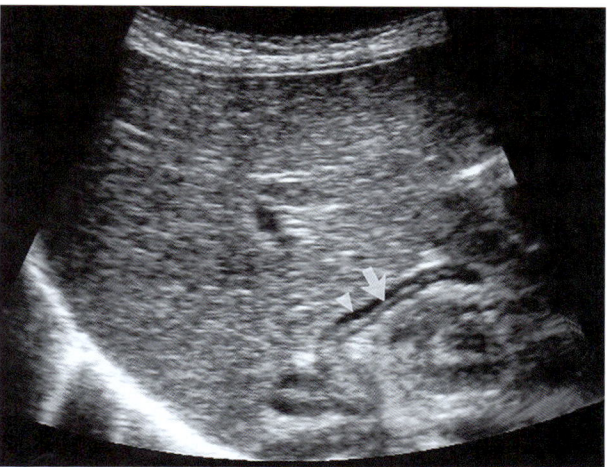

FIGURA 58-40. Glândula adrenal normal no lactente. Corte longitudinal do rim direito e da glândula adrenal evidencia uma glândula em formato de Y com uma área ecogênica central (*seta*), representando a medula adrenal, e um halo periférico menos ecogênico, que representa o córtex adrenal fetal (*ponta de seta*).

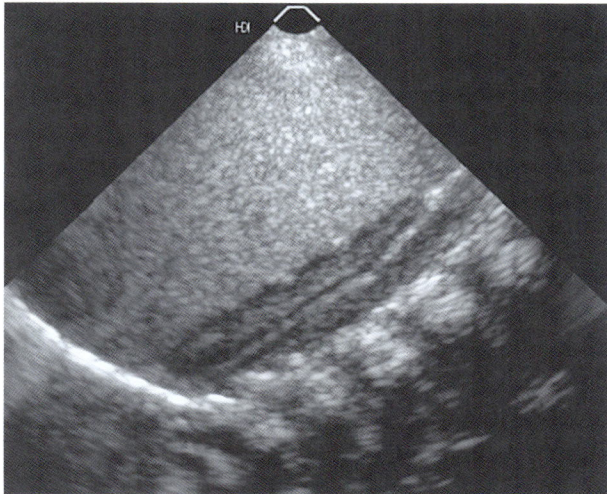

FIGURA 58-41. "Adrenal achatada horizontalmente posicionada" em um neonato com agenesia renal. Corte longitudinal exibindo somente a adrenal na fossa renal direita, córtex tipicamente hipoecóico, medula ecogênica e uma glândula adrenal de formato plano.

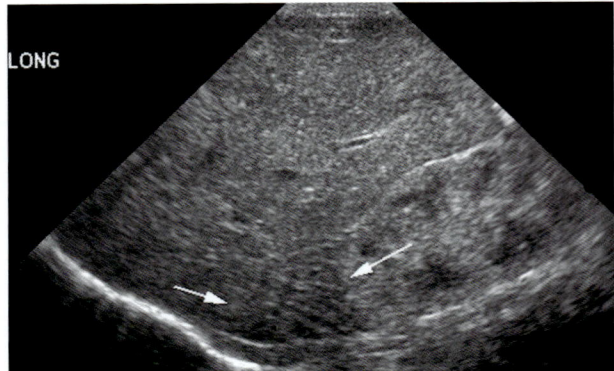

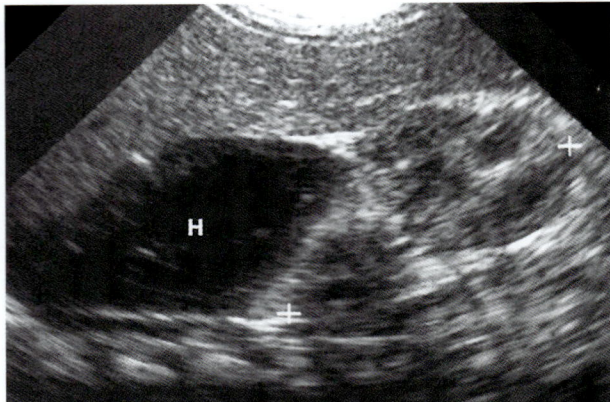

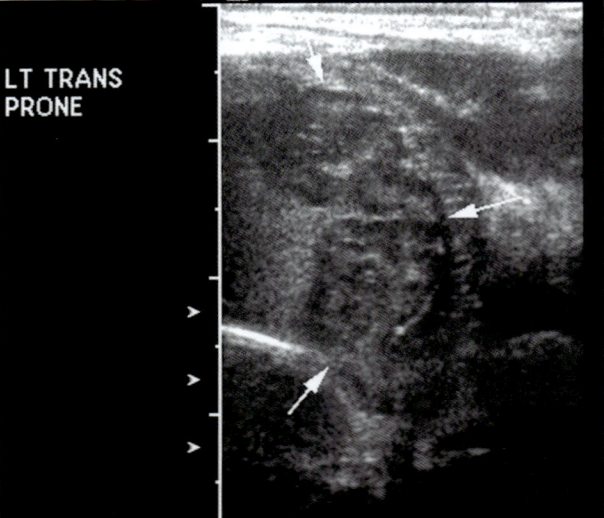

FIGURA 58-42. Glândula adrenal cerebriforme em um neonato com hiperplasia adrenal congênita. A, Imagem longitudinal com espirais adrenais redundantes (*setas*) coroando o ápice renal direito. **B,** Imagem transversal exibindo espirais com a glândula ecogênica central e um córtex hipoecóico (*setas*).

normal. As glândulas adrenais em 8 de 16 pacientes encontravam-se aumentadas, conforme descrito por Hernanz-Schulman.[82] Todavia, uma glândula de tamanho normal não exclui o diagnóstico. Um aspecto tipicamente cerebriforme foi descrito (Fig. 58-42).[83]

Hemorragia Adrenal Neonatal

A hemorragia no interior da glândula adrenal ocorre no neonato e está associada a estresse, trauma no parto, anoxia, sepse, distúrbios hemorrágicos e diabetes materno. Ela acontece mais freqüentemente entre o segundo e o sétimo dias de vida, com os pacientes apresentando uma massa abdominal, hiperbilirrubinemia e, ocasionalmente, choque hipovolêmico. Algumas vezes, a hemorragia é completamente assintomática. Se houver uma massa abdominal palpável, a hemorragia adrenal deve ser diferenciada de um

FIGURA 58-43. Hemorragia adrenal neonatal. Corte longitudinal do abdome superior direito exibindo deslocamento inferior do rim direito (++) por uma massa supra-renal. A glândula adrenal encontra-se aumentada secundariamente à hemorragia, com um hematoma hipoecóico (H).

tumor da glândula adrenal ou do rim. A ultra-sonografia demonstra uma massa supra-renal de ecogenicidade variável.[84,85] Na fase aguda, a hemorragia normalmente é ecogênica, representando a formação de coágulos. Ao longo de diversas semanas, a hemorragia fica livre de ecos quando o coágulo sofre lise, se liquefazendo (Fig. 58-43). A hemorragia gradualmente diminui de tamanho e pode resultar em calcificação adrenal. A sua diferenciação de um neuroblastoma neonatal é importante, e exames de acompanhamento que demonstrem a massa reduzindo de tamanho, e eventualmente se resolvendo, confirmam o diagnóstico de uma hemorragia adrenal.

Referências

Ultra-sonografia Renal Pediátrica
1. Han BK, Babcock DS: Sonographic measurements and appearance of normal kidneys in children. AJR 1985;145:611-616.
2. Slovis TL, Sty JR, Haller JO: Imaging of the Pediatric Urinary Tract. Philadelphia, WB Saunders, 1989.
3. Patriquin H, Lefaivre J-F, Lafortune M, et al: Fetal lobation: an anatomo-ultrasonographic correlation. J Ultrasound Med 1990;9:191-197.
4. Currarino G, Lowichik A: The Oddono's sulcus and its relation to the renal "junctional parenchymal defect" and the "interrenicular septum." Pediatr Radiol 1997;27:6-10.
5. Rosenfield AT, Taylor KJW, Crade M, et al: Anatomy and pathology of the kidney by gray scale ultrasound. Radiology 1978;128:737-744.
6. Hricak H, Slovis TL, Callen CW, et al: Neonatal kidneys: Sonographic anatomic correlation. Radiology 1983;147:699-702.
7. Jequier S, Rousseau O: Sonographic measurements of the normal bladder wall in children. AJR 1987;149:563-566.

Anomalias Congênitas do Trato Urinário
8. Mackie GG, Awange H, Stephens F: The ureteric orifice: The embryologic key to radiologic status of duplex kidneys. J Pediatr Surg 1975;10:473-481.

9. Schaffer RM, Shik YN, Becker JA: Sonographic identification of collecting system duplications. J Clin Ultrasound 1983;11:309-312.
10. Hayden CK Jr, Swischuk LE: Pediatric Ultrasonography. Baltimore, Williams & Wilkins, 1987, pp 263-345.

Hidronefrose

11. Brown T, Mandell J, Lebowitz RL: Neonatal hydronephrosis in the era of sonography. AJR 1987;148:958-963.
12. Zerin J: Hydronephrosis in the Neonate and Young Infant: Current Concepts. Seminars in Ultrasound, CT and MRI, Vol. 15, No. 4 (August), 1994, pp 306-316.
13. Wood BP, Ben-Ami T, Teele RL, et al: Ureterovesical obstruction and megaureter: Diagnosis by real-time ultrasound. Radiology 1985;156:179.
14. Jequier S, Paltiel H, Lafortune M: Ureterovesical jets in infants and children: Duplex and color Doppler US studies. Radiology 1990;175:349-353.
15. Gilsanz V, Miller JH, Reid BS: Ultrasonic characteristics of posterior urethral valves. Radiology 1982;145:143.
16. Silverman FN: Caffey's Pediatric X-ray Diagnosis, 8th ed. Chicago, Year Book Medical, 1985, pp 1885-1934.
17. Duckett JW, Caldamon AA: Bladder and urachus. In Kelakis PP, King LR, Belman AB (eds.): Clinical Pediatric Urology. Philadelphia, WB Saunders, 1985, pp 726-751.
18. Cacciarelli AA, Kass EJ, Yang SS: Urachal remnants: Sonographic demonstration in children. Radiology 1990;174:473-475.
19. Fernbach SK, Feinstein KA. Abnormalities of the bladder in children: Imaging findings. AJR 1994;162:1143-1150.

Doença Renal Cística

20. Osathanondk V, Potter EL: Pathogenesis of polycystic kidneys. Arch Pathol 1964;77:458-512.
21. Blyth H, Ockenden BG: Polycystic disease of the kidneys and liver presenting in childhood. J Med Genet 1971;8:257-284.
22. Premkumar A, Berdon WE, Levy J, et al: The emergence of hepatic fibrosis and portal hypertension in infants and children with autosomal recessive polycystic kidney disease: Initial and follow-up sonographic and radiographic findings. Pediatr Radiol 1988;18:123-129.
23. Melson GL, Shackelford GD, Cole BR, et al: The spectrum of sonographic findings in infantile polycystic kidney disease with urographic correlations. J Clin Ultrasound 1985;13:113-119.
24. Lonergan G, Rice R, Suarez E: Autosomal recessive polycystic kidney disease: Radiologic-pathologic correlation. Radiographics 2000;20:837-855.
25. Avni F, Guissard G, Hall M, Janssen F, et al: Hereditary polycystic kidney diseases in children: Changing sonographic patterns through childhood. Pediatr Radiol 2002;32:169-174.
26. Rosenfield AT, Lipson MH, Wolf B, et al: Ultrasonography and nephrotomography in the presymptomatic diagnosis of dominantly inherited (adult onset) polycystic kidney disease. Radiology 1980;135:423-427.
27. Kaariainen H, Jaaskelainen J, Kivisaari L, et al: Dominant and recessive polycystic kidney disease in children: Classification by intravenous pyelography, ultrasound, and computed tomography. Pediatr Radiol 1988;18:45-50.
28. Stuck KJ, Koff SA, Silver TM: Ultrasonic features of multicystic dysplastic kidney: Expanded diagnostic criteria. Radiology 1982;143:217-221.
29. Gordon AC, Thomas DFM, Arthur RJ, et al: Multicystic dysplastic kidneys: Is nephrectomy still appropriate? J Urol 1988;140:1231-1234.
30. Strife J, Souza A, Kirks D, et al: Multicystic dysplastic kidney in children: US follow-up. Radiology 1993; 186:785-788.
31. Narla LD, Slovis TL, Watts FB, et al: The renal lesions of tuberosclerosis (cysts and angiomyoliposis): Screening with sonography and computerized tomography. Pediatr Radiol 1988;18:205-209.
32. Siegel BA, Proto AV: Pediatric Disease Test and Syllabus, 4th series. Reston, VA, American College of Radiology, 1993.

Infecção do Trato Urinário

33. Lebowitz RL, Mandell J: Urinary tract infection in children: Putting radiology in its place. Radiology 1987;165:1-9.
34. Jequier S, Forbes PA, Nogrady MB: The value of ultrasonography as a screening procedure in a first documented urinary tract infection in children. J Ultrasound Med 1985;4:373-400.
35. Mason WG. Urinary tract infections in children: Renal ultrasound evaluation. Radiology 1984;153:109-111.
36. Gelfand M, Parker B, Kushner D, et al: Urinary Tract Infection. American College of Radiology ACR Appropriateness Criteria, 2000, pp 847-854.
37. Talner LB, Davidson AJ, Lebowitz RL, et al: Acute pyelonephritis: Can we agree on terminology? Radiology 1994;192:297.
38. Babcock DS: Sonography of wall thickening of the renal collecting system: A nonspecific finding. J Ultrasound Med 1987;6:29-32.
39. Majd M, Rushton HG: Renal cortical scintigraphy in the diagnosis of acute pyelonephritis. Sem Nucl Med 1992;22:98-111.
40. Dacher J-N, Pfister C, Monroc M, et al: Power Doppler sonographic pattern of acute pyelonephritis in children: Comparison with CT. AJR 1996;166:1451-1455.
41. Rosenfield AT, Glickman MG, Taylor KJW, et al: Acute focal bacterial nephritis (acute lobar nephronia). Radiology 1979;132:553-561.
42. Cohen HL, Haller JO, Schechter S, et al: The management of the infant: Ultrasound evaluation. Urol Radiol 1986;8:17-21.
43. Robinson PJ, Pocock RD, Frank JD: The management of obstructive renal candidiasis in the neonate. Br J Urol 1987;59:380-382.

Doença Renal Parenquimatosa

44. Rosenfield AT, Siegel NJ: Renal parenchymal disease: Histopathologic-sonographic correlation. AJR 1981;137:793-798.
45. Bruwer A: Primary renal calculi: Anderson-Carr-Randall progression? AJR 1979;132:751-758.
46. Patriquin H, Robitaille P: Renal calcium deposition in children: Sonographic demonstration of the Anderson-Carr progression. AJR 1986;146:1253-1256.
47. Patriquin H, O'Regan S: Medullary sponge kidney in childhood. AJR 1985;145:315-319.
48. Patriquin H, Lafortune M, Filiatrault D: Urinary milk of calcium in children and adults: Use of gravity-dependent sonography. AJR 1985;144:407-413.
49. Jayogapal S, Cohen HL, Brill PW, et al: Calcified neonatal renal vein thrombosis demonstration by CT and US. Pediatr Radiol 1990;20:160-162.
50. Gilsanz V, Fernal W, Reid BS, et al: Nephrolithiasis in premature infants. Radiology 1985;154:107-110.

Trauma Renal

51. Stalker P, Kaufman RA, Stedje K: The significance of hematuria in children after blunt abdominal trauma. AJR 1990;154:569-571.

52. Furtschegger A, Egender G, Jakse G: The value of sonography in the diagnosis and follow-up of patients with blunt renal trauma. Br J Urol 1988;62:110-116.

Tumores Adrenais e Renais

53. Lowe L, Isuani B, Heller R, Stein S, et al:. Pediatric renal masses: Wilms tumor and beyond. Radiographics 2000;20:1585-1603.
54. Byrd RL: Wilms' tumor: Medical aspects. In Broecher BH, Klein FA (eds.): Pediatric Tumor of the Genitourinary Tract. New York, Alan R. Liss, 1988, pp 61-73.
55. Jaffe MH, White SJ, Silver TM, et al: Wilms' tumor: Ultrasonic features, pathologic correlation, and diagnostic pitfalls. Radiology 1981;140:147-152.
56. De Campo JF: Ultrasound of Wilms' tumor. Pediatr Radiol 1986;16:21-24.
57. Lonergan G, Martinez-Leon M, Agrons G, et al: Nephrogenic rests, nephroblastomatosis, and associated lesions of the kidney. Radiographics 1998;18:947-968.
58. Van Campenhout I, Patriquin H: Malignant microvasculature in abdominal tumors in children: Detection with Doppler US. Radiology 1992;183:445-448.
59. White KS: Helical/spiral CT scanning: A pediatric radiology perspective. Pediatr Radiol 1996;26:5-14.
60. Bousvaros A, Kirks DR, Grossman H: Imaging of neuroblastoma: An overview. Pediatr Radiol 1986;16:39-106.
61. Hartman DS, Sanders RC: Wilms' tumor versus neuroblastoma: Usefulness of ultrasound differentiation. J Ultrasound Med 1982;1:117-122.
62. Hartman DS, Lesar MSL, Madewell JE, et al: Mesoblastic nephroma: Radiologic-pathologic correlation of 20 cases. AJR 1981;136:69-74.
63. McAlister WH, Seigel MJ, Askin FB, et al: Multilocular renal cysts. Urol Radiol 1979;1:89-92.
64. Hartman DS, Davis CJ Jr, Goldman SM: Renal lymphoma: Radiologic-pathologic correlation of 21 cases. Radiology 1982;144:758-766.
65. Heiken JP, McClennan BL, Gold RP: Renal lymphoma. Semin Ultrasound, CT & MR 1986;7:58-66.

Doenças Vasculares Renais em Crianças: Avaliação com Doppler

66. Hubsch PJS, Mostbeck G, Barton PP, et al: Evaluation of arteriovenous fistulas and pseudoaneurysms in renal allografts following percutaneous needle biopsy. J Ultrasound Med 1990;9:95-100.
67. Rosenfield AT, Zeman RK, Cronan JJ, et al. Ultrasound in experimental and clinical renal vein thrombosis. Radiology 1980;137:735-741.
68. Laplante S, Patriquin HB, Robitaille P, et al. Renal vein thrombosis in children: Evidence of early flow recovery with Doppler US. Radiology 1993;189:37-42.
69. Stavros AT, Parker SH, Yakes WF, et al: Segmental stenosis of the renal artery: Pattern recognition of tardus and parvus abnormalities with duplex sonography. Radiology 1992;184:487.
70. Patriquin HB, Lafortune M, Jequier JC, et al: Stenosis of the renal artery: Assessment of slowed systole in the downstream circulation with Doppler sonography. Radiology 1992;184:479-485.
71. Patriquin HB, O'Regan S: Hemolytic-uremic syndrome: Intrarenal arterial Doppler patterns as a useful guide to therapy. Radiology 1989;172:625-628.
72. Tublin ME, Dodd GD, Verdile VP: Acute renal colic: Diagnosis with duplex Doppler US. Radiology 1994;193:697-701.
73. Ryan PC, Maher KP, Murphy B, et al: Experimental partial ureteric obstruction: Pathophysiologic changes in upper tract pressures and renal blood flow. J Urol 1987;138:674-678.
74. Platt JF, Rubin JM, Ellis JH, et al: Duplex Doppler US of the kidney: Differentiation of obstructive from nonobstructive dilatation. Radiology 1989;171:515-517.
75. Keller MS, Korsvik HE, Piccolello ML, et al. Comparison of diuretic Doppler sonography with diuretic renography in children with hydronephrosis. American Academy of Pediatrics, San Francisco, 1992, p 80.
76. Taylor KJW, Morse SS, Rigsby CM, et al: Vascular complications in renal allografts: Detection with duplex Doppler ultrasound. Radiology 1987;162:31-38.
77. Patriquin HB, Paltiel H: Pediatric Radiology Categorical Course Syllabus, RSNA, 1989.
78. Pozniak MA, Kelcz F, D'Alessandro A, et al: Sonography of renal transplants in dogs: The effect of acute tubular necrosis, cyclosporine nephrotoxicity, and acute rejection on resistive index and renal length. AJR 1992;158:791.

Ultra-sonografia Adrenal Pediátrica

79. Oppenheimer DA, Carroll BA, Yousem S: Sonography of the normal neonatal adrenal gland. Radiology 1983;146:157-160.
80. Bryan PJ, Caldamone AA, Morrison SC, et al: Ultrasound findings in the adreno-genital syndrome (congenital adrenal hyperplasia). J Ultrasound Med 1988;7:675-679.
81. Sivit CJ, Kushner DC, Hung W: Sonography in neonatal congenital adrenal hyperplasia. J Ultrasound Med 1990;9:S69.
82. Hernanz-Schulman M, Brock J 3rd, Russell W. Sonographic findings in infants with congenital adrenal hyperplasia. Pediatr Radiol 2002;32:130-137.
83. Avni EF, Rypens F, Smet MH, et al: Sonographic demonstration of congenital adrenal hyperplasia in the neonate: The cerebriform pattern. Pediatr Radiol 1993;23:88-90.
84. Mittelstaedt CA, Volberg FM, Merten D, et al: The sonographic diagnosis of neonatal adrenal hemorrhage. Radiology 1979;131:453-457.
85. Heij HA, Taets van Amerongen AHM, Ekkelkamp S, et al: Diagnosis and management of neonatal adrenal hemorrhage. Pediatr Radiol 1989;19:391-394.

O Trato Gastrointestinal Pediátrico

Susan D. John / Caroline Hollingsworth

SUMÁRIO DO CAPÍTULO

ESÔFAGO E ESTÔMAGO
   Anatomia Normal e Técnica
   Esôfago
   Estômago
   Estenose Hipertrófica do Piloro
   Espasmo Pilórico e Hipertrofia
    Muscular Mínima
   Armadilhas no Diagnóstico
    Ultra-sonográfico da Estenose
    Hipertrófica do Piloro
   Banda Gástrica
   Gastrite e Doença Ulcerosa
   Bezoar

DUODENO E INTESTINO
 DELGADO
   Anatomia Normal e Técnica
   Obstrução Duodenal Congênita
   Hematoma Duodenal
   Obstrução do Intestino Delgado
   Intussuscepção
CÓLON
   Anatomia Normal e Técnica
   Ânus Ectópico (Imperfurado)

DOENÇA INFLAMATÓRIA
 INTESTINAL
   Apendicite
   Neoplasias e Cistos
    Gastrointestinais
PÂNCREAS
   Anatomia Normal e Técnica
   Pancreatite
   Massas Pancreáticas

ESÔFAGO E ESTÔMAGO

Anatomia Normal e Técnica

A ultra-sonografia se tornou uma importante modalidade de diagnóstico por imagens na avaliação do trato gastrointestinal (GI) em crianças. O ultra-som permite a visualização direta das diversas camadas murais do trato gastrointestinal, adicionando uma nova dimensão às imagens desse sistema corporal. A habilidade em observar a dinâmica do trato gastrointestinal sem exposição à radiação ionizante constitui uma vantagem agregada pela ultra-sonografia. O ultra-som é mais adequado para porções do trato gastrointestinal que não estão envolvidas ou preenchidas por grandes volumes de gás. O estômago é mais bem avaliado após se permitir que o paciente ingira líquidos. A água com açúcar funciona bem com os lactentes.

Esôfago

A maior parte do esôfago é inacessível à ultra-sonografia, por causa do pulmão aerado circundante. Geralmente, só a porção subdiafragmática desse órgão se encontra visível. A junção gastroesofágica pode ser observada examinando-se o paciente através de imagens sagitais, nas posições de decúbito dorsal ou lateral direita.[1,2] Esta técnica permite a observação da função da junção gastroesofágica, podendo ser utilizada para a detecção do refluxo gastroesofágico. O refluxo é percebido quando o líquido é regurgitado para dentro da porção retrocardíaca do esôfago (Fig. 59-1). O Doppler colorido pode facilitar a detecção desse refluxo. As hérnias hiatais também podem ser detectadas pela ultra-sonografia, que pode ser mais sensível do que os estudos com bário na detecção de pequenos graus de herniação, especialmente se o Doppler colorido for igualmente empregado.[3,4] Contudo, as técnicas ultra-sonográficas exigidas são operador-dependentes e não alcançaram muita popularidade. Portanto, as anomalias esofágicas geralmente são avaliadas por meio de outras modalidades de imagem ou pela endoscopia.

**ESTÔMAGO:
MEDIDAS IDEAIS**

Espessura normal da musculatura pilórica ≤ 2 mm
Espessura normal da mucosa gástrica ≤ 2-3 mm
Peristalse no piloro

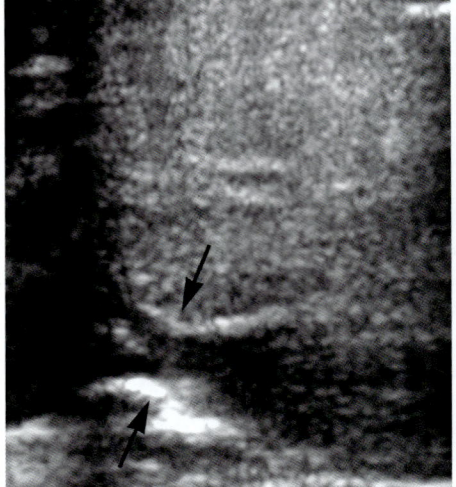
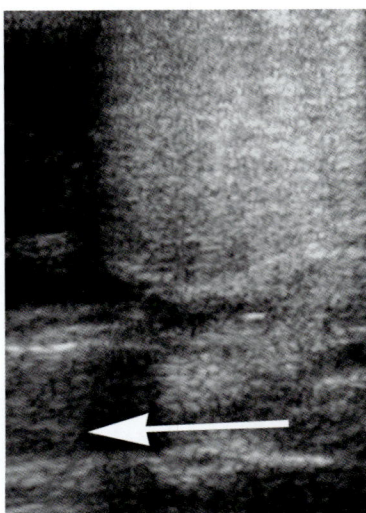

FIGURA 59-1. Refluxo gastroesofágico. A, Junção gastroesofágica normal contraída (*setas*). **B,** Posteriormente, o esfíncter esofágico se abre, e o refluxo de líquido e de fórmula para dentro do esôfago é visível (*seta*).

Estômago

A maior parte das anomalias do estômago nos lactentes e crianças envolve o antro gástrico e o terço distal do estômago. Afortunadamente isso ocorre, porque é fácil examinar esta porção do estômago tendo o fígado como uma janela acústica. O estômago deve ser examinado após ter sido distendido com um líquido límpido (p. ex., água com glicose). Desse modo, lúmen gástrico, mucosa, muscular da mucosa, submucosa e as camadas musculares circulares externas podem ser identificados com clareza (Fig. 59-2). Além disso, a peristalse gástrica e o esvaziamento podem ser avaliados.

A mucosa gástrica normal, incluindo a muscular da mucosa e as camadas submucosas, mede de 2 a 3 mm, enquanto a camada muscular circular externa mede entre 1 e 2 mm de espessura.[5,6] Essas medidas devem ser obtidas com o estômago completamente distendido com líquido, e a varredura deve ser realizada no plano longitudinal médio do estômago, ou em um corte transversal, proximal ao canal pilórico. Nas visualizações transversais, se a imagem obtida for muito próxima do canal pilórico contraído, o espessamento muscular do piloro poderá ser erroneamente sugerido. Semelhantemente, se imagens tangenciais forem obtidas no plano longitudinal, o músculo pode parecer erroneamente espessado (Fig. 59-3). Este mesmo fenômeno é igualmente observado com a camada mucosa ecogênica.

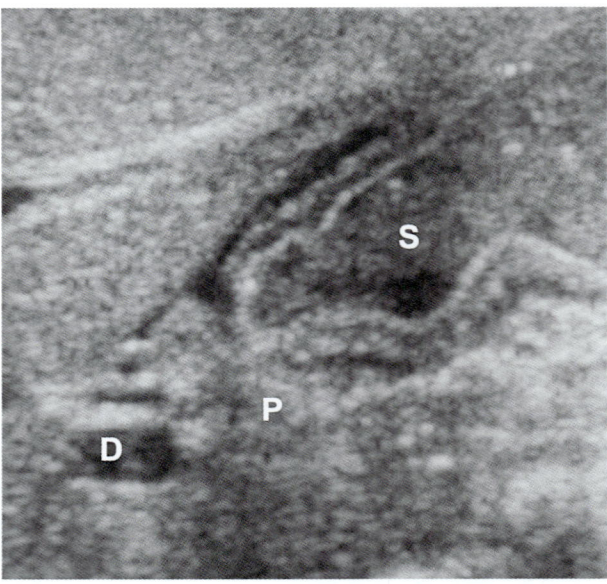

FIGURA 59-2. Estômago normal. Antro gástrico normal (S), canal pilórico (P) e duodeno proximal (D). Quatro camadas gástricas estão visíveis (*de dentro para fora*): mucosa ecogênica, muscular da mucosa hipoecóica, submucosa ecogênica e músculo circular exterior hipoecóico.

Estenose Hipertrófica do Piloro

Durante a década passada, a ultra-sonografia substituiu quase completamente as seriografias gastrointestinais superiores no diagnóstico da estenose hipertrófica do piloro (EHP) na infância. Ao contrário das séries GI superiores, que só mostravam os efeitos indiretos da hipertrofia da musculatura pilórica sobre o lúmen gástrico, o ultra-som permite a visualização direta do espessamento da musculatura gástrica, que é o traço distintivo da doença. Embora existam umas poucas armadilhas no diagnóstico ultra-sonográfico da EHP,[7] a técnica é relativamente fácil de se dominar, resultando em um

---

ESTENOSE HIPERTRÓFICA DO PILORO

Espessura muscular ≥ 3 mm
Comprimento do canal pilórico ≥ 1,2 cm
Nenhuma peristalse no piloro

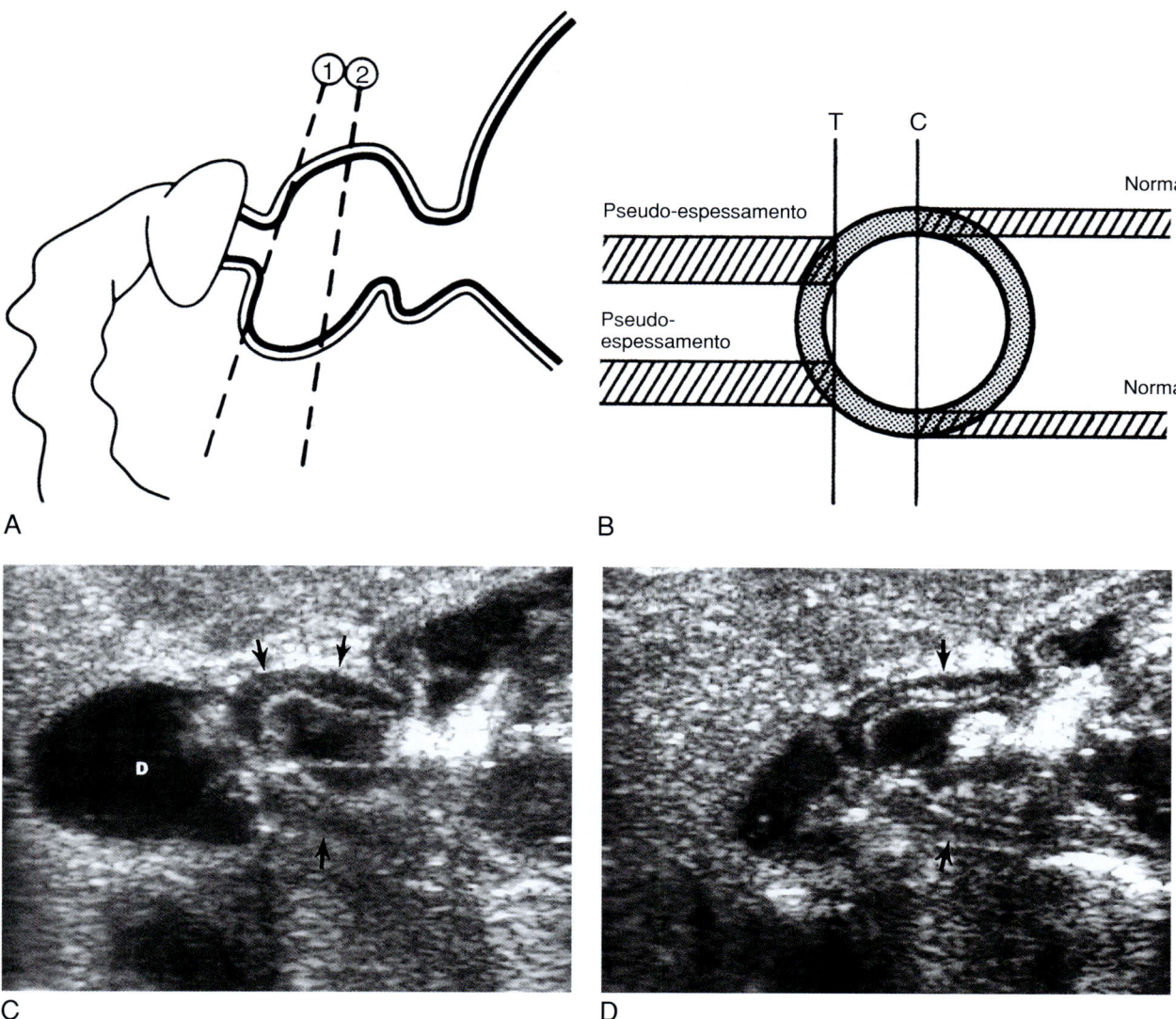

FIGURA 59-3. Artefatos de visualização tangencial da musculatura pilórica. A, Figura: quando visualizamos o antro em um corte transversal a musculatura parecerá espessada se obtida através do plano 1, mas exibirá espessura normal se obtida através do plano 2. **B,** Figura: corte longitudinal, plano tangencial (T), exibindo um pseudo-espessamento. A imagem no centro (C) exibe a verdadeira espessura muscular. **C,** Um corte tangencial mostra pseudo-espessamento muscular (*setas*). Duodeno, D. **D,** Antro distendido com líquido exibindo musculatura normal (*setas*).

grande aumento da exatidão diagnóstica e nos resultados para o paciente. De fato, a precisão se aproxima dos 100%,[8,9] e o ultra-som é, atualmente, o procedimento de escolha para a detecção da estenose pilórica.

Após a documentação inicial da detecção ultra-sonográfica da musculatura hipertrofiada na estenose pilórica por Teele e Smith,[10] uma pletora de artigos se seguiu[11-15] descrevendo os achados característicos dessa condição. O aumento do espessamento da musculatura e da extensão do canal pilórico, de seu diâmetro transverso, a estimativa do grau de obstrução do esvaziamento gástrico e o cálculo do volume da musculatura pilórica foram todos empregados para diagnosticar a EHP, mas, desses critérios, o espessamento da musculatura do piloro e o alongamento do canal emergiram como os mais úteis. A espessura na qual o músculo é considerado hipertrofiado é de 3 mm ou mais.[5] Uma extensão do canal pilórico de 1,5 cm é considerada diagnóstica de estenose quando observada em conjunção com uma musculatura espessada. Na prática, porém, a extensão normal do canal é muito mais curta do que isso, sendo muitas vezes impossível de se medir. A medida da extensão do canal é mais difícil do que a da espessura da musculatura, constituindo, conseqüentemente, um critério menos confiável. Nos casos limítrofes, nos quais a espessura muscular e a extensão do canal são menos características, o cálculo do volume pilórico pode ser útil.[16]

No caso clássico de **EHP**, a massa muscular espessada é observada como uma camada hipoecóica bem superficial à camada mucosa mais ecogênica do canal pilórico (Fig. 59-4A). O que era clinicamente palpável como uma "**azei-**

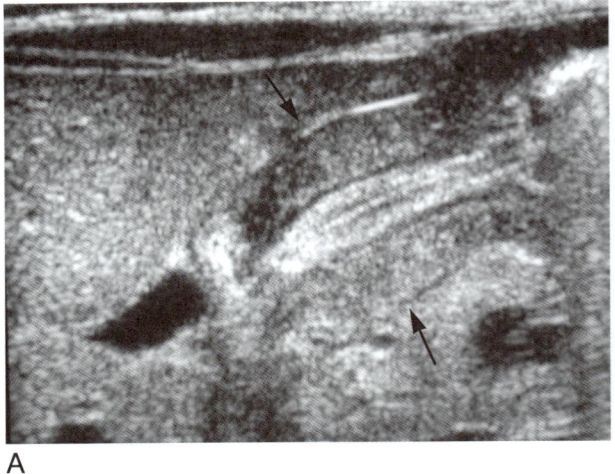
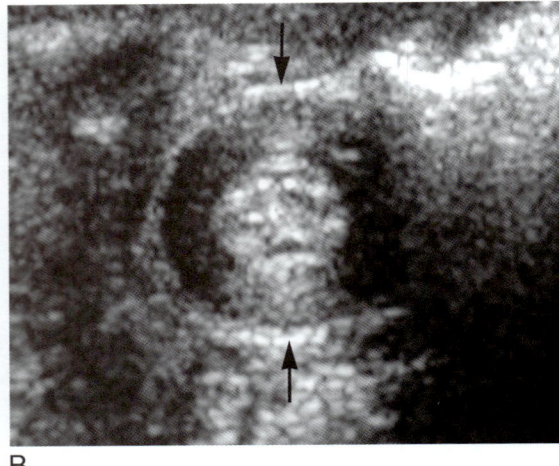
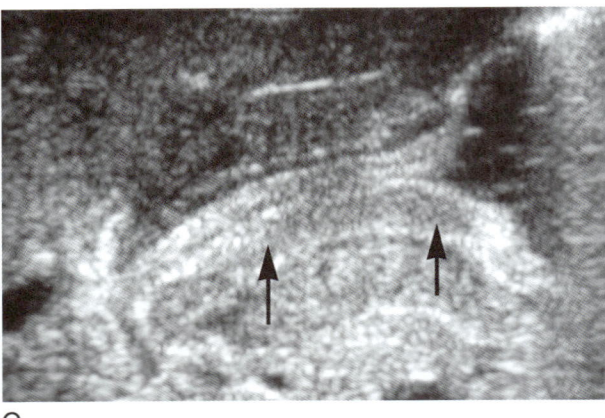

FIGURA 59-4. Estenose hipertrófica do piloro. A, Corte longitudinal exibindo musculatura hipoecóica do antro gástrico acentuadamente espessada (*seta*). O canal alongado tem quase 2 cm de extensão. **B,** Corte transversal evidenciando a típica rosca hipoecóica (*setas*). Mucosa ecogênica central com fissuras anecóicas preenchidas por líquido. **C,** Note a espessa mucosa ecogênica (*setas*) com a massa muscular espessada.

tona", ao corte transversal se assemelha a uma "**rosca**" sonolucente medial à vesícula e anterior ao rim direito (Fig. 59-4B). Freqüentemente, pequenas quantidades de líquido são vistas retidas entre os folhetos ecogênicos da mucosa, correspondendo aos sinais da **"corda"** (canal alongado) e do **"trato duplo"** (mucosa dobrada) observados nas seriografias do trato GI superior.[12] No corte longitudinal, a ultra-sonografia igualmente permite a avaliação das alterações funcionais do piloro. Uma peristalse gástrica ativa que termina abruptamente na margem do músculo hipertrofiado, juntamente com a ausência de uma abertura normal do piloro, com diminuição da passagem de líquidos do estômago para o duodeno, constituem achados coadjuvantes úteis na estenose pilórica. O espessamento mucoso do interior do piloro muito comumente acompanha a hipertrofia muscular (Fig. 59-4C).[17] Embora a EHP seja mais freqüentemente uma anomalia isolada, ela eventualmente acompanha outras lesões obstrutivas antropilóricas, tais como **sondas de alimentação duodenal** (Fig. 59-6A), **gastroenterite eosinofílica, pólipos antrais**[18] e **hiperplasia foveolar idiopática ou induzida por prostaglandinas.**[19]

O ultra-som também é muito útil na avaliação de vômitos persistentes no pós-operatório. As séries GI superiores são de valor limitado nesses casos porque tendem a exibir deformidade e estreitamento persistentes do canal, mesmo em pacientes assintomáticos. A ultra-sonografia, todavia, pode identificar definitivamente um músculo persistentemente espessado. Após uma piloromiotomia bem-sucedida, a massa muscular regride gradualmente, mas o músculo pode não retornar completamente à espessura normal por até 5 meses.[20]

Espasmo Pilórico e Hipertrofia Muscular Mínima

Em alguns lactentes com vômitos, a ultra-sonografia exibe um canal persistentemente contraído e alongado, mas o grau de espessamento muscular é menor do que o critério de 3 mm para a EHP cirurgicamente corrigível. Com a observação prolongada é possível ver que, eventualmente, o canal se abre e há passagem de líquido para o duodeno,[21] mas o período de espasmo predomina (Fig. 59-5A, B). Na vasta maioria dos casos não há espessamento do músculo pilórico ou da mucosa, e o problema é, principalmente, de um **espasmo pilórico** inespecífico (discinesia antral). Esta condição pode, algumas vezes, acompanhar a alergia ao leite ou outras formas de gastrite.

Em alguns casos, o músculo pilórico encontrar-se-á discretamente espessado, medindo de 2 a 3 mm.[5] Tais pacientes devem ser distinguidos daqueles com espessura muscular normal (menos de 2 mm), uma vez que alguns pacientes

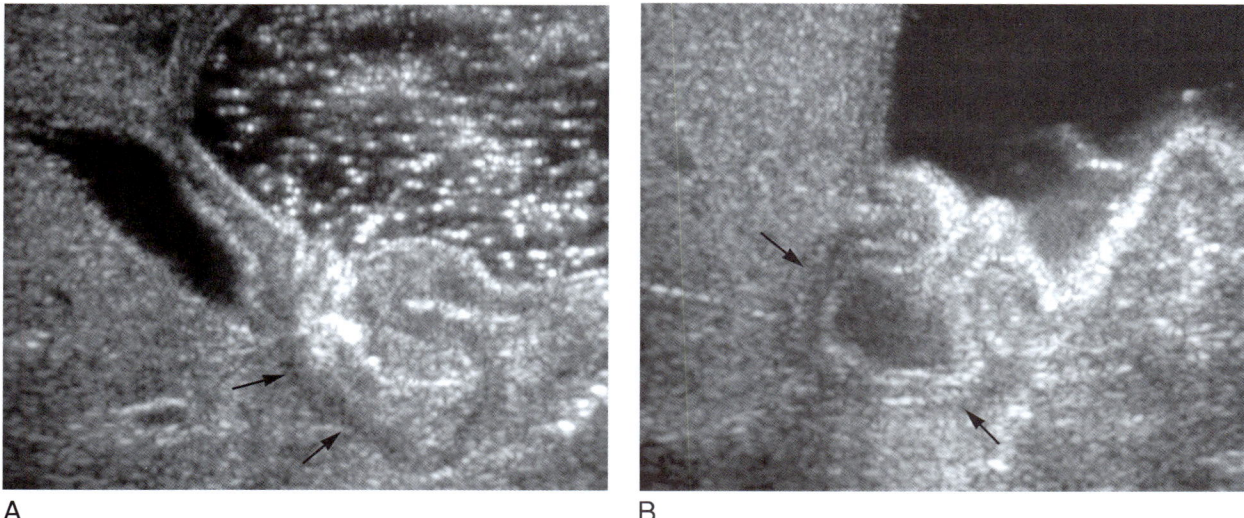

FIGURA 59-5. Espasmo pilórico. A, O piloro permanece contraído durante a parte inicial do exame nesse lactente, mas a musculatura possui espessura normal (*setas*). **B,** Após um período um pouco prolongado de observação, o piloro relaxou, mostrando-se normal (*setas*).

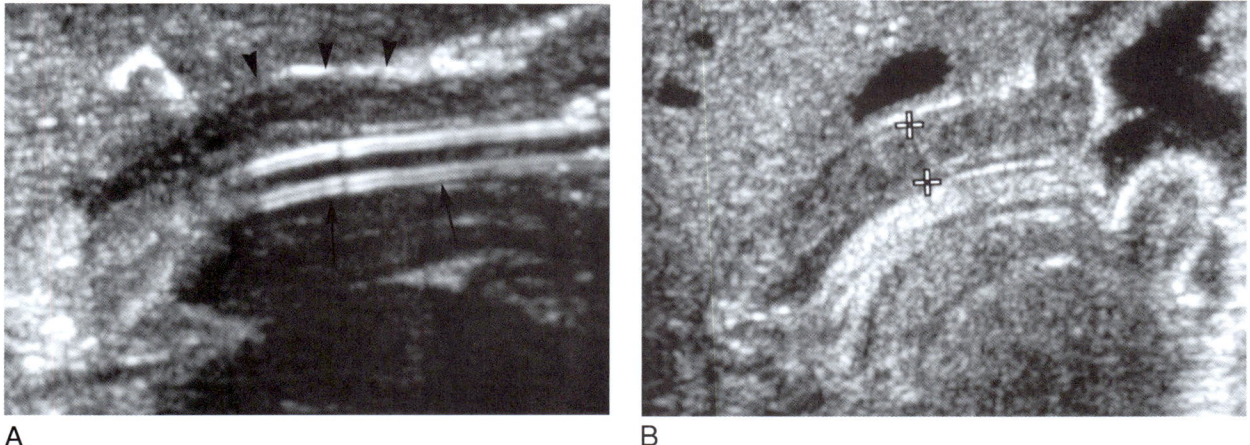

FIGURA 59-6. O espessamento muscular pilórico mínimo progride para estenose hipertrófica do piloro. A, Corte longitudinal em um lactente com uma sonda de alimentação duodenal (*seta*) exibindo um canal pilórico contraído e uma musculatura pilórica de 2,3 mm de espessura (*pontas de setas*). **B,** Duas semanas depois a musculatura encontrava-se hipertrofiada (4 mm).

com hipertrofia muscular mínima podem, eventualmente, progredir para a estenose pilórica clássica (Fig. 59-6A, B). Muitos desses lactentes responderão à terapia clínica, não requerendo cirurgia (Fig. 59-7). Em outros, o espessamento muscular mínimo se resolverá espontaneamente, mas tais pacientes devem ser acompanhados de perto com ultra-som até que o músculo regrida a uma espessura normal.

Armadilhas no Diagnóstico Ultra-sonográfico da Estenose Hipertrófica do Piloro

A ecogenicidade da musculatura pilórica varia de acordo com o ângulo com o qual o feixe de ultra-som cruza as fibras

ARMADILHAS NO DIAGNÓSTICO DA ESTENOSE HIPERTRÓFICA DO PILORO

- Musculatura ecogênica a 90 graus do feixe (efeito anisotrópico)
- Canal antropilórico posteriormente orientado (estômago hiperdistendido)
- EHP induzida por prostaglandinas (espessamento mucoso, não muscular)
- Espessamento pilórico mínimo — pode progredir para EHP

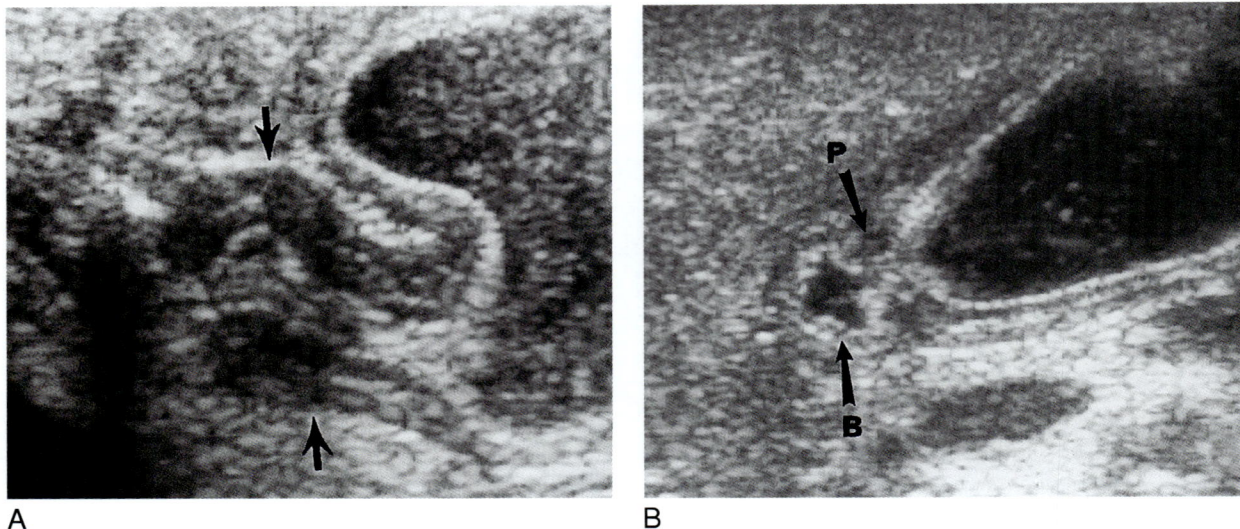

FIGURA 59-7. Espessamento muscular pilórico mínimo respondendo à terapia clínica. A, Lactente com um canal contraído e uma musculatura gástrica de 2 mm de espessura (*setas*). **B,** Após a terapia clínica, a musculatura pilórica retornou à espessura normal. B, bulbo duodenal; P, piloro.

musculares. Durante a ultra-sonografia da EHP, a musculatura hipertrofiada, quando visualizada no plano longitudinal médio, parece ecogênica e não hipoecóica. Essa alteração da ecogenicidade é devida a um artefato denominado **efeito anisotrópico**,[22] que ocorre aproximadamente nas posições 6 e 12 horas do músculo, nas quais o feixe de ultra-som é perpendicular às fibras musculares. Com os atuais transdutores lineares de alta resolução, o aspecto ecogênico do músculo não diminui significativamente sua visibilidade (Fig. 59-8A). A posição do canal antropilórico pode se alterar durante o exame, especialmente se o estômago ficar superdistendido com o líquido. O antro distendido faz com que o piloro se torne mais posteriormente direcionado, dificultando o acompanhamento com o ultra-som. Nesses casos, o antro gástrico pode possuir uma configuração **"em frente de batalha"** (Fig. 59-8B). Quando isso ocorre, o piloro pode ser localizado por meio de uma angulação cefálica do transdutor, ou pela visualização a partir de uma posição lateral, no abdome.

Talvez a armadilha mais comum no diagnóstico ultra-sonográfico da hipertrofia muscular do piloro seja a distensão inadequada do antro gástrico pelo líquido. Quando o antro está relativamente vazio, ele permanece contraído, e a camada muscular pode parecer falsamente espessada (Fig. 59-9). Quando, para esse estudo, são administrados líquidos por via oral, a manutenção do lactente em uma posição oblíqua direita ajuda a garantir que o líquido distenderá completamente o antro. A despeito dessas armadilhas ocasionais, o diagnóstico ultra-sonográfico é, geralmente, direto.

Banda Gástrica

A banda gástrica consiste em uma membrana congênita que se estende através do antro gástrico. Essas membranas mais freqüentemente se localizam a menos de 2 cm do piloro sendo, portanto, normalmente visíveis ao exame ultra-sonográfico. Bandas completas são consideradas uma forma de atresia gástrica, mas muitas bandas são incompletas e causam graus variáveis de obstrução. À ultra-sonografia, a banda surge como uma faixa anecóica através do antro gástrico distal (Fig. 59-10). Precauções devem ser tomadas na visualização dessas bandas no plano longitudinal médio verdadeiro, porque se uma banda incompleta for vista na sua periferia, pode ser erroneamente confundida como completa.

Gastrite e Doença Ulcerosa

A doença ulcerosa péptica em pacientes pediátricos é provavelmente mais comum do que é geralmente reconhecido.[23] As **úlceras gástricas** são mais comuns nas crianças pequenas (faixa etária de 6,5 anos), e a infecção pelo *Helicobacter pylori* é menos prevalente nas úlceras gástricas do que nas duodenais.[23] A ultra-sonografia não é particularmente útil nas úlceras duodenais, mas a doença inflamatória gástrica pode ser ultra-sonograficamente visível. Os estudos radiográficos com bário freqüentemente não revelam mais do que uma deformidade ou espasmo persistentes da região antropilórica. O ultra-som do estômago cheio de líquido permite a visualização direta da mucosa e da submucosa gástrica espessadas,[24] que são acompanhadas freqüentemente pela perda da definição das camadas individuais da parede do estômago (Fig. 59-11). A própria cratera ulcerosa não é comumente visualizada pelo ultra-som. A ultra-sonografia também pode ser utilizada para acompanhar a terapia, mostrando um retorno das camadas das paredes gástricas normais à medida que a úlcera cicatriza. O espessamento da mucosa gástrica não é, de modo algum, um achado específico, podendo ser observado em outras condições, tais como **gastrite eosinofílica, pseudotumor inflamatório,**[25] **doença granulomatosa crônica, doença de Ménétrier,**[26] **alergia ao leite** e

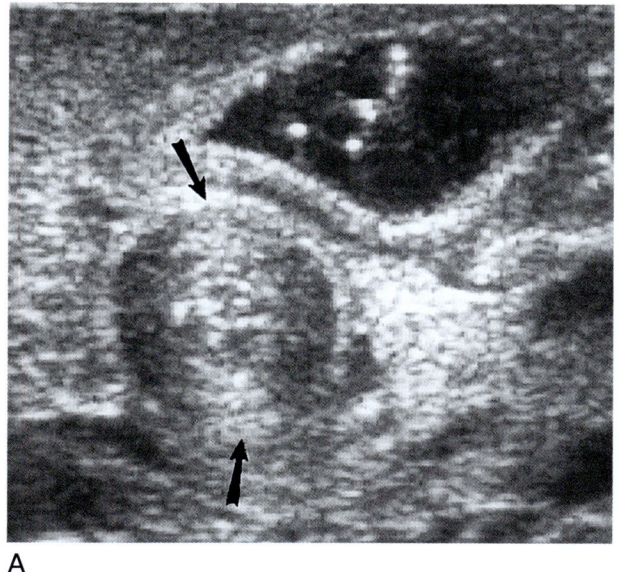
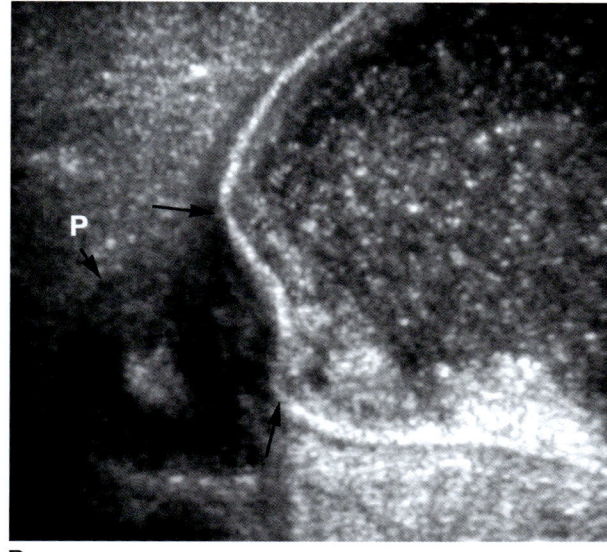

FIGURA 59-8. Estenose hipertrófica do piloro. A, Artefato de ecogenicidade nas posições de 6 e 12 horas (efeito anisotrópico). Imagem transversal através do piloro exibindo a musculatura espessada com ecogenicidade aumentada nas posições de 6 e 12 horas (setas). **B,** Artefato em canal dirigido posteriormente. Observe a aparência "em frente de batalha" do antro gástrico (setas). O piloro espessado (P) só está parcialmente visível nesse plano de visualização. **C,** Corte longitudinal exibindo um canal alongado. Efeito anisotrópico faz com que o músculo seja mais ecogênico (setas).

hiperplasia foveolar antral induzida por prostaglandinas.[27,28] Esta última condição é autolimitada, podendo ser observada em lactentes assintomáticos.[29]

Bezoar

Os **lactobezoares** constituem a forma mais comum de bezoares nas crianças, ocorrendo predominantemente em lactentes que são alimentados com fórmulas de leite em pó inadequadamente reconstituídas. Nas crianças maiores, os **tricobezoares**, provocados pela ingestão de cabelos, são mais comuns. Ambos os tipos de bezoar podem ser facilmente identificados pelo ultra-som, especialmente se ao paciente forem administrados líquidos a fim de auxiliar a delinear a massa. Os lactobezoares surgem como uma massa intraluminal sólida, heterogênea e ecogênica.[30] Nos tricobezoares, o ar tende a ficar aprisionado entre e em torno dos fios de cabelo, o que provoca um característico arco de ecogenicidade que obscurece a massa mas se amolda ao formato do estômago distendido.[31]

DUODENO E INTESTINO DELGADO

Anatomia Normal e Técnica

Normalmente, o gás intestinal impede a completa visualização ultra-sonográfica do duodeno e do intestino delgado. Porém, se o estômago estiver preenchido por líquidos, freqüentemente é possível identificar o bulbo duodenal e o duodeno descendente (Figs. 59-2 e 59-3). Além disso, a compressão gradual do abdome com o transdutor durante o exame freqüentemente estimula a movimentação do gás para

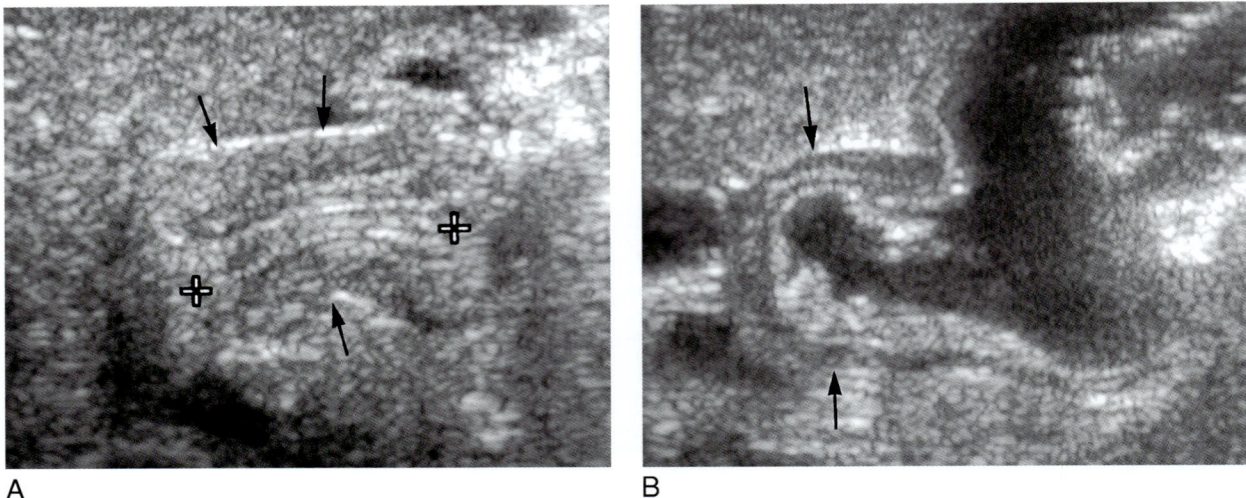

FIGURA 59-9. Artefato do estômago vazio. A, Antes que o líquido seja administrado, o antro está contraído e a musculatura pilórica parece espessada (*setas*). **B,** Quando o líquido distende o antro, a verdadeira espessura normal do músculo é observada (*setas*).

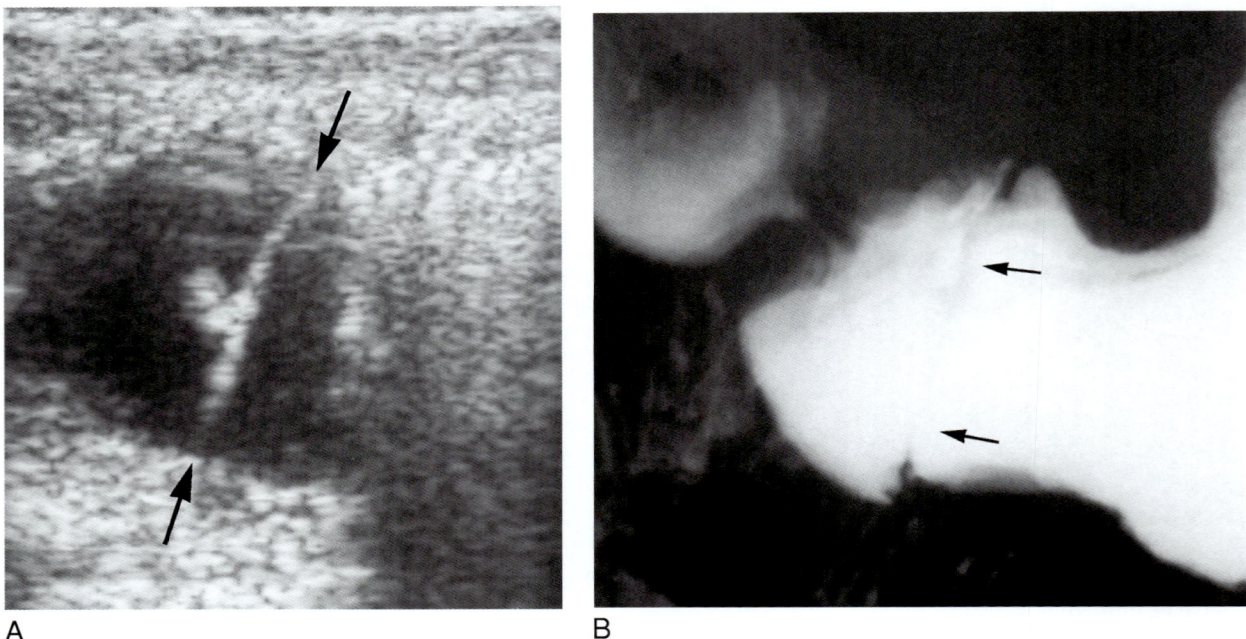

FIGURA 59-10. Banda gástrica. A, Observe a fina membrana (*setas*) cruzando o antro gástrico preenchido por líquidos. **B,** A mesma banda vista durante uma seriografia contrastada GI superior (*setas*).

outras áreas, permitindo que as alças do intestino delgado previamente obscurecidas possam ser examinadas. As camadas mucosa, submucosa e muscular podem ser delineadas,[32] especialmente naquelas alças que contêm líquido (Fig. 59-12).

Obstrução Duodenal Congênita

A ultra-sonografia pode, prontamente, identificar um duodeno obstruído, cheio de líquido e distendido, sendo freqüentemente capaz de determinar o nível de obstrução. A obstrução duodenal completa no neonato é muitas vezes prontamente detectável à radiografia e, nesses casos, o ultra-som geralmente fornece pouca informação adicional útil. Nos pacientes nos quais o estômago e o duodeno encontram-se cheios de líquidos, em vez de ar, o ultra-som pode ser muito proveitoso.

A obstrução duodenal proximal, que resulta no **clássico sinal da dupla bolha**, ocorre com a **atresia duodenal**, com ou sem pâncreas anular associado (Fig. 59-13). Os achados da radiografia simples normalmente são diagnósticos, exibindo duas bolhas cheias de ar que representam o estômago dilatado e o duodeno proximal. Achados semelhantes

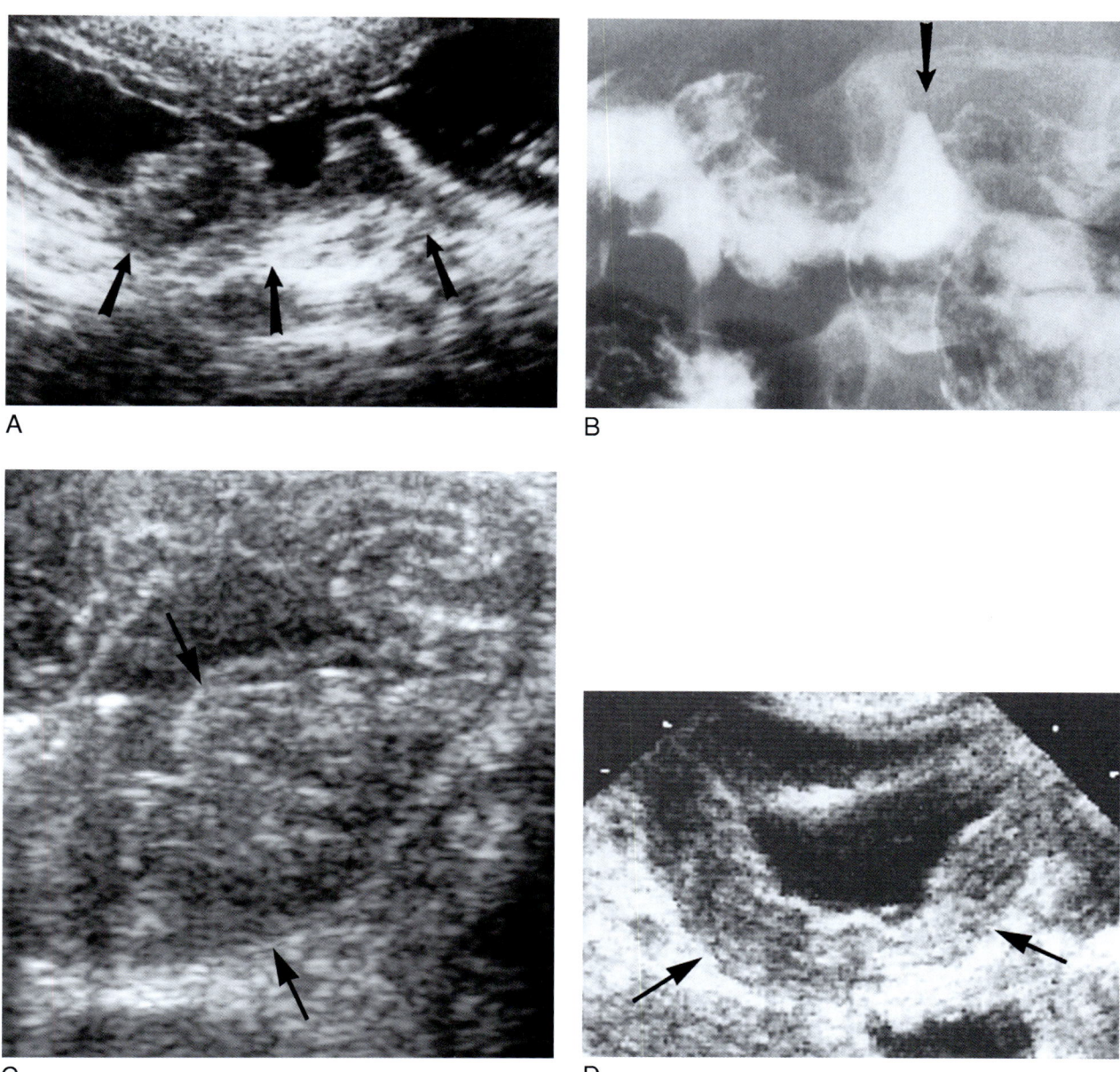

FIGURA 59-11. Gastrite. A, Doença ulcerosa gástrica. Imagem ultra-sonográfica longitudinal do antro. Observe a parede gástrica acentuadamente espessada com camadas parietais mal definidas (*setas*). Uma cratera ulcerosa é sugerida. **B,** Estudo contrastado evidencia uma grande úlcera gástrica (*seta*). **C, Paciente transplantado imunossuprimido.** Acentuado espessamento da mucosa gástrica (*seta*). **D, Doença granulomatosa crônica.** Acentuado espessamento da parede gástrica (*setas*) em uma criança. (Cortesia de W. McAlister, M.D.)

podem ser observados na **estenose duodenal grave** e nas **bandas duodenais**. Habitualmente, a ultra-sonografia não é necessária para a identificação das obstruções dessa porção do duodeno. Todavia, quando a atresia duodenal está associada à atresia esofágica, o ar não pode alcançar o estômago e o duodeno, tornando o diagnóstico radiológico mais difícil. A ultra-sonografia é diagnóstica nesses lactentes através da demonstração do bulbo duodenal, estômago e esôfago distal grosseiramente distendidos e cheios de líquido.[33,34]

A ultra-sonografia também pode ser usada para **diagnosticar a má-rotação intestinal** com vólvulo de intestino médio em um lactente com vômitos biliares, embora ela não tenha substituído as seriografias gastrointestinais superiores para este propósito. No vólvulo, é observada uma vigorosa peristalse do arco duodenal obstruído, e freqüentemente um baqueteamento característico da extremidade distal retorcida pode ser visualizado (Fig. 59-14).[35] Acima de tudo, é a localização da obstrução (*i. e.,* a terceira ou quarta porção do duodeno) que mais fortemente sugere o diagnóstico de vólvulo do intestino médio. A obstrução devida às **bandas peritoneais (de Ladd)**, que também acompanham as anomalias rotacionais do intestino, pode possuir um aspecto idêntico.

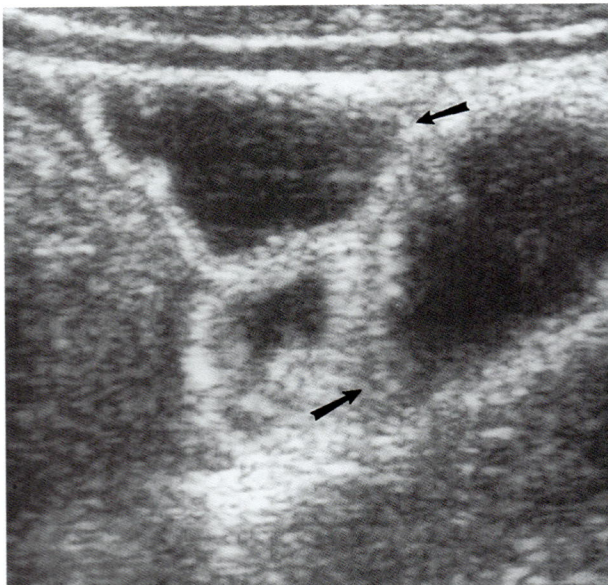

FIGURA 59-12. Intestino delgado normal. Observe as alças de paredes finas, distendidas por líquidos (setas).

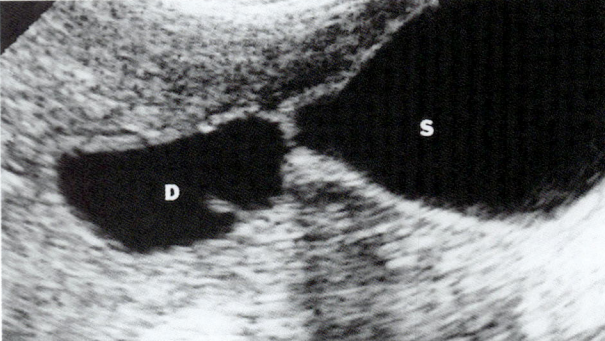

FIGURA 59-13. Obstrução duodenal. A, Atresia duodenal. Bulbo duodenal (D) e estômago (S) grosseiramente distendidos. **B, Diafragma duodenal.** Duodeno descendente grosseiramente distendido e obstruído (setas). P, canal pilórico. S, estômago.

Além desses achados, uma posição anormal da veia e da artéria mesentérica superior (Fig. 59-15) pode ser vista nos pacientes com má-rotação intestinal, com ou sem vólvulo. A falha na rotação intestinal embriológica normal deixa a veia mesentérica superior anterior ou à esquerda da artéria mesentérica superior,[36,37] em vez de na sua posição normal à direita da artéria. Embora este achado não esteja presente em todos os casos de vólvulo,[38] provavelmente valerá a pena observar a relação desses vasos em qualquer criança que esteja sendo submetida à ultra-sonografia para a avaliação de vômitos. Quando o Doppler colorido é utilizado, os vasos mesentéricos torcidos são vistos rodados em sentido horário (**sinal do redemoinho**), e este achado é altamente sugestivo de vólvulo do intestino médio (Fig. 59-15C).[39] Embora esses achados sejam valiosos na sugestão do diagnóstico, a ausência deles não exclui a má-rotação ou o vólvulo.[40]

Uma última causa de obstrução duodenal distal é um **diafragma duodenal** que se alonga numa configuração de uma biruta. Nessa condição, a extremidade distal do duodeno obstruído apresentará um formato arredondado,[41] ao contrário da extremidade progressivamente reduzida que é mais freqüentemente observada no vólvulo de intestino médio (Fig. 59-13B).

Hematoma Duodenal

O hematoma duodenal é uma complicação comum do trauma abdominal fechado em crianças, incluindo a síndrome da criança espancada. A ultra-sonografia pode evidenciar o duodeno dilatado, obstruído e, mais especificamente, pode mostrar evidências de um hematoma intramural.[42-44] A hemorragia intramural provoca, inicialmente, o espessamento ecogênico da parede duodenal (Fig. 59-16A), mas, com o passar do tempo, o hematoma sofre liquefação, e a parede espessada se torna hipoecóica. Hematomas semelhantes podem ocorrer na **púrpura de Henoch-Schönlein** (Fig. 59-16B).[45,46]

Obstrução do Intestino Delgado

O diagnóstico da obstrução do intestino delgado geralmente é realizado com radiografias simples. Às vezes, porém, o ultra-som pode ser utilizado para ajudar a determinar o local ou a causa dessa obstrução. Nas hipóteses de obstrução intestinal mecânica, as alças cheias de líquidos, dilatadas e hiperperistálticas do delgado, proximais à obstrução, normalmente são nitidamente visíveis com a ultra-sonografia (Fig. 59-17).

Nos neonatos com causas congênitas de obstrução de delgado (p. ex., atresia ileal e íleo meconial), a perfuração intestinal pré-natal pode ocorrer, liberando quantidades

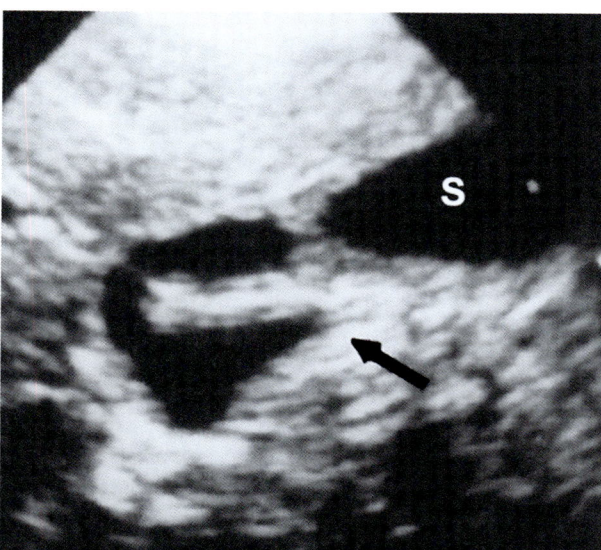

FIGURA 59-14. Vólvulo de intestino médio. Atividade peristáltica vigorosa não consegue esvaziar o duodeno e a sua terceira porção possui uma deformidade em bico (*seta*). Estômago, S.

variáveis de mecônio para dentro da cavidade peritoneal. Em alguns desses fetos, a perfuração se cura intra-útero, de modo que os únicos indícios que permanecem após o nascimento são calcificações esparsas na cavidade peritoneal. Nos pacientes nos quais quantidades maiores de mecônio extravasaram ou naqueles em que um extravasamento ativo permanece após o parto, massas císticas podem ser encontradas na cavidade peritoneal, dando origem ao termo "**peritonite meconial cística**". Ultra-sonograficamente, essas estruturas surgem como coleções císticas de tamanhos variáveis, razoavelmente bem definidas, freqüentemente com líquido cístico bastante heterogêneo.[47,48] As calcificações altamente ecogênicas também podem ser encontradas com a ultra-sonografia (Fig. 59-18).

A obstrução do intestino delgado devida a **hematomas intestinais** geralmente ocorre como resultado da púrpura de Henoch-Schönlein, trauma abdominal fechado, ou coagulopatias. Em qualquer dessas condições, a hemorragia parietal pode ser detectada ultra-sonograficamente, assim como áreas assimétricas ou circunferenciais de espessamento da parede intestinal, que podem variar, em sua textura, de ecogênicas a hipoecóicas.[45,46]

Intussuscepção

A intussuscepção é a causa mais comum de obstrução de intestino delgado em crianças entre as idades de 6 meses a 4 anos. Os achados clínicos de dor abdominal intermitente, em cólicas, vômitos, massa abdominal palpável e fezes em "geléia de framboesa" são clássicos. Os pacientes com esses sintomas característicos provavelmente não exigem diagnóstico ultra-sonográfico prévio a uma tentativa de redução por enema. Muitas dessas características clínicas estão presentes em crianças pequenas com dor abdominal por outros motivos, assim como algumas crianças com intussuscepção

SINAIS DE INTUSSUSCEPÇÃO NA US

Massa hipoecóica oval
  Pseudo-rim ou sinal da rosca
Halo hipoecóico com ecogenicidade central
Múltiplas camadas e anéis concêntricos
Pequeno volume de líquido peritoneal
Grandes volumes sugerem perfuração

não exibem todas as características clássicas. Nesses pacientes, a ultra-sonografia pode ser muito útil na confirmação ou exclusão da intussuscepção. A sensibilidade e a especificidade para o diagnóstico ultra-sonográfico dessa condição são, virtualmente, de 100%.[49-52] Se uma intussuscepção não for ultra-sonograficamente demonstrada, não é necessário que se proceda a um enema, a menos que a suspeita clínica seja muito forte.

O aspecto ultra-sonográfico da intussuscepção pode variar levemente, dependendo do tipo de transdutor que seja utilizado no exame (quadro). Quando um transdutor setorial de 5 MHz é utilizado, a intussuscepção surge como uma massa oval, hipoecóica, com ecos centrais brilhantes nas imagens longitudinais (*i. e.*, um **pseudo-rim**) e uma **rosca hipoecóica**, ou configuração em **alvo**, nas imagens transversais.[53-55] O halo hipoecóico representa a parede edematosa do ponto de intussuscepção, e o eco central representa mesentério comprimido, mucosa e conteúdo intestinal. Transdutores lineares, porém, exibem o ponto de intussuscepção com maior clareza, exibindo múltiplas camadas de anéis concêntricos (Fig. 59-19) que representam parede intestinal, mesentério e mesmo linfonodos que foram puxados para a intussuscepção.[56] Em alguns casos, líquido anecóico é igualmente observado, aprisionado no interior da cabeça da intussuscepção incompletamente comprimida.

Uma vez que uma intussuscepção tenha sido documentada pela ultra-sonografia, geralmente o paciente é submetido a uma redução não-cirúrgica, a menos que evidências clínicas ou radiográficas de perfuração sejam encontradas. Modernamente, a redução com ar é o método mais difundido de tratamento, embora a redução hidrostática empregando contraste hidrossolúvel permaneça uma alternativa viável. A redução hidrostática guiada por ultra-som foi sugerida como um método para evitar a radiação ionizante dos exames fluoroscópicos padronizados. O procedimento foi utilizado com sucesso em diversos centros,[57-60] mas esta técnica não alcançou aceitação universal. Conseqüentemente, o papel primário da ultra-sonografia continua a ser o diagnóstico da intussuscepção. A ultra-sonografia pode ser igualmente empregada para identificar a intussuscepção íleo-ileal que, às vezes, persiste após a redução hidrostática bem-sucedida da porção ileocólica de uma intussuscepção. A intussuscepção recorrente ocorre em, aproximadamente, 4% a 10% dos casos e, conseqüentemente, a ultra-sonografia é vantajosa em crianças com sintomas recorrentes, após uma bem-sucedida redução por enema. A intussuscepção do intestino delgado é menos comum em crianças, mas pode ocorrer

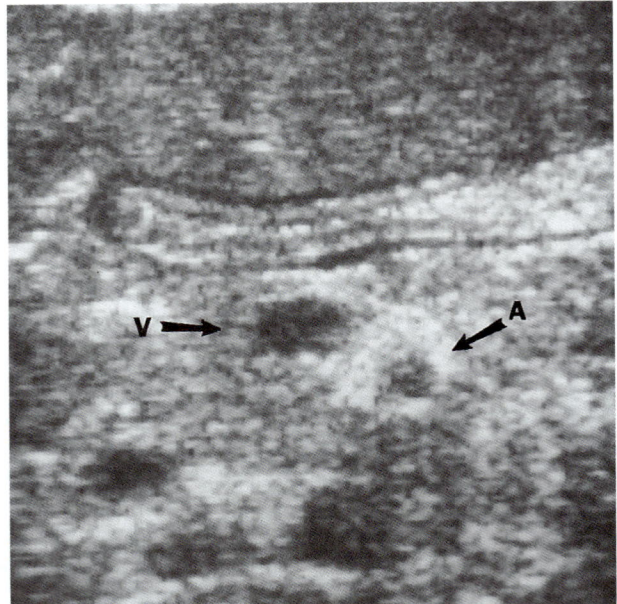

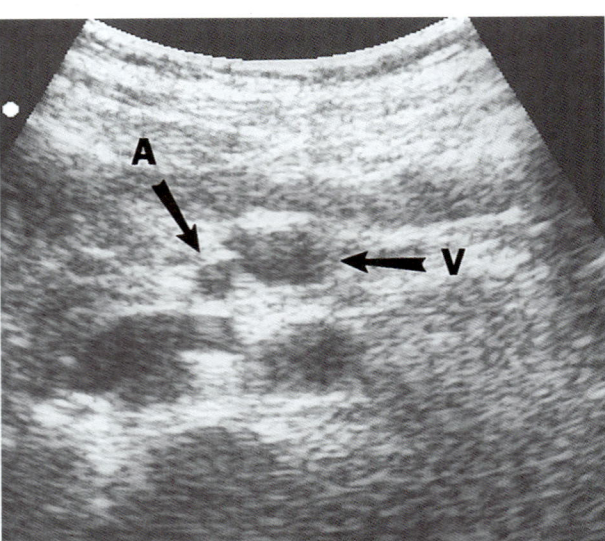
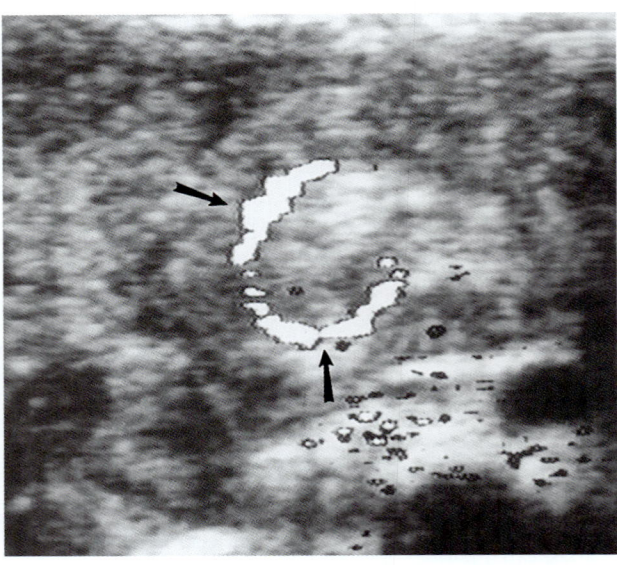

FIGURA 59-15. Vólvulo de intestino médio: relação alterada dos vasos mesentéricos. A, Veia mesentérica superior normal (V) se situa à direita da artéria mesentérica superior (A). **B,** Má-rotação intestinal e vólvulo de intestino médio; a veia (V) se localiza à esquerda da artéria (A). **C,** Doppler colorido exibe um **redemoinho** de vasos em sentido horário (*setas*) em torno de um vólvulo. (Cortesia de Kenneth Martin, M.D., Oakland Children's Hospital, Oakland, CA.)

quando pontos principais, tais como **pólipos** ou um **divertículo de Meckel**, estiverem presentes ou pode ocorrer como uma complicação pós-operatória de grandes cirurgias abdominais.[61] Os exames com enema não são úteis no diagnóstico ou tratamento das intussuscepções restritas ao intestino delgado, mas a ultra-sonografia pode fornecer identificação imediata da anomalia na maioria dos casos.[62]

A redução espontânea da intussuscepção é um fenômeno bem conhecido que foi ultra-sonograficamente documentado. Nesses pacientes, quando os sintomas diminuem entre o momento do estabelecimento do diagnóstico e aquele no qual o procedimento de redução se inicia, a ultra-sonografia pode verificar a redução da intussuscepção e poupar o paciente de um desnecessário procedimento com enema.[63]

A **intussuscepção transitória do intestino delgado** é uma ocorrência muito comum, especialmente nos pacientes com hiperperistalse. Essas intussuscepções não estão associadas a edema significativo das alças envolvidas e, conseqüentemente, o halo periférico da intussuscepção parece mais fino e mais ecogênico do que nas intussuscepções firmemente impactadas (Fig. 59-19E, F).[64] O paciente normalmente encontra-se assintomático, e, em geral, com um pouco de paciência a resolução espontânea da intussuscepção pode ser observada à ultra-sonografia. Intussuscepção do intestino delgado associada a sondas de alimentação gastrojejunais também pode ser ultra-sonograficamente identificada.[65]

A única contra-indicação absoluta para a redução não-cirúrgica de uma intussuscepção é a evidência radiográfica

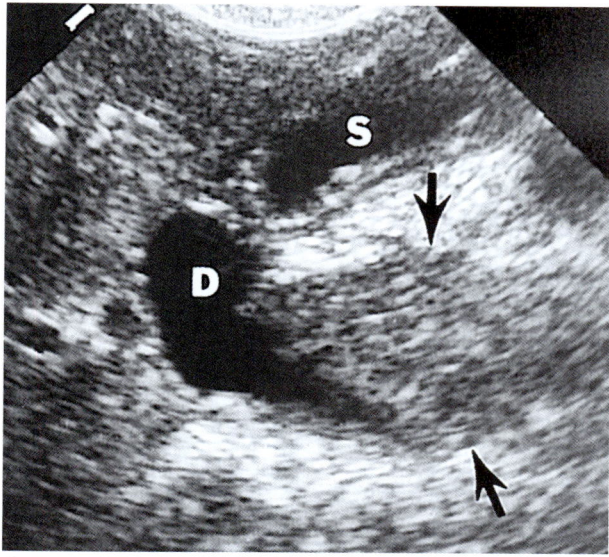

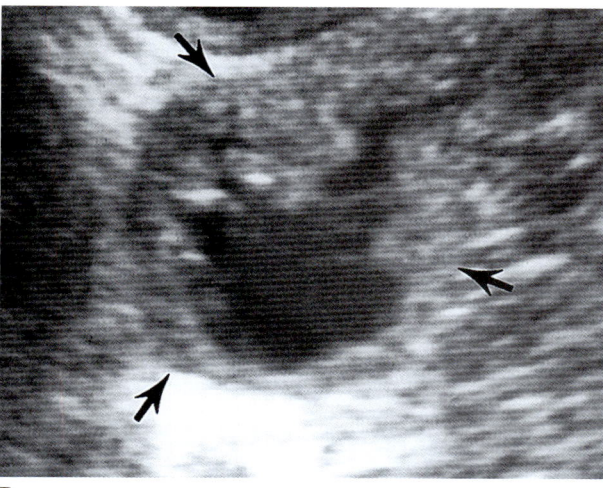

FIGURA 59-16. Hematoma duodenal. A, Grande hematoma ecogênico (*setas*) comprimindo e obstruindo o duodeno (D), provocado por um **trauma abdominal fechado.** S, Estômago. **B,** Espessamento assimétrico da parede duodenal (*setas*) causado por hemorragia intramural em um paciente com **púrpura de Henoch-Schönlein.** (Cortesia de C.K. Hayden Jr, M.D., Ft. Worth, Tex.)

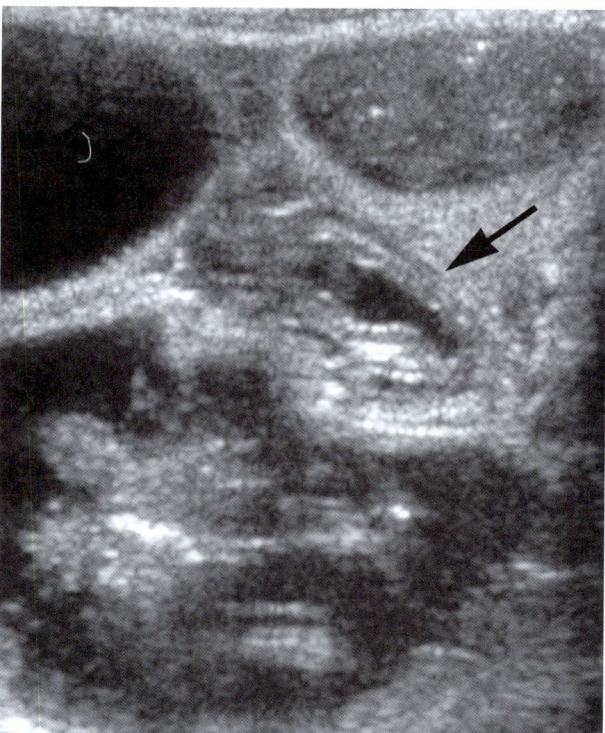

FIGURA 59-17. Obstrução de intestino delgado provocada por um divertículo de Meckel. Alças do intestino delgado dilatadas, cheias de líquido e obstruídas circundam um pequeno divertículo tubular (*seta*).

de ar livre intraperitoneal ou de sinais clínicos de peritonite. Uma pequena quantidade de líquido peritoneal livre é comumente observada durante a ultra-sonografia de pacientes com intussuscepção, mesmo na ausência de perfuração.[66,67] Logo, uma pequena quantidade de ascite não constitui uma contra-indicação à redução não-cirúrgica; contudo, se um grande volume de ascite for encontrado, ou o líquido parecer complexo, a possibilidade de perfuração deve ser considerada.

Pesquisadores tentaram correlacionar algumas características ultra-sonográficas da intussuscepção com a subseqüente habilidade em reduzi-las por meios não-cirúrgicos. Os achados, tais como um espessamento do halo periférico de mais de 1 cm,[64,68] grandes volumes de líquido aprisionado internamente[69] e linfonodos maiores que 1 cm no interior da intussuscepção,[69] demonstraram alguma correlação com o baixo sucesso na redução com enema. A avaliação do fluxo sangüíneo para o intussuscepto, com o uso do Doppler colorido (Fig. 59-20), tem sido empregada para identificar aqueles pacientes que têm isquemia intestinal significativa e que podem apresentar um maior risco de perfuração durante a tentativa de redução não-cirúrgica.[71,72] A verdadeira confiabilidade desses achados ainda está por ser determinada.

CÓLON

Anatomia Normal e Técnica

A avaliação ultra-sonográfica do cólon pode ser comprometida pelo gás e material fecal que freqüentemente estão presentes. As marcas haustrais características, nas múltiplas camadas da parede, podem ser identificadas quando é encontrado líquido suficiente no interior do cólon. Quando um espessamento parietal patológico ocorre, ele tende a deslocar o gás e o conteúdo intestinal. Essas áreas anormais do cólon freqüentemente são de visualização mais fácil do que o órgão normal. O emprego de exames ultra-sonográficos do intestino grosso, na maior parte dos casos, está restrito à observação da doença inflamatória e do ânus imperfurado ou ectópico.

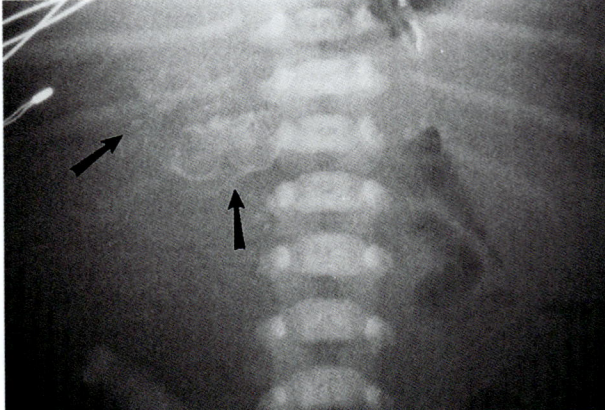
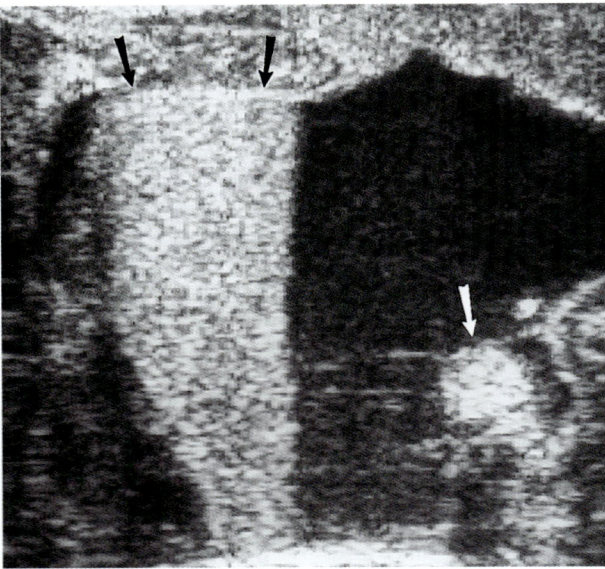

FIGURA 59-18. Peritonite meconial cística com calcificação. A, Calcificações curvilíneas no quadrante superior direito (*setas*) do abdome distendido de um neonato. **B,** A ultra-sonografia revelou áreas de líquido com *debris* ecogênicos (*setas negras*). Calcificações ecogênicas também foram observadas (*seta branca*).

Ânus Ectópico (Imperfurado)

Nos pacientes com ânus ectópico, ou imperfurado, é importante determinar onde a extremidade distal do intestino posterior termina. Existem armadilhas bem conhecidas nas tentativas de se realizar isto com radiografias simples, incluindo as que são feitas com a mesa em posição inclinada para baixo. Radiograficamente, o cólon pode erroneamente parecer terminar em uma posição alta, se a coluna de ar não conseguir progredir até o seu fim por causa do mecônio impactado. A ultra-sonografia pode visualizar diretamente o final da bolsa do intestino posterior, podendo-se determinar o nível sacral correspondente (Fig. 59-21). Depois disso, o nível pode ser transferido para as radiografias simples, e a linha M de Cremin[73] pode ser traçada. A linha M corresponde ao nível do ligamento puborretal, e se o intestino posterior terminar acima da linha, uma fístula alta é presumida. Se ele terminar abaixo dessa linha, uma fístula baixa deve estar presente.

As imagens ultra-sonográficas podem ser igualmente obtidas a partir de uma via perineal, no local da fovéola anal. Desse modo, a distância entre a superfície cutânea e a extremidade cega do intestino posterior pode ser determinada, e uma distância de menos de 1,5 mm sugere bolsa baixa.[74,75] Em alguns casos, esse procedimento pode ser difícil de realizar, carecendo de precisão.

CAUSAS DE ESPESSAMENTO DA PAREDE INTESTINAL

Doença inflamatória intestinal (enterite regional, colite ulcerativa)
Ileocolite por *Yersinia* e *Campylobacter*
Colite
Apendicite perfurada
Rotavírus
Infecção por citomegalovírus (CMV) (AIDS)
Tiflite
Doença granulomatosa crônica
Enterite eosinofílica
Hematoma (púrpura de Henoch-Schönlein, trauma)
Síndrome hemoliticourêmica
Doença enxerto-*versus*-hospedeiro
Intussuscepção
Linfoma
Tumores benignos
Tuberculose (rara)
Doença celíaca

DOENÇA INFLAMATÓRIA INTESTINAL

Embora os estudos por tomografia computadorizada e com contrastes iodados sejam freqüentemente utilizados na avaliação das condições intestinais inflamatórias, a ultra-sonografia pode fornecer informações similares, evitando as pesadas doses de radiação ionizante associadas à TC. Os transdutores lineares de alta resolução permitem avaliação direta e detalhada da parede intestinal, podendo-se, freqüentemente, identificar áreas de espessamento mural. Tal espessamento é inespecífico[76] e pode ser observado em uma diversidade de condições inflamatórias, que incluem **enterite regional,**[77,78] **colite ulcerativa,**[78] **colite pseudomembranosa,**[79,80] **colite neutropênica** (tiflite),[81,82] **ileocolite bacteriana,**[83-86] **colite alérgica,**[87] **doença de Kawasaki,**[88] **enterocolite necrosante,**[89] **síndrome hemoliticourêmica,**[90] **doença enxerto-*versus*-hospedeiro,**[91,92] **doença de depósito de glicogênio tipo 1B**[93] e **doença granulomatosa crônica da infância.** Mesmo a gastroenterite viral pode produzir um discreto espessamento mucoso nas alças cheias de líquidos com peristalse diminuída.

A ultra-sonografia pode, por vezes, diferenciar a inflamação mucosa da transmucosa. Se o processo inflamatório

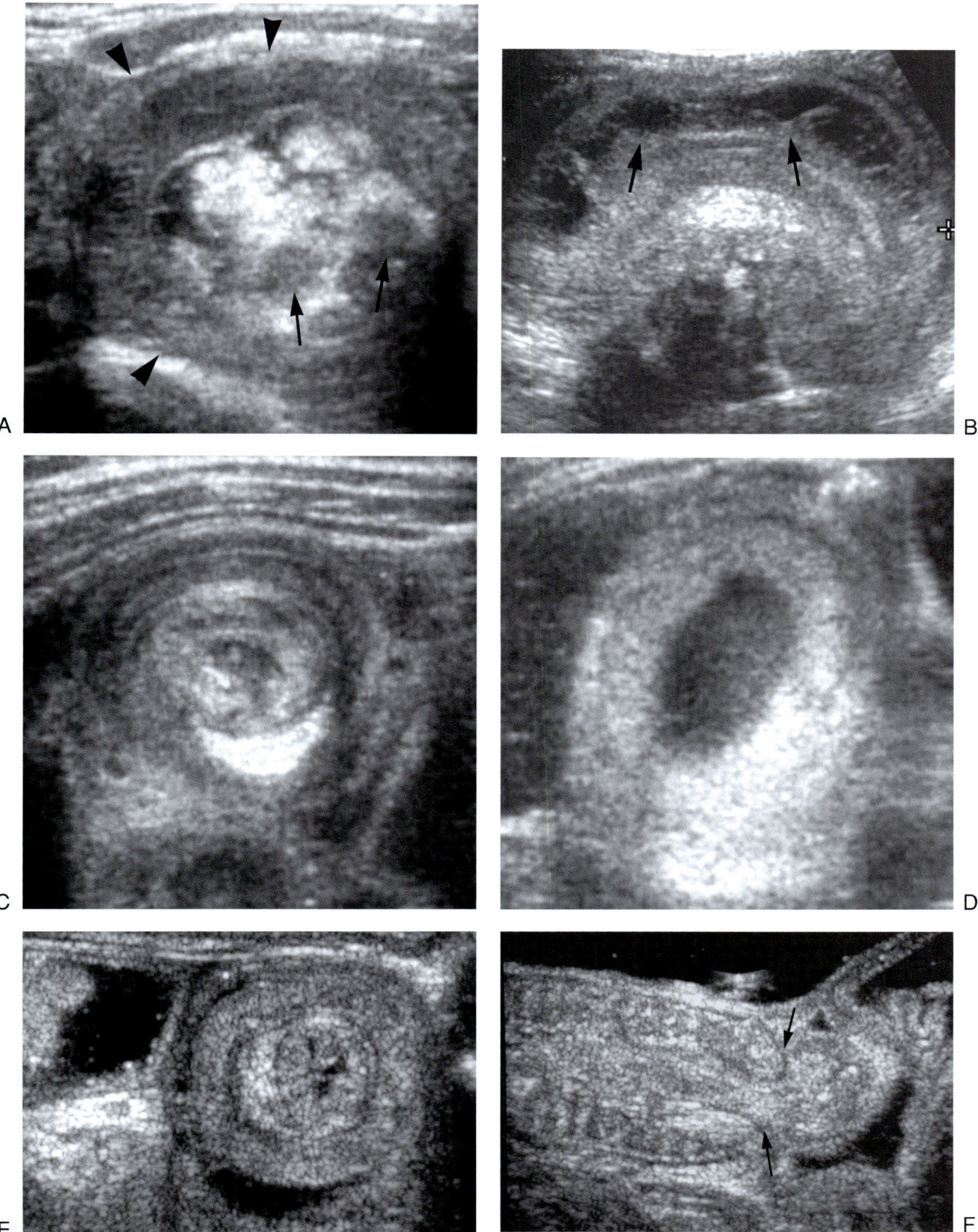

FIGURA 59-19. Intussuscepção. A, Transdutores lineares mostram claramente os anéis concêntricos do ponto de intussuscepção edematoso (*pontas de setas*) com gordura ecogênica, linfonodos mesentéricos (*setas*) e líquido hipoecóico aprisionado no centro. **B,** Outra intussuscepção evidenciando um grande volume de líquido aprisionado (*setas*). **C,** Intussuscepção exibindo anéis intestinais concêntricos dentro do intestino. **D,** A mesma intussuscepção de **C**, mostrando apenas líquido aprisionado em um nível diferente. **E,** Intussuscepção transitória com textura ecogênica do halo. **F,** Imagem longitudinal da mesma intussuscepção de **E**, em tempo real, mostrou o movimento para dentro e para fora da intussuscepção (*setas*) e múltiplas intussuscepções transitórias, mas o paciente permaneceu assintomático.

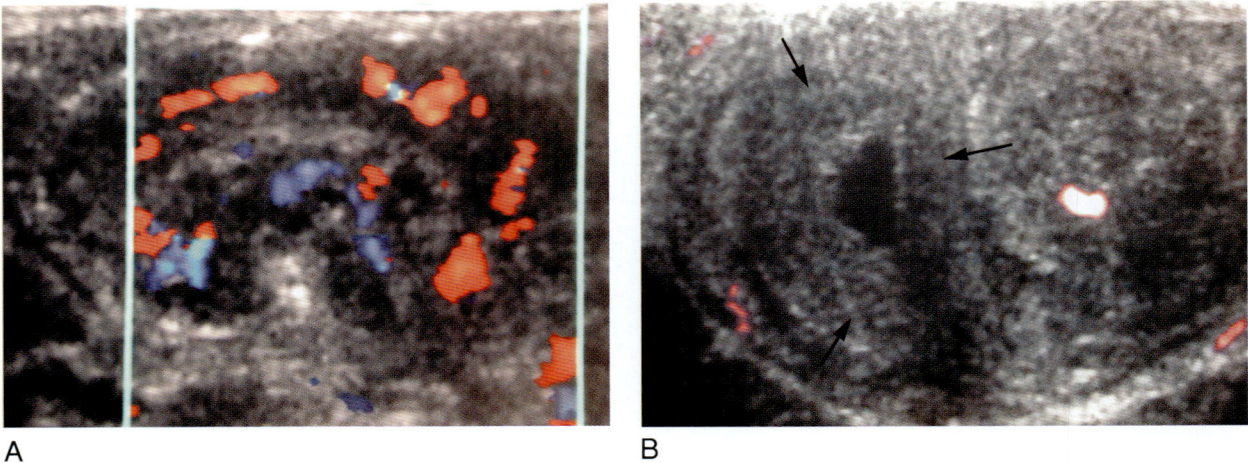

FIGURA 59-20. Intussuscepção: Imagem de Doppler. A, Doppler colorido demonstrando um substancial fluxo sangüíneo dentro da parede do local de intussuscepção. A redução hidrostática foi bem-sucedida nesse paciente sem complicações. **B,** Outro paciente exibindo muito pouco fluxo no interior da parede do local de intussuscepção, pelo Power Doppler (*setas*). À cirurgia, o intestino se encontrava necrótico.

envolver principalmente a mucosa (p. ex., colite ulcerativa, colite pseudomembranosa e tiflite), a camada mucosa ecogênica interna se torna espessada e, às vezes, nodular ou irregular, mas a camada muscular externa da parede permanece fina (Fig. 59-22). Quando a inflamação envolve toda a parede intestinal (p. ex., enterite regional), o espessamento de toda a parede é observado (Fig. 59-23). O Doppler colorido evidencia aumento do fluxo sangüíneo e alças intestinais espessadas na maioria das condições inflamatórias intestinais,[94] mas a hipovascularidade é mais típica na síndrome hemoliticourêmica.[90] A mensuração por Doppler do índice de resistência da artéria mesentérica superior foi utilizada para determinar a progressão da doença nos pacientes com doença de Crohn ativa.[95] A ultra-sonografia está indicada na maioria das crianças com enterite regional para identificar o envolvimento distal do ureter direito pela massa inflamatória, que pode resultar em hidronefrose. Embora as fístulas e os tratos sinusais que se desenvolvem na enterite regional geralmente sejam ultra-sonograficamente indistinguíveis, a ultra-sonografia pode ser usada para identificar abscessos intra-abdominais associados.

A **púrpura de Henoch-Schönlein**, uma condição provavelmente causada por uma vasculite alérgica dos pequenos vasos em uma variedade de sistemas corporais, freqüentemente envolve o trato gastrointestinal. Desses pacientes, 50% a 60% desenvolvem dor abdominal devida à hemorragia intramural dos intestinos, podendo este sintoma preceder o desenvolvimento da característica erupção cutânea purpúrica. Nesses pacientes, a ultra-sonografia pode detectar as alças intestinais envolvidas que, normalmente, exibem espessamento parietal circunscrito e ecogênico, por vezes associado a pequenos volumes de líquido abdominal livre (Fig. 59-24).[45,46] A ultra-sonografia também pode ser utilizada para acompanhar a resolução da hemorragia intestinal. A intussuscepção constitui uma complicação principal da púrpura de Henoch-Schönlein e, ultra-sonograficamente, é altamente útil na identificação dessa condição[96] que, comumente, só envolve o intestino delgado, não se estendendo ao cólon. A hemorragia intestinal pode igualmente complicar as diáteses hemorrágicas (Fig. 59-25) ou o trauma abdominal fechado.

Uma diversidade de outras condições pode provocar o espessamento parietal do intestino delgado ou do cólon, mas poucas exibem imagens características distintas (quadro). A **síndrome hemoliticourêmica** (SHU) é uma condição associada à infecção pela *E. coli* 0157:H7, caracterizada por anemia hemolítica, trombocitopenia e insuficiência renal. A SHU habitualmente é precedida por uma grave colite hemorrágica (Fig. 59-22E). As imagens do Doppler colorido revelam que os segmentos intestinais espessados são hipovasculares,[90] provavelmente secundários aos microtrombos de fibrina que se desenvolvem a partir de fatores liberados pelo endotélio lesionado. A **doença enxerto-versus-hospedeiro,** nos pacientes que receberam transplantes de medula óssea, ocorre quando o tecido transplantado organiza um ataque contra os tecidos do hospedeiro. É comum o envolvimento de pele, fígado e trato gastrointestinal. A lesão intestinal provoca dor abdominal, vômitos e diarréia. As alças intestinais espessadas e descaracterizadas são visíveis à ultra-sonografia. Foi descrito um fino halo de material ecogênico recobrindo a superfície mucosa das alças afetadas (Fig. 59-26).[91] Acredita-se que essa membrana represente exsudato fibrinoso que é comumente visto à endoscopia revestindo a mucosa ulcerada nessa condição.

A **enterocolite necrosante** (ECN) geralmente é detectada radiograficamente em crianças recém-nascidas, mas, precocemente, no curso da doença, os achados clássicos de dilatação intestinal e de pneumatose intestinal podem não ser aparentes (quadro). Em tais casos, a ultra-sonografia pode detectar o espessamento precoce das alças intestinais (Fig. 59-27A, D). A pneumatose intestinal pode ser visível à ultra-sonografia antes que seja perceptível pelas radiografias,

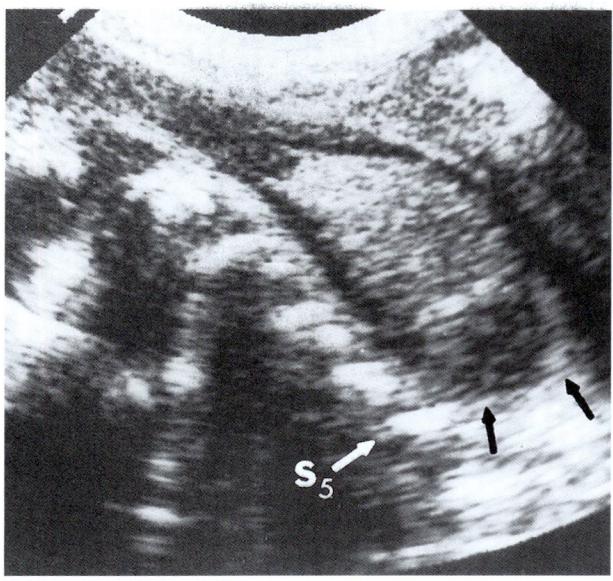
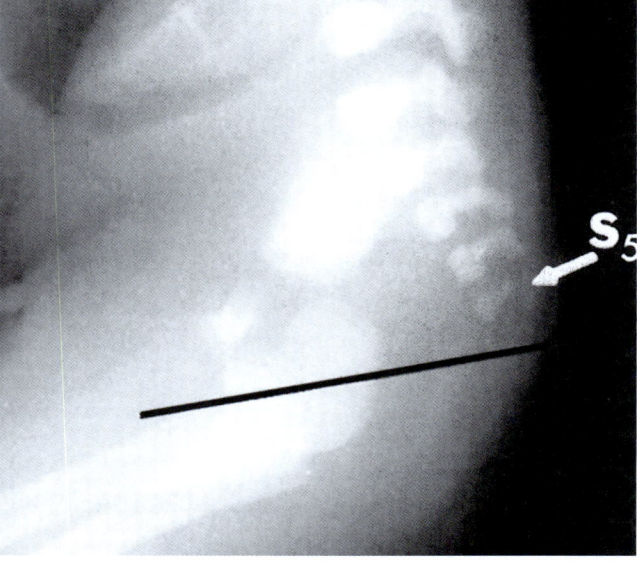

FIGURA 59-21. Ânus imperfurado. A, Corte sagital da linha média. Intestino posterior distal distendido, cheio de mecônio (*setas*) anterior ao último corpo vertebral (S5). **B,** Radiografia simples invertida não demonstrando gás ou mecônio anteriores ao sacro e nenhuma bolsa de ar próxima à linha M (*linha*). A radiografia sugere que o intestino posterior termine em um nível bem alto, mas a ultra-sonografia demonstra claramente uma bolsa baixa cheia de mecônio. **C,** Abordagem perineal transversa exibindo a bolsa (P) a menos de 1,5 cm da superfície cutânea (S).

SINAIS ULTRA-SONOGRÁFICOS DE ECN

- Alças intestinais espessadas
- Focos ecogênicos causados por ar nas veias portas
- Anel ecogênico de pneumatose intramural
- Hiperecogenicidade pericolecística
- Fluxo aumentado das artérias mesentérica superior e celíaca
- Ascites com níveis líquido/*debris* se ocorreu perfuração

surgindo como pequenos focos pontilhados e ecogênicos na parede não-dependente, ou como um contínuo anel ecogênico[97] dentro da parede das alças intestinais afetadas (Fig. 59-27B). Além disso, a ultra-sonografia pode detectar pequenos volumes de gás no interior do sistema venoso portal, que aparecem como pequenos focos ecogênicos dentro do fígado (Fig. 59-27C).[98-99] A hiperecogenicidade pericolicística foi igualmente descrita em lactentes com enterocolite necrosante.[100] A complicação mais temível dessa condição é a necrose intestinal com perfuração. Um aumento da velocidade de fluxo nas artérias esplâncnicas, mais comumente

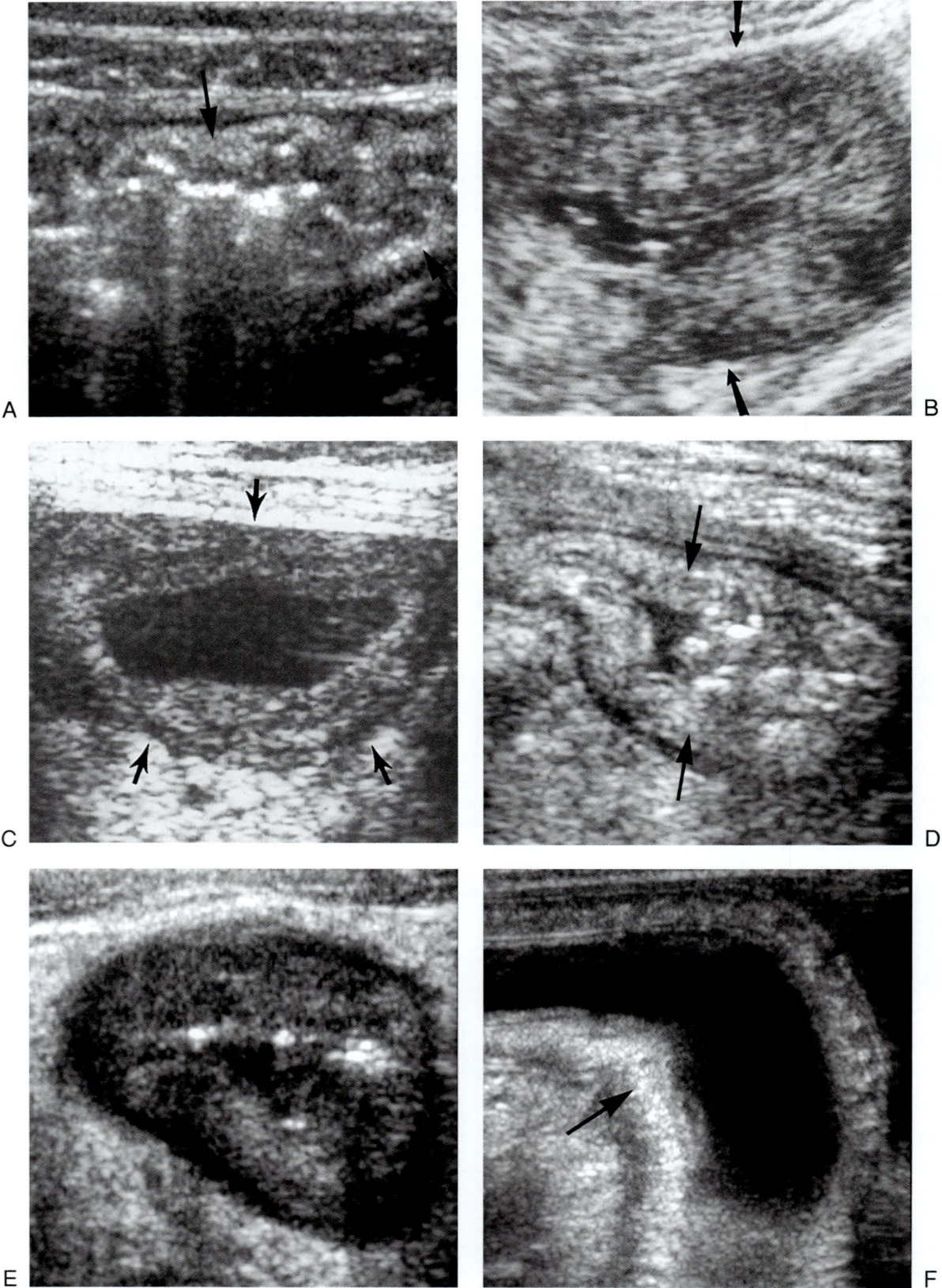

FIGURA 59-22. Doença inflamatória: espessamento mucoso. A, Colite pseudomembranosa. Espessamento mucoso discreto (*seta*). **B, Leucemia complicada por tiflite.** Espessamento ecogênico do ceco (*setas*). **C, Doença granulomatosa crônica.** Espessamento ecogênico da mucosa do intestino delgado (*setas*). **D, Paciente transplantado imunossuprimido.** Mucosa colônica espessada (*setas*). **E, Síndrome hemoliticourêmica** (SHU). Espessamento acentuado da mucosa colônica. **F, Infecção por rotavírus.** Espessamento ecogênico da mucosa.

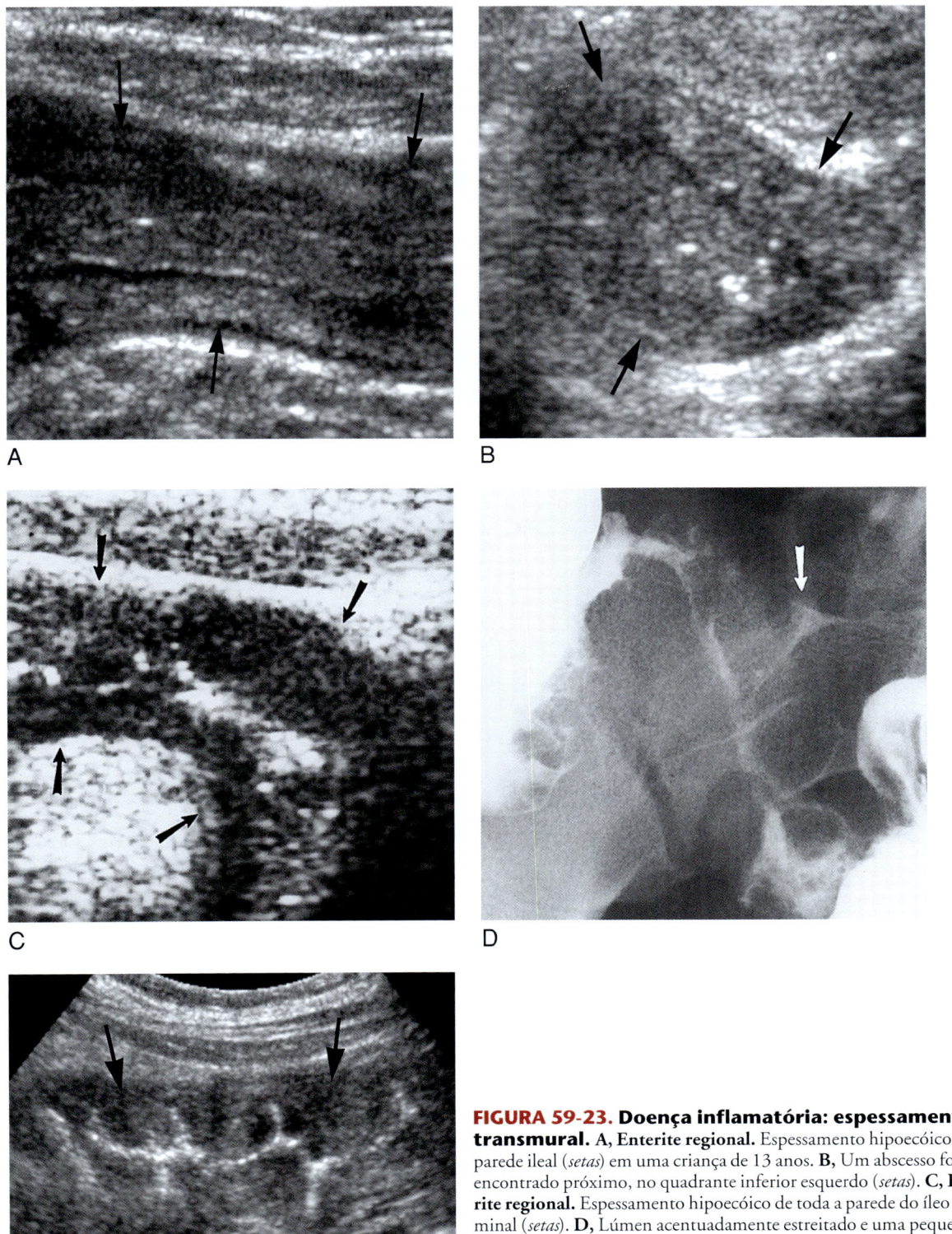

FIGURA 59-23. Doença inflamatória: espessamento transmural. A, Enterite regional. Espessamento hipoecóico da parede ileal (*setas*) em uma criança de 13 anos. **B,** Um abscesso foi encontrado próximo, no quadrante inferior esquerdo (*setas*). **C, Enterite regional.** Espessamento hipoecóico de toda a parede do íleo terminal (*setas*). **D,** Lúmen acentuadamente estreitado e uma pequena fístula (*seta*) no estudo contrastado do mesmo paciente. **E, Colite e pielonefrite grave.** Acentuado espessamento da parede colônica (*setas*).

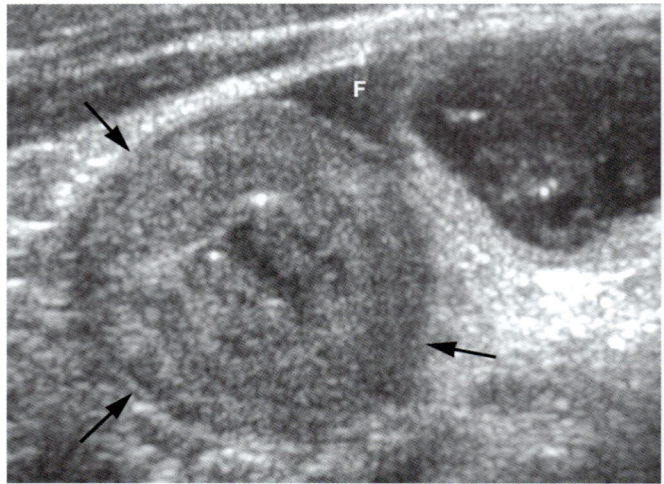
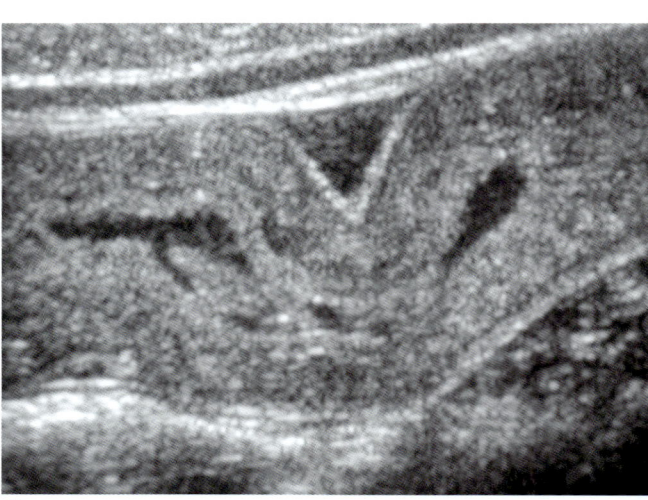
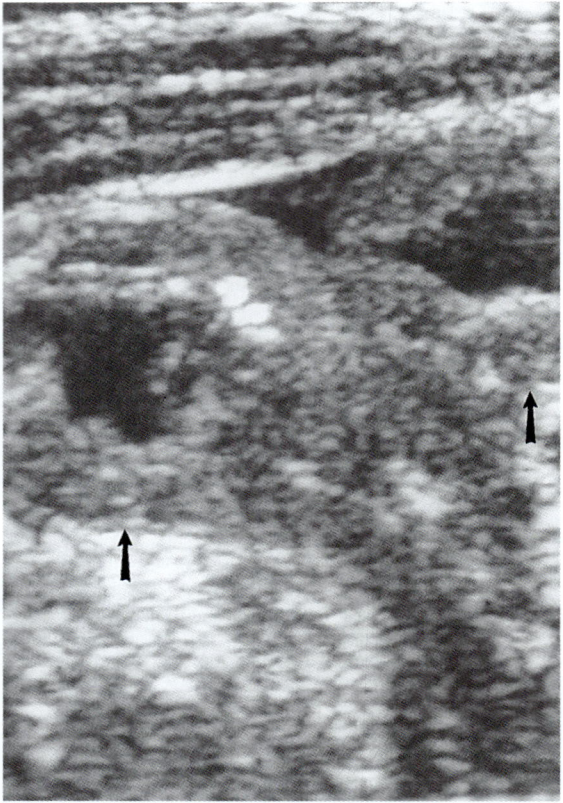

FIGURA 59-24. Púrpura de Henoch-Schönlein. A, Espessamento parietal circular levemente hipoecóico de uma única alça intestinal (*setas*), com um pequeno volume adjacente de líquido anecóico livre (F). Observe a parede fina normal da alça intestinal contígua. **B, Hemorragia intramural** em um paciente diferente evidenciando alças próximas com espessamento parietal ecogênico (*setas*). **C,** Outra criança com espessamento ecogênico de intestino delgado devido à púrpura de Henoch-Schönlein.

devido à vasoconstricção, foi sugerido como um achado precoce confiável do Doppler em lactentes com enterocolite necrosante.[101] O ar livre intra-abdominal pode não ser detectável nos lactentes que possuem muito pouco gás intestinal para escapar através da perfuração, mas a demonstração ultra-sonográfica de ascite com níveis líquido/*debris* pode sugerir perfuração nesses pacientes (Fig.59-27D).[102]

Apendicite

A ultra-sonografia (quadro) atualmente é aceita como uma modalidade altamente precisa de detecção da apendicite em crianças.[103-106] Ela é especialmente útil naqueles que demonstram achados clínicos ambíguos,[107,108] e quando a apendicite é encontrada, a ultra-sonografia pode, freqüentemente, auxiliar a sugerir ou confirmar um diagnóstico alternativo.[109] No fim, a abordagem diagnóstica para o abdome agudo permanece uma decisão terapêutica cirúrgica, mas continua a crescer o entusiasmo pelo uso da ultra-sonografia a fim de auxiliar o diagnóstico de apendicite e para lidar com as complicações pós-operatórias.

SINAIS ULTRA-SONOGRÁFICOS DE APENDICITE

- Estrutura tubular não-compressível de fundo-cego
- Diâmetro do tubo de 6 mm ou mais
- Líquido aprisionado dentro do apêndice não-perfurado
- Aspecto em alvo da mucosa ecogênica em torno do centro líquido circundado por músculo hipoecóico
- Fecalito: focos ecogênicos com pronunciada sombra acústica posterior
- Linfadenopatia: inespecífica
- Apêndice hipervascular ao Doppler colorido

A ultra-sonografia de uma criança com dor abdominal aguda é um procedimento que requer paciência e experiência. O exame é facilitado se a dor for localizada clinicamente, e mesmo as crianças menores podem ajudar a direcionar o exame se solicitadas a apontar um dedo no local de hipersensibilidade máxima. A compressão manual posterior pode

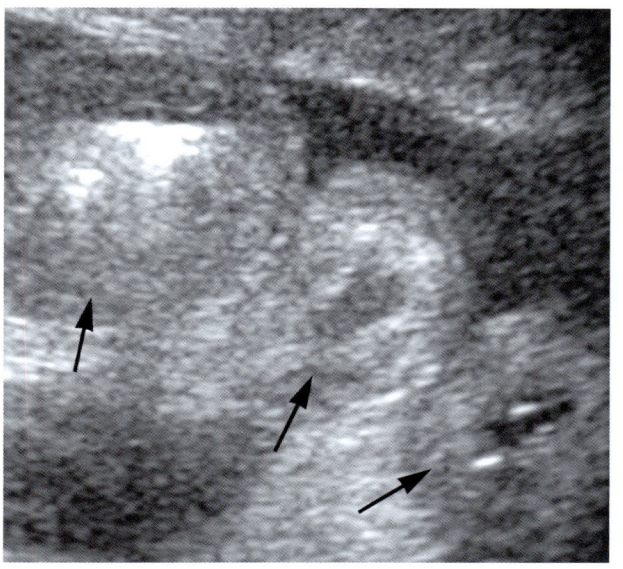 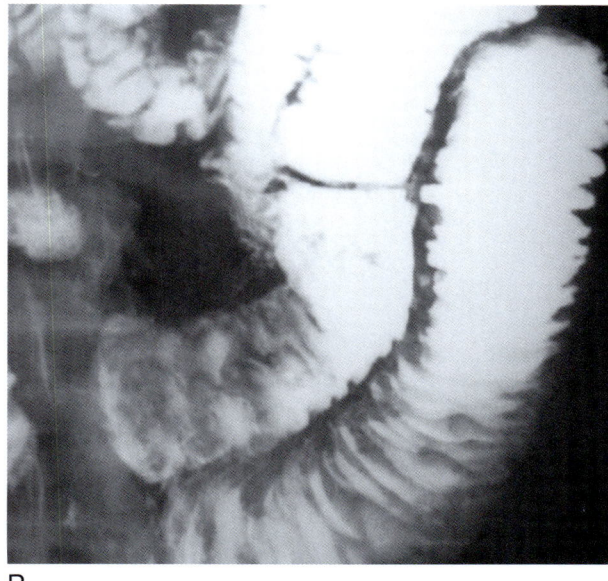

FIGURA 59-25. Hemofilia. A, Hemorragia intramural em um adolescente. Múltiplas alças de intestino delgado com espessamento parietal ecogênico (*setas*). **B,** Seriografia EED exibindo obstrução intestinal parcial e pregas mucosas espessas.

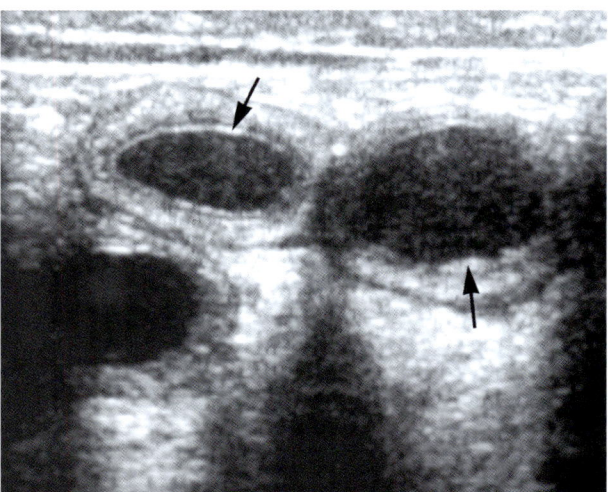

FIGURA 59-26. Doença enxerto-*versus*-hospedeiro. Múltiplas alças de intestino delgado de paredes espessas. Uma fina camada ecogênica na face superficial da mucosa (*setas*) representa um característico depósito de fibrina.

ajudar a identificar o apêndice naqueles pacientes cujo órgão não é visto com a técnica de compressão gradual.[110] O apêndice normal pode ser visualizado em uma variável porcentagem de casos, dependendo da experiência do operador e do volume de gás intestinal. O apêndice normal é facilmente compressível e menor do que o órgão inflamado, medindo, normalmente, menos de 6 mm de diâmetro (Fig. 59-28). Quando o apêndice não pode ser ultra-sonograficamente encontrado, o estudo geralmente é considerado indeterminado; contudo, a ausência de outros achados secundários de apendicite revela-se informação útil quando a suspeita é baixa. A confiança na interpretação ultra-sonográfica é um fator limitante principal no uso da ultra-sonografia para a apendicite, que aumenta à medida que se adquire uma maior experiência.

Ultra-sonograficamente, o apêndice agudamente inflamado surge como uma estrutura de fundo-cego, não-compressível, medindo 6 mm ou mais de diâmetro.[111] O tamanho do apêndice pode variar significativamente em pacientes com apêndices normais ou anormais, de modo que o critério dos 6 mm é mais útil para excluir a apendicite do que para confirmá-la.[112] A demonstração de outras anomalias ultra-sonográficas associadas melhora a confiança no diagnóstico. Freqüentemente é observado **líquido** aprisionado no interior de um apêndice não-perfurado, e a combinação da camada mucosa ecogênica circundante com a camada muscular hipoecóica da parede do apêndice, juntamente com o líquido anecóico central, confere ao órgão, no corte transversal, um aspecto de alvo (Fig. 59-29B). Os **fecalitos**, mesmo aqueles que não estão calcificados, podem ser freqüentemente identificados, perceptíveis como focos ecogênicos com pronunciada sombra acústica posterior (Fig. 59-29D). Um pequeno volume de líquido pode ser observado adjacente ao apêndice, mesmo na ausência de perfuração. A linfadenopatia mesentérica freqüentemente acompanha a apendicite, mas, isoladamente, constitui um achado inespecífico que pode ser visto em outros tipos de inflamação intestinal.[113] Uma vantagem da ultra-sonografia sobre outras modalidades de imagem reside na habilidade de correlacionar a dor com os achados de imagem. A localização precisa da hipersensibilidade com a compressão sobre o apêndice é diagnóstica dessa condição em muitas crianças.[114] Freqüentemente, nos casos de apendicite perfurada, o próprio apêndice é mais difícil de identificar do que na apendicite aguda não-perfurada.[115] Com a perfuração, o

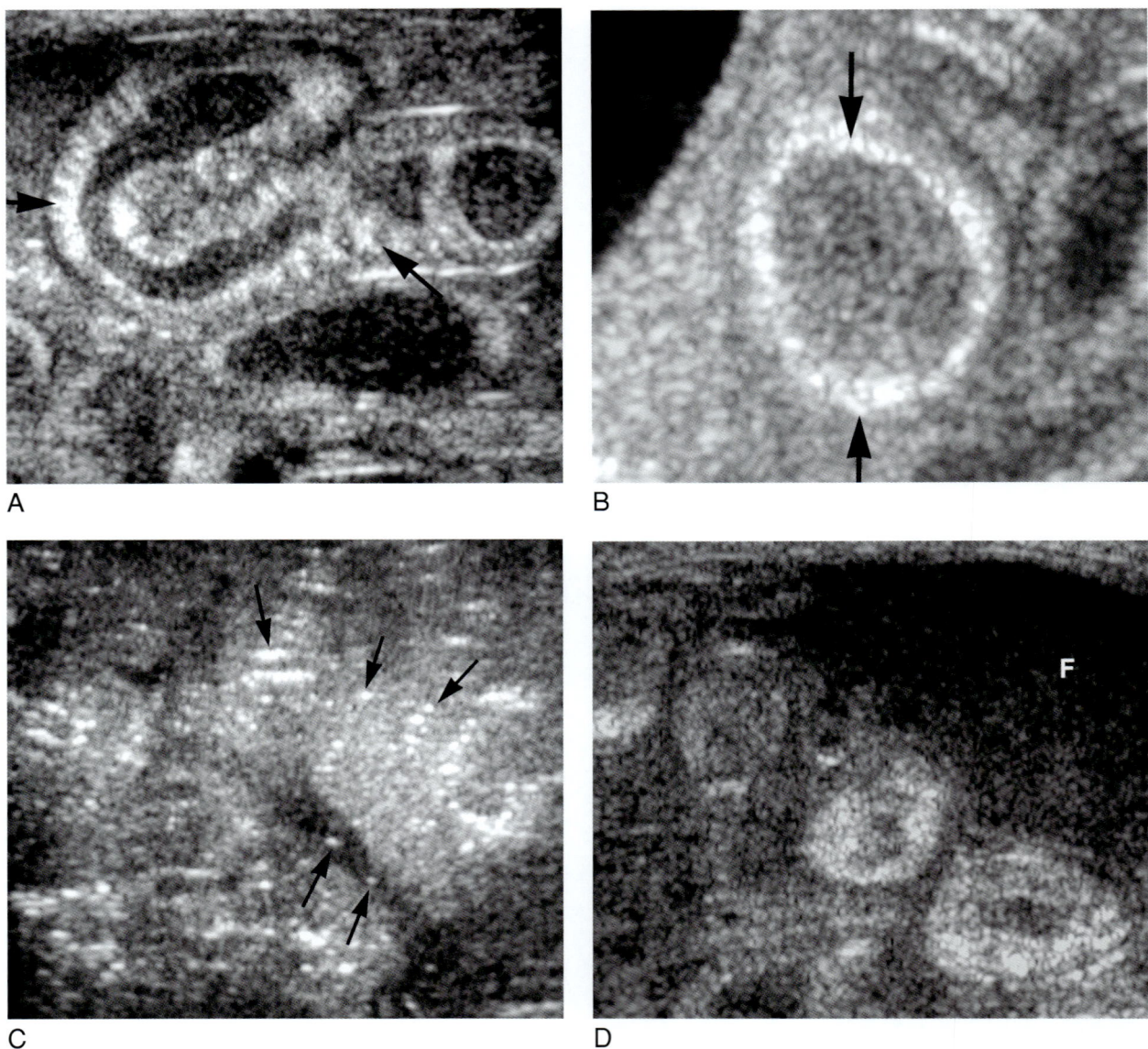

FIGURA 59-27. Enterocolite necrosante. A, Espessamento mucoso e submucoso (*setas*). **B,** Gás intramural (penumatose intestinal) produz um anel ecogênico (*setas*). **C,** Bolhas de gás ecogênicas disseminadas nas veias portas (*setas*). **D,** Líquido com *debris* ecogênicos (F) localizando-se adjacente às alças espessas.

apêndice se descomprime (Fig. 59-31A), e o aumento do gás intestinal provocado pelo íleo adinâmico e pela obstrução funcional pode interferir com o exame ultra-sonográfico. Todavia, uma cuidadosa técnica de compressão gradual pode permitir a detecção de focos de alças intestinais paralisados no quadrante inferior direito, ou uma complexa coleção de líquidos representando um **abscesso** (Fig. 59-31B, C).[116] A perda da camada ecogênica da submucosa sugere **apendicite gangrenosa** (Fig. 59-31D), que freqüentemente está associada à perfuração.

O uso do Doppler colorido para a apendicite pode ser útil em alguns casos. Estudos sugeriram que as imagens de Doppler colorido não apenas facilitam a identificação do apêndice inflamado como aumentam a confiança no diagnóstico,[117-119] mas o Doppler colorido também fornece indícios da presença de perfuração. Na apendicite aguda não-perfurada, o próprio apêndice é hipervascular (Fig. 59-29C), mas à medida que a necrose progride, o volume do fluxo no interior do apêndice diminui. Após a perfuração, um crescente fluxo pode ser observado nas partes moles adjacentes ao apêndice, e uma coleção de líquido abdominal com hiperemia periférica constitui um indicador bastante confiável da formação de um abscesso.[118,119] É vital que se esteja consciente de que muitas outras condições inflamatórias do intestino, que não a apendicite, podem estar associadas a pequenos volumes de líquido livre envolvendo as alças intestinais. Portanto, pequenas coleções líquidas sem outras evidências definitivas de apendicite não devem necessariamente sugerir um abscesso de apêndice.

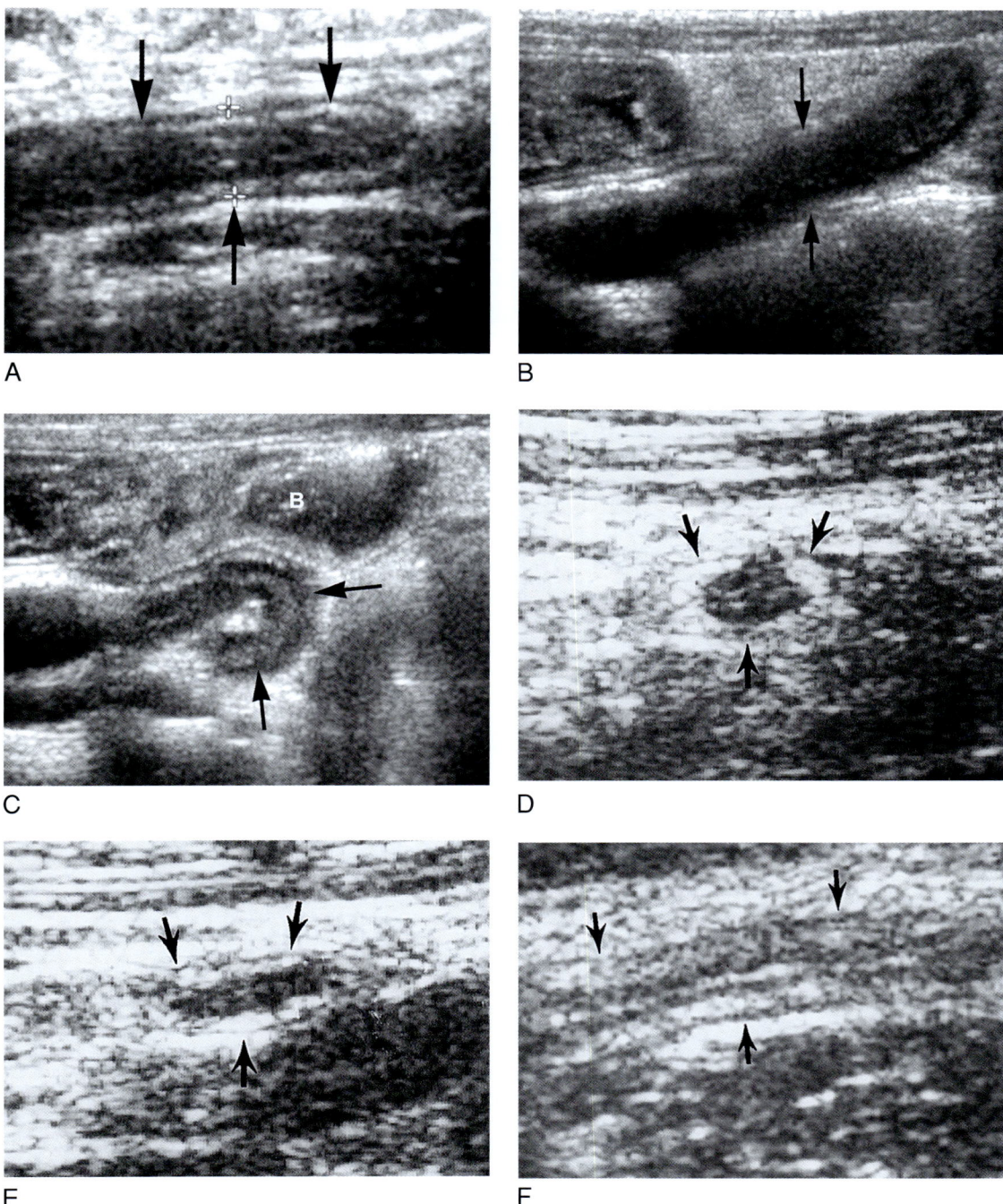

FIGURA 59-28. Apêndice normal. A compressão é crítica para o diagnóstico. A, Apêndice normal preenchido por líquidos (*setas*). **B,** Outro paciente com um apêndice sem hipersensibilidade, mas discretamente aumentado (*setas*). **C,** O mesmo apêndice de **B** se movimenta livremente com a peristalse das alças intestinais adjacentes. **D,** No corte transversal este apêndice mede 4,5 mm em seu diâmetro (*setas*). **E,** Com a compressão, o apêndice diminui para 3 mm (*setas*). **F,** Outro apêndice normal, sem líquido intraluminal, medindo 4 mm (*setas*).

Outras condições inflamatórias do quadrante inferior direito podem se assemelhar clinicamente à apendicite, mas podem ser identificadas ultra-sonograficamente. A **adenite mesentérica** se refere a uma inflamação confinada aos linfonodos mesentéricos em pacientes com um apêndice normal. A condição geralmente é associada à infecção viral, sendo, normalmente, autolimitada. Aglomerados de linfonodos mesentéricos aumentados, suaves à compressão e em número maior do que cinco, sugerem o diagnóstico,[120] especialmente quando se observa, igualmente, um apêndice normal. Um discreto espessamento mucoso no íleo distal constitui um achado associado habitual (Fig. 59-30). Linfonodos mesentéricos isolados são muito comuns e não devem ser considerados anormais. O **infarto omental** constitui

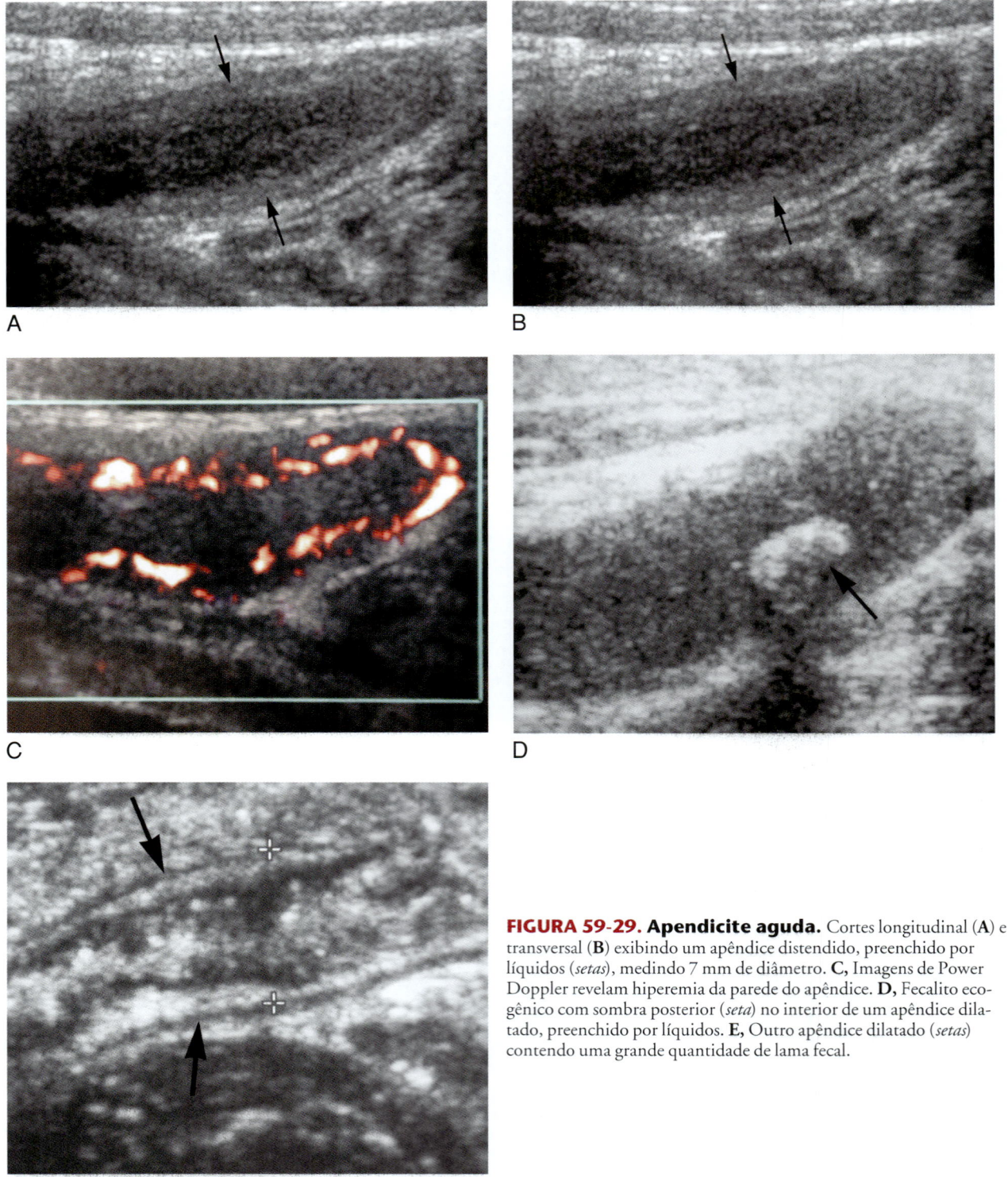

FIGURA 59-29. Apendicite aguda. Cortes longitudinal (**A**) e transversal (**B**) exibindo um apêndice distendido, preenchido por líquidos (*setas*), medindo 7 mm de diâmetro. **C,** Imagens de Power Doppler revelam hiperemia da parede do apêndice. **D,** Fecalito ecogênico com sombra posterior (*seta*) no interior de um apêndice dilatado, preenchido por líquidos. **E,** Outro apêndice dilatado (*setas*) contendo uma grande quantidade de lama fecal.

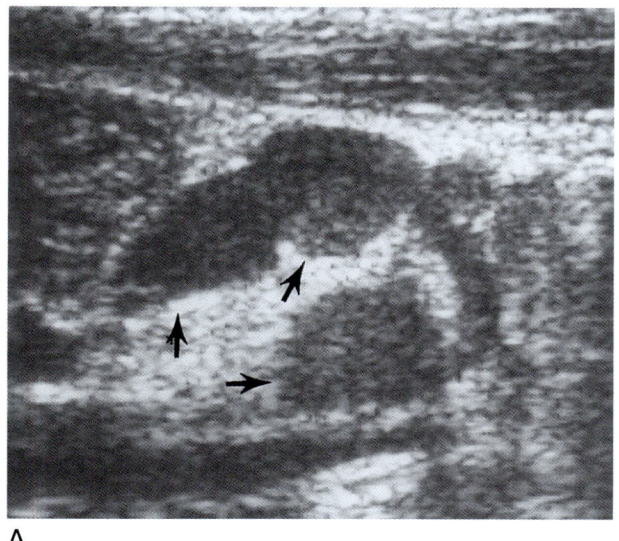
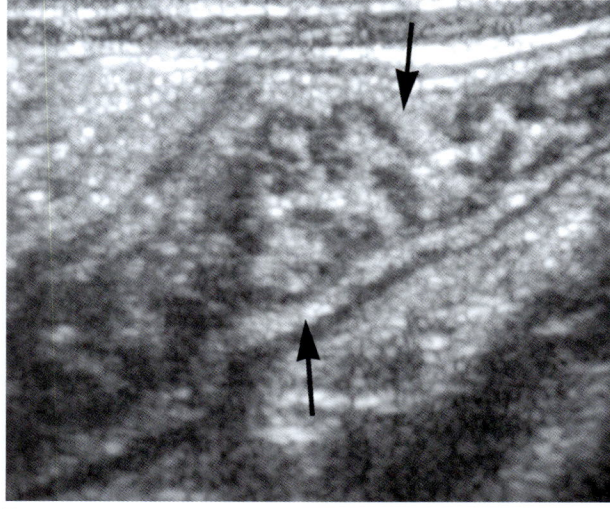

FIGURA 59-30. Adenite mesentérica. A, Linfonodos aumentados na região ileocecal (*setas*). **B,** Espessamento mucoso focal no íleo terminal (*setas*). **C,** Uma alça de intestino delgado mais proximal (*setas*) exibindo mucosa de espessura normal e peristalse.

SINAIS ULTRA-SONOGRÁFICOS DA PERFURAÇÃO DO APÊNDICE

Dificuldade de encontrar o apêndice
Apêndice descomprimido
Alças focais de intestino paralisado
Coleção líquida complexa em um abscesso
A perda da camada ecogênica submucosa normal sugere gangrena
No centro do apêndice se inicia a redução do fluxo vascular com necrose

uma causa menos comum de dor abdominal em crianças. A ultra-sonografia pode revelar uma massa heterogênea ou um foco localizado de ecogenicidade aumentada no interior do omento, caracteristicamente localizado entre a parede abdominal anterior e o cólon.[121,122] O **divertículo de Meckel** pode sofrer torção ou inflamar, podendo, ultra-sonograficamente, se assemelhar a um apêndice inflamado ou a uma massa pélvica complexa.[123,124]

Neoplasias e Cistos Gastrointestinais

A habilidade superior da ultra-sonografia em distinguir massas sólidas de císticas torna esse exame uma excelente escolha para o diagnóstico dos diversos tipos de cistos que podem ocorrer no abdome. Os cistos mais comumente associados ao trato gastrointestinal são os mesentéricos e os cistos de duplicação gastrointestinal. Caracteristicamente, as **duplicações gastrointestinais** estão cheias de líquidos anecóicos, apresentando uma parede bem definida, de duas camadas, constituídas por uma camada mucosa ecogênica interna e uma fina camada muscular hipoecóica externa (Fig. 59-32). Essas duas camadas normalmente são contínuas em toda a parede do cisto,[125] ajudando a distingui-los

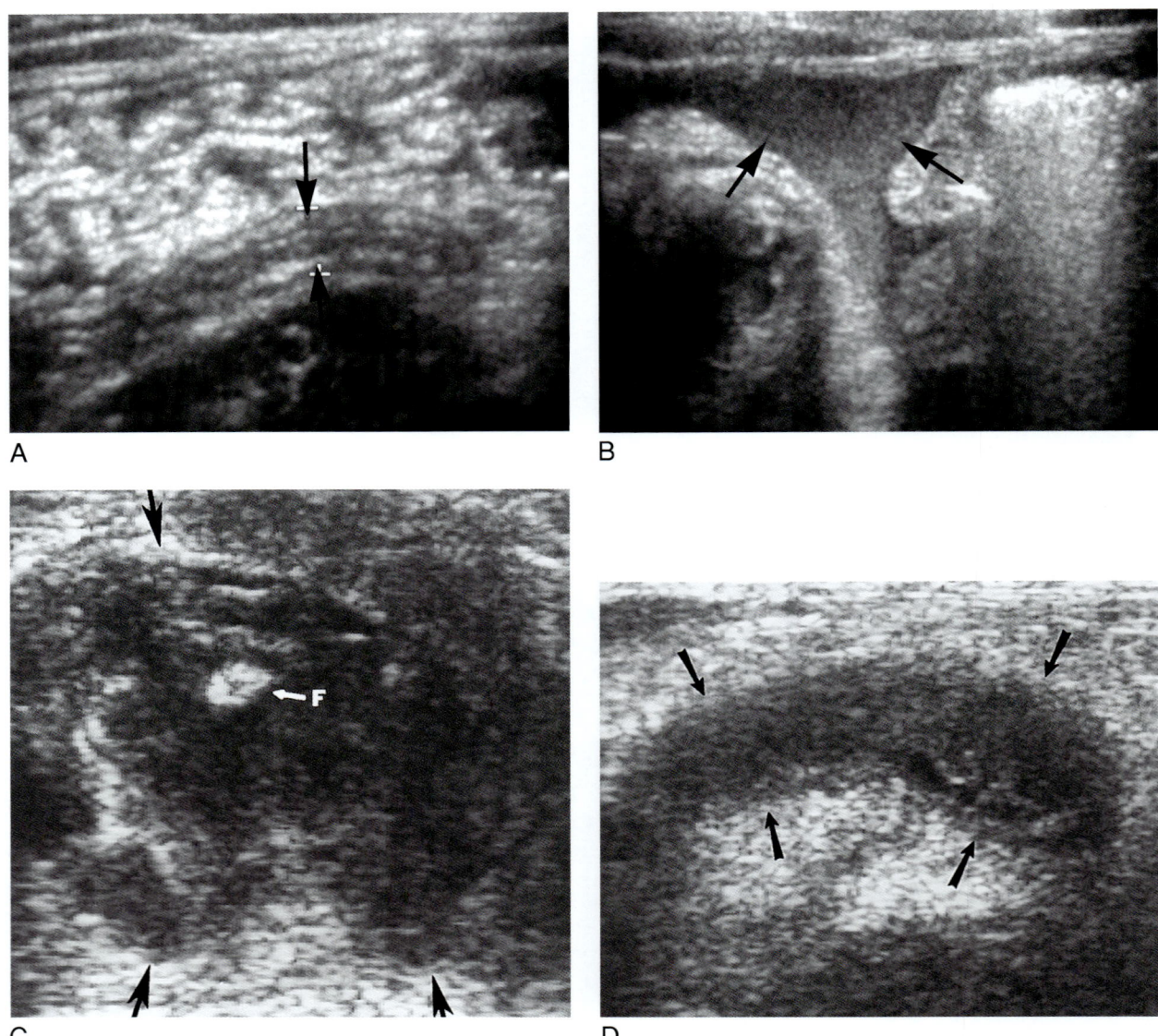

FIGURA 59-31. Apendicite perfurada. Coleções líquidas constituem o achado fundamental. A, Apêndice descomprimido (*setas*) que mede 5,9 mm de diâmetro. **B,** Líquido livre com *debris* no quadrante inferior direito (*setas*) no mesmo paciente de **A**. **C,** Em um paciente diferente, o apêndice não foi encontrado, mas uma coleção heterogênea e hipoecóica (*setas*) foi encontrada no quadrante inferior direito, representando um abscesso. Observe o fecalito ecogênico (F). **D,** Apêndice aumentado e hipoecóico, com a quase completa perda da faixa mucosa ecogênica normal (*setas*), indica um apêndice gangrenoso e, provavelmente, perfuração.

de outros cistos de parede simples, tais como os mesentéricos ou pseudocistos (Figs. 59-32E e 59-33D). Eventualmente, cistos parietais simples parecem possuir uma parede de duas camadas devida a uma camada fibrinosa que pode ser depositada ao longo da parede interna do cisto após um sangramento intracístico, mas isso constitui uma ocorrência relativamente incomum. Freqüentemente, os **cistos de duplicação** contêm focos de mucosa gástrica ectópica que podem inflamar e ulcerar. Nesses casos, a hemorragia intracística pode ocorrer, e os fragmentos resultantes, no interior do líquido cístico, podem fazer com que a estrutura pareça sólida (Fig. 59-32D).[126] Alguns cistos de duplicação são pediculados e, conseqüentemente, podem estar localizados em um local distante do seu verdadeiro ponto de origem (Fig. 59-32C). Ocasionalmente, a peristalse ativa da parede cística pode ser vista à ultra-sonografia de tempo real.

A ultra-sonografia não desempenha um papel principal na avaliação das neoplasias gastrointestinais, mas massas de pólipos podem, por vezes, ser identificadas quando o intestino é preenchido por líquido.[127,128] Mais freqüentemente, as massas gastrointestinais intraluminais das crianças se apresentam com obstrução devida à intussuscepção. A massa que atua como um ponto indutor para a intussuscepção nem sempre pode ser discernível ultra-sonograficamente. A maioria dos tumores sólidos se apresenta com uma variabilidade de padrões ecogênicos, não podendo ser confiavelmente dife-

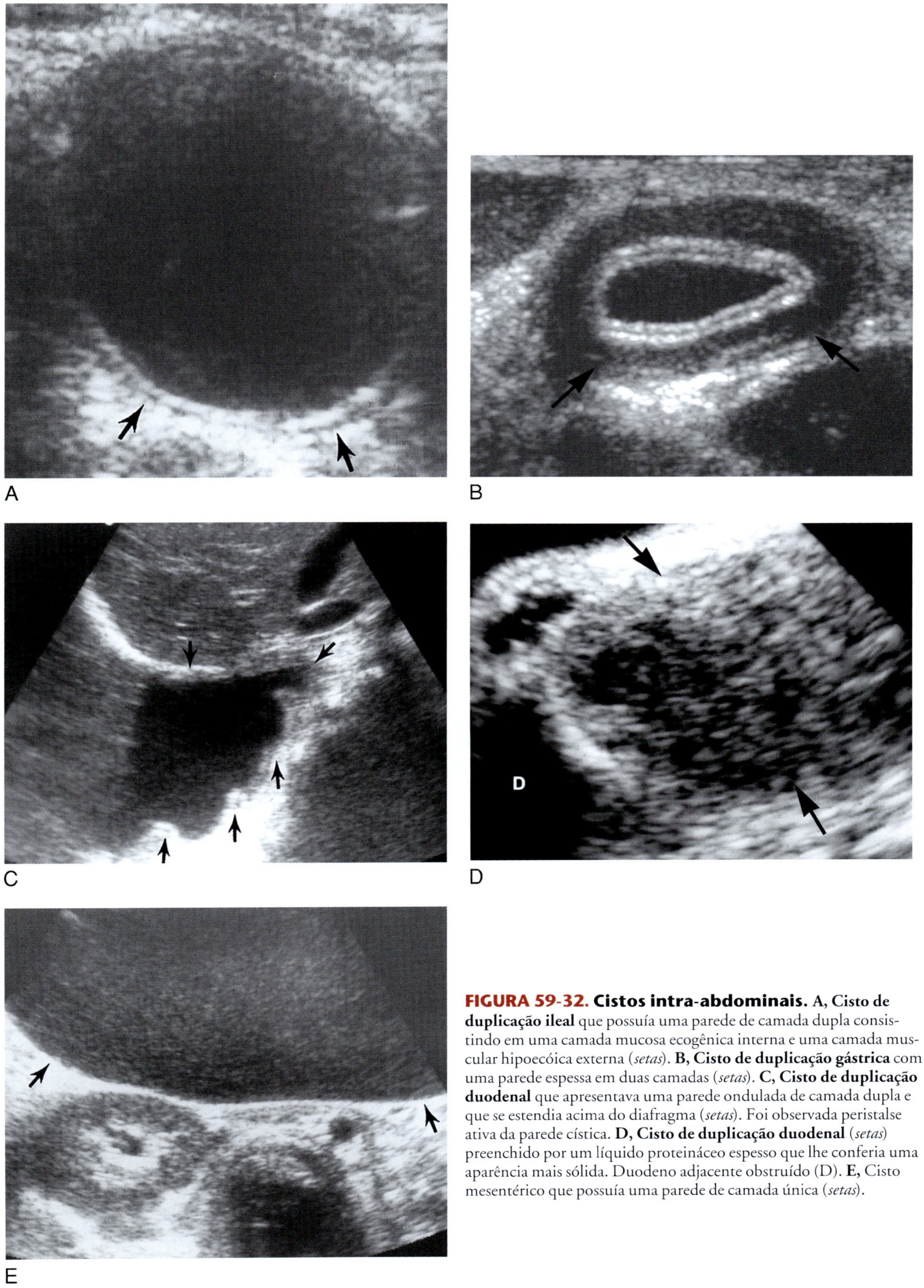

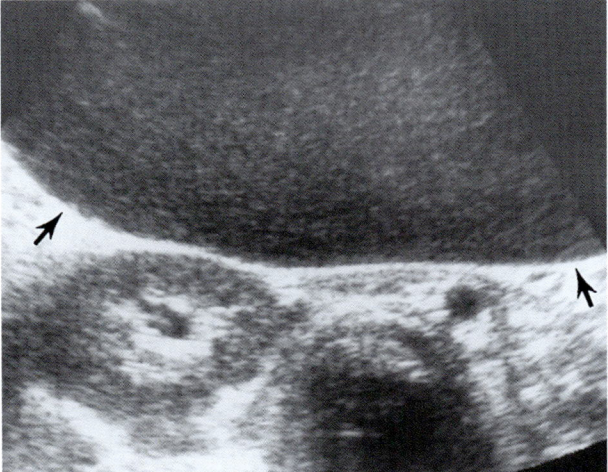

FIGURA 59-32. Cistos intra-abdominais. A, Cisto de duplicação ileal que possuía uma parede de camada dupla consistindo em uma camada mucosa ecogênica interna e uma camada muscular hipoecóica externa (*setas*). **B, Cisto de duplicação gástrica** com uma parede espessa em duas camadas (*setas*). **C, Cisto de duplicação duodenal** que apresentava uma parede ondulada de camada dupla e que se estendia acima do diafragma (*setas*). Foi observada peristalse ativa da parede cística. **D, Cisto de duplicação duodenal** (*setas*) preenchido por um líquido proteináceo espesso que lhe conferia uma aparência mais sólida. Duodeno adjacente obstruído (D). **E,** Cisto mesentérico que possuía uma parede de camada única (*setas*).

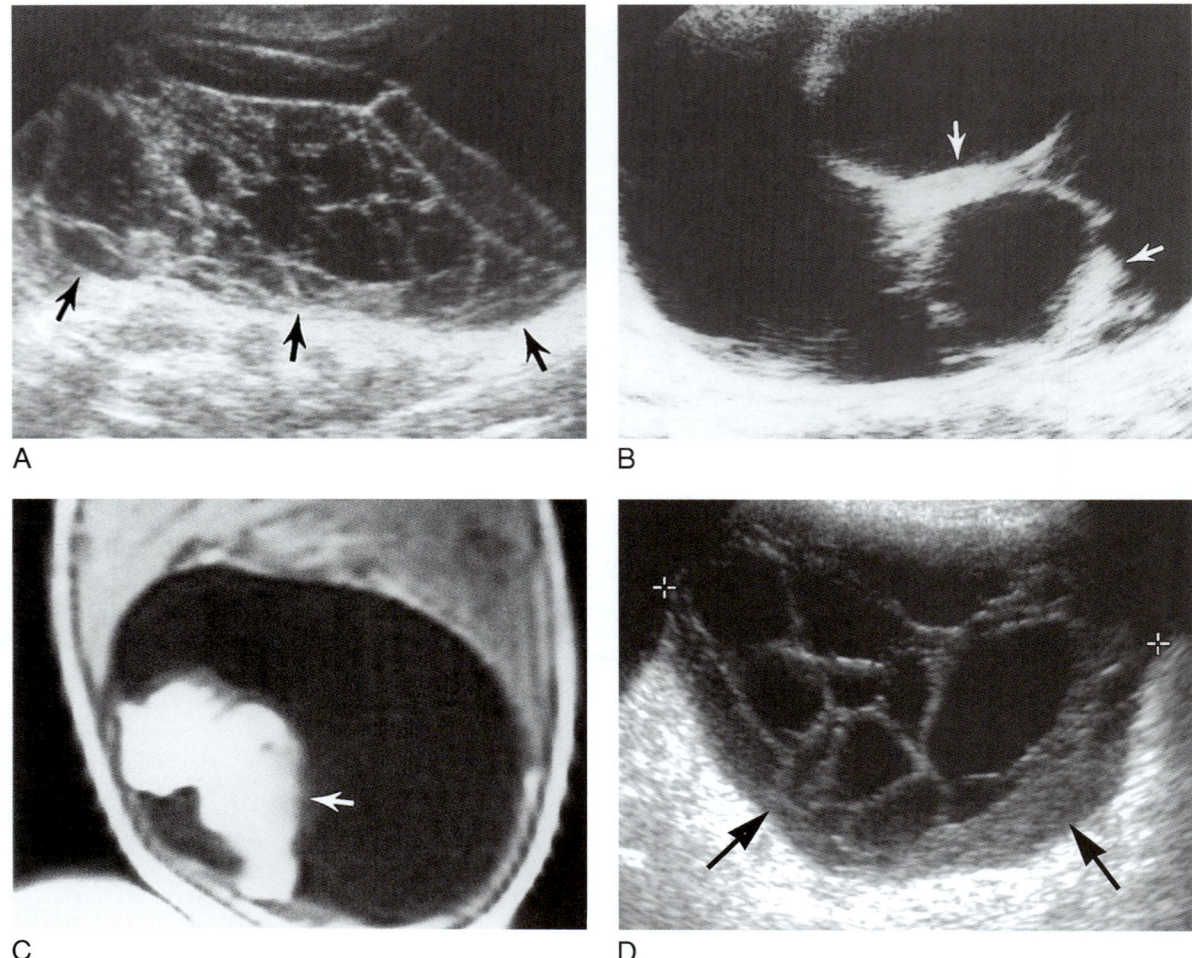

FIGURA 59-33. Massas císticas. A, Linfangioma mesentérico com aspecto multiloculado (*setas*). **B, Teratoma.** Grande cisto abdominal multiloculado que também continha áreas ecogênicas representando gordura (*setas*). **C,** RM do teratoma exibindo gordura no interior do cisto (*seta*). **D, Pseudocisto multiloculado de líquido cefalorraquidiano** (*setas*) obstruindo a extremidade peritoneal de um *shunt* VP.

renciada por suas características ultra-sonográficas.[129-132] O **linfoma** tende a ser hipoecóico, podendo estar associado à ulceração. Os tumores que mais provavelmente se revelam predominantemente císticos são os teratomas e os linfangiomas.[133-137] Os **linfangiomas abdominais** surgem mais comumente no mesentério, podendo se apresentar como cistos solitários ou como massas císticas multiloculadas (Fig. 59-33A).[136] Os **teratomas gastrointestinais** geralmente possuem grandes componentes císticos, mas a gordura ecogênica e as calcificações também são comumente visíveis (Fig. 59-33B, C).[133,135] Os **hemangiomas** podem envolver o mesentério, normalmente se associando à hipervascularidade e nos grandes vasos de irrigação (Fig. 59-34).

PÂNCREAS

Anatomia Normal e Técnica

O pâncreas é facilmente visualizado nas crianças e normalmente se mostra de tamanho relativamente generoso, quando comparado ao órgão de um adulto. A ecotextura normal do pâncreas na infância é homogênea e, mais freqüentemente, isoecóica ou hiperecóica, quando comparada à do fígado. O ducto pancreático normal geralmente não se encontra ultra-sonograficamente visível, a menos que um transdutor linear de alta resolução seja utilizado.

Pancreatite

A pancreatite é menos comum nas crianças do que nos adultos, com maior probabilidade de ser aguda do que crônica. As causas mais comuns de pancreatite aguda em crianças incluem trauma abdominal fechado (incluindo a síndrome da criança espancada), infecção viral e toxicidade por drogas. A despeito da causa, os achados ultra-sonográficos normalmente são esparsos, a menos que surja um pseudocisto como complicação. O achado ultra-sonográfico anormal mais comum é o aumento pancreático (Fig. 59-35A), mas um pâncreas de tamanho normal não exclui o diagnóstico. A ecogenicidade pancreática diminuída pode ocorrer com a pancreatite,[137,138] mas este é um achado de confirmação difícil

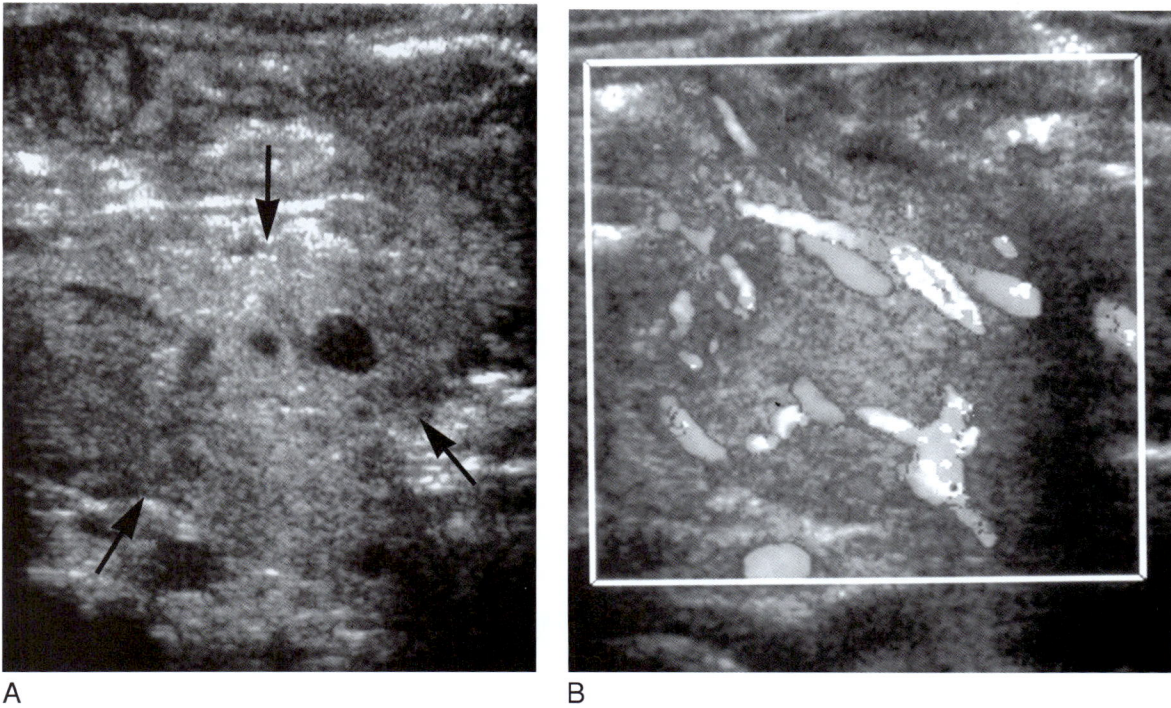

FIGURA 59-34. Hemangioma mesentérico. A, Uma grande massa ecogênica envolvendo o mesentério (*setas*) em um lactente com sangramento GI crônico. **B,** Numerosos vasos internos no Doppler colorido.

por causa da ecogenicidade variável do pâncreas normal das crianças.[139] Ocasionalmente pode ser encontrada uma ecogenicidade aumentada do espaço pararrenal, resultante da lipólise da gordura normal pelas enzimas pancreáticas que extravasaram para o espaço hepatorrenal.[140] As coleções líquidas peripancreáticas comumente acompanham a pancreatite aguda, mas tais coleções não são consideradas pseudocistos até que se tornem persistentes e sejam circundadas por uma parede ecogênica bem definida (Fig. 59-36). Muitos pseudocistos pancreáticos são atualmente tratados conservadoramente, e a ultra-sonografia é útil para o acompanhamento desses pacientes a fim de verificar a resolução espontânea da coleção líquida.[141] Quando o pseudocisto não se resolve adequadamente, a ultra-sonografia pode ser utilizada para sugerir a conveniência da drenagem percutânea ou endoscópica.[142,143]

A pancreatite crônica ou recorrente nas crianças é, mais provavelmente, secundária às anomalias congênitas que afetam o trato biliar (p. ex., cistos colédocos, anomalia da divisão do pâncreas e fibrose cística). Na fibrose cística, a precipitação ou coagulação de secreções nos pequenos ductos pancreáticos acarreta concreções e obstruções ductais. A distensão dos ductos e ácinos leva à degeneração e à substituição por pequenos cistos. Isto, juntamente com elementos de atrofia glandular e a fibrose subseqüente, produz ecogenicidade pancreática aumentada (Fig. 59-35C).[144-146] A glândula freqüentemente é pequena, e as calcificações podem ser observadas como focos ecogênicos pontilhados no interior do pâncreas hiperecóico. Um aspecto semelhante pode ser encontrado nos pacientes com pancreatite hereditária autossômica dominante.[147]

Massas Pancreáticas

Os tumores de pâncreas são extremamente raros nas crianças. As neoplasias primárias mais comuns são o insulinoma benigno e o adenocarcinoma.[133] Os **insulinomas** muitas vezes são difíceis de detectar ultra-sonograficamente, mas a ultra-sonografia intra-operatória pode ser utilizada com maior sucesso. O **carcinoma** de pâncreas geralmente se apresenta como uma massa pancreática complexa. O **pancreatoblastoma** é um raro tumor invasivo de textura heterogênea, que pode envolver vasos e metastatizar amplamente.[148-150] As massas císticas do pâncreas incluem o **linfangioma,** a **neoplasia cística-papilar do pâncreas** (Fig. 59-37),[151,152] e o raro **cisto pancreático congênito**.[153,154]

O aumento ecogênico difuso do pâncreas pode ser observado na **nesidioblastose** (Fig. 59-38A). Esta é uma condição semelhante a um tumor, caracterizada por proliferação difusa e persistência das células epiteliais ductais primitivas. A nesidioblastose freqüentemente está associada à hipoglicemia e à síndrome de Beckwith-Wiedemann. A ecogenicidade difusamente aumentada do pâncreas também pode ocorrer com a infiltração gordurosa da **síndrome de Shwachman-Diamond** (Fig. 59-38B), mas, nessa condição, o pâncreas geralmente conserva o tamanho normal. Raramente, outros tipos de tumores, como os da **leucemia**,[155] podem infiltrar e aumentar o pâncreas.

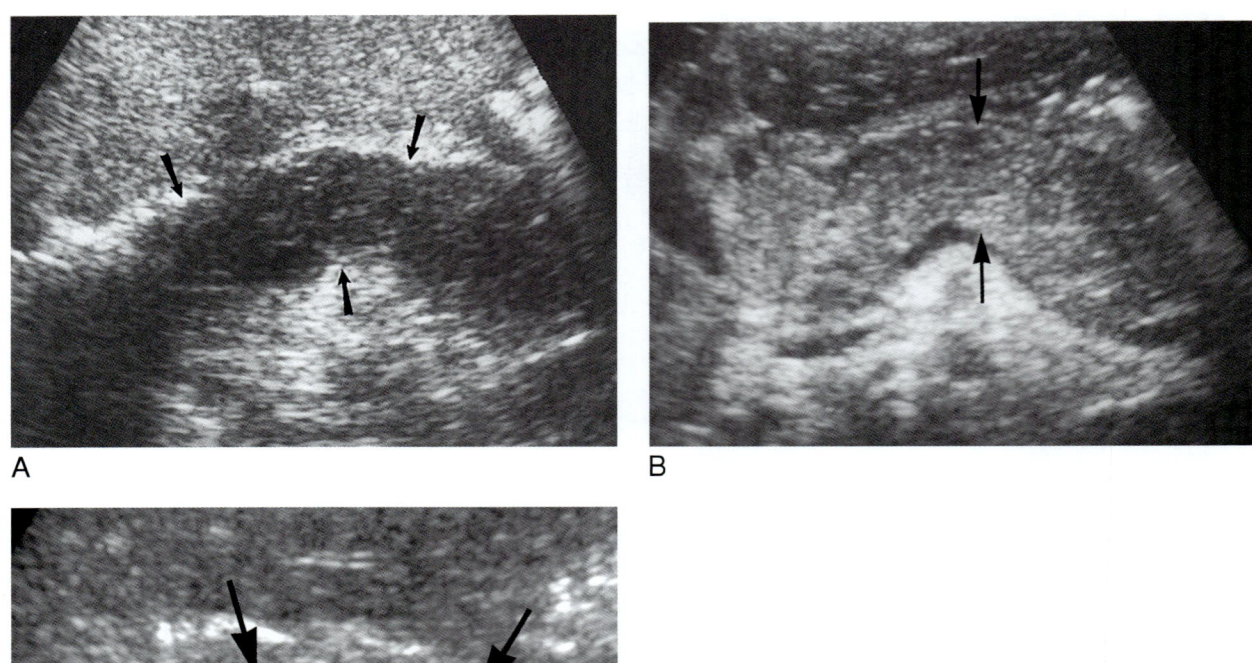

FIGURA 59-35. Pancreatite. A, Toxicidade pela L-asparaginase. O pâncreas encontra-se aumentado e hipoecóico (*setas*). **B,** Outra criança com aumento pancreático e pancreatite (*setas*). **C, Pancreatite crônica** em uma criança de 7 anos com pâncreas duplicado evidencia um órgão atrófico e um ducto pancreático dilatado (*setas*).

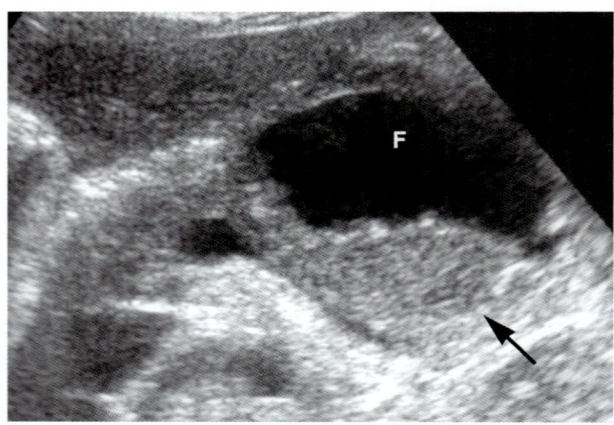

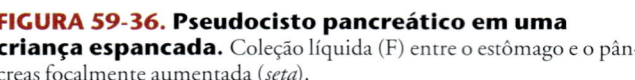

FIGURA 59-36. Pseudocisto pancreático em uma criança espancada. Coleção líquida (F) entre o estômago e o pâncreas focalmente aumentada (*seta*).

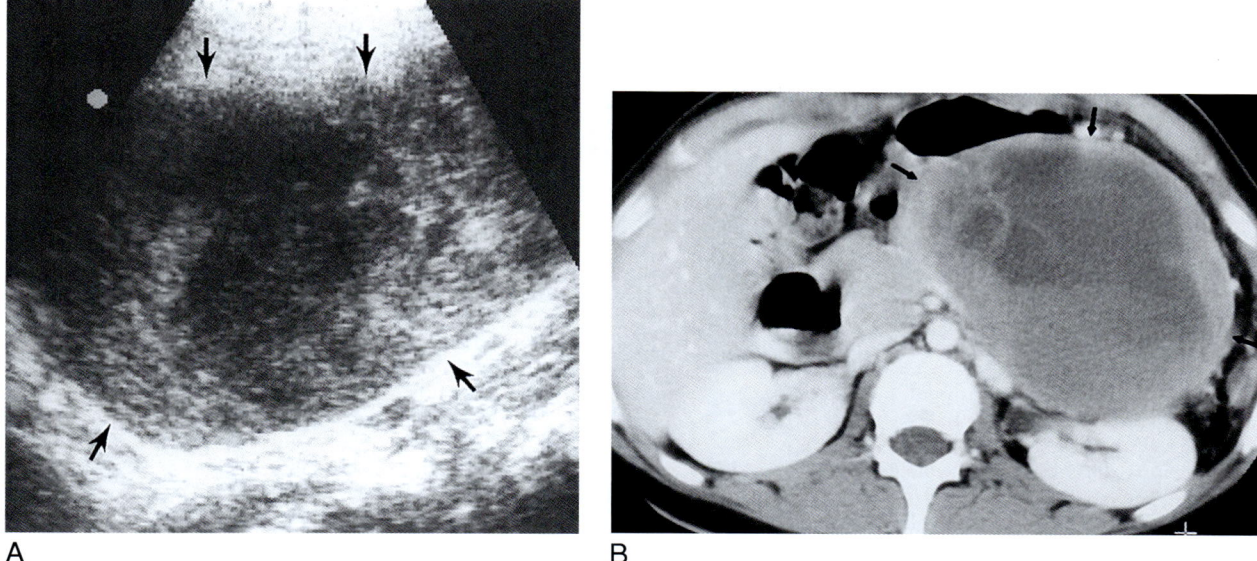

FIGURA 59-37. Massas pancreáticas. A, Neoplasia cística-papilar do pâncreas. Grande massa heterogênea, mas predominantemente cística, da cauda pancreática (*setas*). **B,** A TC também mostra a natureza predominantemente cística desse tumor grande e bem definido (*setas*).

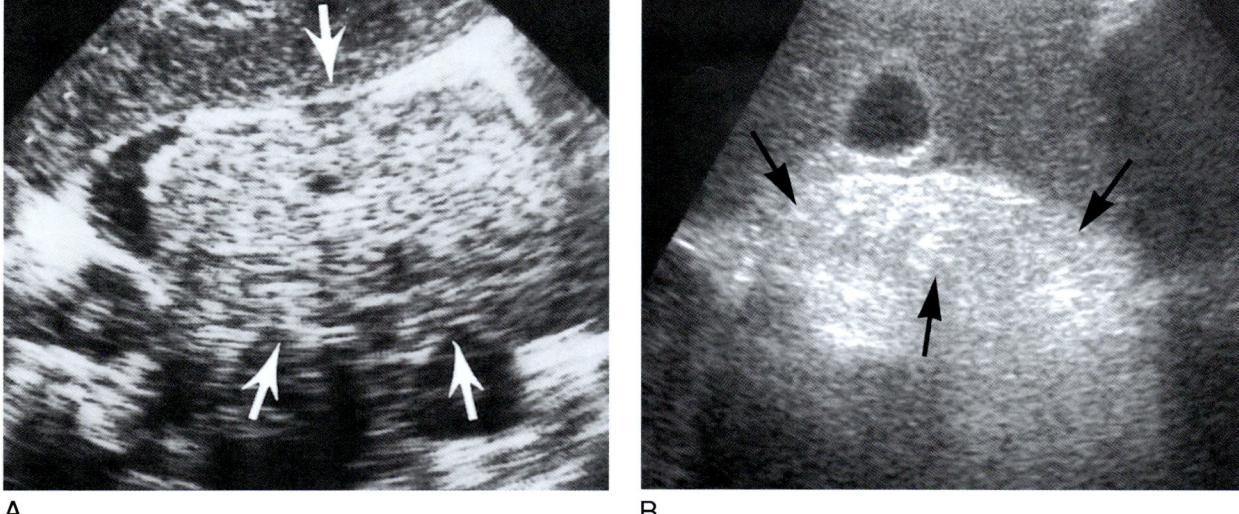

FIGURA 59-38. Aumento pancreático. A, Síndrome de Beckwith-Wiedemann e nesidioblastose. O pâncreas encontra-se acentuadamente aumentado (*setas*). **B,** Lipomatose associada à síndrome de Shwachman-Diamond. Aumento ecogênico do pâncreas (*setas*).

Referências

Esôfago e Estômago

1. Wright LL, Baker KR, Meny RG: Ultrasound demonstration of gastroesophageal reflux. J Ultrasound Med 1988;7:471-475.
2. Gomes H, Lallenmand A, Lallenmand P: Ultrasound of the gastroesophageal junction. Pediatr Radiol 1993;23:94-99.
3. Hirsch W, Kedar R, Preib U: Color Doppler in the diagnosis of the gastroesophageal reflux in children: Comparison with pH measurements and B-mode ultrasound. Pediatr Radiol 1996;26:232-235.
4. Jang HS, Lee JS, Lim GY, et al: Correlation of color Doppler sonographic findings with pH measurements in gastroesophageal reflux in children. J Clin Ultrasound 2001;29:212-217.
5. O'Keeffe FN, Stansberry SD, Swischuk LE, Hayden CK, Jr: Antropyloric muscle thickness at US in infants: What is normal? Radiology 1991;178:827-830.
6. Hulka F, Campbell TJ, Campbell JR, Harrison MW: Evolution in the recognition of infantile hypertrophic pyloric stenosis. Pediatrics 1997;100:E9.
7. Swischuk LE, Hayden CK, Jr, Stansberry SD: Sonographic pitfalls in the imaging of the antropyloric region in infants. Radiographics 1989;9:437-447.

8. Hernanz-Schulman M, Sells LL, Ambrosino MM, et al: Hypertrophic pyloric stenosis in the infant without a palpable olive: Accuracy of sonographic diagnosis. Radiology 1994;193:771.
9. Rohrschneider WK, Mittnacht H, Darge K, Troger J: Pyloric muscle in asymptomatic infants: Sonographic evaluation and discrimination from idiopathic hypertrophic pyloric stenosis. Pediatr Radiol 1998;28:429-434.
10. Teele RL, Smith EH: Ultrasound in the diagnosis of idiopathic hypertrophic pyloric stenosis. N Engl J Med 1977; 296:1149-1150.
11. Blumhagen JD, Maclin L, Krauter D, et al: Sonographic diagnosis of hypertrophic pyloric stenosis. AJR 1988;150:1367-1370.
12. Cohen HL, Schechter S, Mestel AL, et al: Ultrasonic "double track" sign in hypertrophic pyloric stenosis. J Ultrasound Med 1987;6:139-143.
13. Haller JO, Cohen HL: Hypertrophic pyloric stenosis: Diagnosis using ultrasound. Radiology 1986;161:335-339.
14. Lund-Kofoed PE, Host A, Elle B, Larsen C: Hypertrophic pyloric stenosis: Determination of muscle dimensions by ultrasound. Br J Radiol 1988;61:19-20.
15. Stunden RJ, LeQuesne GW, Little KE: The improved ultrasound diagnosis of hypertrophic pyloric stenosis. Pediatr Radiol 1986;16:200-205.
16. Westra SJ, de Groot CJ, Smits NJ, Steatman CR: Hypertrophic pyloric stenosis: Use of the pyloric volume measurement in early ultrasound diagnosis. Radiology 1989;172:615-619.
17. Hernanz-Schulman M, Neblett WW 3rd, Polk DB, Johnson JE: Hypertrophied pyloric mucosa in patients with hypertrophic pyloric stenosis. Pediatr Radiol 1998;27:912-914.
18. Kim S, Chung CJ, Fordham LA, Specter BB: Coexisting hyperplastic antral polyp and hypertrophic pyloric stenosis. Pediatr Radiol 1998;28:901.
19. Callahan MJ, McCauley RG, Patel H, Hijazi ZM: The development of hypertrophic pyloric stenosis in a patient with prostaglandin-induced foveolar hyperplasia. Pediat Radiol 1999;29:748-751.
20. Yoshizawa J, Eto T, Higashimoto Y, et al: Ultrasonographic features of normalization of the pylorus after pyloromyotomy for hypertrophic pyloric stenosis. J Pediatr Surg 2001;36:582-586.
21. Cohen HL, Zinn HL, Haller JO, et al: Ultrasonography of pylorospasm: Findings may simulate hypertrophic pyloric stenosis. J Ultrasound Med 1998;17:705-711.
22. Spevak MR, Ahmadjian JM, Kleinman PK, et al: Sonography of hypertrophic pyloric stenosis: Frequency and cause of nonuniform echogenicity of the thickened pyloric muscle. AJR 1992;158:129-132.
23. Roma E, Kafritsa Y, Panayiotou J, et al: Is peptic ulcer a common cause of upper gastrointestinal symptoms? Eur J Pediatr 2001;160:497-500.
24. Hayden CK, Jr, Swischuk LE, Rytting JE: Gastric ulcer disease in infants: Ultrasound findings. Radiology 1987;164:131-134.
25. Maves CK, Johnson JF, Bove K, Malott RL: Gastric inflammatory pseudotumor in children. Radiology 1989;173:381-383.
26. Goldwag SS, Bellah RD, Ward KJ, Kogutt MS: Sonographic detection of Ménétrier's disease in children. J Clin Ultrasound 1994;22:567-570.
27. Mercado-Deane MG, Burton EM, Brawley AV, Hatley R: Prostaglandin-induced foveolar hyperplasia simulating pyloric stenosis in an infant with cyanotic heart disease. Pediatr Radiol 1994;24:45-46.
28. McAlister WH, Katz ME, Perlman JM, Tack ED: Sonography of focal foveolar hyperplasia causing gastric obstruction in an infant. Pediatr Radiol 1988;18:79-81.
29. Joshi I, Berdon WE, Brudnicki A, et al: Gastric thumbprinting: Diffuse gastric wall mucosal and submucosal thickening in infants with ductal-dependent cyanotic congenital heart disease maintained on long-term prostaglandin therapy. Pediatr Radiol 2002;32:405-408.
30. Naik DR, Bolia A, Boon AW: Demonstration of a lactobezoar by ultrasound. Br J Radiol 1987;60:506-508.
31. Malpani A, Ramani SK, Wolverson MK: Role of sonography in trichobezoars. J Ultrasound Med 1988;7:661-663.

Duodeno e Intestino Delgado

32. Cohen HL, Haller JO, Mestel AL, et al: Neonatal duodenum: Fluid-aided ultrasound examination. Radiology 1987;164:805-809.
33. Crowe JE, Sumner TE: Combined esophageal and duodenal atresia without tracheoesophageal fistula: Characteristic radiographic changes. AJR 1978; 130:167-168.
34. Hayden CK, Jr, Schwartz MZ, Davis M, Swischuk LE: Combined esophageal and duodenal atresia: Sonographic findings. AJR 1983;140:225-226.
35. Hayden CK, Jr, Boulden TF, Swischuk LE, Lobe TE: Sonographic demonstration of duodenal obstruction with midgut volvulus. AJR 1984;143:9-10.
36. Loyer E, Eggli KD: Sonographic evaluation of superior mesenteric vascular relationship in malrotation. Pediatr Radiol 1989;19:173-175.
37. Zerin JM, DiPietro MA: Superior mesenteric vascular anatomy at US in patients with surgically proved malrotation of the midgut. Radiology 1992; 183:693-694.
38. Weinberger E, Winters WD, Liddell RM, et al: Sonographic diagnosis of intestinal malrotation in infants: Importance of the relative positions of the superior mesenteric vein and artery. AJR 1992;159:825-828.
39. Shimanuki Y, Aihara T, Takano H, et al: Clockwise whirlpool sign at color Doppler US: An objective and definite sign of midgut volvulus. Radiology 1996; 199:261-264.
40. Ashley LM, Allen S, Teele RL: A normal sonogram does not exclude malrotation. Pediatr Radiol 2001;31:354-356.
41. Cremin BJ, Solomon DJ: Ultrasonic diagnosis of duodenal diaphragm. Pediatr Radiol 1987;17:489-490.
42. Hayashi K, Futagawa S, Kozaki S, et al: Ultrasound and CT diagnosis of intramural duodenal hematoma. Pediatr Radiol 1988;18:167-168.
43. Hernanz-Schulman M, Genieser NB, Ambrosino M: Sonographic diagnosis of intramural duodenal hematoma. J Ultrasound Med 1989;8:273-276.
44. Orel SG, Nussbaum AR, Sheth S, et al: Case report: Duodenal hematoma in child abuse-sonographic detection. AJR 1988;151:147-149.
45. John SD, Swischuk LE, Hayden CK, Jr: Gastrointestinal sonographic findings in Henoch-Schönlein purpura. Emerg Radiol 1996;3:4-8.
46. Coutur A, Veyrac C, Baud C, et al: Evaluation of abdominal pain in Henoch-Schönlein syndrome by high-frequency ultrasound. Pediatr Radiol 1992;22:12-17.
47. Carroll BA, Moskowitz PS: Sonographic diagnosis of a neonatal meconium cyst. AJR 1981;137:1262-1264.
48. Bowen A, Mazer J, Zarabi M, Fujioka M: Cystic meconium peritonitis: Ultrasonographic features. Pediatr Radiol 1984;14:18-22.
46. *Ibid.*

49. Verschelden P, Filiatrault D, Garel L, et al: Intussusception in children: Reliability of US in diagnosis—a prospective study. Radiology 1992;184:741-744.
50. Bhisitkul DM, Shkolnik A, Donaldson JS, et al: Clinical application of ultrasonography in the diagnosis of intussusception. J Pediatr 1992;121:182-186.
51. Shanbhogue RL, Hussain SM, Meradji M, et al: Ultrasonography is accurate enough for the diagnosis of intussusception. J Pediatr Surg 1994;29:324-328.
52. Pracros JP, Tran-Minh VA, Morin de Finfe CH, et al: Acute intestinal intussusception in children: Contribution of ultrasonography (145 cases). Ann Radiol 1987; 30:525-530.
53. Swischuk LE, Hayden CK, Jr, Boulden T: Intussusception: Indications for ultrasonography and an explanation of the doughnut and pseudokidney signs. Pediatr Radiol 1985;15:388-391.
54. Morin ME, Blumenthal DH, Tan A, et al: The ultrasonic appearance of ileocolic intussusception. J Clin Ultrasound 1981;10:516-518.
55. Parienty RA, Lepreux JF, Gruson B: Sonographic and CT features of ileocolic intussusception. AJR 1981; 136:608-610.
56. Del-Pozo G, Albillos JC, Trejedor D: Intussusception US findings with pathologic correlation—the cresence-in-doughnut sign. Radiology 1996;199:688-692.
57. Riebel TW, Nasir R, Weber K: US-guided hydrostatic reduction of intussusception in children. Radiology 1993;188:513-516.
58. Rohrschneider WK, Troger J: Hydrostatic reduction of intussusception under US guidance. Pediatr Radiol 1995;25:530-534.
59. Woo SK, Kim JS, Suh SJ, et al: Childhood intussusception: US-guided hydrostatic reduction. Radiology 1992;182:77-80.
60. Gonzalez-Spinola J, Del Pozo G, Tejedor D: Intussusception: The accuracy of ultrasound-guided saline enema and the usefulness of a delayed attempt at reduction. J Pediatr Surg 1999;34:1016-1020.
61. Carnevale E, Graziani M, Fasanelli S: Postoperative ileo-ileal intussusception: Sonographic approach. Pediatr Radiol 1994;23:161.
62. Ko SF, Lee TY, Ng SH, et al: Small bowel intussusception in symptomatic pediatric patients: Experiences with 19 surgically proven cases. World J Surg 2002;26:438-443.
63. Swischuk LE, John S: Spontaneous reduction of intussusception: Verification with US. Radiology 1994;192:269-271.
64. John SD: The value of ultrasound in children with suspected intussusception. Emerg Radiol 1998; 5(5):297-305.
65. Hughes UM, Connolly BL, Chait PG, Muraca S: Further report of small-bowel intussusceptions related to gastrojejunostomy tubes. Pediatr Radiol 2000;30:614-617.
66. Swischuk LE, Stansberry SD: Ultrasonographic detection of free peritoneal fluid in uncomplicated intussusception. Pediatr Radiol 1991;21:350-351.
67. Feinstein KA, Myers M, Fernbach SK, Bhistikul DM: Peritoneal fluid in children with intussusception: Its sonographic detection and relationship to successful reduction. Abdom Imag 1993;18:277-279.
68. Lee H, Yeh H, Leu YJ: Intussusception: The sonographic diagnosis and its clinical value. J Pediatr Gastroenterol Nutr 1989;8:343-347.
69. del-Pozo G, Gonzalez-Spinola J, Gomez-Anson B, et al: Intussusception: trapped peritoneal fluid detected with US: Relationship to reducibility and ischemia. Radiology 1996;201:379-383.
70. Koumanidou C, Vakaki M, Pitsoulakis G, et al: Sonographic detection of lymph nodes in the intussusception of infants and young children: Clinical evaluation and hydrostatic reduction. AJR 2002; 178:445-450.
71. Lam AH, Firman K: Value of sonography including color Doppler in the diagnosis and management of long-standing intussusception. Pediatr Radiol 1992;22:112-114.
72. Lim HK, Bae SH, Lee KH, et al: Assessment of reducibility of ileocolic intussusception in children: Usefulness of color Doppler sonography. Radiology 1994;191:781.

Cólon

73. Cremin BJ: The radiologic assessment of anorectal anomalies. Clin Radiol 1971;22:239-250.
74. Donaldson JS, Black CT, Reynolds M, et al: Ultrasound of the distal pouch in infants with imperforate anus. J Pediatr Surg 1989;24:465-468.
75. Oppenheimer DA, Carroll BA, Shochat SJ: Sonography of imperforate anus. Radiology 1983;148:127-128.
76. Lim JH, Ko YT, Lee DH et al: Sonography of inflammatory bowel disease: findings and value in differential diagnosis. AJR 1994;163:343.
77. Dinkel E, Dittrich M, Peters H, et al: Real-time ultrasound in Crohn's disease: Characteristic features and clinical implications. Pediatr Radiol 1986;16:8-12.
78. Worliceck H, Lutz H, Heyder N, et al: Ultrasound findings in Crohn's disease and ulcerative colitis: Prospective study. J Clin Ultrasound 1987;15:153-158.
79. Downey DB, Wilson SR: Pseudomembranous colitis: Sonographic features. Radiology 1991;180:61.
80. Ros PR, Buetow PC, Pantograg-Brown L, et al: Pseudomembranous colitis. Radiology 1996;198:1-9.
81. Alexander JE, Williamson SL, Seibert JJ, et al: Ultrasonographic diagnosis of typhlitis (neutropenic colitis). Pediatr Radiol 1988;18:200-204.
82. Class-Royal MC, Choyke PL, Gootenberg JE, et al: Sonography in the diagnosis of neutropenic colitis. J Ultrasound Med 1987;6:671-674.
83. Puylaert JBCM, Lalisang RI, van der Werf SDJ, Doornbos L: Campylobacter ileocolitis mimicking acute appendicitis: Differentiation with graded-compression US. Radiology 1988;166:737-740.
84. Matsumoto T, Iida M, Sakai T, et al: Yersinia terminal ileitis: Sonographic findings in eight patients. AJR 1991;156:965-967.
85. McMorrow Touhy AM, O'Gorman M, Byington C, et al: Yersinia enterocolitis mimicking Crohn's disease in a toddler. Pediatrics 1999;104:556.
86. Ueda D, Sato T, Yoshida M: Ultrasonographic assessment of Salmonella enterocolitis in children. Pediatr Radiol 1999;29:469-471.
87. Patenaude Y, Bernard C, Schreiber R, Sinsky AB: Cow's-milk-induced allergic colitis in an exclusively breast-fed infant: Diagnosed with ultrasound. 2000;30(6):379-382.
88. Chung CJ, Rayder S, Meyers W, Long J: Kawasaki disease presenting as focal colitis. Pediatr Radiol 1996; 26:455-457.
89. Kodroff MB, Hartenberg MA, Goldschmidt RA: Ultrasonographic diagnosis of gangrenous bowel in neonatal necrotizing enterocolitis. Pediatr Radiol 1984;14:168-180.
90. Friedland JA, Herman TE, Siegel MJ: *Escherichia coli* 0157:H7-associated hemolytic-uremic syndrome: Value of colonic color Doppler sonography. Pediatr Radiol 1995;25:S65-S67.

91. Haber HP, Schlegel PG, Dette S, et al: Intestinal acute graft-vs-hot disease: Findings on sonography. AJR 2000;174:118-120.
92. Klein SA, Martin H, Schrieber-Dietrich D, et al: A new approach to evaluating intestinal graft-versus-host disease by transabdominal sonography and colour Doppler imaging. Br J Haematol 2001;115:929-934.
93. Schulman H, Weizman Z, Barki Y, et al: Inflammatory bowel disease in glycogen storage disease type 1B. Pediatr Radiol 1995;25:S160-S162.
94. Quillin SP, Siegel MJ: Gastrointestinal inflammation in children: Color Doppler ultrasonography. J Ultrasound Med 1994;13:751-756.
95. Giovagnorio F, Diacinti D, Vernia P: Doppler sonography of the superior mesenteric artery in Crohn's disease. AJR 1998;170:123-126.
96. Hu SC, Feeney MS, McNicholas M, et al: Ultrasonography to diagnose and exclude intussusception in Henoch-Schönlein purpura. Arch Dis Child 1991;66:1065-1067.
97. Goske MJ, Goldblum JR, Applegate KE, et al: The "circle sign": A new sonographic sign of pneumatosis intestinalis—clinical, pathologic and experimental findings. Pediatr Radiol 1999;29:530-535.
98. Malin SW, Bhutani VK, Ritchie W, et al: Echogenic intravascular and hepatic microbubbles associated with necrotizing enterocolitis. J Pediatr 1983;103:637-640.
99. Meritt CRB, Goldsmith JP, Shary MJ: Conotraphic detection of portal venous gas in infants with NEC. AJR 1984;143:1059.
100. Avni EF, Rypens F, Cohen E, et al: Pericholecystic hyperechogenicities in necrotizing enterocolitis: A specific sonographic sign? Pediatr Radiol 1991;21:179-181.
101. Deeg D-H, Rupprecht T, Schmid E: Doppler sonographic detection of increased flow velocities in the celiac trunk and superior mesenteric artery in infants with necrotizing enterocolitis. Pediatr Radiol 1993;23:578.
102. Miller SF, Seibert JJ, Kinder DL, Wilson AR: Use of ultrasound in the detection of occult bowel perforation in neonates. J Ultrasound Med 1993;12:531-535.
103. Rioux M: Sonographic detection of normal and abnormal appendix. AJR 1992;158:773-738.
104. Vignault F, Ilitarault D, Brandt ML, et al: Acute appendicitis in children: Evaluation with US. Radiology 1990;176:501-504.
105. Kaiser S, Frenckner B, Jorulf HK: Suspected appendicitis in children: Ultrasound and CT—a prospective randomized study. Radiology 2002;223:633-638.
106. Dilley A, Wesson D, Munden M, et al: The impact of ultrasound examinations on the management of children with suspected appendicitis: A 3-year analysis. J Pediatr Surg 2001;36:303-308.
107. Sivit CJ, Newman KD, Boenning DA, et al: Appendicitis: Usefulness of US in diagnosis in a pediatric population. Radiology 1992;185:549-552.
108. Axelrod DA, Sonnad SS, Hirschl RB: An economic evaluation of sonographic examination of children with suspected appendicitis. J Pediatr Surg 2000;35:1236-1241.
109. Siegel MJ, Carel C, Surratt S: Ultrasonography of acute abdominal pain in children. JAMA 1991;266:1087-1089.
110. Lee JH, Jeong YK, Hwang JC, et al: Graded compression sonography with adjuvant use of a posterior manual compression technique in the sonographic diagnosis of acute appendicitis. AJR 2002;178:863-868.
111. Kao SC, Smith WL, Abu-Yousef MM, et al: Acute appendicitis in children: Sonographic findings. AJR 1989;153:375-379.
112. Rettenbacher T, Hollerweger A, Macheiner P, et al: Outer diameter of the vermiform appendix as a sign of acute appendicitis: Evaluation at US. Radiology 2001;281:757-762.
113. Puylaert JBCM: Mesenteric adenitis and acute terminal ileitis: Ultrasound evaluation using graded compression. Radiology 1986;161:691-695.
114. Soda K, Nemoto K, Yoshizawa S, et al: Detection of pinpoint tenderness on the appendix under ultrasonography is useful to confirm acute appendicitis. Arch Surg 2002;136:1136-1140.
115. Hayden CK, Jr, Kuchelmeister J, Lipscomb TS: Sonography of acute appendicitis in childhood: Perforation versus nonperforation. J Ultrasound Med 1992;11:209.
116. Quillin SP, Siegel MJ, Coffin CM: Acute appendicitis in children: Value of sonography in detecting perforation. AJR 1992;159:1265-1268.
117. Quillin SP, Siegel MJ: Appendicitis in children: Color Doppler sonography. Radiology 1992;184:745.
118. Patriquin HB, Garcier J-M, Lafortune M, et al: Appendicitis in children and young adults: Doppler sonographic-pathologic correlation. AJR 1996;166:629-633.
119. Quillin SP, Siegel MJ: Diagnosis of appendiceal abscess in children with acute appendicitis: Value of color Doppler sonography. AJR 1995;164:1251-1254.
120. Swischuk LE, John SD: Mesenteric adenitis—acute ileitis: A constellation of findings definable with ultrasound. Emerg Radiol 1998;5:210-218.
121. Grattam-Smith JD, Blewes DE, Brand T: Omental infarction in pediatric patients: Sonographic and CT findings. AJR 2002;178:1537-1539.
122. Schlesinger AE, Dorfman SR, Braverman RM: Sonographic appearance of omental infarction in children. Pediatr Radiol 1999;29:598-601.
123. Daneman A, Lobo E, Alton DJ, Shuckett B: The value of sonography, CT, and air enema for detection of complicated Meckel diverticulum in children with nonspecific clinical presentation. Pediatr Radiol 1998;28:928-932.
124. Farris SL, Fernbach SK: Axial torsion of Meckel's diverticulum presenting as a pelvic mass. Pediatr Radiol 2001;31:886-888.
125. Barr LL, Hayden CK, Jr, Stansberry SD, et al: Enteric duplication cysts in children: Are their ultrasonographic wall characteristics diagnostic? Pediatr Radiol 1990;20:326-328.
126. Segal SR, Sherman NH, Rosenberg HK, et al: Ultrasonographic features of gastrointestinal duplications. J Ultrasound Med 1994;13:863-870.
127. Walter DF, Govil S, Korula A, et al: Pedunculated colonic polyp diagnosed by colonic sonography. Pediatr Radiol 1992;22:148-149.
128. Baldisserotto M, Spolidoro JV, Bahu Mda G: Graded compression sonography of the colon in the diagnosis of polyps in pediatric patients. AJR 2002;179:201-205.
129. Cremin BJ, Brown RA: Carcinoma of the colon: Diagnosis by ultrasound and enema. Pediatr Radiol 1987;17:319-320.
130. Schneider K, Dickerhoff R, Bertele RM: Malignant gastric sarcoma: Diagnosis by ultrasound and endoscopy. Pediatr Radiol 1983;16:69-70.
131. Weinberg B, Rao PS, Shah KD: Ultrasound demonstration of an intramural leiomyoma of the gastric cardia with pathologic correlation. J Clin Ultrasound 1988;16:580-584.
132. Park JM, Yeon KM, Han MC, et al: Diffuse intestinal arteriovenous malformation in a child. Pediatr Radiol 1991;21:314-315.

133. Bowen A, Ros PR, McCarthy MJ, et al: Gastrointestinal teratomas: CT and US appearance with pathologic correlation. Radiology 1987;162:431-433.
134. Prieto ML, Casanova A, Delgado J, et al: Cystic teratoma of the mesentery. Pediatr Radiol 1989;19:439.
135. Shah RS, Kaddu SJ, Kirtane JM: Benign mature teratoma of the large bowel: A case report. J Pediatr Surg 1996;31:701-702.
136. Steyaert H, Guitard J, Moscovivi J, et al: Abdominal cystic lymphangioma in children: Benign lesions that can have a proliferative course. J Pediatr Surg 1996;31:677-680.
137. McCullagh M, Keen C, Dykes E: Cystic mesothelioma of the peritoneum: A rare cause of ascites in children. J Pediatr Surg 1994;29:1205-1207.

Pâncreas

138. Coleman BG, Arger PH, Rosenberg HD, et al: Gray-scale sonographic assessment of pancreatitis in children. Radiology 1983;146:145-155.
139. Fleischer AC, Parker P, Kirchner SG, et al: Sonographic findings of pancreatitis in children. Radiology 1983;146:151-155.
140. Siegel MJ, Martin KW, Worthington JL: Normal and abnormal pancreas in children: US studies. Radiology 1987;165:15-18.
141. Swischuk LE, Hayden CK, Jr: Pararenal space hyperechogenicity in childhood pancreatitis. AJR 1985;145(5):1085-1086.
142. Slovis TL, VonBerg VJ, Mikelic V: Sonography in the diagnosis and management of pancreatic pseudocysts and effusions in childhood. Radiology 1980;135:153-155.
143. Shilyansky J, Sena LM, Kreller M, et al: Nonoperative management of pancreatic injuries in children. Pediatr Surg 1998;33:343-349.
144. Patty I, Kalaoui M, Al-Shamali M, et al: Endoscopic drainage for pancreatic pseudocyst in children. J Pediatr Surg 2001;36:503-505.
145. Daneman A, Gaskin K, Martin DJ, et al: Pancreatic changes in cystic fibrosis: CT and sonographic appearance. AJR 1983;141:653-655.
146. Phillips HE, Cox KL, Reid MH, et al: Pancreatic sonography in cystic fibrosis. AJR 1981;137:69-72.
147. Willi UV, Reddishm JM, Teele RL: Cystic fibrosis: Its characteristic appearance on abdominal sonography. AJR 1980;134:1005-1010.
148. Berrocal T, Prieto C, Pastor I, et al: Sonography of pancreatic disease in infants and children. Radiographics 1995;15:301-313.
149. Montemarano H, Lonergan GJ, Bulas DI, Selby DM: Pancreatoblastoma: Imaging findings in 10 patients and review of the literature. Radiology 2000;214:476-482.
150. Gupta AK, Mitra DK, Berry M, et al: Sonography and CT of pancreatoblastoma in children. AJR 2000;174:1639-1641.
151. Poustchi-Amin M, Leonidas JC, Valderrama E, et al: Papillary-cystic neoplasm of the pancreas. Pediatr Radiol 1995;25:509-511.
152. Ward HC, Leake J, Spitz L: Papillary cystic cancer of the pancreas: Diagnostic difficulties. J Pediatr Surg 1993;28:89-91.
153. Auringer ST, Ulmer JL, Summer TE, Turner CS: Congenital cyst of the pancreas. J Pediatr Surg 1993;28:1570-1571.
154. Crowley JJ, McAlister WH: Congenital pancreatic pseudocyst: A rare cause of abdominal mass in neonate—report of two cases. Pediatr Radiol 1996;26:210-211.
155. Rausch DR, Norton KI, Glass RB, Kogan D: Infantile leukemia presenting with cholestasis secondary to massive pancreatic infiltration. Pediatr Radiol 2002;32:360-361.

60

ULTRA-SONOGRAFIA PÉLVICA PEDIÁTRICA[1]

Henrietta Kotlus Rosenberg

SUMÁRIO DO CAPÍTULO

TÉCNICA
ANATOMIA NORMAL
   O Útero
   A Vagina
   O Ovário
   A Próstata
TRATO URINÁRIO INFERIOR
   Anomalias Congênitas
   O Ureter
   A Bexiga
   A Bexiga Neurogênica ou Disfuncional
   Infecção
   Neoplasia
   Trauma
   Bexiga Pós-operatória
OVÁRIO
   Cistos Ovarianos

Complicações dos Cistos Ovarianos: Torção, Hemorragia ou Ruptura
Doença Ovariana Policística: Síndrome de Stein-Leventhal
Edema Ovariano Maciço
Neoplasias Ovarianas
ÚTERO E VAGINA
   Anomalias Congênitas
   Neoplasias
   Gravidez
   Infecção
      Espectro dos Achados Ultra-sonográficos na DIP
ANORMALIDADES ENDÓCRINAS
   Causas de Amenorréia Primária
   Puberdade Precoce
BOLSA ESCROTAL

Técnica
Normal
Anormalidades Congênitas
Dor ou Edema Escrotal Agudo
   Doppler Colorido na Torção Testicular
Massas Escrotais
   Causas Intratesticulares das Massas Escrotais
   Causas Extratesticulares das Massas Escrotais
   Tumores Paratesticulares
TRATO GASTROINTESTINAL
   Obstrução
   Ânus Imperfurado
   Inflamação
MASSAS PRÉ-SACRAIS

TÉCNICA

A ultra-sonografia de alta resolução, em tempo real, tornou-se uma modalidade indispensável de formação da imagem e uma ferramenta muito prática para a avaliação da pelve dos lactentes, crianças e adolescentes. Usando-se a bexiga distendida como uma janela acústica, o trato urinário inferior, o útero, os anexos, a glândula prostática, as vesículas seminais, e a musculatura e os vasos pélvicos podem ser facilmente avaliados.[1-6]

Dependendo do tamanho da criança, usa-se um transdutor setorial ou convexo de 3, 5 ou 7,5 MHz, para se obter cortes nos planos transversal e sagital. Um transdutor de 5,0 a 12,0 MHz é usualmente necessário na avaliação da pelve e da bolsa escrotal de lactentes.

Os pacientes devem estar bem hidratados, com a bexiga completamente cheia, antes da ultra-sonografia pélvica. Nos lactentes e nas crianças pequenas que sejam incapazes de manter a bexiga cheia, a despeito da ingestão de líquidos, pode ser necessário cateterizar e encher a bexiga com água destilada usando-se uma sonda uretral número 5 ou 8. O uso de água destilada como um agente de contraste para delinear a vagina (hidrossonovaginografia [vaginografia aquosa]) (Fig. 60-1), o reto (enema aquoso) (Fig. 60-2),[7,8] ou o seio urogenital pode ser muito útil na avaliação do paciente pediátrico com uma massa pélvica ou com anomalias congênitas complexas do trato geniturinário. A obtenção meticulosa da imagem em tempo real é essencial, uma vez que essas estruturas são preenchidas de maneira retrógrada. O estudo transvaginal em adolescentes maduras, sexualmente ativas, permite que o examinador seja mais acurado ou específico nos casos de ultra-sonografia transabdominal da pelve limítrofe ou obscura, ajudando, assim, na elucidação da origem e das características das massas pélvicas e das lesões anexiais complexas.[9]

A bexiga deve ter uma parede fina e lisa. No estado distendido, a espessura da parede da bexiga deve medir menos de

---

[1]Com grande tristeza, amor e respeito, dedico este capítulo à memória da minha querida amiga e colega Nancy H. Sherman, M.D., que foi co-autora da primeira edição deste capítulo.

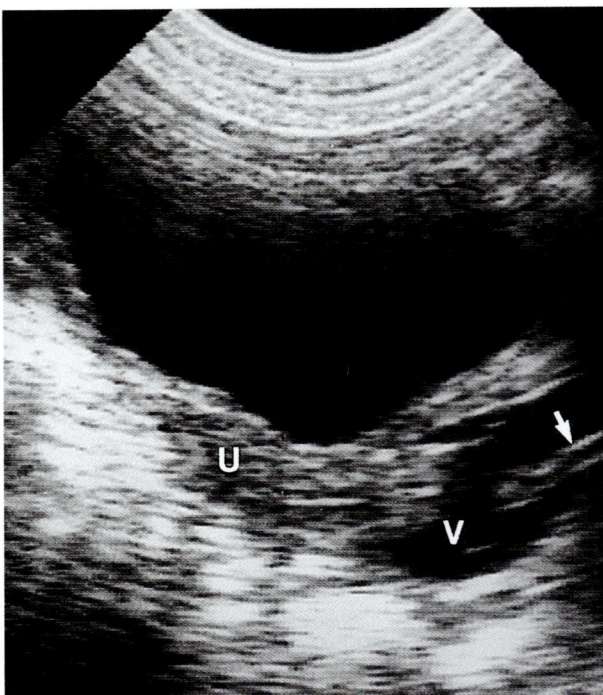

FIGURA 60-1. Hidrossonovaginografia normal em uma menina pré-púbere. O corte sagital mostra um cateter (*seta*) em uma vagina (V) distendida pelo líquido. Vê-se o útero (U) pré-púbere normal.

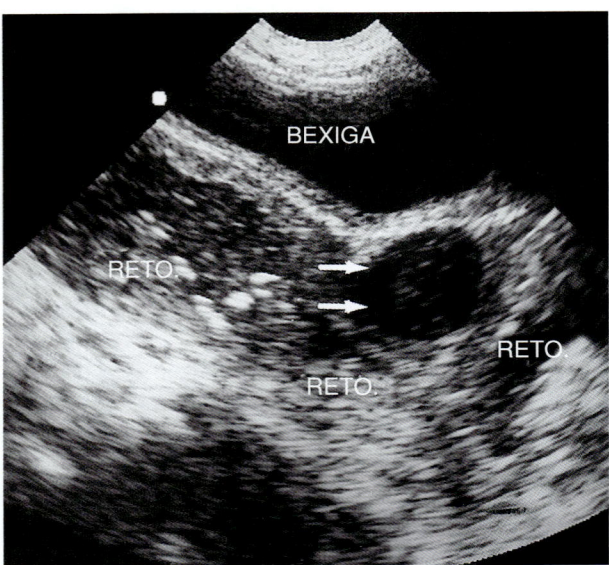

FIGURA 60-2. Abscesso apendicular. Abscesso apendicular avaliado com a técnica do enema aquoso (menino de 5 anos com diarréia e febre por vários dias). Corte sagital de uma pequena coleção hipoecóica de líquido (*setas*) localizada posteriormente à bexiga e anteriormente ao reto cheio de água.

3 mm, com uma média de 1,5 mm.[10] No estado vazio ou parcialmente distendido, a parede normal da bexiga pode parecer espessada (5 mm ou menos) e irregular ao longo da superfície luminal. Um remanescente do úraco pode ser visualizado na

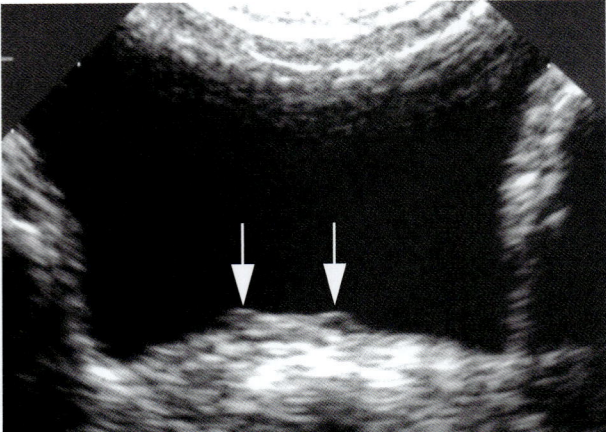

FIGURA 60-3. Trígono normal. No exame meticuloso é possível identificar o trígono (*setas*) nos pacientes pediátricos.

ultra-sonografia, como uma estrutura de forma e tamanho variáveis, localizada ventralmente ao peritônio, e situada entre o umbigo e o ápice da bexiga.[11] A parte distal dos ureteres, com exceção da porção submucosa intravesical, não é visualizada ordinariamente, a menos que esteja anormalmente dilatada.[12] O trígono, entretanto, é facilmente demonstrado (Fig. 60-3). O colo da bexiga e a uretra podem ser demonstrados tanto nos homens quanto nas mulheres, angulando-se inferiormente o transdutor (Fig. 60-4).[14] Se uma anormalidade uretral for observada na imagem suprapúbica, cortes através do períneo ou transretais podem confirmar esses achados por intermédio de um plano diferente de imagem.[13] A hidrossonouretrografia pode ser usada para detectar anormalidades na parte anterior da uretra (constrições, cálculos, valvas uretrais anteriores ou posteriores, corpos estranhos, discinesia do colo da bexiga, divertículos e trauma), examinando-se o pênis com um transdutor linear durante a observação em tempo real ao urinar ou durante a injeção manual retrógrada de soro fisiológico na uretra.[16] O exame pós-miccional da bexiga pode fornecer informações sobre a função da bexiga, diferenciar a bexiga de massas císticas ou de coleções líquidas na pelve e avaliar o grau de drenagem dos tratos urinários superiores dilatados. Quando a criança não consegue urinar, os filmes obtidos depois de uma manobra de Credé ou de cateterização fornecem uma indicação da efetividade desses procedimentos de esvaziamento da bexiga. O autor mede o resíduo pós-miccional da bexiga usando a fórmula:

$$\text{Comprimento} \times \text{Espessura} \times \text{Profundidade (em cm)} \div 2 \qquad 1$$

ANATOMIA NORMAL

O Útero

O útero e os ovários sofrem uma série de alterações no tamanho e na configuração durante o crescimento normal e o

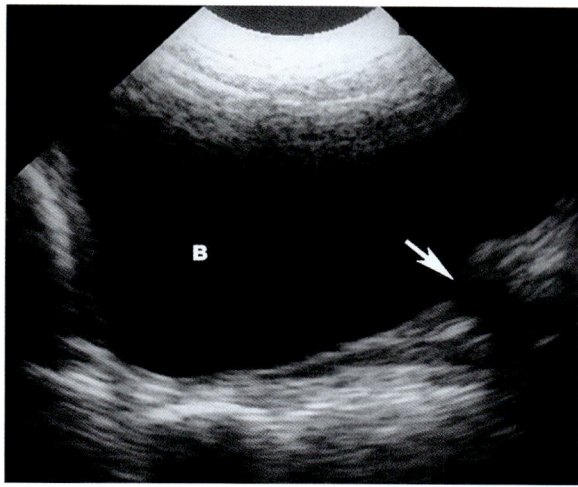
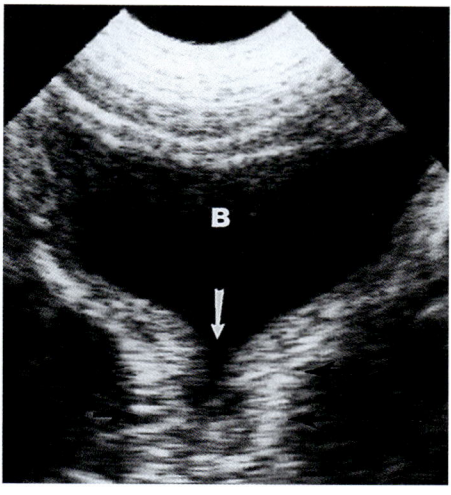

FIGURA 60-4. Uretras normais. A, Uretra feminina normal. Usando-se a bexiga (B) como uma janela acústica, pode-se observar a uretra (*seta*). **B, Parte posterior da uretra normal em uma criança jovem do sexo masculino.** O corte transversal através da bexiga (B) moderadamente distendida mostra a parte posterior da uretra (*seta branca*) e a glândula prostática (*pontas de setas brancas*) circundando a uretra. (De Rosenberg HK: Sonography of the pediatric urinary tract. In Bush WH [ed]: Urologic Imaging and Interventional Techniques. Baltimore, Urban and Schwarzenberg, 1989, pp 164-179.)

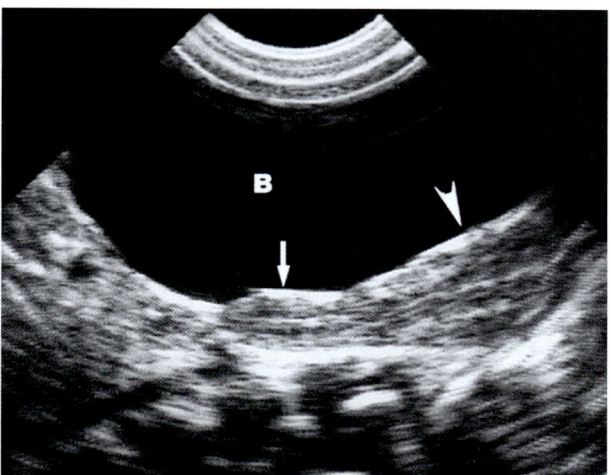

FIGURA 60-5. Útero normal do recém-nascido. Vista sagital mostrando que a relação do fundo (*seta branca*) com o colo (*ponta de seta branca*) é 1:2, e que o revestimento endometrial espesso é proeminentemente ecogênico como resultado da estimulação hormonal intra-útero. B, Bexiga.[15]

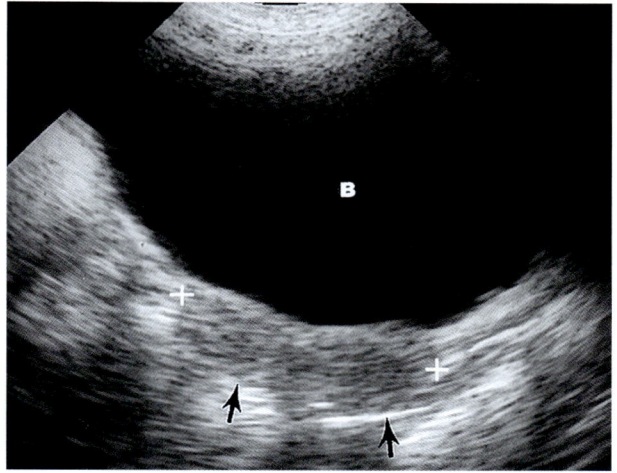

FIGURA 60-6. Útero pré-púbere normal em uma menina de 2 anos de idade. Corte sagital através da bexiga, mostrando o útero desprovido de faixa endometrial e uma relação fundo-colo de 1:1. B =, Bexiga.

desenvolvimento.[14] Nos recém-nascidos do sexo feminino, o útero é proeminente e espessado, com um revestimento endometrial brilhantemente ecogênico causado pela estimulação hormonal intra-útero (Fig. 60-5).[15] A configuração uterina é em forma de espada, e o comprimento é de aproximadamente 3,5 cm, com uma relação fundo-colo de 1:2. Com dois a três meses, o útero regride ao tamanho pré-púbere a à configuração tubular (Fig. 60-6), com o comprimento medindo de 2,5 a 3 cm, a relação fundo-colo 1:1, e os ecos da faixa endometrial geralmente não são visualizados. Esta configuração uterina é mantida até a puberdade, período no qual o comprimento do útero aumenta gradualmen-

TABELA 60-1. MEDIDAS UTERINAS PEDIÁTRICAS

Idade	Comprimento Vitelino	Relação Fundo-Colo
Recém-nascido	3,5 cm	1:2
Pré-puberal*	2,5-3 cm	1:1
Pós-puberal	5-8 cm	3:1

*Começando com 2 a 3 meses. (De Comstock CH, Boal DK: Pelvic sonography of the pediatric patient. Semin Ultrasound 1984;5:54-67; Rosenberg HK: Sonography of the Pediatric Urinary Tract. In Bush WH (ed): Urologic Imaging and Interventional Techniques. Baltimore, Urban and Schwarzenberg, 1989, pp 164-179.)

te até 5 a 7 cm e a relação fundo-colo se torna 3:1 (Tabela 60-1).[14,15] A ecogenicidade e a espessura do revestimento endometrial variam então de acordo com a fase do ciclo menstrual, como ocorre nas mulheres adultas. O útero é suprido pelas artérias uterinas bilaterais, as quais são ramos das artérias ilíacas internas. A imagem com Doppler colorido demonstra geralmente fluxo no miométrio, com pouco ou nenhum fluxo no endométrio.[16]

A Vagina

Nas crianças, o exame digital e visual da vagina é difícil. Freqüentemente, o exame físico da vagina é realizado com anestesia geral. A ultra-sonografia de alta resolução em tempo real pode agora atender a esta necessidade em muitos casos. Na lactente ou na menina pequena que apresente uma massa interlabial, a ultra-sonografia, em conjunto com outras modalidades de imagem, pode usualmente determinar a causa. A vagina é mais bem visualizada com imagens longitudinais na linha média, através da bexiga distendida. Ela aparece com uma longa estrutura tubular em continuidade com o colo uterino. As superfícies mucosas apostas provocam um eco central brilhante. A hidrossonovaginografia guiada pela ultra-sonografia em tempo real pode fornecer informação adicional sobre a permeabilidade vaginal e confirmar a presença ou a ausência de uma massa vaginal.

O Ovário

A visualização ultra-sonográfica dos ovários nas crianças pode ser variável, dependendo de sua localização, tamanho e da idade da paciente (Fig. 60-7). Por causa de um pedículo geralmente longo e de uma pelve pequena, os ovários neo-

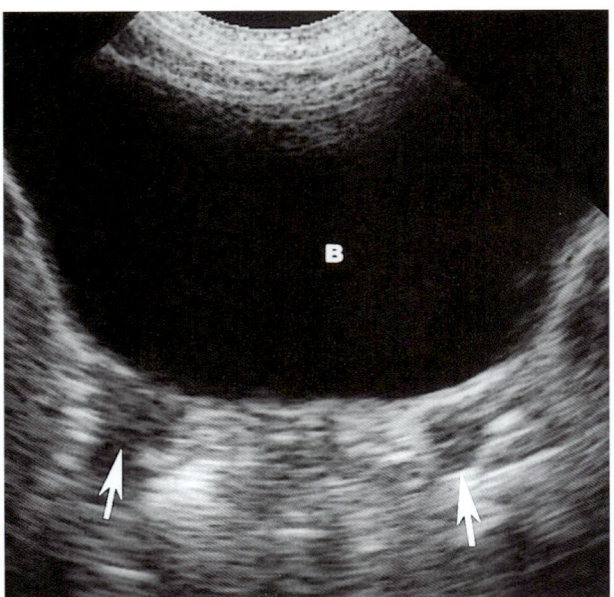

FIGURA 60-7. Ovários normais em uma criança de 2 anos de idade. Os ovários (*setas*) são pequenos (menores que 1 cm) nesta jovem criança — incidência transversal. B, Bexiga.

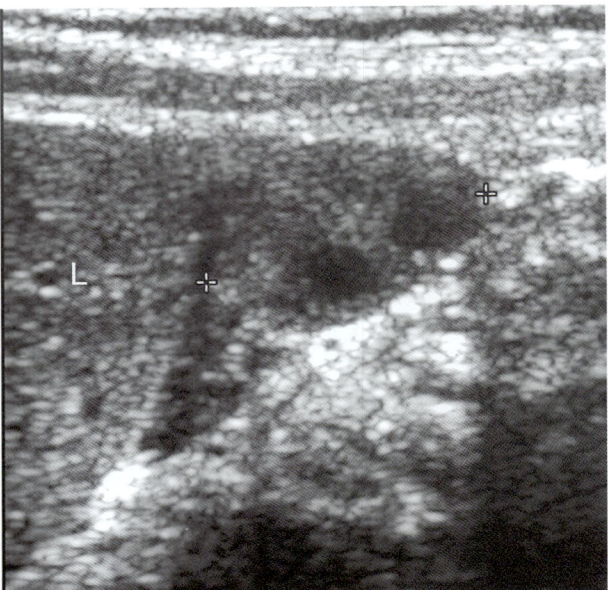

FIGURA 60-8. Ovário ectópico. Ovário ectópico em uma mulher com 18 anos de idade e dor cíclica no quadrante superior direito considerada como sendo causada por "ataques de vesícula" recorrentes. O fígado e a vesícula eram normais (*não mostrados*). O ovário direito ectópico (*cursores*) se situa logo abaixo da margem inferior do lobo direito do fígado (L).

natais podem ser encontrados em qualquer lugar entre o pólo inferior dos rins e a pelve verdadeira (Fig. 60-8). O tamanho do ovário é mais reprodutível e mais bem descrito pela medida do volume do ovário, que é calculado com uma fórmula simplificada da elipse:

$$\text{Comprimento} \times \text{Profundidade} \times \text{Espessura} \times 0{,}523^{17} \qquad 2$$

Os volumes ovarianos médios nas recém-nascidas e nas meninas de menos de 6 anos são usualmente menores ou iguais a 1 cm^3.[18] O volume ovariano começa gradualmente a aumentar por volta dos 6 anos. A medida do volume ovariano médio em meninas na pré-menarca com idades entre 6 e 11 anos varia entre 1,2 cm^3 e 2,5 cm^3 (Tabela 60-2). Há um marcante aumento no tamanho do ovário na pós-puberdade; assim, os tamanhos dos ovários nas mulheres que menstruam no final da infância serão maiores que os daquelas na pré-menarca. Cohen *et al.* relataram um volume ovariano médio de 9,8 cm^3 com um intervalo de confiança de 95% entre 2,5 cm^3 e 21,9 cm^3 nas mulheres que menstruam.[19]

Começando no período neonatal, o aspecto do ovário típico é heterogêneo secundariamente a pequenos cistos. Cohen *et al.* relataram observação de cistos ovarianos em 84% das crianças entre um dia e 2 anos de idade e 68% das crianças entre 2 e 12 anos. Macrocistos (cistos medindo mais de 9 mm) foram vistos mais freqüentemente nos ovários de meninas no seu primeiro ano de vida, comparadas com aquelas no segundo ano, o que responde provavelmente pelas maiores medidas na média e no máximo da normalidade dos volumes ovarianos obtidos em meninas de zero a três

TABELA 60-2. MEDIDAS DE VOLUME DOS OVÁRIOS PEDIÁTRICOS

Idade	Volume Ovariano Médio cm³ (+DP)
Pré-menarca	
0-5 anos	**≤ 1 cm³**
1 dia a 3 meses	1,06 (±0,96)
4-12 meses	1,05 (±0,67)
13-24 meses	0,67 (±0,35)
3 anos	0,7 (±0,4)
4 anos	0,8 (±0,4)
5 anos	0,9 (±0,02)
6-8 anos	**1,2 cm³**
6 anos	1,2 (±0,4)
7 anos	1,3 (±0,6)
8 anos	1,1 (±0,5)
9-10 anos*	**2,1 cm³**
9 anos	2,0 (±0,8)
10 anos	2,2 (±0,7)
11 anos*	**2,5 cm³ (±1,3)**
12 anos*	3,8 cm³ (±1,4)
13 anos*	4,2 cm³ (±2,3)
Menstrual	9,8 cm³ (±5,8)

*Observe que as medidas podem diferir dependendo do grau de maturação e da presença de menarca. (De Rosenberg HK: Sonography of the Pediatric Urinary Tract. In Bush WH (ed): Urologic Imaging and Interventional Techniques. Baltimore, Urban and Schwarzenberg, 1989, pp 164-179; Cohen HL, Shapiro MA, Mandel FS, Shapiro ML: Normal ovaries in neonates and infants: A sonographic study of 77 patients 1 day to 24 months old. AJR 1993; 160:583-586.)

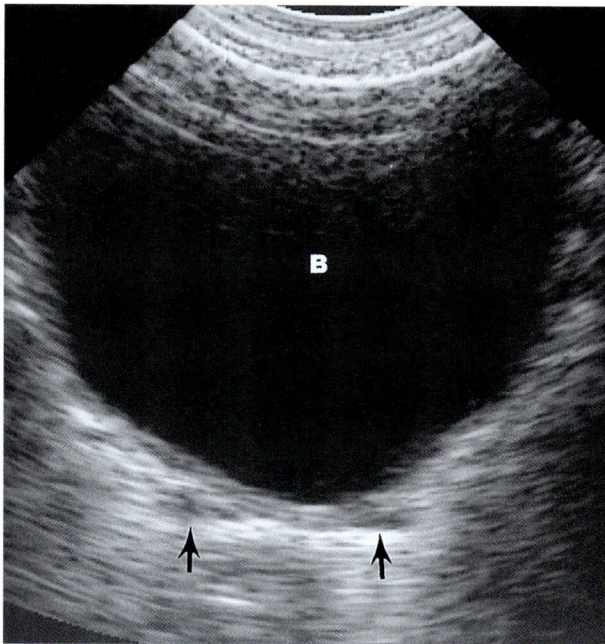

FIGURA 60-9. Vesículas seminais. Através de uma bexiga (B) bem distendida, as vesículas seminais (setas) são vistas como estruturas hipoecóicas simétricas bilateralmente.

meses de idade (volume ovariano médio de 1,06 cm³, com variação de 0,7 a 3,6 cm³), comparadas com aquelas de 13 a 24 meses de idade (volume ovariano médio de 0,67 cm³, com variação de 0,1 a 1,7 cm³).[18] Estes achados são provavelmente secundários ao nível mais alto de hormônio materno residual nas crianças mais jovens. O suprimento sangüíneo ovariano é duplo, surgindo da artéria ovariana, que se origina diretamente da aorta, e da artéria uterina, que fornece um ramo anexial para cada ovário. O fluxo sangüíneo pode ser visto em 90% dos ovários adolescentes, porém as imagens com Doppler não podem distinguir entre os dois suprimentos sangüíneos. Tipicamente, na imagem com Doppler colorido, as artérias ovarianas aparecem com ramos retos e curtos localizados centralmente nos ovários normais.[20]

A Próstata

A configuração da próstata é elipsóide nos meninos, comparada com a forma mais cônica vista nos homens adultos. A ecogenicidade prostática é mais hipoecóica e mais homogênea que na próstata adulta, que é freqüentemente heterogênea secundária a nódulos glandulares centrais, calcificações e corpos amiláceos. O volume da próstata pode ser calculado usando-se a fórmula da elipsóide:

Comprimento × Espessura × Profundidade × 0,523   3

Ingram *et al.* mostraram que, em um grupo de 36 meninos com idades entre 7 meses e 13,5 anos (média 7,7 anos), o volume prostático variou entre 0,4 ml e 5,2 ml (média 1,2).[21] As vesículas seminais podem ser identificadas nos meninos jovens e nos adolescentes (Fig. 60-9) e são mais bem visualizadas no plano transversal como pequenas estruturas hipoecóicas com o aspecto semelhante às asas de uma gaivota.

TRATO URINÁRIO INFERIOR

Anomalias Congênitas

As **duplicações anômalas dos sistemas coletores e dos ureteres** são as anomalias congênitas mais comuns do trato urinário. Na duplicação ureteral completa, a parte inferior do ureter se insere ortotopicamente no trígono resultando freqüentemente em refluxo vesicoureteral. O ureter do pólo superior se insere em geral ectopicamente na bexiga (no colo da bexiga) ou no trígono (ínfero-medialmente à localização normal). Ele também pode se inserir na uretra, na vagina ou no útero nas meninas, resultando em gotejamento urinário. Nos meninos, o ureter ectópico pode se inserir na parte proximal da uretra, na vesícula seminal, no canal deferente ou no ducto ejaculatório. A incontinência urinária não é um sintoma de apresentação nos meninos porque a inserção ectópica é sempre proximal ao esfíncter externo. As duplicações anômalas são freqüentemente assintomáticas; a infecção do trato urinário é a apresentação inicial mais comum. A metade do pólo superior se obstrui com freqüência, como resultado de uma **ureterocele ectópica**. A ultra-sonografia demonstra o pólo superior dilatado do sistema coletor e o ureter que termina distalmente como uma protuberância cística bem definida, de paredes finas, na base da bexiga (Fig. 60-10). O pólo inferior do sistema se dilata com freqüência secundariamente ao refluxo.[22] Menos comumente, a metade do pólo inferior pode se dilatar como resultado da obstrução do orifício ureteral pela ureterocele ectópica adjacente. Dez a 20% dos ureteres ectópicos estão associados a um sistema coletor único (Fig. 60-11). O parênquima renal associado a um ureter ectópico é freqüentemente displásico (contendo parênquima ecogênico, perda da junção corticomedular e cistos de tamanho variável).

As **válvulas uretrais posteriores** são uma causa comum de obstrução do trato urinário (quadro). Os sinais e sinto-

CAUSAS DE OBSTRUÇÃO DA SAÍDA DA BEXIGA

Válvulas da uretra posterior
Síndrome de "Prune Belly"
Valvas da uretra anterior
Duplicação uretral
Constrição uretral congênita
Divertículo uretral anterior
Pólipo uretral posterior

mas de apresentação incluem massas palpáveis no flanco causadas por hidronefrose ou urinoma, pouco fluxo urinário, infecção do trato urinário e insuficiência no desenvolvimento. À ultra-sonografia, a bexiga apresenta uma parede espessa e trabeculada, e a parte posterior da uretra está dila-

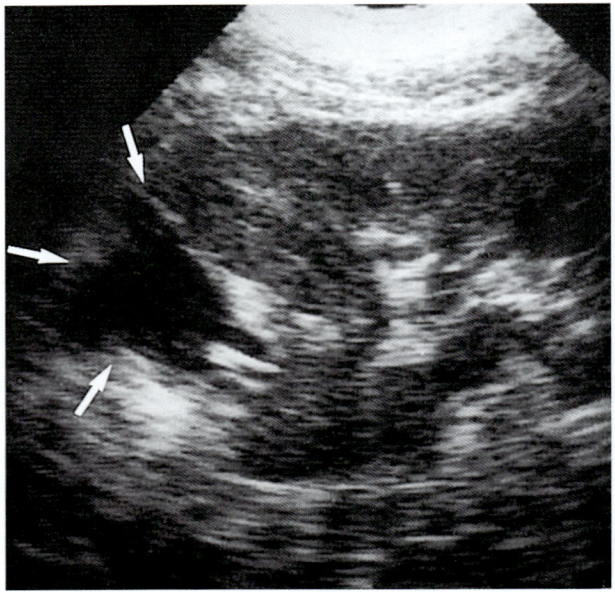

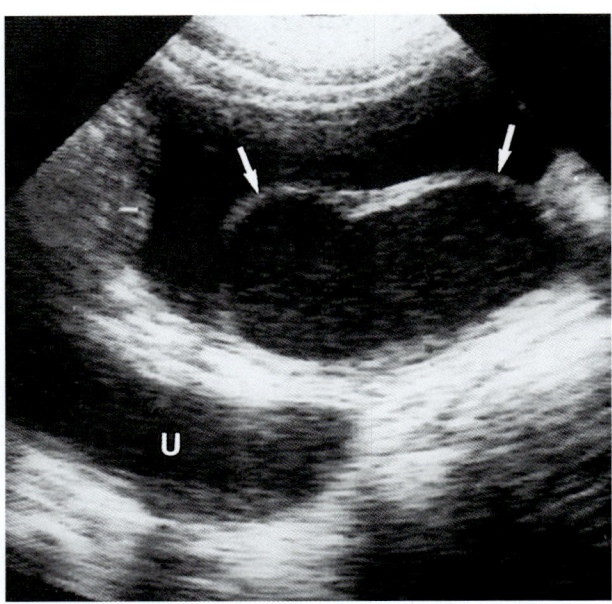

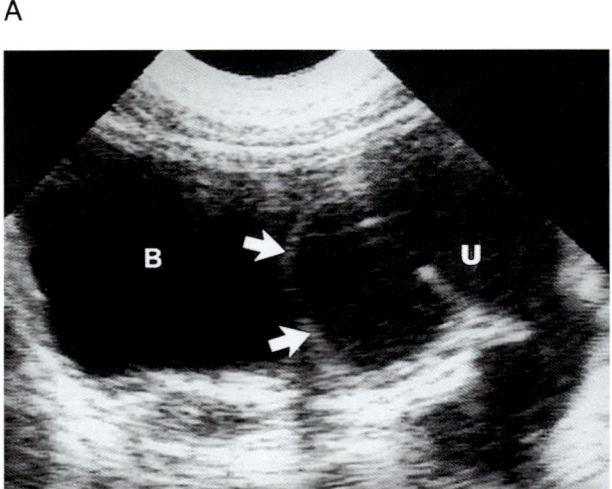

FIGURA 60-10. Ureterocele ectópica. Pólo superior obstruído de um rim duplicado por causa de uma ureterocele esquerda ectópica e infectada em uma menina de 5 anos de idade. **A,** Imagem coronal do pólo inferior normal e de um pólo superior dilatado (*setas*) com perda parenquimatosa pronunciada. **B,** Incidência sagital mostrando ecos internos no interior da parte distal dilatada do ureter (U) esquerdo e uma ureterocele cística na bexiga (*setas*). **C,** Incidência transversal confirmando a continuidade entre a porção distal esquerda obstruída do ureter (U) e a ureterocele ectópica (*setas*) no interior da bexiga (B).

tiva. Em muitos lactentes com válvula uretral posterior há displasia renal secundária, manifestada na ultra-sonografia como rins ecogênicos usualmente desprovidos de diferenciação corticomedular e freqüentemente contendo pequenos cistos.[23] O aspecto do parênquima renal tem valor preditivo nos lactentes com válvulas na uretra posterior em relação ao potencial da função renal.[24]

A **síndrome de Prune Belly (síndrome da deficiência muscular abdominal; síndrome de Eagle-Barrett)** é outra causa comum de obstrução do trato urinário nos lactentes do sexo masculino. A síndrome é composta por uma tríade de ausência da musculatura abdominal, hidroureteronefrose bilateral e criptorquidia. Há três formas de anormalidade do trato urinário. Na forma mais grave, atresia uretral e displasia renal estão presentes; essas crianças têm um prognóstico muito ruim e morrem na infância. Anomalias congênitas associadas são freqüentes e incluem má-rotação ou atresia intestinal, ânus imperfurado, doença de Hirschsprung, defeitos cardíacos congênitos, anomalias esqueléticas e malformação adenomatóide cística do pulmão. No forma menos grave de anormalidade do trato urinário, a bexiga é grande e atônica e há hidroureteronefrose bilateral, comprometimento da função renal, sem obstrução uretral. Pensa-se que as alterações sejam causadas por disfunção neurogênica em vez de obstrução mecânica. Não há usualmente anomalias congênitas associadas, e essas crianças têm um melhor prognóstico.[25] Na forma mais leve da síndrome de "Prune Belly", o trato urinário está apenas levemente comprometido.

Outras formas incomuns de obstrução da saída da bexiga incluem as **válvulas uretrais anteriores, duplicação uretral, constrição uretral congênita, divertículo uretral anterior, pólipo uretral posterior** (Fig. 60-13)[26] **e cálculos** (Fig. 60-14).[27] A uretrocistografia miccional (UCM), além da ultra-sonografia, é usualmente necessária para identificar essas obstruções uretrais.

O Ureter

Normalmente, os ureteres não podem ser visualizados ao ultra-som, a menos que estejam dilatados. A ultra-sonografia em tempo real pode, às vezes, diferenciar entre obstrução mecânica e refluxo vesicoureteral. Na obstrução da junção ureterovesical, a parte distal do ureter está dilatada, porém pode afilar-se, tornando difícil sua visualização ao nível do trígono da bexiga, e, às vezes, a peristalse do ureter está ausente (Fig. 60-15). Com o refluxo vesicoureteral, a parte distal dilatada do ureter apresenta uma inserção ampla ou aberta na bexiga e demonstra peristalse ureteral ativa (Fig. 60-16).[28,29] Nos pacientes com uma estrutura tubular dilatada posterior à bexiga, o Doppler dúplex e/ou colorido pode ser usado para diferenciar entre ureter, artéria ou veia. Além disso, o Doppler colorido permite uma visualização confiável do fenômeno do jato ureteral. Marshall *et al.* perceberam que a distância do orifício ureteral da linha média da bexiga se correlacionava com o refluxo vesicoureteral quando a distância média era de 10,25 mm ± 2,40 DP.[25] Jequier *et al.* usaram a imagem do Doppler

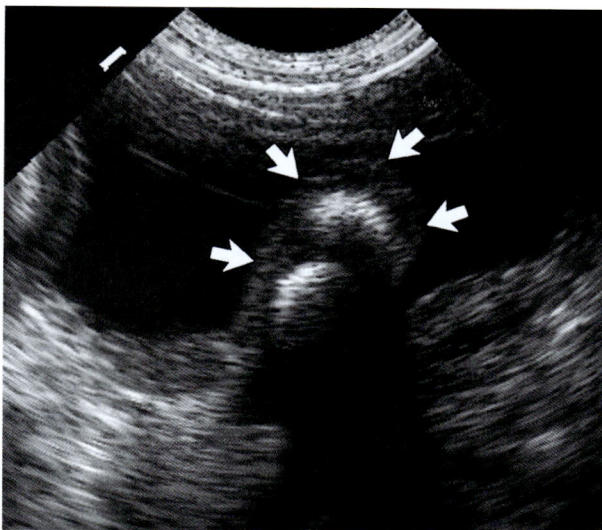

FIGURA 60-11. Ureterocele simples. Ureterocele simples com cálculos em uma criança de 7 anos de idade com trauma leve recente. Incidência sagital do lado esquerdo da bexiga demonstrando uma ureterocele simples (*setas*) fazendo protrusão na luz da bexiga, contendo dois cálculos ecogênicos, com sombra acústica posterior.

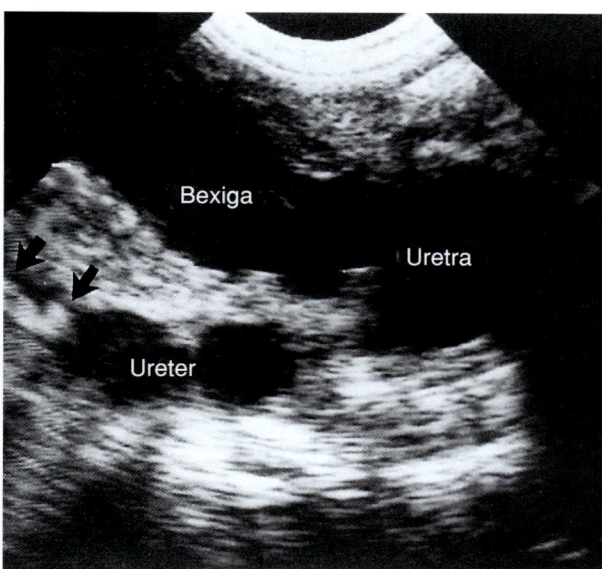

FIGURA 60-12. Valvas uretrais posteriores em um menino recém-nascido. Corte sagital na linha média mostrando a parede da bexiga irregularmente espessada (causada por obstrução), parte posterior da uretra maciçamente dilatada e a parte distal tortuosa do ureter moderadamente dilatada. As *setas* mostram a superfície serosa da parede da bexiga. (De Rosenberg HK: Sonography of pediatric urinary tract abnormalities. Pt I. Am Urol Assoc Weekly Update Series 1986;35[5]:1-8.)

tada (Fig. 60-12).[13] Pode haver hidronefrose marcante com ureteres dilatados e tortuosos secundariamente ao refluxo vesicoureteral. Ocasionalmente, o refluxo é unilateral, resultando em hidroureteronefrose ipsilateral. A ecogenicidade do parênquima renal pode estar anormalmente aumentada como resultado do refluxo crônico ou da nefropatia obstru-

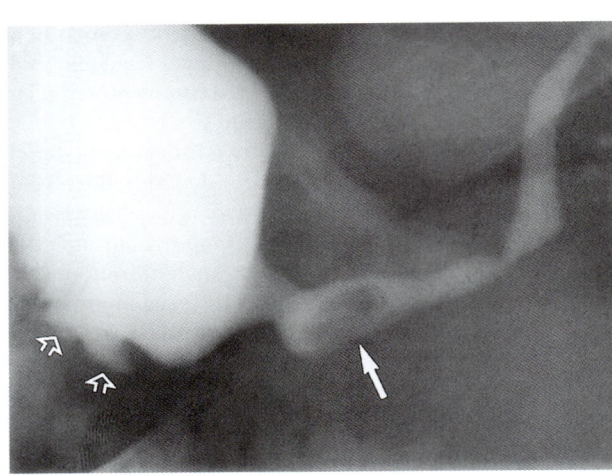
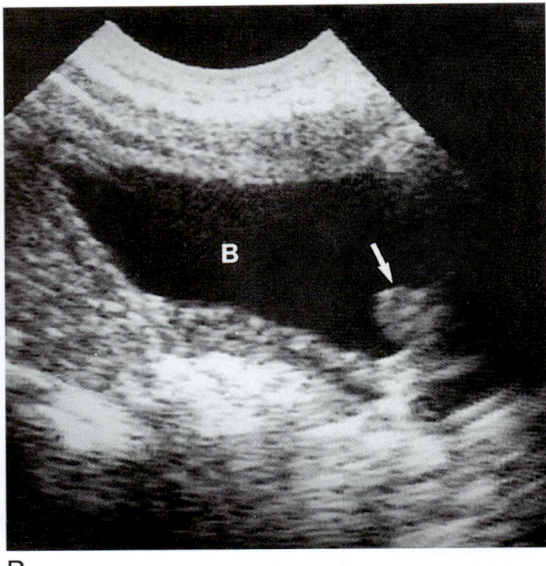

FIGURA 60-13. Pólipo uretral congênito que causou hidroureteronefrose em um menino recém-nascido. A, UCM demonstra uma massa polipóide oval na parte posterior da uretra (*seta sólida*) e espessamento da parede posterior da bexiga (*setas abertas*). B, Corte sagital da bexiga (B) quatro meses mais tarde mostrando uma massa polipóide sólida (*seta*) fazendo protrusão do colo da bexiga para a luz vesical. UCM, Uretrocistografia miccional. (De Caro PA, Rosenberg HK, Snyder HM: Congenital urethral polyp. AJR 1986;147:1041-1042.)

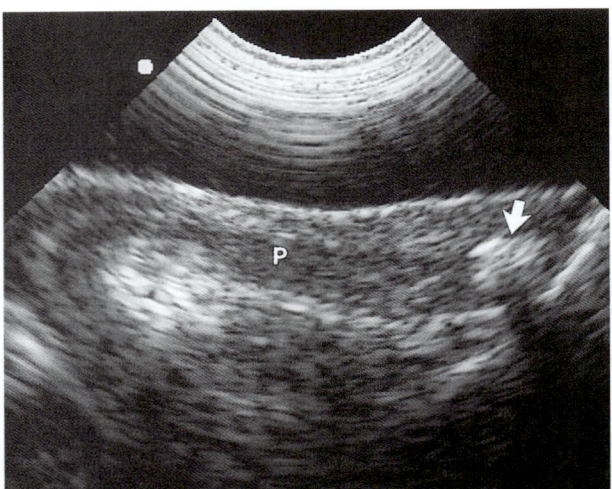

FIGURA 60-14. Cálculo uretral na fossa navicular. Menino de 6 anos de idade com hematúria macroscópica, disúria e dor suprapúbica. Imagem sagital do pênis (P) obtida com um protetor (coxim) mostrando um cálculo de 7 mm (*seta*) na parte distal da uretra.

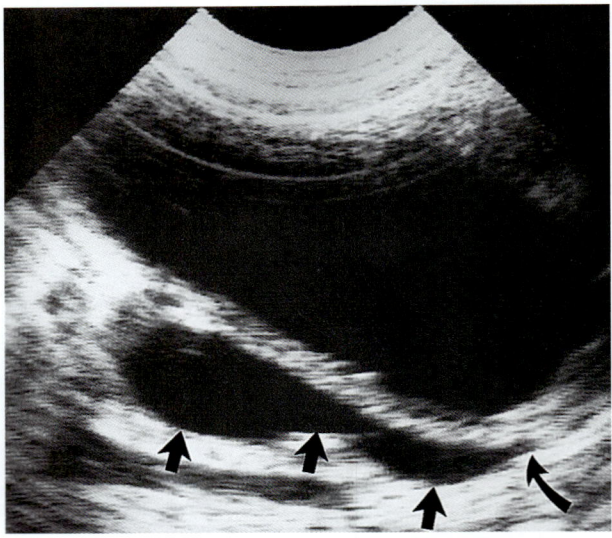

FIGURA 60-15. Obstrução congênita da junção ureterovesical (JUV) em um lactente com infecção do trato urinário. Corte sagital da bexiga mostrando o ureter dilatado (*setas retas*) que se afila gradualmente na parte inferior na JUV (*seta curva*).

colorido para mostrar que a duração do jato ureteral variava de 0,4 até 7,5 segundos e dependia largamente da ingestão de líquidos, que a direção do jato normal era ânteromedial e para cima, que jatos de ureteres com refluxo podem parecer normais, e que a análise Doppler do jato ureteral não permite o diagnóstico ou a exclusão do refluxo vesicoureteral.[30] Berracal *et al.* demonstraram que a cistossonografia com SH U 508 A parece comparável à UCM na demonstração do refluxo vesicoureteral.[31] Darge *et al.* demonstraram que o número de UCMs foi significativamente diminuído como resultado da implementação da urossonografia miccional usando-se a aplicação intravesical do agente de contraste US, Levovist.[32]

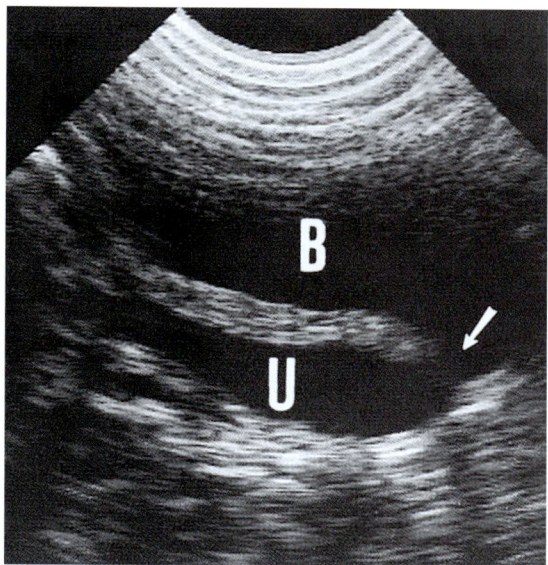

FIGURA 60-16. Refluxo vesicoureteral. O ureter (U) moderadamente distendido pode ser seguido até a junção ureterovesical (seta) pérvia. B, Bexiga. (De Sherman NH, Boyle GK, Rosenberg HK: Sonography in the neonate. Ultrasound Q 1988;6:91-150.)

A Bexiga

Bexigas Neurogênicas ou Disfuncionais

A ultra-sonografia do trato urinário se tornou um procedimento de triagem de rotina nas crianças com bexigas neurogênicas ou disfuncionais. A causa mais comum de bexiga neurogênica nas crianças é a **mielomeningocele**. Outras formas de bexiga disfuncional adquirida incluem **paraplegia traumática, paralisia cerebral, tumor medular** e **encefalite** ou **mielite transversa**. Essas crianças apresentam uma elevada incidência de infecção do trato urinário, cálculos da bexiga e refluxo. A ultra-sonografia de uma bexiga neurogênica demonstra uma parede vesical trabeculada com espessamento irregular, freqüentemente com múltiplos divertículos (Fig. 60-17). Material ecogênico no interior da luz da bexiga pode representar complicações de infecção, hemorragia ou formação de cálculo. O ultra-som pode também ser usado para avaliar a capacidade do paciente para esvaziar a bexiga espontaneamente ou depois de manobras de Credé ou cateterização. Volumes urinários residuais podem ser estimados como descrever-se-á mais adiante no tópico Técnica.[33]

As **anomalias do úraco** podem ser identificadas no ultra-som quando houver persistência da ligação embrionária entre o topo da bexiga e o umbigo. Cacciarelli *et al.* identificaram um remanescente normal do úraco em 62% das ultra-sonografias de bexiga em crianças.[10,34] Um remanescente normal do úraco aparece como uma pequena estrutura hipoecóica elíptica (não ≥ 6,2 mm de profundidade × 13 mm de extensão × −11,8 mm de espessura), localizada posteriormente ao músculo reto abdominal e na superfície médio-ântero-superior da bexiga distendida. A involução

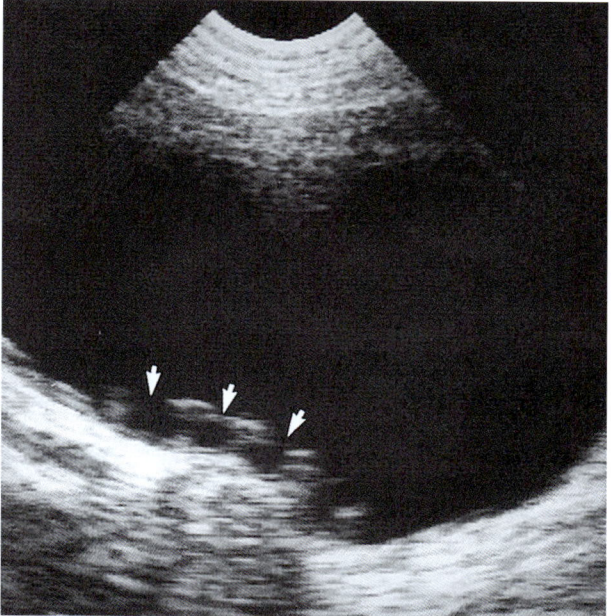

FIGURA 60-17. Bexiga neurogênica em um menino com 14 anos de idade com espinha bífida. Incidência sagital de uma bexiga superdistendida mostrando múltiplos pequenos divertículos (setas). (De Sherman NH, Rosenberg HK: Pediatric pelvic sonography. In Fisher MR, Kricun ME [eds]: Imaging of the Pélvis. Rockville, Md, Aspen, 1989.)

do úraco não está completa ao nascimento e pode ser seguida pela ultra-sonografia durante os primeiros meses de vida. Assim, lactentes jovens com um umbigo com secreção ou com um úraco infectado podem se beneficiar de uma abordagem conservadora usando-se a ultra-sonografia seriada como guia, porque a ultra-sonografia pode documentar tanto a involução espontânea quanto o desenvolvimento anormal.[10] Há quatro tipos de anomalias do úraco: úraco permeável (luz do úraco completamente aberta associada à drenagem de urina pelo umbigo), seio do úraco (abrindo-se no umbigo), divertículo do úraco (abrindo-se na bexiga) e cisto do úraco (úraco obliterado em ambas as extremidades com posição extraperitoneal de cisto isolado) (Fig. 60-18 A).[35] Dois padrões ultra-sonográficos foram descritos nas anomalias do úraco: (1) uma massa cística, freqüentemente com ecos ou septos internos causados pela infecção; e (2) um trato sinusal tubular, espessado e ecogênico (diâmetro de 8 a 15 mm) (Fig. 60-18 B).[35]

Outras anomalias do trato urinário inferior que podem ser identificadas ao ultra-som incluem **rim pélvico ectópico, cistos da vesícula seminal** (Fig. 60-19 A, B), **cistos do ducto de Müller (utrículo prostático)** (Fig. 60-20) e **divertículos da bexiga** congênitos ou adquiridos (Fig. 60-21).[36]

Infecção

As infecções do trato urinário são comuns nas crianças, especialmente nas meninas e são usualmente o resultado de cis-

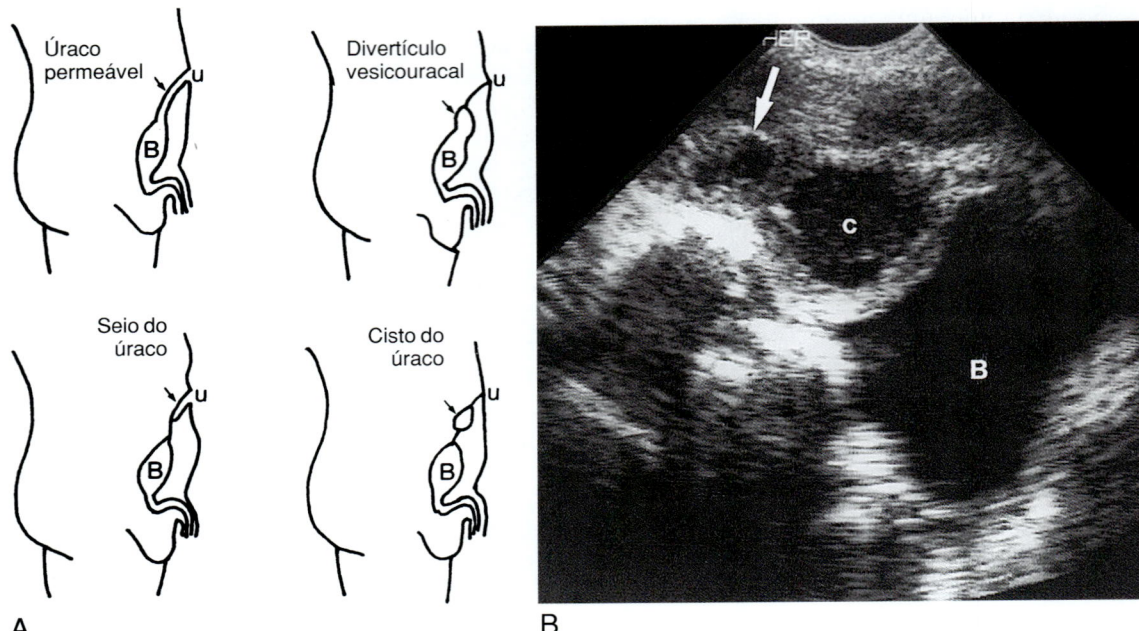

FIGURA 60-18. Anormalidades do úraco. A, Tipos de anormalidades do úraco. Úraco permeável (a luz do úraco se comunica tanto com o umbigo quanto com a bexiga); divertículo vesicouracal (a luz do úraco se comunica apenas com a bexiga); seio do úraco (a luz do úraco se comunica apenas com o umbigo); e cisto do úraco (não se comunica nem com a bexiga nem com o umbigo). (De Boyle G, Rosenber HK, O'Neill J: An unusual presentation of an infected urachal cyst: Review of urachal abnormalities. Clin Pediatr 1988:27:130-134.) **B,** Cisto do úraco infectado. Este menino de 6 anos de idade apresentava dor na parte inferior do abdome, febre, diarréia intermitente, poliúria e disúria. A imagem sagital da linha média da pelve mostra uma lesão cística com parede espessada (c) acima da cúpula da bexiga (B), contendo ecos internos causados pelos *debris* infecciosos. Uma área hipoecóica menor localizada mais superiormente (*seta*) era causada por adenopatia necrótica.

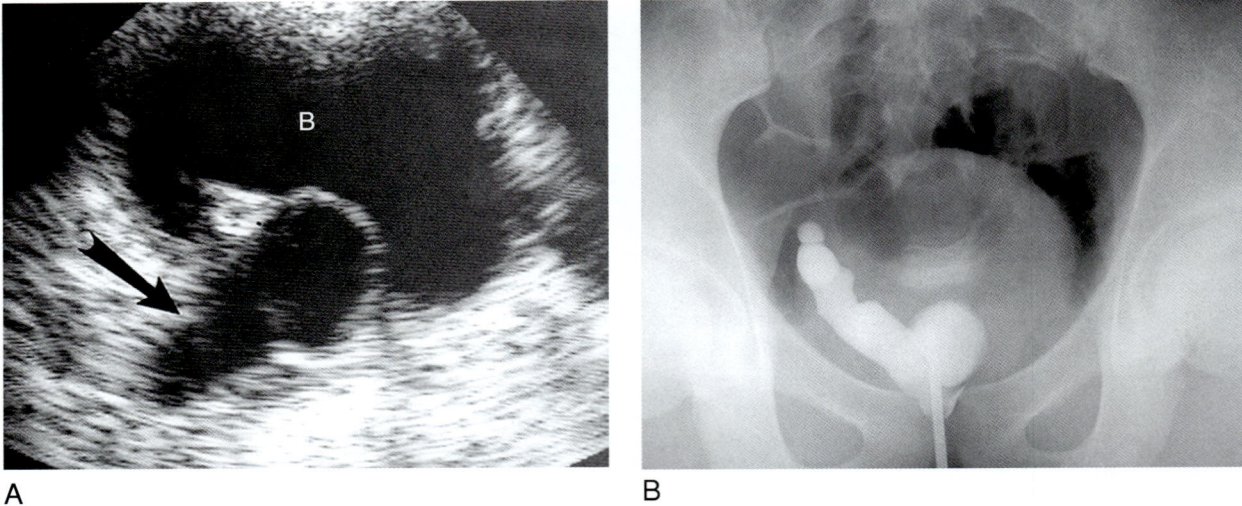

FIGURA 60-19. Cisto da vesícula seminal em paciente do sexo masculino com 17 anos de idade e agenesia renal direita. A, Corte transversal mostrando uma estrutura tubular (*seta*) com uma parte arredondada se projetando sobre a bexiga (B). **B,** Injeção retrógrada cistoscópica intra-operatória de material de contraste aquoso, confirmando a presença de um cisto da vesícula seminal.

tite. Clinicamente, essas crianças podem apresentar urgência urinária, incontinência, disúria e/ou hematúria.[37,38] A infecção é em geral bacteriana. A **cistite hemorrágica** pode se desenvolver secundariamente a uma infecção viral (Fig. 60-22), quimioterapia com ciclofosfamida ou cateteres de demora. A **cistite granulomatosa** em um paciente com doença granulomatosa crônica da infância pode ser detectada pelo ultra-som. À ultra-sonografia, a bexiga pode parecer normal nos casos de cistite leve. Sinais mais específicos de cistite são o espessamento e a irregularidade difusas ou focais da parede da bexiga (Fig. 60-23). Material ecogênico na luz da bexiga pode representar urina purulenta ou hemorrágica. Os cálculos da bexiga são mais comuns nas infecções por *Proteus* ou *Pseudomonas*. Na **cistite cística** ou **cistite glan-**

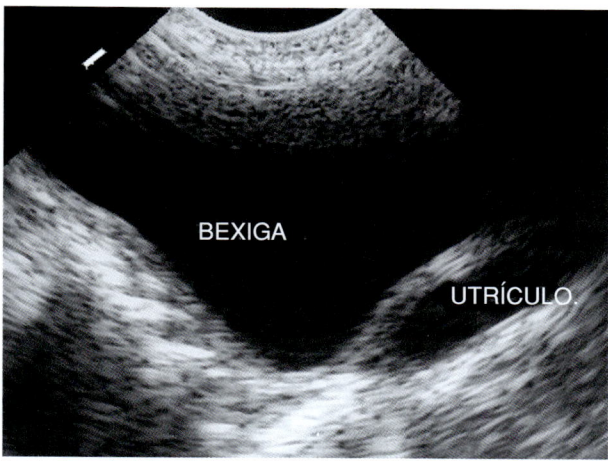

FIGURA 60-20. Utrículo em um hermafrodita verdadeiro de 4 anos de idade. A criança foi educada como menino depois da reconstrução da genitália externa. Incidência sagital da bexiga mostrando um utrículo tubular cheio de líquido na parte posterior da base da bexiga.

dular, lesões polipóides arredondadas, isoecóicas ou hipoecóicas podem fazer protrusão para a luz, simulando um tumor da bexiga (Fig. 60-24). Rosenberg et al.[39] relataram que em crianças com hematúria, disúria e urgência urinária com demonstração ultra-sonográfica ou cistográfica de uma bexiga com capacidade reduzida e espessamento circunferencial da parede ou com achados ultra-sonográficos de um espessamento isoecóico da parede da bexiga (com distribuição focal, multifocal ou circunferencial), mucosa intacta e lesões bolhosas, deve-se sugerir fortemente inflamação, e não malignidade. Além disso, **a mudança do contorno e da espessura da massa** com aumento do enchimento da bexiga é particularmente sugestiva de espessamento inflamatório (Fig. 60-25). Quando se suspeita de uma lesão inflamatória, deve-se realizar um exame de imagem de acompanhamento em duas semanas, que, se normal, evita a biópsia.[39]

Neoplasia

O **rabdomiossarcoma** é o tumor mais comum do trato urinário inferior em crianças. Vinte e um por cento dos rabdomiossarcomas se originam do trato geniturinário. A localização primária mais freqüente é o trígono da bexiga ou a próstata. Localizações originais menos freqüentes são as vesículas seminais, o cordão espermático, a vagina, o útero, a vulva, a musculatura pélvica, o úraco e a área paratesticular.[40,41] Há uma leve predominância no sexo masculino de 1,6:1. O pico de incidência ocorre dos 3 aos 4 anos de idade; um segundo pico, menor, é visto na adolescência. O tipo celular mais comum do rabdomiossarcoma é a forma embrionária, da qual o **sarcoma botrióide** é um subtipo. A **forma alveolar** é a seguinte em freqüência; os tipos **indiferenciado** e **pleomórfico** são incomuns. Os tumores se originam tanto da bexiga quanto da próstata ou de ambas, apresentando-se com sintomas precoces de obstrução do trato urinário e hematúria. Há relatos de associação do rabdomiossarcoma com neurofibromatose, síndrome alcoólica fetal e síndrome do nevo de células basais.

Ao exame ultra-sonográfico, o rabdomiossarcoma aparece como uma massa sólida e homogênea com uma ecotextura semelhante à do músculo. Espaços anecóicos causados pela necrose e pela hemorragia são vistos ocasionalmente (Fig. 60-26). A calcificação é muito incomum. As lesões na bexiga se originam na submucosa, infiltram a parede da bexiga e produzem projeções polipóides para a luz (sarcoma botrióide). Os tumores que se originam na próstata causam aumento de volume concêntrico ou assimétrico da próstata e com freqüência infiltram o colo da bexiga, a uretra posterior e os tecidos perirretais (Fig. 60-27). Metástases para os gânglios linfáticos regionais e retroperitoneais são comuns. Raramente, um leiomiossarcoma pode se originar da parede da bexiga e tem maior probabilidade de apresentar calcificações (Fig. 60-28).

Os **tumores benignos do trato urinário inferior são extremamente raros.** Eles incluem o **papiloma de células transicionais** (Fig. 60-29), **neurofibroma, fibroma, hemangioma e leiomioma.**[42,43] A neurofibromatose pode ser invasiva, com comprometimento difuso dos órgãos pélvicos.[44] O **feocromocitoma** da bexiga é um tumor raro que se origina provavelmente nos paragânglios do sistema nervoso visceral (autônomo) e se localiza na submucosa, tanto no topo quanto na parede posterior próxima ao trígono. Nas crianças, 2% dos feocromocitomas da bexiga são malignos. Os feocromocitomas podem ser vistos no contexto das síndromes ou doenças familiares que incluem a neurofibromatose, a doença de Hippel-Lindau, a síndrome de Sturge-Weber, a esclerose tuberosa, a neoplasia endócrina múltipla tipo A (carcinoma medular da tireóide e hiperparatireoidismo) e neoplasia endócrina múltipla tipo IIB (carcinoma medular da tireóide, neuromas mucosos e feocromocitoma). Os feocromocitomas da bexiga podem causar cefaléia, visão turva, diaforese, palpitações, hipertensão intermitente (70%) e hematúria (6%). Qualquer um desses sintomas pode ser visto quando o paciente urina.[45] Os **pólipos benignos** da uretra masculina podem se originar de uma haste próxima ao veromontano e causar obstrução do trato urinário.

Trauma

O traumatismo do trato urinário inferior nas crianças é mais freqüentemente causado por trauma fechado. Corpos estranhos e complicações cirúrgicas são causas menos freqüentes. A bexiga nas crianças está em uma posição mais intra-abdominal que nos adultos, e, portanto, a ruptura da bexiga é usualmente intraperitoneal. A ruptura espontânea da bexiga é rara nas crianças e vista principalmente em neonatos com ascite urinária secundária à obstrução uretral ou à bexiga neurogênica. As anormalidades preexistentes na parede da bexiga, tais como tumores, cálculos, tuberculose, divertículos e cicatrizes cirúrgicas, podem predispor a criança a rompimentos espontâneos da bexiga.[46] A ultra-sonografia pode demonstrar ascite urinária nos casos de ruptura intraperitoneal ou uma coleção líquida loculada (urinoma) no espaço retropúbico ou perivesical na ruptura extraperitoneal.

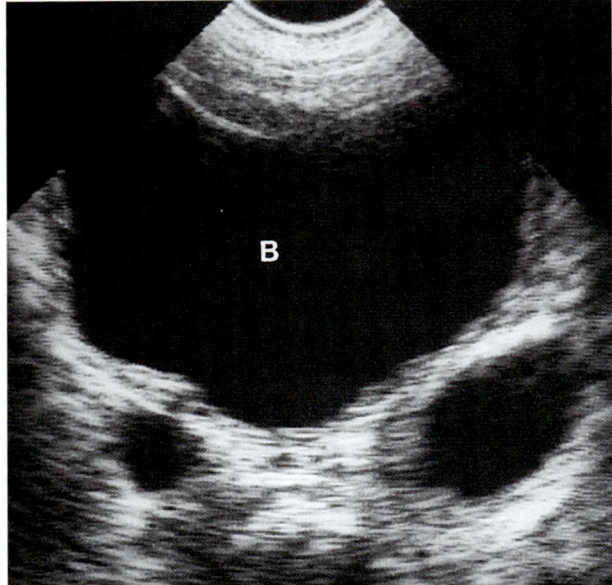

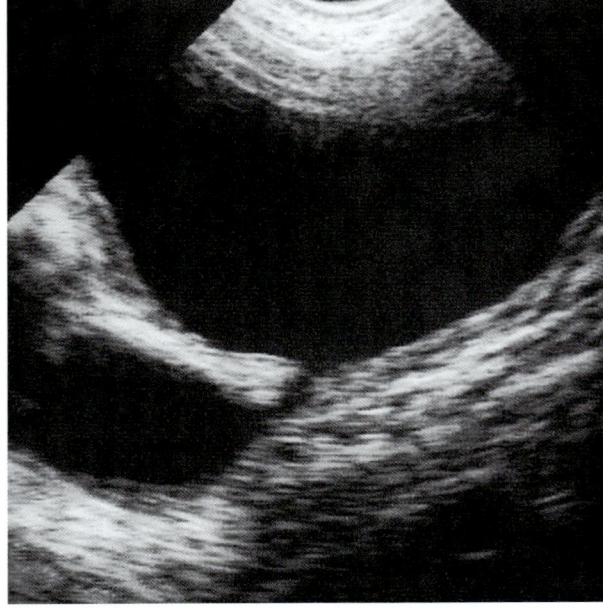

FIGURA 60-21. Divertículos da bexiga em um menino de 12 anos de idade. A, Corte transversal da bexiga (B) mostrando duas estruturas ovais ínfero-laterais à base da bexiga, que poderiam ser as partes distais dos ureteres. Incidências sagitais do lado direito, **B,** e do lado esquerdo, **C,** da bexiga, demonstrando um colo conectando cada divertículo com a bexiga.

Bexiga Pós-operatória

A ultra-sonografia assumiu um papel importante na avaliação da bexiga pós-operatória. O **reimplante ureteral** é um procedimento cirúrgico comum para a correção do refluxo vesicoureteral persistente. O segmento ureteral reimplantado tem localização submucosa e contígua à mucosa da bexiga. Os exames ultra-sonográficos revelam uma estrutura submucosa tubular, fixa e ecogênica, sem sombra acústica no ou logo acima do trígono. Ocasionalmente, o ureter reimplantado aparece apenas como uma área de espessamento focal da parede posterior da bexiga.[47]

O **aumento cirúrgico da bexiga** é, agora, um procedimento amplamente aceito para a reconstrução de bexigas de pequena capacidade causadas por extrofia, bexiga neurogênica ou tumor. Segmentos do intestino, usualmente o sigmóide, ceco, íleo ou o segmento ileocecal são anastomosados à bexiga para aumentar o tamanho do reservatório de urina. A ultra-sonografia da bexiga aumentada cirurgicamente revela uma parede vesical espessada ou de forma irregular (Fig. 60-30). Pseudomassas no interior da bexiga, representando pregas das alças, coleções mucosas ou alça que foi cirurgicamente invaginada na bexiga reconstruída para evitar refluxo, são um achado comum. *Debris* finos e faixas lineares flutuam

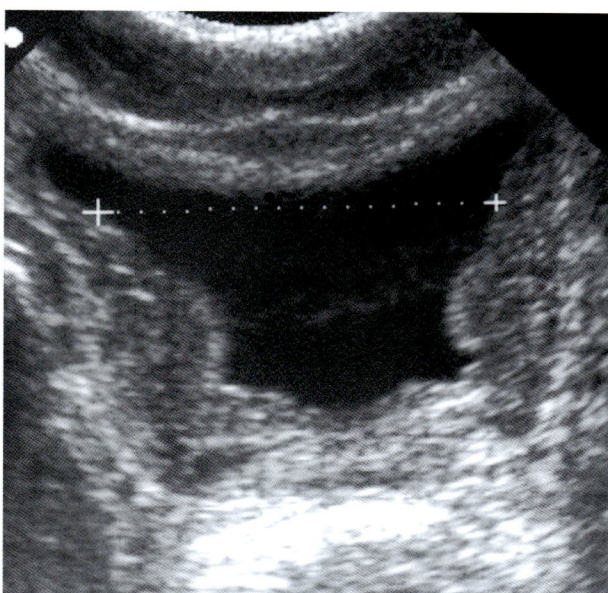

FIGURA 60-22. Cistite viral em um menino de 11 anos de idade com polaciúria, hematúria e disúria. Corte transversal mostrando o espessamento lobulado (*cursores*) da parede da bexiga.

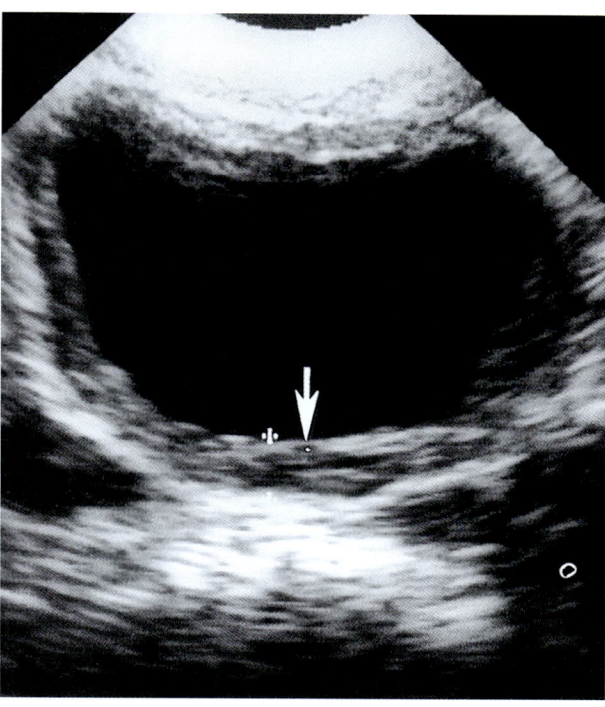

FIGURA 60-23. Cistite bacteriana crônica. Corte transversal demonstrado o espessamento da parede da bexiga (*seta*).

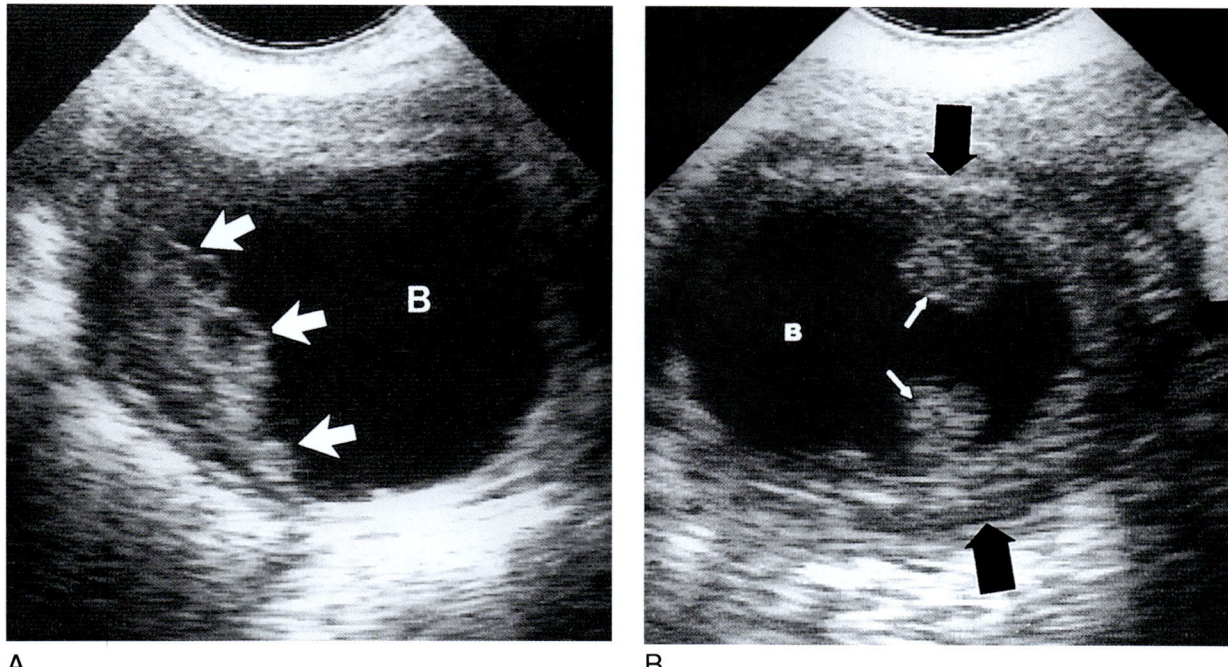

FIGURA 60-24. Cistite bolhosa benigna pelo citomegalovírus depois de 24 horas de disúria e hematúria. A, Corte sagital da bexiga. **B,** Massa complexa contendo múltiplas lesões polipóides, hipoecogênicas e anecóicas, bem circunscritas (*setas*), originando-se do topo e projetando-se para a luz. **B,** Cistite hemorrágica. Incidência transversal da bexiga (B) mostrando espessamento assimétrico da parede, envolvendo a metade esquerda da bexiga (*setas negras grandes*) com protrusões polipóides da parede espessada (*setas brancas pequenas*) para a luz da bexiga. (De Rosenberg HK, Zerin JM, Eggli KD, et al: Benign cystitis in children mimicking rhabdomyosarcoma. J Ultrasound Med 1994;13:921-932.)

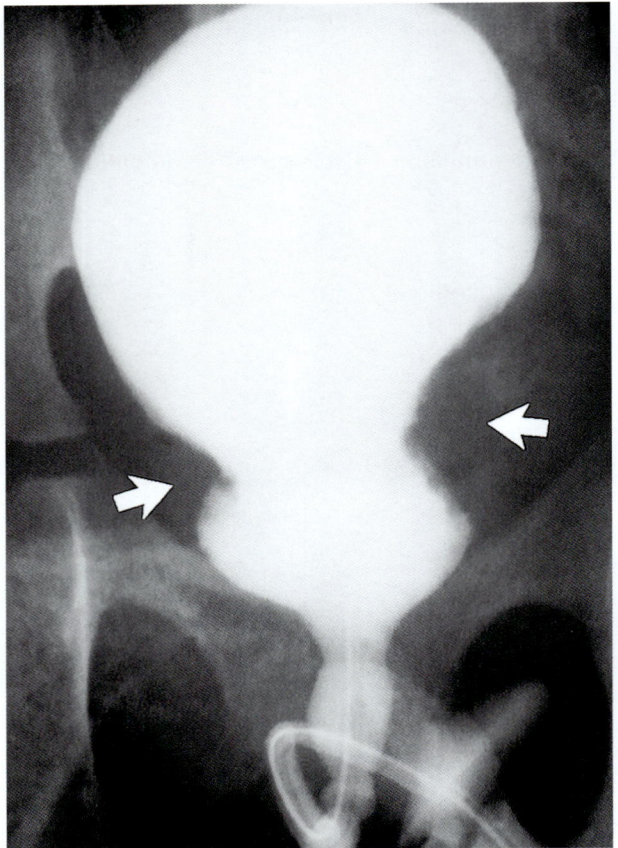
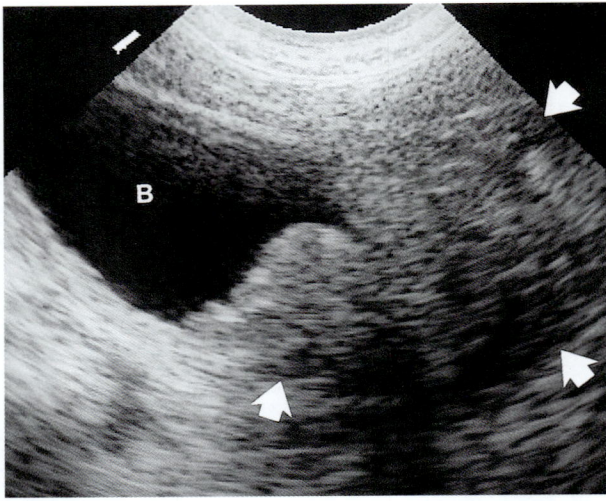
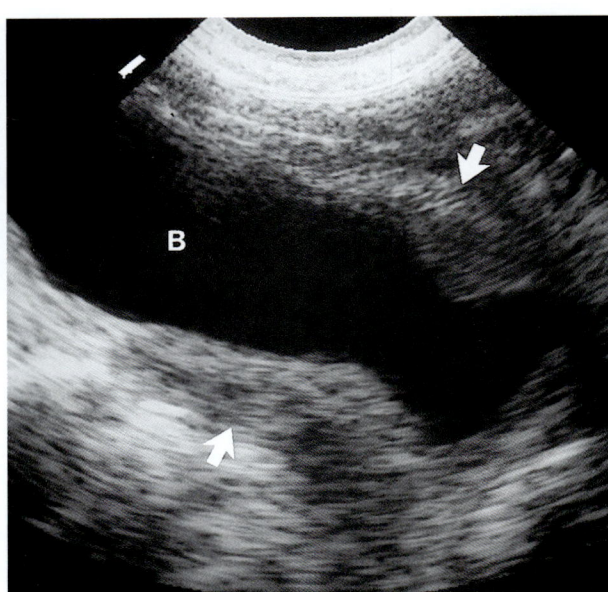

FIGURA 60-25. Cistite benigna em um menino de 4 anos de idade com disúria leve e hematúria macroscópica 8 horas depois de uma queda. O exame de urina não mostrou leucócitos ou bactérias. **A,** Imagem frontal de uma UCM mostrando uma grande massa envolvendo a parede posterior da bexiga, estreitando a bexiga circunferencialmente logo acima da base (*setas*). **B,** Corte sagital com enchimento parcial da bexiga (B) mostrando um grande espessamento em forma de massa das paredes póstero-inferiores da bexiga (*setas*). **C,** Corte sagital obtido depois de maior enchimento da bexiga (B), mostrando uma diminuição no tamanho da massa (*setas*) com aumento da distensão da bexiga. UCM, Uretrocistografia miccional. (De Rosenberg HK, Zerin JM, Eggli KD, et al: Benign cystitis in children mimicking rhabdomyosarcoma. J Ultrasound Med 1994;13:921-932.)

freqüentemente na urina e representam provavelmente muco. Peristalse ativa no segmento intestinal pode ser identificada nas imagens em tempo real. As complicações da cirurgia reconstrutiva da bexiga podem ser detectadas pelo ultra-som e incluem **constrições anastomóticas enterocísticas, refluxo** ou **obstrução ureteral, cálculos, extravasamento, abscesso, urinoma, hematoma** e grandes quantidades de **urina residual** pós-miccional.[48]

OVÁRIO

Cistos Ovarianos

Desde o advento da ultra-sonografia, os cistos ovarianos simples nas crianças têm sido observados mais comumente que o previamente relatado. Pequenos cistos (1 a 7 mm) foram detectados nos exames ultra-sonográficos no terceiro trimestre em fetos e recém-nascidos e são secundários à gonadotrofina coriônica materna e placentária. Há uma maior incidência de grandes cistos de ovário nos lactentes de mães com toxemia, diabetes e isoimunizações Rh, todas elas relacionadas a uma liberação placentária de gonadotrofina coriônica maior que o normal.[49] Grandes cistos de ovário no feto podem causar complicações mecânicas durante o parto vaginal. Como resultado do pequeno tamanho da pelve verdadeira nos lactentes e crianças pequenas, os cistos ovarianos são freqüentemente de localização intra-abdominal e têm que ser diferenciados dos **cistos mesentéricos** ou **do omento, cistos de duplicação gastrointestinal** e dos **cistos do úraco.** Os cistos ovarianos estão associados à fibrose cística, hipotireoi-

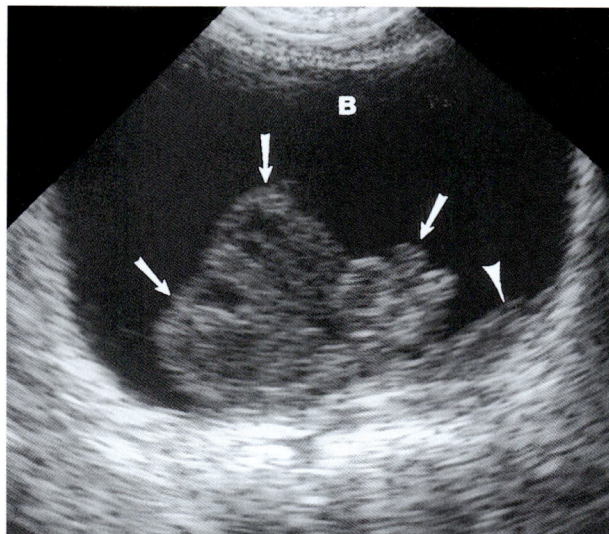

FIGURA 60-26. Rabdomiossarcoma da parede da bexiga. Grande massa complexa e semelhante a um pólipo (*setas*) originando-se da base da bexiga (B) neste menino de 9 anos de idade com hematúria indolor. Observou-se um espessamento assimétrico da parede da bexiga póstero-lateralmente à esquerda do paciente (*ponta de seta*).

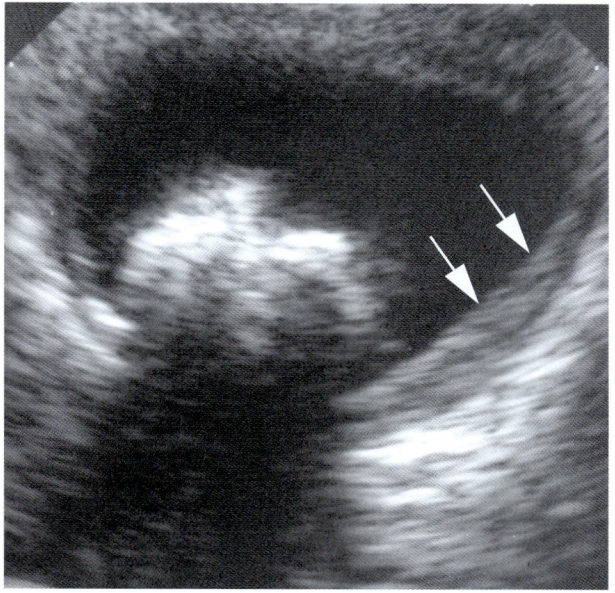

FIGURA 60-27. Leiomiossarcoma. Leiomiossarcoma da bexiga em uma paciente do sexo feminino de 14 anos de idade com retinoblastoma bilateral e disúria grave. Imagem transversal da bexiga mostrando uma massa central, fortemente ecogênica lobulada, posterior, com sombra acústica e espessamento da parede lateral esquerda da bexiga (*setas*).

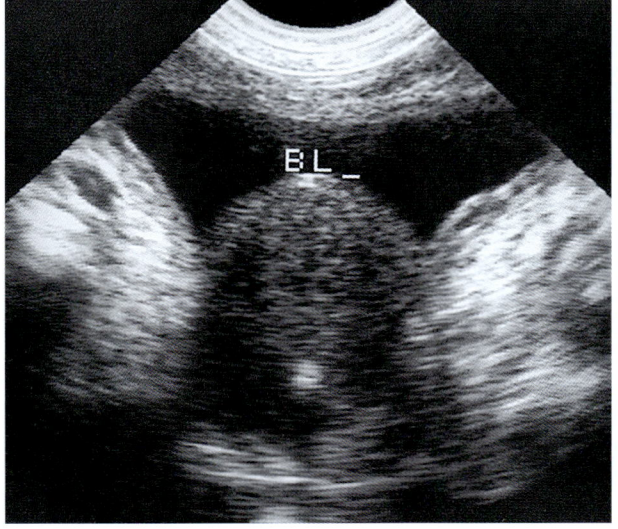

A

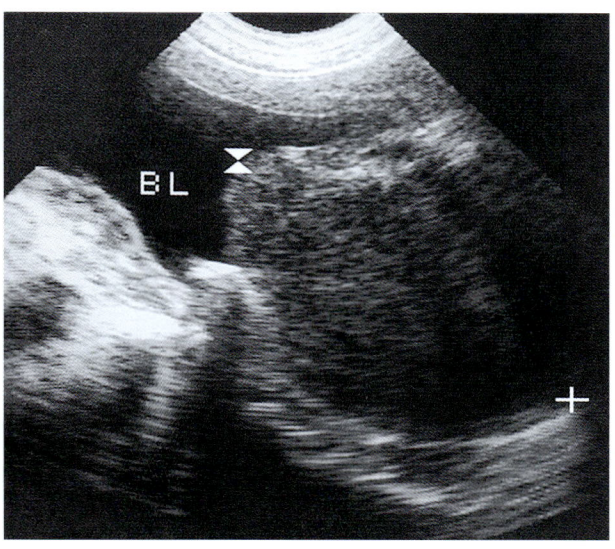

B

FIGURA 60-28. Rabdomiossarcoma prostático com invasão da bexiga em um menino de 11 meses de idade com dor pélvica. Cortes transversal, **A**, e sagital, **B**, da pelve, demonstrando uma grande massa sólida que se origina inferiormente ao colo da bexiga (BL), invadindo a base da bexiga.

dismo juvenil congênito,[50] síndrome de McCune-Albright (displasia fibrosa e pigmentação cutânea) e com precocidade sexual periférica. Cistos ovarianos funcionando autonomamente podem causar **pseudopuberdade precoce.**

Embora no passado os cistos ovarianos neonatais fossem removidos cirurgicamente, relatos recentes mostraram resolução espontânea de alguns cistos, como demonstrado na ultra-sonografia (Fig. 60-31).[49] Quando um folículo continua a crescer depois da ovulação ou quando ele não regride depois da ovulação, pode resultar cistos foliculares ou do corpo lúteo. A maioria dos **cistos foliculares** são uniloculares, contendo líquido seroso claro e com variações em tamanho entre 3 e 20 cm. Os **cistos do corpo lúteo** podem conter líquido seroso ou hemorrágico e variam em tamanho

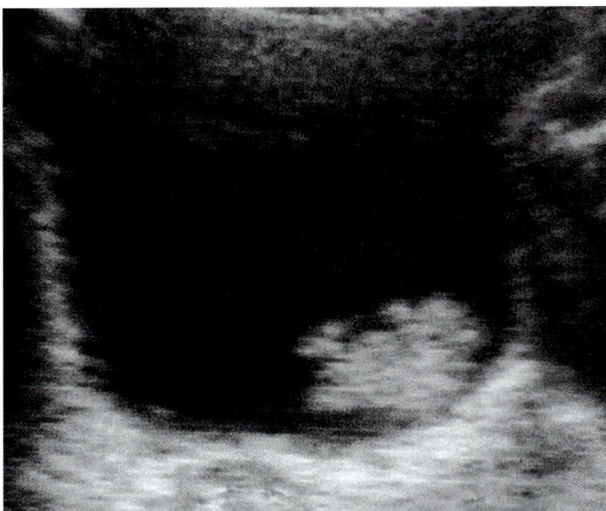

FIGURA 60-29. Papiloma de células transicionais da bexiga em um menino de 7 anos de idade com hematúria. Corte transversal da bexiga revelando uma massa polipóide sólida originando-se à esquerda da parede posterior da bexiga.

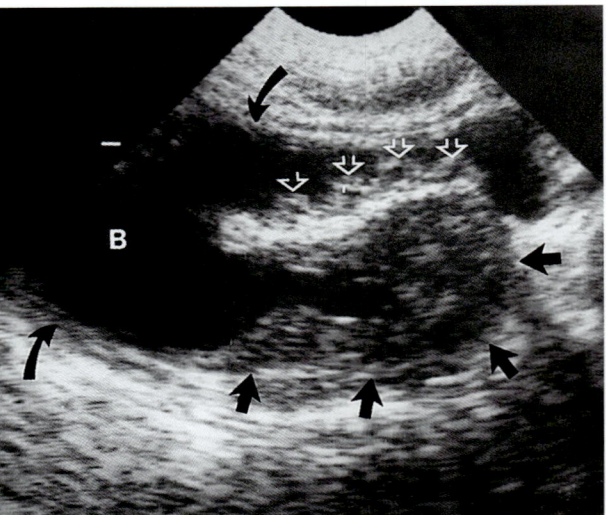

FIGURA 60-30. Bexiga aumentada. Incidência transversal da bexiga (B) mostrando a parede espessa da bexiga anatômica (*setas retas negras*) e o grande aumento (*setas curvas*). *Setas abertas*, haustrações.

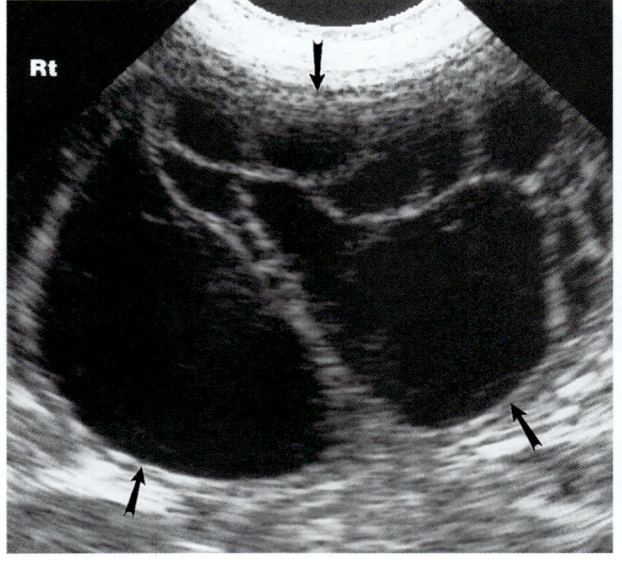
A

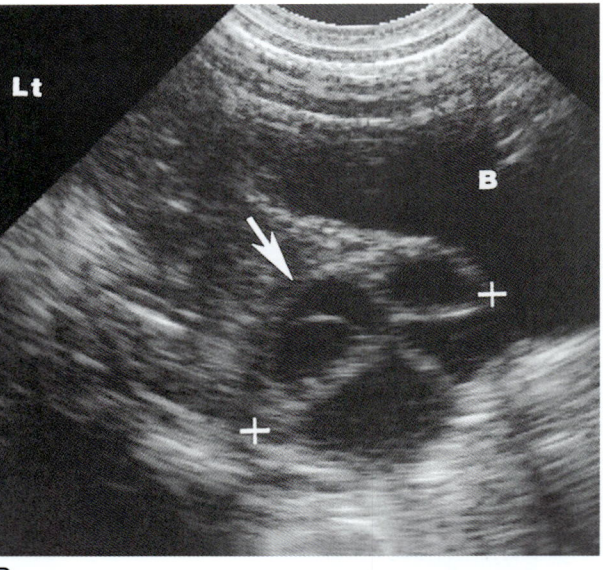
B

FIGURA 60-31. Cistos de ovário em neonato. Neonato do sexo feminino apresentando massa abdominopélvica inferior. Observam-se múltiplas áreas císticas anecóicas bilateralmente nos ovários (*setas*). **A,** Ovário direito. **B,** Ovário esquerdo. Acredita-se que os cistos ovarianos eram secundários à estimulação hormonal intra-útero. Os estudos de acompanhamento mostraram regressão completa. B, bexiga.

geralmente de 5 a 11 cm. Pensa-se que os **cistos tecaluteínicos** representem folículos hiperestimulados causados por doença trofoblástica gestacional ou por uma complicação do uso de drogas para estimular a ovulação. Raramente, os **cistos paraovarianos** são diagnosticados na infância. Eles são de origem mesotelial ou paramesonéfrica e surgem no ligamento largo ou nas tubas uterinas.

Complicações dos Cistos Ovarianos: Torção, Hemorragia ou Ruptura

A maioria dos cistos ovarianos é assintomática. Os sintomas de dor, hipersensibilidade, náusea, vômitos e febre baixa usualmente indicam complicações como torção, hemorragia ou ruptura. A torção pode ocorrer em ovários normais, porém ela é mais comumente causada por um cisto de ovário ou por um tumor (Fig. 60-32A, B, C). Nas crianças, a torção do ovário normal pode ocorrer porque a tuba uterina é relativamente longa, e o ovário é mais móvel. A apresentação típica é a de dor aguda no abdome inferior de início súbito, freqüentemente associada à náusea, vômitos e leucocitose. A torção dos anexos normais ocorre usualmente em meninas pré-púberes e pensa-se que esteja relacionada à mobilidade excessiva dos anexos, permitindo a torção da mesossalpinge com as alterações da pressão intra-abdominal ou com a posição corporal. A **torção do ovário e da tuba uterina** resulta de rotação parcial ou completa do ovário sobre seu pedículo vascular. Isto resulta em comprometimento dos fluxos arterial e venoso, congestão do ovário e, finalmente, infarto hemorrágico.[51] Os **achados ultra-sonográficos da torção ovariana aguda** são freqüentemente inespecíficos e incluem aumento de volume do ovário, líquido no fundo-de-saco e outros achados patológicos anexiais como cisto ou tumor. Uma massa anexial complexa ou predominantemente cística com nível líquido-*debris* ou septos se correlaciona com evidência patológica de hemorragia ou infarto ovariano. Lee e cols. mostraram que o ultra-som foi capaz de demonstrar o pedículo vascular torcido, pré-operatoriamente, em 28 de 32 pacientes com torção comprovada cirurgicamente, com uma acurácia diagnóstica de 87%. Estes apareceram como uma estrutura hiperecóica arredondada com faixas hipoecóicas múltiplas e concêntricas (aspecto em alvo) ou como uma estrutura em bico com faixas concêntricas pouco ecóicas, ou como uma estrutura elipsóide ou tubular com ecos internos heterogêneos. Estruturas intrapediculares concêntricas pouco ecóicas podem ser identificadas como estruturas vasculares pelo Doppler colorido

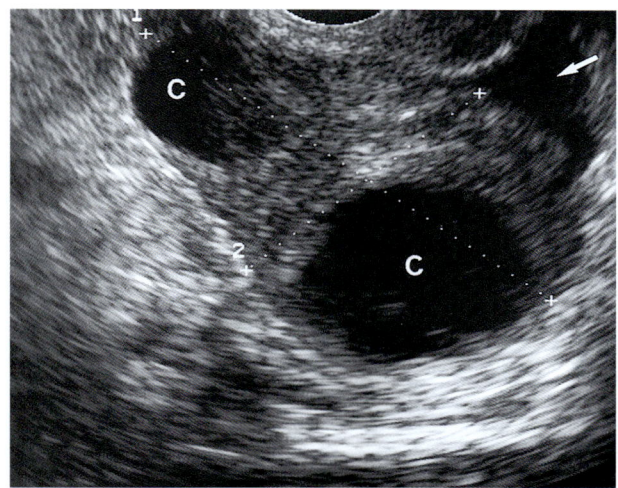

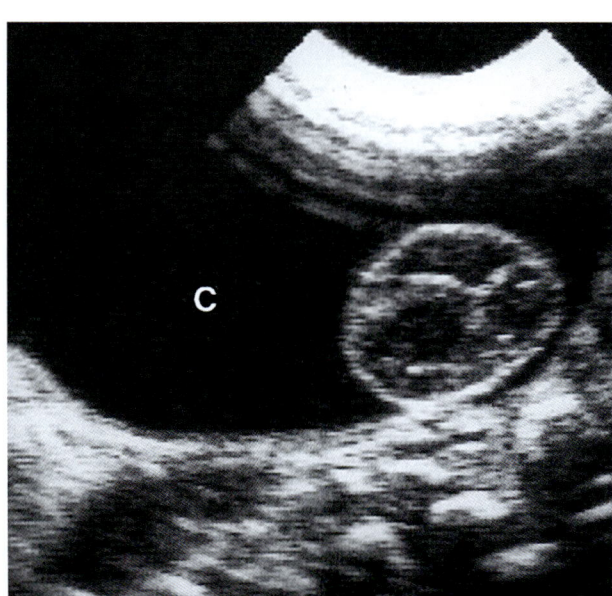

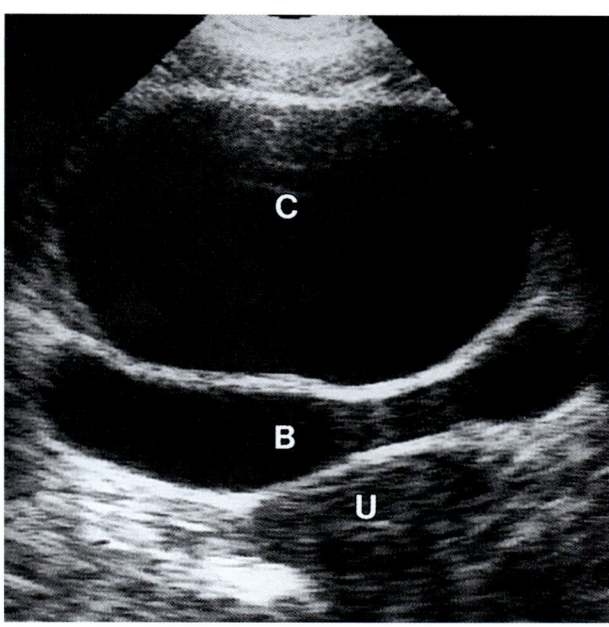

FIGURA 60-32. Torção ovariana. A, Corte longitudinal mostrando um ovário esquerdo aumentado (cursores) com cistos periféricos (C) proeminentes e uma pequena quantidade de líquido adjacente (*seta*). 1, 7,39 cm; 2, 4,47 cm. **B,** Torção do ovário complicando um cisto ovariano em uma menina de 16 anos de idade com dor pélvica. Incidência transversal da pelve mostrando o grande cisto anterior do ovário (C) comprimindo a bexiga (B) (prova cirúrgica da torção). Não foi observado tecido parenquimatoso ovariano ultra-sonograficamente. U, útero. **C,** Torção ovariana encistada e infartada em uma menina de 6 dias de idade com uma massa abdominal. O corte da parte inferior direita do abdome e da pelve demonstra uma estrutura complexa, de forma oval, no interior de uma grande massa cística (C).

("sinal do turbilhão").[52] A ausência de fluxo no Doppler colorido não é um critério diagnóstico confiável, porque fluxo arterial periférico (ou até mesmo central) pode ser visto em ovários torcidos com comprovação cirúrgica. Isto pode ser explicado pela dualidade da perfusão arterial ovariana.[53] A demonstração de **múltiplos folículos** (com tamanhos de 8 a 12 mm) **na porção cortical ou periférica de um ovário unilateralmente dilatado** foi relatada como um sinal ultra-sonográfico específico de torção.[54] Estas alterações císticas ocorrem em até 74% dos ovários torcidos e são atribuídas à transudação de líquido nos folículos secundariamente à congestão vascular.

Os **cistos ovarianos hemorrágicos** ocorrem em adolescentes e apresentam uma variedade de padrões ultra-sonográficos causados pela formação e pela lise do coágulo sangüíneo interno (Fig. 60-33). O aspecto mais comum é o de uma massa heterogênea, que é predominantemente anecóica, contendo material hipoecóico. Menos comumente, os cistos ovarianos hemorrágicos são homogêneos, tanto hipo quanto hiperecogênicos. Quase todos os cistos hemorrágicos (92%) apresentam reforço acústico posterior, indicando a natureza cística da lesão. Características ultra-sonográficas adicionais incluem uma parede espessa (p. ex., 4 mm), septações e líquido no fundo-de-saco. Embora os achados ultra-sonográficos sejam inespecíficos, a mudança no aspecto dos cistos ovarianos com o tempo, como resultado da lise do coágulo, pode ajudar a estabelecer o diagnóstico.[55] Às vezes, o

ACHADOS ULTRA-SONOGRÁFICOS NA TORÇÃO OVARIANA AGUDA

Aumento de volume do ovário
Líquido no fundo-de-saco
Massa anexial (hemorragia ou infarto ovariano)
Cística ou complexa
Nível líquido-*debris*
Septações
Folículos periféricos múltiplos

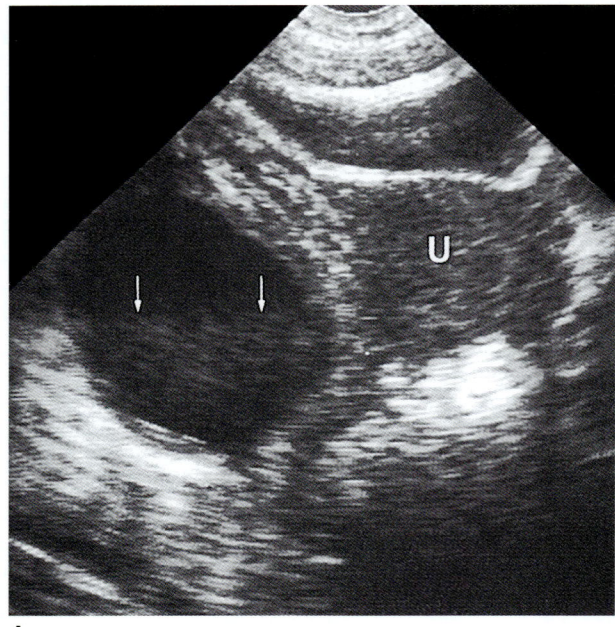

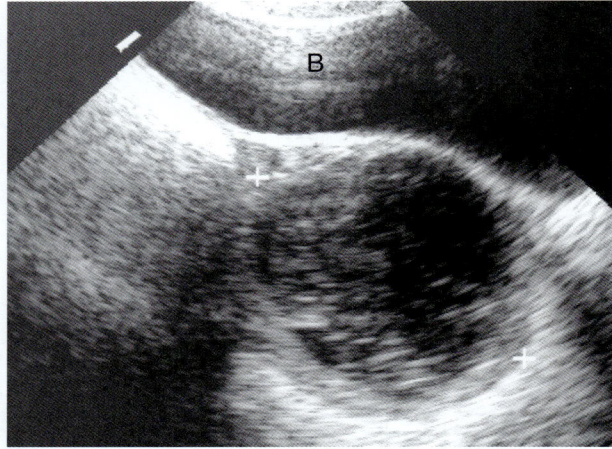

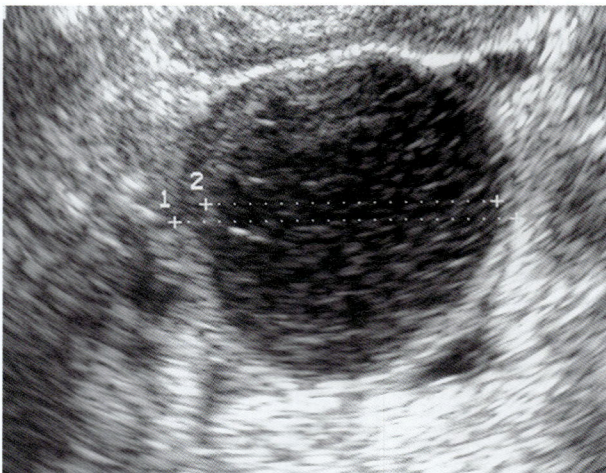

FIGURA 60-33. Cisto ovariano hemorrágico em uma adolescente com dor pélvica à direita. A, Incidência transversal da pelve revelando uma grande massa cística arredondada na região anexial direita com nível líquido-*debris* (*setas*) representando um cisto hemorrágico. U, útero. **B,** Corte sagital transabdominal mostrando aumento do ovário esquerdo com uma faixa de ovário circundando um cisto que contém múltiplas faixas de densidades ecogênicas. B, bexiga. **C,** Ultra-sonografia endovaginal do cisto confirmando a presença de tecido ovariano circundante e o aspecto heterogêneo do conteúdo líquido.

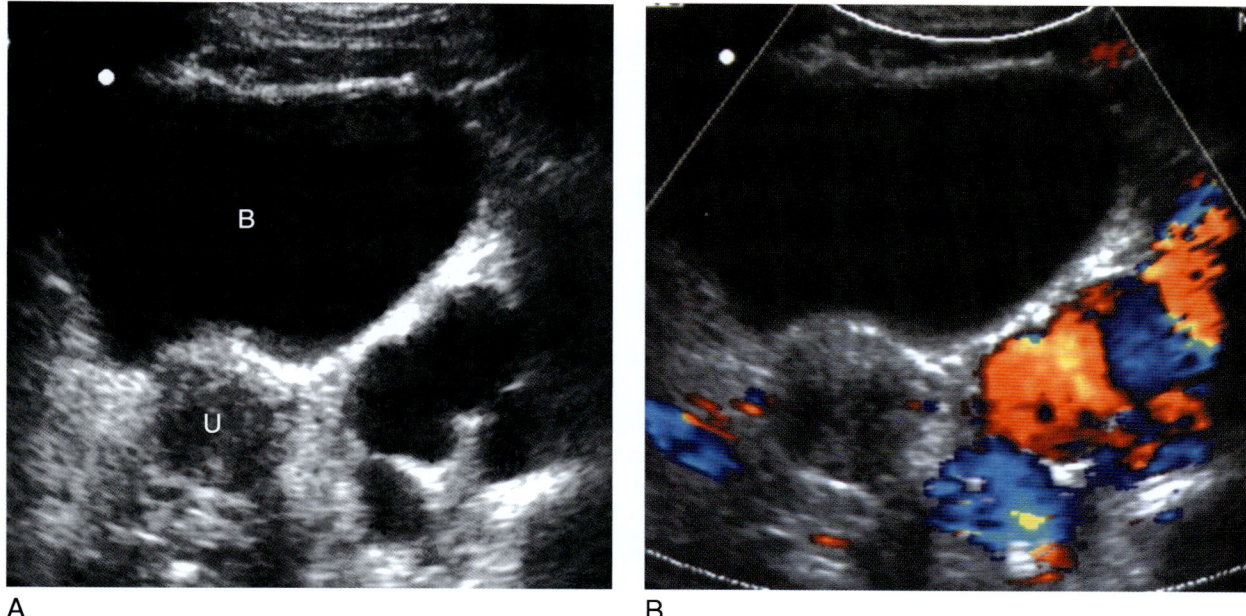

FIGURA 60-34. Varizes pélvicas simulando um cisto ovariano multisseptado. Mulher jovem com doença hepática crônica e hipertensão porta. **A,** Corte transversal da pelve mostrando uma massa anexial esquerda multisseptada. B, bexiga; U, útero. **B,** Corte transversal com Doppler colorido da pelve demonstrando claramente a natureza vascular da lesão. O Doppler pulsado evidenciou formas de ondas venosas (*não mostradas*).

diagnóstico pode ser confundido com **abscesso apendicular, cisto dermóide** ou **teratoma**. Raramente, **varizes pélvicas** podem ser confundidas com uma massa cística multisseptada (Fig. 60-34).

Doença Ovariana Policística: Síndrome de Stein-Leventhal

A doença ovariana policística é caracterizada por amenorréia, infertilidade e hirsutismo. Os ovários estão arredondados e bilateralmente aumentados de volume em 70% das pacientes acometidas, com um volume ovariano médio de 14 cm³. Os níveis de hormônio folículo-estimulante (FSH) estão diminuídos, enquanto os níveis de hormônio luteinizante (LH) estão elevados. Na ultra-sonografia há um número aumentado de folículos em desenvolvimento, vistos como múltiplos pequenos cistos (0,5 a 0,8 cm de diâmetro) por todo o ovário em aproximadamente 40% das pacientes, embora folículos amadurecidos sejam raros. O acompanhamento a longo prazo é importante nessas pacientes por causa da incidência aumentada de carcinoma do endométrio em conseqüência do estrogênio sem oposição por um longo período.[56] Dolz *et al.* conduziram uma avaliação ultra-sonográfica tridimensional do tamanho e da estrutura dos ovários em mulheres que apresentavam achados clínicos e bioquímicos sugestivos da síndrome do ovário policístico e um estudo comparativo com Doppler colorido e Power Doppler dos padrões vasculares destes ovários. Comparadas com o grupo-controle, estas mulheres apresentavam ovários maiores e estroma mais denso, aumento da impedância nas artérias uterinas, aumento da vascularização do estroma com diminuição da impedância que persistiu por todo o ciclo menstrual, e uma falta de conversão lútea.[57]

Edema Ovariano Maciço

O edema maciço do ovário é manifestado por marcante aumento de volume do ovário comprometido, conseqüente ao acúmulo de líquido de edema no estroma, separando as estruturas foliculares normais (Fig. 60-35). Pensa-se que resulte de torção parcial ou intermitente que interfira com as drenagens venosa e linfática. Ele acomete pacientes durante sua segunda ou terceira década de vida e se apresenta com dor abdominal aguda, massa anexial palpável, às vezes com distúrbios menstruais, masculinização e síndrome de Meigs. Dois terços das pacientes apresentam edema ovariano à direita, que se acredita estar relacionado à alta pressão na veia ovariana direita por causa da drenagem direta na veia cava inferior (VCI), ou à pressão aumentada secundária ao dextroposicionamento do útero. Os ovários podem apresentar aumento maciço de volume, com um diâmetro de até 35 cm. Macroscopicamente, a superfície externa é macia e branca-perolada e parece similar ao que se vê na fibromatose, uma situação com probabilidade de ocorrer em mulheres jovens (de até 25 anos) nas quais a proliferação primária do estroma ovariano pode resultar em torção e, finalmente, em edema. As **características ultra-sonográficas do edema ovariano** incluem uma massa sólida e hipoecóica, com reforço acústico posterior e folículos no interior da lesão.[58,59] Pensa-se que a masculinização seja causada pela luteinização do estroma que resulta de estiramento mecânico das células do estroma

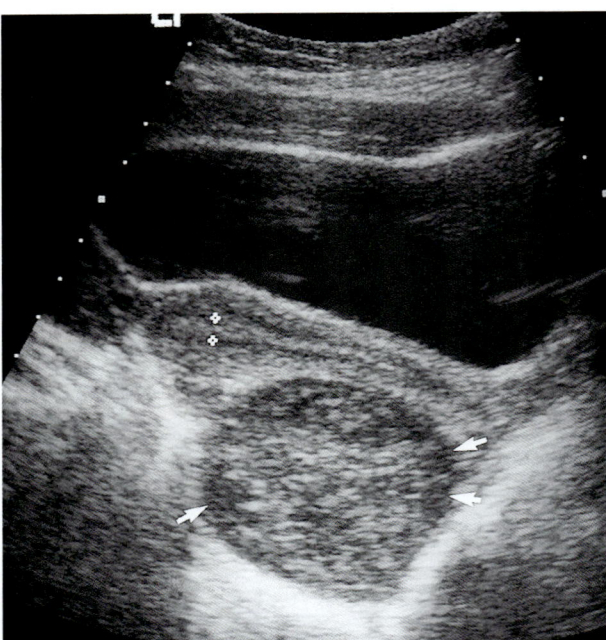

FIGURA 60-35. Edema do ovário. Edema ovariano maciço em uma menina de 13 anos de idade com masculinização e dor abdominal e pélvica intermitente. Imagem ultra-sonográfica sagital demonstrando uma grande massa heterogênea, principalmente hipoecogênica, posterior e separada do útero. Esta massa contém pronunciado reforço acústico e múltiplos pequenos folículos (*setas*). *Cursores*, eco endometrial. (Caso cortesia de Marilyn Goske, M.D.)

MASSAS OVARIANAS NAS CRIANÇAS

- Teratomas ovarianos benignos (aproximadamente 60%)
- Disgerminoma
- Carcinoma embrionário
- Tumor do seio endodérmico
- Tumores epiteliais do ovário (pós-puberdade)
- Tumor das células da teca granulosa (puberdade precoce)
- Arrenoblastoma (raro, virilizante)
- Gonadoblastoma (em gônadas displásicas, p. ex., síndrome de Turner)
- Leucemia aguda

---

pelo líquido do edema. Além disso, uma substância semelhante à gonadotropina coriônica humana pode se acumular no líquido do edema e promover a luteinização, e o nível de 17-cetoesteróides pode estar aumentado.

Neoplasias Ovarianas

As neoplasias ovarianas respondem por 1% dos tumores da infância, e 10% a 30% destas são malignas. Estas neoplasias podem se desenvolver em qualquer idade, porém ocorrem mais freqüentemente na puberdade. O sintoma de apresentação usual é a dor abdominal ou uma massa abdominal ou pélvica palpável. Os sintomas podem se desenvolver como

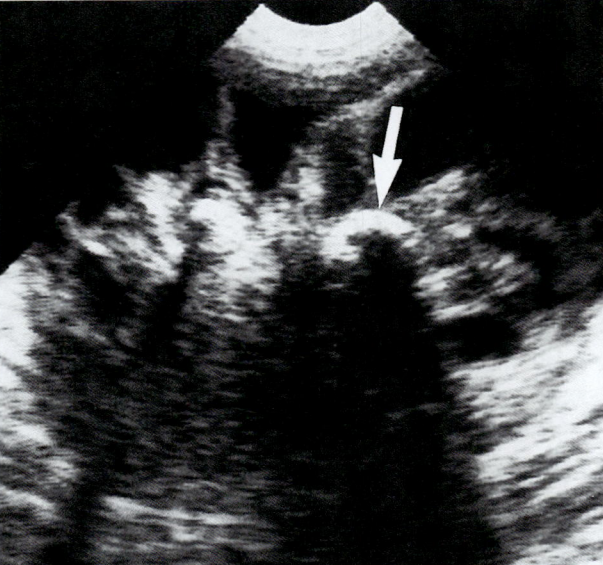

FIGURA 60-36. Teratoma benigno do ovário. Corte transversal da pelve em uma menina de 6 anos de idade com constipação e uma grande massa abdominal palpável, revelando uma grande massa complexa preenchendo a pelve e os dois terços inferiores do abdome, contendo múltiplos focos ecogênicos com sombra acústica (*setas*) compatíveis com calcificações.

resultado de torção ou hemorragia no tumor. A torção ovariana é mais comum em adolescentes que em adultos; entretanto, a ascite é menos comum em meninas.[40]

Os tumores ovarianos primários podem ser classificados em três tipos de células originais: **células germinativas, células do estroma e células epiteliais.** Nas crianças, 60% dos tumores ovarianos primários se originam das células germinativas, ao contrário dos adultos, nos quais 90% são de origem epitelial. Aproximadamente 75% a 95% dos tumores de células germinativas na infância são teratomas benignos. Entretanto, há uma maior incidência de malignidade nas pacientes mais jovens. Nas meninas com menos de 10 anos, 84% dos tumores ovarianos de células germinativas são malignos. A presença de ascite sugere malignidade.

Os **teratomas benignos** apresentam um amplo espectro de características ultra-sonográficas (Fig. 60-36). Eles podem ser predominantemente císticos, com ou sem um nódulo parietal. Foram descritas massas sólidas e lesões complexas com níveis gordura-líquido, níveis cabelo-líquido e calcificação.[60] Os teratomas císticos são em geral livremente móveis no pedículo; 10% são bilaterais e 90% apresentam diâmetros menores que 15 cm.[61]

O **disgerminoma** é o tumor maligno de células germinativas do ovário mais comum na infância. Este tumor ocorre freqüentemente antes da puberdade, e 10% são bilaterais. O tumor é usualmente uma grande massa sólida, encapsulada e com crescimento rápido, contendo áreas hipoecóicas como resultado de hemorragia, necrose e degeneração cística. Metástases para os linfonodos retroperitoneais não são incomuns. O disgerminoma é mais radiossensível que outros tumores malignos do ovário.

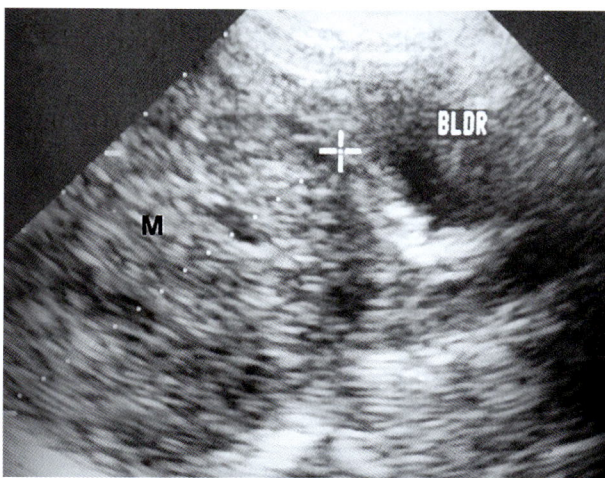

FIGURA 60-37. Coriocarcinoma do ovário direito em uma menina de 11 anos de idade com dor nos quadrantes abdominais superior direito e médio e com sangramento vaginal. A ultra-sonografia transabdominal sagital da pelve mostra uma grande massa sólida (M) que se estende às porções média e superior do abdome e se localiza superiormente a uma bexiga pouco distendida (BLDR).

O **carcinoma embrionário e os tumores do seio endodérmico** são tumores malignos de células germinativas menos comuns. O **coriocarcinoma** é raro nas crianças (Fig. 60-37). Eles são neoplasias sólidas de rápido crescimento e altamente malignas. O carcinoma embrionário está freqüentemente associado à estimulação hormonal anormal. Todos estes tumores tendem a se espalhar por extensão direta ao anexo oposto e aos gânglios linfáticos retroperitoneais. São comuns os implantes peritoneais e as metástases hematogênicas para o fígado, pulmão, osso e mediastino.

Os tumores epiteliais do ovário, os quais incluem os **cistoadenomas seroso e mucinoso** ou **cistoadenocarcinomas**, representam 20% dos tumores ovarianos nas crianças. Eles são raros antes da puberdade. À **ultra-sonografia**, eles são predominantemente massas císticas com septos de espessura variável. Com freqüência é difícil diferenciar os cistoadenomas serosos dos mucinosos ou dos cistoadenocarcinomas com base apenas em critérios ultra-sonográficos.

O **tumor de células da teca granulosa** é o tumor do estroma mais comum em crianças. Ele está freqüentemente associado a efeitos feminilizantes e à puberdade precoce como resultado da produção de estrogênio. Destes tumores, 10% são bilaterais, e apenas 3% são malignos. Seu aspecto à ultra-sonografia é inespecífico, e eles tendem a ser tumores predominantemente sólidos.[62] O **arrenoblastoma (tumor de células de Sertoli-Leydig)** é raro, porém pode resultar em virilização. O **gonadoblastoma** é composto por células germinativas misturadas com células sexuais e elementos do estroma e se origina usualmente em gônadas displásicas. O envolvimento bilateral ocorre em um terço dos casos, e 50% contêm elementos de disgerminoma.

Infiltração Leucêmica. Os ovários, como também os testículos e o sistema nervoso central, são locais de eleição para a leucemia aguda. O comprometimento ovariano nas séries de autópsia varia de 11% até 50%. Na leucemia com recidiva ovariana, a maioria das pacientes apresenta grandes massas pélvicas hipoecóicas, com margens lisas e lobuladas. O tumor pode infiltrar os órgãos pélvicos e as alças intestinais de tal forma que o útero e os ovários não podem ser identificados separadamente. Pode-se desenvolver hidronefrose secundária.[63] Lane e cols. sugeriram que a ultra-sonografia pélvica deve ser usada para monitorizar e detectar precocemente a recidiva leucêmica nos ovários de crianças em remissão clínica. Os ovários podem também ser o local de disseminação metastática de neuroblastomas, linfomas e carcinomas do cólon. Os tumores raramente crescem o bastante para produzir uma massa e são usualmente assintomáticos. Tipicamente, a neoplasia secundária aparece na ultra-sonografia como um aumento de volume em um ou ambos os ovários, que são hipo ou hiperecóicos em relação ao útero. Menos comumente vê-se uma discreta massa sólida ou complexa.

Pensou-se originalmente que o Doppler serviria para diferenciar entre massas ovarianas benignas e malignas. Nas adolescentes e nas mulheres adultas, os tumores malignos geralmente apresentam fluxos centrais de baixa resistência no Doppler arterial (IR [índice de resistência] < 0,4, ou IP [índice de pulsatilidade] < 1,0), supostamente por causa da relativa pobreza de uma camada muscular nos vasos neoplásicos,[64] limitando, desta forma, a especificidade da imagem com Doppler.[65] As massas ovarianas benignas tendem a apresentar um fluxo periférico de alta resistência (IR ou IP > 1,0). Entretanto, lesões não-neoplásicas (p. ex., abscesso tuboovariano, gravidez ectópica e corpo lúteo funcionante) também apresentam fluxo de baixa resistência, e alguns tumores malignos mostram fluxo de alta resistência.

ÚTERO E VAGINA

Anomalias Congênitas

As anomalias congênitas do útero e da vagina nas crianças são incomuns e, usualmente, se apresentam como uma massa pélvica secundária à obstrução. Há uma alta incidência de anomalias renais associadas (50%) e uma incidência aumentada de anormalidades esqueléticas (12%).[66] O útero, o colo e os dois terços superiores da vagina são formados pela fusão das extremidades caudais do ducto de Müller (paramesonéfrico). As tubas uterinas são formadas pelas extremidades superiores não fundidas. O terço inferior da vagina deriva do seio urogenital. O desenvolvimento do ducto de Müller até formar o útero é dependente da formação do ducto de Wolff (mesonéfrico). Portanto, o desenvolvimento anormal do ducto de Müller, resultando em anomalias vaginais e uterinas, está freqüentemente associado a anomalias renais.[67,68]

O **útero bicorno** é a anomalia uterina congênita mais comum. Ele surge quando os dois ductos de Müller se fundem apenas inferiormente (Fig. 60-38).[69] Os dois cornos uterinos separados, que se juntam em níveis variáveis acima do colo, são mais bem demonstrados nos cortes transversais

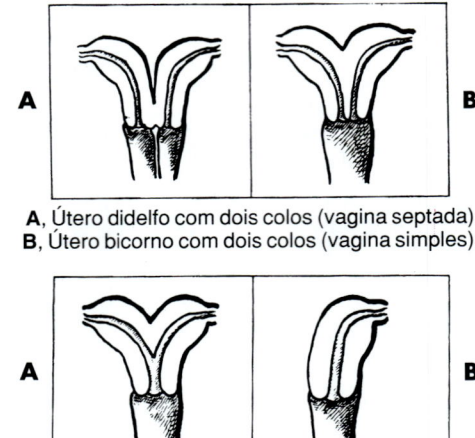

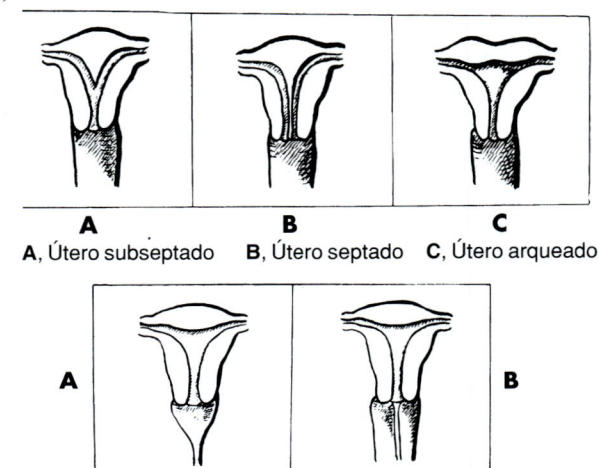

FIGURA 60-38. Anomalias uterinas. (De Wilson SR, Beecham CT, Carrington ER [eds]: Obstetrics and Gynecology, 8th ed. St. Louis, CV Mosby, 1987.)

A, Útero didelfo com dois colos (vagina septada).
B, Útero bicorno com dois colos (vagina simples).

A, Útero bicorno com colo único (vagina simples). B, Útero unicorno.

A, Útero subseptado   B, Útero septado   C, Útero arqueado.

A, Constrição congênita da vagina   B, Vagina septada.

através da porção superior do útero (Fig. 60-39). Apenas um colo e a vagina são identificados. Com a **duplicação completa dos ductos de Müller**, há uma vagina septada e colo e útero duplicados. Em ambas as anomalias, a obstrução de um corno uterino pode resultar em uma massa pélvica como resultado de hidrometria ou hematometria unilateral. Outras anomalias na separação do útero podem resultar em involução incompleta do septo da linha média entre os ductos de Müller pareados. Um **útero unicorno** é formado pela agenesia de um ducto de Müller.[70] A exposição intra-útero ao dietilestilbestrol foi associada ao desenvolvimento de um **útero em forma de T**. A ultra-sonografia mostra um útero estreito causado pela ausência da expansão bulbosa normal e superior do fundo uterino. A ultra-sonografia tridimensional é uma modalidade excelente para se obter cortes reconstruídos do útero, o que permite uma avaliação precisa da anatomia.[68]

O **hidrocolpo ou hidrometrocolpo**, causado pela obstrução da vagina, responde por 15% das massas abdominais nas meninas recém-nascidas (Fig. 60-40). A obstrução é secundária a um hímen imperfurado, a um septo vaginal transversal ou a uma vagina estenosada ou atrésica. Há um acúmulo de secreções mucosas proximalmente à obstrução. As secreções são secundárias à estimulação intra-uterina e pós-natal das glândulas uterinas e cervicais pelos estrogênios maternos. Um **hímen imperfurado** simples não está usualmente associado a outras anomalias congênitas. Entretanto, há uma alta incidência de anomalias geniturinárias, gastrointestinais e esqueléticas associadas à **atresia vaginal** ou a um **septo vaginal médio-transversal ou transversal alto**. A combinação da ultra-sonografia perineal-abdominal é um excelente método para a avaliação acurada dessas anomalias.[71] Embora a avaliação transabdominal seja útil para determinar a presença do hidrocolpo ou hidrometrocolpo, este método não permite a medida da espessura de um septo obstrutivo de localização caudal. No exame ultra-sonográfico, o **hidrocolpo** aparece como uma grande massa cística tubular posterior à bexiga e estendendo-se inferiormente até a sínfise púbica. Finos ecos no interior do líquido representam secreções nas recém-nascidas e sangue nas pós-púberas

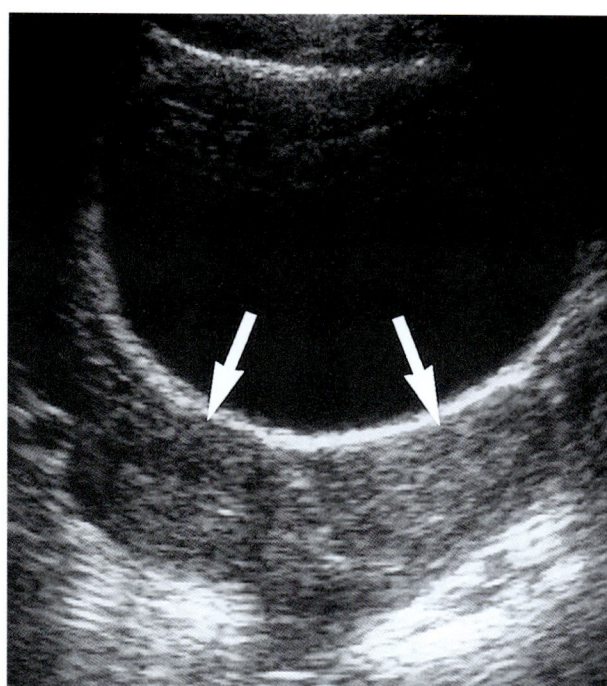

FIGURA 60-39. Útero bicorno. Útero bicorno (síndrome de Mayer-Rokitansky-Küster-Hauser) em uma menina de 15 anos de idade com dor no quadrante inferior direito e no flanco direito com agenesia renal esquerda. A imagem transversal da pelve revela duas cavidades endometriais separadas (*setas*) na região de transição da parte média para o fundo do útero, representando um útero bicorno.

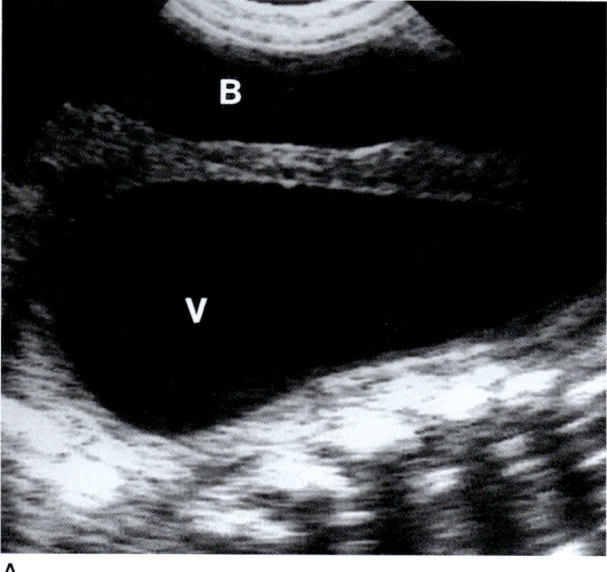

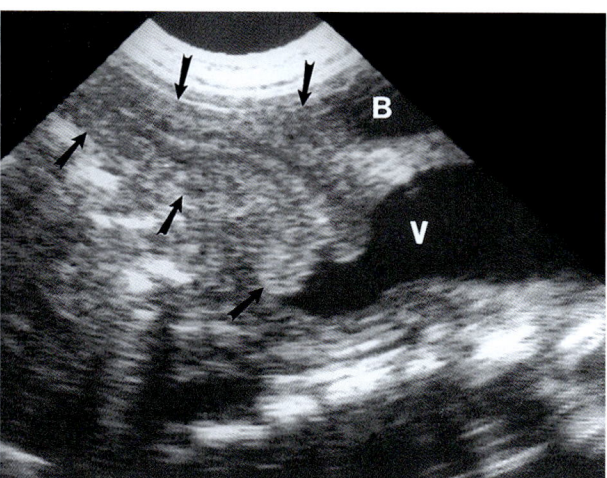

FIGURA 60-40. Hidrocolpo. A, Imagem sagital da pelve em uma recém-nascida mostrando uma grande massa cônica, cheia de líquido, representando a vagina (V) obstruída, por trás da bexiga (B). **B,** Imagem sagital com ângulo mais alto que o de **A,** mostrando o útero (*setas*) com o colo se projetando para o interior da vagina dilatada (V). B, bexiga. (De Rosenberg HK: Sonography os pediatric urinary tract abnormalities. Pt I. Am Urol Assoc Weekly Update Series 1986;35[5]:1-8.)

(Fig. 60-41).[72] Pode haver retenção urinária secundária e hidronefrose. Ânus imperfurado, extrofia da cloaca e seio urogenital persistente têm sido freqüentemente associados ao hidrometrocolpo.[73] Raramente, podem-se ver calcificações peritoneais complicando o hidrometrocolpo por causa da reação inflamatória estéril ao extravasamento na cavidade peritoneal das secreções acumuladas.[74]

A **síndrome de Mayer-Rokitansky-Küster-Hauser**, a segunda causa mais comum de amenorréia primária, compreende atresia vaginal, útero bicorno rudimentar, tubas uterinas, ovários e ligamentos largo e redondo normais.[66] Há um espectro de anomalias uterinas (hipoplasia ou duplicação), variando de uma luz parcial até um útero septado ou bicorno com obstrução unilateral ou bilateral. Estas meninas apresentam cariótipo feminino, desenvolvimento sexual secundário e genitália externa normais. Há uma alta incidência de anomalias renais unilaterais (50%) e esqueléticas (12%). A agenesia ou ectopia renal unilateral é a anomalia renal mais comum. Os achados ultra-sonográficos mais comuns são úteros didelfos com hidrometrocolpo unilateral e agenesia renal ipsilateral. A vaginografia pode ajudar a identificar a vagina septada com obstrução vaginal unilateral (Fig. 60-42A, B).[66] Os defeitos geniturinários análogos no sexo masculino resultam em duplicação dos remanescentes dos ductos de Müller (cistos de Müller e utrículo prostático dilatado) com agenesia renal unilateral.

Neoplasias

Os tumores do útero e da vagina são incomuns no paciente pediátrico. Os tumores malignos são mais comuns que os tumores benignos, e a vagina é uma localização mais comum que o útero. O **rabdomiossarcoma** é a neoplasia maligna primária mais comum.[75] Ele pode se originar do útero ou da vagina, embora o comprometimento uterino seja mais freqüentemente por extensão direta de um tumor vaginal. Essas crianças apresentam-se usualmente aos 6 a 18 meses de idade com sangramento vaginal ou protrusão de um aglomerado de massas polipóides (**sarcoma botrióide**) através do intróito. O rabdomiossarcoma mais comumente se origina da parede

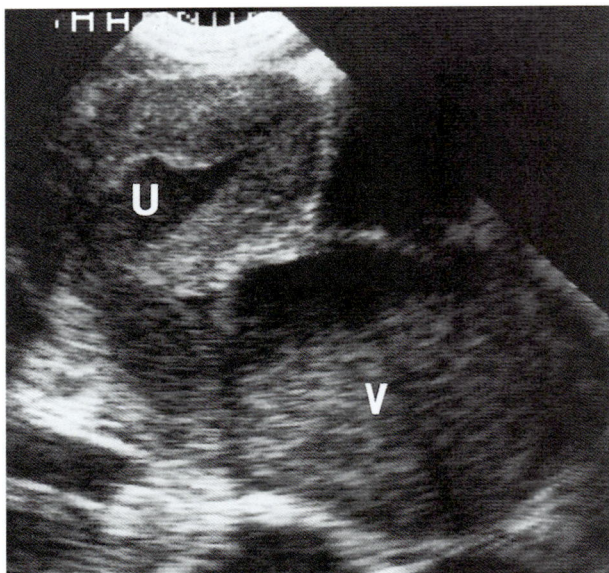

FIGURA 60-41. Hematometrocolpo. Imagem sagital da pelve mostrando uma cavidade uterina (U) dilatada cheia de *debris* ecogênicos (sangue). Vê-se um nível líquido-*debris* na vagina (V) dilatada e obstruída. (De Fisher MR, Kricun ME [eds]: Imaging of the Pelvis. Gaithersburg, Md, Aspen, 1989.)

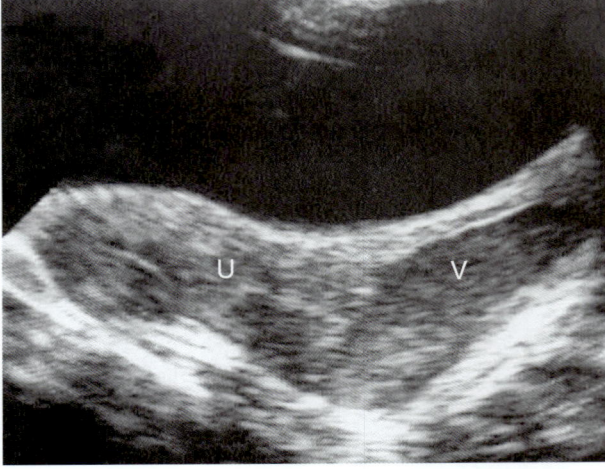

FIGURA 60-42. Síndrome de Mayer-Rokitansky-Kuster-Hauser. Paciente do sexo feminino de 13 anos de idade com duplicação do útero e da vagina, vagina obstruída do lado direito e um septo vaginal fenestrado com dor pélvica cíclica e períodos menstruais normais. **A,** Imagem sagital da pelve demonstrando um útero normal à direita (U) e uma vagina distendida (V) preenchida com material ecogênico que se movia em tempo real. **B,** Vê-se claramente um útero do lado esquerdo (U) no plano sagital e depois da injeção manual de água estéril no intróito único demonstrou-se uma vagina à esquerda (V). Durante a observação em tempo real, podiam ser vistas intermitentemente pequenas quantidades de água na vagina direita, sugerindo a presença de um septo vaginal fenestrado.

anterior da vagina, próximo do colo. Ele pode também se originar da parte distal da vagina ou dos lábios. A extensão direta do tumor para o colo da bexiga é comum, porém a invasão posterior para o reto é infreqüente. Linfadenopatia e metástases a distância são incomuns na apresentação. No exame ultra-sonográfico, estes tumores são massas homogêneas sólidas que preenchem a cavidade vaginal ou provocam dilatação do útero com um contorno irregular. Tumores do endométrio são raros na faixa etária pediátrica. Quando os achados ultra-sonográficos demonstram uma massa endometrial heterogênea e bem definida — no cenário clínico apropriado — deve-se considerar a possibilidade de retenção de produtos da concepção (Fig. 60-43).

O **tumor do seio endodérmico** é uma neoplasia genital menos comum. Ele é um tumor de células germinativas altamente maligno que pode se originar na vagina. Tem uma apresentação clínica e ultra-sonográfica semelhante à do rabdomiossarcoma (Fig. 60-44). Outros tumores malignos do útero e da vagina são raros. O adenocarcinoma do colo no adulto se origina da endocérvice, enquanto na criança ele é uma lesão polipóide que se origina da ectocérvice e da parte superior da vagina. O **carcinoma da vagina** (em geral adenocarcinoma de células claras) ocorre usualmente em adolescentes com uma história de **exposição intra-útero ao dietilestilbestrol.** A infiltração leucêmica do útero pode ocorrer secundariamente à expansão contígua de uma recidiva ovariana. A ultra-sonografia mostra uma grande massa pélvica hipoecóica e homogênea, englobando o útero e os ovários, que não podem ser identificados separadamente. Pode haver hidronefrose associada por causa da obstrução da porção distal do ureter.

As neoplasias sólidas benignas do útero e da vagina são raras nas crianças. Entretanto, massas vaginais císticas benignas não são incomuns. A lesão cística mais comum da vagina é o **cisto de Gartner**. Remanescentes da parte distal do ducto de Wolff (mesonéfrico), os cistos de Gartner podem ser únicos ou múltiplos e tipicamente se originam da parede ântero-lateral da vagina. Eles aparecem no ultra-som como cistos cheios de líquido no interior da vagina. Outras massas vaginais císticas incluem os cistos parauretrais, cistos de inclusão e cistos do ducto paramesonéfrico (de Müller).

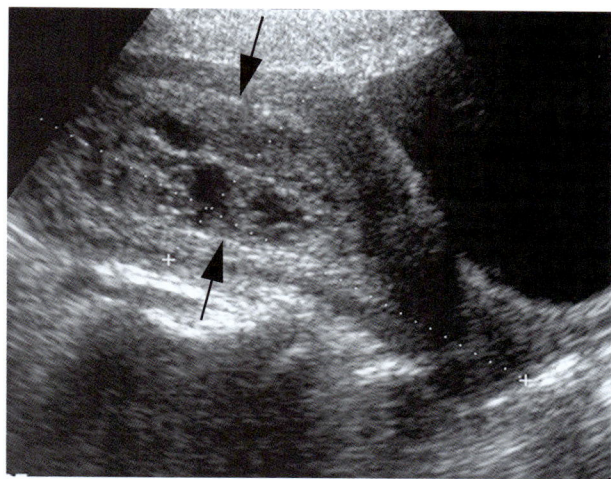

FIGURA 60-43. Retenção dos produtos da concepção em uma paciente do sexo feminino de 15 anos de idade com cólicas e sangramento vaginal depois de um aborto espontâneo. A ultra-sonografia sagital mostra alongamento do útero (12,9 cm) com uma massa heterogênea, de forma oval, relativamente bem definida (*setas*), ocupando o fundo.

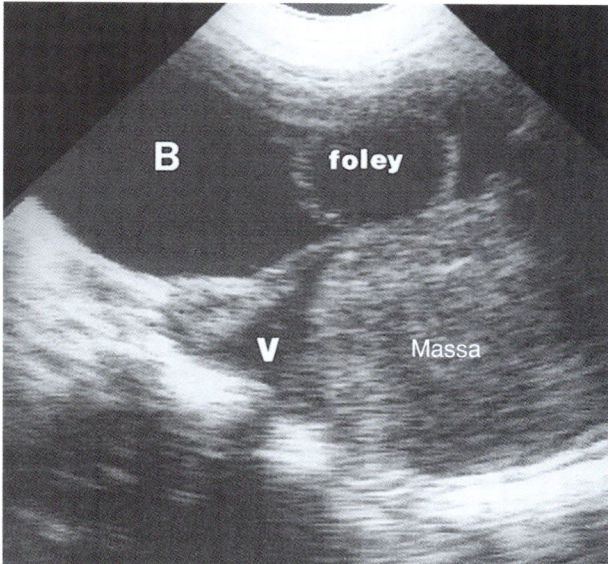

FIGURA 60-44. Tumor sinusal endodérmico da vagina. Imagem sagital da pelve mostrando uma massa sólida e homogênea, preenchendo a vagina (V). Vê-se o balão do cateter de Foley na bexiga (B). (De Fisher MR, Kricun ME [eds]: Imaging of the Pelvis. Gaithersburg, Md, Aspen, 1989.)

Gravidez

A gravidez intra-uterina deve sempre ser considerada no diagnóstico diferencial de uma massa pélvica em meninas com mais de 9 anos de idade. Há uma incidência aumentada de complicações na gravidez pediátrica. Estas incluem **toxemia, pré-eclâmpsia, descolamento da placenta, lacerações** e **cesarianas**. Há também um aumento na prematuridade e na mortalidade perinatal entre os lactentes nascidos de mães adolescentes. Embora a **gravidez ectópica** seja menos comum nas adolescentes jovens, o diagnóstico deve ser considerado na presença de dor abdominal, atraso menstrual e sangramento vaginal irregular. A hipotensão ou o choque aberto sugere gravidez ectópica rota. Embora a ultra-sonografia endovaginal tenha melhorado em muito a avaliação diagnóstica de gravidez ectópica suspeitada, o exame transabdominal desempenha um papel complementar, fornecendo uma visão global dos conteúdos pélvico e abdominal.[76] Wherry e cols. mostraram que o IR do Doppler colorido do endométrio pode ajudar a diferenciar precocemente uma gravidez intra-uterina de uma gravidez ectópica. O fluxo trofoblástico foi definido como um IR menor que 0,6 no interior do endométrio. O valor preditivo negativo da presença de um fluxo endometrial de baixa resistência na exclusão da gravidez ectópica foi de 97%.[77]

Infecção

A doença inflamatória pélvica (DIP) é uma infecção do trato genital superior, usualmente relacionada à infecção pela *Neisseria gonorrhoeae* e/ou *Chlamydia trachomatis*. As seqüelas sérias desta doença incluem gravidez ectópica, infertilidade e dor pélvica crônica. As adolescentes estão no grupo de alto risco, e assim a DIP deve ser considerada em mulheres sexualmente ativas que se apresentem com dor pélvica. A infecção ascendente pode comprometer o útero, as tubas uterinas e os ovários, causando endometrite, salpingite, ooforite, pelviperitonite e/ou abscessos tuboovarianos.

Em um estudo de Bulas e cols., o detalhamento anatômico foi melhorado pelo exame endovaginal, comparado ao exame transabdominal, de tal forma que novas anormalidades foram vistas em 71% dos pacientes, e o nível de gravidade da doença foi alterado em 33% das pacientes, o que influenciou as decisões quanto ao tratamento em muitas destas pacientes.[78]

Espectro dos Achados Ultra-sonográficos na DIP

Agudamente, a ultra-sonografia pélvica pode ser normal.[76,77] No estágio da doença de **endometrite,** o útero pode estar aumentado de volume, mais hiperecogênico, conter uma pequena quantidade de líquido no canal endometrial e/ou apresentar margens indistintas. A tuba uterina normal não é usualmente visualizada na ultra-sonografia. À medida que a infecção ascende, no entanto, as paredes das tubas uterinas se tornam espessadas e cheias de material purulento.[78] Uma **piossalpinge** é uma tuba uterina ocluída e dilatada que contém líquido purulento ecogênico. Uma **hidrossalpinge** residual é uma estrutura tubular ou arredondada com líquido anecóico. As alterações ovarianas pela DIP podem incluir aumento de volume secundário à produção de exsudato inflamatório e edema e ao desenvolvimento de vários pequenos cistos, que podem representar pequenos folículos ou abscessos.

Podem-se formar aderências periovarianas, resultando em fusão do ovário com a tuba espessada, formando um

ACHADOS ULTRA-SONOGRÁFICOS NA DIP

Útero aumentado de volume e hiperecogênico
Margens uterinas indistintas
Líquido no canal endometrial
Hidrossalpinge com líquido ecogênico
Aumento de volume do ovário com pequenos cistos
Abscesso tuboovariano (massa anexial heterogênea)

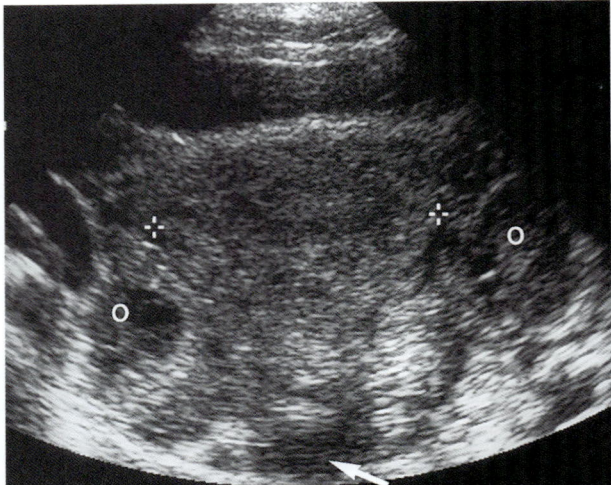

FIGURA 60-46. Doença inflamatória pélvica. Imagem transabdominal transversal da pelve revelando ecogenicidade aumentada e mal definida de tecido mole, representando material inflamatório, causando indistinção das margens uterina e ovariana e nebulosidade na área do paramétrio. Vê-se posteriormente uma pequena quantidade de líquido ecogênico (*seta*). O útero está demarcado por cursores. O, ovário.

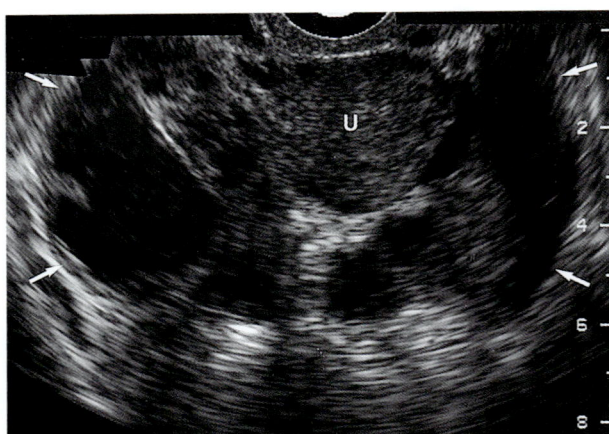

FIGURA 60-45. Abscesso tuboovariano em uma adolescente com dor pélvica. Imagem axial endovaginal da pelve, mostrando massas císticas, complexas e bilaterais (*setas*). U, Útero.

complexo tuboovariano. A progressão do processo leva à ruptura do tecido e formação de um abscesso tuboovariano. Um **abscesso tuboovariano** aparece usualmente como uma massa anexial heterogênea e bem definida, com reforço acústico posterior. A maioria contém *debris* internos e septações (Fig. 60-45). A avaliação com Doppler colorido das massas pélvicas nas pacientes com DIP não é específica e se superpõe com outras entidades. Pode ser visto fluxo periférico no abscesso; entretanto, este padrão também pode ser visto em outras lesões císticas.[78] Nos **casos de DIP extensa,** a pelve está difusamente preenchida com um padrão de eco heterogêneo contendo componentes císticos e/ou sólidos que obscurecem os planos teciduais e as margens uterinas (Fig. 60-46).

Uma complicação da DIP inclui a **periepatite gonocócica ou por clamídia** (síndrome de Fitz-Hugh-Curtis), em que a paciente se apresenta com dor no quadrante superior direito causada por peritonite localizada na superfície anterior do fígado e no peritônio parietal da parede abdominal anterior. Os achados ultra-sonográficos incluem a presença de líquido ascítico e/ou espessamento do tecido extra-renal anterior à direita, entre o fígado e o rim direito.[80,81]

Um corrimento vaginal pode ser um sinal de infecção ou trauma vaginal. **Corpos estranhos na vagina** são a causa de 4% dos casos de vaginite. Um bolo de papel higiênico é o corpo estranho mais comum na vagina. Corpos estranhos vaginais são vistos em 18% das crianças com sangramento e corrimento vaginais e em 50% das crianças com sangramento vaginal sem corrimento. A ultra-sonografia transabdominal ou transperineal, com ou sem vaginografia, pode identificar os corpos estranhos radiopacos e os não-radiopacos na vagina como material ecogênico com sombra acústica posterior. Um corpo estranho retido na vagina pode ser demonstrado na ultra-sonografia como uma leve indentação na parede posterior da bexiga. A sombra acústica é característica, porém pode não estar presente.[82]

ANORMALIDADES ENDÓCRINAS

O ultra-som se tornou uma parte integral do estudo na avaliação das crianças com anormalidades endócrinas. Em um recém-nascido com **genitália ambígua,** a ultra-sonografia pélvica pode determinar rapidamente a presença ou a ausência do útero e da vagina. A identificação dos ovários ou dos testículos é mais difícil porque, normalmente, os ovários neonatais não são vistos no ultra-som. Usando-se um transdutor de alta resolução, preferencialmente de 12 MHz, as gônadas podem ser encontradas no canal inguinal ou nas pregas lábio-escrotais ambíguas. A **diferenciação das gônadas** entre ovários e testículos pode ser possível porque os ovários apresentam, com freqüência, pequenos folículos hipoecóicos, e os testículos mostram uma ecotextura sólida e homogênea.[83]

Causas de Amenorréia Primária

Há muitas causas de amenorréia primária. A avaliação ultra-sonográfica do tamanho, da forma e da maturidade uterinos e do desenvolvimento do ovário pode fornecer pistas das causas de amenorréia primária. Um útero pequeno ou ausente pode ser uma indicação de **disgenesia gonadal, anormalidades cromossômicas, estados de diminuição hormonal, feminização testicular** ou **hipoplasia ou agenesia uterina isolada**. Na **síndrome de Turner**, a forma mais comum de disgenesia gonadal, há um retardo ou ausência da puberdade associado à baixa estatura, pescoço alado, anomalias renais e coarctação da aorta. As meninas com cariótipos puros 45,XO apresentam ovários não-visualizados e um útero pré-puberal no exame ultra-sonográfico. No **mosaico genético** com cariótipo 45,XO/46,XX, os ovários podem variar desde faixas ovarianas não-visualizadas até ovários adultos normais. A configuração uterina também varia de um comprimento pré-púbere até um comprimento intermediário que é menor que o da mulher adulta normal. Haber et al.[84] demonstraram em um grupo de 93 pacientes com síndrome de Turner que um ou ambos os ovários foram detectados em 44%. No grupo pré-púbere, as medidas do volume uterino médio e do volume ovariano médio foram significativamente menores que aquelas do grupo-controle normal ($P < 0,001$) (0,5 ± 0,2 ml versus 1,0 ± 0,3 ml e 0,3 ± 0,3 ml versus 0,6 ± 0,4 ml, respectivamente). Nas meninas pré-púberes não se encontrou relação significativa entre a idade e o tamanho uterino ou o volume ovariano. Tanto o volume uterino quanto o volume ovariano das 19 mulheres com puberdade espontânea aumentaram durante o desenvolvimento das mamas, embora o volume uterino médio e o volume ovariano médio fossem significativamente menores ($P < 0,01$) que os do grupo-controle de pacientes púberes.

Outras formas de disgenesia gonadal estão também associadas a não visualização dos ovários como resultado de gônadas ausentes ou em fita. Na **disgenesia gonadal pura** (síndrome de Swyer), os pacientes apresentam cariótipos 46,XX ou 46,XY e altura normal. A **disgenesia gonadal mista** é um mosaico genético de cariótipos 45,XO/46,XY com um ovário em fita e um testículo intra-abdominal contralateral. Estas duas formas de disgenesia gonadal apresentam um risco aumentado de tumores gonadais como resultado da presença do cromossomo Y. A **síndrome de Noonan** (síndrome pseudo-Turner) é caracterizada pelas alterações fenotípicas da síndrome de Turner, função ovariana normal e ovários normais no ultra-som.

A **feminização testicular** é outra causa de amenorréia primária. Ela é uma anormalidade recessiva ligada ao sexo, resultando em insensibilidade dos órgãos-alvo aos androgênios. Esses pacientes são fenotipicamente femininos com um cariótipo 46,XY. O útero e os ovários estão ausentes, a vagina termina em fundo-cego e os testículos são ectópicos (usualmente pélvicos).

Puberdade Precoce

A ultra-sonografia é uma importante modalidade de imagem na avaliação das crianças com puberdade precoce. A puberdade precoce é o desenvolvimento das características sexuais secundárias, aumento de volume das gônadas e ovulação antes dos 8 anos de idade. Na puberdade precoce verdadeira, o perfil endócrino é semelhante ao da puberdade normal, com níveis elevados de estrogênio e gonadotropinas. O útero apresenta uma configuração com aumento de volume pós-puberal (a relação fundo-colo é de 2:1 até 3:1), com um canal endometrial ecogênico. O volume ovariano é maior que 1 cm^3, e cistos funcionais estão freqüentemente presentes. A puberdade precoce é classificada em dois tipos: central e periférica. A **puberdade precoce central** (puberdade precoce verdadeira) é dependente de gonadotropina.[85] Mais de 80% destes casos são idiopáticos. **Tumores intracranianos**, usualmente um glioma ou hamartoma hipotalâmico, respondem por 5% a 10% dos casos. Há casos ocasionais seguindo-se ao desenvolvimento do aumento da pressão intracraniana, como a hidrocefalia pós-meningite. Os volumes uterino e ovariano aumentados mostrados no ultra-som ocorrem antes das alterações típicas nos padrões de secreção de LH e FSH revelados com os testes do hormônio liberador do hormônio luteinizante. A ultra-sonografia pélvica de acompanhamento durante o tratamento com análogos do hormônio liberador da gonadotropina de ação prolongada mostrará diminuição dos volumes uterino e ovariano, e o estado hormonal vai se tornar apropriado para a idade.[86,87]

Na **pseudopuberdade precoce**, o tipo periférico, o perfil endócrino é variável porque este tipo é independente da gonadotropina. Usualmente, os níveis de estrogênio estão elevados, e os níveis de gonadotropinas estão baixos. A causa está fora do eixo hipotálamo-hipofisário e é usualmente conseqüência de um **tumor ovariano**. O tumor de teca granulosa é a lesão mais comum. Outras causas menos freqüentes são os cistos funcionantes do ovário, disgerminoma, teratoma e coriocarcinoma. A ultra-sonografia vai identificar uma massa ovariana e um útero maduro. Embora os **tumores supra-renais feminilizantes** sejam uma causa rara de pseudopuberdade precoce, o **exame ultra-sonográfico das lojas supra-renais deve ser realizado em todos os pacientes com puberdade precoce** que sejam encaminhados para ultra-sonografia pélvica. O fígado também deve ser examinado, porque a puberdade precoce algumas vezes foi associada ao **hepatoblastoma**. Na telarca (desenvolvimento das mamas) prematura isolada ou adrenarca (desenvolvimento dos pêlos púbicos ou axilares) prematura, a ultra-sonografia mostra útero e ovários pré-púberes normais.

BOLSA ESCROTAL

Técnica

Antes do exame ultra-sonográfico da bolsa escrotal, o examinador deve palpar cuidadosamente toda a região. A bolsa escrotal pediátrica é examinada no ultra-som com um transdutor linear de alta freqüência, de 5,0 até 12,0 MHz, equipado com imagem em escala de cinza e Doppler colorido e Power Doppler. É útil que se eleve e se imobilize os testículos colocando-se gentilmente uma toalha enrolada posteriormente à bolsa escrotal em uma posição vertical entre as pernas. Para medidas acuradas dos testículos maiores dos adolescentes, um transdutor convexo e um protetor (coxim) podem ser necessários. Nos lactentes ou em qualquer paciente com uma bolsa escrotal dolorosa, um protetor (coxim) é essencial para que se obtenha um estudo de valor. Ambas as bolsas hemiescrotais devem ser rotineiramente examinadas de forma que as diferenças na forma e na ecogenicidade dos conteúdos intra-escrotais possam ser reconhecidas. Os parâmetros das imagens com Doppler colorido devem ser otimizados para a melhor detecção do fluxo sangüíneo de baixa velocidade e de baixo volume visto tipicamente na bolsa escrotal (os ajustes do ganho de cor são maximizados até que os ruídos de fundo se tornem visíveis, e o filtro de parede e as freqüências de repetição de pulsos são ajustados para os menores valores). A imagem no Power Doppler, com sua maior sensibilidade para a detecção de fluxo sangüíneo, é útil para o exame dos estados de baixo fluxo no paciente cooperativo e particularmente nas crianças muito jovens que apresentem fluxo testicular baixo normal. Nos testículos muito pequenos, a potência pode ter que ser aumentada para a detecção do fluxo. O fluxo colorido nas duas bolsas hemiescrotais deve ser comparado para simetria. A imagem do Doppler pulsado permite a avaliação quantitativa das formas das ondas arteriais e a medida da velocidade.

Normal

Os **testículos normais dos recém-nascidos** apresentam uma ecogenicidade homogênea com nível de ecos de baixa até média e são de forma esférica ou oval com um diâmetro de 7 a 10 mm. O epidídimo e o **mediastino testicular** não são vistos usualmente nos neonatos. Na puberdade, o testículo contém ecos homogêneos de nível médio e uma estrutura linear ecogênica ao longo de seu eixo súpero-inferior, que representa o mediastino do testículo. O testículo mede de 3 a 5 cm de comprimento, e altura e espessura de 2 a 3 cm após a puberdade. Os estudos dos tamanhos testiculares durante a infância e a adolescência realizados com o uso de orquidômetros relatam uma faixa de volumes testiculares médios de 1,10 cm³ (DP ± 0,14) e 30,25 cm³ (DP ± 9,64).[88] A experiência pessoal do autor, bem como referências a tamanhos testiculares em artigos radiológicos mais recentes, sustenta a existência de testículos normais menores que 1 cm³ nos lactentes e nas crianças jovens.[89,90] A **túnica albugínea** pode ser vista como uma fina linha ecogênica em volta do testículo. Ocasionalmente, uma faixa linear hipoecóica é percebida no testículo normal, usualmente no terço médio, correspondendo à localização dos **vasos intratesticulares**.[91]

Tanto o Doppler pulsado quanto o colorido podem ser usados para avaliar o suprimento sangüíneo do testículo. O aspecto normal dos testículos no Doppler colorido também varia com a idade. A despeito do cenário otimizado para fluxo lento, pode não ser possível detectar fluxo colorido nos pequenos e normais testículos pré-púberes.[89,90,92] Atkinson e cols. relataram que o fluxo arterial centrípeto só pode ser identificado nas imagens do Doppler colorido em apenas 6 (46%) dos 13 testículos medindo menos de 1 cm³ e em todos os testículos medindo mais de 1 cm³.[89] Quando o fluxo colorido é visto nos testículos pré-púberes, ele aparece como focos pulsáteis de cor sem o padrão linear ou ramificado visto nos adolescentes ou nos adultos (Fig. 60-47).[89] Os ramos arteriais recorrentes são usualmente muito pequenos para serem identificados nas crianças, embora possam ser vistos nos adolescentes. A imagem com Doppler colorido pode demonstrar fluxo em 60% a 83% dos testículos pré-púberes e a imagem com Power Doppler pode demonstrar fluxo em 73% até 92% dos testículos pré-púberes. Luke e Siegel mostraram que o Power Doppler, melhorou a de-

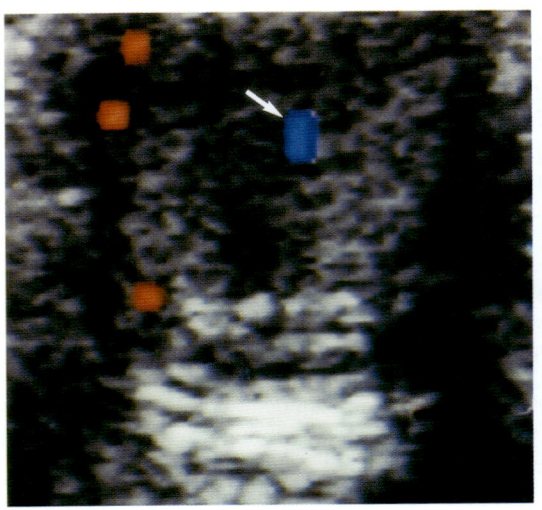 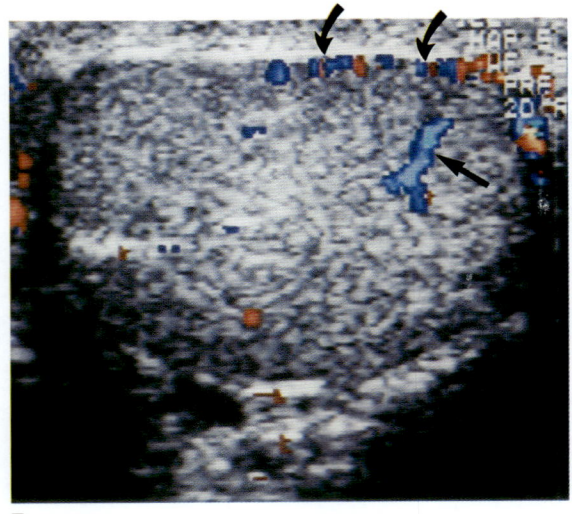

FIGURA 60-47. Testículo pré-púbere normal. A, Imagem de Doppler colorido. Foco pulsátil de cor no interior (*seta*) e adjacente ao testículo. **B,** Testículo pós-puberdade, imagem longitudinal com Doppler colorido mostrando fluxo sangüíneo pós-puberdade normal nas artérias capsulares (*setas curvas*) e centrípetas (*seta reta*).

monstração dos vasos intratesticulares nos testículos normais pré-púberes e pós-púberes, porém havia ainda uma falta de fluxo em vários testículos pré-púberes normais.[92]

O **fluxo testicular normal com o Doppler pulsado** reflete seu suprimento proveniente da artéria testicular, que tem um padrão de baixa resistência (baixas velocidades de pico sistólico e velocidades diastólicas relativamente altas). O fluxo nos vasos extratesticulares reflete seu suprimento proveniente das artérias cremastérica e deferente que apresentam um padrão de resistência mais alto (baixo fluxo diastólico). Como a periferia do testículo contém ramos capsulares da artéria testicular e ramos das artérias cremastérica e deferente, a **permeabilidade da artéria testicular pode ser estabelecida confiavelmente apenas quando se coloca o volume da amostra Doppler no centro do testículo.** O IR da artéria testicular em homens jovens varia de 0,48 até 0,75 (média 0,62), e o IR das artérias capsulares varia de 0,46 até 0,78 (média 0,66). O IR das artérias supratesticulares varia de 0,63 até 1,00 (média 0,84). O IR nas artérias intratesticulares é menor nos meninos pós-púberes que nos meninos pré-púberes.[93]

Deve-se comparar a simetria do fluxo com Doppler colorido em ambos os testículos para se detectar com maior acurácia a doença e para certificar-se de que o sistema está ajustado para a detecção de fluxo nos testículos clinicamente normais. A ausência de fluxo pode não ser válida se o equipamento de ultra-som for insuficientemente sensível para a detecção de fluxo lento ou se técnicas incorretas de ajuste forem usadas (p. ex., alto filtro de parede, baixo ganho, alta freqüência de repetição de pulso ou baixa freqüência do transdutor). O Power Doppler é freqüentemente melhor que o Doppler colorido para avaliar a simetria do fluxo sangüíneo.[94]

O epidídimo se localiza ao longo das partes posterior e lateral do testículo. A cabeça do epidídimo de forma triangular é isoecóica ou ligeiramente hiperecóica em relação ao testículo, enquanto a ecogenicidade do corpo do epidídimo é isoecóica ou levemente hipoecóica em relação ao testículo. A cauda não é vista usualmente, a menos que esteja circundada por uma hidrocele. O fluxo não é detectado no epidídimo pré-púbere normal, porém pode ser visto tanto na imagem do Doppler colorido quanto de Power Doppler, nos epidídimos pós-púberes.[92]

Anormalidades Congênitas

Criptorquidia. Os testículos descem para a bolsa escrotal através do canal inguinal entre a 25ª e a 32ª semanas da gestação. Na maioria dos casos, os testículos se localizam no interior da bolsa escrotal ao nascimento ou nas primeiras 4 a 6 semanas depois do nascimento. **Testículos que não descem** são vistos em 4% dos recém-nascidos a termo e em aproximadamente 33% dos lactentes prematuros pesando menos de 2.500 gramas. A descida dos testículos continua durante o primeiro ano de vida, de forma que, no final do primeiro ano, apenas 0,7% a 0,8% destes lactentes vão apresentar criptorquidia verdadeira, e em 10% a 25% dos casos haverá criptorquidia bilateral.[29] Embora o testículo malposicionado possa estar situado em qualquer lugar ao longo de seu trajeto do retroperitônio até a bolsa escrotal, a maioria dos testículos (80% a 90%) se localiza no ou abaixo do canal inguinal, sendo, assim, passíveis de localização ultra-sonográfica (Figs. 60-48 e 60-49). Uma RM deve ser realizada para localizar a criptorquidia intra-abdominal.[95] A **localização dos testículos que não desceram** é importante na prevenção de doenças, porque a criptorquidia está associada a riscos aumentados de malignidade, infertilidade e torção. Raramente, o testículo é encontrado no períneo ou na base do pênis. A **anorquidia**, ausência testicular bilateral, ocorre em 1 de cada 20.000 meninos neonatos. A **monorquidia**, ausência testicular unilateral, ocorre em 1 de cada 5.000 meninos e é usualmente no lado esquerdo. Pensa-se que ela resulte de uma tor-

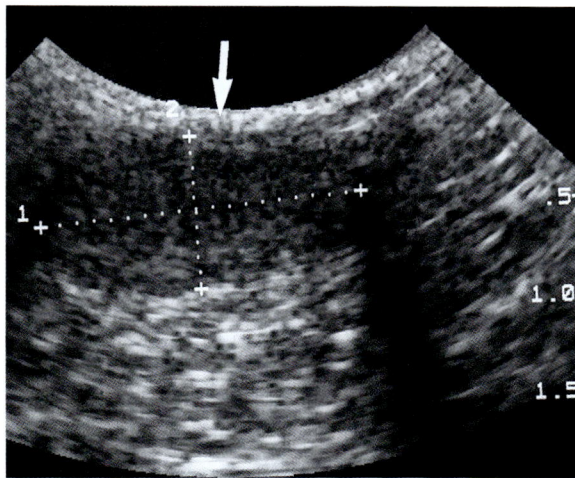
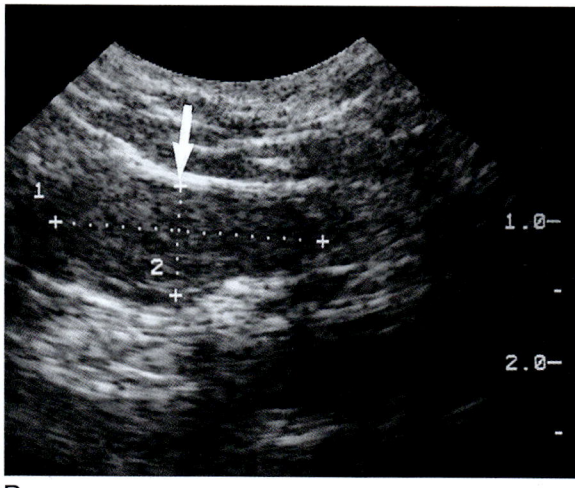

FIGURA 60-48. Testículos descendente e não-descendente. A, Testículo esquerdo com descida normal visualizado no plano sagital (*seta*). **B,** Testículo direito menor e não-descendente, identificado no canal inguinal direito (*seta*).

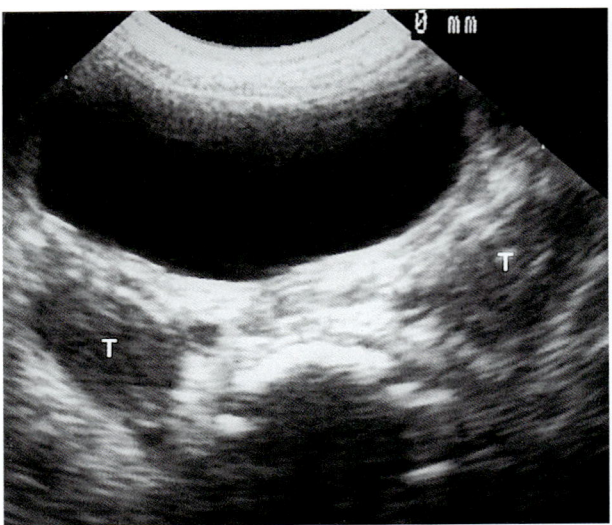

FIGURA 60-49. Testículos pélvicos não-descendentes. Imagem transversal em escala de cinza da pelve deste menino prematuro de 36 semanas, revelando testículos bilateralmente não-descendentes (T) na pelve.

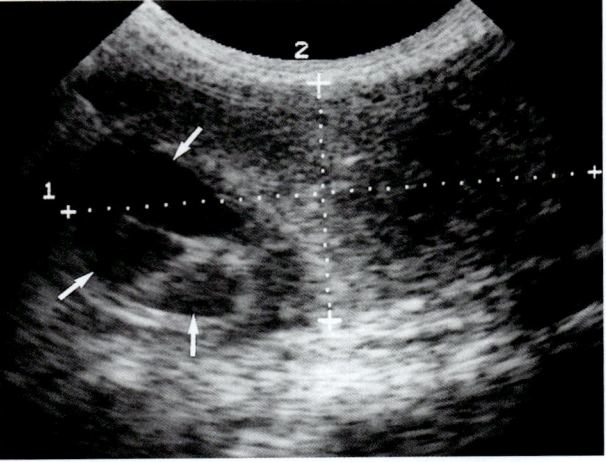

FIGURA 60-50. Ovotestículo. Ovotestículo em um menino fenotípico de 15 anos de idade com ginecomastia bilateral, dor e edema intermitente na bolsa escrotal e trauma recente na bolsa escrotal. A ultra-sonografia sagital da bolsa escrotal direita revela uma gônada direita heterogênea (*cursores*) com áreas císticas focais representando folículos no pólo superior (*setas*). Esta gônada contém tecidos ovariano e testicular comprovados patologicamente.[99]

ção ou de um acidente vascular intra-útero por causa dos vasos espermáticos e cordões espermáticos que terminam em fundo-cego, associados.[96]

O número de testículos pode variar desde a **anorquidia** até a **poliorquidia** (duplicação testicular), que se apresenta normalmente na criança mais velha como uma massa assintomática na bolsa escrotal. Os testículos dividem epidídimo, vasos deferentes e túnica albugínea comuns. Usualmente, um testículo acessório único e pequeno é demonstrado no interior da bolsa escrotal além dos dois testículos normais (**triorquidia**).[97] A poliorquidia é usualmente um achado incidental, apresentando-se como uma massa assintomática na bolsa escrotal, porém, ocasionalmente, ela se apresenta com dor por causa da torção. Um **testículo bilobulado** pode simular um testículo duplicado. A poliorquidia e os testículos bilobulados apresentam uma ecogenicidade homogênea e são menores que o testículo contralateral.

As aberrações na descida do testículo podem resultar na **ectopia testicular transversa**, uma anomalia na qual ambos os testículos se localizam na mesma bolsa hemiescrotal. Os pacientes apresentam clinicamente um testículo não-palpável em um lado da bolsa escrotal e uma massa escrotal do outro lado.[98] Cerca de 20% apresentam anomalias associadas tais como cistos da vesícula seminal, displasia renal, hipospádias, obstrução da junção pieloureteral e hérnia inguinal ipsilateral.

Testículos de tamanho menor que o normal podem ser adquiridos por causas como **criptorquidia, torção, inflamação, varicocele, correção de hérnia inguinal prévia, tratamento com irradiação** e **trauma**. Causas congênitas incluem síndrome de Klinefelter e hipopituitarismo primário. Estas pequenas gônadas podem apresentar ecogenicidade normal, aumentada ou diminuída.[98]

Hermafroditismo Verdadeiro. O hermafroditismo verdadeiro é uma condição intersexo na qual o paciente apresenta tecidos ovariano e testicular, ou sob a forma de estruturas separadas ou um ovotestículo. O ultra-som pode demonstrar a diferença de textura no interior de um **ovotestículo** no qual a porção testicular é mais homogênea com ecos de nível médio, enquanto o tecido ovariano é mais heterogêneo, com pequenos folículos císticos anecóicos interpostos com ecogenicidade parenquimatosa de baixo a médio níveis (Fig. 60-50).[99] Estes pacientes apresentam-se ou na pré-puberdade com uma genitália ambígua ou na pós-puberdade com o desenvolvimento de ginecomastia, hematúria cíclica ou criptorquidia em um paciente criado como menino, ou amenorréia em uma paciente criada como menina (Fig. 60-51).

Displasia Cística do Testículo. A displasia cística do testículo é uma rara anomalia congênita que consiste em dilatação da rede dos testículos e dos ductos eferentes, bem como em atrofia parenquimatosa adjacente. Os pacientes se apresentam tipicamente com aumento indolor da bolsa escrotal. O aspecto ultra-sonográfico consiste em múltiplas pequenas estruturas císticas anecóicas, vistas predominantemente na região do mediastino testicular (Fig. 60-52). Isto pode resultar de um defeito embriológico que evitou a fusão entre os túbulos da rede dos testículos (que se origina do blastema gonadal) e os ductos eferentes (que se originam do mesonefro). Vários casos relatados em crianças foram associados à agenesia renal ipsilateral, rim multicístico displásico ou displasia renal.[100] O aspecto da bolsa escrotal é semelhante ao da condição encontrada incidentalmente da ectasia tubular da rede dos testículos descrita em adultos, o que representa provavelmente uma situação adquirida secundariamente à inflamação ou ao trauma prévio.[100,101] A falta de fluxo colorido no interior destas estruturas císticas distingue a ectasia

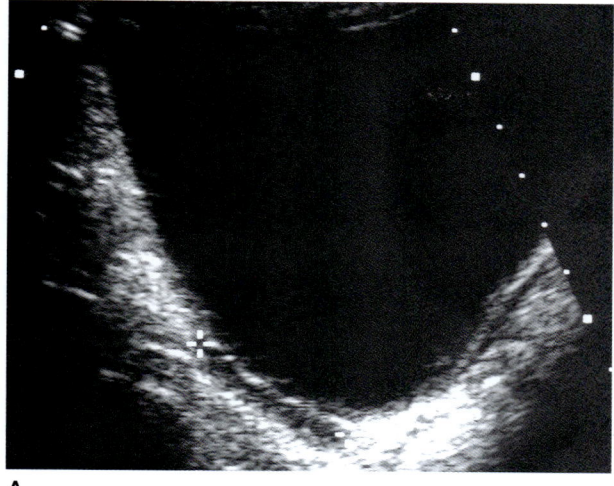
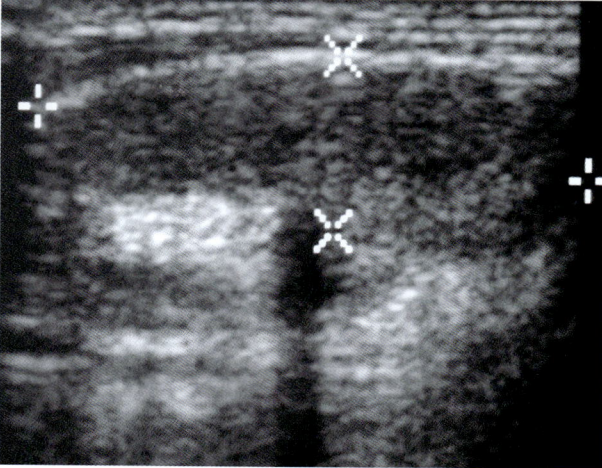
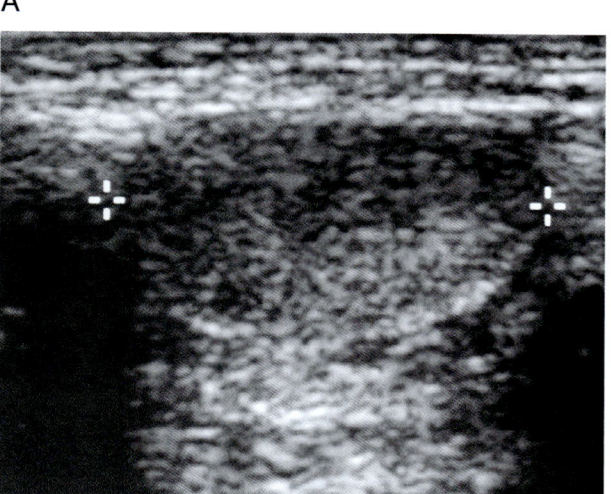

FIGURA 60-51. Hermafroditismo em uma menina de 13 anos de idade com aumento de volume clitoriano observado ao nascimento. Progressão recente adicional do aumento de volume clitoriano, sem desenvolvimento mamário e questionável adenopatia na virilha. **A,** Útero rudimentar (*cursores*). Ultra-sonografia sagital da pelve (3,2 cm L × 0,5 cm AP × 1,1 cm T na imagem transversal, *não mostrada*]) no lado direito da pelve. A vaginografia aquosa (*não mostrada*) demonstrou uma vagina rudimentar medindo 2,5 cm L × 1,1 cm T. **B** e **C,** Áreas inguinais e parte superior dos grandes lábios mostrando uma estrutura semelhante à gônada sem folículos, posicionada longitudinalmente de cada lado. Uma aparente túnica albugínea circunda cada gônada com a sugestão de um mediastino testicular, pelo menos do lado direito. A gônada direita mede 3,5 L × 1,2 AP × 2,6 T cm. A gônada esquerda mede 2,3 L × 1,2 AP × 2,3 T cm. C, comprimento; P, profundidade; E, espessura.

tubular da **varicocele intratesticular**, que pode ter um aspecto semelhante em escala de cinza, porém demonstra fluxo venoso na imagem do Doppler colorido.[102] Esta situação pode simular uma neoplasia cística (como o teratoma). Se os cistos estiverem preenchidos com material mucoso ou *debris*, em vez de com líquido anecóico, eles podem simular uma massa sólida.

Dor ou Edema Escrotais Agudos

As causas mais comuns de dor e/ou edema na bolsa escrotal pediátrica incluem torção testicular, epididimite com ou sem orquite, torção dos apêndices testiculares, trauma testicular, hidrocele aguda e hérnia encarcerada. Causas menos comuns são edema escrotal idiopático, púrpura de Henoch-Schönlein, necrose gordurosa escrotal, febre familiar do Mediterrâneo ou envolvimento secundário da bolsa escrotal por patologia abdominal.[100-104] É freqüentemente impossível diferenciar clinicamente as situações que necessitam de

DOR OU EDEMA ESCROTAIS AGUDOS

COMUNS

Torção testicular
Epididimite com ou sem orquite
Torção dos apêndices testiculares
Trauma testicular
Hidrocele aguda
Hérnia encarcerada

INCOMUNS

Edema escrotal idiopático
Púrpura de Henoch-Schönlein
Necrose gordurosa escrotal
Febre familiar do Mediterrâneo
Patologia abdominal

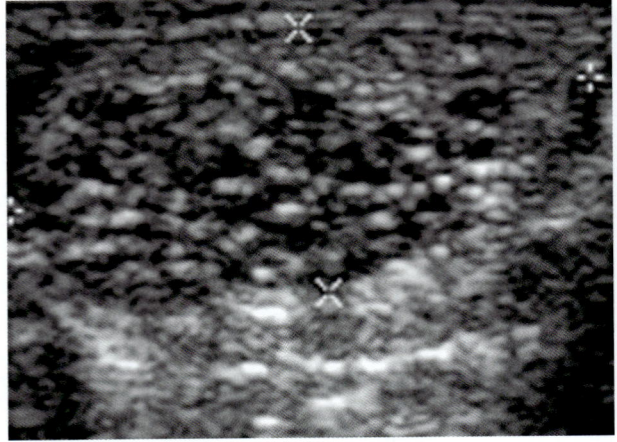
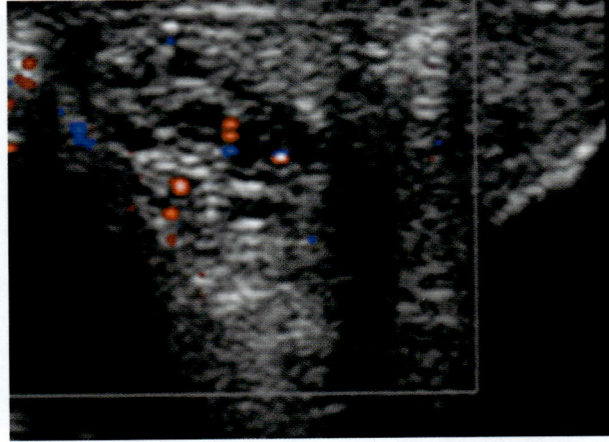
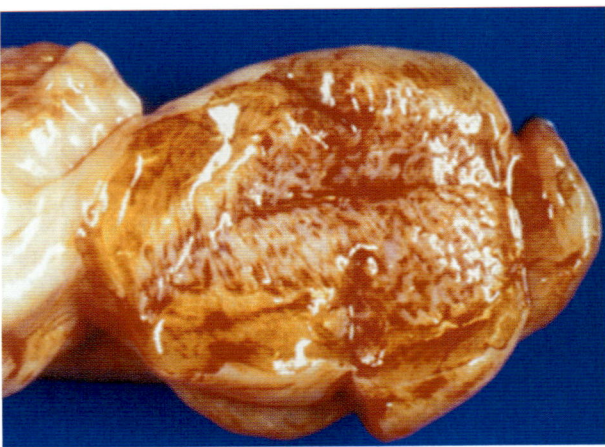

FIGURA 60-52. Displasia cística do testículo. Ultra-sonografias sagital, **A,** e transversal, **B,** mostrando múltiplos pequenos cistos. **C,** Espécime patológico mostrando pequenos cistos. (Caso cortesia de Janet Strife, M.D., Cincinnati Children's Hospital.)

tratamento clínico conservador daquelas que exigem cirurgia imediata. A combinação, entretanto, do Doppler em escala de cinza com o Doppler colorido fornece informações sobre a morfologia e a perfusão testiculares.[105-108]

Torção testicular. A **torção testicular e a epididimite** (com ou sem orquite) são as duas causas mais comumente encontradas de sofrimento agudo da bolsa escrotal na população pediátrica. A imagem do ultra-som de alta resolução com Doppler colorido tornou-se o método preferido de distinção entre estas duas entidades.[105-113] Isto é crucial porque a torção testicular é tratada cirurgicamente, e a epididimite com ou sem orquite é tratada clinicamente. Para se confirmar inequivocamente o diagnóstico de torção testicular, tem-se que demonstrar a ausência de fluxo no testículo doloroso e o fluxo normal no testículo assintomático normal.[90] Deve-se ter em mente, entretanto, que a presença de fluxo no testículo doloroso não exclui a torção. No paciente com torção incompleta ou parcial do cordão espermático (giro de 360 graus ou menos) pode ser demonstrado fluxo arterial normal, embora ele esteja usualmente quantitativamente diminuído em comparação com o testículo contralateral assintomático.[112]

A **torção do cordão espermático** é encontrada em 14% a 31% das crianças e adolescentes que apresentam sofrimento agudo da bolsa escrotal. A torção testicular ocorre quando o testículo e o cordão espermático giram uma ou mais vezes, obstruindo o fluxo sangüíneo. A torção do testículo tem a mais alta prevalência durante dois picos de idade: infância e adolescência.[90] Dois tipos de torções foram descritos: extravaginal e intravaginal, com a última sendo mais comum. A **torção extravaginal** é geralmente encontrada em recém-nascidos ao nível do cordão espermático que está pouco fixado ao canal inguinal. Todo o conteúdo da bolsa escrotal é estrangulado neste tipo de torção.[90,99,114] Pensa-se que este tipo de torção ocorra intra-útero.[115] A ligação frouxa do cordão espermático e dos testículos com as estruturas circundantes pode responder pelo aumento da mobilidade e predispor ao tipo extravaginal de torção visto nos recém-nascidos (Fig. 60-53). A bolsa escrotal está inchada e vermelha, com um testículo aumentado, firme e indolor, em geral unilateralmente. O salvamento cirúrgico ao nascimento é bastante improvável porque o testículo já está necrosado, porém a ocorrência da torção extravaginal depois do nascimento exige cirurgia de emergência.[116] Os achados ultra-sonográficos variam de acordo com a duração da torção. Na torção mais recente, o testículo apresenta um aumento heterogêneo de volume com áreas hipo e hiperecogênicas.

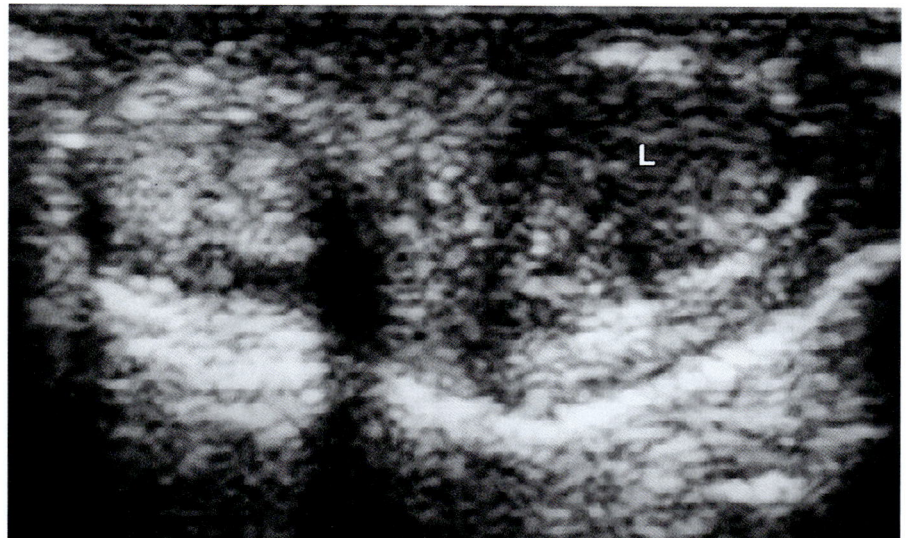

FIGURA 60-53. Torção extravaginal em um menino de um dia de idade com um testículo esquerdo endurecido e indolor. Imagem transversal da bolsa escrotal revelando um testículo (L) esquerdo hipoecóico e levemente aumentado de volume, com um halo ecogênico representando uma "torção não identificada" antiga. O testículo direito é normal. Observe que não se detectou fluxo nos dois testículos com a imagem com Doppler colorido.

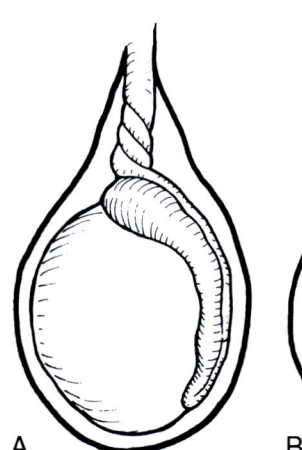 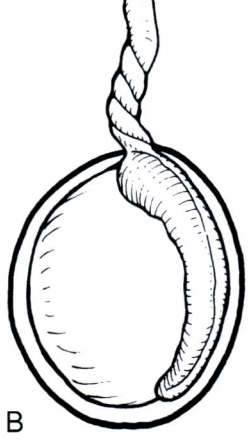 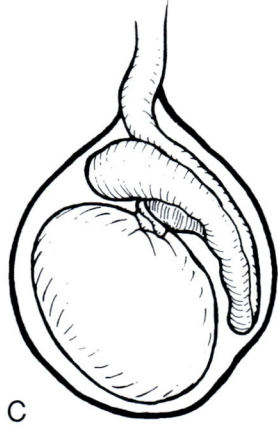

FIGURA 60-54. Tipos de torção testicular. A, Torção intravaginal acima do epidídimo. **B,** Torção extravaginal. **C,** Torção do testículo abaixo do epidídimo. (De Leape LL: Torsion of the testis. In Welch KJ, Randolph JG, Ravitch MM [eds]: Pediatric Surgery. St. Louis, Mosby-Year Book, 1986.)

Quando a torção é mais crônica, o testículo pode ser normal ou levemente aumentado de volume com ecogenicidade periférica correspondendo a calcificações na túnica albugínea. Há com freqüência espessamento da pele da bolsa escrotal e hidrocele associados.[114,115] Não há sinal Doppler no cordão espermático ou no testículo. O Power Doppler, com sua maior sensibilidade a fluxos mínimos, pode ser útil na avaliação da presença ou ausência de fluxo nestes testículos muito pequenos.[116] Pode ser observada hipertrofia compensatória contralateral.[119] Outras situações que simulam a torção extravaginal nos pacientes que apresentam uma bolsa escrotal inchada no período neonatal incluem **peritonite meconial, sangramento intraperitoneal seguindo o processo vaginal permeável** e **tumor**.

Com a **torção intravaginal**, a túnica vaginal circunda completamente o testículo e se insere no alto do cordão espermático, evitando a fixação do testículo na bolsa escrotal e permitindo que o testículo gire livremente no seu pedículo vascular, situação conhecida como a "**deformidade do badalo do sino**". Outro tipo menos freqüentemente encontrado de torção intravaginal é a torção do mesórquio, o tecido de ligação entre o testículo e o epidídimo (Fig. 60-54).[90,98,117] Nesta situação, o testículo gira no interior da túnica vaginal sem torção do epidídimo. A torção no interior da bolsa escrotal, ou torção intravaginal, pode ocorrer em qualquer faixa etária, porém é mais comumente vista nos adolescentes e nos adultos jovens.[90] Os meninos se apresentam com dor de início súbito na bolsa escrotal ou na parte inferior do abdome. Há com freqüência uma história de episódios similares autolimitados prévios, sugerindo torção e destorção prévias. Náuseas e vômitos são vistos mais freqüentemente na torção testicular que em outras causas de dor aguda na bolsa escrotal, com um valor preditivo positivo de mais de 96%. Os meninos podem apresentar também anorexia e febre baixa. O exame físico é difícil por causa da sensibilidade exagerada. A bolsa hemiescrotal comprometida está inchada e eritematosa, com o testículo afetado freqüentemente com orientação transversal. O reflexo cremastérico pode estar ausente.[111] O mais importante é que pacientes com suspeita de torção intravaginal necessitam de cirurgia

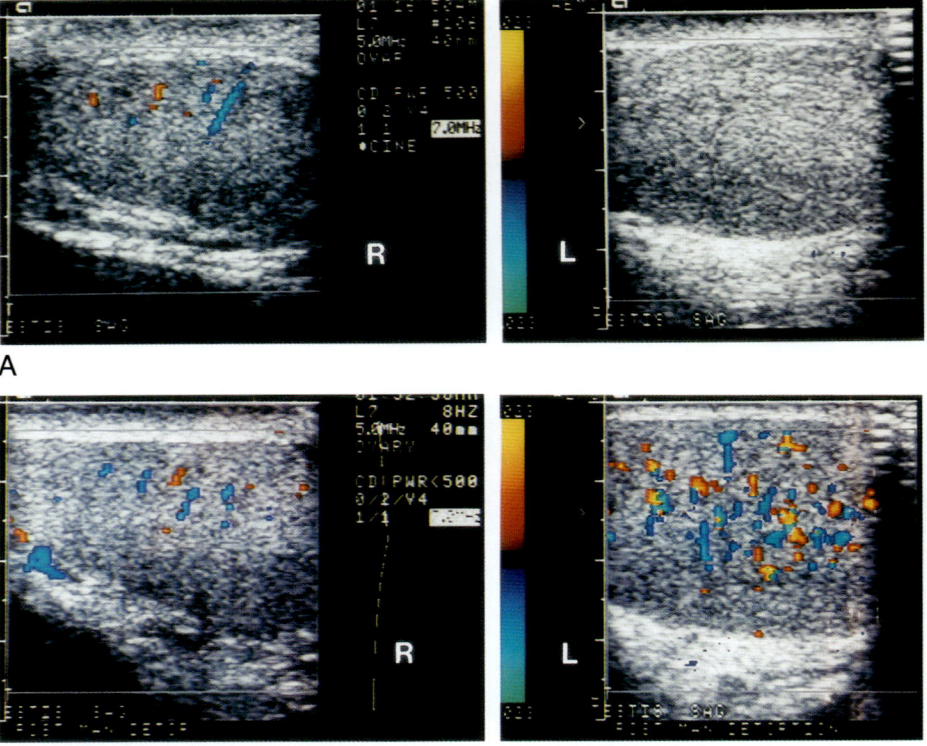

FIGURA 60-55. Torção testicular antes e depois de destorção manual fechada em um menino de 13 anos de idade com 7 horas de dor na bolsa escrotal esquerda. **A,** Imagens com Doppler colorido de ambos os testículos mostram ausência de fluxo no testículo esquerdo (L), representando a torção testicular. Fluxo normal no testículo direito (R) para comparação. **B,** Imagens de ambos os testículos com Doppler colorido depois de uma destorção manual fechada de 360 graus do testículo esquerdo, mostrando um novo fluxo hiperêmico no testículo esquerdo comparado com o fluxo normal no testículo direito.

de emergência para otimizar o salvamento do testículo. Se for clinicamente óbvio que um paciente apresenta torção aguda, a cirurgia de emergência deve ser feita, mesmo sem estudo com imagem, uma vez que qualquer retardo no tratamento cirúrgico diminui a possibilidade de salvamento do testículo. Alguns autores acreditam que a destorção manual fechada pode melhorar as taxas de salvamento, convertendo uma situação de emergência em um procedimento cirúrgico eletivo para futura orquipexia (Fig. 60-55). Isto, entretanto, é controverso.[120,121] Os melhores resultados são obtidos naqueles submetidos à destorção imediata e fixação na parede da bolsa escrotal e orquipexia do testículo contralateral.[98] Há virtualmente uma taxa de salvação de 100% se a cirurgia for realizada nas primeiras 6 horas desde o início dos sintomas; aproximadamente 70% depois de 6 a 12 horas com os sintomas; e apenas 20% se a cirurgia for postergada para 12 a 24 horas depois do início da dor.[90,112] Depois de 24 horas, o testículo está virtualmente fora de possibilidades de salvação. As **características ultra-sonográficas da torção testicular** dependem da duração e da gravidade do comprometimento vascular.

O aspecto na escala de cinza do testículo torcido varia de normal (precocemente) até aumentado de volume e hipoecogênico secundariamente ao edema (usualmente depois de 4 a 6 horas) e então até um aspecto heterogêneo com áreas de ecogenicidade aumentada secundariamente à congestão vascular, hemorragia e isquemia (usualmente depois de 24 horas) (Fig. 60-56).[90,112] Este último aspecto é também conhecido como **"torção não percebida"**. A remoção cirúrgica é recomendada mesmo que o testículo esteja claramente necrosado, porque mostrou-se que se ele for deixado *in situ*, o testículo contralateral pode ser adversamente comprometido por causa de um presumido processo imunológico induzido por anticorpos.[98] Outros achados na escala de cinza na presença da torção incluem uma orientação anormal do testículo no interior da bolsa escrotal (p. ex., situação transversal) bem como estruturas paratesticulares anormalmente espessadas. O epidídimo está usualmente aumentado de volume por causa da congestão vascular e pode ser iso, hipo ou hiperecogênico em relação ao testículo. Pode haver espes-

---

SINAIS ULTRA-SONOGRÁFICOS DA TORÇÃO TESTICULAR

TESTÍCULO
Normal na fase precoce
Hipoecogênico depois de 4 a 6 horas devido ao edema
Heterogêneo depois de 24 horas devido à hemorragia e ao infarto (torção não percebida)

PERITESTICULAR
Epidídimo hipoecogênico
Hidrocele reativa
Espessamento da pele
Cordão espermático torcido e aumentado de volume

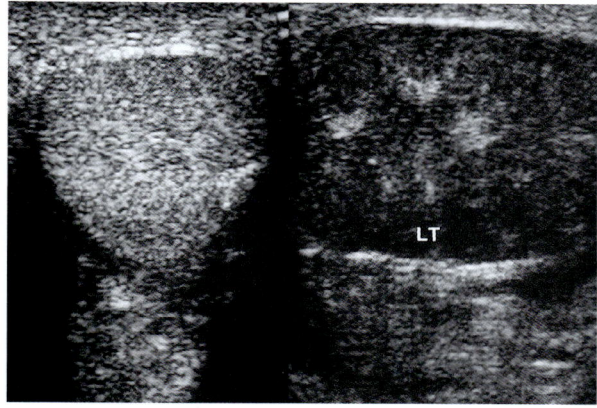

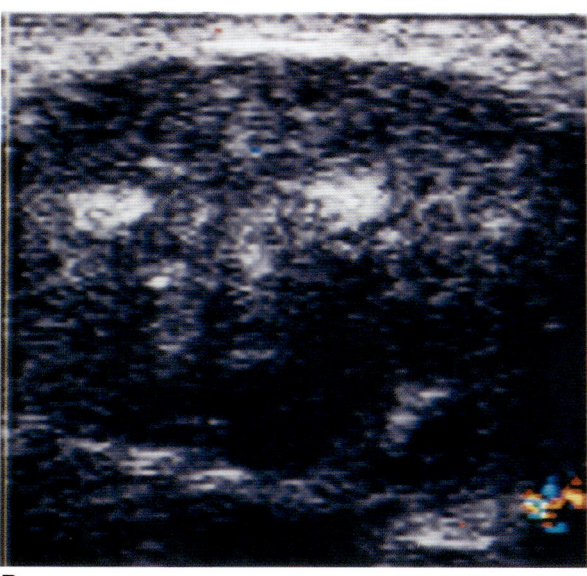

FIGURA 60-56. Torção tardia em um paciente com dois dias de dor e inchaço em bolsa escrotal. A, Imagem transversal de cada testículo revelando um testículo esquerdo (LT) aumentado de volume, primariamente hipoecogênico, porém heterogêneo, e um testículo direito normal para comparação. **B,** Imagem colorida do testículo esquerdo mostrando ausência de fluxo no testículo com comprovação cirúrgica de infarto e apenas uma pequena quantidade de fluxo nos tecidos paratesticulares.

samento da parede da bolsa escrotal e formação de hidrocele reacional. Achados associados incluem um epidídimo aumentado de volume e hipoecogênico, hidrocele reacional, espessamento da pele e, às vezes, um cordão espermático aumentado de volume e torcido.[113]

Doppler Colorido na Torção Testicular

Para fazer o diagnóstico da torção testicular aguda tem-se que, inequivocamente, demonstrar a ausência de fluxo no testículo doloroso e o fluxo sanguíneo normal no testículo assintomático contralateral. O exame com fluxo colorido inclui comparação cuidadosa da simetria do fluxo em ambos os testículos. A sensibilidade do Doppler colorido na detecção da torção testicular aguda nos pacientes pediátricos é de 90% a 100%, enquanto a sensibilidade da cintilografia se aproxima de 100%.[120-122] Nos estudos tecnicamente adequados, realizados com equipamento no estado padrão, a especificidade da imagem com fluxo colorido é aproximadamente de 100%.[112] É importante ter-se em mente que a presença de fluxo no testículo doloroso não exclui o diagnóstico de torção.[118] Naqueles casos em que houver torção incompleta ou parcial do cordão espermático (giro de 360 graus), o fluxo arterial pode ser demonstrado, embora diminuído quantitativamente, comparado ao testículo assintomático.

Nos casos de **destorção**, o Doppler colorido pode demonstrar o aumento do fluxo no testículo doloroso e nos tecidos moles paratesticulares por causa da hiperemia reacional. Este fenômeno pode simular a hiperemia reacional que ocorre em condições inflamatórias, tal como a orquiepididimite. Os achados clínicos devem ajudar na diferenciação entre torção e inflamação. No paciente com dor aguda na bolsa escrotal que melhora espontaneamente, no qual a imagem Doppler mostra hiperemia, a destorção é provável. A torção reduzida espontaneamente ou manualmente não necessita de cirurgia de emergência, porém estes pacientes correm o risco de torção subseqüente e podem se beneficiar da orquipexia.[123] Nos casos de **torção tardia** (> 24 horas), o Doppler colorido mostra tipicamente uma hiperemia marcante da parede da bolsa escrotal e dos tecidos moles paratesticulares com ausência de fluxo testicular, análoga ao sinal cintilográfico da rosca. A análise da forma da onda com o Doppler pulsado é desnecessária para o diagnóstico da torção. A sensibilidade do Doppler pulsado na detecção da torção varia de 67% a 100%. Nas crianças pequenas, a identificação do fluxo pode ser difícil nos testículos normais pelo pequeno tamanho das artérias testiculares. Além disso, pode ser difícil distinguir entre pulsações arteriais paratesticulares e intratesticulares, de forma que a hiperemia da parede da bolsa escrotal associada à torção pode ser confundida com fluxo normal.

Com a **torção crônica**, o testículo vai começar a atrofiar depois de 14 dias. Durante esta fase, o testículo pode permanecer hipoecóico ou pode se tornar hiperecóico caso se desenvolva fibrose ou calcificação. O epidídimo ipsilateral está freqüentemente aumentado de volume e ecogênico, e, com freqüência, há hidrocele acompanhante. Outras causas de infarto testicular incluem **trauma, poliarterite nodosa** e **endocardite bacteriana subaguda**. A compressão extrínseca do cordão ou do testículo levando a infarto testicular pode ocorrer nas **hérnias**,[112] **hidroceles**[124,125] e epididimite.

Epididimite e Orquite. A epididimite aguda responde por 28% a 47% dos casos de dor aguda na bolsa escrotal nas crianças, e é mais comum nos meninos púberes que nos pré-púberes. Pensa-se que muitos casos de epididimite pré-púbere sejam de fato casos de torção dos apêndices, especialmente nos pacientes com uma cultura de urina negativa.[111] Os pacientes com epididimite apresentam tipicamente um início mais gradual da dor com menos sintomas constitucionais, quando comparados com os pacientes com torção testicular ou dos apêndices.[112]

Na ultra-sonografia, o epidídimo inflamado pode estar aumentado de volume focal ou difusamente com ecos gros-

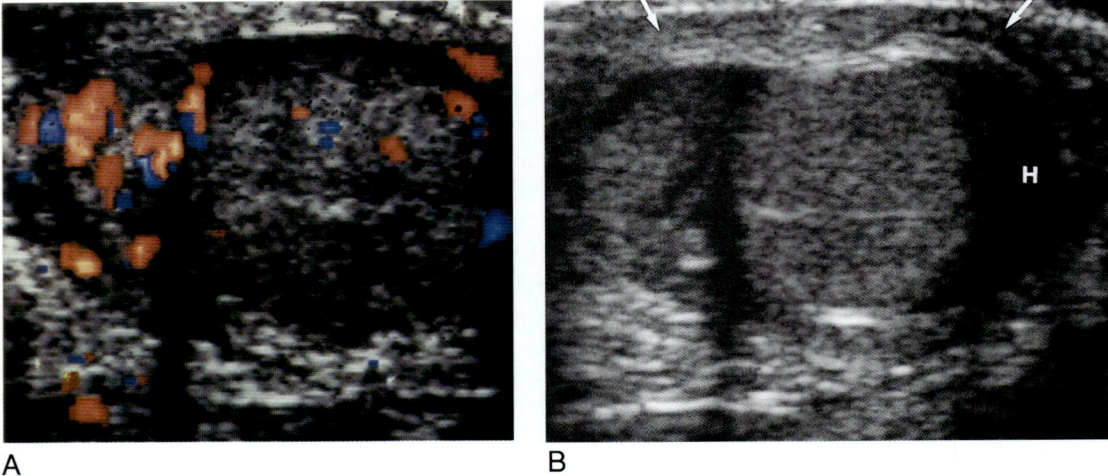

FIGURA 60-57. Epididimite aguda em um menino de 8 anos de idade com dor na bolsa escrotal direita. A, Imagem longitudinal com Doppler colorido da bolsa escrotal revela fluxo aumentado no epidídimo com fluxo normal no testículo. **B,** Corte longitudinal em escala de cinza da bolsa hemiescrotal direita revelando achados associados à orquiepididimite, incluindo uma hidrocele (H) reacional e espessamento da pele (setas).

seiros. O padrão geral dos ecos está usualmente diminuído, porém ecogenicidade normal ou aumentada pode ser observada.[126] A orquite associada é mais freqüentemente difusa; entretanto, quando focal, ela é em geral bem próxima do epidídimo inflamado. A porção envolvida do testículo está usualmente aumentada de volume e é hipoecogênica. Na **imagem do Doppler colorido**, o epidídimo e o testículo inflamados estão tipicamente hiperemiados (Fig. 60-57), embora ocasionalmente possa ser observado fluxo normal nos órgãos envolvidos.[13,126] A avaliação com o Doppler pulsado não é necessária para estabelecer o diagnóstico de epididimite aguda, porém quando ele é realizado, há um fluxo diastólico elevado nas artérias do epidídimo, uma forma de onda de baixa resistência (IR < 0,7 nas artérias do epidídimo) e fluxo venoso detectável.[126,127]

Com a orquite pode também haver diminuição anormal da resistência vascular (IR < 0,5) nas artérias testiculares. Nos tumores testiculares pode haver hiperemia, porém o IR é usualmente > 0,5. Portanto, o **Doppler pulsado** pode ser útil na diferenciação de um tumor hiperemiado da hiperemia testicular.[127] Achados ultra-sonográficos associados incluem hidrocele reacional simples ou complexa e espessamento da pele. Complicações da orquiepididimite grave incluem formação de abscesso e isquemia levando a infarto.

TORÇÃO NO DOPPLER COLORIDO

Fluxo diminuído ou ausente
A destorção espontânea leva a um fluxo normal ou aumentado
A torção incompleta leva a um fluxo normal ou diminuído

EPIDIDIMITE NO DOPPLER COLORIDO

Fluxo aumentado no epidídimo
Fluxo aumentado no testículo, se também infectado
A isquemia pode causar diminuição do fluxo

O infarto testicular secundário à orquiepididimite grave é indistinguível do infarto secundário à torção.

Como há uma superposição no aspecto em escala de cinza na torção testicular e na orquiepididimite, a diferenciação entre estas duas entidades depende da imagem do Doppler colorido.[122] A **torção** é tipicamente caracterizada na imagem do Doppler pela diminuição ou ausência de fluxo no testículo envolvido. O aspecto clássico da **epididimite e da orquite** é do aumento do fluxo no epidídimo e no testículo envolvido se estiver presente orquite.

Há, no entanto, superposição entre os dois aspectos, o que pode levar a diagnósticos falso-positivos ou falso-negativos. A hiperemia ou fluxo colorido normal vistos nos testículos com **destorção espontânea** podem ser confundidos com epididimite. A **torção incompleta do testículo** pode mostrar fluxo colorido normal ou diminuído (Fig. 60-58).[113] A **isquemia e/ou infarto** podem também ser vistos na epididimite grave; entretanto, isto é usualmente um dilema diagnóstico menor, porque estes pacientes também precisam de cirurgia. Como a imagem Doppler é limitada nos pacientes jovens com testículos menores que 1 cm³, a potência e os agentes de contraste podem ser úteis na distinção entre testículos torcidos e normais.[120,122]

Na **epididimite crônica** o epidídimo aumenta de volume e se torna heterogêneo, e a túnica testicular se espessa, aparecendo como um halo hiperêmico ecogênico em volta do testículo. Pequenas calcificações podem se desenvolver

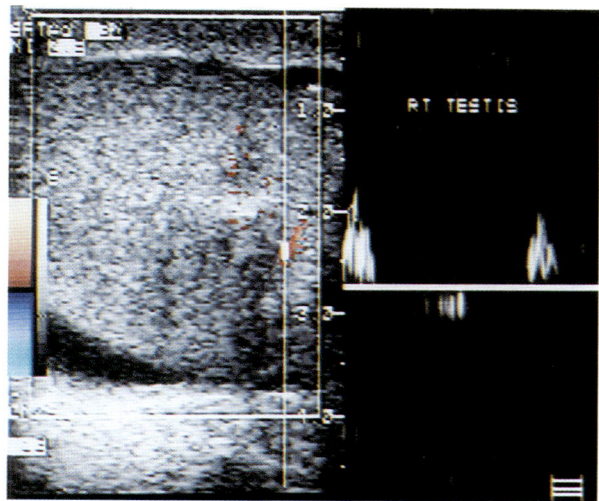

FIGURA 60-58. Torção testicular incompleta em um menino de 14 anos de idade com três horas de dor na bolsa escrotal direita. Imagem sagital do testículo direito com Doppler pulsado e colorido demonstrando diminuição do fluxo testicular intraparenquimatoso na imagem com Doppler colorido e um padrão de resistência anormalmente elevado na imagem com Doppler pulsado. (Observação: A cor vista no e acima do mediastino do testículo é um artefato.)

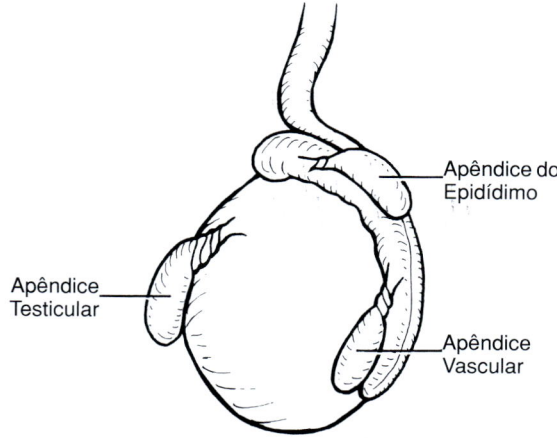

FIGURA 60-59. Apêndices testiculares. Apêndice testicular, apêndice do epidídimo e apêndice vascular (vaso aberrante de Haller). (De Leape LL: Torsion of the testis. In Welch KJ, Randolph JG, Ravitch MM [eds]: Pediatric Surgery. St. Louis, Mosby-Year Book, 1986.)

no epidídimo e na túnica albugínea. Finalmente, o testículo pode atrofiar e se tornar difusa ou focalmente hipoecogênico.[98] A **orquite isolada** não é usual e é geralmente causada por etiologia viral. A orquite por caxumba é geralmente vista em 30% dos meninos pré-púberes infectados pela doença. Os testículos estão geralmente aumentados de volume e hiperecogênicos bilateralmente durante a fase inicial, tendo-se como resultado atrofia testicular e redução da fertilidade. Os achados clínicos devem ajudar na diferenciação de destorção e inflamação da bolsa escrotal.

A destorção é mais provável na presença de dor aguda da bolsa escrotal com resolução espontânea e hiperemia nas imagens do Doppler colorido. Estes pacientes correm o risco de torção recorrente e se beneficiam da orquipexia. Depois de 24 horas (torção tardia), os achados do Doppler são mais óbvios, com hiperemia marcante da parede da bolsa escrotal e tecidos moles paratesticulares com ausência de fluxo testicular,[125] análogos ao sinal cintilográfico da rosca. A análise da forma da onda com o Doppler pulsado não é necessária para estabelecer o diagnóstico de epididimite, porém se usada, ela mostra fluxo diastólico elevado nas artérias do epidídimo, um padrão de onda de baixa resistência (IR < 0,7 nas artérias do epidídimo), e fluxo venoso detectável. Uma resistência vascular anormalmente diminuída (IR < 0,5 nas artérias testiculares) é também vista na orquite.[127] Quando a cirurgia não é feita para remover o testículo infartado, ele começa a atrofiar depois de 14 dias. Durante esta fase crônica, o testículo pode ser hipoecogênico, porém quando a fibrose e a calcificação se desenvolvem, a gônada pode ser tornar hiperecóica.

Nos meninos mais jovens, a epididimite é mais freqüentemente secundária a anormalidades geniturinárias, tal como drenagem ectópica do ureter no vaso deferente ou nas vesículas seminais. A obstrução da saída da bexiga (p. ex., válvula uretral posterior e micção disfuncional) pode causar refluxo da urina nos ductos ejaculatórios e levar a uma epididimite mesmo que a urina seja estéril.[118,128] A epididimite pode também seguir-se ao trauma. Na epididimite, os pacientes apresentam geralmente um início mais gradual dos sintomas e menos sintomas constitucionais que na torção. Pode haver desde uma leve sensibilidade da bolsa escrotal até dor grave com hipersensibilidade, febre e piúria. Nos meninos adolescentes, a maioria dos casos é secundária a microrganismos transmitidos sexualmente (p. ex., *Chlamydia trachomatis* e *Neisseria gonorrhoeae*). Nos meninos jovens, a *E. coli* é encontrada em 10% a 25% dos pacientes.[111]

Torção de um Apêndice Testicular. A torção de um apêndice testicular (Fig. 60-59) ou apêndice do epidídimo é a causa mais comum de dor aguda na bolsa escrotal nos meninos pré-púberes, com uma incidência de 26% a 67% e o pico de incidência entre 6 e 12 anos de idade.[89,129,130] A torção de um apêndice testicular pode causar os mesmos sinais clínicos da torção testicular ou da epididimite, porém, geralmente, não há náuseas e vômitos. Se o achado clínico clássico de uma pequena massa paratesticular firme, arredondada, móvel e sensível, que freqüentemente mostra uma descoloração azulada visível através da pele (sinal do ponto azul), na parte superior da bolsa escrotal, não for encontrado, então o ultra-som está recomendado para evitar uma cirurgia desnecessária.[98] O aspecto ultra-sonográfico diagnóstico de um **apêndice torcido** é o de uma massa sólida, ovóide, com um centro hipoecóico de tamanho variável e um halo hiperecóico, adjacente à parte superior de um testículo ou de um epidídimo com vascularização normal (Fig. 60-60).[130,131] Hidroceles reacionais, espessamento da pele da bolsa escrotal, aumento de volume do testículo e do epidídimo e hipoecogenicidade podem também ser vistos.[131,132]

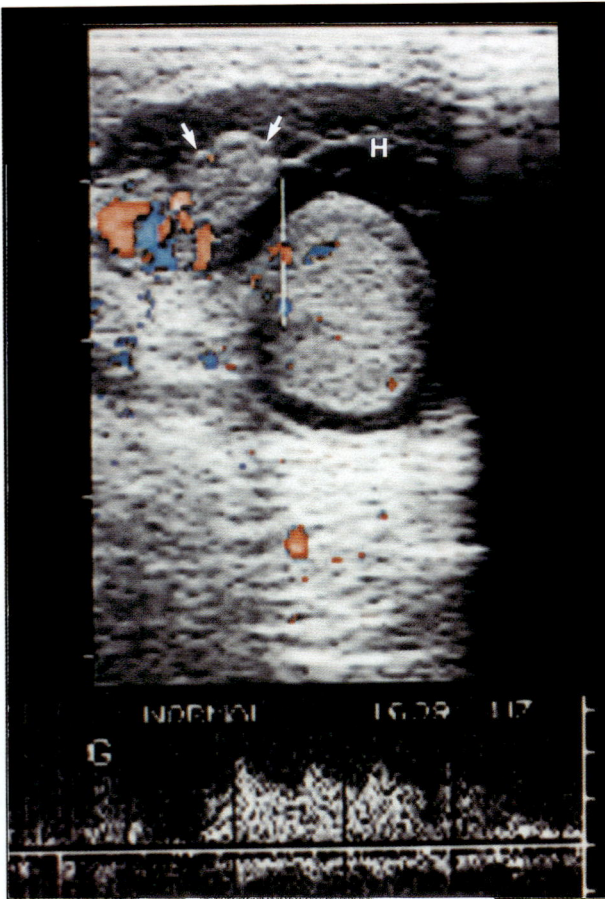

FIGURA 60-60. Torção do apêndice do epidídimo em um menino de 12 anos de idade com 10 horas de dor na bolsa escrotal. Imagem sagital do Doppler colorido e pulsado da bolsa escrotal revelando uma massa paratesticular avascular e aumentada de volume (*setas*) com fluxo aumentado no epidídimo adjacente. Foi detectado fluxo testicular normal, excluindo a torção testicular. Vê-se uma hidrocele (H) complexa reacional. (Caso cortesia de Heidi Patriquin, M.D.)

Na torção aguda, o apêndice torcido aparece avascular e o epidídimo hiperemiado. Na torção tardia (> 1 dia), uma zona de hiperemia reacional pode circundar o apêndice torcido. Dependendo da extensão do processo inflamatório associado, o testículo pode apresentar uma vascularização normal ou aumentada.[93,131-134] Os apêndices testiculares são remanescentes embriológicos dos túbulos mesonéfricos que terminam em fundo-cego.[128] O apêndice testicular está aderido à túnica albugínea no pólo superior do testículo, e o apêndice do epidídimo está localizado na cabeça do epidídimo. Ambos os apêndices são pedunculados e, assim, predispostos à torção. Noventa e dois por cento dos homens apresentam um apêndice testicular, e 25% apresentam um apêndice do epidídimo.[98] A maioria dos apêndices torcidos se atrofia, tendo como resultado resolução dos sintomas com tratamento conservador. A cirurgia está reservada para apêndices persistentemente sintomáticos. Eventualmente, os apêndices infartados diminuem de tamanho, podem calcificar e podem se liberar, tornando-se **escrotolitos**.[91,129]

Trauma. O **trauma da bolsa escrotal** resulta mais comumente de lesões esportivas, porém pode ser visto nas lesões por cavalgadas ou causadas por guidões de bicicleta, acidentes com veículos automotores, abuso físico de crianças ou trauma do parto. O trauma pode causar hematoma, fratura ou ruptura testiculares.[135,136] A **ruptura testicular** é uma emergência cirúrgica. Mostrou-se que as melhores taxas de salvamento são obtidas se a cirurgia reparadora for realizada nas primeiras 72 horas depois do evento traumático.[128] Os achados ultra-sonográficos da ruptura (Fig. 60-61) incluem heterogenicidade parenquimatosa difusa com perda do contorno liso e normal e alteração da túnica albugínea, extrusão dos túbulos seminíferos e não-visualização do testículo. A presença de fluxo na imagem do Doppler colorido no testículo traumatizado é útil para a exclusão da isquemia testicular. Os **hematomas testiculares** aparecem como massas avasculares cuja ecogenicidade varia com a idade do hematoma.[91] Os achados associados incluem hematomas da bolsa escrotal, hematoceles e espessamento da parede. As complicações da ruptura testicular incluem infarto, dor crônica, abscesso e infertilidade. Embora o ultra-som possa ajudar na avaliação da bolsa escrotal traumatizada, há controvérsia quanto à sua utilidade, porque alguns clínicos questionam sua acurácia e recomendam exploração cirúrgica precoce, mesmo na ausência de ruptura testicular.[135]

Edema Idiopático da Bolsa Escrotal. O edema idiopático da bolsa escrotal é uma causa menos comum de edema escrotal que pode envolver um ou ambos os testículos. Esta situação incomum compromete tipicamente meninos entre 5 e 11 anos de idade, e os pacientes se apresentam com inchaço e eritema da bolsa escrotal com mínima dor (Fig. 60-62). O inchaço pode se estender à parede anterior do abdome e ao períneo. Os achados ultra-sonográficos incluem espessamento marcante da parede da bolsa escrotal com testículos e epidídimos normais.[92,98,137] Na imagem do Doppler colorido pode haver fluxo normal ou levemente aumentado na parede da bolsa escrotal, com fluxo normal nos testículos e nos epidídimos.[137,139,140] O edema agudo da bolsa escrotal resolve-se espontaneamente em vários dias, sem seqüelas.

Púrpura de Henoch-Schönlein. O envolvimento da bolsa escrotal ou testicular está estimado em 15% a 38% dos pacientes com púrpura de Henoch-Schölein, uma vasculite comprometendo pequenos vasos e afetando a pele, o trato gastrointestinal, as articulações e os rins. Os achados ultra-sonográficos incluem inchaço difuso da bolsa escrotal e de seu conteúdo, com fluxo testicular normal, evitando a necessidade de cirurgia nesta entidade, que usualmente se resolve espontânea e completamente.[138] A ecotextura do testículo é normal, porém há geralmente um aumento bilateral de volume do epidídimo, com um padrão heterogêneo de eco, hidrocele reacional e espessamento da parede da bolsa escrotal.[139,140] A imagem do Doppler colorido revela hipervascularização, especialmente na parede espessada da bolsa escrotal e no epidídimo, com fluxo intratesticular normal. Um exame cuidadoso, buscando o exantema purpúrico clássico nas nádegas, nas extremidades inferiores e no períneo, ajuda no diagnóstico.[93]

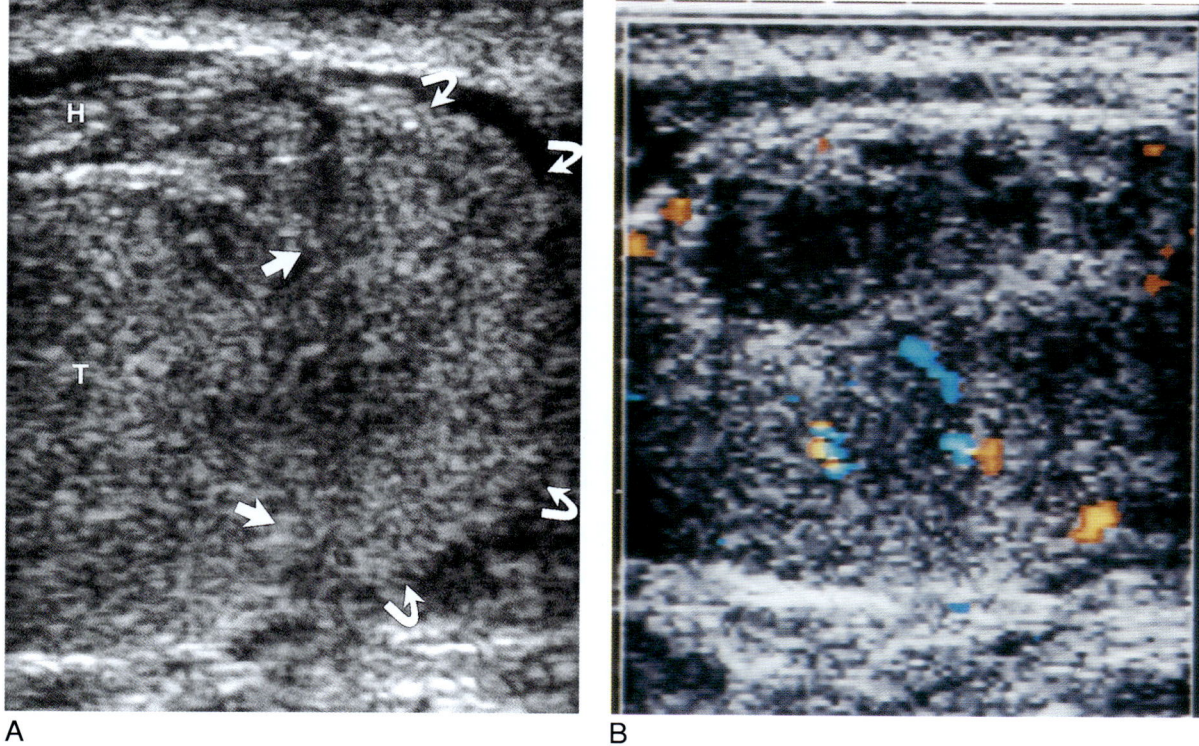

FIGURA 60-61. Ruptura testicular em um paciente com dor na bolsa escrotal depois de um chute na virilha.
A, Incidência longitudinal da parte inferior do testículo esquerdo mostrando ruptura da túnica albugínea (*setas retas*) com extrusão dos túbulos seminíferos (*setas curvas*). Está presente hematocele (H) associada. T, testículo. **B,** Imagem de Doppler colorido do testículo esquerdo revela heterogeneidade representando contusão e hemorragia no parênquima testicular. O fluxo intratesticular exclui infarto.

A **gangrena de Fournier**, também chamada de "gangrena espontânea", é uma infecção necrosante da bolsa escrotal que se apresenta com eritema e edema do escroto e da superfície inferior do pênis.[141] Há uma endarterite obliterante dos ramos da artéria pudenda e edema da parede da bolsa escrotal. A artéria testicular não é envolvida e, assim, o testículo e o cordão espermático não são comprometidos e apresentam aspecto ultra-sonográfico normal. A infecção é causada por microrganismos aeróbios e anaeróbios, incluindo os formadores de gás. Ultra-sonograficamente, a pele da bolsa escrotal e os tecidos moles estão espessados e heterogêneos, contendo áreas hipoecóicas e hiperecóicas, refletindo a presença de edema e de bolhas gasosas.

Processo Intra-abdominal. O inchaço e a dor da bolsa escrotal também podem ser secundários a um processo intra-abdominal, especialmente nos neonatos com um processo vaginal permeável. Vários líquidos, tais como sangue, quilo, pus, líquido de diálise, LCR de uma derivação ventriculoperitoneal ou outros líquidos intraperitoneais podem drenar para a bolsa escrotal por diapedese pelos tecidos planos ou através de um processo vaginal permeável, e podem ser os sintomas de apresentação em pacientes com hemorragia supra-renal,[106] laceração hepática ou ruptura esplênica tardia em uma criança agredida. O edema da bolsa escrotal já foi relatado em associação com situações inflamatórias ou infecciosas tais como apendicite aguda, apendicite perfurada,[105] ou doença de Crohn.[108] Outra causa não usual de inchaço da bolsa escrotal inclui trombose da veia testicular por uma linha venosa femoral durante a cateterização cardíaca. No neonato com inchaço da bolsa escrotal e em crianças mais velhas nas quais a causa do inchaço escrotal é obscura, a ultra-sonografia abdominal pode ajudar a diagnosticar um evento abdominal primário como a causa de uma patologia secundária da bolsa escrotal.[106]

Massas Escrotais

Causas Intratesticulares das Massas Escrotais

A ultra-sonografia desempenha um papel importante na avaliação das massas escrotais pela confirmação da presença de uma lesão, pela determinação de sua localização original e pela caracterização de seu conteúdo. Há uma sensibilidade de aproximadamente 100% do ultra-som na detecção dos tumores testiculares.[141] O ultra-som é capaz de distinguir os tumores intra e extratesticulares em apenas 90% a 100% dos casos.[101] Esta distinção é importante porque a maioria das massas intratesticulares é maligna, e a maioria das massas extratesticulares é benigna. Os tumores testiculares benignos e malignos são a sétima neoplasia mais comum nas crianças. **Oitenta por cento (80%) dos tumores testiculares**

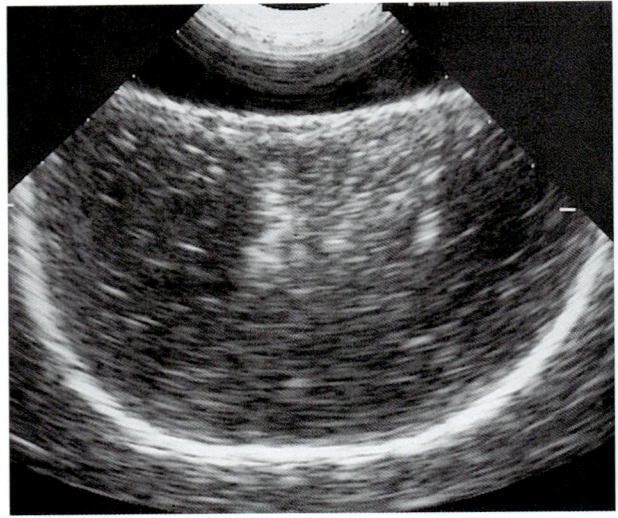
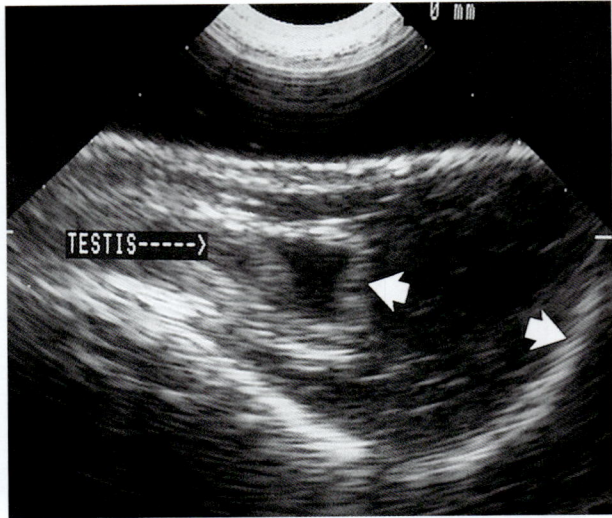

FIGURA 60-62. Edema idiopático agudo da bolsa escrotal em um menino de 4 anos de idade com inchaço indolor súbito da bolsa escrotal. Imagens transversal, **A**, e sagital, **B**, da bolsa escrotal usando-se um protetor (coxim), mostrando um marcante inchaço da bolsa escrotal (*setas*). **C**, A imagem sagital da bolsa escrotal direita revela um testículo (t) direito e um epidídimo (e) normais com uma hidrocele (h) adjacente. O testículo e o epidídimo esquerdos (*não mostrados*) também eram normais. TESTIS = Testículo.

são malignos. No grupo etário pediátrico, há dois picos de incidência das neoplasias testiculares: nas crianças menores que 2½ anos de idade (60%) e na fase tardia da adolescência (40%). A incidência de malignidade nos testículos abdominais (criptorquidia) aumenta de um fator 30 até 50. Tanto os **seminomas** (malignos) quanto os **gonadoblastomas** (benignos) se desenvolvem comumente nas gônadas displásicas associadas a testículos que não descem, síndrome da feminização testicular, pseudo-hermafroditismo masculino e hermafroditismo verdadeiro.[140]

Os tumores testiculares respondem por 1% de todas as neoplasias da infância e por 2% dos tumores malignos sólidos nos meninos.[142,143] As **neoplasias testiculares primárias** são divididas por origem celular germinativa e não-germinativa. Nas crianças pré-púberes, 70% a 90% das neoplasias testiculares primárias são de origem celular germinativa, e a maioria destas (66% a 82%) são **tumores do seio endodérmico** (carcinomas do saco amniótico). O tumor do saco amniótico se localiza na bolsa escrotal na apresentação em mais de 80% dos pacientes (Fig. 60-63).[142,143] Nos 20% restantes, os pacientes se apresen-

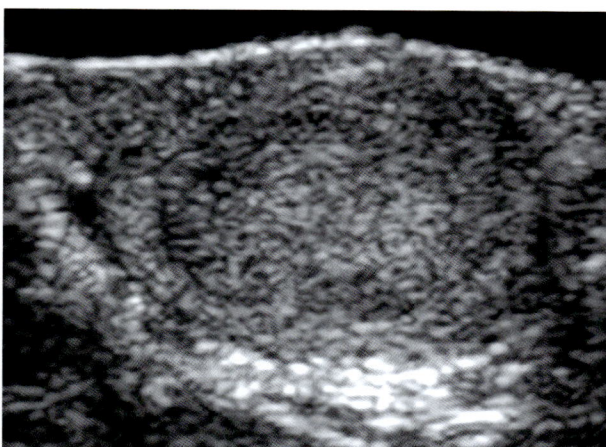

FIGURA 60-63. Tumor do saco amniótico. Imagem sagital do testículo mostrando uma massa bem definida que é heterogênea e aumenta o volume do testículo. (Caso cortesia de Janet Strife, M.D., Cincinnati Children's Hospital.)

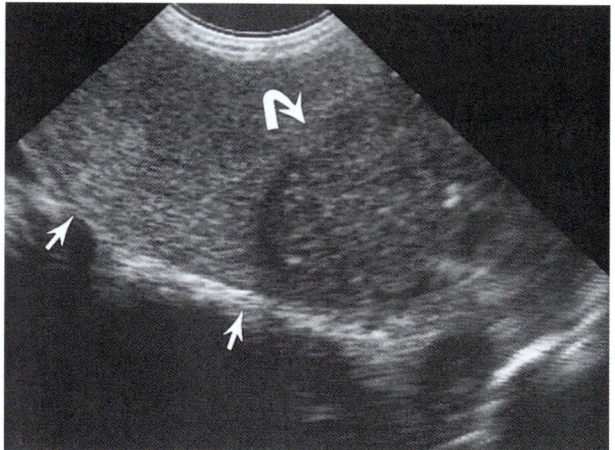

FIGURA 60-64. Carcinoma embrionário do testículo. Este homem de 20 anos de idade apresentava uma massa indolor na bolsa escrotal. Observe a massa complexa (*seta curva*) no pólo inferior do testículo direito (*setas retas*). Os múltiplos focos ecogênicos vistos no interior da massa são compatíveis com calcificações.

tam com disseminação linfática para os linfonodos regionais e retroperitoneais ou com disseminação hematogênica para locais distantes. A sobrevida é de aproximadamente 70% ou maior quando a doença está restrita ao testículo.[142] Os carcinomas de células embrionárias e os coriocarcinomas são tumores mais agressivos e metastatizam precocemente pelas vias linfática e hematogênica.

Os tumores do seio endodérmico ocorrem primariamente como uma massa indolor na bolsa escrotal de lactentes de 12 a 24 meses de idade. Pode haver uma hidrocele ipsilateral associada (25%) ou hérnia inguinal (21%). O tumor pode metastatizar para os pulmões, especialmente nas crianças mais velhas, porém as metástases para os linfonodos retroperitoneais são raras. O **carcinoma embrionário** ocorre usualmente em adolescentes ou adultos jovens (Fig. 60-64). Ele é altamente maligno e se dissemina comumente para os linfonodos retroperitoneais e mediastinais, com metástases hematogênicas para o pulmão, fígado e cérebro.[140] Níveis elevados de alfafetoproteína são comuns nos tumores do saco amniótico e nos tumores de células embrionárias, enquanto níveis elevados de β-gonadrotofina coriônica humana são vistos mais freqüentemente nos tumores de células embrionárias e teratocarcinomas.[142,143] Os tumores de células germinativas restantes vistos comumente nos adolescentes e nos adultos são os teratomas benignos, carcinomas embrionários, teratocarcinomas e coriocarcinomas.[142] O teratoma testicular é o tumor de células germinativas benignas mais comum nos testículos de lactentes e crianças jovens. Eles são mais freqüentemente vistos em crianças com menos de 4 anos de idade. Pacientes com neoplasias testiculares apresentam usualmente dor na bolsa escrotal ou aumento de volume testicular. A dor secundária à torção ou hemorragia no tumor, é rara[97]; 85% dos teratomas benignos contêm elementos bem diferenciados das três camadas de células germinativas. Aproximadamente 15% destes tumores são pouco diferenciados, mesmo assim, o tumor apresen-

ta geralmente um curso benigno.[142] Nos pacientes púberes, entretanto, os teratomas são freqüentemente malignos e tendem a se comportar mais agressivamente, necessitando de orquiectomia.

Seminoma, o tumor testicular mais comum dos adultos, é raro nas crianças, está mais freqüentemente associado à criptorquidia e, quando presente, ocorre usualmente em adolescentes. Eles são geralmente massas uniformemente hipoecóicas porque raramente contêm áreas de necrose e de hemorragia.[101,145] Por outro lado, os **teratomas** e os **teratocarcinomas** são massas complexas com áreas hipoecóicas causadas por líquido seroso e áreas hiperecóicas que representam gordura e calcificações.[101,143,145,146] Os tumores de células germinativas remanescentes apresentam aspecto inespecífico variável.[145] Quando a túnica é invadida por tumores agressivos, o contorno testicular torna-se irregular.[145] Os tumores testiculares são acompanhados por hidroceles reacionais em 20% a 25% dos casos.[142,147] A pele da bolsa escrotal raramente está espessada na presença de tumores, e quando observada na presença de uma massa, em geral é indicador de um processo inflamatório.

O Doppler é útil na avaliação dos tumores testiculares com vascularização variável, dependendo do tamanho do tumor. Os tumores maiores são usualmente hipervascularizados, porém os tumores com diâmetros < 1,5 cm tendem a ser avasculares ou hipovascularizados.[148] Pode-se demonstrar deslocamento vascular ou compressão pelo tumor ou um trajeto vascular normal. Há alguns casos nos quais um tumor pode não ser óbvio na imagem em escala de cinza, porém é óbvio no Doppler colorido.[149] A determinação do IR não ajuda no diagnóstico.[149]

Os tumores de células não-germinativas primários mais comuns dos testículos são os tumores de **células de Leydig** e de **células de Sertoli**. Estes tumores do estroma respondem por cerca de 10% das neoplasias testiculares e são usualmente tumores hormônio-secretores.[143] Os tumores de

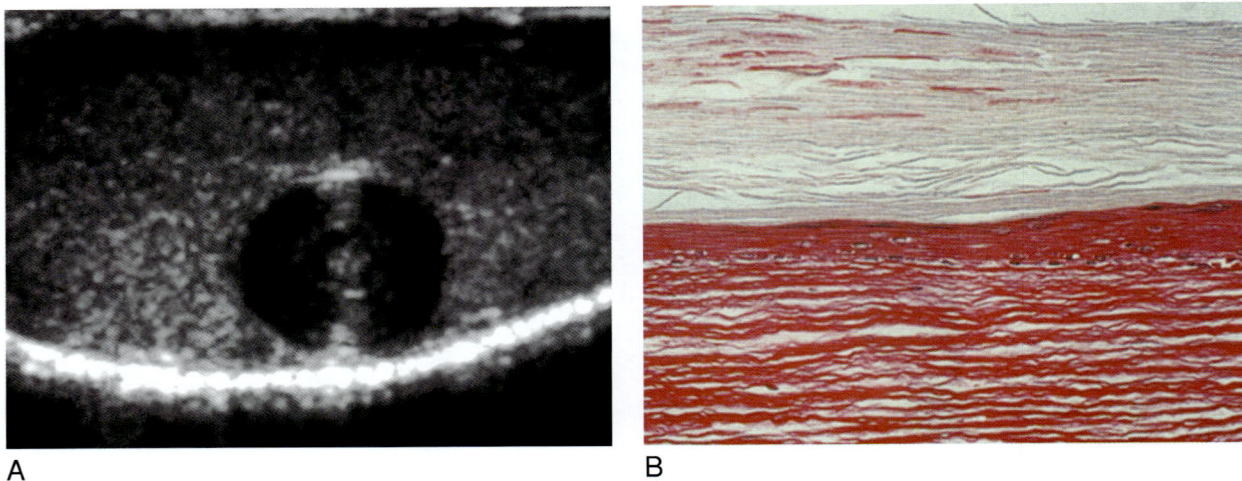

FIGURA 60-65. Cisto epidermóide. A, Corte sagital magnificado mostrando uma lesão bem definida composta de múltiplas camadas circulares pelo tecido epidérmico. **B,** Espécime histológico. (Caso cortesia de Janet Strife, M.D., Cincinnati Children's Hospital.)

células de Leydig respondem por cerca de 60% dos tumores de células não-germinativas, e os tumores de células de Sertoli respondem por cerca de 40%. Os tumores de células de Leydig são tipicamente vistos nos pacientes com idades de 3 a 6 anos. Eles produzem testosterona, o que resulta em virilização precoce. Os pacientes com tumores de células de Sertoli apresentam usualmente massas indolores no primeiro ano de vida. A maioria é hormonalmente inativa, porém alguns secretam estrogênio, o que resulta em ginecomastia. Ambos os tumores de células não-germinativas são de crescimento lento e virtualmente sempre benignos nos pacientes pré-púberes.[140] Estes tumores são usualmente lesões pequenas, bem circunscritas e hipoecóicas.[101,145] Nas lesões maiores, espaços císticos podem se desenvolver secundariamente à hemorragia ou à necrose. A orquiectomia é curativa, embora cirurgia com preservação de tecido seja possível nos tumores de células de Leydig.

Outro tumor raro é o **gonadoblastoma**, que é encontrado em fenótipos femininos com gônadas atróficas ou em pacientes com cariótipo masculino e testículos.[98,142,143] Estes tumores são usualmente lesões pequenas, bem circunscritas e hipoecogênicas.[101,145] Nas lesões maiores, espaços císticos podem se desenvolver secundariamente à hemorragia e à necrose. Estes são geralmente massas benignas, sólidas e hipoecóicas, usualmente encontradas no momento da cirurgia para retirada de gônadas displásicas intra-abdominais.[142,150]

Outras massas testiculares benignas incluem hemangioma, neurofibroma, lipoma, fibroma epidermóide e cistos.[142,151] Há lesões não-neoplásicas que se assemelham a neoplasias sólidas benignas, incluindo displasia cística, remanescentes de supra-renal, epidermóide, hematomas e hiperplasia de células de Leydig.[152] O aspecto ultra-sonográfico é bastante variável, porém, caracteristicamente, o **cisto epidermóide** é hipoecogênico, bem circunscrito e contém ecos internos ou um aspecto em casca de cebola (Fig. 60-65).[153]

Os remanescentes de supra-renal aparecem nos testículos quando as células da cortical da supra-renal fetal migram coincidentemente com o tecido gonadal durante o desenvolvimento embriológico. Os remanescentes de supra-renal formam massas semelhantes a tumor em resposta aos níveis aumentados dos hormônios adrenocorticais, usualmente em consequência de hiperplasia congênita da supra-renal e da síndrome de Cushing. Na ultra-sonografia, os **remanescentes de supra-renal** aparecem como nódulos intratesticulares sólidos, arredondados, de tamanho variável e hipoecogênicos,[152,154,155] em geral localizados próximo ao mediastino do testículo. Na ultra-sonografia eles são comumente nódulos intratesticulares bilaterais, arredondados, de tamanho variável, hipoecogênicos e podem aumentar de volume ou regredir com o

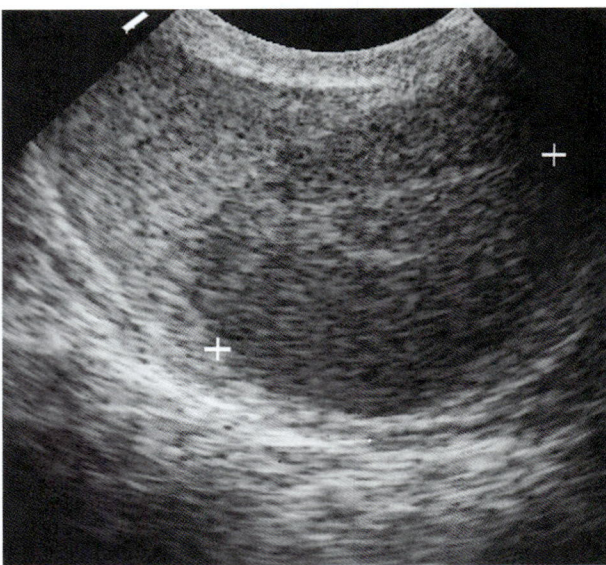

FIGURA 60-66. Infiltração leucêmica do testículo em um homem de 20 anos de idade com recidiva de leucemia linfocítica aguda. A imagem sagital mostra um testículo direito aumentado de volume com uma massa oval e hipoecóica (*marcadores*), representando infiltração leucêmica focal.

tempo.[155] Os remanescentes se assemelham histológica e ultra-sonograficamente aos tumores de células de Leydig, porém o cenário clínico dos níveis hormonais anormais associados ao hiperfuncionamento das supra-renais usualmente esclarece o diagnóstico.[156]

Os testículos são um santuário bem conhecido para a **leucemia** e para o **linfoma** (Fig. 60-66). O **neuroblastoma** pode metastatizar para o testículo.[96] O comprometimento testicular clinicamente silencioso pode ser observado em 25% dos meninos com leucemia linfoblástica aguda recém-diagnosticada. Os testículos podem estar aumentados de volume, homogeneamente hipoecóicos ou conter massas hipoecóicas focais.[157,158] O envolvimento bilateral é mais comum e fluxo no Doppler colorido está quase sempre aumentado, com uma vascularização desorganizada.[159] **Neuroblastoma, tumor de Wilms, histiocitose de células de Langerhans, retinoblastoma, rabdomiossarcoma** e **histiocitose sinusal** podem metastatizar para os testículos.[160] A disseminação pode ser por via linfática ou hematogênica ou por extensão direta de um tumor contíguo. As massas são indolores e firmes ou pode haver aumento difuso do volume testicular. As metástases podem ser ultra-sonograficamente lesões intratesticulares hipoecóicas hipervascularizadas, aumento difuso do volume testicular ou massas extratesticulares.[149,159,161] Os achados ultra-sonográficos de todos estes tumores testiculares são inespecíficos. O testículo envolvido está usualmente aumentado de volume com um contorno lobulado. Tanto os tumores primários quanto as metástases podem resultar em massas focais ou envolvimento difuso. A ecogenicidade varia de hipoecóica a hiperecóica, e o parênquima pode ser homogêneo ou heterogêneo, com áreas de ecogenicidade diminuída refletindo hemorragia ou necrose, ou áreas com ecogenicidade aumentada refletindo calcificação.[157,162] Às vezes, a ecogenicidade será normal.[159] As anormalidades em escala de cinza podem ser vistas mais freqüentemente nos testículos dos pacientes pós-púberes mais velhos com tumores testiculares. Isto pode refletir tumores histologicamente diferentes comprometendo diferentes grupos etários.

A **imagem do Doppler colorido** é útil na avaliação dos tumores testiculares pediátricos. Fluxo sangüíneo hipervascular desorganizado foi visto em seis (86%) dos sete pacientes em um estudo de pacientes pediátricos com tumores testiculares por Luker e Siegel.[159] Embora todos os pacientes apresentassem aumento do volume testicular, a ecotextura testicular em quatro (57%) dos sete pacientes era normal, assim, o Doppler colorido foi útil na demonstração do tumor nestes pacientes. Hipervascularização com ecogenicidade normal pode ser vista na orquite; entretanto, orquite sem epididimite é incomum, especialmente nas crianças pré-púberes, e a história ajuda a distinguir as duas entidades porque o tumor freqüentemente se apresenta como uma massa aumentada de volume e indolor.[159] O tratamento dos tumores testiculares na infância evoluiu nos últimos 20 anos como resultado de um estudo restrospectivo multicêntrico que identificou os critérios pré-operatórios e intra-operatórios de não-malignidade e analisou os resultados do tratamento conservador de uma massa testicular. Valla relatou os achados do Study Group in Pediatric Urology.[163] Um tumor testicular em uma criança tem uma chance de 50% de ser benigno, e os resultados ultra-sonográficos foram mais conclusivos que os critérios clínicos na limitação do diagnóstico pré-operatório do teratoma, cisto epidermóide e, particularmente, cisto simples. O grupo concluiu que a seleção do tratamento de acordo com os achados clínico, biológico, radiológico e da biópsia de congelamento deve permitir uma decisão apropriada, considerando a cirurgia com preservação do testículo sem riscos oncológicos adicionais e com benefícios estético, psicológico e funcional.[163]

Os pacientes com cistos simples solitários com massas testiculares incomuns apresentam aumento de volume indolor da bolsa escrotal.[164] Estas lesões são benignas e, assim, podem ser acompanhadas por ultra-sonografia. Nos lactentes, o crescimento do cisto pode causar compressão e substituição do parênquima testicular. Desta forma, a cirurgia conservadora precoce com remoção do cisto e preservação do parênquima adjacente pode ser realizada.[165] A enucleação simples é suficiente quando a ultra-sonografia demonstra que o cisto é indubitavelmente simples. Os cistos são massas anecóicas com paredes lisas, sem elementos nodulares ou sólidos e com grande reforço acústico posterior. Eles diferem dos cistos epidermóides e de outras neoplasias císticas que contêm ecos internos.

Causas Extratesticulares das Massas Escrotais

As **hidroceles** são coleções anormais de líquido seroso no saco escrotal e representam a causa mais comum de aumento de volume indolor da bolsa escrotal nas crianças. Elas podem ser congênitas ou adquiridas. Nos neonatos e lactentes, virtualmente todas as hidroceles são congênitas. À medida que o testículo desce, ele é revestido por uma porção do peritônio, o processo vaginal. Ao nascimento, o processo vaginal normalmente se oclui proximalmente e forma a túnica vaginal. Uma quantidade variável de líquido peritoneal pode ficar aprisionada no interior da túnica vaginal, formando uma hidrocele estável no neonato. Este líquido é reabsorvido lentamente durante os primeiros 18 meses de vida. Se o processo vaginal não se oclui, vai existir uma comunicação aberta entre a cavidade peritoneal e a bolsa escrotal. Isto pode resultar em uma hérnia escrotal ou em uma hidrocele comunicante na qual a quantidade de líquido varia. A extensão da hidrocele até a pelve pode ser vista em uma hidrocele comunicante. É necessária uma ligação cirúrgica para fechar o processo vaginal permeável.[165]

As **hematoceles** são coleções de sangue na túnica vaginal. A maioria resulta de cirurgia ou trauma,[166] porém podem também ser secundárias a distúrbios da coagulação ou a tumores malignos.[167,168] Elas aparecem na ultra-sonografia como coleções líquidas com *debris* de permeio, septações, ou níveis líquido-*debris*. Nas hematoceles crônicas pode estar presente espessamento da pele da bolsa escrotal.

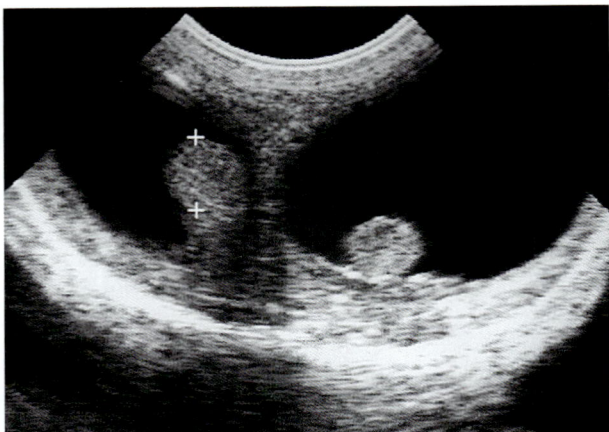

FIGURA 60-67. Hidrocele bilateral em um recém-nascido. Incidência transversal da bolsa escrotal mostrando ambos os testículos delineados por grandes coleções líquidas anecóicas.

Hidroceles. O aspecto ultra-sonográfico usual de uma hidrocele é o de uma área anecóica bem demarcada com grande reforço acústico posterior (Fig. 60-67). Nas crianças mais velhas, as hidroceles são geralmente adquiridas. A presença de ecos ou septações no líquido sugere uma hidrocele reacional causada por infecção, torção, trauma ou tumor. Outras coleções, como hemorragia crônica ou linfoceles (associadas a transplante renal ipsilateral), podem ser vistas e confundidas com hidrocele reacional. Elas resultam de alteração linfática com extravasamento de linfa na túnica vaginal ou de extensão direta de uma linfocele perialoenxerto através do canal inguinal.[169] Elas aparecem no ultra-som como coleções septadas de líquidos circundando os testículos.

A **hérnia escrotal** é uma massa comum em meninos que é em geral clinicamente evidente. As **hérnias inguinais** são, quase sempre, o resultado de um processo vaginal permeável (hérnia indireta) até o saco escrotal. As hérnias se dão mais comumente à direita porque o processo vaginal direito se oclui depois do esquerdo. A ultra-sonografia pode demonstrar alças intestinais contendo líquido ou ar na bolsa escrotal, testículo normal e epidídimo e/ou uma área ecogênica representando omento herniado. A falta de peristalse nas alças intestinais herniadas é preocupante pela isquemia. A isquemia e o encarceramento (alças intestinais não-redutíveis) convertem um procedimento cirúrgico eletivo em emergencial. Patologias extratesticulares, tais como hematoceles, hidroceles loculadas, abscessos da bolsa escrotal e urinomas, podem simular alças intestinais cheias de líquido, e o omento herniado pode ser confundido com uma massa escrotal primária. Assim, o exame do canal inguinal e da região do triângulo de Hesselbach é recomendado para a avaliação do saco herniário e exclui patologia escrotal primária.

Outras massas escrotais comumente identificadas no adolescente e nos homens pós-púberes são as varicoceles, espermatoceles e cistos do epidídimo. As **varicoceles** representam veias dilatadas no plexo pampiniforme posicionado posteriormente ao testículo. A maioria (85% a 98%) dos casos ocorre no lado esquerdo.[170] A presença de varicoceles nos meninos jovens é incomum e pode resultar de compressão do cordão espermático por um tumor. A avaliação ultra-sonográfica em escala de cinza revela estruturas pequenas, anecóicas, serpentiformes, que mostram fluxo na imagem

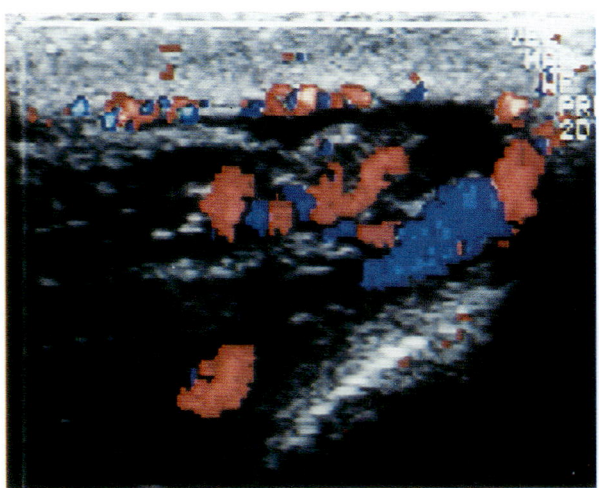
A

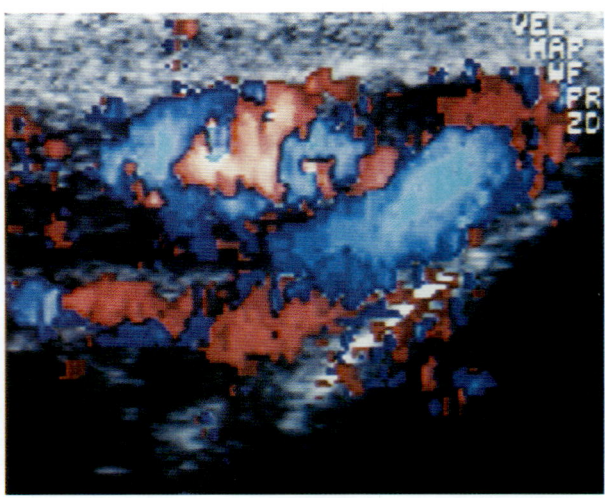
B

FIGURA 60-68. Varicocele esquerda em um paciente pós-púbere queixando-se da sensação de estruturas "semelhantes a vermes" na sua bolsa escrotal. A, Imagem longitudinal do Doppler colorido dos tecidos paratesticulares revela múltiplas estruturas proeminentes, anecóicas e tubulares, algumas das quais demonstram fluxo colorido. **B,** Imagem longitudinal de Doppler colorido com a manobra de Valsalva, mostrando aumento de tamanho e fluxo exuberante nestas veias paratesticulares.

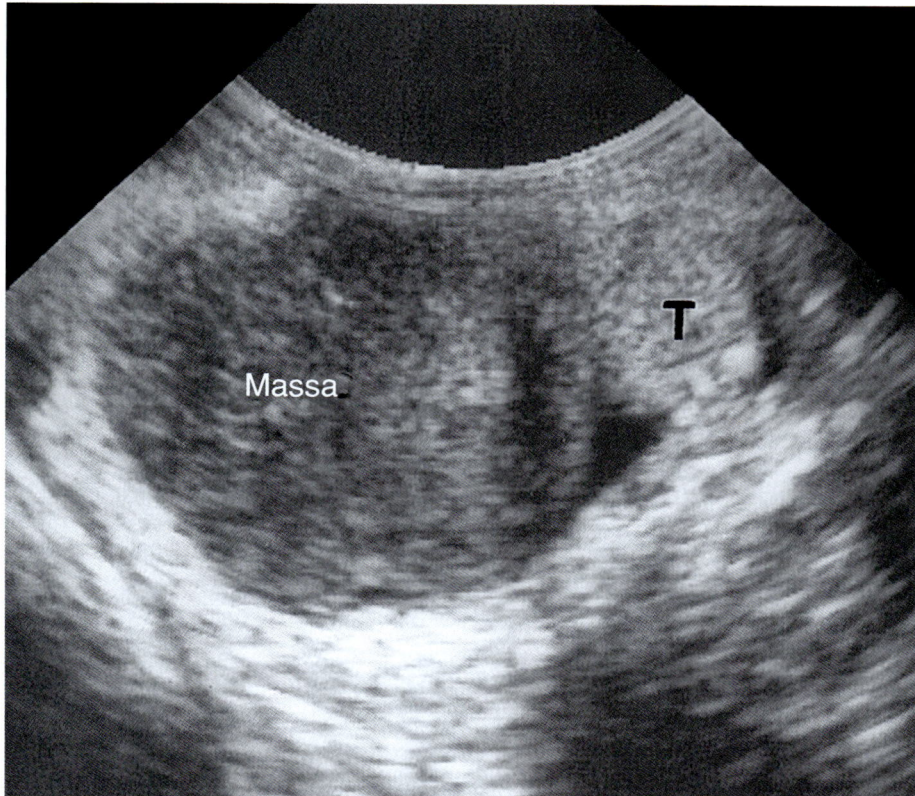

FIGURA 60-69. Rabdomiossarcoma paratesticular. Uma grande massa sólida foi identificada medialmente ao testículo (T) esquerdo com pequena quantidade de líquido livre intra-escrotal neste menino de 18 meses de idade. MASS = Massa.

com Doppler colorido e padrões de onda venosos na imagem com Doppler pulsado. O aumento do fluxo Doppler ocorre com a manobra de Valsalva e com a posição ereta (Fig. 60-68).

As **espermatoceles** ocorrem na cabeça do epidídimo e consistem em líquido, espermatozóides e sedimento. Os **cistos do epidídimo** não contêm espermatozóides e podem ocorrer na cabeça, no corpo ou cauda do epidídimo. O exame ultra-sonográfico mostra estruturas arredondadas com bom reforço acústico e paredes posteriores bem definidas, que podem conter *debris*. Eles variam em tamanho, de alguns milímetros até vários centímetros.[167] Outras lesões císticas incluem **cistos do cordão espermático** e **cistos da túnica vaginal**.

Tumores Paratesticulares

Tanto os tumores paratesticulares benignos quanto os malignos são raros e geralmente envolvem o epidídimo ou o cordão espermático. Eles também podem surgir no apêndice do testículo ou nas túnicas testiculares. Trinta por cento (30%) dos tumores do cordão espermático são malignos e são geralmente provocados por um **rabdomiossarcoma embrionário** (Fig. 60-69).[144,171] Este tumor aparece como uma massa intra-escrotal, indolor, de crescimento rápido, em meninos com menos de 5 anos de idade. Até 40% dos casos apresentam envolvimento dos linfonodos retroperitoneais no momento do diagnóstico.[171] Outras lesões malignas incluem neuroblastoma metastático, linfoma, leiomiossarcoma e fibrossarcoma.[161,172,173] Eles são massas usualmente bem definidas, homogêneas ou heterogêneas, sólidas e hipoecóicas. Os tumores paratesticulares benignos incluem fibromas, hemangiomas, lipomas, leiomiomiomas, linfangiomas e neurofibromas. Tanto os tumores paratesticulares benignos quanto os malignos podem aparecer hipoecogênicos ou hiperecogênicos, e a heterogeneidade pode ser evidente. O ultra-som não pode distinguir claramente as lesões benignas das malignas. A vascularização aumentada na imagem com Doppler em um rabdomiossarcoma paratesticular pode simular a vista na epididimite.[171] Assim, **o acompanhamento clínico e/ou ultra-sonográfico deve ser realizado nos casos com suspeita de epididimite para assegurar-se da involução de qualquer massa, porque os pacientes com rabdomiossarcoma podem se apresentar desta forma.**

As massas adenomatóides ou cheias de líquido, tais como as espermatoceles e os cistos do epidídimo ou da túnica albugínea, são as massas paratesticulares benignas mais comuns. Os tumores adenomatóides são vistos usualmente no corpo do epidídimo e, menos freqüentemente, no cordão espermático ou nas túnicas testiculares. Eles são massas sólidas,

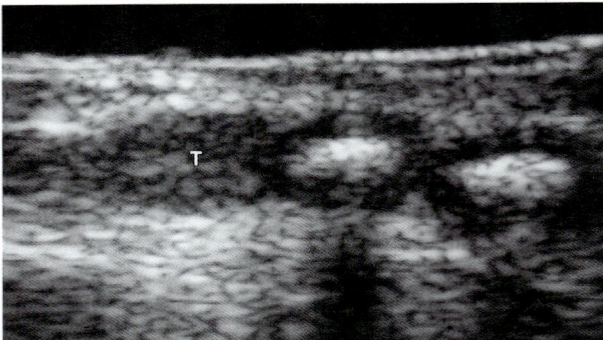

FIGURA 60-70. Periorquite meconial em um menino de 5 anos de idade com massas indolores na bolsa escrotal. Incidência sagital da bolsa escrotal esquerda com um protetor (coxim) mostrando duas massas brilhantemente ecogênicas, ovais e bem definidas, com halos hipoecóicos e sombras acústicas que se situam inferiormente ao testículo (T) esquerdo normal. (De Mene M, Rosenberg HK, Ginsberg PC: Meconium periorchitis presenting as scrotal nodules in a five-year-old boy. J Ultrasound Med 1994:13:491-494.)

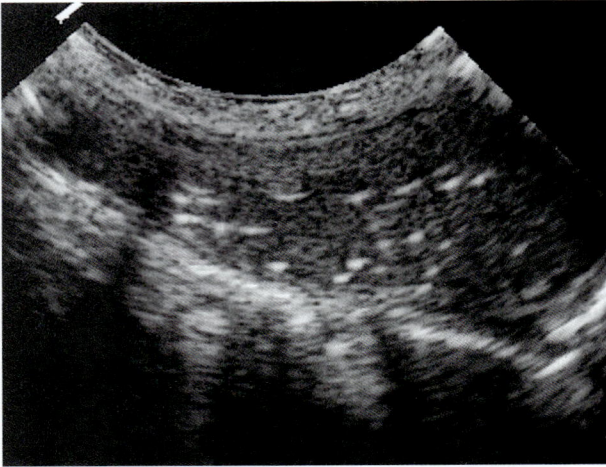

FIGURA 60-71. Microlitíase testicular em um menino de 7 anos de idade com uma história de criptorquidia à esquerda e uma possível massa em bolsa escrotal direita. Vêem-se múltiplos pequenos focos hiperecóicos espalhados pelo testículo direto. Não foi identificada massa escrotal.

bem circunscritas e com ecogenicidade variável. Os cistoadenomas do epidídimo (associados à doença de Von Hippel-Lindau)[174] e os linfangiomas são massas císticas septadas.[167,175] Na fusão esplenogonadal, uma anomalia congênita rara, uma massa de tecido esplênico ectópico pode ser observada adjacente ao testículo esquerdo.[176]

As **calcificações focais da periorquite por mecônio** podem aparecer como massas escrotais palpáveis (Fig. 60-70). Estas calcificações distróficas resultam de perfuração intestinal intra-útero durante o segundo ou terceiro trimestre da gestação. O conteúdo intestinal estéril (mecônio) vasa para a cavidade peritoneal e penetra na bolsa escrotal por um processo vaginal permeável, desencadeando uma resposta inflamatória tipo corpo estranho que resulta nas calcificações focais. Como as calcificações em qualquer outro lugar, estas áreas são ecogênicas com fortes sombras posteriores e podem simular uma neoplasia sólida, particularmente um teratoma. A diferenciação é baseada nos achados de calcificações intra-peritoneais adicionais na ultra-sonografia ou na radiografia simples do abdome. Há regressão espontânea eventual destas calcificações e, assim, o tratamento conservador está recomendado.[177] O diagnóstico diferencial das calcificações escrotais ou testiculares no paciente pediátrico inclui **teratoma, gonadoblastoma, tumor de células de Leydig, microlitíase testicular, corpos soltos calcificados, flebolitos, peritonite meconial, hematomas calcificados** e **cálculos escrotais infecciosos ou pós-inflamatórios**.

A **microlitíase testicular** é uma situação assintomática que apresenta um aspecto ultra-sonográfico característico e é usualmente descoberta incidentalmente. Ela foi relatada em pacientes normais, na síndrome de Down, na criptorquidia e na síndrome de Klinefelter. A microlitíase testicular representa *debris* calcificados nos túbulos seminíferos. Os debris celulares apresentam um núcleo calcificado circundado por lamelas de colágeno, resultando da fagocitose insuficiente pelas células de Sertoli. Nas ultra-sonografias elas são focos pequenos (1 a 3 mm), hiperecóicos, mais freqüentemente sem sombra acústica (Fig. 60-71). O número de focos ecogênicos no interior do testículo pode variar de alguns a muitos. Embora a microlitíase testicular seja uma doença benigna, ela está associada a situações que apresentam um maior risco de malignidade, tais como criptorquidia, infertilidade e atrofia testicular. Nos adultos, Backus *et al.* relataram, em um estudo retrospectivo, a presença de neoplasias de células germinativas em 17 (40%) de 42 pacientes com microlitíase.[178] Até que a associação entre microlitíase testicular seja mais bem compreendida, a monitorização clínica e/ou ultra-sonográfica desses pacientes está recomendada.[178]

TRATO GASTROINTESTINAL

Obstrução

A ultra-sonografia se tornou uma importante modalidade de imagem na avaliação do trato gastrointestinal pediátrico.[179,180] Na criança com um abdome distendido, o ultra-som é uma ferramenta diagnóstica útil para a detecção de ascite, alças intestinais dilatadas com nível líquido, massas, coleções abscedadas e obstruções em alça fechada que podem não estar evidentes nas radiografias abdominais simples.[103] Em uma obstrução intestinal distal, o ultra-som em tempo real mostra peristalse ativa nas alças intestinais proximais de conformação tubular, dilatadas e cheias de líquido. O padrão da mucosa do intestino delgado e as haustrações do cólon se tornam obliteradas à medida que a luz intestinal

A obstrução intestinal distal no neonato resulta em retenção do mecônio proximalmente à obstrução. O mecônio aparece como material ecogênico no interior da luz da alça (Fig. 60-72).[29] As causas mais comuns de obstrução intestinal distal neonatal incluem **atresia do íleo, íleo meconial, síndrome do tampão meconial e doença de Hirschsprung** (Fig. 60-73). Embora os enemas contrastados usualmente forneçam o diagnóstico, o ultra-som tem sido útil nos casos difíceis. No íleo meconial, o mecônio pegajoso e espesso aparece como massas brilhantemente ecogênicas com pouco líquido no interior da luz do intestino delgado.[181] Ao contrário, o mecônio na atresia do íleo apresenta uma consistência normal, e o mecônio ecogênico está misturado nas alças cheias de níveis líquidos.

Ânus Imperfurado

A ultra-sonografia tem sido usada na avaliação do **ânus imperfurado** para determinar o nível da bolsa retal.[182] A posição da bolsa retal em relação ao elevador do ânus determina a abordagem cirúrgica. Uma abordagem perineal direta com a técnica da tração é utilizada se a bolsa retal for baixa e passar através do elevador do ânus. Nas lesões acima do músculo puborretal, uma colostomia descompressiva é feita inicialmente. Há também uma alta associação de anomalias renais e vertebrais e fístulas retais com o trato geniturinário no ânus imperfurado alto. O ultra-som foi agora adicionado ao arsenal do radiologista para a avaliação deste difícil problema. A ultra-sonografia de alta resolução em tempo real com um transdutor de 8 a 12 MHz é realizada no plano sagital através da parede abdominal anterior, com o paciente na posição supina. Obtém-se também um corte transperineal longitudinal na linha média (Fig. 60-74). A distância entre a bolsa retal cheia de líquido e o períneo é medida. Uma distância de 1,5 cm ou menor indica um ânus imperfurado

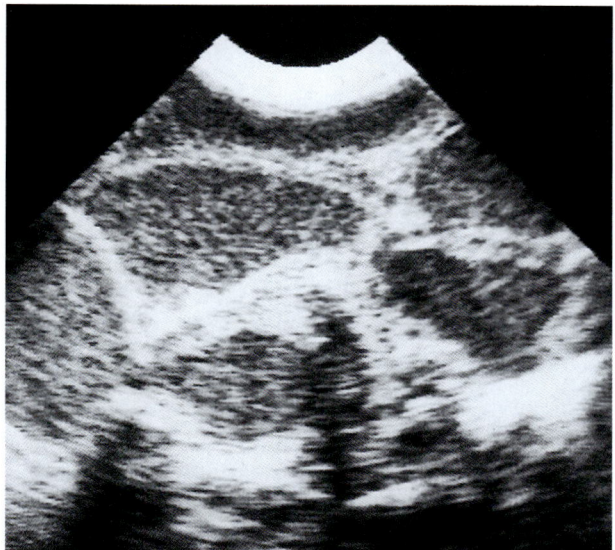

FIGURA 60-72. Íleo meconial. Corte transversal do quadrante inferior direito mostrando alças de intestino delgado distendidas, cheias de mecônio. (De Sherman NH, Boyle GK, Rosenberg HK: Sonography in the neonate. Ultrasound Q 1988;6:91-150.)

se distende. A parede intestinal normal é uniforme e complacente, com uma espessura média de 3 mm quando distendida. Agudamente, a espessura da parede intestinal é normal, porém à medida que a obstrução persiste, a parede intestinal se espessa como resultado do edema. No íleo paralítico, a atividade peristáltica está marcantemente diminuída, porém as válvulas coniventes podem ser observadas no interior das alças tubulares.[179]

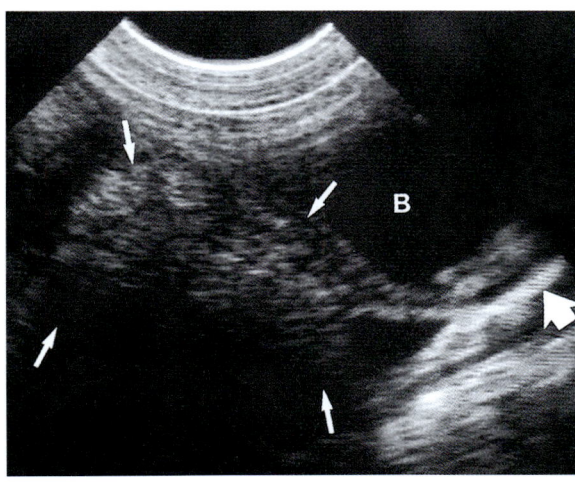
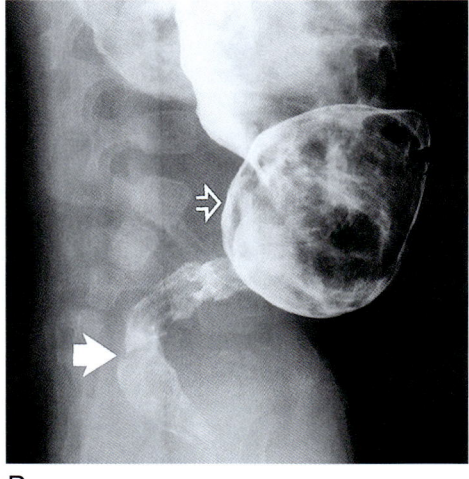

FIGURA 60-73. Doença de Hirschsprung. Menino de nove meses de idade com hipotonia, fraqueza, anemia normocítica e abdome volumoso. **A,** Corte sagital da pelve mostrando um reto estreito e não preenchido (*seta grande*). Acima desta área está o sigmóide maciçamente distendido (*setas pequenas*) preenchido por tremendos bolos fecais que fazem sombra ao feixe ultra-sonográfico. B, bexiga. **B,** Clister opaco demonstrando um segmento colapsado e aganglionar (*seta sólida*) e o cólon sigmóide distendido e cheio de fezes (*seta aberta*). (De Rosenberg HK, Goldberg BB: Pediatric radiology: Sonography. In Margulis AR, Burhenne HJ (eds): Alimentary Tract Radiology, 4th ed. St. Louis, Mosby, 1989, pp 1831-1857.)

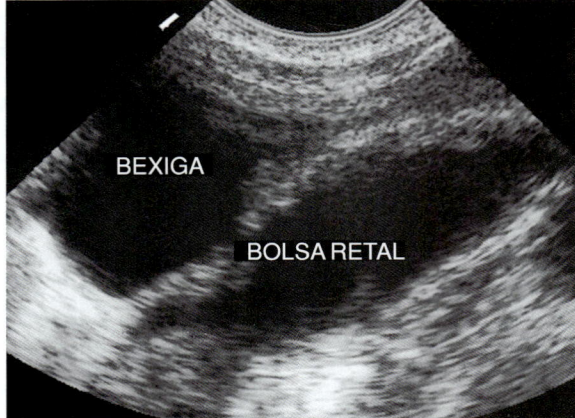

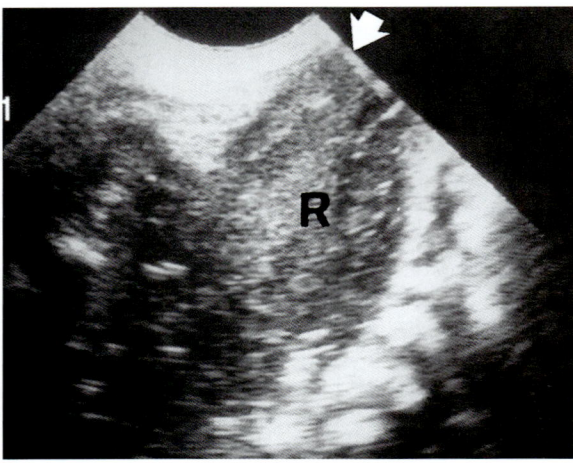

FIGURA 60-74. Ânus imperfurado. A, Corte da pelve através de uma bexiga bem distendida demonstrando uma bolsa retal cheia de líquido estendendo-se inferiormente, implicando um ânus baixo e imperfurado. **B,** Imagem perineal do mesmo recém-nascido de **A**, mostrando que a bolsa retal é, de fato, um ânus coberto (*seta*). R, reto. (De Rosenberg HK, Goldberg BB: Pediatric radiology: Sonography. In Margulis AR, Burhenne HJ (eds): Alimentary Tract Radiology, 4th ed. St. Louis, Mosby, 1989, pp 1831-1857.)

baixo. O autor recomenda uma pressão gentil para evitar a redução por compressão da área de interesse. Nas imagens transabdominais, a bolsa retal não passa por baixo da base da bexiga no ânus imperfurado alto.

A **malformação da cloaca** é uma anomalia incomum na qual o reto, a vagina e a uretra terminam em um canal comum como a única saída para os três sistemas. Não há ânus, às vezes a genitália externa pode ser ambígua, o sacro está freqüentemente deformado e pode haver anomalias associadas do útero, vagina, trato geniturinário (particularmente refluxo vesicoureteral), musculoesqueléticas, genitointestinais e do sistema nervoso central.[183]

Inflamação

A **apendicite aguda** é a causa mais comum de cirurgia de emergência nas crianças. A perfuração na apendicite aguda é

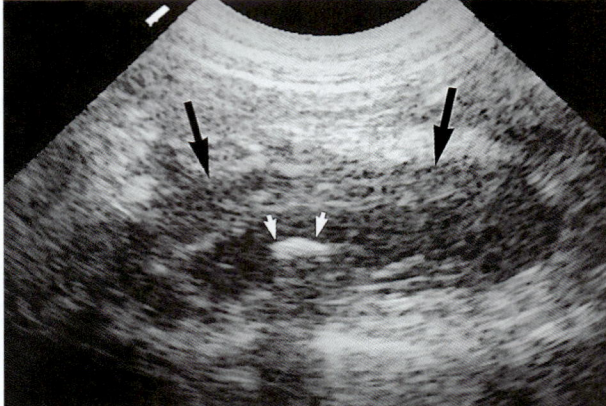

FIGURA 60-75. Apendicite aguda com apendicolito em uma menina de 13 anos de idade com dor no quadrante inferior direito e febre. Corte sagital do quadrante inferior direito/parte superior da pelve mostrando um apêndice não-compressível, de parede espessa, cheio de líquido (*setas negras*), com um foco ecogênico brilhante, com sombra acústica, representando um apendicolito (*setas brancas*).

ACHADOS ULTRA-SONOGRÁFICOS NA APENDICITE

Massa tubular em fundo-cego
Não-compressibilidade
Apêndice > 6 mm
Edema periapendicular

mais comum nas crianças que nos adultos. Nos lactentes, a perfuração apendicular pode ocorrer em 80% dos casos. Além disso, a progressão da doença do início dos sintomas até a perfuração é mais rápida nos lactentes que nas crianças mais velhas ou nos adultos.[184] Usando-se a técnica da compressão gradual,[185] o apêndice inflamado pode ser diretamente visualizado com o ultra-som de alta resolução.

O apêndice inflamado aparece como uma estrutura com fundo-cego tubular, com um centro hipoecóico circundado por uma camada interna ecogênica e uma camada externa hipoecogênica (Fig. 60-75).[186] O apêndice está rígido, sem peristalse, apresenta um diâmetro externo maior que 6 mm, e não se comprime quando o examinador pressiona gentilmente a parede abdominal com o transdutor. O espessamento da parede do apêndice de mais de 2 mm é freqüentemente assimétrico.[187] A ultra-sonografia pode também identificar cálculos apendiculares e edema e abscesso periapendiculares circundantes (Fig. 60-76).

Três achados ultra-sonográficos foram relatados como associados à perfuração do apêndice.[188] Estes incluem uma coleção líquida loculada pericecal, indicando um abscesso; gordura pericecal proeminente com mais de 10 mm de espessura; e perda circunferencial da camada submucosa ecogênica do apêndice. A ultra-sonografia também é útil na detecção e na avaliação de acompanhamento das coleções líquidas pós-apendicectomia.[189] Quillin e Siegel mostraram que a adição

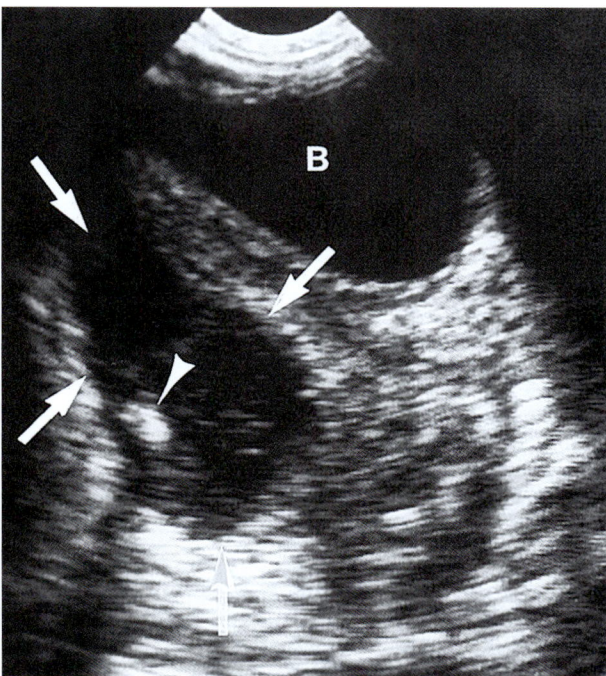

FIGURA 60-76. Abscesso apendicular. Observou-se uma coleção líquida loculada (*setas*) no quadrante inferior direito, contendo *debris* internos espalhados e apendicolito calcificado (*ponta de seta*). B, bexiga. (De Fisher MR, Kricun ME [eds]: Imaging of the Pelvis. Gaithersburg, Md, Aspen, 1989.)

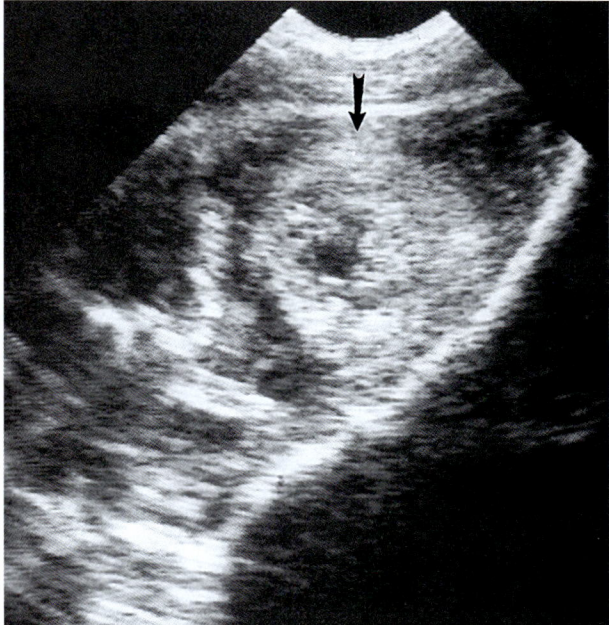

FIGURA 60-77. Hematoma do psoas. Incidência transversal do músculo psoas esquerdo mostrando uma massa (*seta*) ecogênica, arredondada e complexa no interior do músculo, que é compatível com hematoma do psoas neste adolescente com hemofilia.

ACHADOS ULTRA-SONOGRÁFICOS NA PERFURAÇÃO DO APÊNDICE

Líquido ou abscesso pericecal loculado
Gordura pericecal proeminente com espessura > 10 mm
Perda da submucosa ecogênica do apêndice

DOPPLER COLORIDO NA APENDICITE

Hipervascularização do apêndice
Hipervascularização da área periapendicular
Hipervascularização em torno de uma coleção de líquido com perfuração

da imagem do Doppler colorido à rotina da imagem com escala de cinza pode aumentar a sensibilidade do exame ultrasonográfico na detecção da apendicite em 95%.[190]

O apêndice normal e os tecidos periapendiculares apresentam fluxo mínimo ou ausente no Doppler colorido. A presença de hipervascularização no apêndice ou nos tecidos periapendiculares reflete um processo infeccioso ou inflamatório. Isto provou ser útil na identificação de apêndices inflamados em 9% dos pacientes no estudo de Quillin e Siegel, a despeito do tamanho normal do apêndice na imagem em escala de cinza.[190] A hiperemia apendicular periférica sugere a presença de apendicite não-perfurada.[191] A ausência de hiperemia apendicular, entretanto, não exclui apendicite. Os **preditores no Doppler colorido** de apendicite perfurada incluem hiperemia nos tecidos moles periapendiculares ou em volta de uma coleção líquida periapendicular ou pélvica. Ambas as hiperemias podem ser vistas na apendicite não-perfurada e na doença intestinal primária e, assim, não são específicas da perfuração.[191]

Outras causas de dor aguda no quadrante inferior direito e na pelve podem também ser diagnosticadas com a ultrasonografia pélvica, tais como doença inflamatória pélvica e torção do ovário.[79] Um **hematoma ou abscesso do psoas** está usualmente confinado ao músculo psoas, e o paciente apresenta freqüentemente dor no abdome inferior, dor pélvica, ou ambas, que se irradiam para a virilha e para o quadril (Fig. 60-77). Na **doença inflamatória intestinal**, as alças intestinais envolvidas apresentam uma parede espessa e hipoecóica com ecos centrais densos. Há diminuição da mobilidade, da compressibilidade e da peristalse na alça comprometida. O mesentério adjacente está espessado. Achados ultra-sonográficos adicionais na **doença de Crohn** incluem um íleo adinâmico com alças intestinais distendidas e cheias de líquido; uma massa heterogênea complexa causada por um conglomerado de alças intestinais inflamadas e aderidas; abscesso e obstrução ureteral secundária com hidronefrose.[192]

A **adenite mesentérica** e a **ileíte terminal aguda**, causadas pela infecção pela *Yersinia enterocolitica*, causam fre-

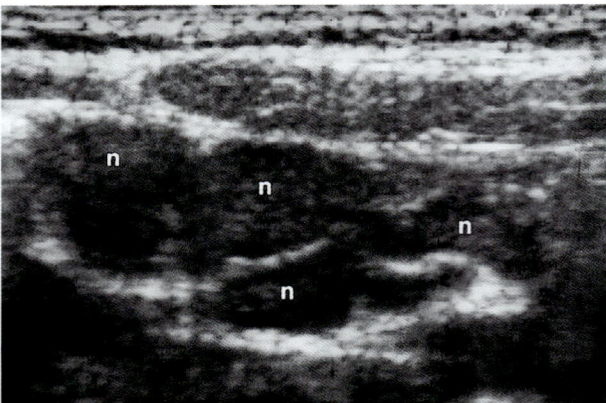

FIGURA 60-78. Adenite mesentérica em um menino de 3 anos de idade com dor no quadrante inferior direito e febre. Ultra-som transversal do quadrante inferior direito e parte superior da pelve mostrando múltiplas massas de tecido mole, ovóides, representando linfonodos (n). Não se visualizou o apêndice. Os sintomas do paciente desapareceram espontaneamente.

qüentemente sintomas clínicos semelhantes aos da apendicite aguda. Entretanto, estas entidades são tratadas conservadoramente, sem intervenção cirúrgica. A técnica da compressão gradual pode ser usada para diferenciar estas duas doenças da apendicite. Os critérios ultra-sonográficos da adenite mesentérica e da ileíte aguda terminal são espessamento parietal (4 a 6 mm) do íleo terminal e do ceco, com diminuição da peristalse; múltiplos linfonodos mesentéricos arredondados, aumentados de volume e ecolucentes; e não-visualização de um apêndice inflamado (Fig. 60-78).[193]

MASSAS PRÉ-SACRAIS

O espaço pré-sacral é um espaço potencial entre a fáscia perirretal e o revestimento fibroso da parte anterior do sacro. Uma lesão no espaço pré-sacral pode usualmente ser identificada nos exames ultra-sonográficos transabdominais de rotina através de uma bexiga distendida. Para confirmar a origem da massa, um enema aquoso pode ser realizado para identificar o retossigmóide em relação à lesão. Cortes adicionais através das nádegas são freqüentemente úteis para determinar a extensão verdadeira do tumor.

O **teratoma sacrococcígeo** é a neoplasia pré-sacral mais comum no grupo etário pediátrico. Cinqüenta por cento são percebidos ao nascimento, com uma incidência de 4:1 do sexo feminino. O teratoma sacrococcígeo se origina de células multipotenciais nos gânglios de Hensen e migram caudalmente até se situarem no interior do cóccix. Podem estar presentes evidências radiográficas de anormalidades ósseas do sacro ou do cóccix. Há uma incidência de 75% de anomalias congênitas associadas, envolvendo mais comumente o sistema musculoesquelético. Estes teratomas são mais comuns nas famílias com uma alta freqüência de gêmeos.[194]

Os teratomas sacrococcígeos podem ser benignos ou malignos. Os tumores detectados antes dos dois meses de idade são mais provavelmente benignos. Aqueles detectados depois dos dois meses de idade apresentam uma incidência de 50% a 90% de malignidade. A malignidade é mais comum nos meninos e nas lesões predominantemente sólidas nos exames ultra-sonográficos e na TC. As lesões císticas são mais provavelmente benignas. Todos os teratomas apresentam malignidade potencial, a despeito de sua textura, localização ou tamanho. Há um risco aumentado de transformação maligna em seguida à recorrência de um teratoma benigno, após remoção cirúrgica incompleta. Portanto, o cóccix tem que ser completamente removido na cirurgia para evitar a recorrência.

Os teratomas sacrococcígeos podem ser divididos em quatro grupos, com base em sua localização:

- Tipo I: Predominantemente externo
- Tipo II: Externo com um componente intrapélvico significativo
- Tipo III: Pequena massa externa com porção intrapélvica predominante
- Tipo IV: Inteiramente pré-sacral sem componente externo

As lesões tipo I são usualmente benignas e aparecem ao nascimento. Os tipos II, III e IV apresentam uma maior incidência de malignidade, provavelmente porque o componente intrapélvico passa despercebido e sem detecção por períodos mais prolongados que as grandes massas exofíticas.[194] Os teratomas malignos são usualmente tumores do seio endodérmico.

Há um amplo espectro de aspectos ultra-sonográficos dos teratoma sacrococcígeos, variando de puramente císticos até mistos ou puramente sólidos (Figs. 60-79 e 60-80). As calcificações, vistas em um terço dos casos, podem ser

---

MASSAS PRÉ-SACRAIS NAS CRIANÇAS

SÓLIDAS
Teratoma sacrococcígeo
Neuroblastoma
Rabdomiossarcoma
Fibroma
Lipoma
Leiomioma
Linfoma
Hemangioendotelioma
Tumores ósseos sacrais

CÍSTICAS
Abscesso
Duplicação retal
Hematoma
Linfocele
Cisto neuroentérico
Osteomielite sacral
Colite ulcerativa
Meningocele anterior

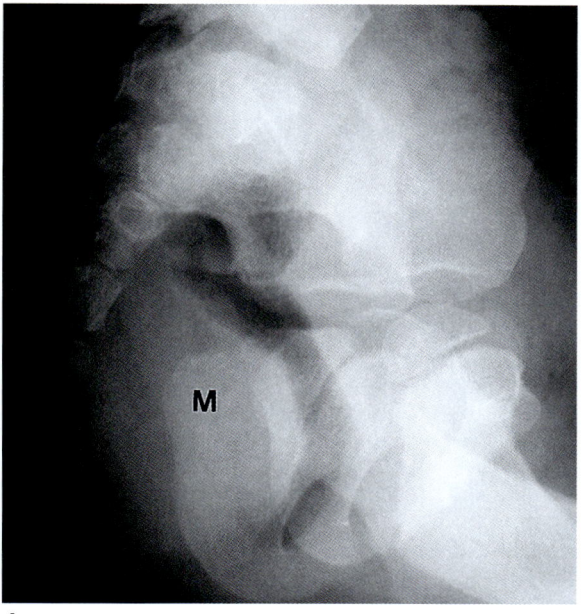
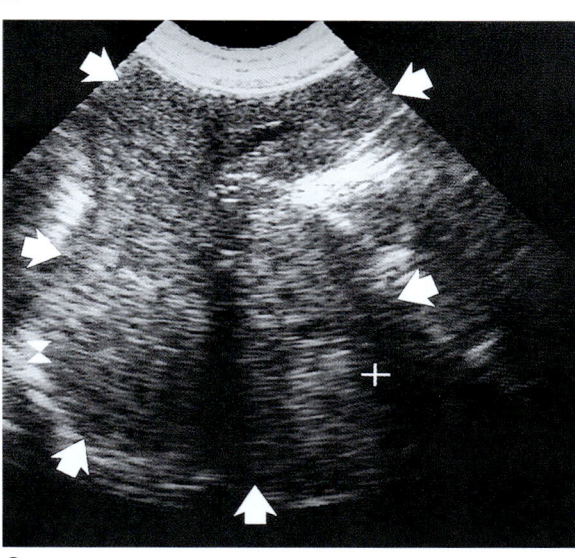

FIGURA 60-79. Teratoma sacrococcígeo em um menino de 2 anos de idade com uma massa palpável na base da coluna. A, Radiografia convencional em perfil da pelve mostrando falta de ossificação coccígea e uma grande massa de tecido mole (M) retrorretal, com deslocamento anterior do reto. **B,** Imagem sagital da pelve mostrando uma massa sólida (*setas*) profundamente na pelve posterior e inferiormente à bexiga. **C,** Imagem transversal sobre a base da coluna mostra na parte posterior uma massa primariamente sólida (*setas*) com uma pequena área cística se estendendo profundamente na pelve.

amorfas, puntiformes ou espiculadas, e sugerem que a lesão é benigna. A gordura no interior do tumor aparece como áreas brilhantes de ecogenicidade heterogênea. Os tumores maiores deslocam e comprimem anteriormente e superiormente a bexiga, causando retenção urinária e hidronefrose.

O **neuroblastoma** e outros tumores neurogênicos podem se originar no espaço pré-sacral nas crianças. Cinco por cento dos neuroblastomas se originam na pelve. Por causa de sua localização na linha média, eles são considerados tumores de estágio III. O neuroblastoma pélvico apresenta um melhor prognóstico que o neuroblastoma intra-abdominal. As lesões pélvicas apresentam um aspecto ultra-sonográfico similar ao das lesões supra-renais. Elas são massas sólidas, ecogênicas e heterogêneas com uma incidência de 70% de calcificações. Áreas de necrose cística e hemorragia são incomuns (Fig. 60-81).[195,196]

O **rabdomiossarcoma** se originando da musculatura pélvica pode se apresentar como uma massa pré-sacral sólida. Ele é usualmente um tumor infiltrativo com margens pouco definidas. Espaços anecóicos no interior de uma massa predominantemente sólida sugerem áreas de necrose e de hemorragia. A calcificação é rara.[197] O ultra-som é um método excelente para identificação e estadiamento do rabdomiossarcoma que se origina do trato geniturinário. A TC, entretanto, oferece uma informação mais completa destes tumores que se originam das paredes laterais da pelve. Outras **massas pré-sacrais** predominantemente **sólidas** a serem consideradas no diagnóstico diferencial incluem

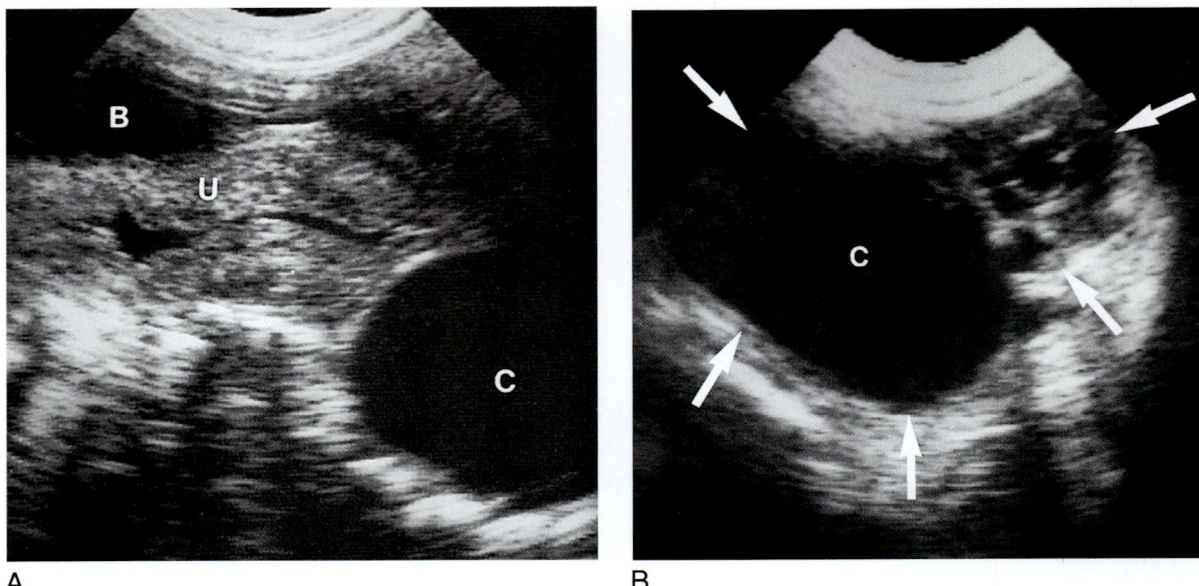

FIGURA 60-80. Teratoma sacrococcígeo em uma menina recém-nascida com uma massa nas nádegas. A, Corte sagital da pelve demonstrando uma grande massa cística (C), profundamente na pelve, posterior e inferiormente ao útero (U). A pequena quantidade de líquido observada no canal endometrial é secundária ao material residual da estimulação hormonal. B, bexiga. **B,** Imagem transversal na base da coluna demonstra na parte posterior uma massa complexa (*setas*) com um grande componente predominantemente cístico (C).

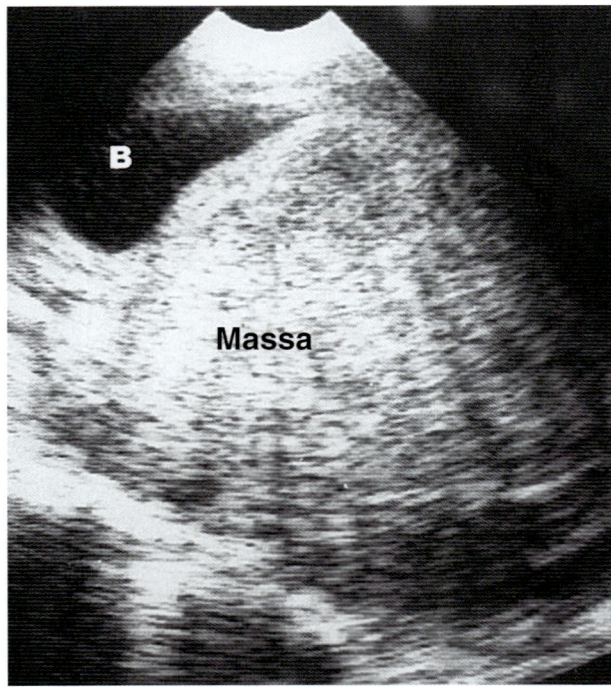

FIGURA 60-81. Neuroblastoma. Esta grande massa pélvica, sólida e profunda, causa deslocamento anterior a achatamento da bexiga (B) no corte sagital.

fibroma, lipoma, leiomioma (e seus equivalentes malignos), linfoma, hemangioendotelioma e doença metastática. Os **tumores ósseos sacrais**, tais como o sarcoma de Ewing, osteossarcoma, condrossarcoma, tumor de células gigantes e cisto ósseo aneurismático, podem também se apresentar como massas pré-sacrais. Os cordomas da região sacrococcígea são raros nas crianças.

As **lesões pré-sacrais císticas,** além dos teratomas sacrococcígeos, podem ser detectadas na ultra-sonografia. Estas incluem abscesso, duplicação retal, hematoma, linfocele, cisto neuroentérico, osteomielite sacral e colite ulcerativa. Uma meningocele sacral anterior também pode se apresentar como uma massa cística pré-sacral. Ela representa herniação das meninges através de um defeito anterior no sacro. O sacro apresenta usualmente uma configuração em cimitarra ou falciforme. Um nódulo parietal sólido no interior de uma meningocele cística representa tecido glial ou lipomatoso.

Agradecimento

Agradecemos a Cheryl L. Kirb, M.D., que foi co-autora da segunda edição deste capítulo.

Referências

Técnica

1. Rosenberg HK: Sonography of pediatric urinary tract abnormalities. Pt I. Am Urol Assoc Weekly Update Series 1986;35(5):1-8.

2. Garel L, Dubois J, Grignon A: US of the pediatric female pelvis: A clinical perspective. Radiographics 2001;21:1393-1407.
3. Siegel MJ (ed): Female pelvis. Pediatric Sonography, 3rd ed. Philadelphia, Lippincott Williams and Wilkins, 2002, pp 530-577.
4. Siegel MJ (ed): Male genital tract. Pediatric Sonography, 3rd ed. Philadelphia, Lippincott Williams and Wilkins, 2002, pp 579-624.
5. Cohen HL, Bober SE: Imaging the pediatric pelvis: The normal and abnormal genital tract and simulators of its diseases. Urol Radiol 1992;14:273-283.
6. Arbel-DeRowe Y, Tepper R, Rosen DJ, et al: The contribution of pelvic ultrasonography to the diagnostic process in pediatric and adolescent gynecology. J Pediatr Adolesc Gynecol 1997;10:3-12.
7. Teele RL, Share JC: Ultrasonography of the female pelvis in childhood and adolescence. Radiol Clin North Am 1992;30(4):743-758.
8. Rubin C, Kurtz AB, Goldberg BB: Water enema: A new ultrasound technique in defining pelvic anatomy. J Clin Ultrasound 1978;6:28-33.
9. Bellah RD, Rosenberg HK: Transvaginal ultrasound in a children's hospital: Is it worthwhile? Pediatr Radiol 1991;21:570-574.
10. Jequier S, Rousseau O: Sonographic measurements of the normal bladder wall in children. AJR 1987;149:563-566.
11. Zieger B, Sokol B, Rohrschneider WK: Sonomorphology and involution of the normal urachus in asymptomatic newborns. Pediatr Radiol 1998;28:156-161.
12. Marchal GJ, Baert AL, Eeckels R, et al: Sonographic evaluation of the normal ureteral submucosal tunnel in infancy and childhood. Pediatr Radiol 1983;13:125-129.
13. Cohen HL, Susman M, Haller JO, et al: Posterior urethral valve: Transperineal US for imaging and diagnosis in male infants. Radiology 1994;192:260-264.

Anatomia Normal
14. Comstock CH, Boal DK: Pelvic sonography of the pediatric patient. Semin Ultrasound 1984;5:54-67.

Trato Urinário Inferior
15. Rosenberg HK: Sonography of the pediatric urinary tract. In Bush WH (ed): Urologic Imaging and Interventional Techniques. Baltimore, Urban and Schwarzenberg, 1989, pp 164-179.
16. Schiller VL, Grant EG: Doppler sonography of the pelvis. Radiol Clin North Am 1992;30:735-742.
17. Siegel MJ: Pediatric gynecologic sonography. Radiology 1991;179:593-600.
18. Cohen HL, Shapiro MA, Mandel FS, Shapiro ML: Normal ovaries in neonates and infants: A sonographic study of 77 patients 1 day to 24 months old. AJR 1993;160:583-586.
19. Cohen HL, Tice HM, Mandel FS: Ovarian volumes measured by US: bigger than we think. Radiology 1990;177:189-192.
20. Quillin SP, Siegel MJ: Transabdominal color Doppler sonography of the painful adolescent ovary. J Ultrasound Med 1994;13:549-555.
21. Ingram S, Hollman AS, Azmy AFA. Ultrasound evaluation of the paediatric prostate. Br J Urol 1994;74:601-603.
22. Nussbaum AR, Dorst JP, Jeffs RD, et al: Ectopic ureter and ureterocele: Their varied sonographic manifestations. Radiology 1986;159:227-235.
23. Macpherson RI, Leithiser RE, Gordon L, et al: Posterior urethral valves: An update and review. Radiographics 1986;6(5):753-791.
24. Hulbert WC, Rosenberg HK, Cartwright PC, et al: The predictive value of sonography in evaluation of infants with posterior urethral valves. J Urol 1992;148:122-124.
25. Garris J, Kangarloo H, Sarti D, et al: The ultrasound spectrum of prune-belly syndrome. J Clin Ultrasound 1980;8:117-120.
26. Caro PA, Rosenberg HK, Snyder HM: Congenital urethral polyp. AJR 1986;147:1041-1042.
27. Kessler A, Rosenberg HK, Smoyer WE, et al: Urethral stones: US for identification in boys with hematuria and dysuria. Radiology 1992;185:767-768.
28. Keller MS, Weiss RM, Rosenfeld NS: Sonographic evaluation of ureterectasis in children: The significance of peristalsis. J Urol 1993;149:553-555.
29. Sherman NH, Boyle GK, Rosenberg HK: Sonography in the neonate. Ultrasound Q 1988;6:91-150.
30. Jequier S, Paltiel H, Lafortune M: Ureterovesical jets in infants and children: Duplex and color Doppler US studies. Radiology 1990;175:349-353.
31. Berrocal T, Gaya F, Arjonilla A, et al: Vesicoureteral reflux: Diagnosis and grading with echo-enhanced cystosonography versus voiding cystourethrography. Radiology 2001;221(2):359-365.
32. Darge K, Ghods S, Zieger B, et al: Reduction in voiding cystourethrographies after the introduction of contrast enhanced sonographic reflux diagnosis. Pediatr Radiol 2001;31:370-795.
33. Erasmie V, Lidefelt KJ: Accuracy of ultrasonic assessment of residual urine in children. Pediatr Radiol 1989;19:388-390.
34. Cacciarelli AA, Kass EJ, Yang SS: Urachal remnants: Sonographic demonstration in children. Radiology 1990;174:473-475.
35. Boyle G, Rosenberg HK, O'Neill J: An unusual presentation of an infected urachal cyst: Review of urachal anomalies. Clin Pediatr 1988;27:130-134.
36. Heaney JA, Pfister RC, Meares EM, Jr: Giant cyst of the seminal vesicle with renal agenesis. AJR 1987;149:139-140.
37. Hayden CK, Swischuk LE, Fawcett HD, et al: Urinary tract infections in childhood: A current imaging approach. Radiographics 1986;6:1023-1038.
38. Rifkin MD, Kurtz AB, Pasto ME, et al: Unusual presentations of cystitis. J Ultrasound Med 1983;2:25-28.
39. Rosenberg HK, Zerin JM, Eggli KD, et al: Benign cystitis in children mimicking rhabdomyosarcoma. J Ultrasound Med 1994;13:921-932.
40. Sty JR, Wells RG: Other abdominal and pelvic masses in children. Semin Roentgenol 1988;23:216-231.
41. Wexler LH, Helman LJ: Rhabdomyosarcoma and the undifferentiated sarcomas. In Pizzo PA, Poplack DG (eds): Principles and Practice of Pediatric Oncology. Philadelphia, Lippincott-Raven, 1997, pp 799-829.
42. Williams JL, Cumming WA, Walker RD, et al: Transitional cell papilloma of the bladder. Pediatr Radiol 1986;16:322-323.
43. Bornstein I, Charboneau JM, Hartman GW: Leiomyoma of the bladder: Sonographic and urographic findings. J Ultrasound Med 1986;5:407-408.
44. Shapeero LG, Vordermark JS: Bladder neurofibromatosis in childhood. Noninvasive imaging. J Ultrasound Med 1990;9:177-180.
45. Crecelius SA, Bellah R: Pheochromocytoma of the bladder in an adolescent: Sonographic and MR imaging findings. AJR 1995;165:101-103.
46. Zerin JM, Lebowitz RL: Spontaneous extraperitoneal rupture of the urinary bladder in children. Radiology 1989;170:487-488.

47. Mezzacappa PM, Price AP, Kassner EG, et al: Cohen ureteral reimplantation: Sonographic appearance. Radiology 1987;165:851-852.
48. Hertzberg BS, Bowie JD, King LR, et al: Augmentation and replacement cystoplasty: Sonographic findings. Radiology 1987;165:853-856.

Ovário
49. Nussbaum AR, Sanders RC, Benator RM, et al: Spontaneous resolution of neonatal ovarian cysts. AJR 1987;148:175-176.
50. Riddelsberger MM, Kuhn JP, Munschauer RW: The association of juvenile hypothyroidism and cystic ovaries. Radiology 1982;139:77-80.
51. Rosado WM, Trambert MA, Gosink BB, Pretorius DH: Adnexal torsion: Diagnosis by using Doppler sonography. AJR 1992;159:1251-1253.
52. Lee EJ, Kwon CK, Joo HJ: Diagnosis of ovarian torsion with color Doppler sonography: Depiction of twisted vascular pedicle. J Ultrasound Med 1998;17:83-89.
53. Hurh PJ, Meyer JS, Shaaban A: Ultrasound of a torsed ovary: Characteristic gray-scale appearance despite normal arterial and venous flow on Doppler. Pediatr Radiol 2002;32(8):586-588.
54. Graif M, Itzchak Y: Sonographic evaluation of ovarian torsion in childhood and adolescence. AJR 1988;150:647-649.
55. Baltarowich OH, Kurtz AB, Pasto ME, et al: The spectrum of sonographic findings in hemorrhagic ovarian cysts. AJR 1987;148:901-905.
56. Hann LE, Hall DA, McArdle CR, et al: Polycystic ovarian disease: Sonographic spectrum. Radiology 1984;150:531-534.
57. Dolz M, Newton GO, Blanes J, et al: Polycystic ovarian syndrome: Assessment with color Doppler angiography and three-dimensional sonography. J Ultrasound Med 1999;18:303-313.
58. Lee AR, Kim KH, Lee BH, et al: Massive edema of the ovary: Imaging findings. AJR 1993;161:343-344.
59. Roth LM, Deaton RL, Sternberg WH: Massive edema of the ovary. Am J Surg Pathol 1979;3:11-21.
60. Sisler CL, Siegel MJ: Ovarian teratomas: A comparison of sonographic appearance in prepubertal and postpubertal girls. AJR 1990;154:139-141.
61. Patel MD, Feldstein VA, Lipson SD, et al: Cystic teratomas of the ovary: Diagnostic value of sonography. AJR 1998;171:1060-1065.
62. Sherman NH, Rosenberg HK: Pediatric pelvic sonography. In Fisher MR, Kricun ME (eds): Imaging of the Pelvis. Rockville, Md, Aspen, 1989.
63. Bickers GH, Seibert JJ, Anderson JC, et al: Sonography of ovarian involvement in childhood acute lymphocytic leukemia. AJR 1981;137:399-401.
64. Fleischer AC, Rodgers WH, Kepple DM, et al: Color Doppler sonography of benign and malignant ovarian masses. Radiographics 1992;12:879-885.
65. Carter J, Saltzman A, Hartenbach E, et al: Flow characteristics in benign and malignant gynecologic tumor using transvaginal color flow Doppler. Obstet Gynecol 1994;83:125-130.

Útero e Vagina
66. Rosenberg HK, Sherman NH, Tarry WF, et al: Mayer-Rokitansky-Küster-Hauser syndrome: Ultrasound aid to diagnosis. Radiology 1986;161:815-819.
67. Blask ARN, Sanders RC, Rock JA: Obstructed uterovaginal anomalies: Demonstration with sonography. Part I: Neonates and Infants. Radiology 1991;179:79-83.
68. Blask ARN, Sanders RC, Rock JA: Obstructed uterovaginal anomalies: Demonstration with sonography. Part II. Teenagers. Radiology 1991;179:84-88.
69. Wilson SR, Beecham CT, Carrington ER (eds): Obstetrics and Gynecology, 8th ed. St. Louis, CV Mosby, 1987.
70. Brody JM, Koelliker KL, Frishman GN: Unicornuate uterus: Imaging appearance, associated anomalies, and clinical implications. AJR 1998;171:1341-1347.
71. Scanlan KA, Pozniak MA, Fagerhom M, et al: Value of transperineal sonography in the assessment of vaginal atresia. AJR 1990;54:545-548.
72. Fisher MR, Kricun ME (eds): Imaging of the Pelvis. Gaithersburg, Md, Aspen, 1989.
73. Meglin AJ, Balotin RJ, Belinek JS, et al: Cloacal exstrophy: Radiologic findings in 13 patients. AJR 1990;155:1267-1272.
74. Hu MX, Methratta S: An unusual case of neonatal peritoneal calcifications associated with hydrometrocolpos. Pediatr Radiol 2001;31:742-744.
75. Andrassy RJ, Wiener ES, Raney RB, et al: Progress in the surgical management of vaginal rhabdomyosarcoma: A 25-year review from the Intergroup Rhabdomyosarcoma Study Group. J Pediatr Surg 1999;34:731-734.
76. Zinn HL, Cohen HL, Zinn DL: Ultrasonographic diagnosis of ectopic pregnancy: Importance of transabdominal imaging. J Ultrasound Med 1997;16:603-607.
77. Wherry KL, Dubinsky TJ, Waitches GM, et al: Low-resistance endometrial arterial flow in the exclusion of ectopic pregnancy revisited. J Ultrasound Med 2001;20:335-342.
78. Bulas DI, Ahlstrom PA, Sivit CJ, et al: Pelvic inflammatory disease in the adolescent: Comparison of transabdominal and transvaginal sonographic evaluation. Radiology 1992;183:435-439.
79. Quillin SP, Siegel MJ: Transabdominal color Doppler sonography of the painful adolescent ovary. J Ultrasound Med 1994;13:549-555.
80. Schoenfeld A, Fisch B, Cohen M, et al: Ultrasound findings in perihepatitis associated with pelvic inflammatory disease. J Clin Ultrasound 1992;20:339-342.
81. Dinerman LM, Elfenbein DS, Cumming WA: Clinical Fitz-Hugh-Curtis syndrome in an adolescent: Ultrasonographic findings. Clin Pediatr 1990;9:532-535.
82. Caspi B, Zalel Y, Katz Z, et al: The role of sonography in the detection of vaginal foreign bodies in young girls: The bladder indentation sign. Pediatr Radiol 1995;25(Suppl 1):S60-S61.

Anormalidades Endócrinas
83. Goske MJ, Emmens RW, Rabinowitz R: Inguinal ovaries in children demonstrated by high resolution real-time ultrasound. Radiology 1984;151:635-636.
84. Haber HP, Ranke MB: Pelvic sonography in Turner Syndrome: Standards for uterine and ovarian volume. J Ultrasound Med 1999;18:271-276.
85. Haber HP, Wollmann HA, Ranke MB: Pelvic sonography: Early differentiation between isolated premature thelarche and central precocious puberty. Eur J Pediatr 1995;154:182-186.
86. Ambrosino MM, Hernanz-Schulman M, et al: Monitoring of girls undergoing medical therapy for isosexual precocious puberty. J Ultrasound Med 1994;13:501-508.
87. Jensen AM, Brocks V, Holm K, et al: Central precocious puberty in girls: Internal genitalia before, during, and after treatment with long-acting gonadotropin-releasing hormone analogues. J Pediatr 1998;132:105-108.

Bolsa Escrotal

88. Daniel WA, Jr, Feinstein RA, Howard-Peebles P, et al: Testicular volumes of adolescents. J Pediatr 1982;101:1010-1012.
89. Atkinson GO, Patrick LE, Ball TI, Jr, et al: The normal and abnormal scrotum in children: Evaluation with color Doppler sonography. AJR 1992;158:613-617.
90. Patriquin HB, Yazbeck S, Trinh B, et al: Testicular torsion in infants and children: Diagnosis with Doppler sonography. Radiology 1993;188:781-785.
91. Fakhry J, Khoury A, Barakat K: The hypoechoic band: A normal finding on testicular sonography. AJR 1989;153:321-323.
92. Luker GD, Siegel MJ: Scrotal US in pediatric patients: Comparison of power and standard color Doppler US. Radiology 1996;198:381-385.

Anormalidades Congênitas

93. Paltiel HJ, Rupich RC, Babcock D: Natural changes in arterial impedance of the normal testis in boys: Doppler sonographic study. AJR 1994;163:1189-1193.
94. Barth RA, Shortliffe LD: Normal pediatric testis: Comparison of power Doppler and color Doppler US in the detection of blood flow. Radiology 1997;204:389-393.
95. Maghnie M, Vanzulli A, Paesano P, et al: The accuracy of magnetic resonance imaging and sonography compared with surgical findings in the localization of the undescended testis. Arch Pediatr Adolesc Med 1994;148:699-703.
96. Gong M, Geary ES, Shortliffe LM: Testicular torsion with contralateral vanishing testis. Urology 1996;48:306-307.
97. Finkelstein MS, Rosenberg HK, Snyder HM, et al: Ultrasound evaluation of the scrotum in pediatrics. Urology 1986;27:1-9.
98. Kogan S, Kadziselimovic F, Howards SS, et al: Pediatric Andrology. In Gillenwater JY, Grayback JT, Howards SS, et al (eds): Adult and Pediatric Urology, 3rd ed. St. Louis, Mosby, 1996, pp 2623-2674.
99. Eberenz W, Rosenberg HK, Moshang T, et al: True hermaphroditism: Sonographic demonstration of ovotestes. Radiology 1991;179:429-431.
100. Piotto L, LeQuesne GW, Gent R, et al: Congenital cystic dysplasia of the rete testis. Pediatr Radiol 2001;31:724-726.
101. Hamm B, Fobbe F, Loy V: Testicular cysts: Differentiation with US and clinical findings. Radiology 1988;168:19-23.
102. Weiss AJ, Kellman GM, Middleton WD, et al: Intratesticular varicocele: Sonographic findings in two patients. AJR 1992;158:1060-1063.
103. Pimpalwar A, Chowdhary S, Huskisson J, et al: Cysts of the ejaculatory system—a treatable cause of recurrent epididymo-orchitis in children. Eur J Pediatr Surg 2002;12:281-285.
104. Galejs LE, Kass EJ: Color Doppler ultrasound evaluation of the acute scrotum. Tech Urol 1998;4:182-184.
105. Friedman SC, Sheynkin YR: Acute scrotal symptoms due to perforated appendix in children: Case report and review of literature. Pediatr Emerg Care 1995;11:181-182.
106. Yang WT, Ku KW, Metreweli C: Case report: Neonatal adrenal haemorrhage presenting as an acute right scrotal swelling (haematoma): Value of ultrasound. Clin Radiol 1995;50:127-129.
107. Schroder CH, Rieu P, de Jong MC: Peritoneal laceration: A rare cause of scrotal edema in a 2-year-old boy. Adv Perit Dial 1993;9:329-330.
108. Simoneaux SF, Ball TI, Atkinson GO, Jr: Scrotal swelling: Unusual first presentation of Crohn's disease. Pediatr Radiol 1995;25:375-376.
109. Older RA, Watson LR: Ultrasound diagnosis of testicular torsion: Beware the swollen epididymis. J Urol 1997;157:1369-1370.
110. Kilkenny TE: Acute scrotum in an infant: Post-herniorrhaphy complication: Sonographic evaluation. Pediatr Radiol 1993;23:481-482.
111. Kadish HA, Bolte RG: A retrospective review of pediatric patients with epididymitis, testicular torsion, and torsion of the testicular appendages. Pediatrics 1998;102:73-76.
112. Gronski M, Hollman AS: The acute paediatric scrotum: The role of color Doppler ultrasound. Eur J Radiol 1998;26:183-193.
113. Hollman AS, Ingram S, Carachi R, et al: Color Doppler imaging of the acute paediatric scrotum. Pediatr Radiol 1993;23:83-87.
114. Brown SM, Casillas VJ, Montalvo BM, et al: Intrauterine spermatic cord torsion in the newborn: Sonographic and pathologic correlation. Radiology 1990;177:755-757.
115. Groisman GM, Nassrallah M, Bar-Maor JA: Bilateral intrauterine testicular torsion in a newborn. Br J Urol 1996;78:800-801.
116. Zinn A, Buckspan M, Beradinucci D, et al: Testicular torsion in neonates: Importance of power Doppler. J Ultrasound Med 1998;17:385-388.
117. Leape LL: Torsion of the testis. In Welch KJ, Randolph JG, Ravitch MM (eds): Pediatric Surgery. St. Louis, Mosby-Year Book, 1986.
118. Siegel MJ: The acute scrotum. Radiol Clin North Am 1997;35:959-976.
119. Koff SA: Does compensatory testicular enlargement predict monarchism? J Urol 1991;146:632-633.
120. Paltiel JH, Connolly LP, Atala A: Acute scrotal symptoms in boys with an indeterminate clinical presentation: Comparison of color Doppler sonography and scintigraphy. Radiology 1998;207:223-231.
121. Chen DC, Holder LE, Kaplan GN: Correlation of radionuclide imaging and diagnostic ultrasound in scrotal disease. J Nucl Med 1986;27:1774-1781.
122. Coley BD, Frush DP, Babcock DS, et al: Acute testicular torsion: Comparison of unenhanced and contrast-enhanced power Doppler US, color Doppler US, and radionuclide imaging. Radiology 1996;199:441-446.
123. Haynes BE, Haynes VE: Manipulative detorsion: Beware the twist that does not turn. J Urol 1987;137:118-119.
124. Erbay N, Brown SL, Spencer RP: Hydrocele mimicking testicular torsion on radionuclide and ultrasound studies. Clin Nucl Med 1997;22:570-571.
125. Nye PJ, Prati RC, Jr: Idiopathic hydrocele and absent testicular diastolic flow. J Clin Ultrasound 1997;25:43-46.
126. Horstman WG, Middleton WD, Melson GL: Scrotal inflammatory disease: Color Doppler US findings. Radiology 1991;179:55-59.
127. Jee WH, Choe BY, Byun JY, et al: Resistive index of the intrascrotal artery in scrotal inflammatory disease. Acta Radiol 1997;38:1026-1030.
128. Bukowski TP, Lewis AG, Reeves D, et al: Epididymitis in older boys: Dysfunctional voiding as an etiology. J Urol 1995;154:762-765.
129. Cohen HL, Shapiro MA, Haller JO, et al: Torsion of the testicular appendage: Sonographic diagnosis. J Ultrasound Med 1992;11:81-83.
130. Lewis AG, Bukowski TP, Jarvis PD, et al: Evaluation of acute scrotum in the emergency department. J Pediatr Surg 1995;30:277-282.
131. Strauss S, Faingold R, Manor H: Torsion of the testicular appendages: Sonographic appearance. J Ultrasound Med 1997;16:189-192; quiz 193-194.

132. Hesser U, Rosenborg M, Gierup J, et al: Grayscale sonography in torsion of the testicular appendages. Pediatr Radiol 1993;23:529-532.
133. Monga M, Scarpero HM, Ortenberg J: Metachronous bilateral torsion of the testicular appendices. Int J Urol 1999;6:589-591.
134. Black JA, Patel A: Sonography of the normal extratesticular space. AJR 1996;167:503-506.
135. Jeffrey RB, Laing FC, Hricak H, et al: Sonography of testicular trauma. AJR 1983;141:993-995.
136. Corrales JG, Corbel L, Cipolla B, et al: Accuracy of ultrasound diagnosis after blunt testicular trauma. J Urol 1993;150:1834-1836.
137. Herman TE, Shackelford GD, McAlister WH: Acute idiopathic scrotal edema: Role of scrotal sonography. J Ultrasound Med 1994;13:53-55.

Massas da Bolsa Escrotal

138. Grainger AJ, Hide IG, Elliott ST: The ultrasound appearances of scrotal oedema. Eur J Ultrasound 1998;8:33-37.
139. Ben-Sira L, Laor R: Severe scrotal pain in boys with Henoch-Schönlein purpura: Incidence and sonography. Pediatr Radiol 2000;30:125-128.
140. Sudakoff GS, Burke M, Rifkin MD: Ultrasonographic and color Doppler imaging of hemorrhagic epididymitis in Henoch-Schönlein purpura. J Ultrasound Med 1992;11:619-621
141. Begley MG, Shawker TH, Robertson CN, et al: Fournier gangrene: Diagnosis with scrotal US. Radiology 1988;169:387-389.
142. Castleberry RP, Cushing B, Perlman E, et al: Germ cell tumors. In Pizzo PA, Poplack DG (eds): Principles and Practice of Pediatric Oncology, 3rd ed. Philadelphia, Lippincott-Raven, 1997, pp 921-945.
143. Skoog SJ: Benign and malignant pediatric scrotal masses. Pediatr Clin North Am 1997;44:1229-1250.
144. Castleberry RP, Kelly DR, Joseph DB, et al: Gonadal and extragonadal germ cell tumors. In Fernback VT (ed): Clinical Pediatric Oncology, 4th ed. Chicago, Mosby-Year Book, 1991, pp 577-594.
145. Geraghty MJ, Lee FT, Jr, Bersten SA, et al: Sonography of testicular tumors and tumor-like conditions: A radiologic-pathologic correlation. Crit Rev Diagn Imaging 1998;39:1-63.
146. Liu P, Phillips MJ, Edwards VCA, et al: Sonographic findings of testicular teratoma with pathologic correlation. Pediatr Radiol 1992;22:99-101.
147. Worthy L, Miller EI, Chinn DH: Evaluation of extratesticular findings in scrotal neoplasms. J Ultrasound Med 1986;5:260-263.
148. Horowitz MB, Abiri MM: US case of the day: 1. Radiographics 1997;17:793-796.
149. Horstman WG, Melson GL, Middleton WD, et al: Testicular tumors: Findings with color Doppler US. Radiology 1992;185:733-737.
150. Liusiri A, Vogler C, Steinhardt, et al: Neonatal cystic testicular gonadoblastoma. J Ultrasound Med 1991;10:59-61.
151. Hertzberg BS, Mahoney BS, Bowie JO, et al: Sonography of an intratesticular lipoma. AJR 1985;4:619-621.
152. Seidenwurn D, Smathers RL, Kan P, et al: Intratesticular adrenal rests diagnosed by ultrasound. Radiology 1985;155:479-481.
153. Moghe PK, Brady AP: Ultrasound of testicular epidermoid cysts. Br J Radiol 1999;72:942-945.
154. Avila NA, Premkumar A, Merke DP: Testicular adrenal rest tissue in congenital adrenal hyperplasia: Comparison of MR imaging and sonographic findings. AJR 1999;172:1003-1006.
155. Avila NA, Shawker TS, Jones JV, et al: Testicular adrenal rest tissue in congenital adrenal hyperplasia: Serial sonographic and clinical findings. AJR 1999;172:1235-1238.
156. Walker BR, Skoog SJ, Winslow BH, et al: Testis sparing surgery for steroid unresponsive testicular tumors of the adrenogenital syndrome. J Urol 1997;157:1460-1463.
157. Mazzu D, Jeffrey RB, Ralls PW: Lymphoma and leukemia involving the testicles: Findings on grayscale and color Doppler sonography. AJR 1995;164:645-647.
158. Patriquin HB: Leukemic infiltration of the testis. In Siegel BA, Proto AV (eds): Pediatric Disease (fourth series) Test and Syllabus. Reston, Va, American College of Radiology, 1993, pp 667-688.
159. Luker GD, Siegel MJ: Pediatric testicular tumors: Evaluation with grayscale and color Doppler US. Radiology 1994;191:560-564.
160. Casola G, Scheible W, Leopold GR: Neuroblastoma metastatic to the testes: Ultrasonographic screening as an aid to clinical staging. Radiology 1984;151:475-476.
161. Koseoglu V, Akata D, Kutluk T, et al: Neuroblastoma with spermatic cord metastasis in a child: Sonographic findings. J Clin Ultrasound 1999;27:287-289.
162. McEniff N, Doherty F, Katz J, et al: Yolk sac tumor of the testis discovered on a routine annual sonogram in a boy with testicular microlithiasis. AJR 1995;164:971-972.
163. Valla JS: Testis-sparing surgery for benign testicular tumors in children. J Urol 2001;165:(Suppl 6):2280-2283.
164. Garcia CJ, Zuniga S, Rosenberg H, et al: Simple intratesticular cysts in children: Preoperative sonographic diagnosis and histological correlation. Pediatr Radiol 1999;29:851-855.
165. Altadonna V, Snyder HM, Rosenberg HK, et al: Simple cysts of the testis in children: Preoperative diagnosis by ultrasound and excision with testicular preservation. J Urol 1988;140:1505-1507.
166. Holloway BJ, Belcher HE, Letourneau JG, et al: Scrotal sonography: A valuable tool in the evaluation of complications following inguinal hernia. J Clin Ultrasound 1998;26:341-344.
167. Chung SE, Frush DP, Fordham LA: Sonographic appearances of extratesticular fluid and fluid-containing scrotal masses in infants and children: Clues to diagnosis. AJR 1999;173:741-745.
168. Miele V, Galluzzo M, Patti G, et al: Scrotal hematoma due to neonatal adrenal hemorrhage: The value of sonography in avoiding unnecessary surgery. Pediatr Radiol 1997;27:672-674.
169. Dierks PR, Moore PT: Scrotal lymphocele: A complication of renal transplant surgery. J Ultrasound Med 1986;4:91-92.
170. Niedzielski J, Paduch D, Raczynski P: Assessment of adolescent varicocele. Pediatr Surg Int 1997;12:410-413.
171. Wood A, Dewbury KC: Case report: Paratesticular rhabdomyosarcoma: Color Doppler appearances. Clin Radiol 1995;50:130-131.
172. Frates MC, Benson CB, DiSalvo DN, et al: Solid extratesticular masses evaluated with sonography: Pathologic correlation. Radiology 1997;204:43-46.
173. Zwanger-Mendelson S, Schneck EH, Doshi V: Burkitt lymphoma involving the epididymis and spermatic cord: Sonographic and CT findings. AJR 1989;153:85-86.
174. Choyke PL, Glenn GM, Wagner JP, et al: Epididymal cystadenomas in von Hippel-Lindau disease. Urology 1997;49:926-931.

175. Alaminos Mingorance M, Sachez-Lopez-Tello C, Castejon-Casado J, et al: Scrotal lymphangiomas in children. Urol Int 1998;61:181-182.
176. Cirillo RL, Jr, Coley BD, Binkovitz LA, et al: Sonographic findings in splenogonadal fusion. Pediatr Radiol 1999;29:73-75.
177. Mene M, Rosenberg HK, Ginsberg PC: Meconium periorchitis presenting as scrotal nodules in a five-year-old boy. J Ultrasound Med 1994;13:491-494.
178. Backus ML, Mack LA, Middleton WD, et al: Testicular microlithiasis: Imaging appearances and pathologic correlation. Radiology 1994;192:781-785.

Trato Gastrointestinal
179. Miller JH, Kemberling CR: Ultrasound of the pediatric gastrointestinal tract. Semin US CT MR 1987;8:349-365.
180. Carroll BA: Ultrasound of the gastrointestinal tract. Radiology 1989;172:605-608.
181. Barki Y, Bar-Ziv J: Meconium ileus: Ultrasonic diagnosis of intraluminal inspissated meconium. J Clin Ultrasound 1985;13:509-512.
182. Schuster SR, Teele RL: An analysis of ultrasound scanning as a guide in determination of high or low imperforate anus. J Pediatr Surg 1979;14:798-800.
183. Jaramillo D, Lebowitz RL, Hendren WH: The cloacal malformation: Radiological findings and imaging recommendations. Radiology 1990;177:441-448.
184. Puylaert JB, van der Vant FM, Rijke AM: Sonography and the acute abdomen: Practical considerations. AJR 1997;168:179-186.
185. Puylaert JB: Acute appendicitis: Ultrasound evaluation using graded compression. Radiology 1986;158:355-360.
186. Rosenberg HK, Goldberg BB: Pediatric radiology: Sonography. In Margulis AR, Burhenne HJ (eds): Alimentary Tract Radiology, 4th ed. St Louis, Mosby, 1989, pp 1831-1857.
187. Jeffrey RB, Laing FC, Townsend RR: Acute appendicitis: Sonographic criteria based on 250 cases. Radiology 1988;167:327-329.
188. Borushok KF, Jeffrey RB, Laing FC, et al: Sonographic diagnosis of perforation in patients with acute appendicitis. AJR 1990;154:275-278.
189. Baker DE, Silver TM, Coran AG, et al: Post-appendectomy fluid collections in children: Incidence, nature, and evaluation using ultrasound. Radiology 1986;161:341-344.
190. Quillin SP, Siegel MJ: Appendicitis: Efficacy of color Doppler sonography. Radiology 1994;191:557-560.
191. Quillin SP, Siegel MJ: Diagnosis of appendiceal abscess in children with acute appendicitis: Value of color Doppler sonography. AJR 1995;164:1251-1254.
192. Dinkel E, Dittrich M, Peters H, et al: Real-time ultrasound in Crohn's disease: Characteristic features and clinical implications. Pediatr Radiol 1986;16:8-12.
193. Puylaert JB: Mesenteric adenitis and acute terminal ileitis: Ultrasound evaluation using graded compression. Radiology 1986;161:691-695.

Massas Pré-sacrais
194. Rescorla FJ, Sawin RS, Coran AG, et al: Long-term outcome for infants and children with sacrococcygeal teratoma: A report from the Children's Cancer Group. J Pediatr Surg 1998;33:171-176.
195. Miller JH, Sato JK: Adrenal origin tumors. In Miller JH (ed): Imaging in Pediatric Oncology. Baltimore, Williams and Wilkins, 1985, pp 305-340.
196. Kangarloo H, Fine RN: Sonographic evaluation of children with urinary retention caused by an extragonadal pelvic mass. Int J Pediatr Nephrol 1985;6:137-142.
197. Neifeld JP, Godwin D, Berg JW, et al: Prognostic features of pediatric soft-tissue sarcomas. J Surg 1985;98:93-97.

ULTRA-SONOGRAFIA MÚSCULO-ESQUELÉTICA PEDIÁTRICA

Leslie E. Grissom / H. Theodore Harcke

SUMÁRIO DO CAPÍTULO

ULTRA-SONOGRAFIA DO QUADRIL
LUXAÇÃO E DISPLASIA DE DESENVOLVIMENTO DO QUADRIL
  Visão Clínica Geral
  Desenvolvimento da Ultra-sonografia do Quadril
    Ultra-sonográfica Dinâmica Técnica: Anatomia Normal e Patológica
    Fatores Técnicos
    Incidência Coronal/Neutra
    Incidência Coronal/Flexão
    Incidência Transversa/Flexão
    Incidência Transversa/Neutra

TÉCNICAS ALTERNATIVAS: INCIDÊNCIAS ANTERIORES
  Aplicações Clínicas e Experiência
    Avaliação do Lactente em Risco
    Avaliação Durante o Tratamento
    Programa de Rastreamento
DERRAME ARTICULAR DO QUADRIL
  Visão Clínica Geral
  Técnica Ultra-sonográfica e Anatomia

Aplicações Clínicas e Experiência
OUTRAS APLICAÇÕES DA ULTRA-SONOGRAFIA MÚSCULO-ESQUELÉTICA PEDIÁTRICA
INFLAMAÇÃO
  Infecção
  Inflamação Não-infecciosa
TRAUMA
ANORMALIDADES CONGÊNITAS

A ultra-sonografia (USG) tem sido amplamente utilizada no diagnóstico e tratamento da displasia de desenvolvimento do quadril (DDQ), mas foram desenvolvidas muitas outras aplicações para a USG do sistema músculo-esquelético pediátrico. A ultra-sonografia é adequada para a avaliação do esqueleto imaturo e dos tecidos moles associados por causa da visibilização da cartilagem encontrada em grandes quantidades nos ossos em desenvolvimento e por causa da ausência de radiação ionizante. Outras vantagens incluem a possibilidade de realizar avaliações dinâmicas e examinar crianças sem a necessidade de sedação. Com algumas aplicações, por exemplo, a DDQ, a USG substituiu outros exames radiológicos; entretanto, em outros casos, a USG complementa a radiografia, para que em conjunto se chegue a um diagnóstico. Neste capítulo iremos rever o uso da ultra-sonografia na DDQ e também discutir brevemente seu uso em outras condições músculo-esqueléticas infantis, incluindo as anormalidades congênitas, inflamatórias e traumáticas. A coluna é descrita em outros capítulos deste livro.

ULTRA-SONOGRAFIA DO QUADRIL

O uso da ultra-sonografia para avaliar o quadril obteve uma ampla aceitação e é o foco primário deste capítulo. Existem dois exemplos específicos na pediatria nos quais a USG do quadril oferece claras vantagens em relação às outras técnicas de imagens. O primeiro, a luxação desenvolvimentar e/ou DDQ, no passado chamada de luxação congênita do quadril, é um problema que se manifesta durante o primeiro ano de vida. Nesta idade, a cabeça femoral e o acetábulo consistem em componentes cartilaginosos que são claramente identificados pela ultra-sonografia. A USG em tempo real torna possível a avaliação do quadril em múltiplos planos, tanto em repouso como em movimento. A ultra-sonografia pode substituir os estudos radiológicos, reduzindo a exposição à radiação sobre o jovem lactente. O segundo, a dor no quadril, é um sintoma comum durante toda a vida pediátrica, que pode ser causado por diversas condições inflamatórias e traumáticas. No início de seu curso, os achados radiológicos estão ausentes ou estão limitados a sutis alterações dos tecidos moles. A presença de líquido na articulação do quadril é um importante achado ultra-sonográfico que pode levar a uma aspiração diagnóstica.

LUXAÇÃO E DISPLASIA DE DESENVOLVIMENTO DO QUADRIL

Visão Clínica Geral

A detecção precoce de uma anormalidade em um lactente é a chave para o tratamento bem-sucedido. Se o tratamento for iniciado numa idade precoce, a maioria das seqüelas que ocorrem quando a DDQ não é diagnosticada até que a criança comece a deambular poderá ser prevenida. Os programas de rastreamento clínicos já foram instituídos, e os pediatras são orientados para avaliar os quadris como parte do exame físico do recém-nascido. Historicamente, os lactentes com exames clínicos anormais eram encaminhados para exames radiológicos. Atualmente, a ultra-sonografia proporciona uma técnica alternativa que está sendo utilizada com freqüência cada vez maior.

A incidência da DDQ varia em todo o mundo. Na população branca, a luxação ocorre em 1,5 a 1,7 criança por 1.000 nascidos vivos.[1,2] Quando graus menores de anormalidade são incluídos, como a subluxação, cerca de dez lactentes por 1.000 nascidos vivos podem demonstrar alguma característica do distúrbio.[3]

A causa da DDQ é multifatorial, com fatores mecânicos e fisiológicos desempenhando papéis. A interação materno-fetal influencia o desenvolvimento de problemas no quadril em ambos os casos. Os estrogênios maternos e os hormônios que afetam o relaxamento pélvico imediatamente antes do parto podem levar a uma frouxidão temporária da cápsula do quadril no período perinatal. A maioria dos fetos está exposta a forças extrínsecas nas semanas finais da gestação por causa de seu tamanho cada vez maior e pela diminuição do volume de líquido amniótico. Teoricamente, estas forças, apesar de suaves, podem levar a uma deformação se forem aplicadas de modo persistente.[4] Observa-se uma incidência elevada de DDQ em crianças com uma história familiar positiva de DDQ, nos primogênitos, e na gestação associada a oligoidrâmnio. As crianças nascidas em apresentação pélvica, com deformidades no crânio, torcicolo congênito e deformidades nos pés também apresentam risco elevado para DDQ (Tabela 61-1).[5]

TABELA 61-1. FATORES DE RISCO PARA DDQ

História familiar de DDQ
Primogênitos
Oligoidrâmnio
Parto em apresentação pélvica
Deformidades cranianas
Torcicolo congênito
Deformidades do pé

Considera-se que o mecanismo de uma luxação típica seja uma migração gradual da cabeça femoral de sua posição no acetábulo por causa de uma cápsula articular frouxa e elástica. No período neonatal, a cabeça geralmente luxa para uma posição lateral e póstero-superior em relação ao acetábulo. A cabeça femoral luxada geralmente pode ser reduzida, e os componentes articulares tipicamente não apresentam deformidades significativas. Quando a luxação não é reconhecida no início da infância, os músculos se enrijecem e limitam os movimentos. O acetábulo se torna displásico por não ser estimulado pela cabeça femoral. As estruturas ligamentares se distendem, e tecido fibroadiposo passa a ocupar o acetábulo. Conseqüentemente, torna-se impossível o retorno da cabeça femoral ao acetábulo por meio de uma manipulação simples; um pseudo-acetábulo pode se formar no local em que a cabeça femoral se apóia súpero-lateralmente.

Existem evidências de displasia acetabular familiar,[6] apesar de esta não ser considerada uma causa na maioria dos casos. Outra forma de luxação e displasia do quadril é a luxação teratológica que ocorre no início da vida fetal. Nestes casos, a criança exibe alterações adaptativas avançadas na pelve e na cabeça femoral. Os achados clínicos e radiográficos são mais óbvios, e esta forma incomum de luxação do quadril apresenta um prognóstico ruim.[7]

Desenvolvimento da Ultra-sonografia do Quadril

Graf, um cirurgião ortopédico austríaco,[8] utilizou a ultra-sonografia do quadril de forma aprofundada pela primeira vez. Ele usou uma unidade com modo B e um braço articulado e desenvolveu uma técnica de avaliação baseada em uma imagem coronal do quadril. As imagens eram feitas a partir de uma abordagem lateral com o fêmur em sua posição anatômica. Seu método estabeleceu a capacidade de distinção ultra-sonográfica da cartilagem, osso e estruturas de partes moles que compõem a articulação do quadril imatura.

Com os equipamentos ultra-sonográficos em tempo real, os operadores[9,10] experimentaram diferentes incidências, e este fato levou ao desenvolvimento de uma abordagem alternativa para a ultra-sonografia do quadril: a que enfatiza a avaliação dinâmica do quadril em múltiplas posições. Apesar de duas filosofias básicas, morfológica e dinâmica, terem sido desenvolvidas, é reconhecido que os dois métodos, de fato, possuem características em comum. As duas abordagens reconhecem a necessidade de estabelecimento de marcos anatômicos críticos no fêmur e acetábulo. A técnica dinâmica, além de destacar as relações posicionais e a estabilidade, inclui uma avaliação limitada dos marcos acetabulares mais importantes.[11] A abordagem morfológica descreve uma avaliação dinâmica limitada.[12] Nos últimos anos, os principais defensores das duas técnicas propuseram um exame padrão mínimo que utiliza elementos das duas técnicas.

Técnica Ultra-sonográfica Dinâmica: Anatomia Normal e Patológica

Fatores Técnicos. Os exames ultra-sonográficos atualmente são realizados com transdutores lineares em tempo real. Apesar de os transdutores setoriais inicialmente terem sido utilizados com sucesso,[13] a preferência atual é pela configuração linear para obter um campo de visão mais amplo. Deve ser utilizado o transdutor de freqüência mais alta que produza uma penetração adequada dos tecidos moles na profundidade necessária. Para crianças de até três meses de idade, o transdutor de 7,5 MHz é adequado. Um transdutor de 5 MHz geralmente é necessário entre os 3 e 7 meses de idade. Com os avanços no projeto do transdutor, os transdutores com foco eletrônico de 5 MHz oferecidos por alguns fabricantes se mostraram adequados para a realização de imagens do recém-nascido e de crianças mais velhas. Em raras ocasiões se utiliza o transdutor de 3 MHz para avaliar um bebê grande ou para aumentar o campo de visão e incluir uma maior parte da anatomia ilíaca e femoral.

Todas as imagens são feitas a partir da face lateral ou póstero-lateral do quadril, movendo-se o quadril da posição neutra em repouso para a posição de flexão. Com o quadril flexionado, o fêmur é movido da abdução para a adução, com incidências de estresse sendo realizadas na posição de flexão. Um aspecto da USG do quadril que é relevante para os exames dinâmicos é a mudança do transdutor entre as mãos do examinador quando os quadris direito e esquerdo são examinados. A criança é posicionada em decúbito dorsal com os pés na direção do examinador. Quando se examina o quadril esquerdo, o examinador segura a perna esquerda da criança com sua mão esquerda, e o transdutor é seguro com a mão direita. Durante o exame do quadril direito, recomendamos que o examinador segure o transdutor com a mão esquerda e manipule a perna da criança com a mão direita. Apesar de os examinadores inicialmente acharem estas recomendações estranhas, a ambidestria é facilmente adquirida. Acreditamos que esta técnica torna possível a realização das manobras de estresse de modo mais confiável, mantendo os planos de interesse.

Para obter um exame satisfatório, a criança deve estar relaxada. As crianças devem ser alimentadas antes ou durante o exame. Brinquedos e outros objetos para atrair a atenção da criança são úteis e podem ser utilizados durante a realização da USG. Um dos pais pode segurar os braços ou a cabeça da criança, podendo conversar com ela. Não existe necessidade de sedação. A parte superior do corpo pode permanecer coberta. Nossa prática padrão deixa a criança com fraldas e expõe somente o quadril do lado que está sendo examinado (altamente recomendado para meninos).

Para fins de uma melhor compreensão, a anatomia é considerada em quatro incidências diferentes. Nossa prática de rotina registra imagens permanentes em cada uma destas incidências. Isto padroniza o exame e, na nossa instituição, cria uma diretriz para o técnico que realiza a avaliação inicial. Na descrição das quatro incidências, utilizamos uma combinação de duas palavras que indicam o plano do transdutor em relação ao corpo (transverso ou coronal) e a posição dos quadris (neutra ou em flexão).

O objetivo da avaliação dinâmica do quadril é determinar a posição e a estabilidade da cabeça femoral, bem como o desenvolvimento do acetábulo. Com o quadril posicionado normalmente, a cabeça femoral está situada de forma congruente dentro do acetábulo. Um desvio leve, como quando a cabeça faz contato parcial com o acetábulo ou está luxada mas parcialmente coberta, é denominado **subluxação**. O quadril **luxado** não apresenta contato ou cobertura pelo acetábulo. Uma mudança de posição do fêmur pode alterar a relação entre a cabeça femoral e o acetábulo. É possível que um quadril subluxado em posição neutra ou de repouso seja reduzido espontaneamente com a flexão e abdução. Este é, de fato, o princípio do tratamento.

A estabilidade do quadril é determinada através do movimento e da aplicação de estresse. As manobras de estresse são contrapartes radiológicas das manobras clínicas de Barlow e Ortolani, que são as bases para a detecção clínica de uma anormalidade do quadril. O **teste de Barlow** determina se o quadril pode ser luxado. O quadril é fletido, e a coxa é colocada na posição de adução. Uma suave pressão na direção posterior pode demonstrar instabilidade por fazer a cabeça se mover para fora do acetábulo.[1] O **teste de Ortolani** determina o oposto, se o quadril luxado pode ser reduzido. Conforme é flexionado, o quadril luxado é abduzido até chegar a uma posição de pernas de sapo, com o examinador sentindo uma vibração ou um clique que ocorre quando a cabeça femoral retorna ao acetábulo.[7] Durante a USG dinâmica do quadril, as manobras de estresse são realizadas de uma forma análoga às manobras clínicas de Barlow e Ortolani. O **quadril normal** sempre está assentado em repouso, com o movimento e durante a aplicação de estresse. O **quadril frouxo** está posicionado normalmente em repouso e demonstra um movimento anormal com o estresse. Entretanto, ele invariavelmente deve permanecer dentro dos confins do acetábulo. O **quadril subluxável** está deslocado lateralmente em repouso e é frouxo, mas não é luxável. Quando o quadril é capaz de ser empurrado para fora da articulação, ele é considerado luxável. Um **quadril luxado** pode retornar ao acetábulo com tração e abdução. Este quadril deve ser distinguido da forma mais grave de DDQ, na qual a cabeça femoral está luxada e não pode ser reduzida.

Ao nascimento, a região proximal do fêmur e grande parte do acetábulo são compostas por cartilagem. No exame ultra-sonográfico, a cartilagem é hipoecóica em relação às partes moles, sendo mais fácil sua distinção. Alguns ecos especulares dispersos podem ser visibilizados dentro da cartilagem quando se utilizam transdutores de alta freqüência e os ajustes ideais da técnica são feitos. O **acetábulo** é composto tanto por osso como por cartilagem. Ao nascimento, os centros de ossificação no ilíaco, ísquio e púbis estão separados pela cartilagem trirradiada que possui uma configuração em Y. Um bordo acetabular cartilaginoso (o *labrum*) se estende para fora do acetábulo para formar a cúpula que contém a cabeça femoral. A maior parte da cartilagem articular possui uma ecogenicidade similar à da cabeça femoral. Ainda é possível determinar a linha articular que distingue o acetábulo cartilaginoso da cabeça femoral, através da simples rotação do fêmur. O movimento mais pronunciado do quadril em geral cria ecos dentro do espaço articular, provavelmente como resultado da formação de microbolhas. Na margem lateral do *labrum*, a cartilagem hialina se modifica para fibrocartilagem, e esta demonstra uma ecogenicidade elevada. A **cápsula do quadril ecogênica**, que é composta de tecido fibroso, limita lateralmente a cabeça femoral. Os componentes ósseos do quadril refletem todo o feixe de som a partir de sua superfície. Isto cria uma aparência linear ou curvilinear brilhante, indicando o contorno das superfícies ósseas neste plano.

Radiograficamente, o centro de ossificação da cabeça femoral é reconhecido entre o segundo e o oitavo meses de vida. Ele é visto tipicamente mais cedo em crianças do sexo feminino do que nas do sexo masculino, havendo uma ampla variação normal para o momento do aparecimento. Apesar de existir certa assimetria normal entre o quadril direito e o esquerdo tanto no momento do aparecimento como no tamanho, o aparecimento e o desenvolvimento retardados estão associados à DDQ. Os cortes ultra-sonográficos do quadril refletem o desenvolvimento do centro de ossificação e podem ser utilizados para documentar o centro em desenvolvimento.[14] É possível encontrar o centro de ossificação através da ultra-sonografia várias semanas antes de ele ser visível radiologicamente. Inicialmente, uma confluência de vasos sangüíneos produz ecos aumentados dentro da cartilagem. Este sinal precede a real ossificação. Conforme a ossificação se inicia, o conteúdo de cálcio é insuficiente para produzir uma densidade radiográfica visível; entretanto, as ondas sonoras são refletidas. Com a maturação, o tamanho do centro de ossificação aumenta. No início do desenvolvimento, os ecos oriundos do centro têm uma aparência mais linear, enquanto que mais para o final do primeiro ano de vida, No início do desenvolvimento, os ecos oriundos do centro têm uma aparência mais linear, enquanto que mais para o final do primeiro ano de vida, o crescimento, em tamanho, resulta em uma margem curvilínea. Quando a criança normal se aproxima de 1 ano de idade, o tamanho do centro de ossificação impede a determinação precisa dos marcos anatômicos mediais do acetábulo. Acreditamos que a ultra-sonografia do quadril seja prática somente até um ano de idade, a menos que haja um retardo do centro de ossificação da cabeça femoral. A presença e o tamanho do núcleo de ossificação podem ser avaliados em todas as quatro incidências descritas a seguir.

Incidência Coronal/Neutra. Esta incidência, que forma a base para a técnica morfológica, é realizada a partir da face lateral da articulação com o plano do feixe de ultra-som orientado coronalmente em relação à articulação do quadril. O fêmur é mantido com uma quantidade fisiológica de flexão. Graf recomenda o uso de um equipamento especial que permite que a criança seja mantida em uma posição de decúbito lateral enquanto o quadril é examinado, mas a incidência também pode ser realizada com o paciente em decúbito dorsal (Fig. 61-1A).[15] Um transdutor linear de tempo real de 5 ou 7,5 MHz é colocado na face lateral do quadril, e a articulação é varrida até que um plano de corte padrão seja obtido (Fig. 61-1A a C). O plano deve demonstrar precisamente a porção média do acetábulo com a linha ilíaca reta superiormente e a ponta inferior do osso ilíaco vista medialmente dentro do acetábulo. A ponta ecogênica do *labrum* também deve ser visibilizada. Os ângulos alfa e beta, se mensurados, relacionam pontos fixos nos componentes cartilagi-

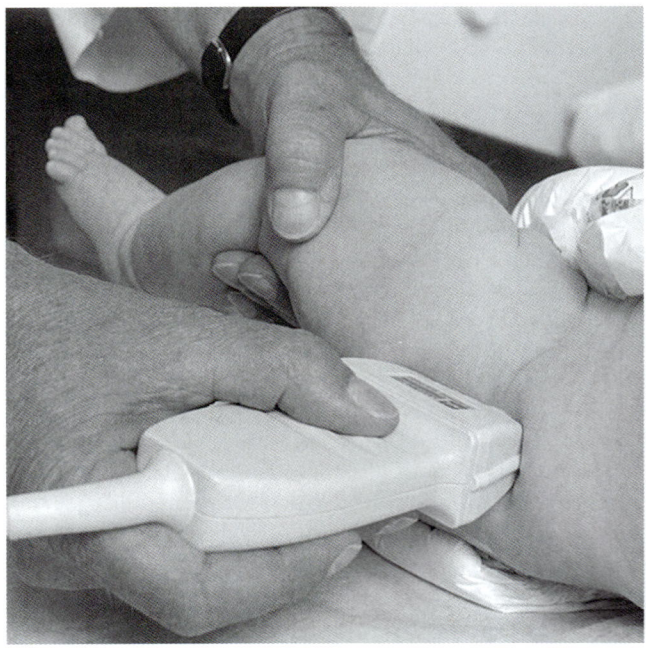
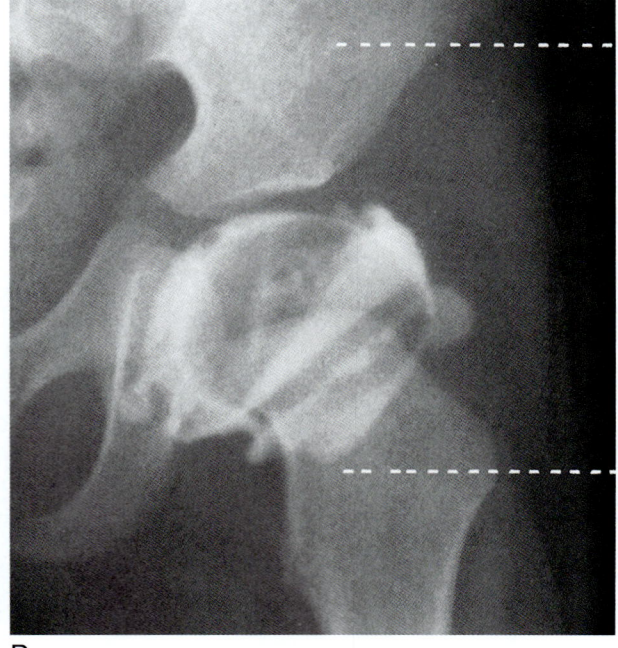

FIGURA 61-1. Incidência coronal/neutra. A, O transdutor está orientado no plano coronal em relação ao quadril. O fêmur está em posição fisiológica neutra para o lactente (leve flexão do quadril). **B,** Área do exame (*linhas pontilhadas*) na artrografia. *Continua*

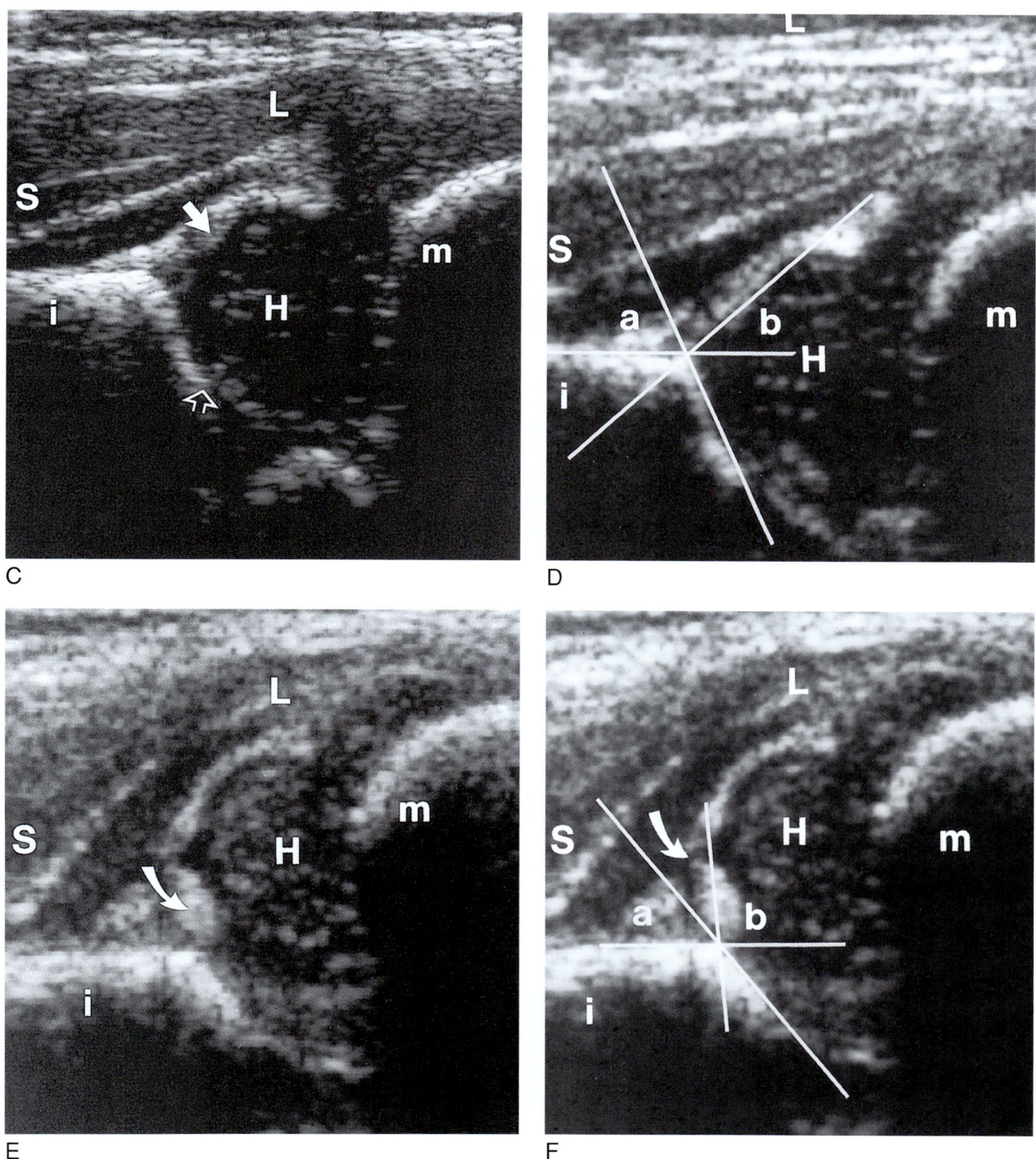

FIGURA 61-1. cont. Incidência coronal/neutra. C, Corte ultra-sonográfico do quadril normal demonstra uma cabeça femoral sonolucente repousando de encontro ao acetábulo ósseo. Observar: A ponta fibrocartilaginosa do *labrum* (*seta sólida*) e a junção do ílio ósseo e a cartilagem trirradiada (*seta aberta*). **D,** Corte ultra-sonográfico normal do quadril com os ângulos alfa, a, e beta, b, utilizados na mensuração. **E,** Corte ultra-sonográfico de um quadril luxado demonstra o deslocamento lateral da cabeça femoral com deformidade do *labrum* (*seta curva*). **F,** Corte ultra-sonográfico do quadril luxado com ângulos alfa e beta anormais. H, Cabeça femoral; i, linha ilíaca; L, lateral; m, metáfise femoral; S, superior.

nosos e ósseos do acetábulo (Fig. 61-1D)[15]; o plano exato deve ser obtido para que as mensurações sejam confiáveis. Pode ser observada uma semelhança entre o aspecto do acetábulo nesta incidência e na incidência coronal/flexão (Fig. 61-2C). A diferença se baseia no fato de que a diáfise óssea (metáfise) do colo femoral é visibilizada abaixo da cabeça femoral na incidência coronal/neutra. Na incidência coronal/flexão, a diáfise femoral não está no plano do exame porque o fêmur está fletido. Um teste de estabilidade pode ser realizado nesta incidência através de tração e destração suaves do membro inferior da criança. Esta manobra ajuda a verificar a deformidade do acetábulo e a identificar o movimento craniodorsal da cabeça femoral sob pressão. Uma outra adaptação desta técnica foi proposta por Zieger et al., que defenderam a flexão e adução do quadril para identificar o deslocamento lateral quando a instabilidade está presente.[16]

Na incidência coronal/neutra normal, a cabeça femoral está posicionada de encontro ao acetábulo ósseo. O teto acetabular apresenta uma configuração côncava e cobre pelo menos a metade da cabeça femoral. A cartilagem do teto acetabular é hipoecóica, se estendendo lateralmente ao lábio acetabular, terminando no *labrum*, que é composto por fibrocartilagem e é ecogênico (Fig. 61-1C). Quando o quadril se torna subluxado ou luxado, a cabeça femoral migra gradualmente em direção lateral e superior diminuindo progressivamente a cobertura da cabeça femoral (Fig. 61-1E). Na displasia do quadril, o teto acetabular é irregular e angulado, o *labrum* apresenta uma deflexão superior e se torna ecogênico e espessado. Quando o quadril está em franca luxação, o *labrum* pode estar deformado. Tecidos moles ecogênicos estão interpostos entre a cabeça femoral e o acetábulo ósseo. Uma combinação de *labrum* deformado e tecido fibroadiposo (pulvinar) (Fig. 61-1E) impede que o quadril seja reduzido.

O acetábulo pode ser avaliado visualmente ou através dos **ângulos alfa e beta** (Fig. 61-1F), observando-se a profundidade e a angulação do teto acetabular, bem como a aparência do *labrum*. Esta observação pode ser feita tanto na incidência coronal/neutra como na incidência coronal/flexão e descrita verbalmente. Em um estudo prévio, nós correlacionamos a cobertura da cabeça femoral pelo acetábulo ósseo com medidas do ângulo acetabular.[17] Este dado demonstrou que as medidas radiológicas normais sempre apresentavam uma cobertura femoral superior a 58%, e que as medidas radiológicas claramente anormais apresentavam uma cobertura inferior a 33%. Esta informação tem uso limitado porque existe um grupo significativo de valores intermediários para os quais as medidas ultra-sonográficas e radiológicas não se correlacionam. Nós também temos observado casos nos quais a USG demonstrou um acetábulo mais bem desenvolvido do que o da radiografia, e, em um caso, nós observamos um acetábulo que parecia mais bem desenvolvido radiologicamente do que na USG.[28]

A classificação das articulações de quadril também pode se basear na **mensuração dos ângulos alfa e beta** (Fig. 61-1D e F). O ângulo alfa mede a inclinação do bordo acetabular ósseo posterior e superior em relação à margem lateral do osso ilíaco (linha basal). O ângulo beta é formado pela linha basal do osso ilíaco e a inclinação do teto acetabular cartilaginoso anterior, para o qual a ponta do *labrum* é um marco anatô-

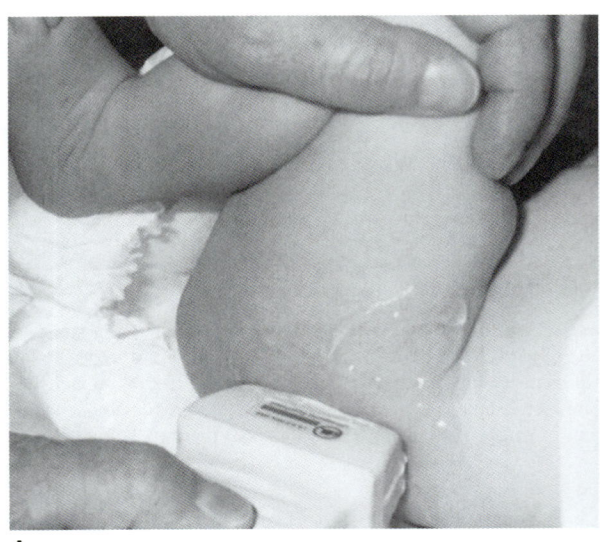 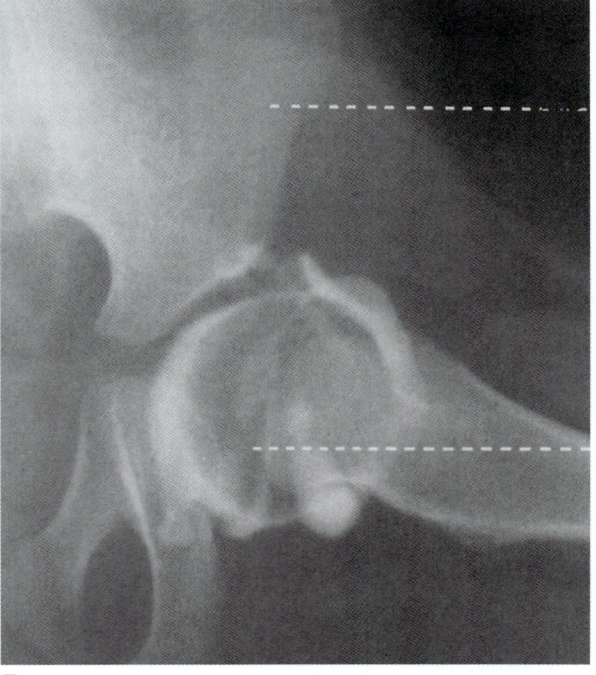

FIGURA 61-2. Incidência coronal/flexão. A, O transdutor está orientado em um plano coronal ao fêmur em flexão. **B,** Área do exame (*linhas pontilhadas*) na artrografia.

Continua

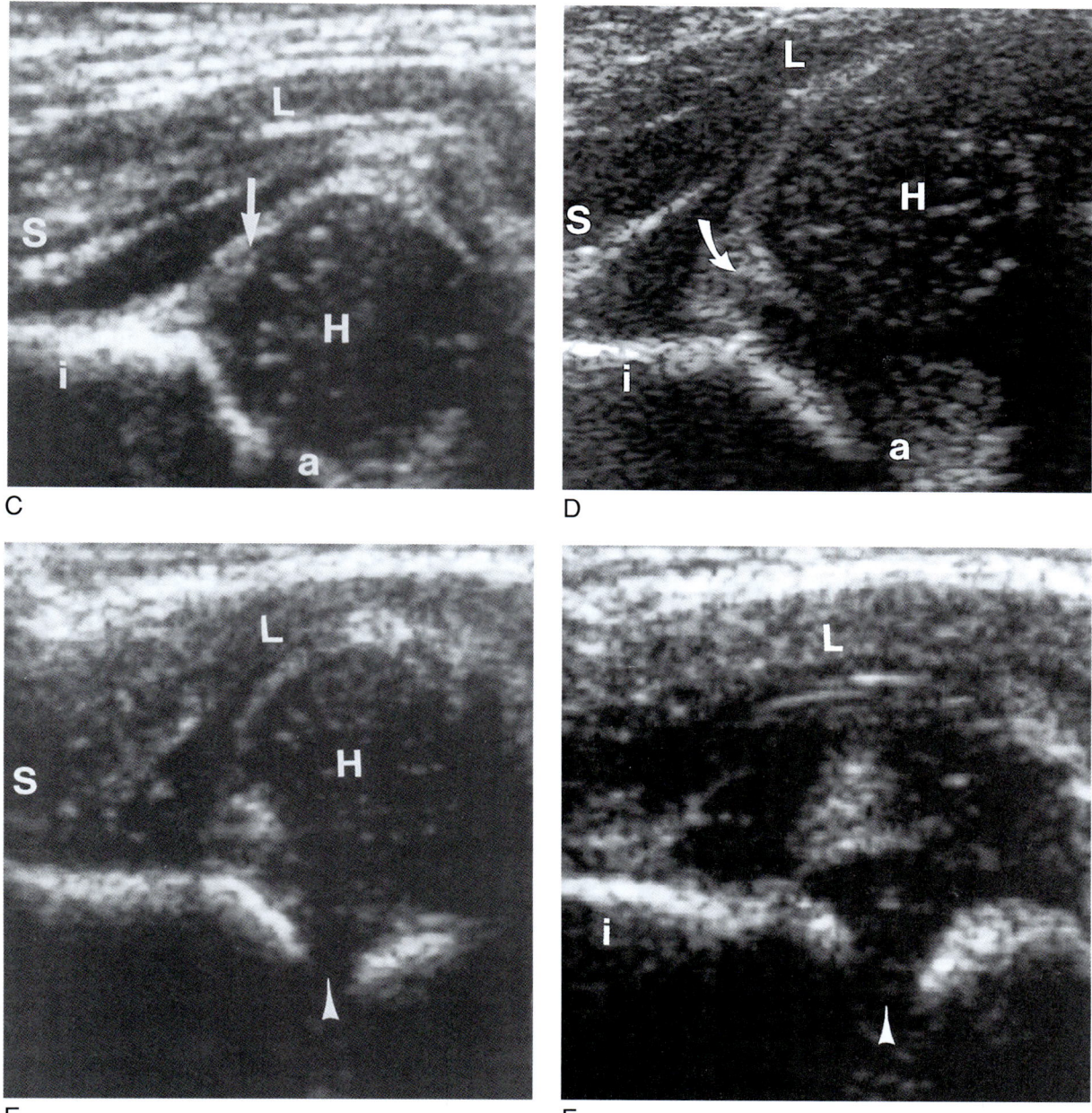

FIGURA 61-2. cont. Incidência coronal/flexão. C, Corte ultra-sonográfico normal do quadril demonstra uma cabeça femoral sonolucente repousando de encontro ao acetábulo ósseo. Observe a ponta fibrocartilaginosa do *labrum* (*seta*). **D** a **F,** Cortes ultra-sonográficos do quadril luxado. **D,** Deslocamento da cabeça femoral sonolucente na direção lateral e superior com deformidade e aumento da ecogenicidade para o *labrum* (*seta curva*). **E,** A manobra de pressão demonstra o deslocamento da cabeça femoral sobre o membro posterior da cartilagem trirradiada (*cabeça de seta*). **F,** A manobra de tração revela que a cabeça não está mais posicionada sobre a cartilagem trirradiada (*cabeça de seta*) do lábio posterior do acetábulo. H, cabeça femoral; i, linha ilíaca; L, lateral; S, linha superior; a, acetábulo.

mico-chave. Os equipamentos de ultra-sonografia contêm um *software* que facilita a mensuração destes ângulos. Quatro tipos básicos de quadril foram propostos com base nas medidas dos ângulos alfa e beta.[15] A maioria dos subtipos foi subdividida, e pequenas alterações nas medidas angulares podem resultar em uma mudança de categoria. A reprodutibilidade das medidas angulares e dos subtipos foi um ponto de discussão considerável. Na Europa, existe uma experiência considerável com a classificação feita através das medidas baseadas em um grande número de lactentes examinados. Alguns examinadores tiveram problemas com o uso destas medidas.[16,17,19-21] Entretanto, aqueles que aderem estritamente à técnica consideram aceitável a reprodutibilidade.[22-24]

Incidência Coronal/Flexão. O transdutor é mantido em um plano coronal em relação ao acetábulo (Fig. 61-2A), enquanto o quadril é movido até um ângulo de 90 graus.

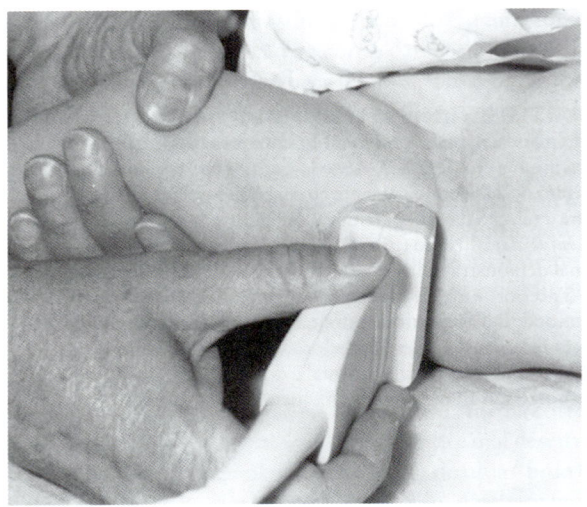

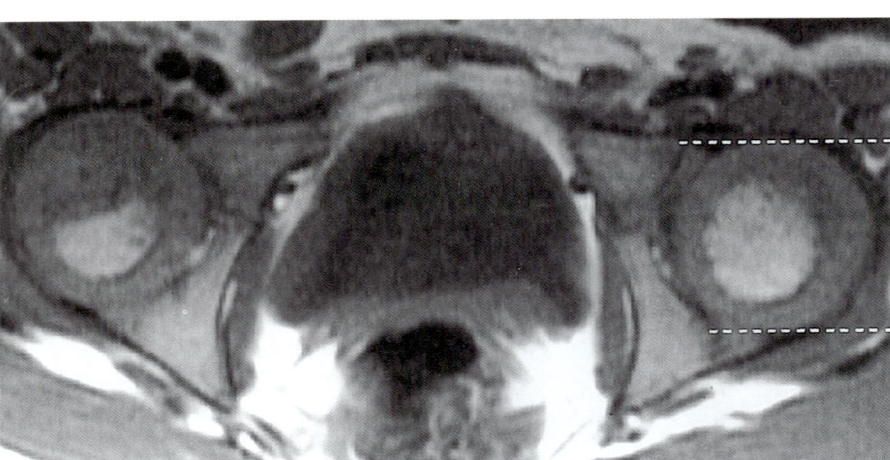

FIGURA 61-4. Incidência transversa/neutra. A, O transdutor está orientado perpendicularmente em relação à cabeça femoral neutra no plano do acetábulo. **B,** Área do exame (*linhas pontilhadas*) na RM normal em decúbito dorsal. **C,** Corte ultra-sonográfico do quadril normal demonstra a cabeça femoral centralizada sobre a cartilagem trirradiada com o púbis (anterior) e o ísquio (posterior). **D,** Corte ultra-sonográfico do quadril subluxado demonstra a cabeça femoral sonolucente desviada póstero-lateralmente com um espaço entre o púbis e a cabeça femoral (*seta*). *Cabeça de seta*, cartilagem trirradiada; H, Cabeça femoral; i, ísquio; L, lateral; P, posterior; p, púbis.

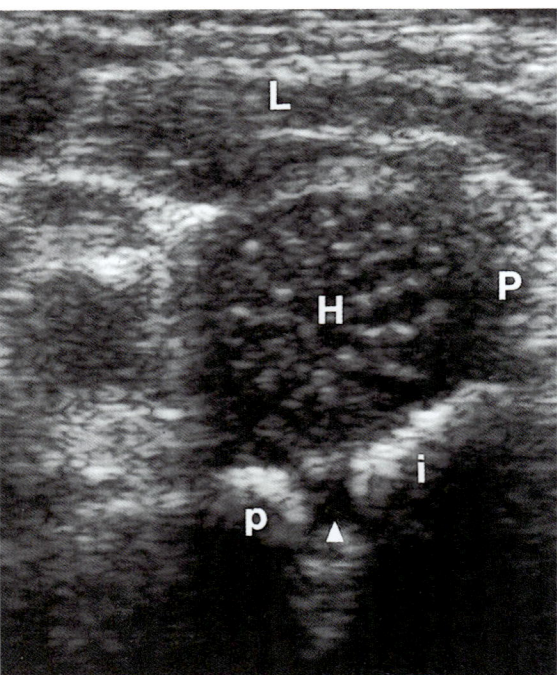
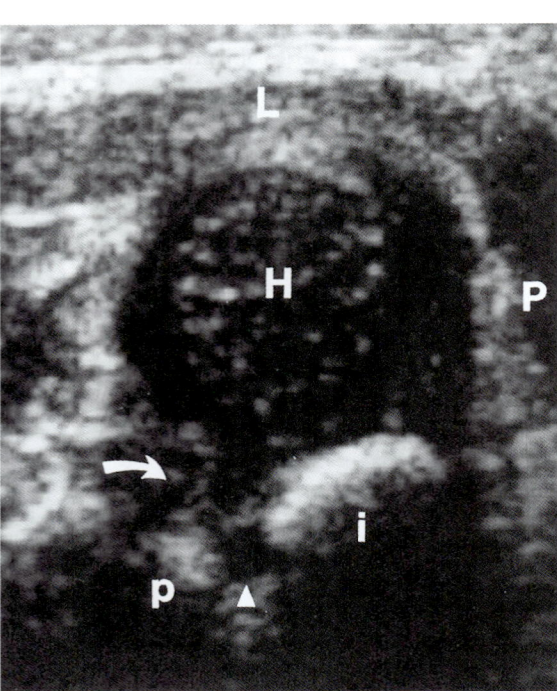

acústica criada pelas estruturas ósseas. Como a cartilagem sobre o púbis é mais espessa do que sobre o ísquio, a cabeça aparece levemente desviada dos ecos ósseos anteriormente. Quando um núcleo de ossificação está presente, os ecos aparecem dentro da cabeça femoral. O examinador deve angular o plano do transdutor acima ou abaixo do núcleo para identificar a cartilagem trirradiada. A sombra acústica gerada pelo centro de ossificação não deve ser confundida com a cartilagem trirradiada, pois não existem ecos no espaço. A presença e o tamanho de um núcleo de ossificação podem ser avaliados nesta incidência. Não utilizamos esta perspectiva para avaliar o desenvolvimento acetabular.

Na incidência transversa/neutra, os quadris malposicionados demonstram ecos de tecidos moles entre a cabeça femoral e o acetábulo (Fig. 61-4D). A profundidade e a configuração do espaço dependem da natureza do desvio. Com a subluxação, a cabeça femoral geralmente se move posteriormente e, nos casos leves, permanece em contato com a face posterior do acetábulo. Na **subluxação mais grave**, o deslocamento lateral acompanha a migração posterior. A maioria das **luxações** é lateral, posterior e superior. Em geral, a cabeça luxada está posicionada de encontro a alguma porção do ílio ósseo. Neste caso, os ecos refletidos pelo osso são aparentes medialmente. A **incapacidade de encontrar o espaço ecogênico da cartilagem trirradiada** distingue este quadril do quadril normal. Em algumas luxações laterais, a cabeça femoral não está apoiada de encontro ao osso e, nestes casos, os ecos dos tecidos moles circundam completamente a cabeça sonolucente.

TÉCNICAS ALTERNATIVAS: INCIDÊNCIAS ANTERIORES

Diversas incidências anteriores foram descritas, e aqueles que desenvolveram sua curva de aprendizado com a técnica indicam sucesso com seu uso. Em um dos artigos sobre a USG em tempo real, Novick et al. descreveram uma incidência anterior realizada com o quadril em flexão e abdução.[9] Gomes et al. modificaram esta abordagem com uma incidência anterior que também é feita com a flexão e abdução do quadril, mas avalia o quadril em um plano levemente diferente.[27] O teste de estresse dinâmico foi incorporado para demonstrar a presença de instabilidade. A abordagem anterior utilizada por Dahlstrom et al.[28] é executada com o paciente em decúbito dorsal e os quadris fletidos e abduzidos. O transdutor é colocado anteriormente à articulação do quadril e centralizado sobre a cabeça femoral, com o plano do feixe de ultra-som paralelo ao colo femoral. A imagem produzida representa um corte transverso ou horizontal através do acetábulo e um corte longitudinal através da cabeça e colo femorais (Fig. 61-5A e B).[28] Com esta incidência, uma manobra de Barlow ou de pressão pode ser realizada para detectar instabilidade. Faz-se uma tentativa de deslocar posteriormente o fêmur. O critério para subluxação é um deslocamento da cabeça superior a 20% de seu diâmetro. A

EXAME PADRÃO MÍNIMO (PADRÃO ACR)

O exame diagnóstico para DDQ incorpora dois planos ortogonais. O exame diagnóstico deve incluir uma incidência coronal no plano padrão em repouso e uma incidência transversa do quadril flexionado com e sem estresse. Isto permite uma avaliação da posição, estabilidade[25] e morfologia do quadril, quando o estudo é corretamente realizado e interpretado. Deve ser observado que incidências e manobras adicionais podem ser obtidas e que estas podem aumentar a confiança do examinador.

A morfologia é avaliada em repouso. As manobras de estresse seguem aquelas prescritas no exame clínico do quadril e avaliam a estabilidade femoral.

1. Estas tentativas de luxar a cabeça femoral ou de reduzir uma cabeça luxada são análogas aos testes de Barlow e Ortolani utilizados no exame clínico.
2. É importante que a criança esteja relaxada durante a avaliação dos quadris à procura de instabilidades. É aceitável a realização do exame padrão com a criança em decúbito dorsal ou lateral.[26]

luxação completa é considerada presente quando a subluxação excede 50% de seu diâmetro (Fig. 61-5C). Esta incidência é particularmente útil nas imobilizações rígidas em abdução com talas e gessos nos quais a face posterior do quadril está coberta.

Aplicações Clínicas e Experiência

Avaliação do Lactente de Risco. A USG é empregada com maior freqüência para a avaliação de lactentes com um exame físico anormal ou com um fator de risco para DDQ, como nos casos de história familiar positiva, parto em apresentação pélvica, deformidades dos pés ou torcicolo. Nestes casos, a ultra-sonografia substitui a radiografia da pelve, que era rotineiramente feita no passado quando uma anormalidade de quadril era suspeitada. Na presença de uma luxação de quadril, é apropriado o encaminhamento da criança para um ortopedista. Quando o exame físico anormal sugere instabilidade de quadril logo após o nascimento, a USG não deve ser feita antes de uma a duas semanas de vida, pois a instabilidade de quadril pode resolver-se de modo espontâneo. Os recém-nascidos com fator de risco para DDQ devem ser checados em 4 ou 6 semanas. Esta conduta evita os exames múltiplos em casos de instabilidade neonatal transitória e imaturidade relacionada aos hormônios maternos. Nós examinamos cada quadril utilizando as quatro incidências ultra-sonográficas (Figs. 61-1 e 61-4) registrando nossos achados com ênfase na posição e na estabilidade (Tabela 61-2). A **posição da cabeça femoral** é descrita como normal, subluxada ou luxada. As luxações são fáceis de determi-

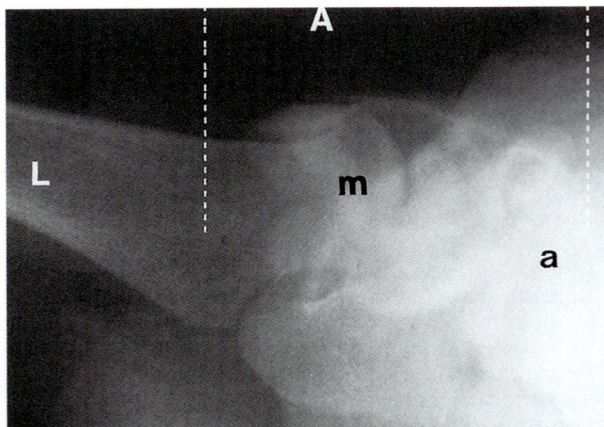
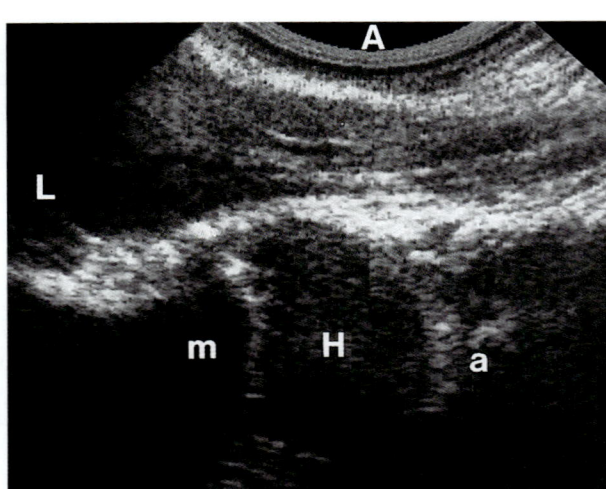
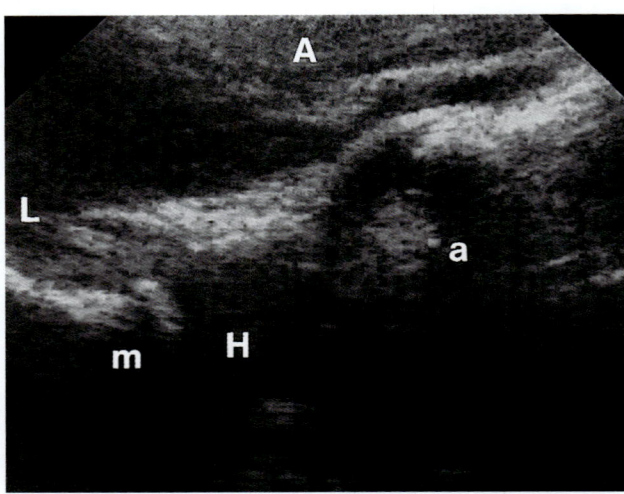

FIGURA 61-5. Incidências anteriores (Dahlstrom). A, Área do exame (*linhas pontilhadas*) na incidência lateral verdadeira na artrografia do quadril. **B,** Corte ultra-sonográfico de um quadril normal demonstra a cabeça femoral sonolucente, H, limitada pela metáfise, m, lateralmente, e acetábulo, a, medialmente. **C,** Corte ultra-sonográfico de um quadril luxado demonstra o deslocamento posterior da cabeça femoral, H, e da metáfise, m. A, anterior; L, lateral.

TABELA 61-2. CLASSIFICAÇÃO DA USG DINÂMICA

Incidência e Manobra	Normal	Lassidão com Estresse (subluxável)	Subluxado	Luxável/Luxado
Coronal/neutra* (plano padrão)	N	N	A	A
Coronal/flexão (plano padrão)	N	N	A	A
Coronal/flexão (lábio posterior) Sem estresse — estresse em pistão	N	N — A	A	A
Transversa/flexão Abdução — adução	N	N — A	N — A	A
Transversa/neutra	N	N	A	A

N, normal; A, anormal
*Mensuração dos pontos de referência anatômicos acetabulares (ângulos/cobertura) é opcional. Se realizada, tanto a incidência coronal/neutra como coronal/flexão no plano padrão podem ser utilizadas.

nar, e não temos dificuldades com suas identificações. Algumas vezes pode ser problemático decidir se um quadril anormal, que esteja amplamente malposicionado, deve ser chamado de subluxado ou luxado. O teste da **estabilidade** pode ser registrado como normal, frouxo, subluxável, luxável (para os quadris subluxados) e redutível ou irredutível (para os quadris luxados). Quando as manobras de estresse são realizadas, é importante que a criança esteja relaxada; caso contrário, pode-se encontrar uma inconsistência entre os exames ultra-sonográfico e clínico e entre estudos ultra-sonográficos em série. O **acetábulo** é avaliado visualmente, sendo descrito como normal, imaturo ou displásico. Os pontos mais importantes são o desenvolvimento do *labrum* cartilaginoso e a cobertura que o acetábulo fornece para a cabeça femoral. Devem ser observadas as situações em que o componente ósseo está angulado exageradamente, mas a cartilagem é bem desenvolvida e cobre a cabeça femoral. A deformidade da cartilagem e o aumento da ecogenicidade são indicações de uma displasia acetabular mais grave.

Muitos artigos atestam a eficácia da USG em comparação com os exames clínico e radiológico.[24,27-30] Em lactentes com poucas semanas de vida, a ultra-sonografia é capaz de detectar a frouxidão e o malposicionamento do quadril que não são aparentes nas avaliações clínica e radiológica. A experiência indicou que a maioria dos lactentes com menos de 30 dias de vida apresenta um quadril frouxo que se torna normal após algumas semanas sem a necessidade de tratamento. Esta não é uma observação nova, pois este fenômeno era detectado clinicamente através do teste de Barlow.[1] Entretanto, este exame identifica um grupo de lactentes que precisa ser acompanhado. Nem todos os lactentes se tornam normais e nestes casos é necessária a continuação da observação.[24]

Avaliação Durante o Tratamento. A utilidade da USG durante o acompanhamento de lactentes com DDQ, seja para observação de uma anormalidade em resolução seja em conjunto com um regime definido de tratamento, é amplamente aceita. Atualmente, a USG é rotineiramente utilizada para acompanhar os casos limítrofes, particularmente nos lactentes muito novos, antes que se decida por um regime de tratamento. Quando o tratamento está indicado, é comum o uso do ultra-som para monitorizar a posição do quadril durante o tratamento. As imobilizações dinâmicas, como a couraça de Pavlik, mantêm o quadril em uma posição de flexão/abdução. Estes e outros imobilizadores são populares, e a ultra-sonografia foi testada como uma forma de monitorizar a posição do quadril em lactentes imobilizados.[18,31,32] O exame ultra-sonográfico nesses pacientes é limitado às incidências transversa/flexão e coronal/flexão. A avaliação sob estresse do exame não deve ser realizada a menos que seja solicitada. Tipicamente, o estresse não é usado até o término do tratamento, quando a criança deixa de utilizar a imobilização.

Um dos problemas com a USG de acompanhamento é sua confiabilidade na avaliação morfológica do acetábulo ósseo. Registros de discrepâncias entre os aspectos ultra-sonográfico e radiográfico do acetábulo ósseo indicam que nem sempre há uma correlação exata.[18] Este fenômeno pode resultar da variação entre os observadores e da natureza das mensurações ultra-sonográficas. Nós optamos por incluir a radiografia da pelve como uma linha de base quando nos aproximamos do final do protocolo de tratamento. Quanto mais velha for a criança, maior será a nova tendência de considerar a radiografia, particularmente quando os centros de ossificação crescem.

Uma vez, em um caso grave de DDQ que necessitava do uso de imobilização rígida com gesso, nós removemos um pedaço do gesso sobre a face póstero-lateral do quadril; isto permitiu que pudéssemos avaliar a posição do quadril utilizando nossas incidências padronizadas. Apesar de esta manobra ter sido bem-sucedida para nós e para outros examinadores,[13,33] existe um questionamento sobre o comprometimento da redução secundário à remoção de parte do gesso. O uso de incidências anteriores ou através da região inguinal é possível; entretanto, não temos experiências com estas abordagens. Na nossa instituição, os lactentes que utilizam imobilizações rígidas são avaliados através da TC. O filme localizador da TC permite que o examinador escolha um ou dois cortes que sejam adequados para avaliar a posição do quadril. As imagens de ressonância magnética (RM) oferecem outra alternativa e não geram radiação ionizante, apesar de o alto custo e a necessidade de sedação do lactente serem considerados desvantagens.

A **necrose avascular da cabeça femoral** é uma complicação reconhecida do tratamento da DDQ com imobilizadores. O Doppler tem sido utilizado para avaliar a vascularização da cabeça femoral durante o tratamento. Têm sido utilizados tanto o Doppler colorido como o Doppler de potência. Por causa da arquitetura microvascular nos canais cartilaginosos, o Doppler de potência é considerado o exame com melhor potencial. Os quadris normais demonstram um padrão de fluxo radial que se origina no centro da cabeça não-ossificada. A coleção central de vasos é o precursor do centro de ossificação, sendo vista antes de o centro ser aparente nas radiografias. Bearcroft et al. registraram que uma diminuição de fluxo pode ser demonstrada quando o quadril é colocado em ampla abdução, comprimindo a artéria circunflexa medial.[34] Este achado pode se correlacionar com o desenvolvimento de necrose avascular e foi proposto como uma forma de determinar uma posição de adução segura para o tratamento. O exame é tecnicamente difícil e limitado pelo movimento do paciente.

Programa de Rastreamento. O rastreamento de rotina de todos os recém-nascidos com a ultra-sonografia é um assunto controverso. Com base em uma comparação feita entre as avaliações clínica e ultra-sonográfica, Tonnis et al concluíram que todos os recém-nascidos devem ser avaliados com a ultra-sonografia porque ela detecta mais articulações alteradas do que o exame clínico.[24] Em alguns países europeus, a avaliação de rotina foi tentada de forma regional. Os críticos dos programas de rastreamento em recém-nascidos destacam o alto número de lactentes submetidos a tratamento ou que necessitam de estudos de acompanhamento (seja por uma pequena instabilidade seja imaturidade no desenvolvimento acetabular), mas também se reconhece que o estudo somente das crianças em risco não irá eliminar os casos tardios de DDQ.[35,36] Atualmente, a avaliação ultra-sonográfica de todos os recém-nascidos não é considerada prática nos Estados Unidos por causa dos recursos que seriam necessários. A American Academy of Pediatrics publicou as diretrizes para os exames pediátricos no diagnóstico da DDQ.[37] Estas diretrizes recomendam o rastreamento por meio do exame clínico, e a ultra-sonografia é reservada para lactentes com exame anormal ou fatores de risco.[38,39]

DERRAME ARTICULAR DO QUADRIL

Visão Clínica Geral

Após o primeiro ano de vida, quando a ultra-sonografia não é mais confiável para a avaliação da DDQ, ela pode ser utilizada para avaliar o quadril doloroso. Uma variedade de condições causa dor no quadril em pacientes pediátricos, incluindo sinovite transitória, osteomielite, doença de Perthes, deslizamento da epífise da cabeça femoral, fratura e artrite. Apesar de a radiografia realizada como o exame inicial geralmente ser diagnóstica, existem casos freqüentes nos quais a radiografia simples é normal na presença de pequenos derrames articulares. A USG pode ser utilizada para determinar a presença de um derrame e para guiar a artrocentese.

Técnica Ultra-sonográfica e Anatomia

O paciente é examinado em decúbito dorsal com os quadris em posição neutra sem flexão, se possível. Um transdutor linear de alta freqüência é recomendado. O quadril é avaliado em um plano sagital oblíquo ao longo do maior eixo do colo femoral (Fig. 61-6A e B). A cortical anterior altamente ecogênica da cabeça e colo femorais com a fise interposta ecolucente é vista. A margem anterior do acetábulo ósseo é visibilizada superiormente. O recesso anterior da cápsula articular está orientado em paralelo ao colo femoral nesta área, com a margem externa formando uma linha ecogênica anterior à cortical do colo femoral, que se estende sobre a cabeça femoral (Fig. 61-6C). O músculo iliopsoas é superficial à cápsula.

No quadril normal, a **cápsula articular** possui um contorno côncavo, e a espessura a partir da margem externa até a cortical mede entre 2 a 5 mm. Na presença de um **derrame articular**, o recesso anterior da cápsula fica distendido com uma margem externa convexa, sendo observado líquido entre as camadas anterior e posterior da cápsula articular.[40] Observam-se pelo menos 2 mm de aumento de espessura na cápsula articular anormal (Fig. 61-6C) em comparação com a cápsula contralateral normal (Fig. 61-6B).[41-43] O uso isolado das mensurações é mais difícil quando ambos os quadris são anormais, mas esta é uma ocorrência infreqüente.

Líquidos de ecogenicidade variável são visibilizados dentro da cápsula. Os ecos são criados pelos *debris* inflamatórios ou por hemorragia.[42] Alguns estudos indicam especificidade em relação ao aspecto do líquido. Zeiger et al.[44] publicaram que o líquido é anecóico ou hipoecóico na sinovite transitória e mais ecogênico na artrite séptica, concluindo que se o líquido for anecóico, o diagnóstico de artrite séptica deverá ser excluído. Outros investigadores concluíram que a característica do líquido não é específica,[41,45] descrevendo ecos (provavelmente representando hemorragias) no líquido da sinovite transitória e um líquido anecóico nos casos de artrite séptica.

Quando o líquido é detectado, a artrocentese pode ser realizada com a orientação da ultra-sonografia; uma lavagem com solução salina pode ser feita se o líquido não puder ser retirado. Apesar de os procedimentos necessitarem da cooperação do paciente, eles são de execução relativamente fácil, evitando a radiação ionizante necessária na artrocentese fluoroscópica. Alguns médicos utilizam a artrocentese terapeuticamente na doença de Perthes porque ela reduz a dor e permite uma amplitude de movimentos mais normal.[42]

Outras observações ultra-sonográficas incluem a fragmentação da cabeça femoral na doença de Perthes, deslizamento da cabeça femoral na epífise da cabeça femoral e a ruptura da cortical nos casos de fratura ou osteomielite, mas estes achados são mais bem avaliados radiograficamente. Os edemas de tecidos moles e outras anormalidades de tecidos moles fora da cápsula articular também têm sido diagnosticados.

Aplicações Clínicas e Experiência

Vários grandes estudos sobre a detecção ultra-sonográfica do derrame articular do quadril foram publicados. Eles demonstram que a técnica é de fácil domínio e rapidamente realizada. Os resultados têm sido altamente sensíveis na detecção do derrame, com quantidades de líquido de até 1 mm sendo detectadas experimentalmente. Os exames falso-negativos foram registrados em lactentes com menos de um ano de idade,[44] provavelmente por motivos técnicos relacionados ao formato do transdutor e à configuração do quadril imaturo.

Apesar de a USG ser sensível na detecção dos derrames, seu papel na avaliação do quadril doloroso varia de centro para centro. Em uma grande série, apesar de a ultra-sonografia ter facilitado o diagnóstico ou desencadeado maiores investigações em alguns pacientes, ela alterou a terapia ou o resultado da terapia somente em 1% dos casos.[45] Outro grupo[46] recomendou o uso de um protocolo para avaliar o quadril doloroso com o uso da radiografia de quadril, ultra-sonografia de quadril e cintilografia da seguinte maneira: quando os achados radiológicos são negativos, uma USG é realizada, seguida por uma aspiração na presença de um derrame articular ou uma cintilografia óssea na ausência de um derrame articular.

Na nossa instituição, a avaliação do quadril doloroso é individualizada, e nós consideramos a USG de quadril útil em certas circunstâncias. Quando o caso é obscuro, a presença ou a ausência de um derrame pode guiar o médico para o diagnóstico e para a necessidade de maiores investigações. Por exemplo, no paciente com sinais clínicos e laboratoriais de sinovite transitória, a USG de quadril pode ser utilizada para demonstrar um derrame; entretanto, o paciente geralmente não é submetido a uma aspiração articular. No paciente com dor no quadril e sinais de sepse, uma cintilografia óssea ou uma RM é realizada, a despeito dos resultados da ultra-sonografia de quadril, para excluir osteomielite. A RM proporciona uma avaliação mais detalhada da doença localizada, mas a cintilografia óssea possui a vantagem de avaliar todo o esqueleto.

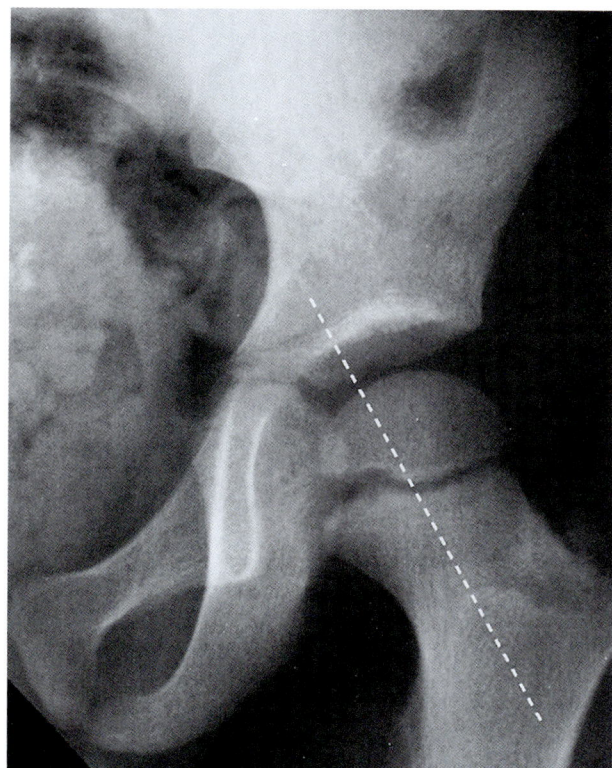

FIGURA 61-6. Derrame articular. A, Posição do transdutor em paralelo ao colo femoral. Plano do exame (*linha pontilhada*). **B,** Corte ultra-sonográfico do quadril normal demonstra a cápsula articular (*setas*) seguindo os contornos da cabeça femoral, H, e colo, N. **C,** Corte ultra-sonográfico de um derrame articular demonstra o abaulamento da cápsula articular (*setas*) com ecogenicidade mista dentro da cápsula causada por hemorragia ou por *debris* inflamatórios. A, anterior. S, superior.

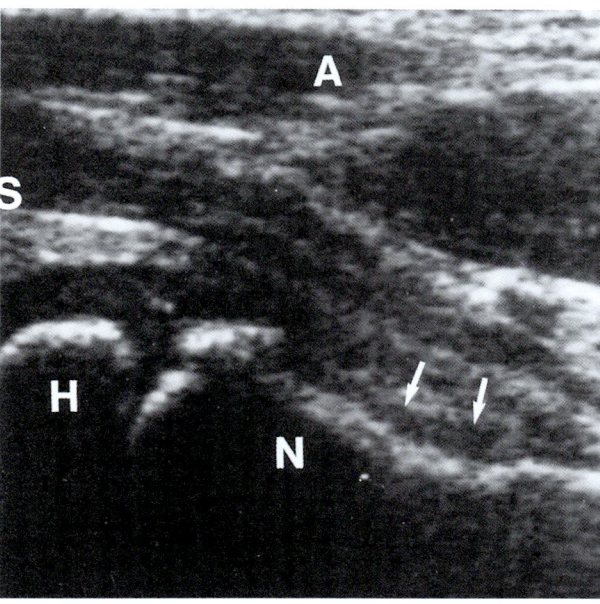

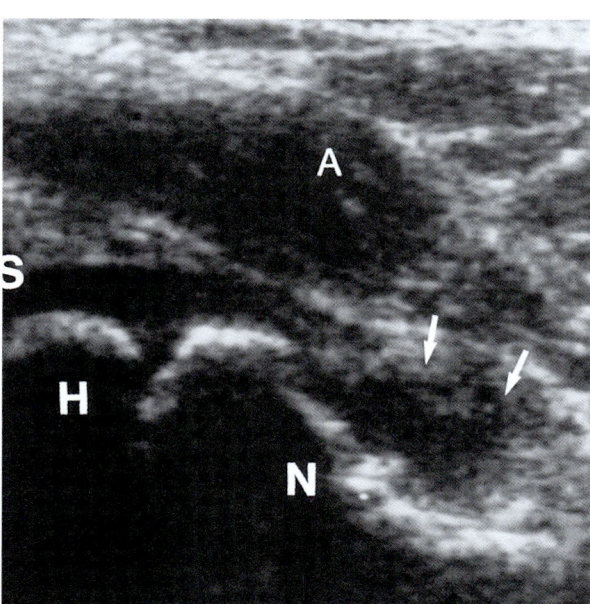

OUTRAS APLICAÇÕES DA ULTRA-SONOGRAFIA MÚSCULO-ESQUELÉTICA PEDIÁTRICA

A técnica ultra-sonográfica utilizada para indicações músculo-esqueléticas pediátricas diferentes da DDQ é semelhante à da ultra-sonografia do quadril. O uso de um transdutor linear de alta freqüência é aconselhável, e a comparação com o lado contralateral não afetado na maioria das vezes é útil. As zonas focais devem se localizar sobre a área de interesse com a profundidade apropriada, e o ganho deve ser otimizado para os tecidos examinados.[47]

É importante para o técnico conhecer a anatomia e obter os marcos anatômicos apropriados para que o estudo seja interpretado corretamente. Na USG músculo-esquelética pediátrica, o conhecimento do aspecto normal da cartilagem e dos centros de ossificação é essencial (Fig. 61-7).

INFLAMAÇÃO

Infecção

A ultra-sonografia pode ser utilizada para avaliar pacientes pediátricos com suspeita de infecção dos tecidos moles. Na infecção das estruturas ósseas, ela é utilizada como um complemento das modalidades padrão.

A **celulite** (infecção dos tecidos moles subcutâneos) e a **piomiosite** (infecção do músculo-esquelético) podem ser hematogênicas ou podem se originar de uma ferida puntiforme. Ultra-sonograficamente, observa-se um espessamento heterogêneo dos tecidos moles com aumento da ecogenicidade na área afetada, podendo haver adenopatia regional. Na presença de uma ferida puntiforme, pode haver a presença de corpos estranhos. A comparação com o lado contralateral não afetado é útil na realização do diagnóstico (Fig. 61-8). Algumas vezes, o processo inflamatório pro-

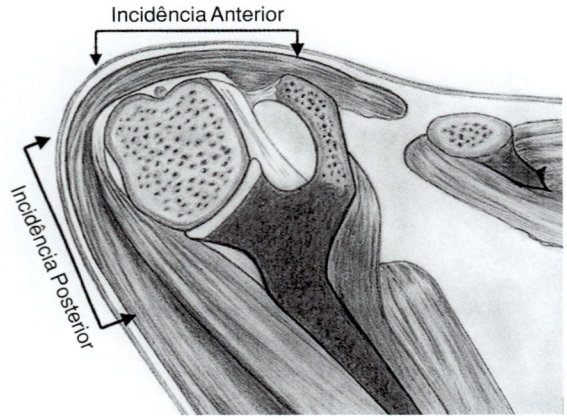
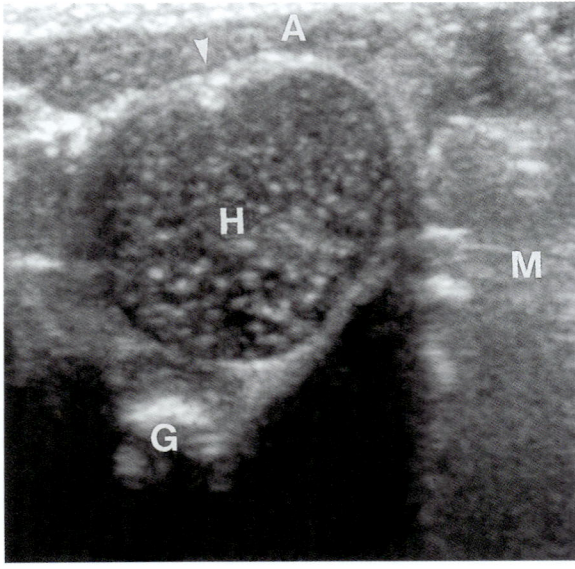
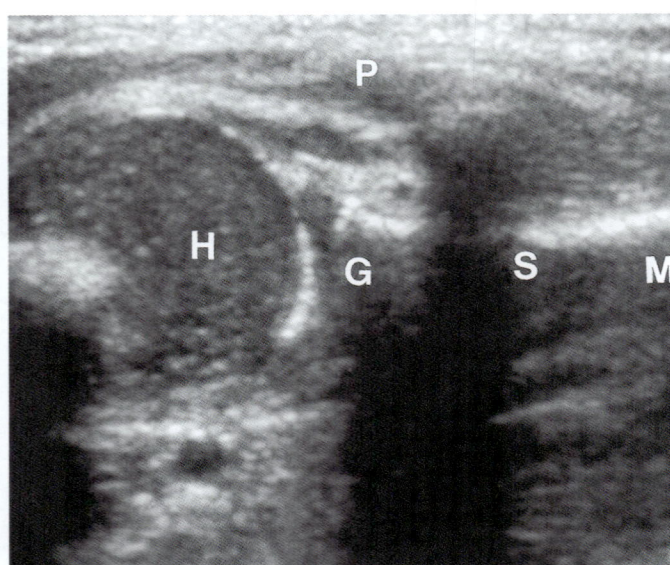

FIGURA 61-7. Ombro neonatal normal. A, Planos axiais anterior e posterior de investigação do ombro. **B** e **C,** Ombro neonatal normal. **B,** Imagem axial anterior. A cabeça umeral cartilaginosa anterior repousa na glenóide posterior. O tendão do bíceps é visto no sulco bicipital. **C,** Imagem axial posterior. A cabeça umeral lateral e a margem posterior da escápula medial. A, anterior; *cabeça de seta*, tendão do bíceps; G, glenóide; H, cabeça umeral. M, medial; P, posterior; S, escápula. (**A**, De Grissom LE, Harcke HT: Infant shoulder sonography: Technique, anatomy and pathology. Pediatr Radiol 2001;31:863-868.)

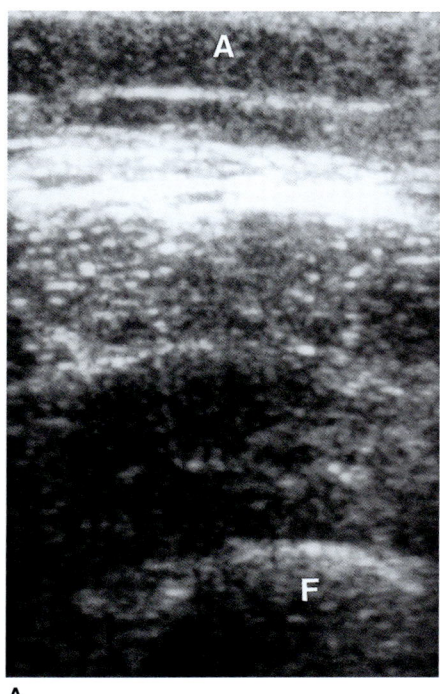 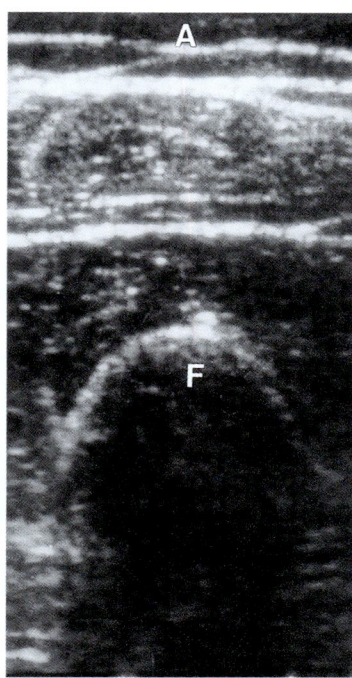

FIGURA 61-8. Celulite. Imagens transversais dos tecidos moles da coxa. **A,** Espessamento e aumento da ecogenicidade dos tecidos moles superficiais ao fêmur no lado afetado. **B,** Lado normal para comparação. A, anterior; F, fêmur.

gride para a formação de **abscessos** ou necrose. Apesar de os *debris* inflamatórios dentro do abscesso poderem ser hipoecóicos, eles também podem ser isoecóicos ou mesmo hiperecóicos e difíceis de apreciar.[48] Nesta situação, a observação atenta algumas vezes revelará o **movimento dos ecos** dentro do abscesso. O Doppler colorido e o de potência também podem auxiliar no diagnóstico, já que o bordo do abscesso apresentará um aumento de fluxo, e os *debris* dentro da cavidade devem ser avasculares.[49] Se o líquido é móvel, ele poderá demonstrar cor ou um sinal de potência, mas a **análise espectral não revelará nenhuma vascularização verdadeira**. A orientação ultra-sonográfica pode ser utilizada para biopsiar ou drenar um abscesso. Um hematoma recente, miosite ossificante inicial, ou uma massa necrótica podem ter aspectos semelhantes aos de um abscesso, e a melhor forma de distinção entre a infecção e estas entidades é feita por meio da história clínica e dos testes laboratoriais. Na miosite ossificante e no hematoma, após o desenvolvimento da calcificação, o padrão de eco se altera, e estas lesões provavelmente não são confundidas com abscessos.

A **artrite séptica** pode ser uma anormalidade isolada ou secundária a uma infecção dos tecidos moles ou dos ossos adjacentes. O líquido é visto dentro da articulação, podendo haver ou não *debris* dentro deste líquido. Quando o líquido articular é anecóico ou hipoecóico, é difícil sua distinção da cartilagem que cobre as extremidades dos ossos que formam a articulação. Além disso, na presença de *debris* no líquido, pode ser difícil a detecção de um derrame, similar aos abscessos de tecidos moles (Fig. 61-9). O **movimento da articulação irá demonstrar claramente a interface cartilagem-líquido.** A aplicação de pressão sobre os tecidos ao redor da articulação irá causar o deslocamento do líquido, tornando seu reconhecimento mais fácil. A pressão feita nos lados ou atrás do joelho, por exemplo, pode forçar o líquido para a bursa suprapatelar, confirmando o derrame. O Doppler colorido ou Doppler de potência pode ajudar porque existe hiperemia com infecção, e a cápsula pode demonstrar um fluxo aumentado,[50] mas a ausência de hiperemia não exclui a artrite séptica.[51] Assim como nos derrames no quadril, a ultra-sonografia pode ser utilizada para aspirar o líquido das articulações.[52]

A **doença de Lyme**, causada pelo espiroqueta *Borrelia burgdorferi* e disseminada pelo carrapato de cervos, pode resultar em artrite. Isto geralmente ocorre na fase subaguda ou crônica da infecção, sendo caracterizada por derrames recorrentes, particularmente na articulação do joelho. Pode haver um espessamento sinovial e perda cartilaginosa observada nos estágios tardios. Estes achados podem ser confundidos com a artrite reumatóide juvenil, e o diagnóstico deve ser considerado em pacientes com derrames oligoarticulares.[53]

A **osteomielite** tipicamente ocorre nas metáfises dos ossos longos. O primeiro sinal ultra-sonográfico é o edema dos tecidos moles profundos. Os sinais tardios são a presença de líquido ao longo da cortical do osso ou, subperiostalmente, líquido na articulação adjacente (tanto estéril como séptico), e ruptura da cortical (Fig. 61-10).[54,55] O Doppler colorido e o de potência irão demonstrar um **aumento do fluxo na margem do periósteo elevado** nos casos de infecção avançada.[56] A osteomielite geralmente se dissemina por via hematogênica nos pacientes pediátricos, de modo que quando é detectada em um local, a pesquisa à procura de outras áreas sintomáticas é recomendada. Alguns investigadores exami-

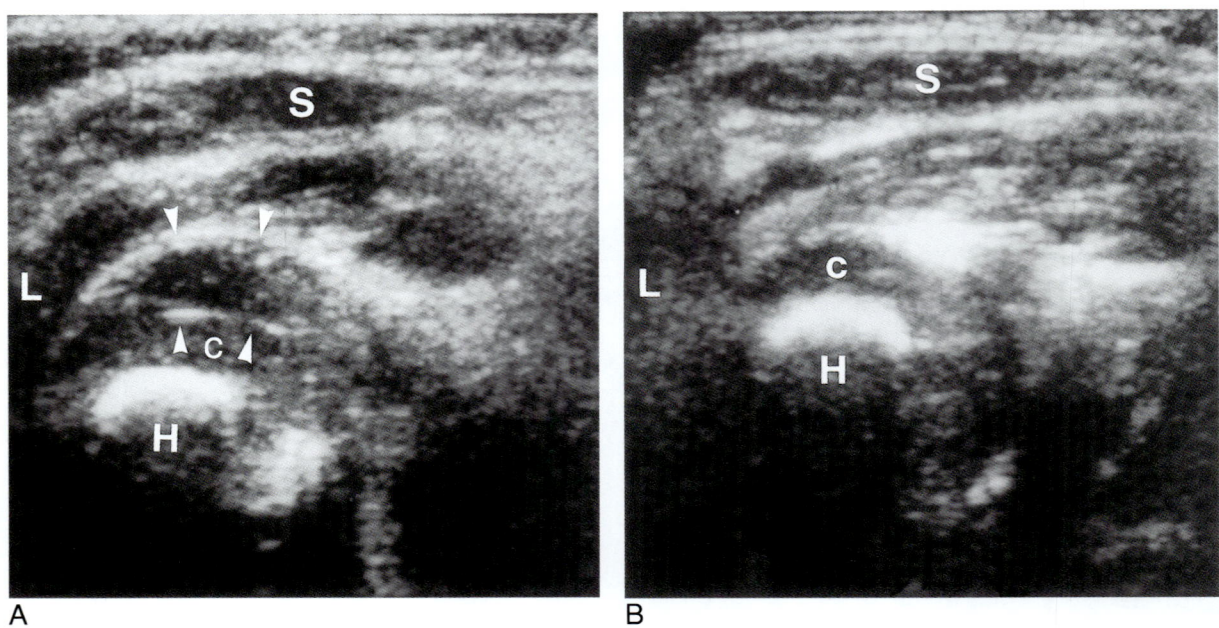

FIGURA 61-9. Artrite séptica. Imagens coronais do ombro. **A,** Líquido ecogênico dentro da articulação do ombro superior à cabeça umeral. **B,** Lado normal para comparação. *Cabeças de seta*, líquido na bursa; c, cartilagem da cabeça umeral; H. cabeça umeral; L, lateral; S, superior.

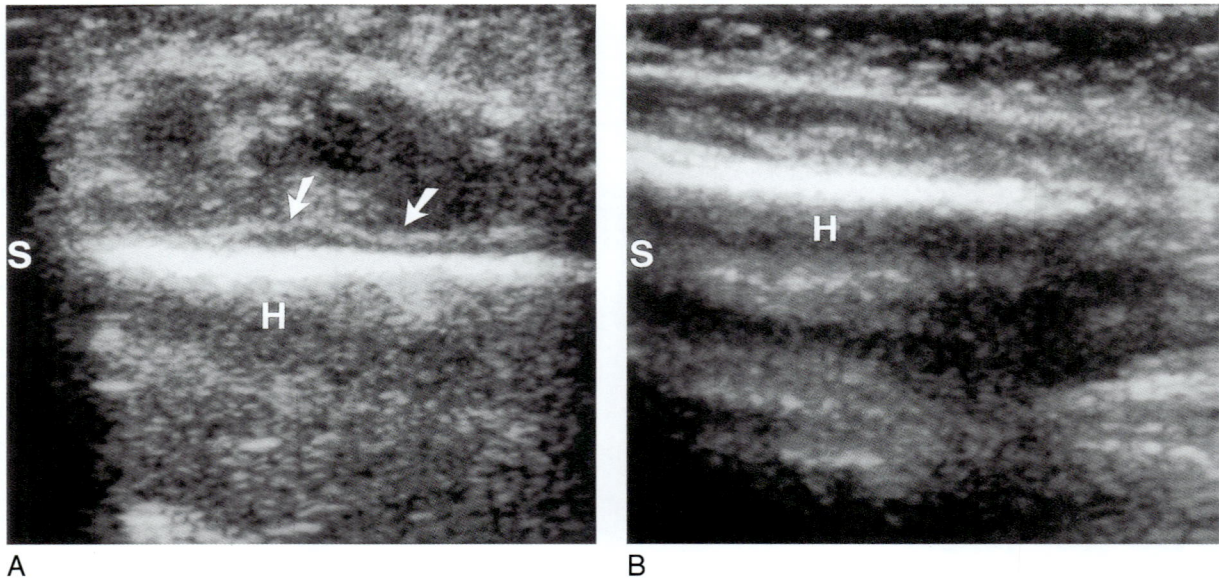

FIGURA 61-10. Osteomielite. Corte ultra-sonográfico longitudinal do úmero. **A,** Espessamento e ecogenicidade anormal dos tecidos moles com líquido ao longo do osso. **B,** Lado normal para comparação. *Setas*, líquido contra o osso; H, úmero; S, superior.

nam todas as extremidades nesta situação, particularmente em lactentes de difícil exame clínico. Uma ultra-sonografia negativa não exclui o diagnóstico de osteomielite.[57]

A **doença da arranhadura do gato** é causada por um bacilo gram-negativo e é caracterizada por febre e adenopatia regional, algumas vezes supurativa, que ocorre proximal à área afetada, por exemplo, na região inguinal relacionada às arranhaduras no membro inferior. Estes linfonodos infectados são altamente vascularizados (Fig. 61-11).[58] Pacientes com doença da arranhadura do gato também podem desenvolver lesões hepáticas e esplênicas hipoecóicas.[59]

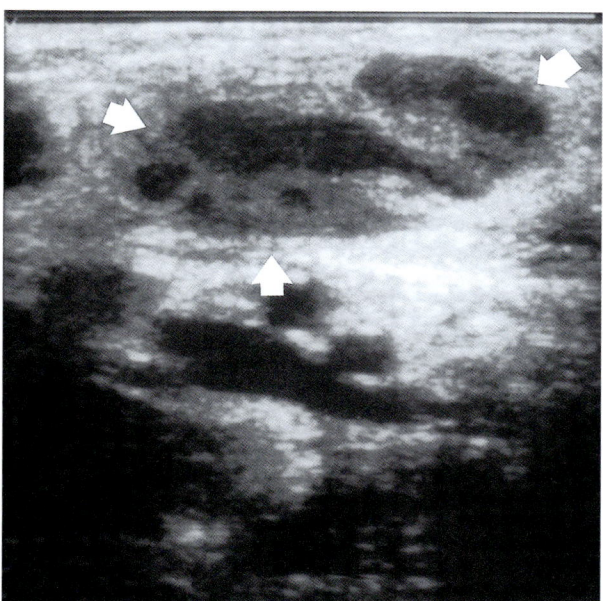

FIGURA 61-11. Doença da arranhadura do gato. Aumento dos linfonodos inguinais (*setas*) com aumento da vascularização (*áreas cinza*).

rem nestes pacientes e devem ser diferenciados de massas ou trombose venosa profunda.

TRAUMA

A radiografia é a modalidade diagnóstica inicial utilizada na avaliação do trauma, mas a USG é uma ferramenta útil quando os sintomas estão presentes, e as radiografias não são conclusivas. Este fato se aplica às fraturas das placas de crescimento, lesões de tecidos moles, presença de corpos estranhos não-opacos e outras anormalidades dos tecidos moles, incluindo a paralisia de Erb.

A USG é um excelente meio de detecção das fraturas através da placa de crescimento, particularmente no lactente, quando as epífises não estão ossificadas. Quando se busca uma fratura, é importante estudar o osso a partir de todos os ângulos possíveis. Nas extremidades, isto pode significar uma visibilização de 360 graus. Através do exame cuidadoso da área afetada e da comparação com o lado contralateral normal, podem-se confirmar os achados de fraturas e avaliar o alinhamento. Algumas vezes, uma avulsão ou fratura metafisária não vista radiograficamente pode ser detectada. Isto pode ser especialmente útil no **trauma não-acidental** (Fig. 61-12). A articulação pode ser examinada para diferenciação entre uma fratura e uma luxação e diagnosticar derrames articulares secundários. Deve-se tomar cuidado na distinção entre líquido e cartilagem, pois ambos são hipoecóicos. A movimentação passiva e a compressão ajudam a eliminar a confusão. Nas fraturas, quase sempre há lesão associada dos tecidos moles, apesar de estas lesões serem sutis e localizadas. Os planos dos tecidos moles se tornam espessados pelo edema, e uma pequena coleção de líquido pode estar presente. O hematoma inicialmente é hiperecóico com a ruptura dos planos de tecidos moles normais e nos estágios mais

Inflamação Não-infecciosa

A USG pode ser utilizada para avaliar e monitorizar os efeitos do tratamento em pacientes pediátricos com artrite. A sinovite e o derrame geralmente são observados, havendo um aumento de sinal no Doppler pela sinóvia inflamada e espessada. A cartilagem também pode ser examinada à procura de diminuição da espessura, aumento da ecogenicidade e alterações erosivas.[60-62] Nos joelhos os cistos de Baker ocor-

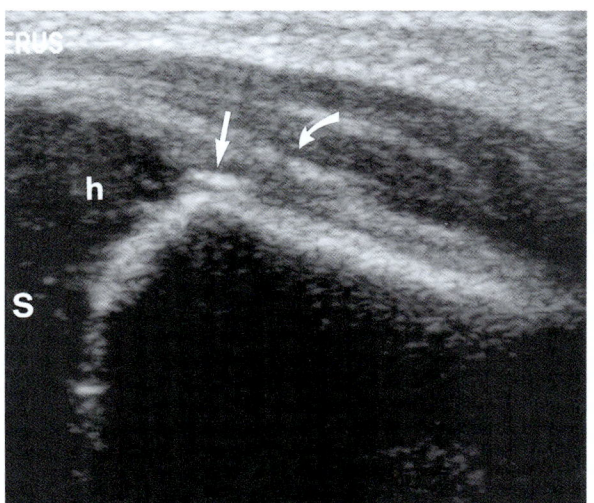

A

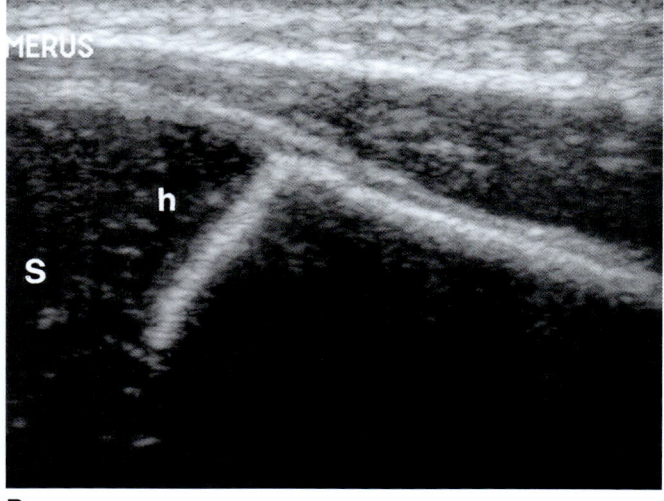

B

FIGURA 61-12. Lactente com trauma não-acidental. Corte ultra-sonográfico longitudinal do ombro. **A,** Fragmento de fratura metafisária e edema dos tecidos moles não detectados na radiografia. **B,** Lado normal para comparação. *Seta curva*, espessamento dos tecidos moles; h, cabeça umeral; S, superior; *seta reta*, fragmento da fratura.

avançados o hematoma é mais complexo durante sua organização e reabsorção. Nos casos de miosite ossificante, o hematoma irá se ossificar gradualmente, começando na periferia, mas o aspecto será idêntico.[63,64]

A ultra-sonografia também é útil na avaliação dos tecidos moles como tendões, ligamentos e músculos. Os componentes de tecidos moles músculo-esqueléticos bem visualizados em adultos podem ser vistos em crianças mais velhas e adolescentes, de modo que as técnicas descritas na USG músculo-esquelética do adulto geralmente são aplicáveis à população pediátrica.[65,66] Apesar de os tendões maiores, como o de Aquiles e o tendão infrapatelar, serem vistos em crianças mais novas, as indicações para a ultra-sonografia são diferentes. Por exemplo, a USG pode ser utilizada no diagnóstico da doença de Osgood-Schlatter.[67,68]

O exame à procura de **corpos estranhos** ou a localização de corpos estranhos opacos é outra indicação da USG. Quando o material estranho é visto, os tecidos moles podem ser examinados à procura de alterações inflamatórias secundárias, e a USG pode guiar a remoção e/ou a drenagem do corpo estranho (Fig. 61-13).[69]

Os **cistos poplíteos** geralmente se apresentam como um "edema" indolor ou "massa de partes moles" na face posterior da articulação do joelho. A ultra-sonografia é utilizada para confirmar a natureza cística da massa. Os cistos podem se originar da bursa do gastrocnêmio e semimembranoso e são revestidos por líquido sinovial. Eles são considerados idiopáticos, e apesar de muitos considerá-los pós-traumáticos, uma história de trauma raramente é encontrada; doenças intra-articulares associadas são raras.[70] Estes cistos são considerados diferentes dos encontrados na artrite da infância.[71] Eles geralmente são ovais com poucas septações, mas sem tecido sólido, localizados póstero-medialmente na fossa poplítea. Os cistos poplíteos podem persistir durante anos sem se romper ou se tornarem sintomáticos. A história natural é a de uma regressão espontânea, de modo que tipicamente não se recomenda um tratamento.[72] Sempre que um cisto for visto na área de uma articulação, um cisto ganglionar também deve ser considerado.[73]

Pacientes com paralisia de Erb ou lesões do plexo braquial causadas por traumas durante o nascimento se apresentam com flacidez da extremidade superior, mas os pacientes com fraturas da metáfise ou da clavícula podem apresentar sinais similares.[74] As imagens do plexo braquial são feitas em lactentes. A **avulsão de raízes nervosas, meningoceles** e os **tumores neurogênicos** podem ser demonstrados (Fig. 61-14).[75,76] A subluxação secundária ou a luxação da cabeça umeral pode ser detectada através das imagens em múltiplas projeções utilizando a rotação interna e externa do úmero, novamente comparando os lados sintomáticos e contralateral normais. Normalmente, a cabeça umeral está apoiada na glenóide em todas as incidências. Com a subluxação, a articulação do ombro se abre com a rotação e na luxação, a cabeça umeral não apresentará sua relação normal com a glenóide.[77] As fraturas da clavícula e da metáfise umeral proximal também podem ser detectadas.

ANORMALIDADES CONGÊNITAS

A USG pode auxiliar na caracterização das anormalidades músculo-esqueléticas congênitas, incluindo anomalias por deficiência, como a deficiência focal do fêmur proximal (DFFP) e hemimelia tibial, luxações articulares congênitas, luxação teratológica do quadril, displasias esqueléticas com quadris "atípicos" e fibromatose cervical. A ultra-sonografia define a cartilagem e os elementos de tecidos moles que não são visíveis radiograficamente.

Na **DFFP** e na **hemimelia tibial** existe um espectro de anormalidades, e a ultra-sonografia pode ser utilizada para definir a presença ou a ausência de estrutura cartilaginosa e de tecidos moles que determinam o subtipo. Quando o subtipo é estabelecido, o cirurgião ortopédico pode avaliar de modo mais preciso o prognóstico e o tratamento. A USG não tem a intenção de substituir imagens mais definitivas, como a RM, mas sim de retardar a necessidade deste exame até que o lactente esteja mais desenvolvido e o tratamento seja planejado. No caso da DFFP, a presença e a localização

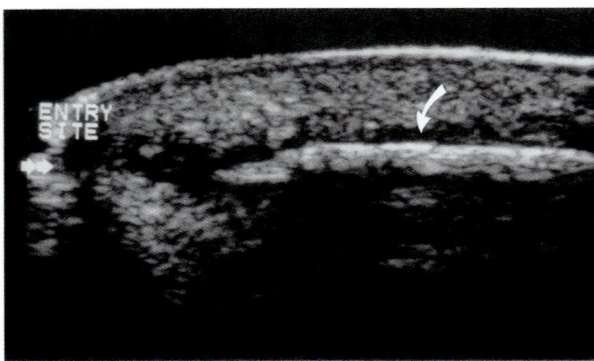

A

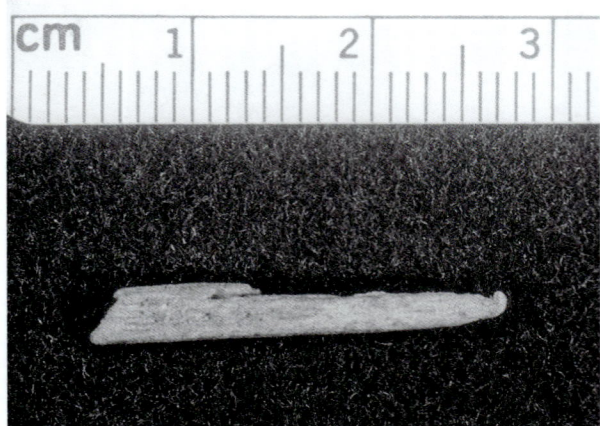

B

FIGURA 61-13. Corpo estranho. A, Imagem ultra-sonográfica sobre uma ferida puntiforme no pé. **B,** O corpo estranho linear era um fragmento de lápis. *Seta,* corpo estranho, ponto de entrada indicado.

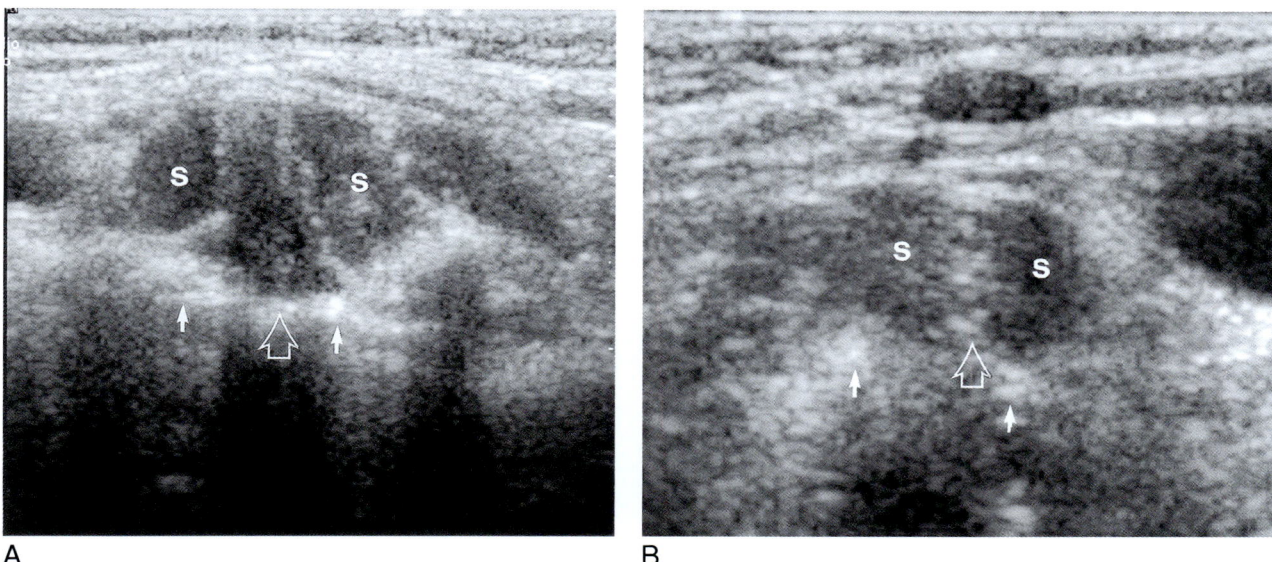

FIGURA 61-14. Avulsão da raiz nervosa C6 em um lactente. Imagem transversa da região interescalênica. **A,** Raiz lesionada espessada e hipoecóica. **B,** Lado normal para comparação. Raiz nervosa (*seta aberta*); músculos escalênicos (S); paredes ósseas dos forames neurais (*setas sólidas*). Cortesia de Maura Valle, Gênova, Itália.

da cabeça femoral e a pseudo-artrose presente entre a cabeça femoral e a diáfise são críticas. O exame ultra-sonográfico pode ser tecnicamente desafiador, pois em geral se observam uma coxa vara e freqüentemente uma contratura em flexão. Existe o potencial de interpretação inadequada da elevação do grande trocanter do fêmur como uma cabeça femoral luxada.[78] Na hemimelia tibial, a presença de cartilagem patelar e tibial, bem do tendão quadricipital, pode ser confirmada. Nas imagens feitas a partir de uma abordagem anterior no plano longitudinal, a patela cartilaginosa é localizada e, se presente, o tendão infrapatelar pode ser acompanhado até sua inserção distal.[79] A estrutura cartilaginosa da tíbia pode ser mensurada. O movimento voluntário e/ou passivo da articulação do joelho com a ultra-sonografia em tempo real é útil na demonstração da função.

As **luxações congênitas do joelho ou do cotovelo** podem ser radiologicamente problemáticas por causa da quantidade de cartilagem que forma as articulações no lactente. Em geral a questão não é sobre a luxação, mas sobre a possibilidade de redução e manutenção da estabilidade com a imobilização. A USG dinâmica proporciona um quadro completo das relações anatômicas e cria uma oportunidade de colocar os componentes articulares na posição ideal para a imobilização. A luxação da cabeça radial pode ser anterior ou posterior, sendo facilmente diagnosticada através da ultra-sonografia com o uso de um transdutor linear e com a realização de imagens do lado contralateral para comparação. As **luxações do joelho** ocorrem por um posicionamento inadequado intra-útero (hiperextensão). Elas podem ser avaliadas ultra-sonograficamente em relação à posição e estabilidade, bem como estabelecer o grau ideal de flexão antes da imobilização (Fig. 61-15).[80]

As **anomalias dos pés**, incluindo o pé torto e o tálus vertical, também são examinadas ultra-sonograficamente. A

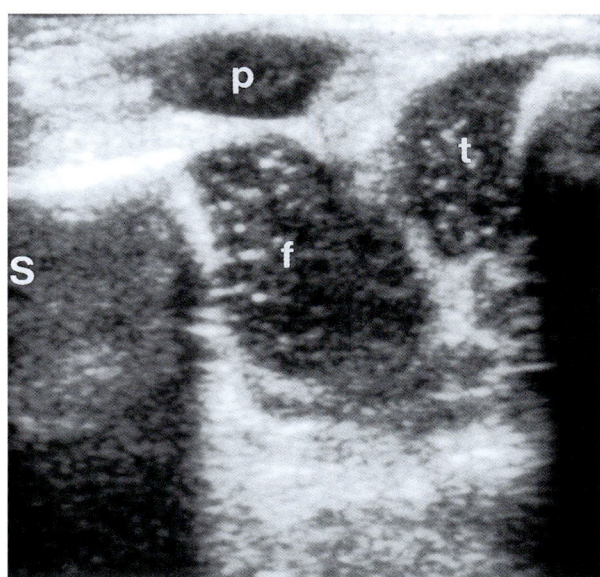

FIGURA 61-15. Luxação do joelho. Incidência longitudinal inferior em extensão. Luxação anterior da tíbia que foi corrigida com a flexão parcial do joelho. Epífise femoral distal (f); patela (p); superior (S); epífise proximal da tíbia (t).

visibilização dos ossos tarsais não-ossificados é possível, e os estudos até os dias de hoje focalizaram essas relações e o quão prontamente elas mudam com as tentativas de correção. Deve-se ter atenção em particular com o navicular tarsal não-ossificado e suas relações com o tálus, calcâneo e cubóide, que são ossificados e distinguidos por seus claros ecos de superfície.[81,82] Na deformidade do pé torto, o navicular está desviado medialmente, sendo menor do que o normal; o tratamento com imobilizações gessadas em série tem o objetivo de corrigir o alinhamento. Os relatos enfatizam as mensura-

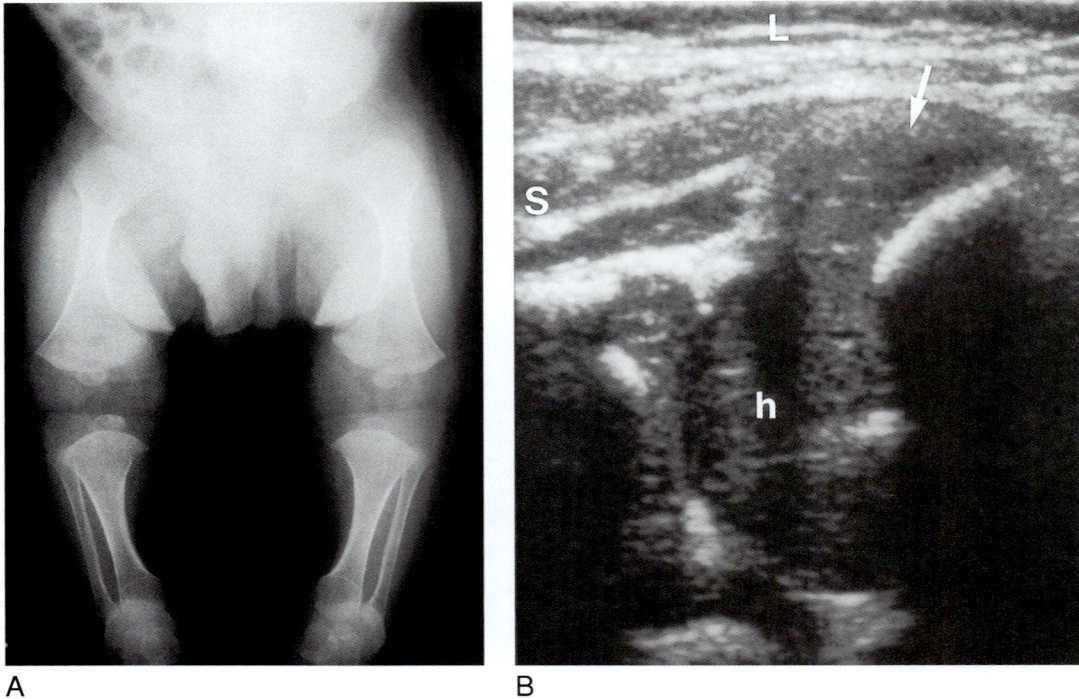

FIGURA 61-16. Quadril atípico. A, Radiografia de um lactente de 4 meses de idade com displasia de Kniest demonstra o encurtamento dos ossos longos e as extremidades bulbares dos ossos. **B,** Corte ultra-sonográfico coronal em posição neutra demonstra um aumento da ecogenicidade da cartilagem e coxa vara com elevação do trocanter maior (*seta*) e estreitamento da janela acústica da articulação do quadril. Cabeça femoral, h; L, lateral; S, superior.

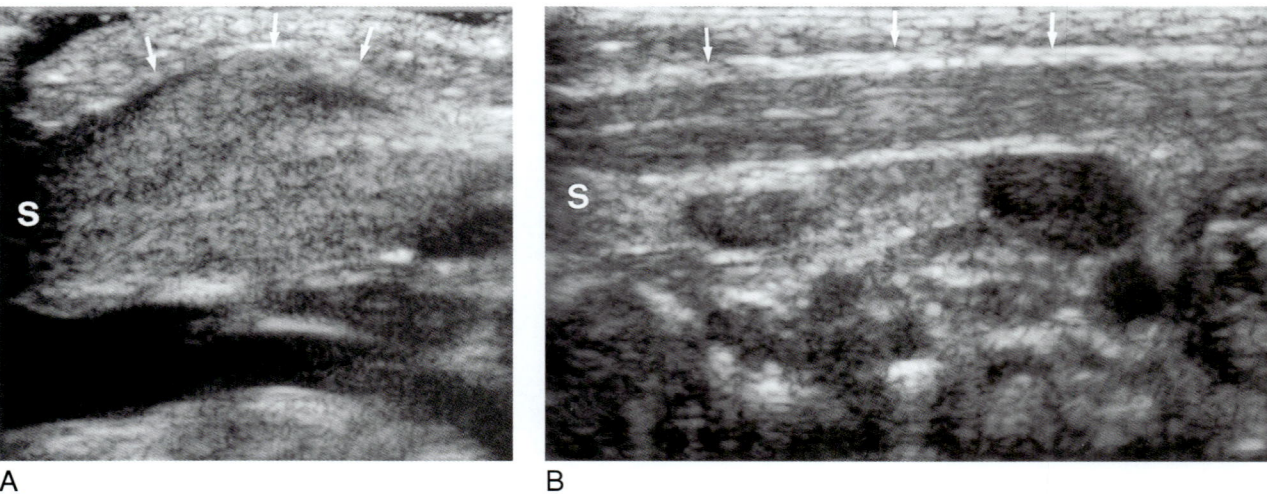

FIGURA 61-17. Fibromatose cervical. A, Imagem longitudinal do músculo esternocleidomastóideo (*setas*) demonstra espessamento e ecogenicidade heterogênea. **B,** Lado normal para comparação. S, superior.

ções da distância e angulação com a esperança de diferenciar os pés que irão responder ao tratamento conservador daqueles que necessitarão de tratamento cirúrgico.[83]

A **luxação teratológica** é considerada uma entidade diferente da DDQ. Os quadris teratológicos estão luxados intraútero e são vistos em pacientes com uma ampla variedade de síndromes e doenças neuromusculares. Os achados ultra-sonográficos em repouso são semelhantes aos encontrados nas luxações francas da DDQ, mas a condição é mais grave, pois apresenta um posicionamento fixo com pouca mobilidade. Os acetábulos displásicos em geral não podem ser avaliados com precisão porque são encobertos pelas diáfises femorais que se projetam sobre os acetábulos por causa da luxação das cabeças femorais. O exame dinâmico pode ser difícil por causa das contraturas dos tecidos moles.

Durante a realização de ultra-sonografias de quadril em crianças, ocasionalmente encontram-se casos com características morfológicas diferentes daquelas tipicamente encontradas na DDQ. Nós utilizamos o termo "**quadril atípico**" para descrever os achados destes quadris, incluindo cartilagem e tecidos moles ecogênicos, retardo da ossificação e, geralmente, coxa vara.[84,85] Os pacientes com quadris atípicos incluem aqueles com displasia espondiloepifisária, displasia ultratrópica, displasia cleidocraniana e miopatia congênita. Nestas condições, os quadris geralmente estão luxados com acetábulos anormais, simulando uma DDQ. Assim como na DFFP, ultra-sonografistas inexperientes podem confundir o trocanter elevado com uma cabeça femoral luxada lateralmente (Fig. 61-16).[78] A pista para o diagnóstico correto é a ecogenicidade elevada da cartilagem e dos músculos ao redor das articulações do quadril.[84,86,87]

A **fibromatose cervical** é o espessamento congênito do músculo esternocleidomastóideo, geralmente secundário a um posicionamento anormal intra-útero. Estes pacientes apresentam um risco elevado para DDQ pelo mesmo motivo. Os pacientes geralmente se apresentam no período neonatal com torcicolo e no exame físico apresentam uma massa unilateral na região anterior do pescoço. O exame ultra-sonográfico confirma a localização da massa no músculo e demonstra um espessamento nodular e ecogênico (Fig. 61-17).[88,89] O uso da ultra-sonografia pode impedir testes mais invasivos e biópsias desnecessárias quando esta condição benigna é reconhecida.

CONCLUSÃO

Apesar de a DDQ ter sido a primeira e continuar sendo a indicação isolada mais comum para a ultra-sonografia músculo-esquelética em pacientes pediátricos, muitas outras condições têm sido exploradas e desenvolvidas. A capacidade de discriminação entre as estruturas de tecidos moles e cartilaginosas torna esta modalidade de exame especialmente útil em pacientes pediátricos. Nesta época de crescente preocupação com a radiação, a USG se tornou uma alternativa atraente na avaliação do sistema músculo-esquelético.

Referências

1. Barlow TG: Early diagnosis and treatment of congenital dislocation of the hip. J Bone Joint Surg 1962; 44B:292-301.
2. VonRosen S: Prevention of congenital dislocation of the hip joint in Sweden. Acta Orthop Scan 1970;130(suppl):1-64.
3. Tredwell SJ, Bell HM: Efficacy of neonatal hip examination. J Pediatr Orthop 1981;1:61-65.
4. Dunn PM: Perinatal observations on the etiology of congenital dislocation of the hip. Clin Orthop 1976; 119:11-22.
5. MacEwen GD, Bassett GS: Current trends in the management of congenital dislocation of the hip. Int Orthop 1984;8:103-111.
6. Wynne-Davies R: Acetabular dysplasia and familial joint laxity: Two etiological factors in congenital dislocation of the hip. J Bone Joint Surg 1970;52B:704-716.
7. Hensinger RN: Congenital dislocation of the hip: Treatment in infancy to walking age. Orthop Clin North Am 1987;18:597-616.
8. Graf R: The diagnosis of congenital hip-joint dislocation by the ultrasonic compound treatment. Arch Orthop Trauma Surg 1980;97:117-133.
9. Novick G, Ghelman B, Schneider M: Sonography of the neonatal and infant hip. AJR 1983;141:639-645.
10. Harcke HT, Clarke NMP, Lee MS, et al: Examination of the hip with real-time ultrasonography. J Ultrasound Med 1984;3:131-137.
11. Harcke HT, Grissom LE: Performing dynamic sonography of the infant hip. AJR 1990;155:837-844.
12. Graf R: Ultrasonography of the infantile hip. In Sanders RC, Hill MC (eds.): Ultrasound Annual. New York, Raven Press, 1985, pp 177-186.
13. Harcke HT, Grissom LE: Sonographic evaluation of the infant hip. Semin Ultrasound 1986;7:331-338.
14. Harcke HT, Lee MS, Sinning L, et al: Ossification center of the infant hip: Sonographic and radiographic correlation. AJR 1986;147:317-321.
15. Graf R: Classification of hip joint dysplasia by means of sonography. Arch Orthop Trauma Surg 1984;102:248-255.
16. Zieger M, Hilpert S, Schultz RD: Ultrasound of the infant hip. I. Basic principles. Pediatr Radiol 1986;16:483-487.
17. Morin C, Harcke HT, MacEwen GD: The infant hip: Real-time ultrasound assessment of acetabular development. Radiology 1985;157:673-677.
18. Polaneur PA, Harcke HT, Bowen JR: Effective use of ultrasound in the management of congenital dislocation and/or dysplasia of the hip (DDH). Clin Orthop 1990;252:176-181.
19. Zieger M: Ultrasound of the infant hip. Part 2. Validity of the method. Pediatr Radiol 1986;16:488-492.
20. Bialik V, Pery M, Kaftori JK, et al: The use of ultrasound scanning in the management of developmental disorders of the hip. Int Orthop 1988;12:75-78.
21. Engesaeter LB, Wilson DJ, Nag D, et al: Ultrasound and congenital dislocation of the hip: The importance of dynamic assessment. J Bone Joint Surg 1990;72B:197-201.
22. Langer R: Ultrasonic investigation of the hip in newborns in the diagnosis of congenital hip dislocation: Classification and results of a screening program. Skeletal Radiol 1987;16:275-279.
23. Szoke N, Kuhl L, Henrichs J: Ultrasound examination in the diagnosis of congenital hip dysplasia of newborns. J Pediatr Orthop 1988;8:12-16.
24. Tonnis D, Storch K, Ulbrich H: Results of newborn screening for DDH with and without sonography and correlation of risk factors. J Pediatr Orthop 1990; 10:145-152.
25. Harcke HT: Screening newborns for developmental dysplasia of the hip: The role of sonography. AJR 1994;162:395-397.
26. ACR standard for the performance of ultrasound examination for detection of developmental dysplasia of the hip. American College of Radiology, 1998, Reston, VA (*www.acr.org* [Standards]).
27. Gomes H, Menanteau B, Motte J, et al: Sonography of the neonatal hip: A dynamic approach. Ann Radiol 1987;30:503-510.
28. Dahlstrom H, Oberg L, Friberg S: Sonography in congenital dislocation of the hip. Acta Orthop Scand 1986;57:402-406.
29. Clarke NMP, Harcke HT, McHugh P, et al: Real-time ultrasound in the diagnosis of congenital dislocation and dysplasia of the hip. J Bone Joint Surg 1985;67B:406-412.
30. Berman L, Klenerman L: Ultrasound screening for hip abnormalities: Preliminary findings in 1001 neonates. Br Med J 1986;293:719-722.

31. Grissom LE, Harcke HT, Kumar SJ, et al: Ultrasound evaluation of hip position in the Pavlik harness. J Ultrasound Med 1988;7:1-6.
32. Dahlstrom H: Stabilization and development of the hip after closed reduction of late DDH. J Bone Joint Surg 1990;72B:9-12.
33. Boal DKB, Schwentker EP: The infant hip: Assessment of real-time ultrasound. Radiology 1985;157:667-672.
34. Bearcroft PW, Berman LH, Robinson AH, Butler GJ: Vascularity of the neonatal femoral head: In vivo demonstration with power Doppler US. Radiology 1996;200:209-211.
35. Clarke NMP, Clegg J, Al-Chalabi AN: Ultrasound screening of hips at risk for DDH. J Bone Joint Surg 1989;71B:9-12.
36. Rosendahl K, Markestad T, Lie RT: Ultrasound screening for developmental dysplasia of the hip in the neonate: The effect on treatment rate and prevalence of late cases. Pediatrics 1994;94:47-52.
37. Committee on Quality Improvement and Subcommittee on Developmental Dysplasia of the Hip. Clinical practice guideline: Early detection of developmental dysplasia of the hip. Pediatrics 2000;105:896-905.
38. Boeree NR, Clark NM: Ultrasound imaging and secondary screening for congenital dislocation of the hip. J Bone Joint Surg 1994;76B:525-533.
39. Harcke HT: The role of ultrasound in diagnosis and management of developmental dysplasia of the hip. Pediatr Radiol 1995;25:225-227.
40. Robben SG, Lequin MH, Diepstraten AF, et al: Anterior joint capsule of the normal hip and in children with transient synovitis: US study with anatomic and histologic correlation. Radiology 1999;210:499-507.
41. Marchal GJ, Van Holsbeeck MT, Raes M, et al: Transient synovitis of the hip in children: Role of US. Radiology 1987;162:825-828.
42. Alexander JE, Seibert JJ, Glasier CM, et al: High-resolution hip ultrasound in the limping child. J Clin Ultrasound 1989;17:19-24.
43. Kallio P, Ryoppy S, Jappinen S, et al: Ultrasonography in hip disease in children. Acta Orthop Scand 1985;56:367-371.
44. Zieger MM, Dorr U, Schulz RD: Ultrasonography of hip joint effusions. Skeletal Radiol 1987;16:607-611.
45. Miralles M, Gonzalez G, Pulpeiro JR, et al: Sonography of the painful hip in children: 500 consecutive cases. AJR 1989;152:579-582.
46. Alexander JE, Seibert JJ, Aronson J, et al: A protocol of plain radiographs, hip ultrasound, and triple phase bone scans in the evaluation of the painful pediatric hip. Clin Pediatr 1988;27:175-181.
47. Harcke HT, Grissom LE: Musculoskeletal ultrasound in pediatrics. Semin Musculoskelet Radiol 1998;2:321-330.
48. Loyer EM, DuBrow RA, David CL, et al: Imaging of superficial soft-tissue infections: Sonographic findings in cases of cellulitis and abscess. AJR 1996;166:149-152.
49. Gottlieb RH, Meyers SP, Hall C, et al: Pyomyositis: Diagnostic value of color Doppler sonography. Pediatr Radiol 1995;25:S109-111.
50. Breidahl WH, Newman JS, Taljanovic MS, Adler RS: Power Doppler sonography in the assessment of musculoskeletal fluid collections. AJR 1996;166:1443-1446.
51. Strouse PH, DiPietro MA, Adler AS: Pediatric hip effusions: Evaluation with power Doppler sonography. Radiology 1998;206:731-735.
52. Fessell DP, Jacobson JA, Craig J, et al: Using sonography to reveal and aspirate joint effusions. AJR 2000;174:1353-1362.
53. Lawson JP, Steere AC: Lyme arthritis: Radiologic findings. Radiology 1985;154:37-43.
54. Mah ET, LeQuesne GW, Gent RJ, Paterson DC: Ultrasonic features of acute osteomyelitis in children. J Bone Joint Surg [Br] 1994;76B:969-974.
55. Nath AK, Sethu AU: Use of ultrasound in osteomyelitis. Br J Radiol 1992;65:649-652.
56. Newman JS, Adler RS: Power Doppler sonography: Applications in musculoskeletal imaging. Semin Musculoskelet Radiol 1998;2:331-340.
57. Bureau NJ, Ali SS, Chhem RK, Cardinal E: Ultrasound of musculoskeletal infections. Semin Musculoskelet Radiol 1998;2:299-306.
58. Garcia CJ, Varela C, Abarca K, et al: Regional lymphadenopathy in cat-scratch disease: Ultrasonographic findings. Pediatr Radiol 2000;30:640-643.
59. Danon O, Duval-Arnould M, Osman Z, et al: Hepatic and splenic involvement in cat-scratch disease: Imaging features. Abdom Imaging 2000;25:182-183.
60. Aisen AM, McCune WJ, MacGuire A, et al: Sonographic evaluation of the cartilage of the knee. Radiology 1984;153:781-784.
61. Cooperberg PL, Tsang L, Truelove L, Knickerbocker J: Gray scale ultrasound in the evaluation of rheumatoid arthritis of the knee. Radiology 1978;126:759-763.
62. Van Holsbeeck M, van Holsbeeck K, Gevers G, et al: Staging and follow-up of rheumatoid arthritis of the knee. Comparison of sonography, thermography, and clinical assessment. J Ultrasound Med 1988;7:561-566.
63. Fornage BD, Eftekhari F: Sonographic diagnosis of myositis ossificans. J Ultrasound Med 1989;8:463-466.
64. Fornage BD: Muscular trauma. Clin Diagn Ultrasound 1995;30:1-10.
65. Read JW: Musculoskeletal ultrasound: Basic principles. Semin Musculoskelet Radiol 1998;2:203-210.
66. Martinoli C, Bianchi S, Dahmane M, et al: Ultrasound of tendons and nerves. Eur Radiol 2002;12:44-55.
67. Lanning P, Heikkinen E: Ultrasonographic features of the Osgood-Schlatter lesion. J Pediatr Orthop 1991;11:538-540.
68. Blankstein A, Cohen I, Heim M, et al: Ultrasonography as a diagnostic modality in Osgood-Schlatter disease. A clinical study and review of the literature. Arch Orthop Trauma Surg 2001;121:536-539.
69. Shiels WE III, Babcock DS, Wilson JL, Burch RA: Localization and guided removal of soft-tissue foreign bodies with sonography. AJR 1990;155:1277-1281.
70. Seil R, Rupp S, Jochum P, et al: Prevalence of popliteal cysts in children. Arch Orthop Trauma Surg 1999;119:73-75.
71. Szer IS, Klein-Gitelman M, DeNardo BA, McCauley RGK: Ultrasonography in the study of prevalence and clinical evolution of popliteal cysts in children with knee effusion. J Rheumatol 1992;19:458-462.
72. Dinham JM: Popliteal cysts in children. The case against surgery. J Bone Joint Surg [Br] 1975;57B:69-71.
73. Helbich TH, Breitenseher M, Trattnig S, et al: Sonomorphologic variants of popliteal cysts. J Clin Ultrasound 1998;26:171-176.
74. Zieger M, Dorr U, Schulz RD: Sonography of slipped humeral epiphysis due to birth injury. Pediatr Radiol 1987;17:425-426.
75. Martinoli C, Bianchi S, Santacroce E, et al: Brachial plexus sonography: A technique for assessing the root level. AJR 2002;179:699-702.

76. Valle M, Martinoli E, Graif M, et al: Ultrasound of brachial plexus injury from birth trauma: A pictorial review. RSNA 2001, Chicago.
77. Grissom LE, Harcke HT: Infant shoulder sonography: Technique, anatomy, and pathology. Pediatr Radiol 2001;31:863-868.
78. Grissom LE, Harcke HT: Sonography in congenital deficiency of the femur. J Pediatr Orthop 1994;14:29-33.
79. Grissom LE, Harcke HT, Kumar SJ: Sonography in the management of tibial hemimelia. Clin Orthop Rel Res 1990;251:266-277.
80. Parsch K: Ultrasound diagnosis of congenital knee dislocation. Orthopade 2002;31:306-307.
81. Tolat V, Boothroyd A, Carty H, Klenerman L: Ultrasound: A helpful guide in the treatment of congenital talipes equinovarus. J Pediatr Orthop 1995;4:65-70.
82. Chami M, Daoud A, Maestro M, et al: Ultrasound contribution in the analysis of the newborn and infant normal and clubfoot: A preliminary study. Pediatr Radiol 1996;26:298-302.
83. Hamel J, Becker W: Sonographic assessment of clubfoot deformity in young children. J Pediatr Orthop, Part B,1996;5:279-286.
84. Grissom LE, Harcke HT: Ultrasonography in nondevelopmental dysplasia of the hip (DDH) pathology. Pediatr Radiol 1997;27:70-74.
85. De Pellegrin MP, Mackenzie WG, Harcke HT: Ultrasonographic evaluation of hip morphology in osteochondrodysplasias. J Pediatr Orthop 2000;20:588-593.
86. Lamminen A, Jaaskelainen J, Rapola J, Suramo I: High-frequency ultrasonography of skeletal muscle in children with neuromuscular disease. J Ultrasound Med 1988;7:505-509.
87. Heckmatt JZ, Dubowitz V: Real-time ultrasound imaging of muscles. Muscle Nerve 1988;11:56-65.
88. Kraus R, Han BK, Babcock DS, Oestreich AE: Sonography of neck masses in children. AJR 1986;146:609-613.
89. Crawford SC, Harnsberger HR, Johnson L, et al: Fibromatosis colli of infancy: CT and sonographic findings. AJR 1988;151:1183-1184.

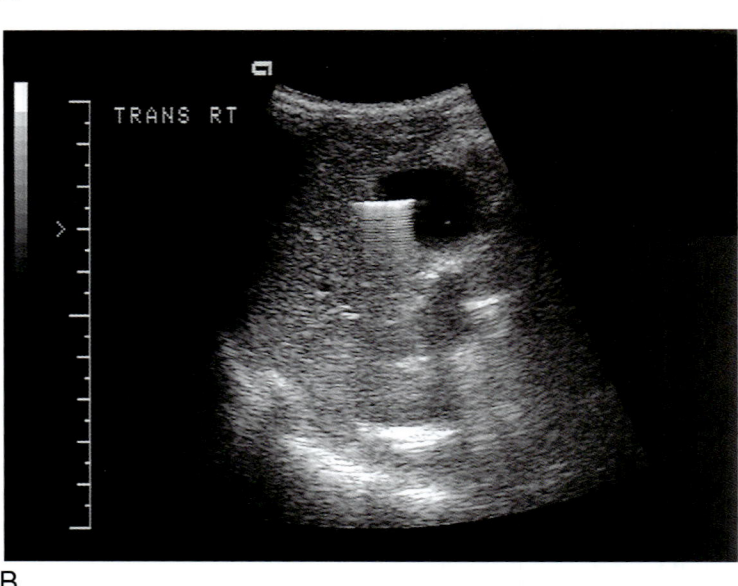

FIGURA 62-1. Abordagens comuns. A, Os locais de entrada mais comuns são (1) o lateral (paralelo à face do transdutor) ou (2) o adjacente ao transdutor. **B,** Quando a agulha está paralela à face do transdutor, um artefato de reverberação é observado, ou um artefato em "cauda de cometa" é observado quando a agulha não está paralela. A agulha pode ser mais difícil de ser localizada na posição 2.

Os radiologistas que trabalham usualmente com adultos podem não perceber as curtas distâncias de inserção necessárias nas crianças pequenas e nos bebês. Fui informado de um caso no qual a agulha transpassou o paciente, atingindo a mesa.

Localização da Agulha Após a Inserção

Com experiência, é possível manter a agulha visível desde o momento da inserção, porém se não, a agulha tem que ser localizada antes de se proceder novos avanços. Cheque se o transdutor e a agulha estão paralelos entre si olhando pelo cabo do transdutor com um olho fechado. **Se os dois não estiverem paralelos, ajuste a posição do transdutor, e não da agulha.** Uma vez que o transdutor e a agulha estejam paralelos, mantenha o transdutor no plano e mova a agulha alguns milímetros para trás e para frente, estritamente no plano da agulha (Fig. 62-4). É freqüentemente útil ancorar-se a mão do transdutor no paciente, colocando-se o quarto e o quinto dedos ou a borda hipotenar da mão do transdutor firmemente na pele do paciente, usando-se o polegar e o segundo e o terceiro dedos para manter e mover o transdutor (Fig. 62-5). Uma leve movimentação (2 a 3 mm) para dentro e para fora pode ajudar a tornar visível a ponta da agulha, porém é importante não movimentar agressivamente a agulha ou tentar movê-la e ao transdutor em direções ou ângulos complexos ao mesmo tempo numa tentativa ansiosa e usualmente ineficaz de localizar a agulha.

Se a extensão completa da agulha não for visível, ela pode estar em um ângulo oblíquo ao plano do transdutor, resultando em uma compreensão errônea da posição da ponta da agulha (Fig. 62-6A-D). Usualmente, apenas alguns graus de rotação do transdutor são necessários para se obter uma imagem de todo o corpo da agulha. Isto é mais fácil de conseguir quando a agulha está paralela à face do transdutor, porém o mesmo princípio se aplica quando a agulha é inserida adjacente ao transdutor.

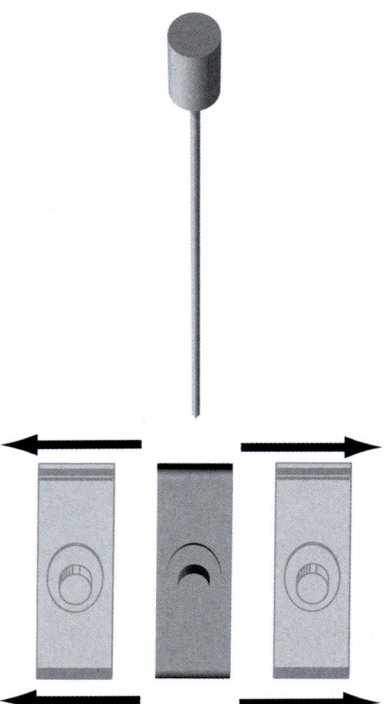

FIGURA 62-4. Movimentação do transdutor. Depois da inserção da agulha, se esta não for mais visível na imagem ultrasonográfica, o transdutor é movido para trás e para frente no plano da agulha, sem rotação, até que a agulha seja localizada. A quantidade real de movimentação necessária é muito menos que a mostrada neste diagrama; tipicamente, é de apenas alguns milímetros.

seguir as categorias básicas de instrumentos, alguns comentários gerais e nossa escolha preferida de instrumentos.

Agulhas de Chiba

Estas são uma classe de agulhas de pequeno diâmetro (usualmente de calibre 22), relativamente seguras, flexíveis e muito úteis, usadas para estudos diagnósticos com contraste ou para a punção inicial de um alvo, especialmente se o alvo estiver próximo de uma estrutura vital. Se o procedimento envolver a colocação subseqüente de um fio-guia ou de um cateter, apenas um guia fino (tipicamente de 0,018 polegada) pode ser colocado através da agulha. Isto é uma desvantagem relativa, porque o dilatador terá que ser colocado sobre um fio de 0,018 polegada, e os fios finos estão sujeitos a dobraduras, especialmente quando o dilatador encontra a fáscia profunda ou a cápsula de um órgão.

Cateteres de Drenagem

Os cateteres comerciais modernos são de alta qualidade, e em geral um cateter para propósitos gerais ou com alça fechada é suficiente. Para pus ou sangue antigo, pode ser necessária a colocação de um cateter de grande calibre ou até mesmo de um tubo torácico. Os cateteres tipo Sump com canais de lavagem e aspiração separados já foram populares, porém não se mostraram superiores aos cateteres de grosso calibre e luz única na maioria das aplicações.

Uma observação sobre o tamanho dos cateteres: O **tamanho French** é na verdade a **circunferência externa em milímetros**. Os cateteres são medidos usualmente na escala French. É comum pensar-se erroneamente que a escala French meça primariamente o diâmetro. O diâmetro da parte circular transversal dos cateteres pode ser derivado usando-se aritmética elementar, porém a medida primária é a da circunferência externa. As medidas French também podem ser aplicadas para instrumentos com partes transversais ovóides ou outras não-circulares; nestes casos, para o cálculo dos vários diâmetros é necessário nível matemático mais avançado! A escala French não mede o diâmetro da luz interna ou define necessariamente qual fio pode ser usado em um cateter em particular.

Instrumento para Punção Inicial

A maioria dos cateteres de drenagem precisa ser colocado sobre um fio-guia com pelo menos 0,035 polegada de diâmetro. Uma punção inicial com uma agulha de pequeno calibre e a colocação de um fio-guia de 0,018 obriga a uma manobra de substituição, e cada passagem de um fio ou do dilatador acrescenta tempo e complexidade ao procedimento, nem do risco de perder o posicionamento ou de dobradura do fio, especialmente com a maioria dos fios de 0,018, que não são robustos.

Vários *kits* pré-preparados de substituição estão disponíveis no mercado. Alguns apresentam uma bainha/dilatador que é colocada sobre o fio de 0,018 e, em seguida, o dilatador é removido, deixando uma bainha maior no local, que permite a colocação de um fio de 0,035. Estes sistemas são usados para alguns procedimentos biliares ou onde estruturas vitais estão muito próximas ao alvo.

Agulhas com Bainha com Capacidade de 0,035

Estas consistem em um sistema integrado cateter/agulha, usualmente de calibre 19 ou maior. A punção inicial é feita diretamente com o sistema cateter/agulha completo. Uma vez que o sistema seja adequadamente localizado, a agulha é removida, deixando uma bainha de Teflon de paredes finas no lugar. A bainha aceita um fio de 0,035 diretamente, minimizando o risco de dobradura do fio, inerente aos sistemas de 0,018. O maior diâmetro da agulha inicial não é um problema, desde que o sistema seja acuradamente inserido sob condução ultra-sonográfica, como previamente descrito. A bainha fina dobra-se prontamente na pele, porém mesmo quando isto ocorre, a dobra pode ser facilmente retificada, e os fios de 0,035 passam sem dificuldade. O sistema Cook (Bloomington, IN) TDCHN 3,5, 19, 14,0 CHILD-010494, e o instrumento com agulha Yueh com bainha são os nossos sistemas preferidos (Fig. 62-3A, B). A agulha Yueh (Cook, Bloomington, IN) é um instrumento agulha/bainha mais curto com pequenos orifícios dispostos na extremidade do cateter, o que o torna mais conspícuo no ultra-som.

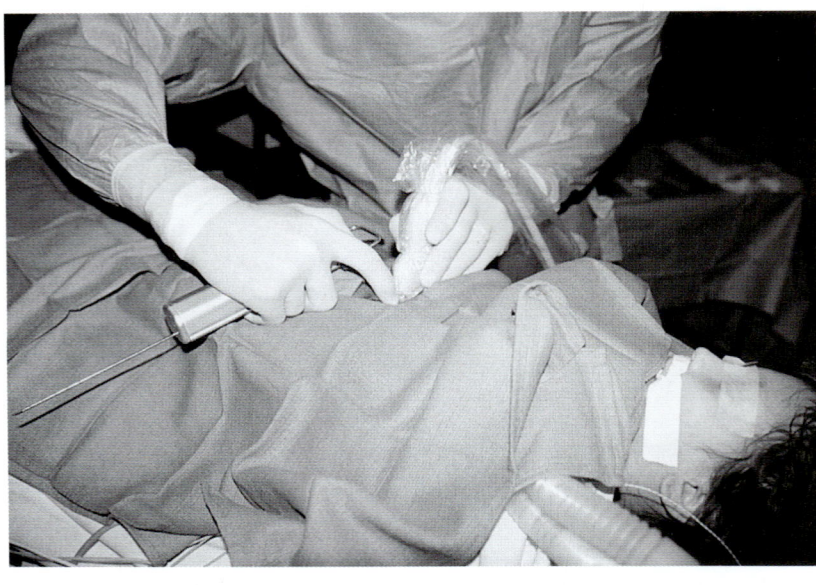

FIGURA 62-5. Orientação da biópsia. Aplicam-se os princípios usuais: **A,** Checar o local de entrada; **B,** Inserir o instrumento em paralelo ao transdutor; **C,** Checar a posição olhando por cima.

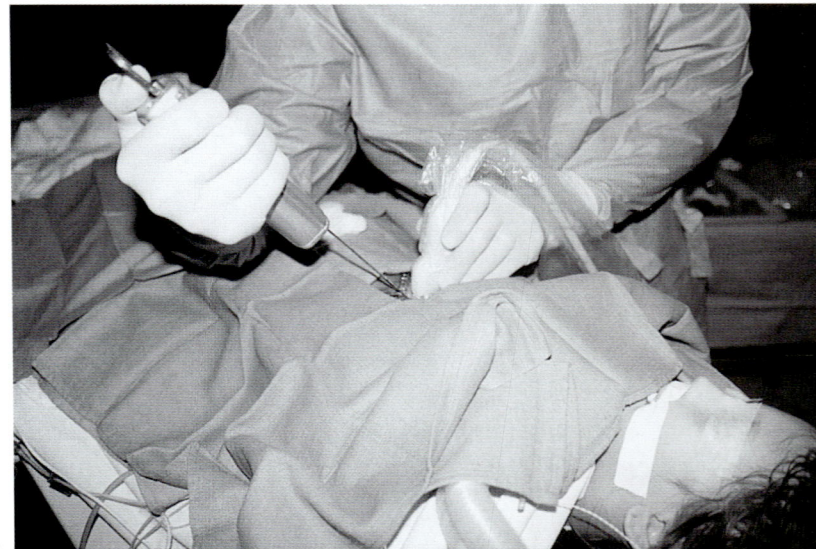

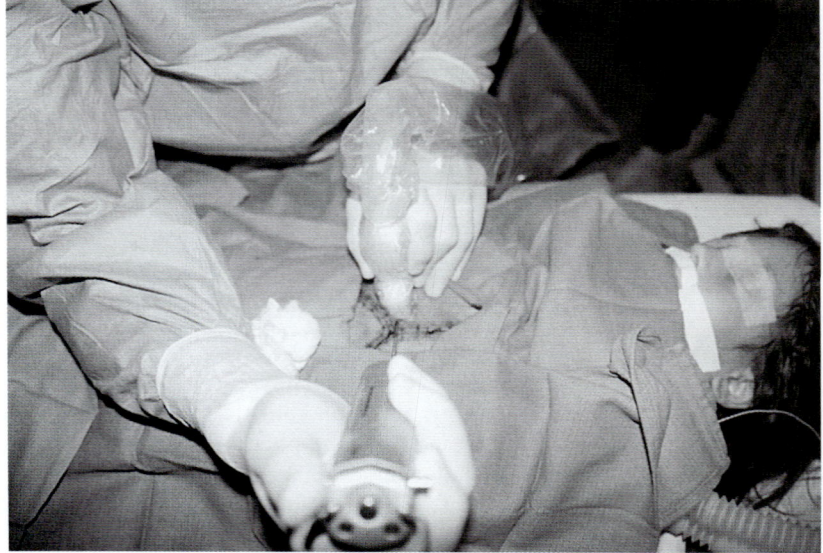

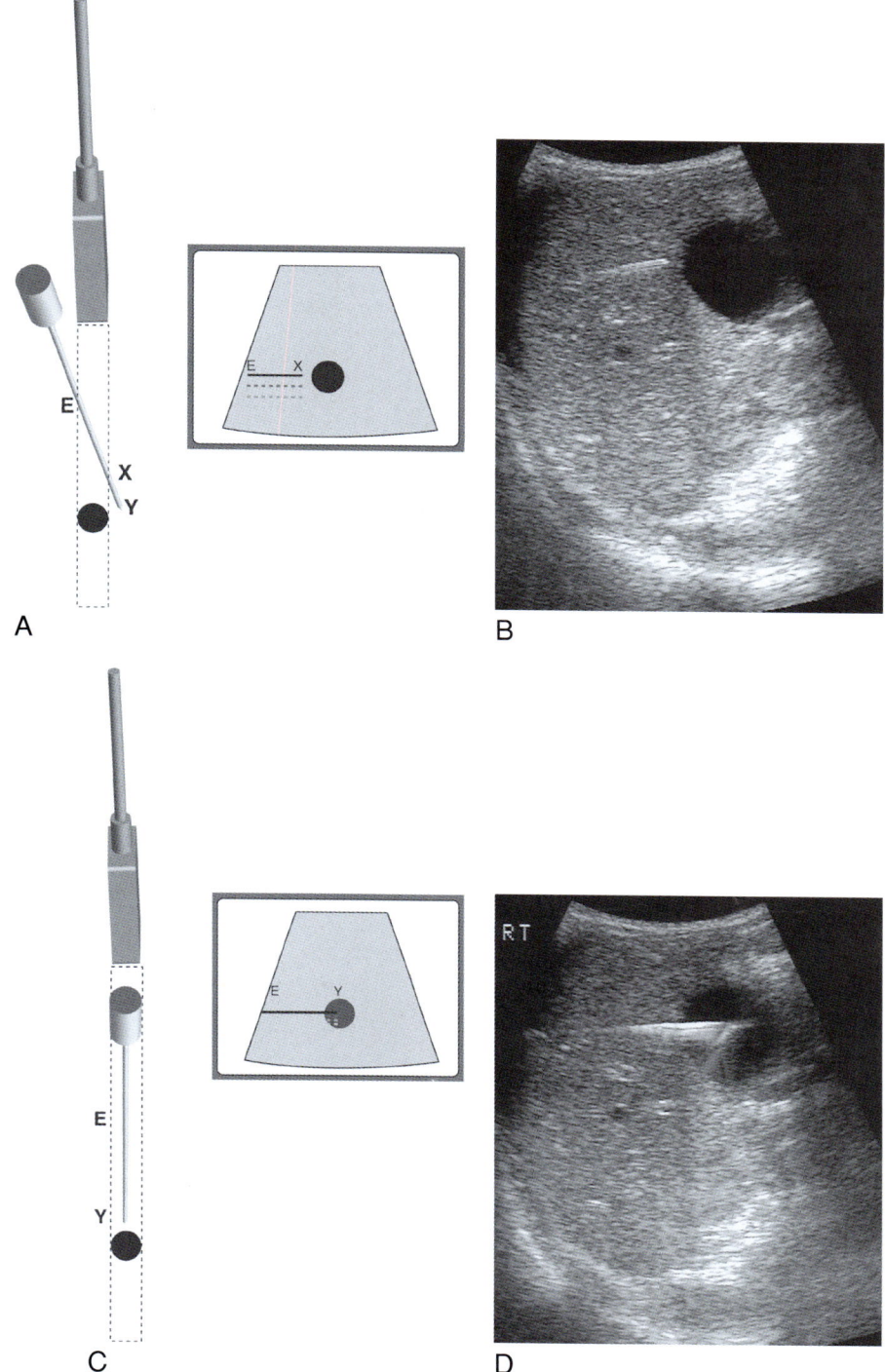

FIGURA 62-6. Posicionamento da agulha fora do plano. A, Isto resulta em uma visão encurtada (E-X) da agulha e uma falsa sensação de que a ponta da agulha está no ponto X, enquanto a posição real da ponta é no ponto Y. **B,** Visão fora do plano de parte do cabo da agulha durante a punção da vesícula biliar. **C,** Com a agulha no plano exato do transdutor, toda a agulha (E-Y) está visível. **D,** Fica claro agora que a ponta da agulha está de fato na vesícula biliar. Normalmente, a ponta é localizada com precisão **antes** da punção da vesícula. Estas imagens foram obtidas com o propósito de ilustração, depois de uma punção bem-sucedida da vesícula biliar.

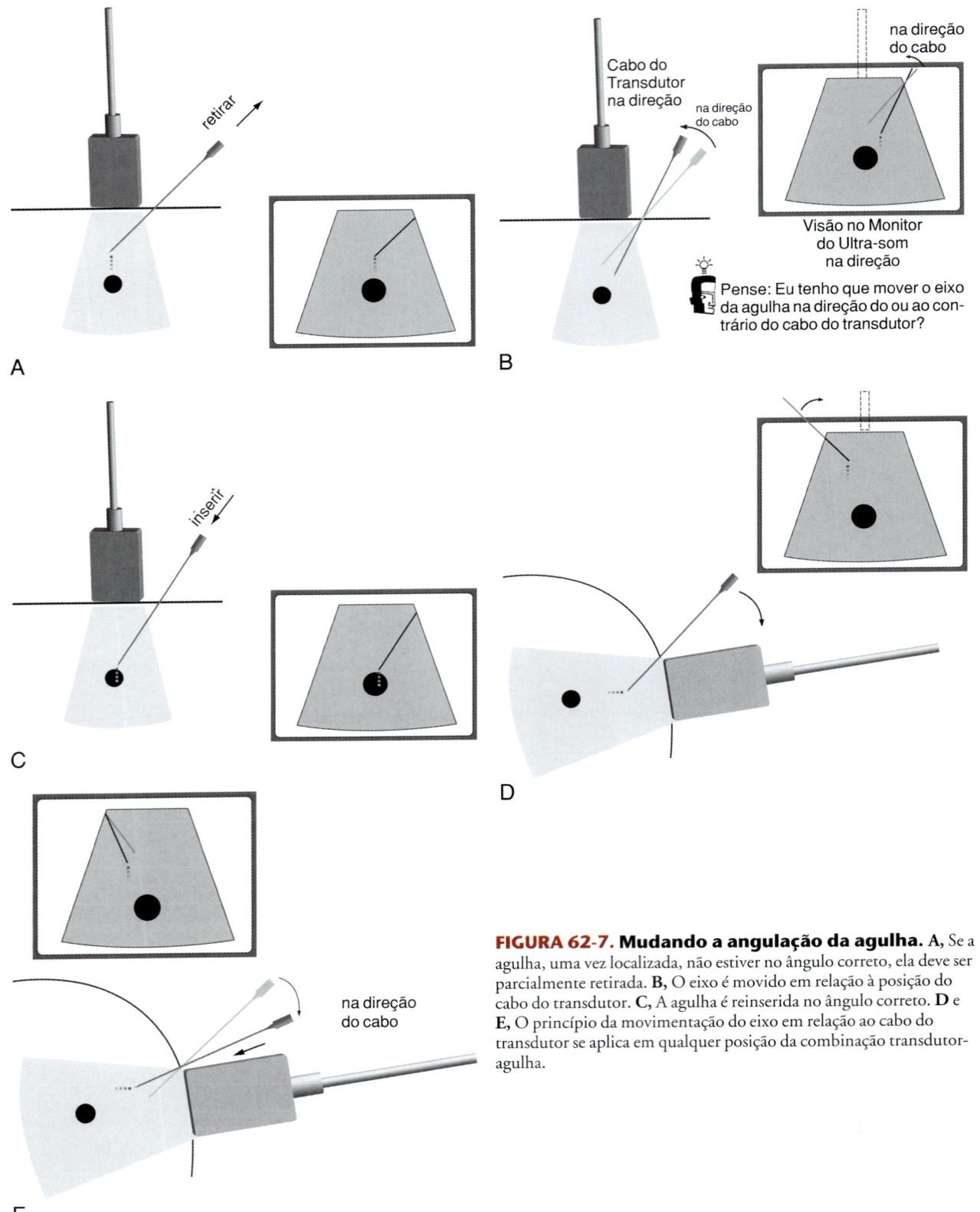

FIGURA 62-7. Mudando a angulação da agulha. A, Se a agulha, uma vez localizada, não estiver no ângulo correto, ela deve ser parcialmente retirada. **B,** O eixo é movido em relação à posição do cabo do transdutor. **C,** A agulha é reinserida no ângulo correto. **D** e **E,** O princípio da movimentação do eixo em relação ao cabo do transdutor se aplica em qualquer posição da combinação transdutor-agulha.

Agulhas de Punção Lombar

Estas agulhas são fornecidas com várias extensões e tamanhos e são muito mais rígidas que as agulhas de Chiba. Elas são úteis no sistema músculo-esquelético, porém devem ser usadas com cuidado no abdome ou em órgãos sólidos.

Fios-Guias

Os fios-guias padrão de 0,035, revestidos de Teflon, são adequados para a maioria dos procedimentos. Um fio com a ponta configurada em J é útil quando se penetra em coleções líquidas ou no sistema coletor do rim. O fio deve recuperar a configuração em J tão logo seja deslocado de sua bainha ou da agulha. Se isto não acontece, ele não está livre em uma cavidade líquida e deve ser reposicionado ou retirado. **Com poucas e raras exceções, nunca retire um fio-guia através de uma agulha de metal.** O risco de cortar o fio-guia é muito alto. Ocasionalmente, um fio-guia super-rígido é necessário, porém isto não é comum, e quando um destes fios for usado, deve ser com respeito e com a posição de sua ponta monitorizada cuidadosamente.

O uso das técnicas descritas anteriormente permite que um fio-guia de 0,035 seja inicialmente posicionado, eliminando a necessidade da colocação de um fio menos substancial de 0,018; porém se for necessária a colocação de um fio-guia de 0,018, os fios-guias do tipo mandril, que consistem em um cabo sólido tipo "corda de piano" com uma ponta flexível de alta visibilidade, são mais seguros que o fio-guia de 0,018 de uso regular. O uso deste tipo de fio-guia é freqüentemente necessário quando se penetra nos ductos biliares de um paciente com transplante hepático, porque as paredes dos ductos são, com freqüência, muito duras. Para drenagem, pode ser necessário fazer uma punção central próxima à artéria hepática que não pode ser lesada. Nestes casos, é prudente puncionar o ducto usando-se uma agulha Chiba de calibre 22, com subseqüente colocação de um fio-guia de 0,018 com mandril e dilatação gradual e trocar-se por um fio-guia de 0,035 e pelo cateter apropriado.

Instrumentos para Biópsia

A citologia por aspiração não é amplamente usada em crianças porque há um grupo muito mais diverso de lesões potenciais nas crianças que nos adultos. Muitos dos tumores pediátricos dependem parcialmente do seu arranjo celular para o diagnóstico, e os patologistas pediátricos sentem-se geralmente desconfortáveis em fazer diagnósticos importantes com base apenas nas amostras citológicas.

Os instrumentos de fendas de corte ou de sucção central são os mais freqüentemente usados. Embora pareça lógico que instrumentos com menores diâmetros devam ser usados nas crianças, em geral, são usadas **agulhas de calibre 14 ou 15** pelos médicos experientes, para se obter material suficiente para o exame patológico. As agulhas maiores podem parecer mais perigosas, porém se elas forem colocadas e monitorizadas sob orientação ultra-sonográfica, o risco é minimizado.

Os instrumentos automáticos para biópsia do tipo fenda de corte são apresentados nas variações lançamento curto (9 a 11 mm) e lançamento longo (22 a 23 mm). Uma excelente revisão[3] de muitos dos instrumentos de uso comercial mostrou que os **aparelhos de lançamento curto fornecem uma amostra bem inferior quando comparados com a fornecida pelos aparelhos de lançamento longo.** Isto se deve provavelmente ao fato de que os aparelhos com lançamento longo trabalham permitindo que o estilete interno se curve no interior do tecido ajudado pela face única, em ângulo agudo da agulha interna. O estilete é então forçado para cima no interior do tecido pela bainha externa de metal que, ao mesmo tempo, corta a amostra na fenda. Os aparelhos de lançamento curto não permitem que o estilete interno se curve no tecido, de forma que as amostras obtidas pelos aparelhos de lançamento curto são tipicamente pequenas e finas.

Em um órgão pequeno ou adjacente a uma estrutura vital, é melhor usar um instrumento de lançamento longo e começar a biópsia bem distante da margem da lesão do que usar um instrumento de lançamento curto e obter uma amostra que não possibilite o diagnóstico. Existe uma quantidade perturbadora de instrumentos no comércio, porém, com a exceção do princípio do lançamento curto ou do lançamento longo, o instrumento que melhor funcionar individualmente com o médico é o melhor para o paciente. **O que realmente importa é que as biópsias guiadas pelo ultra-som sejam feitas sob controle preciso e com monitorização em tempo real.**

ANATOMIA

Diafragma

Um conhecimento detalhado da anatomia regional é essencial. Se o procedimento vai ser realizado em uma área não familiar, há sempre tempo para estudar a anatomia em um texto antes de realizá-lo. A anatomia da superfície do **diafragma** tem que ser detalhadamente compreendida (Fig. 62-8). É importante lembrar que mesmo que a cúpula do diafragma esteja grosseiramente elevada por uma massa ou coleção líquida subfrênica, **o diafragma ainda vai estar *fixado* à parede torácica no mesmo local do nascimento.** Se o espaço pleural deve ser evitado, deve-se penetrar em uma coleção subfrênica abaixo da fixação periférica do diafragma. O diafragma passa, geralmente, através da junção dos terços médio e externo da décima segunda costela, posteriormente. Deste ponto, uma linha traçada em volta do tórax até o processo xifóide do esterno (xifoesterno) vai destacar a fixação periférica do diafragma. É importante saber que o espaço pleural se estende ***sob*** o terço interno da décima segunda costela.

Cólon/Alça

O cólon se situa logo anteriormente aos rins e pode ser inadvertidamente puncionado quando se penetra na posição

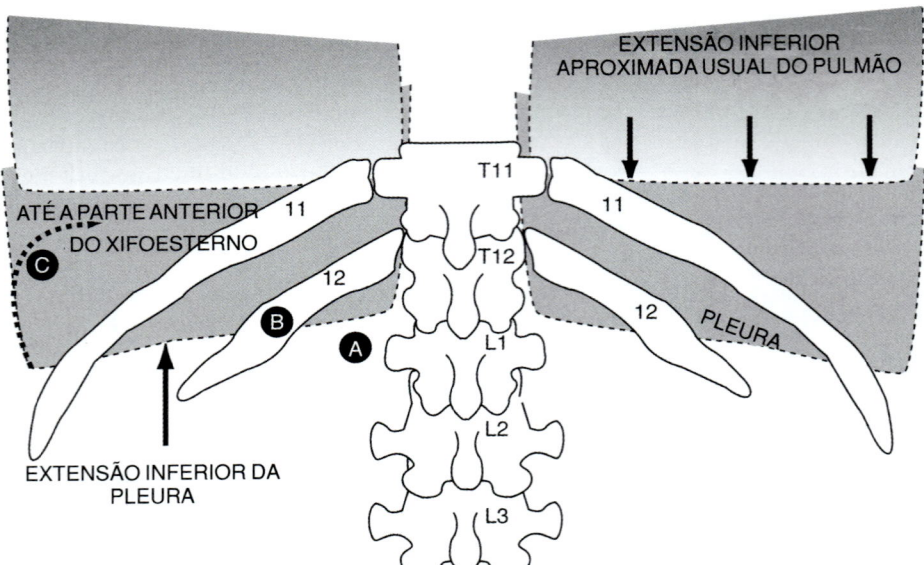

FIGURA 62-8. A anatomia superficial do diafragma — vista posterior. O espaço pleural normalmente se estende inferiormente até a 12ª costela medialmente (posição A) e superiormente até o terço lateral da 12ª costela (posição B). Uma linha traçada da posição B até o processo xifóide do esterno (xifoesterno) (posição C) vai delinear os marcadores superficiais das conexões periféricas tanto do diafragma **normal quanto do patologicamente elevado**. Mesmo quando a cúpula do diafragma estiver grosseiramente elevada por um processo patológico, as conexões periféricas se mantêm inalteradas!

póstero-lateral durante uma nefrostomia percutânea. O cólon não-distendido pode não ser facilmente detectável pelo ultra-som, e deve-se ser cuidadoso para evitar a colocação de uma nefrostomia muito lateralmente ou muito anteriormente. Se houver alguma dúvida, deve ser realizado um enema contrastado, e a posição do cólon pode ser localizada pela fluoroscopia antes ou durante o procedimento.

SEDAÇÃO

Poucas crianças com menos de 12 anos vão cooperar durante um procedimento invasivo, e uma familiaridade apurada com a sedação pediátrica é necessária, em conjunto com pessoal habilitado e facilidades para uma ressuscitação adequada. É melhor fazer o procedimento sob anestesia geral que tentar realizá-lo sem uma sedação adequada. Se a criança estiver se movendo excessivamente, a sedação deve ser aumentada, deve ser obtida ajuda ou o procedimento deve ser interrompido.

Nosso protocolo de sedação foi publicado previamente.[6] Em geral, nós preferimos Nembutal ou Fentanyl IV para crianças de 1 até 10 anos de idade, e Versed e Fentanyl IV para crianças com mais de 10 anos de idade. Deve ser tomado cuidado com o uso de todas as medicações sedativas, e o Fentanyl geralmente não é usado em crianças com menos de 12 meses de idade. Os detalhes da sedação estão além do propósito deste capítulo. Publicações específicas devem ser consultadas e deve-se adquirir treinamento antes de realizar sedação profunda em crianças. Um grupo bem organizado e experiente que realize sedação regularmente, com as diretrizes e limites apropriados, é mais importante do que o tipo de droga usado em particular.

TÉCNICA DE ANESTESIA LOCAL

O agente mais comumente usado é a solução de lidocaína a 1% (Abbot Laboratories, Chicago, Ill.) A dose máxima usual de anestesia local no adulto é de 4,5 mg/kg (0,45 ml/kg de solução a 1%). Uma dose máxima de 3 a 4 mg/kg (0,3 a 0,4 ml/kg de solução a 1%) nas crianças com mais de 3 anos de idade está registrada nas recomendações da bula do produto, porém não há recomendações para crianças menores. Nós usamos rotineiramente de 3 a 4 mg/kg (0,3 a 0,4 ml/kg de solução a 1%) para todas as crianças, exceto os bebês muito prematuros. Se a lidocaína for misturada com uma solução de bicarbonato de sódio a 8,4% em uma razão de 10:1, a sensação de picada quando o anestésico é injetado às vezes diminui. O uso liberal de EMLA (creme tópico contendo lidocaína e prilocaína) (ASTRA, Westborough, MA) é também útil, porém deve ser aplicado 20 minutos antes do procedimento, e o local de entrada para o procedimento nem sempre é conhecido com antecedência. Um sistema relativamente novo de anestesia local transcutânea usando-se iontoforese está disponível (Numby Stuff, IOMED, Salt Lake City, Utah). Nós colocamos uma formulação especial de lidocaína em um adesivo e colocamos o adesivo sobre a pele do local de entrada para o procedimento. Em seguida conectamos uma máquina de eletroforese à bateria aos dois adesivos, de modo que haja uma diferença de potencial de 9 volts através da pele. A lidocaína líquida carregada positivamente segue a corrente elétrica através da pele até os tecidos subcutâneos e anestesia o tecido sem necessidade do uso de agulha ou de injeção. O sistema é bem aceito pelos pacientes e funciona em 6 minutos, de forma que ele é útil quando o local de acesso tem que ser selecionado pelo exame ultra-sonográfico imediatamente antes de um procedimento.

É um erro comum injetar-se o anestésico local e começar imediatamente com o procedimento. O anestésico local precisa de 5 a 8 minutos para alcançar seu efeito completo, assim, nós freqüentemente aplicamos o anestésico local, pelo menos nos tecidos subcutâneos, antes de colocar o capote e as luvas e de preparar a bandeja. Isto dá tempo para que o anestésico alcance seu efeito máximo. (Um representante de um laboratório médico me sugeriu uma vez que os médicos deveriam recitar o juramento de Hipócrates para frente e para trás entre aplicar o anestésico local e começar o procedimento. Eu considerei este um bom conselho.) Os dentistas estão bem cientes do tempo necessário para o efeito máximo do anestésico local. Eles perderiam seu negócio se não praticassem uma boa técnica de anestesia local, porém por razões obscuras, muitos médicos parecem não ter consciência da necessidade de tempo!

O uso de **agulhas de calibre 30 ou menores** para a injeção subcutânea inicial minimiza o desconforto e freqüentemente permite a injeção inicial sem que o paciente tenha consciência da punção da pele. A aplicação inicial do anestésico local nas camadas subcutâneas profundas evita o desconforto da aplicação subepidérmica inicial. **Deve ser tomado o cuidado de excluir o ar da agulha** antes de injetar-se o anestésico local, porque até mesmo a quantidade de ar residual em uma agulha de calibre 30, injetada subcutaneamente, pode degradar seriamente a imagem ultra-sonográfica.

Administração de Anestésico Local Orientada pela Ultra-sonografia

Uma das chaves dos procedimentos percutâneos bem-sucedidos nas crianças é o controle anestésico local adequado da sensibilidade *profunda*. Muitos médicos anestesiam apenas a pele e os tecidos subcutâneos, e ficam surpresos quando o paciente se move ou reclama vigorosamente quando o dilatador passa através do peritônio, da fáscia profunda ou da cápsula de um órgão. Em geral, o ***revestimento externo de um órgão, a pleura/peritônio ou a fáscia profunda são os que registram a sensibilidade dolorosa***. Aplicar o anestésico local igualmente por toda a gordura subcutânea e camadas musculares é desperdício. É melhor aplicar a maior parte do anestésico local diretamente nas camadas sensíveis. Consegue-se fazer isto melhor usando-se a orientação ultra-sonográfica (Fig. 62-9) durante a injeção profunda do anestésico local de uma maneira semelhante ao uso da orientação ultra-sonográfica durante o procedimento de fato. **Surpreendentemente, até mesmo agulhas de calibre 30 podem ser identificadas próximas à pele com os transdutores de 7 ou 10 MHz de alta qualidade.** A zona focal tem que ser ajustada adequadamente, porém em condições ideais o anestésico local pode ser aplicado onde ele fará o máximo efeito. Isto reduz a profundidade necessária da sedação e permite que alguns procedimentos sejam completados mais rapidamente e sem anestesia geral, quando sem ele a situação seria outra.

ANTIBIÓTICOS

Os antibióticos são rotineiramente necessários apenas quando se drena uma coleção infectada ou quando o paciente está imunossuprimido. Nós usamos antibióticos durante o procedimento nos pacientes com transplantes hepático e renal. A escolha dos antibióticos é individualizada depois da consulta com o serviço que fez o encaminhamento e eles são usualmente aplicados por via intravenosa, no momento da sedação ou da indução anestésica. Se um procedimento envolve a obtenção de material com o propósito de diagnóstico microbiológico, os antibióticos são iniciados apenas depois da obtenção das amostras iniciais. Não use solução salina bacteriostática para preservar a amostra no recipiente!

O PROCEDIMENTO TÍPICO

Consulta e Estudos Prévios

É impressionante quantas vezes os procedimentos intervencionistas são realizados sem um conhecimento completo dos estudos ou dos procedimentos prévios. Deve-se saber que dificuldades foram encontradas na vez anterior ou se houve uma reação ao contraste em uma TC anterior. Sistemas PACS com relatórios radiológicos e outros dados clínicos integrados tornam isto mais fácil. O intervencionista é responsável por ter uma idéia clara das razões clínicas para o procedimento e dos benefícios esperados. Em grandes instituições é fácil que o intervencionista se torne a "carne do sanduíche" entre os serviços clínicos feudais, e se alguém simplesmente aceita ordens de um serviço sem conhecimento do caso e da política em volta dele, os outros serviços podem não dar suporte se ocorrer uma complicação. Às vezes é dever do radiologista insistir ou marcar uma conferência conjunta entre os serviços envolvidos, antes de realizar um procedimento importante. Esta pode ser a maior contribuição que um radiologista pode fazer para o bem-estar de um paciente.

Estudos da Coagulação

Os estudos da coagulação estão indicados para a maioria das biópsias,[7] porém eles geralmente não são necessários para os procedimentos diagnósticos simples ou procedimentos de drenagem, a menos que haja uma clara indicação, como nos pacientes com transplantes hepáticos. Uma contagem de plaquetas é usualmente obtida nos pacientes oncológicos. Deve-se tomar cuidado quando a contagem de plaquetas estiver abaixo de 80.000, e é importante lembrar que a função plaquetária pode ser afetada pelo uso de alguns agentes antiinflamatórios não-esteróides, pela uremia e por outras situações clínicas. Os pacientes com tumor de Wilms podem, raramente, apresentar uma síndrome de von Willebrand adquirida. Preste atenção se a incisão da pele continua a sangrar vigorosamente por mais de um minuto. É melhor cancelar o

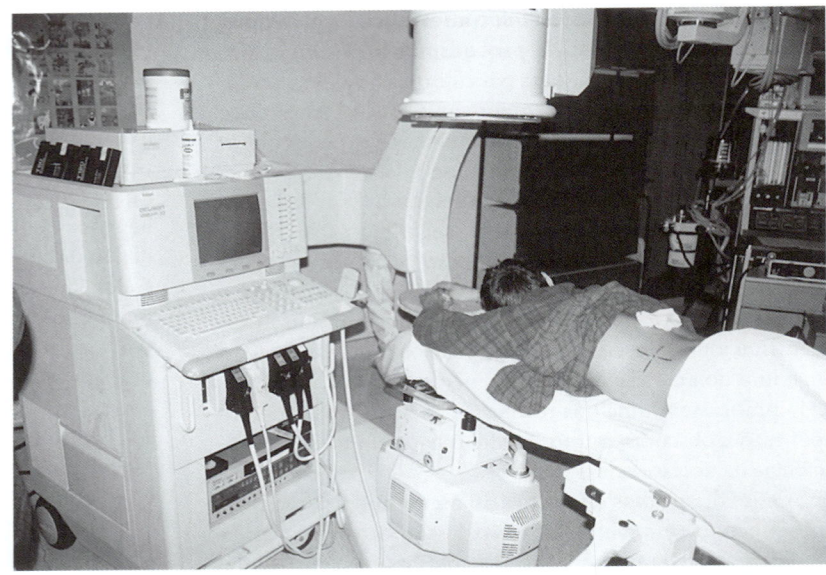

FIGURA 62-9. Posicionamento do equipamento de ultra-som. A, Os equipamentos de ultra-som e de fluoroscopia têm que ser arranjados em posições que sejam convenientes e confortáveis para o radiologista. **B,** Administrando anestésico local profundamente sob controle ultra-sonográfico. **C,** Posição típica de trabalho.

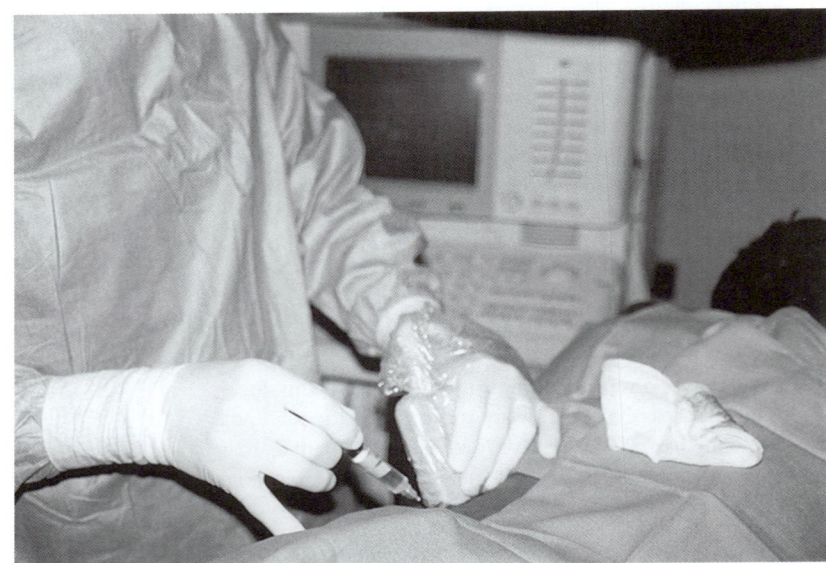

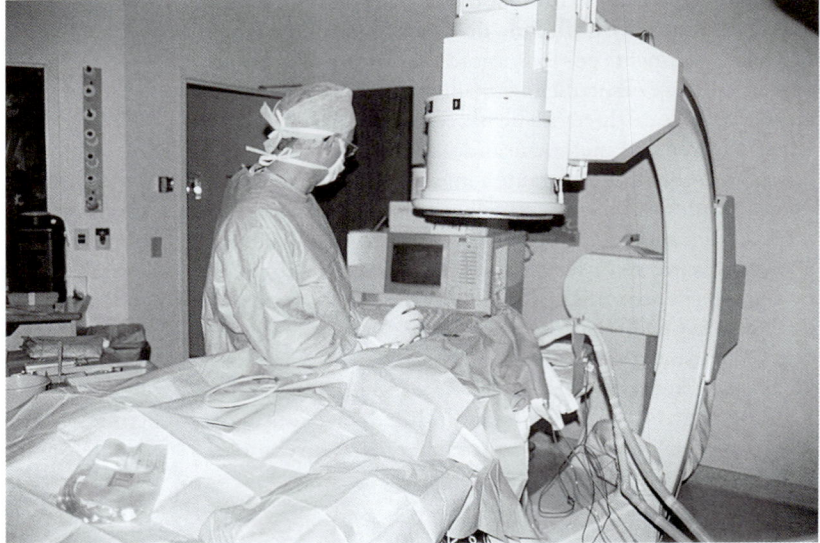

procedimento e fazer um estudo completo da coagulação do que continuar e causar uma hemorragia importante.

Mesmo nos pacientes normais, é raro um radiologista (ou um iniciante) não ter encontrado uma hemorragia substancial durante uma nefrostomia de rotina. O rim deve sempre ser considerado como uma "esponja de sangue". Há um antigo ditado na indústria de aviação que diz: "Há dois tipos de piloto — os que já aterrissaram de barriga e os que vão aterrissar." Da mesma forma, **há radiologistas que já enfrentaram uma complicação importante durante um procedimento intervencionista e aqueles que vão enfrentar!** É prudente abordar cada paciente com a confiança modificada pelo otimismo cauteloso e pelo bom senso.

Consentimento

Obter o consentimento da parte responsável é responsabilidade do radiologista que vai realizar o procedimento. Permitir que um residente iniciante da cirurgia consiga para você um papel assinado é um convite para problemas. Os pais serão provavelmente menos críticos se forem tratados com carinho e atenção antes do procedimento do que se você for falar com eles pela primeira vez no momento de discutir a complicação. A despeito das boas intenções, as explicações dos procedimentos intervencionistas propostos são freqüentemente entreameadas com termos técnicos (tais como *cateter*) que podem não ser familiares e confundir os pais. Muitos pais não querem pedir aos médicos uma explicação melhor e passam a pedir esclarecimentos à enfermeira ou ao tecnólogo, depois que o consentimento foi obtido. Em mais de uma ocasião, encontramos pais que tiveram dificuldade para entender a diferença entre artérias e veias! É uma boa prática tentar usar termos e conceitos muito simples e pedir à enfermeira ou ao tecnólogo que critiquem regularmente sua interação com os pais. Folhas impressas com a explicação padrão são uma excelente idéia.

Metas e Expectativas

A antecipação dos problemas é uma boa idéia e não um sinal de fraqueza. Nenhum procedimento deve ser realizado sem uma compreensão clara das metas, do benefício esperado e de um plano razoavelmente detalhado para completar a tarefa. Se um abscesso é de difícil visualização (p. ex., no músculo psoas de um adolescente grande), a transferência para o gabinete da TC deve ser considerada. Freqüentemente, entretanto, depois da localização de um abscesso profundo com a TC, nós transferimos o paciente para o gabinete da fluoroscopia e usamos o ultra-som para guiar o posicionamento da agulha. Uma vez o abscesso tenha sido penetrado, a fluoroscopia pode ser usada para monitorizar o posicionamento do fio-guia, permitindo a detecção precoce de dobradura do fio-guia durante a dilatação do trajeto, a causa mais comum de dificuldades técnicas. A fluoroscopia permite que o fio-guia dobrado possa ser recolhido ao dilatador e reposicionado ou avançado para o interior do abscesso. O fio-guia dobrado é muito mais difícil de ser reconhecido pela TC, porque o procedimento não é monitorizado em tempo real e há pouco espaço para a recuperação. A TC é essencial em algumas áreas, notadamente os abscessos pélvicos que precisam de drenagem pela incisura do ciático maior.

Um **plano alternativo** bem pensado é importante, especialmente nos procedimentos complexos, como a remoção de cálculos renais ou o posicionamento de um *stent* ureteral. O que acontece se o paciente se movimentar ou se o fio-guia sair do lugar? Um segundo fio-guia de segurança mantido em um cálice do pólo superior é sempre uma boa medida nos procedimentos renais complexos. Espere o inesperado e o procedimento vai correr, usualmente, como planejado!

Posicionamento do Paciente e do Equipamento

Na maioria dos casos, é ideal que se realizem os procedimentos guiados pelo ultra-som no gabinete das intervenções ou da fluoroscopia. Um braço com configuração em C (Fig. 62-9) permite um amplo acesso ao paciente. As mesas fluoroscópicas padrão, que possuem tipicamente uma grande gaveta para troca do filme, podem ser usadas, e resultam em uma dose menor de radiação para o operador, porém restringem o acesso ao paciente. O equipamento ultra-sonográfico é disposto na posição mais confortável para o operador, usualmente na direção da cabeça do paciente e à esquerda. É importante que o operador esteja confortável e seja capaz de operar a mesa e o equipamento de ultra-som de uma única posição. Teste a posição do paciente sob fluoroscopia antes de iniciar o procedimento.

A bandeja com o equipamento deve ser posicionada à direita. Um radiologista experiente deve ser capaz de usar a mão dominante ou a não-dominante para o posicionamento da agulha.

O Exame Ultra-sonográfico Inicial Tem que Ser Anterior à Sedação

Compreenda a anatomia individualizada do paciente **antes** da sedação ou da anestesia geral. Na preparação para uma colangiografia transcolecística, eu uma vez confiei em um relatório ultra-sonográfico externo de uma vesícula biliar normal sem checar as imagens, apenas para descobrir, com o paciente já sob anestesia geral, que não havia vesícula visível! Eventualmente diagnosticou-se no paciente atresia biliar de início pós-natal. Há muitas variações deste erro, e um exame antes da sedação elimina o problema.

Despender tempo suficiente para considerar a abordagem mais efetiva e a anatomia adjacente é tão importante quanto o posicionamento adequado da agulha. É uma técnica menos-que-perfeita passar a agulha através do cólon quando um pouco de tempo e cuidado poderiam ter evitado o problema. O radiologista deve ter uma boa compreensão tridimensional da anatomia regional do paciente, antes de começar um procedimento.

Pus. O pus são os produtos liquefeitos da inflamação. *Liquefeitos* é a palavra mais importante para o intervencionista. Ao contrário da TC, que gera uma imagem estática, o ultra-som em tempo real permite a exploração da liquidez e, portanto, da possibilidade de drenagem de uma lesão. Os urinomas são notoriamente ecogênicos quando analisados pela primeira vez, porém se o operador mobilizar vigorosamente a coleção com a sonda ultra-sonográfica, a natureza de fluxo livre da lesão se torna aparente, e ela pode ser drenada simplesmente com um cateter French 8, em vez de com um cateter com reservatório de grande calibre que se imaginava necessário. **Cuidado com o "Abscesso Vermelho Pulsátil"!** É sempre prudente checar fluxo sanguíneo em uma lesão potencial usando-se o Doppler colorido ou o pulsado. Se um abscesso vermelho com fluxo rápido for inadvertidamente penetrado, feche o cateter e o mantenha na posição, realize então um estudo com contraste para avaliar as características do fluxo. Embora a reação natural seja retirar imediatamente a agulha ou o cateter, deixá-lo no lugar oferece algum tamponamento do trajeto e fornece tempo para considerar as opções. (Tomando emprestado outro aforisma da aviação: "Nunca entre em pânico quando estiver realizando um procedimento intervencionista, porém quando tiver que entrar em pânico, faça-o construtivamente.")

A Fixação do Cateter Pode Ser Difícil nos Lactentes

Os cateteres são objetos de adoração das crianças pequenas e dos bebês e são um grande material para mastigação se deixados ao alcance de suas mãozinhas. Freqüentemente, quando um cateter "saiu sozinho", houve algum lapso no cuidado por parte da equipe profissional. Ou o cateter não foi adequadamente fixado em primeiro lugar ou a enfermagem esqueceu de soltar o pino de segurança quando levou a criança ao banheiro.

Um Cateter Deslocado É um Procedimento Perdido

Exagerando um pouco a posição, deveria ser possível suspender um bebê pelo cateter sem deslocá-lo. (Não tente fazer isto no hospital — ou em casa!) Alguns métodos de fixação incluem suturas padrão, suturas fixadas no cateter com fita à prova d'água, ou vários equipamentos de fixação na pele que estão disponíveis. Se o cateter for suturado no lugar, os pontos devem ser colocados profundamente nos tecidos subcutâneos. Os pontos epidérmicos comumente colocados duram algumas horas, quando muito! Muitos equipamentos comerciais de fixação cutânea estão disponíveis. A maior parte deles é conveniente e robusta e ajuda a evitar a dobradura do cateter. Freqüentemente todos os três métodos são necessários. Nos bebês e lactentes, o cateter é escondido fora do alcance, se possível, e fixado com um curativo de plástico adesivo transparente. A conexão entre o cabo do cateter e a ponta de um cateter de drenagem é o ponto mais fraco, assim, fixe rotineiramente a ponta à pele com um curativo adesivo e treine a enfermagem que cuida do paciente a sempre recolocar o curativo adesivo quando efetuar os cuidados de rotina com o cateter.

Cuidados e Acompanhamento Pós-procedimento

Além da má capacidade de comunicação, a maneira mais rápida de destruir um padrão de referência para procedimentos intervencionistas é ignorar o paciente ou o clínico ou cirurgião que o encaminhou depois que o paciente saiu do departamento de radiologia. O intervencionista é responsável pela aceitação do paciente, por estar seguro de que o procedimento está justificado e é provável que traga benefício significativo para o paciente e pelo acompanhamento tanto no período imediatamente após o procedimento quanto a longo prazo. Deixar o número do seu celular no prontuário pode resultar em algumas ligações triviais, porém, no geral, vai beneficiar o paciente e aumentar o número de encaminhamentos e a satisfação. Se ocorrer uma complicação, lide com ela ou consulte outro serviço, mas faça a consulta pessoalmente e não por intermédio do serviço de mensagens pelo interno mais inexperiente.

Tome cuidado com perda sangüínea em crianças depois de biópsia hepática ou de outras biópsias. Um hematócrito antes e duas horas após a biópsia é uma precaução prudente. A perda sangüínea é tipicamente lenta a autolimitada, porém se o sangramento persistir, freqüentemente o único sinal objetivo é um aumento na freqüência do pulso. **As crianças que estão experimentando perda sangüínea notoriamente mantêm pressão sangüínea e perfusões tecidual e cerebral normais até muito tardiamente, quando subitamente deterioram.**

PROCEDIMENTOS ESPECÍFICOS

Procedimentos Terapêuticos

Drenagem de Abscesso. Este é um dos procedimentos mais comuns. Quando se penetra em uma cavidade abscedada, obtém-se usualmente uma amostra para cultura, porém a cavidade não deve ser completamente aspirada antes do posicionamento do cateter. Uma vez que o cateter esteja em posição, a aspiração simples com monitorização ultra-sonográfica, para se ter certeza que foi completa, é tudo o que se precisa. **A lavagem com grandes volumes de soro fisiológico ou a realização de um estudo contrastado só resultará em extravasamento do material infectado** através do tecido de granulação que sempre reveste estes abscessos. Os estudos contrastados e a lavagem podem ser feitos mais tarde, quando a cavidade estiver em fase de cura, embora raramente façamos qualquer estudo pós-procedimento na maioria dos casos de drenagem não complicada de abscessos. Durante a aspiração inicial, não é incomum que se obtenha

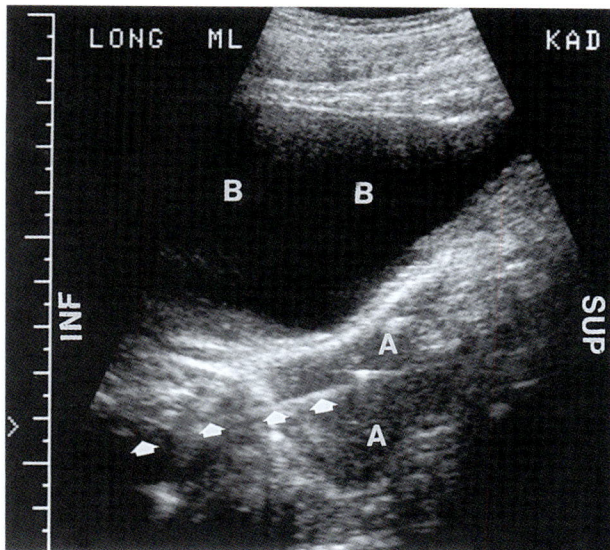

FIGURA 62-10. Orientação ultra-sonográfica da drenagem de um abscesso transretal. A agulha (*setas*) foi inserida através do reto e puncionou um abscesso alto na pelve (A) com orientação ultra-sonográfica. A bexiga (B) está anterior ao abscesso.

sangue escurecido na extremidade da aspiração. Isto é provavelmente sangue que se origina do tecido de granulação, e, às vezes, pode ser em quantidade alarmante. Se a aspiração ativa for interrompida, o sangramento usualmente pára. O cateter deve ser mantido no lugar até que o aspirado seja cor de palha e inferior a alguns mililitros por dia. É prudente supervisionar pessoalmente a remoção de cateteres com alça fechada, a menos que os outros serviços tenham sido adequadamente treinados. Sabe-se de cirurgiões em treinamento que retiram cateteres de alça fechada em rabo de porco sem liberar o monofilamento interno, com desconforto significativo para o paciente.

Drenagem Transretal. Abscessos pélvicos profundos podem ser drenados cirurgicamente ou através de um cateter colocado sob controle ultra-sonográfico.[8] O método guiado pelo ultra-som é particularmente adequado para as coleções altas que estão além do alcance do dedo do cirurgião (Fig. 62-10). O cateter pode ser retirado depois da aspiração completa da cavidade ou deixado no lugar e fixado na perna com adesivo. Usualmente o cateter é logo deslocado pelo paciente, porém o abscesso raramente se reacumula.

Drenagem Pleural. A aspiração diagnóstica de líquido pleural guiada pelo ultra-som é um procedimento comum e útil. Já foi descrito que a drenagem do empiema pode resultar em cura completa se realizada precocemente, porém a pleura apresenta uma capacidade marcante de se espessar e de produzir fibrina. Estas coleções infectadas freqüentemente loculam e são incompletamente drenadas. A administração de trombolíticos pelo tubo pode ser útil para mudar as características físicas do líquido espesso,[9] porém o tratamento de rotina das coleções líquidas parapneumônicas é ainda controverso. Quaisquer tubos para drenagem de empiema têm que ser monitorizados freqüentemente pela radiografia, pelo ultra-som ou pela TC para assegurar-se de que não ocorreu loculação.

Linhas CCIP. Os cateteres centrais inseridos perifericamente (CCIPs) são uma maneira útil de se obter um acesso central seguro para uso a curto e médio prazos.[10] Os cateteres são de tamanho French 2 a 5, e várias unidades comerciais estão disponíveis com os estojos de inserção contendo uma cânula removível semelhante a um cateter IV ou uma bainha removível no estilo Seldinger. Depois da inserção da bainha em uma veia periférica (braço, perna ou couro cabeludo), o cateter pré-dimensionado é colocado através da bainha e posicionado nas veias centrais. O acesso às veias do braço é com freqüência fácil no indivíduo mais velho, porém as veias de bebês e de lactentes podem ser notoriamente difíceis de canulizar. O ultra-som pode ser usado para a localização de veias profundas no braço. Nos lactentes, a técnica de orientação ultra-sonográfica é diferente das técnicas previamente descritas. **É melhor monitorizar a posição da agulha ajustando-se constantemente a posição transversal do transdutor** (Figs. 62-11 e 62-12). As veias são usualmente tão pequenas que a monitorização da posição da agulha com o transdutor no plano da agulha resulta em mau posicionamento da agulha por causa da espessura do feixe de ultra-som.

PROCEDIMENTOS DIAGNÓSTICOS

Colangiografia Transepática Percutânea

A colangiografia transepática percutânea (CTP) pode ser realizada com sucesso em crianças com ou sem dilatação dos ductos. O ultra-som é usado para conduzir a agulha Chiba na direção dos ductos biliares, que se situam nos tratos portais. O local ideal para a punção diagnóstica é na junção dos terços médio e periférico do ducto. Se os ductos estiverem dilatados, a agulha pode ser conduzida diretamente para o interior do ducto dilatado com as técnicas ultra-sonográficas usuais. A punção deve ser feita em um local e com um ângulo que permita a conversão do trajeto em drenagem por cateter caso o estudo diagnóstico mostre uma obstrução completa, especialmente nos pacientes com transplantes hepáticos. Estes pacientes apresentam invariavelmente um grau de colangite infecciosa, e a drenagem com cateter permite tempo para controle da infecção antes do tratamento intervencionista ou cirúrgico da constrição.

Nos pacientes com ductos não-dilatados, a maneira mais fácil e segura de se obter a imagem dos ductos é pela punção da vesícula biliar e pelo estudo contrastado retrógrado. Se não houver vesícula biliar, uma CTP pode ainda ser realizada colocando-se a agulha de Chiba bem próxima dos ramos periféricos da tríade portal. Eventualmente, com a injeção de contraste, à medida que a agulha é retirada, um ducto pode ser penetrado e se consegue uma colangiografia. O procedimento pode exigir múltiplos passos, porém há pouco risco, desde que a função de coagulação esteja normal e que as punções sejam feitas com controle ultra-sonográfico.

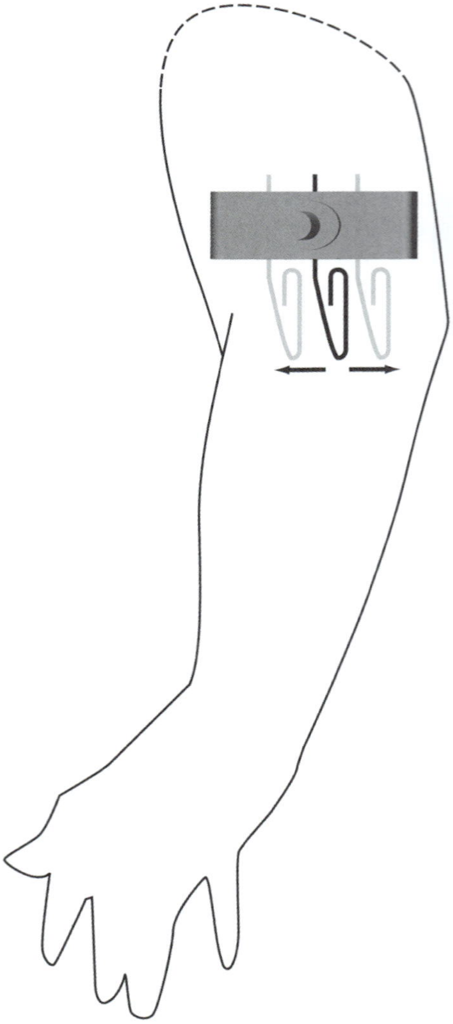

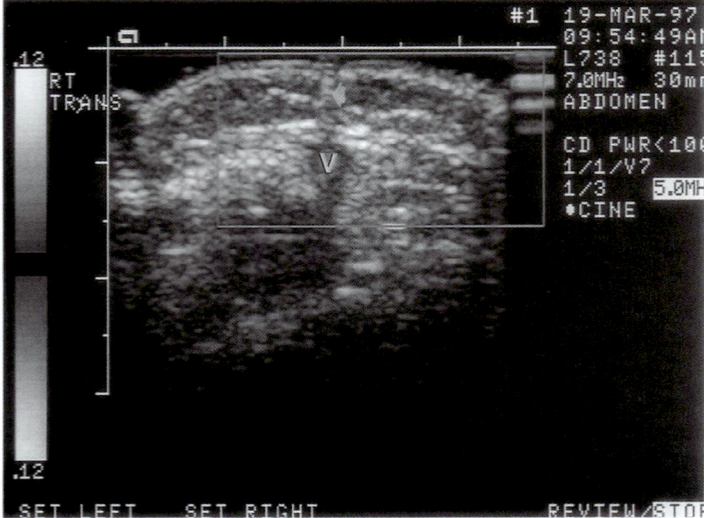

FIGURA 62-11. Técnica para localização exata de uma veia profunda antes da colocação de uma linha CCIP. A, Com o transdutor mantido transversalmente à direção da veia-alvo, um clipe de papel parcialmente desdobrado, colocado entre a pele e a face do transdutor, é movimentado para frente e para trás (**B** e **C**) para localizar a veia e aplicar acuradamente o anestésico local subcutaneamente. O transdutor é mantido transversalmente ao caminho da agulha para evitar erros pela espessura do feixe. O fino artefato do clipe de papel (*setas*) localiza a veia (V). Observe que com um torniquete no local, especialmente em um bebê pequeno (de **B** até **D**), o Doppler colorido pode não mostrar fluxo. Um torniquete apertado em um bebê pode obstruir até mesmo o fluxo arterial, resultando em colocação incorreta de uma linha CCIP intra-arterial, um evento muito perigoso, se não percebido.

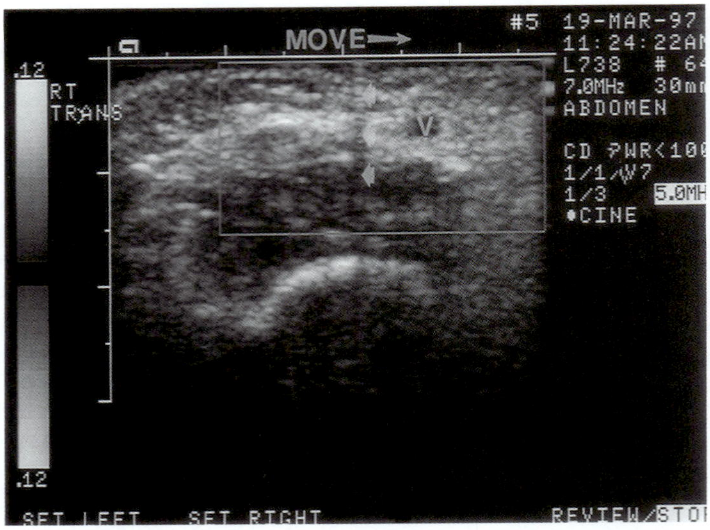

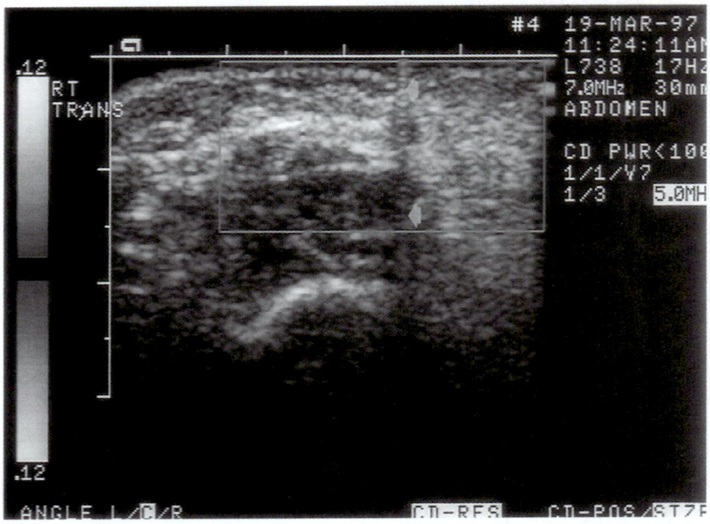

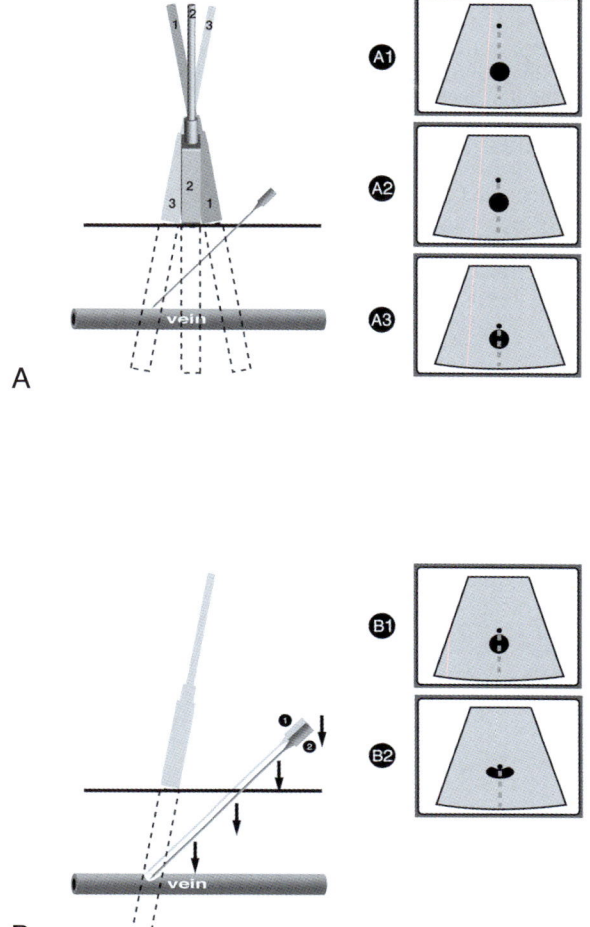

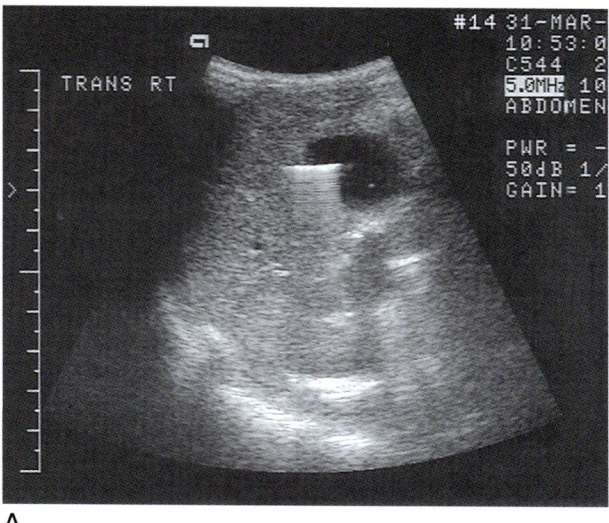

A

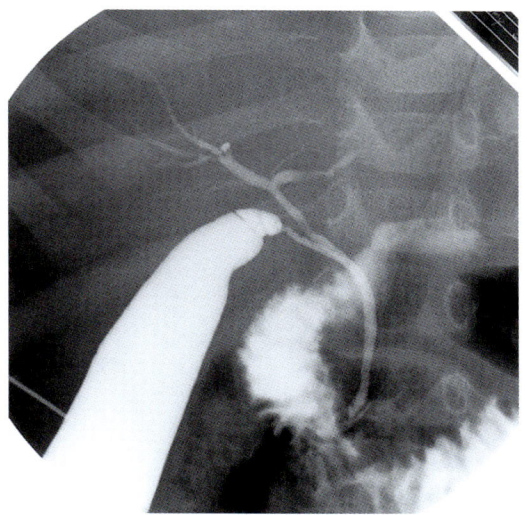

B

FIGURA 62-12. Localizando a ponta da agulha próxima de uma veia. A, A agulha é avançada na direção da veia, o transdutor é usado na orientação transversal e avançado para frente e para trás (A1-A3) para acompanhar seqüencialmente a ponta da agulha à medida que ela avança na direção da veia. Na ilustração, a agulha é apenas mostrada quando está prestes a penetrar na veia (posição 3). **B,** Aprisionando e puncionando a veia. A agulha pode facilmente deslizar pelo lado da veia se for simplesmente avançada, especialmente quando se tenta puncionar a veia braquial profunda. O tecido mole frouxo em torno das veias profundas permite que a veia deslize para fora do trajeto da agulha. Quando a ponta da agulha estiver posicionada corretamente, adjacente à parede anterior da veia (B1), o movimento gentil da agulha para baixo, sem tentar puncionar a veia, vai "aprisionar" a veia com a ponta da agulha (B2). Uma vez que a veia esteja aprisionada, um golpe rápido vai puncionar ambas as paredes. A retirada cuidadosa usualmente resulta em retorno de sangue venoso através da agulha, permitindo a colocação bem-sucedida de uma linha CCIP.

Colangiografia Colecística Percutânea

A colangiografia transcolecística percutânea[11] (CTCP) é uma técnica útil, na qual a vesícula biliar é puncionada através do fígado, e o contraste é injetado no seu interior. O contraste sai da vesícula e origina uma excelente colangiografia (Fig. 62-13). Na nossa experiência, o procedimento é menos traumático que a colangiopancreatografia retrógrada endoscópica (CPRE) nos bebês e nas crianças pequenas, porém a CPRE é adequada nos pacientes pediátricos mais velhos ou quando um procedimento endoscópico, como uma esfincterotomia ou colocação de um *stent*, é previsto.

FIGURA 62-13. Colangiografia transcolecística percutânea. A, Punção da vesícula com a agulha. **B,** Colangiograma resultante com excelente visualização dos ductos intra-hepáticos e extra-hepáticos.

Referências

1. Anonymous: The ALARA (as low as reasonably achievable) concept in pediatric CT intelligent dose reduction. Multidisciplinary conference organized by the Society for Pediatric Radiology, August, 2001. Pediatr Radiol 2002;32(4):217-313.
2. Gibson RN, Gibson KI: A home-made phantom for learning ultrasound-guided invasive techniques. Australas Radiol 1995;39(4):356-357.

3. Georgian-Smith D, Shiels WE: Freehand interventional sonography in the breast: Basic principles and clinical applications. Radiographics 1996;16:149-161.
4. Harvey JA, Moran RE, Hamer MM, et al: Evaluation of a turkey-breast phantom for teaching freehand, US-guided core-needle breast biopsy. Acad Radiol 1997;4(8):565-569.
5. Hopper KD, Abendroth CS, Sturtz KW, et al: Automated biopsy devices: A blinded evaluation. Radiology 1993;87:653-660.
6. Egelhoff JC, Ball WS, Jr, Koch BL, Parks TD: Safety and efficacy of sedation in children using a structured sedation program. AJR 1997;168:1259-1262.
7. Murphy TP, Dorfman GS, Becker J: Use of preprocedural tests by interventional radiologists. Radiology 1993;186:213-220.
8. Pereira JK, Chait PG, Miller SF: Deep pelvic abscesses in children: Transrectal drainage under radiologic guidance. Radiology 1996;198:393-396.
9. Moulton JS, Moore T, Mencini R: Treatment of loculated pleural effusions with transcatheter intracavitary urokinase. AJR 1989;153(5):941-945.
10. Racadio JM, Doellman DA, Johnson ND, et al. Pediatric peripherally inserted central catheters: Complication rates related to catheter tip location. Pediatrics 2001;107(2):E28.
11. Brunelle F, Chaumont P: Percutaneous cholecystography in children. Ann Radiol (Paris) 1984;27(2-3):111-116.

Índice Remissivo

Observação: Os números de páginas seguidos por f indicam figuras; os seguidos por t indicam tabelas.

A

Aase, síndrome de, 1447-1448
Abdome. *Ver também órgãos específicos.*
  fetal 1365-1387
    anormalidades do
      cromossômicas do, no segundo trimestre, 1174-1176
      estudos Doppler do, 1547, 1551f, 1552f
Abdome agudo, 289, 291-303, 292f, 293f
Abordagem focalizada em ultra-sonografia para trauma, 506, 507f
Abscesso(s)
  após biópsia do fígado, 639, 639f
  após transplante de pâncreas, 694, 697f
  após transplante renal, 678
  da supra-renal, 430
  de mama
    central, 834, 835f
    no implante, 833-834, 835f
  do pescoço, pediátrico, 1765-1766, 1768f-1772f
  drenagem de
    de abscessos esplênicos, 648
    de abscessos genitourinários, 383-384
    de abscessos hepáticos, 643-644, 645f
    de abscessos pancreáticos, 647, 648f
    de abscessos perinéfricos, 649
    de abscessos pulmorares, 618
    de abscessos renais, 648, 469f
    em crianças, 2076
  esplênico, 154, 159
    drenagem de, 648
  gastrointestinal em mulheres adultas, 577
  genitourinário, drenagem de, 383-384
  hepático
    amebiano, 643-644
    drenagem de, 643-644, 645f
    hidátido, 644
    pediátrico, 1876-1878
    piogênico, 89, 92f
  na doença de Crohn, 286, 643
  no tórax, pediátrico,1835, 1836f,
  pancreático, 236-237
    drenagem de, 647, 648f
  perinéfrico, 335-337, 337f
    drenagem de, 649
  peritoneal, 514-516, 520f
  pulmonar, 616-617, 618f
    drenagem, com cateter de, 618
  renal, 335-337, 337f
    drenagem de, 648, 649f
  testicular, 863-864, 864f
  tubovariano, 573
Abscesso(s) hepático(s)
  amebiano, 6043-644
  drenagem de, 643-644, 645f
  hidátido, 644
  infartos *versus*, 670, 674f
  pediátrico, 1876-1878
  piogênico, 89, 92f
Abscesso(s) piogênico(s) hepático(s) pediátrico(s), 1876-1877
Abscesso(s) renal(is), 335-337, 337f
Abscessos amebianos hepáticos, 643-644
Abscessos hidátidos, hepáticos, 644
Acondrogênese, 1147, 1437-1438, 1438f
Acondroplasia, 1147
  heterozigótica, 1443-1444, 1444f
  homozigótica, 1435, 1437, 1437f
Aconselhamento pré-natal
  para cardiopatia fetal, 1360
  para hidropisia, 1486
Aconselhamento pré-natal, para cardiopatia fetal, 1360
Acrania, 1128, 1247
Acromelia, 1429
Acústica, 3-8
  atenuação e, 7-8, 9f
  comprimento de onda e freqüência e, 3-4, 4f
  impedância e, 5-6
  medida de distância e, 4-5, 6f
  propagação do som e, 4, 5f
  reflexão e, 6, 7f
  refração e, 6-7, 8f
Adenite mesentérica, 300, 1963
  pediátrica, 2026
Adenocarcinoma(s)
  ampular, adenocarcinoma pancreático *versus*, 245, 247
  do úraco, 365-366
  gastrointestinal, 275, 277-278, 279f
  genitourinário, 358
  pancreático, 239-247, 240f-246f
    adenoma *versus*, 251
    diagnóstico diferencial de, 245, 247, 249f
    estadiamento de, 243-244, 246f-248f
    imagens comparativas de, 244-245
    ultra-sonografia intra-operatória de, 713-714, 715f
Adenoma(s)
  bainha carotídea/não-descida, 778, 782f
  da paratireóide
    localização de, 775-778, 780f-782f
    aspecto ultra-sonográfico de, 774, 774f-777f
  da supra-renal, 430-431
  da tireóide, 739-740, 742f, 778, 782f
    pediátrico, 1777, 1784f
  da vesícula, 205, 207
  do mediastino, 776-778, 781f
  hepático, 122-125, 124f, 125f
  pancreático
    macrocístico,249, 252f, 253f
    microcístico, 249, 250f-252f

do trato gastrointestinal superior, 311-312
    retal, 312-314
    pancreática, 259-262, 260f-262f
Enfisema lobar congênito, 1318
Enfisematosa, colecistite, 200f, 202
Entérico(s), cisto(s), pediátrico(s), 1810
Enterocolite necrosante pediátrica, 1956-1957, 1960, 1962f
Entesite, 933-934
Entesopatia, 933-934
Enxaquecas pediátricas, estudos Doppler do cérebro e, 1729
Enxerto de derivação na artéria renal, ultra-sonografia intra-operatória em, 718-719, 721
Enxertos com veias autólogas, artérias periféricas e, 1359
Enxertos de derivação arterial
    aórticos, 472-473, 473f-476f
    subcutâneos, 495
Enxertos para acesso vascular, para diálise, 1010-1014, 1011f, 1012f
Enxertos vasculares
    arteriais
        aórticos, 472-473, 473f-476f
        subcutâneos, 495
    coleta de veia para, mapeamento venoso para, 1030
    sintéticos, para a extremidade inferior, 1007, 1007f
    veia autóloga, artérias periféricas e, 1008
Epidermóide(s), cisto(s), testicular(es), 862f, 863, 2018, 2018f
Epididimite, 877, 879, 879f, 2011-2013, 2012f, 2013f
    crônica, 874, 876f
Epidídimo, 850, 872
    alterações pós-vasectomia, 874, 876f
    epididimite crônica, 874, 876f
    granuloma espermático do, 872, 873f
    lesões císticas do, 872, 874, 875f
    pseudotumor fibroso do, 872, 873f
Epidídimo, cisto(s) do, pediátrico(s), 2020
Epididimorquite, 879, 880f, 882f, 883f
Epífises pontilhadas, 1442-1443, 1443f
Epignato, 1225-1226, 1227f
Epstein, anomalia de, anormalidades na, 1341, 1341f
Equinococose
    genitourinária, 342
    pediátrica, 1878
Equipamentos de biópsia, 2071
Erros inatos do metabolismo, icterícia neonatal e, 1868, 1870f
Escada de abrir, sinal da, com implantes mamários, 836, 836f
Escapes duodenais após transplante do pâncreas, 694, 697f
Esclerose tuberosa, 375
    pediátrica, 1918, 1919f
Esclerótomo, 1272
Escoliose, 1292
Escores do perfil biofísico, 1513-1523
    aplicações práticas de, 1517-1517, 1518t
    asfixia e, 1514-1515
    características de desempenho e, 1518-1519, 1519t
    controle por, impactos dos, 1520-1522
    correlações com as condições fetais, 1519-1520
        no parto, 1519-1520, 1520f, 1521f
        no pré-natal, 1519, 1520f
    correlações e impactos clínicos e, 1518-1519
    fatores não-asfixiantes e, 1515-1516, 1516f
    morbidade a longo prazo e, 1521, 1522t
    mortalidade perinatal e, 1521, 1521t
    padrões de comportamento e
        normais, 1513-1514, 1514t
        reflexo das condições fetais, 1515
    premissas de, 1516t, 1516-1517
    testes fetais integrados e, 1521-1522, 1522f-1523f, 1523t
Escrolitos, 2014
Escroto, 849-888. *Ver também* Testículo(s).
    anatomia do, 849-853, 850f-852f
    calcificações no, 865-866, 867f, 868f
    dor aguda, 874, 876-879

epididimite e orquiepididimite, 877, 879, 879f, 880f, 882f, 883f
    torção, 874, 876-877, 877f, 878f
    edema do, idiopático, 2014, 2016f
    hematocele e, 866-867, 868, 869f
    hérnia do, 872, 872f
    hidrocele e, 866-868, 869f
    lesões do epidídimo e. *Ver* Epidídimo.
    lesões traumáticas do, 2014, 2015f
    pediátrico, 2003-2022
        anormalidades congênitas do, 2005-2007
        dor/edema do, situação aguda, 2007-2015
        massas do, 2015-2022
            causas extratesticulares do, 2019-2020
            causas intratesticulares do, 2015-2019, 2017f, 2018f
            paratesticulares, 2021f, 2021-2022, 2022f
        normal, 2004f, 2004-2005
        técnica para, 2003-2004
    piocele e, 866-867, 868, 869f
    técnica para imagens do, 849
    trauma do, 879, 883f
    tumores do, 872, 873f
    varicocele e, 868, 870, 870f, 871f
Esofágico(s), carcinoma(s), 312
Esôfago, 738
    atresia do, 1233
    fetal, 1175, 1365-1367, 1367f
    pediátrico, anatomia normal e técnica para, 1941, 1942f
Espacial, resolução, 18-19, 20f
Espaço inframesocólico, 215
Espaço pararrenal
    anterior, 448, 451f
    posterior, 447, 451f
Espaço perirrenal, 447, 451f
Espaço pleural, 603-606, 604f
    biópsia do, 613
    normal, 604f, 604-605, 605f
    pneumotórax e, 610, 611f, 613
    procedimentos invasivos do, 610-613
Espaços subaracnóides, desenvolvimento dos, 1631
Espelho, síndrome do, 1487
Espermatocele(s) pediátrica(s), 2020
Espessamento nucal fetal, como marcador da síndrome de Down, 1233-1234
Espessamento pleural, 609, 609f
Espinha bífida, 1132, 1133f, 1273, 1281-1292, 1799-1801, 1802f
    aberta, sinais de, 1247
    achados ultra-sonográficos em, 1283, 1285f-1289f, 1287-1288
    anormalidades cranianas associadas a, 1248-1249, 1250f, 1251, 1251f, 1288, 1290f, 1290-1291
    anormalidades cromossômicas associadas a, 1291
    anormalidades não-cranianas associadas a, 1291
    cirurgia fetal para, 1291-1292
    definição de, 1281, 1281t
    exames de triagem para, 1282-1283, 1284f
    fatores de risco para, 1281-1282
    fechada, coberta por pele, 1251, 1251f
    forma aberta, 1799
    forma cística de, 1799
    incidência de, 1281-1282
    oculta, 1282
    patogênese e patologia de, 1282
    prognóstico de, 1291
    ultra-sonografia tridimensional, 1279, 1281
Esplenomegalia, 151-152, 154f, 155f
Esplenúnculos, 166, 167f
Esqueléticas, anormalidades, no segundo trimestre, 1176-1177, 1178f
Esqueleto. *Ver também* Osso(s); Sistema músculo-esquelético.
    fetal normal, 1425-1427
        desenvolvimento do, 1425-1426
        medidas das extremidades e, 1426-1427, 1427t, 1428f-1430f

Índice Remissivo

Esquistossomose
　esplenomegalia na, 160
　genitourinária, 342, 343f
　hepática, 94-95
　　pediátrica, 1878
Esquizencefalia, 1256, 1653-1654, 1655f
Estágio de blastocisto, 1072
Esteatose, 95-97, 98f, 99f
　pediátrica, 1868, 1870, 1871f
Esteatose hepática, 95-97, 98f, 99f
Estenose da valva mitral, 1341
Estenose da valva pulmonar, 1348, 1350f
Estenose de vasos. *Ver também vasos específicos.*
　imagens Doppler de, 28-29, 29f
Estenose pilórica hipertrófica pediátrica, 1942-1944, 1944f
　armadilhas no diagnóstico ultra-sonográfico, 1945-1946, 1947f, 1948f
Estenoses biliares, após transplante de fígado, 660-662, 661f, 662f
Estenoses, na doença de Crohn, 283, 288f, 289f
Esternocleidomastóideo, músculo, 737
　fibrose do pescoço, pediátrica, 1769, 1776
Esterno-hióideo, músculo, 737
Estmas coloridas, 840
Estômago. *Ver também entradas* "Gástricos.
　fetal, à direita, 1365
　pediátrico, anatomia normal e técnica para, 1942, 1942f, 1943f
Estroma ovariano, 570
Etanol, ablação com
　da paratireóide, 788f, 788-789
　de nódulos da tireóide, 757-760, 759f, 761f
Eventração pediátrica, 1841, 1850f
Exame com Doppler colorido, 27f, 27-28
Exame da vilosidade coriônica, 1599-1602, 1600f
　amniocentese comparada com, 1603, 1604t
　indicações para, 1600, 1600t
　precisão da, 1602
　segurança da, 1602
　transabdominal, 1602
　transcervical, 1600-1602, 1601f, 1602f
Exame de tecido fetal, percutâneo, 1607-1608
Exame do sangue fetal, 1605f, 1605-1606, 1606f
　indicações para, 1606, 1607t
Exencefalia, 1128, 1247, 1273
Exibição da saída, padrão para, 48f, 48-49
Exônfalo, 1142, 1143f
Extra-sístoles atriais, fetais, 1356, 1357f
Extra-sístoles ventriculares, fetais, 1356
Extremidades superiores
　artérias periféricas das, doença das, 1005-1006
　veias periféricas das, 1030-1032
　　anatomia das, 1030-1031, 1031f
　　informações clínicas das, 1031-1032
　　trombose venosa nas, 1032, 1033f, 1034f
Extremidades. *Ver Artérias periféricas; Veias periféricas; Extremidades superiores; locais específicos.*
Extrofia cloacal, 1385f-1387f, 1385-1386

F

Face. *Ver também estruturas específicas.*
　anormalidades da, no segundo trimestre, 1171-1172
　fetal. *Ver Fetal, face.*
Face fetal, 1215-1229
　embriologia da, 1215-1216, 1217f
　exame ultra-sonográfico da, 1216-1217, 1218f-1220f, 1220
　inferior, 1226-1227
　marcadores de anormalidades cromossômicas e, 1233, 1234f
　média, 1224-1226, 1226f
　superior, 1220-1224
Fala, desenvolvimento da, ultra-sonografia obstétrica e, 1065

Fanconi, síndrome da pancitopenia de, 1447
Fáscia mamária, 798-799
Fator Duty, 37
Fecalitos, 299, 1961, 1964f
"Fechadura", sinal da, 1413, 1414f
Feixes, 15
Feixes bidimensionais, 15, 16f
Feixes convexos, 15
Feixes lineares, 15
Feminização testicular, 2003
Fêmur curto no segundo trimestre, 1177
Fenda facial medial, síndrome da, 1224
Fenda facial no segundo trimestre, 1171
Fenda labial/palatina, 1133, 1224-1226, 1226f, 1227f
Fenda palatina, 1133, 1224-1226, 1226f, 1227f
Fenda(s) labial(is), 1133, 1224-1226, 1226f, 1227f
Fendas na borda, 902, 903f
Feocromocitoma(s), 433, 434fr
　biópsia de, 637
　bexiga, 367, 368f
Fertilização, 1072
Feto. *Ver também entradas* Fetal; Gravidez.
　amniocentese e. *Ver Amniocentese.*
　anormalidades abdominais no, estudos Doppler do, 1547, 1551f, 1552f
　anormalidades do cérebro em, estudos Doppler das, 1547, 1549f
　anormalidades do tórax em, estudos Doppler de, 1547, 1550f, 1551f
　aspiração de cavidade e, 1610
　aspiração de cisto e, 1610
　aspiração de líquido peritoneal do, 1608
　aspiração de líquido pleural, 1608
　aspiração de urina do, 1608
　ausência do osso nasal, 1114-1165
　cabeça do. *Ver também Cérebro fetal; Sistema nervoso central fetal.*
　　forma da, 1239, 1241f
　cardiocentese e, 1610, 1612
　cefalocentese e, 1610
　coluna do. *Ver Coluna fetal.*
　comprimento cabeça-nádega, 1165
　　estimativa da idade menstrual e, 1087
　　resultados anormais e, 1094, 1095f
　derivação pleuroamniótica, 1610, 1612f, 1613f
　derivação vesicoamniótica e, 1608, 1609f-1611f, 1610f
　determinação do sexo, 1191
　escores do perfil biofísico. *Ver Perfil biofísico, escores.*
　estudos Doppler em, 1166-1168
　exame da vilosidade coriônica e. *Ver Exame da vilosidade coriônica.*
　face do, 1132-1133, 1134f
　grande para a idade gestacional
　　incidência de, 1504, 1505t
　　mães diabéticas e, 1504-1505, 1506t
　　medida de, 1503-1505
　múltiplos. *Ver Gravidez multifetal.*
　orelhas, embriologia do, 1216
　pericardiocentese e, 1612, 1614f
　pescoço do, 1229-1233, 1230f-1232f
　　anormalidades no, estudos Doppler do, 1547, 1550f
　　bócio e, 1233
　　embriologia do, 1216
　　encefalocele e, 1232-1233
　　exame ultra-sonográfico do, 1216-1217, 1218f-1220f, 1220
　　higroma cístico e, 1230, 1230f, 1232
　　marcadores de anormalidades cromossômicas e, 1233, 1234f
　restrição do crescimento do. *Ver Restrição do crescimento intra-uterino.*
　translucência nucal no, 1135, 1136f, 1136t, 1160-1161, 1161f
　　β-hCG livre no soro materno e PAPP-A e, 1163, 1164t
　　anormalidades cromossômicas associadas à, 1163-1164, 1165f
　　bioquímica do segundo trimestre após, 1179

técnica de medida para, 1161, 1162f, 1163, 1164t
ultra-sonografia no segundo trimestre após, 1179, 1181
visualização de órgãos no, 1117, 1118f
Fetoscopia, 1612-1617
para diagnóstico, 1612, 1614f, 1615f
operatória, 1613, 1616f-1618f, 1616-1617
indicações para, 1612-1613, 1615f, 1616f
Fibroelastose endocárdica no ventrículo esquerdo, 1348
Fibróides uterinos, 538, 539f, 540
durante o primeiro trimestre da gravidez, 1120-1121
Fibrolipoma(s) do filamento terminal, pediátrico(s), 1803, 1808f
Fibroma(s) ovariano(s), 571, 572f
Fibromatose do pescoço, 2056f, 2056-2057
pediátrica, 1769, 1776
Fibrose cística, pâncreas em, 226, 226f
Fibrose retroperitoneal, 458-459, 459f, 460f
Fibrossarcoma(s) renal(is), 367
Fígado, 77-139. *Ver também entradas* Hepático.
agenesia do, 83
anatomia do
de Couinaud, 79t, 79-81, 80f, 81f
dos ligamentos, 81, 82f-84f
normal, 78f, 78-81, 79f, 79t
vascular, 78, 79f
anomalias de posição do, 84
anomalias do
congênitas, 85-87
do desenvolvimento, 83-85
vasculares, 85
anormalidades vasculares do, 101-112
biópsia do, 631f-634f, 631-633
circulação do, 81-82
arterial, 82
venosa, 81-82
cirrose do, 97-101, 100f
características Doppler da, 101, 102f
cirurgia do, 135-139
ultra-sonografia intra-operatória para, 138-139
cistos do, 85-86, 87f
ablação de, 650
doença policística do adulto, 86
peribiliares, 86
distúrbios metabólicos do, 95-101
doenças infecciosas do, 87-95
ecogenicidade do, normal, 83, 84f
esteatose, 95-97, 98f, 99f
estruturas simulando pâncreas e, 221
fetal, 1368, 1369f
fissuras do, 78
acessórias, 84-85, 85f
lesões traumáticas do, 135, 136
ligamentos do, 81, 82f-84f
lobos do, 78, 78f
neoplasias do, 112-135
benignas, 117-126
caracterização com agentes de contraste com microbolhas, 113-114, 114f, 115f, 115t
detecção de, 114, 116f, 116-127
focais, 112
malignas, 126-135
pediátrico, 1859-1898
abscessos do, 1876-1878, 1877f
anatomia do, 1859-1862, 1860f-1862f
cirrose do, 1870-1871, 1872f
colelitíase e, 1871, 1873f
erros inatos do metabolismo e, 1868, 1870f
esteatose e, 1870, 1871f
estudos Doppler do, 1878, 1880-1898
cor, 1880
de padrões de fluxo anormais no sistema porta, 1884-1885
de padrões de fluxo normais nos vasos esplâncnicos, 1880, 1881f

derivações portossistêmicas e, 1894-1895
na hipertensão porta. *Ver* Hipertensão porta.
possibilidades e armadilhas de, 1880, 1882
princípios básicos do, 1878, 1880
técnica para, 1882
transplante de fígado e, 1895-1898
hepatite e, 1868, 1869f
icterícia e. *Ver* Icterícia.
tumores do, 1871-1872, 1874-1876
angiogênese e, 1876
benignos, 1872, 1874
identificação de, 1871-1872
maligno, 1874, 1876
tamanho do, normal, 82-83
técnica de exame para, 77
ultra-sonografia intra-operatória do, 707-710
como guia para intervenção, 710, 713f
indicações e aplicações para, 707
para caracterização de massas, 710, 712f, 713f
para detecção de massas ocultas, 707, 708f, 709, 709f
para determinação de relações e anormalidades vasculares, 709-710, 710f-712f
ultra-sonografia laparoscópica de, 723-726, 725f-727f
Filariose genitourinária, 343
Filtros de parede, nas imagens Doppler, 30f-32f, 30-31
Física da ultra-sonografia, 3-34
acústica e, 3-8
ciladas nas imagens e, 19, 21, 21f-23f,
do Doppler, 21-32, 23f-25f
instrumentação e, 8-17
modos de operação e, implicações clínicas de, 32-33
preocupação com bioefeitos e, 33-34
qualidade de imagem e, 18-19
Fístula(s)
arteriovenosa. *Ver* Fístula(s) arteriovenosa(s)
coledocoentérica, 180-181
na doença de Crohn, 286-287, 291f
vesicocutânea, 344
vesicoentérica, 344
vesicoureteral, 344
vesicovaginal, 344
Fístula(s) arteriovenosa(s)
aórtica 474-475
após transplante de pâncreas 692, 694f
na parede abdominal, 495
nas artérias periféricas, 1010, 1010f, 1011, 1012f, 1013f
padrões de fluxo sangüíneo na, 996-997, 997f
renal 478, 636, 636f
Fístula(s) coledocoentérica(s), 180-181
Fístula(s) vesicocutânea(s), 344
Fístula(s) vesicoentérica(s), 344
Fístula(s) vesicoureteral(is), 344
Fístula(s) vesicovaginal(is), 344
Fitobezoares, 310
Fitz-Hugh-Curtis, síndrome de, pediátrica, 2002
Flutter atrial fetal, 1356, 1357f, 1358
Fluxo Doppler, colorido, transvaginal, 1080
Fluxo peritrofoblástico, 1105
Foco, 10
Foco espacial, efeitos térmicos e, 36-37
"Folha de trevo", deformidade em, no crânio, 1435
Folículo de Graaf, 1070
Fontanelas
mastóide, 1630-1631, 1633f, 1634f
posterior, 1629-1630, 1631f, 1632f
Forame de Magendie, 1631, 1633f
Fournier, gangrena de, 2014-2015
Freqüência acústica, 4
Freqüência cardíaca fetal, 1166
estudos Doppler da, 1530, 1532, 1533f
Freqüência de repetição dos pulsos, 9
Freqüência do som, 4

Freqüência ressonante, 60
Fronte fetal, 1220, 1221f
Fundo de saco posterior, 551-553, 555f
Fúngicas, infecções, genitourinárias, 341-342

G

Galactografia, 833
Ganglioneuroma(s), da supra-renal, 434, 435f
Gangrenosa, colecistite, 200f, 201
"Garra de lagosta", deformidade em, 1451, 1452f
Gartner, cisto(s) de, 2000
Gástrico(s), carcinoma(s), 312
Gastrinoma(s), 253-254
   ultra-sonografia intra-operatória, 717, 718f
Gastrite, pediátrica, 1946-1947
Gastrosquise, 1142-1143, 1377, 1379-1381, 1380f
   no segundo trimestre, 1175
Gastrulação, 1075, 1794
Gêmeo(s). *Ver também* Gravidez multifetal.
   anomalias congênitas em, 1211, 1212f
   conjugado(s), 1187, 1209-1210, 1210f, 1211f
   desaparecido(s), 1194
   dicoriônico(s) diamniótico(s), 1186, 1188f, 1189-1192, 1196f
   dicoriônico(s), estudos Doppler de, 1544
   dizigótico(s) (fraterno(s)), 1185
   monocoriônico(s), 1187, 1206, 1207
     diamniótico(s), 1186, 1188f, 1191, 1192-1194, 1197f, 1198f
     estudos Doppler de, 1544t, 1544-1545
     monoamniótico(s), 1186-1187, 1188f, 1190, 1193-1195, 1197f-1200f
       não-conjugados, morbidade e mortalidade em, 1210-1211
     síndromes de gêmeos monocoriônicos e, 1204-1209
   monozigótico(s) (idêntico(s)), 1185-1186, 1186f, 1187f, 1188f
"Gêmeo ausente", síndrome do, 1194, 1198f
Gêmeos desaparecidos, 1194
Genitália
   ambígua, 2002
   anormal, 1418-1419, 1419f
   normal, 1417-1418, 1418f, 1419f
Gestação heterotópica, 1110, 1113f
Glândula submandibular, pediátrica, 1756
Glândulas salivares, pediátricas, 1755-1764, 1756f-1758f
   anatomia normal e técnica para, 1755-1756
   inflamação das, 1756, 1758-1759, 1759f-1761f
   lesões congênitas, 1762-1763, 1764f
   massas das, 1763-1764, 1764f-1766f
   neoplasias das, 1759, 1761-1762, 1762f, 1763f
Glândulas sublinguais, pediátricas, 1756
Glicogenose hepática, 97
Glisson, cápsula de, 81
Globo maior, 850
Globo menor, 850
Glomerulonefrite, 380-381, 381f
   pediátrica, 1920-1921, 1923f
Glucagonoma(s), 254-255, 255f
Goldenhar-Gorlin, síndrome de, 1227
Gonadoblastoma(s), 2016
   pediátrico, 1997
   testicular, 857, 2018
Gonadotropina coriônica humana
   materna, e translucência nucal, 1163, 1164t
   resultado anormal e, 1096
   saco gestacional e, 1077-1080, 1078f, 1079f
   sérica, na gravidez ectópica, 1106-1107, 1108f-1110f
Gordura perirrenal, 324-325
Gordura, crista, na doença de Crohn, 283
Graduação de *grannum*, 1568, 1571f, 1572f
Grande para a idade gestacional, feto
   incidência de, 1504, 1505t
   mães diabéticas e, 1504-1505, 1506t
   medida de, 1503-1505
Grandes artérias, 1328-1329, 1334-1335
   transposição D de, 1343, 1345f
   transposição L de, 1343-1344
Granuloma de esperma, 872, 873f
Granuloma(s) hepático(s) pediátrico(s), 1878
Granulomas de silicone, na mama, 836-837, 838f, 839f
Graves, doença de, 765, 767f
Gravidez. *Ver também* Embrião; *entradas de* Fetal; Feto, Obstétrica, ultra-sonografia; Placenta; Cordão umbilical.
Gravidez ectópica, 1102-1113
   achados específicos de, 1105-1106
     diagnóstico de gravidez intra-uterina e, 1105, 1105f
     embrião vivo em anexos, 1106, 1106f, 1107f
   achados inespecíficos na, 1106-1110
     gestação heterotópica como, 1110, 1113f
     local de implantação e, 1107-1109, 1111f, 1112f
     β-hCG no soro, 1106-11070 1108f-1110f
   apresentação clínica de, 1103
   controle de, 1110-1113
     cirúrgico, 1110-1111
     clínico, 1112-1113, 1114f
   diagnóstico ultra-sonográfico de, 1104f, 1104-1105
   exame Doppler para confirmação de, 1110
   prevalência de, 1103
   risco de, 1103
Gravidez multifetal, 1185-1211
   amnionicidade e corionicidade na, 1187-1195, 1189f-1196f
   embriologia e placentação na, 1186-1187, 1188f
   estudos Doppler na, 1542, 1544t, 1544-1545, 1545f, 1546f
   exame placentário na, 1575, 1576f
   incidência de, 1185
   morbidade e mortalidade perinatais na, 1195, 1197, 1199-1211
     anomalias congênitas e, 1211, 1212f
     crescimento discordante e, 1199-1200, 1201f
     Dopplervelocimetria e, 1200-1201, 1202f
     gêmeos monoamnióticos e, 1209-1210
     gêmeos monoamnióticos monocoriônicos e, 1210-1211
     gêmeos monocoriônicos e, 1204-1209
     inserção velamentosa do cordão umbilical e, 1200, 1207f
     medidas do comprimento cervical e, 1201, 1203t
     perda da gravidez no primeiro trimestre e, 1203t, 1203-1204
   morte de co-gemelar na, 1545
   zigosidade e, 1185-1186, 1187f

H

Hamartoma
   biliar, 87, 87f, 88f
   escrotal, 874
     fetal, 1368
     pediátrico, 1874
   fetal, 1266, 1266f
   mesenquimal
Harmônicas, imagens, 16, 16f, 17f
   dispersão posterior não-linear e, 60f-62f, 60-61
   Doppler, 62f-64f, 62-63, 67-68
   de potência, 63-65
   inversão de pulso, 65-67, 66f-68f
   modo B, 61
   redução de harmônicos teciduais e, 65
   teciduais, 65
Harmônicos, 59, 61
Hartmann, bolsa de, 193
Hashimoto, tireoidite de, 762-763, 764f-766f
Haste do saco vitelino, 1086
Hemangioendotelioma(s)
   fetal hepático, 1368
   infantil, 1874, 1875f

atribuição da idade e, 1498-1499, 1502t
  primeiro trimestre, 1494f, 1494t, 1494-1495, 1495f, 1495t, 1496t
  segundo e terceiro trimestres, 1495-1498
  materna, risco de anormalidades cromossômicas associadas à, 1158, 1159t
  menstrual, estimativa no primeiro trimestre, 1087-1088
Ileíte terminal aguda, 300
  pediátrica, 2026
Íleo meconial, 1372, 1373f
Íleo paralítico, 306-307
Imagem Doppler modo de potência, 27f, 28, 28f
Imagem, armazenamento da, 16
Imagem, exibição da, 11-13, 12f-14f, 15-16
Imagem, qualidade da, 18-19
Imagens com harmônicos teciduais, 39, 65
  para imagens de tendões, 911
Imagens de perfusão, Doppler de potência harmônico intermitente para, 69, 70f
Imagens desencadeadas, 68-69
Imagens específicas do contraste, 5/-59f
Impedância acústica, 5-6
Imperfurado, ânus, 1953-1954, 1957f, 2023-2024, 2024f
Implantação do embrião, 1072, 1073f
  local de, na gravidez ectópica, 1107-1109, 1111f, 1112f
Implantação em cicatriz de parto cesariano, 1109, 1112f
Inclusão, cistos de
  epidérmicos, da mama, 830-831, 831f
  epiteliais, ovarianos, 558-559
  peritoneais, 507, 508f
  ovarianos, 560, 560f
Incompetência cervical, 1593
Incontinência fecal, 314, 315f
Índice de temperatura, em ultra-sonografia obstétrica, 1060f, 1060-1061
Índice do líquido amniótico, 1396-1397, 1397t
Índice mecânico, 47-48, 59-60
  em ultra-sonografia obstétrica, 1061f, 1061-1062
Índice térmico, 40-42
  estimativas dos efeitos térmicos e, 42
  modelo do tecido homogêneo e, 41, 41f
  modelos de tecido de
    com osso na superfície, 42
    com osso no foco, 41-42
  na ultra-sonografia obstétrica, 1060f, 1060-1061
Infarto
  cerebelar, neonatal/infantil, 1679-1681, 1680f
  cerebral, focal, neonatal/infantil, 1678-1681, 1680f
  da artéria renal, 377, 377f
  esplênico, 160, 162f
  hemorrágico, periventricular, 1668
  omental, 1963, 1965
  segmentar, no lado direito, 300, 301f, 522, 522f
  placa basal, na placenta, 1574, 1574f
  testicular, 864, 865f, 879
Infartos hepáticos, abscessos *versus*, 670, 674f
Infecção(ões) bacteriana(s)
  hepática, 89, 92f
  supra-renal, 430
Infecção(ões) do trato urinário
  icterícia neonatal e, 1868
  pediátrica, 1919-1920, 1985-1987, 1989f, 1990f
Infecção(ões). *Ver também* Abscesso(s); *infecções específicas.*
  aórtica, 474
  após transplante renal, 678, 680f, 681f
  bacteriana
    hepática, 89, 92f
    supra-renal, 430
  de pseudocistos pancreáticos, 235-237, 237f
  do canal espinhal, pediátrico, 1818
  do cérebro neonatal/infantil, 1683-1686
    adquirida no período neonatal, 1684, 1686
    congênita, 1683-1684

  fúngica hepática, 89-90
  gastrointestinal, 307
  genital pediátrica, 2001-2002, 2002f
  genitourinária, 333, 335-339
  hidropisia não-imune associada a, 1470t, 1477, 1479f, 1479-1480, 1480f
    terapia pré-natal para, 1485
  músculo-esquelética pediátrica, 2050-2052, 2051f-2053f
  parasitária hepática, 90-95
  retroperitoneal, 461-462
  TORCH, fetal, 1262-1263, 1264f
  trato urinário
    icterícia neonatal e, 1868
    pediátrica, 1919-1920, 1985-1987, 1989f, 1990f
Infertilidade masculina, 405
Infertilidade, estudos para, 529
Inflamação. *Ver também locais e patologias específicas.*
  músculo-esquelética, pediátrica, 2050-2052
  na doença de Crohn, 287
Infra-espinhoso, tendão, 892, 897f
Infundibulopélvico, ligamento, 528-529
Inguinais, hérnias, 493f, 493-494
Iniencefalia, 1132, 1251
Instrumentação, 8-17
  para imagens Doppler, 24, 26f, 27f, 27-28
Insucesso precoce da gravidez, 1101-1102
  Doppler e, 1098-1100
  interrupção da, 1102
Insuficiência cardíaca, veia cava inferior na, 480
Insuficiência cervical, 1593
Insuficiência hepática
  fulminante, 89
  subfulminante, 89
Insuficiência placentária, severa, no segundo trimestre, diagnóstico de, 1563-1564
Insuficiência venosa, nas extremidades inferiores, 1027-1029
  achados na, 1029, 1029f
  exame para, 1028-1029
  fisiopatologia da, 1027
Insulinoma(s), 253
  pediátrico, 1969
  ultra-sonografia intra-operatória de, 716f, 716-717, 717f
Intensidade do som, 7
Intermitentes, imagens, 68-69
  desencadeadas, 68-69
  Doppler de potência, 69, 70f
Intersticial, cistite, 382, 383f
Intestino. *Ver também* Trato gastrointestinal; *regiões específicas do intestino.*
  aperistáltico, 459
  cisto de duplicação do, fetal, 1375, 1376f
  fetal, ecogênico, 1373-1375
    no segundo trimestre, 1176, 1176f, 1177t
  na hidropisia fetal, 1461
  neoplasias do, em mulheres adultas, 577
  obstrução do, mecânica, 303-306, 304f-306f
  pediátrico, anatomia do, 2071
Intestino delgado
  fetal, 1370
    atresia do, 1372, 1373f
  obstrução do, pediátrica 1950-1951, 1953f, 1954f
    intussuscepção e, 1951-1953, 1955f, 1956f
Intestino grosso. *Ver* Cólon.
Intestino primitivo, 1081
Intradecidual, sinal, 1076, 1076f
Intussuscepção, 306, 306f, 0951-1953, 1955f, 1956f
Invasiva, mola, 592
Inversão de pulso, imagens em, 65-67, 66f-68f
  Doppler, 67-68
  princípio da inversão de pulso e, 66-67, 68

J

Jarcho-Levin, síndrome de, 1813
Jeune, síndrome de, 1445
Joelho(s)
　luxações do, pediátrico, 2055, 2055f
　tendões do, 918, 923f, 924ff
Junção craniocervical, 1797, 1802f
Junção gastroesofágica, hipertensão porta na, 102
Junção pieloureteral, obstrução da, 331-332, 332f, 1410f, 1410-1411
　hidronefrose pediátrica e, 1910-19121, 1912f
Junção ureterovesical, obstrução da, 1411, 1411f

K

Kaposi, sarcoma de
　hepático, 135
　supra-renal, 437, 437f
Klippel-Feil, síndrome de, 1251, 1813
Knobologia, 50-51
Krukenberg, tumores de, 571-572

L

Lactentes. Ver Recém-nascidos; *órgãos e patologias específicos.*
Lactobezoares, pediátricos, 1947
Ladd, bandas de, 1949-1950, 1952f
Lagos placentários, 1560, 1561f, 1570, 1572f
Lama biliar, 195-196, 198f
　após transplante de fígado, 662-663, 663f
Lama tumefeita, 196
Lambda, sinal de, 1191-1192, 1196f
Largura de feixe, 10
Laringe, atresia da, 1233
Laríngeo recorrente, nervo, 738
Larsen, síndrome de, 1813
Lateralidade, ultra-sonografia obstétrica e, 1063-1065
Leiomioma(s)
　cervical, 550
　na bexiga, 367
　uterino, 538, 539f, 540
Leiomiomatose peritoneal disseminada, 523,524f
Leiomiossarcoma(s)
　da bexiga, 367
　renal, 367
　retroperitoneal, 457, 457f
　uterino, 540, 541f
Leite de cálcio, 828
Lesões cutâneas da parede abdominal, 491, 491f
Lesões de descolamento labral superior, 895
Lesões hemorrágicas, fetais, 1265, 1265f
Lesões vasculares mediastinais, 622
Leucemia
　renal, 364
　testicular, 859, 860f, 2018, 2018f
Leucomalacia periventricular, neonatal/infantil, 1672-1673, 1675, 1676f, 1677f, 1677-1678
　cística, 1675
Leydig, tumor(es) de células de, 857, 858f, 2017-2018
Ligamento coronário, 81
Ligamento falciforme, 81, 83f
Ligamento hepatoduodenal, 81, 82f
Ligamento ovariano, 528
Ligamento suspensor, 528-529
Ligamento venoso, 81
Ligamentos colaterais do joelho, 918
Ligamentos cruzados, 918
Ligamentos triangulares hepáticos, 81, 84f
Limão, sinal do, 1249, 1250f, 1278, 1290f, 1803
Linfadenite, em pescoço pediátrico, 1765-1766, 1768f-1770f
Linfadenopatia
　mediastinal, 621, 621f
　na doença de Crohn, 283, 285f
　peripancreática, adenocarcinoma pancreático *versus*, 245
　retroperitoneal, 453f, 454f, 454-457
Linfangioma(s)
　abdominal, pediátrico, 1968, 1968f
　retroperitoneal, fetal, 1375, 1376f
Linfocele(s)
　após transplante renal, 684-685, 691
　retroperitoneal, 460
Linfoma(s)
　da bexiga, 363-364, 365f
　da tireóide, 747-748, 752ff
　do pescoço, pediátrico, 1767, 1773f
　gastrointestinal, 279, 282f
　　gástrico, 312
　　pediátrico, 1968
　　relacionado à AIDS, 279
　não-Hodgkin, 257, 259f
　peritoneal, primário, 512, 517f
　renal, 363, 364f, 365f
　　pediátrico, 1927
　supra-renal, 436-437, 437f
　testicular, 858-859, 860f
　ureteral, 363
Linfonodos
　da parede abdominal, 496
　que drenam a mama, 802-804
　　gel de silicone em, 837
　simulando pâncreas, 221
Linfoproliferativo, distúrbio, pós-transplante, 696, 698f, 699, 699f
Língua, aumentada de volume, 1226-1227, 1229f
Linha intersticial, sinal da, 1108, 1111f
Linite plástica, 275
Lipoleiomioma(s) uterino(s), 539f, 540
Lipoma(s)
　da parede abdominal, 496, 498f
　espinhal pediátrico, 1803-1804, 1805f-1808f
　hepático, 125-126, 126f
Lipomas espinhais pediátricos, 1803-1804, 1805f-1808f
Lipomielocele(s), pediátrica(s), 1803
Lipomielomeningocele(s) pediátrica(s),1803, 1807f
Lipossarcoma(s) retroperitoneal(is), 457
Líquido cefalorraquidiano, produção e circulação normais de, 1656
Líquido encistado benigno, 507, 508f
Líquido peritoneal fetal, aspiração de, 1608
Líquido pleural, 605-606, 607f
　fetal, aspiração de, 1608
　sinais ultra-sonográficos de, no tórax pediátrico, 1830f-1834f, 1830-1835
Lisencefalia, 1256-1258
Litotriptores, cavitação por, 44-45, 45f
Lobos laterais, 1743-1745, 1746f-1752f, 1747, 1749
Lyme, doença de, pediátrica, 2051

M

Macrocefalia, 1258
Macroglossia, 1226-1227, 1229f
　no segundo trimestre, 1171
Malacoplaquia, 344
Malformação adenomatóide cística
　congênita do pulmão na hidropisia não-imune, terapia pré-natal para, 1485
　do pulmão, 1141
　　congênita, 1313-1315, 1314f

Malformação cloacal, 1413-1414, 2024
Malformação da medula dividida, pediátrica, 1807
Malformação(ões) arteriovenosa(s)
    após transplante renal, 683-684, 687f, 688f
    renal, 377, 378f
    uterina, 541-542, 543f
Malformações das veias de Galeno, recém-nascidos/lactentes, 1693, 1695f
Malformações fetais, precisão de diagnóstico, 1042t, 1042-1043, 1043t
Malformações linfáticas no pescoço pediátrico, 1771, 1777f
Malformações vasculares pediátricas, estudos Doppler do cérebro e, 1731, 1736f
Malformações venosas
    galênicas, neonatais/infantis, 1693, 1695f
    no pescoço, pediátricas, 1771, 1774-1775, 1778f-1780f
"Malha dermóide", 570
Malignidades. *Ver também* Metástases; Neoplasia(s); *malignidades específicas.*
    na infância, ultra-sonografia obstétrica e, 1062, 1063f
Mama(s), 795-842
    anatomia das, 797-804, 799f, 805f
    carcinoma de
        circunscrito, 812-813
        espiculado, 812
        intracístico, 824-825, 825f-827f, 827
    cistos de
        agrupamentos de, 830
        calcificações em casca de ovo e, 830, 831f
        complexo e complicado, 823-825, 824f-832f, 827-832
        conteúdo espesso, 831-832, 832f
        de origem cutânea, 830-831, 831f
        em flocos de milho, 832, 832f
        inflamação ou infecção e, 827-828, 828f
        leite de cálcio e, 828
        níveis gordura-líquido e, 828-829, 829f
        oleoso e, 829-830, 830f
        simples, 811
    densidades mamográficas e, 808-811
        densidade do tecido circunjacente e, 808-809, 809f, 810f
        forma e, 809
        tamanho e, 809, 810f
    equipamento de ultra-sonografia para, 795-797, 796f, 799f
    imagens Doppler das, 838-842, 839f, 841f
    implantes em, 834, 836f-839f, 836-838
    indicações para, 806-811
        densidades mamográficas como, 808-811, 809f-811f
        nódulos palpáveis como, 807f, 807-808
    infecção de, 827
    inflamação de, 827, 828f
    mastite e, 809, 811, 811f
    nódulos sólidos de, 811-823, 812f, 813t
        calcificações e, 818, 820, 820f
        com espiculação ou com halo ecogênico espesso, 813-814, 814f
        com extensão aos ductos e padrão de ramificação, 817f, 817-818, 818f
        com forma do tipo mais alto do que largo, 815-817, 816f, 817f
        com margem angular, 815, 815f
        com microlobulações, 815, 816f
        com sombras acústicas, 818, 819f
        hipoecogenicidade e, 820-823, 821f, 822f, 823t
    orientação de procedimento de intervenção para, 842, 843f, 844f
    papilomas de, 824-825, 825f-827f, 827
    secreção mamilar e, 8333-834, 835f
    tecidos normais e aberrações do desenvolvimento e involução e, 811
    técnica para, 804-806
        anotação e, 804-805
        documentação de lesões e, 805-806
        especial, 806
        léxico de ultra-sonografia BIRADS e, 806

Mandíbula pequena, 1226, 1228f
Manguito rotador, 889-807
    armadilhas na ultra-sonografia do, 905-906, 907f
    calcificação, 906-907
    considerações técnicas, 890
    insuficiência de fibras, 889
    lacerações do, 889-890
        achados associados a, 902-904, 905f
        aspecto pós-operatório das, 904-905, 906f
        critérios de, 900-902, 901f-903f
        recorrentes, 905, 907f
    normal, 898-900
        alterações relacionadas à idade, 898-900, 899f, 900f,
        em adolescentes, 898
    técnica para, 890-892, 891f-898f, 895
Mão(s)
    deformidades da, 1449, 1451, 1452f-1454f, 1453-1454
    tendões da, 916, 918, 921f-923f
Mão cerrada com sobreposição de dedos, 1451, 1452f
Mapeamento de energia com Doppler colorido, 63-65
Mapeamento venoso nas extremidades inferiores, 1030, 1030f
Massa de células internas, 1072, 1073f
Massas pélvicas em mulheres adultas
    avaliação ultra-sonográfica de, 575t, 575-576
    não-ginecológicas, 576f, 576-5747
    pós-operatórias, 576
Massas pleurais, 610, 610f
Massas pré-sacrais, pediátricas, 1360
Masseter, músculo
    hematomas do, pediátricos, 1763, 1765f
    hipertrofia benigna do, pediátrica, 1763, 1766f
Mastite, 833-834, 835f
Matriz germinativa do cérebro, 1634, 1636-1637, 1638f
Mayer-Rokintansky-Küster-Hauser, síndrome de, 1999, 2000f
Meckel-Gruber, síndrome de, 1128, 1232-1233, 1248, 1405, 1405f
Mediano, nervo, 918, 921f
Mediastino, 619-622
    aspecto ultra-sonográfico normal do, 619, 620f, 621
    biópsia do, 622
    cistos do, 622
    lesões vasculares do, 622
    linfadenopatia do, 621, 621f
    massas sólidas no, 621-622
    pediátrico, 1836, 1841, 1843f-1845f
        massas no, 1836, 1841, 1846f-1848f
Medidas fetais, 1493-1509
    da cabeça, 1495-1497, 1497f
    da circunferência abdominal, 1497-1498, 1498f, 1499t-1501t
    do comprimento femoral, 1497, 1498f
    do feto grande para a idade gestacional, 1503-1505
    na restrição do crescimento intra-uterino, 1505-1509, 1507t, 1508t
    para determinação da idade gestacional, 1494-1499
        atribuição da idade e, 1498-1499, 1502t
        primeiro trimestre, 1494f, 1494t, 1494-1495, 1495f, 1495t, 1496t
        segundo e terceiro trimestres, 1495-1498
    para estimativa do peso, 1499-1503, 1502t
        abordagem recomendada para, 1501-1503, 1503t, 1504f
Medula espinhal, defeitos estruturais da, durante o primeiro trimestre da gravidez, 1132, 1133f
Medula presa, síndrome da, 1803, 1808f
Megabexiga fetal, 1146, 1146f
Megabexiga, microcólon, má-rotação intestinal e hiperperistaltismo, síndrome de, hidronefrose pediátrica e, 1915
Megabexiga, microcólon, má-rotação intestinal e hiperperistaltismo, síndrome de, 1415
Megacálices congênitos, 332
Megacisterna magna, 1254, 1256f
Megalencefalia, 1258
Megaureter congênito, 332, 333f
Melanoma, metastático, da parede abdominal, 496, 498f

Índice Remissivo

Membranas fetais, herniação das, 1588, 1589f
Membros inferiores
   enxertos vasculares, sintéticos, 1007, 1007f
   veias periféricas dos, 1020-1030
      anatomia dos, 1020-1021f, 1022
      insuficiência venosa, 1027-1029
      mapeamento venoso dos, 1030-1030f
      trombose venosa profunda nos, 1022-1027
Membros-parede corporal, complexo de, 1263-1264, 1264f, 1383-1385, 1446-1447
Ménétrier, doença de, 312
Meningite neonatal, 1684, 1686, 1687f-1689f
Meningocele(s), 1273, 1282, 1283, 1287f-1289f
   pediátrica(s), 1806
Mesentério
   cistos do, 507-508, 509f
   intestino delgado, 504, 504f
Mesocardia, 1326, 215
Mesocólon transverso, 215
Mesomelia, 1429
Mesonefro, 322
Mesotelioma(s)
   peritoneal primário, 512, 516f
   pleural, 610, 610f
Metabólicos, distúrbios, supra-renal, 440
Metanefro, 322
Metástase(s)
   biliares, 191, 193, 194f
   da parede abdominal, 496, 498f
   gastrointestinais, 279-280, 282f
   hepáticas, 130, 131f, 132, 133f-135f, 135
      pediátricas, 1876, 1878f
   na bexiga, 365, 366f
   na tireóide, 748, 752f
   ovarianas, 571-572, 572f
   pancreáticas, 257, 258f
   pleurais, 610
   renais, 364-365, 366f
   retroperitoneais, 456-457
   supra-renal, 437-438, 438f
   testiculares, 857-561, 860t, 861t
   ureterais, 365
Microbolhas, contraste com, 55-71
   agentes de contraste para, 56
      pool de sangue. *Ver* Agentes para *pool* de sangue.
   para massas hepáticas, 112-114, 114f, 115f, 115t
Microcefalia, 1258, 1259f
   no segundo trimestre, 1169
Microftalmia, 1221, 1223f
Micrognatia, 1226, 1228f
   no segundo trimestre, 1171
Microlitíase, 195-196, 198f
   testicular pediátrica, 2022
Micromelia, 1429
Microssomia hemifacial, 1227
Microstreaming, 1061
Mielocele(s), 1799, 1811f
Mielocistocele(s), 1292, 1293f-1294f
   pediátrica, 1807, 1809f
Mielolipoma(s), supra-renal(is), 431-433, 432f
Mieloma(s), testicular(es), 859, 861
Mielomeningocele(s), 1273, 1282, 1283, 1287f-1289f, 1799-1801, 1802f
   cirurgia fetal para, 1291-1292
   bexiga neurogênica e, 1985
Mielosquise, 1273, 1282, 1285f-1286f
Miocárdio, disfunção do, 1353, 1353t
Miocardiopatia, hidropisia não-imune associada a, 1471
Miométrio, 533
   anormalidades do, 538-542
Mirizzi, síndrome de, 179, 180f
Modo B, ultra-sonografia em, tempo real, escala de cinza, 12, 13f
Modo M, ultra-sonografia, 11, 12f
Mola hidatiforme
   completa, 1576-1577, 1578f
   parcial, 1577
Molar, gravidez, 589-591
   completa, 589-590
   diagnóstico e controle da, 590-591, 591f, 592f
   parcial, 590
Molde decidual de gravidez ectópica, 1105, 1105f
Monorquidia, 2005-2006
"Moringa", estômago em, 275
Morte cerebral
   em crianças, estudos Doppler do cérebro e, 1738, 1739f-1744f, 1741
   em recém-nascidos e lactentes, estudos Doppler do cérebro e, 1713, 1714f
Mórula, 1072
Mosaicismo genético, 2003
Mucocele do apêndice, 308-309, 310f
Murphy, sinal de, ultra-sonográfico, 198, 199, 199f, 203f

N

Nanismo
   camptomélico, 1437
   tanatofórico, 1147
Nasal, osso
   ausente, 1133, 1135, 1135f, 1164-1165
   técnicas de medida para, 1165, 1165t, 1166f
Necrose cortical aguda, 380
Necrose papilar, 339, 341f
Necrose tubular aguda, 380
   após transplante renal, 677, 678f
Nefrite intersticial aguda, 381
Nefrocalcinose, 350, 351f
   pediátrica, 1921-1923, 1924f, 1925f
Nefrolitíase pediátrica, doença cística medular e, 1917, 1918f
Nefroma cístico multilocular, 373-374, 374f
Nefroma(s)
   mesoblástico pediátrico, 1927
   nefroblástico, 1406
Nefrostomia
   orientada por ultra-sonografia, 384
   percutânea, 649, 650f
Neoplasia(s). *Ver também* Metástases; *neoplasias e locais específicos.*
   cardíacas
      fetais, 1351-1352, 1352f
      hidropisia não-imune associada a, 1468, 1473f
   da parede abdominal, 496, 497f, 498f
   da placenta, 1576-1578, 1577f, 1578f
   da supra-renal
      benignas, 430-434
      malignas, 434-438
   da tireóide, pediátricas, 1777, 1779, 1781, 1784f, 1785f
   da vesícula
      maligna, 207-209
      ultra-sonografia intra-operatória de, 711, 713
   das glândulas salivares, pediátricas, 1759, 1761-1762, 1762f, 1763f
   do canal espinhal, pediátricas, 1813, 1815-1816, 1816f-1822f, 1816t, 1818
   do cérebro
      fetal, 1265-1266, 1266f
      neonatal/infantil, 1686-1690, 1690f-1692f
         estudos Doppler do cérebro e, 1716, 1719f
   do corpo carotídeo, 977, 978f, 979f
   do intestino, em mulheres adultas, 577
   do mediastino, 621-622
   do pescoço, pediátricas, 1767, 1769, 1773f-1775f
   do trato urinário, pediátricas, 1987, 1991f, 1992f

dos ductos biliares, ultra-sonografia intra-operatória, 711, 713
dos tendões, 935, 937f, 937-938
em artérias periféricas, 997-998, 999f-1000f
escrotais, 872, 873f
esplênicas, 155, 158, 159f-164f, 160, 162-163
gastrointestinais, 275, 277f, 277-280, 278f
hepáticas, 112-135. *Ver também* Carcinoma(s) hepatocelular(es).
   benignas, 117-126
   caracterização com agentes de contraste com microbolhas, 113-114, 114f, 115f, 115t
   detecção de, 114, 116f, 116-127
   focais, 112
   malignas, 126-135
   pediátricas, 1871-1872, 1874-1876
     angiogênese e, 1876
     benignas, 1872, 1874
     identificação de, 1871-1872
     malignas, 1874, 1876
ovarianas, 563-572, 564t
   achados Doppler em, 565-566
   durante o primeiro trimestre da gravidez, 1119
   metastáticas, 571-572, 572f
   pediátricas, 1996f, 1996-1997, 1997f
   tumores de células germinativas e, 568-570
   tumores do cordão sexual-estroma, 570-571
   tumores epiteliais superficiais do estroma e, 566-568, 567f
pancreáticas, 239-257
   císticas, 248-253
   das células das ilhotas, ultra-sonografia intra-operatória, 716-718
peritoneais, 509-514
   carcinomatose e, 509-510, 510f-514f
   primárias, 510, 512-514, 515f-517f
pleurais, 610, 610f
pulmonares, 616, 616f, 617f
renais, 1406
   biópsia de, 634-636, 635f, 636f
   pediátricas, 1925-1927
   ultra-sonografia intra-operatória de, 718, 719f, 720f
testiculares pediátricas, 2015-2019
trofoblásticas gestacionais, 589-590, 1577
   gravidez molar e, 589-591
   persistente, 591-599
tumores das vísceras ocas, estadiamento de, 728-729
uterinas, pediátricas, 1999-2000, 2001f
vaginais, pediátricas, 1999-2000, 2001f
Neoplasia endócrina múltipla, 433
   tipo I, ultra-sonografia intra-operatória, 717-718, 718f
   tipo II, 745, 750f, 753
Neoplasia trofoblástica persistente, 591-599
   coriocarcinoma e, 592
   diagnóstico e controle de, 593-599
   mola invasiva e, 592
   tumor no local placentário e, 592-593
Nervo(s), aspecto ultra-sonográfico normal, 914, 916f
Nesidioblastose pediátrica, 1969, 1971f
Neuroblastoma(s)
   do pescoço, pediátrico, 1767, 1769, 1773f-1774f
   intra-espinhais, pediátricos, 1813, 1815, 1816f-1818f
   pediátrico, 1926-1927, 1927f
     do pescoço, 1767, 1769, 1773f-1774f
     intra-espinhal, 1813, 1815, 1816f-1818f
     pré-sacral, 2027, 2028f
   pré-sacral pediátrico, 2027, 2028f
   supra-renal, 1407, 1407f
   testicular, 2018-2019
Neuroentérico(s), cisto(s), 1318
   pediátricos, 1810
Neurofibroma(s)
   da bexiga, 367
   das glândulas salivares, pediátrico, 1762, 1763f
Neuroporos, 1272

Neurulação, 1075, 1272
   primária, 1793
Nódulos de regeneração na cirrose, 101
Nódulos displásicos na cirrose, 101
Noonan, síndrome de, 2003
North American Symptomatic Carotid Endarterectomy Trial, 943
Notocórdio, 1271, 1272f
Notocórdio dividido, síndrome do, 1810-1811
   estratégias de triagem para, 1810-1811, 1811f
Núcleos caudados hiperecóicos, recém-nascidos/lactentes, 1681, 1681f

O

Óbito embrionário, 1088-1102
   âmnio e saco vitelino e, 1092, 1094, 1094f
   atividade cardíaca e, 1089t, 1089-1090, 1090t
   preditores ultra-sonográficos de resultados anormais e, 1094-1101
     anormalidades do saco amniótico e, 1100-1101
     bradicardia embrionária como, 1094, 1094f
     comprimento cabeça-nádega e, 1094, 1095f
     diâmetro do saco gestacional e, 1094, 1095f
     Doppler e, 1098-1100
     estabelecimento de morte do embrião e, 1101
     hemorragia subcoriônica como, 1096, 1098, 1100f
     tamanho e forma do saco vitelino como, 1094-1096, 1097f-1100f
     β-hCG/diâmetro médio do saco gestacional como, 1096
   saco gestacional e, 1090-1092, 1091f-1093f, 1092t
Obstétrica, ultra-sonografia, 1039-1054. *Ver também* Embrião(ões); *entradas de* Fetal; Feto; Gravidez.
   de rotina, evidência(s) pró e contra o uso de, 1041t, 1041-1043
   diagnóstico de malformações fetais por, precisão da, 1042t, 1042-1043, 1043t
   exame usando, 1043-1045, 1046f
     classificações e diretrizes para, 1043, 1044t
     equipamento e padrões para, 1045
     preparação do paciente para, 1045
     terminologia para, 1044t, 1044-1045
     treinamento e pessoal para, 1045
   indicações para, 1040t, 1040-1041
   no primeiro trimestre, 1045, 1047
   no segundo trimestre, 1047-1048, 1049t-1053t
   pesquisa padrão usando, 1045-1048
     no primeiro trimestre, 1045, 1047
     no segundo trimestre, 1040-1041, 1047-1048, 1049t-1053t
   segurança de, 1039-1040, 1059-1066
     estudos epidemiológicos de, 1062-1065
     índice mecânico e, 1061f, 1061-1062
     índice térmico e, 1060f, 1060-1061
     recomendações e diretrizes para, 1065-1066
Obstrução da saída da bexiga, hidronefrose pediátrica e, 1912, 1914, 1914f
Obstrução intestinal no segundo trimestre, 1175-1176
Obstrução mecânica do intestino, 303-306, 304f-306f
Oddi, esfíncter de, disfunção do, após transplante de fígado, 663
Olhos, fetais, 1220-1224, 1222f, 1223f, 1225f
Omento, 504
   grande, 215
   pequeno, 215
Omento, infarto do, 1963, 1965
   segmentar, no lado direito, 300, 301f, 522, 522f
Omo-hióideo, músculo, 737
Oncocitoma(s), 358, 361, 361f
Onda de choque, 39, 39f
Onda em "coelho", 982, 983f
Onda pré-roubo, 22026-2028, 2027f, 2028f
Onda *tardus-parvus*, 378, 378f, 982, 1004
Onfalocele(s), 1142, 1143f, 1381-1382, 1382f, 1383f
   no segundo trimestre, 1174-1175, 1175f

Orelha(s)
  fetais, embriologia da(s), 1216
  implantação baixa, 1133
  pequenas no segundo trimestre, 1171-1172
Orifício interno, afunilamento do, 1588, 1589f
Orquite, 2013
Osgood-Schlatter, doença de, 934, 935f
Ossificação da coluna fetal, 1273-1274, 1274f-1276f
Osso(s). *Ver também* Sistema músculo-esquelético; *entradas para* Esquelético; *ossos específicos*.
  aquecimento de, 38-39, 39f, 39t
  irregularidade de superfície dos, com lacerações do manguito rotator, 904
  tumores de, sacrais, pediátricos, 2028
Ossos wormianos, 1220, 1221f
Osteocondroma(s) dos tendões, 935, 938, 939f
Osteogênese imperfeita, 1438-1440, 1439t, 1440t, 1441f
  tipos não-letais de, 1446-1446
Osteomielite
  das costelas, pediátrica, 1841
  pediátrica, 2051, 2052f
Otocefalia, 1227
Ovário(s), 553-572
  anatomia do(s), 528f, 528-529
  anatomia ultra-sonográfica normal do(s), 553-555, 555f, 556f
  edema maciço do(s), 563
  massas do(s), durante o primeiro trimestre da gravidez, 1117, 1119f, 1119-1120, 1120f
  neoplasias do(s), 563-572, 564t
    achados Doppler nas, 565-566
    metastáticas, 571-572, 572f
    tumores de células germinativas e, 568-570
    tumores dos cordões sexuais-estroma e, 570-571
    tumores epiteliais da superfície do estroma e, 566-568, 567f
  pediátrico(s)
    anatomia normal do(s), 1980f, 1980-1981, 1981t
    edema maciço do(s), 1995, 1996f
    neoplasias do(s), 1996f, 1996-1997, 1997f
    torção do(s), 1993, 1993f
  pós-menopausa, 555-556, 556f
    cistos e, 556-557, 557f
Ovócitos, transporte de, 1070
Ovotestis, 2006
Ovulação, 1070
Oxigenação por membrana extracorpórea
  em recém-nascidos e lactentes, estudos Doppler do cérebro e, 1711, 1711f, 1712f
  hemorragia intraparenquimatosa associada a, 1669

P

Padrão de alvo, na parede intestinal, 270, 274f
Padrão em favo de mel, em nódulos da tireóide, 738, 739f
Pâncreas, 213-262
  abscessos do, 236-237
    drenagem de, 647, 648f
  agenesia do, 226
  anatomia do, 214-216, 216f
    de estruturas adjacentes, 215-216
  anomalias congênitas, 226-227
  biópsia do, 633-634, 635f
    orientada por ultra-sonografia, 257-258
  calcificação do, 238, 239f
  carcinoma do, 713-714, 715f
  cistos do, 226
    drenagem de, 647-648
  coleções de líquido no, drenagem de, 647
  de situação baixa, 459
  embriologia do, 213-214, 214f, 215f
  fetal, 1367, 1367f
  fibrose retroperitoneal e, 221
  infiltração gordurosa do, 220
  na fibrose cística, 226, 226f
  na síndrome de von Hippel-Lindau, 227
  neoplasias do, 239-257
    císticas, 248-253
  pancreatografia percutânea do, orientada por ultra-sonografia, 258-259, 260f
  pediátrico, 1968-1969
    anatomia normal e técnica para, 1968
    massas do, 1969, 1971f
    pancreatite e, 1968-1969, 1970f
  preparação do paciente para exame do, 224
  processos inflamatórios no, 227-239
  técnica de exame para,
    armadilhas e variantes normais e, 221-224, 223f
    aspectos técnicos de, 224-226
    dimensões e, 220-221
    ecotextura e, 218, 220, 222f
    para a cabeça, 216-218, 217f, 219f
    para o colo, o corpo e a cauda, 218, 219f, 220f
    para o ducto pancreático, 218, 221f
  ultra-sonografia endoscópica do, 259-262, 260f-262f
  ultra-sonografia laparoscópica do, 728, 728f
Pancreatite
  aguda, 227-237, 229f-234f
    difusa, 228, 230f
    manifestações extrapancreáticas de, 231f-233f, 231-232
  após transplante do pâncreas, 692-694, 695f
  coleções de líquido na, drenagem de, 647
  complicações de, 232-237
  crônica, 237-239, 239f, 240t
    calcificada, 237-238
    obstrutiva, 238
  no adenocarcinoma pancreático, 243
  pediátrico, 1968-1969, 1970f
  ultra-sonografia intra-operatória de, 714-715, 715f, 716f
Pancreatoblastoma(s) pediátrico(s), 1969
Pancreatografia percutânea orientada por ultra-sonografia, 258-259, 260f
Papiloma(s)
  da mama, 824-825, 825f-827f, 827
  de células de transição, trato urinário, pediátrico, 1987, 1992f
  dos ductos mamários, 833, 833f, 834f
Paralítico, íleo, 306-307
Paraovariano(s), cisto(s), 559
  pediátrico(s), 1992
Parasitárias, infecções, genitourinárias, 342-343, 343f
Parasitário(s), abscesso(s), hepático(s), pediátrico(s), 1877-1878
Paratireóides, 771-789. *Ver também* Hiperparatireoidismo.
  ablação com álcool de, 788f, 788-789
  adenomas das,
    localização dos, 775-778, 780f-782f
    aspecto ultra-sonográfico dos, 774, 774f-777f
  anatomia das, 771-772, 772fr
  armadilhas na interpretação com, 781-784
    exame falso-negativo, 783-784
    exame falso-positivo, 781-783, 784f
  biópsia de, percutânea, 787f, 787-788
  carcinoma de, 773, 774-775, 779f
  ectópicas, 771-772
  em doença glandular múltipla, 774, 778f
  embriologia das, 771
  pediátricas, lesões das, 1786
  precisão de imagens das, 784-787
    de outras modalidades de imagens, 785, 785f
    decisão de imagens e, 785-787, 786f
    ultra-sonográfica, 784
  ultra-sonografia intra-operatória, 787
Parede abdominal, 489-497
  anatomia da, 489-491, 490f, 491f
  anterior, herniação fisiológica da, durante embriogênese, 1114, 1116f

artefatos e, 496-497, 499f
coleções de líquido na, 495, 495f
defeitos fetais da, 1376-1387
   complexo tronco-membros na, 1383-1385
   diagnóstico pré-natal de, 1376-1377, 1377t
   embriologia da, 1377, 1378f, 1379f
   extrofia cloacal na, 1385f-1387f, 1385-1386
   extrofia vesical na, 1385, 1385f, 1386-1387
   gastrosquise da, 1377, 1379-1381, 1380f
   onfalocele como, 1381-1382, 1382f, 1383f
   pentalogia de Cantrell na, 1382-1383, 1384f
fístulas arteriovenosas da, 495-496
hematoma da bainha do reto e, 494, 495f
hérnias da, 491-494
   de Spigel, 492, 492f
   femoral, 494, 494f
   incisional, 493
   inguinal, 493f, 493-494
   lombar, 493
   ventral, 491-492, 492f
lesões cutâneas da, 491, 491f, 1376-1387
lesões vasculares da, 495-496
linfonodos da, 496
neoplasias da, 496, 497f, 498f
pseudo-aneurismas da, 495-496
técnicas de exame para, 489
testículos não-descidos e, 496
varizes na, 496
Parede intestinal
  avaliação Doppler do, 273-274, 276f
  espessamento da, na doença de Crohn, 281, 283, 284f, 285f
  massas da, 272
  patologia da, 270-272, 274f
Parênquima renal, 323, 325
Parietais, lesões, da veia cava inferior, 480
Parótida, pediátrica, 1755-1756, 1756f-1758f
  inflamação da, 1758-1759, 1759f
Partes moles, aquecimento do, 39f, 39-40
Parto cesariano, complicações do, 577-578, 579f
Parto pré-termo, ultra-sonografia cervical e982, 983f,
  medida do comprimento cervical e, 1590-1594
  predição ultra-sonográfica de trabalho de parto pré-termo/risco de parto pré-termo e, 1592f, 1592-1594
  protocolos de controle de colo uterino curto e, 1591-1592
Parto
  com hidropisia, 1487
  placenta e, 1578
  pré-termo, predição de, 1590-1591, 1591f
Parvovírus humano B18, infecção pelo, hidropisia não-imune associada a, 1479, 1479f
Patau, síndrome de. *Ver* Trissomia do 13.
Pé
  anomalias pediátricas do, 2055
  desenvolvimento do, 1426-1427, 1429t
Pé em cadeira de balanço, 1452f, 1454f
Pé torto eqüinovaro, 1148
  congênito, 1452f-1454f, 1453-1454
Pele, biópsia de, fetal, 1608
Peliose hepática, 109, 111-112, 112f
Pentalogia de Cantrell, 1142, 1382-1383, 1384f
Perda da gravidez
  em gestações gemelares, 1195, 1197
  no primeiro trimestre, em gestações multifetais, 1203t, 1203-1204
Pericardiocentese fetal, 1612
Periepatite
  gonocócica, 2002
  por clamídia, 2002
Perinéfrico, abscesso, 335-337, 337f
Periorquite meconial, 2022, 2022f
Peritendinite, 929, 931f
Peritônio, 503-525
  ascite e, 505-507, 506f-508f
  aspecto normal do, 503-504, 504f
  cistos de inclusão em, 507, 508f
  cistos mesentéricos e, 507-508, 509f
  doença inflamatória do, 514-516, 519, 519f, 520f, 521
   localizada, 521, 522f
  endometriose e, 522-523, 523f
  infarto omental segmentar no lado direito e, 522, 522f
  leiomiomatose peritoneal disseminada e, 523, 524f
  parietal, 503-504
  pneumoperitônio e, 523, 524f-525f
  técnica de exame para, 504-505, 505f
  tumores do, 509
   carcinomatose e, 509-510, 510f-514f
   primários, 510, 512-514, 515f-517f
  visceral, 504
Peritonite meconial, 1373, 1374f 1462, 1475, 1479f
Peritonite, 514, 519f, 520f
  com pseudocistos pancreáticos, 233
  esclerosante, 519, 521, 521f
  por mecônio, 1373, 1374f, 1462, 1475, 1479
  tuberculosa, 516, 519, 521f
"Pérolas escrotais", 866, 868f
Pés
  desenvolvimento, 1426-1427, 1429t
  pediátricos, anomalias dos, 2055
Pescoço. *Ver também* Glândulas salivares; *estruturas específicas*.
  anormalidades do
   fetal, estudos Doppler do, 1547, 1550f
    hidropisia não-imune associada a, 1469t, 1475, 1477f, 1478f
   no segundo trimestre, 1171-1172
  fetal,
   anormalidades do, estudos Doppler do, 1547, 1550f
   embriologia do, 1216
  pediátrico,
   corpos estranhos no, 1763-1764, 1764f
   lateral, 1764-1775
    anatomia normal do, 1764-1765, 1767f-1768f
    fibromatose do pescoço do, 1769, 1776f
    inflamação no, 1765-1766, 1768f-1773f
    lesões congênitas do, 1770-1771, 1771f, 1778f
    lesões vasculares do, 1771, 1774-1775, 1778f-1780f
    neoplasias do, 1767, 1769, 1773f-1775f
    timo e, 1769-1770
   massas do, 1763-1764, 1764f-1766f
Peso ao nascimento, ultra-sonografia obstétrica e, 1062
Peso fetal, estimativa, 1499-1503, 1502t
  abordagem recomendada para, 1501-1503, 1503t, 1504f
Pico coriônico, sinal do,1191-1192, 1196f
"Picos gêmeos", sinal dos, 1191-1192, 1196f
Pielectasia fetal, 1408
Pielite enfisematosa, 337
Pielocaliectasia após transplante renal, 683, 686f
Pielonefrite, 33, 335-339
  aguda, 333, 335, 336f
   pediátrica, 1919, 1920f-1922f
  crônica, 337-338, 340f
   pediátrica, 1919-1920, 1922f
  enfisematosa, 337, 338f, 339f
   após transplante renal, 678, 681f
  xantogranulomatosa, 338-339, 341f, 462
Piezoeletricidade, 9
Pilar deslocado, sinal do, 1832
Pilar diafragmático, 444, 444f, 451-452
Piloroespasmo pediátrico, 1944-1945, 1945f, 1946f
Piocele(s), 866-867, 868, 869f
Pionefrose, 337, 338f
  após transplante renal, 678, 681f
Piossalpinge, 573
  pediátrica, 2001
Placas pleurais, 609
Placenta, 1557-1579. *Ver também* entradas de Cordão; Cordão umbilical.

anemia fetal e, 1575
anormalidades da, no primeiro trimestre, 1559-1560
    com achados anormais de triagem no soro materno, 1563f, 1563, 1564
descolamento da, 1574-1575, 1575f
em gravidez gemelar, 1575, 1576f
hidropisia não-imune e, 1575, 1576f
infarto da placa basal, 1574, 1574f
malignidades e, 1576-1578, 1577f, 1578f
no primeiro trimestre, 1557-1560,
    anormalidades, 1559-1560
    desenvolvimento da, 1557-1559, 1558f
    sangramento e, 1559, 1559f
no segundo trimestre, 1560f, 1560-1562
    forma e textura da, 1560, 1561f
    placenta prévia e, 1560, 1562, 1562f
no terceiro trimestre, 1568-1574
    lesão isquêmico-trombótica da, 1569-1570, 1572f, 1573f
    placenta percreta e, 1571-1572, 1573f, 1574
    textura da, graduação de Grannum de, 1568, 1571f, 1572f
produtos da concepção retidos e, 1578, 1578
seio marginal da, 1560, 1561f
trabalho de parto e parto, 1578
ultra-sonografia tridimensional da, 1578-1579
Placenta percreta, 1562, 1571-1572, 1573f, 1574
Placenta prévia, no segundo trimestre, 1560, 1562, 1562f
Placentoma(s), 1558
Placentomegalia, na hidropisia fetal, 1461, 1464f
Platispondilia, 1437
Plexo coróide, 1633-1634, 1637f
    variantes do, 1637, 1638f
Pneumatose intestinal, 308, 310f
Pneumobilia, 180, 182
    após coledocojejunostomia, 659, 660f
Pneumocystis carinii, infecção por, hepática, 95, 106
Pneumoperitônio, 523, 524f-525f
Pneumotórax, 610, 611f, 613
Pododáctilo(s), de sandália, 1454,1457f
Pododáctilos de sandália, 1454, 1457f
"Polegar do carona", 1444, 1452f
Polegar, em adução, 1451, 1452f
Polidactilia dos pododáctilos, 1452f
Polidactilia, 1451
    costelas curtas, 1147
Poliesplenia, 167-168, 1343, 1344f
Poliorquidia, 2006
Pólipo(s)
    benignos, do trato urinário, pediátricos, 1987
    cervicais, 550
    da vesícula, 205, 205t, 207-208
        de colesterol, 205, 208f
        inflamatórios, 207
    endometriais, 546-547, 547f
Pólipos de colesterol, da vesícula, 205, 208f
"Ponta do *iceberg*", sinal da, 570
"Ponto azul", sinal do, na torção testicular, 877
Pool de agentes de sangue, 56-71, 57t
    bolhas de ar com baixa solubilidade e, 57
    bolhas de ar encapsuladas e, 56-57
    bolhas de gás livre e, 56
    captação seletiva, 57-58
    comportamento de bolhas e, 58t, 58-59
    imagens com inversão de pulso e, 65-67, 66f-68f
    imagens desencadeadas com, 68-69
    imagens Doppler com inversão de pulso e, 67-68
    imagens Doppler harmônicas com, 62f-64f, 62-63
    imagens harmônicas em Doppler de potência com, 63-65
    imagens harmônicas em modo B com, 61
    imagens harmônicas intermitentes em Doppler de potência com, 69, 70f
    imagens harmônicas teciduais com, 65
    imagens intermitentes com, 68

índice mecânico e, 59-60
necessidade de, 58, 59f
retrodispersão não-linear e, 60f-62f, 60-61
Poplíteo(s), cisto(s), 937-938, 938f
    pediátrico, 2054
Potência acústica, 7
Pré-eclâmpsia, com hidropisia, 1487
Primeiro trimestre da gravidez. *Ver* Gravidez, primeiro trimestre da.
Processo do notocórdio, 1271
Processo vaginal, 852-853
Produtos da concepção retidos, 577, 578f
Pronefro, 322
Prosencéfalo, desenvolvimento embrionário, 1113-114, 1116f
Próstata, 395-422
    anatomia da, 396f-399f, 396-401
        axial, 400, 401f
        coronal, 400
        da "cápsula" da próstata, 400-401
        orientação do exame e, 398
        sagital, 400
        vascular, 397-398, 400f
    biópsia da
        antígeno específico da próstata para direcionar, 410-411
        após terapia não-cirúrgica para a próstata, 420
        com orientação ultra-sonográfica transretal, depois de prostatectomia radical, 418
        em homens com ânus ausente, 418
        inicial, indicações para, 415, 417, 417t, 418f
        repetição, indicações para, 417-418
    câncer de, 407-420
        antígeno específico da próstata, 409-411
        aspectos ultra-sonográficos de, 411-412, 412f-414f, 414-415
        biópsia com orientação ultra-sonográfica transretal e, 415, 416f, 417-418
        epidemiologia, 407
        estadiamento e graduação histológica para, 408f, 408-409, 409t, 418-419, 419f
        localização de, 411
        terapia de, 409
        terapia não-cirúrgica de, biópsia após, 420
        triagem para, 407-408
        ultra-sonografia transretal em, 411-420, 419f-421f
    cistos de, 405, 406f, 407f
    hematospermia e, 405, 407
    hiperplasia benigna da próstata, 399f-400f, 403
    infertilidade e, 405
    pediátrica, anatomia normal da, 1981, 1981f
    prostatite e, 403, 404f, 405
    técnica de exame para, 402
    ultra-sonografia da,
        equipamento para, 401-402, 402f
        informações de histórico, 395-396
        transretal, 395
    variantes normais de, 402-403
Prostatite, 403, 404f, 405
Prostatodinia, 403
Proteína A plasmática associada à gravidez, translucência nucal e, 1163, 1164t
Pseudo-aneurisma(s)
    anastomótico, de artérias periféricas, 1007, 1008f
    aórtico, 460f, 466, 474-475
    carotídeo, pós-traumático, 977, 979f
    da artéria radial, 1006, 1007f
    da artéria renal, após transplante do rim, 684, 688f-689f
    da veia hepática, 109
    das artérias periféricas, 1006, 1007f, 1011, 1013-1014, 1014f
    na parede abdominal, 495
    pós-traumático
        carotídeo, 977, 979f
        pediátrico, 1763, 1765f
Pseudocisto(s) do pâncreas, 232-237, 235f, 236f, 238, 461
    drenagem de, 647-648

Pseudocisto(s) pancreático(s), 232-237, 235f, 236f, 238, 461
  drenagem de, 647-648
  esplênico, 154
Pseudomixoma do peritônio, 512-514, 517f-519f
Pseudotalidomida, síndrome da, 1448
Pseudotumor fibroso do epidídimo, 872
Psoas, músculos, 444, 446f, 451
Pterígio de extremidades, 1448
Puberdade precoce, 2003
Pulmão(ões), 613-619. *Ver também entradas* Pulmonar.
  abscessos do, 616-617, 618f
    drenagem por cateter de, 618
  aspecto ultra-sonográfico normal dos, 613
  aspiração de lesões em, guiada por ultra-sonografia, em crianças, 1841-1843, 1853f
  atelectásicos, 614-615, 615f
    pediátricos, 1835, 1840f
  bioefeitos, 45-46
  biópsia dos, 637, 638f
    guiada por ultra-sonografia, em crianças, 1841-1843, 1853f
  cistos broncogênicos e, 1316-1318
  cistos neurentéricos e, 1318
  consolidação e, 613-614, 614f
    pediátrica, 1835, 1840
  enfisema lobar congênito, 1318
  hipoplásico, pediátrico, 1835, 1842f
  malformação adenomatóide cística congênita dos, 1313-1315, 1314f
    na hidropisia não-imune, terapia pré-natal para, 1485
  malformação adenomatóide cística dos, 1141
    pediátrico, 1835, 1839f-1842f
  procedimentos invasivos do
    biópsia, 617-618
    complicações do, 618-619
    drenagem de abscesso por cateter, 618
  seqüestro broncopulmonar e, 1315-1315, 1317f
  seqüestro pulmonar e, 617, 619f
  síndrome da obstrução congênita das vias aéreas superiores e, 1312f, 1312-1313
  tumores dos, 616, 616f, 617f
Pulmonar, agenesia, 1311-1312
Pulmonar, atresia, 1348
Pulmonar, hipoplasia, 1310-1311
Punção inicial, aparelho para, 2067
Punção lombar, agulhas para, 2071
Punho, tendões do, 916, 918, 921f-923f
Púrpura de Henoch-Schönlein
  envolvimento escrotal na, 2014
  pediátrica, 1956

Q

Quadrante inferior direito, dor no, 293-300
Quadríceps, tendão do, 918, 923f
Quadril
  displasia durante o desenvolvimento. *Ver* Displasia do quadril durante o desenvolvimento.
  pediátrico, luxação teratológica do, 2055-2056, 2056f
"Quebra-nozes", síndrome do, 870, 871f
Queimadura do sol, sinal da, 1645, 1648f
Quilotórax
  fetal, 1308
  na hidropisia fetal, 1460, 1462f
Quimiluminescência, 44, 45f

R

Rabdomioma(s)
  cardíaco fetal, 1351-1352, 1352f
  fetal, 1266f
Rabdomiossarcoma
  biliar, pediátrico, 1876, 1877

do pescoço, pediátrico, 1769, 1774f, 1775f
do trato urinário, pediátrico, 1987, 1991f
embrionário, do cordão espermático, pediátrico, 2021, 2021f
pré-sacral, pediátrico, 2027
renal, 367
vaginal, pediátrico, 1999-2000
vesical, 367
Radioterapia, para câncer de próstata, ultra-sonografia transretal como guia, 419-420, 420f, 421f
Raquisquise, 1273
Reação decidual, 1070
Recém-nascido(s). *Ver também órgãos e patologias específicos.*
  com hidropisia, controle de, 1487-1488
Receptores, 10-11, 11f
Recesso retouterino, 551-553, 555f
Redemoinho, sinal do, 563, 1950
Redondo menor, 892, 898f
Refletores difusos, 6, 7f
Refletores especulares, 6, 7f
Reflexão do som, 6, 7f
Refluxo vesicoureteral, 1412
Refração, 6-7, 8f, 21, 22f
Regressão caudal, 1148, 1273, 1296, 1297f, 1446, 1447f
  pediátrica, 1811, 1812f, 1813
Regurgitação da valva mitral, 1341
Rejeição de enxerto após transplante de órgão. *Ver órgãos específicos.*
Remanescente ovariano, síndrome do, 559
Resolução axial, 18-19, 20f
Resolução do Azimute, 19, 20f
Resolução de elevação, 19, 20f
Resolução espacial, 18-19, 20f
Resolução lateral, 19, 20f
Respiratório, sistema. *Ver também* Pulmão; *entradas de* Pulmonar.
  defeitos estruturais durante o primeiro trimestre de gravidez, 1140-1141, 1141f
Ressonância magnética, de tendões, ultra-sonografia versus, 939
Ressuscitação neonatal com hidropisia, 1487
Restos da supra-renal, 865
  pediátrica, 2018
Restrição do crescimento fetal, curto, 1177
Restrição do crescimento intra-uterino
  de início precoce, estudos Doppler para diagnóstico de, 1539, 1538, 1538t
  estudos Doppler da, 1536, 1538-1547
    administração de esteróides e, 1539, 1541f
    para diagnóstico de doença de início precoce, 1536, 1538, 1538t
    para monitorização, 1538-1539, 1539t, 1540f
    triagem usando, 1539, 1541-1547
      anemia fetal e, 1545, 1547, 1548f
      em gestações gemelares, 1542, 1544t, 1544-1545, 1545f, 1546f
      estudos da artéria umbilical para, 1541
      estudos da artéria uterina para, 1539, 1541f
      hemorragia fetomaterna e, 1547
      no pós-termo, 1542
      para doença de início tardio ou leve, 1542, 1542f, 1543f
      triagem no soro materno e, 1539, 1541
      uso de monitorização baseado em evidências, 1539
  início tardio ou leve, estudos Doppler para triagem para, 1542, 1542f, 1543f
  medidas fetais em, 1505-1509, 1507t, 1508t
Retal(is), carcinoma(s), estadiamento de, 312f, 312-314, 313f
Rete testis, 850, 850f
  ectasia tubular da, 862f, 862-863
Retenção, cisto(s) de, mucoso(s), retal(is), 314
Retidos, produtos da concepção, 1578, 1579f
Reto. *Ver entradas de* Transretal.
Retorno venoso pulmonar anômalo, 1340f, 1340-1341
Retorno venoso pulmonar anômalo total, 1340f, 1340-1341
Retrodispersão linear, 59
Retrodispersão não-linear, 60f-62f, 60-61
  transitória, 59
Retrofascial, espaço, 450-451
Retrognatia, 1226
Retromamária, zona, 798, 799

Retroperitoneal, fibrose, 221
Retroperitônio, 443-462
  anatomia do, 447-448, 449f-450f, 450-452
  aspecto ultra-sonográfico do, 452, 452f, 453f
  coleções de líquido no, 459-461
    cistos, 460
    hemorragia, 461
    linfangiomas, 460
    linfoceles, 460
    pseudocistos pancreáticos, 461
    urinomas, 460-461
    varizes, 461
  hemorragia, 461
    aguda, 459, 461f, 462f
  infecções do, 461-462
  massas do, 452-459, 453f-457f
    fibrose e, 458-459, 459f, 460f
    linfadenopatia e, 454-457
    metastáticas, 456
    pseudomassas, 459, 461f, 462f
    tumores primários, 457-458, 458f
  técnica de exame para, 443-446, 444f-448f
Reumatóide(s), nódulo(s), intratendinoso(s), 935-937
Reumatóide, tenossinovite, 932
Reverberação, artefatos de, 19, 21, 21f
Riedel, estruma de, 765-766, 767f
Rim(ns). *Ver também entradas* Renal.
  abscessos do, 335-337, 337f
    drenagem, 648, 649f
  agenesia do, 329-330
  amiloidose do, 382
  anatomia do, 322-325, 325f, 626f
  anomalias congênitas, 327-330
  anomalias vasculares do, 332
  ausência de, 1910
  avaliação pós-cirúrgica do, 384, 386f
  biópsia do, 634-636
    guiada por ultra-sonografia, 383
  carcinoma de células de transição, 354-355, 357
  carcinoma de células escamosas do, 358
  carcinoma de células renais, 350-352, 353f-356f, 354
  cistite intersticial, 382, 383f
  dilatação da pelve renal, 1145
  Doppler vascular do, 376-377
  ectópico, 328f, 328-329, 329f
  em ferradura, 221, 329, 329f, 459, 461f, 1400, 1400f, 1910, 1911f
  embriologia do, 322, 323f
  fetal, 1395f, 1395-1396, 1396t
  fibrossarcomas do, 367
  glomerulonefrite, 380-381, 381f
  hemangiopericitomas do, 467
  hipoplásico, 327-328
  leiomiossarcoma, 367
  lesões traumáticas do, 375-376, 376f
  leucemia do, 364
  linfoma do, 363, 364f, 365f
  metástases para, 364-365, 366f
  multicístico displásico, 1400-1402, 1401f
  multicístico, 1145
    displásico, 1145
  necrose cortical aguda, 380
  necrose tubular aguda, 380
  nefrite intersticial aguda, 381
  neoplasias do, biópsia, 634-636, 635f, 636f
  no diabetes melito, 382
  pediátrico, 1905-1936
    anatomia normal do, 1906, 1907f, 1908, 1909f
    anomalias congênitas do, 1908, 1910, 1910f, 1911f
    doença cística do, 1915-1919
    doenças vasculares do, avaliação Doppler de, 1928-1934
      anatomia e padrões de fluxo normais e, 1928f, 1928-1929
      aplicações clínicas de, 1929-1934
      aumento de resistência ao fluxo intra-renal e, 1929, 129f
      técnica para, 1928
    glomerulonefrite e, 1920-1921, 1923f
    hidronefrose e, 1910-1915
    infecção do trato urinário e, 1919-1920
    lesão traumática do, 1923, 1925, 1925f
    nefrocalcionose e, 1921-1923, 1924f, 1925f
    técnica ultra-sonográfica para, 1905-1906, 1906f
    transplante de, 1932, 1934
      rejeição e, 1932, 1934, 1936, 1936f, 1937t
    tumores do, 1925-1927
  pélvico em mulheres adultas, 577
  policístico
    adulto, 1145
    infantil, 1145
  rabdomiossarcomas do, 367
  sarcomas do, 367
  supranumerário, 330, 330f
  técnica de avaliação para, 327
  tumores justaglomerulares, 366-367
  ultra-sonografia intra-operatória, 718-721
  Wilms, tumor de, 367
Rim esponjoso medular, 369, 372, 372f
Rim(ns) em ferradura, 221, 329, 329f, 459, 461f, 1400, 1400f, 1910, 1911f
Rizomelia, 1429
Robert, síndrome de, 1448
Rombencéfalo, desenvolvimento embrionário do, 1113, 1115f
Roubo da subclávia, 981f-983f, 981-982
Routine Antenatal Diagnostic Imaging with Ultrasound, ensaio, 1041t, 1041-1042
Rubéola, infecção por, do cérebro neonatal/infantil, 1684
Ruptura testicular, 2014, 2015f

S

Saco amniótico, anormalidades do, insucesso precoce da gravidez e, 1100-1101
Saco gestacional, 1076-1080, 1080f
  aspecto ultra-sonográfico normal do, 1076-1077, 1077f
  diâmetro do, resultados anormais e, 1094, 1095f, 1096
  embrionário, 1090-1092, 1091f-1093f, 1092t
  identificação do, 1494
  β-hCG e, 1077-1080, 1078f, 1079f
  tamanho do, estimativa da idade menstrual e, 1087
Saco pseudo-gestacional, de gravidez ectópica, 1105, 1105f
Saco vitelino, 1072-1073
  aspecto ultra-sonográfico normal do, 1080-1083, 1081f-1084f
  calcificado, resultado anormal e, 1096, 1098f, 1099f
  embrionário, 1092, 1094, 1094f
  identificação do, 1494, 1494f
  primário (primitivo), 1072, 1074f
  secundário, 1073, 1074f, 1075f
  tamanho e forma do, resultado anormal e, 1094-1096, 1097f-1100f
Sacral, agenesia, 1296
Saída pulmonar, 1328
Salpicado, 6, 7f
Sangramento. *Ver também* Hemorragia.
  pós-menopausa, 543
Sangramento pós-menopausa, 543
Santorini, ducto de, 214, 214f, 215f
Sarcoidose
  massas esplênicas, 158, 159f
  testicular, 864-865, 866f
Sarcoma(s)
  das glândulas salivares pediátricas, 1762, 1763f
  do tipo celular misto retroperitoneal, 457f
  embrionário indiferenciado, 1876
  renal, 367
  retroperitoneal, do tipo celular misto, 457f
  sinovial, 935
Schwann-Diamond, síndrome de, 1969, 1971f
Sedação, para ultra-sonografia intervencionista pediátrica, 2072
Segundo harmônico, 61
Segundo trimestre da gravidez. *Ver* Gravidez, segundo trimestre da.
Segurança, *Ver também* Bioefeitos.
  do Doppler, na gravidez, 1528-1529
  hipertermia e, 40
  padrões para AIUM, 48f, 48-50

Seio coronário, 1327, 1329f
Seios dérmicos dorsais pediátricos, 1806-1807, 1809f
Seminoma(s), 853-854, 854f-856f, 2016, 2017
Sepse, icterícia neonatal e, 1868
Septais, defeitos, 1335-1336, 1338, 1338f, 1340f
Septo atrial, 1327, 1329f
Seqüência da acinesia fetal, 1148, 1448
Seqüência da perfusão arterial invertida em gêmeos, 1207-1209, 1209f
Seqüência da ruptura precoce do âmnio, 1263-1264, 1264f
Seqüência de bandas amnióticas, 1446, 1448f
Seqüestro broncopulmonar, 1315-1316, 1317f
Seqüestro extrapulmonar, 1315
Seqüestro intrapulmonar, 1315
Seqüestro pulmonar, 617, 619f
Sertoli, tumor das células de, 857, 858f, 2017
Sertoli-Leydig, tumor(es) das células de
  ovariano, 571
  pediátrico, 1997
Sesamóides, ossos, aspecto ultra-sonográfico normal dos, 914, 916f
Sialolitíase pediátrica, 1759
Sinal do T, 1192
Sindactilia, 1451, 1452f
Sinding-Larsen-Johansson, doença de, 934
Síndrome congênita da obstrução das vias aéreas superiores, 1312f, 1312-1313
Síndrome cutaneomucosa dos linfonodos, pediátrica, 1766, 1773f
Síndrome da Barrica em Ameixa, 1414-1415, 1983
  hidronefrose pediátrica e, 1914
Síndrome da imunodeficiência adquirida. *Ver* HIV/AIDS.
Síndrome do câncer colorretal sem polipose hereditária, 564
Síndrome do câncer de mama-ovário, 564
Síndrome do desfiladeiro torácico, 1006
Síndrome hemolítico-urêmica, pediátrica, 1956
Sirenomelia, 1296-1297, 1297f
Sistema coletor duplo, 330, 331f
Sistema coletor
  anomalias de duplicação do, 1981-1982, 1982f, 1983f
  obstrução do, após transplante renal, 682-683, 684f-686f
Sistema músculo-esquelético. *Ver também* Osso(s); *entradas*
    Esquelético; Tendão; *músculos e ossos específicos.*
  defeitos estruturais do, durante o primeiro trimestre da gravidez, 1146-1147, 1147f
  fetal, 1425-1455, 1456t
    aneuploidia e, 1454-1455
    defeitos de redução das extremidades e patologias associadas e, 1446-1449
    deformidades nas mãos e pés e, 1449, 1451, 1452f-1454f, 1453-1454
    displasias esqueléticas letais e, 1433, 1435t, 1435-1443
    displasias esqueléticas não-letais ou com prognóstico variável, 1443-1446, 1444t
    esqueleto normal e, 1425-1433
    radiografias para exame de, 1432
    ressonância magnética para exame de, 1432-1433
    ultra-sonografia tridimensional para exame de, 1431-1432
  pediátrico, 2035-2057, 2050f
    anormalidades congênitas e, 2054-2057, 2055f, 2056f
    do quadril, 2035-2035. *Ver também* Displasia do quadril durante o desenvolvimento; Derrame articular no quadril.
    infecção e, 2050-2052, 2051f-2053f
    inflamação não-infecciosa e, 2052
    lesão traumática e, 2053f-2055f, 2053-2054
Sistema nervoso central. *Ver também* Cérebro; *entradas de* Cerebral.
  defeitos estruturais do primeiro trimestre, 1128-1135, 1129f
  fetal, 1237-1266
    anatomia ultra-sonográfica do, 1238f, 1238-1239, 1240f, 1241f
    aneurisma da veia de Galeno e, 1264-1265
    calcificações intracranianas e, 1261
    cistos do plexo coróide e, 1261-1262, 1263f
    distúrbios de migração afetando, 1258, 1260
    embriologia do, 1237-1238, 1238t
    erros da indução dorsal afetando, 1246-1251
    erros de indução ventral afetando, 1251-1254
    estenose do aqueduto, 1260-1261, 1263f
    infecções e, 1262-1263, 1264f
    lesões hemorrágicas e, 1265, 1265f
    proliferação, diferenciação e destruição neuronais e, 1255-1258
    seqüência da ruptura precoce do âmnio e, 1263-1264, 1264f
    tumores e, 1265-1266, 1266f
    ventriculomegalia e hidrocefalia e, 1241-1246
Situs inversus
  parcial, 1365
  total, 1365
Sobrecarga hídrica, veia cava inferior na, 480
Som. *Ver* Acústica.
Somatostatinomas, 254-255
Sombras, 21
Sondas setoriais mecânicas, 13
Sondas setoriais, 13
Sonoluminescência, 44, 45f
Spigel, hérnias de, 492, 492f
Stein-Leventhal, síndrome de, 1995
Subcoriônica, hemorragia, resultado anormal de, 1096, 1098, 1100f
Subcutânea, zona, da mama, 797-798, 799f
Sulco bicipital, 891, 893f
Sulco caudotalâmico, 1628
Sulcos cerebrais, desenvolvimento dos, 1631, 1635f, 1636f
Supra-renal(ais), 425-440
  anatomia da, 426f-428f, 426-427
  aspectos técnicos da ultra-sonografia de, 428
  biópsia da, 440, 440f, 636-637, 637f
  cistos da, 438, 439f
  córtex da, 425, 427-428
  direita, 426, 427f, 428, 429f
    biópsia da, 636, 637f
  distúrbios metabólicos da, 440
  doenças infecciosas da, 428-430, 429f
  drenagem da, 440
  embriologia da, 425, 426f
  esquerda, 426, 427f, 428, 429f
  fisiologia da, 427-428
  hemorragia da, 438-440
    após transplante de fígado, 669, 673f
  massas da, 1406-1407, 1407f
  medula da, 425, 428
  morfologia da, 427
  neoplasias da
    benignas, 430-434
    biópsia da, 637
    malignas, 434-438
  pediátrica 1937-1938
    anatomia normal da, 1937, 1937f
    hemorragia da, neonatal, 1938, 1938f
    hiperplasia congênita da supra-renal e, 1937-1938, 1938f
  técnicas de exame para, 428, 429f
    armadilhas nas, 428
  ultra-sonografia intra-operatória de, 440
  zonas da, 425, 426f, 427-428
Supra-renal "deitada", sinal da, 1398, 1399f

T

α-Talassemia, hidropisia não-imune associada a, 1477
Talipomanus, 1451, 1453
Tamoxifeno, 549
Tampão de mecônio, síndrome do, 1372
"Tampão dermóide", 569-570
Tanatofórica, displasia, 1433, 1435, 135f-1437f, 1437
Tanatofórico, nanismo, 1147
Taquicardia atrial ectópica fetal, 1358
Taquicardia fetal, 1356, 1357f, 1358
Taquicardia sinusal fetal, 1356
Taquicardia supraventricular
  fetal, 1357f, 1358
  reentrante fetal, 1356
Taquicardia ventricular fetal, 1358
Tecaluteínico(s), cisto(s), 557-558
  pediátrico(s), 1992
Tecido placentário retido, 577, 578f

Tecoma(s) ovariano(s), 571, 572f
Telangectasia hemorrágica hereditária, 109
Telencéfalo, desenvolvimento embrionário do, 1113-114, 1116f
Tempo de prolongamento, 37-38
Tendão(ões), 909-939
   anatomia do, 909-910
   aspecto pós-operatório do, 935, 936f
   aspecto ultra-sonográfico normal do, 914, 914f-919f, 916, 918, 920, 924
      na mão e punho, 916, 918, 921f-923f
      no cotovelo, 914
      no joelho, 918, 923f, 924f
      no pé e tornozelo, 918, 920, 914, 925f
   em osteocondroses não-articulares, 934, 935f
   inflamação, 928-934
      na bursite, 932-933, 934f
      na entesopatia, 933-934
      na peritendinite, 929, 931f
      na tendinite, 928-929, 930f, 931f
      na tenossinovite, 929, 932f, 933f
   instrumentação e técnica para, 910f-912f, 910-914
      coxins de afastamento, 912-913
      imagens Doppler, 911-912, 912f
      manobras de flexão e extensão, 913
      ultra-sonografia tridimensional, 912, 913f
   lacerações de, 924, 926-928
      completas, 926, 926f
      incompletas, 927f, 927-928
   outras modalidades de imagens *versus* ultra-sonografia, 939
   tendinoso e, 928, 929f
   tumores e pseudotumores de, 935, 937f-939f, 937-938
Tendão, anisotropia, 890
Tendão de Aquiles, 918, 920, 924, 925f
Tendão patelar, 918, 924f
Tendão subescapular, 891, 894f
Tendão supra-espinhoso, 891, 895f
Tendinite, 928-929, 930f, 931f
Tendinoso, 928, 929f
Tenografia, 932, 939
Tenossinovite, 929, 932, 932f, 933f
   reumatóide, 932
Teratocarcinoma(s) testicular(es), 2017
Teratoma(s)
   cístico ovariano, 568-570, 569f, 570f
   facial, no feto, 1229
   fetal, 1265, 1266f
      facial, 1229
      pericárdico, 1352
   gastrointestinal pediátrico, 1968
   no pescoço, pediátrico, 1771, 1777f, 1778f
   ovariano pediátrico, 1996,1996f
   pericárdico fetal, 1352
   retroperitoneal, 457
   sacrococcígeo, 1297-1298, 1298f
      pediátrico, 1815-1816, 1816t, 1818, 1819f-1822f, 2026-2027, 2027f, 2028f
   testicular, 856f, 857, 915, 2017
Terceiro trimestre da gravidez, medidas fetais no, 1495-1498
Térmicos, efeitos, da ultra-sonografia. *Ver* Bioefeitos térmicos.
Teste da compressão do transdutor, líquido e edema distinguidos por, 903
Testiculares, apêndices, torção dos, 2013f, 2013-2014, 2014f
Testículo(s)
   abscessos do(s), 836-864, 864f
   bilobados, 2006
   cistos de
      displasia cística, 863
      ectasia tubular da *rete testis* e, 862-863, 863f
      epidermóides, 862f, 863
   criptorquídicos, 854, 879, 881-883, 883f, 2005f, 2005-2006, 2006f
   displasia cística do(s), 2006-2007
   ectopia do(s), transverso(s), 2006
   infarto do(s), 864, 865f, 879
   metástases para, 857-861, 860f, 861f
   microlitíase do(s), 866, 867f, 2022

   restos de supra-renal e, 865
   ruptura do(s), 879, 883f
   sarcoidose do(s), 864-865, 866f
   tumores do estroma do(s), 857, 858f
   tumores malignos do(s), 853-857
Testículo de Sepula, 850, 851f
Testículos não-descidos, 496
Tetralogia de Fallot, 1344-1346, 1346f
   com atresia pulmonar, 1345-1346
Tiflite aguda, 299-300, 300f
Timo, pediátrico, 1769-1770
Tireóide, glândula, 735-736
   adenomas da, 739-740, 742f
   anatomia da, 736f-738f, 736-738
   anormalidades congênitas da, 738
   carcinomas da, 740-747
      anaplásico, 745, 747, 752f
      folicular, 743, 745, 749f, 750f
      medular, 745, 750f, 751f
      papilar, 740-741, 743, 743f-748f
   doença difusa da, 762-763, 763f-767f, 765-766
   doença nodular da, 738-762
      aplicações ultra-sonográficas, 751-760
      características patológicas e correlatos ultra-sonográficos, 738-748
      diferenciação de nódulos benignos e malignos e, 754-756, 755t
      injeção de etanol para, 757-760, 759f, 761f
      investigação clínica para, 748-751, 753t,
      nódulos detectados incidentalmente e, 760-762, 762f, 762t
      orientação ultra-sonográfica para punção-biópsia com agulha fina, 756-757, 757f, 758f
      tratamento percutâneo de, orientação para, 757-760
   hiperplasia da, 738-739, 739f
   instrumentação e técnica para, 735-736, 736f
   linfomas da, 747-748, 752f
   metástases para, 748, 752f
   pediátrica, 1775-1777, 1779, 1781-1786
      anatomia normal e técnica para, 1775, 1781f
      inflamação, da 1775-1777, 1782f-1783f
      lesões congênitas da, 1783-1784, 1786, 1786f-1788f
      neoplasias da, 1777, 1779, 1781, 1784f, 1785f
   volume da, cálculo, 736-738, 737f
Tireoidite
   auto-imune linfocitária crônica (de Hashimoto), 762-763, 764f-766f
   fibrosa invasiva (estroma de Riedel), 765-766, 767f
   granulomatosa subaguda (de de Quervain), 762, 763f
   indolor (silenciosa), 763
Tirosinemia, neonatal, 1868, 1870f
Tomografia computadorizada, para orientação de biópsia, 627
Toracocentese
   para diagnóstico, 610-612
   terapêutica, 612
Tórax. *Ver também entradas para* Torácico; *órgãos específicos.*
   anormalidades cromossômicas do, no segundo trimestre, 1172-1174
   fetal, 1303-1318
      anormalidades do, estudos Doppler do, 1547, 1550f, 1551f
      características ultra-sonográficas normais do, 1303-1304
      hérnia diafragmática congênita e,
      hidrotórax e, 1308-1310
         achados ultra-sonográficos no, 1308-1309, 1309f
         controle pré-natal do, 1309f, 1310
         diagnóstico diferencial e anomalias associadas a, 1309-1310
   pediátrico, 1829-1845
      aspiração/biópsia orientada por ultra-sonografia em lesões pulmonares e, 1841-1843, 1853f
      diafragma e, 1843, 1845, 1854f, 1855f
      indicações para ultra-sonografia do, 1829
      líquido pleural no, sinais ultra-sonográficos de, 1830f-1834f, 1830-1835
      massas extracardíacas no, 1841, 1848f-1852f
      mediastino e, 1836, 1841, 1843f-1845f
      parênquima pulmonar e, 1835, 1839f-1842f
      usos em potencial da ultra-sonografia do, 1845

Torção ovariana, 562-563, 563f
Torção testicular, 874, 876-877, 877f, 878f, 2008-2010, 2009f-2011f
　estudos com Doppler colorido na, 2011-2015
TORCH, infecções, fetais, 1262-1263, 1264f
Tornozelo(s), tendões do(s), 918, 920, 924, 925f
Toxoplasmose, hidropisia não-imune associada a, 1479-1480, 1480f
Trabalho de parto
　placenta e, 1578
　pré-termo, predição de, 1590-1591, 1591f
Transdutor(es), 9-10
　linear(es), 13
　para ultra-sonografia transretal, 401-402, 402f
　seleção de, 15
Transdutores lineares, 13
Transfusão de gêmeo para gêmeo, síndrome da, 1204-1207, 1205f, 1206f, 1208f, 1348, 1353
　exame placentário na, 1575, 1576f
　hidropisia não-imune associada à, 1472-1473, 1474f-1476f
　terapia pré-natal para, 1484
Transfusão intravascular fetal, 1606-1607, 1607f
Translucência nucal
　embriológica, 1115-1117, 1118f
　fetal, 1135, 1136f, 1136t
　　como marcador da síndrome de Down, 1233, 1234f
Transmissores, 8-9
Transplante de fígado, 658-670
　coleções de líquido extra-hepático após, 668-669, 672f
　　hemorragia da supra-renal, 669, 673f
　complicações arteriais do, 663-665
　　estenose da artéria celíaca, 665, 667f
　　estenose da artéria hepática, 664-665, 666f
　　estenose da veia porta, 665-666, 668f
　　pseudo-aneurismas da artéria hepática, 665, 666f
　　trombose da artéria hepática, 663-664, 665f
　　trombose da veia porta, 666, 669f
　complicações biliares, 659-663
　　cálculos biliares, 663, 664f
　　colangite esclerosante recorrente, 662, 662f
　　disfunção do esfíncter de Oddi, 663
　　estenose biliar, 660-662, 661f, 662f
　　lama biliar, 662-663, 663f
　complicações do líquido intra-hepático, 670, 673f
　complicações na veia cava inferior, 668, 669f-671f
　contra-indicações, 658
　doador vivo, 659
　massas sólidas intra-hepáticas após, 673, 674f, 675f
　normal, 659, 660f
　pediátrico, estudos Doppler em receptores, 1895-1989
　　para avaliação pós-transplante, 1895-1898, 1897f-1899f
　　para avaliação pré-transplante, 1895
　seleção dos pacientes para, 658
　técnica cirúrgica, 658-659
Transplante de órgãos, 657-699. *Ver também órgãos específicos.*
Transplante de pâncreas, 685-687
　coleções de líquido após, 694, 696, 697f
　fístula arteriovenosa após, 692, 694f
　normal, 686-687, 692f
　pancreatite após, 692-693, 695f
　rejeição após, 692, 695f
　técnica cirúrgica para, 685-686, 686t, 690f, 691f
　trombose vascular após, 687, 690, 693f, 694f
Transplante renal, 670-673, 675-685
　avaliação do transplante e,
　　Doppler, 676-677, 677f
　　escala de cinza, 673, 675-676, 676f
　coleções de líquido após, 684-685, 689f-691f
　complicações vasculares pré-renais, 678-680, 682
　　estenose da artéria renal, 679-680, 682f, 683f
　　estenose da veia renal, 682, 683f
　　trombose da artéria renal, 678-679, 682f
　　trombose da veia renal, 680, 682, 683f
　contra-indicações para, 670
　doador vivo, 671
　infecção, 678, 680f, 681f
　malformações arteriovenosas após, 683-684, 687f, 688f
　obstrução pós-renal do sistema coletor complicando, 682-683, 684f-686f
　patologia parenquimatosa após, 677-678
　　necrose tubular aguda, 677, 678f
　　rejeição aguda, 677, 678f
　pediátrico, 1932, 1934
　　rejeição do enxerto e, 1932, 1934, 1936, 1936f, 1937t
　pseudo-aneurismas após, 684, 688f-689f
　rejeição crônica, 677-678, 678f
　técnica cirúrgica para, 671-673, 676f
Transporte de espermatozóides, 1070, 1072
Transvaginal, Doppler colorido, 1080
Trato gastrointestinal, 269-317. *Ver também órgãos específicos.*
　abdome agudo e, 289, 291-303, 292f, 293f
　AIDS e, 307
　anomalias do
　　congênitas, 308, 309f
　　hidropisia não-imune associada a, 1469t-1470t, 1475, 1479f
　assinatura do intestino e, 269-270, 270f-273f
　avaliação Doppler da parede intestinal e, 273-274, 276f
　bezoares no, 310
　colite pseudomembranosa e, 307-308, 308f
　corpos estranhos, 310
　defeitos estruturais de, durante o primeiro trimestre da gravidez, 1141-1143, 1142f, 1143f
　doença de Crohn, 280-281, 283-289
　　características clássicas, 281, 283, 284f-289f
　　complicações da, 286-287, 289, 290f-292f
　doença intestinal isquêmica e, 308
　dor no quadrante inferior direito e, 293-300
　dor no quadrante inferior esquerdo e, 300-303
　edema do intestino e, 307, 307f
　endossonografia do, 311-317
　　do canal anal, 314-317
　　do reto, 312-314
　　do trato gastrointestinal superior, 311-312
　hematoma do, 309
　íleo paralítico e, 306-307
　infecções do, 307
　massas no, em mulheres adultas, 576-577
　mucocele do apêndice e, 308-309, 310f
　na doença celíaca, 310-311
　na fibrose cística, 311, 312f
　neoplasias do, 275, 277f, 277-280, 278f
　obstrução mecânica do intestino e, 303-306, 304f-306f
　patologia da parede intestinal e, 270-272, 274f
　pediátrico, 1941-1969, 2022-2026
　　anomalias congênitas do, 2023-2024, 2024f
　　inflamação do, 2024f-2026f, 2024-2026
　　obstrução do, 2022-2023, 2023f
　pneumatose intestinal e, 308, 310f
　técnica de exame para, 272-273, 275f
　úlcera péptica e, 310, 311f
Trato genital, 1417-1420
Trato genitourinário, 321-386. *Ver também órgãos específicos.*
　anatomia do, 322-327, 325f, 326f
　anomalias congênitas do, 327-333
　　ascenção do rim e, 328-329
　　crescimento renal e, 327-328
　　desenvolvimento da bexiga e, 332-333
　　desenvolvimento uretral e, 333
　　desenvolvimento vascular e, 332
　　primórdio ureteral e, 329-332
　anormalidades cromossômicas do, no segundo trimestre, 1176, 1177f
　avaliação pós-cirúrgica do, 384, 386
　bexiga neurogênica e, 382, 384f
　cálculos no, 344-350, 347f-350f
　defeitos estruturais durante o primeiro trimestre da gravidez, 1143-1146, 1144f
　distúrbios vasculares do, 376-380
　doença cística do, 367-375
　doença diverticular do, 382-383, 385f
　doenças clínicas, 380-382
　embriologia do, 322, 323f, 324f
　infecções do, 333, 335-344

intervenção orientada por ultra-sonografia para, 383-384
lesão traumática do, 375-376
na endometriose, 382, 382f
técnica de exame do, 327
tumores do, 350-367
Trato urinário. *Ver também* Bexiga; Rins; *entradas de* Renal.
anormalidades congênitas do, 1397-1417
dilatação do trato urinário superior, 1408-1412
hidropisia não-imune associada a, 1470t, 1475, 1479f
intervenção *in útero* para, 1415-1417
massa supra-renal, 1406-1407, 1407f
obstrução do trato urinário inferior, 1412-1415
inferior, pediátrico, 1981-1990
anomalias congênitas do, 1981-1985, 1982f-1984f
infecções do, 1985-1987, 1989f, 1990f
lesões traumáticas do, 1987
neoplasias do, 1987, 1991f, 1992f
massas no, em mulheres adultas, 577
obstrução do
derivação vesicoamniótica para, 1608
na hidropisia não-imune, terapia pré-natal para, 1485
Trato urogenital. *Ver também* Trato genital; Trato urinário; *órgãos específicos.*
embriologia do, 1393, 1394f, 1395
fetal, 1393-1420
normal, aspecto ultra-sonográfico de, 1395f, 1395-1396, 1396t, 1397f
volume do líquido amniótico e, 1396-1397, 1397t
Traumáticas, lesões. *Ver também locais específicos.*
FAST para, 506, 507f
Triagem no soro materno
achados anormais no, avaliação da placenta e, 1563f, 1563-1564
para restrição do crescimento intra-uterino, 1539, 1541f
Tricobezoares, 310
pediátricos, 1947
Tridimensional, ultra-sonografia, 17, 19f
Trigêmeos. *Ver também* Gravidez multifetal.
triamnióticos dicoriônicos, 1199f
triamnióticos tricoriônicos, 1198f, 1200f
Triorquidia, 2006
Triploidia, 1158
achados esqueléticos associados a, 1455
diândrica, 1164
digínica, 1164
expressão fenotípica de, 1168
Trissomia do 13
achados esqueléticos associados a, 1455
expressão fenotípica de, 1168
risco de, 1158, 1160t
translucência nucal e, 1164
Trissomia do 18
achados esqueléticos associados a, 1455
cistos do plexo coróide e, 1261-1262
expressão fenotípica da, 1168
risco de, 1158, 1159t
translucência nucal e, 1163-1164
Trissomia do 21
achados esqueléticos associados a, 1455
ausência do osso nasal e, 1164-1165
expressão fenotípica de, no segundo trimestre, 1168
marcadores da face e pescoço fetais para, 1233-1234, 1234f
risco de, 1158, 1159t
translucência nucal e, 1160-1161, 1161f
Trofoblástica gestacional, neoplasia, 589-599, 1577
gravidez molar e, 589-591
completa, 589-590
diagnóstico e controle, 590-591, 591f, 592f
parcial, 590
persistente, 591-599
coriocarcinoma e, 592
diagnóstico e controle, 593-599
mola invasiva e, 592
tumor no local da placenta e, 592-593
Trombo mural aórtico, 470
Trombo parietal, aórtico, 470
Trombocitopenia-rádio ausente, síndrome de, 1448, 1450f

Tromboflebite, veia ovariana, 577, 579f
Trombose. *Ver também* Trombose venosa profunda; Trombose venosa; *veias específicas.*
de veias superficiais, nas extremidades inferiores, 1027, 1029f
Trombose de enxerto após transplante do pâncreas, 687, 690, 693f, 694f
Trombose venosa. *Ver também veias específicas.*
das veias das extremidades inferiores
profundas, 1022f-1028f, 1022-1027
superficiais, 1027, 1029f
das veias das extremidades superiores, 1032, 1033f, 1034f
do cérebro, em recém-nascidos e lactentes, estudos Doppler de, 1720, 1720f
Trombose venosa profunda nas extremidades inferiores, 1022-1027
achados na, 1025, 1026f
crônica, 1025, 1027, 1027f, 1028f
exame para, 1023f, 1023-1025, 1024f
significância clínica da, 1022f, 1022-1023
Trombose venosa superficial, nas extremidades inferiores, 1027, 1029f
Trompas de Falópio, 572-575
anatomia das, 528, 528f
carcinoma das, 574-575
doença inflamatória pélvica e, 572-574
pediátricas, torção das, 1993
Tronco arterial, 1346, 1347f
Tronco celíaco, 215
Tronco tibiofibular, 998
Tuberculose
genitourinária, 339-341, 342f
miliar, massas esplênicas na, 162, 163f, 164f
peritonite por, 516, 519, 521f
supra-renal na, 429f, 429-430
"Tuberosidade nua", sinal da, 901, 901f
Tubo neural, 1272
fechamento do, distúrbios do, 1640-1651. *Ver também distúrbios específicos.*
Tuboovariano(s), abscesso(s), 573
pediátrico(s), 2002, 2002f
Tubovariano, complexo, 573
Túbulos retos, 850
Tumor trofoblástico no local da placenta, 592-593
Tumor(es) adenomatóide(s) escrotal(ais), 872, 873f
Tumor(es) de células da granulosa, pediátrico(s), 571
Tumor(es) de células da teca granulosa, pediátrico(s), 1997
Tumor(es) de células germinativas
ovariano, 568-570
retroperitoneal, 457
testicular
não-seminomatoso, 854-855, 856f, 857
seminomatoso, 853-854, 854f-856f
Tumor(es) de células gigantes
dos tendões, 935
fetal, 1266, 1266f
Tumor(es) do estroma gonadal, testicular(es), 857, 858f
Tumor(es) do estroma, testicular(es), 857, 858f
Tumor(es) do saco vitelino
ovariano, 570
testicular, 854
Tumor(es) do seio endodérmico
ovariano, pediátrico, 1996
pediátrico, 2000, 2001f
testicular, 854, 856f, 2016-2017, 2017f
Tumor(es) endometrióide(s) ovariano(s), 567-568
Tumor(es) fibroso(s) pleural(is), 610, 610f
Tumor(es) justaglomerular(es) renal(is), 366, 367f
Tumores "apagados" de células germinativas, 857, 859f
Tumores cardíacos, hidropisia não-imune associada a, 1468, 1473f
Tumores das células B, 253
Tumores das células das ilhotas, 253
Tumores de células G, 253-254
Tumores ovarianos de células claras, 568
Túnica albugínea, 528, 849, 850f, 2004
cistos da, 861, 862f
Túnica vaginal, 852-853
cistos da, 861

Túnica vascular, 852
Turner, síndrome de, 1136, 1158, 1160f, 1477, 1479f, 2003
  translucência nucal e, 1164
  expressão fenotípica da, 1168

U

Úlcera(s) gástrica(s), pediátrica(s), 1947, 1949f
Úlceras pépticas, 310, 311f, 312
  gástricas pediátricas, 1947, 1949f
Úlceras pépticas, 310, 311f, 312
  gástricas, pediátricas, 1947, 1949f
    avaliação Doppler em, 1527-1552
      análise das formas de ondas e, 1529, 1529f-1531f
      ângulo de insonação e, 1529-1530, 1532f
      aquecimento e, 1528
      armadilhas em, 1529-1530, 1532
      Banco de Dados Cochrane e, 1547, 1549
      cavitação e, 1528
      de potência, 1528
      do fluxo sangüíneo placentário, 1532-1536
      fluxo colorido, 1528
      freqüência cardíaca e, 1530, 1532, 1533f
      nas anormalidades fetais, 1547, 1549f-1552f
      no crescimento intra-uterino retardado, 1536, 1538-1539
        triagem para, 1539, 1541-1547
      onda contínua, 1527-1528
      posicionamento do volume de amostra, 1532
      pulsado, 1528
      rumos futuros para, 1551-1552
      segurança da, 1528-1529
      taxas de referência para, 1536
    complicações maternas associadas à hidropisia, 1487
    ectópica. *Ver* Gravidez ectópica.
    em crianças, 2001
    heterotópica, 1110, 1113f
    molar, 589-591
      completa, 589-590
      diagnóstico e controle de, 590-591, 591f, 592f
      parcial, 590
    multifetal. *Ver* Gravidez multifetal.
    primeiro trimestre de, 1045, 1047, 1069-1121. *Ver também* Embrião(ões); Fetal; *entradas para*; Feto
      anomalias estruturais em, 1127-1152, 1152f, 1153f,
        anomalia da haste corporal, 1143, 1143f
        cardiovasculares, 1136-1137, 1138f-1140f, 1139-1140
        defeitos do sistema nervoso central, 1128-1135, 1129fr
        diagnóstico de, 1151-1152
        displasias esqueléticas, 1148-1150,
        gastrointestinais, 1141-1146, 1144f
        genitourinárias, 1146-1147, 1147f
        higroma cístico, 1135-1136, 1137f
        músculo-esqueléticas, 1135, 1136f, 1136t
        respiratórias, 1152
        translucência nucal, 1140-1141, 1141f
        triagem para, 1147-1150
      avaliação do embrião durante, 1113-1117
      cordão umbilical e cisto de cordão em, 1086-1087, 1087f
      defeitos estruturais em, estudos em populações com baixo risco,
      estimativa da idade menstrual no, 1087-1088
      formação do embrião durante, 1070-1076, 1071f-1075f
      gravidez ectópica e. *Ver também* Gravidez ectópica.
      massas ovarianas em, 1117, 1119f, 1119-1120, 1120f
      massas uterinas, 1120-1121
      medidas fetais no, 1494f, 1494t, 1494-1495, 1495f, 1495t, 1496t
      na gestação intra-uterina normal, 1076f-1086f, 1076-1086
      perda do embrião em. *Ver* Perda do embrião.
      perda no início da gravidez, 1101-1102. *Ver também* Perda do embrião.
      placenta em, 1557-1560
    segundo trimestre da, 1047-1048, 1049t-1053t
      anormalidades cromossômicas no, 1168-1177

do crânio e cérebro, 1168-1171
da face e pescoço, 1171-1172
do abdome, 1174-1176
do tórax, 1172-1174
esqueléticas, 1176-1177, 1178f
expressão fenotípica de, 1168
bioquímica após translucência nucal no, 1179
medidas fetais em,
  placenta em, 1560f, 1560-1562
  ultra-sonografia após translucência nucal, 1179, 1181
terceiro trimestre da, medidas fetais no, 1495-1498
Ultra-sonografia abdominal, 705-729. *Ver também órgãos e patologias específicos.*
  intra-operatória, 705-721
    da vesícula e vias biliares, 710-711, 713, 714f
    do fígado, 707-710
    do pâncreas, 713-718
    dos rins, 718-721
    equipamento para, 706f, 706-707
    técnica para, 707
  laparoscópica, 721-729
    da vesícula e do trato biliar, 726-727, 727f, 728f
    do fígado, 723-726, 725f-727f
    do pâncreas, 721-723
    objetivos da, 725
    para estadiamento de tumores ocos, 728-729
    para localização de cálculos, 729
    técnica para, 721-723
Ultra-sonografia cervical, 1583-1594
  abordagem transabdominal para, 1584, 1584f
  abordagem transperineal para, 1584-1586, 1585f, 1586f
  abordagem transvaginal para, 1586f, 1586-1587, 1587f
  aspectos anormais na, 1588f, 1590f, 1588-1590
  aspectos normais na, 1587
  limitações técnicas e armadilhas na, 1587, 1587t
  parto pré-termo e, 1590-1594
    medida do comprimento cervical e, 1591-1592
    predição ultra-sonográfica de trabalho de parto pré-termo/risco de parto pré-termo e, 1590-1591, 1591f
    protocolos de controle do colo uterino curto, 1592f, 1592-1594
Ultra-sonografia ginecológica, 527-578. *Ver também* Embrião(ões); *entradas* Fetal; Feto; Gravidez; *órgãos e patologias específicos.*
  anatomia pélvica e, normal, 527-529, 528f
  técnica de exame para, 529-531, 530f
  transabdominal, 529
    exame transvaginal *vs.*, 531
  transvaginal, 529, 530f
    exame transabdominal *vs.*, 531
Ultra-sonografia intervencionista, pediátrica, 2061-2080
  à mão livre
    guias mecânicos *versus*, 2063
  agulhas, fios e aparelhos de biópsia para, 2065, 2067, 2071
  anatomia, 2071
  antibióticos para, 2073
  colangiografia colecística percutânea e, 2077, 2080, 2080f
  colangiografia transepática percutânea e, 2077
  Doppler colorido e, 2063
  métodos de guia para, 2062, 2062t
  monitorização fluoroscópica e, 2062
  operadores e, 2062-2063
  paciente e, 2061
  para drenagem de abscesso, 2076
  para drenagem pleural, 2076
  para drenagem transretal, 2077, 2077f
  para linhas PICC, 2077, 2078f, 2079f
  pessoal e equipamento para, 2061-2062
  procedimento típico para, 2073, 2075-2076
  sedação para, 2072
  técnica anestésica local para, 2072-2073
  técnica para, 2063-2065, 2064f-2070f
  tomografia computadorizada *vs.*, 2062, 2062t
  transdutores para, 2062
Ultra-sonografia intra-operatória. *Ver órgão e localização específicos.*
Ultra-sonografia pélvica pediátrica, 1977-2028. *Ver também órgãos e sistema específicos.*
  técnica para, 1977-1978, 1978f, 1979f

Índice Remissivo

Ultra-sonografia transabdominal, diagnóstico de anomalias estruturais com, 1151
Ultra-sonografia transretal
　aplicações não-prostáticas da, 422, 422f
　informações de histórico, 395-396
　no câncer de próstata, 411-420
　　aspectos ultra-sonográficos de câncer e, 411-412, 412f-414f, 414-415
　　biópsia de próstata com, 415, 416f, 417-418
　　como guia para terapia, 419-420, 420f, 421f
　　estadiamento e, 418-419, 419f
　　localização de câncer e, 411
　papel, 395
　transdutores para, 401-402, 402f
Ultra-sonografia transvaginal, 39-40, 273
　diagnóstico de anomalias estruturais com, 1151-1152
Úmero curto, 1177
Unidades ductolobulares terminais, 797
Úraco, adenocarcinoma(s) do, 365-366
Úraco, anomalias do, 333, 1985, 1986f
　hidronefrose pediátrica e, 1915, 1915f, 1916f
Ureter(es)
　anatomia, 325
　anomalias de duplicação do, 1981, 1982, 1983f
　carcinoma de células de transição, 357
　carcinoma de células escamosas, 358
　distal, dilatado, em mulheres adultas, 577
　embriologia do, 322, 323f
　lesões traumáticas do, 376
　linfoma do, 363
　metástases para, 365
　obstrução do, hidronefrose pediátrica e, 1912, 1913f
　pediátrico, 1983-1984, 1984f, 1985f
　　reimplante de, 1988
　reimplante de, pediátrico, 1988
　retrocaval, 332
　técnica de avaliação do, 327
Ureterais, jatos, pediátricos, 1932, 1935f
Ureteral, primórdio, 322
Ureterocele(s), 330, 331f, 1411-1412
Uretra
　atresia da, 1413
　divertículos da, 333, 335f
　embriologia da, 322
　obstrução da, fetal, 1412-1415, 1413f-1415f
Urina
　fetal, aspiração da, 1608
　vazamento de, após transplante renal, 684
Urinoma(s), 460-461
　após transplante renal, 684-690f
Útero, 531-551
　adulto, 532
　anatomia do, 527-528
　anatomia ultra-sonográfica normal do, 531-534, 532f, 533f, 535f
　anormalidades congênitas do, 531, 536f, 537f, 537-538
　anormalidades do miométrio, 538-542
　anormalidades endometriais do, 542-551
　bicorno, 537, 1997, 1998f
　em forma de T, 1998
　massas do, durante o primeiro trimestre da gravidez, 1120-1121
　neonatal, 532, 532f
　pediátrico
　　anatomia normal do, 1978-1980, 1979f, 1979t
　　anomalias congênitas do, 1997-1999, 1998f-2000f
　　gravidez e, 2001
　　infecção do, 2001-2002, 2002f
　　neoplasias do, 1999-2000, 2001f
　pré-púbere, 532
　unicorno, 537f, 537-538, 1998

V

Vagina, 551. *Ver também* Ultra-sonografia transvaginal.
　anatomia da, 528, 528f
　corpos estranhos na, 2002
　pediátrica
　　anatomia normal da, 1980
　　anomalias congênitas da, 1997-1998, 1998f, 1999f
Valécula, 1631, 1633f
　cistos de, pediátricos, 1763, 1764f
Valsalva, manobra de, na trombose venosa profunda, 1023, 1204f
Valvas semilunares, anormalidades das, 1347-1348, 1349f, 1350f
Válvulas arteriovenosas, 1327, 1330f
　anormalidades das, 1341, 1341f
Válvulas uretrais posteriores, 1982-1983, 1983f
Variação dinâmica, 10-11, 11f
Varicocele(s), 868, 870, 870f, 871f
　intratesticular, 2006-2007
　pediátrica, 2020, 2020f
Varizes,
　da parede abdominal, 496
　esofágicas, 311
　retroperitoneais, 461
Vasculopatia dos núcleos da base, neonatal/infantil, 1681
Vasectomia, alterações do epidídimo após, 874, 876f
Vasoespasmo pediátrico, estudos Doppler do cérebro e, 1728-1729, 1730f
Vasos aberrantes, 850
Vasos prévios, 1562, 1566, 1570f
Veia axilar, 1030, 1031f
Veia basílica, 1030, 1031f
Veia cava inferior, 478-482
　anatomia da, 478
　anormalidades congênitas da, 479f, 479-480
　estenose da, após transplante de fígado, 668, 669f-671f
　lesões parietais da, 480
　na insuficiência cardíaca, 480
　ramos e tributárias da, 480, 482
　ruptura da, 480
　sobrecarga hídrica da, 480
　trombose da, 480, 481f, 482f
　　após transplante de fígado, 668, 671f
　　pediátrica, 1896, 1899f
　ultra-sonografia da, 478-479, 479f
Veia cava superior, trombo da, 1836
Veia cefálica, 1030, 1031f
Veia de Galeno, aneurisma da, 1264-1265
Veia de Galeno, malformação da, em recém-nascidos e lactentes, estudos Doppler do cérebro e, 1714-1716, 1717f, 1718f
Veia esplênica, 216
Veia femoral, 1020, 1022
　comum, 1020, 1022
　profunda, 1022
Veia jugular interna, 984-986
　técnica para, 984, 984f
　trombose da, 984-986, 985f, 986f
Veia mesentérica superior, 216
Veia paraumbilical, hipertensão porta, 102
Veia poplítea, 1022
Veia protosplênica, trombose da, 239
Veia safena
　maior, 1020, 1021f
　menor, 1020
Veia tireóidea, 737, 738f
Veia umbilical, estudos Doppler da, 1166-1167
Veia vertebral, 980-981
Veias fibulares, 1022
Veias hepáticas, 82, 480, 482
　anomalias das, 85
　na síndrome de Budd-Chiari, 107, 107f-111f
　normais, 659, 660f
　pediátricas, anatomia das, 1862, 1864f
　trombose das, 1893
Veias ilíacas, 482
Veias ovarianas, 482
　tromboflebite das, 577, 579f
　trombose das, 379-380, 482, 482f
Veias periaórticas, 480
Veias periféricas, 1019-1032
　das extremidades inferiores, 1020-1030

anatomia das, 1020, 1021f, 1022
insuficiência venosa das, 1027-1029
mapeamento venoso das, 1030, 1030f
trombose venosa profunda em, 1022-1027
das extremidades superiores, 1030-1032
anatomia das, 1030-1031, 1031f
histórico clínico das, 1031-1032
trombose venosa em, 1032, 1033f, 1034f
Doppler, 1020
imagens na escala de cinza, 1020
métodos de imagens para, 1019-1020
métodos não-imaginológicos, para, 1019
Veias porta, 81-82
anatomia pediátrica de, 1860-1682
aneurisma de 108-109,
anomalias de, 85
estenose de, após transplante do fígado, 665-666, 667f, 668f
normais, 659, 660f
trombose de, 105, 105f, 106f
após transplante do fígado, 666, 669f
pediátrica, 1896, 1898f
Veias renais, 480
estenose das, após transplante renal, 682, 683f
trombose das, 379, 380f, 480
após transplante renal, 680, 682, 683f
pediátricas, 1930, 1930f-1931f
Veias tibiais, 1022
Veias uterinas, 533, 533f
Velamentosa, inserção, do cordão, 1200, 1207
Velocidades de propagação, 4-5, 5f
Venografia, das veias periféricas, 1019
Ventilação mecânica, em recém-nascidos e lactentes, estudos Doppler do cérebro e, 1709, 1711
Ventriculite neonatal, 1684, 1686, 1687f-1689f
Ventrículo direito com dupla saída, 1347
Ventrículo esquerdo com dupla entrada, 1342-1343
Ventriculomegalia, 1129-1130, 1241-1246
exame ultra-sonográfico dos ventrículos e, 1242-1244, 1243f-1246f
no segundo trimestre, 1168, 1169f
patogênese da, 1241-1242, 1242f
prognóstico da, 1244, 1246
Ventrículos cerebrais
desenvolvimento embrionário dos, 1113-1114, 1115f, 1116f
exame ultra-sonográfico dos, 1242-1244, 1243f-1246f
laterais, 1628, 1630f
Vermis, hipoplasia do, 1253-1254, 1255f
Vesícula, 193-209
adenomiomatose da, 204-205, 205f-207f
agenesia da, 193
anatomia da, 193-194, 195
aspiração da, 646-647, 647f
colecistite e. *Ver* Colecistite.
colecistostomia percutânea e, 644-646, 646f
doença calculosa da, 195, 196f
duplicação da, 194
em ampulheta, 205, 207f
em morango, 205
em porcelana, 204, 204f

espessamento da parede na, 197-198, 202t
fetal, 1367-1368, 1368f
intra-hepática, 193
lama biliar e, 188f, 195-196
malignidades da, 207-209
pólipos da, 205, 205t, 207-208
de colesterol, 205, 208f
inflamatórios, 207
septada, 194
técnica de exame para, 194-195
torção (vólvulo), 202
ultra-sonografia intra-operatória da, 710-711, 714f
ultra-sonografia laparoscópica da, 726-727, 727f
variantes normais da, 193-194
Vesícula em ampulheta, 205, 207f
Vesícula em morango, 205
Vesícula em porcelana, 204, 204f
Vesícula(s) seminal(is), inflamação das, 403, 404f, 405
Vesículas seminais, cisto(s) das, 405, 407f, 1985, 1986f
Vilosidades coriônicas, 1074
Vipomas, 254-255
Vírus da imunodeficiência humana. *Ver* HIV/AIDS.
Vírus de Epstein-Barr, distúrbio linfoproliferativo pós-transplante associado a, 696
Vírus herpes simples, infecção pelo, do cérebro neonatal/infantil, 1684
Volume do líquido amniótico, 1396-1397, 1397t
Vólvulo da vesícula, 202
von Hippel-Lindau, doença de, 374-375
pâncreas na, 227
von Meyenburg, complexos de, 87, 87f, 88

W

Weigert-Meyer, regra de, 1908
Wharton, gelatina de, 1806
Wilms, tumor de, 1926, 1926f
renal, 367
Wirsung, ducto de, 214, 214f, 215f
Wolff-Parkinson-White, síndrome de, fetal, 1358
Wolman, doença de, 440

X

Xantoma(s) dos tendões, 935

Z

Zigoto, 1072, 1072f
Zona mamária, 798, 799f
Zona pré-mamária, 797-798, 799f

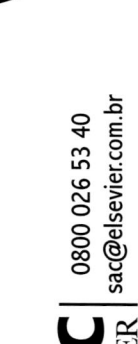

Cartão Resposta

0501 20048-7/2003-DR/RJ
Elsevier Editora Ltda

CORREIOS

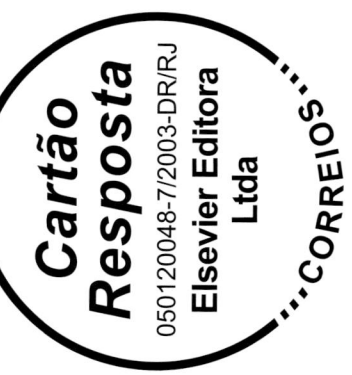

SAC | 0800 026 53 40 | sac@elsevier.com.br
ELSEVIER

CARTÃO RESPOSTA

Não é necessário selar

O SELO SERÁ PAGO POR

Elsevier Editora Ltda

20299-999 - Rio de Janeiro - RJ

Acreditamos que sua resposta nos ajuda a aperfeiçoar continuamente nosso trabalho para atendê-lo(la) melhor e aos outros leitores. Por favor, preencha o formulário abaixo e envie pelos correios. Agradecemos sua colaboração.

Seu Nome: _____

Sexo: ☐ Feminino ☐ Masculino CPF: _____

Endereço: _____

E-mail: _____

Curso ou Profissão: _____

Ano/Período em que estuda: _____

Livro adquirido e autor: _____

Como ficou conhecendo este livro?

☐ Mala direta   ☐ E-mail da Elsevier
☐ Recomendação de amigo   ☐ Anúncio (onde?) _____
☐ Recomendação de seu professor?
☐ Site (qual?) _____   ☐ Resenha jornal ou revista
☐ Evento (qual?) _____   ☐ Outro (qual?) _____

Onde costuma comprar livros?

☐ Internet (qual site?) _____
☐ Livrarias ☐ Feiras e eventos ☐ Mala direta

☐ Quero receber informações e ofertas especiais sobre livros da Elsevier e Parceiros

VOLUME 1

TRATADO DE
ULTRA-SONOGRAFIA DIAGNÓSTICA

3ª TIRAGEM

VOLUME 1

TRATADO DE
ULTRA-SONOGRAFIA DIAGNÓSTICA

3ª EDIÇÃO – 3ª TIRAGEM

Carol M. Rumack, M.D.
Professor of Radiology and Pediatrics
Associate Dean for Graduate Medical Education
University of Colorado School of Medicine
University of Colorado Health Science Center
Denver, Colorado

Stephanie R. Wilson, M.D.
Professor of Medical Imaging and Obstetrics and Gynecology
University of Toronto Faculty of Medicine
Head, Section of Ultrasound
Toronto General Hospital
University Health Network
Toronto, Ontario, Canada

J. William Charboneau, M.D.
Professor of Radiology
Mayo Clinic College of Medicine
Consultant in Radiology
Mayo Clinic
Rochester, Minnesota

Associate Editor
Jo-Ann M. Johnson, M.D.
Professor, Division of Maternal Fetal Medicine
Department of Obstetrics and Gynecology
University of Calgary Faculty of Medicine
Calgary, Alberta, Canada

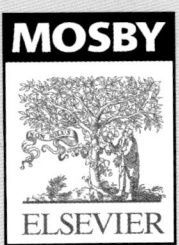

Edda Palmeiro (Caps. 4, 5, 7 e 30)
Graduada em Medicina pela Faculdade de Medicina da UFRJ
Fellowship em Alergia e Imunologia na Creighton University, em Omaha, Nebraska (EUA)

José Eduardo Ferreira de Figueiredo (Caps. 51 e 52)
Chefe da Emergência Pediátrica do Hospital das Clínicas de Jacarepaguá
Chefe do Serviço de Terapia Intensiva Pediátrica do Hospital Semiu

Luciane Faria de Souza Pontes (Caps. 34 e 35)
Doutora em Ciências Biomédicas
Professora do Curso de Especialização em Histocompatibilidade da UERJ

Maria da Conceição Zacharias (Cap. 8)
Professora Assistente de Anatomia Patológica da Faculdade de Medicina da UFRJ
Professora Assistente da Anatomia do Instituto de Ciências Biomédicas da UFRJ

Maria Inês Corrêa Nascimento (Cap. 33)
Bacharel em Letras (Tradução Bilíngüe) pela Pontifícia Universidade Católica do Rio de Janeiro (PUC-RJ)

Nelson Gomes de Oliveira (Caps. 17, 20, 31 e 44 a 46)
Médico do Trabalho (Aposentado) da Petrobras

Raimundo Rodrigues (Caps. 1, 2, 22, 28, 29, 60 e 62)
Especialista em Neurologia e Neurocirurgia
Mestre em Medicina pela UERJ

Ricardo Grossi Dantas (Cap. 3)
Doutor em Engenharia Biomédica na Área de Processamento de Imagens Médicas por Ultra-Som (Unicamp)
Engenheiro de Desenvolvimento da Dixtal Biomédica

Roberto Mogami (Caps. 6, 10, 21, 24, 25, 32 e 50)

Valdir de Souza Pinto (Caps. 18, 19, 47 e 53)
Fisioterapeuta pela UTP. Especialista em Fisioterapia Respiratória Pediátrica pelo ICr/HCFMUSP
Mestre em Infectologia e Saúde Pública pela Coordenação dos Institutos de Pesquisa da Secretaria de Estado da Saúde de São Paulo/Instituto de Infectologia Emílio Ribas

Vilma Varga (Caps. 15, 27, 36 a 39, 41, 42, 54, 55 e Índice)
Graduação em Ciências Médicas pela Universidade Estadual de Campinas/SP
Residência Médica no Hospital do Servidor Público Estadual de São Paulo

COLABORADORES

Fawaz Alkazaleh, M.D.
Assistant Professor and Consultant in Obstetrics and Gynecology; Consultant in Maternal-Fetal Medicine, Department of Obstetrics and Gynecology, Division of Maternal-Fetal Medicine, Jordan University Hospital, Amman, Jordan

Mostafa Atri, M.D., F.R.C.P.C.
Associate Professor of Radiology and Head, Abdominal Division, Department of Medical Imaging, University of Toronto Faculty of Medicine, Toronto, Ontario, Canada

Thomas D. Atwell, M.D.
Associate Professor of Radiology, Mayo Clinic College of Medicine, Consultant in Radiology, Mayo Clinic, Rochester, Minnesota

Diane S. Babcock, M.D.
Professor of Radiology and Pediatrics, University of Cincinnati College of Medicine and University Hospital, Cincinnati Children's Hospital Medical Center, Cincinnati, Ohio

Carol E. Barnewolt, M.D.
Assistant Professor of Radiology, Harvard Medical School; Pediatric Radiologist and Co-Director, Section of Fetal Imaging; Department of Radiology, Children's Hospital, Boston, Massachusetts

Carol B. Benson, M.D.
Professor of Radiology, Harvard Medical School; Director of Ultrasound and Co-Director, High-Risk Obstetrical Ultrasound, Brigham and Women's Hospital, Boston, Massachusetts

William E. Brant, M.D.
Professor of Radiology and Acting Chair, Department of Radiology, School of Medicine, University of Virginia Health System, Charlottesville, Virginia

Robert L. Bree, M.D., M.H.S.A., F.A.C.R.
Clinical Professor of Radiology, University of Washington School of Medicine, Seattle; Medical Director, Radia Medical Imaging, Everett, Washington

Dorothy I. Bulas, M.D.
Professor of Pediatrics and Radiology, George Washington University School of Medicine and Health Sciences; Director, Program in Diagnostic Imaging, Division of Diagnostic Imaging, Children's National Medical Center, Washington, DC

Peter N. Burns, Ph.D.
Professor of Medical Biophysics and Radiology, University of Toronto Faculty of Medicine; Senior Scientist, Imaging Research, Sunnybrook and Women's Health Sciences Centre, Toronto, Ontario, Canada

Barbara A. Carroll, M.D.
Professor of Radiology, Department of Radiology, Duke University Medical Center, Durham, North Carolina

J. William Charboneau, M.D.
Professor of Radiology, Mayo Clinical College of Medicine, Consultant in Radiology, Mayo Clinic, Rochester, Minnesota

David Chitayat, M.D.
Professor of Pediatrics, Obstetrics, and Gynaecology, Laboratory Medicine and Pathology, University of Toronto Faculty of Medicine, Toronto, Ontario, Canada

Simona Cicero, M.D.
Research Fellow, Harris Birthright Research Centre for Fetal Medicine, King's College Hospital, London, England

Christine H. Comstock, M.D.
Director, Division of Fetal Imaging, William Beaumont Hospital, Royal Oak; Associate Clinical Professor, Obstetrics and Gynecology, Wayne State University School of Medicine, Detroit; Clinical Professor, Obstetrics and Gynecology, University of Michigan Medical School, Ann Arbor, Michigan

Peter L. Cooperberg, M.D.C.M.
Professor and Vice Chairman of Radiology, University of British Columbia, Vancouver, British Columbia, Canada

Jeanne A. Cullinan, M.D.
Radiology Residency Program Director; Associate Professor; Director of Women's Imaging, Department of Radiology; Director, Comprehensive Breast Cancer Program, James P. Wilmot Cancer Center, University of Rochester Medical Center; Director of Women's Imaging, Strong Health Breast Care Center at Highland Hospital, Rochester, New York

Peter M. Doubilet, M.D., Ph.D.
Professor of Radiology, Harvard Medical School; Senior Vice Chair of Radiology, Brigham and Women's Hospital, Boston, Massachusetts

Dónal B. Downey, M.B.B.Ch.
Department of Diagnostic Radiology, London Health Sciences Centre, London, Ontario, Canada

Julia A. Drose, R.D.M.S., R.D.C.S., R.V.T.
Associate Professor, Department of Radiology, University of Colorado School of Medicine; Chief Sonographer, Division of Ultrasound, University of Colorado Hospital, Denver, Colorado

Beth S. Edeiken-Monroe, M.D.
Associate Professor of Radiology, University of Texas–Houston Medical School, M. D. Anderson Cancer Center, Houston, Texas

Sturla H. Eik-Nes, M.D., Ph.D.
Professor, Department of Obstetrics, National Center for Fetal Medicine, Trondheim University Hospital, Trondheim, Norway

Paul W. Finnegan, M.D.C.M.
Vice President, Alexion Pharmaceuticals, Inc, Cheshire, Connecticut

Katherine W. Fong, M.B.
Associate Professor, Department of Medical Imaging and Department of Obstetrics and Gynecology, University of Toronto Faculty of Medicine; Staff Radiologist, Mount Sinai Hospital and University Health Network, Toronto, Ontario, Canada

Bruno D. Fornage, M.D.
Professor of Radiology and Surgical Oncology, Department of Diagnostic Radiology, University of Texas–Houston Medical School, M. D. Anderson Cancer Center, Houston, Texas

J. Brian Fowlkes, Ph.D.
Associate Professor of Radiology and Biomedical Engineering, University of Michigan Medical School, Ann Arbor, Michigan

Margaret A. Fraser-Hill, M.D.C.M
Assistant Professor, Department of Radiology, University of Ottawa Faculty of Medicine, Staff Radiologist, Department of Diagnostic Imaging, Ottawa Hospital, Ottawa, Ontario, Canada

Phyllis Glanc, M.D.
Assistant Professor, University of Toronto Faculty of Medicine, Department of Medical Imaging, Women's College Health Sciences Centre, Toronto, Ontario, Canada

Charles M. Glasier, M.D.
Professor of Radiology, University of Arkansas for Medical Sciences; Director of Magnetic Resonance Imaging, Arkansas Children's Hospital, Little Rock, Arkansas

Brian Gorman, M.B., B.Ch., M.R.C.P.I., M.B.A.
Assistant Professor of Radiology, Mayo Clinic College of Medicine, Consultant in Radiology, Mayo Clinic, Rochester, Minnesota

S. Bruce Greenberg, M.D.
Associate Professor of Radiology, University of Arkansas for Medical Sciences; Staff Radiologist, Arkansas Children's Hospital, Little Rock, Arkansas

Leslie E. Grissom, M.D.
Associate Professor of Radiology, Jefferson Medical College of Thomas Jefferson University, Philadelphia, Pennsylvania; Attending Radiologist, Alfred I. duPont Hospital for Children, Wilmington, Delaware

Anthony E. Hanbidge, M.B.B.Ch.
Assistant Professor, Department of Medical Imaging, University of Toronto Faculty of Medicine, Division Head, Abdominal Imaging, University Health Network and Mount Sinai Hospital, Toronto, Ontario, Canada

H. Theodore Harcke, M.D.
Professor of Radiology and Pediatrics, Jefferson Medical College of Thomas Jefferson University, Philadelphia, Pennsylvania; Chief of Imaging Research, Alfred I. duPont Hospital for Children, Wilmington, Delaware

Christopher R. Harman, M.D., F.R.C.S.
Professor and Vice-Chairman, Department of Obstetrics, Gynecology, and Reproductive Sciences, University of Maryland School of Medicine, Baltimore, Maryland

Ian D. Hay, M.B., Ph.D.
Professor of Medicine, Mayo Clinic College of Medicine, Consultant of Division of Endocrinology, Metabolism, Nutrition and Internal Medicine, Mayo Clinic, Rochester, Minnesota

Christy K. Holland, Ph.D.
Associate Professor and Director of Research, Departments of Biomedical Engineering and Radiology, University of Cincinnati College of Medicine, Cincinnati, Ohio

Caroline Hollingsworth, M.D.
Assistant Professor, Duke University Medical System, Durham, North Carolina

Lisa K. Hornberger, M.D.
Associate Professor of Pediatrics and Director, Fetal Cardiovascular Program, Departments of Pediatric Cardiology and Surgery, University of California, San Francisco, School of Medicine and Children's Hospital, San Francisco, California

Bonnie J. Huppert, M.D.
Assistant Professor of Radiology, Mayo Clinic College of Medicine, Consultant in Radiology, Mayo Clinic, Rochester, Minnesota

Edgar T. Jaeggi, M.D.
Associate Professor of Pediatrics, University of Toronto Faculty of Medicine; Director, Fetal Cardiovascular Program, Division of Cardiology, Hospital for Sick Children, Toronto, Ontario, Canada

E. Meredith James, M.D.
Professor of Radiology, Mayo Clinic College of Medicine, Consultant in Radiology, Mayo Clinic, Rochester, Minnesota

Ann Jefferies, M.D.
Associate Professor, Department of Pediatrics, University of Toronto Faculty of Medicine, Staff Neonatologist, Mount Sinai Hospital, Toronto, Ontario, Canada

Susan D. John, M.D.
Professor of Radiology and Pediatrics, University of Texas–Houston Medical School; Chair, Department of Radiology, Memorial Hermann Hospital; Chief of Pediatric Radiology, Memorial Hermann Children's Hospital, Houston, Texas

Jo-Ann M. Johnson, M.D.
Professor, Division of Maternal Fetal Medicine, Department of Obstetrics and Gynecology, University of Calgary Faculty of Medicine, Calgary, Alberta, Canada

Neil D. Johnson, M.B.B.S., M.Med.
Professor of Radiology and Pediatrics, University of Cincinnati College of Medicine; Staff Radiologist and Medical Director, Information Systems, Cincinnati Children's Hospital Medical Center, Cincinnati, Ohio

Robert A. Kane, M.D.
Professor of Radiology, Harvard Medical School and Brigham and Women's Hospital, Boston, Massachusetts

Korosh Khalili, M.D., F.R.C.P.C.
Assistant Professor, University of Toronto Faculty of Medicine, Toronto, Ontario, Canada

John C. P. Kingdom, M.D., M.R.C.P.
Professor, Department of Obstetrics and Gynecology Pathology, University of Toronto Faculty of Medicine; Staff Obstetrician and Maternal-Fetal Medicine Director, Mount Sinai Hospital, Toronto, Ontario, Canada

Robert A. Lee, M.D.
Assistant Professor of Radiology, Mayo Clinic College of Medicine, Consultant in Radiology, Mayo Clinic, Rochester, Minnesota

Richard E. Leithiser, Jr., M.D., M.M.M.
Associate Professor of Radiology, University of Arkansas for Medical Sciences; Chief, Pediatric Radiology, Arkansas Children's Hospital, Little Rock, Arkansas

Clifford S. Levi, M.D.
Professor of Radiology, University of Manitoba Faculty of Medicine; Section Head of Diagnostic Ultrasound, Health Sciences Centre, Winnipeg, Manitoba, Canada

Bernard J. Lewandowski, M.D.
Clinical Associate Professor, University of Ottawa, Radiologist, Department of Diagnostic Imaging, Ottawa Hospital, Ottawa, Ontario, Canada

Bradley D. Lewis, M.D.
Associate Professor of Radiology, Mayo Clinic College of Medicine, Consultant in Radiology, Mayo Clinic, Rochester, Minnesota

Edward A. Lyons, M.D.
Professor of Radiology, Obstetrics and Gynecology, and Anatomy, University of Manitoba Faculty of Medicine; Radiologist, Section of Diagnostic Ultrasound, Health Sciences Centre, Winnipeg, Manitoba, Canada

Marie-Jocelyne Martel, M.D.
Clinical Associate Professor, Department of Obstetrics, Gynecology, and Reproductive Sciences, University of Saskatchewan College of Medicine, Saskatoon, Saskatchewan, Canada

John R. Mathieson, M.D., F.R.C.P.C.
Vice Chief, Medical Imaging, Vancouver Island Health Authority SI, Royal Jubilee Hospital, Victoria, British Columbia, Canada

Cynthia V. Maxwell, M.D.
Assistant Professor of Obstetrics and Gynecology, University of Toronto Faculty of Medicine; Staff, Maternal-Fetal Medicine, Mount Sinai Hospital, Toronto, Ontario, Canada

Fionnuala McAuliffe, M.D., M.R.C.O.G., M.R.C.P.I.
Senior Lecturer, Obstetrics and Gynecology, University College Dublin, Consultant, Obstetrics and Gynecology, National Maternity Hospital, Dublin, Ireland

John P. McGahan, M.D.
Professor of Radiology and Director, Abdominal Imaging and Ultrasound, University of California, Davis, Medical Center, Sacramento, California

John Mernagh, M.D., F.R.C.P.C., Ph.D.
Associate Professor, Department of Radiology, McMaster University Faculty of Health Science, Hamilton, Ontario, Canada

Christopher R. B. Merritt, M.D.
Professor and Vice Chair for Informatics, Department of Radiology, Jefferson Medical College of Thomas Jefferson University; Thomas Jefferson University Hospital, Jefferson Ultrasound Research and Education Institute, Philadelphia, Pennsylvania

Patrick Mohide, M.Sc., M.D.
Professor and Chair, Department of Obstetrics and Gynecology, McMaster University Faculty of Health Science, Hamilton, Ontario, Canada

Derek Muradali, M.D.
Assistant Professor, University of Toronto Faculty of Medicine, Head, Division of Ultrasound, St. Michael's Hospital, Toronto, Ontario, Canada

Khanh T. Nguyen, M.D., F.R.C.P.C.
Associate Professor, Department of Diagnostic Radiology, Queen's University Faculty of Health Science, Kingston General Hospital, Hotel Dieu Hospital, and St. Mary's of the Lake Hospital, Kingston, Ontario, Canada

Kypros Nicolaides, M.B.B.S., M.R.C.O.G.
Professor of Fetal Medicine, and Consultant in Obstetrics, Director, Harris Birthright Research Centre for Fetal Medicine, King's College Hospital School of Medicine and Dentistry; Director, Fetal Medicine Foundation, London, England

Robert L. Nolan, M.D.
Professor, Department of Diagnostic Radiology, Queen's University Faculty of Health Science, Kingston General Hospital, Hotel Dieu Hospital, and St. Mary's of the Lake Hospital, Kingston, Ontario, Canada

Sara M. O'Hara, M.D.
Associate Professor of Radiology and Pediatrics, University of Cincinnati College of Medicine; Director, Ultrasound Division, Department of Radiology, Cincinnati Children's Hospital Medical Center, Cincinnati, Ohio

Nanette Okun, M.D.
Associate Professor, Department of Obstetrics and Gynecology, University of Toronto Faculty of Medicine; Staff Perinatologist, Mount Sinai Hospital, Toronto, Ontario, Canada

Valerie Osti, M.D.
Department of Radiology, General Hospital of Saronno, Saronno (VA), Italy

Pranav Pandya, M.D., M.B.B.S., M.R.C.O.G.
Honorary Senior Lecturer, University College London; Consultant in Fetal Medicine and Obstetrics, University College Hospital, London, United Kingdom

Elisabeth Peregrine, M.B.B.S., M.R.C.O.G.
Clinical Research Fellow, University College London, London, United Kingdom

Joseph F. Polak, M.D., M.P.H.
Professor of Radiology, Tufts University Medical School; Chief of Radiology, Lemuel Shattuck Hospital; Director of Cardiovascular Imaging, New England Medical Center, Boston, Massachusetts

Carl C. Reading, M.D.
Professor of Radiology, Mayo Clinic College of Medicine, Consultant in Radiology, Mayo Clinic, Rochester, Minnesota

Frank Reister, M.D.
Assistant Professor, Department of Obstetrics and Gynecology and Staff Perinatologist and Consultant in Obstetrics, University Hospital, Ulm, Germany

Henrietta Kotlus Rosenberg, M.D.
Professor of Radiology, Jefferson Ultrasound Research and Education Institute, Jefferson Medical College of Thomas Jefferson University, Philadelphia, Pennsylvania; Network Section Chief of Pediatric Radiology, Generations + Northern Manhattan Health Network, New York, New York

Carol M. Rumack, M.D.
Professor of Radiology and Pediatrics and Associate Dean for Graduate Medical Education, University of Colorado School of Medicine, University of Colorado Health Sciences Center School of Medicine, Denver, Colorado

Greg Ryan, M.B., M.R.C.O.D.
Assistant Professor, University of Toronto Faculty of Medicine; Director, Fetal Medicine Unit, Mount Sinai Hospital, Toronto, Ontario, Canada

Shia Salem, M.D.
Associate Professor, Medical Imaging, University of Toronto Faculty of Medicine, Radiologist, Medical Imaging, Mount Sinai Hospital, Toronto, Ontario, Canada

Kjell Å. Salvesen, M.D., Ph.D.
Professor, Department of Obstetrics, National Center for Fetal Medicine, Trondheim University Hospital, Trondheim, Norway

Eric E. Sauerbrei, M.Sc., M.D.
Professor of Radiology and Adjunct Professor of Obstetrics and Gynecology, Queen's University Faculty of Health Sciences; Director of Ultrasound and Director of Residents' Research, Kingston General Hospital, Hotel Dieu Hospital, Kingston, Ontario, Canada

Gareth R. Seaward, M.B.B.Ch., M.Med.
Associate Professor, Department of Obstetrics and Gynecology, University of Toronto Faculty of Medicine; Medical Director, Labor and Delivery, Mount Sinai Hospital, Toronto, Ontario, Canada

Joanna J. Seibert, M.D.
Professor of Radiology and Pediatrics, University of Arkansas for Medical Sciences; Staff Radiologist, Arkansas Children's Hospital, Little Rock, Arkansas

Robert W. Seibert, M.D.
Professor of Otolaryngology, University of Arkansas for Medical Sciences, Little Rock, Arkansas

Luigi Solbiati, M.D.
Director, Department of Diagnostic Imaging, General Hospital of Busto Arsizio, Busto Arsizio (VA), Italy

A. Thomas Stavros, M.D.
Director, Ultrasound and Noninvasive Vascular Services, Swedish Hospital, Englewood, Colorado

George A. Taylor, M.D.
John A. Kirkpatrick Professor of Radiology (Pediatrics), Harvard Medical School; Radiologist-in-Chief, Children's Hospital, Boston, Massachusetts

Wendy Thurston, M.D.
Assistant Professor, University of Toronto Faculty of Medicine, Deputy Chief of Diagnostic Imaging and Head, Division of Ultrasound, St. Joseph's Health Centre, Toronto, Ontario, Canada

Ants Toi, M.D.
Associate Professor of Radiology, University of Toronto Faculty of Medicine, Radiologist, Department of Medical Imaging, University Health Network, Princess Margaret Hospital, Toronto, Ontario, Canada

Didier H. Touche, M.D.
Staff Radiologist, Cabinet de Radiologie Buirette, Reims, France

Jean Trines, R.N., R.D.C.S.
Educator, Echocardiography Laboratory; Coordinator, Fetal Cardiac Outreach Program, Hospital for Sick Children, Toronto, Ontario, Canada

Sheila Unger, M.D.
Assistant Professor of Paediatrics, Division of Clinical and Metabolic Genetics, Hospital for Sick Children, Toronto, Ontario, Canada

Marnix T. van Holsbeeck, M.D.
Associate Professor of Radiology, Case Western Reserve University Medical School, Cleveland, Ohio; Division Head, Musculoskeletal Radiology, Henry Ford Health System, Detroit, Michigan

Sandra Viero, M.D.
Lecturer, Department of Laboratory Medicine and Pathobiology, University of Toronto Faculty of Medicine; Staff Pathologist, Hospital for Sick Children, Toronto University Faculty of Medicine, Toronto, Ontario, Canada

Patrick M. Vos, M.D.
Clinical Instructor of Radiology, University of British Columbia Faculty of Medicine, Vancouver, British Columbia, Canada

Stephanie R. Wilson, M.D.
Professor of Medical Imaging and Obstetrics and Gynecology, University of Toronto Faculty of Medicine; Head, Section of Ultrasound, Toronto General Hospital, University Health Network, Toronto, Ontario, Canada

Rory Windrim, M.B., M.Sc.
Associate Professor, Department of Obstetrics and Gynecology, University of Toronto Faculty of Medicine; Staff Perinatologist, Mount Sinai Hospital, Toronto, Ontario, Canada

Cynthia E. Withers, M.D.
Staff Radiologist, Department of Radiology, Santa Barbara Cottage Hospital, Santa Barbara, California

Para Barry, Becky, Will, Cody, Alexandra, Marc e Beth, com amor — pelo maior prazer da vida, que é estar com a família. Aos meus pais pelo seu amor e por acreditarem em mim. E a todos os meus alunos, por aceitarem o desafio e a satisfação de estudar medicina, e, em particular, a ultra-sonografia.
CMR

***Para meus colegas médicos, residentes e* fellows** do Toronto General Hospital, que têm me possibilitado uma existência de satisfação profissional. Os constantes desafios e estímulos são um campo fértil para um empenho como este. E à minha maravilhosa família, por seu infinito apoio.
SRW

Para Cathy, Nicholas, Ben e Laurie, por todo o amor e felicidade que trouxeram à minha vida. Vocês são tudo o que eu almejei.
JWC

Para Pat, Aidam, Lizzy, Kate e Ciara, pelo seu apoio, paciência e, acima de tudo, por seu amor.
JAJ

Prefácio

O *Tratado de Ultra-sonografia Diagnóstica*, Terceira Edição, foi elaborado sobre a forte base das edições anteriores. Nós entendemos que este livro-texto é a obra de referência mais usada na prática ultra-sonográfica pelo mundo e estamos satisfeitos em fornecer uma nova atualização das imagens e do texto em diversas áreas de importância. Como a ultra-sonografia tem expandido suas fronteiras nos últimos seis anos, já era tempo de se fazer uma revisão maior do *Tratado de Ultra-sonografia Diagnóstica*, para que esta publicação permanecesse como a referência de trabalho definitiva nesta especialidade. Particularmente, o maior uso do Power Doppler e do Doppler colorido das imagens harmônicas melhorou os transdutores de alta resolução e as principais áreas de visão. Além disso, maior variedade na utilização dos agentes de contraste do ultra-som requeriram a introdução de novos capítulos e novos autores, além da ampliação do material originário da 2ª edição.

Grandes progressos foram feitos na ultra-sonografia obstétrica com imagens fetais. O crescimento e o desenvolvimento do feto, a imagem tridimensional, e a correlação da ressonância magnética estão possibilitando novas esferas de compreensão das anomalias fetais.

O transplante de órgão é agora um capítulo à parte com questões-chave sobre esta importante área de interesse para a ultra-sonografia.

Cerca de 100 notáveis autores atuais e antigos contribuíram para esta edição, e todos são especialistas reconhecidos no campo da ultra-sonografia. Houve um significativo aumento no tamanho dos dois volumes, com maior espaço destinado à obstetrícia e à ginecologia. Milhares das imagens originais foram substituídas, e novas imagens foram acrescentadas. A 3ª edição agora inclui mais de 5.000 imagens, muitas em cores. O *layout* foi extensamente modificado, e existem preciosas figuras polivalentes ou colagens. Estas imagens refletem todo o espectro das alterações ultra-sonográficas que podem ocorrer em determinada doença em vez de apenas a manifestação mais comum.

O formato deste livro foi aperfeiçoado para facilitar a leitura e a consulta. Existem quadros coloridos maiores para destacar as características importantes ou críticas dos diagnósticos ultra-sonográficos. Palavras-chave e conceitos-chave são enfatizados em *negrito*. Para direcionar o leitor a outras fontes de pesquisa e literatura, existem listas completas de referência organizadas em tópicos.

O *Tratado de Ultra-sonografia Diagnóstica* está dividido novamente em dois volumes. O Volume 1 consiste das Partes I a IV. A Parte I contém capítulos sobre os efeitos físicos e biológicos do ultra-som, assim como os últimos desenvolvimentos dos agentes de contraste. A Parte II abrange a ultra-sonografia abdominal, pélvica e torácica, incluindo procedimentos intervencionistas. Existe um novo capítulo sobre transplante de órgãos. A Parte III apresenta a ultra-sonografia intra-operatória e a laparoscópica. A Parte IV contém muitos capítulos sobre a imagem de pequenas partes, incluindo a carótida, e a avaliação das artérias e veias periféricas.

O Volume 2 começa com a Parte V, onde o maior aumento de texto e imagens ocorreu em obstetrícia e ultra-sonografia fetal. O primeiro trimestre é apresentado em profundidade em dois capítulos. A Parte VI cobre de maneira abrangente a ultra-sonografia pediátrica.

O *Tratado de Ultra-sonografia Diagnóstica* é para médicos, residentes, estudantes de medicina, ultra-sonografistas e outros interessados em compreender as vastas aplicações do diagnóstico ultra-sonográfico no cuidado do paciente. Nosso objetivo é que o *Tratado de Ultra-sonografia Diagnóstica* continue a ser a mais completa obra de referência disponível na literatura ultra-sonográfica por sua objetividade e por suas excelentes imagens.

AGRADECIMENTOS

Nosso mais profundo reconhecimento e sincera gratidão:

A todos os nossos autores notáveis, que contribuíram enormemente com recentes atualizações de textos e imagens excelentes. Não temos como agradecer o suficiente por seus esforços neste projeto.

A Gayle Craun, em Denver, Colorado, cuja notável habilidade de secretária e de comunicação com autores e editores facilitou a checagem e a revisão final de todo o manuscrito. Sua entusiástica atenção aos detalhes e à exatidão ajudou a fazer desta a nossa melhor edição.

A Gordana Popovic por suas belas e novas ilustrações.

A Lori Kulas em Rochester, Minnesota, por sua ajuda na preparação do manuscrito.

A Helen Robson, Research Coordinator, Division of Maternal Fetal Medicine, University of Toronto, por sua especial ajuda a Jo-Ann Johnson.

A Janice Gaillard, que se dedicou a este projeto desde o início da concepção da terceira edição. Nós também agradecemos a entusiástica participação de muitas outras pessoas da equipe da Elsevier Mosby, incluindo Allan Ross, Karen O'Keefe Owens e Mary Anne Folcher, que pacientemente levaram o processo às etapas finais de desenvolvimento e produção. Foi um intenso período para todos, e nós estamos muito orgulhosos desta excelente edição do *Tratado de Ultra-sonografia Diagnóstica*.

SUMÁRIO

VOLUME 1

I
FÍSICA

1. Física do Ultra-som   3
   Christopher R. B. Merritt

2. Efeitos Biológicos e Segurança   35
   Christy K. Holland e J. Brian Fowlkes

3. Contraste por Microbolhas em Imagens de Ultra-som: Onde, Como e Por que?   55
   Peter N. Burns

II
ULTRA-SONOGRAFIA ABDOMINAL, PÉLVICA E TORÁCICA

4. O Fígado   77
   Stephanie R. Wilson e Cynthia E. Withers

5. O Baço   147
   Patrick M. Vos, John R. Mathieson e Peter L. Cooperberg

6. Vesícula e Vias Biliares   171
   Korosh Khalili e Stephanie R. Wilson

7. O Pâncreas   213
   Mostafa Atri e Paul W. Finnegan

8. O Trato Gastrointestinal   269
   Stephanie R. Wilson

9. O Trato Urinário   321
   Wendy Thurston e Stephanie R. Wilson

10. A Próstata   395
    Ants Toi e Robert L. Bree

11. As Glândulas Adrenais   425
    Wendy Thurston e Stephanie R. Wilson

12. O Retroperitônio e os Grandes Vasos   443
    Dónal B. Downey

13. A Parede Abdominal   489
    Khanh T. Nguyen, Eric E. Sauerbrei, Robert L. Nolan e Bernard J. Lewandowski

14. O Peritônio   503
    Anthony E. Hanbidge e Stephanie R. Wilson

15. Ultra-sonografia Ginecológica   527
    Shia Salem e Stephanie R. Wilson

16. Neoplasia Trofoblástica Gestacional   589
    Margaret A. Fraser-Hill e Stephanie R. Wilson

17. O Tórax   603
    William E. Brant

18. Biópsia e Drenagem do Abdome e da Pelve Guiadas por Ultra-sonografia   625
    Thomas D. Atwell, J. William Charboneau, Carl C. Reading e John P. McGahan

19. Transplante de Órgãos   657
    Derek Muradali e Stephanie R. Wilson

III
ULTRA-SONOGRAFIA INTRA-OPERATÓRIA

20. Ultra-sonografia Intra-operatória e Laparoscópica do Abdome   705
Robert A. Lee, Robert A. Kane e J. William Charboneau

IV
ULTRA-SONOGRAFIA DE PEQUENAS PARTES, ARTÉRIA CARÓTIDA E VASOS PERIFÉRICOS

21. A Glândula Tireóide   735
Luigi Solbiati, J. William Charboneau, Valeria Osti, E. Meredith James e Ian D. Hay

22. As Glândulas Paratireóideas   771
Bonnie J. Huppert e Carl C. Reading

23. A Mama   795
A. Thomas Stavros

24. Bolsa Escrotal   849
Brian Gorman e Barbara A. Carroll

25. O Manguito Rotador   889
Marnix T. van Holsbeeck

26. Os Tendões   909
Bruno D. Fornage, Didier H. Touche e Beth S. Edeiken-Monroe

27. Os Vasos Cerebrais Extracranianos   943
Barbara A. Carroll

28. As Artérias Periféricas   993
Joseph F. Polak

29. As Veias Periféricas   1019
Bradley D. Lewis

Índice

VOLUME 2

V
ULTRA-SONOGRAFIA OBSTÉTRICA E FETAL

30. Revisão sobre Ultra-sonografia Obstétrica   1039
Jo-Ann M. Johnson

31. O Uso Prudente e Seguro do Ultra-Som em Obstetrícia   1059
Kjell Å. Salvesen, Peter N. Burns e Sturla H. Eik-Nes

32. O Primeiro Trimestre   1069
Edward A. Lyons e Clifford S. Levi

33. Anomalias Estruturais no Primeiro Trimestre   1127
Elisabeth Peregrine e Pranav Pandya

34. Marcadores Ultra-sonográficos de Defeitos Cromossômicos Fetais   1157
Simona Cicero, Jo-Ann M. Johnson e Kypros Nicolaides

35. Ultra-sonografia na Gravidez Múltipla   1185
Clifford S. Levi, Edward A. Lyons e Marie-Jocelyne Martel

36. A Face e o Pescoço do Feto   1215
Patrick Mohide e John Mernagh

37. A Cabeça e o Cérebro do Feto 1237
    Ants Toi

38. A Coluna do Feto 1271
    Eric E. Sauerbrei

39. O Tórax do Feto 1303
    P. Gareth R. Seaward

40. O Coração do Feto 1323
    Lisa K. Hornberger, Edgar T. Jaeggi e Jean Trines

41. O Abdome do Feto 1365
    Jeanne A. Cullinan e Christine H. Comstock

42. Trato Urogenital do Feto 1393
    Katherine W. Fong, Cynthia V. Maxwell e Greg Ryan

43. O Sistema Músculo-esquelético Fetal 1425
    Phyllis Glanc, David Chitayat e Sheila Unger

44. Hidropsia Fetal 1459
    Fawaz Alkazaleh, Greg Ryan e Ann Jefferies

45. Medidas Fetais – Crescimento Normal e Anormal 1493
    Carol B. Benson e Peter M. Doubilet

46. Perfil Biofísico Fetal 1513
    Christopher R. Harman

47. Avaliação Doppler na Gravidez 1527
    Fawaz Alkazaleh, Frank Reister e John C. P. Kingdom

48. Avaliação Ultra-sonográfica da Placenta 1557
    Fawaz Alkazaleh, Sandra Viero e John C. P. Kingdom

49. Ultra-sonografia Cervical e Parto Prematuro 1583
    Rory Windrim, Nanette Okun e Katherine W. Fong

50. Procedimentos Fetais Invasivos 1599
    Fionnuala McAuliffe, Jo-Ann M. Johnson, Greg Ryan e Gareth R. Seaward

VI
ULTRA-SONOGRAFIA PEDIÁTRICA

51. Exame Cerebral do Neonato e do Lactente 1623
    Carol M. Rumack e Julia A. Drose

52. Doppler do Cérebro do Neonato e do Lactente 1703
    George A. Taylor

53. Doppler do Cérebro em Crianças 1723
    Dorothy I. Bulas e Joanna J. Seibert

54. Massas Cranianas e Cervicais em Pediatria 1755
    S. Bruce Greenberg, Joanna J. Seibert e Robert W. Seibert

55. O Canal Espinhal Pediátrico 1793
    Carol E. Barnewolt

56. O Tórax Pediátrico 1829
    S. Bruce Greenberg, Joanna J. Seibert, Charles M. Glasier e Richard E. Leithiser, Jr.

57. O Fígado e Baço Pediátricos 1859
    Sara M. O'Hara

58. O Rim e as Glândulas Supra-renais Pediátricos 1905
    Diane S. Babcock e Heidi B. Patriquin

59. O Trato Gastrointestinal Pediátrico 1941
    Susan D. John e Caroline Hollingsworth

60. Ultra-sonografia Pélvica Pediátrica 1977
    Henrietta Kotlus Rosenberg

61. Ultra-sonografia Músculo-esquelética Pediátrica   2035
Leslie E. Grissom e H. Theodore Harcke

62. Ultra-sonografia Intervencionista Pediátrica   2061
Neil D. Johnson

Índice

I
FÍSICA

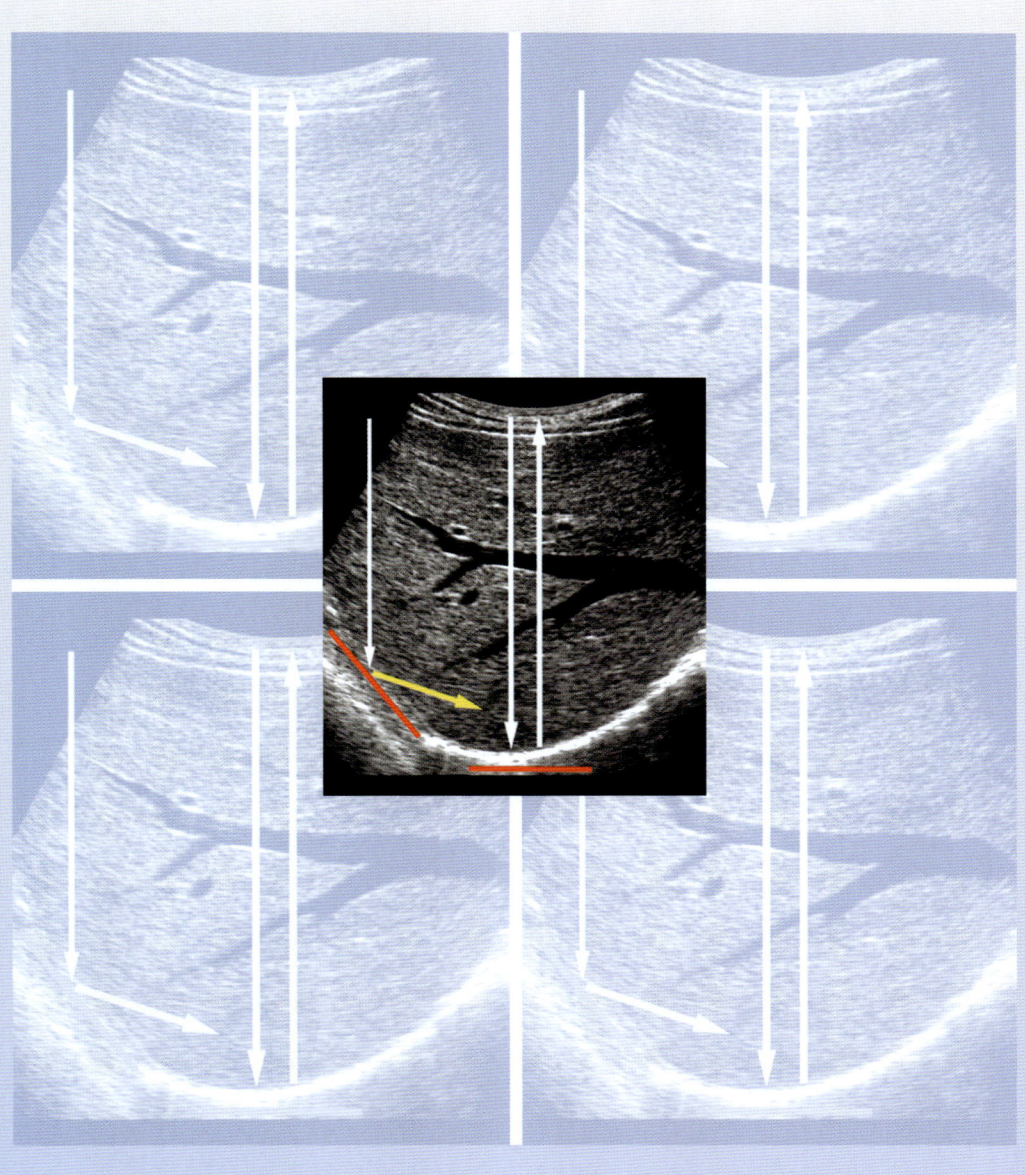

FÍSICA DO ULTRA-SOM

Christopher R. B. Merritt

SUMÁRIO DO CAPÍTULO

ACÚSTICA BÁSICA
    Comprimento de Onda e Freqüência
    Propagação do Som
    Medida da Distância
    Impedância Acústica
    Reflexão
    Refração
    Atenuação
INSTRUMENTAL
    Transmissor
    Transdutor
    Receptor
    Visualização da Imagem

Escaneadores Setoriais Mecânicos
Arranjos
    Arranjos Lineares
    Arranjos Curvos
    Arranjos de Fase
    Arranjos Bidimensionais
Seleção do Transdutor
Armazenamento e Visualização da Imagem
Modos Especiais de Formação da Imagem
QUALIDADE DA IMAGEM
CILADAS NA FORMAÇÃO DA IMAGEM

SONOGRAFIA DOPPLER
    Processamento e Demonstração do Sinal Doppler
    Instrumental Doppler
    Doppler no Modo de Potência
    Interpretação do Sinal Doppler
    Outras Considerações Técnicas
MODOS OPERACIONAIS: IMPLICAÇÕES CLÍNICAS
OS EFEITOS BIOLÓGICOS SÃO DE FATO UMA PREOCUPAÇÃO?

Todas as aplicações diagnósticas do ultra-som estão baseadas na detecção e na demonstração da energia acústica refletida de interfaces no interior do corpo. Estas interações fornecem as informações necessárias para gerar imagens em escala de cinza de alta resolução do corpo, como também demonstrar informações relacionadas ao fluxo sangüíneo. Os atributos imagenológicos únicos do ultra-som tornaram-no uma ferramenta imagenológica médica importante e versátil. Infelizmente, o uso de instrumental ultra-sônico dispendioso e no estado da arte não garante a produção de estudos de alta qualidade com valor diagnóstico. Ganhar o máximo de benefício desta complexa tecnologia exige uma combinação de habilidades, incluindo o conhecimento dos princípios físicos que dão ao ultra-som suas capacidades diagnósticas únicas. O usuário precisa entender os fundamentos da interação da energia acústica com o tecido e os métodos e instrumentos usados para produzir e otimizar a imagem ultra-sonográfica. Com este conhecimento, o usuário pode coletar o máximo de informações de cada exame, evitando ciladas e erros no diagnóstico que podem resultar da omissão de informações ou da interpretação equivocada de artefatos.

A imagem ultra-sonográfica e o ultra-som Doppler estão baseados na dispersão da energia sonora pelas interfaces formadas por materiais de diferentes propriedades através de interações governadas pela física da acústica. A amplitude da energia refletida é usada para gerar as imagens ultra-sonográficas, e os desvios de freqüência no ultra-som retrodispersado (refletido) fornecem informações relacionadas aos alvos móveis, como o sangue. Para produzir, detectar e processar dados ultra-sonográficos, numerosas variáveis, muitas sob comando direto do usuário, devem ser gerenciadas. Para fazer isto, o usuário tem que entender os métodos usados para gerar os dados ultra-sonográficos e a teoria e a operacionalidade dos instrumentos que detectam, demonstram e armazenam as informações acústicas geradas pelos exames clínicos. Este capítulo vai fornecer uma visão geral dos fundamentos da acústica, da física da formação da imagem ultra-sônica e da detecção de fluxo e do instrumental ultra-sonográfico com ênfase nos pontos mais relevantes para a prática clínica.

ACÚSTICA BÁSICA

Comprimento de Onda e Freqüência

O som é o resultado da energia mecânica que viaja através da matéria como uma onda, produzindo alternadamente compressão e rarefação. As ondas de pressão são propagadas pelo deslocamento físico limitado da matéria, através da qual o som está sendo transmitido. Um registro destas alterações na

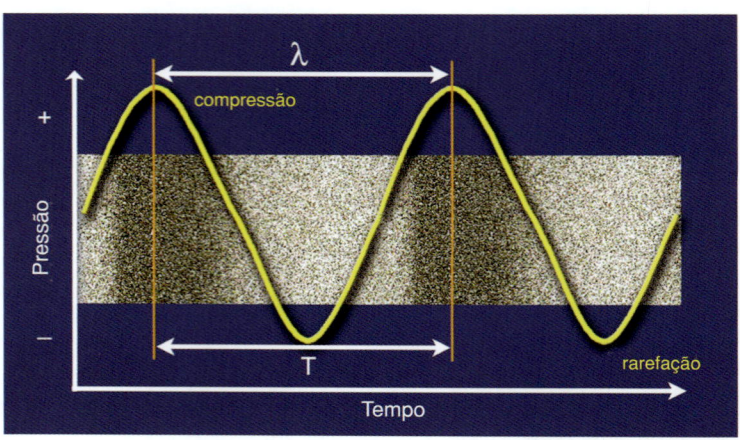

FIGURA 1-1. Ondas Sonoras. O som é transmitido mecanicamente em nível molecular. No estado de repouso, a pressão é uniforme em todo o meio. O som é propagado como uma série de ondas alternantes de pressão produzindo compressão e rarefação do meio de condução. O tempo para a onda de pressão passar por um certo ponto é o período, T. A freqüência da onda é 1/T. O comprimento de onda, λ, é a distância entre pontos correspondentes na curva tempo-pressão.

pressão é uma onda com forma sinusoidal (Fig. 1-1) na qual o eixo Y indica a pressão num dado ponto, enquanto o eixo X indica o tempo. **As alterações na pressão com o tempo definem as unidades básicas de medida do som.** A distância entre os pontos correspondentes na curva tempo-pressão é definida como o **comprimento de onda**, λ, e o tempo, T, para completar um ciclo isolado é chamado período. O número de ciclos completos em uma unidade de tempo é a **freqüência**, f, do som. A freqüência e o período são inversamente proporcionais. Se o período, T, for expresso em segundos, então $f = 1/T$ ou $f = T \times s^{-1}$. A unidade de **freqüência acústica** é o **hertz** (Hz), onde 1 Hz = 1 ciclo por segundo. Freqüências elevadas são expressas em quilohertz (kHz; 1 kHz = 1.000 Hz) ou megahertz (MHz; 1 MHz = 1.000.000 Hz).

Na natureza as freqüências acústicas cobrem uma faixa de menos de 1 Hz até mais de 100.000 Hz (100 kHz). A audição humana está limitada à parte inferior desta faixa, estendendo-se de 20 a 20.000 Hz. O ultra-som difere do som audível apenas na sua freqüência, e é de 500 a 1.000 vezes mais elevado que o som que normalmente ouvimos. As freqüências sonoras usadas para aplicações diagnósticas variam tipicamente de 2 a 15 MHz, embora freqüências tão elevadas quanto 50 a 60 MHz estejam sob investigação para certas aplicações imaginológicas especializadas. Em geral, as freqüências usadas para as imagens ultra-sonográficas são mais elevadas que as usadas para o Doppler. A despeito da freqüência, aplicam-se os mesmos princípios básicos da acústica.

Propagação do Som

A maioria das aplicações clínicas do ultra-som usa breves disparos ou pulsos de energia que são transmitidos para o interior do corpo onde são propagados pelos tecidos. É possível para as ondas de pressão acústica viajar em uma direção perpendicular à direção das partículas sendo deslocadas (ondas transversais), porém nos tecidos e nos líquidos a propagação do som é ao longo da direção do movimento das partículas (ondas longitudinais). A velocidade na qual a onda de pressão se move através dos tecidos varia grandemente e, é afetada pelas propriedades físicas do tecido. A velocidade de propagação é grandemente determinada pela resistência do meio à compressão. Esta, por sua vez, é influenciada pela densidade do meio e por sua rigidez ou elasticidade. A velocidade de propagação é aumentada pelo aumento da rigidez e reduzida pelo aumento da densidade. No corpo, a velocidade de propagação pode ser considerada como uma constante para um dado tecido e não afetada pela freqüência ou pelo comprimento de onda do som. A Figura 1-2 mostra as **velocidades de propagação típicas** em uma variedade de materiais. No corpo, presume-se que a velocidade de propagação do som seja 1.540 m/s. Este valor é a média das medidas obtidas nos tecidos normais.[1,2] Embora este seja um valor representativo da maioria dos tecidos, alguns tecidos, tais como o pulmão aerado e a gordura, apresentam velocidades de propagação significativamente menores que 1.540 m/s, e outros, tais como o osso, apresentam velocidades maiores. Como alguns tecidos normais apresentam valores de propagação significativamente diferentes do valor médio presumido pelo escaneador ultra-sonográfico, a demonstração destes tecidos pode estar sujeita a erros de medida ou artefatos (Fig. 1-3).

A velocidade de propagação do som, c, está relacionada à freqüência e ao comprimento de onda pela simples equação seguinte:

$$c = f\lambda \qquad \qquad 1$$

Assim, pode-se demonstrar que uma freqüência de 5 MHz tem um comprimento de onda de 0,308 mm no tecido: $\lambda = c/f = 1.540$ m s^{-1}/5.000.000 s^{-1} = 0,000308 m = 0,308 mm

Medida da Distância

A **velocidade de propagação** é um valor particularmente importante no uso clínico do ultra-som e, é crítica na determinação da distância de uma interface refletora para o transdutor. Muito da informação usada para gerar uma imagem ultra-sonográfica está baseado na medida precisa do tempo. Se um pulso de ultra-som for transmitido ao corpo e o tempo até que o eco retorne é medido, é simples calcular a profundidade da interface que gerou o eco, desde que a velocidade de propagação do som no tecido seja conhecida. Por exemplo, se o intervalo de tempo entre a transmissão de um pulso

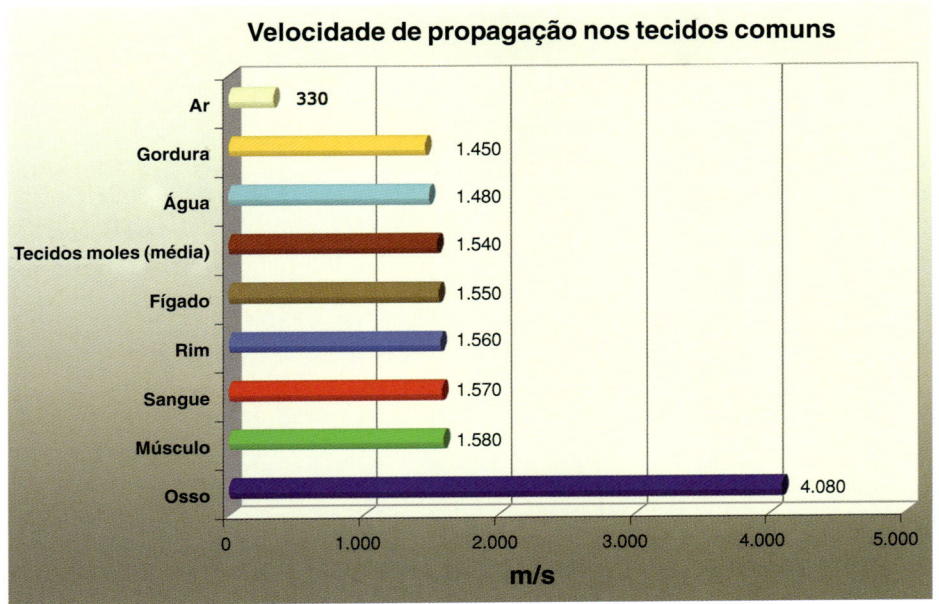

FIGURA 1-2. Velocidade de propagação. No corpo, a propagação da velocidade do som é determinada pelas propriedades físicas do tecido. Como se mostra, isto varia consideravelmente. Os aparelhos de ultra-sonografia clínica baseiam suas medidas numa média presumida de velocidade de propagação de 1.540 m/s.

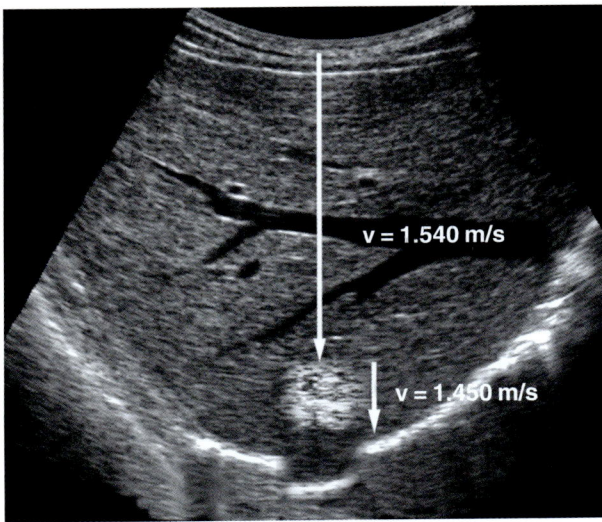

FIGURA 1-3. Velocidade de propagação do artefato. Quando o som passa por uma lesão contendo gordura, o eco de retorno é retardado porque a gordura tem uma velocidade de propagação de 1.450 m/s, que é menor que a do fígado. Como o escaneador ultra-sonográfico presume que o som está sendo propagado a uma velocidade média de 1.540 m/s, o retardo no retorno de eco é interpretado como indicador de um alvo mais profundo. Assim, a imagem final mostra um artefato de erro de registro, no qual o diafragma e outras estruturas mais profundas que a lesão gordurosa são mostrados em uma posição mais profunda que o esperado (imagem simulada).

e o retorno de um eco é de 0,145 ms (0,000145 s) e a velocidade do som é de 1.540 m/s, a distância que o som viajou tem que ser 22,33 cm (1.540 m/s × 100 cm/m × 0,000145 s = 22,33 cm). Como o tempo medido inclui o tempo de o ultra-som viajar até a interface e seu retorno ao longo do mesmo caminho até o transdutor, a distância do transdutor até a superfície refletora é de 22,33 cm/2 = 11,165 cm (Fig. 1-4). A acurácia desta medida é, portanto, altamente influenciada por quão proximamente a velocidade presumida do som corresponda à velocidade verdadeira no tecido sendo observado (Figs. 1-2 e 1-3).

Impedância Acústica

Na atualidade os escaneadores ultra-sonográficos para diagnóstico baseiam-se na detecção e na demonstração do **som refletido ou ecos**. A formação da imagem baseada na transmissão do ultra-som é também possível, porém não é usada clinicamente no presente momento. Para se produzir um eco, tem que estar presente uma interface refletora. O som passando através de um **meio totalmente homogêneo** não encontra interfaces para refleti-lo, e o meio aparece anecóico ou cístico. Na junção de tecidos ou materiais com diferentes propriedades físicas, estão presentes as interfaces acústicas. Estas interfaces são responsáveis pela reflexão de quantidades variáveis da energia sonora incidente. Assim, quando o ultra-som passa de um tecido para outro ou encontra uma parede vascular ou células sangüíneas circulantes, alguma coisa da energia sonora incidente é refletida.

A quantidade de reflexão ou dispersão de fundo é determinada pela diferença nas impedâncias acústicas dos materiais formando a interface. A **impedância acústica,** Z, é determinada pelo produto da densidade, ρ, do meio de propagação do som e da velocidade de propagação, c, do som naquele meio ($Z = \rho c$). As interfaces com grandes diferenças de impedância acústica, tais como as interfaces dos tecidos com ar ou osso, refletem quase toda a energia incidente; as interfaces compostas por substâncias com menores diferenças na impedância acústica, como a interface do músculo e da gordura, refletem apenas parte da energia incidente, permitindo que o restante continue. Assim como a velocidade de propagação, a impedância acústica é determi-

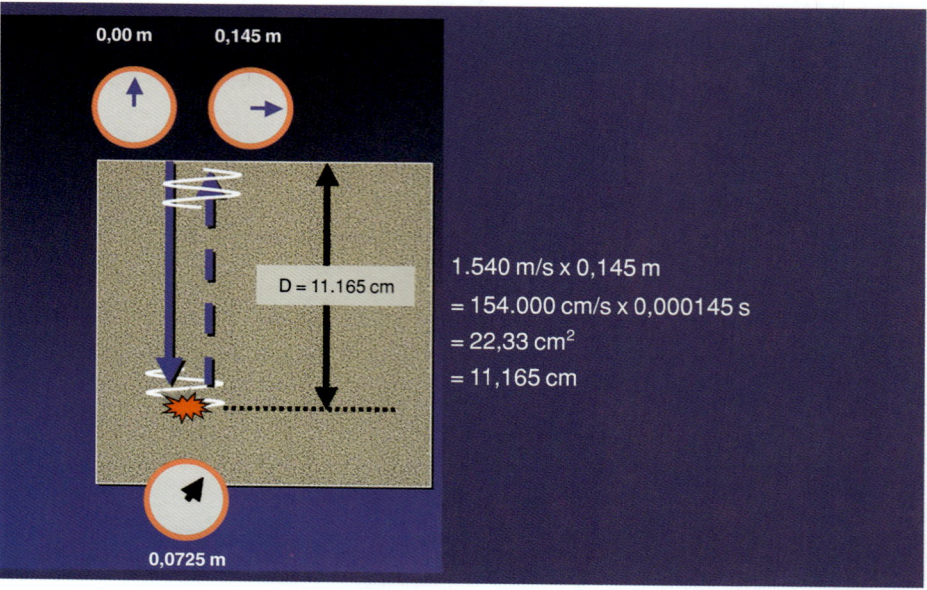

FIGURA 1-4. Alcance do ultra-som. A informação usada para posicionar um eco para demonstração é baseada na medida precisa do tempo. Aqui, o tempo para um eco viajar do transdutor até o alvo e retornar ao transdutor é de 0,145 ms. Multiplicando-se a velocidade do som no tecido (1.540 m/s) pelo tempo mostra que o som retornando do alvo viajou 22,33 cm. O alvo, portanto, se situa na metade desta distância, ou 11,65 cm, a partir do transdutor.

REFLETORES ESPECULARES

Diafragma
Parede da bexiga cheia de urina
Faixa endometrial

nada pelas propriedades dos tecidos envolvidos e é independente da freqüência.

Reflexão

A maneira que o ultra-som é refletido quando atinge uma interface acústica é determinada pelo tamanho e pelas características da superfície (Fig. 1-5). Se a interface for grande e relativamente lisa, ela reflete o som tal como um espelho reflete a luz. Estas interfaces são chamadas de **refletores especulares** porque se comportam como espelhos para o som. Exemplos de refletores especulares incluem o diafragma, a parede da bexiga cheia de urina e a faixa endometrial. A quantidade da energia refletida por uma interface acústica pode ser expressa como uma fração da energia incidente. Esta é denominada coeficiente de reflexão, R. Se um refletor especular está perpendicular ao feixe sonoro incidente, a quantidade de energia refletida é determinada pela seguinte relação:

$$R = (Z_2 - Z_1)^2 / (Z_2 + Z_1)^2 \qquad 2$$

onde Z_1 e Z_2 são as impedâncias acústicas dos meios formando a interface.

Uma vez que os escaneadores ultra-sonográficos detectam apenas as reflexões que retornam ao transdutor, a **demonstração das interfaces especulares é altamente dependente do ângulo de estimulação sono.** Os refletores especulares só retornarão eco ao transdutor se o feixe de som for perpendicular à interface. Se a interface não estiver em um ângulo de 90 graus com o feixe sonoro, ele será refletido para longe do transdutor e o eco não será detectado (Fig. 1-5A).

A maioria dos ecos do corpo não se origina de refletores especulares, e sim de interfaces muito menores dentro dos órgãos sólidos. Neste caso, as interfaces acústicas envolvem estruturas com dimensões individuais muito menores que o comprimento de onda do som incidente. Os ecos destas interfaces são dispersados (refletidos) em todas as direções. Estes refletores são chamados de **refletores difusos** e respondem pelos ecos que formam os padrões característicos de ecos vistos nos órgãos e tecidos sólidos (Fig. 1-5B). As interferências construtiva e destrutiva do som dispersado pelos refletores difusos resultam na produção do **salpico ultra-sonográfico**, uma característica da textura dos sonogramas dos órgãos sólidos (Fig. 1-6). Para algumas aplicações diagnósticas, a natureza das estruturas refletoras cria conflitos importantes. Por exemplo, a maioria das paredes vasculares se comporta como refletores especulares que exigem uma incidência sonora em um ângulo de 90 graus para uma melhor imagem, enquanto a formação da imagem Doppler exige um ângulo de menos de 90 graus entre o feixe sonoro e o vaso.

Refração

Outro evento que pode ocorrer quando o som passa de um tecido com uma velocidade de propagação acústica para um tecido com uma velocidade do som maior ou menor, é a mudança na direção da onda sonora. Esta mudança na dire-

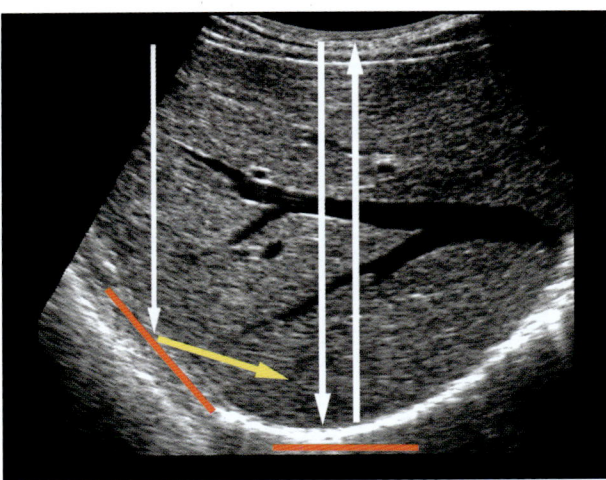 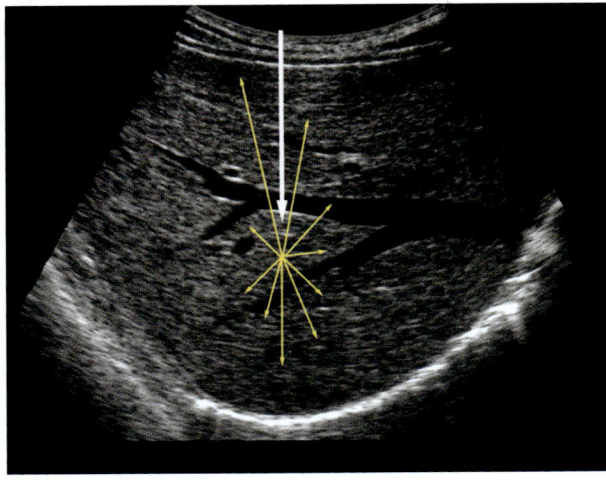

FIGURA 1-5. Refletores especulares e difusos. Refletor especular. A, O diafragma é uma superfície grande e relativamente lisa que reflete o som como um espelho reflete a luz. Assim, o som alcançando o diafragma em um ângulo próximo de 90 graus é refletido diretamente de volta ao transdutor, resultando em um eco forte. O som atingindo o diafragma obliquamente é refletido para longe do transdutor e o eco não é demonstrado (*seta amarela*). **Refletor difuso. B,** Ao contrário do diafragma, o parênquima hepático consiste de interfaces acústicas que são pequenas em comparação com o comprimento de onda do som usado para a formação da imagem. Estas interfaces dispersam o som em todas as direções e apenas uma porção da energia retorna ao transdutor para produzir a imagem.

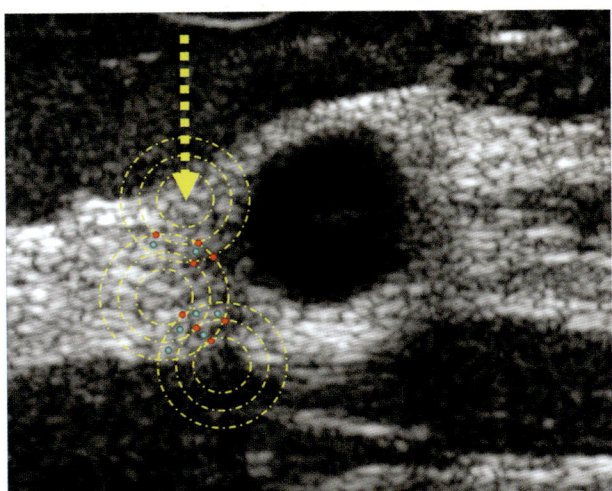

FIGURA 1-6. Salpico. A inspeção cuidadosa de uma imagem ultra-sonográfica de uma mama contendo pequenos cistos revela que ela é composta por numerosas áreas de intensidade variável (salpico). O salpico resulta das interações construtiva (*vermelho*) e destrutiva (*verde*) dos campos acústicos (*anéis amarelos*) gerados pela dispersão do ultra-som pelos refletores dos tecidos pequenos. Este padrão de interface dá às imagens ultra-sonográficas seu aspecto granulado característico e pode reduzir o contraste. O salpico ultra-sonográfico é a base da textura demonstrada pelas imagens ultra-sonográficas dos tecidos sólidos.

ção da propagação é chamada refração e, é governada pela lei de Snell:

$$\operatorname{sen}\theta_1/\operatorname{sen}\theta_2 = c_1/c_2 \qquad 3$$

onde θ_1 é o ângulo de incidência do som que se aproxima da interface, θ_2 é o ângulo de refração, e c_1 e c_2 são as velocidades de propagação do som nos meios formando a interface (Fig. 1-7). A refração é importante porque ela é uma das **causas de erro de registro** de uma estrutura em uma imagem ultra-sonográfica (Fig. 1-8). Quando um *scanner* ultra-sonográfico detecta um eco, ele presume que a fonte do eco está ao longo de uma linha de visão fixa a partir do transdutor. Se o som foi refratado, o eco detectado e mostrado na imagem pode, de fato, estar vindo de uma profundidade ou de uma localização diferente da que é mostrada na imagem. Se isto for suspeitado, **aumentar o ângulo do escaneamento para que ele fique perpendicular à interface** minimiza o artefato.

Atenuação

À medida que a energia acústica se move através de um meio uniforme, um trabalho é realizado e energia é transmitida ao meio transmissor na forma de calor. A capacidade de realizar trabalho é determinada pela quantidade de energia acústica produzida. A **potência acústica,** expressa em *watts* (W) ou *miliwatts* (mW), descreve a quantidade de energia acústica produzida em uma unidade de tempo. Embora a medida da potência forneça uma indicação da energia relacionada ao tempo, ela não leva em consideração a distribuição espacial da energia. A **intensidade** é usada para descrever a distribuição espacial da potência. A intensidade, I, é calculada dividindo-se a potência pela área sobre a qual a potência é distribuída:

$$I(W/cm^2) = \text{Potência (W)}/\text{Área}(cm^2) \qquad 4$$

A atenuação da energia sonora à medida que ela passa através do tecido é de grande importância clínica porque ela

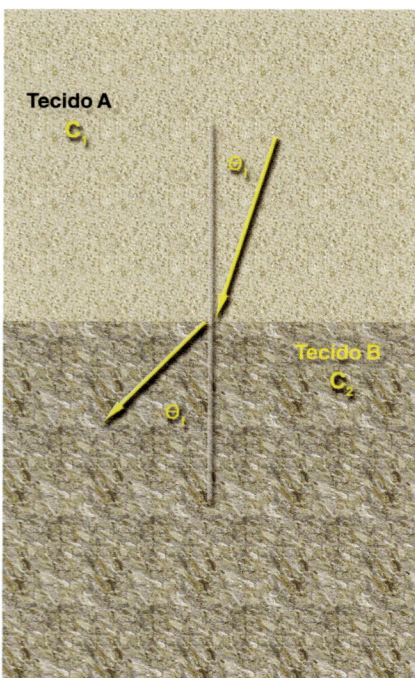

FIGURA 1-7. Refração. Quando o som passa de um tecido (A) com uma velocidade de propagação acústica (c_1) para um tecido (B) que transmite o som em uma velocidade diferente (c_2) há uma alteração na direção da onda sonora causada pela refração. O grau de alteração está relacionado à razão das velocidades de propagação dos meios formando a interface (sen θ_i/sen θ_{tt} = c_1/c_2).

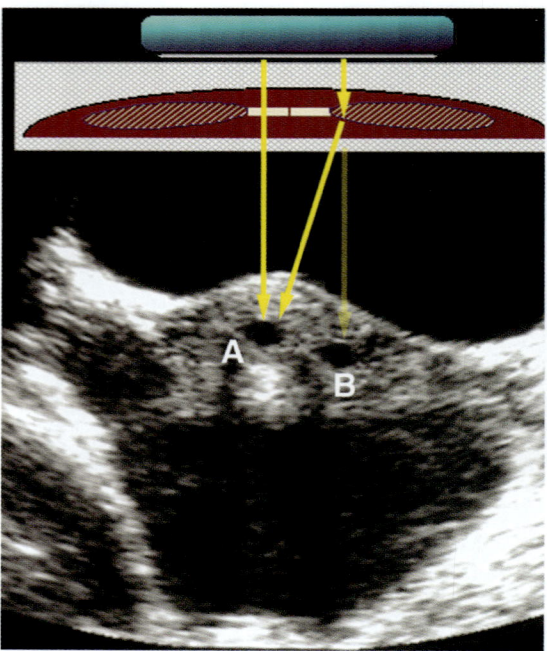

FIGURA 1-8. Artefato de refração. A imagem axial transabdominal do útero mostra um pequeno saco gestacional (A) e o que parece ser um segundo saco (B). Neste caso, o artefato (B) é causado pela refração na borda do músculo reto abdominal. A curvatura do caminho do som resulta na criação de uma duplicata da imagem do saco em uma localização inesperada e errônea (imagem simulada).

influencia a profundidade no tecido de onde podem ser obtidas informações úteis. Isto por sua vez afeta a seleção do transdutor e vários ajustes do aparelho controlados pelo operador, incluindo a compensação do ganho temporal (ou profundidade), a atenuação da saída de potência e os níveis de ganho do sistema.

A **atenuação** é medida em unidades relativas, e não absolutas. A notação decibel (dB) é geralmente usada para comparar diferentes níveis de potência ou intensidade ultrasonográfica. Este valor é 10 vezes o $\log_{10}$ da razão dos valores da potência ou da intensidade sendo comparados. Por exemplo, se a intensidade medida em um ponto nos tecidos é de 10 mW/cm², e, em um ponto mais profundo é de 0,1 mW/cm², a diferença na intensidade é

$$(10)(\log_{10} 0,01/10) = (10)(\log_{10} 0,001) =$$
$$(10)(-\log_{10} 1.000) = (10)(-3) = -30 \text{ dB}$$

À medida que o som passa pelo tecido ele perde energia, e as ondas de pressão diminuem de amplitude à medida que viajam para mais longe de sua fonte. Contribuem para a atenuação do som a transferência de energia para o tecido resultando em aquecimento (absorção) e a remoção da energia pela reflexão e pela dispersão. A **atenuação** é, portanto, o resultado dos **efeitos combinados da absorção, da dispersão e da reflexão.** A atenuação depende da freqüência da incidência sonora bem como da natureza do meio atenuador. Altas freqüências são atenuadas mais rapidamente que freqüências menores, e, a freqüência do transdutor é um importante determinante da profundidade útil da qual podem ser obtidas informações com o ultra-som. A atenuação determina a eficiência com a qual o ultra-som penetra em um tecido específico e varia consideravelmente nos tecidos normais (Fig. 1-9).

INSTRUMENTAL

Os escaneadores ultra-sonográficos estão entre os aparelhos de imagem mais complexos e sofisticados atualmente em uso. A despeito de sua complexidade, todos os escaneadores consistem em componentes básicos similares para realizar suas funções-chave — um transmissor ou pulsador para energizar o transmissor, o próprio transdutor ultra-sonográfico, um receptor e um processador para detectar e amplificar a energia retrodispersada (refletida) e manipular os sinais refletidos para a demonstração, uma demonstração que apresenta a imagem ou os dados ultra-sonográficos de uma forma adequada para análise e interpretação e, um método para gravar ou armazenar a imagem ultra-sonográfica.

Transmissor

A maioria das aplicações clínicas usa pulsos de ultra-som nos quais breves disparos de energia acústica são transmitidos

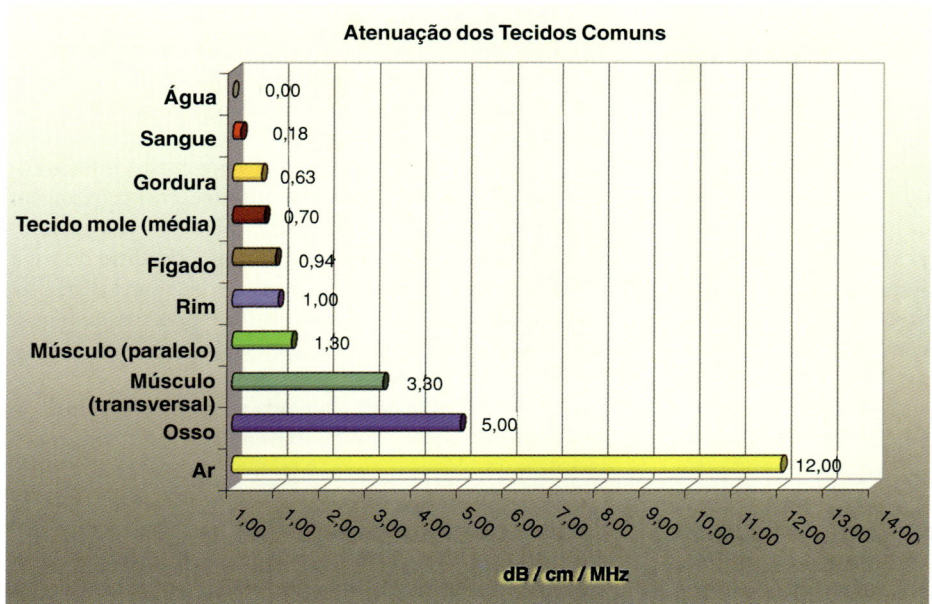

FIGURA 1-9. Atenuação. À medida que o som passa pelo tecido, ele perde energia pela transferência da energia ao tecido pelo aquecimento, reflexão e dispersão. A atenuação é determinada pela freqüência sonora e pela natureza do meio de atenuação. Os valores de atenuação para os tecidos normais mostram uma variação considerável. A atenuação também aumenta na proporção do aumento da freqüência sonora, resultando em menor penetração nas freqüências mais altas.

para o corpo. O transdutor ultra-sonográfico que é a fonte destes pulsos é energizado pela aplicação de voltagem de alta amplitude em momentos precisos. A voltagem máxima que pode ser aplicada ao transdutor é limitada por regulamentos federais que restringem a saída acústica dos escaneadores para diagnóstico. A maioria dos escaneadores oferece um controle quer permite a atenuação da voltagem de saída. Como o uso de saída máxima resulta em maior exposição do paciente à energia ultra-sônica, o uso prudente dita o emprego dos controles de atenuação da saída para reduzir os níveis de potência aos menores consistentes com o problema diagnóstico.[3]

O transmissor também controla a freqüência dos pulsos emitidos pelo transdutor ou a **freqüência de repetição de pulsos (FRP)**. A FRP determina o intervalo de tempo entre os pulsos ultra-sonográficos e, é importante na determinação da profundidade da qual dados exatos podem ser obtidos tanto nos modos de imagem quanto Doppler. Os pulsos ultra-sonográficos têm que ser espaçados com tempo suficiente entre os pulsos para permitir que o som viaje até a profundidade de interesse e retorne, antes que o próximo pulso seja enviado. Para formação da imagem, FRPs de 1 a 10 kHz são usadas, resultando em um intervalo de 0,1 a 1 ms entre os pulsos. Assim, uma FRP de 5 kHz permite que um eco viaje e retorne de uma profundidade de 15,4 cm antes que o próximo pulso seja enviado.

Transdutor

Um transdutor é qualquer aparelho que converte uma forma de energia em outra. No caso do ultra-som, o transdutor converte energia elétrica em energia mecânica e vice-versa. Nos sistemas ultra-sonográficos diagnósticos, o transdutor serve para duas funções. Ele converte a energia elétrica fornecida pelo transmissor em **pulsos acústicos** dirigidos para o paciente. O transdutor também serve como o **receptor dos ecos refletidos**, convertendo fracas alterações de pressão em sinais elétricos para processamento. Os transdutores ultra-sonográficos usam a **piezoeletricidade**, um princípio descoberto por Pierre Currie em 1880. Os materiais piezoelétricos apresentam a capacidade única de responder à ação de um campo elétrico, mudando de forma. Eles também apresentam a propriedade de gerar potenciais elétricos quando comprimidos. Mudando-se a polaridade de uma voltagem aplicada ao transdutor, muda-se a espessura do transdutor, que se expande e se contrai de acordo com as mudanças de polaridade. Isto resulta na geração de ondas de pressão mecânica que podem ser transmitidas para o corpo. O efeito piezoelétrico também resulta na geração de pequenos potenciais através do transdutor quando ele é atingido pelos ecos que retornam. As pressões positivas causam o desenvolvimento de uma pequena polaridade através do transdutor; a pressão negativa durante a porção de rarefação da onda acústica produz uma polaridade oposta através do transdutor. Estas pequenas alterações de polaridade e das voltagens associadas a elas são a fonte de todas as informações processadas para gerar uma imagem ultra-sonográfica ou Doppler.

Quando estimulado pela aplicação de uma diferença de voltagem através de sua espessura, o transdutor vibra. A freqüência da vibração é determinada pelo material do transdutor. Quando o transdutor é eletricamente estimulado, o resultado é uma banda ou faixa de freqüências. A freqüência preferencial produzida por um transdutor é determinada pela velocidade de propagação do material do transdutor e de sua espessura. Nos modos de operação em pulso usados para a maioria das aplicações clínicas do ultra-som, os pulsos ultra-sonográficos contêm freqüências adicionais tanto maiores quanto menores que a freqüência preferencial. A **faixa de freqüências** produzidas por um dado transmissor é chamada de **comprimento da banda**. Geralmente, quanto mais curto o pulso de ultra-som produzido pelo transdutor, maior o comprimento da banda.

A maioria dos sistemas ultra-sonográficos digitais modernos emprega a tecnologia do comprimento largo da banda. O comprimento da banda ultra-sonográfica se refere à faixa de freqüências produzida e detectada pelo sistema ultra-sonográfico. Isto é importante porque cada tecido no corpo tem uma resposta característica ao ultra-som de uma dada freqüência, e diferentes tecidos respondem diferentemente a diferentes freqüências. A faixa de freqüências originando-se de um tecido exposto ao ultra-som é referida como a freqüência do espectro do comprimento da banda do tecido ou assinatura tecidual. A tecnologia do comprimento largo da banda fornece um meio de capturar o espectro de freqüências dos tecidos sobre os quais o som incide, preservando a informação acústica e a assinatura tecidual. Os formadores de feixes com comprimento largo da banda permitem a redução do artefato do salpico por um processo de compensação da freqüência. Isto é possível porque os padrões de salpico em freqüências diferentes são independentes uns dos outros, e a combinação de dados de múltiplas bandas de freqüência (*i. e.,* composição) resulta na redução do salpico na imagem final levando à melhora na resolução do contraste.

A extensão de um pulso ultra-sonográfico é determinada pelo número de alterações alternantes da voltagem aplicado no transdutor. Para os **aparelhos ultra-sonográficos com onda contínua (OC),** uma corrente alternada constante é aplicada ao transdutor, a polaridade alternante produz uma onda ultra-sonográfica contínua. Para a formação da imagem, uma única e breve alteração de voltagem é aplicada ao transdutor, fazendo com que ele vibre na sua freqüência preferencial. Como o transdutor continua a vibrar ou a "tocar" por um curto período depois de estimulado pela alteração da voltagem, o pulso ultra-sonográfico terá uma extensão de vários ciclos. O número de ciclos do som em cada pulso determina a **extensão do pulso.** Para a formação da imagem são desejáveis extensões curtas de pulso porque pulsos mais longos resultam em resoluções axiais mais pobres. Para reduzir a extensão do pulso a não mais de dois ou três ciclos, materiais arrefecedores são usados na construção do transdutor. Nas aplicações clínicas para a formação da imagem são aplicados pulsos muito curtos ao transdutor, e os transdutores apresentam um arrefecimento altamente eficiente. Isto resulta em pulsos muito curtos de ultra-som, consistindo geralmente, em apenas dois ou três ciclos de som.

O pulso de ultra-som gerado por um transdutor tem que ser propagado pelo tecido para fornecer informações clínicas. Revestimentos especiais para o transdutor e geléias de acoplamento ultra-sonográfico são necessários para permitir uma transferência eficiente de energia do transdutor para o corpo. Uma vez no corpo, os pulsos de ultra-som são propagados, refletidos, refratados e absorvidos de acordo com os princípios básicos da acústica resumidos anteriormente.

Os pulsos ultra-sonográficos produzidos pelo transdutor resultam em uma série de frentes de ondas que formam um feixe tridimensional de ultra-som. As características deste feixe são influenciadas pela interferência construtiva e destrutiva das ondas de pressão, pela curvatura do transdutor e pelas lentes acústicas usadas para dar forma ao feixe. A interferência das ondas de pressão resulta em uma área próxima ao transdutor na qual a amplitude da pressão varia grandemente. Esta região é denominada **campo próximo** ou zona de Fresnel. Mais distante do transdutor, a uma distância determinada pelo raio do transdutor e pela freqüência, o campo sonoro começa a divergir e a amplitude da pressão diminui numa taxa constante com o aumento da distância do transdutor. Esta região é chamada de **campo distante** ou zona de Frauenhofer. Nos arranjos modernos com transdutores de múltiplos elementos, o tempo preciso de disparo dos elementos permite a correção desta divergência do feixe de ultra-som e a **focalização** em profundidades selecionadas.

Apenas as reflexões dos pulsos que alcancem o transdutor são capazes de estimulá-lo com pequenas alterações de pressão, as quais são convertidas em alterações de voltagem e são detectadas, amplificadas e processadas para construir uma imagem baseada na informação do eco.

Receptor

Quando os ecos que retornam atingem a face do transdutor, são produzidas pequenas voltagens através dos elementos piezoelétricos. O receptor detecta e amplifica estes fracos sinais. O receptor também fornece uma maneira para compensar as diferenças na potência dos ecos, que resulta da atenuação por diferentes espessuras de tecidos, pelo controle da compensação tempo profundidade ou **compensação do ganho temporal (CGT).**

O som é atenuado à medida que passa pelo corpo, e, energia adicional é removida quando o eco retorna ao transdutor através dos tecidos. A atenuação do som é proporcional à freqüência e, é constante para tecidos específicos. Como os ecos que retornam dos tecidos mais profundos são mais fracos que os que retornam das estruturas mais superficiais, eles têm que ser mais amplificados pelo receptor para produzir um aspecto ecográfico uniforme do tecido (Fig. 1-10). Este ajuste é conseguido pelos controles do CGT que permitem ao usuário amplificar seletivamente os sinais da estruturas mais profundas ou suprimir os sinais dos tecidos superficiais compensando a atenuação tecidual. Embora muitas máquinas mais novas ofereçam alguns meios de CGT automática, o ajuste manual deste controle pelo usuário é um dos controles mais importantes à disposição e pode ter um profundo efeito na qualidade da imagem ultra-songráfica fornecida para interpretação.

Outra função importante do receptor é a compensação de uma ampla faixa de amplitudes retornando ao transdutor em uma faixa que possa ser mostrada ao usuário. A razão entre as amplitudes mais altas e as mais baixas que podem ser demonstradas pode ser expressa em decibéis e, é referida como a **amplitude dinâmica**. Em uma aplicação clínica típica, a amplitude dos sinais refletidos pode variar tanto quanto um fator de $1:10^{12}$, resultando em uma amplitude

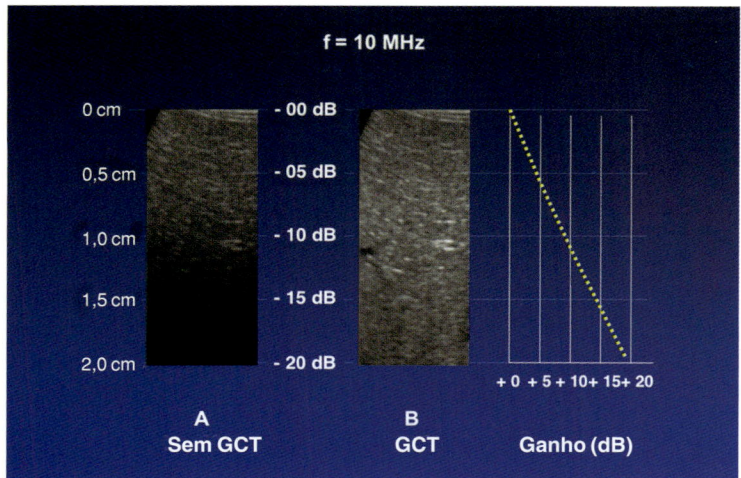

FIGURA 1-10. Ganho de compensação temporal (GCT). Sem o ganho de compensação temporal, a atenuação tecidual provoca uma perda gradual da demonstração dos tecidos mais profundos (**A**). Neste exemplo, a atenuação tecidual de 1 dB/cm/MHz é simulada para um transdutor de 10 MHz. Na profundidade de 2 cm, a intensidade é de - 20 dB. Aplicando-se um aumento da amplificação ou ganho ao sinal retrodispersado (refletido) para compensar esta atenuação, uma intensidade uniforme é restaurada em todas as profundidades (**B**).

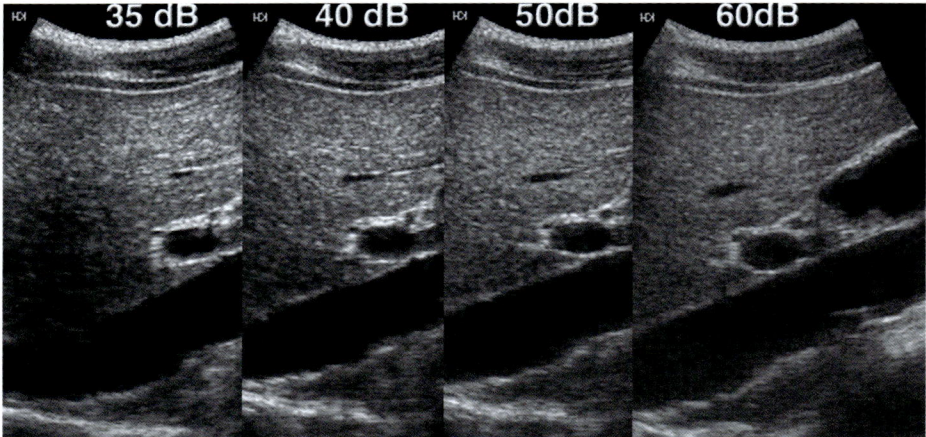

FIGURA 1-11. Amplitude dinâmica. O receptor ultra-sonográfico tem que compensar a ampla variação de amplitudes que retornam ao transdutor na faixa que pode ser demonstrada para o usuário. Aqui, são demonstradas as compressões e o remapeamento dos dados para as amplitudes dinâmicas de demonstração de 35 dB, 40 dB, 50 dB e 60 dB. A faixa dinâmica mais ampla (60 dB) permite a melhor diferenciação de diferenças sutis na intensidade do eco e é a preferida para a maioria das aplicações imaginológicas. As faixas mais estreitas aumentam a visibilidade das diferenças maiores do eco.

dinâmica de até 120 dB. Embora os amplificadores usados nas máquinas de ultra-som sejam capazes de manipular estas amplitudes de voltagem, as imagens em escala de cinza estão limitadas à demonstração de uma amplitude de intensidade de sinal de apenas 35 a 40 dB. A **compressão e o remapeamento dos dados** são necessários para adaptar a amplitude dinâmica da intensidade do sinal retrodispersado à amplitude dinâmica da imagem (Fig. 1-11). A compressão é feita no receptor pela amplificação seletiva dos sinais mais fracos. Controles manuais de pós processamento permitem que o usuário mapeie seletivamente o sinal que retorna para a imagem. Estes controles afetam o brilho dos níveis de eco na imagem e, portanto, determinam o contraste da imagem.

Visualização da Imagem

Os sinais ultra-sonográficos podem ser apresentados de várias maneiras.[4] Ao longo dos anos, a formação da imagem evoluiu no modo-A simples e da apresentação bi-estável para a formação da imagem em escala de cinza de alta resolução em tempo real. Os **aparelhos modo-A** iniciais mostravam a voltagem produzida através do transdutor pelo eco retrodispersado como uma deflexão vertical na face de um osciloscópio. A varredura horizontal do osciloscópio era calibrada para indicar a distância do transdutor até a superfície refletora. Nesta forma de apresentação, a potência ou amplitude do som refletido está indicada pela altura da deflexão vertical mostrada no osciloscópio. Com o ultra-som modo-A, apenas a posição e a potência de uma estrutura refletiva são registradas.

Outra forma simples de formação de imagem, o **ultra-som modo-M**, mostra a amplitude do eco e a posição dos refletores móveis (Fig. 1-12). A formação da imagem no modo-M usa o brilho da tela para indicar a intensidade do sinal refletido. O tempo básico da demonstração pode ser ajustado para permitir graus variáveis de resolução temporal, conforme indicado pela aplicação clínica. O ultra-som modo-M é interpretado avaliando-se os padrões de movimento de refletores específicos e determinando as relações anatômicas dos padrões característicos de movimento. Hoje, a aplicação mais importante da apresentação no modo-M é a avaliação do movimento rápido das valvas cardíacas, das câmaras cardíacas e das paredes dos vasos. A formação da imagem no modo-M poderá desempenhar um papel futuro na medida das alterações sutis na elasticidade da parede vascular que acompanha a aterogênese.

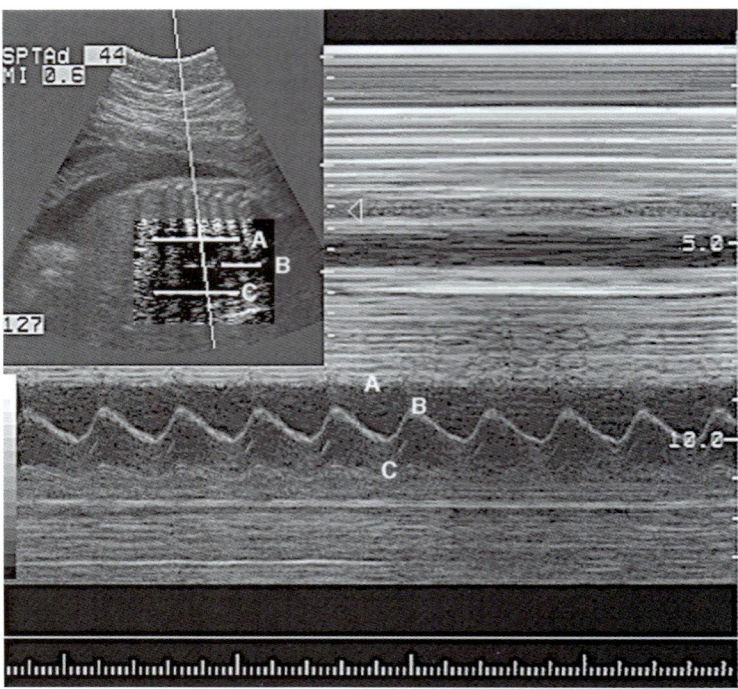

FIGURA 1-12. Demonstração em modo-M. O ultra-som em modo-M mostra as alterações da amplitude e da posição do eco com o tempo. A demonstração das alterações na posição do eco é útil na avaliação das estruturas que se movem rapidamente como as valvas cardíacas e as paredes das câmaras. Aqui, as três estruturas principais em movimento em uma imagem em modo-M do coração fetal correspondem à parede ventricular próxima (A), ao septo interventricular (B) e à parede ventricular distante (C). A linha de base é uma escala de tempo e permite o cálculo da freqüência cardíaca pelos dados no modo-M.

A base da formação da imagem com o ultra-som é fornecida pelo **tempo real,** pela **escala de cinza** e pela **demonstração no modo-B,** nas quais as variações na intensidade da apresentação ou brilho são usadas para indicar sinais refletidos de diferentes amplitudes. Para gerar uma imagem bidimensional (2-D), múltiplos pulsos de ultra-som são enviados ao longo de séries sucessivas de linhas de escaneamento (Fig. 1-13), construindo uma representação 2-D dos ecos que se originam do objeto sendo escaneado. Quando uma imagem ultra-sonográfica é mostrada sobre um fundo preto, os sinais de maior intensidade aparecem em braço; a ausência de sinal é mostrada como preto; e os sinais de intensidade intermediária aparecem como tonalidades do cinza. Se o feixe de ultra-som é movimentado em relação ao objeto sendo examinado e a posição do sinal refletido é armazenada, o resultado é uma imagem 2-D, com as partes mais brilhantes da tela indicando as estruturas que refletem mais da energia sonora transmitida de volta ao transdutor.

Na maioria dos instrumentos modernos, uma memória digital de 512×512 ou 512×640 pixels é usada para armazenar os valores que correspondem às intensidades do eco que se originam das posições correspondentes no paciente. Pelo menos 2^8 ou 256 tonalidades de cinza são possíveis para cada pixel, de acordo com a amplitude do eco sendo representado. A imagem armazenada na memória desta maneira pode ser então enviada para um monitor de vídeo para apresentação. Uma vez que a imagem no modo-B relaciona a potência do sinal retrodispersado com o nível do brilho na tela do aparelho (usualmente um monitor de vídeo), é importante que o operador compreenda como a informação sobre a amplitude no sinal ultra-sonográfico é traduzida em uma escala de cinza na imagem mostrada. Cada fabricante de aparelhos de ultra-som oferece várias opções sobre a maneira como a amplitude dinâmica do alvo é comprimida para a apresentação, bem como para a função de transferência que correlaciona uma dada amplitude do sinal com uma tonalidade de cinza. Embora estes detalhes técnicos variem de uma máquina para outra, a maneira como são usadas pelo operador do escaneador pode ter um profundo impacto no valor clínico da imagem final. Em geral é desejável **mostrar a mais ampla amplitude dinâmica possível** para que se identifiquem as diferenças sutis na ecogenicidade tecidual (Fig. 1-9).

Os ultra-sons em tempo real produzem a impressão de movimento pela geração de uma série de imagens 2-D individuais com velocidades de 15 a 60 quadros por segundo. O ultra-som no modo-B, 2-D, em tempo real é agora o método mais importante de formação da imagem ultra-sonográfica do corpo e, é a forma mais comum de demonstração no modo-B. O ultra-som em tempo real permite a avaliação tanto da anatomia quanto do movimento. Quando as imagens são adquiridas e mostradas com velocidades de várias vezes por segundo, o efeito é dinâmico, e como a imagem reflete o estado e o movimento do órgão no momento que ele é examinado, a informação é considerada como sendo em tempo real. Nas aplicações cardíacas, os termos "ecocardiografia 2-D" e "eco-2D" são usados para descrever formação da imagem no modo-B, em tempo real; na maioria das outras aplicações o termo utilizado é ultra-som "em tempo real".

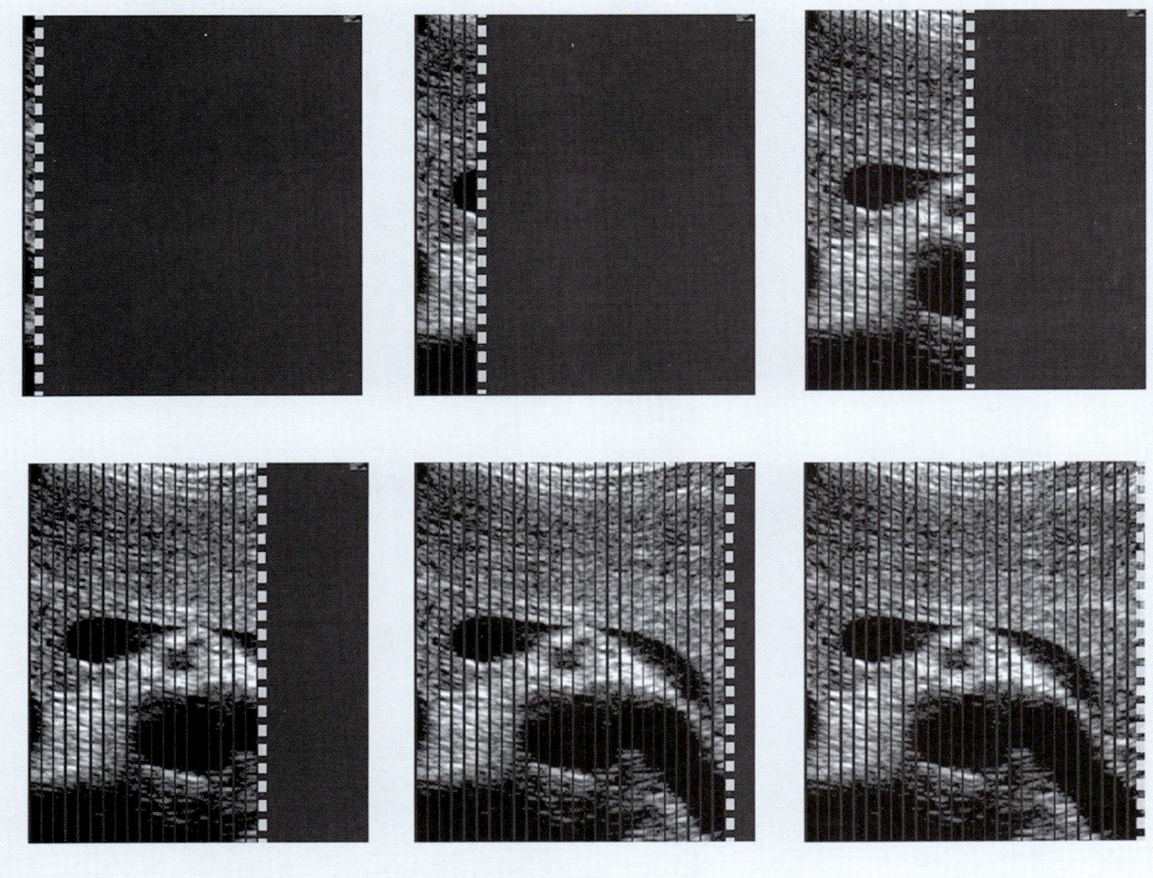

FIGURA 1-13. Formação da imagem em modo-B. Uma imagem 2-D em tempo real é construída por pulsos ultra-sonográficos enviados por uma série de linhas de escaneamento. Cada linha de escaneamento se soma à imagem, construindo uma representação 2-D dos ecos do objeto sendo escaneado. Na formação da imagem em tempo real, uma imagem inteira é criada 15 a 60 vezes por segundo.

Os transdutores usados para a formação da imagem em tempo real podem ser classificados pelo método usado para conduzir o feixe para gerar rapidamente cada imagem individual, mantendo em mente que tantas quantas de 30 a 60 imagens completas precisam ser geradas por segundo para as aplicações em tempo real. A condução do feixe pode ser por **rotação mecânica** ou **oscilação** do transdutor, ou o feixe pode ser **conduzido eletronicamente** (Fig. 1-14). A condução eletrônica é usada nos transdutores com arranjos lineares e arranjos em fase e permite uma variedade de formatos na apresentação da imagem. A maioria dos transdutores com condução eletrônica atualmente em uso também oferecem ajuste eletrônico do foco, ajustável à profundidade. Os transdutores com condução mecânica podem usar transdutores com elemento único com um foco fixo ou podem usar arranjos anulares de elementos com a focalização controlada eletronicamente. Para a formação da imagem em tempo real, os transdutores usando condução mecânica ou eletrônica do feixe geram imagens com formato retangular ou em forma de torta. Nos exames obstétricos, de pequenas partes, e vasculares periféricos são freqüentemente usados **transdutores com arranjo linear**, com um formato retangular de imagem. A demonstração da imagem retangular tem a vantagem de um maior campo de visão próximo da superfície, porém exige uma grande área de superfície para contato com o transdutor. Os **escaneadores setoriais** com condução mecânica ou eletrônica exigem apenas uma pequena área de superfície para contato e são melhor adequados para os exames nos quais o acesso é limitado.

Escaneadores Setoriais Mecânicos

Os escaneadores ultra-sonográficos iniciais usavam transdutores consistindo em um único elemento piezoelétrico. Para gerar imagens em tempo real com estes transdutores, eram necessários aparelhos mecânicos para mover o transdutor de maneira linear ao circular. Os escaneadores setoriais mecânicos usando um ou mais transdutores com elemento único não permitem a variação do foco. Este problema está superado pelo uso de transdutores com arranjo anular. Embora importantes nos dias iniciais da formação da imagem em tempo real, os escaneadores setoriais mecânicos com foco fixo e transdutores com elemento único não estão mais em uso comum nos dias de hoje.

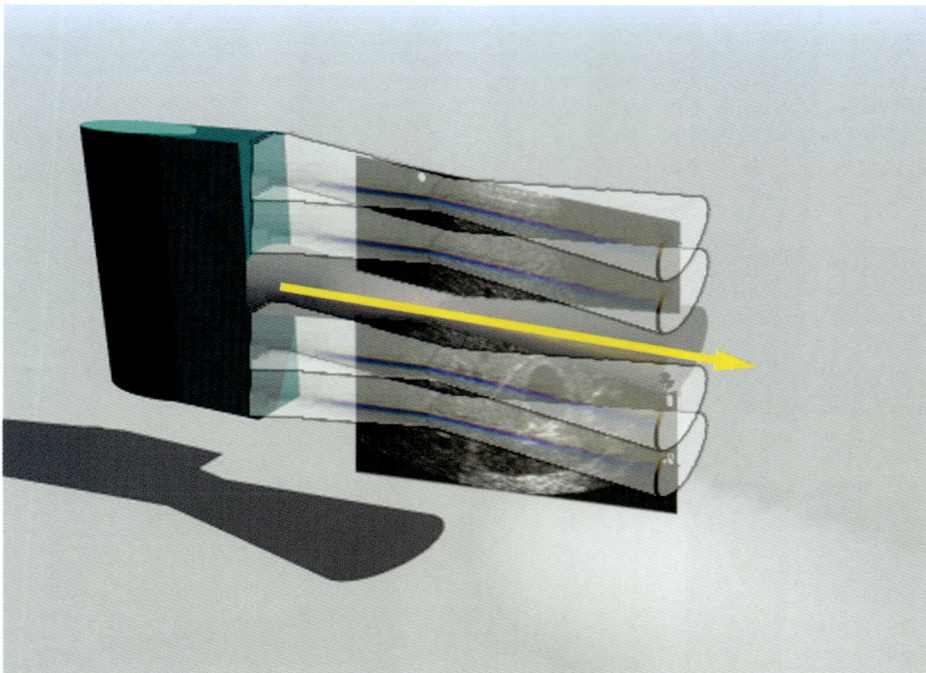

A

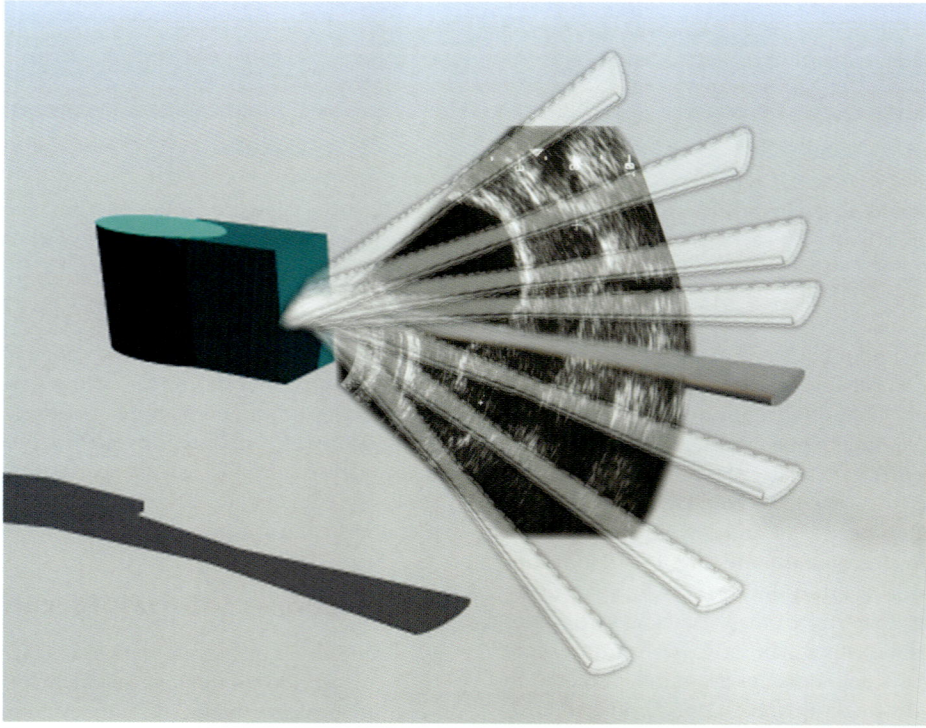

B

FIGURA 1-14. Condução do feixe. A, Arranjo linear. Em um transdutor com arranjo linear, elementos individuais ou grupos de elementos são disparados em seqüência. Isto gera uma série de feixes ultra-sonográficos paralelos, cada um perpendicular à face do transdutor. À medida que estes feixes se movem através da face do transdutor, eles geram as linhas de visão que se combinam para formar a imagem final. Dependendo do número de elementos transdutores e da seqüência na qual eles são disparados, a focalização em profundidades selecionadas a partir da superfície pode ser alcançada. **B,** Arranjo de fase. Um transdutor com arranjo de fase produz um setor do campo de visão disparando múltiplos elementos transdutores em uma seqüência precisa para gerar interferência das frentes de ondas acústicas. O feixe ultra-sonográfico que resulta gera uma série de linhas de visão em ângulos variáveis de um lado para outro do transdutor, produzindo um formato de setor de imagem.

Arranjos

A tecnologia atual usa um transdutor composto por múltiplos elementos, usualmente produzidos pelo corte com precisão de um pedaço de material piezoelétrico em numerosas pequenas unidades, cada uma com seu próprio eletrodo. Estes arranjos transdutores podem ser formados em várias configurações. Mais comumente estes arranjos são lineares, curvos, de fase ou anulares. Também foram desenvolvidos arranjos 2-D de alta densidade. Pelo tempo preciso de disparo da combinação de elementos nestes arranjos, a interferência das frentes de ondas geradas pelos elementos individuais pode ser explorada para mudar a direção do feixe ultra-sonográfico, e isto pode ser usado para fornecer um feixe passível de condução para a geração de imagens em tempo real de forma linear ou setorial.

Arranjos Lineares

Os transdutores com arranjo linear são usados comumente para aplicações em pequenas partes, vasculares e obstétricas, porque o formato de imagem retangular produzido por estes transdutores se enquadra bem com estas aplicações. Nestes transdutores, os elementos individuais estão arranjados de forma linear. Pelo disparo dos elementos transdutores em seqüência, individualmente ou em grupo, uma série de pulsos paralelos é gerada, cada uma formando uma linha de visão perpendicular à face do transdutor. Estas linhas individuais de visão se combinam para formar a imagem do campo de visão (Fig. 1-14A). Dependendo do número de elementos transdutores e da seqüência na qual eles são disparados, pode-se conseguir a focalização em profundidades selecionadas a partir da superfície.

Arranjos Curvos

Os arranjos lineares conformados em curvas convexas produzem uma imagem que combina uma superfície relativamente grande de campo de visão com um formato de apresentação setorial. Os transdutores com arranjo curvo são usados para várias aplicações, as versões maiores servindo para exames gerais do abdome, obstétrico e pélvico transabdominal. Os pequenos escaneadores com arranjo curvo e de alta freqüência são usados nas sondas transvaginais e transretais e para a formação da imagem em pediatria.

Arranjos de Fase

Ao contrário dos escaneadores setoriais mecânicos, os escaneadores com arranjo de fase não apresentam partes móveis. Um setor do campo de visão é produzido por múltiplos elementos transdutores disparados em uma seqüência precisa sob controle eletrônico. Controlando-se o tempo e a seqüência na qual os elementos transdutores individuais são disparados, a onda ultra-sonográfica que resulta pode ser conduzida em diferentes direções, bem como focalizada em diferentes profundidades (Fig. 1-14B). Pela rápida condução do feixe para gerar uma série de linhas de visão em ângulos variáveis de um lado a outro do transdutor, um formato de imagem setorial é produzido. Isto permite a fabricação de transdutores de tamanho relativamente pequeno, porém com grandes campos de visão na profundidade. Estes transdutores são particularmente úteis para o escaneamento intercostal para avaliar o coração, o fígado ou o baço e para exames em outras áreas com acesso limitado.

Arranjos Bidimensionais

Os arranjos transdutores podem ser formados pelo corte de um pedaço retangular de material transdutor perpendicularmente ao longo eixo para produzir um número de pequenos elementos retangulares ou criando-se uma série de elementos concêntricos aninhados uns nos outros em um pedaço circular de material piezoelétrico para produzir um arranjo anular. O uso de múltiplos elementos permite uma focalização precisa. Uma vantagem particular da construção em arranjo 2-D é que o feixe pode ser focalizado tanto na elevação quanto nos planos laterais e pode ser produzido um feixe uniforme e altamente focalizado (Fig. 1-15). Estes arranjos oferecem melhoras na resolução espacial e no contraste, bem como redução do desordenamento e são bem adequados para a coleta de dados de volumes de tecido para uso em processamento e visualização em 3-D. Ao contrário dos arranjos lineares 2-D, nos quais retardos no disparo dos elementos individuais podem ser usados para conduzir o feixe, os arranjos anulares não permitem a condução do feixe, e para serem usados na formação da imagem em tempo real precisa ser conduzido mecanicamente.

Seleção do Transdutor

As considerações práticas na seleção do transdutor ideal para uma dada aplicação incluem não apenas as necessidades de resolução espacial, porém a distância do objeto-alvo do transdutor, porque a penetração do ultra-som diminui à medida que a freqüência aumenta. Em geral **deve ser escolhida a freqüência ultra-sonográfica mais alta que permita a penetração até a profundidade de interesse**. Para vasos e órgãos superficiais, tais como a tireóide, mama ou testículo, situados de 1 a 3 cm da superfície, freqüências formadoras de imagem de 7,5 a 15 MHz são usadas usualmente. Estas altas freqüências são também ideais para as aplicações intra-operatórias. Para a avaliação de estruturas abdominais ou pélvicas mais profundas a mais de 12 a 15 cm da superfície, podem ser necessárias freqüências tão baixas quanto 2,25 a 3,5 MHz. Quando é necessária uma resolução maximal, é necessário um transdutor de alta freqüência com resolução lateral e de elevação excelente na profundidade de interesse.

Armazenamento e Visualização da Imagem

Com o ultra-som em tempo real, o *feedback* do usuário é imediato e fornecido pela tela do vídeo. O brilho e o contraste da imagem nesta tela são determinados pelos ajustes de brilho e contraste do monitor de vídeo pelo ajuste do sistema

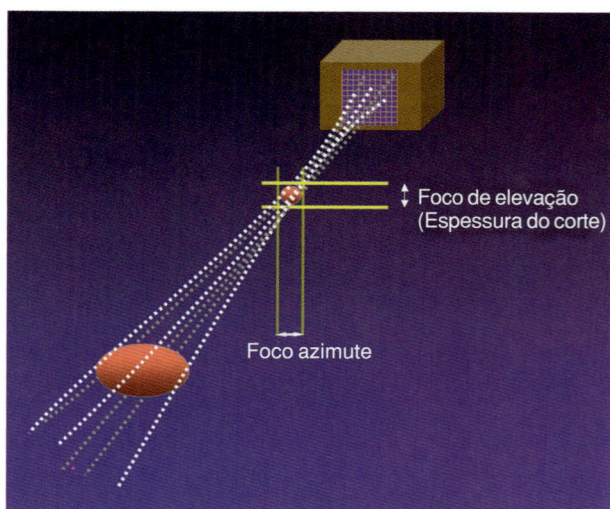

FIGURA 1-15. Arranjo bidimensional. Os arranjos bidimensionais de alta densidade consistem em uma matriz bidimensional de elementos transdutores, permitindo a aquisição de dados de um volume em vez de um único plano de tecido. O controle eletrônico preciso dos elementos individuais oferece uma oportunidade para ajustar o foco tanto no plano azimute quanto no plano de elevação.

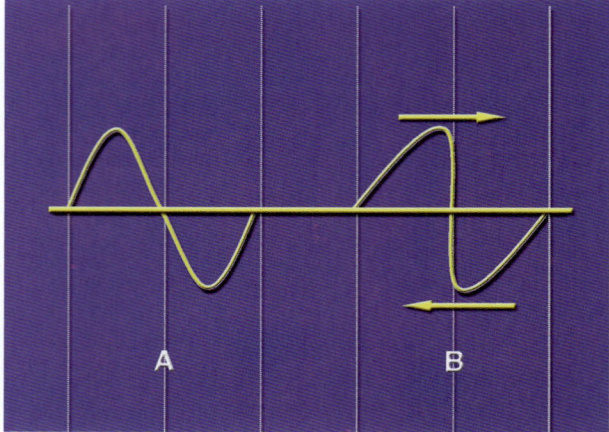

FIGURA 1-16. Geração harmônica. A forma da onda transmitida é mostrada em **A**. À medida que o som é propagado através do tecido, o componente de alta pressão da onda viaja mais rapidamente que o componente rarefacional, produzindo uma distorção (**B**) da onda e gerando componentes de freqüência mais elevada (harmônicos). (De Merritt CR: Technology Update. Radiol Clin North Am 2001; 39: 385-397.)

de ganho e da CGT. Provavelmente o fator isolado de maior valor que compromete a qualidade da imagem em muitos departamentos do ultra-som é o ajuste inadequado da imagem no vídeo e a falta de apreciação da relação dos ajustes da imagem no vídeo com o aspecto da imagem gerada pela máquina. Por causa da importância da imagem de vídeo em tempo real para fornecer *feedback* para o usuário, é essencial que a imagem e as condições de iluminação sob as quais a imagem é vista sejam padronizadas e ajustadas ao tipo de equipamento.

A interpretação das imagens e o armazenamento em arquivo das imagens podem ser na forma de transparências impressas no filme por câmeras ópticas ou a *laser*, videoclipe ou através do uso de arquivos digitais dos quadros e sistemas de comunicação (ADQSC). Cada vez mais o armazenamento digital está sendo usado para arquivar as imagens ultra-sonográficas.

Modos Especiais de Formação da Imagem

Formação Harmônica da Imagem

A variação da propagação da velocidade do som na gordura e em outros tecidos próximos ao transdutor resulta em aberração de fase que distorce o campo ultra-sonográfico, produzindo ruído e desordenamento na imagem ultra-sonográfica. A formação harmônica da imagem tecidual oferece uma abordagem para a redução dos efeitos das aberrações de fase.[5] A propagação não-linear do ultra-som através do tecido está associada a uma propagação mais rápida do componente de alta pressão da onda de pressão ultra-sonográfica comparada com a de seu componente negativo (rarefacional). Isto resulta em um aumento progressivo da distorção do pulso acústico à medida que ele trafega no tecido e causa a geração de múltiplos ou harmônicos da freqüência transmitida (Fig. 1-16). A formação harmônica da imagem tecidual leva vantagem da geração destes harmônicos na profundidade. Uma vez que a geração dos harmônicos exige a interação do campo transmitido com o tecido onde ocorre a propagação, a geração harmônica não está presente próxima à interface transdutor/pele, e só se torna importante a alguma distância do transdutor. Na maioria dos casos, os campos próximos e distantes da imagem são menos afetados pelos harmônicos que as localizações intermediárias. Usando-se transdutores com banda larga e filtragem de sinal ou pulsos codificados, os sinais harmônicos refletidos das interfaces teciduais podem ser mostrados seletivamente. Como a maioria dos artefatos é causada pela interação do feixe de ultra-som com as estruturas superficiais ou por aberrações nas bordas do perfil do feixe, estes artefatos são eliminados usando-se a formação harmônica da imagem porque os sinais produtores de artefatos não contém energia suficiente para gerar freqüências harmônicas, e são, portanto, filtrados durante a formação da imagem. As imagens geradas usando-se os harmônicos, teciduais mostram freqüentemente ruído e desordenamento reduzidos (Fig. 1-17). Como os feixes harmônicos são mais estreitos que os feixes originalmente transmitidos, a resolução espacial é melhorada e os lobos laterais são reduzidos.

Composição Espacial

Uma importante fonte de degradação da imagem e perda do contraste é o salpico ultra-sonográfico. O salpico resulta das interações construtivas e destrutivas dos campos acústicos gerados pela dispersão do ultra-som pelos pequenos refletores teciduais. O padrão de interferência dá às imagens ultra-

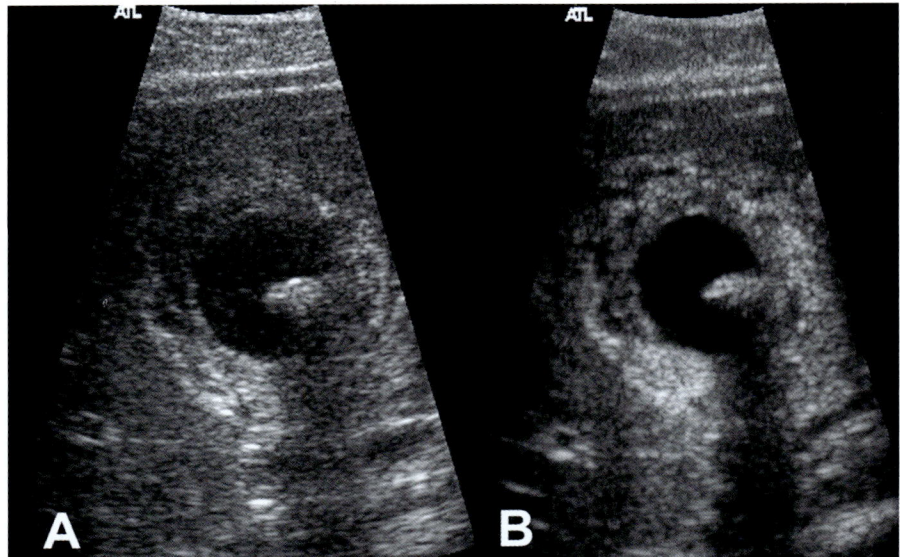

FIGURA 1-17. Formação da imagem tecidual harmônica. Imagens **convencional (A)** e **tecidual harmônica (B)** da vesícula biliar de um paciente com colecistite aguda. Observe a redução do ruído e o desordenamento na imagem tecidual harmônica. Como os feixes harmônicos não interagem com as estruturas superficiais e são mais estreitos que os feixes originariamente transmitidos, a resolução espacial é melhorada e o desordenamento e os lobos laterais são reduzidos. (De Merritt CR: Technology Update. Radiol Clin North Am 2001; 39: 385-397.)

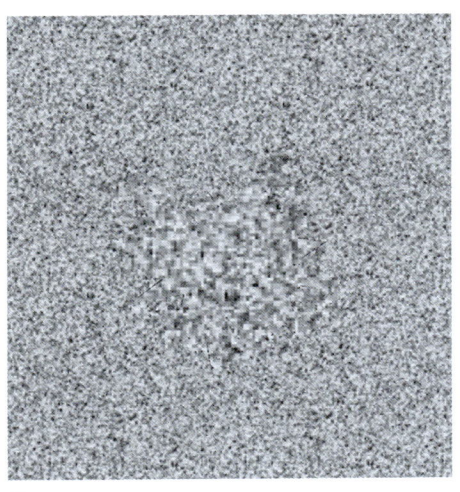
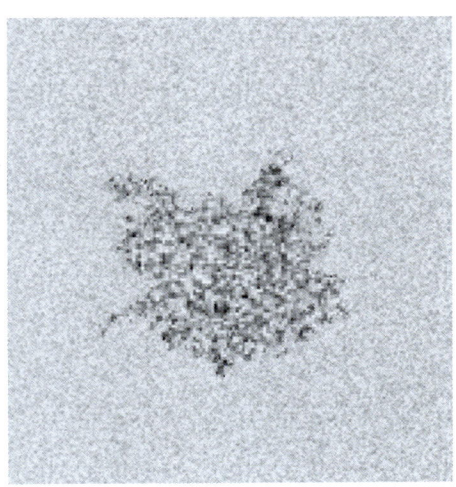

FIGURA 1-18. Salpico e contraste. O efeito do salpico na resolução do contraste está ilustrado. O ruído salpico obscurece parcialmente a lesão simulada (**A**). O salpico foi reduzido (**B**), aumentando-se o contraste entre a lesão e o fundo. (De Merritt CR: Technology Update. Radiol Clin North Am 2001; 39: 385-397.)

A   B

sonográficas seu aspecto granuloso característico (Fig. 1-6), reduzindo o contraste (Fig. 1-18) e tornando mais difícil a identificação de características sutis. Pela soma de imagens de diferentes ângulos de escaneamento através do escaneamento composto, pode-se conseguir uma melhora significativa na razão contraste:ruído (salpico) (Fig. 1-19). Isto porque o salpico é randômico e a geração de uma imagem pela composição vai reduzir o ruído salpico porque apenas o sinal é reforçado. Além disso, a composição espacial pode reduzir os artefatos que resultam quando um feixe de ultra-som atinge um refletor especular em um ângulo maior ou menor que 90 graus. Na formação convencional da imagem em tempo real, cada linha de escaneamento usada para gerar a imagem atinge o alvo em um ângulo fixo e constante. Como resultado, os refletores fortes que não estejam perpendiculares ao feixe de ultra-som dispersam o som em direções que impedem sua clara detecção e demonstração. Isto, por sua vez, resulta em uma pobre definição das margens e em limites menos distintos para os cistos e outras massas. Achou-se que a composição reduz estes artefatos (Fig. 1-20). As limitações da composição são a diminuição da visão do sombreamento e do reforço; entretanto, estas são compensadas pela capacidade de avaliar lesões, tanto sem quanto com a composição, preservando o sombreamento e o reforço quando estas características forem importantes para o diagnóstico.[6]

Ultra-som 3-D

Os escaneadores 3-D dedicados, usados para o escaneamento fetal, ginecológico e cardíaco podem empregar o registro da imagem com base no *hardware*, arranjos 2-D de alta densidade ou registros dos planos de escaneamento por *software* à medida que volume de tecido é adquirido. A formação da imagem em 3-D permite que os dados de volume sejam vistos em múltiplos planos de formação de imagem e permite uma medida acurada do volume da lesão (Fig. 1-21).

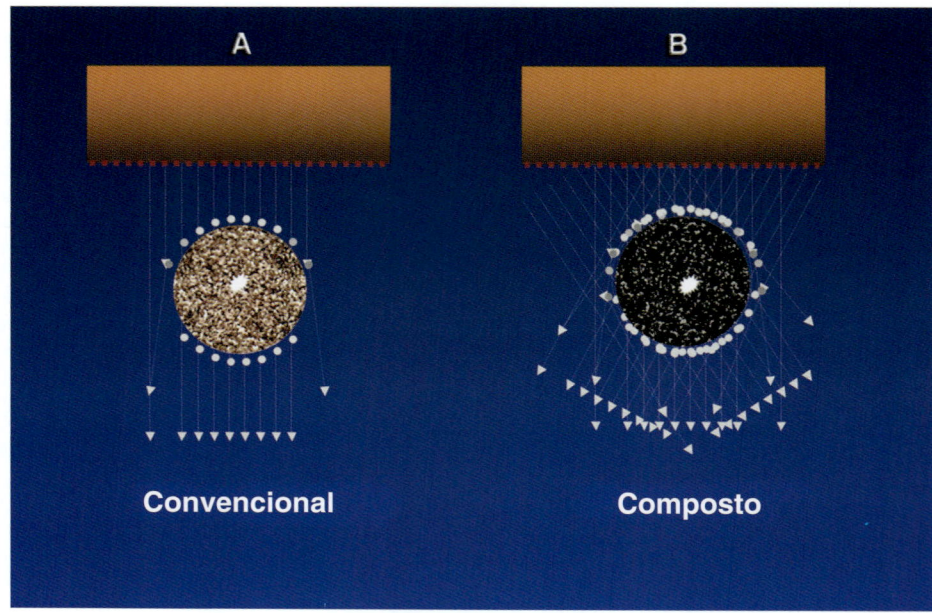

FIGURA 1-19. Composição espacial. A formação da imagem convencional (**A**) está limitada a um ângulo fixo de incidência das linhas do escaneamento ultrasonográfico nas interfaces teciduais, resultando em pouca definição dos refletores especulares que não são perpendiculares ao feixe. A **composição espacial** (**B**) combina as imagens obtidas pela incidência do som no alvo de múltiplos ângulos. Além de melhorar as interfaces de detecção, a composição reduz o ruído salpico porque apenas o sinal é reforçado, enquanto o salpico, por ser randômico, não é. Isto melhora o contraste.

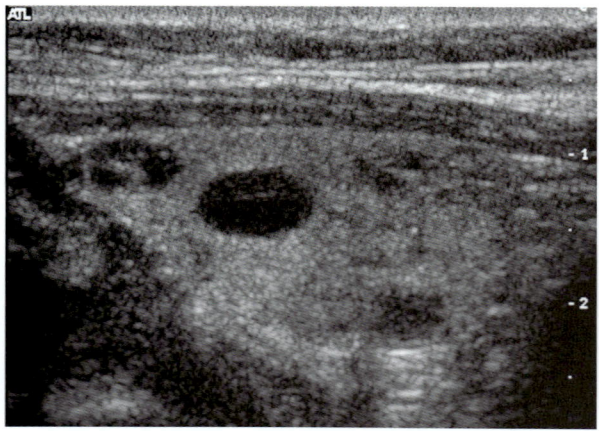
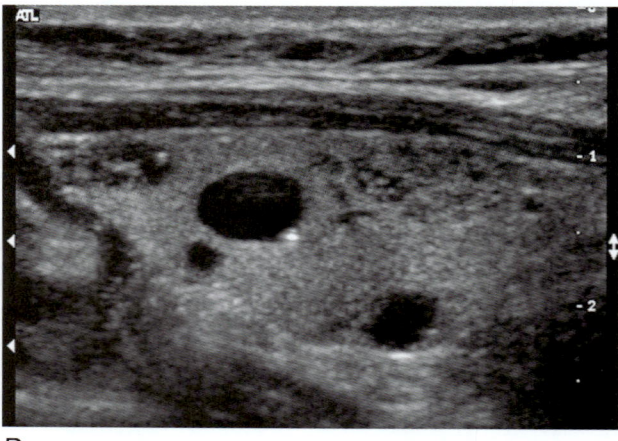

FIGURA 1-20. Composição espacial. São comparadas as imagens **convencional** (**A**) e **composta** (**B**) da tireóide. Observe o salpico reduzido bem como uma melhor definição das margens dos nódulos sólidos e císticos no interior da tireóide. As características dos pequenos cistos, as calcificações e as estruturas próximas ao campo são mais claramente demonstradas. (De Merritt CR: Technology Update. Radiol Clin North Am 2001; 39: 385-397.)

QUALIDADE DA IMAGEM

As determinantes-chave da qualidade de uma imagem ultrasonográfica incluem suas resoluções espacial, de contraste, e temporal, e ausência de certos artefatos.

Resolução Espacial

A capacidade de diferenciar dos objetos situados muito próximos como estruturas distintas é determinada pela resolução espacial do aparelho ultra-sonográfico. A resolução espacial tem que ser considerada em três planos, e há diferentes determinantes de resolução em cada um destes. A mais simples é a resolução ao longo do eixo do feixe de ultra-som — **resolução axial**. Com a onda de ultra-som pulsada, o transdutor introduz uma séria de breves disparos de som no interior do corpo. Cada pulso de ultra-som consiste tipicamente em dois ou três ciclos de som. A extensão do pulso é o produto do comprimento de onda vezes o número e ciclos no pulso. A resolução axial, a resolução máxima ao longo do eixo do feixe, é determinada pela extensão do pulso (Fig. 1-22). Como a freqüência do ultra-som e o comprimento de onda são inversamente proporcionais, a extensão do pulso diminui à medida que a freqüência formadora de imageamento aumenta. Como a extensão do pulso determina a

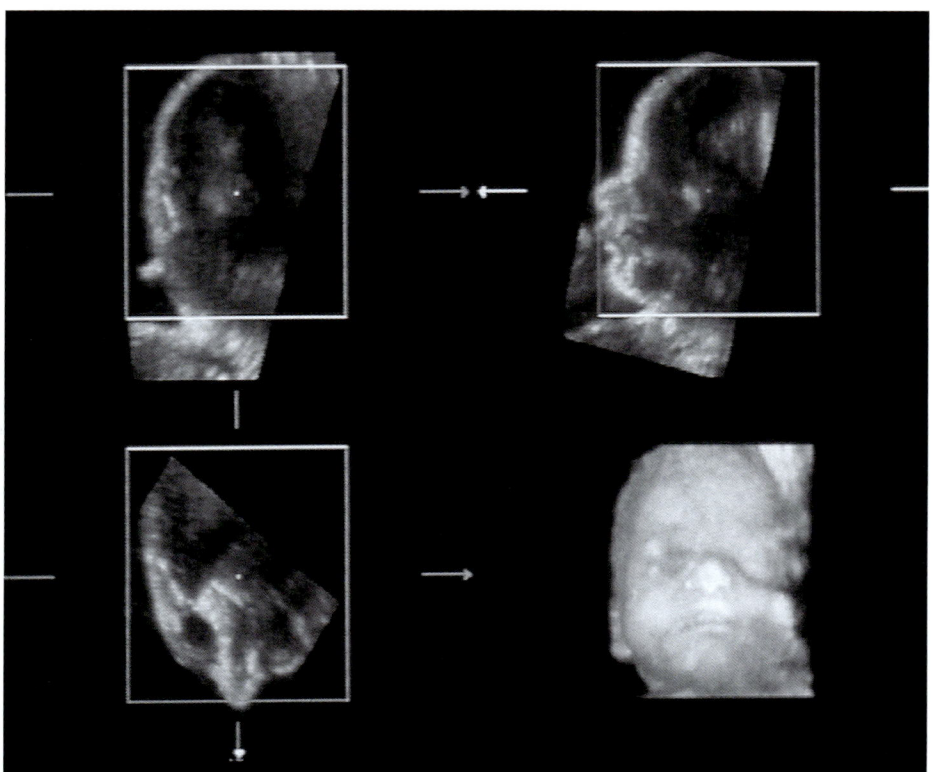

FIGURA 1-21. Ultra-som 3-D. O ultra-som 3-D permite a coleção e a revisão de dados obtidos de um volume de tecido em múltiplos planos de imagem, bem como a apresentação das características da superfície. (De Merritt CR: Technology Update. Radiol Clin North Am 2001; 39: 385-397.)

resolução máxima ao longo do eixo do feixe de ultra-som, maiores freqüências do transdutor fornecem imagens com maior resolução. Por exemplo, um transdutor operando a 5 MHz produz som com um comprimento de onda de 0,308 mm. Se cada pulso consiste em três ciclos de som, a extensão do pulso é um pouco menos que 1 mm, e isto se torna a resolução máxima ao longo do eixo do feixe. Se a freqüência do transdutor for aumentada para 15 MHz, a extensão do pulso será menor que 0,4 mm, permitindo a resolução de detalhes menores.

Além da resolução axial, a resolução nos planos perpendiculares ao eixo do feixe tem que ser considerada. A **resolução lateral** se refere à resolução no plano perpendicular ao eixo e paralela ao transdutor. A **resolução do azimute ou de elevação** se refere à espessura do corte no plano perpendicular ao feixe e ao transdutor (Fig. 1-23). A resolução lateral é determinada pela largura do feixe ultra-sonográfico. O ultra-som é um método tomográfico de formação de imagem que produz pequenas fatias de informação do corpo, e, a largura e a espessura do feixe ultra-sonográfico são importantes determinantes da qualidade da imagem. Largura e espessura excessiva do feixe limitam a capacidade de delinear pequenas características, tais como as pequenas áreas císticas na placa ateromatosa associadas a hemorragia intraplaca. A largura e a espessura do feixe de ultra-som determinam a resolução lateral e a resolução de elevação, respectivamente. As resoluções lateral e de elevação são significativamente mais pobres que a resolução axial do feixe. A resolução lateral é controlada pela focalização do feixe, usualmente pelo faseamento eletrônico, para alterar a largura do feixe na profundidade de interesse selecionada. A resolução de elevação é determinada pela construção do transdutor e, geralmente, não pode ser controlada pelo usuário.

CILADAS NA FORMAÇÃO DA IMAGEM

No ultra-som, talvez mais que em qualquer outro método de formação de imagem, a qualidade da informação obtida é determinada pela capacidade do operador em reconhecer e evitar artefatos e ciladas.[7] Muitos artefatos na imagem são induzidos por erros na técnica de escaneamento ou pelo uso impróprio do instrumento e são evitáveis. Os artefatos podem sugerir a presença de estruturas que não estão presentes, causando erros de diagnóstico, ou eles podem fazer com que achados importantes sejam obscurecidos. Como uma compreensão do artefato é essencial para a interpretação correta dos exames ultra-sonográfico, vários dos artefatos mais importantes merecem discussão.

Muitos artefatos sugerem a presença de estruturas que não estão de fato presentes. Estes incluem a reverberação, a refração e os lobos laterais. Os **artefatos de reverberação** se originam quando o sinal ultra-sonográfico se reflete repetidamente entre interfaces altamente reflexivas, porém nem sempre próximas ao transdutor (Fig. 1-24). As reverberações podem também dar a falsa impressão de estruturas sólidas em áreas onde apenas líquido está presente. Certos tipos de reverberação podem ser úteis porque permitem a identificação de um tipo específico de refletor, tal como um grampo cirúrgico. Os artefatos de reverberação podem usualmente

FIGURA 1-22. Resolução axial. A, A resolução axial é a resolução ao longo do eixo do feixe, e **B** é determinada pelo comprimento do pulso. O comprimento do pulso é o produto do comprimento de onda (que diminui com o aumento da freqüência) pelo número de ondas (usualmente de duas a três). Uma vez que o comprimento do pulso determina a resolução axial, transdutores com maiores freqüências fornecem imagens com maior resolução. Por exemplo, um transdutor operando a 5 MHz produz um som com um comprimento de onda de 0,31 mm. Se cada pulso consistir em três ciclos de som, o comprimento do pulso é um pouco menor que 1 mm, e objetos (A) e (B), que distam entre si 0,5 mm, não podem ser resolvidos como estruturas separadas. Se a freqüência do transdutor for aumentada para 15 MHz, o comprimento do pulso é menor que 0,3 mm, permitindo que (A) e (B) sejam identificadas como estruturas separadas.

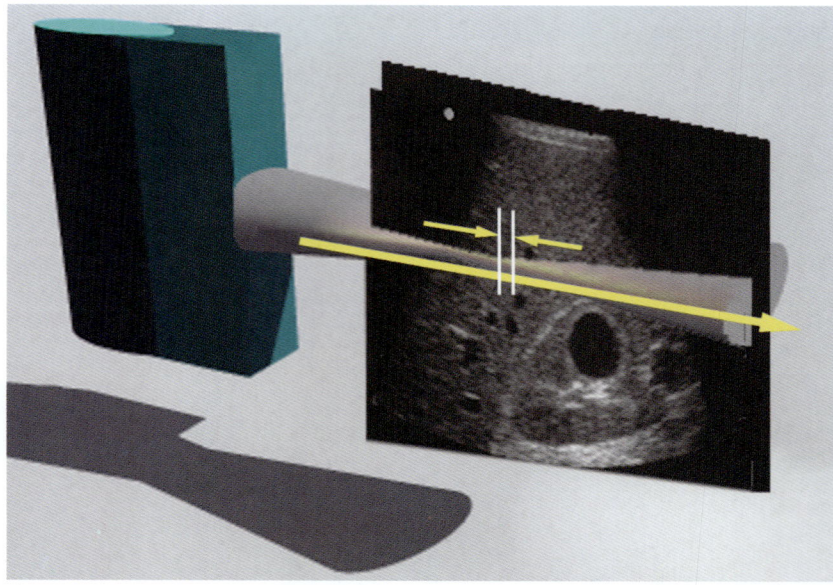

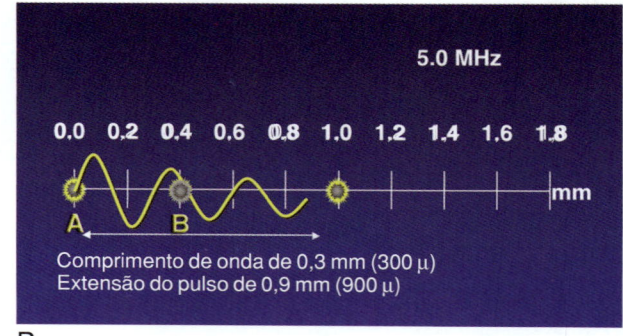

FIGURA 1-23. Resoluções lateral e de elevação. A resolução nos planos perpendiculares ao eixo do feixe é um importante determinante da qualidade da imagem. A resolução lateral (L) é a resolução no plano perpendicular ao feixe e paralelo ao transdutor, e é determinada pela largura do feixe ultra-sonográfico. A resolução lateral é controlada pela focalização do feixe, usualmente por faseamento eletrônico para alterar a largura do feixe em uma profundidade de interesse selecionada. O azimute ou resolução de elevação (E) é determinada pela espessura do corte no plano perpendicular ao feixe e ao transdutor. A resolução de elevação é controlada pela construção do transdutor. Tanto a resolução lateral quanto a resolução de elevação são menores que a resolução axial.

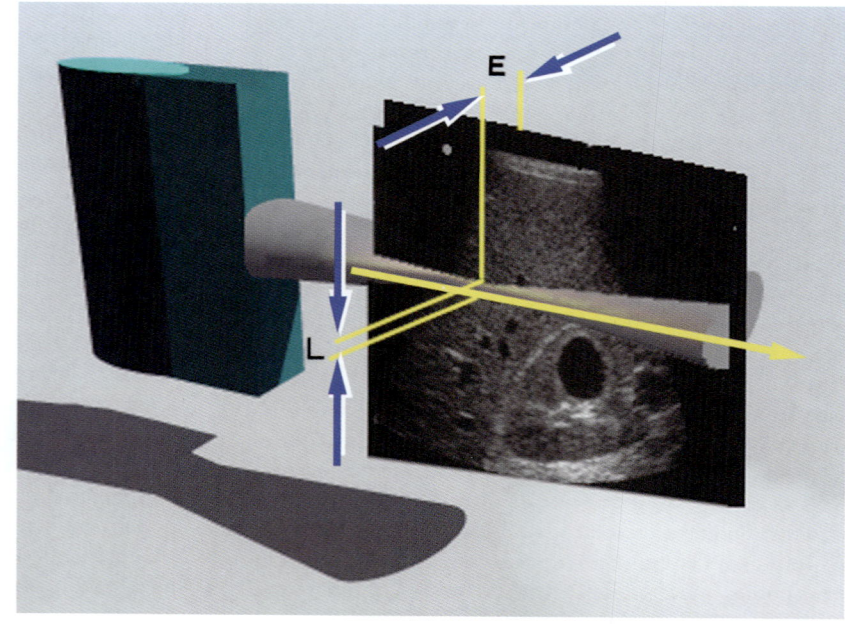

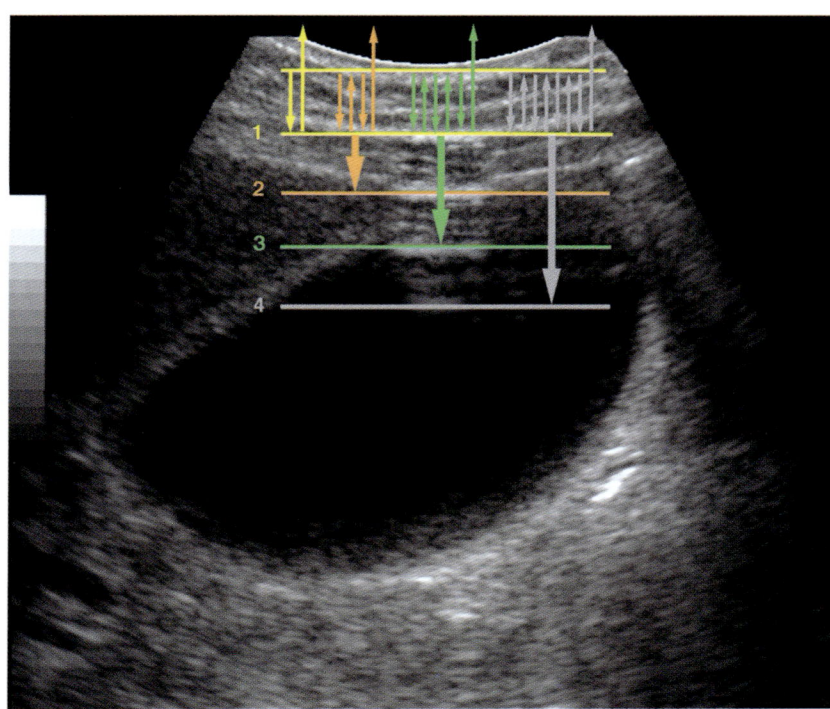

FIGURA 1-24. Artefato de reverberação. Os artefatos de reverberação surgem quando o sinal ultra-sonográfico se reflete repetidamente entre as interfaces altamente refletivas próximas ao transdutor, resultando no retardo do retorno do eco ao transdutor. Isto aparece na imagem como uma série de ecos regularmente espaçados à medida que a profundidade aumenta. O eco com profundidade 1 é produzido pelo simples reflexo de uma imagem forte. Os ecos nos níveis de 2 a 4 são produzidos por múltiplas reflexões entre esta interface a superfície (imagem simulada).

ser reduzidos ou eliminados pela mudança no ângulo de escaneamento ou no posicionamento do transdutor para evitar as interfaces paralelas que contribuem para o artefato.

A **refração** provoca uma curvatura no feixe de som de maneira que alvos que não estejam ao longo do eixo do transdutor sejam atingidos. Suas reflexões são então detectadas e mostradas na imagem. Isto pode fazer com que apareçam estruturas na imagem que de fato estão fora do volume que o investigador presume que está sendo examinado (Fig. 1-7) Da mesma forma, os **lobos laterais** podem produzir ecos que confundem, originando-se dos feixes de som que se situam fora do feixe ultra-sonográfico principal (Fig. 1-25). Estes artefatos são de importância clínica porque podem criar a impressão de estruturas ou resíduos em estruturas preenchidas com líquido (Fig. 1-26). Os lobos laterais podem também resultar em erros de medida, por reduzir a resolução lateral. Assim como na maioria dos outros artefatos, o reposicionamento do transdutor e de sua zona focal ou o uso de um transdutor diferente usualmente permite a diferenciação dos artefatos dos ecos verdadeiros.

Os artefatos podem também remover ecos reais da tela ou obscurecer informações, e patologias importantes e doenças importantes podem ser perdidas. O **sombreamento** resulta quando há uma redução marcante na intensidade do ultra-som na profundidade de um refletor forte ou de atenuador. O sombreamento causa perda parcial ou completa das informações, por causa da atenuação do som pelas estruturas superficiais. Outra causa comum de perda da informação na imagem e o ajuste impróprio do sistema de ganho e do CGT. Muitos ecos de baixo nível estão próximos aos níveis do ruído do equipamento, e são necessárias habilidade e experiência para ajustar os controles do instrumento para mostrar o máximo de informação e o mínimo de ruído. **Pobres ângulos de escaneamento, penetração inadequada** e **pobre resolução** podem também resultar em perda de informação significativa. A seleção pouco cuidadosa da freqüência do transdutor e a falta de atenção às características focais do feixe vão causar a perda de informação da profundidade dos refletores de baixa amplitude e dos alvos pequenos. Os artefatos ultra-sonográficos podem alterar o tamanho, a forma e a posição das estruturas. Por exemplo, um **artefato de múltiplas vias** é criado quando a via de retorno do eco não é a esperada, resultando na demonstração do eco em uma localização imprópria na imagem (Fig. 1-27)

SONOGRAFIA DOPPLER

A formação convencional da imagem com o ultra-som modo-B usa técnicas de transmissão de pulsos e ecos, de detecção e de demonstração. Breves pulsos de energia ultra-sonográfica emitidos pelo transdutor são refletidos pelas interfaces acústicas no interior do corpo. A precisão do tempo permite a determinação da profundidade de onde o eco se origina. Quando uma onda de pulso ultra-sonográfico é refletida por uma interface, o sinal retrodispersado (refletido) contém informações sobre amplitude, fase e freqüência (Fig. 1-28). Estas informações permitem a inferência da posição, da natureza e da movimentação da interface refletindo o pulso. A formação da imagem no ultra-som modo-B usa apenas as informações da amplitude no sinal retrodispersado para gerar a imagem, com as diferenças na potência dos refletores demonstrada na imagem em várias tonalidades de cinza. Os alvos com movimentos rápidos, tais como

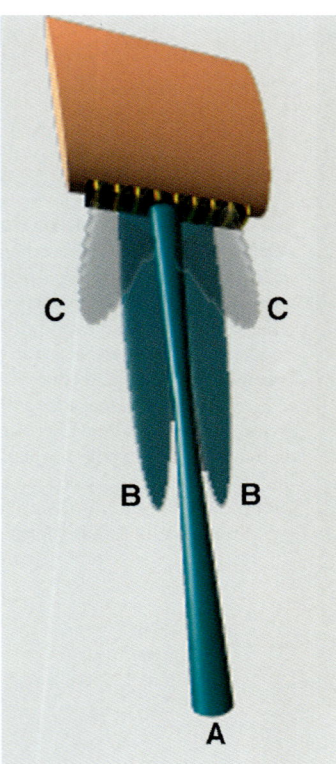

FIGURA 1-25. Lobos laterais. Embora a maior parte da energia gerada por um transdutor seja emitida em um feixe ao longo do eixo central do transdutor (A), alguma energia é também emitida pelos lados do feixe primário (B e C). Estes são chamados de lobos laterais e têm intensidade menor que o feixe primário. Os lobos laterais podem interagir com refletores fortes que estão fora do plano de escaneamento e produzir artefatos que são mostrados na imagem ultra-sonográfica (ver também Fig. 1-26).

as hemácias na corrente sangüínea, produzem ecos de baixa amplitude que não são comumente demonstrados, resultando em um padrão relativamente anecóico no interior da luz dos grandes vasos.

Embora as imagens na escala de cinza se baseiem na amplitude do sinal ultra-sonográfico retrodispersado, informações adicionais estão presentes nos ecos que retornam, podendo ser utilizadas para avaliar o movimento dos alvos móveis. Quando um som de alta freqüência atinge uma interface estacionária, o ultra-som refletido apresenta essencialmente as mesmas freqüências e comprimento de onda que o som transmitido (Fig. 1-29A). Se, entretanto, a interface refletora estiver em movimento em relação ao feixe sonoro emitido pelo transdutor, há uma alteração na freqüência do som dispersado pelo objeto em movimento (Fig. 1-29B, C). Esta alteração na freqüência é diretamente proporcional à velocidade da interface refletora em relação ao transdutor e, um resultado, é o efeito Doppler. A relação da freqüência do ultra-som que retorna com a velocidade do refletor é descrita pela equação Doppler:

$$\Delta F = (F_R - F_T) = 2F_T v/c \qquad 5$$

A variação Doppler na freqüência é ΔF; F_R é a freqüência do som refletido pelo alvo em movimento; F_T é a freqüência do som emitido pelo transdutor; v é a velocidade do alvo na direção do transdutor; e c é a velocidade do som no meio. A variação Doppler na freqüência ΔF, como anteriormente descrito, aplica-se somente se o alvo estiver se movendo no sentido do transdutor ou no sentido contrário a ele, como mostrado na Figura 1-30A. Na maioria dos cenários clínicos, a direção do feixe de ultra-som raramente está no mesmo sentido ou no sentido contrário à direção do fluxo, e

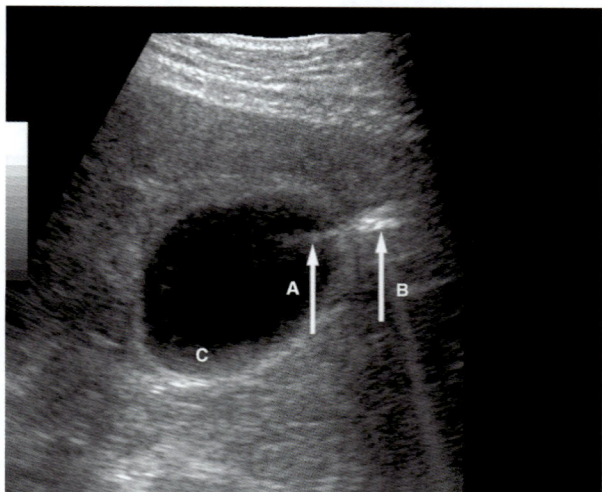

FIGURA 1-26. Artefato do lobo lateral. A imagem transversal da vesícula biliar revela um eco interno brilhante (A) que sugere uma faixa ou um septo no interior da vesícula biliar. Este é um artefato de lobo lateral relacionado com a presença de um refletor forte fora do plano (B) medial à vesícula biliar. Os ecos de baixo nível na porção dependente da vesícula biliar (C) são também artefatos e são causados pelo mesmo fenômeno. Os artefatos do lobo lateral e da espessura do corte são de importância clínica porque eles podem criar a impressão de resíduos nas estruturas preenchidas por líquido. Assim como a maioria dos outros artefatos, a reposição do transdutor e de sua zona focal ou o uso de um transdutor diferente permite usualmente a diferenciação dos artefatos dos ecos verdadeiros.

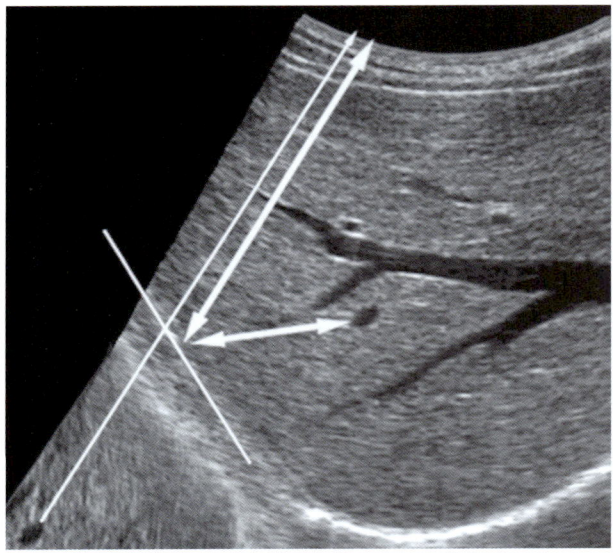 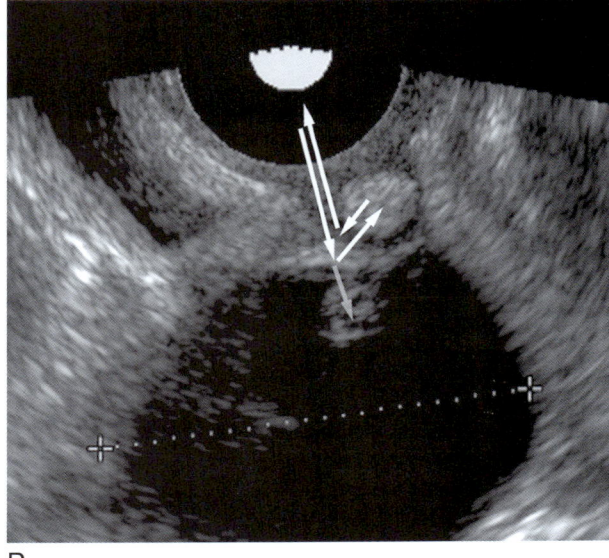

FIGURA 1-27. Artefato de múltiplas vias. Os ecos refletidos pelo **diafragma (A)** e pela parede de um **cisto de ovário (B)** criam vias complexas de eco que retardam o retorno dos ecos ao transdutor. Isto resulta na demonstração destes ecos em uma profundidade maior do que normalmente deveriam aparecer. Em **A**, isto resulta em uma imagem artefato do fígado aparecendo acima do diafragma (imagem simulada). Em **B**, o efeito é mais sutil e mais provavelmente causaria um erro de interpretação porque o artefato sugere um nódulo mural no que é de fato um simples cisto de ovário.

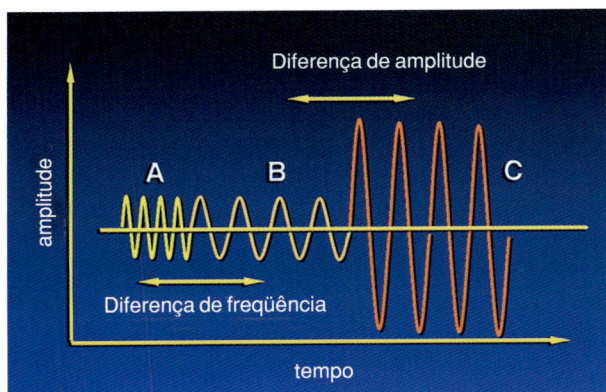

FIGURA 1-28. Informação retrodispersada (refletida). O sinal ultra-sonográfico retrodispersado (refletido) contém informações relativas à amplitude, fase e freqüência. Os sinais (B) e (C) diferem em amplitude, porém tem a mesma freqüência. As diferenças de amplitude são usadas para gerar a imagem modo-B. Os sinais (A) e (B) diferem em freqüência, porém apresentam amplitudes similares. Estas diferenças de freqüência são a base do ultra-som Doppler.

o feixe ultra-sonográfico se aproxima do alvo móvel em um ângulo denominado ângulo Doppler (Fig. 1-30B). Neste caso, a variação da freqüência ΔF é reduzida na proporção do cosseno deste ângulo. Portanto:

$$\Delta F = (F_R - F_T) = (2F_T v/c)\cos\theta$$

onde θ é o ângulo entre o eixo do fluxo e o feixe de ultra-som incidente. Se o ângulo Doppler puder ser medido, é possível a estimativa da velocidade do fluxo. A estimativa acurada da velocidade do alvo exige uma medida precisa tanto da variação Doppler na freqüência quando do ângulo de incidência sonora em relação ao alvo em movimento. Á medida que o ângulo Doppler, θ, se aproxima de 90 graus, o cosseno de θ se aproxima de 0. **Em um ângulo de 90 graus** não há movimento relativo do alvo no mesmo sentido ou no sentido contrário ao do transdutor e, **não se detecta variação na freqüência Doppler** (Fig. 1-31). Como o cosseno do ângulo Doppler varia rapidamente para ângulos maiores que 60 graus, a correção acurada do ângulo exige que as medidas Doppler sejam feitas com ângulos menores que 60 graus. Acima de 60 graus, alterações relativamente pequenas no ângulo Doppler estão associadas a grandes alterações no cosθ, e, portanto, um pequeno erro na estimativa do ângulo Doppler pode resultar em um grande erro na estimativa da velocidade. Estas considerações são importantes no uso tanto dos instrumentos dúplex quando do fluxo colorido, porque a formação ótima da imagem da parede do vaso é obtida quando o eixo do transdutor estiver perpendicular à parede, enquanto as diferenças máximas na freqüência Doppler são obtidas quando o eixo do transdutor e a direção do fluxo estiverem com um ângulo relativamente pequeno.

Nas aplicações vasculares periféricas é altamente desejável que as freqüências Doppler medidas sejam corrigidas para o ângulo Doppler para fornecer a medida da velocidade. Isto permite que dados de sistemas que usem diferentes freqüências Doppler sejam comparados e que se eliminem erros na interpretação dos dados das freqüências obtidas em diferentes ângulos Doppler. Para as aplicações abdominais, as **medidas de velocidade corrigidas pelo ângulo** são encorajadas, embora as avaliações qualitativas do fluxo sejam feitas freqüentemente usando-se apenas os

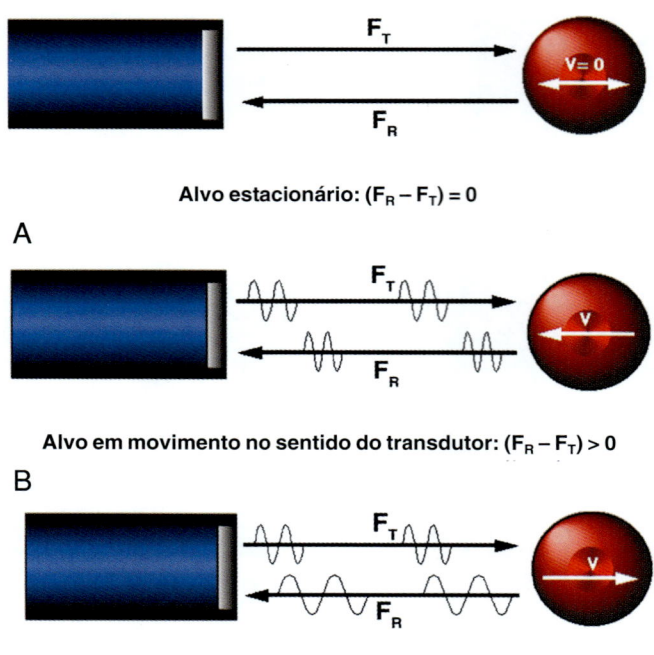

FIGURA 1-29. Efeito Doppler. A, Alvo estacionário. Se a interface de reflexão for estacionária, o ultra-som retrodispersado (refletido) tem a mesma freqüência ou comprimento de onda que o som transmitido, e não há diferença entre as freqüências transmitida (F_T) e refletida (F_R). **B e C, Alvos móveis.** Se a interface refletora estiver em movimento em relação ao feixe de som emitido pelo transdutor, há uma alteração na freqüência do som dispersado (refletido) pelo objeto em movimento. Quando a interface se move em direção ao transdutor (**B**) a diferença é refletida e a freqüência transmitida é superior a zero. Quando o alvo se move para longe do transdutor (**C**) esta diferença é menor que zero. A equação Doppler é a velocidade do objeto em movimento. (De Merritt CRB: Doppler US: The basics. Radiographics 1991; 11: 109-119.)

dados da variação Doppler na freqüência. A inter-relação da freqüência do transdutor, F_T, e do ângulo Doppler, θ, com a variação Doppler na freqüência e com a velocidade do alvo descrita na equação Doppler são importantes no uso clínico adequado do equipamento Doppler.

Processamento e Demonstração do Sinal Doppler

Existem várias opções para o processamento de ΔF; a variação da freqüência Doppler, para fornecer informações úteis com relação à direção e à velocidade do sangue. As variações da freqüência Doppler encontradas clinicamente caem na faixa audível. Este sinal audível pode ser analisado pelo ouvido e, com treinamento, o operador pode identificar muitas características do fluxo. Mais comumente, os dados da variação Doppler são mostrados na forma de gráficos como curvas de variação de tempo do espectro da freqüência do sinal que retorna. Uma transformação rápida de Fourier é usada para realizar-se a análise da freqüência. O espectro da freqüência Doppler resultante mostra a variação com o tempo das freqüências Doppler presentes no volume analisado, o envelope do espectro representa as freqüências máximas presentes em um ponto qualquer do tempo e a largura do espectro em qualquer ponto indica a faixa das freqüências presentes (Fig. 1-32A). Em muitos instrumentos, a amplitude de cada componente de freqüência é mostrada em escala de cinza. A presença de um grande número de freqüências diferentes em um dado ponto do ciclo cardíaco resulta no chamado **alargamento espectral.**

Nos sistemas de formação de imagem Doppler com fluxo colorido, a informação sobre a velocidade determinada pelas medidas Doppler é mostrada como uma característica da própria imagem (Fig. 1-32B). Além da detecção da variação da freqüência Doppler de cada pixel da imagem, estes sistemas também podem fornecer uma onda Doppler com pulso com amplitude do portão com análise espectral para a demonstração dos dados.

Instrumental Doppler

Ao contrário da ultra-sonografia no modo-A, modo-M e modo-B em escala de cinza, que mostram as informações das interfaces teciduais, os instrumentos com ultra-som Doppler estão otimizados para demonstrar informações sobre o fluxo. Os aparelhos Doppler mais simples usam uma onda contínua em vez de uma onda ultra-sonográfica pulsada, usando dois transdutores que transmitem e recebem o ultra-som continuamente (**onda contínua ou Doppler OC**). Os feixes transmitidos e recebidos se superpõem em um volume

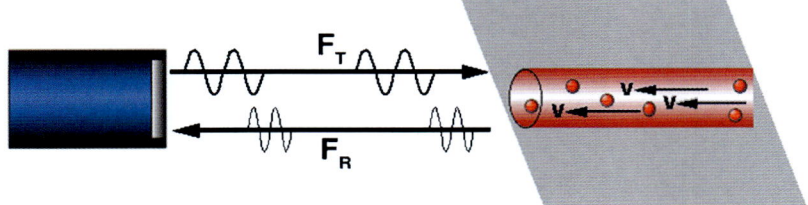

$$\Delta F = F_R - F_T = \frac{2 \cdot F_T \cdot v}{c}$$

A

FIGURA 1-30. Equações Doppler. A equação Doppler descreve a relação do desvio da freqüência Doppler com a velocidade do alvo. **A**, Na sua forma mais simples, presume-se que a direção do feixe de ultra-som é paralela à direção do movimento do alvo. Esta situação não é usual na prática clínica. Mais freqüentemente o ultra-som impacta o vaso em um ângulo, θ. **B**, Neste caso o desvio na freqüência Doppler detectado é reduzido na proporção do cosseno de θ. (De Merritt CRB: Doppler US: The basics. Radiographics 1991; 11: 109-119.)

$$\Delta F = F_R - F_T = \frac{2 \cdot F_T \cdot v \cdot \cos\theta}{c}$$

B

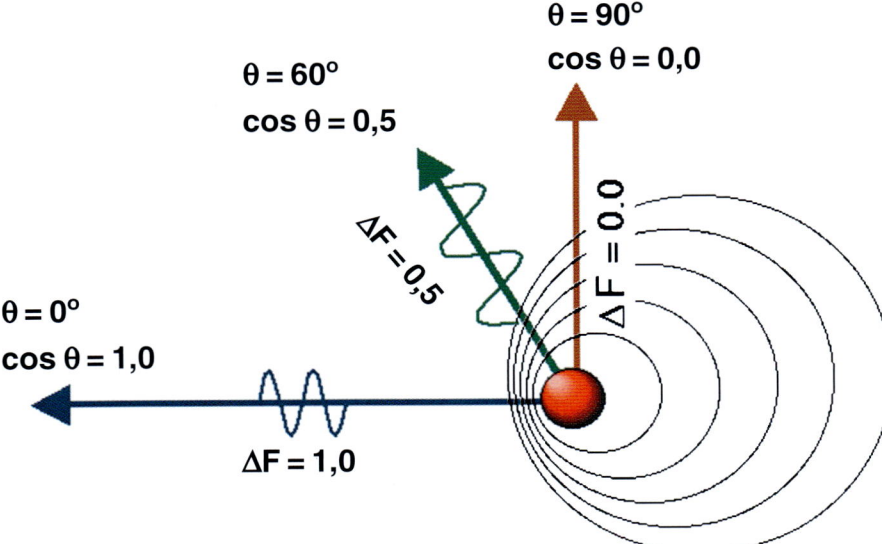

FIGURA 1-31. Ilustra-se o efeito do ângulo Doppler no desvio de freqüência detectado pelo transdutor. Em um ângulo de 60 graus, o desvio de freqüência detectado é apenas 50% do desvio detectado em um ângulo de 0 grau. A 90 graus não há movimento relativo do alvo no mesmo sentido ou no sentido contrário ao transdutor, e não se detecta desvio de freqüência. O desvio de freqüência Doppler detectado está reduzido na proporção do cosseno do ângulo Doppler. Uma vez que o cosseno do ângulo modifica-se rapidamente nos ângulos acima de 60 graus, o uso de ângulos Doppler menores que 60 graus é recomendado ao estimatimarem-se de velocidade. (De Merritt CRB: Doppler US: The basics. Radiographics 1991; 11: 109-119.)

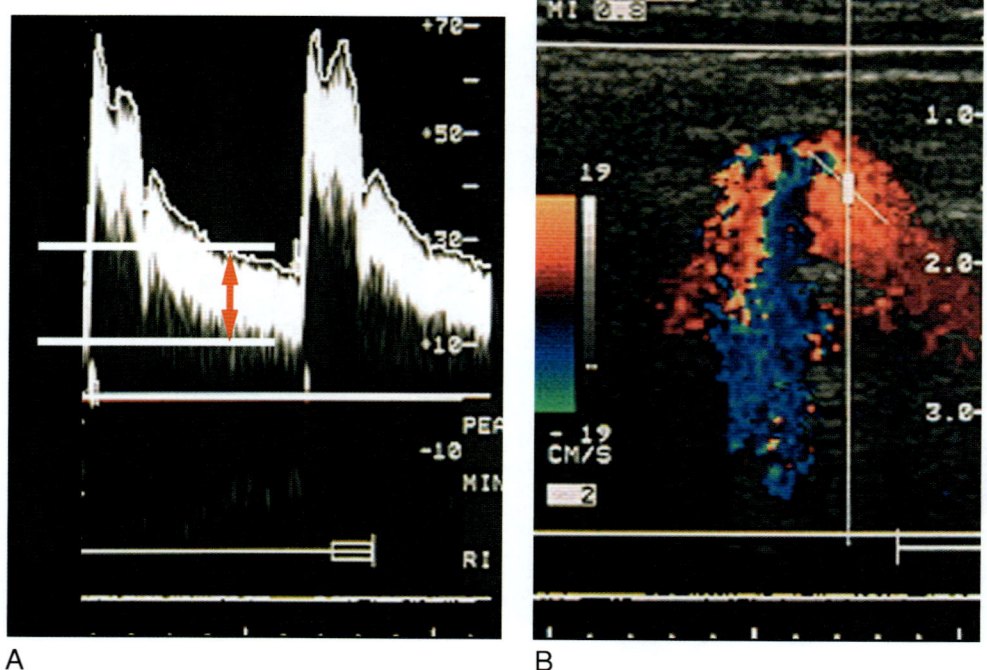

FIGURA 1-32. Demonstração do Doppler. A, Espectro da freqüência Doppler mostrando as alterações na velocidade e na direção do fluxo pelas deflexões verticais da forma da onda acima e abaixo da linha de base. A largura da forma da onda espectral (alargamento espectral) é determinada pela faixa das freqüências presentes em qualquer instante no tempo (*seta vermelha*). Uma escala de brilho (cinza) é usada para indicar a amplitude de cada componente da freqüência. **B, Formação da imagem Doppler com fluxo colorido.** Os dados da amplitude dos alvos estacionários fornecem a base para a imagem modo-B. A fase do sinal fornece informações sobre a presença e a direção do movimento, e as alterações na freqüência se relacionam com a velocidade do alvo. Os sinais das hemácias, retrodispersados (refletidos), são mostrados em cor como uma função de seu movimento no mesmo sentido ou no sentido contrário ao transdutor, e o grau de saturação da cor é usado para indicar o desvio de freqüência das hemácias em movimento.

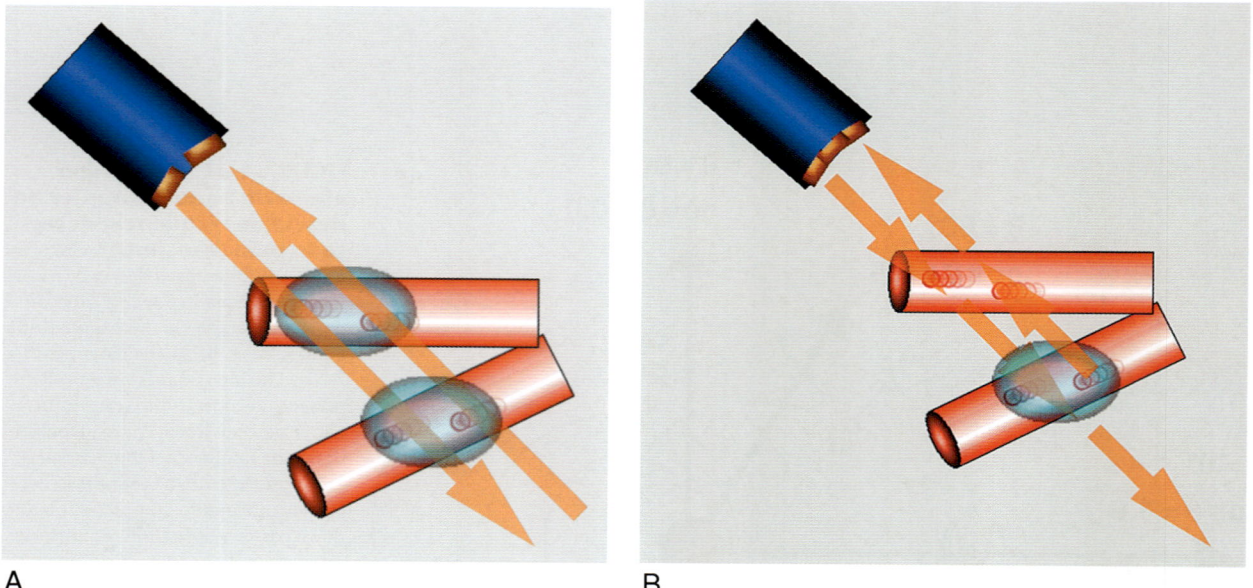

FIGURA 1-33. Onda Doppler contínua e onda Doppler de pulso. A, A **onda Doppler contínua** usa cristais transmissores e receptores separados que transmitem e recebem continuamente o ultra-som. Embora sejam capazes de detectar a presença e a direção do fluxo, os aparelhos com onda contínua são incapazes de distinguir os sinais originados dos vasos com profundidades diferentes (*áreas sombreadas*). **B,** A **onda Doppler de pulso** permite a amostragem de dados do fluxo de profundidades selecionadas, processando-se apenas o sinal que retorna ao transmissor depois de intervalos de tempo determinados (*área sombreada no vaso mais profundo*). O operador é capaz de controlar a posição e o volume da amostra e, nos sistemas dúplex, de visualizar a localização de onde os dados Doppler são obtidos.

significativo a alguma distância da face do transdutor (Fig. 1-33A). Embora a direção do fluxo possa ser determinada com o Doppler OC, estes aparelhos não permitem a discriminação do movimento vindo de várias profundidades, e a fonte do sinal sendo detectado é difícil, se não impossível, de ser determinada com certeza. Aparelhos Doppler OC portáteis e baratos são usados primariamente à beira do leito ou intra-operatoriamente para confirmar a presença de fluxo nos vasos superficiais.

Por causa das limitações dos sistemas OC, a maioria das aplicações usa onda Doppler pulsada com amplitude do portão. Em vez da emissão de uma onda contínua de ultra-som, os aparelhos Doppler com onda pulsada emitem breves pulsos de energia ultra-sonográfica (Fig. 1-33B). Utilizar pulsos de som permite o uso de intervalo de tempo entre e transmissão de um pulso e o retorno do eco como uma maneira de determinar a profundidade da qual a variação Doppler se origina. Em um sistema Doppler com onda pulsada, o volume significativo do qual os dados são coletados pode ser controlado em termo de forma, profundidade e posição. Quando combinado com um formador de imagem em 2-D, em tempo real, no modo-B, na forma de um escaneador dúplex, a posição da amostra Doppler pode ser precisamente controlada e monitorizada.

A forma mais comum de ultra-som Doppler usada nas aplicações radiológicas é a **formação da imagem com Doppler com fluxo colorido** (Fig. 1-34A).[8] Nos sistemas de formação de imagem com fluxo colorido, a informação sobre o fluxo determinada pelas medidas Doppler é mostrada como uma característica da própria imagem. Alvos estacionários ou com movimento lento fornecem a base para a imagem no modo-B. A fase do sinal fornece informações sobre a presença e a direção do movimento, e, as alterações na freqüência do sinal eco se relacionam com a velocidade do alvo. Os sinais retrodispersados das hemácias são mostrados em cor como uma função de seu movimento no mesmo sentido ou no sentido contrário ao transdutor, e, o grau de saturação da cor é usado para indicar a velocidade relativa do movimento das hemácias. A formação da imagem Doppler com fluxo colorido expande a sonografia dúplex convencional fornecendo capacidades adicionais. O uso da saturação de cor para mostrar as alterações nas variações da freqüência Doppler permite uma **estimativa semiquantitativa do fluxo** feita apenas pela imagem, desde que as variações no ângulo Doppler sejam percebidas. A demonstração do fluxo por todo o campo de imagem permite que a posição e a orientação do vaso de interesse sejam observadas em todos os momentos. A demonstração da informação espacial com respeito à velocidade é ideal para mostrar pequenas e localizadas áreas de turbulência no interior de um vaso, o que fornece sugestões de estenose ou irregularidade da parede do vaso causada por ateroma, trauma ou outra doença. O fluxo no interior do vaso é observado em todos os pontos e, são demonstrados **jatos estenóticos e as áreas de turbulência**

LIMITAÇÕES DA FORMAÇÃO DA IMAGEM NO DOPPLER COM FLUXO COLORIDO

- Dependência do ângulo
- Falseamento
- Incapacidade de mostrar todo o espectro Doppler na imagem
- Artefatos causados pelo ruído

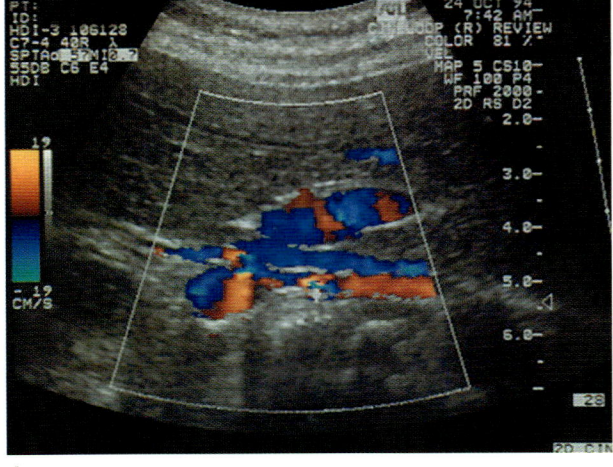 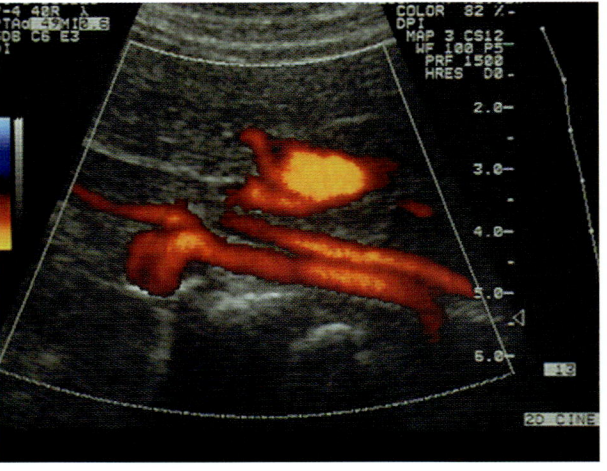

A   B

FIGURA 1-34. Fluxo colorido e Doppler no modo de potência. A, A formação da imagem com **fluxo colorido Doppler** usa um mapa de cor para demonstrar a informação baseada na detecção dos desvios de freqüência dos alvos em movimento. O ruído nesta forma de demonstração aparece através de todo o espectro de freqüência e limita a sensibilidade. **B,** O **Doppler no modo de potência** usa um mapa colorido para mostrar a distribuição da potência ou amplitude do sinal Doppler. A direção do fluxo e a informação sobre a velocidade não são fornecidas no Doppler no modo de potência, porém o ruído é reduzido, permitindo maiores ajustes do ganho e melhorando a sensibilidade para a detecção de fluxo.

focal que poderiam passar despercebidas com o instrumental dúplex. O contraste do fluxo no interior da luz do vaso (1) permite a visualização de pequenos vasos que são invisíveis quando se usam formadores convencionais da imagem e (2) reforça a visibilidade da irregularidade da parede. A formação da imagem Doppler com fluxo colorido ajuda na determinação precisa da direção do fluxo e na medida do ângulo Doppler. As limitações da formação da imagem Doppler com fluxo colorido incluem a dependência do ângulo, falseamento, incapacidade de mostrar todo o espectro Doppler na imagem e artefatos causados pelo ruído.

Doppler no Modo de Potência

Uma alternativa para a apresentação da informação da freqüência com o método Doppler de formação de imagem com fluxo colorido é usar um mapa colorido que mostra a potência integrada do sinal Doppler em vez de sua variação média de freqüência (Fig. 1-34B).[9] Como não são demonstrados os dados da variação da freqüência, não há falseamento. A imagem não fornece informação alguma relacionada à direção ou a velocidade do fluxo; e o modo de potência na formação da imagem é muito menos dependente do ângulo que a imagem Doppler com fluxo colorido baseada na freqüência. Ao contrário do Doppler com fluxo colorido, onde o ruído pode aparecer na imagem como qualquer cor, o

VANTAGENS DO DOPPLER NO MODO DE POTÊNCIA

Sem falseamento
Muito menos dependência do ângulo
Ruído: uma cor de fundo homogênea
Aumento na sensibilidade para a detecção do fluxo

modo de potência Doppler permite que o ruído seja desviado para uma cor homogênea do fundo que não interfere grandemente com a imagem. Isto resulta em aumento significativo na amplitude dinâmica utilizável do *scanner*, permitindo ajustes maiores do ganho efetivo para a direção do fluxo e aumento da sensibilidade na detecção do fluxo (Fig. 1-35).

Interpretação do Sinal Doppler

Os componentes dos dados Doppler que devem ser avaliados tanto na imagem espectral quanto na formação da imagem com fluxo colorido incluem a variação da freqüência e a amplitude Doppler, o ângulo Doppler, a distribuição espacial das freqüências através do vaso e a variação temporal do sinal. Como o próprio sinal Doppler não tem significado anatômico, o examinador deve interpretar o sinal Doppler e então determinar sua relevância no contexto da imagem.

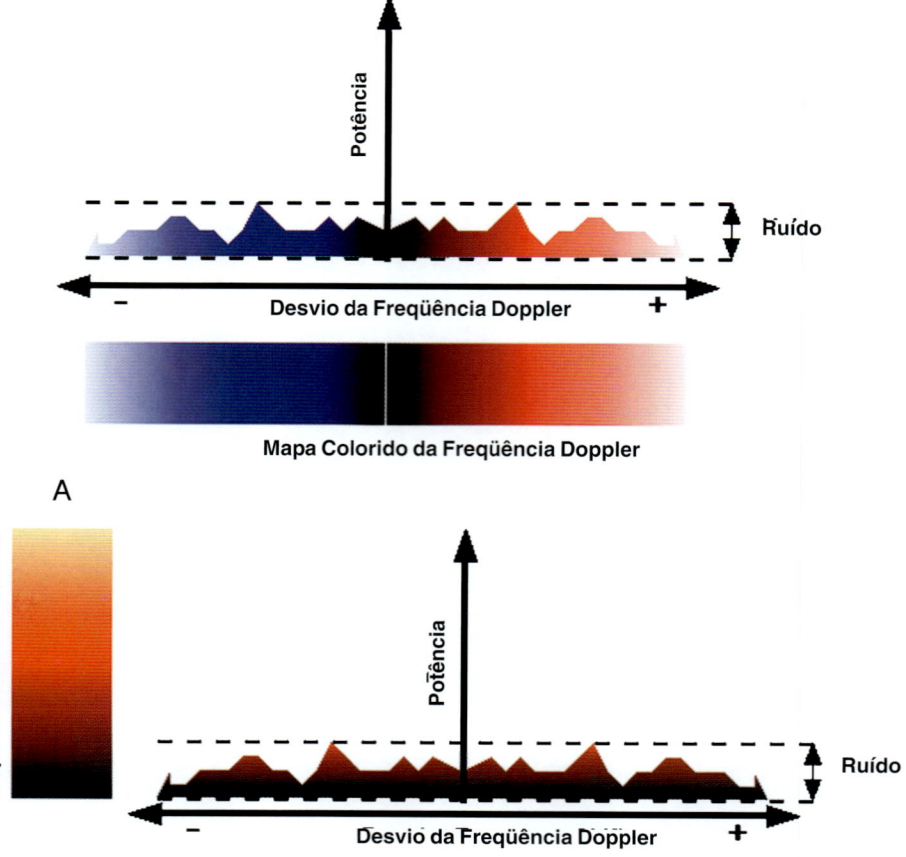

FIGURA 1-35. Mapeamento colorido no modo de potência e freqüência. A, O Doppler com fluxo colorido convencional usa o mapa de cor para mostrar diferenças na direção do fluxo e nos desvio da freqüência Doppler. Como o ruído aparece em todo o espectro da freqüência, os níveis de ganho estão limitados àqueles que não introduzem ruído excessivo. **B,** O **mapa colorido no Doppler no modo de potência**, pelo contrário, indica a amplitude no sinal Doppler. Uma vez que o ruído é de baixa amplitude, é possível mapeá-lo com cores próximas à do fundo. Isto permite o uso de altos ajustes de ganho que oferecem melhora significativa sobre o Doppler de fluxo colorido convencional na detecção de fluxo.

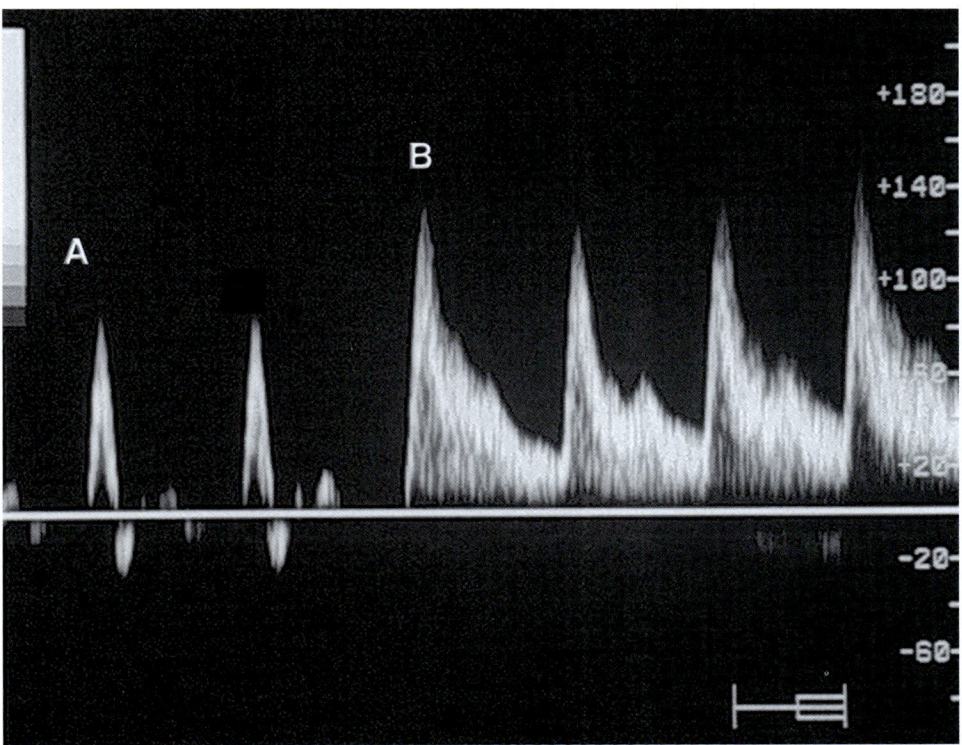

FIGURA 1-36. Impedância. A, Forma de onda de alta resistência na artéria braquial produzida pelo inflar do manguito de pressão anterior aplicado ao antebraço até uma pressão acima da pressão sangüínea sistólica. Como resultado da alta resistência periférica, há uma baixa amplitude sistólica e um fluxo diastólico reverso. B, **Baixa resistência** no leito vascular periférico causada por vasodilatação estimulada pela isquemia prévia. Imediatamente após a liberação da pressão de oclusão por 3 minutos, a forma de onda Doppler mostra aumento da amplitude e rápido fluxo anterógrado por toda a diástole.

A detecção de uma variação de freqüência Doppler indica movimento do alvo, cuja mais importante aplicação está relacionada à presença de fluxo. O sinal da variação da freqüência (positivo ou negativo) indica a direção do fluxo em relação ao transdutor. A **estenose vascular** está tipicamente associada a grandes variações na freqüência Doppler tanto na sístole quanto na diástole no local de maior estreitamento, com fluxo turbulento nas regiões pós-estenóticas. Nos vasos periféricos, a análise das alterações Doppler permite uma predição acurada do grau de estreitamento vascular. As informações relacionadas à resistência ao fluxo na árvore vascular distal podem ser obtidas pela análise das alterações na velocidade do sangue com o tempo, mostradas na imagem espectral Doppler (Fig. 1-36), fornecem um exemplo gráfico das alterações no espectro de formas das ondas Doppler resultantes das alterações fisiológicas na resistência do leito vascular suprido por uma **artéria braquial normal**. Na Figura 1-36A, um manguito de pressão sangüínea foi inflado até uma pressão acima da sistólica, para ocluir os ramos distais supridos pela artéria braquial. Isto causa uma redução na amplitude sistólica e a interrupção do fluxo diastólico, resultando em uma forma de onda diferente da que é encontrada normalmente no estado de repouso. A Figura 1-36B mostra a forma de onda na artéria braquial imediatamente depois da liberação após uma pressão de oclusão de 3 minutos. Durante o **período de isquemia** induzida pela oclusão dos vasos do antebraço pela pressão do manguito, ocorreu vasodilatação. A forma da onda Doppler reflete agora um leito vascular de baixa resistência periférica, com aumento da amplitude sistólica e fluxo rápido na diástole.

O Doppler indica, assim como a razão sistólica/diastólica, o índice de resistência e o índice de pulsatilidade, que comparam o fluxo na sístole e na diástole, fornecem uma indicação da resistência no leito vascular periférico e são usados para ajudar na avaliação da perfusão dos transplantes renais, da placenta e do útero. Com ultra-som Doppler é, portanto, possível, determinar a direção do fluxo sangüíneo, avaliar estreitamento ou oclusão e caracterizar o fluxo de órgãos e tumores. A análise da freqüência da variação Doppler com o tempo pode ser usada para inferir tanto estenoses proximais quanto alterações na impedância vascular distal. A maior parte dos trabalhos usando a formação da imagem com Doppler com onda pulsada enfatizou a detecção de estenose, trombose e distúrbios do fluxo nas principais artérias e veias periféricas. Nestas aplicações as medidas do pico sistólico e da freqüência ou velocidade no fim da diástole, análise do espectro Doppler e cálculo de certas razões de freqüência ou de velocidade, foram a base para a análise. As alterações nos espectros das formas de onda medidas pelos índices comparando o fluxo na sístole e na diástole oferecem uma idéia da resistência do leito vascular suprido pelo vaso e indicam as alterações resultantes de várias patologias (Fig. 1-37). As alterações destes índices em relação á normalidade podem ser importantes para a identificação precoce da rejeição de órgãos transplantados, disfunção parenquimatosa e malignidade. Embora estes índices sejam úteis, é importante ter em mente que estas medidas são influenciadas não apenas pela resistência ao fluxo nos vasos periféricos, como também por muitos outros fatores, incluindo a freqüência cardíaca, pressão sangüínea, extensão e elasticidade da parede vascular e compressão orgânica extrínseca. A interpretação deve, portanto, sempre levar em conta todas estas variáveis.

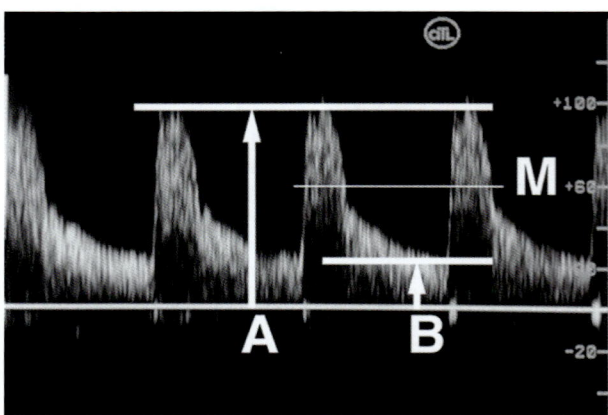

FIGURA 1-37. Índices Doppler. A formação da imagem Doppler é capaz de fornecer informações sobre o fluxo tanto nos vasos grandes como nos pequenos. A impedância nos pequenos vasos é refletida no espectro de formas de onda Doppler nos vasos aferentes. Os índices de fluxo Doppler usados para caracterizar a resistência periférica estão baseados na **freqüência** ou velocidade **sistólica de pico** (A), na **freqüência** ou velocidade **diastólica final** ou mínima (B), e na **freqüência** ou velocidade **média** (M). Os índices mais comumente usados são a **razão sistólica/diastólica** (A/B); o **índice de resistência** [(A-B)/A]; e o **índice de pulsatilidade** [(A-B)/M]. No cálculo do índice de pulsatilidade é usada a velocidade ou freqüência diastólica mínima; os cálculos da razão sistólica/diastólica e do índice de resistência usam o valor diastólico final.

Embora a representação mais gráfica da formação da imagem com o Doppler com fluxo colorido sugira que a interpretação é feita mais facilmente, a complexidade da imagem no Doppler com fluxo colorido torna esta imagem mais exigente para avaliação que o espectro Doppler simples. Apesar disso, a formação da imagem com Doppler com fluxo colorido apresenta importantes vantagens sobre a formação da imagem com Doppler dúplex com ondas pulsadas, nas quais o fluxo de dados é obtido apenas de uma pequena parte da área cuja imagem é formada. Para se ter confiança de que um estudo convencional com Doppler alcançou sensibilidade e especificidade razoáveis na detecção dos distúrbios do fluxo, deve ser realizada uma busca metódica e coleta de dados de múltiplos locais no campo de interesse. Os aparelhos para a formação da imagem com Doppler com fluxo colorido permitem amostragens simultâneas de múltiplos locais e são menos suscetíveis a este erro.

Outras Considerações Técnicas

Embora muitos dos problemas e artefatos associados à formação da imagem no modo-B, tais como o sombreamento, sejam encontrados na ultra-sonografia Doppler, a detecção e a demonstração das informações sobre a freqüência relacionadas aos alvos móveis acrescentam um grupo de considerações técnicas especiais que não são encontradas nas outras formas de ultra-sonografia. É importante que haja uma compreensão das fontes destes artefatos e de sua influência na interpretação das medidas de fluxo obtidas na prática clínica. As principais fontes de artefatos no Doppler são discutidas subseqüentemente.

PRINCIPAIS FONTES DE ARTEFATOS NA FORMAÇÃO DA IMAGEM PELO DOPPLER

FREQÜÊNCIA DOPPLER

Freqüências maiores levam a maior atenuação tecidual
Filtros de parede
Remover sinais do fluxo sangüíneo de baixa velocidade

ALARGAMENTO ESPECTRAL

Ganho excessivo no sistema ou alterações na amplitude dinâmica da imagem em escala de cinza podem aumentá-lo
Um volume excessivamente grande de amostragem o aumenta
Amostras de volume muito próximas da parede do vaso aumentam-no

FALSEAMENTO

A diminuição da FRP aumenta o falseamento
A diminuição no ângulo Doppler aumenta o falseamento
Transdutores com freqüência Doppler elevada aumentam o falseamento

ÂNGULO DOPPLER

Relativamente sem acurácia acima de 60 graus

TAMANHO DA AMOSTRA DE VOLUME

O ruído da parede do vaso aumenta com volumes maiores de amostragem

---

Freqüência Doppler

Um objetivo primário do exame Doppler é a medida acurada das características do fluxo no interior de uma estrutura vascular. As hemácias em movimento que servem como a fonte primária do sinal Doppler agem como dispersores pontuais do ultra-som em vez de refletores especulares. Esta interação resulta em que a intensidade do som dispersado varie na proporção da quarta potência da freqüência. Isto tem uma importante implicação com respeito à seleção da freqüência Doppler a ser usada em um dado exame. À medida que a freqüência do transdutor aumenta, a sensibilidade Doppler melhora, porém a atenuação tecidual também aumenta, resultando em diminuição da penetração. O equilíbrio cuidadoso das necessidades de sensibilidade e penetração é uma importante responsabilidade do operador durante um exame Doppler. Como muitos vasos abdominais se situam vários centímetros abaixo da superfície, freqüências Doppler na faixa de 3 a 3,5 MHz são usualmente necessárias para permitir uma penetração adequada.

Filtros de Parede

Os instrumentos Doppler detectam movimento não apenas do fluxo sangüíneo, porém também das estruturas adjacentes. Para eliminar estes sinais de baixa freqüência da tela, a maioria dos instrumentos usa filtros de alta passagem ou fil-

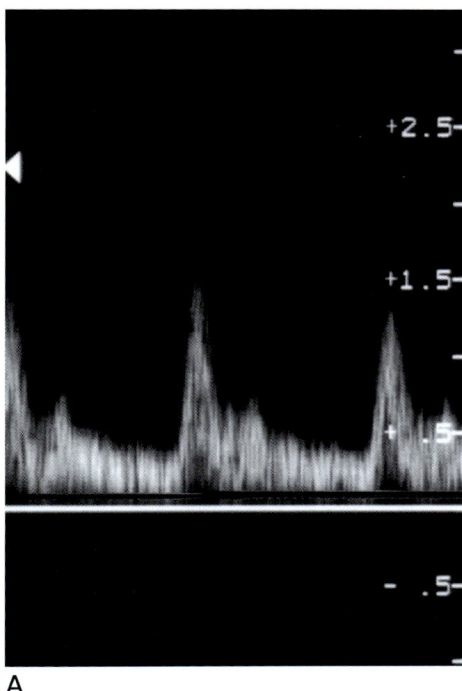
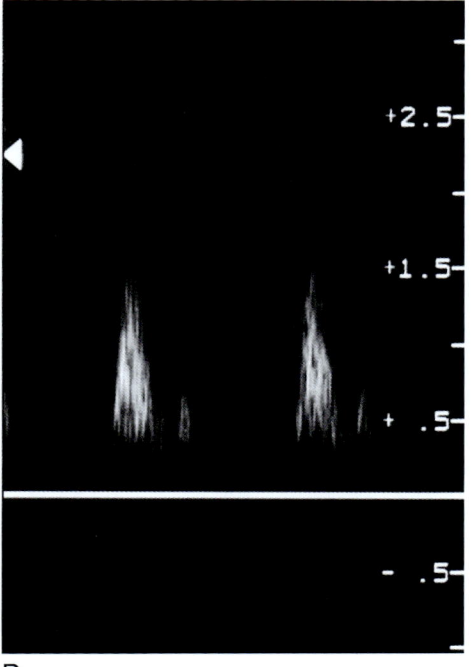

FIGURA 1-38. Filtros de parede. Os filtros de parede são usados para eliminar o ruído da baixa freqüência das imagens Doppler. Aqui o efeito na demonstração do fluxo de baixa velocidade é mostrado com ajustes de um filtro de parede de **A**, 100 Hz, e **B**, 400 Hz. Os ajustes com filtro de parede elevado removem o sinal do fluxo sangüíneo de baixa velocidade e podem resultar em erros de interpretação. Em geral, os filtros de parede devem ser mantidos no nível prático mais baixo possível, usualmente na faixa de 50 a 100 Hz.

tros "de parede", que removem sinais que caem abaixo de um determinado limite de freqüência. Embora efetivos na **eliminação dos ruídos de baixa freqüência,** estes filtros podem também **remover sinais do fluxo sangüíneo de baixa velocidade** (Fig. 1-38). Em certas situações clínicas, a medida destas velocidades mais lentas de fluxo é de importância clínica, e a seleção imprópria do filtro de parede pode resultar em sérios erros de interpretação. Por exemplo, o fluxo venoso de baixa velocidade pode não ser detectado se um filtro impróprio for usado, e o fluxo diastólico de baixa velocidade em certas artérias pode também ser eliminado da imagem, resultando em erros de cálculo nos índices Doppler, tais como a razão sistólica/diastólica ou índice de resistência. Em geral, os filtros devem ser mantidos no mais baixo nível prático, usualmente na faixa de 50 a 100 Hz.

O **alargamento espectral** se refere à presença de uma ampla faixa de velocidades de fluxo em um dado ponto no ciclo de pulso e, é um importante critério no estreitamento vascular de alto grau. Ganho excessivo no sistema ou alterações na amplitude dinâmica da imagem em escala de cinza no espectro Doppler podem sugerir alargamento espectral; ajustes opostos podem mascarar o alargamento do espectro Doppler, causando falta de acurácia no diagnóstico. O alargamento espectral pode também ser produzido pela seleção de uma amostra de volume excessivamente grande ou pela colocação da amostra de volume muito próximo da parede vascular, onde estão presentes velocidades menores (Fig. 1-39).

Falseamento

O falseamento é um artefato que se origina da ambigüidade na medida de altas variações na freqüência Doppler. Para assegurar que as amostrar se originem apenas de uma profundidade selecionada quando se usa um sistema Doppler com onda pulsada, é necessário esperar o eco vindo da área de interesse antes de transmitir o próximo pulso. Isto limita a freqüência na qual os pulsos podem ser gerados, sendo necessária uma FRP menor para as profundidades maiores. A FRP também determina a profundidade máxima da qual dados não-ambíguos podem ser obtidos. Se a FRP for menos que duas vezes a variação máxima da freqüência produzida pelo movimento do alvo (o limite Nyquist), o resultado é o falseamento. A Figura 1-40 ilustra a origem do falseamento. Quando a FRP é menos de duas vezes da variação de freqüência sendo detectada, variações de freqüência menores que as realmente presentes são demonstradas. Por causa da necessidade de diminuir as FRPs para alcançar os vasos profundos, os sinais das artérias abdominais profundas estarão propensos ao falseamento se estiverem presentes altas velocidades. Na prática, o falseamento é em geral prontamente reconhecido (Fig. 1-40C, D). O falseamento pode ser reduzido aumentando-se a FRP, aumentando-se o ângulo Doppler (Fig. 1-31D) — desta forma, diminuindo a variação da freqüência — ou usando-se um transdutor Doppler com freqüência menor.

Ângulo Doppler

Quando se procede as medidas Doppler, é desejável que se corrija o ângulo Doppler e que se mostre as medidas em termos de velocidade. Estas medidas são independentes da freqüência Doppler. A acurácia da velocidade estimada obtida com o Doppler é apenas tão grande quanto a acurácia da medida do ângulo Doppler. Isto é particularmente verdadeiro quando o ângulo Doppler é maior que 60 graus. Em geral, é melhor manter o ângulo Doppler em 60 graus ou

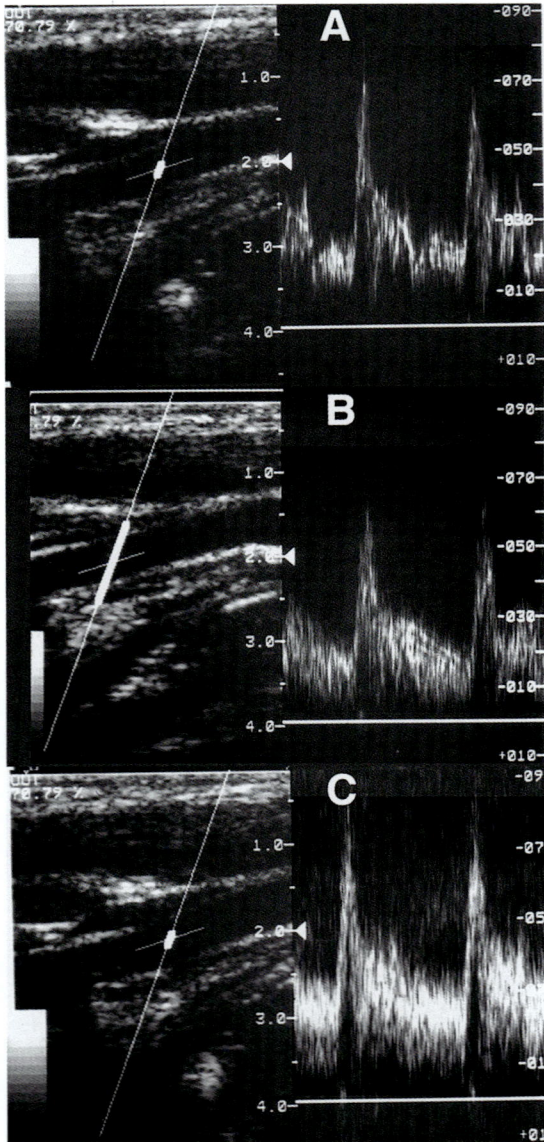

FIGURA 1-39. Alargamento espectral. A faixa das velocidades detectadas em um dado tempo no ciclo de pulso é refletida no espectro Doppler como alargamento espectral. **A, Espectro normal.** O alargamento espectral pode surgir do fluxo turbulento em associação com a estenose vascular. O **artefato do alargamento espectral** pode ser produzido pelo posicionamento impróprio da amostra de volume próxima à parede do vaso, (**B**) uso de um volume de amostra excessivamente grande, ou (**C**) **ganho excessivo no sistema**.

menos, porque pequenas alterações no ângulo Doppler acima de 60 graus resultam em alterações significativas na velocidade calculada e, portanto, a falta de acurácia nas medidas resulta em erros maiores nas estimativas de velocidade que erros similares com ângulos Doppler menores.

Tamanho do Volume da Amostra

Com os sistemas Doppler com onda pulsada, a extensão do volume da amostra Doppler pode ser controlada pelo opera-
dor e a largura é determinada pelo perfil do feixe. A análise dos sinais Doppler exige que o volume da amostra seja ajustado para excluir tanto quanto possível do desordenamento indesejado das paredes dos vasos.

MODOS OPERACIONAIS: IMPLICAÇÕES CLÍNICAS

Os aparelhos de ultra-som podem operar de várias maneiras, incluindo formação da imagem em tempo real, Doppler com fluxo colorido, Doppler espectral e modo-M. A imagem é produzida em um modo escaneado de operação. Nos modos escaneados, pulsos de ultra-som do transdutor são dirigidos por linhas de visão que são movidas ou guiadas em seqüência, para gerar a imagem. Isto significa que o número de pulsos de ultra-som chegando em um dado ponto no paciente em um dado intervalo de tempo é relativamente pequeno, e relativamente pouca energia é depositada em qualquer dada localização. Pelo contrário, a formação da imagem no **Doppler espectral** é um modo não escaneado de operação, no qual múltiplos pulsos de ultra-som são enviados em repetição ao longo de uma linha para coletar os dados Doppler. Neste modo, o feixe é estacionário, resultando em **potencial consideravelmente maior para aquecimento** que nos modos de formação de imagem. Para a formação da imagem, as FRPs são de usualmente algumas centenas de hertz com pulsos muito curtos. Durações mais longas de pulso são mais usadas com o Doppler do que com outros modos de formação de imagem. Além disso, para evitar o falseamento e outros artefatos na formação da imagem com Doppler, é freqüentemente necessário usar-se FRPs mais elevadas que com outras aplicações que formam imagem. A duração mais longa do pulso e as FRPs mais elevadas resultam em fatores de trabalho mais elevados para os modos Doppler de operação e aumentam a quantidade de energia introduzida no escaneamento. O Doppler com fluxo colorido, embora um modo escaneado, produz condições de exposição entre aquelas da formação da imagem em tempo real e do Doppler, porque os aparelhos Doppler com fluxo colorido tendem a enviar mais pulsos por cada linha de escaneamento e podem usar durações de pulso mais prolongadas que os aparelhos que formam a imagem. É claro que cada usuário tem que estar ciente de que a mudança do modo de formação de imagem para o modo Doppler altera as condições de exposição e o potencial para os efeitos biológicos.

Com os aparelhos atuais operando nos modos de formação de imagem, as preocupações com os efeitos biológicos são mínimas porque intensidades suficientes para produzir aquecimento mensurável raramente são usadas. Com o ultra-som Doppler, o potencial para efeito térmico é maior. Medidas preliminares nos instrumentos disponíveis comercialmente sugerem que pelo menos alguns destes instrumentos são capazes de produzir aumentos de temperatura maiores que 1°C nas interfaces tecidos moles/osso, se a zona focal do transdutor for mantida estacionária. Exige-se cuidado, portanto, quando as medidas Doppler são obtidas nas ou

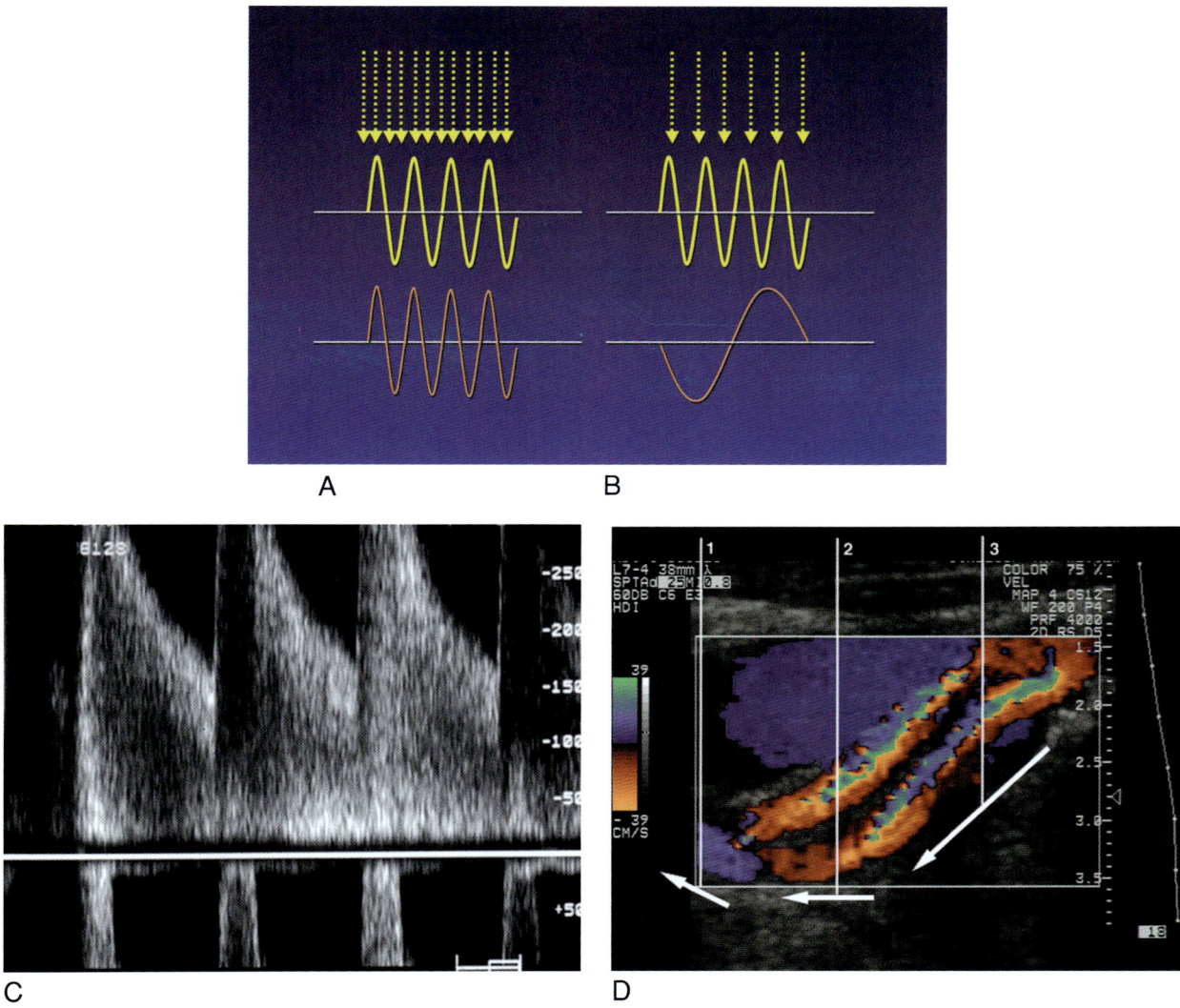

FIGURA 1-40. Falseamento. A FRP determina a freqüência de amostragem de um dado desvio de freqüência Doppler. **A,** Se a FRP (*setas*) for suficiente, a forma de onda usada como amostra (*curva laranja*) vai estimar **acuradamente** a freqüência em amostragem (*curva amarela*). **B,** Se a FRP for menor que a metade da freqüência sendo medida, a **subamostragem** vai resultar na demonstração de um menor desvio de freqüência (*curva laranja*). **C,** Em um cenário clínico, o **falseamento** aparece na imagem espectral como um "envolvimento" das freqüências mais altas mostrado abaixo da linha de base (*wrap around*). **D,** Na imagem do fluxo colorido Doppler, o **falseamento** resulta no envolvimento do mapa colorido de freqüência de uma direção de fluxo para a direção oposta, passando por uma transição de cor não saturada. Em **D**, a velocidade por todo o vaso é constante, porém o **falseamento aparece apenas em porções do vaso.** Isto é por causa do efeito do ângulo Doppler no desvio da freqüência Doppler. À medida que o ângulo aumenta, o desvio da freqüência Doppler diminui e não se vê mais o falseamento.

próximo das interfaces tecidos moles/osso, como pode ser o caso no segundo e no terceiro trimestres da gravidez. Nestas aplicações, o emprego cuidadoso do princípio ALARA (*As Low As Reasonably Achievable*— tão baixo quanto possível) é necessário. Pelo princípio do ALARA, o usuário deve usar a menor exposição acústica possível para obter as informações diagnósticas necessárias.

OS EFEITOS BIOLÓGICOS SÃO DE FATO UMA PREOCUPAÇÃO?

Embora haja uma clara necessidade que os usuários do ultra-som estejam cientes das preocupações com os efeitos biológicos, é igualmente importante colocar as preocupações com os efeitos biológicos em perspectiva considerando-se outro elemento-chave no uso seguro do ultra-som — o usuário. O conhecimento e a habilidade do usuário são os determinantes principais das implicações risco-benefício do uso do ultra-som em uma situação clínica específica. Por exemplo, uma ênfase não realística nos riscos pode desencorajar o uso apropriado do ultra-som, resultando em prejuízo para o paciente pela não aquisição de informações úteis ou por submeter o paciente a outro exame mais perigoso. A habilidade e a experiência do indivíduo que realiza e interpreta o exame têm provavelmente o maior impacto no benefício geral do exame. Em vista do rápido crescimento do ultra-som e de sua proliferação nas mãos de clínicos minimamente treinados, é provável que bastante mais pacientes possam ser prejudicados por falhas diagnósticas resultantes de indicações impróprias, pobre técnica de exame e erros na interpretação que pelos efeitos biológicos. A incapacidade de diagnosticar uma anomalia significativa ou um diagnóstico errado (p. ex., o de uma gravidez ectópica) são perigos reais, e usuários pobremente treinados podem, de fato, tornarem-se os maiores riscos atuais no diagnóstico ultra-sonográfico.

A compreensão dos efeitos biológicos é essencial para o uso prudente do ultra-som diagnóstico e, é importante para assegurar que um desempenho com excelente risco-benefício no diagnóstico ultra-sonográfico seja preservado. Todos os usuários do ultra-som devem ser prudentes, compreender tão completamente quanto possível os riscos potenciais e os benefícios óbvios dos exames ultra-sonográficos, bem como os de métodos alternativos para o diagnóstico. Com esta informação os usuários podem monitorizar as condições de exposição e implementar o princípio do ALARA para manter as exposições do paciente e do feto tão baixas quanto possível para preencher os objetivos diagnósticos.

Referências

Acústica Básica

1. Chivers RC, Parry RJ: Ultrasonic velocity and attenuation in mammalian tissues. J Acoust Soc Am 1978;63:940-953.
2. Goss SA, Johnston RL, Dunn F: Comprehensive compilation of empirical properties of mammalian tissues. J Acoust Soc Am 1978;64:423-457.
3. Merritt CRB, Kremkau FW, Hobbins JC: Diagnostic Ultrasound: Bioeffects and Safety. Ultrasound Obstet Gynecol 1992;2:366-374.
4. Merritt CRB, Hykes DL, Hedrick WR, et al: Medical diagnostic ultrasound instrumentation and clinical interpretation. Topics in Radiology/Council Report. JAMA 1991;265:1155-1159.

Instrumental

5. Krishnan S, Li P-C, O'Donnell M: Adaptive compensation of phase and magnitude aberrations. IEEE Trans Ultrasonics Fer Freq Control 1996;43:44.
6. Merritt CR: Technology Update. Radiol Clin North Am 2001;39:385-397.
7. Merritt CRB: Doppler US: The basics. RadioGraphics 1991;11:109-119.
8. Merritt CRB: Doppler color flow imaging. J Clin Ultrasound 1987;15:591-597.
9. Rubin JM, Bude RO, Carson PL, et al: Power Doppler US: A potentially useful alternative to mean frequency-based color Doppler US. Radiology 1994;190:853-856.

Efeitos Biológicos e Segurança

Christy K. Holland / J. Brian Fowlkes

SUMÁRIO DO CAPÍTULO

VISÃO GERAL
    Uso Disseminado do Ultra-som
    Regulação do Fluxo de Saída do Ultra-som
    Papel mais Importante dos Ultra-sonografistas e dos Médicos
EFEITOS FÍSICOS DO SOM
EFEITOS TÉRMICOS
    O Ultra-som Produz Calor
    Fatores que Controlam o Aquecimento dos Tecidos
    Focalização Espacial
    Considerações Temporais
    Tipos de Tecido
        Aquecimento Ósseo
        Aquecimento dos Tecidos Moles
    Hipertermia e Segurança do Ultra-som
    O Índice Térmico
    Modelos de Índice Térmico
        Modelo para Tecido Homogêneo (Tecido Mole)
        Modelo para Tecido com Osso no Foco (Aplicações Fetais)
        Modelo para Tecido com Osso na Superfície (Aplicações Transcranianas)
    Estimativas do Índice Térmico para os Efeitos Térmicos
    Observações Resumidas Sobre os Efeitos Térmicos
EFEITOS DA CAVITAÇÃO ACÚSTICA
    Fontes Potenciais de Efeitos Biológicos
        Sonoquímica
        Evidências de Cavitação dos Litotripsores
        Efeitos Biológicos no Pulmão
        Agentes de Contraste Ultra-sonográfico
    Índice Mecânico
    Visão Geral dos Efeitos Biológicos Observados
    Comentários Adicionais sobre o Índice Mecânico
    Observações Resumidas sobre os Efeitos Biológicos nos Corpos Gasosos
DEMONSTRAÇÃO PADRÃO DO FLUXO DE SAÍDA
OBSERVAÇÕES GERAIS SOBRE SEGURANÇA DO AIUM
EPIDEMIOLOGIA
CONTROLANDO O FLUXO DE SAÍDA DO ULTRA-SOM: TECNOLOGIA DOS AJUSTES
VÍDEOS ULTRA-SONOGRÁFICOS PARA ENTRETENIMENTO

VISÃO GERAL

Uso Disseminado do Ultra-som

Ultra-som forneceu uma incrível riqueza para o conhecimento na medicina diagnóstica. Poucos negariam o impacto que esta modalidade de formação da imagem tem imposto na prática médica, particularmente na obstetrícia. Estima-se que milhões de exames ultra-sonográficos sejam feitos a cada ano, e o ultra-som mantém-se como uma das modalidades de formação de imagem com o mais rápido crescimento. Este crescimento é devido a muitos fatores, incluindo baixo custo, interações em tempo real e, não de menor importância, a aparente ausência de efeitos biológicos. A despeito do grande número de exames ultra-sonográficos realizados até a presente data, não foi estabelecida uma relação causal entre as aplicações clínicas do ultra-som diagnóstico e efeitos biológicos no paciente ou no operador.

Regulação do Fluxo de Saída do Ultra-som

Atualmente, a U.S. Food and Drug Administration (FDA) regulamenta o fluxo máximo de saída dos aparelhos de ultra-som em um nível estabelecido através de um processo de aprovação do mercado que exige que os aparelhos sejam equivalentes em eficácia e fluxo de saída àqueles produzidos antes de 1976. Esta regulamentação histórica da ultra-sonografia forneceu uma margem de segurança para o ultra-som, ao mesmo tempo em que permite um desempenho clínico útil. O mecanismo restringiu a exposição ao ultra-som a níveis que aparentemente produzem poucos, se alguns, efeitos biológicos óbvios baseados na evidência epidemiológica, embora haja algumas evidências indicando o potencial para efeitos biológicos nos animais de experimentação.

Papel mais Importante dos Ultra-sonografistas e dos Médicos

As propostas envolvidas com a regulamentação do fluxo de saída acústica dos sistemas ultra-sonográficos médicos sugerem fortemente o papel cada vez mais importante que o médico e/ou ultra-sonografista desempenham na limitação do potencial para os efeitos biológicos do ultra-som. Como o limite máximo do fluxo de saída foi historicamente determinado pela FDA, e como pode ser vantajoso do ponto de vista do diagnóstico aumentar este limite (p. ex., pacientes com grandes quantidades de tecido gorduroso subcutâneo são difíceis de escanear), os aparelhos ultra-sonográficos podem vir a produzir fluxos de saída mais elevados no futuro próximo. Como será discutido mais adiante, para algumas aplicações, o fluxo máximo de saída acústica foi aumentado pelo estabelecimento de um processo adicional de aprovação do mercado pela FDA, chamado "*Track3*", que inclui informações adicionais sendo fornecidas ao operador, com relação ao potencial relativo para efeitos biológicos. Portanto, uma decisão informada a respeito dos possíveis efeitos adversos do ultra-som em comparação com a informação diagnóstica desejada está se tornando cada vez mais importante. Os regulamentos atuais da FDA que limitam o fluxo de saída máximo ainda estão em vigor, porém no futuro, os sistemas poderão permitir a decisão de aumentar o fluxo de saída acústica para além do nível que possa induzir uma resposta biológica.

Embora as escolhas feitas durante os exames ultra-sonográficos possam não ser equivalentes ao risco-benefício das decisões associadas às modalidades de formação de imagem que usam radiações ionizantes, haverá um aumento progressivo na responsabilidade do operador ao determinar a quantidade de exposição ultra-sonográfica necessária para o diagnóstico. Por estas razões, o operador deve conhecer os efeitos biológicos potenciais associados à exposição ao ultra-som. Os pacientes também têm que ser tranqüilizados a respeito da segurança de um exame ultra-sonográfico diagnóstico. A comunidade científica identificou alguns efeitos biológicos potenciais da ultra-sonografia, e embora não tenha sido estabelecida uma relação causal, isto não significa que o efeito não exista; assim, é importante compreender a interação do ultra-som com os sistemas biológicos.

EFEITOS FÍSICOS DO SOM

Os efeitos físicos do som podem ser divididos em dois grupos principais: **térmicos** e **não-térmicos**. Os efeitos térmicos encontram-se no contexto da experiência da maioria dos profissionais médicos. O efeito da elevação da temperatura no tecido pode ser reconhecido, e os efeitos causados pelo ultra-som não são substancialmente diferentes daqueles de outras fontes localizadas de calor. Neste caso, o aquecimento é causado principalmente pela absorção do campo sonoro à medida que ele se propaga pelo tecido. Entretanto, os mecanismos não-térmicos também podem gerar calor.

Existem muitos mecanismos não-térmicos para os efeitos biológicos. Os campos acústicos podem aplicar **forças irradiantes** (não-radiação ionizante) às estruturas corporais, tanto no nível macroscópico quanto no nível microscópico, resultando em pressão e torque exercidos. A pressão média no tempo em um campo acústico é diferente da pressão hidrostática do líquido, e qualquer objeto no campo estará sujeito a esta alteração na pressão. O efeito é considerado tipicamente menor que muitos outros porque depende de fatores menos significativos na formulação do campo acústico. Os campos acústicos também podem provocar movimentação de líquidos. Este fluxo induzido acusticamente é chamado de **corrente**.

Um tópico de grande interesse é o efeito da **cavitação acústica**, que é a ação dos campos acústicos no interior de um líquido, gerando bolhas e/ou causando pulsação ou até mesmo colapso de seu volume em resposta ao campo acústico. O resultado desta atividade pode ser a geração de calor e a geração associada de radicais livres, microcorrente de líquido em volta da bolha, forças irradiantes geradas pelo campo acústico dispersado (refletido) pela bolha, e ações mecânicas resultantes do colapso da bolha. A interação dos campos acústicos com as bolhas ou "corpos gasosos" (como são geralmente chamados) tem sido uma área significativa de pesquisa de efeitos biológicos nos últimos anos.

EFEITOS TÉRMICOS

O Ultra-som Produz Calor

À medida que o ultra-som se propaga pelo corpo, ele perde energia através da **atenuação.** A atenuação provoca perda da penetração e a incapacidade de se obter imagem dos tecidos mais profundos. A atenuação é o resultado de dois processos. A **dispersão** do ultra-som resulta do redirecionamento da energia acústica pelo tecido encontrado durante a propagação. No caso do ultra-som diagnóstico, uma parte da energia transmitida ao tecido é retrodispersada (refletida) na direção do transdutor (denominada de **retrodispersão**), o que permite que o sinal seja detectado e as imagens formadas. A energia é também perdida ao longo da via de propagação do ultra-som pela **absorção**. A absorção é a conversão da energia ultra-sonográfica em calor. Este aquecimento fornece um mecanismo para os efeitos biológicos induzidos pelo ultra-som.

Fatores que Controlam o Aquecimento dos Tecidos

A velocidade na qual a temperatura vai aumentar nos tecidos expostos ao ultra-som depende de vários fatores. Estes incluem a focalização espacial, a freqüência do ultra-som, a duração da exposição e o tipo do tecido.

Focalização Espacial

Os sistemas ultra-sonográficos usam várias técnicas para concentrar ou focalizar a energia ultra-sonográfica para melhorar a qualidade dos sinais medidos. Um sistema análogo para a luz seria o das lentes de aumento. A lente coleta toda a luz que incide na sua superfície e a concentra em uma pequena região. Na sonografia e na acústica em geral, o termo **intensidade** é usado para descrever a distribuição espacial da **potência** do ultra-som (energia por unidade de tempo) onde **Intensidade = Potência/Área,** e a área se refere à área transversal do feixe ultra-sonográfico. Outra dimensão do feixe que é freqüentemente citada é a **largura do feixe** em uma localização específica do campo. Se a mesma potência ultra-sonográfica estiver concentrada em uma menor área, então a intensidade vai aumentar. A focalização em um sistema ultra-sonográfico pode ser usada para melhorar a resolução espacial das imagens. O efeito colateral é um aumento potencial nos efeitos biológicos causados pelo aquecimento e pela cavitação. Em geral, o maior potencial de aquecimento vai estar em algum lugar entre a cabeça do escaneador e o foco, porém a posição exata vai depender da distância focal, das propriedades teciduais e do calor gerado na própria cabeça escaneadora.

Retornando à analogia com a lente de aumento, a maioria das crianças aprende em idade precoce que o segredo da incineração é uma mão firme. O movimento distribui a potência do feixe de luz sobre uma área maior, reduzindo desta forma sua intensidade. O mesmo é verdadeiro para a formação da imagem com o ultra-som. Assim, os sistemas de formação de imagem que escaneiam um feixe através do tecido reduzem a média da intensidade espacial. O **Doppler espectral** e a formação da imagem no **modo-M** mantém o feixe de ultra-som em uma posição estacionária (ambos são considerados como **modos não-escaneados**) e, portanto, não oferecem a oportunidade de distribuir espacialmente a potência ultra-sonográfica, enquanto que a formação da imagem com o **Doppler com fluxo colorido,** com o **Doppler no modo de potência** e com o **modo-B** (freqüentemente chamado de **escala de cinza**) exige que o feixe seja movimentado para novas localizações (escaneado) com uma velocidade suficiente para produzir a natureza de tempo real destes modos de formação de imagem.

Considerações Temporais

A potência do ultra-som é a freqüência temporal na qual a energia ultra-sonográfica é produzida; portanto, parece razoável que controlar como o ultra-som é produzido seja um método de limitar seus efeitos. O ultra-som pode ser produzido em disparos em vez de continuamente. Os sistemas de formação de imagem com o ultra-som operam com o princípio do **pulso-eco** pelo qual um disparo de ultra-som é emitido, seguido por um período quiescente, ouvindo-se os ecos que retornam. Este pulso ultra-sonográfico é varrido através do plano de imagem numerosas vezes durante uma seqüência de imagens. Por outro lado, o ultra-som pode ser transmitido no modo de **onda contínua (OC)** no qual a transmissão do ultra-som não é interrompida. O **pico temporal de intensidade** se refere à maior intensidade a qualquer momento durante a exposição ao ultra-som (Fig. 2-1). A **média de intensidade do pulso** é o valor médio do pulso de ultra-som. E a **média temporal** é a média em todo o período de repetição do pulso (o tempo decorrido entre o início dos disparos de ultra-som). O **fator de serviço** é definido como a fração de tempo durante a qual o campo ultra-sonográfico está ligado. Havendo tempo de desligamento significativo entre os pulsos (pequeno fator de serviço), o valor da média temporal será significativamente menor. Por exemplo, um fator de serviço de 10% vai reduzir a intensidade média temporal por um fator de 10 comparado com a média do pulso. As quantidades ponderadas no tempo são as que mais se relacionam com os potenciais efeitos biológicos térmicos. Quando combinada com a informação espacial, alguns termos comuns são produzidos, tais como pico espacial da intensidade média temporal, I_{SPTA}, ou média espacial da intensidade média temporal, I_{SATA}. A duração geral, ou **tempo de permanência,** da exposição ao ultra-som a um tecido particular é importante porque quanto mais longo for

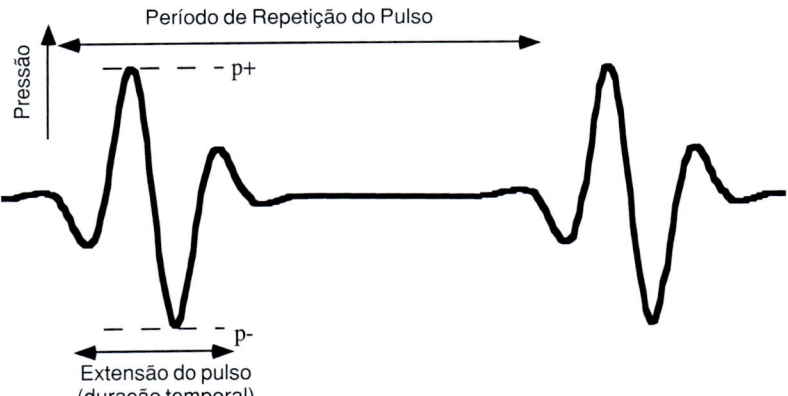

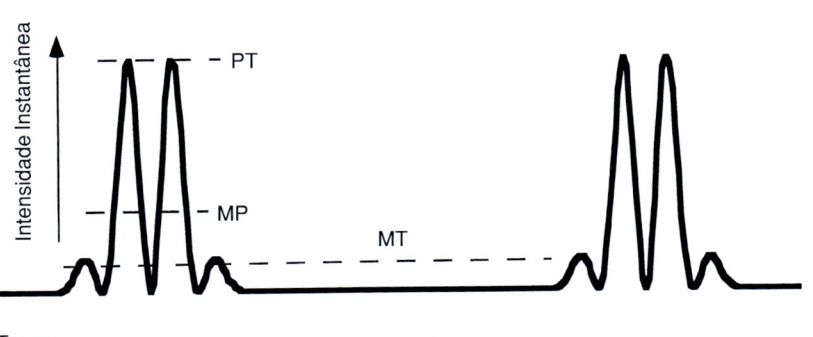

FIGURA 2-1. Parâmetros de pressão e intensidade medidos no ultra-som médico. As variáveis são definidas como se segue: p+ = pico de pressão positiva na onda; p- = pico de pressão negativa na onda; PT = pico temporal; MP = média do pulso; MT = média temporal.

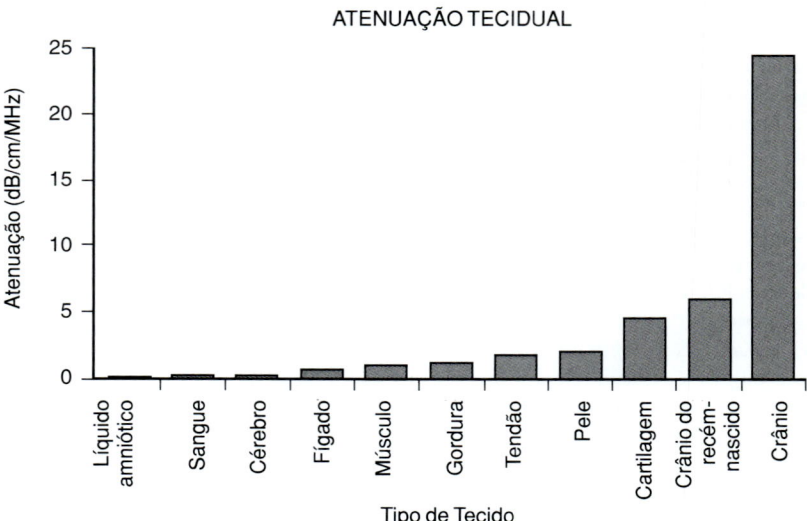

FIGURA 2-2. Atenuação tecidual.
Valores para os tipos de tecidos humanos à temperatura corporal. (Reproduzido com permissão de Duck FA, Starritt HC, Anderson SP: A survey of the acoustic output of ultrasonic Doppler equipment. Clin Phys Physiol Meas 1987; 8:39-49.)

o tempo em que ele é exposto, maior o risco de efeitos biológicos. O movimento da cabeça de escaneamento durante um exame reduz o tempo de permanência dentro de uma região particular do corpo e minimiza o potencial de efeitos biológicos do ultra-som. Portanto, realizar um escaneamento eficiente, gastando apenas o tempo necessário para o diagnóstico, é uma maneira simples de reduzir a exposição.

Tipos de Tecido

Numerosos parâmetros físicos e biológicos controlam o aquecimento dos tecidos. A absorção é normalmente a contribuição predominante para a atenuação no tecido mole. O coeficiente de atenuação é a atenuação por unidade de distância do trajeto do som e, é usualmente registrada em unidades de dB/cm-MHz. A atenuação aumenta tipicamente com o aumento da freqüência do ultra-som. A atenuação varia de uma quantidade desprezível nos líquidos, como o líquido amniótico, sangue e urina, para os valores mais elevados no osso, com alguma variação entre os diferentes tipos de tecidos (Fig. 2-2).

Outro importante fator é a capacidade de resfriamento dos tecidos do corpo por intermédio da perfusão sangüínea. O tecido bem-perfundido regula mais efetivamente sua temperatura removendo o excesso de calor produzido pelo ultra-som. A exceção para isto é quando o calor é depositado muito rapidamente como na ablação térmica usada para tratamento.[1]

Das considerações sobre os tecidos feitas anteriormente, há duas áreas específicas de interesse baseadas nas diferenças na natureza do fenômeno do aquecimento. A primeira é o **osso**, por causa de sua alta atenuação da energia acústica incidente. É comum nos exames durante a gravidez que ossos calcificados sejam submetidos ao ultra-som. Um caso em questão é a medida do diâmetro biparietal (DBP) do crânio. O osso fetal contém graus progressivamente maiores de mineralização à medida que a gravidez progride, aumentando assim o risco de aquecimento localizado. A segunda é a atenuação do ultra-som pelo **tecido mole**. Situações especiais de aquecimento, as quais são relevantes para os exames obstétricos, também ocorrem no tecido mole, onde as estruturas sobrejacentes fornecem pouca atenuação do campo, tais como o saco amniótico cheio de líquido.

Aquecimento Ósseo

A absorção do ultra-som pelo osso permite uma rápida deposição de energia do campo para um volume limitado de tecido. O resultado pode ser um significativo aumento na temperatura. Por exemplo, Carstensen *et al.,* combinaram uma abordagem analítica e medidas experimentais do aumento da temperatura no crânio do rato exposto a onda contínua de ultra-som para estimar os incrementos de temperatura nas exposições ósseas.[2] Como o osso apresenta um grande coeficiente de absorção, presume-se que a energia ultra-sonográfica incidente seja absorvida por uma fina camada planar na superfície do osso. O aumento de temperatura no crânio do rato foi estudado com um feixe focalizado de 3,6 MHz com largura de 2,75 mm (Fig. 2-3). A intensidade média temporal na região focal foi de 1,5 W/cm.[2] Um dos dois modelos (mostrado como a curva mais elevada) de uso comum[3] prediz valores para os aumentos de temperatura cerca de 20% maiores que os de fato medidos neste experimento.[1] Assim, o modelo teórico é de natureza conservadora.

Da mesma forma para o fêmur fetal, Drewniak *et al.,*[4] indicaram que o tamanho e o estado de calcificação do osso contribuíram para o aquecimento *ex vivo* do osso (Tabela 2-1). Para colocar isto em perspectiva e para dar uma noção do papel que o operador pode desempenhar no controle do aquecimento potencial, considere o seguinte cenário. Reduzindo o fluxo de saída de potência de um escaneador ultra-sonográfico em 10 dB, o aumento de temperatura previsto seria reduzido por um fator de 10, tornando o aumento de 3° C observado

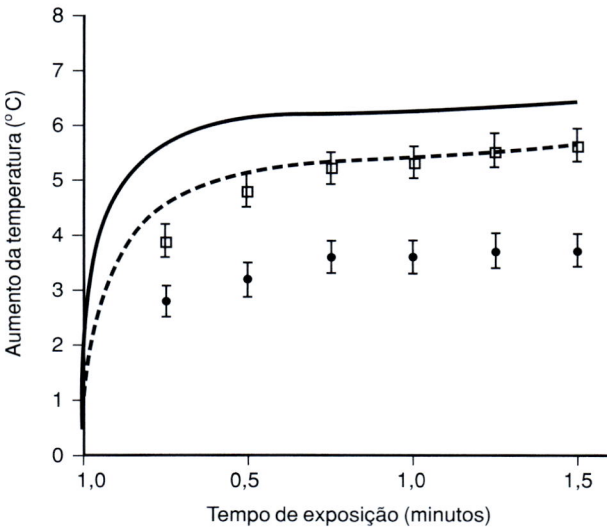

FIGURA 2-3. Aquecimento do crânio do rato com um campo sonoro focalizado. Nesta experiência, a freqüência foi 3,6 MHz e a média da intensidade focal temporal foi de 1,5 W/cm². Círculos sólidos: ratos jovens (< 17 semanas) (N=7); quadrados abertos: ratos velhos (> 6 meses) (N = 4); barras verticais: dois desvios-padrão na altura; curvas superiores: estimativa teórica dos aumentos de temperatura conforme Nyborg. (De Carstensen EL, Child SZ, Norton S, et al: Ultrasonic heating of the skull. J Acoust Soc Am 1990;87: 1310-1317; e de Nyborg WL: Solutions of the bio-heat transfer equation. Phys Med Biol 1988;33(7):785-792.)

TABELA 2-1. AUMENTOS DA TEMPERATURA DO FÊMUR FETAL COM 1 W/CM²

Idade Gestacional (dias)	Diâmetro (mm)	Aumentos da Temperatura (°C)
59	0,5	0,10
78	1,2	0,69
108	3,3	2,92

Os aumentos de temperatura no fêmur fetal humano exposto por 20 segundos foram aproximadamente proporcionais à intensidade da incidência. De Nyborg WL: Solutions of the bio-heat transfer equation. Phys Med Biol 1988;33 (7): 785-792.

por estes pesquisadores (Tabela 2-1) virtualmente inexistente. **Isto sugere fortemente o uso do máximo de ganho e redução da potência de saída durante os exames ultra-sonográficos** (ver a seção sobre controle do fluxo de saída ultra-sonográfico). No caso dos exames fetais, deve ser feita uma clara tentativa de se maximizar o ganho do amplificador porque isto não custa nada ao paciente em termos de exposição. As distinções são freqüentemente feitas entre o osso posicionado profundamente em relação à pele e o plano focal do transdutor e o osso próximo à superfície cutânea, como seria o caso quando se consideram as aplicações transcranianas. Esta distinção é discutida mais adiante com relação ao índice térmico.

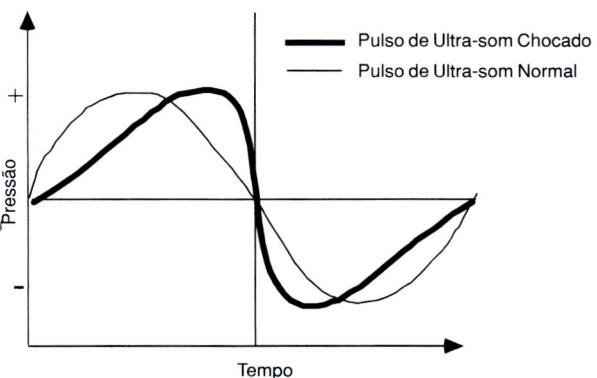

FIGURA 2-4. Efeito da distorção da amplitude finita em um pulso ultra-sonográfico em propagação. Observe o aumento do escarpado no pulso que contém componentes mais elevados de freqüência.

Aquecimento dos Tecidos Moles

Dois cenários especiais para a exposição ao ultra-som dos tecidos moles são particularmente relevantes para as aplicações obstétricas/ginecológicas. O primeiro é a situação comum de **escanear através da bexiga cheia**. Neste caso a urina é um líquido com um coeficiente de atenuação do ultra-som relativamente baixo. A atenuação reduzida vai permitir que maiores amplitudes acústicas sejam aplicadas mais profundamente no corpo. Além disso, é possível que a onda em propagação experimente a **distorção finita da amplitude**, resultando no desvio da energia por um processo não-linear de freqüências menores para maiores. O resultado é uma **onda de choque** em que uma agudização gradual da onda (Fig. 2-4) resulta em uma onda composta por componentes de freqüência mais elevada. Como a atenuação aumenta com o aumento da freqüência, a absorção de uma grande parte da energia desta onda ocorre a uma distância mais curta, concentrando o depósito de energia no primeiro tecido encontrado, que pode incluir o feto. Estes efeitos não-lineares estão sob extensa consideração como parte do modelo térmico para exposição fetal. Os sistemas de formação de imagem pelo ultra-som incluem agora modalidades específicas de formação de imagem que se baseiam nos efeitos não-lineares. Citada por vários fabricantes como **formação harmônica da imagem tecidual**, formação da imagem com harmônicos nativos e outros nomes, a imagem é criada usando-se os componentes harmônicos retrodispersados (refletidos), induzidos pela propagação não-linear do campo ultra-sonográfico. Isto apresenta distintas vantagens em termos de reduzir os artefatos da imagem e melhorar, especialmente, a resolução lateral. Nestes modos não-lineares de formação da imagem, o fluxo de saída acústica tem que ser suficientemente alto para produzir o efeito. Até então a potência acústica usada está ainda nos limites estabelecidos pela FDA, porém melhora na qualidade da imagem usando estes modos pode motivar a necessidade de modificar ou relaxar as restrições regulamentares.

Outra situação comum que vale a pena observar é o **ultra-som transvaginal**. Este procedimento é mencionado em particular por causa da proximidade do transdutor aos tecidos sensíveis como os ovários. Como será discutido mais adiante, os aumentos de temperatura próximos ao transdutor podem fornecer uma fonte de calor para outros locais que não o foco do transdutor. Além disso, a própria face do transdutor pode ser uma fonte significativa de calor por causa das ineficiências na conversão de energia elétrica para acústica. Estas considerações devem ser feitas na estimativa dos efeitos térmicos potenciais do ultra-som transvaginal ou de qualquer outra aplicação endocavitária.

Hipertermia e Segurança do Ultra-som

Nosso conhecimento dos efeitos biológicos do aquecimento pelo ultra-som está baseado na experiência disponível para outras formas mais comuns de **hipertermia**, que servem como base para os critérios de segurança. Há dados extensos relacionados aos efeitos a curto prazo e prolongados dos aumentos de temperatura, ou hipertermia. Efeitos teratológicos causados pela hipertermia foram demonstrados em pássaros, todos os animais comumente usados no laboratório, animais da fazenda e primatas não-humanos.[5] A ampla faixa de efeitos biológicos observados, desde alterações químicas subcelulares até anormalidades congênitas grosseiras e morte fetal, é uma indicação da efetividade ou da universalidade das situações hipertérmicas como perturbadoras dos sistemas vivos.[6] O National Council on Radiation Proctection and Measurements Scientific Committee on Biological Effects of Ultrasound (NCRP) compilou uma lista abrangente das exposições térmicas mais baixas relatadas como produtoras de efeitos teratogênicos.[7] Um exame destes dados indicou um limiar baixo para os efeitos biológicos induzidos termicamente. Esta análise dos efeitos térmicos foi incluída em uma recomendação pelo NCRP, que afirma que um exame ultra-sonográfico diagnóstico não precisa ser interrompido enquanto as condições de exposição não excedam os níveis especificados de aumento e duração da temperatura.[7] Restam algumas questões sobre a relevância desta análise da hipertermia para a aplicação do ultra-som diagnóstico.[8] A despeito disso, é benéfico que se forneça *feedback* ao operador de ultra-som quanto ao potencial relativo do aumento de temperatura em um dado campo acústico e sobre as condições associadas a um exame em particular. Isto permite uma decisão informada com relação à exposição necessária para se obter informações relevantes para o diagnóstico.

Índice Térmico

Baseada na análise dos dados da hipertermia, uma declaração geral foi proposta pela NCRP com relação aos exames nos quais não se esperam aumentos de temperatura superiores a 1° C. Em um paciente afebril dentro deste limite, concluiu-se que não há base para se esperar um efeito adverso. Naqueles casos em que o aumento de temperatura possa ser maior, o ultra-sonografista ou o médico deve pesar o benefício diante dos riscos potenciais. Para ajudar nesta decisão, dada a amplitude de diferentes situações de formação de imagem vistas na prática, foi aprovado um **índice térmico (IT)** como parte do *Padrão para a Demonstração em Tempo Real dos Índices de Saída Térmica e Mecânico-Acústica nos Equipamentos de Ultra-som para Diagnóstico*, que dá ao operador uma indicação do potencial relativo do risco de aquecimento tecidual.[9]

Neste padrão, uma série de cálculos é feita com base nas situações reais de formação de imagem, e uma demonstração do índice térmico na tela é fornecida ao operador.

O NCRP Scientific Committee on Biological Effects of Ultrasound introduziu o conceito de um IT.[7] O objetivo do IT é fornecer uma indicação do potencial relativo de aumento da temperatura tecidual, porém não tem como meta fornecer o real aumento da temperatura. Dois modelos teciduais foram recomendados pelo NCRP para ajudar no cálculo da potência ultra-sonográfica que poderia aumentar a temperatura no tecido em 1° C: (1) um modelo homogêneo no qual o coeficiente de atenuação é uniforme por toda a região de interesse e (2) um modelo de atenuação fixa no qual o mínimo de atenuação ao longo do trajeto do transdutor até uma estrutura anatômica distante é independente da distância por causa de um trajeto líquido de baixa atenuação (como o líquido amniótico).[7,10,11] Por causa da preocupação com o paciente recomendou-se que fossem feitas presunções tipo "o pior caso dentro da razoabilidade" com respeito às estimativas das elevações de temperatura *in vivo*. O American Institute of Ultrasound in Medicine (AIUM), a National Electrical Manufacturers' Association (NEMA) e a FDA adotaram o IT como uma demonstração padrão do fluxo de saída. Eles advogam a estimativa do efeito da atenuação no corpo pela redução da potência/fluxo de saída acústica do escaneador por um fator de decréscimo igual a 0,3 dB/cm-MHz para o caso de tecido homogêneo ou mole.[9]

O ÍNDICE TÉRMICO

Para informar mais facilmente ao médico sobre as condições de operação que poderiam, em alguns casos, levar a uma elevação de temperatura de 1°C, o índice térmico é definido como

$$IT = \frac{W_0}{W_{deg}}$$

onde W_{deg} é a potência da fonte de ultra-som (em *watts*) calculada como capaz de produzir uma elevação da temperatura de 1°C sob condições específicas. W_0 é a potência da fonte de ultra-som (em *watts*) sendo usada durante o exame atual.

Reproduzido com permissão do American Institute of Ultrasound in Medicine.

Modelos de Índice Térmico

Três modelos de tecidos foram considerados pelo grupo de trabalho do índice térmico do AIUM: um modelo para tecido homogêneo ou tecido mole; um modelo para tecido com osso no foco; e um modelo para tecido com osso na superfície ou modelo transcraniano.[9] O índice térmico assume três diferentes formas nestes modelos de tecidos.

Modelo para Tecido Homogêneo (Tecido Mole)

A presunção de homogeneidade permite a simplificação da determinação dos efeitos da propagação acústica e da atenuação, bem como das características da transferência de calor para o tecido. Este é um dos casos mais comuns para a formação da imagem pelo ultra-som e se aplica àquelas circunstâncias em que o osso não está presente e pode geralmente ser usado nos exames fetais durante o primeiro trimestre (baixa calcificação óssea). Despendeu-se um considerável esforço na estimativa do aquecimento potencial, e muitas presunções e compromissos tiveram que ser assumidos para calcular uma quantidade única que vai guiar o operador. Os cálculos do aumento da temperatura ao longo do eixo de um feixe focalizado são mostrados para um elemento transdutor único com curva esférica simples (Fig. 2-5). Observe a existência de dois picos térmicos. O primeiro está no campo próximo (entre o transdutor e o foco), e o segundo aparece próximo à região focal.[12,13] O **primeiro pico térmico** ocorre em uma região com baixa intensidade de ultra-som, com uma ampla largura do feixe. Quando a largura do feixe é ampla, o resfriamento ocorre principalmente por causa da perfusão. No campo próximo, a magnitude da intensidade local será a determinante principal do grau de aquecimento. O **segundo pico térmico** ocorre em um local com alta intensidade (I), largura estreita do feixe (w) no, ou próximo ao plano focal. Aqui o resfriamento será dominado pela condução, e a potência acústica total será a principal determinante do grau de aquecimento.

Considerando o dilema dos "picos térmicos gêmeos", o grupo de trabalho no índice térmico do AIUM se comprometeu em criar um índice térmico que incluísse as contribuições de ambos os domínios de aquecimento.[9] Seu racional estava baseado na necessidade de minimizar a medida da carga acústica para os fabricantes de sistemas ultra-sonográficos. Além disso, precisaram ser feitos ajustes para compensar os efeitos de uma grande amplitude de aberturas potenciais. O resultado é uma série de complicados cálculos e medidas que tem que ser realizados, e para crédito de muitos fabricantes, tem havido um considerável esforço para implementar uma apresentação padrão para fornecer *feedback* ao usuário.

Modelo para Tecido com Osso no Foco (Aplicações Fetais)

As aplicações do ultra-som nas quais o feixe acústico atravessa tecido mole por uma distância fixa e incide sobre o osso ocorrem mais freqüentemente no escaneamento obstétrico durante o segundo e o terceiro trimestre. Carson *et al.* fizeram medidas ultra-sonográficas da espessura da parede abdominal materna em vários estágios da gravidez.[11] Baseado nos seus resultados o NCRP recomenda que os coeficientes de atenuação para o primeiro, segundo e terceiro trimestres sejam 1,0, 0,75 e 0,5 dB/MHz, respectivamente.[7] Estes valores representam as estimativas dos "piores casos". Além disso, Siddiqi *et al.* determinaram que a média do coeficiente de atenuação tecidual na ultra-sonografia transabdominal em uma população de

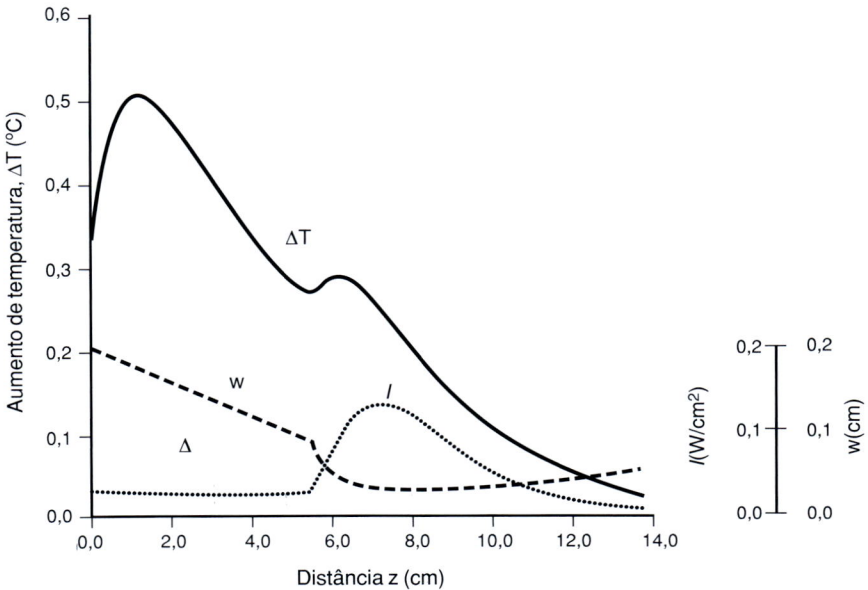

FIGURA 2-5. Picos térmicos de um feixe único com focalização esférica. Marcações da largura (w), intensidade (*I*) do feixe e aumento da temperatura (ΔT) ao longo do eixo do feixe. Com abertura = 2 cm, extensão focal = 10 cm e centro de freqüência = 3 MHz. O coeficiente de absorção e o coeficiente de atenuação são iguais e próximos ao do tecido mole (0,15 nepers/cm). O tempo de perfusão é a quantidade que prescreve a dissipação do calor causada pelo fluxo sangüíneo e foi ajustado em 1.000 segundos, e a potência da fonte de ultra-som é de 0,1 W (De Scientific Committee on Biological Effects of Ultrasound. Exposure Criteria for Medical Diagnostic Ultrasound I. Criteria based on thermal mechanisms. Bethesda, Md. National Council on Radiation Protection and Measurements, 1992. Report nº 113.)

voluntárias saudáveis não-grávidas foi de 2,98 dB/MHz.[14] Este valor representa um média dos valores medidos e, é obviamente muito diferente do estimado para os piores casos, listado anteriormente. Isto provoca um debate considerável sobre como tais parâmetros poderiam ser incluídos em um índice.

Acrescente-se que o osso é um tecido conjuntivo duro complexo, com uma substância intercelular colágena calcificada. Seu coeficiente de absorção para ondas longitudinais é um fator 10 vezes maior que o da maioria dos tecidos moles (Fig. 2-2). Ondas de tosqueamento também são criadas no osso quando o som o atinge em uma incidência oblíqua. Os coeficientes de absorção para as ondas de tosqueamento são ainda maiores que os das ondas longitudinais.[15-17]

Baseado nos dados de Carstensen *et al.*, descritos anteriormente,[2] o NCRP propôs um modelo térmico para o aquecimento ósseo. Usando-se este modelo, o **índice térmico para o osso (ITO)** é estimado para aquelas situações nas quais o foco do feixe está no ou próximo ao osso. Mais uma vez, certas presunções e compromissos tiveram que ser feitos para se desenvolver um IT funcional para o caso da exposição óssea.

- Para os transdutores no **modo não-escaneado** (operando em uma posição fixa) com o osso na região focal, a localização do aumento máximo da temperatura é na superfície do osso. Portanto, o ITO é calculado na distância axial que maximiza o ITO, uma presunção de pior caso.
- Para os transdutores nos **modos escaneados**, o índice térmico do tecido mole é usado porque o aumento da temperatura na superfície é maior ou aproximadamente igual ao aumento da temperatura com o osso no foco.

Modelo para Tecido com Osso na Superfície (Aplicações Transcranianas)

Para as aplicações cranianas no adulto, usa-se o mesmo modelo para estimar tanto a distribuição da temperatura *in situ* quando no caso do osso focal. Entretanto, como o osso está localizado na superfície, imediatamente depois que o feixe acústico entre no corpo, a atenuação do fluxo de saída da potência acústica não está incluída.[9] Aqui, o diâmetro equivalente do feixe na superfície é usado para calcular a potência acústica.

Estimativas do Índice Térmico para os Efeitos Térmicos

Há vários pontos para se ter em mente quando o índice térmico é referido como um meio de estimar o potencial dos efeitos térmicos. Primeiro, o IT não é sinônimo de aumento de temperatura. Um IT igual a 1 não significa que a temperatura vai subir 1º C. Um potencial aumentado para efeitos térmicos pode ser esperado à medida que o índice aumenta. Segundo, um índice alto não significa que os efeitos biológicos estejam ocorrendo, porém apenas que o potencial existe. Vários fatores podem reduzir o real aumento gerado de temperatura e eles podem não ter sido levados em conta pelos modelos térmicos empregados para o cálculo do IT. Entretanto, o índice deve ser monitorizado durante o exame e minimizado quando possível. Finalmente, não há considerações do IT para a duração do escaneamento, assim, a minimização do tempo total do exame vai reduzir o potencial para efeitos.

Observações Resumidas Sobre os Efeitos Térmicos

As observações do AIUM relativas aos efeitos térmicos[18] incluem várias conclusões que são resumidas a seguir:

- Não se espera que os exames que resultem em aumentos de temperatura iguais ou inferiores a 2º C causem efeitos biológicos. (Muitos exames ultra-sonográficos caem dentro destes parâmetros.)
- Um número significativo de fatores controla a produção de calor pelo ultra-som diagnóstico.
- O osso calcificado é uma fonte particularmente importante de preocupação em relação à exposição ao ultra-som.
- Um padrão registrado fornece agora informações relativas ao potencial de aquecimento no tecido mole e no osso.
- Embora exista um limite da FDA para exposições fetais, os aumentos previstos de temperatura podem exceder 2º C.
- Espera-se que os índices térmicos acompanhem os aumentos de temperatura melhor que qualquer parâmetro isolado do campo ultra-sonográfico.

EFEITOS DA CAVITAÇÃO ACÚSTICA

Fontes Potenciais de Efeitos Biológicos

Nosso conhecimento relativo à interação do ultra-som com os gases corporais (que muitos denominam "cavitação") aumentou significativamente nos tempos mais recentes, embora nossa base de conhecimentos não seja tão extensa quanto a dos efeitos térmicos do ultra-som e de outras fontes de hipertermia. O **início da cavitação acústica** é demarcado por um valor limite específico: a pressão acústica mínima necessária para iniciar o crescimento de uma cavidade em um líquido durante a fase de rarefação do ciclo. Vários parâmetros afetam este limite, incluindo o tamanho da bolha inicial ou **núcleo de cavitação**, as características do pulso acústico (tais como freqüência central, freqüência de repetição do pulso e duração do pulso), a pressão hidrostática ambiente e os parâmetros dos líquidos do hospedeiro (tais como densidade, viscosidade, compressibilidade, condutividade calórica e tensão superficial). A **cavitação inercial** se refere a bolhas que sofrem grandes variações nos seus tamanhos de equilíbrio em poucos ciclos acústicos. Especificamente durante a contração, a inércia do líquido circunjacente controla o movimento da bolha.[19] Grandes pressões acústicas são necessárias para gerar a cavitação inercial, e o colapso destas cavidades é freqüentemente violento.

O efeito de **núcleos de cavitação preexistentes** pode ser um dos principais fatores controladores dos efeitos mecâni-

EFEITOS BIOLÓGICOS TÉRMICOS: CONCLUSÕES EM RELAÇÃO AO CALOR

1. O aumento excessivo da temperatura pode resultar em efeitos tóxicos para os sistemas dos mamíferos. Os efeitos biológicos observados dependem de muitos fatores, tais como a duração da exposição, o tipo de tecido exposto, sua velocidade de proliferação celular e seu potencial de regeneração. Estes são fatores importantes quando se considera a segurança fetal e neonatal. Aumentos de temperatura de vários graus Celsius acima da faixa normal podem ocorrer naturalmente; não se observaram efeitos biológicos significativos de tais aumentos de temperatura exceto quando eles se sustentaram for extensos períodos de tempo.
   a. Para durações de exposição de até 50 horas, não houve efeitos biológicos significativos observáveis com aumentos de temperatura iguais ou inferiores a 2° C acima do normal.
   b. Para aumentos de temperatura maiores que 2°C acima do normal, não se observaram efeitos biológicos significativos causados por aumentos de temperatura iguais ou inferiores a

   $$6 - \frac{\log_{10}(t)}{0,6}$$

   onde t é a faixa de duração da exposição, variando de 1 a 250 min. Por exemplo, para aumentos de temperatura de 4° C e 6° C, os limites correspondentes de duração da exposição t são 16 min e 1 min, respectivamente.
   c. Em geral, os tecidos adultos são mais tolerantes aos aumentos de temperatura que os tecidos fetal e neonatal. Portanto, seriam necessárias temperaturas mais elevadas e/ou exposições mais prolongadas para a lesão térmica.
2. O aumento da temperatura durante a exposição dos tecidos aos campos ultra-sonográficos diagnósticos depende de (a) características do fluxo de saída da fonte acústica, tais como freqüência, dimensões da fonte, velocidade do escaneamento, potência, freqüência de repetição do pulso, duração do pulso, auto-aquecimento do transdutor, tempo de exposição e forma da onda, e (b) propriedades do tecidos, tais como atenuação, absorção, velocidade do som, impedância acústica, perfusão, condutividade térmica, difusividade térmica, estrutura anatômica e parâmetro não-linear.
3. Para condições semelhantes de exposição, o aumento de temperatura esperado no osso é significativamente maior que nos tecidos moles. Por esta razão, as situações onde um feixe acústico incide sobre osso fetal em ossificação merecem uma atenção especial por causa de sua íntima proximidade com outros tecidos em desenvolvimento.
4. Os cálculos do aumento máximo de temperatura resultante da exposição ao ultra-som *in vivo* não devem ser presumidos como exatos por causa das incertezas e aproximações associadas às características térmica, acústica e estrutural dos tecidos envolvidos. Entretanto, a evidência experimental mostra que os cálculos são capazes de predizer os valores medidos dentro de um fator de dois. Assim, parece razoável usar os cálculos para se obter diretrizes de segurança para as exposições clínicas onde as medidas de temperatura não são praticáveis. Para fornecer uma apresentação das estimativas dos aumentos da temperatura tecidual em tempo real como parte de um sistema diagnóstico, são usadas aproximações simplificadas para o estabelecimento de valores chamados Índices Térmicos.* Na maioria das situações clinicamente relevantes, o índice térmico do tecido mole, ITM, e o índice térmico do osso, ITO, ou superestimam ou se aproximam muito da melhor estimativa disponível do aumento máximo de temperatura ($\Delta T_{máx}$). Por exemplo, se ITM = 2, então $\Delta T_{máx} \leq 2°$ C.
5. O limite regulamentar atual da FDA para a $I_{SPTA.3}$ é de 720 mW/cm². Por isso, quanto menores as intensidades, melhores as estimativas disponíveis do aumento máximo de temperatura no conceito que pode exceder 2° C.
6. O ITM e o ITO são úteis para a estimativa do aumento de temperatura *in vivo*. Para este propósito, os índices térmicos são superiores a qualquer quantidade isolada do campo ultra-sonográfico, tais como o pico espacial desproporcional, a intensidade temporal média, $I_{SPTA.3}$. Isto é, o ITM e o ITO acompanham as alterações nos aumentos máximos da temperatura, $\Delta T_{máx}$, permitindo a implementação do princípio ALARA, enquanto a $I_{SPTA.3}$ não permite. Por exemplo,
   a. Com um valor constante de $I_{SPTA.3}$, o ITM aumenta com o aumento da freqüência e com o aumento do diâmetro da fonte.
   b. Com um valor constante de $I_{SPTA.3}$, o ITO aumenta com o aumento do diâmetro do feixe focal.

*Os índices térmicos são relações não-dimensionais dos aumentos estimados de temperatura em 1° C para modelos teciduais específicos. Reproduzido com permissão do American Institute of Ultrasound in Medicine.

cos que resultam em efeitos biológicos. O corpo é um filtro tão excelente que os locais destes núcleos podem ser encontrados em pequenos números e apenas em locais selecionados. Por exemplo, se a água for filtrada para baixo para 2 μm, o limiar para cavitação dobra.[20] Teoricamente, a força de tensão da água sem núcleos de cavitação é de cerca de 100 megapascal (MPa).[21] Vários modelos foram sugeridos para explicar a formação de bolhas nos animais,[22,23] e estes modelos têm sido extensamente usados na determinação dos limiares de cavitação. Um modelo[24] é usado na predição das tabelas SCUBA de mergulho e também pode ser aplicável aos pacientes. Resta ser visto quão bem estes modelos vão predizer a nucleação de bolhas no corpo pelo ultra-som diagnóstico.

Uma fotografia de uma unidade de ultra-som terapêutico de 1 MHz gerando bolhas em água saturada com gás é mostrada na Figura 2-6. Este meio em particular e os parâmetros ultra-sonográficos foram escolhidos para otimizar as condições para cavitação. O uso de onda ultra-sonográfica contí-

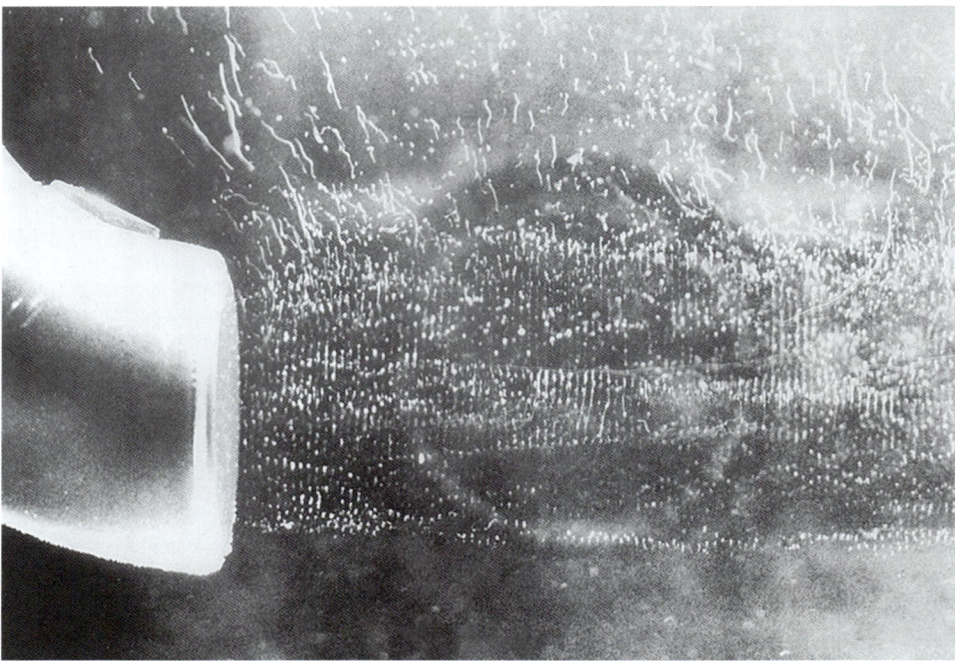

FIGURA 2-6. Bolhas de cavitação acústica. Esta atividade de cavitação está sendo gerada na água, usando-se um aparelho de ultra-som terapêutico comum. (Cortesia do National Center for Physical Acoustics, University of Mississipi.)

nua e muitos bolsões de gás preexistentes na água formaram o palco para a produção da cavitação. Embora estes pulsos acústicos sejam mais longos que aqueles usados tipicamente no diagnóstico ultra-sonográfico, os efeitos da cavitação também foram observados com pulsos diagnósticos nos líquidos.[25] Os **agentes para contraste ultra-sonográfico** compostos por bolas de gás estabilizado devem funcionar como uma fonte de núcleos de cavitação, como será discutido mais tarde.

Sonoquímica

A geração e a detecção de radicais livres oferecem uma maneira de observar a cavitação e para medir sua força e o potencial para dano. A sonoquímica dos radicais livres é o resultado de temperaturas e pressões muito elevadas no interior das bolhas que entram rapidamente em colapso. Estas condições podem até gerar luz, ou **sonoluminescência**.[26] Com a adição dos compostos corretos, a luminescência química pode também ser usada para a detecção de radicais livres.[27] A **quimioluminescência** pode ser gerada por um aparelho de ultra-som terapêutico (Fig. 2-7). A montagem é retroiluminada (em vermelho) para mostrar as bolhas e o aparelho experimental. As emissões de quimioluminescência são bandas azuis vistas no meio do suporte da amostra líquida. A luz emitida é suficiente para ser vista, adaptando-se simplesmente os olhos à escuridão. A ressonância com *spin* eletrônico também pode ser usada com moléculas que aprisionam os radicais livres para detectar a ativação de cavitação capaz de produzir radicais livres.[28] Vários outros esquemas de detecção química são atualmente empregados para detectar *in vitro* a cavitação provocada pelos aparelhos de diagnóstico.

Evidências de Cavitação dos Litotripsores

É possível gerar bolhas *in vivo* usando-se pulsos curtos com altas amplitudes de um litotripsor extracorpóreo por ondas de choque (LTEOC). A pressão do pico positivo dos pulsos do litotripsor pode chegar a 50 MPa e a pressão negativa por volta de 20 Mpa. A **distorção da amplitude finita** faz com que altas freqüências apareçam nos campos ultra-sonográficos de alta amplitude. Embora os pulsos do LTEOC tenham energia significativa em altas freqüências por causa da distorção da amplitude finita, uma grande parte da energia está de fato na faixa dos 100 kHz, muito menor que as freqüências nos escaneadores para diagnóstico. As freqüências menores tornam a cavitação mais provável. Como um exemplo do efeito, Aymé e Carstensen mostraram que os componentes mais elevados de freqüência nos pulsos distorcidos não-lineares contribuem pouco para matar as larvas de *Drosophila*.[29] É interessante que há agora evidência suficiente para indicar que o colapso das bolhas pode desempenhar um papel na ruptura dos cálculos.[30-32] Uma bolha colapsando próximo de uma superfície pode formar um jato líquido na sua parte central que atinge a superfície (Fig. 2-8). Se uma folha de alumínio for colocada no foco de um litotripsor, pequenos orifícios serão gerados.[32] O impacto é suficiente para até mesmo marcar placas de latão e de alumínio. Fica claro que a litotripsia e o ultra-som para diagnóstico diferem na potência acústica gerada e não são comparáveis nos efeitos biológicos produzidos. Ainda assim, alguns aparelhos para diagnóstico produzem pressões rarefacionais de pico maiores que 3 MPa, que estão no limite inferior do fluxo de saída do litotripsor.[34-36] É interessante observar que lesão pulmonar e petéquias superficiais foram notadas como efeitos colaterais do LTEOC em casos clínicos.[37] Suspeita-se

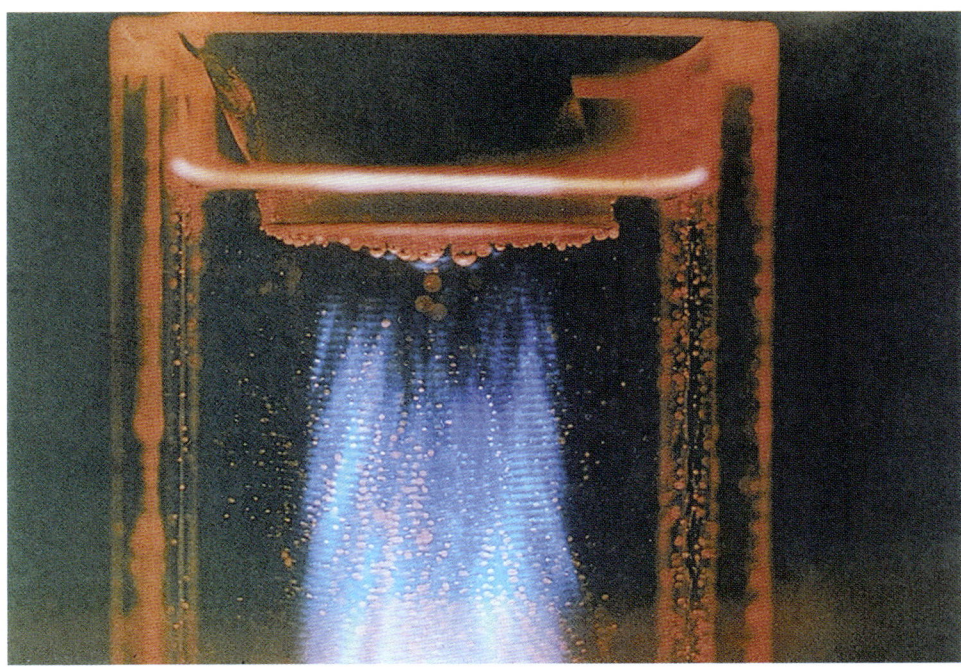

FIGURA 2-7. Reação química induzida pela cavitação produzindo luz visível. A reação é o resultado da produção de radicais livres. (Cortesia do National Center for Physical Acoustics, University of Mississipi.)

que a cavitação inercial seja a causa deste dano e levou vários pesquisadores a estudar os efeitos da exposição ao ultra-som diagnóstico no parênquima pulmonar.

Efeitos Biológicos no Pulmão

O tecido pulmonar provou ser uma localização interessante para se examinar os efeitos biológicos do ultra-som diagnóstico. A presença de ar nos espaços alveolares constitui-se uma fonte significativa de corpos gasosos. Child *et al.*, mediram as pressões limítrofes para hemorragia no pulmão de um rato exposto a pulsos curtos de 1 a 4 MHz de ultra-som diagnóstico (*i. e.*, durações de pulso de 10 μs e 1 μs).[38] O limiar do dano no pulmão murino, nestas freqüências, foi estabelecido como 1,4 MPa. As características patológicas desta lesão incluíram extravasamento de células sangüíneas para os espaços alveolares.[39] Estabeleceu-se a hipótese de que a cavitação originada nos alvéolos cheios de gás foi a responsável pelo dano. Estes dados são os primeiros a mostrar evidência direta de que as exposições ao ultra-som pulsado produz efeitos deletérios clinicamente relevantes no tecido de mamíferos na ausência de aquecimento significativo. Os focos hemorrágicos induzidos pelo Doppler pulsado de 4-MHz também foram relatados em macacos.[40] A lesão no pulmão do macaco foi de grau significativamente menor do que no rato.

Nestes estudos foi impossível mostrar categoricamente que estes efeitos foram produzidos por bolhas, porque as próprias bolhas induzidas pela cavitação não foram observadas. Kramer *et al.*, avaliaram a função cardiopulmonar em ratos expostos ao ultra-som pulsado bem acima do fluxo de saída acústico do limiar da lesão (índice mecânico [IM] = 9,7).[41] As medidas da função cardiopulmonar incluíram pressão sangüínea arterial, freqüência cardíaca, freqüência respiratória e gasometria arterial (PCO_2 e PO_2). Se apenas um lado do pulmão do rato fosse exposto, as medidas cardiopulmonares não se alteraram significativamente em relação à linha de base e aos valores pós-exposição por causa da reserva respiratória funcional dos lobos não expostos. Entretanto, quando ambos os lados do pulmão mostravam lesões induzidas pelo ultra-som significativas, os ratos foram incapazes de manter a pressão arterial sistêmica ou os níveis de repouso do PO_2 arterial. Novos estudos são necessários para determinar a relevância destes achados nos seres humanos.

A organização macroscópica e a composição celular do pulmão são similares nos mamíferos, embora haja diferenças

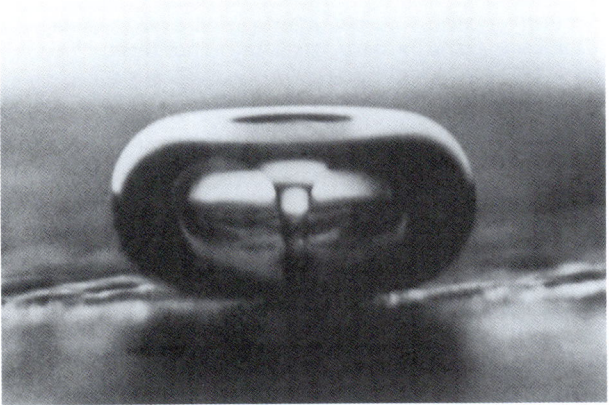

FIGURA 2-8. Colapso da bolha perto de uma transição. Quando a cavitação é produzida próximo a uma transição, pode-se formar um jato líquido no centro de uma bolha e atingir a superfície de transição. (Cortesia de Lawrence A. Crum.)

fisiológica e anatômicas significativas com relação à parte distal das vias aéreas, morfologia alveolar e suprimento sangüíneo.[42] Os estudos morfológicos demonstram que os capilares no interior dos septos alveolares da maioria dos mamíferos estão arranjados em uma única camada, separada dos espaços aéreos por uma fina barreira celular (100 nm). Por causa desta configuração anatômica, Tarantal e Canfield[40] levantaram a hipótese de que estas regiões são mais suscetíveis às condições em que podem ocorrer oscilação e ruptura das bolhas. Eles também perceberam que um importante fator específico para o pulmão pode ser a camada única de surfactante no interior dos alvéolos. O surfactante, o líquido de revestimento alveolar, é responsável pela modificação da tensão superficial para promover a expansão e impedir o colapso pulmonar. É possível que, durante a exposição ao ultra-som, pequenos microtúbulos sejam criados no interior das bordas do alvéolo rico em surfactante. Estes microtúbulos podem oscilar e colapsar, causando uma alteração da barreira epitelial/endotelial e subseqüente extravasamento de hemácias para o espaço alveolar. Holland e Apfel haviam mostrado previamente uma correlação direta entre uma redução no limiar da cavitação e uma redução da tensão superficial nos líquidos do hospedeiro.[43,44]

Embora seja um fenômeno comprovado *in vitro*,[45] a ocorrência de cavitação *in vivo* causada pelo ultra-som diagnóstico é difícil de documentar nos sistemas mamíferos primariamente por causa da natureza transitória de sua ocorrência (*i. e.*, μs) e do caráter localizado dos efeitos resultantes (*i. e.*, 10 micra). Para explorar a hipótese dos efeitos biológicos baseados na cavitação provocada pelo ultra-som diagnóstico, foram realizadas pesquisas sobre os limiares de lesão nos pulmões de ratos expostos a Doppler pulsado de 4 MHz e à ultra-som com Doppler colorido.[46] Um esquema de detecção ativa de 30 MHz desenvolvido por Roy *et al.*,[47] foi usado para fornecer a primeira evidência direta de cavitação provocada pelos pulsos ultra-sonográficos para diagnóstico. A lesão foi observada com características histológicas consistentes com as vistas nos ratos e nos macacos, causadas pelas exposições ao ultra-som diagnóstico. Entretanto, neste estudo limitado, a atividade das bolhas não foi correlacionada com a lesão histológica.

Agentes de Contraste Ultra-sonográfico

A ausência aparente de cavitação em muitas localizações corporais pode ser causada pela falta de núcleos de cavitação disponíveis. Baseados nas evidências no pulmão e no intestino dos modelos com mamíferos descritos, fica claro que na presença de gases corporais, há uma redução nos requisitos do campo acústico para produzir efeitos biológicos. Uma vez que muitos agentes de contraste ultra-sonográfico são compostos por bolhas gasosas estabilizadas, eles podem fornecer núcleos prontamente disponíveis para atividade potencial de cavitação. Isto torna a investigação dos efeitos biológicos na presença dos agentes de contraste ultra-sonográfico uma importante área de pesquisa. Está disponível uma revisão da literatura sobre os efeitos biológicos do ultra-som associados aos agentes de contraste.[48] Além disso, duas publicações[49,50] indicaram que o ultra-som, na presença de agentes de contraste, produziu pequenas petéquias vasculares nos sistemas mamíferos.

Como resultado, o AIUM aprovou uma observação de segurança com relação aos agentes de contraste ultra-sonográfico. Enquanto este efeito biológico pode ocorrer, mantém-se questionável se ele se constitui em um risco fisiológico significativo, o que ainda está sendo pesquisado. A observação de segurança está destinada a conscientizar os ultra-sonografistas e médicos sobre o potencial para efeitos biológicos na presença de agentes de contraste gasosos e para permitir que tomem uma decisão informada, baseada em uma avaliação do risco/benefício.

Algumas pesquisas apontaram para a produção de contração pré-ventricular (CPV) durante o escaneamento cardíaco na presença de agentes de contraste ultra-sonográfico. Pelo menos um estudo em seres humanos[51] indicou um aumento nas CPVs apenas quando a formação da imagem ultra-sonográfica estava sendo feita com um agente de contraste e não na presença isolada ou da formação da imagem ultra-sonográfica, ou durante a injeção do agente sem a formação da imagem. Outros pesquisadores estão investigando este fenômeno para determinar ser mecanismo. A importância deste efeito biológico está também sendo debatida, porque há uma freqüência de CPVs que ocorrem naturalmente e, um

---

OBSERVAÇÕES SOBRE OS EFEITOS BIOLÓGICOS DO ULTRA-SOM DIAGNÓSTICO COM CORPOS GASOSOS COMO AGENTES DE CONTRASTE. APROVADAS EM MARÇO DE 2002

A indução de petéquias e o extravasamento dos capilares nos tecidos de mamíferos *in vivo* foram relatados e confirmados independentemente nas exposições ao ultra-som diagnóstico com Índice Mecânico acima de cerca de 0,4 e com corpos gasosos como agentes de contraste presentes na circulação.

O significado clínico destes achados é, no momento, incerto. Aparentemente apenas efeitos colaterais insignificantes foram relatados nos testes clínicos e no uso de agentes de contraste ultra-sonográfico. Entretanto, com base nestes relatos e em um grande corpo de dados dos estudos laboratoriais *in vitro* e *in vivo*, deve ser observado que o potencial para quaisquer efeitos adversos induzidos pelo ultra-som diagnóstico vai depender não apenas da composição, administração e dosagem do agente, porém também dos ajustes das máquinas de ultra-som, controlados pelo operador, tais como o tempo, o modo, a freqüência e a potência, como também da região anatômica escaneada. Desta forma, médicos e ultra-sonografistas devem estar conscientes do possível reforço dos efeitos biológicos não-térmicos durante o ultra-som diagnóstico reforçado com contraste e incluir este potencial nas considerações do risco-benefício.

Reproduzido com permissão do AIUM.

pequeno aumento, pode não ser considerado significativo, particularmente se houver benefício para o paciente no uso do agente. Devem ser observadas considerações adicionais nos pacientes com situações específicas nos quais CPVs adicionais devam ser evitadas.

As conseqüências dos efeitos biológicos relatados devem, assim, receber mais estudos. Enquanto há um potencial para efeitos biológicos, sua escala e sua influência na fisiologia humana não estão claras, considerando ainda que a eficácia dos agentes de contraste em indicações específicas foi demonstrada. Além disso, ensaios clínicos envolvendo muitos indivíduos recebendo ultra-som e agentes de contraste relataram poucos efeitos. A pesquisa sobre o mecanismo de interação e as conseqüências destes efeitos, continua.

Índice Mecânico

Os cálculos para a previsão da cavitação forneceram uma relação grosseira entre o pico de pressão rarefacional e a freqüência.[52] Esta relação prevista presume um pulso curto (poucos ciclos acústicos) e um ultra som com ciclo de baixo serviço (< 1%). Este resultado relativamente simples pode ser usado para medir o potencial para início da cavitação provocada pelo ultra-som diagnóstico. O **índice mecânico,** ou **IM** (ver quadro), foi adotado pela FDA, AIUM e NEMA como um demonstrador do fluxo de saída em tempo real para estimar o potencial de formação de bolhas *in vivo*, em uma analogia com o índice térmico. Com indicada anteriormente, a temperatura de colapso para a cavitação inercial é muito alta. Para este índice, uma temperatura de colapso de 5.000 K foi escolhida, com base no potencial para a geração de radicais livres, e a dependência da freqüência da pressão necessária para gerar este limiar térmico assume uma forma relativamente simples. O IM é um tipo de "índice da energia mecânica" porque o quadrado do IM é grosseiramente proporcional com o trabalho mecânico que pode ser realizado em uma bolha na fase de rarefação acústica.

Visão Geral dos Efeitos Biológicos Observados

Um resumo dos resultados de vários investigadores (Fig. 2-9) indicou que IM acima dos quais os efeitos biológicos estavam associados com cavitação foram observados em animais e insetos.[18] As linhas pontilhadas são cálculos de vários valores de índice mecânico em que todos os efeitos parecem ocorrem por volta ou acima de um valor de IM de 0,3. Entretanto, deve ser observado que em muitos destes casos, bolsões estáveis de gás (corpos gasosos) sabidamente existem nos tecidos expostos. Sugere-se ainda mais que outras áreas no corpo contendo corpos gasosos podem também ser particularmente suscetíveis à lesão ultra-sonográfica. Entre estas pode-se incluir, por exemplo, o revestimento intestinal.[53] As experiências continuam e resta ser visto se estas lesões ocorrem no tecido humano.

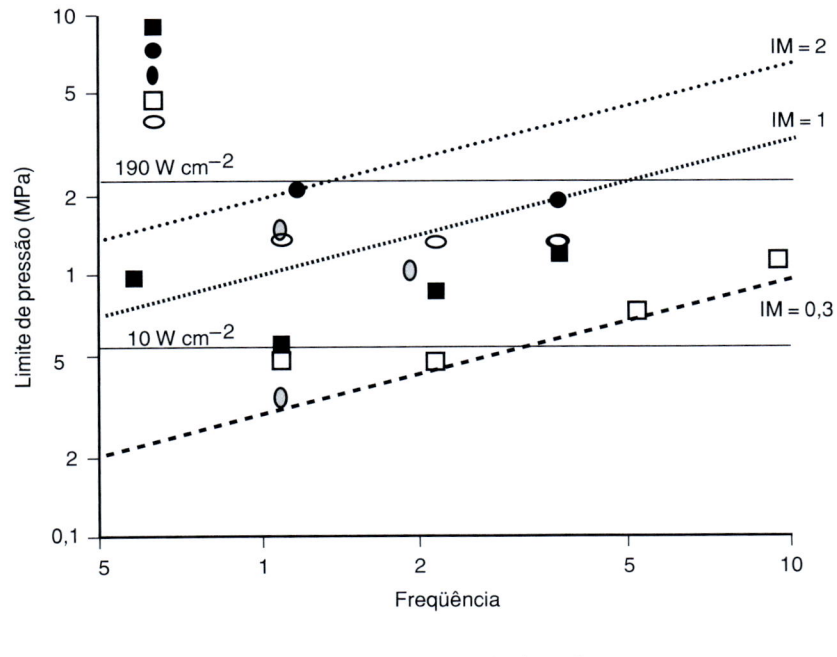

FIGURA 2-9. Limite para os efeitos biológicos do ultra-som pulsado com baixa média de intensidade temporal. Os dados mostrados são o limite para os efeitos medidos nas pressões de pico rarefacional ([p] na Fig. 2-1) como uma função da freqüência do ultra-som usado na exposição. A duração do pulso é mostrada entre parênteses na legenda. São também mostrados com o propósito de referência os valores do índice mecânico e o pico espacial local, a média da intensidade de pulso I_{SPPA}. (De American Institute or Ultrasound in Medicine: Bioeffects and Safety of Diagnostic Ultrasound. Rockville, Md, 1993.)

Comentários Adicionais sobre o Índice Mecânico

Inerentes à formulação do IM são as condições apenas para o início da cavitação inercial. O grau no qual o limite é excedido, entretanto, se relaciona com o grau de atividade de formação de bolhas que pode ocorrer, e a quantidade da atividade de formação de bolhas pode se correlacionar com a probabilidade de um efeito biológico indesejável. Observe que dado o nosso conhecimento atual, exceder o limite de cavitação *não* significa que vá ocorrer um efeito biológico. Abaixo de um IM de ~ 0,4, as condições físicas não favorecem o crescimento de bolhas, mesmo na presença de uma ampla distribuição de núcleos de bolhas no corpo, o que é uma concordância razoável com os resultados da Figura 2-9. Enquanto o índice térmico é uma medida *ponderada no tempo* da interação com ultra-som com o tecido, o IM é uma medida do *pico* desta interação. Assim, há um paralelo desejável entre estas duas medidas, uma térmica e uma mecânica, para informar ao usuário até que ponto a ferramenta diagnóstica pode produzir alterações indesejáveis no corpo.

Observações Resumidas sobre os Efeitos Biológicos nos Corpos Gasosos

As observações do AIUM relativas aos efeitos biológicos na localizações onde existem corpos gasosos[18] (ver quadro) incluem várias conclusões que podem ser resumidas como se segue:

- Os sistemas atuais de ultra-som podem produzir cavitação *in vitro* e *in vivo* e podem causar extravasamento sangüíneo em tecidos animais.
- Um índice mecânico pode medir a probabilidade de cavitação e aparentemente funciona melhor que outros parâmetros do campo na predição da cavitação.
- Vários resultados interessantes foram observados com relação aos modelos com animais para a lesão pulmonar, porém as implicações da exposição humana não estão ainda determinadas.
- Na ausência de corpos gasosos, o limiar para lesão é muito mais elevado. (Este último ponto é significativo porque os exames ultra-sonográficos podem ser realizados predominantemente nos tecidos sem corpos gasosos identificáveis.)

DEMONSTRAÇÃO PADRÃO DO FLUXO DE SAÍDA

Vários grupos, incluindo a FDA, AIUM e NEMA desenvolveram um *Padrão para Demonstração em Tempo Real dos Índices de Saída Mecânicos e Acústicos no Equipamento de Ultra-som para Diagnóstico*, que introduz um método para oferecer ao usuário informações relativas aos índices térmico e mecânico. A demonstração em tempo real do IM e do IT permitem uma melhor decisão informada sobre a potencial de efeitos biológicos durante os exames. O padrão exige atualizações dinâmicas dos índices à medida que o fluxo de saída do instrumento é modificado e oferece a oportunidade de o operador aprender como os controles vão afetar estes índices. A Figura 2-10 mostra um exemplo de um sistema de ultra-som mostrando o índice mecânico. Há algumas coisas importantes para lembrar sobre esta demonstração padrão:

- Ela deve ser claramente visível na tela e deve começar a aparecer quando o instrumento exceder um valor de

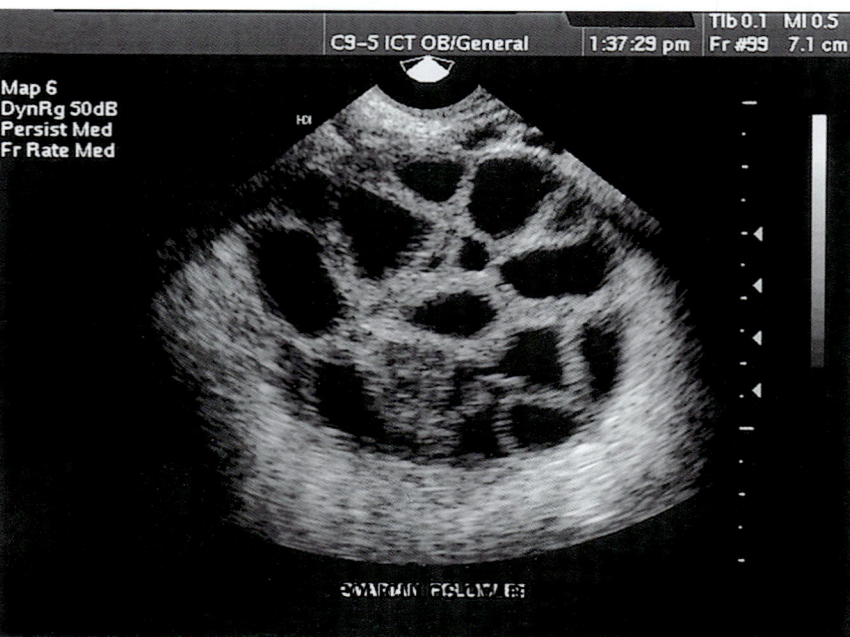

FIGURA 2-10. Demonstração dos índices de efeitos biológicos. Aspecto típico da imagem de um escaneador ultra-sonográfico mostrando o índice térmico para o osso (ITO) e o índice mecânico (IM) (*canto superior direito*) para um transdutor endocavitário.

índice de 0,4. Uma exceção é para os instrumentos incapazes de exceder valores de índice de 1. Aqueles instrumentos não precisam mostrar os índices dos efeitos biológicos.
- Às vezes apenas um índice será mostrado de cada vez. A escolha é freqüentemente baseada em se uma dada condição de fluxo de saída tem maior probabilidade de produzir um efeito por algum dos mecanismos.
- O padrão também exige que um ajuste de fluxo de saída padronizado apropriado seja efetivado quando de liga o aparelho, quando se entrar com um novo paciente ou quando de trocar para um exame fetal. Depois deste momento, o operador pode ajustar o fluxo de saída do instrumento como necessário para adquirir informações clinicamente úteis enquanto tenta minimizar os valores dos índices.
- Como indicado previamente, os índices dos efeitos biológicos não incluem quaisquer fatores associados ao tempo gasto para realizar o escaneamento. Um escaneamento eficiente é ainda um importante componente na limitação dos efeitos biológicos potenciais.

O documento do AIUM intitulado *Segurança no Ultra-som Médico*[54] sugere que o operador faça quatro perguntas para usar efetivamente a demonstração do fluxo de saída.

1. Qual índice deve ser usado para o exame sendo realizado?
2. Há fatores presentes que possam causar leituras muito altas ou muito baixas?
3. O valor do índice pode ser ainda mais reduzido mesmo quando já estiver baixo?
4. Como a exposição ao ultra-som pode ser minimizada sem comprometer a qualidade diagnóstica do exame?

Ultra-sonografistas e médicos recebem em tempo real os dados do fluxo de saída acústica do escaneadores diagnósticos e exige-se que não apenas compreendam a maneira pela qual o ultra-som se propaga e interage com o tecido, como também medir o potencial para efeitos biológicos adversos. A demonstração do fluxo de saída é uma ferramenta que pode ser usada para guiar um exame ultra-sonográfico e controlar o potencial para efeitos adversos. Os índices térmico e mecânico dão ao usuário mais informações e menos responsabilidade na limitação dos fluxos de saída.

OBSERVAÇÕES GERAIS SOBRE SEGURANÇA DO AIUM

É importante que se considere algumas posições oficiais relativas ao estado dos efeitos biológicos resultantes do ultra-som. O item mais importante para se observar é o alto nível de confiança na segurança do ultra-som nas observações oficiais. Por exemplo, em 1993, o AIUM reiterou suas observações anteriores relativas ao uso clínico do ultra-som diagnóstico afirmando que não se confirmaram efeitos biológicos do uso dos *atuais equipamentos para diagnóstico*, e embora eles sejam uma possibilidade, os benefícios para o paciente com o uso prudente sobrepujam os riscos, se algum, que existam. De maneira similar, o AIUM comentou sobre o uso do ultra-som diagnóstico em pesquisa recomendando que no caso de outro tipo de exposição que não para benefício clínico direto, a pessoa deve ser informada sobre as condições da exposição e como estas se relacionam às exposições normais. Na maior parte das vezes, os mesmos exames com propósito de pesquisa são comparáveis aos exames normais para diagnóstico e não apresentam risco adicional. De fato, muitos exames para pesquisa podem ser realizados em conjunto com os exames de rotina.

Os efeitos baseados nos modelos com animais *in vivo* podem ser resumidos pelas conclusões das Observações sobre

---

OBSERVAÇÕES SOBRE SEGURANÇA DO AIUM
Observações Oficiais do American Institute of Ultrasound sobre a Segurança Clínica. Outubro, 1982; Revisadas e Aprovadas em Março, 1997

O ultra-som diagnóstico tem sido usado desde o fim dos anos 1950. Dados os seus conhecidos benefícios e reconhecida sua eficácia para o diagnóstico clínico, incluindo o uso durante a gravidez humana, o American Institute of Ultrasound aqui expressa a segurança clínica deste uso: Não há efeitos biológicos confirmados nos pacientes ou nos operadores dos instrumentos, causados pelas exposições dos instrumentos atuais de ultra-som diagnóstico. Embora a possibilidade exista que tais efeitos biológicos possam ser identificados no futuro, os dados atuais indicam que os benefícios para os pacientes com o uso prudente do ultra-som diagnóstico ultrapassam os riscos, se algum, que possam estar presentes.

Observações Oficiais do American Institute of Ultrasound sobre a Segurança no Treinamento e na Pesquisa. Aprovadas em Março, 1983; Revisadas e Aprovadas em Março, 1997

O Ultra-som diagnóstico tem sido usado desde o fim dos anos 1950. Não há efeitos biológicos adversos nos pacientes, resultantes deste uso. Embora não tenha sido identificado risco que proíba o uso prudente e conservador no ultra-som diagnóstico na educação e na pesquisa, a experiência das práticas diagnósticas normais pode ou não ser relevante para estender os tempos de exposição e alterar as condições de exposição. É, portanto, considerado apropriado fazer-se a seguinte recomendação:

Naquelas situações especiais nas quais os exames são realizados com propósitos que não sejam para benefício clínico direto do indivíduo examinado, o indivíduo deve ser informado das condições de exposição antecipadas, e de como estas se comparam com as condições para a prática diagnóstica normal.

Reproduzido com permissão, AIUM.

Segurança do AIUM mostradas no quadro.[18] Nenhuma evidência experimental confirmada independentemente indicou lesões nos modelos animais abaixo de certos níveis prescritos (IT < 2 e IM < 0,3). O nível para o IM é estrito porque tecidos contendo corpos gasosos mostram lesão em níveis muito mais baixos que tecidos desprovidos de corpos gasosos. Os efeitos biológicos não foram detectados, mesmo com um IM de 4, na ausência de corpos gasosos.

EPIDEMIOLOGIA

Com todas as causas potenciais para efeitos biológicos, deve-se examinar agora a evidência epidemiológica que foi usada, em parte, para justificar a aparente segurança do ultra-som. Muitos estudos de natureza epidemiológica foram conduzidos nas últimas três décadas. Ziskin e Petitti, que revisaram estes estudos em 1988, concluíram "os estudos e pesquisas epidemiológicos sobre o uso clínico generalizado nos últimos 25 anos não mostraram evidências de qualquer efeito adverso do ultra-som diagnóstico."[56]

Os estudos epidemiológicos são difíceis de conduzir, e, a análise dos dados e interpretação dos resultados talvez sejam ainda mais difíceis. Vários estudos epidemiológicos da exposição fetal ao ultra-som afirmaram detectar certos efeitos biológicos e têm também estado sujeitos a críticas. Apenas uma indicação de um efeito não especificado foi relatado em uma pesquisa geral envolvendo uma estimativa de 1,2 milhão de exames no Canadá.[57] Entretanto, esta é uma freqüência extremamente baixa de um efeito não especificado. Além disso, um estudo anterior que incluiu 121.000 exames fetais não relatou efeitos adversos.[58] Moore et al., relataram um aumento na incidência de baixo peso ao nascimento.[59] Entretanto, Stark et al. examinaram os mesmos dados usando um tratamento estatístico diferente e não encontraram aumento significativo.[60] Reflexos de preensão e tônico cervicais anormais foram observados por Scheidt et al.,[61] entretanto, estes resultados são difíceis de interpretar dado o tratamento estatístico dos dados. Um aumento na incidência de dislexia foi detectado em um estudo de Stark et al.,[60] no entanto as mesmas crianças mostraram pesos ao nascimento abaixo da média. Assim como nestes estudos, há vários problemas gerais que são uma praga nos estudos epidemiológicos. Estes incluem a falta de condições bem definidas da exposição e da idade gestacional, problemas na amostragem estatística que se aplicam tanto aos resultados positivos quanto negativos, e o uso de sistemas de escaneamento inferiores aos atuais, particularmente com relação ao uso do Doppler fetal.

Ziskin e Petitti também forneceram um resumo e a discussão dos fatores envolvidos na avaliação das evidências epidemiológicas.[56] É importante que se reconheça que as evidências epidemiológicas podem ser usadas para identificar uma associação entre exposições e efeitos biológicos, porém isto não prova que a exposição causou o efeito biológico. A força da associação é estabelecida sua significância estatística. Hill,[62] Salvese,[63] e Ziskin[64] desenvolveram os seguintes sete critérios para julgar a **causalidade**:

- Força da associação
- Consistência na reprodutibilidade e com as pesquisas previamente relatadas
- Especificidade de um efeito biológico em particular ou de um local de exposição
- Relação temporal clássica da causa seguida pelo efeito
- Existência de uma resposta ligada à dose
- Plausibilidade do efeito
- Evidências de sustentação dos estudos laboratoriais

Quando se consideram estes fatores, parece não haver uma relação causal clara entre a resposta biológica adversa e a exposição ao ultra-som com natureza diagnóstica.

Experiências recentes levantaram a questão das associações potenciais. A primeira é o estudo de Newnham et al., que relatou o observação de maior restrição ao crescimento intra-uterino durante um estudo para determinar a eficácia do ultra-som para reduzir o número de dias neonatais e a freqüência de prematuridade.[65] Entretanto, o estudo não foi desenhado para detectar um efeito biológico adverso, porém um estatisticamente significativo foi observado como resultado da análise subseqüente dos dados. Várias outras deficiências na metodologia estão evidentes na seleção e na exposição de seus grupos experimentais, porém, em geral, algumas associações podem ser inferidas dos resultados deste ensaio clínico randomizado, bem conduzido. Em um estudo de caso-controle, Campbell et al., relataram uma freqüência maior estatisticamente significativa de retardo na fala nas crianças submetidas ao ultra-som *in utero*.[66] Os estudos de caso-controle não fornecem evidências tão fortes da associação quanto os estudos prospectivos, e as medidas do retardo na fala são difíceis. Estudos prospectivos de acompanhamento serão necessários para confirmar estes achados.

Em 1995, o AIUM revisou e aprovou uma observação relativa à epidemiologia da segurança do ultra-som diagnóstico.[55] Esta observação difere apenas ligeiramente de uma aprovada em 1987 feita para confirmar que não haviam efeitos associados à exposição ao ultra-som naquela época. A distinção feita foi que, embora alguns efeitos possam ser detectados agora, não se pode justificar uma conclusão de relação causal baseada nestas evidências.

CONTROLANDO O FLUXO DE SAÍDA DO ULTRA-SOM: TECNOLOGIA DOS AJUSTES

Talvez o aspecto mais importante de uma discussão dos efeitos biológicos potenciais é o que o médico ou o ultra-sonografista podem fazer para minimizar estes efeitos. É essencial que o operador compreenda os riscos envolvidos no processo, porém sem alguma possibilidade de controlar o fluxo de saída do sistema de ultra-som, este conhecimento tem um uso limitado. Alguns métodos específicos podem ser usados para limitar a exposição ao ultra-som enquanto se mantém as imagens relevantes para o diagnóstico.

FLUXO ÓTIMO DE SAÍDA ULTRA-SONOGRÁFICA: A MENOR POTÊNCIA DO FLUXO DE SAÍDA QUE CRIA BOAS IMAGENS

CONTROLES DIRETOS

Tipo de aplicação: fetal, cardíaca etc.
Intensidade do fluxo de saída: potência, fluxo da saída, transmitido
Focalização: permite aumentar a intensidade do fluxo de saída apenas na zona focal

CONTROLES INDIRETOS

Modo ultra-som
   Modos não-escaneados (deposição do calor em uma só área)
      Doppler com onda contínua
      Doppler espectral ou pulsado
      Modo-M
   Modos escaneados
      Modo-B ou escala de cinza
      Doppler Colorido
      Doppler Potência
Freqüência de repetição de pulsos
   Aumentos dos disparos de energia por unidade de tempo
Extensão do pulso
   p. ex., aumento do volume da amostra nos estudos com Doppler
Transdutor apropriado
   Alta freqüência exige mais fluxo de saída para a profundidade
   Freqüência mais baixa → menos fluxo de saída necessário na profundidade
Controles de ganho
   A compensação do ganho temporal (CGT) pode reforçar a imagem sem maior fluxo de saída
   Ganho do receptor → aumenta amplitude da imagem sem maior fluxo de saída

---

Os controles dos sistemas de ultra-som podem ser divididos em dois grupos para os propósitos desta discussão. Eles são os **controles diretos** e os **controles indiretos**. Os controles diretos são os tipos de aplicação e a intensidade do fluxo de saída. Os **tipos de aplicação** são controles amplos do sistema que permitem a seleção conveniente de um tipo particular de exame. Estes aparecem freqüentemente na forma de ícones e são selecionados pelo usuário. Estes ajustes padronizados ajudam a minimizar o tempo necessário para otimizar os parâmetros da formação da imagem para múltiplas aplicações do ultra-som diagnóstico. Estes ajustes devem ser usados apenas como indicados; por exemplo, não use ajustes cardíacos para um exame fetal. A **intensidade do fluxo de saída** (que pode ser chamada de "potência", "fluxo de saída" ou "transmitido") controla a potência ultra-sonográfica geral emitida pelo transdutor. Este controle geralmente vai afetar a intensidade em todos os pontos da imagem em graus variáveis, dependendo da focalização. A menor intensidade de fluxo de saída que produza uma boa imagem deve ser usada para minimizar a intensidade da exposição. A **focalização** do sistema é controlada pelo operador e pode ser usada para melhorar a qualidade da imagem para limitar a intensidade acústica necessária. A focalização na profundidade correta pode melhorar a imagem sem necessidade de aumentar a intensidade.

Os **controles indiretos** são numerosos porém afetam grandemente a exposição ao ultra-som ditando como a energia ultra-sonográfica é distribuída temporal e espacialmente. Escolhendo o **modo do ultra-som** usado (p. ex., modo-B, Doppler pulsado, Doppler colorido), o operador controla se o feixe é escaneado. Os modos não-escaneados depositam a energia ao longo de uma via única e aumentam o potencial para aquecimento.[67] A **freqüência de repetição do pulso (FRP)** indica com que freqüência o transdutor é excitado. Aumentando-se o número de disparos ultra-sonográficos por segundo, aumenta-se o tempo de intensidade média. O controle da FRP é feito usualmente pela mudança na profundidade máxima da imagem no modo-B, ou da amplitude da velocidade nos modos Doppler. A **extensão dos disparos** (ou "extensão do pulso" ou "duração do pulso") controla a duração do tempo para cada disparo ultra-sonográfico transmitido. Aumentando-se a extensão do disparo enquanto se mantém a mesma FRP, aumenta-se o tempo de intensidade média. O controle da extensão dos disparos pode não ser óbvio. Por exemplo, no Doppler pulsado, aumentando-se a extensão do volume da amostra Doppler, aumenta-se a extensão dos disparos.

A seleção do **transdutor apropriado** vai também limitar a necessidade de alta potência acústica. Embora freqüências maiores forneçam uma melhor resolução espacial, a atenuação do tecido aumenta com o aumento da freqüência ultra-sonográfica, de forma que a penetração pode ser perdida. Talvez os mais importantes sejam os **controles de ganho do receptor**. O controle de ganho do receptor não afeta de maneira alguma a amplitude do fluxo da saída acústica. Portanto, antes de aumentar a intensidade do fluxo da saída acústica, tente primeiramente aumentar o ganho do receptor. Deve ser observado que alguns controles do sistema de fato interagem com a intensidade do fluxo de saída acústica sem controle direto. Procure saber se o fabricante oferece controles separados para o ganho do receptor, **compensação do ganho temporal (CGT)**, e da intensidade do fluxo da saída acústica. A CGT pode melhorar a qualidade da imagem sem aumentar o fluxo de saída.

Não há realmente substituto para um operador bem instruído. Os índices e a exigência das demonstrações padrão dos fluxos de saída só ajudarão àqueles que estejam dispostos a usá-los e a compreendê-los. A demonstração em tempo real dos índices mecânico e térmico nos escaneadores diagnósticos ajuda os clínicos a avaliar e a minimizar os riscos potenciais no uso destes instrumentos. Os médicos e ultra-sonografistas estão encorajados a aprender mais sobre os papéis que podem desempenhar para minimizar os efeitos potenciais.

VÍDEOS ULTRA-SONOGRÁFICOS PARA ENTRETENIMENTO

É de preocupar os uso cada vez maior do ultra-som diagnóstico para o escaneamento não-médico de mulheres grávidas para fornecer um vídeo fetal de "lembrança". Infelizmente o

> **OBSERVAÇÃO DA FDA SOBRE OS VÍDEOS FETAIS PARA "LEMBRANÇA"**[67]
>
> A FDA dos Estados Unidos está preocupada com o uso não médico do equipamento ultra-sonográfico para diagnóstico. O Center for Devices and Radiological Health afirmou, "As pessoas que promovem, vendem ou alugam equipamento ultra-sonográfico para vídeos fetais para "lembrança" devem saber que a FDA considera isto como um uso não aprovado de um equipamento médico. Além disso, aqueles que sujeitam indivíduos à exposição ao ultra-som usando um aparelho ultra-sonográfico para diagnóstico (um equipamento sujeito à prescrição) sem a ordem de um médico, podem estar violando leis locais ou estaduais ou regulamentos relativos à prescrição de equipamentos médicos.
>
> De http://www.fda.gov/cdrh/consumer/fetalvideos.html

ultra-som para entretenimento é promovido mais vigorosamente no segundo e terceiro trimestres, quando a calcificação óssea pode aumentar os efeitos térmicos. Da mesma forma, as mulheres com meios econômicos para marcar múltiplas sessões de formação ultra-sonográfica da imagem podem estar expondo a si mesmas e a seus fetos até mesmo a um risco maior se for demonstrado que os efeitos biológicos do ultra-som são aditivos, ou até mesmo aumentando a chance de um efeito biológico. Se não houver um benefício clínico nestas ultra-sonografias para entretenimento, a relação do benefício com o risco é claramente zero. Além disso, como freqüentemente o equipamento de ultra-som usado é idêntico ao dos clínicos para diagnóstico, a consumidora pode até mesmo não perceber que nenhuma informação médica está sendo gerada, interpretada ou comunicada ao seu obstetra. Pede-se à mãe que assine um formulário que afirma que não há benefício clínico. A FDA liberou uma declaração de preocupação sobre o uso não médico do equipamento de ultra-som para diagnóstico equivalente ao uso não aprovado de um aparelho médico.

Referências

Efeitos Térmicos

1. Hynynen K: Ultrasound therapy. In Goldman LE, Fowlkes JB (eds): Medical CT and Ultrasound: Current Technology and Applications. Madison, WI, Advanced Medical Publishing, 1995, pp 249-265.
2. Carstensen EL, Child SZ, Norton S, et al: Ultrasonic heating of the skull. J Acoust Soc Am 1990;87:1310-1317.
3. Nyborg WL: Solutions of the bio-heat transfer equation. Phys Med Biol 1988;33(7):785-792.
4. Drewniak JL, Carnes KI, Dunn F: In vitro ultrasonic heating of fetal bone. J Acoust Soc Am 1989;86:1254-1258.
5. Edwards MJ: Hyperthermia as a teratogen: A review of experimental studies and their clinical significance. Teratogenesis Carcinog Mutagen 1986;6:563-582.
6. Miller MW, Ziskin MC: Biological consequences of hyperthermia. Ultrasound Med Biol 1989;15:707-722.
7. Scientific Committee on Biological Effects of Ultrasound. Exposure Criteria for Medical Diagnostic Ultrasound. I. Criteria based on thermal mechanisms. Bethesda, Md. National Council on Radiation Protection and Measurements, 1992. Report no. 113.
8. Miller MW, Nyborg WL, Dewey WC, et al: Hyperthermic teratogenicity, thermal dose and diagnostic ultrasound during pregnancy: Implications of new standards on tissue heating. Int J Hyperthermia 2002;18:361-384.
9. American Institute of Ultrasound in Medicine and National Electrical Manufacturers' Association. Standard for real-time display of thermal and mechanical acoustical output indices on diagnostic ultrasound equipment. Rockville, Md, 1992.
10. Carson PL: Medical ultrasound fields and exposure measurements. In Nonionizing Electromagnetic Radiations and Ultrasound. Bethesda, Md: National Council on Radiation Protection and Measurements, 1988, pp 287-307. NCRP Proceedings no. 8.
11. Carson PL, Rubin JM, Chiang EH: Fetal depth and ultrasound path lengths through overlying tissues. Ultrasound Med Biol 1989;15:629-663.
12. Thomenius KE: Scientific rationale for the TIS index model. Presented at the National Electrical Manufacturers' Association Output Display Standard Seminar, Rockville, Md, 1993.
13. Thomenius KE: Estimation of the potential for bioeffects. In Ziskin MC, Lewin PA (eds): Ultrasonic Exposimetry. Ann Arbor, Mich, CRC Press, 1993; pp 371–408.
14. Siddiqi T, O'Brien WD, Meyer RA, et al: In situ exposimetry: The ovarian ultrasound examination. Ultrasound Med Biol 1991;17:257-263.
15. Chan AK, Sigelman RA, Guy AW, et al: Calculation by the method of finite differences of the temperature distribution in layered tissues. IEEE Trans Biomed Eng 1973;20:86-90.
16. Chan AK, Sigelman RA, Guy AW: Calculations of therapeutic heat generated by ultrasound in fat-muscle-bone layers. IEEE Trans Biomed Eng 1974;21:280-284.
17. Frizzell LA: Ultrasonic Heating of Tissues. [Dissertation]. Rochester, NY, University of Rochester, 1975.
18. American Institute of Ultrasound in Medicine: Bioeffects and Safety of Diagnostic Ultrasound. Rockville, Md, 1993.

Efeitos da Cavitação Acústica

19. Flynn HG: Cavitation dynamics. I. A mathematical formulation. J Acoust Soc Am 1975;57:1379-1396.
20. Roy RA, Atchley AA, Crum LA, et al: A precise technique for measurement of acoustic cavitation thresholds and some preliminary results. J Acoust Soc Am 1985;78(5):1799-1805.
21. Kwak H-Y, Panton RL: Tensile strength of simple liquids predicted by a model of molecular interactions. J Phys D 1985;18:647.
22. Harvey EN, Barnes DK, McElroy WD, et al: Bubble formation in animals. I. Physical factors. J Cell Compar Phys 1944;24:1-22.
23. Harvey EN, Barnes DK, McElroy WD, et al: Bubble formation in animals. II. Gas nuclei and their distribution in blood and tissues. J Cell Compar Phys 1944;24:23-34.
24. Yount DE: Skins of varying permeability: A stabilization mechanism for gas cavitation nuclei. J Acoust Soc Am 1978;65:1429-1439.
25. Holland CK, Roy RA, Apfel RE, et al: In vitro detection of cavitation induced by a diagnostic ultrasound system. IEEE Trans UFFC 1992;39:95-101.
26. Walton AJ, Reynolds GT: Sonoluminescence. Adv Physics 1984;33:595-660.

27. Crum LA, Fowlkes JB: Acoustic cavitation generated by microsecond pulses of ultrasound. Nature 1986;319(6048):52-54.
28. Carmichael AJ, Mossoba MM, Riesz P, et al: Free radical production in aqueous solutions exposed to simulated ultrasonic diagnostic conditions. IEEE Trans UFFC 33:148-155.
29. Aymé E, Carstensen EL: Occurrence of transient cavitation in pulsed sawtooth ultrasonic fields. J Acoust Soc Am 1988;84:1598-1605.
30. Coleman AJ, Saunders JE, Crum LA, et al: Acoustic cavitation generated by an extracorporeal shockwave lithotripter. Ultrasound Med Biol 1987;15:213-227.
31. Delius M, Brendel W, Heine G: A mechanism of gallstone destruction by extracorporeal shock wave. Naturwissenschaften 1988;75:200-201.
32. Williams AR, Delius M, Miller DL, et al: Investigation of cavitation in flowing media by lithotripter shock waves both in vitro and in vivo. Ultrasound Med Biol 1989;15:53-60.
33. Coleman AJ, Saunders JE, Crum LA, et al: Acoustic cavitation generated by an extracorporeal shockwave lithotripter. Ultrasound Med Biol 1987;13(2):69-76.
34. Duck FA, Starritt HC, Aindow JD, et al: The output of pulse-echo ultrasound equipment: A survey of powers, pressures and intensities. Br J Rad 1985;58:989-1001.
35. Duck FA, Starritt HC, Anderson SP: A survey of the acoustic output of ultrasonic Doppler equipment. Clin Phys Physiol Meas 1987;8:39-49.
36. Patton CA, Harris GR, Phillips RA: Output levels and bioeffects indices from diagnostic ultrasound exposure data reported to the FDA. IEEE Trans Ultrason Ferroelec Freq Contr 1994;41:353-359.
37. Chaussy C, Schmiedt E, Jocham D, et al: Extracorporeal Shock Wave Lithotripsy. Basel, Karger, 1986.
38. Child SZ, Hartman CL, Schery LA, et al: Lung damage from exposure to pulse ultrasound. Ultrasound Med Biol 1990;16:817-825.
39. Penney DP, Schenk EA, Maltby K, et al: Morphological effects of pulsed ultrasound in the lung. Ultrasound Med Biol 1993;19:127-135.
40. Tarantal AF, Canfield DR: Ultrasound-induced lung hemorrhage in the monkey. Ultrasound Med Biol 1994;20:65-72.
41. Kramer JM, Waldrop TG, Frizzell LA, et al: Cardiopulmonary function in rats with lung hemorrhage induced by pulsed ultrasound exposure. J Ultrasound Med 2001;20:1197-1206.
42. Tyler WS, Julian WD: Gross and subgross anatomy of lungs, pleura, connective tissue septa, distal airways, and structural units. In Parent RA (ed): Treatise on Pulmonary Toxicology. Vol. I. Comparative Biology of the Normal Lung. Boca Raton, Fla, CRC Press, 1992, pp 35-58.
43. Holland CK, Apfel RE: An improved theory for the prediction of microcavitation thresholds. IEEE Trans Ultrason Ferroelec Freq Contr 1989;36:204-208.
44. Holland CK, Apfel RE: Thresholds for transient cavitation produced by pulsed ultrasound in a controlled nuclei environment. J Acoust Soc Am 1990;88:2059-2069.
45. Holland CK, Roy RA, Apfel RE, et al: In vitro detection of cavitation induced by a diagnostic ultrasound system. IEEE Trans Ultrason Ferroelec Freq Contr 1992;39:95-101.
46. Holland CK, Deng X, Apfel RE, et al: Direct evidence of cavitation in vivo from diagnostic ultrasound. Ultrasound Med Biol 1996;22(7):939-948.
47. Roy RA, Madanshetty S, Apfel RE: An acoustic backscattering technique for the detection of transient cavitation produced by microsecond pulses of ultrasound. J Acoust Soc Am 1990;87:2451-2455.
48. Fowlkes JB, Holland CK: Mechanical bioeffects from diagnostic ultrasound: AIUM consensus statements. J Ultrasound Med 2000;19(2): 69-72.
49. Skyba DM, Price RJ, Linka AZ, et al: Direct in vivo visualization of intravascular destruction of microbubbles by ultrasound and its local effects on tissue. Circulation 1998;98:290-293.
50. Miller DL, Quddus J: Diagnostic ultrasound activation of contrast agent gas bodies induces capillary rupture in mice. Proc Natl Acad Sci USA 2000;97:10179-84.
51. Van Der Wouw PA, Brauns AC, Bailey SE, et al: Premature ventricular contractions during triggered imaging with ultrasound contrast. J Am Soc Echocardiog 2000;13:288-294.
52. Apfel RE, Holland CK: Gauging the likelihood of cavitation from short-pulse, low-duty cycle diagnostic ultrasound. Ultrasound Med Biol 1991;17:179-185.
53. Dalecki D, Raeman CH, Child SZ, et al: A test for cavitation as a mechanism for intestinal hemorrhage in mice exposed to a piezoelectric lithotripter. Ultrasound Med Biol 1996;22:493-496.
54. American Institute of Ultrasound in Medicine. Medical Ultrasound Safety. Rockville, Md, 1994.
55. American Institute of Ultrasound in Medicine. Safety Statement. Approved March 1995. Current versions are available to the public upon request or at http://www.aium.org.

Epidemiologia
56. Ziskin MC, Petitti DB: Epidemiology of human exposure to ultrasound: A critical review. Ultrasound Med Biol 1988;14:91-96.
57. EDH Environment Health Directorate: Canada-Wide Survey of Nonionizing Radiation Emitting Medical Devices. II. Ultrasound Devices. 1980. Report 80-EDH-53.
58. Ziskin MC: Survey of patient exposure to diagnostic ultrasound. In Reid JM, Sikov MR (eds): Interaction of Ultrasound and Biological Tissues. 1972. U.S. Dept of Health, Education, and Welfare publication FDA 78-8008:203.
59. Moore RM Jr, Barrick KM, Hamilton TM: Ultrasound exposure during gestation and birthweight. Presented at the Meeting of the Society for Epidemiological Research, June 16-18, 1982, Cincinnati, Ohio.
60. Stark CR, Orleans M, Haverkamp AD, et al: Short- and long-term risks after exposure to diagnostic ultrasound in utero. Obstet Gynecol 1984;63:194-200.
61. Scheidt PC, Stanley F, Bryla DA: One-year follow-up of infants exposed to ultrasound in utero. Am J Obstet Gynecol 1978;131:743-748.
62. Hill AB: The environment and disease: Association or causation? Proceed Royal Soc Med 1965;58:295-300.
63. Salvesen KA, Eik-Nes SH: Is ultrasound unsound? A review of epidemiological studies of human exposure to ultrasound. Ultrasound Obstet Gynecol 1995;6(4):293-298.
64. Ziskin MC: Epidemiology of ultrasound exposure. Ultrasound Med Biol 1988;14(2):91-96.
65. Newnham B, Evans SF, Michael CA: Effects of frequent ultrasound during pregnancy: A randomized controlled trial. Lancet 1993;342:887-891.
66. Campbell S, Elford RW, Brant RF: Case-control study of prenatal ultrasonography exposure in children with delayed speech. Can Med Assoc J 1993;149:1435-1440.
67. Nyborg WL, Steele RB: Temperature elevation in a beam of ultrasound. Ultrasound Med Biol 1983;9:611-620.
68. http://www.fda.gov/cdrh/consumer/fetalvideos.html

Contraste por Microbolhas em Imagens de Ultra-som: Onde, Como e Por Que?

Peter N. Burns

SUMÁRIO DO CAPÍTULO

AGENTES DE CONTRASTE PARA ULTRA-SOM
    Tipos de Agentes de Contraste
MICROBOLHAS GASOSAS BOLHAS DE GÁS LIVRES
    Bolhas de Ar Encapsuladas
    Bolhas de Gás de Baixa Solubilidade
    Agentes de Captação Seletiva
    A Necessidade de Imagem com Contraste ou Imagem Específica com Bolha
O Comportamento das Bolhas e a Pressão Incidente
O Índice Mecânico
Retroespalhamento Não-linear:
Imagem Harmônica Imagem Harmônica de Modo-B
Doppler Harmônico
Imagem Harmônica com Doppler de Potência
Imagem Harmônica de Tecidos
Reduzindo Harmônicas de Tecidos
Imagem com Inversão de Pulso
Princípio da Inversão de Pulso
Imagem Doppler com Inversão de Pulso
Ruptura Transitória: Imagem Intermitente
Imagem Engatilhada Doppler de Potência com Harmônicas Intermitentes para Imagem de Perfusão
Resumo
Considerações sobre Segurança
Conclusão

A injeção de agentes de contraste constitui-se parte da rotina da radiografia clínica, TC (tomografia computadorizada), RM (ressonância magnética) e imagens com radionuclídeos em radiologia. Apesar da óbvia significância do componente vascular em um exame ultra-sônico abdominal, e apesar da vasta experimentação com agentes de contraste para ecocardiografia, a ultra-sonografia abdominal começou a explorar os benefícios potenciais do realce por contraste apenas recentemente. Por que?

Uma típica resposta de ultra-sonografistas não acostumados aos contrastes é que o uso de injeções intravasculares diminuiria um dos principais atrativos da ultra-sonografia, o fato de ela ser não-invasiva. Entretanto, se for possível mostrar que a quantidade adicional de informação diagnóstica obtida com realce por contraste poupa o paciente de procedimentos mais invasivos, não haveria nenhum ganho em poupá-lo de uma injeção intravenosa indolor. Uma consideração mais fundamental baseia-se na natureza da imagem ultra-sônica propriamente dita, que se beneficia do alto contraste intrínseco entre sangue e tecido sólido. Pode-se argumentar que, ao contrário da radiografia angiográfica, a ultra-sonografia não necessita de agentes de contraste e de algum método associado de subtração de imagens que permita *ver* o sangue. Adicionalmente, caso estejamos interessados em visualizar o fluxo sangüíneo, imagens de Doppler colorido oferecem uma poderosa e eficiente ferramenta, proporcionando a habilidade adicional de quantificar parâmetros hemodinâmicos, tais como direção e velocidade do fluxo.

São precisamente estas as capacidades que a nova geração de agentes de contraste para ultra-som tem estendido, redefinindo o papel da ultra-sonografia na solução de questões vasculares que até agora eram deixadas a cargo da TC e RM. Os agentes de contraste podem auxiliar no delineamento de estruturas vasculares e no realce de sinais Doppler provenientes de pequenos volumes sangüíneos. Mais impressionante ainda, os agentes de contraste permitem que seja possível atingir objetivos completamente novos, sendo que o que mais se destaca é a capacidade de se obter, pela primeira vez, imagens da perfusão de um órgão ou lesão em tempo real. Este capítulo busca atuar tanto como um roteiro de procedimentos quanto como uma referência no uso prático de agentes de contraste para suas novas indicações.

AGENTES DE CONTRASTE PARA ULTRA-SOM

Os requisitos principais para agentes de contraste em ultra-som são a facilidade com que podem ser introduzidos no sistema vascular, a possibilidade de se manterem estáveis durante o exame diagnóstico e de apresentar baixa toxicidade, além de modificarem uma ou mais propriedades acústicas dos tecidos que influenciem no processo de formação da imagem ultra-sônica. Embora seja plausível que surjam aplicações para agentes de contrastes de ultra-som que justifiquem sua injeção diretamente nas artérias, o contexto clínico para ultra-sonografia de contraste requer que sejam passíveis de administração intravenosa. Estes requisitos constituem a especificação típica de drogas e que apenas recentemente foram alcançados. No momento em que este capítulo foi escrito, mais de 60 países já tinham aprovado a utilização de, pelo menos, um agente de contraste para diagnóstico em ultra-sonografia abdominal. A tecnologia universalmente adotada é a de bolhas de gás encapsuladas, que são muito menores que as hemácias e, por conseguinte, capazes de circular livremente pelo organismo. Estas são conhecidas como "microbolhas gasosas". Encontram-se ainda em desenvolvimento agentes que possam ser direcionados a determinados órgãos ou regiões, de forma semelhante ao que ocorre em medicina nuclear.

Tipos de Agentes de Contraste. A atuação dos agentes de contraste pode variar dependendo de sua presença no sistema vascular, onde são usualmente metabolizados (microbolhas gasosas) ou por sua captação seletiva por um tecido após uma fase vascular. Das propriedades de um tecido que influenciam a imagem ultra-sonográfica, as mais importantes são o coeficiente de retroespalhamento, a atenuação e a velocidade de propagação acústica.[1] A maioria dos agentes de contraste busca realçar ao máximo os ecos (reflexões acústicas) por meio do aumento do retroespalhamento dos tecidos que os contêm, aumentando a atenuação o mínimo possível, fazendo, portanto, com que as reflexões provenientes do sangue sejam realçadas.

MICROBOLHAS GASOSAS

Bolhas de Gás Livres. Gramiak e Shah foram os primeiros a utilizar a injeção de bolhas para realçar os ecos em regiões com sangue, em 1968.[2] Eles injetaram solução salina na aorta ascendente durante um exame ecocardiográfico e notaram fortes ecos provenientes de regiões normalmente livres de ecos como o lúmen da aorta ou as câmaras do coração. Trabalhos subseqüentes mostraram que estas reflexões eram resultantes de bolhas livres de ar liberadas na solução por agitação ou cavitação ocorridas durante a injeção. Neste trabalho preliminar, vários outros fluidos mostraram-se equivalentes na geração de efeitos de contraste quando injetados de forma similar.[3,4] A intensidade dos ecos produzidos variou de acordo com o tipo de solução utilizada: quanto mais viscosa a solução, por mais tempo as microbolhas permaneceram presentes, permitindo a visualização realçada da imagem por mais tempo. Soluções agitadas de compostos como indocianina verde e Renografin também foram utilizadas. A maior parte da pesquisa subseqüente envolvendo estas bolhas como agentes de contraste voltou seus interesses ao coração, incluindo avaliação de insuficiência vascular[5,6], derivações intracardíacas,[7] e dimensões das cavidades.[8] A principal limitação de bolhas produzidas desta forma é que elas são relativamente grandes, sendo efetivamente filtradas pelos pulmões, e instáveis, de forma que se dissolvem rapidamente. Desta forma, além de este procedimento ser invasivo, exceto pela injeção direta, não era apropriado para obtenção de imagens das câmaras do lado esquerdo do coração, bem como da circulação coronária, da circulação sistêmica arterial e seus órgãos.

Bolhas de Ar Encapsuladas. Para superar a instabilidade natural das bolhas de gás livres, esforços foram feitos buscando encapsular gases dentro de invólucros, criando, assim, partículas mais estáveis. Em 1980, Carroll et al.[9] encapsularam bolhas de nitrogênio em gelatina e as injetaram na artéria femoral de ratos com tumores VX2 na coxa. O realce ultra-sonográfico das bordas do tumor foi identificado. Entretanto, o grande tamanho das partículas (80 μm) impediu sua administração intravenosa. O desafio de se produzir uma microbolha encapsulada estável, de tamanho comparável ao das hemácias, e capaz de sobreviver à passagem pelo coração e pela rede capilar pulmonar foi alcançado pela primeira vez por Feinstein et al. em 1984.[10] Eles produziram microbolhas pela sonificação de uma solução de máquina sérica humana e mostraram que ela poderia ser visualizada no lado esquerdo do coração após injeção venosa periférica. Este agente foi posteriormente desenvolvido comercialmente como Albunex (Mallinckrodt Medical, Inc., St Louis, Mo).

Desde então, um crescente número de fabricantes tem produzido microbolhas estabilizadas destinadas a uso intravenoso como agentes de contraste para ultra-som. Várias passaram pela "Fase 3" de testes clínicos e obtiveram aprovação de uso na Europa, América do Norte e, mais recentemente, no Japão. Lecovist (Schering AG, Berlim, Alemanha) é uma mistura seca compreendendo 99,9% de micropartículas de galactose microcristalina e 0,1% de ácido palmítico. Durante a dissolução e agitação em água esterilizada, a galactose desagrega-se formando micropartículas, proporcionando uma superfície irregular para aderência de microbolhas de 3 a 4 μm de tamanho. A estabilização das microbolhas ocorre quando estas são revestidas pelo ácido palmítico, o qual separa a interface gás-líquido e retarda sua diluição.[11] Estas microbolhas são altamente ecogênicas e suficientemente estáveis para transitar pelo circuito pulmonar. O diâmetro médio de uma bolha é tipicamente o mesmo para a maioria dos agentes, sendo de aproximadamente 2 μm com percentil 97 a cerca de 6 μm.[12] Em termos químicos, o agente remonta a seu predecessor Echovist (SHU454, Schering AG, Berlim, Alemanha), um agente de galactose que forma bolhas maiores e que tem sido utilizado principalmente para visualização de estruturas ductais não-vasculares, como as trompas de Falópio. Numerosos estudos[13, 14] com Levovist demostram sua capacidade de transpor a estrutura pulmonar em concentrações suficientemente capazes de realçar sinais do tipo Doppler colorido e espectral, bem como análise em escala de cinza usando métodos não-lineares como imagem com pulso invertido. O Levovist teve seu uso aprovado na União Européia (UE), Canadá e Japão, mas não nos Estados Unidos.

Bolhas de Gás de Baixa Solubilidade. Os "encapsulamentos" que estabilizam as microbolhas são extremamente finos e permitem que gases como o ar difundam-se para fora das mesmas, retornando ao sangue. A velocidade com que isto ocorre depende de uma série de fatores que varia não apenas de agente para agente, mas de paciente para paciente. Entretanto, após a injeção intravenosa, a duração efetiva dos dois agentes descritos anteriormente é de apenas alguns minutos. Como são introduzidos em bolo e o efeito máximo do agente ocorre em sua primeira passagem, o tempo útil para obtenção das imagens é consideravelmente menor. Novos agentes (também chamados de segunda geração), destinados a aumentar ainda mais o retroespalhamento e permanecer mais tempo em circulação, encontram-se atualmente em fase de intenso desenvolvimento. No lugar de ar, muitos deles fazem uso das vantagens de gases de baixa solubilidade, como os perfluorocarbonos, de forma que a baixa taxa de difusão aumenta a longevidade do agente no sangue. O Optison (Nycomed-Amersham, Oslo, Noruega) é uma cápsula de albumina preenchida com perfluoropropano com uma distribuição de tamanhos semelhante à de seu predecessor, o Albunex. A estabilidade das bolhas menores na população total é a causa provável do grande realce observado com este agente. Ele encontra-se atualmente aprovado para indicações radiológicas na UE, Estados Unidos e Canadá. O SonoVue (Bracco, Inc., NJ) utiliza hexafluoretano de enxofre em um encapsulamento fosfolipídico e encontra-se disponível para indicações cardiológicas e radiológicas na UE. O Definity (Bristol Myers-Squibb, Inc., Boston, Mass) consiste em uma microbolha de perfluoropropano revestida por um encapsulamento bilipídico particularmente flexível e que também tem mostrado um aumento na estabilidade e grande realces com baixas doses.[15] Ele encontra-se atualmente aprovado para utilização em cardiologia e radiologia no Canadá e para cardiologia nos Estados Unidos. Outros agentes encontram-se em fase de desenvolvimento intenso (Tabela 3-1).

Agentes de Captação Seletiva. Um agente sangüíneo ideal deve apresentar o mesmo fluxo dinâmico que o sangue, que também deve ser responsável por sua metabolização. Entretanto, os agentes podem ser desenvolvidos de forma a proporcionar contraste ultra-sonográfico tanto durante seu metabolismo quanto durante sua permanência na circulação. Suspensões coloidais de líquidos como perfluorocarbonos[16] e certos agentes com encapsulamentos duráveis[17] são captados pelo sistema reticuloendotelial, de onde são finalmente excretados. Eles podem proporcionar contrastes de dentro do parênquima do fígado, demarcando a distribuição das células de Kupffer.[18] Esta aplicação tem se tornado particularmente

TABELA 3-1. ALGUNS AGENTES DE CONTRASTE PARA ULTRA-SOM

Fabricante	Nome	Encapsulamento/Gás	Posição Atual
Acusphere	AI-700	Polímero/perfluorocarbono	Desenvolvimento clínico
Alliance	Imagent	Surfactante/perfluorohexano-ar	Aprovado nos Estados Unidos para cardiologia
Bracco	SonoVue	Fosfolipídio/hexafluoreto de enxofre	Aprovado na UE para radiologia/cardiologia
Cavcon	Filmix	Lipídio/ar	Desenvolvimento pré-clínico
Bristol Myers-Squibb	Definity	Liposoma/perfluoropropano	Aprovado nos Estados Unidos para cardiologia e no Canadá para radiologia/cardiologia
Mallinckrodt/Nycomed-Amersham	Optison®	Albumina sonificada/octofluoropropano	Aprovado na UE, Estados Unidos e Canadá para cardiologia
Mallinckrodt/Nycomed-Amersham	Albunex	Albumina sonificada/ar	Aprovado na UE, Estados Unidos e Canadá, não estando mais disponível
Nycomed-Amersham	Sonazoid	Lipídio/perfluorcarbono	Desenvolvimento clínico
Point Biomedical	Bisphere	Bicamada de polímero/ar	Desenvolvimento clínico tardio (cardiologia)
Porter	PESDA	Albumina sonificada/perfluorocarbono	Não desenvolvido comercialmente
Quadrant	Quantison	Albumina seca por *spray*/ar	Desenvolvimento suspenso
Schering	Echovist	Matriz de galactose/ar	Aprovado na UE e Canadá
Schering	Levovist®	Lipídio/ar	Aprovado na UE, Canadá e Japão. Não aprovado nos Estados Unidos
Schering	Sonavist®	Polímero/ar	Desenvolvimento suspenso

popular para o Levovist, que mostra o realce tardio no parênquima do fígado e baço depois de descartado pelo sistema vascular.[19] Não está claro se trata-se do resultado da fagocitose de bolhas intactas ou sua adesão ao endotélio das vilosidades hepáticas. No futuro, agentes com via celular específica poderão ser utilizados para detecção e transporte de agentes terapêuticos para uma região específica no sistema cardiovascular.

A Necessidade de Imagem com Contraste ou Imagem Específica com Bolha. Um dos maiores objetivos diagnósticos usando agentes de contraste ultra-sonográfico em órgãos abdominais é a detecção de fluxo na circulação em níveis menores do que seria possível obter de outra forma. Os ecos do sangue associado a tal fluxo — nas vilosidades hepáticas, por exemplo, — ocorrem no meio de ecos que circundam as estruturas sólidas do parênquima do fígado, os quais normalmente têm amplitudes maiores até mesmo que as reflexões do sangue realçadas com o auxílio de contraste. Quando podem ser vistos em uma imagem sem realce, os vasos sanguíneos correspondem a ecos de amplitudes muito baixas, de forma que o **agente de realce do eco** atua **diminuindo** o contraste entre o sangue e os tecidos circunjacentes, fazendo com que o lúmen do vaso sanguíneo seja menos visível. Desta forma, ao se buscar a visualização de fluxo em pequenos vasos do fígado, um agente de contraste é utilizado para realçar o eco proveniente do sangue a um nível substancialmente maior que o tecido circundante, ou pode também ser usado para suprimir ecos de estruturas que englobam regiões de baixo contraste. A radiografia angiográfica apresenta um problema semelhante e trata estes componentes "mal-comportados" da imagem através da simples subtração da imagem antes da injeção. O resultado desta subtração pode revelar o fluxo em vasos individuais ou "manchas" de perfusão no nível do tecido. Entretanto, se forem subtraídas duas imagens ultra-sonográficas consecutivas de órgãos abdominais, seria obtida uma terceira imagem resultante do deslocamento ou decorrelação do padrão *speckle* entre as aquisições. De forma a mostrar o realce do parênquima, a variância *speckle* deve ser reduzida primeiramente por filtragem, com uma inaceitável perda de resolução espacial ou temporal. Mesmo que o problema do *speckle* possa ser contornado, a subtração seria ainda uma solução que pouco se adapta à natureza dinâmica e interativa das imagens por ultra-som.

O Doppler oferece um método alternativo que distingue com sucesso os ecos do sangue dos provenientes dos tecidos. Ele se baseia na velocidade relativamente alta de movimentação do sangue comparada à dos tecidos circunjacentes. Embora esta distinção — que permite o uso de um filtro passa-altas (ou filtro de parede dos vasos) para separar sinais Doppler devido ao fluxo de sangue daquelas devido aos vasos — seja válida para fluxos em vasos grandes, não funciona para fluxos no nível do parênquima, onde o tecido está se movendo na mesma velocidade ou até mesmo mais rápido que o sangue que o perfunde. Neste caso, o desvio em freqüência Doppler do tecido sólido em movimento é comparável ou maior que o do sangue em movimento. A amplitude dos ecos de tecidos sólidos é tipicamente 1.000 ou 10.000 vezes maior que o eco do sangue. Como o filtro passa-altas não pode ser utilizado sem eliminar simultaneamente os ecos do sangue e os indesejáveis, o uso do Doppler sob estas circunstâncias torna-se inviável em função das reflexões de alta amplitude vindas do tecido em movimento: o **artefato *flash*** no Doppler colorido ou o **artefato *thump*** no Doppler espectral.[20] Apesar de várias publicações que defendem posições contrárias, imagens de fluxo do parênquima não podem ser obtidas com Doppler convencional, com ou sem o uso de agentes de contraste intravenoso (Fig. 3-1).[21]

Como, então, os agentes de contraste deveriam ser utilizados para proporcionar uma melhor visualização de pequenas estruturas vasculares dentro dos tecidos? Certamente um método capaz de identificar o eco de um agente de contraste e suprimi-lo dos ecos dos tecidos sólidos proporcionaria tanto um método de subtração de tempo real para imagens de modo-B com contraste realçado, quanto uma forma de suprimir sinais Doppler indesejáveis sem o uso de filtros dependentes da velocidade nos modos espectral e colorido. **As imagens de contraste específico** (freqüentemente denominadas de imagens **não-lineares**) têm contribuído com tal método, de forma que os meios para a detecção de fluxo em pequenos vasos têm, até agora, sido possíveis.

O Comportamento das Bolhas e a Pressão Incidente

A chave para se compreender a formação de imagens com agentes de contraste — e seu sucesso no uso clínico — reside na interação entre as microbolhas usadas como agentes de contraste e o processo adotado para obtenção da imagem. O entendimento e o controle destas interações são fundamentais em todos os métodos de imagens que utilizam algum tipo específico de contraste. Ao contrário dos tecidos, a forma

TABELA 3-2. TRÊS REGIMES DE COMPORTAMENTO DE UMA BOLHA EM CAMPO ULTRA-SÔNICO

Pressão de Pico (aprox.)	Índice Mecânico (IM) 1 MHz	Comportamento da Bolha	Comportamento Acústico	Aplicação
< 100 kPa	< 0,1	Oscilação linear	Realce de retroespalhamento linear	Realce de sinais Doppler
0,1-0,5 MPa	0,1-0,5	Oscilação não-linear	Retroespalhamento harmônico	Imagem vascular em tempo real (baixo IM)
> 0,5 MPa	> 0,5	Ruptura	Ecos não-lineares transitórios	Imagem de perfusão com intervalo de atraso (alto IM)

1 kPa = 1 kilopascal = 1.000 Pascais; unidade de pressão.
1 MPa = 1 megapascal = 1.000.000 Pascais; unidade de pressão.

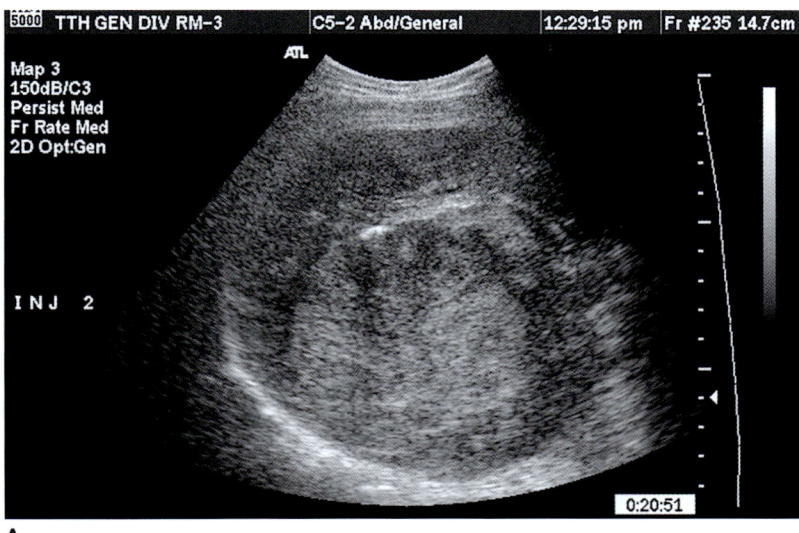

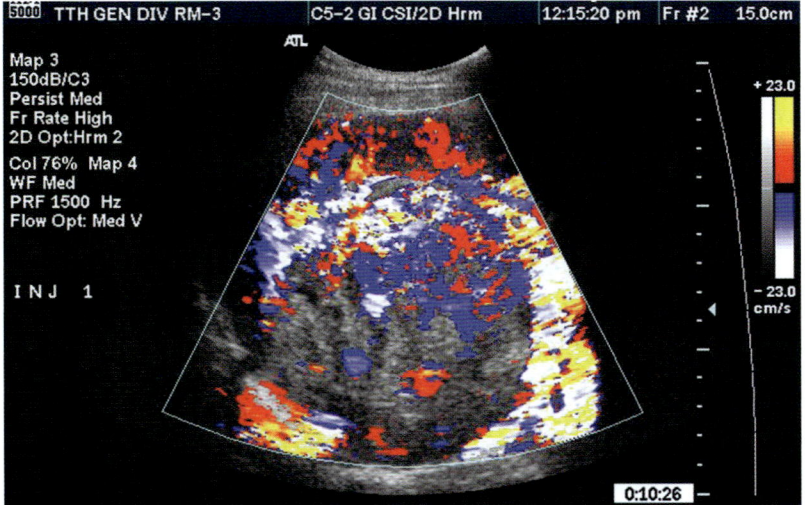

FIGURA 3-1. A necessidade de imagem específica com contraste. A, Imagem convencional de fígado com grande massa. B, A administração de contraste aumenta a ecogenicidade do sangue, mas introduz artefatos nos sinais Doppler devido ao excesso de brilho e à movimentação do tecido. (De Burns PN, Wilson SR, Hope Simpson D: Pulse inversion imaging of liver blood flow: An improved method for characterization of focal masses with microbubble contrast. Invest Radiol 2000; 35: 58-71.)

com que o espalhamento ultra-sônico das microbolhas ocorre vai depender da amplitude da onda ultra-sônica aplicada. Como resultado, têm-se três comportamentos principais de espalhamento, dependendo do pico de pressão do campo acústico incidente produzido pelo equipamento de ultra-sonografia. Estas são, portanto, as bases das técnicas de imagem por contraste utilizadas clinicamente. Em se tratando de ondas de pressão incidentes de baixa amplitude (correspondendo à baixa emissão de potência pelo equipamento), os agentes produzem um **realce linear do retroespalhamento**, resultando em um aumento dos ecos provenientes de regiões com sangue. Este é o comportamento que os fabricantes de agentes de contraste buscam para o primeiro tipo de indicação clínica: realce de sinais Doppler. Com o aumento da intensidade da potência transmitida pelo equipamento de ultra-sonografia, a pressão incidente sobre as bolhas chega a atingir valores entre 50 e 100 kPa (abaixo dos valores utilizados na maioria dos diagnósticos), quando o retroespalhamento dos agentes de contraste começa a apresentar características não-lineares, como a **emissão de componentes harmônicas**. É a detecção destas componentes harmônicas que caracteriza o princípio de alguns modos de imagens com agentes de contraste, tais como imagens harmônicas, imagens com inversão de pulso e Doppler. Finalmente, quando a pressão atinge valores próximos a 100 kPa (ou 1MPa) próxima ao nível máximo emitido pela maioria dos equipamentos de ultra-sonografia, muitos agentes exigem **espalhamento transitório não-linear**, resultando em sua destruição. Este é o princípio básico de imagens engatilhadas e constitui os métodos mais sensíveis para detecção de perfusão. É importante notar que, na prática, em função da variação de tamanho em uma população de bolhas,[22] o limiar entre estes três tipos de comportamento não é exato — e nem serão os mesmos para diferentes tipos de agentes, pois o comportamento de cada um está intimamente relacionado às propriedades do gás e do encapsulamento utilizados.[23]

O Índice Mecânico

Pos questões não relacionadas ao uso de agentes de contraste, equipamentos de ultra-sonografia comercializados nos Esta-

O ÍNDICE MECÂNICO (IM)

- Definido por $IM = P_{neg}/\sqrt{f}$ onde P_{neg} corresponde ao pico de pressão ultra-sônica negativa, f é a freqüência ultra-sônica
- Reflete a energia normalizada a qual um alvo (tal como a bolha) é exposto em um campo ultra-sônico
- É definido para o foco do feixe ultra-sônico
- Varia com a profundidade da imagem (diminui com o aumento da profundidade)
- Varia com a localização lateral na imagem (diminui nas bordas do setor)
- Varia significativamente entre sistemas de diferentes fabricantes

dos Unidos estão sujeitos a regulamentações da Food and Drug Administration (FDA), que exige que o valor estimado do pico de pressão negativa ao qual o tecido encontra-se exposto seja indicado na tela do equipamento. Certamente, a pressão da onda acústica transmitida muda dependendo do tecido por onde se propaga, bem como da amplitude e da geometria do feixe acústico: quanto maior a atenuação, menor será o pico de pressão no tecido. Não há como o equipamento *saber* sobre qual tipo de tecido está sendo utilizado, de forma que foi definido um índice que representa a pressão ultra-sônica aproximada na região focal do feixe acústico à qual a média dos tecidos seria exposta. O índice mecânico (IM) é definido como o pico de pressão de rarefação (ou seja, negativo), dividido pela raiz quadrada da freqüência ultra-sônica. Este valor está relacionado com a quantidade de trabalho mecânico realizado por uma bolha durante meio ciclo de pulso negativo,[24] e acredita-se ser um indicativo da propensão do pulso acústico em gerar cavitação no meio. Em sistemas de ultra-som de uso clínico, os índices usuais encontram-se entre 0,1 e 2,0. Embora um único valor seja indicado em cada imagem, na prática, o IM real varia ao longo da imagem. Na ausência de atenuação, o IM torna-se máximo na região focal do feixe acústico. A atenuação faz com que este máximo seja deslocado na direção do transdutor. Em função da dificuldade de se calcular este índice, que nada mais é que uma estimativa da quantidade real dentro do corpo, os valores indicados por diferentes equipamentos não são quantitativamente comparáveis. Por exemplo, uma maior destruição de bolhas pode ser observada em um equipamento com IM igual a 0,5 do que com outro equipamento com IM igual a 0,6, ambos em um mesmo paciente. Por esta razão, as recomendações de ajuste para um exame específico indicadas por um fabricante não se adaptam a outros equipamentos. Entretanto, o IM é um dos mais importantes parâmetros em um estudo com agentes de contraste e é geralmente ajustado através do controle da **potência de saída** do equipamento de ultra-sonografia.

Retroespalhamento Não-linear: Imagem Harmônica

A análise do comportamento de exames ultra-sonográficos com realce de contraste revela duas evidências importantes. Em primeiro lugar, os níveis de realce dos ecos obtidos com agentes em concentrações muito diluídas após uma pequena injeção periférica (7 dB com apenas 0,01 ml/kg de Levovist, por exemplo[25]) são muito maiores do que se esperaria de tão poucos espalhadores deste tamanho no sangue. Em segundo lugar, investigações sobre as características acústicas de vários agentes[26] têm revelado picos no espectro de atenuação e espalhamento que são dependentes tanto da freqüência ultra-sônica quanto do tamanho das microbolhas. Esta importante observação sugere que as bolhas **entram em ressonância** na presença do campo ultra-sônico. Como a onda ultra-sônica — que se alterna entre instantes de compressão e de rarefação — propaga-se através das bolhas, estas sofrem mudanças periódicas de seus raios em sintonia com as oscilações do pulso incidente. De forma semelhante a vibrações em outras estruturas, estas oscilações radiais ocorrem em uma freqüência natural de oscilação — ou de **ressonância** — na qual elas vão tanto absorver quanto espalhar ondas ultra-sônicas com uma eficiência peculiarmente alta. Considerando-se a oscilação linear de uma bolha de ar em água, pode-se utilizar uma teoria simples[1] para predizer a freqüência de ressonância de oscilação radial de uma bolha de 3 µm de diâmetro, o tamanho médio típico de microbolhas usadas como agentes de contraste transpulmonares. Como pode ser visto na Figura 3-2, esta oscilação ocorre aproximadamente em 3 MHz, que é a freqüência central dos pulsos normalmente utilizados em

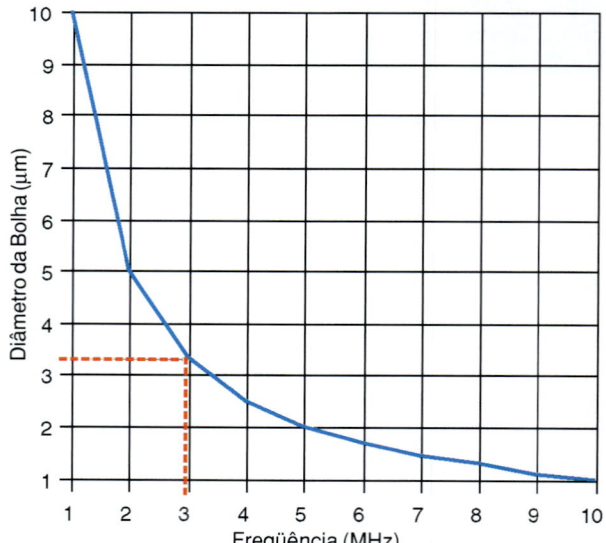

FIGURA 3-2. A ressonância de microbolhas em um campo ultra-sônico para diagnóstico. Este gráfico mostra que a freqüência oscilatória de ressonância — ou natural — de uma bolha de ar em um campo ultra-sônico depende de seu tamanho. Para um diâmetro de 3,5 µm, o tamanho necessário para um agente de contraste intravenoso injetável, a freqüência de ressonância é de, aproximadamente, 3 MHz.

exames de ultra-sonografia abdominal. Esta extraordinária — e afortunada — coincidência explica o porquê dos agentes de contraste para ultra-som serem tão eficientes e poderem ser administrados em tão pequenas quantidades. Isto também leva à conclusão de que bolhas em ressonância em um campo ultra-sônico podem ser induzidas à movimentação não-linear, o princípio básico de imagens harmônicas.

Há muito tempo já se sabe[27] que, se bolhas são excitadas por um campo acústico com ondas de pressão suficientemente altas, o padrão oscilatório das bolhas atinge um ponto onde as alternadas expansões e contrações de suas dimensões não são mais iguais. Lord Rayleigh, que deu origem a toda teoria acústica sobre a qual as imagens de ultra-som se baseiam, iniciou suas investigações em 1917, motivado por sua curiosidade a respeito do surgimento de ruídos em sua chaleira, quando a água começava a ferver.[28] A conseqüência de tal **movimentação não-linear** é que o som emitido pelas bolhas, e detectado pelo transdutor, contém **harmônicas**, similar a cordas ressonantes em instrumentos musicais quando tocadas vigorosamente, produzindo um timbre desafinado contendo sobretons (termo musical para harmônicas), exatamente nas oitavas acima do tom da nota fundamental.

A origem deste fenômeno é a assimetria que começa a afetar a oscilação das bolhas quando as amplitudes aumentam. Como a bolha é comprimida pela onda de pressão ultra-sônica, ela começa a endurecer e a resistir a maiores reduções de seu raio. Por outro lado, durante a rarefação do pulso ultra-sônico, a bolha torna-se menos rígida e, portanto, aumenta muito mais (Fig. 3-3). A Figura 3-4 ilustra o espectro de freqüência de um eco gerado por uma microbolha durante um trem de pulsos ultra-sônico de 3,75 MHz. Este agente em particular é o Levovist, embora vários agentes de contraste comportem-se de forma semelhante. A freqüência ultra-sônica encontra-se no eixo horizontal, com sua amplitude relativa no eixo vertical. Um forte eco, conhecido como **segunda harmônica**, pode ser observado em uma freqüência duas vezes maior que a fundamental e com amplitude 13 dB menor que esta. Demais picos no espectro em freqüências sub e ultra-harmônicas também podem ser observados. Eis, então, uma forma simples de se distinguir bolhas do tecido: excite-as de forma a gerarem harmônicas e detecte-as em vez da freqüência fundamental proveniente do tecido. Os principais fatores para a resposta harmônica de um agente de contraste são a pressão incidente do pulso ultra-sônico, sua freqüência, bem como a distribuição do tamanho das bolhas, além das propriedades mecânicas dos encapsulamentos das mesmas — uma cápsula rígida, por exemplo, irá amortecer as oscilações e atenuar sua resposta não-linear.

Imagem Harmônica de Modo-B

Atualmente, a maioria dos equipamentos modernos de ultra-sonografia vem com recursos para obtenção de **imagens harmônicas**,[29] tanto para imagens anatômicas quanto Doppler. No modo harmônico, o sistema transmite os pulsos em uma dada freqüência, mas é sintonizado para captar

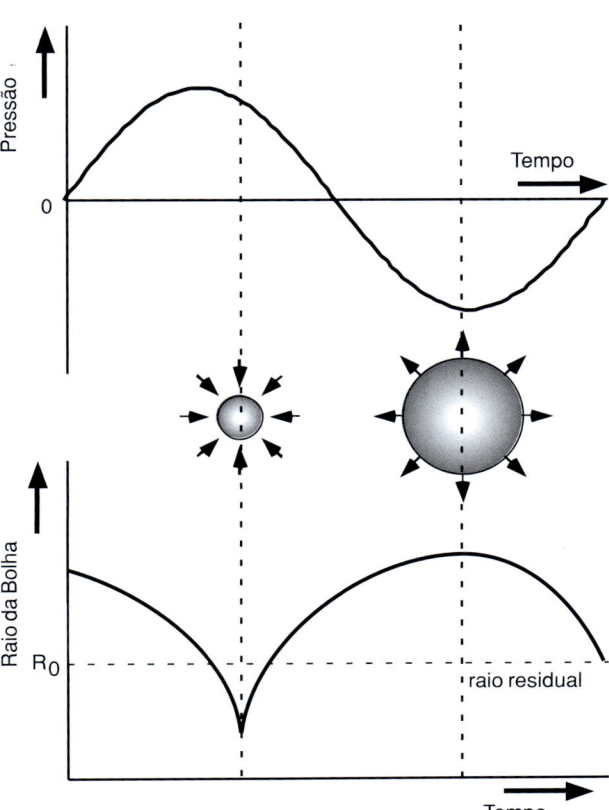

FIGURA 3-3. Uma microbolha em um campo acústico. As bolhas respondem de forma assimétrica às ondas sonoras de alta intensidade, endurecendo quando comprimidas pelo som, permitindo apenas uma pequena variação em seus raios. Durante a parte de baixa pressão da onda sonora, a rigidez da bolha diminui e as variações de seus raios podem ser maiores. Esta resposta assimétrica dá origem à produção de **componentes harmônicas** na onda espalhada.

os ecos com o dobro desta freqüência, onde se encontram as reflexões provenientes das bolhas. Usualmente, as freqüências transmitidas são de 1,5 e 3 MHz, enquanto que a freqüência de recepção é selecionada através de filtros passa-faixa de radiofreqüência com freqüência central na região da segunda harmônica, entre 3 e 6 MHz. O método de imagens harmônicas utiliza os mesmos transdutores matriciais utilizados para imagens convencionais e, para a maioria dos sistemas, envolve apenas alterações em suas programações. Tanto os ecos provenientes de tecidos sólidos quanto os das hemácias são suprimidos. Os métodos conhecidos como **Doppler harmônico espectral de tempo real** e **Doppler colorido** são implementados em um grande número de equipamentos disponíveis comercialmente, algumas vezes de forma experimental. Certamente, para que os transdutores possam operar em uma faixa de freqüências tão ampla, é necessário que apresentem uma grande largura de banda. Felizmente, grande parte dos esforços recentes tem-se voltado para o aumento da largura de banda dos transdutores em função de sua importância na aquisição de imagens convencionais, de forma que o método de imagens harmônicas não necessita de novos transdutores dedicados e caros.

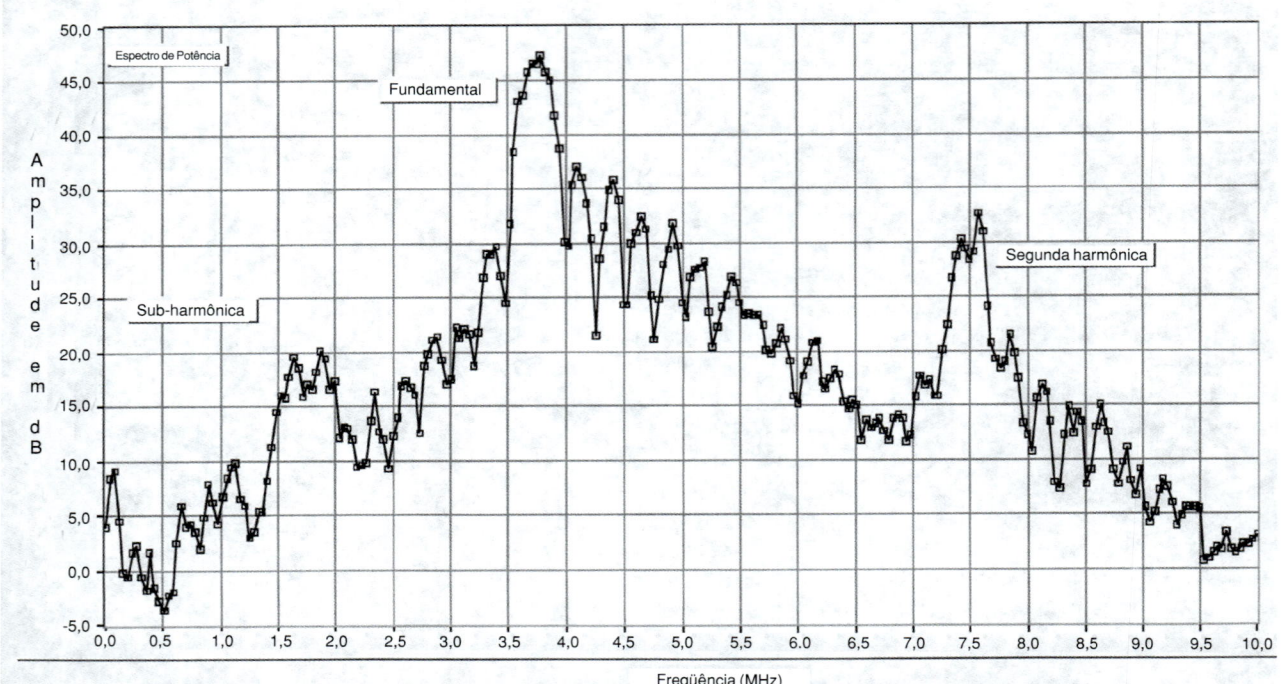

FIGURA 3-4. Emissão harmônica do Levovist. Uma amostra de agente de contraste é acusticamente excitada em 3,75 MHz e é feita a análise de freqüência do eco. Pode ser visto que a maior parte da energia do eco encontra-se em 3,75 MHz, mas em 7,5 MHz há um segundo pico espectral claramente definido, bem como um terceiro em 1,875 MHz. A segunda harmônica é apenas 13 dB menor que o eco principal ou fundamental. A imagem harmônica e o Doppler buscam separar e processar este sinal isoladamente. O pico menor é a primeira sub-harmônica. (De Becher H, Burns PN: Handbook of Contrast Echocardiography. Berlim, Springer, 2000 *http://www.sunnybrook.utoronto.ca/EchoHandbook/*.)

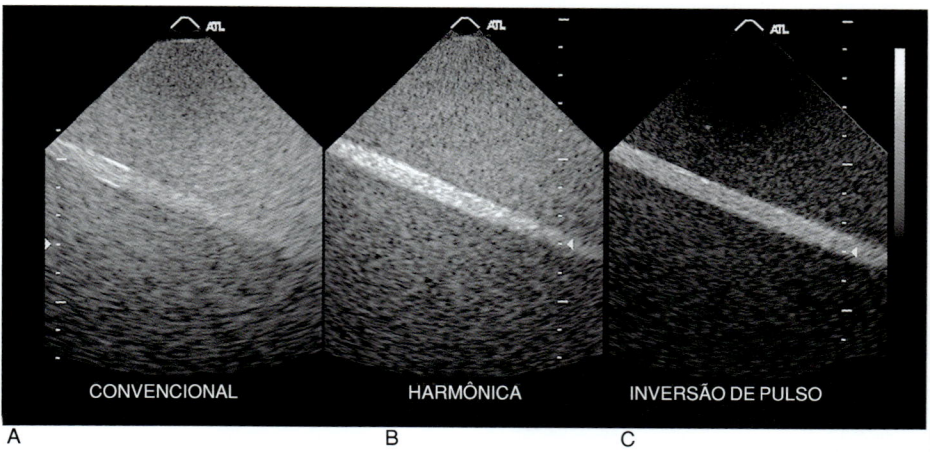

FIGURA 3-5. Comparação entre imagens convencional, harmônica e com inversão de pulso. Imagens *in vitro* de um *phantom* de um vaso contendo agente de contraste estacionário (Optison) envolto por material equivalente a tecido (biogel e grafite). **A**, Imagem convencional, IM = 0,2. **B**, Imagem harmônica, IM = 0,2, proporcionando um aumento no contraste entre o agente e o tecido. **C**, Imagem com inversão de pulso, IM = 0,2. Com a supressão de ecos de tecidos estacionários, a imagem com inversão de pulso proporciona um melhor contraste entre o agente e o tecido do que as imagens convencionais, fundamentais ou harmônicas. IM, Índice mecânico. (De Becher H, Burns PN: Handbook of Contrast Echocardiography. Berlim, Springer, 2000. *http://www.sunnybrook.utoronto.ca/EchoHandbook/*.)

Doppler Harmônico

Em imagens harmônicas, os ecos provenientes dos tecidos são reduzidos — mas não eliminados, invertendo o contraste entre os agentes e seu meio (Fig. 3-5). A vantagem deste efeito é a de se aumentar a distinção dos agentes nos vasos sangüíneos, normalmente escondidos por ecos de alta amplitude vindo dos tecidos. No Doppler espectral, espera-se que a supressão dos ecos dos tecidos **reduza os artefatos de movimento do tipo *thump***, comum a todos os equipamentos de ultra-sonografia Doppler. A Figura 3-6 mostra o Doppler espectral aplicado a uma região da aorta onde há

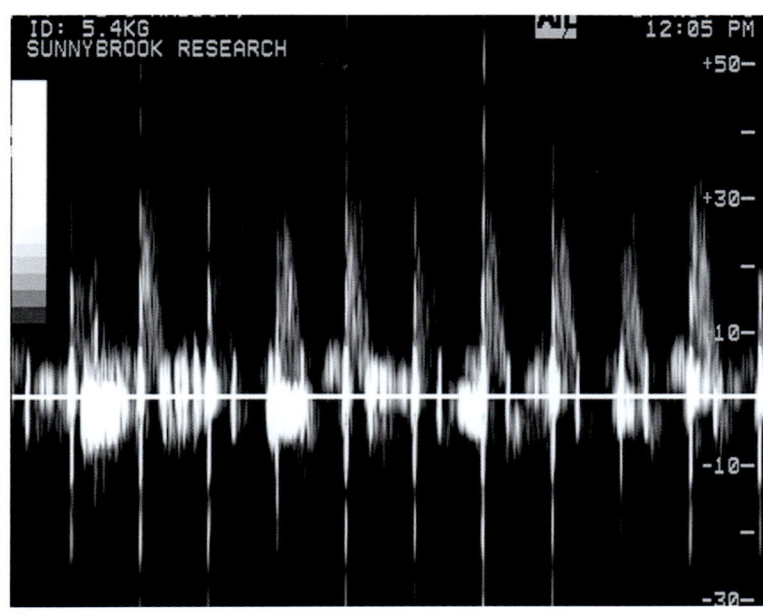

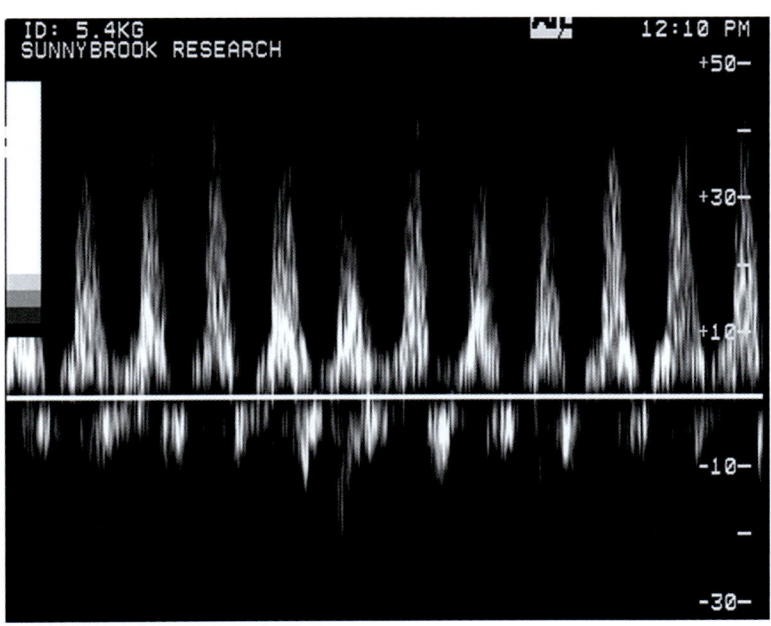

FIGURA 3-6. Rejeição de clutter com Doppler harmônico espectral. A, A aorta abdominal é examinada com Doppler harmônico espectral. No modo convencional, *clutter* das paredes em movimento causa artefatos típicos que também ocultam o fluxo diastólico. **B**, No modo harmônico, o *clutter* é praticamente suprimido, de forma que o fluxo pode ser observado. Os ajustes de filtros e demais configurações relevantes foram idênticos. (De Becher H, Burns PN: Handbook of Contrast Echocardiography. Berlim, Springer, 2000. *http://www.sunnybrook.utoronto.ca/EchoHandbook/.*)

movimentação de suas paredes, bem como fluxo sangüíneo em um mesmo volume. O Doppler convencional ilustrado na Figura 3-7A mostra o artefato *thump* em função do **clutter** (aglomerações), o que é completamente ausente na imagem harmônica Doppler da Figura 3-7B (as configurações de ambos equipamentos, incluindo os filtros, eram idênticas). Medidas feitas *in vivo* com Doppler espectral mostram que a relação sinal-*clutter* é aumentada da ordem de 35 dB pela combinação de imagem harmônica e agentes de contraste.[30] Aplicações deste método incluem a detecção de fluxo sangüíneo em pequenos vasos envoltos por tecidos em movimento: as derivações das artérias coronárias,[31] o miocárdio,[32] e os parênquimas do rim[33] e do fígado.[34]

Imagem Harmônica de Doppler de Potência

Em exames com Doppler colorido usando agentes de contraste, o efeito da chegada dos agentes na região de interesse normalmente causa um **excesso de brilho** na imagem, em que sinais dos maiores vasos espalham-se ocupando toda a região. Embora o fluxo de pequenos vasos possa ser detectado, as imagens de Doppler colorido podem ser tomadas por artefatos (Fig. 3-1B). A origem deste tipo de artefato é o limiar de amplitude que caracteriza a maioria dos sistemas de Doppler colorido operando em modo convencional (ou de velocidade). O aumento do sinal retroespalhado tem como

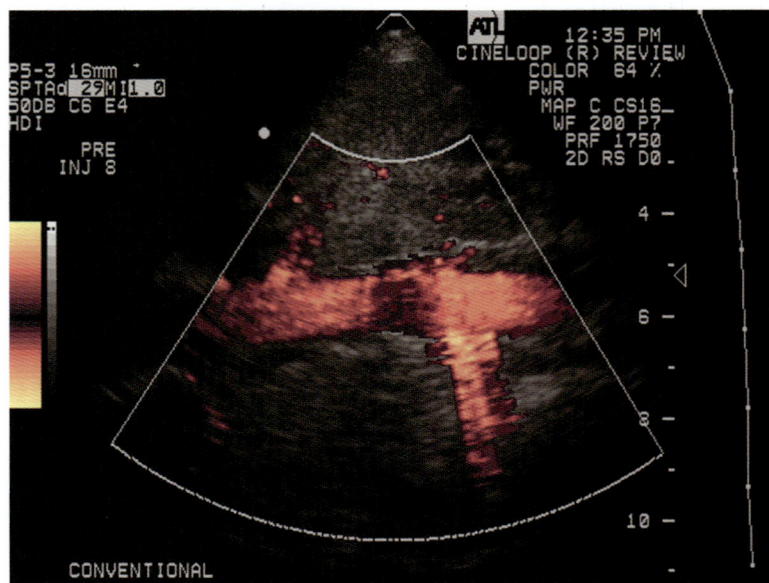
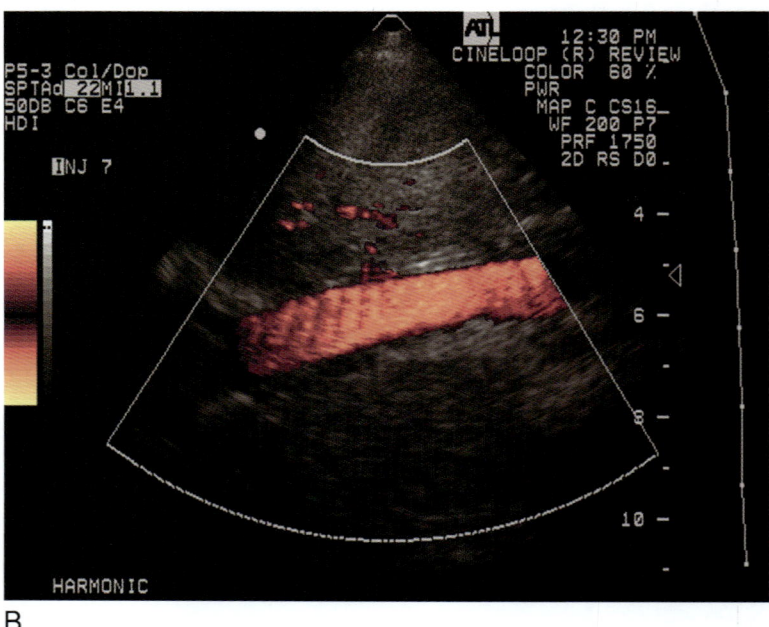

FIGURA 3-7. Redução de artefato do tipo *flash* em Doppler harmônico de potência. O método harmônico de contraste auxilia na superação de uma das principais dificuldades do Doppler de potência, sua crescente suscetibilidade a movimentos dos tecidos. **A**, Fluxo aórtico no modo de potência com artefato do tipo *flash* proveniente de movimentos das paredes cardíacas. **B**, No modo harmônico e no mesmo instante do ciclo cardíaco, o artefato *flash* é suprimido em quase sua totalidade. Todas as configurações do equipamento foram as mesmas. (De Becher H, Burns PN: Handbook of Contrast Echocardiography. Berlim, Springer, 2000. *http://www.sunnybrook.utoronto.ca/EchoHandbook/*.)

efeito a visualização da velocidade estimada em toda sua intensidade, em relação a uma ampla faixa de pontos (*pixels*) em volta da localização detectada. Um monitor no qual o parâmetro mapeado por cores relaciona-se diretamente com a potência do sinal retroespalhado tem a vantagem de não necessitar de um limiar de ajuste. Adicionalmente, desvios Doppler de baixa amplitude, como os que resultam de interferências de lobos laterais, são mostrados com baixa amplitude e dificilmente visualizados. Por outro lado, sinais de fluxo com realce de ecos serão mostrados em níveis mais altos. Estes são os princípios do método de imagem denominado **Doppler de potência** (***Power Doppler***, também conhecido como **angiografia de Doppler de potência colorido**, ou **mapeamento de energia de Doppler colorido**). O Doppler de potência ajuda eliminar outras limitações na detecção de fluxo de pequenos vasos realizada com Doppler colorido.

A detecção de baixas velocidades faz com que a freqüência de repetição de pulsos (FRP) Doppler seja diminuída, resultando em subamostragem (*aliasing*) múltipla e perda de resolução na direção. Um método de visualização que não faz uso da estimativa de velocidade é pouco propenso a artefatos de subamostragem, permitindo que a FRP seja diminuída, aumentando a possibilidade de detecção de fluxos de baixa velocidade em pequenos vasos.³⁵ Como este método mapeia um parâmetro diretamente a partir da energia acústica realçada pelo agente de contraste, o mapeamento de potência é a escolha natural para investigações com Doppler colorido com realce de contraste. As vantagens do mapeamento de potência para realce de contraste usado na detecção de fluxo de pequenos vasos são contrabalançadas por uma característica particularmente indesejável: sua crescente suscetibilidade à interferências por *clutter*. A detecção do *clutter* ocorre de imediato em função da elevada sensibilidade do modo de potência, além de ser visualizado de forma mais realçada, em função da alta intensidade com que são visualizados os sinais de alta amplitude. A média de quadros tem o efeito adicional de persistência e borramento da imagem ao longo do ciclo cardíaco, aumentando esse efeito indesejável na imagem. Esta é a razão pela qual o modo de potência convencional, embora bastante popular para alguns tipos de órgãos, não tem indicações na detecção de movimento.

Ao custo da perda de alguma sensibilidade, amplamente compensada por realce causado pelo uso de agentes, o **modo harmônico** supera o problema do *clutter* efetivamente (Fig. 3-7). A junção do método harmônico com o Doppler de potência constitui uma forma particularmente eficiente para detecção de fluxo em pequenos vasos de órgãos do abdome que podem estar em movimento em função da pulsação cardíaca ou respiração. Em um estudo no qual fluxo visualizado com imagens harmônicas de potência usando agentes de contraste foi comparado com o tamanho (obtido histologicamente) de arteríolas em regiões correspondentes do córtex renal,²⁵ concluiu-se que o método é capaz de detectar fluxos em vasos menores que 40 μm de diâmetro; cerca de 10 vezes menor que o limite de resolução da imagem correspondente, mesmo com o órgão movimentando-se com a respiração normal. A utilização deste método de potência no coração permite a visualização de fluxo no miocárdio.³⁶,³⁷

Imagem Harmônica de Tecidos

Em imagens de segunda harmônica, o equipamento ultrasônico transmite pulsos e capta os ecos resultantes com o dobro da freqüência utilizada na transmissão. A melhoria obtida na detecção do eco das microbolhas ocorre em função do comportamento peculiar da bolha de gás na presença do campo ultrasônico. Entretanto, qualquer fonte responsável pela emissão de sinais na freqüência harmônica e que não seja proveniente das bolhas irá certamente reduzir a eficiência deste método. Tais sinais indesejáveis advêm de não-linearidades do transdutor ou da eletrônica associada, os quais devem ser eficazmente tratados por um bom sistema de imagens harmônicas. Por outro lado, **os tecidos propriamente ditos podem produzir harmônicas** que serão captadas pelo transdutor. Elas surgem pela **propagação** da onda acústica nos tecidos. Novamente, isto se deve a uma assimetria: o som propaga-se mais rapidamente através do tecido durante a parte de compressão do ciclo (em que o tecido torna-se mais denso e rígido) que durante os instantes de rarefação. Embora este efeito seja muito pequeno, ele é suficiente para gerar componentes harmônicas substanciais na onda transmitida enquanto esta se propaga até regiões profundas, de forma que, quando é espalhada por um alvo linear, como o miocárdio, há uma componente harmônica no eco que é detectada juntamente com as harmônicas vindas das bolhas.³⁸ Esta é a razão pela qual tecidos sólidos não são totalmente escuros em imagens harmônicas típicas. Como efeito resultante tem-se a redução de contraste entre as bolhas e o tecido, fazendo com que a detecção de perfusão em tecidos torne-se mais difícil.

Componentes harmônicas de tecidos, embora sejam inimigas de imagens com contraste, não são necessariamente indesejáveis. De fato, uma imagem formada a partir de componentes harmônicas provenientes dos tecidos sem a presença de agentes de contraste apresenta muitas características que fazem com que seja indicada em detrimento do método convencional de imagens. Isto vem do fato de que as componentes harmônicas dos tecidos são geradas pela penetração do feixe através das várias camadas de tecidos, diferentemente dos feixes convencionais, gerados na superfície do transdutor.³⁹ Os artefatos, geralmente originados nos primeiros poucos centímetros de profundidade dos tecidos, como as reverberações, são reduzidos pelo uso de imagens harmônicas. Lobos laterais e demais tipos de interferências são também minimizados, fazendo com que imagens harmônicas de tecidos tornem-se a modalidade de rotina em várias situações, especialmente durante a visualização de estruturas preenchidas por líquidos.⁴⁰

Reduzindo Harmônicas de Tecidos

Todavia, para estudos com agentes de contraste, as componentes harmônicas dos tecidos limitam a visibilidade das bolhas dentro dos mesmos e, por conseguinte, podem ser consideradas artefatos. Ao se considerar formas de reduzi-las, faz-se necessário ter em mente as diferenças entre as componentes harmônicas produzidas pela propagação acústica através dos tecidos e aquelas produzidas pelos ecos das bolhas. Em primeiro lugar, as harmônicas de tecidos requerem altos picos de pressão, de forma que são apenas evidentes em regiões de alto IM. **A redução do IM** faz com que restem apenas as freqüências harmônicas provenientes das bolhas. Em segundo lugar, harmônicas de tecidos em regiões de alto IM são contínuas e não desvanecem, enquanto que as provenientes de bolhas, para a mesma região, têm comportamento transitório, desaparecendo conforme as bolhas se rompem e desaparecem.

Imagem com Inversão de Pulso

O método de imagens harmônicas impõe limitações fundamentais no processo de formação da imagem, restringindo seu potencial clínico a imagens de órgãos. Para se certificar de que as altas freqüências devem-se apenas às componentes harmônicas emitidas pelas bolhas, o circuito de transmissão de ultra-som deve se restringir ao espectro de freqüências da componente fundamental (Fig. 3-8A). De forma similar, a faixa de freqüências do circuito de recepção deve ser restrita à região da segunda harmônica. Se ocorrer a sobreposição destas duas regiões (Fig. 3-8B), o resultado será tal que o **filtro harmônico** irá captar ecos dos tecidos na freqüência fundamental, reduzindo o contraste entre os tecidos e os agentes. Entretanto, a **restrição da largura de banda do recep-**

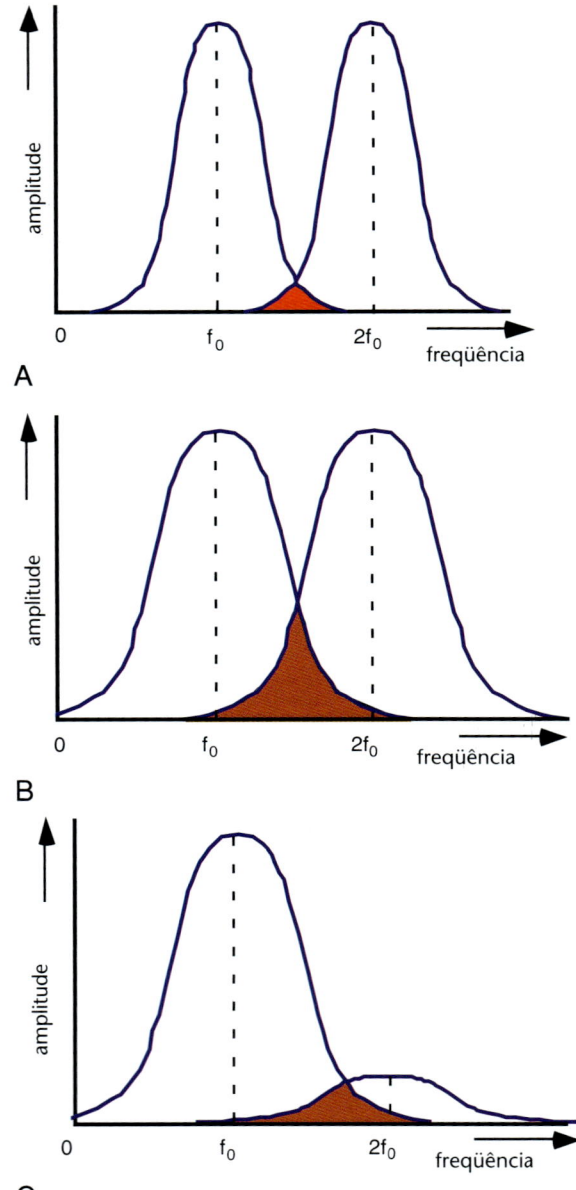

FIGURA 3-8. O compromisso exigido pelas imagens harmônicas. A, Em imagens harmônicas, as freqüências transmitidas devem restringir-se a uma faixa em torno da componente fundamental, enquanto as freqüências recebidas devem se limitar à região em torno da segunda harmônica, o que limita a resolução. **B**, Se as larguras de banda transmitida e recebida são alargadas para se aumentar a resolução, alguns ecos do tecido na freqüência fundamental irão se superpor à região da largura de banda de recepção, sendo detectados, reduzindo o contraste entre agentes e tecidos. **C**, Quando os ecos harmônicos são fracos, em função de baixa concentração de agentes e/ou de pulsos incidentes de baixa intensidade, esta faixa de sobreposição torna-se particularmente larga, de forma que o sinal harmônico pode ser composto em grande parte por ecos dos tecidos.

tor degrada a resolução da imagem resultante, implicando um compromisso entre o contraste e a resolução das imagens harmônicas. Para a máxima detecção de bolhas na circulação microvascular, este compromisso deve ser a favor do contraste, de forma que as imagens harmônicas mais sensíveis são geralmente de baixa qualidade. Uma outra limitação da opção pela filtragem é que se o eco recebido é fraco, a região de sobreposição entre as freqüências transmitidas e recebidas torna-se uma parte maior de todo o sinal recebido (Fig. 3-8C). Desta forma, o contraste em imagens harmônicas depende de quão forte são os ecos provenientes das bolhas, o que é determinado por sua concentração e a intensidade do pulso ultra-sônico incidente. Na prática, este fato leva ao uso de **alto IM no modo harmônico**. Isto resulta na transitória e irreversível ruptura das bolhas.[41] À medida que as bolhas entram no plano de varredura de uma imagem ultra-sonográfica em tempo real, elas dão origem a ecos e logo a seguir desaparecem. Desta forma, vasos que se encontram no plano de varredura não são visualizados como ductos contínuos em uma imagem harmônica típica mas, em vez disto, são visíveis apenas momentaneamente (Fig. 3-9A).

O Princípio da Inversão de Pulso

Imagens por inversão de pulso superam o conflito entre contraste e resolução nas imagens harmônicas, além de proporcionar grande sensibilidade, permitindo, assim, a utilização de baixas potências incidentes, com a imagem contínua de microbolhas as quais não mais são destruídas em órgãos como o fígado. O método também se baseia na oscilação assimétrica das bolhas no campo acústico ultra-sônico, detectando "até" componentes não-lineares do eco ao longo de toda a largura de banda do transdutor. Na imagem por **inversão de pulso** (também conhecida como **inversão de fase**), dois pulsos são enviados ao tecido em uma rápida sucessão. O segundo pulso corresponde ao espelhamento do primeiro (Fig. 3-10); ou seja, apresenta uma defasagem de 180°. O equipamento de ultra-sonografia detecta o eco destes dois pulsos consecutivos e calcula a soma de ambos. Para tecidos comuns, que se comportam de maneira linear, a soma dos dois ecos (o segundo invertido em relação ao primeiro) é simplesmente zero.

Para um eco com componentes não-lineares, como os gerados por bolhas, os ecos gerados por estes dois pulsos não serão imagens espelhadas um do outro, em função do comportamento assimétrico dos raios das bolhas em função do tempo. O resultado é que a soma destes dois ecos não é zero. Por esta razão, o sinal detectado deve ser proveniente das bolhas e não do tecido. Pode ser mostrado matematicamente que a soma destes dois ecos contém componentes harmônicas não-lineares do sinal, incluindo a segunda harmônica.[42] Uma das vantagens da inversão de pulso em relação ao método de filtragem para detecção de componentes harmônicas das bolhas é que o primeiro não sofre a restrição da largura de banda. Toda a faixa de freqüência acústica emitida pelo transdutor pode ser detectada com este método, proporcionando imagens com toda a largura de banda disponível — o que implica alta resolução — dos ecos das bolhas.[43] Imagens por inversão de pulso (Fig. 3-5C) proporcionam uma melhor supressão de ecos lineares que as imagens harmônicas, além de fazerem uso de toda a largura de banda dos transdutores, obtendo um aumento na resolução da imagem em relação ao modo harmônico.

Como este método mostra-se ser mais eficaz ao isolar os ecos das bolhas, ecos fracos provenientes de bolhas excitadas com intensidades baixas e não-destrutivas podem ser detec-

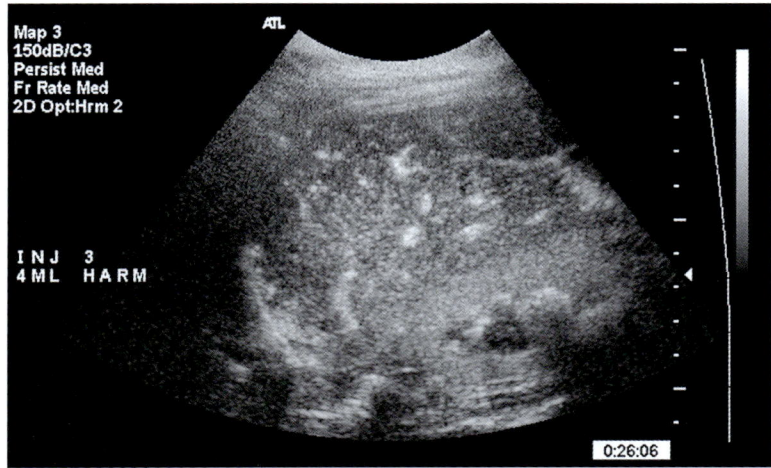

A

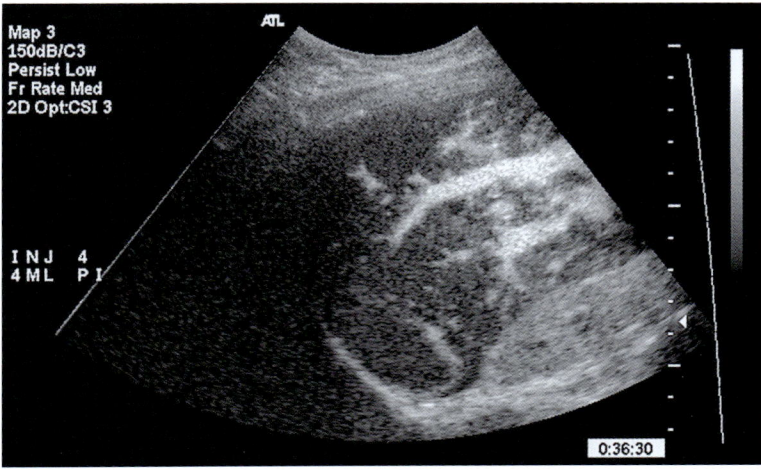

B

FIGURA 3-9. A visualização de vasos sangüíneos em imagens harmônica e com inversão de pulso em um estudo de paciente com hemangioma incidental.
A, Em uma imagem harmônica com contraste de um fígado, grande vasos têm aparência pontual em função do rompimento das bolhas através do ultra-som com alto índice mecânico (IM), à medida que elas entram no plano de varredura. **B**, Na imagem com inversão de pulso do mesmo fígado, um baixo IM pode ser utilizado, de forma que vasos contínuos podem ser visualizados. A maior resolução da imagem com inversão de pulso é capaz de mostrar ramificações de 4ª ordem da veia porta. (De Becher H, Burns PN: Handbook of Contrast Echocardiography. Berlim, Springer, 2000. *http://www.sunnybrook.utoronto.ca/EchoHandbook/*.)

tados. Na Figura 3-9B é mostrada uma imagem com inversão de pulso do mesmo fígado ilustrado na Figura 3-9A, para baixo IM. Ramificações de quarta ordem da veia porta são visíveis. Entretanto, deve ser observado que, com o aumento do IM, as harmônicas dos tecidos misturam-se ao brilho dos mesmos. De fato, a inversão de pulso é atualmente o método preferido por muitos sistemas ultra-sônicos de imagens de componentes harmônicas de tecidos. Uma **imagem de contraste com inversão de pulso** ótima é obtida, geralmente, com baixo IM. O princípio da inversão de pulso é a base de muitos métodos de imagens, tais como **imagem de contraste coerente, imagem harmônica conjunta, imagem por inversão de fase** etc.

Imagem Doppler com Inversão de Pulso

Apesar das vantagens oferecidas pelo método de inversão de pulso em relação às imagens de componentes harmônicas para supressão de tecido estacionário em imagens de ultra-som, este método é de alguma forma sensível aos ecos provenientes de tecidos em movimento. Isto ocorre porque a movimentação dos tecidos gera ecos lineares que mudam ligeiramente entre pulsos, de forma que eles não se cancelam completamente. Além do mais, em regiões de alto IM, a propagação não-linear também contribui para o surgimento de ecos com componentes harmônicas nas imagens por inversão de pulso, mesmo em estruturas com espalhamento linear, tal como o parênquima do fígado. Enquanto artefatos de movimentos de tecidos podem ser minimizados por meio do uso de curtos intervalos de repetição de pulsos, reflexões não-lineares provenientes dos tecidos podem mascarar os ecos das bolhas, reduzindo a eficiência do contraste com microbolhas, especialmente quando um alto IM é usado. Trabalhos recentes buscam contornar estes problemas através da generalização do método de inversão de pulso, chamado inversão de pulso Doppler.[42] Esta técnica — também conhecida como **imagem com inversão de pulso de potência** — combina a eficácia de detecção não-linear da inversão de pulso com a capacidade de discriminação de movimentos do Doppler de potência. São feitas as transmissões de múltiplos pulsos com polaridades alternadas e são aplicadas as técnicas de processamento de sinais Doppler para fazer a distinção entre ecos das bolhas e ecos de tecidos em movimentos e/ou suas componentes harmônicas, selecionados pelo operador. Este método oferece melhorias potenciais no contraste entre os tecidos e os agentes e na relação sinal-ruído, ao custo da redução da taxa

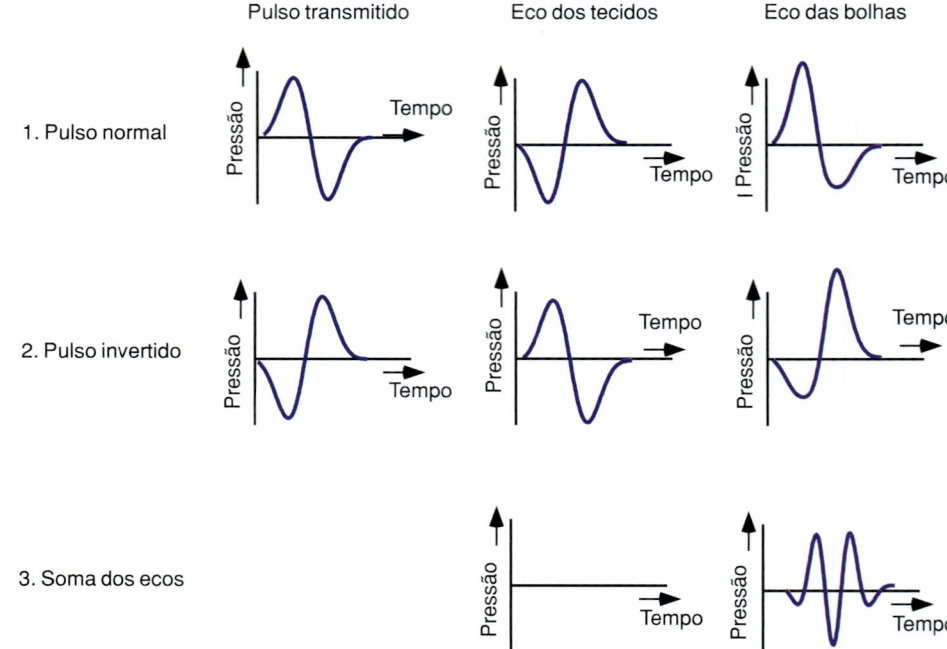

FIGURA 3-10. O princípio básico da imagem com inversão de pulso. Um pulso acústico é transmitido em direção ao corpo do paciente e ecos tanto dos agentes quanto dos tecidos são captados. Um segundo pulso, que é uma cópia invertida do primeiro, é transmitido na mesma direção e os dois ecos são somados. Os ecos lineares provenientes dos tecidos serão cópias invertidas um do outro e serão cancelados durante a soma. Os ecos das microbolhas são cópias distorcidas um do outro, de forma que as componentes não-lineares de cada um destes ecos serão realçadas durante a adição dos sinais, resultando em um forte sinal harmônico. (De Becher H, Burns PN: Handbook of Contrast Echocardiography. Berlim, Springer, 2000. *http://www.sunnybrook.utoronto.ca/EchoHandbook/*.)

de visualização dos quadros no equipamento de ultra-sonografia. A mais impressionante demonstração da habilidade deste método em detectar componentes harmônicas de ecos muito fracos ocorreu pela primeira vez ao se obter a imagem de perfusão do miocárdio em tempo real.[44] Através da redução do IM para 0,1 ou valores menores que esse, as bolhas atingem uma condição de estabilidade com oscilação não-linear, emitindo continuamente sinais harmônicos. Em função do baixo IM, poucas bolhas são destruídas, de forma que as imagens podem ser obtidas em tempo real. Como este método necessita que as bolhas sejam preservadas e em um estado de oscilação não-linear, as bolhas preenchidas com gás perfluorocarbono são as mais indicadas.

Ruptura Transitória: Imagem Intermitente

Com o aumento da pressão incidente sobre bolhas ressonantes, suas oscilações tornam-se mais graves, fazendo com que os raios de algumas destas bolhas aumentem cinco vezes ou mais durante a rarefação do pulso acústico incidente. Semelhante a uma corda ressonante de um violino que, se estendida fortemente, romper-se-á, uma microbolha, se excitada por ondas ultra-sônicas de alta intensidade, sofrerá ruptura irreversível de seu encapsulamento. O entendimento do fenômeno físico que ocorre precisamente com a ruptura de uma bolha está apenas se iniciando com pesquisas de imagens de alta velocidade (Fig. 3-11).[45] É certo, entretanto, que as bolhas, enquanto espalhadores acústicos, desaparecem (não instantaneamente, mas durante um certo período de tempo determinado por sua composição), e quando isto acontece, emitem ecos fortes e não-lineares. A detecção destes ecos é o princípio básico do método mais sensível para detectar contraste por microbolhas no nível da perfusão.[20]

Imagem Engatilhada

Durante os primórdios da aquisição de imagens de componentes harmônicas foi descoberto que ao se pressionar o botão **"congelar"** de um equipamento de ultra-sonográficas por alguns momentos e, portanto, interrompendo a aquisição das imagens ultra-sônicas durante um estudo com agentes de contraste, era possível aumentar a eficácia destes agentes. Este efeito é tão dramático que ele foi responsável pela primeira imagem ultra-sonográfica de perfusão do miocárdio usando imagem harmônica.[46] Isto ocorre como conse-

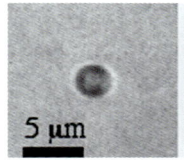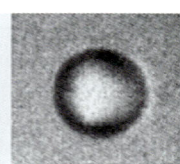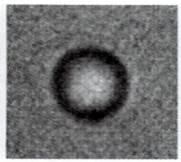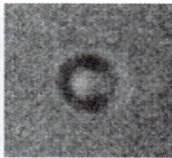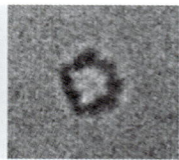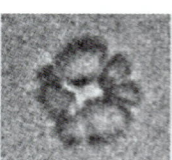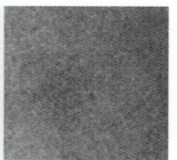

FIGURA 3-11. Fragmentação de agente de contraste observado com uma câmera de alta velocidade. Este experimento foi feito por pesquisadores da Universidade da Califórnia, Davis. Os fotogramas foram capturados por 50 ns. A bolha é acusticamente excitada por um pulso ultra-sônico de 2,4 MHz, com um pico de pressão negativa de 1,1 MPa (IM ~0,7). O diâmetro inicial da bolha é de 3 μm e esta se fragmenta durante a compressão após a primeira expansão. Os fragmentos resultantes da bolha não são vistos após a sonificação, pois encontram-se completamente dissolvidos ou abaixo da resolução óptica. IM, Índice mecânico. (De Becher H, Burns PN: Handbook of Contrast Echocardiography. Berlim, Springer, 2000. *http://www.sunnybrook.utoronto.ca/EchoHandbook/*.)

qüência da capacidade do campo ultra-sônico de romper os encapsulamentos e destruir as bolhas, caso o pico de pressão seja suficientemente alto.[41,47] Com a destruição da bolha, ela libera energia criando um eco transitório de alta amplitude, rico em componentes harmônicas. Este processo é algumas vezes erroneamente denominado de "emissão acústica estimulada". O fato de este tipo de eco ter natureza transitória pode ser explorado para sua detecção. Um método simples é a subtração da imagem de ruptura das bolhas de uma imagem de referência obtida antes ou (mais usual) imediatamente após a emissão acústica. Tal método requer pós-processamento das imagens ultra-sônicas, juntamente com algoritmo para alinhamento das imagens ultra-sônicas antes da subtração, sendo apenas útil em raras situações.[20]

Doppler de Potência com Harmônicas Intermitentes para Imagem de Perfusão

O Doppler de potência é um método de imagem destinado a detectar a movimentação de sangue ou dos tecidos. Ele funciona através da simples subtração pulso-a-pulso,[48] na qual dois ou mais pulsos são enviados sucessivamente ao longo da mesma linha de varredura da imagem. Pares de seqüências de ecos recebidas para cada linha são comparadas: se eles são idênticos, nada é mostrado, mas se há diferença (devido a movimentos do tecido entre os pulsos), uma cor é visualizada, cuja saturação está relacionada à amplitude do eco que sofreu alteração. Embora este método não se destine à detecção de ruptura de bolhas, ele mostra-se ideal para imagens de "destruição de bolhas" que tenham alto IM. O primeiro pulso recebe um eco da bolha, enquanto que o segundo não recebe nenhum, de forma que a comparação entre eles leva a um sinal forte. De certa forma, o Doppler de potência pode ser visto como um procedimento de subtração linha-por-linha dos ecos de radiofreqüência detectados pelo transdutor. Considerado bastante interessante para varredura de fígado, o método de imagem por inversão de pulso — o método mais comum para baixo IM — torna-se equivalente ao Doppler de potência se o IM for alto e ocorrer destruição das bolhas. Como pode ser visto na Figura 3-9, é facilmente percebível que se o eco do segundo pulso é ausente (porque a bolha não existe mais), a soma dos ecos das duas bolhas é a mesma que a diferença entre elas, que é o que é medido pelo Doppler de potência. O fato de que o segundo pulso é invertido não faz diferença para uma bolha que desapareceu!

Uma questão crítica é o tempo de espera entre dois pulsos. Se ambos os pulsos encontram-se temporalmente muito próximos entre si, o conteúdo gasoso das bolhas, que se dispersa após a ruptura de seu encapsulamento por difusão e fragmentação, ainda será capaz de dar origem a um eco, reduzindo a eficácia da detecção. Se os dois pulsos encontram-se temporalmente muito distantes, o tecido sólido do miocárdio terá se movido, sendo também mostrado pelo processo de detecção. Existem duas soluções. Primeiro, usando-se detecção harmônica, alguma parte, mas não toda, do *clutter* do tecido em movimento pode ser rejeitada. Segundo, as bolhas podem ser desenvolvidas para rápida ruptura, permitindo a visualização das imagens a taxas elevadas (ou seja, alta FRP). Tais bolhas devem ter um conteúdo gasoso altamente difusível e solúvel no sangue. Neste sentido, o ar é perfeito. A difusão do ar após ruptura acústica é cerca de 40 vezes mais rápida que a do perfluorocarbono em bolha similar,[41] de forma que agentes baseados no ar, tais como o Levovist, são os mais indicados para esta modalidade. Por outro lado, é possível obter-se imagens muito efetivas com o uso de bolhas de perfluorocarbono através de todo o fígado usando-se a varredura, um método comumente empregado no mapeamento da distribuição de bolhas na fase pós-vascular de agentes como o Levovist ou o SonoVue.

Desta forma tem-se, então, dois modos de se obter imagens do fígado com agentes de contraste, que atualmente muitos pesquisadores utilizam em conjunto (Fig. 3-12).[49] O modo de imagem em tempo real que utiliza bolhas não-destrutivas e **baixo IM** pode ser usado para análise de vasos do fígado. Tais imagens são capazes de mostrar a morfologia vascular de *um* tumor e revelar lesões arterializadas após a injeção de um bolo de contraste (Fig. 3-12A). A modalidade de imagem escolhida neste caso é a **inversão de pulso** (disponível em vários sistemas como **inversão de fase** ou **imagem de contraste coerente** [ICC]). Dando-se prosseguimento ao exame, é feita uma nova injeção e, após o contraste ser detectado na circulação hepática arterial, o equipamento de ultrasonografia é configurado para **alto IM** e congelado por um intervalo entre 5 e 90 segundos, permitindo que o agente penetre as vilosidades hepáticas. A imagem é descongelada e um *flash* ou rastro pode ser visto enquanto o agente desaparece,[50] revelando a distribuição das bolhas em todo o fígado, incluindo as do parênquima. Esta é conhecida como **imagem de perfusão do fígado**. Dependendo do atraso adotado, este pode ser ajustado para mostrar as fases arteriais (Fig. 3-12B), portal (Fig. 3-10) ou pós-vascular. Os modos preferidos para este método são a **inversão de pulso** — que tem a vantagem de resultar em imagens de alta resolução, mas a desvantagem da presença de fortes harmônicas dos tecidos — ou modos de Doppler de potência, tais como **angio harmônico de potência** ou **imagem de detecção de agente** (IDA). Atualmente, vários sistemas oferecem um modo de monitor de baixo IM que pode ser utilizado para fornecer uma imagem crua (geralmente a fundamental) do fígado durante o intervalo de atraso, o que é útil para se manter o plano de varredura alinhado com o volume de interesse. O apertar de um botão faz com que o equipamento retorne ao modo não-linear com alto IM, gerando instantâneos da imagem de perfusão.

Resumo

Foram definidos três tipos distintos de comportamento das bolhas na presença de campo acústico, dependendo da intensidade do feixe de ultra-som transmitido. Na prática, esta intensidade é muito bem monitorizada por meio do IM mostrado na tela do equipamento de ultra-sonografia. Com o IM em níveis bem baixos, as bolhas comportam-se como simples mas poderosos agentes de realce dos ecos. Este regime mostra-se mais útil para o realce com Doppler espec-

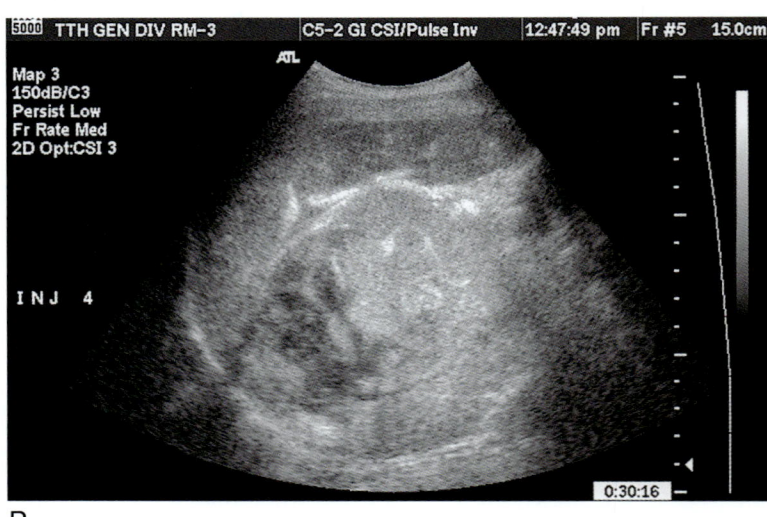

FIGURA 3-12. Imagens com contraste específico. Utilização de alto e baixo IM em imagens com contraste específico em um mesmo paciente, como ilustrado na Figura 3-1. **A**, Com baixos valores de IM, a imagem com inversão de pulso em tempo real revela o **extenso sistema vascular interno** da lesão, com vasos tortuosos definidos com uma resolução comparável às imagens de modo-B convencionais. **B**, Com altos valores de IM, após um intervalo de atraso de 8 segundos, a perfusão arterial é vista em toda a lesão, com exceção da **área de necrose**, que está bem delineada. IM, Índice mecânico. (De Burns PN, Wilson SR, Hope Simpson D: Pulse inversion imaging of liver blood flow: An improved method for characterization of focal masses with microbubble contrast. Invest radiol 2000; 35: 58-71.)

tral, mas é raramente usado no fígado. Com intensidades ligeiramente mais elevadas (no limite inferior da faixa utilizada para diagnóstico), as bolhas passam a emitir componentes harmônicas a partir do momento em que entram em oscilação não-linear. Estas componentes podem ser detectadas pelos métodos de imagem harmônica e de inversão de pulso, que constituem os princípios das imagens de Modo-B em tempo real de estruturas vasculares do fígado. Novas técnicas que utilizam pulsos com modulação de fase e/ou amplitude, como a imagem com inversão de pulso de potência (IPP) ou a imagem de contraste com seqüência de pulsos (CSP), são capazes de dar origem a imagens de perfusão de alta sensibilidade com baixos níveis de IM e sem ruptura das bolhas. Finalmente, ajustando o equipamento de ultra-som para operar em alta intensidade de modo a romper deliberadamente as bolhas, há a emissão de ecos fortes e transitórios. A detecção destes ecos com o Doppler harmônico de potência é ainda a maneira mais sensível de se obter imagens com baixas concentrações de bolhas, mas ao custo da destruição das mesmas. Em função dos longos períodos de reperfusão do fluxo hepático, torna-se necessária a utilização de imagens intermitentes durante intervalos de atraso nos quais as imagens com alto IM são congeladas.

Considerações sobre Segurança

A ultra-sonografia com contraste de microbolhas expõe os pacientes ao ultra-som de forma idêntica à adotada nos exames tradicionais. Entretanto, o uso de pulsos de ultra-som para o rompimento de bolhas situadas em vasos microscópicos levanta novos questionamentos sobre seu risco potencial. Quando uma bolha produz um curto eco associado à sua destruição, ela libera energia armazenada durante sua exposição ao campo ultra-sônico. Esta energia pode danificar os tecidos adjacentes? Para altos níveis de exposição, é sabido que o ultra-som é responsável por efeitos biológicos nos tecidos, sendo que estes limiares de intensidade têm sido extensivamente estudados.[51] Estes limiares se alterariam com a presença de bolhas na estrutura vascular? Embora os níveis de segurança para o uso de agentes de contraste, categorizados como drogas, tenham sido estabelecidos de modo a satisfazer os mais severos requerimentos regulatórios de diversos países, cabe dizer que ainda há muito a se aprender sobre a interação entre o ultra-som e os tecidos, na presença de bolhas.

A mais extrema destas interações é conhecida como **cavitação inercial**, referindo-se à rápida formação, crescimento e colapso de uma cavidade gasosa em um fluido, em resposta à exposição ultra-sônica. Este efeito tem sido estudado intensamente, desde antes do desenvolvimento de microbolhas para uso como agentes de contraste.[52] De fato, a maior parte dos modelos matemáticos usados para descrever as microbolhas de contraste foram originalmente desenvolvidos para modelagem de cavitação.[28,53,54] Quando ondas sonoras de intensidade suficiente viajam através de um fluido, o meio-ciclo de rarefação da onda acústica pode abrir o fluido, criando cavidades esféricas no mesmo. O rápido colapso subseqüente destas cavidades durante o meio-ciclo de compressão da onda acústica pode concentrar grandes quantidade de energia em um pequeno volume, aumentando a temperatura no centro do colapso a milhares de graus Kelvin, formando radicais livres e mesmo emitindo radiação eletromagnética.[28, 53, 54]

A preocupação em torno dos efeitos biológicos potenciais da cavitação induzida em diagnóstico por ultra-som levou a muitos estudos experimentais. Com exceção de um, que mostrou hemorragia induzida por cavitação em pulmão de ratos sob condições que fogem completamente às encontradas clinicamente,[55] não foi observado nenhum efeito biológico da combinação entre a obtenção de imagens e as doses de agentes de contraste utilizadas na prática clínica. Vários outros experimentos têm sido realizados no intuito de verificar se a presença de microbolhas de contraste pode dar início à cavitação, potencializando efeitos biológicos.[56-61] Enquanto várias evidências mostram que a adição de agentes de contraste no sangue aumenta os efeitos da cavitação (p. ex., formação de peróxido e emissões acústicas) e efeitos biológicos relacionados (p. ex., hemólise e destruição de plaquetas), todos os efeitos biológicos significativos ocorreram com altas concentrações de agente de contraste e longa duração do pulso acústico ou IM, ou com hematócrito muito abaixo da faixa fisiológica. Em experimentos nos quais valores clínicos relevantes destes parâmetros foram adotados (concentração de agente < 0,2%, duração do pulso < 2 μs, IM < 1,9, hematócrito ~40% a 45%), nenhum efeito biológico significativo foi relatado até agora.[58,62] Entretanto, é prudente se evitar a administração de terapia com litotripsia dentro de 24 horas após um exame de ultra-sonografia com contraste.[63] É também prudente considerar a extensão do princípio de exposição ALARA (*As Low As Reasonably Achievable*— tão baixo quanto possível) para contraste ultra-sonográfico: o exame ultra-sonográfico com contraste deve expor o paciente ao **menor IM**, à **mais breve duração total de exposição acústica**, à **menor dose de agente de contraste** e à **maior freqüência ultra-sônica**, consistente com a obtenção adequada de informação diagnóstica.

Conclusão

Diferentemente dos agentes de contraste utilizados nas demais modalidades de imagens, as microbolhas são modificadas pelo processo de obtenção de imagem adotado. O entendimento do comportamento das bolhas quando expostas à varredura do feixe ultra-sônico é a chave para se obter um exame de ultra-som com contraste eficaz. A escolha apropriada do método específico de contraste baseia-se no comportamento do agente e nas necessidades do exame. O IM é o principal determinante da resposta das bolhas de contraste ao ultra-som. Imagens harmônicas de baixo IM e por inversão de pulso são métodos de modo-B para a obtenção de imagens em tempo real do sistema vascular hepático. Doppler hamônico de potência de alto IM ou por inversão de pulso pode ser utilizado para imagens intermitentes de perfusão do fígado com agentes de contraste, enquanto imagens Doppler com inversão de pulso e métodos correlatos com IM muito baixo permitem a visualização em tempo real da perfusão utilizando agentes de perfluorocarbono.

Referências

1. Ophir J, Parker KJ: Contrast agents in diagnostic ultrasound [published erratum appears in Ultrasound Med Biol 1990;16(2):209]. Ultrasound Med Biol 1989;15:319-333.
2. Gramiak R, Shah PM: Echocardiography of the aortic root. Invest Radiol 1968;3:356-366.
3. Ziskin MC, Bonakdapour A, Weinstein DP, et al: Contrast agents for diagnostic ultrasound. Invest Radiol 1972;6:500-505.
4. Kremkau FW, Carstensen EL: Ultrasonic detection of cavitation at catheter tips. Am J Roentgenol 1968;3:159-167.
5. Kerber RE, Kioschos JM, Lauer RM: Use of an ultrasonic contrast method in the diagnosis of valvular regurgitation and intracardiac shunts. Am J Cardiol 1974;34:722-727.
6. Reid CL, Kawanishi DT, McKay CR: Accuracy of evaluation of the presence and severity of aortic and mitral regurgitation by contrast 2-dimensional echocardiography. Am J Cardiol 1983;52:519-524.
7. Sahn DJ, Valdex-Cruz LM: Ultrasonic contrast studies for the detection of cardiac shunts. J Am Coll Cardiol 1984;3:978-985.
8. Roelandt J: Contrast echocardiography. Ultrasound Med Biol 1982;8:471.
9. Carroll BA, Turner RJ, Tickner EG, et al: Gelatin encapsulated nitrogen microbubbles as ultrasonic contrast agents. Invest Radiol 1980;15:260-266.
10. Feinstein SB, Shah PM, Bing RJ, et al: Microbubble dynamics visualized in the intact capillary circulation. J Am Coll Cardiol 1984;4:595-600.
11. Schlief R: Echo enhancement: Agents and techniques—basic principles. Adv Echo-Contrast 1994;4:5-19.
12. Fritzsch T, Schartl M, Siegert J: Preclinical and clinical results with an ultrasonic contrast agent. Invest Radiol 1988;23:302-305.
13. Goldberg BB, Liu JB, Burns PN, et al: Galactose-based intravenous sonographic contrast agent: Experimental studies. J Ultrasound Med 1993;12:463-470.
14. Fobbe F, Ohnesorge O, Reichel M, et al: Transpulmonary contrast agent and color-coded duplex sonography: First clinical experience. Radiology 1992;185(P):142.
15. Unger E, Shen D, Fritz T, et al: Gas-filled lipid bilayers as ultrasound contrast agents. Invest Radiol 1994;29:134-136.
16. Mattrey RF, Scheible FW, Gosink BB, et al: Perfluorocytlbromide: A liver/spleen-specific and

tumor-imaging ultrasound contrast material. Radiology 1982;145:759-762.
17. Fritzsch T, Hauff P, Heldmann F, et al: Preliminary results with a new liver specific ultrasound contrast agent. Ultrasound Med Biol 1994;20:137.
18. Mattrey RF, Leopold GR, VanSonnenberg E, et al: Perfluorochemicals as liver- and spleen-seeking ultrasound contrast agents. J Ultrasound Med 1983;2:173-176.
19. Albrecht T, Blomley M, Burns PN, et al: Improved detection of hepatic metastases with pulse inversion ultrasonography during the liver-specific phase of SHU 508A (Levovist): A multicenter study. Radiology 2003;227:361-370.
20. Becher H, Burns PN: Handbook of Contrast Echocardiography. Berlin, Springer, 2000. http://www.sunnybrook.utoronto.ca/EchoHandbook/.
21. Cosgrove DO, Bamber JC, Davey JB, et al: Color Doppler signals from breast tumors. Work in progress. Radiology 1990;176:175-180.
22. Chin CT, Burns PN: Predicting the acoustic response of a microbubble population for contrast imaging. In Proc, IEEE Ultrason Symp, 1997, pp 1557-1560.
23. De Jong N: Physics of Microbubble Scattering. In Nanda NC, Schlief R, Goldberg BB (eds): Advances in echo imaging using contrast enhancement. (2nd ed). Dubai Kluwer, 1997, pp 39-64.
24. Apfel RE, Holland CK: Gauging the likelihood of cavitation from short-pulse, low-duty cycle diagnostic ultrasound. Ultrasound Med and Biol 1991;17:175-185.
25. Burns PN, Powers JE, Hope Simpson D, et al: Harmonic power mode Doppler using microbubble contrast agents: An improved method for small vessel flow imaging. Proc IEEE UFFC 1994:1547-1550.
26. Bleeker H, Shung K, Barnhart J: On the application of ultrasonic contrast agents for blood flowmetry and assessment of cardiac perfusion. J Ultrasound Med 1990;9:461-471.
27. Neppiras EA, Nyborg WL, Miller PL: Nonlinear behavior and stability of trapped micron-sized cylindrical gas bubbles in an ultrasound field. Ultrasonics 1983;21:109-115.
28. Rayleigh L: On the pressure developed in a liquid during the collapse of a spherical cavity. Philosophy Magazine 1917;Series 6:94-98.
29. Burns PN, Powers JE, Fritzsch T: Harmonic imaging: A new imaging and Doppler method for contrast enhanced ultrasound. Radiology 1992;185(P):142 (Abstr).
30. Burns PN, Powers JE, Hope Simpson D, et al: Harmonic contrast enhanced Doppler as a method for the elimination of clutter—In vivo duplex and color studies. Radiology 1993;189:285.
31. Mulvagh SL, Foley DA, Aeschbacher BC, et al: Second harmonic imaging of an intravenously administered echocardiographic contrast agent: Visualization of coronary arteries and measurement of coronary blood flow. J Am Coll Cardiol 1996;27:1519-1525.
32. Porter TR, Xie F, Kricsfeld D, et al: Improved myocardial contrast with second harmonic transient ultrasound response imaging in humans using intravenous perfluorocarbon-exposed sonicated dextrose albumin. J Am Coll Cardiol 1996;27:1497-1501.
33. Mattrey RF, Steinbach G, Lee Y, et al: High-resolution harmonic gray-scale imaging of normal and abnormal vessels and tissues in animals. Acad Radiol 1998;5:S63-S65.
34. Kono Y, Moriyasu F, Yamada K, et al: Conventional and harmonic gray scale enhancement of the liver with sonication activation of a US contrast agent. Radiology 1996;201:266.
35. Rubin JM, Bude RO, Carson PL, et al: Power Doppler US: A potentially useful alternative to mean frequency-based color Doppler US. Radiology 1994;190:853-856.
36. Burns PN, Wilson SR, Muradali D, et al: Intermittent US harmonic contrast enhanced imaging and Doppler improves sensitivity and longevity of small vessel detection. Radiology 1996;201:159.
37. Becher H: Second harmonic imaging with Levovist: Initial clinical experience. In Cate FT, DeJong N (eds): Second European Symposium on Ultrasound Contrast Imaging. Book of Abstracts, Rotterdam, Erasmus Univ, 1997, p 24.
38. Hamilton MF, Blackstock DT (eds): Nonlinear Acoustics. San Diego, Academic Press, 1998.
39. Averkiou MA, Roundhill DN, Powers JE: A new imaging technique based on the nonlinear properties of tissues. In Proc IEEE Ultrason Symp, 1997, pp 1561-1566.
40. Ortega D, Wilson SR, Hope Simpson D, et al: Tissue harmonic imaging: A benefit for bile duct evaluation? Am J Roentgenol 2001;176:653-659.
41. Burns PN, Wilson SR, Muradali D, et al: Microbubble destruction is the origin of harmonic signals from FS069. Radiology 1996;201:158.
42. Hope Simpson D, Chin CT, Burns PN: Pulse inversion Doppler: A new method for detecting nonlinear echoes from microbubble contrast agents. IEEE Transactions UFFC 1999;46:372-382.
43. Burns PN, Wilson SR, Hope Simpson D: Pulse inversion imaging of liver blood flow: An improved method for characterization of focal masses with microbubble contrast. Invest Radiol 2000;35:58-71.
44. Tiemann K, Lohmeier S, Kuntz S, et al: Real-time contrast echo assessment of myocardial perfusion at low emission power: First experimental and clinical results using power pulse inversion imaging. Echocardiography 1999;16:799-809.
45. Dayton PA, Morgan KE, Klibanov AL, et al: Optical and acoustical observations of the effects of ultrasound contrast agents. IEEE Transaction on Ultrasonics, Ferroelectrics, and Frequency Control 1999;46:220-232.
46. Porter TR, Xie F: Transient myocardial contrast after initial exposure to diagnostic ultrasound pressures with minute doses of intravenously injected microbubbles: Demonstration and potential mechanisms. Circulation 1995;92:2391-2395.
47. Uhlendorf V, Scholle F-D: Imaging of spatial distribution and flow of microbubbles using nonlinear acoustic properties. Acoustical Imaging 1996;22:233-238.
48. Burns PN: Interpretation of Doppler ultrasound signals. In Burns PN, Taylor KJ, Wells PNT (eds): Clinical Applications of Doppler Ultrasound. (2nd ed). New York, Raven Press, 1996.
49. Wilson SR, Burns PN: Liver mass evaluation with ultrasound: The impact of microbubble contrast agents and pulse inversion imaging. Sem Liver Disease 2001;21:147-161.
50. Wilson SR, Burns PN, Muradali D, et al: Harmonic hepatic ultrasound with microbubble contrast agent: Initial experience showing improved characterization of hemangioma, hepatocellular carcinoma, and metastasis. Radiology 2000;215:153-161.
51. Mechanical bioeffects from diagnostic ultrasound: AIUM consensus statements. J Ultrasound Med 2000;19:120-142.
52. Brennan CE: Cavitation and Bubble Dynamics. New York, Oxford University Press, 1995.
53. Poritsky H: The collapse or growth of a spherical bubble or cavity in a viscous fluid. In Sternberg E (ed): First U.S. National Congress on Appl Mech, 1951;813-821.

54. Plesset MS: The dynamics of cavitation bubbles. J Appl Mech 1949;16:272-282.
55. Price RJ, Skyba DM, Kaul S, et al: Delivery of colloidal particles and red blood cells to tissue through microvessel ruptures created by targeted microbubble destruction with ultrasound. Circulation 1998;98:1264-1267.
56. Williams AR, Kubowicz G, Cramer E: The effects of the microbubble suspension SHU 454 (Echovist) on ultrasound-induced cell lysis in a rotating tube exposure system. Echocardiography 1991;8:423-433.
57. Miller MW, Miller DL, Brayman A: A review of in vitro bioeffects of inertial ultrasonic cavitation from a mechanistic perspective. Ultrasound Med Biol 1996;22:1131-1154.
58. Miller DL, Gies RA, Chrisler WB: Ultrasonically induced hemolysis at high cell and gas body concentrations in a thin-disk exposure chamber. Ultrasound Med Biol 1997;23:625-633.
59. Miller DL, Thomas RM: Ultrasound contrast agents nucleate inertial cavitation in vitro. Ultrasound Med Biol 1995;21:1059-1065.
60. Holland CK, Roy RA, Apfel RE, et al: In vitro detection of cavitation induced by a diagnostic ultrasound system. IEEE Trans. IEEE Transaction on Ultrasonics, Ferroelectrics, and Frequency Control 1992;29:95-101.
61. Everbach EC, Makin IRS, Francis CW, et al: Effect of acoustic cavitation on platelets in the presence of an echo-contrast agent. Ultrasound Med Biol 1998;24:129-136.
62. Uhlendorf V, Hoffmann C: Nonlinear acoustical response of coated microbubbles in diagnostic ultrasound. Proc IEEE Ultrasonics Symp 1994:1559-1562.
63. Miller DL, Gies RA: Consequences of lithotripter shockwave interaction with gas body contrast agent in mouse intestine. J Urology 1999;162:606-609.

II
ULTRA-SONOGRAFIA ABDOMINAL, PÉLVICA E TORÁCICA

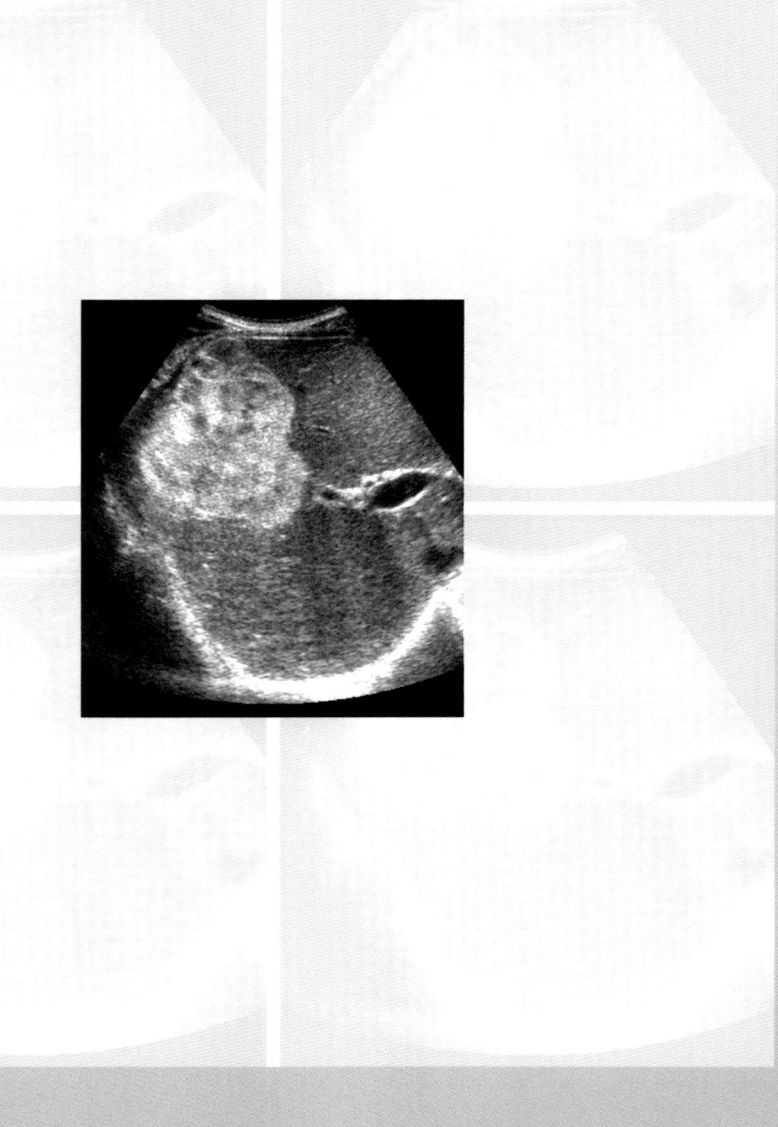

4

O Fígado

Stephanie R. Wilson / Cynthia E. Withers

SUMÁRIO DO CAPÍTULO

TÉCNICA
ANATOMIA NORMAL
  Anatomia de Couinaud
  Ligamentos
  Veia Hepática
    Veia Porta
    Circulação Arterial
    Sistema Venoso Hepático
  Tamanho e Ecogenicidade Normais do Fígado
ANORMALIDADES DO DESENVOLVIMENTO
  Agenesia
  Anomalias de Posição
  Fissuras Acessórias
  Anomalias Vasculares
ANORMALIDADES CONGÊNITAS
  Cistos Hepáticos
  Cistos Peribiliares
  Doença Policística do Adulto
  Hamartomas Biliares (Complexos de von Meyenburg)
DOENÇAS INFECCIOSAS
  Hepatites Virais
    Manifestações Clínicas das Hepatites
  Doenças Bacterianas
  Doenças Fúngicas
  Candidíase
  Doenças Parasitárias
DISTÚRBIOS DO METABOLISMO
  Degeneração Gordurosa do Fígado (Esteatose Hepática)
  Doenças de Armazenamento de Glicogênio (Glicogenoses)
CIRROSE
  Características da Cirrose no Doppler
ANORMALIDADES VASCULARES
  Hipertensão Porta
  Trombose da Veia Porta
  Síndrome de Budd-Chiari
  Aneurisma de Veia Porta
  Derivações Venosos Portossistêmicas Intra-hepática
  Aneurisma e Pseudo-aneurisma da Artéria Hepática
  Telangiectasia Hemorrágica Hereditária
  Peliosis Hepatis
AGENTES DE CONTRASTE COM MICROBOLHAS PARA EXAMINAR MASSAS HEPÁTICAS FOCAIS
  Caracterização da Massa Hepática
  Detecção da Massa Hepática
NEOPLASIAS HEPÁTICAS
  Uma Visão Geral
  Neoplasias Hepáticas Benignas
  Hemangiomas Cavernosos
  Hiperplasia Nodular Focal
  Adenoma Hepático
  Tumores Gordurosos do Fígado — Lipomas e Angiomiolipomas hepáticos
  Neoplasias Hepáticas Malignas
  Carcinoma
    Hepatocelular
    Hemangiossarcoma (Angiossarcoma)
    Hemangioendotelioma Epitelióide Hepático
    Doença Metastática
TRAUMA HEPÁTICO
DERIVAÇÕES PORTOSSISTÊMICAS
  Orientações Cirúrgicas
  Derivação Portossistêmica Intra-hepática Transjugular (TIPS)
BIÓPSIA HEPÁTICA PERCUTÂNEA
ULTRA-SONOGRAFIA INTRA-OPERATÓRIA

O fígado é o maior órgão do corpo humano, pesando cerca de 1.500 g no adulto. Como ele é freqüentemente envolvido em doenças sistêmicas e locais, a ultra-sonografia é geralmente requisitada para avaliar a existência de alguma anormalidade hepática.

TÉCNICA

É melhor examinar o fígado usando-se a ultra-sonografia em tempo real, após um jejum de 6 horas, para que a quantidade de gás intestinal seja limitada e a vesícula não esteja contraída. Se o paciente pode se mover ou ser mobilizado, deve-se obter tanto a incidência em decúbito dorsal quanto a oblíqua anterior direita. Como o fígado de um grande número de pacientes se localiza sob as costelas, é imprescindível usar um transdutor com uma pequena cabeça que permita a avaliação intercostal. A suspensão da inspiração permite que a parte superior do fígado, um *ponto cego* freqüente na ultra-sonografia, seja examinada. Para que se faça um exame completo, devem-se obter imagens sagital, transversal, frontal e subcostal oblíqua.

ANATOMIA NORMAL

O fígado está localizado no quadrante superior direito do abdome, sob a cúpula hemidiafragmática direita. Funcionalmente, ele pode ser dividido em **três lobos** — direito, esquerdo e caudado. O lobo direito do fígado é separado do esquerdo pela fissura lobar principal que passa através da fossa da vesícula biliar, dirigindo-se para a veia cava inferior (Fig. 4-1). O **lobo direito do fígado** pode, ainda, ser dividido em segmentos anterior e posterior pela fissura intersegmentar direita. A fissura intersegmentar esquerda divide o **lobo esquerdo** em segmentos medial e lateral. O **lobo caudado** encontra-se na porção posterior do fígado, sendo que sua borda posterior é formada pela veia cava inferior e sua borda anterior pela fissura do ligamento venoso (Fig. 4-2). O processo papilar é a extensão ântero-medial do lobo caudado, que pode parecer estar separado do fígado, simulando uma linfadenopatia.

É essencial conhecer a **anatomia vascular do fígado** para compreender as posições relativas dos segmentos hepáticos. O curso dos principais **vasos hepáticos** encontra-se entre os lobos e segmentos (**interlobar e intersegmentar**). Eles representam limites perfeitos mas só são visualizados quando a porção superior do fígado é escaneada (Fig. 4-3). O trajeto da veia hepática média a leva através da fissura portal principal, separando o segmento anterior do lobo direito do segmento medial do lobo esquerdo. A veia hepática direita passa por dentro da **fissura intersegmentar direita**, dividindo o lobo direito nos segmentos anterior e posterior. Não é possível identificar a veia hepática nas seções mais caudais do fígado. Conseqüentemente, os limites segmentares tornam-se divisões menos definidas entre os ramos anterior e posterior da veia porta direita. Os segmentos principais dos ramos direito e esquerdo da **veia porta** correm na porção central dos segmentos (**intra-segmentais**), com exceção da porção ascendente do ramo esquerdo da veia porta, que passa pela fissura intersegmentar esquerda. A **fissura intersegmentar esquerda**, que separa o segmento mediano do lobo esquerdo do segmento lateral, pode ser dividida em seções cranial, média e caudal. A veia hepática esquerda representa o limite do terço cranial, a porção ascendente do ramo esquerdo da veia porta forma o limite do terço médio, e a fissura do ligamento redondo representa o limite mais distal do lobo esquerdo (Tabela 4-1).[1]

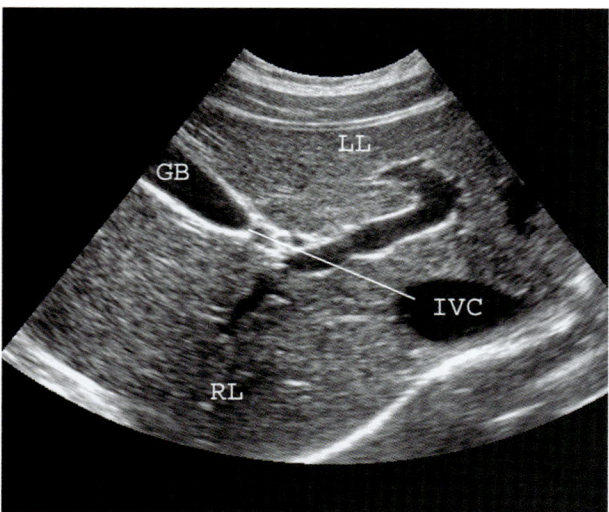

FIGURA 4-1. Anatomia lobar normal. O lobo direito do fígado (RL) é separado do lobo esquerdo (LL) pela fissura lobar principal, que passa através da fossa da vesícula biliar (GB) e da veia cava inferior (IVC).

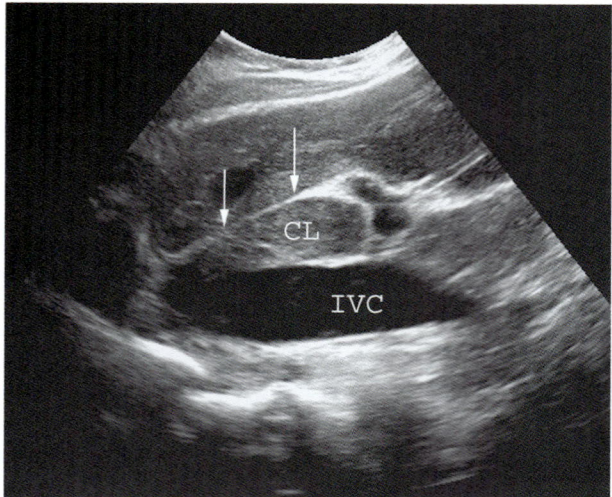 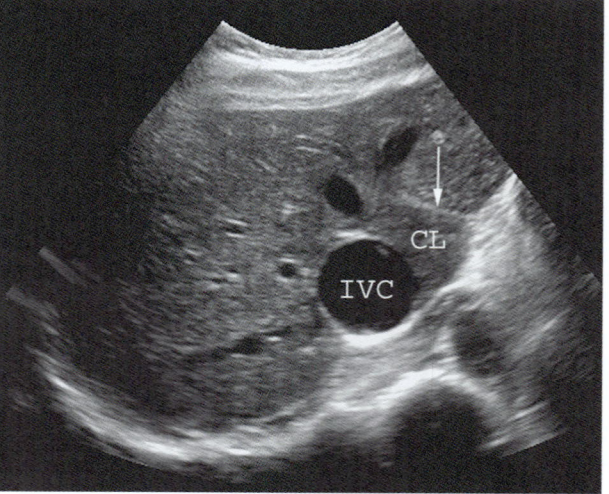

A   B

FIGURA 4-2. Lobo caudado. As vistas **A**, sagital e **B**, transversal mostram que o lobo caudado (CL) está separado do lobo esquerdo pela fissura do ligamento venoso (*setas*). Posteriormente encontra-se a veia cava inferior (IVC).

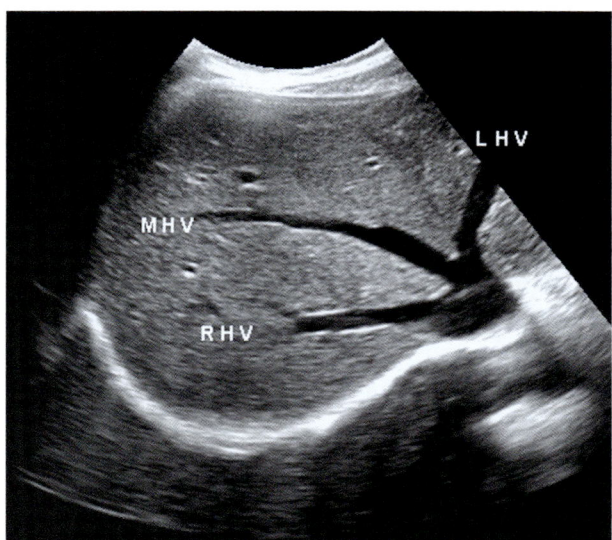

FIGURA 4-3. Anatomia venosa do fígado. As três veias hepáticas — direita (RHV), média (MHV) e esquerda (LHV) apresentam um posicionamento interlobar e intersegmentar, separando os lobos e segmentos. No nível da confluência hepática venosa com a veia cava inferior, a veia hepática direita separa o segmento posterior direito (segmento 7) do segmento anterior direito (segmento 8). A veia hepática esquerda separa o segmento medial esquerdo do segmento lateral esquerdo. A veia hepática média separa os lobos direito e esquerdo. A melhor visualização das veias hepáticas é a projeção subcostal oblíqua, como mostra esta figura.

Anatomia de Couinaud

Como a ultra-sonografia permite a avaliação da anatomia hepática em vários planos, o radiologista pode localizar uma lesão, para o cirurgião, com grande exatidão em um determinado segmento. A anatomia de Couinaud, usada extensamente na Europa e na parte francesa do Canadá, está se tornando a nomenclatura universal para a localização de lesões hepáticas (Tabela 4-2).[2] Essa descrição é **baseada nos segmentos portais**, sendo importante tanto funcional quanto patologicamente. Cada segmento tem seu próprio suprimento sangüíneo (arterial, venoso portal e venoso hepático), linfático e drenagem biliar. Assim, o cirurgião pode retirar um segmento de um lobo hepático, desde que o suprimento vascular para o restante do lobo permaneça intacto. Cada segmento tem em seu centro um ou mais ramos da veia porta que estão ligados por uma veia hepática (centrolobular). Existem **oito segmentos**. Os ramos direito, médio e esquerdo da veia hepática dividem o fígado longitudinalmente em quatro seções. Cada uma dessas seções é dividida transversalmente por um plano imaginário passando pelos pedículos portais principais direito e esquerdo. O lobo caudado representa o segmento I, os segmentos II e III representam os segmentos superior esquerdo e lateral inferior, respectivamente, enquanto o segmento IV, que é subdividido em IVa e IVb, representa o segmento médio do lobo

TABELA 4-2. ANATOMIA HEPÁTICA

Couinaud	Tradicional
Segmento I	Lobo caudado
Segmento II	Segmento lateral do lobo esquerdo (superior)
Segmento III	Segmento lateral do lobo esquerdo (inferior)
Segmento IV	Segmento medial do lobo esquerdo
Segmento V	Segmento anterior do lobo direito (inferior)
Segmento VI	Segmento posterior do lobo direito (inferior)
Segmento VII	Segmento posterior do lobo direito (superior)
Segmento VIII	Segmento anterior do lobo direito (superior)

TABELA 4-1. ANATOMIA HEPÁTICA NORMAL: ESTRUTURAS ANATÔMICAS ÚTEIS NA IDENTIFICAÇÃO DOS SEGMENTOS HEPÁTICOS

Estrutura	Localização	Utilidade
VHD	Fissura intersegmentar direita	Separa a porção cefálica dos segmentos anterior e posterior do lobo direito
VHM	Fissura lobar principal	Separa os lobos direito e esquerdo
VHE	Fissura intersegmentar esquerda	Separa a porção cefálica dos segmentos medial e lateral do lobo esquerdo
VPD (ramo anterior)	Intra-segmentar no segmento anterior do lobo direito	Percorre a região central do segmento anterior do lobo direito
VPD (ramo posterior)	Intra-segmentar no segmento posterior do lobo direito	Percorre a região central do segmento posterior do lobo direito
VPE (segmento horizontal)	Anterior ao lobo caudado	Separa o lobo caudado, posteriormente, do segmento medial do lobo esquerdo, anteriormente
VPE (segmento ascendente)	Fissura intersegmentar esquerda	Separa os segmentos medial e lateral do lobo esquerdo
Fossa da vesícula biliar	Fissura lobar principal	Separa os lobos direito e esquerdo
Fissura do ligamento redondo	Fissura intersegmentar esquerda	Divide a porção caudal do lobo esquerdo em segmentos medial e lateral
Fissura do ligamento venoso	Margem anterior esquerda do lobo caudado	Separa o lobo caudado, posteriormente, do lobo esquerdo, anteriormente

VHE, veia hepática esquerda; VPE, ramo esquerdo da veia porta; VHM, veia hepática média; VHD, veia hepática direita; VPD, ramo direito da veia porta. Modificada de Marks WM, Filly RA, Callen PW. Ultrasonic anatomy of the liver: A review with new applications. J Clin Ultrasound 1979; 7:137-146.

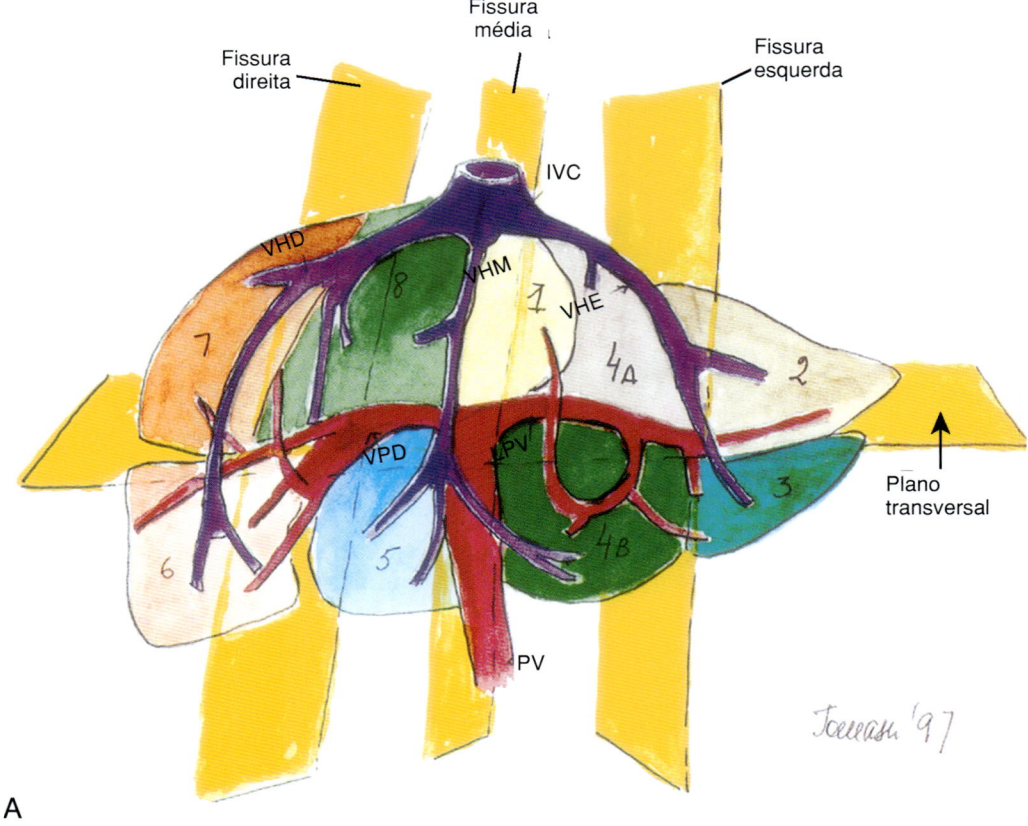

A

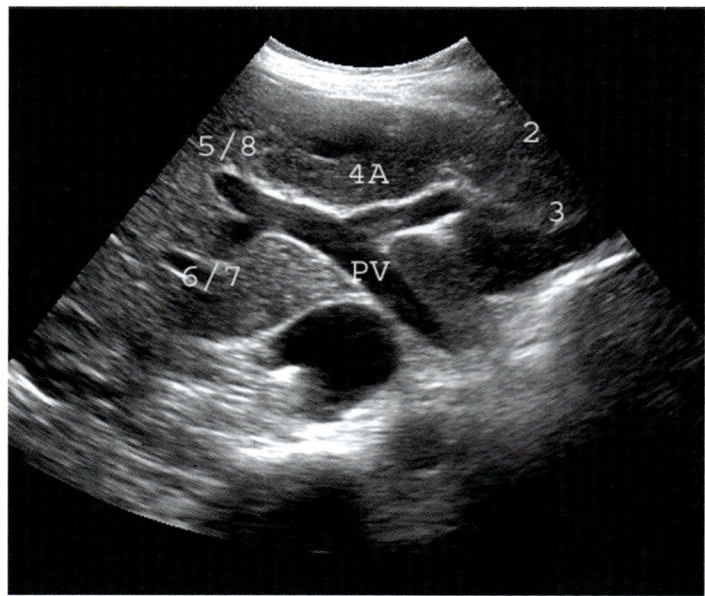

B

FIGURA 4-4. Anatomia segmentar funcional de Couinaud. A, O fígado está dividido em nove segmentos. Os palnos longitudinais amarelos (fissuras direita, média e esquerda) representam os três ramos da veia hepática. O plano transversal é definido pelos pedículos portais principais direito e esquerdo. O segmento I, o lobo caudado (*região amarelo-claro*) se situa posteriormente. VHD, veia hepática direita; VHD, veia hepática média; VHE, veia hepática esquerda; VPD, ramo direito da veia porta; VPE, ramo esquerdo da veia porta; GB, vesícula biliar. **B**, A ultra-sonografia correspondente mostrando a veia porta com seus ramos direito e esquerdo. O plano através dos ramos direito e esquerdo representa a separação transversal dos segmentos do fígado. Acima deste nível estão os segmentos II, IVa, VII e VIII. Abaixo dele estão localizados os segmentos III, IVb, V e VI. IVC = veia cava inferior; PV = veia porta. (De Sugarbaker PH: Toward a standard of nomenclature for surgical anatomy of the liver. Neth J Surg 1988;PO:100.)

esquerdo. O lobo direito é formado pelos segmentos V e VI, que se encontram distalmente ao plano transversal, e os segmentos VII e VIII, que apresentam uma posição proximal (Fig. 4-4).[3,4,5] O lobo caudado (segmento I) pode receber ramificações tanto do ramo direito quanto do esquerdo da veia porta. Em contraste com os outros segmentos, ele possui um ou mais ramos da veia hepática que drenam diretamente para a veia cava inferior.

O suprimento venoso portal do lobo esquerdo pode ser visualizado usando-se uma incidência subxifóide oblíqua orientada cranialmente (projeção subcostal oblíqua recorrente). Um "H deitado" é formado pelo ramo esquerdo da veia porta, pela porção ascendente de seu ramo esquerdo secundário e pelos ramos para os segmentos II, III e IV (Fig. 4-5B).[6] Os segmentos II e III estão separados do segmento IV pela veia hepática esquerda, assim como pela porção ascen-

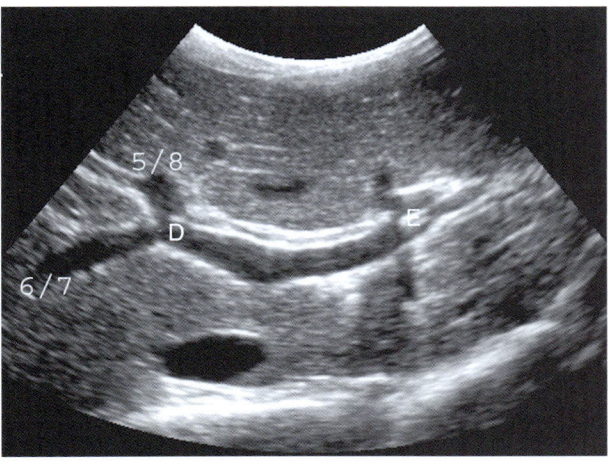 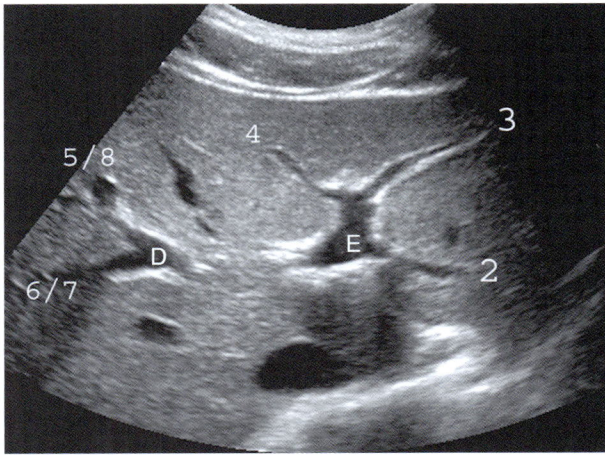

FIGURA 4-5. Anatomia do sistema porta em dois pacientes. A, A veia porta, cuja visualização é melhor usando-se a abordagem subcostal oblíqua, é formada pela união de seus ramos direito e esquerdo no hilo hepático. **B**, Os ramos segmentares dos ramos direito e esquerdo da veia porta estão assinalados. O "H deitado", bem visualizado, é formado pela bifurcação do ramo esquerdo da veia porta, composto pelas porções ascendente e horizontal do ramo esquerdo da veia porta e pelos ramos para os segmentos 2, 3 e 4.

dente do ramo esquerdo da veia porta e o ligamento falciforme. O segmento IV está separado dos segmentos V e VIII pela veia hepática média e pela fissura hepática principal.

O suprimento da veia porta para o lobo direito do fígado também pode ser visto como um H deitado.[6] O ramo direito principal da veia porta fornece ramos que abastecem os segmentos V e VI (inferiormente) e VII e VIII (superiormente). Eles podem ser mais bem visualizados em um plano sagital ou sagital oblíquo (Fig. 4-6).[6]

Usando-se a incidência subxifóide oblíqua, vê-se uma seção transversal do ramo direito da veia porta, além de podermos separar o segmento VIII, localizado mais cranialmente (o mais próximo da confluência das veias hepáticas), do segmento V. Os segmentos V e VIII estão separados dos segmentos VI e VII pelo ramo direito da veia hepática.[6]

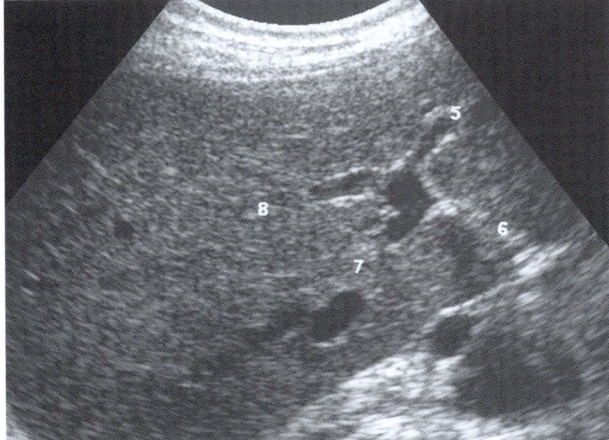

FIGURA 4-6. Formato de um H deitado. É mais difícil visualizar o **H deitado da bifurcação do ramo direito da veia porta**, que pode ser vista usando-se a incidência intercostal. A bifurcação do ramo direito da veia porta mostra os ramos para os segmentos anteriores, 5 e 8, e para os segmentos posteriores, 6 e 7.

Ligamentos

O fígado é recoberto por uma fina camada de tecido conjuntivo chamado de **cápsula de Glisson**. Essa cápsula cobre todo o fígado, sendo que sua espessura é maior em torno da veia cava inferior e do hilo hepático. No hilo hepático, a veia porta, a artéria hepática e o ducto hepático comum encontram-se recobertos por dobras peritoneais, conhecidas como **ligamento hepatoduodenal** (Fig. 4-7). O **ligamento falciforme** conduz a veia umbilical para o fígado durante o desenvolvimento fetal (Fig. 4-8). Após o nascimento, a veia umbilical sofre atrofia, formando o ligamento redondo. Ao chegar ao fígado, as camadas do ligamento falciforme se separam. A camada direita forma a porção superior do **ligamento coronário**; a camada esquerda forma a porção superior do **ligamento triangular esquerdo**. A porção mais lateral do ligamento coronário é conhecida como **ligamento triangular direito** (Fig. 4-9). As camadas peritoneais que formam o ligamento coronário são bem separadas, deixando uma camada do fígado que não é coberta pelo peritônio. Essa região póstero-superior é conhecida como a *área nua* do fígado. O **ligamento venoso** contém o ducto venoso obliterado, o qual, até o nascimento, desvia o sangue da veia umbilical para a veia cava inferior (Fig. 4-10).

Circulação Hepática

Veia Porta

O fígado recebe um **suprimento sangüíneo duplo** da veia porta e da artéria hepática. Apesar de a veia porta transportar sangue venoso não completamente oxigenado (80%) dos intestinos e do baço, ele supre até metade das necessidades de oxigênio dos hepatócitos devido a seu grande fluxo. Esse duplo suprimento sangüíneo explica a baixa incidência de infarto hepático.

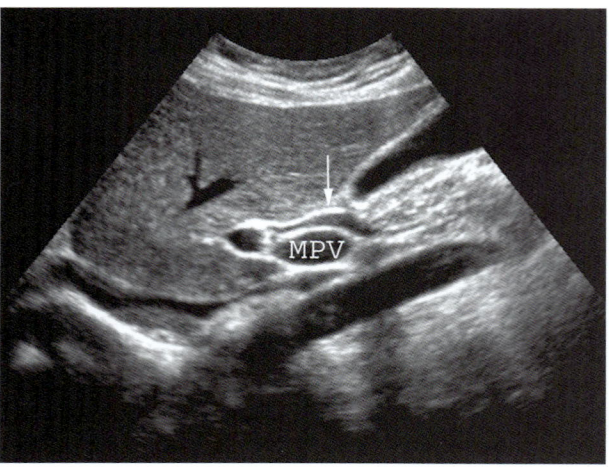 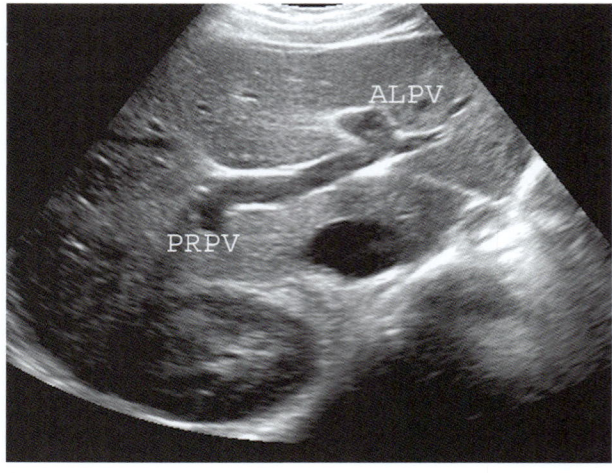

FIGURA 4-7. Hilo hepático. A, Imagem sagital do hilo hepático mostrando o ducto hepático comum (*seta*) e a veia porta (MPV), que estão recobertos pelo ligamento hepatoduodenal. **B**, Imagem transversal do hilo hepático mostrando os ramos direito e esquerdo da veia porta. Ramo posterior direito da veia porta (PRPV); porção ascendente do ramo esquerdo da veia porta (ALPV).

O **espaço porta** contém um ramo da veia porta, da artéria hepática e do ducto biliar. Eles estão cercados por uma bainha de tecido conjuntivo que dá à veia porta uma parede ecogênica na ultra-sonografia, permitindo que ela seja distinguida das veias hepáticas, cujas paredes são praticamente imperceptíveis. A veia porta principal divide-se em ramos direito e esquerdo. O ramo direito tem um ramo anterior localizado centralmente no segmento anterior do lobo direito, e um ramo posterior localizado centralmente no segmento posterior do lobo direito. O ramo esquerdo da veia porta apresenta, inicialmente, um trajeto anterior ao lobo caudado. O ramo acedente da veia porta esquerda dirige-se anteriormente na fissura intersegmentar esquerda, separando os segmentos medial e lateral do lobo esquerdo.

Circulação Arterial

Os ramos da artéria hepática acompanham a veia porta. Os ramos terminais da veia porta, as arteríolas hepáticas que os acompanham e os canais biliares formam o ácino.

Sistema Venoso Hepático

O sangue perfunde o parênquima hepático através dos sinusóides e, então, entra nas vênulas hepáticas terminais. Esses ramos terminais se unem para formar vasos seqüencialmente maiores. O número e a posição das veias hepáticas são variáveis. Entretanto, a população em geral apresenta **três veias principais**: a direita, a média e a esquerda (Fig. 4-3). Todas drenam para a veia cava inferior e, semelhante às veias do sistema porta, não possuem válvulas. A **veia hepática direita** é geralmente única e percorre a fissura intersegmentar direita, separando os segmentos anterior e posterior do lobo direito. A **veia hepática média**, que percorre a fissura lobar principal, se une com a veia hepática esquerda, na maioria dos indivíduos, para formar um vaso único. A **veia hepática esquerda** forma o limite mais cranial entre os segmentos medial e lateral do lobo esquerdo.

Tamanho e Ecogenicidade Normais do Fígado

A borda superior do fígado encontra-se aproximadamente na altura do quinto espaço intercostal na linha hemiclavicular direita. Sua borda inferior se estende até a margem costal ou pouco abaixo dela. É difícil obter-se uma avaliação precisa do tamanho do fígado com equipamento de ultra-sonografia em tempo real devido ao limitado campo de visão. Gosink[7] propôs que se deva medir o comprimento do fígado na linha hepática média. Em 75% dos pacientes cujo comprimento do fígado é maior do que 15,5 cm, existe hepatomegalia. Niederau et al.[8] mediram os diâmetros longitudinal e ântero-posterior do fígado, tanto na linha hemiclavicular direita quanto na linha média, correlacionando seus achados com sexo, idade, altura, peso e área da superfície corporal. Eles descobriram que o tamanho do órgão aumenta com o aumento da altura e da área da superfície corporal, diminuindo com a idade. O diâmetro longitudinal médio do fígado na linha hemiclavicular direita foi de 10,5 ± 1,5 cm (desvio padrão) e o diâmetro ântero-posterior médio na linha hemiclavicular direita foi de 8,1 ± 1,9 cm (desvio padrão). Na maioria dos pacientes basta medir o comprimento do fígado para determinar seu tamanho. Nos indivíduos obesos ou astênicos, deve-se incluir o diâmetro ântero-posterior para evitar que as medidas sejam subestimadas ou exageradas, respectivamente. O lobo de

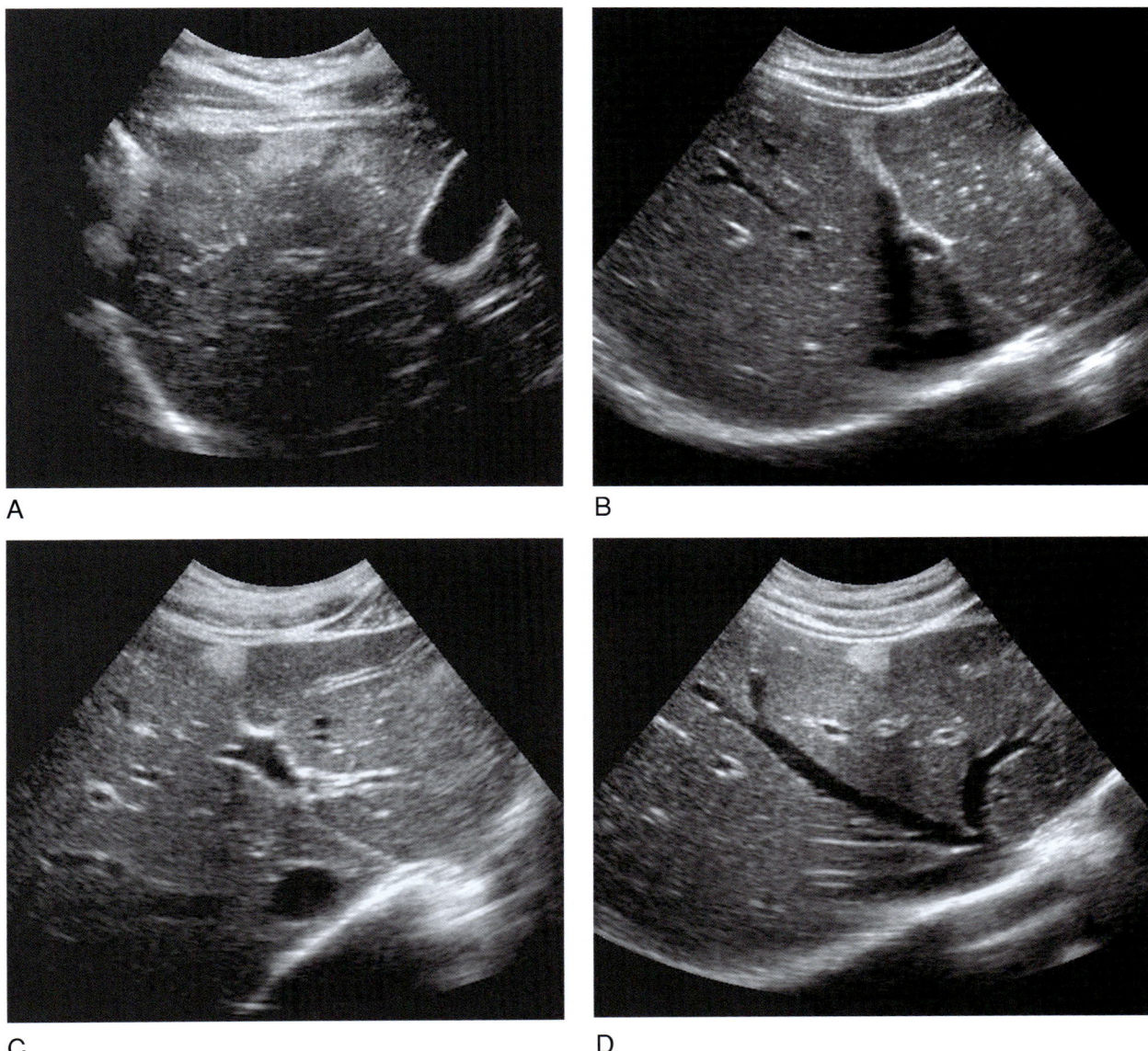

FIGURA 4-8. Ligamento falciforme. A gordura em seu interior ajuda na sua localização. **A**, Imagem sagital através do ligamento. **B**, Vista subcostal oblíqua do ligamento. **C**, Esta imagem mostra a gordura localizada anteriormente ao ramo ascendente do ramo ascendente esquerdo da veia porta. **D**, Aqui, vemos a extensão cranial da gordura na região do ligamento entre os ramos médio e esquerdo da veia hepática.

Reidel é uma extensão no formato de língua na ponta inferior do lobo direito do fígado, encontrado freqüentemente em mulheres astênicas.

O fígado normal é homogêneo, contém ecos finos, sendo minimamente hiperecóico ou isoecóico se comparado ao córtex renal normal (Fig. 4-11A). Comparado ao baço, ele é hipoecóico. Essa relação é evidente quando o segmento lateral do lobo esquerdo é alongado e envolve o baço (Fig. 4-11B).

ANORMALIDADES DO DESENVOLVIMENTO

Agenesia

A agenesia do fígado é incompatível com a vida. Já foram relatadas agenesias tanto do lobo direito quanto do esquerdo.[9,10] Em três dos cinco casos de agenesia do lobo direito relatados, o lobo caudado também estava ausente[10].

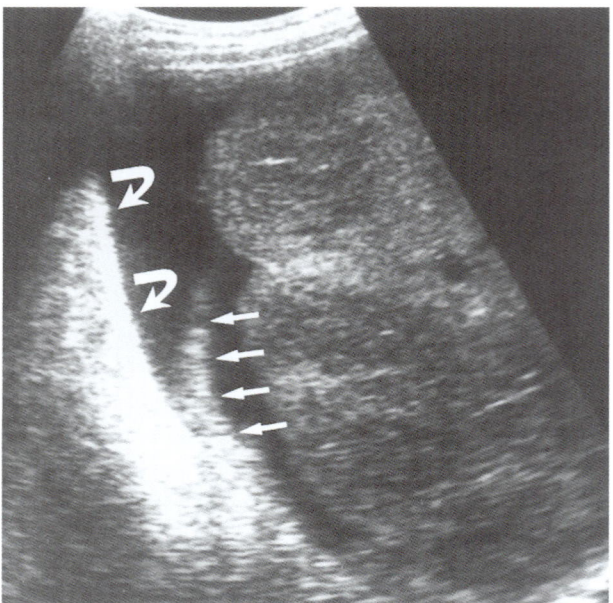

FIGURA 4-9. Ligamento triangular direito.
Ultra-sonografia subcostal oblíqua próxima à cúpula hemidiafragmática direita (*setas curvas*). Notar o contorno lobulado e a heterogeneidade do fígado neste paciente com cirrose. O ligamento triangular direito (*setas retas*) pode ser visualizado devido a ascite.

Normalmente ocorre hipertrofia compensatória dos lobos restantes e os testes de função hepática são normais.

Anomalias de Posição

No *situs inversus totalis*, o fígado encontra-se no hipocôndrio esquerdo. Na hérnia diafragmática congênita, ou onfalo-

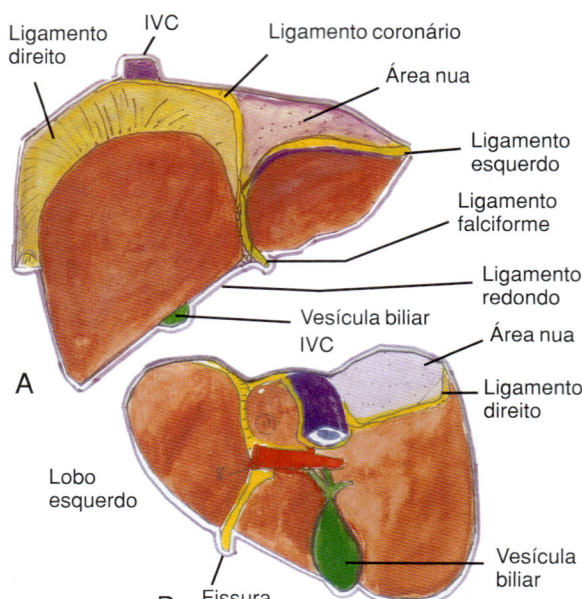

FIGURA 4-10. Ligamentos hepáticos. Diagrama das superfícies **A**, anterior, e **B**, posterior do fígado. IVC = Veia cava inferior.

cele, uma quantidade variável do fígado pode deslizar para o tórax ou para fora da cavidade abdominal.

Fissuras Acessórias

Apesar de as invaginações da cúpula diafragmática serem chamadas de fissuras acessórias, na realidade elas não são fissuras mas sim faixas diafragmáticas. Elas são causas freqüentes de pseudotumores na ultra-sonografia se o fígado não for examinado com cuidado, tanto no plano sagital quanto no transver-

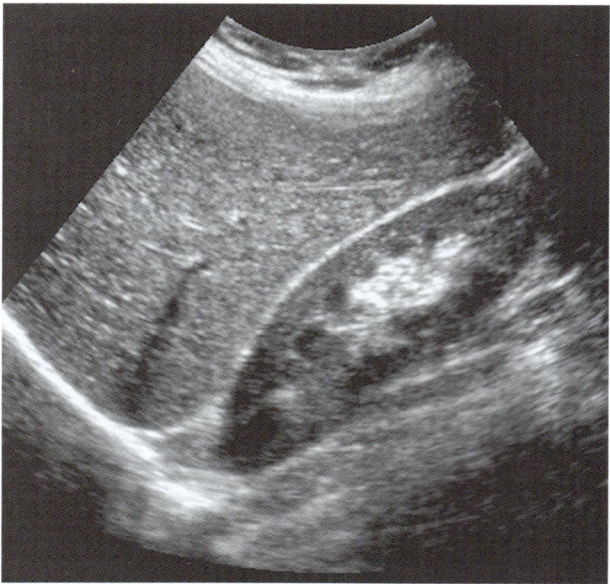

A

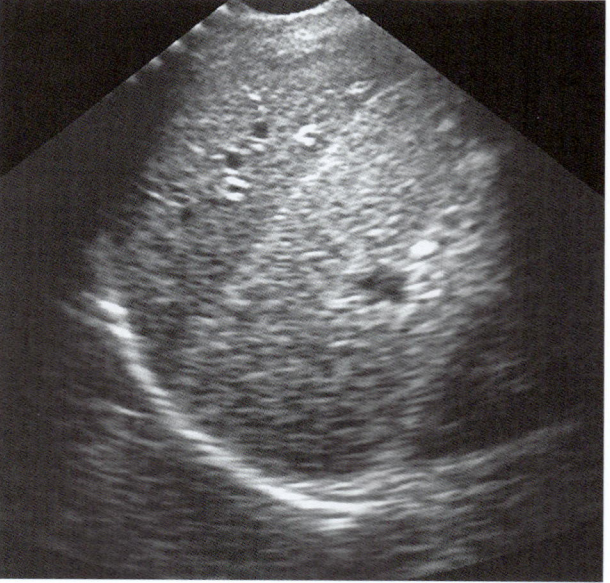

B

FIGURA 4-11. Ecogenicidade normal do fígado. A, O fígado é mais ecogênico do que o córtex renal. **B**, O fígado é menos ecogênico do que o baço, como pode ser visto freqüentemente em mulheres magras, cujo lobo esquerdo envolve o baço, como mostra esta figura.

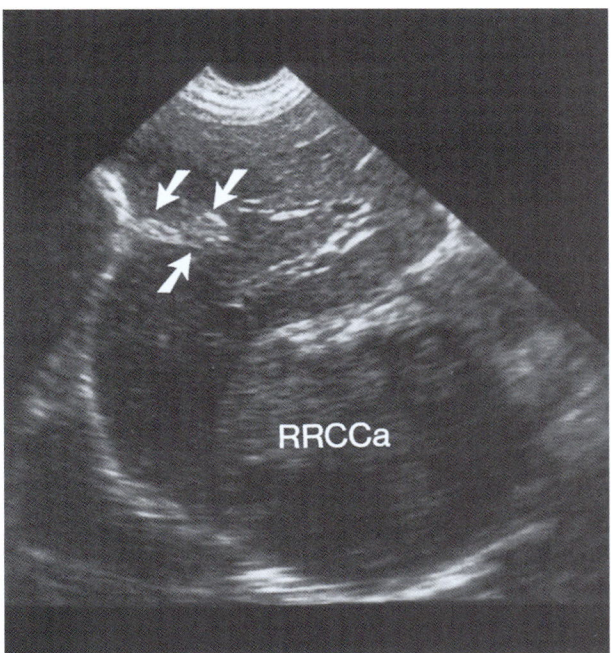 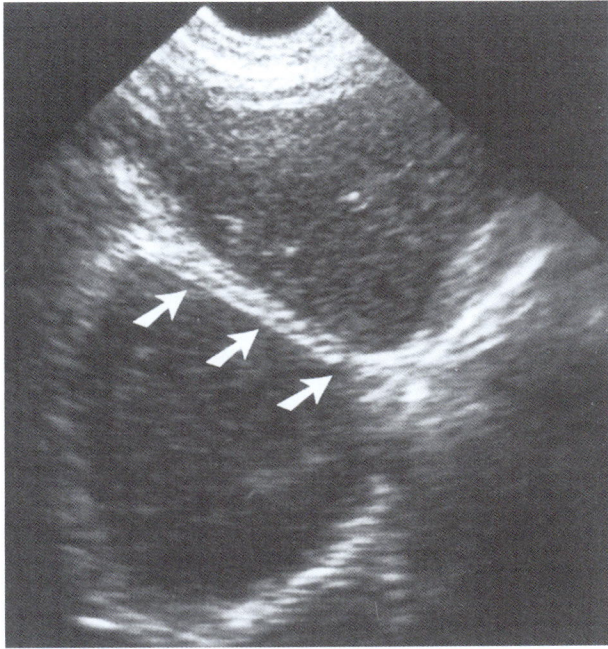

FIGURA 4-12. Faixa diafragmática. A, Corte sagital mostrando uma massa ecogênica (*setas*) adjacente à cúpula hemidiafragmática direita neste paciente com carcinoma de células renais à direita (RRCCa). **B**, A imagem subcostal oblíqua revela que a massa é uma faixa diafragmática

sal (Fig. 4-12). As verdadeiras fissuras acessórias são raras e são causadas por uma invaginação do peritônio. A fissura hepática acessória inferior é uma fissura acessória verdadeira que vai da veia porta direita até a superfície inferior do lobo direito do fígado.[11]

Anomalias Vasculares

A artéria hepática comum origina-se do tronco celíaco, dividindo-se em ramos direito e esquerdo no hilo hepático. Essa apresentação clássica da **anatomia arterial hepática** ocorre em apenas 55% da população. Os restantes 45% apresentam alguma **variação dessa anatomia**, na qual os principais padrões são: (1) o ramo esquerdo da artéria hepática originando-se da artéria gástrica esquerda (10%); (2) ramo direito da artéria hepática originando-se da artéria mesentérica superior (11%); e (3) artéria hepática comum originando-se da artéria mesentérica superior (2,5%).

As **anomalias congênitas da veia porta** incluem atresias, estreitamentos e obstruções por válvulas — todas raras. As variações ultra-sonográficas incluem a ausência do ramo direito associada a anormalidades nas ramificações da veia porta e de seu ramo esquerdo e a ausência do segmento horizontal do ramo esquerdo da veia porta.[12]

Por outro lado, **as alterações nas ramificações das veias hepáticas** e das veias hepáticas acessórias são relativamente comuns. A veia acessória mais comum drena o segmento súpero-anterior do lobo direito (segmento VIII), presente em cerca de um terço da população. Ela geralmente desemboca na veia hepática média apesar de, às vezes, se unir à veia hepática direita.[13] Um ramo inferior direito da veia hepática direita, que drena a porção ínfero-posterior do fígado (segmento VI), está presente em 10% dos indivíduos. Essa veia drena diretamente para a veia cava inferior e seu calibre pode ser igual ou maior do que o da veia hepática direita.[14] Veias marginais direita e esquerda, que drenam para as veias hepáticas direita e esquerda, estão presentes em 12% e 3% dos indivíduos, respectivamente. A ausência da veia hepática principal é um pouco mais rara, ocorrendo em aproximadamente 8% dos indivíduos.[14] O conhecimento das variações normais do sistema venoso hepático é útil na localização precisa de lesões focais, auxiliando o cirurgião nas ressecções segmentares do fígado.

ANORMALIDADES CONGÊNITAS

Cistos Hepáticos

Um cisto hepático é definido como um espaço repleto de fluido cercado por uma cápsula epitelial. Conseqüentemente, abscessos, cistos parasitários e cistos pós-traumáticos não são cistos verdadeiros. A presença freqüente do epitélio colunar nos cistos hepáticos simples sugere que eles são originários dos ductos, mas sua causa exata é desconhecida. Também não se sabe por que essas lesões não aparecem antes da meia-idade. Apesar de terem sido considerados raros, a ultra-sonografia demonstrou que eles ocorrem em 2,5% da população em geral, subindo a 7% nas pessoas acima de 80 anos.[15]

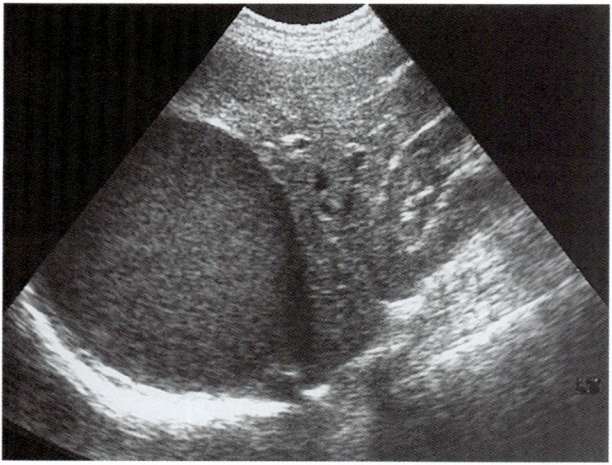
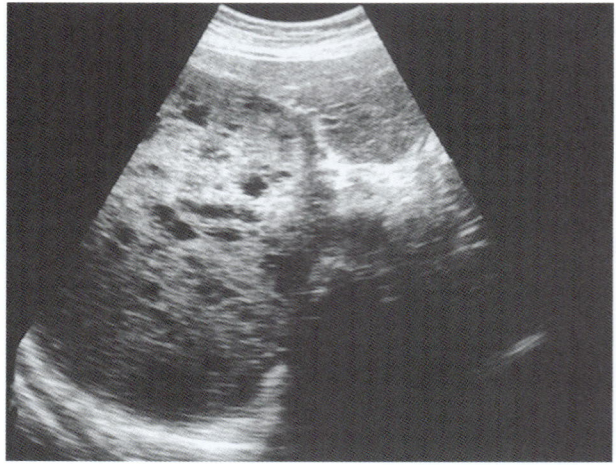
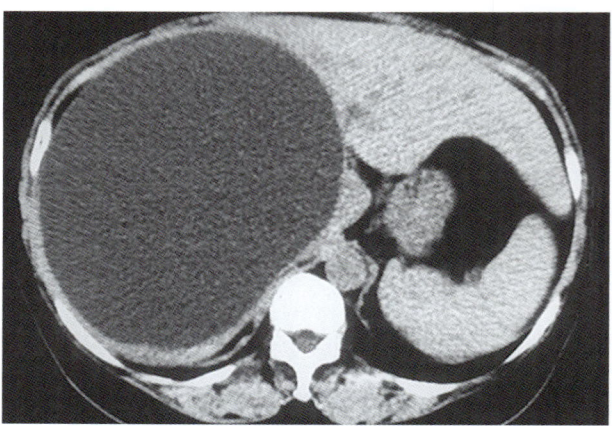

FIGURA 4-13. Cistos hepáticos complicados por hemorragia em dois pacientes. A, Dor aguda no quadrante superior direito em uma mulher de 46 anos de idade cuja ultra-sonografia sagital do lobo direito mostrou uma massa subdiafragmática bem definida com ecos internos uniformes de baixo nível. Essa aparência poderia ser confundida com uma massa sólida. **B**, A ultra-sonografia transversal mostra uma massa de grande tamanho, bem definida, com aparência interna complexa mas predominantemente sólida. **C**, Tomografia computadorizada (TC) com contraste demonstrando uma massa de baixa densidade compatível com um cisto. A ultra-sonografia é superior à TC para o diagnóstico de cistos.

Na ultra-sonografia, os cistos benignos são anecóicos, com uma cápsula fina, bem demarcada, apresentando reforço acústico posterior. Ocasionalmente o paciente pode apresentar dor e febre secundárias à hemorragia ou infecção do cisto. Nesta situação, o cisto pode conter ecos internos (Fig. 4-13A) e septos, uma parede espessada ou pode parecer sólido (Fig. 4-13B). A intervenção ativa só é recomendada no paciente sintomático. Apesar de o líquido poder ser retirado pela aspiração, ele se acumulará novamente nos cistos cuja cápsula apresente um revestimento epitelial. Pode-se fazer a ablação do cisto com álcool usando-se o ultra-som como guia.[16] Outra opção é a excisão cirúrgica. Se forem vistos septos grosseiros ou nódulos nos cistos hepáticos, recomenda-se a realização de uma TC, pois os cistoadenomas biliares e as metástases císticas devem fazer parte do diagnóstico diferencial dos cistos hepáticos complexos (Fig. 4-14).

Cistos Peribiliares

Os cistos peribiliares foram descritos em pacientes com doença hepática grave.[17] Esses cistos são pequenos, variando de 0,2 a 2,5 cm e geralmente estão localizados no hilo hepático ou na junção dos ramos direito e esquerdo do ducto hepático. Eles geralmente são assintomáticos, mas podem, raramente, causar obstrução biliar.[17] Acredita-se que patologicamente eles representam pequenas glândulas periductais obstruídas. À ultra-sonografia eles podem ser vistos como um aglomerado de cistos discretos ou como estruturas de forma tubular com septos finos, paralelos aos ductos biliares e aos ramos da veia porta.

Doença Policística do Adulto

A forma adulta da doença renal policística apresenta uma herança autossômica dominante. A freqüência de cistos hepáticos associados a essa condição varia de 57% a 74%.[18] Não existe nenhuma relação entre a gravidade da doença renal e a extensão do envolvimento hepático. Os testes de função hepática normalmente são normais e, ao contrário da forma infantil autossômica recessiva da doença renal policística, não estão associados à fibrose hepática e à hipertensão porta. De fato, se os testes de função hepática forem anormais, devem-se excluir as complicações da doença policística do fígado, como tumor, infecção do cisto ou obstrução biliar.[18]

efeito de massa, também são documentados nas ultra-sonografias desses pacientes (Fig. 4-16). Acreditamos que esses focos ecogênicos possam estar relacionados à presença de pequenos cistos que estão além da resolução do equipamento de ultra-sonografia. Os complexos de von Meyenburg são geralmente observações isoladas e sem importância. Eles podem ocorrer em associação a outros distúrbios congênitos, tais como fibrose hepática congênita, rim policístico ou doença hepática.[21] Foi sugerida uma associação do complexo de von Meyenburg com o colangiocarcinoma.[26]

DOENÇAS INFECCIOSAS

Hepatites Virais

A hepatite viral é uma doença comum que ocorre em todo o mundo. Ela é responsável por milhões de mortes secundárias à necrose hepática aguda ou hepatite crônica que, por sua vez, pode levar à hipertensão porta, cirrose e carcinoma hepatocelular (CHC). Avanços médicos recentes identificaram pelo menos seis vírus distintos da hepatite: hepatites A a E e G.[27]

A **hepatite A** ocorre em todo o mundo, podendo ser diagnosticada usando-se o anticorpo sérico contra a hepatite A (anti-HAV) como marcador. Seu principal modo de transmissão é o fecal-oral. Nos países em desenvolvimento, a doença é endêmica e a infecção ocorre na juventude. A hepatite A é uma infecção aguda que leva à recuperação completa ou à morte por insuficiência hepática aguda.

A **hepatite B** apresenta uma transmissão parenteral, por exemplo, através do sangue ou de picadas de agulhas contaminadas, assim como pela exposição através do contato sexual. Ao contrário da hepatite A, a hepatite B apresenta uma condição de portador, que se estima serem 300 milhões

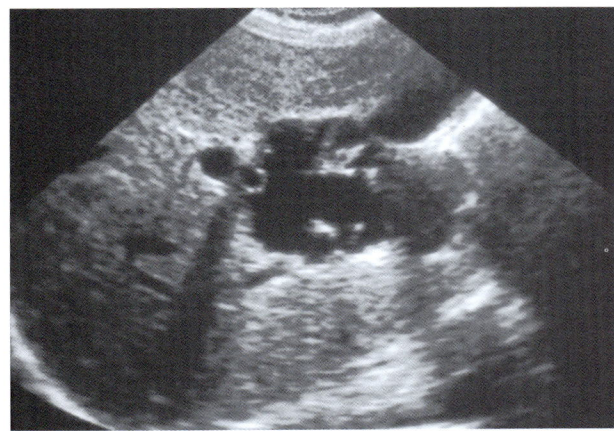

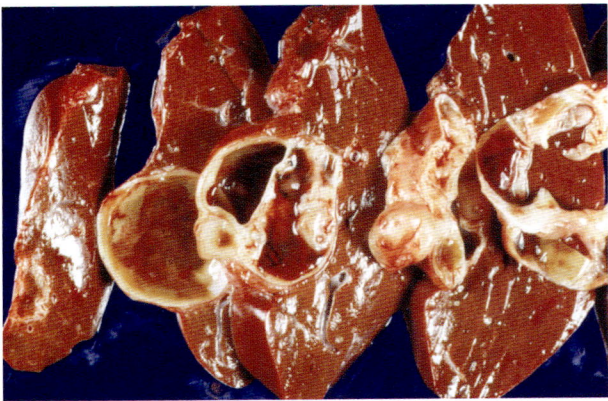

FIGURA 4-14. Cistoadenoma biliar. A, Ultra-sonografia sagital mostrando um cisto hepático irregular com septos grosseiros e nódulos parietais. **B**, Espécime cirúrgico.

Hamartomas Biliares (Complexos de von Meyenburg)

Os hamartomas dos ductos biliares, descritos inicialmente por von Meyenburg em 1918[19], são pequenas lesões focais congênitas do fígado formadas por grupos de ductos biliares intra-hepáticos dilatados cercados por um estroma denso de colágeno.[20] Eles são malformações benignas detectadas incidentalmente em 0,6% a 5,6% das séries de autópsias.[21]

As **características das imagens dos complexos de von Meyenburg (CVM)** estão descritas na literatura em relatos de casos isolados e em pequenas séries que incluem ultra-sonografia, tomografia computadorizada (TC) e ressonância magnética (RM).[22] Eles são freqüentemente confundidos com câncer metastático e os relatos descrevem nódulos solitários, múltiplos ou — o que é mais comum — vários nódulos bem definidos geralmente medindo menos de 1 cm de diâmetro (Fig. 4-15). Na ultra-sonografia,[23,24] os nódulos são em geral uniformemente hipoecóicos[22] e, menos freqüentemente, hiperecóicos, enquanto na TC com contraste eles são hipodensos. Focos ecogênicos brilhantes no fígado com artefatos "anulares" distais, sem evidência óbvia de

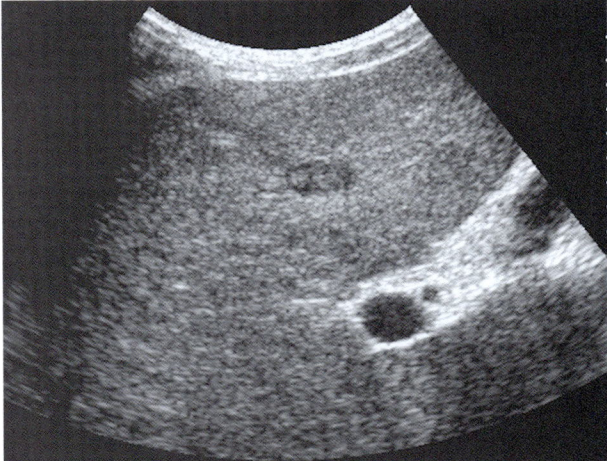

FIGURA 4-15. Complexo de von Meyenburg em um paciente com câncer. A ultra-sonografia mostra uma massa hepática solitária, pequena, hipoecóica. Como não havia nenhuma outra evidência de doença metastática, foi feita uma biópsia que confirmou o caráter benigno desta lesão.

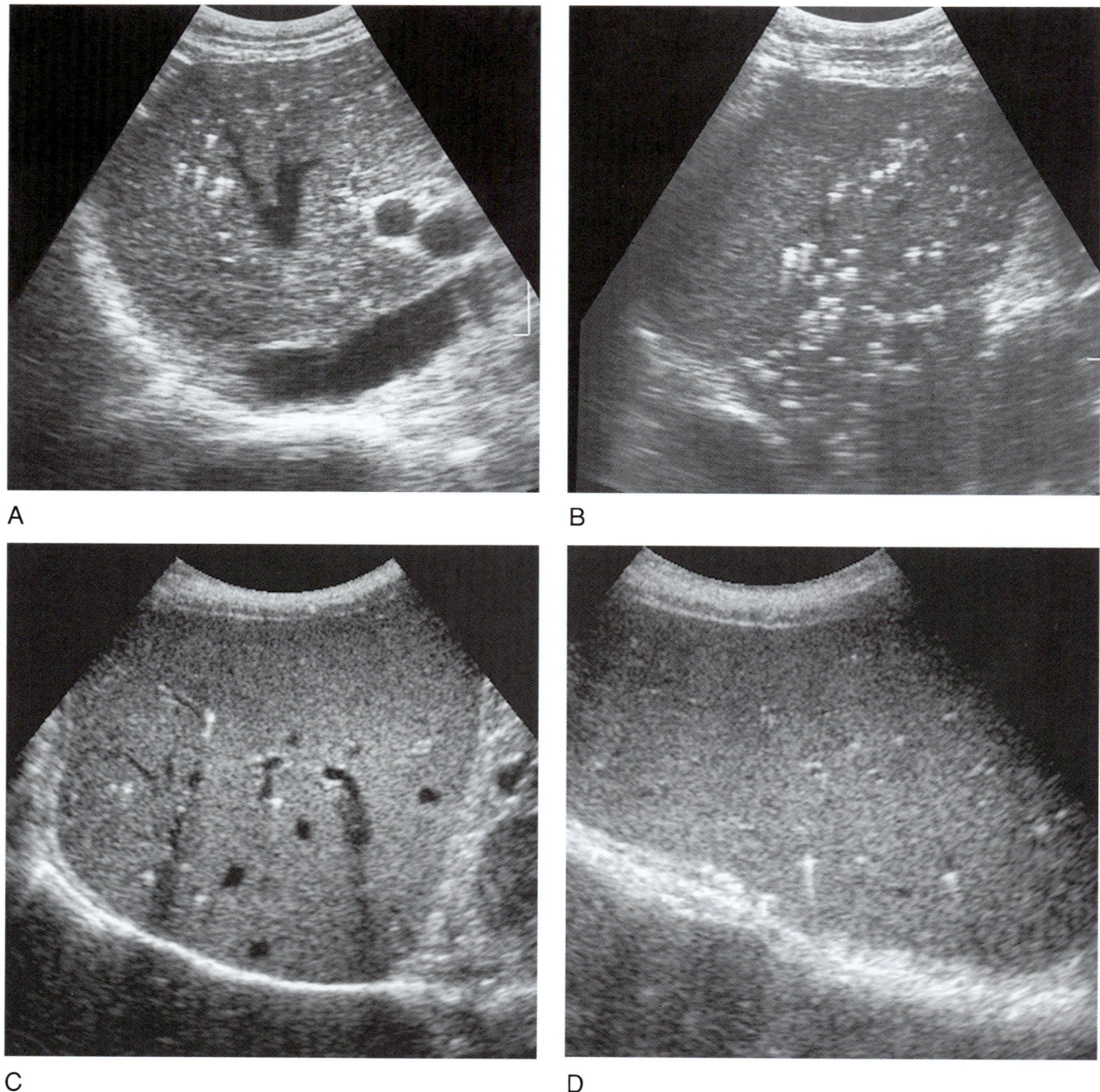

FIGURA 4-16. Focos ecogênicos brilhantes com artefatos "anulares" distais em dois pacientes. Cortes **A**, sagital e **B**, transversal do lobo esquerdo do fígado mostrando múltiplos focos ecogênicos, brilhantes, com artefatos "anulares". A biópsia mostrou complexos de von Meyenburg. Cortes **C,** sagital e **D**, transversal do lobo direito de um paciente assintomático, mostrando focos ecogênicos com artefatos "anulares" distais.

em todo o mundo. As regiões com os maiores índices de portadores (5% a 20%) são o sudeste da Ásia, China, África subsaariana e Groenlândia. Os dois marcadores mais usados na infecção aguda são o antígeno de superfície (HBsAg) e o anticorpo contra o antígeno-*core* (anti-HBc).

A hepatite **não-A, não-B (NANB) (predominantemente C)** foi reconhecida inicialmente por volta de 1974 a 1975. Os pesquisadores nos Estados Unidos ficaram surpresos ao descobrir que a maioria dos casos de hepatite póstransfusional não era secundária à hepatite B, mas a um ou mais vírus desconhecidos. Desde então, descobriu-se que a maioria dos casos não era secundária à transmissão percutânea e que em quase 50% dos casos não era possível identificar a fonte de infecção. Os indivíduos com infecção aguda apresentam maior probabilidade de desenvolver infecção crônica, com até 85% progredindo para doença hepática crônica. A hepatite C crônica é diagnosticada pela presença do anticorpo ao HCV (anti-HCV) no sangue. A hepatite C representa um grave problema de saúde na Itália e em outros países mediterrâneos.

A **hepatite D**, causada pelo vírus da hepatite delta, depende totalmente do vírus da hepatite B para exercer sua infecciosidade, pois precisa que o HBsAg lhe forneça um envelope. Conseqüentemente, sua distribuição geográfica é semelhante à da hepatite B. Ela é rara na América do Norte, onde ocorre principalmente nos usuários de drogas intravenosas (IV).

Manifestações Clínicas das Hepatites

Na **hepatite aguda** não complicada a recuperação clínica ocorre em até 4 meses. Esse é o resultado de 99% dos casos de hepatite A.

A **insuficiência hepática subfulminante e a fulminante** ocorrem após o início da icterícia e incluem a piora da icterícia, coagulopatia e encefalopatia hepática. A maioria dos casos é secundária à hepatite B ou à toxicidade causada por medicamentos ou outras substâncias. Essa condição é caracterizada pela necrose hepática. A morte ocorre se houver uma perda de mais de 40% do parênquima hepático.[28]

A **hepatite crônica** é definida como a persistência das anormalidades bioquímicas por mais de 6 meses. Ela apresenta outras etiologias além da viral, ou seja, metabólica (doença de Wilson, deficiência de alfa-1-antitripsina e hemocromatose), auto-imune e induzida por medicamentos ou outras substâncias. O prognóstico e o tratamento da doença dependem da etiologia específica.[29]

Na **hepatite aguda** ocorre um edema difuso dos hepatócitos, proliferação das células de Kupffer que revestem os sinusóides e infiltração dos espaços porta por linfócitos e monócitos. As **características ultra-sonográficas** acompanham os achados histológicos. O parênquima hepático pode apresentar uma redução difusa da ecogenicidade, com acentuação do brilho dos espaços porta, espessamento periportal perivascular (Fig. 4-17A, B e Fig. 4-18A, B). Também podem ocorrer hepatomegalia e espessamento da parede da vesícula biliar (Fig. 4-17C, D e Fig. 4-18C, D). Na maioria dos casos, a aparência do fígado é normal.[30] A maioria dos casos de hepatite crônica também tem uma aparência ultra-sonográfica normal. Quando a cirrose se desenvolve, a ultra-sonografia pode mostrar uma ecotextura grosseira e outras alterações morfológicas da cirrose.

Doenças Bacterianas

As bactérias piogênicas podem chegar ao fígado por vários caminhos, sendo o mais comum o que vem diretamente do trato biliar em pacientes com colangite supurativa e colecistite. Outras vias incluem o sistema portal em pacientes com diverticulite ou apendicite, e através da artéria hepática, em pacientes com osteomielite e endocardite bacteriana subaguda. Bactérias piogênicas também podem estar presentes no fígado como resultado de um trauma abdominal, perfurante ou não. Em aproximadamente 50% dos casos de abscesso hepático não se encontra uma causa específica. A maioria dos casos neste último grupo é causada por infecção anaeróbica.

O diagnóstico de infecção bacteriana do fígado é geralmente demorado. Os aspectos iniciais mais comuns do abscesso piogênico do fígado são febre, mal-estar geral, anorexia e dor no quadrante superior direito. A icterícia pode estar presente em aproximadamente 25% desses pacientes.

A **ultra-sonografia** provou ser extremamente útil para detectar abscessos abdominais. As características ultra-sonográficas dos **abscessos piogênicos do fígado** variam (Fig. 4-19). Os abscessos francamente purulentos têm uma aparência cística e a aparência do líquido pode variar de anecóico até altamente ecogênico. As regiões de supuração recente podem parecer sólidas com ecogenicidade alterada, geralmente hipoecóicas, relacionadas à presença dos hepatócitos necrosados.[31] Ocasionalmente, microrganismos produtores de gás dão origem a focos ecogênicos com um artefato de reverberação posterior (Fig. 4-19G, H e I). Já foram observadas interfaces líquido-líquido, septos internos e restos celulares. A parede do abscesso pode variar de bem definida a irregular e espessa.

O **diagnóstico diferencial** do abscesso piogênico do fígado inclui infecção por ameba e equinococos, cisto simples hemorrágico, hematoma e neoplasia necrótica ou cística. A aspiração hepática guiada pela ultra-sonografia é um método rápido de confirmar o diagnóstico. Os espécimes devem ser enviados para cultura aeróbica e anaeróbica. No passado, 50% dos abscessos eram considerados estéreis. Isso certamente se dava pelo fato de que os espécimes não eram transportados em um recipiente apropriado para cultura anaeróbia e, conseqüentemente, os organismos anaeróbios não eram identificados.[32] Uma vez feito o diagnóstico de abscesso hepático pela presença de pus ou uma coloração de Gram ou cultura positiva, a coleção pode ser drenada com o auxílio do ultra-som ou da TC.

Doenças Fúngicas

Candidíase

O fígado é freqüentemente envolvido secundariamente na disseminação hematogênica de infecções micóticas em outros órgãos, principalmente nos pulmões. Geralmente esses pacientes são imunossuprimidos, apesar de a candidíase sistêmica poder ocorrer na gravidez ou após a hiperalimentação. As características clínicas incluem febre persistente em um paciente neutropênico no qual a contagem de leucócitos está voltando ao normal.[33]

As **características ultra-sonográficas** da candidíase hepática incluem[34]:

- "Círculo dentro de um círculo" — Uma zona hipoecóica periférica com um vínculo ecogênico interno e uma área central hipoecóica. Essa área central representa a necrose focal na qual elementos do fungo são encontrados. É encontrado na fase inicial da doença.
- "Lesões em alvo" — Lesões de 1 a 4 cm com um centro hiperecóico e um halo hipoecóico. Elas estão presentes quando o número de neutrófilos retorna ao

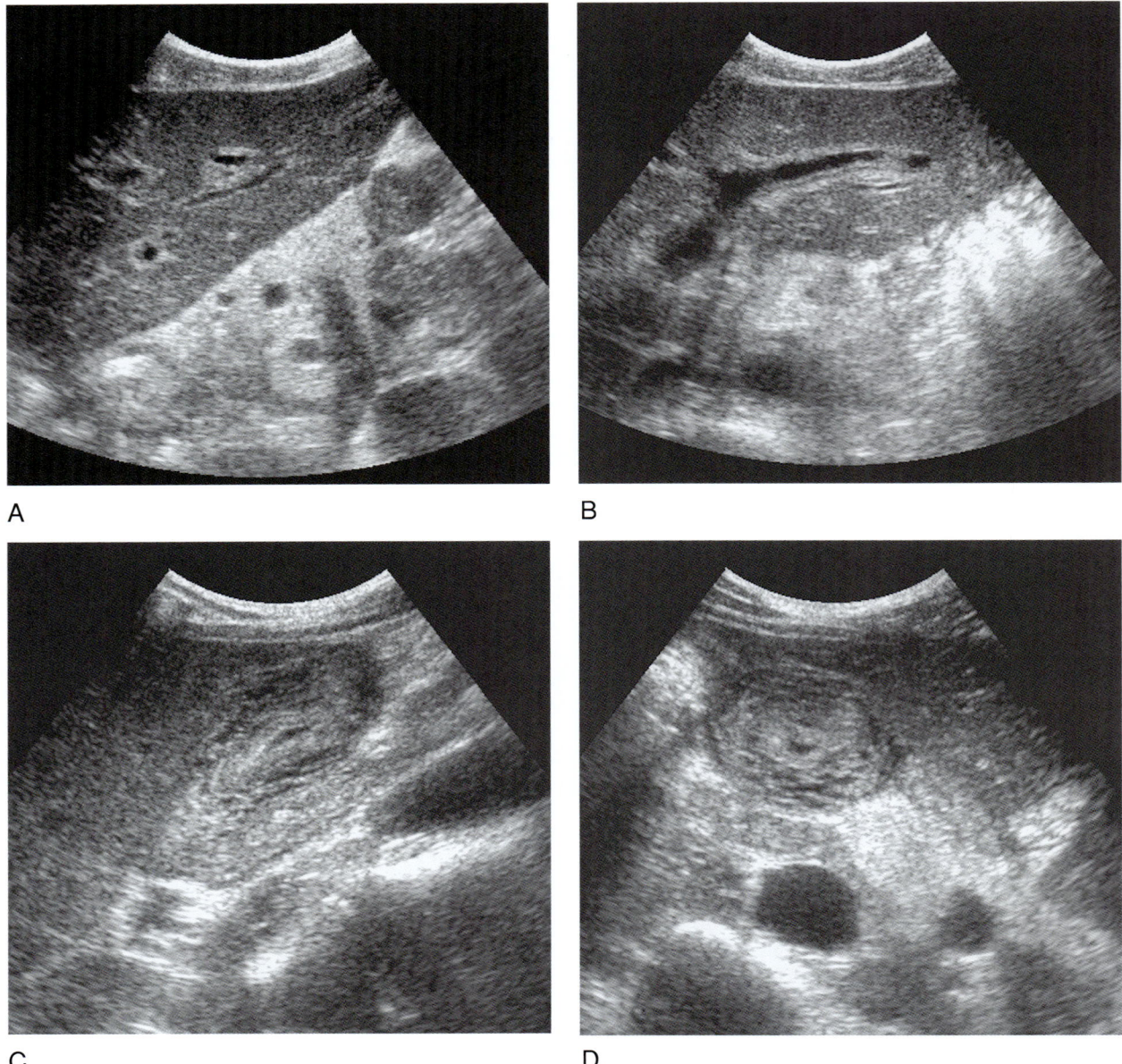

FIGURA 4-17. Hepatite aguda. Cortes **A**, sagital e **B**, transversal do lobo esquerdo do fígado mostrando um aumento acentuado da espessura e da ecogenicidade dos tecidos moles que circundam o ramo da veia porta, conhecido como *espessamento periportal perivascular*. Cortes **C**, sagital e **D**, transversal da vesícula biliar mostrando espessamento acentuado de sua parede, de forma que sua luz está virtualmente obliterada. A parede da vesícula biliar tem uma aparência de várias camadas, com extensos bolsões hipoecóicos de edema. (Reproduzida com permissão de ACR.)

normal. O centro ecogênico contém células inflamatórias (Fig. 4-20).
- "Uniformemente hipoecóica" — A mais comum. Corresponde a fibrose progressiva (Fig. 4-21A).
- "Ecogênica" — Grau variável de calcificação representando a formação de tecido cicatricial (Fig. 4-21B).

É interessante notar que, embora a aspiração percutânea do fígado tenha grande valor na obtenção do organismo causador de abscessos hepáticos piogênicos, ela pode levar a resultados falso-negativos para a presença de Cândida.[34] Isto pode ser causado pela falha na obtenção de material na porção central necrótica da lesão, onde se encontram as pseudo-hifas.[33]

Doenças Parasitárias

Amebíase

A infecção hepática pela *Entamoeba histolytica* é a manifestação extra-intestinal mais comum da amebíase. A transmissão ocorre pela via fecal-oral. O protozoário chega ao fígado penetrando através do cólon, invadindo as vênulas mesentéricas e chegando à veia porta. Entretanto, em mais da metade

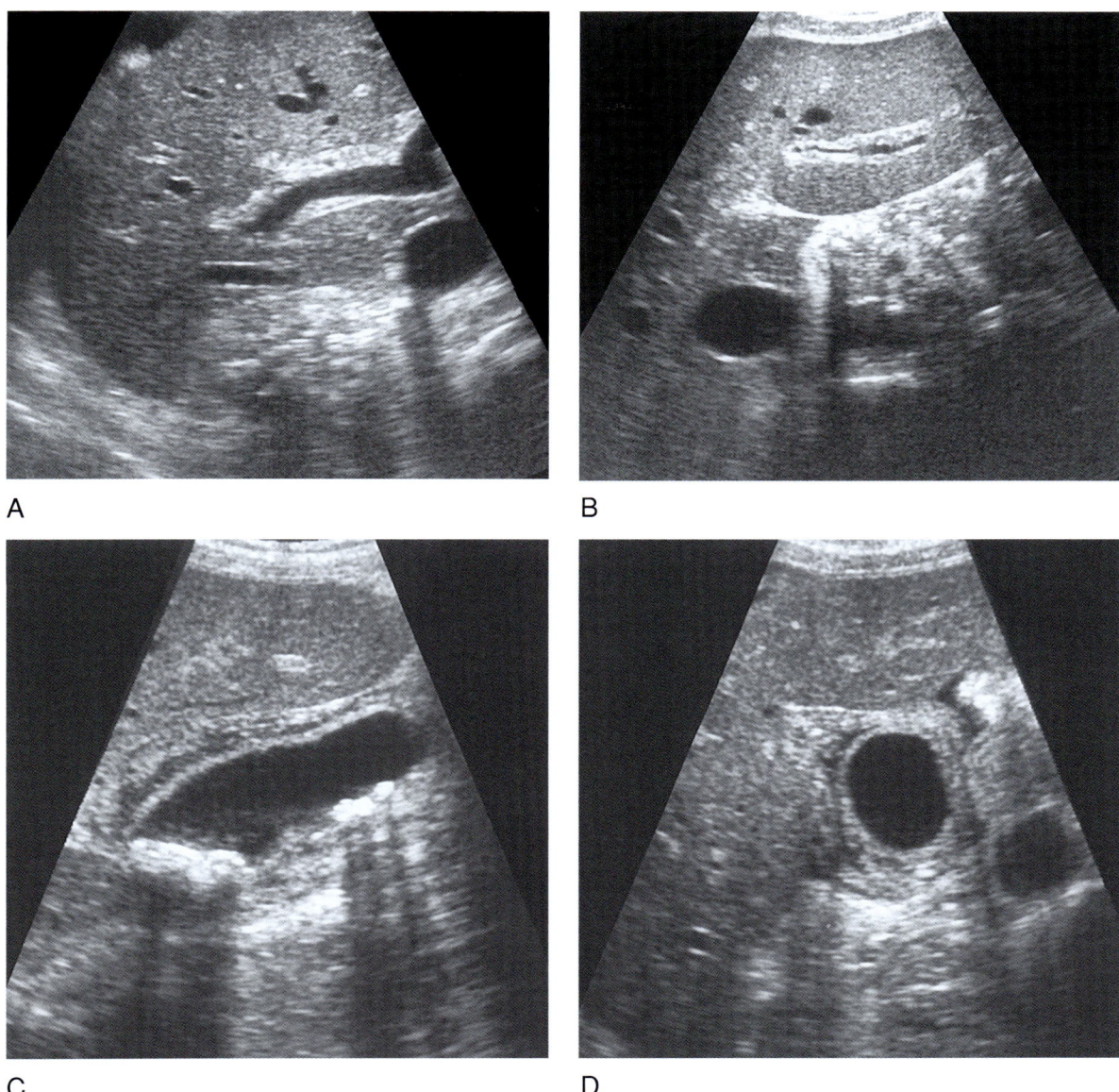

FIGURA 4-18. Hepatite aguda. Hepatite aguda em um paciente com febre, anormalidades nos testes de função hepática e o achado incidental de cálculos biliares. Cortes **A**, transversal do hilo hepático e **B**, transversal do lobo esquerdo do fígado mostrando bandas espessas, proeminentes, ecogênicas, cercando a veia porta e as tríades portais, chamadas de *espessamento periportal perivascular*. Cortes **C**, sagital e **D**, transversais da vesícula biliar mostrando edema moderado e espessamento de sua parede. A vesícula não está aumentada de volume nem distendida e o paciente não apresenta colecistite aguda. O achado incidental de cálculos biliares, como ocorre neste caso, pode causar confusão.

dos pacientes com abscesso amebiano do fígado, o cólon parece normal e a coprocultura é negativa, retardando assim o diagnóstico. A dor é o sintoma inicial mais comum nos pacientes com abscesso amebiano, ocorrendo em 99% dos pacientes. Cerca de 15% dos pacientes apresentam diarréia à época do diagnóstico.

As **características ultra-sonográficas** incluem uma lesão arredondada ou oval, ausência de uma cápsula proeminente, hipoecogenicidade, quando comparada ao parênquima normal do fígado, ecos internos finos, de baixo nível, reforço acústico posterior e contigüidade com o diafragma (Fig. 4-22).[35,36] No entanto, essas características podem ser encontradas em todos os abscessos piogênicos.

Em uma revisão de 112 lesões amebianas por Ralls *et al.*, dois padrões ultra-sonográficos foram significativamente mais freqüentes nos abscessos amebianos: (1) lesões arredondadas ou ovais em 82% *versus* 60% dos abscessos piogênicos e (2) aspecto hipoecóico com ecos internos finos no ganho alto em 58% contra 36% dos abscessos piogênicos.[37] A maioria dos abscessos amebianos ocorre no lobo direito. Em termos práticos, o diagnóstico de abscesso amebiano é feito usando-se uma combinação de características clínicas, os achados da ultra-sonografia e os resultados sorológicos. O teste de hemaglutinação indireta é positivo em 94% a 100% dos pacientes.

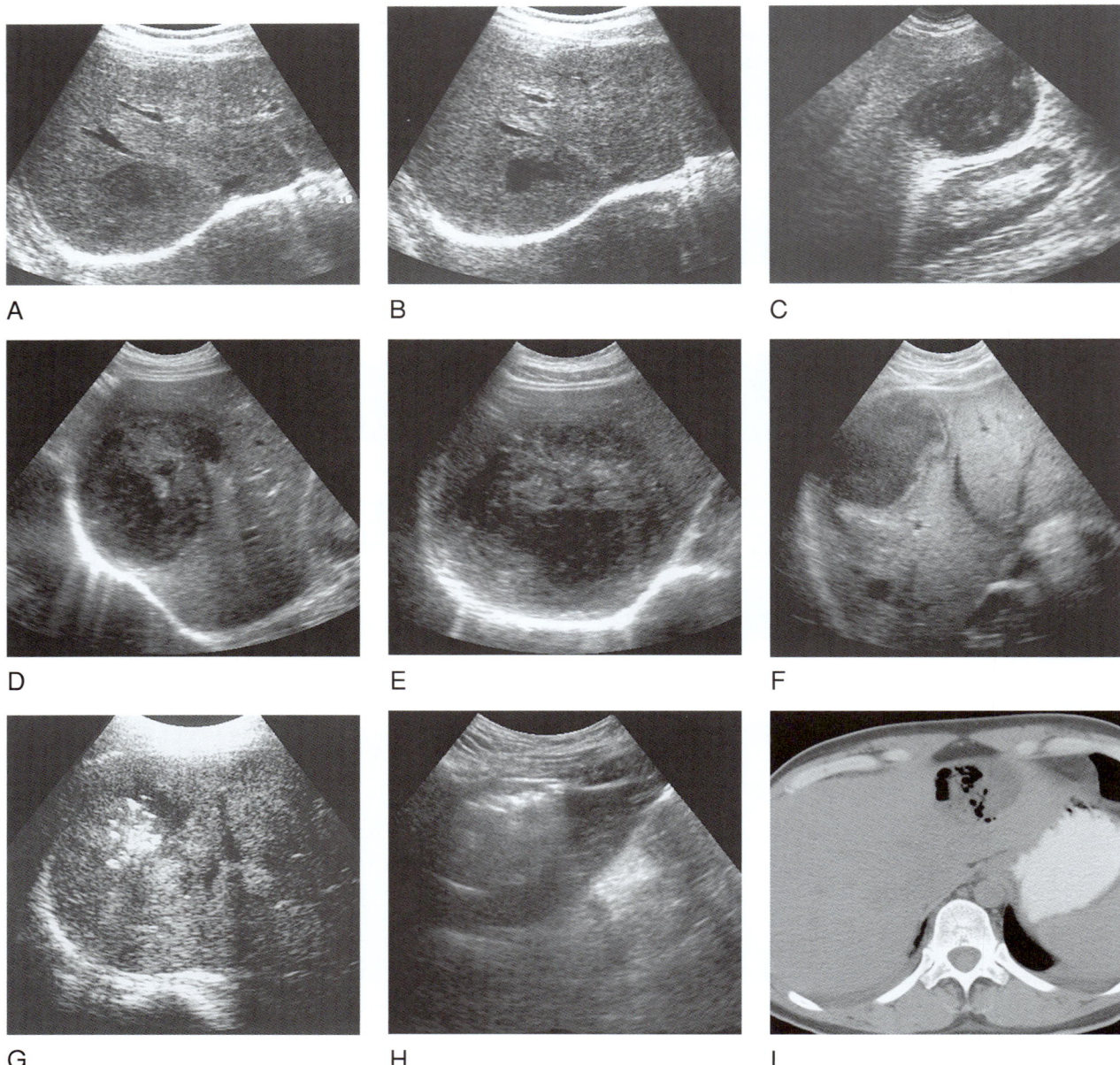

FIGURA 4-19. Abscessos piogênicos — Diversidade de imagens. Linha superior — lesões iniciais. A rápida evolução de flegmão para liquefação é mostrada em **A** e **B**. **A**, Efeito de massa mal definido ou flegmão no segmento 7 do fígado. **B**, Vinte e quatro horas depois existe uma área de liquefação central. **C**, Um abscesso inicial apresenta uma margem mal definida, deslocando a cápsula do fígado. É difícil distinguir se essa massa é sólida ou cística. Não havia vascularização no interior desta ou de outras massas. **Linha central — abscessos cavitários maduros** em três pacientes (**D**, **E** e **F**) mostrando abscesso maduro clássico como uma massa bem definida com liquefação e debris internos. **Linha inferior — abscessos causados por microrganismos produtores de gás. G**, Diversas bolhas de gás são vistas como focos ecogênicos brilhantes no interior de uma massa hepática hipoecóica pouco definida. **H**, Imagem sagital do lobo esquerdo do fígado e em **I**, a TC confirma a massa hepática com grande quantidade de gás no seu interior.

As drogas amebicidas são eficazes no tratamento dessa condição. Os sintomas melhoram em 24 a 48 horas e a maioria está afebril após 4 dias de tratamento. Os que apresentam deterioração do quadro clínico podem se beneficiar de drenagem do abscesso através de um cateter; no entanto, isso é raro. A maioria dos abscessos amebianos hepáticos desaparece com o tratamento adequado.[38] O tempo entre o término do tratamento e a resolução completa varia de 1,5 a 23 meses (média de 7 meses).[39] Uma minoria dos pacientes apresenta cistos hepáticos residuais e regiões focais de aumento ou redução da ecogenicidade.

Doença Hidatiforme

A causa mais comum de doença hidatiforme nos seres humanos é a infestação pelo parasita *Echinococcus granulosus*, que é encontrado em todo o mundo. Ele é mais prevalente nos países criadores de ovelhas e gado, especialmente no Oriente

CARACTERÍSTICAS ULTRA-SONOGRÁFICAS DA CANDIDÍASE HEPÁTICA

"Círculo dentro de um círculo"
   Zona periférica hipoecóica
   Círculo interno ecogênico
   Área central hipoecóica
Lesões em alvo
   Centro hiperecóico
   Halo hipoecóico
Uniformemente hipoecóica
   Fibrose progressiva
Ecogênica
   Calcificação indicando a formação de tecido cicatricial

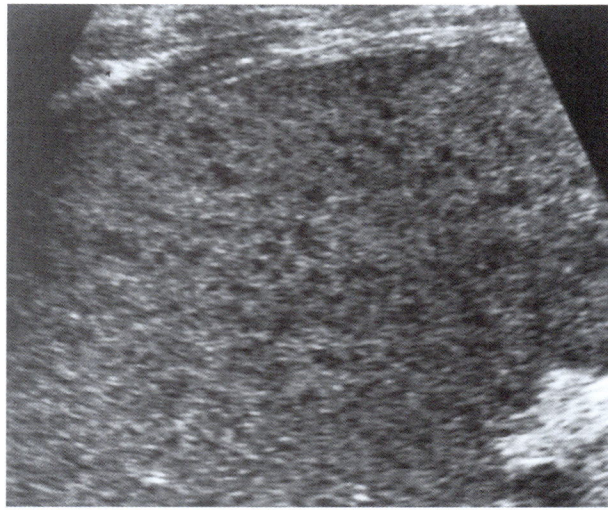

A

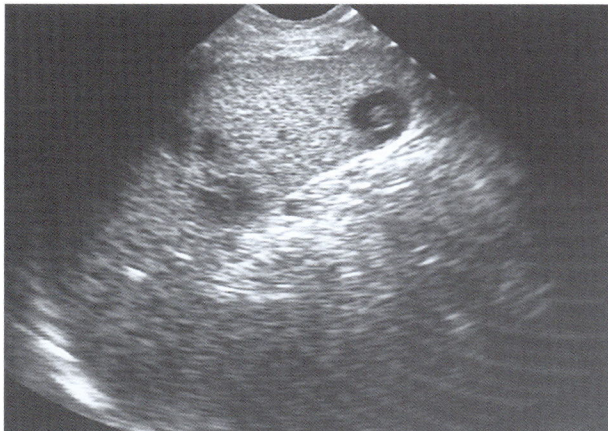

A

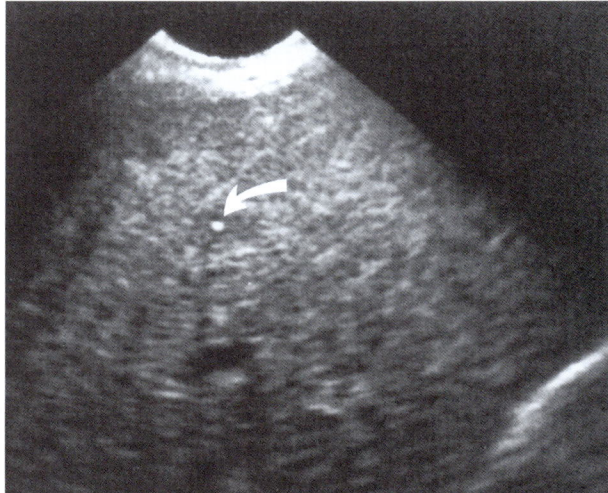

B

FIGURA 4-21. Candidíase. A, Padrão uniformemente hipoecóico. Este paciente jovem com leucemia mielóide aguda apresenta múltiplas lesões hepáticas hipoecóicas. **B**, Padrão ecogênico após o tratamento. Uma pequena lesão calcificada (*seta*) é vista em outro paciente imunossuprimido.

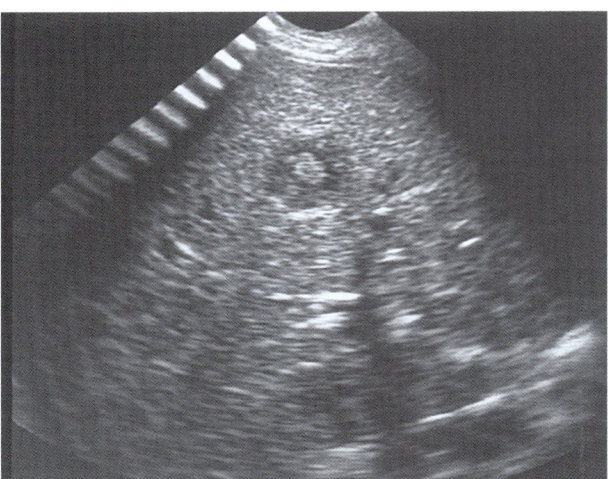

B

FIGURA 4-20. Infecção fúngica com morfologia em alvo, em um homem de 24 anos de idade com Leucemia Linfocítica Aguda (LLA) e febre. **A**, Ultra-sonografia sagital através do baço mostrando lesões focais hipoecóicas em alvo. **B**, O fígado apresentava várias massas. Esta ampliação mostra uma borda grossa, ecogênica, uma borda interna fina, hipoecóica, e um centro denso ecogênico. A biópsia demonstrou a presença de pseudo-hifas.

Médio, Austrália e países mediterrâneos. Também existem regiões endêmicas nos Estados Unidos (o vale central da Califórnia, o sul do vale do Mississippi, Utah e Arizona) e no norte do Canadá. O *E. granulosus* é um cestódeo de 3 a 6 mm de comprimento que vive no intestino do **hospedeiro definitivo**, geralmente o **cão**. Seus ovos são eliminados nas fezes do cão e ingeridos pelos **hospedeiros intermediários** — ovelhas, gado, carneiros ou **seres humanos**. As hidátides são liberadas no duodeno, passando pela mucosa e alcançando o fígado, através do sistema nervoso porta. A maioria dos embriões permanece aderida ao fígado, apesar de os pulmões, rins, baço, sistema nervoso central e ossos poderem ser infectados secundariamente. No fígado, o lobo direito é o mais freqüentemente afetado. As hidátides sobreviventes apresentam

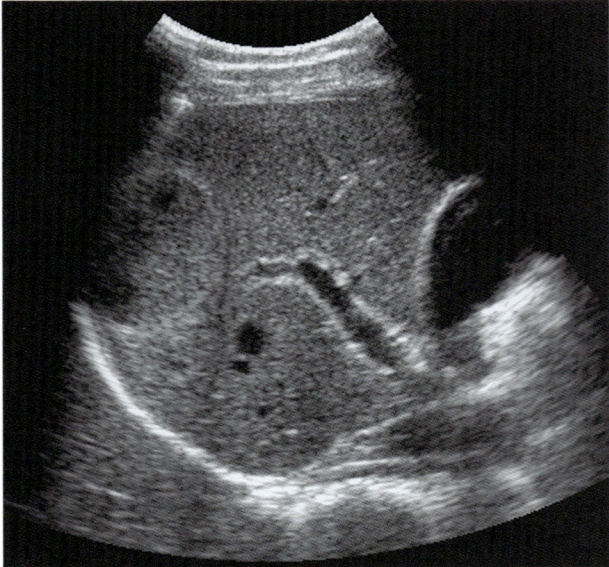 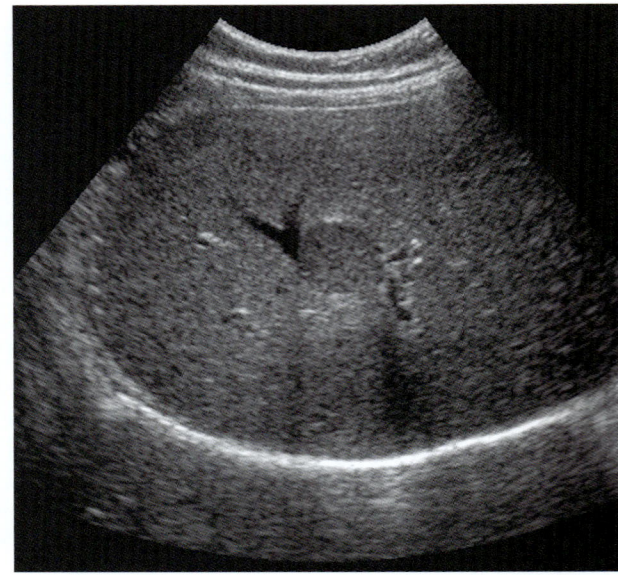

FIGURA 4-22. Abscesso hepático amebiano — morfologia clássica. Corte transversal mostrando uma massa subdiafragmática oval bem definida com aumento da transmissão do sinal. Existem ecos internos de baixo nível uniformes e ausência de uma cápsula bem definida.

cistos de crescimento lento. A parede do cisto é formada por uma membrana externa de aproximadamente 1 mm de espessura, que pode calcificar (**ectocisto**). O hospedeiro forma uma cápsula de tecido conjuntivo denso em torno do cisto (**pericisto**). A camada germinativa interna (**endocisto**) dá origem a uma linhagem de brotos que aumentam de tamanho, formando os protocólices. Estes brotos podem se separar da cápsula e formar um sedimento fino chamado de areia hidatiforme. Quando as hidátides localizadas no interior dos órgãos de animais herbívoros são ingeridas, os escólex se prendem à parede do intestino, crescendo até a forma de tênias adultas, completando, assim, o ciclo evolutivo.

Vários relatos descrevem as **características ultra-sonográficas da doença hidatiforme hepática** (Fig. 4-23 e Fig. 4-24).[40-42] Lewall propôs sua divisão em quatro grupos[41]:

- Cistos simples sem nenhuma arquitetura interna, exceto pela presença de "areia"
- Cistos com endocistos separados secundários à ruptura (Fig. 4-23B)
- Cistos com matriz de brotos (material ecogênico entre os brotos) ou ambos
- Massas densamente calcificadas

A cirurgia é o tratamento convencional da doença causada pelo *Echinococcus*, embora existam relatos recentes sobre o sucesso do tratamento com a drenagem percutânea.[43-45] Apesar de já ter sido relatada a ocorrência de choque anafilático secundário à ruptura do cisto hidatiforme, este evento é raro. A ultra-sonografia tem sido utilizada para monitorizar o curso do tratamento em pacientes com cisto hidatiforme abdominal.[46] As alterações observadas na resolução da doença foram uma redução gradual do tamanho do cisto (43%), descolamento da membrana (30%), aumento progressivo da ecogenicidade da cavidade do cisto (12%) e calcificação capsular (6%). Em 26% dos pacientes não foi observada nenhuma alteração. O reaparecimento ou persistência do líquido na cavidade do cisto podem ser uma indicação de que o tratamento foi inadequado e que os parasitas são viáveis.[47]

A hidatidose hepática alveolar é uma infestação parasitária rara causada pela larva do *E. multilocularis*. A raposa é seu principal hospedeiro. Suas características ultra-sonográficas incluem lesões ecogênicas, únicas ou múltiplas; lesões necróticas, irregulares, sem uma cápsula bem definida; áreas de calcificação dentro das lesões e dilatação dos ductos biliares.[48]

Esquistossomose

A esquistossomose é uma das infecções parasitárias mais comuns dos seres humanos. Calcula-se que afete 200 milhões de pessoas em todo o mundo.[49] A esquistossomose hepática é causada pelo *Schistosoma mansoni*, *S. japonicum*, *S. mekongi* e *S. intercalatum*. O envolvimento hepático pelo *S. mansoni*

CARACTERÍSTICAS ULTRA-SONOGRÁFICAS DA DOENÇA HIDATIFORME HEPÁTICA

Cistos simples
Cistos com endocisto descolado secundário à ruptura
Cistos com brotos
Massas densamente calcificadas

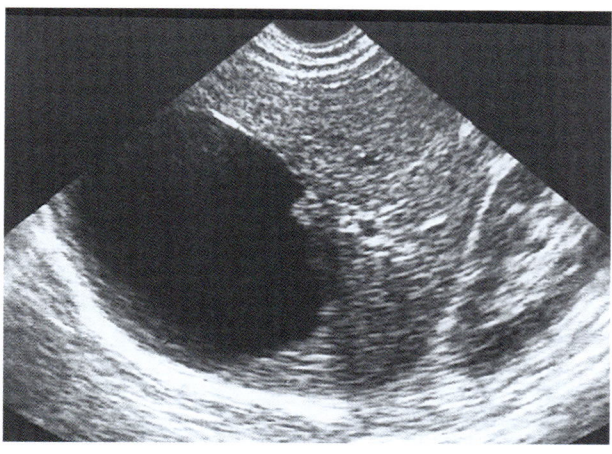 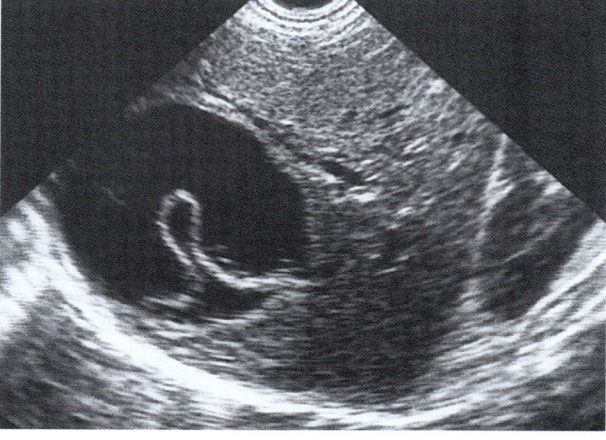

FIGURA 4-23 Cisto hidatiforme. A, Ultra-sonografia inicial mostrando um cisto simples no lobo direito com um pequeno nódulo parietal e um foco de cálcio periférico anteriormente. **B**, Após três semanas, o paciente apresentou dor no quadrante superior direito e eosinofilia. O endocisto descolado flutua livremente dentro da lesão.

é particularmente grave. Ele é prevalente na África, incluindo o Egito, e na América do Sul, especialmente na Venezuela e no Brasil. Os ovos chegam ao fígado através da veia porta, provocando uma reação granulomatosa crônica, que foi inicialmente descrita por Symmers como fibrose periportal.[50] Os ramos terminais da veia porta são ocluídos, levando à hipertensão porta pré-sinusoidal, esplenomegalia, varizes e ascite.

As **características ultra-sonográficas** da esquistossomose incluem espaços porta ecogênicos alargados, algumas vezes atingindo 2 cm de espessura.[51,52] O hilo hepático é a região mais afetada. Inicialmente o tamanho do fígado está aumentado; entretanto, com a progressão da fibrose periportal, ele se retrai, prevalecendo os sinais da hipertensão porta.

Pneumocystis carinii

O *Pneumocystis carinii* é o organismo que mais freqüentemente causa infecção oportunista em pacientes com a síndrome da imunodeficiência adquirida (AIDS). A pneumonia por *Pneumocystis* é a causa mais comum de infecção grave em pacientes infectados pelo vírus da imunodeficiência humana (HIV). O *Pneumocystis carinii* também afeta pacientes submetidos a transplante de medula óssea e de outros órgãos, assim como aqueles submetidos a tratamento com corticosteróides ou quimioterapia.[53] A infecção extrapulmonar com o *P. carinii* foi relatada com freqüência por volta de 1990.[54-57] Postulou-se que uso de pentamidina por aerossol de manutenção tinha níveis de absorção menores do que os obtidos pela via intravenosa, permitindo, infecções pulmonares subclínicas e a disseminação sistêmica do protozoário. Como esse tratamento não é mais usado nos pacientes com AIDS, a infecção disseminada é raramente vista atualmente. Foi documentada infecção extrapulmonar pelo *P. carinii* no fígado, baço, córtex renal, tireóide, pâncreas e linfonodos. Os **achados ultra-sonográficos** do envolvimento hepático por *P. carinii* (Fig. 4-25) variam desde focos ecogênicos difusos, muito pequenos, sem sombra acústica posterior, à substituição maciça do parênquima hepático normal por agregados de massas ecogênicas representando calcificação densa. Um padrão ultra-sonográfico semelhante foi identificado na infecção hepática por *Mycobacterium avium-intracellulare* e pelo citomegalovírus.[58]

DISTÚRBIOS DO METABOLISMO

Degeneração Gordurosa do Fígado (Esteatose Hepática)

A esteatose hepática é um distúrbio adquirido do metabolismo, reversível, resultante do acúmulo de triglicerídios nos hepatócitos. A obesidade é provavelmente a causa mais comum de esteatose hepática. O consumo excessivo de álcool produz degeneração gordurosa do fígado por estimular a lipólise, da mesma forma que a inanição. Outras causas incluem hiperlipidemia mal controlada, diabetes, excesso de corticosteróides exógenos ou endógenos, gravidez, hiperalimentação parenteral total, hepatite grave, distúrbios de armazenamento do glicogênio, procedimentos de desvios jejunoileal para o tratamento da obesidade, fibrose cística, lipodistrofia congênita generalizada, diversos agentes quimioterápicos, incluindo o metotrexato, e toxinas como o tetracloreto de carbono e o fósforo amarelo.[59] A correção da anormalidade primária normalmente reverte o processo, apesar de sabermos agora que a esteatose é precursora de doença hepática crônica importante em uma porcentagem de pacientes.

A aparência **ultra-sonográfica da degeneração gordurosa** pode variar dependendo da quantidade de gordura presente e se a distribuição dos depósitos é difusa ou focal (Fig. 4-26).[60] A **esteatose** difusa pode ser:

- **Leve** — Aumento mínimo, difuso, da ecogenicidade hepática; visualização normal do diafragma e das bordas dos vasos intra-hepáticos.

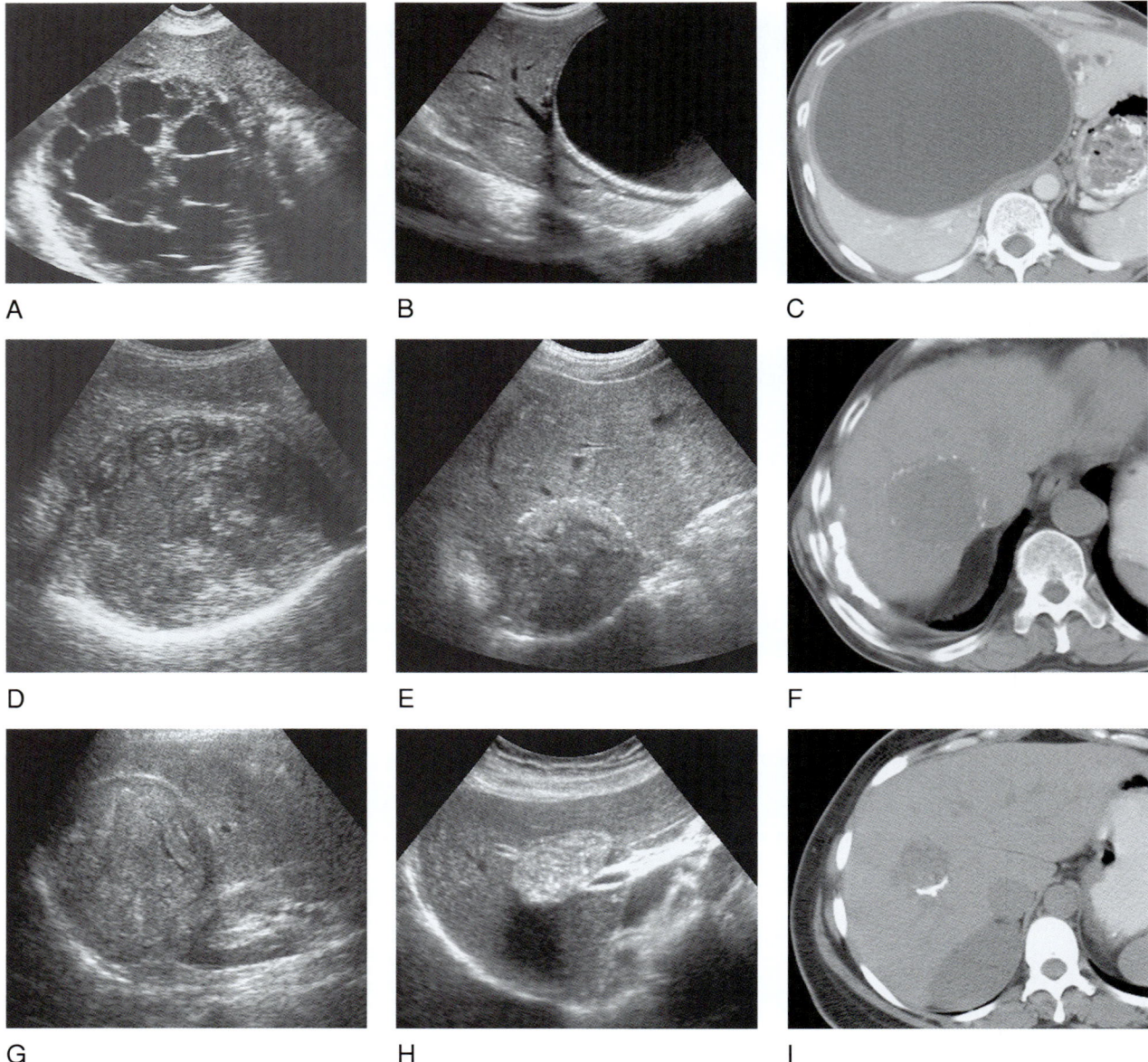

FIGURA 4-24. Doença hidatiforme hepática — Diversidade de apresentações. A, Uma aparência clássica mostrando um cisto contendo múltiplos brotos. **B**, Ultra-sonografia e **C**, TC confirmando a presença de um cisto unilocular simples, uma morfologia incomum para a doença hidatiforme. **D**, Ultra-sonografia mostrando uma massa complexa. Existem diversas estruturas semelhantes a anéis, anteriormente, que levantam a suspeita de doença hidatiforme. Na cirurgia, a massa cística apresentou debris espessos e inúmeros escóleces. **E**, Ultra-sonografia e **F**, TC confirmando a presença de uma massa indeterminada com um fino halo calcificado. **G**, Massa complexa semelhante à vista em **D**. Existem três projeções digitiformes, o que sugere o diagnóstico de doença hidatiforme. **H**, Ultra-sonografia e **I**, TC mostrando uma massa hepática central com halo calcificado e calcificações internas puntiformes.

- **Moderada** — Aumento moderado, difuso, da ecogenicidade hepática; visualização dos vasos intra-hepáticos e do diafragma discretamente dificultada.
- **Grave** — Aumento acentuado da ecogenicidade; pouca penetração no segmento posterior do lobo direito e dificuldade em visualizar ou ausência de visualização dos vasos hepáticos e do diafragma.

A **esteatose focal** ou a **ausência focal de esteatose** pode mimetizar neoplasia.[61] Na infiltração gordurosa focal existem regiões com ecogenicidade aumentada de permeio ao parênquima hepático normal. Por outro lado, ilhas de parênquima normal podem aparecer como massas hipoecóicas em um fígado, com infiltração gordurosa densa. As **características da degeneração gordurosa focal** incluem (Fig. 4-27):

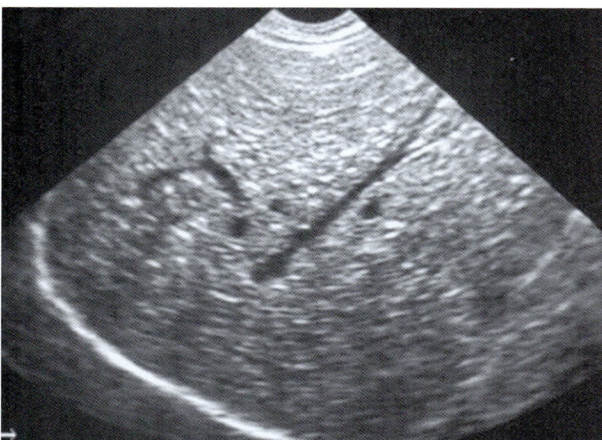

FIGURA 4-25. *Pneumocystis carinii*. Infecção disseminada pelo *Pneumocystis carinii* em um paciente com AIDS que havia sido tratado com pentamidina inalada. A ultra-sonografia mostra diversos focos minúsculos ecogênicos brilhantes sem sombra acústica posterior por todo o parênquima hepático.

ULTRA-SONOGRAFIA DA ESTEATOSE DIFUSA

Leve
Aumento discreto, difuso, da ecogenicidade hepática
Moderada
Aumento moderado, difuso, da ecogenicidade hepática
Certa dificuldade na visualização dos vasos sangüíneos intra-hepáticos e do diafragma
Grave
Aumento acentuado da ecogenicidade
Pouca penetração na parte posterior do fígado
Dificuldade ou não visualização dos vasos hepáticos e do diafragma

---

CARACTERÍSTICAS ULTRA-SONOGRÁFICAS DA DEGENERAÇÃO GORDUROSA FOCAL

Pode haver uma **alteração rápida**, tanto na sua aparência quanto na sua resolução
Não altera o curso ou o calibre dos vasos sangüíneos regionais
Não causa anormalidades no contorno do fígado
Local preferido **da ausência focal de acometimento**
    Anterior à veia porta no hilo hepático
    Fossa da vesícula biliar
    Margens do fígado
Local preferido **da deposição focal**
    Anterior à veia porta no hilo hepático
Deposição gordurosa geográfica — limites semelhantes a um mapa

---

- **Ausência focal de acometimento** e **degeneração gordurosa focal** — ambas afetam mais freqüentemente a região periportal e o segmento medial do lobo esquerdo (segmento IV).[62,63]
- A ausência focal de acometimento também ocorre freqüentemente na fossa da vesícula biliar e ao longo das margens do fígado.
- Os pacientes diabéticos que recebem insulina na diálise peritoneal podem apresentar depósito subcapsular de gordura.[64]
- **Ausência de efeito de massa.** De maneira geral, os vasos hepáticos não estão deslocados. Entretanto, um relato recente demonstrou a presença de vasos sangüíneos atravessando metástases.[65]
- **Margens geométricas** estão presentes, apesar de a infiltração focal poder ser redonda, nodular ou intercalada com tecido normal.[66]
- **Mudanças rápidas**: pode haver resolução da esteatose até mesmo em 6 dias.
- A TC do fígado mostrará regiões correspondentes de baixa atenuação.

As técnicas de ressonância magnética que usam a dispersão química são úteis para distinguir a esteatose difusa da focal. O resultado da cintilografia do fígado e do baço é normal, indicando que existe um número adequado de células de Kupffer nas regiões com deposição gordurosa.[60] Foi postulado que as áreas de ausência focal de acometimento são causadas por uma redução regional da circulação sangüínea portal, como foi demonstrado nas tomografias durante os exames arteriais portográficos.[67] O conhecimento dos padrões típicos de deposição, aliado ao uso apropriado da TC, RM ou cintilografia, reduz a necessidade de uma biópsia na maioria dos casos de degeneração gordurosa focal.

Doenças de Armazenamento do Glicogênio (Glicogenoses)

O reconhecimento das doenças de armazenamento de glicogênio (DAG) afetando os rins e o fígado foi feito inicialmente por von Gierke em 1929. A glicogenose do tipo I (doença de von Gierke, deficiência da glicose-6-fosfatase) manifesta-se no período neonatal com hepatomegalia, nefromegalia e convulsões hipoglicêmicas. Devido à deficiência enzimática, grandes quantidades de glicogênio são depositadas nos hepatócitos e nos túbulos enovelados proximais dos rins.[68] Com o controle da dieta e terapia de apoio mais pacientes estão sobrevivendo até a infância e aos primeiros anos da vida adulta. Como resultado, diversos pacientes desenvolveram adenomas benignos ou, mais raramente, CHC.[69] À **ultra-sonografia**, a glicogenose do tipo I é semelhante às outras causas de degeneração gordurosa difusa. Adenomas hepáticos secundários são massas sólidas de margens bem definidas e de ecogenicidade variável. A transformação maligna pode ser reconhecida pelo crescimento rápido das lesões, cujas margens podem ficar pouco definidas.[69]

CIRROSE

A cirrose é definida pela Organização Mundial de Saúde (OMS) como um processo difuso caracterizado por fibrose

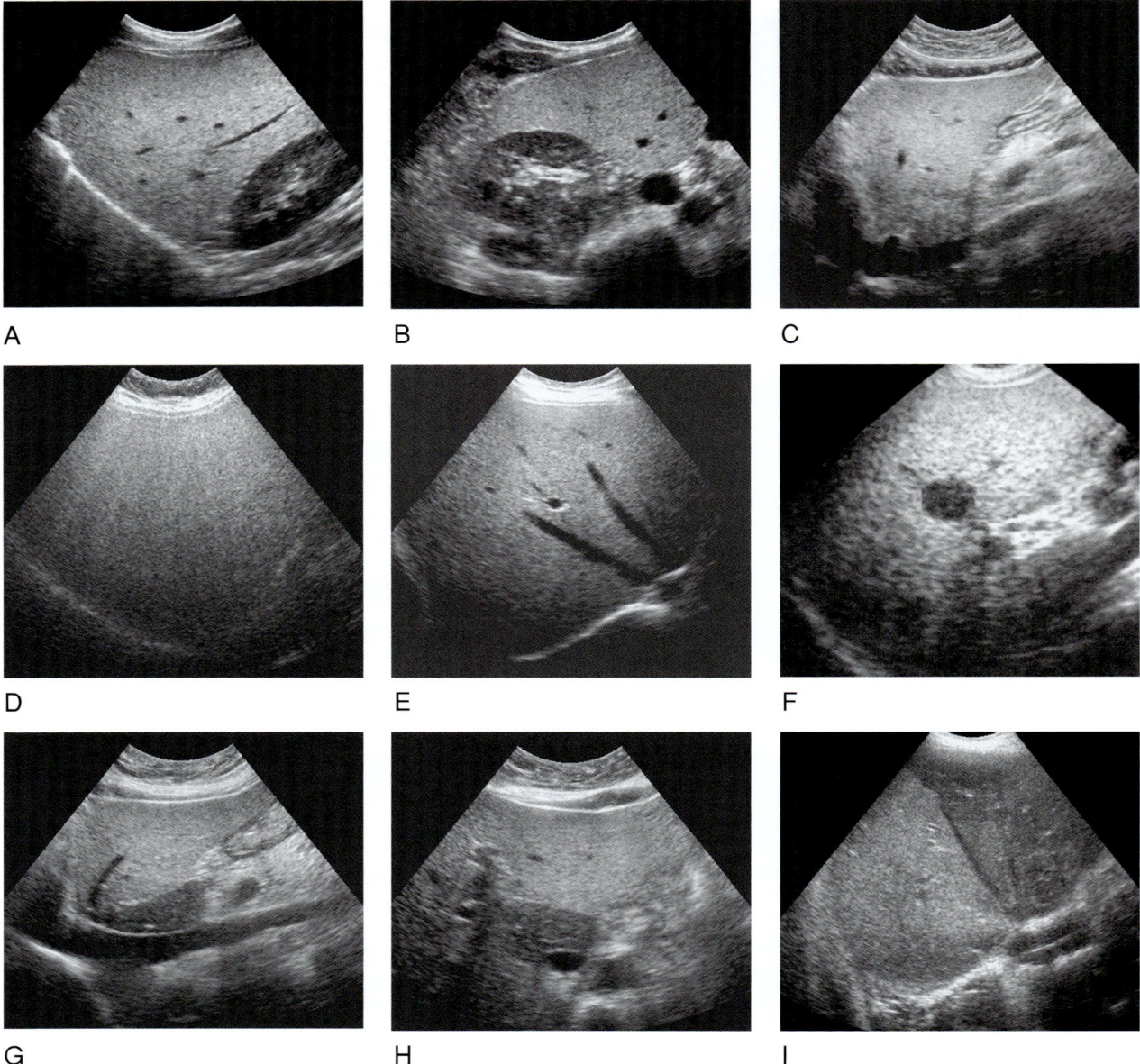

FIGURA 4-26. Esteatose difusa — Diversidade de apresentações. Linha superior — infiltração gordurosa leve. Cortes **A,** sagital e **B,** transversal do lobo direito e **C,** sagital do lobo esquerdo. O fígado está difusamente ecogênico, com brilho intenso. A penetração do som permanece boa. **Infiltração gordurosa acentuada** nos cortes **D,** sagital do lobo direito e **E,** subcostal oblíquo. O fígado está aumentado, apresentando atenuação posterior. Há pouca penetração do som e as paredes das veias hepáticas não estão definidas. **F, Área focal sem acometimento** mimetizando uma massa hipoecóica. A biópsia e o acompanhamento mostraram ser tecido hepático normal. Cortes **G,** sagital e **H,** transversal de **área focal sem acometimento** no lobo caudado. **I, Ausência de acometimento geográfico** do lobo esquerdo, delimitado pelo ramo médio da veia hepática.

e transformação da arquitetura hepática normal em nódulos estruturalmente anormais.[70] Existem **três mecanismos patológicos** principais que, quando combinados, levam à cirrose: morte celular, fibrose e regeneração. A cirrose é classificada em **micronodular**, na qual os nódulos têm um diâmetro de 0,1 a 1 cm, e **macronodular**, caracterizada por nódulos cujo tamanho pode chegar a 5 cm de diâmetro. O consumo de álcool é a causa mais comum de cirrose micronodular, enquanto a hepatite viral crônica é a causa mais freqüente da forma macronodular.[71] Os pacientes que continuam a beber podem progredir para insuficiência hepática terminal, que não pode ser distinguida das outras causas de cirrose. Outras etiologias incluem cirrose biliar (primária e secundária), doença de Wilson, colangite esclerosante primária e hemocromatose. A apresentação clínica clássica da cirrose inclui hepatomegalia, icterícia e ascite. Entretanto, pode haver lesão grave no fígado sem a presença de nenhuma indicação clínica. De fato, somente 60% dos pacientes com cirrose apresentam sinais e sintomas de doença hepática.

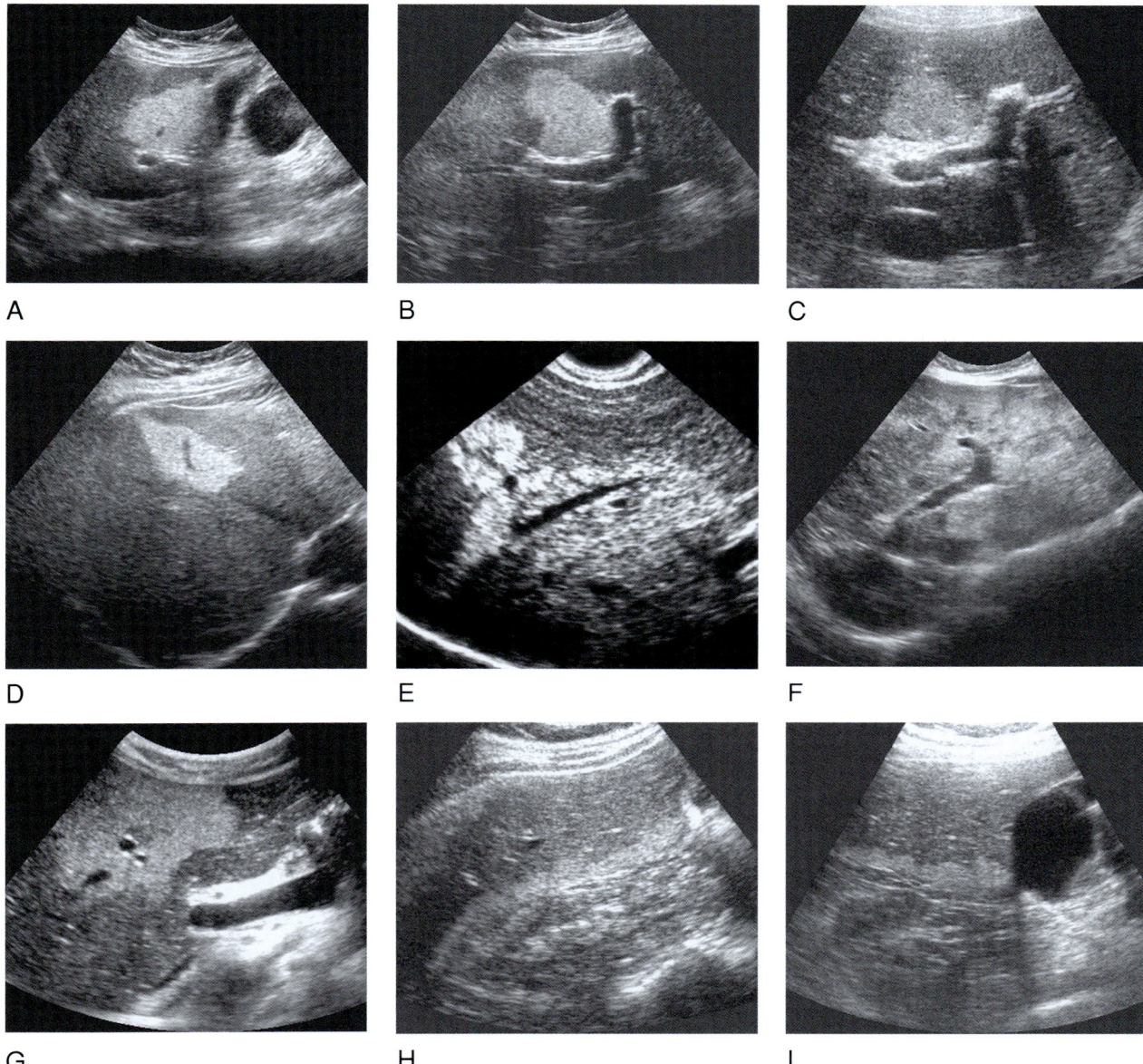

FIGURA 4-27. Esteatose focal — Diversidade de aparências. Esteatose focal clássica. Cortes **A**, sagital e **B**, subcostal oblíquo mostrando a localização mais comum da esteatose focal, no segmento 4, anterior à bifurcação da veia porta no hilo hepático. Ela pode ser grande, semelhante a uma massa, como neste paciente. **C**, Outro paciente mostrando uma forma mais comum e mais leve do mesmo tipo de esteatose. **D, E, F** e **G, Deposição gordurosa simulando um tumor.** A deposição gordurosa nestas imagens sugere uma massa hepática focal. O curso dos vasos sangüíneos hepáticos não apresenta alterações nas áreas de grande deposição gordurosa. **E,** Esteatose focal da gravidez. **H** e **I,** A **Esteatonecrose hepática** mostrada nessas imagens do lobo direito do fígado é uma observação rara em pacientes diabéticos que recebem insulina na diálise peritoneal.

Como a biópsia do fígado é um procedimento invasivo, existe um grande interesse clínico na capacidade de se detectar a cirrose através de métodos não-invasivos. Os **padrões ultra-sonográficos** associados a cirrose incluem (Fig. 4-28):

- **Redistribuição de volume** — Nos estágios iniciais da cirrose, o fígado pode estar aumentado de tamanho, enquanto nos estágios mais avançados ele geralmente é pequeno, com um aumento relativo do lobo caudado, do lobo esquerdo ou de ambos, se comparados ao lobo direito. Diversos estudos avaliaram a razão da largura do lobo caudado em relação ao lobo direito (C/LD) como um indicador de cirrose.[72] Uma taxa de C/LD de 0,65 é considerada indicativa de cirrose. A especificidade é alta (100%), mas sua sensibilidade é baixa (variando de 43% a 84%), indicando que a razão C/LD é útil se for anormal.[72] Entretanto, deve-se notar que não havia nenhum

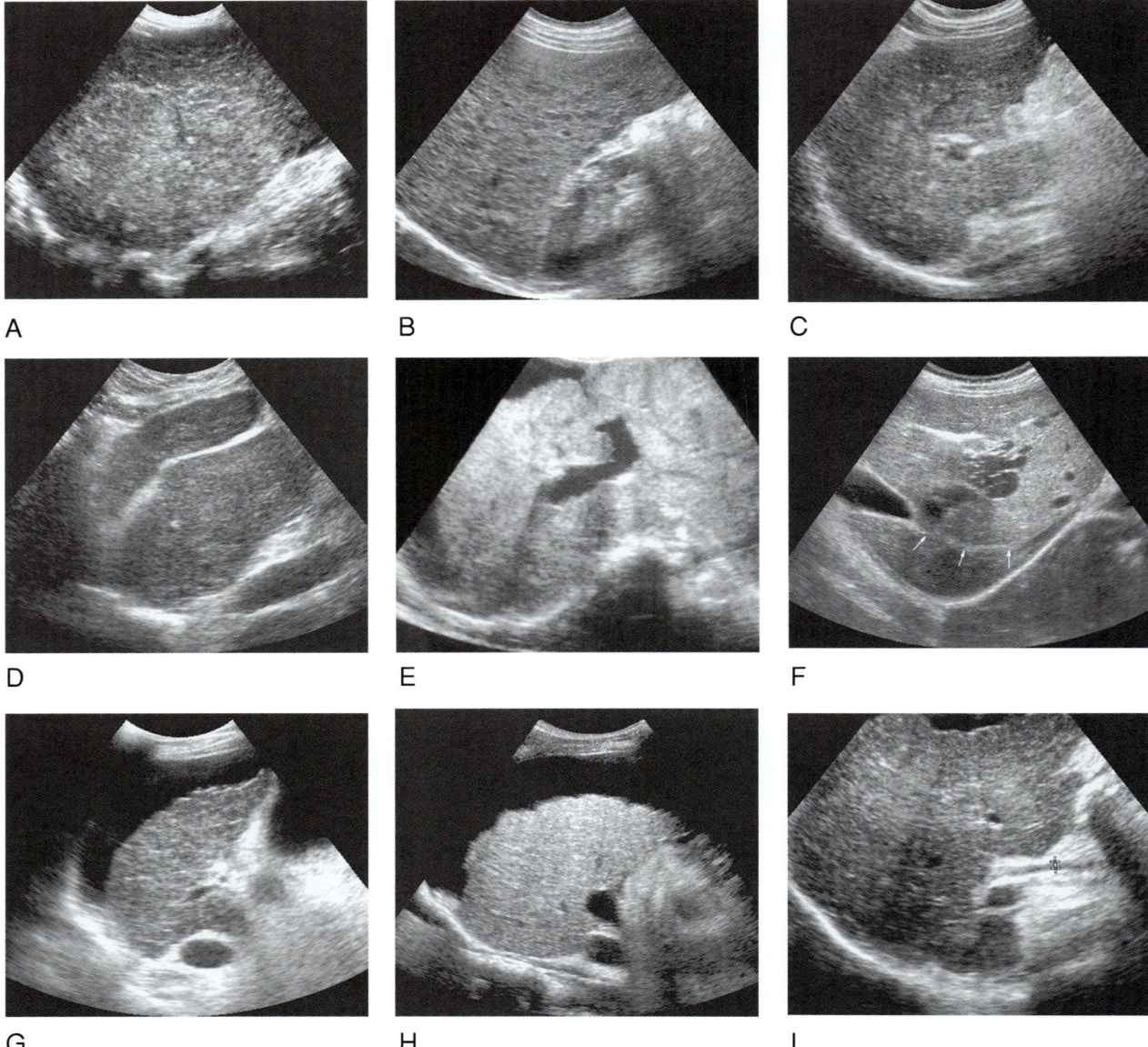

FIGURA 4-28. Cirrose — Diversidade de aparências. Linha superior — alterações parenquimatosas (A a C). A, Parênquima grosseiro com inúmeros nódulos de pequeno diâmetro, hiperecóicos. **B,** Parênquima grosseiro com inúmeros nódulos de pequeno diâmetro, hipoecóicos. **C,** Parênquima grosseiro e nodularidade da superfície. **Linha média — redistribuição lobar (D a F). D,** Imagem sagital mostrando um lobo caudado de grandes proporções. **E,** Corte transversal mostrando que o lobo direito é pequeno, havendo aumento do segmento lateral esquerdo. **F,** Imagem subcostal oblíqua mostrando um lobo direito de tamanho extremamente reduzido (**G a I**) que está separado do lobo esquerdo, aumentado de tamanho, pela fissura lobar principal (*setas*). **Linha inferior — anormalidades de contorno. G** e **H** mostram fígados terminais pequenos com superfície nodular, que é mais nítida em pacientes com ascite, como mostram estas imagens. **I,** Existe uma grande variação no contorno do fígado, como mostra esta imagem em que existe a protrusão de um grande nódulo desde a margem mais profunda.

paciente com a síndrome de Budd-Chiari, que também pode causar um aumento do lobo caudado, nesses estudos.

- **Ecotextura grosseira** — O aumento da ecogenicidade e uma ecotextura grosseira são observações freqüentes na doença hepática difusa. Entretanto, esses achados são subjetivos e podem ser influenciados negativamente por ajustes inadequados do ganho em função do tempo e ganho geral. A atenuação do parênquima hepático se correlaciona com a presença de gordura e não com a fibrose.[73] Fígados cirróticos sem infiltração gordurosa apresentaram valores de atenuação semelhantes aos do grupo-controle. Isso explica a pouca exatidão no diagnóstico de doença hepática difusa[74] e os relatos conflitantes relacionados aos valores de atenuação na cirrose.

- **Superfície nodular** — Irregularidades na superfície do fígado durante exames de rotina têm sido conside-

> **CIRROSE: CARACTERÍSTICAS ULTRA-SONOGRÁFICAS**
>
> Redistribuição do volume
> Ecotextura grosseira
> Superfície nodular
> Nódulos — de regeneração e displásicos
> **Hipertensão porta** — ascite, esplenomegalia e varizes

radas indicativas de cirrose quando a aparência é grosseira ou quando a ascite está presente.[75] A nodularidade corresponde à presença de nódulos de regeneração e fibrose.

- **Nódulos de regeneração (NR)** — Os nódulos de regeneração representam hepatócitos em regeneração cercados por septos fibrosos. Como sua arquitetura é semelhante a do fígado normal, a ultra-sonografia e a TC apresentam uma habilidade limitada para detectá-los. Esses nódulos tendem a ser isoecóicos com uma fina margem ecogênica, que corresponde ao tecido conjuntivo fibroadiposo.[75] A sensibilidade da RM para detectá-los é muito maior do que a da TC e da ultra-sonografia. Como alguns nódulos de regeneração contêm ferro, o gradiente de seqüência de ecos os mostra como hipointensos.[76]
- **Nódulos displásicos** — Os nódulos displásicos ou nódulos adenomatosos hiperplásicos são maiores do que os nódulos de regeneração (diâmetro ≥ 10 mm), sendo considerados pré-malignos.[77] Eles contêm hepatócitos bem diferenciados, suprimento sangüíneo portal e também células atípicas ou francamente malignas. O suprimento venoso portal pode ser detectado com o uso do Doppler colorido e diferenciado do suprimento feito pela artéria hepática no CHC.[78] No paciente com cirrose e uma massa hepática normalmente é feita a biópsia percutânea para excluir ou confirmar o diagnóstico de CHC.

Características da Cirrose no Doppler

A curva normal das veias hepáticas no Doppler reflete a hemodinâmica do átrio direito. A onda é trifásica: duas grandes ondas anterógradas, diastólica e sistólica, e uma pequena onda retrógrada correspondendo à "contração" atrial. Como a parede das veias hepáticas é fina, doenças do parênquima hepático podem alterar sua complacência. Em muitos pacientes com cirrose compensada (sem hipertensão porta), a onda do Doppler é anormal. **Dois padrões anormais** foram descritos: redução da amplitude das oscilações fásicas com perda do fluxo reverso e uma onda achatada.[79,80] Esses padrões anormais também foram vistos em pacientes com degeneração gordurosa do fígado.[80]

Conforme a cirrose progride, o **estreitamento da luz das veias hepáticas** pode estar associado a alterações de fluxo visíveis no Doppler colorido e no espectral. Sinais de alta velocidade através de uma área de estreitamento produzem *aliasing* e turbulência (Fig. 4-29).

A forma de onda da artéria hepática também mostra que existe alteração na dinâmica do fluxo na cirrose e na doença hepática crônica. Lafortune et al.[81] encontraram um aumento no índice de resistência da artéria hepática após uma refeição em pacientes com fígado normal. A vasoconstrição da artéria hepática ocorre como uma resposta normal ao aumento do fluxo portal estimulado pelo ato de comer (alteração ≥ 20%). Nos pacientes com cirrose e doença hepática crônica, o aumento do índice de resistência pós-prandial está embotado.[82]

ANORMALIDADES VASCULARES

Hipertensão Porta

A pressão normal na veia porta varia de 5 a 10 mm Hg (14 cm H_2O). A hipertensão porta é definida como uma diferença entre a pressão encunhada na veia hepática ou diretamente na veia porta e a pressão na veia cava inferior maior que 5 mm Hg, pressão na veia esplênica maior que 15 mm Hg ou pressão na veia porta (medida cirurgicamente) maior do que 30 cm H_2O. Fisiopatologicamente, a hipertensão porta pode ser dividida em pré-sinusoidal e intra-hepática, dependendo se a pressão encunhada na veia hepática é normal (pré-sinusoidal) ou elevada (intra-hepática).

A **hipertensão porta pré-sinusoidal** pode ser subdividida em extra-hepática e intra-hepática. As causas da hipertensão porta **extra-hepática** pré-sinusoidal incluem a trombose das veias porta ou esplênica. Deve-se suspeitar desse diagnóstico em qualquer paciente que se apresente com sinais clínicos de hipertensão porta — ascite, esplenomegalia e varizes — e uma biópsia hepática normal. Em crianças, a trombose do sistema porta pode ser secundária a cateterização da veia umbilical, onfalite e sepse neonatal. Nos adultos, as causas de trombose da veia porta incluem trauma, sepse, CHC, carcinoma pancreático, pancreatite, derivações portocavas, esplenectomia e estados de hipercoagulabilidade. As causas da hipertensão porta **intra-hepática** pré-sinusoidal estão ligadas a doenças que afetam os espaços porta do fígado, especialmente a esquistossomose, cirrose biliar primária, fibrose hepática congênita e substâncias tóxicas, tais como o polivinilcloreto e o metotrexato.[83]

A **cirrose** é a causa mais comum de **hipertensão porta intra-hepática**, sendo responsável por mais de 90% dos casos no Ocidente. Na cirrose, a maior parte da arquitetura normal do fígado é substituída por canais vasculares distorcidos que aumentam a resistência ao fluxo sangüíneo no sistema porta e obstruem o fluxo do sistema venoso hepático. Metástases difusas no fígado também produzem hipertensão porta pelo mesmo mecanismo. As doenças trombóticas da veia cava inferior e das veias hepáticas, assim como a pericardite constritiva e outras causas de insuficiência cardíaca

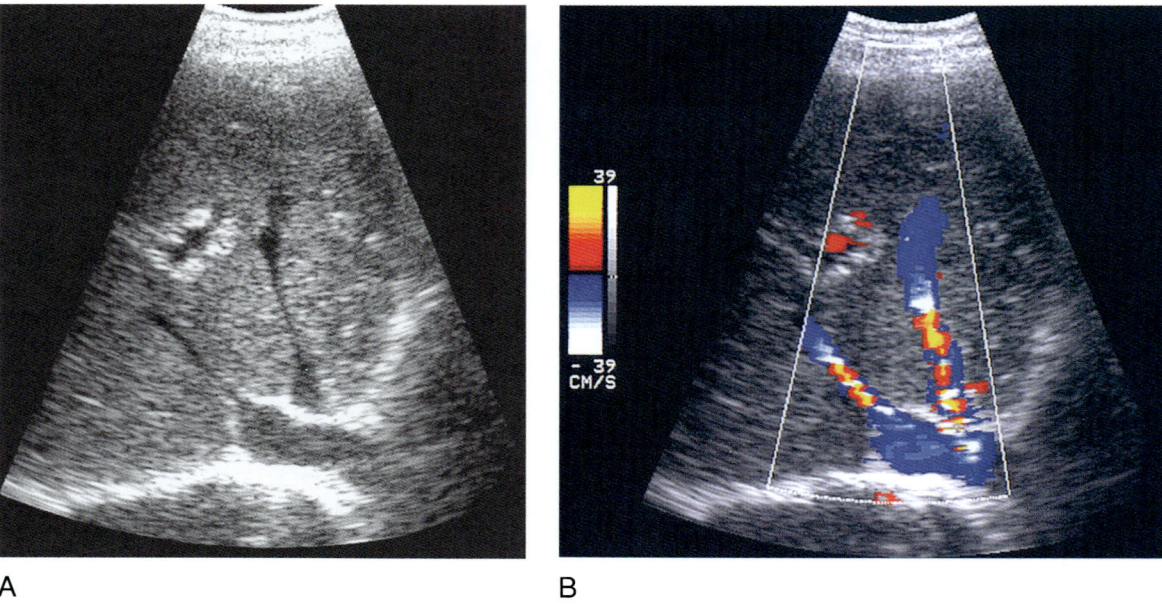

FIGURA 4-29. Estenose da veia hepática — cirrose. A, Imagem em escala de cinza das veias hepáticas demonstrando uma estenose gradual de sua luz. **B**, O Doppler colorido mostra o fluxo correto na direção da veia cava inferior em azul. Existe *aliasing* devido ao fluxo rápido através das áreas de estreitamento.

direita grave levam, eventualmente, a fibrose centrolobular, regeneração hepática, cirrose e finalmente hipertensão porta.

Os achados ultra-sonográficos na hipertensão porta incluem os sinais secundários de esplenomegalia, ascite e vasos colaterais portossistêmicos (Fig. 4-30 e Fig. 4-31). Quando a resistência ao fluxo sangüíneo nos vasos do sistema porta excede a resistência ao fluxo nos pequenos canais de comunicação entre as circulações porta e sistêmica, ocorre a formação de vasos colaterais portossistêmicos. Assim, apesar de o calibre da veia porta estar aumentado inicialmente (≥ 1,3 cm) na hipertensão porta,[84] com o desenvolvimento das derivações portossistêmicas seu calibre diminui.[85] **Cinco locais principais de vasos colaterais portossistêmicos** são visualizados pela ultra-sonografia (Fig. 4-30).[86-88]

- **Junção gastroesofágica** — Entre as veias gástrica esquerda e gástricas curtas e as veias esofágicas. Essas varizes são particularmente importantes porque podem levar a hemorragias graves ou fatais. A dilatação da veia gástrica esquerda (> 0,7 cm) está associada a hipertensão porta grave (gradiente porto-hepático > 10 mm Hg) (Fig. 4-31C, D).[85]
- **Veia paraumbilical** — Passa por dentro do ligamento falciforme, conectando o ramo esquerdo da veia porta com as veias epigástricas próximas ao umbigo (síndrome de Cruveilhier-Baumgarten) (Fig. 4-31A).[89] Vários autores sugeriram que, se o fluxo hepatofugal pela veia paraumbilical patente exceder o fluxo hepatopetal na veia porta, os pacientes podem estar protegidos contra o desenvolvimento de varizes esofagianas.[90,91]
- **Esplenorrenal e gastrorrenal** — Veias tortuosas podem ser vistas na região dos hilos esplênico e renal esquerdo (Fig. 4-31E, F), representando vasos colaterais entre as veias esplênica, gástrica esquerda e gástricas curtas e a veia supra-renal esquerda ou renal esquerda.
- **Intestinal** — Nas regiões em que o trato gastrointestinal tem uma localização retroperitoneal, de forma que as veias dos cólons ascendente e descendente, duodeno, pâncreas e fígado possam se anastomosar com as veias renal, frênica e lombar (tributárias sistêmicas).
- **Hemorroidal** — A região perianal, onde a veia retal superior, que se origina da veia mesentérica inferior, se anastomosa com as veias retais média e inferior, da circulação sistêmica.

O Doppler dúplex fornece informação adicional em relação à direção do fluxo portal. Entretanto, os resultados podem não ser confiáveis quando é feito o exame dos vasos colaterais periportais em pacientes com trombose da veia porta ou fluxo hepatofugal.[92] As taxas normais de fluxo sangüíneo portal variam em um mesmo indivíduo: há um aumento pós-prandial e durante a inspiração[82,93] e uma redução após exercícios físicos e quando o paciente está ereto.[94] Um aumento de menos de 20% no diâmetro da veia porta na inspiração profunda indica hipertensão porta com uma sensibilidade de 81% e uma especificidade de 100%.[95]

A **veia porta normal** apresenta um fluxo de onda hepatopetal (em direção ao fígado). A velocidade média do fluxo sangüíneo portal é de aproximadamente 15 a 18 cm/s, variando com a respiração e com os batimentos cardíacos. Com o desenvolvimento da hipertensão porta, o fluxo na

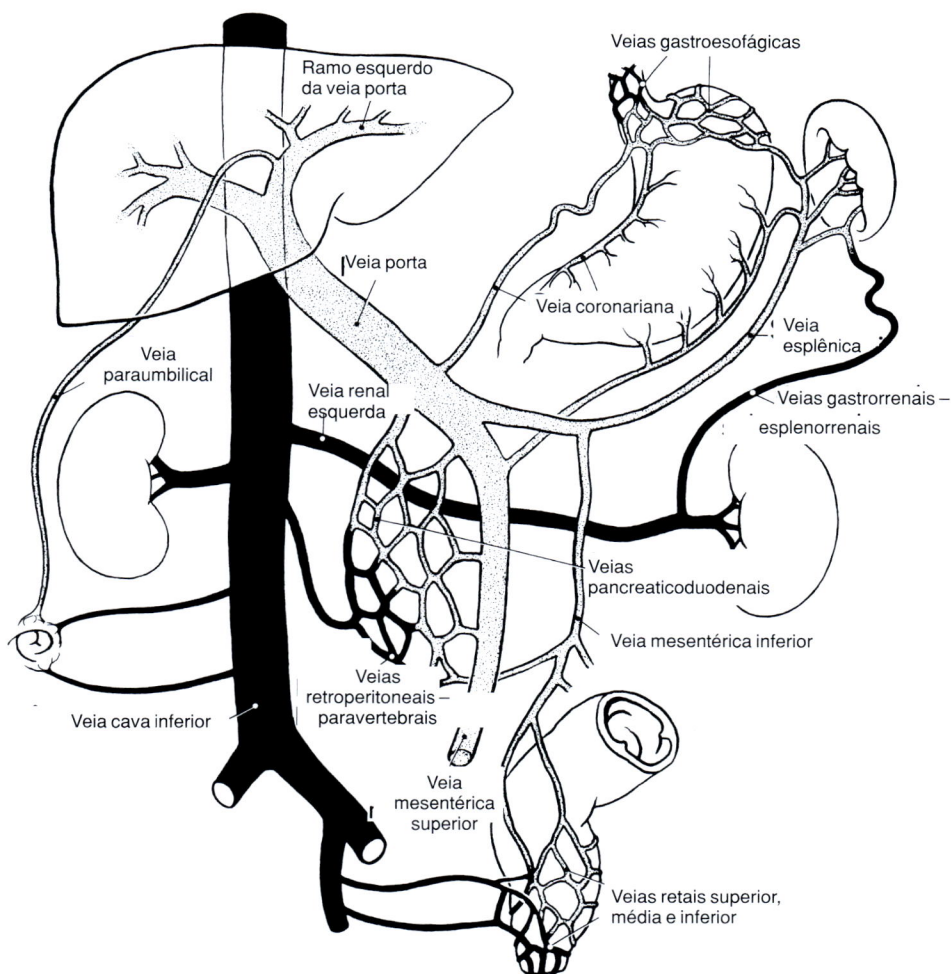

FIGURA 4-30. Hipertensão porta. Principais locais de vasos colaterais portossistêmicos. (De Subramanyam BR, Balthazar EJ, Madamba MR, et al: Sonography of portosystemic venous collaterals in portal hypertension. Radiology 1983;146:161-166.)

IDENTIFICAÇÃO ULTRA-SONOGRÁFICA DOS VASOS COLATERAIS PORTOSSISTÊMICOS

Junção gastroesofágica
Veia paraumbilical no ligamento falciforme
Veias esplenorrenais e gastrorrenais
Anastomoses intestinais-retroperitoneais
Veias hemorroidais

veia porta perde seu padrão ondulatório, tornando-se monofásico. Com o agravamento da hipertensão porta, o fluxo se torna bifásico e finalmente hepatofugal (na direção oposta ao fígado). Derivações arterioportais intra-hepáticas também podem ser vistas.

A doença hepática crônica também está associada a um aumento do fluxo sangüíneo esplâncnico. Evidências recentes sugerem que a hipertensão porta é, em parte, causada pelo estado de fluxo hiperdinâmico da cirrose. Em um estudo de Zweibel *et al.*[96] o fluxo sangüíneo estava aumentado nas artérias mesentérica superior e esplênica dos pacientes com cirrose e esplenomegalia, comparado ao grupo-controle. É interessante notar que, nos pacientes com cirrose e fígado de tamanho normal, o fluxo sangüíneo esplâncnico não estava aumentado. Pacientes com esplenomegalia isolada e fígado normal não foram incluídos nesse estudo.

As **limitações do Doppler** na avaliação da hipertensão porta incluem a incapacidade de determinar com exatidão as pressões vasculares e as taxas de fluxo. Os pacientes com hipertensão porta geralmente estão muito debilitados, com fígado retraído, ascite abundante e intestino flutuante, o que representa um desafio técnico. Em um artigo recente comparando o Doppler dúplex com a angiografia por RM, a ressonância foi superior na avaliação do grau de desobstrução da veia porta e de derivações cirúrgicas, assim como na detecção de varizes.[97] Entretanto, quando o Doppler era tecnicamente adequado, sua avaliação da anatomia portal normal e

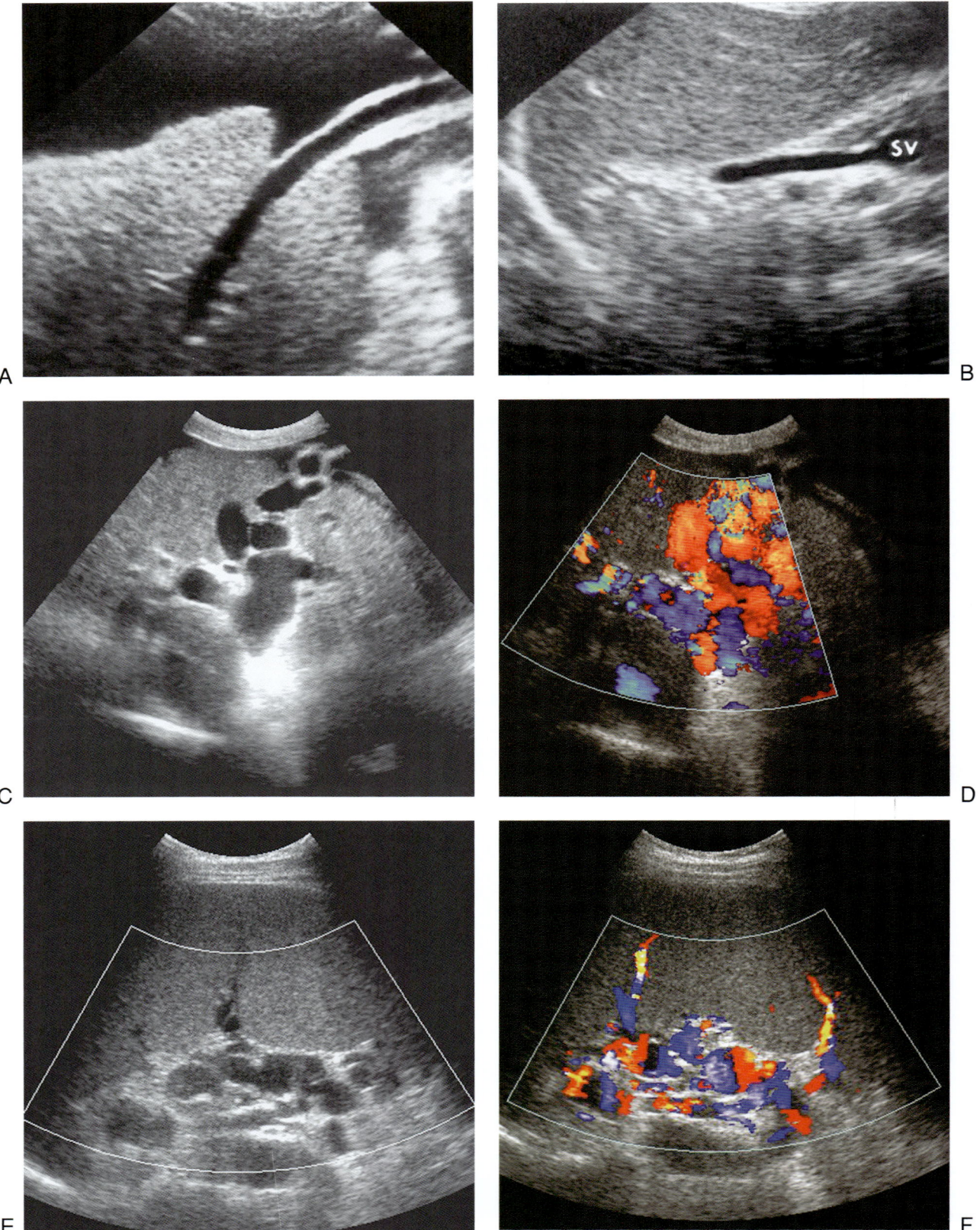

FIGURA 4-31. Hipertensão porta. A, Imagem sagital mostrando uma veia paraumbilical recanalizada em um paciente com ascite franca. **B**, Imagem sagital mostrando a veia gástrica esquerda dilatada, correndo no sentido cranial a partir da veia esplênica (SV). **C e D**, Doppler em escala de cinza e colorido mostrando varizes extensas na distribuição da veia gástrica esquerda. **E e F**, Doppler em escala de cinza e colorido mostrando varizes no hilo esplênico.

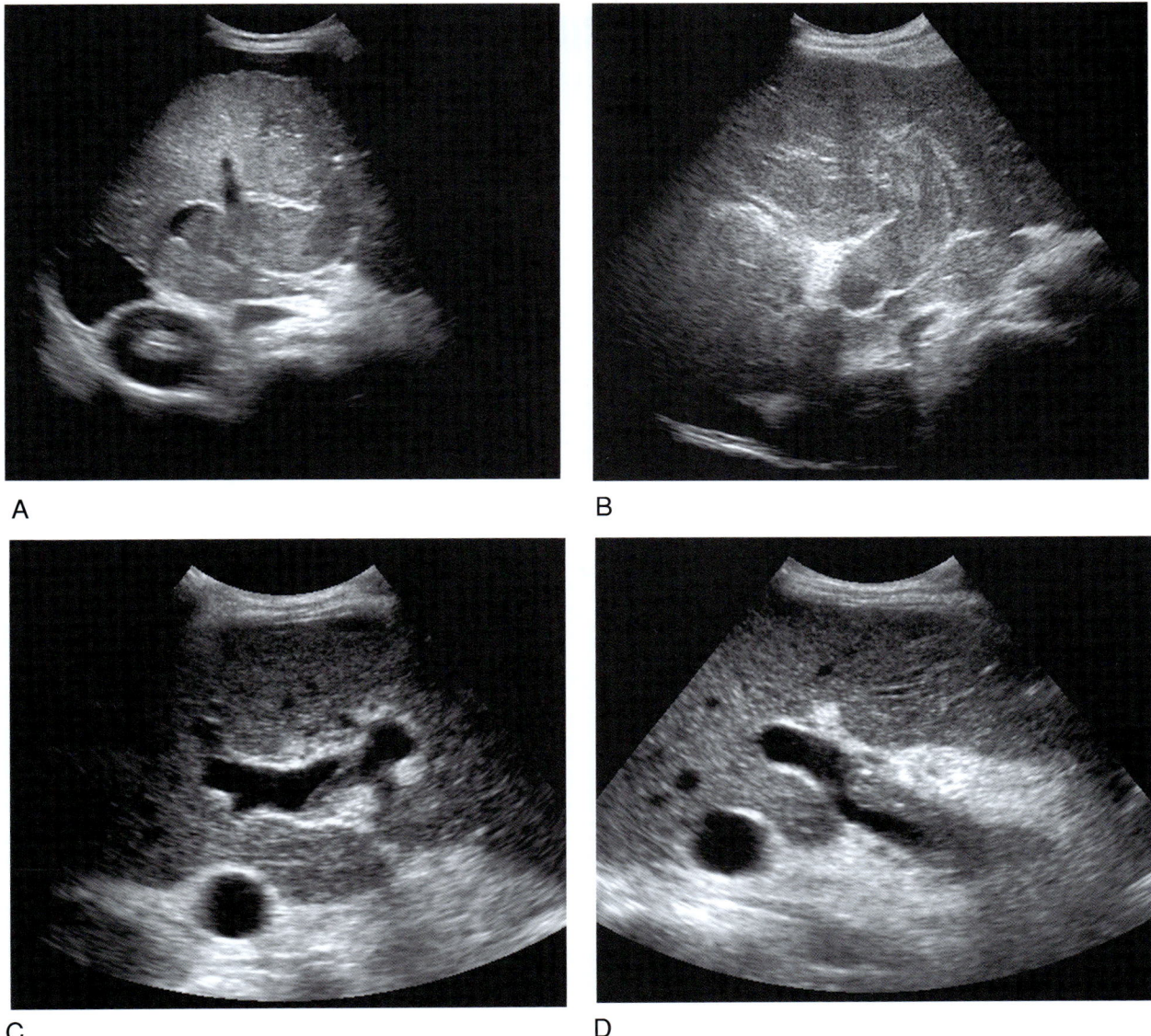

FIGURA 4-32. Trombose da veia porta — benigna e maligna. Linha superior — trombo maligno (A e B). Corte transversal **A,** da veia porta no hilo hepático e **B,** de seu ramo ascendente esquerdo. Ambos estão distendidos, apresentando trombos oclusivos. **Linha inferior — trombo benigno (C e D).** Um trombo simples, não oclusivo, no ramo esquerdo da veia porta no hilo hepático. Imagens **C (transversal)** e **D** (sagital).

direção do fluxo sangüíneo era precisa. As vantagens do Doppler dúplex incluem o custo reduzido e o fato de ser portátil, devendo, conseqüentemente, ser utilizado como método de avaliação inicial da hipertensão porta.[97]

Trombose da Veia Porta

A trombose da veia porta está associada a tumores malignos, incluindo o CHC, metástases hepáticas, carcinoma do pâncreas e leiomiossarcoma primário da veia porta;[98] assim como à pancreatite crônica; hepatite; septicemia; trauma; esplenectomia; derivações portocavas; estados de hipercoagulabilidade, tais como a gravidez; e, nos recém-nascidos, onfalite; cateterização da veia umbilical; e desidratação aguda.[99]

Os achados ultra-sonográficos da trombose da veia porta incluem a presença de trombo ecogênico na luz da veia, vasos colaterais da veia porta, aumento do calibre da veia e transformações cavernosas (Fig. 4-32 e Fig. 4-33).[99] **A transformação cavernosa da veia porta** refere-se a numerosos vasos, enovelados, no hilo hepático, representando vasos colaterais da circulação periportal (Fig. 4-33).[100] Esse padrão é observado na trombose de longa duração, levando até 12 meses para que ocorra.[101] Trombos agudos podem ter uma aparência relativamente anecóica e, conseqüentemente, podem passar despercebidos, a não ser que seja feito um Doppler. A trombose maligna da veia porta está normal-

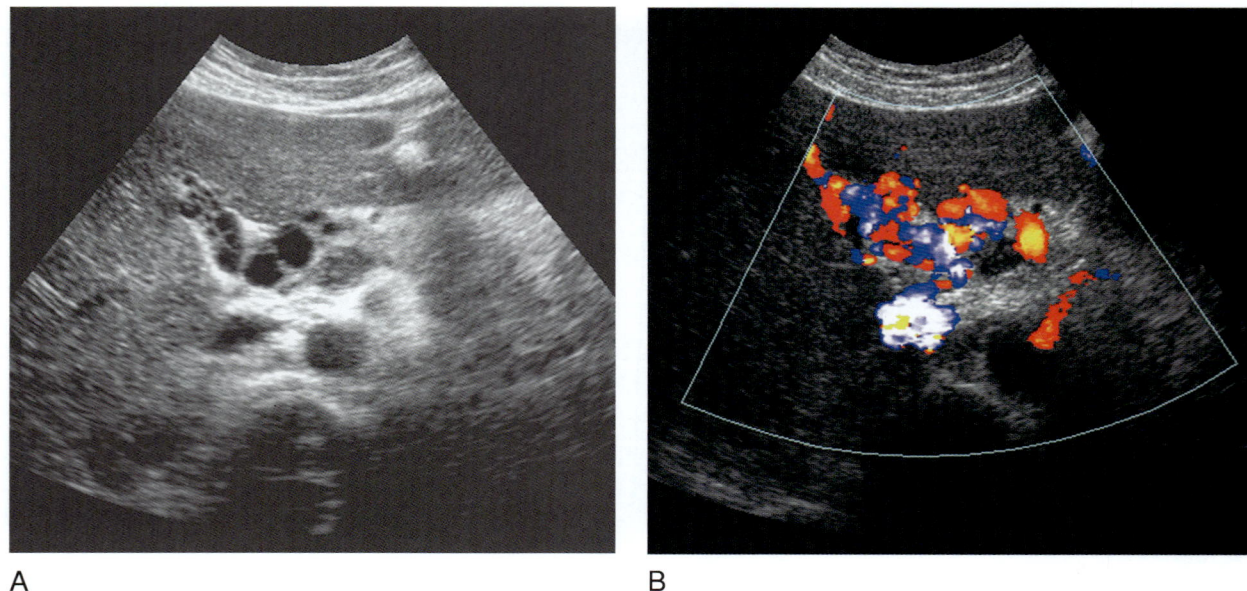

FIGURA 4-33. Transformação cavernosa da veia porta. Observam-se numerosos vasos colaterais periportais.

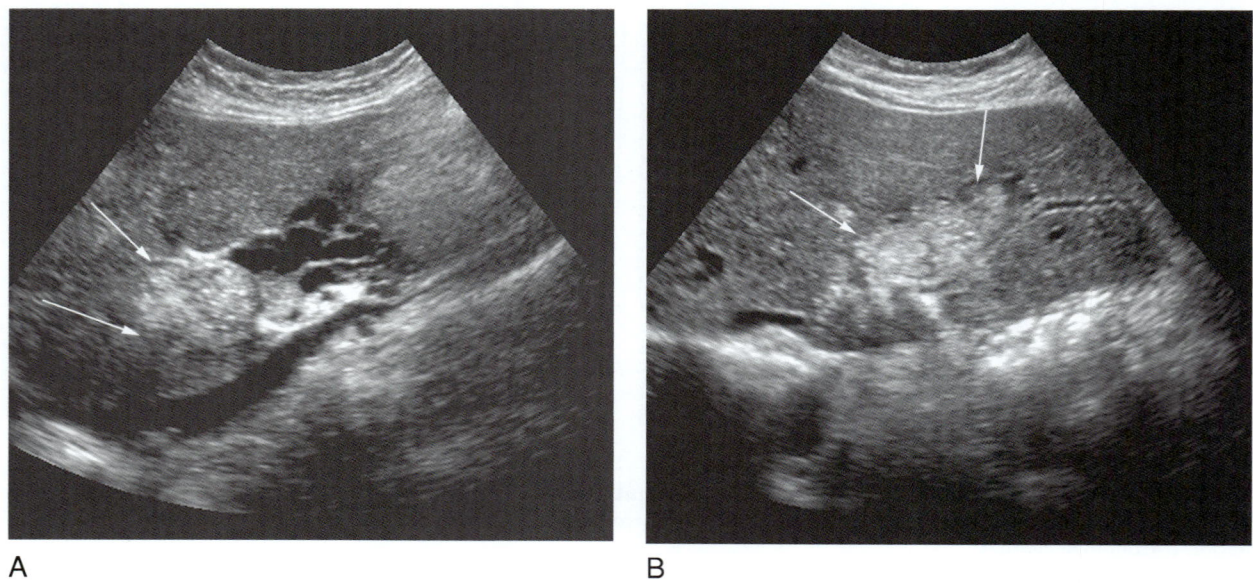

FIGURA 4-34. Metástases para a veia porta de um câncer de cólon. Cortes **A**, sagital da veia porta no hilo hepático e **B**, subcostal oblíquo do ramo ascendente esquerdo da veia porta mostrando que ela está distendida e altamente ecogênica (*setas*). Também existe evidência de transformação cavernosa, uma ocorrência rara na oclusão maligna da veia porta.

mente associada ao CHC, sendo freqüentemente expansiva, da mesma forma que as oclusões decorrentes de outros tumores malignos primários ou secundários (Fig. 4-34).

O Doppler é útil para distinguir entre trombos malignos e benignos da veia porta em pacientes com cirrose. O fluxo sangüíneo pode persistir tanto nos trombos benignos quanto nos malignos. Entretanto, descobriu-se que o fluxo pulsátil apresenta uma especificidade de 95% para o diagnóstico de trombose maligna da veia porta (Fig. 4-32). A sensibilidade foi de apenas 62% porque muitos trombos malignos são hipovasculares.[102]

Síndrome de Budd-Chiari

A síndrome de Budd-Chiari é um distúrbio relativamente raro caracterizado pela oclusão da luz das veias hepáticas, com ou sem a oclusão da luz da veia cava inferior. O grau de

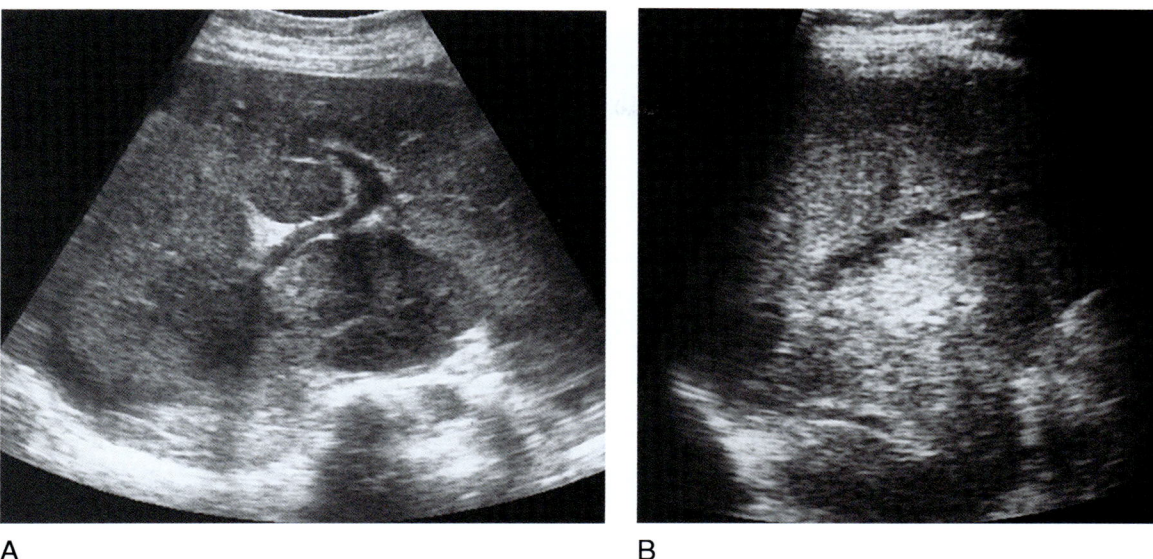

FIGURA 4-35. Síndrome de Budd-Chiari aguda. A, Corte transversal do fígado mostrando um lobo caudado aumentado de tamanho, edemaciado. **B,** Corte sagital da veia hepática direita mostrando ecos em sua luz consistentes com trombose e ausência da porção do vaso na direção da veia cava inferior. O Doppler mostrou que não havia fluxo presente.

oclusão e a presença de circulação colateral são indicativos do curso clínico. Alguns pacientes morrem na fase aguda da insuficiência hepática. As causas da **síndrome de Budd-Chiari** incluem anormalidades de coagulação, tais como a policitemia rubra vera, leucemia crônica e hemoglobinúria paroxística noturna; trauma; extensão tumoral do CHC primário, carcinoma renal e carcinoma supra-renal; gravidez; anormalidades congênitas e membranas oclusivas. O paciente clássico na América do Norte é uma mulher jovem, que faz uso de pílulas anticoncepcionais, apresentando um quadro agudo de ascite, dor no quadrante superior direito, hepatomegalia e, em um grau menor, esplenomegalia. Em alguns, casos não é encontrado nenhum fator etiológico. A síndrome é mais comum em outras partes do mundo, incluindo a Índia, África do Sul e Ásia.

A **avaliação ultra-sonográfica** do paciente com a síndrome de Budd-Chiari inclui a ultra-sonografia em escala de cinza e o Doppler.[103-114] A ascite é uma observação freqüente. O fígado está tipicamente aumentado de tamanho e edemaciado (Fig. 4-35A). O infarto hemorrágico pode produzir uma alteração regional significativa da ecogenicidade. Ela aumenta conforme as áreas infartadas se tornam mais fibróticas.[112] O lobo caudado é normalmente poupado na síndrome de Budd-Chiari porque as veias emissárias desembocam diretamente na veia cava inferior, abaixo do nível das veias hepáticas envolvidas. O aumento do fluxo sangüíneo pelo lobo caudado causa um aumento relativo do mesmo.

A ultra-sonografia em tempo real permite que o radiologista faça uma avaliação não-invasiva da veia cava inferior e das veias hepáticas. As características ultra-sonográficas incluem evidência de oclusão da veia hepática (Fig. 4-35B e Fig. 4-36) e o desenvolvimento de vasos colaterais intra-hepáticos anormais (Fig. 4-37). A extensão do **envolvimento das veias hepáticas** na síndrome de Budd-Chiari inclui a incapacidade parcial ou total de visualizar-se as veias hepáticas, estenoses com dilatação proximal, ecogenicidade na luz do vaso, paredes espessadas, trombose (Fig. 4-38 e Fig. 4-39) e uma extensa rede de vasos colaterais intra-hepáticos (Fig. 4-37).[105,106] Membranas oclusivas podem ser identificadas como obliterações ecogênicas ou focais da luz do vaso.[106] Entretanto, a ultra-sonografia em tempo real subestima a presença de trombos e membranas, podendo não ser conclusiva em pacientes cirróticos nos quais as veias hepáticas são difíceis de ser visualizadas.[105] Na ultra-sonografia em escala de cinza, os vasos colaterais intra-hepáticos aparecem como estruturas tubulares em uma localização anormal, sendo vistos com mais freqüência se estendendo da veia hepática até a superfície do fígado, onde fazem anastomose com os vasos capsulares, integrantes da circulação sistêmica.

O Doppler dúplex e o colorido apresentam um grande potencial, na avaliação de pacientes com suspeita de síndrome de Budd-Chiari, para determinar a presença e a direção do fluxo venoso hepático. A visualização das veias hepáticas média e esquerda é melhor no plano transversal, no nível do apêndice xifóide. Deste ângulo as veias estão praticamente paralelas ao feixe do Doppler, permitindo uma ótima recepção de seus sinais. A melhor forma de avaliar a veia hepática direita é usando-se a tomada intercostal.[108] As vias intrincadas do fluxo venoso saindo do fígado nesses pacientes podem ser mapeadas com documentação de oclusões das veias hepáticas, vasos colaterais hepatossistêmicos, vasos colaterais hepatoportais e aumento do calibre das veias hepáticas anômalas ou acessórias.

O fluxo sangüíneo normal na veia cava inferior e nas veias hepáticas é fásico em resposta ao ciclo cardíaco e à respiração.[115] Na síndrome de Budd-Chiari, o fluxo na veia cava inferior, nas veias hepáticas ou em ambas muda de fásico para ausente, reverso, turbulento ou contínuo.[110,114] O fluxo contínuo foi chamado de padrão de pseudoportalização do sinal Doppler e parece refletir obstrução ou compressão

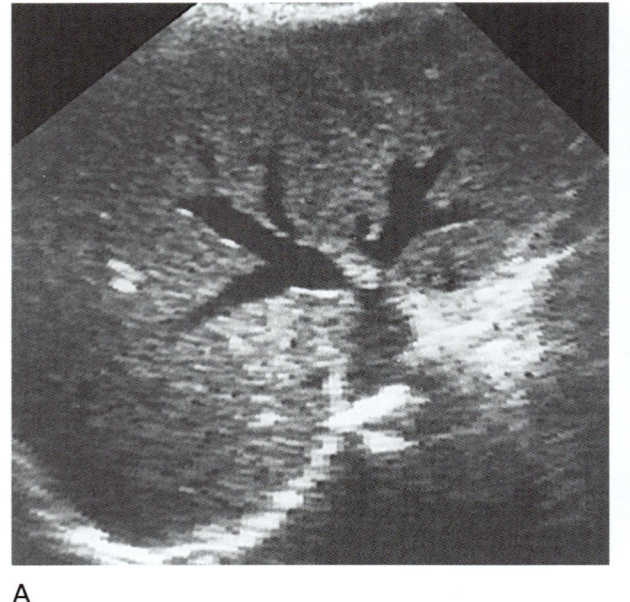
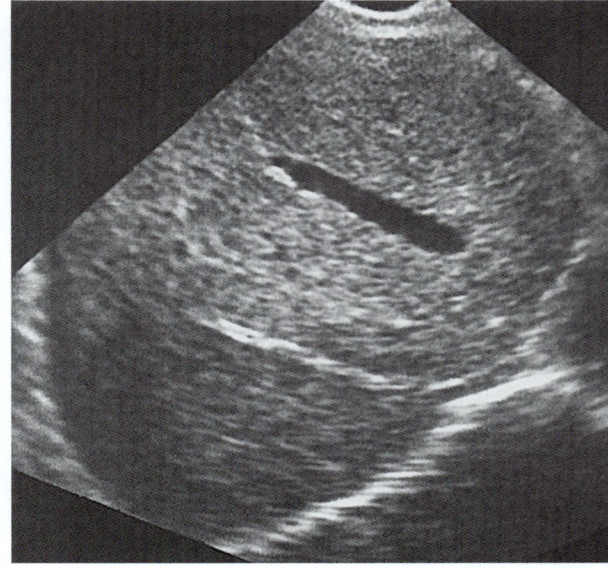
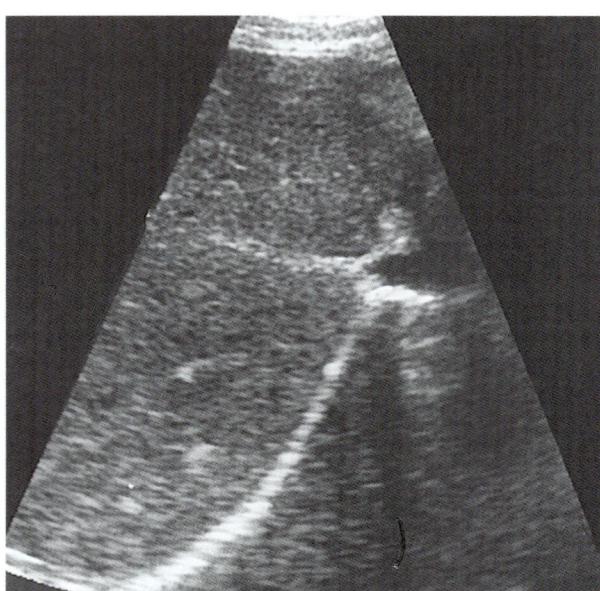

FIGURA 4-36. Síndrome de Budd-Chiari. Aparência anormal da veia hepática em cortes transversais da porção intra-hepática da veia cava inferior de três pacientes. **A,** A veia hepática direita não é visualizada. Pode-se ver redução do calibre da veia hepática média e da esquerda proximal à veia cava inferior. **B,** A veia hepática direita é vista como um cordão trombosado. A veia hepática média não chega à veia cava inferior. A veia hepática esquerda não é visualizada. **C,** Somente a veia hepática média pode ser vista como um cordão trombosado; as outras não são visualizadas.

extrínseca da veia cava inferior.[109] O fluxo portal também pode ser afetado, ocorrendo caracteristicamente lentidão ou reversão do mesmo.[110]

Adicionando-se o Doppler à ultra-sonografia em escala de cinza no paciente com suspeita de síndrome de Budd-Chiari reforça-se sobremaneira a impressão dada pela ultra-sonografia de que as veias hepáticas e a cava inferior estão ausentes, comprimidas ou anormais.[113,114] Essa técnica também é uma ótima maneira de avaliar a reversão do fluxo na veia porta inferior e a presença de vasos epigástricos colaterais.[114]

A doença venoclusiva hepática causa oclusão progressiva das pequenas vênulas hepáticas. A doença é endêmica na Jamaica, secundária à toxicidade por alcalóides do chá do arbusto jamaicano. Na América do Norte, a maioria dos casos é iatrogênica, secundária à irradiação hepática e à quimioterapia usadas no transplante de medula óssea.[111] Clinicamente, não é possível distinguir os pacientes com doença venoclusiva hepática daqueles com a síndrome de Budd-Chiari. O Doppler dúplex mostra que o calibre das veias hepáticas e da veia cava inferior é normal, sua luz não está obstruída e o fluxo fásico (em direção ao coração) é normal.[111] Entretanto, o fluxo na veia porta pode ser anormal, mostrando fluxo reverso ou bidirecional.[111,116] Além disso, pode-se suspeitar do diagnóstico de doença hepática venoclusiva em um paciente com redução do fluxo sangüíneo

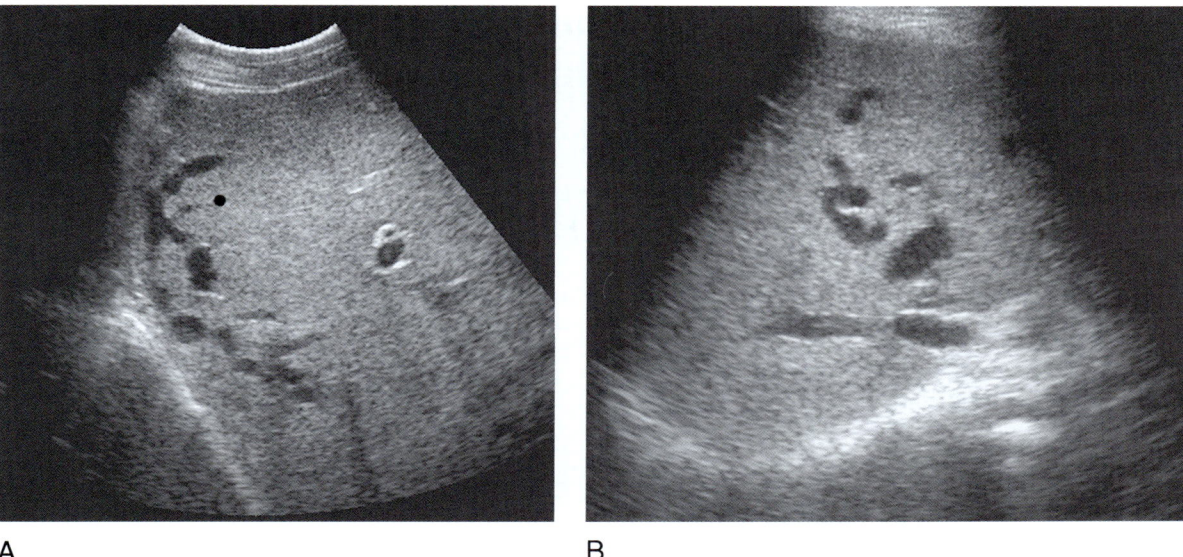

FIGURA 4-37. Síndrome de Budd-Chiari. Síndrome de Budd-Chiari com vasos colaterais intra-hepáticos anormais na ultra-sonografia em escala de cinza em dois pacientes. As duas imagens mostram vasos de localização anormal e extremamente tortuosos, se comparados com a vascularização intra-hepática normal.

portal (se for comparado com as medições feitas antes da terapia ablativa).[111]

Aneurisma da Veia Porta

Os aneurismas da veia porta são raros. Acredita-se que sejam congênitos ou secundários à hipertensão porta.[117] Eles podem ser proximais, na junção das veias mesentérica superior e esplênica, ou distais, envolvendo os vasos terminais da veia porta. Sua aparência ultra-sonográfica é a de uma massa cística, anecóica, que se conecta com o sistema venoso porta. O Doppler pulsátil mostra um fluxo sangüíneo turbulento.[117]

Derivações Venosas Portossistêmicas Intra-hepáticas

Fístulas arterioportais intra-hepáticas são complicações bem conhecidas da biópsia hepática percutânea feita com agulha de grosso calibre e do trauma. Por outro lado, as derivações venosas porto-hepáticas intra-hepáticas são raras. Sua etiologia é controversa, acreditando-se que possam ser congênitas ou relacionadas à hipertensão porta.[118,119] Os pacientes são tipicamente de meia-idade, apresentando encefalopatia hepática. Anatomicamente, as derivações venosas porto-hepáticas são mais comuns no lobo direito. A ultra-sonografia mostra um vaso tubular, tortuoso, ou canais vasculares complexos que conectam um ramo da veia porta a uma veia hepática ou à veia cava inferior.[118-120] O diagnóstico é confirmado pela angiografia.

Aneurisma e Pseudo-aneurisma da Artéria Hepática

A artéria hepática é o quarto local mais comum de aneurisma intra-abdominal, atrás da porção infra-renal da aorta e das artérias ilíaca e esplênica. Em 80% dos pacientes com um aneurisma da artéria hepática ocorre uma ruptura catastrófica para o peritônio, árvore biliar, trato gastrointestinal ou veia porta.[121] Já foi descrita a ocorrência de pseudo-aneurisma da artéria hepática secundário à pancreatite crônica. O Doppler dúplex mostra fluxo arterial turbulento dentro de uma massa ecogênica.[121] A dissecção primária da artéria hepática é rara, levando à morte antes do diagnóstico na maioria dos casos.[122] A ultra-sonografia pode mostrar a camada íntima e os lumens verdadeiro e falso.

Telangiectasia Hemorrágica Hereditária

A telangiectasia hemorrágica hereditária ou doença de Osler-Weber-Rendu é um distúrbio autossômico dominante que causa malformações arteriovenosas no fígado, fibrose hepática e cirrose. Os pacientes apresentam inúmeras telangiectasias e episódios hemorrágicos recorrentes. Os achados ultra-sonográficos incluem uma artéria hepática comum alargada, medindo até 10 mm de diâmetro, inúmeras estruturas tubulares dilatadas representando malformações arteriovenosas e veias hepáticas alargadas devido à derivação arteriovenosa.[123]

Peliosis Hepatis

A *peliosis hepatis* é um distúrbio hepático raro caracterizado por cavidades repletas de sangue, cujo tamanho varia de

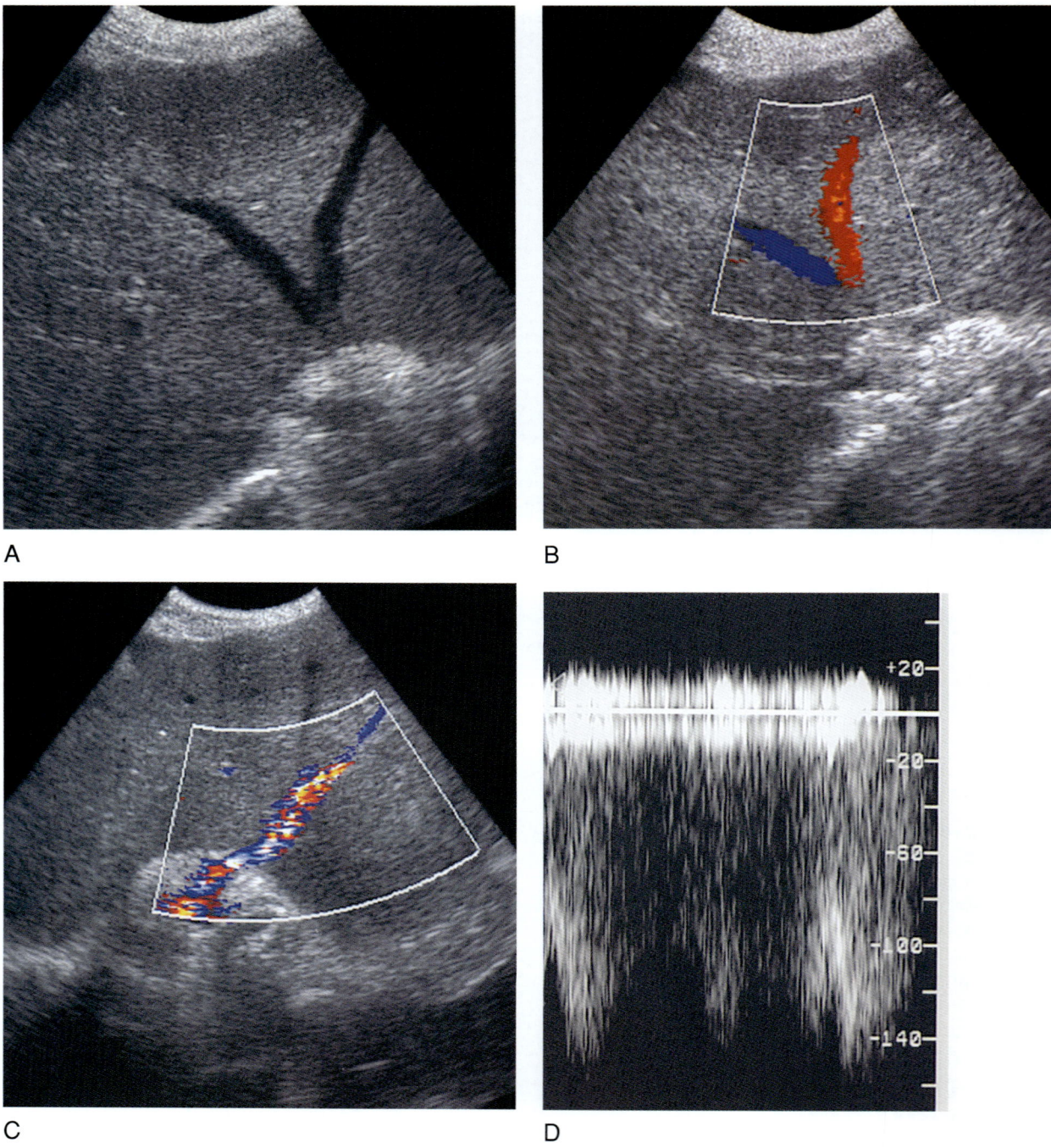

FIGURA 4-38. Síndrome de Budd-Chiari. A, Corte transversal em escala de cinza da confluência das veias hepáticas mostrando ausência total da veia hepática direita com obliteração da luz do tronco comum das veias hepáticas média e esquerda. **B,** O Doppler colorido mostra que o fluxo na veia hepática média (*azul*) é normalmente direcionado para a veia cava inferior. Com a obliteração do tronco todo o sangue flui para fora da veia hepática esquerda (*vermelho*), o que é anormal. Outras imagens mostraram anastomoses da veia hepática esquerda com os vasos colaterais da superfície do fígado. **C,** Doppler colorido mostrando uma veia hepática esquerda anômala, apresentando fluxo direcionado para a veia cava inferior (direção normal) com o fenômeno de *aliasing* devido a um estreitamento longo. **D,** Doppler espectral de uma veia hepática esquerda anômala mostrando uma velocidade anormalmente elevada, de aproximadamente 140 cm/s, confirmando o estreitamento.

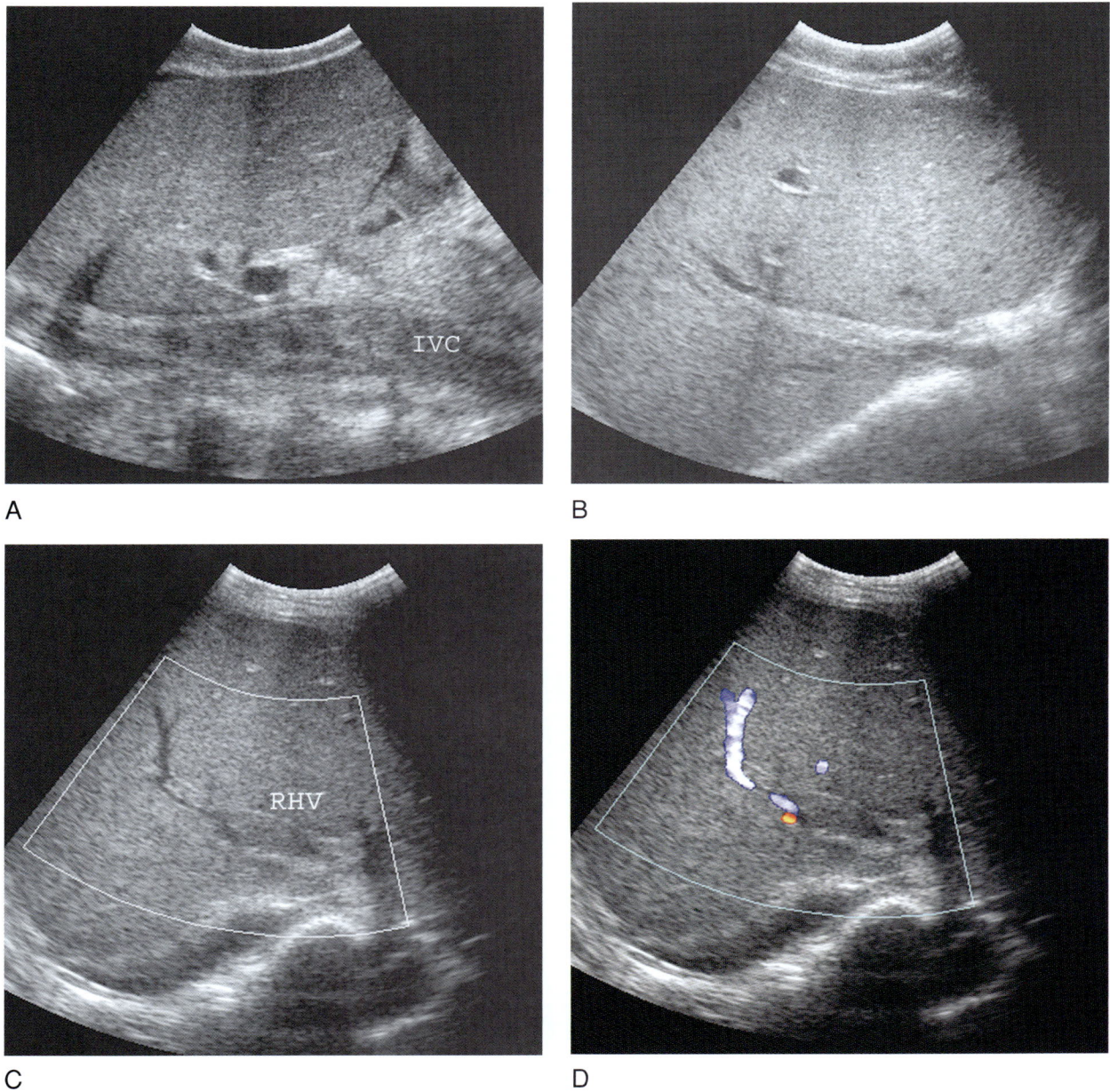

FIGURA 4-39. Síndrome de Budd-Chiari com trombose extensa da veia cava inferior. A, Imagem sagital da veia cava inferior (IVC) que se encontra distendida, com um trombo ecogênico. **B**, Veia hepática média que aparece como um cordão trombótico. **C**, Ultra-sonografia em escala de cinza da veia hepática direita (RHV) e **D**, Doppler colorido de uma veia hepática direita anômala distendida, com um trombo em sua luz. Existe a presença de fluxo sangüíneo na veia proximal ao trombo (*azul*).

menos de um milímetro a vários centímetros de diâmetro. Ela pode ser distinguida do hemangioma pela presença de tratos portais dentro do estroma fibroso das coleções de sangue. A **patogenia** da *peliosis hepatis* envolve a ruptura das fibras de reticulina, que dão apoio às paredes dos sinusóides, secundária à lesão celular ou necrose hepatocelular inespecífica.[124] O diagnóstico de *peliosis* só pode ser feito com exatidão através do exame histológico. A maioria dos casos de *peliosis* afeta o fígado, apesar de outros órgãos internos sólidos também poderem ser envolvidos.

Apesar de os primeiros relatos descreverem sua detecção incidental na autópsia de pacientes com distúrbios crônicos de consumpção, ela já foi diagnosticada após o transplante de rins e de fígado, associada a diversos medicamentos e substâncias químicas, inclusive os anabolizantes, e com uma maior freqüência em pacientes portadores de HIV.[125] Esta última associação pode ser solitária ou como parte da angiomatose bacilar, parte da gama de infecções oportunísticas da AIDS.[126] A *peliosis hepatis* pode ser agressiva e fatal.

As **características** da *peliosis hepatis* **nos exames de imagem** têm sido descritas em relatos de casos isolados,[127-129] apesar de geralmente serem feitos sem a confirmação histológica adequada. Na angiografia, as lesões da *peliosis* foram descritas como acúmulo de contraste detectado na fase arterial tardia, tornando-se mais evidente na fase parenquimatosa.[130] Na ultra-sonografia, as lesões descritas não são específicas, mostrando uma massa única ou múltiplas massas com ecogenicidade heterogênea.[127,128,131] Já foi relatada a presença de calcificações (Fig. 4-40).[131] A TC mostra lesões de baixa atenuação nodular que podem ou não ser acentuadas pelo contraste.[127,130] A *peliosis hepatis* é difícil de diagnosticar, tanto clínica quanto radiologicamente, devendo-se suspeitar de sua presença em um paciente suscetível com uma massa hepática.

AGENTES DE CONTRASTE COM MICROBOLHAS PARA EXAMINAR MASSAS HEPÁTICAS FOCAIS

Massas hepáticas focais são achados comuns em avaliações patológicas e exames de imagem do fígado, incluindo uma variedade de neoplasias benignas e malignas, assim como massas congênitas e adquiridas de natureza inflamatória e traumática. A avaliação das massas hepáticas localizadas é um assunto complexo, sendo geralmente o foco de diversos estudos de imagem. Duas questões básicas devem ser apresentadas. A primeira aborda a caracterização de uma lesão hepática conhecida e responde à pergunta — *o que é isso?* O segundo problema está relacionado à detecção e responde à pergunta — *ela está ali?* A resolução de qualquer um dos dois exige um exame localizado que é normalmente ajustado de acordo com a situação clínica ou de acordo com as informações obtidas de exames anteriores.

Caracterização da Massa Hepática

No mundo inteiro o diagnóstico não-invasivo de massas hepáticas localizadas é feito pela TC com contraste ou pela RM, baseado em padrões de captação de contraste conhecidos nas fases arterial e portal dos exames. Essas técnicas se tornaram tão precisas que raramente é realizada a biópsia de excisão ou a percutânea para seu diagnóstico.

A caracterização da massa hepática pela ultra-sonografia convencional é baseada em sua aparência na ultra-sonografia em escala de cinza e nas informações vasculares obtidas pelo Doppler espectral, power colorido e power Doppler. A ultra-sonografia possui uma ótima resolução espacial e de contraste. Conseqüentemente, a morfologia dessas massas na ultra-sonografia em escala de cinza permite a diferenciação entre massas císticas e sólidas e, em muitos casos, aparências características reconhecíveis podem sugerir um diagnóstico preciso sem que seja necessário recorrer a outros exames. Entretanto, na maioria das vezes o diagnóstico não pode ser feito com base apenas na ultra-sonografia em escala de cinza, necessitando também de informações sobre a vascularização que podem se obtidas com o Doppler convencional. Porém, este exame geralmente é falho na avaliação de massas hepáticas localizadas, especialmente no paciente obeso, no caso de lesões pequenas, localizadas profundamente no fígado ou naquelas cujos sinais de Doppler sejam fracos. Artefatos de movimento também causam problemas nos estudos de Doppler do abdome e, por exemplo, uma massa hepática no lobo esquerdo, próxima da pulsação do ápice do coração, é uma ocasião em que o Doppler convencional falha quase sempre. Existem duas abordagens básicas **para remediar a falha do Doppler** na avaliação de uma lesão hepática localizada. A primeira consiste na **injeção de agentes de contraste com microbolhas** para aumentar o sinal proveniente do sangue. A segunda é a utilização de **técnicas especializadas de diagnóstico por imagem**, tais como a ultra-sonografia com inversão de pulso, que permitem a detecção preferencial do sinal do agente de contraste com supressão do sinal do tecido circundante.

Os agentes de contraste ultra-sonográficos são compostos de pequenas bolhas de gás cercadas por uma membrana estabilizadora. Eles são agentes que ficam restritos ao

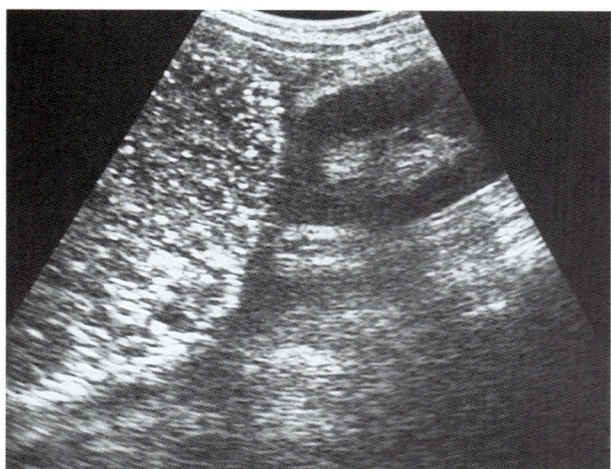 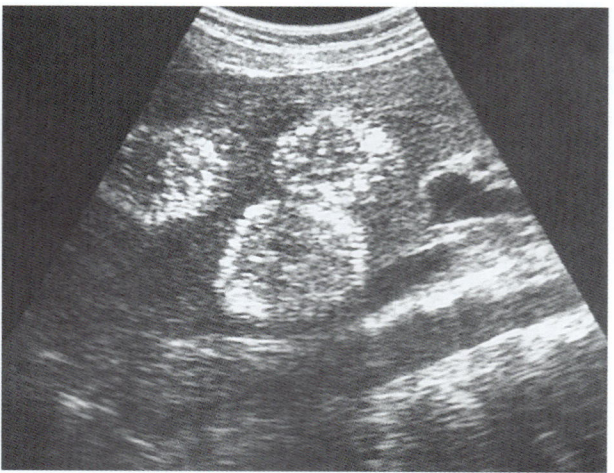

FIGURA 4-40. *Peliosis hepatis. Peliosis hepatis* em uma mulher de 34 anos de idade com deterioração da função hepática, necessitando de transplante. Cortes sagitais do **A,** lobo direito e **B,** lobo esquerdo mostrando várias massas hepáticas com inúmeras calcificações minúsculas. (De Muradali D, Wilson SR, Wanless IR, et al: Peliosis hepatis with intrahepatic calcifications. J Ultrasound Med 1996;16:257-260.)

sangue, não ocorrendo difusão dos mesmos através do endotélio vascular. Este fator é muito importante ao se realizar exames de imagem do fígado, pois pode ocorrer difusão dos contrastes usados para a TC e a RM para o interstício de um tumor. Nossa experiência se baseia no uso do Levovist (Schering, Berlin, Alemanha),[132] um agente de primeira geração contendo microbolhas com uma cápsula lipídica, e dois agentes de perfluorocarbono, Definity (Bristol-Meyers Squibb, Billerica, Massachusetts) e Optison (Mallinckrodt, St. Louis, Missouri).[133,134] A vantagem do Levovist está na força da sua fase pós-vascular específica para o fígado, que produz um contraste brilhoso no fígado após a depuração das microbolhas do sistema vascular quando é feita a insonação com um alto índice mecânico. Em comparação, os agentes de perfluorocarbono são ideais para obtenção de imagens vasculares de baixo índice mecânico necessárias para a caracterização de tumores hepáticos.

Os agentes de contraste com microbolhas para ultra-sonografia são únicos, pois interagem com o processo de obtenção de imagens.[134] O principal determinante dessa interação é a pressão negativa máxima do pulso de ultra-som transmitido, refletido pelo **Índice Mecânico (IM)**, um número que está exposto no aparelho de ultra-som. As bolhas possuem uma oscilação não-linear estável quando expostas a um campo de ultra-som com um **baixo IM**, produzindo harmônicas da freqüência transmitida, incluindo a freqüência que é o dobro da do som emitido pelo transdutor, a segunda harmônica. Quando o **IM é aumentado** o suficiente, as bolhas sofrem alteração irreversível produzindo um sinal de ultra-som brilhante, mas breve, de alta intensidade. Esses agentes de contraste e suas técnicas especializadas de imagem são discutidos detalhadamente no Capítulo 3 por meu colega de pesquisa, Peter N. Burns, não sendo discutido com maiores detalhes neste capítulo.

A caracterização de lesões hepáticas com agentes de contraste com microbolhas é baseada na vascularização da lesão e na sua captação de contraste nas fases arterial e venosa portal. **A avaliação da vascularização da lesão** depende do rastreamento contínuo dos agentes enquanto elas permanecerem no sangue. Isto é feito de preferência usando-se os agentes de perfluorocarbono, como o Definity, pois produzem sinais de harmônica estável quando utilizada a insonação com **baixo IM**. Nós documentamos a **presença**, **número**, **distribuição** e **morfologia** de qualquer vaso localizado na lesão (Fig. 4-41 e Fig. 4-42). É preferível o uso de um baixo IM, pois preserva o contraste sem destruição das bolhas no campo de imagem, permitindo observação prolongada em tempo real. A morfologia dos vasos na lesão é discriminatória e altamente útil no diagnóstico das lesões hepáticas.

A avaliação da captação de contraste pela lesão é mais bem determinada comparando-se a ecogenicidade da lesão à do fígado em uma mesma profundidade e na mesma imagem, o que requer conhecimento do fluxo sangüíneo hepático para ser compreendida. O fígado apresenta um suprimento sangüíneo duplo proveniente da artéria hepática e da veia porta. Uma grande parte do suprimento sangüíneo hepático vem da veia porta, enquanto que o suprimento sangüíneo da maioria dos tumores hepáticos é proveniente da artéria hepática. No início da injeção, a técnica de baixo IM faz com que todo o campo apareça preto, independentemente da aparência inicial do fígado e da lesão em questão. De fato, uma massa conhecida pode ser invisível neste ponto (Fig. 4-41B). Conforme as microbolhas chegam ao campo em estudo, inicialmente são visualizados os pequenos vasos hepáticos e da lesão, seguido de um aumento generalizado das áreas brancas, conforme o contraste preenche a microvasculatura. O parênquima hepático aparece mais ecogênico ou mais branco na fase arterial do que na fase inicial, e ainda mais acentuado na fase portal, refletindo seu fluxo sangüíneo. Conseqüentemente, os padrões vasculares e de acentuação refletirão o fluxo sangüíneo real e a hemodinâmica da lesão em questão, de forma que uma massa com um suprimento arterial contrastado aparecerá branca se comparada com o fígado, menos branco **na seqüência da fase arterial** (Fig. 4-41E). Por outro lado, uma lesão que apresente hipoperfusão aparecerá como uma região escura ou hipoecóica embebida pelo parênquima hepático, contrastado na fase arterial. Na **fase venosa portal**, as lesões malignas geralmente aparecem sem contraste, como massas hipoecóicas (Fig. 4-41F). Em comparação, as lesões benignas freqüentemente mostram uma captação de contraste sustentada de forma que sua ecogenicidade é igual ou maior que a do fígado na fase portal.

Atualmente, a avaliação do contraste das lesões é mais comumente feita usando-se a técnica de baixo IM que acabamos de descrever. Entretanto, a sensibilidade da avaliação do contraste da lesão como um reflexo do volume de microbolhas na área examinada é maior usando-se alguma variação da **técnica de alto IM com intervalo retardado**. A interrupção do processo de obtenção de imagem por um intervalo predeterminado permite que o volume vascular seja preenchido pelo contraste. Congelando-se o mecanismo do aparelho de ultra-som por um determinado período, seguido de uma curta ressonância de alto IM resulta na destruição das bolhas, causando uma rápida acentuação conforme as bolhas que foram acumuladas durante o intervalo são destruídas em uma única tomada. A intensidade do brilho será proporcional ao número de bolhas que se acumularam durante o intervalo. Conseqüentemente, a comparação das alterações no nível de eco da lesão hepática e o tecido hepático adjacente fornecerão uma medida relativa de seus volumes vasculares. O momento do intervalo em relação ao aparecimento da primeira bolha no campo de imagem permitirá a avaliação das diversas fases de contraste hepático — de 8 a 10 segundos para a fase arterial e de 50 a 70 segundos para a fase venosa portal. Intervalos maiores, de até vários minutos, podem ser apropriados para a avaliação de lesões cujo fluxo sangüíneo seja lento, tais como os hemangiomas. Apesar de pouco usadas, técnicas destrutivas de alto IM permanecem sendo o método mais sensível para avaliar a captação de contraste de lesões nos casos difíceis.

Onde estamos atualmente? Com raras exceções, os pacientes com massas hepáticas encontradas incidentalmente durante uma ultra-sonografia geralmente são encaminha-

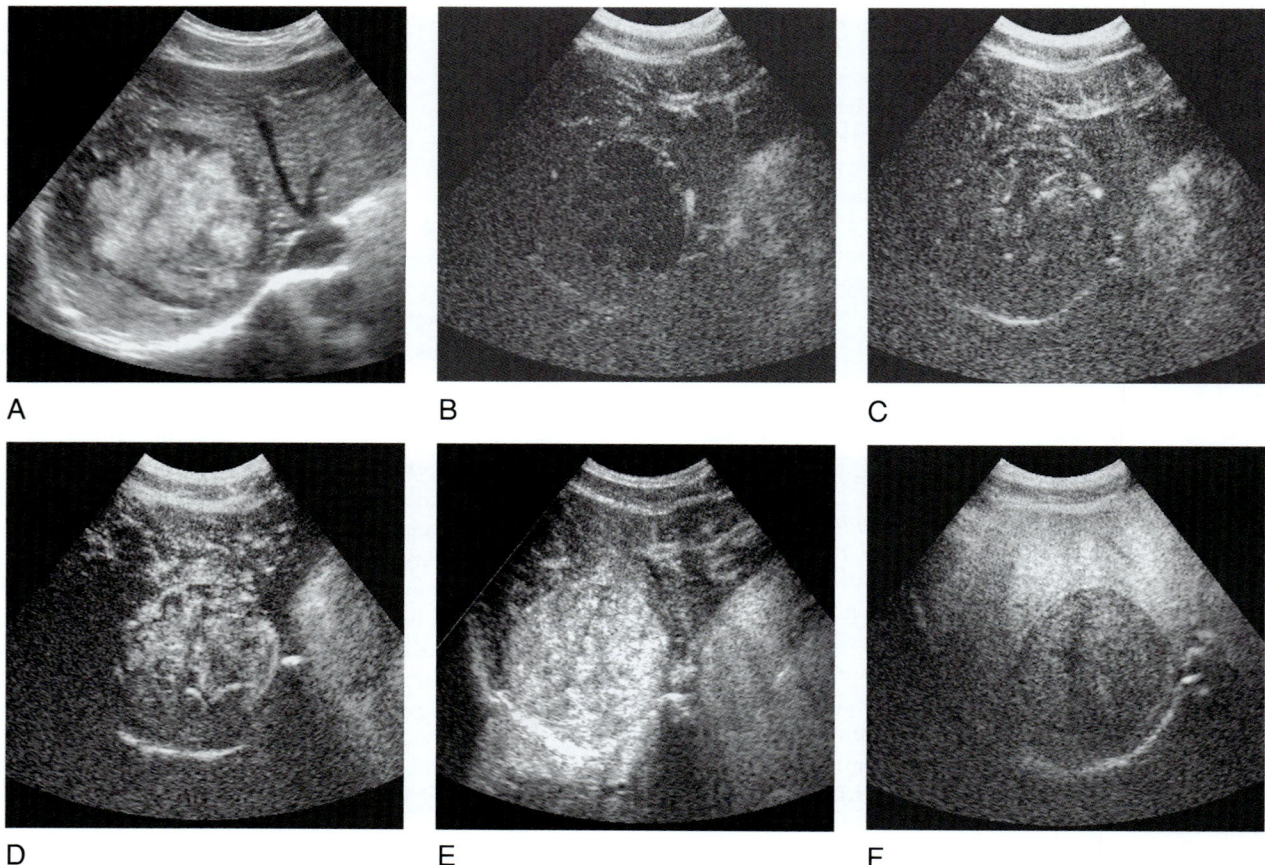

FIGURA 4-41. Caracterização de uma massa hepática focal com agentes de contraste com microbolhas — carcinoma hepatocelular. A, Ultra-sonografia inicial em escala de cinza de uma massa localizada muito ecogênica com um halo hipoecóico. **B,** Imagem da mesma localização com baixo IM, pouco antes da chegada das microbolhas, onde toda a imagem está preta. A lesão é praticamente invisível, não apresentando mais ecogenicidade. **C** e **D,** Imagens em tempo real obtidas com baixo IM. **C,** Conforme as bolhas chegam ao campo de visão, vasos ecogênicos lineares são vistos no fígado e na lesão. **D,** Posteriormente, na fase arterial vemos mais vasos na lesão hipervascular do que no fígado. **E,** Imagem de retardo da fase arterial mostrando que ocorre um contraste maior da lesão do que do tecido hepático adjacente, de forma que a lesão é novamente mais ecogênica que o fígado. As microbolhas na vasculatura são responsáveis pela ecogenicidade da lesão. **F,** Imagem da fase venosa portal mostrando contraste no fígado. A lesão aparece menos ecogênica que o fígado ou já foi "apagada".

dos para uma TC com contraste ou RM para um maior detalhamento das mesmas. Descobrimos que as técnicas já mencionadas têm uma grande habilidade de diagnosticar massas hepáticas através do ultra-som com contraste. Em nossa clínica procuramos confirmar a presença de massas hepáticas benignas com o ultra-som contrastado sem encaminhar esses pacientes para maiores investigações. Nas lesões malignas, o ultra-som é parte integrante da avaliação do paciente. Com base na observação de mais de 200 exames, estabelecemos algoritmos para o diagnóstico de massas hepáticas localizadas pela ultra-sonografia.[135] O diagnóstico das massas hepáticas benignas, hemangioma e hiperplasia nodular focal (HNF) está próximo de 100%. A discriminação entre lesões benignas e malignas apresenta um grau de precisão semelhante. Os algoritmos encontram-se resumidos na Tabela 4-3 e estão incluídos nas discussões sobre lesões específicas que se seguem. O conhecimento obtido através desses exames forma a base das próximas seções sobre massas hepáticas benignas e malignas.

Detecção da Massa Hepática

Ao contrário da crença popular, a excelente resolução espacial da ultra-sonografia permite a visualização de pequenas lesões. Portanto, não é o tamanho mas sim a ecogenicidade que determina o grau de visualização da lesão na ultra-sonografia. Ou seja, uma massa minúscula, medindo apenas alguns milímetros, pode ser facilmente visualizada se sua ecogenicidade estiver aumentada ou diminuída em comparação ao parênquima hepático adjacente. Como muitas metástases são hipo ou hiperecóicas, um exame cuidadoso permite que sejam detectadas. Mesmo assim, a ecogenicidade de diversas lesões metastáticas é semelhante à do fígado, dificultando ou

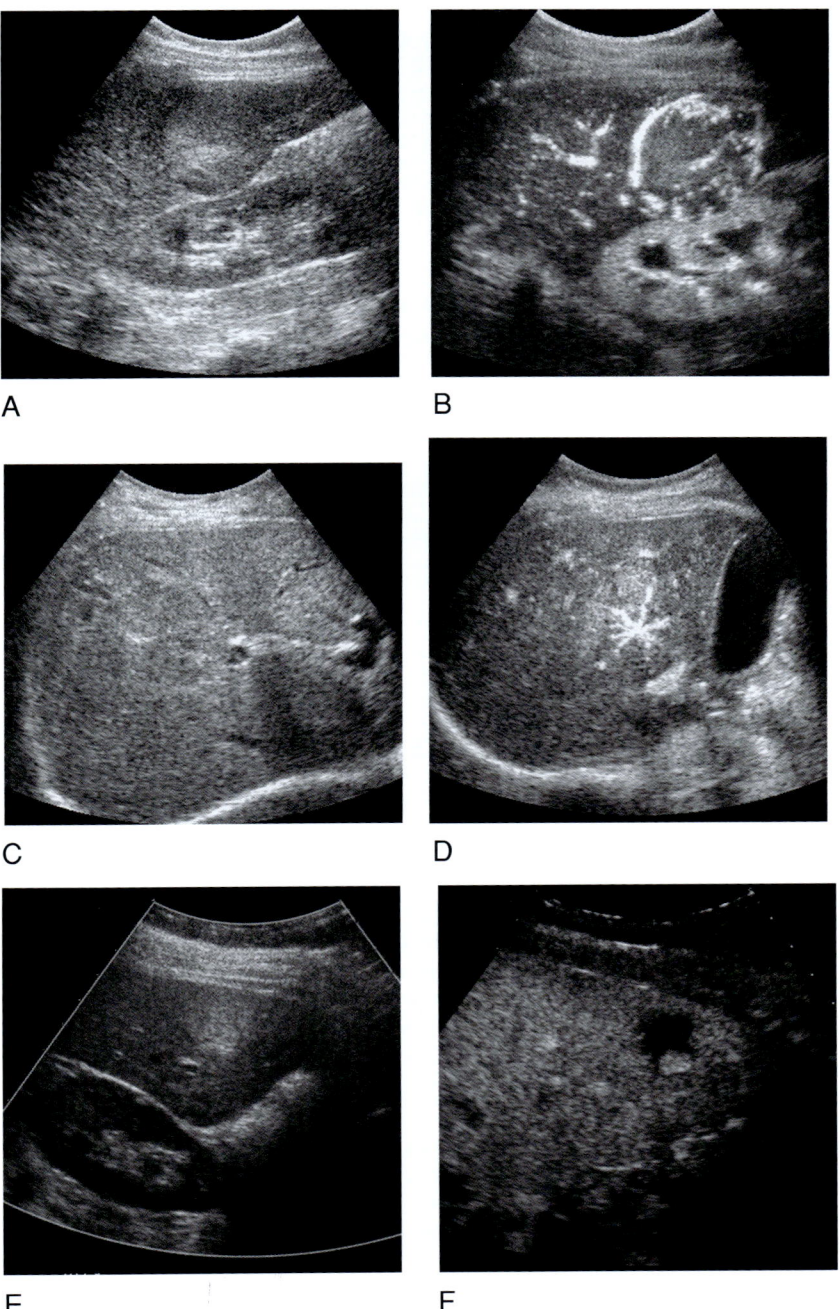

FIGURA 4-42. Características discriminatórias das imagens vasculares com o uso de agentes de contraste com microbolhas. À esquerda estão as imagens iniciais e à direita as imagens vasculares. **Linha superior — carcinoma hepatocelular. A**, O exame inicial mostra uma massa exofítica no segmento 6. **B**, Os vasos na parte anterior da lesão são tortuosos, apresentando dismorfia. **Linha média — hiperplasia nodular focal (HNF). C**, A lesão é praticamente invisível. **D**, Vasos estelares são um sinal clássico dessa condição. **Linha inferior — hemangioma. E**, Imagem inicial mostrando uma lesão ecogênica. **F**, Imagem vascular com baixo IM mostrando contraste de nódulos periféricos e lagos sangüíneos. Não há vasos lineares visíveis. Há um contraste maior do fígado do que da lesão, que parece ser hipoecóica pois é hipovascular na fase arterial. (De Brannigan M, Burns PNB, Wilson SR: Blood flow patterns in focal liver lesions at microbubble enhanced US. Radiographics 2004, no prelo.)

impossibilitando a sua detecção. Isso acontece quando a dispersão da lesão é virtualmente idêntica à do parênquima hepático. Atualmente o método mais eficaz para contornar esse problema inerente da falta de contraste entre diversas lesões metastáticas e o fígado na ultra-sonografia convencional é a realização da **ultra-sonografia hepática com contraste** (Fig. 4-43). Existem dois métodos disponíveis, ambos contrastam o parênquima hepático mas não as lesões metastáticas, melhorando, assim, sua visualização. Apesar de possuírem mecanismos de ação diferentes, ambos utilizam microbolhas nesse processo. Isso aumenta a dispersão dos sinais provenientes, melhorando, assim, a detecção das lesões hepáticas.

O primeiro método utiliza um contraste de primeira geração, o **Levovist** (Schering, Berlim, Alemanha). Após a depuração do contraste do interior dos vasos, as microbolhas permanecem no fígado, provavelmente por terem sido fagocitadas pelas células de Kupffer. Uma varredura do fígado com alto IM produz um contraste brilhante nas áreas em que as microbolhas estão localizadas. Conseqüentemente, haverá contraste em todo o parênquima hepático normal. As metástases hepáticas, que não possuem células de Kupffer,

TABELA 4-3. ALGORITMOS PARA O DIAGNÓSTICO DAS MASSAS HEPÁTICAS FOCAIS USANDO-SE A ULTRA-SONOGRAFIA COM CONTRASTE

	Imagem Vascular	Impregnação de Contraste da Fase Arterial	Impregnação de Contraste da Fase Venosa Portal
Hemangioma	Marginal Lagos e coleções Ausência de contraste de vasos lineares (Raramente — vasos com um grande número de ramificações mimetizando coleções de sangue)	Maior do que do fígado Periférica nodular Progressão centrípeta	Igual/maior do que o fígado **Contraste prolongado**
Hiperplasia Nodular Focal	Hipervascular Vasos estelares Artéria aferente tortuosa	Maior do que do fígado Difusa Homogênea	Igual/maior do que o fígado Cicatriz não contrastada **Contraste prolongado**
CHC	Hipervascular Difuso Freqüentemente heterogêneo devido a hemorragia e necrose	Maior do que o fígado	Menor do que o fígado **Eliminação gradual**
Metástases	Hipovasculares Contraste marginal Hipervascularidade	Menor do que o fígado Contraste marginal Maior do que o fígado	Todas Menor do que o fígado

Reproduzida com permissão de Brannigan M, Burns PNB, Wilson SR: Blood flow patterns in focal liver lesions of microbubble enhanced US. RadioGraphics 2004, no prelo.

não serão contrastadas, aparecendo, assim, como buracos pretos ou hipoecóicos no meio do parênquima contrastado (Fig. 4-41A, B). Conseqüentemente, são visualizadas mais lesões e lesões menores do que no exame inicial.[136] Em um estudo envolvendo vários centros na Europa e no Canadá do qual participamos, foram visualizadas mais lesões do que na ultra-sonografia sem contraste.[137] De forma geral, a habilidade de detectar lesões foi equivalente à TC e à RM. A diferença de decibéis entre as lesões e o parênquima hepático é multiplicada devido ao aumento da dispersão do contraste presente no tecido hepático normal.

Outra técnica para aumentar a detecção de lesões hepáticas utiliza **agentes de contraste de perfluorocarbono** associados à varredura de baixo IM, tanto na fase arterial quanto na venosa portal. O uso da técnica de baixo IM para a detecção de lesões é vantajoso porque a população de microbolhas é preservada e a sincronização não é tão crítica. Não ocorre contraste das metástases e dos CHCs em relação ao fígado na **fase portal**, pois há uma acentuação máxima do parênquima hepático nesta fase. Conseqüentemente, todas as lesões malignas tendem a aparecer hipoecóicas na fase portal, melhorando, assim, a detecção das lesões (Fig. 4-41F e Fig. 4-43C, D). Essa observação, de que as lesões malignas são hipoecóicas na fase venosa portal do contraste hepático por perfluorocarbono, é útil tanto na detecção de lesões quanto na sua caracterização. A captação de contraste por lesões benignas, hiperplasia nodular focal e hemangiomas, é geralmente igual ou maior que a do fígado na fase portal.

A detecção de massas hepáticas hipervasculares, tais como o CHC ou metástases hipervasculares, também melhora com o uso do perfluorocarbono na **fase arterial**. Nesta fase, elas aparecem como massas hiperecóicas em relação ao parênquima hepático, pois são irrigadas predominantemente pela artéria hepática.

NEOPLASIAS HEPÁTICAS

Uma Visão Geral

A visualização ultra-sonográfica das massas hepáticas focais pode ocorrer em uma variedade de cenários clínicos, variando da detecção incidental à sua identificação em um paciente sintomático, ou como parte de uma busca em um paciente com risco de apresentar uma neoplasia hepática. Hemangiomas, hiperplasia hepática focal e adenomas são as neoplasias benignas encontradas no fígado regularmente, enquanto que o CHC e as metástases respondem pela maioria dos tumores malignos. O papel dos métodos de diagnóstico por imagem na avaliação de uma massa hepática focal é determinar quais massas são importantes, requerendo confirmação diagnóstica, e as que provavelmente são insignificantes e benignas, não necessitando de uma avaliação mais aprofundada para confirmar sua natureza. Na ultra-sonografia existe uma considerável superposição da aparência das massas hepáticas focais, mas o excelente contraste e resolução espacial dos equipamentos modernos permitiram o desenvolvimento de algumas diretrizes para a avaliação inicial dos pacientes quando da detecção de uma massa hepática.[138] Entre tais diretrizes, encontra-se o reconhecimento das seguintes características:

- A presença de um **halo hipoecóico** em torno de uma massa hepática ecogênica ou isoecóica não é um bom sinal, exigindo que seja feito um diagnóstico definitivo.
- É altamente provável que uma **massa hepática sólida e hipoecóica** seja importante, devendo também ser feito um diagnóstico definitivo.
- **Diversas massas hepáticas sólidas** podem ser significativas, levantando a possibilidade de metástases ou de

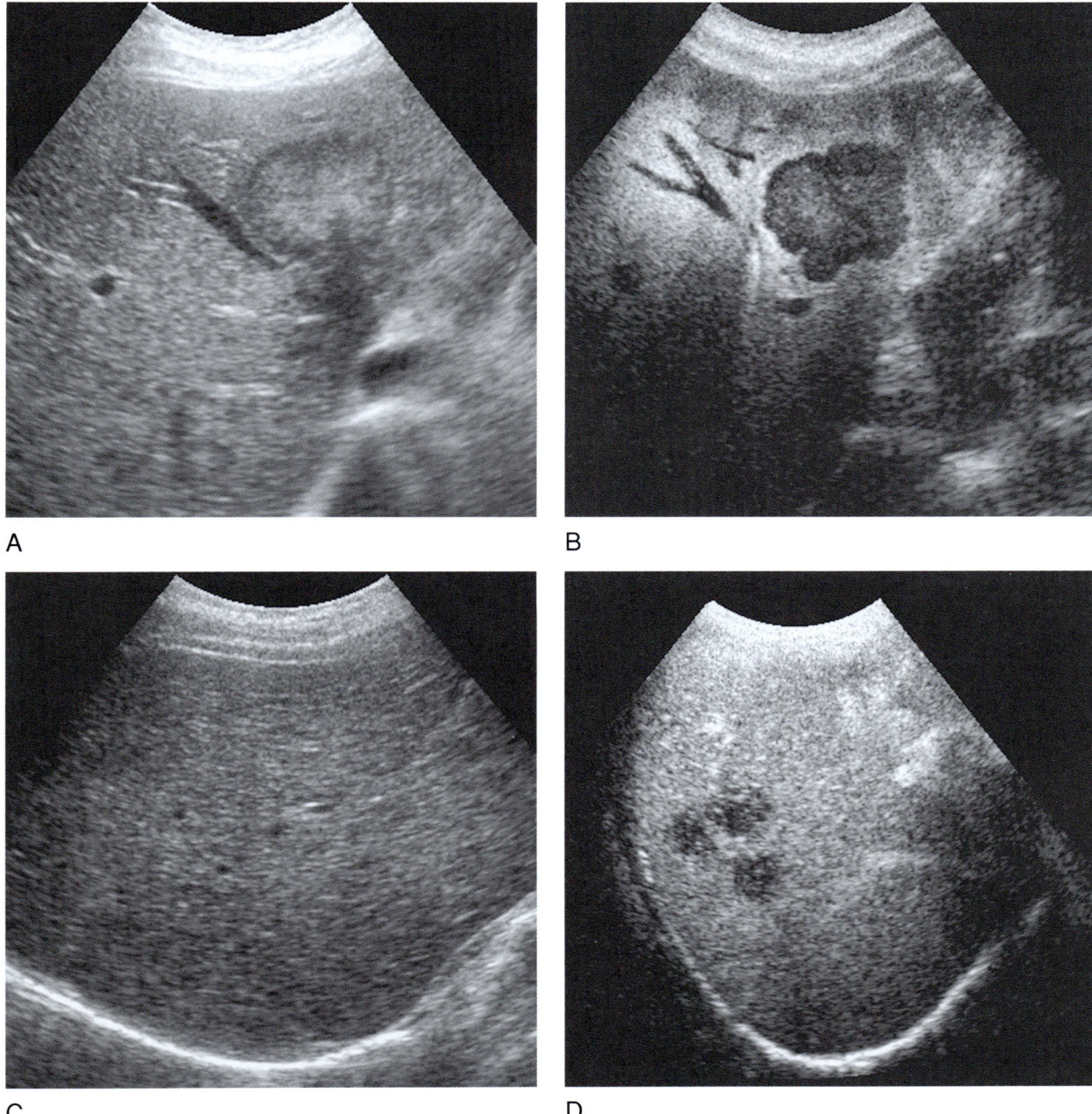

FIGURA 4-43. Melhora na detecção das massas hepáticas localizadas com o uso de dois contrastes diferentes com microbolhas. A e B, Levovist (Schering, Berlim, Alemanha). **A,** Ultra-sonografia inicial mostrando uma discreta massa isoecóica com uma borda hipoecóica. **B,** A imagem pós-vascular com Levovist mostra um aumento da ecogenicidade do fígado. A lesão é notavelmente hipoecóica e bem visível. **C e D, Definity** (Bristol-Meyers Squibb, Billerica, Massachusetts). **C,** A ultra-sonografia inicial não mostra as lesões metastáticas neste paciente com carcinoma pulmonar. **D,** Imagem da fase venosa portal mostrando múltiplos focos metastáticos sem contraste.

uma neoplasia maligna multifocal. Entretanto, os hemangiomas são freqüentemente múltiplos.
- Uma **história clínica de câncer**, doença hepática crônica ou hepatite, ou sintomas relacionados ao fígado são informações necessárias para a interpretação correta de uma massa hepática localizada.

Neoplasias Hepáticas Benignas
Hemangiomas Cavernosos

Os hemangiomas cavernosos são os **tumores benignos mais comuns** do fígado, afetando aproximadamente 4% da população. Eles ocorrem em todas as faixas etárias, sendo mais comum nos adultos, principalmente nas mulheres, que são afetadas em uma proporção de 5:1 em relação aos homens.[139] A grande maioria dos hemangiomas é pequena, assintomática, sendo um achado incidental. Lesões de grande porte podem, ocasionalmente, causar dor abdominal secundária à hemorragia ou trombose intratumoral. Em crianças, pode ocorrer trombocitopenia, causada pelo seqüestro e destruição de plaquetas por um hemangioma cavernoso grande (síndrome de Kasabach-Merritt), mas é uma ocorrência rara em adultos. A tradição diz que, ao ser diagnosticado em adultos, o hemangioma já atingiu um tamanho estável, sendo raras as alterações de tamanho e aparência.[140,141] Atualmente acreditamos que isso nem sempre reflete a realidade, pois já documentamos diversos casos que apresentaram crescimento importante no decorrer de vários anos de acompanhamento. Os hemangiomas podem aumentar de tamanho durante a gravidez ou pela administração de estrogênios, sugerindo que esse tumor é hormônio-dependente. **Histologicamente,** os hemangiomas consistem de múltiplos canais vasculares revestidos por um endotélio com uma única camada celular, separados por septos fibrosos, os quais também fornecem apoio estrutural. Os espaços vasculares podem conter trombos.

A **aparência ultra-sonográfica** dos hemangiomas cavernosos varia (Fig. 4-44). **Tipicamente** a lesão é pequena, com menos de 3 cm de diâmetro, bem definida, homogênea e hiperecóica (Fig. 4-44A).[142] O aumento da ecogenicidade tem sido relacionado às diversas interfaces entre a parede dos seios cavernosos e o sangue em seu interior.[143] O reforço acústico posterior, nem sempre visto e inespecífico, se correlaciona com a hipervascularidade vista na angiografia (Fig. 4-44H).[144] Estima-se que cerca de 67% a 79% dos hemangiomas são hiperecóicos,[145,146] sendo que somente 58% a 73% destes são homogêneos.[141,144] As **características típicas** nos são agora familiares e incluem uma área central heterogênea contendo porções hipoecóicas que podem ter a aparência granular (Fig. 4-44D, E, F) ou rendada (Fig. 4-44D); uma borda ecogênica, que pode ser uma camada fina ou grossa (Fig. 4-44E, F, G); e uma tendência a apresentar bordas recortadas (Fig. 4-44B).[147] Lesões maiores tendem a ser heterogêneas, com focos centrais hipoecóicos representando cicatrizes de colágeno fibroso (Fig. 4-44C), grandes espaços vasculares ou ambos. Um hemangioma pode parecer hipoecóico em comparação a um fígado que apresente esteatose.[148] A calcificação é rara (Fig. 4-44I).

Os hemangiomas são caracterizados pelo **fluxo sangüíneo extremamente lento,** que não é detectado rotineiramente pelo Doppler colorido ou o dúplex. Algumas lesões podem apresentar uma alteração de kHz de baixo para médio, tanto nos vasos periféricos quanto nos centrais. A habilidade do Doppler de potência, que é mais sensível ao fluxo lento, de detectar os sinais dentro de um hemangioma ainda é motivo de controvérsia.[149,150]

Os hemangiomas cavernosos são freqüentemente vistos nas ultra-sonografias abdominais, e já foi provado que a confirmação de todas as lesões visualizadas é dispendiosa e desnecessária. Conseqüentemente, considera-se uma prática aceitável tratar alguns desses pacientes conservadoramente, sem confirmação do diagnóstico. Quando uma lesão hiperecóica, típica de um hemangioma cavernoso, é descoberta por acaso, geralmente não é necessário fazer outros exames ou, no máximo, pode-se repetir a ultra-sonografia em 3 a 6 meses para documentar a ausência de alterações na lesão.

Por outro lado, existem lesões potencialmente significativas que podem mimetizar a morfologia ultra-sonográfica de um hemangioma, produzindo uma massa única ou massas múltiplas, de ecogenicidade uniformemente aumentada, originárias de um tumor primário do cólon ou vascular, como o tumor neuroendócrino; pequenos CHCs, em particular, podem mostrar essa morfologia. Caturelli *et al.,*[151] em um estudo prospectivo de 1.982 pacientes com cirrose diagnosticada recentemente, descobriram que 50% das lesões hepáticas ecogênicas, cuja morfologia sugeria hemangioma cavernoso, tiveram esse diagnóstico confirmado. Entretanto, os outros 50% foram diagnosticados como CHC. Eles também demonstraram que todas as lesões de 1.648 pacientes com cirrose e uma nova massa ecogênica semelhante a um hemangioma eram CHC. Esses resultados demonstram a grande necessidade de se provar o diagnóstico de todas as massas com essa morfologia nos pacientes de alto risco. Conseqüentemente, em um paciente portador de um tumor maligno, que apresente um risco maior para hepatomas, testes de função hepática anormais, sintomas relacionados ao fígado ou um padrão ultra-sonográfico atípico, recomenda-se a realização de um dos seguintes exames de imagem para confirmar a suspeita de hemangioma: ultra-sonografia com agente de contraste com microbolhas, tomografia computadorizada,[152,153] cintilografia com hemácias marcadas[154] ou ressonância magnética.[155]

Ultra-sonografia com agente de contraste com microbolhas. Na fase arterial, os hemangiomas apresentam **lagos e coleções periféricas de sangue** que apresentam mais brilho do que o parênquima hepático adjacente. Não apresenta vasos lineares. Ocorre uma **progressão centrípeta** progressiva do contraste até atingir o preenchimento globular completo, com **contraste persistente**, igual ou maior que o do fígado, na fase venosa portal, durante vários minutos (Fig. 4-45). Essa acentuação pode ocorrer rapidamente ou pode ser incompleta, mesmo na fase venosa portal retardada. Nós diagnosticamos quase 100% dos hemangiomas, inclusive os pequenos, eliminando, assim, a necessidade de se realizar TC, RM ou cintilografia com hemácias marcadas para a confirmação do diagnóstico, especialmente nas lesões identificadas incidentalmente. A melhor maneira de se fazer o diagnóstico dos hemangiomas vai depender da situação clínica, do tamanho e da localização da lesão, dos exames de imagem disponíveis, tais como a RM e SPECT (tomografia computadorizada com emissão de fóton único) e da experiência do técnico. Em geral, a combinação de dois estudos confirma o diagnóstico de hemangioma.[156] Temos esperança de que no futuro a maioria dos hemangiomas vistos na ultra-sonografia será confirmada pela ultra-sonografia com contraste.

Em um pequeno número de pacientes, os exames de imagem não darão um diagnóstico definitivo de hemangioma. Biópsias percutâneas de hemangiomas hepáticos têm sido feitas sem maiores problemas.[157,158] Cronan *et al.*[158] realizaram

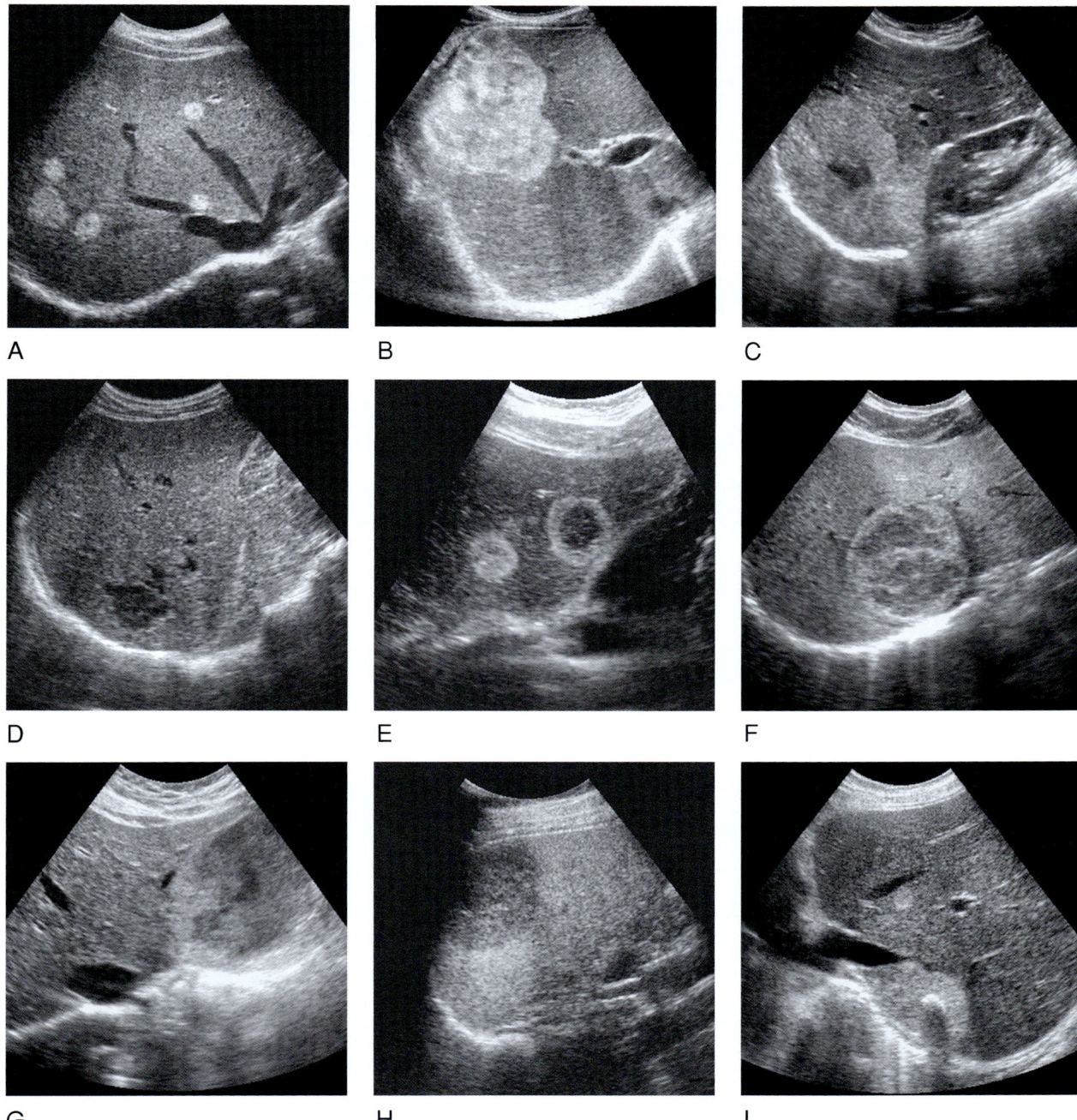

FIGURA 4-44. Hemangiomas — Diversidade de aparências. Linha superior — Morfologia clássica. **A,** Múltiplas massas ecogênicas pequenas. **B,** Massa ecogênica única, grande, lobulada. **C,** Massa ecogênica, lobulada, com área central hipoecóica, provavelmente devido a trombose central ou cicatriz. **Linha central — Morfologia atípica. D,** Hemangioma atípico. Ele é hipoecóico com uma fina borda ecogênica. **E,** Morfologias clássica e atípica. O hemangioma atípico apresenta uma borda ecogênica grossa, uniforme. **F,** Hemangioma atípico, com uma área central parcialmente hipoecóica e uma borda ecogênica irregular. **Linha inferior — observações raras. G,** Hemangioma exofítico projetando-se a partir da porção lateral do lobo esquerdo do fígado. **H,** Massa hipoecóica com reforço acústico posterior, um sinal sugestivo, mas raramente encontrado, de hemangioma. **I,** Calcificação central em um hemangioma com sombra acústica posterior, um achado raro nos hemangiomas.

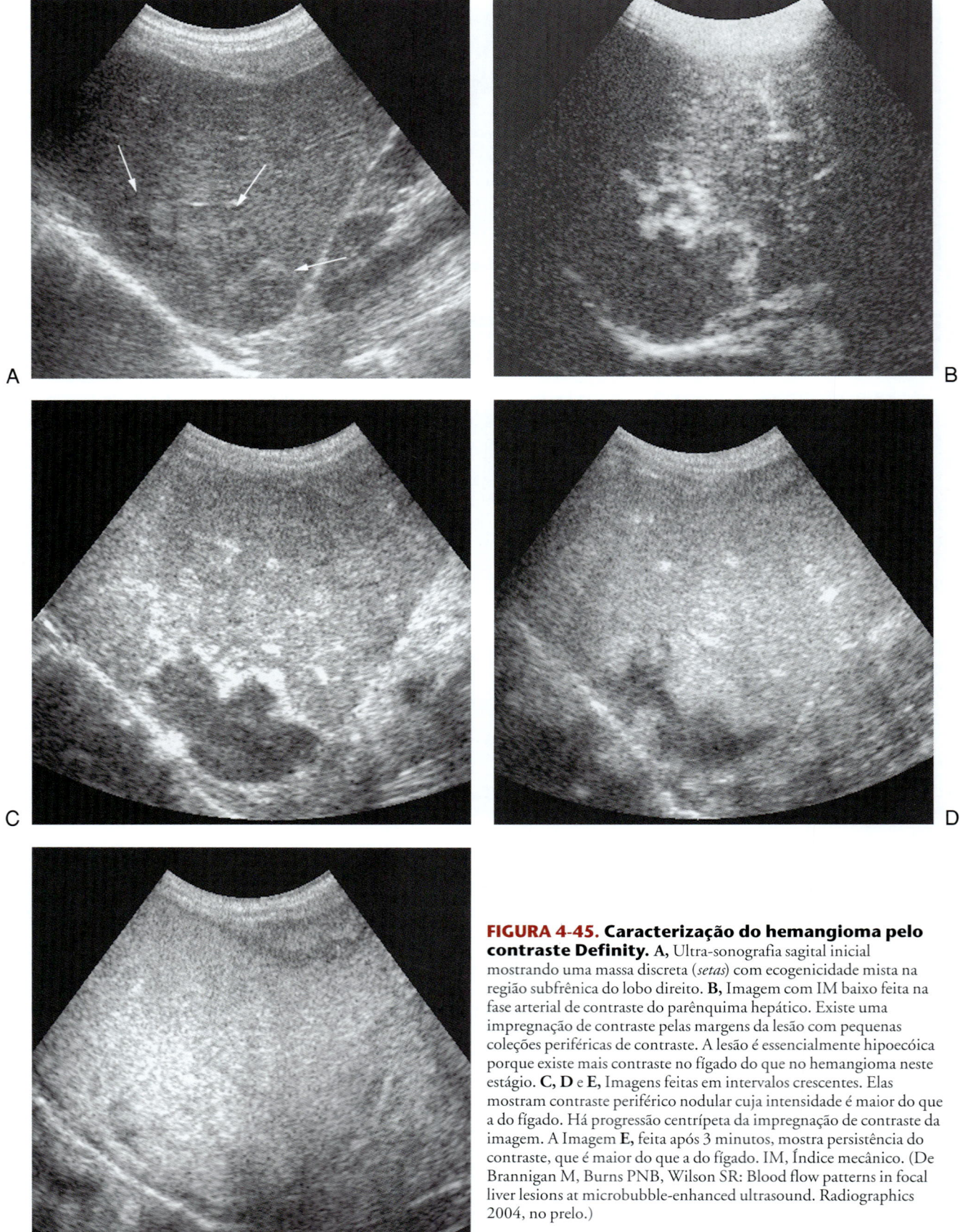

FIGURA 4-45. Caracterização do hemangioma pelo contraste Definity. A, Ultra-sonografia sagital inicial mostrando uma massa discreta (*setas*) com ecogenicidade mista na região subfrênica do lobo direito. **B,** Imagem com IM baixo feita na fase arterial de contraste do parênquima hepático. Existe uma impregnação de contraste pelas margens da lesão com pequenas coleções periféricas de contraste. A lesão é essencialmente hipoecóica porque existe mais contraste no fígado do que no hemangioma neste estágio. **C, D** e **E,** Imagens feitas em intervalos crescentes. Elas mostram contraste periférico nodular cuja intensidade é maior do que a do fígado. Há progressão centrípeta da impregnação de contraste da imagem. A Imagem **E,** feita após 3 minutos, mostra persistência do contraste, que é maior do que a do fígado. IM, Índice mecânico. (De Brannigan M, Burns PNB, Wilson SR: Blood flow patterns in focal liver lesions at microbubble-enhanced ultrasound. Radiographics 2004, no prelo.)

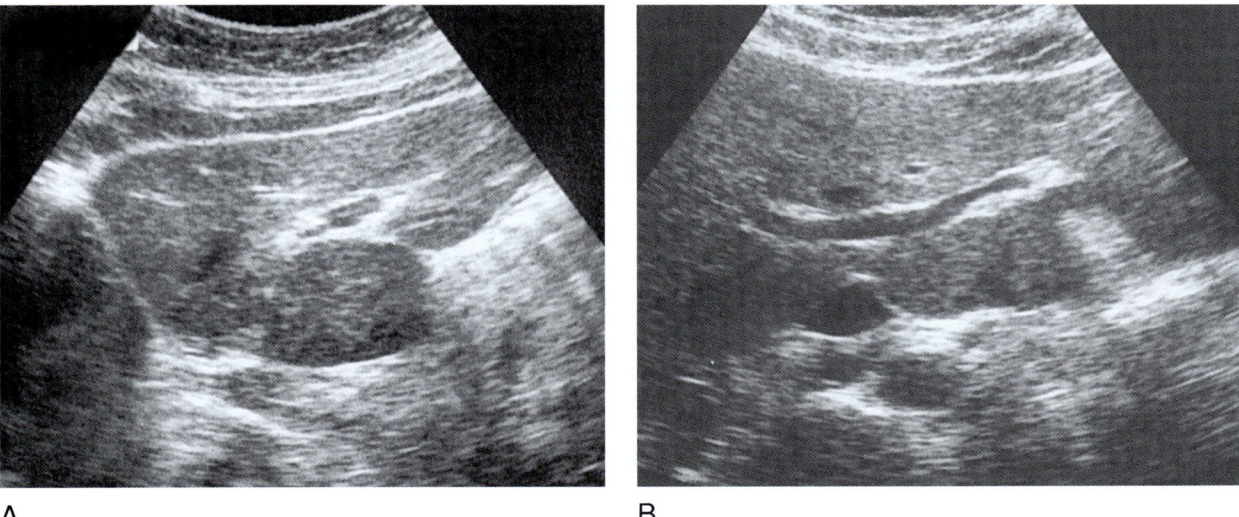

FIGURA 4-46. Hiperplasia nodular focal. Ultra-sonografia **A**, sagital e **B**, transversal mostrando uma massa isoecóica, discreta, no lobo caudado. A variação no contorno é a chave para determinar a presença dessa massa.

biópsias em 15 pacientes (sendo que 12 eram pacientes ambulatoriais) usando uma agulha Franseen de calibre 20. Em todos os casos, o espécime histológico forneceu o diagnóstico, demonstrando grandes espaços recobertos por endotélio. É recomendável a presença de parênquima hepático normal entre a parede abdominal e o hemangioma para que permita o tamponamento no caso de ocorrer um sangramento.

Hiperplasia Nodular Focal

A hiperplasia nodular focal é a **segunda massa hepática benigna mais comum** depois do hemangioma.[159] Acredita-se que essas massas sejam **lesões hiperplásicas** do desenvolvimento que ocorrem em uma área de malformação vascular congênita, provavelmente uma malformação arterial aracniforme preexistente.[162] **Influências hormonais** podem ser importantes, pois essa condição é mais comum em mulheres do que nos homens, especialmente nas mulheres em idade fértil.[161-163] A hiperplasia nodular focal, assim como os hemangiomas, é invariavelmente uma massa hepática detectada incidentalmente em um paciente assintomático.[161]

A hiperplasia nodular focal é tipicamente uma massa bem circunscrita e geralmente solitária, apresentando uma cicatriz central.[161] A maioria das lesões mede menos que 5 cm de diâmetro. Apesar de geralmente serem lesões solitárias, já foram relatados casos de lesões múltiplas. **Microscopicamente**, as lesões apresentam hepatócitos, células de Kupffer, ductos biliares normais, assim como componentes dos espaços porta, apesar de não encontrarmos estruturas venosas portais. Sendo uma lesão hiperplásica, ocorre proliferação de hepatócitos normais, não-neoplásicos, dispostos de maneira anormal. Os ductos biliares e as artérias de paredes espessas são proeminentes, especialmente no tecido cicatricial central. Devido ao excelente suprimento de sangue, são raras hemorragia, necrose e calcificação.[161] Essas lesões geralmente produzem uma anormalidade na superfície do fígado ou podem deslocar os vasos sangüíneos normais do parênquima.

À ultra-sonografia, a hiperplasia nodular focal geralmente aparece como uma massa hepática discreta, difícil de ser diferenciada ecogenicamente do parênquima adjacente. Levando-se em consideração as semelhanças histológicas com o tecido hepático normal, isso não nos surpreende, sendo tais semelhanças responsáveis por descrições dessa condição em todos os exames de imagem como uma "lesão invisível," que pode ser extremamente discreta ou passar totalmente despercebida.[164] Anormalidades discretas no contorno do fígado (Fig. 4-46 e Fig. 4-47E, F) e deslocamento dos vasos devem levantar imediatamente a suspeita de hiperplasia nodular focal. A cicatriz central pode ser vista na ultra-sonografia em escala de cinza como uma área hipoecóica linear ou no formato de uma estrela na região central da massa (Fig. 4-47A).[165] Ocasionalmente, essa cicatriz pode ser hiperecóica. Raramente a aparência da hiperplasia nodular focal na ultra-sonografia em escala de cinza também pode variar de hipoecóica a hiperecóica.

As características da hiperplasia nodular focal no Doppler são altamente sugestivas, já que são vistos vasos sangüíneos periféricos e centrais bem desenvolvidos. Os estudos patológicos descrevem uma artéria anômala cujo calibre é maior do que o esperado para tal localização.[160] Nossa experiência mostra que esse vaso aferente é geralmente bem óbvio no Doppler colorido, apesar de outras massas vasculares também poderem apresentar vasos aferentes de grosso calibre.[166] Os vasos sangüíneos podem ser vistos cruzando a cicatriz central em uma configuração linear ou em forma de estrela. O Doppler espectral geralmente mostra sinais predominantemente arteriais, com uma alternância na faixa média (2 a 4 kHz) na região central (Fig. 4-55).

A hiperplasia nodular focal, assim como o hemangioma, é freqüentemente diagnosticada usando-se **agentes de contraste com microbolhas**. Na fase arterial, as lesões

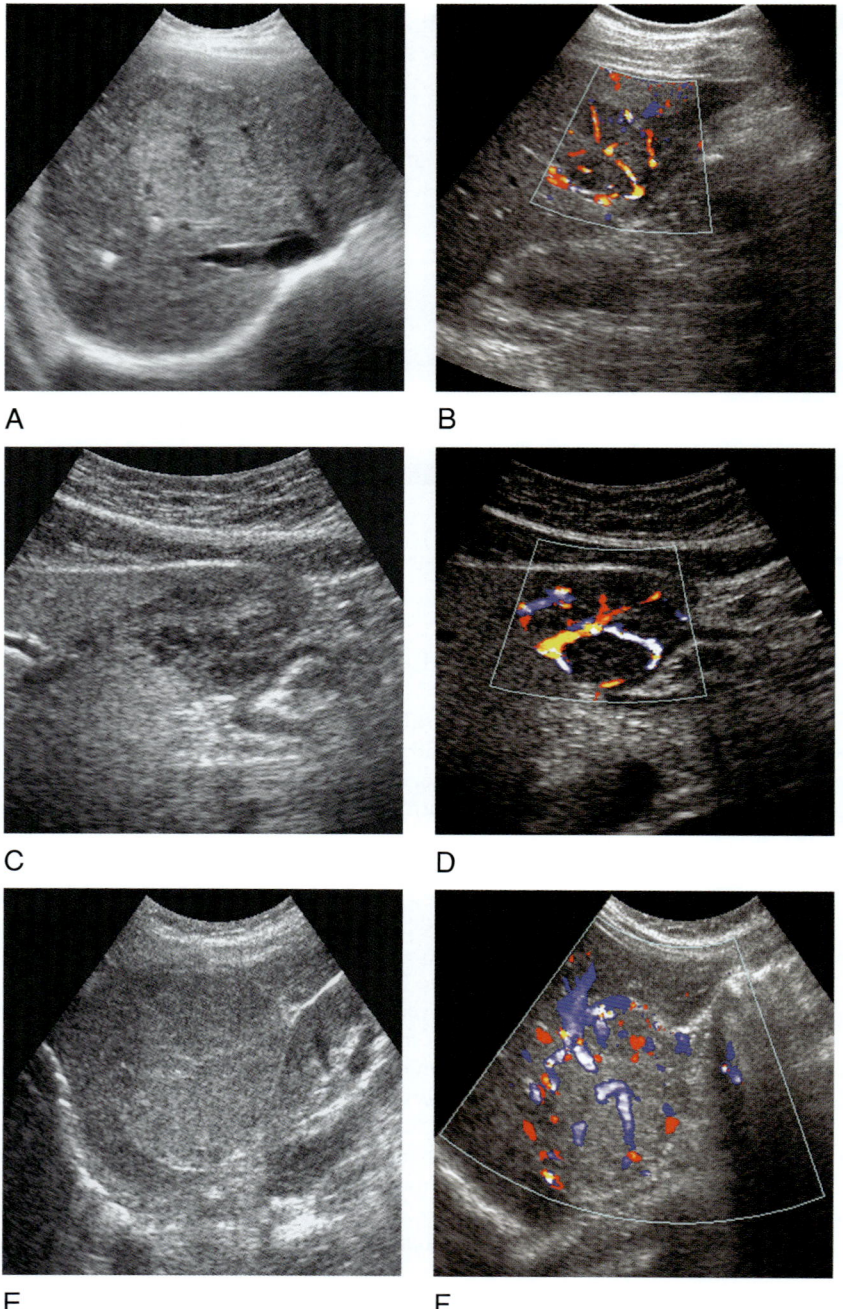

FIGURA 4-47. Hiperplasia nodular focal. Características na ultra-sonografia em escala de cinza e no Doppler em três pacientes. À esquerda estão as imagens da ultra-sonografia em escala de cinza equivalentes às imagens do Doppler colorido, à direita. **A**, A ultra-sonografia em escala de cinza é virtualmente normal, somente levantando a possibilidade de uma massa isoecóica discreta. **B**, Entretanto, o Doppler mostra um padrão arterial estelar, confirmando a autenticidade da observação. **C**, Esteatose hepática apresentando uma região hipoecóica na ponta do segmento 3. Considerou-se o diagnóstico diferencial de ausência focal de envolvimento. **D**, Entretanto, o Doppler mostrou uma massa hipervascular de padrão estelar. Esse é o achado clássico da HNF. **E**, Uma massa no lobo direito do fígado que causa alteração de seu contorno. **F**, O Doppler novamente mostrou o padrão estelar da vascularização central sugestiva de HNF. Essa hipervascularidade e o padrão estelar são em geral facilmente observados na ultra-sonografia convencional. HNF = Hiperplasia nodular focal.

são **hipervasculares,** sendo que a presença de **vasos no formato de estrela nas lesões** e uma **artéria aferente tortuosa** (Fig. 4-48) são duas morfologias altamente indicativas do diagnóstico. A captação de contraste da fase arterial é homogênea e maior do que a do parênquima hepático adjacente. **O contraste venoso portal é mantido** de forma que sua captação é igual ou maior que a do restante do fígado, com uma cicatriz sem captação, que pode ser vista tanto na fase arterial quanto na portal. O ultra-som deve ser capaz de demonstrar a presença dessas pequenas lesões sem que haja necessidade de maiores investigações.

A **cintilografia com enxofre coloidal marcado** é muito útil nos pacientes com suspeita de hiperplasia nodular focal, pois 50% das lesões captam o colóide de enxofre da mesma forma que o parênquima hepático adjacente, enquanto outros 10% captam mais. Conseqüentemente, somente 40% dos pacientes não terão uma confirmação de seu diagnóstico após a realização da cintilografia com enxofre coloidal marcado.[167,168] Nestes casos, pode-se realizar uma **TC** ou uma **RM** com contraste.

A **biópsia** pode ser necessária em uma minoria dos pacientes com hiperplasia nodular focal que não apresentam uma lesão quente ou morna na cintilografia com enxofre coloidal, especialmente se as imagens da TC ou da RM não forem específicas. A biópsia citológica não é diagnóstica, pois hepatócitos normais são encontrados no fígado normal, no

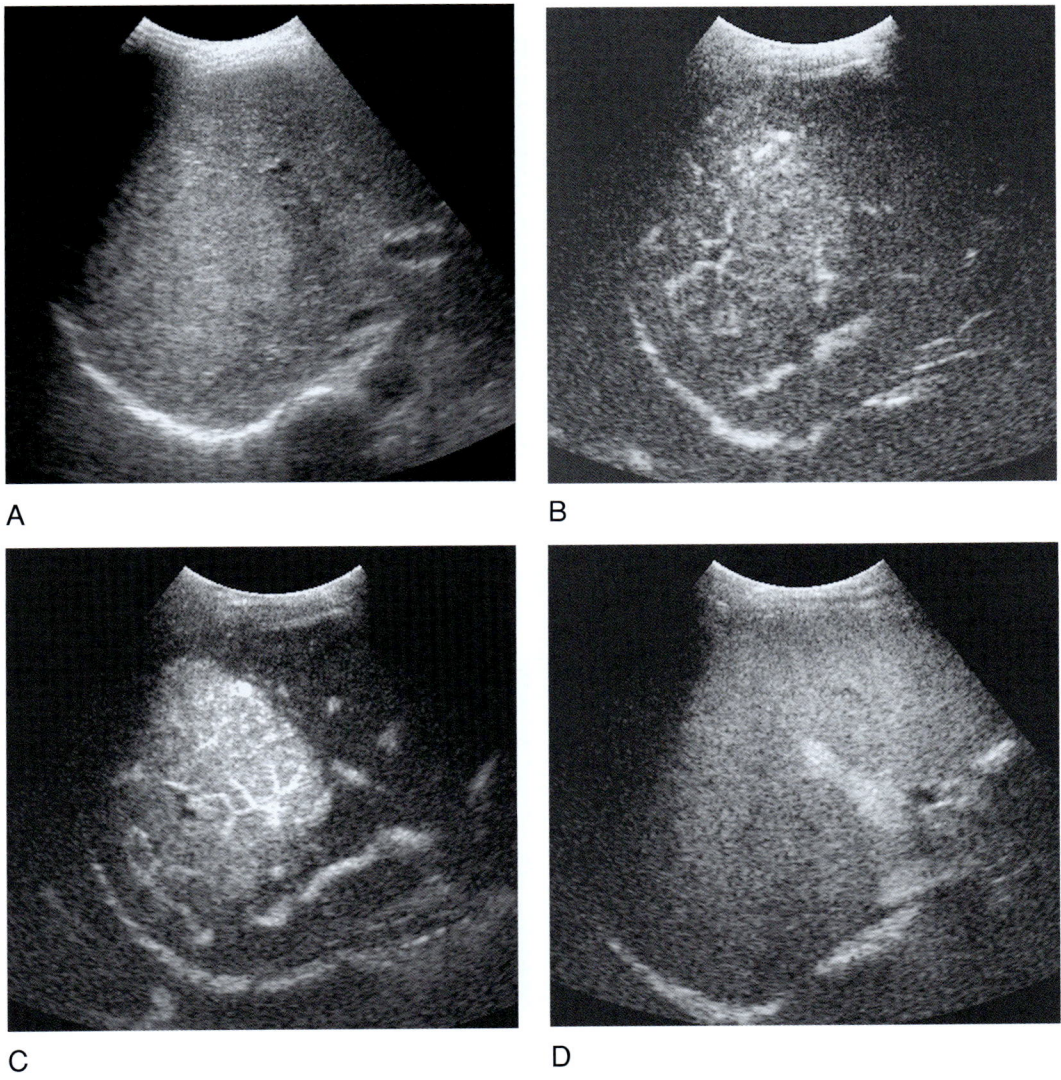

FIGURA 4-48. HNF acentuada pelo Definity. A, A imagem inicial mostra uma massa de grandes dimensões, discretamente ecogênica, no lobo direito. **B,** Fase arterial precoce com IM baixo mostrando vasos lineares no interior da lesão. **C,** Na fase arterial tardia a lesão apresenta uma captação maior do que o restante do fígado. Pode-se ver também uma artéria aferente tortuosa. **D,** A imagem da fase venosa portal mostra uma captação de contraste uniforme do fígado e da lesão. A captação da lesão mantém-se igual à do fígado, o que é característico de uma lesão benigna. HNF = Hiperplasia nodular focal. (De Brannigan M, Burns PNB, Wilson SR: Blood flow patterns in focal liver lesions at microbubble enhanced US. Radiographics, 2004, no prelo.)

adenoma e na hiperplasia nodular focal. É necessária a realização da biópsia histológica do fígado, para demonstrar o padrão desorganizado característico desta patologia. Como a HNF raramente causa problemas e não sofre transformação maligna, recomenda-se o tratamento conservador.[169]

Adenoma Hepático

Os adenomas hepáticos são **mais raros** do que a hiperplasia nodular focal. Entretanto, desde os anos 1970 tem havido um aumento dramático na sua incidência, tendo sido demonstrado claramente sua associação com o **uso de contraceptivos orais**. Conseqüentemente, da mesma forma que a hiperplasia nodular focal, os adenomas são mais comuns nas mulheres. O tumor pode ser assintomático, mas geralmente o paciente, ou o médico, sente uma massa no quadrante superior direito. A dor pode ocorrer como resultado de hemorragia ou infarto na lesão. O choque causado pela ruptura do tumor levando ao hemoperitônio é sua manifestação mais alarmante. Já foi relatada a associação de adenomas hepáticos com as doenças de armazenamento do glicogênio. A freqüência do adenoma em associação com a glicogenose do tipo 1 (doença de von Gierke) é de 40%.[170] Devido à sua propensão a hemorragias e ao risco de degeneração maligna,[169] recomenda-se a ressecção cirúrgica.

Patologicamente o adenoma hepático é geralmente solitário e bem encapsulado, e seu tamanho varia de 8 a 15 cm. Microscopicamente o tumor consiste de hepatócitos normais ou discretamente atípicos. Os ductos biliares e as células de Kupffer estão presentes em número reduzido ou ausen-

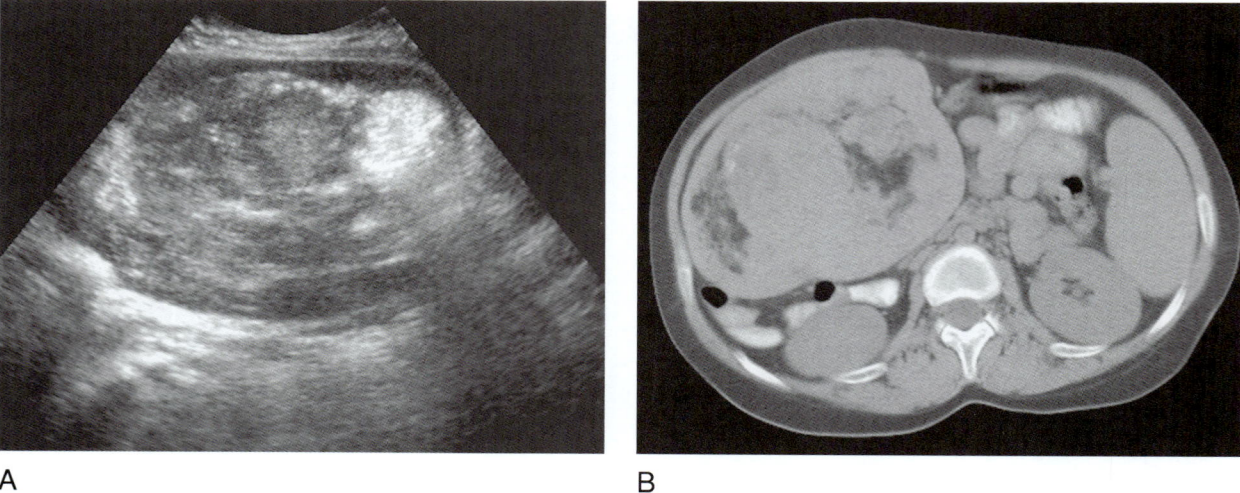

FIGURA 4-49. Adenoma hepático. A, Ultra-sonografia e **B,** TC confirmando a presença de uma grande massa exofítica no fígado de uma mulher jovem e assintomática. A massa apresenta focos altamente ecogênicos que correspondem a áreas de tecido adiposo e calcificação na TC.

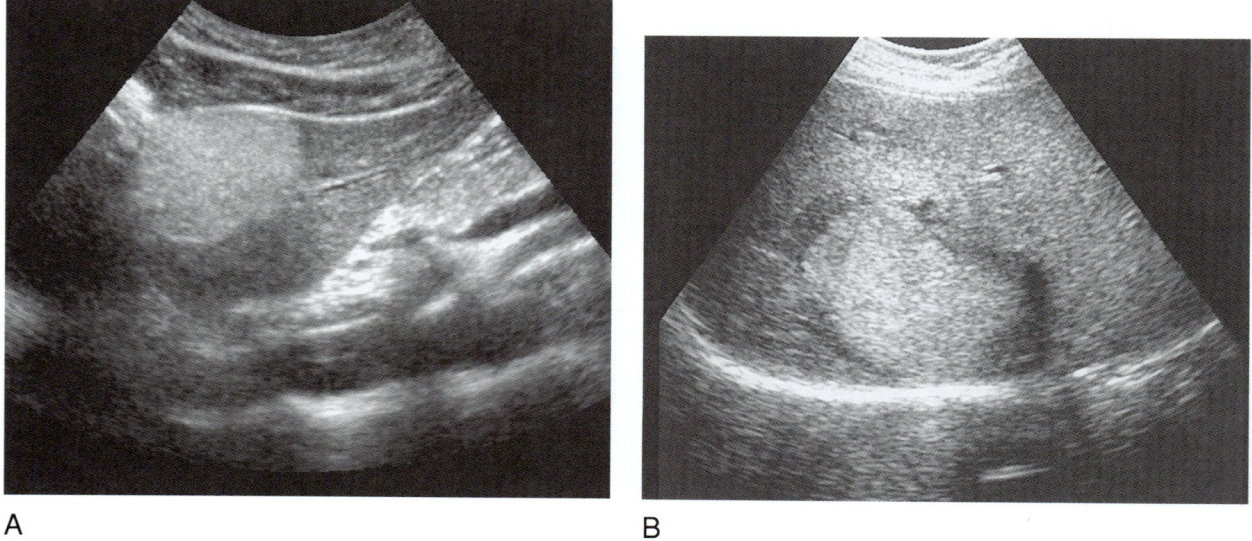

FIGURA 4-50. Adenoma hepático — aparência na ultra-sonografia em escala de cinza. A, Imagem sagital do lobo esquerdo do fígado de um homem de 35 anos de idade, assintomático, mostrando uma massa altamente ecogênica. É raro encontrar-se um adenoma em um homem que não apresente nenhuma anormalidade. **B,** Imagem oblíqua de uma mulher chinesa de 26 anos mostrando uma massa altamente ecogênica com uma borda hipoecóica. Na biópsia essa zona hipoecóica correspondia à zona de atrofia do parênquima hepático adjacente.

tes.[171] Os adenomas hepáticos podem apresentar calcificações e tecido adiposo (Fig. 4-49), que aparecem como áreas ecogênicas na ultra-sonografia em escala de cinza, o que, às vezes, pode sugerir o diagnóstico.

A **aparência ultra-sonográfica** do adenoma hepático é inespecífica. Ela pode ser hiperecóica (Fig. 4-49 e Fig. 4-50), hipoecóica, isoecóica ou mista.[168] Se houver hemorragia, um componente líquido pode ser visualizado dentro ou em torno da massa (Fig. 4-51), assim como sangue livre na cavidade peritoneal. As alterações ultra-sonográficas decorrentes do sangramento variam de acordo com a duração e quantidade do sangramento.

Geralmente não é possível diferenciar os adenomas hepáticos da hiperplasia nodular focal com base em sua aparência na ultra-sonografia em escala de cinza ou no Doppler. Ambos apresentam vasos sangüíneos bem definidos perilesionais e intralesionais com alternância de kHz na faixa média (2 a 4 kHz). Golli et al.[166] descreveram um aumento das estruturas venosas no centro das massas e uma escassez de vasos arteriais. Em nossa experiência esse não tem sido um achado constante, apesar de acreditarmos que esses tumores são substancialmente menos vasculares do que a maioria das lesões da hiperplasia nodular focal, não demonstrando a tortuosidade vascular intra e perilesional que costumamos associar a essa patologia. A maioria dos adenomas aparece como uma massa fria na cintilografia com enxofre coloidal marcado com ^{99}Tc devido ao número reduzido de células de Kupffer ou sua total

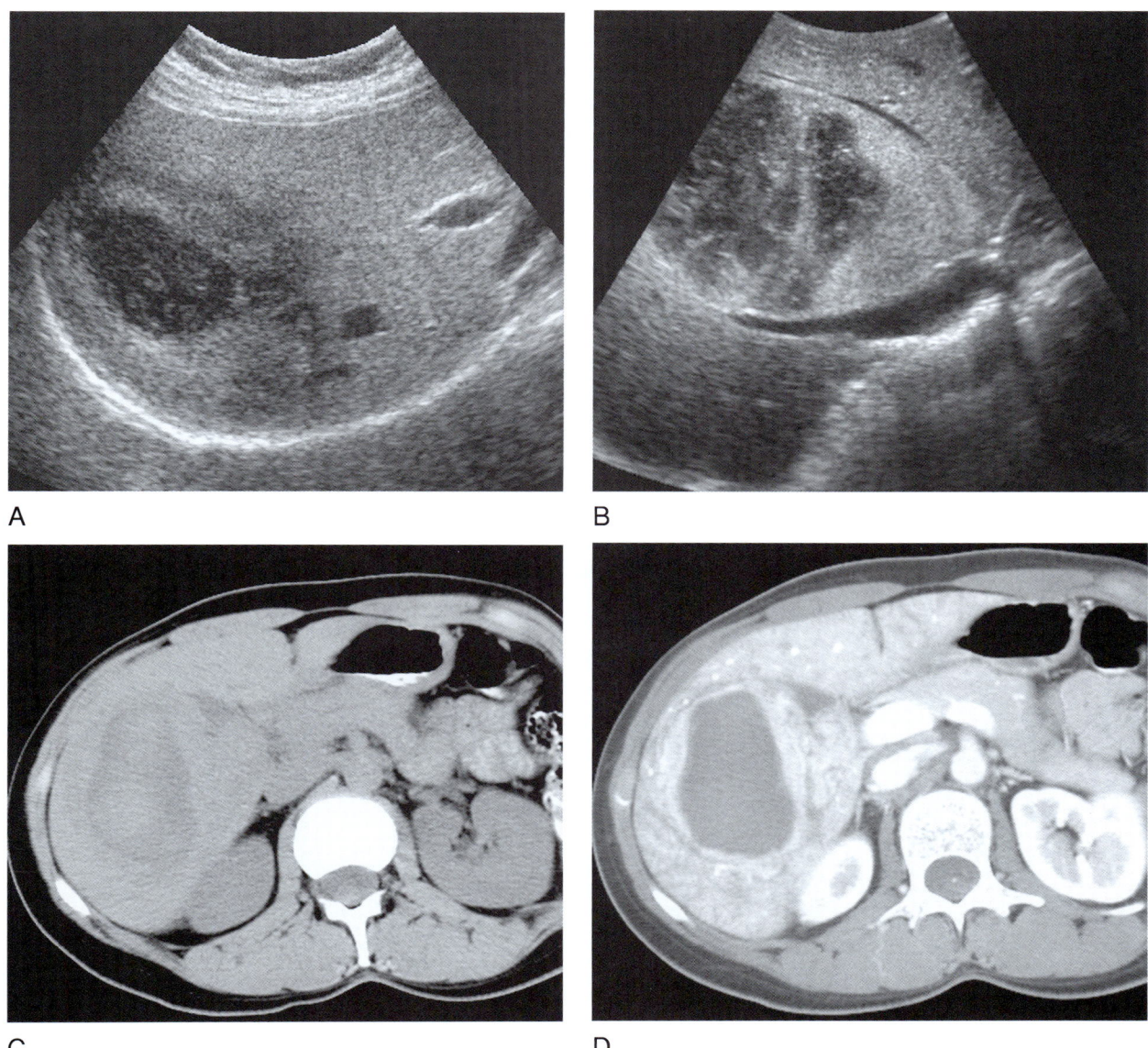

FIGURA 4-51. Adenomas hemorrágicos. A e B, Ultra-sonografias de duas mulheres jovens que apresentaram dor abdominal devido a hemorragia nos adenomas hepáticos. As massas são altamente complexas e seu aspecto em um paciente com dor sugere hemorragia em uma lesão preexistente. C, TC sem contraste e D, com contraste da paciente mostrada em B, indicando a importância da realização da tomografia sem contraste, que confirma a grande atenuação do sangue dentro do adenoma.

ausência. Casos isolados de captação do colóide marcado têm sido relatados.[172] As cintilografias hepatobiliares são muito úteis no diagnóstico dos hepatomas hepáticos. Como essas lesões não contêm canais biliares, o marcador não é excretado e a massa se mantém como uma região reativa.

Em um paciente com dor no quadrante superior direito e possível hemorragia, é importante fazer uma **TC sem contraste** do fígado antes da injeção de contraste. A hemorragia aparecerá como uma região de alta densidade dentro da massa (Fig. 4-51C). A lesão sempre apresenta uma acentuação transitória durante a fase arterial.[173] A aparência dos adenomas hepáticos na ressonância magnética é variável e nem sempre é possível distingui-los do CHC.

Nossa experiência com o uso de **contrastes com microbolhas** para o diagnóstico de adenomas é limitada, apesar de termos demonstrado uma vascularização menor do que a do fígado nos poucos casos em que foram realizados, não sendo detectada uma hipervascularidade semelhante à da hiperplasia nodular focal.

Tumores Gordurosos do Fígado — Lipomas e Angiomiolipomas Hepáticos

Os lipomas hepáticos são extremamente raros e apenas casos isolados foram descritos na literatura de radiologia.[174-176] Existe uma associação entre os lipomas hepáticos e os angiomiolipomas renais e a esclerose tuberosa. As lesões são assintomáticas. **A ultra-sonografia** mostra uma massa ecogênica bem definida (Fig. 4-52), semelhante a um hemangioma,

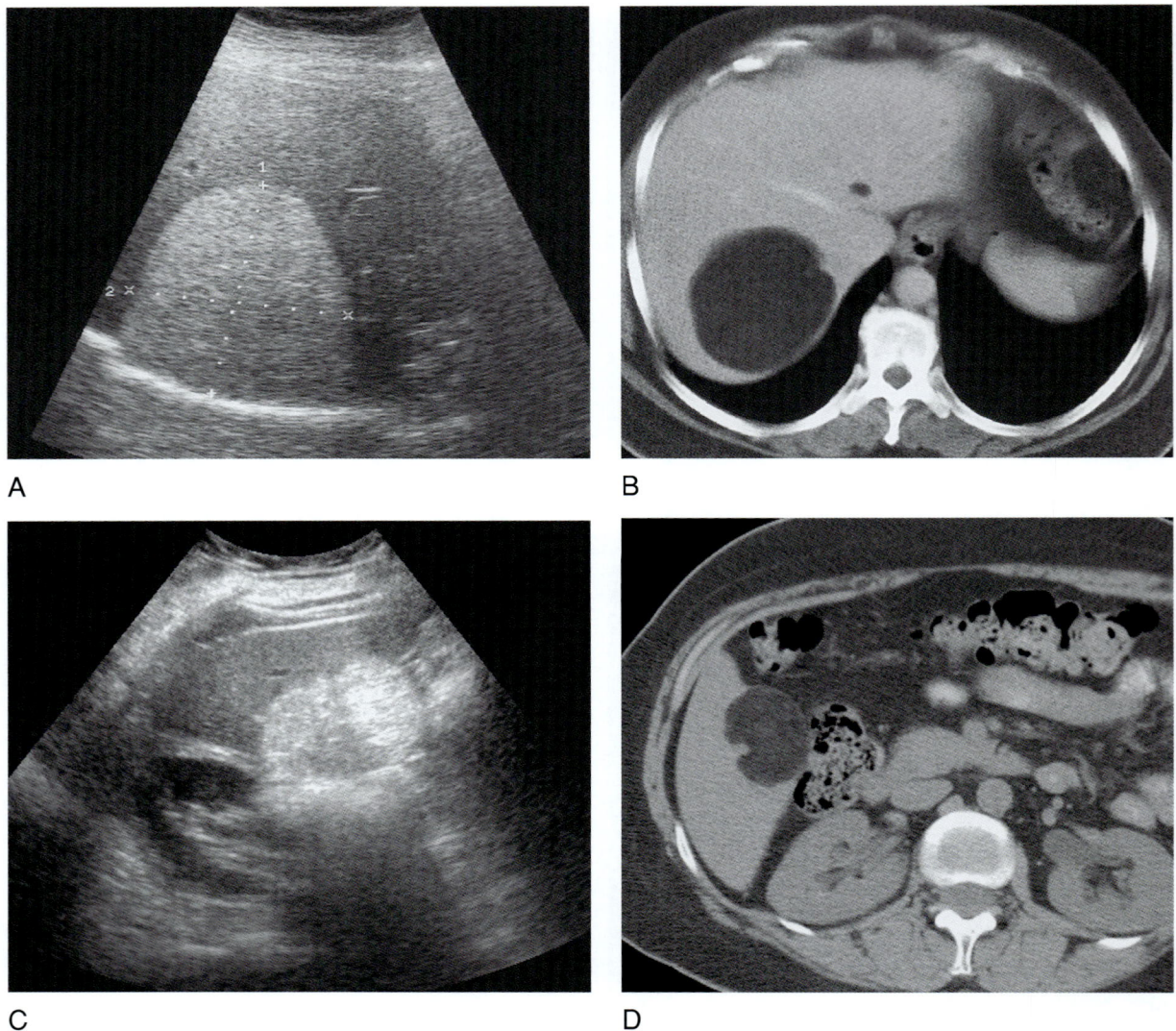

FIGURA 4-52. Tumores gordurosos do fígado — lipoma e angiomiolipoma. A, Ultra-sonografia mostrando uma massa hepática localizada, altamente ecogênica, que inicialmente sugere o diagnóstico de hemangioma. A fragmentação do eco diafragmático devido a alteração na taxa de transmissão do som dá uma pista para o diagnóstico correto.[176] **B**, TC mostrando uma densidade de tecido adiposo, confirmando o diagnóstico de lipoma hepático.[176] **C e D**, Outra massa hepática altamente ecogênica, discretamente exofítica, sugestiva de hemangioma.[177] (A e B de Reinhold C, Garant M: Hepatic lipoma. C Assoc Radiol J 1996;47:140-142; C e D de Wilson SR: The Liver, Gastrointestinal Disease (Sixth Series).Test and Syllabus. American College of Radiology, Va, 2004, no prelo.)

metástases ecogênicas ou tecido adiposo focal — a não ser que a massa seja grande e próxima ao diafragma — neste caso, a transmissão sonora através da massa lipomatosa produzirá um eco diafragmático descontínuo ou fragmentado (Fig. 4-52A).[175] O diagnóstico é confirmado pela TC que revela a natureza lipomatosa da massa através das unidades Hounsfield negativas (-30 UH) (Fig. 4-52B).[174,177] Os angiomiolipomas também podem ser ecogênicos na ultra-sonografia (Fig. 4-52C), apesar de seu conteúdo lipídico poder ser insuficiente para aparecer na atenuação lipídica da TC, fazendo com que sua confirmação diagnóstica seja mais difícil sem a realização de uma biópsia.

Neoplasias Hepáticas Malignas

Carcinoma Hepatocelular

O carcinoma hepatocelular (CHC) é um dos tumores malignos mais comuns, especialmente no sudeste da Ásia, África subsaariana, Japão, Grécia e Itália. Ele afeta predominantemente os homens em uma proporção de cerca de 5:1.[171] **Os fatores etiológicos** que contribuem para seu desenvolvimento dependem da distribuição geográfica. Apesar de a cirrose alcoólica permanecer sendo um fator de predisposição comum no ocidente, tanto a hepatite C quanto a B atualmente são importantes no mundo inteiro. Além de sua crescente importância nos países ocidentais, essas infecções virais também são responsáveis pela alta incidência do CHC na África subsaariana, no sudeste da Ásia, China, Japão e nos países mediterrâneos. As aflatoxinas, metabólitos tóxicos produzidos por fungos em determinados alimentos, também foram implicadas na patogenia dos hepatomas nos países em desenvolvimento.[171] Sua apresentação clínica normalmente só ocorre quando o tumor já atingiu um estágio avançado. Os sintomas incluem dor no quadrante superior direito, perda de peso e distensão abdominal devido a ascite.

Patologicamente, o CHC ocorre em três formas:

- Tumor solitário
- Nódulos múltiplos
- Infiltração difusa

Ele apresenta uma propensão à **invasão vascular**. A veia porta é acometida com mais freqüência do que o sistema venoso hepático, ocorrendo em 30% a 60% dos casos (Fig. 4-53G).[178-180]

O **aspecto ultra-sonográfico** do CHC varia (Fig. 4-53). As massas podem ser hipoecóicas, complexas ou ecogênicas. A maioria das lesões pequenas (< 5 cm) é hipoecóica (Fig. 4-53A), correspondendo histologicamente a um tumor sólido sem necrose.[181,182] Um halo fino, hipoecóico, correspondendo à cápsula fibrosa, é visto mais freqüentemente nos CHCs pequenos.[183] Com o passar do tempo e aumento da lesão, as massas tendem a se tornar mais complexas e heterogêneas, como resultado da necrose e fibrose (Fig. 4-53E). Apesar de rara, a presença de calcificação já foi relatada.[184] Os tumores pequenos podem ter uma aparência hiperecóica difusa secundária à metamorfose gordurosa ou dilatação sinusoidal (Fig. 4-53C), tornando-os indistinguíveis da esteatose focal, hemangiomas cavernosos e lipomas.[181,182,185] A degeneração gordurosa intratumoral também pode ocorrer nos tumores maiores. Como apresenta uma tendência a ser focal, é difícil confundir o diagnóstico. Os pacientes com lesões superficiais, raras, podem se apresentar com ruptura espontânea das mesmas e hemoperitônio (Fig. 4-53I).

Estudos avaliando lesões hepáticas focais com o **Doppler dúplex e o colorido** mostraram que o CHC apresenta sinais de alta velocidade característicos.[186-188] O Doppler é ótimo para detectar a neovascularização intratumoral e trombos no sistema porta, característicos do CHC, mesmo sem mostrar a lesão parenquimatosa (Fig. 4-54).

A **ultra-sonografia com microbolhas**, muito superior ao Doppler convencional para **discriminar o CHC** no fígado cirrótico, é também muito mais sensível para detectar a vascularização das lesões (Fig. 4-41). As lesões são **hipervasculares**, geralmente apresentando canais dismórficos (Fig. 4-42B). A captação de contraste na fase arterial excede a do parênquima hepático adjacente, freqüentemente apresentando regiões sem captação que representam necrose ou tecido cicatricial. Na fase venosa portal ocorre a **eliminação** do contraste de forma que o contraste das lesões é menor do que o do parênquima hepático adjacente (Fig. 4-41F). Conseqüentemente, as lesões aparecem hipoecóicas em relação ao restante do fígado. Em comparação, os nódulos de regeneração apresentam uma vascularização e captação de contraste semelhantes nas fases arterial e venosa portal em relação ao restante do fígado cirrótico.

O papel da **ultra-sonografia com contraste com microbolhas** na **detecção** do CHC ainda não foi posto à prova. As varreduras do fígado na fase arterial têm potencial para detectar focos hipervasculares que potencialmente representam CHC. Em comparação, as varreduras na fase venosa portal mostram CHC como regiões hipoecóicas, permitindo a detecção de lesões que ainda não foram suspeitadas. Entretanto, o fígado arterializado da cirrose é problemático por diversas razões. Primeiro, geralmente todos os vasos hepáticos apresentam alterações morfológicas, e a avaliação do aumento focal da vascularização em um nódulo pequeno é mais difícil. A visualização da fase venosa portal também é dificultada quando o suprimento sangüíneo hepático é maior vindo da artéria hepática. Conseqüentemente, a eliminação do contraste de um nódulo específico pode não ser tão evidente quanto em um fígado normal. Esta é uma área a qual temos um interesse muito grande e há estudos em andamento sobre a avaliação do fígado com doença crônica. Tanto a **TC**[189] quanto a **RM**[190] são freqüentemente realizadas para diagnosticar e avaliar o CHC.

O **carcinoma fibrolamelar** é um subtipo histológico do CHC encontrado em pacientes jovens (adolescentes e adultos jovens) sem a presença de doença hepática concomitante. Os níveis séricos da alfafetoproteína geralmente são normais. Os tumores costumam ser bem diferenciados, com uma cápsula de tecido fibroso e solitários. Seu tamanho varia de 6 a 22 cm.[191-193] Seu prognóstico é geralmente melhor que o do CHC, com uma taxa de sobrevida em 5 anos de 25% a 30%.[194,195] Entretanto, a maioria dos pacientes apresenta doença avançada quando é feito o diagnóstico. É recomendada a ressecção cirúrgica agressiva do tumor quando do seu diagnóstico, assim como para sua recorrência.[193] A ecogenicidade do carcinoma fibrolamelar é variável. Calcificações puntiformes e uma cicatriz ecogênica central — características que são raras nos carcinomas — são mais comuns no subtipo fibrolamelar.

Hemangiossarcoma (Angiossarcoma)

O hemangiossarcoma hepático é um tumor maligno extremamente raro. Ele afeta quase que exclusivamente os adultos, atingindo seu pico de incidência na sexta e sétima décadas de vida. Ele é um tumor particularmente interessante devido à sua associação com carcinógenos específicos — Thorotrast, arsênico e polivinilcloreto.[171] Somente alguns casos de hemangiossarcoma hepático já foram relatados na literatura radiológica. Sua aparência ultra-sonográfica é a de uma massa de ecogenicidade mista.[196,197]

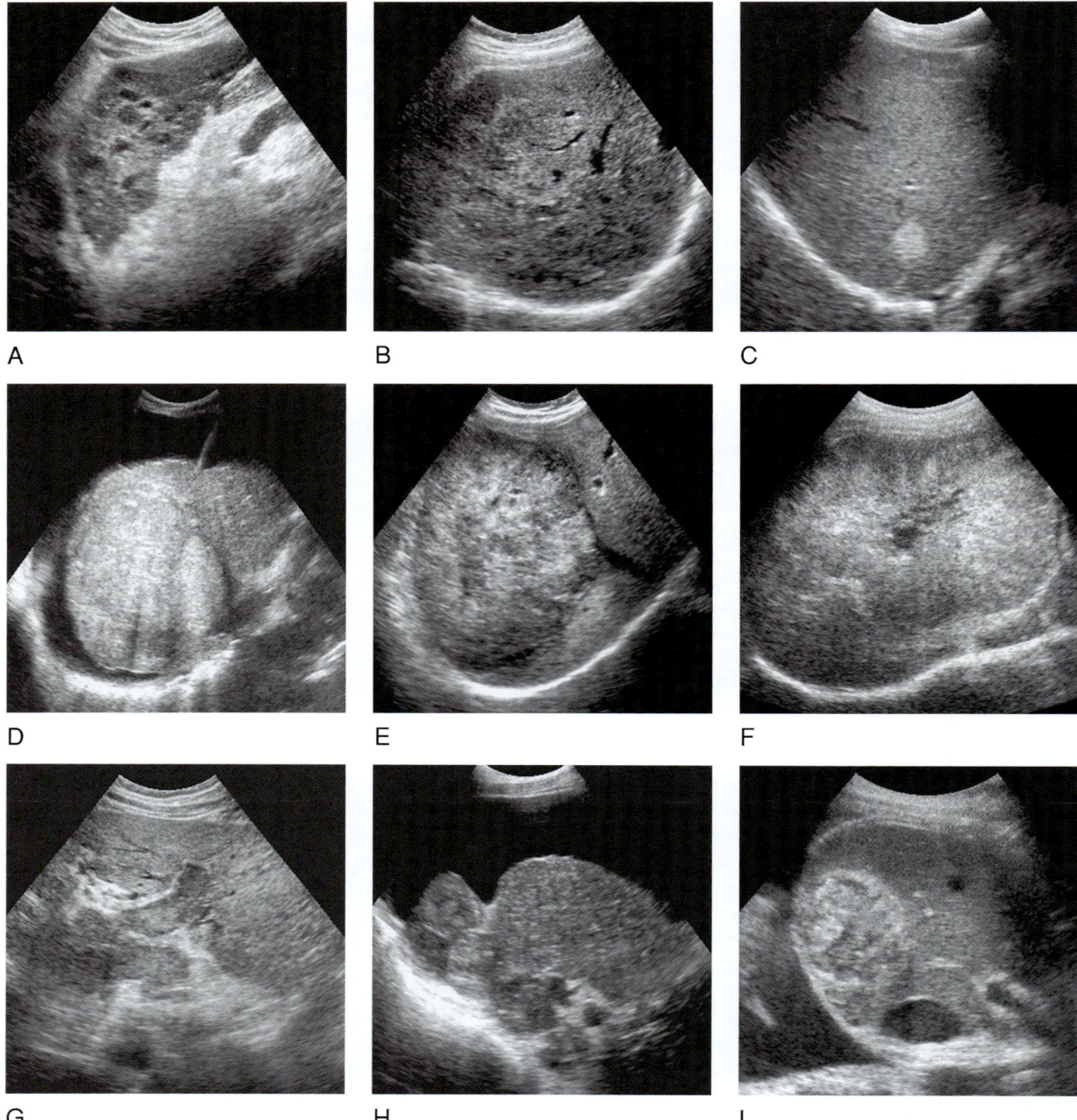

FIGURA 4-53. Carcinoma hepatocelular — Diversidade de aparências. A, Pequenos nódulos focais hipoecóicos. **B,** Nódulos hipoecóicos multifocais que podem ser difíceis de diferenciar dos nódulos cirróticos. **C,** Nódulo ecogênico focal mimetizando um hemangioma. **D,** Uma massa ecogênica grande em um fígado cirrótico. **E,** Grande massa ecogênica mista. O exame patológico mostrou que as regiões hipoecóicas correspondiam a áreas de necrose. **F,** Grande massa lobulada apresentando uma região hipoecóica central, sugerindo a presença de uma cicatriz. **G,** O tumor expansivo ocupando a veia porta é a única alteração vista nesta ultra-sonografia. **H,** Pequeno fígado cirrótico apresentando tumores exofíticos. **I,** Massa superficial mista em um paciente jovem com hepatite B que se apresentou com ruptura espontânea do fígado.

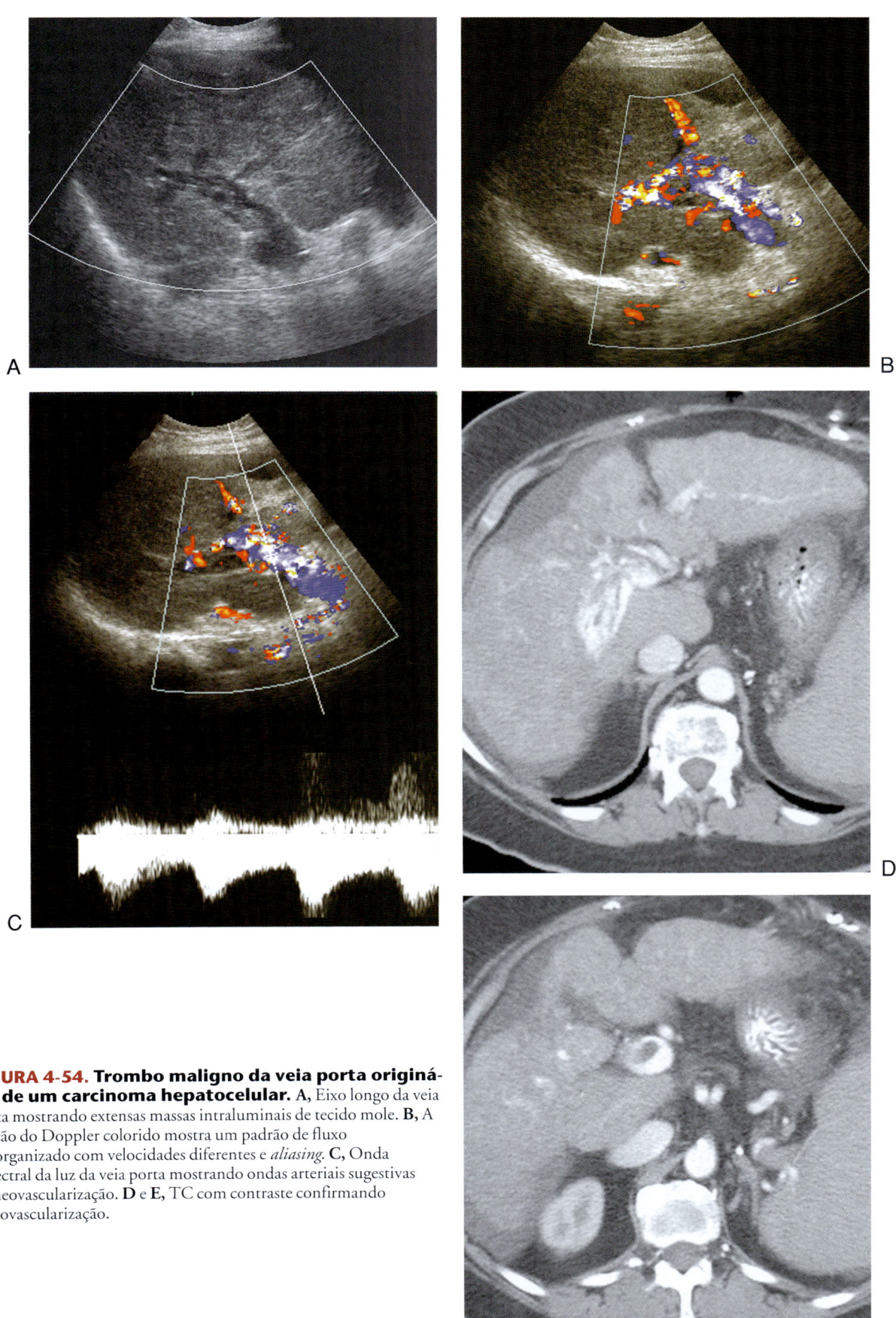

FIGURA 4-54. Trombo maligno da veia porta originário de um carcinoma hepatocelular. A, Eixo longo da veia porta mostrando extensas massas intraluminais de tecido mole. **B,** A adição do Doppler colorido mostra um padrão de fluxo desorganizado com velocidades diferentes e *aliasing*. **C,** Onda espectral da luz da veia porta mostrando ondas arteriais sugestivas de neovascularização. **D** e **E,** TC com contraste confirmando a neovascularização.

Hemangioendotelioma Epitelióide Hepático

O hemangioendotelioma epitelióide hepático (HEH) é um tumor maligno raro, de origem vascular, que ocorre na idade adulta, afetando os tecidos moles, pulmões e fígado. Seu prognóstico é variável. A maioria dos pacientes sobrevive por mais de 5 anos com ou sem tratamento.[198] Esse tumor começa como vários nódulos hipoecóicos que, com o tempo, crescem e coalescem, formando grandes massas confluentes, hipoecóicas, que afetam principalmente a periferia do fígado. Elas podem apresentar focos de calcificação.[198,199] A parte da cápsula do fígado que recobre as lesões pode estar retraída devido a fibrose provocada pelo tumor. Esta é uma característica rara, altamente indicativa do diagnóstico. Deve-se lembrar que a ocorrência, após quimioterapia, de metástases e tumores obstruindo os canais biliares pode levar à atrofia segmentar, causando uma aparência semelhante.[200] O diagnóstico é feito pela biópsia hepática percutânea, desde que seja feita a imunoistoquímica.

Doença Metastática

Nos Estados Unidos, as metástases hepáticas são 18 a 20 vezes mais freqüentes do que o CHC. Sua presença altera consideravelmente não só o prognóstico do paciente mas quase sempre também influencia o tratamento.

A **incidência** de metástases hepáticas depende do tipo de tumor e seu estágio quando do diagnóstico. Na autópsia, 25% a 50% dos pacientes que morreram de câncer apresentam metástases hepáticas. A taxa de sobrevida dos pacientes com CHC e carcinomas do pâncreas, estômago e esôfago é baixa (< 1 ano) após a detecção de metástases hepáticas. Já os pacientes com carcinomas da cabeça e pescoço e do cólon apresentam uma sobrevida mais prolongada. A maioria dos pacientes com melanoma tem uma incidência extremamente baixa de metástases hepáticas quando a doença é diagnosticada. No entanto, o envolvimento hepático na autópsia chega a ser de até 70%.

As **localizações mais comuns dos tumores primários** que resultam em metástases hepáticas em ordem decrescente de freqüência são: vesícula biliar, cólon, estômago, pâncreas, mama e pulmões. A maioria dessas metástases é hematogênica, vinda da artéria hepática ou da veia porta, mas também pode ocorrer disseminação linfática dos tumores do estômago, pâncreas, ovários ou útero. A veia porta oferece acesso direto para o fígado às células tumorais provenientes do trato gastrointestinal, sendo provavelmente responsável pela grande freqüência de metástases hepáticas vindas dos órgãos cuja drenagem venosa desemboca na circulação portal.

As vantagens da ultra-sonografia como uma ferramenta de triagem para a doença metastática do fígado incluem sua precisão relativa, rapidez, ausência de radiação ionizante e disponibilidade. Alem disso, a capacidade para realizar varreduras em vários planos permite que seja feita uma localização segmentar perfeita das massas, além da habilidade para detectar a proximidade ou envolvimento das estruturas vasculares vitais. Apesar de relatos isolados demonstrarem que a taxa de detecção de metástases hepáticas na ultra-sonografia realizada por profissionais habilidosos é comparável à da TC e da RM,[201] esse exame não é usado rotineiramente como de primeira linha na procura por doença metastática em nenhum lugar do mundo, pois a tomografia já desempenha esse papel. A nossa experiência, e a de outros investigadores, mostra que a ultra-sonografia sem agentes de contraste com microbolhas não faz frente à TC trifásica na detecção de metástases.[137] Apesar de a qualidade do exame aumentar consideravelmente com o uso desses agentes, como já foi descrito, nós duvidamos que a ultra-sonografia será utilizada rotineiramente no grande número de pacientes investigados para detectar a presença de metástases. Mesmo assim, a ultra-sonografia com contraste com microbolhas pode ser um adjunto importante na avaliação de determinados pacientes com metástases hepáticas.

Na **ultra-sonografia convencional em escala de cinza**, os pacientes com metástases hepáticas podem apresentar uma única lesão hepática (Fig. 4-55A), apesar de ser mais freqüente a presença de diversas massas no fígado. Todas as lesões metastáticas presentes no fígado podem apresentar uma morfologia ultra-sonográfica idêntica; entretanto, a biópsia pode mostrar que lesões com aparências diversas

---

PADRÕES FREQÜENTES DAS METÁSTASES HEPÁTICAS

Metástases ecogênicas
- Trato gastrointestinal
- Carcinoma hepatocelular
- Tumor primário vascular
- Carcinoma das células das ilhotas
- Carcinóide
- Coriocarcinoma
- Carcinoma de células renais

Metástases hipoecóicas
- Câncer de mama
- Câncer de pulmão
- Linfoma
- Esôfago, estômago e pâncreas

Padrão em alvo
- Câncer de pulmão

Metástases calcificadas
- Freqüentemente — adenocarcinoma mucinoso
- Menos freqüente — sarcoma osteogênico
- Condrossarcoma
- Teratocarcinoma
- Neuroblastoma

Metástases císticas
- Necrose — sarcomas
- Padrão de crescimento cístico — cistoadenocarcinoma do ovário e pâncreas
- Carcinoma mucinoso do cólon

Padrão infiltrativo
- Câncer de mama
- Câncer de pulmão
- Melanoma maligno

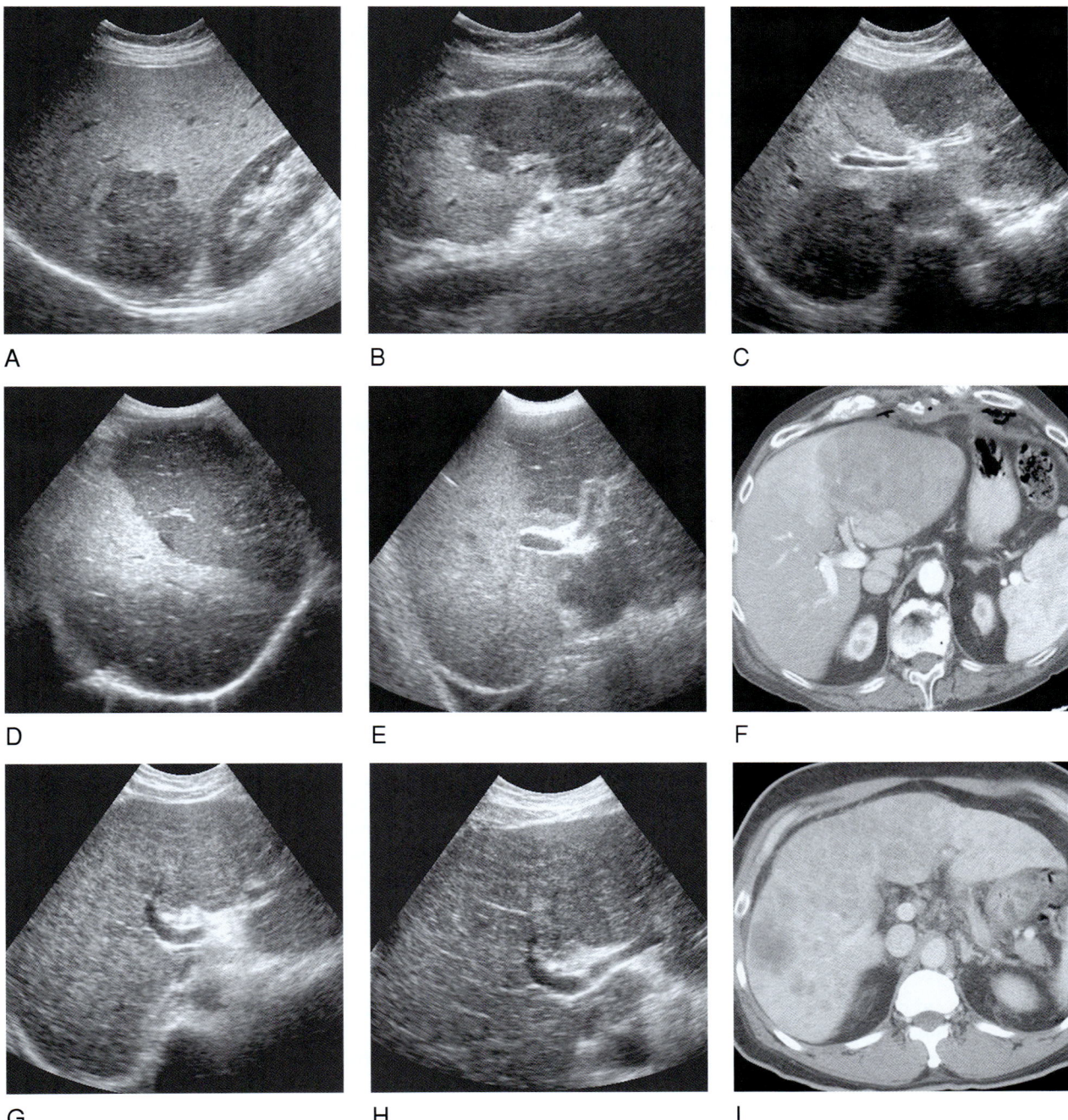

FIGURA 4-55. Metástases hepáticas em três pacientes. Linha superior — a forma mais comum e a mais fácil de diagnosticar — massa(s) hepática(s) localizada(s). **A,** Imagem sagital do lobo direito mostrando uma massa hipoecóica, lobulada, bem definida. **B,** Imagem sagital do lobo esquerdo mostrando massas confluentes no segmento 3. **C,** Imagem transversal mostrando as duas massas hipoecóicas separadas por parênquima hepático normal. **Linha média — raro padrão geográfico das metástases. D** e **E,** Imagens subcostais mostrando os lobos direito e esquerdo do fígado. Uma margem geográfica bem delineada, semelhante a um mapa, separa o fígado normal ecogênico, do tumor, hipoecóico. A distribuição e variação da ecogenicidade sugerem uma possível degeneração gordurosa ou anormalidade de perfusão. **F,** TC confirmando o diagnóstico. **Linha inferior — envolvimento tumoral difuso.** Geralmente o mais difícil de avaliar na ultra-sonografia. **G,** Imagem transversal e **H,** mesma imagem ampliada. Ambas mostram um parênquima hepático grosseiro, mais sugestivo de cirrose do que o tumor extenso mostrado na TC em **I**.

podem ter a mesma histologia. É importante assinalarmos que pode haver metástases em um fígado que já apresenta uma anormalidade subjacente difusa ou localizada, mais comumente um hemangioma. O envolvimento do fígado por metástases pode se apresentar de inúmeras formas, mostrando um acometimento difuso e, raramente, um padrão de infiltração geográfica (Fig. 4-55C-F).

Informações sobre a existência prévia ou concomitante de tumores malignos e de sinais e sintomas de um câncer disseminado são úteis para a interpretação correta da(s) massa(s) hepática(s) detectada(s) pela ultra-sonografia. Apesar de não existir nenhuma **característica patognomônica de malignidade** na ultra-sonografia, algumas são sugestivas, incluindo a presença de **inúmeras lesões sólidas** de tamanho variado e um **halo hipoecóico** em volta de uma massa hepática. Um halo em torno de uma massa hepática é considerado um mau prognóstico, pois apresenta um alto índice de associação com tumores malignos, especialmente metástases, mas também com o CHC.

Em nosso estudo de 214 pacientes consecutivos com lesões hepáticas localizadas, 66 pacientes apresentavam o halo hipoecóico; 13 tinham CHC (Fig. 4-56A, B); 43 tinham metástases (Fig. 4-56C-F); quatro, hiperplasia nodular focal; e dois tinham adenomas (Fig. 4-50). Quatro lesões não foram diagnosticadas. Em 1992, Wernecke et al.[202] descreveram a importância do halo hipoecóico na diferenciação de lesões hepáticas focais malignas e benignas. Sua identificação apresenta um valor prognóstico positivo e negativo de 86% e 88%, respectivamente. Desta forma, nós chegamos à conclusão de que apesar de o halo não ser uma indicação absoluta da presença de malignidade, ele é visto em lesões que demandam uma investigação detalhada e confirmação de sua natureza, maligna ou benigna, independente da razão pela qual o paciente foi inicialmente visto ou do seu estado. A correlação radiológica-histológica de um halo hipoecóico em volta de uma massa hepática nos mostrou que, na maioria dos casos, a camada hipoecóica corresponde ao parênquima hepático normal que é comprimido pela rápida expansão do tumor. Mais raramente, essa borda hipoecóica representa células malignas em proliferação, fibrose ou vascularização tumoral ou uma borda fibrosa.[203-205]

As seguintes **características ultra-sonográficas** de **metástases hepáticas** já foram descritas (Fig. 4-57): ecogênica, hipoecóica, em alvo, calcificada, cística e difusa. Apesar de a aparência ultra-sonográfica não ser específica para determinar a origem das metástases, determinadas generalizações são aplicáveis.

As **metástases ecogênicas** geralmente se originam do trato gastrointestinal ou do CHC (Fig. 4-57I). Quanto mais vascular for o tumor, maiores as chances de a lesão ser ecogênica.[187,206] Conseqüentemente, as metástases do carcinoma de células renais, carcinóide, coriocarcinoma e carcinoma de células das ilhotas tendem a ser hiperecóicos (Fig. 4-57I). Este grupo de tumores em particular tem o potencial para mimetizar um hemangioma na ultra-sonografia.

As **metástases hipoecóicas** são geralmente hipovasculares e podem ser mono e hipercelulares sem estroma intersticial. Esses são os padrões típicos vistos no carcinoma de mama ou de pulmão metastático não tratado (Fig. 4-56 e Fig. 4-57), assim como nos tumores do estômago, pâncreas e esôfago. O envolvimento linfomatoso do fígado também pode se manifestar como massas hipoecóicas (Fig. 4-58). Considera-se que a celularidade uniforme do linfoma sem um estroma significativo é responsável pela sua aparência hipoecóica na ultra-sonografia. Apesar de na autópsia o fígado ser geralmente um local de envolvimento secundário dos linfomas de Hodgkin e não-Hodgkin, a doença apresenta uma tendência à infiltração difusa e a não ser detectável pela ultra-sonografia e pela TC.[207] O padrão de múltiplas massas hepáticas hipoecóicas é mais típico do linfoma não-Hodgkin primário do fígado e do linfoma associado à AIDS.[207,208] As massas linfomatosas podem aparecer anecóicas e septadas, mimetizando os abscessos hepáticos.

O padrão **em alvo** é caracterizado por uma zona periférica hipoecóica (Fig. 4-56). Sua presença não é específica e freqüente, apesar de ser comumente identificado nas metástases do carcinoma broncogênico.[209]

As **metástases calcificadas** se diferenciam em função de sua ecogenicidade acentuada e sombra acústica posterior (Fig. 4-57B). O adenocarcinoma mucinoso de cólon encontra-se mais freqüentemente associado a metástases calcificadas. O cálcio pode estar sob a forma de focos grandes, ecogênicos, com sombra ou, mais freqüentemente, com incontáveis lesões puntiformes, ecogênicas, sem uma sombra distinta. Outros tumores malignos primários que dão origem a metástases calcificadas são os tumores endócrinos do pâncreas, leiomiossarcoma, adenocarcinoma do estômago, neuroblastoma, sarcoma osteogênico, condrossarcoma e cistoadenocarcinoma e teratocarcinoma de ovário.[210]

Felizmente as **metástases císticas** são raras e geralmente apresentam características que permitem distingui-las do cisto hepático benigno ubíquo — por exemplo, nódulos capsulares, parede espessa, níveis líquido-líquido e septos internos.[211,212] As neoplasias primárias que possuem um componente cístico, tais como o cistoadenocarcinoma do ovário e do pâncreas e o carcinoma mucinoso do cólon podem, raramente, produzir lesões císticas secundárias. Mais freqüentemente os tumores císticos são secundários à necrose extensa vista mais comumente nos sarcomas metastáticos, que tipicamente apresentam ecos de baixo nível e uma parede espessa e áspera (Fig. 4-57H). As metástases dos tumores neuroendócrino e carcinóide são tipicamente bastante ecogênicas, em geral apresentando alterações císticas (Fig. 4-57I). Grandes metástases dos tumores colorretais podem, raramente, ser necróticas, produzindo uma massa hepática predominantemente cística.

A **desorganização difusa** do parênquima hepático reflete uma forma infiltrativa de metástase, sendo a mais difícil de avaliar na ultra-sonografia, possivelmente devido à falta de parênquima hepático normal como referência (Fig. 4-55G-I). Na nossa experiência os carcinomas de mama e de pulmão, assim como os melanomas malignos, são os tumores primários mais comuns com esse padrão. O diagnóstico pode ser ainda mais difícil se o paciente apresentar esteatose hepática

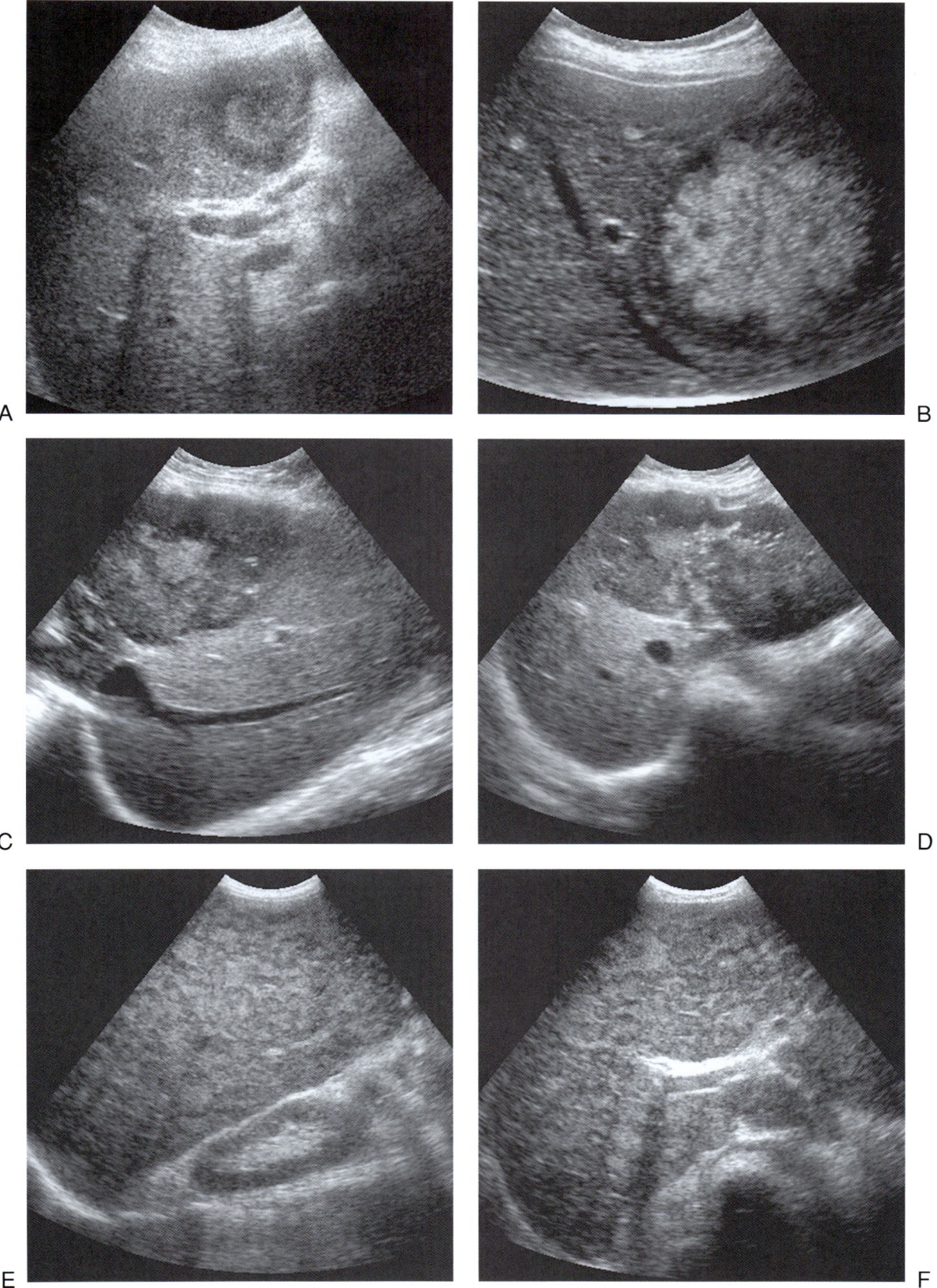

FIGURA 4-56. Halo hipoecóico. A e **B,** Carcinoma hepatocelular se apresentando como massas ecogênicas cercadas por um halo. **C** e **D,** Imagens sagital e transversal de uma metástase solitária de câncer de mama de grandes proporções. **E** e **F,** Fígado aumentado de tamanho repleto de pequenas massas com halos hipoecóicos representando metástases de um carcinoma pulmonar de células pequenas.

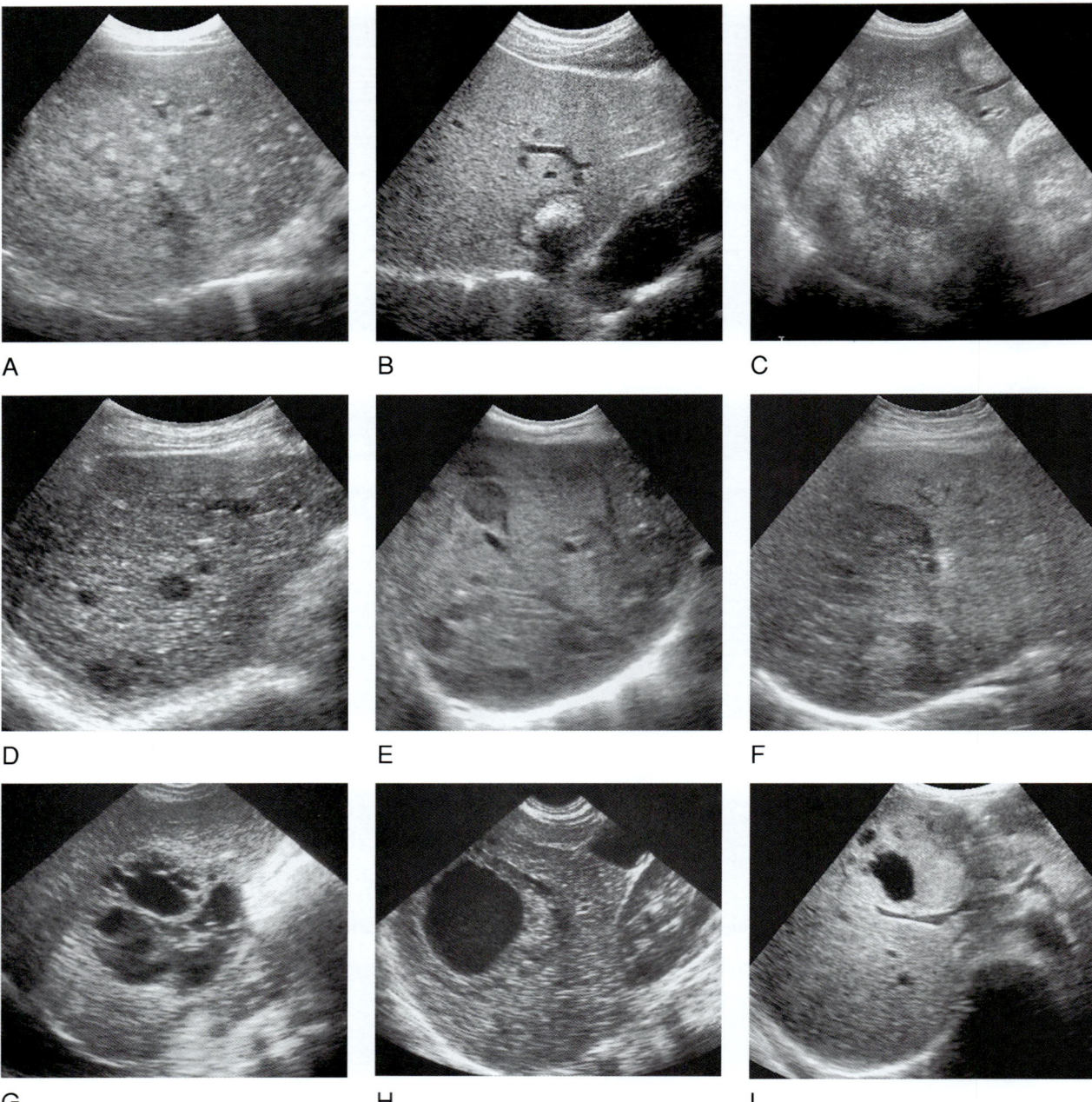

FIGURA 4-57. Padrões das metástases hepáticas. Linha superior — lesões ecogênicas. A, Múltiplas metástases ecogênicas, de tamanho pequeno, de um coriocarcinoma. **B,** Metástase de um carcinoma de cólon com um agregado de cálcio com sombra acústica posterior. **C,** Metástase grande de um adenocarcinoma pouco diferenciado com minúsculos pontos ecogênicos sugerindo microcalcificações. **Linha média — lesões hipoecóicas de tamanho crescente** de tumores do **D,** pâncreas, **E,** pulmão e **F,** adenocarcinoma de tumor primário desconhecido. **Linha inferior — metástases císticas. G,** Metástase rara de um lipossarcoma da coxa. A metástase apresenta um padrão de crescimento cístico. **H,** Sarcoma metastático do intestino delgado com necrose e **I,** metástase altamente ecogênica com um componente cístico bem definido altamente sugestivo de metástase de carcinóide ou de um tumor neuroendócrino.

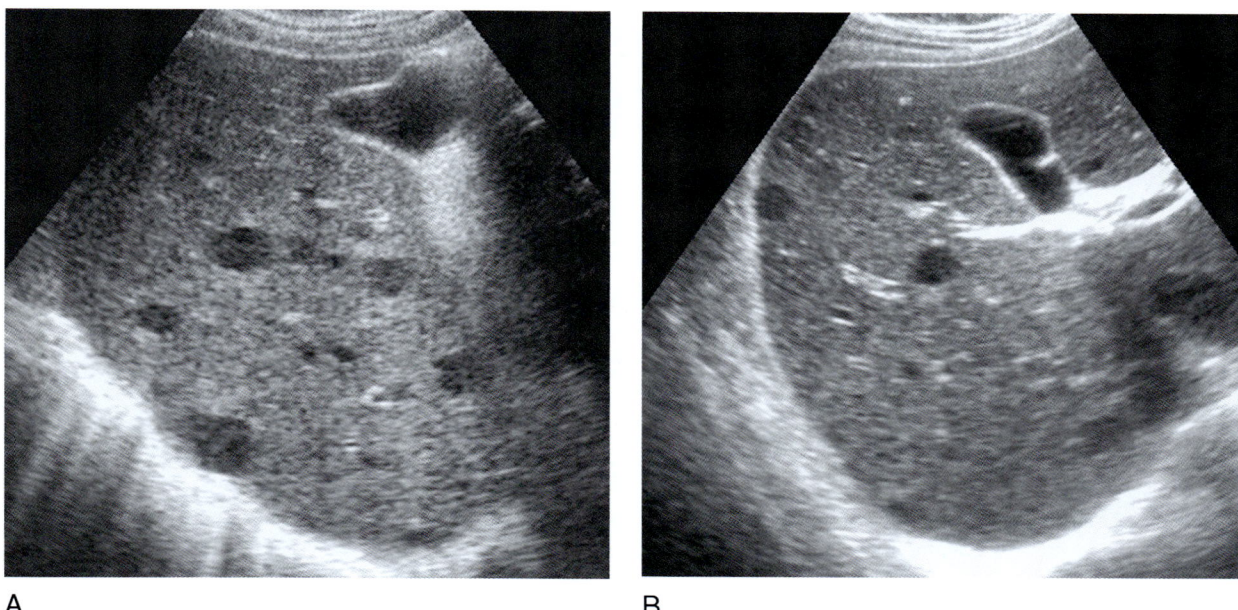

FIGURA 4-58. Linfoma do fígado. Ultra-sonografia **A**, sagital e **B**, transversal mostrando pequenos nódulos hipoecóicos no fígado. O linfoma também pode apresentar um padrão de envolvimento hepático difuso sem a apresentação de uma anormalidade focal.

secundária à quimioterapia. Nesses pacientes, a TC ou a RM podem ser utéis. A infiltração segmentar e lobar por um tumor secundário também pode ser difícil de diagnosticar porque pode mimetizar outras afecções benignas, como a esteatose hepática (Fig. 4-55D-F).

A extensão do **colangiocarcinoma** causando comprometimento hepático também pode ser difícil de avaliar pela ultra-sonografia. Pode ocorrer tanto uma infiltração parenquimatosa discreta quanto invasão dos espaços porta. O envolvimento hepático pelo **sarcoma de Kaposi**, apesar de ser freqüente na autópsia de pacientes com AIDS, raramente é diagnosticado nos estudos de imagem.[213] A ultra-sonografia mostra infiltração periportal e múltiplos nódulos hiperecóicos periféricos.[214,215] Devido à aparência inespecífica das metástases hepáticas, a biópsia guiada por ultra-som é amplamente utilizada para estabelecer um diagnóstico patológico primário. Além disso, a ultra-sonografia é uma ótima maneira de monitorizar a resposta à quimioterapia nos pacientes oncológicos.

TRAUMA HEPÁTICO

A abordagem da **lesão hepática por trauma fechado** tem se tornado progressivamente mais conservadora. A exploração cirúrgica está indicada nos pacientes em choque ou que apresentam instabilidade hemodinâmica.[216] Muitas instituições preferem fazer inicialmente uma TC do abdome no paciente hemodinamicamente estável para determinar a extensão do trauma hepático. A ultra-sonografia pode ser utilizada para acompanhar sua recuperação.

O local mais freqüente de **lesão hepática** no traumatismo fechado é o lobo direito — especialmente o segmento posterior.[217] Na série de Foley et al.[218] o tipo de lesão mais comum foi a laceração perivascular ao longo dos ramos das veias hepáticas direita e média e os ramos anterior e posterior da veia porta. Outros achados incluíram hematoma subcapsular, pericapsular ou isolado, rompimento hepático (definido como uma laceração se estendendo entre duas superfícies viscerais), lacerações envolvendo o lobo esquerdo e hemoperitônio (Fig. 4-59).[218] Infartos hepáticos são raramente identificados após traumatismo abdominal por contusão devido ao duplo suprimento sangüíneo do fígado.

Van Sonnenberg et al.[219] avaliaram os achados ultra-sonográficos do trauma hepático agudo (< 24 horas após a lesão ou após o colangiograma transepático), descobrindo uma hemorragia recente e ecogênica (Fig. 4-59C, D).[221] Durante a primeira semana, a laceração hepática se torna mais hipoecóica e distinta devido à reabsorção dos tecidos desvitalizados, que são substituídos por líquido intersticial. Depois de duas a três semanas, a laceração se torna progressivamente imperceptível devido à reabsorção do líquido e preenchimento dos espaços com tecido de granulação.[220]

DERIVAÇÕES PORTOSSISTÊMICAS

Orientações Cirúrgicas

As derivações portossistêmicas cirúrgicas são realizadas para reduzir a pressão no sistema porta dos pacientes com hipertensão porta. As derivações cirúrgicas mais comuns incluem

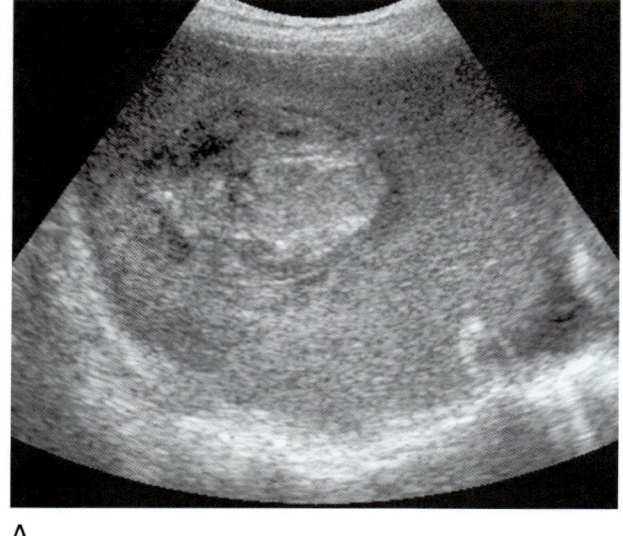
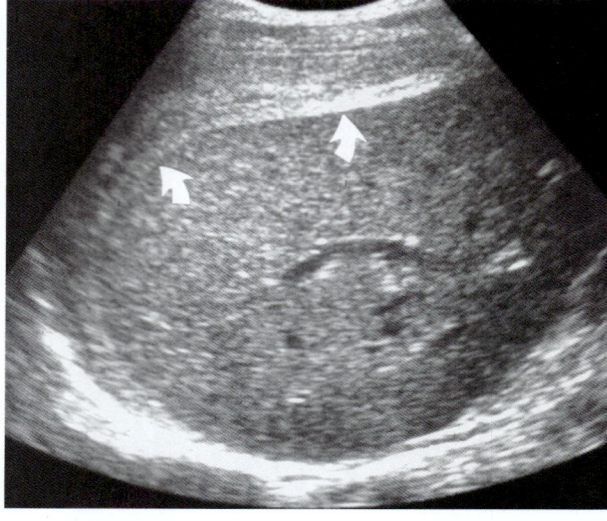
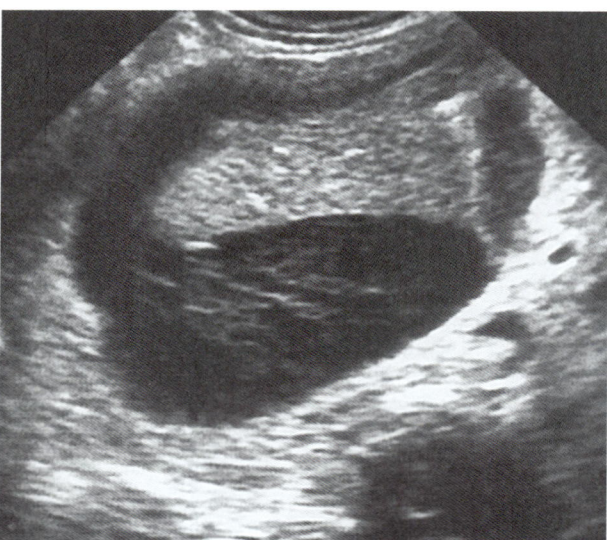

FIGURA 4-59. Trauma hepático. A, Sangramento intra-hepático agudo e **B,** hematoma peri-hepático agudo (*setas*) entre a superfície do fígado e a parede abdominal mostrando aumento da ecogenicidade. **C,** Hematoma mais antigo em torno da ponta do lobo direito do fígado que se apresenta como uma coleção de líquido entremeada por faixas.

a mesocava, esplenorrenal distal (cirurgia de Warren), mesoatrial e portocava. O Doppler dúplex e o Doppler colorido são métodos não-invasivos confiáveis para avaliar se a derivação está patente ou apresenta trombose.[220-223] As duas modalidades são eficazes na avaliação das derivações portocava, mesoatrial e mesocava.[222] A presença de fluxo é a confirmação de que a derivação está patente. Se a anastomose não puder ser visualizada, o fluxo hepatofugal na veia porta é um sinal indireto de que a derivação está patente.[220,221]

As derivações esplenorrenais distais são particularmente difíceis de serem examinadas pelo Doppler dúplex devido à interferência dos gases intestinais e da gordura interposta, dificultando o posicionamento correto do cursor do Doppler.[222,224] O Doppler colorido localiza com mais rapidez as extremidades esplênica e renal das derivações de Warren. A extremidade esplênica é visualizada mais facilmente usando-se a tomada subcostal esquerda, enquanto a visualização da veia renal esquerda é melhor através do flanco esquerdo. Em um estudo de Grant *et al.*,[222] o Doppler colorido determinou corretamente se as 14 comunicações esplenorrenais estavam patentes ou apresentavam trombose através da avaliação do fluxo nas duas extremidades das derivações.

Derivação Portossistêmica Intra-hepática Transjugular (DPTI)

A derivação portossistêmica intra-hepática transjugular (DPTI) representa a técnica mais recente e mais popular para aliviar a hipertensão porta sintomática, especificamente o sangramento de varizes gastroesofágicas e, mais raramente, a ascite refratária. A morbidade e a mortalidade da DPTI, realizada através da via percutânea pela inserção de um *stent* expansível de metal, são menores do que nas derivações cirúrgicas.[225]

A **técnica de Realização da DPTI** exige que seja feito um acesso transjugular até a porção infra-hepática da veia cava

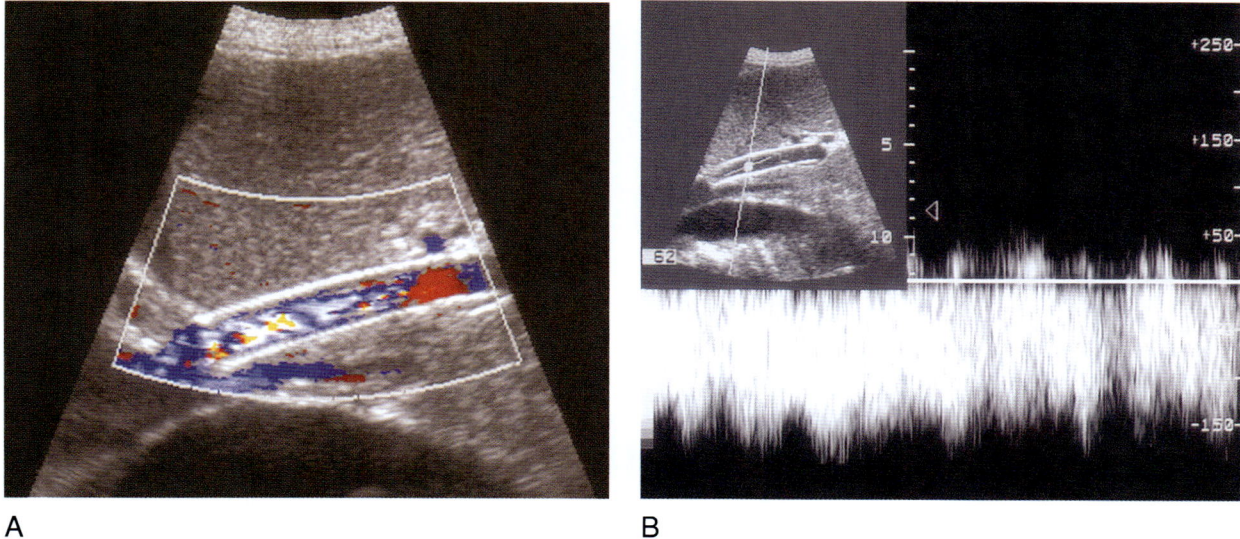

FIGURA 4-60. DPTI. A, Doppler colorido de uma DPTI mostrando o fluxo turbulento através da derivação, na direção do coração. **B,** A velocidade na região média da derivação com correção do ângulo é normal, de 150 cm/s. DPTI, Derivação portossistêmica intra-hepática transjugular.

inferior e a seleção da melhor veia hepática baseada em seu ângulo e diâmetro, que na maioria das vezes vem a ser a veia hepática direita. Após localizar a veia porta através da fluoroscopia ou do Doppler, uma agulha transjugular é passada da veia hepática para um ramo intra-hepático da veia porta, criando a derivação. O trato é dilatado até aproximadamente 10 mm de diâmetro enquanto o gradiente de pressão na veia porta é monitorizado, assim como o enchimento das varizes através da venografia. Um *stent* é, então, posicionado.[226]

Além das complicações agudas relacionadas diretamente ao procedimento, a DPTI pode ser complicada pela ocorrência de estenoses ou oclusões do *stent* causados pela hiperplasia da íntima. O grau de permeabilidade primária depois de um ano varia de 25% a 66%, com uma permeabilidade primária assistida de aproximadamente 83%.[227,228] O Doppler representa um método não-invasivo de monitorização dos pacientes após a realização da DPTI, pois a insuficiência da derivação pode ser silenciosa na fase precoce. A ultra-sonografia deve ser feita imediatamente após o procedimento, a cada 3 meses e/ou de acordo com a evolução clínica.

Os achados normais no Doppler após o procedimento incluem um fluxo sangüíneo turbulento de alta velocidade (a média da velocidade sistólica máxima é de 135 a 200 cm/s)[229] através do *stent* e fluxo hepatofugal nos ramos intra-hepáticos da veia porta conforme o sangue do fígado é drenado através da derivação para a circulação sistêmica. O aumento da velocidade sistólica máxima na artéria hepática também é um achado normal, assim como o aumento da velocidade na veia porta, pois o *stent* fornece um conduto de baixa resistência ao desviar o fluxo da circulação hepática, que apresenta uma resistência elevada. A **velocidade média na veia porta** em pacientes com derivações pérvias varia de 37 a 47 cm/s.[230-232] A **velocidade na artéria hepática** aumenta de 79 cm/s, antes da derivação, para 131 cm/s após o procedimento.[229]

A **avaliação ultra-sonográfica** deve incluir a determinação da velocidade com o ângulo corrigido em três pontos ao longo do *stent*, assim como a direção do fluxo na porção intra-hepática da veia porta e na veia hepática envolvida (Fig. 4-60 e Fig. 4-61).

As **complicações detectadas pela ultra-sonografia** são:

- Oclusão do *stent*;
- Estenose do *stent*; e
- Estenose da veia hepática.

BIÓPSIA HEPÁTICA PERCUTÂNEA

A biópsia hepática percutânea dos tumores malignos que afetam o fígado tem uma sensibilidade de mais de 90% na maioria dos estudos.[237,238] As **contra-indicações relativas** incluem distúrbios da coagulação não corrigíveis, uma rota de acesso perigosa e o paciente que não pode cooperar. O **auxílio do ultra-som** permite a observação em tempo real conforme a agulha avança na direção da lesão. Foram desenvolvidos diversos instrumentos que permitem a observação continuada da agulha enquanto ela percorre um caminho predeterminado. Por outro lado, muitos radiologistas usam uma técnica "mão livre". A biópsia com auxílio de ultra-sonografia[249] pode ser feita com sucesso até mesmo nas lesões pequenas (2,5 cm). A ultra-sonografia também pode ser usada na aspiração e drenagem percutâneas de coleções de líquido complexas no fígado. A injeção percutânea de etanol com auxílio da ultra-sonografia tem sido utilizada no tratamento do CHC e de metástases hepáticas.[239,240]

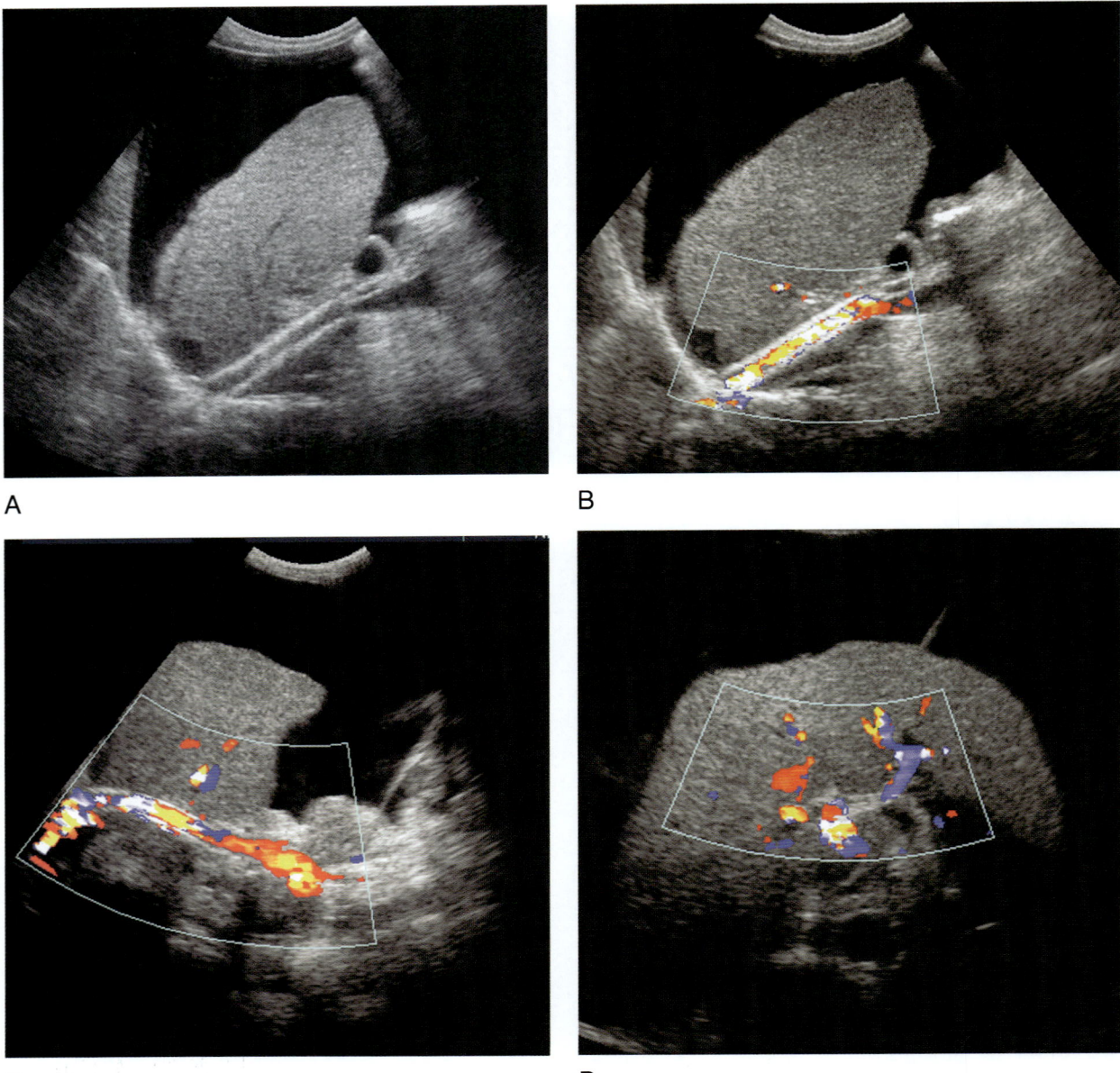

FIGURA 4-61. Sinais secundários de uma derivação pérvia. Todas as imagens mostram uma ascite importante, o que leva a suspeitar que a derivação não esteja funcionando. **A**, Ultra-sonografia em escala de cinza e **B**, Doppler colorido mostrando uma DPTI pérvia. A velocidade na derivação era de 130 cm/s, o que é normal. **C**, Imagem sagital mostrando que o fluxo na veia porta está na direção correta, ou seja, indo para a derivação, em *vermelho*. **D**, Imagem transversal do hilo hepático mostrando o ramo ascendente esquerdo da veia porta em *azul* com seu fluxo na direção da derivação. Esta também é a direção certa. Conseqüentemente, apesar da ascite, a ultra-sonografia mostrou que a derivação está funcionando como deveria.

INDICAÇÕES DE MALFUNCIONAMENTO DA DERIVAÇÃO: SINAIS ULTRA-SONOGRÁFICOS[235-236]

SINAIS DIRETOS

ausência de fluxo consistente com trombose ou oclusão da derivação
velocidade máxima na derivação < 90 cm/segundo ou > 190 cm/segundo
mudança na **velocidade máxima na derivação** — uma redução > 40 cm/segundo ou um aumento > 60 cm/segundo
velocidade na veia porta principal < 30 cm/segundo

reversão do fluxo na **veia hepática**, afastando-se da veia cava inferior, sugerindo estenose da veia hepática
fluxo venoso portal intra-hepático **hepatofugal**

SINAIS SECUNDÁRIOS

Recidiva da ascite
Reaparecimento das varizes
Recanalização da veia paraumbilical

ULTRA-SONOGRAFIA INTRA-OPERATÓRIA

A ultra-sonografia intra-operatória é uma aplicação bem estabelecida desta técnica. É feita a varredura do fígado exposto com um transdutor com uma cobertura estéril, de 7,5 MHz. Foi demonstrado que a ultra-sonografia intra-operatória altera a estratégia cirúrgica em 31% a 49% dos pacientes, permitindo que seja feita uma ressecção mais precisa ou mostrando que a cirurgia não é indicada devido à presença de massas desconhecidas ou invasão venosa.[241,242]

Referências

Anatomia Normal

1. Marks WM, Filly RA, Callen PW: Ultrasonic anatomy of the liver: A review with new applications. J Clin Ultrasound 1979;7:137-146.
2. Couinaud C. Le foie. In Etudes Anatomiques et Chirugicales, Paris, 1957, Masson et Cie.
3. Sugarbaker PH: Toward a standard of nomenclature for surgical anatomy of the liver. Neth J Surg 1988;PO:100.
4. Nelson RC, Chezmar JL, Sugarbaker PH, et al: Preoperative localization of focal liver lesions to specific liver segments: Utility of CT during arterial portography. Radiology 1990;176:89-94.
5. Soyer P, Bluemke DA, Bliss DF, et al: Surgical segmental anatomy of the liver: Demonstration with spiral CT during arterial portography and multiplanar reconstruction. AJR 1994;163:99-103.
6. Lafortune M, Madore F, Patriquin HB, et al: Segmental anatomy of the liver: A sonographic approach to Couinaud nomenclature. Radiology 1991;181:443-448.
7. Gosink BB, Leymaster CE: Ultrasonic determination of hepatomegaly. J Clin Ultrasound 1981;9:37-44.
8. Niederau C, Sonnenberg A, Muller JE, et al: Sonographic measurements of the normal liver, spleen, pancreas, and portal vein. Radiology 1983;149:537-540.

Anormalidades do Desenvolvimento

9. Belton R, Van Zandt TF: Congenital absence of the left lobe of the liver: A radiologic diagnosis. Radiology 1983;147:184.
10. Radin DR, Colletti PM, Ralls PW, et al: Agenesis of the right lobe of the liver. Radiology 1987;164:639-642.
11. Lim JH, Ko YT, Han MC, et al: The inferior accessory hepatic fissure: Sonographic appearance. AJR 1987;149:495-497.
12. Fraser-Hill MA, Atri M, Bret PM, et al: Intrahepatic portal venous system: Variations demonstrated with duplex and color Doppler US. Radiology 1990;177:523-526.
13. Cosgrove DO, Arger PH, Coleman BG: Ultrasonic anatomy of hepatic veins. J Clin Ultrasound 1987;15:231-235.
14. Makuuchi M, Hasegawa H, Yamazaki S, et al: The inferior right hepatic vein: Ultrasonic demonstration. Radiology 1983;148:213-217.

Anormalidades Congênitas

15. Gaines PA, Sampson MA: The prevalence and characterization of simple hepatic cysts by ultrasound examination. Br J Radiol 1989;62:335-337.
16. Bean WJ, Rodan BA: Hepatic cysts: Treatment with alcohol. AJR 1985;144:237-241.
17. Baron RL, Campbell WL, Dodd GD 3rd: Peribiliary cysts associated with severe liver disease: Imaging-pathologic correlation. AJR 1994;162:631-636.
18. Levine E, Cook LT, Granthem JJ: Liver cysts in autosomal-dominant polycystic kidney disease: Clinical and computed tomographic study. AJR 1985;145:229-233.
19. von Meyenburg H: Uber die Cystenliber. Beitr Pathol Anat 1918;64:477-532.
20. Chung ED: Multiple bile duct hamartomas. Cancer 1970;26:287.
21. Redston MS, Wanless IR: The hepatic von Meyenburg complex: Prevalence and association with hepatic and renal cysts among 2843 autopsies. Mod Pathol 1996;9:233-237.
22. Lev-Toaff AS, Bach AM, Wechsler RJ, et al: The radiologic and pathologic spectrum of biliary hamartomas. AJR 1995;165:309-313.
23. Salo J, Bru C, Vilella A, et al: Bile duct hamartomas presenting as multiple focal lesions on hepatic ultrasonography. Am J Gastroenterol 1992;87:221-223.
24. Tan A, Shen J, Hecht A: Sonogram of multiple bile duct hamartomas. Clin Ultrasound 1989;17:667-669.
25. Burns CD, Huhns JG, Wieman TJ: Cholangiocarcinoma in association with multiple biliary microhamartomas. Arch Pathol Lab Med 1990;114:1287-1289.

Doenças Infecciosas

26. Wilson SR: The Gallbladder. In Gastrointestinal Disease (Sixth Series). Test and Syllabus. American College of Radiology. Reston, VA. In press.
27. Seeft LB. Acute Viral Hepatitis. In: Kaplowitz N, ed. Liver and Biliary Disease, 2nd ed. Baltimore; Williams & Wilkins, 1996, pp 289-316.
28. Douglas DD, Rakela J: Fulminant hepatitis. In Kaplowitz N (ed): Liver and Biliary Disease, 2nd ed. Baltimore, Williams & Wilkins, 1996, pp 317-326.
29. Davis GL: Chronic hepatitis. In Kaplowitz N (ed): Liver and Biliary Disease, 2nd ed. Baltimore, Williams & Wilkins, 1996, pp 327-337.
30. Zweibel WJ: Sonographic diagnosis of diffuse liver disease. Semin US, CT, MRI 1995;16:8-15.
31. Wilson SR, Arenson AM: Sonographic evaluation of hepatic abscesses. J Can Assoc Radiol 1984;35:174-177.
32. Sabbaj J, Sutter VL, Finegold SM: Anaerobic pyogenic liver abscess. Ann Intern Med 1972;77:629-638.
33. Lawrence PH, Holt SC, Levi CS, et al: Ultrasound case of the day. Hepatosplenic candidiasis. Radiographics 1994;14:1147-1149.
34. Pastakia B, Shawker TH, Thaler M, et al: Hepatosplenic candidiasis: Wheels within wheels. Radiology 1988;166:417-421.
35. Ralls PW, Colletti PM, Quinn MF, et al: Sonographic findings in hepatic amebic abscess. Radiology 1982;145:123-126.
36. Berry M, Bazaz R, Bhargava S: Amebic liver abscess: Sonographic diagnosis and management. J Clin Ultrasound 1986;14:239-242.
37. Ralls PW, Barnes PF, Radin DR: Sonographic features of amebic and pyogenic liver abscesses: A blinded comparison. AJR 1987;149:499-501.
38. Ralls PW, Barnes PF, Johnson MB, et al: Medical treatment of hepatic amebic abscess: Rare need for percutaneous drainage. Radiology 1987;165:805-807.
39. Ralls PW, Quinn MF, Boswell WD, et al: Patterns of resolution in successfully treated hepatic amebic abscess: Sonographic evaluation. Radiology 1983;149:541-543.

40. Gharbi HA, Hassine W, Brauner MW, et al: Ultrasound examination of the hydatic liver. Radiology 1981;139:459-463.
41. Lewall DB, McCorkell SJ: Hepatic echinococcal cysts: Sonographic appearance and classification. Radiology 1985;155:773-775.
42. Beggs I: Radiology of hydatid disease. AJR 1985;145:639-648.
43. Mueller PR, Dawson SL, Ferrucci JT, Jr, et al: Hepatic echinococcal cyst: Successful percutaneous drainage. Radiology 1985;155:627-628.
44. Bret PM, Fond A, Bretagnolle M, et al: Percutaneous aspiration and drainage of hydatid disease of the liver. Radiology 1988;168:617-620.
45. Akhan O, Ozmen MN, Dincer A, et al: Liver hydatid disease: Long-term results of percutaneous treatment. Radiology 1996;198:259-264.
46. Bezzi M, Teggi A, De Rosa F, et al: Abdominal hydatid disease: Ultrasound findings during medical treatment. Radiology 1987;162:91-95.
47. Jha R, Lyons EA, Levi CS: Ultrasound case of the day. Hydatid cyst (*Echinococcus granulosus*) in the right lobe of the liver. Radiographics 1994;14:455-458.
48. Didier D, Weiler S, Rohmer P, et al: Hepatic alveolar echinococcus: Correlative ultrasound and computed tomography study. Radiology 1985;154:179-186.
49. McCully RM, Barron CM, Cheever AW: Schistosomiasis. In Binford CH, Connor DH (eds): Pathology of Tropical and Extraordinary Disease. Washington, DC. Armed Forces Institute of Pathology; 1976, pp 482-508.
50. Symmers W St C. Note on a new form of liver cirrhosis due to the presence of the ova of *Bilharzia hematobilia*. J Pathol 1904;9:237-239.
51. Cerri GG, Alves VAF, Magalhaes A. Hepatosplenic schistosomiasis mansoni: Ultrasound manifestations. Radiology 1984;153:777-780.
52. Fataar S, Bassiony H, Satyanath S, et al: Characteristic sonographic features of schistosomal periportal fibrosis. AJR 1984;143:69-71.
53. Kuhman JE: Pneumocystic infections: The radiologist's perspective. Radiology 1996;198:623-635.
54. Radin DR, Baker EL, Klatt EC, et al: Visceral and nodal calcification in patients with AIDS-related *Pneumocystis carinii* infection. AJR 1990;154:27-31.
55. Spouge AR, Wilson SR, Gopinath N, et al: Extrapulmonary Pneumocystis carinii in a patient with AIDS: Sonographic findings. AJR 1990;155:76-78.
56. Telzak EE, Cote RJ, Gold JWM, et al: Extrapulmonary *Pneumocystis carinii* infections. Rev Infect Dis 1990;12:380-386.
57. Lubat E, Megibow AJ, Balthazar EJ, et al: Extrapulmonary *Pneumocystis carinii* infection in AIDS: Computed tomography findings. Radiology 1990;174:157-160.
58. Towers MJ, Withers CE, Hamilton PA, et al: Visceral calcification in AIDS may not be always due to *Pneumocystis carinii*. AJR 1991;156:745-747.

Distúrbios do Metabolismo
59. Zakim D: Metabolism of glucose and fatty acids by the liver. In Zakim D, Boyer TD (eds): Hepatology: A Textbook of Liver Disease, Philadelphia; WB Saunders, 1982, pp 76-109.
60. Wilson SR, Rosen IE, Chin-Sang HB, et al: Fatty infiltration of the liver: An imaging challenge. J Can Assoc Radiol 1982;33:227-232.
61. Yates CK, Streight RA: Focal fatty infiltration of the liver simulating metastatic disease. Radiology 1986;159:83-84.
62. Sauerbrei EE, Lopez M: Pseudotumor of the quadrate lobe in hepatic sonography: A sign of generalized fatty infiltration. AJR 1986;147:923-927.
63. White EM, Simeone JF, Mueller PR, et al: Focal periportal sparing in hepatic fatty infiltration: A cause of hepatic pseudomass on ultrasound. Radiology 1987;162:57-59.
64. Wanless IR, Bargman JM, Oreopoulos DG, et al: Subcapsular steatonecrosis in response to peritoneal insulin delivery: A clue to the pathogenesis of steatonecrosis in obesity. Mod Pathol 1989;2:69-74.
65. Apicella PL, Mirowitz SA, Weinreb JC: Extension of vessels through hepatic neoplasms: MR and CT findings. Radiology 1994;191:135-136.
66. Quinn SF, Gosink BB: Characteristic sonographic signs of hepatic fatty infiltration. AJR 1985;145:753-755.
67. Arai K, Matsui O, Takashima T, et al: Focal spared areas in fatty liver caused by regional decreased blood flow. AJR 1988;151:300-302.
68. Ishak KG, Sharp HL: Metabolic errors and liver disease. In: MacSween RNM, Anthony PP, Scheuer PJ (eds): Pathology of the Liver, 2nd ed, New York; Churchill Livingstone, 1987, pp 99-180.
69. Grossman H, Ram PC, Coleman RA, et al: Hepatic ultrasonography in type 1 glycogen storage disease (von Gierke disease). Radiology 1981;141:753-756.

Cirrose
70. Anthony PP: The morphology of cirrhosis: Definition, nomenclature, and classification. Bull WHO 1977;55:521.
71. Millward-Sadler GH: Cirrhosis. In MacSween RNM, Anthony PP, Scheuer PJ (eds): Pathology of the Liver, 2nd ed. New York, Churchill Livingstone, 1987, pp 342-363.
72. Giorgio A, Amoroso P, Lettiri G, et al: Cirrhosis: Value of caudate to right lobe ratio in diagnosis with ultrasound. Radiology 1986;161:443-445.
73. Taylor KJW, Riely CA, Hammers L, et al: Quantitative ultrasound attenuation in normal liver and in patients with diffuse liver disease: Importance of fat. Radiology 1986;160:65-71.
74. Sandford N, Walsh P, Matis C, et al: Is ultrasonography useful in the assessment of diffuse parenchymal liver disease? Gastroenterology 1985;89:186-191.
75. Freeman MP, Vick CW, Taylor KJW, et al: Regenerating nodules in cirrhosis: Sonographic appearance with anatomic correlation. AJR 1986;146:533-536.
76. Murakami T, Nakamura H, Hori S, et al: Regenerating nodules in hepatic cirrhosis. MR findings with pathologic correlation. AJR 1990;155:1227-1231.
77. Theise ND: Macroregenerative (dysplastic) nodules and hepatocarcinogenesis: Theoretical and clinical considerations. Semin Liver Dis 1995;15:360-371.
78. Tanaka S, Kitamra T, Fujita M, et al: Small hepatocellular carcinoma: Differentiation from adenomatous hyperplastic nodule with color Doppler flow imaging. Radiology 1997;182:161-165.
79. Bolondi L, Bassi S, Gaiani S, et al: Liver cirrhosis: Changes of Doppler waveform of hepatic veins. Radiology 1991;178:513-516.
80. Colli A, Cocciolo M, Riva C, et al: Abnormalities of Doppler waveform of the hepatic veins in patients with chronic liver disease: Correlation with histologic findings. AJR 1994;162:833-837.
81. Lafortune M, Dauzat M, Pomier-Layrargues E, et al: Hepatic artery: Effect of a meal in healthy persons and transplant recipients. Radiology 1993;187:391-394.

82. Joynt LK, Platt JF, Rubin JM, et al: Hepatic artery resistance before and after standard meal in subjects with diseased and healthy livers. Radiology 1995;196:489-492.

Anormalidades Vasculares

83. Boyer TD: Portal Hypertension and its Complications. In Zakim D, Boyer TD (eds): Hepatology: A Textbook of Liver Disease, Philadelphia, WB Saunders, 1982, pp 464-499.
84. Bolondi L, Gandolfi L, Arienti V, et al: Ultrasonography in the diagnosis of portal hypertension: Diminished response of portal vessels to respiration. Radiology 1982;142:167-172.
85. Lafortune M, Marleau D, Breton G, et al: Portal venous system measurements in portal hypertension. Radiology 1984;151:27-30.
86. Juttner H-U, Jenney JM, Ralls PW, et al: Ultrasound demonstration of portosystemic collaterals in cirrhosis and portal hypertension. Radiology 1982;142:459-463.
87. Subramanyam BR, Balthazar EJ, Madamba MR, et al: Sonography of portosystemic venous collaterals in portal hypertension. Radiology 1983;146:161-166.
88. Patriquin H, Lafortune M, Burns PN, et al: Duplex Doppler examination in portal hypertension. AJR 1987;149:71-76.
89. Lafortune M, Constantin A, Breton G, et al: The recanalized umbilical vein in portal hypertension: A myth. AJR 1985;144:549-553.
90. DiCandio G, Campatelli A, Mosca F, et al: Ultrasound detection of unusual spontaneous portosystemic shunts associated with uncomplicated portal hypertension. J Ultrasound Med 1985;4:297-305.
91. Mostbeck GH, Wittich GR, Herold C, et al: Hemodynamic significance of the paraumbilical vein in portal hypertension: Assessment with duplex ultrasound. Radiology 1989;170:339-342.
92. Nelson RC, Lovett KE, Chezmar JL, et al: Comparison of pulsed Doppler sonography and angiography in patients with portal hypertension. AJR 1987;149:77-81.
93. Bellamy EA, Bossi MC, Cosgrove DO: Ultrasound demonstration of changes in the normal portal venous system following a meal. Br J Radiol 1984;57:147-149.
94. Ohnishi K, Saito M, Nakayama T, et al: Portal venous hemodynamics in chronic liver disease: Effects of posture change and exercise. Radiology 1985;155:757-761.
95. Bolandi L, Maziotti A, Arienti V, et al: Ultrasonography in the diagnosis of portal hypertension and after portosystemic shunt operations. Surgery 1984;95:261-269.
96. Zweibel WJ, Mountford RA, Halliwell MJ, et al: Splanchnic blood flow in patients with cirrhosis and portal hypertension: Investigation with duplex Doppler US. Radiology 1995;194:807-812.
97. Finn JP, Kane RA, Edelman RR, et al: Imaging of the portal venous system in patients with cirrhosis: MR angiography vs. duplex Doppler sonography. AJR 1993;161:989-994.
98. Wilson SR, Hine AL: Leiomyosarcoma of the portal vein. AJR 1987;149:183-184.
99. Van Gansbeke D, Avni EF, Delcour C, et al: Sonographic features of portal vein thrombosis. AJR 1985;144:749-752.
100. Kauzlaric D, Petrovic M, Barmeir E: Sonography of cavernous transformation of the portal vein. AJR 1984;142:383-384.
101. Aldrete JS, Slaughter RL, Han SY: Portal vein thrombosis resulting in portal hypertension in adults. Am J Gastroenterol 1976;65:3-11.
102. Dodd GD, Memel OS, Baron RL, et al: Portal vein thrombosis in patients with cirrhosis. Does sonographic detection of intrathrombus flow allow differentiation of benign and malignant thrombus? AJR 1995;165:573-577.
103. Stanley P: Budd-Chiari syndrome. Radiology 1989;170:625-627.
104. Makuuchi M, Hasegawa H, Yamazaki S, et al: Primary Budd-Chiari syndrome: Ultrasonic demonstration. Radiology 1984;152:775-779.
105. Menu Y, Alison D, Lorphelin J-M, et al: Budd-Chiari syndrome: Ultrasound evaluation. Radiology 1985;157:761-764.
106. Park JH, Lee JB, Han MC, et al: Sonographic evaluation of inferior vena caval obstruction: Correlative study with vena cavography. AJR 1985;145:757-762.
107. Murphy FB, Steinberg HV, Shires GT, et al: The Budd-Chiari syndrome: A review. AJR 1986;147:9-15.
108. Grant EG, Perrella R, Tessler FN, et al: Budd-Chiari syndrome: the results of duplex and color Doppler imaging. AJR 1989;152:377-381.
109. Keller MS, Taylor KJW, Riely CA: Pseudoportal Doppler signal in the partially obstructed inferior vena cava. Radiology 1989;170:475-477.
110. Hosoki T, Kuroda C, Tokunaga K, et al: Hepatic venous outflow obstruction: Evaluation with pulsed Duplex sonography. Radiology 1989;170:733-737.
111. Brown BP, Abu-Youssef M, Farner R, et al: Doppler sonography: A non-invasive method for evaluation of hepatic veno-occlusive disease. AJR 1990;154:721-724.
112. Becker CD, Scheidegger J, Marincek B: Hepatic vein occlusion: Morphologic features on computed tomography and ultrasonography. Gastrointest Radiol 1986;11:305-311.
113. Ralls PW, Johnson MB, Radin RD, et al: Budd-Chiari syndrome: Detection with color Doppler sonography. AJR 1992;159:113-116.
114. Millener P, Grant EG, Rose S, et al: Color Doppler imaging findings in patients with Budd-Chiari syndrome: Correlation with venographic findings. AJR 1993;161:307-312.
115. Taylor KJW, Burns PN, Woodcock JP, et al: Blood flow in deep abdominal and pelvic vessels: Ultrasonic pulsed Doppler analysis. Radiology 1985;154:487-493.
116. Kriegshauser SJ, Charboneau JW, Letendre L: Hepatic venocclusive disease after bone marrow transplantation: Diagnosis with duplex sonography. AJR 1988;150:289-290.
117. Vine HS, Sequira JC, Widrich WC, et al: Portal vein aneurysm. AJR 1979;132:557-560.
118. Chagnon SF, Vallee CA, Barge J, et al: Aneurysmal portohepatic venous fistula: Report of two cases. Radiology 1986;159:693-695.
119. Mori H, Hayashi K, Fukuda T, et al: Intrahepatic portosystemic venous shunt: Occurrence in patients with and without liver cirrhosis. AJR 1987;149:711-714.
120. Park JH, Cha SH, Han JK, et al: Intrahepatic portosystemic venous shunt. AJR 1990;155:527-528.
121. Falkoff GE, Taylor KJW, Morse S: Hepatic artery pseudo-aneurysm: Diagnosis with real-time and pulsed Doppler ultrasound. Radiology 1986;158:55-56.
122. Garcia P, Garcia-Giannoli H, Meyron S, et al: Primary dissecting aneurysm of the hepatic artery: Sonographic, CT and angiographic findings. AJR 1996;166:1316-1318.
123. Cloogman HM, DiCapo RD: Hereditary hemorrhagic telangiectasia: Sonographic findings in the liver. Radiology 1984;150:521-522.
124. Wanless IR: Vascular Disorders. In MacSween RNM, Anthony PP, Scheuer PJ, et al (eds): Pathology of the

Liver, 3rd ed. Edinburgh, Churchill Livingstone, 1994, p 535.
125. Czapar CA, Weldon-Linne CM, Moore DM, et al: Peliosis hepatis in the acquired immunodeficiency syndrome. Arch Pathol Lab Med 1986;110:611.
126. Leong SS, Cazen RA, Yu GSM, et al: Abdominal visceral peliosis associated with bacillary angiomatosis. Ultrasound evidence of endothelial destruction by bacilli. Arch Pathol Lab Med 1992;116:866.
127. Jamadar DA, D'Souza SP, Thomas EA, et al: Radiological appearances in peliosis hepatis. Br J Radiol 1994; 67:102.
128. Toyoda S, Takeda K, Nakagawa T, et al: Magnetic resonance imaging of peliosis hepatis: A case report. Eur J Radiol 1993;16:207.
129. Lloyd RL, Lyons EA, Levi CS, et al: The sonographic appearance of peliosis hepatis. J Ultrasound Med 1982;1:293.
130. Tsukamoto Y, Nakata H, Kimoto T, et al: CT and angiography of peliosis hepatis. AJR 1984;142:539.
131. Muradali D, Wilson SR, Wanless IR, et al: Peliosis hepatis with intrahepatic calcifications. J Ultrasound Med 1996;16:257-260.

Agentes de Contraste com Microbolhas
132. Dill-Macky MJ, Burns PN, Khalili K, et al: Focal hepatic masses: Enhancement patterns with SH U 508A and pulse-inversion US. Radiology 2002;222:95-102.
133. Wilson SR, Burns PN, Muradali D, et al: Harmonic hepatic ultrasound with microbubble contrast agent: Initial experience showing improved characterization of hemangioma, hepatocellular carcinoma, and metastasis. Radiology 2000;215:153-161.
134. Burns PN, Wilson SR, Simpson DH: Pulse inversion imaging of liver blood flow: Improved method for characterizing focal masses with microbubble contrast. Invest Radiol 2000;35:58-71.
135. Brannigan M, Burns PNB, Wilson SR: Blood flow patterns in focal liver lesions at microbubble enhanced ultrasound. Radiographics 2004, in press.
136. Blomley MJK, Albrecht T, Cosgrove DO, et al: Improved imaging of liver metastases with stimulated acoustic emission in the late phase of enhancement with the US contract agent SHU 508A: Early experience. Radiology 1999;210:409-416.
137. Albrecht T, Blomley MJK, Burns PN, et al: Improved detection of hepatic metastases with pulse-inversion US during the liver-specific phase of SHU 508A: Multicentre Study. Radiology 2003;227(2):361-370.

Neoplasias Hepáticas
138. Charboneau JW: There is a hyperechoic mass in the liver: What does that mean? 2002 Categorical Course in Diagnostic Radiology: Findings at US—What do they mean? PL Cooperberg (ed): RSNA, 73-78.
139. Edmondson HA: Tumors of the liver and intrahepatic bile ducts. In Atlas of Tumor Pathology, Washington, DC; Armed Forces Institute of Pathology, 1958, p 113.
140. Gibney RG, Hendin AP, Cooperberg PL: Sonographically detected hemangiomas: Absence of change over time. AJR 1987;149:953-957.
141. Mungovan JA, Cranon JJ, Vacarro J: Hepatic cavernous hemangiomas: Lack of enlargement over time. Radiology 1994;191:111-113.
142. Bree RL, Schwab RE, Neiman HL: Solitary echogenic spot in the liver: Is it diagnostic of a hemangioma? AJR 1983;140:41-45.
143. McCardle CR: Ultrasonic appearances of a hepatic hemangioma. J Clin Ultrasound 1978;6:122-123.
144. Taboury J, Porcel A, Tubiana J-M, et al: Cavernous hemangiomas of the liver studied by ultrasound. Radiology 1983;149:781-785.
145. Itai Y, Ohnishi S, Ohtomo K, et al: Hepatic cavernous hemangioma in patients at high risk for liver cancer. Acta Radiol 1987;28:697-701.
146. Itai Y, Ohtomo K, Araki T, et al: Computed tomography and sonography of cavernous hemangioma of the liver. AJR 1983;141:315-320.
147. Moody AR, Wilson SR: Atypical hemangioma: A suggestive sonographic morphology. Radiology 1993; 188:413-417.
148. Marsh JI, Gibney RG, Li DKB: Hepatic hemangioma in the presence of fatty infiltration: An atypical sonographic appearance. Gastrointest Radiol 1989;14:262-264.
149. Choi BI, Kim TK, Han JK, et al: Power versus conventional color Doppler sonography: Comparison in depiction of vasculature in liver tumors. Radiology 1996;200:55-58.
150. Porzio ME, Pellerito JS, D'Agostino CA, et al: Improved characterization of hepatic hemangioma with color power angiography. In RSNA Scientific Program 1995, Supplement to Radiology 1995,197(P), pp 401-402.
151. Caturelli E, Pompili M, Bartolucci F, et al: Hemangioma-like lesions in chronic liver disease: Diagnostic evaluation in patients. Radiology 2001;220(2):337-342.
152. Freeny PC, Marks WM: Hepatic hemangioma: Dynamic bolus computed tomography. AJR 1986;147:711-719.
153. Scatarige JC, Kenny JM, Fishman EK, et al: Computed tomography of hepatic cavernous hemangioma. J Comput Assist Tomogr 1987;11:455-460.
154. Brunetti JC, Van Heertum RL, Yudd AP: SPECT in the diagnosis of hepatic hemangioma (Abstract). J Nucl Med 1985;26:8.
155. Birnbaum BA, Weinreb JC, Megibow AJ, et al: Definitive diagnosis of hepatic hemangiomas: Magnetic resonance imaging versus Tc-99m-labeled red blood cell SPECT. Radiology 1990;176:95-101.
156. Nelson RC, Chezmar JL: Diagnostic approach to hepatic hemangiomas. Radiology; 1990;176:11-13.
157. Solbiati L, Livraghi T, DePra L, et al: Fine-needle biopsy of hepatic hemangioma with sonographic guidance. AJR 1985;144:471-474.
158. Cronan JJ, Esparza AR, Dorfman GS, et al: Cavernous hemangioma of the liver: Role of percutaneous biopsy. Radiology 1988;166:135-138.
159. Craig JR, Peters RL, Edmondson HA: Tumors of the liver and intrahepatic bile ducts. Fasc 26, 2nd ser, Washington, DC, 1989, Armed Forces Institute of Pathology.
160. Wanless IR, Mawdsley C, Adams R: On the pathogenesis of focal nodular hyperplasia of the liver. Hepatology 1985;5:1194-1200.
161. Saul SH: Masses of the liver. In Sternberg SS (ed): Diagnostic Surgical Pathology, 2nd ed. New York, Raven, 1994, pp 1517-1580.
162. Knowles DM 2nd, Casarella WJ, Johnson PM, et al: The clinical, radiologic and pathologic characterization of benign hepatic neoplasms: Alleged association with oral contraceptives. Medicine 1978;57:223-237.

163. Ross D, Pina J, Mirza M, et al: Regression of focal nodular hyperplasia after discontinuation of oral contraceptives. Ann Intern Med 1976;85:203-204.
164. Buetow PC, Pantongrag-Brown L, Buck JL, et al: Focal nodular hyperplasia of the liver: Radiologic-pathologic correlation. Radiographics 1996;16:369-388.
165. Scatarige JC, Fishman EK, Sanders RC: The sonographic "scar sign" in focal nodular hyperplasia of the liver. J Ultrasound Med 1982;1:275-278.
166. Golli M, Van Nhieu JT, Mathieu D, et al: Hepatocellular adenoma: Color Doppler US and pathologic correlations. Radiology 1994;190:741-744.
167. Drane WE, Krasicky GA, Johnson DA: Radionuclide imaging of primary liver tumors and tumor-like conditions of the liver. Clin Nucl Med 1987;12:569.
168. Welch TJ, Sheedy PF, Johnson CM, et al: Focal nodular hyperplasia and hepatic adenoma: Comparison of angiography, CT, US and scintigraphy. Radiology 1985;156:593.
169. Kerlin P, Davis GL, McGill DB, et al: Hepatic adenoma and focal nodular hyperplasia: Clinical, pathologic and radiologic features. Gastroenterology 1983; 84:994-1002.
170. Brunelle R, Tammam S, Odievre M, et al: Liver adenomas in glycogen storage disease in children: Ultrasound and angiographic study. Pediatr Radiol 1984;14:94-101.
171. Kew MC: Tumors of the liver. In Zakim D, Boyer TD (eds): Hepatology: A Textbook of Liver Disease. Philadelphia, WB Saunders, 1982, pp 1048-1084.
172. Lubbers PR, Ros PR, Goodman ZD, et al: Accumulation of technetium-99m sulfur colloid by hepatocellular adenoma: Scintigraphic-pathologic correlation. AJR 1987;148:1105-1108.
173. Katsuyoshi I, Kazumitsu H, Fujita T, et al: Liver neoplasms: Diagnostic pitfalls in cross sectional imaging. Radiographics 1996;16:273-293.
174. Roberts JL, Fishman E, Hartman DS, et al: Lipomatous tumors of the liver: Evaluation with computed tomography and ultrasound. Radiology 1986; 158:613-617.
175. Marti-Bonmati L, Menor F, Vizcaino I, et al: Lipoma of the liver: Ultrasound, computed tomography and magnetic resonance imaging appearance. Gastrointest Radiol 1989;14:155-157.
176. Reinhold C, Garant M: Hepatic lipoma. Can Assoc Radiol J 1996;47:140-142.
177. Wilson SR: The Liver. Gastrointestinal Disease (Sixth Series). Test and Syllabus. American College of Radiology, Reston, VA, 2004, In press.
178. Jackson VP, Martin-Simmerman P, Becker GJ, et al: Real-time ultrasonographic demonstration of vascular invasion by hepatocellular carcinoma. J Ultrasound Med 1983;2:277-280.
179. Subramanyam BR, Balthazar EJ, Hilton S, et al: Hepatocellular carcinoma with venous invasion: Sonographic-angiographic correlation. Radiology 1984;150:793-796.
180. LaBerge JM, Laing FC, Federle MP, et al: Hepatocellular carcinoma: Assessment of resectability by computed tomography and ultrasound. Radiology 1984;152:485-490.
181. Sheu J-C, Chen D-S, Sung J-L, et al: Hepatocellular carcinoma: Ultrasound evaluation in the early stage. Radiology 1985;155:463-467.
182. Tanaka S, Kitamura T, Imaoka S, et al: Hepatocellular carcinoma: Sonographic and histologic correlation. AJR 1983;140:701-707.
183. Choi BI, Takayasu K, Han MC: Small hepatocellular carcinomas associated with nodular lesions of the liver: Pathology, pathogenesis and imaging findings. AJR 1993;160:1177-1188.
184. Teefey SA, Stephens DH, Weiland LH: Calcification in hepatocellular carcinoma: Not always an indicator of fibrolamellar histology, AJR 1987;149:1173-1174.
185. Yoshikawa J, Matsui O, Takashima T, et al: Fatty metamorphosis in hepatocellular carcinoma: Radiologic features in 10 cases. AJR 1988;151:717-720.
186. Taylor KJW, Ramos I, Morse SS, et al: Focal liver masses: Differential diagnosis with pulsed Doppler ultrasound. Radiology 1987;164:643-647.
187. Tanaka S, Kitamura T, Fujita M, et al: Color Doppler flow imaging of liver tumors. AJR 1990;154:509-514.
188. Reinhold C, Hammers L, Taylor CR, et al: Characterization of focal hepatic lesions with duplex sonography: Findings in 198 patients. AJR 1995;164:1131-1135.
189. Baron RL, Oliver JH 3rd, Dodd GD 3rd, et al: Hepatocellular carcinoma: Evaluation with biphasic, contrast-enhanced, helical CT. Radiology 1996;199:505-511.
190. Johnson CD: Imaging of hepatocellular carcinoma. In Freeny PC (ed): Radiology of the Liver, Biliary Tract and Pancreas. San Diego, ARRS Categorical Course Syllabus 1996, 96th Annual Meeting, pp 41-46.
191. Friedman AC, Lichtenstein JE, Goodman Z, et al: Fibrolamellar hepatocellular carcinoma. Radiology 1985;157:583-587.
192. Brandt DJ, Johnson CD, Stephens DH, et al: Imaging of fibrolamellar hepatocellular carcinoma. AJR 1988;151:295-299.
193. Stevens WR, Johnson CD, Stephens DH, et al: Fibrolamellar hepatocellular carcinoma: Stage at presentation and results of aggressive surgical management. AJR 1995;164:1153-1158.
194. Kanai T, Hirohashi S, Upton MP, et al: Pathology of small hepatocellular carcinoma: A proposal for new gross classification. Cancer 1987;60:810-819.
195. Okuda K, Musha H, Nakajuma Y, et al: Clinicopathologic features of encapsulated hepatocellular carcinoma: A study of 26 cases. Cancer 1977;40:1240-1245.
196. Mahony B, Jeffrey RB, Federle MP: Spontaneous rupture of hepatic and splenic angiosarcoma demonstrated by computed tomography. AJR 1982;138:965-966.
197. Fitzgerald EJ, Griffiths TM: Computed tomography of vinyl-chloride-induced angiosarcoma of liver, Br J Radiol 1987;60:593-595.
198. Furui S, Itai Y, Ohtomo D, et al: Hepatic epithelioid hemangioendothelioma: Report of five cases. Radiology 1989;171:63-68.
199. Radin R, Craig JR, Colletti PM, et al: Hepatic epithelioid hemangioendothelioma. Radiology 1988;169:145-148.
200. Oliver JH 3rd: Malignant hepatic neoplasms, excluding hepatocellular carcinoma and cholangiocarcinoma. In Freeny PC (ed): Radiology of the Liver, Biliary Tract and Pancreas. San Diego; ARRS Categorical Course Syllabus; 1996, pp 27-32.
201. Kane RA, Longmaid HE, Costello P, et al: Noninvasive imaging in patients with hepatic masses: A prospective comparison of ultrasound. CT and MR Imaging (abstract). RSNA Scientific Program, 1993.
202. Wernecke K, Vassallo P, Bick U, et al: The distinction between benign and malignant liver tumors on sonography: Value of a hypoechoic halo. AJR1992; 159:1005-1009.

203. Marchal GJ, Pylyser K, Tshibwabwa-Tumba EA: Anechoic halo in solid liver tumors: Sonographic, microangiographic, and histologic correlation. Radiology 1985;156:479-483.
204. Wernecke K, Henke L, Vassallo P, et al: Pathologic explanation for hypoechoic halo seen on sonograms of malignant liver tumors: An in vitro correlative study. AJR 1992;159:1011-1016.
205. Kruskal JB, Thomas P, Nasser I, et al: Hepatic colon cancer metastases in mice: Dynamic in vivo correlation with hypoechoic rims visible at US. Radiology 2000;215:852-857.
206. Rubaltelli L, Del Mashio A, Candiani F, et al: The role of vascularization in the formation of echographic patterns of hepatic metastases: Microangiographic and echographic study. Br J Radiol 1980;53:1166-1168.
207. Sanders LM, Botet JF, Straus DJ, et al: Computed tomography of primary lymphoma of the liver. AJR 1989;152:973-976.
208. Townsend RR, Laing FC, Jeffrey RB, et al: Abdominal lymphoma in AIDS: Evaluation with ultrasound. Radiology 1989;171:719-724.
209. Yoshida T, Matsue H, Okazaki N, et al: Ultrasonographic differentiation of hepatocellular carcinoma from metastatic liver cancer. J Clin Ultrasound 1987;15:431-437.
210. Bruneton JN, Ladree D, Caramella E, et al: Ultrasonographic study of calcified hepatic metastases: A report of 13 cases. Gastrointest Radiol 1982;7:61-63.
211. Wooten WB, Green B, Goldstein HM: Ultrasonography of necrotic hepatic metastases. Radiology 1978;128:447-450.
212. Federle MP, Filly RA, Moss AA: Cystic hepatic neoplasms: Complementary roles of computed tomography and sonography. AJR 1981;136:345-348.
213. Nyberg DA, Federle MP: AIDS-related Kaposi sarcoma and lymphomas. Semin Roentgenol 1987;22(1):54-65.
214. Luburich P, Bru C, Ayuso MC, et al: Hepatic Kaposi sarcoma in AIDS: Ultrasound and computed tomography findings. Radiology 1990;175:172-174.
215. Towers MJ, Withers CE, Rachlis AR, et al: Ultrasound diagnosis of hepatic Kaposi sarcoma. J Ultrasound Med 1991;10:701.

Trauma Hepático
216. Anderson CB, Ballinger WF: Abdominal injuries. In Zuidema GD, Rutherford RB, Ballinger WF (eds): The Management of Trauma, 4th ed. Philadelphia, WB Saunders, 1985, pp 449-504.
217. Moon KL, Federle MP: Computed tomography in hepatic trauma. AJR 1983;141:309-314.
218. Foley WD, Cates JD, Kellman GM, et al: Treatment of blunt hepatic injuries: Role of computed tomography. Radiology 1987;164:635-638.
219. van Sonnenberg E, Simeone JF, Mueller PR, et al: Sonographic appearance of hematoma in the liver, spleen, and kidney: A clinical, pathologic, and animal study. Radiology 1983;147:507-510.

Derivações Portossistêmicas
220. Lafortune M, Patriquin H, Pomier G, et al: Hemodynamic changes in portal circulation after portosystemic shunts: Use of duplex sonography in 43 patients. AJR 1987;149:701-706.
221. Chezmar JL, Bernardino ME: Mesoatrial shunt for the treatment of Budd-Chiari syndrome: Radiologic evaluation in eight patients. AJR 1987;149:707-710.
222. Grant EG, Tessler FN, Gomes AS, et al: Color Doppler imaging of portosystemic shunts. AJR 1990;154:393-397.
223. Ralls PW, Lee KP, Mayekawa DS, et al: Color Doppler sonography of portocaval shunts. J Clin Ultrasound 1990;18:379-381.
224. Foley WD, Gleysteen JJ, Lawson TL, et al: Dynamic computed tomography and pulsed Doppler sonography in the evaluation of splenorenal shunt patency. J Comput Assist Tomogr 1983;7:106-112.
225. Freedman AM, Sanyal AJ, Tisnado J, et al: Complications of transjugular intrahepatic portosystemic shunt: A comprehensive review. Radiographics 1993;13:1185-1210.
226. Kerlan RK, Jr, LaBerge JM, Gordon RL, et al: Transjugular intrahepatic portosystemic shunts: Current status. AJR 1995;164:1059-1066.
227. LaBerge JM, Ring EJ, Gordon RL, et al: Creation of transjugular intrahepatic portosystemic shunts with the Wallstent endoprosthesis: Results in 100 patients. Radiology 1993;187:413-420.
228. Haskal ZJ, Pentecost MJ, Soulen MC, et al: Transjugular intrahepatic portosystemic shunt stenosis and revision. AJR 1994;163:439-444.
229. Foshager MC, Ferral H, Nazarian GK, et al: Duplex sonography after transjugular intrahepatic portosystemic shunts (TIPS): Normal hemodynamic findings and efficacy in predicting shunt patency and stenosis. AJR 1995;165:1-7.
230. Haskal ZJ, Carrol JW, Jacobs JE, et al: Sonography of transjugular intrahepatic portosystemic shunts: Detection of elevated portosystemic gradients and loss of shunt function. JVIR 1997;8:549-556.
231. Murphy TP, Beecham RP, Kim HM, et al: Long-term follow-up after TIPS: Use of Doppler velocity criteria for detecting elevation of the portosystemic gradient. JVIR 1998;9:275-281.
232. Surratt RS, Middleton WD, Darcy MD, et al: Morphologic and hemodynamic findings at sonography before and after creation of a transjugular intrahepatic portosystemic shunt. AJR 1993;160:627-630.
233. Chong WK, Malisch TA, Mazar MJ, et al: Transjugular intrahepatic portosystemic shunts: US assessment with maximum flow velocity. Radiology 1993;189:789-793.
234. Dodd GD 3rd, Zajko AB, Orons PD, et al: Detection of transjugular intrahepatic portosystemic shunt dysfunction: Value of duplex Doppler sonography. AJR 1995;164:1119-1124.
235. Feldstein VA, LaBerge JM: Hepatic vein flow reversal at duplex sonography: A sign of transjugular intrahepatic portosystemic shunt dysfunction, AJR 1994;162:839-841.
236. Kanterman RY, Darcy MD, Middleton WD, et al: Doppler sonography findings associated with transjugular intrahepatic portosystemic shunt malfunction. AJR 1997;168:467-472.

Biópsia Hepática Percutânea
237. Charboneau JW, Reading CC, Welch TJ. CT and sonographically guided needle biopsy: Current techniques and new innovations. AJR 1990;154:1-10.

238. Downey DB, Wilson SR: Ultrasonographically guided biopsy of small intra-abdominal masses. Can Assoc Radiol J 1993;44:350-353.
239. Livragi T, Festi D, Monti F, et al: US-guided percutaneous alcohol injection of small hepatic and abdominal tumors. Radiology 1986;161:309-312.
240. Shiina S, Yasuda H, Muto H, et al: Percutaneous ethanol injection in the treatment of liver neoplasms. AJR 1987;149:949-952.

Ultra-sonografia Intra-operatória
241. Rifkin MD, Rosato FE, Mitchell Branch H, et al: Intraoperative ultrasound of the liver: An important adjunctive tool for decision making in the operating room. Ann Surg 1987;205:466-471.
242. Parker GA, Lawrence J, Jr, Horsley JS, et al: Intraoperative ultrasound of the liver affects operative decision making, Ann Surg 1989;209:569-577.

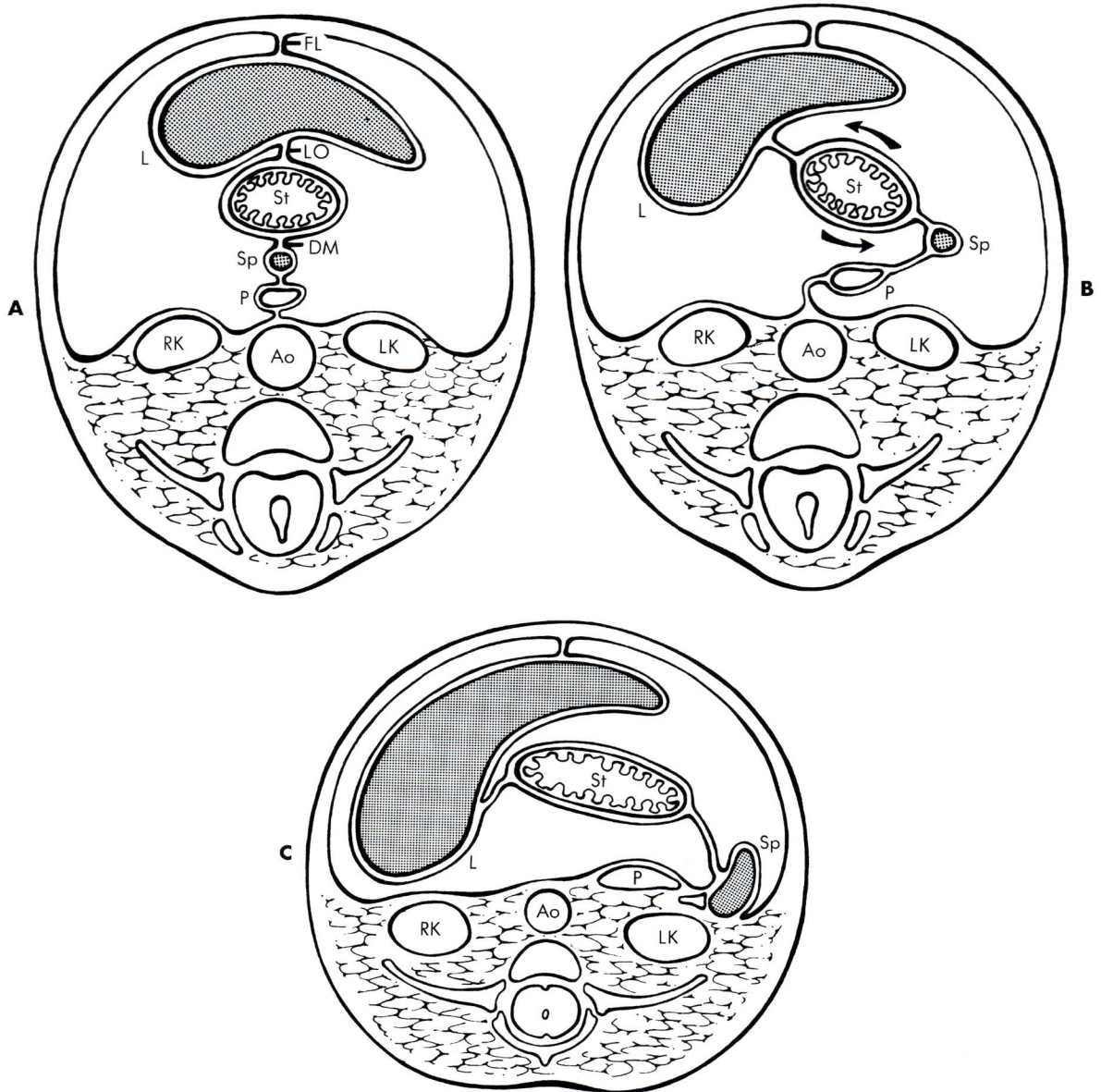

FIGURA 5-1. Desenho esquemático do corte axial da porção superior do abdome mostrando o desenvolvimento embriológico do baço. A. Embrião de 4 a 5 semanas. O mesentério ventral é a porção do mesentério localizada à frente do estômago (ST). Na região posterior do estômago encontra-se o mesentério dorsal (DM). Repare que o baço e o pâncreas se originam do mesentério dorsal. O baço divide o mesentério dorsal em duas porções: o ligamento esplenogástrico, anteriormente, e o ligamento esplenorrenal, posteriormente. O pâncreas (P) ainda não se tornou retroperitoneal, permanecendo dentro do mesentério dorsal. O fígado (L) divide o mesentério ventral em dois: o ligamento falciforme (FL), anteriormente, e o ligamento gastroepático, ou omento menor (LO), posteriormente. **B,** Embrião de 8 semanas. Ocorre uma rotação do estômago no sentido dos ponteiros do relógio, deslocando o fígado para a direita e o baço para a esquerda. A porção do mesentério dorsal em que se encontra o pâncreas, os vasos esplênicos e o baço começa a se fundir com a superfície retroperitoneal anterior, dando origem ao ligamento esplenogástrico e à "área nua" do baço. Se a fusão for incompleta, o baço ficará preso ao retroperitônio somente por um mesentério longo, resultando em um baço móvel ou "errante". **C,** Recém-nascido. A fusão do mesentério dorsal é completa. O pâncreas já é um órgão retroperitoneal e uma parte do baço se fundiu com o retroperitônio. Repare como a cauda do pâncreas e o hilo esplênico estão intimamente relacionados. Ao, aorta; FL, ligamento falciforme; L, fígado; LK, rim esquerdo; LO, omento menor ou ligamento gástrico; P, pâncreas; RK, rim direito; SP, baço; ST, estômago.

(Fig. 5-2). Essa característica anatômica é semelhante à área nua do fígado e, como ela, pode ser útil para distinguir as coleções de líquido intraperitoneais das pleurais.[1]

A superfície súpero-lateral do baço de um adulto normal é convexa, enquanto a ínfero-medial é côncava, e o órgão tem um aspecto ecogênico bastante homogêneo. O baço fica entre o fundo do estômago e o diafragma, sendo que seu maior eixo está alinhado com a décima costela. Sua superfície diafragmática é convexa e normalmente encontra-se entre a nona e décima primeira costelas. Sua superfície vis-

238. Downey DB, Wilson SR: Ultrasonographically guided biopsy of small intra-abdominal masses. Can Assoc Radiol J 1993;44:350-353.
239. Livragi T, Festi D, Monti F, et al: US-guided percutaneous alcohol injection of small hepatic and abdominal tumors. Radiology 1986;161:309-312.
240. Shiina S, Yasuda H, Muto H, et al: Percutaneous ethanol injection in the treatment of liver neoplasms. AJR 1987;149:949-952.

Ultra-sonografia Intra-operatória
241. Rifkin MD, Rosato FE, Mitchell Branch H, et al: Intraoperative ultrasound of the liver: An important adjunctive tool for decision making in the operating room. Ann Surg 1987;205:466-471.
242. Parker GA, Lawrence J, Jr, Horsley JS, et al: Intraoperative ultrasound of the liver affects operative decision making, Ann Surg 1989;209:569-577.

O Baço

Patrick M. Vos / John R. Mathieson / Peter L. Cooperberg

SUMÁRIO DO CAPÍTULO

EMBRIOLOGIA E ANATOMIA
TÉCNICA DO EXAME
ULTRA-SONOGRAFIA DO BAÇO
PATOLOGIAS ESPLÊNICAS
   Esplenomegalia
   Anormalidades Localizadas
      Cistos
      Massas Sólidas
   Trauma Esplênico

Síndrome da
   Imunodeficiência Adquirida
ANOMALIAS CONGÊNITAS
PROCEDIMENTOS INVASIVOS
ARMADILHAS

Nos pacientes que apresentam esplenomegalia palpável ou que sofreram um trauma no quadrante superior esquerdo, exames que produzam imagens seccionais são indispensáveis para diagnosticar ou descartar anormalidades esplênicas. Apesar de em muitos centros a tomografia computadorizada ser o exame de escolha para a avaliação do baço e das estruturas adjacentes, a ultra-sonografia pode ser particularmente útil no primeiro estágio da investigação e também no acompanhamento de possíveis anormalidades ou das que já foram confirmadas. De um modo geral, o baço e as outras estruturas do quadrante superior esquerdo podem ser facilmente examinados sem que haja necessidade de mover o paciente. Se for necessário, o exame pode ser feito com um aparelho portátil de ultra-sonografia.

Como o baço apresenta uma ecogenicidade uniforme, as anormalidades são bem evidentes. As coleções de líquido periesplênicas e outras anormalidades também são normalmente identificadas com facilidade é rara. É rara uma avaliação ultra-sonográfica inadequada do baço e das estruturas adjacentes. Ocasionalmente, por apresentar uma localização alta no quadrante superior esquerdo, o exame do baço pode ser dificultado. A sombra das costelas, dos gases intestinais sobrepostos e do pulmão no ângulo costofrênico podem obscurecer a visualização das estruturas profundas. São necessárias habilidade e persistência para superar esses obstáculos.

EMBRIOLOGIA E ANATOMIA

Embriologicamente o baço se origina de uma massa de células mesenquimais localizadas entre as camadas do mesentério dorsal que conecta o estômago à superfície peritoneal posterior que recobre a aorta (Fig. 5-1A). Essas células mesenquimais se diferenciam para formar a polpa esplênica, as estruturas de apoio formadas por tecido conjuntivo e a cápsula do baço. A artéria esplênica penetra no baço primitivo e as arteríolas se ramificam através do tecido conjuntivo, formando os sinusóides esplênicos.

Conforme o estômago do embrião sofre uma rotação de 90° no eixo longitudinal, o baço e o mesentério dorsal são levados para o lado esquerdo, ao longo da curvatura gástrica maior (Fig. 5-1B). A base do mesentério dorsal se funde com o peritônio posterior acima do rim esquerdo, formando o ligamento esplenorrenal. Isso explica por que, apesar de o baço ser um órgão intraperitoneal, a artéria esplênica vem da região retroperitoneal através do ligamento esplenorrenal (Fig. 5-1C). Na maioria dos adultos, uma porção da cápsula esplênica está firmemente aderida ao mesentério dorsal anteriormente à porção anterior do rim esquerdo, formando a área nua do baço. Seu tamanho varia, mas normalmente envolve menos da metade da superfície posterior do baço

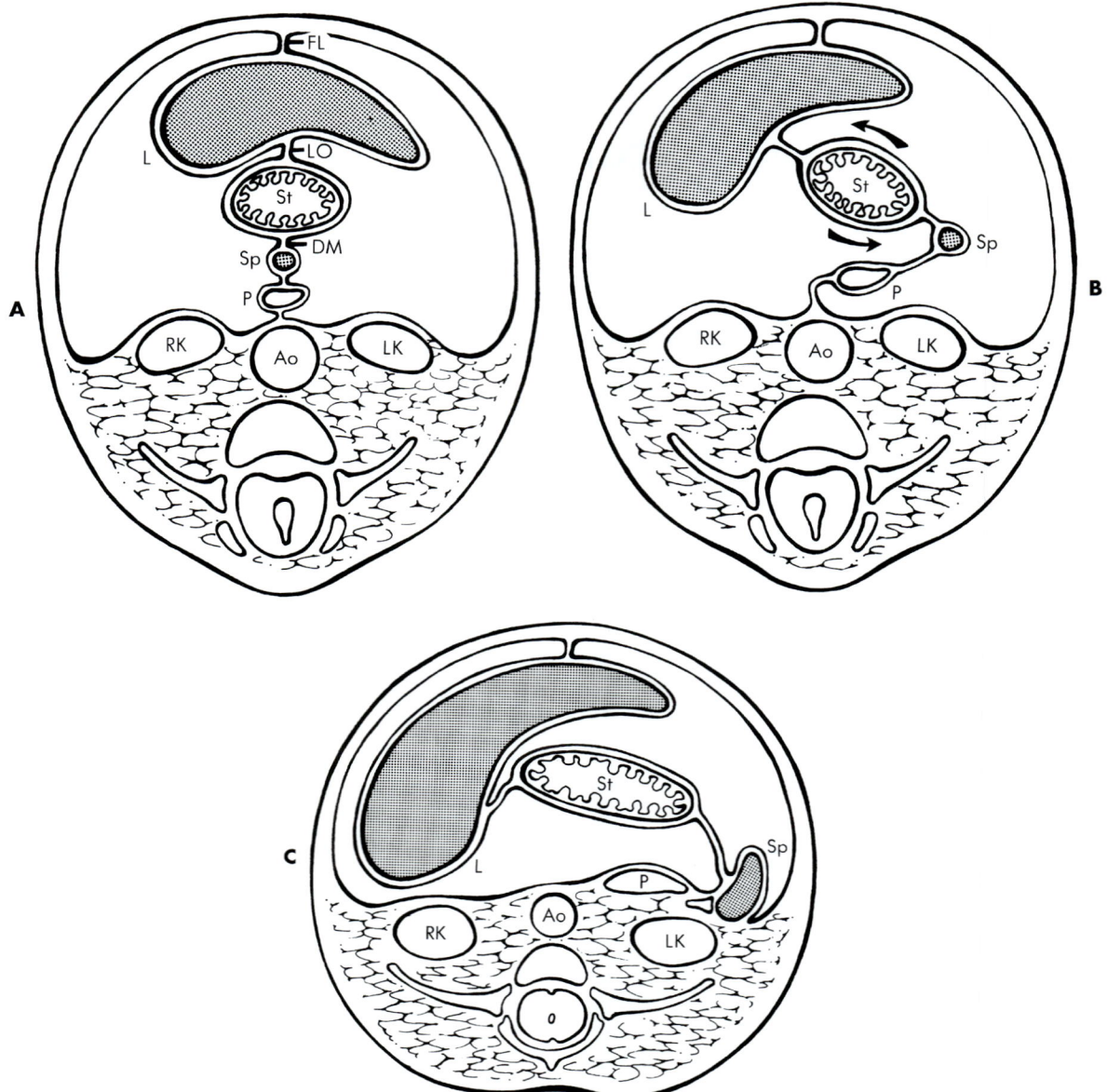

FIGURA 5-1. Desenho esquemático do corte axial da porção superior do abdome mostrando o desenvolvimento embriológico do baço. A. Embrião de 4 a 5 semanas. O mesentério ventral é a porção do mesentério localizada à frente do estômago (ST). Na região posterior do estômago encontra-se o mesentério dorsal (DM). Repare que o baço e o pâncreas se originam do mesentério dorsal. O baço divide o mesentério dorsal em duas porções: o ligamento esplenogástrico, anteriormente, e o ligamento esplenorrenal, posteriormente. O pâncreas (P) ainda não se tornou retroperitoneal, permanecendo dentro do mesentério dorsal. O fígado (L) divide o mesentério ventral em dois: o ligamento falciforme (FL), anteriormente, e o ligamento gastroepático, ou omento menor (LO), posteriormente. **B,** Embrião de 8 semanas. Ocorre uma rotação do estômago no sentido dos ponteiros do relógio, deslocando o fígado para a direita e o baço para a esquerda. A porção do mesentério dorsal em que se encontra o pâncreas, os vasos esplênicos e o baço começa a se fundir com a superfície retroperitoneal anterior, dando origem ao ligamento esplenogástrico e à "área nua" do baço. Se a fusão for incompleta, o baço ficará preso ao retroperitônio somente por um mesentério longo, resultando em um baço móvel ou "errante". **C,** Recém-nascido. A fusão do mesentério dorsal é completa. O pâncreas já é um órgão retroperitoneal e uma parte do baço se fundiu com o retroperitônio. Repare como a cauda do pâncreas e o hilo esplênico estão intimamente relacionados. Ao, aorta; FL, ligamento falciforme; L, fígado; LK, rim esquerdo; LO, omento menor ou ligamento gástrico; P, pâncreas; RK, rim direito; SP, baço; ST, estômago.

(Fig. 5-2). Essa característica anatômica é semelhante à área nua do fígado e, como ela, pode ser útil para distinguir as coleções de líquido intraperitoneais das pleurais.[1]

A superfície súpero-lateral do baço de um adulto normal é convexa, enquanto a ínfero-medial é côncava, e o órgão tem um aspecto ecogênico bastante homogêneo. O baço fica entre o fundo do estômago e o diafragma, sendo que seu maior eixo está alinhado com a décima costela. Sua superfície diafragmática é convexa e normalmente encontra-se entre a nona e décima primeira costelas. Sua superfície vis-

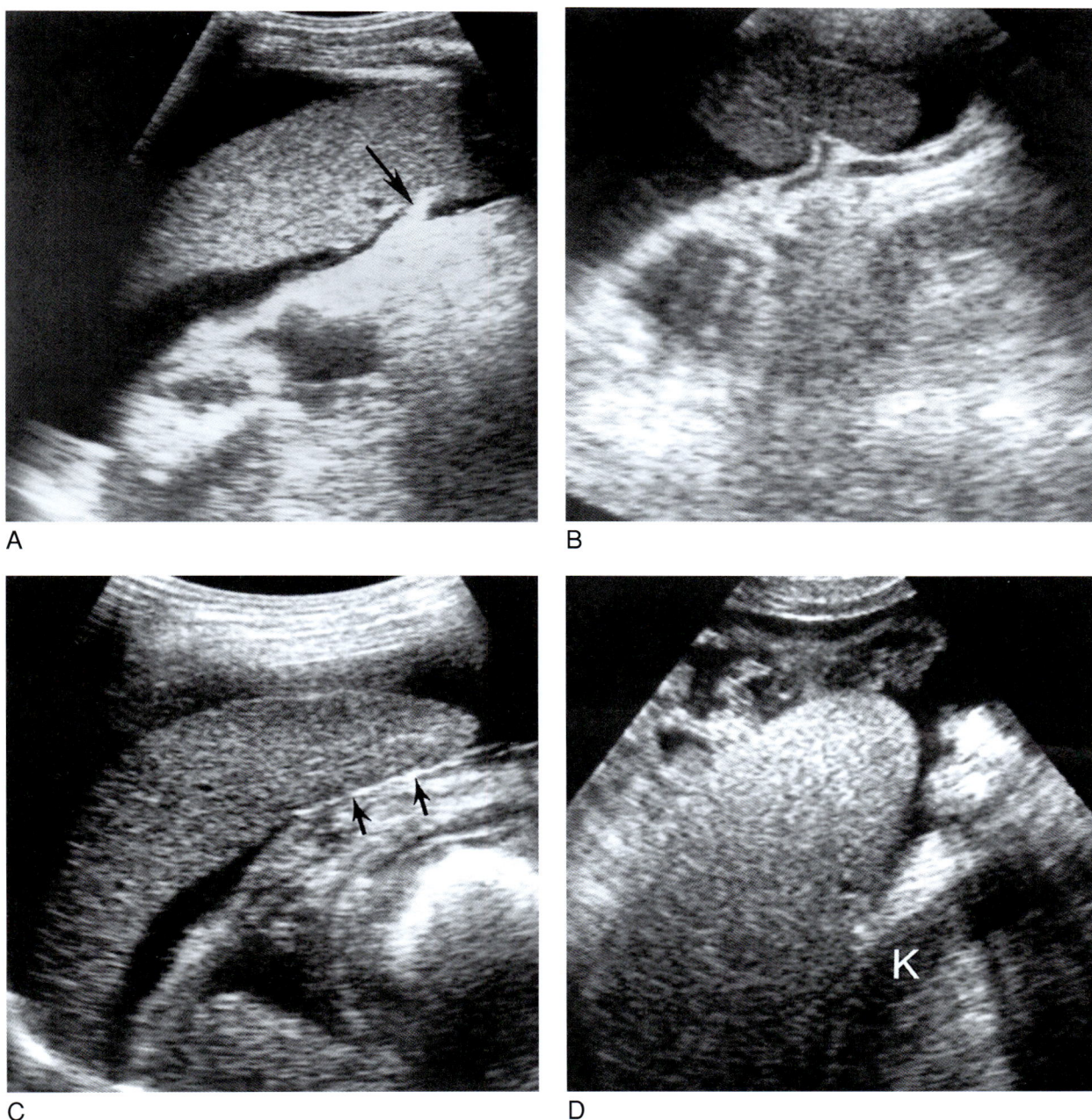

FIGURA 5-2. O relacionamento variável entre o baço e a superfície retroperitoneal anterior. Todos os pacientes acima apresentam ascite de grande volume, o que permite a clara visualização da "área nua" do baço. **A,** O baço desse paciente não tem uma área nua. O ligamento esplenorrenal (*seta*) é delineado nos dois lados pelo líquido ascítico. **B,** O pólo inferior do baço está parcialmente fundido posteriormente com o retroperitônio. **C,** O pólo inferior do baço está fundido com o retroperitônio (*setas*). **D,** Uma boa parte do baço deste paciente está fundido posteriormente com o retroperitônio. Repare no íntimo relacionamento entre o baço e o rim (K).

ceral, ou ínfero-medial, é levemente recortada onde entra em contato com o estômago, rim esquerdo, pâncreas e ângulo esplênico do cólon. O baço é fixo pelo ligamento esplenorrenal, que está em contato com a parede peritoneal posterior, pelo ligamento frenocócolico e pelo ligamento gastroesplênico. O ligamento gastroesplênico é formado pelas duas camadas do mesentério dorsal que separam a retrocavidade dos epíplons, posteriormente, da cavidade peritoneal, anteriormente.

O baço de um adulto mede, em média, 12 cm de comprimento, 7 cm de largura e de 3 a 4 cm de espessura, pesando, em média, 150 g, mas seu peso pode variar de 80 a 300 g. O tamanho e o peso de um baço normal diminuem com a idade. Seu tamanho também aumenta discretamente durante a digestão e pode variar de acordo com o estado nutricional do indivíduo.

As funções do baço incluem a fagocitose, hematopoese fetal, linfopoese no adulto, resposta imunológica e armazenamento de eritrócitos. Diversas condições, incluindo acidentes cirúrgicos, podem levar à remoção do baço. Uma pessoa pode viver uma vida plena sem o baço. Entretanto, especialmente na infância, a resposta imunológica pode ser reduzida, especialmente contra bactérias encapsuladas. Atualmente a tendência cirúrgica é a de preservar o baço sempre que possível.

TÉCNICA DO EXAME

Todas as ultra-sonografias abdominais de rotina, independente da indicação, devem incluir pelo menos uma imagem frontal do baço e do pólo superior do rim esquerdo. Essa imagem é fácil de ser obtida com o exame em tempo real, especialmente usando-se o transdutor setorial. A forma mais comum de visualização do baço, com o paciente em decúbito dorsal, é a de se colocar o transdutor no plano coronal em um dos espaços intercostais inferiores do lado esquerdo. Pode-se, então, realizar o exame em graus variáveis de inspiração para maximizar a janela do baço. A inspiração excessiva leva ar à porção do pulmão localizada no ângulo costofrênico esquerdo, dificultando a visualização do baço. A inspiração moderada desloca a porção central da hemicúpula diafragmática esquerda e o baço para baixo, facilitando sua visualização (Fig. 5-3). Deve-se, então, fazer uma varredura posterior e anterior para que todo o baço seja visualizado. Achamos que, na maioria das vezes, um exame detalhado no plano coronal é bastante preciso quando se quer descartar qualquer lesão no baço ou próxima a ele e para avaliar o tamanho do órgão. Se houver alguma anormalidade no baço ou próximo a ele, podem-se usar outros ângulos para sua visualização. Um plano oblíquo ao longo do espaço intercostal ajuda a evitar a sombra causada pelas costelas (Fig. 5-4). Como o eixo longo do baço é oblíquo, a imagem oblíqua é conveniente, pois o pólo superior é posterior ao inferior. A imagem transversal usando-se uma abordagem lateral, geralmente intercostal, pode ajudar a localizar uma lesão situada anteriormente ou posteriormente no baço. É sempre bom lembrar, especialmente para os iniciantes, que o ápice da imagem está sempre na porção superior da tela. Entretanto, na imagem transversal lateral esquerda, a porção superior da tela — o ápice da imagem — é na realidade o lado esquerdo do paciente; o lado direito da imagem é a região posterior e o lado esquerdo é a anterior. Para olhar corretamente a imagem, teríamos que rodá-la 90° na direção dos ponteiros do relógio ou virar a cabeça 90° na direção oposta aos ponteiros do relógio.

Se o baço não estiver aumentado e não estiver envolvido por uma massa de grandes proporções, a varredura anterior

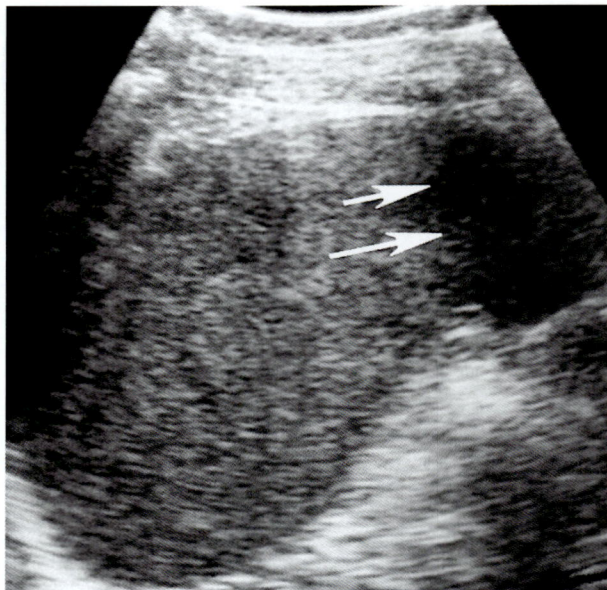

FIGURA 5-3. Imagem coronal de um baço normal.
O pólo inferior está parcialmente encoberto pela sombra de uma costela (*setas*). Repare na textura ecográfica homogênea.

— semelhante à usada para o fígado — não é útil devido à interposição do gás do estômago e do ângulo esplênico do cólon.[2] Entretanto, se o paciente tiver um fígado aumentado de tamanho, pode-se visualizar o baço através do lobo esquerdo do fígado e do estômago comprimido pelo fígado, semelhante à imagem transversal vista na TC da região superior do abdome. Se o baço estiver aumentado ou se tiver uma massa no quadrante superior esquerdo, pode-se usar a varredura anterior para visualizá-lo (Fig. 5-5). Se houver líquido intraperitoneal em volta do baço ou derrame pleural, a melhor forma de visualizá-lo é através da abordagem ânterolateral. Geralmente é muito útil pedir ao paciente que se vire sobre seu lado direito, de 45° a 90°, a fim de se usar uma abordagem mais posterior para visualizar o baço. Nós não usamos mais a posição ereta para realizar esse exame.

Geralmente são usados, para examinar o baço, os mesmos parâmetros de ganho, compensação de ganho de tempo e potência que são usados para examinar os outros órgãos da porção superior do abdome. Normalmente usamos transdutores convexos de 2-5 MHz; se for necessário, podem-se usar transdutores lineares para obter mais detalhes. Existe uma discreta desvantagem em se fazer a varredura intercostal usando-se um transdutor maior, mas a qualidade da imagem aumenta significativamente. Devemos salientar que as costelas podem ser mais largas e achatadas do que o esperado, reduzindo consideravelmente os espaços intercostais. Isso pode diminuir significativamente a qualidade da imagem obtida através do espaço intercostal.

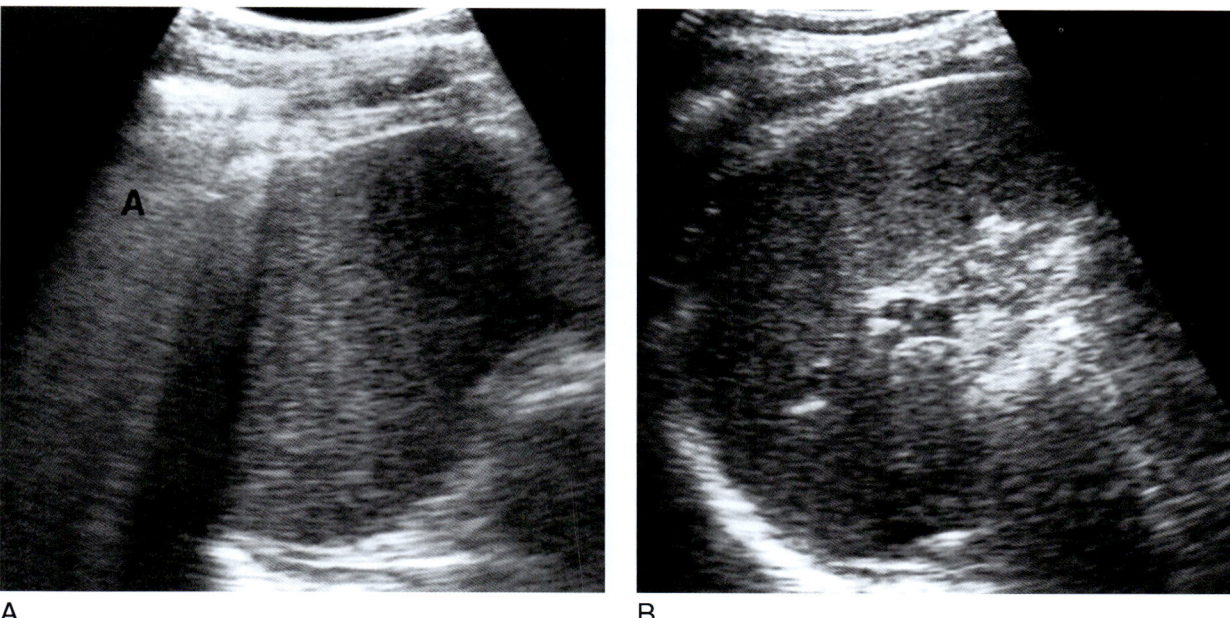

FIGURA 5-4. Importância do plano de varredura. A, Imagem coronal mostrando um obscurecimento parcial do baço pelo ar no pulmão (A) e pela sombra de uma costela. **B,** Imagem coronal oblíqua alinhada com o 10º espaço intercostal mostrando melhora na visualização do baço.

ULTRA-SONOGRAFIA DO BAÇO

O formato do baço é variável. Ele é formado por dois componentes unidos pelo hilo: um componente súpero-medial e um componente ínfero-lateral. Na região mais superior, na imagem transversal, o baço apresenta tipicamente um tecido adiposo em forma de "vírgula invertida" com um componente delgado se estendendo anteriormente e outro componente se estendendo medialmente, superior ou adjacente ao pólo superior do rim esquerdo. Este é o componente que pode ser visto causando uma depressão no fundo gástrico nas radiografias simples do abdome ou nos estudos com bário. Ao se mover o plano de varredura inferiormente, somente o componente inferior do baço é visualizado. Esse componente pode ser delineado por uma fina camada de tecido adiposo acima do ângulo esplênico do cólon, como pode ser visto em uma radiografia simples do abdome. Ele pode se estender inferiormente até a margem costal esquerda, apresentando-se clinicamente como um baço palpável. Entretanto, cada componente pode aumentar de tamanho independentemente, sem aumento de tamanho do outro componente.

É importante conhecer as estruturas que normalmente se relacionam anatomicamente com o baço. O diafragma envolve as regiões posterior, superior e lateral do baço. Se o lobo esquerdo do fígado estiver aumentado, ele pode atingir o quadrante superior esquerdo e o baço (Fig. 5-6). O fundo do estômago e a retrocavidade dos epíplons se localizam medial e anterior ao hilo esplênico. É importante lembrar que pode haver gás ou líquido no fundo gástrico. A cauda do pâncreas é posterior ao estômago e à retrocavidade dos epíplons. Ela está próximo ao hilo do baço, relacionando-se intimamente com a artéria e veia esplênicas. Conseqüentemente, o baço pode servir de janela para a avaliação da cauda do pâncreas. O rim esquerdo geralmente se encontra inferior e medial ao baço. A veia esplênica, que normalmente pode ser facilmente identificada, é um ponto de referência muito útil na identificação do baço e do hilo esplênico.

O parênquima esplênico é extremamente homogêneo e, conseqüentemente, o baço apresenta uma ecogenicidade de nível médio a baixo. Tem-se a impressão de que o fígado é mais ecogênico que o baço mas, na realidade, o parênquima esplênico é mais ecogênico que o hepático. Usando-se imagem dupla pode-se comparar a ecogenicidade desses dois órgãos. A impressão de que a ecogenicidade do fígado é maior deve-se ao seu maior número de vasos, que refletem o som. Quando ocorre aumento do tamanho do baço, ele pode ficar mais ecogênico. Infelizmente, não é possível diferenciar os vários tipos de aumento do órgão com base no seu grau de ecogenicidade.

PATOLOGIAS ESPLÊNICAS

Esplenomegalia

Freqüentemente, a ultra-sonografia é realizada para determinar a presença ou ausência de esplenomegalia. Se o baço estiver muito aumentado, a confirmação da esplenomegalia é bastante fácil. Entretanto, se o aumento for moderado, pode ser difícil tomar uma decisão com base apenas na ultra-sonografia. Foram desenvolvidas técnicas para medir secções seriadas do baço pela planimetria e determinar seu

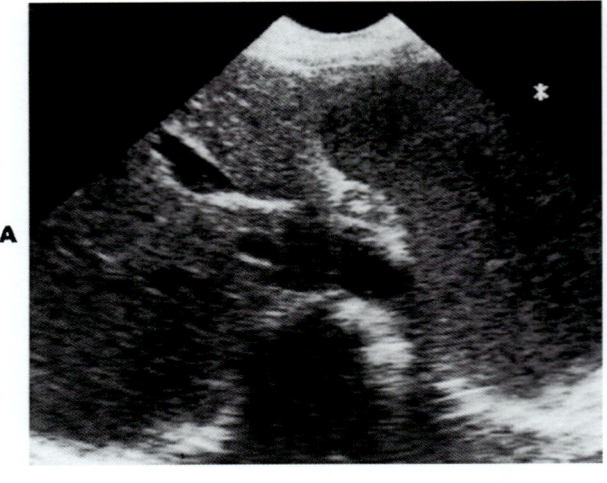
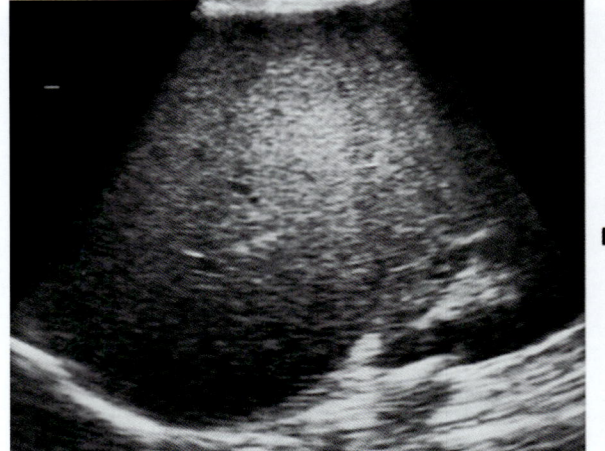
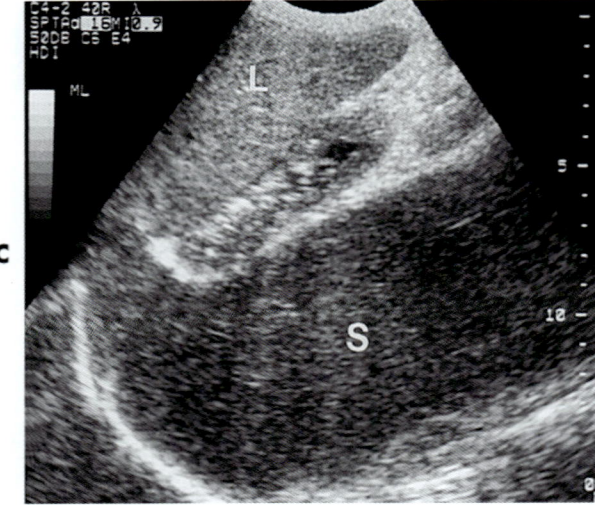

FIGURA 5-5. Esplenomegalia. A, Imagem transversal da porção superior do abdome mostrando o fígado aparentemente contínuo com o baço aumentado, que se estende pela porção inferior do abdome. **B,** Imagem coronal mostrando apenas a porção central do baço, já que as porções superior e inferior estão fora do campo. **C,** Imagem sagital através do lobo esquerdo do fígado (L) mostrando o baço (S), com um grande aumento, atrás do estômago e do fígado.

volume somando-se os valores de cada secção.[3] Entretanto, essas técnicas são trabalhosas e impopulares. O método mais usado é a técnica da medição pelo "olho": se parece grande, é grande (Figs. 5-5 e 5-7).

Infelizmente, esse método de avaliação requer muito mais experiência do que para os outros métodos de imagem. Além disso, não é um método exato. É útil estabelecer os limites máximos de normalidade da mesma forma que se faz ao medir qualquer outra estrutura no corpo. A grande variação do que é considerado um baço normal de um adulto, aliada a sua complexa estrutura tridimensional, torna particularmente difícil estabelecer uma faixa normal de medidas ultra-sonográficas. Mesmo assim, um estudo de aproximadamente 800 adultos normais mostrou que em 95% dos pacientes o comprimento do baço era menor que 12 cm, a largura menor que 7 cm e a espessura menor que 5 cm.[4] Essas medidas podem ser úteis nos casos limítrofes. De acordo com um estudo recente de Lamb *et al.* correlacionando as medições esplênicas por ultra-sonografia com o volume esplênico determinado pela TC helicoidal, o comprimento do baço mostra uma ótima correlação com seu volume, especialmente se o exame for feito com o paciente em decúbito lateral direito.[5] O baço pode atingir tamanhos descomunais. Ele pode se estender para baixo até a fossa ilíaca esquerda, ou pode cruzar a linha média e aparecer como uma massa abaixo do lobo esquerdo do fígado em um corte longitudinal.

O diagnóstico diferencial da esplenomegalia é extenso. Ele inclui infecção, neoplasia, infiltração, trauma, discrasias sangüíneas, distúrbios de armazenamento e hipertensão porta. A ultra-sonografia normalmente não é útil para determinar o diagnóstico específico da esplenomegalia. Entretanto, o grau da esplenomegalia pode ajudar a limitar o diagnóstico diferencial. Uma esplenomegalia leve a moderada geralmente é causada por **infecção**, **hipertensão porta** ou **AIDS**. Uma esplenomegalia mais acentuada geralmente resulta de distúrbios hematológicos, incluindo **leucemia** e **linfoma**, assim como **mononucleose**. Uma esplenomegalia de grandes proporções pode ser vista na **mielofibrose**. Além disso, lesões localizadas dentro do baço sugerem o diagnóstico de **envolvimento linfomatoso**, **metástases**, **cistos** ou **hematomas**. Anormalidades não-esplênicas, tais como aumento dos linfonodos ou comprometimento hepático sugerem o diagnóstico de linfoma, enquanto a recanalização da veia umbilical ou quaisquer outras evidências de colaterais

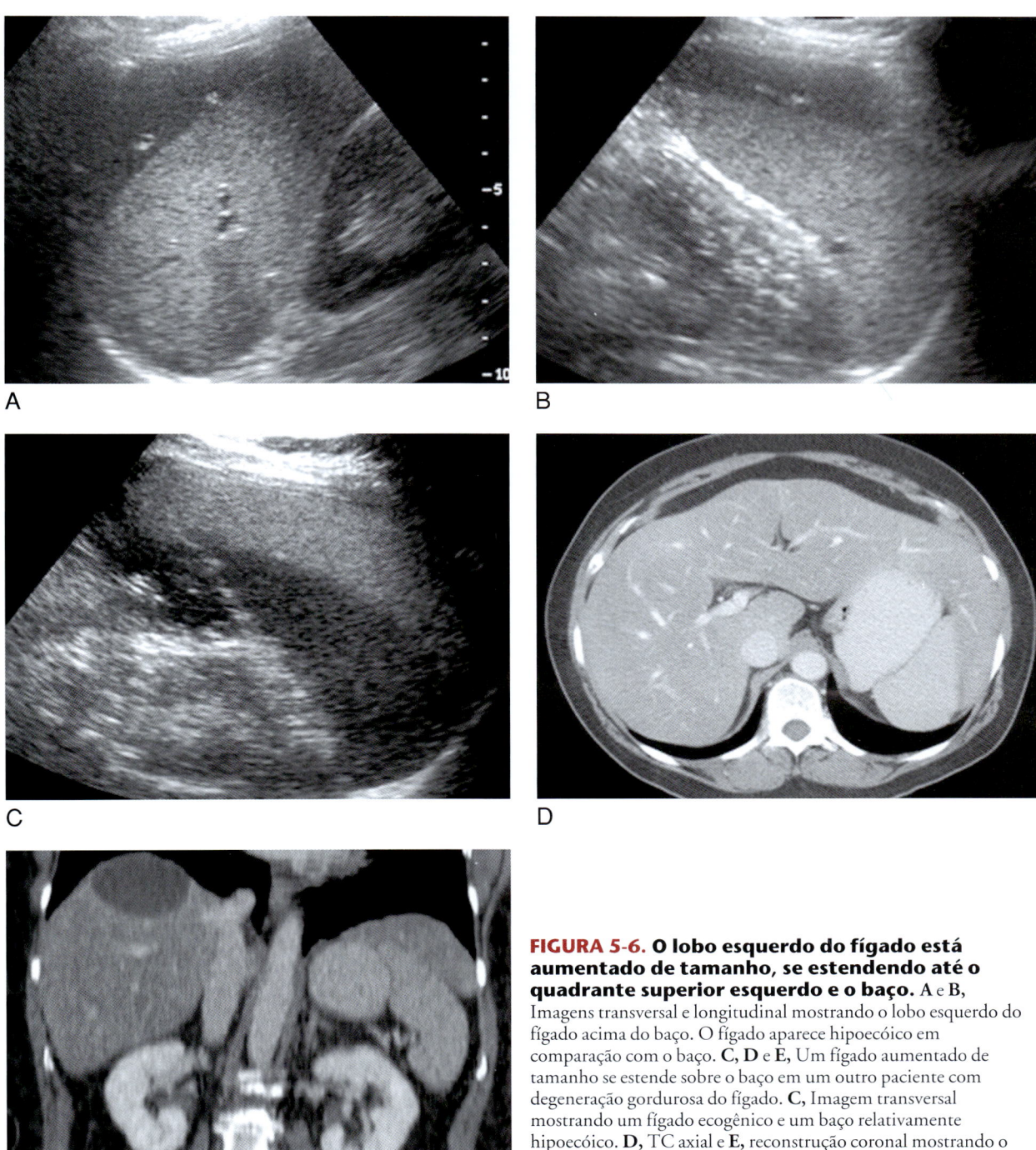

FIGURA 5-6. O lobo esquerdo do fígado está aumentado de tamanho, se estendendo até o quadrante superior esquerdo e o baço. A e B, Imagens transversal e longitudinal mostrando o lobo esquerdo do fígado acima do baço. O fígado aparece hipoecóico em comparação com o baço. **C, D** e **E,** Um fígado aumentado de tamanho se estende sobre o baço em um outro paciente com degeneração gordurosa do fígado. **C,** Imagem transversal mostrando um fígado ecogênico e um baço relativamente hipoecóico. **D,** TC axial e **E,** reconstrução coronal mostrando o lobo esquerdo do fígado anterior e superior ao baço.

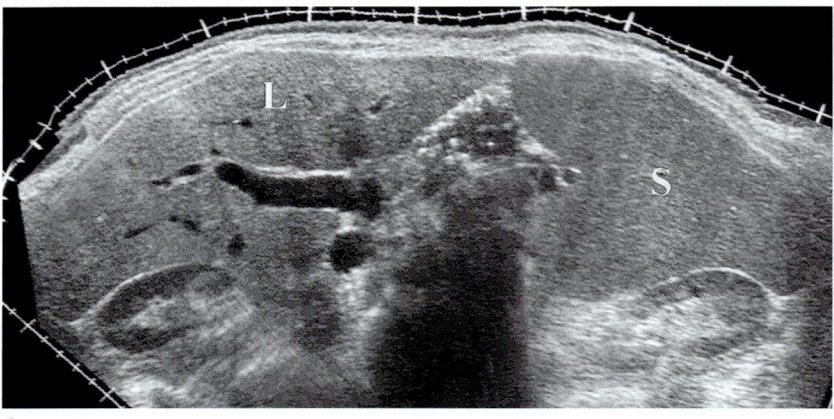
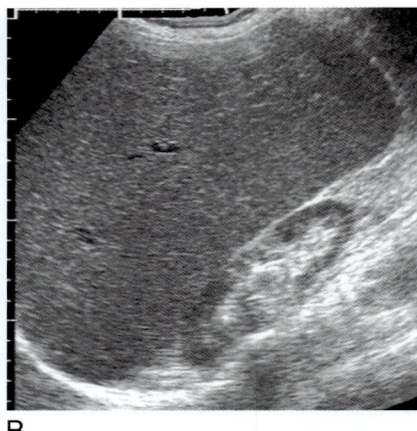

FIGURA 5-7. Esplenomegalia. Imagens panorâmicas Siescape **A,** Transversal e **B,** longitudinal mostrando um aumento acentuado do baço (S). L, fígado.

sistêmicas portais, tais como derivação esplenorrenal, varizes da veia esplênica ou ascite, podem estabelecer a **hipertensão porta** como a causa da esplenomegalia (Fig. 5-8). Entretanto, na maioria dos casos a esplenomegalia pode ser o único achado ou fazer parte de uma série de achados ultra-sonográficos inespecíficos.

Diversos pesquisadores tentaram quantificar o grau da fibrose esplênica difusa ou da infiltração tumoral analisando vários parâmetros do sinal ultra-sonográfico refletido. Foram estudadas as medidas de velocidade e atenuação mas, até o momento, tais parâmetros não são considerados clinicamente úteis.[6-8]

Anormalidades Localizadas

Cistos

Da mesma forma que os cistos localizados em qualquer parte do corpo, os cistos esplênicos se apresentam, caracteristicamente, como áreas anecóicas, de margens bem definidas, lisas, com reforço acústico posterior. Quando pequenos, eles podem se localizar no interior do parênquima esplênico. Ocasionalmente, esses cistos podem atingir grandes proporções, tornando-se exofíticos. Nestes casos, torna-se difícil determinar sua origem intra-esplênica (Fig. 5-9).

Os cistos infecciosos podem ser causados pelo **equinococos**. Entretanto, o baço é um lugar em que é raro o desenvolvimento de cistos hidatiformes. Pode-se encontrar calcificação na parede do cisto (Fig. 5-10).

O diagnóstico é feito pela combinação da uma história adequada, histórico geográfico, testes sorológicos e aspecto ultra-sonográfico.[9,10] A punção percutânea com agulha fina pode ser diagnóstica, desde que se diga ao patologista para procurar por escólex.

Os **cistos pós-traumáticos** não têm um revestimento celular, sendo também chamados de **pseudocistos**.[11] Semelhante ao que ocorre com os cistos dos equinococos, as paredes desses cistos podem se calcificar. Eles podem apresentar ecos de baixa intensidade representando cristais de colesterol ou debris.[12] A hemorragia em um cisto também pode tornar o líquido ecogênico (Fig. 5-11).[13] Os **cistos congênitos primários**, também chamados de **cistos epidermóides**, podem ser diferenciados dos cistos pós-traumáticos pela presença de uma cápsula epitelial ou endotelial. Considera-se que os cistos congênitos são derivados de restos embrionários das células mesoteliais primitivas presentes no baço. Seu líquido pode ter uma ecogenicidade aumentada devido a presença de cristais de colesterol, debris inflamatórios ou hemorragia. Normalmente não é possível diferenciar de forma contundente o cisto verdadeiro do pseudocisto através da ultra-sonografia (Fig. 5-12). Os cistos com uma cápsula endotelial são raros; eles incluem os linfangiomas e, raramente, os hemangiomas císticos.[14]

Os **pseudocistos pancreáticos** que se estendem para o baço podem ser diagnosticados devido à presença dos sinais e sintomas de pancreatite. A aparência dos **abscessos esplênicos** pode ser semelhante à dos cistos simples, mas podem ser facilmente diagnosticados pela presença de sinais e sintomas característicos. Um abscesso esplênico pode apresentar gás em seu interior, o que indica uma origem infecciosa. O gás pode dificultar o diagnóstico se apenas uma pequena área ecogênica é vista no baço (Fig. 5-13).

CAUSAS DE ESPLENOMEGALIA LEVE A MODERADA
Hipertensão porta Infecção AIDS

CAUSAS DE ESPLENOMEGALIA ACENTUADA
Leucemia Linfoma Mielofibrose

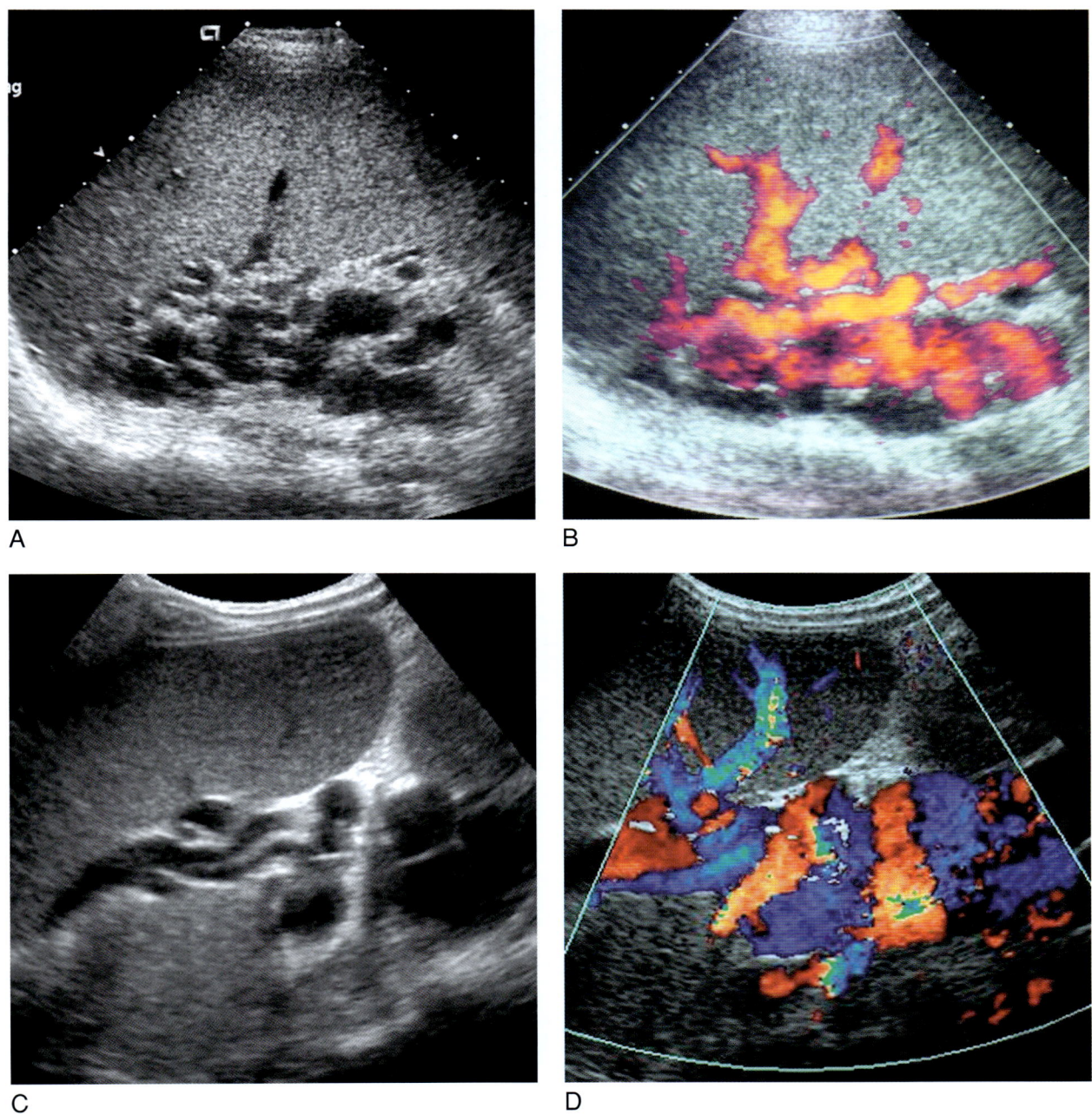

FIGURA 5-8. Varizes. A e **B,** Imagens longitudinal e de Doppler power mostram esplenomegalia e varizes tortuosas localizadas medialmente ao baço. **C** e **D,** Imagens longitudinal e de Doppler colorido mostram varizes localizadas medial e inferiormente ao baço, apresentando uma derivação esplenorrenal.

CATEGORIAS DAS LESÕES CÍSTICAS DO BAÇO

- Cistos infecciosos
- Cistos pós-traumáticos
- Cistos congênitos primários
- Pseudocistos pancreáticos intra-esplênicos

Entretanto, pode haver a presença de sombra acústica e/ou artefatos anelares. Os achados ultra-sonográficos podem ser variáveis e, nos casos duvidosos, a aspiração pode fornecer o diagnóstico.[15,16] A drenagem por cateter, guiada pela ultra-sonografia, pode ser feita em segurança e ser bem-sucedida.[17]

Massas Sólidas

Lesões esplênicas sólidas, localizadas, são raras, mas podem ser causadas por várias doenças. A lesão localizada mais

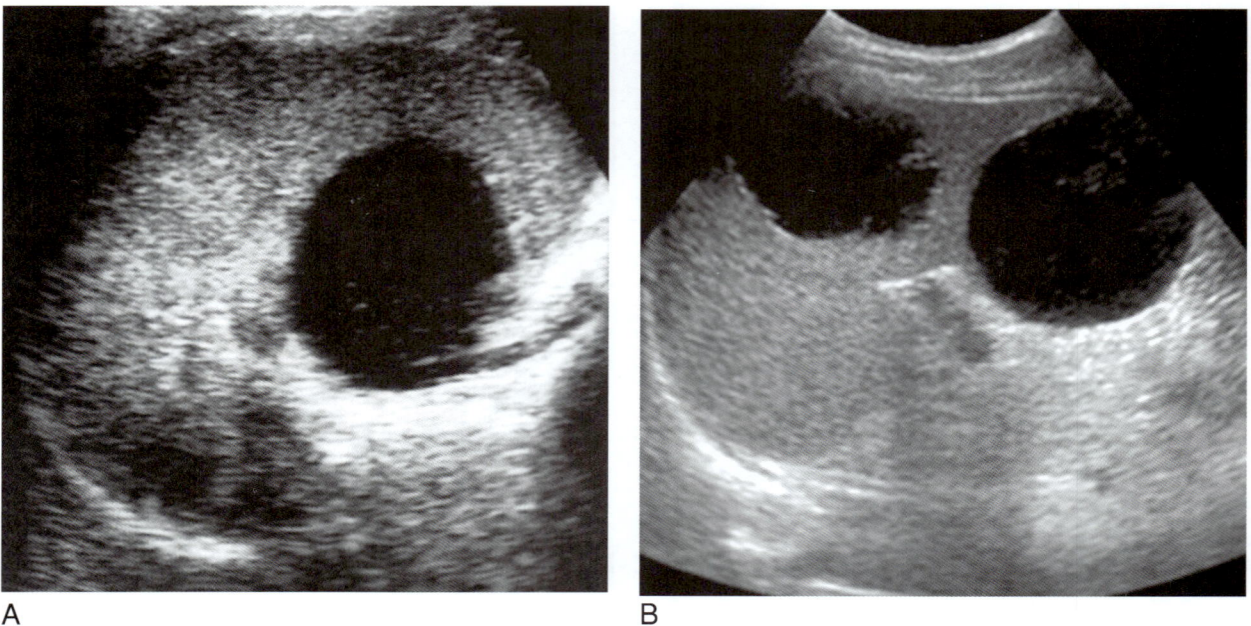

FIGURA 5-9. Cisto esplênico. A, Imagem coronal do baço mostrando um cisto de 5 cm de diâmetro no hilo esplênico, adjacente à veia esplênica, secundário a um trauma no quadrante superior esquerdo que ocorreu vários anos antes de sua apresentação. **B,** Imagem longitudinal em uma paciente do sexo feminino, assintomática, que apresentava dois cistos. Um central, de 5 cm de diâmetro, de margens algo irregulares, e um cisto de 6 cm de diâmetro na porção inferior do baço.

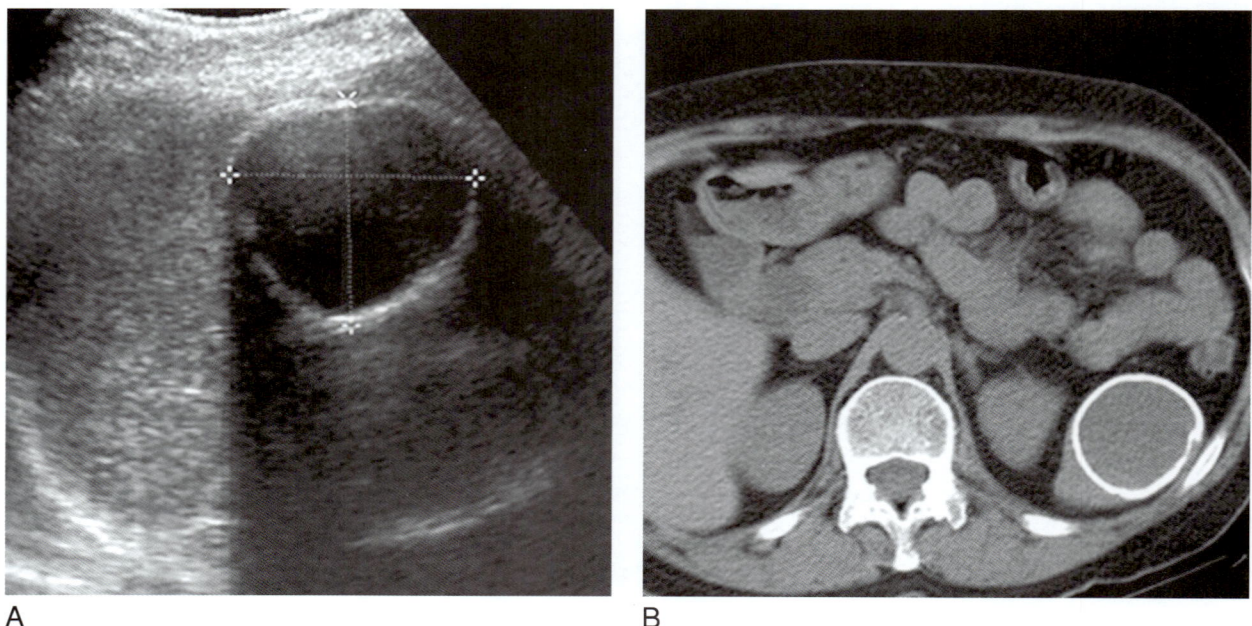

FIGURA 5-10. Cistos esplênicos calcificados. A, Imagem longitudinal. Repare na sombra na porção proximal ao cisto. **B,** TC sem contraste mostrando a calcificação da cápsula. Tanto os cistos hidatiformes degenerados quanto os cistos pós-traumáticos podem ter esta aparência.

Continua

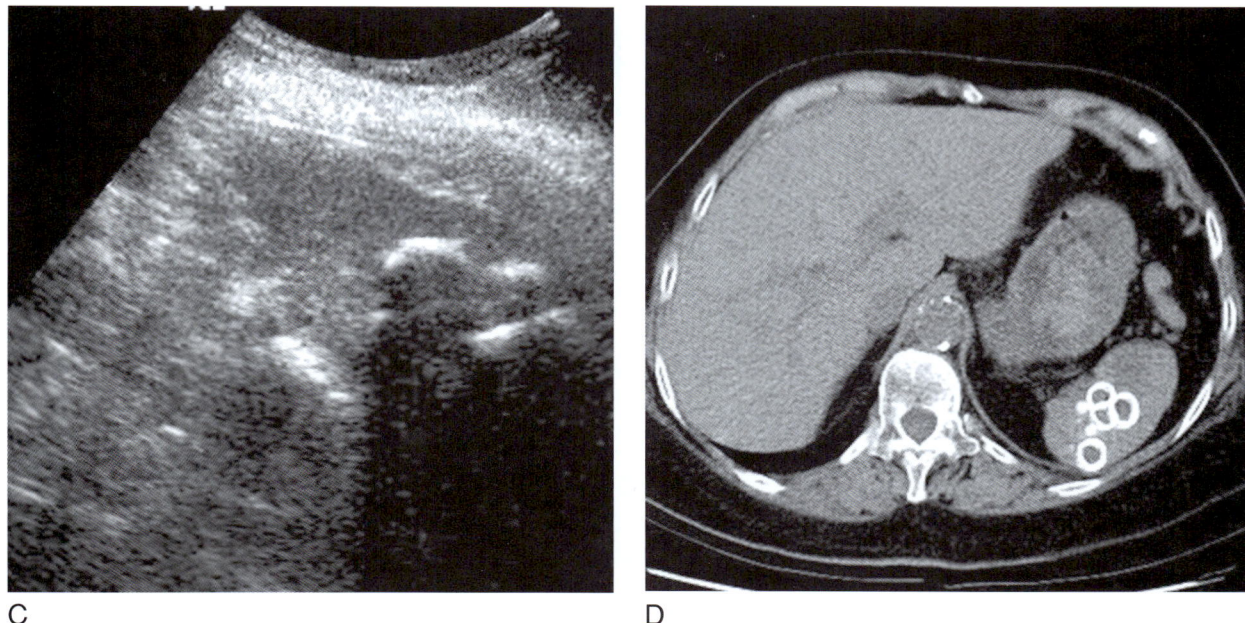

FIGURA 5-10, Cont. Cistos esplênicos calcificados. C, Imagem coronal e **D,** TC sem contraste de um paciente com história de doença hidatiforme. A presença de calcificação densa na porção proximal da cápsula causa uma grande sombra. **D,** Pequenas calcificações arredondadas, bem definidas, compatíveis com cistos hidatiformes calcificados.

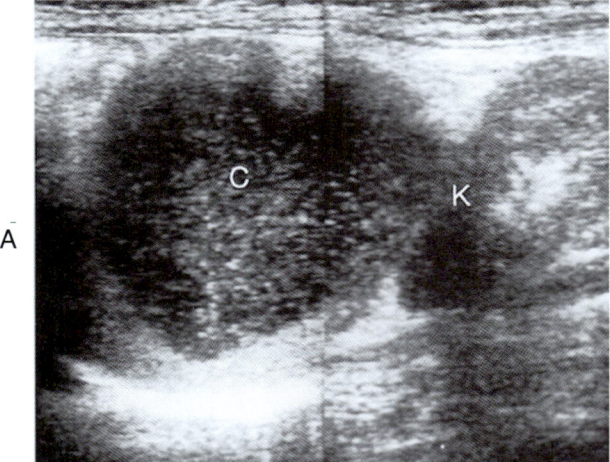
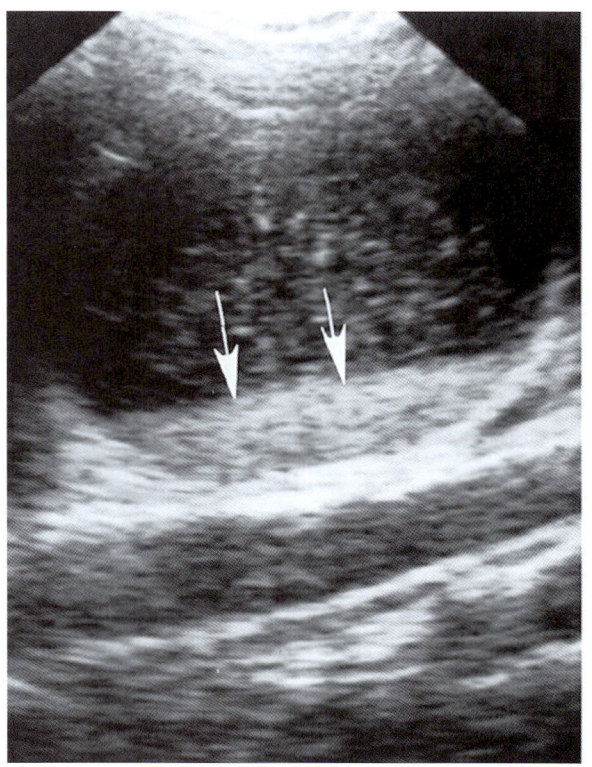

FIGURA 5-11. Cisto esplênico. A, Composição de imagens lineares. Repare no cisto esplênico de 8 cm (C). Somente uma pequena borda de tecido esplênico, nas regiões superior e medial, pode ser vista, assim como o deslocamento inferior do rim esquerdo (K) para o lado direito da imagem. Os ecos dos cristais de colesterol e dos debris no interior do cisto mimetizam uma lesão sólida. **B,** Imagem setorial mostrando uma camada inferior mais ecogênica (*setas*).

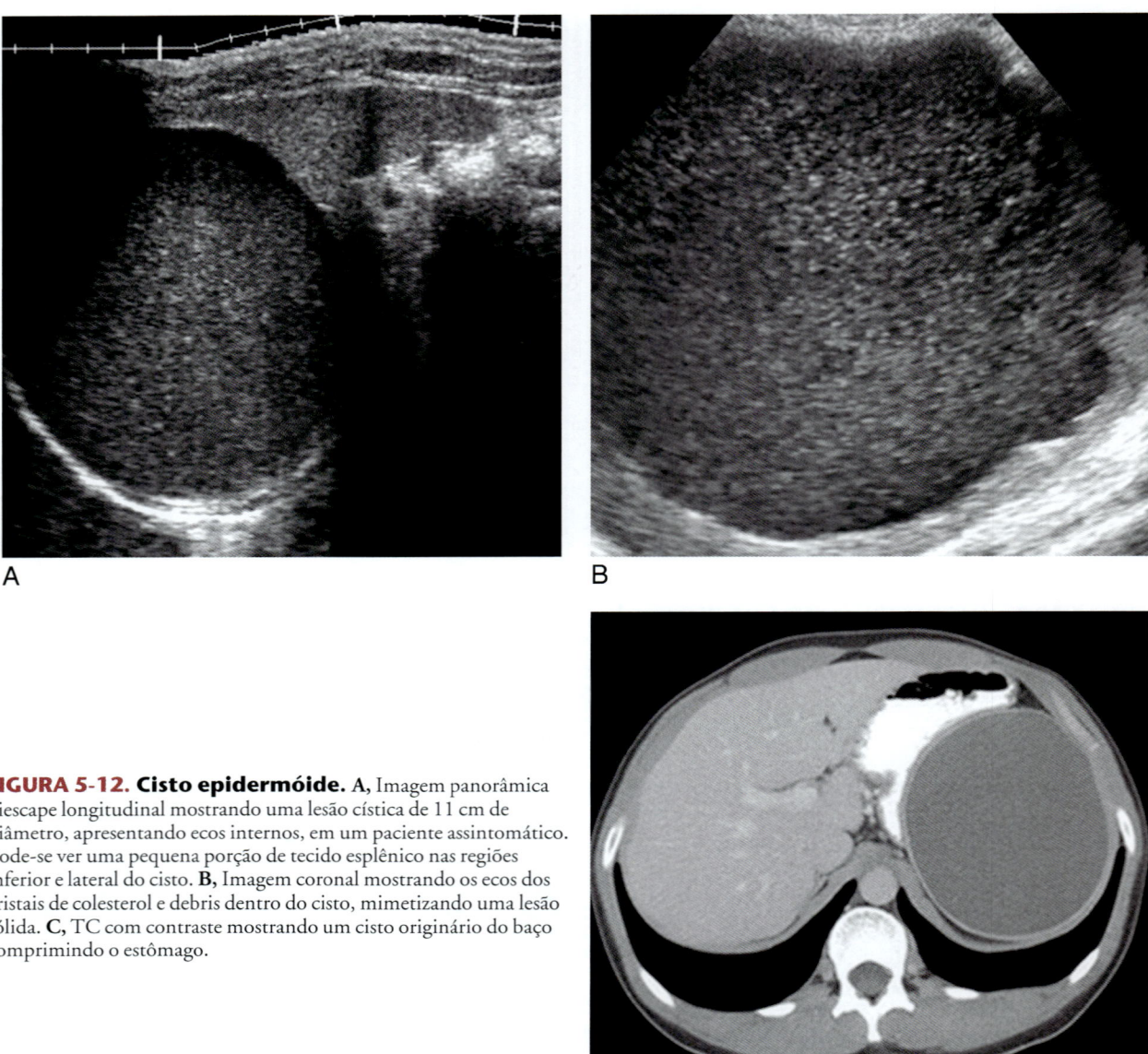

FIGURA 5-12. Cisto epidermóide. A, Imagem panorâmica Siescape longitudinal mostrando uma lesão cística de 11 cm de diâmetro, apresentando ecos internos, em um paciente assintomático. Pode-se ver uma pequena porção de tecido esplênico nas regiões inferior e lateral do cisto. **B,** Imagem coronal mostrando os ecos dos cristais de colesterol e debris dentro do cisto, mimetizando uma lesão sólida. **C,** TC com contraste mostrando um cisto originário do baço comprimindo o estômago.

comum é conseqüência de uma infecção granulomatosa prévia, tipicamente vista como uma lesão ecogênica localizada, brilhante, com ou sem sombra. A **histoplasmose** e a **tuberculose** são as causas mais comuns, apesar de pacientes com **sarcoidose** também poderem apresentar granulomas no baço (Fig. 5-14).[18,19] A presença de calcificação na artéria esplênica é comum e não deve ser confundida com uma lesão calcificada (Fig. 5-15). Os tumores malignos primários do baço são extremamente raros, mas já foram relatados casos de linfoma e angiossarcoma primários (Fig. 5-16).[20,21]

O envolvimento do baço por metástases geralmente é um fenômeno tardio e não um acometimento inicial. As **metástases** esplênicas ocorrem mais freqüentemente no **melanoma maligno**, no **linfoma** e na **leucemia**, mas também podem ocorrer nos **carcinomas de ovário**, **mama**, **pulmão** e **estômago** (Fig. 5-17).[22] As metástases geralmente são hipoecóicas, mas podem ser ecogênicas ou mistas.[23]

Já foram relatados casos de **hemangiomas** esplênicos em até 14% das autópsias,[24,25] mas a aparência típica do hemangioma é muito mais rara no baço do que no fígado. Os hemangiomas geralmente são um fenômeno isolado, mas podem ocorrer associados a outros estigmas da síndrome de Klippel-Trenaunay-Weber.[26] Sua aparência ultra-sonográfica é variável. As lesões podem ter uma aparência ecogênica bem definida, semelhante à aparência típica de um hemangioma hepático (Figs. 5-18 e 5-19).

Entretanto, já foram relatadas lesões com ecogenicidade mista com espaços císticos de tamanhos variáveis. Focos de calcificação são achados ocasionais.[26-28] Os linfangiomas também podem acometer o baço, e sua aparência pode ser

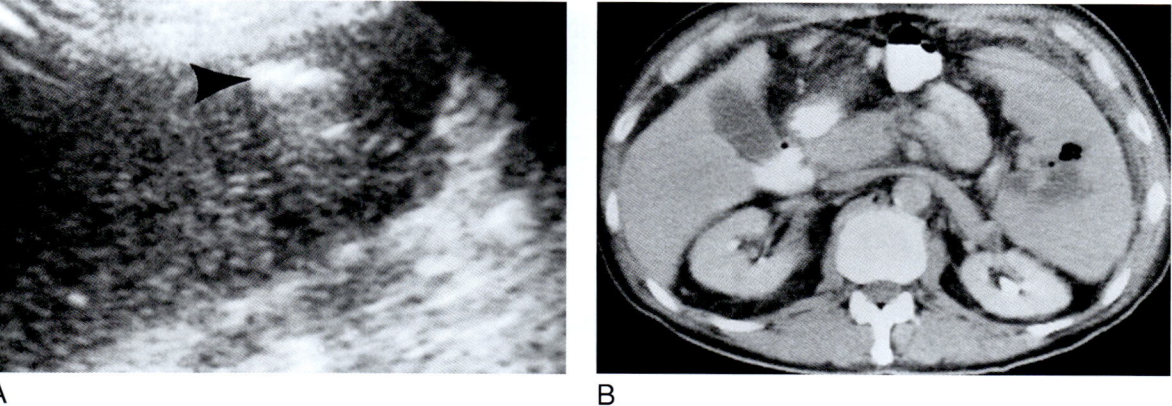

FIGURA 5-13. Abscesso esplênico. A, Imagem coronal mostrando uma coleção de gás com "sombra suja" (*ponta de seta*). **B,** TC confirmando a presença de gás e líquido dentro do baço.

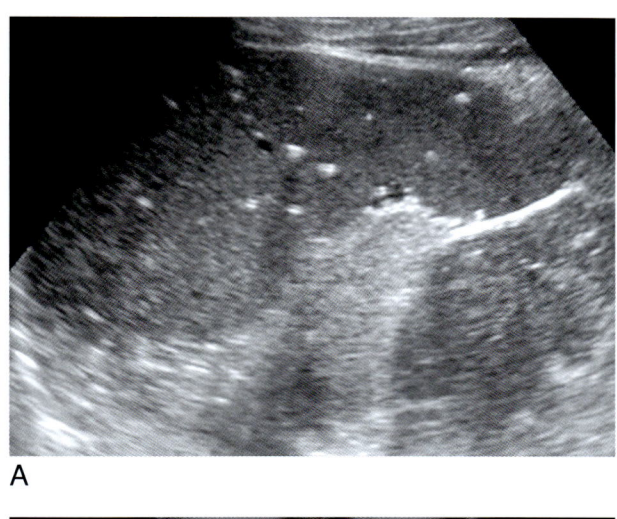

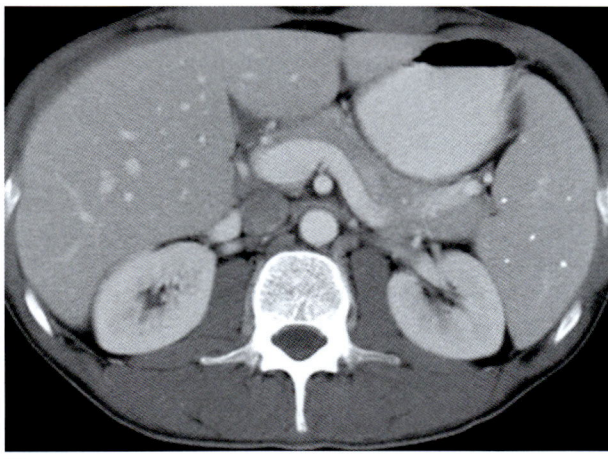

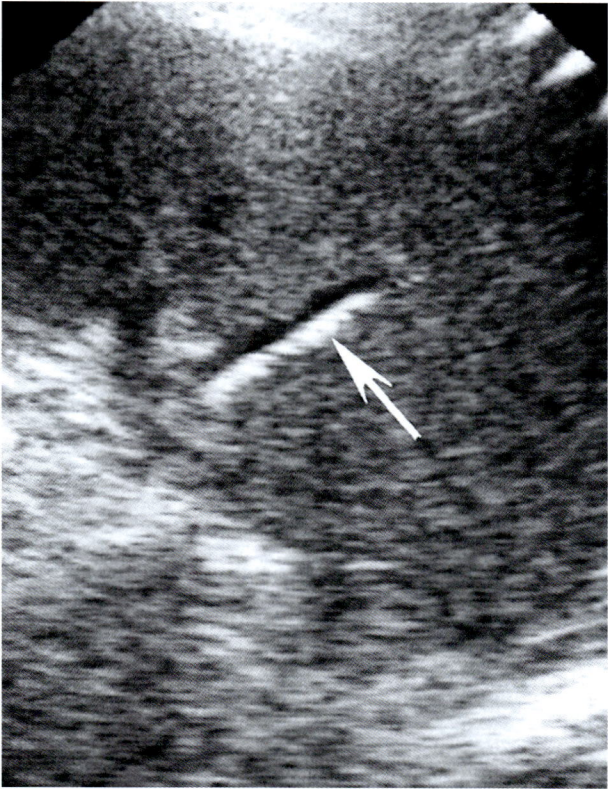

FIGURA 5-14. Doença granulomatosa do baço: sarcoidose. A, Imagem longitudinal mostrando ecos brilhantes puntiformes, medindo de 2 a 3 mm, por todo o baço, alguns apresentando sombreamento. **B,** TC após a administração de contraste intravenoso mostrando diversas calcificações parenquimatosas, pequenas, bem definidas, espalhadas pelo baço.

FIGURA 5-15. Artéria esplênica calcificada. Imagem transversal do baço mostrando calcificação da artéria esplênica, paralela à veia esplênica.

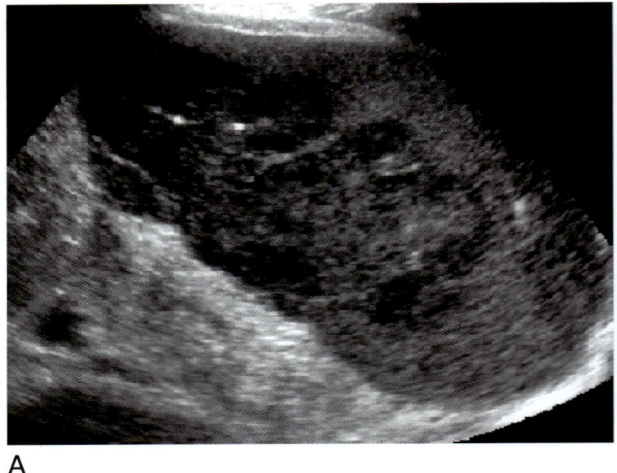
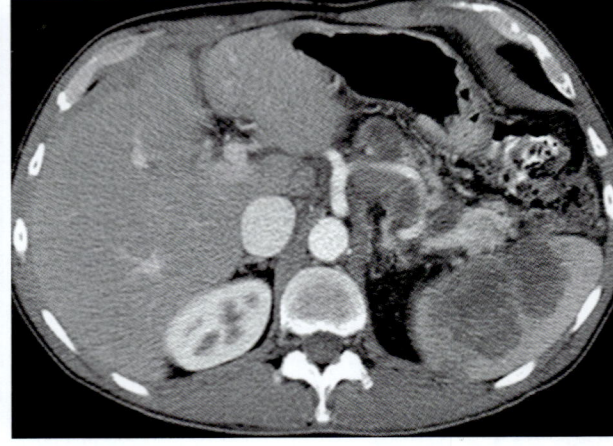
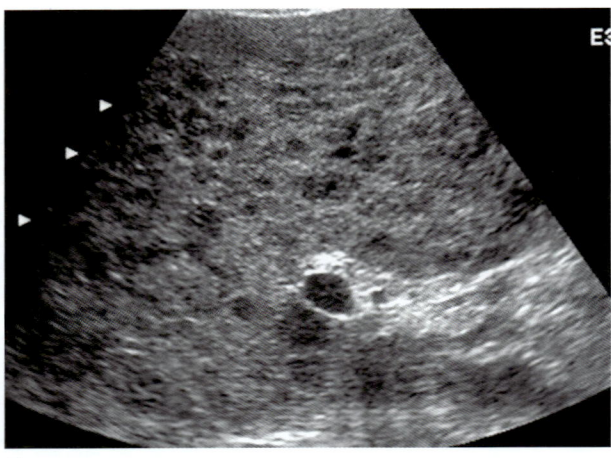

FIGURA 5-16. Tumores malignos primários. A, Linfoma. Imagem transversal do baço mostrando diversas lesões hipoecóicas de margens mal definidas espalhadas por todo o órgão. **B,** TC após a administração de contraste intravenoso mostrando áreas hipodensas e linfadenopatia extensa. **C,** Angiossarcoma do fígado e do baço. Imagem transversal mostrando diversas lesões hipoecóicas de margens mal definidas espalhadas pelo baço.

semelhante à dos hemangiomas.[29] Ainda precisa ser demonstrado se a RM será tão útil no diagnóstico dos hemangiomas esplênicos quanto o é no diagnóstico dos hemangiomas hepáticos.[30]

O **infarto esplênico** é uma das causas mais comuns de lesão esplênica localizada. O aparecimento de uma lesão periférica típica, no formato de uma cunha, hipoecóica, deve levantar a suspeita de infarto esplênico (Figs. 5-20 e 5-21).

Entretanto, os infartos esplênicos nem sempre apresentam essa aparência típica, podendo ter uma aparência nodular ou, com a progressão da fibrose, uma aparência hiperecóica. A evolução temporal da aparência ultra-sonográfica dos infartos esplênicos já foi estudada, mostrando que a ecogenicidade da lesão está relacionada à idade do infarto. Os infartos são hipoecóicos ou anecóicos nos estágios iniciais, progredindo para lesões hiperecóicas.[32,33]

Diversas doenças relativamente raras apresentam uma grande associação com anormalidades esplênicas. Por exemplo, na **doença de Gaucher** a esplenomegalia é uma ocorrência praticamente universal e aproximadamente um terço dos pacientes apresenta múltiplos nódulos esplênicos. Freqüentemente, esses nódulos são lesões hipoecóicas, bem definidas, mas também podem ser irregulares, hiperecóicas ou apresentar ecogenicidade mista.[34-36] Patologicamente, esses nódulos representam acúmulos localizados de células de Gaucher associados à fibrose e infarto. Raramente o baço pode estar totalmente comprometido, com a ultra-sonografia mostrando uma heterogeneidade difusa.[34] Nos pacientes com **esquistossomose**, a esplenomegalia é um achado universal, e 5% a 10% dos pacientes apresentam nódulos hiperecóicos focais.[37]

Os pacientes com infecções esplênicas também podem apresentar nódulos múltiplos, especialmente os pacientes imunodeprimidos. A ocorrência de lesões em "círculo dentro de círculo" já foi descrita em pacientes com **candidíase** hepatoesplênica. Imagina-se que o "círculo" externo represente um anel de fibrose que cerca o "círculo" interno ecogênico formado por células inflamatórias e uma área central, necrótica e hipoecóica. Essa aparência não está presente em todos os casos de candidíase esplênica; em alguns pacientes, os nódulos podem apresentar uma aparência em alvo, mas também podem ser hipoecóicos ou hiperecóicos (Fig. 5-22).[38]

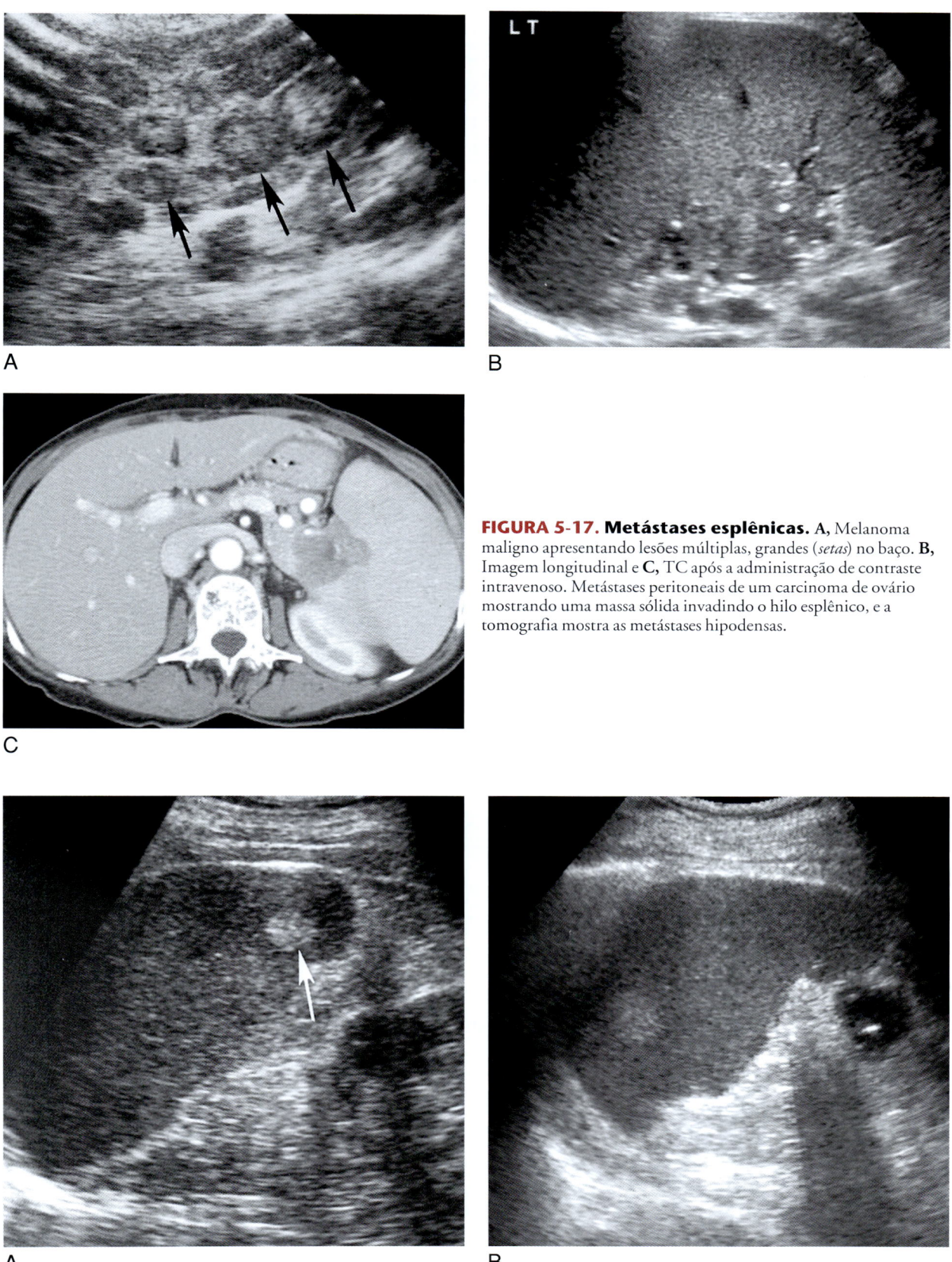

FIGURA 5-17. Metástases esplênicas. A, Melanoma maligno apresentando lesões múltiplas, grandes (*setas*) no baço. **B,** Imagem longitudinal e **C,** TC após a administração de contraste intravenoso. Metástases peritoneais de um carcinoma de ovário mostrando uma massa sólida invadindo o hilo esplênico, e a tomografia mostra as metástases hipodensas.

FIGURA 5-18. Hemangioma esplênico. A, Repare na pequena (1,4 cm) lesão ecogênica, bem definida, arredondada (*seta*). Ela é semelhante à aparência típica dos hemangiomas hepáticos. **B,** Outro paciente apresentando um hemangioma de 2 cm.

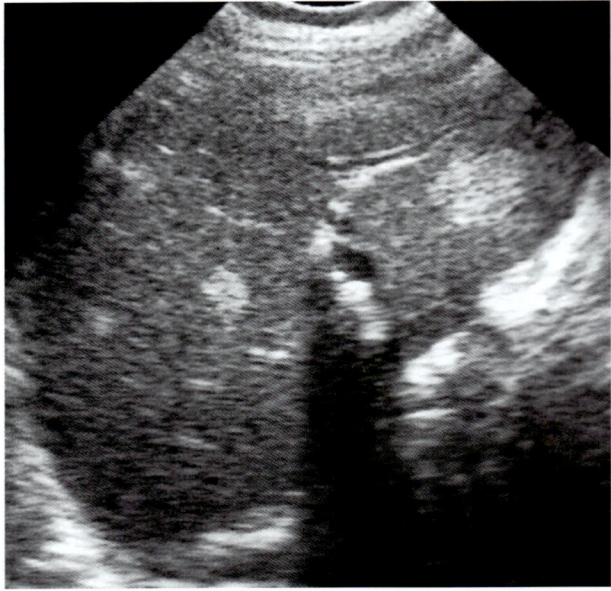

FIGURA 5-19. Múltiplos hemangiomas esplênicos. Essa imagem coronal mostra diversas lesões ecogênicas, de tamanhos variados, no baço. Repare na artéria esplênica calcificada, adjacente à veia, no hilo esplênico.

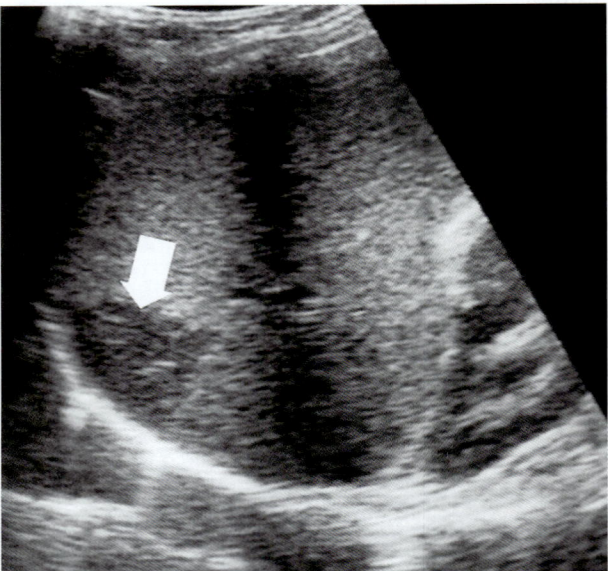

FIGURA 5-20. Infarto esplênico. A área triangular de infarto, em forma de cunha (*seta*), na região superior do baço, se estende até a cápsula, semelhante à densidade pleural em forma de cunha vista no infarto pulmonar.

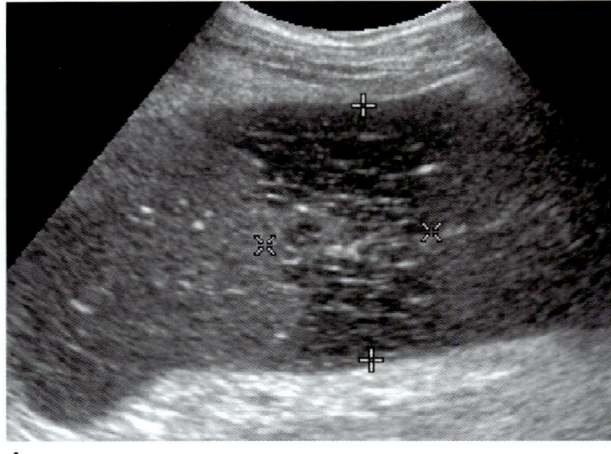
A

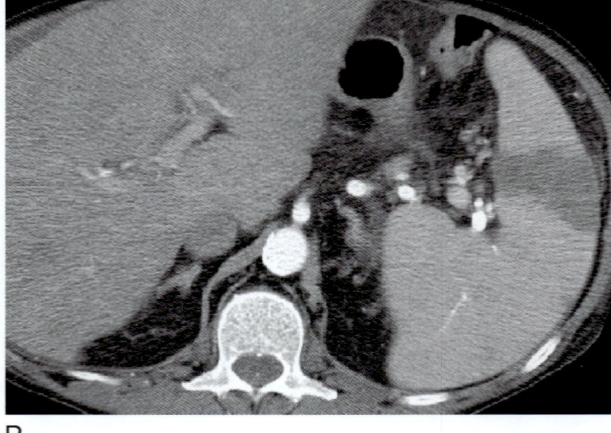
B

FIGURA 5-21. Infarto esplênico. A, Imagem coronal longitudinal mostrando uma área central, hipoecóica, bem definida, que se estende até as regiões medial e lateral da cápsula do baço em um paciente com esplenomegalia em diálise peritoneal. **B,** TC feita após a administração de contraste intravenoso mostrando uma área em forma de cunha sem impregnação de contraste.

A **tuberculose miliar** pode ocorrer tanto na infecção micobacteriana típica quanto na **infecção por micobactérias atípicas**, sendo vista mais freqüentemente em pacientes imunodeprimidos. Podem ser vistos incontáveis e minúsculos focos ecogênicos, puntiformes, espalhados pelo baço (Fig. 5-23). Na tuberculose ativa podem ser vistas lesões hipoecóicas ou císticas representando abscessos tuberculosos (Fig. 5-24).

Apesar de a ultra-sonografia ser muito útil na identificação de lesões esplênicas focais, existe tanta sobreposição na aparência dessas lesões que raramente é possível fazer um diagnóstico específico. Considera-se que a biópsia esplênica, e até mesmo a biópsia com agulha fina, apresentem um risco muito maior do que biópsia semelhante do fígado, devido ao potencial de hemorragia. Conseqüentemente, a biópsia esplênica não é freqüente na prática médica, e a maioria das lesões esplênicas não é confirmada e nem mesmo diagnosticada. Se for descoberta uma lesão com a aparência típica de um infarto esplênico, devem ser realizados exames seriados para confirmar o diagnóstico. Se um paciente assintomático apresentar

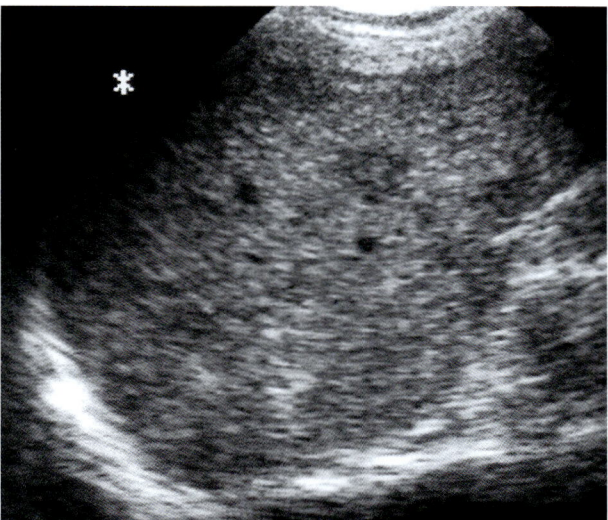

FIGURA 5-22. Abscesso por *Candida* no baço de paciente com AIDS. Repare que a lesão no meio apresenta um centro ecogênico, característico de *Candida*.

Trauma Esplênico

A ultra-sonografia pode ser muito útil e precisa no diagnóstico de hematomas esplênicos subcapsulares e pericapsulares. Mesmo assim, essa é uma área em que a TC mostrou-se particularmente eficaz, pois pode identificar mais patologias da região superior do abdome em um único exame.[39,40] Entretanto, o trauma esplênico causado por lesões contusas, não-penetrantes, do quadrante superior esquerdo, não representa sempre uma emergência médica, sendo a ultra-sonografia útil nesses casos.[41] As vantagens da ultra-sonografia incluem a rapidez, a facilidade de transporte e o fato de poder ser facilmente integrada ao processo de ressuscitação de pacientes vítimas de um trauma sem que haja necessidade de retardar o tratamento médico.[42] Além disso, o tomógrafo nem sempre está prontamente disponível, e nos casos em que as condições do paciente sejam muito graves, a ultra-sonografia pode desempenhar um papel importante. E já que, atualmente, a preferência recai sobre o tratamento conservador, a ultra-sonografia é a melhor escolha para os inúmeros exames de acompanhamento necessários. São duas as conseqüências possíveis se o baço estiver envolvido em um trauma abdominal contuso. Se sua cápsula permanecer intacta, o resultado pode ser um hematoma intraparenquimatoso ou subcapsular (Figs. 5-25 e 5-26).

Se a cápsula se romper, pode resultar em um hematoma intraperitoneal focal ou livre. Com a ruptura da cápsula, pode ser possível demonstrar a presença de líquido em volta do baço no quadrante superior esquerdo. Apesar de o sangue poder se

uma lesão ecogênica, de margens bem definidas, a ausência de alteração comprovada por exames ultra-sonográficos seriados confirma o diagnóstico de hemangioma. Lesões esplênicas calcificadas podem ser acompanhadas em segurança com exames ultra-sonográficos, pois é improvável que representem alguma condição que necessite de tratamento.

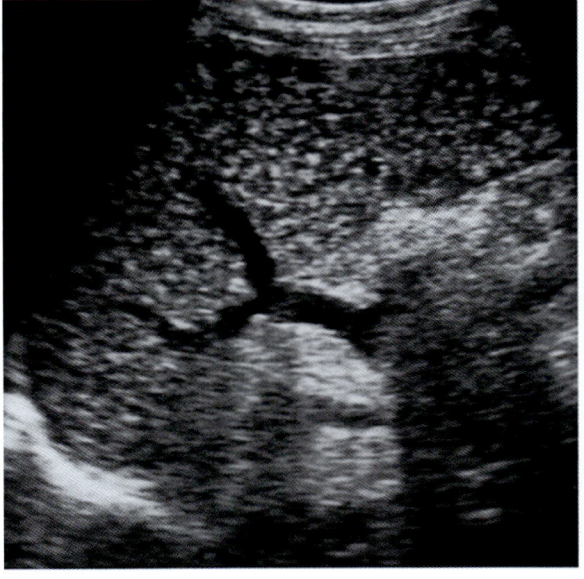
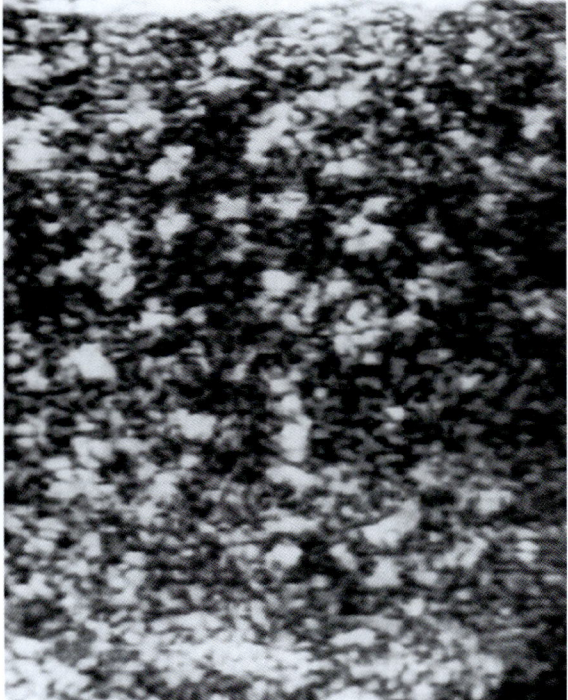

FIGURA 5-23. Tuberculose miliar do baço. Imagens **A**, coronal e **B**, linear de alta resolução mostrando múltiplas lesões puntiformes, ecogênicas, representando granulomas tuberculosos. Este era um caso de tuberculose ativa.

FIGURA 5-24. Tuberculose esplênica antiga e ativa. A, Imagem coronal longitudinal mostrando antigos granulomas esplênicos calcificados com sombra na porção superior do baço, e lesões hipoecóicas (*pontas de seta*) na porção central resultando de reativação da tuberculose. **B e C,** Imagens panorâmicas Siescape transversal e longitudinal em um paciente jovem com AIDS e tuberculose miliar ativa. Repare nos incontáveis focos puntiformes, hipoecóicos, espalhados pelo baço, que está aumentado.

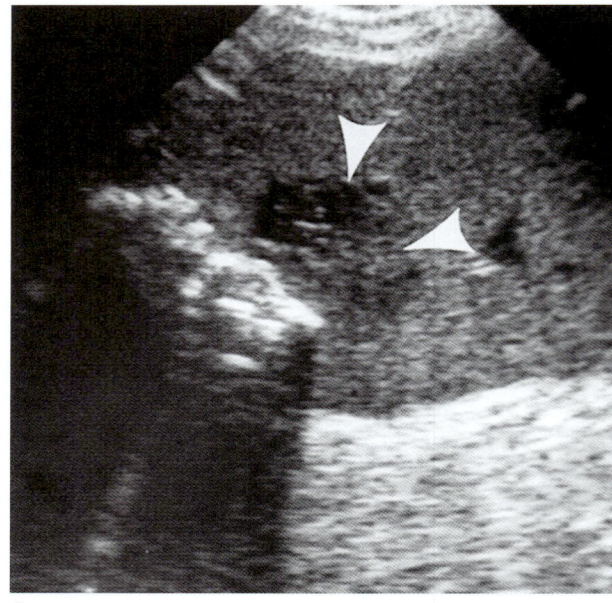

A

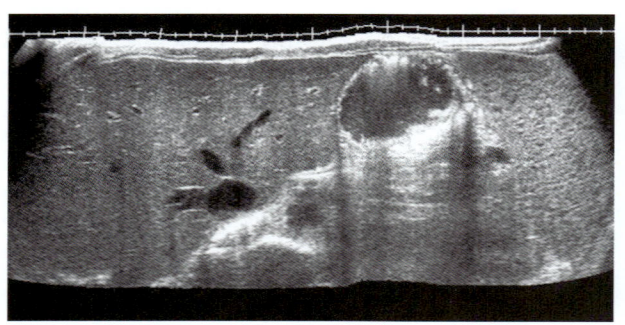

B

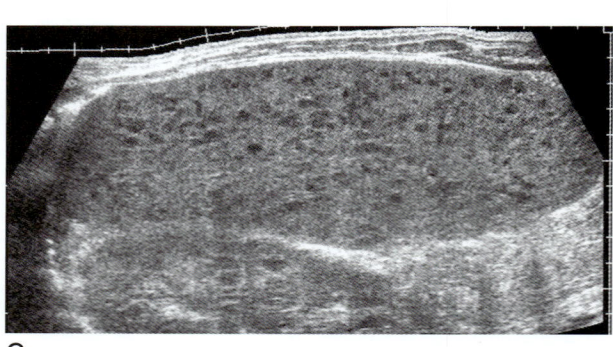

C

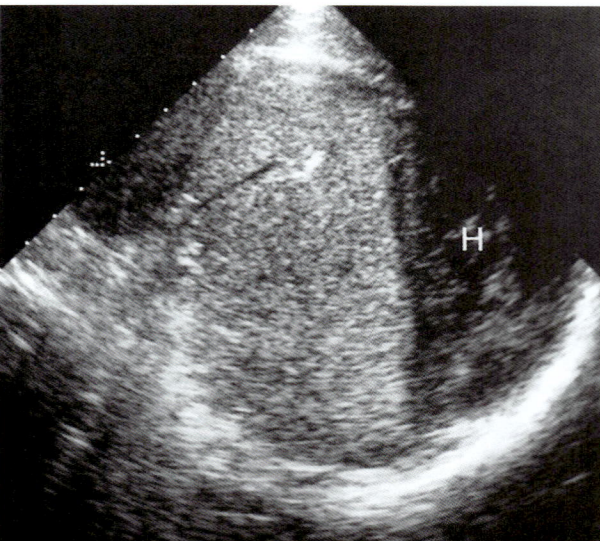

FIGURA 5-25. Hematoma esplênico subcapsular. Imagem transversal mostrando um hematoma (H) concêntrico contendo líquido e debris celulares na região lateral do baço.

espalhar pela cavidade peritoneal e ser encontrado nos flancos ou no espaço de Morison, na maioria das vezes ele fica restrito ao quadrante superior esquerdo (Figs. 5-27 e 5-28).

É importante levar em consideração em quanto tempo após o trauma a ultra-sonografia é realizada. Imediatamente após o trauma o hematoma é líquido, podendo ser facilmente diferenciado do parênquima esplênico. Entretanto, depois que ocorre a coagulação do sangue, e durante as próximas 24 a 48 horas, a ecogenicidade do coágulo periesplênico pode ser muito parecida com a ecogenicidade do parênquima esplênico normal. Sua aparência pode ser semelhante à de um baço aumentado. Posteriormente, o sangue sofre nova liquefação, facilitando novamente o diagnóstico. Normalmente, quando o paciente é internado e finalmente chega a seu quarto, só se pode visualizar uma massa ecogênica, de margens irregulares, maior do que a esperada para um baço normal. Geralmente o baço apresenta áreas de heterogeneidade, indicando a presença de uma anormalidade. Como o tratamento atual dos pacientes estáveis com suspeita de trauma esplênico é conservador, sugerimos a realização de uma ultra-sonografia de acompanhamento após dois a três dias para

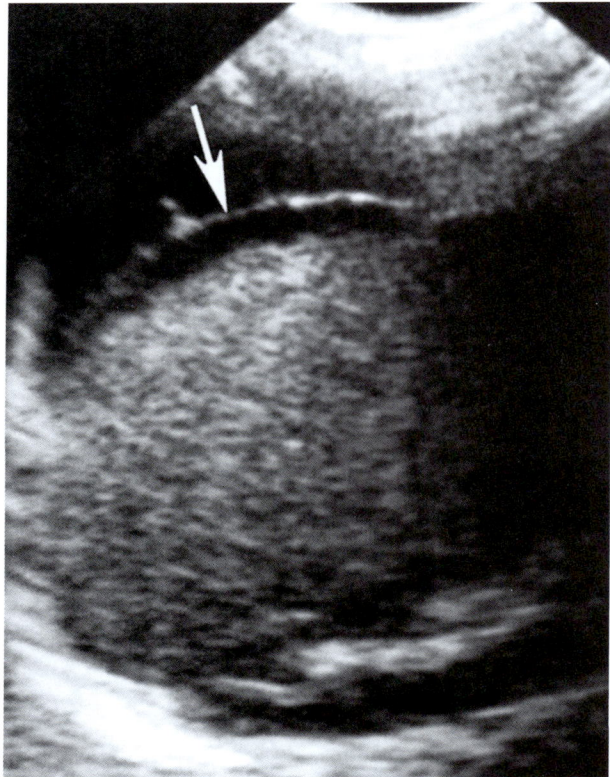

FIGURA 5-26. Hematomas subcapsular e periesplênico. A linha fina, ecogênica, em forma de meia-lua (*seta*), representa a cápsula esplênica.

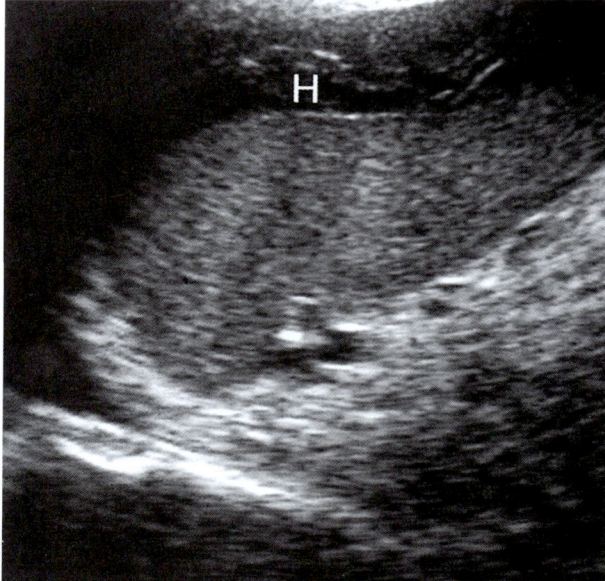

FIGURA 5-27. Hematoma periesplênico pós-traumático. Imagem coronal mostrando um hematoma (H) em torno da região lateral do baço. Existe também um derrame pleural esquerdo.

mostrar a liquefação do hematoma. Com o passar do tempo, pode-se ver o hematoma subcapsular claramente, diferenciando-o do hematoma pericapsular sem cápsula pela identificação da própria cápsula.[41] A cápsula esplênica é muito fina e freqüentemente não é visualizada separadamente de coleções líquidas adjacentes. Nesses casos, o formato da coleção líquida pode fornecer uma pista importante para a localização do hematoma. Se seu formato for o de uma meia-lua, acompanhando o formato do baço, deve-se presumir que o hematoma seja subcapsular. Coleções de formato mais irregular são vistas nos hematomas periesplênicos.

Após um trauma, a coleção de líquido periesplênica pode persistir por semanas ou meses. Apesar de poder ocorrer ruptura retardada do baço, é possível que todas as rupturas esplênicas tenham ocorrido no momento da lesão, tendo sido inicialmente tamponadas. A ruptura retardada pode ser apenas a extensão de um hematoma periesplênico para a cavidade peritoneal.

Além da ruptura da cápsula do baço, pode ocorrer lesão interna do órgão com a cápsula permanecendo intacta. Isso pode causar hematoma intraparenquimatoso ou subcapsular, que aparece inicialmente apenas como uma área heterogênea em um parênquima esplênico uniforme. Subseqüentemente, pode haver resolução do hematoma e as ultra-sonografias de acompanhamento podem mostrar um cisto no lugar da lesão inicial.

Na ultra-sonografia, um hematoma periesplênico pode ser semelhante a um abscesso. Um hematoma pode se infeccionar facilmente, transformando-se em um abscesso subfrênico esquerdo.[43] Geralmente a distinção é clínica. Se não for clinicamente óbvio, a aspiração com agulha fina pode diferenciar entre um hematoma e um abscesso. A drenagem por cateter para o tratamento definitivo pode ser feita com o auxílio da ultra-sonografia ou da tomografia computadorizada.

Síndrome da Imunodeficiência Adquirida

O achado ultra-sonográfico mais comum nos pacientes com a síndrome da imunodeficiência adquirida (AIDS) é a esplenomegalia moderada, relatada em 50% a 70% dos pacientes que se submetem a uma ultra-sonografia abdominal.[44,45] A esplenomegalia é mais comum nos pacientes com HIV transmitido por via sexual do que naqueles cuja infecção foi transmitida através do uso de drogas intravenosas. Lesões focais podem ocorrer nos pacientes com AIDS, podendo ser causadas por infecções oportunísticas, como a *Candida* (Fig. 5-22), *Pneumocystis carinii* ou *Mycobacterium avium*. Existem relatos de pneumocistose disseminada apresentando-se como ecos puntiformes espalhados pelo fígado, baço e rins.[46] Vimos um caso idêntico causado por micobactéria atípica (Fig. 5-29). O baço também pode ser acometido pelo sarcoma de Kaposi ou linfoma.

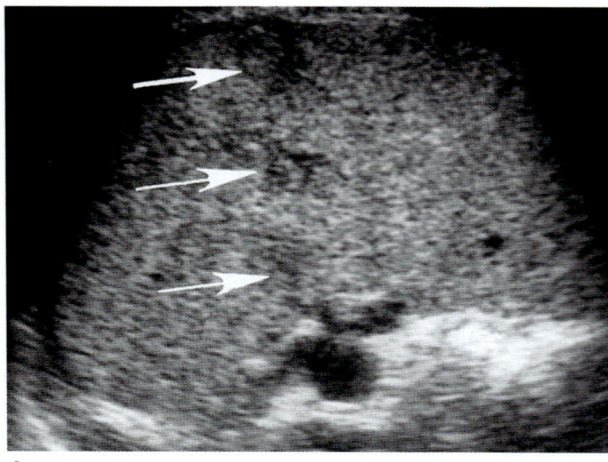
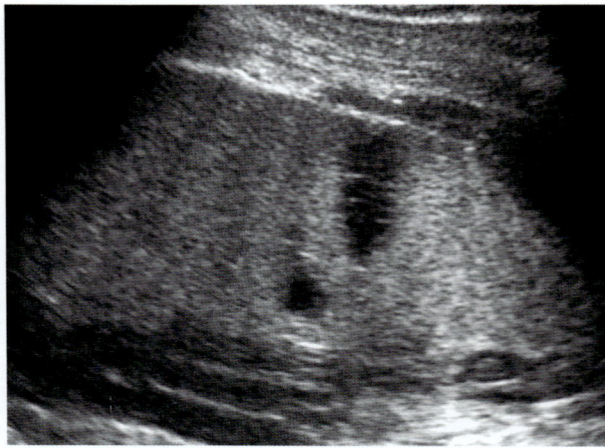
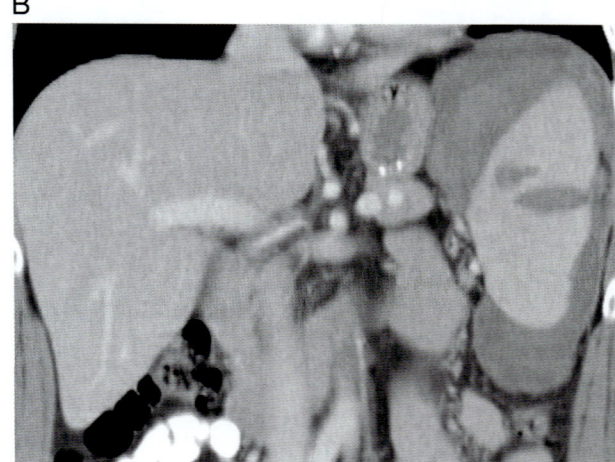

FIGURA 5-28. Laceração esplênica. A, Imagem coronal mostrando áreas hipoecóicas, discretas, irregulares (*setas*). Existe uma pequena quantidade de sangue (anecóico) em torno do baço. **B e C,** Outro paciente. **B,** Imagem longitudinal mostrando áreas hipoecóicas ovaladas. **C,** TC com reconstrução coronal após a administração de contraste intravenoso mostrando laceração no baço e um grande hematoma periesplênico.

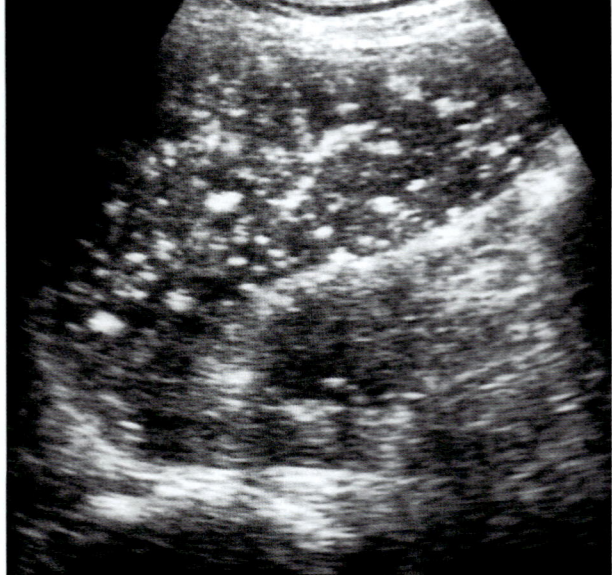

FIGURA 5-29. Tuberculose atípica do baço em um paciente com AIDS. Pequenas calcificações espalhadas pelo baço, mas que também estavam presentes no fígado, com focos isolados no rim. Diversas biópsias hepáticas confirmaram o diagnóstico de granuloma causado pelo *Mycobacterium avium intracellulare.* Infecção disseminada pelo *Pneumocystis carinii* também pode ter essa aparência.

ANORMALIDADES CONGÊNITAS

A presença de baços acessórios é uma variação normal freqüente encontrada em cerca de 30% das autópsias. Eles também são chamados de ***splenunculi.*** Eles podem ser confundidos com aumento dos gânglios em torno do baço ou massas na cauda do pâncreas (Fig. 5-30). Quando ocorre aumento do baço, o tamanho dos baços acessórios também pode aumentar. Baços acessórios ectópicos podem ser confundidos com massas anormais ou podem, raramente, sofrer torção, causando dor abdominal aguda.[47-50] Entretanto, a grande maioria dos baços acessórios é facilmente reconhecida ultra-sonograficamente como pequenas massas redondas, medindo menos de 5 cm de diâmetro (Fig. 5-31). Eles estão localizados próximo ao hilo esplênico, apresentando uma ecogenicidade semelhante à do baço. Uma TC ou cintilografia com hemácias marcadas com Tc^{99m} pode confirmar o diagnóstico.

O baço pode apresentar um mesentério longo, móvel, se não houver a fusão do mesentério com a porção posterior do peritônio. O baço "errante" pode ser encontrado em localizações incomuns, podendo ser confundido com uma massa.

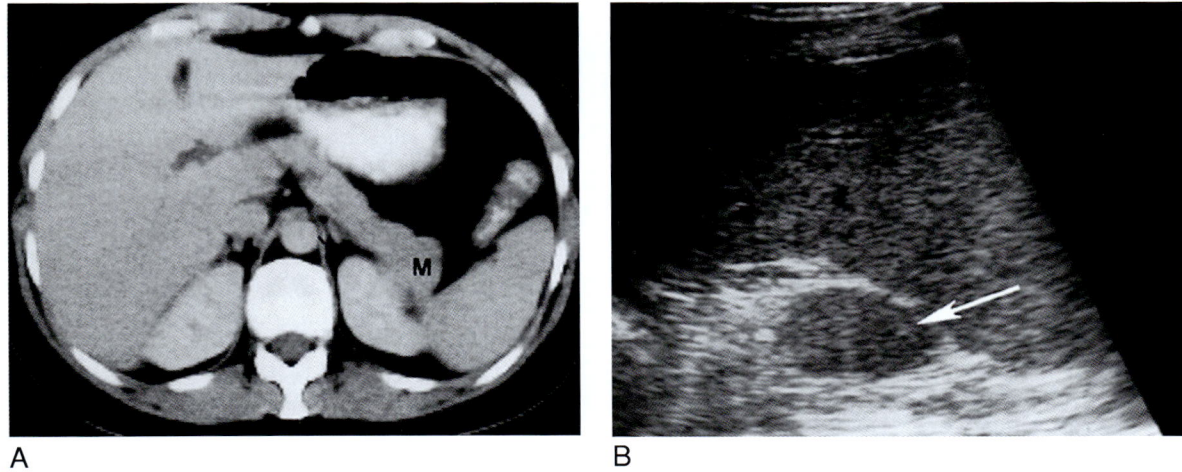

FIGURA 5-30. Baço acessório apresentando-se como uma possível massa (M) na cauda do pâncreas. A, Inicialmente foi feita uma TC e o paciente foi encaminhado para uma biópsia da cauda do pâncreas guiada pela ultra-sonografia. **B,** Ultra-sonografia coronal mostrando que o aparente aumento da cauda do pâncreas era, na realidade, um baço acessório (*seta*) adjacente a ela.

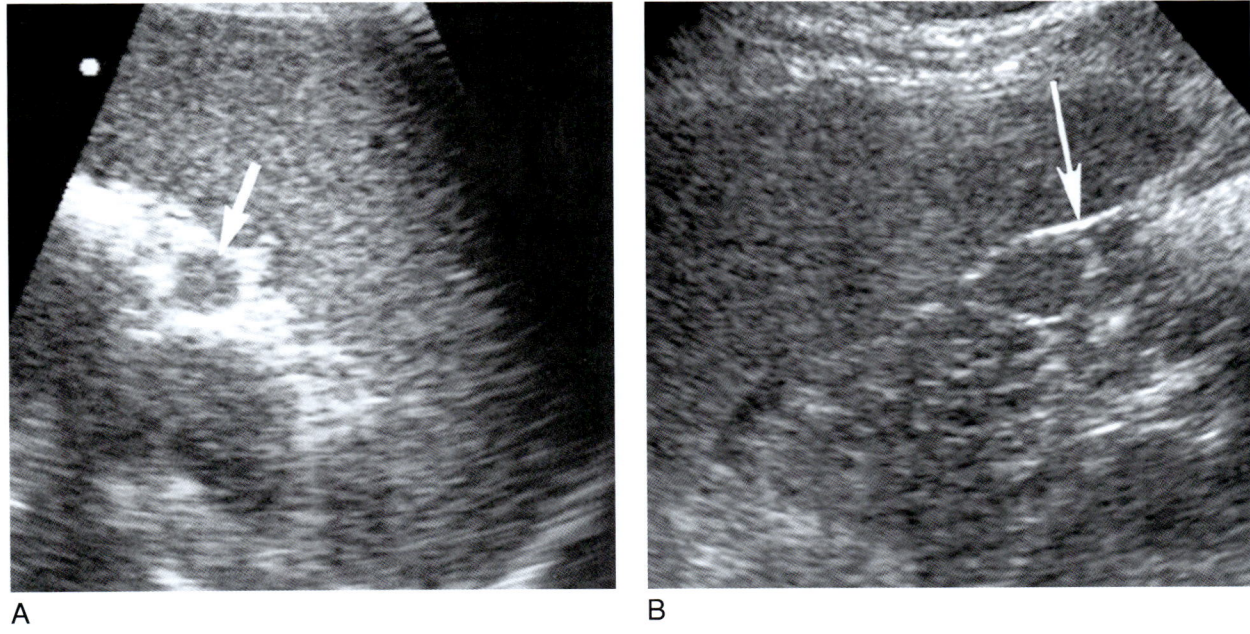

FIGURA 5-31. Baço acessório. A, Imagem coronal mostrando um baço acessório (*seta*) (*splenunculus*) no hilo esplênico, apresentando uma ecogenicidade homogênea semelhante à do restante do baço. **B,** Imagem longitudinal em outro paciente mostrando um baço acessório medialmente.

Ele pode sofrer torção, causando dor abdominal aguda ou crônica.[51-53] Se for feito o diagnóstico de baço errante em um paciente com dor abdominal, o diagnóstico de torção pode ser confirmado com o Doppler colorido demonstrando a ausência de fluxo sangüíneo.

As outras duas anormalidades congênitas envolvendo o baço são a **asplenia** e as **síndromes de poliesplenia**. Entende-se melhor essas condições se forem encaradas como parte de uma gama de anormalidades conhecidas como heterotaxia visceral. Uma disposição normal de partes corporais assimétricas é conhecida com *situs solitus*. A transposição completa é chamada de *situs inversus*. Entre esses dois extremos existe uma grande variedade de anormalidades chamadas de *situs ambiguous*. As anormalidades esplênicas em pacientes com heterotaxia incluem a poliesplenia e a asplenia. O interessante é que os pacientes com **poliesplenia** apresentam uma bilateralidade esquerda, ou uma preponderância de estruturas no lado esquerdo. Eles podem apresentar dois pulmões esquerdos, uma veia ázigos no lado esquerdo se apresentando como uma continuação da veia cava inferior, que está interrompida, atresia biliar, agenesia da vesícula biliar, rotação inadequada do trato gastrointestinal e, freqüentemente, anormalidades cardiovasculares. Por outro lado, pacientes com asplenia podem apresentar bilateralidade direita. Eles podem apresentar dois pulmões direitos, um fígado na linha média, troca na posição da aorta abdominal e da veia cava inferior, retorno venoso pulmonar autônomo e rins em ferradura. É claro que a grande variedade de anormalidades é responsável pela diversidade de sintomas, mas a ausência do baço por si só causa diminuição da resposta imunológica, e tais pacientes podem apresentar infecções graves, tais como a meningite bacteriana.

A polisplenia deve ser diferenciada da esplenose pós-traumática. Após a ruptura do baço, as células esplênicas podem se implantar na cavidade peritoneal e aumentar de tamanho, resultando em múltiplos restos esplênicos ectópicos.[54-56] Estudos com hemácias danificadas pelo calor e marcadas com tecnécio são os mais sensíveis tanto para a esplenose pós-traumática quanto para a poliesplenia congênita. Já foram demonstrados baços acessórios de até 1 cm usando-se essa técnica.[57-59]

PROCEDIMENTOS INVASIVOS

Apesar de a biópsia de aspiração com agulha fina guiada pela ultra-sonografia ter se mostrado uma técnica segura e útil para a maioria das áreas abdominais, muitos radiologistas têm relutado em aplicar essas técnicas ao baço. A principal preocupação é o medo de hemorragia devido à rica vascularização desse órgão. Sua relutância também se deve à necessidade freqüente de atravessar o espaço pleural ou o cólon para chegar ao baço. Entretanto, nos últimos anos surgiram vários relatos descrevendo procedimentos esplênicos guiados pela ultra-sonografia, nos quais ficou provada sua segurança, com taxas de sucesso semelhantes às obtidas em qualquer outra parte do abdome.[15,60,61] Biópsia com agulha fina e punção com agulha grossa têm sido realizadas para diagnosticar lesões focais, incluindo abscessos, sarcoidose, câncer primário do baço, metástases e linfoma.[62-67] Já foi relatada drenagem com cateter de abscesso, cistos, hematomas e tumores necróticos infectados. Entretanto, esses relatos incluem um pequeno número de pacientes, havendo a necessidade de mais estudos para verificar a segurança e eficácia desses procedimentos.

ARMADILHAS

Existem várias armadilhas ultra-sonográficas que devem ser conhecidas ao se examinar o quadrante superior esquerdo do abdome e do baço. A primeira é a área hipoecóica, em forma de meia-lua, acima do baço, que pode ser causada pelo **lobo esquerdo do fígado** em indivíduos magros (Fig. 5-6A, B).[68-71]

Ela pode mimetizar a aparência de um hematoma subcapsular ou abscesso subfrênico. Pode-se fazer a interpretação correta observando-se o fígado hipoecóico deslizando sobre o baço, mais ecogênico, durante a respiração lenta. É recomendável que se acompanhe o fígado desde a linha axilar anterior, atravessando a linha média até atingir a linha axilar posterior no plano coronal, mas geralmente isso não é possível devido a presença de gás no estômago. As veias hepáticas e/ou os ramos da veia porta podem ajudar a identificar essa estrutura como sendo o fígado.

A **cauda do pâncreas** pode parecer aumentada de tamanho, simulando uma massa adjacente ao hilo esplênico. Isso é particularmente verdadeiro se o plano da secção estiver acompanhando o eixo longitudinal da cauda do pâncreas. A identificação da artéria e da veia esplênicas pode ajudar a confirmar essa estrutura como a cauda do pâncreas normal.

Nessa mesma linha, o **fundo do estômago** pode repousar no hilo hepático. Um determinado plano oblíquo passando pelo baço, incluindo o hilo e uma porção do estômago, ecogênico, pode simular uma lesão intra-esplênica. Algumas vezes essa lesão é apenas o tecido adiposo que cerca o estômago. Ocasionalmente, a presença de fluido no fundo do estômago pode simular uma coleção de líquido intra-esplênica ou um abscesso no hilo. Isso pode ser esclarecido através de um exame transversal e, se for necessário, pedindo-se ao paciente que beba água.

Uma variante anatômica ocasional pode ocorrer se a porção inferior do baço estiver em uma posição póstero-lateral ao pólo superior do rim esquerdo. Essa variante foi denominada de **baço retrorrenal**. O conhecimento dessa ocorrência pode evitar o diagnóstico errôneo de massa abdominal. Se for visualizada pela ultra-sonografia, ela deve ser evitada em qualquer procedimento invasivo do rim esquerdo.[72]

Pode ser muito difícil determinar a origem de massas grandes no quadrante superior esquerdo provenientes do baço, glândula supra-renal esquerda, rim esquerdo, cauda do pâncreas, estômago ou retroperitônio. O movimento observado durante a respiração superficial pode ser útil ocasionalmente. Além disso, a identificação da veia esplênica no hilo pode ser definitiva. A TC ou a RM normalmente podem resolver os casos difíceis.

Referências

Embriologia e Anatomia
1. Vibhakar SD, Bellon EM: The bare area of the spleen: A constant computed tomography feature of the ascitic abdomen. AJR 1984;141(5):953-955.

Técnica do Exame
2. Hicken P, Sauerbrei EE, Cooperberg PL: Ultrasonic coronal, scanning of left upper quadrant. J Can Assoc Radiol 1981;32:107-110.

Patologias Esplênicas
3. Breiman RS, Beck JW, Korobkin M, et al: Volume determinations using computed tomography. AJR 1982;138(2):329-333.

4. Frank K, Linhart P, Kortsik C, et al: Sonographic determination of spleen size: Normal dimensions in adults with a healthy spleen. Ultraschall Med 1986;7(3):134-137.
5. Lamb PM, Lund A, Kanagasabay RR, et al: Spleen size: How well do linear ultrasound measurements correlate with three-dimensional CT volume assessments? Br J Radiol 2002;75(895):573-577.
6. Manoharan A, Chen CF, Wilson LS, et al: Ultrasonic characterization of splenic tissue in myelofibrosis: Further evidence for reversal of fibrosis with chemotherapy. Eur J Haematol 1988;40(2):149-154.
7. Wilson LS, Robinson DE, Griffiths KA, et al: Evaluation of ultrasonic attenuation in diffuse diseases of spleen and liver. Ultrasound Imaging 1987;9(4):236-247.
8. Rubinson DE, Gill RW, Kossoff G: Quantitative sonography. Ultrasound Med Biol 1986;12(7):555-565.
9. Franquet T, Montes M, Lecumberri FJ, et al: Hydatid disease of the spleen: Imaging findings in nine patients. AJR 1990;154(3):525-528.
10. Al-Moyaya S, Al-Awami M, Vaidya MP, et al: Hydatid cyst of the spleen. Am J Trop Med Hyg 1986;35(5):995-999.
11. Bhimji SD, Cooperberg PL, Naiman S: Ultrasound diagnosis of splenic cysts. Radiology 1977;122:787-789.
12. Thurber LA, Cooperberg PL, Clemente JG, et al: Echogenic fluid: A pitfall in the ultrasonographic diagnosis of cystic lesions. JCU 1979;7:273-278.
13. Propper RA, Weinstein BJ, Skolnick ML, et al: Ultrasonography of hemorrhagic splenic cysts. JCU 1979;7:18-20.
14. Duddy MJ, Calder CJ: Cystic hemangioma of the spleen: Findings on ultrasound and computed tomography. Br J Radiol 1989;62(734):180-182.
15. Quinn SF, Van Sonnenberg E, Casola G, et al: Interventional radiology in the spleen. Radiology 1986;161:289–291.
16. Changchien CS: Sonographic patterns of splenic abscess: An analysis of 34 proven cases. Abdom Imaging 2002;27(6):739-745.
17. Learner RM, Spataro RF: Splenic abscess: Percutaneous drainage. Radiology 1994;153:643-645.
18. Kessler A, Mitchell DG, Israel L, et al: Hepatic and splenic sarcoidosis: Ultrasound and MR imaging. Abdom Imag 1993;18:159-183.
19. Schaeffer A, Vasile N: Computed tomography of sarcoidosis (case report). J Comput Assist Tomogr 1986;10(4):679-680.
20. Iwasaki M, Hiyama Y, Myojo S, et al: Primary malignant lymphoma of the spleen: Report of a case. Rinsho Hoshasen 1988;33(3):405-408.
21. Neuhauser TS, Derringer GA, Thompson LD, et al: Splenic angiosarcoma: A clinicopathologic and immunophenotypic study of 28 cases. Mod Pathol 2000;13(9):978-987.
22. Costello P, Kane RA, Oster J, et al: Focal splenic disease demonstrated by ultrasound and computed tomography. J Can Assoc Radiol 1985;36:22-28.
23. Goerg C, Schwerk WB, Goerg K: Sonography of focal lesions of the spleen. AJR 1991;156(5):949-953.
24. Manor A, Starinsky R, Gorfinkel D, et al: Ultrasound features of a symptomatic splenic hemangioma. J Clin Ultrasound 1984;12:95-97.
25. Ross PR, Moser RP, Dackman AH, et al: Hemangioma of the spleen: Radiologic-pathologic correlation in ten cases. AJR 1987;162:73-77.
26. Pakter RL, Fishman EK, Nussbaum A, et al: Computed tomography findings in splenic hemangiomas in the Klippel-Trenaunay-Weber syndrome. J Comput Assist Tomogr 1987;11(1):88-91.
27. Moss CN, Van Dyke JA, Koehler RE, et al: Multiple cavernous hemangiomas of the spleen: Computed tomography findings. J Comput Assist Tomogr 1986;10(2):338-340.
28. Kagalwala TY, Vaidya VU, Bharucha BA, et al: Cavernous hemangiomas of the liver and spleen. Indian Pediatr 1987;24(5):427-430.
29. Pistoia F, Markowitz SK: Splenic lymphangiomatosis: Computed tomography diagnosis. AJR 1988;150:121-122.
30. Soyer P, Dufresne AC, Somveille E, et al: Hepatic cavernous hemangioma: Appearance on T2-weighted fast spin-echo MR imaging with and without fat suppression. AJR 1997;168(2):461-465.
31. Maresca G, Mirk P, DeGaetano AM, et al: Sonographic patterns in splenic infarction. J Clin Ultrasound 1986;14:23-28.
32. Goerg C, Schwerk WB: Splenic infarction: Sonographic patterns, diagnosis, follow-up, and complications. Radiology 1990;174(3 Pt 1):803-807.
33. Balcar I, Seltzer SE, Davis S, et al: Computed tomography patterns of splenic infarction: A clinical and experimental study. Radiology 1984;151:723-729.
34. Hill SC, Reinig JW, Barranger JA, et al: Gaucher's disease: Sonographic appearance of spleen. Radiology 1986;160:631-634.
35. Stevens PG, Kumari-Subaiya SS, Kahn LB: Splenic involvement in Gaucher's disease: Sonographic findings. J Clin Ultrasound 1987;15:397-400.
36. Patlas M, Hadas-Halpern I, Abrahamov A, et al: Spectrum of abdominal sonographic findings in 103 pediatric patients with Gaucher disease. Eur Radiol 2002;12(2):397-400.
37. Cerri GG, Alvis VAF, Magalhaes A: Hepatosplenic schistosomiasis mansoni: Ultrasound manifestations. Radiology 1984;153:777-780.
38. Pastakia B, Shawker TH, Thalar M, et al: Hepatosplenic candidiasis: Wheels within wheels. Radiology 1988;166:417-421.
39. Jeffrey RB, Laing FC, Federle MP, et al: Computed tomography of splenic trauma. Radiology 1981;141:729-732.
40. Lawson DE, Jacobson JA, Spizarny DL, et al: Splenic trauma: Value of follow-up CT. Radiology 1995;194:97-100.
41. Siniluoto TM, Paivansalo MJ, Lanning FP, et al: Ultrasonography in traumatic splenic rupture. Clin Radiol 1992;46(6):391-396.
42. Brown MA, Casola G, Sirlin CB, et al: Blunt abdominal trauma: Screening US in 2,693 patients. Radiology 2001;218(2):352-358.
43. Epstein NB, Omar GM: Infective complications of splenic trauma. Clin Radiol 1983;34:91-94.
44. Langer R, Langer M, Schutze B, et al: Ultrasound findings in patients with AIDS. Digitale Bilddiagn 1988;8(2):93-96.
45. Yee JM, Raghavendra BN, Horii SC, et al: Abdominal sonography in AIDS: A review. J Ultrasound Med 1989;8(12):705-714.
46. Spouge AR, Wilson SR, Gopinath N, et al: Extrapulmonary pneumocystis carinii in a patient with AIDS: Sonographic findings. AJR 1990;155(1):76-78.
47. Hansen S, Jarhult J: Accessory spleen imaging: Radionuclide, ultrasound and computed tomography investigations in a patient with thrombocytopenia 25 years after splenectomy for ITP. Scand J Haematol 1986;37(1):74-77.
48. Mostbeck G, Sommer G, Haller J, et al: Accessory spleen: Presentation as a large abdominal mass in an asymptomatic young woman. Gastrointest Radiol 1987;12:337-339.
49. Muller H, Schneider H, Ruchauer K, et al: Accessory spleen torsion: Clinical picture, sonographic diagnosis and differential diagnosis. Klin Pediatr 1988;200(5):419-421.

50. Nino-Murcia M, Friedland GW, Gross DL: Imaging the effects of an ectopic spleen on the urinary tract. Urol Radiol 1988;10(4):195-197.
51. Plaja Ramon P, Aso Puertolas C, Sanchis Solera L: Wandering spleen: Discussion apropos of a case. An Esp Pediatr 1987;26(1):69-70.
52. Scicolone G, Contin I, Bano A, et al: Wandering spleen: Preoperative diagnosis by echotomography of the abdomen. Chir Ital 1986;38(1):72-79.
53. Azoulay D, Gossot D, Sarfati E, et al: Volvulus of a mobile spleen: Apropos of a case diagnosed in the preoperative period by ultrasonography. J CLIR 1987;124(10):520-522.
54. Maillard JC, Menu Y, Scherrer A, et al: Intraperitoneal splenosis: Diagnosis by ultrasound and computed tomography. Gastrointest Radiol 1989;(2):179-180.
55. Delamarre J, Capron JP, Drouard F, et al: Splenosis: Ultrasound and computed tomography findings in a case complicated by an intraperitoneal implant traumatic hematoma. Gastrointest Radiol 1988;13(3):275-278.
56. Turk CO, Lipson SB, Brandt TD: Splenosis mimicking a renal mass. Urology 1988;31(3):248-250.
57. Nishitani H, Hayashi T, Onitsuka H, et al: Computed tomography of accessory spleens. Radiat Med 1984;2(4):222.
58. Nielsen JL, Ellegaard J, Marqversen J, et al: Detection of splenosis and ectopic spleens with 99mTc-labelled heat damaged autologous erythrocytes in 90 splenectomized patients. Scand J Haematol 1981;27(1):51-56.
59. Normand JP, Rioux M, Dumont M, et al: Ultrasonographic features of abdominal ectopic splenic tissue. Can Assoc Radiol J 1993;44(3):179-184

Procedimentos Invasivos
60. Lucey BC, Boland GW, Maher MM, et al: Percutaneous nonvascular splenic intervention: A 10-year review, AJR 2002;179(6):1591-1657.
61. Vyborny CJ, Merrill TN, Reda J, et al: Subacute subcapsular hematoma of the spleen complicating pancreatitis: Successful percutaneous drainage. Radiology 1989;169:161-162.
62. Suzuki T, Shibuya H, Yoshimatsu S, et al: Ultrasonically guided staging splenic tissue core biopsy in patients with non-Hodgkin's lymphoma. Cancer 1987;60:879-882.
63. Cavanna L, Civardi G, Fornari F, et al: Ultrasonically guided percutaneous splenic tissue core biopsy in patients with malignant lymphomas. Cancer 1992;15;69(12): 2932-2936.
64. Silverman JF, Geisinger KR, Raab SS, et al: Fine needle aspiration biopsy of the spleen in the evaluation of neoplastic disorders. Acta Cytol 1993;37(2):158-162.
65. Zeppa P, Vetrani A, Luciano L, et al: Fine needle aspiration biopsy of the spleen. A useful procedure in the diagnosis of splenomegaly. Acta Cytol 1994;38(3):299-309.
66. Keogan MT, Freed KS, Paulson EK, et al: Imaging-guided percutaneous biopsy of focal splenic lesions: Update on safety and effectiveness. AJR 1999;172(4):933-937.
67. Venkataramu NK, Gupta S, Sood BP, et al: Ultrasound guided fine needle aspiration biopsy of splenic lesions. Br J Radiol 1999;72(862):953-956.

Armadilhas
68. Rao MG: Enlarged left lobe of the liver mistaken for a mass in the splenic region. Clin Nucl Med 1989;14(2):134.
69. Li DK, Cooperberg PL, Graham MF, et al: Pseudo peri-splenic "fluid collections" a clue to normal liver and spleen echogenic texture. J Ultrasound Med 1986;5(7):397-400.
70. Crivello MS, Peterson IM, Austin RM: Left lobe of the liver mimicking perisplenic collections. JCU 14(9):697-701.
71. Arenson AM, McKee JD: Left upper quadrant pseudolesion secondary to normal variants in liver and spleen. JCU 1986;14(7):558-561.
72. Dodds WJ, Darweesh RMA, Lawson TL, et al: The retroperitoneal spaces revisited. AJR 1986;174:1155-1161.

6

VESÍCULA E VIAS BILIARES

Korosh Khalili / Stephanie R. Wilson

SUMÁRIO DO CAPÍTULO

A ÁRVORE BILIAR
    Anatomia e Variações Anatômicas das Vias Biliares
    Técnica Ultra-sonográfica
    Cistos de Colédoco
    Doença de Caroli
    Obstrução das Vias Biliares
    Coledocolitíase
      Cálculos Intra-hepáticos
      Cálculos no Ducto Biliar Comum
    Síndrome de Mirizzi
    Hemobilia
    Pneumobilia
    Colangite Aguda (Bacteriana)
    Colangite Piogênica Recorrente
    Ascaridíase
    Colangiopatia pelo HIV

Colangiopatia Auto-imune
    Colangite Esclerosante Primária
    Colangiocarcinoma
    Colangiocarcinoma Intra-hepático
    Colangiocarcinoma Hilar
    Colangiocarcinoma Distal
    Metástases para a Árvore Biliar
A VESÍCULA BILIAR
    A Anatomia da Vesícula Biliar e Variantes Anatômicas
    Técnica Ultra-sonográfica
    Colelitíase
    Lama Biliar
    Colecistite Aguda
      Complicações da Colecistite Aguda

Colecistite Acalculosa
Torção (Volvo) da Vesícula Biliar
Colecistite Crônica
Vesícula em Porcelana
Adenomiomatose (Hiperplasia Adenomatosa)
Massas Polipóides da Vesícula Biliar
    Pólipos de Colesterol
    Adenomas, Adenomiomas e Pólipos Inflamatórios
    Malignidades
Carcinoma da Vesícula Biliar
    Padrões de Disseminação Tumoral
    Aspecto Ultra-sonográfico

A avaliação do trato biliar é um dos usos mais apropriados e eficazes do exame de ultra-sonografia. A natureza cística tanto da vesícula quanto dos ductos biliares, particularmente quando dilatados, produz um contraste de alta resolução em comparação aos tecidos adjacentes. Este fator, a excelente resolução espacial da ultra-sonografia e a janela acústica fornecida pelo fígado permitem um exame de alta qualidade na maioria dos pacientes. Hoje, a ultra-sonografia permanece a **modalidade de escolha** para a detecção de cálculos da vesícula, avaliação da dor aguda no quadrante superior direito do abdome e para a abordagem inicial do paciente com icterícia ou testes de função hepática alterados. Em conjunto com RM/CPRM e TC contrastada, a ultra-sonografia também tem papel importante na **avaliação de múltiplas modalidades** de problemas biliares mais complexos, como o diagnóstico e estadiamento do colangiocarcinoma hilar. O desenvolvimento recente da ultra-sonografia contrastada para detecção de massas hepáticas aumentou este papel. Desde os menores departamentos de ultra-sonografia funcionando em áreas geográficas remotas até as instituições terciárias maiores, não há outra estrutura anatômica mais bem estudada por ultra-sonografia do que o trato biliar.

A ÁRVORE BILIAR

Anatomia e Variações Anatômicas das Vias Biliares

O conhecimento da localização dos ductos biliares e das variações anatômicas comuns é importante no estadiamento e direcionamento cirúrgico de malignidades. Na terminologia biliar, **proximal** refere-se à porção das vias biliares que está relativamente próxima ao fígado e hepatócitos, enquanto **distal** se refere à extremidade mais próxima ao intes-

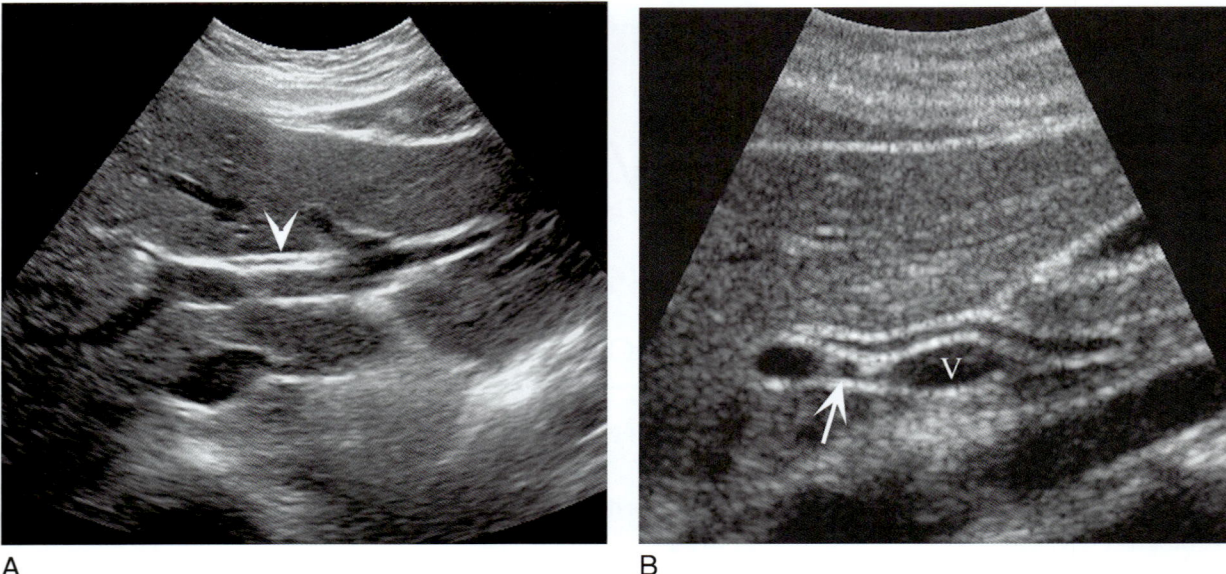

FIGURA 6-1. Ductos biliares normais. A, Ductos hepáticos direito e esquerdo (*cabeça de seta*) são visibilizados comumente nos estudos normais localizados anteriormente à veia porta. **B,** Ductos hepático comum/biliar comum de calibre normal num corte sagital na posição típica anterior à veia porta (V) e à artéria hepática (*seta*).

tino. O termo "**ramificação**" se aplica ao nível da divisão dos ductos biliares começando a partir do ducto hepático comum (DHC), com a primeira ramificação sendo os ductos hepáticos direito e esquerdo, a segunda ramificação, suas respectivas divisões (também conhecidas como ramos) e assim por diante. **Central** especifica a proximidade em relação ao espaço portal, enquanto **periférico** se refere a ramos mais altos das vias biliares intra-hepáticas que se estendem para o parênquima hepático. O conhecimento da **anatomia hepática funcional de Couinaud** também é vital na descrição de anormalidades biliares intra-hepáticas (ver Anatomia Hepática no Cap. 4).

Os **ductos intra-hepáticos** não estão em uma relação fixa com as veias portais dentro da tríade portal, e podem ser anteriores ou posteriores à veia, ou até tortuosos em relação à veia.[1] Os ductos hepáticos direito e esquerdo, ou seja, os ramos de primeira ordem do DHC, são visibilizados rotineiramente na ultra-sonografia e não é incomum visibilizar a segunda ordem de ramos (Fig. 6-1).[2] O uso de Doppler colorido e espectral é geralmente necessário para distinguir os ductos das artérias hepáticas. Em nossa experiência, a visibilização da terceira ordem ou de ramos mais altos é um achado anormal e requer uma investigação da causa da dilatação. A maioria dos ductos hepáticos direito e esquerdo é extra-hepática e, juntamente com o DHC, formam a porção hilar ou central no espaço portal. Esta é a localização mais comum do colangiocarcinoma. O **diâmetro normal** do primeiro ramo e dos ramos mais altos do DHC é sugerido como 2 mm ou menos, e não mais de 40% do diâmetro da veia portal adjacente.[2]

O **padrão de ramificação das vias biliares** mais comum ocorre em 56% a 58% da população (Figs. 6-2 e 6-3).[3,4] No lado direito, o ducto hepático direito se forma dos ramos anterior e posterior, drenando os segmentos anteriores (segmentos 5 e 8) e posteriores (segmentos 6 e 7) do lobo direito, respectivamente. No lado esquerdo, os ramos dos segmentos 2 e 3 se juntam à esquerda do ligamento falciforme para formar o ducto hepático esquerdo. Este ducto se torna extra-hepático quando se estende à direita do ligamento falciforme, onde se junta aos ductos dos segmentos 4 e 1.

A chave para entender as **variações anatômicas biliares** comuns está na variabilidade do local de inserção do **ducto posterior (segmentos 6 e 7) direito (DPD)**. Este ducto se estende centralmente até o espaço portal numa direção cranial. Ele passa superior e posteriormente ao ducto anterior direito (DAD) e então vira caudalmente, juntando-se ao DAD para formar o curto ducto hepático direito (Fig. 6-2). Existem três outros locais comuns de inserção do DBD, o que contribui para a maioria das variações anatômicas. Se ele se estende mais para a esquerda que o usual, pode-se unir à junção dos ductos hepáticos direito e esquerdo (o chamado padrão de trifurcação, ~8% dos normais) ou ao ducto hepático esquerdo (~13% dos normais). Se em vez disso o DPD se estende numa direção caudal-medial, ele pode se juntar ao DHC ou DBC diretamente (~5%). A drenagem anômala de vários ductos hepáticos segmentares diretamente dentro do ducto hepático comum é menos comum.

O **calibre normal do ducto hepático comum/ducto biliar** em pacientes sem história de doença biliar foi estimado em até 6 mm pela maioria dos estudos (Fig. 6-1).[5] Há controvérsia se existe um alargamento normal do ducto que aumenta com a idade.[6] De forma semelhante, a literatura é inconclusiva em relação a uma associação entre colecistectomia e um calibre maior do ducto biliar comum. Embora diâ-

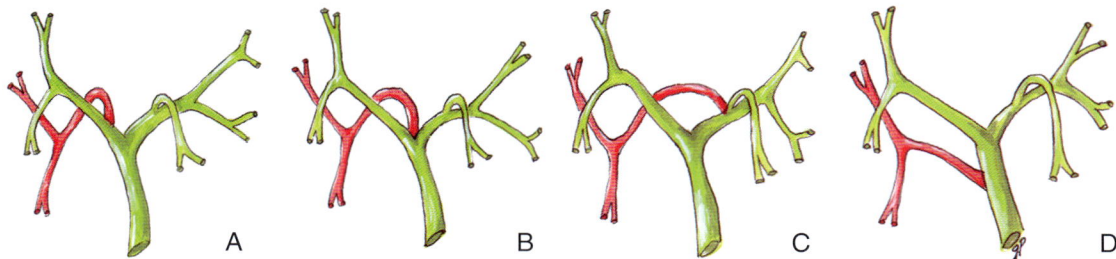

FIGURA 6-2. Variações comuns da ramificação do ducto biliar. Ducto posterior direito (DPD) em vermelho. **A,** DPD se junta ao ducto anterior direito em 56% a 58% da população. **B,** Padrão de trifurcação, 8%. **C,** DPD se junta ao ducto hepático esquerdo, 13%. **D,** DPD se junta diretamente ao ducto hepático comum ou ducto biliar comum, 5%.

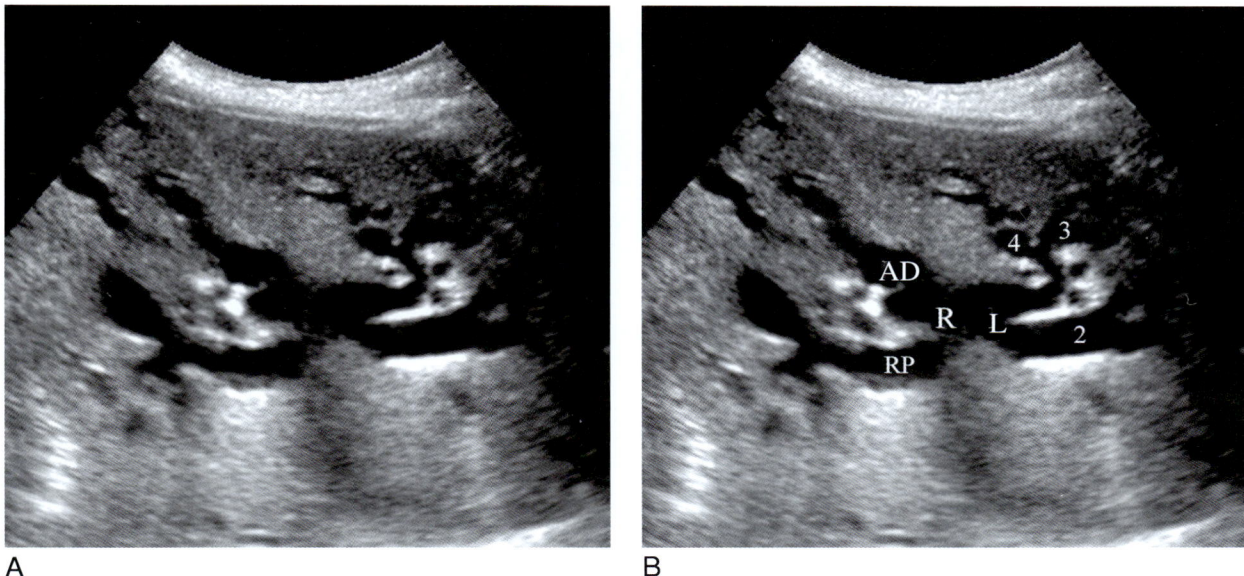

FIGURA 6-3. Padrão de ramificação ductal típico. A e B, A árvore biliar intra-hepática está dilatada devido a um ducto biliar comum obstruído (*não mostrado*). Este corte oblíquo subcostal evidencia os ductos hepáticos direito (R) e esquerdo (L). RA, ducto anterior direito; RP, ducto posterior direito; 2, ducto do segmento 2; 3, ducto do segmento 3; 4, ducto do segmento 4.

metros de até 10 mm tenham sido encontrados em uma população assintomática normal, a grande maioria dos diâmetros situa-se abaixo de 7 mm. Portanto, um diâmetro ductal de 7 mm ou maior deve estimular investigações subseqüentes, como a correlação com os níveis séricos dos parâmetros colestáticos do fígado.

O local de inserção do **ducto cístico** no ducto biliar é variável. O ducto cístico pode se juntar ao ducto biliar ao longo de sua borda lateral, posterior ou medial. Pode também correr paralelo ao ducto e se inserir no terço inferior do ducto, próximo à ampola de Vater.[7] O **ducto biliar comum (DBC)** se estende caudalmente no interior do ligamento hepatoduodenal, ficando anterior à veia porta e à direita da artéria hepática. Ele então passa posterior à primeira porção do duodeno e à cabeça do pâncreas, algumas vezes unido ao último. Ele termina na ampola de Vater, a qual é raramente identificada na ultra-sonografia transabdominal.

Técnica Ultra-sonográfica

Nossa técnica de abordagem dos **ductos intra-hepáticos** inclui uma rotina que deve ser feita para avaliação do fígado, incluindo **cortes sagital e transversal.** Além disso, nós realizamos uma imagem focalizada para avaliar o espaço portal, reconhecendo que sua orientação requer um plano oblíquo para mostrar o comprimento dos ductos hepáticos direito e esquerdo numa única imagem. Para isso, utilizamos uma **visão subcostal oblíqua** com a borda esquerda do transdutor mais cranial do que a direita. A face do transdutor é virada em direção ao ombro direito. Com uma apnéia inspiratória, desliza-se o transdutor, direcionando do ombro para a região umbilical, o que vai mostrar a veia hepática média e então o eixo longo dos ductos hepáticos direito e esquerdo no espaço portal, seguido pelo ducto comum no eixo transversal. Rodando o transdutor 90 graus a este plano, uma segunda apnéia inspiratória vai permitir uma visão no eixo longo dos ductos hepático comum e biliar comum no espaço portal. A **imagem harmônica** permite um melhor contraste entre os ductos e os tecidos adjacentes, levando à melhor visibilização do ducto, seu conteúdo e suas paredes (Fig. 6-4). Nós defendemos o uso da imagem harmônica de rotina na avaliação da árvore biliar. Técnicas específicas para abordagem de coledocolitíase e colangiocarcinoma são discutidas em seções apropriadas.

Cistos de Colédoco

Cistos de colédoco representam um grupo heterogêneo de doenças que pode se manifestar como dilatação cística congênita, focal ou difusa da árvore biliar. Estes cistos são mais comuns nas populações do Leste Asiático; a incidência no Japão é de 1 em 13.000, em comparação a 1 em 100.000 nas populações ocidentais.[8,9] Há uma predominância feminino–masculino de 3-4 para 1.

Apesar de a maioria dos pacientes apresentar os cistos mais cedo, cerca de 20% dos cistos de colédoco são encontrados na idade adulta, quando uma ultra-sonografia é realizada por sintomas de litíase biliar.[10] O sistema de classifica-

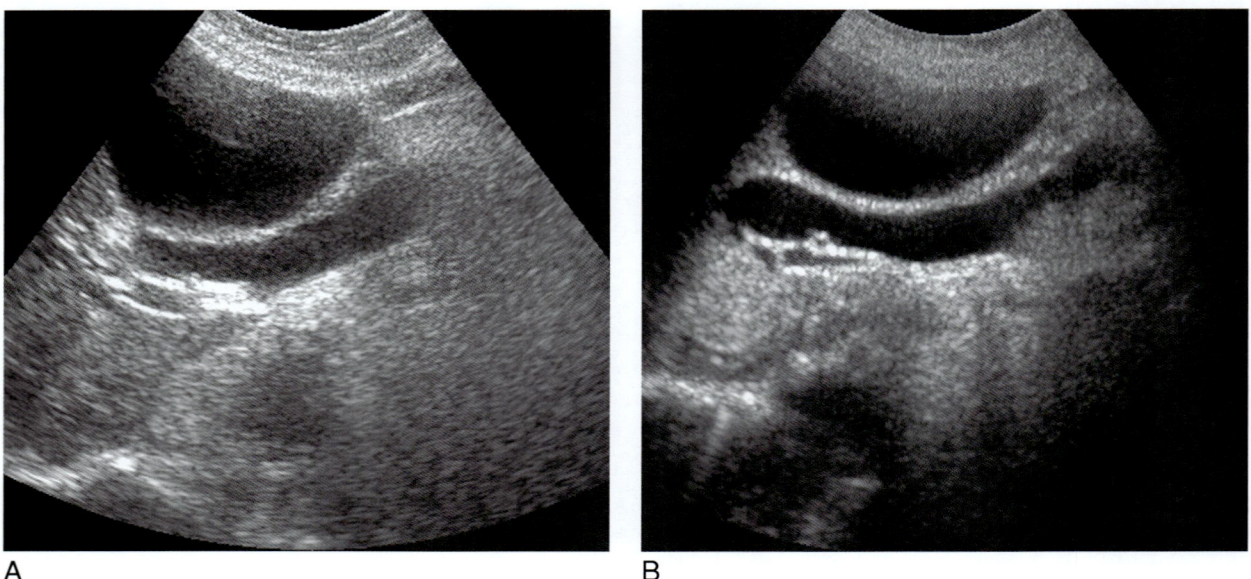

FIGURA 6-4. Imagem harmônica da árvore biliar. A, Visão longitudinal do ducto biliar comum com **freqüência fundamental** e **B, imagem harmônica.** Há um aumento no contraste de som com harmônica, limpando efetivamente os ecos artefatuais por cima do ducto cheio de líquido. (De Ortega D, Burns PN, Hope Simpson D, Wilson SR: Tissue harmonic imaging: Is it a benefit for bile duct sonography? AJR 2001; 176 (3): 653-659.)

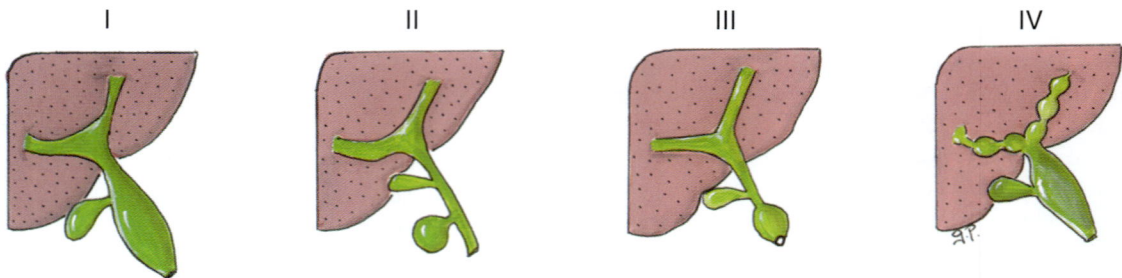

FIGURA 6-5. Cistos de colédoco. Sistema de Classificação de Todani. **Cisto tipo I,** dilatação difusa do ducto biliar extra-hepático; este é o tipo mais comum (80%). **Cisto tipo II,** divertículo verdadeiro do ducto biliar; muito raro. **Cisto tipo III,** também chamado coledococele, dilatação difusa da porção mais distal (intraduodenal) do DBC. **Cisto tipo IV,** dilatações multifocais dos ductos biliares intra e extra-hepáticos. **Cisto tipo V,** que é a doença de Caroli, foi omitido porque não é um cisto de colédoco verdadeiro. (De Todani T, Watanabe Y, Naruse M, et al: Congenital bile duct cysts, classification, operative procedures, and review of thirty-seven cases including cancer arising from coledocal cyst. Am J Surg 1977; 134: 263-269.)

ção mais amplamente usado divide os cistos de colédoco em cinco tipos (Fig. 6-5).[11] **Cistos do colédoco tipo I**, uma **dilatação fusiforme do DBC,** são os mais comuns (80%) e, junto com o **tipo IVa**, estão associados a um canal comum anormalmente longo (> 20 mm) entre o ducto biliar distal e o ducto pancreático. Foi sugerido que este canal comum longo permite o refluxo do suco pancreático para o DBC, causando sua dilatação, mas isso permanece controverso.[8,12] **Cistos do tipo II** são **divertículos verdadeiros** dos ductos biliares e são muito raros. **Cistos do tipo III**, as chamadas **coledococeles**, estão confinados à porção intraduodenal do DBC. **Cistos tipo IVa** são **múltiplas dilatações biliares intra e extra-hepáticas,** enquanto os cistos **tipo IVb** estão confinados à árvore biliar extra-hepática. A doença de Caroli foi diagnosticada como cistos **tipo V**, mas é de origem embrionária diferente e, por isso, não é um cisto de colédoco verdadeiro.[9]

Na ultra-sonografia, é identificada uma estrutura cística, que pode conter lama, cálculos ou até neoplasia sólida (Fig. 6-6). Em alguns casos, o cisto é tão grande que sua ligação com o ducto biliar não é imediatamente reconhecida. O uso de várias janelas e ângulos permite a demonstração da

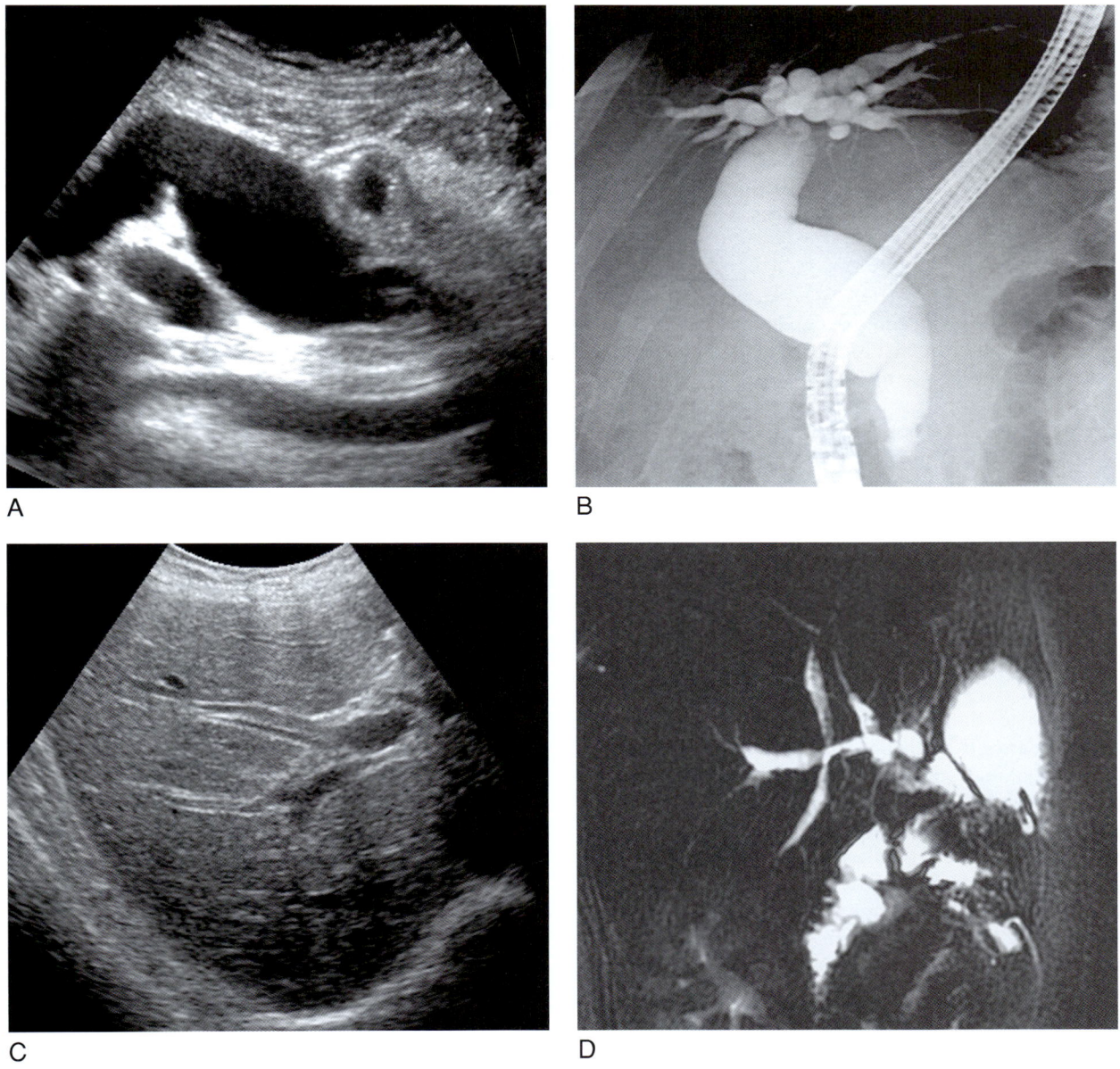

FIGURA 6-6. Cistos de colédoco. A, e **B, Tipo I.** É vista dilatação fusiforme do **ducto biliar comum**, mas não se nota nenhuma lesão obstrutiva. Este é o tipo mais comum de cisto de colédoco. Uma **CPRE** é obrigatória para garantir que não existe um tumor ampular. **C.** Ultra-sonografia e **D**, CPRM, **Tipo IV.** Há dilatação tubular da árvore biliar intra-hepática mais central. Os ductos extra-hepáticos dilatados foram previamente amputados.

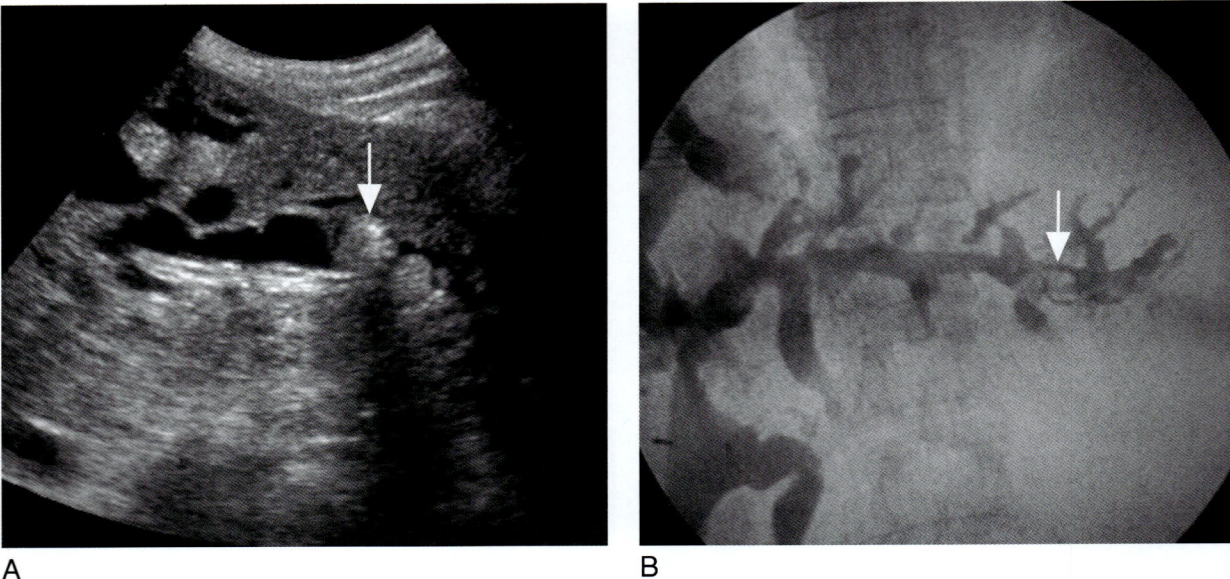

FIGURA 6-7. Doença de Caroli. A, Corte transversal através do lobo esquerdo do fígado demonstra um ducto dilatado com saculações típicas de doença de Caroli. Cálculos com média sombra acústica (*seta*) são vistos no ducto proximal. **B, Colangiografia** correspondente mostra os cálculos (*seta*) como falhas de enchimento.

relação da lesão com o trato biliar, diferenciando entre pseudocistos pancreáticos ou cistos de duplicação entérica. Cintilografia biliar, CPRM e CPRE têm sido usados para delinear mais facilmente a estrutura dos cistos de colédoco. A CPRE é necessária para garantir que aquela dilatação não seja resultado de uma neoplasia distal, especialmente no caso de cistos de colédoco tipo I (Fig. 6-6). Devido à existência de risco comprovado de colangiocarcinoma em todos os cistos de colédoco, a remoção cirúrgica é indicada.

Doença de Caroli

A doença de Caroli é uma doença congênita rara da **árvore biliar intra-hepática** que se forma como um resultado da malformação das placas ductais, as células primordiais que dão origem aos ductos biliares intra-hepáticos. Há dois tipos de **doença de Caroli**, a, forma clássica simple, e o segundo tipo, mais comum, que ocorre com fibrose hepática periportal.[13] Esta última forma também é chamada de **síndrome de Caroli**. Está associada à doença renal cística mais comumente ectasia tubular renal (rim esponjoso medular). Contudo, ambas as formas podem ser vistas também em pacientes com doença renal policística autossômica recessiva. Esta doença afeta homens e mulheres igualmente, e em mais de 80% dos pacientes se apresenta antes da idade de 30 anos.[14]

A doença de Caroli leva à dilatação sacular ou, menos freqüentemente, fusiforme da árvore biliar intra-hepática, resultando em estase biliar, formação de cálculos e crises de **colangite e sepse** (Fig. 6-7). A doença afeta mais difusamente a árvore biliar intra-hepática, mas pode ser focal. Os ductos dilatados contêm cálculos e lama. Diferentemente da colangite piogênica recorrente, os conteúdos dos ductos não fazem parte do sistema dilatado, sendo mais facilmente identificados como conteúdos ductais.[15] Da mesma forma, pequenos ramos da veia porta cercados por ductos biliares dilatados e septos ecogênicos atravessando os ductos biliares dilatados têm sido descritos na ultra-sonografia. Estes correspondem a estruturas ductais embrionárias persistentes.[16] Quando associados à fibrose hepática congênita, também se encontram cirrose e hipertensão porta. **Colangiocarcinoma** se desenvolve em 7% dos pacientes com doença de Caroli.[14]

Obstrução das Vias Biliares

A elevação dos parâmetros colestáticos do fígado, que pode se manifestar clinicamente como icterícia, é uma indicação freqüente para o exame ultra-sonográfico do abdome. O objetivo principal destes exames é determinar se o paciente tem obstrução de ductos biliares, em oposição a doenças hepatocelulares ou de ductos biliares pequenos. A ultra-sonografia é altamente sensível na **detecção de dilatação da árvore biliar** e é, por isso, uma excelente modalidade para iniciar a investigação por imagem (Fig. 6-8). Estes exames devem ser feitos com o conhecimento da **condição clínica do paciente**, mais particularmente se o paciente tem **icterícia com ou sem dor.** Esta última é vista na obstrução e/ou infecção aguda da árvore biliar.

O exame de ultra-sonografia deve ser focado em responder a várias **questões-chave,** como as seguintes:

- Os ductos biliares ou a vesícula estão dilatados?
- Se estão, em que nível?
- Se estão, qual é a causa?

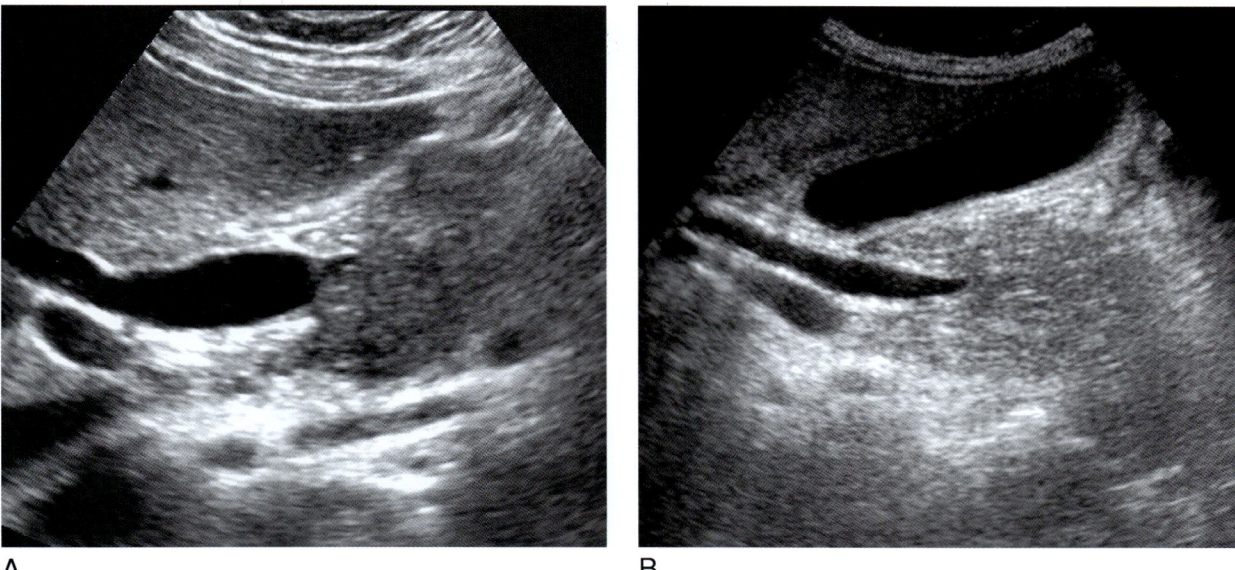

FIGURA 6-8. Obstrução do DBC devido a causas extrínsecas. A, Adenocarcinoma pancreático. Zona de transição curta com ducto de calibre grande, desviado, junto com uma massa obstrutiva são achados típicos na obstrução maligna. **B, Pancreatite.** Obliteração alongada do ducto sugere uma causa benigna. Notar o espessamento moderado da parede da vesícula devido à inflamação adjacente.

Causas de obstrução biliar estão listadas na Tabela 6-1.

Coledocolitíase

A coledocolitíase pode ser classificada nas formas primária e secundária. A coledocolitíase primária denota formação *de novo* de cálculos, geralmente feitos de bilirrubinato de cálcio (cálculos pigmentares) no interior dos ductos. Os **fatores etiológicos** estão relacionados a doenças que causam estreitamento ou dilatação dos ductos biliares, levando à estase, como se segue:

- Colangite esclerosante
- Doença de Caroli
- Infecções parasitárias do fígado (*Clonorchis, Fasciola* e *Ascaris*)[17]
- Doenças hemolíticas crônicas, como anemia falciforme
- Cirurgia biliar prévia, como anastomoses entéricobiliares

Migração de cálculos a partir da vesícula para o ducto biliar comum constitui a coledocolitíase secundária. Enquanto a coledocolitíase primária é relativamente rara fora das regiões endêmicas (leste da Ásia), a coledocolitíase secundária é comum, representando a distribuição mundial da doença calculosa da vesícula. Cálculos nos ductos biliares são encontrados em 8% a 18% dos pacientes sintomáticos com cálculos na vesícula.[18]

TABELA 6-1. CAUSAS DE OBSTRUÇÃO BILIAR

Coledocolitíase*
  Hemobilia*

Doenças Biliares Congênitas
  Doença de Caroli*
  Cistos de colédoco

Colangite
  Infecciosa
    Colangite piogênica aguda*
    Parasitas biliares*
    Colangite piogênica recorrente*
    Colangiopatia por HIV
  Colangite esclerosante

Neoplásicas
  Colangiocarcinoma
  Carcinoma da vesícula
  Tumores locais invasivos (esp. adenocarcinoma pancreático)
  Tumores ampulares
  Metástases

Compressão Extrínseca
  Síndrome de Mirizzi*
  Pancreatite

Causas de icterícia com dor.

Cálculos Intra-hepáticos

Com o advento recente da imagem harmônica e composta, a capacidade de encontrar pequenos cálculos no interior dos ductos biliares intra-hepáticos aumentou, especialmente na avaliação de ductos dilatados. Nossa própria experiência sugere que a ultra-sonografia compete bem e ocasionalmente até ultrapassa outros métodos de avaliação biliar por imagem, incluindo CPRM. A atual sensibilidade da ultra-sonografia em detectar cálculos intra-hepáticos, entretanto, é desconhecida.

O **aspecto** dos cálculos depende do seu tamanho e textura (Fig. 6-9). Muitos cálculos são hiperecogênicos com sombra acústica posterior. Cálculos pequenos (< 5 mm) ou levemente pigmentados num quadro de colangite piogênica recorrente podem não produzir sombra (Fig. 6-17D). Quando os ductos afetados estão preenchidos com cálculos, os cálculos individuais podem não ser evidentes; ao contrário, vê-se uma estrutura linear brilhante ecogênica com sombra acústica posterior. Deve-se sempre suspeitar de cálculos se ecogenicidades discretas ou lineares com ou sem sombra são visibilizadas na região da tríade portal correndo paralelo

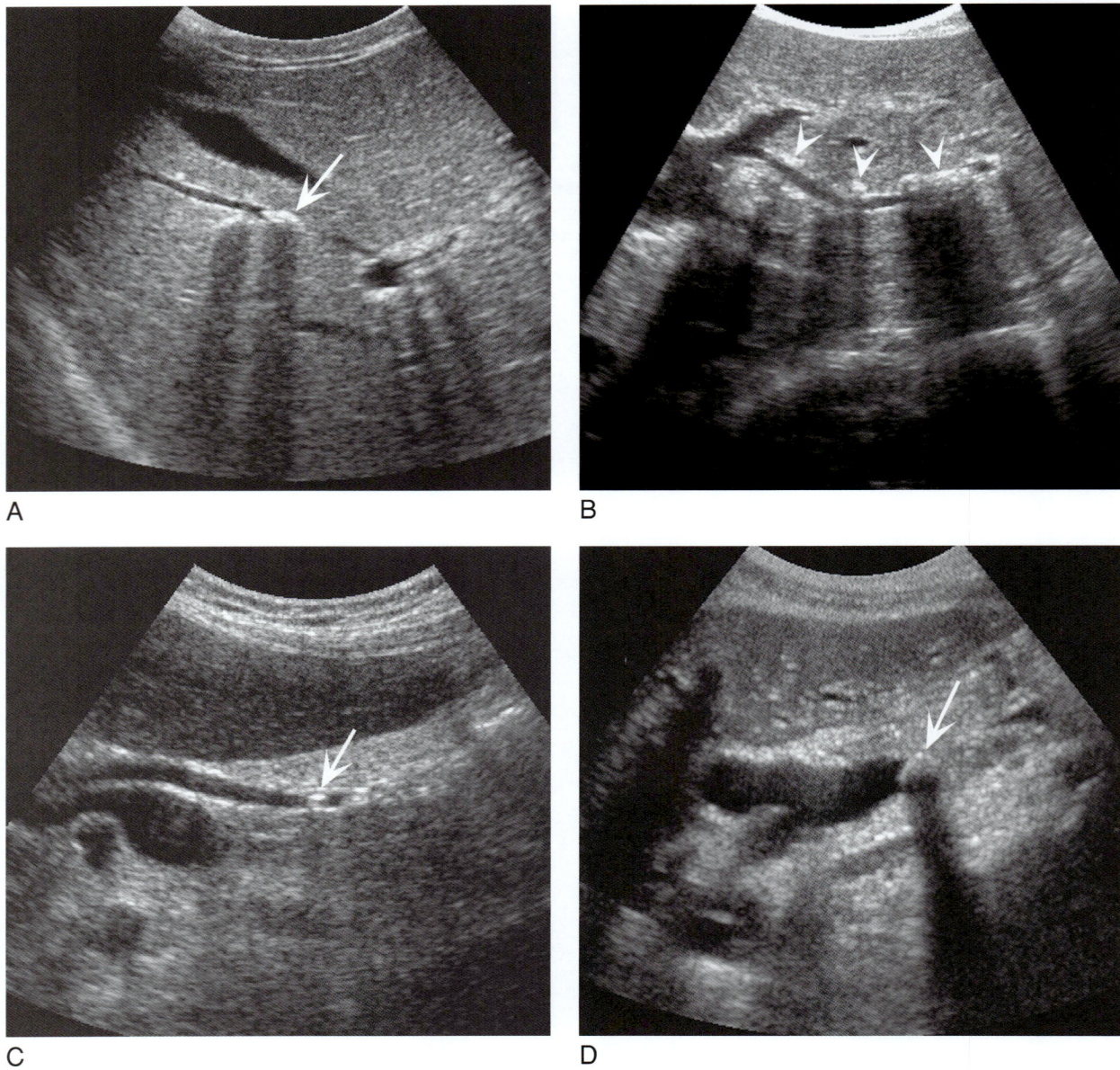

FIGURA 6-9. Coledocolitíase. A, Cálculos intra-hepáticos. Pequenos cálculos (*seta*) são visibilizadas no lobo direito causando sombra acústica. Note o ducto dilatado proximal ao cálculo maior. **B,** Múltiplos cálculos agrupados (*cabeças de seta*) no lobo esquerdo aparecendo como estruturas lineares ecogênicas com sombra. Os pacientes **A** e **B** tinham fibrose cística. **Cálculos no ducto biliar comum. C, Pequeno cálculo** (*seta*) pode não produzir sombra, enquanto **D, cálculo grande** (*seta*) tem os achados clássicos dentro de um DBC dilatado. (**C** e **D** de Ortega D, Burns PN, Hope Simpson D, Wilson SR: Tissue harmonic imaging: Is it a benefit for bile duct sonography? AJR 2001; 176(3): 653-659.)

aos vasos portais, no interior do fígado. Imagem harmônica melhora tanto o contraste quanto a detecção de sombra acústica e é, por isso, recomendada na rotina de exame da árvore biliar.

Cálculos no Ducto Biliar Comum

A maioria dos cálculos no DBC vai estar na porção distal bem na ampola de Vater. Por isso, a avaliação ultra-sonográfica deve incluir a visibilização de todo o ducto com ênfase na região periampular. Lamentavelmente, justamente esta área é a mais difícil de ser vista pela possibilidade de estar escondida pela alça intestinal com gás, tornando a detecção dos cálculos do DBC distal mais difícil. A **otimização dos fatores técnicos** para melhorar a visibilização inclui:

- **Mudanças na posição do paciente**. O DBC pode ser examinado em decúbito dorsal, decúbito lateral esquerdo e em posição ortostática. A alteração na posição relativa dos órgãos adjacentes e do gás na alça intestinal pode permitir uma melhora significativa na visibilização do ducto distal.
- **Escolha da janela ultra-sonográfica.** O corte subcostal é o mais útil para avaliação do espaço portal e DBC proximal. Uma abordagem epigástrica é melhor para o DBC distal.
- **Uso de compressão ultra-sonográfica.** Comprimindo fisicamente o epigástrio pode-se colabar a alça superficial e deslocar o gás do intestino que bloqueia a visibilização.
- **Visibilização detalhada do DBC distal.** O DBC distal intrapancreático é mais bem visibilizado com a sonda focada na cabeça do pâncreas no plano transversal. Uma vez que o DBC dilatado é identificado, um leve balançar do transdutor para dar apenas uma "olhadinha" no ponto de mudança de calibre permite um vislumbre do cálculo impactado no ducto distal, que ficaria escondido no corte-ultra-sonográfico. De forma semelhante, uma visão sagital focada na cabeça pancreática deve mostrar o DBC dilatado na parte dorsal da cabeça. Novamente, uma leve manipulação do transdutor focando no ponto de alteração de calibre é melhor para visibilizar um cálculo impactado no ducto distal.

O **aspecto** clássico de cálculos no DBC é o de uma lesão hiperecórica arredondada com sombra acústica posterior (Fig. 6-9). Deve-se reconhecer que não haverá um halo líquido em volta do cálculo no DBC distal porque ele está comprimido contra a parede do ducto. As margens laterais do cálculo não são, portanto, visibilizadas, diminuindo a nitidez do cálculo diferentemente do que ocorre na litíase vesicular ou no ducto proximal, onde ela é circundada por bile. **Pequenos cálculos** podem não ter forte sombra acústica e aparecerem apenas como uma **ecogenicidade linear brilhante reprodutível**, reta ou curva. Estar atento para este súbito aparecimento de cálculos no DBC definitivamente melhora sua detecção.

Armadilhas no diagnóstico de coledocolitíase incluem coágulo sangüíneo (hemobilia), tumores papilares e ocasionalmente lama biliar; nenhum destes produz sombra. Grampos cirúrgicos no espaço portal, geralmente devidos a colecistectomia prévia, aparecem como focos lineares ecogênicos com sombra.[20] O comprimento curto, alto grau relativo de ecogenicidade, ausência de dilatação ductal e ausência de vesícula permitem a diferenciação entre grampos cirúrgicos e cálculos.

Síndrome de Mirizzi

Síndrome de Mirizzi descreve uma **síndrome clínica** de icterícia com dor e febre resultantes da obstrução do ducto hepático comum por um cálculo impactado no ducto cístico. Ocorre mais comumente quando os ductos cístico e hepático comum seguem paralelos. O cálculo está impactado no ducto cístico distal e a inflamação e o edema que o acompanham levam à obstrução do ducto hepático comum adjacente. A obstrução do ducto cístico resulta em crises recorrentes de colecistite, e o cálculo impactado pode causar erosão do ducto hepático comum, resultando numa fístula colecistocolédoco e obstrução biliar.[22] A identificação desta complicação (chamada tipo II de Mirizzi) é importante porque o tratamento requer reparo cirúrgico da fístula. Pode ocorrer colecistite aguda, colangite e até pancreatite.[21]

Deve ser considerada síndrome de Mirizzi na **ultra-sonografia** quando é vista obstrução biliar com dilatação dos ductos biliares no nível do ducto hepático comum em conjunto com um quadro de colecistite aguda ou crônica. Dessa forma, a vesícula biliar tem sinais de colecistite aguda, mas pode não estar distendida.[2] Um cálculo impactado no ducto cístico com edema circundante no nível de obstrução é confirmatório (Fig. 6-10).

Hemobilia

Trauma biliar iatrogênico, principalmente devido a procedimentos biliares percutâneos ou biópsias hepáticas, é responsável por aproximadamente 65% de todas as causas de hemobilia referidas na literatura recente. Outras etiologias incluem colangite/colecistite (10%), malformações/ aneurismas vasculares (7%), trauma abdominal (6%) e malignidades, especialmente carcinoma hepatocelular e colangiocarcinoma (7%).[23] Dor, sangramento e icterícia bioquímica são queixas comuns. Fora a perda sangüínea, que ocasionalmente é grave, as complicações são raras; elas incluem colecistite, colangite e pancreatite.[23]

O aspecto de sangue no interior da árvore biliar é semelhante a coágulos sangüíneos encontrados em qualquer outro lugar (Fig. 6-11). Mais freqüentemente, o coágulo é ecogênico ou de ecogenicidade mista, e retrátil, de acordo com o contorno do ducto. Ocasionalmente pode parecer tubular

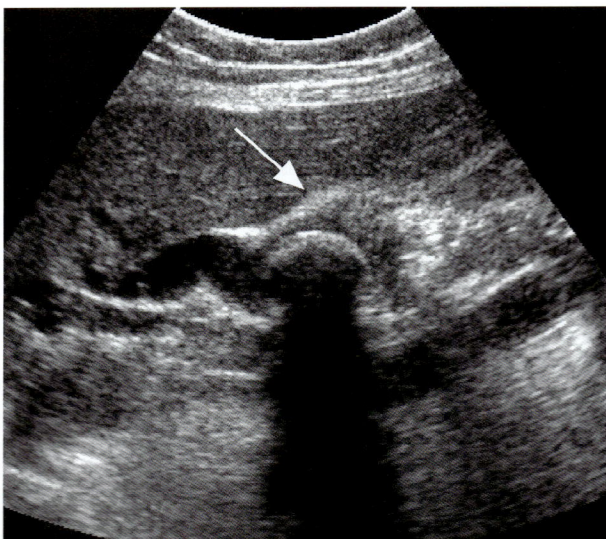

FIGURA 6-10. Síndrome de Mirizzi. Síndrome de Mirizzi num paciente com dor abdominal e icterícia. Ultra-sonografia em corte sagital mostra ducto biliar comum dilatado obstruído por um cálculo grande impactado no ducto cístico distal. Este aspecto pode ser confundido com um cálculo no ducto biliar comum. Há um espessamento da parede do ducto cístico (*seta*).

com uma área central hipoecóica. A hemorragia aguda vai aparecer como líquido com ecos internos de baixo nível. Coágulos de sangue podem ser móveis. A extensão à vesícula biliar é comum. A história clínica é geralmente muito útil no diagnóstico.

Pneumobilia

Ar no interior da árvore biliar é mais comumente visto como um resultado de intervenção biliar prévia, anastomoses enterobiliares ou *stent* no ducto biliar comum. No **abdome agudo**, a pneumobilia pode ser causada primariamente por três entidades. **Colecistite enfisematosa** pode levar à pneumobilia; seus achados e fatores de riscos são discutidos na Colecistite Aguda. A inflamação decorrente de um cálculo impactado no ducto biliar comum pode causar erosão da parede do ducto levando a uma **fístula coledocoduodenal**. A terceira entidade, **colecistite aguda prolongada,** pode levar à erosão de uma alça intestinal adjacente, mais comumente o duodeno ou o cólon transverso, chamada **fístula colecistoentérica.** Cálculos podem passar da vesícula para o intestino e causar obstrução intestinal chamada **íleo biliar.**

Ar nos ductos biliares tem um aspecto característico. **Estruturas lineares ecogênicas, brilhantes,** seguindo a tríade portal são vistas, mais comumente independente da posição (Fig. 6-12). Sombra posterior irregular e artefato de reverberação (cauda de cometa) são visibilizados com grande quantidade de ar. Bolhas de ar em **movimento,** mais bem visibilizadas logo após a troca de posição do paciente, são diagnós-

ticas. Calcificações arteriais extensas, visibilizadas especialmente em diabéticos, podem mimetizar pneumobilia.

Colangite Aguda (Bacteriana)

Antecedente de obstrução biliar é um componente essencial de colangite bacteriana, associada em 85% dos casos a cálculos no ducto biliar comum.[24] Outras causas de obstrução biliar incluem estreitamento como um resultado de trauma ou cirurgia, anomalias congênitas, tais como cistos de colédoco, e tumores parcialmente obstrutivos. Neoplasias intrínsecas ou extrínsecas causando obstrução biliar completa raramente causam colangite piogênica anterior à intervenção biliar.[25] A **apresentação clínica** é geralmente febre (~90%), dor no quadrante superior direito (~70%) e icterícia (~60%), a clássica tríade de Charcot. Há leucocitose, ou pelo menos um desvio para a esquerda, e elevação da fosfatase alcalina e bilirrubina séricas na grande maioria dos pacientes. Freqüentemente está presente "transaminite" sérica moderada, mas níveis ocasionais acima de 1.000 são vistos no início da doença devido ao súbito aumento na pressão intrabiliar.[25] A bile é mais comumente infectada por bactérias entéricas gram-negativas, as quais são encontradas nas hemoculturas.

Colangite aguda é uma emergência médica. A **ultra-sonografia** é considerada o primeiro método de imagem para determinar **a causa** e o **nível** de obstrução e para **excluir outras doenças,** como colecistite, hepatite aguda, ou síndrome de Mirizzi. A ultra-sonografia é mais precisa que a TC e mais prática que a RM, ultra-sonografia endoscópica e CPRE na avaliação inicial de pacientes com doença biliar aguda potencial.

Os **achados ultra-sonográficos** de colangite bacteriana são mostrados na Fig. 6-13 e incluem:

- Dilatação da árvore biliar
- Coledocolitíase e possivelmente lama
- **Espessamento parietal** do ducto biliar
- Abscesso hepático

A dilatação da árvore biliar, quando presente, pode ser bem diagnosticada pela ultra-sonografia. Um diâmetro do ducto biliar comum maior que 6 mm é considerado anormal na maioria dos pacientes. Dilatação súbita da árvore biliar intra-hepática é um achado freqüentemente negligenciado e deve ser visto especificamente. Isto inclui o uso da abordagem subcostal do espaço portal para determinar o calibre dos ductos hepáticos direito e esquerdo e a avaliação do DBC, que deve ter medida normal, mas ainda mostra uma certa morfologia distendida. A dilatação da árvore biliar é vista em 75% dos pacientes. O cálculo obstrutivo está geralmente alojado no ducto biliar comum distal, mas pode ser móvel, causando obstrução intermitente. É raro ver ar no interior dos ductos; sua presença sugere uma **fístula coledocoentérica** na ausência de manipulação biliar prévia. Espessamento circunscrito da parede do ducto

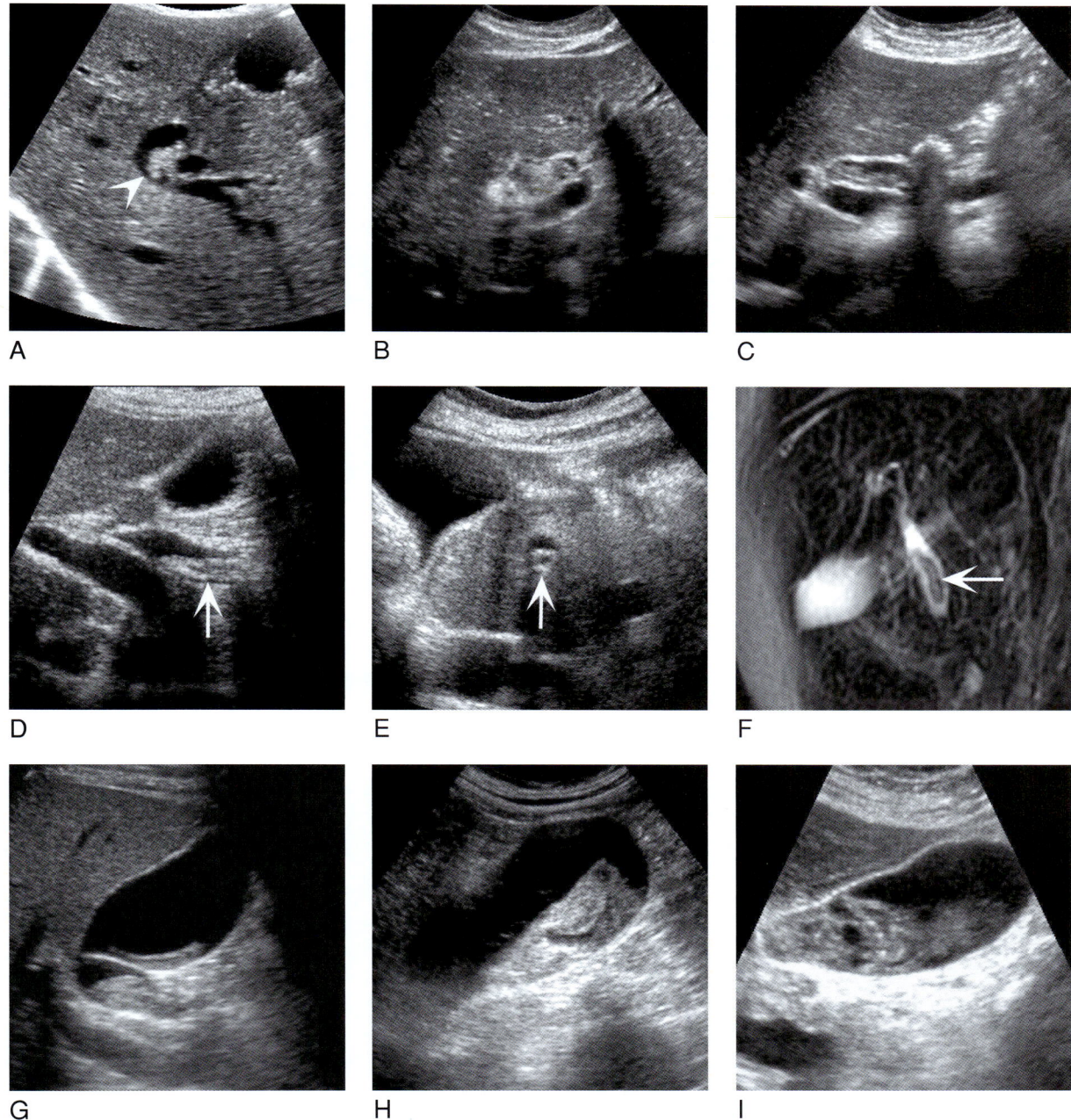

FIGURA 6-11. Hemobilia – espectro na ultra-sonografia. A, Coágulo sangüíneo ecogênico (*cabeça de seta*) no interior de um ducto dilatado, após inserção de cateter de drenagem biliar. A obstrução biliar foi devida a tumor pancreático. **B** e **C,** Coágulo ecogênico no ducto hepático comum em dois pacientes após biópsia hepática. **D** e **E, Hemobilia espontânea** em paciente com terapia anticoagulante. Note o aspecto tubular do coágulo (*seta*) com luz central anecóica. **F, Imagem na CPRM** correspondente mostra o mesmo. **G, H** e **I, Sangue na vesícula** em três pacientes diferentes. Todos os pacientes desenvolveram dor após biópsia hepática. Note as margens anguladas do coágulo em **G,** típico de coágulos sangüíneos.

biliar, similar a outras causas de colangite, pode estar presente, e pode se estender para a vesícula. Múltiplos pequenos abscessos hepáticos – algumas vezes agrupados num lobo ou segmento do fígado – não são incomuns, mas tendem a se tornar visíveis na ultra-sonografia quando sofrem liquefação e são um achado tardio.

Colangite Piogênica Recorrente

Colangite piogênica recorrente tem sido conhecida por outros nomes, incluindo **hepatolitíase** e **colângio-hepatite oriental.** Esta é uma doença caracterizada por obstrução biliar crônica, estase e formação de cálculo, levando a episódios recorrentes de colangite piogênica aguda. Sua **incidên-**

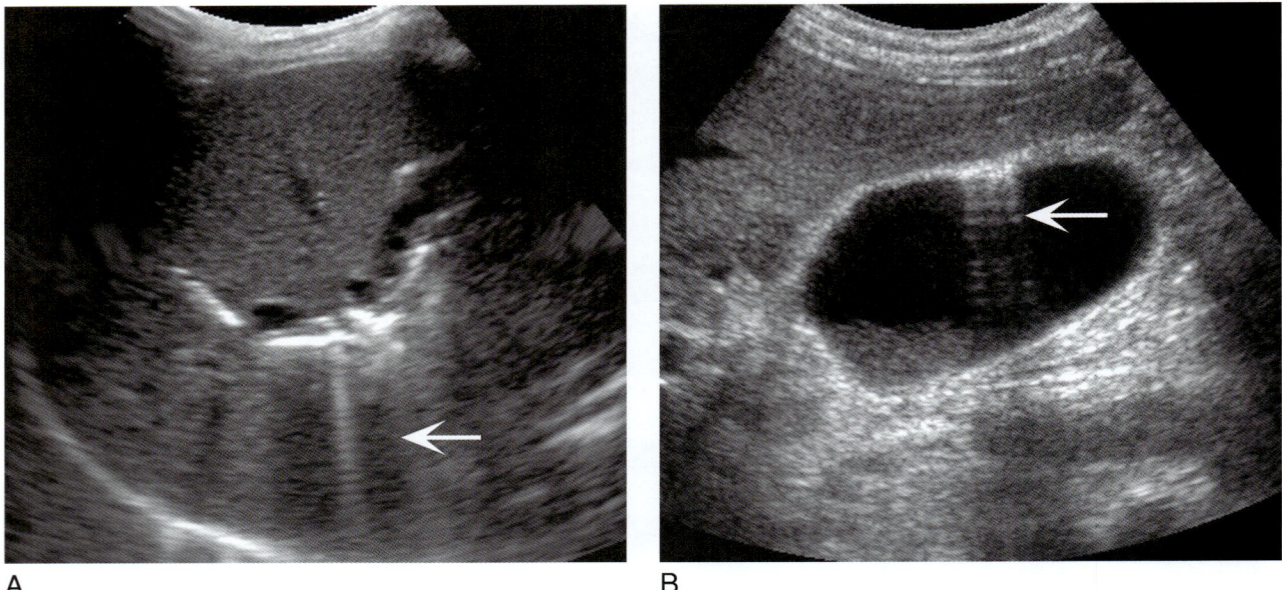

FIGURA 6-12. Pneumobilia. A, Extensa quantidade de ar no interior dos ductos centrais se manifesta como estruturas lineares ecogênicas correndo paralelas aos vasos portais. Note a sombra irregular (*seta*) e o artefato de reverberação. **B, Ar na vesícula biliar.** Pneumobilia geralmente se estende para a vesícula biliar. Note o artefato de reverberação (*seta*).

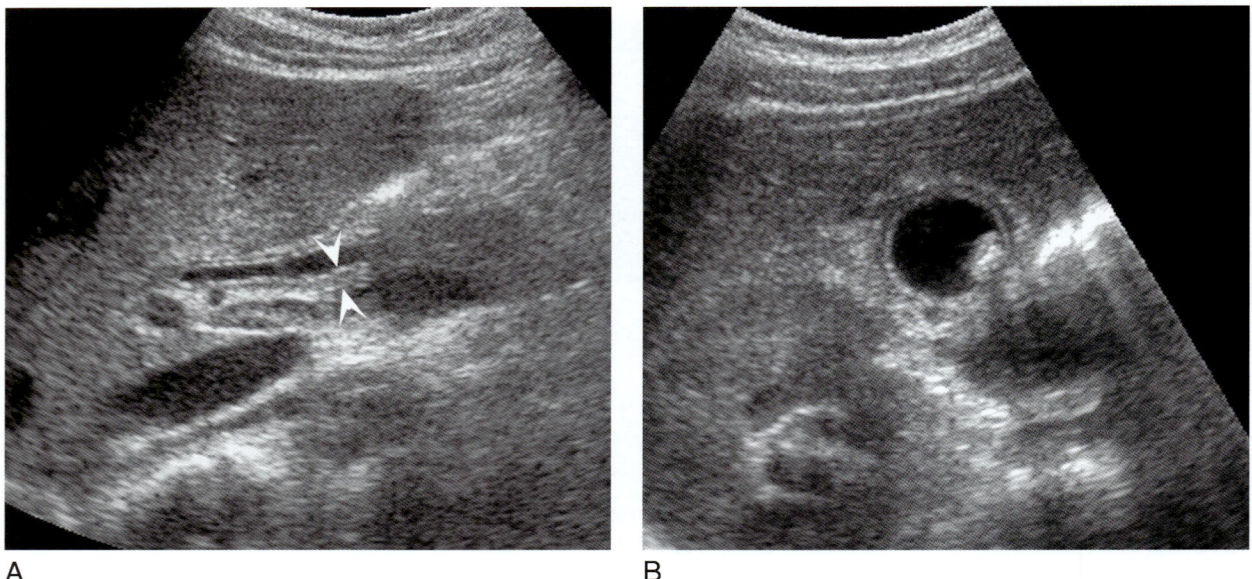

FIGURA 6-13. Colangite bacteriana aguda numa mulher de 22 anos. A, Espessamento parietal do ducto biliar (*cabeças de setas*) e **B, vesícula biliar com espessamento parietal.** Presença de espessamento parietal da vesícula biliar ajuda a diferenciar de colangite esclerosante primária, na qual a vesícula é afetada em apenas 10% a 15% dos casos. Notar o cálculo na vesícula biliar.

cia é maior na população descendente do sudeste e leste Asiáticos; é rara e esporádica em outras populações. Embora infecções hepáticas ocasionais (especialmente *Clonorchis sinensis*), desnutrição e bacteremia portal estejam implicadas, a etiologia para esta doença permanece desconhecida.[27] Qualquer segmento do fígado pode ser afetado, mas o segmento lateral do lobo esquerdo é mais freqüentemente envolvido. **Complicações agudas** da doença, ou seja, sepse, podem ser fatais e necessitar de descompressão biliar percutânea ou cirurgia urgente. A estase crônica e a inflamação eventualmente levam à atrofia grave do segmento afetado; cirrose biliar e colangiocarcinoma são complicações a longo prazo. O **tratamento** da doença é a dilatação biliar repetida e remoção de cálculo.[28]

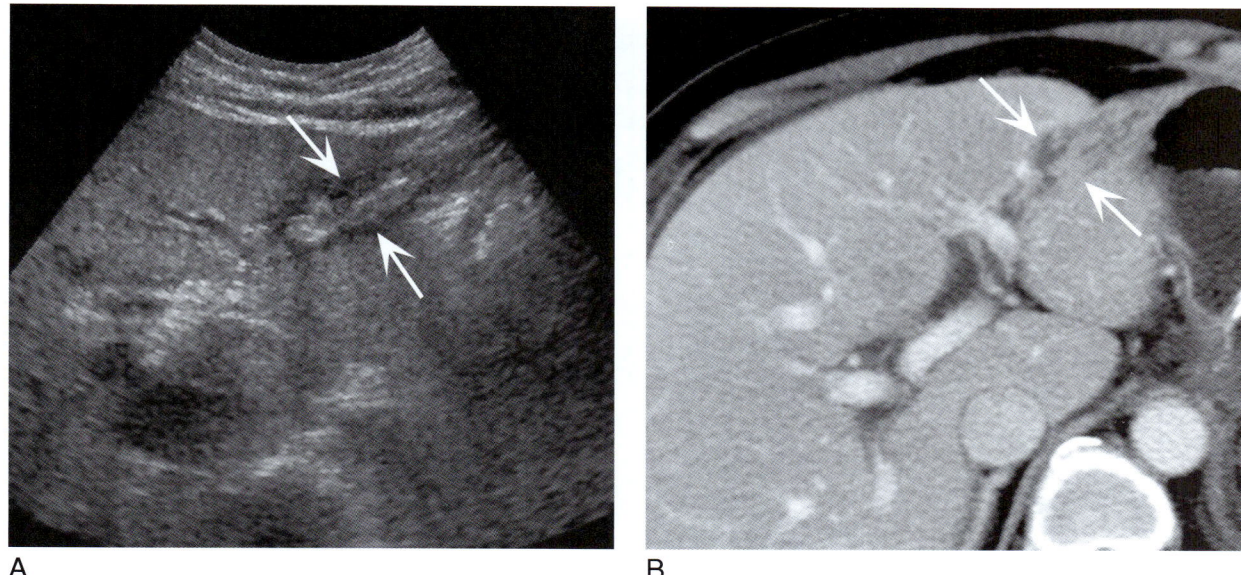

FIGURA 6-14. Colangite piogênica recorrente segmentar. A, Ultra-sonografia transversal e B, TC mostram grave atrofia do segmento 3 (*setas*) com ductos anormais preenchidos por cálculos.

A ultra-sonografia é comumente usada tanto para classificação quanto para monitorização da doença.[25] O aspecto comum na ultra-sonografia é o de ductos dilatados preenchidos com lama e cálculos, confinados a um ou mais segmentos do fígado (Figs. 6-14 e 6-15). Os pacientes também podem apresentar múltiplas massas ecogênicas no fígado, e o reconhecimento de que elas de fato cursam com ductos marcadamente dilatados requer cuidado. Quando são identificados ductos dilatados, seu conteúdo pode ser hipoecóico ou ecogênico e os cálculos podem não produzir sombra. Com atrofia grave do segmento afetado, muito pouco parênquima hepático pode estar presente, e um amontoado de ductos preenchidos por cálculos pode aparecer como uma única massa heterogênea.

Ascaridíase

Ascaris lumbricoides é um verme parasitário que se estima infectar até um quarto da população mundial. Ele usa uma rota fecal-oral de transmissão e é mais comum em crianças, presumivelmente devido aos seus baixos níveis de higiene.[29] O verme tem geralmente 20 a 30 cm de comprimento e até 6 mm de diâmetro. Fica ativo no interior do intestino delgado e pode entrar na árvore biliar retrogradamente através da ampola de Vater, causando obstrução biliar aguda. Geralmente, pacientes infectados são assintomáticos, mas podem apresentar cólica biliar, colangite, colecistite alitiásica ou pancreatite.

O **aspecto** da ascaridíase biliar na ultra-sonografia depende do número de vermes dentro dos ductos biliares no momento do exame. Mais comumente, um único verme é identificado, o qual aparece como linhas ecogênicas paralelas nos ductos biliares. O aspecto é similar a um *stent* biliar, que deve ser descartado na história clínica. No corte transversal, o verme arredondado circundado pela parede do ducto tem o aspecto de um alvo. O verme pode estar dobrado sobre si mesmo ou ocupar qualquer porção do sistema ductal, incluindo o extremo do parênquima hepático, próximo à cápsula, ou no interior da vesícula biliar. O movimento do verme durante o exame facilita o diagnóstico. Quando a infestação é grave, múltiplos vermes podem se localizar adjacentes um ao outro dentro de um ducto distendido, dando um aspecto em forma de espaguete. Ocasionalmente, os vermes podem aparecer como falhas de enchimento ecogênicas amorfas, tornando o diagnóstico mais difícil.[29]

Colangiopatia pelo HIV

Colangiopatia pelo HIV, também conhecida como **colangite da AIDS**, é um processo inflamatório que afeta a árvore biliar em estágios avançados da infecção pelo HIV. É mais comumente devido a uma infecção oportunista e, por isso, ocorre em pacientes com contagem de CD4 de menos de 100. Os pacientes apresentam dor epigástrica ou no quadrante superior direito grave, um quadro colestático anictérico; e fosfatase alcalina sérica marcadamente elevada com níveis normais de bilirrubina. Na maioria dos pacientes, um patógeno é reconhecido, mais comumente o *Cryptosporidium* ou, menos comumente, citomegalovírus.[30]

A **ultra-sonografia** tem sido defendida como o primeiro teste de imagem para avaliação da colangiopatia pelo HIV (Fig. 6-16). Um exame negativo efetivamente descarta a doença. Os achados incluem os seguintes:

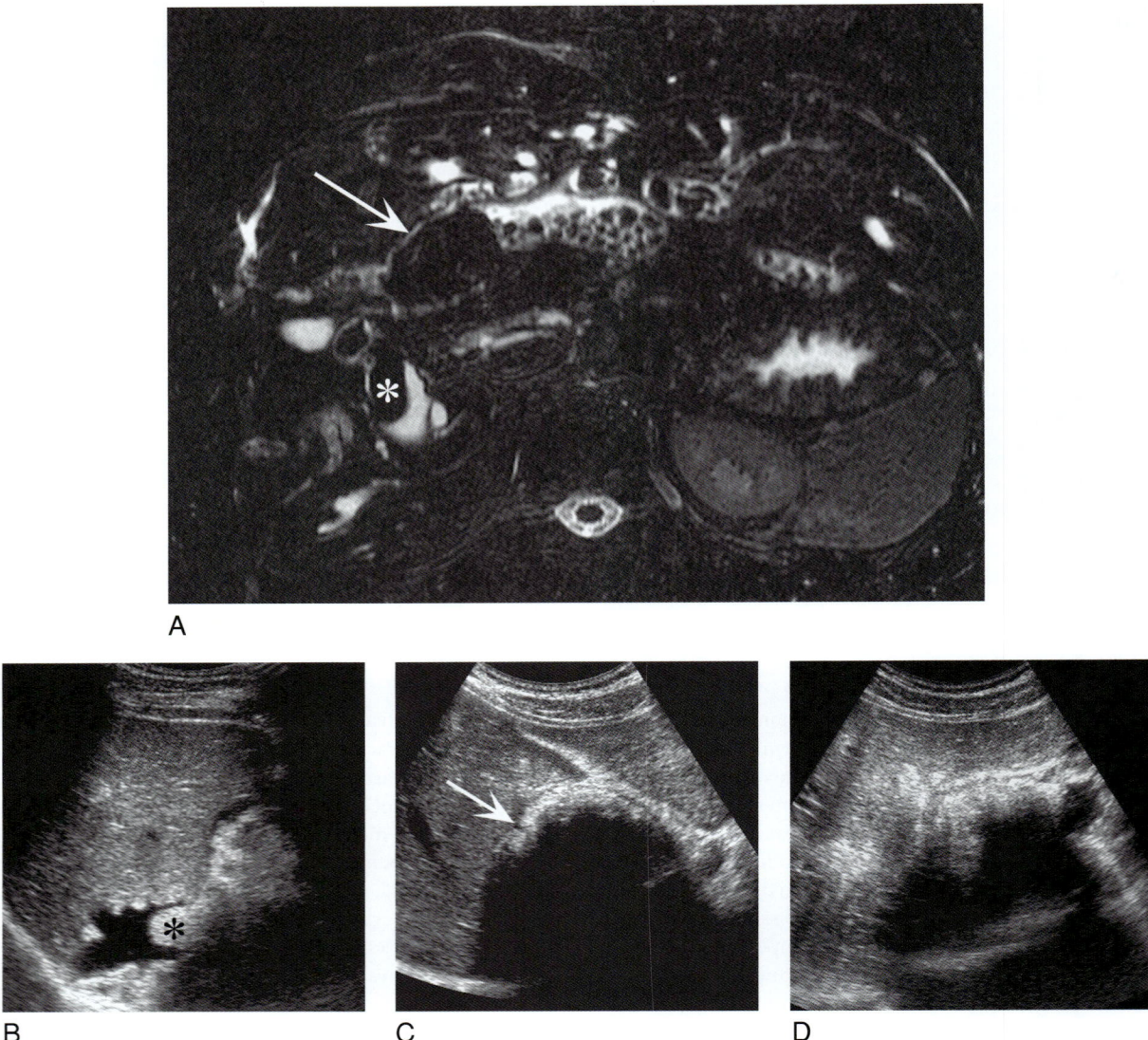

FIGURA 6-15. Colangite piogênica recorrente. A, corte axial na **CPRM** através do fígado demonstra árvore biliar marcadamente dilatada preenchida com cálculos. **B, Corte transversal do lobo direito** mostra um grande cálculo (*) no ducto posterior direito dilatado, correspondendo à anormalidade (*) na CPRM. **C, Cálculo gigante no ducto central** (*seta*) com marcada sombra acústica posterior. **D, Múltiplos pequenos cálculos no lobo esquerdo** que têm aspecto de conglomerado ecogênico, em forma de massa, na ultra-sonografia. Este, especialmente quando acompanhado de atrofia do parênquima hepático, é o aspecto mais comum da colangite piogênica recorrente.

- **Espessamento parietal** das vias biliares intra e extra-hepáticas
- **Estreitamentos e dilatações** focais idênticas a colangite esclerosante primária
- Dilatação do ducto biliar comum devido a uma papila de Vater inflamada e estenosada (**estenose papilar**). A papila inflamada pode ser vista como um nódulo ecogênico protruindo no ducto distal.[31]
- Espessamento parietal difuso da vesícula biliar, visto muito mais comumente na colangite esclerosante primária.[32]

Colangiopatia Auto-imune

A colangiopatia auto-imune pode afetar ductos pequenos ou grandes. Doenças envolvendo pequenos canalículos, como cirrose biliar primária e colangite auto-imune, afetam ductos que são pequenos demais para aparecer no exame; apenas alterações grosseiras na arquitetura hepática, como redistribuição lobar e cirrose, são detectadas. Colangite esclerosante primária afeta ductos de maior calibre e, por isso, tem aspecto ductal tipicamente anormal visto na ultra-sonografia.

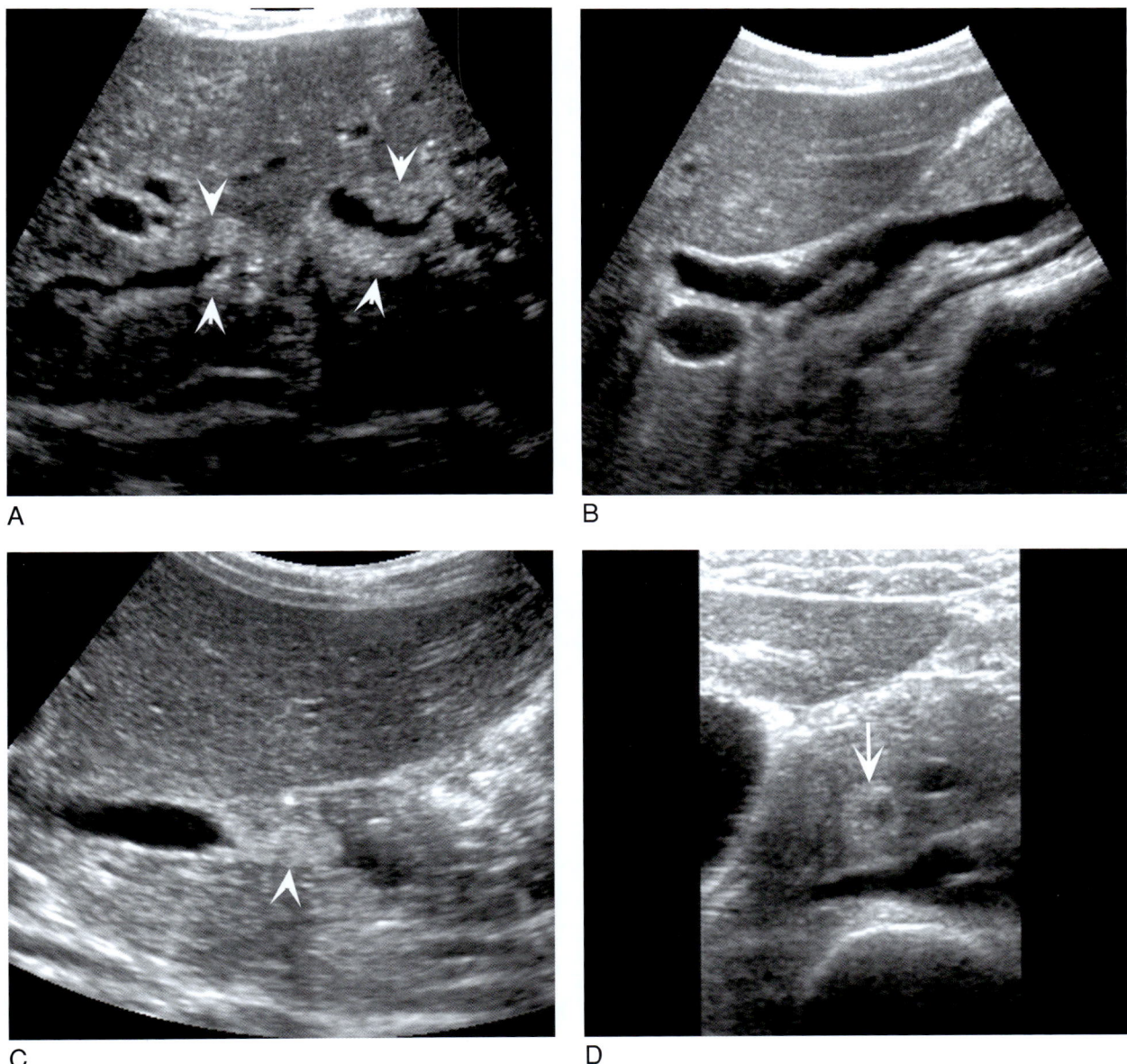

FIGURA 6-16. Colangiopatia pelo HIV. A, Vias biliares intra-hepáticas. Note a casca espessa de tecido ecogênico (*cabeças de setas*) circundando a tríade portal central e causando estreitamento irregular dos ductos biliares. **B, Ducto biliar comum** (DBC) está dilatado e sua parede, minimamente irregular. **C, Estenose papilar.** O DBC dilatado termina abruptamente numa ampola ecogênica, inflamada (*cabeça de seta*). **D, Visão transversal da ampola** (*seta*), que está aumentada e ecogênica, visibilizada em localização caudal à cabeça do pâncreas.

Colangite Esclerosante Primária

A colangite esclerosante (CE) é uma doença inflamatória crônica que afeta a árvore biliar. Se a etiologia da doença é desconhecida, o termo colangite esclerosante primária é usado; as causas da CE secundária estão listadas na Tabela 6-2.

Colangite esclerosante primária é uma doença crônica que afeta toda a árvore biliar. O processo envolve uma **inflamação fibrosa** dos ductos biliares pequenos e grandes levando a **estreitamentos biliares e colestase**, e eventualmente a cirrose biliar, hipertensão porta e insuficiência hepática.[33,34] Ocorre mais freqüentemente em homens, com idade média de 39 anos no momento do diagnóstico.[35] Cerca de 80% dos pacientes têm doença intestinal inflamatória concomitante, tipicamente **colite ulcerativa**, mas esta associação ocorre menos freqüentemente em uma população não-ocidental. Pode ocorrer também em conjunto com outros distúrbios auto-imunes ou condições sistêmicas esclerosantes (como fibrose retroperitoneal).[27]

Muitos pacientes com diagnóstico de colangite esclerosante primária são assintomáticos. **Achados ultra-sonográficos** incluem espessamento circunscrito irregular da parede do ducto variando em grau, invadindo e estreitando a luz

TABELA 6-2. CAUSAS DE COLANGITE ESCLEROSANTE SECUNDÁRIA

Colangiopatia da AIDS
Neoplasia do ducto biliar (CEP não estabelecido previamente)
Trauma, cirurgia do trato biliar
Coledocolitíase
Anomalias congênitas das vias biliares
Estreitamento isquêmico dos ductos biliares
Estreitamentos tóxicos relacionados à infusão intra-arterial de floxuridina
Pós-tratamento de cisto hidático

CEP, Colangite esclerosante primária. De Narayan Menon KV, Wiesner RH: Etiology and natural history of primary sclerosing cholangitis. J Hepatobiliary Pancreat Surg 1999; 6(14): 343-351.

(Fig. 6-17). Seguem-se **estreitamentos e dilatações focais** dos ductos biliares. A doença extra-hepática é mais facilmente visível. Um alto grau de suspeição e exame cuidadoso da tríade portal em todos os segmentos hepáticos são necessários para detectar envolvimento ductal intra-hepático. Um estudo mais recente sugere falso aspecto normal dos ductos biliares intra-hepáticos em 25% dos pacientes.[36] A vesícula biliar e o ducto cístico estão envolvidos em 15% a 20% dos pacientes.[37] Coledocolitíase, que antes se pensava que excluiria esta doença, é agora reconhecida como uma complicação e é mais freqüentemente vista em pacientes sintomáticos.[38] Em casos mais avançados, achados de cirrose também estão presentes.

Colangiocarcinoma se desenvolve em 7% a 30% dos pacientes com colangite esclerosante primária e é particularmente um difícil diagnóstico de se fazer.[34] A rápida progressão da doença ou o desenvolvimento de uma massa visível é uma pista para esta complicação. Transplante hepático é

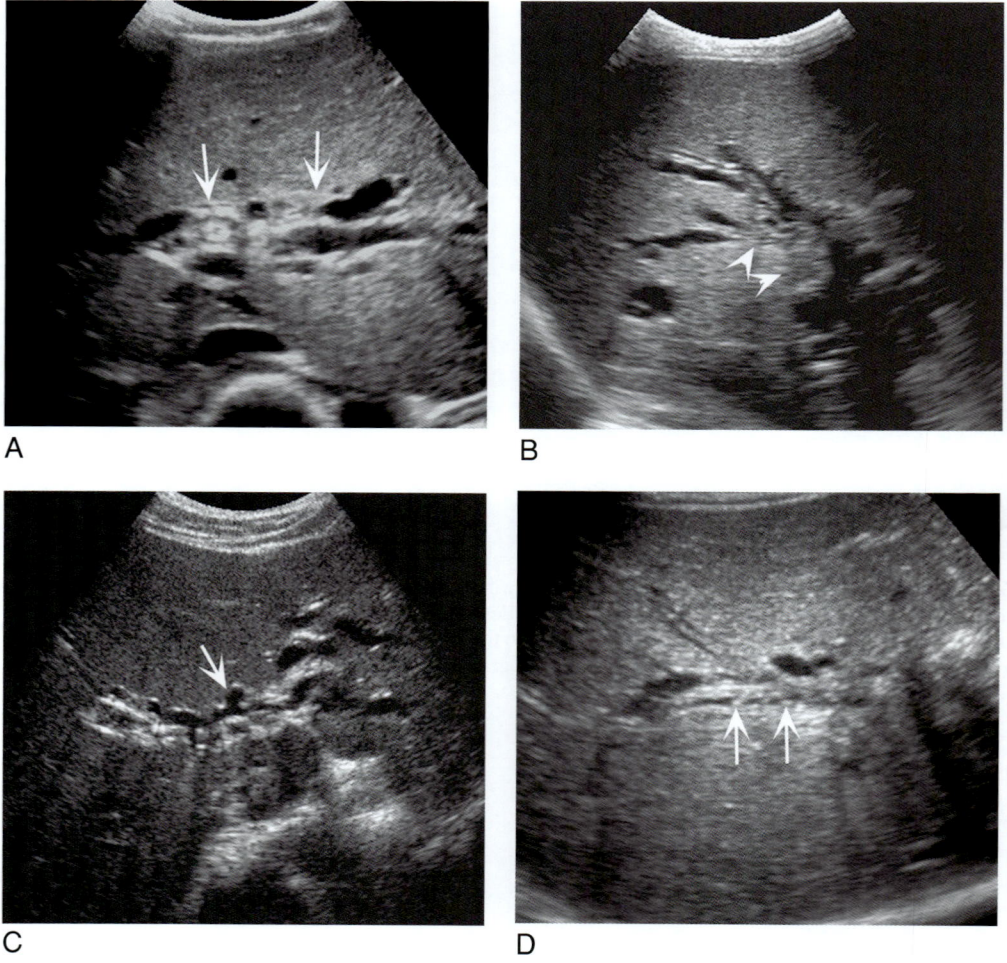

FIGURA 6-17. Colangite esclerosante primária. A, Tecido inflamatório isoecóico causando obliteração dos ductos hepáticos direito e esquerdo (*setas*) com dilatação proximal. **B, Ductos biliares intra-hepáticos dilatados** em "rabo de rato" enquanto se estendem centralmente em direção ao hilo hepático. Notar o tecido hipoecóico ductal/periductal obstruindo os ductos centrais (*cabeças de setas*). **C, Divertículos saculares** (*seta*) dos ductos são vistos ocasionalmente. Notar o calibre variável dos ductos dilatados. **D, Diminutos cálculos intraductais** (*setas*) são vistos em ductos irregulares, levemente dilatados.

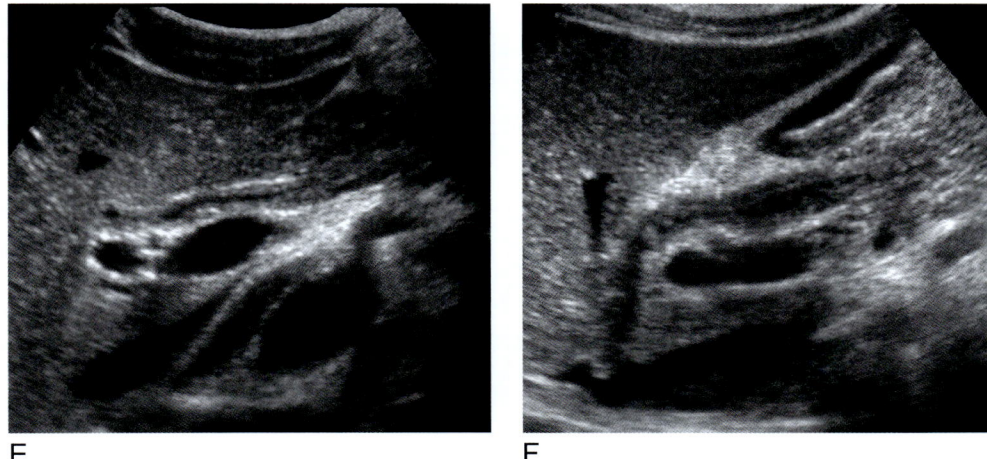

FIGURA 6-17, cont. Colangite esclerosante primária. E e F, Espessamento parietal do DBC de graus moderado e grave, respectivamente. Notar a luz marcadamente estreitada anecóica.

necessário nos estágios mais tardios da doença. Infelizmente, a doença pode recorrer no órgão transplantado em 1% a 20% dos pacientes.[39]

Colangiocarcinoma

O colangiocarcinoma é uma neoplasia incomum que pode surgir a partir de qualquer porção da árvore biliar. Sua incidência varia geograficamente, sendo maior em populações com fatores de risco conhecidos. A incidência total, por 100.000 pessoas, atinge entre 1 a 2 nos Estados Unidos, 2 a 6 em outros países ocidentais, 5,5 no Japão e 80 a 130 no nordeste da Tailândia, onde a incidência de *Opisthorchis viverrini* hepático é endêmica.[40,41] A freqüência de colangiocarcinomas aumenta com a idade, com o pico de incidência na 8ª década de vida. A maioria dos colangiocarcinomas é **esporádica**; entretanto, existe um número de fatores de risco, a maior parte relacionada à estase biliar crônica e inflamação (Tabela 6-1). Colangite esclerosante primária é o fator de risco mais comum no mundo ocidental; o risco de desenvolver um colangiocarcinoma em pacientes com CEP é de aproximadamente 10%.[42] Os fatores de risco mais comuns em outras populações são infecções biliares recorrentes e doença calculosa.

Os colangiocarcinomas são **classificados com base na localização anatômica**, como se segue: **intra-hepático**, também chamado periférico (~10%); **hilar**, também chamado de **Klatskin** (~60%); e **distal** (~30%).[43] Aproximadamente 90% dos colangiocarcinomas são adenocarcinomas, com carcinomas escamosos sendo o próximo subtipo mais comum.[44] **Macroscopicamente,** eles são divididos em três subtipos: esclerosante, nodular e papilar. Devido aos dois primeiros subtipos ocorrerem freqüentemente juntos, o termo **nodular-esclerosante** tem sido usado para descrevê-los. Tumores nodulares-esclerosantes, o subtipo mais comum, aparecem como uma massa sólida circundando e estreitando o ducto afetado, com um componente intraductal nodular. A maioria dos colangiocarcinomas hilares é da variedade nodular-esclerosante. Estes tumores estimulam uma reação desmoplásica proeminente e demonstram um padrão de disseminação periductal, perineural e linfático, ao longo dos ductos, além de disseminação subendotelial no interior dos ductos. Tumores papilares representam aproximadamente 10% de todos os colangiocarcinomas e são mais comuns no DBC distal. Os pacientes apresentam massa polipóide intraductal que expande, em vez de contrair o ducto.[43,45,46] O **prognóstico** geral para o colangiocarcinoma é horrível. Em um único centro, grandes séries, as taxas de sobrevida após 5 anos para pacientes com colangiocarcinoma intra-hepático hilar e distal foram de 23%, 6% e 24%, respectivamente, e aumentaram para apenas 44%, 11% e 28%, respectivamente, nos pacientes submetidos à ressecção.

Colangiocarcinoma Intra-hepático

Colangiocarcinomas intra-hepáticos são a localização menos comum para colangiocarcinomas, mas representam o segundo tumor primário maligno do fígado mais comum. Eles surgem dos segundos ou mais altos ramos da árvore biliar no parênquima hepático, e sua origem histológica é diferente daquela dos ductos extra-hepáticos. A incidência dos colangiocarcinomas intra-hepáticos vem aumentando dramaticamente nas 2 últimas décadas, devido em parte ao aumento do número de pacientes com cirrose hepática e infecção por hepatite C de longa data.[48,49] Estes tumores estão associados a um prognóstico ruim porque a massa é freqüentemente irressecável.[50,51]

A manifestação mais comum do colangiocarcinoma intra-hepático é a de uma massa hepática grande. O aspecto ultra-sonográfico é o de massa sólida hipovascular com ecotextura heterogênea, e pode apresentar-se hipo, iso ou hiperecóica (Fig. 6-18). Uma pista para diferenciá-lo do carcinoma hepatocelular (CHC) é uma incidência mais

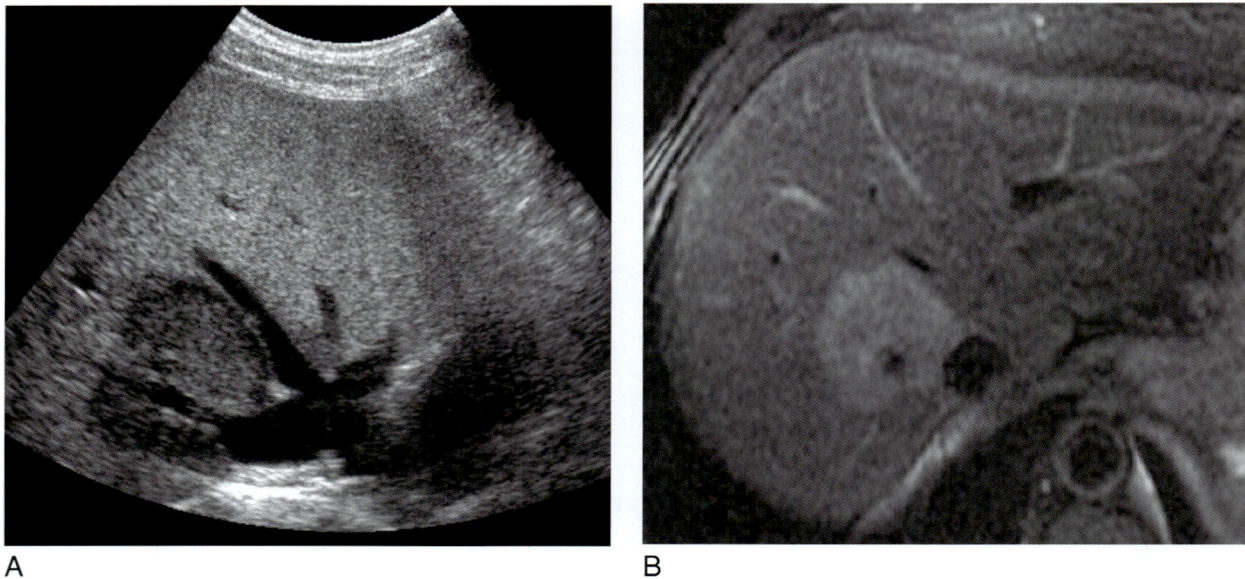

FIGURA 6-18. Colangiocarcinoma periférico. A, Ultra-sonografia e B, RM em T2 mostrando uma massa sólida encarcerando a veia hepática direita. Não é possível diferenciar de uma metástase pelo exame.

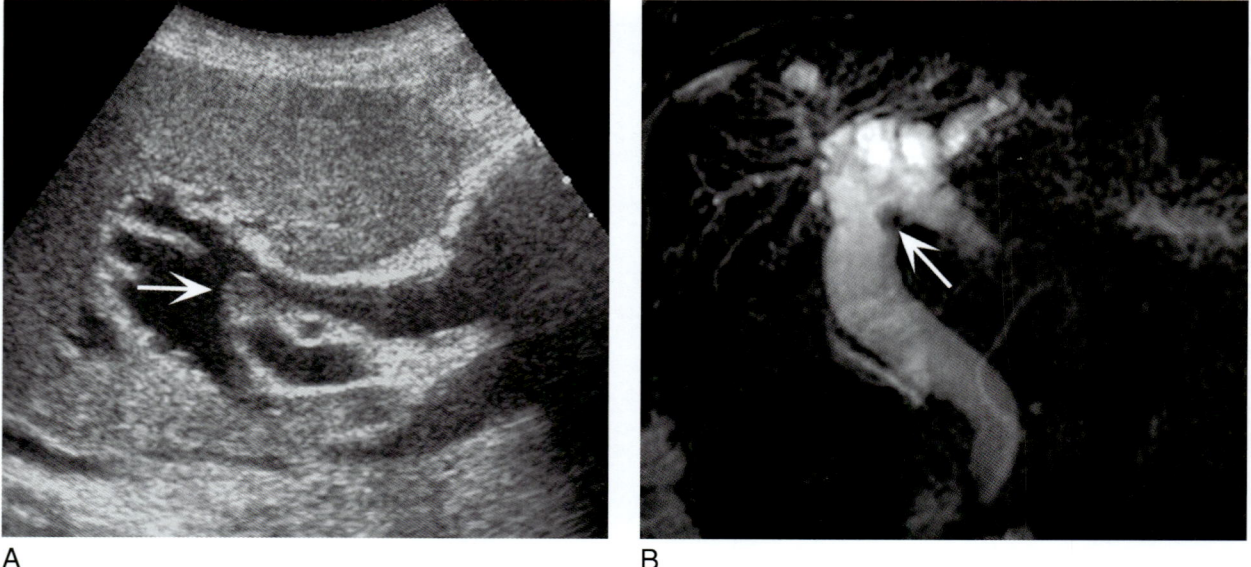

FIGURA 6-19. Tumor papilar intraductal produtor de mucina nos ductos biliares. A, Ultra-sonografia e B, CPRM mostram o tumor papilar originando-se do ducto hepático comum (*seta*) e causando dilatação ductal difusa devido à excessiva produção de mucina.

alta de obstrução ductal, que ocorre em 31% dos colangiocarcinomas intra-hepáticos e apenas em 2% dos CHC.[52,53] Entretanto, metástase para o fígado comumente pode causar obstrução ductal intra-hepática e, por isso, pode ser indistinguível.[54]

Uma manifestação menos freqüente do colangiocarcinoma intra-hepático é massa puramente intraductal. Há massas polipóides distendendo os ductos afetados, geralmente terceiro ou quarto ramos, disseminando-se no interior do ducto e preenchendo-o com mucina. Estes tumores têm um prognóstico muito melhor e são tidos como separados histologicamente de outros colangiocarcinomas intra-hepáticos, parecendo tumores papilares dos ductos extra-hepáticos.[51,55]

O aspecto mais comum do colangiocarcinoma intraductal intra-hepático é uma ou mais massas polipóides confinadas aos ductos biliares. Produção abundante de mucina pode distender marcadamente os ductos lobar e distal afetados (Fig. 6-19). Uma forma menos comum pode se apresentar como uma massa sólida com estrutura cística, represen-

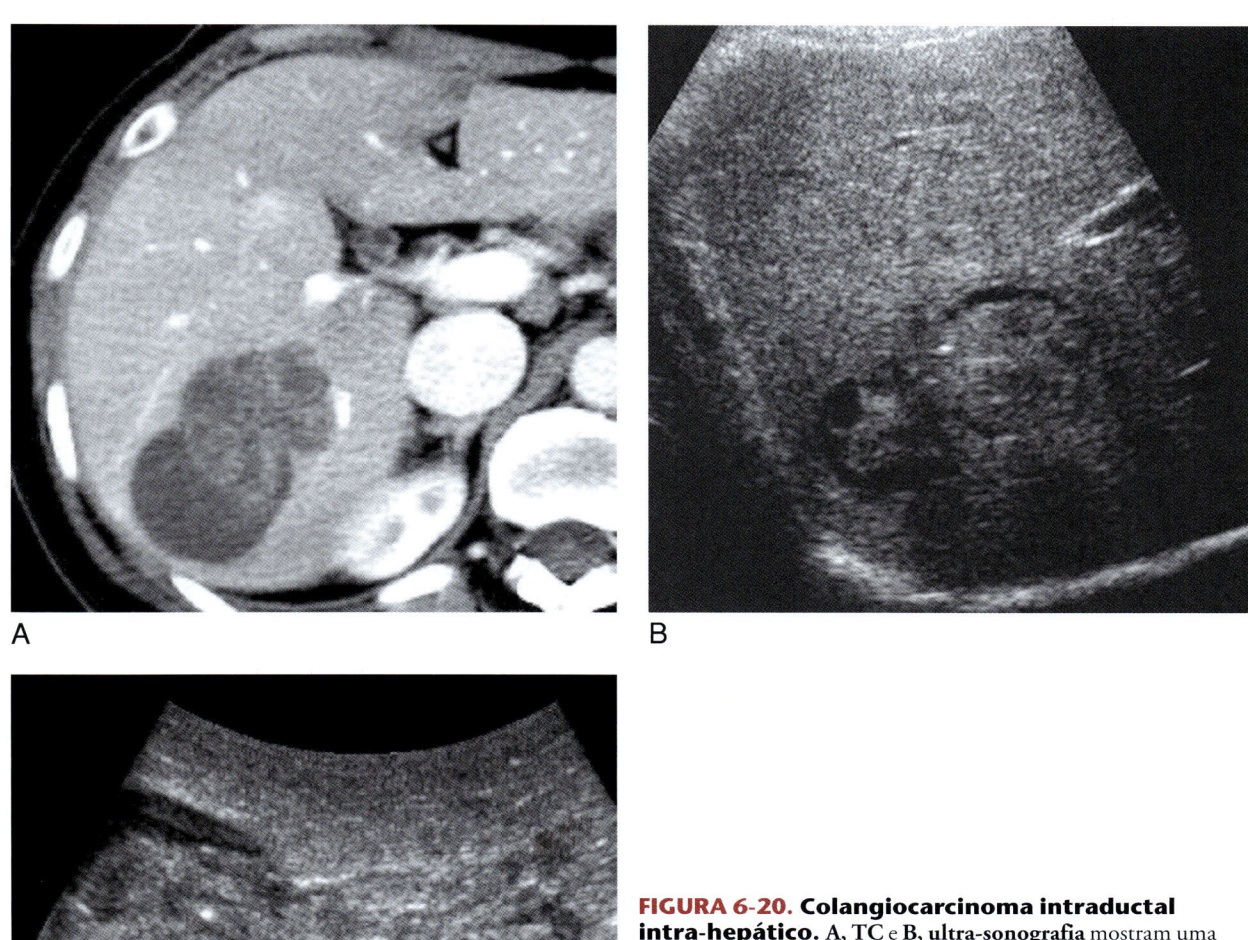

FIGURA 6-20. Colangiocarcinoma intraductal intra-hepático. A, TC e **B, ultra-sonografia** mostram uma massa sólida e cística no lobo direito do fígado. **C, Ultra-sonografia intra-operatória** demonstra a massa situada inteiramente no interior de um ducto marcadamente dilatado. Colangiocarcinoma de baixo grau foi encontrado no exame patológico.

tando tumor no interior de um ducto marcadamente distendido que não se comunica com a árvore biliar (Fig. 6-20).

Colangiocarcinoma Hilar

A identificação e estadiamento corretos do colangiocarcinoma hilar é um desafio para todas as modalidades de diagnóstico por imagem. Isto é devido à natureza desmoplástica do tumor, seus padrões peribiliar e subendotelial de crescimento, e a complexa anatomia do espaço portal localizado fora do fígado e circundado por tecido conjuntivo. A ultra-sonografia tem um papel importante tanto na detecção quanto no estadiamento dos colangiocarcinomas hilares, porque geralmente é a primeira modalidade usada na avaliação desses tumores. Além disso, a ultra-sonografia é sempre feita antes de qualquer manipulação biliar e colocação de *stent*. Como a intervenção biliar obscurece significativamente a doença intraductal e causa espessamento secundário do ducto biliar, a ultra-sonografia pode ser a única modalidade seccional a avaliar os ductos não manipulados. Muitos pacientes com colangiocarcinoma hilar aparecem para avaliação ultra-sonográfica com icterícia, prurido e parâmetros colestáticos do fígado elevados, ou com sintomas vagos e fosfatase alcalina sérica ou níveis de gama-glutamiltranspeptidase elevados.

Padrões de Crescimento e Estadiamento do Tumor.
Colangiocarcinomas hilares freqüentemente começam ou nos ductos biliares direitos ou nos esquerdos e se estendem proximalmente para ramos mais altos e distalmente para o ducto hepático comum e ductos biliares contralaterais. A disseminação do tumor pode ser subendotelial, ou no tecido conjuntivo peribiliar, levando a obstrução ou estreitamento irregular ductal. Os tumores também se estendem para fora dos ductos para envolver artérias e vasos portais adjacentes. Obstrução crônica, especialmente se acompanhada de envolvimento da veia porta, leva à atrofia do lobo envolvido. A doença nodal freqüentemente começa no espaço portal e no interior dos ligamentos hepatoduodenais (linfonodos locais) e se estende para os sítios celíaco, mesentérico superior, peripancreático e pancreatoduodenal posterior (linfonodos a distância).[56] As **metástases** são geralmente para as superfícies do fígado e peritônio.

O tratamento curativo do colangiocarcinoma requer ressecção cirúrgica; a grande maioria dos pacientes com doença não-ressecável morre em 12 meses após o diagnóstico.[43] A **abordagem cirúrgica** dos pacientes com colangiocarcinoma hilar é a ressecção do lobo envolvido com extensiva dissecção hilar para remover o tumor que se estende para o lobo contralateral (uma lobectomia estendida). Uma anastomose enterobiliar é criada para permitir a drenagem biliar. Existem sistemas de estadiamento não amplamente usados que diferenciam precisamente os pacientes com base na ressecabilidade cirúrgica. Jarnagin *et al.* propuseram recentemente um novo sistema, entretanto, que permite o estadiamento do colangiocarcinoma hilar.[56] Após a realização de uma lobectomia, o parênquima hepático remanescente, seu vaso portal, artéria hepática e pelo menos alguma extensão do ducto biliar lobar (primeira ordem de ramos do ducto hepático comum) devem estar livres da doença. A veia porta principal e artéria hepática correspondente devem também estar livres da doença. O fígado remanescente não deve sofrer atrofia significativa, pois pode não conseguir manter a função hepática. Embora linfonodos regionais possam ser removidos *em bloco* com o tumor, a doença nodal distante impede a ressecção. Os critérios de não-ressecabilidade estão listados na Tabela 6-3.

Avaliação por Ultra-sonografia Convencional e Doppler. Uma avaliação precisa do colangiocarcinoma hilar requer um paciente obediente, orientado pelo médico responsável. O uso de vários cortes e posições do paciente, assim como a familiaridade com a anatomia biliar e variantes anatômicas melhoram significativamente o desempenho ultra-sonográfico. Uma vez detectados ductos intra-hepáticos dilatados, os seguintes parâmetros devem ser avaliados:

- O nível da obstrução
- A presença de massa
- Atrofia lobar
- Permeabilidade das veias portas principal, direita e esquerda
- Encarceramento da artéria hepática

TABELA 6-3. CRITÉRIOS PARA COLANGIOCARCINOMA HILAR IRRESSECÁVEL*

Envolvimento do ducto hepático até pequenos ramos biliares secundários bilateralmente
Encarceramento ou oclusão da veia porta principal proximal à sua bifurcação
Atrofia de um lobo hepático com encarceramento de ramo da veia porta contralateral
Atrofia de um lobo hepático com envolvimento contralateral de pequenos ramos biliares secundários
Metástases a distância (peritônio, fígado e pulmão)

*De Jarnagin WR: Cholangiocarcinoma of the extrahepatic bile ducts. Semin Surg Oncol 2000; 19: 156-176.

- Adenopatia local e a distância
- Presença de metástases

Dilatação de ductos biliares intra-hepáticos de mais alta ordem com não-união dos ductos direito e esquerdo é o aspecto clássico dos colangiocarcinomas hilares (Fig. 6-21).[54] Quando são encontrados ductos dilatados, eles devem ser seguidos centralmente na direção do hilo hepático para determinar qual ordem de ramos (ductos segmentares e ductos hepáticos mais altos direito/esquerdo) está envolvida com o tumor. A extensão do tumor para ductos segmentares bilateralmente impede a ressecção.

O tumor obstrutivo não é sempre visibilizado pela ultra-sonografia. Vários estudos demonstraram taxas de detecção da massa de 21% a 87%, com os estudos mais recentes mostrando taxas mais altas.[57,58,59] Quando uma massa não é visibilizada diretamente, sua presença pode ser deduzida com base no nível de obstrução, embora isto subestime a extensão do tumor.[60] **Atrofia lobar** (Fig. 6-22) leva a um amontoado de ductos biliares dilatados e, se permanecer por muito tempo, a um deslocamento do eixo do fígado devido à hipertrofia do lado contralateral. A atrofia do lobo é geralmente acompanhada por obliteração de seu vaso portal e impede sua ressecção. **Diferenças na ecogenicidade lobar** devido a graus variáveis de obstrução ductal e vascular entre os dois lobos são um achado incomum (Fig. 6-22).

As veias portas principal, direita e esquerda devem ser examinadas tanto com a USG convencional como pelo Doppler colorido. **Estreitamento da veia porta direita ou esquerda leva a um aumento compensatório do fluxo na artéria hepática correspondente**; quando um sinal arterial proeminente é percebido no Doppler colorido, o fluxo venoso portal deve ser cuidadosamente examinado (Fig. 6-22). Encarceramento tumoral, estreitamento ou obliteração da veia porta principal ou da artéria hepática correspondente tornam o tumor irressecável. A detecção de infiltração tumoral extra-hepática e de metástases peritoneais iniciais é difícil com ultra-sonografia, e exame de TC ou RM é recomendado como um estudo adjunto para a avaliação pré-operatória.

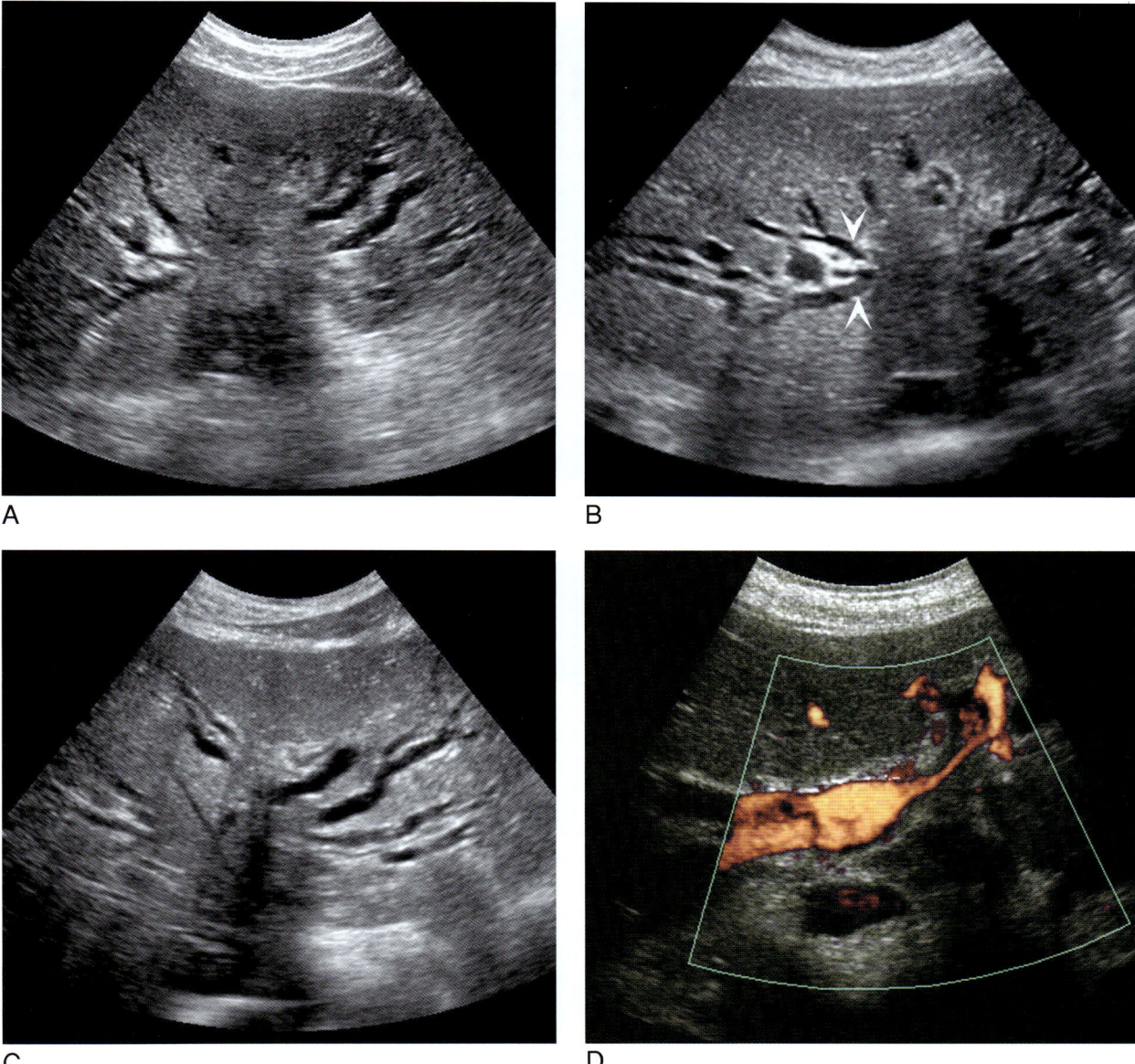

FIGURA 6-21. Colangiocarcinoma hilar irressecável. A, Dilatação dos ductos intra-hepáticos direito e esquerdo sem união central, como visto aqui, é característica do colangiocarcinoma hilar. Determinação do **nível da obstrução** é chave para se avaliar a ressecabilidade. **B, Lobo direito**, os ductos anterior e posterior à direita (cabeças de setas) se aproximam, mas nunca se juntam para formar o ducto hepático direito. **C, Lobo esquerdo**, ramos de segunda e terceira ordem terminam abruptamente porque estão bloqueados pelo tumor. Visto que o tumor envolve completamente os ramos de primeira ordem (ductos hepáticos direito e esquerdo) bilateralmente, ele é irressecável. **D**, O tumor também envolve e estreita a **veia porta esquerda**.

Avaliação por Ultra-sonografia com Meio de Contraste. Alguns agentes de contraste ultra-sonográficos persistem no parênquima hepático após uma breve fase intravascular. Esta **fase pós-vascular**, específica do fígado, aumenta significativamente a diferença de contraste entre o parênquima hepático e tumores invasivos que não captam. Portanto, o componente invasivo do colangiocarcinoma – não visto numa minoria significativa de pacientes – torna-se visto na maioria, senão em todos os casos (Fig. 6-23).[60] A capacidade de visibilizar diretamente o tumor invasivo também permite um desempenho melhor da ultra-sonografia no estadiamento do colangiocarcinoma hilar.[60] Atualmente, o *Levovist* é o meio de contraste mais amplamente usado, com fases de impregnação pós-vascular, específica do fígado, embora alguns agentes ultra-sonográficos de segunda geração em desenvolvimento também tenham a mesma propriedade.

Colangiocarcinoma Distal

Colangiocarcinomas distais são clinicamente indistinguíveis das formas hilares, com icterícia progressiva vista em 75% a

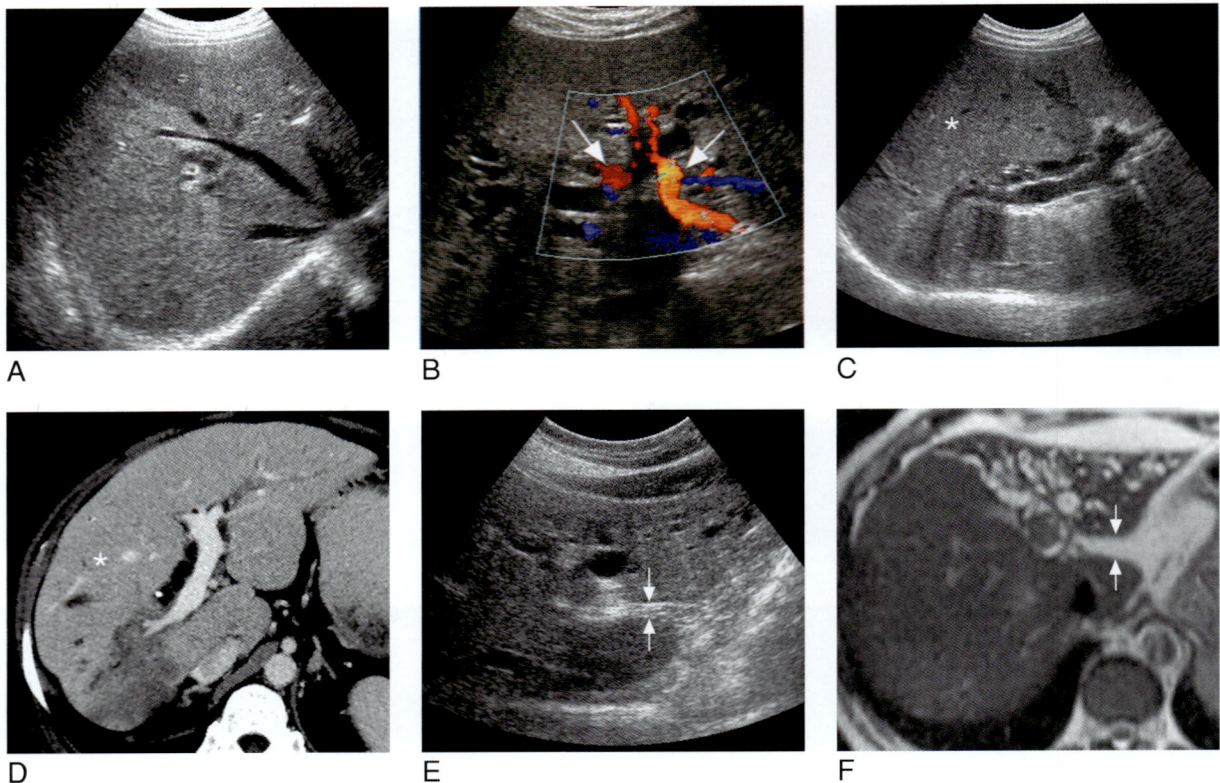

FIGURA 6-22. Achados secundários no colangiocarcinoma hilar. A, **Diferença na ecogenicidade lobar**. O lobo hepático direito é demarcado do esquerdo pela ecogenicidade aumentada. O sistema biliar direito estava obstruído por tumor central. **B, Aumento compensatório do fluxo nas artérias hepáticas**. Ramos arteriais hepáticos aumentados (*setas*) de cada lado do ramo ascendente da veia porta esquerda são claramente vistos, ao passo que nenhum fluxo é notado na veia porta. Este achado sugere estenose grave ou obstrução da veia porta. **C e D, Atrofia lobar**. Há atrofia importante do lobo direito com hipertrofia compensatória do esquerdo. Segmento medial do lobo esquerdo aumentado (*asterisco*). **E e F, Atrofia lobar**. Há atrofia importante do lobo hepático esquerdo. Excetuando-se o pequeno tamanho, alargamento da fissura do ligamento venoso (*setas*) e margens côncavas do fígado são pistas secundárias. **F**, Imagem axial de RM em T2 SSFSE mostra o mesmo.

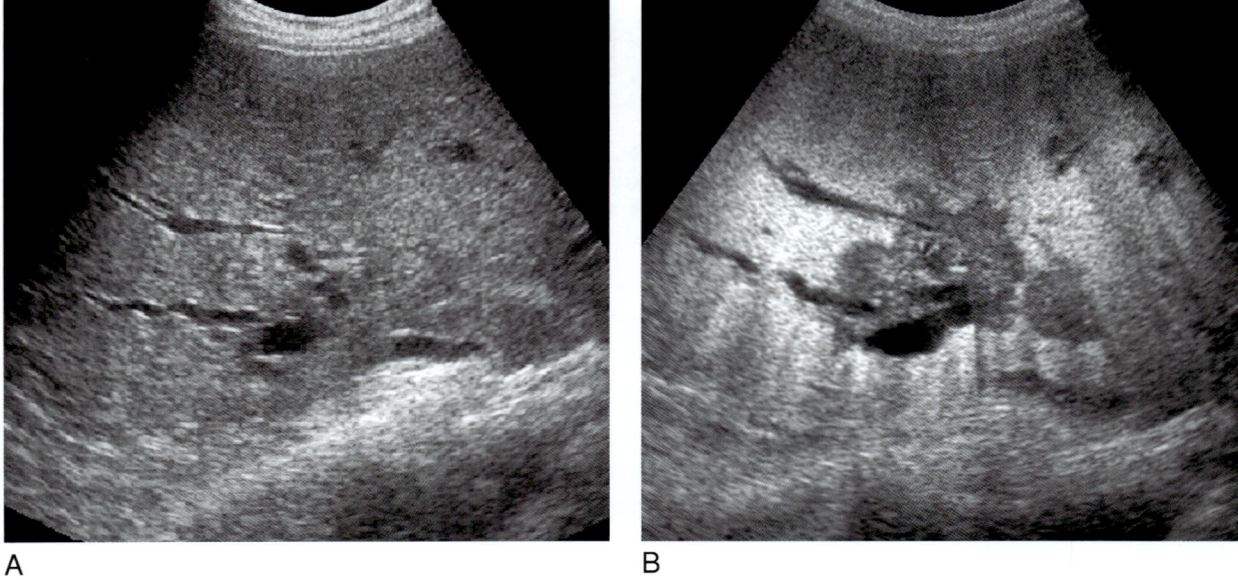

FIGURA 6-23. Colangiocarcinoma. Avaliação com **meio de contraste ultra-sonográfico**. **A**, Imagem em escala de cinza rotineira demonstra ductos dilatados terminando abruptamente. O tumor não é visível. **B**, Imagem melhorada com *Levovist* obtida na fase pós-vascular claramente demonstra as margens do tumor não-captante.

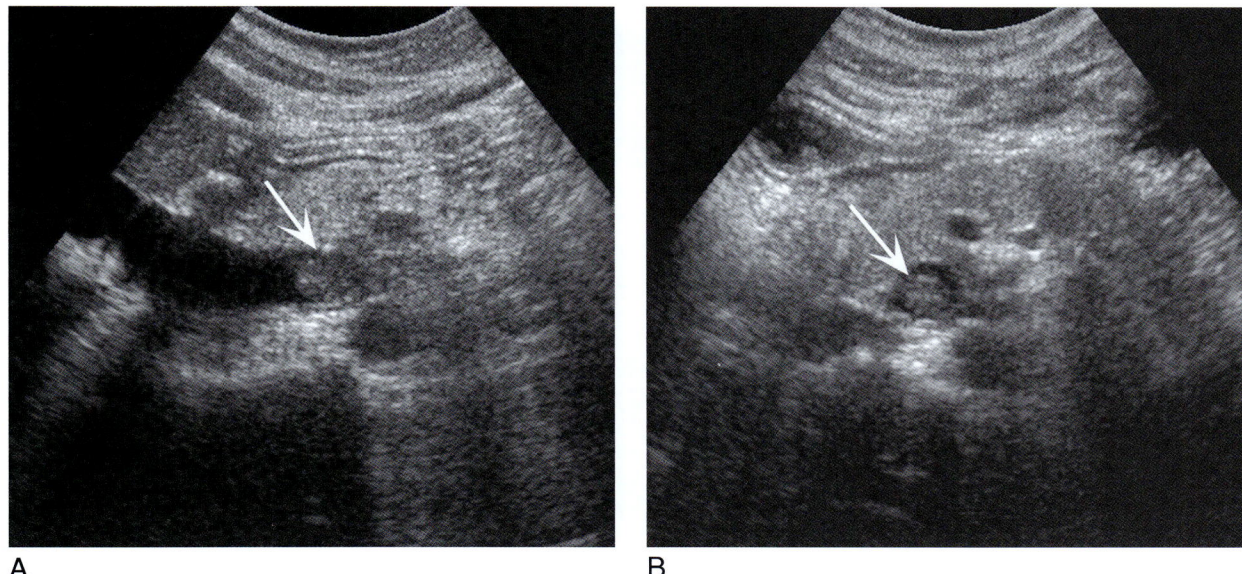

FIGURA 6-24. Colangiocarcinoma distal. A e B, Massa intraductal sólida polipóide (*setas*) no interior do ducto biliar comum distal ocasionando obstrução ductal.

90% dos casos.[43] Embora o tipo nodular esclerosante ainda predomine, massas polipóides têm sido vistas mais freqüentemente. Ressecção cirúrgica é a terapia mais efetiva; portanto, uma pesquisa cuidadosa por disseminação que impeça a ressecção é vital. O tumor pode se estender localmente no sentido cranial dentro dos ductos, até mesmo envolvendo o cístico e ductos hepáticos direito e esquerdo. Portanto, a extensão superior do tumor deve ser claramente definida. O tumor também pode se estender além das paredes dos ductos. Os pacientes podem se apresentar com massa obstrutiva distal com aspecto idêntico à do adenocarcinoma pancreático. A condição das estruturas vasculares adjacentes, incluindo as veias porta e mesentérica superior e artéria hepática comum, deve ser determinada. É comum a disseminação para linfonodos adjacentes ao tumor. A disseminação para nodos mais distantes, como os celíacos, mesentéricos superiores e regiões periportais impede a ressecção.[43] A abordagem cirúrgica ao **colangiocarcinoma distal** é a pancreatoduodenectomia.

Na **ultra-sonografia**, o **colangiocarcinoma distal** pode ter vários aspectos. Um tumor polipóide aparece como uma massa ductal expansiva, bem definida, freqüentemente com vascularização interna (Fig. 6-24). O subtipo nodular esclerosante causa estenose irregular ductal e espessamento da parede ductal. Na doença mais avançada, o tumor aparece como massa hipoecóica, hipovascular, com margens pouco definidas e invadindo estruturas adjacentes.

Metástases para a Árvore Biliar

Metástases para a árvore biliar mimetizam os diferentes aspectos do colangiocarcinoma, afetando os ductos intra e extra-hepáticos (Fig. 6-25). A história de malignidade passada e atual, junto com a multiplicidade devem levantar a possibilidade de metástases. Mama, cólon e melanoma constituem-se os locais primários majoritários de malignidade em nossa experiência.

A VESÍCULA BILIAR

A Anatomia da Vesícula Biliar e Variantes Anatômicas

A vesícula biliar é um órgão com formato de pêra localizado na margem inferior do fígado, entre os lobos direito e esquerdo (Fig. 6-26). A veia hepática média fica no mesmo plano anatômico e pode ser usada para ajudar a achar a fossa da vesícula biliar. A **fissura interlobar**, a terceira estrutura que separa os dois lobos hepáticos, estende-se da origem da veia porta direita até a fossa da vesícula biliar. É vista em até 70% das ultra-sonografias hepáticas e pode também ser usada como um ponto de referência para a **fossa da vesícula biliar**. A **vesícula biliar** é dividida em fundo, corpo e colo, com o fundo sendo a região mais anterior e, freqüentemente, inferior. Na região do colo, pode existir um infundíbulo, chamado de **Bolsa de Hartmann**, que é uma localização comum para impactação de cálculos.[10]

Consumo de alimento, particularmente de natureza gordurosa, estimula a contração vesicular. A vesícula biliar contraída aparece com parede espessada e pode obscurecer anormalidades da luz ou parietais. Portanto, o exame da vesícula biliar deve ser realizado após um mínimo de 4 horas de jejum.

A vesícula biliar deriva da árvore biliar embrionária como uma evaginação. A porção proximal da bolsa forma o ducto cístico, a porção distal forma a vesícula biliar. No interior do ducto cístico e algumas vezes do colo da vesícula biliar, exis-

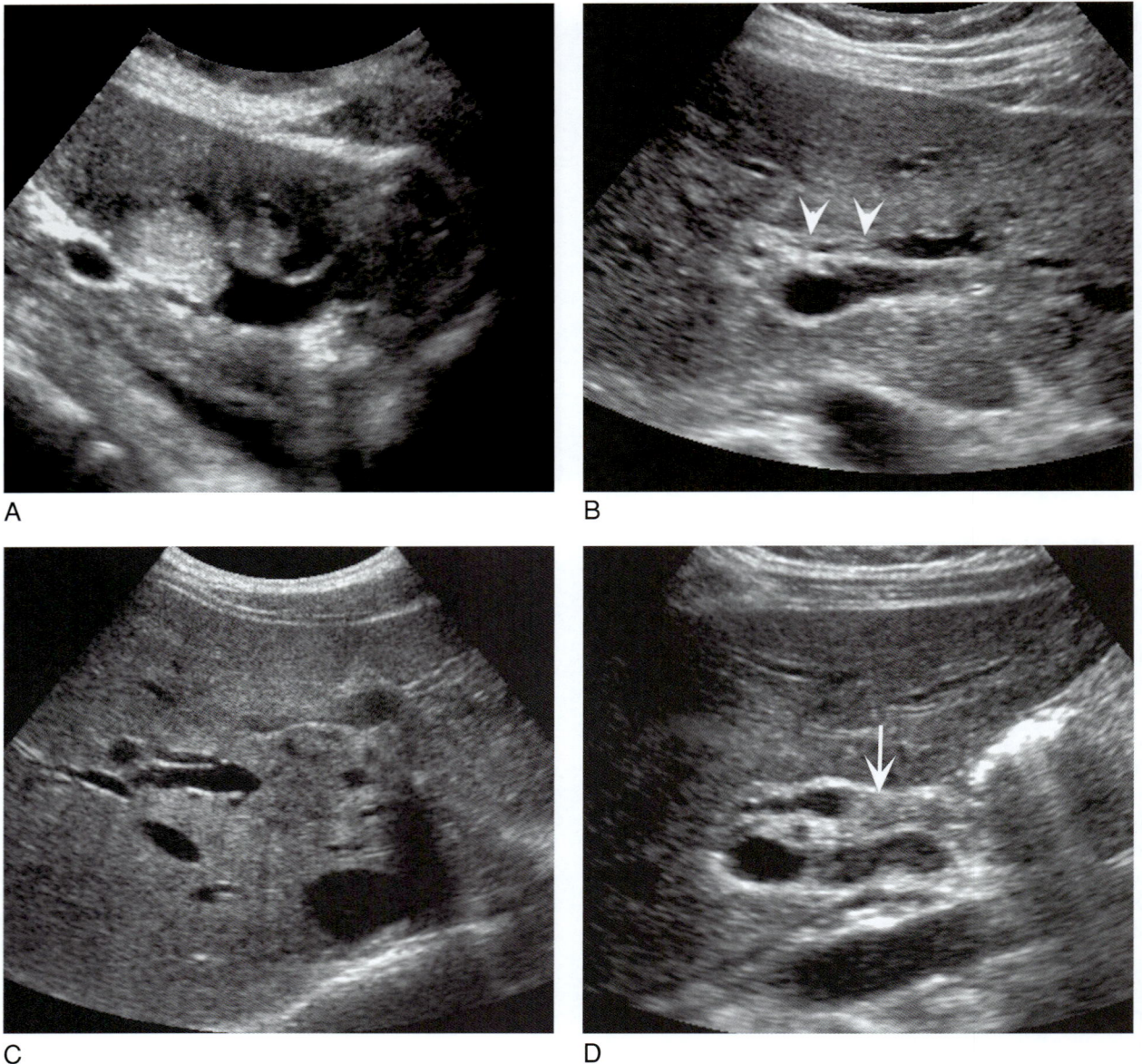

FIGURA 6-25. Metástases para árvore biliar – espectro de aparências. A, Massa ecogênica inteiramente intraductal obstruindo o lobo esquerdo do fígado. **B**, Infiltração parietal periductal/ductal (*cabeças de seta*) com obliteração do ducto hepático esquerdo. **C**, Tumor hilar pouco definido com obstrução ductal. **D**, Tumor intraductal ecogênico (*seta*) no interior dos ductos extra-hepáticos. Em todos os casos, o tumor mimetiza o colangiocarcinoma. O diagnóstico em todas as quatro imagens foi de carcinoma metastático de mama.

tem pequenas pregas mucosas denominadas **válvulas espirais de Heister**; estas são ocasionalmente identificadas na ultra-sonografia. Durante o desenvolvimento inicial, a vesícula biliar fica numa posição intra-hepática, mas conforme ela migra para superfície do fígado, adquire uma cobertura peritoneal (parte da cápsula hepática) sobre 50% a 70% da sua superfície.[10] O restante da superfície da vesícula biliar é coberto com tecido adventício que se une ao tecido conjuntivo em contiguidade com o fígado. Em processos edematosos generalizados ou inflamação local, este espaço potencial entre a vesícula biliar e o fígado é uma área comum para o acúmulo de edema. A falha na migração pode levar a uma **vesícula biliar intra-hepática** ou parcialmente intra-hepática, um achado raro mas significativo, que pode impedir a cirurgia laparoscópica.[62] De modo oposto, a vesícula biliar pode ficar totalmente envelopada no peritônio visceral, pendurada pelo mesentério que se estende do fígado. Isto leva a uma mobilidade aumentada da vesícula e parece ser um fator de risco no raro desenvolvimento da torção (volvo) de vesícula biliar.[63]

O fracasso na identificação da vesícula biliar no exame ultra-sonográfico é mais freqüentemente devido a colecistectomia prévia. Ocasionalmente, colecistite crônica levando a uma vesícula biliar colapsada e fibrosada faz com que essa identificação seja difícil. **Agenesia da vesícula biliar** é rara, ocorrendo em até 0,09% da população.[64] Embora

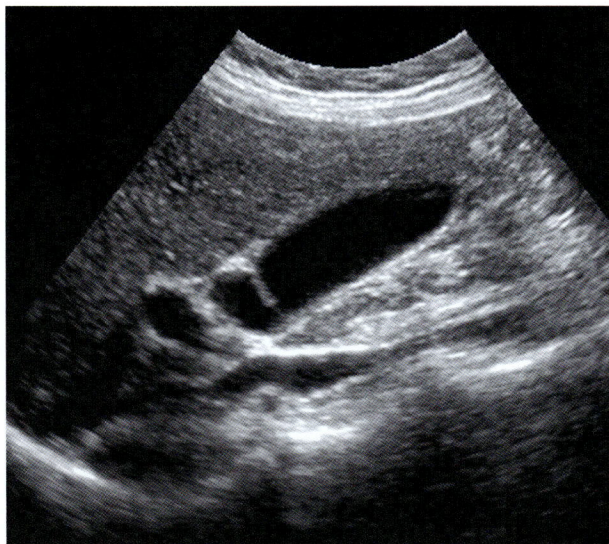

FIGURA 6-26. Vesícula biliar normal. Vesícula biliar normal mostrando uma prega fina.

seja mais freqüentemente incidental, dilatação do ducto biliar e coledocolitíase podem ocorrer com agenesia da vesícula biliar, levando a tentativas de colecistectomias em alguns pacientes.[10] Na maioria dos casos, o ducto cístico também está ausente. A falta de visibilização da vesícula biliar na ultra-sonografia de pacientes sintomáticos deve levar à CPRM ou CPER para evitar um procedimento cirúrgico desnecessário. A vesícula biliar também pode ficar em posições **ectópicas**, incluindo supra-hepática, supra-renal, no interior da parede abdominal anterior ou dentro do ligamento falciforme.[10]

A vesícula biliar pode se dobrar sobre si mesma, o corpo sobre o colo ou o fundo sobre o corpo. O último caso é conhecido como **capa de Phrygian** e não tem significado clínico. Uma **vesícula biliar septada** é composta de dois ou mais compartimentos intercomunicantes divididos por um septo fino.[20] Ela é diferenciada de uma vesícula em ampulheta (ver adenomiomatose) que tem septos grossos separando os componentes. **Duplicação da vesícula biliar** ocorre freqüentemente com duplicação do ducto cístico e pode ser diagnosticada no pré-natal. Variações do ducto cístico são discutidas em anatomia da árvore biliar.

A vesícula biliar deriva seu suprimento **sangüíneo** da artéria cística, que se origina da artéria hepática direita ou, menos comumente, da artéria gastroduodenal. Na colecistite aguda, uma artéria cística aumentada pode ser identificada na ultra-sonografia.

Técnica Ultra-sonográfica

A avaliação da vesícula biliar é em geral realizada facilmente com cortes rotineiros nos planos sagital e transversal. Caso a vesícula biliar não seja visibilizada, no entanto, manobras para avaliar a fossa vesicular são essenciais para evitar a não identificação de uma patologia. Isto é feito primariamente com cortes oblíquos subcostais, realizados com a extremi-

dade esquerda do transdutor mais cefálica do que a direita. A superfície do transdutor é direcionada para o ombro direito. Uma varredura cefálico-caudal mostrará a veia hepática média superiormente e a fossa da vesícula biliar inferiormente num plano único, visto que elas formam o limite anatômico que separa os lobos direito e esquerdo do fígado. A fossa vai da superfície anterior da veia porta direita obliquamente para a superfície do fígado. Esta pode ter aspectos variáveis largamente influenciados pelo estado da vesícula biliar, e seguindo a sua remoção mostra-se como uma linha ecogênica relacionada aos tecidos conjuntivos remanescentes.

Ingestão de alimento, particularmente de natureza gordurosa, estimula a contração vesicular. A vesícula biliar contraída apresenta parede espessada e pode obscurecer anormalidades da luz ou parietais. Portanto, o exame da vesícula biliar deve ser realizado após, no mínimo, 4 horas de jejum.

Colelitíase

A colelitíase é comum no mundo todo. A prevalência de colelitíase é mais alta nas populações da Europa e América do Norte (~10%) e baixa na Ásia Oriental (~4%) e em populações africanas abaixo do Saara (2% a 5%).[65] Fatores de risco comuns são a idade avançada, sexo feminino (exceto nas populações asiáticas), fecundidade, obesidade, diabetes e gravidez. Embora a maioria dos pacientes seja assintomática, aproximadamente um em cinco desenvolve uma complicação, mais freqüentemente a cólica biliar. O risco de colecistite aguda ou outras complicações sérias da colelitíase em pacientes com história clínica de cólica biliar é de cerca de 1% a 2% ao ano.[66]

A ultra-sonografia é altamente sensível na detecção de cálculos no interior da vesícula biliar. O tamanho variável e o número de cálculos no interior da vesícula caracterizam vários aspectos diferentes na ultra-sonografia (Fig. 6-27). A grande diferença na impedância acústica dos cálculos e na bile adjacente os faz altamente reflexivos; isso resulta no aspecto ecogênico com forte sombra acústica posterior. Pequenos cálculos (< 5 mm) podem não ter sombra, mas aparecerão ecogênicos. Mobilidade é uma característica-chave dos cálculos que permite a diferenciação em relação a pólipos ou outras entidades. Várias manobras podem ser usadas para demonstrar mobilidade de um cálculo: examinar o paciente em decúbito lateral direito ou esquerdo ou em posições ortostáticas pode permitir que o cálculo role no interior da vesícula biliar.

Múltiplos cálculos podem aparecer como um grande cálculo, produzindo sombra acústica uniforme. Quando a vesícula biliar está preenchida por pequenos cálculos ou com um cálculo gigante único, a fossa da vesícula biliar aparecerá como uma linha ecogênica com sombra posterior. Isto pode ser diferenciado do ar ou da calcificação parietal da vesícula biliar pela análise dos ecos. No caso de cálculos, a parede vesicular é visibilizada próxima ao campo, seguida pelos ecos

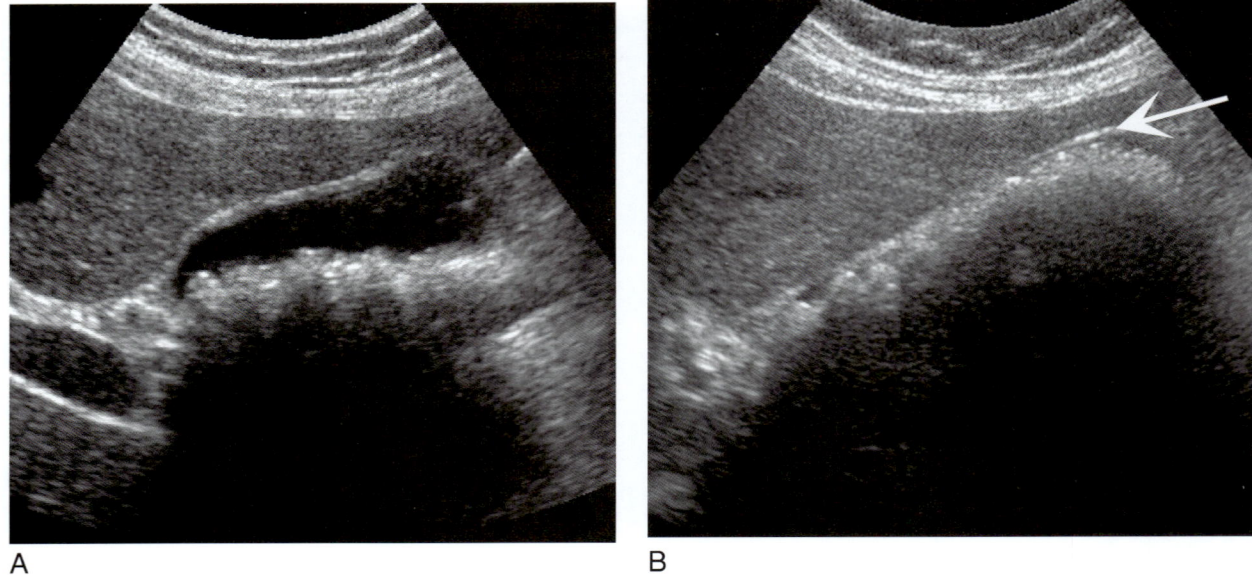

FIGURA 6-27. Colelitíase. A, Imagens sagitais mostram múltiplos cálculos depositados aparecendo como focos ecogênicos com sombra acústica posterior. **B**, "**Complexo sombra-eco-parede**" numa vesícula biliar preenchida com cálculos. A parede vesicular é fina (*seta*).

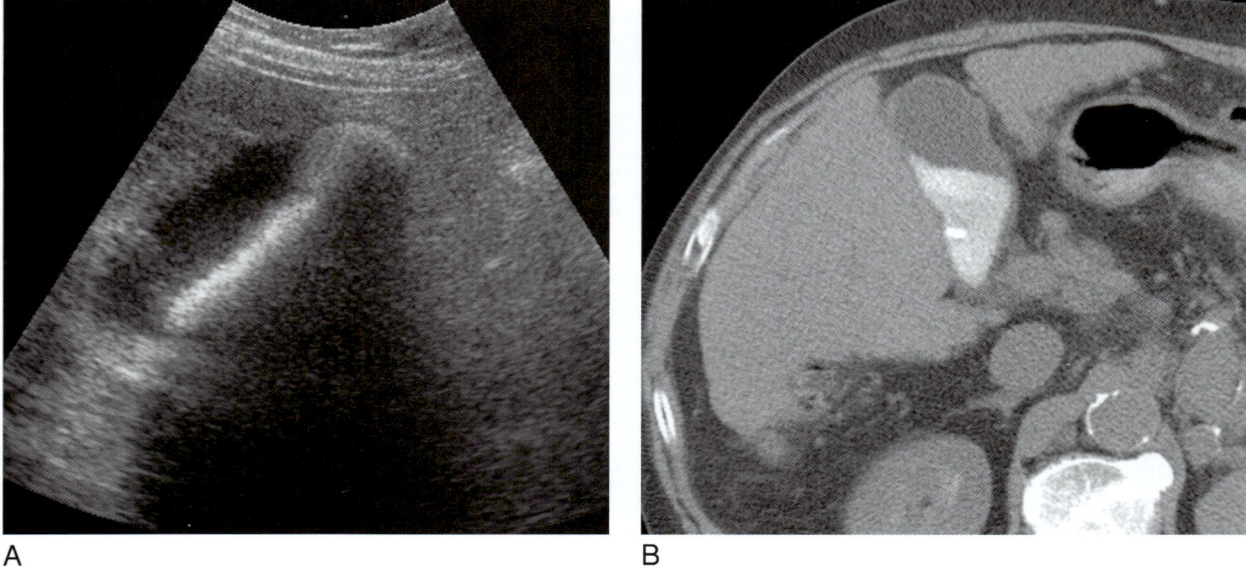

FIGURA 6-28. Bile leite de cálcio. A, corte ultra-sonográfico e **B**, TC correspondente mostra um nível bile cálcio.

brilhantes do cálculo e abaixo pela sombra acústica, a chamada sombra-eco-parede ou complexo SEP (Fig. 6-27). Quando ar ou calcificação estão presentes, a parede normal da vesícula biliar não é vista; apenas os ecos brilhantes e a sombra posterior são identificados.

Bile leite de cálcio, também conhecida como *limey bile*, é uma condição rara em que a vesícula biliar se torna preenchida com uma substância pastosa semi-sólida feita principalmente de carbonato de cálcio.[67] Está freqüentemente associada à estase da vesícula biliar e raramente pode causar colecistite aguda ou migrar para o interior dos ductos biliares.

O aspecto na ultra-sonografia é de um material ecogênico com sombra acústica posterior formando um nível em várias posições do paciente (Fig. 6-28).

Lama Biliar

Lama biliar, também conhecida como *areia biliar* ou *microlitíase*, é definida como uma mistura de material particular e bile que ocorre quando solutos se precipitam na bile.[68] Foi primeiramente reconhecida com o advento da ultra-sonografia. A exata prevalência da lama na população geral não é conhecida porque a maioria dos estudos examinou populações de alto risco. Os fatores predisponentes ao desenvolvimento da lama são gravidez, perda rápida de peso, jejum prolongado, doença grave, nutrição parenteral total (NPT) por longo tempo, ceftriaxona ou terapia prolongada com octeotride e transplante de medula óssea.[68] Foi sugerido que num período acima de 3 anos, aproximadamente 50% dos casos resolveram-se espontaneamente; aproximadamente 20% persistiram assintomaticamente; aproximadamente 5% a 15% desenvolveram cálculos; e 10% a 15% tornaram-se sintomáticos.[68] As complicações da lama biliar são a formação de cálculos, cólica biliar, colecistite acalculosa e pancreatite.

O aspecto ultra-sonográfico da lama é de ecos amorfos e com baixa intensidade depositados no interior da vesícula biliar, sem sombra acústica alguma (Fig. 6-29). Com uma mudança na posição do paciente, a lama pode lentamente se assentar na localização mais inferior. No jejum e em pacientes graves, a lama pode estar presente em grandes quantidades e preencher completamente a vesícula. A lama biliar pode simular tumores polipóides, sendo conhecida como **"lama tumefacta"**. Ausência da vascularização interna, mobilidade potencial da lama e uma parede vesicular normal são todas pistas para a presença de lama. Quando a dúvida persiste, a ausência de captação do meio de contraste na TC ou RM permite uma avaliação conservadora do quadro. Ocasionalmente, a lama tem a mesma ecotextura do fígado, levando a uma camuflagem da vesícula biliar. Isto é conhecido como **"hepatização"** da vesícula e pode ser facilmente reconhecida pela identificação da parede normal da vesícula biliar (Fig. 6-29).

Colecistite Aguda

A colecistite aguda é uma doença relativamente comum, respondendo por 5% dos pacientes que se apresentam ao departamento de emergência com dor abdominal e 3% a 9% das admissões hospitalares.[69] Ela é causada por cálculos em mais de 90% dos casos.[70] Impactação de cálculos no ducto cístico ou colo vesicular resulta em obstrução com distensão da luz, isquemia, superinfecção e, eventualmente, necrose da vesícula. As mulheres têm uma incidência três vezes maior de colecistite aguda do que homens jovens abaixo dos 50 anos, mas incidência semelhante em grupos etários maiores.[66] Clinicamente, os pacientes se apresentam com dor prolongada, constante, localizada no quadrante superior direito ou epigástrio, associada a desconforto no quadrante superior direito. Febre, leucocitose e bilirrubina sérica e fosfatase alcalina aumentadas podem estar presentes.

A ultra-sonografia é atualmente o método diagnóstico mais prático e acurado no diagnóstico da colecistite aguda. A sensibilidade e a especificidade da ultra-sonografia, quando ajustada para verificação de tendência, são de aproximadamente 88% e 80%, respectivamente.[71] Colecintilografia utiliza radiação ionizante e não pode ser realizada à beira do leito, e também tem uma taxa de falso-positivos significativa. Descobriu-se que a TC é menos acurada que a ultra-sonografia no diagnóstico de colecistite aguda, embora possa ser útil na descrição das complicações.[72]

Achados ultra-sonográficos incluem (Figs. 6-30,[73] 6-31 e Tabela 6-4):

NÃO-VISIBILIZAÇÃO ULTRA-SONOGRÁFICA DA VESÍCULA BILIAR

CONSIDERAR

Colecistectomia prévia
Contração fisiológica
Ducto fibrosado da vesícula biliar–colecistite crônica
Vesícula biliar preenchida por ar ou colecistite enfisematosa
Lama tumefacta
Agenesia da vesícula biliar
Localização ectópica

TABELA 6-4. COLECISTITE CALCULOSA AGUDA

Fisiopatologia	Aspecto Ultra-sonográfico
Obstrução do ducto cístico ou colo da vesícula biliar	Cálculos na vesícula biliar, possivelmente no colo ou ducto cístico
Secreções continuadas	Distensão da vesícula biliar
Infiltração celular inflamatória	Espessamento da parede vesicular
AND	Freqüentemente estriado com bolsões de líquido edematoso
Edema da parede vesicular	Sinal de Murphy ultra-sonográfico positivo (> 90%)
Hipervascularização	Hiperemia da parede vesicular
Estase vesicular com crescimento bacteriano em 72 horas ⇒	Lama biliar
Empiema da vesicular biliar	Conteúdo luminal heterogêneo de ecogenicidade variável e em camadas
Aumento da pressão na luz e parede vesiculares ⇒	Membranas destacadas, hipovascularização
Gangrena	Perda do sinal de Murphy
Perfuração	Coleção com o formato de uma abóbora na fossa vesicular ou adjacente a ela

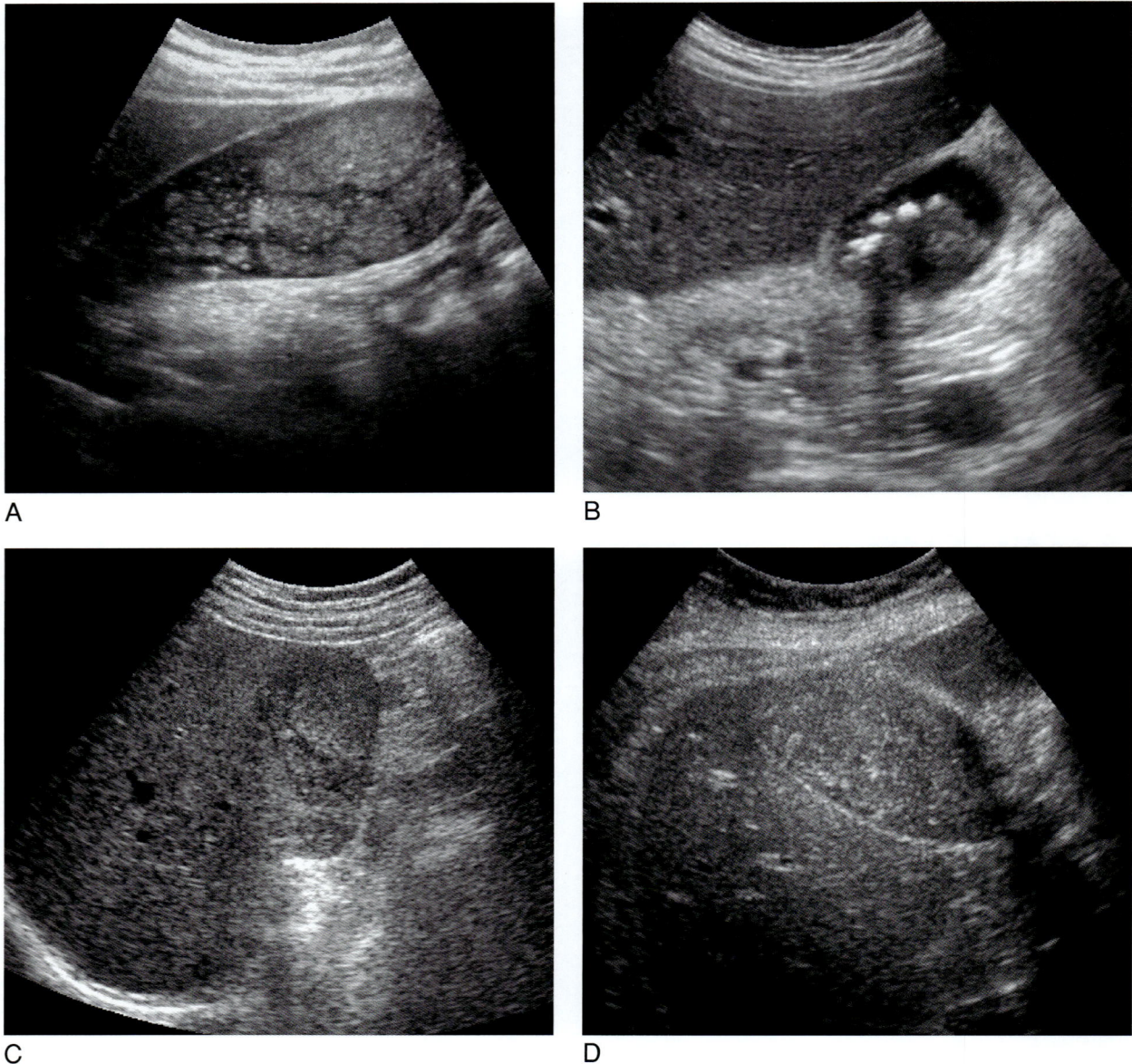

FIGURA 6-29. Lama tumefacta em três pacientes. A, Corte ultra-sonográfico sagital mostra a vesícula biliar preenchida com lama semelhante a tumor. **B,** Imagem transversal mostra um aspecto polipóide da lama depositada por sobre a parede vesicular, com cálculos ao longo do seu contorno. **C e D, Cortes ultra-sonográficos sagital** e oblíquo subcostais do mesmo paciente mostram "hepatização" da vesícula biliar com ecos internos que mimetizam o parênquima normal do fígado. Em todos os três pacientes, a parede vesicular estava normal. Não havia vascularização detectada na lama tumefacta.

- Espessamento da parede vesicular (> 3 mm)
- Distensão da luz vesicular (diâmetro > 4 cm)
- Cálculos
- Cálculo impactado no ducto cístico ou colo vesicular
- Coleções líquidas pericolecísticas
- Sinal de Murphy ultra-sonográfico positivo
- Hiperemia da parede vesicular ao Doppler

Há muitas causas de espessamento da parede vesicular (Tabela 6-5). O aspecto da parede vesicular na colecistite aguda é inespecífico, mas espessamento marcante da parede com estratificação visível, como visto em estados edematosos generalizados, tende a não estar presente (Fig. 6-32). Múltiplos bolsões de líquido edematoso não-contíguos focais e hipoecóicos no interior da parede espessada são observados comumente. A vesícula biliar inflamada está muito freqüentemente distendida exceto se há perfuração da parede. Cálculos, incluindo o cálculo obstrutivo, e lama biliar são comumente identificados. Um fino halo de líquido, representando edema, é freqüentemente visto ao redor da maior parte do órgão.

Um **sinal de Murphy ultra-sonográfico** é o desconforto máximo sobre a vesícula biliar quando o transdutor é usado para comprimir o quadrante superior direito. Isto é freqüen-

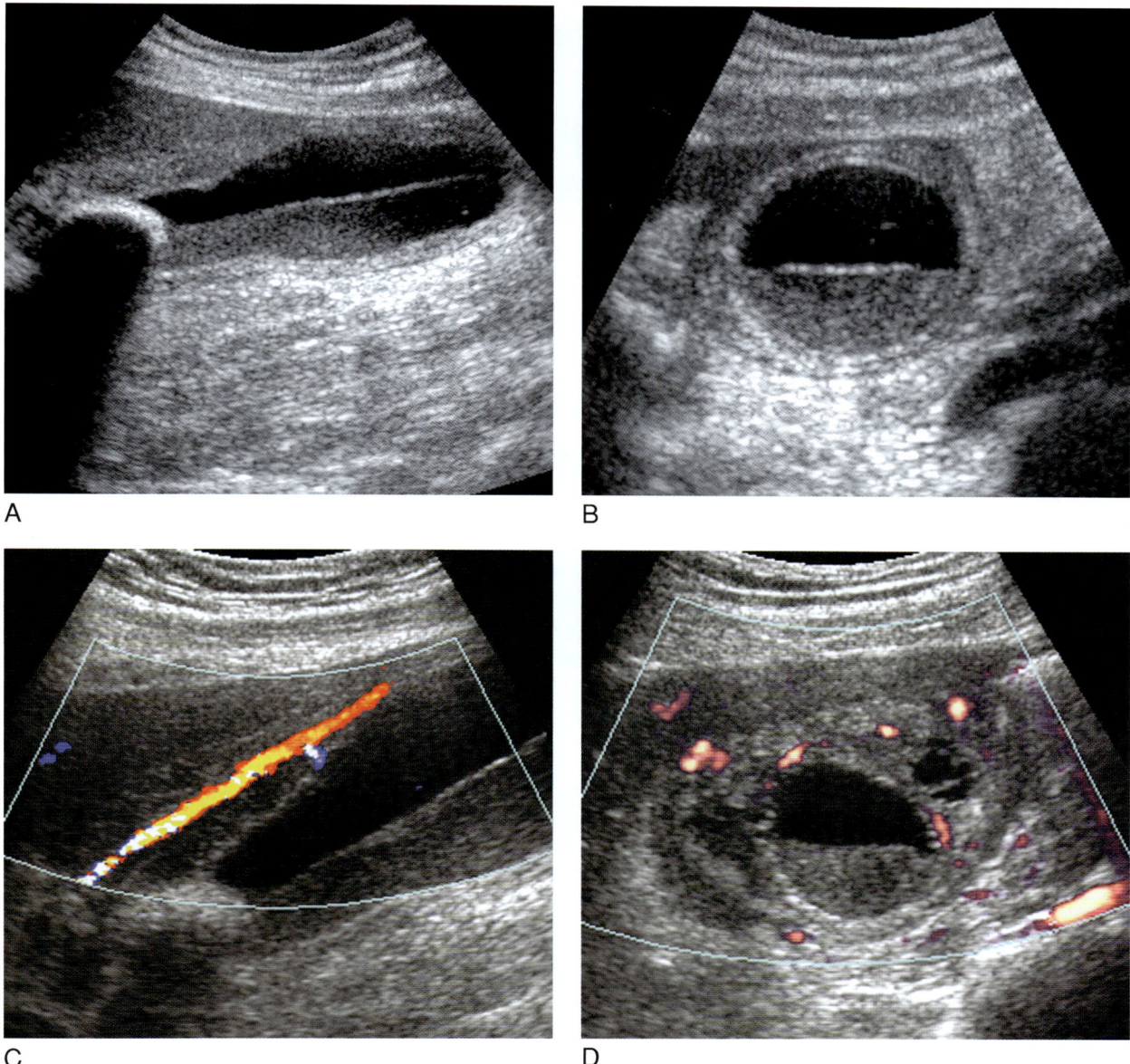

FIGURA 6-30. Colecistite aguda clássica numa mulher jovem com sinal de Murphy negativo que recebeu analgesia com narcóticos. A e B, Imagens sagital e transversal mostram uma vesícula biliar distendida, espessamento parietal, nível líquido-debris e um cálculo obstrutivo no colo vesicular. **C, Imagem do Doppler colorido** mostra uma grande artéria cística. **D, Imagem transversal do *power* Doppler** mostra bolsões de líquido edematoso no interior da parede espessada e hiperêmica. (De Wilson SR: Gastrointestinal Disease (Sixth Series) test and syllabus. American College of Radiology, Reston, Va. No prelo.)

temente mais bem induzido com inspiração profunda que desloca o fundo vesicular abaixo das margens costais, permitindo compressão mais direta. O **sinal de Murphy ultra-sonográfico pode estar ausente** em pacientes mais idosos, quando analgésicos forem administrados previamente ao exame ou quando a inflamação prolongada levar à colecistite gangrenosa. Hiperemia detectada na parede vesicular e a presença de uma artéria cística proeminente mostraram-se relativamente específicas na colecistite aguda (Fig. 6-30); o *power* Doppler mostrou-se superior ao Doppler colorido na detecção de tal hiperemia.[74] A hiperemia é apenas qualitativamente

avaliada, no entanto, e artefatos de movimento de alguma maneira limitam a utilidade do *power* Doppler. Apesar da utilidade relatada do Doppler da parede vesicular, nós não o achamos consistentemente útil em casos duvidosos. Na realidade, nós confiamos firmemente nas alterações morfológicas da vesícula para o diagnóstico de colecistite aguda na nossa própria prática e usamos o Doppler apenas como um exame de suporte.

Embora nenhum dos sinais descritos anteriormente seja patognomônico de colecistite aguda, a combinação de achados múltiplos deve fazer o diagnóstico correto. É nossa

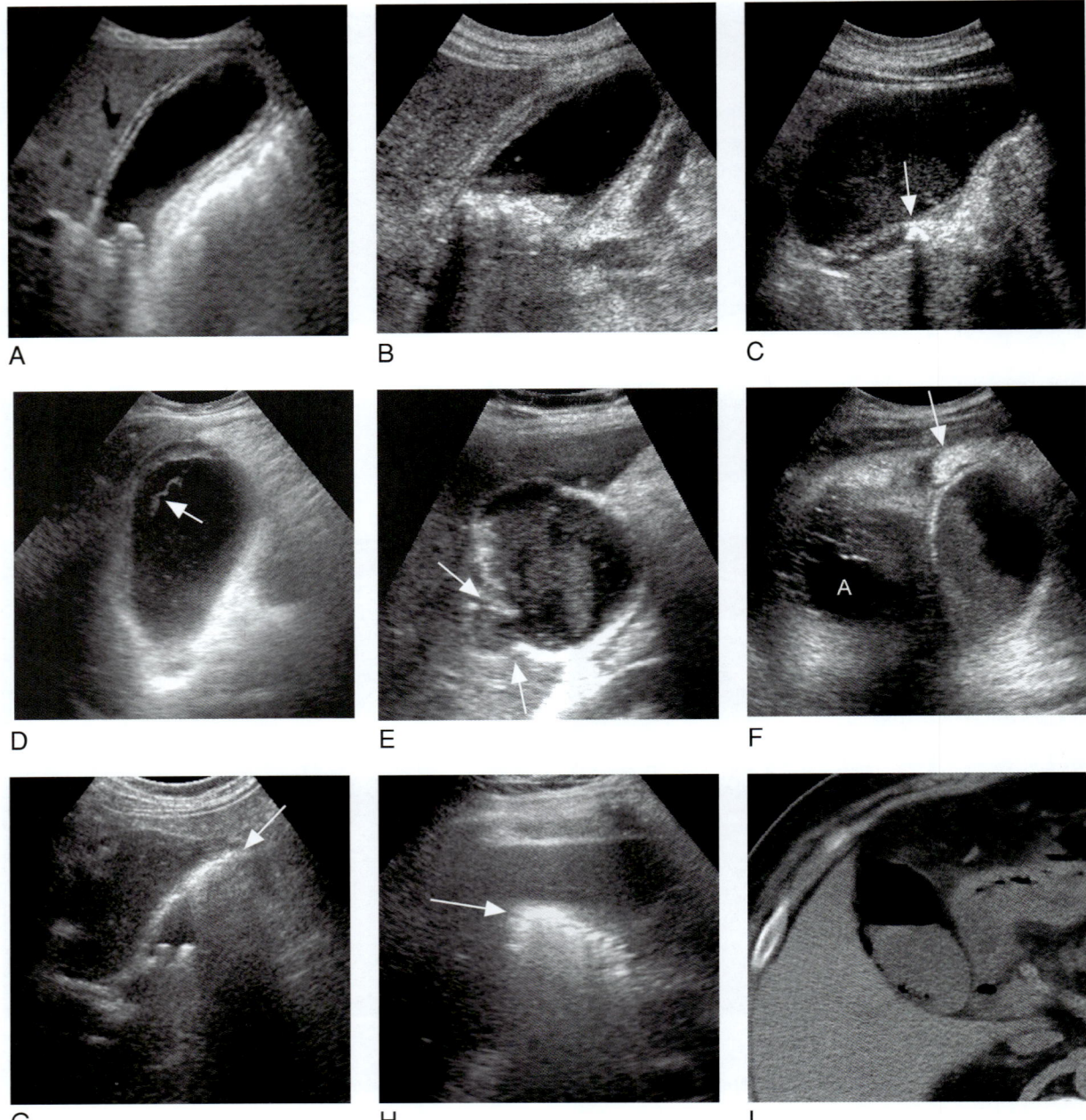

FIGURA 6-31. Colecistite aguda – espectro de aparências. Colecistite aguda não-complicada. A, Aspecto clássico com distensão vesicular, espessamento parietal moderado e cálculos. **B, Colecistite aguda**. Alterações clássicas mais avançadas com uma parede mais espessa e a luz maior. Há múltiplos cálculos depositados. **C**, Vesícula distendida preenchida por lama. Após exame minucioso, um cálculo (*seta*) foi detectado no ducto cístico. **Colecistite gangrenosa. D**, Membrana destacada (*seta*) aparecendo como um eco intraluminal linear. **E**, Perfuração mostrada como uma solução de continuidade da parede vesicular (*setas*). **F**, Alteração inflamatória pericolecística. Há gordura inflamada ecogênica (*seta*) e um abscesso (A). A vesícula biliar continua distendida e grande. **Colecistite enfisematosa. G**, Corte ultra-sonográfico sagital da vesícula com um foco de ar intraluminal aparecendo como um foco ecogênico brilhante (*seta*) com sombra mal definida. **H**, Vesícula biliar que está preenchida com ar (*seta*). A vesícula não é realmente visibilizada, e o conhecimento da localização da fossa vesicular é essencial para se evitar trocar esse aspecto por gás intestinal. **I**, TC correspondente mostra ar na parede e luz da vesícula biliar. (**F**, Cortesia do Dr. A.E. Hanbidge, University of Toronto.)

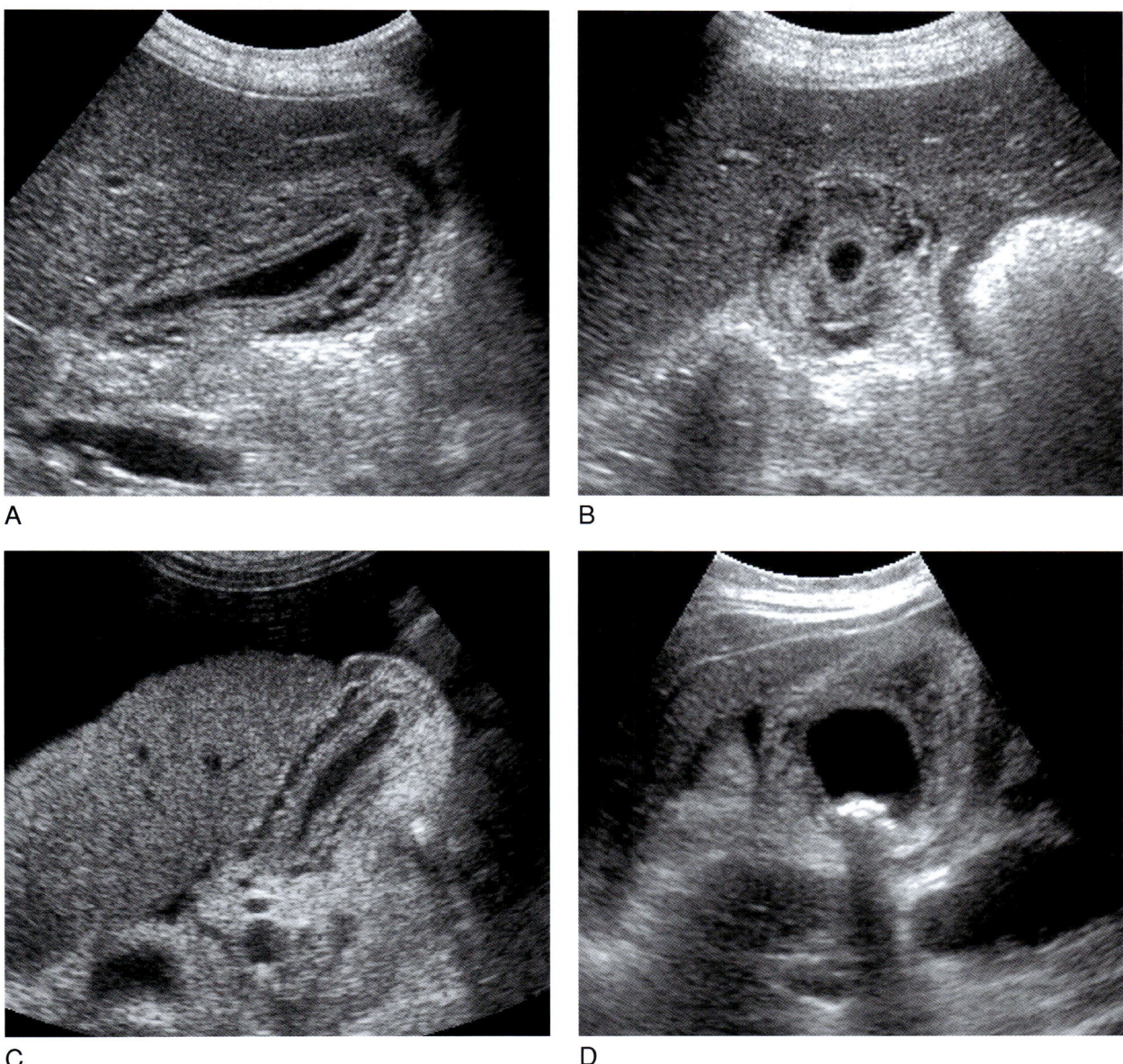

FIGURA 6-32. Causas sistêmicas de edema da parede vesicular. A e B, Imagens sagital e transversal de **hipoalbuminemia** mostram espessamento marcante da parede vesicular com uma luz pequena. **C**, Imagem sagital da vesícula num paciente com **cirrose** demonstrando alterações semelhantes àquelas em **A** e **B**. **D**, Paciente com **insuficiência cardíaca congestiva**. Há espessamento parietal marcante. Há cálculos incidentais neste paciente sem dor e com sinal de Murphy negativo.

experiência que em alguns pacientes, a colecistite aguda pode não mostrar achados clássicos e assim pode ser muito desafiadora. Isto ocorre em pacientes com inflamação moderada; mas isto ocorre mais naqueles hospitalizados e doentes por outras razões, que não estão em dieta oral, e incapazes de comunicar os sintomas. Um grande índice de suspeita deve estar presente quando uma vesícula distendida é encontrada nesses pacientes; um exame cuidadoso do quadrante superior direito é recomendado. Úlcera duodenal perfurada, hepatite aguda, colite ou diverticulite e até mesmo pielonefrite podem demonstrar um sinal de Murphy e espessamento reativo de origem simpática da parede vesicular (Fig. 6-33). Ausência de uma vesícula distendida e cálculos é freqüentemente uma pista para uma origem não-biliar do processo.

Complicações da Colecistite Aguda

Colecistite Gangrenosa. Quando a colecistite aguda é especialmente grave, prolongada ou infectada, a vesícula pode necrosar. Os achados ultra-sonográficos de colecistite gangrenosa incluem bandas de tecido sem camadas, ecogênicas, no interior da luz, que representam membranas destacadas e sangue (Fig. 6-31). A parede vesicular também se torna bas-

TABELA 6-5. CAUSAS DE ESPESSAMENTO DA PAREDE VESICULAR

Estados edematosos generalizados
Insuficiência cardíaca congestiva
Insuficiência renal
Cirrose em estágio final
Hipoalbuminemia

Condições Inflamatórias
Primárias
    Colecistite aguda
    Colangite
    Colecistite crônica
Secundárias
    Hepatite aguda
    Úlcera duodenal perfurada
    Pancreatite
    Diverticulite/colite

Condições Neoplásicas
Adenocarcinoma da vesícula biliar
Metástases

Várias
Adenomiomatose
Varicosidades murais

---

tante irregular com pequenas coleções parietais que podem representar abscessos ou hemorragia.[66] O sinal de Murphy está ausente em dois terços dos pacientes,[75] presumivelmente devido à necrose do suprimento nervoso para a glândula. A **colecistite hemorrágica** representa um processo gangrenoso raro em que há predominância de sangramento no interior da parede e luz vesiculares. Os sintomas clínicos são indistinguíveis, e apenas ocasionalmente o paciente apresenta um sangramento gastrintestinal.

Colecistite Perfurada. Perfuração ocorre em 5% a 10% dos pacientes, geralmente em casos de inflamação prolongada.[66] O foco da perfuração, visto como um pequeno defeito ou fenda na parede vesicular, é freqüentemente, mas não sempre, visível (Fig. 6-31). Pistas para perfuração são a deflação da vesícula com perda de seu formato normal semelhante a uma abóbora e uma coleção líquida pericolecística. Esta última é freqüentemente uma coleção líquida adjacente a um defeito parietal, em contraposição ao fino halo de líquido ao redor de todo órgão, presente na colecistite não-complicada.[76] A coleção pode ter septos internos típicos de abscessos em outros locais (Fig. 6-31). A perfuração da vesícula **pode se estender para dentro do parênquima hepático adjacente**, formando um abscesso. A presença de uma lesão hepática cística adjacente à fossa vesicular deve levantar a suspeita de abscesso pericolecístico.

Colecistite Enfisematosa. A colecistite enfisematosa representa menos de 1% de todos os casos de colecistite aguda, mas é rapidamente progressiva e fatal em aproximadamente 15% dos pacientes. A colecistite enfisematosa difere da colecistite aguda de várias maneiras: é 3 a 7 vezes mais comum em homens do que em mulheres, aproximadamente metade dos pacientes são diabéticos e um terço a metade dos pacientes não tem cálculos.[66,77] O gás é produzido por bactérias formadoras de gás, presumivelmente após um evento isquêmico afetando a vesícula.[77] Há uma incidência muito maior de perfuração em comparação com casos rotineiros de colecistite aguda, e a conduta cirúrgica urgente é defendida para todos os pacientes.

O **aspecto** da colecistite enfisematosa na ultra-sonografia depende da quantidade de gás presente (Fig. 6-31). O gás origina-se freqüentemente da luz e parede da vesícula biliar. Pequenas quantidades de gás aparecem como linhas ecogênicas com sombra posterior mal definida ou artefatos de reverberação (em cauda de cometa). Grandes quantidades de gás podem ter avaliação mais difíceis; a ausência de uma vesícula biliar normal é a pista. Uma linha ecogênica brilhante com sombra posterior mal definida é vista no interior de toda fossa da vesícula biliar. O movimento de bolhas de gás é um achado útil e a compressão da fossa da vesícula biliar pode precipitar este sinal. Pneumobilia não é comum.[77]

Colecistite Acalculosa

A colecistite acalculosa pode ocorrer em pacientes sem fatores de risco, mas é mais comumente vista em pacientes graves, deste modo tendo um prognóstico pior. **Fatores de risco** incluem cirurgia de grande porte, trauma grave, sepse, nutrição parenteral total, diabetes, doença aterosclerótica e infecção pelo HIV.[70] Em pacientes não-hospitalizados, é comum em idosos com doença aterosclerótica,[78] tendo um prognóstico muito melhor.

O **diagnóstico de colecistite acalculosa** pode ser difícil de ser feito visto que distensão vesicular, espessamento parietal, lama interna e líquido pericolecístico podem estar presentes em pacientes graves sem colecistite.[79] Os pacientes podem estar obnubilados ou recebendo analgésicos, o que reduz a sensibilidade do sinal de Murphy. É a combinação de achados que sugere o diagnóstico; quanto mais sinais presentes, maior a probabilidade de colecistite.[80] Entretanto, a colecintilografia ou amostragem percutânea do conteúdo intraluminal deve ser usada de forma mais liberal para ajudar a estabelecer o diagnóstico.

Torção (Volvo) da Vesícula Biliar

A torção vesicular é uma entidade rara e aguda. Os pacientes se apresentam com sintomas de colecistite aguda. É freqüentemente vista em mulheres idosas e pode estar relacionada a uma vesícula móvel com um mesentério suspensor longo. Os pontos marcantes no exame de imagem são uma vesícula biliar maciçamente distendida e inflamada que está numa posição **horizontal** incomum, com seu longo eixo orientado na direção esquerda-direita. Uma

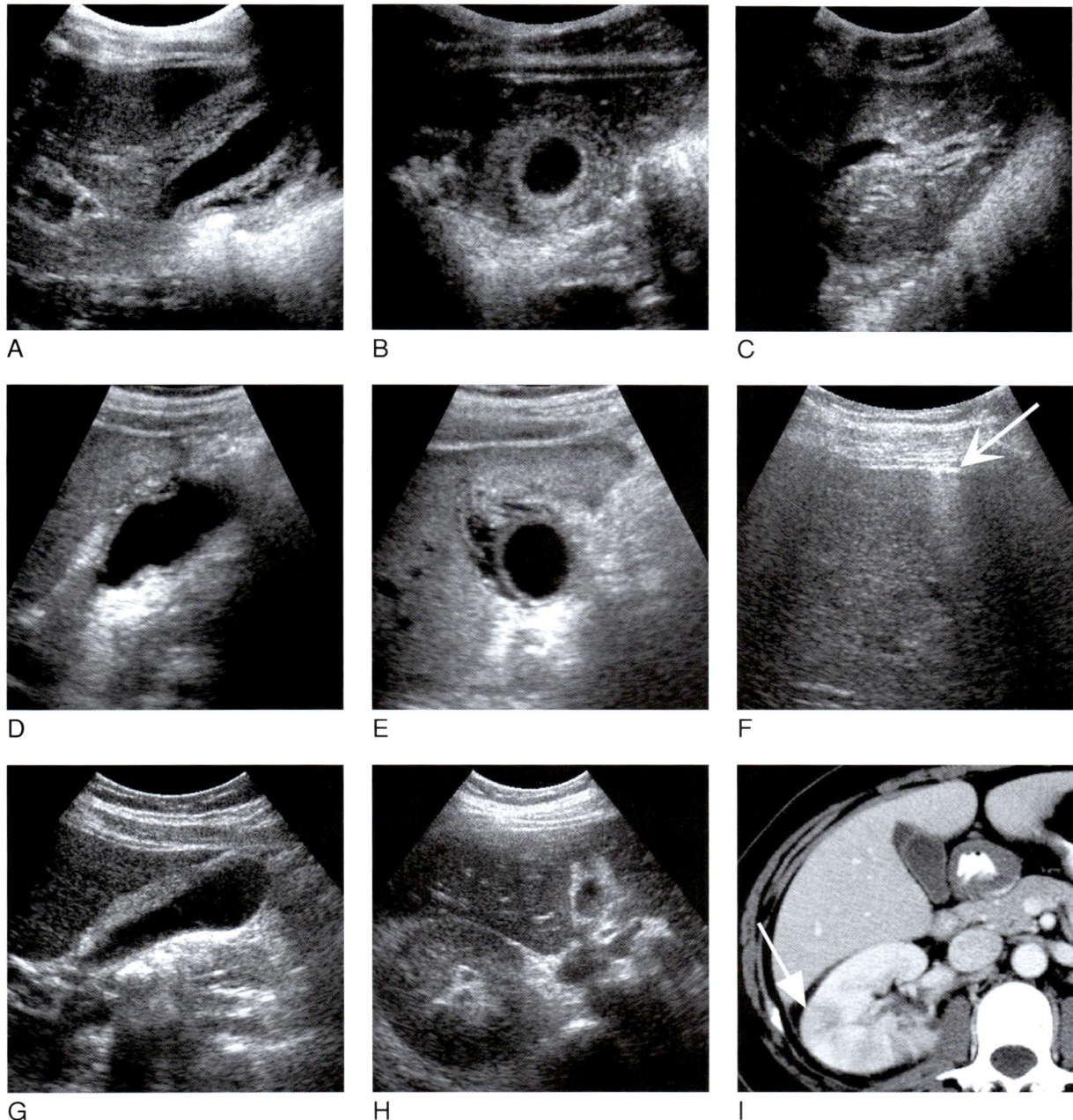

FIGURA 6-33. Espessamento simpático da parede da vesícula biliar. Espessamento simpático da parede da vesícula biliar em três pacientes com sinal de Murphy ultra-sonográfico positivo. **Hepatite aguda. A** e **B**. Visões da vesícula biliar mostram espessamento circunferencial marcante da parede da vesícula biliar. A luz não está distendida. **C**, O lobo esquerdo do fígado mostra espessamento periportal. **Perfuração de uma úlcera duodenal. D** e **E**, Demonstram espessamento assimétrico marcante da parede da vesícula biliar. **F**, Gás livre intraperitoneal. A linha peritoneal no epigástrio (*seta*) marca um foco de aumento do brilho (reforço) com sombra posterior mal definida. **Pielonefrite aguda. G** e **H**, Espessamento assimétrico da parede vesicular. **I**, TC mostra nefrograma estriado (*seta*). (**D, E** e **F** Cortesia do Dr. A.E. Hanbidge, University of Toronto.)

volta da artéria cística e do ducto cístico pode ser visível. Se a torção for maior que 180 graus, resulta em gangrena da vesícula biliar, caso contrário ocorre obstrução do ducto cístico e colecistite aguda. Em qualquer caso, o tratamento é sempre cirúrgico.[81]

Colecistite Crônica

A colecistite crônica está associada à mera presença de cálculos; portanto, é mais comumente assintomática e de grau leve. Tem a mesma incidência e fatores de risco da colelitíase. Em casos mais avançados, leva ao espessamento e à fibrose da

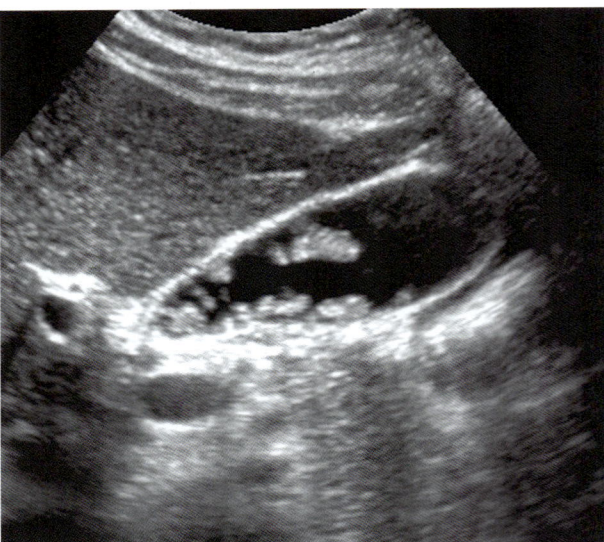

FIGURA 6-38. Pólipos de vesícula biliar. Pequeno tamanho (≤ 10 mm) e multiplicidade são as características mais sugestivas de benignidade.

Malignidades

Adenocarcinomas primários da vesícula biliar podem aparecer como massas polipóides; seu aspecto é discutido subseqüentemente. O melanoma é a causa de 50% a 60% das metástases da vesícula biliar. Elas aparecem como lesões hiperecóicas, de base ampla, que podem ser múltiplas. Elas freqüentemente têm diâmetro maior que 10 mm.[96] Outros adenocarcinomas podem raramente metastatizar para a vesícula. Carcinoma hepatocelular avançado pode invadir diretamente a fossa vesicular e estender-se pela parede vesicular para aparecer como uma massa luminal. O grande componente hepático da massa, junto com sua natureza hipervascular, ajudam no diagnóstico.

Carcinoma da Vesícula Biliar

O carcinoma da vesícula biliar é uma malignidade incomum, ocorrendo principalmente na população mais idosa, com predominância feminina de 3:1. Na maioria dos casos, está associado a cálculos; colelitíase crônica e a displasia resultante foram citadas como fatores causadores.[97] Cerca de 98% dos carcinomas vesiculares são adenocarcinomas, com o carcinoma de células escamosas e as metástases respondendo pelo resto.

Os três **padrões de doença** seguintes foram descritos:

- Massa que se origina na fossa vesicular obliterando a vesícula e invadindo o fígado. Esta é a mais grave.
- Espessamento parietal irregular focal ou difuso.
- Massa polipóide intraluminal

Padrões de Disseminação Tumoral

Visto que a parede vesicular é muito fina e pouco tecido conjuntivo a separa do parênquima hepático, a **invasão hepática contígua** é o padrão de disseminação mais comum. Tumores vesiculares também se estendem ao longo do ducto cístico para o interior do **espaço porta**, onde eles mimetizam colangiocarcinomas hilares. A extensão do tumor para o interior dos ductos biliares ou o envolvimento da veia porta ou artéria hepática pode se seguir. Invasão direta para alças intestinais adjacentes, especialmente o duodeno ou cólon, não é incomum. Uma fístula colecistoentérica resultante e inflamação podem ser confundidas com uma coleção benigna do tipo abscesso.

Disseminação linfática também é uma característica comum da doença e pode ocorrer na ausência de invasão de órgãos adjacentes.[98] Os primeiros linfonodos a serem afetados são os da região hilar. Deste ponto, adenopatias podem se estender inferiormente pelo ligamento hepatoduodenal para afetar linfonodos peripancreáticos e mesentéricos ou atravessar o ligamento gastroepático em direção aos linfonodos das estações nodais celíacas.

Ressecção cirúrgica é a única chance de cura; entretanto, as taxas relatadas de ressecção variam entre 10% a 30%.[98] Se o tumor não está confinado à mucosa, uma colecistectomia estendida envolvendo ressecção de 3 a 5 cm de fígado adjacente à fossa da vesícula, ductos biliares comuns e císticos, e dissecção de linfonodos regionais são necessárias. A presença de metástases hepáticas não-contíguas ou peritoneais, doença celíaca ou doença nodal peripancreática, ou envolvimento da veia porta ou artéria hepática faz com que o paciente seja inoperável e deve ser cuidadosamente vista.

Aspecto Ultra-sonográfico

O aspecto na ultra-sonografia vai depender do padrão da doença (Fig. 6-39). Massas que substituem a vesícula biliar normal, quando pequenas, podem ser difíceis de avaliar porque elas podem se combinar com o fígado. A **ausência de uma vesícula biliar com aparência normal**, sem historia de colecistectomia, deve levantar suspeita. Uma pista para o diagnóstico é a presença comum de um cálculo imóvel que é envolvido por um tumor, o chamado **"cálculo aprisionado"**. No Doppler, a massa pode demonstrar fluxo arterial interno e venoso. **Espessamento maligno difuso** da parede difere de outras causas pelo fato de a parede ser irregular com perda de camadas murais normais. **Massas polipóides intraluminais** são diferenciadas de anormalidades não-neoplásicas por imobilidade da massa, tamanho grande (> 1 cm) e vascularização interna proeminente. Carcinomas de vesícula podem produzir quantidades grandes de mucina, que distende a vesícula.

A ultra-sonografia é muito boa no estadiamento local do carcinoma vesicular. Bach *et al.* reportaram uma sensibilidade de 94% e uma acurácia de 63% para predição da ressecabilidade quando comparada aos achados cirúrgicos.[99] No entanto, a ultra-sonografia é freqüentemente difícil em

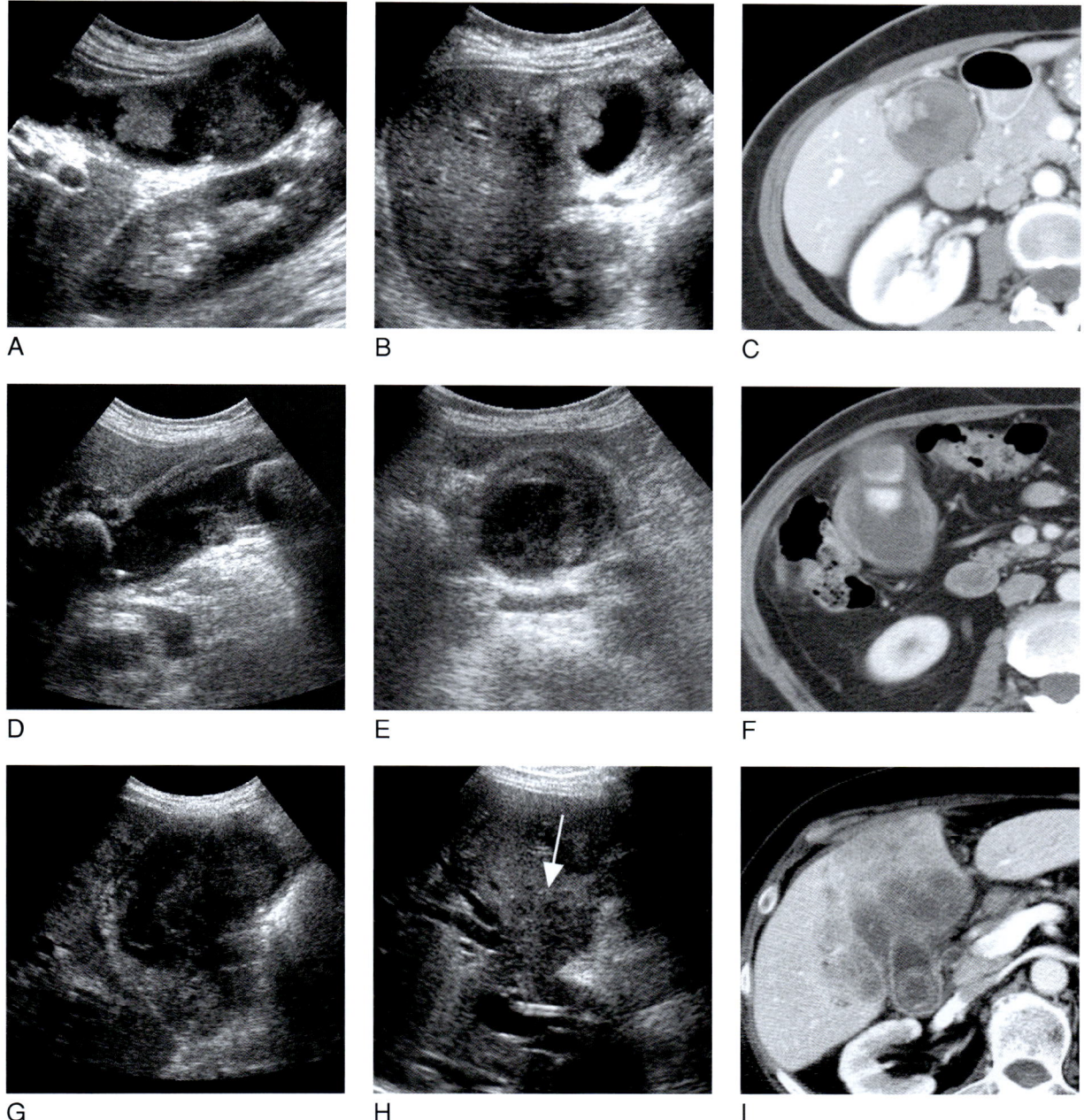

FIGURA 6-39. Câncer de vesícula biliar – espectro de aparências. Massas polipóides. A e **B**, Volumosas massas polipóides intraluminais. **C**, TC correspondente mostra pólipos captantes do meio de contraste. **Espessamento parietal. D e E,** Espessamento extenso, assimétrico e heterogêneo da parede. **F**, TC correspondente. **Câncer invasivo vesicular. G e H**, Volumosa massa ocupando a fossa vesicular e invadindo o fígado. **H**, Obstrução biliar devido a massa invasiva (*seta*). **I**, TC correspondente.

pacientes com doença irressecável devido à detecção limitada de metástases hepáticas não-contíguas, linfonodos e, particularmente, metástases peritoneais. A TC é recomendada para melhorar a detecção de doença metastática.

Referências

1. Bret PM, De Stempel JV, Atri M, et al: Intrahepatic bile duct and portal vein anatomy revisited. Radiology 1988;169(2):405-407.

2. Bressler EL, Rubin JM, McCracken S: Sonographic parallel channel sign: A reappraisal. Radiology 1987;164(2):343-346.
3. Puente SG, Bannura GC: Radiological anatomy of the biliary tract: Variations and congenital abnormalities. World J Surg 1983;7(2):271-276.
4. Russell E, Yrizzary JM, Montalvo BM, et al: Left hepatic duct anatomy: Implications Radiology 1990;174:353-356.
5. Bowie JD: What is the upper limit of normal for the common bile duct on ultrasound: How much do you want it to be? Am J Gastroenterol 2000;95(4):897-900.
6. Horrow MM, Horrow JC, Niakosari A, et al: Is age associated with size of adult extrahepatic bile duct: Sonographic study. Radiology 2001;221(2):411-414.
7. Lamah M, Karanjia ND, Dickson GH: Anatomical variations of the extrahepatic biliary tree: Review of the world literature. Clin Anat 2001;14(3):167-172.
8. Sato M, Ishida H, Konno K, et al: Choledochal cyst due to anomalous pancreatobiliary junction in the adult: Sonographic findings. Abdom Imaging 2001;26:395-400.
9. De Vries JS, De Vries DC, Aronson DK, et al: Choledochal cysts: Age of presentation, symptoms, and late complications related to Todani's classification. J Pediatr Surg 2002;37:1568-1573.
10. Adkins RB Jr, Chapman WC, Reddy VS: Embryology, anatomy, and surgical applications of the extrahepatic biliary system. Surg Clin North Am 2000;80(1):363-379.
11. Todani T, Watanabe Y, Narusue M, et al: Congenital bile duct cysts, classification, operative procedures, and review of thirty-seven cases including cancer arising from choledochal cyst. Am J Surg 1977;134:263-269.
12. Matsumoto Y, Fujii H, Itakura J, et al: Recent advances in pancreaticobiliary maljunction. J Hepatobiliary Pancreat Surg 2002:9:45-54.
13. Parada LA, Hallén M, Hägerstrand I, et al: Clonal chromosomal abnormalities in congenital bile duct dilatation (Caroli's disease). Gut 1999;45:780-782.
14. Suchy FJ: Anatomy, histology, embryology, developmental anomalies, and pediatric disorders of the biliary tract. In Feldmen M, et al (eds): Sleisenger & Fordtran's Gastrointestinal and Liver Disease, 7th ed. Elsevier Science, 2002, p 1033.
15. Fulcher AS, Turner MA, Sanyal AJ: Case 38: Caroli disease and renal tubular ectasia. Radiology 2001;220:720-723.
16. Marchal GJ, Desmet VJ, Proesmans WC, et al: Caroli disease: High-frequency US and pathologic findings. Radiology 1986;158:507-511.
17. Greenberger NJ, Paumgartner G: Diseases of the gallbladder and bile ducts. In Braunwald E, et al (eds): Harrison's Principles of Internal Medicine, 15th ed. New York, McGraw-Hill, 2001.
18. Ko CW, Lee SP: Epidemiology and natural history of common bile duct stones and prediction of disease. Gastrointest Endosc 2002;56 (Supp 6):165-169.
19. Ortega D, Burns PN, Hope Simpson D, Wilson SR: Tissue harmonic imaging: Is it a benefit for bile duct sonography? AJR 2001;176(3):653-659.
20. Baron RL, Tublin ME, Peterson MS: Imaging the spectrum of biliary tract disease. Radiol Clin North Am 2002;40(6):1325-1354.
21. Abou-Saif A, Al-Kawas FH: Complications of gallstone disease: Mirizzi syndrome, cholecystocholedochal fistula, and gallstone ileus. Am J Gastroenterol 2002;97(2):249-254.
22. Turner MA, Fulcher AS: The cystic duct: Normal anatomy and disease processes. Radiographics 2001;21:3-22.
23. Green MH, Duell RM, Johnson CD, Jamieson NV: Haemobilia. Br J Surg 2001;88(6):773-786.
24. Horton JD, Bilhartz LE: Gallstone disease and its complications. Clinical manifestations of gallstone disease. In Feldman M, et al (eds): Sleisenger & Fordtran's Gastrointestinal and Liver Disease, 7th ed. Elsevier Science, 2002; pp 1065-1087.
25. Hanau LH, Steigbigel NH: Infections of the liver: Acute (ascending) cholangitis. Infect Dis Clin North Am 2000;14(3):521-546.
26. Harvey RT, Miller WT, Jr: Acute biliary disease: Initial CT and follow-up US versus initial US and follow-up CT. Radiology 1999;213:831-836.
27. Mahadevan U, Bass NM: Sclerosing cholangitis and recurrent pyogenic cholangitis. In Feldman M, et al: (eds): Sleisenger & Fordtran's Gastrointestinal and Liver Disease, 7th ed. Elsevier Science, 2002, pp 1131-1152.
28. Cosenza CA, Durazo F, Stain SC, et al: Current management of recurrent pyogenic cholangitis. Am Surg 1999;65(10):939-943.
29. Schulman A: Ultrasound appearances of intra- and extrahepatic biliary ascariasis. Abdom Imaging 1998;23:60-66.
30. Mahajani RV, Uzer MF: Cholangiopathy in HIV-infected patients. Clin Liver Dis 1999;3(3):669-684.
31. Da Silva F, Boudghene F, Lecomte I, et al: Sonography in AIDS-related cholangitis: Prevalence and cause of an echogenic nodule in the distal end of the common bile duct AJR 1993;160(6):1205-1207.
32. Defalque D, Menu Y, Girard PM, et al: Sonographic diagnosis of cholangitis in AIDS patients. Gastrointest Radiol 1989;14(2):143-147.
33. MacCarty RL: Noncalculous inflammatory disorders of the biliary tract. In Gore RM, Levine MS, Laufer I (eds): Textbook of Gastrointestinal Radiology. Philadelphia, WB Saunders, 1994, pp 1727-1745.
34. Narayanan Menon KV, Wiesner RH: Etiology and natural history of primary sclerosing cholangitis. J Hepatobiliary Pancreat Surg 1999;6(14):343-351.
35. Olsson R, Danielsson A, Jarnerot G, et al: Prevalence of primary sclerosing cholangitis in patients with ulcerative colitis. Gastroenterology 1991;100 (5 Pt 1):1319-1323.
36. Majoie CB, Smits NJ, Phoa SS, et al: Primary sclerosing cholangitis: Sonographic findings. Abdom Imaging 1995;20(2):109-112.
37. Stockbrugger RW, Olsson R, Jaup B, et al: Forty-six patients with primary sclerosing cholangitis: Radiological bile duct changes in relationship to clinical course and concomitant inflammatory bowel disease. Hepatogastroenterology 1988;35:289-294.
38. Pokorny CS, McCaughan GW, Gallagher ND, et al: Sclerosing cholangitis and biliary tract calculi—primary or secondary? Gut 1992;33(10):1376-1380.
39. Graziadei IW, Wiesner RH, Batts KP, et al: Recurrence of primary sclerosing cholangitis following liver transplantation. Hepatology 1999;29:1050-1056.
40. Kennedy A: Emedicine article http://www.emedicine.com/med/topic343.htm.
41. Watanapa P, Watanapa WB: Liver fluke-associated cholangiocarcinoma. Br J Surg 2002;89(8):962-970.
42. De Groen PC, Gores GJ, Larusso NF, et al: Biliary tract cancers. N Engl J Med 1999;341(18):1368-1378.
43. Jarnagin WR: Cholangiocarcinoma of the extrahepatic bile ducts. Semin Surg Oncol 2000;19:156-176.
44. Sohn TA, Lillemoe KD: Tumors of the gallbladder, bile ducts, and ampulla. In Feldman M, et al (eds): Sleisenger &

44. Fordtran's Gastrointestinal and Liver Disease, 7th ed. Elsevier Science, 2002, pp 1153-1165.
45. Colombari R, Tsui WM: Biliary tumors of the liver. Semin Liver Dis 1995;15:402-413.
46. Gihara S, Kojiro M: Pathology of cholangiocarcinoma. In Okuda K, Ishak KG, (eds): Neoplasms of the Liver. Tokyo, Springer Verlag, 1987, pp 236-301.
47. Nakeeb A, Pitt HA, Sohn TA, et al: Cholangiocarcinoma. A spectrum of intrahepatic, perihilar and distal tumors. Ann Surg 1996;224:463-475.
48. Patel T: Worldwide trends in mortality from biliary tract malignancies. BMC Cancer 2002;2(1):10.
49. Patel T: Increasing incidence and mortality of primary intrahepatic cholangiocarcinoma in the United States. Hepatology 2001;33(6):1353-1357.
50. Maetani Y, Itoh K, Watanabe C, et al: MR imaging of intrahepatic cholangiocarcinoma with pathologic correlation. AJR 2001;176:1499-1507.
51. Sano T, Kamiya J, Nagino M, et al: Macroscopic classification and preoperative diagnosis of intrahepatic cholangiocarcinoma in Japan. J Hepatobiliary Pancreat Surg 1999;6(2):101-107.
52. Wibulpolprasert B, Dhiensiri T: Peripheral cholangiocarcinoma: Sonographic evaluation. J Clin Ultrasound 1992;20:303-314.
53. Lee NW, Wong KP, Siu KF, et al: Cholangiography in hepatocellular carcinoma with obstructive jaundice. Clin Radiol 1984;35:119-123.
54. Bloom CM, Langer B, Wilson SR: Role of US in the detection, characterization, and staging of cholangiocarcinoma. Radiographics 1999;19(5):1199-1218.
55. Lee JW, Han JK, Kim TK: CT Features of intraductal intrahepatic cholangiocarcinoma. AJR 2000;175:721-725.
56. Jarnagin WR, Fong Y, DeMatteo RP, et al: Staging, resectability, and outcome in 225 patients with hilar cholangiocarcinoma. Ann Surg 2001;234(4):507-517.
57. Robledo R, Muro A, Prieto ML: Extrahepatic bile duct carcinoma: US characteristics and accuracy in demonstration of tumors. Radiology 2000;198:869-873.
58. Hann LE, Greatrex KV, Bach AM, et al: Cholangiocarcinoma at the hepatic hilus: Sonographic findings. AJR 1997;168:985-989.
59. Choi BI, Lee JH, Han MC, et al: Hilar cholangiocarcinoma: Comparative study with sonography and CT. Radiology 1989;172:689-692.
60. Khalili K, Metser U, Wilson SR: Hilar biliary obstruction: Preliminary results with Levovist-enhanced sonography. AJR 2003;180(3):687-693.
61. Fried AM, Kreel L, Cosgrove DO: The hepatic interlobar fissure: Combined in vitro and in vivo study. AJR 1984;143(3):561-564.
62. Martin DF, Laasch HL: The biliary tract. In Grainger RG, Allison DJ (eds): Diagnostic Radiology: A Textbook of Medical Imaging, 4th ed. Churchill Livingstone, 2001, p 1277.
63. Stieber AC, Bauer JJ: Volvulus of the gallbladder. Am J Gastroenterol 1983;78:96-98.
64. Waisberg J, Pinto Junior PE, Gusson PR, et al: Agenesis of the gallbladder and cystic duct. Sao Paulo Med J 2002;120(6):192-194.
65. Kratzer W, Mason RA, Kachele V: Prevalence of gallstones in sonographic surveys worldwide. J Clin Ultrasound 1999;27(1):1-7.
66. Gore RM, Yaghmai V, Newmark GM, et al: Imaging benign and malignant disease of the gallbladder. Radiol Clin North Am 2002;40(6):1307-1323.
67. Naryshkin S, Trotman BW, Raffensperger EC: Milk of calcium bile. Evidence that gallbladder stasis is a key factor. Dig Dis Sci 1987;32(9):1051-1055.
68. Ko CW, Sekijima JH, Lee SP: Biliary sludge. Ann Intern Med 1999;130:301-311.
69. Trowbridge RL, Rutkowski NK, Shojania KG: Does this patient have acute cholecystitis? JAMA 2003;1;289(1):80-86.
70. Indar AA, Beckingham IJ: Acute cholecystitis. BMJ 2002;21;325(7365):639-643.
71. Shea JA, Berlin JA, Escarce JJ, et al: Revised estimates of diagnostic test sensitivity and specificity in suspected biliary tract disease. Arch Intern Med 1994;154:2573-2581.
72. Fidler J, Paulson EK, Layfield L: CT evaluation of acute cholecystitis: Findings and usefulness in diagnosis. AJR 1996;166:1085-1088.
73. Wilson SR: Gastrointestinal Disease (Sixth Series) test and syllabus. American College of Radiology, Reston, Va. In press.
74. Uggowitzer M, Kugler C, Schramayer G, et al: Sonography of acute cholecystitis: Comparison of color and power Doppler sonography in detecting a hypervascularized gallbladder wall. AJR 1997;168(3):707-712.
75. Simeone JF, Brink JA, Mueller PR, et al: The sonographic diagnosis of acute gangrenous cholecystitis: Importance of the Murphy sign. AJR 1989;152:289-290.
76. Sood BP, Kalra N, Gupta S, et al: Role of sonography in the diagnosis of gallbladder perforation. J Clin Ultrasound 2002;30(5):270-274.
77. Konno K, Ishida H, Naganuma H, et al: Emphysematous cholecystitis: Sonographic findings. Abdom Imaging 2002;27(2):191-195.
78. Ryu JK, Ryu KH, Kim KH: Clinical features of acute acalculous cholecystitis. J Clin Gastroenterol 2003;36(2):166-169.
79. Boland GW, Slater G, Lu DS, et al: Prevalence and significance of gallbladder abnormalities seen on sonography in intensive care unit patients. AJR 2000;174(4):973-977.
80. Helbich TH, Mallek R, Madl C, et al: Sonomorphology of the gallbladder in critically ill patients. Value of a scoring system and follow-up examinations. Acta Radiol 1997;38(1):129-134.
81. Ikematsu Y, Yamanouchi K, Nishiwaki Y, et al: Gallbladder volvulus: Experience of six consecutive cases at an institute. J Hepatobiliary Pancreat Surg 2000;7(6):606-609.
82. Schiller VL, Turner RR, Sarti DA: Color Doppler imaging of the gallbladder wall in acute cholecystitis: Sonographic-pathologic correlation. Abdom Imaging 1996;21:233-237.
83. Parra JA, Acinas O, Bueno J, et al: Xanthogranulomatous cholecystitis: Clinical, sonographic, and CT findings in 26 patients. AJR 2000;174:979-983.
84. Opatrny L: Porcelain gallbladder. AMAJ 2002;166(7):933.
85. Towfigh S, McFadden DW, Cortina GR, et al: Porcelain gallbladder is not associated with gallbladder carcinoma. Am Surg 2001;67:7-10.
86. Stephen AE, Berger DL: Carcinoma in the porcelain gallbladder: A relationship revisited. Surgery 2001;129(6):699-703.
87. Bilhartz LE: Acalculous cholecystitis, cholesterolosis, adenomyomatosis, and polyps of the gallbladder. In Feldman M, et al (eds): Sleisenger & Fordtran's Gastrointestinal and Liver Disease, 7th ed. Elsevier Science, 2002, pp 1123-1125.
88. Yoshimitsu K, Honda H, Aibe H, et al: Radiologic diagnosis of adenomyomatosis of the gallbladder: Comparative study among MRI, helical CT, and transabdominal US. J Comput Assist Tomogr 2001;25(6):843-850.

89. Csendes A, Burgos AM, Csendes P, et al: Late follow-up of polypoid lesions of the gallbladder smaller than 10 mm. Ann Surg 2001;234(5):657-660.
90. Levy AD, Murakata LA, Abbott RM, et al: From the archives of the AFIP. Benign tumors and tumorlike lesions of the gallbladder and extrahepatic bile ducts: Radiologic-pathologic correlation. Armed Forces Institute of Pathology. Radiographics 2002;22(2):387-413.
91. Mainprize KS, Gould SW, Gilbert JM: Surgical management of polypoid lesions of the gallbladder. Br J Surg 2000;87(4):414-417.
92. Hirooka Y, Naitoh Y, Goto H, et al: Differential diagnosis of gallbladder masses using colour Doppler ultrasonography. J Gastroenterol Hepatol 1996;11(9):840-846.
93. Bilhartz LE: Acalculous cholecystitis, cholesterolosis, adenomyomatosis, and polyps of the gallbladder. *In Feldman M, et al: (eds): Sleisenger & Fordtran's Gastrointestinal and Liver Disease, 7th ed. Elsevier Science, 2002, pp 1116-1130.
94. Sugiyama M, Atomi Y, Kuroda A, et al: Large cholesterol polyps of the gallbladder: Diagnosis by means of US and endoscopic US. Radiology 1995;196(2):493-497.
95. Maeyama R, Yamaguchi K, Noshiro H, et al: A large inflammatory polyp of the gallbladder masquerading as gallbladder carcinoma. J Gastroenterol 1998;33(5):770-774.
96. Holloway BJ, King DM: Ultrasound diagnosis of metastatic melanoma of the gallbladder. Br J Radiol 1997;70(839):1122-1125.
97. Levy AD, Murakata LA, Rohrmann CA, Jr: Gallbladder carcinoma: Radiologic-pathologic correlation. Radiographics 2001;21:295-314.
98. Curley SA: The Gallbladder. In Abeloff MD (ed): Clinical Oncology, 2nd ed. Churchill Livingstone, 2000, pp 1415-1420.
99. Bach AM, Loring LA, Hann LE, et al: Gallbladder cancer: Can ultrasonography evaluate extent of disease? J Ultrasound Med 1998;17:303-309.

7

O PÂNCREAS

Mostafa Atri / Paul W. Finnegan

SUMÁRIO DO CAPÍTULO

EMBRIOLOGIA
ANATOMIA
   Estruturas Adjacentes
      Trato Gastrointestinal, Ligamentos e Espaços Peritoneais
      Vasos
      Ducto Biliar Comum
ULTRA-SONOGRAFIA DO PÂNCREAS
   Cabeça
      Plano Transversal
      Plano Sagital
   Colo, Corpo e Cauda
      Plano Transversal
      Plano Sagital
   Ducto Pancreático
   Ecotextura do Pâncreas
   Dimensões
   Armadilhas e Variações do Normal
      Pâncreas
   Ducto Pancreático
   Ducto Biliar Comum Intrapancreático
   Aspectos Técnicos
      Preparo do Paciente
      Considerações Técnicas
      Ultra-sonografia do Pâncreas
ANOMALIAS CONGÊNITAS
   Agenesia
   Cistos Congênitos
   Fibrose Cística
   Pâncreas Divisum
   Síndrome de von Hippel-Lindau
PROCESSOS INFLAMATÓRIOS
   Pancreatite Aguda
      Ultra-sonografia
      Complicações
   Pancreatite Crônica
NEOPLASIAS
   Adenocarcinoma
      Ultra-sonografia
      Comparação dos Métodos de Imagem
      Diagnóstico Diferencial
   Neoplasias Císticas
      Ultra-sonografia
      Comparação dos Métodos de Imagem
      Diagnóstico Diferencial
   Tumores das Células das Ilhotas
   Tumores Funcionais
      Ultra-sonografia
      Comparação dos Métodos de Imagem
   Tumores Não-Células das Ihotas
PROCEDIMENTOS INVASIVOS GUIADOS PELA ULTRA-SONOGRAFIA
   Biópsia
   Pancreatografia Percutânea
ULTRA-SONOGRAFIA ENDOSCÓPICA

Até 1970, os exames de imagem do pâncreas estavam limitados à avaliação das estruturas circundantes ou de sua vascularização através da angiografia. Com o advento da ultra-sonografia, a visibilização do pâncreas tornou-se realidade. Desde então, outras modalidades de exame por imagem, tais como a tomografia computadorizada (TC) e a ressonância magnética (RM), tornaram possível o exame do parênquima pancreático. O desenvolvimento da tecnologia de fibra óptica permitiu aos médicos examinar o ducto pancreático através da colangiopancreatografia endoscópica retrógrada (CPER) e, mais recentemente, a utilização da ultra-sonografia de alta resolução através de ultra-sonografia endoscópica (USE). Apesar de a tomografia computadorizada desempenhar um papel importante na avaliação do pâncreas, a ultra-sonografia permanece sendo o exame pancreático mais fácil de se obter e o mais barato.

Apesar da variedade de processos patológicos que afetam o pâncreas, as principais tarefas do técnico em ultra-sonografia são distinguir um pâncreas normal de um anormal e diferenciar a pancreatite dos tumores malignos. Com o advento da biópsia de aspiração percutânea por agulha fina guiada pela ultra-sonografia, a exatidão na diferenciação entre a pancreatite e o carcinoma melhorou significativamente. O auxílio da ultra-sonografia também ajudou a promover os procedimentos percutâneos invasivos como uma alternativa ao tratamento cirúrgico de vários processos patológicos relacionados ao pâncreas.

EMBRIOLOGIA

O pâncreas primitivo consiste em um divertículo dorsal e um ventral.[1] O broto dorsal surge como um divertículo na região dorsal do duodeno, enquanto o ventral se origina como um divertículo comum com o ducto biliar comum primitivo (Fig. 7-1A). Na sexta semana de gestação, o divertículo ventral sofre uma rotação de 270°, ficando em uma posição pós-

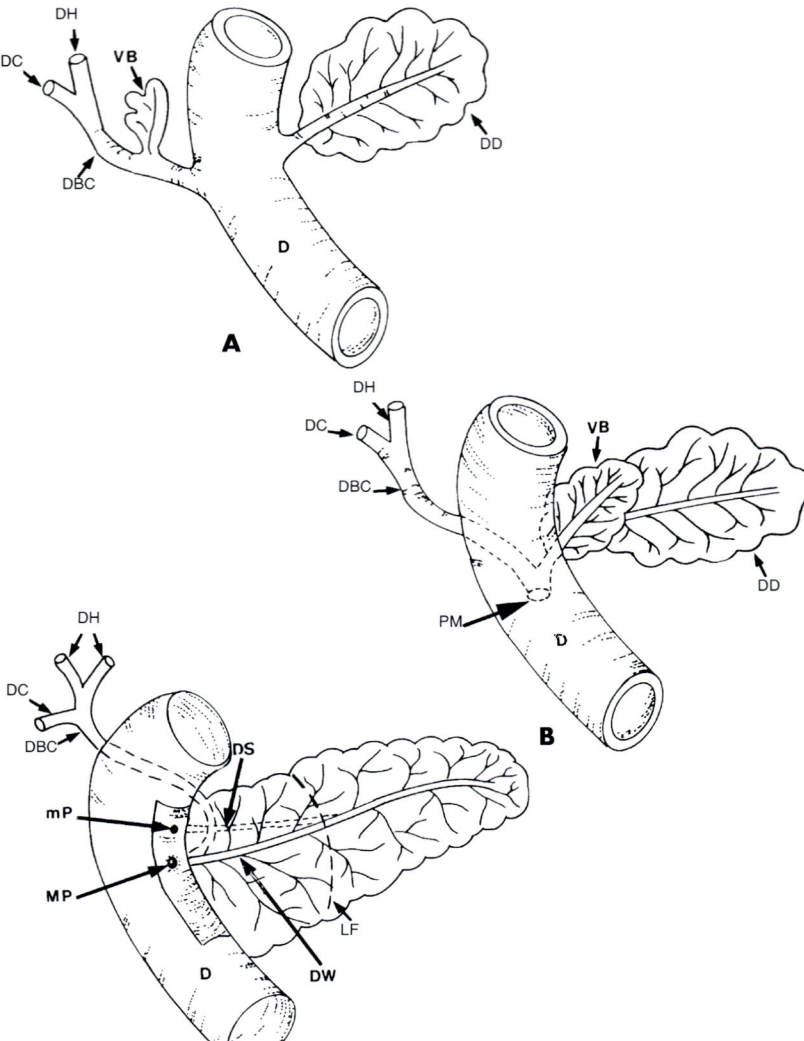

FIGURA 7-1. Estágios do desenvolvimento do pâncreas. A, Divertículos pancreáticos originais: ventral e dorsal. **B,** rotação de 270 graus do divertículo ventral. **C,** Fusão dos dois divertículos e formação do ducto pancreático final. DBC, ducto biliar comum; DC, ducto cístico; D, duodeno; DD, divertículo dorsal; DS, ducto de Santorini; DW, ducto de Wirsung; LF, linha de fusão; DH, ducto hepático; PP, papila principal; Pm, papila menor; DV, divertículo ventral.

tero-inferior ao dorsal (Fig. 7-1B). A fusão desses dois divertículos forma o pâncreas. O divertículo dorsal dá origem à porção cefálica da cabeça, ao colo, ao corpo e à cauda, enquanto a parte distal da cabeça e do processo uncinado se origina do divertículo ventral (Fig. 7-1C). Inicialmente, cada divertículo pancreático tem seu próprio ducto, que drena separadamente no duodeno, através de dois orifícios distintos, as papilas maior e menor. Após a fusão, o ducto ventral, na cabeça do duodeno, se anastomosa com a parte proximal do ducto dorsal, do corpo e da cauda para formar o ducto pancreático principal (**ducto de Wirsung**), que drena a maior parte do pâncreas (Fig. 7-1C). Esse ducto principal desemboca no duodeno através da papila maior, junto com o ducto biliar comum. O restante do ducto pancreático dorsal, chamado de ducto pancreático acessório (**ducto de Santorini**), desemboca no duodeno através da papila menor. Diversos graus de regressão afetando a porção terminal do ducto pancreático dorsal resultam em múltiplas variações anatômicas do ducto pancreático (Fig. 7-2).[2]

ANATOMIA

O pâncreas pode ser localizado pela ultra-sonografia identificando-se sua arquitetura parenquimatosa e os marcos anatômicos adjacentes. Sabe-se que o nível em que se encontra o pâncreas muda discretamente, de acordo com as fases da respiração. Demonstrou-se que na inspiração e expiração máximas ele se movimenta de 2 a 8 cm no eixo craniocaudal.[3] Deve-se levar em consideração esse movimento respiratório ao se fazer exames de imagem do pâncreas, especialmente durante a biópsia guiada pela ultra-sonografia.

O pâncreas é um órgão retroperitoneal, desprovido de cápsula, localizado no espaço pararrenal anterior, entre a curvatura do duodeno e o hilo esplênico, com um comprimento de 12,5 a 15 cm.[1] Ele pode ser dividido em cabeça, processo uncinado, colo, corpo e cauda (Fig. 7-3). Os vasos mesentéricos superiores passam posteriormente ao colo do pâncreas, marcando a divisão entre a cabeça e o corpo da glândula. O

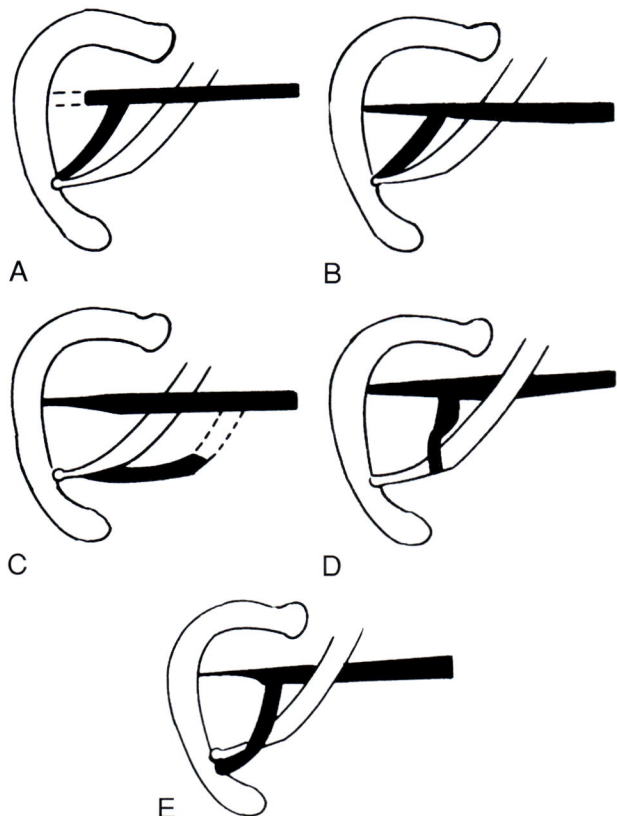

FIGURA 7-2. Variações da anatomia do ducto pancreático. A, Regressão completa do ducto de Santorini (40% a 50%). **B,** Persistência do ducto de Santorini (35%). **C,** Persistência dos ductos de Santorini e de Wirsung sem comunicação entre eles (5% a 10%). **D,** Comunicação entre os ductos de Santorini e de Wirsung, com o ducto de Wirsung desembocando no ducto biliar comum proximal à ampola hepatopancreática (5% a 10%). **E,** Ductos de Wirsung e biliar comum desembocando separadamente no duodeno, com persistência variável do ducto de Santorini (5%). (De Berman LG, Prior JT, Abramow SM, et al: A study of the pancreatic duct system in man by the use of vinyl acetate cases of postmortem preparations. Surg Gynecol Obstet 1960;110:391-403.)

processo uncinado representa a extensão medial da cabeça do pâncreas, localizando-se posteriormente aos vasos mesentéricos superiores. Não existe nenhum marco anatômico separando a cabeça da cauda.

O pâncreas possui tecidos exócrino e endócrino. O pâncreas exócrino constitui 80% do tecido pancreático, possuindo células ductais e acinares. As células das ilhotas de Langerhans representam somente 2% do tecido pancreático. Os 18% restantes são formados por estroma fibroso contendo vasos sanguíneos, nervos e vasos linfáticos.[4]

Estruturas Adjacentes

Trato Gastrointestinal, Ligamentos e Espaços Peritoneais

O antro do estômago localiza-se transversalmente à linha mediana, geralmente anterior ao pâncreas, enquanto o corpo do estômago é anterior à cauda do pâncreas. Entretanto, dependendo do tipo físico do paciente, o que pode afetar o formato e a disposição do estômago, o pâncreas pode se apresentar acima ou abaixo do estômago. A **curva do duodeno** é retroperitoneal, exceto pelo primeiro segmento, e envolve a cabeça do pâncreas.

O **mesocólon transverso** se insere posteriormente na face anterior da cabeça, corpo, e porção proximal da cauda do pâncreas e anteriormente no omento maior. No nível da cabeça do pâncreas, o mesocólon se insere na metade da distância entre as bordas superior e inferior; no corpo, ele se insere na borda do órgão, dividindo-o em porções supramesocólica e inframesocólica. O estômago, o omento e a retrocavidade dos epíplons encontram-se anteriormente à **porção supramesocólica** do pâncreas.[1]

O **omento menor**, formado por uma camada dupla de peritônio, estende-se do esôfago, curvatura menor do estômago, e primeira porção do duodeno, até a fissura para o ligamento redondo no fígado. O **omento maior**, que também possui duas camadas, pende da curvatura maior do estômago, inserindo-se no cólon transverso depois de dobrar-se sobre si mesmo. A retrocavidade dos epíplons é um espaço em potencial localizado entre o omento menor, omento maior e estômago, anteriormente, e o peritônio parietal, posteriormente. Dependendo da posição do estômago, diferentes partes dos omentos menor e maior, estômago e retrocavidade dos epíplons se relacionam com a porção anterior do pâncreas.[1] A **retrocavidade dos epíplons** normalmente encontra-se obliterada, parcial ou completamente, por adesões e, conseqüentemente, o estômago e os omentos maior e menor ficam em contato direto com a superfície anterior do pâncreas. As alças do jejuno, a junção duodenojejunal e a flexura esplênica do cólon encontram-se anteriormente ao pâncreas no **espaço inframesocólico**.[1] A extremidade da cauda do pâncreas é intraperitoneal, pois está envolvida pelo ligamento esplenorrenal.[1]

Vasos

Artérias. A **aorta abdominal** tem um trajeto posterior ao corpo do pâncreas. O **tronco celíaco** sai da junção entre a aorta e a borda superior do pâncreas, dividindo-se em artérias gástrica esquerda, hepática comum e esplênica. A artéria hepática comum continua para a direita, anteriormente, acima da cabeça do pâncreas. Na margem inferior do forame omental, a artéria hepática comum se divide em seus dois ramos terminais: as artérias hepática e gastroduodenal. A artéria hepática dirige-se superiormente, na direção do fígado, ao longo da borda livre do omento menor, anterior à veia porta e à esquerda do ducto biliar. Uma variante normal freqüente, presente em 25% da população, consiste na substituição parcial ou completa da artéria hepática, que se origina na porção lateral direita da artéria mesentérica superior. Essa artéria acessória geralmente está localizada entre a veia

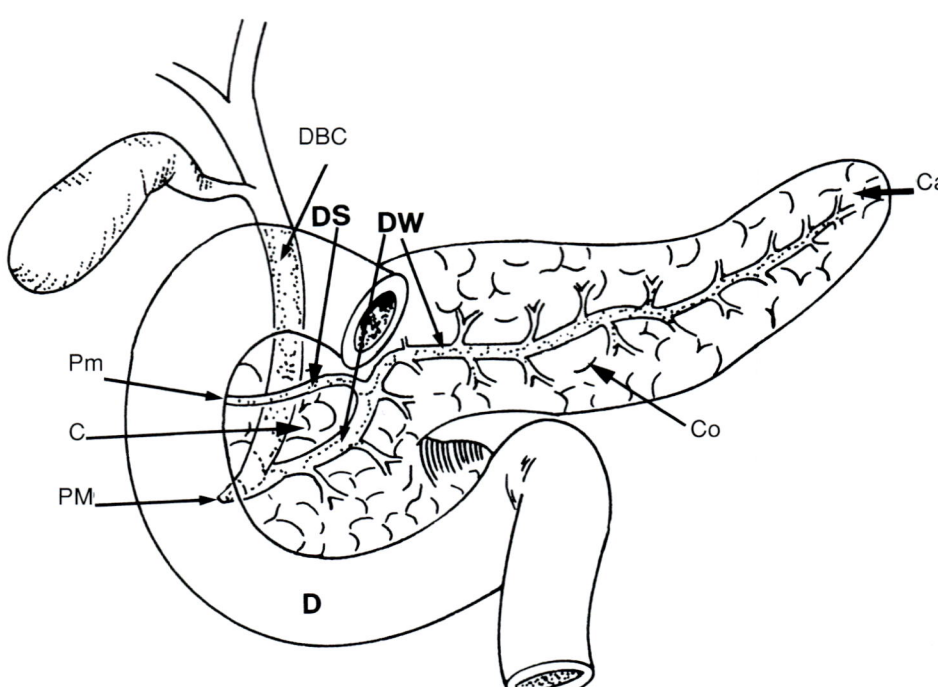

FIGURA 7-3. Representação esquemática do pâncreas, duodeno e ducto biliar. B, Corpo do pâncreas; DBC, ducto biliar comum; DS, ducto de Santorini; DW, ducto de Wirsung; C, cabeça do pâncreas; Pm, papila menor; PP, papila principal; Ca, cauda do pâncreas.

porta e a veia cava inferior, ao contrário da artéria hepática normal, que se localiza anteriormente à veia porta. A artéria gastroduodenal percorre uma pequena distância posterior à junção do piloro com a primeira porção do duodeno, em um sulco na margem superior do pâncreas, lateral ao colo da glândula. A seguir, ela fica anterior à cabeça do pâncreas, dividindo-se em seus ramos terminais, as artérias gastroepiplóica direita e pancreaticoduodenal superior.[1] A artéria esplênica apresenta um curso tortuoso ao longo da margem superior do corpo e da cauda do pâncreas. A **artéria mesentérica superior** sai da aorta abdominal logo abaixo da borda inferior do pâncreas, toma um curso descendente até o processo uncinado e a terceira porção do duodeno, onde entra no mesentério.

Veias. A **veia cava inferior** é posterior à cabeça do pâncreas. Dependendo do nível em que as veias renais desembocam na veia cava inferior, a veia renal esquerda pode apresentar um curso posterior à cabeça do pâncreas, mas geralmente é mais caudal.

A **veia esplênica** sai de sua origem, no hilo esplênico, dirigindo-se ao longo da porção póstero-inferior do pâncreas para se unir à **veia mesentérica superior**, que se encontra à direita da artéria mesentérica superior, dirigindo-se cefalicamente até a terceira porção do duodeno e o processo uncinado do pâncreas. A veia mesentérica superior e a veia esplênica se unem por trás do colo do pâncreas, dando origem à veia porta. A **veia porta** dirige-se superiormente até o hilo hepático, que está acima da cabeça do pâncreas.[1]

Ducto Biliar Comum

O ducto biliar comum passa, inferiormente, pela borda livre do omento menor, em direção do duodeno. Ele, então, cursa posteriormente à primeira porção do duodeno e à cabeça do pâncreas para ficar à direita do ducto pancreático principal, desembocando no duodeno através da ampola hepatopancreática, no topo da papila principal, depois de se unir ao ducto pancreático, formando um ducto comum (80%). Em 20% das pessoas, o ducto biliar comum possui sua própria ampola, mas ainda entra no duodeno pela papila principal.[5] Em seu curso por trás da cabeça do pâncreas, ele se localiza em um sulco na face posterior da glândula ou atravessa o parênquima pancreático.

ULTRA-SONOGRAFIA DO PÂNCREAS

Cabeça

Plano Transversal

A cabeça do pâncreas pode ser bem comprida, estendendo-se por vários centímetros. Sua aparência ultra-sonográfica varia entre a imagem mais cefálica e a mais caudal. A artéria hepática e o ducto biliar são vistos anteriormente à veia porta, **acima da cabeça do pâncreas**. O piloro, repleto de ar ou líquido, e a primeira porção do duodeno também podem ser vistos nesse nível. Podemos identificar duas estruturas na face lateral direita da **porção superior da cabeça do pân-**

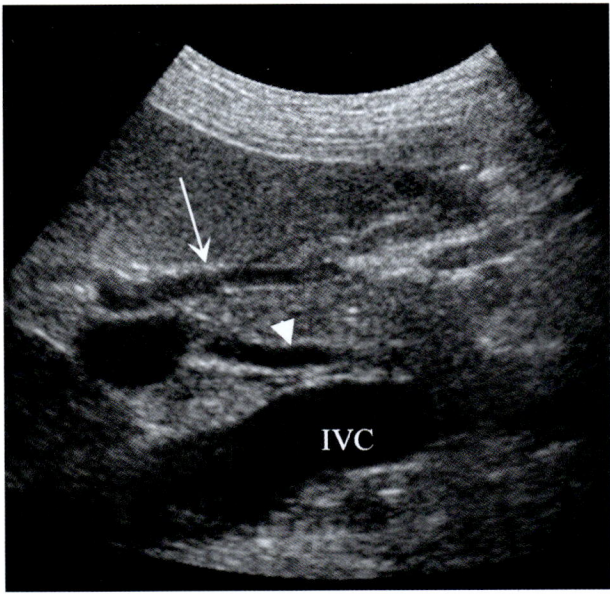 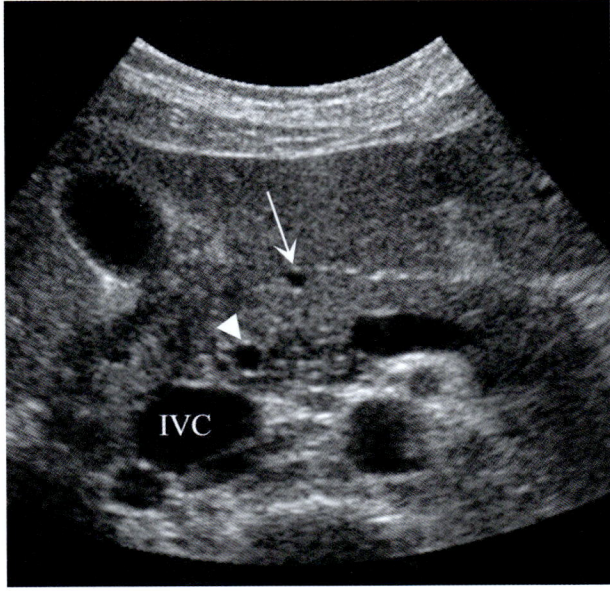

FIGURA 7-4. Aspecto normal da cabeça do pâncreas. Imagens **A,** sagital e **B,** transversal mostrando o pâncreas localizado anteriormente à veia cava inferior (IVC). São demonstradas duas estruturas tubulares intimamente relacionadas à cabeça do pâncreas, a artéria gastroduodenal (*seta*), localizada em sua margem ântero-lateral direita, e o ducto biliar comum (*cabeça de seta*), localizado em seu limite póstero-lateral direito. (Cortesia de Stephanie Wilson, M.D., University of Toronto, Ontário.)

creas, representando uma visão transversal da **artéria gastroduodenal**, anteriormente, e do **ducto biliar comum**, posteriormente (Fig. 7-4). Estas duas estruturas demarcam a porção lateral da cabeça do pâncreas, permitindo distingui-las do duodeno, que se localiza mais lateralmente. Entretanto, em algumas pessoas, a extensão lateral da cabeça do pâncreas ultrapassa a linha entre a artéria gastroduodenal e o ducto biliar comum.[6] Nesse nível, a extensão medial da cabeça do pâncreas se une com o colo da glândula. A veia cava inferior encontra-se posteriormente à cabeça do pâncreas. Entretanto, a relação entre o pâncreas, a veia cava inferior e aorta é variável, podendo este, ocasionalmente, estar deslocado para a esquerda desses vasos, especialmente em pacientes magros e naqueles em decúbito lateral esquerdo. O ducto pancreático principal e seus ramos podem ser vistos se estendendo obliquamente entre o colo do pâncreas, mais superior, e a segunda porção do duodeno, mais inferior, onde pode ou não se unir ao ducto biliar comum antes de entrar no duodeno. A **parte mais inferior** da porção medial da cabeça do pâncreas vai se afilando para formar o **processo uncinado**. A imagem transversal neste nível demonstra a veia mesentérica superior, à direita, e a artéria mesentérica superior, à esquerda, entre o processo uncinado e o colo do pâncreas. Freqüentemente a ultra-sonografia pode demonstrar a existência de uma artéria hepática substituta[7] saindo da face lateral direita da artéria mesentérica superior, dirigindo-se para o fígado entre a veia porta e a veia cava inferior (Fig. 7-5). **Abaixo da cabeça do pâncreas** pode ser vista a terceira porção do duodeno em um trajeto transversal da direita para a esquerda.

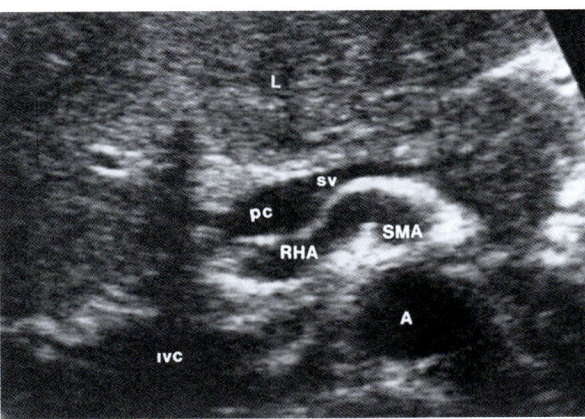

FIGURA 7-5. Artéria hepática acessória (RHA). Essa imagem transversal mostra uma artéria hepática acessória localizada entre a confluência portal (PC) e a veia cava inferior (IVC). A, aorta; L, fígado; SMA, artéria mesentérica superior; SV, veia esplê-

Plano Sagital

Lateralmente e à direita da cabeça do pâncreas, o duodeno projeta-se na direção craniocaudal. Em alguns pacientes, na face lateral da cabeça do pâncreas, pode-se ver a artéria gastroduodenal em um trajeto craniocaudal, anterior ao pâncreas, enquanto o ducto biliar comum apresenta um trajeto paralelo, porém mais posterior (Fig. 7-4A). Este último pode apresentar uma localização posterior ao pâncreas ou estar envolvido pela sua porção posterior. A terceira porção do duodeno é vista, nas imagens transversais, abaixo do pâncreas. Mais medialmente encontra-se a maior distância craniocaudal da cabeça da glândula. Neste nível, uma imagem longitudinal da veia porta revela sua posição acima da cabeça do pâncreas.

Colo, Corpo e Cauda

O colo do pâncreas fica entre a cabeça e o corpo, anterior à confluência venosa portal. Não existe nenhuma estrutura anatômica separando o corpo e a cauda do pâncreas, mas a borda lateral esquerda da coluna vertebral é um plano arbitrário usado para demarcar a divisão entre esses dois segmentos. O nível da cauda em relação ao corpo do pâncreas no plano horizontal varia, dependendo do tipo físico do paciente. Ela pode estar mais acima, no mesmo nível ou (raramente) mais abaixo do corpo.

Plano Transversal

O tronco celíaco localiza-se acima do corpo do pâncreas, apresentando uma bifurcação em forma de "Y", de onde saem as artérias hepática e esplênica (Fig. 7-6B). No **nível do colo**, a confluência das veias esplênica e mesentérica superior é posterior ao pâncreas. Mais lateralmente, a veia esplênica apresenta um trajeto posterior ao corpo e à cabeça do pâncreas. A porção abdominal da aorta é posterior à porção proximal do corpo da glândula. O curso da veia renal esquerda coloca-a entre a artéria mesentérica superior e a aorta, e posterior ao pâncreas, indo desembocar na veia cava inferior. O pólo superior do rim esquerdo e os vasos renais esquerdos também podem ser vistos posteriormente à cauda do pâncreas. Dependendo da localização do estômago, sua parede posterior pode ser vista à frente do pâncreas. **Abaixo** do pâncreas encontram-se a terceira e quarta porções do duodeno. Deve-se ter muito cuidado para não confundir um ramo jejunal desembocando na veia mesentérica superior como se fosse a veia esplênica. Na presença de trombose da veia esplênica, o ramo jejunal pode ser confundido com uma veia esplênica patente.

Plano Sagital

No nível do colo, a veia mesentérica superior é vista posteriormente ao pâncreas (Fig. 7-7A). O processo uncinado da cabeça localiza-se posteriormente à veia mesentérica. Uma visão longitudinal da aorta é identificada com o **corpo** do pâncreas entre o tronco celíaco e a artéria mesentérica superior (Fig. 7-7B). No nível do corpo e da cauda, o estômago posiciona-se anteriormente (Fig. 7-7C). Uma secção transversal da veia esplênica é vista posteriormente, enquanto uma secção transversal da artéria esplênica apresenta uma posição mais cranial. A terceira porção do duodeno aparece inferiormente. Usando-se o baço como uma janela acústica, a **cauda** do pâncreas ocasionalmente é visibilizada medialmente a esse órgão, tanto nos planos transversal quanto frontal (Fig. 7-7D). Quando o pâncreas é ecogênico, pode-se visibilizar uma estrutura com ecogenicidade distinta através do baço, representando a cauda.

Ducto Pancreático

O ducto pancreático normal é visto, ao menos parcialmente, em 86% dos pacientes.[8] No plano transversal ele é muito bem visibilizado na porção central do corpo, onde o ducto é perpendicular ao feixe de ultra-som. Dependendo da resolução do equipamento de ultra-sonografia, o tipo físico do paciente e o ângulo de insonação, o ducto pancreático é visto com uma estrutura única, linear (Fig. 7-8A) ou como duas linhas paralelas (Fig. 7-8B). Foi relatado que seu diâmetro interno médio no exame ultra-sonográfico é de 3 mm na cabeça, 2,1 mm no corpo e 1,6 mm na cauda.[9] As dimensões do ducto pancreático pela ultra-sonografia são menores do que as medidas obtidas através da colangiopancreatografia endoscópica retrógrada devido à magnificação causada pelos raios X e distensão acentuada do ducto.[10] Seu diâmetro aumenta com a idade, provavelmente devido à atrofia parenquimatosa. Apesar de ter sido relatado um diâmetro de 2 a 2,5 mm como limite superior normal,[8,10] na prática considera-se que o ducto esteja normal desde que as paredes mantenham seu curso paralelo e possam seguir o ducto por toda a extensão do duodeno. Também foi demonstrado que o diâmetro do ducto pancreático pode variar com o ciclo respiratório, alargando-se ao fim da inspiração.[11] Quando o ducto pancreático se torna alargado, seus ramos também podem estar alargados, podendo mimetizar cistos. Ocasionalmente, o ducto acessório de Santorini e alguns ramos normais do ducto pancreático principal podem ser identificados na cabeça do pâncreas. O calibre do ducto pancreático normal pode variar durante o exame (Fig. 7-8C e D).

Ecotextura do Pâncreas

O pâncreas normal é geralmente homogêneo. Comparado com o fígado normal, ele pode ser isoecóico ou, o que é mais comum, hiperecóico (Fig. 7-9). Às vezes ele pode apresentar um aspecto mosqueado. Seu contorno é distinto quando sua ecogenicidade é menor do que o tecido adiposo retroperitoneal adjacente. Normalmente ele apresenta um contorno liso, mas ocasionalmente podemos encontrar um contorno lobulado. Com o envelhecimento e a obesidade, o pâncreas se torna mais ecogênico devido à presença de **infiltração gordurosa**, podendo ser tão ecogênico quanto o tecido adiposo retroperitoneal em 35% dos casos.[12] A ecogenicidade aumentada resultante do excesso de gordura corporal é reversível.[12] A hiperecogenicidade pode ser responsável pela dificuldade em visibilizar o pâncreas, pois ele se confunde com o tecido adiposo retroperitoneal adjacente tornando impossível a identificação de seu contorno e avaliação de seu

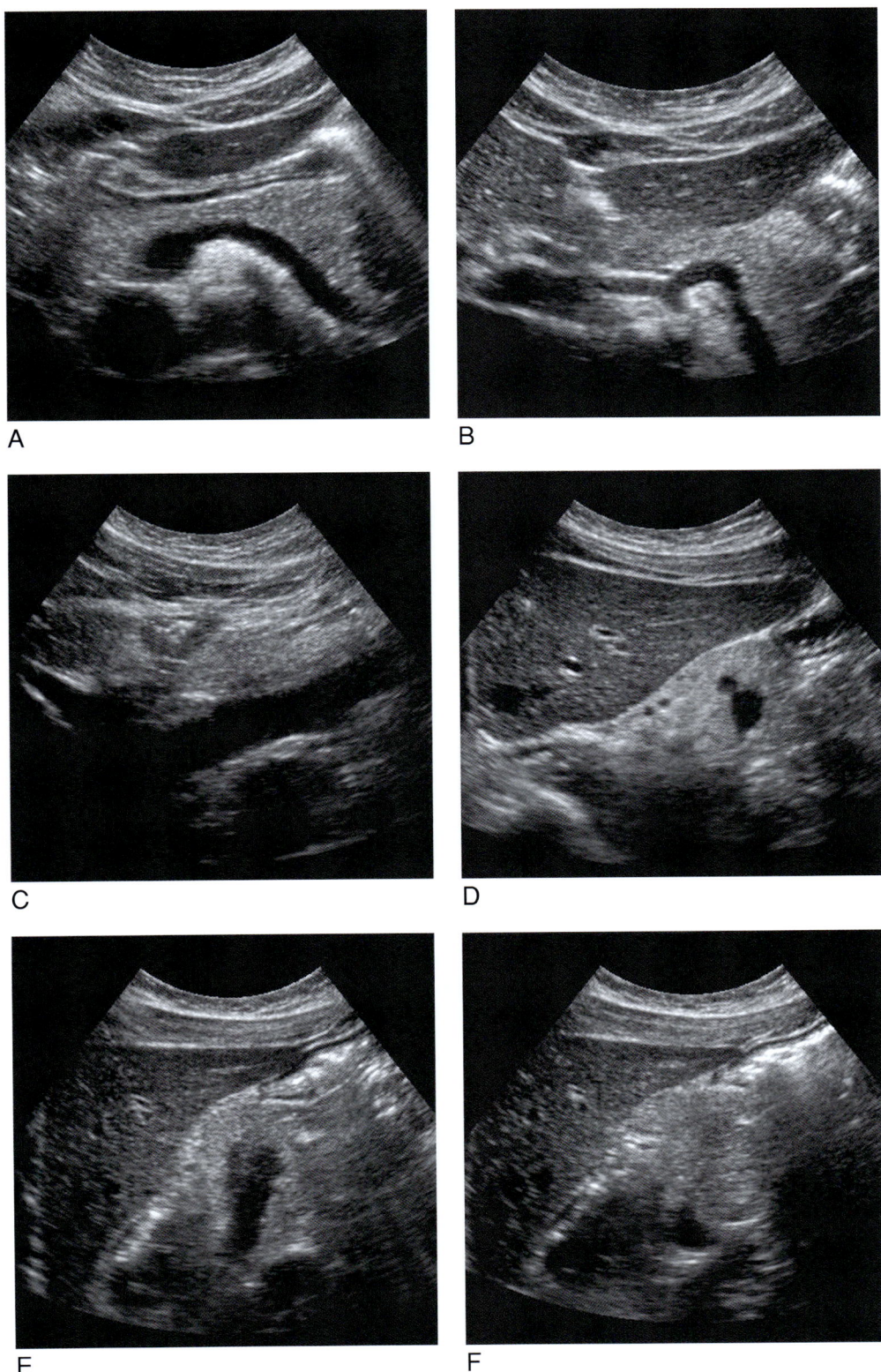

FIGURA 7-6. Ultra-sonografia normal do pâncreas. A, Imagem transversal mostrando o pâncreas e os pontos de referência vascular mais constantes – a veia esplênica e a confluência venosa portal. **B,** Corpo do pâncreas anterior aos ramos do tronco celíaco, os quais marcam o limite superior da glândula. **C,** Ultra-sonografia longitudinal paramediana direita mostrando a veia cava inferior. A cabeça do pâncreas descansa sobre a veia cava inferior. **D, E e F,** Imagens paramedianas feitas em seqüência, iniciando na linha média e aumentando a angulação progressivamente para a esquerda. **D,** A artéria e a veia esplênicas em um corte transversal. **E,** Corte longitudinal da veia esplênica. **F,** A cauda do pâncreas.

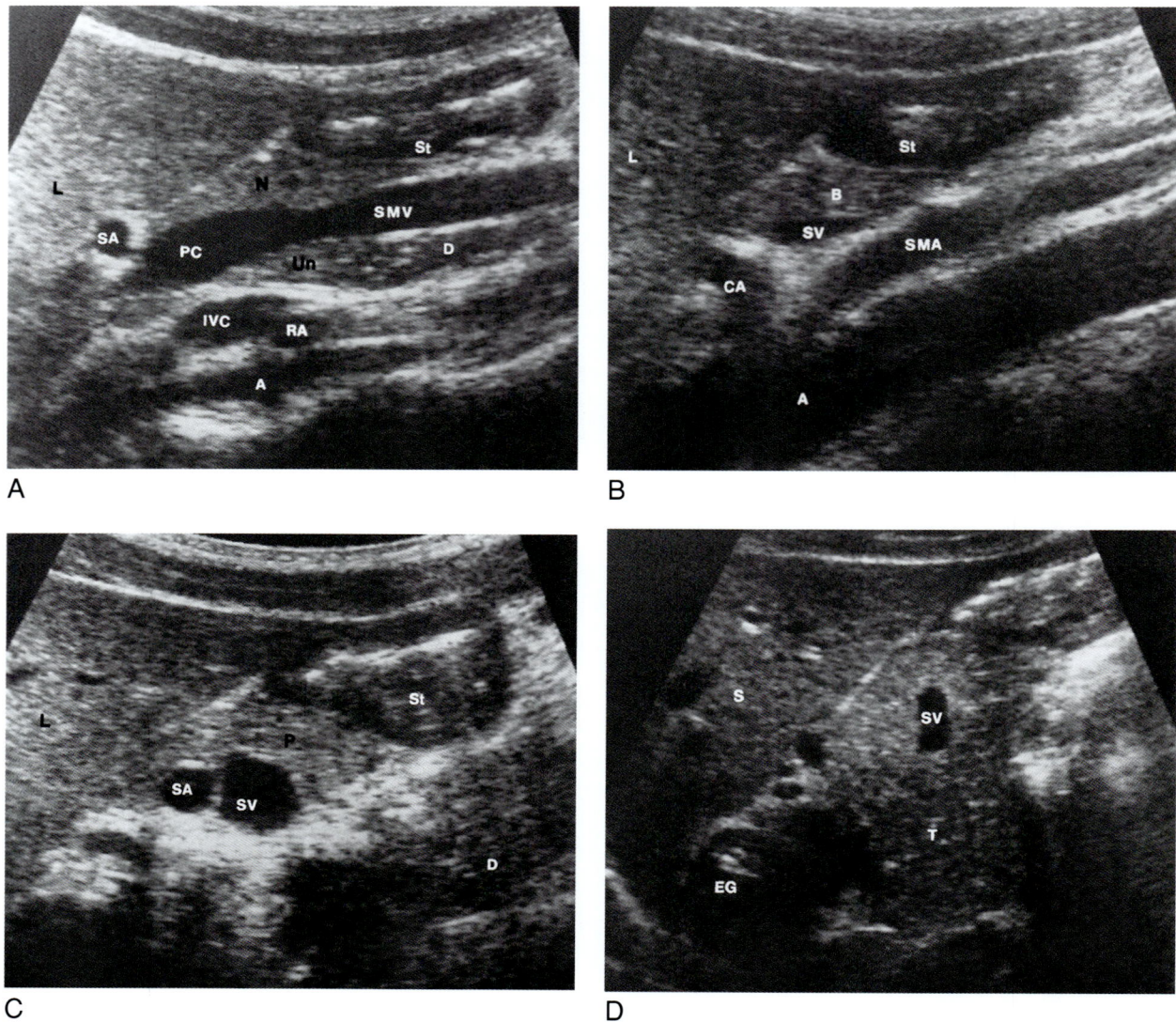

FIGURA 7-7. Colo, corpo e cauda do pâncreas, visão sagital. A, No nível do colo. **B,** Discretamente à esquerda do colo. **C,** No nível do corpo. **D,** No nível da cauda, no plano coronal visto através do baço. A veia esplênica (SV) aparece no meio da cauda do pâncreas devido à persistência de sua imagem. A, aorta; B, corpo do estômago; CA, artéria celíaca; D, terceira porção do duodeno; EG, junção esofagogástrica; IVC, veia cava inferior; L, fígado; N, colo do pâncreas; P, corpo do pâncreas; PC, confluência portal; RA, artéria renal direita; S, baço; SA, artéria esplênica; SMA, artéria mesentérica superior; SMV, veia mesentérica superior; St, estômago; T, cauda do pâncreas; Un, processo uncinado.

tamanho real. Nesses pacientes, a glândula só pode ser avaliada descrevendo-se a fossa pancreática usando os vasos como ponto de referência. Como o tamanho do pâncreas não pode ser avaliado nesses pacientes, não é possível excluir atrofia da glândula resultando em insuficiência pancreática.[13] Por outro lado, a presença de tecido adiposo retroperitoneal no leito do corpo e da cauda do pâncreas ausentes congenitamente ou atróficos pode mimetizar o tecido pancreático na ultra-sonografia. Nesses pacientes está indicada a tomografia computadorizada. As **causas de infiltração gordurosa do pâncreas** incluem envelhecimento, obesidade, pancreatite crônica, dieta deficiente, infecção virótica, tratamento com corticosteróide, fibrose cística, diabetes melito, pancreatite hereditária e obstrução causada por um cálculo ou um carcinoma pancreático.[13] Na pseudo-hipertrofia lipomatosa, o pâncreas apresenta um aumento acentuado resultante da substituição gordurosa.[14]

Dimensões

A cabeça do pâncreas normal geralmente apresenta as maiores dimensões, enquanto o colo apresenta as menores.[15] O corpo e a maior parte da cauda são discretamente menores do que a cabeça. Um estudo[16] demonstrou que a dimensão ântero-posterior da cabeça de uma glândula normal é de 2,2

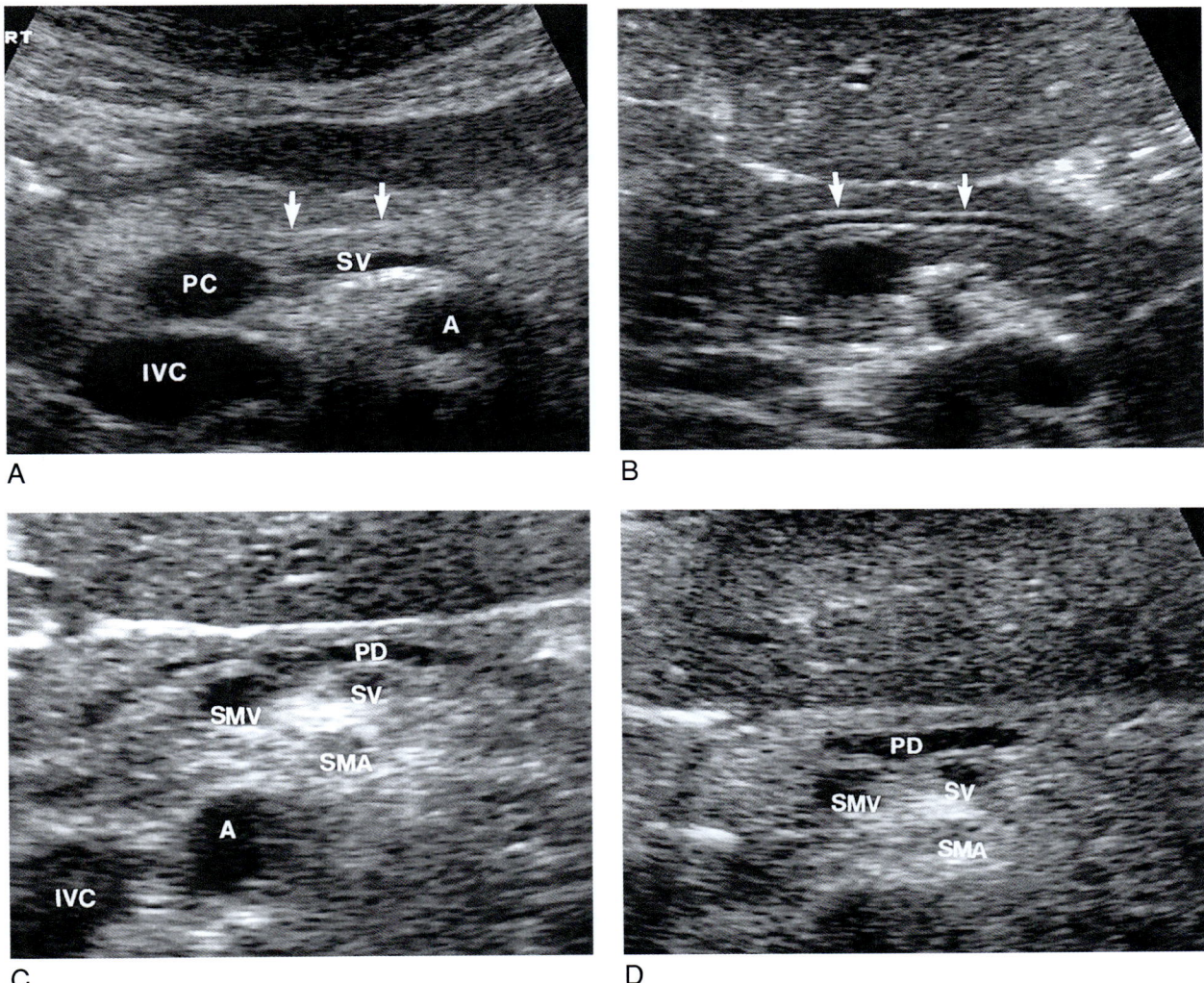

FIGURA 7-8. Ducto pancreático, imagem transversal. A, Ducto pancreático aparecendo como uma linha solitária (*setas*). **B,** Ducto pancreático aparecendo como duas linhas paralelas (*setas*). **C,** Ducto pancreático de pequeno calibre (PD). **D,** Mudança para um calibre maior durante o mesmo exame. A, aorta; IVC, veia cava inferior; PC, confluência portal; SMA, artéria mesentérica superior; SMV, veia mesentérica superior; SV, veia esplênica.

a 0,3 cm, enquanto o corpo mede de 1,8 a 0,3 cm. Foi relatada uma dimensão craniocaudal da cabeça de 2,01 a 0,39 cm, e do corpo de 1,18 a 0,36 cm.[15] Nos pacientes obesos, o pâncreas pode parecer maior, pois se confunde com o excesso de tecido adiposo retroperitoneal. Seu tamanho diminui com a idade.[17]

Armadilhas e Variações do Normal

Pâncreas

As estruturas que podem ser confundidas com o pâncreas ou com um processo patológico pancreático incluem:

- A **parte posterior (segmento 2)** do segmento lateral do lobo esquerdo do fígado, quando ele é menos ecogênico do que a parte anterior (segmento 3) devido à atenuação sonora causada pela presença do tecido adiposo perivascular
- O **processo papilar do lobo caudado,** quando está completamente separado do fígado
- A **terceira porção do duodeno,** quando está vazia e colapsada ou quando está cheia de líquido ecogênico (as camadas da parede intestinal e a peristalse ajudam na diferenciação)
- **Fibrose retroperitoneal**, quando é visibilizada como uma faixa na linha média (normalmente ocorre abaixo do pâncreas, entre a aorta e os vasos mesentéricos)
- **Rim em ferradura,** que geralmente é inferior e posterior aos vasos mesentéricos, contínuo com os rins e reniforme
- **Linfonodos,** que podem simular um pâncreas semelhante a uma faixa (a associação de linfadenopatia da cadeia aortocava, retrocava ou retroaórtica ajuda a diferenciá-los do pâncreas)
- **Veias colaterais intrapancreáticas** secundárias à trombose da veia porta, podendo mimetizar lesões císticas intrapancreáticas (Fig. 7-10)

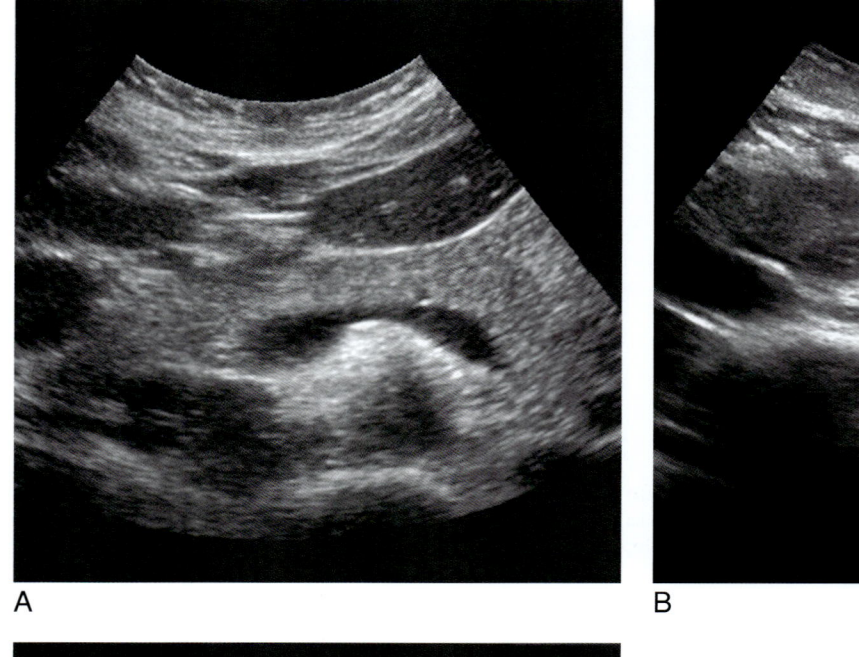
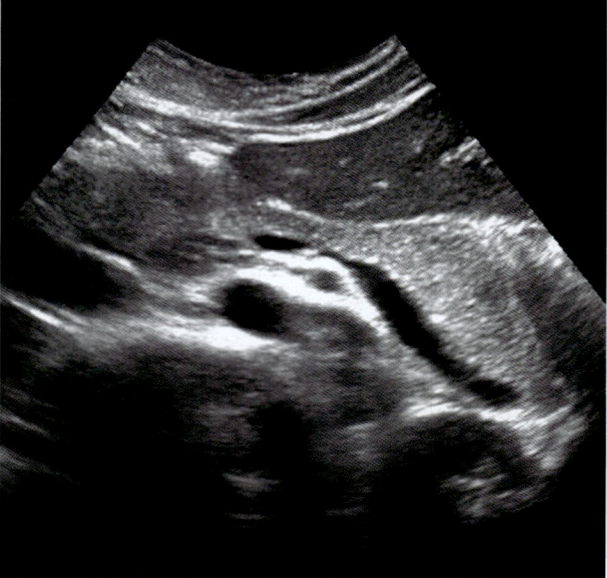
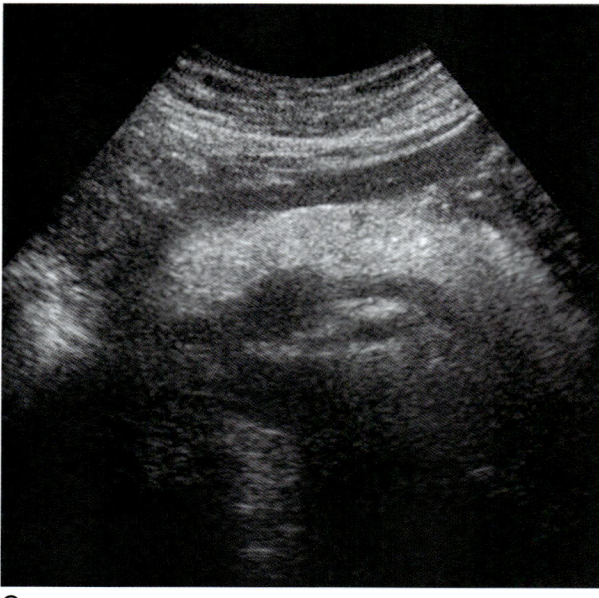

FIGURA 7-9. Variação normal na ecogenicidade pancreática. Normalmente o pâncreas é mais ecogênico do que o baço e o fígado, e o grau de ecogenicidade é variável. As figuras de **A** a **C** mostram diferentes graus de ecogenicidade do pâncreas.

A **face ventral embriológica da cabeça e do processo uncinado do pâncreas** pode apresentar áreas hipoecóicas em relação ao restante da glândula em alguns indivíduos (Fig. 7-11).[18-20] A distribuição da hipoecogenicidade e o aspecto geográfico, seus limites bem definidos em relação ao restante do órgão e a identificação dos ductos pancreático e biliar comum normais nesta região ajudam a distingui-la de um processo patológico.

Mostramos, pela correlação da ultra-sonografia com seu aspecto patológico *in vitro*, que essa área hipoecogênica corresponde a uma menor infiltração gordurosa do pâncreas ventral embriológico.[20] Na tomografia computadorizada, ela aparece como uma área de maior atenuação na porção ventral do pâncreas. Em nossa série, a prevalência desse achado foi de 54% nos espécimes de autópsia e de 22% na tomografia computadorizada. A prevalência desse achado *in vivo* na ultra-sonografia foi de 28,1% na série de Donald *et al.*[18] A tomografia computadorizada pode ou não mostrar uma área de alta densidade correspondendo à área de hipoecogenicidade da ultra-sonografia, possivelmente devido a uma discrepância na quantidade de tecido adiposo. Ocasionalmente podem ser visibilizadas áreas de degeneração gordurosa no pâncreas, aparecendo como nódulos hiper ou hipoecóicos.

Ducto Pancreático

Estruturas que podem ser confundidas com o ducto pancreático causando erros na interpretação do exame incluem

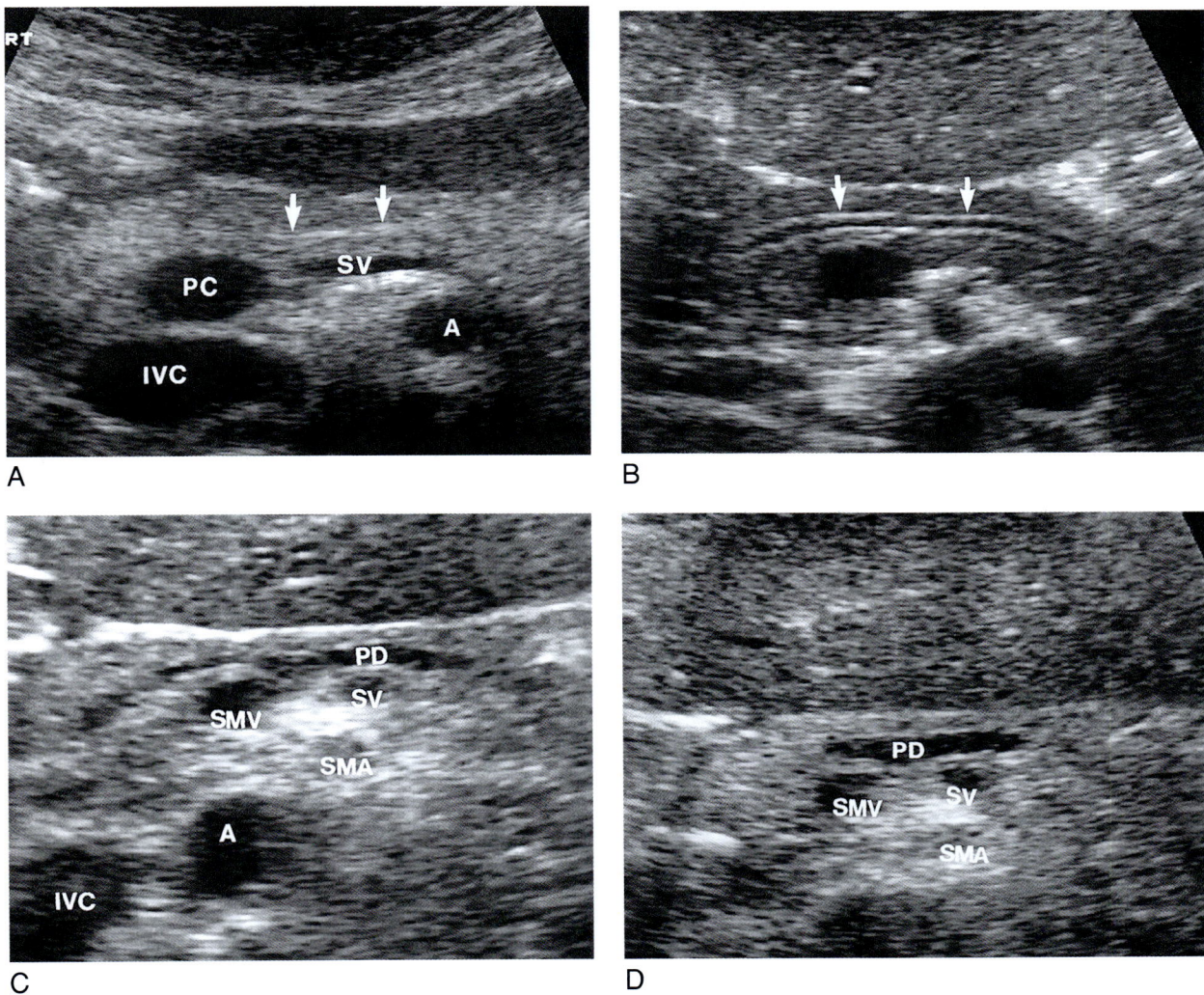

FIGURA 7-8. Ducto pancreático, imagem transversal. A, Ducto pancreático aparecendo como uma linha solitária (*setas*). **B,** Ducto pancreático aparecendo como duas linhas paralelas (*setas*). **C,** Ducto pancreático de pequeno calibre (PD). **D,** Mudança para um calibre maior durante o mesmo exame. A, aorta; IVC, veia cava inferior; PC, confluência portal; SMA, artéria mesentérica superior; SMV, veia mesentérica superior; SV, veia esplênica.

a 0,3 cm, enquanto o corpo mede de 1,8 a 0,3 cm. Foi relatada uma dimensão craniocaudal da cabeça de 2,01 a 0,39 cm, e do corpo de 1,18 a 0,36 cm.[15] Nos pacientes obesos, o pâncreas pode parecer maior, pois se confunde com o excesso de tecido adiposo retroperitoneal. Seu tamanho diminui com a idade.[17]

Armadilhas e Variações do Normal

Pâncreas

As estruturas que podem ser confundidas com o pâncreas ou com um processo patológico pancreático incluem:

- A **parte posterior (segmento 2)** do segmento lateral do lobo esquerdo do fígado, quando ele é menos ecogênico do que a parte anterior (segmento 3) devido à atenuação sonora causada pela presença do tecido adiposo perivascular
- O **processo papilar do lobo caudado,** quando está completamente separado do fígado
- A **terceira porção do duodeno,** quando está vazia e colapsada ou quando está cheia de líquido ecogênico (as camadas da parede intestinal e a peristalse ajudam na diferenciação)
- **Fibrose retroperitoneal**, quando é visibilizada como uma faixa na linha média (normalmente ocorre abaixo do pâncreas, entre a aorta e os vasos mesentéricos)
- **Rim em ferradura,** que geralmente é inferior e posterior aos vasos mesentéricos, contínuo com os rins e reniforme
- **Linfonodos**, que podem simular um pâncreas semelhante a uma faixa (a associação de linfadenopatia da cadeia aortocava, retrocava ou retroaórtica ajuda a diferenciá-los do pâncreas)
- **Veias colaterais intrapancreáticas** secundárias à trombose da veia porta, podendo mimetizar lesões císticas intrapancreáticas (Fig. 7-10)

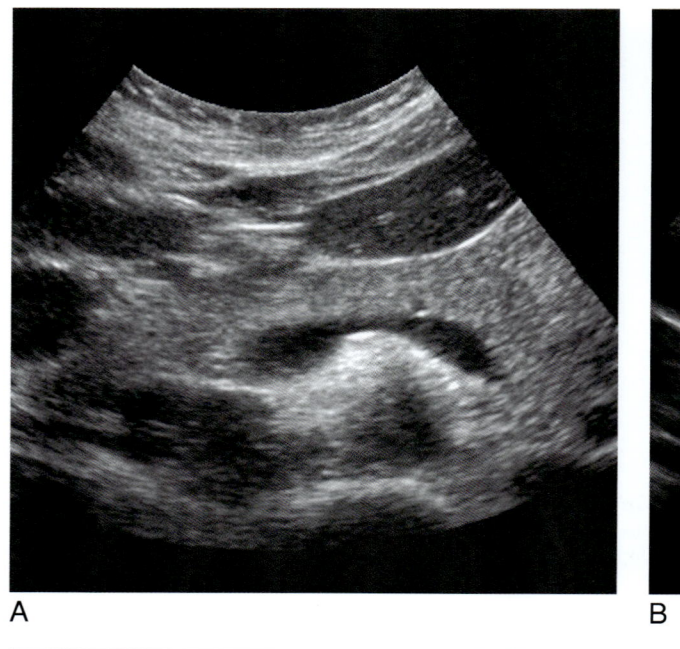

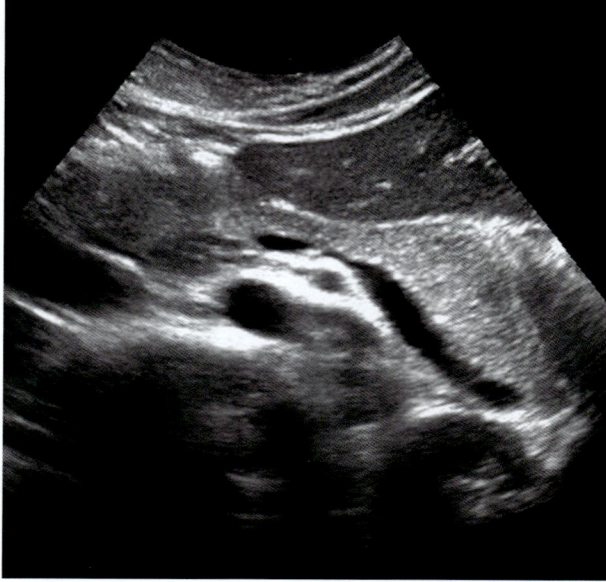

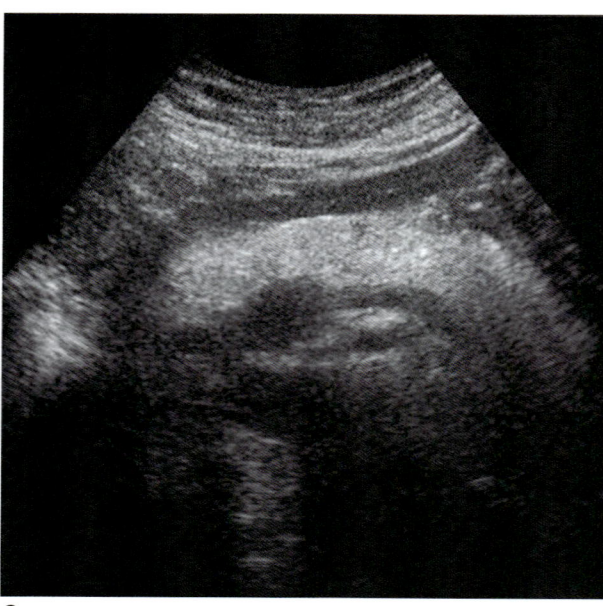

FIGURA 7-9. Variação normal na ecogenicidade pancreática. Normalmente o pâncreas é mais ecogênico do que o baço e o fígado, e o grau de ecogenicidade é variável. As figuras de **A** a **C** mostram diferentes graus de ecogenicidade do pâncreas.

A **face ventral embriológica da cabeça e do processo uncinado do pâncreas** pode apresentar áreas hipoecóicas em relação ao restante da glândula em alguns indivíduos (Fig. 7-11).[18-20] A distribuição da hipoecogenicidade e o aspecto geográfico, seus limites bem definidos em relação ao restante do órgão e a identificação dos ductos pancreático e biliar comum normais nesta região ajudam a distingui-la de um processo patológico.

Mostramos, pela correlação da ultra-sonografia com seu aspecto patológico *in vitro*, que essa área hipoecogênica corresponde a uma menor infiltração gordurosa do pâncreas ventral embriológico.[20] Na tomografia computadorizada, ela aparece como uma área de maior atenuação na porção ventral do pâncreas. Em nossa série, a prevalência desse achado foi de 54% nos espécimes de autópsia e de 22% na tomografia computadorizada. A prevalência desse achado *in vivo* na ultra-sonografia foi de 28,1% na série de Donald *et al.*[18] A tomografia computadorizada pode ou não mostrar uma área de alta densidade correspondendo à área de hipoecogenicidade da ultra-sonografia, possivelmente devido a uma discrepância na quantidade de tecido adiposo. Ocasionalmente podem ser visibilizadas áreas de degeneração gordurosa no pâncreas, aparecendo como nódulos hiper ou hipoecóicos.

Ducto Pancreático

Estruturas que podem ser confundidas com o ducto pancreático causando erros na interpretação do exame incluem

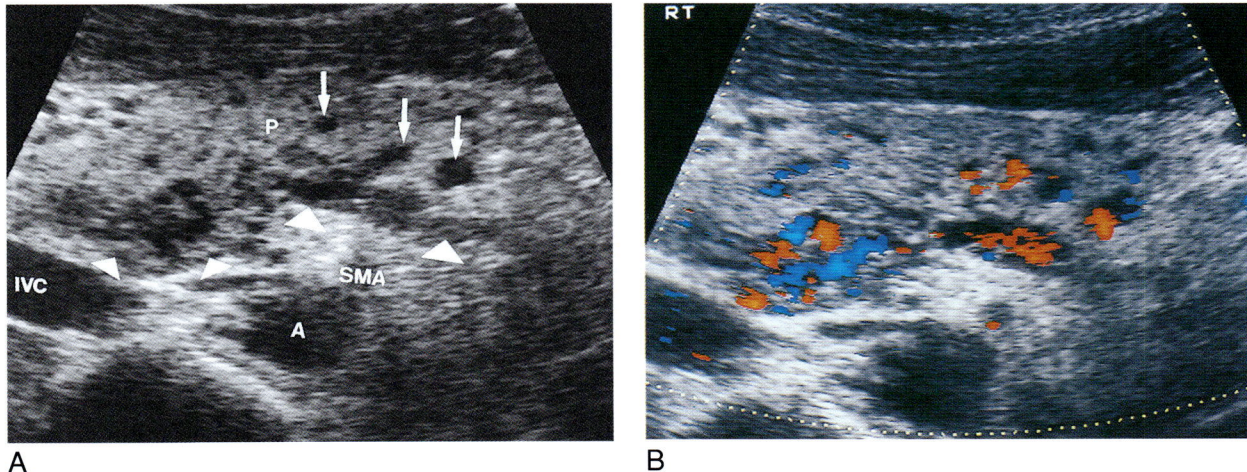

FIGURA 7-10. Armadilhas e variações do normal do pâncreas. Trombose da circulação esplenoportal em um paciente com carcinoma do pâncreas. Imagens transversais. **A,** Trombose da veia esplenoportal (*cabeças de seta*). Veias colaterais (*setas*) no pâncreas (P). A, aorta; SMA, artéria mesentérica superior; IVC, veia cava inferior. **B,** Doppler colorido do mesmo paciente mostrando fluxo nos espaços vasculares do pâncreas.

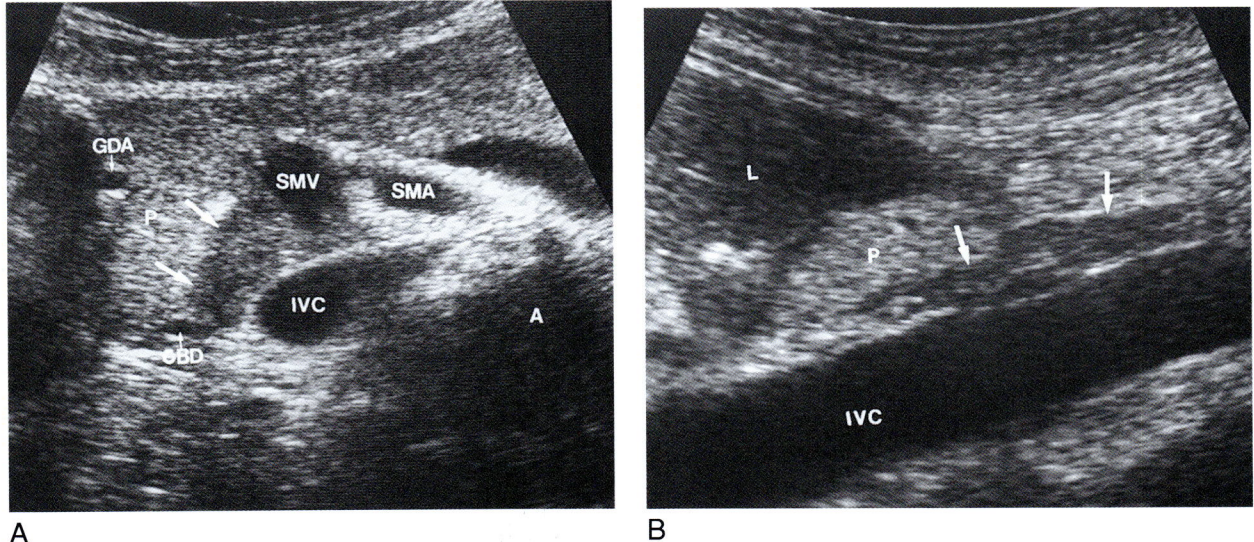

FIGURA 7-11. Aspecto ventral da cabeça do pâncreas hipoeóico. Imagens (**A**) transversal e (**B**) sagital mostrando área de hipoecogenicidade bem definida na região ventral embriológica da cabeça do pâncreas (*setas*). Repare no ducto biliar comum (CBD) normal. A, aorta; GDA, artéria gastroduodenal; IVC, veia cava inferior; L, fígado; P, pâncreas; SMA, artéria mesentérica superior; SMV, veia mesentérica superior.

as camadas da parede posterior do estômago e o contorno da veia esplênica. Elas não estão cercadas pelo parênquima pancreático, não estão localizadas no meio de um pâncreas visível e não estão direcionadas para a segunda porção do duodeno. Um ramo jejunal da veia mesentérica superior pode ter aparência e sentido semelhantes aos do ducto pancreático, pois pode estar cercado pelo tecido adiposo retroperitoneal, simulando o tecido pancreático na ultra-sonografia. Acompanhar os vasos até a veia mesentérica superior e fazer um Doppler pode ajudar a diferenciar uma estrutura vascular do ducto pancreático. Artefatos inerentes à tecnologia da ultra-sonografia, tais como a largura do feixe de ultra-som, podem causar a persistência da imagem de uma artéria esplênica tortuosa dentro do pâncreas e simular um ducto pancreático dilatado. Quando há uma atrofia pancreática importante causada pela obstrução do ducto, não existe tecido pancreático em torno do ducto, o que pode levar à conclusão errônea de que seja uma estrutura vascular. É mais provável que isto aconteça quando o pâncreas é muito anterior devido ao emagrecimento acentuado causado por um carcinoma pancreático. Em raras ocasiões, podem ser visibilizados ramos da veia porta na cabeça do pâncreas, o que pode ser confundido com o ducto pancreático. Vasos colaterais intrapancreáticos na presença de trombose da veia

> **ESTRUTURAS QUE PODEM SER CONFUN-DIDAS COM O PÂNCREAS OU COM UM PROCESSO PATOLÓGICO DO PÂNCREAS**
>
> - Porção posterior do segmento lateral do lobo esquerdo do fígado devido à atenuação do som pelo tecido adiposo perivascular
> - Processo papilar do lobo caudado quando se encontra totalmente separado do fígado
> - Terceira porção do duodeno colapsada ou repleta de líquido ecogênico
> - Fibrose retroperitoneal quando vista como uma faixa na linha média abaixo do pâncreas, entre a aorta e os vasos mesentéricos
> - Rim em ferradura geralmente inferior e posterior aos vasos mesentéricos
> - Linfonodos simulando um pâncreas semelhante a uma faixa
> - Veias colaterais intrapancreáticas secundárias à trombose da veia porta podem mimetizar lesões císticas no pâncreas (Fig. 7-10)
> - Aspecto ventral da cabeça e do processo uncinado podem ser hipoecóicos em relação ao restante do pâncreas (Fig. 7-11).

> **ESTRUTURAS QUE SÃO CONFUNDIDAS COM O DUCTO PANCREÁTICO**
>
> - Camadas da parede posterior do estômago e a veia esplênica
> - Ramo jejunal da veia mesentérica superior pode estar cercado pelo tecido adiposo retroperitoneal, simulando tecido pancreático
> - Persistência da imagem de uma artéria esplênica tortuosa dentro do pâncreas
> - Atrofia importante do pâncreas
>   - Interpretação errônea de uma estrutura vascular
> - Ramos venosos drenando para a veia porta
> - Veias colaterais intrapancreáticas
> - Ar no ducto pancreático
>   - Confundido com cálculo no ducto

porta podem ser confundidos com o ducto pancreático. O trajeto dessas estruturas e a documentação do fluxo pelo Doppler ajudam na diferenciação. Ar no ducto pancreático, geralmente secundário a pancreaticoenterostomia, pode ser confundido com cálculo intraductal.

Ducto Biliar Comum Intrapancreático

Ocasionalmente, uma veia pancreaticoduodenal póstero-superior é vista na direção craniocaudal da cabeça do pâncreas ao se unir à porção caudal da veia porta (Fig. 7-12). Foi relatado em um estudo que essa veia é paralela ao ducto biliar comum posteriormente em 98% dos casos e anteriormente em 2% deles.[21] Ela pode ser confundida com o ducto biliar comum.

Aspectos Técnicos

Preparo do Paciente

A avaliação do pâncreas geralmente é parte da ultra-sonografia da porção superior do abdome e está especialmente associada à avaliação do sistema biliar. Visto que a distensão adequada da vesícula biliar necessita do jejum, a ultra-sonografia do pâncreas tem sido feita, tradicionalmente, após um mínimo de 6 horas de jejum. Em teoria, o jejum também diminui a distensão da porção superior do trato gastrointestinal provocada por gases que podem interferir com a visibilização do pâncreas. Entretanto, a avaliação isolada do pâncreas em alguns pacientes parece ser possível após o jejum.[22]

Considerações Técnicas

Existem dois fatores principais que dificultam uma avaliação adequada do pâncreas: gordura e interferência dos gases gastrointestinais. Como o pâncreas é um órgão retroperitoneal, nos pacientes de maior porte ele é uma estrutura profunda, representando um desafio técnico especial, pois está coberto pelo trato gastrointestinal repleto de gases. Apresentamos a seguir os princípios de varredura utilizados no exame do pâncreas:

- Colocar a área a ser estudada na zona de foco do transdutor.
- Mudar o posicionamento do paciente para incluir imagens feitas com ele ereto, em posição supina, ambas as oblíquas, ambos os decúbitos e até mesmo em pronação, para deslocar as estruturas que contêm gases ou para transferir o gás de uma porção do trato gastrointestinal para outra. Ao ficar ereto, o estômago ou o cólon repleto de gás é afastado do pâncreas e o fígado é deslocado para baixo, tornando-se uma janela acústica. A posição ereta parece ser mais eficaz se utilizada no início do exame, pois a aerofagia causada pelas inspirações profundas durante o exame pode encher o estômago de gás.
- Além disso, manobras respiratórias, como prender a respiração na fase inspiratória ou expiratória e a manobra de Valsava, podem ser úteis. Para auxiliar na diferenciação entre o pâncreas e uma massa originária das estruturas adjacentes, deve-se avaliar a movimentação dessa massa em relação a essas estruturas durante a respiração. O pâncreas não é tão móvel quanto os órgãos intraperitoneais.[3]
- Finalmente, aumentar a distensão do estômago com líquido quando houver uma grande quantidade de gás interferindo com o exame ou quando o pâncreas não tiver sido visibilizado na posição ereta, pode facilitar a identificação desse órgão.

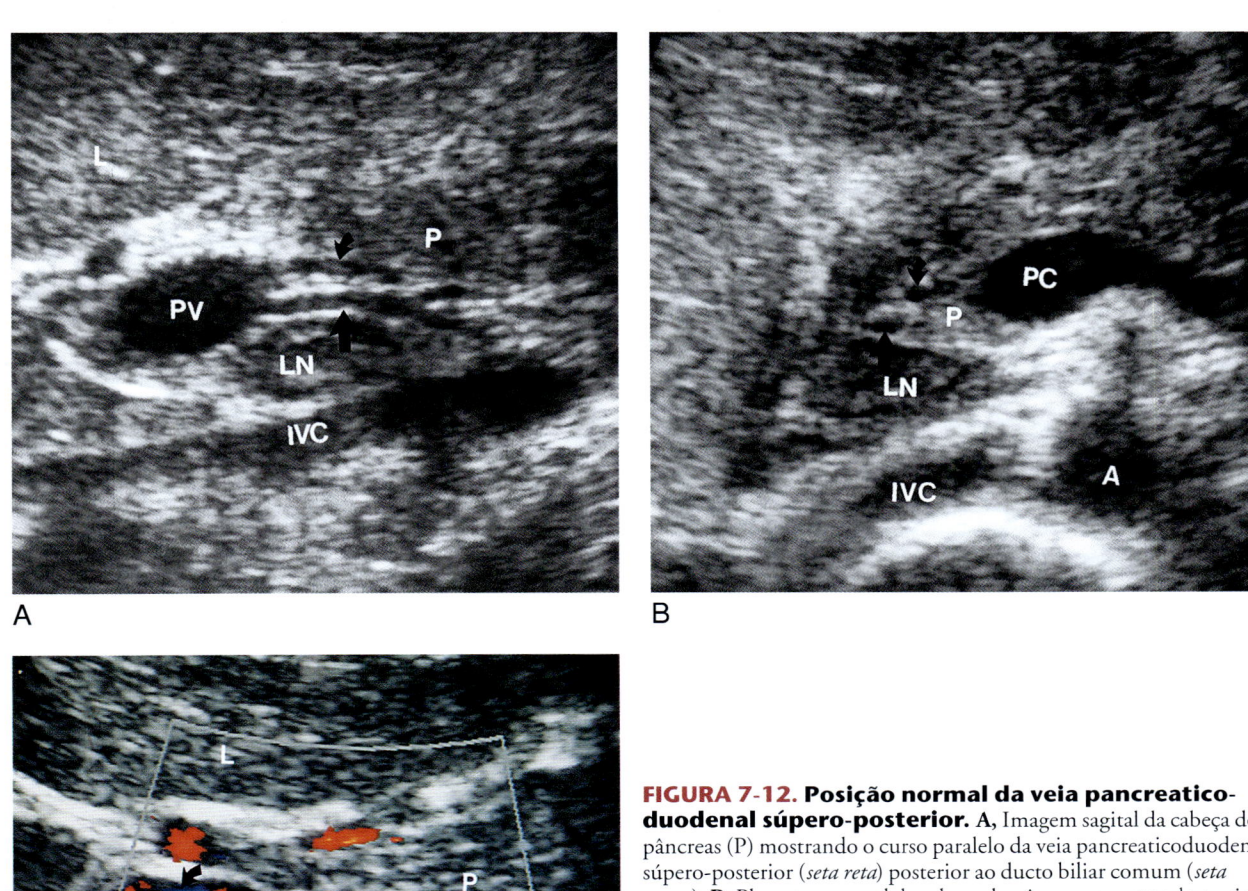

FIGURA 7-12. Posição normal da veia pancreaticoduodenal súpero-posterior. A, Imagem sagital da cabeça do pâncreas (P) mostrando o curso paralelo da veia pancreaticoduodenal súpero-posterior (*seta reta*) posterior ao ducto biliar comum (*seta curva*). **B,** Plano transversal da cabeça do pâncreas mostrando a veia pancreaticoduodenal súpero-posterior (*seta reta*) posterior ao ducto biliar comum (*seta curva*). **C,** Doppler colorido mostra a veia pancreaticoduodenal súpero-posterior (*seta reta*) unindo-se à porção caudal da veia cava inferior (*seta curva*). A, aorta; IVC, veia cava inferior; L, fígado; LN, linfonodo; P, pâncreas; PC, confluência portal; PV, veia porta. (Cortesia de R. H. Wachsberg, M.D., New Jersey Medical Center, Newark, NJ.)

Estão sendo desenvolvidos agentes de contraste orais para ultra-sonografia a fim de reduzir os artefatos causados pelos gases do trato gastrointestinal, o que pode auxiliar na visibilização do pâncreas.[23] Um estômago cheio de líquido fornece uma janela acústica, mobiliza o ar gástrico e age como um balão, deslocando inferiormente as alças repletas de ar do cólon e do intestino delgado. A ingestão de água não-ionizada através de um canudo minimiza a aerofagia. Alguns pesquisadores defendem o uso da duodenografia hipotônica com glucagon sem endoscopia para facilitar a visibilização da cabeça do pâncreas.[24] Por outro lado, alguns autores demonstraram que o uso de agentes como a metoclopramida, que aumenta a contratilidade gástrica e duodenal, pode melhorar a visibilização do pâncreas.[25] Na prática, entretanto, a ingestão de água é suficiente para a maioria dos pacientes, não havendo necessidade do uso de nenhuma medicação adicional. Foi demonstrado que é possível melhorar a visibilização da cauda do pâncreas usando a simeticona como um agente de contraste oral.[26] É possível a realização da ultra-sonografia do pâncreas nos pacientes submetidos a exames contrastados com bário da porção proximal do trato gastrointestinal enchendo-se o estômago com água 1 hora após o estudo contrastado, apresentando um resultado superior ao exame obtido imediatamente após aquele estudo ou 1 hora após, mas sem a utilização de água.[27]

Ultra-sonografia do Pâncreas

A ultra-sonografia do pâncreas deve ser feita, inicialmente, com o paciente ereto. São feitas varreduras transversais na linha média, abaixo do apêndice xifóide, usando-se os pontos de referência vasculares para identificar a região do pâncreas. Pode ser necessário posicionar o transdutor obliquamente para visibilizar a glândula em toda a sua extensão. Direcionar o transdutor cranial e inferiormente a partir do nível do corte longitudinal da veia esplênica parece ser suficiente para visibilizar toda a glândula na maioria dos pacientes.

Inicia-se a varredura sagital com o transdutor na linha média, abaixo do apêndice xifóide. O nível do pâncreas é facilmente localizado identificando-se a confluência espleno-portal. O movimento lateral do transdutor deve ser mínimo, já que incliná-lo para os lados é mais efetivo do que deslocá-lo lateralmente.

Usando-se o rim esquerdo como uma janela acústica pode-se visibilizar a cauda do pâncreas anterior ao pólo superior do rim na imagem coronal esquerda. Em alguns pacientes magros, a cauda do pâncreas também pode ser visibilizada através do baço usando-se a abordagem intercostal lateral esquerda no plano coronal. Ocasionalmente, a cabeça da glândula pode ser vista usando-se a abordagem lateral direita no plano coronal.

ANOMALIAS CONGÊNITAS

Agenesia

Já foi relatada a ausência congênita do corpo e cauda do pâncreas.[28] A porção que permanece, ou seja, a cabeça do pâncreas, apresenta hipertrofia compensatória. Ela deve ser diferenciada, através da tomografia computadorizada, da atrofia adquirida.

Cistos Congênitos

Acredita-se que os cistos pancreáticos verdadeiros, providos de cápsula revestida por um epitélio, sejam de origem congênita, representando um desenvolvimento anômalo dos ductos pancreáticos.[29] Múltiplos cistos congênitos, com tamanhos que variam de microscópico até 3 a 5 cm de diâmetro,[29] estão associados à doença cística do pâncreas, fígado, baço e rins (rim policístico do adulto). A síndrome de von Hippel-Lindau é outra entidade associada a múltiplos cistos pancreáticos verdadeiros.[29] Cistos pancreáticos congênitos solitários são raros, sendo geralmente vistos na infância.[30]

Fibrose Cística

A fibrose cística é caracterizada por secreções viscosas e disfunção de diversas glândulas, incluindo o pâncreas. Pode levar à insuficiência pancreática e a maioria dos pacientes apresenta sinais de disfunção pancreática exócrina. Quando o comprometimento é grave, o pâncreas se apresenta com tamanho reduzido, com fibrose acentuada, degeneração gordurosa e cistos secundários à obstrução dos pequenos ductos.[31]

A **manifestação ultra-sonográfica** mais comum é o aumento da ecogenicidade causado pela fibrose ou pela degene-

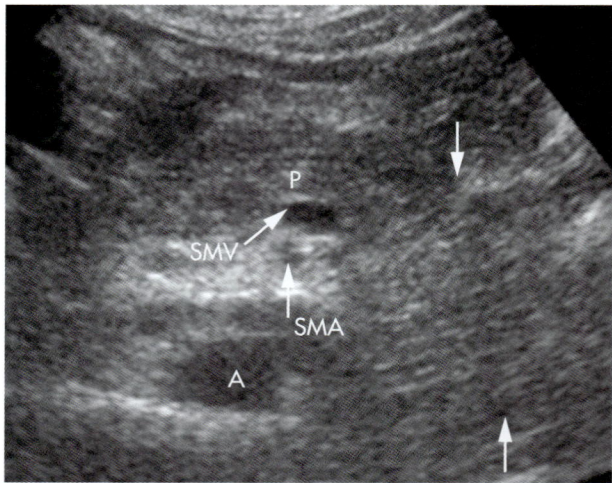

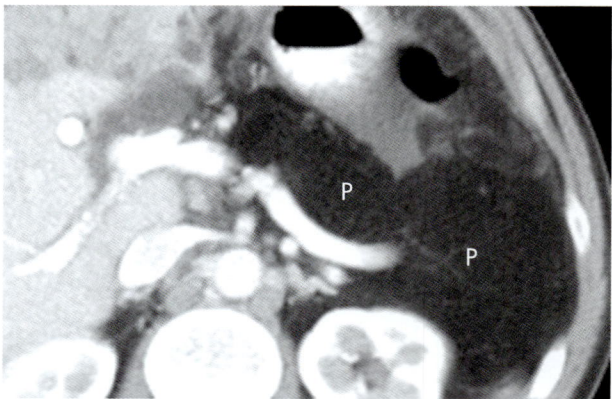

FIGURA 7-13. Fibrose cística do pâncreas. A, Ultra-sonografia transversal. **B,** Tomografia computadorizada axial contrastada mostra a cauda do pâncreas (P) (*seta*) ecogênica, pouco definida, com tamanho aumentado na ultra-sonografia que correspondia, na tomografia computadorizada, à substituição gordurosa total. A, aorta; SMA, artéria mesentérica superior; SMV, veia mesentérica superior.

ração gordurosa resultante da atrofia glandular (Fig. 7-13).[32,33] Em uma série, todos os pacientes apresentavam padrões ecográficos anormais no pâncreas quando comparados com uma população normal com as mesmas características etárias e de sexo.[34] O pâncreas pode ser pequeno,[34] mas isso só pode ser visto nos casos em que o pâncreas é menos ecogênico do que o tecido adiposo retroperitoneal adjacente. Se o tamanho do pâncreas estiver aumentado, isso indica a presença de pancreatite, o que geralmente está associado a um parênquima hipoecóico.[34] O ducto pancreático é menos visível nos pacientes com fibrose cística do que na população em geral.[35] Pequenos cistos, medindo de 1 a 3 mm, são vistos no exame patológico da glândula mas raramente identificados na ultra-sonografia.[34] Relatou-se a presença, na ultra-sonografia, de cistos maiores, individuais, com menos de 5 cm de diâmetro.[33] Cistose pancreática ou cistos múltiplos podem, raramente, substituir o parênquima pancreático. A biópsia de aspiração desses cistos revelou um nível elevado de amilase.[36]

Pâncreas Divisum

O pâncreas *divisum*, causado pela ausência de fusão dos divertículos pancreáticos dorsal e ventral, ocorre em 10% da população nos estudos patológicos.[37,38] A drenagem de todo o pâncreas dorsal é feita através da papila menor, e somente a porção ventral é drenada pela papila principal. A existência de uma predisposição à pancreatite nos pacientes com pâncreas *divisum* é controversa, mas pode estar relacionada ao fato de que a drenagem da maior parte da secreção pancreática é feita através do orifício relativamente estreito da papila menor. Em um grupo de pacientes com pancreatite idiopática recorrente, Cotton[38] relatou uma associação de 25,6% com o pâncreas *divisum*. O comprometimento do pâncreas pela pancreatite aguda geralmente é limitado à porção dorsal da glândula.[38] Entretanto, também já foi documentada a presença de pancreatite ventral isolada.[39] A persistência do ducto pancreático na cabeça do pâncreas pode ser identificada na ultra-sonografia, mas a presença ou ausência de comunicação com o ducto ventral é difícil de determinar. Proeminência acentuada do pâncreas ventral, sugerindo que essa parte da glândula foi preservada do acometimento pela pancreatite crônica, seria uma indicação de pâncreas *divisum*.[17]

Síndrome de von Hippel-Lindau

Cistos pancreáticos são uma ocorrência comum na síndrome de von Hippel-Lindau, sendo descritos em 72% das autópsias[38] e em 25% dos pacientes submetidos à ultra-sonografia.[40] Outras lesões associadas incluem os apudomas, adenomas microcísticos, adenocarcinoma das células ductais, carcinomas das células da ampola e hemangioblastomas.[41]

PROCESSOS INFLAMATÓRIOS

Pancreatite Aguda

O diagnóstico de pancreatite aguda geralmente é baseado nos achados clínicos e laboratoriais, sendo a melhor maneira de determinar a gravidade através dos critérios de Ranson[42] ou da Acute Physiology and Chronic Health Evaluation (APACHE) II.[43] Os exames radiológicos são úteis nos pacientes que apresentam uma história ou achados clínicos confusos. O papel da ultra-sonografia está na detecção de litíase na vesícula biliar ou no ducto biliar comum, investigação de possíveis complicações, como a presença de líquido peripancreático, no acompanhamento das complicações secundárias à pancreatite aguda e como guia nos procedimentos invasivos. A utilidade da ultra-sonografia na investigação inicial da pancreatite aguda ou no trauma pancreático é limitada,[44] enquanto a tomografia computadorizada tem se mostrado muito eficaz para prever as conseqüências da inflamação da pancreatite aguda e para detectar necrose e fratura do pâncreas.[45,46]

As alterações patológicas na pancreatite aguda dependem da gravidade da doença. As formas leves apresentam edema intersticial limitado à glândula com pouca ou nenhuma inflamação peripancreática. Apesar de a necrose parenquimatosa não ser macroscopicamente visível, ocasionalmente podem ser encontrados pequenos focos de necrose de células acinares. A necrose do tecido adiposo intra e peripancreático é comum. A inflamação está associada ao extravasamento de enzimas para os tecidos adjacentes. Os casos mais graves apresentam necrose do tecido adiposo, necrose parenquimatosa e necrose dos vasos sangüíneos levando à hemorragia e agravamento das alterações inflamatórias peripancreáticas após 1 a 2 dias.[47] Se o paciente sobreviver, o tecido necrótico é substituído por fibrose parenquimatosa ou do estroma difusa ou localizada, calcificações e dilatação irregular dos ductos. Pseudocistos podem se formar devido ao acúmulo de líquido rico em enzimas e restos necróticos confinados por uma cápsula não-epitelial de tecido conjuntivo.[29]

As causas da pancreatite aguda são numerosas; entretanto, os fatores fisiopatológicos exatos ainda precisam ser elucidados. As causas congênitas incluem a pancreatite hereditária e a compressão causada por um cisto congênito no colédoco. O papel do pâncreas *divisum* como fator predisponente da pancreatite é controverso, pois alguns estudos mostram um aumento da incidência,[38] enquanto outros não mostram nenhuma alteração na sua incidência.[48] Condições adquiridas, como o alcoolismo e os cálculos biliares, são responsáveis pela maioria dos casos. O trauma e outras entidades menos comuns também podem causar pancreatite aguda.[49]

CAUSAS DE PANCREATITE AGUDA

Doença do trato biliar
Alcoolismo
Úlcera péptica
Trauma, cirurgia (cirurgia com derivação cardiopulmonar), choque hipotensivo
Gravidez
Hiperlipoproteinemias (tipos I, IV e V)
Hipercalcemia (primária e secundária, hiperparatireoidismo, mieloma múltiplo)
Medicamentos (azatioprina, estrogênios, corticosteróides e tiazidas)
Pancreatite hereditária, pancreatite idiopática fibrosante
Agentes infecciosos (caxumba, *Ascaris*, *Campylobacter*, *Mycoplasma* e doença hidatiforme)
Álcool metílico, L-asparaginase
Picada de escorpião
Carcinoma do pâncreas (primário e metastático); obstrução ductal por tumor
Colangiopancreatografia retrógrada endoscópica, endoscopia digestiva alta, drenagem percutânea transepática do trato biliar
Após transplantes
Legionelose

Modificado com permissão de Goekas MC: Etiology and pathogenesis of acute pancreatic inflammation: Acute pancreatitis. Ann Intern Med 1985;103:86-100.

Como a história natural da pancreatite aguda é variável, os exames ultra-sonográficos em série desempenham um papel muito importante na monitorização do processo inflamatório do pâncreas após a crise inicial. O processo pode seguir vários rumos: resolução, formação de pseudocisto e pancreatite crônica. Nos casos de pancreatite leve ou de doença autolimitada, a ecotextura e o tamanho da glândula freqüentemente retornam ao normal. A doença mais grave pode resultar em aumento da ecogenicidade, que pode ser homogênea e acompanhada de áreas hiperecóicas, distribuídas ao acaso, refletindo calcificações diminutas (geralmente sem sombreamento acústico), ou heterogênea, com aspecto mosqueado. Essas alterações refletem a cicatrização do pâncreas com fibrose acompanhada de áreas de calcificação ao longo do ducto pancreático principal ou nos seus ramos.

A formação do **pseudocisto** é uma tentativa do corpo de aprisionar as secreções pancreáticas para evitar uma maior digestão do tecido peripancreático ou outras estruturas. Muitas vezes os pacientes se sentem melhor quando é formado o pseudocisto, pois ele age como um cordão de isolamento, cercando o processo inflamatório.

A pancreatite crônica geralmente é o resultado de várias crises de pancreatite aguda. Essa condição é progressiva, apresentando destruição indolente e fibrose do órgão, levando à insuficiência exócrina e endócrina da glândula.

Ultra-sonografia

Os **achados ultra-sonográficos da pancreatite aguda** podem ser classificados pela sua distribuição (focal ou difusa) e gravidade (leve, moderada e grave).[50] Nos casos de pancreatite leve, a ultra-sonografia pode ser negativa. Porém, o exame pode encontrar a causa da pancreatite, como a coledocolitíase, ou um diagnóstico alternativo nos casos duvidosos. A pancreatite leve é uma doença autolimitada que responde ao tratamento conservador. Nos casos mais graves, a tomografia computadorizada é o exame de escolha para identificar necrose parenquimatosa e envolvimento extraparenquimatoso, pois o íleo paralítico que acompanha esses casos dificulta a visibilização ultra-sonográfica.[51] As condições técnicas para a realização de uma ultra-sonografia melhoram 48 horas após o início do episódio agudo com a resolução do íleo paralítico.[50] Podem ser detectadas complicações, como **massa inflamatória**, **hemorragia**, **coleções de líquido intra e extrapancreático** e **formação de pseudocisto**. A ultra-sonografia pode diferenciar as massas inflamatórias das coleções líquidas, e pode ser usada para guiar a aspiração por agulha que ajuda a diferenciar as massas inflamatórias infectadas ou não dos pseudocistos.

A **pancreatite focal**, que se apresenta como um aumento isoecóico ou hipoecóico localizado do pâncreas, sem manifestações extrapancreáticas, representa um dilema para o examinador. Essa condição normalmente afeta a cabeça do pâncreas (Fig. 7-14).[52] Esses pacientes geralmente são alcoólatras com história prévia de pancreatite ou dor. Isso sugere que a pancreatite focal tende a ocorrer associada a um quadro de pancreatite crônica.[52] Pode ser difícil diferenciá-la de uma neoplasia, pois as duas condições se apresentam como uma massa hipoecóica focal na ultra-sonografia. Se a amilase sérica for normal, é mais provável que a massa represente uma neoplasia. Se o paciente apresenta sinais e sintomas graves, é mais provável que a hipogenicidade focal seja causada pela pancreatite e não por um tumor. A presença de calcificação na massa e de alterações ductais fora da área de aumento localizado na colangiopancreatografia retrógrada endoscópica (sugestivas de pancreatite crônica) também favorece o diagnóstico de uma massa inflamatória.[52] A identificação de um ducto biliar comum ou ducto pancreático com diminuição progressiva do calibre é sugestiva de pancreatite focal. Além disso, ultra-sonografias seriadas feitas durante o tratamento podem diferenciar a pancreatite focal de um tumor. A ultra-sonografia endoscópica pode gerar imagens do pâncreas com uma melhor resolução, mostrando aspectos parenquimatosos sugestivos de pancreatite crônica.[53-54] A tomografia computadorizada também pode ser útil, mostrando a inflamação dos tecidos moles peripancreáticos (Fig. 7-14C). A biópsia percutânea deve ser realizada nos pacientes cujo diagnóstico permanece duvidoso, mas sempre lembrando que uma biópsia negativa não exclui a possibilidade de câncer. A pancreatite focal também pode ser causada por um processo inflamatório adjacente, como uma úlcera péptica perfurante (Fig. 7-15).

Na **pancreatite difusa**, o pâncreas aumenta de tamanho e torna-se progressivamente menos ecogênico em relação ao fígado (Fig. 7-16). A avaliação comparativa da ecogenicidade pancreática pode ser difícil devido à presença de esteatose hepática induzida pelo álcool em uma percentagem significativa desses pacientes. Conseqüentemente, a comparação da ecogenicidade do pâncreas com a do fígado pode não ser muito útil. Na pancreatite aguda leve a ultra-sonografia mostra um pâncreas normal na presença de achados clínicos e laboratoriais anormais. Com a piora do quadro, a redução da ecogenicidade e o aumento do tamanho da glândula são mais evidentes, resultantes do aumento do fluido intersticial devido à inflamação. O pâncreas pode ter uma aparência heterogênea (Fig. 7-17). O ducto pancreático pode estar comprimido ou dilatado. A dilatação ductal geralmente é causada por uma inflamação pancreática focal a montante do ducto pancreático dilatado. Raramente outra causa de obstrução do ducto, tal como um cálculo, tumor ou ascaridíase, pode ser detectada pela ultra-sonografia transcutânea ou endoscópica.[55]

A diferenciação entre pancreatite necrótica e não-necrótica não pode ser feita pela ultra-sonografia, mas é evidente na tomografia computadorizada (Fig. 7-18). A hemorragia focal é detectada como uma massa ecogênica localizada. Quando a inflamação pancreática aguda assume um aspecto semelhante a uma massa e é acompanhada de sintomas e sinais clínicos graves, a expressão ***massa inflamatória*** pode ser empregada (Fig. 7-17). Nesses casos, recomenda-se o tratamento conservador e a realização de ultra-sonografias em série, pois a maioria das massas inflamatórias apresenta resolução sem necessidade de intervenção.[56]

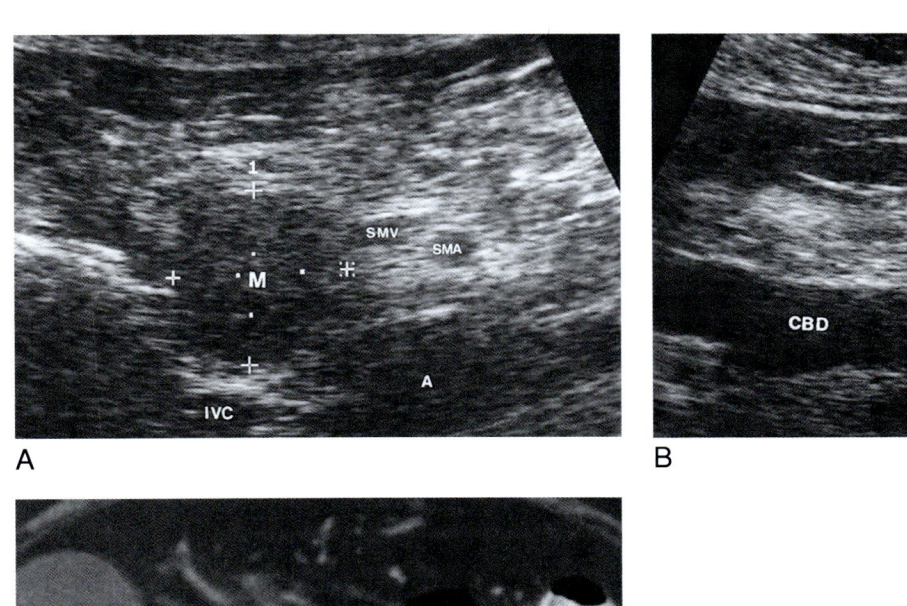

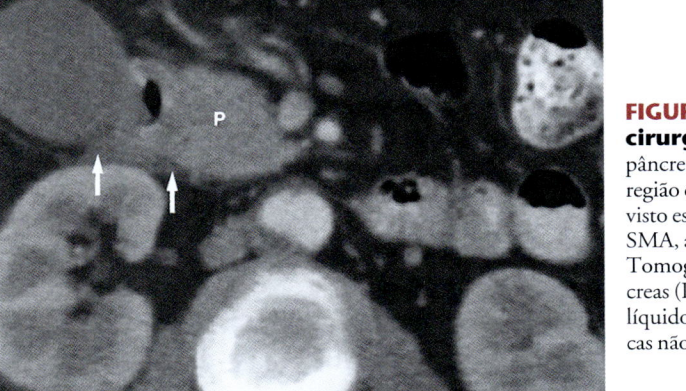

FIGURA 7-14. Pancreatite localizada comprovada cirurgicamente. Imagens transversal (**A**) e sagital (**B**) da cabeça do pâncreas em um paciente com uma grande massa (M) hipoecóica na região da cabeça do pâncreas. O ducto biliar comum (CBD) dilatado é visto estendendo-se até essa massa. A, aorta; IVC, veia cava inferior; SMA, artéria mesentérica superior; SMV, veia mesentérica superior. **C**, Tomografia computadorizada contrastada mostrando a cabeça do pâncreas (P) discretamente heterogênea com uma pequena quantidade de líquido peripancreático (*setas*). Diversas biópsias percutâneas e cirúrgicas não demonstraram a existência de tumor maligno.

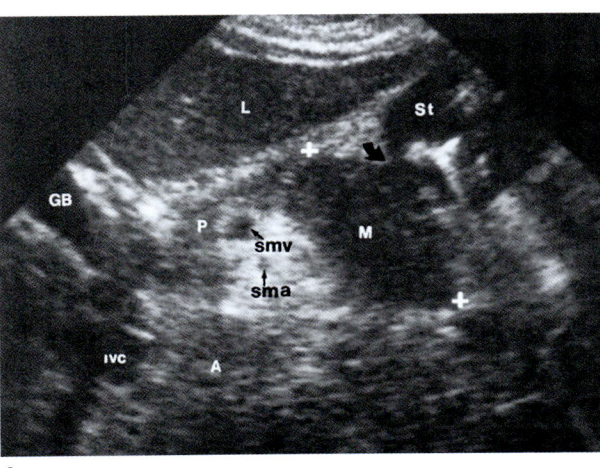

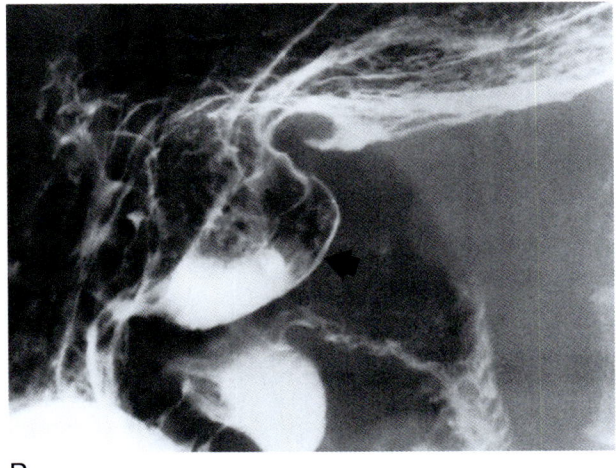

FIGURA 7-15. Pancreatite focal causada por uma úlcera gástrica benigna penetrante. A, Imagem transversal do pâncreas mostrando um aumento do corpo e da cauda semelhante a uma massa (M). Não existe tecido adiposo entre essa massa e o estômago (St). A, aorta; GB, vesícula biliar; IVC, veia cava inferior; L, fígado; P, pâncreas; sma, artéria mesentérica superior; smv, veia mesentérica superior. **B,** Úlcera grande na parede posterior do corpo do estômago (*setas em* A e B).

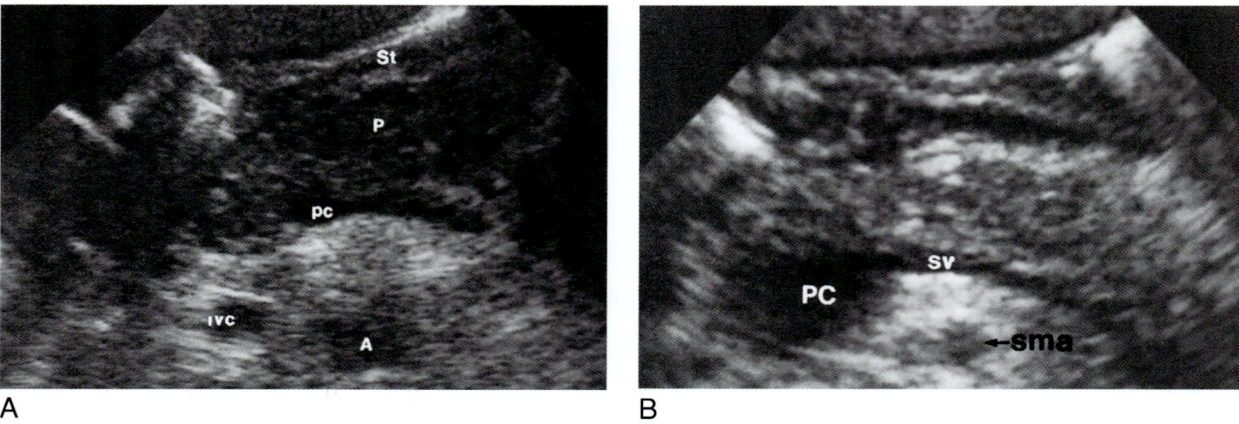

FIGURA 7-16. Pancreatite aguda com resolução. A, Imagem transversal de um pâncreas (P) aumentado de tamanho, hipoecóico. **B,** Mesmo paciente após a resolução do quadro. O pâncreas retornou ao seu tamanho e ecogenicidade normais. A, aorta; IVC, veia cava inferior; PC, confluência portal; sma, artéria mesentérica superior; St, estômago, sp, veia esplênica.

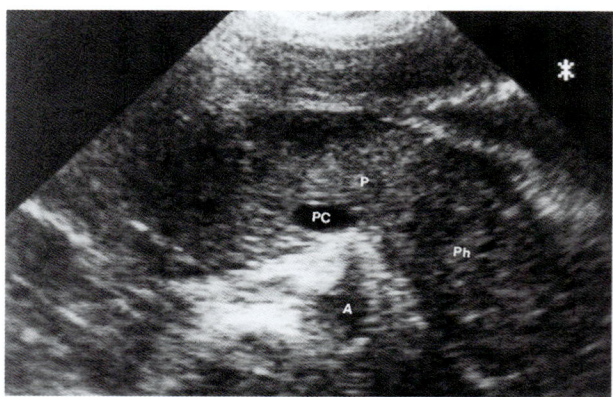

FIGURA 7-17. Pancreatite aguda grave. Imagem transversal mostrando um pâncreas (P) aumentado de tamanho com uma área heterogênea, hipoecóica na cauda, representando um flegmão (Ph) ou uma massa inflamatória. A, aorta; PC, confluência portal.

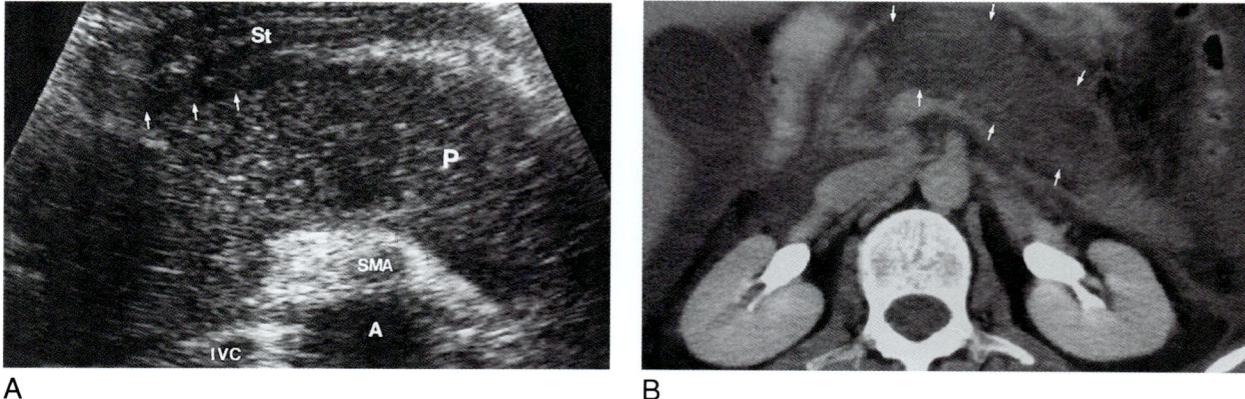

FIGURA 7-18. Pancreatite aguda com necrose pancreática. A, Visão transversal. Pâncreas (P) aumentado de tamanho, heterogêneo, hipoecóico, com uma pequena quantidade de líquido anteriormente (*setas*). **B,** Tomografia computadorizada mostrando ausência de impregnação do corpo e da maior parte da cauda do pâncreas (*setas*). A, aorta; IVC, veia cava inferior; SMA, artéria mesentérica inferior; St, estômago.

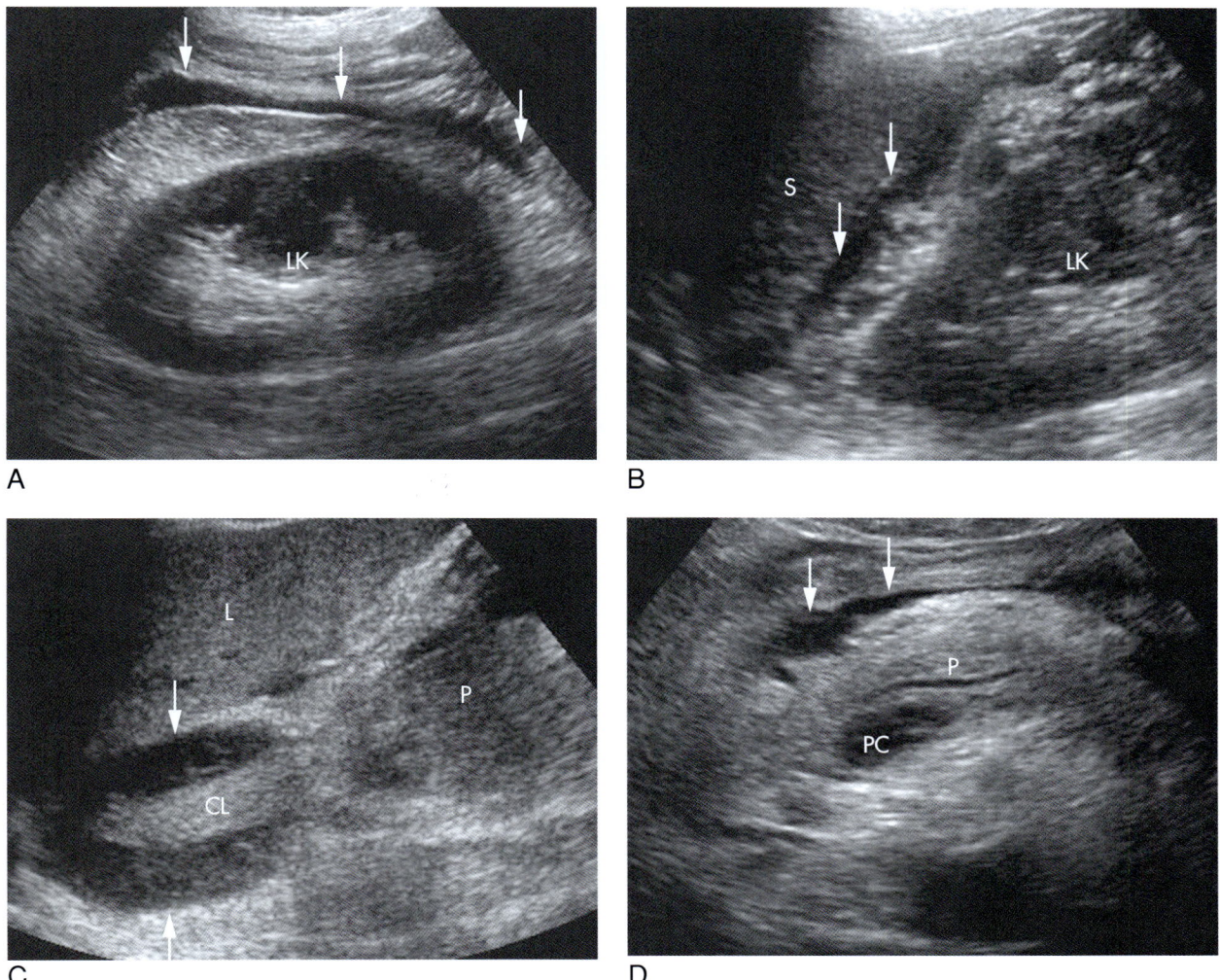

FIGURA 7-19. Pancreatite aguda, coleção líquida nos espaços próximos ao pâncreas. A, Imagem dorsal mostrando líquido no espaço pararrenal anterior (*setas*). **B,** Imagem sagital mostrando líquido (*setas*) no hilo do baço (S). **C,** Imagem sagital mostrando líquido (*setas*) em volta do lobo caudado (CL). **D,** Líquido (*setas*) na região anterior ao pâncreas (P) na retrocavidade dos epíplons. A, aorta; CP, confluência portal.

As **manifestações extrapancreáticas** nos pacientes com pancreatite aguda são importantes e devem ser procuradas porque as alterações intrapancreáticas tendem a ser subjetivas.[51] Elas consistem em **coleções de líquido** e **edema** ao longo dos diversos planos teciduais e geralmente são vistas em casos graves. Os locais mais freqüentes em que o fluido extrapancreático se acumula incluem a retrocavidade dos epíplons, os espaços pararrenais anteriores, mesocólon, espaços perirrenais e tecidos moles peripancreáticos.[51] A coleção de líquido na retrocavidade dos epíplons entre o pâncreas e o estômago é a mais fácil de ser visibilizada pela ultra-sonografia (Fig. 7-19). Se o líquido se acumular no recesso superior da retrocavidade dos epíplons, ele tende a circundar o lobo caudado (Fig. 7-19C).[51] A borda livre do ligamento hepatogástrico pode ser visibilizada com uma combinação do líquido da retrocavidade dos epíplons e da cavidade peritoneal. O líquido perirrenal também é facil-

mente demonstrado (Fig. 7-19B). Entretanto, a presença de edema ou de líquido no espaço pararrenal anterior é mais difícil de ser visibilizada e pode ser necessário realizar uma varredura coronal; uma banda hipoecóica separada do rim pelo tecido adiposo perirrenal, hipoecogênico, representa líquido no espaço pararrenal (Fig. 7-19A e B).[51] Coleções líquidas no mesocólon são as mais difíceis de serem identificadas pelo exame ultra-sonográfico. Elas se localizam na linha média, caudal ao pâncreas. Alterações dos tecidos moles peripancreáticos são vistas como bandas hipoecóicas adjacentes ao pâncreas ou em volta do sistema venoso portal (Fig. 7-20).[51] Nos casos menos graves, o único achado pode ser uma pequena quantidade de líquido (Fig. 7-21) ou edema linear hipoecóico (Fig. 7-21) no tecido adiposo retroperitoneal circundando o pâncreas anterior ou posteriormente. Relatou-se que a presença de líquido entre o pâncreas e a veia esplênica seria a única indicação na tomografia com-

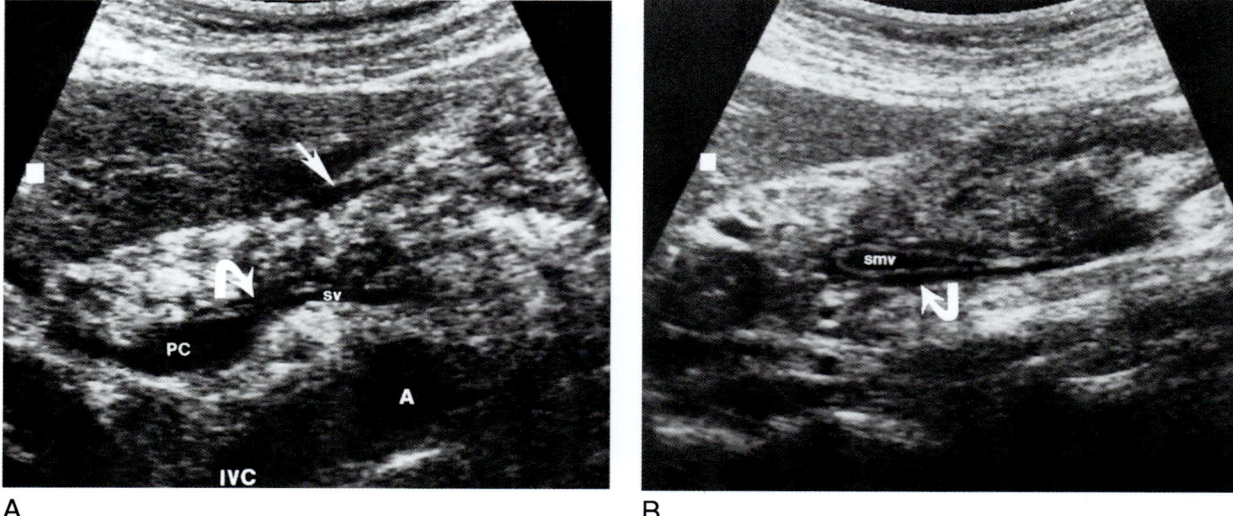

FIGURA 7-20. Pancreatite aguda, edema de tecidos moles extrapancreáticos. A, Imagem transversal. **B,** Imagem longitudinal. O pâncreas apresenta uma ecotextura heterogênea. Estão presentes edema peripancreático (*seta reta*) e edema periportal (*seta curva*). A, aorta; IVC, veia cava inferior; PC, confluência portal; smv, veia mesentérica superior; SV, veia esplênica.

putadorizada de lesão pancreática nos pacientes de trauma.[57] Líquido ou edema também podem ser visibilizados em torno do ligamento redondo.

O líquido peripancreático é claro ou septado devido a hemorragia ou infecção associadas. As coleções de líquido retroperitoneais ou intraperitoneais podem ser heterogêneas ou ter uma aparência sólida resultante da natureza inflamatória dos tecidos retroperitoneais edematosos (Fig. 7-22). As coleções de líquido extrapancreáticas ocorrem no espaço de 4 semanas após o início da crise aguda, apresentando uma alta incidência de regressão espontânea; conseqüentemente, elas podem ser tratadas conservadoramente e acompanhadas com ultra-sonografias seriadas.[58] O termo *pseudocisto* é usado quando ocorre o desenvolvimento de uma coleção de líquido pancreático que se apresenta como uma estrutura bem-definida, localizada, que persiste em exames seriados de imagem por um período de pelo 4 semanas depois do início da inflamação.[59]

Outros achados extrapancreáticos incluem **ascite, espessamento da parede do trato gastrointestinal adjacente** (estômago, duodeno e cólon) e **espessamento da parede da vesícula biliar** com ou sem a presença de líquido pericolecístico, podendo mimetizar colecistite aguda (Fig. 7-22D).[60]

Complicações

Pseudocistos Pancreáticos. Um pseudocisto pancreático é uma coleção de líquido que desenvolveu uma cápsula bem-definida, sem revestimento epitelial, em resposta às enzimas extravasadas.[61] Ele é geralmente esférico e distinto de outras estruturas. São necessárias de 4 a 6 semanas para que uma coleção de líquido se organize e forme uma cápsula composta de colágeno e tecido de granulação.[62] Os pseudocistos ocorrem em 10% a 20% dos pacientes que tiveram pancreatite aguda.[63] Mais freqüentemente, a formação do pseudo-

COMPLICAÇÕES DA PANCREATITE

Pseudocisto
Obstrução do estômago, intestino delgado, cólon ou ductos biliares
Pseudocistos que dissecam para o interior de outros órgãos
Hemorragia gastrointestinal
Secundária a erosão direta
Secundária a sangramento de varizes
Peritonite aguda
Pancreatite crônica

cisto está associada ao alcoolismo ou a um problema de origem biliar. Entretanto, ele também pode ocorrer após um trauma fechado ou secundário a um câncer pancreático (Fig. 7-23). Dor persistente e elevação dos níveis da amilase são sugestivas do diagnóstico; no entanto, ele pode ser confirmado pelos exames de imagem. Classicamente o pseudocisto é visibilizado na ultra-sonografia como uma estrutura anecóica bem-definida, encapsulada, com reforço sonoro. Ocasionalmente ele pode ter uma aparência sólida ou complexa, especialmente durante sua formação.[61-64] Conforme o pseudocisto amadurece, os exames em série geralmente demonstram um desaparecimento gradual dos ecos internos. Debris dentro do pseudocisto podem ocorrer com complicações como hemorragia ou infecção (Fig. 7-24).[61] Um pseudocisto também pode permanecer multiloculado sem complicações e pode desenvolver calcificações em sua parede (Fig. 7-24). Pode ser difícil visibilizar um pseudocisto altamente calcificado nas ultra-sonografias devido à presença de sombra acústica. Os pseudocistos podem migrar para fora do abdome, já tendo sido relatados casos de pseudocistos no mediastino e na coxa.[65,66]

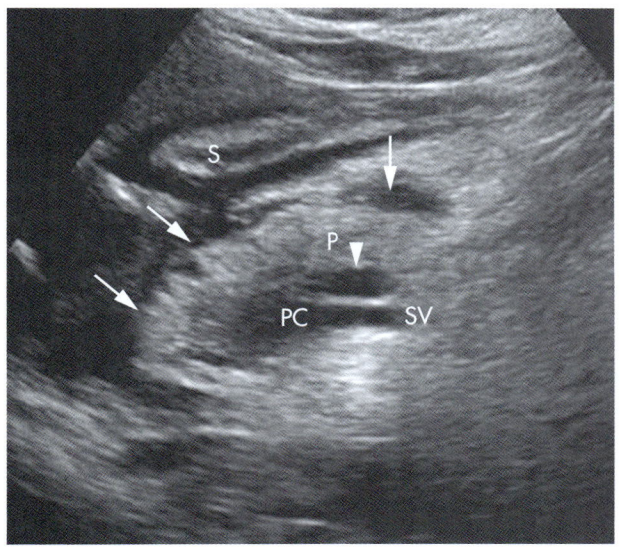
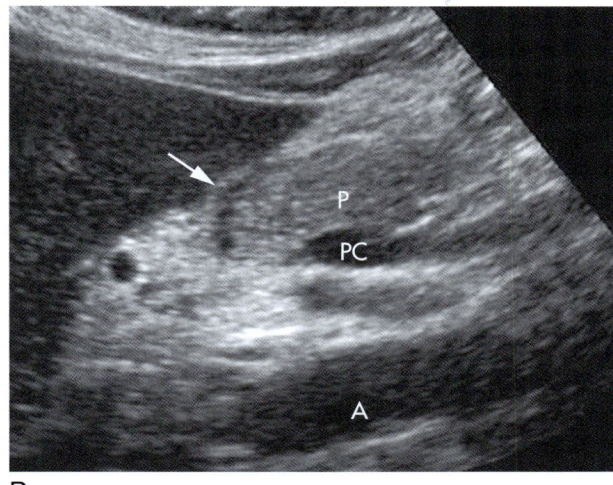
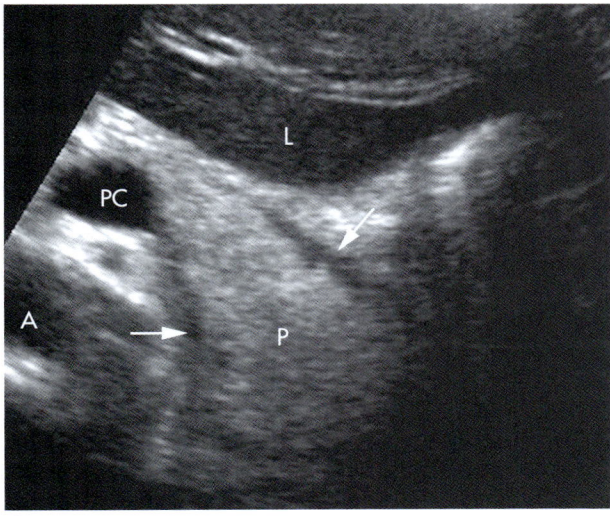

FIGURA 7-21. Alterações peripancreáticas discretas na pancreatite aguda. Imagens transversal (**A**) e sagital (**B**). Pode-se ver uma pequena quantidade de líquido nas áreas anterior, superior e lateral (*setas*) à cabeça do pâncreas (P). Existe líquido (*cabeça de seta*) anteriormente à veia esplênica (SV). **C,** Imagem transversal de outro paciente com pancreatite comprovada demonstrando líquido (*setas*) anterior e posteriormente à cauda do pâncreas (P). A, aorta; PC, confluência portal; S, estômago; SV, veia esplênica; L, fígado.

Foram relatadas **complicações** em 30% a 50% dos pacientes com um pseudocisto pancreático.[67] Essas lesões podem aumentar de tamanho ou podem estar estrategicamente localizadas, causando a obstrução do estômago, intestino delgado (especialmente o duodeno), cólon ou ductos biliares.[68] Esse último pode evoluir da icterícia obstrutiva para a colangite obstrutiva. A obstrução intestinal ocorre por compressão extrínseca ou pela extensão intramural do pseudocisto entre as camadas serosa e muscular ou entre a camada muscular e a mucosa (Fig. 7-25).[69] Os pseudocistos também podem **dissecar** para o interior do parênquima dos órgãos adjacentes, como fígado, baço e rins (Fig. 7-26).[70]

Pode ocorrer **hemorragia gastrointestinal** secundária à erosão do pseudocisto para dentro do estômago ou ao sangramento de varizes devido à hipertensão porta localizada causada pela compressão portoesplênica ou trombose.[67,71]

Um pseudocisto ou a secreção pancreática pode causar erosão até atingir uma artéria visceral adjacente, mais freqüentemente a artéria esplênica, resultando em hemorragia intracística ou na formação de um pseudoaneurisma. Também pode ocorrer hemorragia em um abscesso pancreático e pancreatite necrotizante grave sem a formação de pseudocisto.[72,73] A identificação de áreas com aumento de ecogenicidade também desperta a suspeita de hemorragia. Adicionando-se a insonação pelo Doppler pode-se detectar a presença de um **pseudoaneurisma** e de **trombose portoesplênica**.[74] Se a trombose se tornar crônica, pode ocorrer a transformação cavernosa do sistema venoso portal.

A ruptura de um pseudocisto para a cavidade peritoneal pode causar **peritonite aguda**. Essa complicação grave deve ser diferenciada clinicamente da ascite pancreática que é causada por um extravasamento lento do fluido do pseudocisto para a cavidade peritoneal, sem causar peritonite.

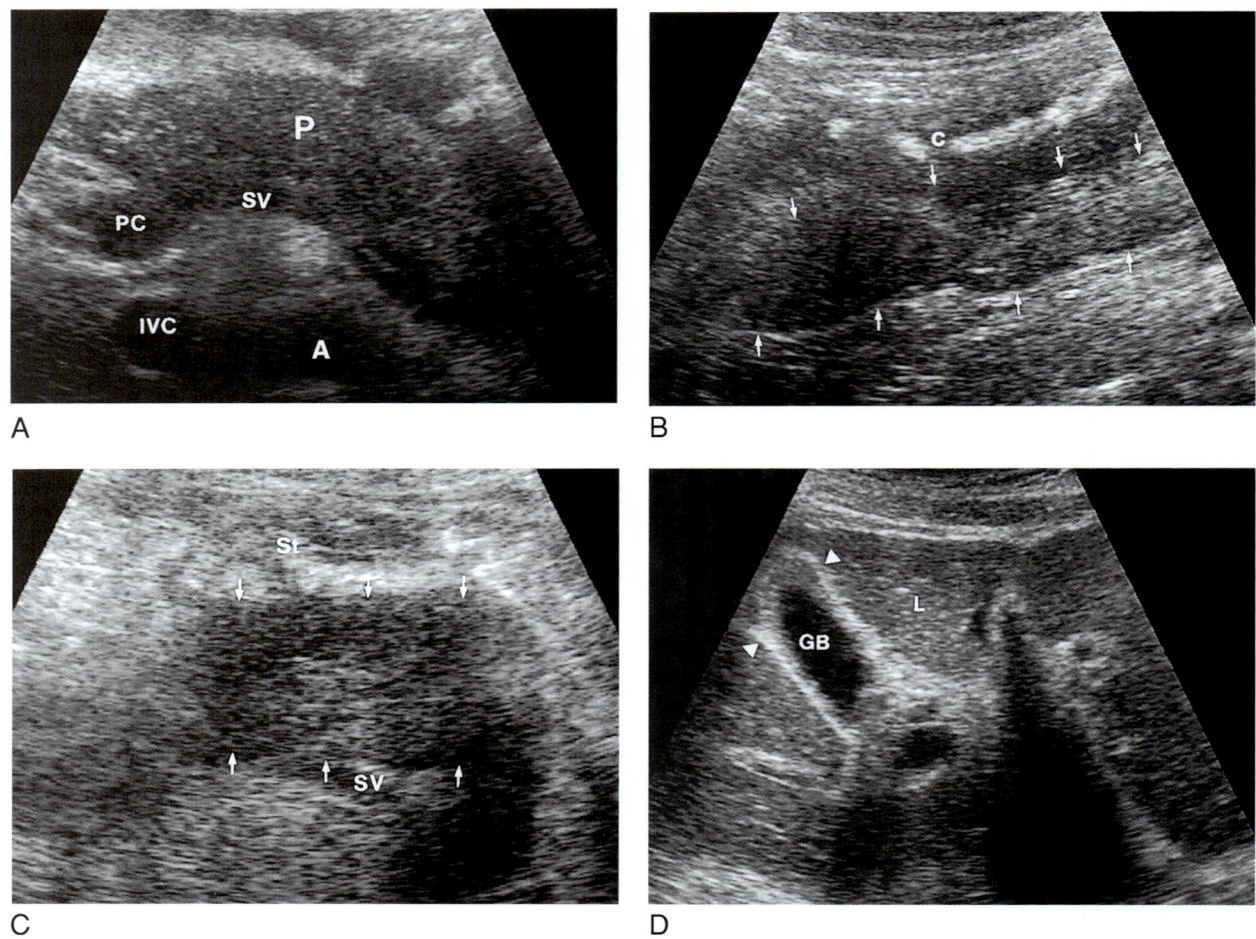

FIGURA 7-22. Pancreatite aguda com inflamação extrapancreática de aparência sólida (setas). A, Imagem transversal de um pâncreas inflamado (P). **B,** Imagem sagital do flanco esquerdo. **C,** Imagem transversal da retrocavidade dos epíplons. **D,** Imagem transversal da vesícula biliar (GB) que apresenta um espessamento de sua parede (*cabeças de setas*). A, aorta; C, cólon; GB, vesícula biliar; IVC, veia cava inferior; L, fígado; P, pâncreas; PC, confluência portal; St, estômago; SV, veia esplênica.

O pseudocisto que se forma durante uma pancreatite necrotizante aguda apresenta uma grande propensão à regressão espontânea, enquanto o pseudocisto que se forma como resultado da pancreatite crônica geralmente não apresenta resolução espontânea, especialmente se apresentar calcificação em sua parede.[75] Pode ocorrer a descompressão espontânea de um pseudocisto devido à sua ruptura para o ducto pancreático, à porção do trato gastrointestinal adjacente (geralmente o estômago) ou ao ducto biliar comum.[76] De forma geral, os pseudocistos que duram mais de 6 semanas precisam ser drenados e o risco de complicações aumenta consideravelmente.[61] O pseudocisto irá permanecer enquanto houver uma alteração nos ductos pancreáticos; a resolução dessa alteração acarreta a reabsorção espontânea do pseudocisto.[76] Os **critérios para descompressão** de um pseudocisto pancreático incluem (1) persistência por mais de 6 semanas; (2) um diâmetro maior do que 5 cm sem evidência de regressão na ultra-sonografia ou tomografia computadorizada de acompanhamento; (3) pseudocistos menores causando compressão e (4) presença de complicações como infecção, hemorragia interna ou perfuração intra-abdominal.

A **descompressão não-cirúrgica** está se tornando mais popular, apresentando resultados mais favoráveis nos últimos anos.[74] A escolha da abordagem ainda é controversa; algumas séries grandes defendem a abordagem transgástrica como a rota primária,[77] enquanto que outras preferem, inicialmente, a abordagem direta reservando as abordagens transgástrica, transduodenal ou transepática para localizações inacessíveis.[77] A simples drenagem foi abandonada devido à alta taxa de recorrência.[77] A drenagem transgástrica percutânea do pseudocisto é uma técnica que combina a gastrostomia percutânea com a cistogastrostomia usando uma agulha de Mitty-Pollack (Cook, Bloomingdale, IN), feita com o auxílio da fluoroscopia e da ultra-sonografia. A chance de recorrência do pseudocisto com essa técnica é mínima devido a drenagem interna para o estômago. Em um estudo usando essa técnica a taxa de sucesso foi de 67%, com uma taxa de recorrência de 12,5%.[78] Ela é considerada a abordagem de escolha para pseudocistos associados à obs-

Capítulo 7 / O Pâncreas

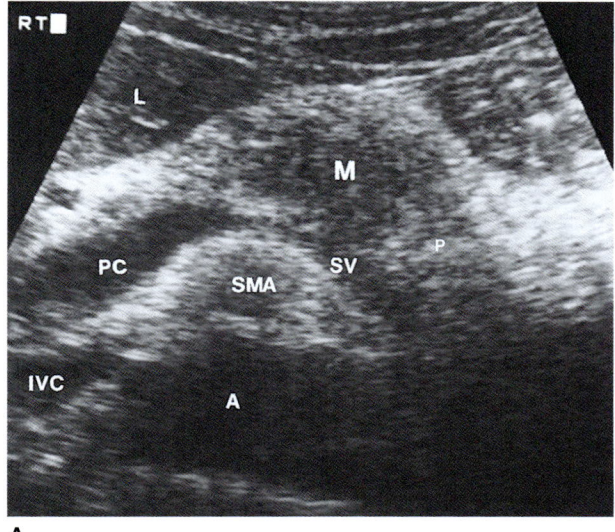

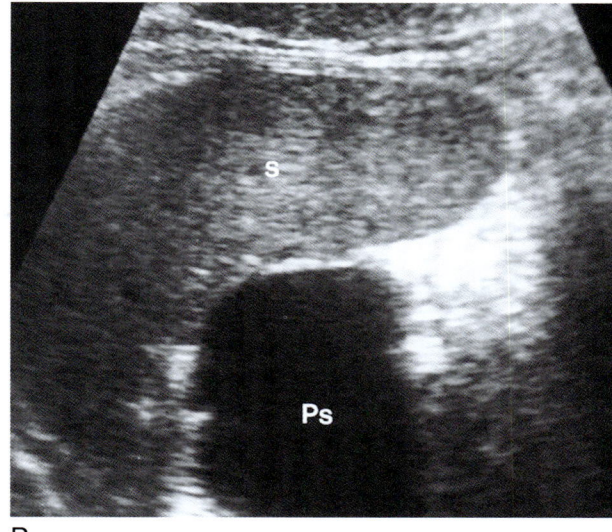

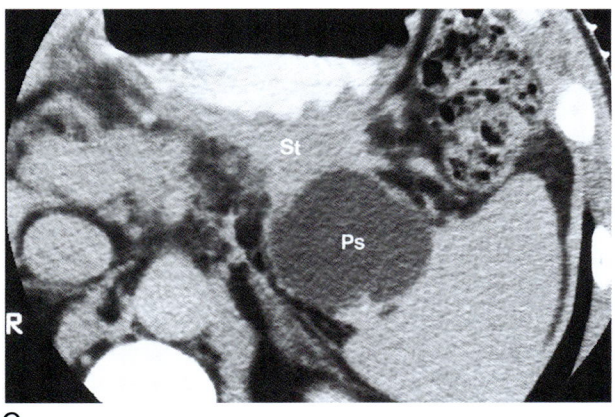

FIGURA 7-23. Pseudocisto da cauda do pâncreas resultante de um carcinoma no corpo da glândula. A, Imagem transversal do pâncreas (P) mostrando uma massa (M) hipoecóica, pouco definida, no corpo do pâncreas. **B,** Imagem coronal do baço (S) mostrando um pseudocisto (Ps) no hilo esplênico. **C,** Tomografia computadorizada contrastada mostrando o pseudocisto (Ps) e alterações inflamatórias na parede do estômago adjacente (St). A, aorta; IVC, veia cava inferior; L, fígado; PC, confluência portal; SMA, artéria mesentérica superior; SV, veia esplênica.

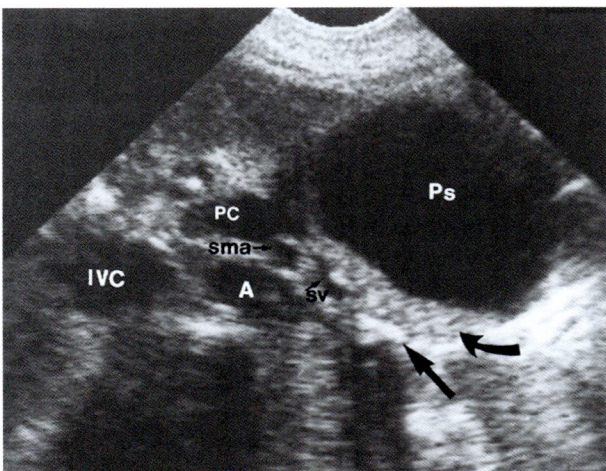

FIGURA 7-24. Pseudocisto complicado. Imagem transversal de um pseudocisto (P) parcialmente calcificado (*seta reta*) contendo debris (*seta curva*) na cauda do pâncreas. A, aorta; IVC, veia cava inferior; PC, confluência portal; sma, artéria mesentérica superior; SV; veia esplênica.

trução do ducto pancreático. A abordagem direta é feita usando-se a técnica normal de punção percutânea. A taxa de sucesso relatada para a técnica combinada (com a maioria sendo drenada diretamente) é de 86%.[77] O cateter permanece no lugar até que a drenagem cesse, haja resolução do pseudocisto e não exista comunicação alguma com o ducto pancreático.[77] O período de drenagem geralmente é maior do que o necessário para um abscesso sem complicações, sendo mais próximo ao do abscesso do trato gastrointestinal associado a uma fístula.[79] Recentemente, foi sugerida a administração de acetato de octreotide, para reduzir a função exócrina do pâncreas, aumentando, assim, a taxa de sucesso da drenagem percutânea do pseudocisto.[77]

A cistogastrostomia ou duodenostomia endoscópica é uma abordagem alternativa; entretanto, elas podem demandar mais tempo do que a abordagem percutânea com auxílio radiológico.[80] Se as técnicas descritas anteriormente não estiverem disponíveis, se não for possível realizá-las por razões anatômicas ou se o pseudocisto for extensamente lobulado, deve-se usar a descompressão cirúrgica.

Lesões Pancreáticas Infectadas. O foco pancreático infectado não-circunscrito consiste em entidades com infecção secundária que não são delimitadas por uma parede, tais como necrose do pâncreas, coleções de líquido pancreáticas e hemorragia pan-

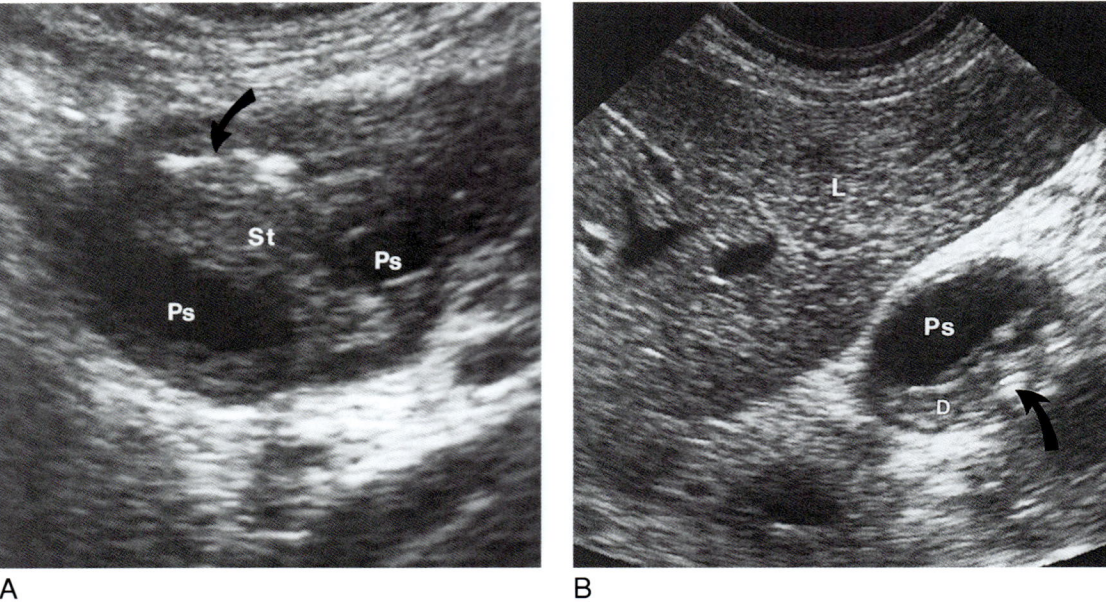

FIGURA 7-25. Pseudocisto na parede do trato gastrointestinal. A, Pseudocisto intramural no estômago (St). Imagem transversal do antro mostrando vários pseudocistos (Ps) na parede do estômago, que se encontra espessada. **B,** Pseudocisto (Ps) intramural na parede do duodeno em outro paciente. D, duodeno; L, fígado. Repare no gás (*seta curva*) na luz duodenal.

CRITÉRIOS PARA DESCOMPRESSÃO DE UM PSEUDOCISTO PANCREÁTICO

- Persistência por mais de 6 semanas
- Diâmetro maior do que 5 cm sem evidência de regressão
- Pseudocistos menores causando compressão
- Complicações como infecção, hemorragia no cisto ou perfuração para a cavidade intra-abdominal

creática. A contaminação bacteriana do tecido necrótico e líquido pancreático aumenta para uma taxa significativa (71,4%) 2 semanas após o início da pancreatite aguda necrótica.[81] Na ultra-sonografia, um foco estéril, não-circunscrito, não pode ser diferenciado de um foco infectado. Consequentemente, é necessário que haja uma suspeita muito forte para detectar essas lesões, devendo-se realizar uma aspiração por agulha guiada pela ultra-sonografia (ou pela tomografia computadorizada) com coloração de Gram e cultura para confirmar a presença de infecção. O melhor tratamento para um foco pancreático infectado não-circunscrito é o desbridamento cirúrgico.[82] A drenagem percutânea por cateter é reservada para os casos em que o paciente está em choque refratário ou não tem condições de se submeter a uma cirurgia imediatamente.[83]

Ultra-sonograficamente, um **pseudocisto pancreático infectado** não pode ser diferenciado de um pseudocisto estéril com um grau confiável de certeza. Clinicamente, o paciente pode parecer bem, seus sinais vitais podem estar estáveis, exceto por um aumento da temperatura. Consequentemente, aqui também é necessário que haja uma suspeita muito forte, devendo-se realizar uma aspiração percu-

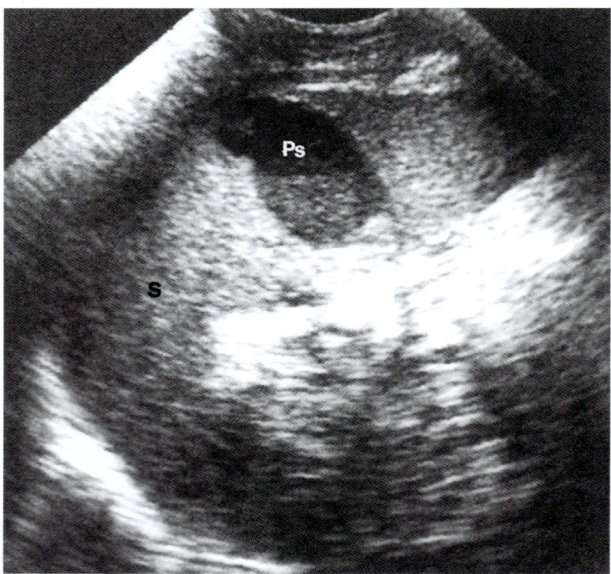

FIGURA 7-26. Pseudocisto do baço. Imagem sagital do baço (s) mostrando um cisto (Ps) contendo um nível líquido.

tânea guiada pela ultra-sonografia, com coloração de Gram e cultura do material aspirado sempre que surgir a suspeita de infecção. O melhor tratamento de um pseudocisto infectado (taxa de sucesso relatada de 94%) é a drenagem percutânea por cateter guiada por um exame de imagem.[77,78]

Um **abscesso pancreático** diferencia-se do pseudocisto infectado pela sua maior mortalidade (de praticamente 100% se não for tratado) e pela necessidade de desbridamento cirúrgico quando estiver associado à necrose do pâncreas (e não à drenagem percutânea por cateter).[82,84] Os microrganismos são geralmente bactérias entéricas gram-negativas e aproxi-

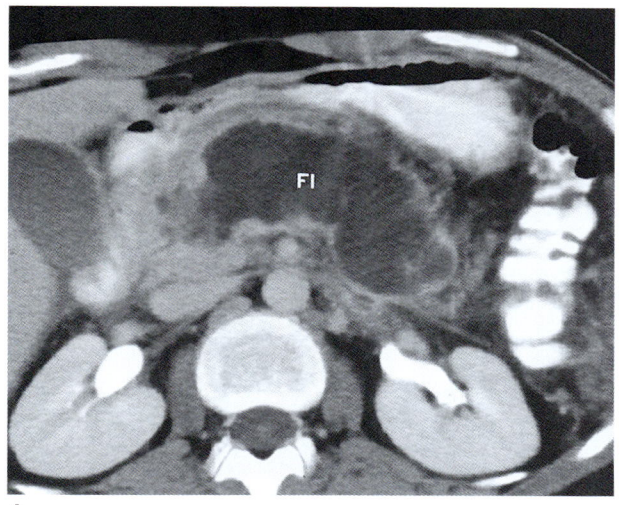
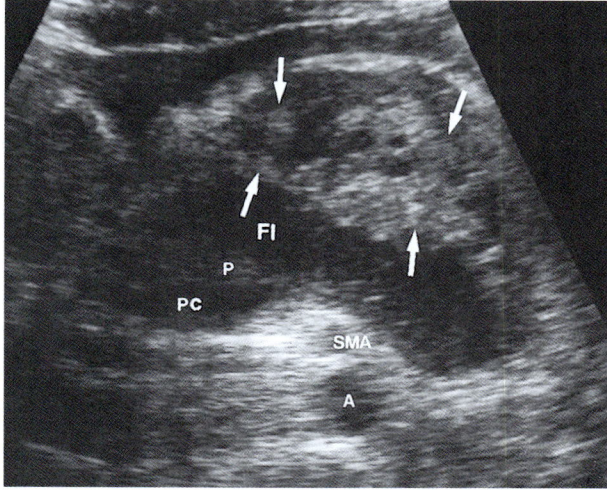

FIGURA 7-27. Importância da ultra-sonografia na determinação da natureza da coleção líquida após a necrose pancreática. Mesmo paciente da Figura 7-21 após 15 dias. **A,** Tomografia computadorizada contrastada mostrando uma coleção de líquido (Fl) encapsulada, homogênea. **B,** Imagem transversal confirmando a natureza fluida da porção posterior dessa massa (Fl), mas sua porção anterior é sólida (*setas*). Tecido pancreático (P) residual é visto posteriormente. A, aorta; PC, confluência portal; SMA, artéria mesentérica superior.

madamente metade das culturas apresenta múltiplos organismos.[85] Os abscessos pancreáticos afetam mais freqüentemente os pacientes submetidos à cirurgia do que aqueles com pancreatite alcoólica ou biliar.[86]

Na **ultra-sonografia** vê-se uma massa de parede espessa, quase que totalmente anecóica, contendo debris com ecos brilhantes devido a bolhas de ar. Entretanto, comunicações fistulosas estéreis com o trato gastrointestinal também podem apresentar coleções de gás.[87] Áreas suspeitas, independentes de sua aparência, ou seja, a presença de bolhas de ar, ausência de gás, uma estrutura cística complexa ou sólida, devem ser aspiradas com uma agulha fina (22 G) guiada pela ultra-sonografia ou tomografia computadorizada, para obter material para coloração de Gram, cultura e testes de sensibilidade. Abscessos pancreáticos exigem a realização de desbridamento cirúrgico. A tomografia computadorizada é necessária para avaliar a extensão do comprometimento antes que se coloque um cateter ou seja feita uma intervenção cirúrgica. A informação obtida com a tomografia pode ajudar a prever o sucesso da drenagem de um abscesso pancreático com um cateter.[88] Entretanto, a ultra-sonografia e, mais recentemente, a ressonância magnética, são superiores à tomografia computadorizada para determinar a natureza do líquido e, conseqüentemente, a possibilidade de ser drenado por um cateter percutâneo com orientação de um exame de imagem (Fig. 7-27). Um abscesso pancreático claro, não complicado, sem tecido necrótico, provavelmente apresentará uma boa resposta à drenagem percutânea.[77] Coleções residuais que permaneçam após a cirurgia também podem ser tratadas com a colocação radiológica de um cateter percutâneo, para alcançar a cura completa.[88]

Complicações Vasculares. As complicações vasculares podem ser relacionadas à pancreatite ou secundárias à formação do pseudocisto. Elas incluem a trombose arterial ou venosa com infarto esplênico como uma complicação rara do envolvimento vascular (Fig. 7-28),[89] ou a formação de um pseudoaneurisma.[90] Uma suspeita muito forte é crucial para o diagnóstico de um pseudoaneurisma devido à probabilidade de confundi-lo com uma complicação muito mais comum (p. ex., um pseudocisto). A presença de uma estrutura ecogênica em forma de lua crescente na periferia de uma massa cística é altamente sugestiva de um aneurisma. Deve-se usar o Doppler para confirmar a existência dessas complicações vasculares.

Ascite e Derrame Pleural Pancreáticos. A ascite pancreática resulta de um vazamento lento das enzimas pancreáticas para a cavidade peritoneal devido ao rompimento do ducto pancreático principal ou de um pseudocisto pouco encapsulado.[91] O vazamento anterior leva as enzimas para a retrocavidade dos epíplons e cavidade peritoneal, causando ascite. O vazamento posterior leva a um movimento cranial das enzimas, para o mediastino e o espaço pleural, causando um derrame pleural pancreático (classicamente no lado esquerdo).[92] Um diafragma "com vazamento" ou uma fístula pleural subdiafragmática também pode permitir a entrada do fluido ascítico, formando um derrame pleural. A ascite pancreática é assintomática, causando um aumento do diâmetro abdominal. A colangiopancreatografia endoscópica retrógrada pode determinar a localização do rompimento do ducto pancreático.

Pancreatite Crônica

A pancreatite crônica é uma destruição progressiva e irreversível do pâncreas por crises recorrentes de pancreatite leve ou subclínica devido ao alcoolismo ou doença do trato biliar. Na pancreatite alcoólica crônica, o consumo crônico de álcool causa um aumento da secreção pancreática protéica e subseqüente obstrução dos ductos por tampões ricos em proteína, resultando no tipo mais comum de pancreatite, ou seja, na

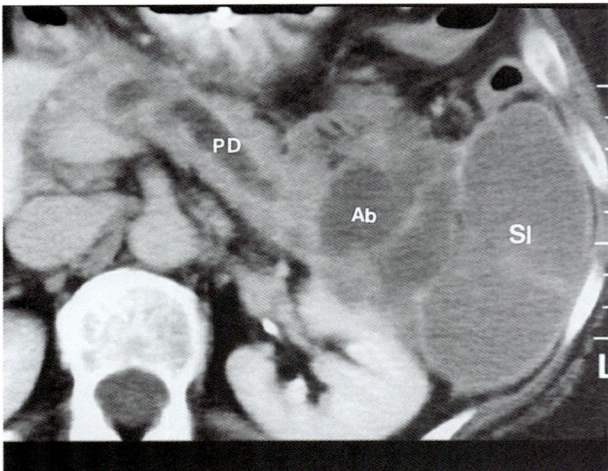
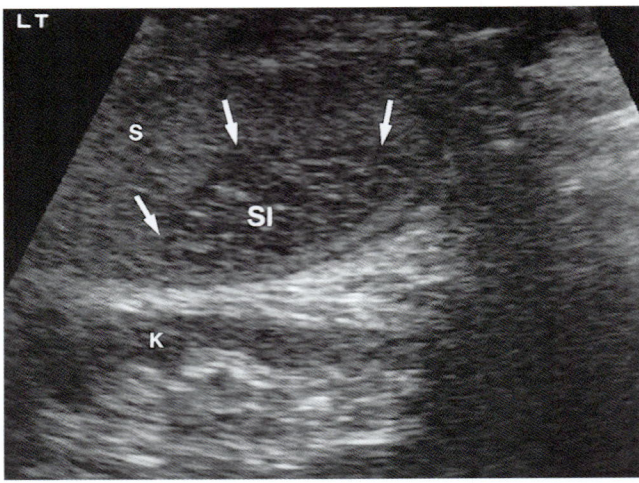

FIGURA 7-28. Complicações vasculares da pancreatite aguda. São mostrados o infarto esplênico (SI), a dilatação do ducto pancreático (PD) e um abscesso (Ab) na cauda do pâncreas. A tomografia computadorizada (**A**) e a ultra-sonografia (**B**) mostram uma área hipogênica em forma de cunha com diversas interfaces (*setas*) no baço (S), diagnóstico de infarto. K, rim.

pancreatite crônica calcificante.[29] Ocorre proliferação do tecido conjuntivo fibroso em torno dos ductos e no parênquima entre os lóbulos, causando formação intersticial de tecido cicatricial acompanhada pela perda dos ácinos.[93] Esse processo leva, eventualmente, a uma aparência nodular, irregular, da superfície do pâncreas e à formação de cálculos pancreáticos.[29,93] O tipo menos comum é a **pancreatite obstrutiva crônica** com uma distribuição não-lobular, com uma menor destruição do epitélio ductal e raros cálculos calcificados. Ela geralmente é causada pela estenose do esfíncter de Oddi pela colelitíase ou pelo carcinoma pancreático.[29]

Os **achados ultra-sonográficos** da pancreatite crônica consistem em alterações no tamanho e ecotextura do pâncreas, massas localizadas, calcificações, dilatação do ducto pancreático e formação de pseudocisto (Fig. 7-29). Também pode ser vista dilatação do ducto biliar e trombose da veia porta.[17] A ecotextura do pâncreas é geralmente uma mistura de áreas hipo e hiperecóicas. É possível que as áreas hipoecóicas sejam causadas por uma combinação de fibrose e calcificação, enquanto as áreas hiperecóicas são provavelmente secundárias à inflamação.[17,94] As alterações de ecotextura são relativamente sensíveis mas não são específicas.[17] O tamanho do pâncreas depende do grau da inflamação associada. Na ausência de inflamação significativa, o pâncreas tende a ser atrofiado.

Uma **massa localizada** ou o aumento do tamanho do pâncreas é comum em aproximadamente 40% dos pacientes.[94,95] Essas alterações resultam da cicatrização intersticial progressiva, principalmente perilobular, acompanhada de edema e infiltrado inflamatório crônicos. A presença da calcificação ajuda a diferenciar esses aumentos localizados de neoplasias. Entretanto, em alguns casos a diferenciação não é possível (Fig. 7-14). Ocorre **dilatação irregular do ducto pancreático** na pancreatite crônica. Nos casos de doença avançada, o ducto se torna bastante tortuoso. O diagnóstico diferencial entre a pancreatite crônica e o carcinoma pancreático nos pacientes com dilatação do ducto pode ser difícil. Entretanto, como regra geral deve-se suspeitar fortemente de pancreatite crônica quando o ducto contiver calcificação sem a presença de uma massa causando obstrução, enquanto a presença de uma massa parenquimatosa no local da obstrução do ducto pancreático sugere o diagnóstico de carcinoma.[96] Demonstrou-se que nos indivíduos normais ocorre obstrução de graus variáveis após uma refeição padrão ou estimulação pela secretina.[17] Os pacientes com pancreatite crônica apresentam ausência ou redução da resposta.[17]

As **calcificações pancreáticas** são, em sua maioria, intraductais e resultam da deposição de carbonato de cálcio ou tampões protéicos.[97] Elas podem ser obstrutivas (Fig. 7-29) ou não (Fig. 7-30). A presença dessas calcificações tem sido usada para o diagnóstico e como base para o tratamento da pancreatite crônica porque acredita-se que estejam associadas à insuficiência pancreática. Entretanto, de modo contrário ao que se pensava anteriormente, um estudo demonstrou uma correlação muito fraca entre a função exócrina e as calcificações pancreáticas.[98] Além disso, demonstrou-se que o grau e o padrão da calcificação pancreática mudam com o passar do tempo.[99] Foram identificadas três fases: (1) aumento das calcificações; (2) calcificações imutáveis; e (3) redução das calcificações. A terceira fase, previamente desconhecida, ocorreu em um grau significativo em um terço dos pacientes do estudo; parte dessa redução ocorreu devido aos procedimentos de drenagem, enquanto que outra parte ocorreu espontaneamente, com continuação da perda da função exócrina.

A presença dos **pseudocistos pancreáticos** é relatada em 25% a 40% dos pacientes com pancreatite crônica.[17] Eles são mais bem encapsulados do que os formados na pancreatite aguda e tendem a não apresentar resolução espontânea.

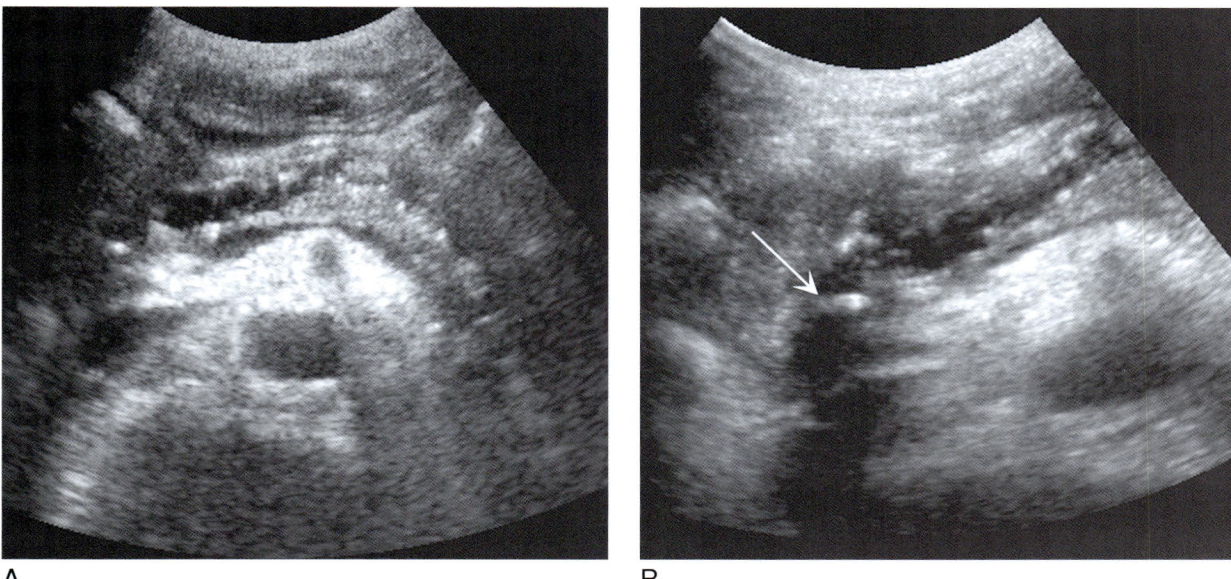

FIGURA 7-29. Pancreatite crônica calcificada. A, Imagem transversal do pâncreas mostrando um ducto dilatado e irregular. **B,** Imagem transversal da cabeça do pâncreas mostra o ducto dilatado. Há um foco hiperecóico com sombra localizado no interior do ducto (*seta*) consistente com um cálculo. (Cortesia de Stephanie Wilson, M.D., University of Toronto, Toronto, Ontário.)

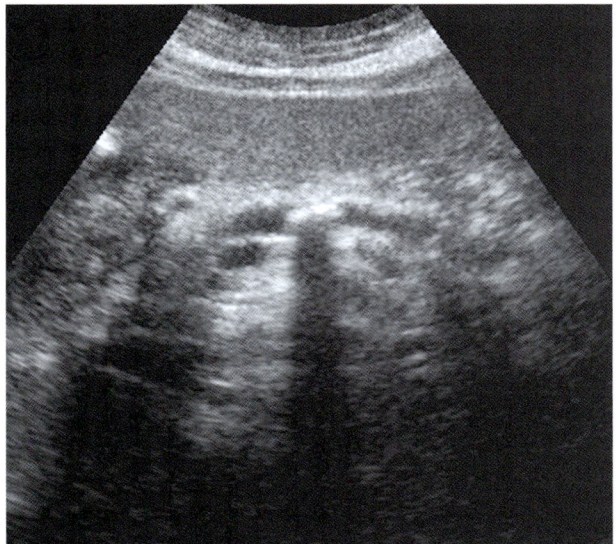

FIGURA 7-30. Cálculo no ducto pancreático. Imagem transversal do pâncreas mostrando um ducto dilatado. Um foco hiperecóico com sombra acústica é consistente com um cálculo. (Cortesia de Stephanie Wilson, M.D., University of Toronto, Toronto, Ontário.)

A **dilatação do ducto biliar comum** está presente em 5% a 10% dos pacientes com pancreatite crônica, causando, caracteristicamente, um aumento gradual de sua luz, mas também pode causar raramente um aumento abrupto da mesma.[17]

A **trombose das veias esplênica e porta** pode ocorrer como complicação da pancreatite crônica em 5,1% dos pacientes.[100] Devido à natureza crônica da doença, pode haver transformação cavernosa.

Existe uma boa correlação funcional e morfológica nos casos avançados de doença pancreática mas uma fraca correlação na doença leve a moderada. Na pancreatite crônica, a secreção de bicarbonato é a que parece se correlacionar melhor com os exames de imagem do ducto (p. ex., colangiopancreatografia endoscópica retrógrada), enquanto que a secreção de enzimas se correlaciona com os exames de imagem da glândula (*i.e.*, tomografia computadorizada e ultra-sonografia).[101] Entretanto, foi proposta uma revisão da classificação de "Cambridge" da pancreatite crônica, e estudos preliminares indicaram boas correlações baseadas nos achados da colangiopancreatografia endoscópica retrógrada e ultra-sonografia (Tabela 7-1). Anormalidades em mais de três ramos colaterais do ducto pancreático são diagnósticas dos estágios iniciais da pancreatite crônica, enquanto as anormalidades no ducto principal indicam pelo menos a existência do estágio moderado da doença.[102] O achado de cálculos no ducto constitui evidência suficiente para classificar a doença no estágio avançado da pancreatite crônica.[103] Conseqüentemente, a correlação dos achados ultra-sonográficos com a colangiopancreatografia endoscópica retrógrada se tornou parte da base do tratamento da pancreatite crônica.

NEOPLASIAS

Adenocarcinoma

O carcinoma do pâncreas é a quarta causa de morte por câncer nos Estados Unidos, suplantado, apenas, pelos cânceres de pulmão, cólon e mama. A incidência dessa neoplasia aumentou três vezes nos últimos 40 anos. Ele é extremamente raro antes dos 40 anos de idade, dois terços dos pacientes apresentam a doença após os 60 anos.[104] O prog-

TABELA 7-1. CLASSIFICAÇÃO DE "CAMBRIDGE" REVISADA DA PANCREATITE CRÔNICA

Classe*	Ultra-sonografia
Normal	Visibilização de toda a glândula com demonstração e medição do ducto pancreático principal
Duvidosa	Menos de dois sinais anormais
	Ducto principal alargado (menos de 4 mm)
	Glândula com tamanho aumentado (até duas vezes o tamanho normal)
	Cavidades (menos de 10 mm)
	Ductos irregulares
Leve	Redução localizada na ecogenicidade do parênquima
Moderada	Dois ou mais sinais anormais
	Regiões ecogênicas localizadas no parênquima
	Ecogenicidade aumentada ou irregular da parede do ducto principal
	Contorno da glândula irregular, especialmente com aumento focal
Avançada	Grandes cavidades (maiores do que 10 mm)
	Cálculos
	Obstrução do ducto (maior que 4 mm)
	Irregularidade no ducto principal
	Aumento evidente (maior do que 4 mm)
	Invasão de órgão contíguo

*Se as alterações patológicas forem limitadas a um terço ou menos da glândula, elas são classificadas como focais.
Modificada com permissão de Jones SN, Lees WR, Frost RA: Diagnosis and grading of chronic pancreatitis by morphological criteria derived by ultrasound and pancreatography. Clin Radiol 1988;39:43-48.

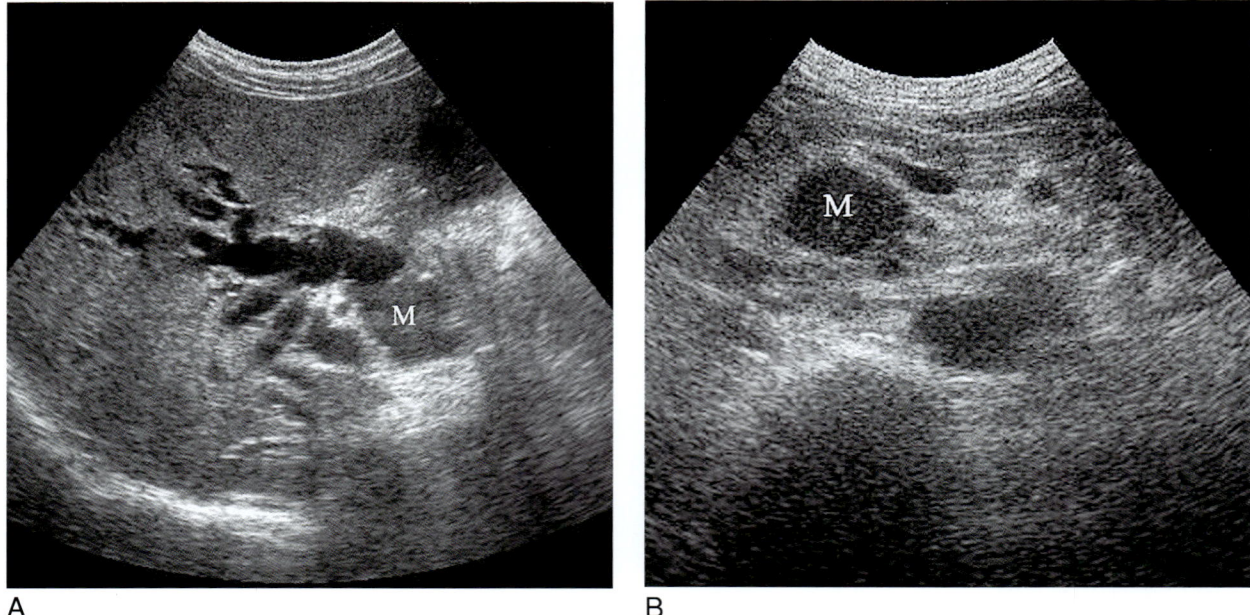

FIGURA 7-31. Câncer da cabeça do pâncreas se apresentando com icterícia indolor. A, Imagem sagital através do hilo hepático mostrando dilatação acentuada do ducto biliar. O ducto biliar comum termina em uma massa sólida (M) na cabeça do pâncreas. **B,** Imagem transversal da região caudal da cabeça do pâncreas mostrando a massa (M) hipoecóica. (Cortesia de Stephanie Wilson, M.D., University of Toronto, Toronto, Ontário.)

nóstico é particularmente sombrio, com uma sobrevida média de 2 a 3 meses, sendo de 8% no período de 1 ano. Os **sintomas clínicos** dependem da localização. Os sintomas dos tumores da cabeça do pâncreas são mais precoces devido à obstrução associada do ducto biliar (Fig. 7-31). Uma vesícula biliar palpável, acompanhada de icterícia (sinal de Courvoisier), está presente em aproximadamente 25% dos pacientes.[4] Os tumores no corpo e cauda apresentam uma sintomatologia mais tardia, menos específica, incluindo, mais freqüentemente, perda de peso, dor, icterícia e vômito quando o trato gastrointestinal é invadido pelo tumor. O diabetes e os sinais de má-absorção são sintomas tardios.

Patologicamente, quase todos os adenocarcinomas se originam no epitélio dos ductos, e menos de 1% se origina

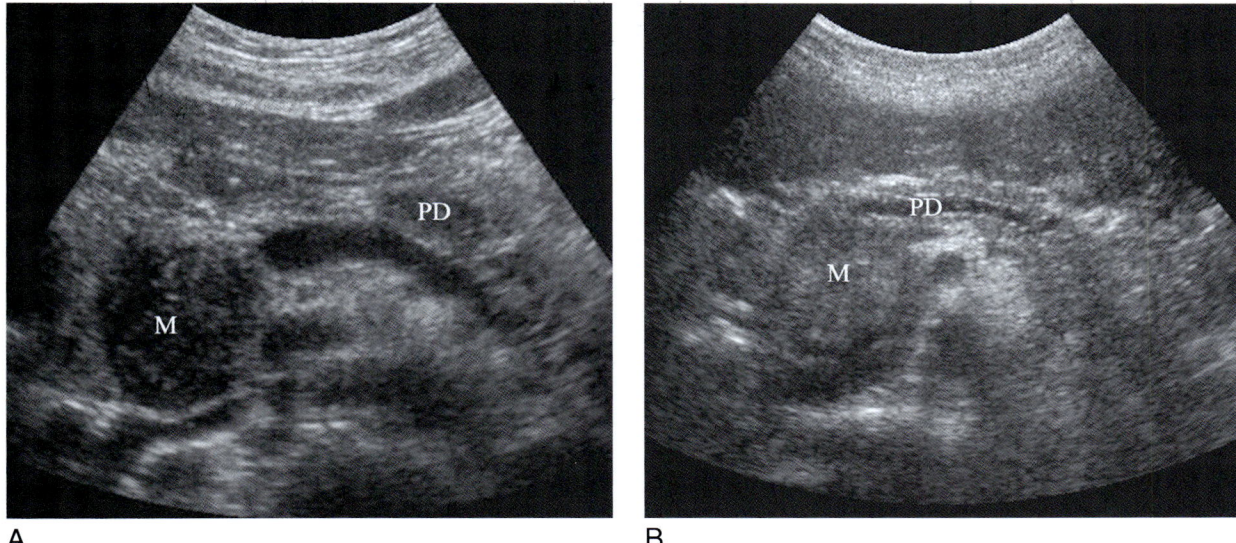

FIGURA 7-32. Câncer da cabeça do pâncreas em dois pacientes. Imagens transversais, cada uma delas mostrando uma massa na cabeça do pâncreas. **A,** O aspecto mais comum é de uma massa hipoecóica, pouco definida. Um ducto pancreático dilatado (PD) é visibilizado parcialmente neste corte. **B,** Uma massa sutil, discretamente ecogênica, é mais evidente, pois o ducto pancreático pode ser acompanhado até a sua margem. (Cortesia de Stephanie Wilson, M.D., University of Toronto, Toronto, Ontário.)

nos ácinos. Eles podem ser mucinosos ou não-mucinosos.[29] Aproximadamente 70% dos tumores malignos do pâncreas se desenvolvem na cabeça, de 15% a 20% no corpo e 5% na cauda. Em 20% dos casos, o tumor apresenta uma distribuição difusa na glândula.[29]

Como os tumores da cabeça do pâncreas aparecem mais precocemente, eles podem ser bem pequenos, apresentando expansão pequena ou moderada da cabeça. Podem não ser aparentes no exame externo, apresentando apenas uma sensação de consistência ou nodularidade anormal. No corte transversal, são mal definidos, apresentando uma margem irregular com poucos ou nenhum foco hemorrágico.[29] Geralmente os carcinomas do corpo e da cauda do pâncreas apresentam sintomatologia mais tardia do que os da cabeça, tendendo a invadir os órgãos adjacentes, incluindo estômago, cólon transverso, baço e glândula supra-renal. Os carcinomas do corpo e da cauda têm maior probabilidade de metástases, possivelmente devido à apresentação tardia dos sintomas.[104] Metástases hepáticas maciças são características. As metástases ocorrem mais freqüentemente nos linfonodos regionais, fígado, pulmões, peritônio e supra-renais. Linfonodos pancreáticos, gástricos, mesentéricos, omentais e porto-hepáticos são locais comuns de metástases.

Ultra-sonografia

Sinais Diretos. O achado ultra-sonográfico mais comum no carcinoma do pâncreas é **uma massa homogênea ou heterogênea, hipoecóica, de margens pouco definidas** no pâncreas ou na fossa pancreática (Fig. 7-32).[105] Isso pode ou não estar associado a aumento do tamanho do pâncreas ou compressão das estruturas adjacentes. Nos pacientes em que o pâncreas apresenta aumento da ecogenicidade, o tumor é mais bem visibilizado devido à acentuação do contraste entre a neoplasia e a ecotextura pancreática. Quando uma massa isoecóica é identificada, deve-se prestar atenção no tamanho do pâncreas e na nodularidade do seu contorno. No processo uncinado, a presença de uma massa altera seu formato pontudo para uma aparência arredondada. A necrose, vista como uma área cística dentro da massa, é uma manifestação rara do carcinoma pancreático (Fig. 7-33).[106] Entretanto, os pseudocistos causados pela pancreatite associada podem ser vistos adjacentes ao carcinoma (Fig. 7-32). Os tumores difusos, menos freqüentes, podem ser diagnosticados erroneamente como pancreatite aguda. A aparência lobulada da massa pancreática e a apresentação clínica ajudam na diferenciação. No momento do diagnóstico ultrasonográfico, os carcinomas pancreáticos geralmente medem mais de 2 cm. O tamanho do tumor é geralmente maior na cirurgia ou na autópsia do que na ultra-sonografia. Isso pode ser causado pela presença de infiltração microscópica dos tecidos em volta do tumor, que não é detectada pela ultrasonografia. **A vascularização da lesão é raramente demonstrada pelo Doppler convencional** (Fig. 7-34).

Sinais Indiretos. A dilatação do ducto pancreático proximal à massa é um achado comum. Um ducto pancreático normal geralmente apresenta uma largura de 2 a 3 mm, com paredes paralelas e um curso linear. Quando ele se encontra obstruído, perde a natureza paralela de suas paredes, torna-se tortuoso, terminando abruptamente ou com redução gradual de sua luz. O ducto pancreático se distende com a idade, mas mantém a natureza paralela de suas paredes, e pode-se seguir seu curso até a entrada no duodeno. O reconhecimento de um ducto pancreático dilatado é importante, pois pode levar à detecção de um pequeno carcinoma pancreático (Fig. 7-35). Entretanto, na ausência de uma massa, o aspecto do ducto pancreático no carcinoma do pâncreas e na pancreatite pode se sobrepor.

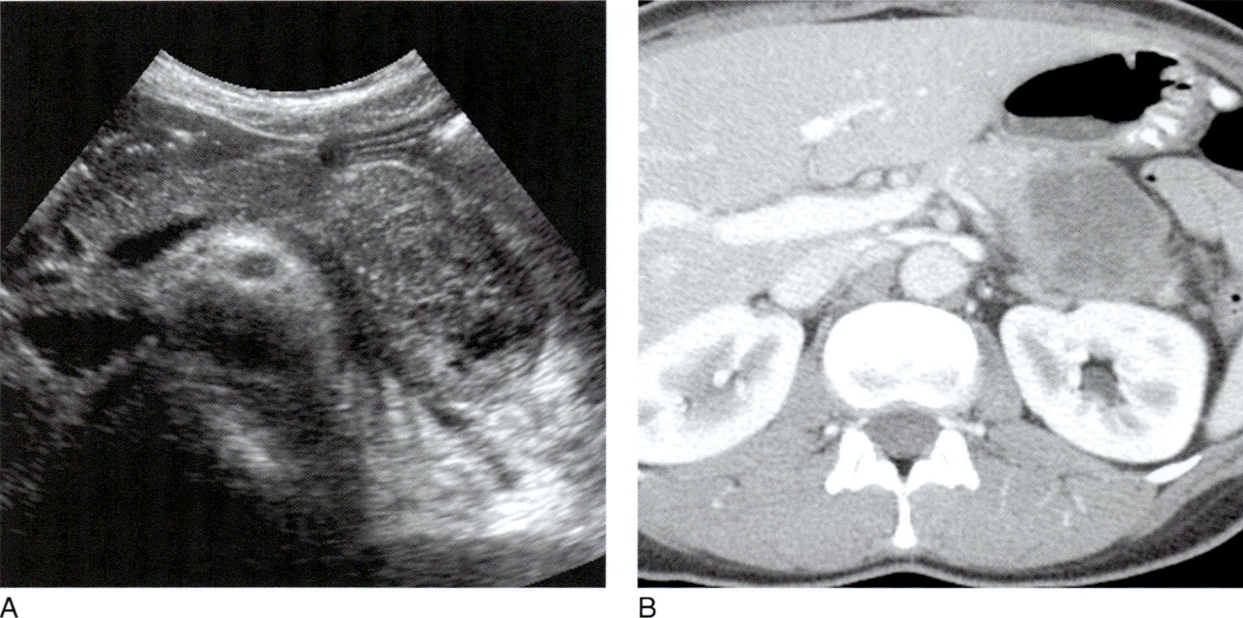

FIGURA 7-33. Adenocarcinoma da cauda do pâncreas. Em uma mulher de 41 anos de idade, mostrando raras áreas císticas, pequenas, relacionadas à necrose. **A**, Ultra-sonografia e **B**, Tomografia computadorizada mostrando uma grande massa, volumosa, na cauda do pâncreas.

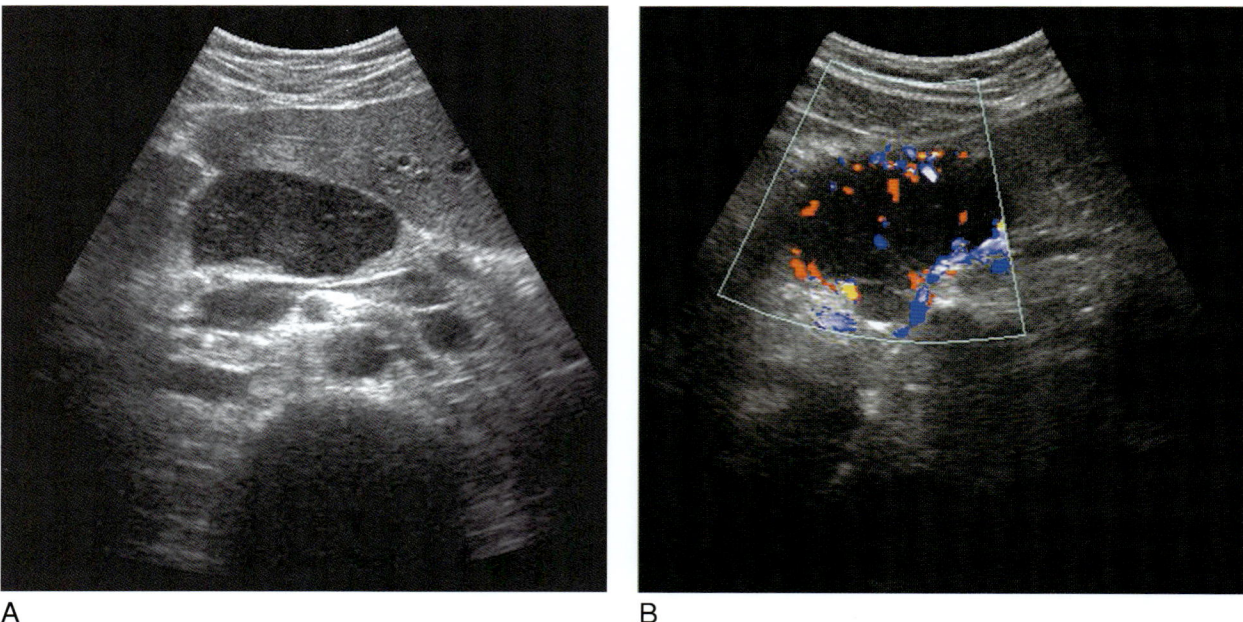

FIGURA 7-34. Aspecto incomum do adenocarcinoma do ducto pancreático mostrando uma massa exofítica, de margens bem-definidas, com vascularização. A, Ultra-sonografia transversal mostrando uma massa sólida, hipoecóica, exofítica, de margens bem-definidas, no colo/corpo do pâncreas. **B,** Doppler colorido mostrando a vascularização da lesão. Tanto as margens bem-definidas quanto a vascularização são raramente vistas no câncer do pâncreas.

A **dilatação do ducto biliar** é vista nas lesões da cabeça do pâncreas (Fig. 7-31). A vesícula biliar e o ducto cístico podem estar dilatados ou não. O nível da obstrução pode estar na cabeça, acima da cabeça ou no hilo hepático, dependendo da extensão da lesão ou da linfadenopatia associada. A terminação abrupta do ducto dilatado é altamente sugestiva de malignidade. Não se deve confundir a bile espessa, ecogênica, no ducto biliar comum proximal ao tumor com o tumor em si. Esses pacientes geralmente também apresentam bile espessa na vesícula biliar. Raramente a própria massa se estende para dentro do ducto biliar. A dilatação do ducto biliar comum, do ducto pancreático (Fig. 7-35) ou de

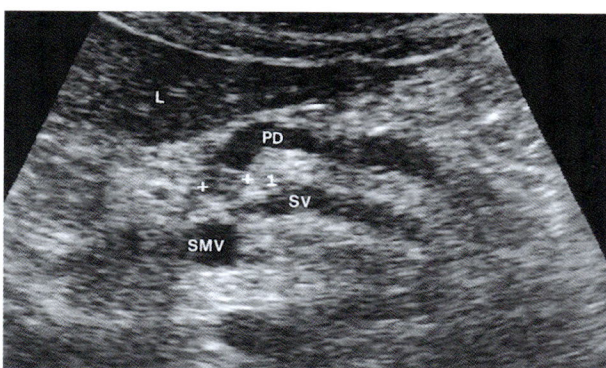

FIGURA 7-35. Pequeno carcinoma pancreático. Imagem transversal. A detecção dessa massa pequena, discretamente hipoecóica (*entre os cursores*) foi feita seguindo-se o curso do ducto pancreático dilatado (PD). Essa massa não era evidente na tomografia computadorizada. L, fígado; PD, ducto pancreático; SMV, veia mesentérica superior; SV, veia esplênica.

ambos pode, ocasionalmente, ser o único achado ultra-sonográfico. Apesar de o **sinal do ducto duplo** (dilatação combinada dos ductos pancreático e biliar comum) também estar presente na pancreatite aguda, ele geralmente indica a presença de adenocarcinoma do pâncreas (Fig. 7-36).

Pode ocorrer o desvio e envolvimento das estruturas vasculares adjacentes (Fig. 7-37). A compressão da veia cava inferior pela cabeça do pâncreas foi relatada como sendo indicativa da presença de uma massa.[107] O câncer pancreático pode assumir uma forma exofítica (Fig. 7-38).

A existência de **pancreatite associada** proximal à massa pode obscurecer o tumor primário devido a ecogenicidade semelhante. Isso ocorre principalmente quando a formação de pseudocisto causado pela pancreatite distorce o formato da glândula e o tumor subjacente. Nesses casos, a diferenciação ultra-sonográfica pode ser difícil (Fig. 7-23).

Pode ocorrer **atrofia** da glândula proximal a uma massa obstrutiva na cabeça, apresentando uma aparência hipoecóica ou hiperecóica. Na presença de corpo e cauda hiperecóicos, o tamanho desproporcional da cabeça pode ser a única pista da presença de uma massa.

Alguns pacientes apresentando carcinoma do pâncreas estão muito caquéticos. Nessas circunstâncias, como o pâncreas está situado anteriormente, próximo à parede abdominal, deve-se usar um transdutor de 7,5 MHZ ou um transdutor com um bom campo proximal. Ocasionalmente, quando há oclusão do ducto pancreático, o ducto dilatado pode ser a única estrutura restante do pâncreas atrofiado, e todo o estado patológico pode ser ignorado se o ducto for confundido com um vaso sangüíneo. Quando houver dilatação do ducto pancreático, do ducto biliar comum ou de ambos, deve-se fazer um exame cuidadoso da região em que um ou os dois ductos dilatados terminam, para identificar a massa.

Achados do Doppler. O carcinoma pancreático parece ter características no Doppler semelhantes às de outras lesões malignas (aumento da velocidade e redução da impedância do fluxo).[108] Taylor *et al.*[108] relataram uma velocidade maior do que 3 kHz e uma razão sistólica/diastólica menor que 3 nos carcinomas do pâncreas. Esses resultados são semelhantes aos relatados para neoplasias primárias do fígado, rins e supra-renais. Atribui-se o aumento da velocidade à derivação arteriovenosa e à redução da impedância nos espaços vasculares que não possuem paredes musculares.[108] Entretanto, o Doppler não é eficaz na diferenciação entre massas pancreáticas benignas e malignas.

O Doppler colorido e o pulsado podem ser usados para avaliar as estruturas venosas e arteriais para a presença ou ausência de encarceramento, oclusão ou trombose. Um aumento focal da velocidade do fluxo arterial ou venoso indica a presença de compressão ou de encarceramento de um vaso. **Estadiamento do Câncer de Pâncreas.** A ultra-sonografia desempenha um papel importante não apenas para diagnosticar o câncer do pâncreas, mas também para avaliar se o tumor é passível de ressecção. A cirurgia ainda é o tratamento de escolha dos carcinomas que são considerados ressecáveis. Entretanto, a cirurgia ainda tem uma alta taxa de mortalidade e morbidade e seus resultados não são muito bons. Conseqüentemente, deve ser feito todo o possível para confirmar, antes do ato cirúrgico, o diagnóstico e determinar o estadiamento correto da doença para evitar cirurgias desnecessárias.

A extensão dos carcinomas do pâncreas além do parênquima pancreático – incluindo a invasão venosa, envolvimento do tecido adiposo retroperitoneal e órgãos adjacentes, linfadenopatia e metástases hepáticas – evita a praticabilidade da cirurgia. Alguns cirurgiões também consideram o envolvimento arterial uma contra-indicação à cirurgia. Geralmente é difícil diferenciar a **compressão** e a **invasão** de **estruturas venosas**. A oclusão ou trombose da veia esplênica é sugerida pela sua interrupção, pela esplenomegalia e pela formação de vasos colaterais na região peripancreática e periportal ao longo da parede do estômago. Vasos colaterais intrapancreáticos são raramente vistos (Fig. 7-10). O aumento de calibre da veia cólica, que drena para a veia mesentérica superior fornecendo um caminho colateral através da veia gastroepiplóica, pode ser visto quando ocorre o envolvimento da veia esplênica ou da confluência da veia mesentérica superior com a veia porta acima do tronco gastrocólico. Relatou-se que uma veia cólica com mais de 5 mm de largura na tomografia computadorizada é sugestiva de oclusão da veia esplênica ou da confluência da veia mesentérica superior com a veia porta acima do tronco gastrocólico.[109] A não-visibilização da veia esplênica também deve ser considerada suspeita de sua invasão. O envolvimento das veias mesentérica superior e porta também pode resultar na formação de vasos colaterais no mesentério. Apesar de a transformação cavernosa ser rara devido a curta duração da trombose da veia porta nesses pacientes, ela pode ocorrer. O **encarceramento** do tronco celíaco ou da artéria mesentérica superior resultante do envolvimento linfático é mais facilmente reconhecido, podendo ser a única indicação da presença da doença (Figs. 7-39 e 7-40; Fig. 7-37).

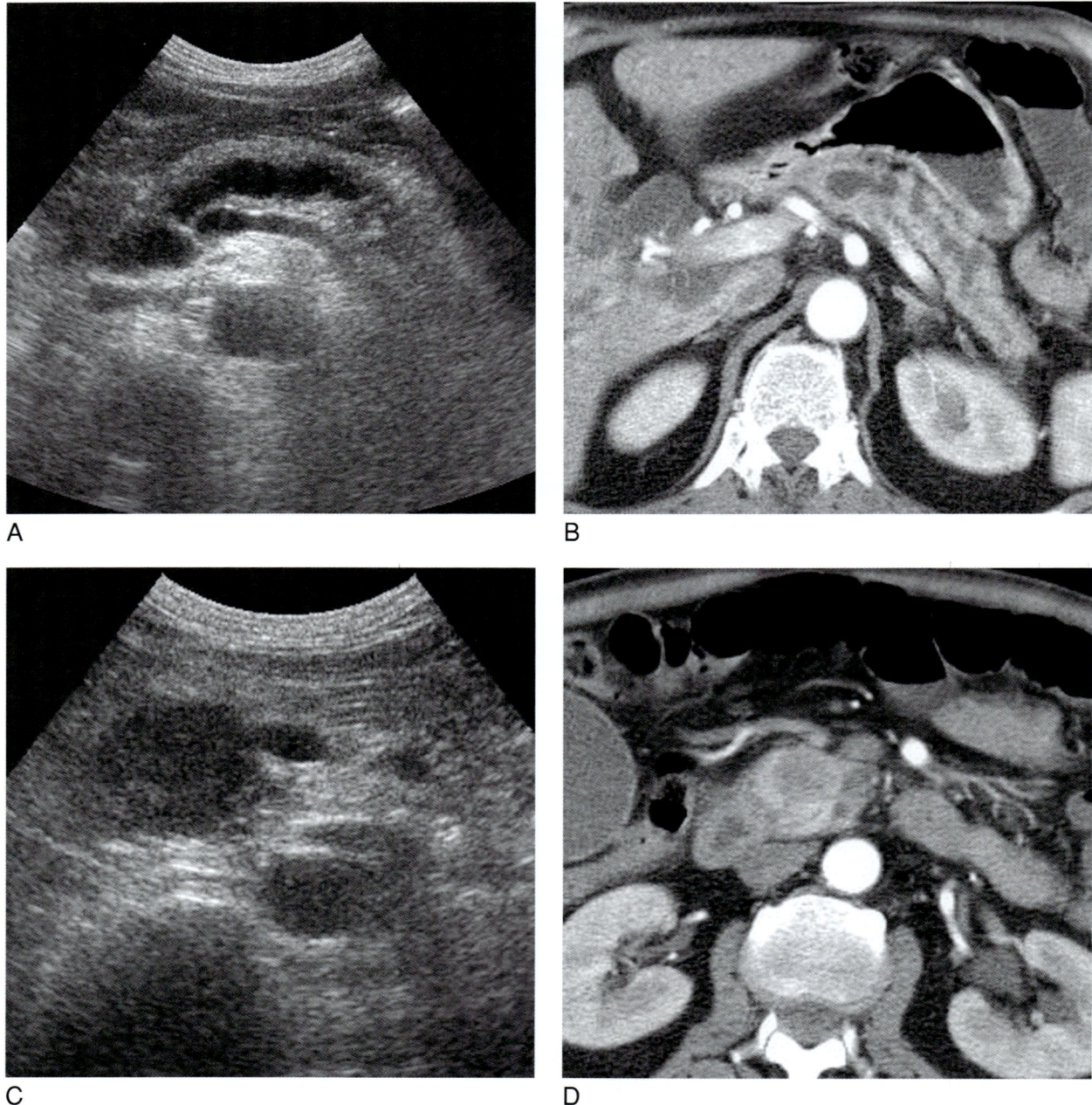

FIGURA 7-36. Sinal do duplo ducto. Dilatação dos ductos pancreático e biliar comum como manifestação do câncer da cabeça do pâncreas. A, Ultra-sonografia e **B,** tomografia computadorizada mostrando o ducto pancreático e o ducto biliar comum dilatados, o que levanta a suspeita de câncer da cabeça do pâncreas, mostrado pelas outras imagens. **C,** Ultra-sonografia e **D,** tomografia computadorizada da porção caudal da cabeça do pâncreas mostrando o tumor. (Cortesia de Stephanie Wilson, M.D., University of Toronto, Toronto, Ontário.)

As estruturas vasculares devem ser avaliadas com a ajuda do Doppler (Figs. 7-41 e 7-42). A ascite pode ser vista nos casos mais avançados. O envolvimento do duodeno pode ser visto na ultra-sonografia.

Comparação dos Métodos de Imagem

Existe uma controvérsia em relação ao papel da ultra-sonografia e da tomografia computadorizada na detecção do carcinoma do pâncreas.[110-113] A superioridade da ultra-sonografia em relação à tomografia computadorizada para a caracterização dos tecidos é mais aceita. Como a ultra-sonografia depende mais da caracterização dos tecidos, o que é um sinal mais objetivo do que o aumento do tamanho do pâncreas para o diagnóstico do carcinoma do pâncreas, ela deve ser mais específica do que a tomografia computadorizada quando o pâncreas é bem visibilizado. Como a tomografia computadorizada se baseia em sinais indiretos, tal como o aumento do tamanho do pâncreas, sua especificidade é menor.[110] Em um estudo, 59% dos resultados de tomografia computadorizada indicaram

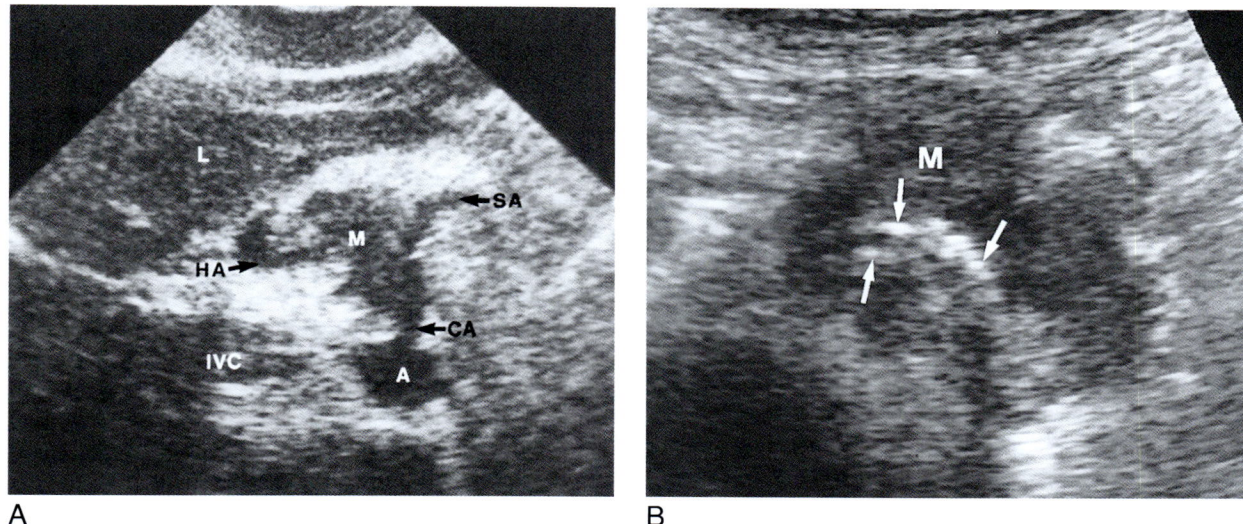

FIGURA 7-37. Câncer do pâncreas envolvendo as estruturas vasculares adjacentes em dois pacientes. Imagens transversal (**A**) e sagital (**B**) mostrando encarceramento das artérias celíaca (CA) e esplênica (*setas*). A, aorta; HA, artéria hepática; IVC, veia cava inferior; L, fígado; M, tumor; SA, artéria esplênica.

erroneamente a presença de uma massa pancreática com base apenas no aumento localizado do pâncreas sem nenhum outro achado. A ultra-sonografia demonstrou que todos eles eram normais.[110] Em outra série comparando a tomografia computadorizada e a ultra-sonografia para a detecção de carcinoma do pâncreas, a ultra-sonografia mostrou o tumor em 86% dos casos, comparados com apenas 69% da tomografia computadorizada. A ultra-sonografia identificou sinais secundários mas não o tumor em 11% dos pacientes, comparados com 25% para a tomografia computadorizada, e o resultado foi normal em 3% para ultra-sonografia e 6% para a tomografia computadorizada.[112] Entretanto, com o advento da tomografia computadorizada helicoidal e a possibilidade de visibilização do pâncreas normal no pico de impregnação, o que ocorre precocemente, o contraste acentuado do parênquima muito vascularizado em relação ao carcinoma com pouca vascularização aumentou a sensibilidade e a especificidade da tomografia no diagnóstico do carcinoma do pâncreas.[114] A sensibilidade da ultra-sonografia para a detecção depende do operador e está relacionada com o tempo gasto para visibilizar todo o pâncreas. De uma forma geral, se o pâncreas é bem visibilizado em sua totalidade e é normal, o carcinoma do pâncreas pode ser excluído com um alto grau de certeza, tendo sido relatada uma sensibilidade de 98% da ultra-sonografia na detecção do câncer de pâncreas.[110] Entretanto, se o pâncreas não é visibilizado em toda a sua extensão, o câncer não pode ser excluído.

A tomografia computadorizada deve ser realizada após o diagnóstico ultra-sonográfico do carcinoma do pâncreas para determinar se ele é passível de ressecção. A tomografia computadorizada parece ser mais sensível na avaliação da extensão local relacionada ao envolvimento do tecido adiposo retroperitoneal, embora a avaliação do envolvimento vascular tenha melhorado com os avanços do Doppler colorido, incluindo o *Power* Doppler. Em um estudo recente avaliando a relação custo-eficácia dos diferentes exames de imagem para determinar se o câncer do pâncreas é passível de ressecção, o uso da tomografia computadorizada, laparoscopia e ultra-sonografia laparoscópica resultou em custos significativamente menores do que outros exames de imagem em diversos cenários.[115]

Entretanto, se a ultra-sonografia confirmar que é possível a ressecção do tumor, a tomografia computadorizada não fornece nenhuma informação adicional.[110] A angiografia é útil na avaliação da invasão vascular. A colangiopancreatografia endoscópica retrógrada só deve ser usada aliada à ultra-sonografia ou à tomografia computadorizada quando existirem dúvidas se a massa é maligna ou inflamatória.[116] A colangiopancreatografia endoscópica retrógrada não deve ser feita se a natureza maligna da massa pancreática for confirmada pela ultra-sonografia ou tomografia computadorizada.

Diagnóstico Diferencial

O principal diagnóstico diferencial do carcinoma do pâncreas é a pancreatite focal ou uma massa focal associada a pancreatite crônica. Se os achados forem restritos ao pâncreas e limitados a uma área hipoecóica, com ou sem efeito de massa, não é possível fazer a diferenciação entre o carcinoma do pâncreas da pancreatite focal, a não ser que a área apresente calcificações localizadas. Na pancreatite, a tomografia computadorizada pode mostrar um envolvimento mais difuso do pâncreas ou alterações no tecido adiposo adjacente (Fig. 7-14C). Imagens transversais e a colangiopancreatografia endoscópica retrógrada podem mostrar uma redução gradativa dos ductos no local da massa e as alterações relacionadas a pancreatite, especialmente acima da lesão.[116]

A **linfadenopatia peripancreática** geralmente pode ser diferenciada do câncer de pâncreas pela identificação de septos ecogênicos entre os nódulos. A ausência de icterícia na presença de uma grande massa na cabeça do pâncreas próxima à porção distal do ducto biliar comum fala a favor da linfadenopatia.

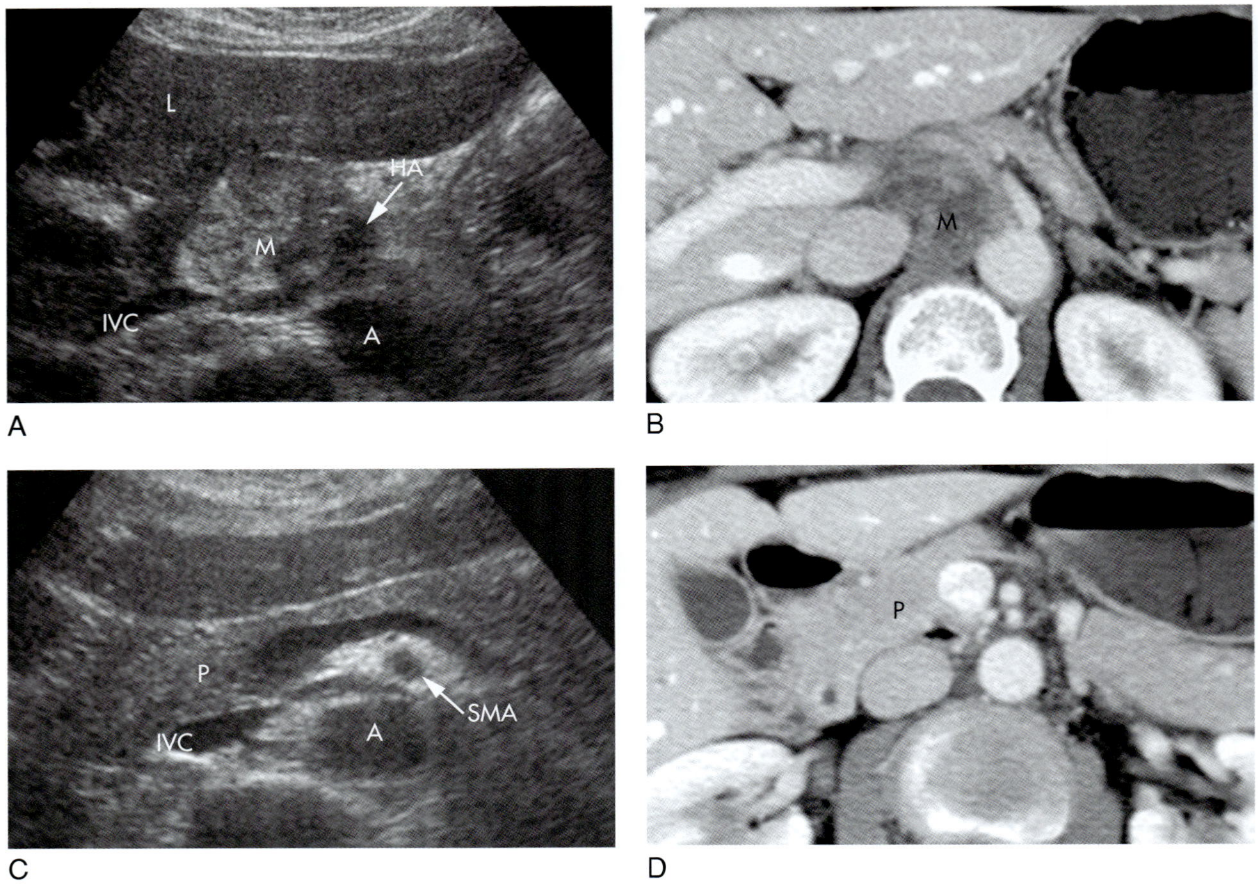

FIGURA 7-38. Massa pancreática exofítica. Ultra-sonografia transversal (**A**) e tomografia computadorizada axial (**B**) mostrando uma massa crescendo a partir da porção superior do pâncreas, invadindo a artéria hepática (HA). Ultra-sonografia transversal (**C**) e tomografia computadorizada axial (**D**) mostrando a porção inferior da cabeça do pâncreas (P) normal. A, aorta; IVC, veia cava inferior; L, fígado; SMA, artéria mesentérica superior.

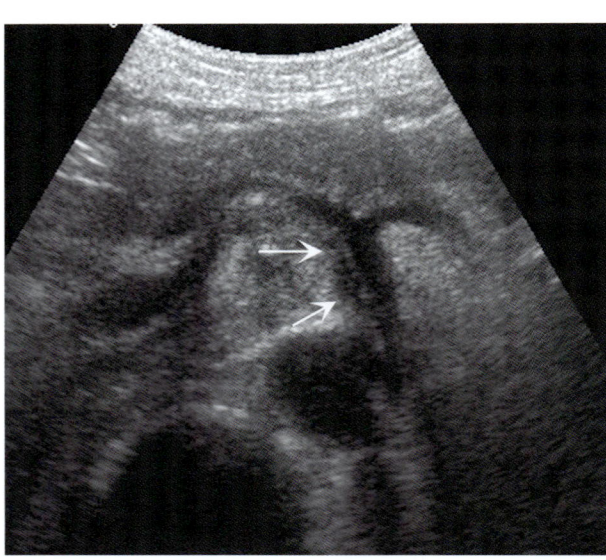

FIGURA 7-39. Bainha de tecido mole em torno do tronco celíaco. Ultra-sonografia transversal mostrando o tronco celíaco saindo da porção anterior da aorta. Pode-se ver uma bainha hipoecóica de tecido mole (*setas*) ao longo da parede lateral direita do vaso. Isto pode ser visto nas infiltrações inflamatória e neoplásica, que é o caso deste paciente, que apresentava câncer do pâncreas.

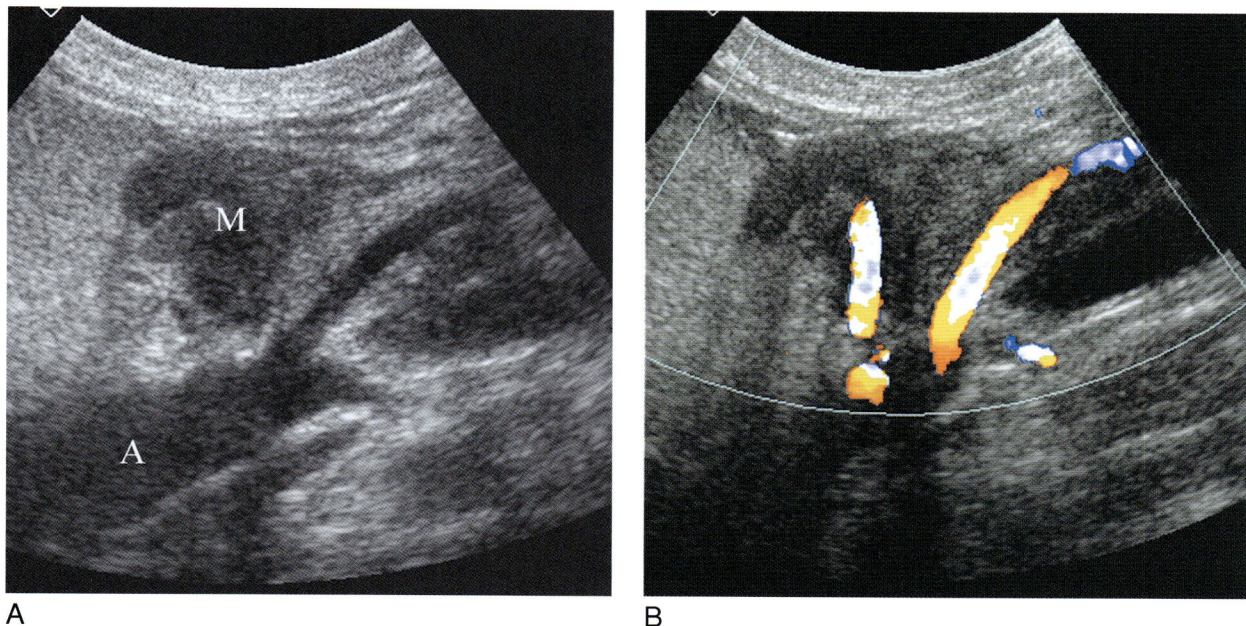

FIGURA 7-40. Encarceramento vascular secundário a câncer do pâncreas com invasão local. A, Imagem sagital na linha média mostrando a aorta (A) e a artéria mesentérica superior. Pode-se ver uma massa (M) hipoecóica anterior à aorta. **B,** Doppler colorido do mesmo nível mostrando o fluxo na artéria mesentérica superior e no tronco celíaco (CA), o que não é visto na imagem em escala de cinza. O tronco celíaco está dentro da massa tumoral. (Cortesia de Stephanie Wilson, M.D., University of Toronto, Toronto, Ontário.)

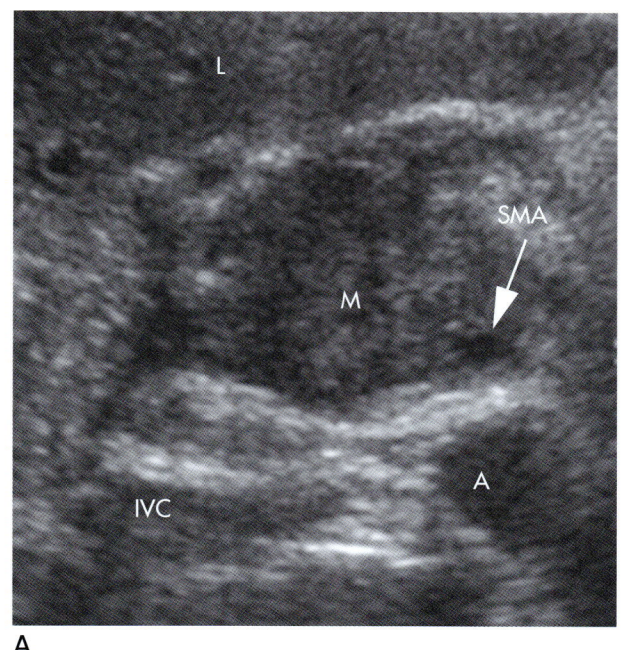

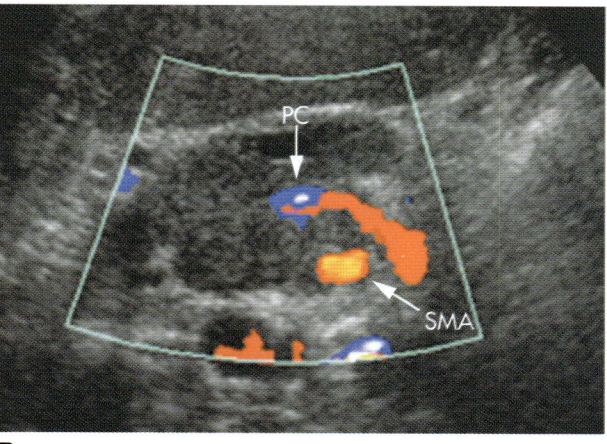

FIGURA 7-41. Contribuição do Doppler no estadiamento do câncer do pâncreas. Imagem transversal em escala de cinza (**A**) e Doppler colorido (**B**) mostrando uma massa tumoral (M) na cabeça do pâncreas encarcerando a confluência portal (PC) e a artéria mesentérica superior (SMA), que podem ser mais em apreciadas no Doppler colorido. A, aorta; IVC, veia cava inferior; L, fígado.

Os **adenocarcinomas da ampola hepatopancreática** devem ser diferenciados dos adenocarcinomas do pâncreas por apresentarem um prognóstico melhor. Para os três padrões macroscópicos do adenocarcinoma da ampola hepatopancreática – intra-ampular, periampular e misto – o prognóstico diminui progressivamente. O prognóstico dos tumores com mais de 2 cm é semelhante ao do carcinoma do pâncreas.[117] A maioria dos pacientes apresenta dilatação do ducto biliar comum e do ducto pancreático. Entretanto, o envolvimento do ducto biliar pode ser mínimo (Fig. 7-43). Ocasionalmente, pode-se ver uma massa na luz da porção distal do ducto biliar dilatado.[118] A ultra-sonografia endoscó-

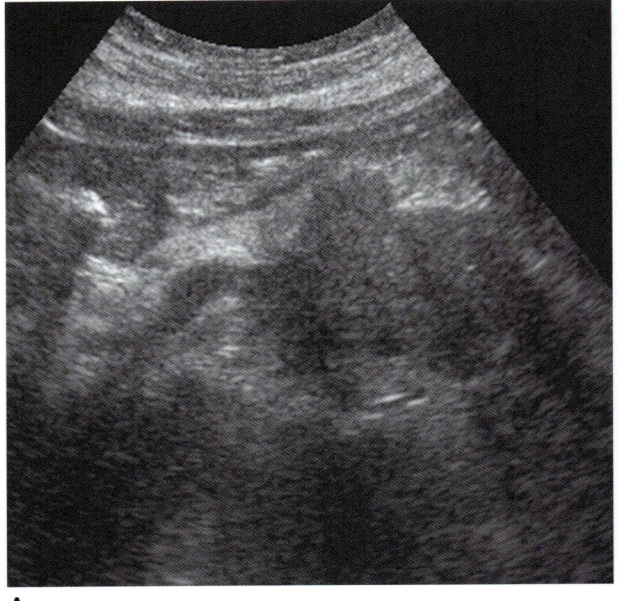
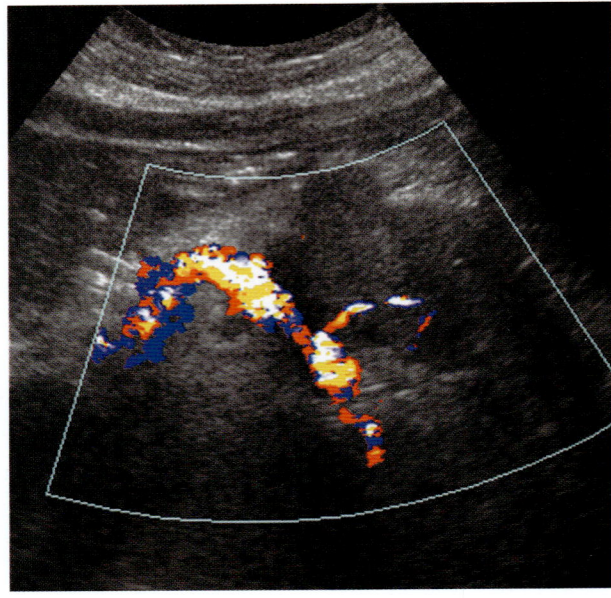
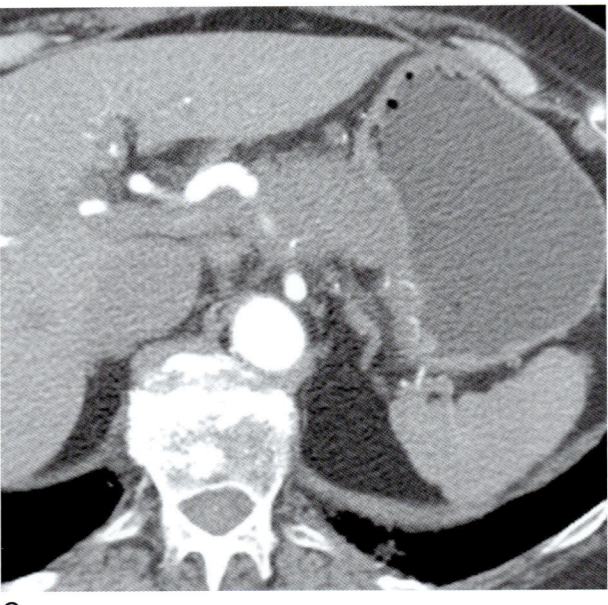

FIGURA 7-42. Câncer da cauda do pâncreas com encarceramento dos ramos do tronco celíaco. A, Ultra-sonografia transversal mostrando uma massa lobulada na cauda do pâncreas. Pode-se ver a artéria hepática, mas não o restante do tronco celíaco. **B**, Adicionando-se o Doppler colorido pode-se visibilizar o tronco celíaco. A artéria esplênica apresenta redução de seu calibre e encontra-se totalmente encarcerada dentro do tumor. A artéria hepática apresenta um grau menor de envolvimento. **C**, Tomografia computadorizada mostrando a massa tumoral e as artérias envolvidas.

pica aumentou a precisão da ultra-sonografia no diagnóstico do carcinoma da ampola, permitindo sua diferenciação do câncer do pâncreas e seu estadiamento (seção sobre ultra-sonografia endoscópica).

Neoplasias Císticas

As neoplasias císticas do pâncreas representam 10% a 15% de todos os cistos pancreáticos. Existem duas categorias principais de neoplasias císticas: microcísticas ou do tipo seroso, e macrocísticas ou do tipo mucinoso. Ambos os tipos de neoplasias císticas afetam mais as mulheres do que os homens, em uma proporção de 3:2 para as microcísticas e de 6:1 para as macrocísticas.[119,120] As neoplasias microcísticas são geralmente vistas em pacientes com mais de 60 anos de idade, enquanto os tumores macrocísticos podem afetar pacientes na meia-idade ou idosos.[120] Os pacientes apresentam sintomas abdominais inespecíficos: perda de peso, massa abdominal ou icterícia. Os tumores podem ser um achado incidental durante uma cirurgia ou autópsia.[121] As neoplasias microcísticas representam uma alta percentagem dos cistos vistos nos pacientes com a síndrome de von Hippel-Lindau.[119]

O **cistoadenoma seroso ou microcístico** é uma massa moderadamente bem circunscrita, sem uma cápsula verdadeira, multilocular, contendo uma cicatriz central estelar que ocasionalmente apresenta calcificações. As neoplasias microcísticas são sempre benignas, não necessitando de cirurgia, especialmente porque geralmente afetam pacientes mais

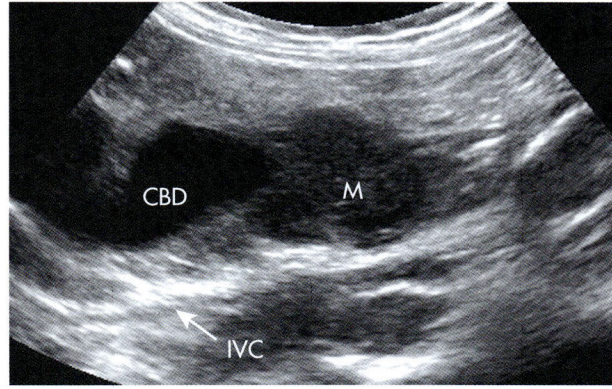
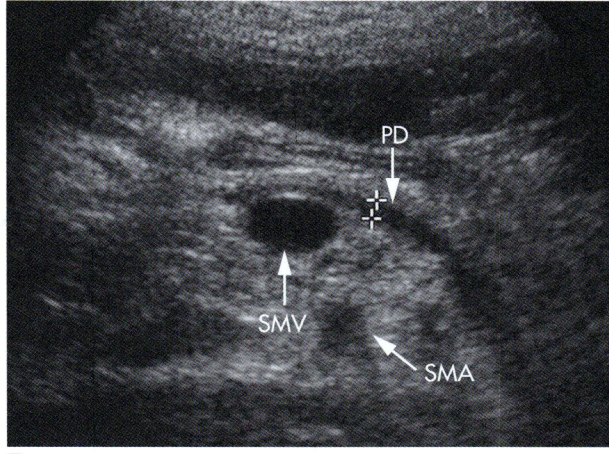
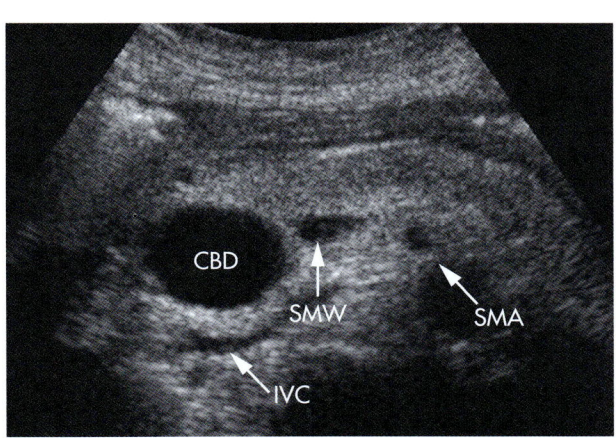

FIGURA 7-43. Grandes carcinomas da ampola hepato-pancreática. Imagens sagital (**A**) e transversal (**B** e **C**). Pode-se ver uma massa hipoecóica na região da cabeça do pâncreas (M) obstruindo o ducto biliar comum (CBD). Existe discreta dilatação do ducto pancreático comum (*cursores*). IVC, veia cava inferior; SMA, artéria mesentérica superior; SMV, veia mesentérica superior; PD, ducto pancreático.

velhos. O tamanho dos cistos varia de 1 mm a 2 cm e eles são mais numerosos na periferia da glândula. Os cistos são revestidos por células contendo glicogênio.[119] Em um estudo, quase 30% dos cistos se localizavam na cabeça do pâncreas, enquanto o resto se distribuía entre o corpo e a cauda.[119]

O **cistoadenoma macrocístico ou mucinoso e o cistadenocarcinoma** são massas císticas de superfície lisa, uni ou multiloculares, que ocasionalmente apresentam projeções papilares ou calcificação. Os cistos geralmente medem mais de 2 cm, sendo revestidos por células contendo material mucinoso.[120] Esses tumores são malignos ou potencialmente malignos. A diferenciação entre as formas benignas e malignas é difícil (exceto quando as projeções papilares são óbvias) mesmo durante a cirurgia, e tumores considerados benignos podem apresentar metástases após vários anos. Entretanto, mesmo os tumores macrocísticos malignos apresentam um prognóstico melhor do que os adenocarcinomas. Conseqüentemente, se possível, esses tumores devem ser removidos cirurgicamente.

Ultra-sonografia

Os **adenomas microcísticos** são tumores relativamente bem-definidos, com lobulação externa. Dependendo do tamanho de cada cisto, a aparência ultra-sonográfica pode variar de uma massa de aparência sólida, discretamente eco- gênica, de margens bem-definidas (Fig. 7-44) (porque os cistos pequenos só são representados por interfaces) a uma massa de aparência parcialmente sólida com áreas císticas, freqüentemente periféricas, a massas multicísticas (Fig. 7-45 e 7-46). O tamanho dos cistos varia de 1 a 20 mm. A cicatriz presente em algumas dessas lesões aparece na ultra-sonografia como uma área estelar, ecogênica, central, que pode apresentar calcificações.[121] Ela está presente em até 20% dos casos.[121,122] A pseudocápsula e os septos desses tumores tendem a ser muito vasculares. Essa vascularidade aumentada pode ser detectada pelo Doppler. Esses tumores não têm a tendência de obstruir os ductos pancreático e biliar comum, provavelmente devido a sua consistência reduzida.

As **neoplasias macrocísticas** normalmente se manifestam na ultra-sonografia como lesões císticas bem circunscritas, de superfície lisa, com paredes finas ou grossas, uni ou multiloculares, de tamanho variável, geralmente com mais de 2 cm de diâmetro. Em geral, existem menos de seis lesões (Figs 7-47 e 7-48).[121-123] O aspecto desses cistos foi classificado em quatro tipos:[124]

- Cistos anecóicos
- Cistos ecogênicos contendo debris
- Cistos com vegetações nas paredes
- Cistos completamente preenchidos ou de aparência sólida

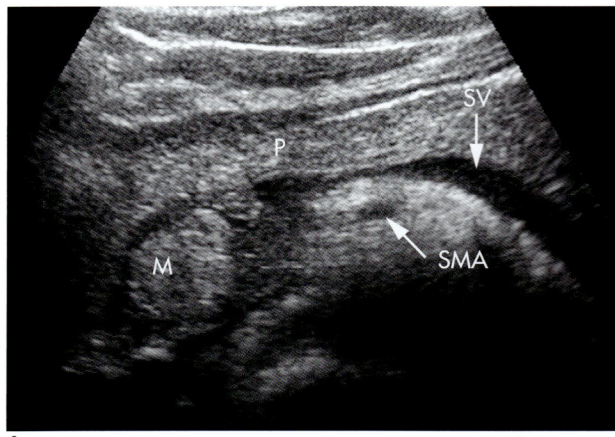
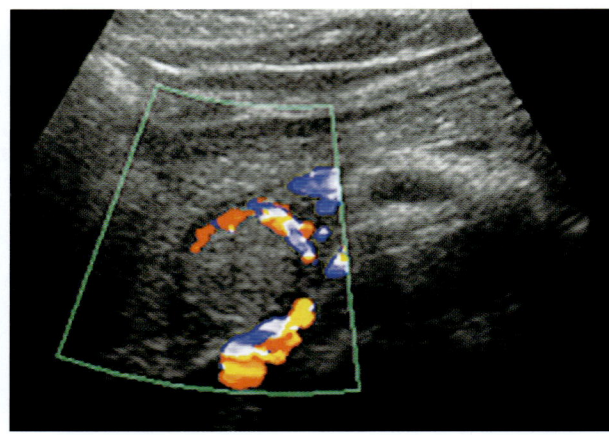
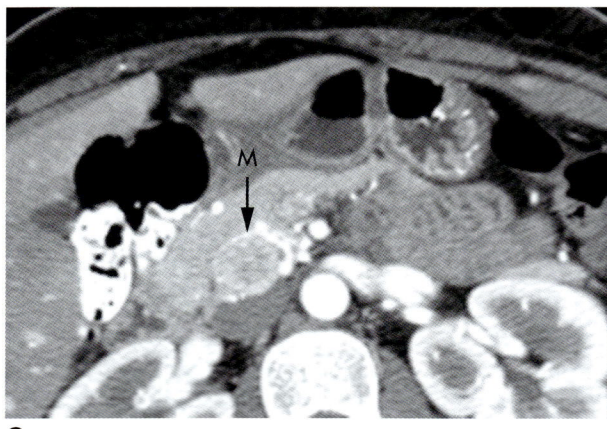

FIGURA 7-44. Neoplasia microcística. Ultra-sonografia transversal (**A**), Doppler colorido transversal (**B**) e tomografia computadorizada axial contrastada (**C**) demonstrando uma massa (M) sólida, homogeneamente ecogênica, vascular, na cabeça do pâncreas. P, pâncreas; SMA, artéria mesentérica superior; SV, veia esplênica.

A presença de um componente sólido em uma massa predominantemente cística é diagnóstica dessa condição. Cistos com diversos septos espessos, assim como massas multicísticas com cistos dominantes com mais de 2 cm, também são bastante sugestivos de um tumor macrocístico. De fato, a aparência macroscópica desses tumores é semelhante à de um tumor epitelial da superfície do ovário. Os dois primeiros tipos devem ser diferenciados de um pseudocisto. Os cistos podem apresentar calcificações periféricas ou murais.[123] Apesar de não ser possível diferenciar definitivamente entre os tipos benignos e malignos desses tumores, as lesões que apresentam mais componentes sólidos ou projeções papilares são geralmente malignas.[121,123]

Demonstrou-se que a arquitetura interna das neoplasias císticas pode ser mais bem avaliada pela ultra-sonografia esofagiana.[125] Apesar de podermos diferenciar a maioria das neoplasias microcísticas do tumor macrocístico, existe uma sobreposição das características dessas duas entidades nos exames de imagem.[126]

O tumor intraductal papilar mucinoso é uma forma de neoplasia cística mucinosa relatada sob denominações diferentes: ectasia ductal mucinosa, adenocarcinoma papilar, tumor com ectasia ductal, neoplasia intraductal com hipersecreção de mucina e adenomatose vilosa mucinosa. Entretanto, em 1997 foi adotada a nomenclatura de tumor intraductal papilar mucinoso.[127] Os tumores ductais se originam no ducto pancreático principal ou em seus ramos, apresentando quatro padrões nos exames de imagem,[128] afetando homens e mulheres igualmente. Sua incidência atinge o máximo na sexta década de vida, mas o tipo que se origina nos ramos do ducto pancreático afeta pacientes em uma idade um pouco mais avançada.[128] A histologia desses tumores varia de benigna a francamente maligna. A apresentação mais comum é a pancreatite recorrente, que ocorre mais freqüentemente no tipo que afeta o ducto pancreático principal.[129] Ele se apresenta como uma dilatação segmental ou difusa do ducto pancreático principal, com ou sem dilatação de ramos secundários (Fig. 7-49). O tipo que se origina nos ramos do ducto pancreático se manifesta como uma massa única ou multicística, com uma aparência microcística ou macrocística. A diferenciação com outros tipos de neoplasias císticas é feita identificando-se a comunicação com o ducto pancreático.[129] Isso é mais bem obtido com a colangiopancreatografia endoscópica retrógrada, mas também é evidente em exames de imagem transversais.[129] A presença de nódulos vasculares e uma parede espessa diferencia as lesões benignas das malignas. Apesar de a ressonância magnética e a tomografia computadorizada serem mais exatas do que a ultra-sonografia transabdominal na avaliação da arquitetura interna dessas lesões, a ultra-sonografia endoscópica e a

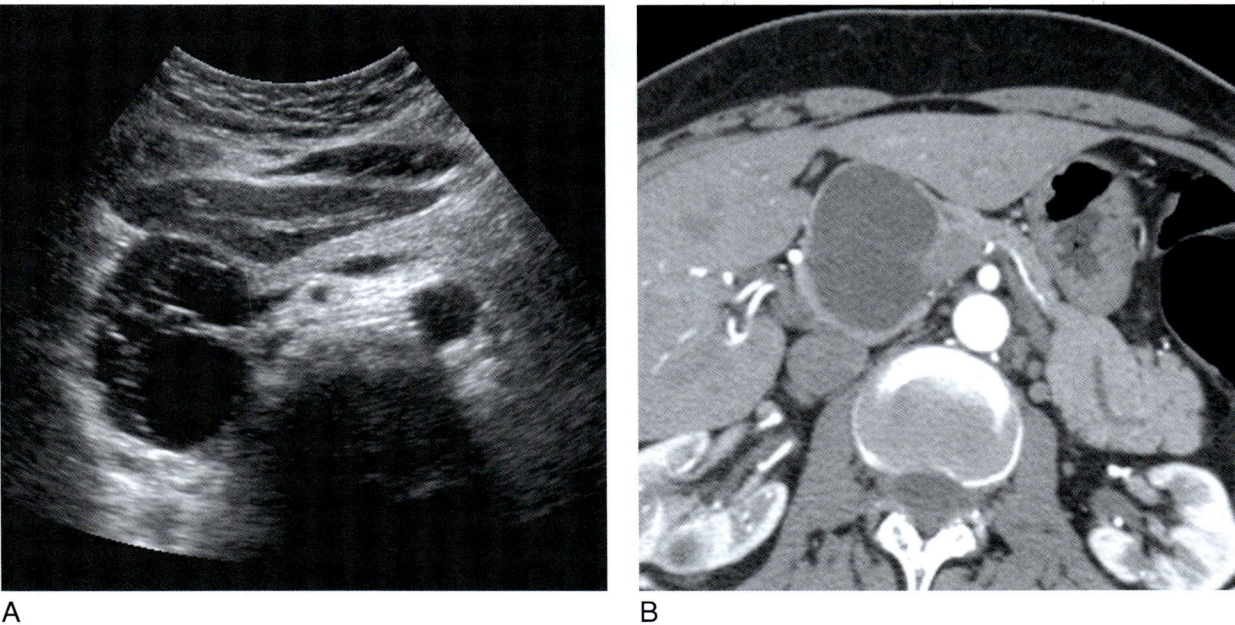

FIGURA 7-48. Neoplasia macrocística da cabeça do pâncreas. A, Ultra-sonografia e B, tomografia computadorizada contrastada.

citologia do aspirado através da identificação de células inflamatórias em pseudocistos, material hipocelular com raras faixas de células cuboidais, coloração positiva para glicogênio nos tumores microcísticos e material moderadamente celular com células colunares contendo mucina nos tumores macrocísticos.[137,138] Outros especialistas questionam o diagnóstico de pseudocisto com base na presença de um esfregaço inflamatório.[135] Também, alguns esfregaços de tumores císticos não apresentam células epiteliais.[135] O conteúdo de amilase dos pseudocistos é quase sempre elevado, enquanto que seu nível nos cistos neoplásicos é geralmente baixo.[136] Entretanto, tumores císticos de todos os tipos podem apresentar níveis elevados de amilase.[135] Os níveis de alguns marcadores tumorais, especialmente o antígeno carcinoembrionário (CEA–carcino-embryonic Antigen), estão elevados nos tumores mucinosos e reduzidos nos pseudocistos e nos tumores microcísticos.[135] Mostrou-se que a acentuada viscosidade do conteúdo do cisto é altamente específica para os tumores mucinosos.[135]

Tumores das Células das Ilhotas

Os tumores das células das ilhotas de Langerhans parecem se originar de células-tronco multipotenciais no epitélio do ducto, chamadas de células do **sistema de captação e descarboxilação de precursores de aminas** (APUD–amine percursor uptake and decarboxylation). Esses tumores podem fazer parte das síndromes de neoplasia endócrina múltipla (NEM) em que vários tumores podem secretar polipetídeos diferentes.[139] Apesar de cada tumor secretar diversos peptídeos, o quadro clínico depende do hormônio dominante. Cada uma dessas síndromes pode ser causada por hiperplasia difusa, adenoma benigno e neoplasia maligna.

Os tumores das células das ilhotas são igualmente distribuídos por toda a glândula, não apresentando maior incidência em nenhuma porção em particular.[29] Para determinar o tipo específico de tumor são necessários a microscopia eletrônica e os ensaios imunológicos.[29] Necrose, hemorragia e calcificação são mais proeminentes nos tipos grandes, malignos, mas não é possível determinar se um tumor é maligno com base apenas em sua aparência microscópica, sendo que somente a disseminação fornece uma prova cabal de malignidade. Mesmo os tumores malignos apresentam um crescimento lento e sua disseminação além dos linfonodos regionais e fígado é rara. Os tumores das células das ilhotas são classificados como funcionais ou não-funcionais (silenciosos). Os tumores silenciosos secretam um hormônio peptídico biologicamente inativo para o qual as células-alvo ou não apresentam resposta ou seus receptores foram bloqueados.[140]

Tumores Funcionais

Tumores das Células B (Insulinomas). Os insulinomas representam o tipo mais comum de tumor das células das ilhotas. Eles geralmente são benignos, se manifestando entre a quarta e a sexta décadas de vida, apresentando sintomas de hipoglicemia. Os tumores das células B são encontrados, com mais freqüência, no corpo ou na cauda do pâncreas.[29] Eles geralmente são bem encapsulados e ao exame microscópico suas células não podem ser diferenciadas das células B normais. Dessas lesões, 70% são adenomas solitários, 10% são adenomas múltiplos e 10% são malignos. Os 10% restantes representam hiperplasia difusa ou tumores extrapancreáticos. Seu tamanho varia de lesões diminutas, difíceis de serem localizadas na mesa de dissecção, a massas enormes com mais de 1.500 g (90% < 2 cm de diâmetro).[141] De 10% a 27% dos pacientes com indicações bioquímica e clínica de insulinoma não apresentam um tumor aparente na cirurgia inicial, sendo então indicada uma pancreatectomia distal.[142]

Tumores das células G (Gastrinomas). Os gastrinomas, responsáveis pela síndrome de Zollinger-Ellison, são o

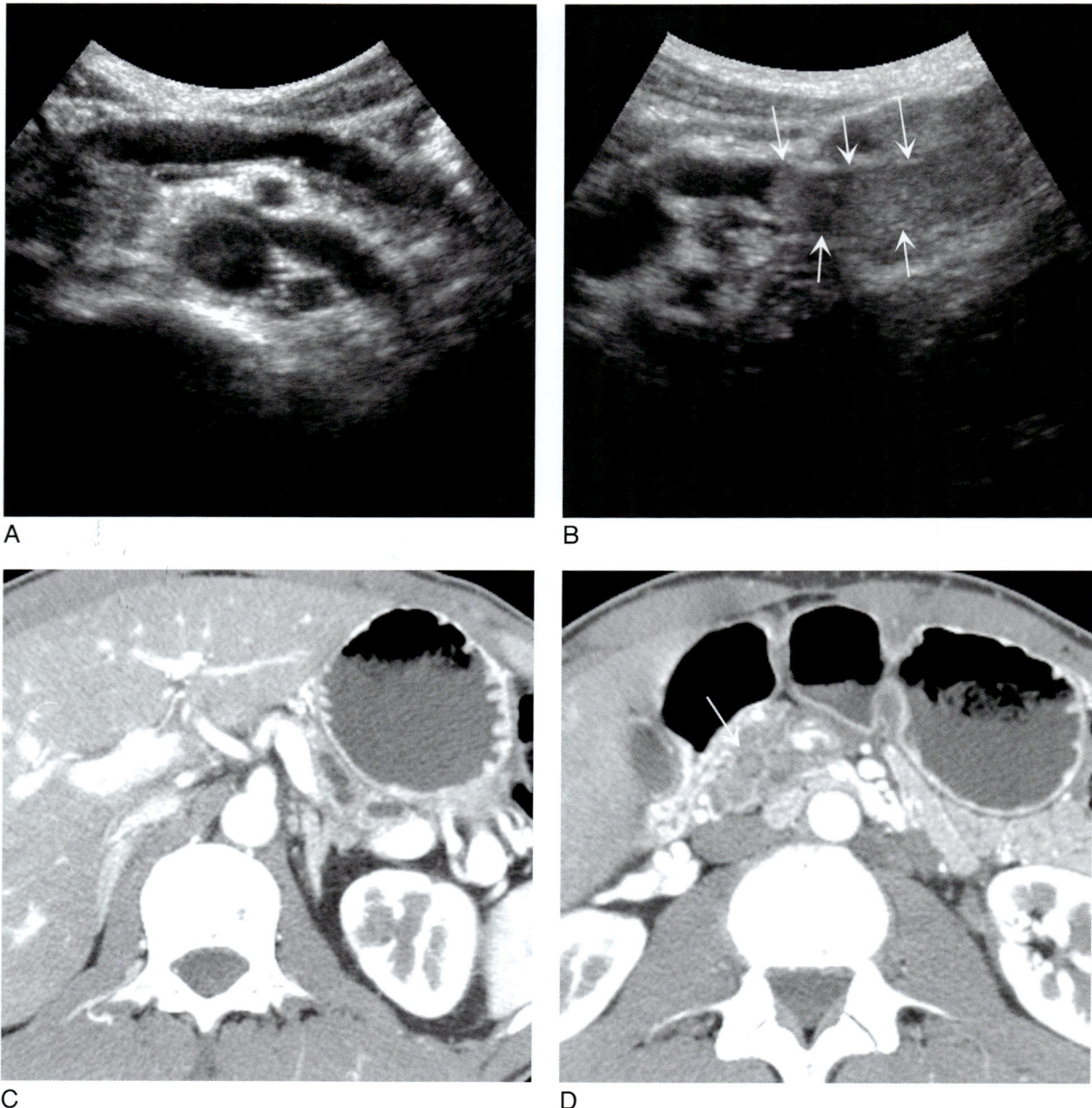

FIGURA 7-49. Tumor intraductal papilar mucinoso do pâncreas. A, Ultra-sonografia transversal do pâncreas mostrando dilatação acentuada do ducto pancreático com atrofia parenquimatosa. **B,** Ultra-sonografia sagital da cabeça do pâncreas mostrando o ducto pancreático dilatado preenchido por uma massa papilar de tecido mole (*setas*). **C** e **D** são imagens de tomografia computadorizada confirmando a dilatação do ducto pancreático, a atrofia do parênquima e a massa de tecido mole dentro do ducto dilatado na cabeça do pâncreas (*seta*).

segundo tumor mais comum das células das ilhotas após os insulinomas. Seus sintomas incluem diarréia e úlcera péptica, apresentando-se, em média, em pacientes em torno dos 50 anos.[143] A maioria dos gastrinomas está localizada no pâncreas, mas 10% a 15% se localizam no duodeno.[29] Dos que se localizam no pâncreas, somente 25% são solitários. As taxas de malignidade relatadas inicialmente eram de 60% no momento do diagnóstico,[144] mas estudos recentes mostraram um declínio no número de casos malignos, provavelmente resultante da detecção precoce fornecida pelos ensaios imunológicos para determinar os níveis de gastrina.[145] Entretanto, todas as lesões são potencialmente malignas. A conduta atual consiste do tratamento clínico dos sintomas. A intervenção cirúrgica é reservada para os pacientes cujas lesões são localizadas com exatidão.[145]

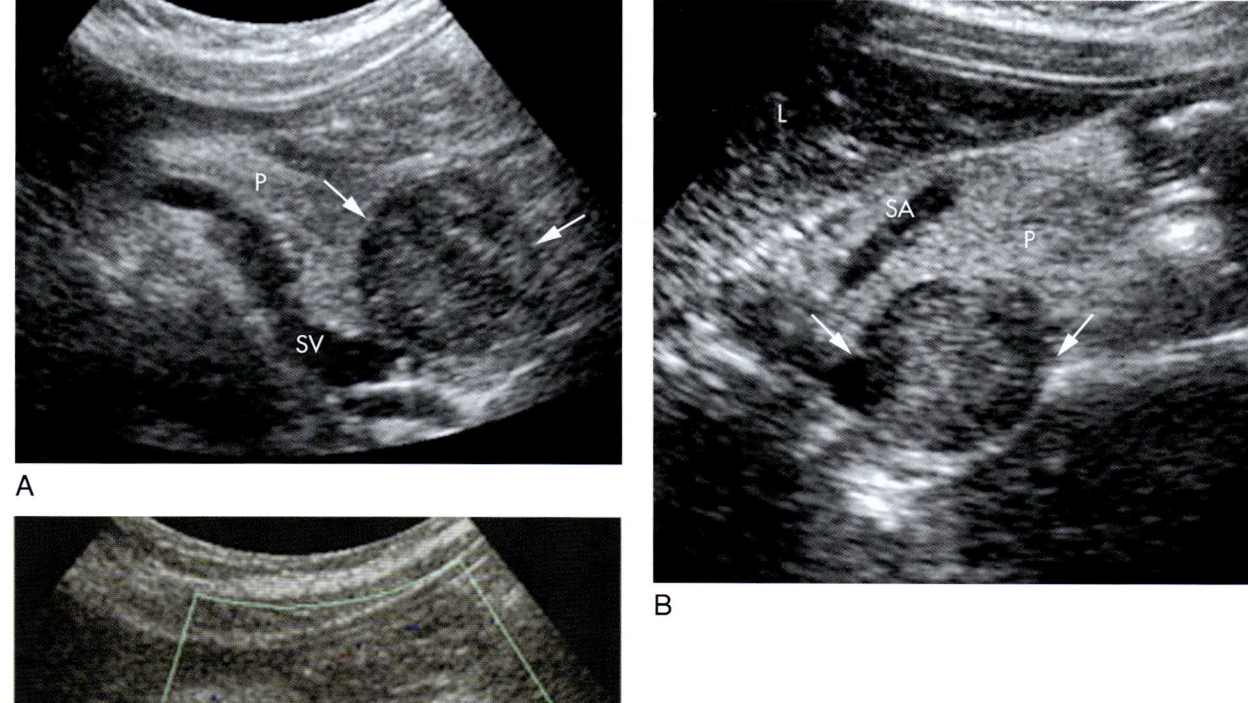

FIGURA 7-50. Glucagonoma. Ultra-sonografia transversal (**A**), sagital (**B**) e Doppler colorido (**C**) mostrando uma massa bem-definida, vascular, hipoecóica (*setas*) na cauda do pâncreas (P). L, fígado; SA, artéria esplênica; SV, veia esplênica.

Tumores Raros das Células das Ilhotas. O glucagonoma (Fig. 7-50), o vipoma, o somatostatinoma, o carcinóide (Fig. 7-51) e os tumores multiormonais são tumores funcionais raros das células das ilhotas. Os glucagonomas e os vipomas apresentam uma alta taxa de malignidade.[146] Os vipomas também estão associados à dilatação da vesícula biliar (causada pela sua paralisia e conseqüente enchimento com bile diluída), alças intestinais distendidas cheias de líquido (causadas pela inibição da motilidade intestinal) e secreção excessiva de fluido e eletrólitos. Também pode haver espessamento da parede do estômago.[147]

Os **tumores não-funcionais das células das ilhotas** representam um terço de todas as neoplasias das células das ilhotas e tendem a se apresentar como tumores grandes com uma alta incidência de malignidade (Fig. 7-52). Geralmente estão localizados na cabeça do pâncreas.[143]

Ultra-sonografia

A ultra-sonografia pré-operatória para a detecção dos tumores das células das ilhotas é geralmente um exame difícil de ser realizado, identificando de 25% a 60% dos tumores.[146,147] Essa dificuldade se deve ao pequeno tamanho desses tumores em pacientes que geralmente são obesos, pois comem em excesso com medo dos episódios de hipoglicemia. Os gastrinomas são menores ainda, com uma taxa de detecção de 20%.[148] Entretanto, a experiência recente com a ultra-sonografia endoscópica permite uma detecção mais confiável das neoplasias pancreáticas endócrinas, aumentando a taxa de detecção para 80%.[149] Os tumores usuais das células das ilhotas são pequenos, hipoecóicos e bem-definidos, sem calcificações ou necrose. Entretanto, essas lesões podem ser isoecóicas e detectáveis apenas pelas alterações de contorno.[150] Os tumores maiores podem ser hipoecóicos ou ecogênicos e irregulares, podendo apresentar calcificações ou áreas de necrose (Fig. 7-52). Estes últimos achados são geralmente associados à malignidade.[151] As lesões metastáticas tendem a ser ecogênicas.[151]

Uma das contribuições mais importantes da **ultra-sonografia intra-operatória** é a detecção dos tumores das células das ilhotas (Fig. 7-53).[148,149] A ultra-sonografia intra-operatória aumentou a sensibilidade da detecção ultrasonográfica de 61% para 84%,[148] sendo relatado que, em combinação com a palpação, sua sensibilidade é de 100%.[142] Em outra série, 86% dos insulinomas e 83% dos gastrino-

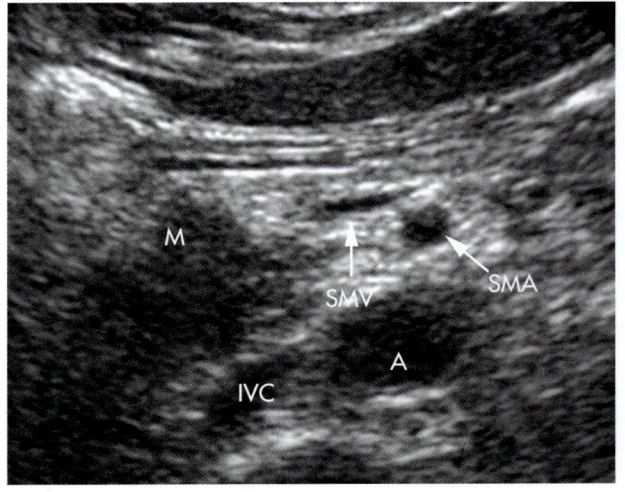

A

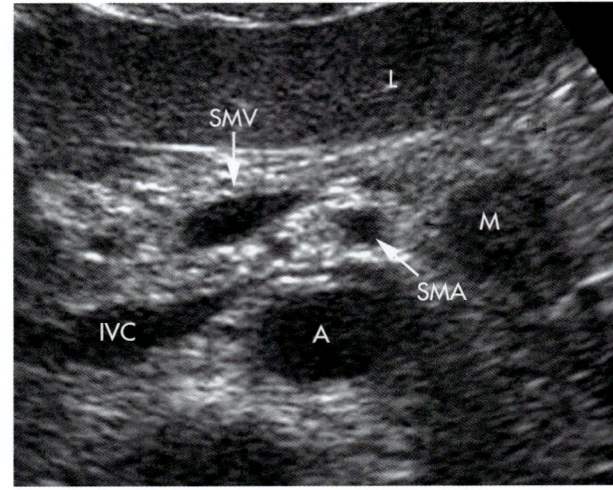

B

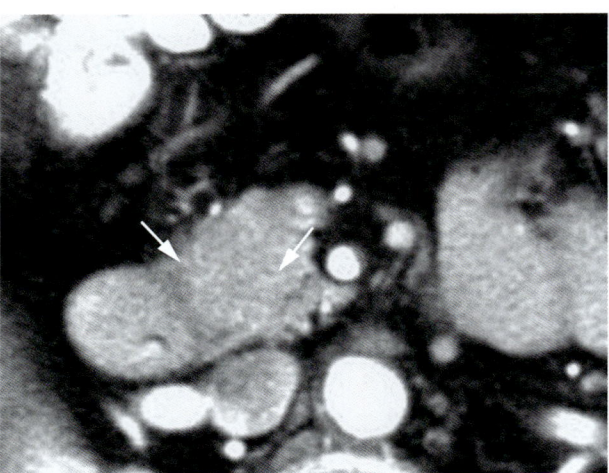

C

FIGURA 7-51. Carcinóide. A e **B,** Imagens transversais mostrando duas massas (M) hipoecóicas de margens bem-definidas na cabeça e na cauda do pâncreas. **C,** Tomografia computadorizada axial com contraste mostrando uma massa correspondente discreta (*setas*), semelhante ao pâncreas adjacente. A, aorta; IVC, veia cava inferior; L, fígado; SMA, artéria mesentérica superior; SMV, veia mesentérica superior.

mas foram detectados pela ultra-sonografia intra-operatória, enquanto as lesões intra-hepáticas foram identificadas em 100% dos casos.[152] Ela também pode determinar a relação entre a neoplasia e o ducto pancreático ou o ducto biliar comum.[148] Apesar de ser mais sensível do que a tomografia computadorizada e a ultra-sonografia pré-operatória, a ultra-sonografia intra-operatória é menos exata na detecção de múltiplos adenomas, com uma sensibilidade de 36% devido ao pequeno tamanho desses tumores.[146]

Comparação dos Métodos de Imagem

A localização pré-operatória dos tumores das células das ilhotas continua sendo extremamente difícil devido ao seu tamanho reduzido e sua rara ocorrência, o que limita a experiência das diversas instituições.[152-155] A capacidade da ultra-sonografia, tomografia computadorizada e angiografia pré-operatórias para detectar tumores com mais de 2 cm parece ser comparável. Com relação aos tumores menores, a capacidade de detecção das diversas modalidades diagnósticas depende da experiência da instituição.

A sensibilidade relatada da tomografia computadorizada na detecção dos insulinomas é de 40% a 66%,[153] enquanto a sensibilidade da angiografia varia de 29% a 90%.[152,153] Relatou-se taxas de sucesso de até 97% com coleta venosa.[154] O advento da tomografia computadorizada helicoidal parece ter melhorado a habilidade de detectar os tumores das células das ilhotas. Levando-se em consideração que esses tumores são geralmente vasculares, a adição da fase arterial precoce (parenquimatosa) da tomografia computadorizada helicoidal com seções finas aumenta sua detecção. Van Hoe et al.[155] detectaram 9 entre 11 tumores das células das ilhotas, incluindo um gastrinoma de 4 mm, usando tanto a fase arterial quanto a venosa da tomografia computadorizada helicoidal. A combinação de imagens em SE ponderado em T1 com supressão do sinal de gordura, SE em T2, GRE T1 com estudo dinâmico após administração de meio de contraste paramagnético (gadolíneo) e SE ponderada em T1 com supressão do sinal de gordura pós-gadolíneo parece ser superior à tomografia computadorizada e à ultra-sonografia convencionais.[156-158] É necessário que sejam feitos outros estudos para comparar o desempenho multidetector da tomografia computadorizada helicoidal e da ressonância magnética. Atualmente, a ultra-sonografia intra-operatória é considerada o exame mais preciso para localizar tumores funcionais das células das ilhotas.[159]

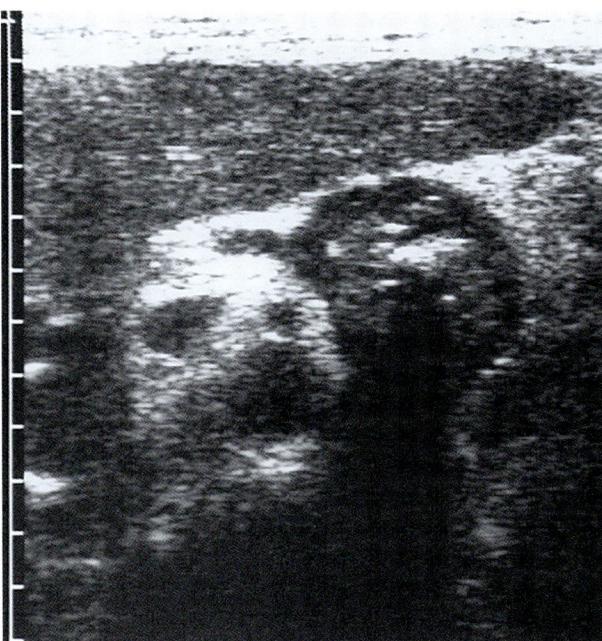

FIGURA 7-52. Carcinoma das células das ilhotas no corpo do pâncreas. Ultra-sonografia transversal mostrando uma massa hipoecóica de margens bem-definidas e calcificações internas que causam sombra acústica. (Cortesia de J. William Charboneau, M.D., Mayo Clinic, Rochester, MN.)

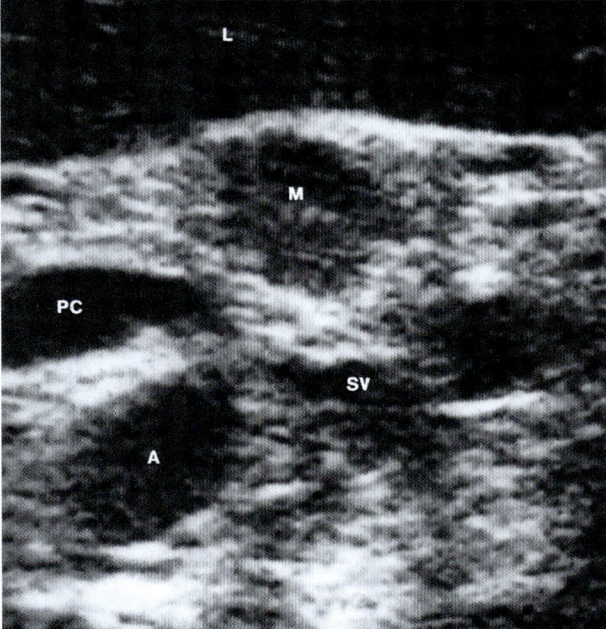

FIGURA 7-53. Tumor das células das ilhotas. Ultra-sonografia intra-operatória mostrando uma massa (M) hipoecóica no corpo do pâncreas. A, aorta; L, fígado; PC, confluência portal; SV, veia esplênica.

Tumores Não-Células das Ilhotas

Os raros tumores não-células das ilhotas incluem tumores de células gigantes, carcinomas adenoescamosos, adenocarcinomas mucinosos, carcinomas anaplásicos, neoplasias epiteliais sólidas papilares, carcinomas de células acinares, pancreaticoblastomas, tumores de tecido conjuntivo, metástases, linfomas e plasmacitomas.[160] Não existem relatos sobre o aspecto ultra-sonográfico da maioria desses tumores.

Os tumores sólidos e papilares são vistos geralmente em mulheres jovens, apresentando-se como tumores encapsulados de margens bem-definidas, podendo apresentar, em seu interior, áreas císticas de paredes grossas resultantes de hemorragia ou necrose. Eles apresentam uma predileção pela cauda do pâncreas, tendo um prognóstico melhor e uma tendência para sobrevida longa devido ao modo de invasão, que é local, e à ausência de metástases.[161]

Metástases pancreáticas não são comuns, geralmente ocorrendo como conseqüência da extensão direta de tumores originários de estruturas adjacentes, tal como o estômago, ou linfadenopatia contígua. Na autópsia, apenas 3% dos pacientes com malignidade comprovada apresentavam metástases para o pâncreas.[162] As **metástases** para o pâncreas ocorrem em 8,4% dos pacientes com câncer de pulmão,[163] 19% dos pacientes com câncer de mama[164] e em 37,5% dos pacientes com melanoma maligno.[165] O pâncreas é um dos locais de metástases precoces ou tardias do carcinoma de células renais (Fig. 7-54). As metástases pancreáticas[166] geralmente são pequenas e hipoecóicas, não alterando o contorno do pâncreas. As lesões maiores, especialmente originárias dos ovários, podem apresentar alterações císticas. Lesões solitárias podem ser confundidas com adenocarcinomas primários, enquanto lesões múltiplas podem ser confundidas com a pancreatite aguda, adenocarcinoma difuso ou linfoma.[166]

O **linfoma não-Hodgkin**, especialmente o histiocítico, apresenta uma tendência a envolver outros órgãos além dos linfonodos. Esse envolvimento extranodal está geralmente associado a linfadenopatia intra-abdominal. O envolvimento do pâncreas pode ocorrer sob a forma de lesão solitária ou envolvimento difuso,[167] com múltiplos nódulos discretos (Fig. 7-55A e B) ou infiltração difusa (Fig. 7-55C e D). Em alguns casos, o pâncreas está envolto por uma linfadenopatia peripancreática maciça, não sendo possível determinar se o pâncreas está envolvido ou simplesmente comprimido.

PROCEDIMENTOS INVASIVOS GUIADOS PELA ULTRA-SONOGRAFIA

Biópsia

Geralmente é realizada uma biópsia percutânea das massas pancreáticas para diferenciar um processo inflamatório de um carcinoma do pâncreas. Apesar de a sensibilidade da biópsia percutânea com agulha fina para o diagnóstico de câncer do pâncreas (50% a 86%)[168,169] não ser tão alta quanto sua sensibilidade para o diagnóstico do câncer de fígado, a sua especificidade é tão alta quanto 100%.[168-170] A menor sensibilidade, tanto na biópsia quanto na cirurgia, é decorrente de vários fatores:[170]

- Presença de necrose não detectada pela ultra-sonografia

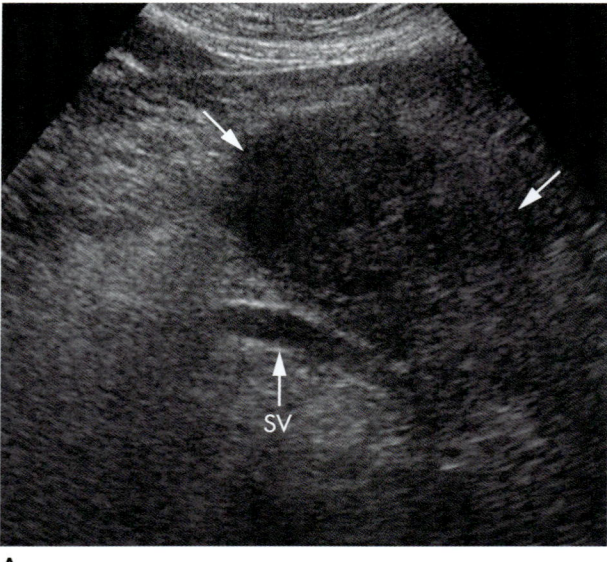 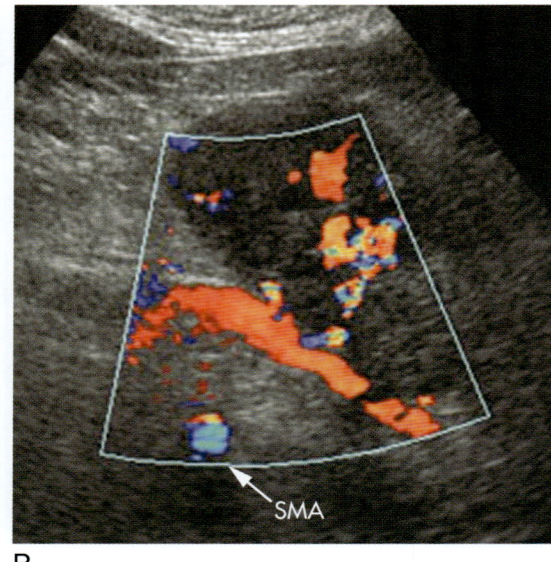

FIGURA 7-54. Carcinoma de células renais. Ultra-sonografia transversal em escala de cinza (**A**) e Doppler colorido transversal (**B**) mostrando uma massa vascular, hipoecóica, de margens bem-definidas (*setas*) no corpo do pâncreas. SV, veia esplênica; SMA, artéria mesentérica superior.

- Tendência da neoplasia para produzir uma reação desmoplásica fibrosa significativa, causando um resultado negativo da biópsia
- Presença de pancreatite concomitante, o que pode dificultar a localização do tumor
- Tumores bem diferenciados que podem ser difíceis de diagnosticar nos exames citológicos

Entretanto, estudos mais recentes usando agulhas cortantes mais calibrosas para obter amostras apresentaram resultados melhores, com sensibilidade de 92% a 94% sem aumento na incidência de complicações.[171,172] É mais eficaz obter espécimes da região em que ocorre o afunilamento do ducto pancreático. A biópsia das massas pancreáticas e dos linfonodos peripancreáticos guiada pela ultra-sonografia endoscópica pode aumentar a precisão do diagnóstico dessas massas e o estadiamento do câncer.[173,174] Uma biópsia positiva evita uma cirurgia desnecessária quando os exames de imagem confirmarem que a massa não é passível de ressecção.

A principal complicação da biópsia de aspiração com agulha fina do pâncreas é a indução de pancreatite, tendo sido relatadas algumas mortes devido a pancreatite fulminante.[175-177] Isso geralmente ocorre quando a biópsia é feita em um pâncreas normal. Também existem relatos isolados de disseminação de células cancerosas ao longo do trajeto da agulha.[175,178]

Pancreatografia Percutânea

Apesar de ser possível a realização da pancreatografia percutânea em um sistema sem dilatação (levando-se em conta que o ducto pancreático é quase sempre visto na ultra-sonografia), a opacificação do ducto pancreático não dilatado deve ser feita pela pancreatografia endoscópica retrógrada. Nos pacientes que apresentam dilatação do ducto, deve-se obter uma radiografia simples para documentar a presença de calcificações. O ducto pancreático é, então, puncionado com o auxílio da ultra-sonografia usando-se uma agulha de calibre 22. Aspira-se uma pequena quantidade de suco pancreático para citologia e um meio de contraste hidrossolúvel é injetado à baixa pressão usando-se a fluoroscopia.[179] A quantidade de meio de contraste injetada varia com a visualização do ducto ou, nos casos de oclusão, com a quantidade de pressão necessária para opacificar o ducto e a resposta do paciente à injeção. Deve-se evitar injetar excesso de meio de contraste e o mesmo deve ser aspirado ao final do procedimento.[179] O maior estudo feito relatou uma taxa de sucesso de 89%.[179] Não foram relatadas complicações, exceto por um caso de vazamento biliar causado pela perfuração de um ducto biliar intra-hepático dilatado.[179]

As **indicações** para a pancreatografia percutânea incluem:

- Dificuldade técnica para a realização da pancreatografia endoscópica retrógrada, seja por não conseguir realizá-la, seja pela alteração da anatomia devido à cirurgia prévia (p. ex., gastrectomia, pancreatojejunostomia ou procedimento de Whipple)[179]
- Ausência de visibilização do ducto pancreático na colangiopancreatografia endoscópica retrógrada apesar da opacificação do ducto biliar comum
- Opacificação pobre ou ausência de opacificação da porção proximal do ducto pancreático devido ao estreitamento acentuado ou oclusão do ducto pancreático distal
- Para detectar a presença de cálculos e criar um mapa cirúrgico antes da cirurgia do pâncreas
- A presença de um ducto pancreático dilatado sem a presença de uma massa na tomografia computadorizada (a pancreatografia pode determinar, com precisão, a localização de uma massa para a biópsia) (Fig. 7-56).

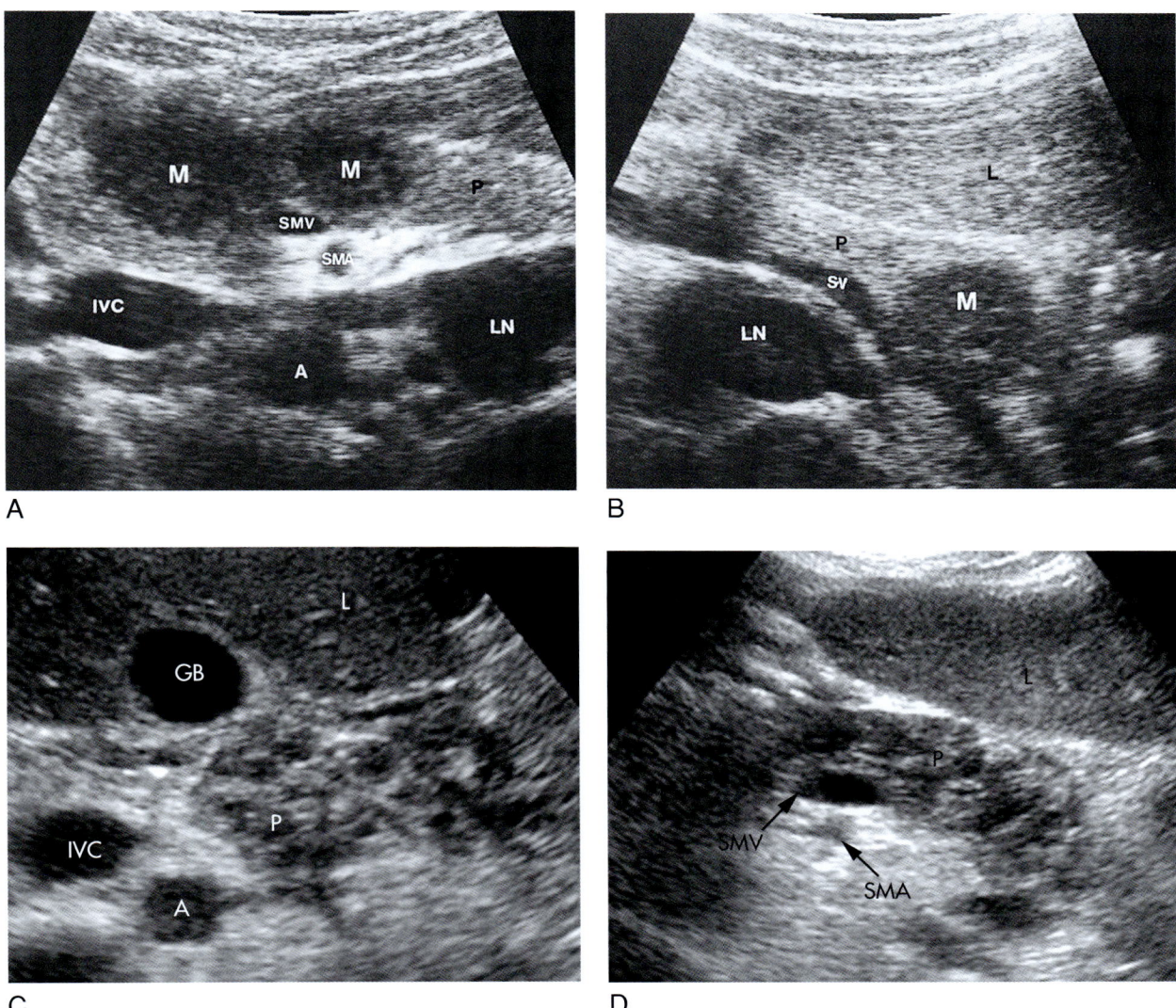

FIGURA 7-55. Linfoma não-Hodgkin. A e B, Ultra-sonografias transversais da cabeça, corpo e cauda do pâncreas mostrando diversas massas (M) hipoecóicas, de margens bem-definidas, espalhadas pelo pâncreas (P). **C,** Imagem transversal da cabeça do pâncreas. **D,** Imagem transversal do corpo do pâncreas em outro paciente mostrando heterogeneidade nodular difusa do pâncreas (P). A, aorta; IVC, veia cava inferior; L, fígado; LN, linfonodo, SMA, artéria mesentérica superior; SMV, veia mesentérica superior; SV, veia esplênica.

A introdução da colangiopancreatografia pela ressonância magnética pode eliminar a necessidade da pancreatografia percutânea em alguns casos de insucesso ou inadequação da colangiopancreatografia endoscópica retrógrada, pois é um método não-invasivo de visibilização do ducto pancreático.[180]

ULTRA-SONOGRAFIA ENDOSCÓPICA

A ultra-sonografia endoscópica é uma técnica que combina a endoscopia com a ultra-sonografia de alta resolução. Podem-se obter ultra-sonografias de alta resolução do pâncreas posicionando-se a sonda no interior do trato gastrointestinal. Esse método supera os fatores que limitam a ultra-sonografia transabdominal, tais como a superposição dos gases intestinais, obesidade mórbida ou incapacidade do paciente em cooperar com o controle dos movimentos respiratórios.[181] Assim como ocorre com as outras formas de ultra-sonografia, esse método depende muito do operador. Além disso, ele está disponível apenas em algumas instituições. Com a melhora da técnica dos operadores, as falhas técnicas diminuíram de 25% para menos de 5%.[182] As poucas falhas que ainda ocorrem estão relacionadas à incapacidade de introduzir o endoscópio na terceira porção do duodeno nos casos em que é necessária uma visibilização detalhada do processo uncinado e da cabeça do pâncreas.

Existem dois tipos de sonda de ultra-sonografia endoscópica disponíveis comercialmente. O tipo radial usa um aparelho radial de alta freqüência (7,5 e 12 MHz) capaz de produzir imagens transversais de 360 graus. Esse tipo de sonda é útil na avaliação do trato gastrointestinal e dos órgãos adjacentes. A orientação no plano de insonação é relativamente direta. A unidade disponível comercialmente não tem capacidade de realizar o Doppler colorido, possuindo uma pro-

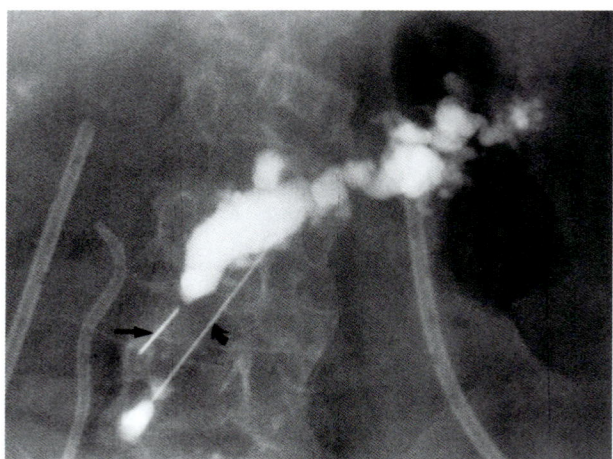

FIGURA 7-56. Pancreatografia percutânea com orientação da ultra-sonografia usando uma agulha de calibre 22 (*seta curva*). Biópsia do local de oclusão usando uma agulha de calibre 22 (*seta reta*) sob orientação fluoroscópica.

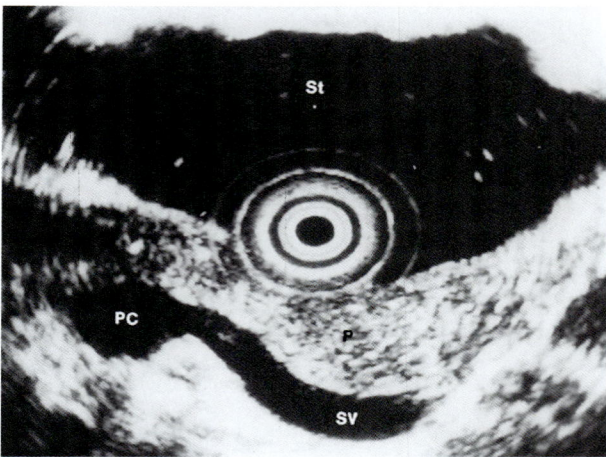

FIGURA 7-57. Ultra-sonografia endoscópica transgástrica, corpo e cauda do pâncreas normal. P, pâncreas; PC, confluência portal; St, estômago; Sv, veia esplênica. (Cortesia de P. J. Valette, M.D., Hôpital Edouard Herriot, Lyon, França.)

fundidade de insonação relativamente limitada. A possibilidade de fazer biópsia ainda não está disponível nos aparelhos comercializados. O aparelho do tipo setorial disponível comercialmente usa um transdutor de freqüência mais baixa (5 e 7,5 MHz). Nesta freqüência, a detecção de pequenas lesões intrapancreáticas ainda é excelente. Essas unidades têm capacidade de realizar o Doppler colorido e biópsia, apesar de as biópsias guiadas pela ultra-sonografia endoscópica ainda não serem amplamente utilizadas. As freqüências menores do transdutor permitem uma maior penetração dos tecidos, sendo úteis na detecção de lesões mais profundas, tais como os tumores intrapancreáticos endócrinos. Entretanto, o campo de visão menor pode dificultar a manutenção da orientação do corte.

Podem-se obter imagens transversal e coronal da cabeça do pâncreas a partir do bulbo duodenal ou da segunda porção do duodeno. O corpo e a cauda do pâncreas podem ser visibilizados através da curvatura maior do estômago. Podem-se obter imagens de maior resolução de todo o pâncreas, assim como da confluência venosa portal, do ducto biliar comum, do ducto pancreático e dos vasos mesentéricos superiores (Fig. 7-57).[183] Usam-se dois métodos de contato para que haja uma interface adequada entre a parede do trato gastrointestinal e o transdutor. O primeiro é o método do balão, que é o preferido quando se examina o pâncreas, em que um balão cheio de água na ponta do endoscópio envolve o transdutor. O segundo método consiste em encher o estômago com 300 a 800 mL de água sem ar e introduzir o transdutor descoberto.[184] O exame dura de 15 a 30 minutos.[185]

A ultra-sonografia endoscópica é muito precisa na identificação de anormalidades do pâncreas. Relatou-se que sua sensibilidade na detecção de **lesões pancreáticas** é de 98% a 100%. Em comparação, a sensibilidade da ultra-sonografia transabdominal, tomografia computadorizada e colangiopancreatografia endoscópica retrógrada é de 67% a 72%, 71% a 78% e de 88% a 94%, respectivamente.[182,186,187] A ultra-sonografia endoscópica é especialmente útil na detecção de lesões pancreáticas com menos de 3 cm de diâmetro. Em um estudo, a taxa de detecção dessa modalidade foi de 100%, em contraste com 50% da ultra-sonografia transabdominal, 55% para a tomografia computadorizada e de 90% para a colangiopancreatografia endoscópica retrógrada.[187]

As **indicações** para a ultra-sonografia endoscópica incluem a detecção e o estadiamento do adenocarcinoma do pâncreas (especialmente tumores < 3 cm), avaliação dos tumores neuroendócrinos do pâncreas, avaliação do pâncreas em pacientes com obesidade mórbida e avaliação de alta resolução da anatomia da cabeça do pâncreas e da ampola hepatopancreática.[181,182] Esse é um método promissor na avaliação de pacientes com dor abdominal e suspeita de pancreatite crônica.[188]

A ultra-sonografia endoscópica parece ser a técnica mais precisa para a localização de lesões pancreáticas e para determinar se um tumor maligno do pâncreas é passível de ressecção (Fig. 7-58). Relatou-se que a precisão da ultra-sonografia endoscópica, da ultra-sonografia transabdominal, da tomografia computadorizada e da ressonância magnética na detecção do câncer do pâncreas é de 91% a 96%, 64% a 88%, 66% a 88% e 83%, respectivamente.[189-192] Demonstrou-se, também, que a ultra-sonografia endoscópica é precisa tanto para localizar e determinar o estágio dos tumores da ampola quanto para diferenciá-los do câncer do pâncreas (Fig. 7-59).[193,194] O aspecto do carcinoma do pâncreas na ultra-sonografia endoscópica é semelhante ao obtido com a ultra-sonografia convencional; entretanto, a ultra-sonografia endoscópica permite uma melhor caracterização da massa no que diz respeito às suas margens, formato, ecogenicidade e ecotextura. Apesar de a maioria dos carcinomas do pâncreas serem descritos como hipoecóicos, com margens irregulares e ecotextura heterogênea, ocorre uma sobreposição significativa com as características vistas na pancreatite crônica.[182,191] Além disso, o exame de uma massa maior do que 5 cm reduz

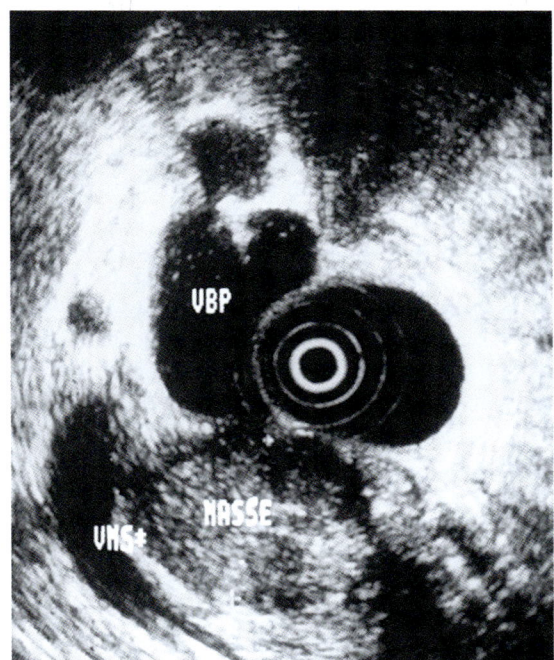

FIGURA 7-58. Ultra-sonografia endoscópica transduodenal de um carcinoma do pâncreas. MASSE, massa pancreática; VBP, ducto biliar comum; VMS, veia mesentérica superior. (Cortesia de P. Taourel, M.D., Hôpital St. Eloi, Montpellier, França.)

bastante o desempenho da ultra-sonografia endoscópica devido ao campo de visão e penetração acústica limitados (uma conseqüência do transdutor de alta freqüência). Esse exame é especialmente útil para determinar se um carcinoma do pâncreas é passível de ressecção, pois pode avaliar a presença ou ausência de invasão das veias porta, esplênica e mesentérica superior, da parede duodenal ou da ampola.[195] Atualmente, a ultra-sonografia endoscópica não se mostrou superior a outros métodos de imagem para detectar a presença de metástases para os linfonodos, assim como invasão das artérias celíaca e mesentérica superior. Suas deficiências incluem a dificuldade na realização da biópsia por agulha guiada por esse método com os instrumentos disponíveis no momento e sua incapacidade em detectar com precisão as metástases no fígado, peritônio e omento. Até o momento, não parece existir nenhum substituto para a laparoscopia para detectar essas metástases, quando são pequenas, o que é crucial para determinar se a lesão é passível de ressecção em um paciente com carcinoma do pâncreas.[196]

A ultra-sonografia endoscópica é um método não-cirúrgico importante na localização de insulinomas e gastrinomas. Nos pacientes com insulinomas esporádicos, sua taxa de detecção é de 80% a 90%.[188] Se um insulinoma for identificado pela ultra-sonografia endoscópica, não há necessidade de outros exames. A angiografia pancreática e a estimulação arterial só são realizadas se a ultra-sonografia endoscópica for negativa em um paciente com suspeita de apresentar insulinoma esporádico. A ultra-sonografia intra-operatória como um exame diagnóstico único possui algumas desvantagens, como aumentar o tempo da cirurgia. Conseqüentemente, ela é recomendada como um exame de ajuda na enucleação do insulinoma ou como uma modalidade diagnóstica de segunda linha quando todos os outros exames falharem.

Nos pacientes com hiperinsulinoma secundário à síndrome da neoplasia endócrina múltipla do tipo I, a ultra-sonografia endoscópica é utilizada para avaliar somente a cabeça do pâncreas e o processo uncinado, porque a pancreatectomia distal é realizada independente dos outros achados. Nos pacientes com o diagnóstico clínico de síndrome de Zollinger-Ellison, a ultra-sonografia endoscópica pode detectar virtualmente todos os gastrinomas intrapancreáticos. A sensibilidade de um exame negativo para previsão de gastrinoma extrapancreático é de 100%.[188] Um exame negativo aliado a uma tomografia computadorizada normal em um paciente com síndrome de Zollinger-Ellison sugere fortemente a possibilidade de que será encontrado um pequeno gastrinoma submucoso no duodeno.

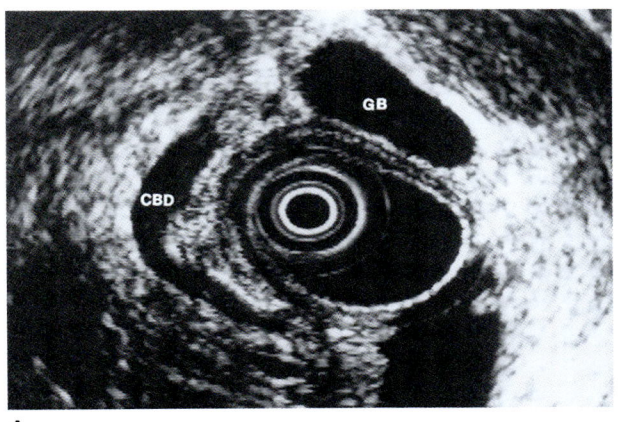
A

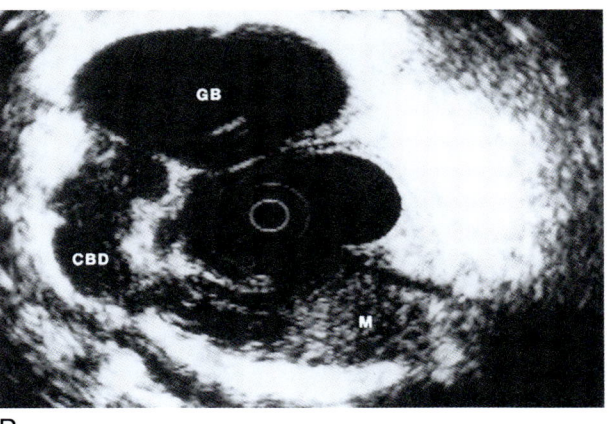
B

FIGURA 7-59. Ultra-sonografia endoscópica transduodenal, ducto biliar comum (CBD) e vesícula biliar (GB). **A,** Ducto biliar comum. **B,** A massa (M) sólida na luz da porção distal do ducto biliar comum, que se encontra dilatado, é um carcinoma da ampola. A vesícula biliar está distendida. (Cortesia de J. Valette, M.D. Hôpital Edouard Herriot, Lyon, França.)

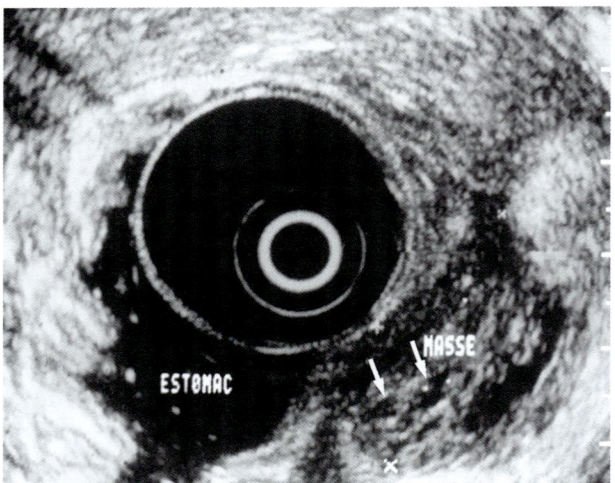

FIGURA 7-60. Ultra-sonografia endoscópica transgástrica de um cistadenoma seroso do pâncreas que apresentava uma aparência sólida na ultra-sonografia transabdominal. A ultra-sonografia endoscópica mostra inúmeros cistos pequenos (*setas*) que não foram vistos na ultra-sonografia transabdominal. Estomac, estômago; Masse, massa. (Cortesia de P. Taourel, Hôpital St. Eloi, Montpellier, França.)

A resolução superior da ultra-sonografia endoscópica em relação à ultra-sonografia transabdominal pode ajudar a identificar as neoplasias císticas. A natureza cística dos cistadenomas serosos pode ser mais bem apreciada na ultra-sonografia endoscópica pela identificação de pequenos cistos em uma massa aparentemente sólida na ultra-sonografia transabdominal (Fig. 7-60).

A ultra-sonografia endoscópica é sensível às alterações parenquimatosas associadas à pancreatite crônica. Foram descritas oito características associadas a essa condição: (1) ecogenicidade heterogênea; (2) acentuação dos lóbulos do parênquima; (3) irregularidades na superfície do pâncreas; (4) aumento da espessura ou da ecogenicidade da parede do ducto pancreático principal; (5) dilatação do ducto pancreático principal e de seus ramos secundários; (6) focos ecogênicos dentro da glândula; (7) calcificações intraductais; e (8) estruturas císticas pancreáticas ou peripancreáticas.[197,198] Relatou-se que a especificidade e a precisão da ultra-sonografia endoscópica no diagnóstico da pancreatite crônica são de cerca de 80% a 86%.[204] Entretanto, ainda não foi publicado nenhum estudo duplo-cego importante confirmação, histológica. Conseqüentemente, as características observadas na ultra-sonografia endoscópica de pacientes com suspeita de pancreatite crônica com uma colangiopancreatografia endoscópica retrógrada normal podem representar uma maior sensibilidade daquele exame às alterações iniciais da pancreatite crônica ou resultados falso-positivos. Apesar disso, nos casos duvidosos em que existe a suspeita clínica de pancreatite crônica não confirmada pela ultra-sonografia transabdominal ou pela tomografia computadorizada, recomenda-se a realização da ultra-sonografia endoscópica (antes da colangiopancreatografia endoscópica retrógrada), pois ela demonstrou ser sensível às alterações parenquimatosas e não existe o risco de causar pancreatite aguda.

A ultra-sonografia endoscópica ainda é um procedimento em evolução, apesar de seu uso fora dos centros de ensino já ser aceita. Ela exige a combinação da experiência de um endoscopista com a de um ultra-sonografista. A biópsia guiada pela ultra-sonografia endoscópica ainda precisa ser refinada para atingir um nível consistente de confiabilidade. O desenvolvimento do esperado sistema de biópsia por agulha orientada por ultra-sonografia endoscópica a tornaria uma modalidade investigativa muito mais poderosa. Finalmente, minissondas de alta freqüência (sondas-filhas introduzidas através da luz da sonda-mãe) com cabeças de 20 a 30 MHz estão sendo desenvolvidas para examinar o ducto pancreático, o que pode se tornar útil na busca por um carcinoma papilar intraductal.[172]

Agradecimentos

O autor gostaria de agradecer a Sra. Carole Leduc pela sua ajuda na preparação deste capítulo. [Fim AG]

Referências

Embriologia
1. Clemente CD: The digestive system. In Gray's Anatomy, 30th ed. Philadelphia, Lea & Febiger, 1985, pp 1502-1507.
2. Berman LG, Prior JT, Abramow SM, et al: A study of the pancreatic duct system in man by the use of vinyl acetate casts of postmortem preparations. Surg Gynecol Obstet 1960;110:391-403.

Anatomia
3. Suramo I, Peivensalo M, Myllyle V: Cranio-caudal movements of the liver, pancreas and kidneys in respiration. Acta Radiol 1984;25:129-131.
4. Valenzvela JE: Pancreas. In Gitnick G, Hollander D, Samloff IM (eds): Principles and Practice of Gastroenterology and Hepatology. New York, Elsevier Science, 1988.
5. Newman BM, Lebenthal E: In Vay Liang WG, Gardner JD, Brooks FP, et al (eds): Congenital Anomalies of the Exocrine Pancreas. New York, Raven, 1986.
6. Ross BA, Jeffrey RB Jr, Mindelzun RE: Normal variations in the lateral contour of the head and neck of the pancreas mimicking neoplasm: Evaluation with dual-phase helical CT. AJR Am J Roentgenol 1996;166:799-801.

Ultra-sonografia do Pâncreas
7. Bret PM, Reinhold C, Herba M, et al: Replaced or right accessory hepatic artery: Can ultrasound replace angiography? J Clin Ultrasound 1988;16:245-249.
8. Bryan PJ: Appearance of normal pancreatic duct: A study using real-time ultrasound. J Clin Ultrasound 1982;10:63-66.
9. Hadidi A: Pancreatic duct diameter: Sonographic measurement in normal subjects. J Clin Ultrasound 1983;11:17-22.
10. Didier D, Deschamps JP, Rohmer P, et al: Evaluation of the pancreatic duct: A reappraisal based on a retrospective correlative study by sonography and pancreatography in 117 normal and pathologic subjects. Ultrasound Med Biol 1983;9:509-518.
11. Wachsberg RH: Respiratory variation of the diameter of the pancreatic duct on sonography. AJR Am J Roentgenol 2000;175:1459-1461.

12. So CB, Cooperberg PL, Gibney RG, et al: Sonographic findings in pancreatic lipomatosis. AJR Am J Roentgenol 1987;149:67-68.
13. Patel S, Bellon EM, Haaga J, et al: Fat replacement of the exocrine pancreas. AJR Am J Roentgenol 1980; 135:843-845.
14. Nakamura M, Katada N, Sakakibara, et al: Huge lipomatous pseudohypertrophy of the pancreas. Am J Gastroenterol 1979;72:171-174.
15. de Graaff CS, Taylor KJW, Simonds BD, et al: Gray-scale echography of the pancreas: Re-evaluation of normal size. Radiology 1978;129:157-161.
16. Niederau C, Sonnenberg A, Muller JE, et al: Sonographic measurements of the normal liver, spleen, pancreas, and portal vein. Radiology 1983;149:537-540.
17. Bolondi L, Bassi SL, Gaiani S: Sonography of chronic pancreatitis. Radiol Clin North Am 1989;27:815-833.
18. Donald JJ, Shorvon PJ, Lees WR: A hypoechoic area within the head of the pancreas: A normal variant. Clin Radiol 1990;41:337-338.
19. Marchal G, Verbeken E, Van Steenbergen W, et al: Uneven lipomatosis: A pitfall in pancreatic sonography. Gastrointest Radiol 1989;14:233-237.
20. Atri M, Nazarnia S, Mehio A, et al: Hypoechogenic embryologic ventral aspect of the head and uncinate process of the pancreas: In vitro correlation of US with histopathologic findings. Radiology 1994;190:441-444.
21. Wachsberg RH: Posterior superior pancreaticoduodenal vein: Mimic of distal common bile duct at sonography. AJR Am J Roentgenol 1993;160:1033-1037.
22. Tszekessy D, Pochhammer KF: Diurnal sonographic imaging of the pancreas. Ultraschall Med 1985; 6:134-136.
23. Muradali D, Wilson SR, Hope-Simpson D, et al: Oral contrast agents for sonography: Improved visualization of the abdomen and gut. Radiol Soc North Am 1995;197:611.
24. Op den Orth JO: Tubeless hypotonic duodenography with water: A simple aid in sonography of the pancreatic head. Radiology 1985;154:826.
25. duCret RP, Jackson VP, Rees C, et al: Pancreatic sonography: Enhancement by metoclopramide. AJR Am J Roentgenol 1986;146:341-343.
26. Abu-Yousef MM, El-Zein Y: Improved US visualization of the pancreatic tail with simethicone, water, and patient rotation. Radiology 2000;217:780-785.
27. Rauch RF, Bowie JD, Rosenberg ER, et al: Can ultrasonic examination of the pancreas and gallbladder follow a barium UGI series on the same day? Invest Radiol 1983;18:523-525.

Anomalias Congênitas
28. Gold RP: Agenesis and pseudo-agenesis of the dorsal pancreas. Abd Imaging 1993;18:141-144.
29. Cotran RC, Kumar V, Robbins SL: The Pancreas: Robins' Pathologic Basis of Disease, 4th ed. Philadelphia, WB Saunders, 1989.
30. Mares AJ, Hirsch M: Congenital cysts of the head of the pancreas. J Pediatr Surg 1977;12:547-552.
31. Oppenheimer EH, Esterly JR: Pathology of cystic fibrosis review of the literature and comparison with 146 autopsied cases. Perspect Pediatr Pathol 1975;2:241-278.
32. Swobodnik W, Wolf A, Wechsler JG, et al: Ultrasound characteristics of the pancreas in children with cystic fibrosis. J Clin Ultrasound 1985;13:469-474.
33. Dobson RL, Johnson MA, Henning RC, et al: Sonography of the gallbladder, biliary tree, and pancreas in adults with cystic fibrosis. Can Assoc Radiol J 1988;39:257-259.
34. Daneman A, Gaskin K, Martin DJ, et al: Pancreatic changes in cystic fibrosis: Computed tomography and sonographic appearances. AJR Am J Roentgenol 1983;141:653-655.
35. Graham N, Manhire AR, Stead RJ, et al: Cystic fibrosis: Sonographic findings in the pancreas and hepatobiliary system correlated with clinical data and pathology. Clin Radiol 1985;36:199-203.
36. Hernanz-Schulman M, Teele RL, Perez-Atayde A, et al: Pancreatic cytosis in cystic fibrosis. Radiology 1986;158:629-631.
37. Cooperman M, Ferrara JJ, Fromkes JJ, et al: Surgical management of pancreas divisum. Am J Surg 1982;143:107-112.
38. Cotton PB: Congenital anomaly of pancreas divisum as cause of obstructive pain and pancreatitis. Gut 1980;21:105-114.
39. Brinberg DE, Carr MF Jr, Premkumar A, et al: Isolated ventral pancreatitis in an alcoholic with pancreas divisum. Gastrointest Radiol 1988;13:323-326.
40. Jennings CM, Gaines PA: The abdominal manifestation of von Hippel-Lindau disease and a radiological screening protocol for an affected family. Clin Radiol 1988; 39:363-367.
41. Levine E, Collins DL, Horton WA, et al: Computed tomography screening of the abdomen in von Hippel-Lindau disease. AJR Am J Roentgenol 1982;139:505-510.

Processos Inflamatórios
42. Ranson JHC, Rifkind KM, Turner JW: Prognostic signs and nonoperative peritoneal lavage in acute pancreatitis. Surg Gynecol Obstet 1976;143:209-219.
43. Knaus W, Draper E, Wagner D, et al: APACHE II: A severity of disease classification system. Crit Care Med 1985;13:818-829.
44. Jeffrey RB, Laing FC, Wing VW: Ultrasound in acute pancreatic trauma. Gastrointest Radiol 1986;11:44-48.
45. Jeffrey RB Jr, Federle MP, Crass RA: Computed tomography of pancreatic trauma. Radiology 1983;147:491-494.
46. Balthazar EJ, Robinson DL, Megibow AJ, et al: Acute pancreatitis: Value of CT in establishing prognosis. Radiology 1990;174:331-336.
47. Gyr KE, Singer MV, Sarles H: Pancreatitis: Concepts and Classification. International Congress Series 1985, p 642.
48. Delhaye M, Engelholm L, Cremer M: Pancreas divisum: Congenital anatomic variant or anomaly? Contribution of endoscopic retrograde dorsal pancreatography. Gastroenterology 1985;89:951-958.
49. Goekas MC: Etiology and pathogenesis of acute pancreatic inflammation: Acute pancreatitis. Ann Intern Med 1985;103:86-100.
50. Freeny PC: Classification of pancreatitis. Radiol Clin North Am 1989;27:1-3.
51. Jeffrey RB, Laing FC, Wing VW: Extrapancreatic spread of acute pancreatitis: New observations with real-time ultrasound. Radiology 1986;159:707-711.
52. Neff CC, Simeone JF, Wittenberg J, et al: Inflammatory pancreatic masses: Problems in differentiating focal pancreatitis from carcinoma. Radiology 1984;150:35-40.
53. Zuccaro G Jr, Sivak MV Jr: Endoscopic sonography in the diagnosis of chronic pancreatitis. Endoscopy 1992; 24:347-349.
54. Nattermann D, Goldschmidt AJ, Dancygier H: Endosonography in chronic pancreatitis—a comparison between ERCP and EUS. Endoscopy 1993;25:565-570.
55. Price J, Leung JWC: Ultrasound diagnosis of Ascaris lumbricoides in the pancreatic duct: The "four-lines" sign. Br J Radiol 1988;61:411-413.
56. Warshaw AL: Inflammatory masses following acute pancreatitis. Surg Clin North Am 1974;54:621-636.
57. Lane MJ, Mindelzun RE, Sandhu JS, et al: CT diagnosis of blunt pancreatic trauma: Importance of detecting fluid between the pancreas and the splenic vein. AJR Am J Roentgenol 1994;163:833.

58. Bradley EL III, Clements JL Jr, Gonzalez AC: The natural history of pancreatic pseudocysts: A unified concept of management. Am J Surg 1979;137:135-141.
59. Donovan PJ, Sanders RC, Siegelman SS: Collections of fluid after pancreatitis: Evaluation of computed tomography and sonography. Radiol Clin North Am 1982;20:653-665.
60. Nyberg DA, Laing F: Sonographic findings in peptic ulcer disease and pancreatitis that simulate primary gallbladder disease. J Ultrasound Med 1983;2:303-307.
61. Lee CM, Chang-Chien CS, Lim DY, et al: Real-time sonography of pancreatic pseudocyst: Comparison of infected and uninfected pseudocysts. J Clin Ultrasound 1988;16:393-397.
62. Bradley EL III: Pancreatic pseudocyst. In Bradley EL III (ed): Complications of Pancreatitis: Medical and Surgical. Philadelphia, WB Saunders, 1982.
63. Rattner DW, Warshaw AL: Surgical intervention in acute pancreatitis. Crit Care Med 1988;16:85-95.
64. Laing FC, Gooding GAW, Brown T, et al: Atypical pseudocysts of the pancreas: An ultrasonographic evaluation. J Clin Ultrasound 1979;7:27-33.
65. Maier W, Roscher R, Malfertheinar P, et al: Pancreatic pseudocyst of the mediastinum: Evaluation by computed tomography. Eur J Radiol 1986;6:70-72.
66. Lye DJ, Stark RH, Cullen GM, et al: Ruptured pancreatic pseudocysts: Extension into the thigh. AJR Am J Roentgenol 1987;49:937-938.
67. Grace RR, Jordan PH Jr: Unresolved problems of pancreatic pseudocysts. Ann Surg 1976;184:16-21.
68. Rheingold OJ, Wilbar JA, Barkin JS: Gastric outlet obstruction due to pancreatic pseudocyst: A report of two cases. Am J Gastroenterol 1978;69:92-96.
69. Bellon EM, George CR, Schreiber H, et al: Pancreatic pseudocysts of the duodenum. AJR Am J Roentgenol 1979;133:827-831.
70. Vick CW, Simeone JF, Ferrucci JT, et al: Pancreatitis associated fluid collection involving the spleen: Sonographic and computed tomographic appearance. Gastrointest Radiol 1981;6:247-250.
71. Stanley JL, Frey CF, Miller TA, et al: Major arterial hemorrhage: A complication of pancreatic pseudocyst and chronic pancreatitis. Arch Surg 1976;111:435-440.
72. Frey CF, Lindenaver SM, Miller TA: Pancreatic abscess. Surg Gynecol Obstet 1979;149:722-726.
73. White AF, Barum S, Buranasiri S: Aneurysms secondary to pancreatitis. AJR Am J Roentgenol 1976;127:393-396.
74. Falkoff GE, Taylor KJW, Morse SS: Hepatic artery pseudoaneurysm: Diagnosis with real-time and pulsed Doppler ultrasound. Radiology 1986;58:55-56.
75. Crass RA, Way LW: Acute and chronic pancreatic pseudocysts are different. Am J Surg 1981;142:660-663.
76. Sarti DA: Rapid development and spontaneous regression of pancreatic pseudocysts documented by ultrasound. Radiology 1977;125:789-793.
77. van Sonnenberg E, Wittich GR, Casola G, et al: Percutaneous drainage of infected and noninfected pancreatic pseudocysts: Experience in 101 cases. Radiology 1989;170:757-761.
78. Matzinger FRK, Ho CS, Yee AC, et al: Pancreatic pseudocysts drained through a percutaneous transgastric approach: Further experience. Radiology 1988;167:431-434.
79. D'Agostino HB, vanSonnenberg E, Sanchez RB, et al: Treatment of pancreatic pseudocyst with percutaneous drainage and octreotide: Work in progress. Radiology 1993;187:685-688.
80. Cremer M: Endoscopic cystoduodenostomy. Endoscopy 1981;2:29-30.
81. Beger HG, Bittner R, Block S, et al: Bacterial contamination of pancreatic necrosis: A prospective clinical study. Gastroenterology 1986;91:433-438.
82. Doglietto GB, Gui D, Pacelli F, et al: Open vs. closed treatment of secondary pancreatic infection: Review of 42 cases. Arch Surg 1994;129:689-693.
83. van Sonnenberg E, Wittich GR, Casola G, et al: Complicated pancreatic inflammatory disease: Diagnostic and therapeutic role of interventional radiology. Radiology 1985;155:340-355.
84. Banks PA: Clinical manifestations and treatment of pancreatitis. Ann Intern Med 1985;103:91-95.
85. Seiler JG, Polk HC: Factors contributing to fatal outcome after treatment of pancreatic abscess. Ann Surg 986;203:605-612.
86. Ranson JHC, Spencer FC: Prevention, diagnosis and treatment of pancreatic abscess. Surgery 1977;82:99-105.
87. Federle MP, Jeffrey RB, Crass RA, et al: Computed tomography of pancreatic abscess. AJR Am J Roentgenol 1981;136:879-882.
88. Vernacchia FS, Jeffrey RB Jr, Federle MP, et al: Pancreatic abscess: Predictive value of early abdominal computed tomography. Radiology 1987;162:435-438.
89. Fishman EK, Soyer P, Bliss DF, et al: Splenic involvement in pancreatitis: Spectrum of CT findings. AJR Am J Roentgenol 1995;164:631-635.
90. Kahn LA, Kamen C, McNamara MP Jr: Variable color Doppler appearance of pseudoaneurysm in pancreatitis. AJR Am J Roentgenol 1994;162:187-188.
91. Sankaran S, Walt A: Pancreatic ascites: Recognition and management. Arch Surg 1976;430-434.
92. Belfar HL, Radecki PD, Friedman AC, et al: Pancreatitis presenting as pleural effusions: Computed tomography demonstration of pleural extension of pancreatic exudate. Comput Tomogr 1987;11:184-186.
93. Howard JM, Nedurich A: Correlation of the histologic observations and operative findings in patients with chronic pancreatitis. Surg Gynecol Obstet 1971;132:387-395.
94. Alpern MB, Sandler MA, Kellman GM, et al: Chronic pancreatitis: Ultrasonic features. Radiology 1985;155:215-219.
95. Ferrucci J Jr, Wittenberg J, Black EB, et al: Computed body tomography in chronic pancreatitis. Radiology 1979;130:175-182.
96. Fishman EK, Siegelman SS: Pancreatitis and its complications. In Tavares JM, Ferrucci JT (eds): Radiology: Diagnosis, Imaging, Intervention. Philadelphia, JB Lippincott, 1986.
97. Weinstein BJ, Weinstein DP, Brodmeckel GJ Jr: Ultrasonography of pancreatic lithiasis. Radiology 134:185-189, 1980.
98. Lankish PG, Otto J, Erkelenz I, et al: Pancreatic calcifications: No indicator of severe exocrine pancreatic insufficiency. Gastroenterology 1986;90:617-621.
99. Ammann RW, Meunch R, Otto R, et al: Evolution and regression of pancreatic calcification in chronic pancreatitis. Gastroenterology 1988;95:1018-1028.
100. Rosch N, Lux G, Rieman JF, et al: Chronic pancreatitis and the neighboring organs. Fortschr Med 1981;99:1118-1125.
101. Malfertheiner P, Buchler M: Correlation of imaging and function in chronic pancreatitis. Radiol Clin North Am 1989;27:51-64.
102. Ason ATA: Endoscopic retrograde cholangiopancreatography in chronic pancreatitis: Cambridge classification. Radiol Clin North Am 1989;27:39-50.

103. Jones SN, Lees WR, Frost RA: Diagnosis and grading of chronic pancreatitis by morphological criteria derived by ultrasound and pancreatography. Clin Radiol 1988; 39:43-48.

Neoplasias

104. Kissane JM: Anderson's Pathology, 9th ed. St Louis, Mosby–Year Book, 1990.
105. Weinstein DP, Weinstein BJ: Pancreas. In Goldberg BB (ed): Clinics in Diagnostic Ultrasound: Ultrasound in Cancer. New York, Churchill Livingstone, 1981.
106. Kaplan JO, Isikoff MB, Barkin J, et al: Necrotic carcinoma of the pancreas. "The pseudo-pseudocyst." J Comput Assist Tomogr 1980;4:166-167.
107. Walls WJ, Templeton AW: The ultrasonic demonstration of inferior vena caval compression: A guide to pancreatic head enlargement with emphasis on neoplasm. Radiology 1977;123:165-167.
108. Taylor KJW, Ramos I, Carter D: Correlation of Doppler US tumor signals with neovascular morphologic features. Radiology 1988;166:57-62.
109. Mori H, McGrath FP, Malone DE, et al: The gastrocolic trunk and its tributaries: CT evaluation. Radiology 1992;182:871-877.
110. Campbell JP, Wilson S: Pancreatic neoplasms: How useful is evaluation with ultrasound? Radiology 1988;167:341-344.
111. Kaneko T, Kimata H, Sugimoto H, et al: Power Doppler ultrasonography for the assessment of vascular invasion by pancreatic cancer. Pancreatology 2002;2:61-68.
112. Peivensalo M, Lehde S: Sonography and computed tomography in pancreatic malignancy. Acta Radiol 1988;29:343-344.
113. Kamin PD, Bernardino ME, Wallace S, et al: Comparison of ultrasound and computed tomography in the detection of pancreatic malignancy. Cancer 1980;46:2410-2412.
114. Bluemke DA, Cameron JL, Hruban RH, et al: Potentially resectable pancreatic adenocarcinoma: Spiral CT assessment with surgical and pathologic correlation. Radiology 1995;197:381-385.
115. McMahon PM, Halpern EF, Fernandez-del Castillo C, et al: Pancreatic cancer: Cost-effectiveness of imaging technologies for assessing resectability. Radiology 2001;221:93-106.
116. Hildell J, Aspelin P, Wehlin L: Grayscale ultrasound and endoscopic ductography in the diagnosis of pancreatic disease. Acta Chir Scand 1979;145:239-245.
117. Cubilla AL, Fitzgerald PJ: Surgical pathology aspects of cancer of the ampulla-head-of-pancreas region. Monogr Pathol 1980;21:67-81.
118. Robledo R, Prieto ML, Perez M, et al: Carcinoma of the hepaticopancreatic ampullar region: role of ultrasound. Radiology 1988;166:409-412.
119. Compagno J, Oertel JE: Microcystic adenomas of the pancreas (glycogen-rich cystadenomas): A clinicopathologic study of 34 cases. Am J Clin Pathol 1978;69:289-298.
120. Compagno J, Oertel JE: Mucinous cystic neoplasms of the pancreas with overt and latent malignancy (cystadenocarcinoma and cystadenoma): A clinicopathologic study of 41 cases. Am J Clin Pathol 1978;69:573-580.
121. Friedman AC, Lichtenstein JE, Dachman AH: Cystic neoplasms of the pancreas: Radiological-pathological correlation. Radiology 1983;149:45-50.
122. Johnson CD, Stephens DH, Charboneau JW, et al: Cystic pancreatic tumors: Computed tomography and sonographic assessment. AJR Am J Roentgenol 1988;151:1133-1138.
123. Bastid C, Sahel J, Sastre B, et al: Mucinous cystadenocarcinoma of the pancreas: Sonographic findings in 5 cases. Acta Radiol 1989;30:45-47.
124. Busilacchi P, Rizzatto G, Bazzocchi M, et al: Pancreatic cystadenocarcinoma: Diagnostic problems. Br J Radiol 1982;55:558-561.
125. Brugge WR: Role of endoscopic ultrasound in the diagnosis of cystic lesions of the pancreas. Pancreatology 2001;1:637-640.
126. Yeh HC, Stancato-Pasik A, Shapiro RS: Microcystic features at US: A nonspecific sign for microcystic adenomas of the pancreas. Radiographics 2001; 21:1455-1461.
127. Solcia E, Capella C, Klöppel G: Tumors of the pancreas. In Atlas of tumor Pathology, fascicle 20, series 3. Washington, DC, Armed Forces Institute of Pathology, 1997, pp 53-64.
128. Procacci C, Megibow AJ, Carbognin G, et al: Intraductal papillary mucinous tumor of the pancreas: A pictorial essay. Radiographics 1999;19:1447-1463.
129. Barbe L, Ponsot P, Vilgrain V, et al: Intraductal papillary mucinous tumors of the pancreas: Clinical and morphological aspects in 30 patients. (French). Gastroenterol Clin Biol 1997;21:278-286.
130. Yamao K, Ohashi K, Nakamura T, et al: Evaluation of various imaging methods in the differential diagnosis of intraductal papillary-mucinous tumor (IPMT) of the pancreas. Hepatogastroenterology 2001;48:962-966.
131. Wakabayashi T, Kawaura Y, Morimoto H, et al: Clinical management of intraductal papillary mucinous tumors of the pancreas based on imaging findings. Pancreas 2001;22:370-377.
132. Ros PR, Hamrick-Turner JE, Chiechi MV, et al: Cystic masses of pancreas. Radiographics 1992;12:673-686.
133. Herrera L, Glassman CI, Komins JI: Mucinous cystic neoplasm of the pancreas demonstrated by ultrasound and endoscopic retrograde pancreatography. Am J Gastroenterol 1980;73:512-515.
134. Markle BM, Friedman AC, Sachs L: Anomalies and congenital disorders. In Friedman AC (ed): Radiology of the Liver, Biliary Tree, Pancreas, and Spleen. Baltimore, Williams & Wilkins, 1987.
135. Lewandrowski K, Lee J, Southern J, et al: Cyst fluid analysis in the differential diagnosis of pancreatic cysts: A new approach to the preoperative assessment of pancreatic cystic lesions. AJR Am J Roentgenol 1995;164:815-819.
136. Hammel P, Levy P, Voitot H, et al: Preoperative cyst fluid analysis is useful for the differential diagnosis of cystic lesions of the pancreas. Gastroenterology 1995; 108:1230-1235.
137. Laucirica R, Schwartz MR, Ramzy I: Fine needle aspiration of pancreatic cystic epithelial neoplasms. Acta Cytol 1992;36:881-886.
138. Jorda M, Essenfeld H, Garcia E, et al: The value of fine-needle aspiration cytology in the diagnosis of inflammatory pancreatic masses. Diagn Cytopathol 1992;8:65-67.
139. Friesen SR: Tumors of the endocrine pancreas. N Engl J Med 1982;306:580-590.
140. Toledo-Pereyra LH: The Pancreas: Principles of Medical and Surgical Practice. New York, Wiley Medical, 1985.
141. van Heerden JA, Edis AJ, Service FJ: The surgical aspects of insulinomas. Ann Surg 1979;189:677-682.
142. Grant CS, van Heerden J, Charboneau JW, et al: Insulinoma: The value of intraoperative sonography. Arch Surg 1988;123:843-848.
143. Rossi P, Allison DJ, Bezzi M, et al: Endocrine tumors of the pancreas. Radiol Clin North Am 1989;27:129-161.
144. Jensen RT, Gardner JD, Raufman JP, et al: Zollinger-Ellison syndrome: Current concepts and management. Ann Intern Med 1983;98:59-75.
145. Stadil F: Gastrinomas: Clinical syndromes. Acta Oncol 1989;28:379-381.

146. Galiber AK, Reading CC, Charboneau JW, et al: Localization of pancreatic insulinoma: Comparison of pre- and intraoperative ultrasound with computed tomography and angiography. Radiology 1988;166:405-408.
147. Gorman B, Charboneau JW, James EM, et al: Benign pancreatic insulinoma: Preoperative and intraoperative sonographic localization. AJR Am J Roentgenol 1986;147:929-934.
148. Kuhn FP, Gunther R, Ruckert K, et al: Ultrasonic demonstration of small pancreatic islet cell tumors. J Clin Ultrasound 1982;10:173-175.
149. Norton JA, Cromack DT, Shawker TH: Intraoperative sonographic localization of islet cell tumors. Ann Surg 1988;207:160-168.
150. Katz LB, Aufses AH, Rayfield E, et al: Preoperative localization and intraoperative glucose monitoring in the management of patients with pancreatic insulinoma. Surg Gynecol Obstet 1986;163:509-512.
151. Rossi P, Baert A, Passariello R, et al: Computed tomography of functioning tumors of the pancreas. AJR Am J Roentgenol 1985;144:57-60.
152. Montenegro-Rodas F, Samaan NA: Glucagonoma tumors and syndrome. Curr Prob Cancer 1981;6:1-54.
153. Roche A, Raisonnier A, Gillon-Savouret MC: Pancreatic venous sampling and arteriography in localizing insulinomas and gastrinomas: Procedure and results in 55 cases. Radiology 1982;145:621-627.
154. Tjon A, Tham RT, Jansen JB, et al: Magnetic resonance, computed tomography, and ultrasound findings of metastatic vipoma in pancreas. J Comput Assist Tomogr 1989;13:142-144.
155. Van Hoe L, Gryspeerdt S, Marchal G, et al: Helical CT for the preoperative localization of islet cell tumors of the pancreas: Value of arterial and parenchymal phase images. AJR Am J Roentgenol 1995;165:1437-1439.
156. Moore NR, Rogers CE, Britton BJ: Magnetic resonance imaging of endocrine tumours of the pancreas. Br J Radiol 1995;68:341-347.
157. Aspestrand F, Kolmannskog F, Jacobsen M: CT, MR imaging and angiography in pancreatic apudomas. Acta Radiol 1993;34:468-473.
158. Semelka RC, Cumming MJ, Shoenut JP, et al: Islet cell tumors: Comparison of dynamic contrast-enhanced CT and MR imaging with dynamic gadolinium enhancement and fat suppression. Radiology 1993;186:799-802.
159. Hiramoto JS, Feldstein VA, LaBerge J, et al: Intraoperative ultrasound and preoperative localization detects all occult insulinomas. Arch Surg 2001;136:1020-1025.
160. Rice NT, Woodring JH, Mostowycz L, et al: Pancreatic plasmacytoma: Sonographic and computerized tomographic findings. J Clin Ultrasound 1981; 9:46-48.
161. Lin JT, Wang TH, Wei TC, et al: Sonographic features of solid papillary neoplasm of the pancreas. J Clin Ultrasound 1985;13:339-342.
162. Willis RA: The Spread of Tumors in the Human Body. New York, Butterworths, 1975.
163. Budinger JM: Untreated bronchogenic carcinoma: A clinicopathological study of 250 autopsied cases. Cancer 1958;11:106-116.
164. de la Monte SM, Hutchins GM, Moore GW: Endocrine organ metastases from breast carcinoma. Am J Pathol 1984;114:131-136.
165. Patel JK, Didolkar MS, Pickren JW, et al: Metastatic pattern of malignant melanoma: A study of 216 autopsy cases. Am J Surg 1978;135:807-810.
166. Wernecke K, Peters PE, Galanski M: Pancreatic metastases: Ultrasound evaluation. Radiology 1986;160:339-402.
167. Glazer HS, Lee JKT, Balfe DM, et al: Non-Hodgkin lymphoma: Computed tomographic demonstration of unusual extranodal involvement. Radiology 1983; 149:211-217.

Procedimentos Invasivos Guiados Pela Ultra-sonografia
168. Pilotti S, Rilke F, Claren R, et al: Conclusive diagnosis of hepatic and pancreatic malignancies by fine needle aspiration. Acta Cytol 1988;32:27-38.
169. Ekberg O, Bergenfeldt M, Aspelin P, et al: Reliability of ultrasound-guided fine-needle biopsy of pancreatic masses. Acta Radiol 1988;29:535-539.
170. Yamamoto R, Tatsuta M, Noguchi S, et al: Histocytologic diagnosis of pancreatic cancer by percutaneous aspiration biopsy under ultrasonic guidance. Am J Clin Pathol 1985;83:409-414.
171. Brandt KR, Charboneau JW, Stephens DH, et al: CT- and US-guided biopsy of the pancreas. Radiology 1993; 187:99-104.
172. Elvin A, Andersson T, Scheibenpflug L, et al: Biopsy of the pancreas with a biopsy gun. Radiology 1990;176:677-679.
173. Mallery JS, Centeno BA, Hahn PF, et al: Pancreatic tissue sampling guided by EUS, CT/US, and surgery: A comparison of sensitivity and specificity. Gastrointest Endosc 2002;56:218-224.
174. Shin HJ, Lahoti S, Sneige N: Endoscopic ultrasound-guided fine-needle aspiration in 179 cases: The M. D. Anderson Cancer Center experience. Cancer 2002;96:174-180.
175. Hancke S, Holm HH, Koch F: Ultrasonically guided puncture of solid pancreatic mass lesions. Ultrasound Med Biol 1984;10:613-615.
176. Evans WK, Ho CS, McLoughlin MJ, et al: Fatal necrotizing pancreatitis following fine-needle aspiration biopsy of the pancreas. Radiology 1981;141:61-62.
177. Levin DP, Bret PM: Percutaneous fine-needle aspiration biopsy of the pancreas resulting in death. Gastrointest Radiol 1991;16:67-69.
178. Caturelli E, Rapacci GL, Anti M, et al: Malignant seeding after fine-needle aspiration biopsy of the pancreas. Diagn Imaging Clin Med 1985;54:88-91.
179. Matter D, Bret PM, Bretagnolle M, et al: Pancreatic duct: Ultrasound guided percutaneous opacification. Radiology 1987;163:635-636.
180. Soto JA, Barish MA, Yucel EK, et al: MR cholangiopancreatography with a three-dimensional fast spin-echo technique. Radiology 1995;196:459-464.

Ultra-sonografia Endoscópica
181. Kaplan DS, Heisig DG, Roy AK, et al: Endoscopic ultrasound in the morbidly obese patient: A new indication. Am J Gastroenterol 1993;88:593-594.
182. Kelsey PJ, Warshaw AL: EUS: An added test or a replacement for several? Endoscopy 1993;25:179-181.
183. Zerbey AL, Lee MJ, Brugge WR, et al: Endoscopic sonography of the upper gastrointestinal tract and pancreas. AJR Am J Roentgenol 1996;166:45-50.
184. Boyce GA, Sivak MV Jr: Endoscopic sonography in the diagnosis of pancreatic tumors. Gastrointest Endosc 1990;36:S28-S32.
185. Kaufman AR, Sivak MV Jr: Endoscopic sonography in the differential diagnosis of pancreatic disease. Gastrointest Endosc 1989;35:214-219.
186. Rosch T, Lorenz R, Braig C, et al: Endoscopic ultrasound in pancreatic tumor diagnosis. Gastrointest Endosc 1991;37:347-352.
187. Snady H, Cooperman A, Siegel J: Endoscopic sonography compared with computed tomography and ERCP in patients with obstructive jaundice or small peripancreatic mass. Gastrointest Endosc 1992;38:27-34.
188. Thompson NW, Czako PF, Fritts LL, et al: Role of endoscopic sonography in the localization of insulinomas and gastrinomas. Surgery 1994;116:1131-1138.

189. Palazzo L, Roseau G, Gayet B, et al: Endoscopic sonography in the diagnosis and staging of pancreatic adenocarcinoma: Results of a prospective study with comparison to sonography and CT scan. Endoscopy 1993;25:143-150.
190. Nakaizumi A, Uehara H, Iishi H, et al: Endoscopic sonography in diagnosis and staging of pancreatic cancer. Digest Dis Sci 1995;40:696-700.
191. Yasuda K, Mukai H, Fujimoto S, et al: The diagnosis of pancreatic cancer by endoscopic sonography. Gastrointest Endosc 1988;34:1-8.
192. Ahmad NA, Lewis JD, Ginsberg GG, et al: EUS in preoperative staging of pancreatic cancer. Gastrointest Endosc 2000;52:463-468.
193. Tio TL, Tytgat GN, Cikot RJ, et al: Ampullopancreatic carcinoma: Preoperative TNM classification with endosonography. Radiology 1990;175:455-461.
194. Tomazic A, Pegan V: Preoperative staging of periampullar cancer with US, CT, EUS and CA 19-9. Hepatogastroenterology 2000;47:1135-1137.
195. Snady H, Bruckner H, Siegel J, et al: Endoscopic sonographic criteria of vascular invasion by potentially resectable pancreatic tumors. Gastrointest Endosc 1994;40:326-333.
196. Cuesta MA, Meijer S, Borgstein PJ, et al: Laparoscopic sonography for hepatobiliary and pancreatic malignancy. Br J Surg 1993;12:1571-1574.
197. Wiersema MJ, Hawes RH, Lehman GA, et al: Prospective evaluation of endoscopic sonography and endoscopic retrograde cholangiopancreatography in patients with chronic abdominal pain of suspected pancreatic origin. Endoscopy 1993;25:555-564.
198. Rosch T: Endoscopic sonography-more questions than answers? Endoscopy 1993;25:600-602.

* # O Trato Gastrointestinal

Stephanie R. Wilson

SUMÁRIO DO CAPÍTULO

PRINCÍPIOS BÁSICOS
   A Assinatura do Tubo Digestivo
   Patologia da Parede do Tubo Digestivo
   Técnica
   Avaliação da Parede do Tubo Digestivo pelo Doppler
NEOPLASIAS DO TRATO GASTROINTESTINAL
   Adenocarcinoma
   Tumores do Estroma Gastrointestinal (TEG)
   Linfoma
   Metástases
DOENÇA INFLAMATÓRIA INTESTINAL (DOENÇA DE CROHN)
   Achados Clássicos da Doença de Crohn
   Complicações da Doença de Crohn
ABDOME AGUDO

Dor no Quadrante Inferior Direito
   Apendicite Aguda
   Apendicite de Crohn
   Diverticulite à Direita
   Tiflite Aguda
   Adenite Mesentérica e Ileíte Terminal Aguda
   Infarto Omental Segmentar à Direita
Dor no Quadrante Inferior Esquerdo
   Diverticulite Aguda
OUTRAS ANORMALIDADES DO TRATO GASTROINTESTINAL
   Obstrução Intestinal Mecânica
   Íleo Paralítico
   Edema Intestinal
   Infecções do Trato Gastrointestinal
   A População com AIDS
   Colite Pseudomembranosa
   Anomalias Congênitas do Trato Gastrointestinal

Doença Intestinal Isquêmica
Pneumatose Intestinal
Mucocele do Apêndice
Hematoma do Trato Gastrointestinal
Úlcera Péptica
Bezoares
Corpos Estranhos Intraluminais
Doença Celíaca
Fibrose Cística
ENDOSSONOGRAFIA
   Trato Gastrointestinal Superior
   O Reto
      Estadiamento Tumoral do Carcinoma Retal
   O Canal Anal
      Incontinência Fecal
      Doença Inflamatória Perianal

PRINCÍPIOS BÁSICOS

A ultra-sonografia do trato gastrointestinal é freqüentemente frustrante e sempre um desafio. Os gases dentro da luz intestinal podem dificultar a visibilização ou até mesmo impossibilitá-la, os líquidos intraluminais podem mimetizar massas císticas e o material fecal pode criar uma série de artefatos e pseudotumores. No entanto, o tubo digestivo normal tem um padrão morfológico reprodutível ou uma **assinatura,** e várias condições do tubo digestivo podem gerar anomalias ultra-sonográficas reconhecíveis. Além disso, em algumas condições – como a apendicite aguda e a diverticulite aguda – a USG pode desempenhar um papel fundamental na investigação diagnóstica. Além disso, a endossonografia, realizada com transdutores de alta freqüência na luz do intestino, é uma técnica cada vez mais usada para acessar o esôfago, o estômago e o reto.

A Assinatura do Tubo Digestivo

O tubo digestivo é um tubo oco e contínuo com **quatro camadas concêntricas** (Fig. 8-1). Partindo da luz para fora, elas são: (1) mucosa, que consiste em uma camada epitelial, tecido conjuntivo frouxo ou lâmina própria, e muscular da mucosa; (2) submucosa; (3) muscular própria, com uma camada circular interna e fibras longitudinais externas; e (4) serosa ou adventícia. Tais camadas histológicas correspondem ao aspecto ultra-sonográfico descrito na Figura 8-2[1-3] e conhecida como **assinatura do tubo digestivo**, na qual até **cinco camadas** podem ser visibilizadas (Fig. 8-3). As camadas ultra-sonográficas aparecem alternativamente hiperecóicas e hipoecóicas: a primeira, a terceira e a quinta camadas são hiperecóicas; a segunda e a quarta camadas são hipoecóicas. Esta relação entre as camadas histológicas e as ultra-sonográficas é mais bem lembrada pelo reconhecimento de que os componentes musculares da parede intestinal, a muscular da

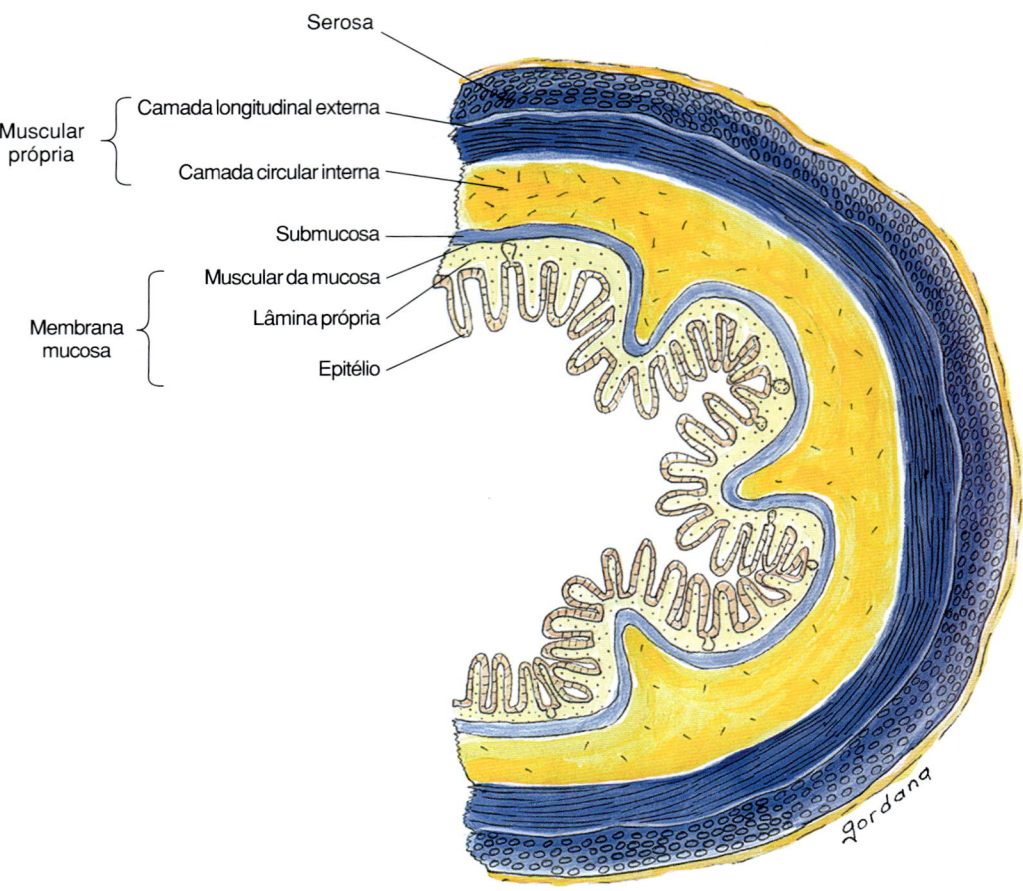

FIGURA 8-1. Descrição esquemática das camadas histológicas da parede intestinal.

mucosa e a muscular própria, constituem as camadas hipoecóicas à USG.

Em ultra-sonografias de rotina, a assinatura do tubo digestivo pode variar desde um olho de búfalo no corte transversal, com uma área hiperecóica central e um halo hipoecóico, a uma descrição completa das cinco camadas ultra-sonográficas. A qualidade do exame e a resolução do transdutor determinam o grau de diferenciação das camadas. A parede intestinal normal é uniforme e complacente, tem uma espessura média de 3 mm quando distendida e de 5 mm quando não distendida. Além do reconhecimento da assinatura intestinal, existem outros achados morfológicos que permitem o reconhecimento de regiões específicas do intestino, incluindo as pregas gástricas (Fig. 8-4A, B), as pregas circulares (Fig. 8-4C, D) e as haustrações do cólon.

O **conteúdo** e o **diâmetro** da luz gastrointestinal, além da **atividade motora** do intestino, podem ser examinados. A hipersecreção, a obstrução mecânica e o íleo estão implicados quando há líquido intestinal excessivo. A peristalse normalmente é vista no intestino delgado e no estômago. A atividade pode estar aumentada quando há obstrução mecânica e inflamação intestinal. A atividade pode estar reduzida quando há íleo paralítico e nos estágios finais de uma obstrução mecânica do intestino.

Patologia da Parede do Tubo Digestivo

A avaliação do **intestino espessado** à USG é muito superior à avaliação do tubo digestivo normal por duas importantes razões. O tubo digestivo espessado, particularmente quando associado à anomalias dos tecidos moles perientéricos, cria um *efeito de massa*, o qual é facilmente visto à USG. Além disso, o tubo digestivo espessado com freqüência está relativamente sem gases, o que melhora a sua avaliação à USG.[6] A patologia da parede do tubo digestivo cria padrões sonográficos característicos (Fig. 8-5). O mais familiar, **padrão em alvo** (Fig. 8-5, meio), foi descrito pela primeira vez por Lutz e Petzoldt[4], em 1976, e depois por Bluth *et al.*,[5] os quais se referiram ao padrão como um **"pseudo-rim"** (Fig. 8-5), ao observar que uma lesão patologicamente significativa foi encontrada em mais de 90% dos pacientes com este padrão. Em ambas as descrições, o halo externo hipoecóico corresponde à parede espessada do tubo digestivo, enquanto o centro hiperecóico se relaciona à luz residual do tubo digestivo

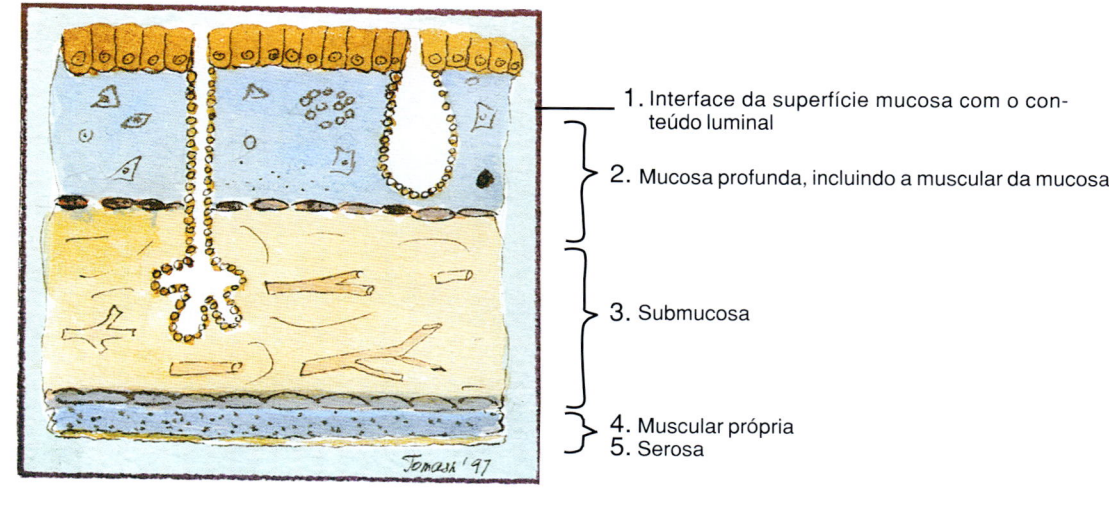

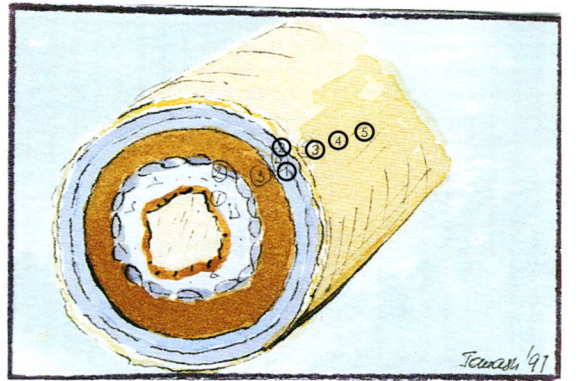

FIGURA 8-2. Correlação entre as camadas ultra-sonográficas e histológicas da parede do tubo digestivo. O esquema superior mostra as camadas histológicas da parede do tubo digestivo. O esquema inferior mostra o tubo digestivo num corte transversal com a ecogenicidade das camadas, e a correlação com a imagem histológica mostrada acima.

AS QUATRO CAMADAS HISTOLÓGICAS DO TUBO DIGESTIVO

MUCOSA

Consiste em um revestimento epitelial, tecido conjuntivo frouxo ou lâmina própria e muscular da mucosa

SUBMUCOSA

MUSCULAR PRÓPRIA

Consiste em uma camada circular interna e fibras longitudinais externas

SEROSA OU ADVENTÍCIA

ou a uma ulceração mucosa. O padrão em alvo e o pseudo-rim são equivalentes anormais da assinatura do tubo digestivo criada pelo tubo digestivo normal.

A identificação do **intestino espessado na USG** pode estar relacionada a uma variedade de condições.[6] As possibilidades diagnósticas são previstas ao se determinar a extensão e a localização da lesão, a preservação ou a destruição das camadas da parede e o aspecto concêntrico ou excêntrico do envolvimento da parede. Uma **benignidade** é favorecida pelo envolvimento de um longo segmento com espessamento concêntrico e preservação das camadas da parede. A condição benigna clássica da parede intestinal é a doença de Crohn. Uma **malignidade** é favorecida pelo envolvimento de segmentos curtos com uma doença excêntrica e destruição das camadas da parede. A condição maligna clássica que mostra espessamento da parede do tubo digestivo é o adenocarcinoma do estômago ou do cólon. Essas são orientações

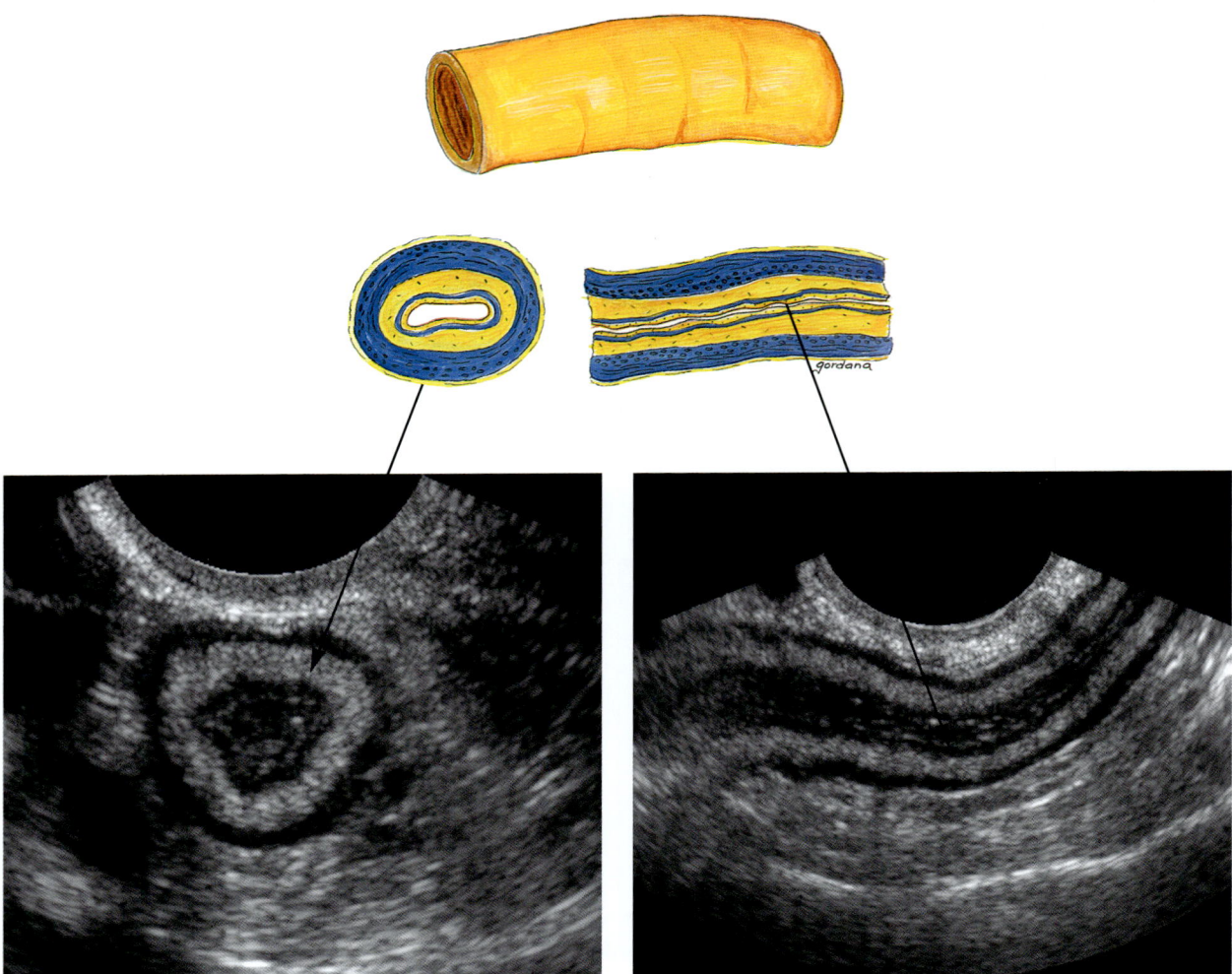

FIGURA 8-3. Assinatura do tubo digestivo. *Em cima,* esquema e *embaixo,* USG correspondente em um paciente com espessamento intestinal leve na doença de Crohn. *Camadas azuis,* representando músculo são negras ou hipoecóicas à USG. *Camadas amarelas,* representando a submucosa e a mucosa superficial, são hiperecóicas. Existe uma pequena quantidade de líquido e de ar na luz intestinal à USG.

mais do que regras rápidas e rígidas a seguir porque, cronicamente, o intestino espessado na doença de Crohn pode mostrar destruição da parede relacionada à alteração fibrótica e o adenocarcinoma pode mostrar alguma preservação da parede intestinal. A linfadenopatia e a hiperemia da parede digestiva espessada são vistas em associação com espessamento da parede, tanto maligno quanto benigno.

As **massas da parede do tubo digestivo** diferentemente da parede espessada do tubo digestivo podem ser intraluminais, murais ou exofíticas, todas com ou sem ulceração (Fig. 8-5). As massas intraluminais da parede do tubo digestivo e as massas mucosas podem ter uma aparência variável à USG, mas são freqüentemente escondidas pelos gases ou pelo conteúdo luminal. Ao contrário, a condição do tubo digestivo que cria uma massa exofítica, com ou sem envolvimento da mucosa ou ulceração, pode formar massas que são mais facilmente visibilizadas. Pode ser difícil fazer a associação destas com uma origem no trato gastrointestinal, caso não existam assinaturas digestivas típicas, alvos ou pseudo-rins à USG. Conseqüentemente, massas intraperitoneais de morfologia variada, que não são claramente originadas nas vísceras abdominais sólidas ou nos linfonodos, podem ser consideradas como tendo uma origem digestiva em potencial.

Técnica

As ultra-sonografias de rotina têm um rendimento melhor com o paciente em jejum. O exame em tempo real do abdome total é realizado com um transdutor de 3,5 e/ou 5 MHz, que permite a observação de qualquer massa óbvia ou das assinaturas digestivas. A pelve deve ser observada antes e depois da bexiga ser esvaziada porque a bexiga cheia facilita a visibilização das condições patológicas em alguns pacientes e ajuda a deslocar as alças intestinais abdominais em outros. Então, as áreas de interesse são detalhadamente analisadas, inclusive fazendo-se **compressão** (Fig. 8-6).[7] Embora esta

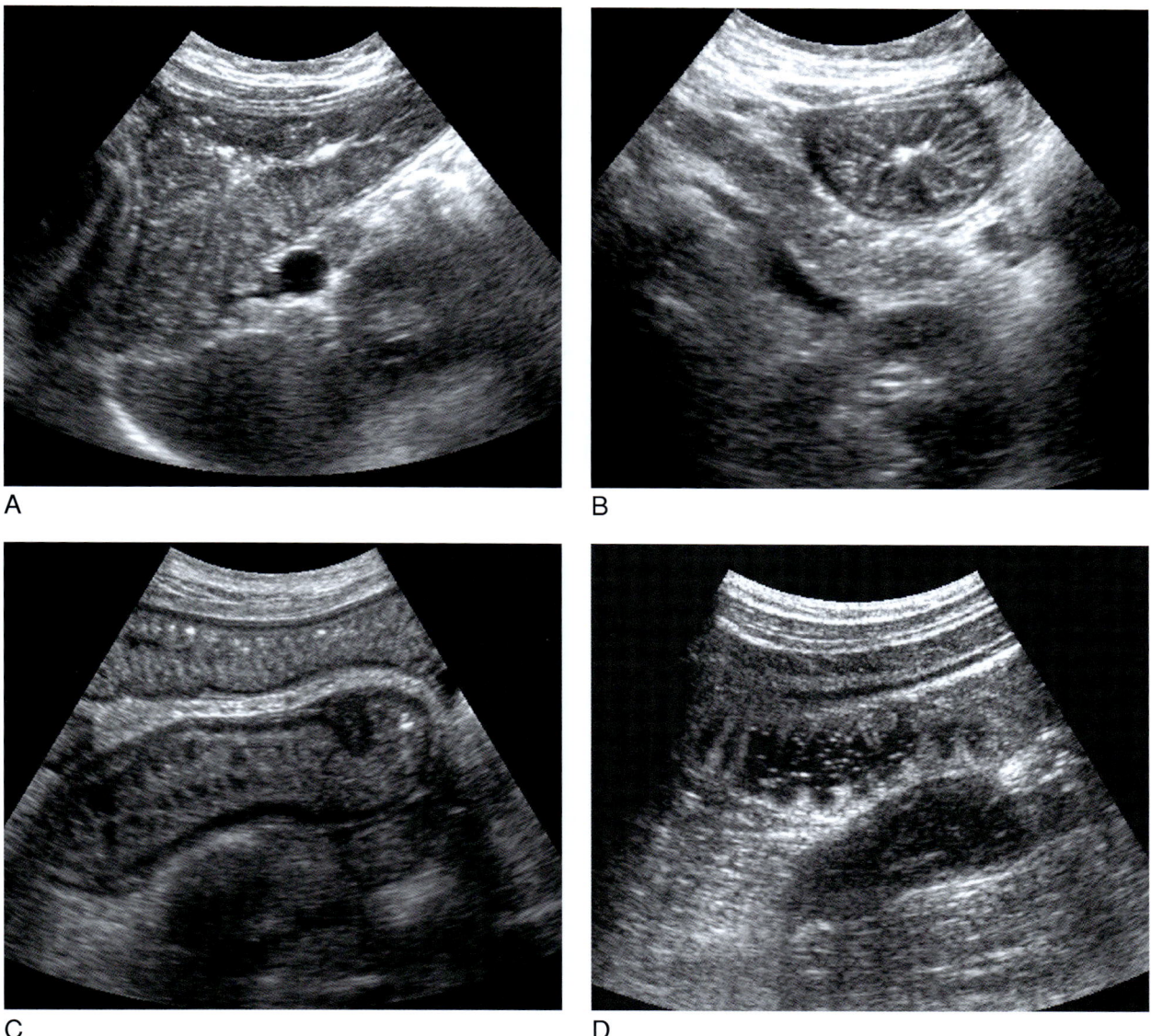

FIGURA 8-4. Reconhecimento do tubo digestivo. A, Visão sagital e **B,** transversal no estômago mostrando as **pregas gástricas.** O estômago colapsado mostra espessuras variáveis da parede. **C** e **D** mostram **válvulas coniventes** do intestino delgado. Estas são mais facilmente visíveis quando existe líquido na luz do intestino como em **C,** ou se as válvulas são edematosas como em **D.**

técnica tenha sido inicialmente descrita usando-se sondas lineares de alta freqüência, a sonda linear convexa de 5 MHz e algumas sondas setoriais também são muito boas.[8] O fator crítico é um transdutor de zona focal curta, que permite uma resolução ideal das estruturas próximas à pele. Aplica-se uma pressão lenta e gradativa. O tubo digestivo normal será comprimido e as bolsas de gás serão deslocadas para longe da região de interesse. Em contraste, as alças intestinais anormais espessadas e/ou as alças não-compressíveis obstruídas permanecerão inalteradas. Os pacientes com irritação peritoneal ou com sensibilidade local, geralmente irão tolerar um lento e suave aumento na pressão pela compressão ultrassonográfica, mas terão uma intensa resposta dolorosa se for feita uma varredura rápida e com pressão irregular. Nas mulheres, a **ultra-sonografia transvaginal** é inestimável para avaliar as porções intestinais dentro da pelve verdadeira, mais particularmente o reto e o cólon sigmóide. Ocasionalmente, a administração de líquido via oral ou via retal pode ajudar a USG. Isto é especialmente verdadeiro quando se está tentando determinar a origem de uma coleção líquida documentada. Além disso, o líquido via oral ou via retal pode facilitar a localização e o diagnóstico das massas intraluminais ou intramurais, gástricas e retais, respectivamente.

Avaliação da Parede do Tubo Digestivo pelo Doppler

O tubo digestivo normal mostra pouco sinal no Doppler colorido convencional porque o exame é difícil em uma alça intestinal normal e móvel. Tanto as neoplasias quanto as

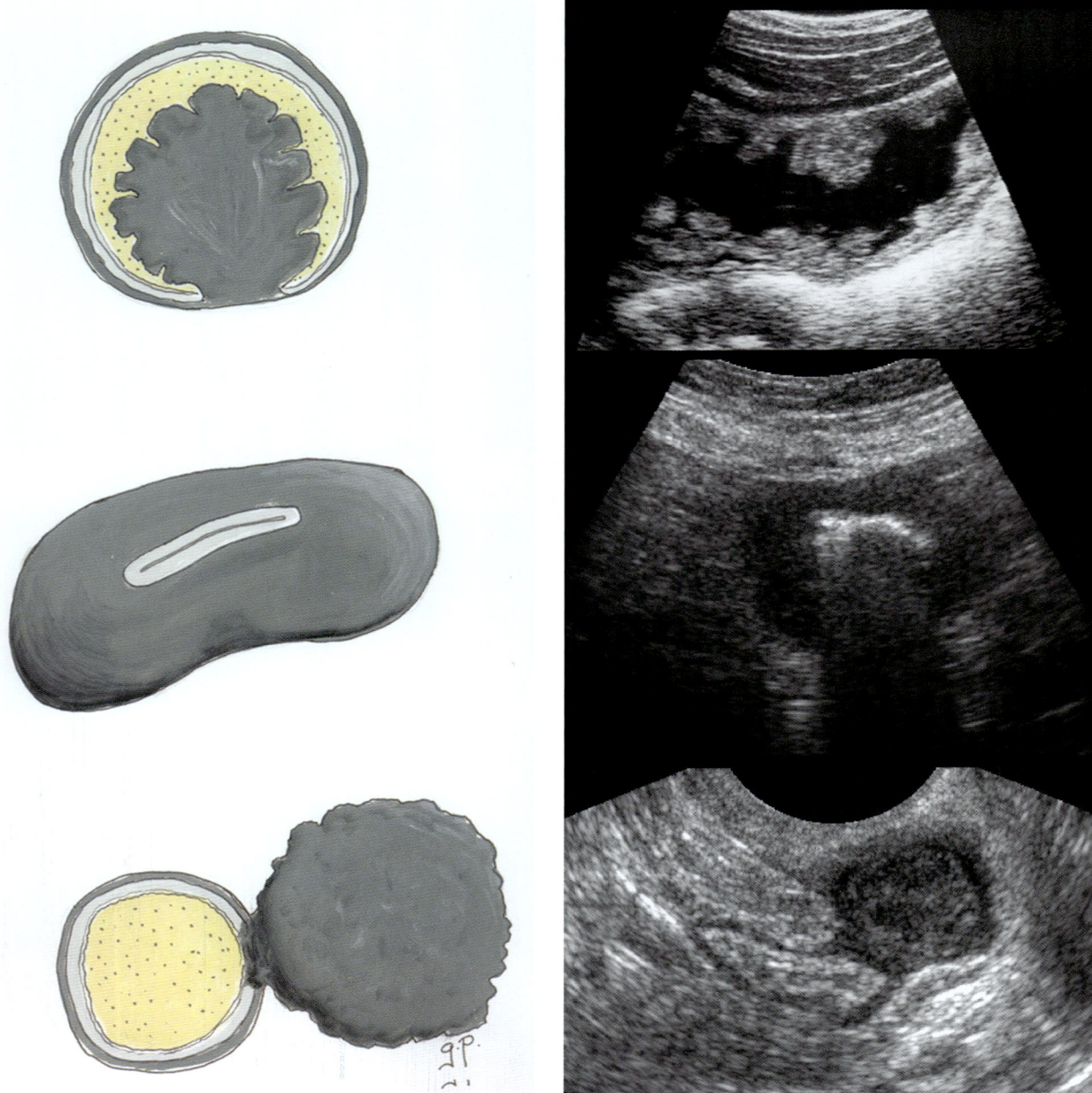

FIGURA 8-5. Patologia da parede do tubo digestivo. Esquema dos aspectos ultra-sonográficos com as próprias imagens ultra-sonográficas. *Em cima* – massa intraluminal. Pseudopólipo inflamatório à USG.[22] *No meio* – sinal do pseudo-rim com espessamento simétrico e destruição das camadas da parede. Carcinoma do cólon à USG. *Embaixo* – Massa exofítica. Implantação serosa sobre o peritônio visceral do intestino à USG. (De Wilson SR: The bowel wall looks thickened: What does that mean? Categorical course in diagnostic radiology: Findings at US – What do they mean? Radiological Society of North America. 2002, 219-228.)

doenças inflamatórias mostram aumento da vascularização quando comparadas com a parede digestiva normal (Fig. 8-7), enquanto o tubo digestivo isquêmico e edemaciado tende a ser relativamente pouco vascularizado. A adição da avaliação por Doppler colorido e espectral ao estudo da parede digestiva permite mostrar evidências de que o espessamento da parede se deve tanto a alterações isquêmicas quanto infla-

matórias no paciente com dor abdominal aguda. Teefey *et al.*,[9] examinaram 35 pacientes e observaram fluxo sangüíneo ausente ou escasso no Doppler colorido, além de ausência de sinal arterial, o que é sugestivo de isquemia. Por outro lado, um fluxo prontamente detectado pelo Doppler colorido e um índice de resistência menor que 0,6 foram consistentes com inflamação. Na nossa experiência, observamos que o

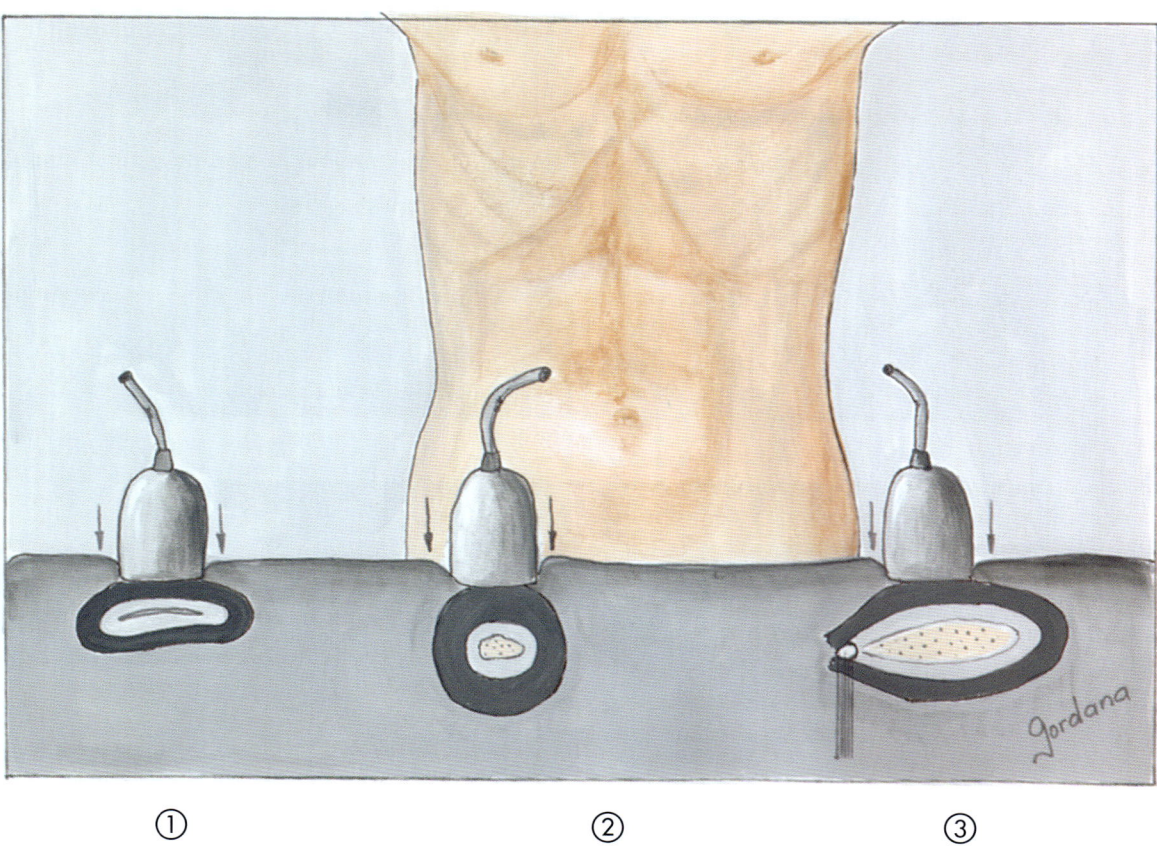

FIGURA 8-6. USG com compressão, representação esquemática. *Esquerda* – Tubo digestivo normal, comprimido. *Centro* – Tubo digestivo anormalmente espessado ou, *direita* – uma alça intestinal obstruída, como aquela vista na apendicite aguda, será não compressível. (De Puylaert JBCM: Acute appendicitis: Ultrasound evaluation using graded compression. Radiology 1986; 158:355-360.)

Doppler colorido tem grande valor para confirmar nossas suspeitas de um processo inflamatório digestivo.

NEOPLASIAS DO TRATO GASTROINTESTINAL

O papel da USG na avaliação das neoplasias do trato gastrointestinal é semelhante ao da tomografia computadorizada (TC). A visibilização raramente é obtida nas lesões precoces da mucosa ou nos nódulos intramurais; por outro lado, tumores que crescem causando massas exofíticas, segmentos espessados do tubo digestivo com ou sem ulceração (Fig. 8-8) ou massas intraluminais perceptíveis (Fig. 8-9) podem todos ser visibilizados. As ultra-sonografias, freqüentemente realizadas precocemente, permitem chegar logo ao diagnóstico dos tumores do trato gastrointestinal, mesmo antes da sua identificação inicial. Uma sintomatologia abdominal vaga, uma dor abdominal, uma massa abdominal palpável e anemia são indicações comuns para tais ultra-sonografias. A avaliação das morfologias típicas associadas às neoplasias do trato gastrointestinal pode levar ao reconhecimento adequado, à localização e mesmo ao estadiamento da doença, dando oportunidade de realizar uma investigação posterior adequada, incluindo a biópsia por aspiração guiada por USG.

Adenocarcinoma

Patologia. O adenocarcinoma é o tumor maligno mais comum do trato gastrointestinal. Ele responde por 80% de todas as neoplasias malignas gástricas. Estes tumores surgem mais freqüentemente na região pré-pilórica, o antro, e na pequena curvatura, as quais são as regiões gástricas mais bem acessadas pela USG. Macroscopicamente, há padrões variados de crescimento, incluindo o infiltrativo (Fig. 8-8), o polipóide (Fig. 8-9), o fungóide e o ulcerado. A infiltração pode ser superficial ou transmural, esta última criando a **linite plástica** ou o **estômago em "garrafa de couro"**.

O adenocarcinoma é muito menos freqüente no intestino delgado do que no estômago ou no intestino grosso. Ele responde por aproximadamente 50% dos tumores do intestino delgado, sendo que 90% deles surgem no jejuno proximal (Fig. 8-10) ou no duodeno.[10] **A doença de Crohn** está associada a um aumento significativo na incidência do ade-

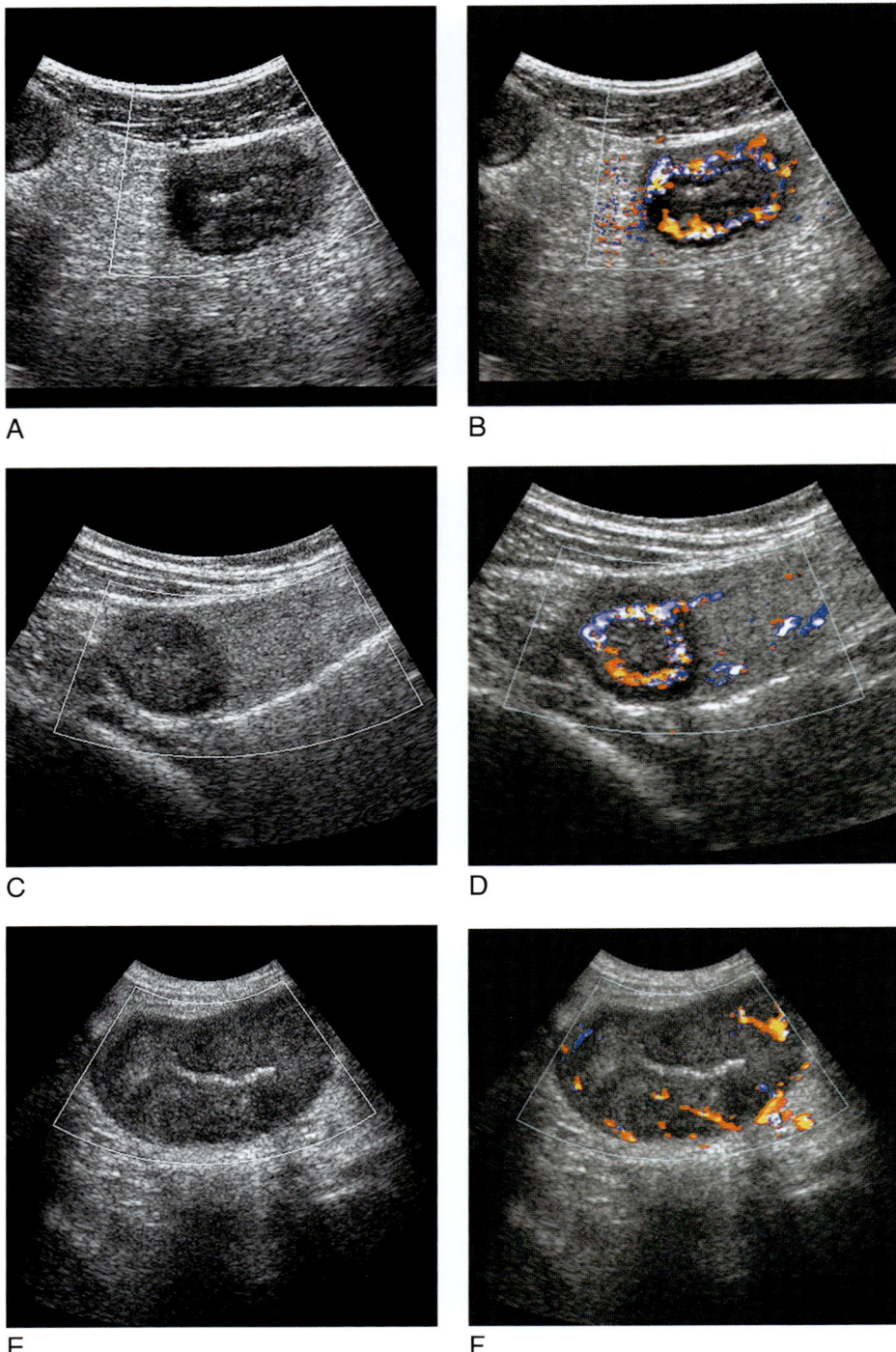

FIGURA 8-7. Contribuição do Doppler para a avaliação do tubo digestivo em três pacientes. **A e B,** Visões transversais do íleo terminal em um paciente com doença de Crohn mostram intensos espessamentos simétricos da parede intestinal. A imagem com Doppler colorido mostra intensa hiperemia da parede intestinal e gordura adjacente com inflamação em atividade. **C e D,** Alça intestinal inespecífica, com gordura excêntrica no mesentério do intestino delgado. A hiperemia da gordura da parede intestinal reflete a inflamação ativa. **E e F,** Imagens transversais do cólon ascendente mostram espessamento da mucosa com destruição laminar total relacionada ao carcinoma invasivo do cólon. As neoplasias do intestino mostram invariavelmente a vascularização como vista aqui.

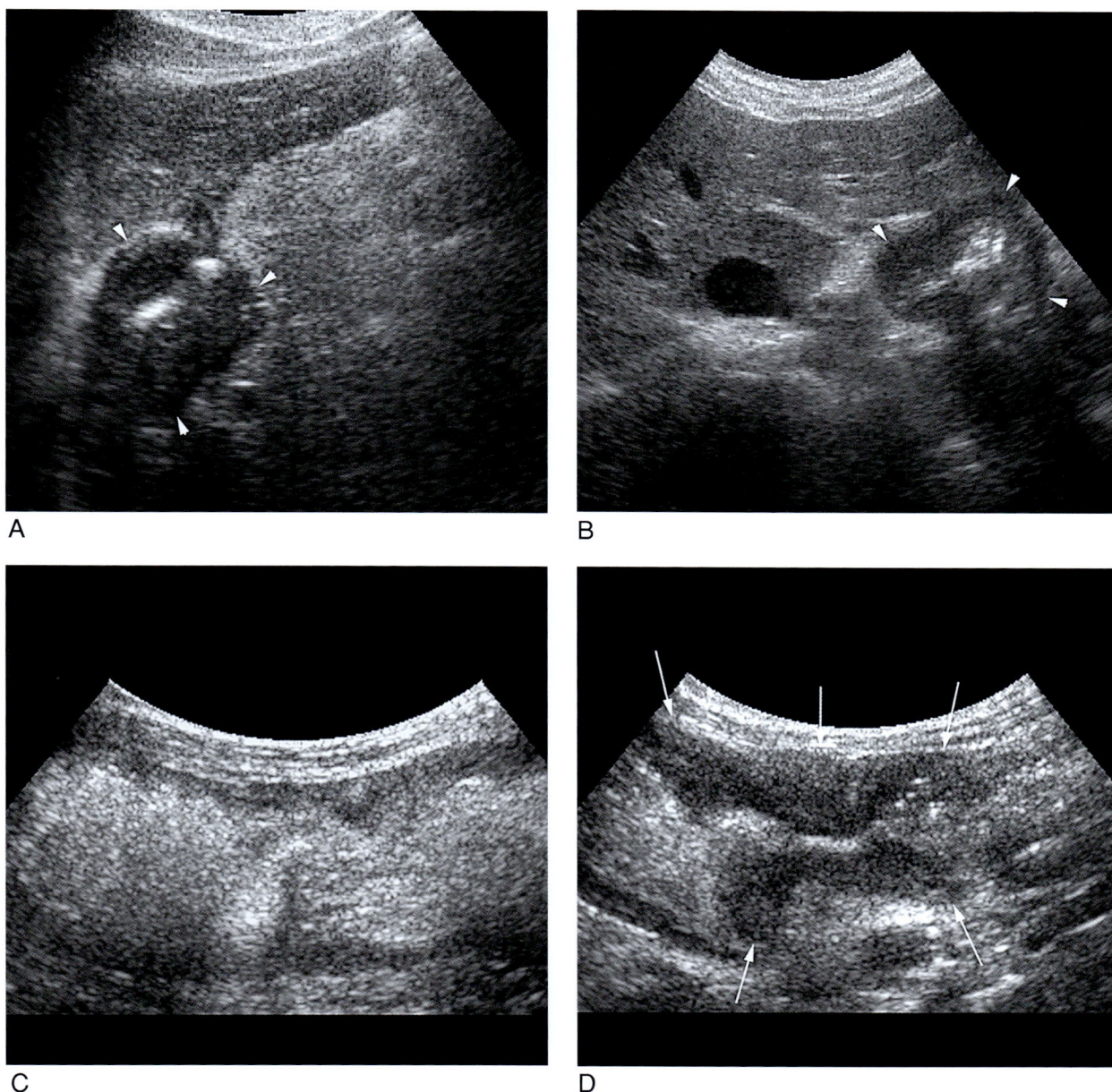

FIGURA 8-8. Adenocarcinoma do tubo digestivo em dois pacientes. A, USG sagital e **B,** transversal do abdome superior mostra um pseudo-rim (*cabeças de setas*) adjacente ao lobo esquerdo do fígado, representando um carcinoma na junção gastroesofágica. **C,** USG do eixo do cólon proximal transversal mostrando luz do cólon dilatada e cheia de líquido. **D,** Mais distalmente, um segmento de intestino espessado (*setas*) mostra destruição das camadas da parede e uma luz central estreitada devido a um carcinoma anular do cólon.

nocarcinoma que geralmente se desenvolve no íleo. Os adenocarcinomas do intestino delgado geralmente são anulares à macroscopia e são freqüentemente ulcerados.

O **carcinoma do cólon** é muito comum, sendo sua incidência sobrepujada apenas pelo câncer do pulmão e da mama. O carcinoma do cólon responde por praticamente todas as neoplasias malignas colorretais. O adenocarcinoma colorretal pode crescer sob dois padrões morfológicos macroscópicos: tumores polipóides intraluminais, os quais prevalecem no ceco e no cólon ascendente, e lesões anulares constritivas (Fig. 8-8H, I), as quais são mais comuns no cólon descendente e no sigmóide. Raramente, tumores infiltrativos semelhantes aos do estômago ocorrem no cólon (Fig. 8-11).

Ultra-sonografia. A maioria dos cânceres da mucosa do trato gastrointestinal não é visibilizada à USG; no entanto, as grandes massas, tanto intraluminais (Fig. 8-9) ou exofíticas, quanto os tumores anulares (Fig. 8-8H, I) criam alterações sonográficas.[11,12] Tumores de extensão variável podem espessar a parede do tubo digestivo, tanto de forma simétrica

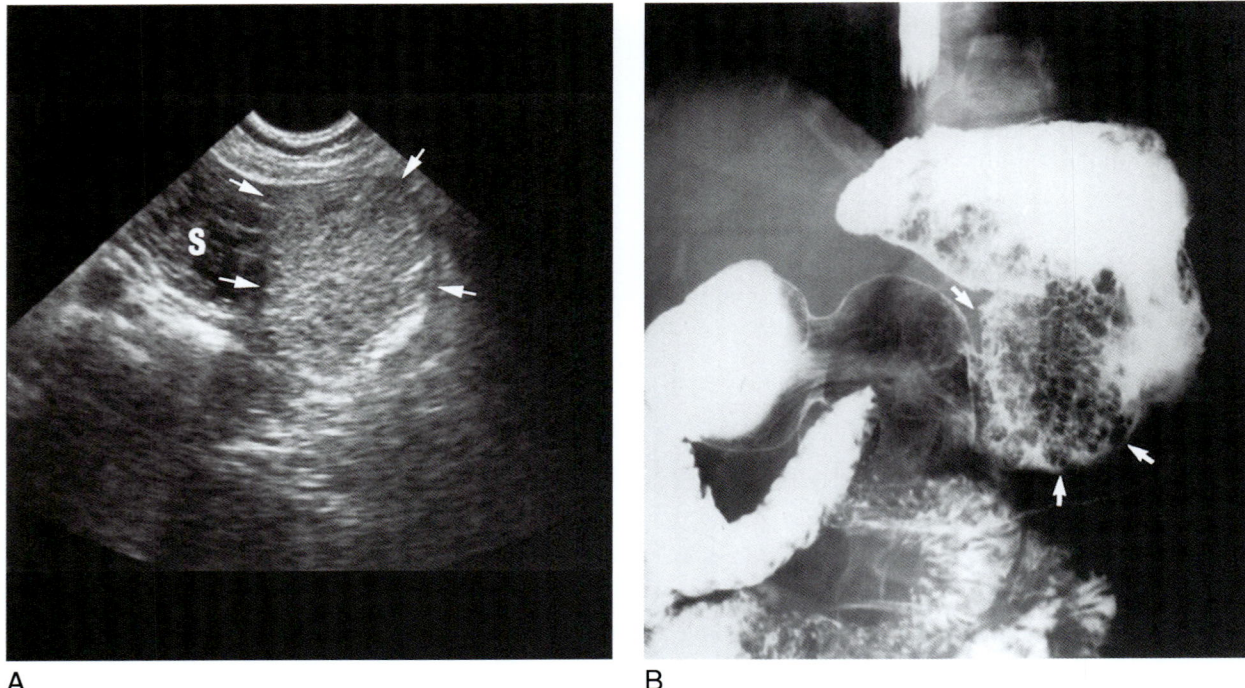

FIGURA 8-9. Adenocarcinoma viloso intraluminal do estômago. A, USG transversal acompanhando a ingestão oral de líquido, mostra uma massa hiperecóica bem definida (*setas*) dentro do corpo gástrico. O líquido está na luz do estômago (S). **B,** Ingestão confirmatória de bário mostra o tumor viloso (*setas*).

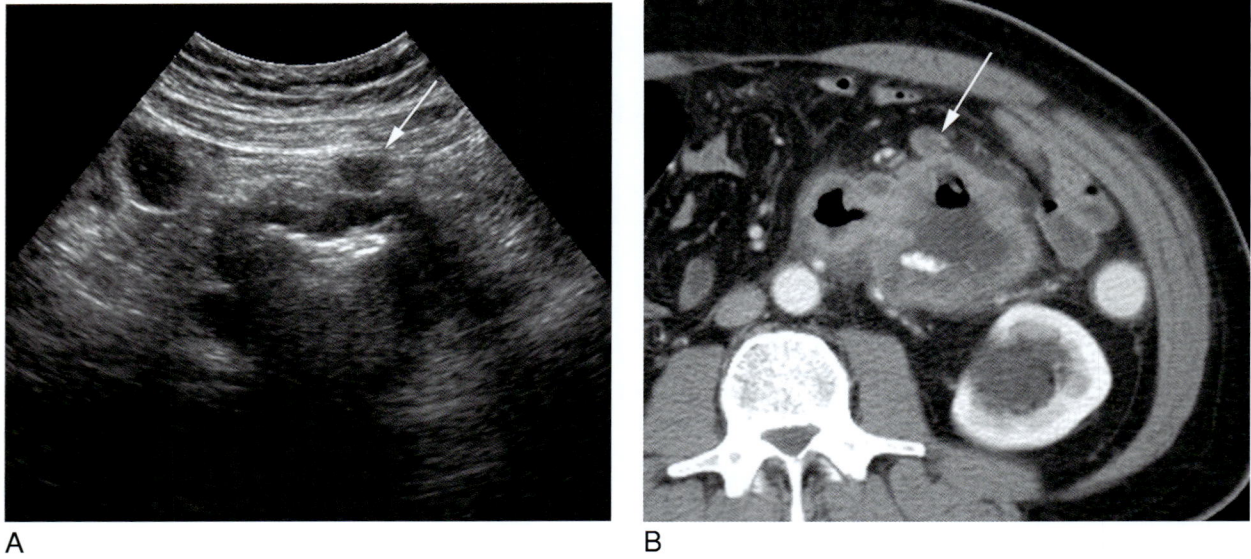

FIGURA 8-10. Adenocarcinoma do jejuno. A, USG e **B,** TC, ambas mostrando uma grande massa necrótica no quadrante superior esquerdo, com aumento dos linfonodos perientéricos (*seta*) em um homem com 60 anos que apresentou desconforto abdominal e perda sangüínea.

concêntrica quanto de forma assimétrica. A morfologia de um alvo ou de um pseudo-rim (Fig. 8-5) pode surgir. A presença de ar em ulcerações da mucosa tipicamente produz um foco hiperecóico linear, freqüentemente com um artefato em "cauda de cometa", no interior da massa. Geralmente, mas não sempre, os tumores são hipoecóicos. As lesões anulares podem produzir obstrução do tubo digestivo, com dilatação, hiperperistaltismo e aumento do líquido intraluminal proximal à região do tumor (Fig. 8-8H, I).[12] A evidência de invasão direta, o aumento dos linfonodos regionais (Fig. 8-8C), e as metástases hepáticas devem ser pesquisados em todos os casos.

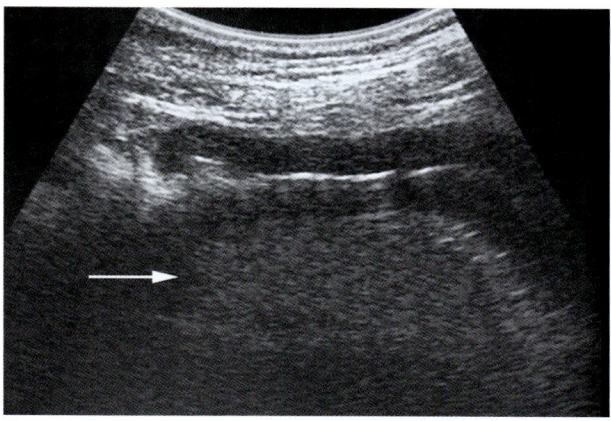 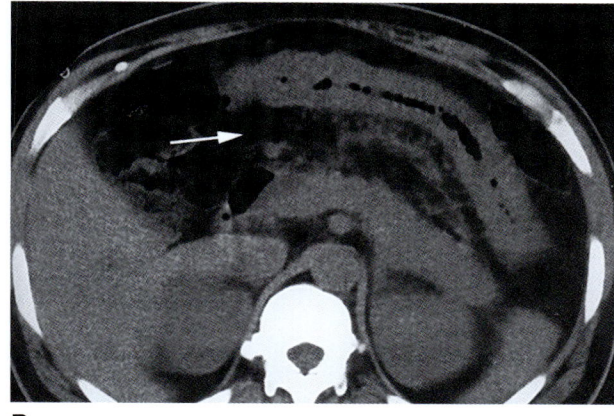

FIGURA 8-11. Carcinoma infiltrante do cólon transverso. Um homem negro com 42 anos chegou à emergência com dor abdominal aguda. **A,** Visão transversal do epigástrio mostrando um segmento espessado inespecífico, com perda total das camadas da parede no cólon transverso. Profundamente ao intestino, existe um efeito de massa hiperecóico difuso (*seta*) sugerindo gordura inflamada ou infiltrada. **B,** Tomografia computadorizada confirmatória. Não houve suspeita de neoplasia com base no exame radilógico ou na cirurgia.

Tumores do Estroma Gastrointestinal (TEG)

Patologia. De todos os tumores mesenquimais que afetam o tubo digestivo, os de origem muscular são os mais comuns e contribuem com cerca de 1% de todas as neoplasias gastrointestinais. Eles são mais comumente encontrados no estômago e no intestino delgado. Os tumores colônicos são os menos freqüentes e ocorrem mais no reto. Embora possam ser achados incidentalmente à cirurgia, USG ou necropsia, estes tumores vasculares freqüentemente se tornam muito grandes e podem ulcerar, degenerar-se, necrosar ou sofrer hemorragia.[13]

Ultra-sonografia. Os tumores de músculo liso produzem tipicamente massas arredondadas de tamanho e ecogenicidade variáveis (Fig. 8-12), freqüentemente com áreas císticas centrais (Fig. 8-13)[14] relacionadas à hemorragia ou necrose. A sua origem no tubo digestivo nem sempre é facilmente determinada, mas se existir ulceração, bolsas de gás dentro da cratera da úlcera podem sugerir esta origem. Os tumores de músculo liso originados no tubo digestivo devem ser considerados no diagnóstico diferencial de massas abdominais indeterminadas, diagnosticadas incidentalmente em pacientes assintomáticos, especialmente quando existe alteração cística central ou necrótica (Fig. 8-13). Tais tumores são fáceis de aspirar numa biópsia com agulha guiada por USG.

Linfoma

Patologia. O tubo digestivo pode ser comprometido por linfomas de duas maneiras básicas: uma disseminação difusa no estádio III ou no estádio IV, independente do tipo celular ou, mais comumente, como um linfoma primário do trato gastrointestinal, que é geralmente um linfoma não-Hodgkin. Os tumores primários constituem somente 2% a 4% de todos os tumores malignos do trato gastrointestinal,[15] mas contribuem com 20% de todos os tumores do intestino delgado. **São observados três padrões predomi-**

PADRÕES DE CRESCIMENTO DO LINFOMA

Nodular ou polipóide
Lesões ulceradas semelhantes a carcinoma
Massas tumorais infiltrantes que freqüentemente invadem o mesentério adjacente e os linfonodos

nantes de crescimento: nodular ou polipóide, lesões ulceradas semelhantes a carcinoma e massas tumorais infiltrantes que freqüentemente invadem o mesentério adjacente e os linfonodos.[10]

Ultra-sonografia. Pequenos nódulos submucosos podem ser facilmente negligenciados à USG. No entanto, muitos pacientes afetados apresentam massas grandes, ulceradas, muito hipoecóicas, no estômago ou no intestino delgado (Fig. 8-14).[16,17] Freqüentemente são vistos ecos de alta amplitude, longos, lineares, com artefatos em "cauda de cometa", indicando ulcerações ou gás na luz residual. Esta patologia, em particular, tem sido reconhecida como uma das apresentações mais freqüentes nos pacientes com **linfoma relacionado à AIDS**, quando comparada a outras populações com linfoma. Pode ser visto aumento dos linfonodos regionais, embora seja raro haver alterações generalizadas nos linfonodos.

Metástases

Patologia. O melanoma maligno e os tumores primários do **pulmão** e da **mama** são os tumores que mais causam lesão secundária do trato gastrointestinal.[18] Em ordem de freqüência, os mais envolvidos são o estômago, o intestino delgado e o cólon. Neoplasias secundárias que afetam o omento e o peritônio podem causar ascite e surgimento de linfonodos secundários minúsculos ou confluentes na superfície do tubo

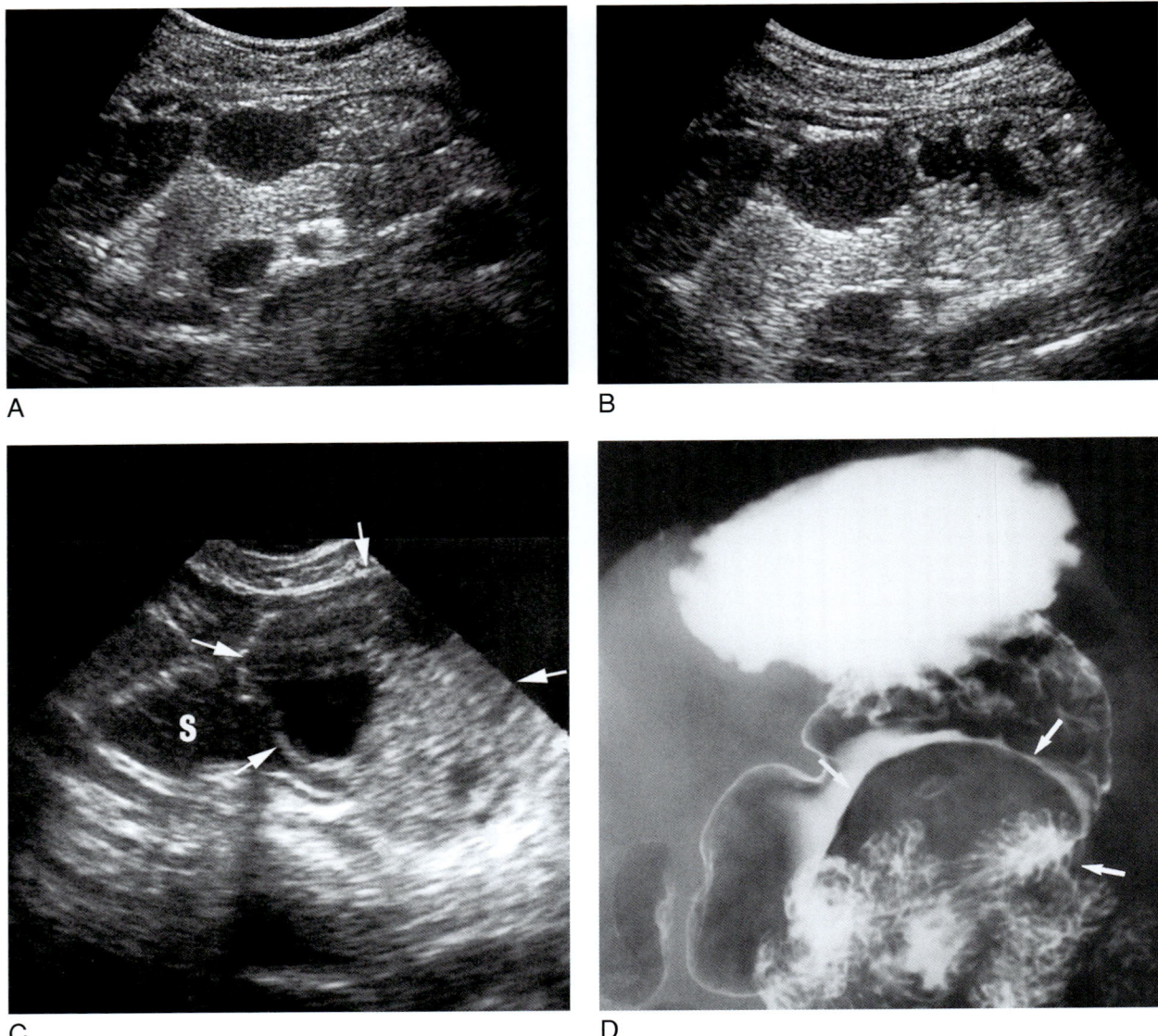

FIGURA 8-12. Tumores do estroma gastrointestinal (TEG) em dois pacientes. A e B, Massa intestinal exofítica, um leiomioma gástrico, análogo ao esquema inferior e à imagem da Figura 8-5. **A,** USG transversal do epigástrio mostra a assinatura intestinal normal e a massa exofítica focal. **B,** Após ingestão de água, a luz contém líquido que aparece negro. Agora a massa sólida é claramente vista. **C** e **D,** Leiomiossarcoma gástrico. **C,** Visão transversal acompanhando ingestão oral de líquido mostra uma complexa massa lisa intramural (*setas*) projetando-se para dentro da luz gástrica distendida (S). **D,** Ingestão confirmatória de bário mostrando o tumor intramural (*setas*).

digestivo (Fig. 8-21) ou ainda extensas massas que envolvem as alças intestinais comprometidas.[19,20] As metástases para o peritônio são vistas mais freqüentemente a partir de tumores primários do **ovário** e do **tubo digestivo** (Fig. 8-16).

Ultra-sonografia. Pequenos nódulos submucosos, com tendência a ulcerar, raramente são visibilizados à USG, enquanto os tumores grandes, difusamente infiltrativos e com grandes ulcerações são comuns, especialmente no intestino delgado (Fig. 8-15), onde podem criar massas hipoecóicas bem definidas, que costumam ter ecos especulares, claros, com artefatos em "cauda de cometa" nas áreas de ulceração. Ascite compartimentada, espessamento omental, além de placas e nódulos peritoneais, parietais e viscerais (Figs. 8-5, embaixo, e 8-22) devem levantar a suspeita de doença metastática.

DOENÇA INFLAMATÓRIA INTESTINAL (DOENÇA DE CROHN)

As doenças inflamatórias intestinais incluem a doença de Crohn e a colite ulcerativa. Esta última é uma inflamação da mucosa e mostra poucos sinais pela USG, mesmo na fase aguda da doença. A doença de Crohn, um processo transmural, constitui, portanto, a maioria dos casos examinados com doença inflamatória intestinal.

Patologia. A doença de Crohn, uma doença inflamatória crônica do trato gastrointestinal, de patogenia e etiologia desconhecidas, afeta mais comumente o íleo terminal e o cólon, embora qualquer porção do tubo digestivo possa estar

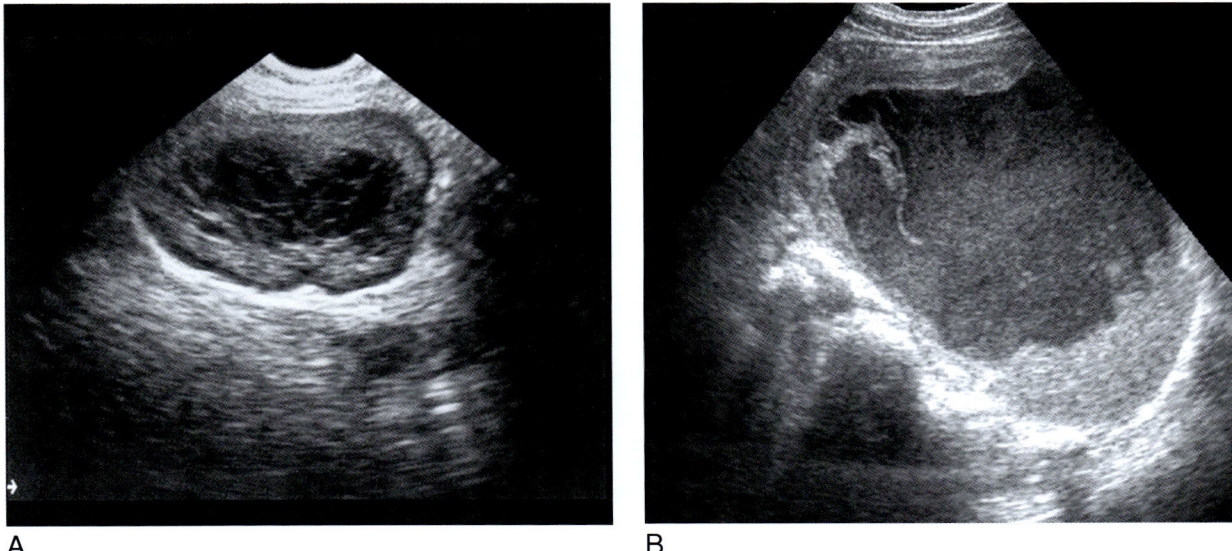

FIGURA 8-13. Leiomiossarcoma com morfologia sugestiva de TEG em dois pacientes. A, USG do flanco esquerdo mostrando uma massa bem definida com um contorno sólido e centro cístico não uniforme, sugestivo de necrose. Leiomiossarcoma do jejuno. **B,** Grande leiomiossarcoma necrótico do estômago mostrando uma enorme massa no quadrante superior esquerdo, altamente complexa. Seu aspecto lembra a possibilidade de um TEG. A origem gástrica desta massa não pode ser mostrada à USG. A complexa natureza da massa, no entanto, sugere corretamente a sua natureza, embora de origem imprecisa. TEG, Tumor do estroma gastrointestinal.

envolvida. É um processo inflamatório granulomatoso transmural que afeta todas as camadas do tubo digestivo. Macroscopicamente, a parede do tubo digestivo fica tipicamente muito espessa e rígida, com estreitamento luminal secundário. São características úlceras contínuas ou discretas e fissuras profundas, freqüentemente levando à formação de fístulas. São comuns o aumento dos linfonodos mesentéricos e a supuração das alças envolvidas. O mesentério pode estar muito espessado e cheio de gordura, e a lesão pode estar se disseminando sobre as margens do tubo digestivo da borda antimesentérica. Achados clínicos clássicos são recidiva após a cirurgia e doença perianal.

Embora o estudo com bário e a endoscopia continuem sendo as principais ferramentas para avaliar as alterações mucosas e luminais, a USG, assim como a TC, podem fornecer informações adicionais valiosas sobre a parede do tubo digestivo, os linfonodos, o mesentério e os tecidos moles regionais.[21] A natureza crônica da doença intestinal inflamatória, caracterizada por múltiplas remissões e exacerbações, é facilmente acessada por exames sensíveis e não-invasivos, como a USG. O grau de espessamento da parede do tubo digestivo e a freqüente associação com doença extraluminal tornam a doença de Crohn a doença mais bem estudada. Um exame bem embasado, com acompanhamento, prevê complicações como abscessos, fístulas ou obstruções; detecta recidiva pós-operatória e identifica os pacientes que necessitam de técnicas de imagem mais invasivas.[22] A exposição à radiação é significativa na população jovem, freqüentemente afetada pela doença de Crohn, se uma TC é realizada a cada exacerbação da doença. A USG é, portanto, uma técnica de avaliação de rotina para os pacientes com este diagnóstico.

Ultra-sonografia. Os objetivos de uma USG em um paciente com diagnóstico ou suspeita de doença inflamatória intestinal incluem a documentação dos **achados clássicos:** espessamento da parede do tubo digestivo, gordura serpiginosa, hiperemia, linfadenopatia mesentérica, estreitamentos e alterações da mucosa. A distribuição e a extensão da doença devem ser documentadas. A USG também pode detectar as **complicações** da doença, incluindo: massas inflamatórias (fleimão ou abscesso), fístulas, obstrução, perfuração e apendicite.[22]

Achados Clássicos da Doença de Crohn

Espessamento da Parede do Tubo Digestivo

Esta é a alteração mais freqüentemente observada nos pacientes com doença de Crohn. A USG pode ser apropriada para a detecção inicial, para a detecção da recidiva,[23] para determinar a extensão da doença e para acessar a resposta ao tratamento. O espessamento da parede do tubo digestivo é geralmente concêntrico e pode ser muito proeminente.[24,25] A ecogenicidade da parede varia de acordo com o grau da infiltração inflamatória e com a fibrose. É típica a estratificação com preservação das camadas do tubo digestivo (Figs. 8-3B, 8-17A, B e 8-18) ou é possível haver um alvo ou um pseudo-rim na doença fibrótica de longa duração, conforme as camadas da parede do tubo digestivo são progressivamente perdidas (Fig. 8-17C, D). A doença de longa duração associada à fusão também pode mostrar espessamento sutil da parede, com depósito de gordura na submucosa, o que mostra ecogenicidade aumentada nesta camada (Fig. 8-17E, F). O tubo digestivo ativamente envolvido mostra-se

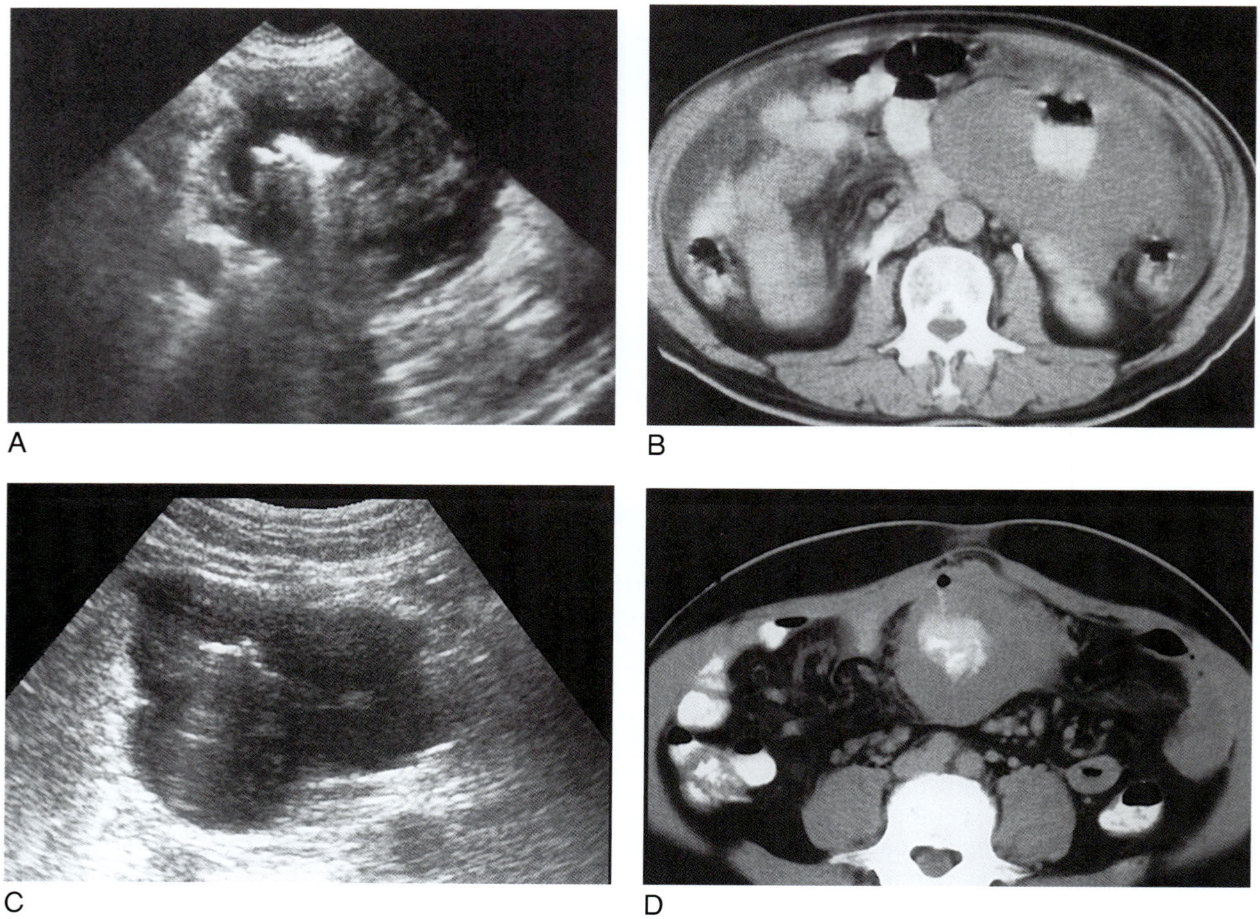

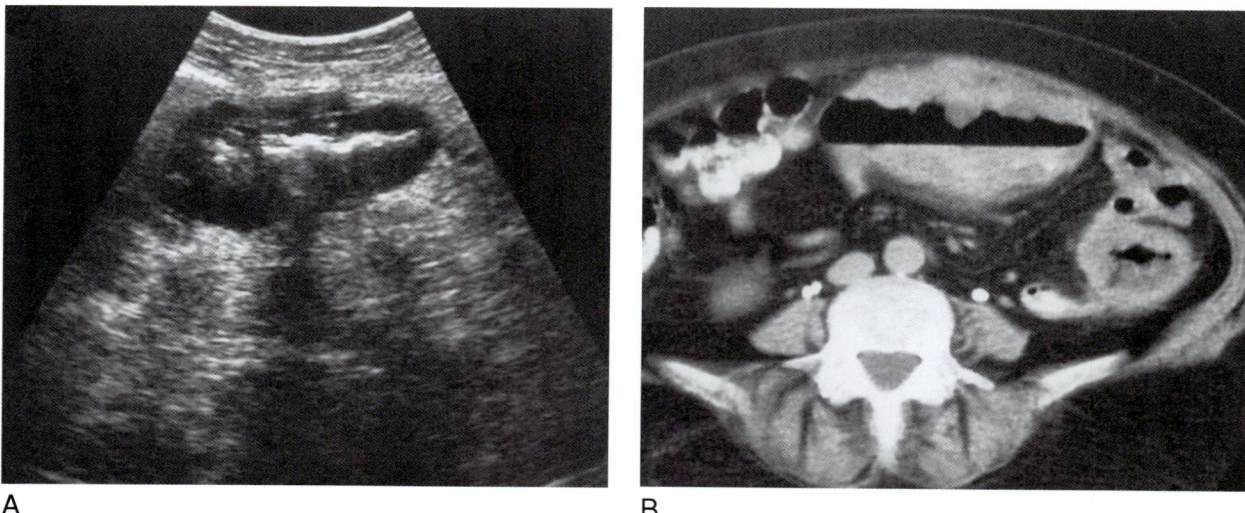

FIGURA 8-14. Linfoma do intestino delgado em dois pacientes. A, USG paramediana esquerda transversal mostrando uma massa redonda hipoecóica. A ecogenicidade central, com artefato gasoso em "cauda de cometa", sugere a sua origem intestinal. **B,** TC confirmatória mostra grande massa amolecida, com correspondente luz intestinal residual. **C** e **D,** Paciente com AIDS. **C,** A USG mostra uma massa focal (*negra*) bastante hipoecóica, no meio do abdome, sem definição das camadas da parede, o que é clássico nos linfomas intestinais. O gás luminal aparece como uma ecogenicidade brilhante central com sombreado mal definido. **D,** TC confirmatória.

FIGURA 8-15. Melanoma maligno metastático para o intestino delgado. A, USG paraumbilical transversal mostrando massa hipoecóica, bem definida, com ecogenicidade central irregular e com artefato de gás, sugerindo, corretamente, a sua origem intestinal. **B,** TC confirmatória.

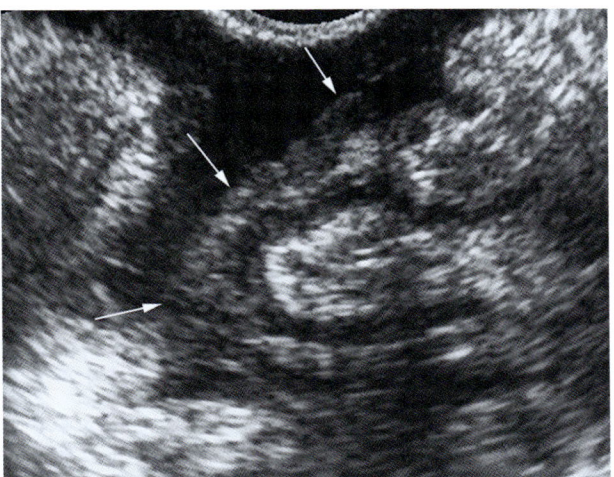

FIGURA 8-16. Placa peritoneal visceral sobre a superfície do intestino delgado – câncer ovariano metastático. Imagem transvaginal mostrando ascite. Uma placa de tecido mole (*setas*) é vista sobre a superfície da alça do intestino delgado.

ACHADOS ULTRA-SONOGRÁFICOS DA DOENÇA DE CROHN

ACHADOS CLÁSSICOS

Espessamento da parede do tubo intestinal
Estreitamentos
Gordura serpiginosa
Hiperemia
Linfadenopatia mesentérica
Anormalidades na mucosa

COMPLICAÇÕES

Massas inflamatórias
Fístula
Obstrução
Perfuração
Apendicite

---

tubo cria um **halo hiperecóico** uniforme ao redor da borda mesentérica do intestino, criando uma imagem com formato de tireóide ao corte transversal (Fig. 8-19). Ela pode se tornar mais heterogênea ou mesmo hipoecóica na doença de longa duração. A **gordura serpiginosa** é a causa mais comum da separação das alças digestivas, conforme é visto nos estudos gastrointestinais com meio de contraste (Fig. 8-19).[22] Também é a alteração mais marcante e fácil de detectar à USG de pacientes com processos inflamatórios perientéricos (Fig. 8-20). O seu achado deve incentivar o examinador a realizar uma avaliação detalhada do intestino regional.

Linfadenopatia

É vista em praticamente todos os pacientes na fase ativa da inflamação na doença de Crohn. Não é nem de longe o que é comumente observado na fase inativa. Os linfonodos perientéricos e mesentéricos (Fig. 8-21) estão envolvidos e aparecem como massas hipoecóicas envolvendo de forma circunferencial o intestino e o local de origem do mesentério. Os linfonodos freqüentemente são redondos e tipicamente perdem o centro hiperecóico do hilo do linfonodo normal. Os linfonodos mostram hiperemia semelhante à do intestino como reflexo da sua inflamação. Geralmente, os linfonodos têm tamanho moderado e ficam amolecidos. Os linfonodos maiores que 3 cm de diâmetro aumentam a suspeita de uma complicação maligna da doença de Crohn.

Hiperemia

Reflete a atividade do processo inflamatório. Embora subjetiva, a adição do Doppler colorido à USG em escala de cinza ajuda a confirmar a evidência de alteração inflamatória no intestino e na gordura adjacente inflamada (Fig. 8-7A-D).[22] A avaliação do fluxo sangüíneo é uma ferramenta útil para monitorizar a atividade inflamatória na resposta à terapia.

Estreitamentos

Estes são causados pela rígida estenose da luz intestinal, e as angulações fixas são observações comuns na doença de Crohn. As superfícies luminais dos segmentos envolvidos do intestino freqüentemente parecem estar justapostas, com a luz aparecendo como uma área linear central hiperecóica dentro de uma alça intestinal espessada (Fig. 8-22). Isto pode estar em contraste com regiões espessadas, nas quais o diâmetro da luz pode ser mantido (Fig. 8-23). Pode-se deduzir que há obstrução mecânica incompleta quando existem segmentos dilatados e hiperperistálticos próximos ao estreitamento. As ondas peristálticas do intestino proximal ao segmento estreitado podem produzir um movimento visível através do segmento estreitado. Menos freqüentemente, os segmentos envolvidos do intestino podem exibir uma **dilatação luminal** (Fig. 8-23) com saculação, assim como estreitamento,

---

rígido e fixo, com peristalse reduzida ou ausente. Áreas preservadas são freqüentes. Os segmentos envolvidos variam de extensão: desde poucos milímetros até muitos centímetros. A atividade da alteração inflamatória se correlaciona com hiperemia, conforme visto na avaliação pelo Doppler colorido.

Edema e Fibrose do Mesentério Adjacente

Estes são achados característicos da doença de Crohn e produzem uma massa no mesentério adjacente à área doente do tubo digestivo, a qual pode se disseminar sobre a margem da região anormal ou pode envolvê-la completamente. A gordura que se dissemina sobre as margens comprometidas do

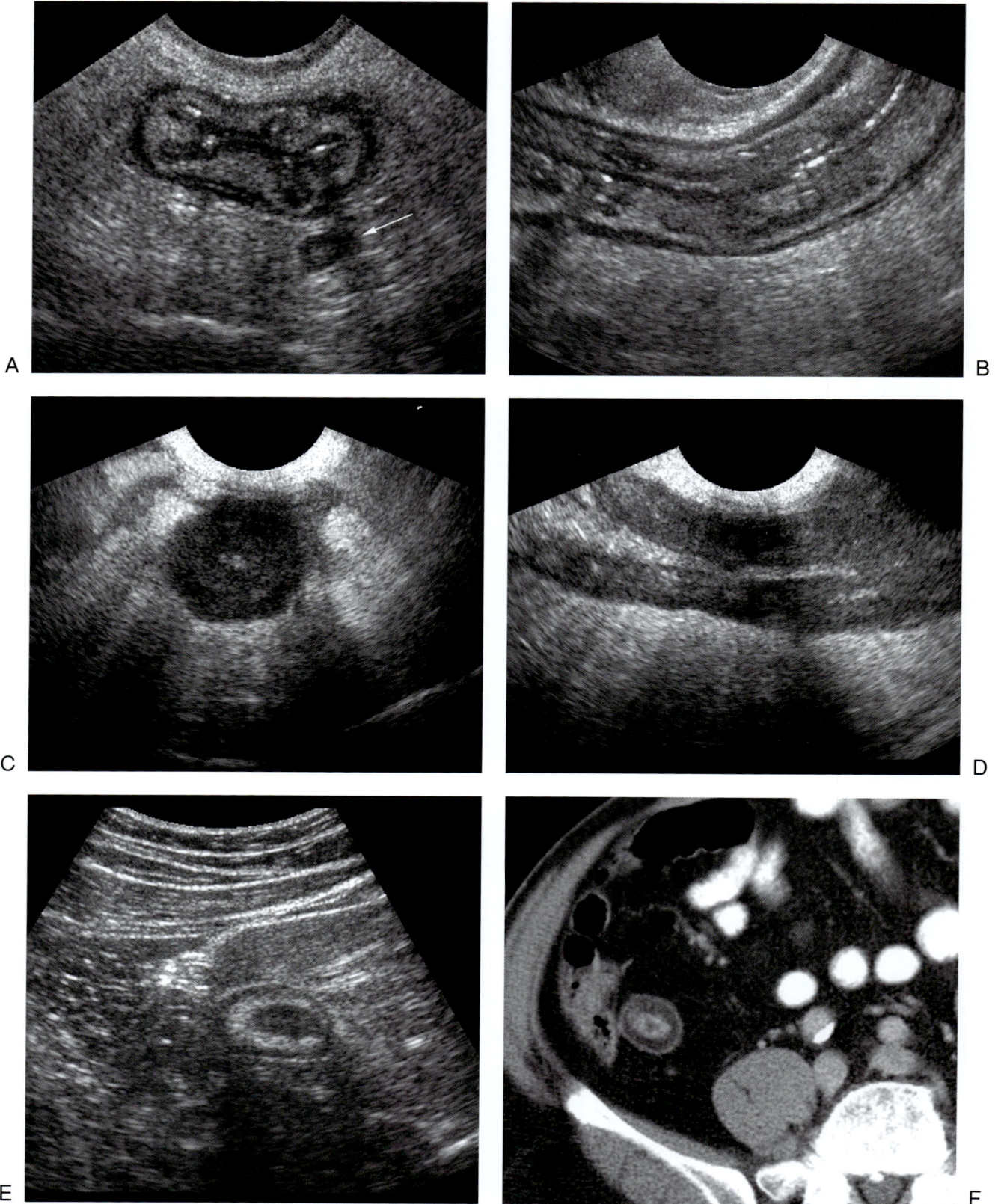

FIGURA 8-17. Doença de Crohn – achado clássico, espessamento da parede intestinal em três pacientes. A e B, Visões sagital e transversal mostrando o espessamento típico na doença ativa com retenção das camadas parietais. *Seta*, linfonodo. C e D são cortes sagital e transversal mostrando perda total da laminação da parede.[6] Isto é comumente visto em pacientes que têm doença crônica mas ativa, como neste caso. E e F, USG e TC correspondentes do íleo terminal em um paciente com a doença e depósito de gordura na submucosa. A imagem é hiperecóica na USG. (C e D, De Wilson SR: The bowel wall looks thickened: What does that mean? Categorical course in diagnostic radiology: Findings at US – What do they mean? Radiological Society of North America. 2002, 219-228.)

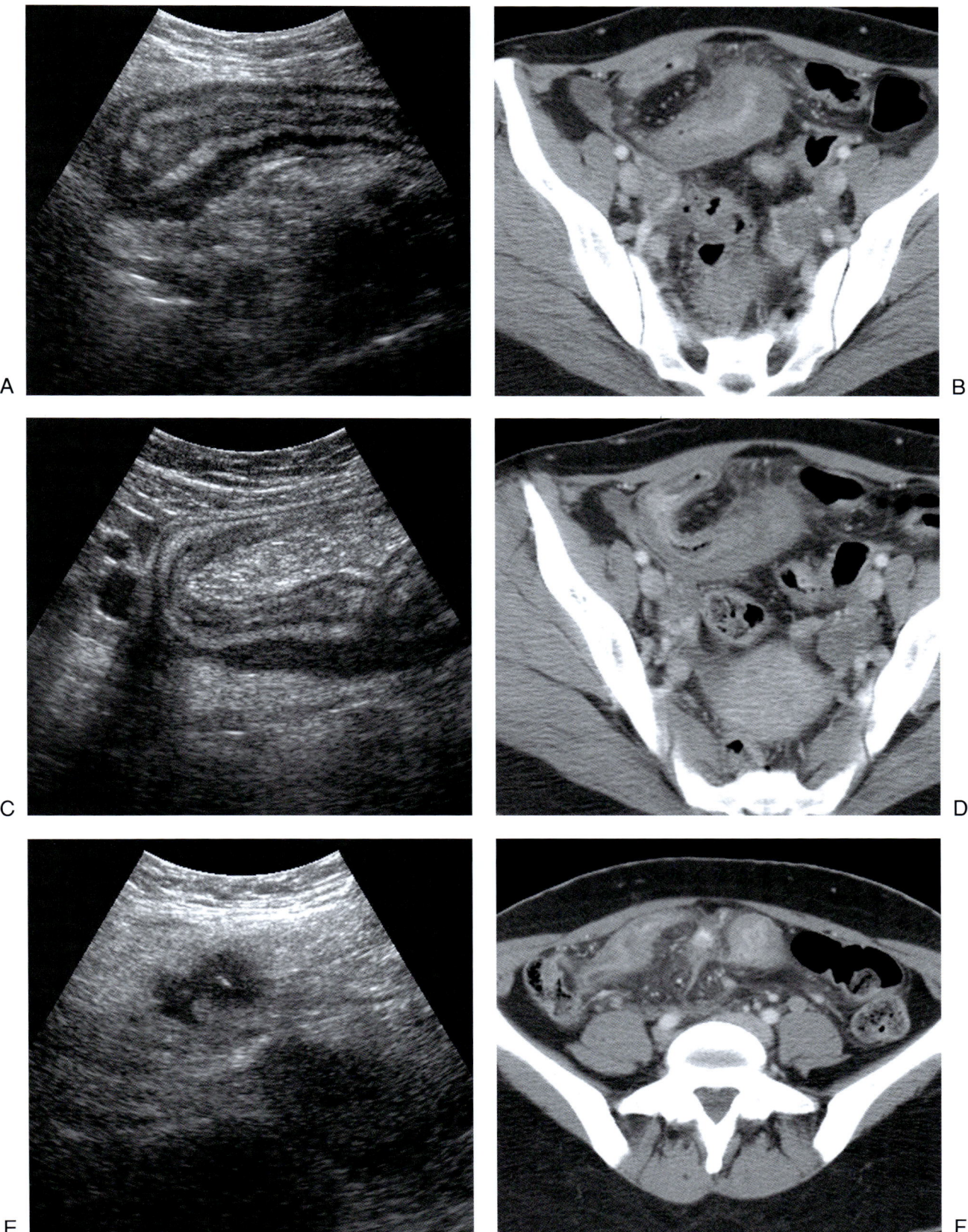

FIGURA 8-18. Doença de Crohn – achado clássico, espessamento da parede intestinal na doença ativa. A, A USG mostra o íleo no eixo longitudinal. A parede é muito espessa e as camadas estão preservadas. **B,** TC confirmatória mostra a parede espessada mas não as camadas da parede. **C,** USG e **D,** TC mostra uma outra alça do íleo com angulação aguda e menor espessamento da parede. **E** e **F,** USG e TC confirmatória mostram uma massa inflamatória central constituída por gordura inflamada. A zona hipoecóica com bordas mal definidas à USG sugere alteração flegmonosa.

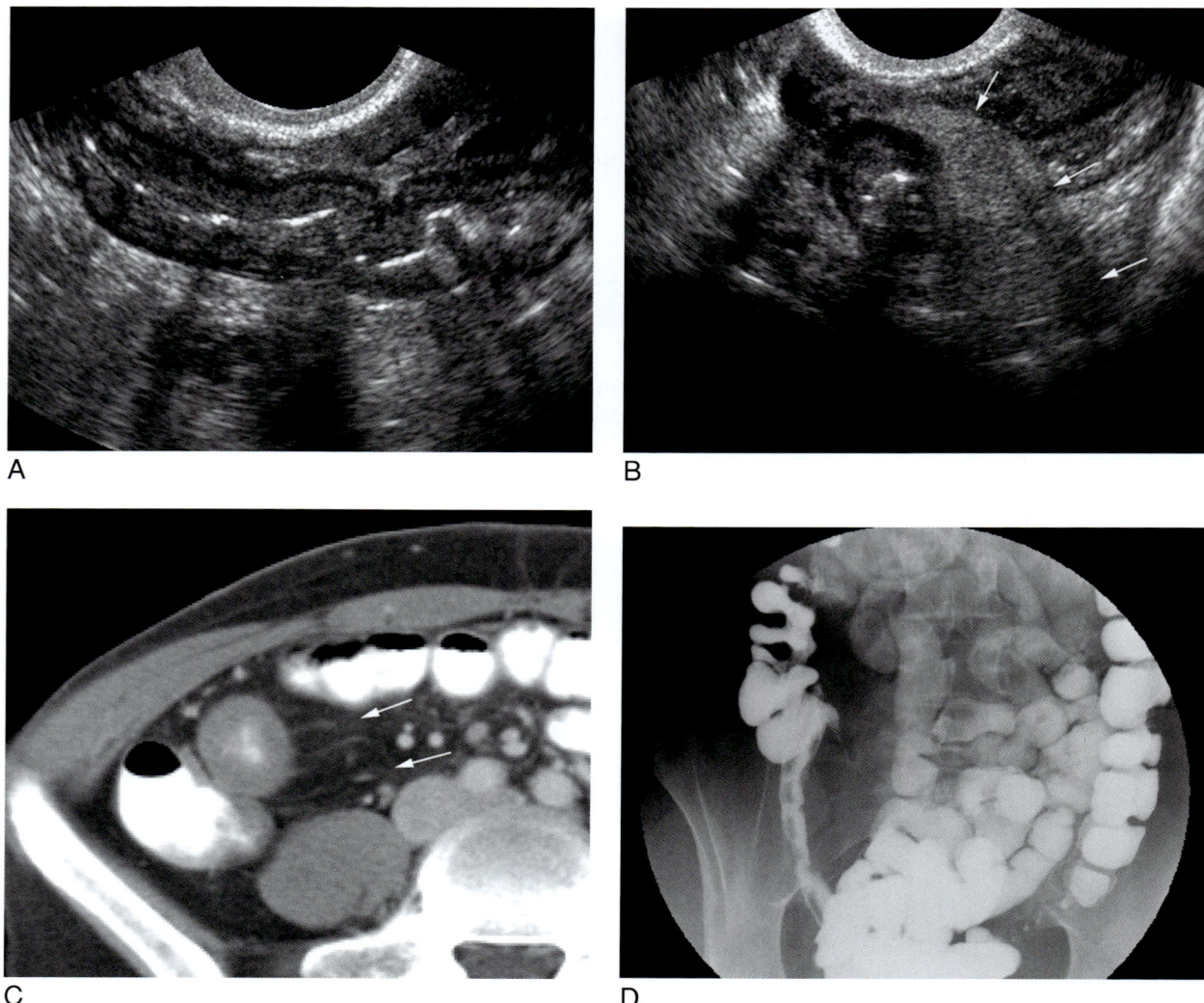

FIGURA 8-19. Doença de Crohn – achado clássico, gordura serpiginosa. A, Visão do eixo do íleo terminal (IT) espessado. As camadas da parede estão preservadas. **B,** IT em corte transversal. Um efeito de massa hiperecóico (*setas*) é visto ao longo da borda medial do intestino e representa a gordura serpiginosa. **C,** TC confirmatória mostrando a parede espessa do IT e a gordura (*setas*). **D,** Estudo posterior com bário mostrando a separação das alças do intestino delgado no mesmo local. A gordura serpiginosa é a explicação mais comum para esta separação intestinal.

tendo a luz restante um diâmetro variável. **Concreções e bezoares** (Fig. 8-24) podem se desenvolver no intestino entre os segmentos estreitados. Parente *et al.* mostraram recentemente que a USG do intestino é uma técnica apurada para detectar estreitamentos do intestino delgado, especialmente em casos muito graves que são candidatos à cirurgia.[26]

Conglomerados de Massas

Podem estar relacionadas a massas que envolvem o intestino, mesentério edematoso inflamado, aumento da deposição de gordura no mesentério e linfadenopatia incomum. As alças envolvidas podem demonstrar angulação e fixação que resultam da retração do mesentério fibrótico espessado.

Complicações da Doença de Crohn

Massas Inflamatórias

Estas massas envolvendo o mesentério fibrogorduroso são a complicação mais comum da doença de Crohn, embora o desenvolvimento de abscesso com pus drenável ocorra com pouca freqüência. Anterior ao estágio da liquefação, a **alteração flegmonosa** pode ser observada como uma zona hipoecóica mal definida sem conteúdo líquido, dentro das áreas de gordura inflamada (Fig. 8-25). A **formação de abscesso** mostra-se como um complexo ou uma massa cheia de líquido (Fig. 8-25). O conteúdo gasoso dentro de um abscesso é útil tanto para ajudar a levantar a suspeita de um abscesso (Fig. 8-25) quanto para uma fonte em potencial de erro ultra-sonográfico, particularmente se existem grandes

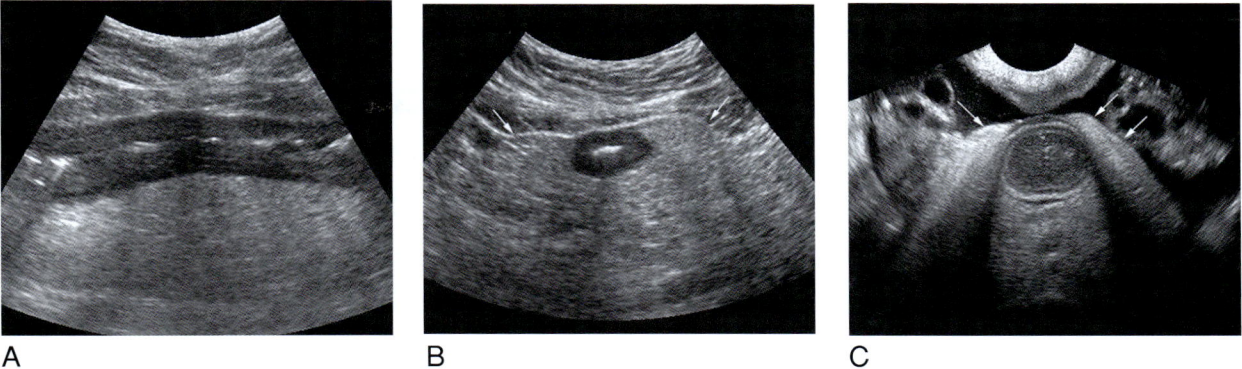

FIGURA 8-20. Espectro dos aspectos da gordura inflamada em dois pacientes. A, Eixo longitudinal e **B,** corte transversal do sigmóide em um paciente com doença de Crohn mostram que a parede está espessada. A gordura inflamada no mesentério do sigmóide mostra um efeito de massa hiperecóico principalmente na borda do eixo longitudinal do intestino anormal. No corte transversal, a gordura (*setas*) se difunde em volta das margens da alça intestinal. **C,** Retossigmóide numa imagem transvaginal em uma paciente com edema generalizado e ascite. A gordura perientérica (*setas*) é espessa e hiperecóica. A alça intestinal mostra luz cheia de líquido e leve espessamento da parede.

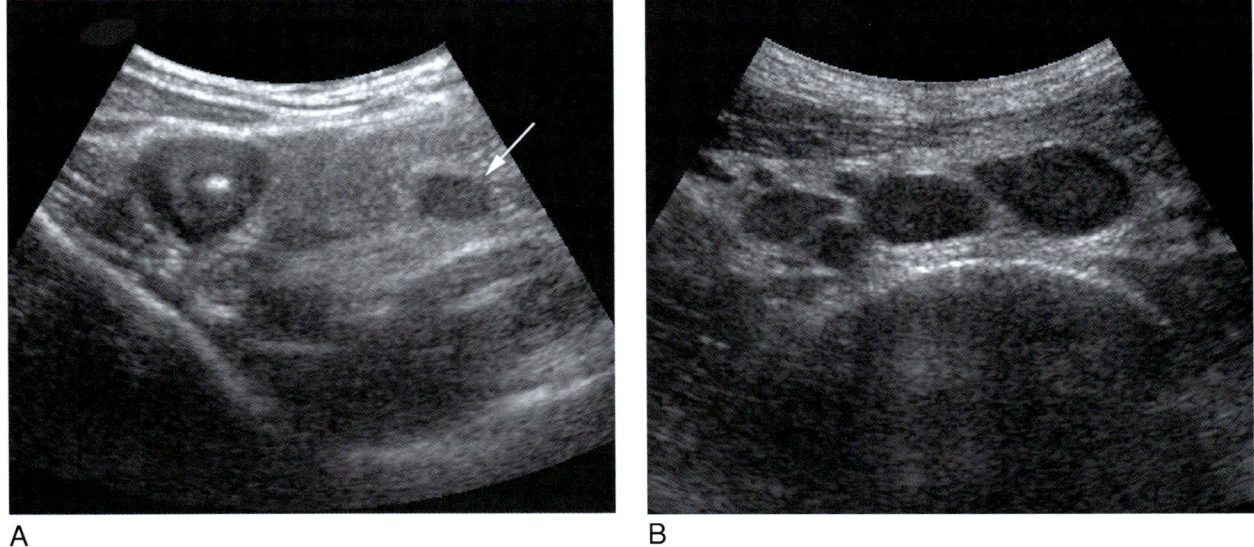

FIGURA 8-21. Doença de Crohn – achado clássico, linfadenopatia em dois pacientes. A, Imagem transversal no quadrante inferior direito mostra íleo terminal espessado. Há gordura inflamada na localização do mesentério. Um linfonodo mesentérico (*seta*) que se mostra uma massa pequena, sólida, hipoecóica dentro da gordura. **B,** Múltiplos linfonodos mesentéricos de tamanhos variáveis mostrando-se como massas de tecido mole hipoecóico dentro do mesentério, visíveis num plano oblíquo entre a região da válvula ileocecal e a bifurcação aórtica.

quantidades. Os abscessos podem ser intra ou extraperitoneais (Fig. 8-25) ou podem estar em locais remotos como o fígado ou o músculo psoas.

Formação de Fístula

Esta é uma complicação característica da doença de Crohn e ocorre mais freqüentemente no limite proximal de um segmento de intestino espessado e estreitado. Embora as ulcerações mucosas não sejam bem acessadas à ultra-sonografia, as fissuras profundas na parede do intestino aparecem como áreas lineares ecogênicas que penetram profundamente no interior da parede, indo além da margem da luz do intestino (Fig. 8-26). Com a formação de fístula, as faixas lineares de ecogenicidade variável podem ser vistas se estendendo desde segmentos de intestino anormal até a pele (Fig. 8-26C), bexiga (Fig. 8-26A), ou até outras alças anormais. Caso exista gás ou movimento na fístula durante o estudo ultra-sonográfico, a fístula irá aparecer clara ou hiperecóica, com ou sem o artefato em "cauda de cometa" relacionado à presença de ar no trato (Fig. 8-26A e D). Por outro lado, quando o trato está vazio ou parcialmente fechado, pode aparecer enegrecido ou hipoecóico (Fig. 8-26B e C). A palpação do abdome durante o exame pode causar movimento de líquido ou ar através da fístula, facilitando assim a sua identificação.

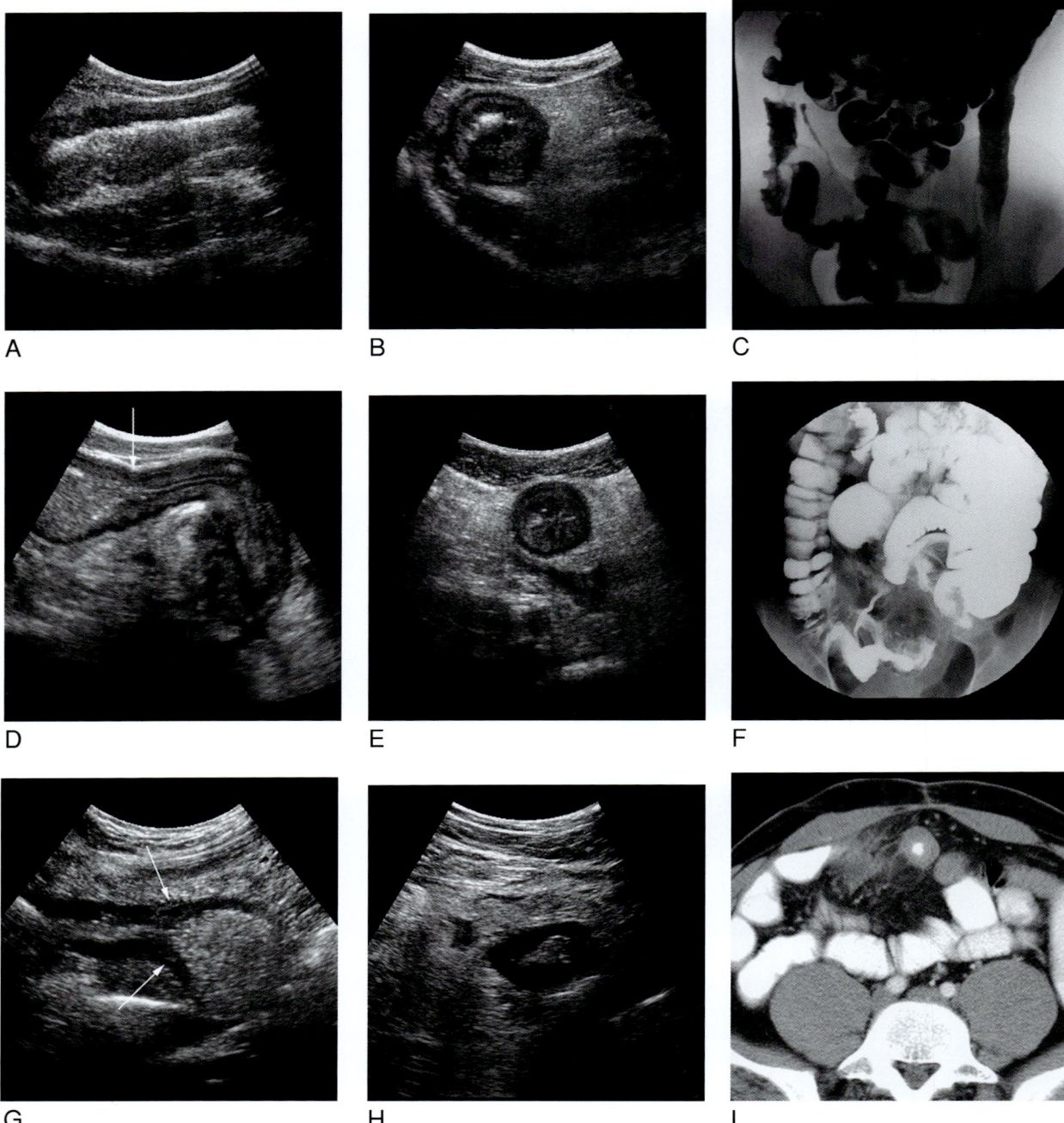

FIGURA 8-22. Doença de Crohn – achado clássico. Estreitamentos em três pacientes, um em cada linha. **A,** Uso do eixo longitudinal e **B,** transversal, mostrando uma alça difusamente espessada, o íleo proximal à válvula ileocecal, com estreitamento da luz central hiperecóica. Há inflamação da gordura mesentérica. **C,** Trânsito de delgado confirmatório, mostra o importante estreitamento longitudinal do íleo. **D,** USG do eixo longitudinal e **E,** do eixo transversal do íleo terminal mostrando transição abrupta do calibre (*seta*). O intestino proximal à seta está dilatado e cheio de líquido. O distal, tem um estreitamento confirmado em **F,** trânsito de delgado. **G,** Imagem do eixo longitudinal do íleo neoterminal mostrando uma parede espessada de forma inespecífica com uma alteração do calibre (*setas*). **H,** Imagem do eixo transversal através do estreitamento mostra a parede espessada e a gordura inflamada circundante. **I,** TC confirmatória.

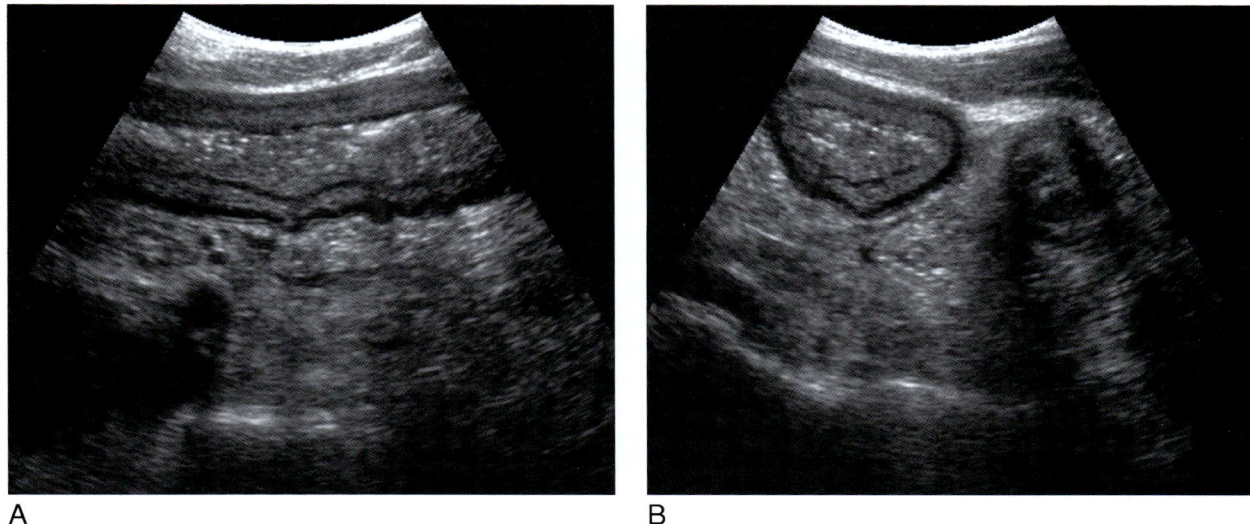

FIGURA 8-23. Doença de Crohn – segmento do intestino envolvido proximal a um segmento estreitado. A, Eixo longitudinal e **B,** cortes transversais mostrando espessamento da parede com preservação das camadas. A luz está cheia de líquido e tem um calibre aumentado de forma substancial.

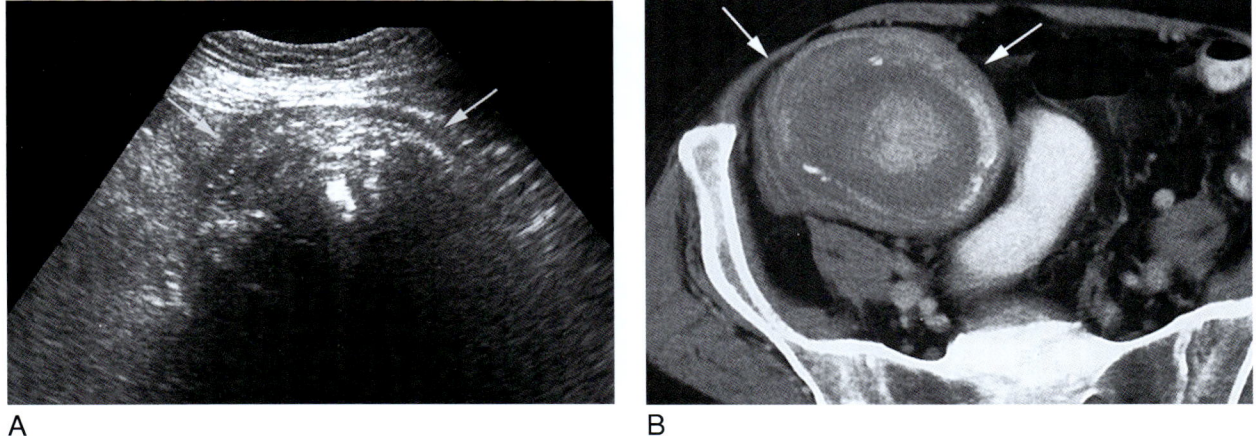

FIGURA 8-24. Bezoar no intestino delgado em um paciente com doença de Crohn e estreitamentos. A, USG do quadrante inferior direito mostrando uma massa intraluminal com sombra acústica. **B,** TC confirmatória.

Problemas Inflamatórios Perianais

São complicações debilitantes e freqüentes da doença de Crohn. Os tratos transesfinctéricos, altamente complexos, podem se estender e envolver os tecidos glúteos profundos, o períneo, o escroto no homem, os lábios maiores e menores e a vagina, na mulher. Ao contrário das fístulas perianais comumente encontradas, com base na teoria criptoglandular, as fístulas da doença de Crohn não têm predileção pela localização das aberturas internas e são altamente complexas. A USG transretal freqüentemente é pedida naqueles pacientes com doença de Crohn retal ou com patologia perianal, e pode freqüentemente mostrar abscessos e tratos fistulosos. No entanto, não se tem obtido um sucesso uniforme com este procedimento, o qual freqüentemente é doloroso e não ajuda esta população em particular. Em contraste, em pacientes de ambos os sexos, nós temos observado que o exame transperineal é mais confortável e geralmente mais esclarecedor, quando feito sozinho ou combinado com a USG transretal.[27] Além disso, nas mulheres, temos observado que a USG transvaginal pode contribuir muito para acessar a doença retal ou perirretal. Este exame também é o ideal para detectar **fístulas enterovesicais** (Fig. 8-26A, B), **enterovaginais** e **retovaginais** (Fig. 8-26D).[28] Quando existem sintomas vesicais, recomendamos que a USG transvaginal seja realizada com a bexiga parcialmente cheia. Além disso, a sonda deveria ser completamente inserida e lentamente retirada, enquanto se eleva a mão que examina, para permitir a avaliação de todo o reto e do canal anal, tanto no plano sagital quanto no transverso. O envolvimento retal na doença de Crohn é caracterizado pelo espessamento da parede retal, com preservação das camadas da parede, inflamação da gordura perirretal e aumento dos linfonodos perirretais (Fig. 8-27). Os princípios da inter-

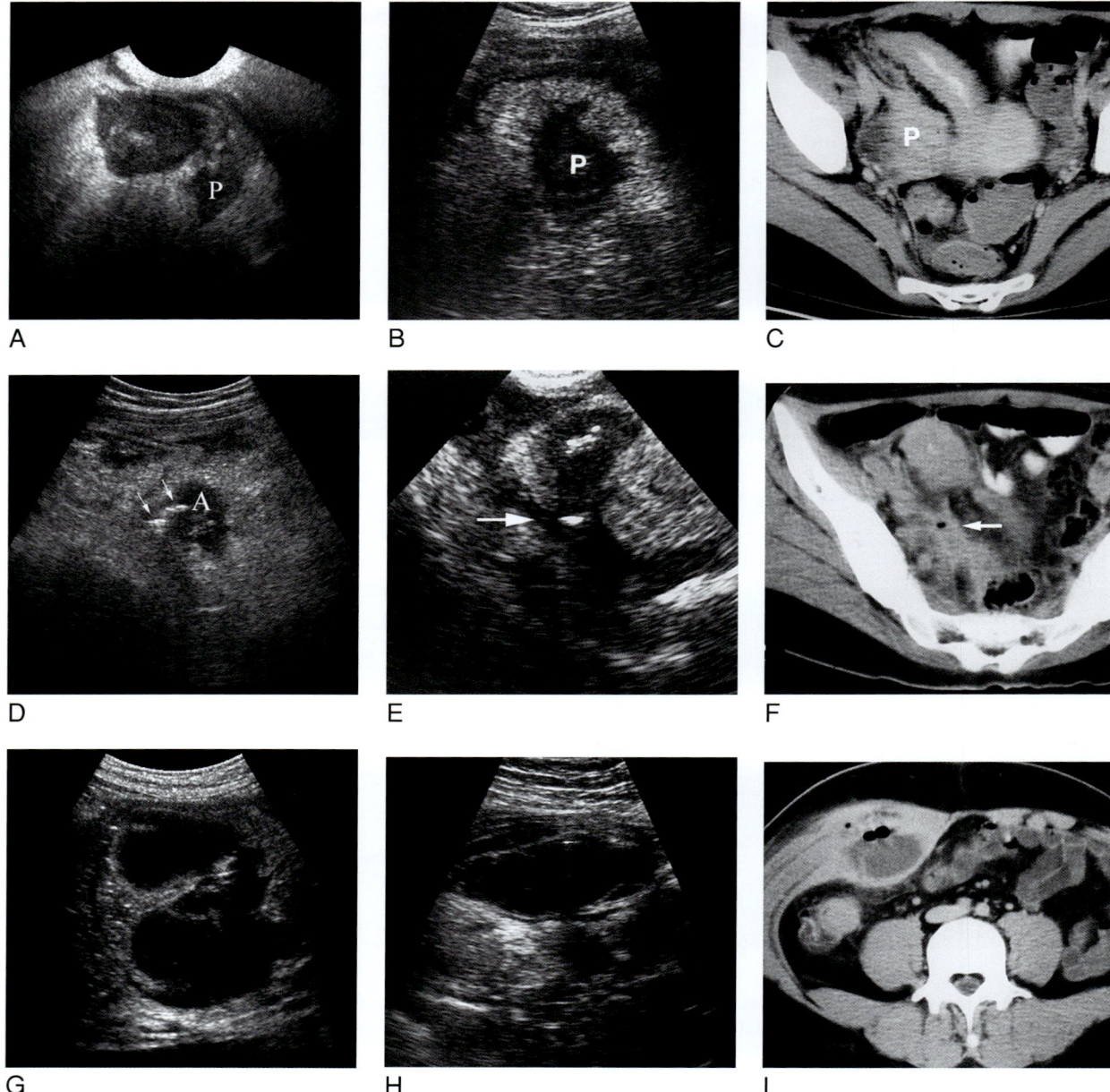

FIGURA 8-25. Complicação do Crohn – massas inflamatórias. Linha superior – fleimões (P). A, Alça espessa do sigmóide no corte transversal. Adjacente à margem, existe uma zona hipoecóica pouco definida dentro da extensa gordura inflamada. **B,** USG transversal no quadrante inferior direito mostrando um íleo terminal espesso superficialmente. Existe extensa gordura inflamada, dentro da qual existe uma zona hipoecóica pouco definida representando o fleimão (P). **B** – *Linha central* – **massas inflamatórias com ar mas sem pus drenável. C,** TC confirmatória. **D,** Imagem transversal do quadrante inferior direito. Há abundante gordura inflamada. Centralmente, existe uma pequena coleção líquida ou abscesso (A) com pequenos focos hiperecóicos com sombra (*setas*) devido à bolhas de ar. **E,** USG transversal através do íleo terminal mostrando espessamento do intestino, gordura hiperecóica e inflamada e uma área hipoecóica, pouco definida, profunda ao intestino. Bolhas de gás externas ao intestino são visibilizadas como focos hiperecóicos claros (*seta*) à USG. **F,** TC confirmatória. *Linha inferior* – **abscessos drenáveis. G,** Grande coleção líquida entre alças. **H,** USG e **I,** TC confirmatória, que mostra uma coleção líquida superficial, com pequenas bolhas de gás, dentro da parede abdominal anterior. (**B, E, F, H, I,** De Sarrazin J, Wilson SR: Manifestations of Crohn disease at US. Radiographics 1996; 16:499-520.)

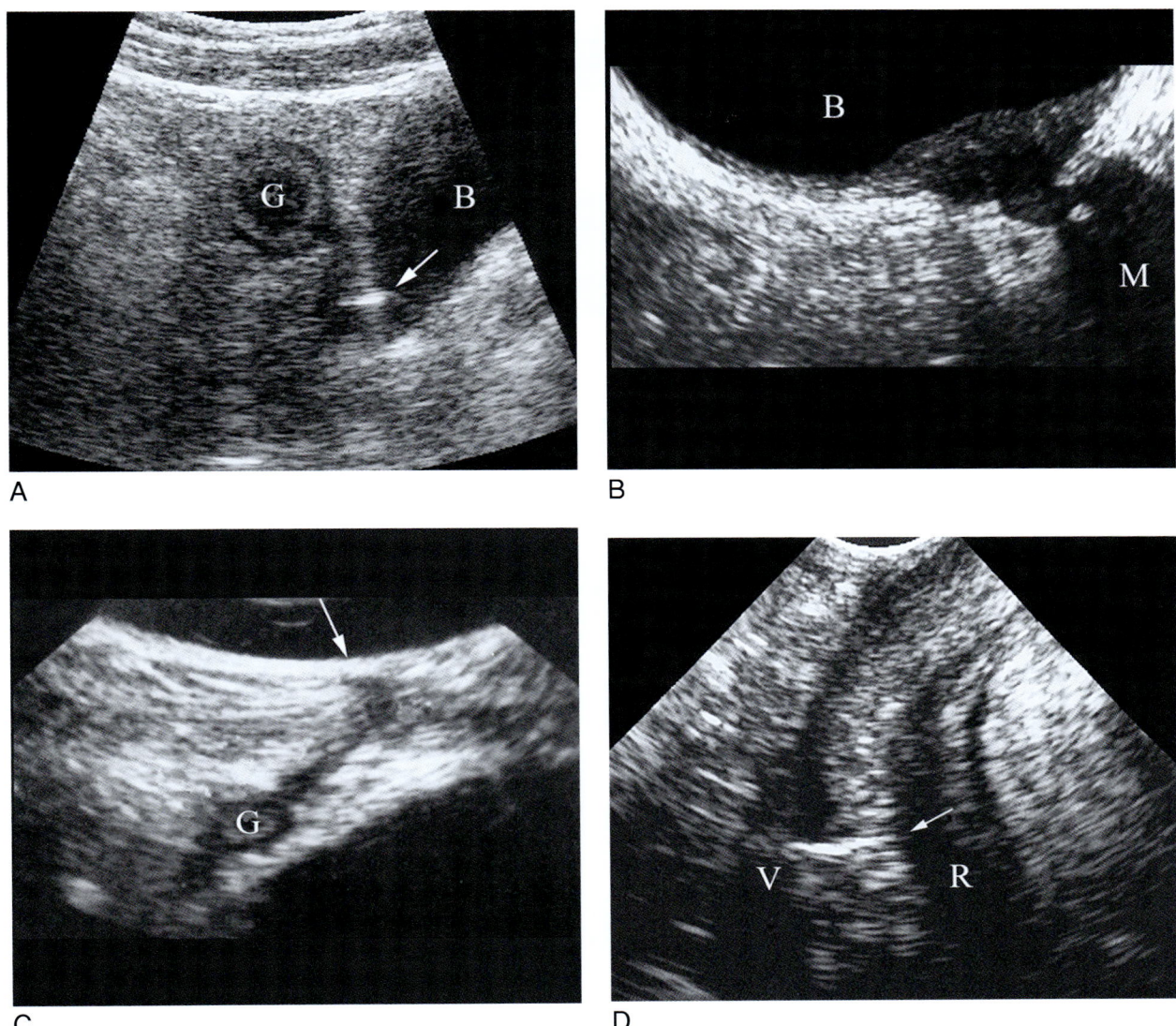

FIGURA 8-26. Complicação do Crohn – fístulas. A, Fístula enterovesical. Existe um trato entre o intestino anormal (G) e a bexiga (B). Uma bolha de ar no interior se mostra como um foco hiperecóico claro (*seta*). **B,** Fístula enterovesical. Um trato hipoecóico conecta uma massa inflamatória (M) à bexiga (B). **C,** Fístula enterocutânea. Um trato hipoecóico corre entre uma alça intestinal anormal (G) em direção à superfície cutânea (*seta*). **D,** Fístula retovaginal visibilizada à USG transvaginal mostrando um trato brilhante cheio de ar (*seta*) o qual corre entre o reto (R) e a vagina (V).

pretação da doença inflamatória perianal são discutidos posteriormente na seção sobre endossonografia.

ABDOME AGUDO

A USG é um método de exame de imagem valioso em pacientes que podem ter doença gastrointestinal específica, como, p. ex., apendicite aguda ou diverticulite aguda;[29] no entanto, a sua contribuição no diagnóstico dos pacientes com uma possibilidade de doença do trato GI é menor. Seibert *et al.*[30] enfatizaram o seu grande valor no acesso aos pacientes com abdome distendido e sem gás, no diagnóstico de ascite, em massas não suspeitadas anteriormente e nas alças do intestino delgado anormalmente dilatadas por estarem cheias de líquido. Na minha experiência, a USG tem sido útil não somente no abdome sem gás, mas também em uma grande variedade de outras situações. A USG pode ajudar muito no esclarecimento diagnóstico, se realizada junto com a radiografia convencional, TC e outros exames de imagem. Por ser um exame em tempo real no estudo ultra-sonográfico, permite a interação direta entre o ultra-sonografista/médico e o paciente, o que ajuda a identificar e estudar casos como massas palpáveis e/ou pontos focais de sensibilidade. O postulado **"examine onde dói"** é inestimável e levou os ultra-sonografistas a descrever o valor do equivalente ultra-sonográfico ao exame clínico, usando descrições como sinal de *Murphy ultra-sonográfico* ou de *McBurney ultra-sonográfico*.

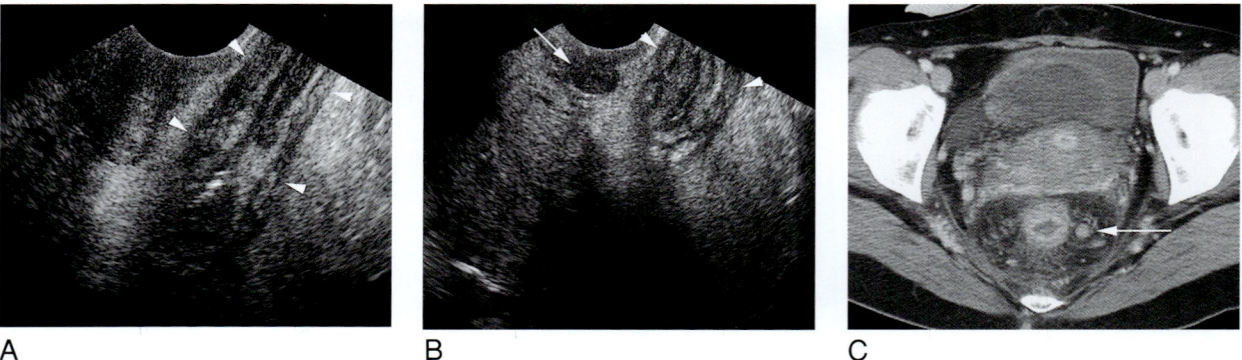

FIGURA 8-27. Complicação do Crohn – doença inflamatória perianal. A, Visão do eixo longitudinal do reto, com o transdutor na vagina, mostrando o reto espessado com preservação das camadas (*cabeças de setas*). Cada parede mede 1,4 cm. Ao redor do reto há um efeito de massa hiperecóico relacionado à gordura inflamada. **B,** Visão oblíqua mostrando o reto com parede espessada (cabeças *de setas*), a gordura inflamada hiperecóica e uma massa sólida, hipoecóica (*seta*) representando uma linfonodo perirretal aumentado. **C,** TC confirmatória mostra o reto espesso, a gordura inflamada e os linfonodos (*seta*).

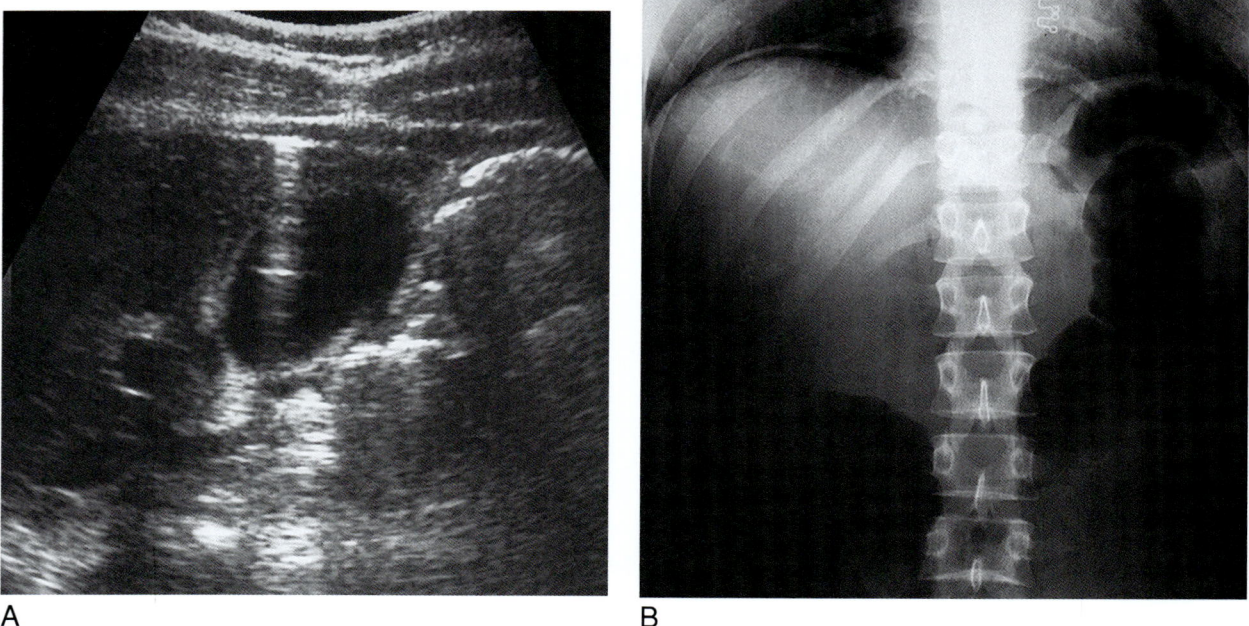

FIGURA 8-28. Gás – pneumoperitônio. A, USG mostra um foco hiperecóico claro representando ar livre entre a parede abdominal e o fígado. Também se vê um aumento da faixa peritoneal. **B,** Radiografia simples confirmatória. (De Muradali D, Wilson S, Burn PN, et al: A specific sign of pneumoperitoneum on sonography: Enhancement of the peritoneal stripe. AJR 1999; 17(5):1257-1262.)

De maneira análoga à abordagem radiográfica, na interpretação de um exame, uma **abordagem sistemática** é essencial no exame sonográfico do paciente com abdome agudo de etiologia desconhecida.

Isto deveria incluir a avaliação do **gás** e do **líquido** visíveis, para determinar sua localização intra ou extraluminal, a avaliação dos **tecidos moles perientéricos** e a avaliação do próprio **trato gastrointestinal**. A identificação de gás em local onde não é normalmente encontrado é um indício para muitos diagnósticos importantes. O gás, por si só, pode aparecer como um foco hiperecóico brilhante, mas é a identificação dos artefatos associados às bolsas de gás que geralmente leva à sua detecção. Isto inclui tanto os artefatos em "cauda de cometa" quanto as imagens com *sombra mal definida*. O gás extraluminal pode ser intra ou retroperitoneal e a sua presença pode levantar a possibilidade tanto de perfuração de víscera oca (Fig. 8-28) quanto de infecção por microrganismos formadores de gás (Fig. 8-29).[31] O gás não-luminal pode ser facilmente negligenciado, especialmente se a coleção gasosa for muito grande. Gás na parede do trato gastrointestinal, pneumatose intestinal, com ou sem gás nas veias portais levantam a suspeita de isquemia no intestino. Gás nos ductos biliares ou na vesícula biliar pode ser visibilizado em associação com

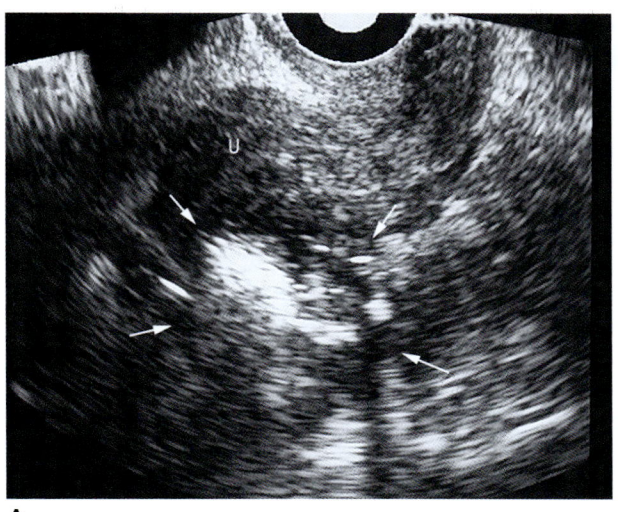 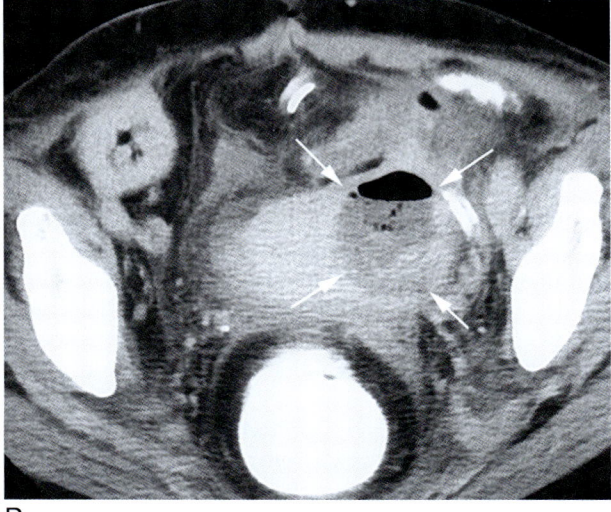

FIGURA 8-29. Abscesso contendo gás. **Abscesso contendo gás insuspeitado** secundário a uma diverticulite aguda em um receptor de transplante renal. **A,** Imagem transvaginal mostrando uma grande massa contendo gás (*setas*) posterior ao útero. **B,** TC confirmatória. Este tipo de abscesso pode ser muito difícil de ser visto num exame suprapúbico.

ABORDAGEM ULTRA-SONOGRÁFICA DO PACIENTE COM ABDOME AGUDO

Gás
  Intraluminal
  Extraluminal
    Intraperitoneal
    Retroperitoneal
    Na parede intestinal
    Na vesícula biliar/nos ductos biliares
    Nas veias portais

Líquido
  Intraluminal
    Com calibre intestinal normal
    Com intestino dilatado
  Extraluminal
    Livre
    Loculado

Massas
  Neoplásicas
  Inflamatórias

Tecido moles perientéricos
  Gordura inflamada
  Linfonodos

Intestino
  Parede
  Calibre
  Peristalse

Interação clínica
  Massa palpável
  Sensibilidade máxima
  Ultra-sonográfica
    Sinal de Murphy
  Ultra-sonográfica
    Sinal de McBurney

anastomose entérica biliar espontânea ou com colecistite enfisematosa.

Gás intraperitoneal livre pode ser difícil de ser detectado pela USG e a suspeita da sua presença deve prontamente recomendar investigação radiológica adicional. O potencial para grandes artefatos por gás obscurecerem a visibilização de uma parte ou de toda a imagem ultra-sonográfica leva muitos a trocarem a USG pela TC. No entanto, existem valiosos indícios da presença de gás intraperitoneal à USG.

A probabilidade de artefatos de gás entre a parede abdominal e o fígado subjacente estar relacionada ao gás intraperitoneal livre foi bem descrita por Lee *et al*.[31] No nosso próprio trabalho, temos observado que a faixa peritoneal aparece como uma linha clara, hiperecóica contínua, e que o ar adjacente a essa faixa produz um aumento desta camada, porque o gás tem uma impedância acústica mais alta às ondas sonoras que o peritônio (Fig. 8-28). Um acesso peritoneal cuidadoso é mais bem realizado com uma sonda de 5 ou mesmo 7,5 mHz, com a zona focal localizada no nível esperado do peritônio. Numa situação clínica, o **aumento da faixa peritoneal** é altamente específico, mas um sinal insensível para detectar um pneumoperitônio.[32]

Coleções líquidas loculadas podem imitar porções do trato gastrointestinal. Coleções no quadrante superior esquerdo e na pelve, sugestivas do estômago e do reto, podem ser esclarecidas adicionando-se pelas vias oral e retal. O acesso à atividade peristáltica e à morfologia da parede também ajuda a distinguir as coleções intra das extraluminais. Coleções entre as alças e no flanco são aperistálticas e tendem a corresponder no seu contorno à parede abdominal adjacente ou às alças intestinais, freqüentemente formando ângulos agudos, os quais raramente são vistos com líquido intraluminal.

O aspecto dos **tecidos moles perientéricos** freqüentemente é o primeiro e mais óbvio indício de patologia abdominal nas ultra-sonografias abdominais. A **inflamação da gordura perientérica** aparece como um efeito de massa hiperecóico (Fig. 8-20), geralmente com ausência do aspecto habitual criado pelo intestino normal, com as suas pequenas bolsas de gás. A infiltração neoplásica da gordura perientérica freqüentemente é indistinguível da infiltração inflamatória na USG (Fig. 8-11).

A **adenopatia mesentérica** é uma outra manifestação tanto de processos inflamatórios quanto neoplásicos no intestino, os quais deveriam ser especificamente pesquisados durante a realização da USG abdominal. Como em outros segmentos, os linfonodos tendem a mudar de tamanho e forma quando são substituídos por tecido anormal. Um linfonodo normal oval e amolecido, com um centro hiperecóico normal, torna-se progressivamente arredondado e hipoecóico ao ser alterado por inflamação ou por neoplasia. Em contraste com o aspecto ultra-sonográfico das alças intestinais, os linfonodos mesentéricos tipicamente aparecem como massas focais discretas, hipoecóicas, de tamanho variável (Figs. 8-8C e 8-21). A sua identificação pela USG sugere aumento porque normalmente eles não são visibilizados nos exames de rotina. Massas anormais relacionadas a ou causadoras de alterações do trato gastrointestinal também devem ser pesquisadas. Estas alterações geralmente têm origem neoplásica ou inflamatória.

Dor no Quadrante Inferior Direito

Apendicite Aguda

A apendicite aguda é a explicação mais comum para o quadro de abdome agudo num setor de emergência. Os pacientes tipicamente têm dor no quadrante inferior direito, hipersensibilidade ao toque e leucocitose. Também pode haver uma massa palpável. Com a apresentação clássica, o paciente geralmente é tratado com cirurgia para apendicectomia, sem ser obtida imagem pré-operatória. Isto freqüentemente complica a remoção cirúrgica de um apêndice normal em um paciente no qual existe alguma outra explicação para os seus sintomas. Além disso, em alguns pacientes a cirurgia deve ser adiada se a apresentação for atípica. Isto pode levar à perfuração antes da cirurgia, tornando esta um procedimento complicado e difícil, freqüentemente acompanhado por formação de abscesso. Na literatura, a laparotomia que resulta em remoção de apêndices normais não-inflamados ocorre em 16% a 47% dos casos, numa média de 26%.[33-35] Igualmente angustiante, a perfuração pode ocorrer em até 35% dos casos.[36] É o equilíbrio entre o *índice de laparatomia negativa* e o *índice de perfuração na cirurgia* que motiva a realização de imagem de cortes transversais antes de iniciar o tratamento no paciente que apresenta dor aguda no quadrante inferior direito. Ao realizar uma ultra-sonografia em um paciente com suspeita de apendicite, os objetivos são: **identificar o paciente com apendicite aguda, identificar o paciente sem apendicite aguda**, e, nesta última população, identificar uma explicação alternativa para a sua dor no quadrante inferior direito.

Existe uma bem conhecida superposição de sintomas da apendicite com várias outras situações gastrointestinais, incluindo **tiflite aguda, adenite mesentérica aguda, variações da doença de Crohn, diverticulite à direita** e **infarto agudo segmentar do omento.** Nas mulheres, esta lista deve ser acrescida das condições ginecológicas agudas.[37] É importante reconhecer que não apenas outras condições sugerem apendicite aguda, mas que também a apendicite aguda pode sugerir outros diagnósticos, especialmente a doença pélvica inflamatória aguda. Isto ocorre mais freqüentemente quando o apêndice está localizado na pelve verdadeira, caso em que a alteração inflamatória aguda pode implicar exame clínico da cérvice uterina e dos ovários. O apêndice é mais comumente localizado caudal à base do ceco. Ele também pode ser retrocecal e retroileal. Numa minoria de pacientes, o apêndice pode se localizar na pelve verdadeira. É nesta situação que ocorre equívoco no diagnóstico, geralmente confundindo-se com doenças ginecológicas.

A partir de uma revisão de 462 pacientes com suspeita de apendicite aguda que sofreram apendicectomia, Bendeck *et al.*, perceberam que especialmente as mulheres são beneficiadas pelo exame de imagem pré-operatório, o que resultou em um índice mais baixo, estatisticamente significativo, de apendicectomia negativa, do que nas mulheres que não passaram por exame de imagem antes da cirurgia.[38] No seu estudo, eles não encontraram melhora semelhante no índice de apendicectomia negativa em meninas, meninos ou homens. Tanto a TC quanto a USG fornecem um diagnóstico sensível e acurado de apendicite. A escolha do método de imagem é motivada de alguma forma pela experiência local.[39] Algumas instituições também examinam o paciente com base no seu peso, encaminhando pacientes magros para a USG e reservando a TC para os pacientes maiores. Considerações à parte, nós recomendamos avaliação ultra-sonográ-

---

DIAGNÓSTICO ULTRA-SONOGRÁFICO DA APENDICITE AGUDA

Paciente com dor no quadrante inferior direito/contagem de leucócitos aumentada

IDENTIFICAR O APÊNDICE

Em fundo cego
Não-compressível
Tubo aperistáltico
Assinatura digestiva
Surgindo na base do ceco
Diâmetro maior que 6 mm

ACHADOS AUXILIARES

Gordura perientérica inflamada
Coleções pericecais
Apendicolitíase

fica de todas as mulheres, com adição de exame transvaginal em todas as pacientes nas quais a explicação para a dor não é evidente após a realização da USG suprapúbica tradicional.

Acredita-se que **fisiopatologia** do desenvolvimento da apendicite aguda é a obstrução da luz do apêndice, sendo que em 35% dos casos existe um fecalito.[40] As secreções mucosas continuam, aumentando a pressão intraluminal e comprometendo o retorno venoso. A mucosa se torna hipóxica e ulcera. Sobrevém uma infecção bacteriana que complica com gangrena e perfuração. É mais comum se formar um abscesso na parede do que haver uma contaminação peritoneal livre.

A apendicite aguda começa com uma dor em aperto, intermitente, visceral, ou referida na região periumbilical, associada a náuseas e vômitos. Coincidindo com a inflamação da serosa do apêndice, a dor se projeta no quadrante inferior direito e pode estar associada a sinais físicos de irritação peritoneal. Tanto os dados clínicos quanto os experimentais corroboram a crença de que alguns pacientes têm ataques repetidos de apendicite.[41,42] Os casos cirúrgicos têm mostrado infiltrado inflamatório crônico nos pacientes com ataques recorrentes de dor no quadrante inferior direito antes da apendicectomia.

Em 1986, Julien Puylaert descreveu o valor da **USG com compressão graduada** na avaliação de 60 pacientes consecutivos, suspeitos de terem apendicite aguda.[7] Desde então, outros pesquisadores têm melhorado os critérios ultra-sonográficos para o diagnóstico, estabelecendo firmemente o valor da USG ao avaliar pacientes com sinais equívocos desta doença. A acurácia permitida pela USG deve manter os índices de laparotomia negativa em aproximadamente 10%,[43] o que é claramente um avanço sobre o índice obtido somente pela intuição.

Os registros iniciais de Puylaert[7] sobre o sucesso em diagnosticar apendicite aguda com a USG por compressão, dependeram somente da visibilização do apêndice: um tubo aperistáltico, em fundo-cego, não-compressível, surgindo da ponta do ceco com uma assinatura intestinal (Figs. 8-30 e 8-31). No entanto, outros investigadores registraram a visão de apêndices normais à USG (Fig. 8-32).[44,45] O apêndice normal é compressível e tem uma parede delgada com 3 mm ou menos de espessura.[46] Jeffrey et al.[43] concluíram que o tamanho do apêndice pode fazer a diferenciação entre o normal e aquele com inflamação aguda. Os níveis limítrofes para o diâmetro do apêndice, acima dos quais é altamente provável que exista apendicite aguda, têm sido vistos entre 6 ou 7 mm, o que resulta em alteração da sensibilidade e da especificidade. A visibilização pela USG de um apêndice com apendicolito, independente do diâmetro do apêndice, deveria ser considerada como um sinal positivo (Fig. 8-30). Rettenbacher et al.[47] descreveram recentemente o valor adicional do acesso à morfologia do apêndice para confirmar a suspeita de apendicite. Um apêndice redondo ou parcialmente redondo tem uma alta correlação com apendicite aguda, quando comparado a um apêndice ovóide (Fig. 8-31). O Doppler colorido também pode con-

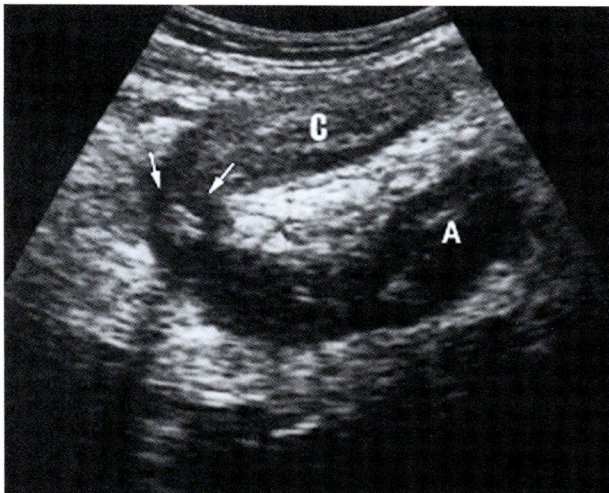

FIGURA 8-30. Apendicite aguda. O apêndice (A) inflamado é visto como uma estrutura tubular, em fundo-cego, aperistáltica, não-compressível, surgindo do ceco (C). Um apendicolito produzindo uma sombra (*setas*) é visibilizado.

tribuir, mostrando hiperemia na parede do apêndice agudamente inflamado.

Recentemente, Lee et al.[48] descreveram a USG por compressão graduada como adjuvante da **técnica de compressão manual posterior** para o diagnóstico ultra-sonográfico da apendicite aguda. Com a USG por compressão graduada apenas, eles obtiveram visibilização do apêndice vermiforme em 485 (85%) de 570 pacientes. Após o uso adjuvante da técnica de compressão manual posterior, o apêndice vermiforme foi visto em mais 57 de 85 pacientes, aumentando o número de apêndices identificados para 542 (95%) de 570 pacientes.

A inflamação do **apêndice localizado na pelve verdadeira** pode mostrar uma evidência sutil numa USG suprapúbica, porque a condição pode ocorrer na profundidade da cavidade pélvica. Na nossa experiência, isto ocorre mais freqüentemente em mulheres, possivelmente em relação à pelve mais ampla, e a apresentação clínica é freqüentemente aquela da doença inflamatória pélvica. Esta condição em particular é mais bem estudada com o posicionamento transvaginal da sonda de USG, porque o apêndice geralmente está intimamente relacionado ao útero e/ou aos ovários. Os achados ultra-sonográficos necessários para o diagnóstico são idênticos, embora a origem de tal apêndice, desde a base do ceco,

---

ULTRA-SONOGRAFIA DA PERFURAÇÃO DO APÊNDICE

Líquido pericecal loculado
  Fleimão
  Abscesso
Gordura pericecal proeminente
Perda circunferencial da camada submucosa

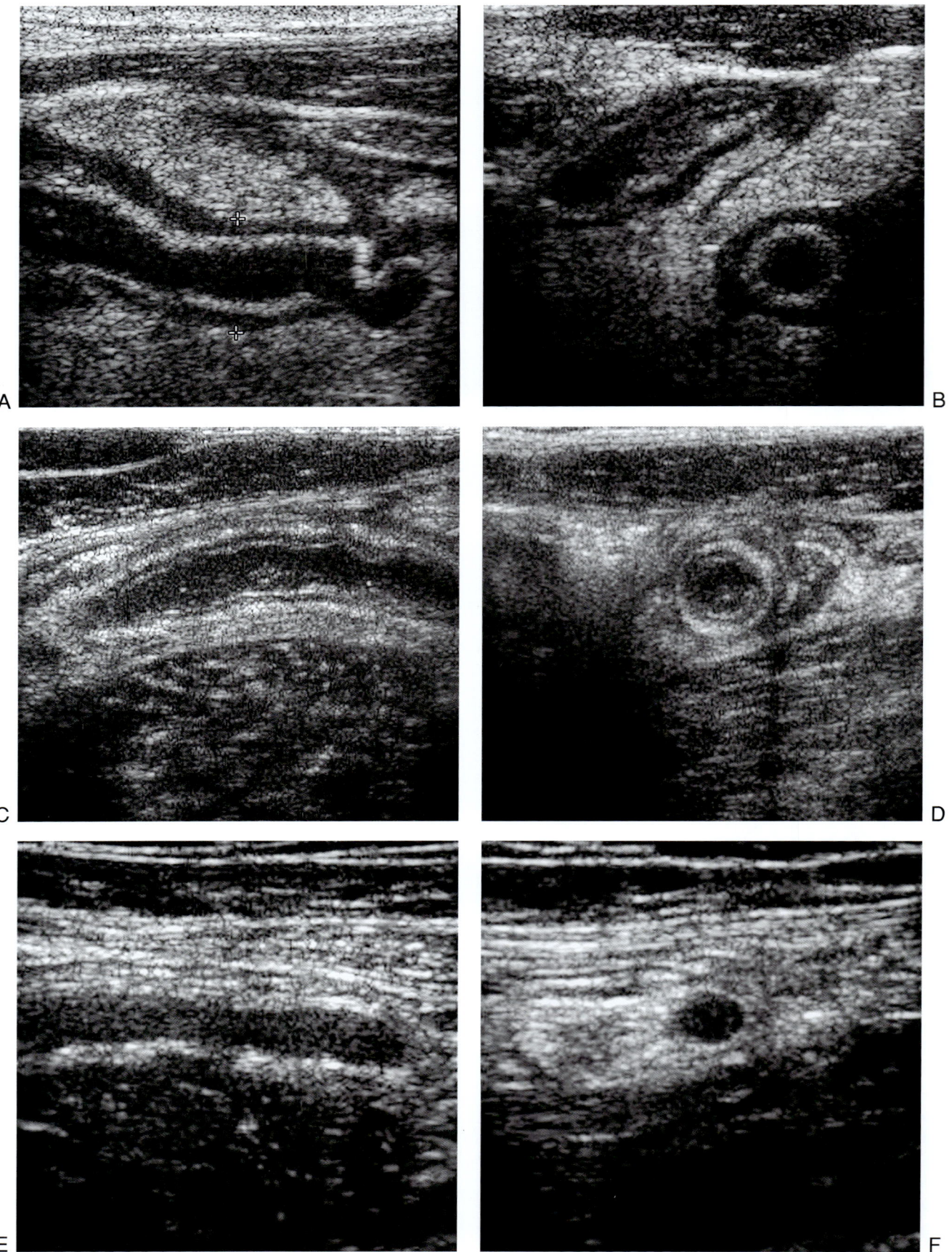

FIGURA 8-31. Apendicite aguda em três pacientes – espectro das alterações. A, C e E são visões do eixo longitudinal e mostram a ponta do apêndice em fundo-cego. Em **C**, a ponta está voltada para a esquerda da imagem, conforme o apêndice ascende cefalicamente a partir da sua origem no ceco. **B, D** e **F** são as imagens transversais correspondentes. O apêndice parece redondo no seu eixo menor em todos os casos e a luz está distendida com líquido. Ele está envolto por gordura inflamada. A assinatura intestinal está preservada nos dois casos de cima. O caso inferior mostra perda da definição das camadas, sugerindo alteração gangrenosa.

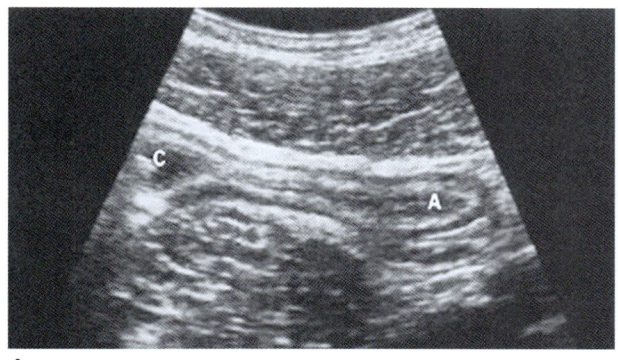
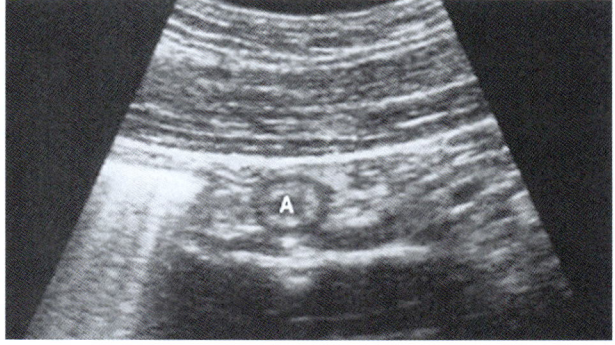

FIGURA 8-32. Apêndice normal. A, Eixo longitudinal e **B,** corte transversal mostrando o apêndice (A) normal, surgindo na base do ceco (C). O apêndice mostra a assinatura intestinal, o fundo-cego, e mede 6 mm ou menos de diâmetro.

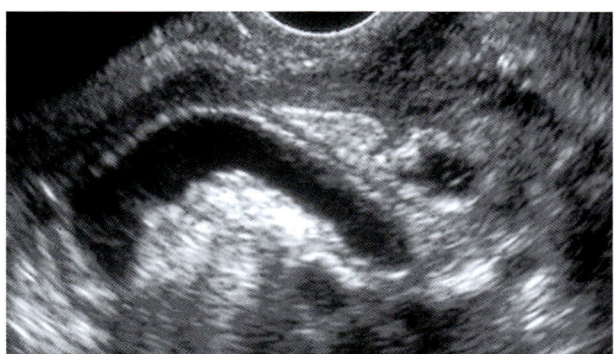

FIGURA 8-33. Apendicite aguda em um apêndice pélvico visto somente à USG transvaginal. A USG mostra a ponta em fundo-cego do apêndice distendido por líquido.

possa ser impossível de ser determinada pela USG transvaginal, e a compressão com a sonda de USG geralmente não é exeqüível. Não obstante, a identificação da ponta em fundo-cego no apêndice com diâmetro aumentado, distensão da luz e inflamação da gordura adjacente é óbvia (Fig. 8-33). Caso a ruptura de um apêndice pélvico tenha ocorrido antes da USG, a identificação de um abscesso pélvico sem o reconhecimento do apêndice por si só pode produzir um resultado equivocado sobre a origem do problema inflamatório pélvico.

Embora a sensibilidade à USG para o diagnóstico da apendicite diminua com a **perfuração,** os achados estatisticamente associados à sua ocorrência incluem líquido pericecal loculado, fleimão ou abscesso, gordura pericecal ou periapendiceal proeminente e perda circunferencial da camada submucosa do apêndice (Fig. 8-34).[49] O diagnóstico falso-positivo para a apendicite aguda pode ocorrer se um apêndice normal ou um íleo terminal espessado forem confundidos com um apêndice inflamado. O conhecimento dos critérios diagnósticos anteriormente citados, especialmente aqueles relacionados ao diâmetro do apêndice e à sua morfologia, deve minimizar tais erros.

O erro no diagnóstico clínico de apendicite ocorre mais freqüentemente em mulheres jovens com condições ginecológicas, especialmente **doença inflamatória pélvica aguda, ruptura ou torção de cistos ovarianos** e **trombose venosa ovariana pós-parto.** Bendeck *et al.*[38] recentemente confirmaram que as mulheres com suspeita de apendicite se beneficiam muito com uma TC ou USG no pré-operatório, o que gera um índice estatístico significativamente mais baixo de apendicectomia do que em mulheres que não fazem exame de imagem pré-operatório. Eles concluíram que o exame de imagem pré-operatório deve fazer parte da avaliação de rotina das mulheres com suspeita de apendicite aguda.

Outras doenças diferentes daquelas de origem ginecológica também podem ser confundidas com apendicite aguda. Condições gastrointestinais incluem ileíte terminal aguda com **adenite mesentérica,**[50] **tiflite aguda, diverticulite aguda,** especialmente um divertículo da ponta do ceco, e **doença de Crohn** na área ileocecal ou envolvendo o próprio apêndice.[52] Doenças urológicas, especialmente aquelas **relacionadas a cálculos** e o **infarto segmentar do omento à direita,** também podem imitar uma apendicite aguda. O valor da ultra-sonografia para estabelecer um **diagnóstico alternativo,** nos pacientes com suspeita de apendicite aguda foi mostrado por Gaensler *et al.*[51] os quais viram que 70% dos pacientes com outros diagnósticos tinham alterações visíveis à ultra-sonografia.

Apendicite de Crohn

Os pacientes com doença de Crohn podem apresentar apendicite aguda devido ao envolvimento inflamatório intestinal do apêndice, sendo diferente da apendicite supurada aguda. A **parede do apêndice** é tipicamente **acentuadamente espessada** e hiperemiada com preservação das camadas da parede e as **superfícies luminais estão freqüentemente superpostas** (Fig. 8-35).[52] Isto faz um forte contraste com a apendicite supurativa, na qual a distensão luminal e o espessamento da parede na maioria dos casos são moderados.

A apendicite de Crohn é um processo autolimitado[53,54] e o seu **tratamento** pode ser conservador quando o diagnóstico adequado é estabelecido com técnicas não invasivas. Em

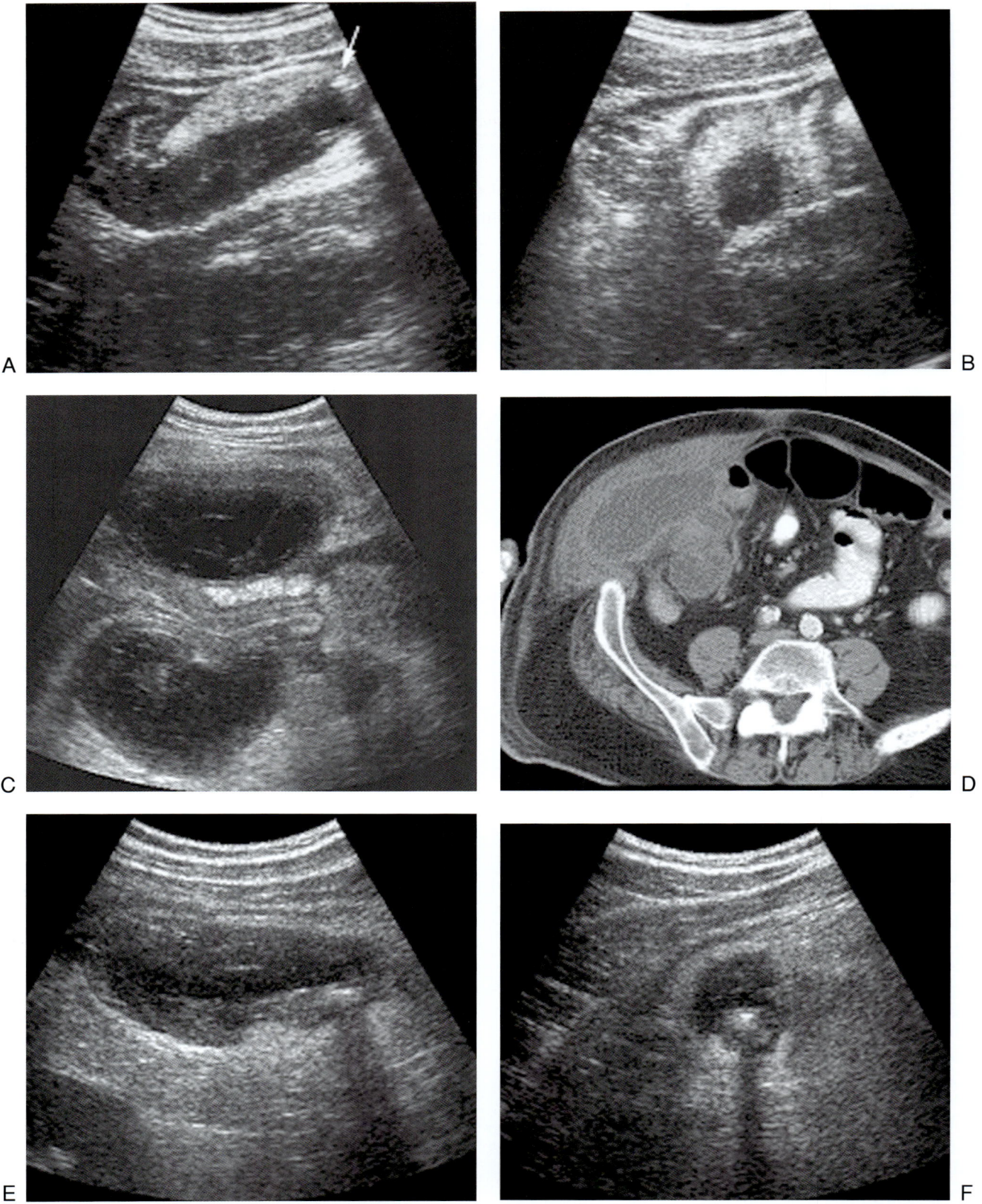

FIGURA 8-34. Perfuração do apêndice em três pacientes – espectro das alterações. A, Eixo longitudinal e **B,** cortes transversais mostrando o apêndice em fundo-cego. Há perda da definição das camadas e o apêndice está envolto por um efeito de massa hiperecóico representando a gordura inflamada no mesoapêndice. A *seta* aponta para uma bolha de gás extraluminal na ponta do apêndice. A perfuração da ponta foi confirmada à cirurgia. **C,** USG e **D,** TC mostrando uma coleção de líquido periapendiceal ou um abscesso.[39] O apêndice descomprimido é visto centralmente. **E** e **F,** Eixo e corte transversal no quadrante inferior direito mostrando um abscesso com um apendicolito com sombra acústica. O apêndice não é mais visível. (**C,** De Birnbaum BA, Wilson SR: Appendicitis at the millennium. Radiology 2000; 215(2):337-348.)

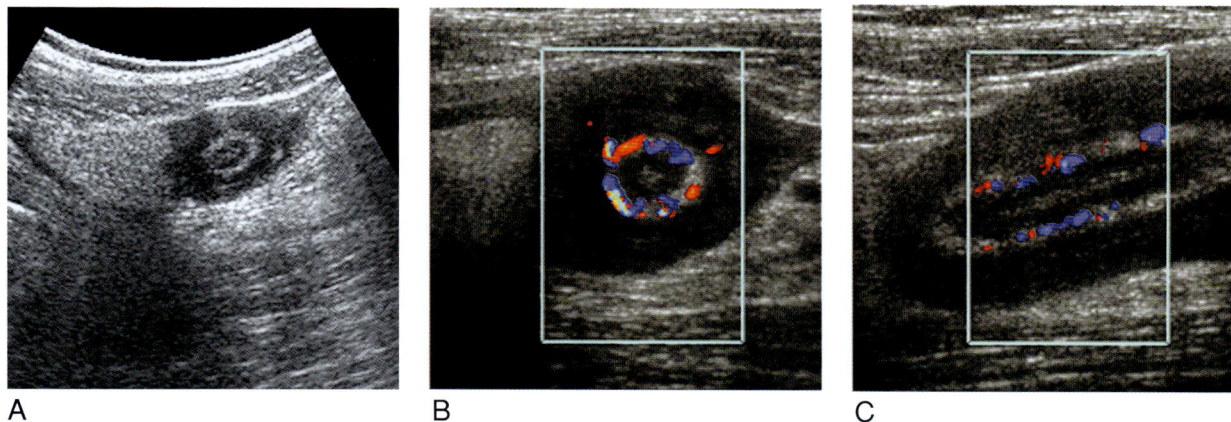

FIGURA 8-35. Apendicite de Crohn. A, USG transversal no quadrante inferior direito mostrando uma alça muito espessada envolta por gordura inflamada. Imagens lineares de alta freqüência desta alça. **B,** Corte transversal e **C,** eixo longitudinal mostrando o fundo-cego. Existe espessamento mural maciço e hiperemia. As superfícies luminais estão superpostas. Todas as alterações se resolveram completamente com tratamento conservador. (De Wilson SR: The bowel wall looks thickened: What does that mean? Categorical course in diagnostic radiology: Findings at US – What do they mean? Radiological Society of North America. 2002, 219-228.)

um pequeno número de pacientes nos quais nós temos sugerido o diagnóstico, as ultra-sonografias de acompanhamento têm mostrado a resolução dos achados sem progressão da doença. Os pacientes com doença de Crohn que apresentam apendicite de Crohn respondem por cerca de 10% de todas as apresentações. Esta população de pacientes tipicamente tem um curso mais benigno. Se o apêndice for removido cirurgicamente na errônea crença de que o paciente tem apendicite supurativa aguda, a recidiva ou a progressão da doença de Crohn serão raras.

Diverticulite à Direita

A inflamação aguda de um divertículo à direita é diferente da diverticulite mais comum que é encontrada no hemicólon esquerdo. Tais divertículos ocorrem mais freqüentemente em mulheres do que em homens e são mais comuns nas populações asiáticas. A maioria dos pacientes afetados são adultos jovens. Os divertículos à direita são geralmente solitários e congênitos. Eles são **divertículos verdadeiros** e têm, portanto, todas as camadas da parede intestinal. A sua inflamação está associada à dor no quadrante inferior direito, hipersensibilidade ao tato, e leucocitose, com o diagnóstico equivocado de apendicite em virtualmente todos os casos.

À **ultra-sonografia,** a diverticulite aguda está associada à inflamação da gordura pericolônica. Os divertículos podem se localizar no ceco ou no cólon ascendente adjacente. Quando inflamados, podem ter uma de duas aparências.[55] Mais comumente, o divertículo pode mostrar-se como uma **estrutura semelhante a um saco ou em fundo-de-saco,** surgindo da parede colônica (Fig. 8-36).[56] As camadas da parede são contínuas para o interior da parede do divertículo congênito. A hiperemia do divertículo e a gordura inflamada são típicas. Se existir um **fecalito** dentro do divertículo, ele poderá se mostrar como um **foco hiperecóico brilhante** localizado dentro ou junto de um segmento de parede colônica espessada. Na ocasião, o divertículo pode não ser evidente e as únicas observações podem ser a gordura inflamada e o espessamento focal da parede colônica (Fig. 8-36). No meio clínico apropriado, isto é altamente suspeito de diverticulite aguda.

O tratamento da diverticulite aguda é conservador e não cirúrgico, enfatizando a importância da imagem pré-operatória em pacientes com dor no quadrante inferior direito atribuída a esta condição.

Tiflite Aguda

Os pacientes imunocomprometidos são mais freqüentemente afetados, sendo os pacientes com AIDS os que contribuem com a maioria dos casos de tiflite aguda desde 1990. O citomegalovírus (CMV) e o *Cryptosporidium* são os patógenos mais freqüentemente isolados dos pacientes com tiflite e colite, embora outros microrganismos tenham sido implicados nesta condição. O estudo ultra-sonográfico comumente mostra intenso **espessamento uniforme e concêntrico da parede do cólon,** em geral localizado no ceco e no cólon ascendente adjacente (Fig. 8-37).[57] A parede do cólon pode estar várias vezes mais espessa que o normal, refletindo uma infiltração inflamatória através da parede interna.[58,59] Uma catástrofe abdominal aguda em pacientes com AIDS geralmente é uma complicação da colite por CMV, com ulceração profunda e que pode resultar em hemorragia, perfuração e peritonite.[60] A colite tuberculosa pode também afetar o cólon direito e freqüentemente está associada à linfadenopatia (especialmente envolvendo linfonodos mesentéricos e omentais), esplenomegalia, massas intra-esplênicas, ascite e massas peritoneais, podendo todas elas serem acessadas pela USG.

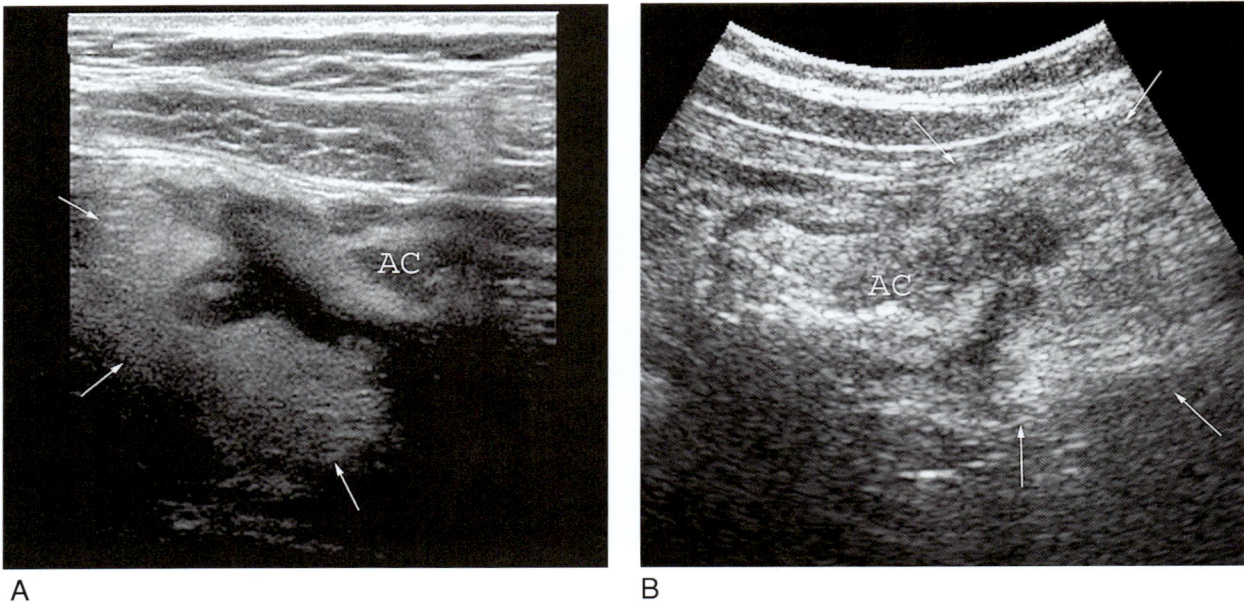

FIGURA 8-36. Diverticulite à direita em dois pacientes. Ultra-sonografias transversais através do cólon ascendente (AC) mostrando uma projeção hipoecóica semelhante a um saco, representando o divertículo inflamado, o qual surge da parede lateral do intestino em **A** e da borda medial do intestino em **B**. Ambos estão envoltos por gordura inflamada (*setas*).

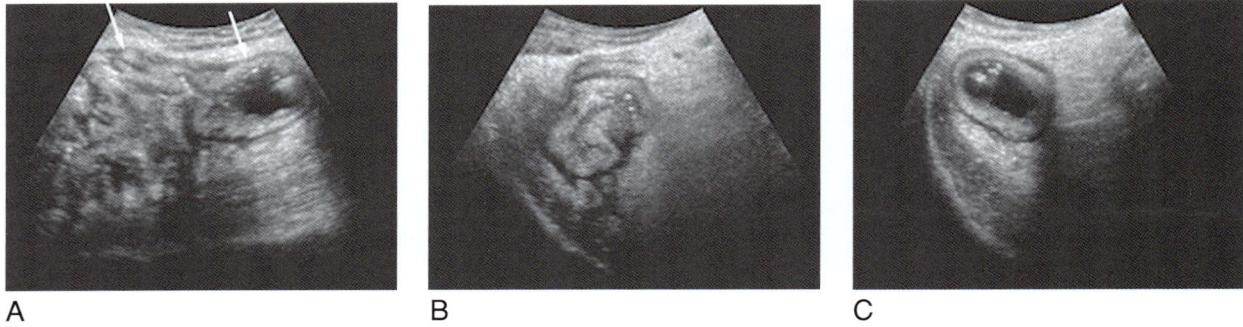

FIGURA 8-37. Tiflite aguda. A, Visão do eixo longitudinal do cólon ascendente mostrando intenso espessamento mural do ceco e da parede do cólon ascendente. Há preservação das camadas. **B,** Ao nível da *seta esquerda* em **A** está o corte transversal do cólon espessado, com superfícies luminais superpostas. **C,** Ao nível da *seta direita* em **A** há um corte transversal do ceco, o qual tem a parede espessada e mostra luz cheia de líquido. (De Wilson SR: The bowel wall looks thickened: What does that mean? Categorical course in diagnostic radiology: Findings at US – What do they mean? Radiological Society of North America. 2002, 219-228.)

Adenite Mesentérica e Ileíte Terminal Aguda

A adenite mesentérica, em associação com a ileíte terminal aguda, é a causa gastrointestinal mais freqüente de erro diagnóstico de apendicite aguda. Os pacientes tipicamente têm dor no quadrante inferior direito e hipersensibildade ao toque. Ao **exame ultra-sonográfico,** são observados **linfonodos mesentéricos aumentados** e **espessamento mural do íleo terminal.** Os agentes causadores mais comuns são a *Yersinia enterocolitica* e o *Campylobacter jejuni*.[50,61]

Infarto Omental Segmentar à Direita

O infarto do segmento direito do omento é uma condição rara que geralmente é confundida clinicamente com a apendicite aguda.[62] De etiologia desconhecida, é postulado como causado por um suprimento sangüíneo anômalo e frágil para o omento inferior direito, tornando-o suscetível ao infarto doloroso.[63] Os pacientes apresentam dor no quadrante inferior direito, hipersensibilidade e invariavelmente pensa-se que eles têm apendicite aguda. Na USG há **uma área em placa ou com aspecto de "bolo" de ecogenicidade aumentada,** sugerindo gordura inflamada ou infiltrada, vista superficialmente no flanco direito, com aderência ao peritônio (Fig. 8-38).[62] Não se encontra anormalidade intestinal adjacente. Como um infarto segmentar é um processo autolimitado, o seu diagnóstico correto evitará uma cirurgia desnecessária. A TC confirma o diagnóstico, mostrando a gordura com aspecto estriado em uma configuração semelhante à massa no lado direito do omento.

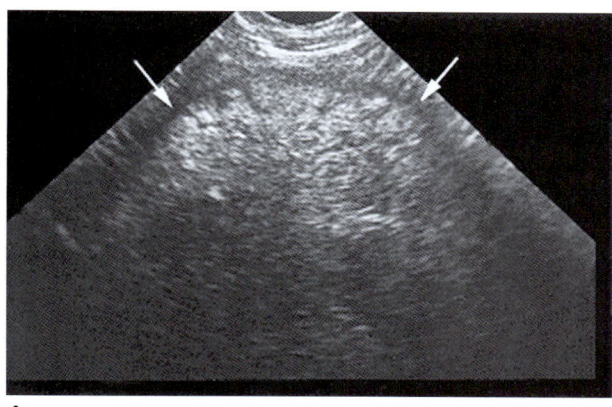 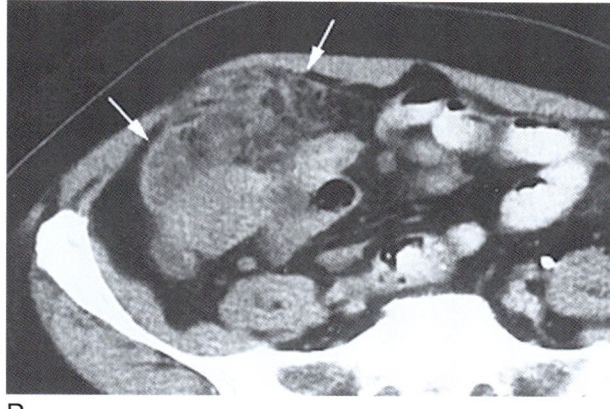

FIGURA 8-38. Infarto agudo do omento em homem idoso com dor aguda no quadrante inferior direito. A, USG mostrando uma massa grande e amolecida no quadrante inferior direito (*setas*). A massa é uniformemente hiperecóica com um aspecto de gordura inflamada. **B,** TC confirmatória.

ULTRA-SONOGRAFIA DA DIVERTICULITE

Espessamento concêntrico segmentar da parede intestinal
    Hipoecóico refletindo hipertrofia muscular
Divertículos inflamados
    Focos ecogênicos dentro ou através da parede intestinal
    Sombra acústica ou artefato em "cauda de cometa"
Inflamação da gordura pericolônica
    Efeito de massa hiperecóico
Formação de abscesso
    Coleção líquida loculada
    Freqüentemente com componente gasoso
Tratos sinusais intramurais
    Ecos lineares de alta amplitude dentro da parede intestinal
    Fístulas
    Tratos lineares do intestino para a bexiga, vagina ou alças adjacentes
    Hipo ou hiperecóicos
Espessamento do mesentério

Dor no Quadrante Inferior Esquerdo

A avaliação ultra-sonográfica do paciente com dor no quadrante inferior esquerdo é menos problemática do que a avaliação do paciente com dor no quadrante inferior direito. As amplas possibilidades de diagnóstico diferencial para a dor no quadrante inferior direito não existem neste caso e a diverticulite aguda é a explicação predominante para a grande maioria dos casos nos quais se encontra uma explicação válida para a dor. Os achados diagnósticos de diverticulite aguda são menos variáveis do que aqueles da apendicite aguda, tornando a suspeita de diverticulite uma indicação muito boa para a realização do exame ultra-sonográfico.

Diverticulite Aguda

Os divertículos do cólon geralmente são deformidades adquiridas e são encontrados mais freqüentemente nas populações urbanas ocidentais.[64] A incidência de divertículos aumenta com a idade,[65] afetando aproximadamente metade da população na nona década de vida. A disfunção muscular e a hipertrofia são constantemente achados associados. Geralmente os divertículos são múltiplos: sua localização mais comum é no sigmóide e no cólon esquerdo. A diverticulite aguda e a diverticulose espástica podem estar associadas à tríade de apresentação clássica: dor no quadrante inferior esquerdo, febre e leucocitose. Os divertículos também podem ser encontrados isoladamente e no cólon direito, onde não existe associação com hipertrofia ou disfunção muscular.

Acredita-se que o material fecal espessado leve a uma inflamação inicial no ápice do divertículo, gerando uma diverticulite aguda.[66] Uma difusão para os tecidos periverticulares e micro ou macroperfuração podem coexistir. A formação de um abscesso localizado ocorre mais comumente do que a peritonite. A formação de fístula, com comunicação para a bexiga, vagina, pele ou outras alças intestinais, está presente na maioria dos casos. Os espécimes cirúrgicos demonstram encurtamento e espessamento do segmento envolvido do cólon, associados à hipertrofia muscular. A resposta inflamatória periverticular pode ser mínima ou muito extensa.

A **USG** parece ter valor na abordagem precoce dos pacientes que parecem ter diverticulite aguda.[67,68] Os achados clássicos incluem espessamento intestinal segmentar, divertículos inflamados e gordura perientérica inflamada. Um exame negativo combinado com pouca suspeita clínica é uma boa indicação para interromper a investigação. No entanto, um exame negativo em um paciente com quadro clínico altamente sugestivo, justifica a realização de uma TC. De forma semelhante, a demonstração de extensas alte-

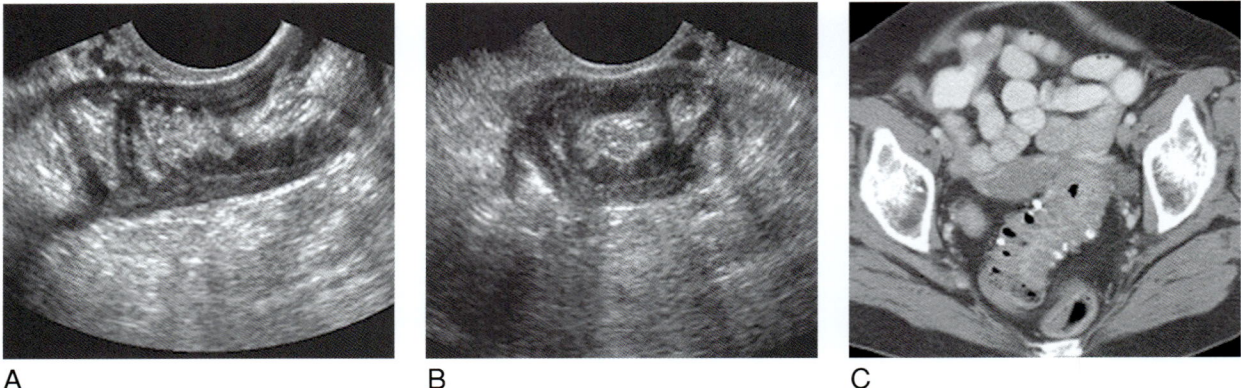

FIGURA 8-39. Hipertrofia muscular na doença diverticular do cólon. A, USG do eixo longitudinal do sigmóide mostrando proeminente camada muscular externa, a muscular própria, que é hipoecóica. As fibras musculares longitudinais externas são discretamente mais hiperecóicas que as da camada circular interna. **B,** Corte transversal. **C,** TC característica mostrando os efeitos da hipertrofia do músculo liso.

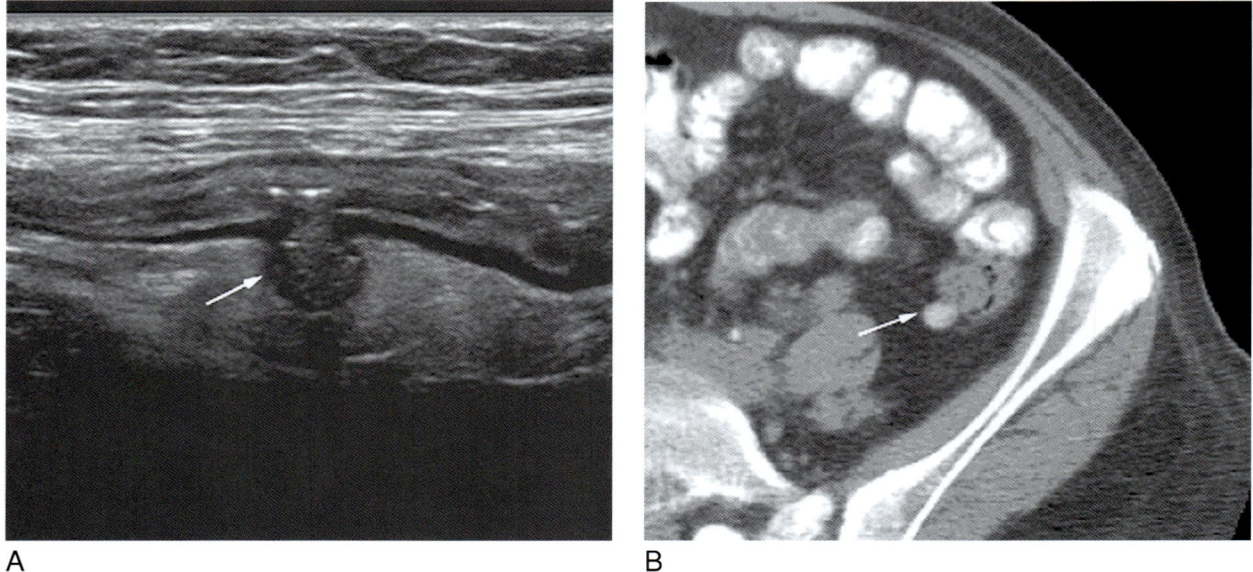

FIGURA 8-40. Divertículo do cólon. A, USG do eixo longitudinal e **B,** TC relacionada, mostrando uma pequena bolsa (*seta*) surgindo na parede do cólon descendente. Há discreta alteração inflamatória na gordura perientérica.

rações inflamatórias pericolônicas pela USG pode ser adequadamente acompanhada por TC para definir melhor a natureza e a extensão da doença pericolônica antes da cirurgia ou de outra intervenção.

Como os divertículos e a hipertrofia do músculo liso do cólon são prevalentes, parece que eles são comumente vistos na USG de rotina, mas esta não é a experiência mais comum. No entanto, com o desenvolvimento da diverticulite aguda, ambos, o divertículo inflamado e o cólon espessado, se tornam evidentes. Provavelmente, um fecalito impactado, com ou sem formação de microabscesso, acentua o divertículo, enquanto o espasmo do músculo liso, a inflamação e o edema acentuam o espessamento da parede intestinal. A identificação dos divertículos na USG indica fortemente uma diverticulite.[69]

Os divertículos se dispõem em formações paralelas ao longo das margens das *teniae coli*; portanto, é preciso muito cuidado com a técnica necessária para identificá-los. Após a identificação de uma alça intestinal espessada (Fig. 8-39), o longo eixo da alça deve ser determinado. Uma leve inclinação do transdutor para as margens da alça irá aumentar a visibilização dos divertículos, porque eles podem estar nas bordas mediais ou laterais da alça, mais do que diretamente anteriores ou posteriores. Imagens de cortes transversais são então obtidas ao longo de toda a extensão do intestino espessado. As alterações podem ser confirmadas em ambas as imagens. Os erros relacionados às alças intestinais superpostas, em particular, podem ser virtualmente eliminados com esta técnica cuidadosa. A identificação dos divertículos pela USG está altamente correlacionada com inflamação, já

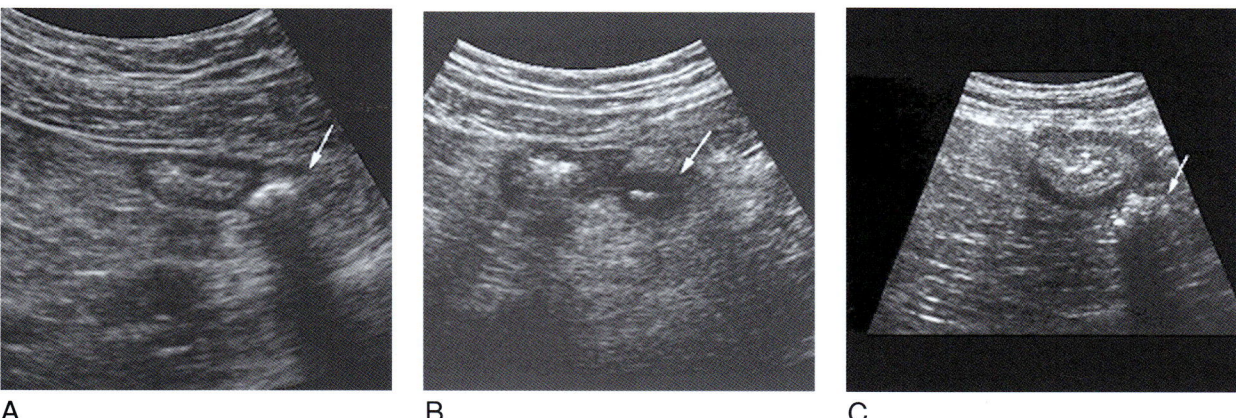

FIGURA 8-41. Diverticulite aguda do sigmóide em três pacientes. A, B e **C,** Cortes transversais de parte do cólon esquerdo. **A,** Leve proeminência da camada muscular. O divertículo (*seta*) mostra um foco claro, hiperecóico, com sombra, possivelmente relacionado a um fecalito no seu interior. A parede do divertículo não é evidente. Existe pouca gordura inflamada. **B,** O divertículo (*seta*) tem uma parede espessa e hipoecóica. Existe um foco pequeno e brilhante centralmente, mas sem sombra. **C,** Foco maior de ecogenicidade e sombra relacionado ao abscesso que se forma na base do divertículo inflamado (*seta*). Geralmente os divertículos se mostram bem nas imagens transversais.

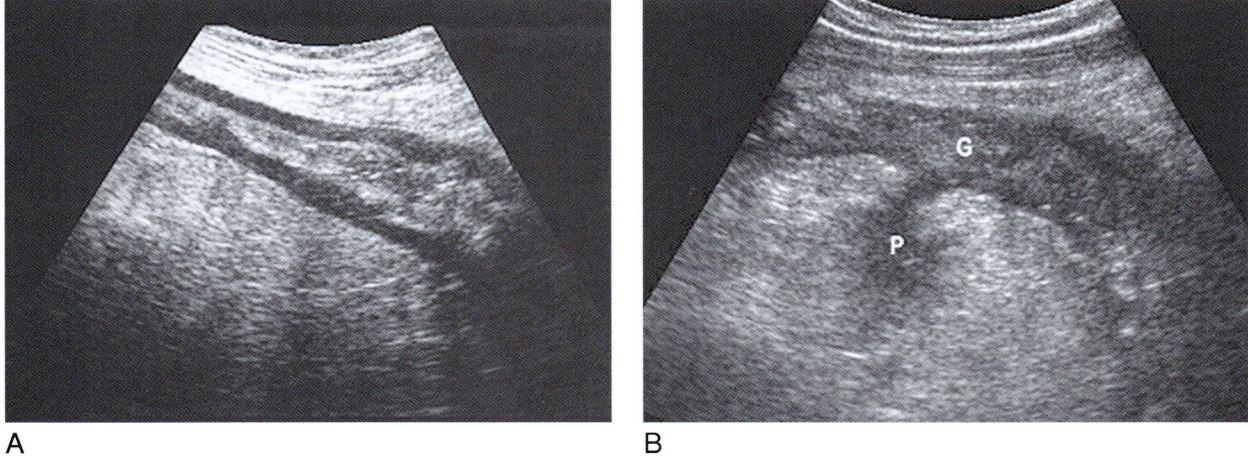

FIGURA 8-42. Alterações pericolônicas com diverticulite em dois pacientes. A, Eixo longitudinal do cólon descendente mostrando um longo segmento de intestino espessado com muscular própria proeminente. Intenso edema da gordura perientérica e uma massa homogênea e hiperecóica profunda no intestino. **B,** Gordura semelhante inflamada. Alteração flegmonosa (P) com uma zona central hipoecóica dentro da gordura. G, intestino.

que não é comum haver divertículos na ausência de inflamação (Fig. 8-40).

A falha em identificar abscessos contendo gás e abscessos entre as alças é a principal fonte de erro diagnóstico ao se usar a USG para avaliar pacientes com suspeita de diverticulite. Uma técnica meticulosa para avaliar segmentos espessados do cólon, envolvendo o eixo longo e a parede transversal, irá ajudar a detectar mesmo pequenas quantidades de gás extraluminal.

Achados ultra-sonográficos de diverticulite incluem: **espessamento da parede intestinal** segmentar e concêntrico, que é geralmente muito hipoecóico, refletindo o espessamento predominante da camada muscular (Fig. 8-39); **divertículos inflamados,** vistos como focos hiperecóicos brilhantes com sombra acústica ou com artefato em "cauda de cometa", dentro ou através da parede intestinal espessada (Fig. 8-41); **alterações inflamatórias agudas na gordura pericolônica,** vistas como zonas hiperecóicas pouco definidas, sem um conteúdo gasoso óbvio ou um conteúdo líquido (Fig. 8-42); e **formação de abscesso,** vista como coleções líquidas loculadas, de localização intramural, pericolônica ou remota. Com o desenvolvimento de massas inflamatórias extraluminais, o divertículo não pode ser mais identificado pela USG, sendo provavelmente incorporado ao processo inflamatório. Portanto, a demonstração de um segmento espessado do cólon com uma massa inflamatória adjacente pode ser consistente com diverticulite, mas também com doença neoplásica ou outra doença inflamatória. **Tratos sinusais intramurais** aparecem como ecos lineares de alta amplitude, freqüentemente com artefato em "cauda de cometa", dentro da parede intestinal. Tipicamente, eles são

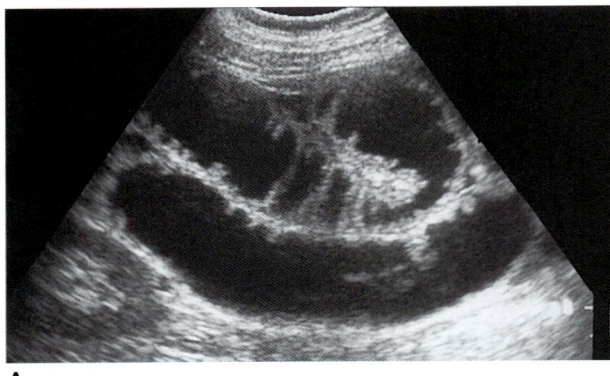 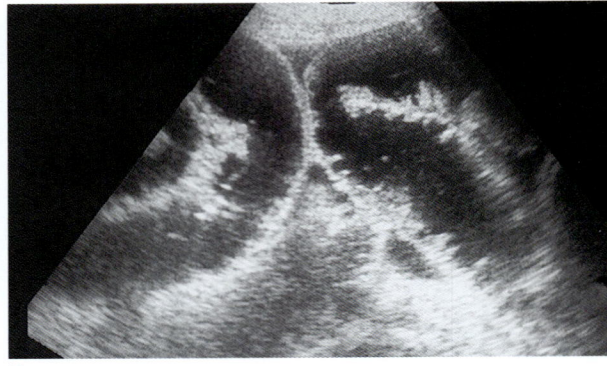

FIGURA 8-43. Obstrução mecânica do intestino delgado. A, Corte sagital do flanco direito mostra longas alças múltiplas, adjacentes, dilatadas, cheias de líquido na morfologia clássica de uma obstrução mecânica distal no intestino delgado. **B,** Imagem transversal no quadrante inferior esquerdo confirma a multiplicidade das alças dilatadas envolvidas no processo. Uma pequena quantidade de ascite é vista entre as alças dilatadas.

profundos, entre a camada muscular própria e a serosa. As **fístulas** aparecem como tratos lineares que se estendem desde o segmento intestinal envolvido até a bexiga, a vagina ou as alças adjacentes. A sua ecogenicidade depende do seu conteúdo, geralmente gasoso ou líquido. O espessamento do mesentério e a gordura mesentérica inflamada (Fig. 8-42) também podem ser vistos.

Os achados clínicos e ultra-sonográficos da diverticulite são mais específicos do que aqueles da apendicite aguda, e os erros diagnósticos ocorrem menos freqüentemente. No entanto, a **torção dos apêndices epiplóicos** pode causar um aspecto ultra-sonográfico tão parecido com o da diverticulite aguda que a diferenciação pode ser difícil.[69] A gordura inflamada/infartada do apêndice mostra uma **área de sombra com ecogenicidade aumentada,** relacionada à margem do cólon, imitando um divertículo inflamado. Uma alteração inflamatória perientérica regional, no entanto, é geralmente mínima e os sintomas sistêmicos são poucos. Os apêndices epiplóicos colônicos não inflamados não são visíveis – exceto quando existe ascite, quando eles são uniformemente espaçados sob a forma de focos ecogênicos, ao longo das margens do cólon.

OUTRAS ANORMALIDADES DO TRATO GASTROINTESTINAL

Obstrução Intestinal Mecânica

A oclusão da luz do trato gastrointestinal causando obstrução pode ser mecânica – onde existe um impedimento físico à progressão do conteúdo luminal, ou funcional – neste caso, a paralisia da musculatura intestinal impede a progressão (íleo paralítico).[70]

A **obstrução intestinal mecânica (OIM)** se caracteriza pela dilatação do trato intestinal proximal ao local da oclusão luminal, por acúmulo de grandes quantidades de líquido e/ou gás e por hiperperistaltismo, conforme o intestino tenta fazer passar o conteúdo luminal através da obstrução.

Quando o processo se prolonga, pode ocorrer exaustão e superdistensão das alças intestinais, com redução secundária da atividade peristáltica. Existem **três amplas categorias** de obstrução mecânica: **obstrução por oclusão**, relacionada ao bloqueio da luz por material no interior da luz; **anormalidades intrínsecas** da parede do intestino associadas a estreitamento luminal; e **lesões intestinais extrínsecas, incluindo adesões. A obstrução por estrangulamento** se desenvolve quando a circulação da alça intestinal obstruída fica impedida.

A **USG** em pacientes suspeitos de ter obstrução mecânica geralmente não ajuda muito. Isto é facilmente inferido quando lembramos que as adesões, a causa mais comum de obstrução intestinal, não são visíveis à USG. Além disso, a presença de gás abundante no trato intestinal, característica da maioria dos pacientes com obstrução, freqüentemente produz ultra-sonografias de baixa qualidade para o diagnóstico. No entanto, numa minoria de pacientes com obstrução mecânica, os quais não têm distensão gasosa significativa, a USG pode ser útil. Em um estudo prospectivo de 48 pacientes, Meiser et al.,[71] observaram que a USG foi positiva em 25% dos pacientes em que a radiografia simples fora considerada normal. A USG isoladamente permitiu o diagnóstico completo da causa da obstrução em seis pacientes[12] em um estudo retrospectivo da USG de 26 pacientes com obstrução colônica conhecida, diagnosticou corretamente a localização da obstrução colônica em 22 casos (85%), e a etiologia da obstrução em 21 casos (81%). Dos 13 pacientes com adenocarcinoma comprovado, cinco tinham uma massa vista na USG, cinco tinham espessamento segmentar e 11 outros mostraram um sinal em alvo de intussuscepção.

Um **estudo ultra-sonográfico** da potencial obstrução deve incluir a abordagem:

- **Do calibre** do trato gastrointestinal, a partir do estômago até o reto, observando todos os pontos de alteração do calibre (Fig. 8-43).
- **Do conteúdo** de qualquer alça dilatada, dando especial atenção à natureza do líquido e/ou gás (Fig. 8-44).

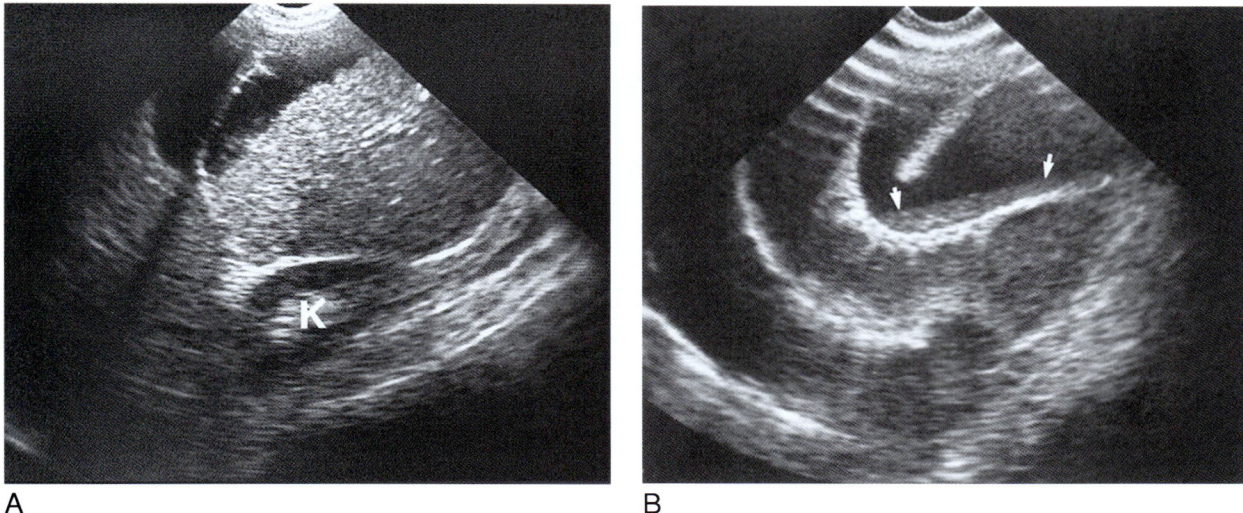

FIGURA 8-44. Segmentos dilatados hipoperistálticos. A, USG sagital do flanco direito mostrando dilatação macroscópica do cólon ascendente. Existe um longo nível líquido-sedimento visto como um reflexo da hipoperistalse deste segmento do intestino obstruído em um paciente com estreitamento de Crohn. Rim (K). **B,** USG sagital de um paciente com íleo paralítico mostrando extensa dilatação do intestino delgado. As alças estão cheias de líquido e imóveis com o nível líquido-líquido (*setas*). (**A,** De Sarrazin J, Wilson SR: Manifestations of Crohn disease at US. Radiographics 1996;16:499-520.)

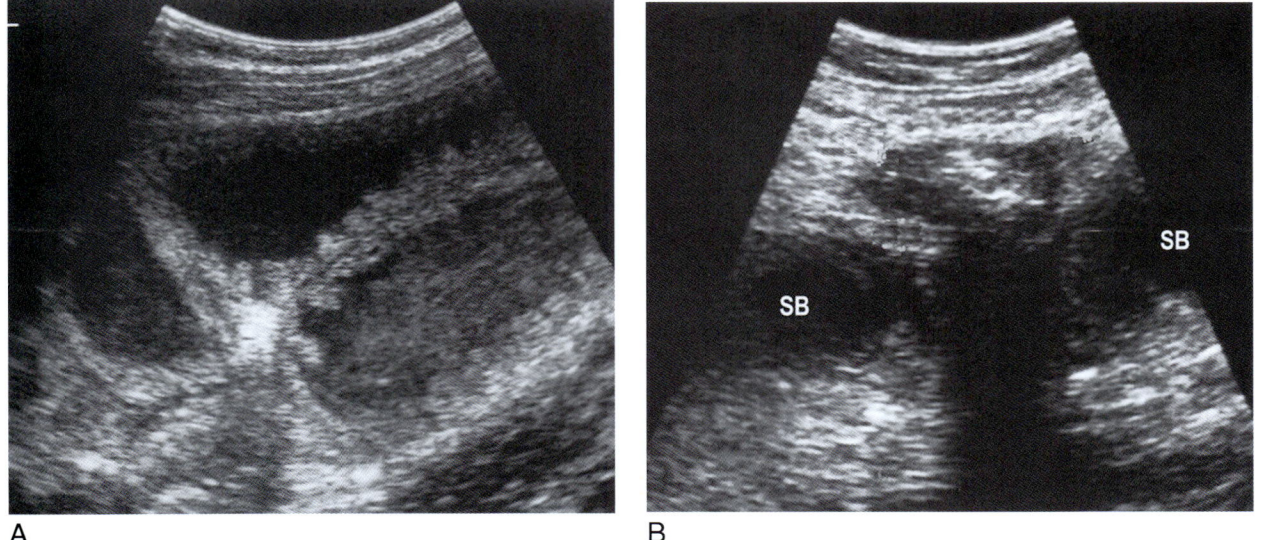

FIGURA 8-45. Obstrução mecânica do intestino delgado – hérnia ventral. A, USG mostrando alças dilatadas cheias de líquido com válvulas coniventes edematosas. **B,** USG paraumbilical transversal mostrando intestino com calibre normal em uma localização anormal superficial entre duas alças dilatadas do intestino delgado (SB).

- **Da atividade peristáltica** dentro das alças dilatadas, a qual é tipicamente exagerada e anormal, freqüentemente produzindo um movimento para a frente e para trás no conteúdo luminal. Com o estrangulamento, a peristalse pode diminuir ou cessar.
- **Do local de obstrução:** na luz (grandes cálculos biliares, bezoares,[72] corpos estranhos, intussuscepção e ocasionais tumores polipóides); intrínseco (espessamento segmentar da parede intestinal e formação de estreitamento pela doença de Crohn, além de carcinomas anulares); e nas anormalidades extrínsecas (abscessos e endometriomas) como causa de obstrução.
- **Da localização das alças intestinais,** observando qualquer posição anormal. A obstrução associada a hérnias externas é ideal para a detecção ultra-sonográfica, já que as alças dilatadas do intestino podem ser diferenciadas do intestino com calibre normal mas com localização anormal (Fig. 8-45). Hérnias inguinais e de Spigel são as alterações mais comumente vistas à USG.

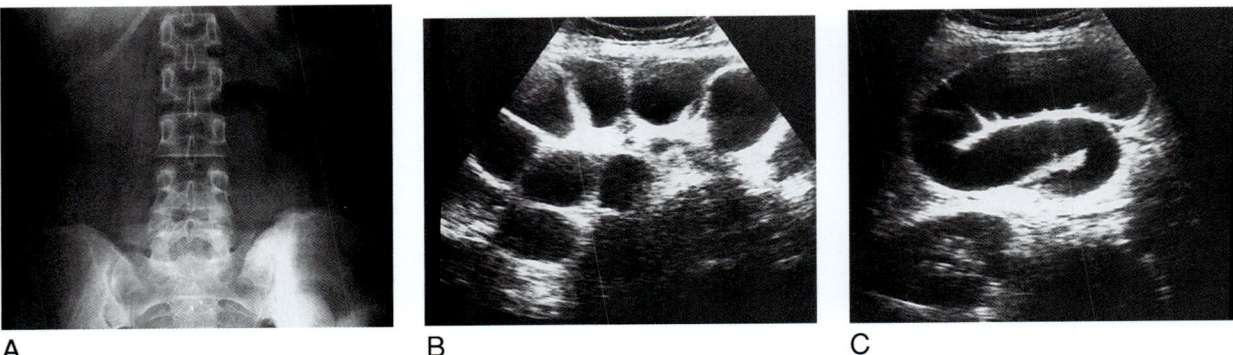

FIGURA 8-46. Obstrução em alça fechada. A, Radiografia simples sem alterações. **B,** USG com alças do intestino delgado dilatadas, sem gás, cheias de líquido. **C,** Alça única mostrando uma forma de C ou de U.

Achados ultra-sonográficos exclusivos são vistos nas seguintes situações:

Obstrução numa alça fechada ocorre se a luz do intestino estiver ocluída em dois pontos da sua extensão, uma séria condição que facilita o estrangulamento e a necrose. Conforme a alça obstruída se afasta da porção mais proximal do trato gastrointestinal, pouco ou nenhum gás está presente dentro dos segmentos obstruídos, os quais podem se tornar muito dilatados e cheios de líquido. Conseqüentemente, a radiografia abdominal pode não ajudar nada (Fig. 8-46A) e a USG pode ser mais útil por demonstrar os segmentos envolvidos na dilatação (Fig. 8-46B), além do calibre intestinal normal, distal ao ponto da obstrução. Os achados da TC na obstrução em alça fechada são bem descritos e incluem intestino delgado dilatado, alça intestinal em forma de C ou de U (Fig.8-46C), um sinal do redemoinho e duas alças adjacentes colapsadas.[73,74] A última observação específica é muito difícil de se identificar pela USG, em contraste com a TC. No entanto, nós temos suspeitado corretamente de obstrução em alça fechada em muitos pacientes, com base nas radiografias praticamente normais, quando há dilatação do intestino delgado e **uma alça intestinal em forma de U ou em C** (Fig. 8-46), especialmente se existir espessamento da parede intestinal e/ou pneumatose intestinal, sugerindo infarto.

A obstrução de uma alça aferente é uma complicação incomum da gastrectomia subtotal, com gastrojejunostomia tipo Billroth II, a qual pode ocorrer por torção no local anastomótico, por hérnias internas ou por estreitamentos anastomóticos. Novamente, uma alça dilatada e sem gás pode ser facilmente reconhecida pela USG, em um local consistente com a anastomose êntero-entérica, que começa no quadrante superior direito e atravessa a linha média. A sua detecção, a localização e forma devem permitir o diagnóstico ultra-sonográfico correto desta condição.[75]

A intussuscepção, uma invaginação de um segmento intestinal (o intussuscepto) em direção ao segmento distal (o intussuscepiente), é uma causa relativamente infreqüente de obstrução mecânica nos adultos, nos quais geralmente essa é associada a um tumor como um ponto-guia. Na nossa experiência, este freqüentemente é um lipoma, que aparece como uma massa hiperecóica intraluminal relacionada ao seu conteúdo de gordura. O **aparecimento ultra-sonográfico de anéis múltiplos e concêntricos,** relacionados às camadas invaginadas do intestino, vistos ao corte transversal, é praticamente patognomônico (Fig. 8-47A).[76] Ocasionalmente, somente um aspecto em alvo pode ser visto.[77] O aspecto longitudinal, sugerindo uma "**forquilha**",[78] não é sempre detectado. Em ambas as projeções, a gordura mesentérica invaginando com a intussuscepção para dentro do intestino mostrará uma área excêntrica de ecogenicidade aumentada. Um lipoma, como um ponto-guia, de forma similar mostra um foco de ecogenicidade aumentada (Fig. 8-47B, C).

A má-rotação do intestino médio predispõe à obstrução e ao infarto intestinal. É infreqüentemente encontrada nos adultos. A anormalidade ultra-sonográfica relacionada aos vasos mesentéricos superiores é sugestiva de má-rotação.[79] Nos cortes transversais, a veia mesentérica superior é vista no aspecto ventral esquerdo da artéria mesentérica superior, uma inversão da relação normal.

Íleo Paralítico

O íleo paralítico é um tipo de obstrução intestinal relacionada à função adinâmica da parede intestinal. A paralisia da musculatura intestinal, em resposta à lesão geral ou local, pode impedir a progressão do conteúdo luminal. Embora a luz permaneça patente, não há progressão. A USG geralmente tem pouco valor porque tais pacientes caracteristicamente têm exames de baixa qualidade, resultantes de grandes quantidades de gás no trato intestinal. No entanto, em raras ocasiões, a USG pode demonstrar alças intestinais dilatadas, cheias de líquido, imóveis ou aperistálticas. Um nível líquido-líquido em uma alça dilatada é característico de íleo paralítico, refletindo a ausência de movimento do conteúdo intestinal (Fig. 8-44B).

Edema Intestinal

Pacientes com vasculite aguda por várias causas podem apresentar dor abdominal aguda e ascite, com edema maciço da

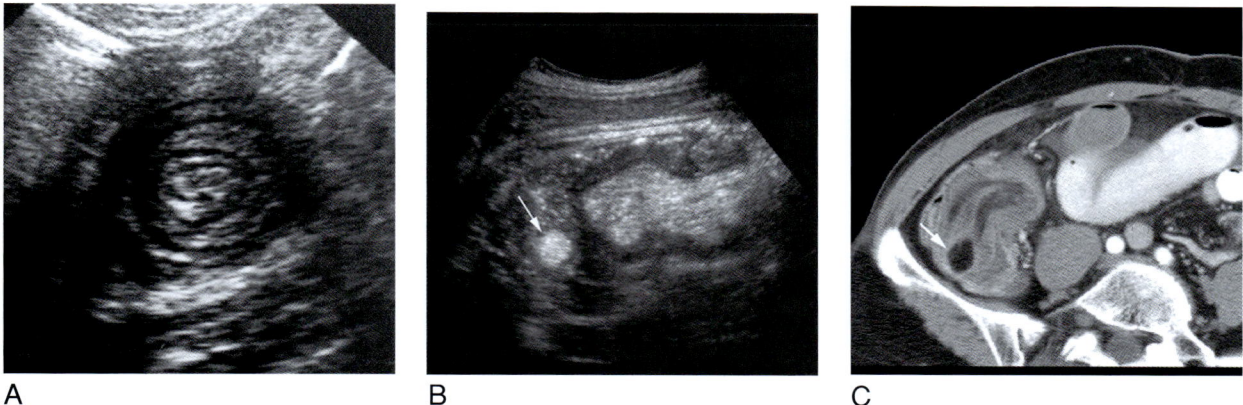

FIGURA 8-47. Intussuscepção em dois pacientes. A, USG mostrando múltiplos anéis concêntricos representativos da invaginação. Um nódulo metastático submucoso é o ponto-guia. **B,** USG do quadrante inferior direito mostrando um ponto-guia altamente hiperecóico relacionado a um lipoma (*seta*). A gordura invaginante do mesentério também é hiperecóica. **C,** TC confirmatória de B. (**B** e **C,** De Wilson SR: The bowel wall looks thickened: What does that mean? Categorical course in diagnostic radiology: Findings at US – What do they mean? Radiological Society of North America. 2002, 219-228.)

parede do intestino delgado, este visto como a principal anormalidade na imagem. A hipoalbuminemia, a insuficiência cardíaca congestiva e a trombose venosa espontânea, também podem mostrar edema difuso da parede intestinal. Proeminentes e espessadas válvulas coniventes hipoecóicas (Fig. 8-48),[80] além de pregas gástricas, são relativamente fáceis de reconhecer no estudo ultra-sonográfico, que deve incluir a avaliação por Doppler das veias portais e mesentéricas.

Infecções do Trato Gastrointestinal

Embora cheio de líquido, o tubo digestivo com peristalse ativa e com gastroenterite viral ou bacteriana, na maioria dos pacientes não demonstra uma anormalidade ultra-sonográfica. No entanto, alguns patógenos, especialmente a *Yersinia enterocolitica*, o *Mycobacterium tuberculosis* e o *Campilobacter jejuni* produzem anormalidades ultra-sonográficas altamente sugestivas na área ileocecal, o que foi parcialmente descrito anteriormente na seção sobre dor no quadrante inferior direito. Certas populações de alto risco, como aquelas com AIDS e neutropenia,[57] parecem suscetíveis à tiflite aguda e à colite, as quais têm um aspecto ultra-sonográfico altamente sugestivo.

A População com AIDS

Os pacientes com AIDS têm alto risco de desenvolvimento tanto de neoplasia do trato gastrointestinal, especialmente o linfoma (Fig. 8-14C, D), quanto de infecções oportunísticas raras, mais comumente a esofagite por *Candida* e a colite por CMV.[58,59] A incidência relativa de infecção, comparada com a de neoplasia, é de cerca de 4 a 5 para 1. A tiflite aguda (Fig. 8-37) é descrita anteriormente na seção sobre dor no quadrante inferior direito. O sintoma freqüente de diarréia aquosa, associado a uma grande variedade de patógenos do intestino delgado, freqüentemente não repercute na ultra-sonografia exceto por intestino delgado ativo, de espessura normal e cheio de líquido.

Colite Pseudomembranosa

A colite pseudomembranosa é uma condição intestinal inflamatória necrosante, que pode ocorrer como resposta a um grupo heterogêneo de causas. Atualmente, a antibioticoterapia com efeitos a partir da toxina do *Clostridium difficile*, um habitante normal do trato gastrointestinal, é a causa mais comum.[81] A diarréia aquosa é o sintoma mais comum e geralmente ocorre durante a antibioticoterapia, mas pode estar vagamente associada, ocorrendo até 6 semanas depois. A demonstração endoscópica das placas exsudativas pseudomembranosas sobre a superfície mucosa do intestino e a cultura de enterotoxinas do *C. difficile* são diagnósticas. A ulceração superficial da mucosa está associada à infiltração inflamatória da lâmina própria e da submucosa, que podem estar espessadas muitas vezes além do tamanho normal.[82]

A USG freqüentemente é realizada antes de a colite pseudomembranosa ser diagnosticada, em geral com base em uma história de febre, dor abdominal e diarréia aquosa. **Os achados ultra-sonográficos** têm sido raramente descritos,[83,84] mas são sugestivos de colite pseudomembranosa. Geralmente, o cólon inteiro está envolvido em um processo que pode produzir **intenso espessamento da parede do cólon.** Proeminência das haustrações e um espessamento submucoso heterogêneo, com virtual **aposição das superfícies mucosas** das paredes espessadas são característicos (Fig. 8-49).[56] A colite pseudomembranosa deveria ser suspeitada em qualquer paciente com espessamento difuso da parede colônica sem uma história prévia de doença inflamatória intestinal. Como a história de antibioticoterapia anterior ou concomitante nem sempre é conhecida, é útil sempre perguntar ao pacientes.

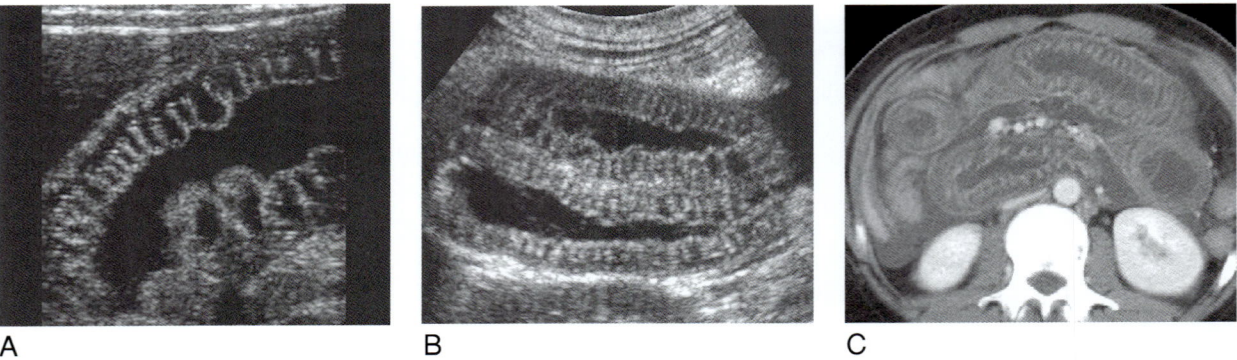

FIGURA 8-48. Edema do intestino delgado secundário à vasculite. A e **B,** Ultra-sonografias mostrando intenso edema das válvulas coniventes de todo o intestino delgado. **C,** TC confirmatória. (De Wilson Sr: Evaluation of the small intestine by ultrasonography. In Gourtsoyiannis NC [ed]: Radiological Imaging of the Small Intestine. Heidelberg, Germany, Springer-Verlag, 2002, pp 73-86.)

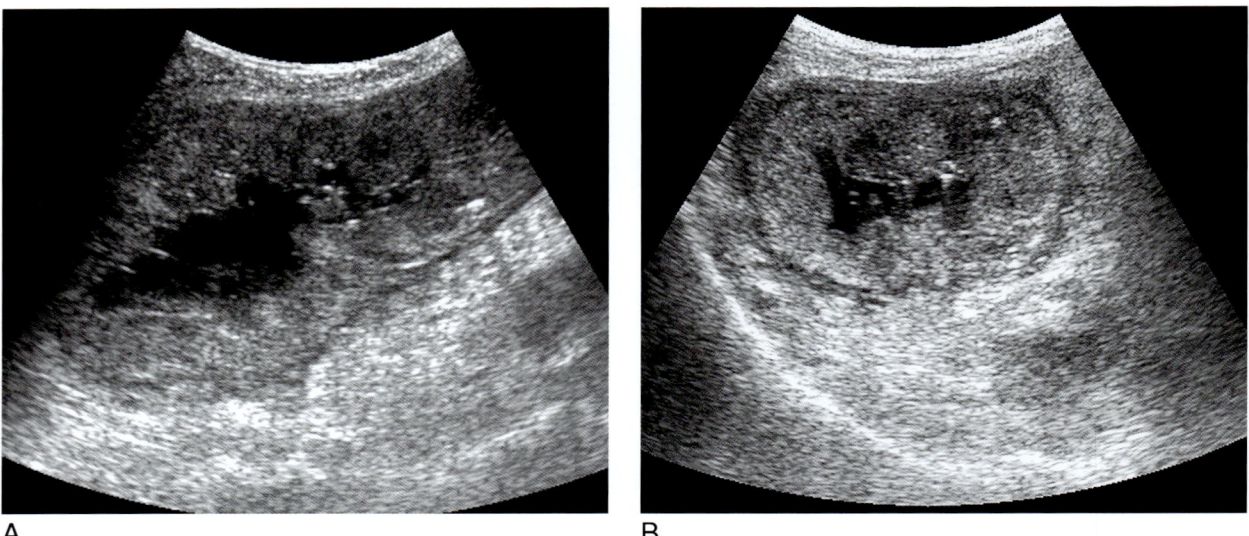

FIGURA 8-49. Colite pseudomembranosa. A, Eixo longitudinal e **B,** corte transversal do cólon ascendente mostrando intenso espessamento da parede intestinal. (De O'Malley ME, Wilson SR: US of gastrointestinal tract abnormalities with CT correlation. Radiographics 2003;23:59-72.)

Anomalias Congênitas do Trato Gastrointestinal

Os cistos de duplicação, caracterizados pela presença de camadas normais da parede intestinal, podem ocorrer em qualquer porção do trato gastrointestinal. Tais cistos podem ser visibilizadas pela USG, tanto a convencional quanto a endoscópica, e devem ser considerados como possibilidades diagnósticas a cada vez que cistos abdominais inexplicados são vistos (Fig. 8-50A, B). Cistos intestinais com cauda são variantes dos cistos abdominais vistos na região pré-sacral e são relacionados ao reto (Fig. 8-50C, D).

Doença Intestinal Isquêmica

A doença intestinal isquêmica afeta mais comumente o cólon e prevalece nos indivíduos mais velhos com arterioesclerose. Nos pacientes mais jovens, pode ser a complicação de arritmia cardíaca, vasculite, coagulopatia, embolia, choque ou sepse.[85] Os achados ultra-sonográficos têm sido pouco descritos, embora possa ser encontrado espessamento da parede intestinal. A pneumatose intestinal pode complicar a isquemia intestinal com um aspecto ultra-sonográfico característico.

Pneumatose Intestinal

A pneumatose intestinal é uma condição relativamente rara na qual bolsas intramurais de gás são encontradas por todo o trato gastrointestinal. Ela tem sido associada a uma ampla variedade de condições subjacentes, incluindo **doença pulmonar obstrutiva, doença vascular do colágeno, doença inflamatória intestinal, endoscopia traumática** e ***bypass***

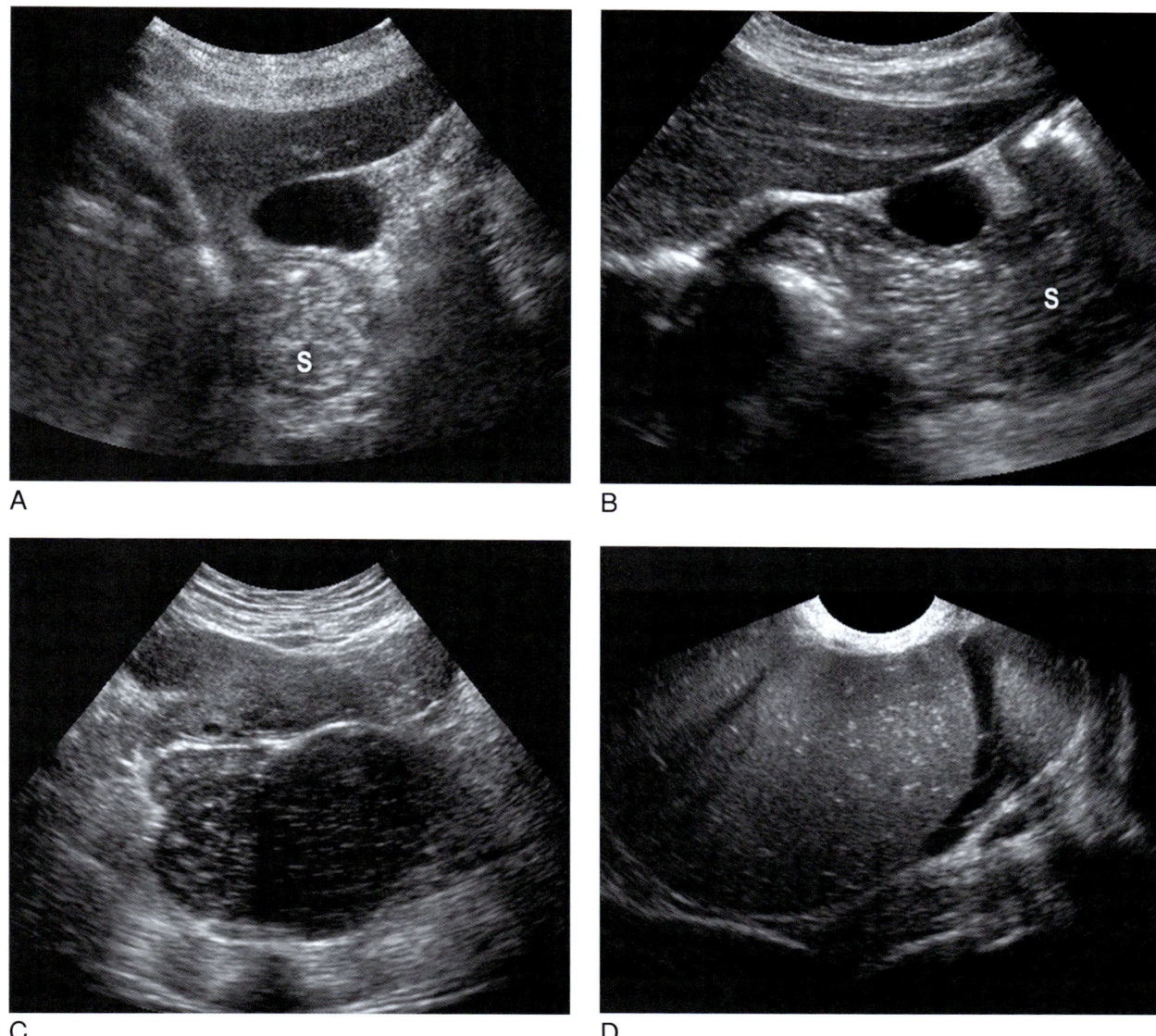

FIGURA 8-50. Cistos congênitos. A, Cortes sagital e **B**, transversal do epigástrio mostrando uma imagem incidental de um cisto de duplicação, adjacente à curvatura menor gástrica (s). **C**, Imagens suprapúbica e **D**, transvaginal mostrando uma massa complexa, pélvica e pré-sacral, um cisto intestinal incidental caudado.

pós-jejunoileal. Em muitas situações, os pacientes afetados são assintomáticos e a observação é incidental. No entanto, a sua demonstração é de grande significado clínico quando existe **enterocolite necrosante** ou **doença intestinal isquêmica**. Ambas as condições estão associadas à necrose da mucosa, na qual o gás da luz passa para a parede intestinal.

A **descrição ultra-sonográfica** é limitada ao registro de casos isolados. **Ecos de alta amplitude** podem ser demonstrados na parede intestinal com **artefatos típicos de ar** ou com sombras (Fig. 8-51).[86,87] O espessamento da parede intestinal pode ser observado se a pneumatose estiver associada a uma doença inflamatória intestinal subjacente. Caso exista suspeita de isquemia intestinal, uma avaliação cuidadosa do fígado é recomendada em busca de evidências de ar venoso portal.

Mucocele do Apêndice

A mucocele do apêndice é relativamente rara, tendo ocorrido em cerca de 0,25% de 43.000 apendicectomias de uma série.[88] Muitos pacientes com esta condição são assintomáticos. Uma massa pode ser palpada em aproximadamente 50% dos casos. Ambas as variedades, benigna e maligna, ocorrem em uma proporção de aproximadamente 10:1.[89] Na forma benigna, a luz do apêndice é obstruída por cicatrizes inflamatórias ou por fecalitos. A mucosa glandular no segmento isolado continua a secretar muco estéril. A variedade neoplásica da mucocele está associada a cistoadenoma mucoso primário ou a cistoadenocarcinoma do apêndice. Embora a morfologia macroscópica do apêndice possa ser semelhante nas variedades benigna e maligna, a forma maligna está freqüente-

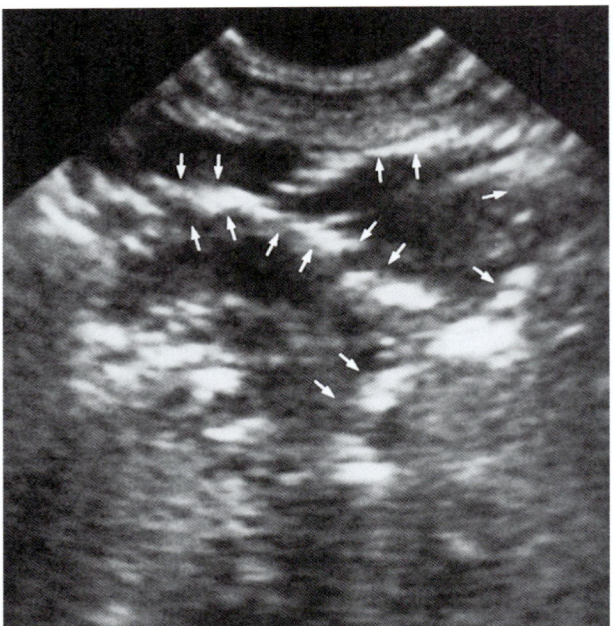

FIGURA 8-51. Pneumatose intestinal. USG mostrando três alças intestinais com ecos claros de alta amplitude (*setas*) originados na parede do tubo digestivo.

mente associada à pseudomixoma do peritônio se ocorrer ruptura.[90]

Na USG, a mucocele tipicamente produz **massas císticas no quadrante inferior direito,** grandes, hipoecóicas e bem definidas, com ecogenicidade interna variável, espessamento, e calcificação da parede (Fig. 8-52). Os conteúdos internos freqüentemente mostram uma aparência laminada ou concêntrica. Tais massas geralmente são retrocecais e podem ser móveis. Embora o seu aspecto ultra-sonográfico não seja específico, esta possibilidade diagnóstica deve ser considerada quando uma massa cística oval e alongada é encontrada no quadrante inferior direito de qualquer paciente com apêndice.[91]

Hematoma do Trato Gastrointestinal

Um trauma abdominal fechado, complicado por hematoma duodenal e trauma retal, tanto sexual quanto iatrogênico, após biópsia retal, é a principal causa de hematomas locais visibilizados pela USG. O hematoma geralmente se localiza na submucosa. Hematomas maiores ou mais difusos podem complicar a terapia de anticoagulação ou podem ser encontrados em doenças hemorrágicas associadas à leucemia. Quando os hematomas são grandes, o espessamento difuso da parede intestinal pode ser visto pela USG.

Úlcera Péptica

A úlcera péptica, um defeito no epitélio até a profundidade da submucosa, pode ser tanto gástrica quanto duodenal. Embora seja raramente vista, a úlcera péptica tem um aspecto ultra-sonográfico característico. Uma cratera ulcerada e cheia de gás é vista como um **foco hiperecóico brilhante** com artefato **em "cauda de cometa"**, numa área de espessamento focal da parede ou em toda a parede, dependendo da profundidade da penetração (Fig. 8-53). O edema na fase aguda e a fibrose na fase crônica podem produzir espessamento e deformidade localizados da parede.

Bezoares

Os bezoares são massas de material estranho ou de alimento, tipicamente encontradas no estômago após cirurgia para úlcera péptica (*fitobezoares*) ou após a ingestão de substâncias orgânicas não digeríveis, como cabelo (*tricobezoares*).

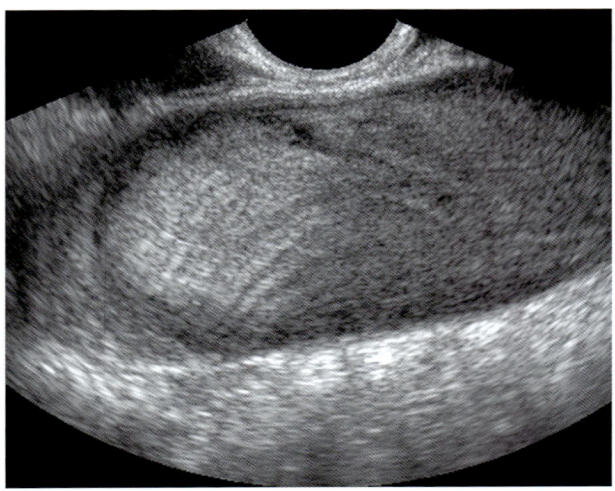
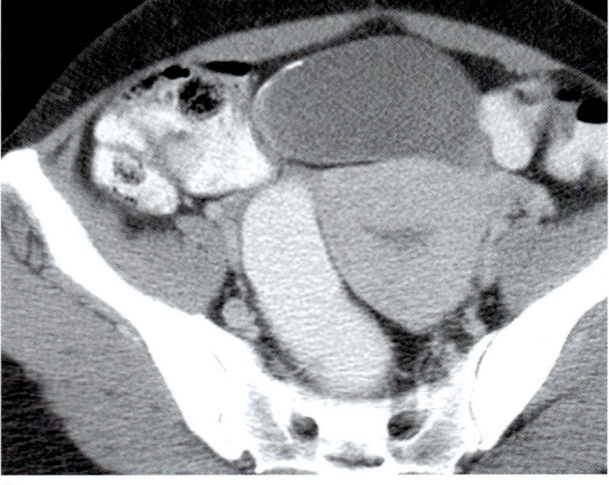

FIGURA 8-52. Mucocele do apêndice. A, USG e **B,** TC mostram um apêndice grande, cheio de muco, em uma observação incidental. O aspecto do exame é característico. Existe uma área de calcificação na parede à TC.

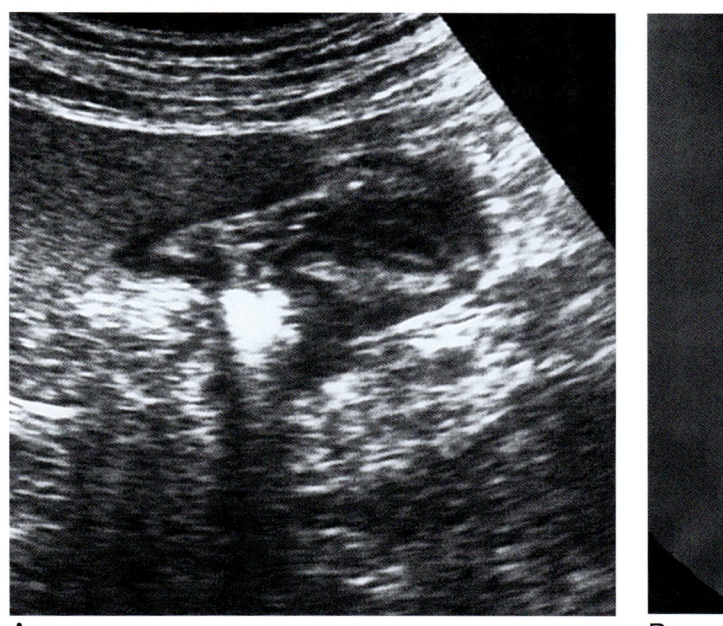 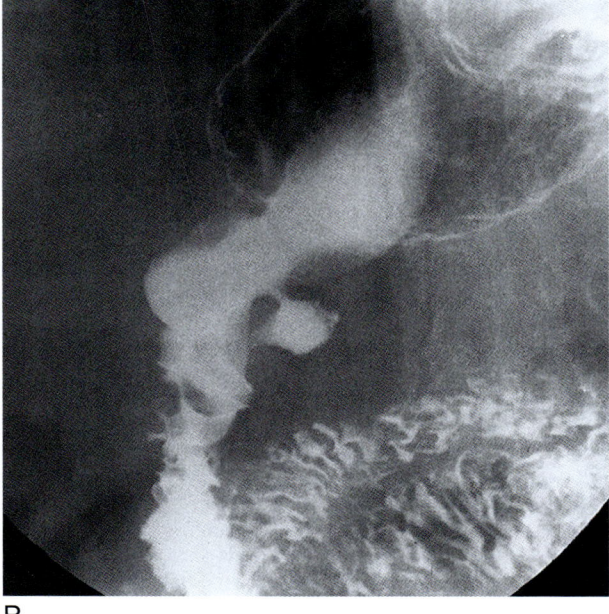

FIGURA 8-53. Úlcera péptica. A, USG transversal do estômago mostrando uma massa hipoecóica excêntrica, com um foco hiperecóico central e brilhante representando ar na cratera da úlcera. **B,** Exame contrastado confirmatório.

Tais massas podem produzir **densidades intraluminais com sombra** à USG e têm sido documentadas como uma rara causa de obstrução do intestino delgado.[72] Elas também podem se formar no intestino delgado, em associação com estase crônica.

Corpos Estranhos Intraluminais

Grandes corpos estranhos, incluindo garrafas, velas, vibradores sexuais, contrabando, ferramentas e alimentos podem ser identificados, particularmente no reto e no sigmóide, onde produzem ecos especulares nítidos, com sombras acústicas bem definidas. O seu reconhecimento é aumentado pela suspeita da sua presença.

Doença Celíaca

Pacientes adultos não diagnosticados com doença celíaca são raramente encontrados em departamentos de USG geral. Apesar disso, ocasionalmente vemos pacientes nos quais a USG dá o primeiro indício do diagnóstico correto. As observações ultra-sonográficas incluem intestino delgado anormalmente cheio de líquido com dilatação moderada das alças envolvidas. A alteração da morfologia normal é observada e descrita por Dietrich *et al.* como uma redução das pregas circulares, de Kerckring, com perda da densidade e da uniformidade.[92] A peristalse está aumentada além do normal. Um aumento no calibre da artéria mesentérica superior e da veia porta pode ser visto.[93] Nós temos observado intussuscepção intermitente freqüente nestes pacientes.

Fibrose Cística

Um tratamento agressivo dos problemas pulmonares na fibrose cística aumenta a probabilidade de encontrar pacientes adultos em um departamento de USG geral, realizando USG abdominal. O espessamento da parede, especialmente do hemicólon direito, e, em menor extensão, também do cólon esquerdo e do intestino delgado, pode ser visto em associação com infiltração tanto da gordura pericolônica quanto da gordura mesentérica (Fig. 8-54).[94] Estas podem, freqüentemente, ser observações incidentais, sem sintomas significativos associados. No estágio avançado, pode ser vista uma colonopatia fibrosante com estreitamento.[95,96] A cultura do *C. difficile* também é observada em alguns pacientes com fibrose cística e com espessamento da parede do cólon, sem sintomas concomitantes de dor abdominal e diarréia.[97] Uma cultura positiva das fezes, no entanto, não é a regra nos pacientes com fibrose cística com espessamento detectável da parede.

ENDOSSONOGRAFIA

A endossonografia, realizada com transdutores de alta freqüência na luz do intestino, permite a detecção de anormalidades na mucosa, a delineação das camadas da parede intestinal e a definição dos tecidos moles adjacentes, até uma profundidade de 8 a 10 cm a partir do cristal do transdutor. Portanto, tumores escondidos abaixo da mucosa normal, a penetração do tumor nas camadas da parede intestinal e o envolvimento tumoral nas estruturas vitais adjacentes ou nos linfonodos podem ser bem avaliados. O estadiamento

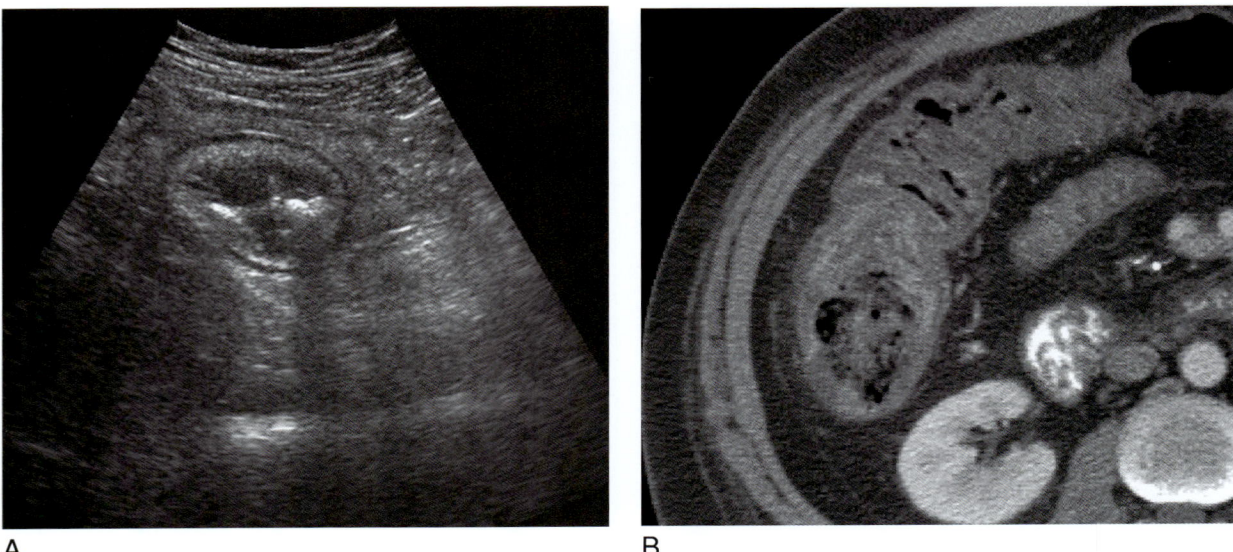

FIGURA 8-54. Fibrose cística. A, USG e transversal do cólon ascendente mostrando espessamento moderado da parede com preservação das camadas. **B,** TC confirmatória.

de tumores da mucosa previamente identificados é uma das principais aplicações dessa técnica.

Trato Gastrointestinal Superior

Os transdutores rotatórios de alta freqüência, usando cristais de 7,5 MHz, adaptados a um endoscópio com fibra óptica, são os mais adequados para endossonografia do esôfago, estômago e duodeno. Geralmente é necessário sedar levemente o paciente. O paciente é colocado em decúbito lateral esquerdo e o endoscópio é inserido no local desejado. O gás intraluminal é aspirado e um balão cobrindo o cristal do transdutor é inflado com água sem ar. A localização de referência é determinada pela distância da inserção a partir dos dentes e da identificação de pontos anatômicos, como baço, fígado, pâncreas e vesícula biliar. A rotação e a deflexão da ponta do transdutor permitem a varredura das lesões visibilizadas em diferentes planos.[98]

A identificação, a localização e a caracterização de **massas benignas** é possível com a USG endoscópica. Varizes são vistas como massas compressíveis hipoecóicas ou císticas, profundas até a submucosa ou nas camadas mais externas do esôfago, na junção gastroesofágica ou no fundo gástrico.[99] Os **tumores benignos**, como os fibromas e os leiomiomas, são massas sólidas, bem definidas, sem envolvimento da mucosa, que podem ser localizados na camada da parede onde se originam, geralmente a submucosa e a muscular própria, respectivamente. A **úlcera péptica** produz tipicamente espessamento acentuado de todas as camadas da parede gástrica com uma cratera ulcerosa demonstrável. A doença de **Ménétrier** causa espessamento das pregas mucosas.

O estadiamento do **carcinoma esofágico** envolve o acesso à profundidade da invasão tumoral e a avaliação do envolvimento dos linfonodos locais e das estruturas vitais adjacentes.[100] Lesões constritivas que não permitem a passagem do endoscópio podem produzir exames tecnicamente insatisfatórios ou incompletos.

O **linfoma gástrico** é tipicamente muito hipoecóico, sua invasão ocorre ao longo da parede gástrica ou na horizontal, e o envolvimento das estruturas extramurais e dos linfonodos é menor do que no carcinoma gástrico. Portanto, a ulceração mucosa localizada, com infiltração extensa das camadas mais profundas, sugere um linfoma, o qual também pode crescer com um padrão polipóide ou como uma infiltração difusa sem ulceração.[101] O **carcinoma gástrico**, ao contrário, surge da mucosa gástrica, é geralmente mais ecogênico, tende a invadir verticalmente ou através da parede gástrica e freqüentemente já envolve os linfonodos perigástricos quando é diagnosticado.

O Reto

Estadiamento Tumoral do Carcinoma Retal

Embora várias condições patológicas possam ser acessadas pela USG endorretal, o estadiamento do carcinoma retal previamente detectado é o seu principal papel. Os pacientes são examinados em decúbito lateral esquerdo, após a aplicação de um enema. São obtidas imagens axiais e sagitais. Atualmente, existem várias sondas rígidas intra-retais comercialmente disponíveis, que usam vários tipos de transdutores, com dispositivo de fase, setoriais mecânicos ou com cristais rotatórios. Um preservativo estéril cobre um balão interno, o qual é inflado com 35 a 70 mL de água sem ar. A sonda é mobilizada para permitir a visibilização do tumor dentro da zona focal do transdutor. As imagens axiais mobilizada demonstram o reto como um círculo multilaminado (Fig. 8-55).

Recentemente, temos avaliado mulheres com carcinoma retal usando uma sonda transvaginal, introduzida na vagina após a administração de enema. Esta técnica é excelente

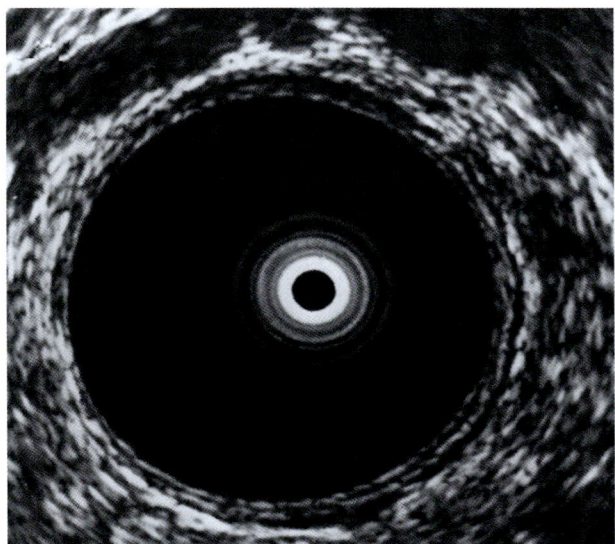

FIGURA 8-55. Endossonograma retal normal. Visão axial mostrando a sonda centralmente dentro da luz retal. As cinco camadas da parede intestinal são mais bem vistas entre as posições de 3 e 7 horas.

especialmente para tumores maiores, porque o septo retovaginal, o tumor e os linfonodos no mesorreto ficam perfeitamente visíveis.

Os tumores são estadiados de acordo com a classificação de Duke modificada por Astler-Coller[102] ou, mais simplesmente, com o componente do tumor primário (T) da classificação TNM[103] – da Union International Contre le Câncer (UICC) – onde T representa o tumor primário, N é o envolvimento nodal e M são as metástases a distância (Fig. 8-56).

O carcinoma retal surge da superfície mucosa do intestino. Os tumores são massas relativamente hipoecóicas que podem distorcer a luz retal. A invasão das camadas mais profundas, a submucosa, a muscular própria e a gordura perirretal, causa descontinuidade destas camadas à USG. A ulceração superficial ou as rachaduras que permitem a formação de pequenas bolhas de gás que são encarceradas pelo balão inflado podem demonstrar sombras e um artefato em "cauda de cometa", com perda da definição das camadas profundas à ulceração. Os linfonodos são massas hipoecóicas, redondas ou ovais, na gordura perirretal. Ultra-sonograficamente, muitos linfonodos visíveis podem ser mais reativos do que neoplásicos e os linfonodos de tamanho normal podem ter invasão microscópica. Portanto, o estadiamento definitivo requer avaliação patológica tanto do tumor quanto dos linfonodos regionais.

Wang *et al.*[104] estudaram seis espécimes colorretais normais e 16 neoplásicos *in vitro*, com um transdutor de USG de 8,5 MHz. Eles claramente mostraram a invasão da submucosa em 92,5% e invasão da muscular própria em 77%. Os tumores invasivos com extensão para além da muscular própria são vistos em 90% das vezes. Estudos *in vivo* corroboram este excelente resultado.[105,106] Comparando a USG transretal pré-operatória e o estadiamento pela TC em 102 pacientes consecutivos, Rifkin *et al.*[107] observaram que a USG transretal é superior à TC na avaliação da extensão do tumor e na detecção do envolvimento dos linfonodos.

As limitações da USG retal incluem:

- Incapacidade para identificar a invasão tumoral microscópica
- Incapacidade para mostrar os tumores estenóticos
- Incapacidade para mostrar os tumores maiores que 15 cm a partir da borda anal
- Incapacidade para distinguir os linfonodos envolvidos com o tumor daqueles com alterações reacionais
- Incapacidade para identificar linfonodos de tamanho normal com invasão tumoral microscópica

Apesar destas limitações, a USG transretal parece ser um excelente método de imagem para o estadiamento pré-operatório dos cânceres retais acessíveis.

O **câncer retal recorrente** após ressecção local geralmente é extraluminal, envolvendo secundariamente a margem da ressecção. A ultra-sonografia transretal seriada pode ser usada em conjunto com os níveis de antígeno corioembrionário para detectar tais recidivas. Uma massa hipoecóica pericólica ou um espessamento local da parede retal, tanto nas camadas superficiais quanto nas profundas, devem ser vistas como recidiva. **Tratamento radioterápico prévio** pode causar espessamento difuso de toda a parede retal, geralmente com ecogenicidade alta a moderada e com um aspecto que é facilmente diferenciado do aspecto hipoecóico focal do câncer recorrente. A biópsia guiada por USG, numa anormalidade detectada, facilita a diferenciação histológica entre a recidiva e a alteração pós-operatória inflamatória ou actínica.

O carcinoma prostático pode invadir diretamente o reto, ou tumores mais remotos podem envolver o reto, geralmente como resultado de implantação no fundo de saco peritoneal posterior. Como estes tumores inicialmente envolvem as camadas mais profundas da parede retal, com envolvimento mucoso conforme a doença progride, seu aspecto ultra-sonográfico é diferente daquele do carcinoma retal primário (Fig. 8-56D).

Os **tumores mesenquimais benignos**, especialmente aqueles originados no músculo liso, são incomuns no reto. Quando vistos, seus achados ultra-sonográficos são os mesmos de qualquer outro lugar. Os **cistos mucosos de retenção**, causados pela obstrução das glândulas mucosas, produzem massas císticas de tamanho variável que são localizadas profundamente na parede retal.

O Canal Anal

Incontinência Fecal

A endossonografia anal, realizada com a adição de um cone rígido acoplado a uma sonda radial de 7,5 MHz, permite a avaliação acurada do canal anal, incluindo os esfíncteres interno e externo.[108] Realizada primariamente para o estudo

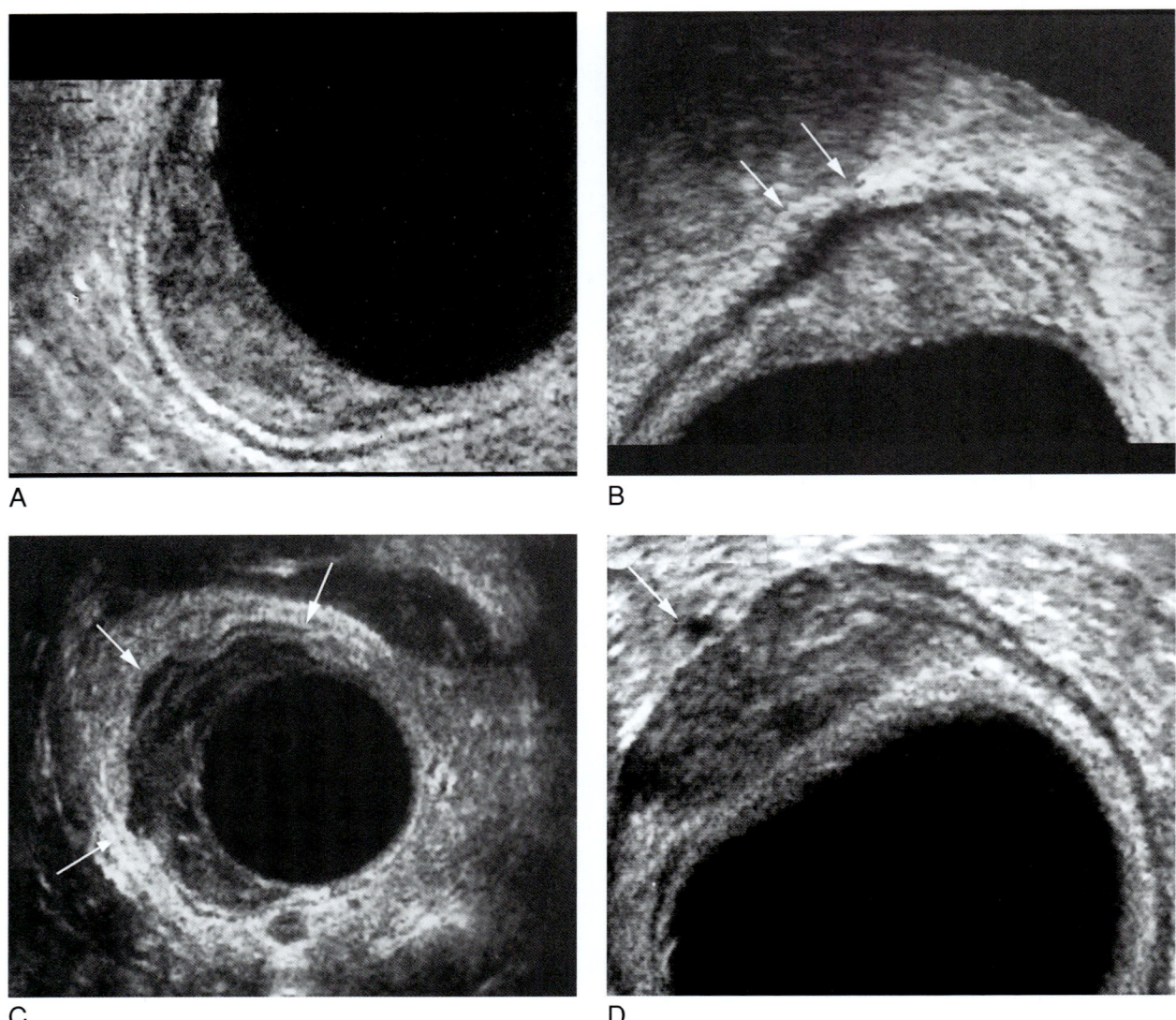

FIGURA 8-56. Tumores retais vistos à USG transretal. A, Carcinoma retal – T_1. Uma massa hipoecóica entre as posições de 6 e 8 horas. A submucosa – a linha hiperecóica – e a muscular própria – a linha hipoecóica externa – estão intactas. **B,** Carcinoma retal – T_2. Um tumor é visto anteriormente. A muscular própria (*setas*) é uma linha hipoecóica que está espessada e nodular, consistente com tumor ao redor. **C,** Carcinoma retal – T_3. Um grande tumor envolve toda a parede lateral direita do reto. Invasão da gordura perirretal (*setas*) é observada em vários locais. Um grande nódulo é visto na posição de 6 horas; nódulos menores são vistos nas posições de 5 e 8 horas. **D,** Carcinoma metastático da parede retal. Uma massa hipoecóica é vista entre as posições de 10 horas e 1 hora. Ela envolve as camadas profundas da parede retal e não a mucosa retal. Existe um pequeno linfonodo (*seta*).

da incontinência fecal, este teste mostra a integridade dos esfíncteres com documentação do grau e do tamanho dos defeitos musculares.

Mulheres jovens, após parto traumático, são freqüentemente afetadas por incontinência fecal. Nós e outros grupos observamos que o acesso transvaginal para o esfíncter anal – realizado com uma sonda transvaginal de varredura lateral, próxima ao intróito – é tão eficaz quanto o acesso transanal.[28,109,110]

O **esfíncter anal interno**, em continuidade com a muscular própria do reto acima, é visto como um anel negro ou circular hipoecóico, imediatamente profundo aos ecos mucosos convolutos (Fig. 8-57). O **esfíncter anal externo**, em contraste, é menos bem definido e mais hiperecóico, aparecendo cinza ao exame de USG e em continuidade com as fibras da faixa puborretal. O rompimento traumático das camadas musculares irá mostrar defeitos na continuidade da textura muscular normal, mais comumente anterior (Fig. 8-58). A cicatrização pós-traumática pode estar associada à alteração da forma do canal anal de redonda para oval (Fig. 8-58).

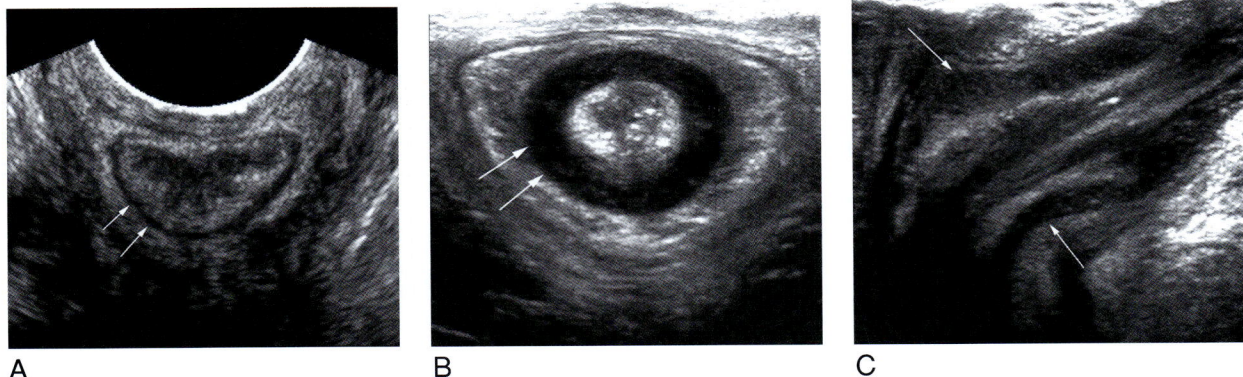

FIGURA 8-57. Reto normal e canal anal. A, Abordagens transvaginal e B e C, transperineal. A, Imagem transversal do reto feita com a sonda vaginal mostrando a mucosa retal convoluta, a submucosa proeminente (*branca*) e a muscular própria como uma delgada margem negra (*setas*). O reto geralmente é oval, como mostrado aqui. **B,** O canal anal mostra o esfíncter anal interno espesso, bem definido (*setas*), como um anel negro que tem continuidade com a muscular própria da parede retal acima. O esfíncter anal externo não é tão bem definido e hiperecóico. **C,** Rotação da sonda para 90 graus mostra o eixo longitudinal do canal anal. Esfíncter anal interno (*setas*).

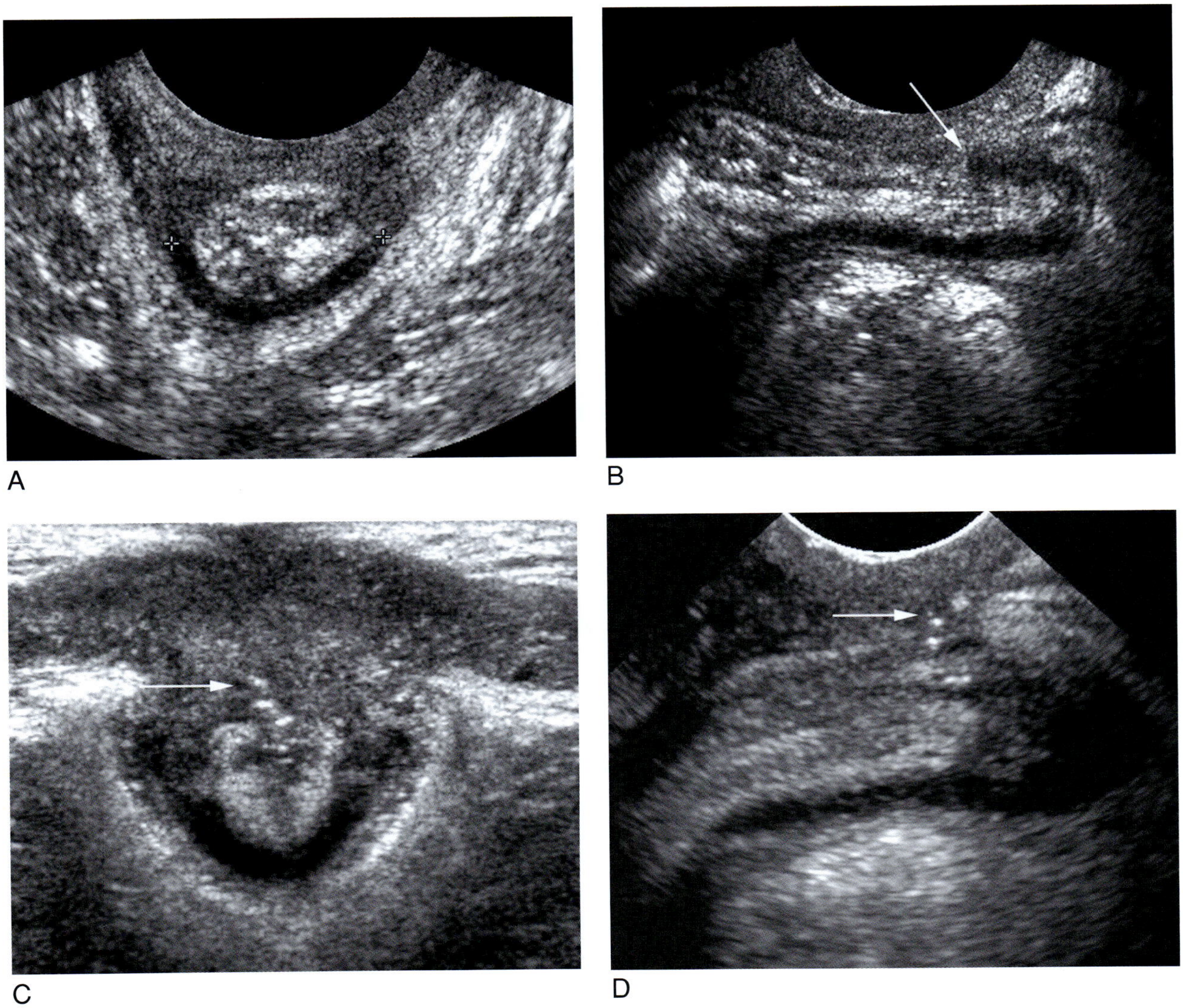

FIGURA 8-58. Rompimento traumático do esfíncter anal em dois pacientes. A, Visões transversal e **B,** longitudinal do canal anal, feitas via transvaginal, mostrando rompimento do esfíncter anteriormente da posição de 9 a 3 horas. A seta na imagem sagital mostra a extensão do esfíncter anal interno em direção cefálica. **C,** Cortes transversal e **D,** longitudinal do canal anal mostrando rompimento de toda a espessura do canal anal anterior, entre as posições de 11 horas e 1 hora. A *seta* em cada imagem mostra bolhas de ar dentro de uma fístula anovaginal.

Doença Inflamatória Perianal

A doença inflamatória perianal é vista em duas populações diferentes, aquela com doença de Crohn que desenvolve inflamação perianal como parte da doença, e os pacientes que desenvolvem abscessos ou fístulas perianais espontaneamente. A primeira é descrita na seção sobre doença de Crohn. Nos outros pacientes, a infecção perianal surge nas pequenas glândulas anais interesfinctéricas, localizadas predominantemente na linha denteada. Isto ocorre mais em homens jovens. A documentação das coleções líquidas e a relação dos

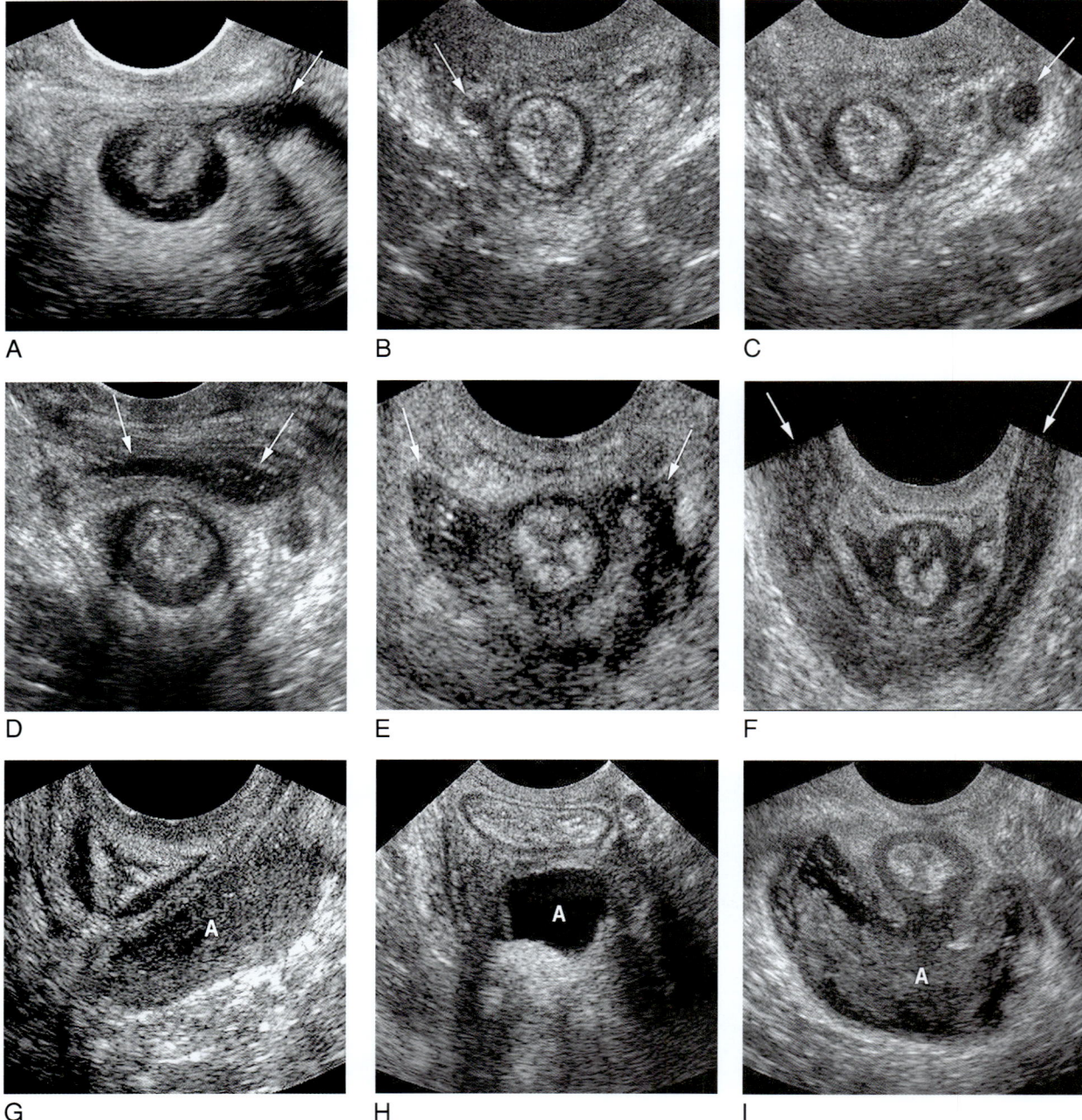

FIGURA 8-59. Doença inflamatória perianal em nove pacientes. *Linha superior* – **Aberturas inflamatórias e tratos simples** (*setas*). **A,** Imagens transversais do canal anal mostrando a abertura interna na posição de 1 hora com um trato transesfinctérico correndo para uma pequena coleção. **B,** Trato interesfinctérico e **C,** trato extra-esfinctérico maior. *Linha central* – **tratos mais complexos** (*setas*). **D,** Trato extra-esfinctérico anterior com líquido dentro. **E,** Tratos interesfinctéricos bilaterais, complexos, e coleções mostrando focos claros, hiperecóicos, representando ar extraluminal. **F,** Trato em ferradura ou bumerangue, envolvendo o canal anal posterior e lateralmente. Existem aberturas internas nas posições de 2, 4 e 9 horas. *Linha inferior* – **Abscessos (A) perianais. G,** Abscesso na face póstero-lateral esquerda do canal anal, cheio de partículas. **H,** Abscesso grande, posterior, complexo, com nível de debris, e **I,** grande abscesso posterior mostrando uma grande abertura interna, posteriormente na posição de 6 horas.

tratos inflamatórios com o mecanismo esfinctérico são importantes para o tratamento cirúrgico.

A USG transanal para estudo da doença inflamatória perianal é limitada porque a introdução do transdutor rígido dentro do canal anal não permite a avaliação da doença na região perianal. Nós preferimos a USG transvaginal em conjunto com a USG transperineal em mulheres e a USG transperineal em homens para avaliar este problema.

As varreduras são realizadas com transdutores lineares curvos e de alta freqüência, colocados firmemente na pele do períneo, entre o intróito e o canal anal nas mulheres e entre o escroto e o canal anal nos homens. É necessária uma pressão firme sobre o transdutor para permitir uma boa visibilização do canal anal. Começamos o procedimento com o transdutor em um plano transverso relativo ao corpo. O transdutor deve ser movido em direção cefálica e anterior ao plano do canal anal e, então, lentamente virado através do plano do canal anal, o que irá mostrar o canal em corte transversal, desde a junção anorretal até a abertura anal externa. A rotação do transdutor até 90 graus irá permitir o estudo no plano longitudinal. Tratos e coleções no períneo, nas nádegas, no escroto e nos lábios também podem ser avaliados e acompanhados em direção retrógrada até a sua conexão com o canal anal.

Os tratos inflamatórios perianais e as massas são classificados de acordo com a classificação de Parks.[111] Esta classificação atua como guia para o tratamento operatório pela descrição anatômica dos tratos fistulosos. De acordo com esta classificação, existem quatro subtipos: interesfinctérico (entre o esfíncter anal externo e o interno), transesfinctérico (atravessando ambos os esfíncteres anais, interno e externo, em direção à fossa isquiorretal ou à fossa isquioanal), supraesfinctérico e extra-esfinctérico. Em cada paciente, documentamos também a abertura interna e a externa, sempre que possível. Os tratos são mostrados pela USG como áreas lineares hipoecóicas ou áreas tubulares contendo líquidos, dependendo do tamanho e da atividade (Fig. 8-59). Assim como as fístulas de qualquer lugar, as bolhas de ar dentro do trato visibilizadas como focos hiperecóicos brilhantes podem se mover durante o exame, ajudando na sua identificação. Na nossa experiência inicial com 54 pacientes com massas inflamatórias perianais, os achados ultra-sonográficos foram confirmados em 22 (85%) de 26 pacientes que sofreram tratamento cirúrgico para a doença.[27]

Agradecimentos

O autor gostaria de agradecer a Gordana Popovich e a Jenny Tomashpolskaya por suas ilustrações

Referências

Princípios Básicos

1. Heyder N, Kaarmann H, Giedl J: Experimental investigations into the possibility of differentiating early from invasive carcinoma of the stomach by means of ultrasound. Endoscopy 1987;19:228-232.
2. Bolondi L, Caletti G, Casanova P, et al: Problems and variations in the interpretation of the ultrasound feature of the normal upper and lower gastrointestinal tract wall. Scand J Gastroenterol 1986;21:16-26.
3. Kimmey MB, Martin RW, Haggitt RC, et al: Histologic correlates of gastrointestinal ultrasound images. Gastroenterology 1989;96:433-441.
4. Lutz H, Petzoldt R: Ultrasonic patterns of space occupying lesions of the stomach and the intestine. Ultrasound Med Biol 1976;2:129-131.
5. Bluth EI, Merritt CRB, Sullivan MA: Ultrasonic evaluation of the stomach, small bowel, and colon. Radiology 1979;133:677-680.
6. Wilson SR: The bowel wall looks thickened: What does that mean? Categorical course in diagnostic radiology: Findings at US—what do they mean? Radiological Society of North America. 2002, 219-228.
7. Puylaert JBCM: Acute appendicitis: Ultrasound evaluation using graded compression. Radiology 1986;158:355-360.
8. Wilson SR: Gastrointestinal sonography. Abdom Imaging 1996;21:1-8.
9. Teefey SA, Roarke MC, Brink JA, et al: Bowel wall thickening: Differentiation of inflammation from ischemia with color Doppler and duplex US. Radiology 1996;198:547-551.

Neoplasias do Trato Gastrointestinal

10. Winawer SJ, Sherlock P: Malignant neoplasms of the small and large intestine. In Sleisenger MH, Fordtran JS (eds): Gastrointestinal Disease: Pathophysiology Diagnosis Management, 3rd ed. Philadelphia, 1983, WB Saunders.
11. Lim JH: Colorectal cancer: Sonographic findings. AJR 1996;167:45-47.
12. Lim JH, Ko YT, Lee DH, et al: Determining the site and causes of colonic obstruction with sonography. AJR 1994;163:1113-1117.
13. Fenoglio-Preiser CM, Lantz PE, Listrom MB, et al (eds): Gastrointestinal Pathology: An Atlas and Text, 2nd ed. New York, Raven Press, 1998, pp 1169-1215.
14. Kaftori JK, Aharon M, Kleinhaus U: Sonographic features of gastrointestinal leiomyosarcoma. J Clin Ultrasound 1981;9:11-15.
15. Fenoglio-Preiser CM, Lantz PE, Listrom MB, et al (eds): Gastrointestinal Pathology: An Atlas and Text, 2nd ed. New York, Raven Press, 1998, pp 1129-1168.
16. Salem S, Hiltz CW: Ultrasonographic appearance of gastric lymphosarcoma. J Clin Ultrasound 1978; 6:429-430.
17. Derchi LE, Bandereali A, Bossi MC, et al: Sonographic appearance of gastric lymphoma. J Ultrasound Med 1984;3:251-256.
18. Telerman A, Gerend B, Van der Heul B, et al: Gastrointestinal metastases from extraabdominal tumors. Endoscopy 1985;17:99.
19. Rubesin SE, Levine MS: Omental cakes: Colonic involvement by omental metastases. Radiology 1985;54:593-596.
20. Yeh H-C: Ultrasonography of peritoneal tumors. Radiology 1979;133:419-424.

Doença Inflamatória Intestinal (Doença de Crohn)

21. Seitz K, Rettenmaier G: Inflammatory bowel disease. Sonographic Diagnostics. Dr. Falk Pharmac, West Germany, GmbH, 1988.

22. Sarrazin J, Wilson SR: Manifestations of Crohn disease at US. Radiographics 1996;16:499-520.
23. DiCandio G, Mosca F, Campatelli A, et al: Sonographic detection of postsurgical recurrence of Crohn's disease. AJR 1986;146:523-526.
24. Worlicek H, Lutz H, Heyder N, et al: Ultrasound findings in Crohn's disease and ulcerative colitis: A prospective study. J Clin Ultrasound 1987;15:153-163.
25. Dubbins PA: Ultrasound demonstration of bowel wall thickness in inflammatory bowel disease. Clin Radiol 1984;35:227-231.
26. Parente F, Maconi G, Bollani SL, et al: Bowel ultrasound in assessment of Crohn's disease and detection of related small bowel strictures: A prospective comparative study versus x ray and intraoperative findings. Gut 2002; 50:490-495.
27. Stewart LK, McGee J, Wilson SR: Transperineal and transvaginal sonography of perianal inflammatory disease. AJR 2001;177(3):627-632.
28. Damani N, Wilson SR: Nongynecologic findings of transvaginal sonography. Radiographics 1999;19: S179-200.

Abdome Agudo
29. Puylaert JB: Ultrasound of acute GI tract conditions. Eur Radiol 2001;11:1867-1877.
30. Seibert JJ, Williamson SL, Golladay ES, et al: The distended gasless abdomen: A fertile field for ultrasound. J Ultrasound Med 1986;5:301-308.
31. Lee DH, Lim JH, Ko YT, et al: Sonographic detection of pneumoperitoneum in patients with acute abdomen. AJR 1990;154:107-199.
32. Muradali D, Wilson S, Burn PN, et al: A specific sign of pneumoperitoneum on sonography: Enhancement of the peritoneal stripe. AJR 1999;17(5):1257-1262.
33. Kazarian KK, Roeder W, Mersheiner WL: Decreasing mortality and increasing morbidity from acute appendicitis. Am J Surg 1970;119:681-685.
34. Pieper R, Forsell P, Kager L: Perforating appendicitis: A nine-year survey of treatment and results. Acta Chir Scand 1986;530:51-57.
35. Go PMNYH, Luyendijk R, Murting JDK: Metnonidazoprotylaxe bij appendectomie. Med Tijdschr Geneejk 1986;130:775-778.
36. Van Way CW III, Murphy JR, Dunn EL, et al: A feasibility study in computer-aided diagnosis in appendicitis. Surg Gynecol Obstet 1982;155:685-688.
37. Berry J Jr, Malt RA: Appendicitis near its centenary. Ann Surg 1984;200(5):567-575.
38. Bendeck SE, Nino-Murcia NM, Berry GJ, Jeffrey RB: Imaging for suspected appendicitis: Negative appendectomy and perforation rates. Radiology 2002;225:131-136.
39. Birnbaum BA, Wilson SR: Appendicitis at the millennium. Radiology 2000;215(2):337-348.
40. Shaw RE: Appendix calculi and acute appendicitis. Br J Surg 1965;52:452-459.
41. Savrin RA, Clauren K, Martin EW, Jr, et al: Chronic and recurrent appendicitis. Am J Surg 1979;137:355-357.
42. Dachman AH, Nichols JB, Patrick DH, et al: Natural history of the obstructed rabbit appendix: Observations with radiography, sonography, and computed tomography. AJR 1987;148:281-284.
43. Jeffrey RB, Jr, Laing FC, Lewis FR: Acute appendicitis: High-resolution real-time ultrasound findings. Radiology 1987;163:11-14.
44. Abu-Yousef MM, Bleicher JJ, Maher JW, et al: High-resolution sonography of acute appendicitis. AJR 1987;149:53-58.
45. Jeffrey RB, Jr, Laing FC, Townsend RR: Acute appendicitis: Sonographic criteria based on 250 cases. Radiology 1988;67:327-329.
46. Rioux M: Sonographic detection of the normal and abnormal appendix. AJR 1992;158:773-778.
47. Rettenbacher T, Hollerweger A, Macheiner P, et al: Ovoid shape of the vermiform appendix: A criterion to exclude acute appendicitis—evaluation with US. Radiology 2003;226:95-100.
48. Lee JH, Jeong YK, Hwang JC, et al: Graded compression sonography with adjuvant use of a posterior manual compression technique in the sonographic diagnosis of acute appendicitis. AJR 2002;178(4):863-868.
49. Borushok KF, Jeffrey RB, Jr, Laing FC, et al: Sonographic diagnosis of perforation in patients with acute appendicitis. AJR 1990;154:275-278.
50. Puylaert JB, Lalisang RI, van der Werf SD, et al: Campylobacter ileocolitis mimicking acute appendicitis: Differentiation with graded-compression ultrasound. Radiology 1988;166:737-740.
51. Gaensler EHL, Jeffrey RB, Jr, Laing FC, et al: Sonography in patients with suspected acute appendicitis: Value in establishing alternative diagnoses. AJR 1989;152:49.
52. Agha FP, Ghahremani GG, Panella JS, et al: Appendicitis as the initial manifestation of Crohn's disease: Radiologic features and prognosis. AJR 1987;149:515-518.
53. Roth T, Zimmer G, Tschantz P. Crohn's disease of the appendix. Ann Chir 2000;125(7):665-667.
54. Higgins MJ, Walsh M, Kennedy SM, et al: Granulomatous appendicitis revisited: Report of a case. Dig Surg 2001;18(3):245-248.
55. Chou YH, Chiou HJ, Tiu CM, et al: Sonography of acute right side colonic diverticulitis. Am J Surg 2001 Feb;181(2):122-127.
56. O'Malley ME, Wilson SR: US of gastrointestinal tract abnormalities with CT correlation. Radiographics 2003;23:59-72.
57. Teefey SA, Montana MA, Goldfogel, et al: Sonographic diagnosis of neutropenic typhlitis. AJR 1987;149:731-733.
58. Frager DH, Frager JD, Brandt LJ, et al: Gastrointestinal complications of AIDS: Radiologic features. Radiology 1986;158:597-603.
59. Balthazar EJ, Megibow AJ, Fazzini E, et al: Cytomegalovirus colitis in AIDS: Radiographic findings in 11 patients. Radiology 1985;155:585-589.
60. Teixidor HS, Honig CL, Norsoph E, et al: Cytomegalovirus infection of the alimentary canal: Radiologic findings with pathologic correlation. Radiology 1987; 163:317-323.
61. Puylaert JB: Mesenteric adenitis and acute terminal ileitis: US evaluation using graded compression. Radiology 1986;161:691-695.
62. Puylaert JB: Right-sided segmental infarction of the omentum: Clinical, US, and CT findings. Radiology 1992;185:169-172.
63. Bender MD, Ockner RK: Diseases of the peritoneum, mesentery and diaphragm. In Sleisenger MH, Fordtran JS (eds): Gastrointestinal Disease, 5th ed, vol. 2. Philadelphia, WB Saunders, 1993, pp 2004-2011.

Dor no Quadrante Inferior Esquerdo
64. Painter NS, Burkitt DP: Diverticular disease of the colon, a 20th century problem. Clin Gastroenterol 1975;4:3.

65. Parks TG: Natural history of diverticular disease of the colon. Clin Gastroenterol 1975;4:53.
66. Ming SC, Fleischner FG: Diverticulitis of the sigmoid colon: Reappraisal of pathology and pathogenesis. Surgery 1965;58:627.
67. Wilson SR, Toi A: The value of sonography in the diagnosis of acute diverticulitis of the colon. AJR 1990;154:1199-1202.
68. Parulekar SG: Sonography of colonic diverticulitis. J Ultrasound Med 1985;4:659-666.
69. Derchi LE, Reggiani L, Rebaudi F, et al: Appendices epiploicae of the large bowel. Sonographic appearance and differentiation from peritoneal seeding. J Ultrasound Med 1988;7:11-14.

Outras Anormalidades do Trato Gastrointestinal

70. Jones RS: Intestinal obstruction, pseudo-obstruction, and ileus. In Sleisenger MH, Fordtran JS (eds): Gastrointestinal Disease: Pathophysiology Diagnosis Management, 5th ed, vol 1. Philadelphia, WB Saunders, 1993, pp 898-903.
71. Meiser G, Meissner K: Sonographic differential diagnosis of intestinal obstruction—results of a prospective study of 48 patients. Ultraschall Med 1985;6:39-45.
72. Tennenhouse JE, Wilson SR: Sonographic detection of a small bowel bezoar. J Ultrasound Med 1990;9:603-605.
73. Siewert B, Raptopoulos V: CT of the acute abdomen: Findings and impact on diagnosis and treatment. AJR 1994;163:1317-1324.
74. Balthazar EJ: CT of small-bowel obstruction. AJR 1994;162: 255-261.
75. Lee DH, Lim JH, Ko YT: Afferent loop syndrome: Sonographic findings in seven cases. AJR 1991; 157:41-43.
76. Parienty RA, Lepreux JF, Gruson B: Sonographic and computed tomography features of ileocolic intussusception. AJR 1981;136:608-610.
77. Weissberg DL, Scheible W, Leopold GR: Ultrasonographic appearance of adult intussusception. Radiology 1977;124:791-792.
78. Alessi V, Salerno G: The "hay-fork" sign in the ultrasonographic diagnosis of intussusception. Gastrointest Radiol 1985;10:177-179.
79. Gaines PA, Saunders AJS, Drake D: Midgut malrotation diagnosed by ultrasound. Clin Radiol 1987;38:51-53.
80. Wilson SR: Evaluation of the small intestine by ultrasonography. In Gourtsoyiannis NC (ed): Radiological Imaging of the Small Intestine. Heidelberg, Germany: Springer-Verlag, 2002, pp 73-86.
81. Bartlett JG: The pseudomembranous enterocolitides. In Sleisenger MH, Fordtran JS (eds): Gastrointestinal Disease: Pathophysiology Diagnosis Management, 5th ed, vol. 2. Philadelphia, WB Saunders, 1993, pp 1174-1189.
82. Totten MA, Gregg JA, Fremont-Smith P, et al: Clinical and pathological spectrum of antibiotic-associated colitis. Am J Gastroenterol 1978;69:311-319.
83. Bolondi L, Ferrentino M, Trevisani F, et al: Sonographic appearance of pseudomembranous colitis. J Ultrasound Med 1985;4:489-492.
84. Downey DB, Wilson SR: The role of sonography in pseudomembranous colitis. Radiology 1991;180:61-64.
85. Fenoglio-Preiser CM, Lantz PE, Listrom MB, et al (eds): Gastrointestinal Pathology: An Atlas and Text, 2nd ed. New York, 1998, Raven Press, pp 763-908.
86. Sigel B, Machi J, Ramos JR, et al: Ultrasonic features of pneumatosis intestinalis. J Clin Ultrasound 1985; 13:675-678.
87. Vernacchia FS, Jeffrey RB, Laing FC, et al: Sonographic recognition of pneumatosis intestinalis. AJR 1985; 145:51-52.
88. Woodruff R, McDonald JR: Benign and malignant cystic tumors of the appendix. Surg Gynecol Obstet 1940;71:750-755.
89. The gastrointestinal tract. In Robbins SL, Cotran RS, Kumar V (eds): Pathologic Basis of Disease, 5th ed. Philadelphia, WB Saunders, 1994, pp 755–830.
90. Young RH, Gilks CB, Scully RE: Mucinous tumors of the appendix associated with mucinous tumors of the ovary and pseudomyxoma peritonei. A clinicopathological analysis of 22 cases supporting an origin in the appendix. Am J Surg Pathol 1991;15(5):415-429.
91. Horgan JG, Chow PP, Richter JO, et al: Computed tomography and sonography in the recognition of mucoceles of the appendix. AJR 1984;143:959.
92. Dietrich CF, Brunner V, Seifert H, et al: Intestinal B-mode sonography in patients with endemic sprue. Intestinal sonography in endemic sprue. Ultraschall Med 1999;20(6):242-247.
93. Rettenbacher T, Hollerweger A, Macheiner P, et al: Adult celiac disease: US signs. Radiology 1999;211(2):389-394.
94. Pickhardt PJ, Yagan N, Siegel MJ, et al: Cystic fibrosis: CT findings of colonic disease. Radiology 1998 Mar;206(3):725-730
95. Haber HP, Benda N, Fitzke G, et al: Colonic wall thickness measured by ultrasound: Striking differences in patients with cystic fibrosis versus healthy controls. Gut 1997;40(3):406-411.
96. Connett GJ, Lucas JS, Atchley JT, et al: Colonic wall thickening is related to age and not dose of high strength pancreatin microspheres in children with cystic fibrosis. Eur J Gastroenterol Hepatol 1999;11(2):181-183.
97. Welkon CJ, Long SS, Thompson CM Jr, et al: Clostridium difficile in patients with cystic fibrosis. Am J Dis Child 1985 Aug;139(8):805-808.

Endossonografia

98. Shorvon PJ, Lees WR, Frost RA, et al: Upper gastrointestinal endoscopic ultrasonography in gastroenterology. Br J Radiol 1987;60:429-438.
99. Strohm WD, Classen M: Benign lesions of the upper GI tract by means of endoscopic ultrasonography. Scand J Gastroenterol 1986;21(123):41-46.
100. Takemoto T, Ito T, Aibe T, et al: Endoscopic ultrasonography in the diagnosis of esophageal carcinoma, with particular regard to staging it for operability. Endoscopy 1986;18(3):22-25.
101. Bolondi L, Casanova P, Caletti GC, et al: Primary gastric lymphoma versus gastric carcinoma: Endoscopic ultrasound evaluation. Radiology 1987;165:821-826.
102. Astler VB, Coller FA: The prognostic significance of direct extension of carcinoma of the colon and rectum. Ann Surg 1954;139:816.
103. Spiessel B, Schiebe O, Wagner G: Union International Contre le Cancer (UICC) TNM Atlas, New York, 1982, Springer Verlag.
104. Wang KY, Kimmey MB, Nyberg DA, et al: Colorectal neoplasms: Accuracy of ultrasound in demonstrating the depth of invasion. Radiology 1987;165:827-829.
105. Yamashita Y, Machi J, Shirouzu K, et al: Evaluation of endorectal ultrasound for the assessment of wall invasion of

rectal cancer: Report of a case. Dis Colon Rectum 1988;31(8):617-623.
106. Hildebrandt U, Feifel G: Preoperative staging of rectal cancer by intrarectal ultrasound. Dis Colon Rectum 1985;28(1):42-46.
107. Rifkin MD, Ehrlich SM, Marks G: Staging of rectal carcinoma: Prospective comparison of endorectal ultrasound and computed tomography. Radiology 1989;170:319-322.
108. Law PJ, Bartman CI: Anal endosonography: Technique and normal anatomy, Gastrointest Radiol 1989; 14:349-353.
109. Stewart LK, Wilson SR: Transvaginal sonography of the anal sphincter: Reliable or not? AJR 1999;173:179-185.
110. Sudakoff GS, Quiroz F, Foley WD: Sonography of anorectal, rectal, and perirectal abnormalities. AJR 2002;179:131-136.
111. Parks AG, Gordon PH, Hardcastle JE: A classification of fistula-in-ano. Br J Surg 1976;63:1-12.

O Trato Urinário

Wendy Thurston / Stephanie R. Wilson

SUMÁRIO DO CAPÍTULO

EMBRIOLOGIA
  Desenvolvimento dos Rins e do Ureter
  Desenvolvimento da Bexiga
  Desenvolvimento da Uretra

ANATOMIA
  Rim
  Ureter
  Bexiga

ULTRA-SONOGRAFIA DO TRATO GENITOURINÁRIO
  Aspectos Técnicos
  Técnicas de Exame
    Rim
    Ureter
    Bexiga
    Uretra

ANOMALIAS CONGÊNITAS DO TRATO GENITOURINÁRIO
  Anomalias Relacionadas ao Crescimento Renal
    Hipoplasia
    Lobulação Fetal
    Hipertrofia Compensatória
  Anomalias Relacionadas à Ascensão do Rim
    Ectopia
    Ectopia Renal
    Cruzada Rim em Ferradura
  Anomalias Relacionadas ao Broto Ureteral
    Agenesia Renal
    Rim Supranumerário
    Sistema Coletor Duplo e Ureterocele
    Obstrução da Junção Ureteropélvica
    Megacálices Congênitos
    Megaureter Congênito
    Anomalias Relacionadas ao Desenvolvimento Vascular
    Vasos Aberrantes
    Ureter Retrocaval
  Anomalias Relacionadas ao Desenvolvimento Vesical
    Agenesia
    Duplicação
    Extrofia
    Anomalias Uracais
  Anomalias Relacionadas ao Desenvolvimento Uretral Divertículo

INFECÇÕES DO TRATO GENITOURINÁRIO
  Pielonefrite
    Pielonefrite Aguda
    Abscessos Renais e Perinéfricos
    Pionefrose
    Pielonefrite
    Pielite Enfisematosa
    Pielonefrite Enfisematosa
    Pielonefrite Crônica
    Pielonefrite Xantogranulomatosa
  Necrose Papilar
  Tuberculose
  Infecções Incomuns
    Fúngicas
    Candida albicans
    Parasitárias
    Esquistossomose
    Equinococose (Doença Hidática)
    Filariose
    AIDS
  Cistite
    Infecciosa
    Malacoplaquia
    Cistite Enfisematosa
    Cistite Crônica
    Fístula Vesical

CÁLCULOS E CALCIFICAÇÃO DO TRATO GENITOURINÁRIO
  Cálculos
  Nefrocalcinose

TUMORES DO TRATO GENITOURINÁRIO
  Carcinoma de Células Renais
  Carcinoma de Células Transicionais
    Rim
    Ureter
    Bexiga
  Carcinoma de Células Escamosas
  Adenocarcinoma
  Oncocitoma
  Angiomiolipoma
  Linfoma
    Rim
    Ureter
    Bexiga
  Leucemia
  Metástases
    Rim
    Ureter
    Bexiga
  Adenocarcinoma Uracal
  Neoplasias Raras
    Rim
    Bexiga

DOENÇA CÍSTICA RENAL
  Cistos Corticais
    Simples
    Complexos
  Cistos Parapiélicos
  Cistos Medulares
    Rim Esponjoso Medular
    Doença Cística Medular
  Doença Renal Policística
    Autossômica Recessiva
    Autossômica Dominante
  Rim Multicístico Displásico
  Nefroma Cístico Multilocular
  Doença Cística Renal Associada a Neoplasias
    Doença Cística Renal Adquirida
    Doença de Von Hippel-Landau
    Esclerose Tuberosa

TRAUMA
  Rim
  Ureter
  Bexiga

VASCULAR
  Doppler Vascular Renal
  Oclusão e Infarto Arteriais Renais
  Fístula Arteriovenosa e Malformações
  Estenose da Artéria Renal
  Aneurisma da Artéria Renal
  Trombose da Veia Renal
  Trombose das Veias Ovarianas

DOENÇAS CLÍNICAS DO TRATO GENITOURINÁRIO
  Necrose Tubular Aguda

Necrose Cortical Aguda
Glomerulonefrite
Nefrite Intersticial Aguda
Diabetes Melito
Amiloidose
Endometriose
Cistite Intersticial

BEXIGA NEUROGÊNICA
DIVERTÍCULO DE BEXIGA
INTERVENÇÃO GUIADA POR ULTRA-SOM
   Ultra-sonografia
   Biópsia

Intra-operatória
Drenagem de Abscesso
Nefrostomia
AVALIAÇÃO PÓS-CIRÚRGICA
   Rim
   Derivações

A função primordial do rim é a excreção dos resíduos dos produtos metabólicos. Os rins fazem isso através da conversão de mais de 1.700 litros de sangue, por dia, em um litro de urina concentrada.[1] O rim é um órgão endócrino que secreta diversos hormônios, incluindo eritropoetina, renina e prostaglandinas. Os rins também atuam para manter a homeostase, através da regulação do equilíbrio sal/água e ácido/base. Os sistemas coletores renais, os ureteres e a uretra funcionam como condutos, e a bexiga serve como um reservatório para a excreção urinária.

EMBRIOLOGIA

Desenvolvimento dos Rins e do Ureter

Existem três fases do desenvolvimento renal em embriões humanos: o pronefro, o mesonefro e o metanefro (o rim permanente).[2] O **pronefro** surge no início da quarta semana embriológica, sendo rudimentar e não-funcionante. O **mesonefro** se forma próximo ao final da quarta semana, funcionando como rim provisório até que o metanefro se desenvolva (quinta semana) e comece a funcionar (nona semana).

O **metanefro** (rins permanentes) se desenvolve a partir de duas fontes: (1) o **broto uretérico** e (2) o **blastema metanefrogênico**.[2] O broto uretérico, que forma o ureter, a pelve renal, os cálices e os ductos coletores, interage com o blastema, penetrando-o. Essa interação é necessária para iniciar a ramificação do broto uretérico e a diferenciação dos néfrons no interior do blastema metanefrogênico (Fig. 9-1). Inicialmente, os rins permanentes são encontrados na pelve. Com o crescimento fetal, eles se posicionarão no retroperitônio superior. Com a ascensão, os rins rodam 90 graus medialmente, de modo que a pelve renal fica ântero-medialmente dirigida. Os rins se encontram em sua localização e posição adulta por volta da nona semana de gestação. À medida que ascendem, obtém seu suprimento sangüíneo dos vasos próximos. Sua irrigação adulta provém da aorta abdominal.

Desenvolvimento da Bexiga

Na sétima semana de gestação, o septo urorretal se funde à membrana cloacal, dividindo-a em um **seio urogenital ventral** e um **reto dorsal**. A bexiga se desenvolve a partir do seio urogenital. Inicialmente, ela é contínua com o alantóide, que, eventualmente, se transforma em um cordão fibroso denominado **úraco** (conhecido, no adulto, como o ligamento umbilical mediano). À medida que a bexiga cresce, a porção distal dos ductos mesonéfricos é incorporada, como tecido conjuntivo, dentro do trígono vesical.[2] Ao mesmo tempo, os ureteres abrem-se separadamente dentro da bexiga.[2] Nos lactentes e nas crianças, a bexiga é um órgão abdominal, e somente depois da puberdade se torna uma estrutura pélvica (Fig. 9-2).[2]

Desenvolvimento da Uretra

O epitélio da maior parte da uretra masculina e de toda a uretra feminina é derivado do endoderma do seio urogenital.[2] O tecido conjuntivo e o músculo liso uretrais são formados a partir do mesênquima esplâncnico adjacente.[2]

ANATOMIA

Rim

No adulto, cada rim tem cerca de 11 cm de comprimento, 2,5 cm de espessura e 5 cm de largura, pesando entre 120 e 170 gramas.[3] Emamian *et al.*[4] demonstraram, utilizando 665 voluntários, que o volume parenquimatoso do rim direito é menor do que o do esquerdo. Possíveis explicações para esse achado incluem (1) o menor tamanho do baço, em relação ao fígado, havendo mais espaço para o crescimento renal esquerdo, e (2) a artéria renal esquerda é mais curta do que a direita e, portanto, o fluxo sangüíneo aumentado à esquerda provoca um aumento do volume renal. Eles também demonstraram que o comprimento renal se correlaciona melhor com a altura corporal e que o tamanho do órgão diminui com o avanço da idade, por conta da redução do parênquima.

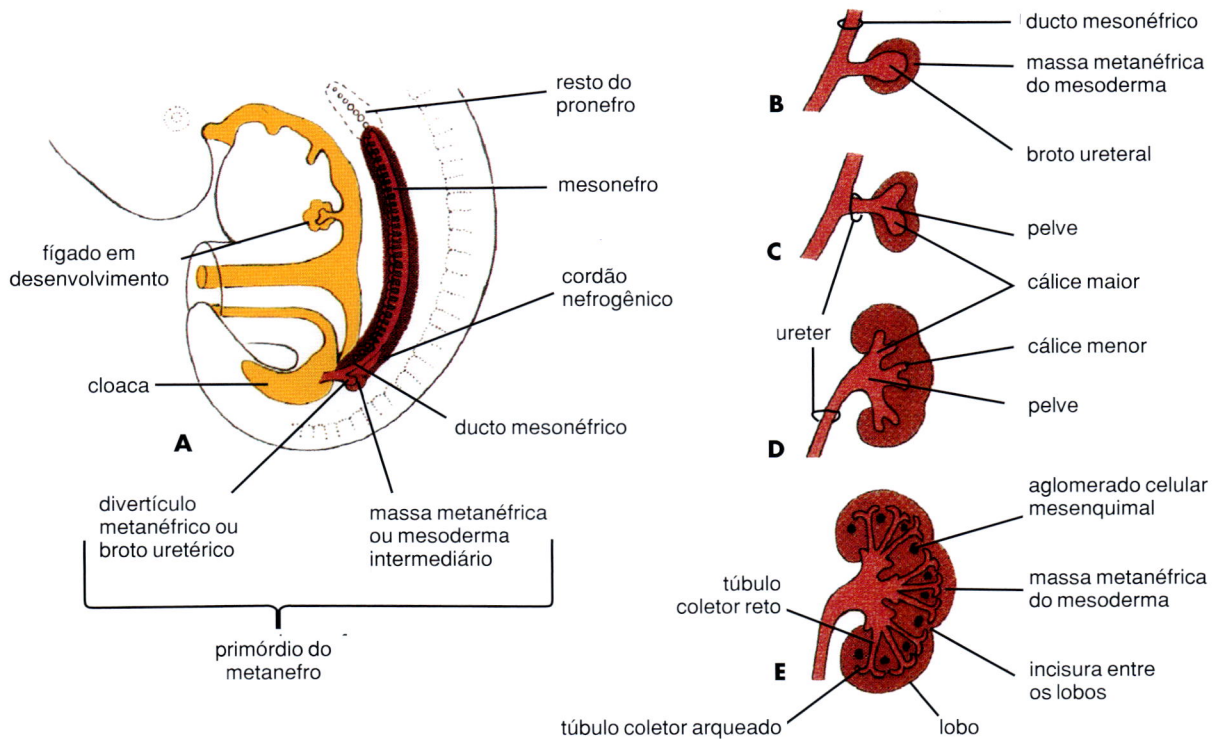

FIGURA 9-1. Embriologia do rim e do ureter. A, Visão lateral de um embrião de cinco semanas exibindo os três rins embriológicos que se desenvolvem. **B a E,** Estágios sucessivos do desenvolvimento do broto ureteral (quinta a oitava semana) no ureter, pelve, cálices e túbulos coletores. (De The urogenital system. In Moore KL, Persaud TVN (eds): The Developing Human. 5th ed. Philadelphia, WB Saunders, 1993, pp 265-303.)

O rim esquerdo geralmente se situa 1 a 2 cm acima do direito.[3] Os rins são móveis e se moverão de acordo com a posição corporal. Em decúbito dorsal, o pólo superior do rim esquerdo está ao nível da décima segunda vértebra torácica, e seu pólo inferior, ao nível da terceira vértebra lombar.

O rim do adulto normal tem a forma de um feijão com um contorno convexo liso anterior, posterior e lateralmente. Medialmente, a superfície é côncava e conhecida como **hilo renal**. Este hilo é contínuo com uma cavidade central denominada **seio renal**. No interior do seio renal estão os ramos principais da artéria renal, tributárias principais da veia renal e o sistema coletor.[3] O restante do seio renal é envolvido por gordura. O sistema coletor (pelve renal) encontra-se posterior aos vasos renais, no hilo renal (Fig. 9-3).

O **parênquima renal** é composto pelo **córtex** e pelas **pirâmides medulares**. As pirâmides medulares renais são hipoecóicas em relação ao córtex renal, podendo ser identificadas na maioria dos adultos normais (Fig. 9-4). O córtex renal normal tem sido classicamente descrito como menos ecogênico do que o fígado e o baço adjacentes. Platt *et al.*[5] avaliaram 153 pacientes e descobriram que em 72% dos pacientes com ecogenicidade cortical renal igual à do fígado apresentavam função renal normal. Se a maior ecogenicidade renal, em relação à hepática, fosse utilizada como critério, tanto a especificidade quanto o valor prognóstico positivo para função renal anormal aumentariam para 96% e 67%, respectivamente. Todavia, a sensibilidade é ruim — somente 20%.[5]

Durante o desenvolvimento normal ocorre uma fusão parcial de duas massas parenquimatosas denominada *renunculi*. **Os defeitos juncionais parenquimatosos** ocorrem no local da fusão, não devendo ser confundidos com processos patológicos tais como fibrose renal e angiomiolipoma. O defeito juncional parenquimatoso está mais tipicamente localizado anterior e superiormente, podendo ser encontrado medial e inferiormente no interior do seio renal. Normalmente sua orientação é mais horizontal do que vertical; conseqüentemente, é mais bem apreciado em cortes sagitais (Fig. 9-5).[6] É

CRITÉRIOS ULTRA-SONOGRÁFICOS PARA A HIPERTROFIA DA COLUNA DE BERTIN

Indentação do seio renal lateralmente
Delimitado por um defeito parenquimatoso juncional
Localização na junção dos terços superior e médio
Contínuo ao córtex renal adjacente
Contém pirâmides renais
Menor do que 3 cm de tamanho

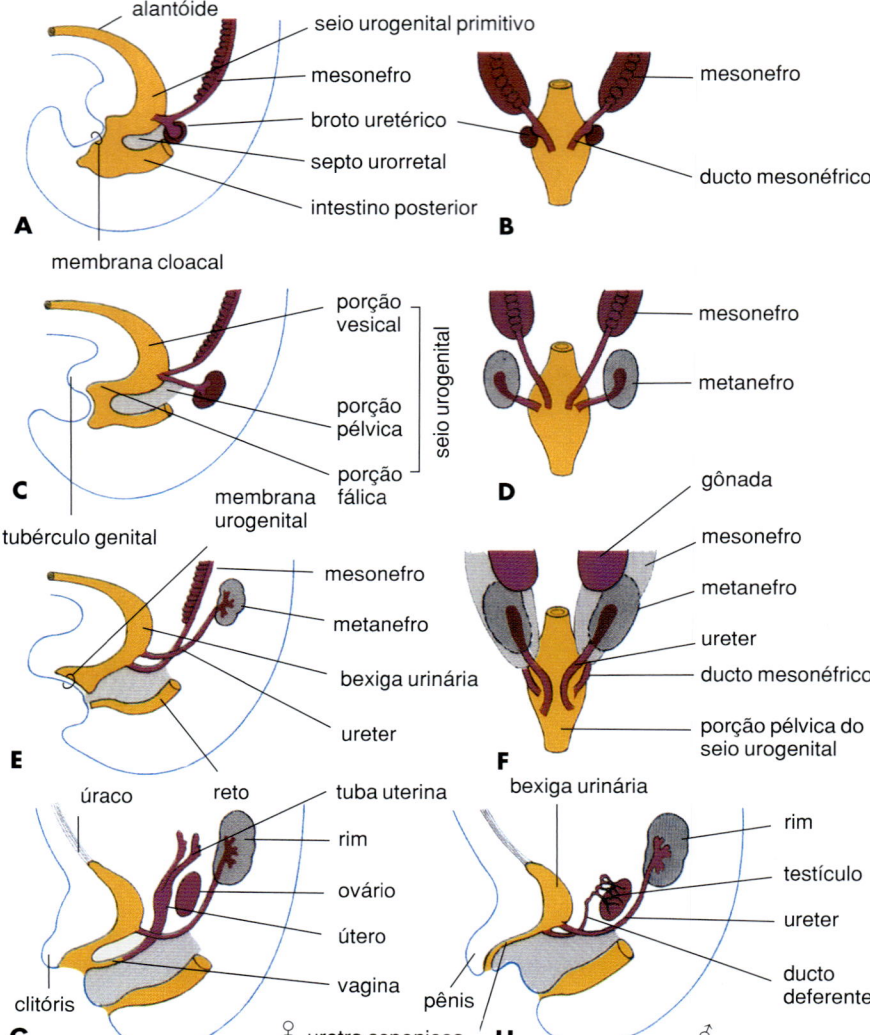

FIGURA 9-2. Embriologia da bexiga e uretra. Diagramas exibindo a divisão da cloaca em seio urogenital e reto; absorção dos ductos mesonéfricos; desenvolvimento da bexiga urinária, uretra e úraco, assim como alteração da localização dos ureteres. **A** e **B,** embrião de 5 semanas. **C** a **H**, embrião de 7 a 12 semanas. (De The urogenital system. In Moore Moore KL, Persaud TVN (eds): The Developing Human. 5th ed. Philadelphia, WB Saunders, 1993, pp 265-303.)

observado mais freqüentemente à direita; porém, quando uma boa janela acústica está presente (esplenomegalia), pode igualmente ser visto à esquerda.

A **coluna de Bertin hipertrofiada** (CBH) é uma variação normal e representa o parênquima polar não reabsorvido de um ou ambos sub-rins que se fundem para formar o rim normal.[7] O critério ultra-sonográfico utilizado para permitir o diagnóstico da CBH inclui a indentação lateral do seio renal, limitada por uma linha e um defeito parenquimatosos juncionais. Normalmente encontra-se na junção dos terços superior e médio do rim, contendo córtex renal que é contínuo ao córtex adjacente do mesmo sub-rim. A CBH contém pirâmides renais. A maior dimensão é menor do que 3 cm (Fig. 9-6).[7,8]

A ecogenicidade da CBH e do córtex renal depende do plano de varredura em relação às estruturas teciduais. As diferenças na orientação tecidual produzem diferentes refletividades acústicas.[7] Os ecos da CBH são mais brilhantes do que aqueles do córtex renal adjacente, quando vistos *en face* (Fig. 9-6).[7] Pode ser difícil diferenciar um pequeno tumor avascular da CBH, no entanto, a demonstração de artérias arqueadas pelo Doppler colorido indica CBH, e não um tumor. Ocasionalmente, a urografia excretora (UE), a tomografia computadorizada (TC), ou uma cintilografia renal, serão necessárias para que se estabeleça a diferenciação.

O **artefato de duplicação renal pode** ocorrer como um resultado da refração do feixe sonoro entre a porção inferior do baço ou fígado e a gordura adjacente.[9] Middleton *et al*.[9] analisaram os artefatos de duplicação em 20 pacientes e descobriram que ele mimetizava a duplicação do sistema coletor, uma massa supra-renal e espessamento cortical do pólo renal superior. Este artefato é mais comumente visto à esquerda e em pacientes obesos. A mudança da posição do transductor ou o uso da inspiração profunda, de modo que o fígado e o baço sejam interpostos como uma janela acústica, eliminarão a falsa impressão.

O rim possui uma fina cápsula fibrosa verdadeira. Externamente a essa cápsula está a **gordura perirrenal**. A gordura

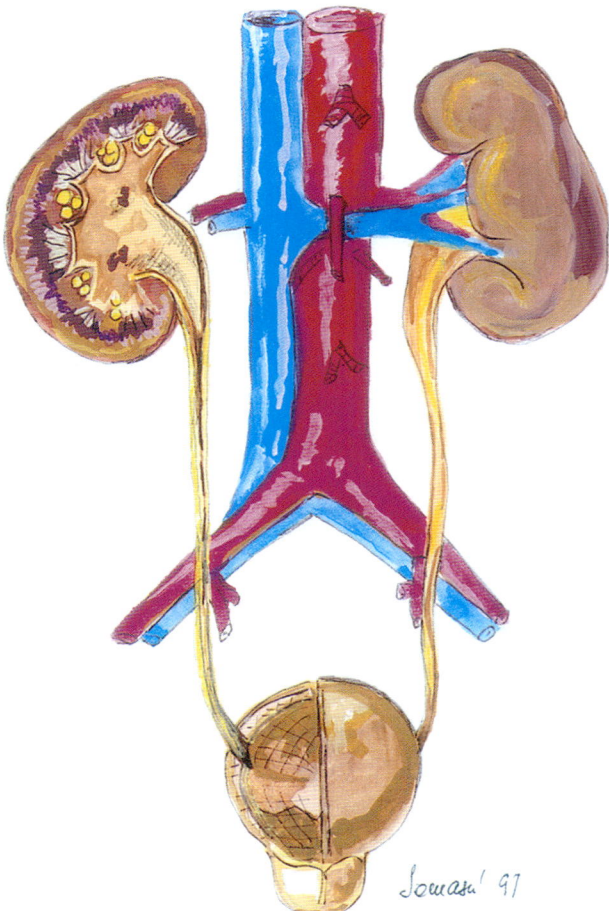

FIGURA 9-3. Anatomia do rim, ureter e bexiga.

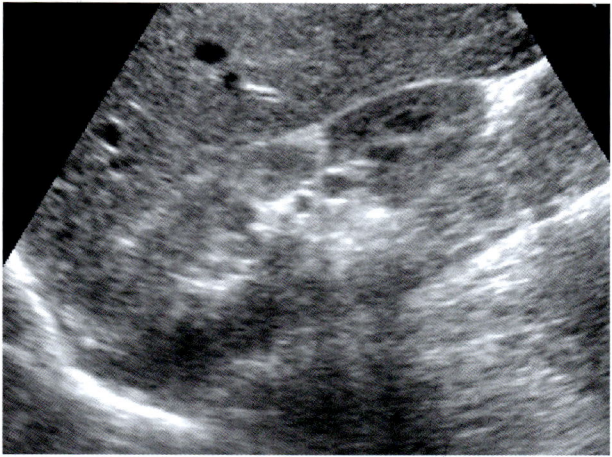

FIGURA 9-5. Linha de junção anterior. Corte ultra-sonográfico sagital exibindo a linha hiperecóica que se estende do seio renal à gordura perinéfrica, mais comumente localizada na junção dos terços renais superior e médio.

está revestida anteriormente pela **fáscia fibrosa de Gerota** e, posteriormente, pela **fáscia fibrosa de Zuckerkandl**.[10] O espaço perirrenal é aberto superiormente, à direita, para a área exposta do fígado, permitindo a comunicação entre os espaços retroperitoneal e intraperitoneal.[11] Os espaços perirrenais se comunicam entre si ao nível da terceira a quinta vértebra lombar.[11]

Ureter

O ureter é um longo (30 a 34 cm)[3] conduto de revestimento mucoso que leva a urina da pelve renal para a bexiga. Cada ureter tem um diâmetro que varia entre 2 a 8 mm[3]. À medida que o ureter entra na pelve, ele passa anteriormente à artéria ilíaca comum ou externa. O ureter possui um curso oblíquo através da parede vesical (Fig. 9-3).

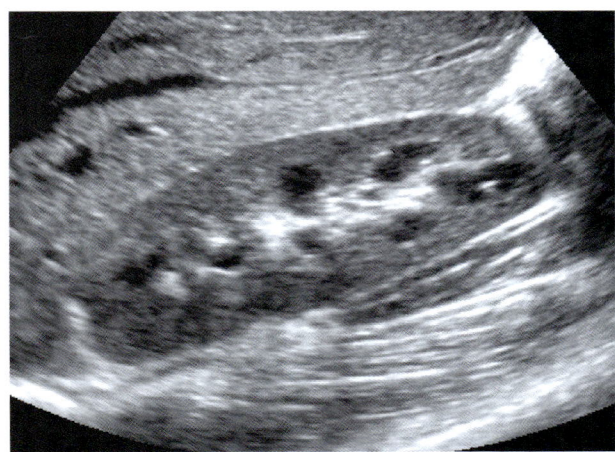

A

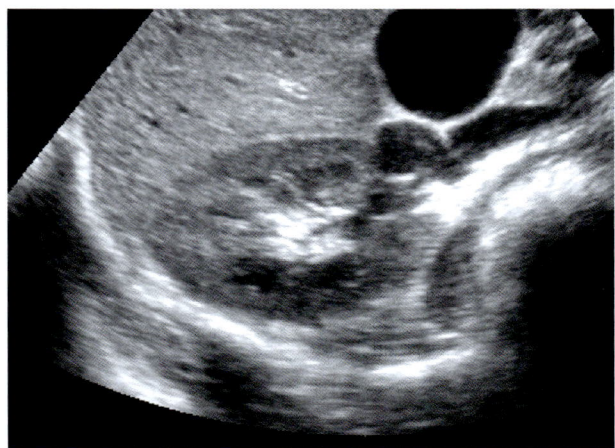

B

FIGURA 9-4. Rim normal. Cortes ultra-sonográficos sagital (**A**) e transverso (**B**) exibindo a anatomia normal com diferenciação córti-comedular.

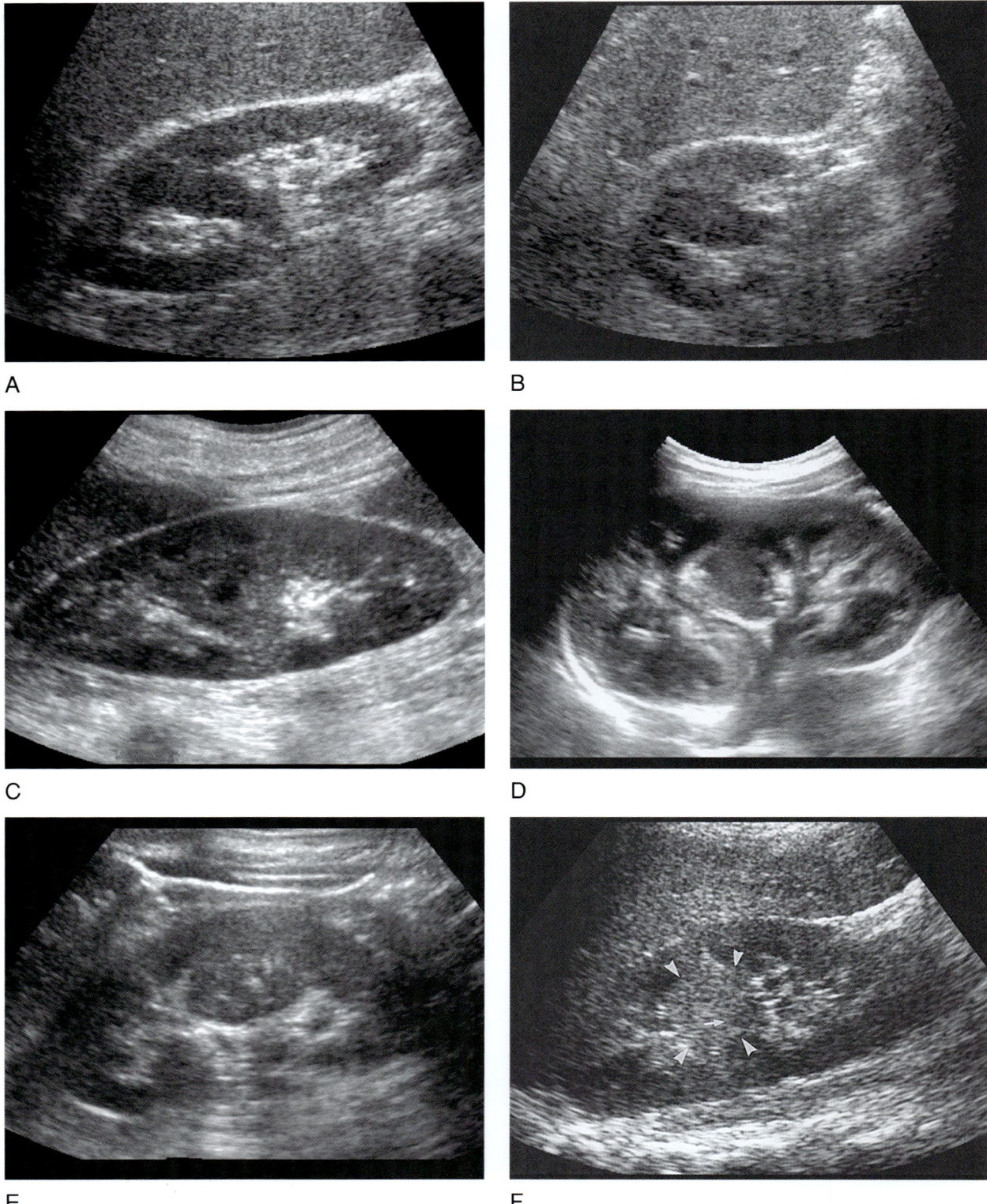

FIGURA 9-6. Aspectos da coluna de Bertin hipertrofiada. Corte ultra-sonográfico sagital (**A**) e transverso (**B**) exibindo o aspecto clássico da coluna. **C**, Pirâmides medulares podem ser observadas no interior da coluna de Bertin hipertrofiada. **D**, **E** e **F** mostram variações da ecogenicidade e da forma. Em **F**, as *cabeças de setas* delineiam a coluna hipertrofiada.

Bexiga

A bexiga se localiza na pelve inferior, anteriormente à cavidade peritoneal e posteriormente aos ossos púbicos.[3] Superiormente, o peritônio é refletido sobre o aspecto anterior da bexiga. No interior desta, os orifícios uretérico e uretral demarcam uma área conhecida como o **trígono**. O orifício uretral marca a área conhecida como colo vesical. O colo vesical e o trígono conservam constantes a forma e a posição; todavia, o restante da bexiga alterará a forma e a posição dependendo do volume de urina em seu interior. Abaixo do peritônio que recobre a bexiga, existe uma camada subserosa frouxa de tecido conjuntivo que forma a camada adventícia da parede do órgão. Adjacentes à adventícia existem três camadas musculares que incluem (1) uma camada muscular externa ou longitudinal; (2) uma camada muscular média ou circular; e (3) uma camada muscular longitudinal interna. Contígua ao músculo, a camada mais íntima da bexiga é composta de mucosa. A parede vesical deverá ser lisa e de espessura uniforme. A espessura da parede depende do grau de distensão do órgão.

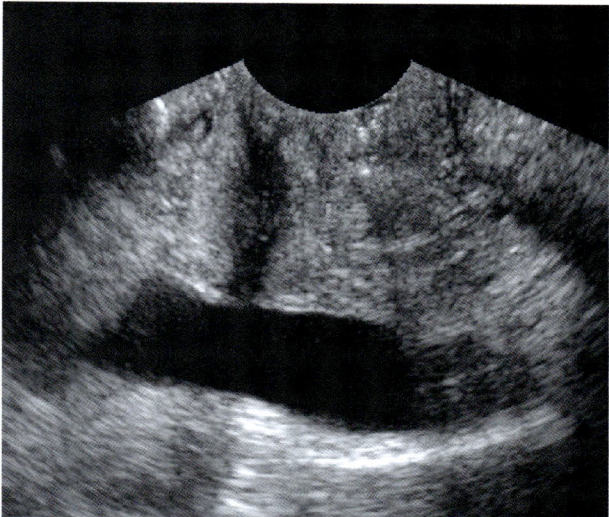

FIGURA 9-7. Ultra-sonografia translabial da uretra feminina. Corte ultra-sonográfico sagital exibindo a uretra tubular hipoecóica se estendendo a partir da bexiga até a superfície cutânea.

ULTRA-SONOGRAFIA DO TRATO GENITOURINÁRIO

Aspectos Técnicos

A capacidade de visibilizar ultra-sonograficamente os órgãos do trato geniturinário é multifatorial, correlacionando-se aos seguintes fatores: (1) tipo corporal; (2) experiência do operador; e (3) tipo de equipamento. O paciente deverá jejuar por um mínimo de seis horas antes do exame na tentativa de limitar o gás intestinal. Os transdutores setoriais de alta resolução em tempo real deverão ser empregados. O processamento harmônico de imagens deverá ser empregado rotineiramente na avaliação dos cálculos do trato genitourinário.

Técnicas de Exame

Rim. Os rins deverão ser avaliados nos planos transverso e coronal. A posição do paciente deverá incluir os decúbitos dorsal, oblíquo, lateral, e, ocasionalmente, a posição em pronação. Geralmente, uma combinação das vias subcostal e intercostal é necessária para a avaliação plena dos rins, particularmente o pólo superior do rim esquerdo.

Ureter. O ureter proximal é mais bem visibilizado com o uso de uma via coronal-oblíqua, tendo o rim como uma janela acústica. É feito um esforço para seguir o ureter até a bexiga, mantendo-se a mesma abordagem. Um ureter não-dilatado pode ser impossível de ser visibilizado devido ao gás intestinal sobrejacente. A varredura transversa do retroperitônio freqüentemente demonstrará um ureter dilatado que pode, então, ser seguido em sentido caudal através de imagens transversas e sagitais. Nas mulheres, um ureter distal dilatado pode ser mais bem observado com o exame transvaginal, se a visibilização através da parede abdominal for ruim, devido ao gás intestinal interveniente, ou porque a bexiga se encontra vazia.

Bexiga. A bexiga é mais bem avaliada quando está moderadamente cheia. Quando cheia demais, gera desconforto para o paciente. Esse órgão deverá ser examinado nos planos transverso e sagital, e ocasionalmente também em uma posição de decúbito. A varredura transvaginal pode ser útil para melhor visibilizar a parede vesical das mulheres. Se a natureza de uma massa preenchida por líquido for incerta, o esvaziamento, ou a inserção de um cateter de Foley, esclarecerão a localização da bexiga em relação à massa preenchida por líquido.

Uretra. A uretra, em uma mulher, pode ser estudada por meio da ultra-sonografia transvaginal, transperineal, ou translabial (Fig. 9-7).[12] Nos homens, a uretra posterior, ou prostática, é mais bem visibilizada com sondas endorretais (Fig. 9-8).

ANOMALIAS CONGÊNITAS DO TRATO GENITOURINÁRIO

Anomalias Relacionadas ao Crescimento Renal

Hipoplasia. A hipoplasia renal representa uma anomalia do parênquima do órgão na qual existem muito poucos néfrons. A função renal é normal em proporção à massa do rim. A verdadeira hipoplasia é uma anomalia rara. Muitos pacientes com hipoplasia unilateral são assintomáticos e a condição é detectada como um achado incidental. Os pacientes com hipoplasia bilateral muitas vezes apresentam evidências de insuficiência renal. Acredita-se que a hipoplasia resulte do estabelecimento de um contato entre o broto ureteral e a porção mais caudal do blastema metanefrogênico. Isso pode ocorrer pelo desenvolvimento retardado do broto ureteral ou devido ao retardamento do contato do

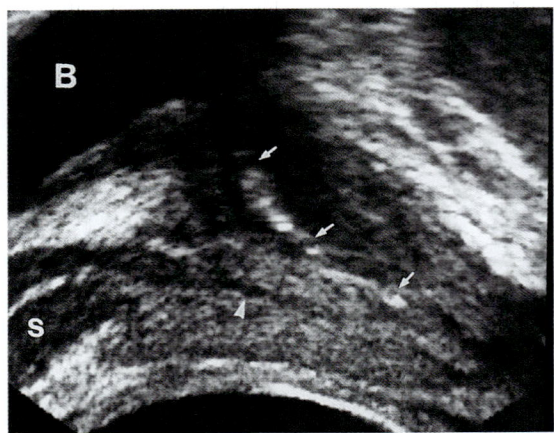
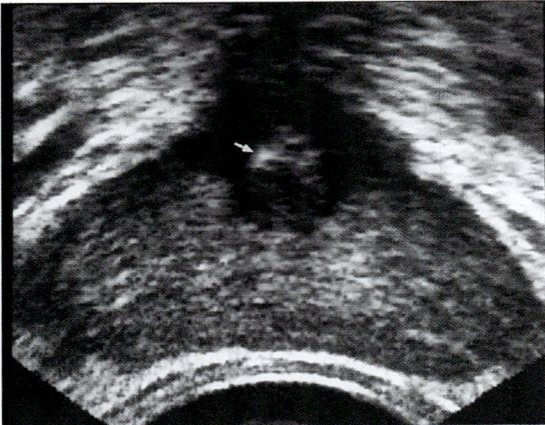

FIGURA 9-8. Ultra-sonografia transretal da uretra masculina. Corte ultra-sonográfico sagital (**A**) e transverso (**B**) exibem a uretra com calcificações nas glândulas uretrais (*setas*) circundadas pela musculatura com reduzida ecogenicidade do esfíncter uretral interno. Bexiga (B), ducto ejaculatório (*seta*), vesículas seminais (S). (Cortesia de Ants Toi, M.D., The Toronto Hospital.)

broto com o blastema, que migra cranialmente. Morfologicamente, o diagnóstico é firmado através do achado de menos lóbulos renais que, em todos os outros aspectos, possuem uma aparência microscópica normal.[13] **Ultra-sonograficamente,** o rim é pequeno, mas normal. Às vezes sua identificação pode ser difícil, particularmente no lado esquerdo.

Lobulação Fetal. A lobulação fetal normalmente está presente até os 4 ou 5 anos de idade; todavia, a lobulação persistente é vista em 51% dos rins adultos.[14] O córtex se dobra para dentro sem perda do parênquima cortical. À **ultra-sonografia,** fissuras agudas são vistas sobre os septos de Bertin.[15]

Hipertrofia Compensatória. A hipertrofia compensatória pode ser difusa ou focal, ocorrendo quando os néfrons saudáveis existentes aumentam para permitir que o parênquima renal normal realize mais trabalho. A forma difusa é vista na **nefrectomia, agenesia renal, hipoplasia renal, atrofia renal,** ou **displasia renal.** A forma focal é vista quando **ilhas residuais de tecido normal** aumentam em um rim de outro modo doente (**nefropatia de refluxo**). À **ultra-sonografia,** a hipertrofia difusa compensatória revela um rim aumentado mas, de outro modo, normal. Na hipertrofia nodular compensatória, grandes áreas de tecido renal nodular são vistas entre a fibrose, podendo simular uma massa renal sólida.[5]

Anomalias Relacionadas à Ascensão do Rim

Ectopia. O insucesso do rim em ascender durante o desenvolvimento embriológico resulta em um **rim pélvico** que se estima ocorrer em uma de 724 autópsias pediátricas.[15] Estes rins são freqüentemente pequenos e anormalmente rodados. Cinqüenta por cento dos rins pélvicos apresentam função diminuída.[15] Os ureteres muitas vezes são curtos. Esses rins estão propensos a uma drenagem deficiente, podendo desenvolver dilatação do sistema coletor com suscetibilidade à infecção e formação de cálculos. A irrigação sangüí-

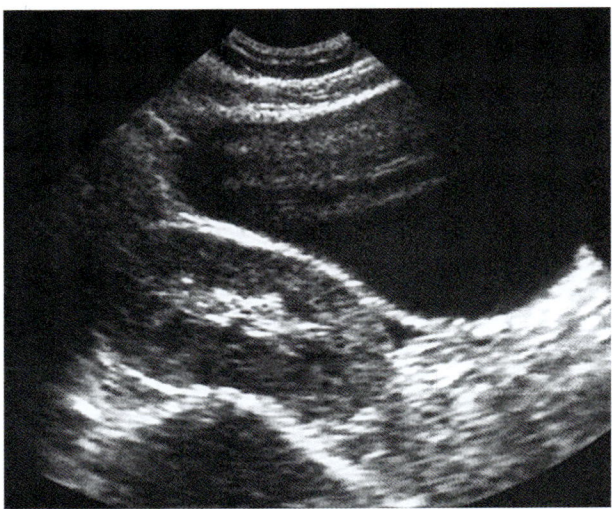

FIGURA 9-9. Rim pélvico. Corte ultra-sonográfico demonstra um rim posterior à bexiga.

nea é derivada dos vasos regionais, geralmente da artéria ilíaca comum ou interna, sendo, freqüentemente, múltipla. Se o rim ascende demasiadamente, ele pode passar através do forame de Bochdalek e se tornar um verdadeiro **rim torácico.** Isso, normalmente, não possui significância clínica. Geralmente a localização renal pode ser determinada pela **ultra-sonografia,** se o órgão não for encontrado em sua localização habitual (Fig. 9-9). O ultra-som é particularmente útil na determinação da integridade do diafragma no caso de rins que ascenderam a níveis muitos altos.

Ectopia Renal Cruzada. Na ectopia renal cruzada, ambos os rins são encontrados do mesmo lado. Em 85% a 90% dos casos, o rim ectópico estará fundido ao outro. O pólo superior do rim ectópico normalmente encontra-se fundido ao inferior do outro rim, embora a fusão possa ocorrer em qualquer lugar. A incidência em autópsias é de um em 1.000 a 1.500.[14] Embriologicamente, ocorre a fusão do blastema

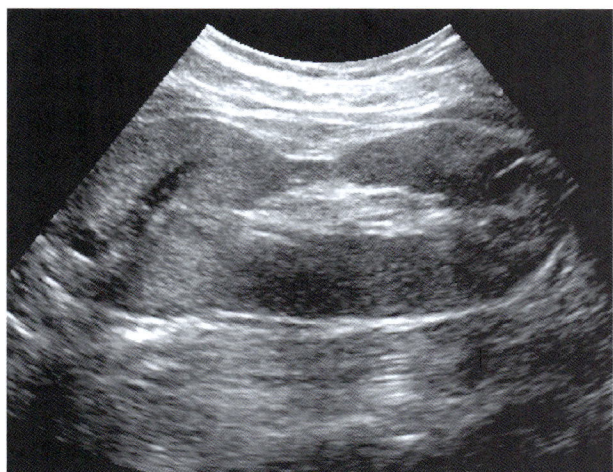

FIGURA 9-10. Ectopia com fusão cruzada. Corte ultra-sonográfico sagital exibindo dois rins fundidos um ao outro.

metanefrogênico, o que impede a rotação adequada ou a ascensão; por conseguinte, ambos os rins estão localizados mais caudalmente. As junções ureterovesicais estarão localizadas em sua posição normal. À **ultra-sonografia**, ambos os rins estarão no mesmo lado, com a maioria demonstrando fusão (Fig. 9-10). O conhecimento da localização normal das junções ureterovesicais é particularmente importante nos pacientes com cólica renal.

Rim em Ferradura. O rim em ferradura ocorre com uma incidência de 0,01% a 0,25%. Esses rins não conseguem rodar adequadamente, demonstrando, freqüentemente, obstrução da junção ureteropélvica que acarreta uma incidência aumentada de infecção e de formação de cálculos. O rim em ferradura repousa anteriormente aos grandes vasos abdominais, derivando seu suprimento sangüíneo da aorta e de outros vasos regionais, tais como as artérias mesentérica inferior, ilíaca comum, ilíaca interna e ilíaca externa. A fusão do blastema metanefrogênico, usualmente nos pólos inferiores (95%), antes da ascensão, resultará em um rim em ferradura. Normalmente, o istmo é composto por tecido renal em funcionamento, embora, por vezes, possa haver uma conexão fibrosa. Anomalias associadas incluem obstrução da junção ureteropélvica, refluxo vesicoureteral, duplicação do sistema coletor, displasia renal, ureter retrocaval, rim supranumerário, malformação anorretal, atresia de esôfago, fístula retovaginal, onfalocele e anomalias vasculares e esqueléticas. À **USG**, os rins geralmente estão mais baixos do que o normal, com os pólos inferiores projetando-se medialmente. As imagens transversas do retroperitônio demonstrarão o istmo renal cruzando a linha média, anteriormente aos grandes vasos abdominais (Fig. 9-11). Caliectasia pélvica e cálculos do sistema coletor podem ser evidentes.

Anomalias Relacionadas ao Broto Ureteral

Agenesia Renal. A agenesia renal pode ser uni ou bilateral. A agenesia renal bilateral é uma anomalia rara, incompatível com a vida, encontrada em 0,04% das autópsias, com uma predominância masculina de 3:1.[14] A agenesia renal unilateral geralmente é um achado incidental, com o rim remanescente demonstrando uma hipertrofia compensatória. A agenesia renal ocorrerá quando houver (1) ausência de blastema metanefrogênico; (2) ausência de desenvolvimento do broto ureteral; ou (3) ausência de interação e penetração do broto ureteral com o blastema metanefrogênico. A agenesia renal está associada a anomalias do trato genital, que freqüentemente consistem em massas pélvicas císticas, tanto no homem quanto na mulher. Outras anomalias associadas incluem anomalias esqueléticas, malformações anorretais e criptorquidia. À **USG**, o rim está ausente; todavia, uma glândula adrenal normal é habitualmente encontrada. A adrenal estará ausente em 8% a 17% dos casos.[15] Pode ser difícil a diferenciação entre a agenesia renal e um pequeno rim hipoplásico ou displásico. O outro rim demonstrará hipertrofia compensatória em todas essas condições. Geralmente o cólon cai no leito renal vazio, de modo que cuidados deverão

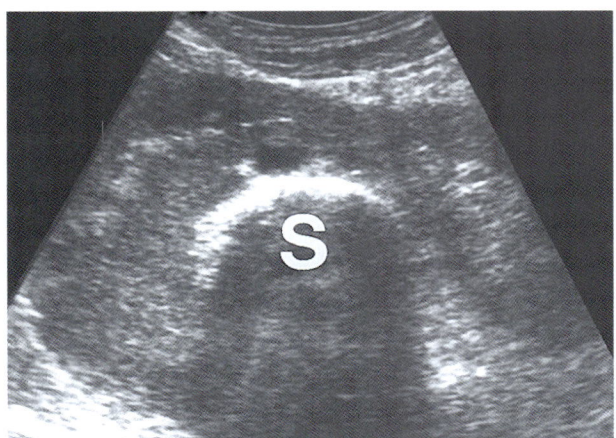

A

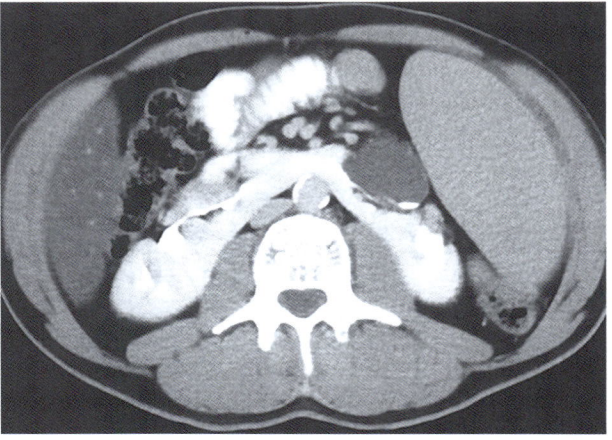

B

FIGURA 9-11. Rim em ferradura. A, Corte ultra-sonográfico transverso exibindo o istmo cruzando anteriormente os grandes vasos retroperitoneais com o parênquima de cada ramo da ferradura estendendo-se sobre a coluna (S). **B,** Tomografia computadorizada confirmatória.

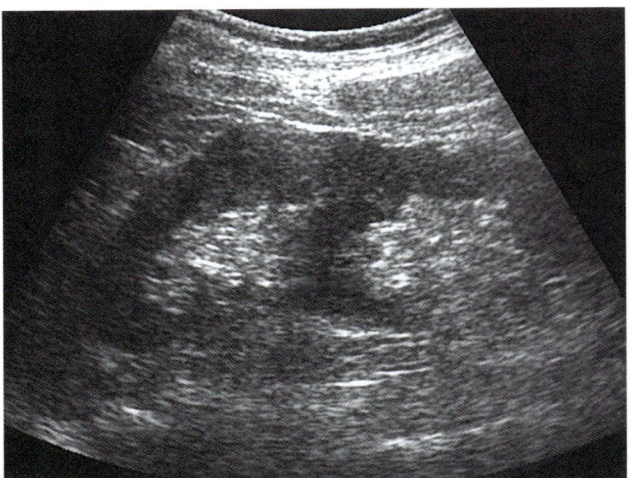 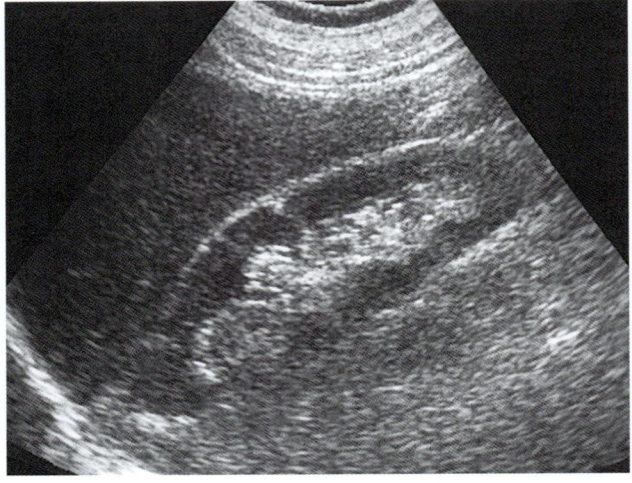

FIGURA 9-12. Rim supranumerário. Cortes ultra-sonográficos sagitais demonstrando **A,** dois rins fundidos à esquerda e **B**, rim direito normal.

ser tomados a fim de que uma alça intestinal não seja confundida com um rim normal.

Rim Supranumerário. Os rins supranumerários constituem uma anomalia extremamente rara. O rim supranumerário geralmente é menor do que o normal, podendo ser encontrado acima, abaixo, em frente, ou atrás do rim normal. O órgão supranumerário muitas vezes possui somente uns poucos cálices e um infundíbulo único. A formação desse rim é causada pelo mesmo mecanismo que dá origem a um sistema coletor duplo.[14] Dois brotos uretéricos alcançam o blastema metanefrogênico, que, então, se divide, ou existem dois blastemas inicialmente presentes. À **ultra-sonografia** será encontrado um rim extra (Fig. 9-12).

Sistema Coletor Duplo e Ureterocele. A duplicidade do sistema coletor é a anomalia congênita do trato urinário mais comum, incidindo em 0,5% a 10% de todos os nascimentos com vida.[14] O grau de duplicação é variável. A duplicação é **completa** quando existem dois sistemas coletores e dois ureteres separados, cada um com seu próprio orifício ureteral. A duplicação é **incompleta** quando os ureteres se unem e entram na bexiga através de um único orifício ureteral. A duplicação ureteropélvica surge quando dois brotos ureterais se formam e se unem ao blastema metanefrogênico, ou quando ocorre a divisão de um único broto ureteral, no início da embriogênese. Normalmente, durante o desenvolvimento embriogênico, o orifício ureteral migra superior e lateralmente para se tornar parte do trígono vesical. Com a duplicação completa, o ureter do pólo renal inferior migra a fim de assumir a sua localização normal, enquanto o do pólo renal superior não migra normalmente, gerando um orifício ureteral localizado mais medial e inferiormente. Há uma incidência aumentada de obstrução da junção ureteropélvica e de útero didelfo.[15]

Na duplicação completa, o ureter que drena o pólo inferior apresenta um curso mais perpendicular através da parede da bexiga, tornando-o mais propenso ao **refluxo**. O ureter ectópico do pólo superior tem uma maior tendência à obstrução, ao refluxo, ou a ambos. Se a obstrução estiver presente, ela pode provocar dilatação cística da porção intramural do ureter, dando origem à **ureterocele**. Ureteroceles podem ser uni ou bilaterais, podendo ocorrer em ureteres normais, duplicados, ou ectópicos. Clinicamente, as ureteroceles podem produzir obstrução, dando origem a infecções recorrentes ou persistentes do trato urinário. Se grandes, podem bloquear o orifício ureteral contralateral e/ou o orifício uretral no colo vesical. Seu tratamento é cirúrgico. As ureteroceles são uma observação comum na ultra-sonografia de pacientes assintomáticos. São freqüentemente transitórias, incidentais e insignificantes.

Na USG, um sistema coletor duplo é observado, assim como dois seios renais hiperecóicos centrais, com pontes de parênquima renal interveniente. Infelizmente, este sinal não é sensível, sendo observado somente em 17% dos rins duplos.[16] A hidronefrose de uma parte do pólo superior e a visibilização de dois sistemas coletores e ureteres distintos são diagnósticas (Fig. 9-13). A bexiga sempre deverá ser cuidadosamente avaliada para a presença de ureterocele. A ureterocele aparecerá como uma estrutura arredondada, em forma de cisto, no interior da bexiga (Fig. 9-13). Ocasionalmente, ela pode ser grande o suficiente para ocupar totalmente o órgão, com obstrução do colo vesical. Nas pacientes do sexo feminino, a ultra-sonografia transvaginal pode ser útil na identificação de pequenas ureteroceles (Fig. 9-14).[17] Estas ureteroceles podem ser transitórias. Madeb *et al.*[18] demonstraram que a USG transvaginal com Doppler colorido e a análise espectral poderiam fornecer informações adicionais acerca da dinâmica do fluxo, eliminando, assim, a necessidade de procedimentos invasivos.

Obstrução da Junção Ureteropélvica. A obstrução da junção ureteropélvica (JUP) é uma anomalia comum, encontrada em homens com uma predominância 2:1. O rim esquerdo é afetado duas vezes mais freqüentemente que

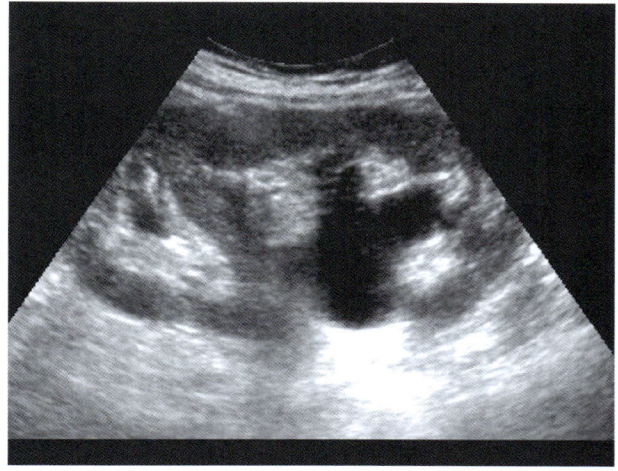
A

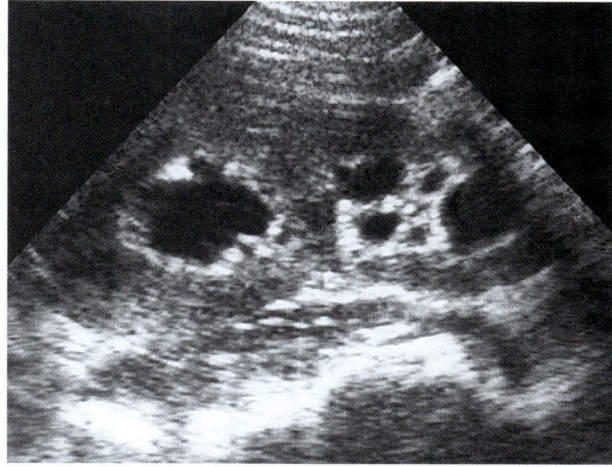
B

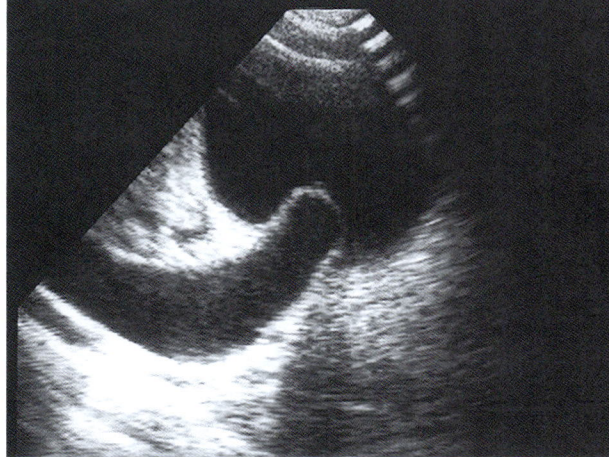
C

FIGURA 9-13. Sistema coletor duplo. A, Corte ultra-sonográfico sagital exibindo dilatação da metade do pólo inferior provavelmente relacionada ao refluxo. **B,** Corte ultra-sonográfico sagital exibe o parênquima central separando as porções polares superior e inferior. Há uma dilatação moderada de ambas as porções. **C,** Corte ultra-sonográfico sagital da bexiga e ureter distal do paciente em **B.** Há dilatação do ureter a partir da metade do pólo superior, com uma grande ureterocele.

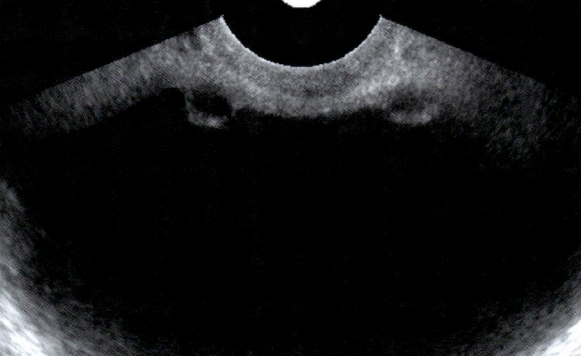

FIGURA 9-14. Pequenas ureteroceles bilaterais. Corte ultra-sonográfico transvaginal transverso exibindo duas estruturas císticas relacionadas à parede vesical. Com o transdutor na vagina, o trígono vesical e os orifícios uretéricos aparecem retratados na imagem.

o direito. É bilateral em 10% a 30%.[19] A maioria dos pacientes adultos se apresentará com dores crônicas e vagas no dorso ou flanco. Os pacientes sintomáticos, ou aqueles com complicações que incluem infecção superposta, cálculos, ou comprometimento da função renal, devem ser tratados. Existe uma incidência aumentada de rim displásico multicístico contralateral e de agenesia renal. Acredita-se que a maioria das obstruções idiopáticas da JUP seja funcional, e não anatômica.[19] A avaliação histológica das amostras afetadas ressecadas demonstrou um excesso de colágeno entre os feixes musculares, deficiência ou ausência muscular, e musculatura longitudinal excessiva.[19] Ocasionalmente, valvas intrínsecas, estenose luminal verdadeira e artérias aberrantes constituem a causa da obstrução. À **USG**, a caliectasia pélvica está presente ao nível da JUP (Fig. 9-15). Freqüentemente um intenso abaulamento da pelve renal está presente, e, se de longa duração, ocorrerá atrofia associada do parênquima renal. O ureter é de calibre normal. Uma avaliação cuidadosa do rim contralateral deverá ser realizada a fim de determinar a presença de anomalias associadas.

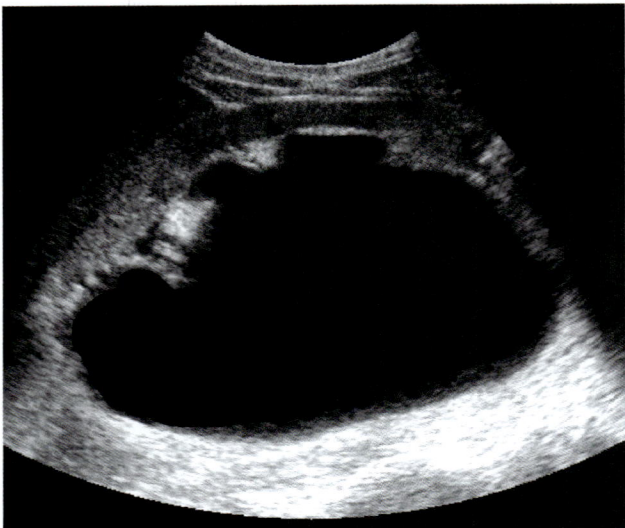 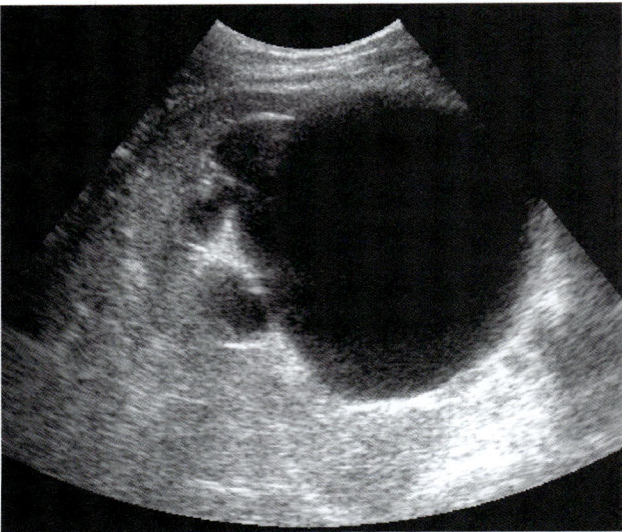

FIGURA 9-15. Obstrução da junção ureteropélvica. Corte ultra-sonográfico transverso (**A**) e sagital (**B**) exibindo acentuado abaulamento da pelve renal com caliectasia proximal associada.

Megacálices Congênitos. Os megacálices congênitos constituem uma entidade que produz aumento não-obstrutivo dos cálices, que em geral é unilateral. Não é progressiva, e os pacientes possuem função renal e parênquima normais. Há uma incidência aumentada de infecção e de formação de cálculos devido ao aumento calicial. Há especulação sobre a exata patogênese. A associação mais comum é com o megaureter primário.[20] À **USG**, cálices baqueteados, são vistos geralmente em número aumentado. As impressões papilares estão ausentes. A espessura cortical é mantida.

Megaureter Congênito. O megaureter congênito resulta de obstrução funcional uretérica. O segmento mais distal do ureter é aperistáltico, dando origem a um amplo espectro de achados, variando de ureterectasias distais insignificantes à hidronefroureterose. Os homens são mais comumente afetados, assim como o lado esquerdo.[19] O envolvimento bilateral foi demonstrado em 8% a 50% dos pacientes. À **USG**, a dilatação fusiforme do terço distal do ureter constitui um achado clássico (Fig. 9-16). Dependendo da gravidade, uma caliectasia pélvica pode ou não estar presente. O ureter demonstrará peristalse normal ou aumentada, com as ondas desaparecendo no segmento aperistáltico distal. Cálculos podem se formar logo acima do segmento adinâmico.

Anomalias Relacionadas ao Desenvolvimento Vascular

Vasos Aberrantes. À medida que o rim ascende durante o desenvolvimento embriológico, ele deriva o seu suprimento sangüíneo da aorta, em níveis sucessivamente mais altos, com regressão dos vasos de níveis inferiores. Se os vasos de níveis mais baixos persistirem, artérias renais aberrantes estarão presentes. Os vasos aberrantes podem comprimir o ureter em qualquer trecho ao longo do seu percurso, dando origem à obstrução. Com o Doppler colorido, os vasos aberrantes podem ser vistos cruzando o ureter ao nível da obstrução uretérica.

Ureter Retrocaval. O ureter retrocaval é uma anomalia congênita rara, mas bem reconhecida. Há uma predominância masculina de 3:1, com a maioria dos pacientes se apresentando com dor, na segunda a quarta décadas de vida. Normalmente, a veia cava inferior (VCI) infra-renal se desenvolve a partir da veia supracardinal. Se esta porção da cava se desenvolve a partir da veia subcardinal, o ureter passará posteriormente à VCI. O ureter, então, passa medial e anteriormente entre a aorta e a VCI para cruzar os vasos ilíacos direitos. Ele, então, penetra a pelve e a bexiga de um modo normal. À **ultra-sonografia**, haverá caliectasia pélvica e hidroureter proximal ao nível onde o ureter se vira medialmente para passar por trás da VCI.

Anomalias Relacionadas ao Desenvolvimento Vesical

Agenesia. A **agenesia vesical** é uma anomalia rara. A maioria dos lactentes com essa malformação são natimortos e, virtualmente, todos os sobreviventes são do sexo feminino.[21] Freqüentemente, diversas anomalias associadas estão presentes. Ultra-sonograficamente, a bexiga está ausente.

Duplicação. A **duplicação da bexiga** foi dividida em três tipos:

- **Tipo 1** — Uma prega peritoneal, que pode ser completa ou incompleta, separa as duas bexigas.
- **Tipo 2** — Um septo interno encontra-se presente, dividindo a bexiga. O septo pode ser completo ou

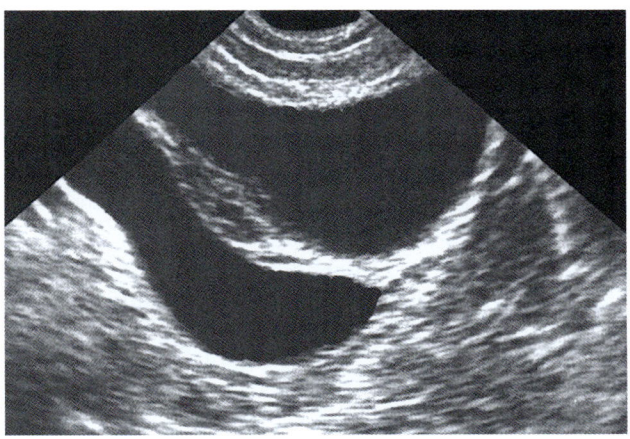 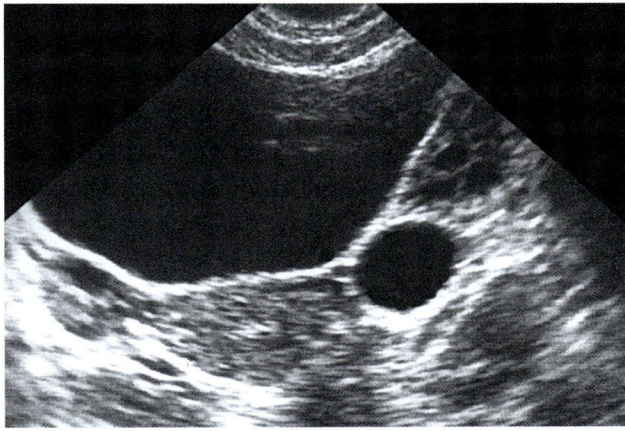

A B

FIGURA 9-16. Megaureter congênito. Cortes ultra-sonográficos sagital (A) e transverso (B) exibindo dilatação fusiforme do ureter distal. Caliectasia pélvica associada pode ou não estar presente.

incompleto, podendo ser orientado nos planos sagital ou coronal. Pode haver septos múltiplos.
• **Tipo 3** — Existe uma banda muscular transversa dividindo a bexiga em duas cavidades desiguais.[15]

Extrofia. A extrofia de bexiga ocorre em um a cada 30.000 nascimentos com vida.[15] Existe uma predominância de homens na proporção de 2:1. O fracasso do desenvolvimento do mesoderma abaixo do umbigo conduz à ausência de parede vesical abdominal inferior e anterior. Existe uma elevada incidência de associação a anomalias musculares, gastrointestinais e do trato genital. Esses pacientes apresentam uma elevada incidência de **carcinoma de bexiga** (200×), do tipo adenocarcinoma em 90% dos casos.[15]

Anomalias Uracais. Normalmente, o úraco se fecha na metade final da vida fetal.[15] Existem quatro tipos de anomalias uracais congênitas.[15,22,23]

• úraco patente (50%)
• cisto uracal (30%)
• seio uracal (15%)
• divertículo uracal (5%) (Fig. 9-17)

Há uma predominância masculina de 2:1. O **úraco patente** geralmente está associado à obstrução uretral e serve como mecanismo protetor que permite o desenvolvimento fetal normal. O **cisto uracal** é formado caso o úraco se feche nas terminações umbilical e cística, mas permanece patente entre elas. O cisto geralmente se situa no terço inferior do úraco. Há uma incidência aumentada de **adenocarcinoma**. À **USG**, um cisto com ou sem ecos internos é visto superiormente à bexiga, próximo à linha média. O **seio uracal** se forma quando o úraco se fecha em sua terminação vesical, mas permanece patente na umbilical. O **divertículo uracal** é formado com o fechamento do úraco na terminação umbilical, mas permanece patente na bexiga. Eles geralmente são encontrados incidentalmente. Há, todavia, uma incidência aumentada de **carcinoma** e de **formação de cálculos.**

Anomalias Relacionadas ao Desenvolvimento Uretral

Divertículo. A maioria dos **divertículos uretrais** é adquirida através de lesão ou infecção, conquanto alguns constituam anomalias do desenvolvimento congênito. A maior parte dos divertículos uretrais, em mulheres, se forma como resultado de uma infecção das glândulas periuretrais. Alguns podem estar correlacionados ao parto. A maioria é encontrada na porção média da uretra e de forma bilateral. Freqüentemente, é sentida uma massa flutuante na região anterior vaginal. As varreduras **transvaginais** ou **translabiais** podem demonstrar uma estrutura cística simples ou complexa que se comunica com a uretra por meio de um colo delgado (Fig. 9-18).

INFECÇÕES DO TRATO GENITOURINÁRIO

Pielonefrite

Pielonefrite Aguda. A **pielonefrite aguda** é uma inflamação túbulo-intersticial do rim. Duas vias podem originar a inflamação, e estas são: (1) **infecção ascendente** (*Escherichia coli*), 85%, e (2) **disseminação hematogênica** (*Staphylococcus aureus*) 15%. As mulheres entre 15 a 35 anos de idade são mais comumente afetadas.[24] Dois por cento das gestantes desenvolverão pielonefrite aguda.[25] A maioria dos adultos se apresenta com dor no flanco e febre, podendo ser clinicamente diagnosticados com a ajuda de exames laboratoriais (bacteriúria, piúria e leucocitose). O tratamento com antibióticos apropriados resulta em melhora rápida dos achados clínicos e laboratoriais. As técnicas de imagem somente são

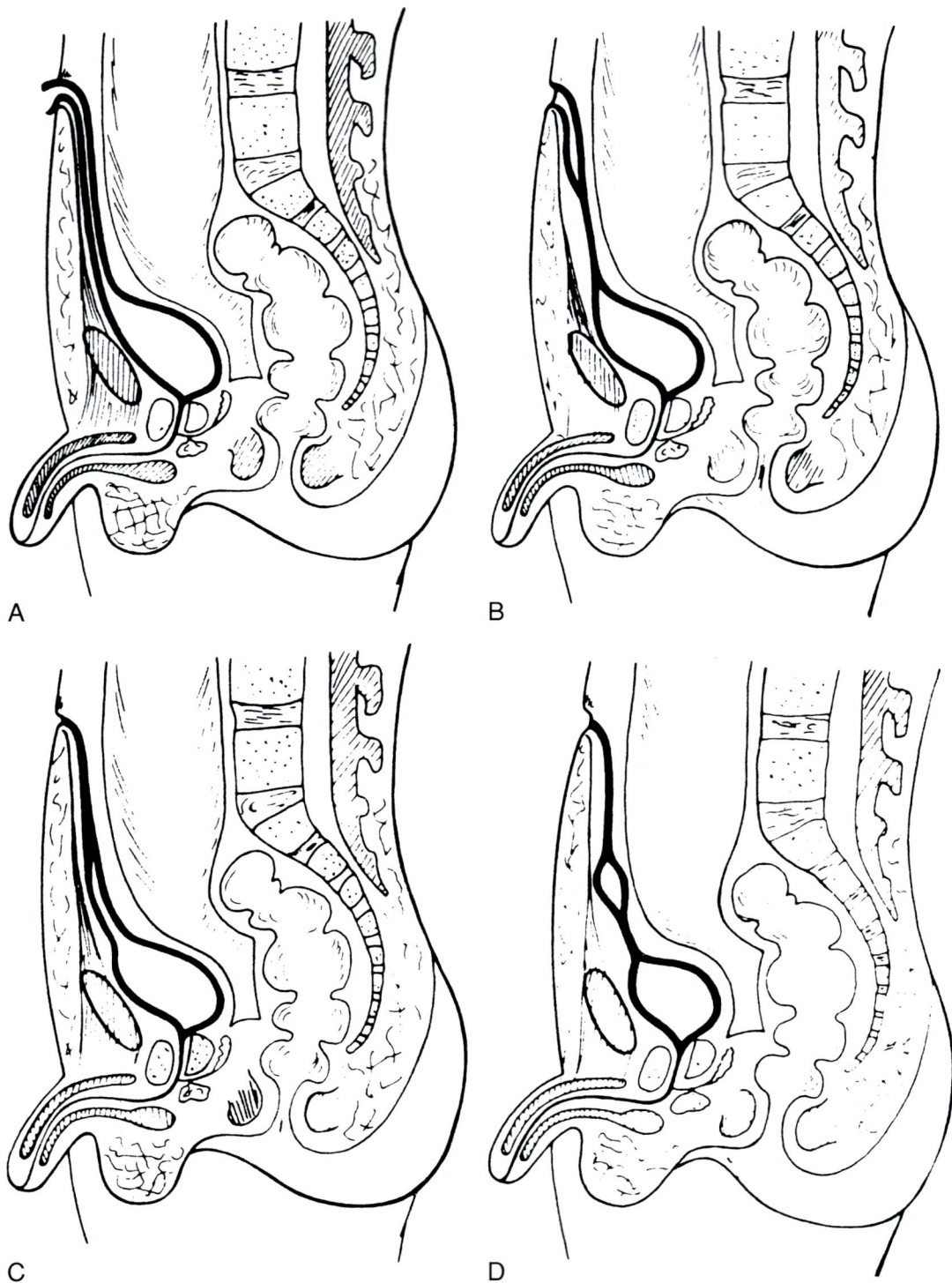

FIGURA 9-17. Anomalias congênitas do úraco. A, Úraco patente. **B,** Seio uracal. **C,** Divertículo do úraco. **D,** Cisto uracal. (De Schnyder PA, Candarjia G: Vesicouracal diverticulum. CT diagnosis in two adults. AJR 1981; 137: 1063-1065. Modificada com permissão.)

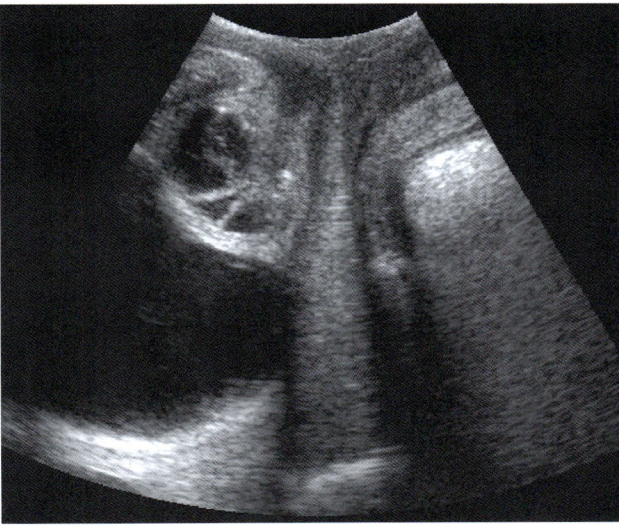 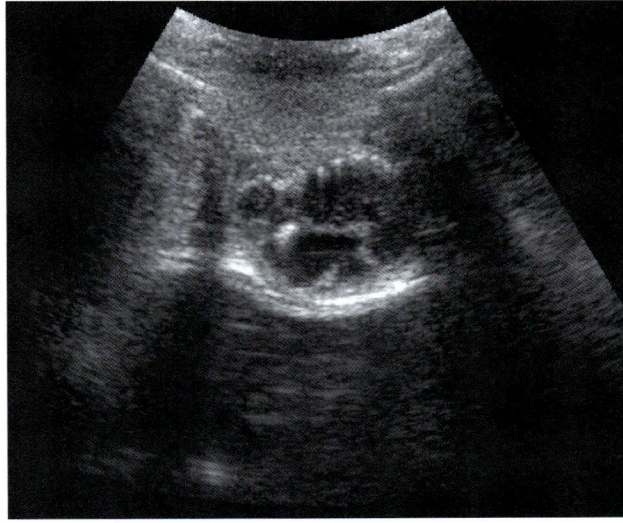

FIGURA 9-18. Divertículo ureteral em uma mulher jovem com uma massa vaginal palpável. Cortes ultra-sonográficos sagital (**A**) e transverso (**B**) exibindo uma massa cística complexa adjacente à uretra anterior.

necessárias para descartar complicações potenciais (tais como o desenvolvimento de abscesso renal ou perirrenal) quando os sintomas e anomalias laboratoriais persistirem. A Society of Uroradiology propôs uma terminologia simplificada para descrição dos rins agudamente infectados.[26] O termo **pielonefrite aguda** deve ser empregado, eliminando-se, assim, a necessidade de expressões como **nefrite bacteriana, nefronia lobar, celulite renal, nefrite lobar, fleimão renal,** e **carbúnculo renal.**[26]

À **USG,** a maior parte dos rins com pielonefrite aguda parece normal. Se a anomalia estiver presente, os seguintes achados podem ser observados (Fig. 9-19):

- aumento renal
- compressão do seio renal
- alteração da ecogenicidade, que pode estar hipoecóica (edema), ou hiperecóica (hemorragia)
- perda da diferenciação corticomedular
- massa(s) mal delimitada(s)
- gás no interior do parênquima renal[25,26]
- ausência focal ou difusa de perfusão, correspondendo às áreas inflamadas de tumefação

Se a pielonefrite for focal, as massas mal delimitadas podem ser hiperecóicas, hipoecóicas, ou de ecogenicidade mista. As massas hiperecóicas podem se constituir no aspecto mais comum da pielonefrite focal.[27]

A USG, incluindo o Doppler de potência, é menos sensível do que a tomografia computadorizada (TC), ressonância magnética (RM) ou a cintilografia cortical por Tc-99m DMSA SPECT para a demonstração das alterações da pielonefrite aguda, mas é mais acessível e menos dispendiosa, constituindo-se, portanto, em uma excelente modalidade para o desenvolvimento ou acompanhamento de complicações.[28] A ultra-sonografia é uma excelente modalidade para a avaliação de pacientes grávidas com pielonefrite aguda, por causa da ausência de radiação ionizante.[25,26]

Outra nova entidade, conhecida como **pielite incrustada alcalina,** foi descrita em transplantes renais e em rins nativos de pacientes debilitados e imunocomprometidos.[29] Esta entidade é mais freqüentemente provocada pelo *Corynebacterium urealyticum,* um microrganismo degradador de uréia. Há uma incrustação por cálculos nas paredes do trato urinário e, geralmente, no rim e na bexiga. Se o rim for afetado, o paciente pode apresentar hematúria, trânsito de cálculos, ou um odor amoniacal na urina. Disúria e dor suprapúbica constituem os sinais clínicos mais comuns de envolvimento vesical. O tratamento é feito com antibióticos e acidificação local da urina. À **USG,** a aparência da pielite incrustada alcalina é a de calcificação de uma parede urotelial espessada e não o de uma calcificação livremente situada no interior do sistema coletor.[29] A calcificação pode ser tênue e lisa, ou espessa e irregular.[29]

Abscessos Renais e Perinéfricos. A pielonefrite aguda não tratada ou inadequadamente tratada pode acarretar a necrose parenquimatosa com a formação de abscesso. Os

---

PIELONEFRITE AGUDA À USG

Aumento renal
Compressão do seio renal
Ecotextura anormal
Perda da diferenciação corticomedular
Massa(s) mal delimitada(s)
Gás no interior do parênquima renal

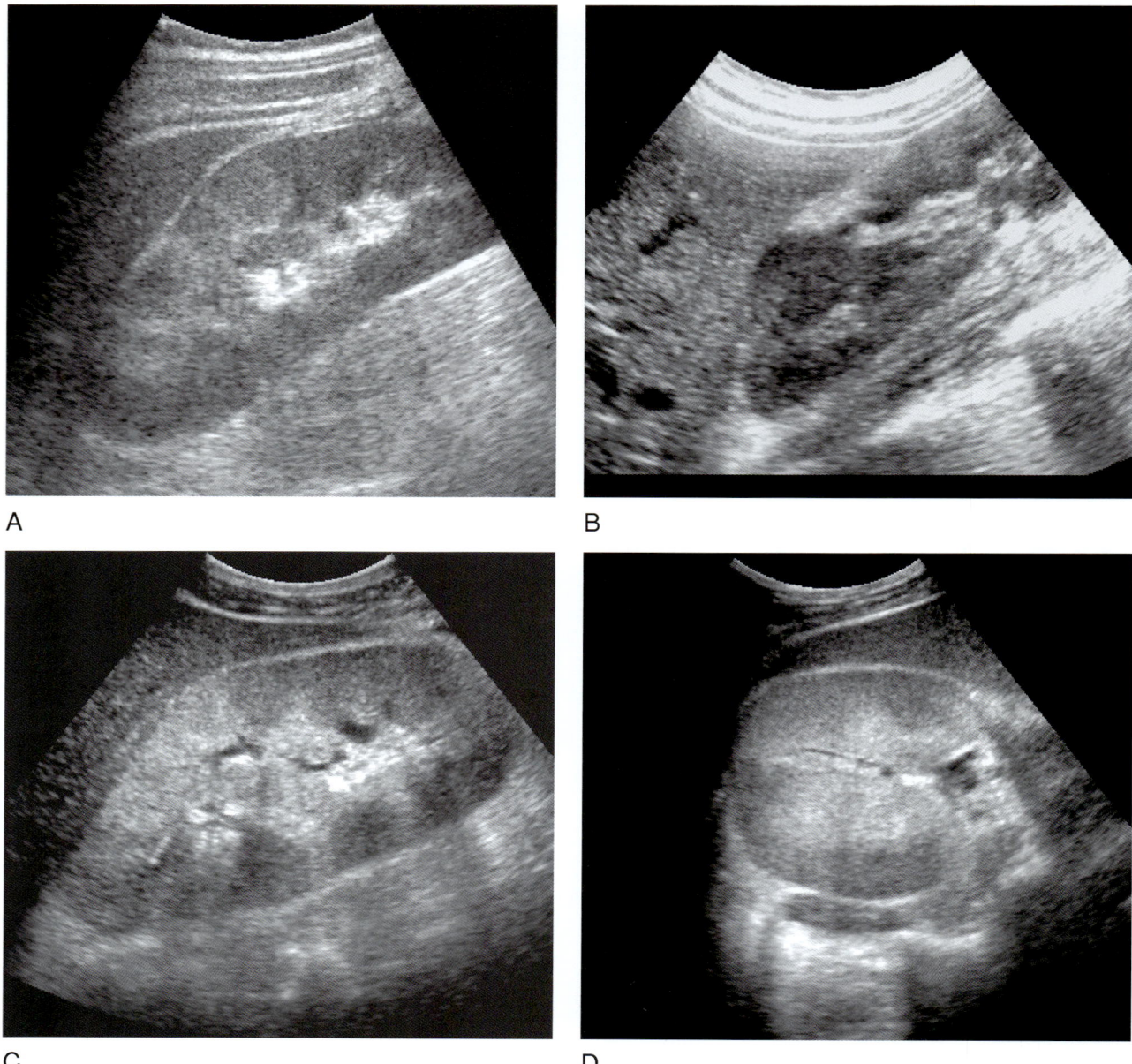

FIGURA 9-19. Pielonefrite aguda. A, Discretas áreas focais de ecogenicidade aumentada são vistas no córtex anterior do rim direito. **B,** Uma única área hipoecóica focal é observada no pólo renal superior. Corte ultra-sonográfico sagital (**C**) e transverso (**D**) do mesmo paciente exibem um rim intumescido e edematoso com ecogenicidade focal alterada e perda da diferenciação corticomedular. A gordura do seio renal está atenuada pelo parênquima intumescido.

pacientes com risco aumentado para o desenvolvimento de abscessos incluem aqueles com diabetes, obstrução do trato urinário, cálculos renais, comprometimento imune, uso de drogas intravenosas (IV), ou doença debilitante crônica.[25,30] Os **abscessos renais** tendem a ser solitários, podendo drenar espontaneamente no sistema coletor ou no espaço perinéfrico. Os **abscessos perinéfricos** podem resultar de uma pionefrose rota, da extensão direta de infecção peritoneal ou retroperitoneal, ou ser subseqüentes à intervenção, tal como cirurgia, endoscopia, ou procedimentos percutâneos.[23] Pequenos abscessos podem ser tratados conservadoramente com antibióticos, enquanto os maiores exigirão drenagem percutânea e, se malsucedida, cirurgia.

À **USG**, um abscesso renal aparecerá como uma massa complexa, arredondada, de paredes espessadas e hipoecóica, muitas vezes com algum reforço (Fig. 9-20). Debris internos móveis podem ser visibilizados. Ocasionalmente, gás, com atenuação grosseira, pode ser percebido no interior do abscesso. As septações podem estar presentes. O diagnóstico diferencial inclui (1) cistos hemorrágicos ou infectados; (2) cistos parasitários; (3) cistos multiloculados; e (4) neoplasia cística. A USG não é tão precisa quanto a TC na determina-

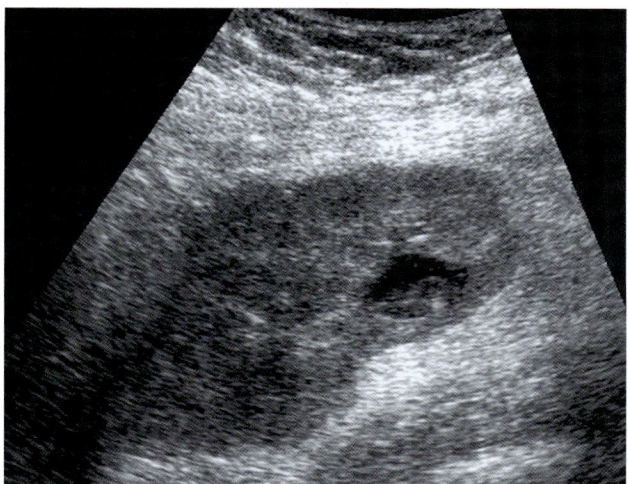 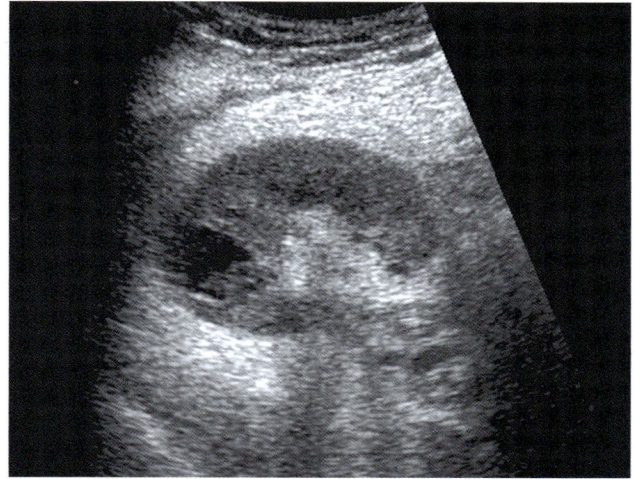

FIGURA 9-20. Abscesso renal. Corte ultra-sonográfico sagital (**A**) e transverso (**B**) exibem uma massa cística complexa no pólo renal inferior contendo debris internos.

ção da presença e extensão dos abscessos perinéfricos.[25] No entanto, a USG é uma excelente modalidade para acompanhamento dos pacientes com abscessos que estiverem sendo tratados conservadoramente, com o objetivo de documentar a resolução.

Pionefrose. A pionefrose implica a presença de material purulento em um sistema coletor obstruído. Dependendo do nível da obstrução, qualquer porção do sistema coletor, incluindo o ureter, pode ser afetada. O diagnóstico e o tratamento precoces são cruciais para prevenir o desenvolvimento de bacteremia e de choque séptico potencialmente fatal. A taxa de mortalidade pela bacteremia e choque séptico é de 25% e 50%, respectivamente.[31] Quinze por cento dos pacientes estarão assintomáticos no momento da apresentação.[32] Em adultos jovens, a obstrução da junção ureteropélvica e os cálculos são as causas mais freqüentes de desenvolvimento de pionefrose, enquanto a obstrução ureteral maligna é, geralmente, a causa principal entre os idosos.[25] À **USG**, hidronefrose, com ou sem hidroureter será visibilizada. Debris móveis no sistema coletor — com ou sem níveis líquido-debris — gás no sistema coletor e cálculos podem ser vistos (Fig. 9-21).

Pielonefrite Enfisematosa. Esta é uma infecção rara, potencialmente fatal, do parênquima renal, caracterizada pela formação de gás.[33] A maioria dos pacientes são mulheres (2:1) e diabéticos (90%) com uma média etária de 55 anos. Vinte por cento dos pacientes diabéticos com pielonefrite enfisematosa (PNE) apresentarão obstrução urinária, se comparados aos pacientes não-diabéticos, nos quais a obstrução do trato urinário está presente em 75%. A doença bilateral ocorre em 5% a 10%. *Escherichia coli* é o organismo agressor em 62% a 70%, *Klebisiella* em 9% e *Pseudomonas* em 2%, com o envolvimento ocasional de *Proteus, Aerobacter* e *Candida*.[25,30] À apresentação, a maioria dos pacientes se encontra extremamente doente, com febre, dor no flanco, hiperglicemia, acidose, desidratação e desequilíbrio eletrolítico.[34] Dezoito por cento dos pacientes se apresentarão somente com febre de origem desconhecida.[35]

Wan *et al.*[36] estudaram retrospectivamente 38 pacientes com PNE, identificando dois tipos de doença. A **PNE1** foi caracterizada pela destruição parenquimatosa, com a presença de gás em estrias ou em um padrão salpicado. A **PNE2** foi caracterizada tanto por coleções líquidas, renais ou perirrenais como por gás no interior do sistema coletor. Eles encontraram taxas de mortalidade para a PNE1 e para a PNE2 de 69% e 18%, respectivamente. Postularam que a diferença entre a PNE1 e a PNE2 se correlacionava à gravidade do comprometimento imune do paciente, assim como à insuficiência vascular do rim afetado. A nefrectomia de emergência é o tratamento de escolha para a PNE1, ao passo que a drenagem percutânea é recomendada para os pacientes com PNE2. A TC é o método preferido de exame dos pacientes com PNE, a fim de determinar a localização e a extensão do gás renal e perirrenal. A **avaliação ultra-sonográfica** pode ser difícil, uma vez que o gás produzirá focos hiperecóicos com **atenuação grosseira**, obscurecendo a identificação de estruturas mais profundas. O gás poderia, potencialmente, ser confundido com gás intestinal ou cálculos renais. (Figs. 9-22 e 9-23).[37]

Pielite Enfisematosa. Esta entidade só se refere ao ar anormal no interior do sistema coletor urinário.[33] Esta doença é mais freqüentemente vista nas mulheres com diabetes ou doença obstrutiva por cálculo e tem uma taxa de mortalidade de 20%. É importante que se excluam as causas iatrogênicas de ar no interior do sistema coletor. À **USG**, traços hiperecóicos lineares não-dependentes, com atenuação acústica grosseira, indicativos de ar, são visibilizados no sistema coletor. A TC é muitas vezes necessária, uma vez que a sombra acústica do ar, ao ultra-som, pode obscurecer a exata extensão da doença renal e perirrenal.

Pielonefrite Crônica. A pielonefrite crônica é uma nefrite intersticial freqüentemente associada ao refluxo vesicoureteral. Acredita-se que a nefropatia de refluxo provoque 10% a

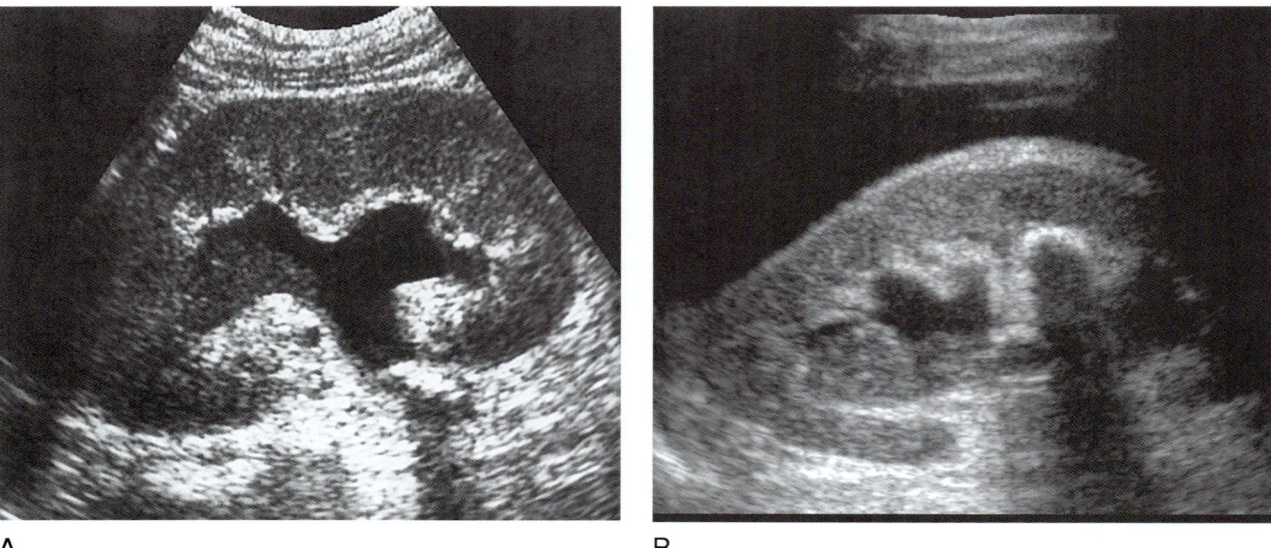

FIGURA 9-21. Pionefrose. A e B, Cortes ultra-sonográficos sagitais em dois pacientes diferentes exibindo sistemas coletores dilatados com debris internos. **A,** Demonstra um cálculo na junção ureteropélvica. **B,** Mostra um cálculo calicial não-obstrutivo.

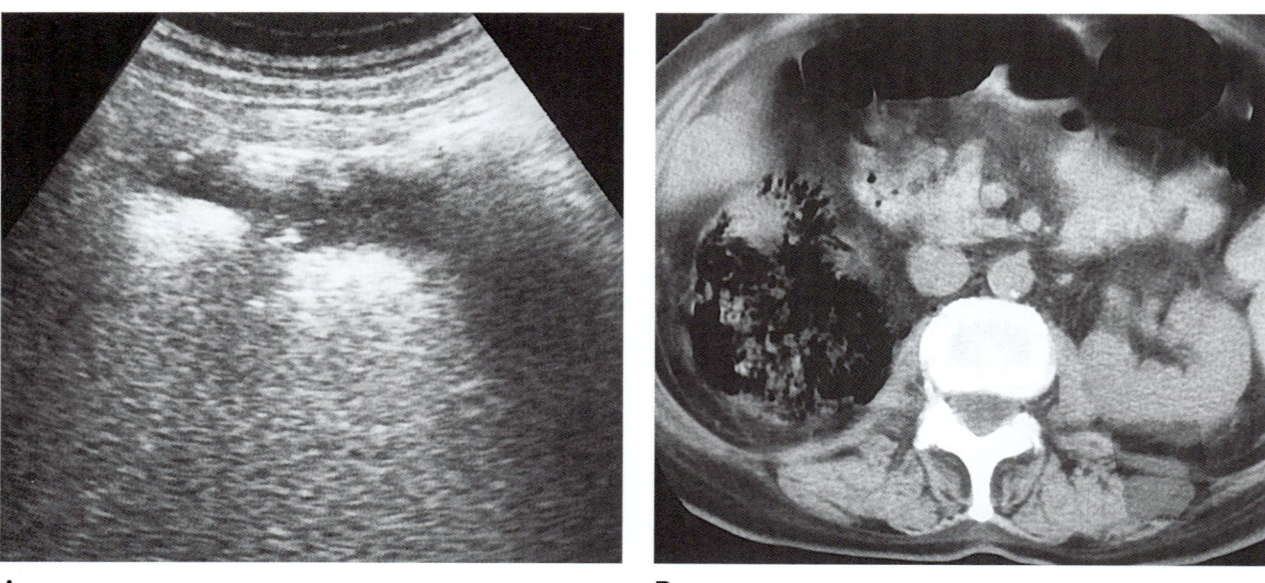

FIGURA 9-22. Pielonefrite enfisematosa (tipo 1). A, Corte ultra-sonográfico sagital do leito renal direito revela grande quantidade de ar obscurecendo a visibilização do rim. **B,** Tomografia computadorizada demonstrando destruição parenquimatosa difusa do rim direito com grande quantidade de gás salpicado. Cuidados devem ser tomados a fim de evitar que se erre completamente esse diagnóstico pela USG. O fracasso na observação do rim em um paciente séptico justifica a varredura com a tomografia computadorizada.

30% de todos os casos de doença renal terminal.[38] A pielonefrite crônica geralmente se inicia na infância, sendo mais comum em mulheres. As alterações renais podem ser uni ou bilaterais, mas são, normalmente, assimétricas. O refluxo para os túbulos coletores ocorre quando os orifícios dos ductos papilares são incompetentes. Isso ocorre mais comumente nas papilas compostas, que são tipicamente encontradas nos pólos renais. A fibrose cortical, conseqüentemente, tende a ser predominantemente polar, acima do cálice envolvido. Há retração papilar associada a cálices baqueteados. À **USG,** um cálice rombo e dilatado é visibilizado, associado a uma fibrose cortical subjacente ou a uma atrofia do córtex (Fig. 9-24).[39] Estas alterações podem ser multicêntricas e bilaterais. Se a doença for unilateral, pode haver hipertrofia compensatória do rim contralateral. Se a doença for multicêntrica, a hipertrofia compensatória do parênquima inalterado adjacente pode criar ilhas de tecido normal, simulando um tumor.

Pielonefrite Xantogranulomatosa. A pielonefrite xantogranulomatosa (PXG) é uma infecção renal crônica e supu-

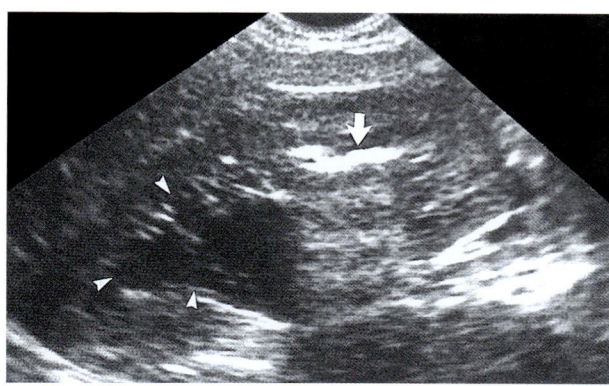

FIGURA 9-23. Pielonefrite enfisematosa (tipo 2).
Corte ultra-sonográfico sagital exibindo um sistema coletor dilatado (*cabeças de setas*) contendo ar (*seta*) que aparece como uma linha hiperecóica brilhante e independente, com uma sombra grosseira.

ACHADOS ULTRA-SONOGRÁFICOS DA NECROSE PAPILAR

Pirâmides edemaciadas
Cavitação papilar
Cálice adjacente baqueteado
Papila necrosada no sistema coletor que pode calcificar e simular um cálculo
Papila necrosada pode causar obstrução

rativa que provoca a destruição do parênquima renal e sua substituição por macrófagos carregados de lipídios. A doença é usualmente unilateral, podendo ser **difusa, segmentar,** ou **focal**. A PXG geralmente está associada à nefrolitíase (70%) e à nefropatia obstrutiva.[40-42] A doença é mais comumente encontrada nas mulheres de meia-idade e nos diabéticos.[42] Os sinais de apresentação são inespecíficos, incluindo dor, massa, perda ponderal e infecção do trato urinário (*Proteus* ou *E. coli*).[40] Na variedade difusa, o rim geralmente é não-funcionante. À **USG**, a **variedade difusa** exibirá aumento renal com manutenção do formato reniforme e perda da diferenciação córticomedular. Múltiplas áreas hipoecóicas são observadas, correspondendo aos cálices dilatados ou a massas parenquimatosas inflamatórias.[40] Um reforço sonoro é variável, dependendo do grau de liquefação das massas parenquimatosas. O seio renal central pode ser extremamente hiperecóico, com sombreamento correspondendo a um grande cálculo coraliforme (Fig. 9-25). A extensão perinéfrica pode estar presente, sendo freqüentemente mais bem apreciada à TC. Ocasionalmente, na variedade difusa, o rim demonstra grandes massas císticas complexas, com paredes espessas irregulares e níveis líquidos, imitando a pionefrose. A PXG difusa não apresenta qualquer característica ultra-sonográfica específica, mas é sugerida quando estão presentes adelgaçamento parenquimatoso, hidronefrose, cálculos e debris em um sistema coletor dilatado, assim como coleções líquidas perinéfricas.[43] A **PXG segmentar** será vista como uma ou mais massas hipoecóicas, muitas vezes associadas a um cálice único.[40,44] Um cálculo obstrutivo pode ser observado próximo à papila.[40] A **PXG focal** surge no córtex renal, não se comunicando com a pelve do órgão. Ela não pode ser ultra-sonograficamente diferenciada de um tumor ou abscesso.[40]

Necrose Papilar

Muitos fatores causais estão implicados na isquemia que acarreta o desenvolvimento da necrose papilar, incluindo (1) **abuso de analgésicos**, (2) **diabetes**, (3) **infecção do trato urinário**, (4) **trombose da veia renal**, (5) **hipotensão prolongada**, (6) **obstrução do trato urinário**, (7) **desidratação**, (8) **anemia falciforme**, e (9) **hemofilia**.[45] Inicialmente, a papila se torna intumescida, surgindo, a seguir, uma comunicação com o sistema calicial. Ocorre, então, uma cavitação papilar central e a papila pode necrosar. Ocasionalmente, uma papila necrótica pode se calcificar. Os **achados ultra-sonográficos** acompanham as alterações patológicas. As pirâmides intumescidas podem ser visibilizados, mas pode ser difícil identificá-las ao ultra-som (Fig. 9-26). Com a cavitação papilar, as coleções císticas do interior das pirâmides medulares serão percebidas. Se a papila necrosa, o cálice afetado adjacente ficará baqueteado. A papila necrosada pode ser vista no sistema coletor como uma estrutura hiperecóica não produtora de sombra. Se a papila necrosada calcificar, o sombreamento acústico distal, simulando um cálculo, será observado.[46] Se a papila necrosada passar para o ureter, poderá ocorrer obstrução, com o desenvolvimento de hidronefrose.

Tuberculose

A **tuberculose (TB) do trato urinário** ocorre através de disseminação hematogênica do *Mycobacterium tuberculosis* para o rim, a partir de uma fonte extra-urinária, mais comumente o pulmão. A TB do trato urinário se manifestará, geralmente, nos 5 a 10 anos subseqüentes à infecção pulmonar inicial.[47] As radiografias de tórax podem ser normais (35% a 50%), ou demonstrar TB ativa (10%), ou curada inativa (40% a 55%).[47] A maioria dos pacientes se apresenta com sinais e sintomas do trato urinário inferior que incluem aumento da freqüência miccional, disúria, nictúria, urgência e hematúria macro (25%) ou microscópica (75%). Aproximadamente 10% a 20% dos pacientes estarão assintomáticos.[47] A análise da urina, demonstrando piúria estéril, hematúria microscópica e pH ácido, sugere TB do trato urinário. O diagnóstico definitivo se dá através da demonstração de bacilos álcool-ácido resistentes na urina; todavia estes normalmente exigem 6 a 8 semanas para crescer.

Embora ambos os rins sejam inicialmente semeados, as manifestações clínicas geralmente são unilaterais. As **alterações iniciais ou agudas** incluem o desenvolvimento de múltiplos pequenos tuberculomas bilaterais. Das *et al*.[48] revisaram as **características ultra-sonográficas** da TB genitourinária em 20 pacientes. Descobriram que a anomalia mais freqüentemente encontrada era a lesão renal focal. Pequenas lesões focais (5 a 15 mm) eram hiperecóicas ou hipoecóicas,

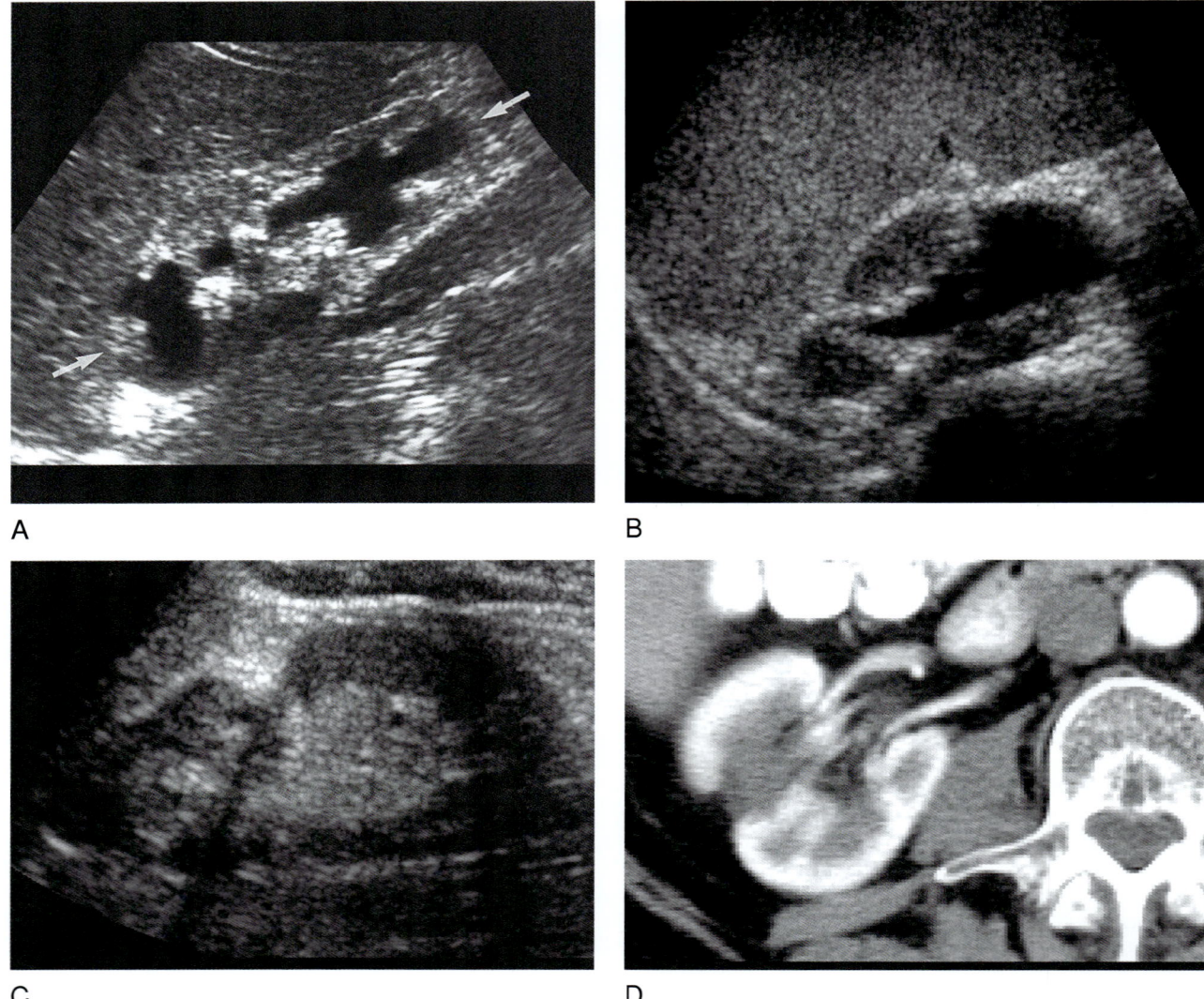

FIGURA 9-24. Pielonefrite crônica. A, Corte ultra-sonográfico sagital exibindo parênquima hiperecóico com atrofia mais acentuada nos pólos renais (*setas*). A dilatação do sistema coletor se deve ao refluxo vesicoureteral crônico. **B,** Corte ultra-sonográfico sagital evidenciando um rim atrófico com fibrose e dilatação do sistema coletor devido ao refluxo. **C,** Corte ultra-sonográfico sagital mostrando uma cicatriz hiperecóica em forma de cunha na porção média do pólo renal e **D**, uma TC confirmatória.

com um bordo hiperecóico. As lesões focais maiores (> 15 mm) possuíam ecogenicidade mista, com bordos mal definidos. A doença bilateral foi percebida em 30% de seus pacientes. A maioria se curará espontaneamente, ou subseqüentemente à terapia antituberculosa. Em algum momento posterior (talvez anos mais tarde), um ou mais tubérculos poderão aumentar. Com esse aumento, sobrevirão a cavitação e a comunicação com o sistema coletor, com alterações que se assemelham à necrose papilar. O envolvimento papilar é percebido quando um traço linear sonolucente é percebido se estendendo do cálice envolvido para a papila. Podem ser observadas massas caliciais de partes moles representando a papila necrosada. Em seguida à ruptura para o interior do sistema coletor, se desenvolve a bacilúria pelo *M. tuberculosis*, permitindo a disseminação da infecção renal para outras partes do trato urinário. Espasmo ou edema na região da junção ureterovesical (JUV) podem ocorrer, dando origem à caliectasia pélvica e ao hidroureter. Úlceras uretéricas lineares também podem surgir, mais comumente na porção distal. O envolvimento da bexiga é freqüente, sendo responsável pelos sintomas clínicos iniciais de disúria e freqüência miccional. As manifestações iniciais incluem edema e ulceração de mucosas. Se o edema ocorre no trígono vesical, a obstrução uretérica pode sobrevir. O envolvimento vesical será visto em 33% dos pacientes com TB do trato genitourinário.[48] Os tuberculomas da parede da bexiga podem ser simples ou múltiplos, podendo ser bem grandes (Fig. 9-27).

As alterações tardias ou mais **crônicas** da TB do trato genitourinário incluem **estenoses fibróticas, cavitação extensa, calcificação, massas, abscesso perinéfrico** e **fístula.**[47] As

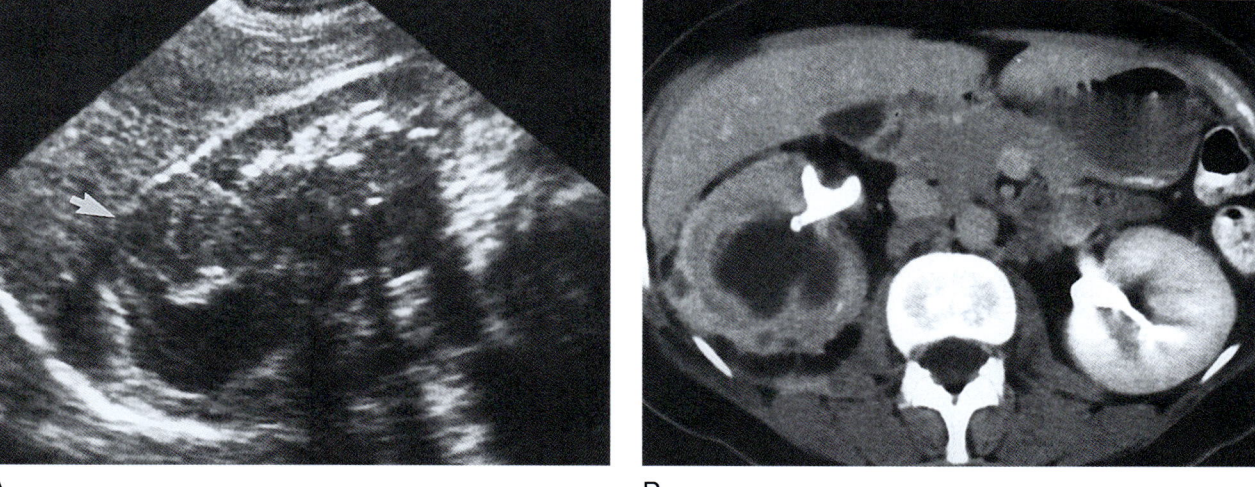

FIGURA 9-25. Pielonefrite xantogranulomatosa. A, Corte ultra-sonográfico sagital exibindo uma grande massa central com calcificação. Dilatação calicial com debris purulentos é perceptível (*seta*). **B,** Tomografia computadorizada confirmatória evidenciando um grande cálculo coraliforme com hidronefrose proximal e múltiplos abscessos intra-renais.

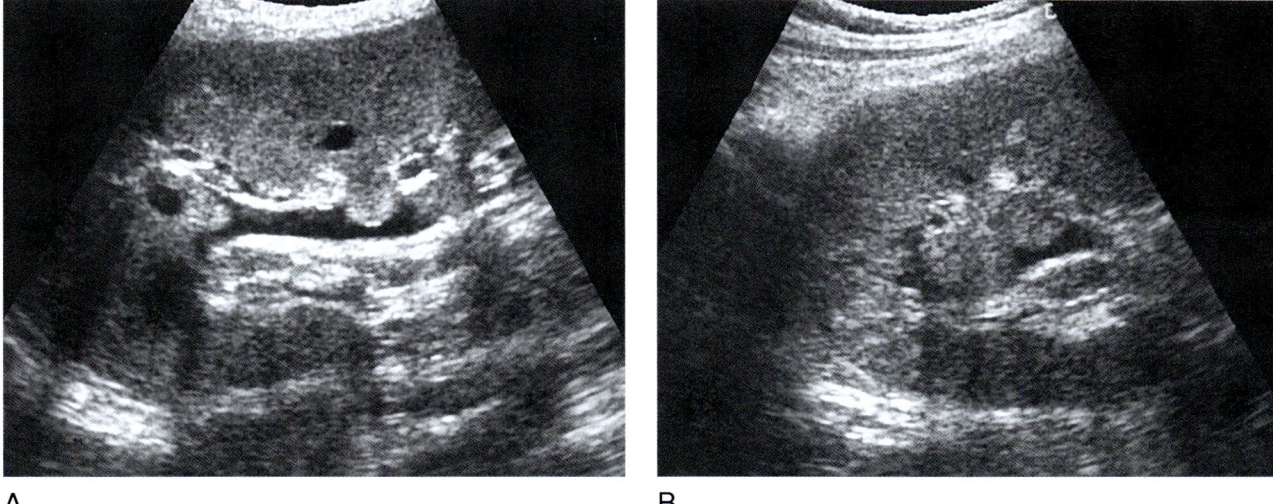

FIGURA 9-26. Necrose papilar. Cortes ultra-sonográficos sagital (**A**) e transverso (**B**) exibindo papilas bulbares edematosas.

alterações crônicas, em particular as relacionadas às estenoses fibróticas resultam em dano renal significativo. As estenoses podem ocorrer em qualquer ponto do sistema coletor intra-renal e do ureter. A obstrução, portanto, provoca dilatação do sistema coletor proximal e atrofia de pressão do parênquima renal (Fig. 9-28). Com o tempo pode ocorrer calcificação das áreas de caseificação ou na papila necrosada. Se a infecção renal romper para o espaço perinéfrico, um abscesso pode se desenvolver. Se o abscesso perinéfrico se estender para envolver as vísceras adjacentes, pode se dar a formação de uma fístula. Eventualmente, o rim se tornará não-funcionante, pequeno e totalmente calcificado (**autonefrectomia ou rim em massa de vidraceiro**). Na bexiga, a cicatrização fibrótica crônica gera uma bexiga de paredes espessadas, pequena e simétrica.[47] A calcificação salpicada ou curvilinear da parede vesical pode ocorrer, mas é rara.[49]

A maioria dos casos de TB do trato genitourinário pode ser diagnosticada através de uma combinação de VE, pielografia retrógrada, ultra-som e TC. Premkumar *et al.*[50] demonstraram, em 14 pacientes com TB do trato urinário avançada, que uma informação morfológica detalhada e o estado funcional renal são mais bem avaliados através da TC e da urografia. Das *et. al.*[51] demonstraram que a aspiração por agulha fina, direcionada por ultra-som, é útil no estabelecimento do diagnóstico de TB renal em pacientes com culturas urinárias negativas e na definição da natureza de lesões ultra-sonográficas óbvias, em pacientes com culturas de urina positivas.

Infecções Incomuns

Fúngicas. Os pacientes com diabetes melito, cateteres permanentes, malignidade, distúrbios hematopoéticos, terapia

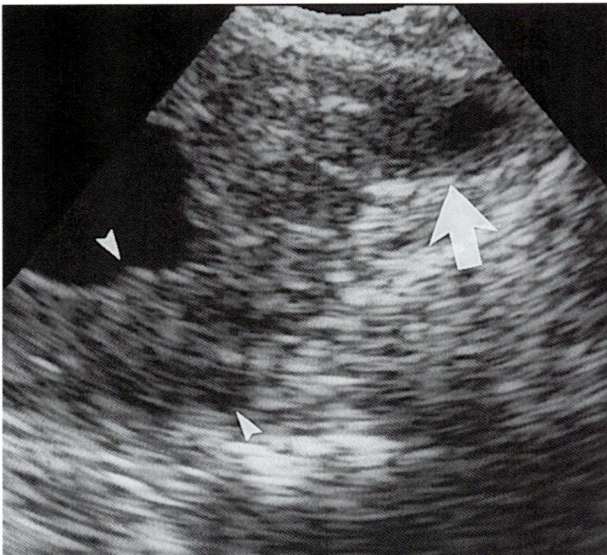

FIGURA 9-27. Tuberculose aguda da bexiga urinária. Corte ultra-sonográfico transvaginal transverso exibindo um acentuado espessamento urotelial da parede esquerda da bexiga (*cabeças de setas*) e do ureter esquerdo distal na junção ureterovesical (*seta*).

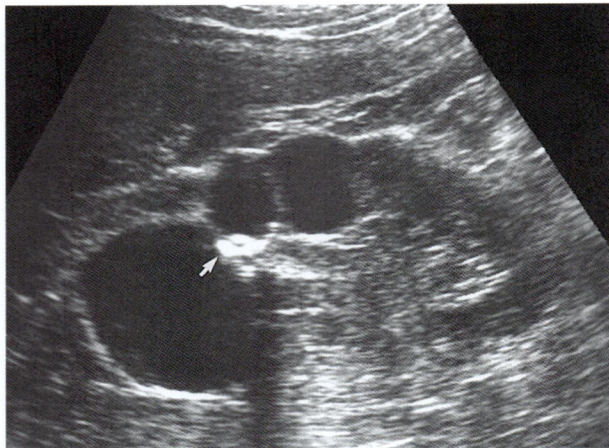

FIGURA 9-28. Tuberculose renal crônica. Corte ultra-sonográfico sagital exibindo baqueteamento calicial dos pólos superior e médio com acentuada atrofia parenquimatosa subjacente. É percebida uma área focal de calcificação (*seta*) na região do infundíbulo do pólo superior.

crônica com antibióticos ou com esteróides, transplante e uso de drogas IV apresentam um risco aumentado de desenvolver infecções fúngicas do trato urinário.[52]

Candida albicans. A *Candida albicans* é o agente fúngico que mais comumente afeta o trato urinário. O envolvimento do parênquima renal geralmente ocorre com o envolvimento sistêmico difuso. Ocorrem múltiplos pequenos abscessos parenquimatosos focais que podem calcificar com o tempo.[53] É possível a extensão para o interior do espaço perinéfrico. A invasão do sistema coletor pode acontecer, ocasionando, por fim, a formação de **bolas fúngicas** que precisam ser diferenciadas de **coágulos sangüíneos, cálculos radiotransparentes, tumores de células transicionais, papila necrosada, pólipos fibroepiteliais, colesteatomas** e **leucoplaquia.**[54,55] À USG, os microabscessos parecem semelhantes aos abscessos bacterianos, constituindo pequenas massas parenquimatosas hipoecóicas. As bolas fúngicas apresentam-se como as massas de partes moles hiperecóicas sem sombra acústica posterior no interior do sistema coletor.[56] As bolas fúngicas são móveis e podem provocar obstrução que leva ao desenvolvimento de hidronefrose.

Parasitárias. Nos países em desenvolvimento, as infecções parasitárias são comuns. Para fins práticos, existem três infecções parasitárias do trato urinário que precisam ser consideradas; (1) **esquistossomose.** (2) **equinococose (doença hidática),** e (3) **filariose.**

Esquistossomose. O *Schistosoma haematobium* é o agente que mais comumente afeta o trato urinário. Os vermes penetram o hospedeiro humano pela pele. São, então, carreados através do sistema venoso portal para o fígado, onde amadurecem até a sua forma adulta. O *S. haematobium* provavelmente penetra o plexo venoso perivesical a partir do plexo hemorroidal.[57] A fêmea do verme, então, deposita os ovos nas vênulas da parede vesical e do ureter. Formam-se granulomas e ocorre endarterite obliterativa. Os testes sorológicos demonstrando ovos permitem o diagnóstico. A hematúria é a queixa mais freqüente.[57] À **USG**, os rins estão normais até um período tardio do curso da doença. **Pseudotubérculos** se desenvolvem no ureter e bexiga, e o urotélio se torna espessado (Fig. 9-29). Com o passar do tempo, os pseudotubérculos se calcificarão. Essa calcificação pode ser fina e granular, fina e linear; ou espessa e irregular.[58] Se ocorrerem infecções repetidas, a bexiga se tornará pequena e fibrosada. Há uma incidência aumentada de cálculos ureterais e vesicais.[57] Com a doença crônica, há também uma maior incidência de carcinoma de células escamosas.[57]

Equinococose (Doença Hidática). Existem dois principais tipos de doença hidática que afetam o trato urinário: *Echinococcus multilocularis* e *Echinococcus granulosus*. Este último é o organismo agressor mais comum. A doença hidática renal é encontrada em 2% a 5% dos pacientes com hidatidose,[57] geralmente é solitária e envolve os pólos renais.[59] Os cistos hidáticos podem surgir ao longo do ureter ou na bexiga. Cada cisto hidático consiste em (1) **pericisto**; (2) **ectocisto**; e (3) **endocisto**. A doença é freqüentemente silenciosa até que o cisto tenha se tornado grande o suficiente para romper ou provocar pressão nas estruturas adjacentes. À **USG**, no início do seu desenvolvimento é observado um cisto anecóico, que pode possuir uma parede perceptível. A nodularidade mural sugere os escólex. Quando os cistos-filhos estão presentes, uma massa cística multiloculada será vista. As membranas do endocisto podem se destacar e se precipitar no fundo do líquido hidático para se tornar "**areia hidática**".[60] A calcificação é de aparência variável, oscilando da "casca de ovo" à reticular densa. Calcificações em formato de anel, no interior de uma lesão calcificada maior, sugerem cistos-filhos calcificados.[57,60]

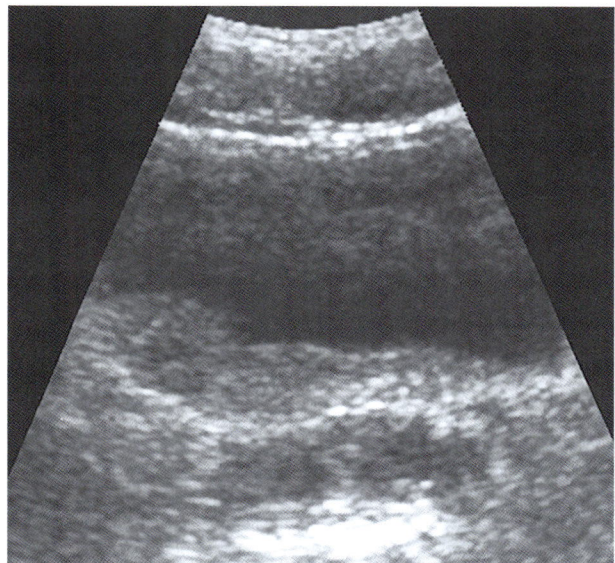

FIGURA 9-29. Esquistossomose de bexiga. Corte ultra-sonográfico sagital revelando um espessamento assimétrico da parede vesical.

dentro do sistema pelvicalicial. O diagnóstico normalmente é feito pela linfangiografia.[61] A **USG** não é útil.

AIDS. Muitas anomalias renais foram descritas nos pacientes com AIDS, incluindo: **necrose tubular aguda, nefrocalcinose** e **nefrite intersticial**.[62] As alterações patológicas do rim incluem glomeruloesclerose focal e segmentar, assim como anomalias tubulares.[62] Essas alterações resultam em um aumento da ecogenicidade renal ao ultra-som.[62,63] Existe, também, uma incidência aumentada de **infecções oportunísticas** (citomegalovírus, *Candida albicans*, *Cryptococcus*, *Penumocystis carinii*, *Mycobacterium avium-intracellulare* e mucormicose[64]) e de **tumores** (linfoma e sarcoma de Kaposi). Pielonefrite, abscessos renais e cistite podem ocorrer. Calcificações viscerais difusas, incluindo as renais, podem ser vistas com as infecções disseminadas pelo *P. carinii*, citomegalovírus e *M. avium-intracellulare* (Fig. 9-30).[65-67] Com o advento de uma terapia clínica aperfeiçoada para os pacientes com AIDS, atualmente essas complicações são vistas com uma freqüência muito menor.

Cistite

Infecciosa. A **cistite** é uma doença encontrada predominantemente em mulheres, envolvendo a colonização da uretra pela flora retal. Nos homens, ela se associa à obstrução da saída da bexiga ou à prostatite. O patógeno agressor mais comum é a *E. coli*.[68] O edema mucoso e a redução da capacidade vesical são comuns. Os achados podem ser mais proeminentes no trígono e no colo vesical. Os pacientes apresentarão irritabilidade urinária e hematúria. À **USG**, o achado mais típico é o de um espessamento difuso da parede vesical. Se a cistite for focal, podem se formar pseudopólipos que são impossíveis de diferenciar de um tumor (Fig. 9-31).[69]

Filariose. A maioria das pessoas com **filariose** (*Wuchereria bancrofti*) são infectadas entre 10 e 12 anos de idade, conquanto os sinais e sintomas de elefantíase, quilúria e ascite quilosa geralmente não se desenvolvam por muitos anos (5 a 20 anos).[57] A filariose é transmitida aos seres humanos por meio de mosquitos, e os vermes migram para os linfáticos.[57] Ocorre uma reação inflamatória granulomatosa. Sobrevém a obstrução dos linfáticos retroperitoneais, acarretando dilatação, proliferação e subseqüente ruptura desses linfáticos para

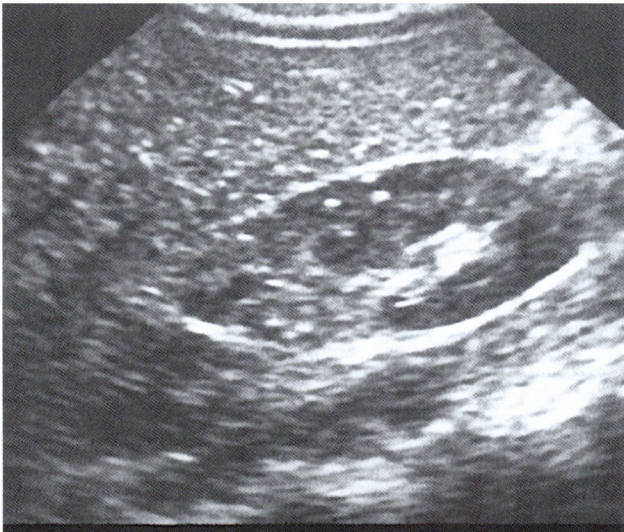

A

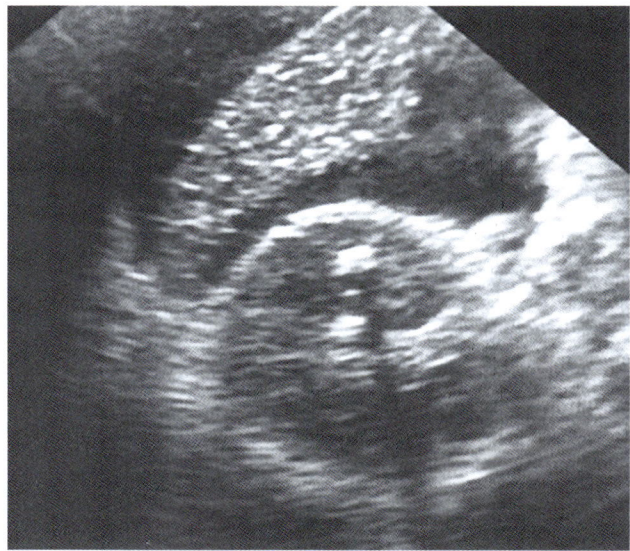

B

FIGURA 9-30. Pneumocistose renal comprovada em um paciente com AIDS. Cortes ultra-sonográficos sagital (**A**) e transverso (**B**) exibindo múltiplos focos hiperecóicos dispersos no interior do parênquima renal. Alguns focos demonstram sombra acústica posterior por calcificação. Achados semelhantes são vistos no fígado. (De Spourge AR, Wilson S, Gopinath N, *et al*: Extrapulmonary Pneumocystis carinii in a patient with AIDS. Sonographic findings. AJR 1990; 155:76-78.)

CAUSAS DE ESPESSAMENTO DA PAREDE VESICAL

FOCAIS

Neoplasias
Carcinoma de células transicionais
Carcinoma de células escamosas
Adenocarcinoma
Linfoma
Metástases

Infecciosas/ Inflamatórias
Tuberculose (aguda)
Esquistossomose (aguda)
Cistite
Malacoplaquia
Cistite cística
Cistite glandular
Fístula

Doenças Clínicas
Endometriose
Amiloidose

Trauma
Hematoma

DIFUSAS

Neoplasias
Carcinoma de células transicionais
Carcinoma de células escamosas
Adenocarcinoma

Infecciosas/ Inflamatórias
Cistite
Tuberculose (crônica)
Esquistossomose (crônica)

Doenças Clínicas
Cistite intersticial
Amiloidose

Bexiga Neurogênica
Hiper-reflexia do detrusor

Bexiga
Obstrução do trato de saída vesical com Hipertrofia Muscular

Malacoplaquia. A malacoplaquia é uma infecção granulomatosa rara com predileção pela bexiga urinária. O restante do urotélio pode ser afetado. A doença é mais comumente observada em mulheres (4:1), com um pico de incidência na sexta década.[70] A patogênese não é conhecida; todavia, sua maior associação aos pacientes com diabetes melito, doença hepática alcoólica, infecções micobacterianas, sarcoidose e subseqüentemente ao transplante, sugere uma resposta imune alterada.[71] Os pacientes podem se apresentar com hematúria e sintomas de irritabilidade vesical.[70] À **USG**, massas únicas ou múltiplas, de base mucosa, variando entre 0,5 e 3 cm são mais comumente visibilizadas na base da bexiga. A doença pode ser localmente invasiva (Fig. 9-31).[70]

Cistite Enfisematosa. A cistite enfisematosa ocorre mais comumente nas pacientes do sexo feminino e nos diabéticos. Os pacientes se apresentam com sintomas de cistite e, ocasionalmente, apresentam pneumatúria.[68] O organismo agressor mais comum é a *E. coli*. Tanto o gás intraluminal quanto o intramural se encontram presentes. A gangrena vesical franca raramente ocorre. Nos pacientes gravemente enfermos, o urotélio se encontra ulcerado, necrótico, podendo necrosar completamente. A **identificação ultra-sonográfica** dessa entidade depende da demonstração de focos hiperecóicos anelares ou sombra acústica grosseira (ar) no interior da parede vesical (Fig. 9-32).[73] O ar também é muitas vezes observado na luz. A parede da bexiga geralmente se encontra espessada, exibindo ecogenicidade aumentada.[33]

Cistite Crônica. A inflamação crônica da bexiga provoca uma alteração histológica previsível. Os ninhos de Brunn consistem em porções sólidas de urotélio na lâmina própria.[74] Se a porção central de um ninho de Brunn se degenera, um cisto é gerado (**cistite cística**). Se a irritação crônica persistir, os ninhos de Brunn podem evoluir para estruturas glandulares (**cistite glandular**), o que pode proceder a formação de um adenocarcinoma.[68] **Ultra-sonograficamente,** essas alterações inflamatórias crônicas podem ser visíveis. Cistos ou massas papilares sólidas podem ser observados (Fig. 9-31). A diferenciação da malignidade é radiologicamente impossível, sendo necessária a cistoscopia com biópsia para a confirmação diagnóstica.

Fístula Vesical. A fístula vesical pode ser congênita ou adquirida. Quando adquirida, as etiologias incluem **trauma, inflamação, radiação** e **neoplasia**. A formação da fístula pode se dar com a vagina, o intestino, a pele, o útero e o ureter. As **fístulas vesico-vaginais** mais comumente se relacionam à cirurgia ginecológica ou urológica, carcinoma de bexiga e carcinoma de colo. As **fístulas vesicoentéricas** mais amiúde se relacionam à diverticulite e a doença de Crohn. As **fístulas vesicocutâneas** ocorrem subseqüentemente à cirurgia ou ao trauma. As **fístulas vesicouterinas** acontecem mais freqüentemente em seguida a uma cirurgia cesariana. As **fístulas vesicoureterais** são raras e normalmente ocorrem após uma histerectomia.[75] À **USG**, as fístulas são difíceis de diagnosticar, uma vez que, freqüentemente, são comunicações finas e curtas. Ocasionalmente, bandas lineares de ecogenicidade variável[76,77] são observadas, se estendendo da bexiga para o órgão com o qual a comunicação fistulosa se dá. Se a bexiga se comunica com o intestino, vagina, ou pele, uma coleção anormal de ar pode ser vista na luz vesical, assim como um foco hiperecóico linear não-dependente com sombra acústica grosseira. A palpação do abdome durante a varredura pode fazer o gás passar através da fístula, melhorando, assim, a sua detecção (Fig. 9-32).[77] O uso de agentes de contraste ultra-sonográficos e o Doppler colorido podem ser úteis no diagnóstico das fístulas vesicovaginais, identificando um fenômeno de jato para o interior da vagina à medida que bolhas são introduzidas na bexiga.[78]

CÁLCULOS E CALCIFICAÇÃO DO TRATO GENITOURINÁRIO

Cálculos

Cálculos renais são muito comuns, afetando 12% da população em algum momento de suas vidas.[79] A freqüência da doença litiásica aumenta com o avançar da idade, sendo os

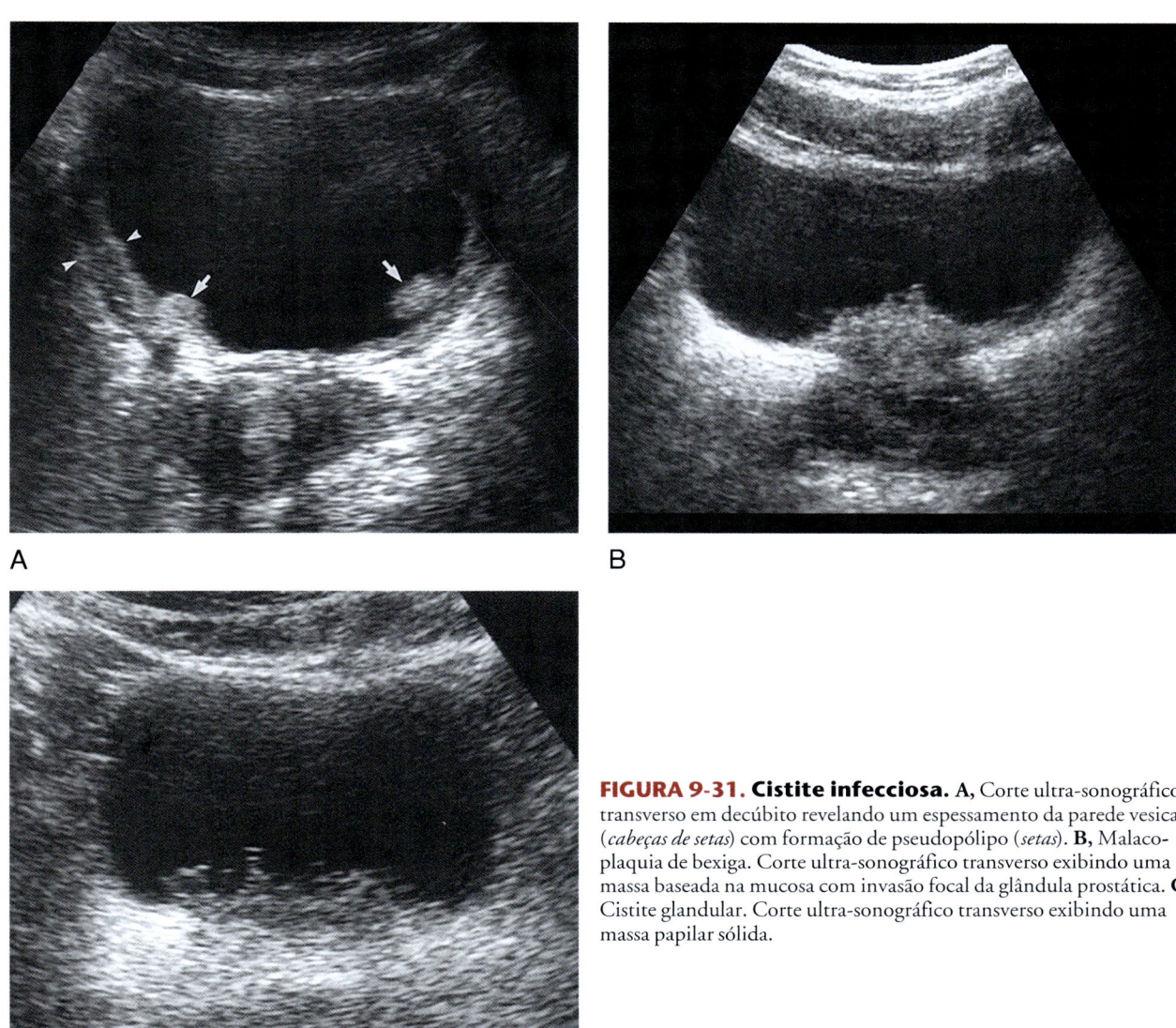

FIGURA 9-31. Cistite infecciosa. A, Corte ultra-sonográfico transverso em decúbito revelando um espessamento da parede vesical (*cabeças de setas*) com formação de pseudopólipo (*setas*). **B,** Malacoplaquia de bexiga. Corte ultra-sonográfico transverso exibindo uma massa baseada na mucosa com invasão focal da glândula prostática. **C,** Cistite glandular. Corte ultra-sonográfico transverso exibindo uma massa papilar sólida.

homens brancos os mais comumente afetados. O tipo mais comum de cálculo é o de oxalato de cálcio (60% a 80%).[80] A etiologia da formação do cálculo é amplamente conhecida, conquanto acredite-se que seja multifatorial. Os cálculos caliciais que não sejam obstrutivos geralmente são assintomáticos, embora os pacientes possam apresentar hematúria (macro ou microscópica). Se um cálculo se mover e provocar obstrução infundibular ou da JUP, os sinais e sintomas clínicos de dor no flanco e infecção freqüentemente ocorrerão. Se um cálculo passa pelo ureter, existem **três áreas de estreitamento uretérico** onde ele poderá se alojar: (1) logo após a JUP; (2) no ponto onde o ureter cruza os vasos ilíacos; e (3) na junção ureterovesical (JUV). A maioria dos cálculos irá se fixar na JUV (75% a 80%), onde o ureter possui seu menor diâmetro, de 1 a 5 mm.[80] Aproximadamente 80% dos cálculos menores que 5 mm passarão espontaneamente.

Os **cálculos renais** podem ser detectados com o emprego de diversos exames radiológicos, incluindo radiografias simples, tomografia, ultra-som e TC. Muitos estudos foram realizados avaliando a sensibilidade para a detecção dos cálculos com o emprego desses diversos exames radiológicos. Middleton *et al.*[81] demonstraram que a USG possui uma sensibilidade de 96% para a detecção de cálculos renais, que foi ligeiramente inferior a uma combinação de radiografia simples e tomografia. Eles também descobriram que cálculos com tamanho maior do que 5 mm foram detectados com 100% de sensibilidade ao ultra-som. À **USG**, os cálculos renais são visibilizados como focos hiperecóicos com uma sombra acústica posterior bem definida (Fig. 9-33). Pequenos cálculos do

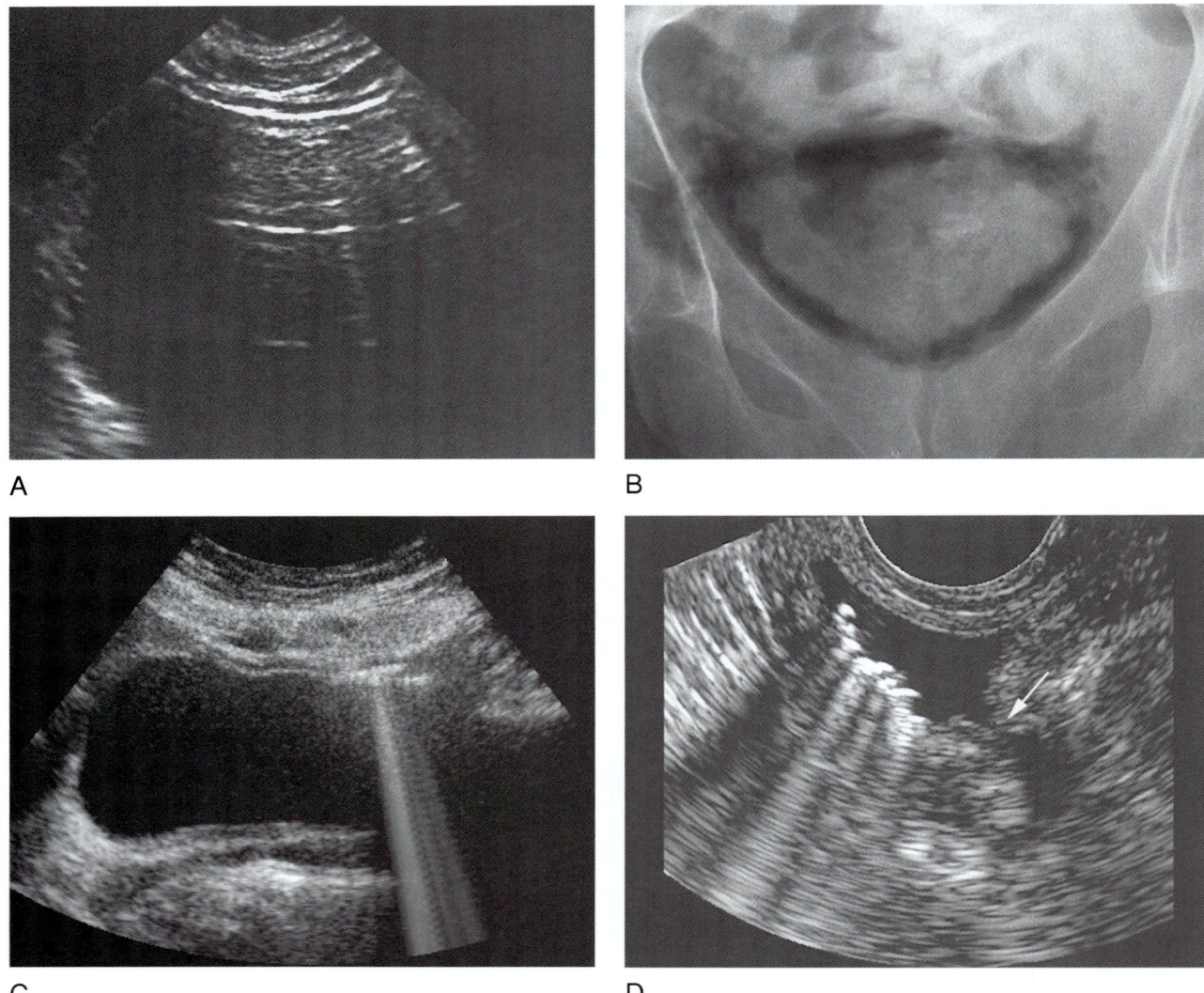

FIGURA 9-32. Ar na bexiga. Cistite enfisematosa. **A,** Corte ultra-sonográfico transverso exibindo um traço hiperecóico linear anterior com sombra acústica grosseira e um artefato de reflexão múltipla situado distalmente na bexiga, que representa o ar. **B,** Radiografia simples confirmatória demonstrando o ar extenso na parede vesical. **C,** Ar iatrogenicamente introduzido pela cistoscopia demonstra um foco hiperecóico com artefato de reflexão múltipla. **D,** Fístula enterovesical (*seta*) exibindo ar na bexiga como múltiplos focos hiperecóicos brilhantes em um USG transvaginal. (De Damani N, Wilson S: Nongynecologic applications of transvaginal US. RadioGraphics 1999;19:S179-S200. Reproduzido com permissão.)

trato urinário podem ser difíceis de encontrar se possuírem uma fraca sombra acústica posterior. Lee et al.[82] demonstraram que a maioria dos cálculos do trato urinário (83%) exibe artefatos cintilantes no Doppler colorido e no Power Doppler. Nos casos duvidosos, isso parece se constituir em um achado secundário útil (Fig. 9-34). Smith et al.[83] demonstraram que os transdutores lineares podem ser capazes de demonstrar o sombreamento dos cálculos com melhor aproveitamento do que os transdutores setoriais mecânicos. As imagens com harmônica podem ser igualmente úteis e esta técnica deve ser utilizada quando se pesquisa a presença ou ausência de cálculos do trato urinário. Certas entidades podem **simular** ultra-sonograficamente **os cálculos renais**, incluindo (1) gás intra-renal; (2) calcificação de artéria renal; (3) papila necrosada calcificada; (4) tumor de células transicionais calcificado; (5) pielite incrustada alcalina e (6) calcificação incrustada das extremidades de um *stent* uretérico.

Para os pacientes que se apresentam com **cólica renal aguda,** o papel da radiologia é confirmar o diagnóstico, definir o tamanho do cálculo, sua localização, número e avaliar complicações associadas. Normalmente, isso é realizado por meio da tomografia renal simples, seguida pela urografia excretora (UE). A capacidade da urografia em fornecer informações relativas à anatomia e função faz com que ela ainda seja um exame amplamente realizado. Alternativamente, foi advogado o uso da radiografia simples de abdome, combinada a USG renal, como um substituto.[84-87] Esta abordagem não obteve uma aceitação universal.[88,89] Existem muitas

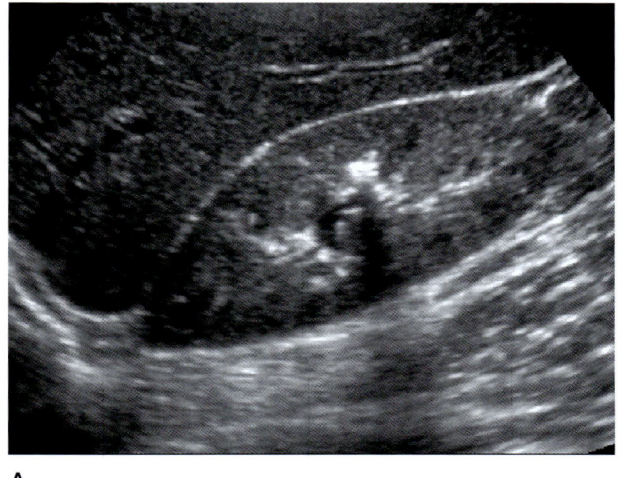
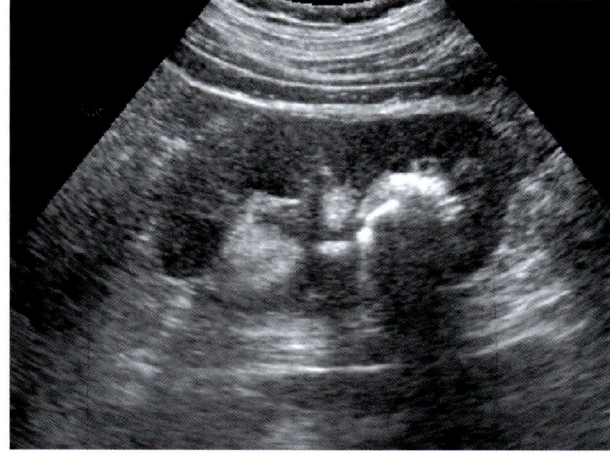
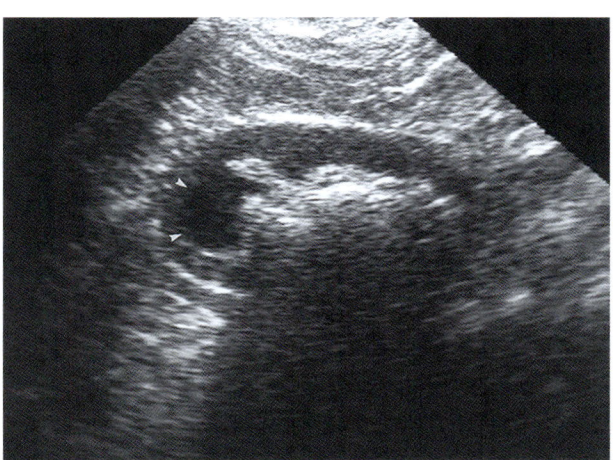

FIGURA 9-33. Cálculos renais. Corte ultra-sonográfico sagital exibindo **A,** um pequeno foco hiperecóico na porção média, com sombra, representando um cálculo não-obstrutivo. **B,** Múltiplos cálculos de pólo inferior e de pelve renal com uma discreta hidronefrose associada. **C,** Um grande cálculo coraliforme com grave caliectasia de pólo superior (*cabeças de setas*).

ENTIDADES QUE MIMETIZAM CÁLCULOS RENAIS

Gás intra-renal
Calcificação de artéria renal
Papila necrosada calcificada
Tumor de células transicionais calcificado
Pielite alcalina incrustada
Calcificação incrustada de um *stent* uretérico

---

armadilhas ultra-sonográficas para esta abordagem, incluindo (1) avaliação antes do desenvolvimento da hidronefrose, levando a um resultado falso-negativo; e (2) confundir cistos parapélvicos e caliectasia pélvica não-obstrutiva com hidronefrose.[89]

Um estudo de Patlas *et al.*[90] sugeriu uma sensibilidade de 93% e uma especificidade de 95% para o diagnóstico ultra-sonográfico dos cálculos ureterais. Eles sugeriram que, devido à ausência de radiação ionizante e ao custo mais baixo, este exame deveria ser empregado inicialmente antes da TC. Se a USG não estiver disponível, ou não for diagnóstica, a TC poderá, então, ser realizada. À **USG**, a busca por **cálculos ureterais** pode ser difícil devido ao gás intestinal subjacente e à localização retroperitoneal profunda do ureter (Fig. 9-35). Contudo, os exames transvaginais ou transperineais podem ser um meio adequado para detectar e demonstrar os cálculos ureterais distais que não são visibilizados através de uma via transabdominal ou suprapúbica.[77,91,92] Quando o ureter se encontra dilatado, os 3 cm distais serão visibilizados como uma estrutura tubular hipoecóica, penetrando obliquamente na bexiga. Um cálculo será identificado como um foco hiperecóico com sombra acústica posterior bem definida no interior da luz uretérica (Fig. 9-36). Pode haver edema mucoso associado no trígono vesical. A avaliação transabdominal dos orifícios ureterais para a presença de **jatos** é útil na avaliação da obstrução.[93] Em escala de cinza, uma corrente de ecos de baixa intensidade pode ser observada entrando na bexiga a partir do orifício ureteral. Acredita-se que as diferenças de densidade entre o jato e a urina da bexiga permitam a sua visibilização ultra-sonográfica.[94] É importante uma boa hidratação anterior ao exame. Além disso, não deve ser permitido aos pacientes esvaziar completamente a bexiga após hidratação e antes do estudo, de modo que a urina concentrada possa permanecer na bexiga. Isso provocará uma diferença de densidade entre a urina uretérica e a vesical, permitindo a visibilização do jato.[95]

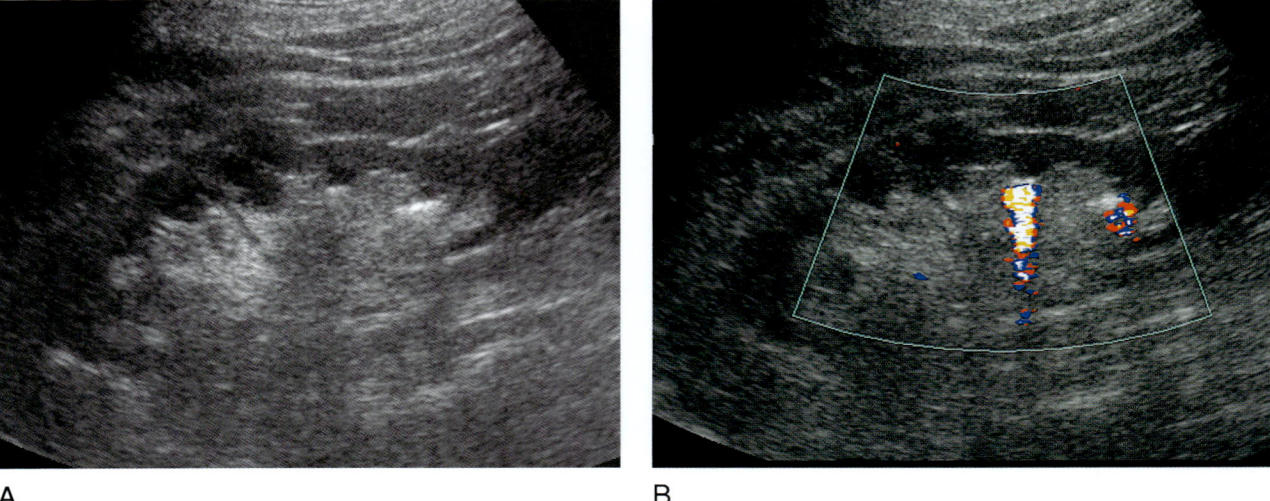

FIGURA 9-34. Artefatos cintilantes indicando um cálculo renal. A, Corte ultra-sonográfico sagital exibindo dois sutis focos hiperecóicos no pólo renal inferior. **B,** A adição do Doppler colorido, evidenciando um artefato cintilante confirma a sua natureza.

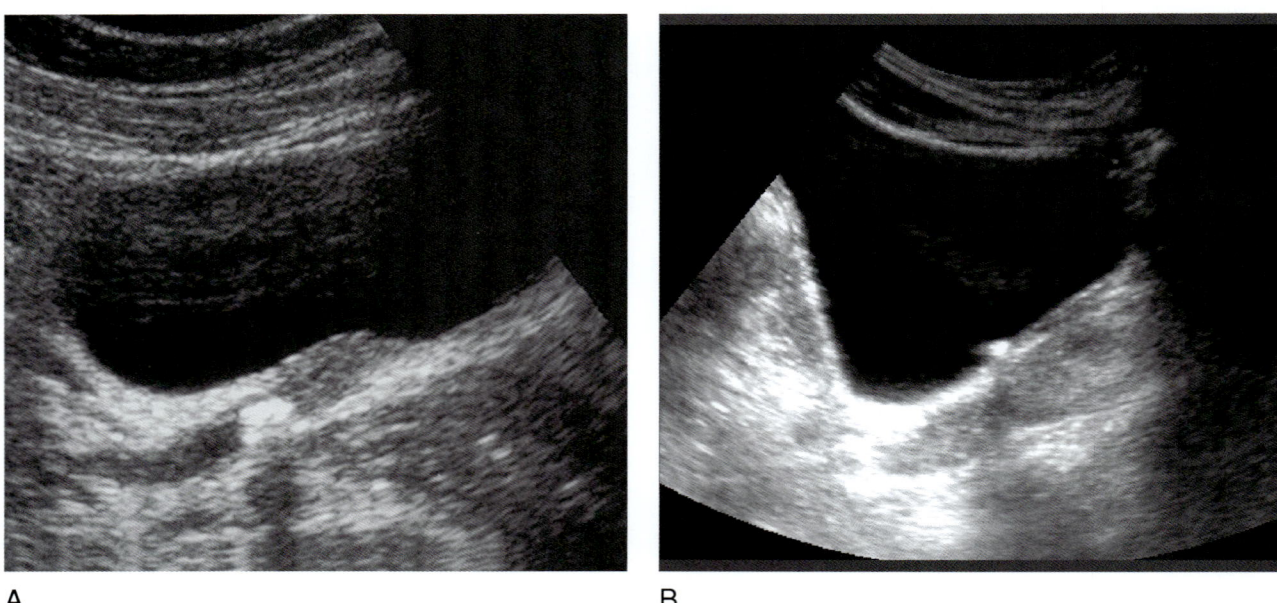

FIGURA 9-35. Cálculos uretéricos distais. Cortes ultra-sonográficos sagitais dos ureteres distais em dois pacientes diferentes exibindo um cálculo em **A,** a 1 cm da junção ureterovesical com edema extenso da mucosa uretérica distal e, **B,** um minúsculo cálculo na junção ureterovesical sem nenhum edema óbvio. Ambos os cálculos evidenciam sombra acústica posterior.

Além da avaliação em escala de cinza, o Doppler melhora a detecção dos jatos uretéricos. O emprego do Doppler colorido possui, sobre o Doppler dúplex, a vantagem de ser menos propenso a erros de amostragem e, também, de permitir a visibilização simultânea de ambos os orifícios ureterais (Fig. 9-37).[93] Dependendo do estado de hidratação, a freqüência do jato pode variar de menos de um por minuto a um fluxo contínuo; todavia, ambos os lados devem ser simétricos em um indivíduo saudável. Os pacientes com obstrução uretérica de alto grau apresentarão jatos assimétricos nas imagens de Doppler colorido, que serão detectadas como a completa ausência do jato no lado afetado ou como um fluxo contínuo, de baixo nível, no lado sintomático. Os pacientes com obstrução de baixo nível podem, ou não, apresentar assimetria em seus jatos.[93] O uso do Doppler colorido deve auxiliar na determinação da obstrução uretérica e quando havia possibilidade de passagem do cálculo. Geavlete et. al.[96] descobriram que um jato uretérico intravesical no lado da cólica renal, associado a valores de índices de resistência (IR) menores ou iguais a 0,7 e um delta IR menor ou igual a 0,06, a passagem espontânea do cálculo ocorria em 71% das vezes.

Recentemente, foi sugerido que a adição do **Doppler renal dúplex** ao exame em escala de cinza pode permitir o

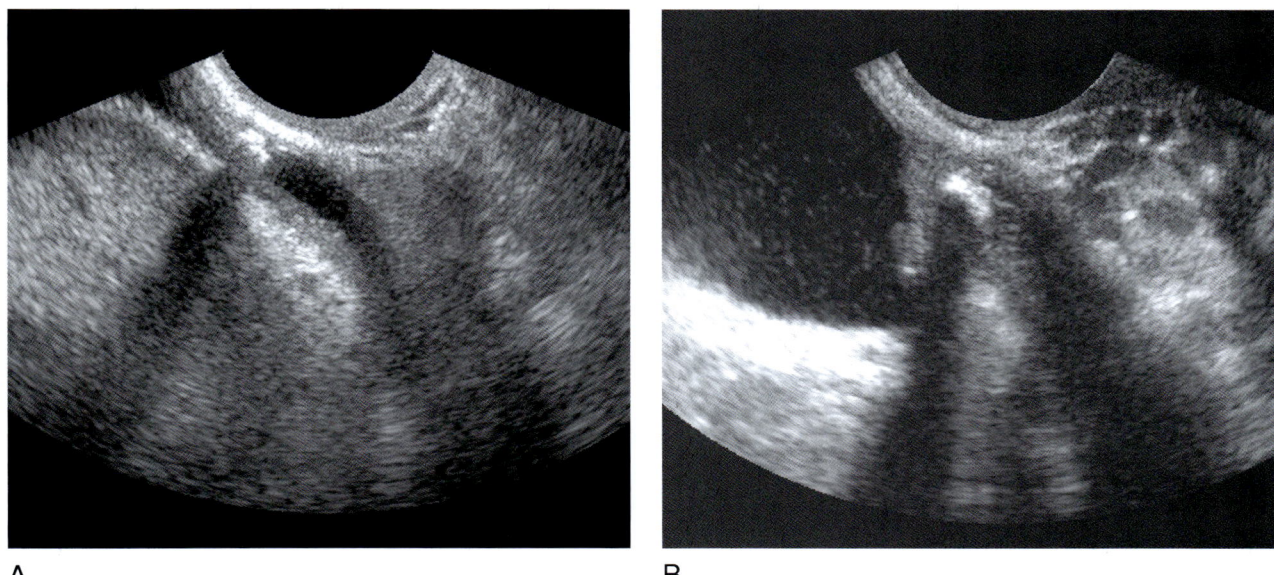

FIGURA 9-36. Cálculo ureterovesical. Cortes ultra-sonográficos transvaginais em duas pacientes diferentes evidenciam a utilidade dessa técnica. **A,** Um pequeno cálculo obstruindo um ureter levemente dilatado na junção ureterovesical. **B,** Um cálculo maior com extenso edema uretérico circundante.

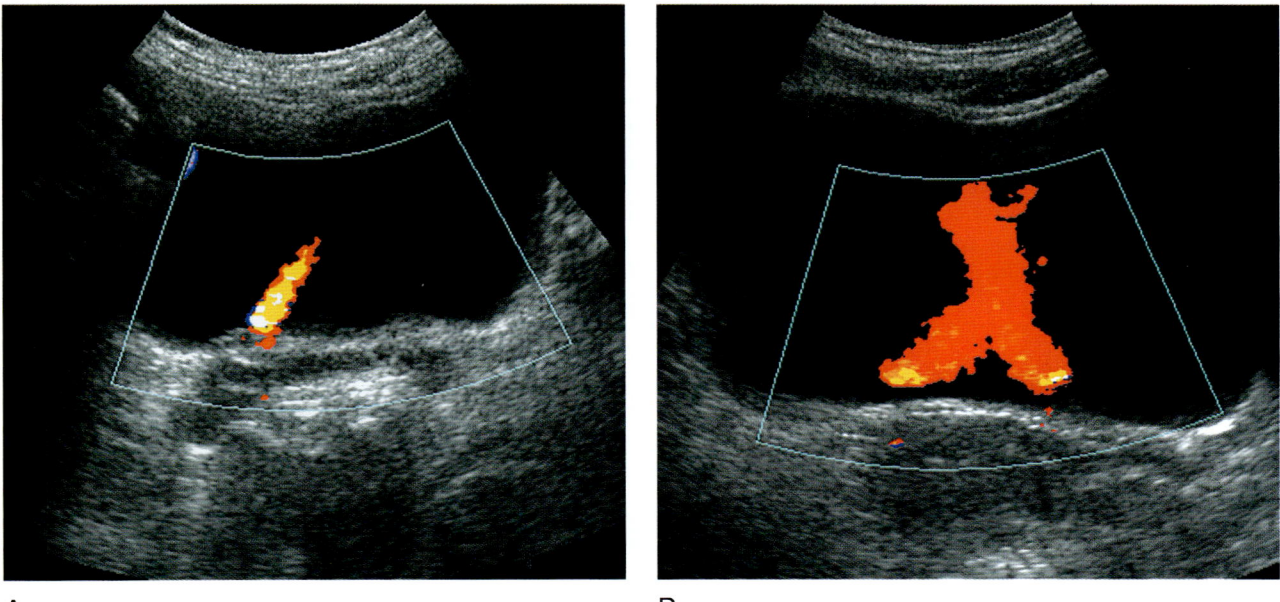

FIGURA 9-37. Avaliação por Doppler colorido. A importância da avaliação pelo Doppler colorido dos jatos uretéricos a fim de discriminar o grau de obstrução do trato urinário. Cortes ultra-sonográficos transversos em dois pacientes diferentes mostram **A,** um único jato direito, e **B,** jatos bilaterais.

diagnóstico das **obstruções agudas e crônicas do trato urinário**.[97] Acredita-se que, com a obstrução, a tensão da parede da pelve renal aumente, provocando uma elevação das prostaglandinas, o que, inicialmente, determina vasodilatação.[98] Com a obstrução prolongada, muitos hormônios, incluindo a renina-angiotensina, calicreína-quinina e prostaglandina-tromboxano, reduzem a vasodilatação, produzindo vasoconstrição difusa. Platt *et. al.*[97] utilizaram um limiar de índice de resistência (IR) de mais de 0,70 para indicar obstrução.

Eles também perceberam uma diferença no IR de 0,08 a 0,1 quando eram comparados os rins obstruídos e não-obstruídos dos pacientes. Outros não obtiveram o mesmo sucesso com o emprego do Doppler dúplex.[89,98] Alguns dos problemas potenciais incluem (1) não há elevação do IR com a obstrução parcial; (2) o uso de medicação antiinflamatória não-esteróide para o controle da dor parece alterar o IR por meio da interferência com a vasodilatação e a vasoconstrição; e (3) a UE prévia provoca vasoconstrição, alterando o IR.[89,98]

A UE ou a TC helicoidal não-contrastada são mais aceitas como os exames radiológicos iniciais nos pacientes com cólica renal aguda, com exceção das pacientes grávidas, nas quais a USG deveria ser utilizada a fim de eliminar a exposição à radiação.[89,99-101] A TC helicoidal pode ser realizada rapidamente, sem necessidade de preparo do paciente. Não há risco de reação ao meio de contraste e os achados associados de hidronefrose, hidroureter, impactação perinéfrica e edema uretérico são facilmente avaliados, embora a um preço mais alto do que com o ultra-som.[99] Além disso, as causas extra-urinárias de dor aguda no flanco podem ser percebidas com esse método.

Os **cálculos vesicais** ocorrem mais comumente tanto como um resultado da migração a partir do rim, como da estase urinária na bexiga. A estase urinária geralmente se relaciona à obstrução da saída da bexiga, cistocele, bexiga neurogênica, ou a um corpo estranho na bexiga. Os cálculos vesicais podem ser assintomáticos. Se sintomáticos, os pacientes se queixarão de dor vesical ou de urina de odor desagradável, com ou sem hematúria. À **USG**, um foco hiperecóico móvel com sombra acústica posterior será observado na bexiga (Fig. 9-38). Se o cálculo for grande, o edema dos orifícios ureterais e o espessamento da parede vesical podem ser visibilizados. Ocasionalmente, os cálculos podem aderir à parede da bexiga devido à inflamação adjacente, sendo estes conhecidos como **cálculos vesicais "suspensos"**.

Nefrocalcinose

A nefrocalcinose refere-se à calcificação do parênquima renal. Essa calcificação pode ser distrófica ou metastática. Na calcificação distrófica ocorre a deposição de cálcio no tecido desvitalizado, que geralmente resulta de isquemia ou de necrose.[102] Este tipo ocorre em tumores, abscessos e hematomas. A **nefrocalcinose metastática** ocorre mais comumente nos estados hipercalcêmicos provocados por hiperparatireoidismo, acidose tubular renal e insuficiência renal. A nefrocalcinose metastática pode, além disso, ser categorizada pela localização dos depósitos cálcicos em **nefrocalcinose cortical** ou **medular**. As causas de **nefrocalcinose cortical** incluem necrose cortical aguda, glomerulonefrite crônica, estados hipercalcêmicos crônicos, envenenamento por etilenoglicol, anemia falciforme, e transplantes renais rejeitados. As causas de **nefrocalcinose medular** incluem hiperparatireoidismo (40%), acidose tubular renal (20%), rim esponjoso medular, metástases ósseas, pielonefrite crônica, síndrome de Cushing, hipertireoidismo, malignidade, necrose papilar renal, sarcoidose, anemia falciforme, excesso de vitamina D e doença de Wilson.[102]

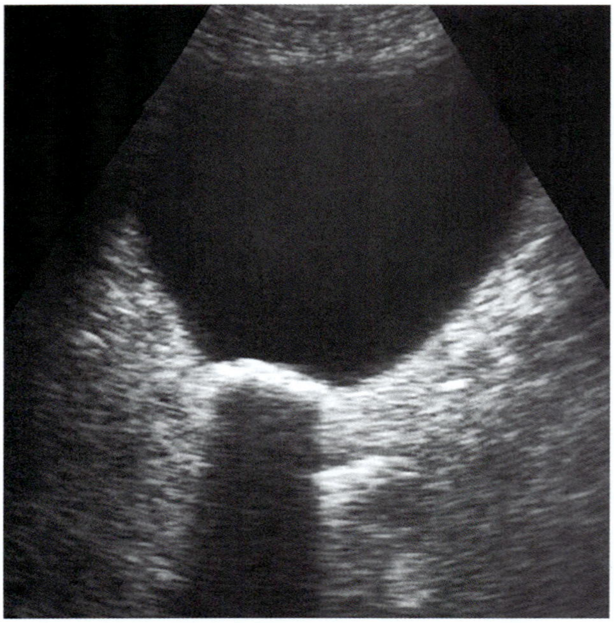

A **teoria da progressão do cálculo de Anderson-Carr-Randall** postula que a concentração de cálcio é elevada no líquido em torno dos túbulos renais. O cálcio é removido pelos linfáticos e, se o montante exceder a capacidade dos linfáticos, surgirão depósitos de cálcio nas extremidades fornicais e nas margens da medula, produzindo um aspecto chamativo à USG, com margens hiperecóicas sem sombra envolvendo todas as pirâmides medulares (Fig. 9-39). Formam-se placas que podem perfurar o cálice e criar um nicho para o crescimento posterior de um cálculo.[103]

Ultra-sonograficamente, a **nefrocalcinose cortical** é visibilizada como uma ecogenicidade cortical aumentada, que pode produzir sombra acústica. A **nefrocalcinose medular** é aparente quando as pirâmides medulares se tornam mais ecogênicas do que o córtex adjacente. Com o tempo, ocorre a deposição adicional de cálcio e a formação de cálculos, tornando aparente o sombreamento acústico (Fig. 9-39).

FIGURA 9-38. Cálculo vesical. Corte ultra-sonográfico transverso exibindo um foco hiperecóico com sombra acústica posterior bem definida.

TUMORES DO TRATO GENITOURINÁRIO

Carcinoma de Células Renais

O carcinoma de células renais (CCR) é responsável por, aproximadamente, 3% de todas as malignidades em adultos e por 86% de todos os tumores malignos de parênquima renal.[104] Há uma predominância masculina de 2:1. O pico etário se situa entre os 50 e os 70 anos. A etiologia é desconhecida, embora uma associação moderada com o tabagismo,[105] exposição química, asbestose, obesidade e hipertensão tenha sido demonstrada. Conquanto a maioria dos CCRs ocorra esporadicamente, existe uma **variedade familial**.[106,107] Estima-se que cerca de 4% dos cânceres renais sejam hereditários.[107] Essa variedade ocorre em uma idade mais precoce, é multifocal e bilateral, afetando igualmente a homens e mulheres.[106] Também há uma associação com a **doença de von Hippel-Lindau**, na qual 24% a 45% dos pacientes afetados desenvolvem CCR.[108] Setenta e cinco por cento desses pacientes apresentarão tumores multicêntricos e bilaterais.[109] Existe, tam-

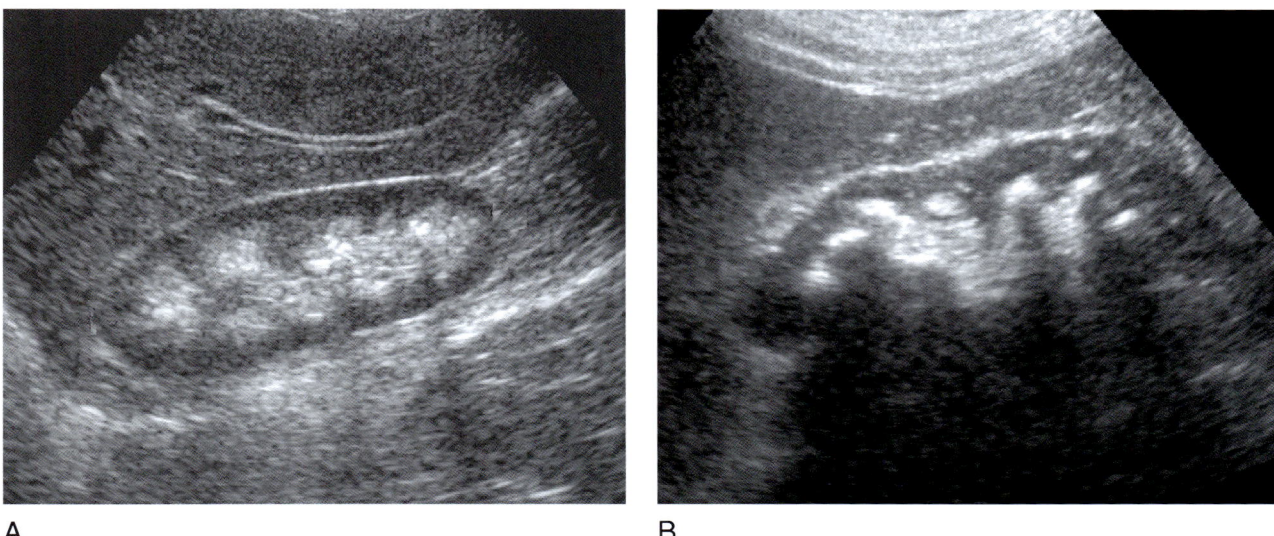

FIGURA 9-39. Nefrocalcinose medular em dois pacientes diferentes. A, Rim de Anderson-Carr. Corte ultra-sonográfico sagital exibindo ecogenicidade aumentada em um padrão margeado ao redor das pirâmides medulares. **B,** Corte ultra-sonográfico sagital evidenciando calcificação medular extensa.

bém, uma incidência aumentada de CCR nos pacientes com **esclerose tuberosa**. Outras síndromes associadas aos cânceres renais hereditários incluem **câncer papilar renal hereditário, síndrome de Birt-Hogg-Dubé, leiomioma hereditário, carcinoma de células renais, oncocitoma renal familial, câncer hereditário de cólon não relacionado à polipose,** e **carcinoma medular renal**. Muitas outras síndromes associadas ao câncer renal hereditário também estão sob investigação.[107] Os pacientes com insuficiência renal crônica, que foram submetidos à hemodiálise de longa duração, desenvolvem **doença renal cística adquirida (DRCA)** e apresentam uma incidência aumentada de CCR. O CCR associado à DRCA freqüentemente é pequeno e hipovascular.[110,111]

Existem diversos **subtipos histológicos de CCR**. Estes incluem o de células claras (70% a 75%); o papilar (15%); o cromófobo (5%); o oncocitoma (2% a 3%) e os tumores de ducto coletor ou medulares (< 1%). Os pacientes com tumores papilares, cromofóbicos e oncocíticos apresentam um melhor prognóstico do que aqueles com tumores de células claras e de ducto coletor. Tem havido tentativas de diferenciar os subtipos com base na radiologia, principalmente pela TC. Padrões de captação do meio de contraste parecem ser mais úteis, conquanto muito trabalho ainda tenha de ser feito. A falta de necrose e a presença de calcificação parecem estar associadas a um melhor prognóstico (subtipos papilar e cromófobo).[112] A necrose e a calcificação podem ser observadas ultra-sonograficamente.

A **tríade diagnóstica clássica** de dor no flanco, hematúria macroscópica e massa renal palpável é vista em 4% a 9% dos pacientes, quando de sua apresentação.[113] Os sintomas sistêmicos, tais como anorexia e perda de peso, são comuns. Ocorrem diversas manifestações secundárias à produção hormonal, incluindo eritrocitose (eritropoetina); hipercalcemia (paratormônio, metabólitos da vitamina D e prostaglandinas); hipocalemia (ACTH); galactorréia (prolactina); hipertensão (renina); e ginecomastia (gonadotropina). Foi descrita a metastatização do CCR para, virtualmente, todos os órgãos do corpo. A regressão espontânea do tumor primário pode ocorrer, embora este mecanismo não esteja claro.[114]

Com a rápida evolução e o aperfeiçoamento das atuais técnicas de imagem que possibilitam estudo no plano axial, estamos aptos a detectar massas renais menores. A taxa de prevalência do carcinoma oculto de células renais, incidentalmente descoberto à TC, é de 0,3%.[115] Antes do advento da TC, os tumores renais menores que 3 cm representavam 5% das lesões, enquanto, atualmente, estas pequenas lesões representam de 9% a 38% de todos os tumores renais.[116] Warshauer et. al.[117] demonstraram a insensibilidade relativa da urografia excretora/tomografia linear para massas renais menores que 3 cm de diâmetro e do ultra-som para as massas com menos de 2 cm. Jamis-Dow et al.[118] descobriram que a TC era mais sensível que o ultra-som na detecção de pequenas massas renais (< 1,5 cm) e que tanto o ultra-som quanto a TC eram igualmente capazes de caracterizar uma massa maior que 1 cm. Demonstraram igualmente que a combinação de ultra-som e TC permitiu uma precisa caracterização de uma lesão maior que 1,0 cm em 95% das vezes. Nenhum método foi capaz de caracterizar com exatidão lesões com menos de 1 cm de diâmetro. Portanto, uma combinação de ultra-som e TC é superior a qualquer um desses exames isoladamente. Com o advento da TC helicoidal, os artefatos de movimento e o efeito de volume parcial foram eliminados. Muitos autores[119-122] demonstraram que os exames de TC helicoidal durante a fase nefrográfica permitem melhores detecção e caracterização da lesão. Com o uso combinado de ultra-som e TC helicoidal, não existe, em geral, necessidade de outros métodos de imagem para a avaliação de massas renais.

A utilização da ressonância magnética (RM) para a caracterização de massas renais melhorou significativamente com o desenvolvimento de multibobinas em fase de exames mais rápidos e realce com o gadopentetato de dimeglumina. Este método está assumindo um papel de importância crescente na detecção e caracterização de algumas massas renais.[123,124] Isso acontece no caso de pacientes com alergia aos meios de contraste iodados, insuficiência renal, gravidez, e quando massas renais indeterminadas ou a extensão do envolvimento vascular não puderem ser adequadamente determinadas através de uma combinação de ultra-som e TC.

Com a detecção das pequenas massas renais (< 3 cm), a controvérsia atual reside em como tratá-las. A escolha pode ser tanto uma observação atenta como a cirurgia (nefrectomia radical, nefrectomia parcial, enucleação, crioterapia, ou ablação por radiofreqüência). Bosniak et al.[125] sugeriram, como resultado de experiência preliminar, a observação atenta em alguns pacientes idosos e naqueles em risco para a cirurgia que apresentavam lesões pequenas, incidentalmente descobertas. Gervais et al.[126] descobriram que a ablação por radiofreqüência de CCR exofíticos (até 5 cm) pode ser realizada com sucesso. Os tumores que possuem um componente no seio renal são mais difíceis de tratar.

À **USG**, a maioria dos tumores são sólidos, sem predileção por um ou outro rim e sem preferência pelos pólos superior, médio ou inferior. Os tumores podem ser hipoecóicos, isoecóicos ou hiperecóicos (Fig. 9-40). Charboneau et. al.[127] demonstraram que a maioria (86%) é isoecóica, enquanto a minoria (10%) era hipoecóica ou hiperecóica (4%). Mais recentemente, foi demonstrado que os pequenos tumores renais (< 3 cm) tendem a ser hiperecóicos, quando comparados ao parênquima renal normal. Forman et al.[128] e Yamashita et al.[129,130] descobriram, respectivamente, que 77% e 61% de seus pequenos CCRs (< 3 cm) eram mais ecogênicos do que o parênquima renal. Na comparação entre os CCRs hiperecóicos e os angiomiolipomas (AMLs), Yamashita et al.[129,130] encontraram uma considerável superposição na ecogenicidade desses dois tumores. Eles demonstraram, ultra-sonograficamente, um **bordo hipoecóico** que representava histologicamente uma pseudocápsula em 84% dos CCRs, mas não a encontraram em nenhum dos AMLs (Fig. 9-40). A base patológica exata para essa **aparência hiperecóica do CCR** não é compreendida, mas em seu estudo este aspecto foi observado em CCRs com arquitetura papilar, tubular ou microcística, ou em tumores com calcificações diminutas, necrose, degeneração cística ou fibrose.[116] O CCR demonstrará calcificação em 8% a 18% dos casos. Esta **calcificação** pode ser pontilhada, curvilinear, difusa (rara), central ou periférica.[131-135] Daniels et al.[134] demonstraram que a calcificação central estava associada a um tumor maligno em 87% dos casos. A calcificação marginada ou difusa de uma massa renal pode obscurecer a visibilização ultra-sonográfica adequada, aconselhando-se a TC para a busca das características de malignidade, incluindo a presença de massa de partes moles se estendendo além da calcificação.[136]

Quinze por cento dos CCRs serão da **variedade papilar**.[112,137] Este tipo de tumor é caracterizado por um crescimento lento, estadiamento mais baixo quando do diagnóstico, e um melhor prognóstico.[138] Estes tumores tendem a ser hipo ou isoecóicos, embora não exista nenhum padrão ultra-sonográfico consistente, uma vez que alguns também podem ser hiperecóicos.[137] Cinco por cento a 7% de todos os CCRs serão da **variedade cística**.[139] **Quatro padrões histológicos de crescimento** foram descritos: (1) multilocular; (2) unilocular; (3) necrose cística; e (4) tumores originados em um cisto simples (Fig. 9-41).[140] Yamashita et al.[139] acreditam que o reconhecimento dos subtipos pode ter significância clínica, uma vez que os subtipos multi e unilocular parecem ser menos agressivos. À USG, o CCR cístico multilocular exibirá uma massa cística com septações internas. Estas septações podem ser espessas (> 2 mm) e nodulares, podendo conter calcificações (Fig. 9-40). O **CCR cístico unilocular** exibirá uma massa cística cheia de fragmentos, com paredes espessas e irregulares que podem estar calcificadas. Os **CCRs necróticos** exibem diversos achados ultra-sonográficos, dependendo do grau da necrose. Os **tumores originados em um cisto simples** são raros e um nódulo tumoral mural será encontrado na base de um cisto simples. A TC helicoidal contrastada, em conjunto com o ultra-som, normalmente permitirá a caracterização exata da natureza interna da lesão cística renal.[141] Silverman et al.[142] demonstraram que a TC espiral isolada pode subestimar o número de septações nas lesões renais císticas pequenas (= 3 cm). A maioria dos CCRs císticos exibirão características de malignidade em 88% dos casos.

O emprego do **Doppler para a detecção** da vascularização tumoral demonstrou elevada sensibilidade para as lesões malignas do fígado, rins, glândulas adrenais e pâncreas. A maioria dos tumores renais malignos (70% a 83%) apresentará variação de freqüência ao Doppler de 2,5 kHz.[143-147] Alterações similares podem ser observadas com massas inflamatórias; todavia, os pacientes com infecção renal devem apresentar manifestações clínicas compatíveis. A ausência de variações de alta freqüência ao Doppler não exclui malignidade.[145] A confirmação de fluxo sangüíneo no interior de tumores renais malignos, sólidos e císticos, também foi recentemente realizada com agentes de contraste com microbolhas e USG por inversão de pulso. As investigações iniciais sugerem que as características das massas císticas indeterminadas, conforme observadas na TC, podem possuir um impacto mais significativo no tratamento do paciente no futuro (Fig. 9-42).

O estadiamento do tumor no momento do diagnóstico é importante para o prognóstico do paciente. A classificação de estadiamento de Robson é:

- **I** — tumor confinado à cápsula renal;
- **II** — invasão tumoral da gordura perinéfrica;
- **III** — envolvimento tumoral dos linfonodos regionais ou das estruturas venosas;
- **IV** — invasão dos órgãos adjacentes ou metástases à distância.

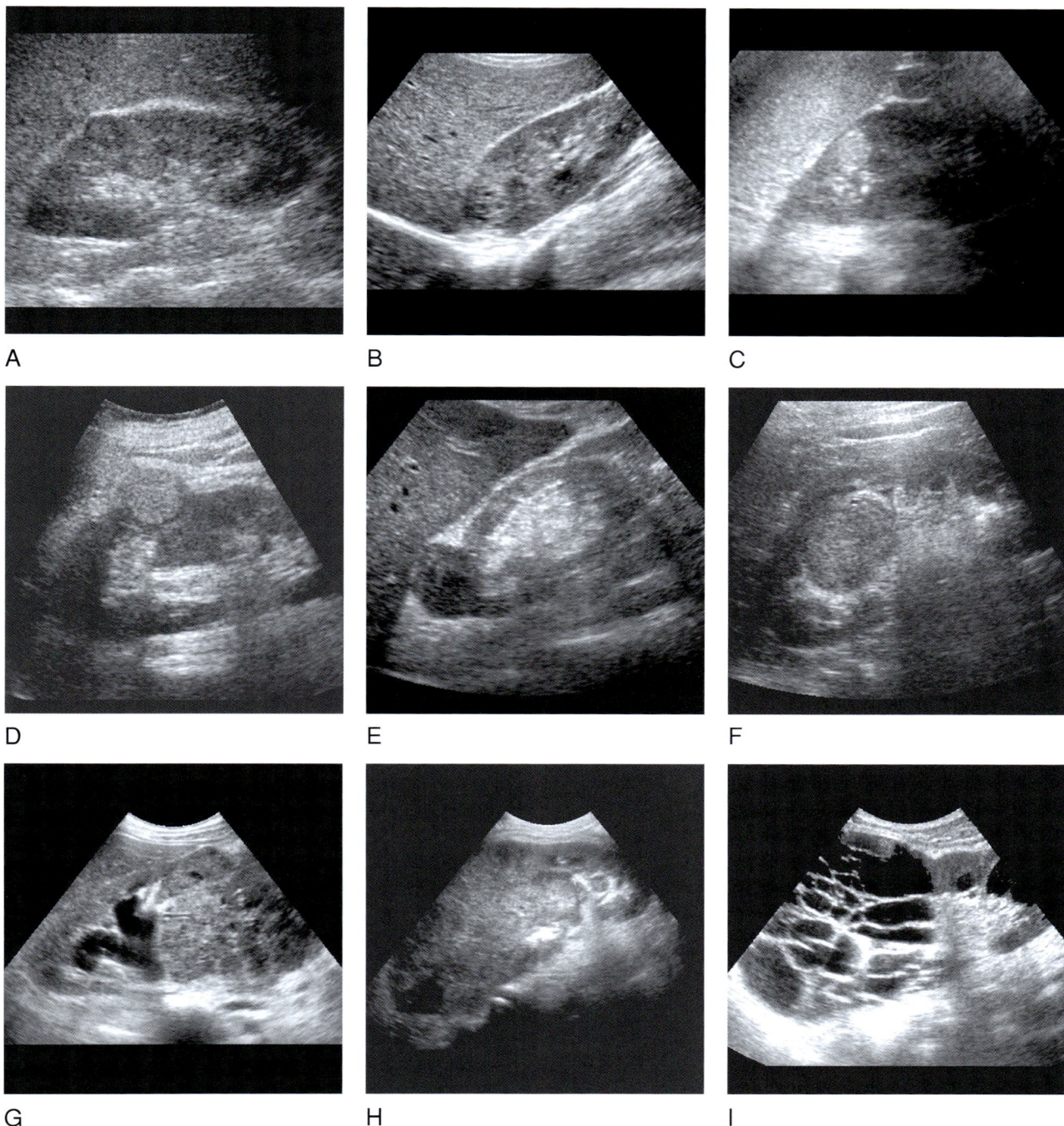

FIGURA 9-40. Aspectos ultra-sonográficos do carcinoma de células renais em cortes ultra-sonográficos sagitais. A, Pequenino tumor hipoecóico incidental. **B,** Minúsculo tumor hiperecóico com espaços císticos internos. **C,** Pequeno nódulo hiperecóico simulando um angiomiolipoma. **D,** Massa hiperecóica exofítica da porção média do pólo renal. **E,** Massa hipoecóica exofítica do pólo renal superior. **F,** Grande massa central do seio renal sem caliectasia associada. **G,** Grande massa sólida heterogênea no pólo renal inferior, comprimindo a pelve renal, com caliectasia de pólo superior. **H,** Grande massa renal infiltrativa com manutenção do formato reniforme. **I,** Grande massa cística de pólo renal superior exibindo numerosas septações espessas internas.

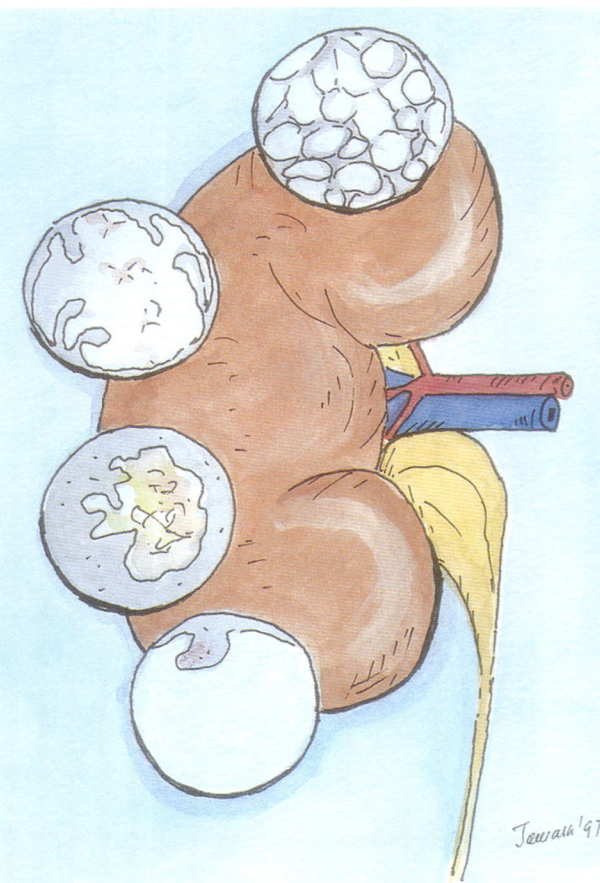

FIGURA 9-41. Padrões de crescimento cístico do carcinoma de células renais. Pólo superior, multilocular; lateral superior, unilocular; lateral inferior, necrose cística; pólo inferior, origem na parede de um cisto simples. (De Yamashita Y, Watanabe O, Miyazaki H, et al: Cystic renal cell carcinoma. Acta Radiologica 1994; 35 (1): 19-24.)

As taxas de sobrevida em 5 anos para os estágios I, II, III e IV de Robson são de 67%, 51%, 33,5% e 13,5%, respectivamente.[148] Os pacientes nos estágios I e II são tratados cirurgicamente (nefrectomia parcial ou radical). Os pacientes no estágio III da doença, com linfadenopatia metastática extensa, são com freqüência tratados paliativamente. Os pacientes no estágio III da doença, com trombos tumorais, são tratados com nefrectomia radical e trombectomia. Os pacientes no estágio IV da doença geralmente só recebem tratamento paliativo.[149] O ultra-som é inferior à TC e à RM para o estadiamento do CCR. Infelizmente, os pacientes obesos e o gás intestinal sobrejacente tornam difícil a avaliação da linfadenopatia e/ou do envolvimento vascular.

Nos pacientes magros e naqueles com uma quantidade mínima de gás intestinal, as veias renais e o retroperitônio podem ser mais bem avaliados com o ultra-som, e uma tentativa deve ser feita para utilizá-lo em todos os pacientes com uma massa renal (Fig. 9-43). A USG é excelente para a avaliação da VCI intra-hepática e para a determinação da extensão cranial dos trombos tumorais venosos (Fig. 9-44). Habboub et al.[150] descobriram que a precisão na detecção do envolvimento da veia renal e da VCI, à USG, era de 64% e 93%, respectivamente. Eles também demonstraram que a adição do Doppler colorido melhorou a precisão diagnóstica tanto para os trombos da veia renal quanto para aqueles da VCI, para 87% e 100%, respectivamente. É crucial determinar a localização e a extensão dos trombos tumorais vasculares a fim de planejar a abordagem cirúrgica. Muitas limitações de estadiamento, todavia, são compartilhadas pelo ultra-som, TC e RM. Elas incluem (1) invasão tumoral microscópica da cápsula renal; (2) detecção de depósitos tumorais metastáticos em linfonodos de tamanho normal; e (3) diferenciação entre os nódulos inflamatórios hiperplásicos e os neoplásicos.[151] O papel da biópsia percutânea é praticamente inexistente em um paciente com uma massa renal sólida solitária e nenhuma outra malignidade conhecida. Boas imagens radiológicas são virtualmente diagnósticas em todos os casos.[152-154]

Carcinoma de Células Transicionais

O carcinoma de células transicionais (CCT) da pelve renal é responsável por 7% de todos os tumores renais primários.[155] Eles são duas a três vezes mais comuns do que as neoplasias ureterais. O CCT da bexiga, devido a sua grande área de superfície, é 50 vezes mais comum do que o CCT da pelve renal.[156] A natureza multifocal e bilateral dessa doença requer diagnóstico e estadiamento precisos a fim de permitir um planejamento cirúrgico adequado. Yousem et al.[157] reviram, retrospectivamente, 645 casos de CCT da bexiga, ureter e rim, descobrindo que 3,9% dos pacientes com câncer vesical desenvolveram uma lesão do trato renal superior (média = 61 meses). Treze por cento dos pacientes com CCT ureteral e 11% dos pacientes com CCT renal desenvolveram tumores metacrônicos (média = dentro de 28 e 22 meses, respectivamente). O CCT sincrônico estava presente em 2,3% dos pacientes com tumor vesical, 39% daqueles com localização ureteral e 24% dos que apresentavam CCT renal. O controle com UE, pielografia retrógrada e cistoscopia é recomendado. Alguns pacientes com risco aumentado para o desenvolvimento de CCT podem requerer uma vigilância mais próxima. Estes incluem os portadores de (1) **nefrite de Balkan**; (2) **refluxo vesicoureteral**; (3) **CCT multifocal recorrente da bexiga**; (4) **tumores vesicais de alto grau**; (5) **carcinoma *in situ* dos ureteres distais**, subseqüente à cistectomia; (6) **abuso de analgésicos**; (7) **grandes tabagistas**; (8) **exposição a carcinógenos** e (9) **tratamento com ciclofosfamida**.[157]

O CCT pode ser **papilar** ou **não-papilar**. As formas papilares são lesões polipóides exofíticas presas à mucosa por um pedúnculo. Este tipo tende a ser de grau baixo, de infiltração lenta, metastatização tardia e segue um curso mais benigno. Os tumores não-papilares se apresentam como lesões nodulares ou planas que exibem espessamento mucoso. Esses tumores geralmente são de grau alto e infiltrantes.[156]

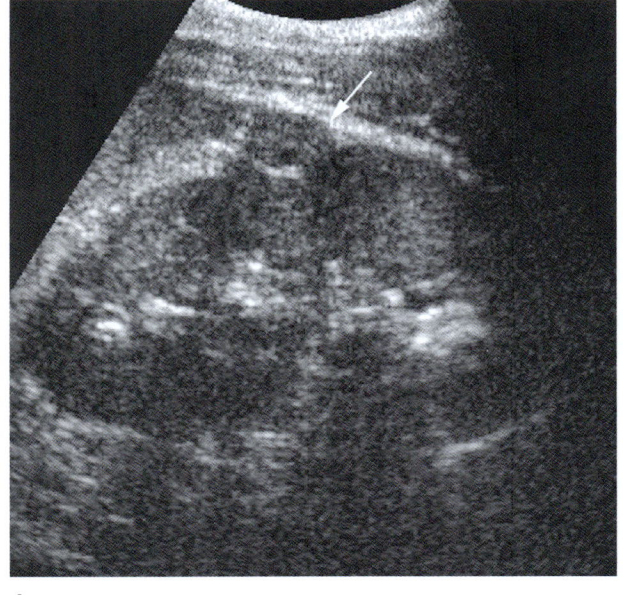
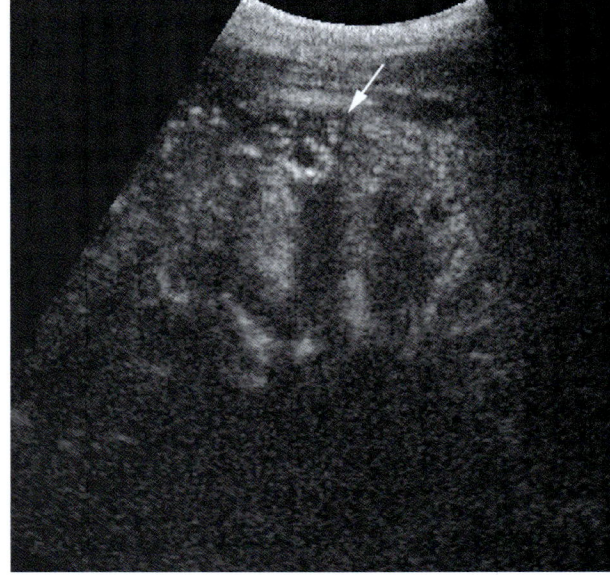

FIGURA 9-42. Importância da USG contrastada por microbolhas na determinação da vascularização de uma massa renal. A, Corte ultra-sonográfico sagital exibindo uma pequena massa sólida exofítica, isoecóica da porção média do pólo renal (*seta*). **B,** Imediatamente em seguida à injeção em *bolo* de *Definity* (Bristol-Myers Squibb, Billerica, MA). Existem pequenos vasos lineares na massa (*seta*). **C,** Imagem da fase arterial mostra que o parênquima renal e a massa renal são relativamente contrastados à presença de microbolhas na vasculatura (*seta*).

Rim. Os tumores de células transicionais do rim são mais comuns em homens do que em mulheres (4:1), com uma idade média no momento do diagnóstico de 65 anos.[156] Setenta e cinco por cento dos pacientes com tumores pélvicos renais se apresentam com hematúria macro ou microscópica. Vinte e cinco por cento dos pacientes têm dor no flanco. A descoberta incidental do tumor ocorre em menos de 5%.[156]

A **avaliação ultra-sonográfica** do **seio renal** apresenta problemas singulares, constituindo um desafio avaliar os processos patológicos devido à sua aparência morfológica variável. A presença de gordura no interior do seio renal pode parecer uma massa hipoecóica, simulando um CCT sólido (Fig. 9-45). Nos casos incertos, a confirmação com a UE é recomendada a fim de descartar uma neoplasia, particularmente nos pacientes com hematúria.

O **aspecto ultra-sonográfico** do CCT renal é bastante variável e depende da morfologia do tumor (papilar, não-papilar, ou infiltrativo), da localização, do tamanho e da presença ou ausência de hidronefrose (Fig. 9-46). Pequenos tumores não-obstrutivos podem ser impossíveis de se identificar. Com o crescimento, os tumores papilares serão vistos como massas renais discretas, sólidas, centrais e hipoecóicas, com ou sem caliectasia proximal associada (Fig. 9-47). O diagnóstico diferencial inclui **coágulos sangüíneos, papilas necrosadas** e **bolas fúngicas**.

O tumor pode demonstrar extensão peripélvica ou parenquimatosa. O crescimento tumoral pode se dar em um padrão

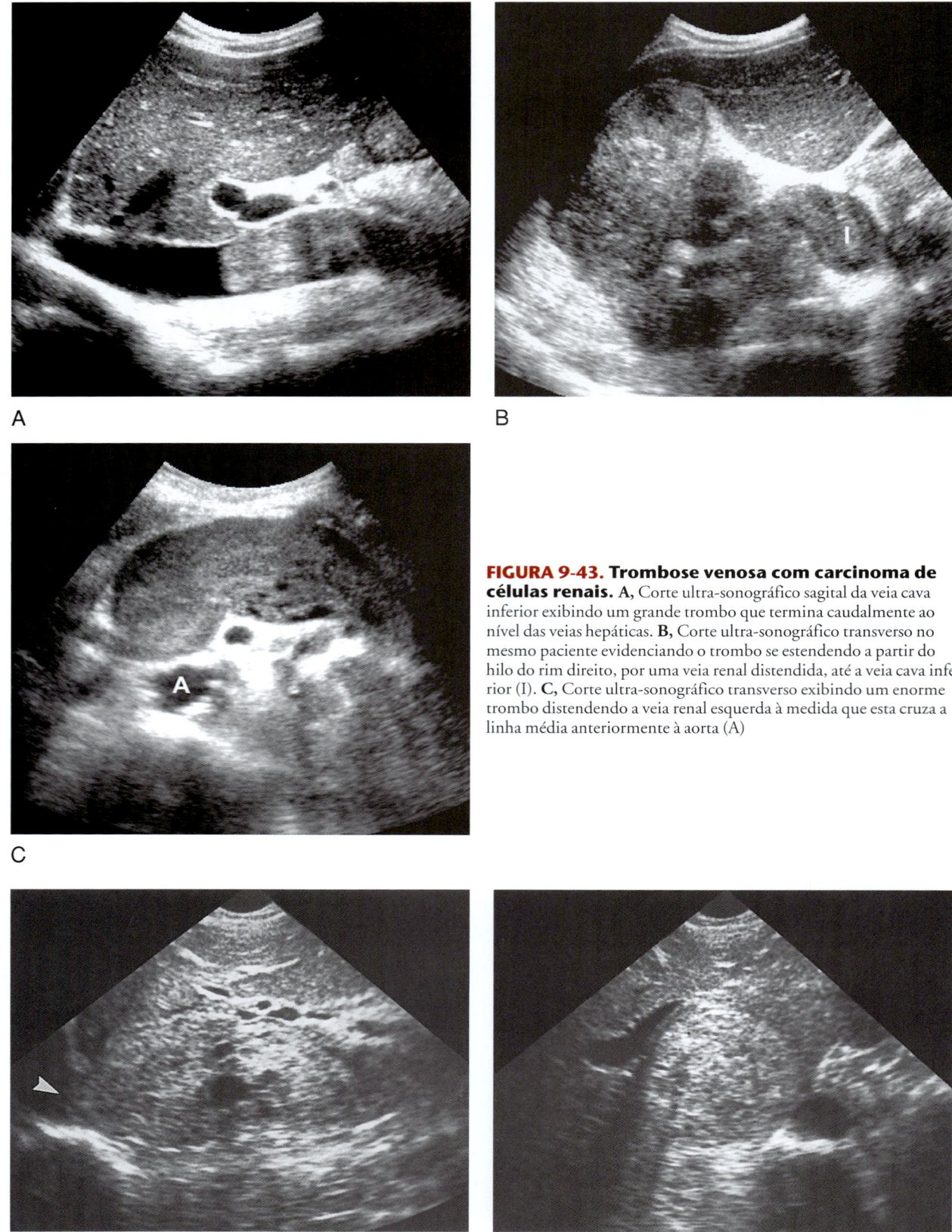

FIGURA 9-43. Trombose venosa com carcinoma de células renais. A, Corte ultra-sonográfico sagital da veia cava inferior exibindo um grande trombo que termina caudalmente ao nível das veias hepáticas. **B,** Corte ultra-sonográfico transverso no mesmo paciente evidenciando o trombo se estendendo a partir do hilo do rim direito, por uma veia renal distendida, até a veia cava inferior (I). **C,** Corte ultra-sonográfico transverso exibindo um enorme trombo distendendo a veia renal esquerda à medida que esta cruza a linha média anteriormente à aorta (A)

FIGURA 9-44. Trombo tumoral na veia cava inferior. Cortes ultra-sonográficos sagital (**A**) e transverso (**B**) demonstrando um grande tumor expansível que se estende cranialmente para o diafragma (*cabeça de seta*), em **A**.

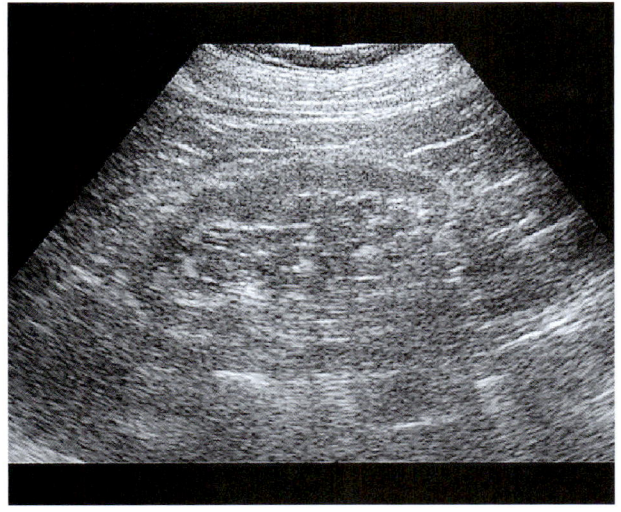
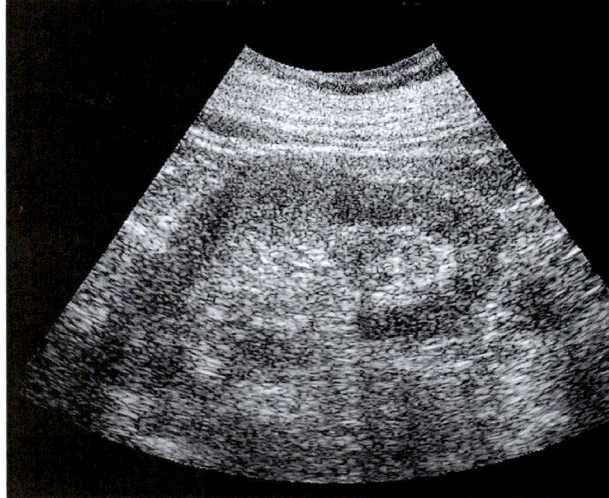

FIGURA 9-45. Gordura do seio renal mimetizando o carcinoma de células transicionais em cortes ultra-sonográficos sagitais de dois pacientes diferentes. A, Um rim atrófico exibindo tamanho reduzido e córtex fino. O seio renal evidencia deposição aumentada de gordura. **B,** Uma pequena área focal de hipoecogenicidade é observada entre a gordura mais ecogênica do seio, no pólo inferior. **C,** Doppler colorido no mesmo nível de **B** mostra vasos normais que correm através dessa área, confirmando gordura insignificante, e não um tumor.

difusamente infiltrativo. Esses tumores destrutivos distorcem e aumentam a arquitetura renal com a manutenção do formato reniforme (Fig. 9-47). Os tumores planos são de visibilização difícil, conquanto a caliectasia pélvica associada possa ser ultra-sonograficamente observada. Tanto os CCTs sésseis quanto os papilares podem demonstrar calcificação distrófica, gerando dificuldades na diferenciação entre tumores e cálculos, ou uma papila necrosada calcificada.[158] O CCT pode invadir a veia renal em 7% dos casos.[159] Este, geralmente, é um achado terminal.

Ureter. O carcinoma de células transicionais (CCT) do ureter é raro, contabilizando apenas 1% a 6% de todos os cânceres do trato urinário superior.[156,160] Os homens são mais comumente afetados (3:1), com um pico de prevalência entre a quinta e a sétima décadas.[156] Os tumores são normalmente encontrados no terço inferior do ureter (70% a 75%).[156,160] Sessenta por cento dos tumores são **papilares** e 40% **não-papilares**.[156] Os sintomas mais freqüentes são hematúria, freqüência miccional, disúria e dor.[160] Os exames radiológicos de escolha incluem a pielografia retrógrada, para a visibilização ureteral direta, e a TC, para a avaliação da extensão extra-ureteral do tumor. À **USG**, a hidronefrose e o hidroureter serão observados e, ocasionalmente, uma massa ureteral sólida será retratada.[160]

Bexiga. O carcinoma de células transicionais (CCT) da bexiga é um tumor maligno comum. Esses tumores surgem mais freqüentemente em homens (3:1), com um pico de incidência na sexta e sétima décadas de vida. Eles ocorrem mais freqüentemente no trígono e ao longo das paredes lateral e posterior da bexiga. Aproximadamente 70% dos cânceres vesicais são superficiais, enquanto os 30% restantes são invasivos. Os pacientes mais comumente se apresentam com hematúria. Aumento da freqüência urinária, disúria e dor suprapúbica também podem estar presentes. A **detecção ultra-sonográfica** dos tumores vesicais é excelente, sendo maior ou igual a 95%.[161] A aparência é a de uma massa focal imóvel ou de um espessamento urotelial (Fig. 9-48). Os aspectos, contudo, são inespecíficos, e o **diagnóstico dife-**

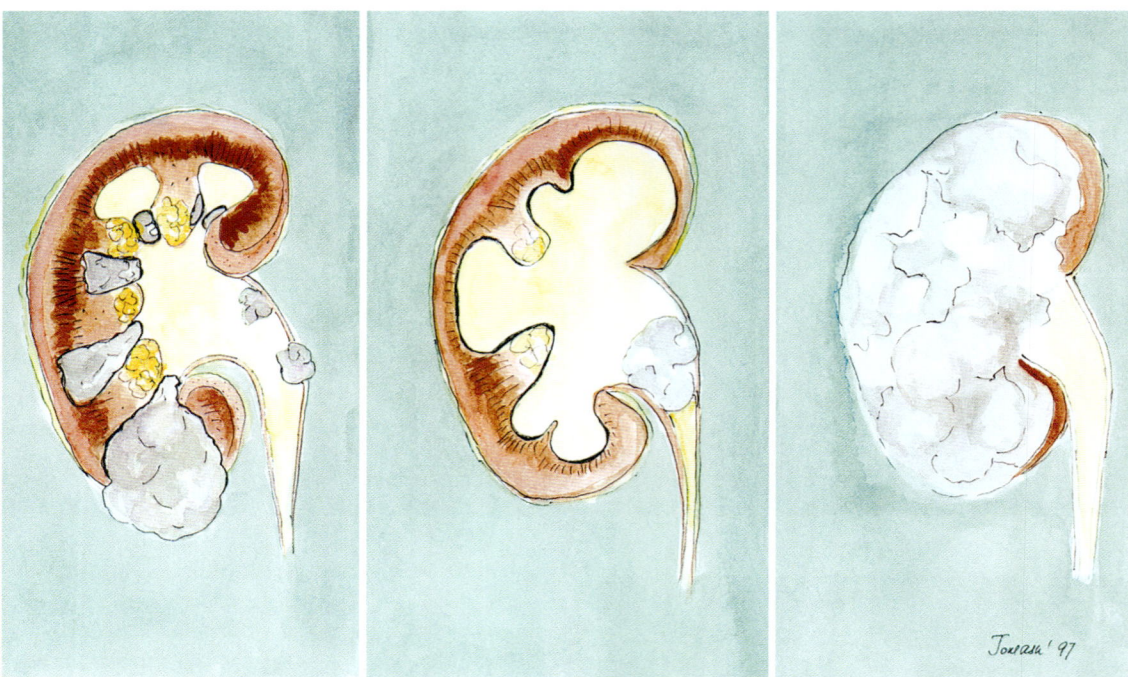

FIGURA 9-46. Padrões de crescimento morfológico do carcinoma de células transicionais.

rencial é extenso, incluindo **cistite, espessamento mural** devido à obstrução da saída da bexiga, **alteração pós-radiação, alteração pós-cirúrgica, coágulo sangüíneo aderente, carcinoma prostático invasivo, linfoma, metástases, endometriose** e **neurofibromatose**. Alguns tumores papilares de bexiga podem exibir áreas focais de calcificação (Fig. 9-49). A cistoscopia e a biópsia são necessárias para o diagnóstico. Tanto o ultra-som transvaginal quanto o transretal podem ser utilizados para avaliar a massa da parede vesical se a visibilização suprapúbica for ruim (Fig. 9-48). Os tumores transicionais também podem surgir dentro de divertículos da bexiga. Muitos divertículos possuem colos estreitos, o que os torna inacessíveis ao exame cistoscópico, de modo que as imagens desempenham um importante papel na detecção desses tumores. As localizações murais periuretérica e póstero-lateral da maioria dos divertículos vesicais permitem a visibilização ultra-sonográfica adequada.[162] Os tumores diverticulares são observados como uma massa sem sombra, moderadamente hiperecóica. Conquanto o ultra-som seja adequado para a detecção tumoral, o estadiamento ainda é mais bem realizado clinicamente, em combinação com a TC ou com a RM contrastada.[163]

Carcinoma de Células Escamosas

O carcinoma de células escamosas (CCE) é raro, mas é o segundo tipo mais comum de tumor maligno originado do urotélio após o CCT. Ele representa 6% a 15% dos tumores pélvicos renais e 5% a 8% de todos os tumores de bexiga.[164,165] Infecção crônica, irritação e cálculos levam a uma metaplasia escamosa e leucoplaquia do urotélio. A leucoplaquia é reconhecida como pré-maligna. O CCE tende a ser sólido, plano e infiltrativo, com ulceração extensiva sendo, muito raramente, exofítico e vegetante. As metástases a distância geralmente estão presentes no momento do diagnóstico. À **USG**, o **CCE renal** é visto como um rim difusamente aumentado, que manteve seu formato reniforme. A ecotextura renal normal é destruída e freqüentemente (47% a 58%)[164] um cálculo estará presente. Pode ser impossível diferenciá-lo de uma pielonefrite xantogranulomatosa. Muitas vezes, a extensão perinéfrica do tumor e as metástases estarão presentes. O **CCE ureteral** é raro e a hidronefroureterectasia proximal à massa tumoral será aparente. Ocasionalmente, a massa tumoral é vista como uma lesão mal definida, irregular e sólida. Cálculos associados freqüentemente estão presentes. O **CCE vesical** tende a ser grande, sólido e infiltrante. O ultra-som constitui uma modalidade eficaz de detecção, mas é menos confiável em sua capacidade de estadiar estes tumores. O estadiamento é mais bem efetuado com a TC ou a RM.

Adenocarcinoma

O adenocarcinoma da pelve renal, ureter e bexiga é raro. Quase todos os pacientes com adenocarcinoma da pelve renal exibirão infecção do trato urinário[166] e dois terços apresentarão um cálculo, geralmente coraliforme. A maioria apresentará hematúria. Deve-se ter cuidado na diferenciação entre o adenocarcinoma da bexiga daquele do reto, útero, ou próstata que tenha invadido a bexiga. O prognóstico desse tumor é ruim. À **USG**, uma massa de pelve renal, uretérica, ou de bexiga, ocasionalmente será observada com calcificação. Um cálculo associado muitas vezes estará presente.

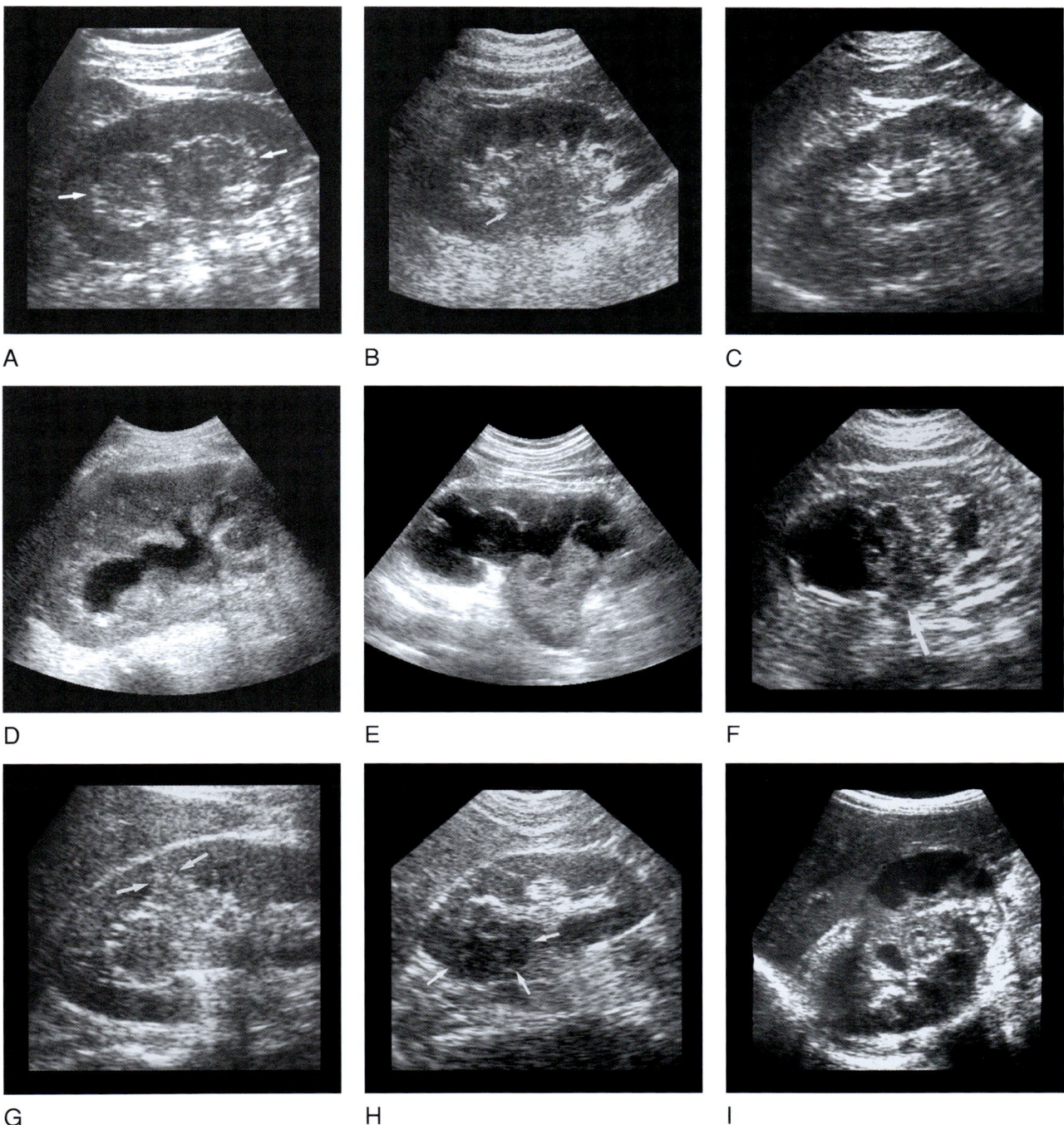

FIGURA 9-47. Carcinoma de células transicionais do rim. A e **B,** Cortes ultra-sonográficos sagitais em dois pacientes exibindo um seio normal e um preenchido por gordura (*setas*) que parecem hipoecóicos, mimetizando um carcinoma de células transicionais. **C,** Pequena massa hipoecóica central não-obstrutiva (*seta*). **D, E** e **F,** Cortes ultra-sonográficos sagitais de três pacientes diferentes exibindo hidronefrose relacionada a grandes tumores pélvicos sólidos centrais (*seta* em **F**). **G,** Carcinoma de células transicionais infiltrativo no pólo superior estendendo-se do cálice para o interior do parênquima renal (*setas*). **H,** Grande massa infiltrativa parenquimatosa sólida lobulada (*setas*) sem caliectasia associada. **I,** Extensão tumoral perirrenal.

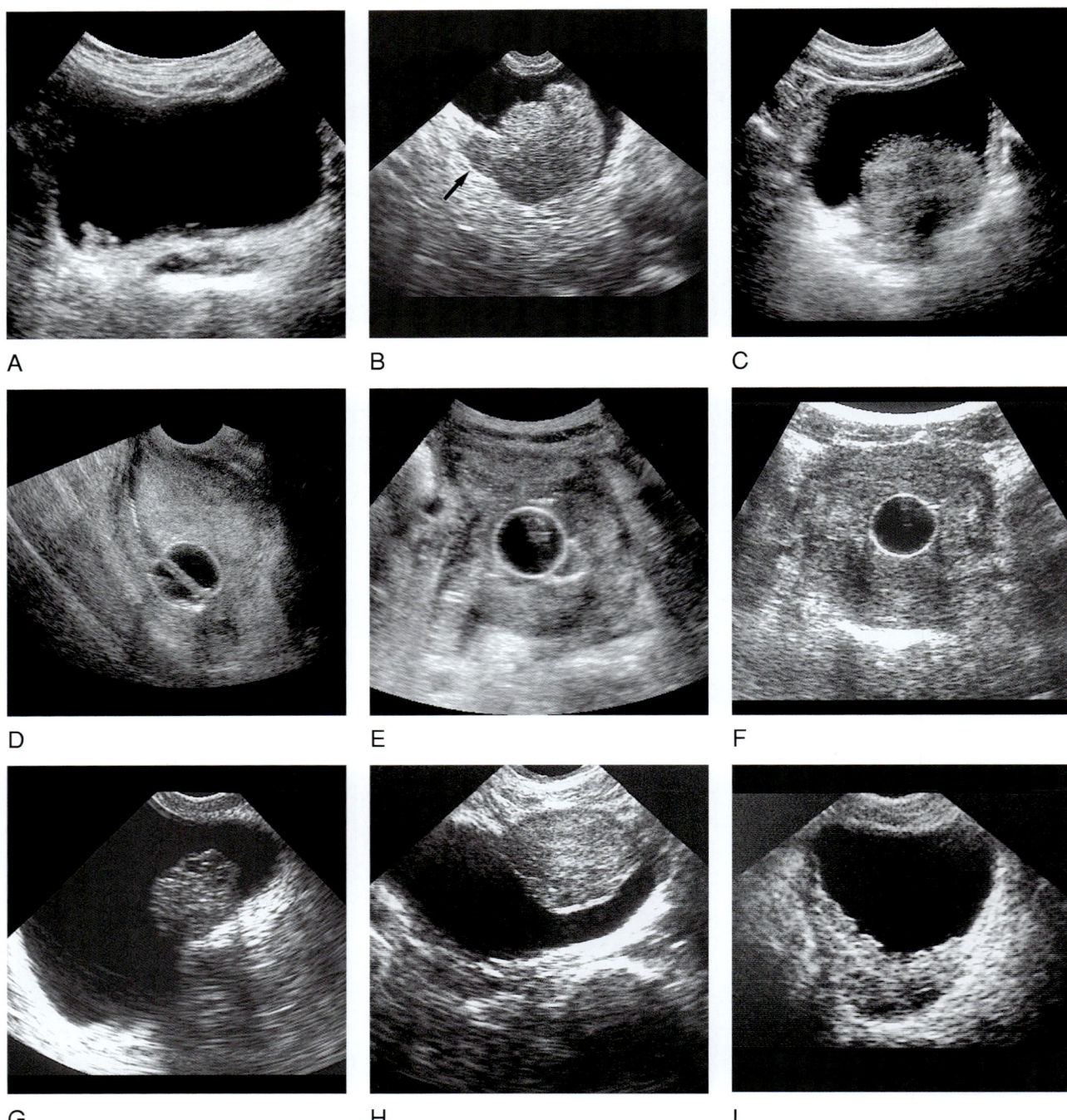

FIGURA 9-48. Aspectos das massas vesicais. A, Pequeno carcinoma polipóide de células transicionais. **B,** Carcinoma invasivo de células transicionais envolvendo a gordura perivesical (*seta*).[77] **C,** Hipertrofia prostática benigna simulando uma grande massa invasiva de parede vesical. **D,** Carcinoma difuso de células transicionais em uma imagem sagital transvaginal. Um cateter de Foley está posicionado. **E,** Carcinoma invasivo difuso de células transicionais em corte suprapúbico. **F,** Cistite intersticial simula muito um tumor difuso. **G,** Um endometrioma exibe uma massa sólida com espaços císticos. **H,** Feocromocitoma surgindo como uma massa submucosa de parede anterior. **I,** Linfoma da parede vesical posterior.[77]

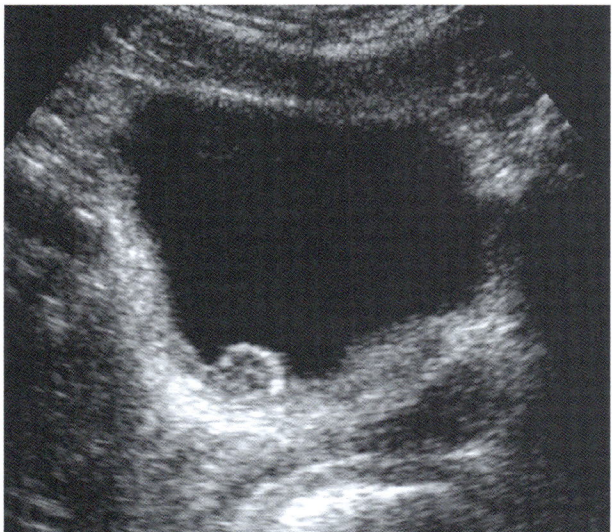

FIGURA 9-49. Carcinoma de células transicionais da bexiga calcificado. Corte ultra-sonográfico sagital demonstrando uma massa polipóide sólida com focos superficiais hiperecóicos representando calcificação.

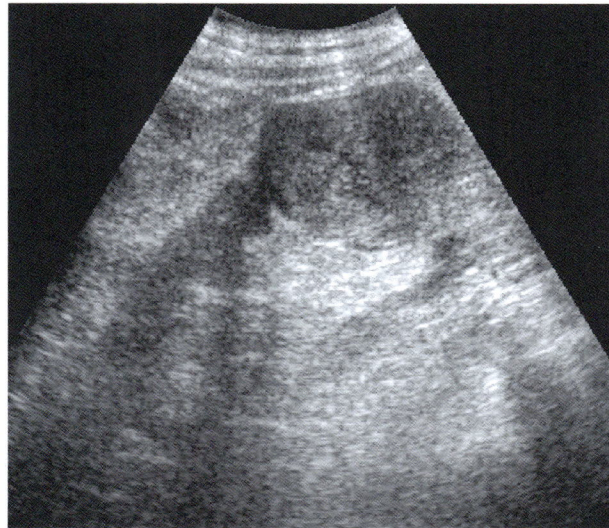

FIGURA 9-50. Oncocitoma renal. Corte ultra-sonográfico sagital exibindo um grande tumor isoecóico no pólo renal inferior. Ele não pode ser diferenciado do carcinoma de células renais.

Oncocitoma

Os oncócitos são grandes células epiteliais com citoplasma eosinofílico granular produzido por extensas mitocôndrias citoplasmáticas. Os oncocitomas podem surgir nas glândulas paratireóides, tireóide, salivares e nos rins. Representam 3,1% a 6,6% de todos os tumores renais.[167,168] Ocorrem mais comumente em homens (1,7:1), com um pico de incidência na sexta e sétima décadas.[169] A maioria dos pacientes é assintomática.[167] Os **oncocitomas** podem ser pequenos ou extremamente grandes (média de 3 a 8 cm). À superfície de corte, apresentam cor de mogno. A hemorragia e a calcificação são raras. Histologicamente, esses tumores podem possuir um aspecto benigno ou mais maligno. Os pacientes com tumores de aspecto benigno evoluem clinicamente bem. Patologicamente, esses tumores são multicêntricos e bilaterais em 5% a 10% e 3%, respectivamente.[168]

O oncocitoma e o adenocarcinoma de células renais não podem ser diferenciados do ponto de vista radiológico. Davidson et al.[170] demonstraram que a homogeneidade à TC, a ausência de homogeneidade e uma "cicatriz" estrelada central não diferenciam os oncocitomas dos CCRs. Os oncocitomas representam cerca de 5% de todos os tumores erroneamente diagnosticados, por meio de imagens, como CCR.[171] À **USG**, os oncocitomas possuem aspecto variável, podendo ser iso, hipo ou hiperecóicos. Estes tumores podem ser homogêneos ou heterogêneos, com uma parede bem ou mal demarcada, dependendo do seu tamanho (Fig. 9-50).[172] Uma cicatriz ou necrose central, assim como uma calcificação, podem ser vistas. Essas características também podem ser observadas no CCR. Se uma massa renal sólida for encontrada à USG, a TC é necessária, tanto para o estadiamento quanto para a pesquisa da presença de gordura. A maioria das massas renais sólidas de conteúdo não-gorduroso pode ser tanto CCR quanto oncocitomas.[170] O engolfamento da gordura perinéfrica pode ocorrer com um grande oncocitoma.[173] Nesses casos, precauções devem ser tomadas a fim de que não se diagnostique equivocadamente um angiomiolipoma. Em alguns pacientes, a nefrectomia parcial e as técnicas cirúrgicas laparoscópicas podem ser utilizadas.[174]

Angiomiolipoma

Os angiomiolipomas (AMLs) são tumores renais benignos compostos por variadas proporções de tecido adiposo, células de tecido muscular liso e vasos sangüíneos. Os angiomiolipomas podem surgir esporadicamente ou ser encontrados nos pacientes com esclerose tuberosa. Os tumores nos pacientes sem os estigmas da *esclerose tuberosa* são, mais comumente, unilaterais, demonstrando uma predominância em mulheres na meia-idade. Até 50% dos pacientes com AML apresentarão estigmas da esclerose tuberosa (retardo mental, epilepsia e adenomas sebáceos da face) e até 80% dos pacientes com esclerose tuberosa apresentarão um ou mais AMLs.[175] Os AMLs associados à esclerose tuberosa geralmente são pequenos, múltiplos e bilaterais, sem predileção por sexo. Os tumores esporádicos são histologicamente idênticos aos associados à esclerose tuberosa. É raro que tumores pequenos (< 4 cm)[176] sejam sintomáticos; todavia, com o crescimento, esses tumores podem sofrer hemorragia, dando origem a sinais e sintomas de hematúria, dor, ou massa palpável no flanco.

À **USG**, o padrão de ecogenicidade do AML depende da proporção de gordura, músculo liso, elementos vasculares e hemorragia. Classicamente, os AMLs são acentuadamente hiperecóicos em relação ao parênquima renal (Fig. 9-51). Os tumores podem estar no interior do parênquima ou ser exofíticos (Fig. 9-51). Se elementos musculares, vasculares ou hemorrágicos predominarem, o tumor pode ser hipoecóico

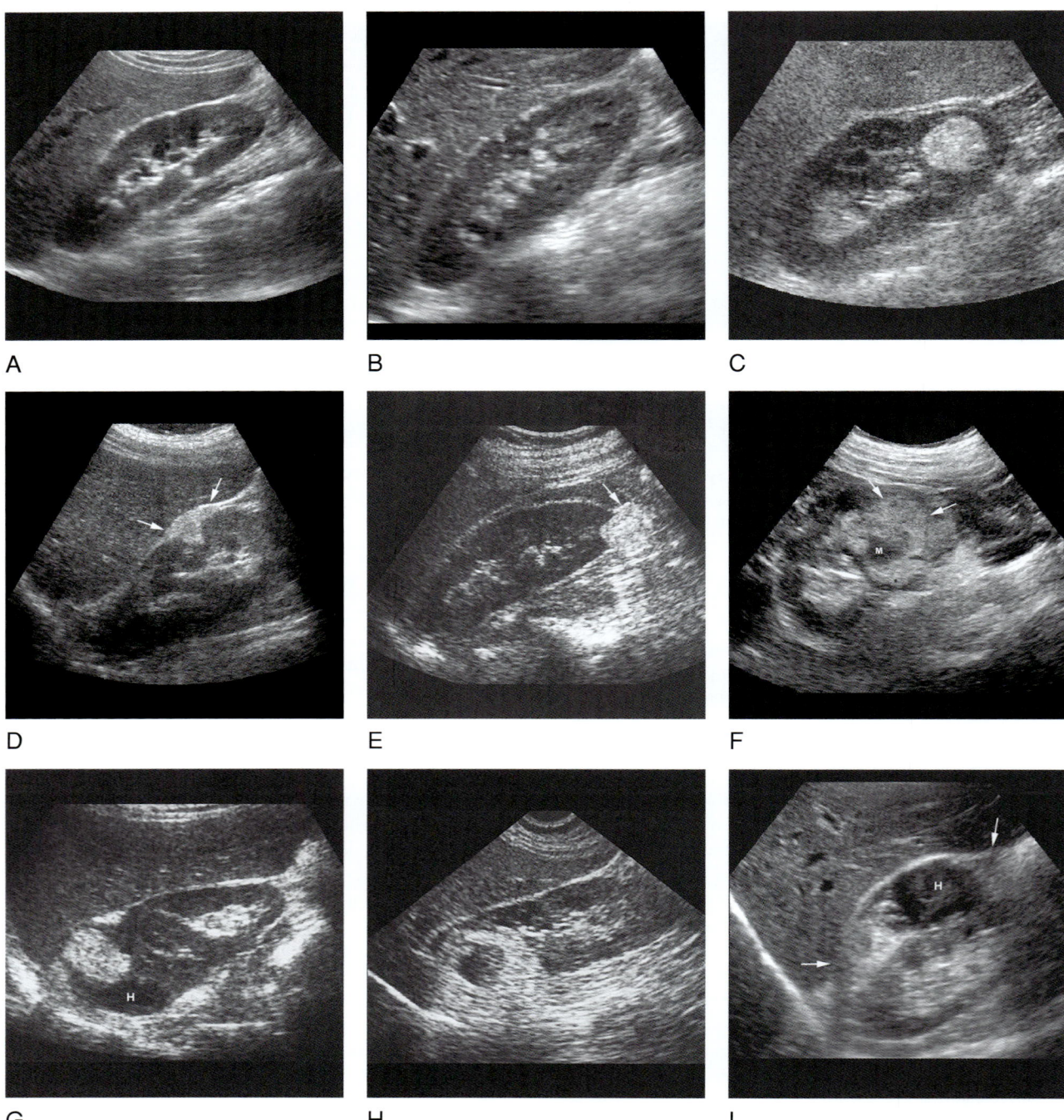

FIGURA 9-51. Variedade de aspectos do angiomiolipoma (AML). A, Um pequeno tumor intraparenquimatoso hiperecóico clássico. **B,** Múltiplos pequenos focos hiperecóicos no córtex anterior da porção média. **C,** Uma grande massa solitária, fortemente ecogênica, no pólo inferior. **D,** Uma massa hiperecóica exofítica envolve o córtex e o espaço perirrenal (*setas*). O aspecto plano sugere um tumor maleável, não-endurecido. **E,** Uma grande massa hiperecóica exofítica de pólo inferior (*seta*). A ecogenicidade da massa pode ser bem semelhante à da gordura perirrenal. **F,** Uma grande massa complexa intra-renal (*setas*) é levemente hiperecóica, possuindo um componente hipoecóico que representa elementos miomatosos (M). **G, H** e **I** são AMLs hemorrágicos. **G,** Um AML exofítico rompido de pólo superior com um hematoma perirrenal (H). **H,** Uma massa hiperecóica com uma hemorragia hipoecóica central. **I,** Um grande AML predominantemente exofítico. O rim parece completamente normal. A massa (*setas*) exibe a ecogenicidade aumentada da gordura no AML e uma grande hemorragia hipoecóica (H).

(Fig. 9-51). Pequenos (< 3 cm) carcinomas de células renais (CCRs) também são hiperecóicos, podendo simular o AML em até 33% dos casos (Fig. 9-40).[128,129] Portanto, as imagens de TC são necessárias para demonstrar a presença de gordura, e a TC helicoidal é superior à TC convencional.[177] Yamashita et al.[130] demonstraram que os espaços císticos intratumorais e a margem hipoecóica periférica em uma lesão sólida hiperecóica sugerem CCR em vez de um AML. Siegel et al.[178] também demonstraram que as múltiplas interfaces gordurosas e não-gordurosas em um AML, juntamente com as grandes diferenças de impedância acústica nessas interfaces, provocam dispersão e atenuação das ondas sonoras, originando uma lesão hiperecóica com sombra detectável (Fig. 9-52). A atenuação sonora foi observada em 33% dos seus AMLs e em nenhum dos CCRs. O envolvimento dos linfonodos regionais e a extensão do tumor para dentro da veia cava inferior foram descritos.[179] Se um AML for grande e exofítico, pode ser difícil diferenciá-lo de um grande lipossarcoma retroperitoneal. Algumas características úteis que podem permitir a diferenciação incluem o defeito no parênquima renal no qual o tumor se origina e a presença de vasos aumentados e outros AMLs associados.[180] Os vasos sangüíneos num AML carecem de tecido elástico normal, estando mais propensos à formação de aneurismas e à hemorragia.[181] O Doppler colorido parece ser a melhor modalidade de imagem para a detecção de um pseudo-aneurisma intratumoral em um AML hemorrágico.[182]

Pequenos AMLs assintomáticos podem ser acompanhados. Se forem grandes, sintomáticos, ou tiverem hemorragia, a cirurgia é freqüentemente realizada. Se possível, é preferível uma cirurgia que poupe o rim, particularmente porque esses tumores são benignos, ou podem ser múltiplos. A embolização também pode ser usada para tratar AMLs ativamente hemorrágicos.[183]

Linfoma

Rim. O rim não contém tecido linfóide, de modo que o envolvimento linfomatoso desse órgão ocorre ou por disse-

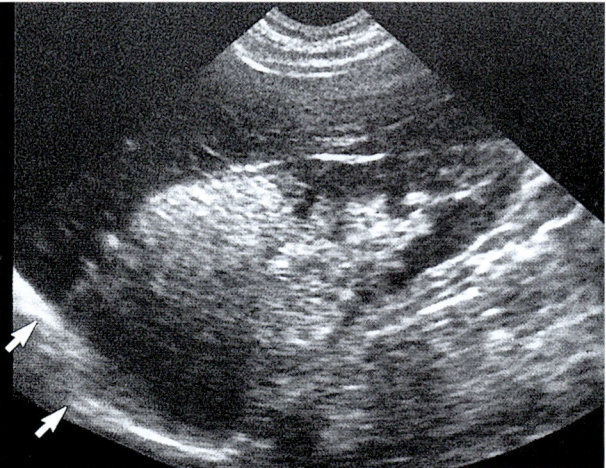

FIGURA 9-52. Angiomiolipoma exofítico. Corte ultra-sonográfico sagital exibindo um grande tumor exofítico com sombra acústica. A interrupção diafragmática (*setas*) indica a natureza gordurosa da massa.

ASPECTO ULTRA-SONOGRÁFICO DO LINFOMA RENAL

Envolvimento parenquimatoso focal
Infiltração difusa
Invasão por uma massa retroperitoneal
Envolvimento perirrenal

minação hematogênica, ou por extensão por contigüidade da doença retroperitoneal. No rim, o **linfoma não-Hodgkin** é o mais comum. Quando a doença renal se torna evidente, geralmente existe doença disseminada aparente. Os sintomas do trato urinário são incomuns. Ocasionalmente, dor, massa no flanco ou hematúria podem ocorrer. À autópsia, o envolvimento renal será encontrado em um terço dos pacientes com linfoma,[184] e a doença renal bilateral é mais comum do que a unilateral. A doença renal pode ser observada em pacientes submetidos a tratamento.

O **aspecto ultra-sonográfico** do **linfoma renal** é variável, dependendo do padrão de envolvimento. Quatro padrões são reconhecidos, incluindo envolvimento parenquimatoso focal, infiltração difusa, invasão por uma massa retroperitoneal e envolvimento perirrenal.

O **envolvimento parenquimatoso focal** pode se manifestar como nódulos solitários ou múltiplos. Essas massas parecem homogêneas e hipoecóicas ou anecóicas (Fig. 9-53). Elas podem simular cistos; contudo, um reforço sonoro adequado para o tamanho da lesão não é aparente.[185,186] A **infiltração difusa** é vista como uma completa ruptura da arquitetura renal normal, com manutenção do formato reniforme. O rim pode estar aumentado (Fig. 9-54). O tumor pode invadir o seio renal e destruir o complexo central hiperecóico.[187] A **invasão direta** do rim por grandes massas de linfonodos retroperitoneais pode ocorrer com encarceramento vascular e ureteral associado. Grandes massas de linfonodos hipoecóicos retroperitoneais serão observadas estendendo-se para o interior do rim, provocando hidronefrose. Raramente, o **envolvimento perirrenal** é percebido como uma massa/cápsula perirrenal hipoecóica que pode ser confundida com hematoma ou com hematopoese extramedular (Fig. 9-55).[188,189]

Ureter. O **envolvimento linfomatoso** do ureter ocorre tanto por deslocamento quanto por encarceramento. É mais comum deslocamento com encarceramento, representando 1% a 16%. Desses casos, a real invasão da parede ureteral só ocorre em um terço.[160] O resultado geralmente é a dilatação do sistema coletor intra-renal e do ureter ao nível da massa retroperitoneal. Isso, em geral, é mais facilmente apreciado pela USG.

Bexiga. O **linfoma primário de bexiga** se origina dos folículos linfáticos da submucosa e geralmente não infiltra as demais camadas da parede vesical.[190] A maioria dos pacientes se situa entre os 40 e 60 anos de idade, com uma predominância feminina. À **USG**, é observada uma massa de parede vesical, normalmente coberta por um epitélio intacto. Se a massa for grande, pode ocorrer ulceração (Fig. 9-56).

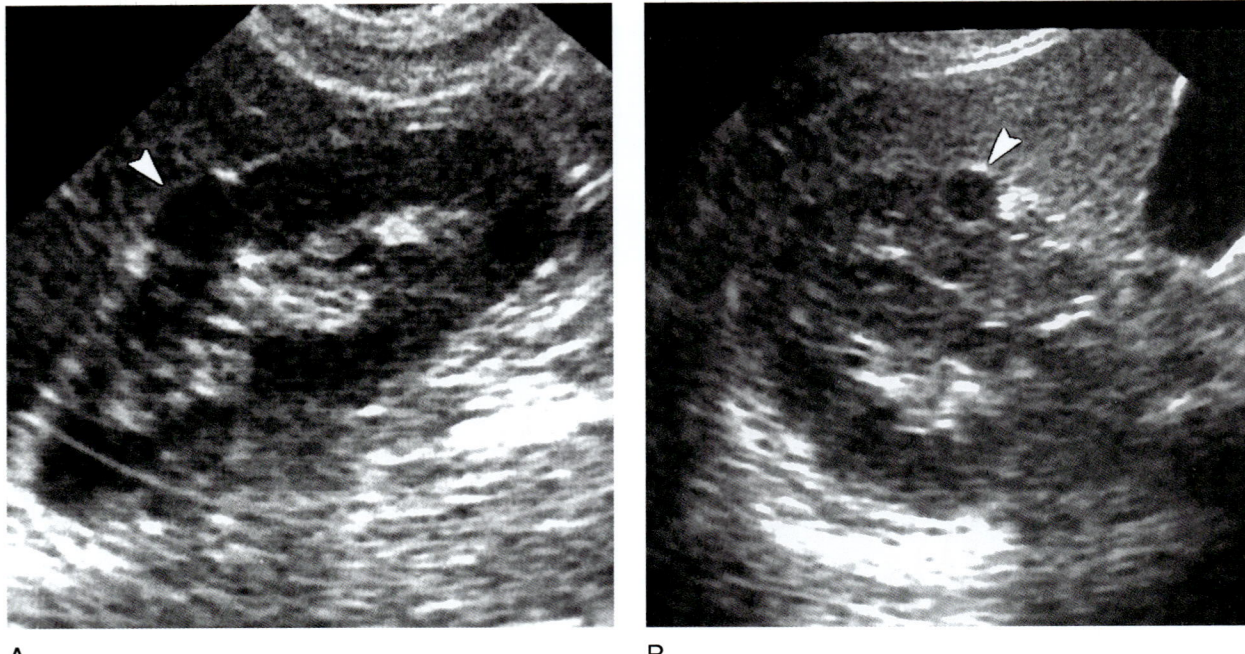

FIGURA 9-53. Linfoma renal. Corte ultra-sonográfico sagital (**A**) e transverso (**B**) demonstrando uma pequena massa renal hipoecóica (*cabeças de seta*) simulando um cisto. Não é observado o reforço sonoro, indicando uma lesão sólida.

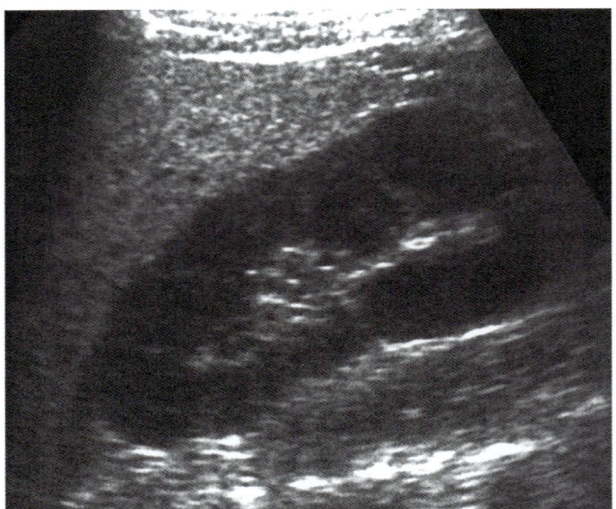

FIGURA 9-54. Linfoma renal. Infiltração difusa e destruição parenquimatosa são observadas. O rim se encontra difusamente hipoecóico; todavia, o formato reniforme é mantido.

Leucemia

O envolvimento leucêmico do rim pode ser difuso ou focal. Nos pacientes com leucemia, os infiltrados renais serão encontrados em 65% das autópsias.[191] Conquanto vistas com maior freqüência em autópsias, as alterações ultra-sonográficas podem ser difíceis de apreciar. À **USG**, pode ocorrer um aumento renal bilateral difuso; todavia, 15% dos pacientes que exibem o aumento não apresentarão evidências de infiltrado leucêmico.[192] O parênquima renal pode evidenciar uma ecogenicidade grosseiramente alterada, com distorção do complexo ecóico sinusal central.[193] Alternativamente, pode ser observada uma ecogenicidade difusamente diminuída do parênquima renal. Podem surgir massas focais que poderão ser isoladas ou múltiplas.[194] Estes pacientes são propensos à hemorragia renal, subcapsular, ou perinéfrica.

Metástases

Rim. A doença metastática para os rins é comum e somente as metástases para os pulmões, fígado, ossos e glândulas adrenais superam o rim em freqüência.[195] A disseminação renal se dá por via hematogênica. Os tumores primários que mais comumente originam metástases renais são (1) **carcinoma pulmonar**; (2) **carcinoma de mama**; e (3) **carcinoma de células renais do rim** contralateral.[104] Outros tumores que podem produzir metástases renais incluem os de **cólon, estômago, colo uterino, ovário, pâncreas** e **próstata**.[104] A maioria permanece clinicamente silenciosa, embora alguns pacientes possam desenvolver hematúria ou dor no flanco. Morfologicamente, o **padrão das metástases renais** pode ser (1) uma massa solitária; (2) massas múltiplas; ou (3) massas difusamente infiltrativas que aumentam o rim com a manutenção do formato reniforme. Choyke *et al.*[196] avaliaram 27 pacientes com metástases renais e descobriram que elas geralmente são multifocais; no entanto, podem surgir grandes tumores que, por outro lado, são indistinguíveis do carcinoma primário de células renais. Também constataram que uma nova

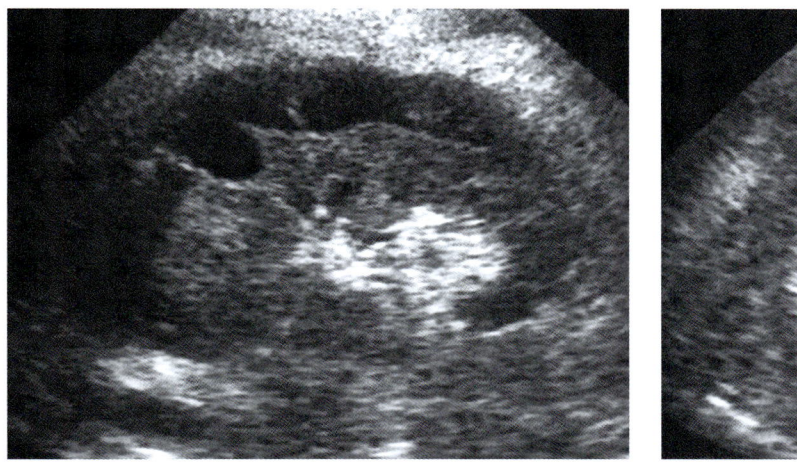
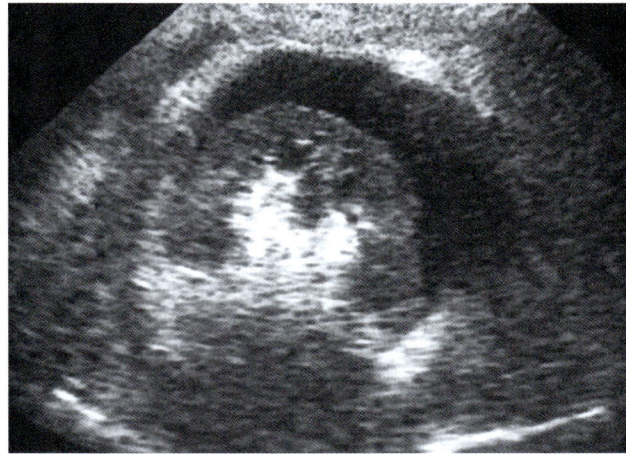

FIGURA 9-55. Linfoma perirrenal. Cortes ultra-sonográficos sagital (**A**) e transverso (**B**) demonstrando uma cápsula de tecido hipoecóico envolvendo e marcando o bordo renal.

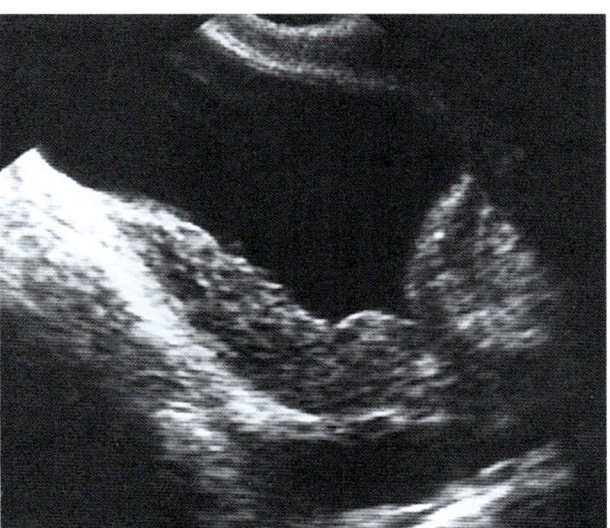

FIGURA 9-56. Linfoma vesical. Corte ultra-sonográfico sagital transverso exibindo um extenso espessamento da parede vesical com mucosa sobrejacente intacta.

lesão renal em um paciente com câncer avançado mais provavelmente será um tumor metastático do que um primário. Se uma lesão renal isolada for descoberta sincronicamente em um paciente com um tumor renal primário conhecido, ou com um tumor em remissão sem evidências de outras metástases, a biópsia renal é necessária para diferenciar um carcinoma primário de células renais de uma metástase.

A TC contrastada é a melhor técnica radiográfica para a detecção das metástases renais, conquanto o ultra-som seja quase tão sensível.[196] À USG, o aspecto dependerá do padrão do envolvimento. Uma **metástase solitária** será vista como uma massa sólida, indistinguível do CCR (Fig. 9-57). Isso freqüentemente acontece com o carcinoma de cólon.[196]

Necrose central, hemorragia e calcificação podem ser evidentes. As **metástases múltiplas** geralmente são massas pequenas, mal delimitadas e hipoecóicas. O envolvimento do espaço perinéfrico é possível, particularmente com o melanoma maligno e o câncer de pulmão.[196] A **infiltração tumoral difusa** será observada como aumento renal, com arquitetura distorcida e perda da diferenciação corticomedular normal (Fig. 9-57).

Ureter. As massas uretéricas são raras e evidências de metástases difusas para outras partes serão vistas em 90% dos casos.[197] A doença metastática do ureter surge tanto por disseminação hematogênica quanto linfática. Os tumores que podem envolver secundariamente o ureter incluem **melanoma, de bexiga, cólon, mama, estômago, pulmão, próstata, rim e colo do útero.** Ocorrem três tipos de envolvimento ureteral e estes são (1) infiltração das partes moles periureterais; (2) envolvimento transmural da parede ureteral; e (3) nódulos submucosos. Os dois primeiros tipos demonstram formação de estenose com ou sem uma massa associada, enquanto o terceiro tipo exibe massa(s) intraluminais.[160] À **USG**, o local do envolvimento tumoral pode ser visibilizado se uma massa estiver presente. Geralmente encontra-se dilatação associada pielocalicial e ureteral.

Bexiga. As metástases para a bexiga podem sobrevir com o **melanoma maligno, câncer pulmonar, gástrico,** ou **de mama.** Todavia, esta é uma ocorrência rara. **Ultra-sonograficamente,** uma massa sólida pode ser observada na parede vesical (Fig. 9-58). Freqüentemente, o melanoma maligno metastático será cistoscopicamente reconhecido por sua cor marrom escura.

Adenocarcinoma Uracal

O úraco mede de 3 a 10 cm de extensão e representa o remanescente obliterado do alantóide. Ele é revestido por um epitélio transicional e as neoplasias dessa estrutura são raras. O remanescente uracal se divide nas porções supravesical, intra-

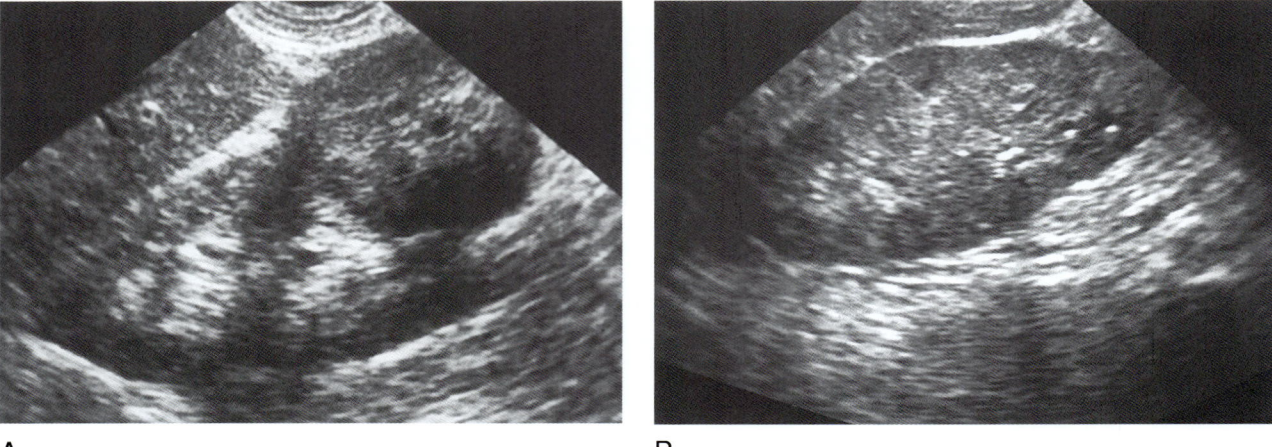

FIGURA 9-57. Metástases renais exibidas em cortes ultra-sonográficos sagitais de dois pacientes. A, Metástase renal solitária. Esta não pode ser diferenciada do carcinoma de células renais. **B,** Infiltração tumoral parenquimatosa difusa. O formato reniforme é mantido.

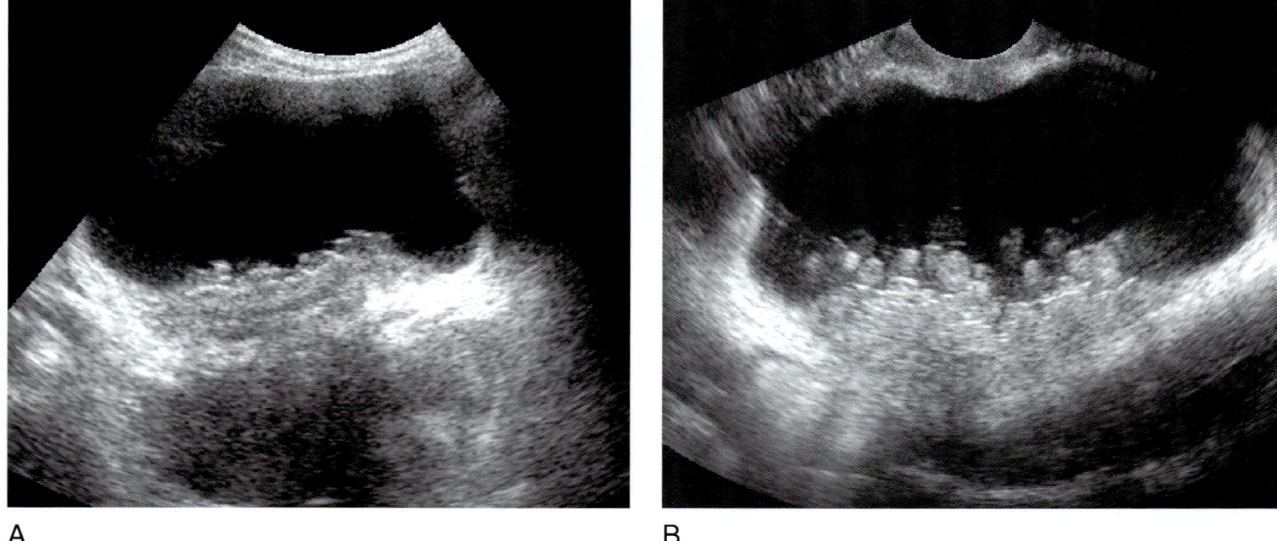

FIGURA 9-58. Metástase vesical de um adenocarcinoma gástrico. A, Corte ultra-sonográfico suprapúbico transverso exibe uma massa papilar sólida intraluminal com envolvimento evidente da parede vesical. **B,** Exame confirmatório por via transvaginal evidencia a natureza papilar do tumor com melhor proveito.

mural e intramucosa. Os tumores geralmente surgem na parte superior da porção intramural, ou na parte inferior da porção extravesical da bexiga.[198] Eles representam 0,01% dos cânceres adultos, 0,17% a 0,34% de todos os cânceres de bexiga, e 20% a 39% de todos os adenocarcinomas vesicais primários.[199] Setenta e cinco por cento dos pacientes são homens.[200] A maioria dos tumores se origina da cúpula vesical, na junção vesicouracal. Os tumores apresentam um mau prognóstico, tendendo a invadir a parede abdominal anterior. A maioria dos pacientes se apresenta com hematúria, conquanto outras apresentações clínicas comuns incluam aumento da freqüência urinária, disúria e mucosúria.[200] À **USG**, é observada uma massa, muitas vezes calcificada, na cúpula vesical (50% a 70%). A massa pode ser sólida, cística, ou de natureza complexa. É comum a extensão tumoral para a gordura perivesical, espaço de Retzius e parede abdominal. A recidiva local, subseqüente à ressecção, é freqüente.

Neoplasias Raras

Rim. Os **tumores justaglomerulares** são tumores benignos raros que ocorrem mais freqüentemente em mulheres. Eles produzem renina, o que causa hipertensão. À **USG**, geralmente são pequenos, sólidos e hiperecóicos.[201] A sua ressecção aliviará a hipertensão. Os **leiomiomas** são tumores benignos. Normalmente são descobertos incidentalmente, mas podem crescer o suficiente para que se tornem clinicamente evidentes. À **USG**, é observada uma massa sólida e bem definida. Eles podem ser periféricos, originando-se da cápsula renal. O **tumor carcinóide** é um tumor renal raro que tende a ser sólido, muitas vezes exibindo calcificação periférica ou central.²⁰² Outros tumores benignos foram descritos, incluindo o **lipoma** e o **hemangioma**.

Os **sarcomas renais** representam aproximadamente 1% de todos os tumores renais malignos. O **leiomiossarcoma** é o mais comum, contabilizando 58% de todos os sarcomas renais. Os pacientes apresentam um prognóstico ruim. O **hemangiopericitoma** representa 20% de todos os sarcomas renais. À **USG** estes tumores são indistinguíveis do carcinoma de células renais. O **lipossarcoma** é responsável por 20% de todos os sarcomas renais. Dependendo da quantidade de gordura madura presente, esses tumores podem ser bastante hiperecóicos e indistinguíveis de um angiomiolipoma. Sarcomas menos comuns incluem o **rabdomiossarcoma, fibrossarcoma** e o **sarcoma osteogênico**. O **tumor de Wilms** é de ocorrência rara em adultos, não podendo ser radiologicamente diferenciado do carcinoma de células renais.

Bexiga. Os tumores mesenquimais de bexiga são raros, contabilizando 1% dos tumores vesicais. O **leiomioma** é o tumor benigno mais comum desse órgão. A maioria dos leiomiomas se origina da submucosa próxima ao trígono vesical.²⁰³ Esses tumores podem exibir crescimento intravesical (63%), intramural (7%), ou extravesical (30%).²⁰³ À **USG** será observada uma massa sólida bem definida, oval ou arredondada. A degeneração cística pode ocorrer. Os **neurofibromas** da bexiga podem ser vistos como um achado isolado ou ocorrer com a doença sistêmica difusa. Ultra-sonograficamente, esses tumores são semelhantes aos leiomiomas. Os **hemangiomas cavernosos** são mais comumente encontrados na cúpula e parede póstero-lateral da bexiga.²⁰⁴ Cistoscopicamente, são de cor vermelho-azulada. À **USG**, dois tipos foram descritos: (1) uma massa intraluminal arredondada, bem definida, sólida e hiperecóica, altamente vascular ao Doppler colorido; e (2) espessamento mural difuso, com múltiplos espaços hipoecóicos e calcificação.²⁰⁴ Os **feocromocitomas de bexiga** são raros, representando somente 1% de todos os feocromocitomas.²⁰³ Os pacientes podem apresentar sintomas que incluem cefaléia, sudorese e taquicardia correlacionados à distensão ou esvaziamento vesical. Esses tumores se originam na submucosa, podendo ser encontrados em qualquer ponto da bexiga, embora sejam comumente encontrados na cúpula. **Ultra-sonograficamente**, será observada uma massa vesical intramural sólida e bem definida (Fig. 9-59). Tumores mesenquimais malignos de bexiga são raros. Os mais comuns incluem o **leiomiossarcoma** e o **rabdomiossarcoma**. À **USG**, uma grande massa infiltrativa é observada.

DOENÇA CÍSTICA RENAL

Cistos Corticais

Simples. Os **cistos renais simples** são benignos e preenchidos por líquido. Sua patogênese exata é desconhecida, embora se acredite que sejam lesões adquiridas. Sua incidência aumenta com o avançar da idade, sendo encontrados em,

---

ABORDAGEM DE UM CISTO RENAL COMPLEXO DESCOBERTO PELA USG

Ecos Internos

Acompanhamento com USG se nenhuma outra característica de malignidade estiver presente.
Realizar tomografia computadorizada se características associadas de malignidade estiverem presentes (parede espessada perceptível, septações múltiplas ou espessas, ou calcificação septal extensa).

Septações

Acompanhamento com USG se poucas e finas (= 1 mm).
Realizar tomografia computadorizada se houver irregularidade septal e nodularidade, septações múltiplas e complexas, ou elementos sólidos na fixação à parede septal.

Calcificação

Acompanhamento com USG no caso de uma pequena quantidade de cálcio ou leite de cálcio sem massa de partes moles associada.
Realizar tomografia computadorizada no caso de calcificação espessa, irregular ou amorfa.
Realizar tomografia computadorizada se a calcificação obscurecer a adequada visibilização ultra-sonográfica.

Parede Perceptível Definida ou Nodularidade Mural

Malignidade presumida, realizar tomografia computadorizada.
Utilizar uma combinação de ultra-som e tomografia computadorizada para analisar as características internas de um cisto renal complexo a fim de determinar se este é mais provavelmente benigno ou maligno.
As lesões do tipo benigno podem ser acompanhadas através de imagens periódicas, enquanto as do tipo maligno exigirão remoção cirúrgica.

---

pelo menos, 50% das pessoas com mais de 50 anos. A maioria é assintomática; se forem grandes, porém, a dor no flanco e a hematúria podem ocorrer. O **critério ultra-sonográfico** empregado para diagnosticar um cisto simples inclui:

- ser anecóico
- apresentar reforço acústico
- apresentar parede bem definida, imperceptível e lisa
- ter formato arredondado ou ovóide

Se todos esses critérios ultra-sonográficos forem encontrados, a avaliação adicional ou o acompanhamento do cisto não serão necessários (Fig. 9-60). Se o cisto renal for grande e sintomático, sua punção e esclerose podem ser realizadas. Vários cistos simples podem ser encontrados em ambos os

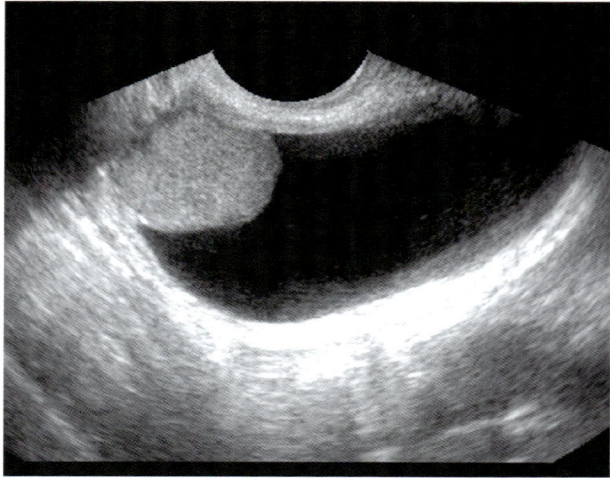

A

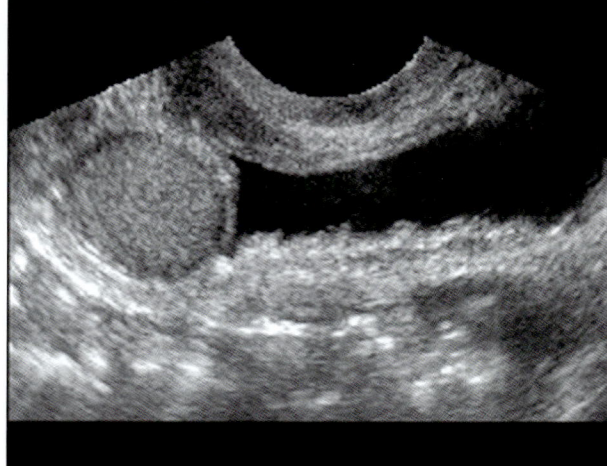

B

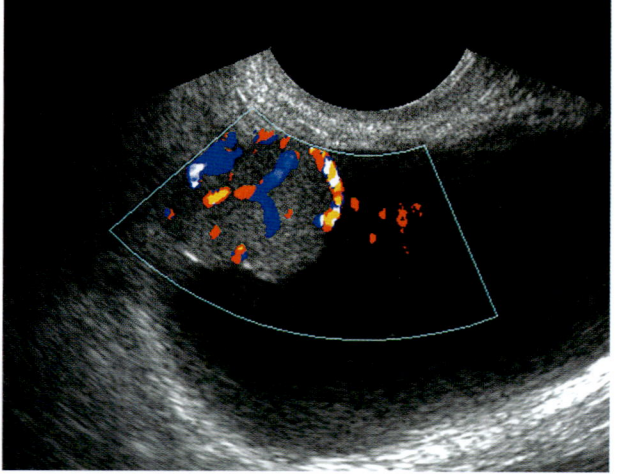

C

FIGURA 9-59. Feocromocitoma vesical. A, Imagem suprapúbica da bexiga exibindo superfície lisa de uma massa vesical sólida. **B,** Exame transvaginal com a bexiga parcialmente vazia evidencia uma mucosa intacta sobre um nódulo submucoso. **C,** Doppler colorido confirma a vascularização da lesão. (De Damani N, Wilson S: Nongynecologic applications of transvaginal US. RadioGraphics 1999,19:S179-S200. Reproduzida com permissão.)

rins, e, raramente, vários cistos simples podem envolver apenas um rim ou uma porção localizada dele (Fig. 9-61).
Complexos. Cistos renais complexos são aqueles que não reúnem os critérios estritos de um cisto renal simples. Incluem-se os cistos que contêm **ecos internos, septações, calcificação, parede perceptível definida** e **nodularidade mural**. Dependendo do grau de anormalidade, a maioria desses cistos exige estudo adicional por TC. Uma combinação de ultra-som e TC auxiliará a determinar se uma lesão cística complexa é mais provavelmente benigna ou maligna.

Ecos internos em um cisto geralmente são o resultado de hemorragia ou infecção. Aproximadamente 6% dos cistos são complicados por hemorragia.[205] A infecção de um cisto pode ocorrer através de disseminação hematogênica, por refluxo vesicoureteral, ou iatrogenicamente, subseqüente a uma punção ou manipulação cirúrgica. **Ultra-sonograficamente**, os cistos infectados muitas vezes também exibem uma parede espessada com um nível debris-líquido ou gás-líquido. Os cistos hemorrágicos podem ser acompanhados através de ultra-sons seriados, se outras imagens características de malignidade estiverem ausentes (Fig. 9-62). Os cistos infectados exigirão aspiração e drenagem para diagnóstico e tratamento.

Septações podem ser observadas no interior de um cisto renal, geralmente surgindo em seguida a uma hemorragia, infecção e aspiração percutânea. Ocasionalmente, dois cistos adjacentes que compartilham uma parede podem aparecer como um grande cisto septado. Se os septos forem finos (= 1 mm), lisos e presos à parede cística, sem elementos espessados, pode ser diagnosticado um cisto benigno (Fig. 9-62).[206] Se estiverem presentes a irregularidade septal, um espessamento maior do que 1 mm, ou elementos sólidos na fixação mural, a lesão deve ser presumida como maligna. A aspiração do cisto não está indicada nessas lesões císticas multisseptadas.[206] A USG é muitas vezes melhor do que a TC na definição das características internas de uma lesão cística.

A **calcificação** de cistos renais pode ser fina e linear ou amorfa e espessa. Se todos outros critérios de ultra-som e TC para um cisto forem encontrados, a presença de uma pequena quantidade de cálcio ou tênues áreas de calcificação na parede ou em um septo, sem massas ou aumento de partes moles associados, provavelmente representa um cisto complicado e não uma malignidade (Fig. 9-62).[207] A calcificação espessa, irregular e amorfa é mais preocupante, provavelmente exigindo a remoção cirúrgica a fim de determinar se a lesão é

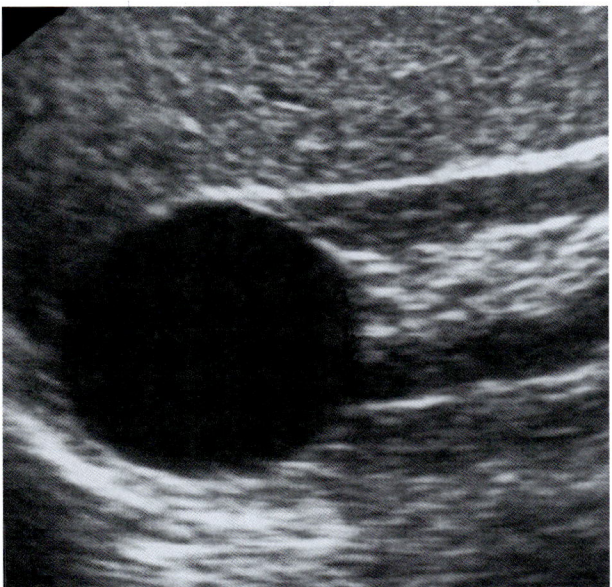

FIGURA 9-60. Cisto renal. Um cisto renal simples exibe uma parede lisa, um centro anecóico e um reforço acústico posterior.

Cistos Parapiélicos

Os cistos parapiélicos não se comunicam com o sistema coletor e são provavelmente, linfáticos em sua origem ou se desenvolvem a partir de restos embriológicos.[208] A maioria é assintomática, embora possa provocar hematúria, hipertensão, hidronefrose, se torne infectada ou sofra hemorragia.[209] À **USG**, os cistos parapiélicos aparecem como massas anecóicas e bem definidas do seio renal (Fig. 9-63). Se tiverem sofrido hemorragia, ecos internos serão observados (Fig. 9-63). Pode ser difícil diferenciar múltiplos cistos parapiélicos da hidronefrose (Fig. 9-63). Quando esta estiver presente, os cálices anecóicos de conteúdo líquido e a pelve renal podem parecer se comunicar, enquanto múltiplos cistos parapiélicos se orientam aleatoriamente, sendo observados como massas císticas não-comunicantes do seio renal. Se a diferenciação entre os dois não for ultra-sonograficamente possível, tanto a UE quanto a TC contrastada facilmente resolverão o dilema (Fig. 9-64).

Cistos Medulares

Rim Esponjoso Medular. O **rim esponjoso medular (REM)** é definido como túbulos coletores dilatados. Pode ser focal ou difuso. A etiologia é desconhecida. Não se conhece a incidência na população em geral, mas é encontrado em até 12% dos pacientes com cálculos renais.[210] Geralmente ocorre na terceira e quarta décadas de vida.[190] Existe uma associação com **hemi-hipertrofia, síndrome de Ehlers-Danlos, estenose hipertrófica congênita de piloro, hiperparatireoidismo, doença de Caroli, e doença policística autossômica recessiva.**[190] O REM não complicado, em geral, é assintomático; no entanto, na presença de cálculos pode ocorrer cólica renal, hematúria, disúria e dor no flanco.[211] À USG, a ectasia tubular pode ser de reconhecimento difícil. Quando a nefrocalcinose estiver presente, múltiplos focos hiperecóicos com sombra são

benigna ou maligna, especialmente se associada a um aumento dos componentes sólidos.[207] O cálcio também pode estar presente como leite de cálcio, com a presença de camadas (Fig. 9-62). Esses cistos sempre são benignos. Focos brilhantes hiperecóicos em cauda de cometa muitas vezes são observados nos septos e paredes (Fig. 9-62). Estes focos não têm repercussão e não correspondem à calcificação na TC. Uma **parede perceptível, definida e espessada,** ou uma **nodularidade mural** excluem, essencialmente, o diagnóstico de um cisto benigno (Fig. 9-62). Todas essas lesões exigirão remoção cirúrgica a fim de excluir malignidade.

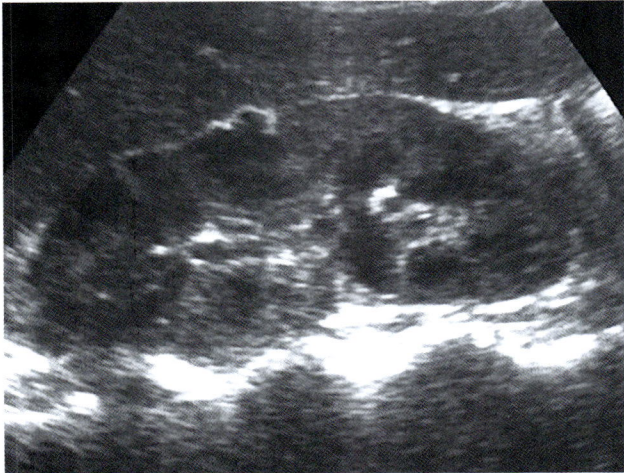
A
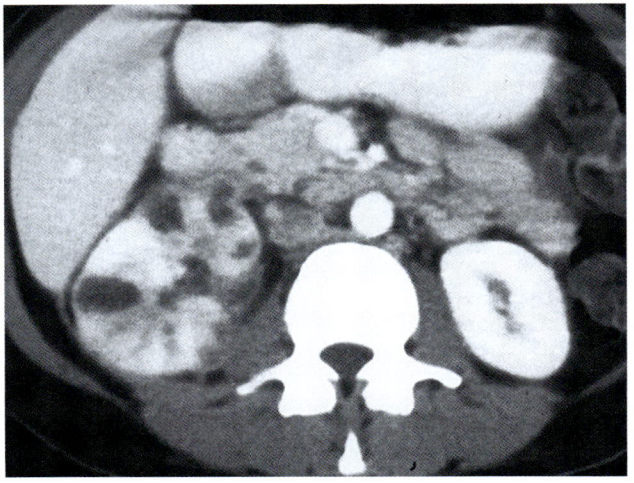
B

FIGURA 9-61. Doença cística localizada. A, Corte ultra-sonográfico sagital exibindo múltiplos cistos renais no rim direito. **B,** Tomografia computadorizada confirmatória demonstrando múltiplos cistos renais à direita e um rim esquerdo normal.

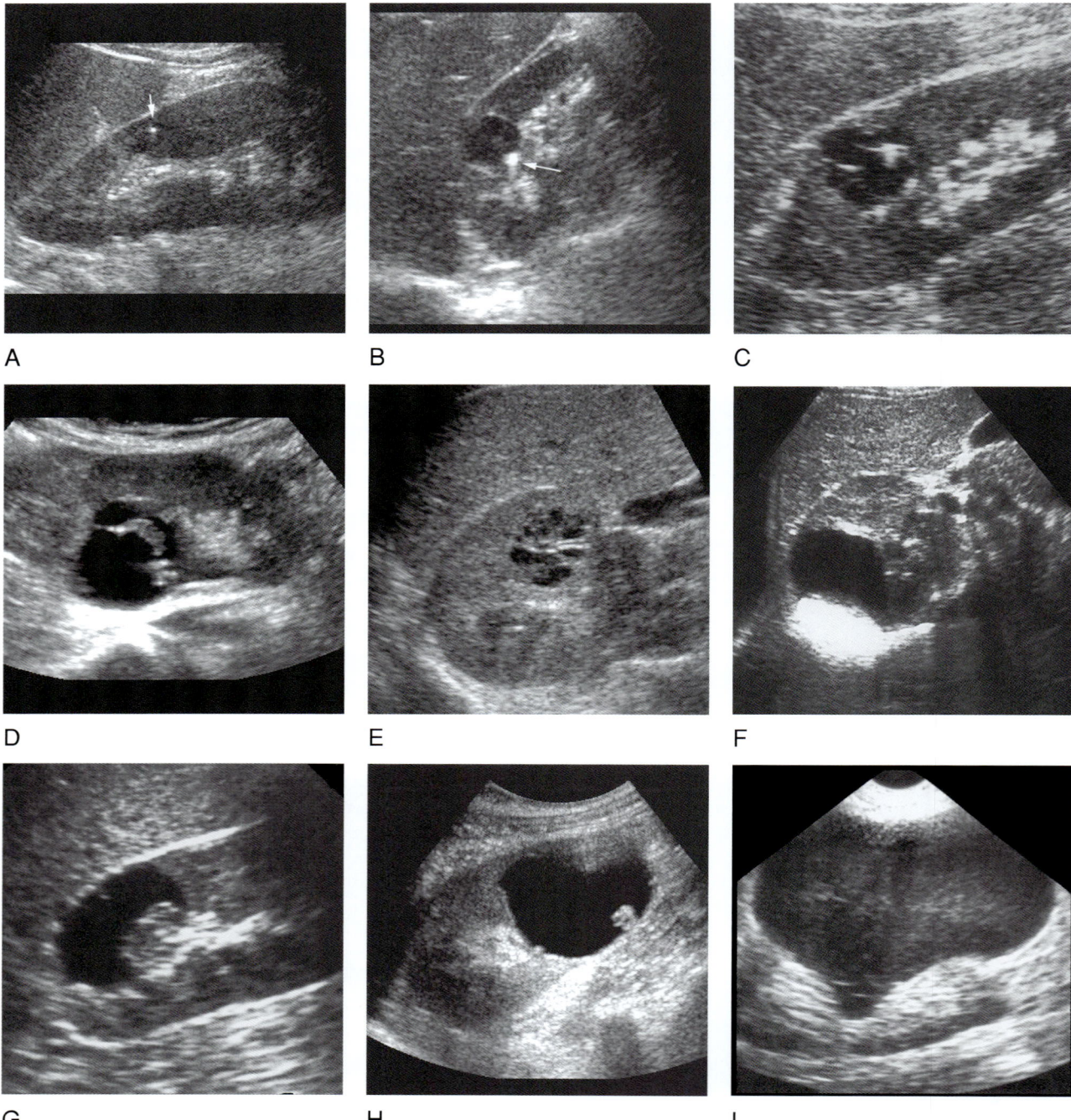

FIGURA 9-62. Cistos renais complexos. A, Minúsculo cisto renal (*seta*) no córtex anterior, não resolvido. Um foco hiperecóico brilhante com um artefato em cauda de cometa constitui a única anomalia visível. **B,** Cisto discernível evidenciando um foco hiperecóico brilhante (*seta*) com artefato em cauda de cometa. Essa ecogenicidade não representa calcificação. **C,** Cisto benigno complexo com umas poucas septações finas. Artefato em cauda de cometa originado das septações e da parede cística. **D,** Cisto complexo exibindo septações nodulares espessas. **E,** Cisto exibindo numerosas septações internas espessas e finas. **F,** Cisto renal com leite de cálcio mostrado como material hiperecóico na porção inferior, móvel ao exame em tempo real. **G** e **H**, Cisto com nódulos murais. **I,** Grande cisto hemorrágico exibindo extensos debris internos dentro de uma lesão que, de outro modo, possui um aspecto simples.

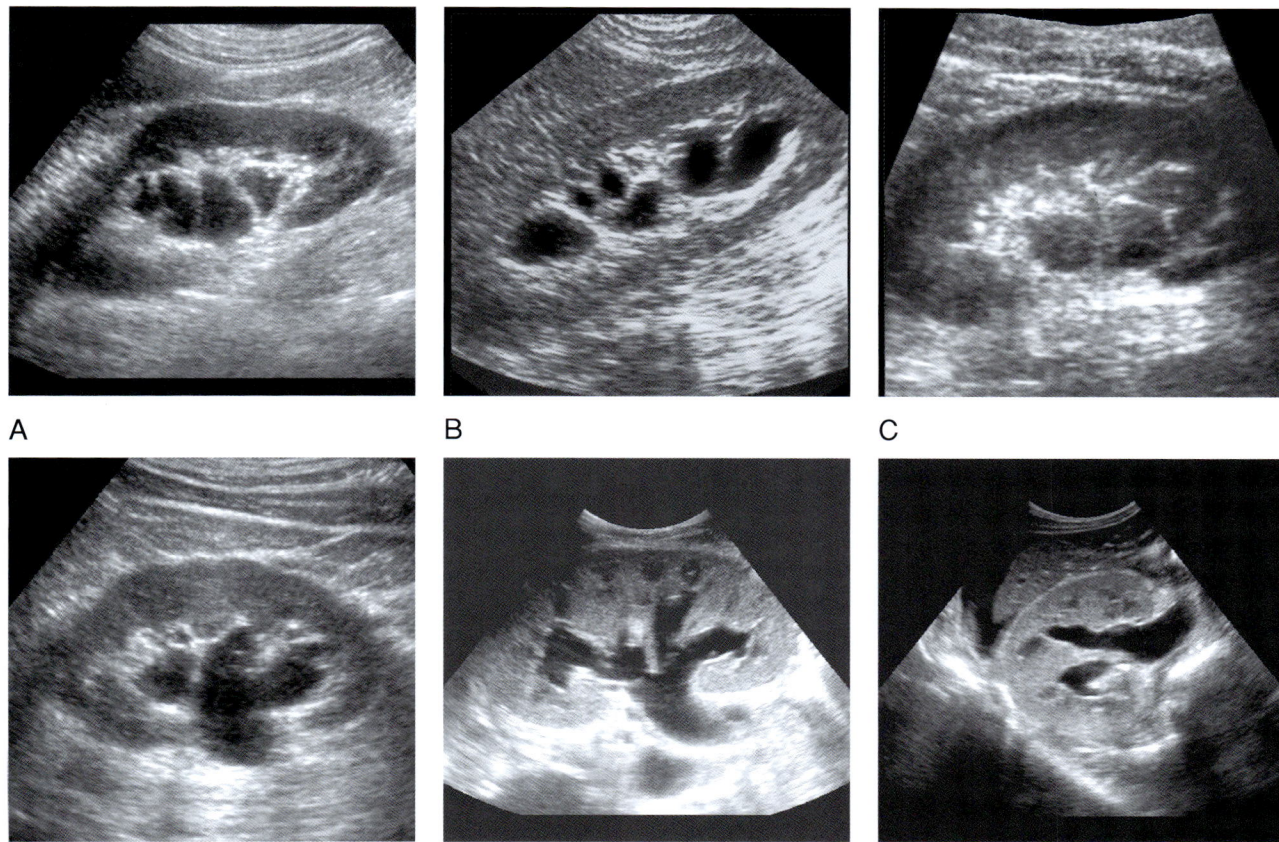

FIGURA 9-63. Cistos renais centrais — cistos parapiélicos e hidronefrose. A e B exibem múltiplas massas císticas com arranjo aleatório indicativo de cistos parapiélicos. C, O mesmo paciente de B em outro momento, exibindo ecos de baixo nível no interior de cistos parapiélicos relacionados à hemorragia. D, Cistos parapiélicos simulando hidronefrose. Isso é, realmente, raro à USG. E e F são cortes ultra-sonográficos sagital e transverso exibindo hidronefrose verdadeira com comunicação dos componentes císticos centrais.

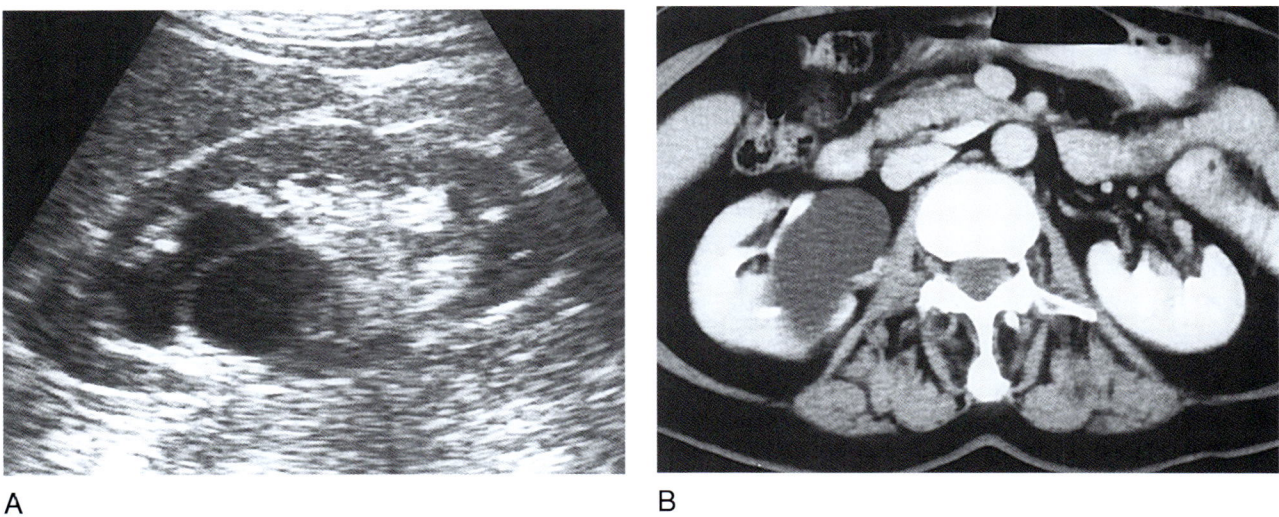

FIGURA 9-64. Cistos parapiélicos. A, Corte ultra-sonográfico sagital exibindo massas hipoecóicas no seio renal simulando um sistema coletor duplo com hidronefrose da metade superior. B, Tomografia computadorizada confirmatória evidenciando um grande cisto parapiélico.

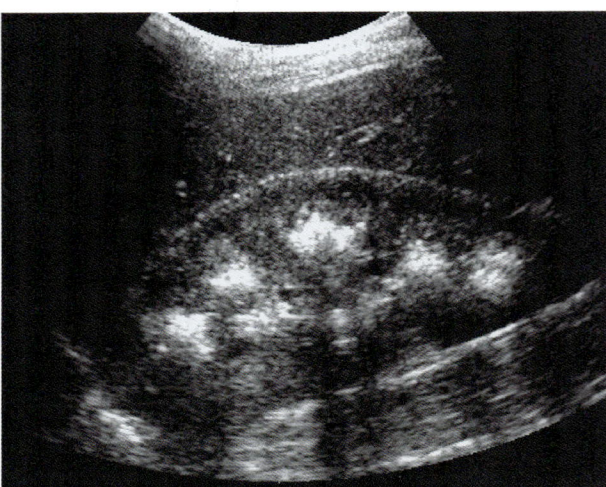

FIGURA 9-65. Rim esponjoso medular. Corte ultra-sonográfico sagital exibindo múltiplos focos hiperecóicos representando calcificações localizadas nas pirâmides medulares.

observados, localizados nas pirâmides medulares (Fig. 9-65). Se um foco de calcificação tiver erodido para o interior do sistema coletor, será observado um cálculo que poderá ou não ser obstrutivo.

Doença Cística Medular. Ocorre como resultado da atrofia tubular renal progressiva. Os rins são de tamanho pequeno ou normal, com fibrose tubulointersticial e cistos na medula ou na junção corticomedular.[212] A patogênese é desconhecida. Existe uma forma infantil herdada como um distúrbio autossômico recessivo e uma forma adulta, herdada como um distúrbio autossômico dominante. À **USG**, rins hiperecóicos pequenos, com cistos medulares (0,1 a 1,0 cm), são observados.

Doença Renal Policística

Doença Renal Policística Autossômica Recessiva (DRPAR). Esta doença é dividida em quatro tipos, dependendo da idade do indivíduo quando do início das manifestações clínicas, incluindo os tipos **perinatal, neonatal, infantil** e **adulto.** A doença se caracteriza patologicamente pela dilatação dos túbulos coletores renais, cistos hepáticos e fibrose periportal. Pacientes mais jovens se apresentam, predominantemente, com anomalias renais, enquanto os mais velhos exibem uma maior incidência de anomalias hepáticas. A DRPAR ocorre em 1:6.000 a 1:14.000 nascimentos com vida. A doença perinatal exibirá aumento renal maciço, pulmões hipoplásicos e oligoidrâmnio. A morte geralmente ocorre como resultado da insuficiência renal e hipoplasia pulmonar. As crianças mais velhas se apresentam com manifestações de hipertensão portal. À USG são observados rins maciçamente aumentados, hiperecóicos, com ausência de diferenciação corticomedular. Ocasionalmente, cistos macroscópicos serão percebidos.

Doença Renal Policística Autossômica Dominante (DRPAD). Este é um distúrbio que resulta em um grande número de cistos renais bilaterais, corticais e medulares. Os cistos podem variar consideravelmente de tamanho, sendo freqüentemente assimétricos. A DRPAD é o distúrbio renal hereditário mais comum, não apresentando predileção por sexo. É encontrada em 1:500 a 1:1.000 indivíduos, sendo responsável por 10% a 15% dos pacientes em diálise.[213] Até 50% dos pacientes não possuirão história familiar, uma vez que a doença é caracterizada por uma expressão variável, também ocorrendo como resultado de uma mutação espontânea. Os sinais e sintomas de massa(s) palpável(is), dor, hipertensão, hematúria e infecção do trato urinário geralmente não se desenvolvem até a quarta ou quinta décadas. A insuficiência renal se desenvolve em 50% dos pacientes, geralmente estando presente aos 60 anos de idade.[213] As complicações da DRPAD incluem infecção, hemorragia, formação de cálculos, ruptura de cisto e obstrução. A formação de cálculos tende a se dar nos pacientes que possuem mais cistos, com a predominância de um tamanho cístico significativamente maior.[214] Ocorrem anomalias associadas, que incluem: (1) **cistos hepáticos** (30% a 60%); (2) **cistos pancreáticos** (10%); (3) **cistos esplênicos** (5%); (4) **cistos na tireóide, ovários, endométrio, vesículas seminais, pulmões, cérebro, glândula hipófise, mama,** e **epidídimo**; (5) **aneurisma cerebral sacular** (18% a 40%); (6) **aneurismas aórticos abdominais;** (7) **lesões cardíacas;** e (8) **divertículos de cólon.** Os pacientes com DRPAD que não se encontram em diálise não apresentam uma incidência aumentada de carcinoma de células renais.[213]

À **USG**, os rins se encontram aumentados, com múltiplos cistos bilaterais assimétricos de tamanho variável (Fig. 9-66). Os cistos complicados por hemorragia ou infecção exibirão paredes espessadas, ecos internos e/ou níveis líquido-debris. A calcificação distrófica das paredes císticas ou os cálculos podem ser visibilizados como focos hiperecóicos com sombra acústica posterior bem definida. Os cistos renais são raros nos pacientes com menos de 30 anos. Ravine et al.[215] modificaram os critérios de Bear[216] e afirmaram que os pacientes com 30 anos de idade ou mais jovens, com uma história familiar de DRPAD, necessitam de dois cistos renais (uni ou bilaterais) para que se faça o diagnóstico dessa patologia. Para os pacientes entre 30 e 59 anos de idade, dois cistos em ambos os rins são exigidos, e naqueles com 60 anos ou mais devem estar presentes quatro cistos em cada rim. O ultra-som é a melhor modalidade de imagem disponível para a triagem de famílias com indivíduos reconhecidamente afetados, assim como para o acompanhamento de rotina daqueles pacientes com doença conhecida.

Rim Multicístico Displásico

O rim multicístico displásico (RMD) constitui uma anomalia não hereditária do desenvolvimento também conhecida como displasia renal, disgenesia renal e rim multicístico. O rim é pequeno, malformado, e composto por múltiplos cistos com pouco parênquima renal normal, se tanto. Ele funciona

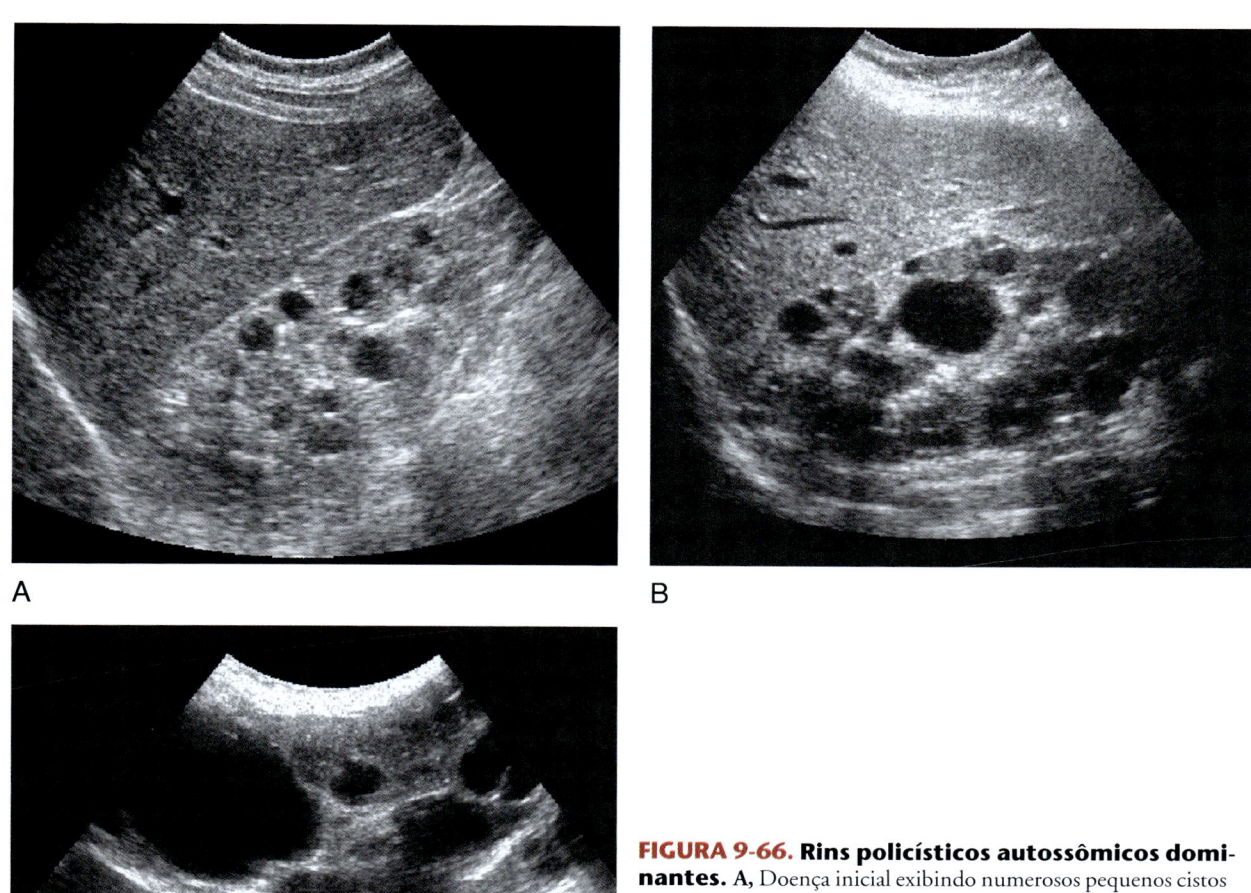

FIGURA 9-66. Rins policísticos autossômicos dominantes. A, Doença inicial exibindo numerosos pequenos cistos intra-renais. **B,** Doença avançada evidenciando aumento renal e mais cistos. **C,** Doença terminal exibindo aumento renal maciço com o parênquima completamente substituído por cistos.

mal, quando o faz. A alteração displásica geralmente é unilateral, envolvendo o rim inteiro; contudo, ela raramente pode ser bilateral, segmentar, ou focal. Se unilateral, a condição é assintomática; se bilateral, é incompatível com a vida. Homens e mulheres são igualmente afetados, assim como ambos os lados. Até 30% apresentarão obstrução da JUP contralateral. A patogênese exata é obscura; contudo, 90% dos casos estão associados a alguma forma de obstrução do trato urinário durante a embriogênese. A gravidade da malformação afeta o espectro de achados, que variam desde uma grande massa multicística presente ao nascimento, a um rim com cistos menores, não descobertos até a idade adulta.

À **USG**, os achados incluem (1) múltiplos cistos não-comunicantes; (2) ausência de parênquima e seio renal normais; e (3) áreas hiperecóicas focais que representam o mesênquima primitivo ou minúsculos cistos.[217] Nos adultos, a massa cística na fossa renal não é grande e a calcificação da parede do cisto é apreciada como foco ecogênico com sombra acústica. A calcificação pode ser tão extensa a ponto de impossibilitar a visibilização ultra-sonográfica, tornando necessária a TC para que o diagnóstico seja firmado. A doença segmentar geralmente é vista em rins duplos e, se os cistos forem minúsculos, a massa pode parecer sólida e hiperecóica.

Nefroma Cístico Multilocular

O nefroma cístico multilocular (NCML) é uma rara neoplasia cística benigna, composta por múltiplos cistos não-comunicantes contidos dentro de uma cápsula bem definida. Ocasionalmente, um estroma sarcomatoso encontra-se presente, tornando-o uma lesão mais maligna. O NCML não possui predileção pelo lado, e, ocasionalmente, tumores

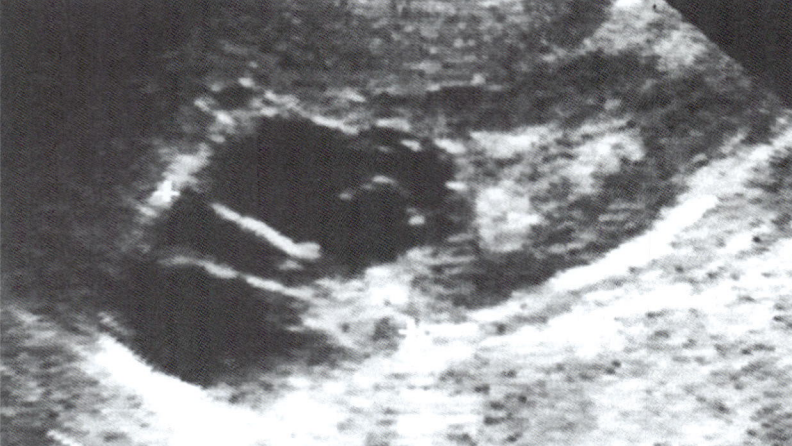

FIGURA 9-67. Nefroma cístico multilocular. Corte ultra-sonográfico sagital demonstra uma massa multisseptada de pólo renal superior com lóculos não-comunicantes.

bilaterais podem ser vistos. Estes tumores são encontrados em meninos com menos de 4 anos de idade e em mulheres entre as idades de 4 e 20, ou 40 e 60.[218] A maioria das crianças se apresenta com uma massa abdominal, enquanto os adultos podem ser assintomáticos ou se apresentarem com dor abdominal, hematúria, hipertensão e infecção do trato urinário.

À **USG**, o aspecto do NCML é bastante variável, dependendo do número e do tamanho dos lóculos. Se estes forem grandes e múltiplos, cistos não-comunicantes serão observados no interior de uma massa bem definida (Fig. 9-67). Se os lóculos forem muito pequenos, uma massa hiperecóica, inespecífica, de aparência mais sólida, estará presente. A calcificação da cápsula e do septo é rara. Qualquer que seja o aspecto, é impossível, através das imagens, diferenciá-lo do carcinoma cístico de células renais.

Doença Cística Renal Associada a Neoplasias

Doença Cística Renal Adquirida (DCRA). Ela ocorre nos rins nativos de pacientes com insuficiência renal que estão sendo submetidos tanto à hemodiálise quanto à diálise peritoneal, com uma freqüência de 90% após 5 anos de diálise.[110,111,219] O carcinoma de células renais surge em 4% a 10% dos pacientes com DCRA.[219] A patogênese da DCRA é especulativa. A hiperplasia epitelial provocada pela obstrução tubular que ocorre como resultado das substâncias tóxicas desempenha algum papel no desenvolvimento de cistos e tumores.[219] Patologicamente, são encontrados múltiplos pequenos cistos (0,5 a 3 cm) envolvendo o córtex e a medula. A hemorragia no interior dos cistos é comum. Ultra-som, TC e RM são úteis na avaliação e acompanhamento dos pacientes com DCRA e suas complicações.[110,111,220] Os dados atuais sugerem que a DCRA e o desenvolvimento tumoral persistem mesmo após um bem-sucedido transplante renal. A DCRA e os tumores podem se desenvolver em aloenxertos renais durante a terapia dialítica.[221]

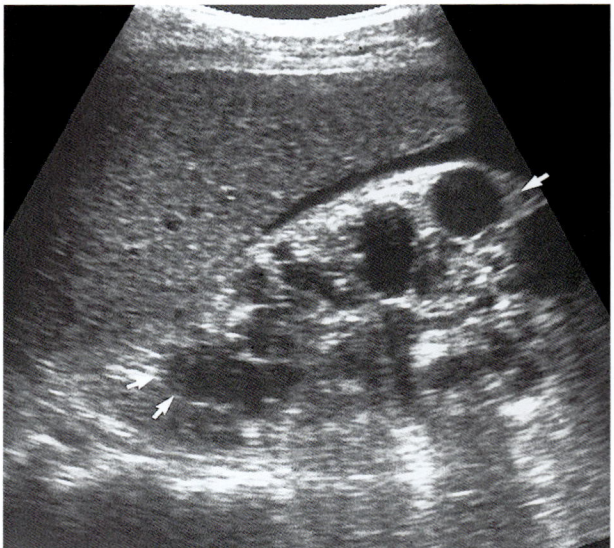

FIGURA 9-68. Doença cística renal adquirida. Corte ultra-sonográfico sagital demonstra um rim hiperecóico (setas) com perda parenquimatosa e múltiplos cistos. Uma pequena quantidade de líquido dialisado intraperitoneal é observada.

À **USG**, 3 a 5 cistos em cada rim, em um paciente com insuficiência renal crônica, são diagnósticos.[221] Os cistos geralmente são pequenos, assim como os rins, que normalmente são bem hiperecóicos (Fig. 9-68). Ecos internos serão observados nos cistos que sofreram hemorragia. Os tumores serão sólidos ou císticos, com nódulos murais.

Doença de Von Hippel-Landau (VHL). Esta doença é transmitida como um gene autossômico dominante de expressão variável e penetrância moderada. Sua incidência é de 1:35.000.[213] As anomalias significativas predominantes incluem **angiomatose de retina, hemangioblastomas do SNC, feocromocitomas** e **carcinoma de células renais** (40%). O carcinoma de células renais, nos pacientes com VHL, geralmente é multifocal (75% a 90%) e bilateral (75%). A esses pacientes em geral é oferecida uma cirurgia

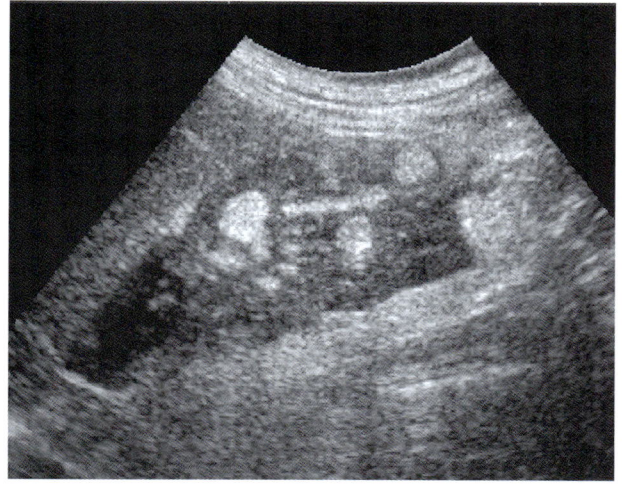
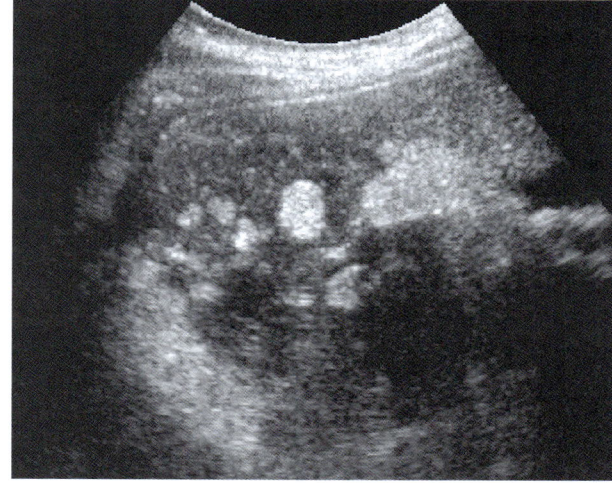

FIGURA 9-69. Esclerose tuberosa com angiomiolipomas múltiplos. Cortes ultra-sonográficos sagital (**A**) e transverso (**B**) demonstrando múltiplos tumores hipercóicos bem definidos por todo o rim. **C,** TC confirmatório.

poupadora de néfrons. Além disso, os **cistos renais**, que constituem o achado mais comum dessa doença, são encontrados em 76% dos pacientes.[222] Os cistos variam em tamanho de 0,5 a 3,0 cm, sendo, em sua maior parte, de localização cortical. A USG é boa para a triagem desses pacientes; todavia, a TC é melhor para a detecção dos pequenos tumores bilaterais multifocais encontrados nessa doença.

Esclerose Tuberosa (ET). Esta é uma doença transmitida geneticamente, caracterizada por **retardo mental, convulsões** e **adenoma sebáceo**. Alguns casos são transmitidos por um modo autossômico dominante, conquanto muitos casos resultem de mutação espontânea. A incidência varia de 1:9.000 a 1:170.000.[223] As lesões renais associadas incluem **cistos, angiomiolipomas (AMLs)**, e **carcinoma de células renais** (1% a 2%).[213] Os cistos renais variam em tamanho, de microscópicos a 3 cm. Pode ser difícil diferenciá-la **ultra-sonograficamente** da DRPAD se somente os cistos estiverem presentes. Se os cistos e os AMLs múltiplos forem identificados e confirmados pela TC, a esclerose tuberosa pode ser sugerida (Fig. 9-69). Triagens periódicas com TC são recomendadas para avaliar o crescimento dos AMLs e o desenvolvimento tumoral.

TRAUMA

Rim

A lesão traumática do rim tanto pode ser fechada como penetrante. A maioria das formas de trauma renal fechado é relativamente secundária, curando sem tratamento. As lesões penetrantes geralmente são causadas por projéteis de arma de fogo e por armas brancas. Os rins com cistos, tumores e hidronefrose estão mais propensos à lesão. As **lesões renais** são classificadas em quatro categorias, incluindo as seguintes:

I — **Lesão de menor importância** (75% a 85%): contusões, hematoma subcapsular, pequenos infartos corticais e lacerações que não se estendem para o interior do sistema coletor

II — **Lesão de maior importância** (10%): lacerações renais que podem se estender para o interior do sistema coletor e infartos renais segmentares
III — **Lesão catastrófica** (5%): lesão do pedículo vascular e laceração renal
IV — **Avulsão da JUP**[224]

As lesões da categoria I são tratadas conservadoramente, enquanto as das categorias III e IV exigem cirurgia de urgência. As lesões da categoria II serão tratadas conservadora ou cirurgicamente, dependendo da gravidade.[224,225]

A tomografia computadorizada é considerada como o primeiro exame radiológico para a avaliação da suspeita de trauma renal.[224] Uma vez que o trauma renal é freqüentemente acompanhado por lesões a outros órgãos, a TC possui a vantagem da visibilização de múltiplos órgãos. Teoricamente, a USG tem a capacidade de avaliar rins traumatizados; na realidade, as limitações técnicas geralmente prejudicam um exame adequado. A USG não fornece informação relativa à função renal, sendo, provavelmente, mais bem utilizada no acompanhamento dos pacientes com lesão traumática reconhecida do parênquima renal. Os **hematomas renais** podem ser hipoecóicos, hiperecóicos, ou heterogêneos. As **lacerações** serão vistas como defeitos lineares que podem se estender através do rim, se uma fratura estiver presente (Fig. 9-70). **Coleções perirrenais** associadas, compostas por sangue e urina, estarão presentes se o rim estiver fraturado. O **hematoma subcapsular** pode ser observado como uma coleção de líquido perirrenal que achata o contorno renal subjacente (Fig. 9-71). Um **rim dilacerado** consistirá em múltiplos fragmentos de tecido desorganizado, com hemorragia associada e coleção de urina no leito renal. O Doppler colorido pode ser útil na avaliação de **lesões do pedículo vascular**.

Ureter

A lesão traumática do ureter é mais comumente iatrogênica, relacionada às cirurgias ginecológicas (70%) e urológicas (30%).[226] As lesões fechadas e penetrantes são muito menos comuns. O tratamento dessas lesões é controverso. Muitos urologistas sugerem a nefrostomia e a colocação de um *stent* vesical como abordagem inicial, se possível. Os *stents* ureterais são deixados por 8 a 12 semanas a fim de permitir a cicatrização do ureter.[227] A USG não é útil na avaliação dessas lesões, exceto para detectar coleções de tamanho considerável e/ou hidronefrose.

Bexiga

A lesão de bexiga pode ser o resultado de trauma fechado, penetrante, ou iatrogênico. A lesão vesical pode resultar em ruptura extra ou intraperitoneal, ou uma combinação das duas. A USG geralmente não é útil na avaliação dessas lesões, exceto para identificar grandes coleções de líquido intraperitoneal livre.

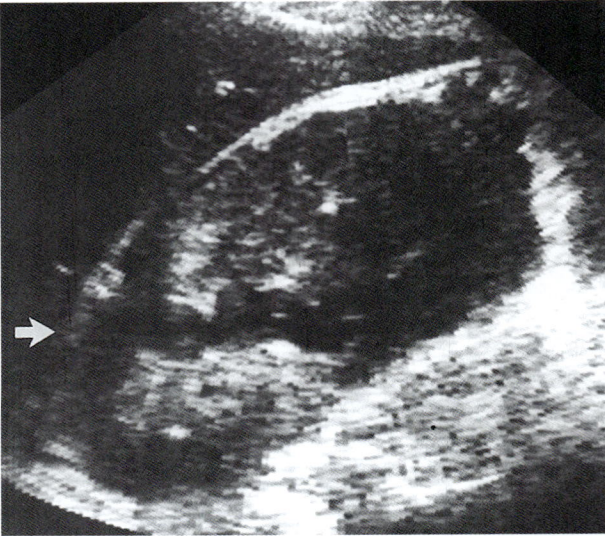

FIGURA 9-70. Fratura renal. Corte ultra-sonográfico sagital demonstrando uma laceração hipoecóica linear através do seio renal (*seta*).

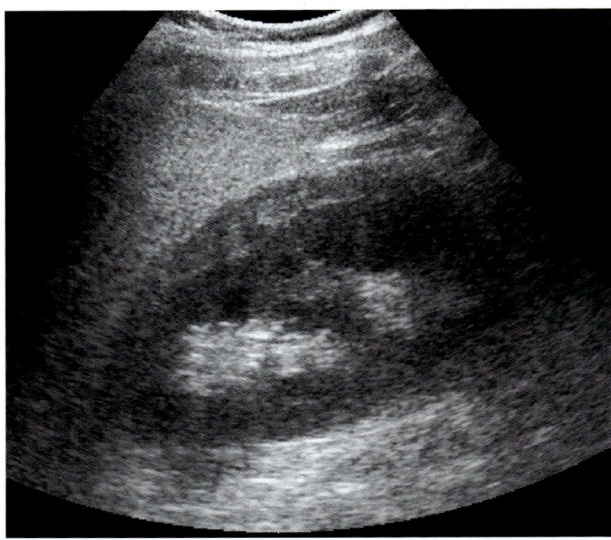

FIGURA 9-71. Hematoma renal subcapsular agudo. Corte ultra-sonográfico sagital exibindo uma grande coleção pós-traumática comprimindo o parênquima renal. Hematomas agudos podem ser hiperecóicos ou isoecóicos em relação ao parênquima. A indentação do córtex renal pode ser o único indício da sua presença.

VASCULAR

Doppler Vascular Renal

O número e o tamanho das artérias que irrigam um rim são muito variáveis. As imagens com Doppler dúplex e colorido são capazes de demonstrar tanto o fluxo sangüíneo normal quanto o anormal. O fluxo na artéria renal, ao Doppler dúplex, demonstra um padrão de baixa resistência à perfu-

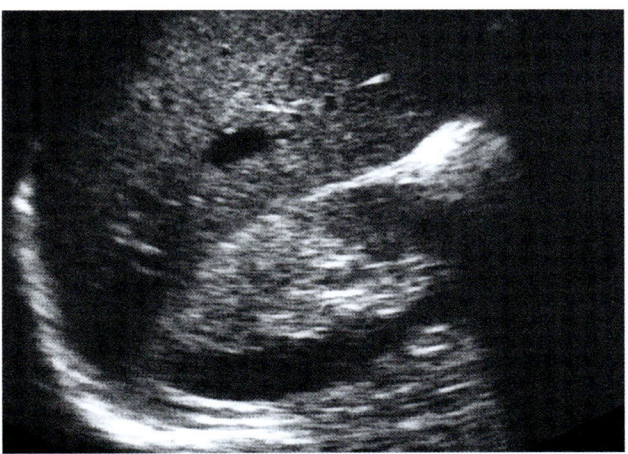 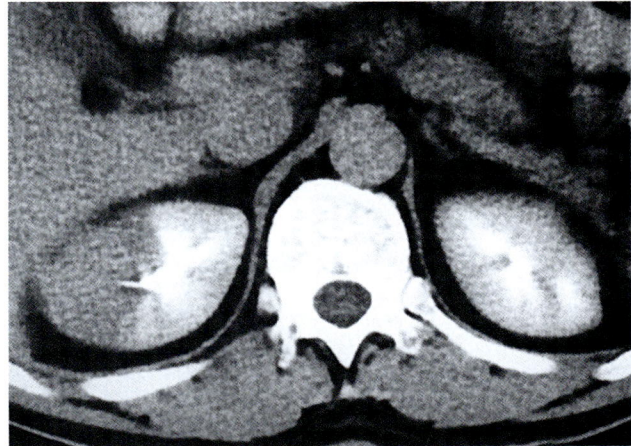

FIGURA 9-72. Infarto renal. A, Corte ultra-sonográfico sagital exibindo uma massa hiperecóica em formato de cunha no córtex renal ântero-lateral. **B,** Tomografia computadorizada confirmatória evidenciando infarto segmentar.

são, indicativo de um fluxo sangüíneo anterógrado contínuo durante a diástole. A aferição do índice de resistência (IR = freqüência de pico sistólico – freqüência telediastólica/freqüência de pico sistólico) ao Doppler dúplex é utilizada para avaliar a resistência arterial. Keogan et al.[228] recomendaram que se calculasse a média de uma série de medidas do IR em um rim antes que uma média representativa única fosse relatada. O IR dos rins nativos é, normalmente, de 0,60 a 0,92.[229] Mostbeck et al.[230] relataram que o IR, contudo, se altera com a freqüência cardíaca, podendo variar entre 0,57 ± 0,06 (pulso 120/min) a 0,70 ± 0,06 (pulso 70/min). A variação do IR foi descrita tanto em rins nativos quanto em transplantados nas seguintes situações: obstrução; doença renal clínica; trombose da veia renal; estenose da artéria renal; rejeição ao transplante e disfunção deste.

O Doppler colorido se baseia numa média das mudanças de freqüência do sinal, enquanto o Power Doppler se relaciona com o espectro total das mudanças de freqüência, que representa o número de eritrócitos que produzem o fenômeno. O Power Doppler está sujeito a artefatos significativos; todavia, Bude et al.[231] demonstraram que, em indivíduos que cooperam, o Power Doppler é superior ao Doppler convencional na demonstração dos vasos normais intra-renais. O Power Doppler também possui a vantagem de não estar sujeito a *aliasing* e ser ângulo-dependente; todavia, a direção e a velocidade do movimento só são aparentes através das imagens do Doppler colorido.

Oclusão e Infarto Arteriais Renais

A oclusão da artéria renal pode se dar com êmbolos ou por trombose. O grau de agressão renal depende do tamanho e da localização do vaso ocluído. Se a artéria renal principal estiver ocluída, o rim inteiro será afetado, enquanto os infartos segmentar e focal podem ocorrer com oclusão vascular de localização periférica. À **USG** convencional, a oclusão arterial renal **aguda** completa pode ser representada por um rim normal. O Doppler dúplex e colorido não demonstrarão fluxo renal. O infarto segmentar ou focal pode aparecer como uma massa em formato de cunha, indistinguível da pielonefrite aguda (Fig. 9-72). Com o passar do tempo, uma massa hiperecóica[232] ou uma cicatriz podem se formar. Com a oclusão **crônica**, será observado um rim terminal, pequeno e fibrosado.

Fístula Arteriovenosa e Malformações

As comunicações arteriovenosas anormais podem ser adquiridas (75%) ou congênitas (25%). As lesões adquiridas geralmente são iatrogênicas, embora as comunicações arteriovenosas espontâneas anormais possam ocorrer com tumores erosivos. A maioria das lesões adquiridas consiste em uma única artéria nutridora dominante e uma única veia dominante de drenagem. As **malformações congênitas** consistem em um emaranhado de pequenos vasos anormais. A USG convencional pode não revelar anormalidade. A adição das imagens de Doppler dúplex e colorido tem sido útil na definição dessas lesões.[233] O Doppler dúplex demonstra uma velocidade de fluxo aumentada, resistência diminuída (0,3 a 0,4) e fluxo diastólico turbulento no ramo arterial. As pulsações arteriais na veia de drenagem são igualmente observadas. A ampliação espectral está presente. O Doppler colorido pode demonstrar vasos emaranhados tortuosos com múltiplas cores, indicativos de orientação aleatória, e fluxo turbulento no interior da malformação (Fig. 9-73).

Estenose da Artéria Renal

A hipertensão pode ser primária (95% a 99%) ou secundária (1% a 5%). A vasta maioria dos pacientes com hipertensão secundária sofre de doença renovascular. Esta é mais comumente devida à **aterosclerose** (66%), com a maioria dos casos remanescentes sendo devidos à **displasia fibromuscular**.[234] Muitas técnicas de imagem diferentes foram utilizadas no esforço de detectar os pacientes com hipertensão renovascular, incluindo angiografia digital por subtra-

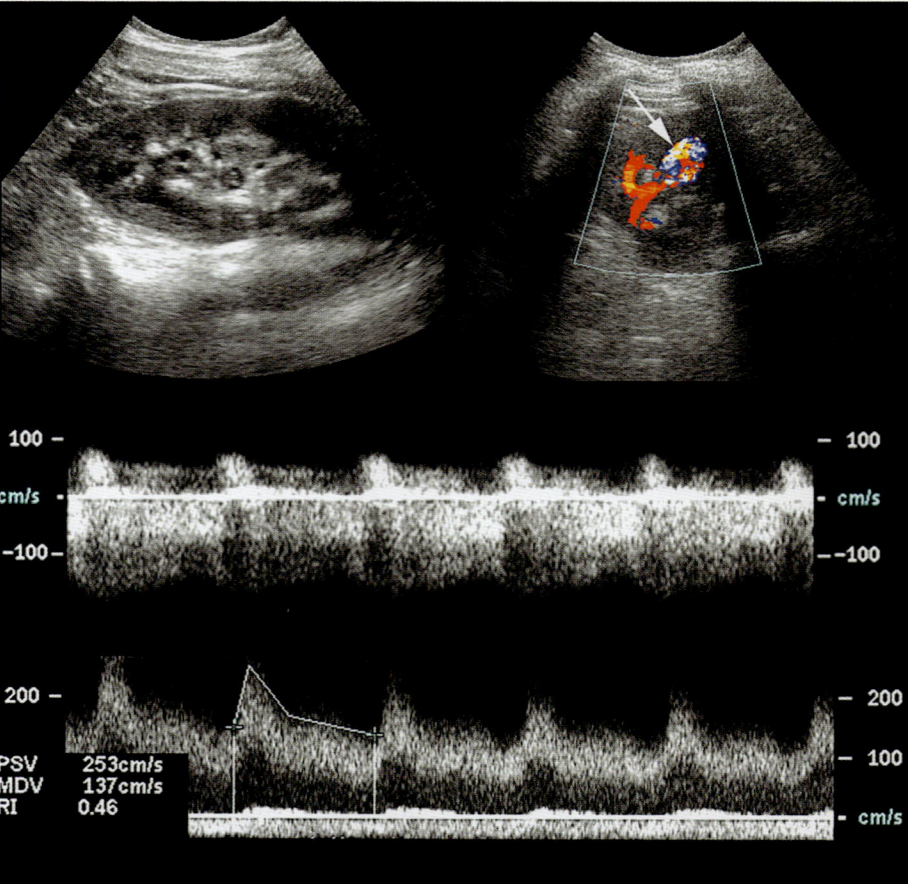

FIGURA 9-73. Malformação arteriovenosa renal (MAV). Imagem esquerda (*linha superior*) exibindo uma imagem sagital normal do rim. A imagem da direita (*linha superior*) demonstra um foco de *aliasing* (*seta*). O padrão do formato de onda na linha média evidencia uma veia de drenagem de alta velocidade. Os formatos de onda inferiores mostram um sinal arterial a partir do interior da MAV, exibindo um formato de onda de alta velocidade e baixa impedância, coerente com um *shunting* artério-venoso.

ção de imagens intra-arterial e IV; cintilografia renal com captopril; Doppler dúplex e colorido; e angiografia por ressonância magnética.

Esforços significativos têm sido feitos para que se utilizem o Doppler **dúplex** e o **Doppler colorido para diagnosticar,** de modo confiável, **a estenose da artéria renal**. A despeito disso, o uso desse método permanece controverso. A abordagem é dupla: (1) detecção dos sinais anormais de Doppler na estenose ou imediatamente distais a ela; ou (2) detecção de sinais anormais de Doppler na vasculatura intra-renal. A avaliação das artérias renais principais em toda a sua extensão normalmente é impossível. Estima-se que a artéria renal principal não seja observada em até 42% dos pacientes.[235] Aproximadamente 14% a 24% dos pacientes possuirão artérias renais acessórias que geralmente não são detectadas pela USG. Portanto, a avaliação das artérias renais principais como uma técnica de triagem para a estenose arterial renal é falha. A segunda abordagem consiste em pesquisar a vasculatura intra-renal, que pode ser identificada em virtualmente todos os pacientes. Normalmente, há uma elevação íngreme na sístole, com um segundo pequeno pico no início desta sístole. Um **formato de onda *tardus-parvus***, observado abaixo da estenose, refere-se a uma aceleração sistólica reduzida, com uma baixa amplitude do pico sistólico (Fig. 9-74). Para avaliar o retardo da elevação, duas medidas devem ser tomadas:

- **tempo de aceleração** — o tempo entre o início da sístole e o pico sistólico
- **índice de aceleração** — inclinação da elevação.

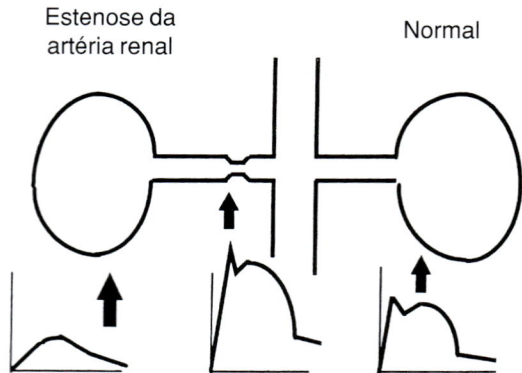

FIGURA 9-74. Diagrama esquemático dos traçados do Doppler da artéria renal. O traçado no lado direito do diagrama é o de uma artéria renal normal. O traçado do meio exibe um fluxo de alta velocidade medido na estenose. O traçado no lado esquerdo do diagrama evidencia o formato de onda *tardus-parvus* achatado após a estenose. (De Mitty HA, Shapiro RS, Parsons RB, *et al.*: Renovascular hypertension. Radiol Clin North Am 1996;34(5): 1017-1036.)

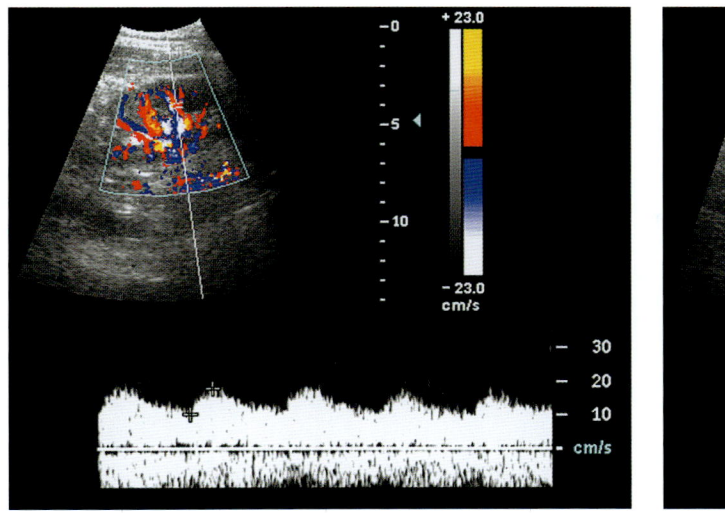 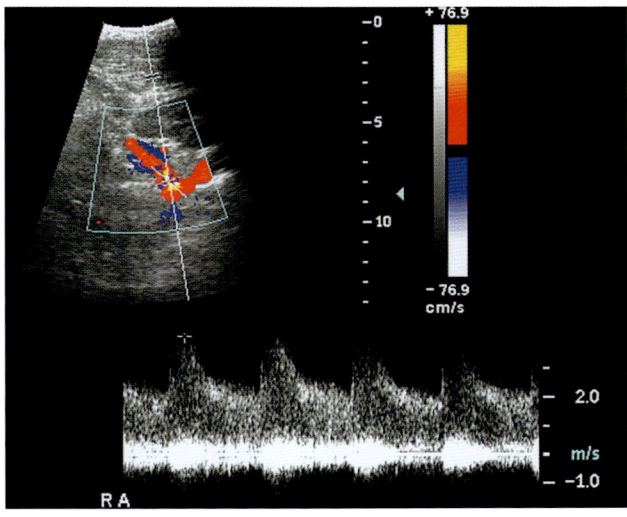

A   B

FIGURA 9-75. Estenose de artéria renal. A, Formato de onda espectral intra-renal exibindo um sinal *tardus-parvus* com um tempo de aceleração prolongado e um baixo índice de resistência. B, Formato de onda na origem da artéria renal, a partir da aorta, evidencia um grande pico de velocidade de 410 cm/s com um IR de 0,43.

Um tempo de aceleração maior que 0,07 segundo e uma inclinação da elevação menor do que 3 m/s² são sugeridos como limiares para a avaliação da estenose arterial renal.[235] O simples reconhecimento da alteração no padrão pode ser adequada (Fig. 9-75).[236] A manipulação farmacológica com captopril[237] pode realçar as anomalias do formato de onda nos pacientes com estenose arterial renal. Todavia, o Doppler permanece uma técnica controvertida para a detecção de estenose de artéria renal nativa. O emprego de agentes de contraste intravasculares aumenta a taxa de sucesso técnico da avaliação da estenose arterial renal.[238] Eles também podem desempenhar um papel na avaliação e acompanhamento dos pacientes submetidos a angioplastia arterial renal e colocação de *stent*.[239]

Aneurisma da Artéria Renal

O aneurisma da artéria renal é uma dilatação sacular ou fusiforme da artéria renal ou de um de seus ramos, ocorrendo com uma incidência de 0,09% a 0,3%.[240] A etiologia pode ser **congênita, inflamatória, traumática, aterosclerótica, ou relacionada à doença fibromuscular.** Se grandes (> 2,5 cm), não-calcificados, ou associados à gravidez, a possibilidade de ruptura aumenta e o tratamento é recomendado. À **USG** convencional, uma massa cística pode ser observada. O Doppler dúplex e o colorido prontamente demonstrarão o fluxo arterial no interior da massa cística.

Trombose da Veia Renal

A trombose de veia renal (TVR) geralmente ocorre devido a uma anomalia renal subjacente, desidratação, ou hipercoagulabilidade. Os tumores renais e da glândula adrenal esquerda podem crescer para o interior das veias, gerando a TVR. A compressão extrínseca relacionada a **tumores,** **fibrose retroperitoneal, pancreatite** e **trauma** pode provocar TVR através da atenuação do vaso e redução da velocidade do fluxo. Em adultos, a etiologia mais comum é a **glomerulonefrite membranosa,** e 50% dos pacientes com esta enfermidade apresentarão TVR. Se a trombose for aguda, ocorrerão sinais e sintomas de dor no flanco e hematúria. Nos casos crônicos, com o conseqüente desenvolvimento de colaterais venosas, os sintomas geralmente são insignificantes. Os **aspectos ultra-sonográficos** da **TVR aguda** são inespecíficos, incluindo um rim aumentado, edematoso, hipoecóico, com perda da diferenciação corticomedular normal (Fig. 9-76).[241,242] Ocasionalmente, trombos serão observados no interior da veia renal, mas, agudamente, eles podem ser anecóicos e invisíveis. O uso do ultra-som com Doppler dúplex e colorido pode ser útil; contudo, é possível não se detectar fluxo em uma veia renal patente, especialmente se o fluxo for de baixa velocidade. Um fluxo ausente ou revertido nas artérias renais intraparenquimatosas nativas pode ser um sinal secundário de TVR. Platt *et al.*[243] avaliaram 20 rins nativos em 12 pacientes com achados clínicos sugestivos de TVR aguda. Constataram que estudos arteriais normais com Doppler não deveriam impedir a avaliação adicional se houvesse suspeita de TVR, nem a ausência ou a reversão dos sinais diastólicos deveriam ser consideradas altamente sugestivas de TVR. Se os achados forem duvidosos, a RM deve ser realizada. A **TVR crônica** normalmente produz um rim pequeno, terminal e hiperecóico.

Trombose das Veias Ovarianas

A trombose das veias ovarianas é vista em puérperas, mas também pode ser observada como resultado da doença inflamatória pélvica, da doença de Crohn, ou subseqüente à cirurgia ginecológica. O lado direito é mais comumente afe-

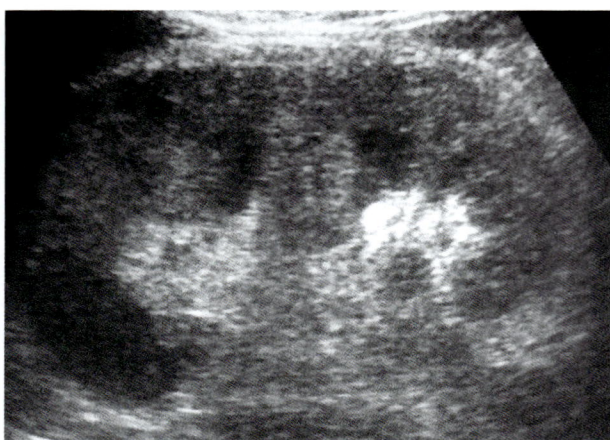
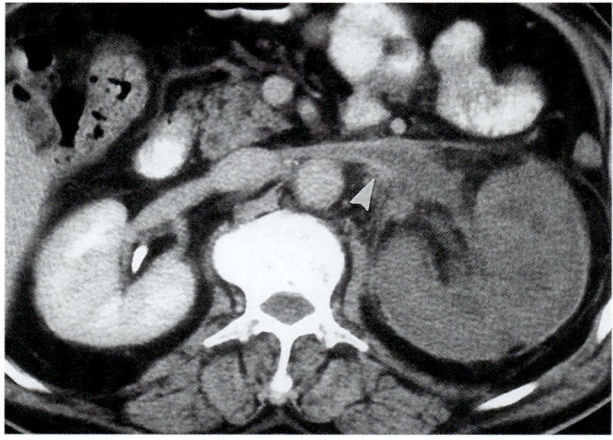

FIGURA 9-76. Trombose de veia renal. A, Corte ultra-sonográfico sagital demonstrando um rim esquerdo edematoso, difusamente aumentado, com perda da diferenciação corticomedular. **B,** Tomografia computadorizada confirmatória exibindo um rim heterogêneo e malfuncionante com um trombo na veia renal esquerda (*cabeça de seta*).

tado do que o esquerdo. A **USG e o Doppler dúplex/colorido** podem revelar uma estrutura tubular alongada, cheia de trombos, se estendendo profundamente no interior da pelve, a partir da região da veia renal. As pacientes geralmente são tratadas com anticoagulação e antibióticos.

DOENÇAS CLÍNICAS DO TRATO GENITOURINÁRIO

Pacientes que apresentam elevados níveis de creatinina são freqüentemente encaminhados ao setor de ultra-sonografia para um exame inicial de triagem. O objetivo é descartar uma obstrução mecânica subjacente. Se a obstrução não for encontrada, isto freqüentemente indica uma anomalia do parênquima renal. A capacidade renal de reagir a uma agressão é limitada a um pequeno número de opções. O rim pode parecer normal, edemaciado, retraído, difusamente hipoecóico ou hiperecóico. Algumas vezes, quantidades variadas de líquido perirrenal poderão ser observadas. Acredita-se que o acúmulo desse líquido seja devido a um transudato subcapsular espontâneo, como resultado da retenção de sódio.[244] Geralmente não é possível determinar a causa, a não ser para dizer que o paciente apresenta uma patologia clínica renal subjacente. Uma biópsia renal percutânea muitas vezes é necessária para determinar e etiologia.

Necrose Tubular Aguda

A necrose tubular aguda (NTA) é a causa mais comum de insuficiência renal aguda reversível, correlacionando-se à deposição de debris celulares no interior dos túbulos coletores renais. Tanto as agressões tóxicas quanto as isquêmicas provocarão lesão tubular. Alguns dos fatores precipitantes incluem **hipotensão, desidratação, drogas, metais pesados** e **exposição a solventes**. O aspecto ultra-sonográfico da NTA depende da doença de base. A hipotensão causadora da NTA freqüentemente não produzirá anomalias ultra-sonográficas, enquanto as drogas, metais e solventes ocasionarão rins aumentados e hiperecóicos.

A doença pré-renal e a NTA são responsáveis por 75% de todos os pacientes que se apresentam com insuficiência renal aguda. Platt *et al.*[245] avaliaram a utilidade do Doppler dúplex na tentativa de diferenciar essas duas causas comuns e descobriram que a maioria dos casos de insuficiência renal aguda apresentou um elevado índice de resistência (IR > 0,7). Ao exame inicial, um IR elevado ao Doppler dúplex (> 0,75) pode ser útil na diferenciação entre NTA e insuficiência pré-renal, uma vez que a maioria dos pacientes com este quadro apresentará IR menor que 0,75. Os pacientes com insuficiência pré-renal combinada a uma grave doença renal (síndrome hepatorrenal), que também exibem IR elevado (> 0,75), são a exceção.

Necrose Cortical Aguda

A necrose cortical aguda (NCA) é uma causa rara de insuficiência renal aguda, provocada por necrose isquêmica do córtex que poupa as pirâmides medulares. A porção mais externa do córtex permanece viável, como resultado da irrigação capsular. A NCA ocorre em associação com **sepse, queimaduras, desidratação grave, picada de cobra** e **gravidez complicada por ruptura placentária ou aborto séptico.** Não existe certeza acerca da etiologia exata, conquanto provavelmente esteja relacionada a um episódio transitório de vasoespasmo intra-renal, trombose intravascular, ou lesão dos capilares endoteliais glomerulares. À **USG**, o córtex renal é inicialmente hipoecóico.[246] Com o passar do tempo (média = 2 meses), a calcificação do córtex se torna aparente.

Glomerulonefrite

A **glomerulonefrite aguda** é uma doença dos glomérulos, com anomalias proliferativas e necrosantes. As doenças sistêmicas que também possuem a glomerulonefrite aguda

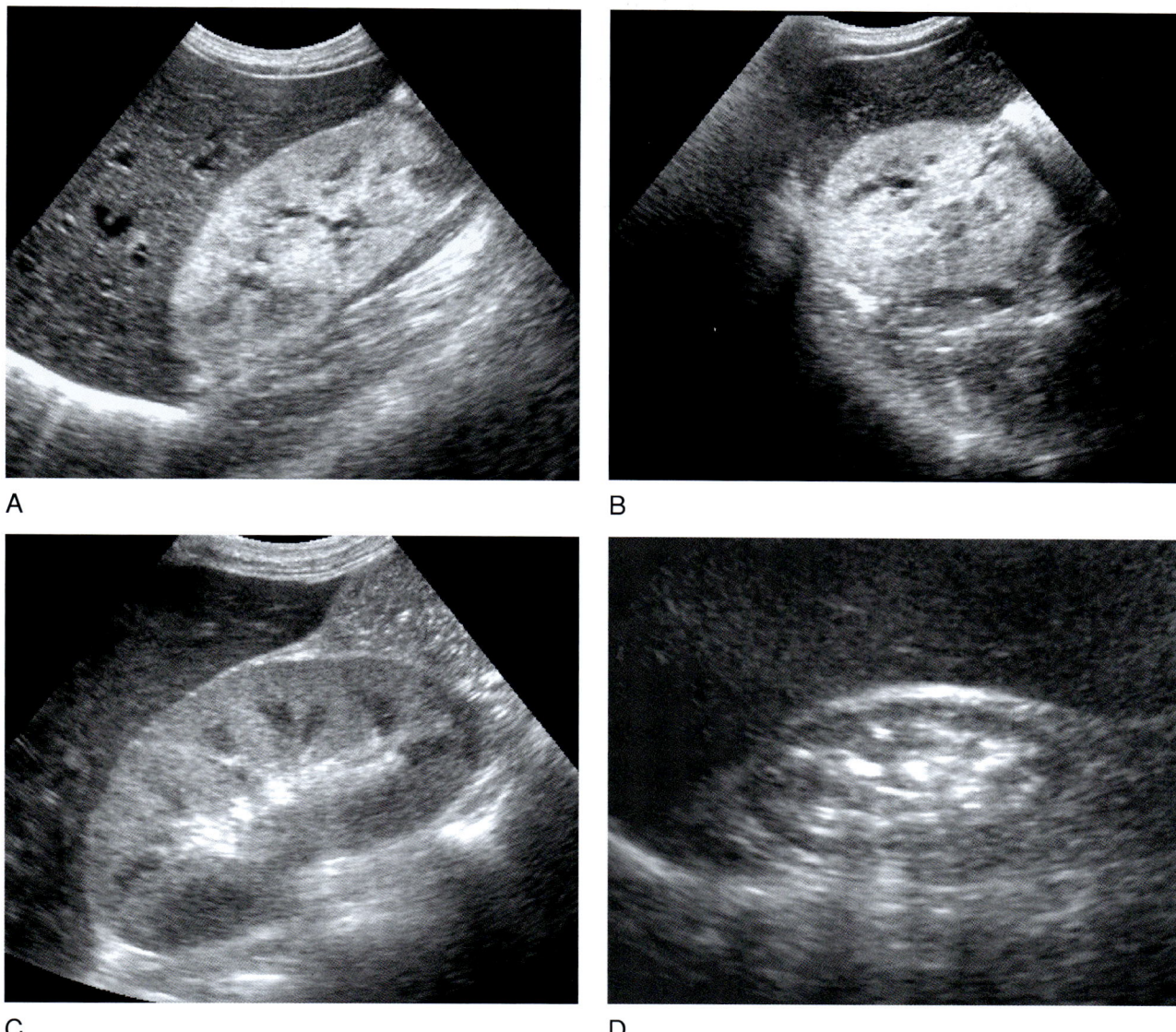

FIGURA 9-77. Doença renal clínica em três pacientes. Aguda. Cortes ultra-sonográficos sagital (**A**) e transverso (**B**) demonstrando acentuado aumento da ecogenicidade cortical com perda da diferenciação corticomedular. **C,** Um rim muito grande exibindo aumento semelhante da ecogenicidade cortical, mas em um grau inferior ao encontrado em **A** e **B. D,** Pequeno rim terminal evidenciando atrofia parenquimatosa com preenchimento gorduroso do seio renal.

como uma característica incluem: **poliarterite nodosa, lúpus eritematoso sistêmico, granulomatose de Wegener, síndrome de Goodpasture, púrpura trombocitopênica** e **síndrome hemolítica urêmica.** Os pacientes freqüentemente se apresentam com hematúria, hipertensão e azotemia. À **USG**, ambos os rins são afetados e os seus tamanhos podem variar entre normais e acentuadamente aumentados. O padrão ecográfico do córtex está alterado, podendo se mostrar normal, hipoecóico, ou hiperecóico mas com a medula poupada (Fig. 9-77). Com o tratamento, os rins podem reverter ao tamanho e padrão ecográfico normais. A **glomerulonefrite crônica** surge com a progressão da doença aguda, sobrevindo ao longo de um período de semanas a meses após um episódio agudo. Ocorre uma profunda perda parenquimatosa global simétrica. Os cálices e papilas encontram-se normais, havendo um aumento da quantidade de gordura peripiélica (Fig. 9-77). Rins pequenos, lisos e hiperecóicos são observados com proeminência do complexo ecogênico central.

Nefrite Intersticial Aguda

A nefrite intersticial aguda (NIA) constitui-se em uma reação aguda de hipersensibilidade renal, mais comumente relacionada a fármacos. Penicilina, meticilina, rifampicina, drogas baseadas em sulfas, drogas antiinflamatórias não-esteróides, cimetidina, furosemida e drogas tiazídicas foram implicadas. Normalmente, a insuficiência renal se resolverá com a cessação da terapia medicamentosa. À USG, são observados rins hiperecóicos aumentados.

Diabetes Melito

O diabetes melito é a causa mais comum de insuficiência renal crônica. Acredita-se que a nefropatia diabética se relacione à hiperfiltração glomerular. Ocorre hipertrofia renal. Com o tempo, a glomeruloesclerose intercapilar difusa se desenvolve,[247] provocando uma progressiva redução do tamanho renal. À **USG**, os rins estão aumentados, e, com o tempo, são percebidos a redução do tamanho e o aumento da ecogenicidade cortical, com preservação da junção corticomedular. Na doença terminal, os rins ficam menores e mais hiperecóicos, com a medula se tornando tão hiperecóica quanto o córtex.[247]

Amiloidose

A amiloidose pode ser primária ou secundária, sendo, usualmente, uma doença sistêmica. Dez por cento a 20% dos casos podem estar restritos a um único órgão sistêmico.[248] Os pacientes com amiloidose muitas vezes se apresentam com insuficiência renal. Os pacientes com doença primária mais comumente são homens, com uma idade média de 60 anos. As causas de amiloidose secundária incluem **mieloma múltiplo** (10% a 15%), **artrite reumatóide** (20% a 25%), **tuberculose** (50%), **febre familiar do Mediterrâneo** (26% a 40%), **carcinoma de células renais** e **doença de Hodgkin**.[248] Agudamente, à **USG**, os rins podem estar simetricamente aumentados. Com a progressão da doença, os rins encolhem o seu tamanho, exibindo atrofia cortical com ecogenicidade cortical aumentada. Podem ser observadas massas focais renais; calcificação amorfa; uma massa pélvica central, que pode ser uma hemorragia ou um depósito amilóide; e massas de partes moles perirrenais. Semelhantemente, o envolvimento do ureter e da bexiga pode ser localizado ou difuso. Podem ser observados o espessamento mural ou massas, com ou sem calcificação. O diagnóstico é feito através da biópsia.

Endometriose

A endometriose ocorre em mulheres durante a idade reprodutiva, quando o tecido endometrial é encontrado fora do útero. A paciente se apresenta, tipicamente, com dor, infertilidade, dismenorréia, dispareunia e menorragia. Aproximadamente 1% das mulheres com endometriose pélvica apresentarão envolvimento do trato urinário, mais freqüentemente da bexiga. A maioria apresenta hematúria. A **endometriose vesical** pode ser focal ou difusa. Menos comumente, o ureter, e raramente o rim são afetados. À **USG**, muitas pacientes com endometriose vesical podem exibir um cisto mural ou intraluminal, ou uma lesão sólida ou complexa. O diagnóstico em geral é feito cistoscopicamente, através da biópsia (Fig. 9-78).

Cistite Intersticial

A cistite intersticial é uma inflamação crônica da parede vesical de etiologia desconhecida. Geralmente afeta mulheres de

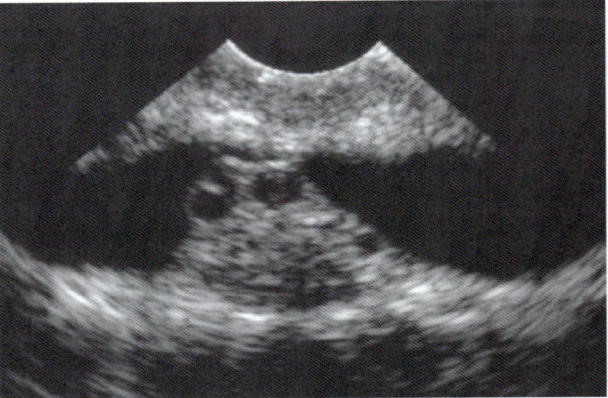

FIGURA 9-78. Endometrioma vesical. Exame transvaginal demonstra componentes císticos em uma massa mural que são típicos de endometrioma. (De Damani N, Wilson S: Nonngynecologic applications of transveginal US. RadioGraphics 1999;19:S179-S200. Reproduzida com permissão.)

meia-idade, tendo sido associada a outras doenças sistêmicas, incluindo **lúpus sistêmico, artrite reumatóide** e **poliarterite**.[68] Os sintomas de irritação miccional predominam e a hematúria (30%) pode ocorrer.[249] À **USG**, é observada uma bexiga de pequena capacidade e paredes espessadas (Fig. 9-79). A obstrução uretérica pode estar presente. Em alguns casos, pode ser impossível diferenciá-la de um carcinoma difuso de células transicionais da bexiga, e os pacientes deveriam ser submetidos à cistoscopia com confirmação por biópsia.

BEXIGA NEUROGÊNICA

A micção é um processo neurológico bem coordenado, controlado por áreas no interior do córtex cerebral. Estas áreas controlam o músculo detrusor da bexiga, assim como os esfíncteres uretrais interno e externo. Por simplicidade, as lesões que provocam bexiga neurogênica podem ser divididas naquelas que causam tanto **arreflexia do detrusor** — uma lesão do neurônio motor inferior — quanto **hiper-reflexia do detrusor** — lesões acima do arco reflexo sacral.

À **USG**, a **arreflexia do detrusor** resulta em uma bexiga lisa, de grande capacidade e paredes finas. A bexiga pode se estender a níveis altos no interior do abdome (Fig. 9-80). A **hiper-reflexia do detrusor** produz uma bexiga trabeculada, vesical, de paredes espessas e freqüentemente associada à dilatação do trato superior (Fig. 9-80). Um grande resíduo pós-miccional será observado.[250] Se a disfunção da bexiga neurogênica não for adequadamente diagnosticada e tratada, poderá ocorrer uma rápida deterioração da função renal.

DIVERTÍCULO DE BEXIGA

Os divertículos de bexiga podem ser congênitos ou adquiridos. Os divertículos congênitos são conhecidos como **diver-**

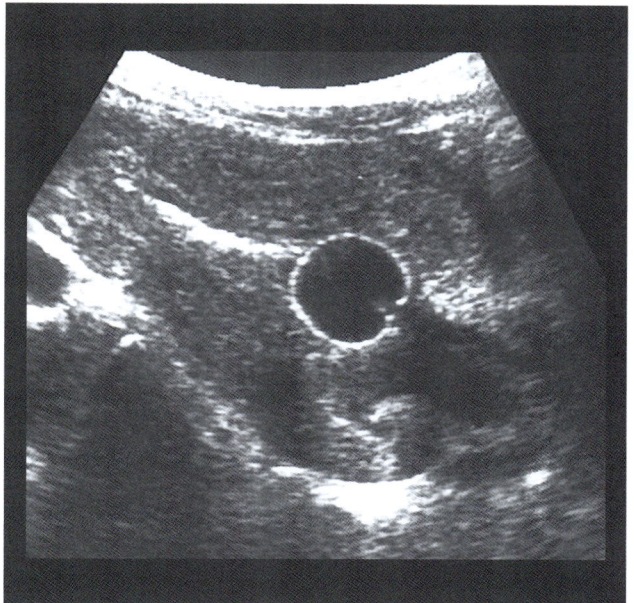
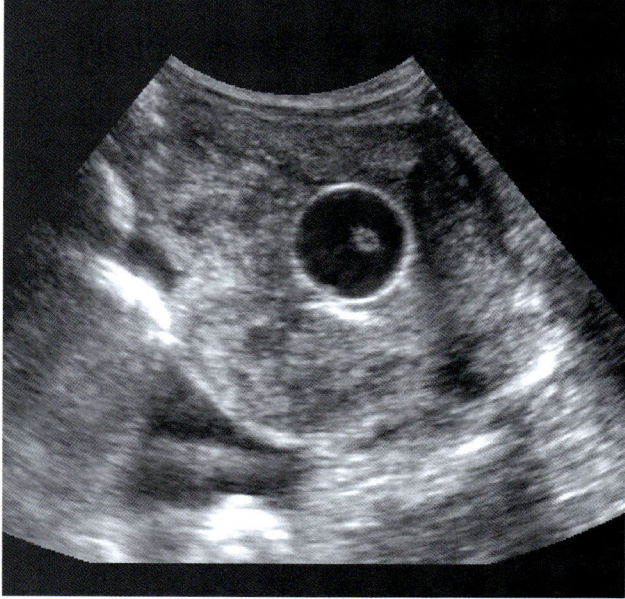

FIGURA 9-79. Espessamento difuso da parede vesical em dois pacientes com retenção urinária. A, Cistite intersticial e **B,** carcinoma de células transicionais difuso exibem espessamento mural grosseiro da parede vesical circundando um cateter de Foley. A cistoscopia e a biópsia são necessárias para a diferenciação.

tículos de Hutch e se localizam próximos ao orifício ureteral. A maioria dos **divertículos adquiridos** é provocada por obstrução da saída da bexiga. A mucosa vesical se hernia através das áreas fracas da parede que estão tipicamente localizadas póstero-lateralmente, próximo aos orifícios ureterais. O colo do divertículo pode ser igualmente estreito ou amplo. É o estreito colo diverticular que gera a estase urinária, dando origem a complicações que incluem infecção, cálculos, tumores e obstrução ureteral. Os tumores que surgem em um divertículo possuem um prognóstico pior do que os originados no interior da bexiga. Os divertículos são compostos somente por mucosa e submucosa, sem a presença da camada muscular. Os tumores, por conseguinte, crescem e invadem muito mais rapidamente a gordura perivesical circundante.

À **USG**, os divertículos surgem como sacos projetados a partir da bexiga. A ecogenicidade interna do divertículo varia na dependência de seu conteúdo. O colo muitas vezes é facilmente apreciado (Fig. 9-81). A urina pode ser vista fluindo para dentro e para fora do divertículo (Fig. 9-81).

INTERVENÇÃO GUIADA POR ULTRA-SOM

Ultra-sonografia Intra-operatória

A cirurgia poupadora de néfrons é realizada em pacientes com tumores renais bilaterais, tumores em um único rim, pequenos tumores renais, massas indeterminadas e tumores em pacientes com insuficiência renal subjacente. A ultra-sonografia intra-operatória em tempo real é útil porque pode fornecer informação valiosa relativa à localização e extensão da lesão que está sendo ressecada. O ultra-som intra-operatório pode ser utilizado para localizar pequenos tumores renais e monitorizar a formação da bola de gelo durante a crioablação (Fig. 9-82).[251] O Doppler colorido intra-operatório é útil na detecção das complicações arteriais renais (*flaps* da íntima, tromboses e estenoses anastomóticas) durante a endarterectomia renal transaórtica, ou o enxerto de *bypass*.[252]

Biópsia

A biópsia de um rim nativo, de um transplante renal, ou de uma massa renal pode ser executada com segurança com direcionamento por ultra-som. Se a visibilização com o ultra-som for inadequada, o direcionamento com a TC pode ser usado. O direcionamento por ultra-som é preferível por ser mais rápido e permitir uma visibilização em tempo real da colocação da agulha. Geralmente, uma biópsia core com agulha de calibre 18 é suficiente. Para as massas, todavia, uma amostra citológica também é obtida. As complicações potenciais incluem hemorragia e pneumotórax. A disseminação no trajeto da punção com agulhas de calibre 18, ou menores é extremamente rara, só tendo sido relatada em um único caso.[253]

Drenagem de Abscesso

O uso do ultra-som e da TC melhorou grandemente a nossa capacidade de detectar, caracterizar e localizar precisamente os abscessos intra-abdominais e retroperitoneais. O emprego de drenagem percutânea está bem estabelecido como um modo de lidar com estas coleções, sendo muitas

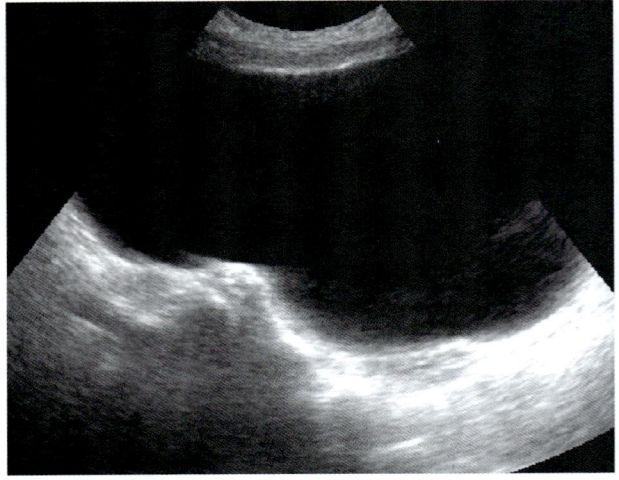
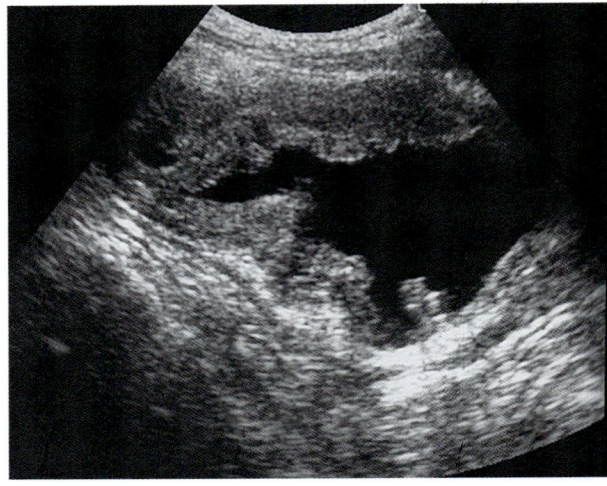

A

B

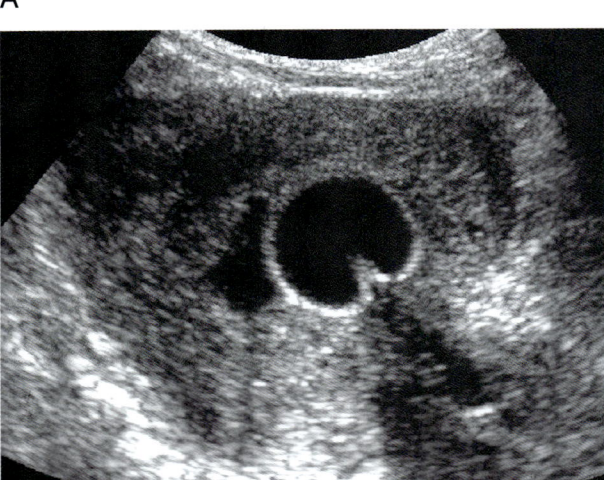

C

FIGURA 9-80. Bexiga neurogênica. A, Arreflexia do detrusor (lesão do neurônio motor inferior) evidenciando uma bexiga de grande volume e paredes finas. **B** e **C,** dois pacientes com hiper-reflexia do detrusor (lesão do neurônio motor superior) exibindo bexigas trabeculadas de paredes espessas.

vezes curativo, eliminando, assim, a necessidade de cirurgia. O direcionamento por ultra-som constitui um modo rápido e eficaz de guiar a colocação da agulha, com emprego tanto do ultra-som quanto da fluoroscopia para a colocação final do tubo. Possui a vantagem da portabilidade, podendo ser realizado à beira do leito nos pacientes criticamente enfermos das unidades de terapia intensiva.

Nefrostomia

A inserção de tubo de nefrostomia é um procedimento relativamente comum realizado em pacientes com obstrução uretérica, extravasamento urinário, acesso para remoção percutânea de cálculos e endopielotomia percutânea. O uso do ultrasom a fim de permitir um direcionamento em tempo real da ponta de agulha para dentro de um cálice selecionado poupará tempo, assim como reduzirá a exposição à radiação, tanto do paciente quanto do operador. Se necessário, o procedimento pode ser realizado inteiramente sob direcionamento da USG nos pacientes criticamente doentes e imóveis das unidades de terapia intensiva, assim como nas pacientes gestantes.

AVALIAÇÃO PÓS-CIRÚRGICA

Rim

Quando os pequenos tumores são ressecados durante a cirurgia, a gordura retroperitoneal vascularizada se aloja dentro do defeito. O aspecto pós-operatório da USG e da TC pode simular uma massa renal focal. À USG, a massa pode ser hiperecóica ou isoecóica (Fig. 9-83).[254,255] Estar consciente desse aspecto evitará avaliações desnecessárias.

Derivações

A derivação urinária é criada nos pacientes com bexigas não-funcionantes ou naqueles que sofreram cistectomia. Recentemente, a tendência foi formar derivações urinárias continentes. Uma porção do intestino é utilizada para criar uma bolsa que possa imitar a função da bexiga normal. A bolsa pode se fixar à parede abdominal (**bolsa cutânea**) ou à ure-

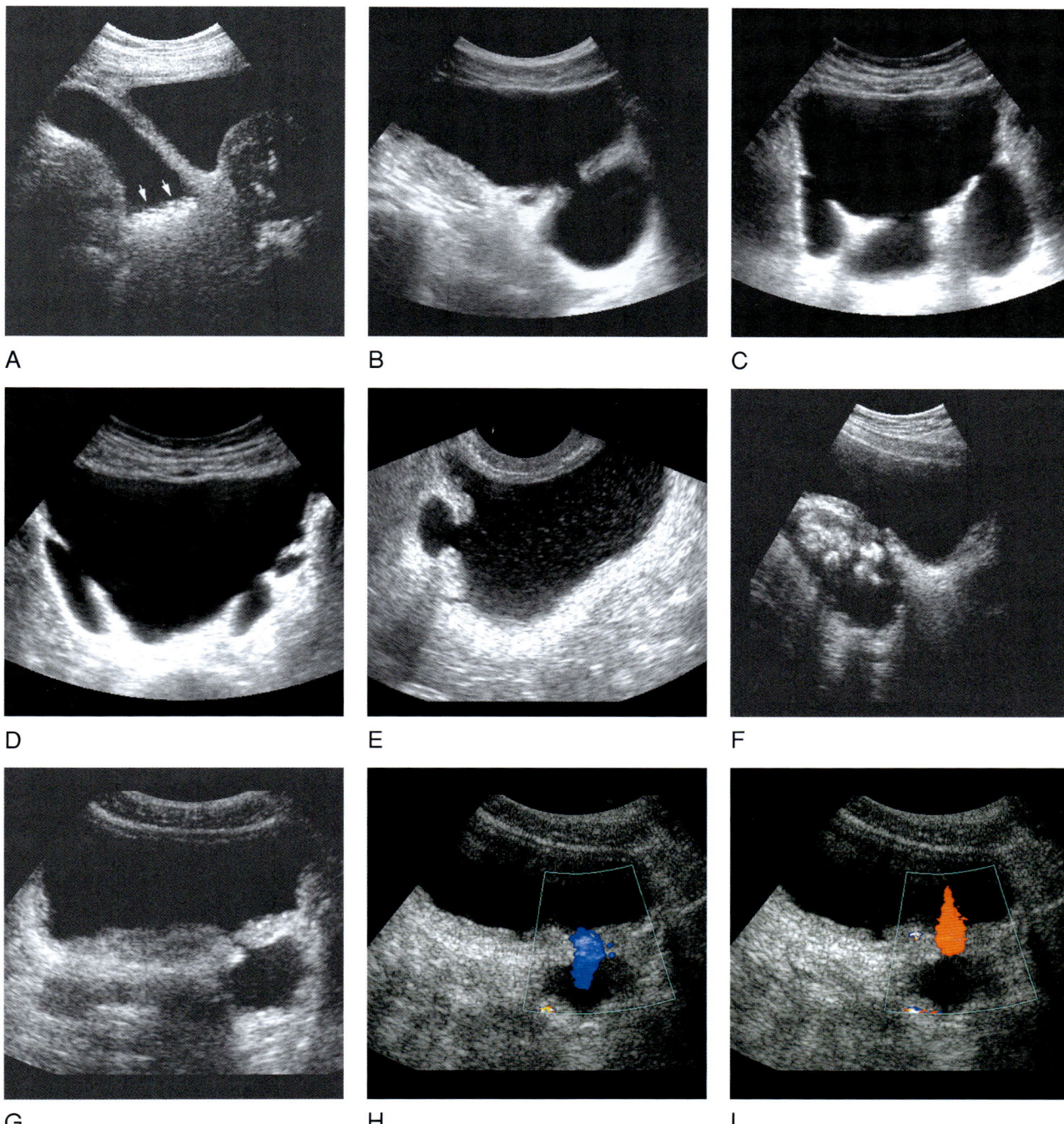

FIGURA 9-81. Divertículo vesical: variedade de aspectos. A, Grande **divertículo vesical** exibindo múltiplos cálculos (*setas*). **B, Divertículo de Hutch** surgindo em uma localização póstero-lateral. **C, Múltiplos** divertículos de colo largo. **D, Múltiplos** divertículos de tamanho variável. **E,** Corte ultra-sonográfico transvaginal exibindo um **divertículo raro**, em uma mulher. Existem debris na luz vesical. **F,** Grande **carcinoma de células transicionais**, com extensa calcificação, ocupando o divertículo. **G, H** e **I** são do mesmo paciente e evidenciam um divertículo de colo estreito (**G**). **H** e **I** demonstram o fluxo urinário dentro e fora do divertículo.

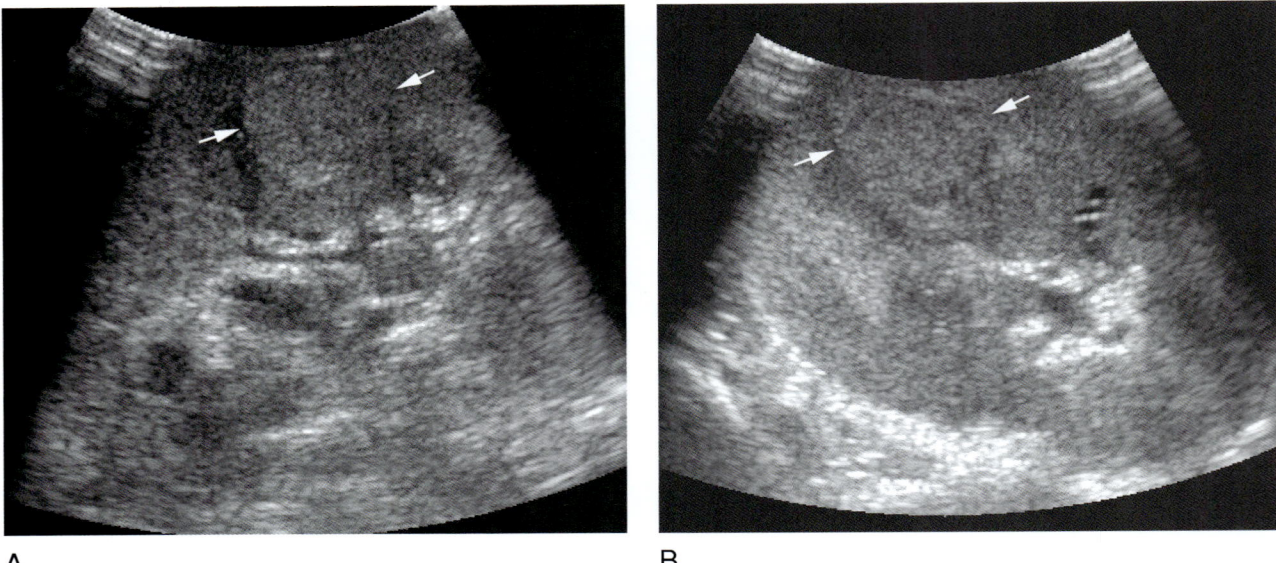

FIGURA 9-82. USG intra-operatória para localização de um tumor renal (setas) para ressecção parcial. Imagens sagital (**A**) e transversa (**B**) foram feitas com o transdutor na superfície renal (*setas*).

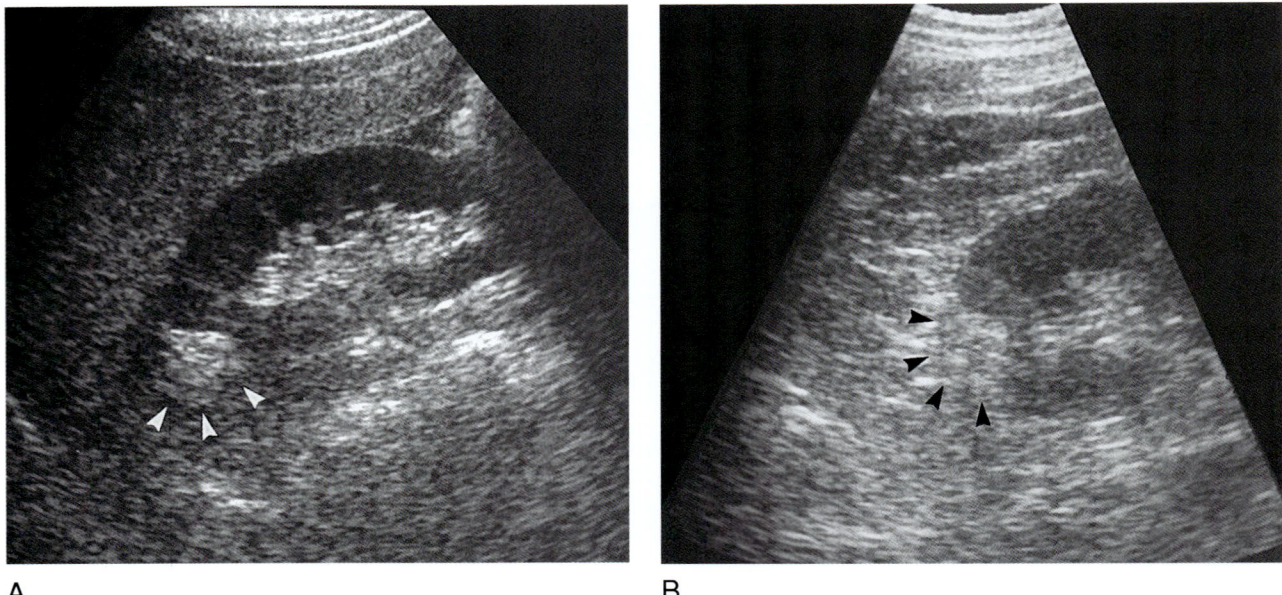

FIGURA 9-83. USG renal pós-operatória. Cortes ultra-sonográficos sagital (**A**) e transverso (**B**) exibindo uma massa hiperecóica (*pontas de setas*) no local de uma ressecção tumoral prévia. Isso representa gordura que ficou retida no defeito quando da cirurgia.

tra (**bolsa ortotópica**). As complicações pós-operatórias são semelhantes para ambas e incluem extravasamento urinário, refluxo, formação de fístula, abscesso, urinoma, hematoma, trombose venosa profunda, obstrução de íleo e de intestino delgado.[256] O papel da USG consiste, principalmente, na detecção das complicações mais que a própria avaliação da bolsa. Se a bolsa está preenchida por urina, a avaliação ultra-sonográfica é possível (Fig. 9-84). Muitas vezes, uma parede intestinal espessada ou de formato irregular, pseudomassas, coleções intraluminais de muco e segmentos intestinais invaginados podem ser observados.[256] Pode ocorrer a formação de cálculos em uma bolsa.

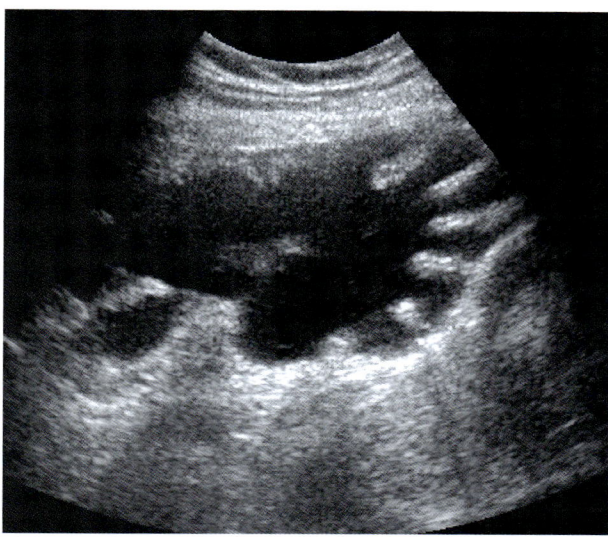

FIGURA 9-84. Derivação ileal. O reservatório vesical pode exibir parede intestinal e enchimento variável.

Agradecimentos

Os autores gostariam de agradecer à Dra. Jenny Tomashpolskaya por suas maravilhosas ilustrações.

Referências

1. The kidney. In Cotran RS, Kumar V, Robbins SL (eds): Pathologic Basis of Disease. 5th ed. Philadelphia, WB Saunders, 1994, pp 927-989.

Embriologia

2. The urogenital system. In Moore KL, Persaud TVN (eds): The Developing Human. 5th ed. Philadelphia, WB Saunders, 1993, pp 265-303.

Anatomia

3. Anatomy, structure, and embryology. In Netter FH: The CIBA Collection of Medical Illustrations. vol. 6. Kidneys, Ureters, and Urinary Bladder. CIBA Pharmaceutical, 1987, pp 2-35.
4. Emamian SA, Nielsen MB, Pedersen JF, et al: Kidney dimensions at sonography: Correlation with age, sex, and habitus in 665 adult volunteers. AJR 1993;160:83-86.
5. Platt JF, Rubin JM, Bowerman RA, et al: The inability to detect kidney disease on the basis of echogenicity. AJR 1988;151:317-319.
6. Carter AR, Horgan JG, Jennings TA, et al: The junctional parenchymal defect: A sonographic variant of renal anatomy. Radiology 1985;154:499-502.
7. Yeh HC, Halton KP, Shapiro RS, et al: Junctional parenchyma: Revised definition of hypertrophied column of Bertin. Radiology 1992;185:725-732.
8. Leekam RN, Matzinger MA, Brunelle M, et al: The sonography of renal columnar hypertrophy. J Clin Ultrasound 1983;11:491-494.
9. Middleton W, Lelan Melson G: Renal duplication artifact in US imaging. Radiology 1989;173:427-429.
10. Chesbrough RM, Burkhard TK, Martinez AJ, et al: Gerota versus Zuckerkandl: The renal fascia revisited. Radiology 1989;173:845-846.
11. Bechtold RE, Dyer RB, Zagoria RJ, et al: The perirenal space: Relationship of pathologic processes to normal retroperitoneal anatomy. RadioGraphics 1996;16:841-854.

Ultra-sonografia do Trato Genitourinário

12. Mortensson O, Duchek M: Translabial sonography in evaluating the lower female urogenital tract. AJR 1996;166:1327-1331.

Anomalias Congênitas do Trato Genitourinário

13. Congenital and hereditary disorders. In Netter FH: The CIBA Collection of Medical Illustrations, vol. 6. Kidneys, Ureters, and Urinary Bladder. CIBA Pharmaceutical 1987;223-249.
14. Congenital anomalies of the urinary tract. In Elkin M (ed): Radiology of the Urinary System. Boston, Little Brown, 1980, pp 62-147.
15. Friedland GW, Devries PA, Nino-Murcia M, et al: Congenital anomalies of the urinary tract. In Pollack HM (ed): Clinical Urography. An Atlas and Textbook of Urologic Imaging. Philadelphia, WB Saunders, 1990, pp 559-787.
16. Horgan JG, Rosenfield NS, Weiss RM, et al: Is renal ultrasound a reliable indicator of a nonobstructed duplication anomaly? Pediatric Radiology 1984; 14:388-391.
17. Shimoya K, Shimizu T, Hashimoto K, et al: Diagnosis of ureterocele with transvaginal sonography. Gynecol Obstet Invest 2002;54(1):58-60.
18. Madeb R, Shapiro I, Rothschild E, et al: Evaluation of ureterocele with Doppler sonography. J Clin Ultrasound 2000 Oct; 28(8):425-429.
19. Talner LB: Specific causes of obstruction. In Pollack HM (ed): Clinical Urography. An Atlas and Textbook of Urologic Imaging. Philadelphia: WB Saunders, 1990, pp 1629-1751.
20. Vargas B, Lebowitz RL: The coexistence of congenital megacalyces and primary megaureter. AJR 1986;147:313.
21. Tortora FL, Jr Lucey DT, Fried FA, et al: Absence of the bladder. J Urol 1983;129(6):1235-1237.
22. Spataro RF, Davis RS, McLachlan MSF, et al: Urachal abnormalities in the adult. Radiology 1983;149:659-663.
23. Schnyder PA, Candarjia G: Vesicourachal diverticulum. CT diagnosis in two adults. AJR 1981;137:1063-1065.

Infecções do Trato Genitourinário

24. Piccirillo M, Rigsby CM, Rosenfield AT: Sonography of renal inflammatory disease. Urol Radiol 1987;9:66-78.
25. Papanicolaou N, Pfister RC: Acute renal infections. Radiol Clin North Am 1996;34(5):965-995.
26. Talner LB, Davidson AJ, Lebowitz RL, et al: Acute pyelonephritis: Can we agree on terminology? Radiology 1994;192:297-305.
27. Farmer KD, Gellett LR: The sonographic appearance of acute focal pyelonephritis: 8 years' experience. Clin Radiol 2002;57(6):483-487.
28. Majd M, Nussbaum Blask AR, Markle BM, et al: Acute pyelonephritis: Comparison of diagnosis with 99mTc-DMSA, SPECT, spiral CT, MR imaging, and power Doppler US in an experimental pig model. Radiology 2001;218:101-108.
29. Thoumas D, Darmallaicq C, Pfister C, et al: Imaging characteristics of alkaline-encrusted cystitis and pyelitis. AJR 2002;178:389-392.
30. Lowe LH, Zagoria RJ, Baumgartner BR, et al: Role of imaging and intervention in complex infections of the urinary tract. AJR 1994;163:363-367.

31. Brun-Buisson C, Doyon F, Carlet J, et al: Incidence, risk factors and outcome of severe sepsis and septic shock in adults. JAMA 1995;274:968.
32. Yoder IC, Pfister RC, Lindfors KK, et al: Pyonephrosis imaging and intervention. AJR 1983;141:735-740.
33. Grayson DE, Abbott RM, Levy AD, et al: Emphysematous infections of the abdomen and pelvis: A pictorial review. Radiographics 2002;22:543-561.
34. Patel NP, Lavengood RW, Ernande SM, et al: Gas-forming infections in the genitourinary tract. Urology 1992;39:341-345.
35. Michaeli J, Mogle P, Perlberg S, et al: Emphysematous pyelonephritis. J Urol 1984;131:203-208.
36. Wan YL, Lee TY, Bullard MJ, et al: Acute gas-producing bacterial renal infection: Correlation between imaging findings and clinical outcome. Radiology 1996; 198:433-438.
37. Joseph RC, Amendola MA, Artze M, et al: Genitourinary tract gas: Imaging evaluation. RadioGraphics 1996;16:295-308.
38. Bhathena DB, Weiss JH, Holland NH, et al: Focal and segmental glomerular sclerosis in reflux nephropathy. Am J Med 1980;68:886.
39. Kay CJ, Rosenfield AT, Taylor KJW, et al: Ultrasonic characteristics of chronic atrophic pyelonephritis. AJR 1979;132:47-49.
40. Hartman DS, Davis CJ, Goldman SM, et al: Xanthogranulomatous pyelonephritis: Sonographic-pathologic correlation of the 16 cases. J Ultrasound Med 1984;3:481-488.
41. Anhalt MA, Cawood CD, Scott R: Xanthogranulomatous pyelonephritis: A comprehensive review with report of 4 additional cases. J Urol 1971;105:10-17.
42. Gammil S, Rabinowitz JG, Peace R, et al: New thoughts concerning xanthogranulomatous pyelonephritis. AJR 1975;125:154-163.
43. Tiu CM, Chou YH, Chiou HJ, et al: Sonographic features of xanthogranulomatous pyelonephritis. J Clin Ultrasound 2001;29(5):279-285.
44. Cousins C, Somers J, Broderick N, et al: Xanthogranulomatous pyelonephritis in childhood: Ultrasound and CT diagnosis. Pediatr Radiol 1994;24:210-212.
45. Davidson AJ: Chronic parenchymal disease. In Pollack HM (ed): Clinical Urography. An Atlas and Textbook of Urologic Imaging. Philadelphia: WB Saunders, 1990, pp 2277-2288.
46. Hoffman JC, Schnur MJ, Koenigsburg M: Demonstration of renal papillary necrosis by sonography. Radiology 1982;145:785-787.
47. Elkin M: Urogenital tuberculosis. In Pollack HM (ed): Clinical Urography. An Atlas and Textbook of Urologic Imaging. Philadelphia, WB Saunders, 1990, pp 1020-1052.
48. Das KM, Indudhara R, Vaidyanathan S: Sonographic features of genitourinary tuberculosis. AJR 1992; 158:327-329.
49. Pollack HM, Banner MP, Martinez LO, et al: Diagnostic considerations in urinary bladder wall calcification. AJR 1981;136:791.
50. Premkumar A, Lattimer J, Newhouse JH: CT and sonography of advanced urinary tract tuberculosis. AJR 1987;148:65-69.
51. Das KM, Vaidyanathan S, Rajwanshi A, et al: Renal tuberculosis: Diagnosis with sonographically guided aspiration cytology. AJR 1992;158:571-573.
52. Spring D: Fungal diseases of the urinary tract. In Pollack HM (ed): Clinical Urography. An Atlas and Textbook of Urologic Imaging. Philadelphia, WB Saunders, 1990, pp 987-998.
53. Shirkhoda A: CT findings in hepatosplenic and renal candidiasis. J Comput Assist Tomogr 1987;11:795.
54. Mindell HJ, Pollack HM: Fungal disease of the ureter. Radiology 1983;146:46.
55. Boldus RA, Brown RC, Culp DA: Fungus balls in the renal pelvis. Radiology 1972;102:555.
56. Stuck KJ, Silver TM, Jaffe HM, et al: Sonographic demonstration of renal fungus balls. Radiology 1981;142:473.
57. Palmer PES, Reeder MM: Parasitic disease of the urinary tract. In Pollack HM (ed): Clinical Urography. An Atlas and Textbook of Urologic Imaging. Philadelphia, WB Saunders, 1990, pp 999-1019.
58. Buchanan WM, Gelfand M: Calcification of the bladder in urinary schistosomiasis. Trans R Soc Trop Med Hyg 1970;64:593-596.
59. Diamond HM: Echinococcal disease of the kidney. J Urol 1976;115:742-744.
60. King DJ: Ultrasonography of echinococcal cysts. J Clin Ultrasound 1976;1:64-67.
61. Sabnis RB, Punekar SV, Desai RM, et al: Instillation of silver nitrate in the treatment of chyluria. Br J Urolog 1992;70:660-662.
62. Hamper UM, Goldblum LE, Hutchins GM, et al: Renal involvement in AIDS: Sonographic-pathologic correlation. AJR 1988;150:1321-1325.
63. Schaffer RM, Schwartz GE, Becker JA, et al: Renal ultrasound in acquired immune deficiency syndrome. Radiology 1984;153:511-513.
64. Pastor-Pons E, Martinez-Lon M, Alvarez-Bustos G, et al: Isolated renal mucormycosis in two patients with AIDS. AJR 1996;166:1282-1284.
65. Spouge AR, Wilson S, Gopinath N, et al: Extrapulmonary Pneumocystis carinii in a patient with AIDS. Sonographic findings. AJR 1990;155:76-78.
66. Towers MJ, Withers CE, Hamilton PA, et al: Visceral calcification in patients with AIDS may not always be due to Pneumocystis carinii. AJR 1991;156:745-747.
67. Falkoff GE, Rigsby CM, Rosenfield AT: Partial, combined cortical and medullary nephrocalcinosis: US and CT patterns in AIDS associated MAI infection. Radiology 1987;162:343-344.
68. Clayman RV, Weyman PJ, Bahnson RR: Inflammation of the bladder. In Pollack HM (ed): Clinical Urography. An Atlas and Textbook of Urologic Imaging. Philadelphia, WB Saunders, 1990, pp 902-924.
69. Stark GL, Feddersen R, Lowe BA, et al: Inflammatory pseudotumor (pseudosarcoma) of the bladder. J Urol 1989;141:610-612.
70. Kenney PJ, Breatnach ES, Stanley RJ: Chronic inflammation. In Pollack HM (ed): Clinical Urography. An Atlas and Textbook of Urologic Imaging. Philadelphia, WB Saunders, 1990, pp 822-843.
71. Lewin KJ, Fair WR, Steigbigel RT, et al: Clinical and laboratory studies into the pathogenesis of malacoplakia. J Clin Pathol 1976;29:354-363.
72. Curran FT: Malakoplakia of the bladder. Br J Urol 1987;59:559.
73. Kauzlauric D, Barmeir E: Sonography of emphysematous cystitis. J Ultrasound Med 1985;4:319-320.
74. Weiner DP, Koss LG, Sablay B, et al: The prevalence and significance of Brunn's nests, cystitis cystica and squamous metaplasia in normal bladders. J Urol 1979;122:317-321.
75. Lang EK, Fritzsche P: Fistulas of the genitourinary tract. In Pollack HM (ed): Clinical Urography. An Atlas and

Textbook of Urologic Imaging. Philadelphia, WB Saunders, 1990, pp 2579-2593.
76. Wilson S: The gastrointestinal tract. In Rumack CM, Wilson SR, Charboneau JW (eds): Diagnostic Ultrasound. St. Louis, Mosby-Year Book, 1991, pp 181-207.
77. Damani N, Wilson S: Nongynecologic applications of transvaginal US. RadioGraphics 1999;19:S179-S200.
78. Volkmer BG, Kuefer R, Nesslauer T, et al: Colour Doppler ultrasound in vesicovaginal fistulas. Ultrasound Med Biol 2000;26(5):771-775.

Cálculos e Nefrocalcinose do Trato Genitourinário
79. Sierakowski R, Finlayson B, Landes RR, et al: The frequency of urolithiasis in hospital discharge in the United States. Invest Urol 1978;15:438.
80. Spirnak JP, Resnick M, Banner MP: Calculus disease of the urinary tract, general considerations. In Pollack HM (ed): Clinical Urography. An Atlas and Textbook of Urologic Imaging. Philadelphia, WB Saunders, 1990, pp 1752-1758.
81. Middleton WD, Dodds WJ, Lawson TL, et al: Renal calculi: Sensitivity for detection with US. Radiology 1988;167:239-244.
82. Lee JY, Kim SH, Cho JY, et al: Color and power Doppler twinkling artifacts from urinary stones: Clinical observations and phantom studies. AJR 2001; 176:1441-1445.
83. Kimme-Smith C, Perrella RR, Kaveggia LP, et al: Detection of renal stones with real-time sonography: Effect of transducers and scanning parameters. AJR 1991;157:975-980.
84. Sinclair D, Wilson S, Toi A, et al: The evaluation of suspected renal colic: Ultrasound scan versus excretory urography. Ann Emerg Med 1989;18:556-559.
85. Erwin BC, Carroll BA, Sommer FG: Renal colic: The role of ultrasound in initial evaluation. Radiology 1984;152:147-150.
86. Haddad MC, Sharif HS, Shahed MS, et al: Renal colic: Diagnosis and outcome. Radiology 1992;184:83-88.
87. Haddad MC, Sharif HS, Samihan AM, et al: Management of renal colic: Redefining the role of the urogram. Radiology 1992;184:35-36.
88. LeRoy A: Diagnosis and treatment of nephrolithiasis: Current perspectives. AJR 1994;163:1309-1313.
89. Cronan JJ, Tublin ME: Role of the resistance index in the evaluation of acute renal obstruction. AJR 1995; 164:377-378.
90. Patlas M, Farkas A, Fisher D, et al: Ultrasound versus CT for the detection of ureteric stones in patients with renal colic. Br J Radiol 2001;74(886):901-904
91. Laing FC, Benson CB, DiSalvo DN, et al: Distal ureteral calculi: Detection with vaginal US. Radiology 1994;192:545-548.
92. Hertzberg BS, Kliewer MA, Paulson EK, et al: Distal ureteral calculi: Detection with transperineal sonography. AJR 1994;163:1151-1153.
93. Burge HJ, Middleton WD, McClennan BL, et al: Ureteral jets in healthy subjects and in patients with unilateral ureteral calculi: Comparison with color Doppler US. Radiology 1991;180:437-442.
94. Price CI, Adler RS, Rubin JM: Ultrasound detection of differences in density: Explanation of ureteric jet phenomenon and implications for new ultrasound applications. Invest Radiol 1989;24:876-883.
95. Baker S, Middleton WD: Color Doppler sonography of ureteral jets in normal volunteers: Importance of relative specific gravity of urine in the ureter and bladder. AJR 1992;159:773-775.
96. Geavlete P, Georgescu D, Cauni V, et al: Value of duplex Doppler ultrasonography in renal colic. Eur Urol 2002;41(1):71-78.
97. Platt JF, Rubin JM, Ellis JH: Acute renal obstruction: Evaluation with intrarenal duplex Doppler and conventional US. Radiology 1993;186:685-688.
98. Tublin ME, Dodd GD, Verdile VP: Acute renal colic: Diagnosis with duplex Doppler US. Radiology 1994;193:697-701.
99. Katz DS, Lane MJ, Sommer FG: Unenhanced helical CT of ureteral stones: Incidence of associated urinary tract findings. AJR 1996;166:1319-1322.
100. Smith RC, Rosenfield AT, Choe KA, et al: Acute flank pain: Comparison of non-contrast-enhanced CT and intravenous urography. Radiology 1995;194:789-794.
101. Smith RC, Verga M, McCarthy S, et al: Diagnosis of acute flank pain: Value of unenhanced helical CT. AJR 1996;166:97-101.
102. Banner M: Nephrocalcinosis. In Pollack HM (ed): Clinical Urography. An Atlas and Textbook of Urologic Imaging. Philadelphia, WB Saunders, 1990, pp 1768-1775.
103. Patriquin H, Robitaille P: Renal calcium deposition in children: Sonographic demonstration of the Anderson-Carr progression. AJR 1986;146:1253-1256.

Tumores do Trato Genitourinário
104. Bennington JL, Beckwith JB: Atlas of Tumor Pathology, 2nd series. Fascicle 12. Tumors of the kidney, renal pelvis and ureter. Washington, DC: Armed Forces Institute of Pathology, 1975, pp 25-162.
105. Bennington JL, Laubscher FA: Epidemiologic studies on carcinoma of the kidney. I. Association of renal adenocarcinoma with smoking. Cancer 1968;21:1069.
106. Cohen AJ, Li FP, Berg S, et al: Hereditary renal cell carcinoma associated with a chromosomal translocation. N Engl J Med 1979;301:592.
107. Choyke PL, Glenn GM, Walther MM, et al: Hereditary renal cancers. Radiology 2003;226:33-46.
108. Choyke PL, Glenn GM, Walther MM, et al: Von Hippel-Lindau disease: Genetic, clinical, and imaging features. Radiology 1995;194:629-642.
109. Choyke PL, Glenn GM, Walther MM, et al: The natural history of renal lesions in von Hippel-Lindau disease: A serial CT imaging study in 28 patients. AJR 1992;159:1229-1234.
110. Takase K, Takahashi S, Tazawa S, et al: Renal cell carcinoma associated with chronic renal failure: Evaluation with sonographic angiography. Radiology 1994;192:787-792.
111. Levine E, Grantham J, Slusher S, et al: CT of acquired cystic kidney disease and renal tumors in long-term dialysis patients. AJR 1984;142:125-131.
112. Kim JK, Kim TK, Ahn HJ, et al: Differentiation of subtypes of renal cell carcinoma on helical CT Scans. AJR 2002;178:1499-1506.
113. Skinner DG, Colvin RB, Vermillion CD, et al: Diagnosis and management of renal cell carcinoma. A clinical and pathologic study of 309 cases. Cancer 1971; 28:1165.
114. Sufrin G, Murphy GP: Renal adenocarcinoma. Urol Surv 1980;30:129.
115. Raval B, Lamki N: Computed tomography in detection of occult hypernephroma. J Comput Tomogr 1983; 7:199-207.
116. Curry N: Small renal masses (lesions smaller than 3 cm): Imaging evaluation and management. AJR 1995; 164:355-362.

117. Warshauer DM, McCarthy SM, Street L, et al: Detection of renal masses: Sensitivities and specificities of excretory urography/linear tomography, US and CT. Radiology 1988;169:363-365.
118. Jamis-Dow CA, Choyke PL, Jennings SB, et al: Small ($\square$3 cm) renal masses: Detection with CT versus US and pathologic correlation. Radiology 1996;198:785-788.
119. Szolar DH, Kammerhuber F, Altziebler S, et al: Multiphasic helical CT of the kidney: Increased conspicuity for detection and characterization of small (<3 cm) renal masses. Radiology 1997;202:211-217.
120. Urban B: The small renal mass. What is the role of multiphasic helical scanning? Radiology 1997;202:22-23.
121. Birnbaum BA, Jacobs JE, Ramchandani P: Multiphasic renal CT comparison of renal mass enhancement during the corticomedullary and nephrographic phases. Radiology 1996;200:753-758.
122. Zeman R, Zeiberg A, Hayes W, et al: Helical CT of renal masses: The value of delayed scans. AJR 1996; 167:771-776.
123. Campeau NG, Johnson CD, Felmlee JP, et al: MR imaging of the abdomen with a phased-array multicoil: Prospective clinical evaluation. Radiology 1995; 195:769-776.
124. Semelka RC, Hricak H, Stevens S, et al: Combined gadolinium-enhanced and fat-saturation MR imaging of renal masses. Radiology 1991;178:803-809.
125. Bosniak MA, Birnbaum BA, Krinsky GA, et al: Small renal parenchymal neoplasms: Further observations on growth. Radiology 1995;194:589-597.
126. Gervais DA, McGovern FJ, Arellano RS, et al: Renal cell carcinoma: Clinical experience and technical success with radio-frequency ablation of 42 tumors. Radiology 2003;226:417-424.
127. Charboneau JW, Hattery RR, Ernst EC, et al: Spectrum of sonographic findings in 125 renal masses other than benign simple cyst. AJR 1983;140:87-94.
128. Forman HP, Middleton WD, Melson GL, et al: Hyperechoic renal cell carcinomas: Increase in detection at US. Radiology 1993;188:431-434.
129. Yamashita Y, Takahashi M, Watanabe O, et al: Small renal cell carcinoma: Pathologic and radiologic correlation. Radiology 1992;184:493-498.
130. Yamashita Y, Ueno S, Makita O, et al: Hyperechoic renal tumors: Anaechoic rim and intratumoral cysts in US differentiation of renal cell carcinoma from angiomyolipoma. Radiology 1993;188:179-182.
131. Sniderman KW, Kreiger JN, Seligson GR, et al: The radiologic and clinical aspects of calcified hypernephroma. Radiology 1979;131:31-35.
132. Phillips TL, Chin FG, Palubinskas AJ: Calcifications in renal masses: An eleven year survey. Radiology 1963;80:786-794.
133. Kikkawa K, Lasser EC. "Ring-like" or "rim-like" calcification in renal cell carcinoma. AJR 1969; 107:737-742.
134. Daniels WW, Hartman GW, Witten DM, et al: Calcified renal masses: A review of ten years' experience at the Mayo Clinic. Radiology 1972;103:503-508.
135. Onitsuka H, Murakami J, Naito S, et al: Diffusely calcified renal cell carcinoma: CT features. J Comput Assist Tomogr 1992;16(4):654-656.
136. Weyman PJ, McClennan BL, Lee J, et al: CT of calcified renal masses. AJR 1982;138:1095-1099.
137. Press GA, McClennan BL, Melson GL, et al: Papillary renal cell carcinoma: CT and sonographic evaluation. AJR 1984;143:1005-1009.
138. Mancilla-Jimenez R, Stanley RJ, Blath RA: Papillary renal cell carcinoma. Cancer 1976;38:2469-2480.
139. Yamashita Y, Watanabe O, Miyazaki H, et al: Cystic renal cell carcinoma. Acta Radiologica 1994;35(1):19-24.
140. Hartman DS, Davis CJ, Johns T, et al: Cystic renal carcinoma. Urology 1986;28(2):145-153.
141. Zagoria RJ: Imaging of small renal masses: A medical success story. AJR 2000;175(4):945-955.
142. Silverman SG, Lee BY, Seltzer SE et al: Small ($\square$3 cm) renal masses: Correlation of spiral CT features and pathologic findings. AJR 1994;163:597-605.
143. Taylor KJ, Ramos I, Carter D, et al: Correlation of Doppler US tumor signals with neovascular morphologic features. Radiology 1988;166:57-62.
144. Taylor KJ, Ramos I, Morse SS, et al: Focal liver masses: Differential diagnosis with pulsed Doppler US. Radiology 1987;164:643-647.
145. Kier R, Taylor KJ, Feyock AL, et al: Renal masses: Characterization with Doppler US. Radiology 1990;176:703-707.
146. Ramos IM, Taylor KJ, Kier R, et al: Tumor vascular signals in renal masses: Detection with Doppler US. Radiology 1988;168:633-637.
147. Kuijpers D, Jaspers R: Renal masses: differential diagnosis with pulsed Doppler US. Radiology 1989;270:59-60.
148. McNichols DW, Segura JW, DeWeerd JH: Renal cell carcinoma: Long-term survival and late recurrence. J Urol 1981;126:17.
149. Zagoria RJ, Bechtold RE, Dyer RB: Staging of renal adenocarcinoma: Role of various imaging procedures. AJR 1995;164:363-370.
150. Habboub HK, Abu-Yousef MM, Williams RD, et al: Accuracy of color Doppler sonography in assessing venous thrombus extension in renal cell carcinoma. AJR 1997;168:267-271.
151. Fritzsche PJ, Millar C: Multimodality approach to staging renal cell carcinoma. Urol Radiol 1992;14:3-7.
152. Brierly RD, Thomas PJ, Harrison NW, et al: Evaluation of fine-needle aspiration cytology for renal masses. BJU Int 2000;85(1):14-18.
153. Campbell SC, Novick AC, Herts B, et al: Prospective evaluation of fine needle aspiration of small, solid renal masses: Accuracy and morbidity. Urology 1997; 50(1):25-29.
154. Lechevallier E, Andre M, Barriol D, et al: Fine-needle percutaneous biopsy of renal masses with helical CT guidance. Radiology 2000;216(2):506-510.
155. Buckley JA, Urban BA, Soyer P, et al: Transitional cell carcinoma of the renal pelvis: A retrospective look at CT staging with pathologic correlation. Radiology 1996;201:194-198.
156. Leder RA, Dunnick NR: Transitional cell carcinoma of the pelvicalices and ureter. AJR 1990;155:713-722.
157. Yousem DM, Gatewood OM, Goldman SM, et al: Synchronous and metachronous transitional cell carcinoma of the urinary tract: Prevalence, incidence and radiographic detection. Radiology 1988;167:613-618.
158. Dinsmore BJ, Pollack HM, Banner MP: Calcified transitional cell carcinoma of the renal pelvis. Radiology 1988;167:401-404.
159. Hartman DS, Pyatt RS, Daily E: Transitional cell carcinoma of the kidney with invasion into the renal vein. Urol Radiol 1983;5:83-87.
160. Winalski CS, Lipman JC, Tumeh SS: Ureteral neoplasms. RadioGraphics 1990;10:271-283.
161. Dershaw DD, Scher HI: Sonography in evaluation of carcinoma of the bladder. Urology 1987;29:454.

162. Dondalski M, White EM, Ghahremani G, et al: Carcinoma arising in urinary bladder diverticula: Imaging findings in six patients. AJR 1993;161:817-820.
163. Barentsz JO, Ruijs SHJ, Strijk SP: The role of MR imaging in carcinoma of the urinary bladder. AJR 1993;160:937-947.
164. Narumi Y, Sato T, Hori S, et al: Squamous cell carcinoma of the uroepithelium: CT evaluation. Radiology 1989;173:853-856.
165. Blacher EJ, Johnson DE, Abdul-Karim FW, et al: Squamous cell carcinoma of the renal pelvis. Urology 1985;25:124.
166. Mirone V, Prezioso D, Palombini S, et al: Mucinous adenocarcinoma of the renal pelvis. Eur Urol 1984;10:284.
167. Merino MJ, Livolsi VA: Oncocytomas of the kidney. Cancer 1982;50:1852.
168. Honda H, Bonsib S, Barloon T, et al: Unusual renal oncocytomas: Pathologic and CT correlations. Urol Radiol 1992;14:148-154.
169. Hartman GW, Hattery RR: Benign neoplasms of the renal parenchyma. In Pollack HM (ed): Clinical Urography. An Atlas and Textbook of Urologic Imaging. Philadelphia, WB Saunders, 1990, pp 1193-1215.
170. Davidson AJ, Hayes WS, Hartman DS, et al: Renal oncocytoma and carcinoma: Failure of differentiation with CT. Radiology 1993;186:693-696.
171. Goiney RC, Goldenberg L, Cooperberg P, et al: Renal oncocytoma: Sonographic analysis of 14 cases. AJR 1984;143:1001-1004.
172. Tikkakoski T, Paivansalo M, Alanen A, et al: Radiologic findings in renal oncocytoma. Acta Radiologica 1991;32(5):363-367.
173. Curry NS, Schabel SI, Garvin AJ, et al: Intratumoral fat in a renal oncocytoma mimicking angiomyolipoma. AJR 1190;154:307-308.
174. Schatz SM, Lieber MM: Update on oncocytoma. Curr Urol Rep 2003;(1):30-35.
175. Gentry LR, Gould HR, Alter AJ, et al: Hemorrhagic angiomyolipoma: Demonstration by CT. J Comput Assist Tomogr 1981;5(6):861-865.
176. Oesterling JE, Fishman EK, Goldman SM, et al: The management of renal angiomyolipoma. J Urol 1986;135:1121-1124.
177. Silverman SG, Pearson GD, Seltzer SE, et al: Small (□3 cm) hyperechoic renal masses: Comparison of helical and conventional CT for diagnosing angiomyolipoma. AJR 1996;167:877-881.
178. Siegel CL, Middleton WD, Teefey SA, et al: Angiomyolipoma and renal cell carcinoma: US differentiation. Radiology 1996;198:789-793.
179. Arenson AM, Graham RT, Shaw P, et al: Angiomyolipoma of the kidney extending into the inferior vena cava: Sonographic and CT findings. AJR 1988;151:1159-1161.
180. Israel GM, Bosniak MA, Slywotzky CM, et al: CT differentiation of large exophytic renal angiomyolipomas and perirenal liposarcomas. AJR 2002;179:769-773.
181. Yamakado K, Tanaka N, Nakagawa T, et al: Renal angiomyolipoma: Relationships between tumor size, aneurysm formation, and rupture. Radiology 2002;225:78-82.
182. Lapeyre M, Correas JM, Ortonne N, et al: Color-flow Doppler sonography of pseudoaneurysms in patients with bleeding renal angiomyolipoma. AJR 2002;179:145-147.
183. Earthman WJ, Mazer MJ, Winfield AC: Angiomyolipomas in tuberous sclerosis: Selective embolotherapy with alcohol with long-term follow-up study. Radiology 1986; 160:437.
184. Richmond J, Sherman RS, Diamond HD, et al: Renal lesions associated with malignant lymphomas. Am J Med 1962;32:184.
185. Horii SC, Bosniak MA, Megibow AJ, et al: Correlation of computed tomography and ultrasound in the evaluation of renal lymphoma. Urol Radiol 1983;5:69-76.
186. Heiken JP, Gold RP, Schnur MJ, et al: Computed tomography of renal lymphoma with ultrasound correlation. J Comput Assist Tomogr 1983;7(2):245-250.
187. Gregory A, Behan M: Lymphoma of the kidneys: Unusual ultrasound appearances due to infiltration of the renal sinus. J Clin Ultrasound 1981;9:343-345.
188. Jafri SZ, Bree RL, Amendola MA, et al: CT of renal and perirenal non-Hodgkin lymphoma. AJR 1982; 138:1101-1105.
189. Deuskar V, Martin LFW, Leung W: Renal lymphoma: An unusual example. Can Assoc Radiol J 1987;38:133-135.
190. Binkovitz LA, Hattery RR, LeRoy AJ: Primary lymphoma of the bladder. Urol Radiol 1988;9:231-233.
191. Kirshbaum JD, Preuss FS: Leukemia: A clinical and pathological study of 123 fatal cases in 14,400 necropsies. Arch Int Med 1943;71:777.
192. Sternby NH: Studies in enlargement of leukemic kidneys. Acta Haemat 1955;14:354.
193. Kumari-Subaiya S, Lee WJ, Festa R, et al: Sonographic findings in leukemic renal disease. J Clin Ultrasound 1984;12:465-472.
194. Araki T: Leukemic involvement of the kidney in children: CT features. J Comput Assist Tomogr 1982;6:781.
195. Mitnick JS, Bosniak MA, Rothberg M, et al: Metastatic neoplasm to the kidney studied by computed tomography and sonography. J Comput Assist Tomogr 1985;9:43.
196. Choyke PC, White EM, Zeman RK, et al: Renal metastases: Clinicopathologic and radiologic correlation. Radiology 1987;162:359-363.
197. Ambos MA, Bosniak MA, Megibow AJ, et al: Ureteral involvement by metastatic disease. Urol Radiol 1979;1:105.
198. Mengiardi B, Wiesner W, Stoffel F, et al: Case 44: Adenocarcinoma of the urachus. Radiology 2002; 222:744-747.
199. Rao BK, Scanlan KA, Hinke ML: Abdominal case of the day. AJR 1986;146:1074-1079.
200. Brick SH, Friedman AC, Pollack HM, et al: Urachal carcinoma: CT findings. Radiology 1988;169:377-381.
201. Dunnick NR, Hartman DS, Ford KK, et al: The radiology of juxtaglomerular tumors. Radiology 1983;147:321-326.
202. McKeown DK, Nguyen GK, Rudrick B, et al: Carcinoid of the kidney: Radiologic findings. AJR 1988; 150:143-144.
203. Chen M, Lipson SA, Hricak H: MR imaging evaluation of benign mesenchymal tumors of the urinary bladder. AJR 1997;168:399-403.
204. Kogan MG, Koenigsberg M, Laor E, et al: US case of the day: Cavernous hemangioma of the bladder. RadioGraphics 1996;16:443-447.

Doença Cística Renal
205. Jackman RJ, Stevens GM: Benign hemorrhagic renal cyst. Nephrotomography, renal arteriography and cyst puncture. Radiology 1974;110:7-13.
206. Bosniak M: The current radiological approach to renal cysts. Radiology 1986;158:1-10.
207. Israel GM, Bosniack MA: Calcification in cystic renal masses: Is it important in diagnosis? Radiology 2003;226:47-52.
208. Hidalgo H, Dunnick NR, Rosenberg ER, et al: Parapelvic cysts: Appearance on CT and sonography. AJR 1982;138:667-671.

209. Chan JC, Kodroff MB: Hypertension and hematuria secondary to parapelvic cyst. Pediatrics 1980;65:821-823.
210. Ginalski JM, Portmann L, Jaeger PH: Does medullary sponge kidney cause nephrolithiasis? AJR 1990; 155:299-302.
211. Goldman S, Hartman DS: Medullary sponge kidney. In Pollack HM (ed): Clinical Urography. An Atlas and Textbook of Urologic Imaging. Philadelphia, WB Saunders, 1990, pp 1167-1177.
212. Resnick JS, Hartman DS: Medullary cystic disease of the kidney. In Pollack HM (ed): Clinical Urography. An Atlas and Textbook of Urologic Imaging. Philadelphia, WB Saunders, 1990, pp 1178-1184.
213. Choyke PL: Inherited cystic diseases of the kidney. Radiol Clin North Am 1996;34(5):925-946.
214. Grampsas SA, Chandhoke PS, Fan J, et al: Anatomic and metabolic risk factors for nephrolithiasis in patients with autosomal dominant polycystic kidney disease. Am J Kidney Dis 2000;36(1):53-57.
215. Ravine D, Gibson RN, Walker RG: Evaluation of ultrasonographic diagnostic criteria. Lancet 1994;343:824.
216. Bear JC, McManamon P, Morgan J, et al: Age at clinical onset and at ultrasonographic detection of adult polycystic kidney disease: Data for genetic counseling. Am J Med Genet 1984;18:45-53.
217. Sanders RC, Hartman DS: The sonographic distinction between neonatal multicystic kidney and hydronephrosis. Radiology 1984;151:621-625.
218. Madewell JE, Goldman SM, Davis CJ, et al: Multilocular cystic nephroma: A radiographic-pathologic correlation of 58 patients. Radiology 1983;146:309-321.
219. Master U, Cruz C, Schmidt R, et al: Renal malignancy in peritoneal dialysis patients with acquired cystic kidney disease. Adv Perit Dial 1992;8:145-149.
220. Taylor AJ, Cohen EP, Erickson SJ, et al: Renal imaging in long-term dialysis patients: A comparison of CT and sonography. AJR 1989;153:765-767.
221. Levine E: Acquired cystic kidney disease. Radiol Clin North Am 1996;34(5):947-964.
222. Levine E, Collins DL, Horton WA, et al: CT screening of the abdomen in von Hippel-Lindau disease. AJR 1982;139:505-510.
223. Kuntz N: Population studies. In Gomez MR: Tuberous Sclerosis, 2nd ed. New York, Raven Press, 1988, p 214.

Trauma
224. Kawashima A, Sandler CM, Corl FM, et al: Imaging of renal trauma: A comprehensive review. Radiographics 2001;21:557-574.
225. Federle MP: Evaluation of renal trauma. In Pollack HM (ed): Clinical Urography. An Atlas and Textbook of Urologic Imaging. Philadelphia, WB Saunders, 1990, pp 1472-1494.
226. Lang EK: Ureteral injuries. In Pollack HM (ed): Clinical Urography. An Atlas and Textbook of Urologic Imaging. Philadelphia, WB Saunders, 1990, pp 1495-1504.
227. Titton RL, Gervais DA, Boland GW, et al: Renal trauma: Radiologic evaluation and percutaneous treatment of nonvascular injuries. AJR 2002;178:1507-1511.

Vascular
228. Keogan MT, Kliewer MA, Hertzberg BS, et al: Renal resistance indexes: Variability in Doppler US measurement in a healthy population. Radiology 1996;199:165-169.
229. Middleton WD, Kellman GM, Leland Melson GL, et al: Post biopsy renal transplant arteriovenous fistulas: Color Doppler US characteristics. Radiology 1989; 171:253-257.
230. Mostbeck GH, Gossinger HD, Mallek R, et al: Effect of heart rate on Doppler measurements of resistive index in renal arteries. Radiology 1990;175:511-513.
231. Bude RO, Rubin JM, Adler RS: Power versus conventional color Doppler sonography: Comparison in the depiction of normal intrarenal vasculature. Radiology 1994; 192:777-780.
232. Erwin BC, Carroll BA, Walter JF, et al: Renal infarction appearing as an echogenic mass. AJR 1982;138:759-761.
233. Takebayashi S, Aida N, Matsui K: Arteriovenous malformations of the kidneys: Diagnosis and follow-up with color Doppler sonography in six patients. AJR 1991;157:991-995.
234. Hillman BJ: Imaging advances in the diagnosis of renovascular hypertension. AJR 1989;15:4-14.
235. Mitty HA, Shapiro RS, Parsons RB, et al: Renovascular hypertension. Radiol Clin North Am 1996; 34(5):1017-1036.
236. Stavros AT, Parker SH, Yakes WF, et al: Segmental stenosis of the renal artery: Pattern recognition of tardus and parvus abnormalities with duplex sonography. Radiology 1992;184:487-492.
237. Rene PC, Oliva VL, Bui BT, et al: Renal artery stenosis: Evaluation of Doppler US after inhibition of angiotensin-converting enzyme with captopril. Radiology 1995;196:675-679.
238. Dowling RJ, House MK, King PM, et al: Contrast-enhanced Doppler ultrasound for renal artery stenosis. Australas Radiol 1999;43(2):206-209.
239. Sharafuddin MJA, Raboi CA, Abu-Yousef M, et al: Renal artery stenosis: Duplex US and angioplasty and stent placement. Radiology 2001;220:168-173.
240. Fleshner N, Johnston KW: Repair of an autotransplant renal artery aneurysm: Case report and literature review. J Urol 1992;148:389-391.
241. Rosenfield AT, Zeman RK, Cronan JJ, et al: Ultrasound in experimental and clinical renal vein thrombosis. Radiology 1980;137:735-741.
242. Braun B, Weilemann LS, Weigand W: Ultrasonographic demonstration of renal vein thrombosis. Radiology 1981;138:157-158.
243. Platt JF, Ellis JH, Rubin JM: Intrarenal arterial Doppler sonography in the detection of renal vein thrombosis of the native kidney. AJR 1994;162:1367-1370.

Doenças Clínicas do Trato Genitourinário
244. Haddad MC, Medawar WA, Hawary MM, et al: Perirenal fluid in renal parenchymal medical disease ('floating kidney'): Clinical significance and sonographic grading. Clin Radiol 2001;56(12):979-983.
245. Platt JF, Ruben JM, Ellis JH: Acute renal failure: Possible role of duplex Doppler US in distinction between acute prerenal failure and acute tubular necrosis. Radiology 1991;179:419-423.
246. Sty JR, Starshak RJ, Hubbard AM: Acute renal cortical necrosis in hemolytic uremic syndrome. J Clin Ultrasound 1983;11:175-178.
247. Rodriguez-de-Velasquez A, Yoder IC, Velasquez P, et al: Imaging the effects of diabetes on the genitourinary system. RadioGraphics 1995;15:1051-1068.
248. Urban BA, Fishman EK, Goldman SM, et al: CT evaluation of amyloidosis: Spectrum of disease. RadioGraphics 1993;13:1295-1308.
249. Gomes CM, Sanchez-Ortiz RF, Harris C, et al: Significance of hematuria in patients with interstitial cystitis: Review of

radiographic and endoscopic findings. Urology 2001;57(2):262-265.

Bexiga Neurogênica
250. Amis ES, Blavas JG: Neurogenic bladder simplified. Radiol Clin North Am 1991;29(3):571-580.

Intervenção Guiada por Ultra-som
251. Lee DI, McGinnis DE, Feld R, et al: Retroperitoneal laparoscopic cryoablation of small renal tumors: Intermediate results. Urology 2003;61(1):83-88.
252. Lantz EJ, Charboneau JW, Hallett JW, et al: Intraoperative color Doppler sonography during renal artery revascularization. AJR 1994;162:859-863.
253. Bush WH, Burnett LL, Gibbons RP: Needle tract seeding of renal cell carcinoma. AJR 1977;129:725-727.

Avaliação Pós-cirúrgica
254. Papanicolaou N, Harbury OL, Pfister RC: Fat-filled postoperative renal cortical defects: Sonographic and CT appearance. AJR 1988;151:503-505.
255. Millward SF, Lanctin HP, Lewandowski BJ, et al: Fat-filled postoperative renal pseudotumor: Variable appearance in ultrasonography images. Can Assoc Radiol J 1992;43:116-119.
256. Ng C, Amis ES: Radiology of continent urinary diversion. Radiol Clin North Am 1991;29(3):557-570.

10

A PRÓSTATA

Ants Toi / Robert L. Bree

SUMÁRIO DO CAPÍTULO

PAPEL DA ULTRA-SONOGRAFIA PROSTÁTICA TRANSRETAL
HISTÓRIA DA ULTRA-SONOGRAFIA PROSTÁTICA
ANATOMIA GERAL
  Anatomia Vascular
  Orientação dos Cortes
  Anatomia Axial e Coronal
  Anatomia Sagital
  "Cápsula" Prostática
EQUIPAMENTO E TÉCNICAS
  Design do Transdutor
  Técnica de Estudo Ultra-sonográfico
CONDIÇÕES BENIGNAS
  Variantes do Normal
  Hiperplasia Prostática Benigna
  Inflamação da Próstata e Vesículas Seminais (Prostatite)
  Cistos Prostáticos e de Vesículas Seminais
  Infertilidade
  Hematospermia
CÂNCER DE PRÓSTATA
  Aspectos Clínicos
    Epidemiologia
    Rastreamento
    Estadiamento e Classificação Histológica do Câncer de Próstata
  Terapia do Câncer de Próstata
  Antígeno Prostático Específico
  Papel da Ultra-sonografia Transretal no Câncer de Próstata
    Localização do Câncer de Próstata
    Aspectos Ultra-sonográficos do Câncer de Próstata
  Biópsia Prostática Guiada por Ultra-sonografia Transretal
  Papel da Ultra-sonografia Transretal no Estadiamento do Câncer de Próstata
  Ultra-sonografia Transretal como Guia para a Terapia do Câncer de Próstata
OUTRAS APLICAÇÕES PARA ULTRA-SONOGRAFIA TRANSRETAL E BIÓPSIA/ASPIRAÇÃO

PAPEL DA ULTRA-SONOGRAFIA PROSTÁTICA TRANSRETAL

A ultra-sonografia transretal (USTR) da próstata foi inicialmente pensada como o principal exame de imagem a fornecer informações clínicas importantes de condições benignas e malignas, incluindo a hiperplasia prostática benigna (HPB), prostatite, infertilidade obstrutiva e avaliação do câncer de próstata, incluindo rastreamento, diagnóstico, biópsia, estadiamento e monitorização da resposta à terapia. Com o passar do tempo, as qualidades e limitações da USTR ficaram mais bem definidas. Hoje, a maioria dos pacientes é referenciada para USTR para avaliação do câncer e biópsia. A literatura contemporânea da USTR é totalmente dominada pelo seu papel na avaliação do câncer de próstata.[1] A ultra-sonografia transretal foi considerada, inicialmente, um exame de rastreamento primário para o câncer de próstata. Esse papel agora foi substituído pelo antígeno prostático específico (PSA — Prostate Specific Antigen) e toque retal.[2-4] Encaminhamentos ocasionais dos pacientes relacionam-se a casos de infertilidade e prostatite.

HISTÓRIA DA ULTRA-SONOGRAFIA PROSTÁTICA

A próstata está localizada profundamente na pelve e é ultra-sonograficamente acessível por abordagem transabdominal e transvesical. Estudos correlacionados mostraram que a avaliação volumétrica prostática com a ultra-sonografia suprapúbica é acurada e que um grama de tecido prostático é equivalente a 1 mL de volume, portanto o volume poderia ser convertido para peso. A utilidade do exame **transvesical** para detecção do câncer de próstata é limitada porque a maioria dos cânceres prostáticos ocorre posteriormente e o seu tamanho reduzido dificulta a identificação. A maior parte do interesse recente no imageamento prostático relaciona-se com as técnicas **transretais**. Em 1974, investigadores japoneses[5] foram os primeiros a publicar suas experiências com um aparelho ultra-

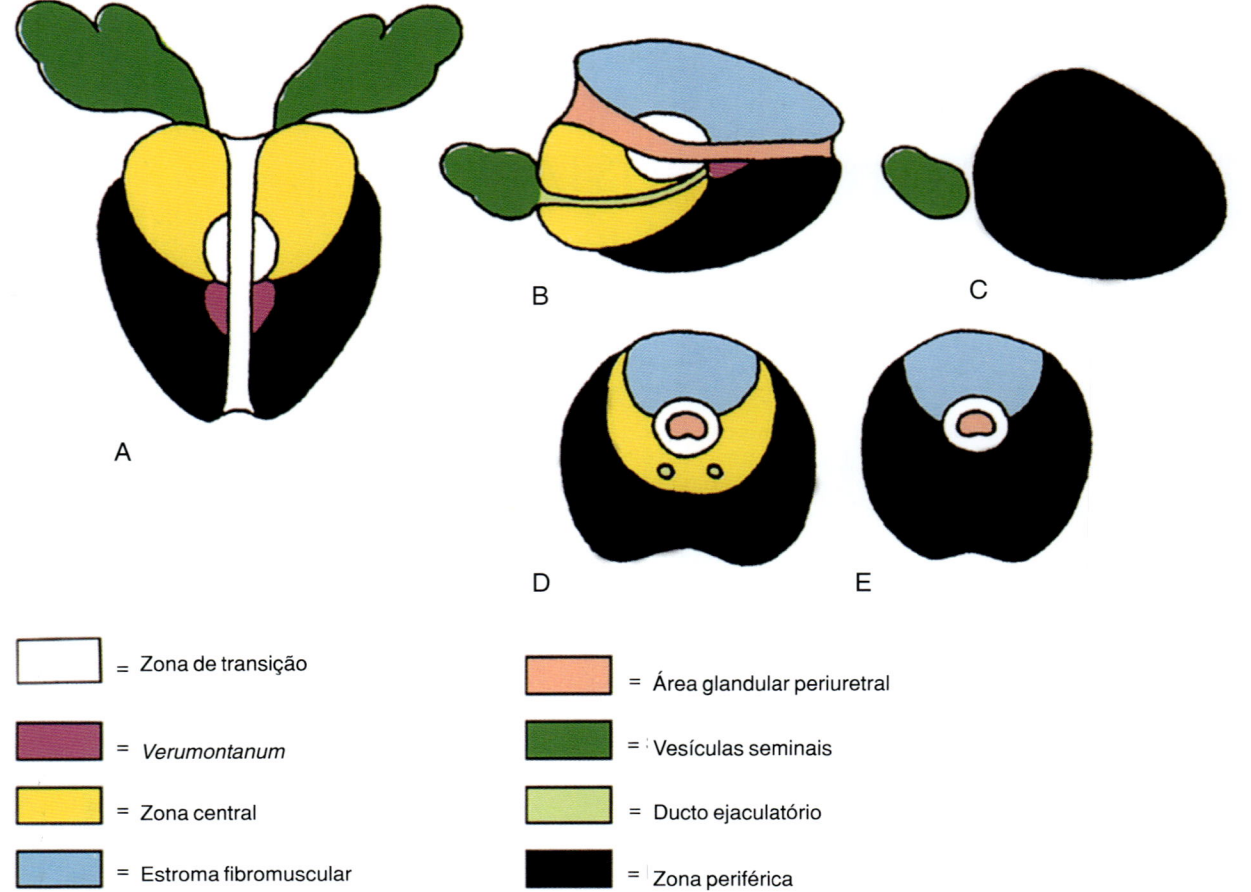

FIGURA 10-1. Diagrama da anatomia zonal da próstata. Esta é a anatomia num homem, jovem, já que a zona de transição (*áreas brancas*) é pequena. A zona de transição irá sofrer aumento marcante em homens mais velhos com HPB. **A**, Corte coronal no nível médio da próstata. **B**, Linha média sagital. **C**, Corte parassagital. **D**, Corte axial na base. **E**, Corte axial no ápice.

sonográfico radial situado numa cadeira. A técnica evoluiu lentamente desde aquela época, com avanços significativos ocorrendo com o desenvolvimento da escala de tons de cinza, exame em tempo real, melhores *designs* de cristais de transdutores e, mais recentemente, sondas biplanares que permitiram a avaliação tanto nos planos axial como longitudinal. Recentemente, foram introduzidas técnicas de imagem com Doppler.[6,7] A ultra-sonografia transretal, especialmente na avaliação do câncer, não deve ser realizada isoladamente. É importante ter disponíveis, antes do exame, dados de história apropriada, resultados do toque retal e do PSA.

ANATOMIA GERAL

Descrições anatômicas originais da próstata em livros-texto referiam-se à **anatomia lobar**, descrevendo lobos anterior, posterior, lateral e médio. Embora a concepção de um lobo médio abaulando a bexiga ainda seja útil na avaliação de pacientes com hipertrofia prostática benigna, essa anatomia lobar não tem sido de utilidade na identificação do carcinoma de próstata.[1,8] Dissecções anatômicas detalhadas da próstata revelam uma **anatomia zonal**, segundo a qual a glândula é dividida em quatro zonas glandulares ao redor da uretra prostática: a zona periférica, zona de transição, zona central e a área glandular periuretral (Figs. 10-1, 10-2 e 10-3). Na glândula do homem jovem normal, no entanto, a ultra-sonografia pode raramente identificar essas zonas, a não ser que uma condição patológica esteja presente (Fig. 10-2B e Fig. 10-4A). Na ultra-sonografia, é mais útil separar a próstata numa glândula periférica ou externa (zona periférica + zona central) e glândula interna (zona de transição + estroma fibromuscular anterior + esfíncter uretral interno) (Fig. 10-4A).[9,11]

A **zona periférica**, a maior zona glandular, contém aproximadamente 70% do tecido glandular prostático num homem jovem antes do aparecimento da HPB e é o local da maioria dos cânceres de próstata. Ela circunda o segmento uretral distal e é separada da zona de transição e da zona central por uma **cápsula cirúrgica**, que é freqüentemente uma linha hipoecóica, mas pode ser ecogênica, já que o corpúsculo amiláceo ou calcificações freqüentemente ocorrem ao longo desta linha. É chamada de cápsula cirúrgica porque, tradicionalmente, urologistas, na ressecção suprapúbica ou

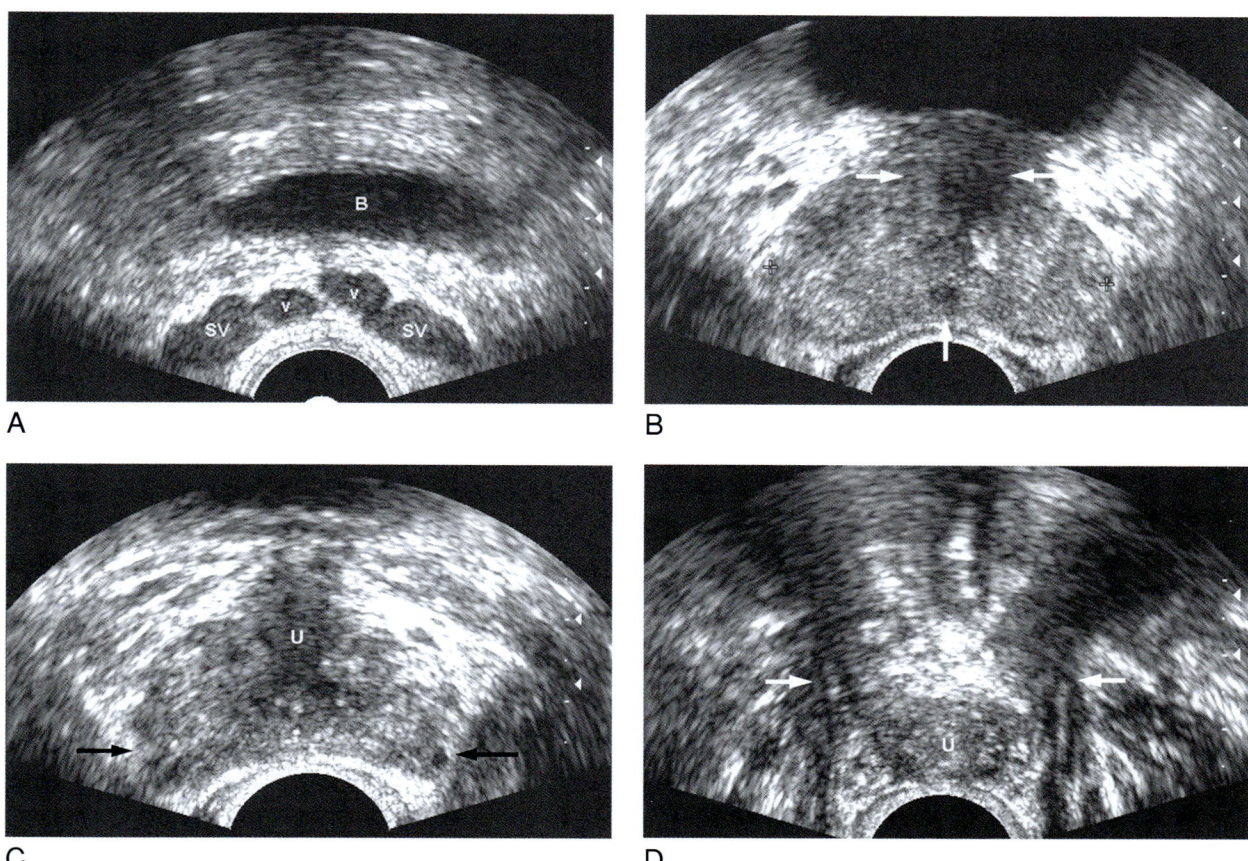

FIGURA 10-2. Cortes ultra-sonográficos axiais da próstata. **A**, Imagem transversal acima da base mostrando as vesículas seminais (SV) e ductos deferentes (V). **B**, Corte axial da próstata no nível médio da glândula. Notar o esfíncter muscular uretral interno hipoecóico (*setas horizontais*) e ductos ejaculatórios (*setas verticais*). **C**, Corte axial no terço inferior prostático mostra a uretra hipoecóica (U). A maior parte da glândula visível nesse nível é a zona periférica. Notar o contorno irregular dos aspectos póstero-laterais (*setas*), que é devido à entrada dos feixes neurovasculares. **D**, corte axial abaixo do ápice prostático mostrando a parte transversal da uretra distal (U). Músculos elevadores da pelve são visíveis (*setas*).

uretral da próstata (RTU), achavam que ressecavam esta linha. A zona periférica ocupa as regiões posterior, lateral e apical da próstata, estendendo-se de alguma maneira anteriormente, muito parecido com um suporte para ovos (utensílio) contendo o ovo no centro da glândula (Figs. 10-2A, 10-2B, 10-4A e 10-4B). Os ductos da zona periférica entram na porção distal da uretra.

A **zona de transição** no homem jovem contém aproximadamente 5% do tecido glandular prostático. É vista como duas áreas glandulares pequenas localizadas como alforjes adjacentes ao esfíncter proximal da uretra, que é um tubo muscular com até 2 cm de diâmetro. A zona de transição é onde se origina a hipertrofia prostática benigna. Os ductos da zona de transição terminam na região proximal da uretra, no nível do *verumontanum*, que limita a zona de transição caudalmente.

A **zona central** constitui aproximadamente 25% do tecido glandular. Está localizada como uma cunha na linha média, na base prostática, entre as zonas periféricas e de transição. Os ductos deferentes e vesículas seminais entram na zona central, e os ductos ejaculatórios passam por dentro dela conforme vão para o *verumontanum* (Figs. 10-1, 10-2B e 103-A). Acha-se que a zona central é relativamente resistente a doenças porque apenas 5% dos cânceres de próstata começam aqui. Os ductos da zona central terminam na região proximal da uretra perto do *verumontanum*. As glândulas periuretrais formam cerca de 1% do volume glandular. Elas estão incrustadas no músculo liso longitudinal da região proximal da uretra, também conhecido como esfíncter prostático interno (Figs. 10-1, 10-2B e 10-3A).[1,9,10]

Anatomia Vascular

O fluxo sangüíneo para próstata é fornecido pelas artérias prostático-vesicais que se originam das artérias ilíacas internas de cada lado. Esses vasos dão origem à artéria prostática e artéria vesical inferior. A artéria prostática dá origem às artérias uretral e capsular. A artéria vesical inferior supre a base da bexiga, vesículas seminais e ureter. A artéria uretral supre

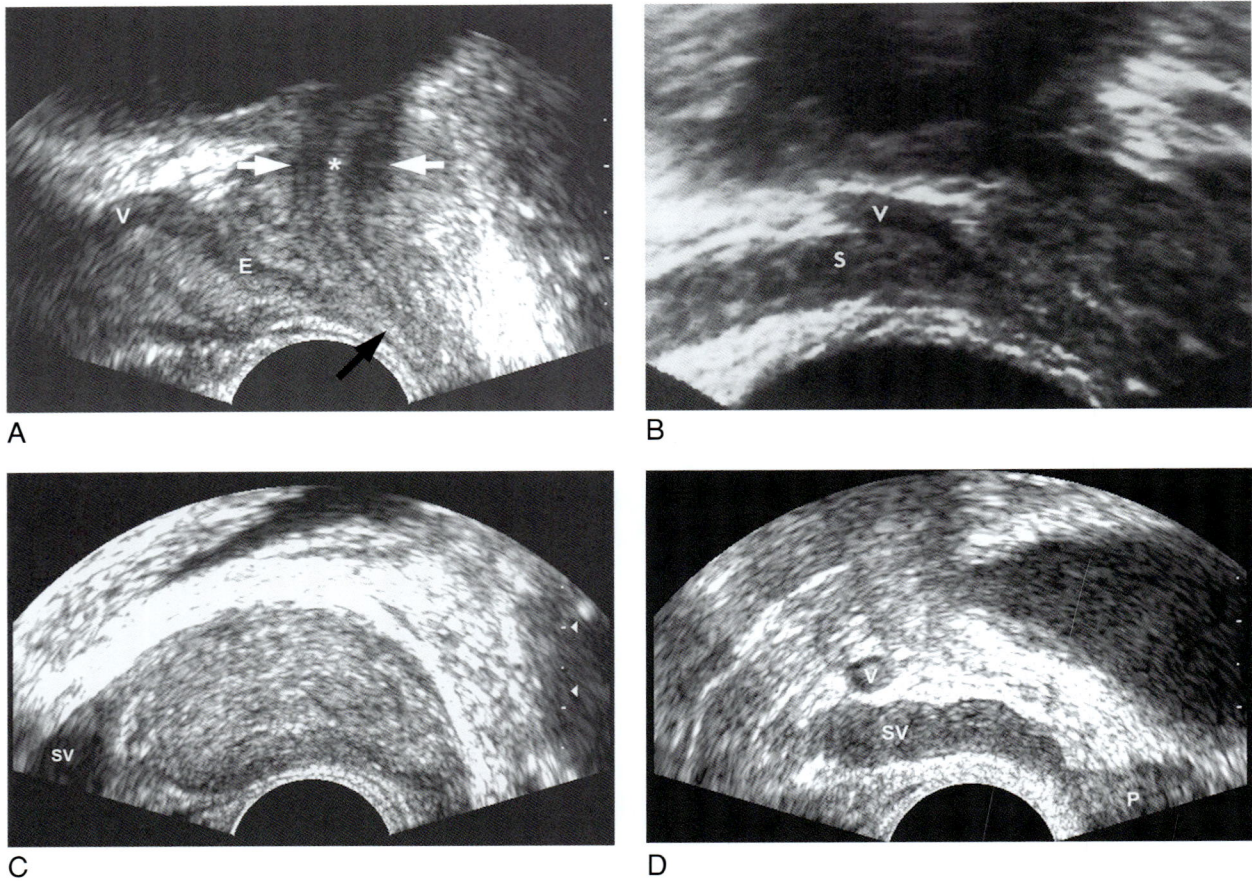

FIGURA 10-3. Visões sagitais da próstata. A, Visão sagital média mostra o esfíncter uretral interno (*setas*) que contém a uretra ecogênica colapsada (*). Os ductos ejaculatórios (E) cursam dos ductos deferentes (V) ao *verumontanum* (*seta*). **B**, Visão sagital média na base mostra os ductos deferentes (V) e vesículas seminais adjacentes (SV) quando entram na próstata. **C**, Visão parassagital mostra a região lateral da próstata, que é homogênea e isoecóica, composta quase totalmente de tecido da zona periférica. Vesícula seminal (SV). **D**, Visão parassagital cefálica da próstata mostra as vesículas seminais normais (SV) e ductos deferentes (V) em corte transversal acima da próstata (P).

cerca de um terço da próstata, ao passo que os ramos capsulares suprem o restante da glândula.[12]

Com o Doppler colorido, particularmente usando o modo *power*, a próstata é uma estrutura moderadamente vascularizada. As artérias capsular e uretral são facilmente visibilizadas, e ramos para a porção interna glandular e zona periférica podem ser proeminentes (Fig. 10-5). É sugerido que a descrição com o Doppler das densidades vasculares da próstata varia com a posição do paciente, o lado mais inferior sendo mais vascularizado.[13]

Orientação dos Cortes

Usando uma abordagem transretal, várias orientações de cortes foram propostas. A convenção ilustrada usada mais comumente é semelhante àquela da ultra-sonografia abdominal (Figs. 10-1, 10-2 e 10-3). Como se ficasse aos pés de um paciente em posição supina, olhando para cima, o reto é mostrado na parte inferior da tela com o feixe de ultra-som emanando a partir do interior do reto. Na imagem transversal, a parede abdominal anterior está no topo da tela com o lado direito do paciente no lado esquerdo da imagem (Fig. 10-2). Num plano sagital, a parede abdominal anterior está, novamente, localizada no topo da tela, e a cabeça do paciente está no lado esquerdo da imagem (Fig. 10-3).

Os transdutores mais usados disponíveis comercialmente emitem as ondas a partir da extremidade e podem ser usados para imagens transretais e transvaginais; cortes longitudinais e axiais são obtidos pela rotação do transdutor por um ângulo de 90 graus. As imagens sagital e axial são relativamente mais oblíquas do que aquelas obtidas com transdutores que emitem os sons pelo lado. Portanto, imagens axiais perto da base da glândula são consideradas semicoronais em orientação. Além disso, a próstata parece mais alongada quando estudada com transdutores que emitem pela extremidade em relação à apresentação de uma orientação verdadeiramente axial (Fig. 10-2B). Com transdutores emissores de extremidade, o topo da imagem está numa direção oblíqua em relação à cabeça e a parte inferior da imagem está numa direção oblíqua em direção aos pés. Por causa destas diferenças no *design* do transdutor, a anatomia que é descrita pode variar de aparelho para aparelho.

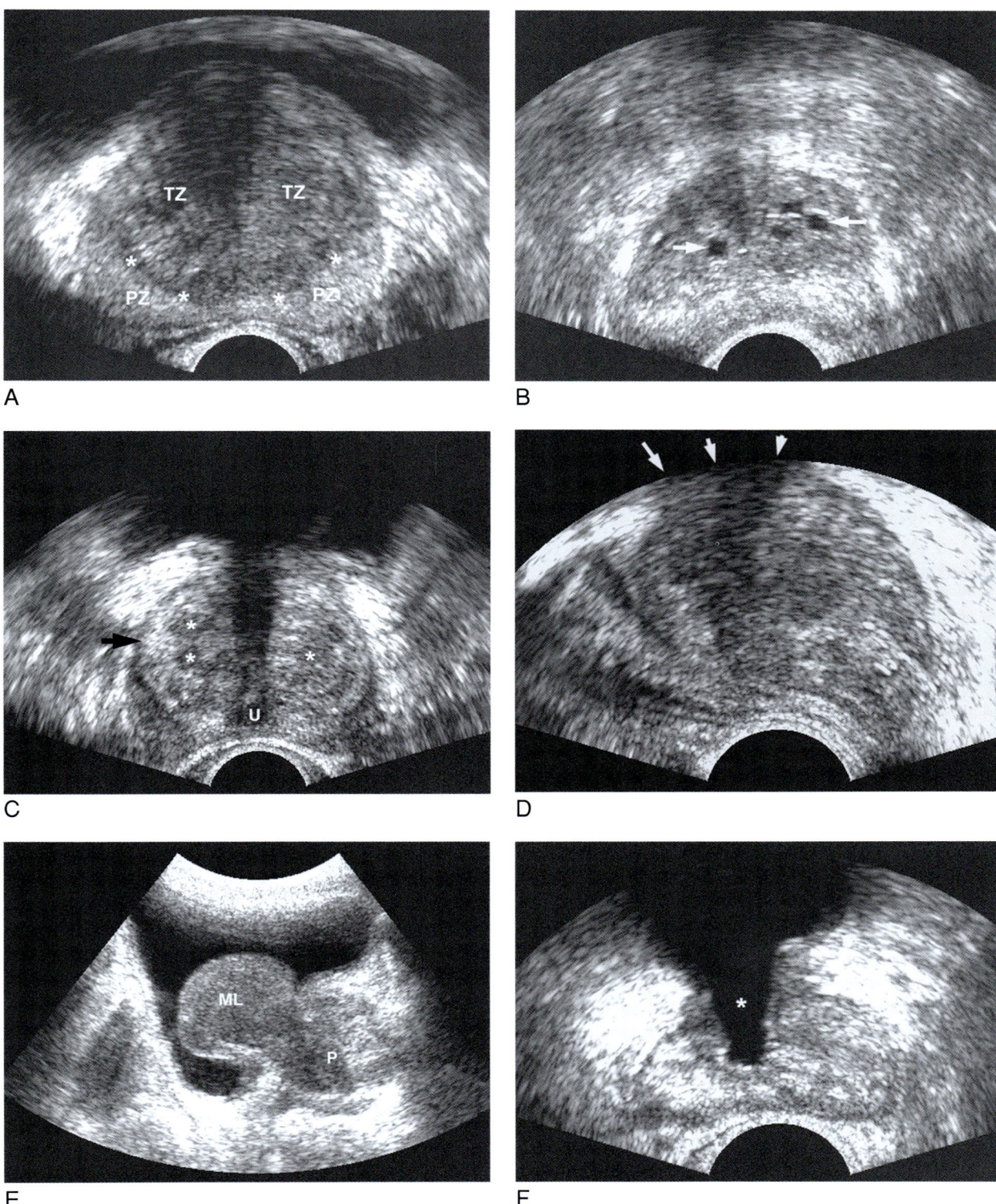

FIGURA 10-4. Hiperplasia prostática benigna (HPB). A, Visão axial mostra aumento marcante, levemente hipoecóico da zona de transição (TZ), que comprime a zona periférica mais ecogênica (PZ). A interface é a cápsula cirúrgica (*). A região interna à cápsula cirúrgica (zona de transição) é também chamada de "glândula interna", e a região externa à cápsula cirúrgica, a "glândula externa", que é composta da zona periférica mais a zona central. **B, Cistos degenerativos benignos** na zona de transição (*setas*) não têm significado clínico. **C, Natureza heterogênea da hiperplasia na zona de transição**. Áreas hiperecóicas (*seta preta*) e hipoecóicas (*) estão presentes. Isso torna difícil a detecção do câncer. Uretra (U). **D, Aumento proeminente do lobo mediano pode ser cortado e escapar da detecção**. Visão sagital mostra artefato presente se o campo de visão não é profundo o suficiente (*setas*). **E, Aumento maciço do lobo mediano (ML) protruindo em direção à bexiga**. Corte sagital médio transvesical. Próstata (P). Avaliação para sintomas de prostatismo é mais bem feita pela via suprapúbica do que transretal. **F, Defeito cirúrgico típico de ressecção transuretral (RTU) de próstata**. Visão axial (*).

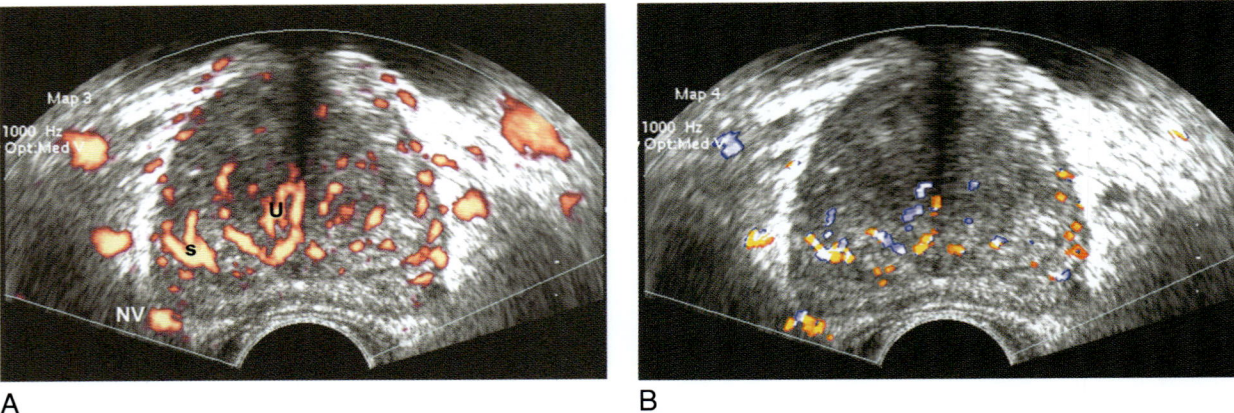

FIGURA 10-5. Anatomia normal no Doppler em um paciente com HPB moderada. A, *Power* Doppler axial mostra os vasos uretrais (U); alguns vasos ao longo da cápsula cirúrgica (S); e o feixe neurogênico de um lado (NV) com um grau de vascularização dentro da média. Notar os grandes vasos, a maioria veias, externamente à próstata. Deve-se tomar cuidado quando a biópsia é realizada externamente à próstata para evitar lesão a um desses vasos. **B**, Estudo por Doppler colorido para comparação. A densidade vascular é levemente mais difícil de avaliar nesses casos, porque a quantidade de cor é mais dependente dos parâmetros do aparelho do que no caso do *power* Doppler.

Anatomia Axial e Coronal

As **vesículas seminais** são estruturas multisseptadas unidas, relativamente hipoecóicas, cefálicas à base prostática (Fig. 10-2A). Elas freqüentemente medem cerca de 1 cm de frente para trás, mas ocasionalmente podem ser mais espessas em homens normais. No plano axial, a porção anterior uretral, o músculo liso circunjacente e a área glandular aparecem relativamente hipoecóicos e podem ser muito proeminentes, medindo 2 cm de diâmetro. Visto que o **esfíncter** é muscular, ele freqüentemente é muito hipoecóico, especialmente em homens jovens (Figs. 10-2B e 10-3A). Ele pode mimetizar o aspecto de uma RTU. Aqueles inexperientes na ultra-sonografia retal e pélvica podem confundir o esfíncter com um tumor porque ambos são hipoecóicos. A glândula interna é separada da zona periférica pela cápsula cirúrgica (Fig. 10-4A). A cápsula torna-se muito óbvia quando ocorre a HPB e aumenta a zona de transição. Freqüentemente a corpora amylacea, vista como foco ecogênico, desenvolve-se ao longo da cápsula cirúrgica (Fig. 10-6C). Em geral, em homens jovens, a separação entre as zonas na imagem transversal é apenas posicional e nenhuma estrutura distinta estará presente para esclarecer a anatomia (Fig. 10-2B). Tipicamente, a zona periférica é mais uniforme na textura e levemente mais ecogênica do que a zona de transição. A ecogenicidade da zona periférica é o padrão para ecogenicidade na próstata e é definida como sendo isoecóica. A ecogenicidade em outras áreas da glândula é comparada com a da zona periférica.

Anatomia Sagital

A maioria das imagens parassagitais da glândula mostra o **tecido da zona periférica** com ecogenicidade uniforme. Com a HPB, a **zona de transição** pode se estender lateralmente, comprimindo a zona periférica posteriormente (Figs. 10-4 A e C). Na base da glândula, as **vesículas seminais** imediatamente se unem às zonas central e periférica (Fig. 10-3A). A entrada das vesículas seminais e ductos deferentes na **zona central** produz um espaço extraprostático invaginado que é uma via para disseminação do câncer da próstata para as vesículas seminais. Os **ductos ejaculatórios** podem freqüentemente ser visibilizados cursando a zona central, vindos das vesículas seminais e juntando-se ao ângulo uretral no *verumontanum* (Fig. 10-3A). A **uretra**, glândulas circunjacentes e músculo liso são mais freqüentemente hipoecóicos, especialmente em homens jovens (Figs. 10-2A e 10-3A). Na imagem sagital, o estroma fibromuscular anterior pode ser visível anteriormente à uretra, mas ele geralmente apenas se mistura com o esfíncter uretral interno e a zona de transição (Fig. 10-3A).

"Cápsula" Prostática

Nas imagens transversal e sagital, o limite da próstata com a gordura periprostática aparece bem definido, exceto nas margens póstero-laterais onde o feixe neurovascular entra na próstata e faz a margem parecer irregular (Fig. 10-2C). Histologicamente, a próstata não tem uma cápsula membranosa verdadeira, mas apenas tecido conjuntivo condensado, através do qual os vasos e nervos cursam. Posteriormente, o tecido periprostático é fibroadiposo e nenhuma cápsula verdadeira circunjacente existe.[14] Além da ausência de uma cápsula bem definida, a presença de vasos proeminentes nas partes moles periprostáticas pode fazer com que a avaliação da integridade capsular seja difícil em pacientes com câncer de próstata (Fig. 10-2C). No ápice da glândula, o músculo retouretral, o reto, a uretra e a glândula prostática formam uma **área trapezóide gordurosa** que é um local de vulnerabilidade potencial para disseminação extraprostática do câncer.[1,11]

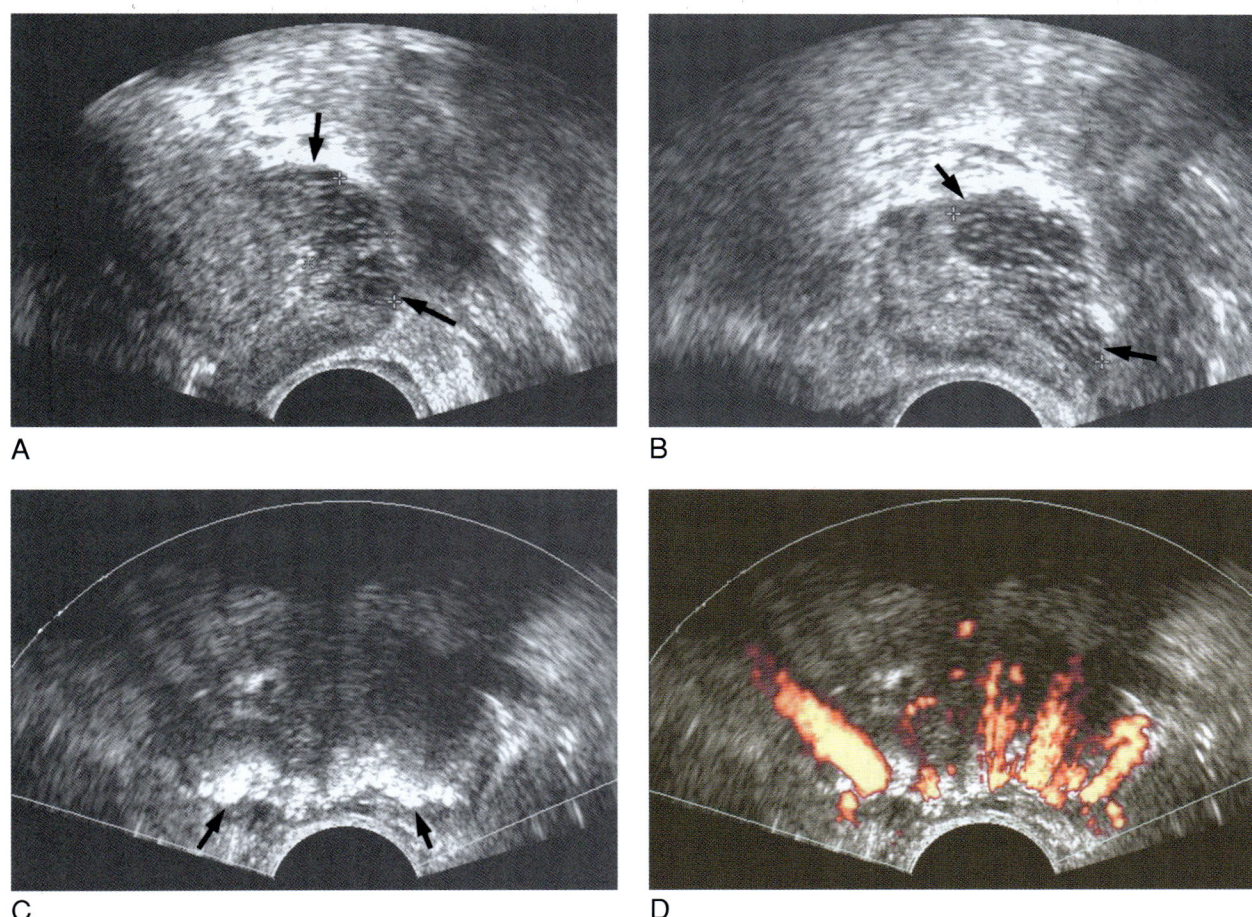

FIGURA 10-6. Variantes anatômicas do normal. A, Visão axial com **ectasia glandular benigna**, vista como uma área hipoecóica periférica contendo múltiplos tubos de orientação radial. Isto não deve ser confundido com câncer (*setas*). **B**, Visão parassagital da **ectasia glandular benigna** (*setas*). **C**, Visão axial mostra material ecogênico extenso, ambos **calcificações e a corpora amylacea** (*setas*), ao longo da cápsula cirúrgica e zona periférica. Isto não tem significado clínico, não é palpável freqüentemente e dificulta a visibilidade ultra-sônica. **D**, **Calcificações** causam extensos artefatos de ruído ao Doppler no mesmo paciente.

EQUIPAMENTOS E TÉCNICAS

A maioria dos modernos equipamentos de ultra-sonografia possui transdutores transretais que foram desenvolvidos para realizar ultra-sonografia da próstata e reto. Os transdutores devem ter freqüência de no mínimo 5 MHz e a maioria tem freqüências tão altas quanto 7 ou 8 MHz. O *design* do transdutor e as conexões para biópsia variam. É melhor usar o transdutor mais fino que fornece imagem adequada porque há um grande número de homens com esfíncteres anais estreitos que não toleram transdutores grandes.

Design do Transdutor

Seguindo-se ao desenvolvimento inicial dos *designs* de transdutores de rotação radial e matriz linear, os fabricantes, recentemente, desenvolveram transdutores transretais biplanares com uma sonda ou múltiplas sondas no mesmo equipamento.[1] Um *design* conveniente do transdutor é que o mesmo seja um **transdutor de visão de extremidade**, que permite imagens multiplanares em projeções semicoronal e axial (Fig 10-7). Outros *designs* de transdutores incluem os de **360 graus radial** com mecanismos pareados com sondas de visão de extremidade para imagem sagital e visão lateral para imagens axiais e sagitais. As vantagens do *design* dos transdutores com visão de extremidade incluem a conveniência para o paciente, facilidade de uso e capacidade de biópsia na hora do exame diagnóstico.

Os transdutores devem ser cobertos durante o exame com preservativos descartáveis, que foram desenvolvidos para se adequar a transdutores individuais (Fig. 10-7). Por serem feitos freqüentemente de látex, coberturas sem látex devem ser usadas em pacientes com alergias significativas ao material. Entre os exames, os transdutores devem ser lavados e então ensaboados em uma solução anti-séptica seguindo-se as recomendações do fabricante.

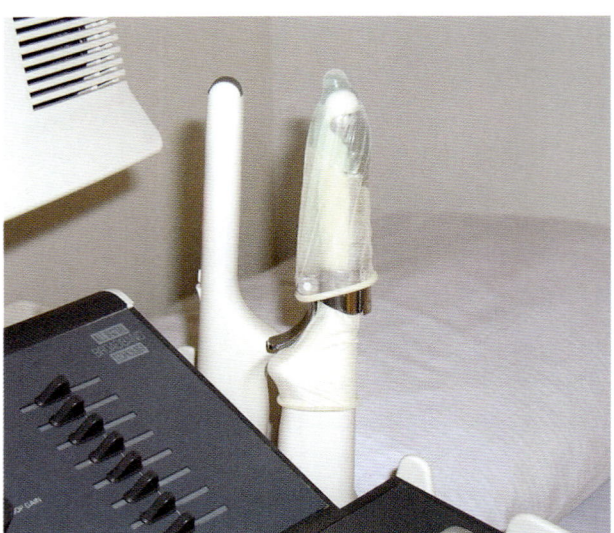

FIGURA 10-7. Típicos transdutores de ultra-sonografia para estudo transretal e intracavitário. O transdutor direito é coberto com um condom interno, o guia de biópsia e o condom externo. Como a maioria dos homens se apresenta para biópsia, iniciamos o exame com o guia de biópsia no lugar.

Alguns transdutores usam um **meio aquoso** entre o cristal e a mucosa retal. Isso diminui os artefatos de proximidade do campo e pode ser útil para o próprio exame da parede retal ou estruturas próximas à parede retal, mas pode criar artefatos se o ar entrar no sistema.

Técnica de Estudo Ultra-Sonográfico

Na maioria das vezes, o paciente fica em **decúbito lateral esquerdo** para o exame. Alguns examinadores preferem a posição de litotomia, particularmente se o exame é feito em conjunção com outros procedimentos urológicos. Limpeza retal com laxativos ou um enema auto-administrado são rotineiramente feitos antes do exame. É rotina realizar um toque retal antes da introdução do transdutor para assegurar que não existe nenhuma anormalidade retal que possa interferir com a introdução segura do transdutor e para correlacionar a imagem com anormalidades palpáveis. Usando lubrificação adequada, o transdutor é gentilmente inserido no reto. Transdutores de emissão de extremidade permitem que se visualize a passagem para facilitar a inserção.

Ao examinar a glândula prostática, é necessária uma abordagem sistemática (Figs. 10-2 e 10-3). Caso se comece o exame com planos transversal e semicoronal, as vesículas seminais são vistas na porção cefálica da próstata, acima da base. Essas estruturas pareadas podem ser diferentes em tamanho e formato. Elas são geralmente hipoecóicas e irregulares e freqüentemente simétricas. Continuando no plano transversal ou semicoronal, a base da próstata é então examinada com demonstração da zona central, zona de transição e área periuretral glandular. O estroma fibromuscular anterior é hiperecóico. Num plano semicoronal, a área periuretral pode ser muito hipoecóica e simular um defeito de ressecção transuretral. A uretra e os ductos ejaculatórios podem ser identificados. No nível do *verumontanum*, os ductos ejaculatórios e a uretra se fundem. Perto do ápice da glândula, a maior parte do tecido está na zona periférica. É freqüentemente difícil separar a zona periférica da porção interna na glândula de um homem jovem normal. Com a hiperplasia prostática benigna, a cápsula cirúrgica se torna mais evidente, separando a zona periférica da porção central (Figs. 10-4A e C).

Pela rotação do transdutor no plano sagital, a glândula é sistematicamente investigada da direita para linha média para esquerda (Fig. 10-3). As **medidas** são obtidas como se segue: **largura máxima transversa** (direita para esquerda), **ântero-posterior** (linha média anterior à superfície retal), **longitudinal** (distância máxima da cabeça aos pés). Volumes glandulares podem ser estimados pelas técnicas volumétricas realizadas ultra-sonograficamente.[15] O **volume prostático** é calculado com a fórmula do oblato esferóide: $1,57 \times (T \times AP \times L)$. Reprodutibilidade da medida do volume não é perfeita e a maioria dos examinadores é apenas capaz de repetir as medições com uma margem de erro de ± 10%. O volume prostático pode ser convertido para peso porque a gravidade específica do tecido prostático é de cerca de 1, assim 1 mL de tecido prostático é equivalente a 1 g. Medidas mais precisas e reprodutíveis podem ser obtidas com a técnica *step-section*, mas isso requer transdutores com emissão lateral especiais e equipamento *stepping* externo.

Power Doppler ou Doppler colorido são rotineiramente usados, particularmente quando o câncer está sob suspeita e a biópsia é contemplada. A densidade vascular pode ser mais fácil de ser analisada com o *power* Doppler do que com o Doppler colorido (Fig. 10-5). Vascularização anormal não é específica e pode ser vista com hipertrofia, inflamação e câncer.

CONDIÇÕES BENIGNAS

Variantes do Normal

A **ectasia ductal benigna** é vista em homens mais velhos que desenvolvem atrofia e dilatação dos ductos prostáticos periféricos. Estas são visíveis, de forma isolada ou agrupadas com orientação radial como estruturas tubulares com diâmetro de 1 a 2 mm na zona periférica, começando na cápsula e se irradiando em direção à uretra. Quando agrupadas, elas podem formar uma área hipoecóica que o examinador incauto pode confundir com câncer prostático. Elas não têm significado clínico algum (Figs. 10-6A e B).

Calcificações prostáticas e corpora amylacea são variantes do normal que são vistas mais comumente com o passar dos anos. Ambas formam focos ou áreas ecogênicas brilhantes na próstata. Corpora amylacea representam simplesmente debris proteináceos em ductos prostáticos dilatados. Elas são mais comumente vistas nas glândulas periuretrais e ao longo da cápsula cirúrgica, mas podem ocorrer em qualquer parte da próstata. Quando muito densas, elas podem causar atenuação sonora e impedir o exame ultra-sonográfico das porções anteriores da próstata e também criar artefatos incríveis ao Doppler (Figs. 10-6C e D). Infecções subclínicas, inflamações e atrofia podem contribuir para sua formação. Elas não têm significado clínico e até mesmo se forem muito densas, freqüentemente não são palpáveis. Calcificações na zona periférica não devem ser aceitas como causas de nódulos ou áreas endurecidas palpáveis. Pacientes com anormalidade palpável necessitam de avaliação adicional com biópsia.

Hiperplasia Prostática Benigna

O aumento da glândula prostática é uma causa comum de sintomas no homem idoso. O peso glandular no paciente jovem é de aproximadamente 20 g. A partir dos 50 anos, o tempo de dobra do peso prostático é de aproximadamente 10 anos. Glândulas prostáticas pesando mais de 40 g são geralmente consideradas aumentadas em homens mais velhos.[16]

O **aspecto ultra-sonográfico** da hiperplasia prostática benigna é variado e depende das alterações histopatológicas. A alteração ultra-sonográfica típica da HPB é o aumento da porção interna glandular, que fica relativamente hipoecóica em relação à zona periférica. Heterogeneidade é comum, e com HPB a zona de transição pode exibir aumento difuso ou nódulos precisos hipo, iso ou hiperecóicos (Fig. 10-4).[1] O padrão ecogênico específico depende da combinação de elementos do estroma e glandulares porque os nódulos podem ser fibroblásticos, fibromusculares, musculares, hiperadenomatosos ou fibroadenomatosos.[1,17]

Outras características ultra-sonográficas da HPB incluem calcificações e nódulos bem-circunscritos, arredondados, hiper ou hipoecóicos e cistos degenerativos ou retencionais na zona de transição (Figs. 10-4B e C e Fig. 10-9). Por causa da distorção glandular em pacientes com HPB, esses nódulos podem parecer estar na zona periférica quando, na realidade, eles estão na zona de transição. Nódulos bem-circunscritos hipoecóicos na zona de transição são virtualmente sempre benignos.[18] A HPB e nódulos hiperplásicos são geralmente achados confinados à zona de transição. Ocasionalmente, eles podem ocorrer na zona periférica como um nódulo isoecóico com um halo bem-circunscrito muito similar no aspecto àqueles vistos na zona de transição. Quando nódulos de HPB ocorrem na zona periférica, eles são palpáveis como um nódulo firme e devem ser submetidos à biópsia para confirmar a natureza benigna a fim de se evitar preocupação contínua.[19]

O tamanho prostático se correlaciona mal com obstrução urinária, e próstatas grandes são freqüentemente vistas em pacientes assintomáticos, enquanto que outros pacientes com dificuldades importantes para urinar devido à obstrução prostática podem ter glândulas pequenas. Também deve-se lembrar que a disfunção urinária é multifatorial e pode se originar de anormalidades no SNC, coluna, bexiga, próstata e uretra. Pacientes com disfunção urinária necessitam de avaliação de todas essas áreas e não apenas da próstata. A investigação do paciente com sintomas de prostatismo é mais bem feita por via transvesical. A ultra-sonografia transvesical pode avaliar adequadamente o tamanho prostático e a presença de aumento de lobo médio. Pode ajudar também na avaliação do volume vesical e resíduo pós-miccional, características da parede vesical, trabeculações, divertículos, tumores e cálculos. A ultra-sonografia transvesical é útil na detecção de hidronefrose e massas nos rins e ureteres (Figs. 10-4D e E). A ultra-sonografia transretal tem pouco papel na avaliação da HPB a não ser que haja uma preocupação clínica quanto ao câncer prostático. A USTR, no entanto, deve ser empregada se for importante monitorizar o tamanho da glândula em pacientes que se submetem a terapia com drogas para o prostatismo, porque as medidas transretais são mais acuradas que aquelas obtidas por via transvesical.

Pacientes que fizeram RTU inicialmente têm um grande defeito cirúrgico, mas este rapidamente diminui de tamanho conforme a glândula colapsa na direção do defeito. Isto pode surpreender urologistas desavisados que acham que removeram consideravelmente mais tecido do que o defeito visível sugere. Os pacientes, no entanto, são uniformemente livres de sintomas após esses procedimentos, sugerindo que a quantidade de tecido prostático removido não é necessariamente correlata com o sucesso do procedimento (Fig. 10-4F).

Inflamação da Próstata e Vesículas Seminais (Prostatite)

Com a maior ênfase da USTR no diagnóstico de carcinoma de próstata, há poucos estudos analisando a utilidade nas doenças inflamatórias. Há uma incidência significativa na população de prostatite aguda e crônica com sintomas variados. A **prostatite crônica** pode estar associada a patógenos específicos tais como *Chlamydia* ou *Mycoplasma*. Se nenhum fator etiológico conhecido puder ser encontrado, a condição é então denominada **prostatodinia**. O diagnóstico é feito clinicamente.[20] Pacientes com prostatite aguda ou abscesso têm dor considerável e o reto e a próstata são muito sensíveis. Os exames digitais do reto devem ser realizados de maneira bastante delicada.

A ultra-sonografia prostática é normal na maioria dos pacientes com prostatite. Achados ultra-sonográficos que têm sido descritos com a prostatite crônica incluem massas focais de diferentes graus de ecogenicidade, calcificação de ductos ejaculatórios, espessamento ou irregularidade capsular, e irregularidade glandular periuretral (Fig. 10-8). Dilatação das veias periprostáticas e distensão de vesículas seminais têm sido descritas com prostatite crônica ou prostatodinia. A biópsia guiada por ultra-sonografia tem sido usada para identificar prostatite crônica e para confirmar a presença de bactérias.[21,22]

Prostatite granulomatosa crônica pode simular as características ultra-sonográficas do carcinoma prostático e mostrar, difusamente, zonas hipoecóicas grandes e pequenas ou uma lesão hipoecóica solitária. Pacientes submetidos à instilação de **bacilo de Calmette-Guérin**

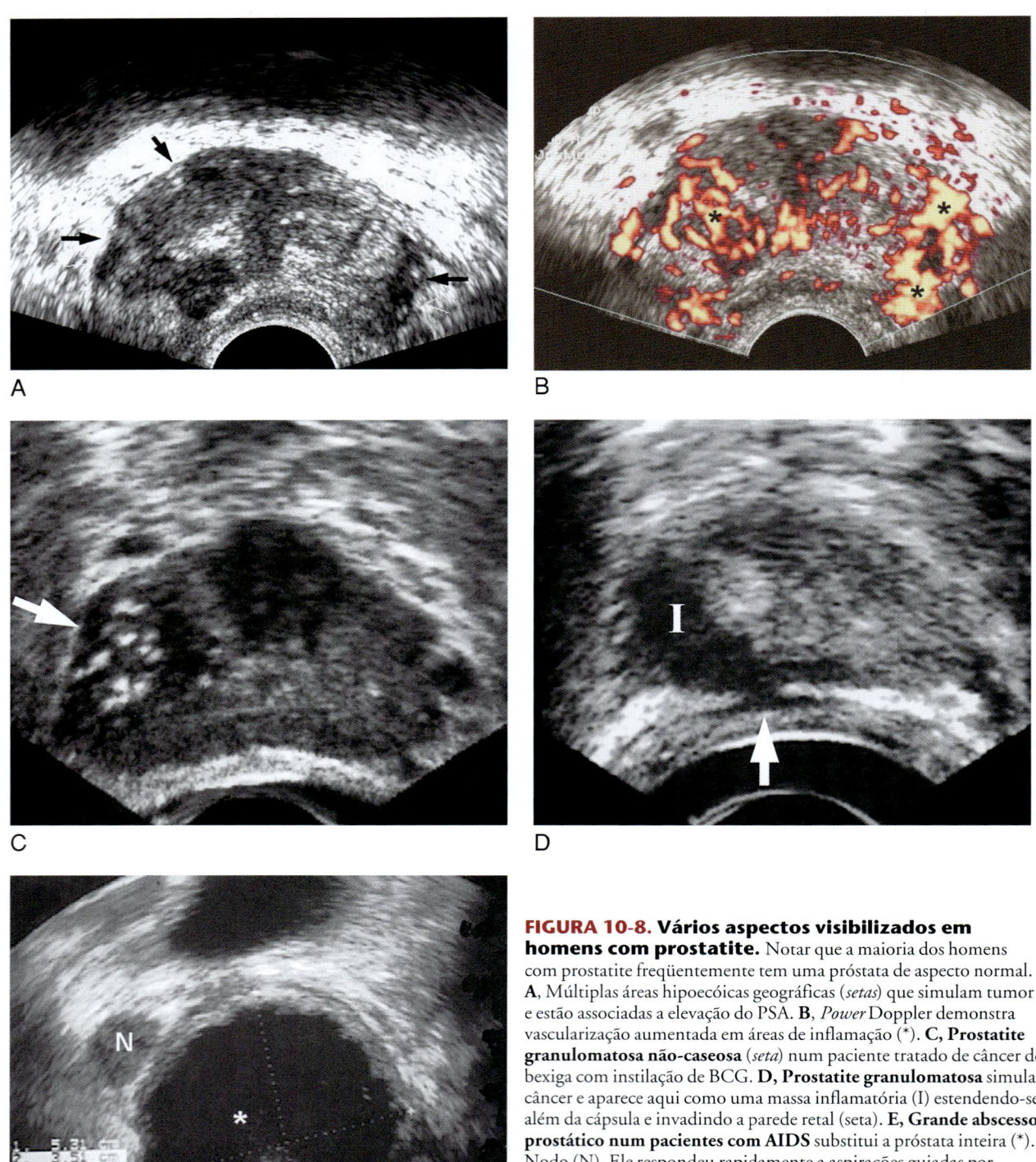

FIGURA 10-8. Vários aspectos visibilizados em homens com prostatite. Notar que a maioria dos homens com prostatite freqüentemente tem uma próstata de aspecto normal. **A**, Múltiplas áreas hipoecóicas geográficas (*setas*) que simulam tumor e estão associadas a elevação do PSA. **B**, *Power* Doppler demonstra vascularização aumentada em áreas de inflamação (*). **C, Prostatite granulomatosa não-caseosa** (*seta*) num paciente tratado de câncer de bexiga com instilação de BCG. **D, Prostatite granulomatosa** simula câncer e aparece aqui como uma massa inflamatória (I) estendendo-se além da cápsula e invadindo a parede retal (seta). **E, Grande abscesso prostático num pacientes com AIDS** substitui a próstata inteira (*). Nodo (N). Ele respondeu rapidamente a aspirações guiadas por USTR e antibióticos.

(BCG) no interior da bexiga para tratar câncer vesical estão sob risco de desenvolver prostatite granulomatosa (Figs. 10-8C e D).[23]

O papel da USTR é limitado em pacientes com **prostatite aguda**. O exame físico e a colocação de um transdutor no reto são freqüentemente difíceis por causa da dor. A ultra-sonografia pode demonstrar anormalidade significativa, que simula um carcinoma. Em geral, as glândulas são hipoecóicas e freqüentemente mostram diversas áreas hipoecóicas notavelmente geográficas. Assim como em outras infecções, o Doppler colorido mostra um foco muito vascularizado em áreas de prostatite, mimetizando o carcinoma (Fig. 10-8). A ultra-sonografia pode levar a um diagnóstico precoce de abscesso prostático. Num paciente com prostatite aguda refratária ao tratamento, o desenvolvimento de uma massa anecóica com ou sem ecos internos sugere a presença de um **abscesso** (Fig. 10-8E). A aspiração guiada por ultra-sonografia e instilação de antibióticos no interior do abscesso podem ser realizados usando uma abordagem transretal ou transperineal.[24,25]

Cistos Prostáticos e de Vesículas Seminais

Os cistos mais comuns são degenerativos ou cistos de retenção em nódulos hiperplásicos na zona de transição. Estes não têm significado clínico (Figs. 10-4B e 10-9A). A maioria dos pacientes com lesões císticas congênitas na próstata e vesículas seminais será assintomática. Ocasionalmente, esses cistos podem causar sintomas ou se tornar infectados, particularmente se forem grandes.

Anormalidades congênitas são comuns na próstata, vesículas seminais e ao redor delas. O tubérculo mülleriano dá origem ao utrículo prostático, uma bolsa na linha média, pequena e em fundo-cego que está situada perto do pico dos colículos seminais, que estão agregados na parede posterior da uretra prostática. **Cistos de utrículo prostático** são causados por dilatação do utrículo prostático (Fig. 10-9B e C). Cistos de utrículo podem estar associados à agenesia renal unilateral e raramente contêm espermatozóides. Cistos de utrículo estão sempre localizados na linha média e são freqüentemente pequenos, mas podem se tornar muito grandes, medindo alguns centímetros em diâmetro (Fig. 10-9B e C). **Cistos de ducto mülleriano** podem se originar de restos do ducto mülleriano. Cistos do ducto mülleriano podem se estender lateralmente para a linha média e podem ser grandes. Eles não têm outras associações e nunca contêm espermatozóides. Como os cistos de utrículo, eles têm o formato de lágrima com a extremidade pontiaguda da lágrima apontada em direção ao *verumontanum*, uma parede espessa visível, e calcificações ocasionais murais ou inclusas (Fig. 10-9E).[26,27] **Cistos do ducto ejaculatório** são freqüentemente pequenos e provavelmente representam dilatação cística do ducto ejaculatório, possivelmente como resultado de obstrução. Alternativamente, eles podem ser divertículos do ducto. Eles tendem a ter formato fusiforme e são tipicamente pontiagudos em ambas as extremidades. Esses cistos contêm espermatozóides quando aspirados. Eles podem estar associados à infertilidade e podem ser visibilizados em pacientes com baixa contagem de esperma. Podem causar dor perineal.[26,28]

Cistos da vesícula seminal, quando grandes e solitários, podem estar associados à agenesia renal ipsilateral. Isto é o resultado de uma anomalia do ducto wolffiano porque este ducto também dá origem ao ureter (Fig. 10-10C). Os pacientes afetados podem se beneficiar da aspiração quando os cistos forem grandes e sintomáticos.[27,28]

Infertilidade

A infertilidade é definida como falha em alcançar a gravidez após 1 ano de relacionamento sexual regular não-protegido; ela afeta cerca de 15% dos casais. Fatores masculinos são unicamente responsáveis em cerca de 20% dos casais e contribuintes em outros 30% a 40%. Quando a infertilidade masculina está presente, é freqüentemente – mas não sempre – detectada pela análise do sêmen. A American Urological Association definiu a melhor política de práticas para investigação da infertilidade masculina.[29]

A ultra-sonografia transretal está indicada em pacientes com azoospermia (falta de esperma na ejaculação) com vasos deferentes palpáveis e baixo volume ejaculatório, para pesquisar anomalias e obstrução do ducto ejaculatório (Fig. 10-10). Apenas cerca de 1 a 2% dos homens inférteis têm causas obstrutivas. Vesículas seminais com diâmetro AP acima de 1,5 cm, ductos ejaculatórios dilatados e cistos de linha média podem sugerir obstrução. Ausência de ductos deferentes é um diagnóstico clínico alcançado pelo exame do escroto. Há forte associação de ausência bilateral de ductos deferentes com a presença de pelo menos um gene da fibrose cística.

Achados ultra-sonográficos transretais em homens inférteis com azoospermia de baixo volume incluem aspectos normais (25%), ausência bilateral de ductos deferentes (34%), oclusão bilateral de ductos deferentes, vesículas seminais e ductos ejaculatórios por calcificação ou fibrose (16%), ausência unilateral de ductos deferentes (11%), cistos obstrutivos das vesículas seminais, ductos ejaculatórios ou próstata (9%), e obstrução ductal por cálculo (4%). A ultra-sonografia é preferida em relação a vasografia, que pode causar lesão ductal iatrogênica. RM também está sendo usada. Causas de infertilidade corrigíveis cirurgicamente estão restritas a lesões envolvendo os dois terços distais dos ductos ejaculatórios e incluem cistos, fibrose e calcificações.[30]

Hematospermia

Hematospermia refere-se ao sangue no líquido seminal. O sangue recente é vermelho, mas o sangue antigo torna-se marrom-escuro. A hematospermia mais comumente resulta de inflamação não-específica da próstata ou estruturas seminais e resolve-se espontaneamente em algumas semanas. Está raramente associada a qualquer patologia urológica significativa. Avaliações adicionais estão indicadas se o problema persistir, e a investigação deve ser feita para exclusão de tumores prostáticos e da bexiga e infecções, incluindo tuberculose. A biópsia prostática comumente causa hematospermia iatrogênica que dura várias semanas a meses e aparece como líquido seminal escurecido.

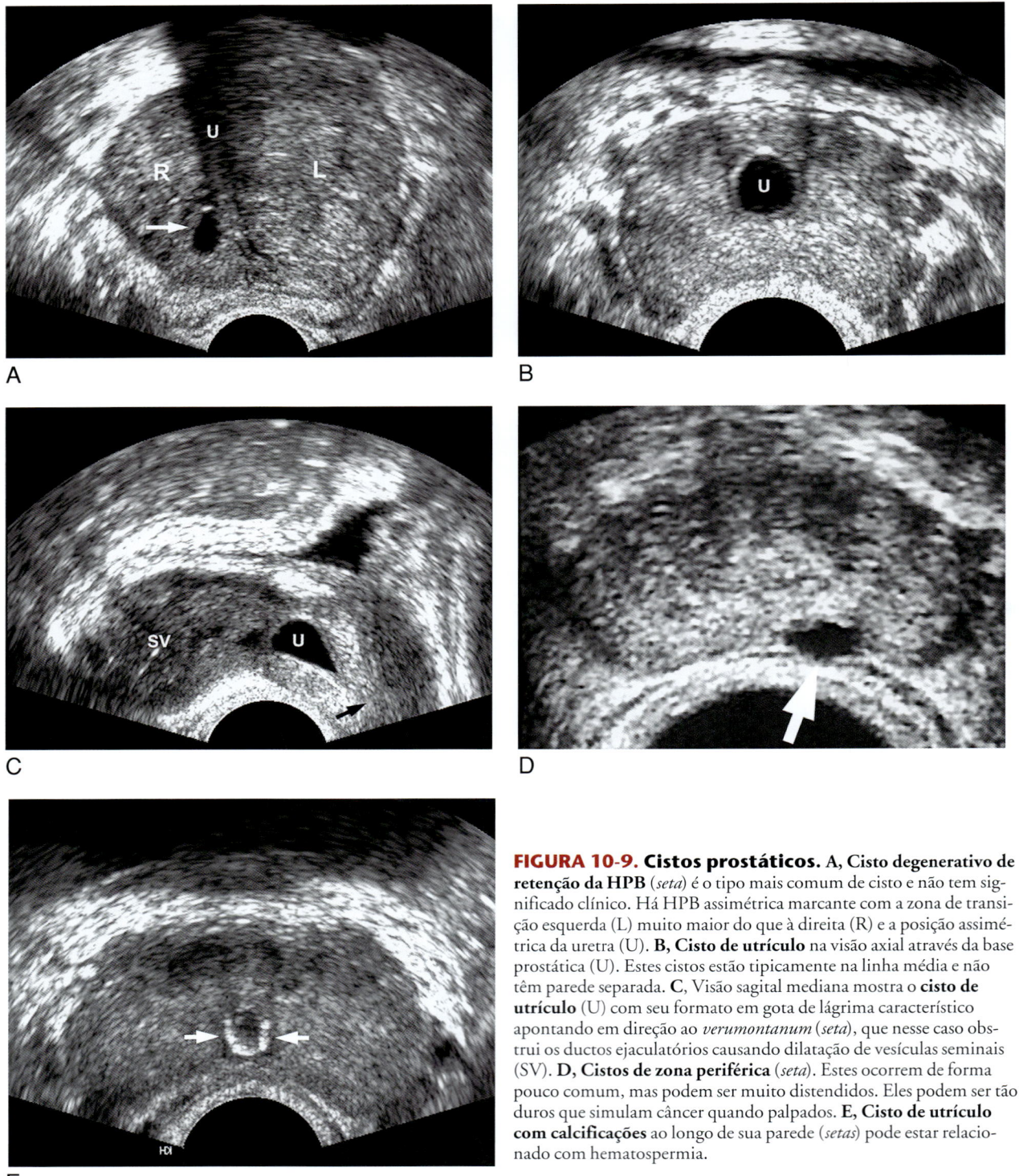

FIGURA 10-9. Cistos prostáticos. A, Cisto degenerativo de retenção da HPB (*seta*) é o tipo mais comum de cisto e não tem significado clínico. Há HPB assimétrica marcante com a zona de transição esquerda (L) muito maior do que à direita (R) e a posição assimétrica da uretra (U). **B, Cisto de utrículo** na visão axial através da base prostática (U). Estes cistos estão tipicamente na linha média e não têm parede separada. **C,** Visão sagital mediana mostra o **cisto de utrículo** (U) com seu formato em gota de lágrima característico apontando em direção ao *verumontanum* (*seta*), que nesse caso obstrui os ductos ejaculatórios causando dilatação de vesículas seminais (SV). **D, Cistos de zona periférica** (*seta*). Estes ocorrem de forma pouco comum, mas podem ser muito distendidos. Eles podem ser tão duros que simulam câncer quando palpados. **E, Cisto de utrículo com calcificações** ao longo de sua parede (*setas*) pode estar relacionado com hematospermia.

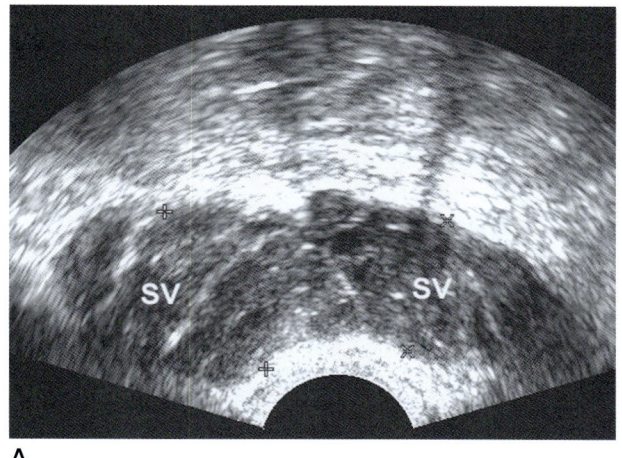
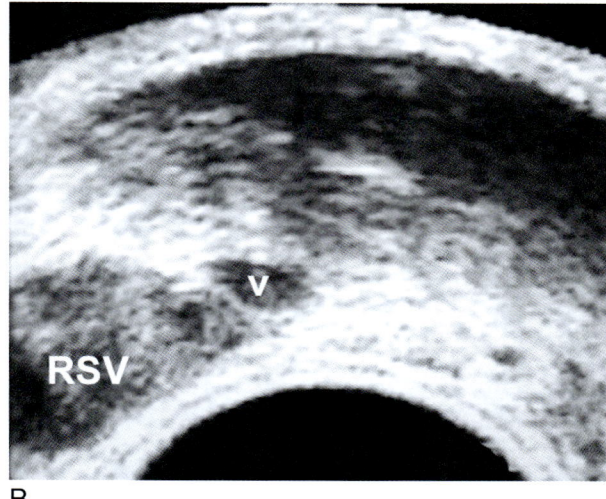
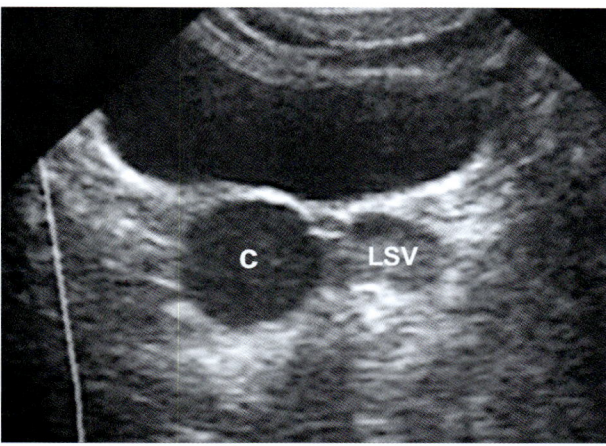

FIGURA 10-10. Infertilidade. A, Vesículas seminais dilatadas (SV) acima de 1,5 cm. Há evidência presuntiva de obstrução mecânica dos ductos ejaculatórios, o que pode causar infertilidade. **B**, **Agenesia unilateral da vesícula seminal e ducto deferente esquerdos**. Apenas o lado direito está intacto (RSV, V). **C, Cisto unilateral da vesícula seminal direita** (C) na ultra-sonografia transvesical. Este paciente também tinha ausência do rim direito ipsilateral. Vesícula seminal esquerda (LSV).

A USTR deve ser a primeira modalidade de imagem usada na investigação de homens com hematospermia.[31,32] Possíveis causas de hematospermia que podem ser visibilizadas com ultra-sonografia transretal e Doppler incluem cistos de vesículas seminais e prostáticos, cálculos de vesículas seminais ou ductos ejaculatórios e malformações vasculares (Fig. 10-9E).[33,34]

CÂNCER DE PRÓSTATA

Aspectos Clínicos

Epidemiologia

A epidemiologia do câncer prostático mudou dramaticamente desde o advento dos programas de rastreamento com PSA. Tornou-se o câncer masculino mais comumente diagnosticado, seguido por câncer de pulmão e colorretal por um fator de duas ou três vezes. É uma doença vista primariamente em homens acima de 50 anos. A taxa de mortalidade pelo câncer prostático aumentou levemente, provavelmente por causa do maior tempo de vida e menos provavelmente por causa da virulência aumentada da doença.

Após o câncer de pulmão, é a segunda maior causa de morte por câncer em homens. Nos Estados Unidos, ele mata cerca de 45.000 homens a cada ano. Os homens americanos têm um risco de desenvolvimento de câncer de próstata durante a vida de aproximadamente 1 em 6 (17%) e cerca de 1 chance em 30 de morrer da doença. O risco é maior em homens afro-americanos e naqueles com história familiar de câncer prostático.[35,37]

Rastreamento

O propósito do rastreamento é detectar cânceres de próstata clinicamente significativos em homens assintomáticos, numa fase precoce, quando a terapia curativa pode ser oferecida.[35-38] A maioria dos programas de rastreamento recomenda que o mesmo se inicie aos 50 anos com um exame anual de toque retal e PSA (idade de 40 anos se houver história familiar positiva). O rastreamento com PSA permitiu a detecção mais precoce do estágio da doença e a proporção de homens apresentando-se com doença metastática caiu marcadamente.

Há controvérsia relacionada ao rastreamento do câncer prostático. Câncer clinicamente sem importância, microfocal, é muito comum e até 30% dos homens que morrem aos

50 anos têm câncer microscópico.[37] Preocupações foram levantadas, pois os programas de rastreamento e protocolos sistemáticos de biópsia irão detectar muitos cânceres insignificantes. Este medo provou-se falso e a maioria dos cânceres detectados têm probabilidade de causar morbidade e reduzir o tempo de vida. É sugerido que 16 de cada 100 casos de câncer de próstata detectados através de rastreamento poderiam ser fatais se deixados sem tratamento.[35,39,40]

O câncer de próstata, em média, leva cerca de 10 anos para causar a morte. Homens acima de 50 anos têm muitas causas concorrentes de mortalidade. Como resultado, a maioria das recomendações para rastreamento começa na idade de 50 anos, mas sugere que a expectativa de vida seja de 10 anos. Isso genericamente significa fazer rastreamento até os 75 anos, porque o tempo de vida após esta idade é provavelmente menor do que uma década e o tratamento do câncer de próstata não proveria benefícios à saúde ou longevidade.

Os benefícios, no que se refere à saúde e à mortalidade, do rastreamento do câncer de próstata na população geral não foram inequivocamente estabelecidos com grandes estudos aleatórios. Estudos de casos sugerem resultados melhores. Há vários trabalhos norte-americanos e europeus a caminho para avaliar se o rastreamento populacional provê sobrevida antecipada e benefícios à saúde. Até que os resultados estejam disponíveis, a maioria dos médicos oferece rastreamento apenas após os riscos e benefícios da detecção do câncer de próstata e terapia radical serem discutidos com o paciente.

Estadiamento e Classificação Histológica do Câncer de Próstata

A classificação de estadiamento Tumor Linfonodo Metástase (TNM) do American Joint Committee on Cancer (AJCC) é agora quase universalmente usado por causa da sua uniformidade internacional e habilidade de integrar informações de estadiamento clínicas, radiológicas e patológicas (Tabela 10-1).[39,41] Anteriormente, a classificação de Jewett e Whitmore estava em uso rotineiro (Fig. 10-11).[42,43]

Além do estadiamento clínico, a gradação histológica é feita usando o sistema de pontuação de Gleason, que analisa o aspecto microscópico da diferenciação glandular e agressividade histológica; Grau 1 é bem diferenciado e Grau 5 é pouco diferenciado. A maioria dos tumores não é uniforme e mostra diferentes padrões de Gleason em diferentes partes do tumor. A pontuação de Gleason é determinada pelo padrão histológico dominante primário e o segundo padrão mais dominante; soma-se então os dois graus para obter a pontuação de Gleason entre 2 e 10.[44] Pontuações de 1 a 5 são consideradas bem diferenciadas, 6 a 7 moderadamente diferenciadas, e 8 a 10 pouco diferenciadas. A maioria dos clínicos agora usa uma combinação de exame de toque retal, PSA e pontuação de Gleason para definir o tumor, estimar a probabilidade de disseminação extracapsular e determinar o prognóstico.[45,46]

Tumores **estágio T1** (antigo A) não são palpáveis clinicamente, porque eles são maleáveis ou localizados em uma parte anterior da glândula que não pode ser alcançada pela palpação. Este estágio foi inicialmente usado para descrever cânceres detectados microscopicamente em fragmentos obtidos de prostatectomias transretais. Mais recentemente, uma designação adicional T1c foi criada para estadiar tumores que são impalpáveis e invisíveis à USTR, mas são encontrados por biópsia por agulha realizada por causa de PSA elevado.[39,46] Foi sugerido que no mínimo 85% dos cânceres T1c são clinicamente significativos e merecem tratamento.[4,47,48]

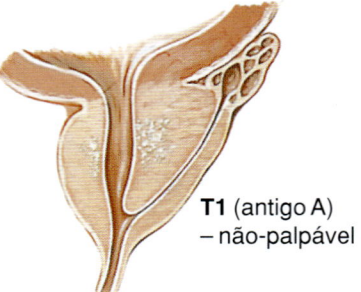
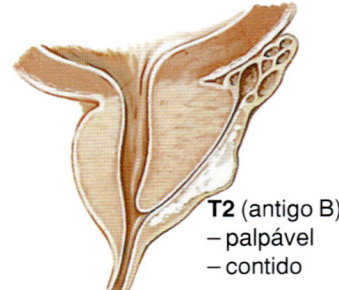
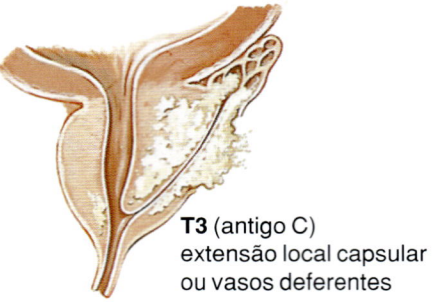
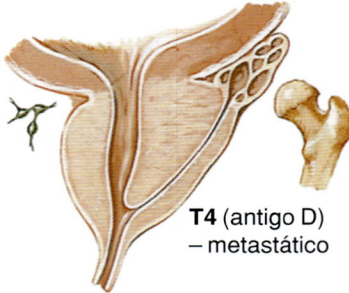

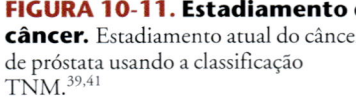

FIGURA 10-11. Estadiamento do câncer. Estadiamento atual do câncer de próstata usando a classificação TNM.[39,41]

TABELA 10-1. ESTADIAMENTO DO CÂNCER DE PRÓSTATA PELO AMERICAN JOINT COMMITTEE ON CANCER (AJCC)

Tumor Primário (T)

T1	Tumor clinicamente não-palpável pelo exame de toque retal nem visível por imagem radiológica. O tumor está confinado à próstata.
T1a	Achado histológico incidental tumoral em <5% do tecido ressecado
T1b	Achado histológico incidental tumoral em >5% do tecido ressecado
T1c	Tumor identificado em biópsia por agulha (geralmente devido a PSA elevado)
T2	**Tumor clinicamente palpável confinado à próstata**
T2a	Envolve apenas um lobo
T2b	Envolve os dois lobos
T3	**Tumor que se estende através da cápsula prostática**
T3a	Extensão extracapsular (unilateral ou bilateral)
T3b	Envolvimento da vesícula seminal
T4	**Tumor fixo ou invadindo estruturas adjacentes**
T4a	Tumor envolve o colo vesical
T4b	Tumor envolve o esfíncter externo
T4c	Tumor envolve o reto
T4d	Tumor envolve os músculos elevadores
T4e	Tumor se estende para a parede lateral da pelve

Linfonodos Regionais (N)

N0	Não há metástase para linfonodos regionais
N1	Há metástase para linfonodos regionais

Metástases a Distância (M)

M0	Não há metástase a distância
M1	Há metástase a distância
M1a	Linfonodos não-regionais
M1b	Osso(s)
M1c	Outro(s) local(is)

PSA, antígeno prostático específico.
Classificação TNM modificada de Nam RK, Jewett MAS, Krahn MD: Prostate cancer: 2. Natural history. CMAJ 1998; 159(6): 685-691 and Eng TY, Thomas CR, Herman TS: Primary radiation therapy for localized prostate cancer. Urol Oncol 2002; 7: 239-257.

Tumores no **estágio T2** (antigo B) são palpados como um nódulo no exame de toque retal e representam câncer local, tipicamente na zona periférica.

Tumores **estágio T3** (antigo C) têm extensão local para fora dos limites da próstata, para as vesículas seminais ou partes moles periprostáticas.

Pacientes com estágio clínico T1 a T3 não têm evidência de doença metastática na cintilografia óssea ou em outras técnicas radiológicas.

Tumores no **estágio T4** (antigo D) representam câncer que se disseminou a distância, para linfonodos, órgãos distantes ou ossos.

Com o estadiamento TNM, o tumor local estágio T é modificado com N (condição nodal) e M (metástase a distância, exceto linfonodo).

Na era pré-PSA, muitos cânceres na época da apresentação inicial já haviam se estendido para além da próstata (Estágio T3 ou T4) e só era possível tratamento paliativo. O advento do controle com PSA resultou na *migração* de estágio, significando que a maioria dos cânceres de próstata tem sido detectada num estágio mais inicial (T1 e T2), quando a terapia curativa ainda é uma opção.[36]

Terapia do Câncer de Próstata

Uma vez descoberto o câncer, tido como clinicamente significativo, e julgado como sendo tratável, existem várias opções de tratamento que incluem "espera em alerta", prostatectomia radical e radioterapia (radiação externa, braquiterapia). Se o tumor se estendeu para além da próstata, pode ser fornecida uma terapia paliativa, geralmente tratamentos hormonais.[37,49-51]

Antígeno Prostático Específico

O teste do antígeno prostático específico (PSA) foi um grande avanço no diagnóstico e acompanhamento do câncer de próstata.[4,52] O PSA é uma enzima de ocorrência normal secretada por células epiteliais dos ductos prostáticos. Funciona ajudando a liquefazer o material ejaculado. O nível normal é aceito como sendo menos que 4 ng/mL. A próstata é a principal fonte de PSA, quantidades clinicamente não importantes, apenas traços, são encontrados em outros tecidos em homens e mulheres. Algum PSA extravasa para o soro, onde pode ser medido.[53] No soro, é parcialmente não-ligado (livre) a parcialmente ligado a proteínas como a alfa-1-antitripsina. A relação PSA livre-PSA total (percentual de PSA livre) foi considerada diferente em condições benignas e malignas. Com o câncer, a relação tende a ser baixa. Níveis séricos anormais de PSA resultam de extravasamento excessivo ou produção excessiva. O câncer médio produz ou está associado a 10 vezes mais PSA em comparação a um volume similar de tecido benigno.

O PSA é provavelmente mais bem considerado como um teste não-específico de anormalidade ou irritação da próstata. Níveis elevados ocorrem no câncer e também em condições benignas, incluindo HPB, inflamação, manipulação prostática, biópsia e cistoscopia. Exame de toque retal e USTR sem biópsia geralmente não elevam o PSA, mas é prudente colher o sangue antes de causar distúrbio à próstata. Nem todos os cânceres de próstata podem produzir PSA, e níveis séricos "normais" menores que 4 ng/mL são encontrados em cerca de 20% a 30% dos homens com câncer. Um PSA normal não deve evitar um procedimento de biópsia se o exame de toque retal ou achados ultra-sonográficos forem suspeitos para câncer.

Os níveis de PSA podem ser reduzidos artificialmente com medicamentos. Proscar (finasterida) reduz os níveis a um fator de cerca de 2.[4] Níveis imprevisivelmente reduzidos são encontrados com *saw palmetto* e outras medicações fitoterápicas. No passado, a fosfatase ácida sérica era usada para detectar câncer de próstata. A fosfatase ácida se torna anormal apenas quando o câncer já metastizou. Ela não é mais usada e foi totalmente substituída por PSA e testes radiológicos, como mapeamento ósseo, TC e RM. Outros testes séricos estão sendo submetidos a avaliação por sua capacidade em detectar e estadiar câncer prostático e podem em breve ser usados na clínica.

Uso do PSA para Direcionar Biópsia. Quando o PSA se eleva, aumenta também a probabilidade de o câncer estar presente. O PSA normal é aceito como sendo menor que 4 ng/mL, embora o câncer seja encontrado em 4% a 9% dos homens nestes níveis se o toque retal é negativo e 10% a 21% se o toque retal é positivo. PSA maior que 10 ng/mL está suficientemente elevado para recomendar biópsia mesmo com toque retal e USTR negativos.

Uma área problemática tem sido encontrada em homens com PSA inexplicavelmente de 4 a 10 ng/mL quando o toque retal e USTR são normais. A proporção de homens que têm câncer neste grupo de 4 a 10 ng/mL é de cerca de 35%. Em muitos homens, a elevação é mais provavelmente devida a HPB do que a câncer, e muitos neste grupo terão uma biópsia negativa. Quando o câncer é encontrado neste grupo, a maioria (mais de 85%) é clinicamente significativa.[48] Existem várias táticas que têm sido sugeridas para tentar reduzir o número de biópsias no grupo com PSA de 4 a 10 ng/mL sem falhar na detecção do câncer. Todas estas podem diminuir o número de biópsias, mas vão também resultar em falha na detecção do câncer.[37] Mais recentemente, alguns grupos sugeriram começar a biopsiar num PSA maior que 4 ng/mL e até 2,5 ng/mL.[54] Outros continuam tentando diminuir o número de biópsias no grupo de 4 a 10 ng/mL sem falhar na detecção de número significativo de câncer com técnicas como as descritas a seguir, incluindo densidade do PSA, PSA idade-específico, velocidade do PSA e razão livre para total do PSA.[4] Homens nos quais a biópsia foi evitada precisam continuar a vigilância clínica, geralmente com toque retal e PSA.

Densidade do PSA (Excesso de PSA, PSA Previsto). A produção de PSA por tecido benigno (normal e hiperplásico) é menor que a produção pelo câncer. Se existe um excesso no nível de PSA acima do que é previsto para o volume da glândula, medido pela USTR, então há uma chance aumentada de câncer. A densidade do PSA é determinada por (PSA/volume). Por exemplo, com PSA de 4,5 e volume da glândula de 55 mL; densidade do PSA = 4,5/55 = 0,08.

Restringindo-se a biópsia no grupo de PSA de 4 a 10 ng/mL àqueles com densidade de PSA maior que 0,12, serão detectados cerca de 80% daqueles com câncer neste grupo e evitadas muitas biópsias. No exemplo citado, a densidade de PSA é 0,80, que é menos que 0,12. Isso sugere que o nível de PSA é consistente com a predição a partir do volume da glândula e não excessivo e, portanto, a biópsia seria evitada com cerca de 80% de confiança de que o câncer não está presente. Outros sugeriram uma densidade de PSA atingindo de 0,05 a 0,15. Lembrar que em todos os casos uma proporção de câncer não vai ser diagnosticada e estes homens necessitam vigilância continuada.[55]

PSA Idade-Específico. O PSA normalmente aumenta com a idade.[4] Foi sugerido que usando diferentes níveis mínimos de PSA em diferentes idades, pode ser possível tornar o PSA mais sensível em homens mais jovens e menos sensível em homens mais velhos.[56] As taxas sugeridas são: 40 a 49 anos – 0 a 2,5 ng/mL; 50 a 59 anos – 0 a 3,5; 60 a 69 anos – 0 a 4,5; 70 a 79 anos – 0 a 6,5. Embora o PSA aumente com a idade, a alteração é muito leve. A maior parte dos que aumentam com a idade é devida à HPB encontrada em homens mais velhos. Por isso, PSA idade-específico é realmente um substituto para o volume prostático e o volume é mais bem avaliado com USTR. As taxas idade-específicas sugeridas no importante grupo de idade entre 50 a 75 anos chegam até 4,0, de modo que 4,0 continua sendo usado. Nós não achamos útil o PSA idade-específico.[7]

Velocidade do PSA. Os níveis de PSA em homens com câncer aumentam mais rapidamente do que nos com HPB. A taxa de crescimento sobre o tempo é denominada *velocidade*. Se três testes de PSA forem feitos em 2 anos e a taxa de crescimento exceder 0,75 ng/mL/ano, então, esta rápida alteração (velocidade) é usada para distinguir pacientes com CA dos com HPB com uma especificidade de 90%.[4,57] Muitos laboratórios não esperam os 2 anos e oferecem a biópsia se houver um crescimento inexplicável no grupo de 4 a 10 ng/mL de mais de 1 ng/mL entre dois testes em menos de 1 ano.[7]

Razão PSA Livre-Total (Percentagem de PSA Livre). O PSA no sangue é parcialmente livre e parcialmente ligado a proteínas, especialmente a alfa-1-antitripsina. A medida usual de PSA é o total de PSA livre mais o PSA ligado. Livre para total é calculado como (livre/total). Razão ou percentagem livre/total do PSA tende a ser mais alta nas condições benignas e mais baixa no câncer, por razões ainda não claramente explicadas.[4] Na taxa de PSA de 4 a 10 ng/mL, o uso de uma razão livre/total menor que 20% vai detectar cerca de 95% de câncer e reduzir em 30% o número de biópsias. Mas isto significa que 5% dos cânceres clinicamente significativos não vão ser detectados. Um limite exato de razão ainda não foi ordinariamente aceito. Nós achamos que todos os homens com PSA elevado devem pelo menos fazer USTR para ver se um nódulo impalpável pode ser detectado.

Todas as técnicas descritas podem reduzir o número de biópsias, mas ao custo de não detectar um câncer clinicamente significativo. Na prática, não é muito comum ver PSA maior que 2 ng/mL num homem saudável de qualquer idade. Como resultado, muitos médicos evitam essas táticas contemporarizantes e recomendam biópsia em qualquer homem com PSA inexplicavelmente maior que 4 ng/mL, e alguns até sugerem biópsia para qualquer homem com PSA maior que 2,5 ng/mL.[58] As técnicas mencionadas podem ser usadas para guiar biópsias *repetidas,* se a inicial for negativa. Lembrar também que cerca de 20% a 30% dos homens com câncer clinicamente significativo têm um PSA inteiramente normal. A biópsia está indicada mesmo se o PSA for normal quando houver um nódulo óbvio à palpação ou na ultra-sonografia.

Papel da Ultra-sonografia Transretal no Câncer de Próstata

Originalmente, pensava-se que a USTR seria essencial em homens com suspeita de câncer e ajudaria no controle, detecção do câncer, orientação de biópsia, estadiamento, orientação de tratamento e monitorização da resposta ao tratamento. Orientação de tratamento inclui braquiterapia, inserção de marcadores confiáveis para guiar radioterapia com dose escalonada de radiação externa, crioterapia, termoterapia e fototerapia. A experiência mostrou que a USTR hoje tem dois papéis principais no câncer de próstata: (1) orientar a biópsia e (2) orientar o tratamento.

O controle é mais bem realizado com o exame do toque retal e PSA. A ultra-sonografia transretal por si mesma não é suficientemente sensível para ser usada sozinha para a detecção e diagnóstico do câncer. A biópsia é necessária. O número de laboratórios usando USTR para calcular o volume e a densidade do PSA, em detrimento da biópsia, está diminuindo.

A ultra-sonografia transretal não tem sido usada para estadiar ou detectar doença extracapsular. Ela é moderadamente precisa para estadiamento e geralmente tão precisa quanto a TC e a RM.[59] Infelizmente, há uma variabilidade considerável interobservador com a USTR e, como resultado, a maioria dos centros clínicos usa nomogramas de estadiamento multifatorial, como proposto por Partin, que faz uso do exame de toque retal, PSA e pontuação de Gleason.[60]

A monitorização da terapia é mais bem realizada com o PSA, que é um indicador melhor de carga tumoral e atividade neoplásica do que a USTR. Entretanto, a USTR é excelente para orientar a biópsia e auxiliar a orientar implementos terapêuticos. Estas se tornaram sua principal aplicação no homem com suspeita de câncer.

Localização do Câncer de Próstata

Cerca de 70% dos cânceres de próstata se originam na zona periférica, 20% na zona de transição e 10% na zona central (Figs. 10-1 e 10-11).[61] Seqüências cirúrgicas mostraram que o câncer de próstata é geralmente multifocal (83%), e 74% das lesões estão na zona periférica, 15% estão nas zonas periférica e de transição e apenas 2% estão isoladas na zona de transição.[62]

O aspecto homogêneo e isoecóico do tecido das zonas periférica e central facilita a detecção de alterações na ecotextura associadas ao câncer (Figs. 10-2B, C, 10-3A, C, E). Infelizmente, a zona de transição tem um aspecto bastante heterogêneo na ultra-sonografia e isto torna a detecção de câncer na zona de transição muito difícil (Fig. 10-4A-C). A cápsula cirúrgica atua como uma barreira anatômica temporária à disseminação para o interior da glândula, e muitos tumores se disseminam lateralmente na zona periférica antes de entrarem na zona de transição. Similarmente, tumores na zona de transição podem crescer bastante antes de entrar na zona periférica (Fig. 10-14D). Em uma grande quantidade de pacientes submetidos à ultra-sonografia e biópsia guiada por ultra-sonografia, apenas 13% das lesões suspeitas na zona de transição eram malignas, em oposição a 41% na zona periférica.[63]

Aspectos Ultra-sonográficos do Câncer de Próstata

Em geral, cerca de 60% a 70% dos cânceres de próstata são visíveis na USTR. Esta sensibilidade é similar à detecção de câncer por toque retal, PSA e RM. A TC não pode detectar câncer até que haja distorção glandular grosseira por extenso crescimento tumoral.

É importante lembrar que a biópsia deve ser realizada se o exame de toque retal ou o PSA forem suspeitos, mesmo que a USTR seja negativa. O aspecto normal na USTR não implica a ausência de câncer e não deve adiar biópsia sistemática, porque apenas cerca de 60% a 70% do câncer é detectável na USTR.

O aspecto ultra-sonográfico do câncer de próstata tem sido discutido extensivamente. Recentes investigadores pensaram incorretamente que a maioria dos cânceres de próstata era hiperecóica. Com o desenvolvimento dos transdutores de alta freqüência, foi mostrado que 53% a 80% dos cânceres na zona periférica são **hipoecóicos** em algum nível (Figs. 10-12, 10-13 e 10-14).[1,64,65]

Quando se tentou correlacionar a ecogenicidade das neoplasias à porção de fibrose do estroma, descobriu-se que lesões hipoecóicas têm menos fibrose do estroma do que seus correspondentes mais ecogênicos (Fig. 10-13). Além disso,

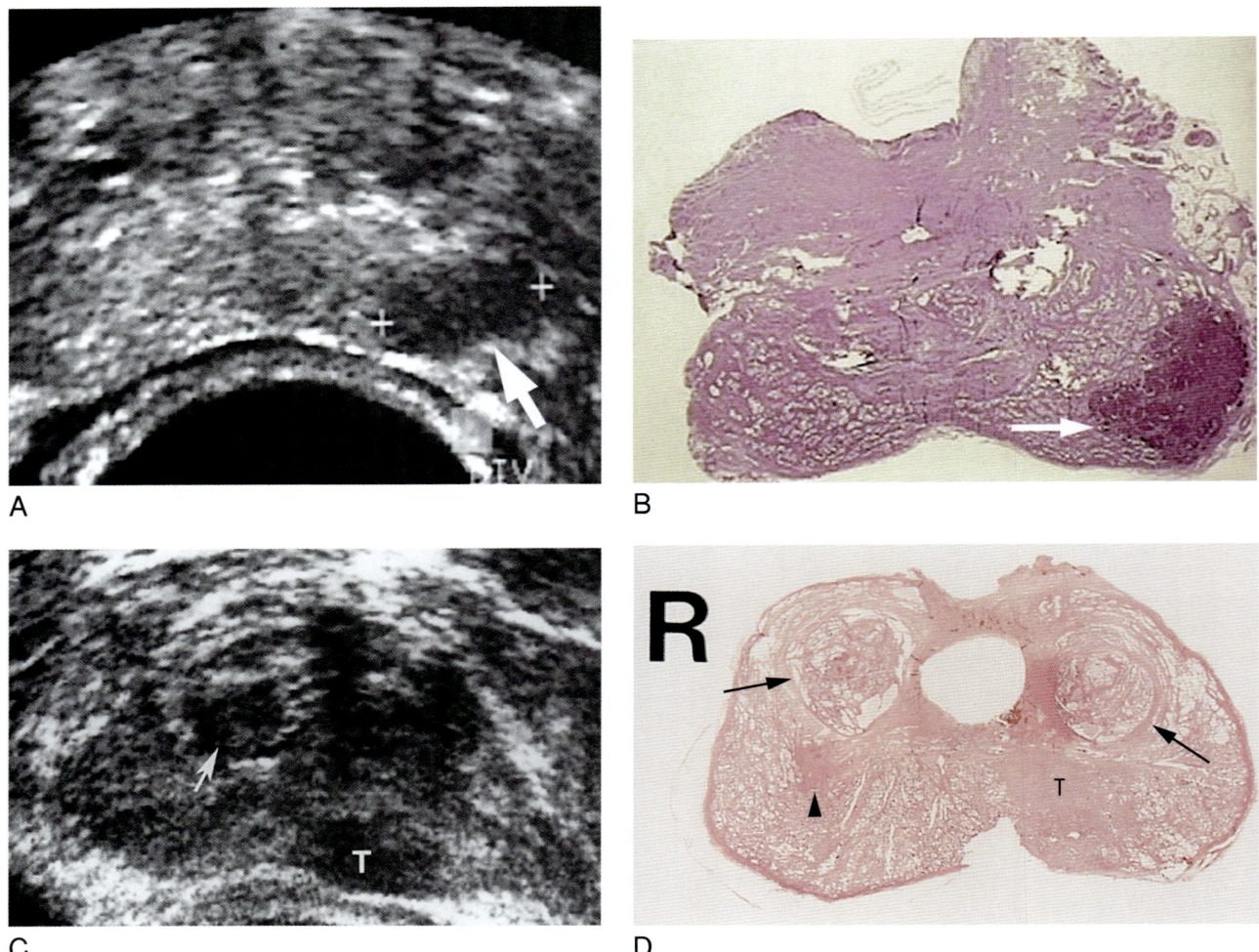

FIGURA 10-12. Câncer da próstata, imagens típicas. A, Aspecto típico de um nódulo hipoecóico na zona periférica ao longo da cápsula que não pode ser atribuído a causas benignas (*seta*). **B,** A histopatologia mostra massa sólida celular homogênea de tecido tumoral (*seta*), a qual reflete pouco o som em comparação à próstata adjacente, que tem múltiplas interfaces glandulares. **C,** Típico nódulo hipoecóico de câncer na zona periférica (T). Notar também nódulo hipoecóico circunscrito de HPB na zona de transição direita (*seta*). **D,** A histopatologia mostra a massa tumoral homogênea (T). Há uma segunda lesão pequena no lado direito (*cabeça de seta*). Notar também os nódulos de HPB à direita e esquerda, vistos na ultra-sonografia (*seta*). R = direita.

lesões hipoecóicas tendem a ter um comportamento mais agressivo do que lesões isoecóicas.[1,65] Pesquisas posteriores sugeriram que a ecogenicidade variava com a presença de glândulas tumorais com sua luz aumentada assim como glândulas prostáticas residuais e estroma.[66]

Câncer hiperecóico ocorre, mas não é comum. Em cânceres grandes, o aspecto hiperecóico pode ser causado por uma resposta desmoplásica do tecido circundante à presença do tumor ou à infiltração de neoplasia em uma hiperplasia prostática benigna antiga, com calcificações degenerativas preexistentes (Fig. 10-11C).[67,68] Alguns tipos histológicos de câncer, incluindo o padrão cribriforme e comedo-necrose com calcificações focais, também estão relacionados a câncer ecogênico. Raros cânceres prostáticos estão associados a depósitos intraluminais de material cristalóide, que também podem produzir ecogenicidade aumentada em um padrão de "céu estrelado", onde calcificações focais parecem brilhar quando a sonda se move sobre a área (Fig. 10-14C).[69] Poucos cânceres grandes têm um aspecto hiperecóico, provavelmente como um resultado de infiltração da neoplasia em uma hiperplasia prostática benigna antiga. A biópsia de lesões hiperecóicas guiada por ultra-sonografia é a única maneira em que se pode provar que a lesão vista representa uma neoplasia.

Um número significativo de cânceres da próstata, cerca de 30%, são difíceis ou impossíveis de se detectar com USTR porque eles são **isoecóicos** e não fazem contraste com a glândula prostática circundante (Figs. 10-13C e 10-14A e E). Quando um tumor isoecóico está presente, ele pode ser detectado apenas se sinais secundários aparecerem, incluindo assimetria glandular, saliência capsular e áreas de atenuação.[70] Isto é verdadeiro no câncer da zona de transição (Fig. 10-14D).

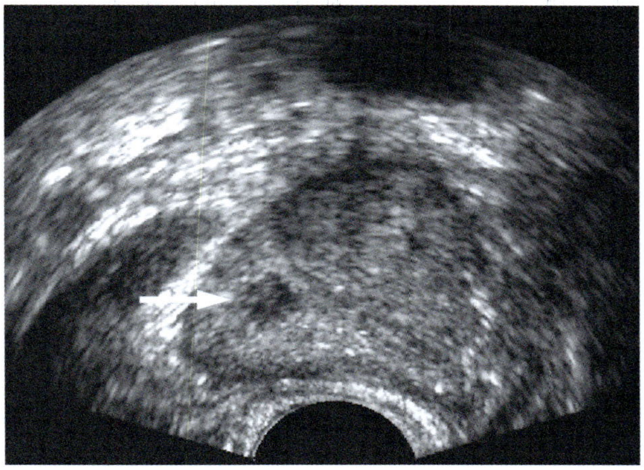

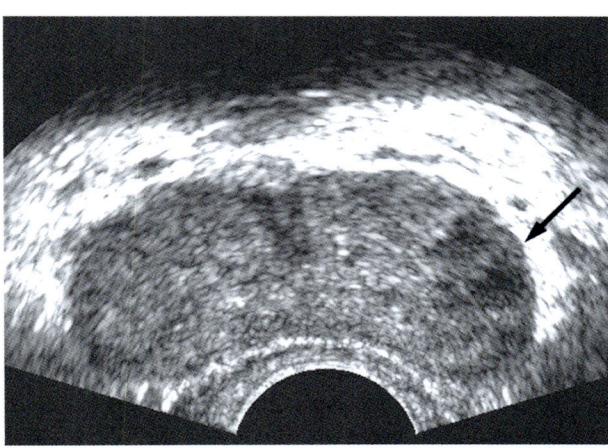

FIGURA 10-13. Aspectos menos comuns do câncer de próstata. A, A pequena lesão hipoecóica inteiramente dentro da zona periférica (*seta*) foi comprovada como câncer. O exame de toque retal foi negativo, mas o PSA estava levemente elevado. **B,** Imagem com *Power* Doppler de **A** mostra vascularização aumentada (*seta*) na região do nódulo. **C,** Pequena lesão em "ponta de *iceberg*" visível posteriormente no lobo direito (T). O paciente tinha câncer preenchendo virtualmente todo o lobo direito (*setas brancas e pretas*), que não era visível na imagem convencional. Lembrar que o câncer da próstata é tipicamente multifocal e maior do que a lesão vista na USTR. **D,** *Power* Doppler de **C** mostra uma grande área de hipervascularização anormal envolvendo não apenas a pequena lesão hipoecóica periférica, mas também a maior parte da zona de transição (*setas*). PSA era de 265 ng/mL; Gleason 7/10. **E,** Câncer multifocal envolvendo os lobos direito e esquerdo, um hipoecóico, o outro isoecóico. O exame de toque retal foi negativo. PSA foi de 4,5 ng/mL com uma relação livre/total de 14%. No lobo esquerdo há uma área suspeita anteriormente (*seta*). O lobo direito parece muito normal e livre de lesões. Na biópsia, ambos os lobos tiveram câncer Gleason 6/10. T = tumor.

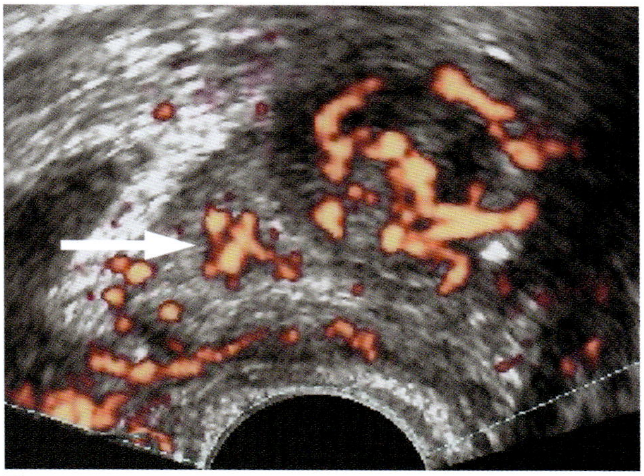

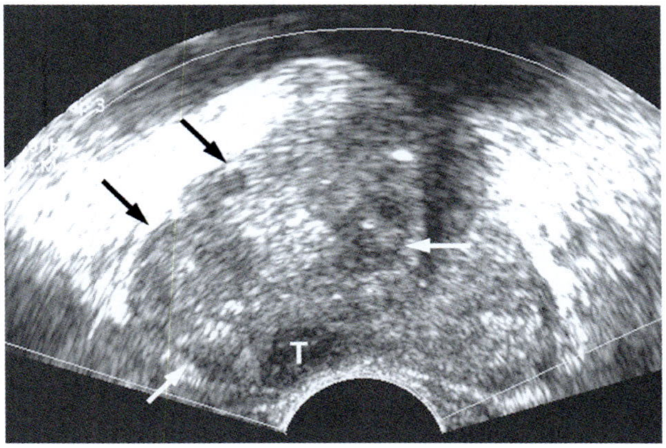

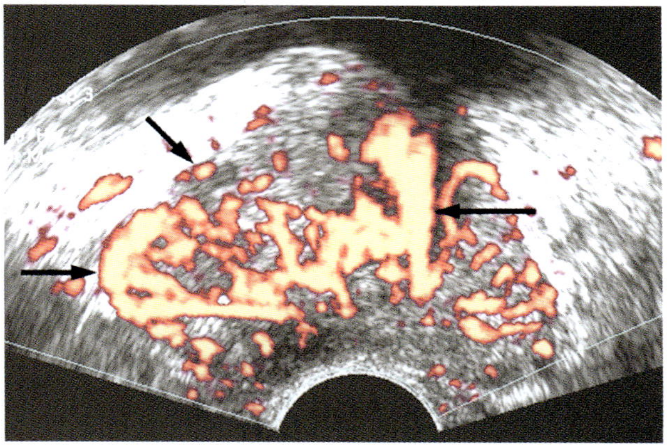

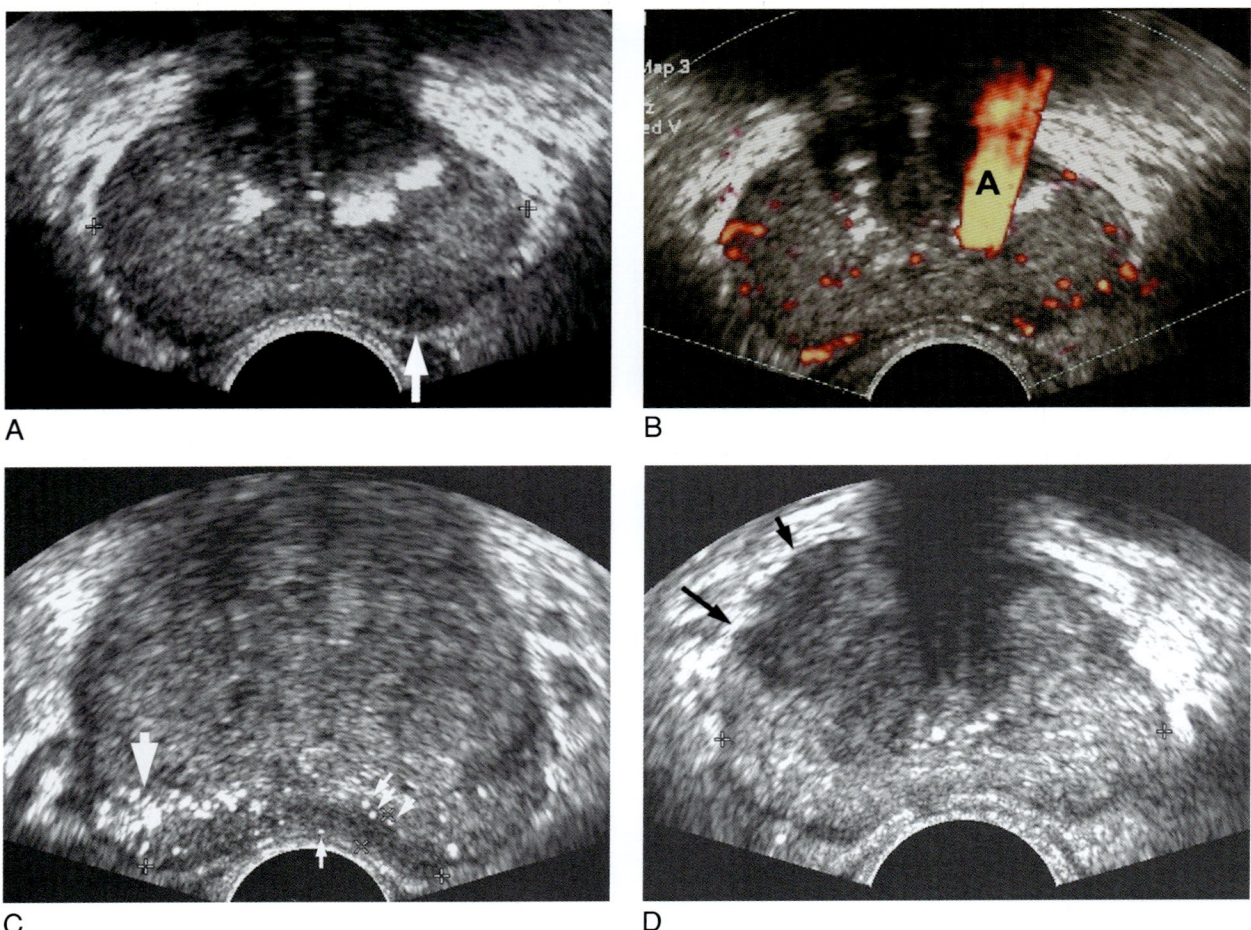

FIGURA 10-14. Outras imagens do câncer. A, Câncer quase isoecóico, avascular, impalpável. PSA 6,08 ng/mL com 12% de razão livre/total. Área suspeita à esquerda (*seta*). A biópsia mostrou câncer Gleason 7/10 no lado direito envolvendo 25% do tecido. À esquerda, onde há uma lesão visível (*seta*), a biópsia foi de apenas 15% de câncer. **B,** *Power* Doppler de **A** mostra sinal quase indetectável, apesar do extenso câncer bilateral. O sinal forte no Doppler colorido é um artefato de calcificação (A). **C, Extenso câncer com aspecto de "céu estrelado"** devido a comedo-necrose do tumor. O nódulo maligno se estende pela zona periférica da direita para a esquerda (*entre os cursores*). À direita, as massas são corpos amiláceos normais, calcificados (*seta espessa*). À esquerda, as densidades são pequenas, mais espalhadas, redondas e muito ecogênicas e "brilham" com o movimento da sonda (*setas*), altamente sugestivo de comedo-necrose do tumor. **D, Câncer isolado na zona de transição** visível em uma saliência amorfa hipoecóica da zona de transição anterior direita (*setas*). O exame de toque retal foi negativo. PSA 12,0 ng/mL mostrou câncer Gleason 6/10.

Quando o tumor substitui toda a zona periférica, ele vai ser sempre menos ecogênico do que o interior da glândula, o que é o inverso das relações ultra-sonográficas normais. Quando toda a glândula é substituída por tumor, numa hiperplasia antiga, a glândula pode estar difusamente heterogênea. O Doppler tem sido usado para detecção de neovascularização associada ao câncer, especialmente o câncer isoecóico (Fig. 10-13D). Nem o Doppler colorido ou o *Power* Doppler mostraram vantagem significativa sobre o exame convencional.[71] Há um leve aumento na detecção de câncer, mas o aprimoramento é pequeno, permitindo apenas 5% de aumento da detecção sobre a imagem convencional. Além disso, a vascularização pode estar aumentada em condições não malignas, como inflamação (Fig. 10-8B). Não há vantagem em usar o Doppler na zona de transição porque nódulos da HPB podem ser de hipo a hipervasculares.

O Doppler pode ser sensível à posição do paciente.[13] Nós preferimos usar o modo *Power* Doppler, que é mais sensível para a detecção de fluxo, dá uma imagem mais uniforme da densidade vascular e fornece imagens mais estáveis com diferentes ajustes do equipamento (Fig. 10-5). Existem armadilhas no Doppler. Nem todos os cânceres são vasculares; a ausência de vascularização não deve impedir a biópsia de um nódulo, de outra forma, suspeito (Fig. 10-14A e B). A cápsula da próstata é muito vascularizada, especialmente na base e no ápice, e pode mimetizar um início de neovascularização. As calcificações prostáticas e os corpos amiláceos causam considerável artefato e podem impedir estudos diagnósticos (Figs. 10-6D e 10-14B). Investigações estão a caminho usando imagem de ultra-sonografia com contraste e parâmetros de imagem ultra-sonográfica especializados, como a técnica de inversão de fase.[71] Estes permitem leve aumento na detecção do tumor, mas também podem ser vistos resultados falso-positivos.

Biópsia Prostática Guiada por Ultra-sonografia Transretal

A biópsia prostática e o diagnóstico de câncer sofreram uma revolução com a USTR guiada e a pistola de biópsia. Esta abordagem substituiu a biópsia "cega" guiada pelo toque transretal e a biópsia transperineal. Virtualmente todas as biópsias guiadas são agora realizadas por via transretal (Fig. 10-15).[1,54]

Preparo. A biópsia de próstata é geralmente realizada num ambiente ambulatorial com pequeno preparo do paciente.[1,54] A experiência mostrou que é mais fácil agendar e preparar os homens para USTR e biópsia na mesma consulta. Isto evita a necessidade de duas consultas. Se a USTR mostra uma causa benigna para os achados clínicos, então a biópsia é simplesmente cancelada.

É obtido consentimento. Alguns defendem o uso de enemas de limpeza antes de fazer a biópsia. Um antibiótico rapidamente absorvido é administrado, como ciprofloxacina em uma dose antes e várias doses após a biópsia. Pacientes que usam agentes anticoagulantes (aspirina, drogas antiinflamatórias não-esteróides ou warfarina [Coumadin]) não devem ser submetidos a biópsia até que estas drogas tenham sido interrompidas por muitos dias, dependendo do agente. A aspirina é comumente ingerida por homens no grupo de idade do câncer de próstata. Mesmo uma "aspirina infantil" (81 mg) bloqueia a função plaquetária irreversivelmente por 7 a 10 dias. Alguns sugeriram que o distúrbio de coagulação induzido por aspirina não é grave o suficiente para impedir biópsia segura.[72] Entretanto, complicações de sangramento podem ocorrer após a biópsia prostática e a defesa médico-legal pode ser difícil se um procedimento eletivo foi realizado com o conhecimento da ingestão de aspirina. Warfarina é interrompida e a Razão Normalizada Internacional (RNI) é testada antes da biópsia com o auxílio do médico assistente. Pacientes com **doença valvular cardíaca** são submetidos a profilaxia para endocardite como recomendado pela American Heart Association, usando ampicilina intravenosa (vancomicina para os pacientes alérgicos a penicilina) e gentamicina.[73]

Técnica. Biópsia prostática guiada por ultra-sonografia transretal é realizada por via transretal.[1,54] Sistemas guiadores de agulha que se fixam à lateral da sonda estão disponíveis para sondas de emissão de extremidade e emissão lateral (Figs. 10-7 e 10-15). Guias eletrônicos direcionam a via da agulha (Fig. 10-15D).

A anestesia local é freqüentemente usada durante a biópsia com 5 a 10 mL de lidocaína a 1% (Xylocaína) sem epinefrina. Esta é injetada ou nos feixes neurovasculares da base da próstata ou, mais facilmente, na própria glândula, nos locais de biópsia. Com a injeção direta na glândula, a anestesia é instantânea.

A pistola de biópsia automática com agulha de calibre 18 gauge tem notável aceitação pelo paciente e segurança.[72,74] A biópsia é mais bem realizada por um único operador que controla a sonda e a pistola. Com a pistola preparada, a agulha é "apoiada" na guia, garantindo que a ponta estará seguramente dentro da guia. A sonda e a agulha nela contida são movidas para o alvo pelo uso da linha de mira (Fig. 10-15D). Um simples e rápido movimento avança a ponta da agulha para a superfície da lesão. Uma vez disparada, a agulha avança aproximadamente 2 a 3 cm com o pressionar de um botão. A agulha interna avança e a externa corta o centro do tecido e o aprisiona no compartimento em bisel da agulha interna (Fig. 10-15C). Nós evitamos a biópsia da uretra e do esfíncter uretral interno, que pode resultar em considerável sangramento uretral. No passado, fazia-se **citologia** em vez de biópsia do centro do tecido, mas podem ocorrer tanto resultados falso-positivos quanto falso-negativos, e a pontuação de Gleason não é possível. Muitos médicos não usam citologia hoje em dia.

Complicações significativas da biópsia prostática têm sido relativamente baixas, sem levar em consideração o modo de guia, o tamanho da agulha, ou o acesso.[54,72] Efeitos colaterais menores incluem sangue na urina, fezes e esperma e serão encontrados na maioria dos pacientes submetidos à biópsia transretal. Este sangramento menor geralmente dura poucos dias, mas pode continuar por muitas semanas, e a ejaculação pode ficar com alterações da cor por muitos meses. Complicações maiores que necessitam da intervenção médica são incomuns e ocorrem em menos de 1% a 2% dos casos. Estas incluem sepse, grandes hematomas, retenção urinária e sangramento retal significativo. Com o uso de antibióticos profiláticos, a incidência de complicações sépticas que requerem terapia deve ser menos de 1%.[72] Disseminação tumoral é virtualmente desconhecida.

Em nossa clínica, cerca de 1% dos pacientes tem uma **reação vasovagal** à biópsia; outros acharam-na em até 5,8%.[72] É caracterizada por palidez, sudorese, náusea e vômito, e há bradicardia de 50 a 60 batimentos por minuto associada à hipotensão significativa. Isto geralmente ocorre dentro de 30 a 60 minutos após a biópsia. Muitos se recuperam espontaneamente, mas alguns necessitam de atropina intravenosa. Nós mantemos os pacientes na clínica por 1 hora após a biópsia para evitar problemas com reações vasovagais retardadas. A biópsia não deve ser feita superficialmente. Alguns pacientes requerem hospitalização devido a complicações relacionadas à biópsia e existem raros relatos de pacientes que morrem por complicações relacionadas à biópsia.

Indicações para Biópsia Inicial. A biópsia é feita em pacientes que têm uma suspeita clínica de câncer e nos quais o resultado alteraria o tratamento clínico (Tabela 10-2). As indicações incluem:

- Exame de toque retal anormal
- PSA>10 ng/mL (alguns defendem reduzir o critério do PSA para 4 ou até 2,5 ng/mL)
- Nódulo visível na USTR

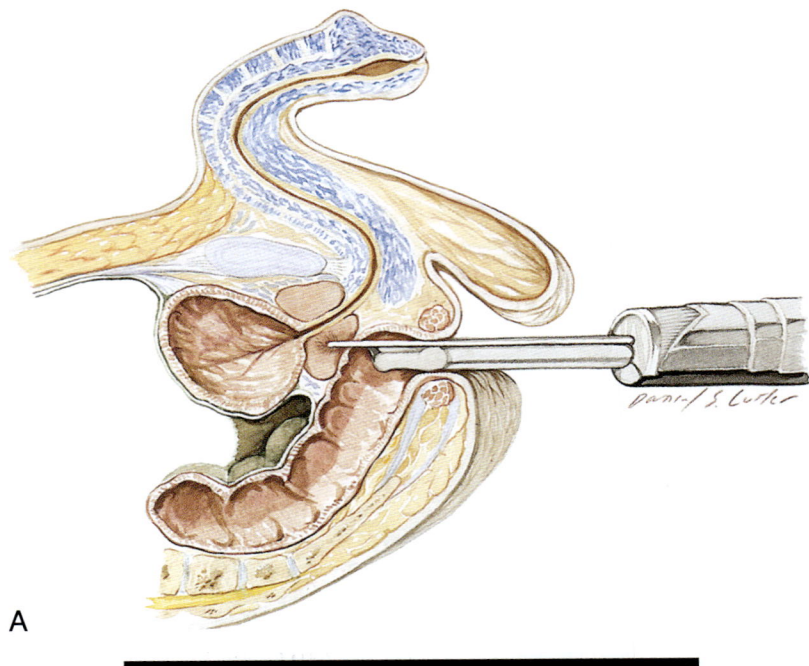

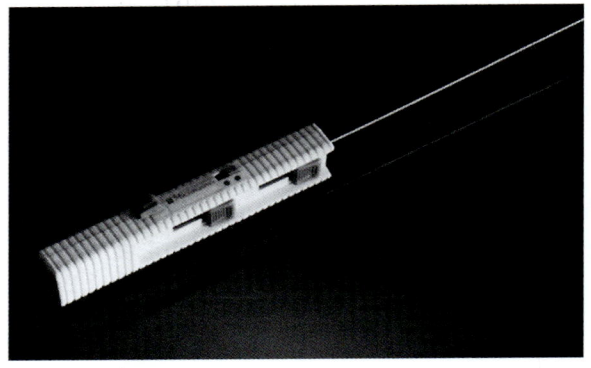

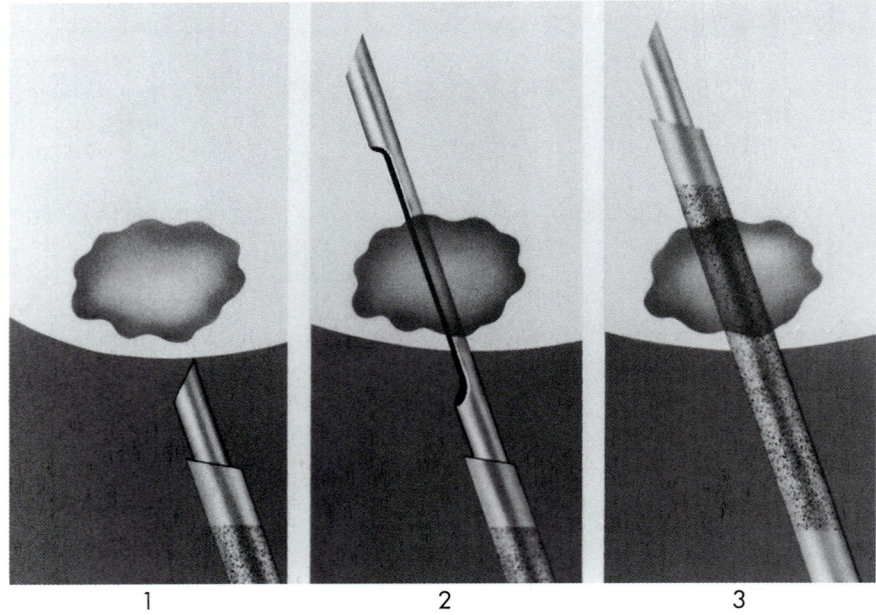

FIGURA 10-15. Técnica de biópsia da próstata. A, Diagrama mostrando técnica guiada por USTR. **B,** Típica "pistola" descartável. **C,** Mecanismo de funcionamento da agulha: (1) agulha fechada direcionada para a lesão; (2) no disparo, a parte interior do estilete entra na lesão; (3) a capa externa avança e corta e aprisiona a amostra.

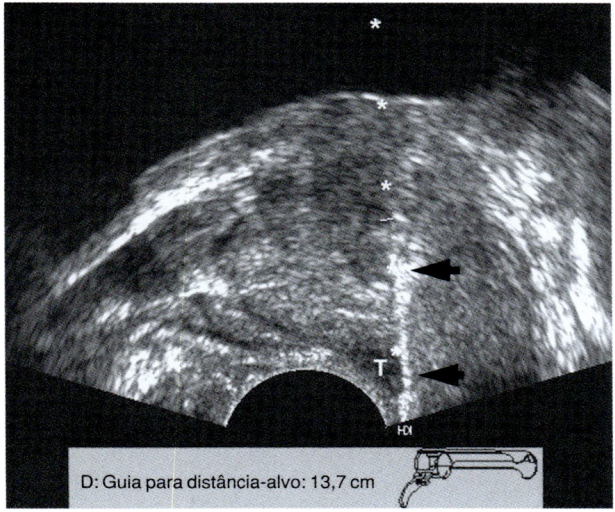
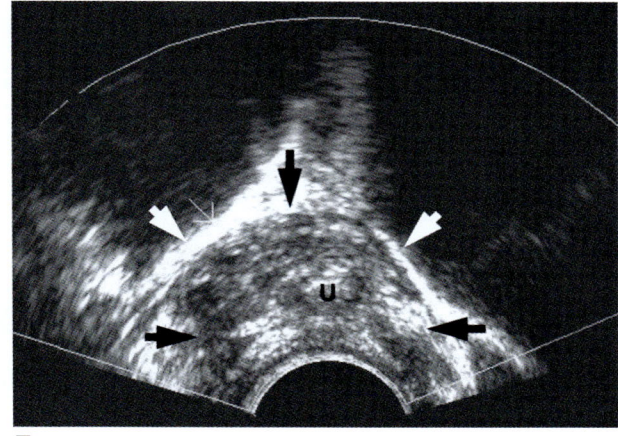

FIGURA 10-15, cont. Técnica de biópsia da próstata. D, Agulha de biópsia como vista na USTR (*setas*). Linhas pontilhadas de alvo são visíveis (*). T, nódulo. **E,** Câncer prostático recorrente na região de anastomose após prostatectomia radical. A lesão (*setas pretas*) é baixa na pelve atrás dos ossos que formam o arco pubiano (*setas brancas*) e em torno da uretra (U).

- Velocidade do PSA excessiva
- Fragmentos positivos na prostatectomia transuretral
- Homens com adenocarcinoma metastático nos quais o câncer primário não é evidente

Qualquer uma dessas indicações é suficiente para realizar a biópsia. Na primeira ocasião, a biópsia é realizada usando um sistema de padrão sextante (seis cores) com amostras adicionais obtidas de áreas suspeitas localizadas fora do padrão sextante (Fig. 10-16).[75,76]

Três amostras são retiradas de cada lado da zona periférica no nível da base, no meio da glândula e ápice, favorecendo levemente a região lateral de cada lobo (seis no total). Amostras adicionais são retiradas de lesões suspeitas ou áreas de anormalidade vascular que se localizam fora do padrão sextante (p. ex., na parte anterior da glândula) (Fig. 10-16). Esta abordagem seguindo as indicações relatadas deve resultar em um total de 30% a 60% de biópsias positivas e cerca de 60% para lesões que parecem suspeitas na ultra-sonografia.[1]

Indicações para Repetir Biópsia. A biópsia é repetida, geralmente usando um padrão de amostragem mais extenso, nas seguintes situações:

- A biópsia inicial é negativa, mas continua a haver uma forte suspeita clínica de câncer (nódulo palpável, PSA > 10 ou continuando a aumentar).
- A biópsia inicial mostra histologia suspeita que não responde à terapia radical (neoplasia epitelial prostática [NEP] de grau elevado, células atípicas e câncer microscópico).

Devido à cerca de 30% a 40% dos cânceres não serem visíveis na USTR, há uma chance de as amostras iniciais não terem atingido o câncer e é razoável repetir a biópsia em intervalos de 3 a 6 meses até duas vezes, se necessário, especialmente se houver continuação inexplicável do aumento do PSA, razão PSA baixa, ou se os resultados iniciais mostram alterações que são pré-cancerosas ou altamente associadas ao câncer, como neoplasia intra-epitelial prostática ou células atípicas (pequena proliferação acinar atípica).[77] Em nossas mãos, a primeira biópsia revelou-se NEP em 7,3% e as células atípicas em 4%, e câncer em 46% de 2.473 biópsias. Logo, cerca de 11,3% dos homens retornam para repetir a biópsia por causa de células suspeitas.[78] Além das três sessões de biópsia, o benefício se

---

TABELA 10-2. INDICAÇÕES DA BIÓPSIA DE PRÓSTATA PARA INVESTIGAR CÂNCER

Este grupo inclui qualquer paciente cuja informação histológica alteraria o tratamento e no qual a biópsia possa ser realizada com segurança

Indicações de Biópsia Inicial

Exame de toque retal anormal
Aumento inexplicável do PSA USTR anormal
Velocidade de PSA excessiva
Fragmentos positivos na PRTU
Adenocarcinoma metastático onde o local primário não é evidente

Indicações de Biópsia Repetida

Biópsia inicial negativa, suspeita clínica continua forte
PSA> 10 ng/mL, ou continuando a se elevar
Exame de toque retal suspeito, mas biópsia inicial negativa
Histologia inicial suspeita (NPI, células atípicas, câncer microscópico)

NPI, Neoplasia prostática intra-epitelial; PSA, antígeno prostático específico; USTR, ultra-sonografia transretal; PRTU, prostatectomia transuretral.

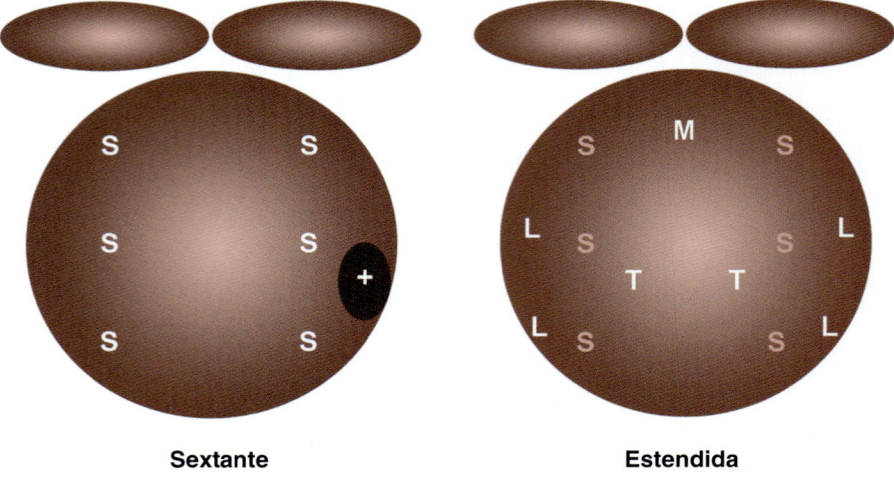

FIGURA 10-16. Locais de biópsia vistos da face posterior da próstata. Imagem sextante da esquerda mostra os seis locais padrão (S). Amostras adicionais são tiradas de qualquer lesão que é evidente fora do padrão sextante (+). A imagem direita mostra um típico padrão de biópsias estendidas — neste exemplo, um padrão core-13. Os locais sextantes são amostrados (L). Além disso, as amostras são tiradas das regiões laterais das zonas periféricas (La), profundamente na região anterior da zona de transição (T); S = L; L = La e da zona periférica na linha média (M), na base, cranial ao *verumontanum*. (Imagem da direita de Babaian RJ, Toi A, Kamoi K et al.: A comparative analysis of sextant and an extended 11-core multisite directed biopsy strategy J Urol 2000; 163(1):152.).

torna muito pequeno, e a maioria dos laboratórios passa a um controle de cerca de 1 ano. As taxas de detecção de câncer em biópsias repetidas foram reportadas como 22% a 38%, 10%, 5%, e 4%, respectivamente.[54,79]

Biópsias repetidas usam um padrão mais extenso de amostras (Fig. 10-16).[80] Os locais de câncer não alcançados pelo padrão sextante inicial têm sido avaliados.[81] Vários padrões de biópsia estendida têm sido sugeridos.[54,82] Nós achamos que um padrão 13-core modelado baseado em Babaian[82] tem sido muito efetivo com amostras obtidas como se segue: para cada lobo – zona periférica lateral (dois cores); zona periférica média (três cores = locais sextantes); zona de transição (um core), em adição, um da linha média logo acima do nível do *verumontanum*. No total, 13 cores são obtidos e o sucesso em diagnosticar câncer é de cerca de 42%. A maioria dos cânceres será encontrada nos locais sextantes ou nos laterais com apenas uma pequena contribuição da zona de transição e da linha média.[82] O Doppler colorido aumentou levemente a sensibilidade e a especificidade, sem levar em conta se uma lesão foi detectada no exame convencional (Fig. 10-13).

Biópsia Após Prostatectomia Radical. A prostatectomia radical deve reduzir o PSA para níveis virtualmente indetectáveis. Doença recorrente é suspeitada se o PSA começar a se elevar. Ultra-sonografia transretal é usada para avaliar o local de anastomose e para procurar por linfadenopatia local e massas pélvicas (Fig. 10-15E). Se a doença localmente recorrente é encontrada, então o tratamento com radioterapia pode ser útil. Nesses homens, nós realizamos biópsias de qualquer massa semelhante a nódulo e obtemos duas amostras de cada lado da anastomose. Deve-se tomar cuidado para não confundir vasos pélvicos aumentados com massas. Avaliação com Doppler é importante antes da biópsia.

Biópsia em Homens com Ânus Ausente. Homens que tiveram seus ânus fechados devido à ressecção abdominoperineal representam um grupo difícil de lidar quando seus PSA se tornam aumentados. Nós tentamos a ultra-sonografia transabdominal e transperineal, mas a visibilidade é muito restrita. Biópsia guiada por ultra-sonografia transperineal com anestesia local é moderadamente bem-sucedida na obtenção de tecido prostático.[83] Uma abordagem alternativa usando RM para detecção de lesão seguida por biópsia transciática por TC deve ser considerada.

Papel da Ultra-sonografia Transretal no Estadiamento do Câncer de Próstata

Seguindo o diagnóstico de câncer de próstata, decisões terapêuticas definitivas não podem ser tomadas a menos que se determine o estágio do câncer de próstata. Múltiplas escolhas de terapia disponíveis precisam ser discutidas com o paciente, mas tudo depende do conhecimento da extensão da doença.[49] A prática vigente é usar um nomograma que inclui estágio clínico (exame de toque retal) + PSA + pontuação de Gleason para determinar o estágio patológico.[45,46] A USTR em boas mãos pode trazer certas contribuições ao estadiamento do câncer, mas a variabilidade considerável interexaminador em detectar extensão extracapsular diminuiu sua confiabilidade. Apenas tumor com extensão macroscópica é detectável; a extensão microscópica não pode ser detectada por nenhuma técnica de imagem, incluindo TC e RM.

A biópsia guiada por ultra-sonografia tem sido sugerida para pacientes com menos de 5% de fragmentos positivos na prostatectomia transuretral (estágio T1a) em vez de repetir a ressecção transuretral ou biópsia cega por agulha para determinar se eles obtiveram uma carga maior da doença. A terapia será alterada se um volume maior de câncer puder ser mostrado. Por exemplo, se uma pequena quantidade de câncer foi encontrada numa ressecção transuretral como resultado de uma ressecção de amostra da borda de um câncer

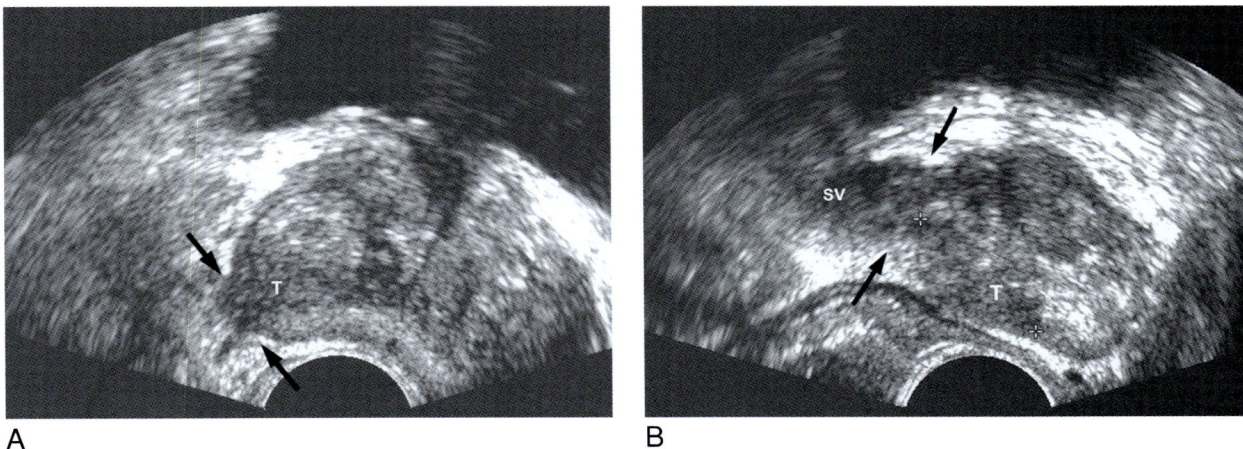

FIGURA 10-17. Estadiamento do câncer de próstata extenso. A, O câncer (T) se estendeu para fora da próstata no feixe neurovascular (*setas*). Notar como é difícil diferenciar a extensão do tumor de uma irregularidade normal causada pelo feixe neurovascular, estágio T3a. **B**, Corte parassagital mostra câncer (T) se estendendo (*setas*) para as vesículas seminais (SV) acima da próstata, estágio T3c.

grande, a ultra-sonografia poderia avaliar e determinar o estágio do câncer.[84] Nestes casos, uma biópsia sextante é feita e amostras são retiradas da zona de transição adjacente à cavidade de PRTU nos seus aspectos direito, esquerdo e da linha média. Para câncer confinado à próstata, estágios clínicos T1 e T2 (localizados e confinados na próstata), pode ser oferecida prostatectomia radical potencialmente curativa ou radioterapia. Se a doença já deu metástase, a terapia local não irá ajudar.

Existe controvérsia em relação à melhor terapia para o câncer da próstata localmente invasivo (estágio T3). Se for encontrada invasão microscópica, a conduta mais aceitável é cirurgia seguida por radioterapia. Com invasão macroscópica, parece que não há vantagem na cirurgia, e pode ser tentada a radioterapia. Em alguns casos, a USTR pode detectar extensão local macroscópica para a gordura periprostática ou vesículas seminais (Fig. 10-17A, B).

A precisão da USTR e de outros exames de imagem para estadiamento tem sido avaliada. Em geral, USTR e RM são similares, embora a RM com bastão endorretal seja levemente mais precisa para determinar envolvimento das vesículas seminais. Geralmente, na determinação da extensão extracapsular ou para vesícula seminal, a USTR tem sensibilidade de 50% a 90%, especificidade de 46% a 91%, e precisão total de 46% a 86%. Para a RM, os números são sensibilidade de 38% a 68%, especificidade de 72% a 95%, precisão total de 51% a 91%. Tumores grandes podem facilmente ser vistos estendendo-se para fora da cápsula como um resultado da perda de simetria e irregularidade capsular, mas a invasão microscópica não pode ser vista. TC é um método de imagem relativamente pobre para estadiamento do envolvimento das estruturas locais periprostáticas e linfonodos.[85,86] Extensão para as vesículas seminais pode ser difícil de detectar; vesículas seminais afetadas podem parecer normais. Pode-se suspeitar de invasão se houver aumento, dilatação cística, assimetria, deslocamento anterior, hiperecogenicidade e perda do bico da vesícula seminal.[87]

Há um papel para as biópsias de estadiamento em pacientes sabidamente com câncer de próstata. Apenas uns poucos trabalhos descreveram o papel da biópsia de estadiamento no câncer prostático e estes se direcionaram às vesículas seminais. Quando a biópsia das vesículas seminais era positiva, 100% também tinham penetração capsular e 50% tinham linfonodos positivos.[88,89] Ocasionalmente, nós propusemos realizar biópsias pericapsulares de estadiamento para tentar provar disseminação extracapsular. Quando o patologista vê o tumor entremeado com gordura, existe invasão extracapsular, provavelmente do tipo macroscópico.

Ultra-sonografia Transretal como Guia para Tratamento do Câncer de Próstata

A ultra-sonografia transretal é uma ferramenta efetiva para guiar implementos para a terapia da próstata. Isso inclui tratamentos padrão, como radioterapia (braquiterapia e dose escalada conforme radioterapia),[41] e crioterapia, assim como tratamentos experimentais, como termoterapia,[90] terapia genética com injeção viral,[91] e terapia fotodinâmica.[92]

Para **dose escalada de raios externos conforme radioterapia**, a USTR é usada para guiar a colocação dos marcadores padrão (pequenos fios de ouro de cerca de 5 x 0,5 mm) na base, região posterior e ápice da próstata (Fig. 10-18). Na radioterapia convencional, os campos de radiação são deliberadamente maiores do que a próstata para compensar as alterações significativas na posição da próstata, que sabidamente ocorrem. Isto resulta em lesão a órgãos colaterais, inclusos nos campos. Com marcadores na próstata, *portal imagers* (unidades de fluoroscopia que podem funcionar em níveis altos de radiação usados para terapia) podem ser usados durante a radioterapia para acompanhar o movimento

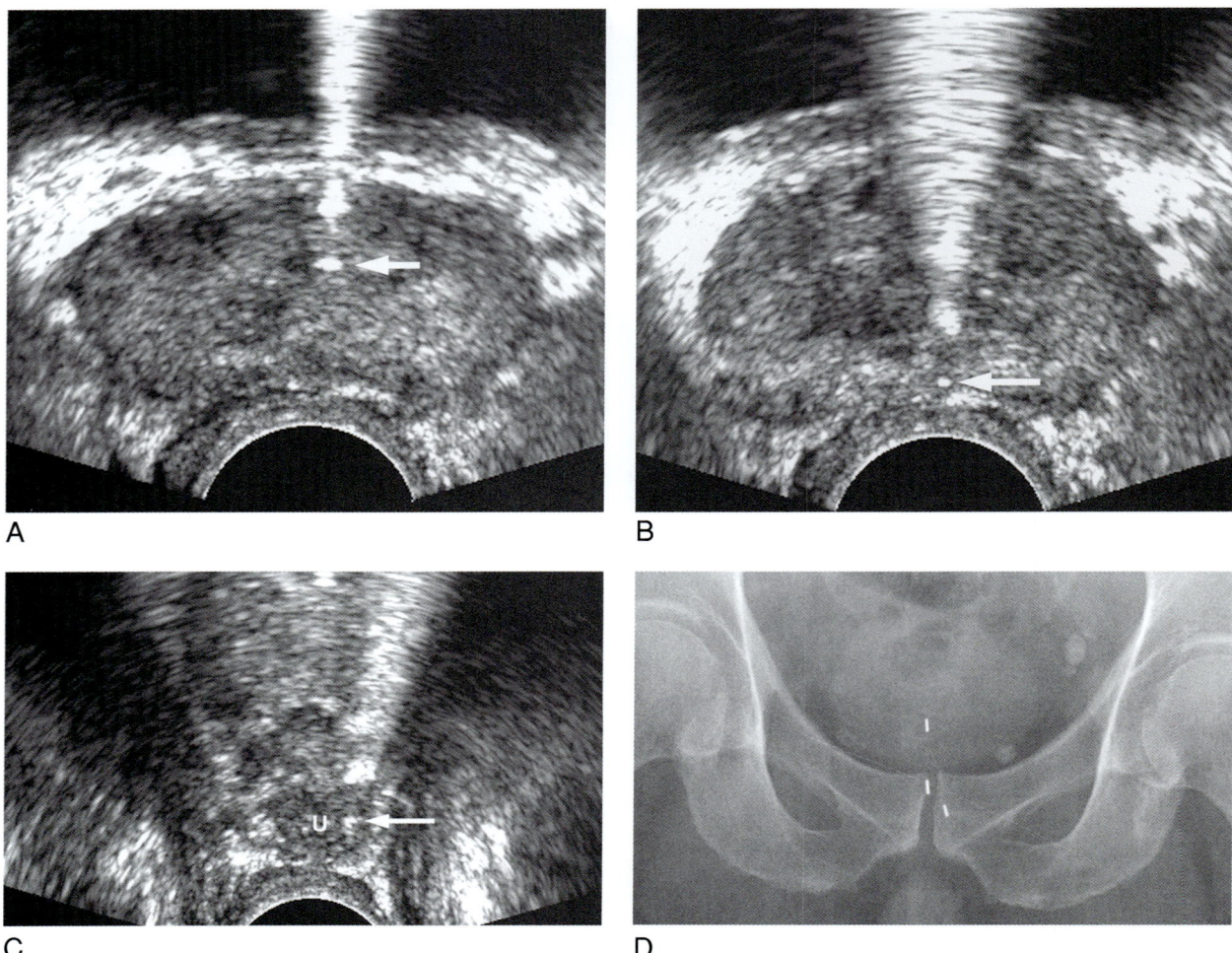

FIGURA 10-18. Dispositivos marcadores padrão inseridos com orientação da USTR e usados para guiar dose escalada de radioterapia com raios externos. A, Corte transversal mostra dispositivo basal (*seta*) com o característico artefato de reverberação em cauda de cometa. **B,** Dispositivo na superfície retal (*seta*). **C,** Dispositivo apical (*seta*) logo ao lado da uretra (U). **D,** Radiografia pélvica mostra os três dispositivos de marcação no local. USTR, Ultra-sonografia transretal.

da próstata.[93] Isto permite aos raios estarem fortemente em conformação com a próstata e seguirem seu movimento. Como resultado, doses de radiação mais altas podem ser focadas diretamente na próstata para melhorar os resultados e evitar lesões a órgãos colaterais.

Braquiterapia envolve a colocação direta de múltiplos dispositivos radioativos (geralmente ^{125}I) na próstata por via transperineal.[94] Esta técnica permite a maior radiação intraprostática possível porque todos os dispositivos estão no interior da próstata e os órgãos adjacentes são preservados. Braquiterapia se adapta a um grupo seleto de pacientes com câncer com estágio clínico T1 ou T2, PSA< 10, pontuação de Gleason < 7, e volume prostático < 50 mL. A ultra-sonografia transretal é usada para examinar o tamanho da próstata, planejar e guiar a colocação dos dispositivos transperinealmente, usando modelos especiais de guia (Fig. 10-19).

Crioterapia trata o câncer de próstata congelando-o com o uso de dispositivos térmicos inseridos transperinealmente e guiados por USTR. A ultra-sonografia transretal pode determinar a extensão do processo de ablação seguindo a formação de bola de gelo nas margens da próstata e ajudando a diminuir as complicações.[95]

Muitas terapias **experimentais** de câncer de próstata têm sido testadas. Elas requerem a orientação pela USTR para introduzir elementos ativos em partes específicas da próstata. Incluem injeção viral para terapia genética e terapia fotodinâmica, pelas quais células malignas são marcadas e destruídas por reagentes ativados por comprimentos de onda luminosa específicos, deixados na próstata por fibras ópticas inseridas com orientação pela USTR.

Biópsia Orientando a Terapia Prostática Não-cirúrgica

Muitas das terapias citadas podem alterar a textura da próstata, tornando impossível detectar câncer recorrente com USTR. Nós realizamos biópsia sextante destes pacientes quando se necessita de tecido para cuidado do paciente.

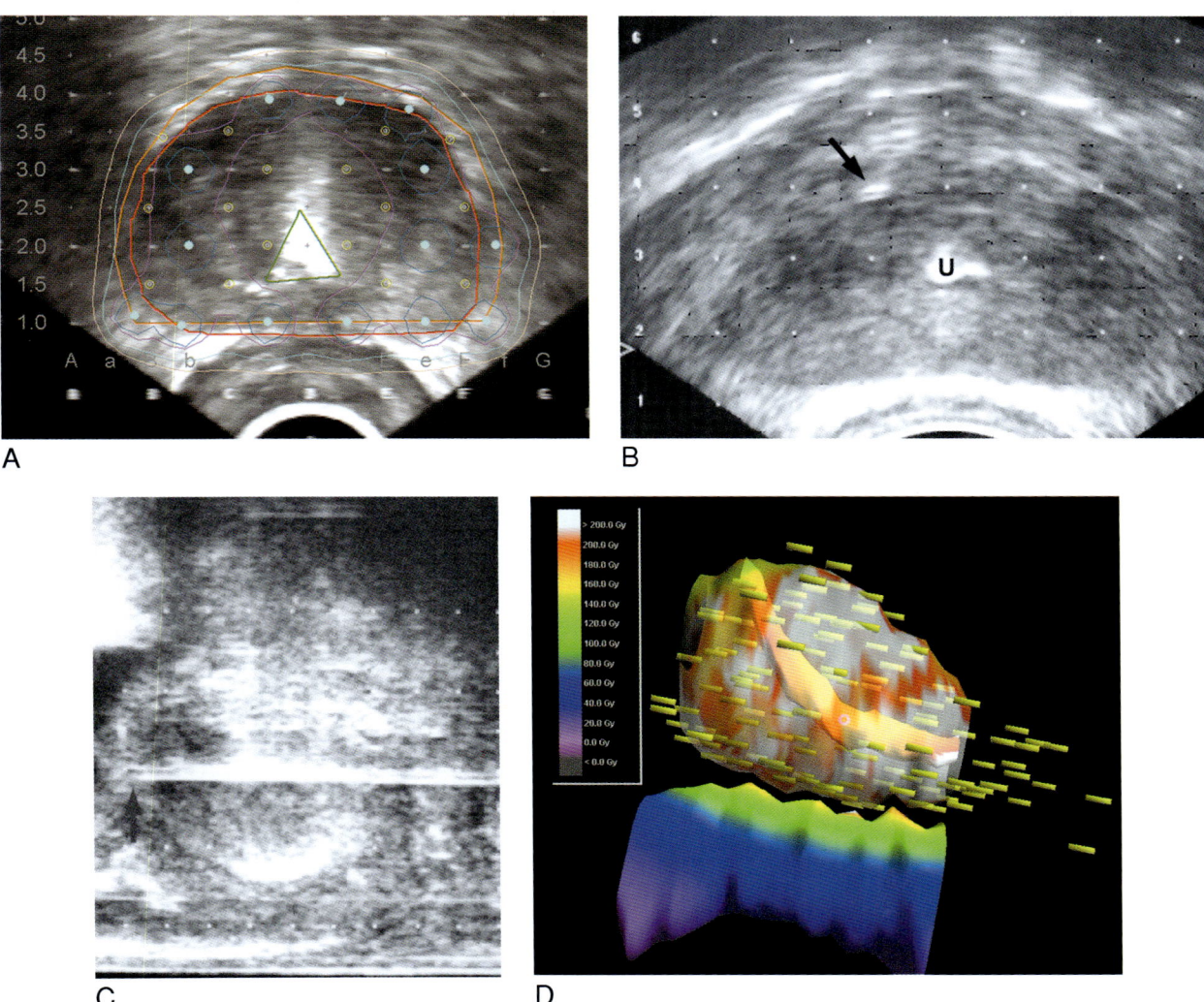

FIGURA 10-19. Ultra-sonografia transretal. USTR é usada para planejar e orientar a braquiterapia (implante de dispositivo radioativo) usando um aparelho especial e modelo de agulha perineal. **A**, Um dos múltiplos cortes transversais da próstata usados para planejar locais (*pontos*) e determinar curvas isodose de radiação (*linhas coloridas*). Dose uretral é evitada (*área central branca dentro do triângulo verde*). Notar a grade de marcadores no fundo (A a B....) e lado esquerdo (1, 1,5, 2,0....) e grade de pontos superposta no campo. **B**, Colocação de dispositivo guiada por USTR na sala de cirurgia. Corte transversal mostra a orientação da grade de pontos no topo de uma agulha inserida como um eco "em forma de hambúrguer" (*seta*). U, uretra. **C,** Corte sagital mostra agulha de braquiterapia inserida na base da próstata (*seta*) para inserir uma linha de dispositivos. **D,** Reconstrução na TC pós-procedimento mostra a localização dos dispositivos (*verde*). USTR, ultra-sonografia transretal. (Cortesia de Dr. Juanita Crook, Radiation Oncology, Princess Margaret Hospital, Toronto).

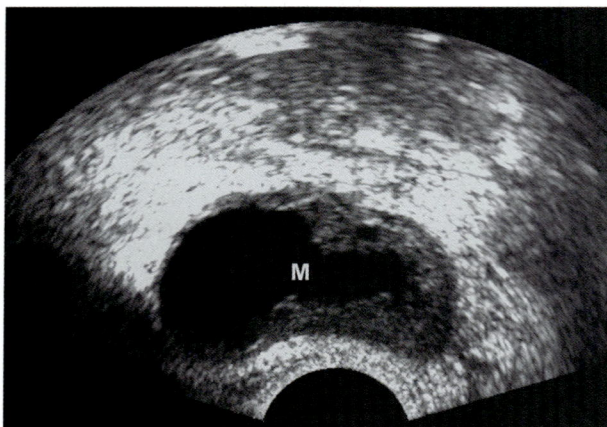

FIGURA 10-20. Mulher com massa pélvica anormal ilustra usos não-prostáticos da orientação por USTR e biópsia em homens e mulheres. Esta é uma massa pélvica recorrente (M) após histerectomia por câncer uterino. Exame de USTR e biópsia forneceram a prova histológica que era necessária antes de continuar o tratamento. A técnica transretal é útil para a biópsia de qualquer massa pélvica que possa ser alcançada pelo transdutor.

OUTRAS APLICAÇÕES PARA ULTRA-SONOGRAFIA TRANSRETAL E BIÓPSIA/ASPIRAÇÃO

Tanto nos homens quanto nas mulheres, a via transretal é útil para avaliar e recolher amostra de qualquer massa pélvica que esteja ao alcance da sonda e da agulha. Ultra-sonografia transretal também fornece acesso pélvico de alta resolução em meninas e mulheres nas quais não possa ser realizada a ulta-sonografia transvaginal (Fig. 10-20).

Existem algumas advertências. Devido à existência de vasos grandes na pelve, é importante usar o Doppler para avaliar qualquer área onde a biópsia é observada. Lembrar que **rins pélvicos** podem mimetizar massas patológicas. Além disso, **meningoceles anteriores** podem mimetizar massas atrás do reto e não devem ser aspiradas, por risco de infecção.

Ao mesmo tempo, nós realizamos drenagem de abscesso e biópsias de numerosas massas, incluindo **massas ovarianas, massas recorrentes após cirurgia de tumor primário diverso, massas periureterais, massas vesicais** e **massas pericolônicas**. Todos estes procedimentos têm o mesmo preparo e protocolo que a biópsia prostática básica. Os ureteres distais e as junções ureterovesicais são acessíveis à avaliação para lesões com obstrução ureteral, incluindo **cálculos**.

Referências

1. Scherr DS, Eastham J, Ohori M, et al: Prostate biopsy techniques and indications: When, where, and how? Semin Urol Oncol 2002;20(1):18-31.
2. Babaian RJ, Camps JL: The role of prostate-specific antigen as part of the diagnostic triad and as a guide when to perform a biopsy. Cancer 1991;68:2060-2063.
3. Meyer F, Yves F: Prostate cancer: 4. Screening. CMAJ 1998;159(8):968.
4. Polascik TJ, Oesterling JE, Partin AW: Prostate specific antigen: A decade of discovery—what we have learned and where are we going. J Urol 1999;162:293-306.
5. Watanabe H, Igari D, Tanahasi Y, et al: Development and application of new equipment for transrectal ultrasonography. J Clin Ultrasound 1974;2:91-98.
6. Aarnink RG, Beerlage HP, De la Rosette JJ, et al: Transrectal ultrasound of the prostate: Innovations and future applications. J Urol 1998;159:1568-1579.
7. Littrup PJ, Bailey SE: Prostate cancer: The role of transrectal ultrasound and its impact on cancer detection and management. Radiol Clin North Am 2000;38(1):87-113.
8. Lee F, Torp-Pedersen ST, Siders DB, et al: Transrectal ultrasound in the diagnosis and staging of prostatic carcinoma. Radiology 1989;170:609-615.
9. Kaye KW, Richter L: Ultrasonographic anatomy of normal prostate gland: Reconstruction by computer graphics. Urology 1990;35:12-17.
10. McNeal JE: The zonal anatomy of the prostate. Prostate 1981;2:35-49.
11. Ayala AG, Ro JY, Babaian R, et al: The prostatic capsule: Does it exist? Am J Surg Pathol 1989;13:21-27.
12. Leventis AK, Shariat SF, Utsunomia T, et al: Characteristics of normal prostate vascular anatomy as displayed by power Doppler. Prostate 2001;46:281-288.
13. Halpern EJ, Frauscher F, Forsberg F, et al: High-frequency Doppler US of the prostate: Effect of patient position. Radiology 2002;222(3):634-639.
14. Ayala AG, Ro JY, Babaian RJ, et al: The prostate capsule: Does it exist? Am J Surg Path 1989;13(1):21-27.
15. Hendrikx AJ, van Helvoort, van Dommelen CA, et al: Ultrasonic determination of prostatic volume: A cadaver study. Urology 1989;34(3):123-125.
16. Jacobsen H, Torp-Pedersen S, Juul N: Ultrasonic evaluation of age-related human prostatic growth and development of benign prostatic hyperplasia. Scand J Urol Nephrol 1988;107(suppl):26-31.
17. Shinohara K, Scardino PT, Carter S, et al: Pathologic basis of the sonographic appearance of the normal and malignant prostate. Urol Clin North Am 1989;16:675-691.
18. Burks DD, Drolshagen LF, Fleischer AC, et al: Transrectal ultrasound of benign and malignant prostatic lesions. AJR 1986;146:1187-1191.
19. Oyen RH, Van de Voorde QM, Van Poppel HP, et al: Benign hyperplastic nodules that originate in the peripheral zone of the prostate gland. Radiology 1993;189:707-711.
20. Thin RN: Diagnosis of chronic prostatitis: Overview and update. Int J STD AIDS 1997;8:475-481.
21. Doble A, Thomas BJ, Furr PM, et al: A search for infectious agents in chronic abacterial prostatitis using ultrasound guided biopsy. Br J Urol 1989;64:297-301.
22. Di Trapani D, Pavone C, Serretta V, et al: Chronic prostatitis and prostatodynia: Ultrasonographic alterations of the prostate, bladder neck, seminal vesicles and periprostatic venous plexus. Eur Urol 1988;15:230-234.
23. Bude R, Bree RL, Adler RS, et al: Transrectal ultrasound appearance of granulomatous prostatitis. J Ultrasound Med 1990;9:677-680.
24. Cytron S, Weinberger M, Pitlik S, et al: Value of transrectal ultrasonography for diagnosis and treatment of prostatic abscess. Urology 1988;32(5):454-458.

25. Papanicolaou N, Pfister R, Stafford S, et al: Prostatic abscess: Imaging with transrectal ultrasound and magnetic resonance. AJR 1987;149:981-982.
26. Nghiem HT, Kellman GM, Sandberg SA, et al: Cystic lesions of the prostate. RadioGraphics 1990;10:635-650.
27. Shabsigh R, Lerner S, Fishman IJ, et al: The role of transrectal ultrasonography in the diagnosis and management of prostatic and seminal vesicle cysts. J Urol 1989;141:1206-1209.
28. Littrup PJ, Lee F, McLeary RD, et al: Transrectal ultrasound of the seminal vesicles and ejaculatory ducts: Clinical correlation. Radiology 1988;168:625-628.
29. Jarow JP, Sharlip ID, Belker AM, et al: Best practice policies for male infertility. J Urol 2002;167:2138-2144. See also AUA web site: ttps://shop.auanet.org/timssnet/products/guidelines/main_reports.cfm
30. Kuligowska E, Fenlon HM: Transrectal US in male infertility: Spectrum of findings and role in patient care. Radiology 1998;207:173-181.
31. Doble A, Thomas BJ, Furr PM, et al: A search for infectious agents in chronic abacterial prostatitis using ultrasound guided biopsy. Br J Urol 1989; 64:297-301.
32. Fuse H, Sumiya H, Ishii H, et al: Treatment of hemospermia caused by dilated seminal vesicles by direct drug injection guided by ultrasonography. J Urol 1988;140:991-992.
33. Worischeck JH, Parra RO: Chronic hematospermia: Assessment by transrectal ultrasound. Urology 1994;43(4):515-520.
34. Munkelwitz R, Krasnokutsky S, Lie J, et al: Current perspectives on hematospermia: A review. J Androl 1997;18(1):6-14
35. Levy IG, Iscoe NA, Klotz LH: Prostate cancer: 1. The descriptive epidemiology in Canada. CMAJ 1998;159(5):509.
36. Neal DE, Leung HY, Powell PH, et al: Unanswered questions in screening for prostate cancer. Euro J Cancer 2000;36:1316-1321.
37. Rietbergen JBW, Schroder FH: Screening for prostate cancer—More questions than answers. Acta Oncol 1998;37(6):515-532.
38. Thompson I, Carroll P, Coley C, et al: Prostate-specific antigen (PSA) best practice policy. Oncology 2000; 14(2):267-286. See also web site: https://shop.auanet.org/timssnet/products/guidelines/main_reports.cfm.
39. Nam RK, Jewett MAS, Krahn MD: Prostate cancer: 2. Natural history. CMAJ 1998;159(6):685-691.
40. Meyer F, Fradet Y: Prostate cancer: 4. Screening. CMAJ 1998;159(8):968-972.
41. Eng TY, Thomas CR, Herman TS: Primary radiation therapy for localized prostate cancer. Urol Oncol 2002;7:239-257.
42. Whitmore WF Jr: Natural history staging of prostate cancer. Urol Clin North Am 1984;11:205-220.
43. Garnick MB: Prostate Cancer: Screening, diagnosis and management. Ann Int Med 1993;118:804-818.
44. Gleason DF: Veterans Administration Cooperative Urological Research Group. Histologic Grading and Clinical Staging of Prostatic Carcinoma. Philadelphia, Lea & Febiger; 1977.
45. Partin AW, Yoo J, Carter HB, et al: The use of prostate specific antigen, clinical stage and Gleason score to predict pathological stage in men with localized prostate cancer. J Urol 1993;150:110-114.
46. Ross PL, Scardino PT, Kattan MW: A catalogue of prostate cancer nomograms. J Urol 2001;165:1562-1568.
47. Dugan JA, Bostwick DG, Myers RP, et al: The definition and preoperative prediction of clinically insignificant prostate cancer. JAMA 1996;275:288-294.
48. Etzioni R, Penson DF, Legler JM, et al: Overdiagnosis due to prostate-specific antigen screening: Lessons from U.S. prostate cancer incidence trends. J Nat Cancer Inst 2002;94(13):981-990.
49. Thompson IM: Counseling patients with newly diagnosed prostate cancer. Oncology 2000;14:119.
50. Goldenberg LS, Ramsey EW, Jewett MAS: Prostate cancer: 6. Surgical treatment of localized disease. CMAJ 1998;159(10):1265.
51. Warde P, Catton C, Gospodarowicz, M: Prostate cancer: 7. Radiation therapy for localized disease. CMAJ 1998;159(11):1381.
52. Thompson I, Carroll P, Coley C, et al: Prostate-specific antigen (PSA) best practice policy vol 14, No 2, from the American Urological Association. Oncology 2000; 14(2):267-286. See also web site: https://shop.auanet.org/timssnet/products/guidelines/main_reports.cfm.
53. Stenman UH, Leinonen J, Zhang WM, et al: Prostate-specific antigen. Semin Cancer Biol 1999;9:83-93.
54. Matlaga BR, Eskew A, McCullough DL: Prostate biopsy: Indications and technique. J Urol 2003;169:12-19.
55. Littrup P, Kane RA, Mellen CJ, et al: Cost effective prostate cancer detection. Reduction of low-yield biopsies. Cancer 1994;74:3146.
56. Oesterling JE, Jacobsen SJ, Chute CG, et al: Serum prostate-specific antigen in a community-based population of healthy men: Establishment of age-specific reference ranges. JAMA 1993;270(7):860-864.
57. Carter HB, Pearson JD, Metter EJ, et al: Longitudinal evaluation of prostate-specific antigen levels in men with and without prostate disease. JAMA 1992; 267(16):2215-2220.
58. Catalona WJ, Smith DS, Ornstein DK: Prostate cancer detection in men with serum PSA concentrations of 2.6-4.0 ng/ml and benign prostate examination. Enhancement of specificity with free PSA measurements. JAMA 1997;227(18):1452-1455.
59. Rifkin MD, Zerhouni EA, Gastsonis CA: Comparison of magnetic resonance imaging and ultrasound in staging early prostate cancer. N Engl J Med 1990;323(10): 621-626.
60. Partin AW, Kattan MW, Subong ENP, et al: Combination of prostate-specific-antigen, clinical stage, and Gleason score to predict pathological stage of localized prostate cancer: A multi-institutional update. JAMA 1997; 277(18):1445-1451.
61. McNeal JE, Redwine EA, Freiha FS, et al: Zonal distribution of prostatic adenocarcinoma. Am J Surg Pathol 1988;12:897-906.
62. Chen ME, Johnston DA, Tang K, et al: Detailed mapping of prostate carcinoma foci: Biopsy strategy implications. Cancer 2000;89(8):1800-1809.
63. Lee F, Torp-Pedersen S, Littrup PJ, et al: Hypoechoic lesions of the prostate: Clinical relevance of tumor size, digital rectal examination, and prostate-specific antigen. Radiology 1989;170:29-32.
64. Dahnert WF, Hamper UM, Eggleston JC, et al: Prostatic evaluation by transrectal ultrasound with histopathologic correlation: The echogenic appearance of early carcinoma. Radiology 1986;158:97-102.
65. Shinohara K, Wheeler TM, Scardino PT: The appearance of prostate cancer on transrectal ultrasonography: Correlation of imaging and pathological examinations. J Urol 1989;142:76-82.
66. Hasegawa Y, Sakamoto N: Relationship of ultrasonographic findings to histology in prostate cancer. Eur Urol 1994;26(1):10-17.

67. Rifkin MD, Dahnert W, Kurtz AB: State of the art: Endorectal sonography of the prostate gland. AJR 1990;154:691-700.
68. Dahnert WF, Hamper UM, Walsh PC, et al: The echogenic focus in prostatic sonograms, with xeroradiographic and histopathologic correlation. Radiology 1986;159:95-100.
69. Hamper UM, Sheth S, Walsh PC, et al: Bright echogenic foci in early prostatic carcinoma: Sonographic and pathologic correlation. Radiology 1990;176:339-343.
70. Dahnert WF: Ultrasonography of carcinoma of the prostate: A critical review. Appl Radiol 1988;17:39-44.
71. Frauscher F, Klauser A, Halpern EJ: Advances in ultrasound for the detection of prostate cancer. Ultrasound Quarterly 2002;18(2):135-142.
72. Rodriguez LV, Terris MK: Risks and complications of transrectal ultrasound guided needle biopsy: A prospective study and review of the literature. J Urol 1998; 160(6-I):2115-2120.
73. Dajani AS, Taubert KA, Wilson W, et al: Prevention of bacterial endocarditis. Recommendations by the American Heart Association. JAMA 1997;277(22):1794-801.
74. Clements R, Aideyan OU, Griffiths GJ, et al: Side effects and patient acceptability of transrectal biopsy of the prostate. Clin Radiol 1993;47:125-126.
75. Hodge KK, McNeal JE, Terris MK, et al: Random systematic versus directed ultrasound guided transrectal core biopsies of the prostate. J Urol 1989;142:71-75.
76. Dyke CH, Toi A, Sweet JM: Value of random ultrasound-guided transrectal prostate biopsy. Radiology 1990; 176:345-349.
77. Borboroglu PG, Sur RL, Roberts JL, et al: Repeat biopsy strategy in patients with atypical small acinar proliferation or high grade prostate intraepithelial neoplasia on initial prostate biopsy. J Urol 2001;166:866-870.
78. Princess Margaret Hospital Prostate Center biopsy results 2000-2002, unpublished data.
79. Djavan B, Ravery V, Zlotta A, et al: Prospective evaluation of prostate cancer detected on biopsies 1, 2, 3 and 4: When should we stop? J Urol 2001;166:1679-1683.
80. Djavan B, Remzi M, Schulman CC, et al: Repeat prostate biopsy: Who, how, when? Eur Urol 2002;42:93-103.
81. Chen ME, Troncoso P, Johnston DA, et al: Optimization of prostate biopsy strategy using computer based analysis. J Urol 1997;158(6):2168-2175.
82. Babaian RJ, Toi A, Kamoi K, et al: A comparative analysis of sextant and an extended 11-core multisite directed biopsy strategy. J Urol 2000;163(1):152.
83. Shinohara K, Gulati M, Koppie TM, Terris MK: Transperineal biopsy after abdominoperineal resection. J Urol 2003;169:141-144.
84. Parra RO, Gregory JG: Transrectal ultrasound in stage A1 prostate cancer. Urology 1989;34:344-346.
85. Platt J, Bree RL, Schwab RE: Accuracy of computed tomography in the staging of carcinoma of the prostate. AJR 1987;149:315-318.
86. Salo JO, Kivisaari L, Rannikko S, et al: Computerized tomography and transrectal ultrasound in the assessment of local extension of prostatic cancer before radical retropubic prostatectomy. J Urol 1987;137:435-438.
87. Terris MK, McNeal JE, Stamey TA: Invasion of the seminal vesicles by prostatic cancer: Detection with transrectal ultrasound. AJR 1990;155:811-815.
88. Stock RG, Stone NN, Ianuzzi C, et al: Seminal vesicle biopsy and laparoscopic pelvis lymph node dissection: Implications for patient selection in the radiotherapeutic management of prostate cancer. Int J Radiat Oncol Biol Phys 1995;33(4):815-821.
89. Vallancien G, Prapotnich D, Beillon B, et al: Seminal vesicle biopsies in the preoperative staging of prostatic cancer. Eur Urol 1991;19:196-200.
90. Lancaster C, Toi A, Trachtenberg J: Interstitial microwave thermotherapy for localized prostate cancer. Urology 1999;53:828-831.
91. Steiner MS, Gingrich JR, Chauhan RD: Prostate cancer gene therapy. Surg Oncol Clin N Am 2002;11(3): 607-620.
92. Chen Q, Huang Z, Luck D, et al: Preclinical studies in normal canine prostate of a novel palladium-bacteriopheophorbide (WST09) photosensitizer for photodynamic therapy of prostate cancers. Photochem Photobiol 2002;76(4):438-445.
93. Wu J, Haycocks T, Alasti H, et al: Positioning errors and prostate motion during conformal prostate radiotherapy using on-line isocentre set-up verification and implanted prostate markers. Radiother Oncol 2001;61:127-133.
94. Nag S, Beyer D, Friedland J, et al: American Brachytherapy Society (ABS) recommendations for transperineal permanent brachytherapy of prostate cancer. Int J Radiat Oncol Biol Phys 1999;44(4):789-799.
95. Saliken JC, Donnelly BJ, Rewcastle JC: The evolution and state of modern technology for prostate cryosurgery. Urology 2002;60(2 Suppl 1):26-33.

11

As Glândulas Adrenais

Wendy Thurston / Stephanie R. Wilson

SUMÁRIO DO CAPÍTULO

EMBRIOLOGIA
ANATOMIA, MORFOLOGIA E FISIOLOGIA NORMAIS
   Anatomia
   Morfologia
   Fisiologia
ULTRA-SONOGRAFIA ADRENAL
   Aspectos Técnicos
   Técnicas de Exame
      Glândula Adrenal Direita
      Glândula Adrenal Esquerda
   Armadilhas
DOENÇAS INFECCIOSAS

NEOPLASIAS ADRENAIS BENIGNAS
   Adenoma
      Síndrome de Cushing
      Doença de Conn
   Visualização da Adrenal
      Adenoma
   Mielolipoma
   Feocromocitoma
   Neoplasia Endócrina Múltipla
   Neoplasias Adrenais Benignas Raras
NEOPLASIAS ADRENAIS MALIGNAS
   Câncer Cortical Adrenal
   Linfoma
   Sarcoma de Kaposi
   Metástases

CISTOS ADRENAIS
HEMORRAGIA ADRENAL
   Hemorragia Espontânea
   Hemorragia Pós-traumática
DISTÚRBIOS DO METABOLISMO
   Hemocromatose
   Doença de Wolman
INTERVENÇÃO ADRENAL GUIADA POR ULTRA-SOM
   Biópsia
   Drenagem
ULTRA-SONOGRAFIA INTRA-OPERATÓRIA

As glândulas adrenais são os menores órgãos pares encontrados no abdome, pesando cerca de 4 g cada, em um adulto normal não submetido a estresse.[1] Embora sejam pequenas e dobradas ântero-medialmente em relação ao pólo renal superior, as glândulas adrenais desempenham um papel significativo na manutenção da homeostase através da secreção hormonal.

A tomografia computadorizada (TC) tem sido considerada a principal modalidade de imagem para identificação da doença da glândula adrenal. Todavia, a ultra-sonografia pode ser eficiente e econômica na avaliação dos pacientes com suspeita de patologia da glândula adrenal. Uma vez que as glândulas adrenais podem estar envolvidas com doenças locais e sistêmicas, um perfeito entendimento das aplicações e limitações de todas as técnicas de imagem é necessário para orientar a estratégia de visualização mais apropriada.

EMBRIOLOGIA

A glândula adrenal é composta de duas partes, **córtex** e **medula**, que possuem diferentes origens embriológicas. O córtex se desenvolve a partir do tecido **mesodérmico**, e a medula, do tecido **neuroectodérmico**.

Durante a sexta semana de desenvolvimento fetal, acontece uma rápida proliferação de células mesenquimais, originadas do epitélio peritoneal da parede abdominal posterior, próximo à extremidade cranial do mesonefro (rim primitivo). Essas células penetram o mesênquima retroperitoneal, para se tornar o **córtex adrenal primitivo**.[2] Mais tarde, ocorre uma proliferação de células mesenquimais que envolvem o córtex primitivo mais compactamente para se tornarem o **córtex adrenal permanente**. Ao final da oitava semana de gestação, a massa cortical se separa da superfície peritoneal posterior, ficando envolvida por tecido conjuntivo retroperitoneal.

Durante a sétima semana de desenvolvimento, células originadas do neuroectoderma migram e invadem a face medial do córtex adrenal primitivo. Essas células se diferenciam e se tornam as células cromafins da **medula adrenal.**

Ao nascimento, a glândula é composta predominantemente de córtex fetal primitivo e de medula adrenal. Imediatamente após o nascimento, o córtex primitivo começa a involuir, desaparecendo por volta de 1 ano de vida. Simultaneamente, o **córtex adrenal permanente**, fino e compacto, se diferencia então nas três zonas da glândula adulta: **glomerulosa, fasciculada** e **reticular** (Fig. 11-1).[3]

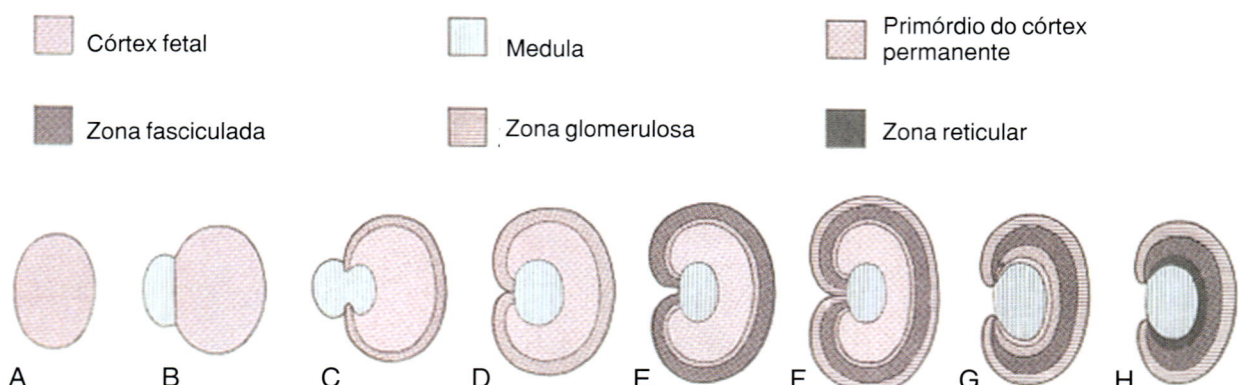

FIGURA 11-1. Embriologia da glândula adrenal. A, Seis semanas. **B,** Sete semanas. **C,** Oito semanas. **D** e **E,** Estágios finais do encapsulamento da medula pelo córtex. **F,** Recém-nascido. **G,** Um ano, mostrando que o córtex fetal quase desapareceu. **H,** Quatro anos, exibindo o padrão adulto das zonas corticais. (Modificada com permissão de Moore KL (ed): *The Developing Human: Clinically Oriented Embriology*, 5th ed. Philadelphia, WB Saunders, 1993.)

ANATOMIA, MORFOLOGIA E FISIOLOGIA NORMAIS

Anatomia

As glândulas adrenais são encontradas no nível do 11º ou 12º arcos costais, laterais à primeira vértebra lombar (Fig. 11-2). Cada uma mede de 2 a 3 cm de largura, 4 a 6 cm de comprimento e 3 a 6 mm de espessura. Cada glândula é formada por uma **crista ântero-medial,** uma **asa medial** e uma **lateral.** As glândulas estão envolvidas por um tecido adiposo areolar que possui uma fina cápsula fibrosa e diversas extensões fibrosas para o seu interior.[2] Por meio do seu sustentáculo fascial, as adrenais se encontram relativamente fixas, ao contrário dos rins, que não estão presos à fáscia perinéfrica. Portanto, as adrenais possuem uma relação mais constante com os grandes vasos abdominais do que com os rins (Fig. 11-3). A glândula adrenal e o rim se separarão durante a inspiração profunda ou na posição ereta. Isso pode permitir a diferenciação entre as massas renais e extra-renais, particularmente durante o exame ultra-sonográfico.[4,6]

A **glândula adrenal direita** se localiza posteriormente à veia cava inferior e cranial ao pólo superior do rim direito (Fig. 11-4). Medialmente, o pilar diafragmático corre paralelo à asa medial da glândula, enquanto a asa lateral se encontra adjacente à face póstero-medial do fígado (Fig. 11-3). A asa medial pode se estender caudalmente, ao longo da face medial do pólo renal superior. A extremidade da glândula sempre termina cranialmente aos vasos renais.[7]

A **glândula adrenal esquerda** está posicionada ânteromedialmente ao rim (Fig. 11-5). Ela pode se estender desde acima do pólo renal superior até o nível do hilo renal em 10% das pessoas.[8,9] A aorta e o pilar diafragmático estão no aspecto medial da adrenal. Os dois terços cefálicos da glândula são posteriores ao estômago e, portanto, cobertos pelo peritônio da bolsa omental. O terço caudal da glândula se relaciona à face posterior do corpo pancreático e aos vasos esplênicos (Fig. 11-3).[10]

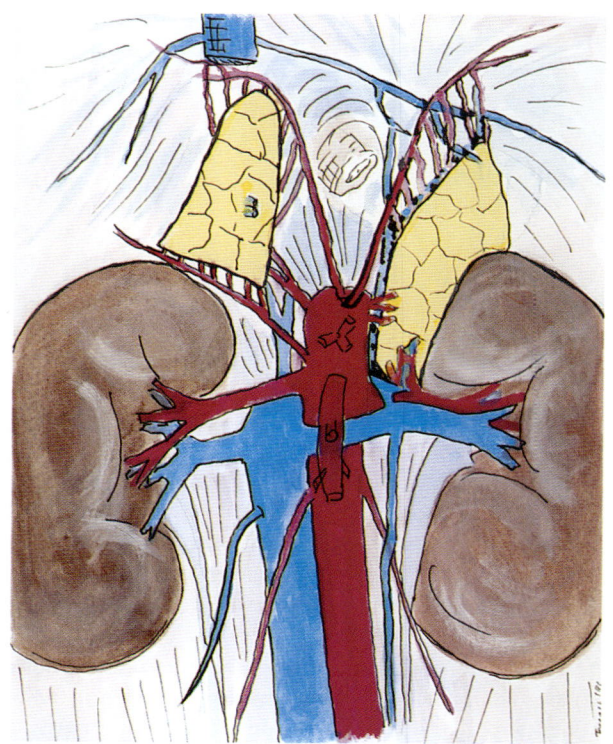

FIGURA 11-2. Anatomia e irrigação das glândulas adrenais. (Cortesia de Jenny Tomash.)

À **ultra-sonografia,** a glândula adrenal é menos ecogênica do que a gordura perirrenal circundante, enquanto a medula é evidente como uma estrutura linear central altamente ecogênica. A medula linear ecogênica é mais proeminente no feto e no recém-nascido; contudo, ela pode ser identificada em adultos magros.

Oppenheimer *et al.*[11] sugeriram que a ecogenicidade da medula das crianças recém-nascidas é devida a uma maior

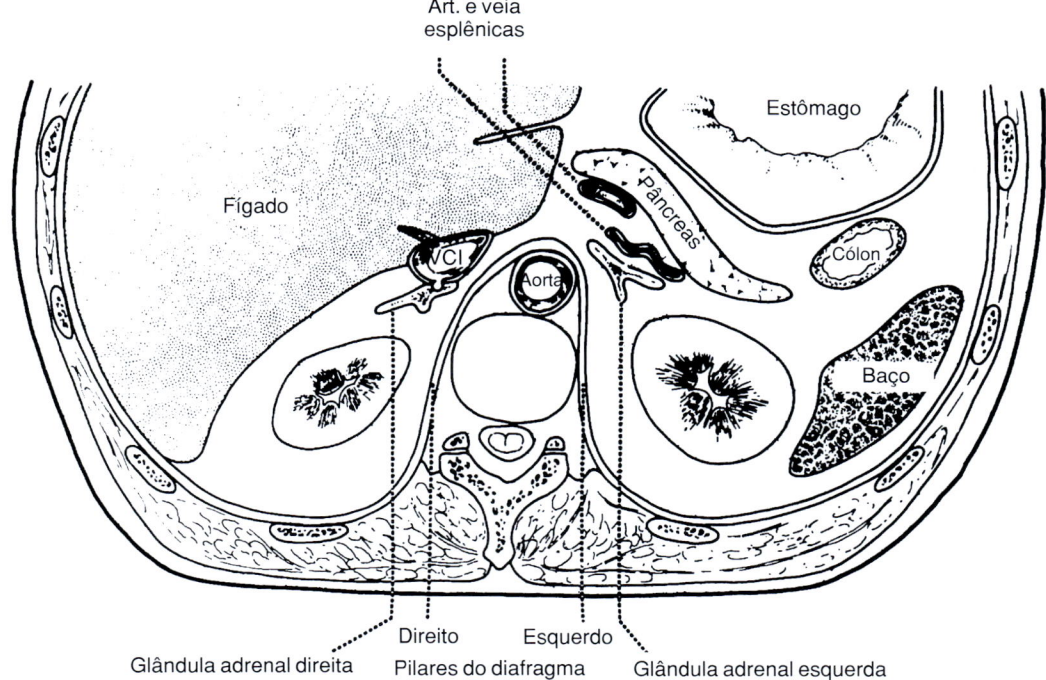

FIGURA 11-3. Anatomia transversal das glândulas adrenais. (De Mitty HA, Yeh HC: *Radiology of the Adrenals with Sonography and CT.* Philadelphia, WB Saunders, 1982.)

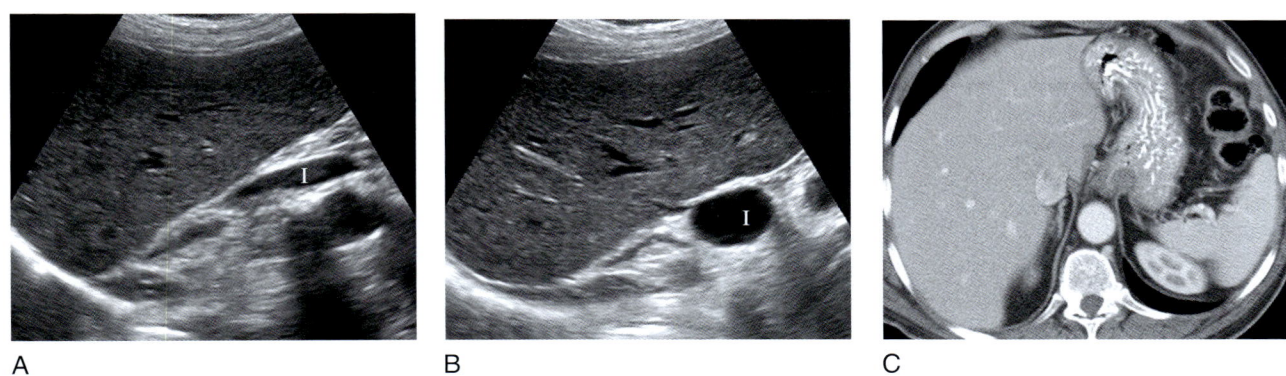

FIGURA 11-4. Glândula adrenal direita no adulto normal. Cortes sagital **A** e transversal **B** exibem a adrenal como uma estrutura hipoecóica linear que se localiza abaixo e um pouco lateralmente à veia cava inferior (*I*). O rim se localiza caudalmente à glândula adrenal direita e, portanto, não é visto no mesmo plano. **C,** Corte por TC confirmando a posição retrocaval da glândula adrenal direita. Apenas a extremidade do pólo superior do rim direito é vista. A glândula adrenal esquerda, em comparação, está localizada anterior ao rim esquerdo.

quantidade de colágeno em torno dos vasos centrais e à orientação aleatória de sua população celular, resultando em múltiplas interfaces reflectivas.

Morfologia

A **asa medial** da glândula adrenal é maior superiormente e menor, ou ausente, inferiormente, ao passo que a **asa lateral** é maior inferiormente e menor superiormente.[8] A visualização completa da glândula adrenal em um plano ultra-sonográfico único é virtualmente impossível por causa da forma complexa do órgão.[12]

Fisiologia

O córtex adrenal secreta hormônios esteróides, e a medula secreta catecolaminas. O **córtex** é subdividido em **três zonas distintas**. A **zona glomerulosa**, que é a camada mais externa, secreta o mineralocorticóide **aldosterona**. Este hormônio é parte de um sistema hormonal coordenado (renina-angio-

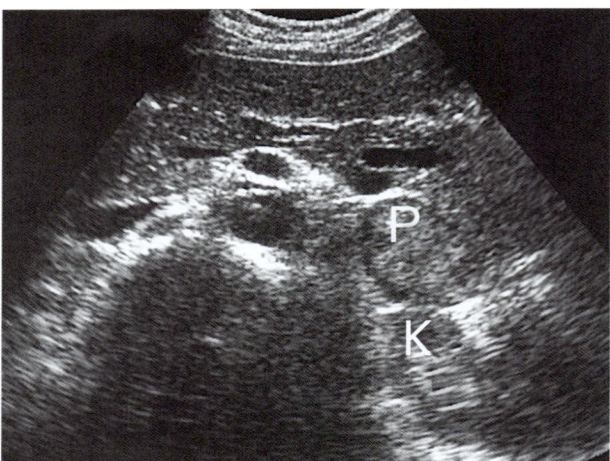

FIGURA 11-5. Aumento da glândula adrenal esquerda devido a um tumor. Visualização desse feocromocitoma (*P*), por meio de um acesso epigástrico ventral. Rim (K).

tensina-aldosterona) envolvido na homeostase do volume hídrico e da pressão sangüínea. A principal ação da aldosterona é sobre os túbulos renais, provocando a retenção de sódio. A **zona fasciculada** e a **reticular** agem como uma estrutura única, secretando o **cortisol** (**glicocorticóide**) e os **andrógênios**. O córtex adrenal, em um adulto não estressado, secreta cerca de 20 mg de cortisol por dia, e com o estímulo do estresse pode aumentar a secreção em até 150 a 200 mg por dia.[13] O significado fisiológico dos andrógênios adrenais não é conhecido. Em excesso, eles podem causar hirsutismo e virilização em mulheres e pseudopuberdade precoce em homens.

A **medula adrenal** é responsável pela síntese e secreção das **catecolaminas** (**epinefrina** e **norepinefrina**). Esses hormônios desempenham um importante papel na resposta individual ao estresse real ou à sua antecipação, embora não sejam essenciais à vida.[13]

ULTRA-SONOGRAFIA ADRENAL

Aspectos Técnicos

A habilidade na visualização das adrenais à ultra-sonografia se correlaciona à constituição física, à experiência do operador e ao tipo de equipamento. A introdução dos transdutores setoriais em tempo real tornou mais fácil o exame dessas glândulas. Idealmente o paciente deve jejuar por 6 a 8 horas antes do exame, em uma tentativa de reduzir a quantidade de gás intestinal interveniente.

Marchal *et al.*[12] relataram que as glândulas adrenais direita e esquerda normais foram visualizadas pelas ultra-sonografias de alta resolução e em tempo real em 92% e 71% dos pacientes, respectivamente. O córtex e a medula foram diferenciados em 13% dos pacientes. Alternativamente, Günther *et al.*[14] estudaram 60 indivíduos saudáveis com o exame em tempo real e só identificaram as glândulas adrenais em uma mulher magra. Nos recém-nascidos, o exame com alta freqüência, em tempo real, identificou as glândulas adrenais direita e esquerda em 97% e 83% dos pacientes, respectivamente.[11]

Técnicas de Exame

Por causa da complexa forma da glândula adrenal, uma abordagem pormenorizada, sistemática e em múltiplos planos é necessária para a sua completa avaliação. A glândula deve ser avaliada nos planos transverso, coronal e longitudinal, assim como nas posições de decúbito dorsal, oblíquo e lateral.

Glândula Adrenal Direita. A glândula adrenal direita é mais bem avaliada por via intercostal, nas linhas axilares média ou anterior.[8,12,14] A chave para a identificação da adrenal direita é lembrar a sua localização supra-renal e sua relação com a VCI (Fig. 11-6). O fígado fornece uma boa janela acústica. Alternativamente, pode ser usada uma abordagem subcostal oblíqua, paralela aos arcos costais, na linha clavicular média. O exame feito a partir de uma abordagem anterior ou posterior é tipicamente ruim, por causa do gás intestinal sobrejacente, ou das interfaces muscular e adiposa intervenientes (Fig. 11-7).

Glândula Adrenal Esquerda. A glândula adrenal esquerda é mais bem avaliada a partir do epigástrio, ou por via intercostal, nas linhas axilar posterior ou axilar média através do baço ou rim.[8,14] A chave para a identificação da adrenal esquerda é ter em mente que ela se localiza anteriormente ao pólo superior do rim esquerdo (Fig. 11-5). Da mesma forma que com a glândula adrenal direita, uma abordagem posterior direta não é geralmente útil.

Armadilhas

Quando o plano de varredura é paralelo à superfície anterior da asa lateral, um falso aumento pode ser observado.[5] Isso pode conduzir a um diagnóstico errôneo de hiperplasia ou de uma pequena massa. Se isso ocorrer, a mudança do ângulo de insonação do feixe sonoro, através da alteração do espaço intercostal, deve permitir a diferenciação entre um aumento falso e um verdadeiro.

Estruturas que podem **simular massas adrenais** incluem um pilar diafragmático espessado, um baço acessório, o fundo gástrico, um divertículo gástrico, a veia renal, linfadenopatias retrocrurais e retroperitoneais, cistos e tumores do pólo renal superior, tumores pancreáticos, um lobo caudado hepático hipertrofiado e a interposição de um cólon cheio de líquido (ver quadro).[8,14]

DOENÇAS INFECCIOSAS

Tuberculose, histoplasmose, blastomicose, meningococo, equinococo, citomegalovírus, herpes e *Pneumocystis* são os organismos infecciosos que mais freqüentemente afetam a glândula adrenal.[15-17]

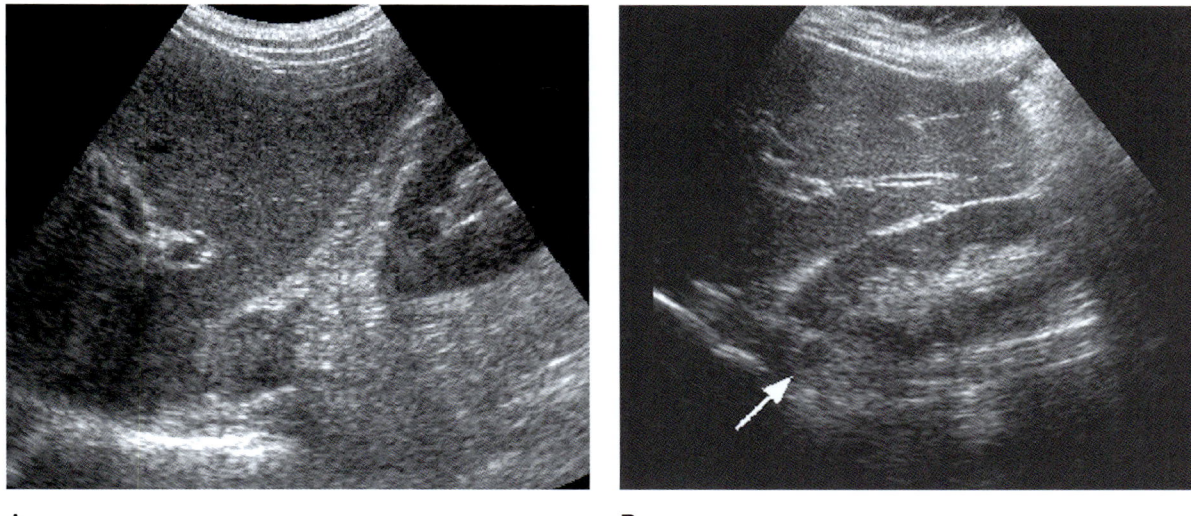

FIGURA 11-6. Importância da posição na localização da patologia da glândula adrenal. A, Massa adrenal direita. Corte sagital exibindo uma massa sólida cranial ao pólo superior do rim direito. **B,** Linfonodo metastático em um paciente diferente. Um corte sagital exibe um pequeno nódulo sólido (*seta*), posterior ao pólo renal superior. Essa localização não é compatível com a adrenal.

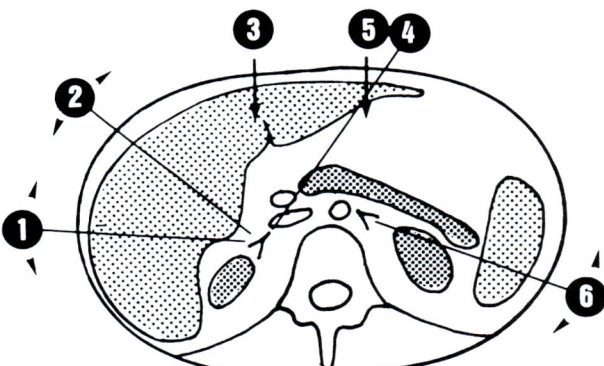

FIGURA 11-7. Planos de corte para visualização ultra-sonográfica das glândulas adrenais. *1, 2 =* Abordagem lateral (*direita*): 1 = linha axilar média; 2 = linha axilar anterior. *3, 5* = Abordagem ventral (*direita e esquerda*): linhas paramediana ou clavicular média. *4* = Abordagem ventral (adrenal direita através do borda hepática esquerda.) corte longitudinal oblíquo. 6 = Abordagem lateral (*esquerda*): linha axilar posterior. (Modificada de Günther RW, Kelbel C, Lenner V: Real-time ultrasound of normal adrenal glands and small tumors. J Clin Ultrasound 1984; 12:211-217. Reimpressa com permissão de John Wiley & Sons, Inc.)

PSEUDOMASSAS ADRENAIS

Pilar diafragmático espessado
Baço acessório
Fundo gástrico
Divertículo gástrico
Veia renal
Adenopatia retrocrural e retroperitoneal
Cistos e tumores do pólo renal superior
Tumores pancreáticos
Lobo caudado do fígado hipertrofiado
Cólon preenchido por líquido interposto entre o estômago e o rim

A **tuberculose** possui um aspecto variável, dependendo do estágio da infecção. Na fase aguda há um aumento difuso, bilateral, freqüentemente heterogêneo, devido à necrose caseosa. Calcificação puntiforme é uma característica. Na fase crônica, as glândulas se tornam atróficas e calcificadas.[16,18] A tuberculose e a **histoplasmose** são os dois agentes mais comumente responsáveis pela calcificação adrenal na população adulta (Fig. 11-8).[18] Calcificação na ausência de massa em partes moles é mais sugestiva de infecção do que de neoplasia. Quando as glândulas adrenais estão compro-

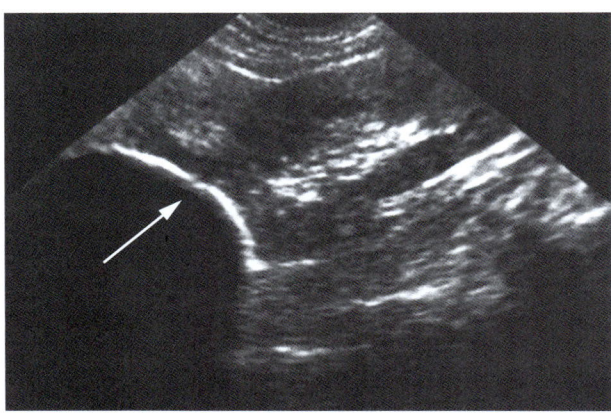

FIGURA 11-8. Calcificação da glândula adrenal. Corte sagital exibindo uma grande calcificação da glândula adrenal com sombra acústica posterior.

metidas pela tuberculose, as radiografias de tórax e as culturas de escarro podem ser negativas. Antes do desenvolvimento da terapia antituberculose, esta era a causa mais comum de doença de Addison (insuficiência adrenal). Os distúrbios auto-imunes predominam como a causa mais comum de insuficiência adrenal.

Em associação com a **AIDS**, tanto o comprometimento infeccioso quanto o neoplásico da glândula adrenal estão sendo encontrados com maior freqüência na autópsia. Os organismos agressores mais comuns incluem fungos (histoplasmose), micobactérias, CMV, herpes, *Pneumocystis*, HIV e toxoplasmose.[16,17] Grizzle[17] descreveu lesão focal ou difusa das glândulas pelo citomegalovírus em 70% dos pacientes que faleceram com AIDS. Ultra-sonograficamente, essas lesões são, normalmente, massas hipoecóicas, que podem ser heterogêneas, com conteúdo gasoso se houver formação de abscesso.

Abscessos adrenais bacterianos são mais comumente encontrados nos neonatos, sendo relativamente raros nos adultos.[19,20] No neonato, a disseminação hematogênica para glândulas normais ou para aquelas afetadas pela hemorragia pode resultar na formação de abscesso.[20] Com a popularização dos **transplantes de órgãos,** os pacientes que recebem esteróides exógenos para imunossupressão igualmente passam a exibir um maior risco de desenvolvimento de infecção adrenal. Os pacientes com **excesso de produção endógena de esteróides** também apresentam esse risco aumentado.[17]

NEOPLASIAS ADRENAIS BENIGNAS

Adenoma

Os adenomas adrenais podem ser considerados **hiperfuncionantes** ou **não-funcionantes.** Os adenomas adrenais são encontrados em 3% das autópsias de adultos, e a sua maioria é não-funcionante.[21] Dez por cento dos pacientes apresentarão adenomas adrenais bilaterais.[22] A incidência aumenta com o avanço da idade.[22] Os adenomas foram descritos em pacientes com hipertensão, diabetes, hipertireoidismo, carcinoma de células renais[23] e adenomatose hereditária do cólon e do reto.[24] Os pacientes com adenomas adrenais hiperfuncionantes se apresentarão com manifestações de excesso de secreção hormonal, enquanto os adenomas não-funcionantes são tipicamente detectados incidentalmente. Os adenomas adrenais hiperfuncionantes dão origem mais comumente à **síndrome de Cushing** ou à **doença de Conn.**

Síndrome de Cushing

A **síndrome de Cushing** foi descrita em 1932 por Harvey Cushing, sendo caracterizada pela obesidade do tronco, hirsutismo, amenorréia, hipertensão, fraqueza e estrias abdominais. Estes resultam da **secreção excessiva de cortisol**, que pode ser decorrente de hiperplasia adrenal (70%), adenoma (20%), carcinoma (10%),[21] ou da administração exógena de corticosteróides. A **doença de Cushing** é o resultado de glândulas adrenais hiperplásicas que excretam cortisol em excesso devido à elevada produção de ACTH a partir de um adenoma de hipófise. O perfil bioquímico com níveis plasmáticos e urinários elevados de cortisol e de 17-hidroxicorticóides e baixo ACTH sérico sugere um tumor adrenal autônomo (adenoma/carcinoma) como fonte do hormônio excessivo.

Doença de Conn

A **doença de Conn** resulta de uma **secreção excessiva de aldosterona** e foi primeiramente descrita em 1955.[25] O aldosteronismo primário pode ser o resultado de adenoma adrenal (70%), hiperplasia adrenal (30%) e, raramente, de um carcinoma adrenal.[26] Clinicamente, o hiperaldosteronismo provoca hipertensão, fraqueza muscular, tetania e anormalidades no ECG. Pacientes com hipertensão e hipocalemia inexplicáveis sugerem uma secreção excessiva de aldosterona. Os pacientes com hiperaldosteronismo causado por um adenoma são, mais tipicamente, do sexo feminino,[27] ao passo que aqueles com um quadro provocado por hiperplasia são mais comumente do sexo masculino.[28] Esses tumores tendem a ser pequenos, geralmente com um tamanho menor que 2 cm. Bioquimicamente, níveis elevados de aldosterona urinária e sérica, hipocalemia, hipernatremia, bicarbonato plasmático elevado e baixos níveis de pH são encontrados. Um nível diminuído de renina indica um hiperaldosteronismo primário.

Patologicamente pode ser difícil diferenciar entre os nódulos de hiperplasia e os adenomas adrenais. Os nódulos maiores que 1 cm são provavelmente adenomas.[1] Do mesmo modo, pode ser histologicamente impossível diferenciar um adenoma de um carcinoma, tendo como a única característica definidora o comportamento biológico. Histologicamente, os adenomas não-hiperfuncionantes são compostos por células cheias de lipídios, indicando a sua inatividade secretória.[1]

Os pacientes com uma massa adrenal pequena e evidências de produção hormonal excessiva geralmente requerem ressecção, que freqüentemente é feita por via laparoscópica. Critérios de tamanho freqüentemente são utilizados para direcionar a conduta posterior nas massas adrenais não-funcionantes. Uma massa adrenal não-funcionante, medindo de 3 a 6 cm, geralmente é considerada potencialmente maligna.[29,30]

Abordagem do Adenoma Adrenal por Métodos de Imagem. A maioria das massas adrenais são descobertas incidentalmente no exame de TC ou o são como um achado isolado durante o estadiamento de um paciente com um tumor primário conhecido. **O lipídio intracitoplasmático** dos adenomas adrenais iniciou o uso dos valores de atenuação da TC sem contraste e a fase química oposta na RM para permitir seu diagnóstico.[31] Korobkin *et al.*[32] avaliaram histologicamente a porcentagem de células corticais ricas em lipídios em 20 adenomas adrenais ressecados. Encontraram uma relação linear inversa entre a quantidade de lipídios nos adenomas adrenais e o seu número na TC não-contrastada. Muitas séries demonstraram que se uma massa adrenal possui valores de atenuação, na TC não-contrastada de 10 UH ou menos a sensibilidade e a especificidade globais para o diagnóstico do adenoma adrenal são de 75% e 96%, respectivamente.[33] Com 0 UH, ou menos, a sensibilidade e a especificidade são de 47% e 100%, respectivamente.[33] Também foi demonstrado que a perda de sinal em uma massa adrenal na RM seqüência gradiente-eco em fase e fora da fase também se correlaciona à quantidade de lipídios intracitoplasmáticos.[31,32,34] Um algoritmo ótimo para caracterização de uma massa adrenal não foi firmemente estabelecido; contudo, parece que o emprego dos valores de atenuação da TC não-contrastada ou da RM seqüência gradiente-eco em fase e fora da fase permite a caracterização de uma massa adrenal como benigna, sem a necessidade de outros procedimentos invasivos.[35]

À **ultra-sonografia**, os adenomas adrenais são sólidos, pequenos, arredondados e bem definidos (Fig. 11-9). A ultra-sonografia é muitas vezes melhor que a TC na determinação do órgão de origem de uma massa grande, particularmente no quadrante superior direito. Gore *et al.*[36] demonstraram que a gordura retroperitoneal do quadrante superior direito é deslocada posteriormente por massas hepáticas e subepáticas, enquanto massas renais e adrenais a desloca anteriormente. Isso é mais bem apreciado com o uso de um plano parassagital (Fig. 11-10).

Mielolipoma

Os mielolipomas são **tumores** adrenais raros, benignos e **não-funcionantes**, compostos por proporções variáveis de gordura e elementos de medula óssea.[37] A etiologia e a pato-

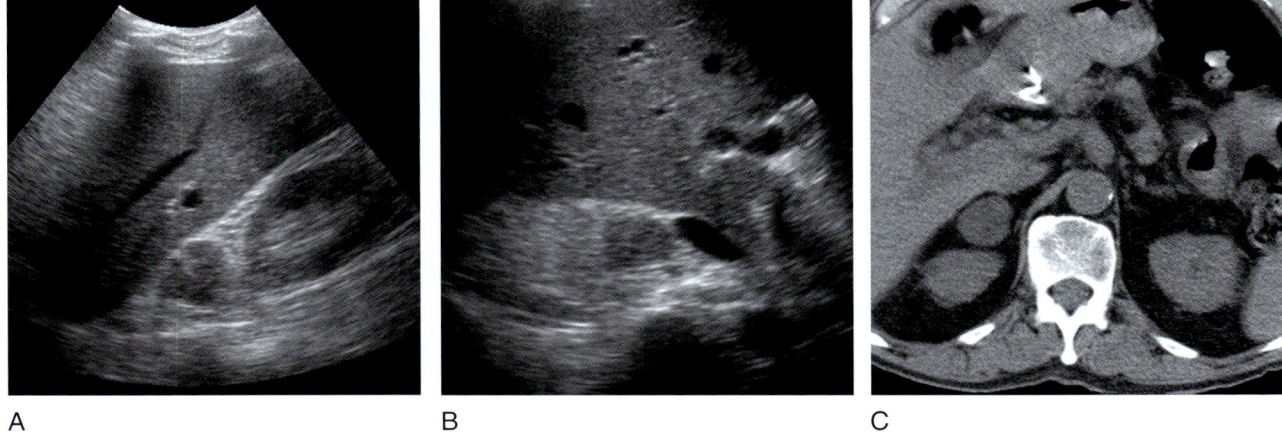

FIGURA 11-9. Adenoma adrenal. Cortes sagital **A** e transversal **B** exibem uma pequena massa adrenal direita sólida entre o fígado e o pólo superior do rim direito. **C,** Exame confirmatório por TC demonstra uma baixa atenuação da glândula adrenal direita, confirmando adenoma.

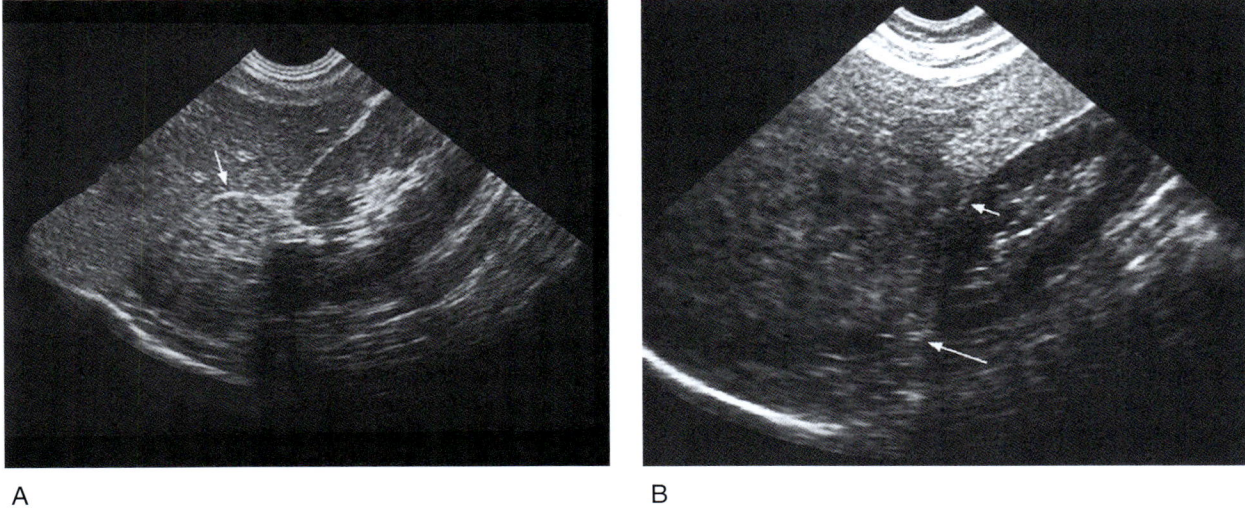

FIGURA 11-10. Deslocamento da estria adiposa retroperitoneal. Cortes parassagitais demonstrando **A** deslocamento anterior da estria adiposa retroperitoneal (*seta*) por um câncer do córtex adrenal e **B** deslocamento posterior da estria adiposa retroperitoneal (*setas*) por um grande adenoma hepático.

gênese dessas lesões não são conhecidas, embora se acredite que elas se originem na **zona fasciculada** do córtex adrenal. Homens e mulheres são igualmente afetados, assim como o são as duas glândulas. Os tumores ocorrem mais comumente durante a quinta e a sexta décadas de vida. Tipicamente, os mielolipomas são descobertos incidentalmente em indivíduos assintomáticos, com uma freqüência em autópsias de 0,08% a 0,2%. Embora os tumores possam variar em tamanho, desde o microscópico até 30 cm, a maioria possui menos de 5 cm de diâmetro.[39] Os sintomas podem ocorrer se esses tumores sofrerem hemorragia, necrose ou compressão das estruturas circundantes. As características das imagens do mielolipoma dependem da proporção variável de gordura, elementos mielóides, hemorragia e calcificação/ossificação presentes.

À **ultra-sonografia**, esses tumores são tipicamente vistos como uma massa ecogênica no leito adrenal se uma quantidade significativa de gordura estiver presente (Fig. 11-11). Quando pequenos, pode ser difícil diferenciá-los da gordura retroperitoneal ecogênica adjacente. **Artefatos de propagação de velocidade** ocorrem como resultado da redução da velocidade do som através das massas adiposas. Originalmente descrita por Richman *et al.*[40] em um mielolipoma adrenal, uma aparente descontinuidade diafragmática foi percebida como resultado dessa alteração de velocidade (Fig. 11-12). A presença desse artefato é uma boa evidência quanto

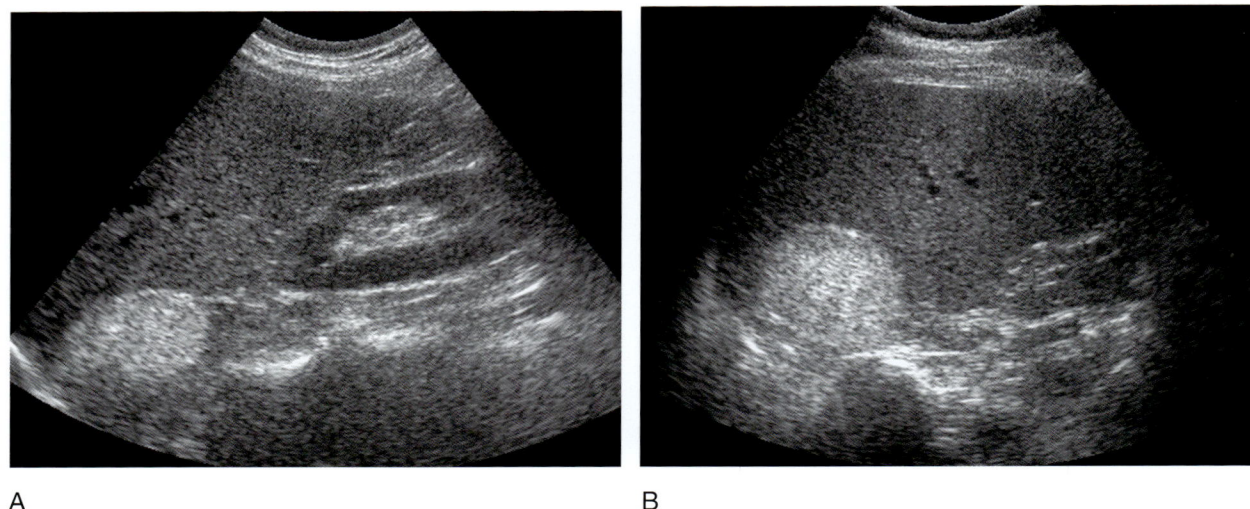

FIGURA 11-11. Mielolipoma. Cortes sagital **A** e transversal **B** exibindo uma massa homogênea, altamente ecogênica e bem definida na glândula adrenal direita.

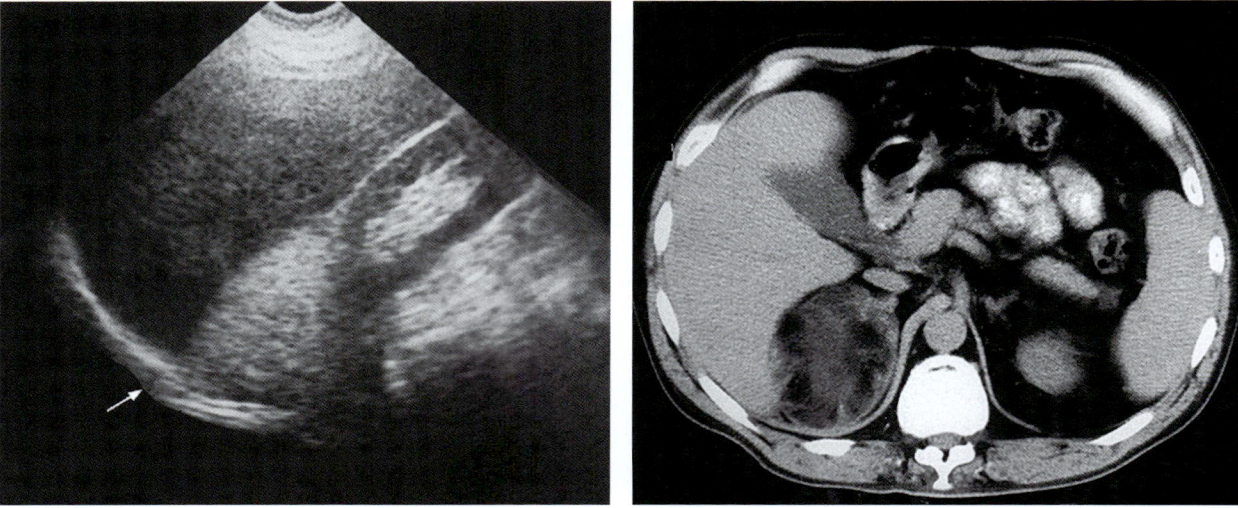

FIGURA 11-12. Mielolipoma. Corte sagital **A** exibindo uma grande massa adrenal com aparente descontinuidade diafragmática como resultado **de artefato de propagação de velocidade** (seta). **B,** TC confirmatória demonstrando a presença de gordura no interior da massa adrenal direita.

à natureza adiposa da massa.[38,40] Musante et al.[38] só encontraram esse artefato quando os tumores eram maiores do que 4 cm. Os tumores podem ser homogêneos ou heterogêneos e, se de componentes predominantemente mielóides, podem ser isoecóicos ou hipoecóicos. A heterogeneidade pode ser devida à hemorragia interna, que é comum. Áreas focais de calcificação podem ser vistas.

A TC é muito sensível para o diagnóstico dos mielolipomas adrenais e deve ser realizada a fim de confirmar a presença de gordura suspeitada na ultra-sonografia (Fig. 11-12). Musante et al.[38] descobriram que a TC sem contraste pode explicar os sinais ultra-sonográficos confusos, incluindo a demonstração da gordura no interior de mielolipomas ultra-sonograficamente isoecóicos/hipoecóicos, predominantemente mielóides.

O diagnóstico diferencial de uma massa adiposa suprarenal inclui o mielolipoma, angiomiolipoma renal, lipoma, lipossarcoma retroperitoneal, linfangioma, aumento do depósito de gordura e teratoma.[41] Se a origem adrenal de uma massa adiposa puder ser verificada por imagens (US, TC ou RM), o diagnóstico mais provável é o mielolipoma adrenal. Quando grandes ou atípicos, a aspiração por agulha fina pode ser necessária para estabelecer o diagnóstico. A presença de células adiposas maduras e de megacariócitos é característica do mielolipoma adrenal.[41-43]

Feocromocitoma

Os feocromocitomas foram primeiramente descritos por Frankel em 1886. Eles são, usualmente, **tumores hiperfuncionantes** que secretam **norepinefrina** e **epinefrina** no sangue. É o excesso da secreção dessas catecolaminas que dá origem às manifestações clínicas de hipertensão; cefaléia pulsátil ou grave, palpitações freqüentemente com taquicardia e transpiração excessiva e inadequada.[44] Estes sintomas são muitas vezes episódicos.

Esses tumores se originam, tipicamente, do **tecido neuroectodérmico** da **medula adrenal**. São geralmente solitários, mas 10% são bilaterais. Feocromocitomas ectópicos extra-adrenais ocorrem em 10% dos pacientes, tendo sido descritos no órgão de Zuckerkandl, nas cadeias nervosas simpáticas, nos quimiorreceptores aórtico e carotídeo, bexiga, próstata e tórax. Feocromocitomas múltiplos ou extra-adrenais são mais comuns em crianças.[45] Dez a 13% dos feocromocitomas intra-adrenais e 40% dos extra-adrenais são malignos.[15] A doença metastática é o único indicador confiável de malignidade. Os feocromocitomas estão associados a diversos **distúrbios neuroectodérmicos**, incluindo esclerose tuberosa, neurofibromatose, doença de Hippel-Lindau e neoplasia endócrina múltipla (NEM) IIa (50%) e IIb (90%).[15] A incidência de feocromocitomas em autópsias é de cerca de 0,1%, e a sua freqüência em pacientes hipertensos é de 0,4% a 2%.[46] Esse raro tumor ocorre, mais comumente, nos adultos entre a quarta e a sexta décadas de vida, e é uma causa curável de hipertensão.

O rastreamento bioquímico é essencial para confirmar o diagnóstico de feocromocitoma. Ele é realizado pela dosagem do nível de **catecolaminas urinárias** e de seus metabólitos, o **ácido vanililmandélico (VMA)** e as **metanefrinas totais**.

Patologicamente, os feocromocitomas são bem encapsulados, pesam de 90 a 100 g e medem de 5 a 6 cm de diâmetro.[46] A glândula direita é duas vezes mais afetada do que a esquerda. Esses tumores possuem uma coloração vermelho-acastanhada na superfície de corte e, microscopicamente, demonstram grandes células pleomórficas, com citoplasma abundante e núcleos irregulares. Pode ser vista a calcificação. Grânulos neurossecretórios são ultra-estruturalmente percebidos.[44]

A **ultra-sonografia** provou ser acurada na detecção dos feocromocitomas adrenais, particularmente porque a maioria deles é grande e bem marginada. Bowerman et al.[46] descobriram, em uma série de oito casos cirurgicamente confirmados de feocromocitomas, que a maioria era heterogênea ou homogeneamente sólida. Aqueles que eram heterogêneos apresentavam áreas de necrose ou hemorragia (Fig. 11-13). Dois tumores, que correspondiam a antigas hemorragias ou debris necróticos, eram predominantemente císticos, sendo que um deles apresentava um nível líquido-líquido.

O feocromocitoma extra-adrenal, que se acredita estar localizado no retroperitônio, pode ser de localização ultra-sonográfica mais difícil por causa da constituição física e do gás intestinal sobrejacente. Nesses pacientes, a TC ou a RM podem ser extremamente úteis para a localização. A cintilografia com iodo-131-MIBG pode desempenhar um papel significativo no rastreamento dos doentes em que haja suspeita de doença recorrente ou metastática.[47]

Neoplasia Endócrina Múltipla

A neoplasia endócrina múltipla (NEM) é uma doença **familiar** que é classificada em **três tipos:**

- A NEM I afeta as ilhotas pancreáticas, o córtex adrenal, a hipófise e a glândula paratireóide;
- A NEM IIa (síndrome de Sipple) inclui o carcinoma medular da tireóide, hiperplasia de paratireóides e feocromocitoma e
- A NEM IIb (III) conjuga todos os achados da IIa com fácies marfanóide, neuromas de mucosas e ganglioneuromas gastrointestinais.

A NEM II é herdada através de um traço autossômico dominante e acredita-se que seja provocada por um defeito genético da crista neural.[48] Nas síndromes NEM, os feocromocitomas mais tipicamente:

- Localizam-se na glândula adrenal;
- geralmente são bilaterais (65%);[49]
- são multicêntricos no interior da glândula;
- mais comumente são malignos e
- freqüentemente são assintomáticos.

Os pacientes diagnosticados com NEM II devem ser rastreados bioquimicamente e por imagens, de modo rotineiro, uma vez que, eventualmente, desenvolverão feocromocitomas adrenais bilaterais.

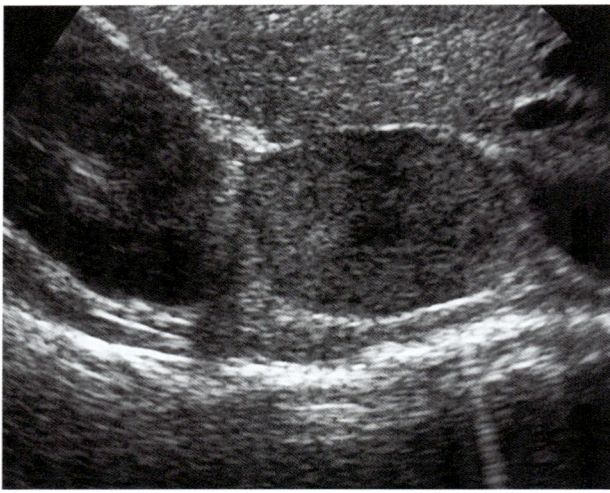 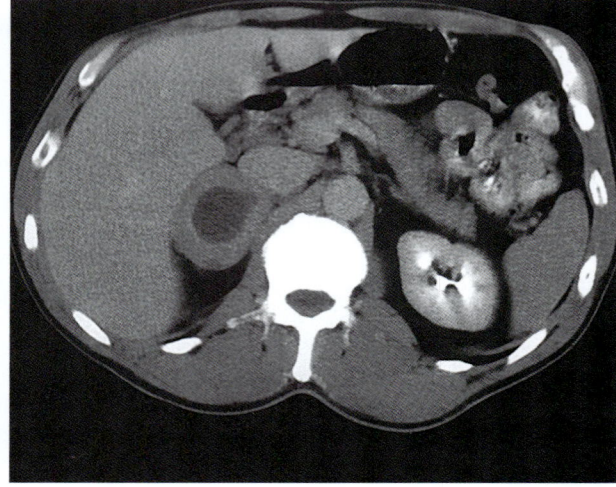

FIGURA 11-13. Feocromocitoma. A, Corte transversal exibindo uma massa adrenal direita sólida situada entre o rim e a veia cava inferior. A área hipoecóica central corresponde a uma área de necrose. **B,** A TC mostrou um grande tumor, parcialmente necrótico, próximo à face inferior da veia cava.

Neoplasias Adrenais Benignas Raras

Os **ganglioneuromas** são tumores benignos que ocorrem mais freqüentemente em adultos.[50] São formados por **gânglios** e **células de Schwann**, surgindo, mais comumente, na cadeia simpática, com 30% procedendo da glândula adrenal.[50] Apresentam um crescimento lento e em geral são clinicamente silenciosos, a menos que ocorra um fenômeno compressivo. Raramente, aumentam os níveis de catecolaminas urinárias, provocando sintomas de diarréia, hipertensão e sudorese.[50] À ultra-sonografia, mostram-se sólidos e homogêneos e, graças à sua consistência mole, são flexíveis, mudando de forma em vez de deslocar órgãos.[51] O diagnóstico só pode ser feito histologicamente.

Os **hemangiomas** da glândula adrenal são tumores raros, benignos e **não-funcionantes**. A maioria é pequena e descoberta incidentalmente à autópsia. Podem crescer muito e variar de 2 a 15 cm de diâmetro.[52] Histologicamente, esses hemangiomas lembram quaisquer outros hemangiomas do corpo, consistindo de **múltiplos canais dilatados, endotelizados e preenchidos por sangue**.[53] À ultra-sonografia apresentam um padrão estrutural inespecífico, com aparências císticas, sólidas e complexas. A calcificação, na forma de flebólitos, pode ser vista (Fig. 11-14).[54] A RM tem sido útil na diferenciação dos hemangiomas hepáticos e talvez possa desempenhar um papel neste caso, se o diagnóstico for suspeitado. Muitas vezes, com o tempo e com o crescimento, essas lesões sofrem hemorragia, justificando assim o tratamento cirúrgico.

Outros tumores raros da glândula adrenal, tais como **teratomas, lipomas, fibromas, leiomiomas, osteomas** e **neurofibromas**, foram relatados. Os achados radiológicos são inespecíficos. Mais tipicamente, o diagnóstico é feito pela histologia.

NEOPLASIAS ADRENAIS MALIGNAS

Câncer Cortical Adrenal

O câncer cortical adrenal é uma malignidade rara, responsável por apenas 0,2% de todas as mortes por câncer.[55] Ele pode se originar em qualquer uma das camadas do córtex adrenal. Os tumores podem ser **hiperfuncionantes** (54%), ou **não-funcionantes** (46%).[55] Os tumores hiperfuncionantes são detectados mais precocemente por causa de suas manifestações clínicas de excesso de produção hormonal, que incluem:

- Síndrome de Cushing (mais comum)
- Síndrome adrenogenital (virilização ou feminização)
- Puberdade precoce
- Síndrome de Conn (rara)

Os tumores hiperfuncionantes ocorrem mais comumente nas mulheres, enquanto os não-funcionantes são mais comuns entre os homens. Globalmente, o câncer cortical adrenal ocorre mais comumente nas mulheres. Esses tumores surgem mais comumente na quarta década de vida com freqüência bilateral igual. Variam em tamanho, no momento da apresentação, de pequenos a muito grandes. À superfície de corte, eles são predominantemente amarelos, com as lesões maiores exibindo áreas de hemorragia e necrose. O câncer cortical adrenal é um tumor altamente maligno que possui a tendência de invadir a veia adrenal, a veia cava inferior e os linfáticos,[56] assim como de recidivar subseqüentemente à cirurgia.

O **aspecto ultra-sonográfico** é variável, dependendo do tamanho da massa. Os tumores hiperfuncionantes tendem a ser menores quando descobertos, usualmente demons-

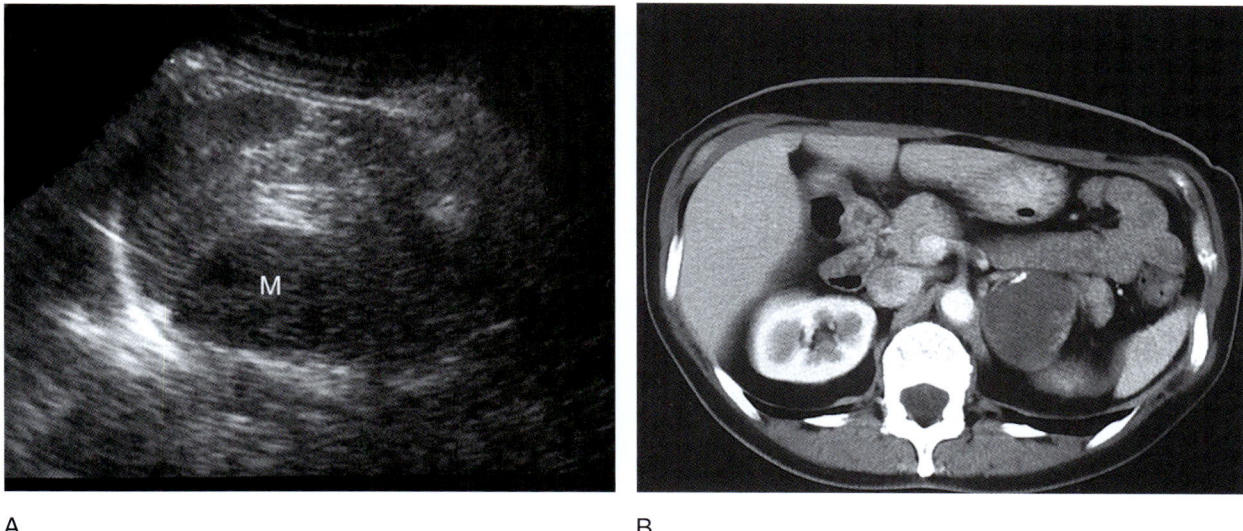

FIGURA 11-14. Hemangioma da glândula adrenal. A, Corte sagital exibindo uma massa sólida inespecífica, *M*, na glândula adrenal esquerda. **B,** TC evidenciando uma massa adrenal esquerda heterogênea inespecífica contrastada com calcificação focal.

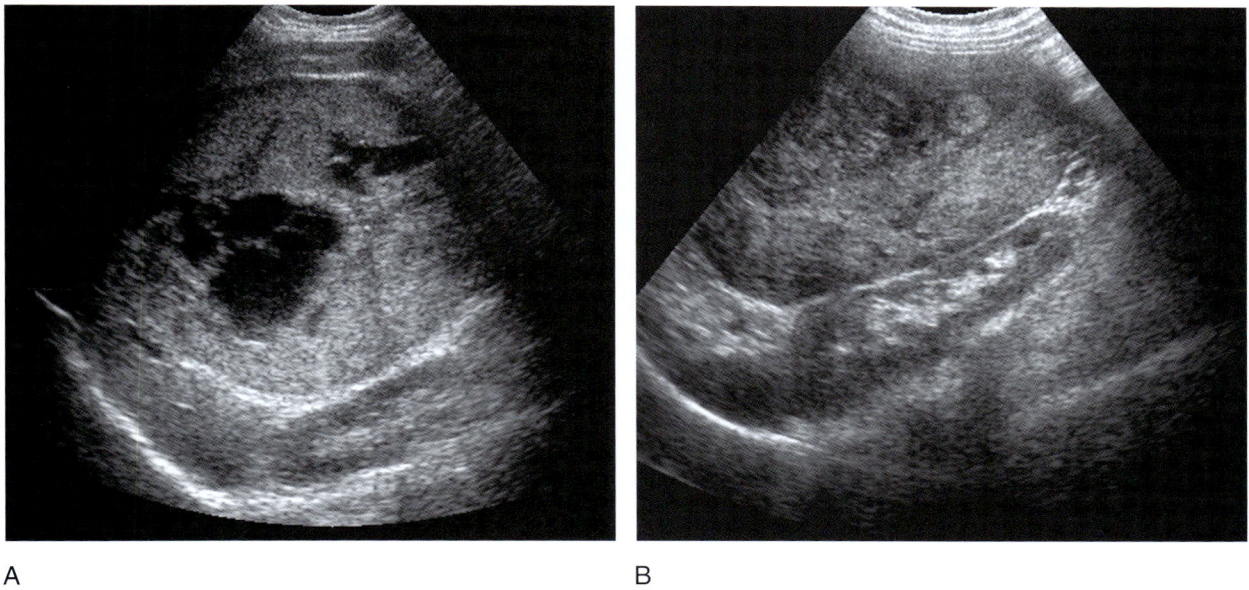

FIGURA 11-15. Grandes tumores adrenais. A, Feocromocitoma adrenal. Corte sagital do flanco esquerdo exibindo uma grande massa complexa em componentes císticos anterior ao rim esquerdo. **B,** Carcinoma cortical adrenal. Corte sagital do flanco esquerdo mostra massa sólida heterogênea anterior ao rim esquerdo.

trando um padrão ecográfico semelhante ao do córtex renal. As lesões maiores, não-funcionantes, são mais heterogêneas, com áreas centrais de necrose e de hemorragia. Dezenove por cento exibirão calcificação. Todas as lesões tendem a ser bem definidas, com um contorno lobulado. Ocasionalmente, uma fina margem ecogênica circundante, como uma cápsula, é vista (27%).[55] Fishman *et al*.[57] sugeriram que ela possa representar uma porção bem vascularizada do câncer cortical adrenal, podendo ser específica para esse diagnóstico.

Infelizmente, o aspecto ultra-sonográfico das massas adrenais não permite a diferenciação entre adenoma, carcinoma, feocromocitoma e metástases (Fig. 11-15). As lesões menores mais provavelmente são benignas, e as massas maiores, com hemorragia, necrose e calcificação, têm maior probabilidade de malignidade (Fig. 11-16). Se uma massa adrenal grande, necrótica e calcificada for identificada como um achado isolado, na ausência de um tumor primário conhecido, o câncer cortical adrenal deve ser suspeitado. A ultrasonografia é um excelente método de rastreamento que permite a confirmação rápida, não-invasiva, e a localização de uma lesão em pacientes nos quais haja a suspeita clínica de um tumor adrenal. O Doppler dúplex e o colorido podem ser

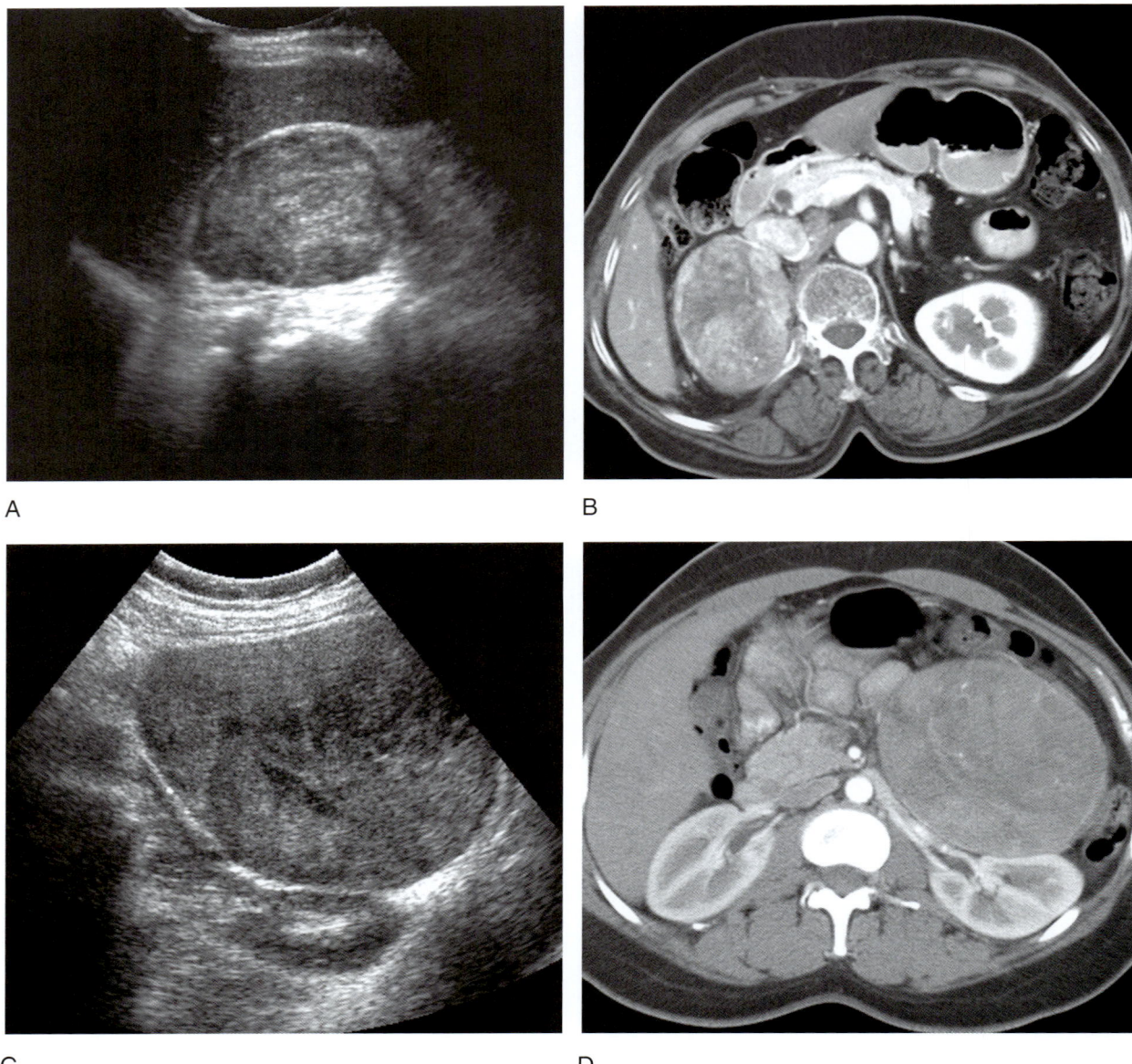

FIGURA 11-16. Carcinoma cortical adrenal. O valor da localização uma grande massa do flanco para a glândula adrenal. **A,** Corte transversal e **B,** Corte correspondente por TC exibindo uma grande massa sólida heterogênea, que se encontra acima do rim direito e invade a face posterior da veia cava inferior. As massas adrenais direitas em geral se localizam cranialmente ao rim direito. **C,** O corte transversal e o corte por TC correspondente **D** exibem uma grande massa sólida anterior ao rim esquerdo. As massas renais esquerdas são comumente vistas se situando anteriormente ao rim esquerdo.

úteis para sondar as veias quanto à extensão venosa do tumor. A ultra-sonografia pode ser utilizada para avaliar a disseminação metastática, assim como para direcionar a aspiração por agulha fina. Este último procedimento pode ser difícil quando se tenta diferenciar o adenoma de um carcinoma bem diferenciado.

Linfoma

O **linfoma primário** da glândula adrenal é raro, mas pode ocorrer. Ele pode se originar de elementos linfóides heterotróficos que são ocasionalmente encontrados nas glândulas adrenais normais.[58] Mais comumente, todavia, o envolvimento da glândula adrenal é devido à **disseminação por contigüidade** de uma doença retroperitoneal volumosa. A **doença não-Hodgkin** é o tipo celular mais comum, com 4% dos pacientes exibindo massas adrenais discretas, muitas vezes bilaterais (46%).[59,60] À autópsia, o envolvimento adrenal será visto em 24%.[59] Pode ser observada a recidiva isolada na glândula adrenal subseqüente à terapia. Necrose e calcificação do linfoma da glândula adrenal são raras sem um tratamento prévio.[59]

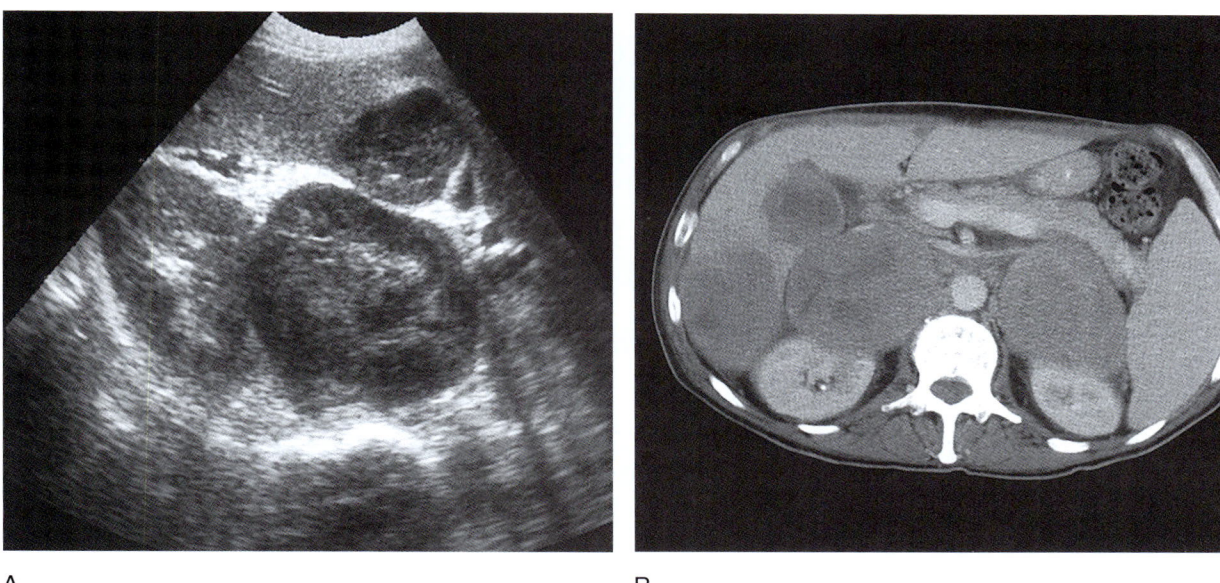

FIGURA 11-17. Linfoma adrenal. A, Corte transversal exibindo uma grande massa adrenal direita, assim como uma grande massa hepática sólida nesse paciente com AIDS. **B,** TC evidenciando massas adrenais sólidas bilaterais, massas hepáticas e esplenomegalia.

À **ultra-sonografia,** os linfomas intra e extranodais aparecem, mais tipicamente, como uma massa hipoecóica, discreta ou conglomerada (Fig. 11-17). Isso provavelmente se correlaciona à monotonia de sua população celular interna. As massas podem ser tão hipoecóicas que simulem cistos; todavia, a falta de reforço acústico posterior indicará sua natureza sólida.

Sarcoma de Kaposi

As glândulas adrenais dos pacientes com **AIDS** demonstram uma incidência aumentada de **infecção oportunista** (CMV, histoplasmose, *Candida, Cryptococcus,* herpes, *Pneumocystis, Mycobacterium avium intracellulare,* HIV e toxoplasmose)[16,17,61,62] e **neoplasias** (sarcoma de Kaposi e linfoma). Se 90% ou mais do tecido adrenal for danificado pela infecção ou por um tumor, uma franca insuficiência adrenal ocorre.[63] Esta é, freqüentemente, uma manifestação tardia nos pacientes com AIDS.[61,62]

Ultra-sonograficamente, o sarcoma de Kaposi de glândula adrenal não está bem documentado na literatura. Uma massa sólida inespecífica, com ou sem necrose, pode ser vista no leito adrenal. A biópsia é necessária para confirmação (Fig. 11-18).

Metástases

A glândula adrenal é o **quarto** local mais freqüente de doença metastática após pulmões, fígado e ossos. Os **tumores primários** que mais comumente dão origem a metástases adrenais incluem os cânceres de pulmão, mama, melanoma, rim, tireóide e cólon. A maioria é clinicamente silenciosa. Uma massa adrenal, descoberta em um paciente com uma malignidade primária conhecida, possui idênticas probabilidades de ser um adenoma ou uma metástase.

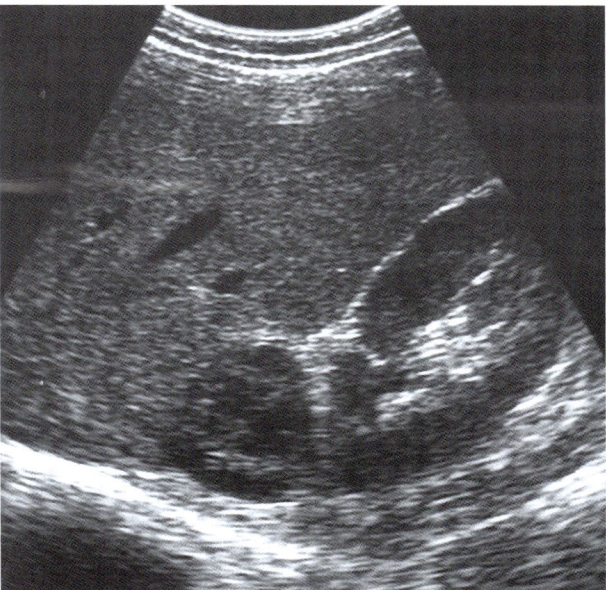

FIGURA 11-18. Sarcoma de Kaposi. Corte sagital exibindo uma massa adrenal direita predominantemente sólida e heterogênea.

As metástases adrenais podem ser uni ou bilaterais, apresentando tamanho variável, desde depósitos microscópicos a massas enormes. A necrose central e a hemorragia podem ocorrer. A calcificação é rara nas metástases.[35]

O emprego dos valores de atenuação da TC não-contrastada e RM de fase oposta de deslocamento químico demonstrou sua habilidade na diferenciação dos adenomas adrenais das lesões metastáticas.[31-35,64] Valores de atenuação da TC não-contrastada de 20 ou maiores e a ausência de perda de

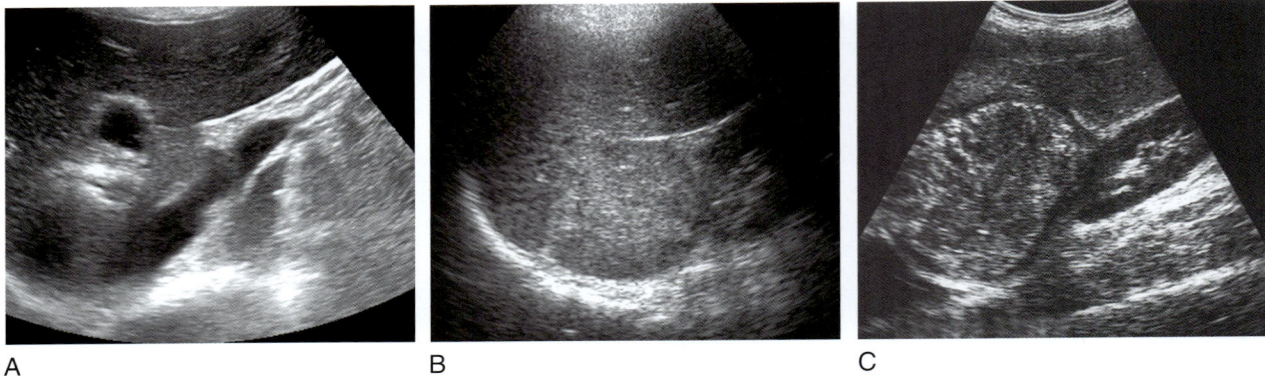

FIGURA 11-19. Metástases adrenais direitas em diferentes pacientes. A, Corte sagital exibindo uma adrenal espessada que tem a forma de um pedículo adrenal. **B,** Corte sagital evidenciando uma massa sólida de tamanho moderado superior ao rim. **C,** Corte sagital mostrando uma grande massa heterogênea com um halo hipoecóico entre o fígado e o pólo renal superior.

sinal nas imagens da RM por fase oposta de deslocamento químico indicam uma massa não-rica em lipídios, falando a favor de metástase. A biópsia percutânea é necessária para confirmar ou excluir as metástases.

Ultra-sonograficamente, as massas são sólidas e podem demonstrar ausência de homogeneidade devida à necrose ou à hemorragia (Fig. 11-19). A biópsia percutânea por agulha pode ser realizada com direcionamento por ultra-sonografia ou por TC.

CISTOS ADRENAIS

Os cistos adrenais são lesões benignas raras, mais comumente descobertas como um achado incidental da autópsia, com uma freqüência de 0,06%.[65] São encontrados com igual freqüência em ambos os lados, sendo tipicamente unilaterais. Podem ocorrer em qualquer idade, entretanto, mais comumente, são encontrados entre a terceira e a quinta décadas. Há uma preponderância feminina de 3:1.[67]

A maioria dos cistos adrenais é assintomática, mas com o crescimento eles podem causar sintomas relacionados ao deslocamento ou compressão das estruturas adjacentes. Estes incluem dor ou desconforto abdominal, náusea, vômitos e dores lombares.

Os cistos adrenais são classificados em **quatro tipos**, segundo a sua origem.[53,68-70]

1. **Endoteliais** (45%): angiomatosos, linfangiectásicos e hamartomatosos;
2. **Pseudocistos** (39%): secundários à hemorragia em uma glândula adrenal normal ou um tumor;
3. **Epitelial** (9%) e
4. **Parasitário** (7%): mais comumente uma infecção equinocócica.

Ultra-sonograficamente, estes cistos possuem as mesmas características daqueles de qualquer outra parte do corpo (Fig. 11-20). Geralmente são arredondados ou ovais, com uma parede fina e lisa. Um bom reforço acústico posterior está presente, mas usualmente são percebidos debris de permeio. Quinze por cento exibirão calcificação parietal curvilinear periférica, normalmente nos pseudocistos e nos cistos adrenais parasitários.

Aspiração percutânea do cisto, mostrando **esteróides adrenais** ou **colesterol**, pode ser útil na determinação da origem adrenal, se as técnicas de imagem não forem capazes de fazê-lo.[67]

Os cistos adrenais são benignos e podem ser acompanhados por meio de exames periódicos. Se eles forem grandes e sintomáticos, aspiração percutânea, com ou sem esclerose, ou cirurgia podem ser necessárias.

HEMORRAGIA ADRENAL

Hemorragia Espontânea

A **hemorragia adrenal espontânea** é rara na população adulta.[71] Ela normalmente se associa a um **estresse intenso**, incluindo septicemia, queimaduras, trauma e hipotensão. Ela também pode ocorrer em pacientes com **anomalias hematológicas**, incluindo a trombocitopenia e a coagulação intravascular disseminada (CID). Os pacientes submetidos à **terapia anticoagulante** também estão suscetíveis à hemorragia adrenal, que, em geral, ocorre dentro das primeiras 3 semanas subseqüentes ao início do tratamento.[53] Também foi recentemente reconhecido que a ligadura e a divisão da veia adrenal direita durante o **transplante hepático ortotópico** podem provocar congestão venosa e infarto hemorrágico ou a formação de hematoma na glândula adrenal direita.[72] A glândula congestionada resultante pode se romper, provocando hemorragia que requer nova cirurgia.

Hemorragia Pós-traumática

A hemorragia adrenal pós-traumática pode estar presente em até 25% dos pacientes gravemente feridos.[73] A maioria

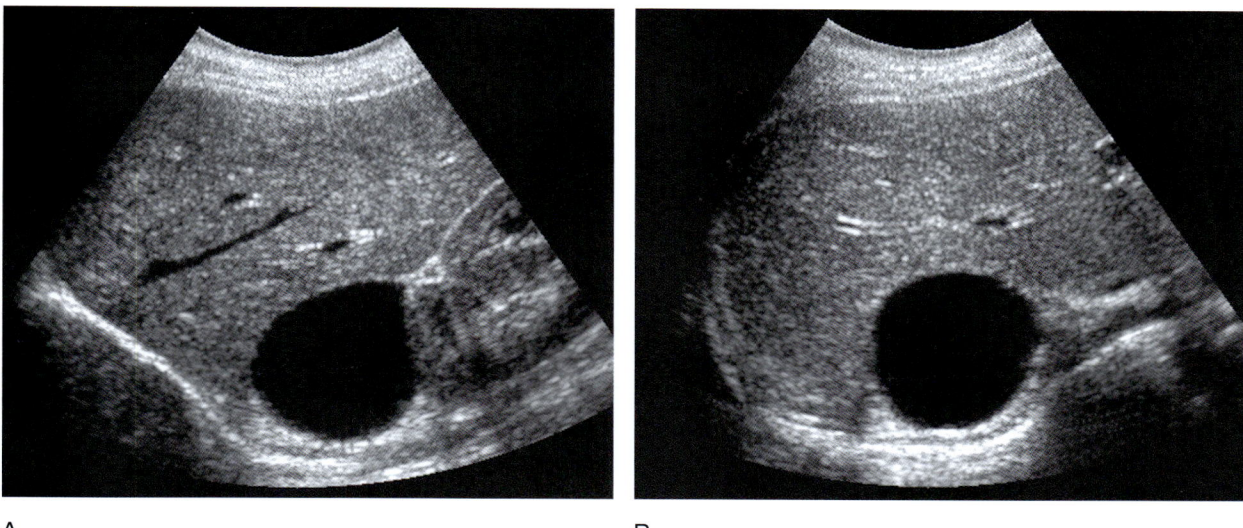

FIGURA 11-20. Cisto adrenal. A, Cortes sagital e **B** transversal exibindo um grande cisto anecóico bem definido com reforço acústico posterior.

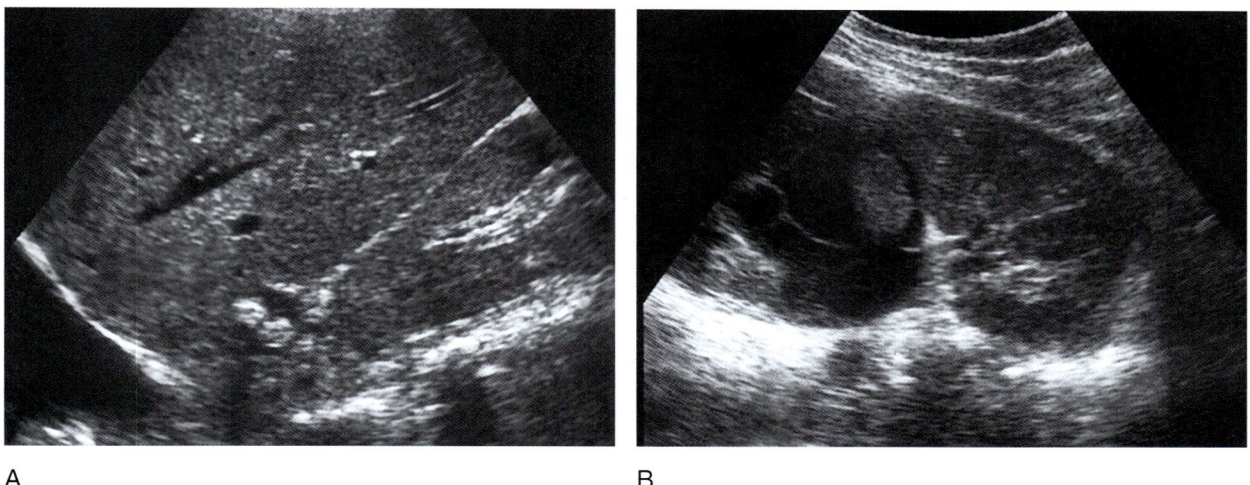

FIGURA 11-21. Hemorragia adrenal espontânea em dois pacientes. A, Hemorragia crônica. Corte sagital exibindo dois focos ecogênicos representando sangue coagulado em uma glândula adrenal direita aumentada. **B, Hemorragia aguda.** Cortes sagitais evidenciando uma grande massa complexa que desloca o rim esquerdo inferior e anteriormente.

dos pacientes apresentarão lesões torácicas, abdominais, ou retroperitoneais ipsilaterais.[74] A glândula adrenal direita é afetada mais freqüentemente do que a esquerda. **Três mecanismos** foram propostos para explicar a hemorragia adrenal traumática:

- Compressão direta da glândula com ruptura dos sinusóides e das vênulas;
- Compressão da veia cava inferior (VCI) elevando a pressão venosa da adrenal direita, uma vez que as suas veias drenam diretamente para a VCI e
- Forças de desaceleração que provocam cisalhamento dos pequenos vasos, perfurando a cápsula adrenal.[73,74]

Mais tipicamente, o **aspecto ultra-sonográfico** da hemorragia adrenal aguda é uma massa ecogênica brilhante no leito adrenal que se torna menor e anecóica com o tempo. Ocasionalmente, uma hemorragia adrenal aparecerá inicialmente como uma massa anecóica que se tornará mais ecogênica com o tempo (Fig. 11-21). Isso provavelmente ocorre pelo fato de a hemorragia inicial consistir em sangue não coagulado. Com a resolução do hematoma adrenal, as áreas focais de calcificação podem se desenvolver. A maioria dos adenomas adrenais (83%) possuem um aspecto arredondado ou oval, ocorrendo predominantemente na **medula**.[74] A hemorragia central pode estirar ou romper o córtex, provocando hemorragia periadrenal.

A hemorragia adrenal unilateral possui pouco significado clínico; todavia, os pacientes com hemorragia bilateral apresentam um risco maior de desenvolvimento de insuficiência adrenal aguda. É crucial excluir a hemorragia em uma neoplasia subjacente preexistente e, portanto, estudos seriados de acompanhamento são necessários para documentar a resolução da hemorragia adrenal. A maioria dos hematomas se resolverão com o tempo, não demandando intervenção.

DISTÚRBIOS DO METABOLISMO

Hemocromatose

A hemocromatose pode ser **primária (idiopática)** ou **secundária,** conseqüente a repetidas transfusões de sangue. Os pacientes com **hemocromatose idiopática** possuem um defeito em suas mucosas intestinais que permite um aumento da absorção de ferro e o seu subseqüente depósito excessivo no fígado, pâncreas, coração, baço, rins, linfonodos, glândulas endócrinas e pele. Clinicamente eles se apresentam com cirrose, diabetes melito e hiperpigmentação.[75] Os pacientes com **hemocromatose secundária** apresentam aumento da deposição de ferro nas células reticuloendoteliais do baço, fígado e medula óssea. Disfunção orgânica normalmente não ocorre.[75]

A deposição excessiva de ferro nas glândulas adrenais freqüentemente acarreta uma insuficiência adrenocortical leve, mas a doença de Addison é rara.[76] As glândulas adrenais normalmente são pequenas, podendo exibir atenuação aumentada no exame por TC.

Doença de Wolman

A doença de Wolman é uma rara **doença autossômico-recessiva do armazenamento lipídico**, provocada por uma deficiência da lipase ácida lipossomal. A maioria dos pacientes evoluem para o óbito em um intervalo de 6 meses após o nascimento. A doença é caracterizada por acentuada hepatosplenomegalia e aumento maciço da glândula adrenal. As glândulas adrenais exibem calcificação puntiforme difusa.

INTERVENÇÃO ADRENAL GUIADA POR ULTRA-SOM

Biópsia

Welch e cols.[77] revisaram a sua experiência em biópsias adrenais ao longo de um período de tempo de 10 anos, o que incluiu 277 biópsias percutâneas em 270 pacientes. A sensibilidade foi de 81%, a especificidade de 99% e a precisão de 90%. O valor prognóstico positivo foi de 99%, e o negativo, de 80%. A taxa de complicações foi de 2,8%. As potenciais complicações da biópsia adrenal percutânea dependem da via de acesso, e incluem hematoma (0,05% a 2,5%),[78] pneumotórax (mais comum),[78] pancreatite (6%),[79] sepse e disseminação no trajeto da agulha. A biópsia por agulha de um feocromocitoma pode precipitar uma crise hipertensiva e deve ser evitada.[80]

Mais comumente, as biópsias das glândulas adrenais são realizadas com direcionamento por TC. Todavia, se a lesão for visível e prontamente acessível, ultra-sonografia pode ser uti-

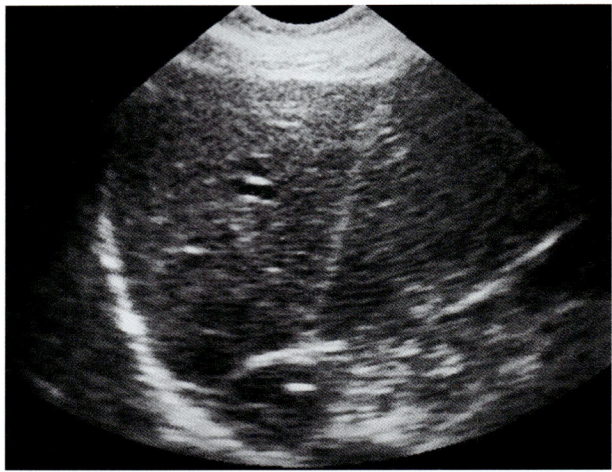

FIGURA 11-22. Biópsia adrenal percutânea. Corte sagital mostrando a localização trans-hepática de uma agulha (linha ecogênica) em uma pequena metástase adrenal direita em um paciente com câncer pulmonar.

lizada para orientar o procedimento. Freqüentemente a via trans-hepática é escolhida à direita, a fim de evitar o espaço pleural (Fig. 11-22). À esquerda, uma via posterior, lateral, ou anterior é escolhida, dependendo do tamanho da lesão e da disponibilidade de um acesso seguro. À esquerda, uma via posterior é preferível à anterior, visando a evitar o desenvolvimento de pancreatite aguda.

Drenagem

A drenagem percutânea de um abscesso adrenal ou a drenagem e esclerose de um cisto adrenal são possíveis, desde que exista um acesso seguro para o posicionamento do cateter. A escolha do tamanho do cateter depende da viscosidade do material a ser drenado. Graças à localização profunda da glândula adrenal, esses procedimentos são, mais freqüentemente, realizados com direcionamento por TC.

ULTRA-SONOGRAFIA INTRA-OPERATÓRIA

A ultra-sonografia intra-operatória com um transdutor de 7,5 MHz pode ser útil quando a adrenalectomia parcial está sendo realizada. A glândula adrenal exposta é examinada a fim de permitir a localização precisa da patologia, o que, por conseguinte, possibilita ao cirurgião obter nítidas margens de ressecção.

Referências

1. The endocrine system. In Cotran RS, Kumar V, Robbins SL (eds): Pathologic Basis of Disease, 5th ed. Philadelphia, WB Saunders, 1994, pp 1149-1165.

Embriologia

2. The suprarenal glands (adrenal glands). In Netter FH: The CIBA Collection of Medical Illustrations. Vol 4: Endocrine System and Selected Metabolic Diseases. Summit, NJ, CIBA Pharmaceutical, 1981, pp 77-108.
3. The urogenital system. In Moore KL (ed): The Developing Human: Clinically Oriented Embryology, 5th ed. Philadelphia, WB Saunders, 1993, pp 265-303.

Anatomia, Morfologia e Fisiologia Normais

4. Mitty HA, Yeh HC: Radiology of the Adrenals with Sonography and CT. Philadelphia, WB Saunders, 1982.
5. Yeh HC: Sonography of the adrenal glands: Normal glands and small masses. AJR 1980;135:1167-1177.
6. Yeh HC, Mitty HA, Rose JR, et al: Ultrasonography of adrenal masses-usual features. Radiology 1978;27:467.
7. Brownlie K, Kreel L: Computer assisted tomography of normal suprarenal glands. J Comput Assist Tomogr 1978;2:1-20.
8. Yeh H: Ultrasonography of the adrenals. Semin Roentgenol 1988;23:250-258.
9. Yeh H: Adrenal and retroperitoneal sonography. In Leopold GR (ed): Ultrasound in Breast and Endocrine Disorders. New York, Churchill Livingstone, 1984.
10. Mitty HA: Adrenal embryology, anatomy, and imaging techniques. In Pollack HM (ed): Clinical Urography: An Atlas and Textbook of Urologic Imaging. Philadelphia, WB Saunders, 1990, pp 2291-2305.
11. Oppenheimer DA, Carroll BA, Yousem S: Sonography of the normal neonatal adrenal gland. Radiology 1983;146:157-160.
12. Marchal G, Gelin J, Verbeken E, et al: High resolution real-time sonography of the adrenal glands, a routine examination. J Ultrasound Med 1986;5:65-68.
13. Lurie SN, Neelon FA: Physiology of the adrenal gland. In Pollack HM (ed): Clinical Urography: An Atlas and Textbook of Urologic Imaging. Philadelphia, WB Saunders, 1990, pp 2306-2312.
14. Günther RW, Kelbel C, Lenner V: Real-time ultrasound of normal adrenal glands and small tumors. J Clin Ultrasound 1984;12:211-217.

Doenças Infecciosas

15. Shumam WP, Moss AA: The adrenal glands. In Moss AA, Gamsu G, Genant H (eds): Computed Tomography of the Body with Magnetic Resonance Imaging. Philadelphia, WB Saunders, 1992,1021-1057.
16. Rezneck RH, Armstrong P: The adrenal gland. Clin Endocrinol 1994;40:561-576.
17. Grizzle WE: Pathology of the adrenal gland. Semin Roentgenol 1988;23:323-331.
18. Dunnick NR: The adrenal gland. In Taveras JM, Ferrucci T (eds): Radiology. Philadelphia, JB Lippincott, 1990, p 4.
19. O'Brien WM, Coyke PL, Copeland PL, et al: Computed tomography of adrenal abscesses. J Comput Assist Tomograph 1987;11:550-551.
20. Atkinson GO, Kodroff MB, Gay BB, et al: Adrenal abscess in the neonate. Radiology 1985;155:101-104.

Neoplasias Adrenais Benignas

21. Dunnick NR: Adrenal imaging: Current status. AJR 1990;154:927-936.
22. Commons RR, Callaway CP: Adenomas of the adrenal cortex. Arch Intern Med 1948;81:37-41.
23. Ambos MA, Bosniak MA, Lefleur RS, et al: Adrenal adenoma associated with renal cell cancer. AJR 1981;136:81-84.
24. Painter TA, Jagelman DG: Adrenal adenomas in association with hereditary adenomatosis of the colon and rectum. Cancer 1985;55:2001-2004.
25. Conn JW: Primary aldosteronism. J Lab Clin Med 1955;45:661.
26. Slee PH, Schaberg A, Van Brummelen P: Carcinoma of the adrenal cortex causing primary aldosteronism. Cancer 1983;51:2341-2345.
27. Conn JW, Knopf RF, Nesbit RM: Clinical characteristics of primary aldosteronism from an analysis of 145 cases. Am J Surg 1964;107:159-172.
28. Grant CS, Carpenter P, Van Heerden JA, et al: Primary aldosteronism. Arch Surg 1984;119:585-589.
29. Hubbard MM, Husami TW, Abumrad NN: Non-functioning adrenal tumors: Dilemmas in management. Am J Surg 1989;5:516-522.
30. Bitter DA, Ross DS: Incidentally discovered adrenal masses. Am J Surg 1989;58:159-161.
31. McNicholas MMJ, Lee MJ, Mayo-Smith WW, et al: An imaging algorithm for the differential diagnosis of adrenal adenomas and metastases. AJR 1995;165:1453-1459.
32. Korobkin M, Giordano TJ, Brodeur FJ, et al: Adrenal adenomas: Relationship between histologic lipid and CT and MR findings. Radiology 1996;200:743-747.
33. Korobkin M, Brodeur FJ, Yutzy GG, et al: Differentiation of adrenal adenomas from nonadenomas using CT attenuation values. AJR 1996;166:531-536.
34. Outwater EK, Siegelman ES, Huang AB, et al: Adrenal masses: Correlation between CT attenuation value and chemical shift ratio at MR imaging with in-phase and opposed phase sequences. Radiology 1996;200:749-752.
35. Dunnick NR, Korobkin M, Frances I: Adrenal radiology: Distinguishing benign from malignant adrenal masses. AJR 1996;167:861-867.
36. Gore RM, Callen PW, Filly RA: Displaced retroperitoneal fat: Sonographic guide to right upper quadrant mass localization. Radiology 1982;142:701-705.
37. Rao P, Kenney PJ, Wagner BJ, et al: Imaging and pathologic features of myelolipoma. RadioGraphics 1997;17:1375-1385.
38. Musante F, Derchi LE, Zappasodi F, et al: Myelolipoma of the adrenal gland: Sonographic and CT features. AJR 1988;151:961-964.
39. Nobel MJ, Montague DK, Levin HS: Myelolipoma: an unusual surgical lesion of the adrenal gland. Cancer 1982;49:952-958.
40. Richman TS, Taylor KJW, Kremkau FW: Propagation speed artifact in a fatty tumor (myelolipoma): Significance for tissue differential diagnosis. J Ultrasound Med 1983;2:45-47.
41. Vick CW, Zeman RK, Mannes E, et al: Adrenal myelolipoma: CT and ultrasound findings. Urol Radiol 1984;6:7-13.
42. De Blois GG, DeMay RM: Adrenal myelolipoma diagnosis by computed-tomography-guided fine-needle aspiration. Cancer 1985;55:848-850.
43. Galli L, Gaboardi F: Adrenal myelolipoma: Report of diagnosis by fine needle aspiration. J Urol 1986;136:655-657.
44. Korobkin M: Pheochromocytoma. In Pollack HM (ed): Clinical Urography: An Atlas and Textbook of Urologic Imaging. Philadelphia, WB Saunders, 1990, pp 2347-2361.
45. Manger W, Gifford R, Jr: Pheochromocytoma: Diagnosis and management. NY State J Med 1980;80:216.

46. Bowerman RA, Silver TM, Jaffe MH, et al: Sonography of adrenal pheochromocytomas. AJR 1981;137:1227-1231.
47. Quint LE, Glazer GM, Francis IR, et al: Pheochromocytoma and paraganglioma: Comparison of MR imaging with CT and I-131 MIBG scintigraphy. Radiology 1987;165:89-93.
48. Cho KJ, Freier DT, McCormick TL, et al: Adrenal medullary disease in multiple endocrine neoplasia type II. AJR 1980;134:23-29.
49. Brunt LM, Wells SA, Jr: The multiple endocrine neoplasia syndromes. Invest Radiol 1985;20:916-927.
50. Silverman ML, Lee AK: Anatomy and pathology of the adrenal glands. Urol Clin North Am 1989;16(3):417-432.
51. Bosniak M: Neoplasms of the adrenal gland. In Pollack HM (ed): Clinical Urography: An Atlas and Textbook of Urologic Imaging. Philadelphia, WB Saunders, 1990, pp 2344-2346.
52. Vergas AD: Adrenal hemangioma. Urology 1980;16:389-390.
53. Rumanick WM, Bosniak MA: Miscellaneous conditions of the adrenals and adrenal pseudotumors. In Pollack HM (ed): Clinical Urography: An Atlas and Textbook of Urologic Imaging. Philadelphia, WB Saunders, 1990, pp 2399-2412.
54. Derchi L, Rapaccini GL, Banderali A, et al: Ultrasound and CT findings in two cases of hemangioma of the adrenal gland. J Comput Assist Tomogr 1989;13(4):659-661.

Neoplasias Adrenais Malignas
55. Hamper UM, Fishman EK, Harman DS, et al: Primary adrenocortical carcinoma: Sonographic evaluation with clinical and pathologic correlation in 26 patients. AJR 1987;148:915-919.
56. Ritchey ML, Kinard R, Novicki DE: Adrenal tumors: Involvement of the inferior vena cava. J Urol 1987;138:1134-1136.
57. Fishman EK, Deutch BM, Hartman DS, et al: Primary adrenal cortical carcinoma: CT evaluation with clinical correlation. AJR 1987;148:531-535.
58. Glazer HS, Lee JKT, Balfe DM, et al: Non-Hodgkin lymphoma: Computed tomographic demonstration of unusual extranodal involvement. Radiology 1983;149:211-217.
59. Vicks BS, Perusek M, Johnson J, et al: Primary adrenal lymphoma: CT and sonographic appearances. J Clin Ultrasound 1987;15:135-139.
60. Feldberg MAM, Hendriks MJ, Klinkhamer AC: Massive bilateral non-Hodgkin's lymphoma of the adrenals. Urol Radiol 1986;85-88.
61. Freda PU, Wardlaw SL, Brudney K, et al: Clinical case seminar: Primary adrenal insufficiency in patients with the acquired immunodeficiency syndrome: A report of five cases. J Clin Endocrinol Metab 1994;79(6):1540-1545.
62. Donovan DS, Dluhy RG: AIDS and its effect on the adrenal gland. Endocrinologist 1991;1(4):227-232.
63. Findling JW, Buggy BP, Gilson IH, et al: Longitudinal evaluation of adrenocortical function in patients infected with the human immunodeficiency virus. J Clin Endocrinol Metab 1994;79(4):1091-1096.
64. Schwartz LH, Panicek DM, Koutcher JA, et al: Adrenal masses in patients with malignancy: Prospective comparison of echo-planar, fast spin-echo and chemical shift MR imaging. Radiology 1995;197:421-425.

Cistos Adrenais
65. Wahl HR: Adrenal cysts. Am J Pathol 1951;27:758.
66. Scheible W, Coel M, Siemers PT, et al: Percutaneous aspiration of adrenal cysts. AJR 1977;128:1013-1016.
67. Tung TA, Pfister RC, Papanicolaou N, et al: Adrenal cysts: Imaging and percutaneous aspiration. Radiology 1989;173:107-110.
68. Kearney GP, Mahoney EM: Adrenal cysts. Urol Clin North Am 1977;4:273-283.
69. Abeshouse GA, Goldstein RB, Abeshouse BS: Adrenal cysts: Review of the literature and report of three cases. J Urol 1959;81:711.
70. Barron SH, Emanual B: Adrenal cysts: Case report and review of pediatric literature. J Pediatr 1961;59:592.

Hemorragia Adrenal
71. Kawashima A, Sandler CM, Ernst RD, et al: Imaging of non-traumatic hemorrhage of the adrenal gland. Radiographics 2000;174:319-321.
72. Bowen A, Keslar P, Newman B, et al: Adrenal hemorrhage after liver transplantation. Radiology 1990;176:85-88.
73. Murphy BJ, Casillas J, Yrizarry JM: Traumatic adrenal hemorrhage: Radiologic findings. Radiology 1988;169:701-703.
74. Burks DW, Mirvis SE, Shanmuganathan K: Acute adrenal injury after blunt abdominal trauma: CT findings. AJR 1992;158:503-507.

Distúrbios do Metabolismo
75. Baron RL, Freeny PC, Moss AA: The liver. In Moss AA, Gamsu G, Genant HK (eds): CT of the Body with Magnetic Resonance Imaging. Philadelphia, WB Saunders, 1992, pp 735-821.
76. Doppman JL: Adrenal cortical hypofunction. In Pollack HM (ed): Clinical Urography: An Atlas and Textbook of Urologic Imaging. Philadelphia, WB Saunders, 1990, pp 2338-2343.

Intervenção Adrenal Guiada por Ultra-Som
77. Welch TJ, Sheedy PF II, Stephens DH, et al: Percutaneous adrenal biopsy: Review of a 10-year experience. Radiology 1994;193:341-344.
78. Zornoza J: Fine-needle biopsy of lymph nodes, adrenal glands and periureteral tissues. In Pollack HM (ed): Clinical Urography: An Atlas and Textbook of Urologic Imaging. Philadelphia, WB Saunders, 1990, pp 2854-2860.
79. Kane NM, Korobkin M, Francis IR, et al: Percutaneous biopsy of left adrenal masses: Prevalence of pancreatitis after anterior approach. AJR 1991;157:777-780.
80. Casola G, Nicolet V, Van Sonnenberg E, et al: Unsuspected pheochromocytoma: Risk of blood-pressure alterations during percutaneous adrenal biopsy. Radiology 1986;159:733-735.

12

O RETROPERITÔNIO E OS GRANDES VASOS

Dónal B. Downey

SUMÁRIO DO CAPÍTULO

RETROPERITÔNIO
    Técnica de Exame
    Anatomia do Retroperitônio
    Aspecto Ultra-sonográfico do Retroperitônio
    Patologia Retroperitoneal
        Massas Sólidas

Coleções Líquidas
Infecções Retroperitoneais
GRANDES VASOS
    Aorta
        Anatomia
        Ultra-sonografia Aórtica
        Patologia Aórtica
        Ramos Aórticos

Veia Cava Inferior
    Anatomia
    Ultra-sonografia
    Patologia
    Ramos e Tributárias da Veia Cava Inferior

RETROPERITÔNIO

O retroperitônio é uma grande região abdominal posterior que desafia a avaliação clínica. Os sintomas da doença retroperitoneal são, em geral, inespecíficos; o exame físico é difícil; os tecidos reagem menos grave e agudamente aos insultos que a maioria das outras regiões; e são muitas as massas retroperitoneais, as coleções líquidas e os distúrbios inflamatórios e vasculares no momento do diagnóstico.

A ultra-sonografia (USG) tem muitas utilidades nas avaliações retroperitoneais. Ela classifica as doenças rápida e seguramente, com um baixo custo; detecta doenças retroperitoneais primárias incidentais e complicações retroperitoneais de patologias de órgãos adjacentes e doenças difusas, como o linfoma; localiza a patologia precisamente de um órgão ou espaço anatômico específico; caracteriza lesões baseadas no modo B, Doppler e características de intensificação do agente de contraste; orienta precisamente intervenções diagnósticas e terapêuticas; e avalia órgãos retroperitoneais e processos patológicos como aneurismas aórticos abdominais (AAAs) precisamente.

Vários fatores anatômicos e fisiológicos combinam-se para tornar o retroperitônio mais difícil de ser visibilizado que qualquer outra região anatômica. Os fatores que interferem com o exame ultra-sonográfico incluem gases intestinais, músculos espessos, gordura, costelas, regiões inferiores dos pulmões e o útero, que se combinam com a respiração fisiológica, movimentos intestinal e cardíaco para reduzir a qualidade da imagem. A área é grande e profunda e não pode ser vista em sua totalidade de qualquer perspectiva. A USG tem, freqüentemente, dificuldade em demonstrar diretamente a fáscia delgada, que divide a área em compartimentos. Localizar corretamente uma grande massa ou coleção líquida de um determinado compartimento é até mais difícil quando a fáscia está seriamente atenuada, deslocada, ou destruída por aquele processo patológico.

Para minimizar essas dificuldades, os operadores devem otimizar consistente e continuamente os fatores do paciente e configurações do aparelho e utilizar uma técnica excelente de exame.

Técnica de Exame

De maneira ideal, deve-se realizar o exame nos pacientes após um jejum noturno. A visibilidade retroperitoneal pancreática e do quadrante superior esquerdo pode ser melhorada deixando-se os pacientes beberem água ou meio de contraste oral para a USG,[1] mas, em geral, estes não são necessários.

Se houver uma escolha de aparelhos, deve ser utilizado aquele que permita a melhor visibilidade de estruturas profundas. O examinador deve utilizar a maior freqüência do transdutor que permita a penetração adequada. Nos adultos, as freqüências de 5 MHz e inferiores são, em geral, necessárias. Os avanços técnicos recentes, como a imagem harmônica tecidual[2-6] e imagem composta[7], melhorarão, com freqüência, a visibilidade em pacientes obesos.

Os princípios gerais de exame – conhecer o que é clinicamente suspeitado e fazer uma inspeção pélvica e abdominal "geral", usualmente com um transdutor de baixa freqüência – são, particularmente, importantes no retroperitônio. Assim, geralmente é melhor avaliar o local de qualquer doença conhecida ou suspeitada, pois os processos patológicos retroperitoneais disseminam-se tipicamente de um modo previsível. Por exemplo, um paciente com cólica renal deve ter o espaço renal ipsilateral avaliado para presença de um urinoma antes que o resto do peritônio seja visibilizado.

Uma técnica de exame que assegura que todo o retroperitônio seja visibilizado envolve dividir a área em subsegmentos baseados em pontos de referência ultra-sonográficos facilmente identificáveis. Estes incluem a **aorta** (Fig. 12-1), a **crura diafragmáticas** (Figs. 12-1 e 12-2), os **rins**, os **vasos ilíacos**, a **artéria mesentérica superior** (AMS) (Fig. 12-1), a **veia cava inferior** (VCI), o **músculo psoas** (Fig. 12-3) e os **vasos femorais comuns** nos **ligamentos inguinais**. O órgão ou vaso sangüíneo de referência é primeiramente avaliado em pelo menos dois planos diferentes, preferencialmente um perpendicular ao outro. A seguir, são examinados os tecidos fibroso e adiposo nos espaços anatômicos vizinhos e as estruturas adjacentes. Caso o examinador se perca, a orientação pode ser reobtida pelo retorno ao ponto de referência ultra-sonográfico. Deve-se adotar uma abordagem bastante flexível quanto ao movimento do paciente, posição do transdutor e respiração, pois a visibilidade é extremamente variável.

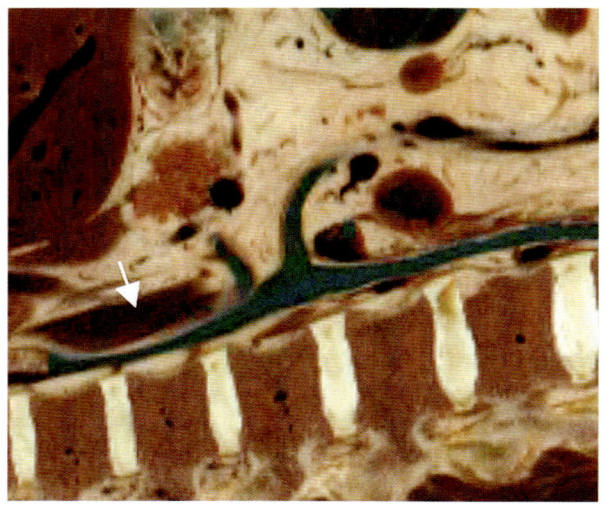

A

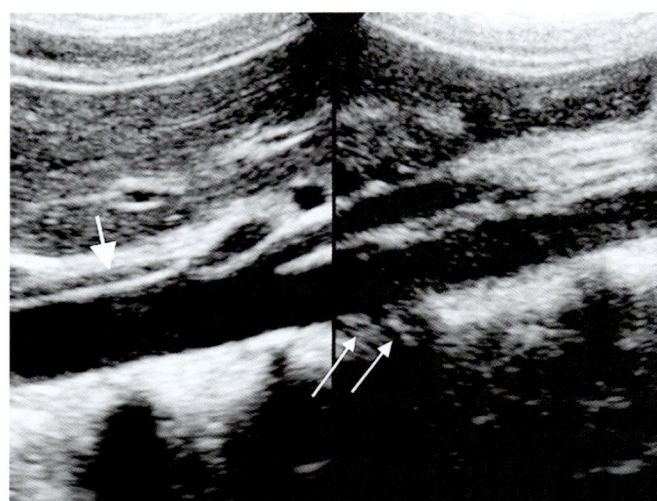

B

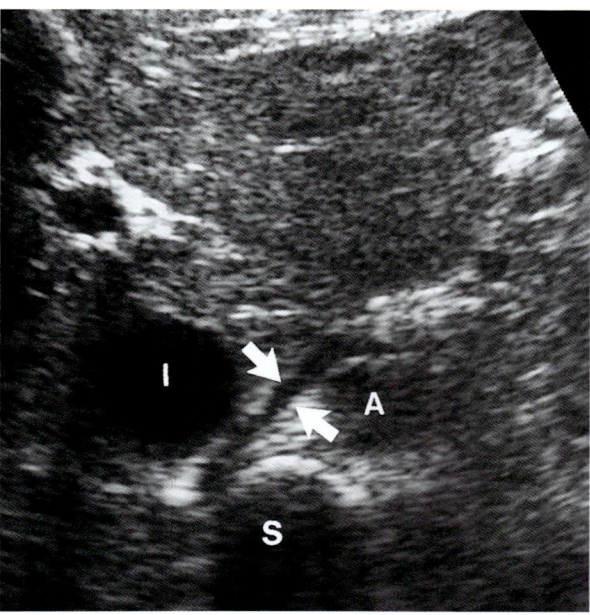

C

FIGURA 12-1. Anatomia normal da linha média. A, O corte longitudinal da linha média através de modelo do projeto "*visible human*" mostra a porção abdominal da aorta e os ramos das artérias celíaca e mesentérica superior (AMS) preenchidos com meio de contraste azul. Observe a crura diafragmática direita (*seta*). **B**, A imagem da linha média longitudinal também mostra a crura diafragmática (*seta*), a artéria celíaca e as origens da AMS. As duas artérias renais são notadas (*setas pequenas*). **C**, A imagem abdominal transversal superior mostra a crura diafragmática (*setas*) entre a aorta (A) e a veia cava inferior (I). S, coluna. (Todas as imagens "*visible human*" são cortesia do Dr. Victor Spitzer, Visible Human Projetc, University of Colorado School of Medicine, e a National Library of Medicine.)

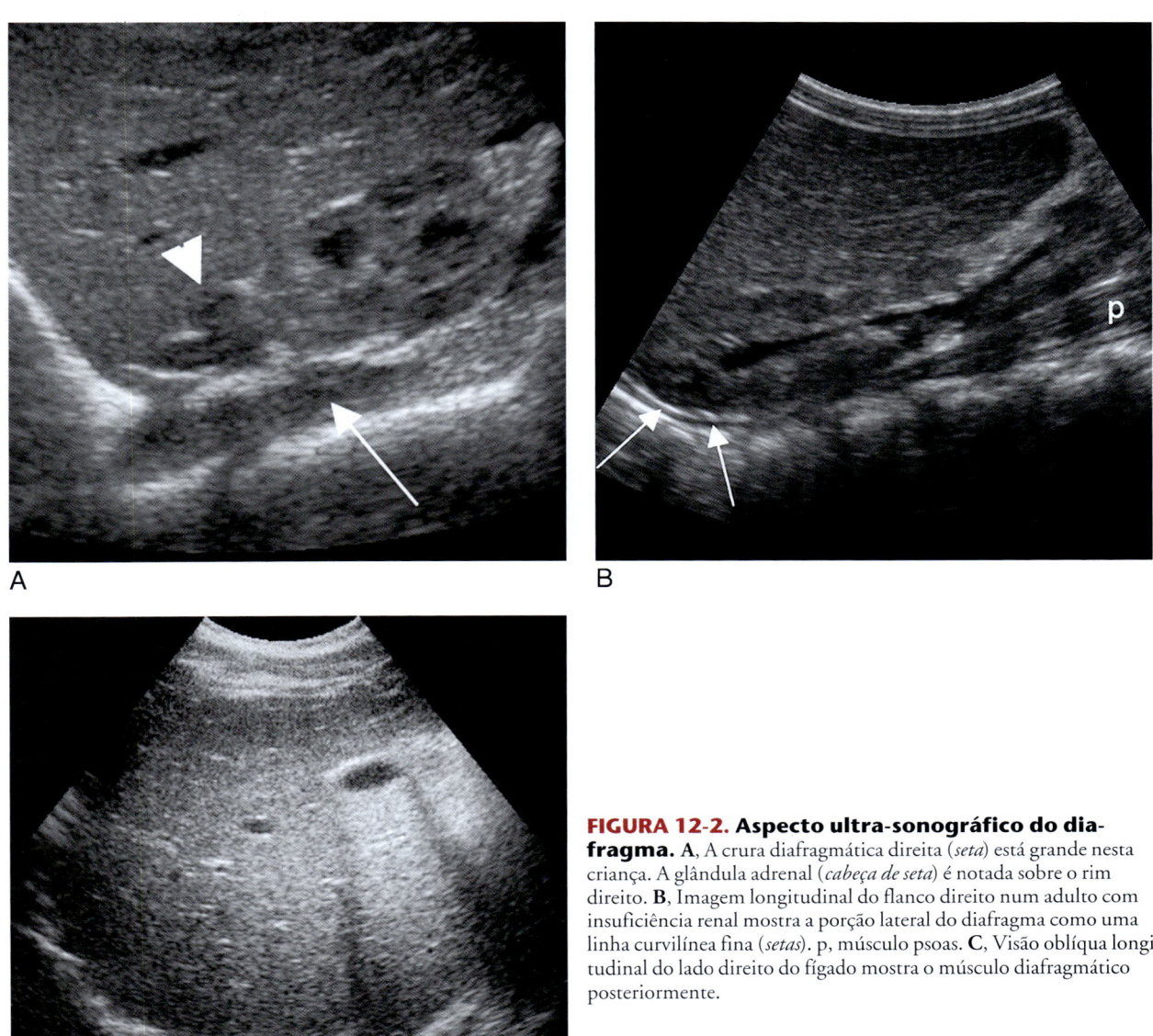

FIGURA 12-2. Aspecto ultra-sonográfico do diafragma. A, A crura diafragmática direita (*seta*) está grande nesta criança. A glândula adrenal (*cabeça de seta*) é notada sobre o rim direito. **B**, Imagem longitudinal do flanco direito num adulto com insuficiência renal mostra a porção lateral do diafragma como uma linha curvilínea fina (*setas*). p, músculo psoas. **C**, Visão oblíqua longitudinal do lado direito do fígado mostra o músculo diafragmático posteriormente.

Uma técnica que utiliza compressão firme, lenta e gradual similar àquela utilizada no diagnóstico da apendicite[8] permite, com freqüência, visibilidade retroperitoneal melhorada, pois ela desloca as alças intestinais sem causar desconforto no paciente. É importante que uma parte da mão do examinador toque o paciente para assegurar que não seja colocada uma pressão dolorosa desnecessária pelo transdutor sobre as costelas ou outras estruturas sensíveis. A área entre os músculos retos abdominais e imediatamente lateral a eles fornece, com freqüência, uma janela acústica adequada quando o paciente está em posição supina (Fig. 12-1B). Uma perspectiva coronal através do flanco, com o paciente em posição supina ou em posição de decúbito, é útil, com freqüência, no retroperitônio medial e inferior (Fig. 12-3).[9] As áreas perirrenais adjacentes são examinadas com o paciente em posição idêntica como a adotada numa USG renal: posição supina, oblíqua, de decúbito, e raramente em pronação.

Como a USG intra-operatória[10-12] e laparoscópica[11-13] está sendo cada vez mais empregada nos diagnósticos e tratamentos,[14-16] os radiologistas estão sendo chamados a participar nestes procedimentos numa variedade de modos diferentes. Os transdutores são tipicamente de disposição linear ou convexa de alta freqüência (5 a 15 MHz) e têm, em geral, um excelente foco proximal, produzindo detalhes excelentes da imagem (Fig. 12-14). Eles têm tipicamente um campo de visão mais limitado que os transdutores abdominais padrão, e isto pode tornar a interpretação desafiadora, pois uma lesão retroperitoneal

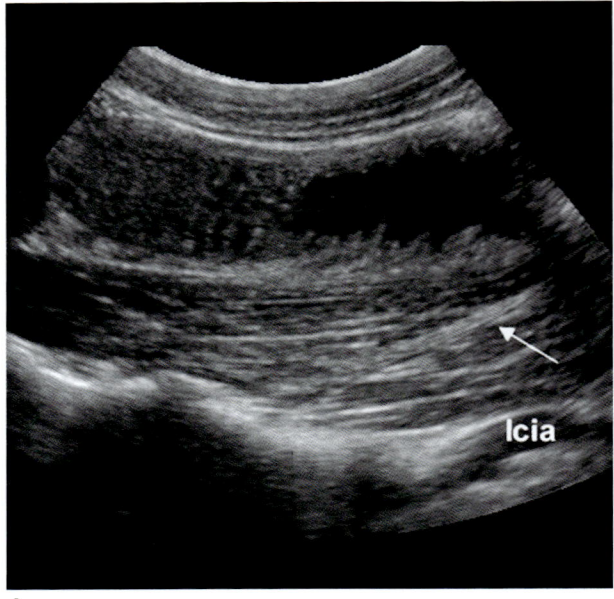
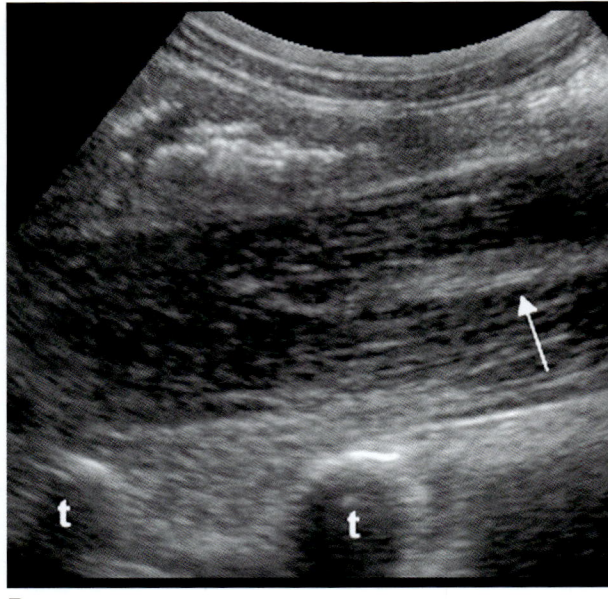
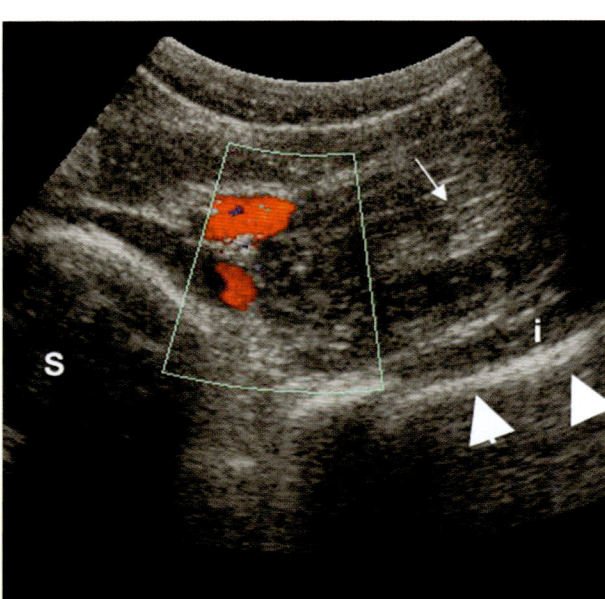

FIGURA 12-3. Músculo psoas normal. A, USG coronal (flanco esquerdo) do músculo psoas. O tendão do psoas (*seta*) é ecogênico e torna-se proeminente no terço distal do músculo. Icia, artéria ilíaca comum esquerda. **B**, A porção média do psoas com seu tendão (*seta*) é mostrada em sua relação com os processos vertebrais transversais (t). **C**, A porção distal do psoas no plano transversal é mostrada com seu tendão ecogênico central (*seta*) e a artéria ilíaca comum esquerda sobrejacente à veia ilíaca comum esquerda. S, coluna vertebral. *Pontas de setas*, osso ilíaco; i, músculo ilíaco.

pode não ser claramente detectada (Fig. 12-5). Alguns passos úteis na definição de um **programa laparoscópico e intra-operatório bem-sucedido** incluem o seguinte:

- É necessário o comprometimento total entre o cirurgião/laparoscopista e o radiologista para desenvolver um processo que funcione localmente.
- É essencial a realização de princípios laparoscópicos pelo radiologista e princípios de USG pelo laparoscopista.
- O processo deve ser meticulosamente planejado.
- Os participantes devem desenvolver uma nomenclatura comum, especialmente relacionada à localização no espaço.
- Deve-se ter uma compreensão clara do papel de cada um.
- A prática no local de treinamento laparoscópico beneficia a todos.
- Todos os filmes disponíveis devem ser revisados antes do procedimento clínico para compreender onde o laparoscópio será posicionado.
- A participação de um colega experiente nos primeiros casos é útil, e a inquirição deve ocorrer após cada caso.

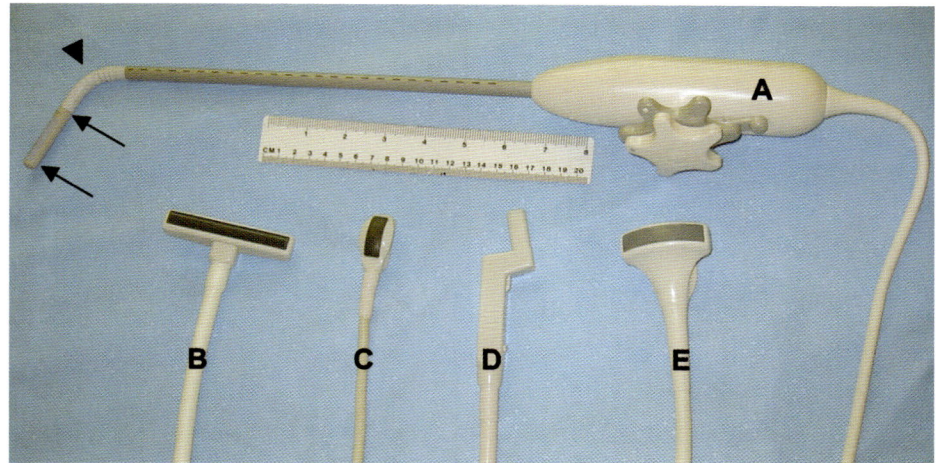

FIGURA 12-4. Transdutores cirúrgicos e laparoscópicos. A, Transdutor laparoscópico. Este é projetado para ser inserido através de um acesso laparoscópico na parede abdominal para entrar tanto no retroperitônio como na cavidade abdominal. Os dois botões arredondados no cabo podem girar a extremidade do transdutor linear através dos planos do grupo leste/oeste e norte/sul. As *setas* indicam o comprimento do transdutor linear. A *cabeça de seta* indica o ponto de rotação da extremidade. **B**, Transdutor linear. Este é apropriado para utilização intra-operatória e fornece uma visibilidade de campo proximal excelente. Sua utilidade no retroperitonio é limitada pelo seu tamanho. **C**, O transdutor convexo é projetado para ser colocado longitudinalmente entre o dedo mínimo e o dedo médio do operador. Esta é uma sonda intra-operatória extremamente flexível com uma pequena área de cobertura e boa visibilidade profunda. Sua resolução de campo proximal não é tão boa quanto a do transdutor linear. **D**, Este transdutor pequeno de acionamento terminal foi projetado para ser utilizado por meio de orifícios de brocas. Pode ser utilizado no retroperitônio quando uma área bem focalizada estiver sob avaliação. **E**, Este transdutor convexo é posicionado numa orientação leste/oeste comparada com a orientação norte/sul da sonda C. Sendo convexo, tem vantagens e desvantagens similares às da sonda C, embora seja levemente maior.

Anatomia do Retroperitônio

O retroperitônio[17-35] (Figs. 12-6 e 12-7) é um segmento anatômico abdominal posterior que se situa entre a fáscia transversal e o peritônio parietal. É limitado cranialmente pelo diafragma e caudalmente pela borda pélvica. Em pacientes normais contém relativamente pequenas quantidades de tecidos adiposo e fibroso cujos volumes variam de acordo com o grau de obesidade. Eles contêm uma grande quantidade de "espaços potenciais" que podem ser preenchidos com material sólido e cístico em diferentes processos patológicos.

A fáscia perirrenal anterior mais delgada[17,28] (fáscia de Gerota ou de Toldt) e a fáscia perirrenal posterior mais espessa[17,28] (fáscia de Zuckerkandl) são bainhas de tecido conjuntivo elástico densas e colagenosas que se situam aproximadamente paralelas uma a outra no plano coronal anterior à superfície do músculo psoas (Figs. 12-6 a 12-8).[28] Elas fundem-se lateralmente para formar a fáscia láteroconal.[17] Medialmente, a fáscia perirrenal anterior funde-se com a fáscia perirrenal anterior no lado oposto (Fig. 12-6B). A fáscia perirrenal posterior une-se com a fáscia sobrejacente aos músculos quadrado lombar e psoas[28] e forma a margem medial do espaço pararrenal posterior (Fig. 12-6B). Essas fáscias perirrenais dividem o retroperitônio coronalmente em três compartimentos[20] (Fig. 12-7); o espaço pararrenal posterior, o espaço renal e o espaço pararrenal anterior.

O **espaço pararrenal posterior** (Figs. 12-7 e 12-9A) situa-se entre a fáscia que cobre os músculos quadrado lombar e psoas[17] e a fáscia perirrenal posterior. Ele não contém nenhum órgão sólido e contém relativamente pouca gordura.[17,28] O espaço pararrenal posterior comunica-se anterior e lateralmente com o espaço properitoneal. Em sentido caudal, comunica-se com o espaço extraperitoneal pélvico. Comunica-se também, em geral, com o espaço pararrenal anterior próximo à margem pélvica.[18,20]

O **espaço perirrenal** (Figs. 12-6A e B, 12-7 e 12-9B) situa-se entre as duas camadas da fáscia perirrenal e contém o rim, a glândula adrenal, o ureter proximal e uma massa de gordura em forma de cone invertido que permite que o contorno renal seja visto nas radiografias simples. A fáscia láteroconal limita o espaço lateralmente. Existe uma discussão persistente se suas margens superior, inferior e ínfero-medial estão intactas. Os estudos de imagens em secção transversa e em cadáveres têm mostrado que pelo menos em algumas pessoas existe uma conexão entre o espaço perirrenal esquerdo e o espaço retroperitoneal subdiafragmático esquerdo, e o espaço perirrenal direito e a "área nua" do fígado. Vários estudos têm mostrado que o meio de contraste injetado no espaço perinéfrico de alguns cadáveres seguirá para outro espaço perinéfrico através de um conduto anterior à aorta e VCI, mas posterior ao espaço pararrenal anterior.[35] Discute-se também se grandes coleções podem seguir inferiormente para fora do espaço perirrenal em direção ao espaço extraperitoneal pélvico. O consenso parece ser que embora isto não ocorra clinicamente, os estudos em cadáveres indicam que o meio de contraste injetado no espaço perirrenal segue prontamente, com frequência, para espaço extraperitoneal pélvico.[35]

O **espaço pararrenal anterior** (Figs. 12-6B e 12-9C a E) situa-se entre o peritônio parietal posterior e a fáscia perirre-

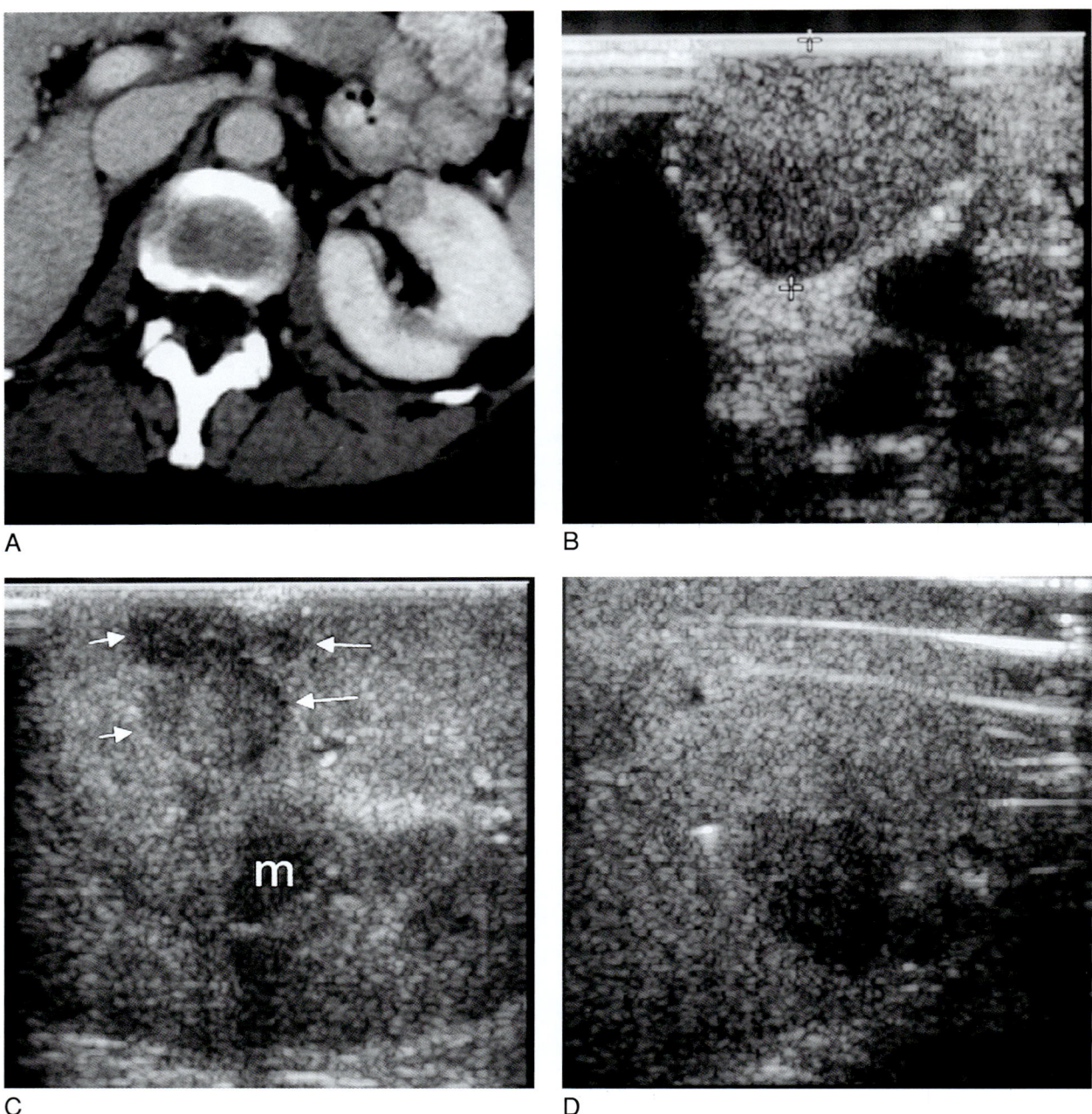

FIGURA 12-5. A USG laparoscópica descobre pequenas lesões renais. A, TC de uma mulher com 52 anos de idade que teve previamente uma nefrectomia direita para tratar seis carcinomas de células renais (CCRs). Ela teve dois CCRs prévios no lado esquerdo também removidos cirurgicamente. A TC mostra um CCR adicional formando-se anteriormente. **B**, A USG laparoscópica mostra a mesma lesão com os vasos hilares profundamente. **C**, A USG laparoscópica encontra adicionalmente um pequeno nódulo bilobulado (< 1 cm) (*setas*) no pólo inferior. m, pirâmide medular. **D**, A mesma lesão fora localizada pelo cirurgião por meio do posicionamento de duas agulhas (centros ecogênicos em qualquer um dos lados da lesão) para facilitar sua remoção.

nal anterior. É limitado lateralmente pela fáscia látero-conal e contém o cólon ascendente e o descendente; a segunda, a terceira e a quarta partes do duodeno; o pâncreas e porções discutíveis da artéria e da veia mesentéricas superiores proximais; e os vasos hepático e esplênico.[1,3] Comunica-se com o espaço pararrenal anterior no lado oposto através do plano que segue tanto anterior quanto posteriormente ao pâncreas (Fig. 12-6B). Conecta-se inferiormente com o espaço extraperitoneal pélvico e o espaço pararrenal posterior. Existe uma discussão considerável sobre sua margem superior. Meyers[17] afirma que ela é aberta, enquanto outros afirmaram que ela é fechada, não permitindo nenhum acesso à área nua do fígado à direita e à área subdiafragmática retroperitoneal à esquerda.[28]

A localização correta do compartimento anatômico dos grandes vasos também é controversa. Tem sido proposto

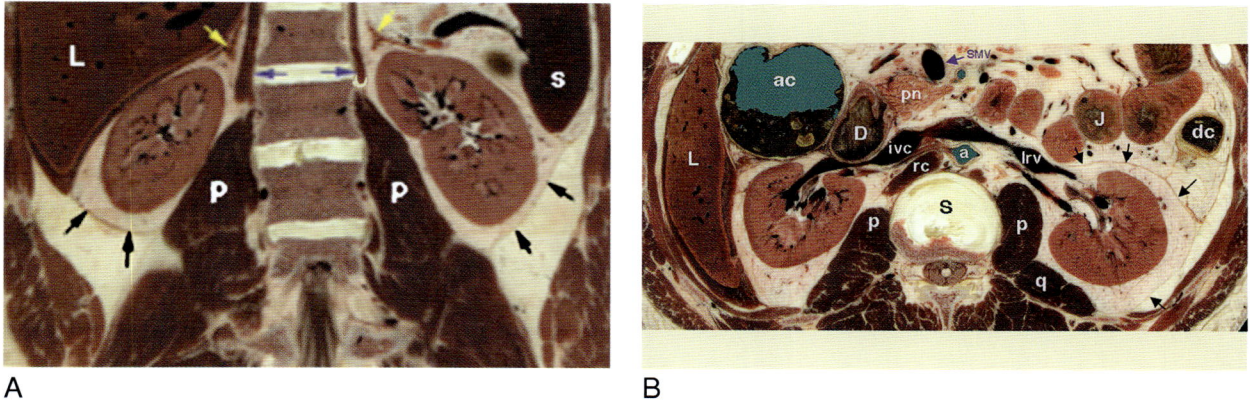

FIGURA 12-6. Anatomia retroperitoneal normal. A, Fatia coronal de modelo do projeto "*visible human*" na altura dos rins. **B**, Fatia transaxial de modelo do projeto "*visible human*" na altura da veia renal. *Setas*, Fáscia de Gerota e fáscia renal posterior; *setas azuis*, cruras do diafragma; *setas amarelas*, glândulas adrenais; L, fígado; s, baço; p, músculo psoas; ivc, veia cava inferior; a, aorta; lrv, veia renal esquerda; smv, veia mesentérica superior; dc, cólon descendente; ac, cólon ascendente; J, jejuno; q, músculo quadrado lombar; pn, pâncreas; rc, crura direita do diafragma; S, coluna vertebral; D, duodeno.

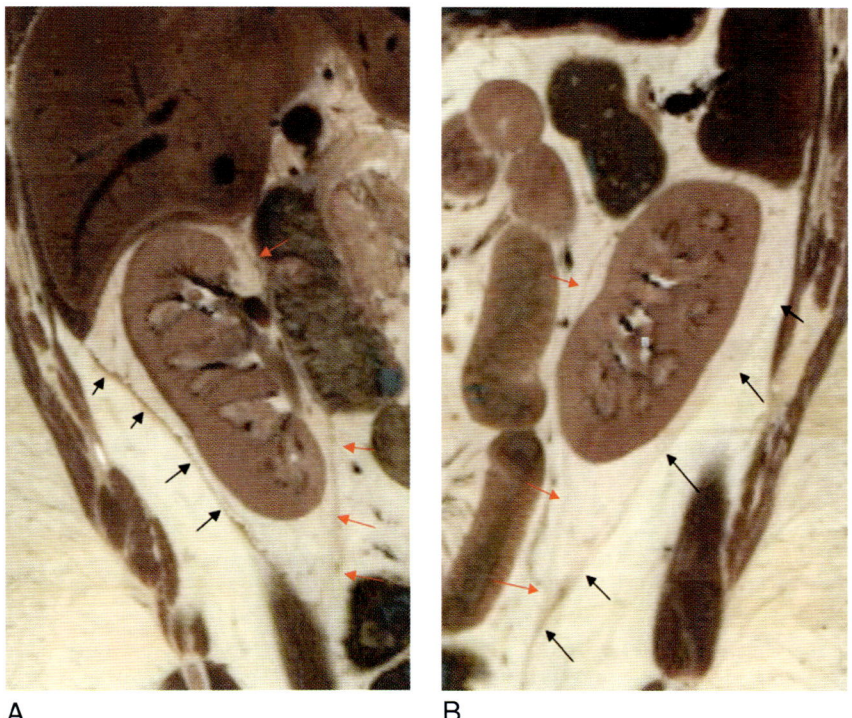

FIGURA 12-7. Fáscia perirrenal retroperitoneal. Cortes oblíquos sagitais de modelo do projeto "*visible human*" através (**A**) do retroperitônio direito e (**B**) retroperitônio esquerdo. A fáscia perirrenal posterior, ou de Zuckerkandl (*setas negras*), e a fáscia perirrenal anterior, ou de Gerota, estão demonstradas incompletamente (*setas vermelhas*).

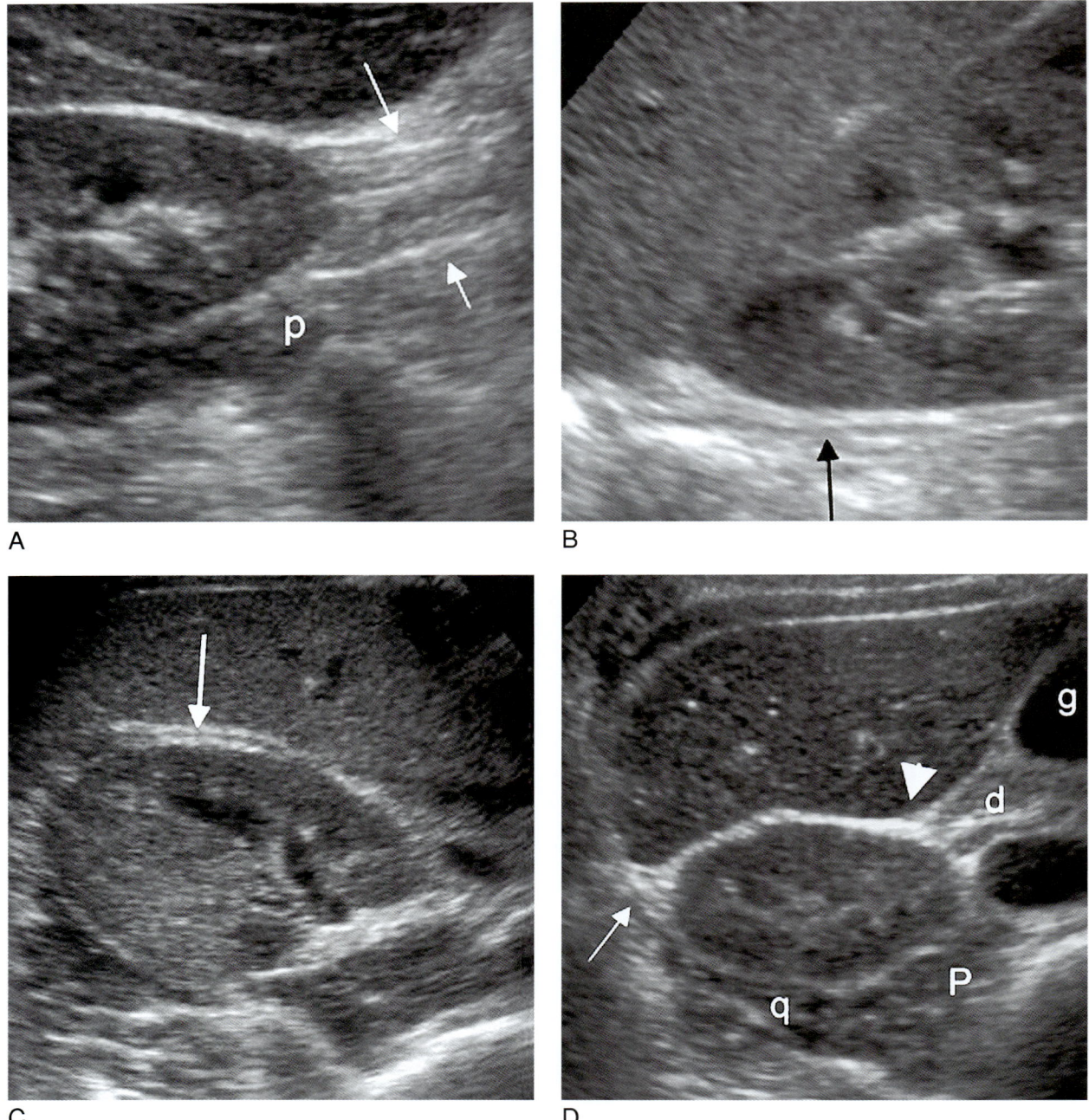

FIGURA 12-8. Ultra-som da fáscia perirrenal. A, USG do flanco longitudinal direito mostra o cone invertido de gordura relativamente hipoecóica (*setas*) no espaço perinéfrico caudal ao rim direito. p, músculo psoas. As imagens do flanco longitudinal (**B**) e transversal (**C**) de um paciente com nefronia lobar aguda demonstram a fáscia perirrenal posterior de Zuckerkandl e a fáscia perirrenal anterior de Gerota (*setas*). **D**, A imagem abdominal transversal superior mostra a fáscia látero-conal (*seta*). q, músculo quadrado lombar; P, músculo psoas; d, duodeno; g, vesícula biliar; *cabeça de seta*, espaço de Morrison.

que a **aorta** e a **VCI** situam-se num plano fascial entre as extensões medial das camadas anterior e posterior da fáscia perirrenal posterior ou fáscia de Zuckerkandl.[36] Do ponto de vista prático, provavelmente é melhor não incluir os grandes vasos em qualquer um dos três compartimentos principais, mas compreender que eles estão intimamente associados a todos os três em ambos os lados.

O **espaço retrofascial**[37] contém os músculos **psoas** e o **quadrado lombar** (Figs. 12-6 e 12-7), que estão incluídos, com freqüência, nas descrições do retroperitônio.[37] Eles situam-se posteriormente ao retroperitônio e são cobertos por suas próprias fáscias. O músculo quadrado lombar (Figs. 12-6B e 12-8D) é, grosso modo, quadrilateral, sendo mais largo cranialmente.[38,39] Ele se origina da parte medial da 12ª

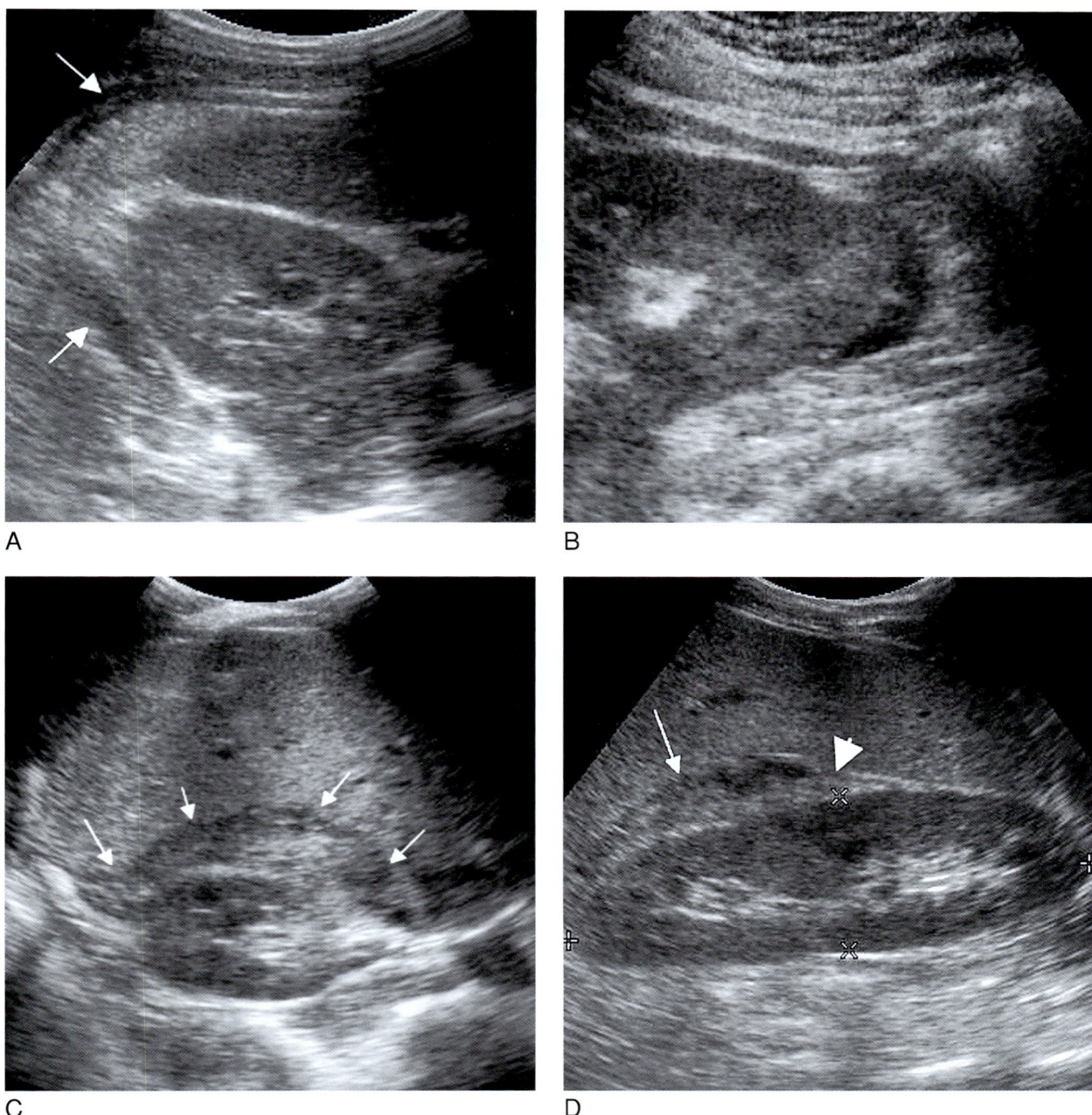

FIGURA 12-9. Coleções retroperitoneais. A, USG transversa do lado direito mostra no espaço pararrenal posterior líquido que se dissemina anteriormente (setas). **B**, Uma quantidade muito pequena de líquido perinéfrico é evidente na face caudal do rim direito. As imagens do flanco direito transversal (**C**) e longitudinal (**D**) mostram uma coleção complexa (*setas pequenas*) predominantemente no espaço pararrenal anterior. A *cabeça de seta* mostra a fáscia renal anterior ou fáscia de Gerota. Como está minimamente elevada, isso sugere que há a presença de algum líquido perirrenal complexo.

costela e une-se ao processo transverso vertebral antes de fundir-se na crista ilíaca e no ligamento iliolombar. O **músculo psoas** (Figs. 12-3 e 12-6A) é composto freqüentemente de dois músculos associados, o psoas maior dominante e o psoas menor, que está presente em 60% das pessoas. Eles têm a sua origem a partir da vértebra lombar e processo transverso e inserem-se no trocânter menor do fêmur.[39] Próximo ao ligamento inguinal recebem fibras do músculo ilíaco.[39]

As *cruras* **diafragmáticas** (Figs. 12-1A e D, 12-2, e 12-6) são as porções musculares lineares do diafragma que estão adjacentes ao hiato aórtico e ligam-se à face lateral da vértebra lombar (Figs. 12-1, 12-2, e 12-6A).[39] A crura direita é maior, mais comprida e lobular. Ela une-se aos corpos anteriores e discos intervertebrais de L1 a L3. A **crura esquerda** liga-se à L1 e L2 e ao disco intervertebral.[17,39] A **crura esquerda** situa-se posteriormente à veia cava inferior, à

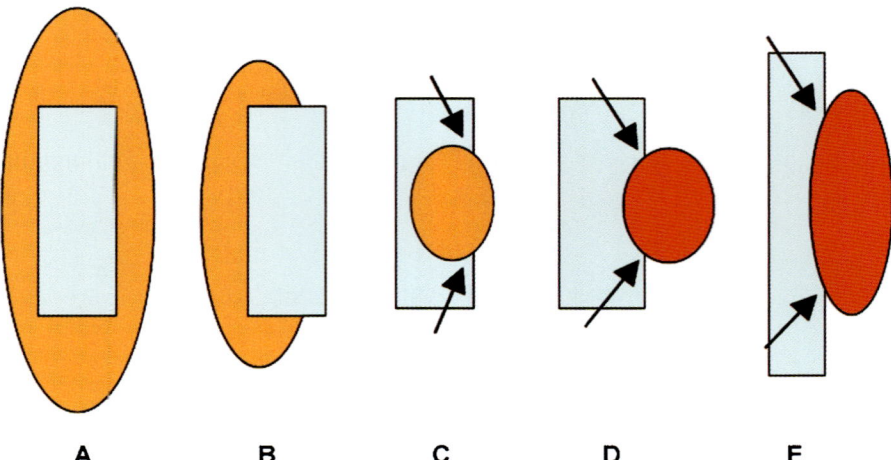

FIGURA 12-10. Esquema mostrando as possíveis relações de massas retroperitoneais (ovais) com os órgãos retroperitoneais (retangulares). A, A massa está cercando e envelopando completamente o órgão. Ultra-sonograficamente, o órgão não é visto de forma típica, resultando num sinal "fantasma". **B**, O órgão está encrustado na massa. Isto resulta no sinal do "órgão encrustado". **C**, A massa está surgindo do órgão. O ângulo agudo (*setas*) que o órgão faz com a massa é denominado sinal da "garra" ou sinal do "bico", e quando presente indica que a lesão está surgindo de dentro do órgão. **D**, A massa faz um ângulo obtuso com o órgão (*setas*). Este é o sinal da "garra" ou do "bico" negativo, indicando que a massa está surgindo de fora do órgão. **E**, A massa está sendo comprimida firmemente contra o órgão. Ambas as estruturas são comprimidas, porém o sinal do "bico" ou da "garra" é negativo (*setas*).

artéria renal direita, à adrenal direita e ao fígado (Figs. 12-1 e 12-6).[39]

Aspecto Ultra-sonográfico do Retroperitônio

Os rins, a veia cava inferior, o pâncreas, o duodeno, a aorta e os vasos hepáticos e esplênicos são prontamente identificados na USG (Figs. 12-1 a 12-3 e 12-9) e, ocasionalmente, os planos fasciais perirrenais podem ser visíveis (Figs. 12-7 a 12-9).

As *cruras* diafragmáticas (Figs. 12-1 e 12-2A) são pontos de referências anatômicos úteis, porém elas podem ser confundidas com processos patológicos, especialmente se eles forem espessos (Fig. 12-2A).[40-42] Na imagem transversal, a crura direita é identificada em aproximadamente 90% dos casos (Fig. 12-1C), e a esquerda em 50%. Elas são em geral hipoecóicas e circundadas por tecido hipoecóico (gordura fibrosa) (Figs. 12-1 e 12-2A).[40-42] Na imagem longitudinal, a crura direita é visibilizada em aproximadamente 50% dos casos (Figs. 12-1B e 12-2A). O músculo quadrado lombar (Figs. 12-6B e 12-8D) é em geral hipoecóico relativamente à gordura adjacente e pode imitar coleções líquidas, especialmente em pacientes obesos.[38] A imagem do lado oposto é com freqüência útil, pois os músculos são geralmente simétricos. Os músculos psoas são em geral fáceis de serem visibilizados pela varredura coronal através dos flancos e da angulação da porção superior do transdutor posteriormente para acompanhar o plano do músculo (Fig. 12-3).[9,43] A parte caudal do músculo psoas é em geral fácil de ver num plano transverso (Fig. 12-3C), enquanto suas porções superiores são com freqüência obscurecidas por gases.[43] Os músculos são hipoecóicos com linhas ecogênicas verticalmente orientadas; em sentido caudal, eles têm um tendão central ecogênico (Fig. 12-3).

O peritônio parietal sobrejacente quase nunca é visto na USG, a menos que esteja envolvido por um processo patológico (Fig. 12-9).

O mesentério estende-se anteriormente do retroperitônio e contém os vasos sangüíneos esplâncnicos e o intestino delgado.[17] É difícil vê-lo pela USG, porém é identificado quando há linfadenopatia presente dentro dele. Os folhetos do mesentério são visíveis irregularmente como linhas ecogênicas.[44]

Patologia Retroperitoneal

A manifestação mais comum de patologia retroperitoneal é a presença de massa (Figs. 12-10 a 12-18).[45] Outros sinais ultra-sonográficos de doença incluem o deslocamento de estruturas normais para uma localização anormal (Figs. 12-10E, 12-12B, 12-15 e 12-16), invasão direta de órgãos adjacentes (Fig. 12-17), assimetria de estruturas normais, indefinição dos contornos de estruturas normais pela doença (Fig. 12-12A) e perda do detalhe retroperitoneal.

Ao descobrir uma massa retroperitoneal, o examinador deve:[46]

- Avaliar em duas dimensões e assegurar-se de que é real.
- Traçar sua circunferência total e mensurá-la.
- Avaliar a presença de ar ou cálcio.
- Avaliar se está fixada ou livre.
- Determinar sua ecogenicidade interna e fluxo sangüíneo.
- Descobrir se é cística, sólida, ou vascular.

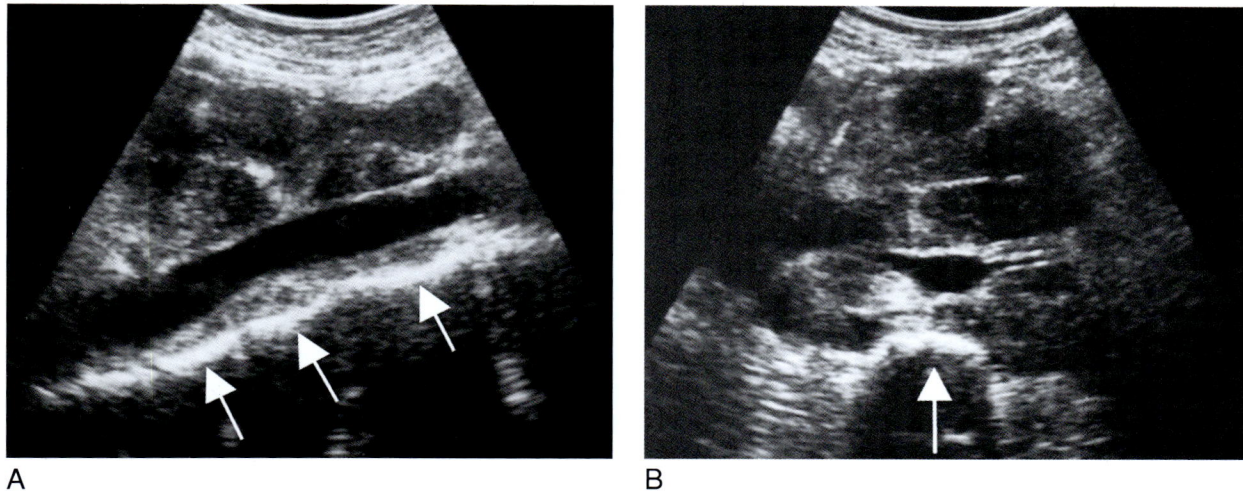

FIGURA 12-11. Linfonodos paraaórticos. Massas hipoecóicas múltiplas em torno da aorta e ramos aórticos. A aorta está deslocada anteriormente em relação à coluna (setas) como conseqüência das linfonodomegalias retroaórticas. Imagens sagital (**A**) e transversal (**B**). (Cortesia de Stephanie R. Wilson, MD, University of Toronto.)

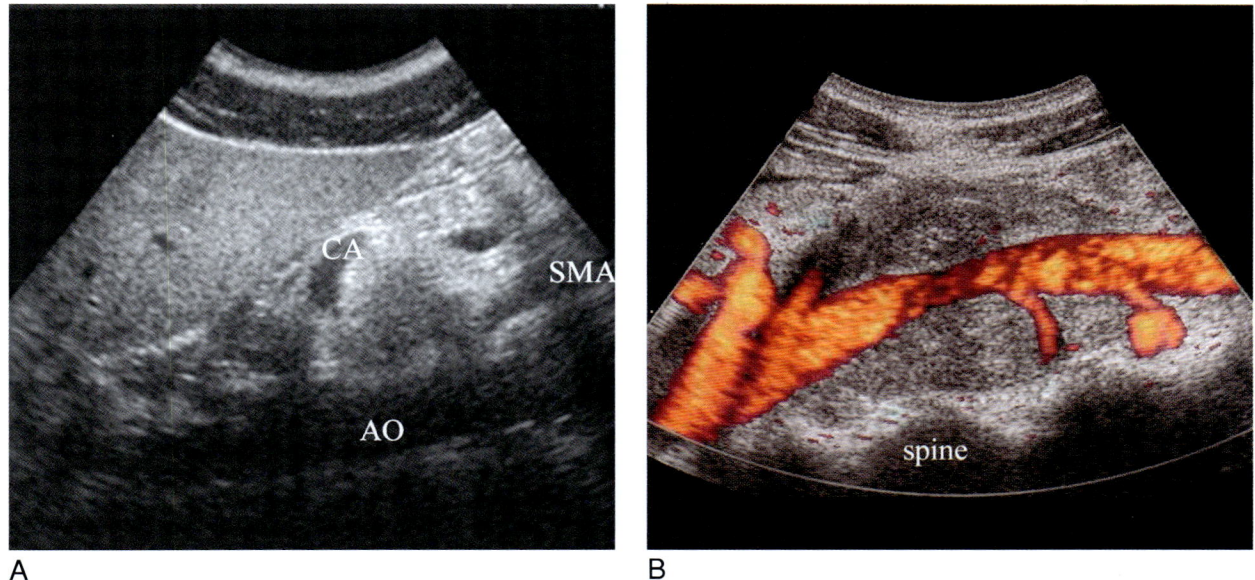

FIGURA 12-12. Envolvimento maligno do retroperitônio em dois pacientes. A, Imagem sagital da aorta (AO). As origens do tronco celíaco (CA) e artéria mesentérica superior (SMA) estão envolvidas por um tecido com densidade de partes moles pouco definida, que também causa indefinição da margem anterior da aorta. **B**, Imagem sagital da veia cava inferior. Ela está afastada da coluna vertebral (*spine*), que é posterior. Uma massa de partes moles circundando e estreitando a cava é a linfadenopatia retroperitoneal. (**A**, Cortesia de Stephanie R. Wilson, MD, University of Toronto; **B**, cortesia de W. Charboneau, MD, Mayo Clinic.)

- Determinar a relação de uma massa com outros órgãos, vasos sangüíneos e estruturas.
- Buscar sua origem.
- Verificar a existência do "sinal do bico", sinal do "órgão encrustado" e sinal do "órgão fantasma" (Fig. 12-10).

Massas Sólidas

Estas são em geral classificadas em linfadenopatia, malignidades primárias, malignidades secundárias, infecções e outras lesões que se mascaram como massas sólidas na USG. Freqüentemente não é possível classificar com clareza massas com base unicamente no aspecto ultra-sonográfico.

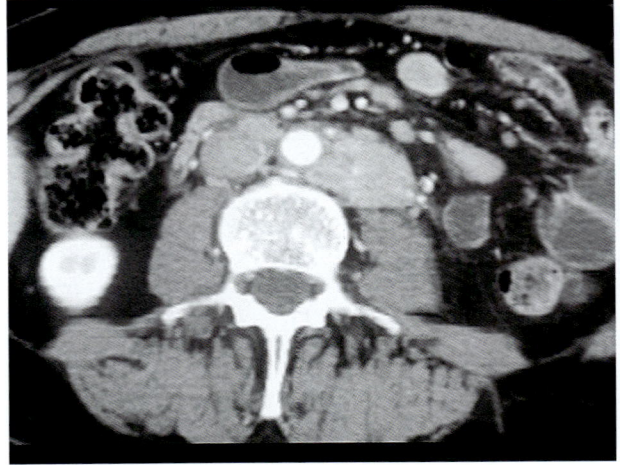
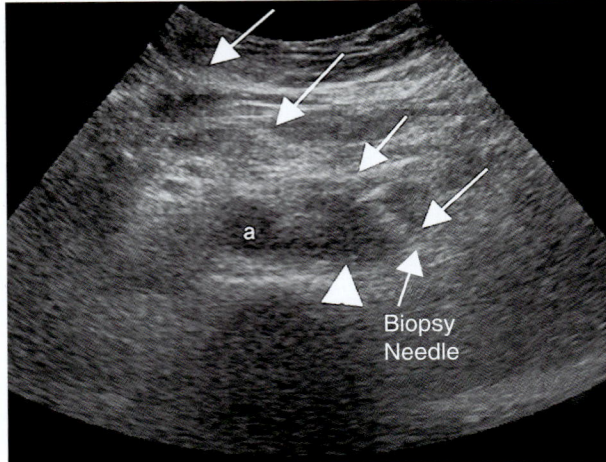

A   B

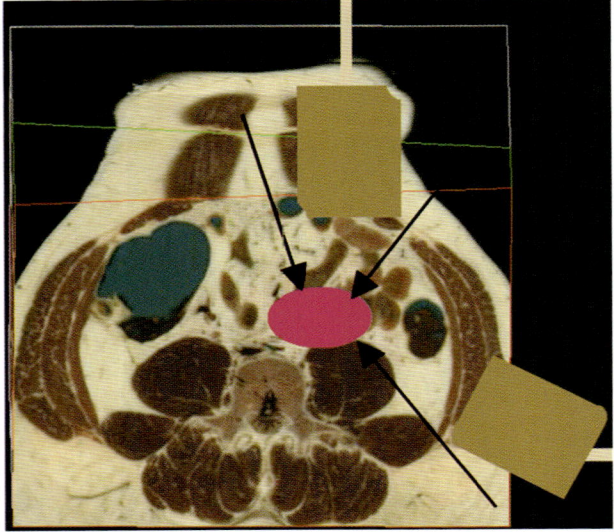

C

FIGURA 12-13. Linfonodos retroperitoneais. TC (**A**) e USG transversal da linha média abdominal inferior (**B**) mostram uma grande massa hipoecóica (*cabeça de seta*) situada imediatamente à esquerda da aorta (a) no músculo psoas esquerdo. As *setas* demonstram o trajeto de uma agulha de biópsia que mostrou um linfoma. **C**, Corte transversal de um modelo do projeto "*visible human*" tem uma lesão teórica (*marcador ovalado rosa*) posicionada sobre o músculo psoas esquerdo. As *setas* mostram possíveis direções da inserção da agulha com posições dos transdutores também delineadas. Biopsy Needle = Agulha de Biópsia.

Linfadenopatia. O objetivo da USG é detectar linfonodos retroperitoneais aumentados, caracterizá-los e mensurá-los precisamente (Figs. 12-11, 12-13, e 12-14).[47] Ainda que a USG seja superior à TC em alguns pacientes magros na detecção da adenopatia retroperitoneal, a TC é, em geral, o procedimento de imagem de escolha, pois ela fornece uma visão padrão e repetível do retroperitônio que não é degradada pelos gases intestinais. A medida do tamanho de um linfonodo retroperitoneal é mais facilmente reprodutível na TC, e os linfonodos intraperitoneais aumentados, que estão presentes em 50% dos pacientes com linfoma não-Hodgkin na apresentação,[47,48] são mais fáceis de apreciar na TC.

No abdome, o critério mais útil na avaliação da doença linfonodal é o tamanho.

A doença será confundida se o tamanho for o único critério a ser aplicado aos linfonodos abdominais; aproximadamente 10% dos pacientes com linfoma têm a doença em linfonodos com tamanho normal. Na USG, os **linfonodos malignos** são, em geral, arredondados ou ovais e têm uma proporção longitudinal/transversal menor que 2. O aumento cortical excêntrico e um hilo ecogênico estreito ou ausente também sugerem malignidade.[49] A malignidade é sugerida no Doppler colorido quando as regiões linfonodais avasculares são mostradas e os vasos linfonodais são deslocados ou distorcidos.[50]

CRITÉRIOS PARA AVALIAÇÃO DA DOENÇA LINFONODAL

Localização Anatômica	Tamanho	Classificação
Abdome	<1,0 cm	= normal
	>1,0 cm, único	= suspeito
	>1,5 cm, único	= anormal
	>1,0 cm, múltiplo	= anormal
Retrocrural	>0,6 cm	= anormal
Pélvica	>1,5 cm	= anormal

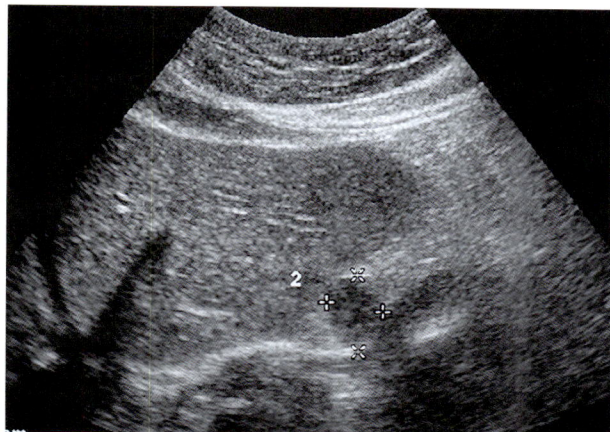

FIGURA 12-14. Adenocarcinoma metastático do estômago. USG transversal da parte superior esquerda do abdome mostra uma pequena massa retroperitoneal (*cursores e o número 2*) na superfície do diafragma esquerdo atrás do lobo esquerdo do fígado, confirmada posteriormente como um adenocarcinoma metastático do estômago pela biópsia. A lesão hipoecóica no lobo esquerdo sobrejacente também é uma metástase.

mento de uma doença conhecida e no diagnóstico de algumas infecções.[51,52] Uma variedade de abordagens diferentes pode ser utilizada (Fig. 12-13C). No geral, é melhor escolher o caminho mais curto, com menos obstáculos à lesão para facilitar a boa visibilidade ultra-sonográfica e utilizar uma técnica padrão.[53] É prudente, em geral, pesquisar os pacientes com adenopatia retroperitoneal em busca de linfonodos mais superficiais que podem prover um caminho mais fácil à biópsia.

A **adenopatia retroperitoneal** é mais comumente vista no linfoma (Figs. 12-11 e 12-13A e B); adenopatia paraaórtica está presente em 25% dos pacientes recém-diagnosticados com doença de Hodgkin e em 50% dos pacientes com linfoma não-Hodgkin.[48,54] A USG apresenta precisão entre 80% e 90% na detecção de linfonodomegalia peritoneal, e também pode detectar doença fora dos linfonodos.[47] O seu aspecto ultra-sonográfico é variável. Mais comumente, massas hipoecóicas discretas ou massas anecóicas são visibilizadas anterior ou posteriormente aos grandes vasos (Fig. 12-11). Esses linfonodos têm pouca transmissão sonora, ao contrário dos cistos.[47] Algumas vezes, os linfonodos fundem-se para formar um **manto hipoecóico** de tecido que cerca a aorta e pode afastá-la da coluna vertebral (Fig. 12-11). O linfoma extralinfonodal também é tipicamente hipoecóico e pode disseminar-se diretamente dos linfonodos para órgãos sólidos ou pode surgir *de novo* no espaço retroperitoneal e músculos retrofasciais. Isto é particularmente verdadeiro no **linfoma relacionado à AIDS** e no linfoma que ocorre em

Enquanto a biópsia por agulha do linfonodo raramente fornece ao patologista todas as informações necessárias para fazer um diagnóstico histológico completo em pacientes com linfoma, a biópsia guiada por USG é útil na distinção do linfoma de outras doenças, na avaliação da resposta ao trata-

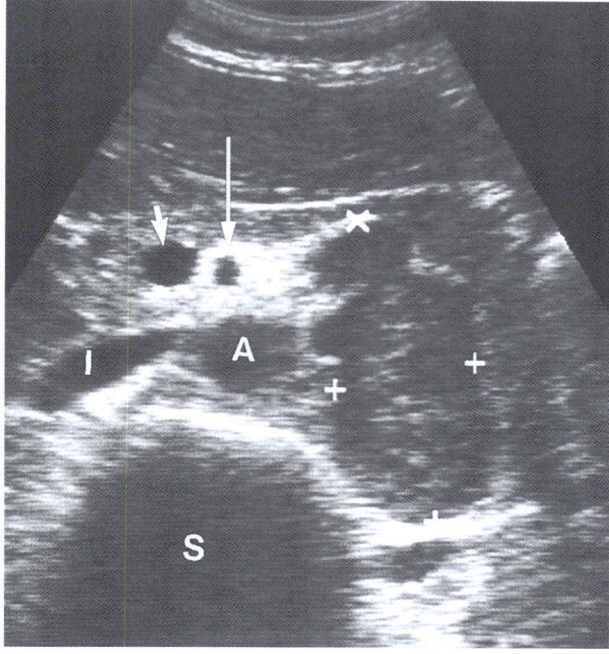

A

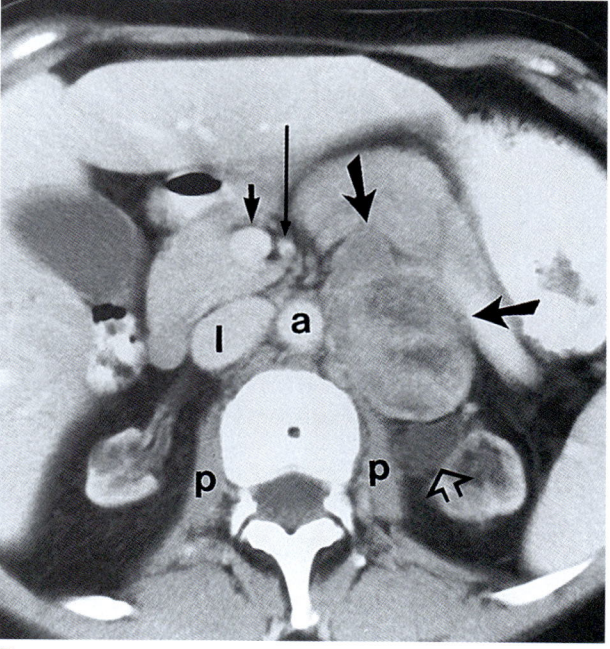

B

FIGURA 12-15. Metástase de carcinoma de células renais sarcomatóide originado no quadrante inferior esquerdo do rim transplantado com disseminação cefálica no retroperitônio. USG transversal (**A**) e TC contrastada (**B**) mostrando uma grande massa lobulada retroperitoneal esquerda no espaço pararrenal anterior (*setas maiores ou +*) deslocando o estômago, pâncreas e intestinos anteriormente. Ela desloca a aorta (A) levemente para a direita. Os rins naturais são pequenos, e o esquerdo está hidronefrótico (*seta aberta*). A *seta maior e mais fina* (em **A**) e a *seta curta* (em **B**), artéria mesentérica superior; I, veia cava inferior; a, aorta; p, músculo psoas.

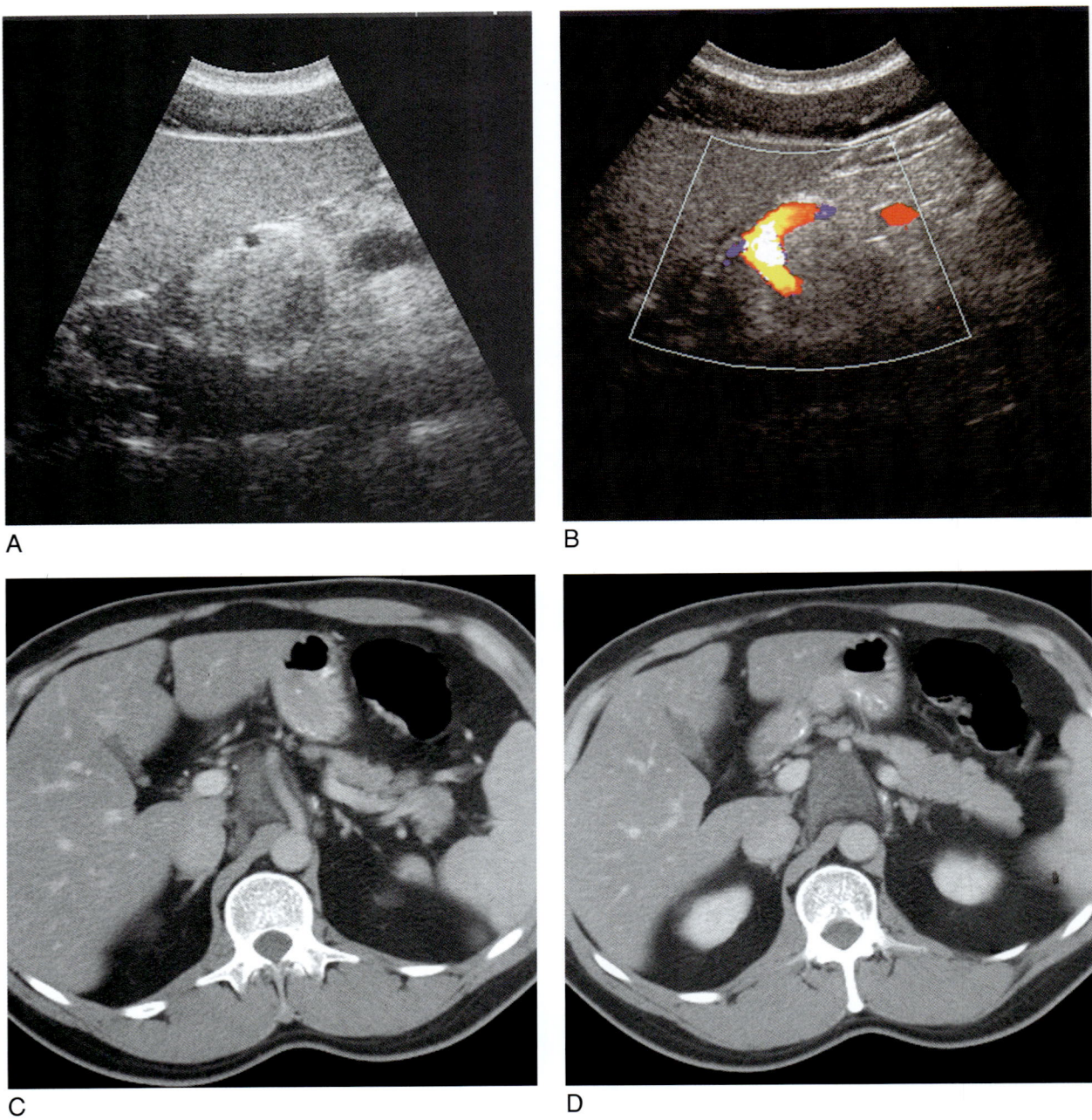

FIGURA 12-16. Neuroma surgindo da cadeia nervosa simpática no tronco celíaco. Imagem sagital em escala de cinza (**A**) e a imagem do Doppler colorido (**B**) da aorta na altura do tronco celíaco. Uma massa sólida e bem definida é vista em íntima relação com o tronco celíaco, que é mostrado pelo Doppler colorido **C** e **D**, Imagens de TC confirmatórias mostrando a massa sólida e bem definida adjacente ao eixo celíaco, que permanece patente e não-envolvido. (Cortesia de Stephanie R. Wilson, MD, University of Toronto.)

outros pacientes imunossuprimidos. A morfologia ultra-sonográfica não se correlaciona com qualquer padrão histológico em particular.[55] Se a massa causar indefinição da margem aórtica em vez de vir em direção a ela (Fig. 12-11A), é razoável assumir que os linfonodos sejam verdadeiramente retroperitoneais, e os campos de radiação podem ser ajustados na mesma proporção.[47]

As **metástases retroperitoneais** ocorrem tanto por disseminação linfática quanto hematogênica ou, ainda, por extensão direta de outros órgãos sólidos ou cavidade peritoneal adjacente. Elas podem estar confinadas dentro dos linfonodos ou disseminadas além dos seus limites. Os depósitos metastáticos de tumores testiculares e pélvicos são mais comuns, ainda que possam ocorrer metástases pulmonares, gastrointestinais e de melanomas. A invasão direta do retroperitônio também está comumente associada a câncer pancreático (Fig. 12-12A).

Os aspectos ultra-sonográficos da **linfadenopatia maligna não-linfomatosa** são variáveis, ainda que tais linfonodos sejam menos provavelmente tão intensamente hi-

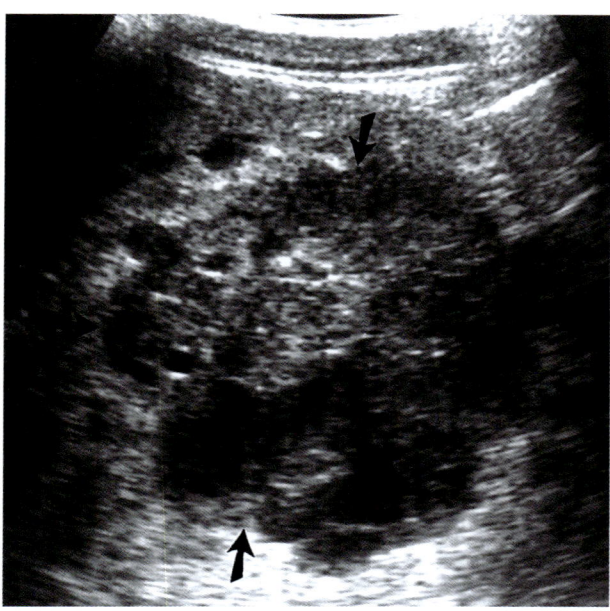

FIGURA 12-17. Leiomiossarcoma retroperitoneal.
USG longitudinal do retroperitônio esquerdo mostra um tumor complexo extenso (*setas*) que é mais sólido anteriormente e cístico posteriormente.

poecóicos quanto aqueles com linfoma, e eles são, com freqüência, mais ecogênicos e heterogêneos. A USG é menos precisa na avaliação da doença linfonodal metastática que na avaliação do linfoma; uma sensibilidade de 31% e uma especificidade de 87% foram relatadas em pacientes com tumores testiculares.[56]

A infecção também pode causar linfadenopatia, como a vista na AIDS e no linfoma relacionado à AIDS. Os aspectos ultra-sonográficos são, novamente, inespecíficos.

Um dos tumores mais importantes, embora raro, que ocorrem no retroperitônio é o **tumor de células germina-tivas.**[57,58] A maioria deles é composta de lesões secundárias. Quando um tumor retroperitoneal primário de células germinativas for encontrado, é essencial verificar a bolsa escrotal cuidadosamente.[57,58] As lesões podem ser benignas ou malignas; elas são, em geral, heterogêneas. Os **teratomas** podem ser suspeitados na população pediátrica se for visto um nível gordura-líquido ou uma grande área de calcificação.[59]

Tumores Retroperitoneais Primários. Os tumores retroperitoneais primários são neoplasias raras que surgem e se desenvolvem no espaço retroperitoneal, porém não são ligados aos órgãos retroperitoneais adjacentes.[60] A maioria é de origem mesenquimal (Figs. 12-15 e 12-17), e entre 70% e 90% daqueles que ocorrem em adultos são malignos. Os homens são afetados três vezes mais que as mulheres, e a sobrevida de 5 anos varia entre 22% e 50%.[61,62]

Lipossarcoma, **leiomiossarcoma** (Fig. 12-17) e **fibroistiocitoma maligno** são os mais comuns.[18,61,62] A fixação do tumor e a invasão das estruturas adjacentes são os piores aspectos prognósticos. A excisão cirúrgica completa oferece a melhor esperança de cura, ainda que isto seja tecnicamente muito difícil.[60-62]

A USG produz raramente um diagnóstico específico, pois há sobreposição considerável dos tumores retroperitoneais nos aspectos ultra-sonográficos, com a maioria das lesões sendo grande e heterogênea e muitas contendo cistos (Figs. 12-17 e 12-18).[46] A ecogenicidade aumentada dentro das massas retroperitoneais pode estar relacionada à gordura, calcificação,[59] vascularização aumentada,[63] ou hemorragia.[64,65] Os tumores de origem muscular são mais provavelmente hipoecóicos (Fig. 12-17), enquanto as massas isoecóicas podem representar lipomas, nos quais a gordura é indistinguível da gordura retroperitoneal adjacente.

Enquanto a TC oferece uma melhor visão geral de uma lesão retroperitoneal (Fig. 12-15A), a USG pode dar uma melhor apreciação de se a lesão está fixada ou invadiu estruturas adjacentes, ambos aspectos importantes para o prognós-

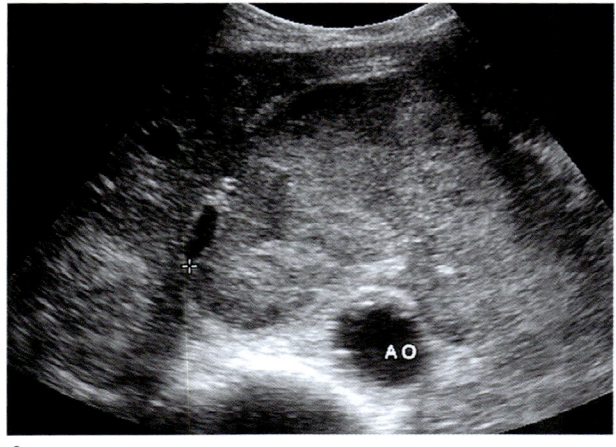
A

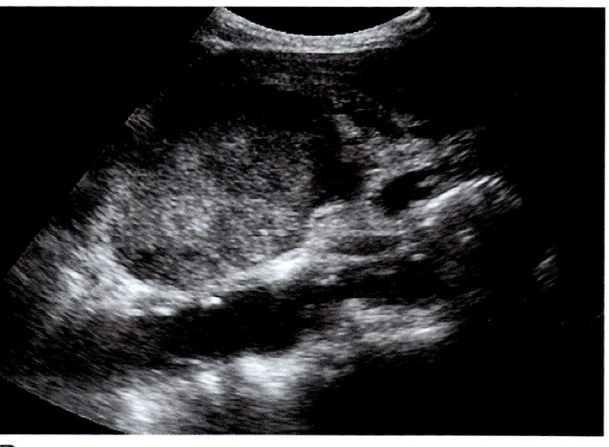
B

FIGURA 12-18. Sarcoma do tipo de células mistas. Imagens transversal abdominal superior (**A**) e longitudinal sagital (**B**) mostram uma grande massa retroperitoneal na linha média e no quadrante superior esquerdo, conseqüentes a um sarcoma maligno do tipo de células mistas. Observe também o implante metastático no fígado posteriormente à imagem transversal. AO, aorta.

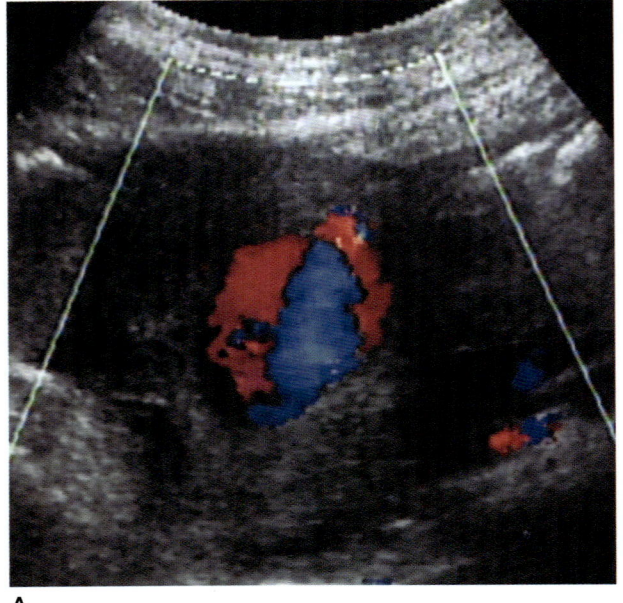

A

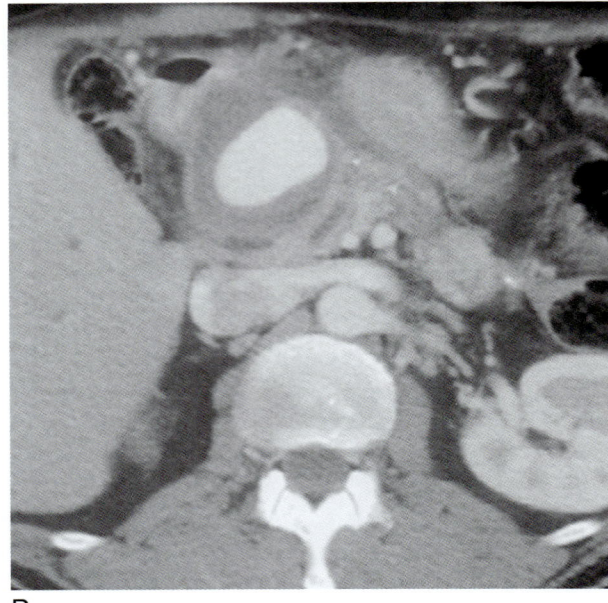

B

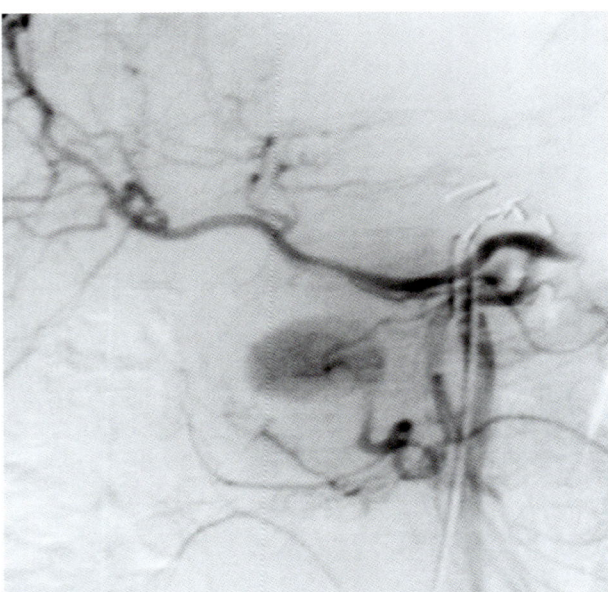

C

FIGURA 12-19. Pseudo-aneurisma pancreático. Doppler colorido do quadrante superior direito transversal (**A**) e TC contrastada (**B**) mostram um grande pseudo-aneurisma de parede espessa situado levemente ventral e à direita da cabeça do pâncreas. **C**, A angiografia mostra-o preenchido a partir de um ramo inferior da artéria gastroduodenal. Este pseudo-aneurisma foi tratado com sucesso pela embolização.

tico e o planejamento cirúrgico.[61,62] A USG permite também a biópsia rápida e segura das massas retroperitoneais (Fig. 12-13C). É prudente avaliar com Doppler todas as massas retroperitoneais antes da biópsia, para evitar amostragem ou drenagem de um **aneurisma** (Fig. 12-19).[66]

Fibrose Retroperitoneal. A fibrose retroperitoneal (doença de Ormond) (Figs. 12-20 e 12-21) é idiopática em 68% dos casos. Em 8% está associada à malignidade (**infiltração secundária à neoplasia do estômago, pulmão, mama, cólon, próstata e rim**) e em 12% está associada ao uso de **metisergida**. Associações menos freqüentes incluem **doença de Crohn, estroma de Riedel, colangite esclerosante, radioterapia, cirurgia de aneurisma** ou **vazamento de aneurisma, infecção retroperitoneal** e **perda de urina.**[67-70]

Quando o processo ocorre em torno da aorta é denominado de aneurisma inflamatório, e sua causa exata é desconhecida.[71,72] As alterações patológicas vistas em ambas as condições incluem a formação de grumos do tecido fibroso com infiltrado inflamatório associado na face anterior da aorta, VCI e músculos psoas.[69,70] Este é um diagnóstico importante a ser feito, pois, caso contrário, pode levar à insuficiência renal ou ser confundido com uma doença mais séria. Responde bem, geralmente, à terapia clínica.

Ultra-sonograficamente, os aspectos são inespecíficos. Os agregados fibróticos são em sua maioria hipoecóicos e

TUMORES RETROPERITONEAIS PRIMÁRIOS

Origem Mesenquimal

Lipoma/lipossarcoma
Leiomioma/
 leiomiossarcoma
Hemangiopericitoma/
 angiossarcoma
Fibroma/fibrossarcoma
Rabdomioma/
 rabdomiossarcoma
Fibroistiocitoma maligno
Mesotelioma
Condrossarcoma
Osteossarcoma
Hemangioma

Origem Neurogênica

Neurilemoma
Neurofibroma
Schwanoma maligno
Neuroblastoma/
 ganglioneuroblastoma
Ganglioneuroma
Paraganglioma/
 feocromocitoma

Restos Embrionários

Teratoma
Seminoma
Tumor da vesícula vitelina
Tumor de Wilms

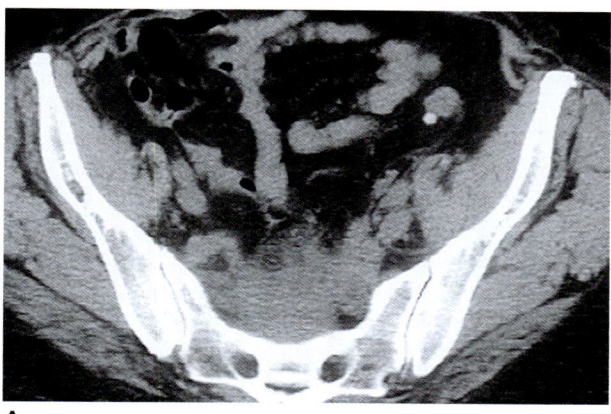 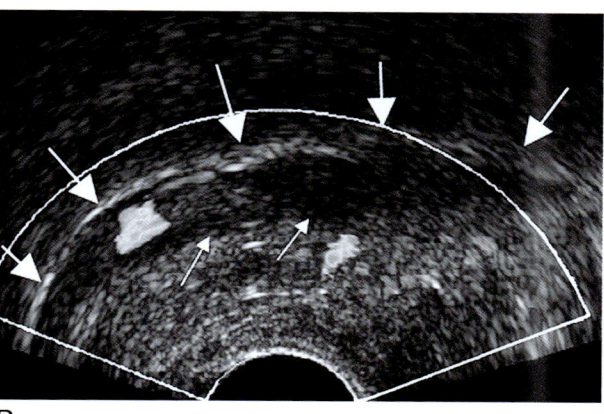

A B

FIGURA 12-20. Fibrose retroperitoneal. A, TC mostra uma área pouco definida de radiodensidade aumentada imediatamente ventral ao sacro num paciente com hidronefrose bilateral. **B**, Imagem transretal com a mesma orientação mostra o sacro (*setas grandes*). Imediatamente ventral a ele está uma área hipoecóica (*setas pequenas*), e o tecido entre a sonda e as setas pequenas estava hipervascularizado. A biópsia guiada pela USG mostrou fibrose retroperitoneal.

com contorno regular e massas homogêneas que aparecem com freqüência como placas em torno da aorta distal (Fig. 12-21). Nos casos em que os agregados de fibrose não são óbvios, o desvio médio característico dos ureteres pode sugerir o diagnóstico. Enquanto a TC é a modalidade diagnóstica de escolha,[70] a USG pode ser utilizada para acompanhar a resposta dos ureteres e massas aos corticosteróides e outras intervenções.

Outras Massas e Pseudomassas Retroperitoniais. As massas benignas, tais como **rins em ferradura** (Fig. 12-22), rins ptóticos, cistos de duplicação intestinais e um **pâncreas posicionado inferiormente** devem ser consideradas como possíveis explicações para uma massa retroperitoneal. Talvez o problema mais freqüente com a USG ocorra quando uma alça de **intestino aperistáltico** imita uma massa verdadeira. A distinção pode ser feita, geralmente, pela mudança de posição do paciente durante o exame e observação da área de interesse, enquanto o paciente bebe. **Hemorragia retroperitoneal aguda**, uma condição potencialmente letal,[73] pode ser bastante ecogênica e simular uma massa focal (Figs. 12-23 e 12-24).[65] As **varizes** também podem imitar lesões sólidas,[74] assim como **hematopoiese extramedular, esplênulos** e **esplenose**.

Coleções Líquidas

Estas são comumente encontradas no retroperitônio. Elas incluem **hematomas** (Figs. 12-23 e 12-24),[75] **linfoceles,**[76-78] **abscessos,**[79-81] **urinomas** (Fig. 12-9B),[21,23] **tumores císticos,**[59] **tumores de células germinativas,**[58] **cistos retroperitoneais primários,**[82] **cistos renais exofíticos, linfangiomas,**[83-85] **hamartomas císticos,**[86] **varizes venosas**[74,87] e **dilatação dos sistemas dielocaliciais** (Fig. 12-21C). Muitos destes processos patológicos parecem semelhantes na ultra-sonografia, e a localização do líquido em um determi-

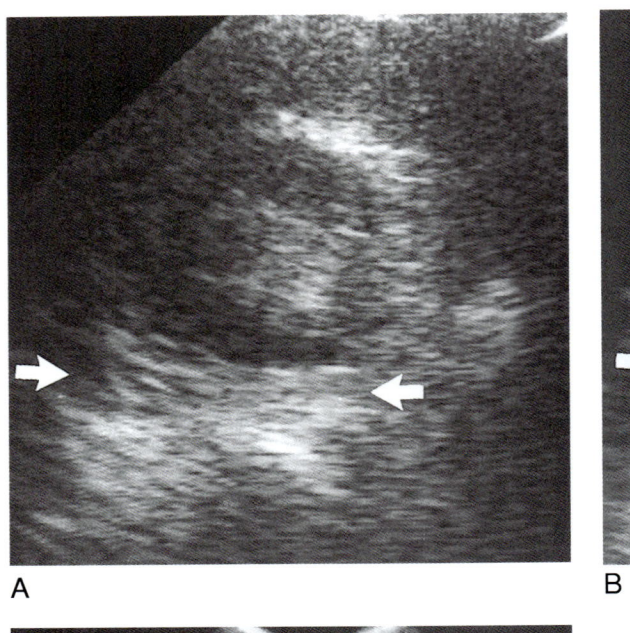
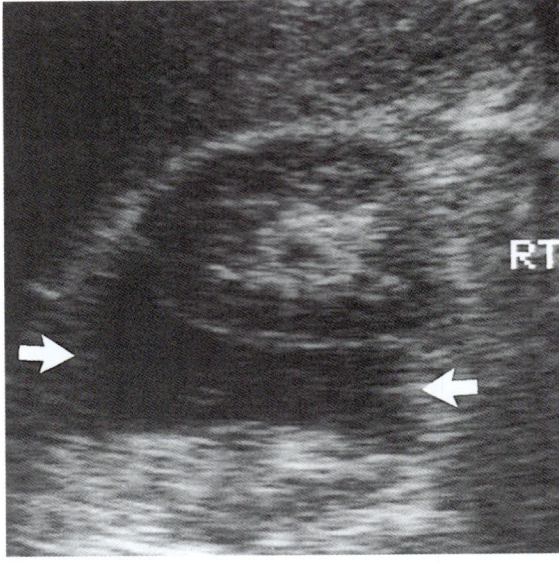
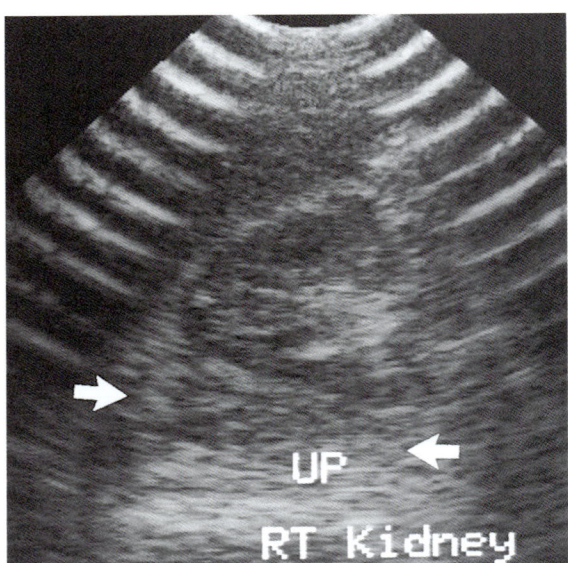

FIGURA 12-24. Hemorragia retroperitoneal (evolução). USGs seqüenciais transversais do rim direito num paciente que sofreu uma pequena laceração renal e um hematoma renal e pararrenal posterior combinado (*setas*) após um acidente automobilístico. **A**, Dois dias após o acidente. **B**, Doze dias após o acidente. **C**, Vinte e dois dias após o acidente. Inicialmente, o hematoma renal e pararrenal posterior combinados é muito difícil de detectar, pois é ecogênico e similar à ecogenicidade adjacente da gordura renal. Conforme o hematoma se liquefaz (**B**) ele é facilmente detectável, e após 3 semanas (**C**), com aumento da fibrose, torna-se mais ecogênico e diminui de tamanho.

Pielonefrite Xantogranulomatosa. A pielonefrite xantogranulomatosa é uma infecção renal crônica incomum que resulta no aumento do rim, destruição do parênquima, e infiltração grave do rim por macrófagos carregados de lipídios.[100,101] Os cálculos estão presentes em mais de 80% dos casos, e a obstrução é comum. Geralmente ela envolve todo o rim, e há uma reação fibrótica intensa ao redor. Os espaços perirrenais e pararrenais estão em geral envolvidos; o rim contém, com freqüência, um cálculo coraliforme. O rim aumentado é visto claramente com freqüência na USG, assim como abscessos adjacentes, quando presentes. Os cálculos não são tão óbvios quanto se poderia esperar, pois a fibrose perirrenal atenua o feixe da USG. As áreas hipoecóicas definidas pela doença podem ser vistas nos sistemas coletores.[100]

GRANDES VASOS

Aorta

A porção abdominal da aorta fornece sangue arterial aos órgãos digestivos, os rins, as adrenais, as gônadas, a musculatura abdominal e paravertebral, a pelve e os membros inferiores.[39]

Anatomia

A aorta entra no abdome através do hiato aórtico do diafragma, imediatamente anterior a 12ª vértebra dorsal (Figs. 12-1, 12-6 e 12-11A).[39] Ela desce anterior e levemente à esquerda dos corpos vertebrais. Superiormente, situa-se pos-

TUMORES RETROPERITONEAIS PRIMÁRIOS

Origem Mesenquimal
Lipoma/lipossarcoma
Leiomioma/
   leiomiossarcoma
Hemangiopericitoma/
   angiossarcoma
Fibroma/fibrossarcoma
Rabdomioma/
   rabdomiossarcoma
Fibroistiocitoma maligno
Mesotelioma
Condrossarcoma
Osteossarcoma
Hemangioma

Origem Neurogênica
Neurilemoma
Neurofibroma
Schwanoma maligno
Neuroblastoma/
   ganglioneuroblastoma
Ganglioneuroma
Paraganglioma/
   feocromocitoma

Restos Embrionários
Teratoma
Seminoma
Tumor da vesícula vitelina
Tumor de Wilms

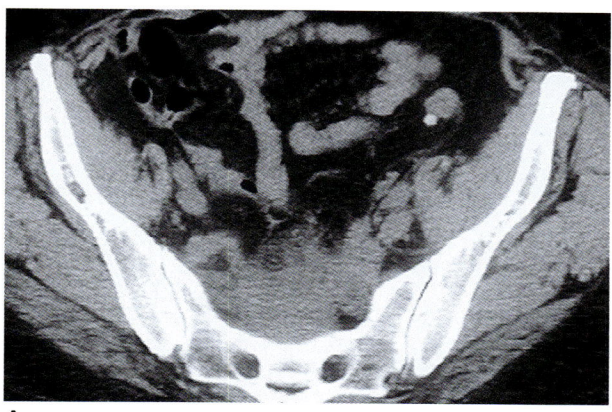 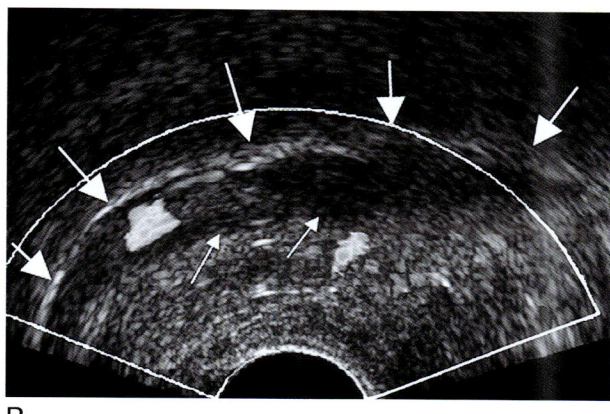

FIGURA 12-20. Fibrose retroperitoneal. A, TC mostra uma área pouco definida de radiodensidade aumentada imediatamente ventral ao sacro num paciente com hidronefrose bilateral. **B**, Imagem transretal com a mesma orientação mostra o sacro (*setas grandes*). Imediatamente ventral a ele está uma área hipoecóica (*setas pequenas*), e o tecido entre a sonda e as setas pequenas estava hipervascularizado. A biópsia guiada pela USG mostrou fibrose retroperitoneal.

com contorno regular e massas homogêneas que aparecem com freqüência como placas em torno da aorta distal (Fig. 12-21). Nos casos em que os agregados de fibrose não são óbvios, o desvio médio característico dos ureteres pode sugerir o diagnóstico. Enquanto a TC é a modalidade diagnóstica de escolha,[70] a USG pode ser utilizada para acompanhar a resposta dos ureteres e massas aos corticosteróides e outras intervenções.

Outras Massas e Pseudomassas Retroperitoniais. As massas benignas, tais como **rins em ferradura** (Fig. 12-22), rins ptóticos, cistos de duplicação intestinais e um **pâncreas posicionado inferiormente** devem ser consideradas como possíveis explicações para uma massa retroperitoneal. Talvez o problema mais freqüente com a USG ocorra quando uma alça de **intestino aperistáltico** imita uma massa verdadeira. A distinção pode ser feita, geralmente, pela mudança de posição do paciente durante o exame e observação da área de interesse, enquanto o paciente bebe. **Hemorragia retroperitoneal aguda**, uma condição potencialmente letal,[73] pode ser bastante ecogênica e simular uma massa focal (Figs. 12-23 e 12-24).[65] As **varizes** também podem imitar lesões sólidas,[74] assim como **hematopoiese extramedular, esplênulos** e **esplenose**.

Coleções Líquidas

Estas são comumente encontradas no retroperitônio. Elas incluem **hematomas** (Figs. 12-23 e 12-24),[75] **linfoceles,**[76-78] **abscessos,**[79-81] **urinomas** (Fig. 12-9B),[21,23] **tumores císticos,**[59] **tumores de células germinativas,**[58] **cistos retroperitoneais primários,**[82] **cistos renais exofíticos, linfangiomas,**[83-85] **hamartomas císticos,**[86] **varizes venosas**[74,87] e **dilatação dos sistemas dielocaliciais** (Fig. 12-21C). Muitos destes processos patológicos parecem semelhantes na ultra-sonografia, e a localização do líquido em um determi-

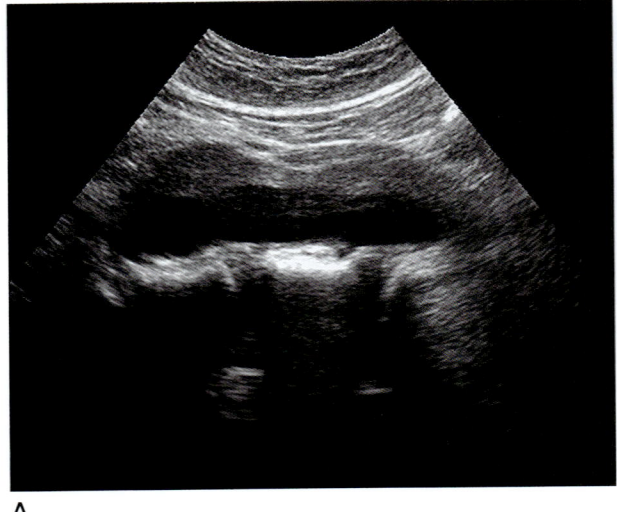
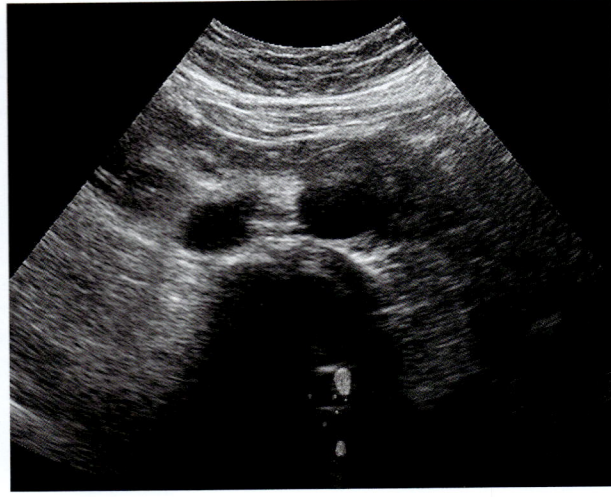
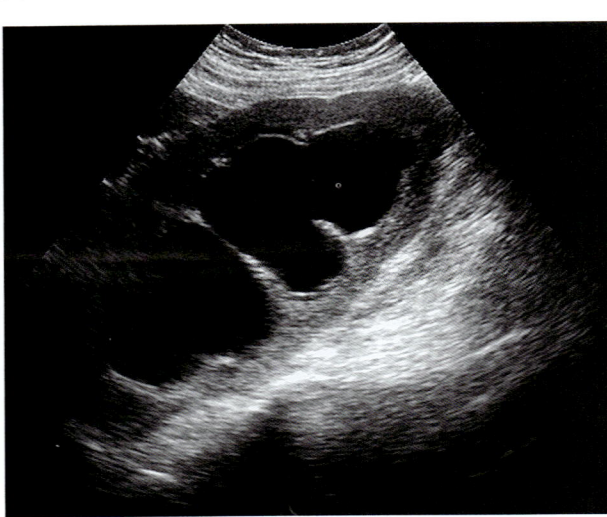

FIGURA 12-21. Fibrose retroperitoneal com hidronefrose do rim. As imagens sagital (**A**) e transversal (**B**) da aorta mostram uma massa de partes moles anteriormente e à esquerda da aorta. A massa de partes moles é lisa e, de outra forma, assemelha-se à linfadenopatia. **C**, O rim direito mostra hidronefrose de grau III relacionada ao envolvimento uretérico. (Cortesia de Stephanie R. Wilson, MD, University of Toronto.)

nado compartimento é útil no diagnóstico de suas naturezas e origens.

Cistos Primários e Linfangiomas. Os cistos retroperitoneais primários são freqüentemente grandes e têm, em geral, o aspecto ultra-sonográfico de cistos simples.[82] Os linfangiomas[83-85] são malformações congênitas do sistema linfático e são vistos como cistos uniloculares alongados ou multiloculares com septações espessas; 44% contêm algum detrito. O diagnóstico é importante, pois lesões removidas incompletamente podem dar origem à ascite quilosa grave ou recorrência local.

Linfoceles. As linfoceles[13,34,76,78,88,89] são comuns após procedimentos cirúrgicos. Elas têm sido relatadas em 10% a 27% dos pacientes após estadiamento por linfadenectomia[76] e são encontradas freqüentemente adjacentes aos rins transplantados.[76] A maioria delas é pequena, desenvolve-se dentro de 10 a 21 dias após a cirurgia e resolve-se espontaneamente. O tratamento de lesões maiores inclui cirurgia, drenagem percutânea e injeção de agentes esclerosantes.[77]

A maioria das linfoceles é anecóica e lembra cistos simples.[78,90] Entre 20% e 50% apresentam-se como massas complexas com septações que, em geral, não são de significância clínica. A maioria das linfoceles ocorre lateralmente à bexiga e a 3 cm da parede abdominal, mas elas podem ocorrer em qualquer local no abdome e pelve.[76] Sua diferenciação dos abscessos, hematoma, ou urinoma é, com freqüência, difícil, especialmente se os debris estiverem presentes. Hipersensibilidade localizada e aumento de tamanho podem indicar infecção.[91]

Urinomas. Em muitos centros médicos, os urinomas surgem, com mais freqüência, após intervenção iatrogênica, ainda que eles também possam ocorrer após obstrução uretérica de alto grau e trauma.[92] Os urinomas persistentes podem induzir fibrose ou se tornam infectados. Eles resolvem-se, em geral, após drenagem do sistema coletor com ou sem colocação de *stent* uretérico.[92] Classicamente, eles apresentam-se como coleções retroperitoneais hipoecóicas, que

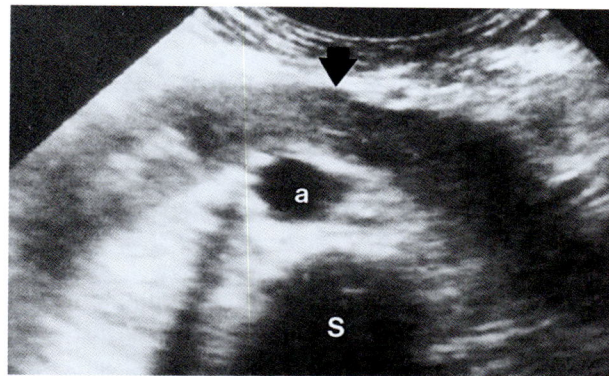

FIGURA 12-22. Rim em ferradura. A imagem transversal mostra o istmo (*seta*) de um rim em ferradura situado sobre a região distal da aorta (a). S, coluna vertebral.

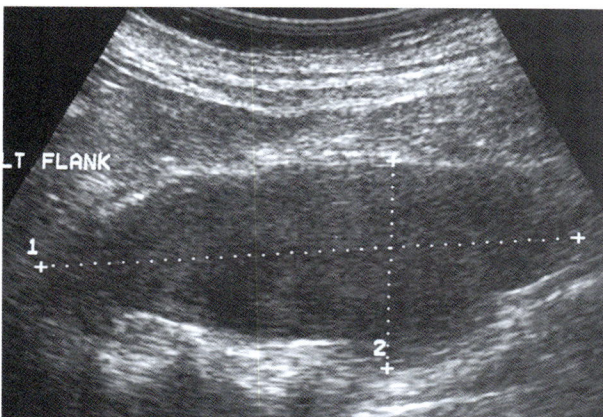

FIGURA 12-23. Hematoma pós-angiografia. Massa isoecóica linear no músculo psoas esquerdo. Imagem longitudinal foi obtida 3 horas após o procedimento angiográfico. O extenso hematoma retroperitoneal (*cursores*) é de ecogenicidade média.

se amoldam, com freqüência, ao compartimento em que estão localizados (Fig. 12-9B).

Varizes. As varizes podem parecer císticas ou ecogênicas em modo B. O Doppler confirma geralmente o diagnóstico, mas é importante ajustar os parâmetros do Doppler apropriadamente para mostrar o fluxo lento.

Pseudocistos Pancreáticos. Os pseudocistos são bolsas bem demarcadas de líquido que se desenvolvem em torno do pâncreas após pancreatite. O espaço pararrenal anterior é envolvido com mais freqüência (Fig. 12-9C),[93] embora outros espaços retroperitoneais possam estar envolvidos, especialmente se o líquido pancreático dissolver a fáscia.[22,25,32] A aspiração diagnóstica é, freqüentemente, muito útil para diferenciá-los de outras coleções líquidas claras e pode ajudar no tratamento.

Hemorragia Retroperitoneal. A hemorragia retroperitoneal ocorre através de um defeito no processo de coagulação do paciente,[75] ruptura vascular espontânea,[94] ruptura vascular traumática ou intervenção médica,[73,95,96] ou ocorre secundária ao sangramento de tumor ou invasão do vaso. Também tem sido relatada após litotripsia.[97] Os locais comuns de sangramento incluem o músculo psoas e o espaço perinéfrico (Figs. 12-23 e 12-24). O hematoma do músculo psoas pode ser muito difícil de diagnosticar, especialmente nos estágios iniciais.

A hemorragia retroperitoneal aguda pode ser catastrófica,[73] mas com freqüência está confinada pelas camadas fasciais, que podem tamponar o processo e evitar a necessidade de cirurgia. Numa situação aguda, é essencial que a condição do paciente seja estabilizada antes de qualquer exame ser obtido. A TC é preferível à USG, pois ela é mais sensível e mais específica na identificação da presença e extensão da doença.[98]

Os aspectos ultra-sonográficos da hemorragia retroperitoneal são variáveis (Figs. 12-23 e 12-24). As massas sólidas ou císticas são os achados ultra-sonográficos mais comuns. As lesões císticas variam de totalmente sonolucentes, como um urinoma (Fig. 12-9B), a marcadamente ecogênicas e indistinguíveis da gordura adjacente no estado agudo ou crônico (Fig. 12-24A e C). Os debris celulares podem se depositar inferiormente num hematoma, tornando difícil sua diferenciação de um abscesso. As características do coágulo sangüíneo alteram-se com o tempo. Alguns pesquisadores sugerem que a idade do coágulo pode ser grosseiramente estimada com base em sua ecogenicidade,[65,99] visto que os coágulos densos de fibrina, que ocorrem tardiamente, são mais ecogênicos que os coágulos de fibrina livres,[99] que são mais comuns no início do processo de coagulação.[65]

Infecções Retroperitoneais

Estas infecções podem ser primárias ou causadas por disseminação de órgãos adjacentes, como o rim, intestino ou coluna vertebral. Uma coleção líquida preexistente como um pseudocisto pancreático também pode ser secundariamente infectada. As infecções paravertebrais podem surgir com infecção do disco ou vértebra. A diverticulite e doença de Crohn são as principais condições intestinais antecedentes que disseminam os processos inflamatórios no retroperitônio. Os fatores predisponentes incluem diabetes melito, obstrução ureteral, AIDS, trauma ou cirurgia, e abuso de álcool e drogas.

A drenagem percutânea é um importante teste diagnóstico e é também o tratamento de escolha na maioria dos casos de infecção retroperitoneal. Em muitos casos ela pode ser o único tratamento necessário.

Os aspectos na USG são raramente específicos, de modo que a distinção dos abscessos de outras coleções ou massas é desafiadora. O ar dentro do abscesso pode ser difícil de discernir na USG, e, quando suspeitado, uma radiografia simples ou TC do abdome deve ser realizada. Também, distinguir **alças intestinais aperistálticas, ureteres dilatados, aneurismas** e **vasos trombosados** de abscessos é, com freqüência, desafiador, pois estas condições podem produzir pseudocoleções.

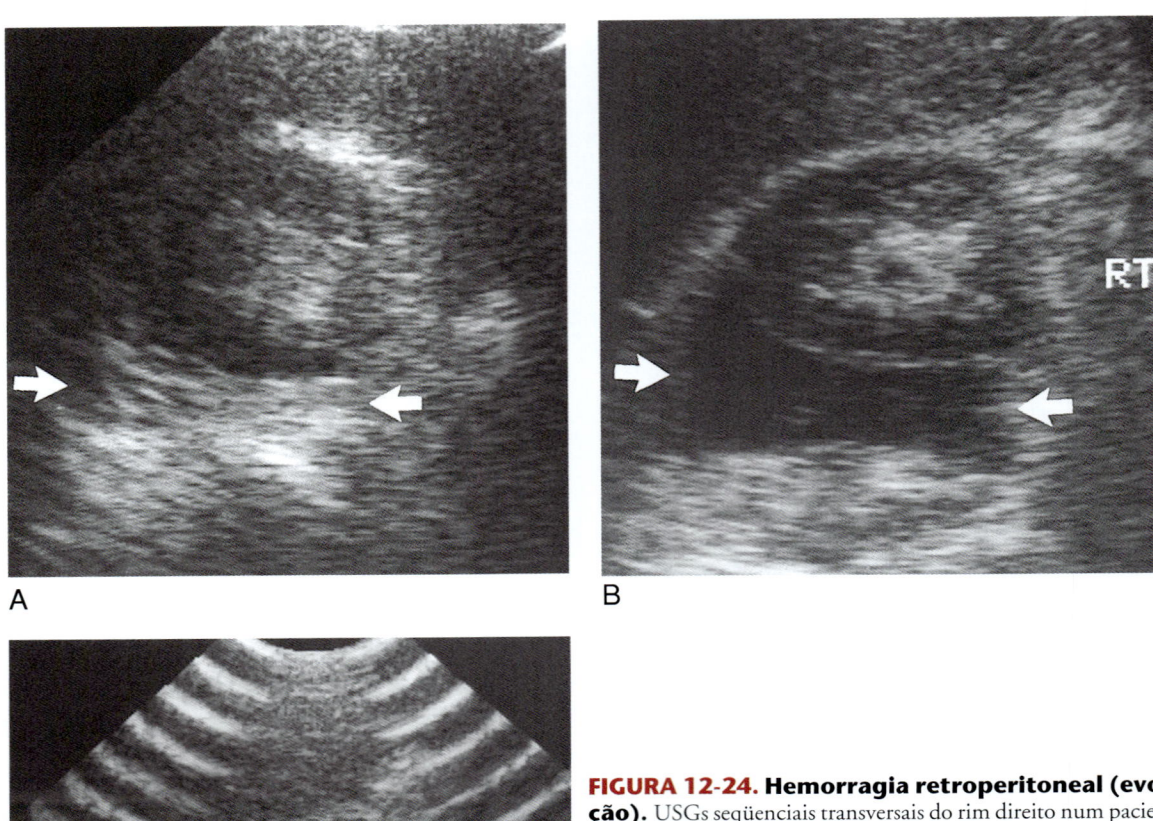

FIGURA 12-24. Hemorragia retroperitoneal (evolução). USGs seqüenciais transversais do rim direito num paciente que sofreu uma pequena laceração renal e um hematoma renal e pararrenal posterior combinado (*setas*) após um acidente automobilístico. **A**, Dois dias após o acidente. **B**, Doze dias após o acidente. **C**, Vinte e dois dias após o acidente. Inicialmente, o hematoma renal e pararrenal posterior combinados é muito difícil de detectar, pois é ecogênico e similar à ecogenicidade adjacente da gordura renal. Conforme o hematoma se liquefaz (**B**) ele é facilmente detectável, e após 3 semanas (**C**), com aumento da fibrose, torna-se mais ecogênico e diminui de tamanho.

Pielonefrite Xantogranulomatosa. A pielonefrite xantogranulomatosa é uma infecção renal crônica incomum que resulta no aumento do rim, destruição do parênquima, e infiltração grave do rim por macrófagos carregados de lipídios.[100,101] Os cálculos estão presentes em mais de 80% dos casos, e a obstrução é comum. Geralmente ela envolve todo o rim, e há uma reação fibrótica intensa ao redor. Os espaços perirrenais e pararrenais estão em geral envolvidos; o rim contém, com freqüência, um cálculo coraliforme. O rim aumentado é visto claramente com freqüência na USG, assim como abscessos adjacentes, quando presentes. Os cálculos não são tão óbvios quanto se poderia esperar, pois a fibrose perirrenal atenua o feixe da USG. As áreas hipoecóicas definidas pela doença podem ser vistas nos sistemas coletores.[100]

GRANDES VASOS

Aorta

A porção abdominal da aorta fornece sangue arterial aos órgãos digestivos, os rins, as adrenais, as gônadas, a musculatura abdominal e paravertebral, a pelve e os membros inferiores.[39]

Anatomia

A aorta entra no abdome através do hiato aórtico do diafragma, imediatamente anterior a 12ª vértebra dorsal (Figs. 12-1, 12-6 e 12-11A).[39] Ela descende anterior e levemente à esquerda dos corpos vertebrais. Superiormente, situa-se pos-

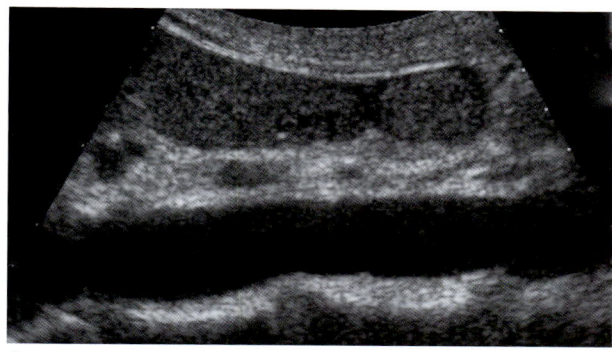

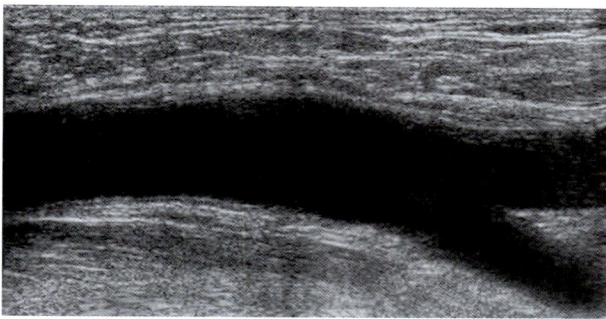

FIGURA 12-25. Aorta normal. A e B, Imagens sagitais da aorta no abdome superior e na bifurcação ilíaca, respectivamente. A parede é lisa, e a luz é anecóica. (Cortesia de W. Charboneau, MD, Mayo Clinic.)

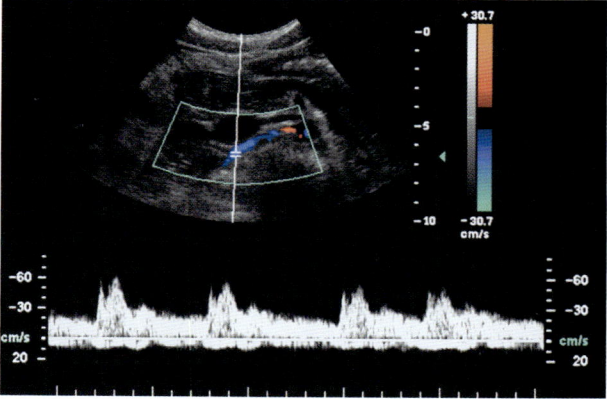

FIGURA 12-26. Doppler da artéria renal. Doppler colorido e traçado em modo B normais da artéria renal direita demonstram o "pico sistólico precoce" comum.

terior e levemente à esquerda da junção gastroesofágica. O ligamento arqueado medial do diafragma encontra sua superfície anterior, e ela é flanqueada em qualquer lado pelas cruras diafragmáticas. À sua direita situam-se a veia ázigo e o ducto torácico; à sua esquerda situa-se a veia hemiázigo. Abaixo do nível das cruras, ela situa-se imediatamente à esquerda da VCI e posterior às artérias celíaca, mesentérica superior e mesentérica inferior, veia renal esquerda, vasos gonadais e raiz do mesentério. Ao nível de L4, ela bifurca-se nas artérias ilíacas comuns,[39] que têm aproximadamente 5 cm de comprimento e correm, em geral, levemente anterior às veias correspondentes (Fig. 12-25). As artérias ilíacas comuns bifurcam-se em artérias ilíacas externa e interna. A artéria ilíaca externa situa-se na face medial do músculo psoas.

Os principais ramos aórticos,[39] vistos freqüentemente na USG, são as artérias celíaca (Fig. 12-1), renais (Fig. 12-26; Fig. 12-6), mesentérica superior (Fig. 12-27; Fig. 12-1) e as ilíacas comuns. A artéria celíaca é o primeiro ramo aórtico abdominal principal, e bifurca-se tipicamente nas artérias hepática e esplênica nos 3 cm de sua origem. Tem uma configuração em forma de T ou de Y no plano transversal. A artéria gástrica esquerda que se origina superiormente é vista algumas vezes. As artérias ilíacas internas têm numerosos ramos imediatamente após a bifurcação da artéria ilíaca comum, porém eles são raramente vistos nas ultra-sonografias de rotina. A artéria ilíaca externa origina a artéria epigástrica inferior e a artéria ilíaca circunflexa profunda antes de continuar abaixo do ligamento inguinal como a artéria femoral comum.[39]

Outros ramos aórticos geralmente não identificados incluem os ramos diafragmáticos inferiores (frênico inferior), as artérias supra-renais médias, as artérias gonadais, a artéria mesentérica inferior e as artérias lombares (primeira a quarta). Na terminação aórtica, a artéria sacral medial origina-se póstero-inferiormente.[39] A identificação de um ramo anormal pode ajudar no diagnóstico de algumas entidades.

Ultra-sonografia Aórtica

As **indicações para uma USG aórtica** incluem uma massa abdominal pulsátil, comprometimento hemodinâmico no sistema arterial do membro inferior, dor abdominal e um sopro abdominal. Seu exame é uma parte integral do exame abdominal de "rotina", e é prudente pelo menos olhar, mesmo de forma limitada, a aorta durante exames realizados para outras indicações. Dois estudos clínicos prospectivos recentes indicaram que monitorizar pequenos aneurismas aórticos abdominais (< 5,5 cm de diâmetro) com USG é tão efetivo quanto a cirurgia precoce na prevenção da mortalidade, e implica morbidade e custo inferiores.[102-105] Há uma evidência crescente de que é compensador e de baixo custo rastrear populações selecionadas para aneurismas aórticos com exames de "triagem" utilizando-se a USG.[106-112]

As boas janelas acústicas para o exame da porção abdominal aorta incluem:

- A linha média no abdome superior
- O flanco esquerdo, com o paciente em posição supina (ou em decúbito lateral direito)
- Junto a face lateral do músculo reto abdominal para avaliação dos vasos ilíacos

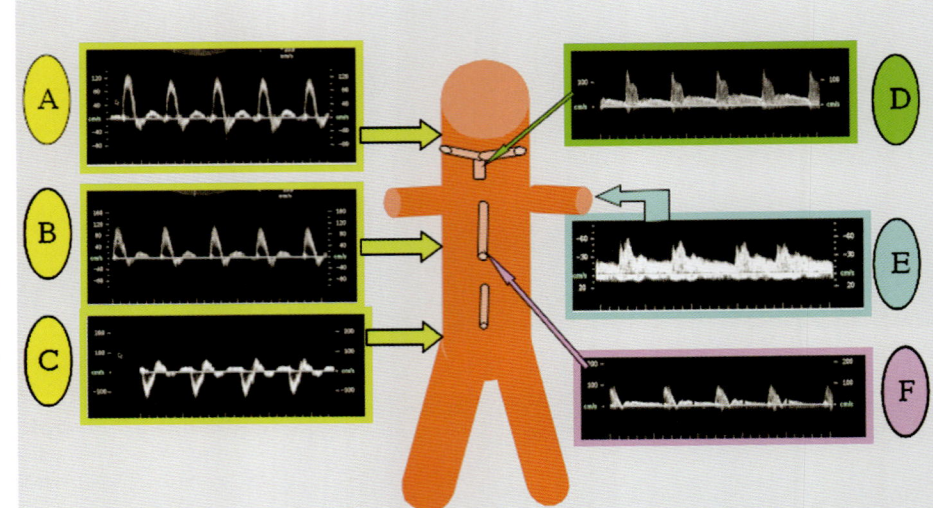

FIGURA 12-27. Traçados normais do Doppler. A a C, Traçados da região proximal, média e distal da aorta, num voluntário sadio de 16 anos de idade. A velocidade de pico diminui, e o traçado se expande conforme a onda avança distalmente. **E**, Padrão típico de baixa resistência da artéria renal com o característico "pico sistólico precoce" de uma pessoa normal. Os traçados da artéria celíaca (**D**) e da artéria mesentérica superior (**F**) são tipicamente de baixa resistência pós-prandial e de resistência maior durante o jejum.

Os objetivos da USG aórtica incluem:

- Visibilização de toda a aorta e seus ramos principais
- Detecção de estenoses ateromatosas, aneurismas, dissecções ou outros processos patológicos
- Mensurações, incluindo quaisquer segmentos dilatados
- Avaliação de órgãos e estruturas adjacentes

INDICAÇÕES PARA USG AÓRTICA

Massa abdominal pulsátil
Comprometimento hemodinâmico no sistema arterial do membro inferior
Dor abdominal
Sopro abdominal

Toda a aorta deve ser vista nos planos transversal e longitudinal, e seu diâmetro máximo ântero-posterior e transversal deve ser precisamente medido.[113] Ela é mostrada como uma estrutura tubular hipoecóica com paredes ecogênicas (Fig. 12-1A). É vista logo à esquerda da linha média, ainda que a posição seja variável quando se torna dilatada. Freqüentemente, é difícil visibilizá-la bem na altura das artérias renais por causa dos gases intestinais sobrejacentes.

Medidas Aórticas Normais. A aorta abdominal estreita-se de sua extensão cranial para caudal em 95% das pessoas e mede, em geral, menos que 2,3 cm de diâmetro nos homens e 1,9 cm nas mulheres.[114,115] Ela aumenta seu diâmetro aproximadamente em 24% entre as idades de 25 e 71 anos, e tanto o diâmetro total quanto a freqüência de aumento em diâmetro são maiores nos homens do que nas mulheres.[116,117] O limite superior do diâmetro aórtico normal varia com a idade, pois o diâmetro aumenta normalmente até 25% na sétima e oitava décadas de vida. Em um estudo, o diâmetro máximo normal foi de 2,4 cm para 60 anos de idade e 3,7 cm para 75 anos de idade.[115] O diâmetro máximo da artéria ilíaca comum é de 1,4 a 1,5 cm para os homens e de 1,2 cm para as mulheres.[114,116]

Análise Aórtica por Doppler. A aorta abdominal é um tubo elástico complacente[116,117] que desempenha um papel principal na manutenção do fluxo sangüíneo corrente durante a diástole. Na sístole, ela atua como um reservatório de líquido em resposta ao fluxo de entrada bastante pulsátil que ela recebe do ventrículo esquerdo. Ela diminui de tamanho durante a diástole pela descarga do sangue no resto da circulação de um modo muito menos pulsátil.[118] O padrão de fluxo normal na aorta é classificado como "fluxo tampão", uma situação em que a maior parte do sangue naquela seção da aorta está movimentando-se na mesma velocidade (Fig. 12-27).[118] O padrão do fluxo sangüíneo na aorta e artérias ilíacas é classificado como sendo de um tipo de "alta resistência" (Fig. 12-27). Há um aumento agudo em sua velocidade anterógrada durante a sístole, acompanhado por uma diminuição rápida na velocidade e culminando num breve período de fluxo reverso. Durante o restante da diástole, pode haver alguma velocidade baixa e fluxo anterógrado. A análise com o Doppler espectral mostra que o pico da velocidade anterógrada diminui e a quantidade de fluxo retrógrado aumenta conforme se progride da região proximal da aorta para o sistema ilíaco (Fig. 12-25). Os padrões de fluxo sangüíneo nos ramos aórticos principais para o rim, fígado e intestino pós-prandial são do tipo de "baixa resistência", com um índice de resistência e um índice de pulsatilidade menores (Figs. 12-26 e 12-27E). Este padrão de fluxo sangüíneo é caracterizado por um fluxo anterior contínuo por todo o ciclo cardíaco e um padrão de velocidade mais variável através do vaso sangüíneo, que resulta no espessamento da linha espectral que está sendo ampliada.

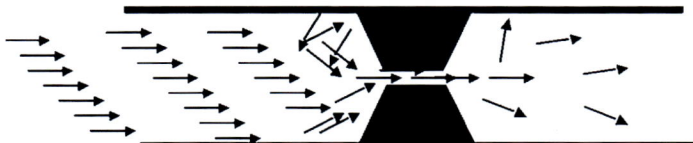
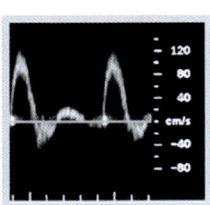
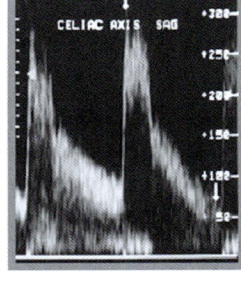
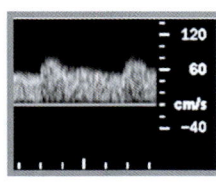

Pré-estenose Estenose Pós-estenose

FIGURA 12-28. Traçados no Doppler das estenoses. A, Pré-estenose. Fluxo sangüíneo anterógrado é impedido pelo estreitamento, resultando numa resistência maior ou traçado do tipo aórtico. **B**, Na estenose. O fluxo é tipicamente de alta velocidade e turbulento com rompimento do padrão de fluxo laminar normal. **C**, Na pós-estenose há típica e relativamente pouco sangue em relação ao tamanho do vaso, de modo que o fluxo tem um padrão um "*parvus tardus*".

Os objetivos da USG aórtica com Doppler incluem:

- Validação de toda a aorta e seus ramos principais, determinando sua patência com a imagem de Doppler colorido
- Detecção de estenoses ateromatosas, aneurismas, dissecções, ou outros processos patológicos por mostrar o fluxo intraluminal alterado no Doppler colorido
- Caracterização dessas anormalidades com traçados espectrais do Doppler
- Definição do fluxo nos vasos examinados como um tipo de "alta resistência" ou "baixa resistência", que pode sugerir um processo patológico acima ou abaixo

A análise do Doppler colorido pode confirmar prontamente que a aorta e seus ramos principais estão patentes. Se ocorrer algum *aliasing* do Doppler colorido, um traçado espectral ajuda a determinar se uma estenose verdadeira está presente (Fig. 12-28). A análise espectral com ângulo corrigido no ponto de estenose mostra, tipicamente, pulsatilidade aumentada (índices de pulsatilidade e de resistência aumentadas) proximal à estenose, pico sistólico aumentado e velocidade do pico diastólico no ponto de estenose, turbulência pós-estenose e achatamento do formato de onda distal às estenoses (Fig. 12-28).[119,120] As estenoses devem ser mapeadas, e o formato de onda e a velocidade do pico sistólico, documentados.[113]

Patologia Aórtica

A aorta abdominal e seus ramos principais são afetados por ateroma,[121] formação de aneurisma,[113] distúrbios do tecido conjuntivo,[122,123] ruptura,[94,105] trombose, infecções[124] e deslocamento e invasão por doenças em estruturas adjacentes.

Doença Ateromatosa. O ateroma, ou arteriosclerose, é um distúrbio da parede vascular caracterizado pela presença de depósitos lipídicos na íntima (Fig. 12-29). A placa ateromatosa é um material de consistência amolecida, semelhante a um mingau, que pode se soltar para dentro da luz do vaso, causando um êmbolo distal ou um trombo local, ou ambos. As placas causam irregularidade mural e estreitam, com freqüência, a luz do vaso, com isquemia distal resultante.[121] A doença estenótica ou oclusiva ocorre, com mais freqüência,

EVIDÊNCIA DE ESTENOSE NA ANÁLISE DO DOPPLER ESPECTRAL

Pulsatilidade aumentada proximal à estenose
Aumento do índice de pulsatilidade e índice de resistência
Velocidade do pico sistólico aumentada na estenose
Velocidade do pico diastólico aumentada na estenose
Turbulência imediata pós-estenose
Achatamento do formato de onda distal da estenose

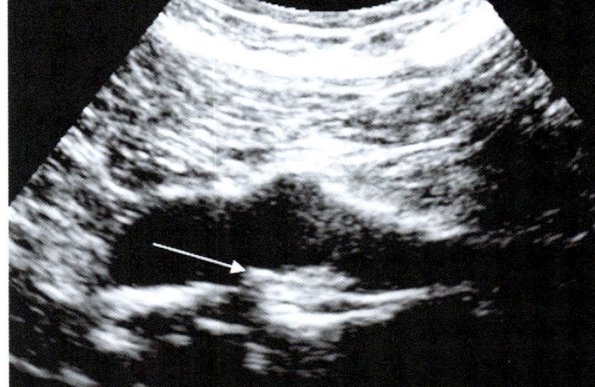

FIGURA 12-29. Aneurisma aórtico com placa excêntrica. Uma área focal da placa (*seta*) desenvolveu um trombo em torno dela e agora projeta-se para dentro da luz. A placa é visibilizada "ondulando" na luz durante a varredura em tempo real e é uma fonte potencial de êmbolo.

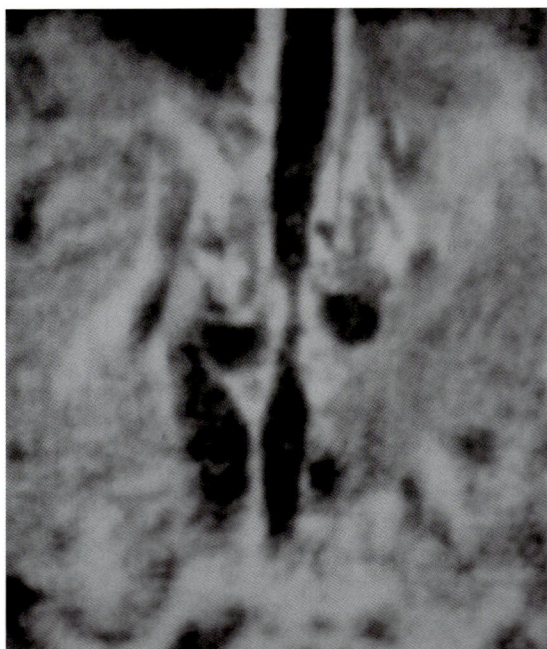

FIGURA 12-30. Doença de Takayasu. RM coronal mostra estreitamento da porção média da aorta abdominal, a segunda manifestação mais comum desta doença.

na porção infra-renal da aorta. O ateroma também pode estar associado ao enfraquecimento mural e à formação de aneurisma.[121]

A incidência de doença ateromatosa aumenta com a idade e afeta mais homens que mulheres.[121] Ela envolve tanto a aorta como as artérias ilíacas e outros ramos aórticos, e é mais comum na parede posterior na região aortoilíaca.[121] Está associada a tabagismo, diabetes melito, hipertensão e níveis elevados da fração de liproteína de baixa densidade (LDL) do colesterol sérico.[120]

Se estiver presente dor significativa no membro inferior, é prudente avaliar toda a árvore arterial do membro inferior para descartar qualquer possibilidade de êmbolo e procurar estenoses adicionais.[113] De forma semelhante, na análise do membro inferior, a presença de um formato de onda achatado na artéria femoral comum deve provocar uma busca por uma lesão estenótica mais proximal na árvore arterial (Fig. 12-30).

A **ectasia** ocorre quando a aorta aumenta não somente no diâmetro transversal, mas também no comprimento, fazendo com que a aorta abdominal dobre-se, em geral, anteriormente e à esquerda.

Um **aneurisma** é qualquer aumento no vaso sangüíneo, tanto focal quanto difuso (Fig. 12-31).[125] Histologicamente, eles são classificados em aneurismas verdadeiros (Figs. 12-31B 12-32 e 12-33), que são demarcados por todas as três camadas da aorta, e aneurismas falsos (pseudo-aneurismas), que não o são (Figs. 12-31C, 12-34 e 12-35). Os **aneurismas verdadeiros** formam-se quando a força tênsil da parede diminui (Fig. 12-31B). Uma minoria de aneurismas verdadeiros é devida às doenças de base claramente identificadas que predispõem os pacientes afetados à formação do aneurisma, como a síndrome de Marfan, a síndrome de Ehlers-Danlos (Fig. 12-36), ectasia anuloaórtica, dissecção aórtica familiar e degeneração mucóide íntimo-medial. A maioria dos aneurismas, entretanto, é idiopática.[54,122,123]

Nos **aneurismas falsos, ou pseudo-aneurismas**, o sangue escapa através de um orifício no revestimento mais interno do vaso (a íntima), mas está contido pelas camadas mais profundas da aorta ou pelo tecido adjacente (Figs. 12-31C, 12-34 e 12-35). A maioria dos pseudo-aneurismas são protuberâncias arredondadas ou ovais da artéria; o sangue circula dentro deles na sístole e fora deles na diástole (Fig. 12-34). Eles podem ser causados por infecção (micótica[124]) ou resultar de trauma, cirurgia, ou procedimentos radiológicos intervencionistas (Figs. 12-34 e 12-35).[126-130]

Aneurismas Aórticos Abdominais. Os aneurismas aórticos abdominais (AAAs) são aneurismas verdadeiros (Fig. 12-31B), 95% dos quais são infra-renais. Dos pacientes com AAAs, 30% a 60% são assintomáticos; e o restante apresenta-se com dor abdominal, nas costas ou nas pernas.[113] Eles também podem estar presentes após ruptura. Enquanto os AAAs estão fortemente associados à aterosclerose, sua **origem provavelmente é multifatorial**,[131-136] pois a maioria das pessoas com ateroma não desenvolve aneurismas.[113,136] Além disso, os pacientes com AAA têm, com freqüência, arteriomegalia, com os vasos 40% a 50% maiores que aqueles com doença oclusiva aórtica ateromatosa (Fig. 12-24).[131,132] Há um risco aumentado de doença nos parentes próximos[136,137] (um risco aumentado estimado em 11% a 18% nos parentes de primeiro grau), e também parece que a inervação da aorta pode ajudar a interromper a formação do aneurisma, pois a aorta é maior em pacientes com lesão medular.[135]

A **incidência real** de AAAs é desconhecida, porém estudos sugerem uma prevalência de 5% a 10% em homens com mais de 60 anos de idade.[107,113,138-141] A incidência é maior nos homens idosos, com os AAAs ocorrendo entre 70% e 90% em homens com mais de 65 anos de idade.[113] Já houve propostas de triagem de grupos inteiros de pessoas idosas ou subgrupos de alto risco,[94,106,107,111,136,139,140,142-148] porém ainda não há um consenso.

Vários estudos descobriram que as medidas dos AAAs, pela USG (Fig. 12-37) são precisas e reprodutíveis.[112,149-151]

As **complicações** conhecidas de AAAs idiopáticos incluem ruptura, trombose, dissecção, embolia distal, infecção, obstrução e invasão de estruturas adjacentes.[131] As complicações mais comuns dos AAAs são oclusões ou estenoses de ramos arteriais,[113] que estão mais relacionadas ao ateroma do que ao aneurisma. Elas podem ocorrer em qualquer lugar, mas são mais comumente vistas na artéria mesentérica inferior e artérias renais. Um **aneurisma dissecante**[113,152] é um tipo especial de pseudo-aneurisma no qual o sangue deixa a luz através de um defeito na íntima, cursa uma distância variável na parede e entra novamente na aorta (Fig. 12-31D).

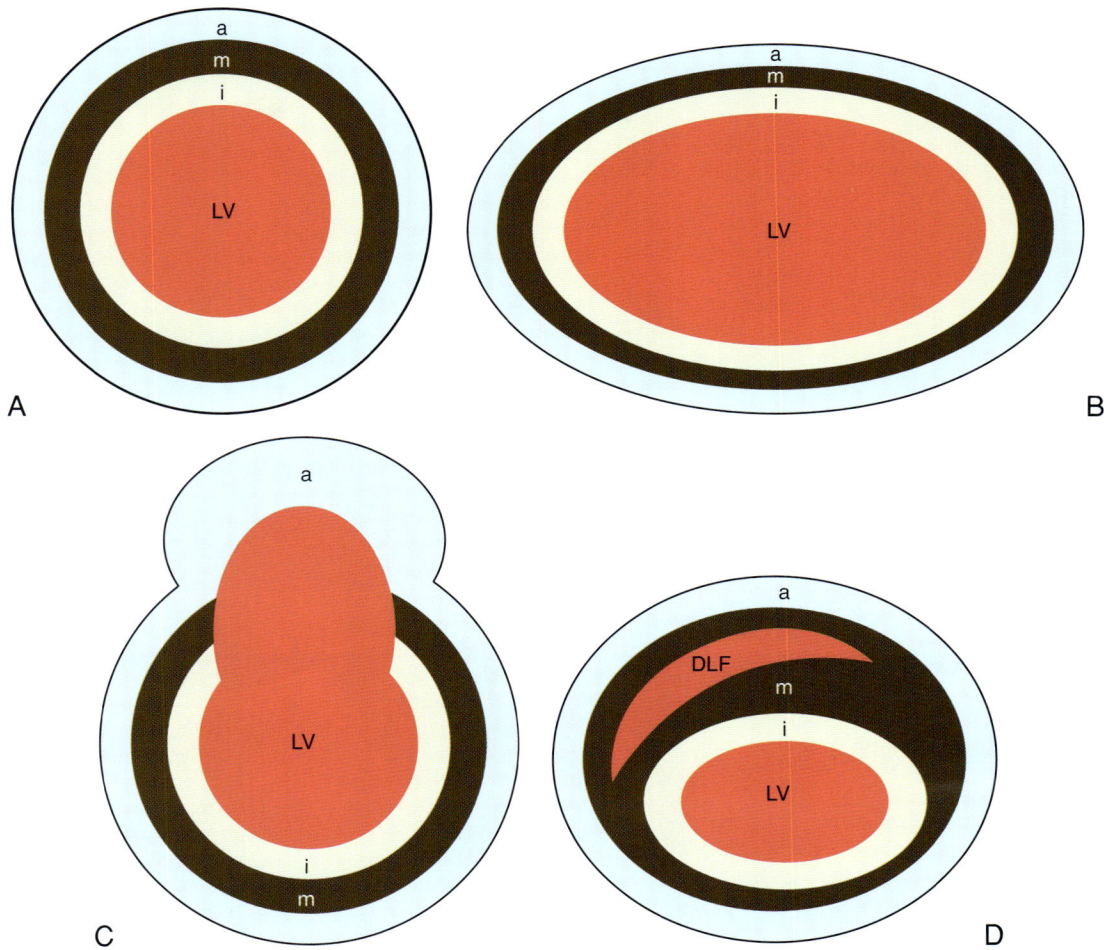

FIGURA 12-31. Esquema das camadas da aorta normal. A, Normal. Existem três camadas: a íntima mais interna (*bege [i]*), a média no meio (*marrom [m]*), e a externa adventícia (*azul-claro [a]*). LV, luz verdadeira. **B**, Aneurisma verdadeiro: os vasos aumentam, como o fazem todas as três camadas murais. **C**, Aneurisma falso: os vasos aumentam, porém parte da porção projetada da luz é coberta somente pela adventícia (a). Ela herniou através da íntima (i) e da média (m). **D**, Aneurisma dissecante: enquanto o diâmetro externo da aorta aumentou, o diâmetro do lúmen verdadeiro é imutável. Todavia, uma nova luz, ou "luz falsa" (LF), abriu dentro da média e não é delimitada pela íntima.

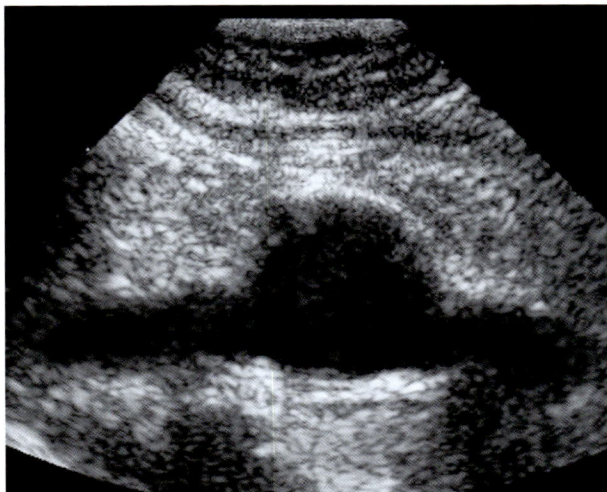

FIGURA 12-32. Aneurisma aórtico abdominal sacular. USG sagital mostra um aneurisma sacular focal. Acima e abaixo deste ponto, a aorta é quase normal em calibre. (Cortesia de W. Charboneau, MD, Mayo Clinic.)

Ruptura da Aorta. A mais catastrófica das complicações do aneurisma aórtico é a ruptura da aorta, que tem um índice de mortalidade de, pelo menos, 50%. A maioria dos aneurismas que se rompem não foi reconhecida antes da ruptura.[132,133] A história natural indica uma incidência cumulativa de ruptura de 25% ao longo de 8 anos para os aneurismas maiores que 5 cm em diâmetro ântero-posterior (Figs. 12-33C e 12-33D).[132] Há uma incidência cumulativa de 5% de ruptura no mesmo período para os aneurismas aórticos abdominais com um diâmetro ântero-posterior entre 3,5 e 4,9 cm (Figs. 12-32, 12-33A e B) e uma incidência de 0% nos aneurismas menores que 3,5 cm no diâmetro ântero-posterior.[132,133,153-155] A taxa média de crescimento do aneurisma varia entre 0,2 a 0,4 ou 0,5 cm por ano, dependendo do estudo.[131-133,155-157] Todavia, há uma variação interpessoal considerável, de modo que o intervalo de tempo ideal para triagem destes pacientes não está claro. Um protocolo sugerido é examinar os aneurismas maiores em intervalos de 6 meses e os menores em intervalos de 12 meses.

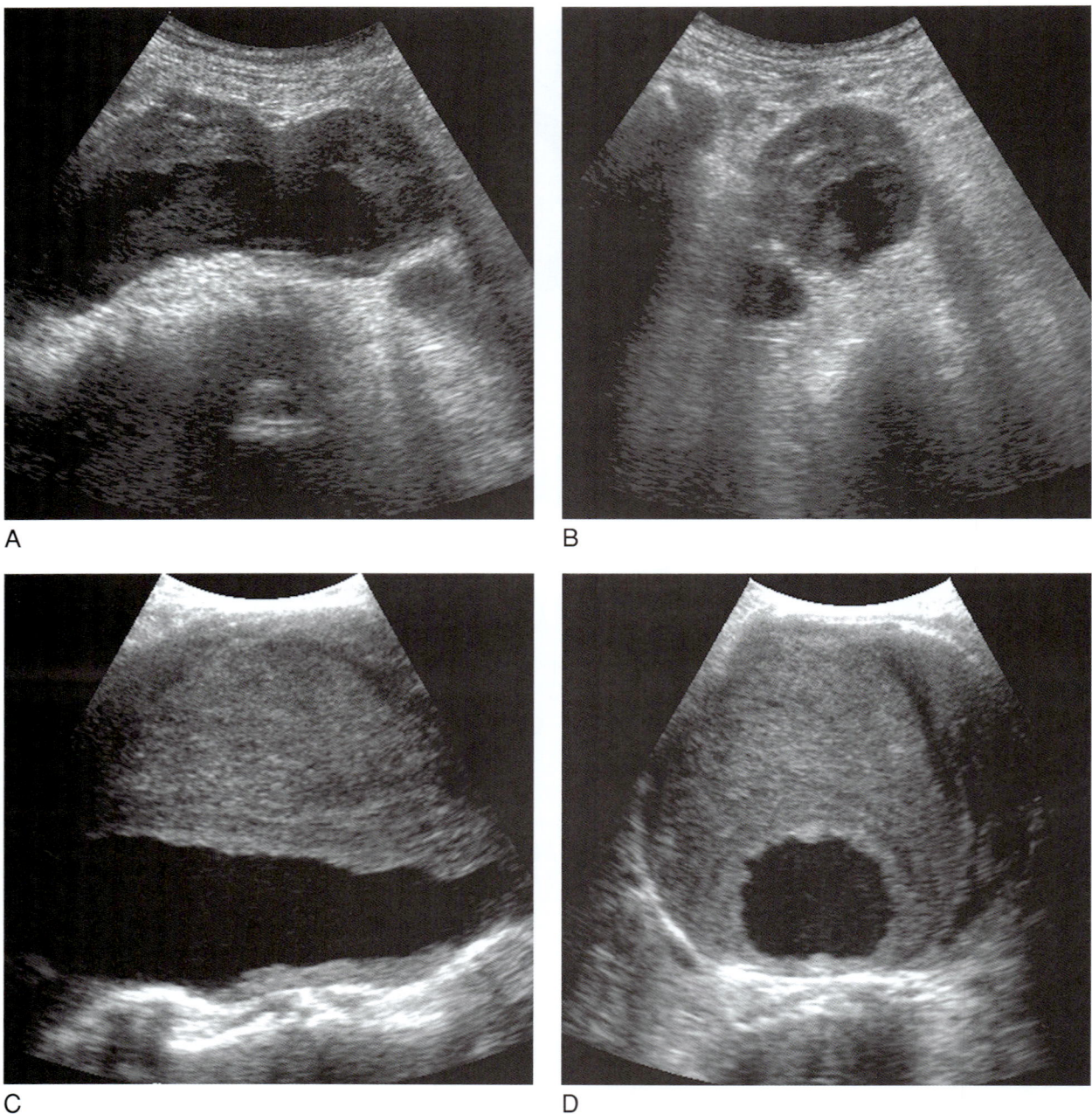

FIGURA 12-33. Aneurismas aórticos abdominais em dois pacientes. A e C, Imagens sagitais. B e D, Imagens transversais correspondentes. O aneurisma na linha superior tem a forma de haltere, surgindo abaixo das artérias renais. Existe uma quantidade moderada de trombo anterior. O aneurisma da linha inferior é maior, medindo 8 cm de diâmetro máximo. Existe novamente um trombo anterior extenso. Este aneurisma tem um risco significativo de ruptura com risco de morte. (Cortesia de Stephanie R. Wilson, MD, University of Toronto.)

A ruptura aórtica é uma emergência cirúrgica; e se qualquer exame radiológico for feito, a TC é o método de escolha.[113] Ela é melhor na detecção de hemorragias agudas, não é prejudicada por gases intestinais e fornece uma melhor perspectiva geral. Algumas rupturas aórticas podem ser contidas no retroperitônio e são referidas como rupturas crônicas.[158] Se os pacientes com esta condição vierem ao ultrassom, as coleções líquidas retroperitoneais complexas são os achados mais comuns.[113,159]

O aneurisma pode comprimir, deslocar ou invadir o ureter, o intestino, a VCI, o rim e as artérias renais.[131,159,160] O rim esquerdo é mais freqüentemente afetado que o direito.[131] Os aneurismas ilíacos podem romper-se no ureter, no cólon retossigmóide e na veia ilíaca.[159]

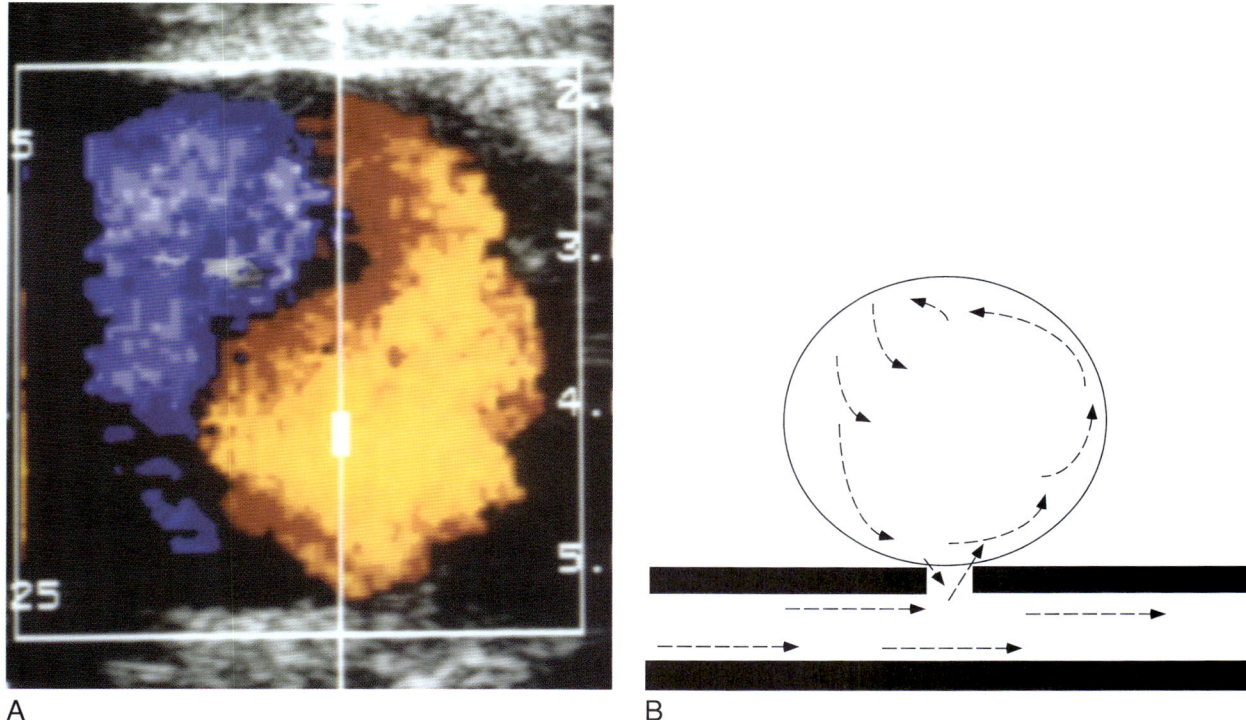

FIGURA 12-34. Pseudo-aneurisma pós-angiográfico. Ultra-sonografias longitudinais da região inguinal direita. **A**, O Doppler colorido mostra o aspecto ying/yang típico e o fluxo relativo de baixa velocidade dentro da lesão. **B**, O diagrama demonstra como o sangue circula nestes pseudo-aneurismas. O jato de entrada é invariavelmente pulsátil. O sangue turbilhonado no pseudo-aneurisma pode ter formas de onda variáveis e é, com freqüência, monofásico e não-pulsátil. Isto pode ser incorretamente interpretado como um formato de onda venoso.

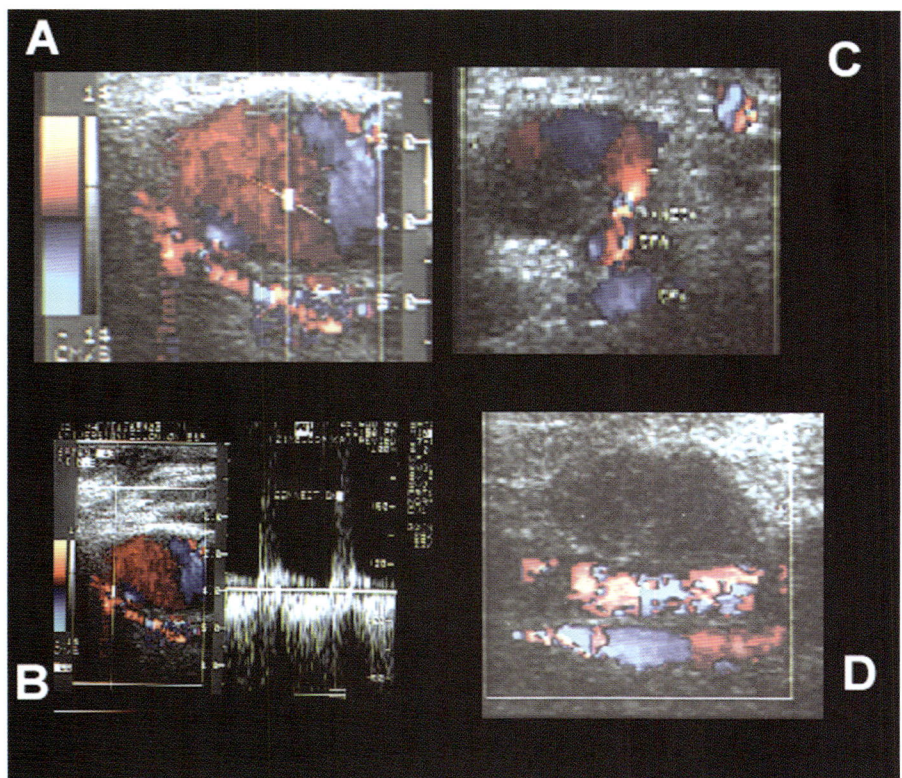

FIGURA 12-35. Injeção de trombina num pseudo-aneurisma inguinal. A, Videocaptura mostra um pseudo-aneurisma clássico logo abaixo do ligamento inguinal situado ventralmente aos vasos inguinais. **B**, Traçado espectral confirma o fluxo direcional "para dentro e para fora" no colo do aneurisma. **C**, Videocaptura obtida durante a injeção de 600 UI de trombina bovino-ativada. **D**, Videocaptura tirada segundos após mostra todo o pseudo-aneurisma trombosado com os vasos patentes profundos a ele. (Cortesia de David J. Peck, MD, University of Western Ontario.)

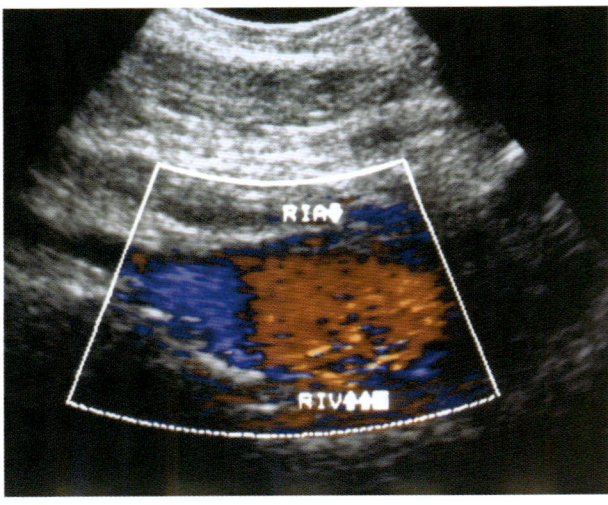
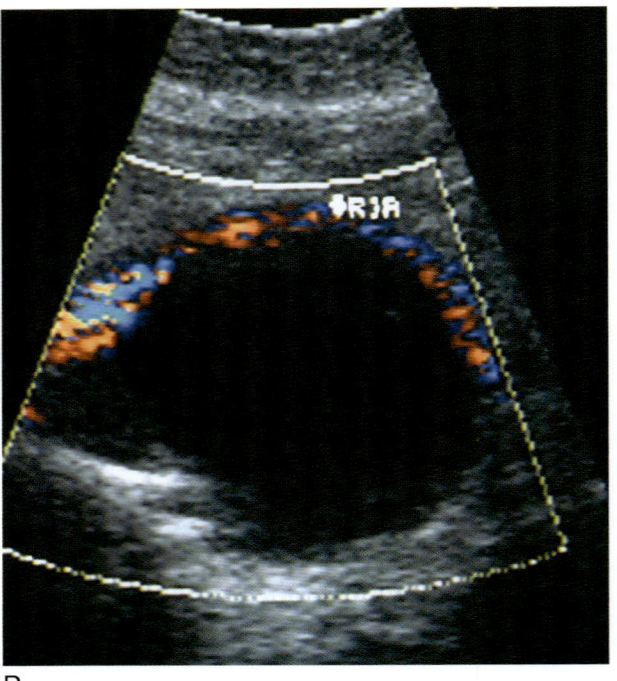

FIGURA 12-36. Síndrome de Ehlers-Danlos. A, Diagrama de Doppler colorido mostrando um pseudo-aneurisma fusiforme focal da artéria ilíaca comum direita (RIA). RIV, veia ilíaca direita. **B**, Aspecto após a trombose espontânea daquele pseudo-aneurisma:

Trombo Mural. O trombo mural no AAAs é prevalente nas lesões maiores e é, freqüentemente, circunferencial, porém excêntrico (Figs. 12-33 e 12-37). Este trombo é com freqüência fracamente aderido e friável, sendo uma fonte importante de êmbolos distais (Fig. 12-29).[113] O trombo dentro de um aneurisma não é geralmente organizado e, portanto, não adiciona nenhuma força tênsil aos vasos. O volume do trombo não tem nenhuma influência no risco de ruptura.[160]

Aneurismas Aórticos Inflamatórios. Os aneurismas aórticos inflamatórios são uma variante dos AAAs ateroscleróticos em que a parede do aneurisma é espessada e circundada por fibrose e aderências de um tipo similar àqueles vistos na fibrose retroperitoneal (Fig. 12-21A e B).[71,106,161] Sua reparação cirúrgica está associada à mortalidade e morbidade maiores do que numa cirurgia padrão de aneurisma, de modo que é desejável o diagnóstico antes da cirurgia.[71,106,161] Dos AAAs, estima-se que 4% a 23% são de origem inflamatórias.[71,161] Eles são muito difíceis de serem diagnosticados, pois apresentam com freqüência dor e podem imitar uma hemorragia retroperitoneal.[161] Enquanto menos de 25% dos AAAs idiopáticos causam dor, a dor estava presente em 84% dos pacientes com aneurismas inflamatórios.

Aspectos Ultra-sonográficos dos Aneurismas Aórticos Abdominais. Em mãos experientes, o diagnóstico dos aneurismas aórticos pela USG está próximo de 100%.[112,142] O diagnóstico é feito pelo achado de qualquer dilatação focal da aorta ou uma dilatação generalizada maior que 3 cm.[113] A *arteriomegalia* é um termo utilizado para o aumento generalizado das artérias (Fig. 12-39). Os aneurismas alongam-se enquanto crescem; visto que a extremidade inferior da aorta raramente movimenta-se significativamente em sentido caudal, a maioria dos AAAs deflete para o lado esquerdo ou se dobra anteriormente, ou ambos, enquanto eles aumentam (Fig. 12-37C). Geralmente, as margens anterior e posterior do aneurisma são mais bem visibilizadas que suas margens laterais, que podem ser indistintas (Fig. 12-37B).[151] A adventícia é, em geral, contínua com tecido fibrogorduroso adjacente e é ecogênica (Fig. 12-37A e B). O trombo mural, que freqüentemente caracteriza a maior parte da parede, é geralmente de baixa a média ecogenicidade (Figs. 12-33, 12-37A e B), e pode ou não ter uma aparência lamelada. O revestimento da íntima pode ser liso ou irregular, e a calcificação também pode estar presente (Fig. 12-29).

A **medida ultra-sonográfica destes AAAs** pode ser desafiadora, e é importante ter uma medida precisa da camada externa a camada externa num plano perpendicular ao eixo longitudinal dos vasos (Fig. 12-37C).[113] A diferença média entre o diâmetro aórtico medido na cirurgia e medido pelo ultra-som foi de 2,9 mm em um estudo.[164]

A **análise de um AAA** incluiria seu comprimento real máximo, largura e dimensões transversais; documentação de sua forma e de sua localização, incluindo a extensão supra-renal ou o envolvimento dos vasos ilíacos comuns. Por convenção, as medidas devem ser dadas na ordem do comprimento pela largura e pela altura. Esta análise é de grande importância prática, pois diferentes abordagens cirúrgicas são utilizadas para os diferentes tipos de aneurismas. A etiologia, a freqüência de complicação e a morbidade pós-procedimento também são bastante distintas. A natureza e o tipo do espessamento da parede devem ser avaliados: a placa é calcificada, o sangue flui, a placa é flexível, ou a placa é bem estabelecida? O canal patente deve ser encontrado, e o padrão do fluxo, caracterizado. Um esforço deve ser feito para detectar qualquer dissecção e avaliar os canais hipoecóicos ao fluxo com o Doppler. Ambos os rins sempre

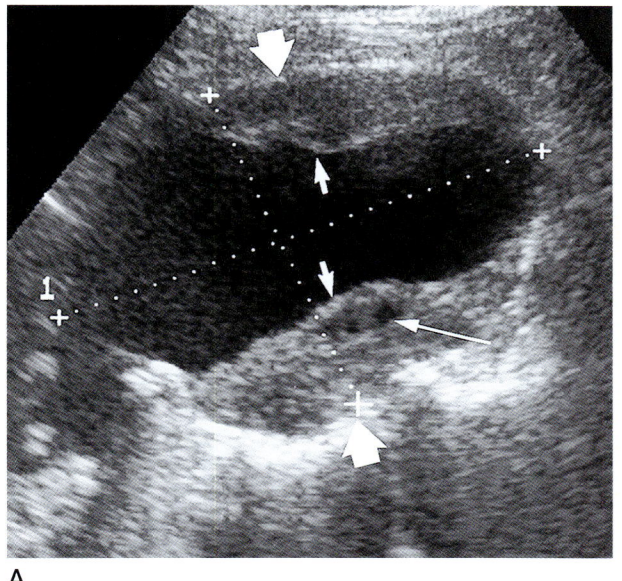
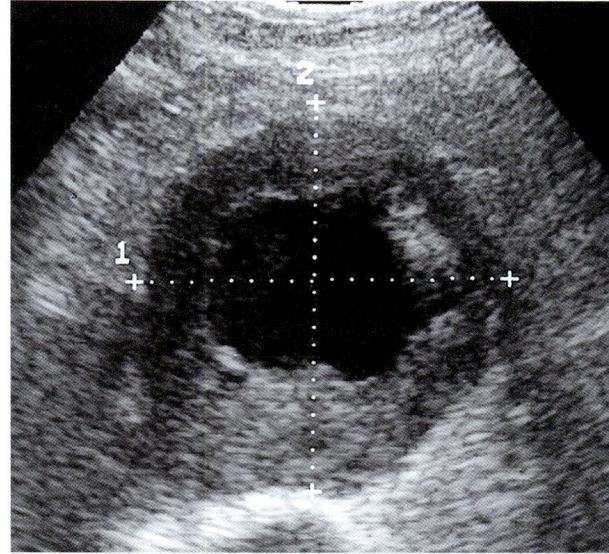
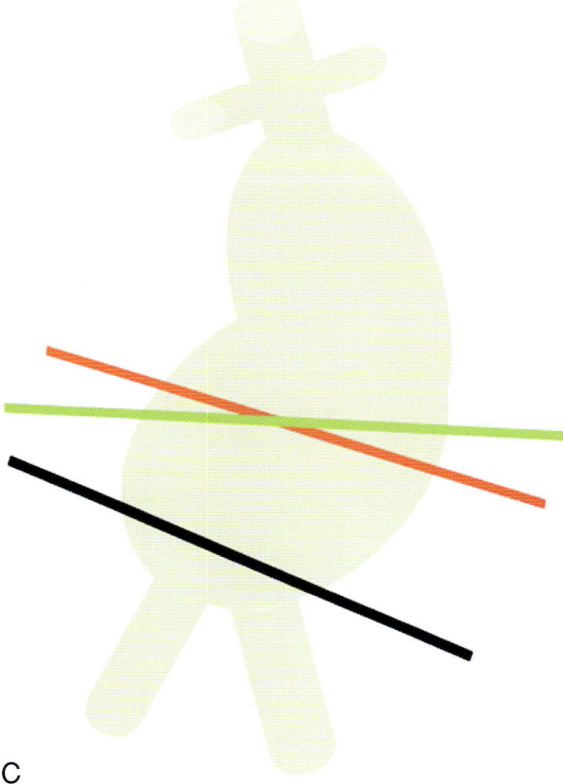

FIGURA 12-37. Aneurisma aórtico infra-renal. Imagens longitudinal (**A**) e transversal (**B**) mostram extensa placa ateromatosa e trombo com uma área de ulceração (*seta estreita*) na íntima com alguma alteração cística na parede. Placa combinada e trombo parietal (*setas mais largas*). Os cursores estão nas margens do aneurisma, que mede 11 × 7,3 cm. C, Técnica de medida do aneurisma. O diagrama linear mostra um aneurisma aórtico abdominal infra-renal típico. Três planos de imagens são mostrados. A linha verde está incorreta, pois ela não é perpendicular ao eixo principal do vaso. A linha vermelha está correta. A linha preta está no plano correto, porém não na parte mais ampla do aneurisma.

devem ser examinados, seu tamanho medido, e excluída hidronefrose.[113] A avaliação por Doppler da artéria renal não é parte da imagem aórtica de "rotina", mas deve ser considerada se houver um rim diminuído ou se o paciente tiver hipertensão.[113]

Os seguintes **termos descritivos** e **critérios ultra-sonográficos** são utilizados comumente para os aneurismas aórticos abdominais idiopáticos:

- *Bulboso:* junção bem definida entre as porções normal e anormal (Fig. 12-32)
- *Fusiforme:* transição gradual entre as porções normal e anormal (Fig. 12-36)
- *Sacular:* transição súbita, bem definida entre as porções normal e anormal (Fig. 12-32)
- *Em haltere:* aneurisma com formato de um oito (Fig. 12-33A e B)

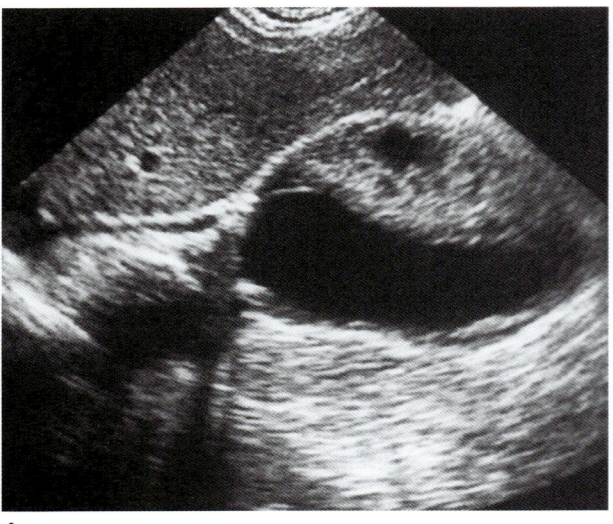 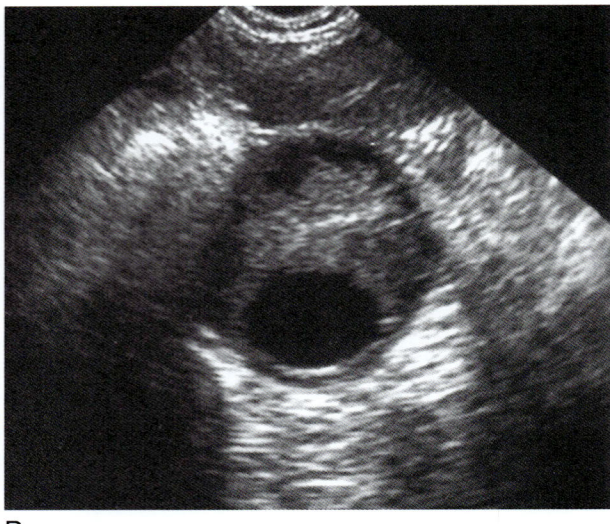

FIGURA 12-38. Dissecção ateromatosa e pseudodissecção. Ultra-sonografias sagital (**A**) e transversal (**B**) mostram zonas hipoecóicas próximas à margem externa do trombo laminado. O coágulo nesta área é recente, quando comparado com um trombo ecogênico laminado mais próximo ao fígado. (Cortesia de Stephanie R. Wilson, MD, University of Toronto.)

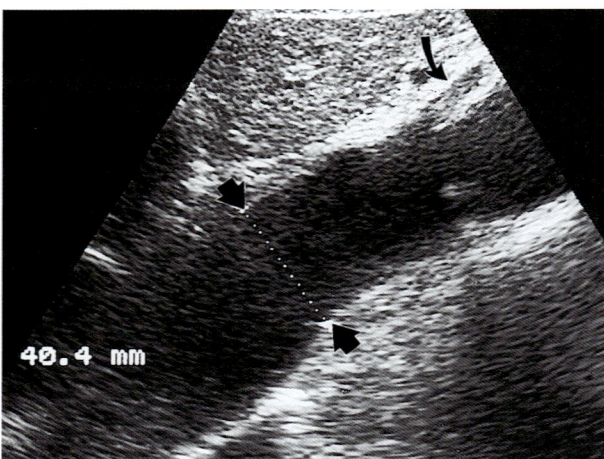

FIGURA 12-39. Arteriomegalia com ateroma associado e formação de aneurisma distal. A imagem longitudinal da linha média mostra uma aorta abdominal superior difusamente mais ampla (*setas largas*). *Seta curva*, artéria mesentérica superior.

A avaliação ultra-sonográfica de um paciente com um aneurisma conhecido ou suspeitado deve levar em consideração:

- Diagnóstico do aneurisma
- Identificação de quaisquer complicações
- Relato de informações que permitirão ao cirurgião decidir se intervém cirurgicamente
- Monitorizar os efeitos de qualquer tratamento de um AAA

A **decisão de operar** um aneurisma é baseada no tamanho absoluto, (especialmente quando o diâmetro é maior que 6 cm), aumento documentado com o passar do tempo, dor ou hipersensibilidade associada, êmbolo distal associado, obstrução renal ou comprometimento vascular, sangramento gastrointestinal e ruptura suspeitada. Esta decisão deve ser cuidadosamente considerada em cada paciente, pois estes pacientes estão, com freqüência, em risco por uma outra doença concomitante. Um estudo reportou uma sobrevida de 5 anos de 73% nos pacientes com aneurismas pequenos, com a maior parte da mortalidade advinda de doenças não relacionadas diretamente ao aneurisma.[165]

Enxertos Aórticos. Na USG, os enxertos arteriais (Figs. 12-40 a 12-42) são bastante ecogênicos e têm uma aparência texturizada (Figs. 12-42 e 12-43).[113] Eles são em geral denominados pelos vasos com os quais se conectam (Fig. 12-40) e podem ser anastomosados de modo término-lateral ou término-terminal. A aorta nativa é coberta, geralmente, em torno do enxerto, e o líquido acumula-se, com freqüência, entre o enxerto e a parede do vaso (Fig. 12-43). A parede do vaso está em geral espessada no local da anastomose como resultado do enrugamento no local das suturas. Os enxertos endoprotéticos estão ganhando popularidade por ser um tratamento menos invasivo dos aneurismas aórticos (Fig. 12-44).

Alguns cirurgiões estão utilizando a USG intra-operatória para avaliar os vasos durante a cirurgia, pois o exame tem-se mostrado bem adaptado para monitorizar as reconstruções vasculares.[166]

A imagem pós-procedimento é essencial para:

- Avaliar as anastomoses superior e inferior.
- Pesquisar estenoses nestes locais, aneurismas e pseudo-aneurismas com o Doppler.

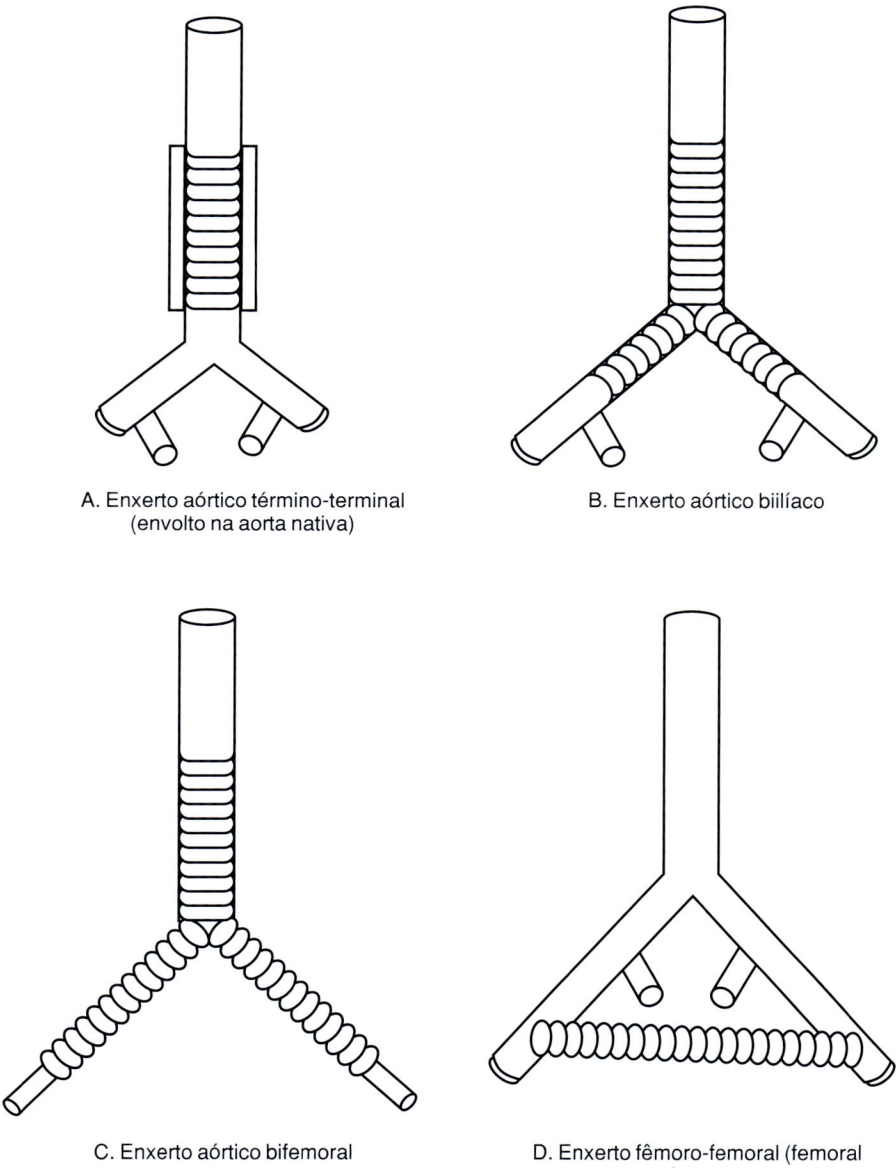

FIGURA 12-40. Diagrama dos tipos comuns de enxertos aórticos protéticos.

A. Enxerto aórtico término-terminal (envolto na aorta nativa)
B. Enxerto aórtico biilíaco
C. Enxerto aórtico bifemoral
D. Enxerto fêmoro-femoral (femoral comum-a-femoral comum)

- Identificar e medir as coleções líquidas em torno do enxerto e em outro lugar no abdome.
- Verificar distalmente o fluxo sangüíneo.

O achado ultra-sonográfico mais comum são as coleções líquidas em torno dos enxertos (Fig. 12-43).[113] Estas podem ser hematomas, linfoceles, seromas ou abscessos. Distinguir entre as diferentes causas é difícil. Se uma coleção for grande, ecogênica, o tamanho for grande, ou estiver longe do enxerto, então uma infecção deve ser considerada,[113] e a aspiração com agulha fina estará indicada.[167] A linfocele em torno do enxerto pode ser muito hipoecóica e estimular uma dissecção.[168] As análises com Doppler colorido e espectral são muito úteis nestes casos. Elas também são úteis na avaliação de enxertos endoprotéticos para avaliar os escapes (Fig. 12-44).

Aneurismas ilíacos/Supra-renais. Nos pacientes com aneurismas aórticos distais, 5% terão um aneurisma da artéria ilíaca associado.[134,159] A maioria ocorre no segmento ilíaco comum, com a ilíaca externa sendo o segundo segmento mais comum logo depois da bifurcação. Os pacientes com aneurismas da artéria ilíaca têm uma incidência muito maior de aneurismas em outro local do corpo.[134,137] Tais aneurismas são de grande preocupação se existirem independentemente, pois eles são muito difíceis de serem diagnosticados.[113]

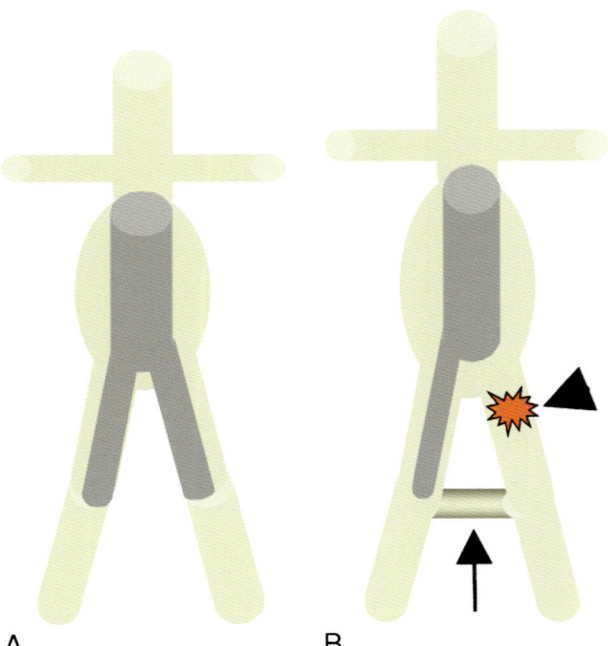

FIGURA 12-41. Enxertos intravasculares. A, Enxerto comumente realizado em que um componente se insere no aneurisma aórtico abdominal e alarga e estabiliza a luz, e os ramos inferiores são acomodados nas artérias ilíacas comuns. **B,** Situação semelhante, porém o vaso ilíaco comum esquerdo está bloqueado. Nesta situação, um único ramo ilíaco é inserido e um enxerto fêmoro-femoral (*seta*) é realizado para assegurar que o outro ramo permaneça viável.

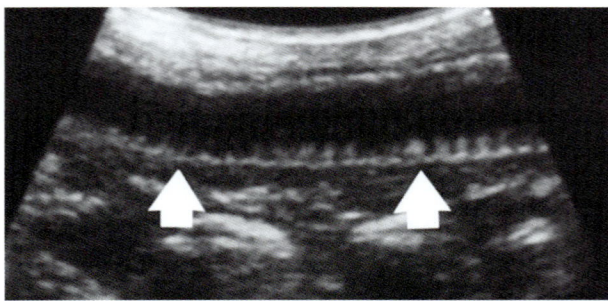

FIGURA 12-42. Enxerto vascular. Imagem longitudinal junto à região do flanco do paciente mostra enxerto vascular subcutâneo axilofemoral (*setas*).

O trauma, a sífilis e a doença micótica devem todos ser considerados causas potenciais se forem descobertos aneurismas na região supra-renal.

Dissecção. Para que ocorra uma dissecção aórtica, devem existir um defeito na íntima e uma fraqueza interna na parede (Fig. 12-31D).[113] A maioria é idiopática, porém algumas estão relacionadas à doença de Marfan, gravidez, valva aórtica bicúspide, trauma, estenoses focais, ou hipertensão.[169] A dissecção aórtica começa tipicamente no tórax e estende-se ao abdome, sendo que menos de 5% ocorrem primariamente no abdome. Pode estender-se aos vasos ilíacos e outros ramos aórticos. Também pode ocluir ramos aórticos. A dissecção também pode ocorrer dentro da parede espessada de um AAA ateromatoso.

Um tipo especial de dissecção é o iatrogênico, pós-angiográfico, no qual a dissecção é mais localizada, e a quantidade de fluxo sangüíneo na falsa luz é muito menor.

A dissecção é facilmente reconhecida na ultra-sonografia, com o aspecto clássico de uma membrana fina "oscilando" na luz em fases diferentes do ciclo cardíaco (Fig. 12-45). O Doppler colorido mostra o fluxo sangüíneo em ambos os canais, ainda que as freqüências dos fluxos difiram freqüentemente entre eles (Fig. 12-46).

Todo o esforço deve ser feito para distinguir uma dissecção verdadeira de uma pseudodissecção (Fig. 12-38), que é causada pela liquefação do trombo no aneurisma.[152] As características que permitem a diferenciação incluem nenhuma oscilação da membrana intravascular, ausência de fluxo em uma das luzes e uma membrana espessa nas pseudolesões.

Infecção. Esta condição rara é difícil de diagnosticar e resulta, com freqüência, em aneurismas micóticos. Êmbolos sépticos, que são associados, freqüentemente, à doença cardíaca valvar ou outras anomalias cardíacas e estreptococos do grupo D,[51] causam com freqüência a doença. A infecção também pode resultar de disseminação hematogênica de microrganismos, especialmente estafilococos e *Salmonella*.[132] Os estafilococos ou estreptococos podem invadir um aneurisma idiopático precedente e produzir um abscesso focal. A infecção pode também ser secundária à cirurgia prévia ou outra intervenção[170] ou pode resultar da disseminação de uma infecção em estruturas adjacentes. A USG isolada raramente indicará um diagnóstico, mas pela combinação dos achados com as informações clínicas pode-se sugerir o diagnóstico em muitos casos. A própria doença pode resultar em trombose, ruptura arterial, isquemia distal e invasão de estruturas adjacentes.[171]

Pseudo-aneurismas/Fístulas Arteriovenosas. Ainda que possa ocorrer após infecção e trauma, a maioria dos pseudo-aneurismas resulta de problemas no local da punção angiográfica (Fig. 12-34) ou no local de uma anastomose cirúrgica. Eles têm um aspecto ultra-sonográfico que impressiona no exame de Doppler colorido (Fig. 12-34), onde um jato pulsátil é visto enquanto o sangue entra no aneurisma durante a sístole, com fluxo sangüíneo turbulento na diástole. Recentemente, a tendência de tratar esses pseudo-aneurismas com compressão guiada por ultra-som[172,173] tem sido substituída por tratá-los com injeção de trombina guiada por ultra-som (Fig. 12-35).[127-130] O colo do pseudo-aneurisma é identificado na USG. Uma agulha é introduzida, e uma quantidade mínima de trombina bovino-ativada é injetada no pseudo-aneurisma bem distante do seu colo. O pseudo-aneurisma é monitorizado com Doppler colorido, e a trombose é confirmada. O procedimento é bem tolerado e funciona efetivamente na maioria dos pacientes, ainda que haja um risco mínimo de reação alérgica à trombina.

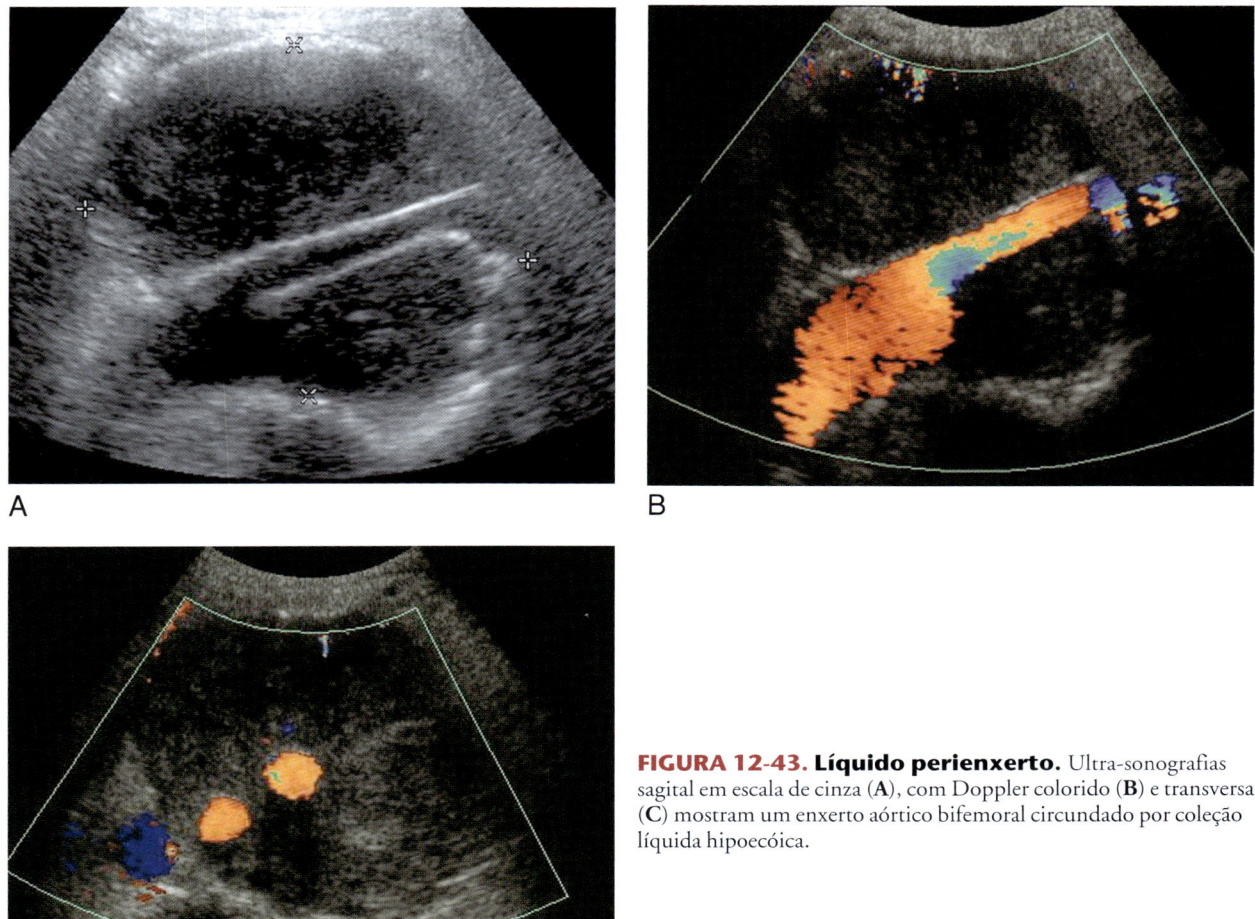

FIGURA 12-43. Líquido perienxerto. Ultra-sonografias sagital em escala de cinza (**A**), com Doppler colorido (**B**) e transversal (**C**) mostram um enxerto aórtico bifemoral circundado por coleção líquida hipoecóica.

Ocasionalmente, pode-se formar uma fístula arteriovenosa pós-angiografia, pós-cirurgia ou espontaneamente. Também é possível que surja em associação a um tumor. Estes casos não são tipicamente apropriados para o tratamento com injeção de trombina ou compressão direta.

Ramos Aórticos

Artérias Celíaca/Mesentérica. Classicamente, a artéria celíaca tem um padrão de alta resistência em sua origem, com uma pequena quantidade de fluxo diastólico precoce reverso (Fig. 12-27). Conforme se avança mais distalmente, perde-se o componente do fluxo diastólico precoce reverso, e as artérias hepática e esplênica têm, geralmente, um padrão de baixa resistência. A artéria celíaca tem fluxo anterógrado contínuo por todo o ciclo cardíaco do tipo de baixa resistência. A artéria hepática origina-se unicamente do tronco celíaco em 72% dos casos. A artéria mesentérica superior sai da artéria hepática comum em 4% dos casos, a artéria hepática direita em 11% dos casos, e a artéria hepática esquerda em 10% dos casos. A artéria esplênica é, com freqüência, tortuosa, produzindo alargamento espectral sem qualquer aumento na velocidade de pico sistólico.[119]

A artéria mesentérica superior origina-se aproximadamente a 1 cm em sentido caudal ao eixo celíaco, tem um componente curto que segue anteriormente, e posteriormente uma porção longa que se estende inferiormente (Fig. 12-1B). O padrão do fluxo e do traçado espectral do Doppler na artéria mesentérica superior varia na dependência do jejum do paciente. No estado de jejum, o padrão é de alta resistência com uma pequena quantidade de fluxo reverso na diástole inicial. Após alimentar-se, num indivíduo normal, as velocidades de pico sistólico e diastólico aumentam dramaticamente. O fluxo diastólico reverso desaparece, desenvolve-se um padrão de resistência baixa, e os picos sistólicos espectrais tornam-se alargados. Este padrão é mais proemi-

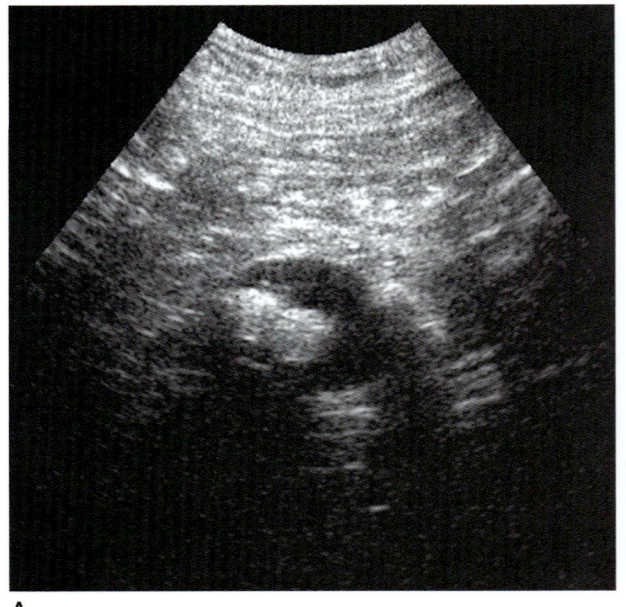
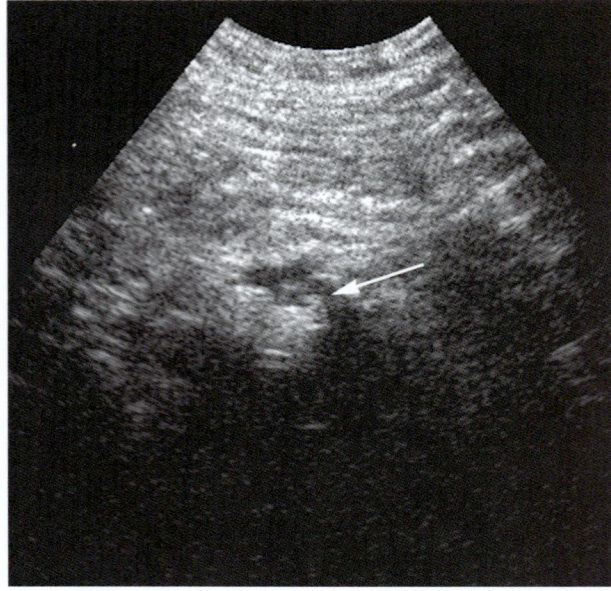
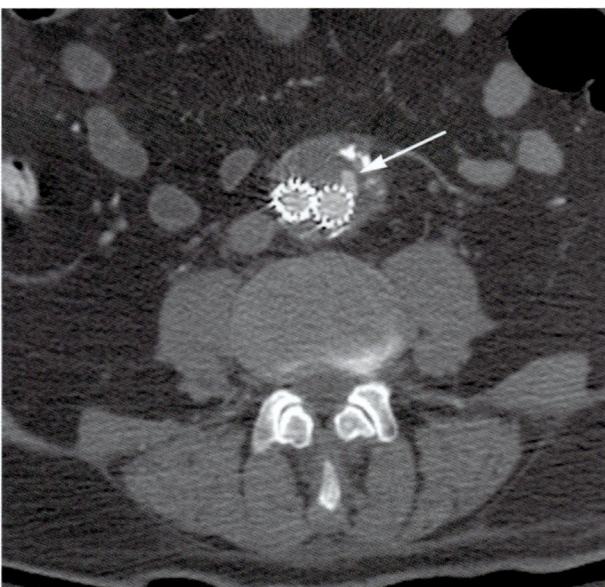

FIGURA 12-44. Escape da endoprótese na terminação distal do stent, mostrado na ultra-sonografia com meio de contraste (obtida com impregnação definitiva e imagem por inversão de pulso). **A**, Imagem transversal da bifurcação aórtica mostra as duas luzes adjacentes dos membros enxertados com um revestimento que é hipoecóico. A luz do enxerto é preenchida com meio de contraste e aparece como um branco intenso. **B**, Imagem transversal caudal à primeira imagem e correspondendo com a imagem de TC mostrada em **C**. Tanto **B** quanto **C** mostram o extravasamento do meio de contraste (*setas*) para fora da luz do enxerto protético. (Cortesia de Marcus Dill-Macky, University of Toronto.)

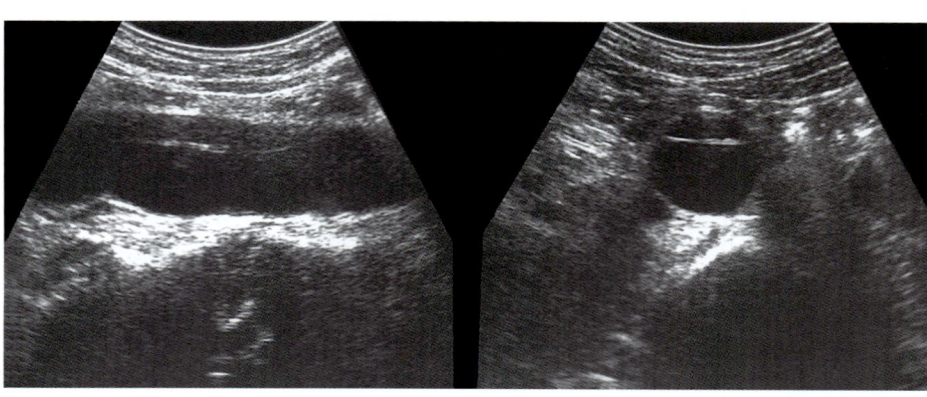

FIGURA 12-45. Dissecção da porção abdominal da aorta. Ultra-sonografias sagital (**A**) e transversal (**B**) mostram o retalho da íntima separando anteriormente a luz verdadeira da luz falsa. (Cortesia de Stephanie R. Wilson, MD, University of Toronto.)

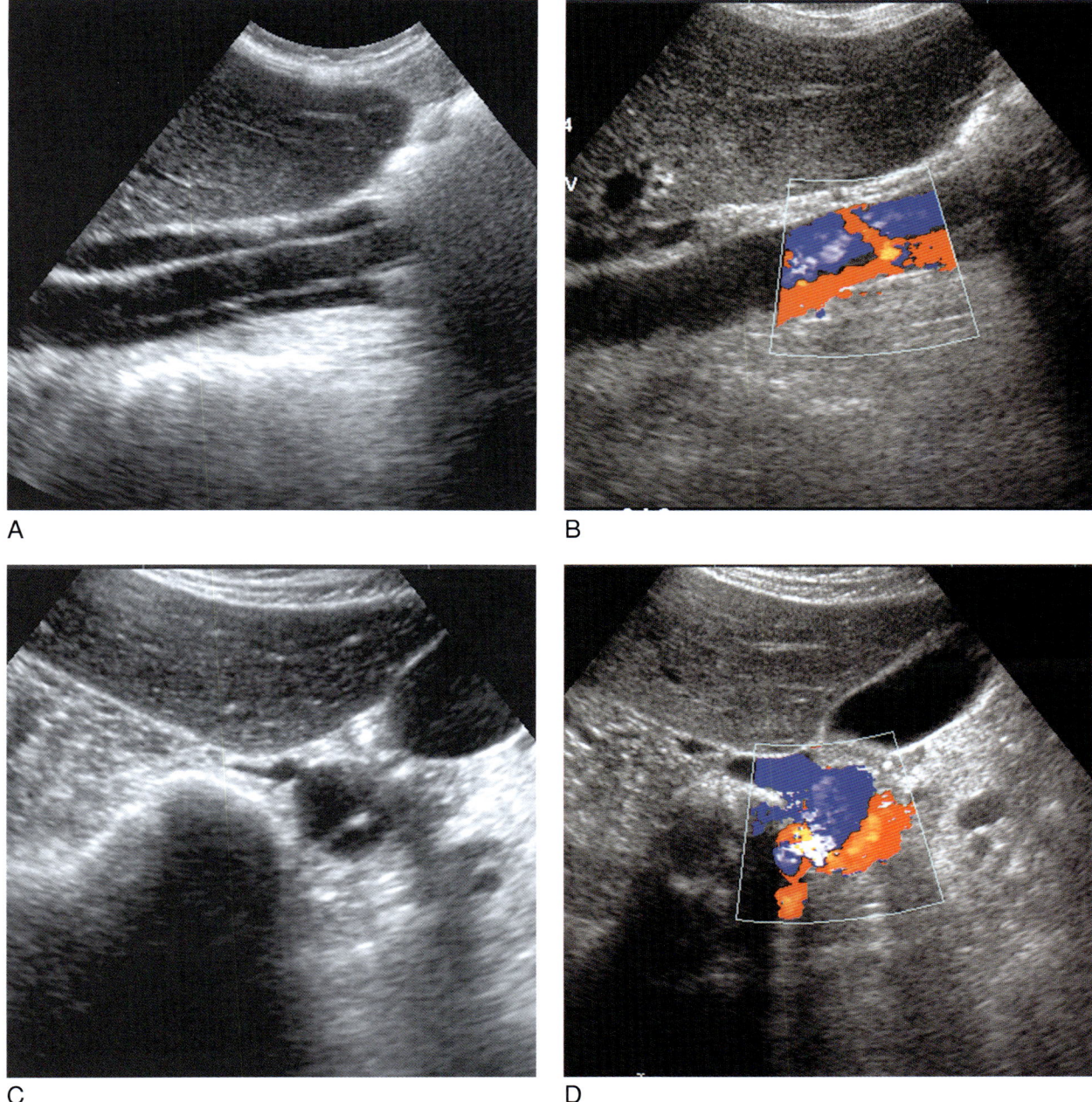

FIGURA 12-46. Dissecção aórtica. A e C, Imagens sagital e transversal da aorta em escala de cinza. Existe uma membrana dentro da luz do vaso em todo o seu comprimento. B e D, Imagens de Doppler correspondentes mostram o fluxo em ambos os lados da membrana. (Cortesia de Stephanie R. Wilson, MD, University of Toronto.)

nente nos primeiros 45 minutos pós-prandiais e é dependente do tipo e da quantidade de alimento ingerido.[174]

A isquemia intestinal é uma doença clínica com uma variedade de sintomas diferentes, de modo que é difícil diagnosticar. É causada por uma deficiência da distribuição de sangue ao intestino e requer geralmente estreitamento ou obstrução significativa do tronco celíaco e da artéria mesentérica superior. Ainda que a USG ajude no diagnóstico em muitos casos, a sensibilidade e a especificidade exatas do ultra-som são desconhecidas.[174] Alguns autores desenvolve-

ram protocolos complexos para avaliar o padrão pós-prandial com maiores detalhes pela varredura em intervalos padrão após as refeições.[174]

Os **aneurismas esplâncnicos** podem ser congênitos, ateroscleróticos, pós-traumáticos, micóticos, ou inflamatórios. Aproximadamente 10% dos pacientes com pancreatite crônica desenvolvem estes pseudo-aneurismas (Fig. 12-19), que ocorrem na artéria hepática, artéria esplênica, artéria mesentérica superior, gastroduodeno, ou artéria mesentérica inferior. Eles podem ser saculares ou fusiformes e geral-

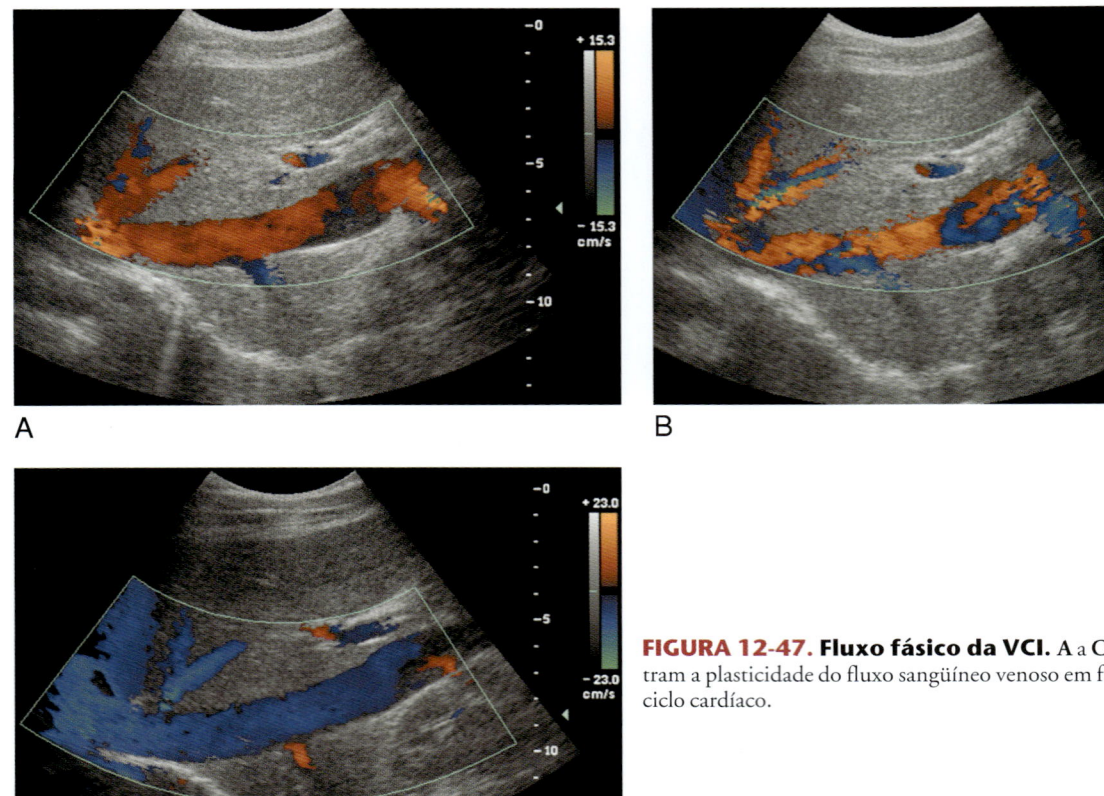

FIGURA 12-47. Fluxo fásico da VCI. A a C, Imagens mostram a plasticidade do fluxo sangüíneo venoso em fases diferentes do ciclo cardíaco.

mente não têm nenhum fluxo reverso no interior. Eles podem ter camadas de trombos nas paredes. Apresentam um risco significativo ao radiologista intervencionista, pois podem ser confundidos com abscessos múltiplos.[66] Provavelmente, é prudente avaliar com Doppler todas as coleções antes de uma drenagem.

Artérias renais. As artérias renais surgem a 1,5 cm da origem da AMS[113] e podem ser identificadas pela USG em 86% dos casos (Figs. 12-6, 12-26, e 12-27).[175] Vinte e dois por cento dos pacientes têm duas artérias renais e 2% têm três ou mais.[176] Os traçados do Doppler devem ser obtidos da artéria renal e também do interior do rim. Os traçados do Doppler são tipicamente do tipo de baixa resistência, com as leituras dos picos sistólico e diastólico diminuindo conforme se vai mais distante para dentro do rim.[119]

Estenose da Artéria Renal. A estenose da artéria renal produz uma causa rara (2%), porém tratável de hipertensão e pode ser devida à doença aterosclerótica ou hiperplasia fibromuscular, uma doença rara que afeta tipicamente mulheres jovens.[177] Enquanto que ambas são tratáveis com angioplastia, a última tem um prognóstico muito melhor.

Aneurismas Renais e Fístula Arteriovenosa. A maioria destes problemas é adquirida e pode ser pós-traumática ou pós-perfuração por biópsia com agulha. Os aneurismas são, em geral, pseudo-aneurismas e ultra-sonograficamente assemelham-se àqueles que surgem da artéria ilíaca externa ou da artéria femoral comum. Um quarto das fístulas arteriovenosas é congênito, e menos de 5% resultam de malignidade. Na USG, elas produzem, em geral, um mosaico de cores no rim.

Veia Cava Inferior

Anatomia

A veia cava inferior (Fig. 12-47) é uma veia grande que retorna o sangue dos membros inferiores, pelve e abdome ao átrio direito. É formada pelas veias ilíacas comuns unidas na superfície anterior do corpo vertebral de L5 e situa-se anterior e levemente à direita da coluna vertebral.[39] Ela atravessa o diafragma e entra no átrio direito na altura da oitava vértebra torácica. Seus ramos principais são as veias hepáticas, as veias renais e as veias ilíacas comuns.[39] As paredes da VCI são muito mais delgadas que as da aorta, e a pressão do sangue também é muito inferior.

USG

A porção intra-hepática da VCI é rotineiramente visibilizada pela utilização do fígado como uma janela acústica (Fig. 12-48; Fig. 12-47). O restante do vaso é visto inconsistentemente, pois é intermitentemente plano e oval e pode ser obscurecido por gases intestinais sobrejacentes e *pannus*. As veias ilíacas comuns e veias ilíacas externas são vistas inconsistentemente com suas artérias correspondentes na face lateral da

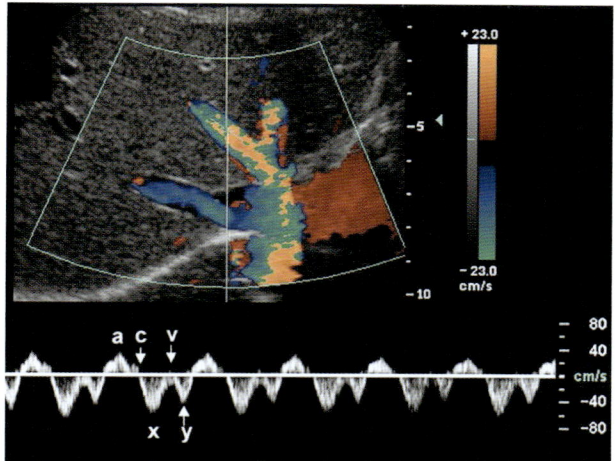

FIGURA 12-48. Fluxo fásico da veia hepática no Doppler. Este traçado mostra o formato de onda clássico visto nas veias hepáticas e na veia cava inferior. Dentro do formato de onda venoso, "a" representa a contração atrial ou sístole, "x para baixo" corresponde ao relaxamento atrial, "c" é uma pequena deflexão positiva causada pelo início da contração ventricular direita, "v" corresponde ao enchimento atrial rápido pós-sístole ventricular, e "y" é o esvaziamento rápido dos átrios nos ventrículos após a abertura das valvas atrioventriculares.

margem pélvica. A luz da VCI é geralmente anecóica, no entanto com a lentidão do fluxo sangüíneo torna-se mais ecogênica e pode mostrar-se turbulenta. Isto é visto na insuficiência cardíaca do lado direito, sobrecarga líquida e caudal a uma obstrução da VCI. O aspecto varia com a respiração. Com a inspiração profunda, o retorno venoso diminui, e a VCI dilata-se. Com a expiração profunda, o retorno venoso melhora, e o diâmetro da VCI diminui. Ao se realizar uma manobra de Valsalva, o retorno venoso é bloqueado, e o fluxo é temporariamente invertido na VCI, abaulando o vaso. A VCI transmite pulsações cardíacas e respiratórias; as transmissões são mais evidentes ultra-sonograficamente conforme mais perto estiverem do coração (Figs. 12-47 e 12-48). O traçado clássico tem um padrão em dente de serra similar àquele descrito em detalhes a seguir para as veias hepáticas. Mais distalmente e nas veias ilíacas comuns há um padrão mais fásico, similar ao padrão nos membros proximais.

Patologia

Anormalidades Congênitas. A maioria das anormalidades ocorre ao nível das veias renais ou abaixo delas.[178] A VCI, a ázigos e hemiázigos formam-se a partir dos pares de veias cardinais. As anomalias congênitas mais freqüentes são a duplicação (0,2% a 3%) e transposição (0,2% a 0,5%) (Fig. 12-49).[119] Ambas formam uma veia normal na altura do hilo renal. A interrupção da VCI pela continuação da ázigo ou hemiázigo é causada pela falha na formação das veias hepáticas, o que ocorre em aproximadamente 0,6% dos casos.[119] Nesses casos, as veias hepáticas drenam diretamente no átrio direito. Estas anomalias da VCI são associadas, com freqüência, a outras malformações cardíacas.

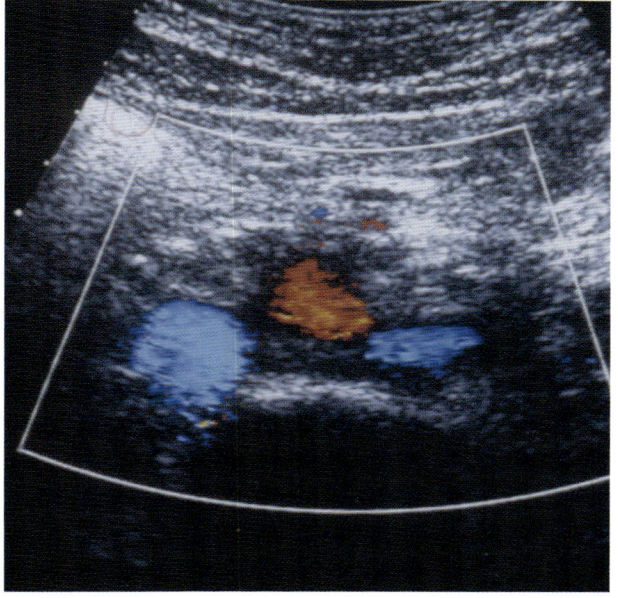

A

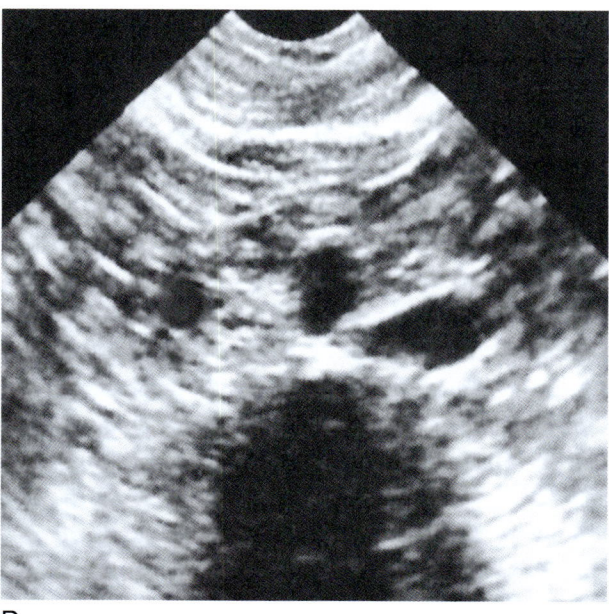

B

FIGURA 12-49. A, Imagem transversal abdominal inferior mostra uma veia cava inferior do lado esquerdo (VCI) adjacente à aorta, além de uma VCI normal do lado direito. **B**, Imagem transversal logo acima do umbigo mostra aorta arredondada normal à direita e uma VCI mais plana à esquerda. (Cortesia de Stephanie R. Wilson, MD, University of Toronto.)

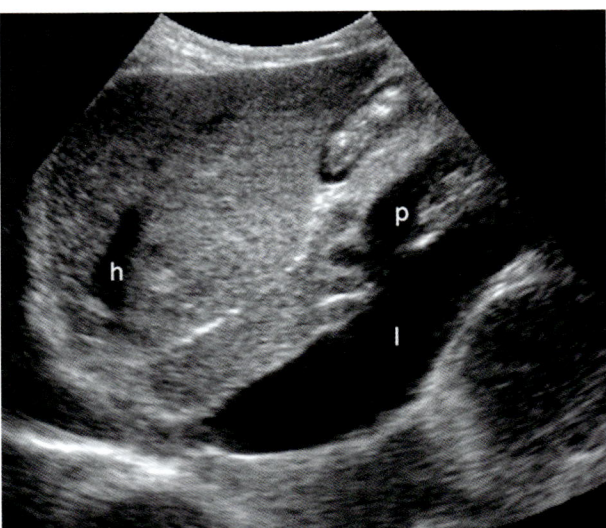

FIGURA 12-50. Derivação portacava. A veia porta (p) foi anastomosada cirurgicamente à veia cava inferior (I), que está alargada cranialmente a este ponto. Uma das veias hepáticas (h) também é mostrada.

Anormalidades Adquiridas. As derivações portossistêmicas são, algumas vezes, criadas para diminuir a pressão venosa portal (Fig. 12-50) em pacientes com hipertensão porta.

Trombose. A anomalia intraluminal mais comumente encontrada na VCI é o trombo, que se dissemina, geralmente, de outra veia na pelve, membro inferior, fígado ou rim. A trombose da VCI é ultra-sonograficamente diagnosticada como um defeito de enchimento intraluminal que geralmente expande o diâmetro do vaso (Fig. 12-51). A ecogenicidade do trombo depende de sua idade; os trombos crônicos podem calcificar. Se um trombo for hipoecóico ou isoecóico com o fígado, o Doppler colorido é muito útil no diagnóstico, pois a cor freqüentemente circunda o trombo.

A análise pelo Doppler espectral não produz nenhum sinal com um trombo simples. Um traçado do tipo arterial pode ser visto no interior de um trombo tumoral. Nos pacientes obesos, um artefato em modo B pode produzir uma pseudolesão. Nestes pacientes, a análise pelo Doppler colorido é muito útil na confirmação da patência dos vasos.

Em geral, a presença de um trombo tumoral na VCI é diagnosticada prontamente. O rim é o local de origem mais provável.

Uma variedade de filtros está sendo atualmente inserida na VCI para evitar que os trombos venosos causem uma embolia pulmonar (Fig. 12-52). O ultra-som pode vê-los, algumas vezes, como estruturas ecogênicas dentro da VCI e também pode monitorizar complicações que possam ocorrer no local de inserção.[179]

Lesões Parietais/Ruptura da VCI. As lesões parietais incluem os trombos e tumores aderentes. Os tumores primários são raros, porém entre estes o leiomiossarcoma é o mais comum. O leiomiossarcoma da parede da VCI é do tipo tumor parietal mais comum no sistema venoso (60%).[60,180-183] Ocorre mais comumente em mulheres mais velhas, e a cirurgia é o tratamento de escolha. A localização e a extensão da doença determinam a possibilidade de remoção da lesão, de modo que todo esforço deve ser feito para documentá-lo precisamente.[184] As lesões metastáticas incluem a disseminação direta do linfoma, carcinoma hepatocelular, carcinoma de células renais e de mama. As lesões parietais da VCI podem excercer efeito de massa e afetar estruturas como o ureter (ureter retrocaval), ou as lesões podem se disseminar dentro dos ramos da VCI, como as veias renais e as veias hepáticas.

A ruptura da VCI segue-se, geralmente, a trauma abdominal grave ou terapia cirúrgica ou intervencionista. Resulta, freqüentemente, em grandes hemorragias retroperitoneais, e está associada a danos a outras estruturas da mesma causa precedente.

Insuficiência Cardíaca/Sobrecarga Líquida. A insuficiência cardíaca e sobrecarga líquida aumentam o diâmetro da VCI e veias hepáticas e exarcebam o padrão normal de fluxo do Doppler.

Ramos e Tributárias da Veia Cava Inferior

Veias Renais. A veia renal direita é muito curta, enquanto a veia renal esquerda tem um curso muito mais longo no trajeto entre a aorta e a AMS para alcançar a VCI (Fig. 12-6B). Ambas são, em geral, mais bem examinadas no plano transversal.[176,185] As veias renais (especialmente a esquerda) drenam sangue, freqüentemente, de varizes em pacientes com hipertensão porta.

Veias circum-aórticas são raras. A veia renal esquerda com variante retroaórtica, que ocorre em aproximadamente 2% dos pacientes, é de grande importância quando se planeja uma cirurgia.[185]

As veias renais podem ser deslocadas e comprometidas pela hemorragia retroperitoneal, aneurismas aórticos, tumores e vasos anormais. A extensão maligna para o interior das veias renais pode ocorrer no carcinoma de células renais, linfoma renal, carcinoma de células transicionais, tumor de Wilms e carcinoma adrenal.[186]

A **trombose da veia renal** está associada à glomerulonefrite aguda, lúpus, amiloidose, estados de hipercoagulção, sepse, trauma e desidratação.[186] Dos que foram submetidos ao transplante renal, 1% desenvolve este problema. Na USG, pode-se ver dilatação da veia proximal à oclusão. O rim aumenta e há ecogenicidade diminuída, secundária ao edema.[187] No neonato, os casos crônicos podem calcificar.[188,189] O Doppler não mostra fluxo algum na veia renal e um padrão arterial de alta resistência.

Veias Hepáticas. Existem, geralmente, três veias hepáticas, que se situam entre os segmentos hepáticos e drenam posteriormente na VCI próximo ao diafragma (Fig. 12-48). Na maioria das pessoas, as veias hepáticas medial e esquerda fundem-se um pouco antes de se unirem à VCI,[190] e outras variantes congênitas são possíveis, porém raramente reco-

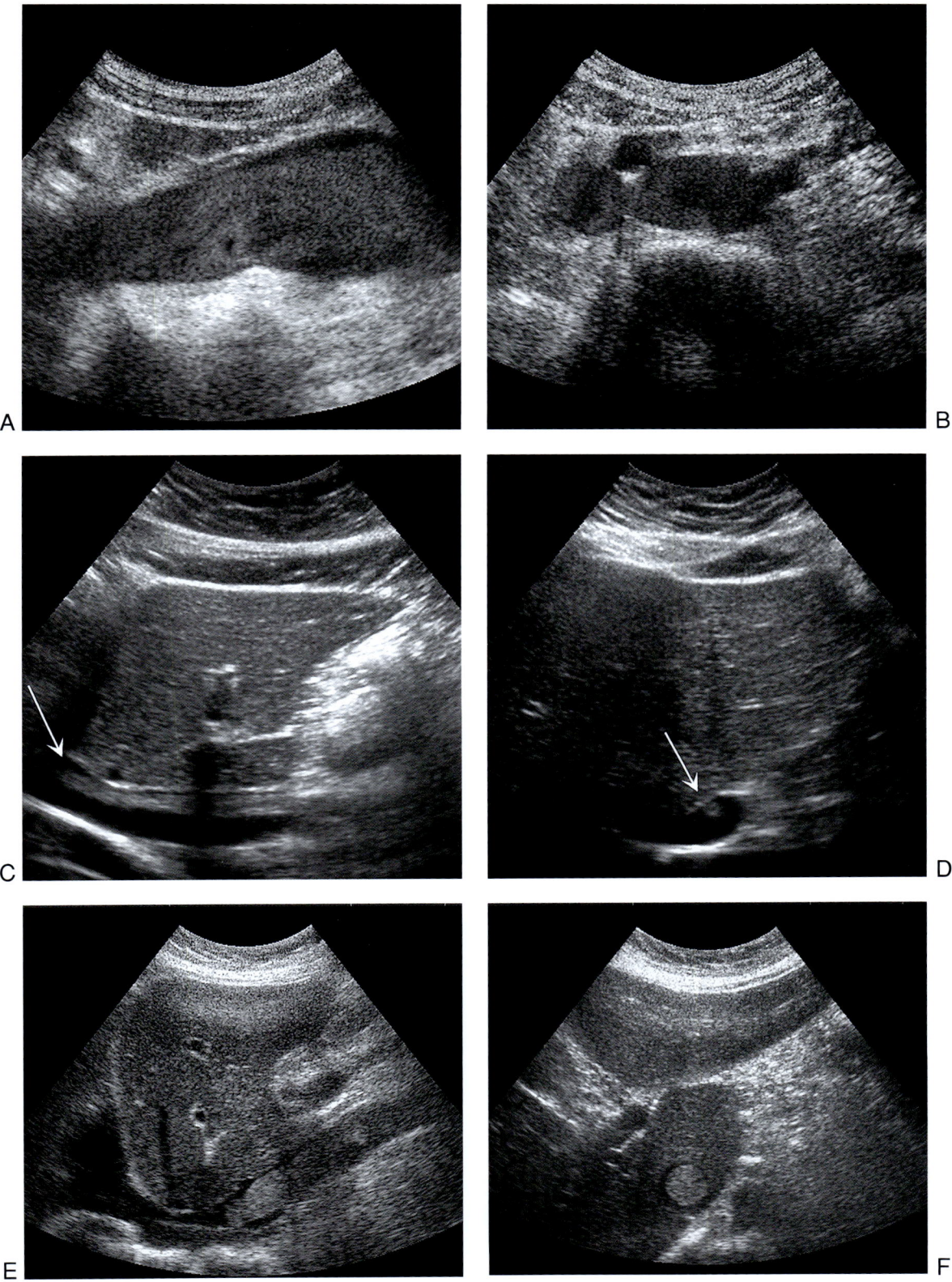

FIGURA 12-51. Trombo da veia cava inferior em três pacientes. As imagens da esquerda são sagitais e as da direita são imagens transversais correspondentes. **A** e **B**, Trombo não-oclusivo longo e delgado. **C** e **D**, Trombo não-oclusivo maior (*setas*). **E** e **F**, grande trombo oclusivo expansivo. A imagem transversal em **F** é obtida na confluência das veias ilíacas direita e esquerda, que são grandes e ecogênicas, comparadas às artérias ilíaca direita e esquerda normais. (Cortesia de Stephanie R. Wilson, MD, University of Toronto.)

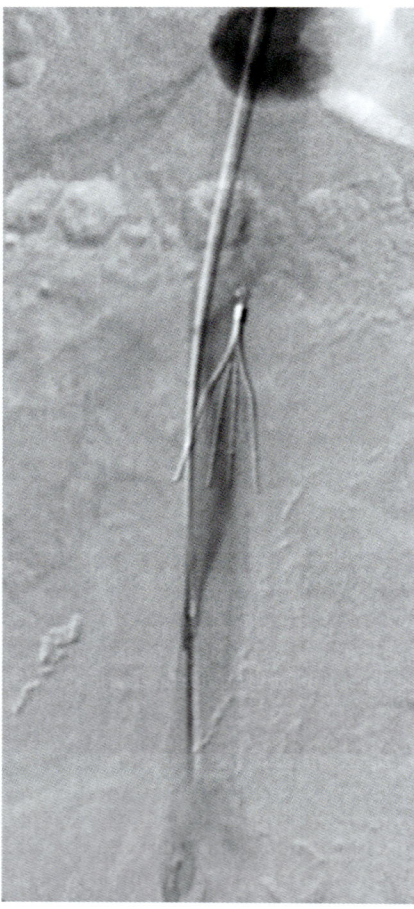

FIGURA 12-52. Filtro da veia cava inferior. Venografia de subtração digital mostra um filtro da veia cava inferior em posição.

nhecidas pela USG.[190] Os traçados espectrais do Doppler da veia hepática são, em geral, trifásicos e pulsáteis, refletindo pulsações cardíacas transmitidas (Fig. 12-48). Este padrão está abolido em aproximadamente 20% dos casos de cirrose e hipertensão porta e é exagerado na insuficiência cardíaca direita.[137]

Veias Ilíacas/Ovarianas. As veias ilíacas comum e externa têm trajeto paralelo às artérias adjacentes (Fig. 12-3C). Elas estão predominantemente medial e anterior no ligamento inguinal, e tornam-se posterior e lateral às artérias acompanhantes próximas à VCI. Elas são influenciadas pela fase respiratória e podem ser comprimidas por estruturas adjacentes e patologia, incluindo linfoceles, hematoma, transplante de rins, abscessos e aneurisma. Elas colapsam com uma manobra de Valsalva por causa da sua posição intra-abdominal, mas aumentam em diâmetro após aumento por um aperto da perna ou pela elevação.[191] Isto ocorre com mais freqüência no lado direito, e a detecção ultra-sonográfica deve incluir avaliação do ponto de entrada esperado da veia diretamente na VCI.

A **trombose da veia ovariana** (Fig. 12-53) ocorre, geralmente, no pós-parto e está associada à endometrite e cirurgia. A USG mostra, com freqüência, aumento maciço de toda a ou parte da veia ovariana, muitas vezes com um trombo ecogênico no interior.[151] Isto ocorre geralmente no lado direito. A detecção ultra-sonográfica deve incluir avaliação do ponto de entrada esperado da veia diretamente na VCI.

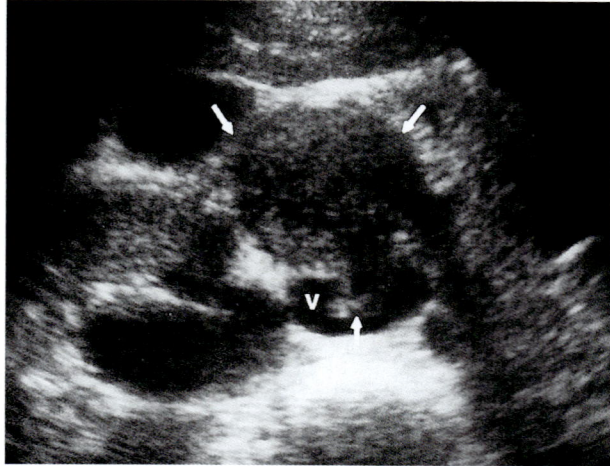
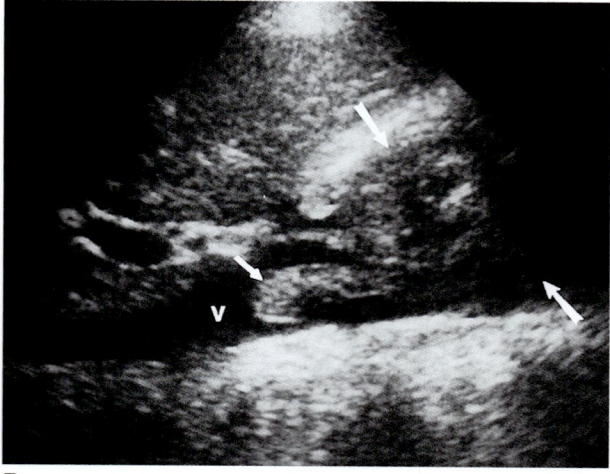

FIGURA 12-53. Trombose da veia ovariana. Uma massa tubular hipoecóica e heterogênea foi visibilizada originando-se da pelve numa paciente após parto por cesariana. Ultra-sonografias transversal (**A**) e longitudinal (**B**) mostram a extensão superior deste grande trombo (*setas*) que se estende para dentro da veia cava inferior (v) a partir da região anterior.

Referências

1. Lev-Toaff AS, Langer JE, Rubin DL, et al: Safety and efficacy of a new oral contrast agent for sonography: A phase II trial. AJR Am J Roentgenol 1999;173:431-436.
2. Blaivas M, DeBehnke S, Sierzenski PR, et al: Tissue harmonic imaging improves organ visualization in trauma ultrasound when compared with standard ultrasound mode. Acad Emerg Med 2002;9:48-53.
3. Choudhry S, Gorman B, Charboneau JW, et al: Comparison of tissue harmonic imaging with conventional US in abdominal disease. Radiographics 2000;20:1127-1135.
4. Desser TS, Jeffrey RB Jr, Lane MJ, et al: Tissue harmonic imaging: Utility in abdominal and pelvic sonography. J Clin Ultrasound 1999;27:135-142.
5. Ortega D, Burns PN, Hope Simpson D, et al: Tissue harmonic imaging: Is it a benefit for bile duct sonography? AJR Am J Roentgenol 2001;176:653-659.
6. Yucel C, Ozdemir H, Asik E, et al: Benefits of tissue harmonic imaging in the evaluation of abdominal and pelvic lesions. Abdom Imaging 2003;28:103-109.
7. Entrekin RR, Porter BA, Sillesen HH, et al: Real-time spatial compound imaging: Application to breast, vascular, and musculoskeletal ultrasound. Semin Ultrasound CT MRI 2001;22:50-64.
8. Puylaert JB: Acute appendicitis: US evaluation using graded compression. Radiology 1986;158:355-360.
9. Creagh-Barry M, Adam EJ, Joseph AE: The value of oblique scans in the ultrasonic examination of the abdominal aorta. Clin Radiol 1986;37:239-241.
10. Luck AJ, Maddern GJ: Intraoperative abdominal ultrasonography. Br J Surg 1999;86:5-16.
11. Bezzi M, Silecchia G, De Leo A, et al: Laparoscopic and intraoperative ultrasound. Eur J Radiol 1998;27(Suppl 2):S207-S214.
12. Kolecki R, Schirmer B: Intraoperative and laparoscopic ultrasound. Surg Clin North Am 1998;78:251-271.
13. Matin SF, Gill IS: Laparoscopic ultrasonography. J Endourol 2001;15:87-92.
14. Dibenedetto LM, Lei Q, Gilroy AM, et al: Variations in the inferior pelvic pathway of the lateral femoral cutaneous nerve: Implications for laparoscopic hernia repair. Clin Anat 1996;9:232-236.
15. Hsu TH, Su LM, Ong A: Anterior extraperitoneal approach to laparoscopic retroperitoneal lymph node dissection: A novel technique. J Urol 2003;169:258-260.
16. Ogan K, Lotan Y, Koeneman K, et al: Laparoscopic versus open retroperitoneal lymph node dissection: A cost analysis. J Urol 2002;168:1945-1949; discussion 1949.
17. Meyers M: The extraperitoneal spaces: Normal and pathologic anatomy. In Meyers M (ed): Dynamic Radiology of the Abdomen: Normal and Pathologic Anatomy, 5th ed. New York, Springer-Verlag, 2000, pp 219-342.
18. Davidson AJ: The retroperitoneum. In Davidson AJ (ed): Radiology of the Kidney. Philadelphia, WB Saunders, 1994, pp 671-714.
19. Davidson AJ, Hartman DS: Imaging strategies for tumors of the kidney, adrenal gland, and retroperitoneum. CA Cancer J Clin 1987;37:151-164.
20. Dunnick NR, Sandler CM, Newhouse JH, et al: Anatomy and Embryology: Textbook of Uroradiology, 3rd ed. Philadelphia, Lippincott Williams & Wilkins, 2001, pp 1-14.
21. Aizenstein RI, Owens C, Sabnis S, et al: The perinephric space and renal fascia: Review of normal anatomy, pathology, and pathways of disease spread. Crit Rev Diagn Imaging 1997;38:325-367.
22. Auh YH, Rubenstein WA, Schneider M, et al: Extraperitoneal paravesical spaces: CT delineation with US correlation. Radiology 1986;159:319-328.
23. Bechtold RE, Dyer RB, Zagoria RJ, et al: The perirenal space: Relationship of pathologic processes to normal retroperitoneal anatomy. Radiographics 1996;16:841-854.
24. Chesbrough RM, Burkhard TK, Martinez AJ, et al: Gerota versus Zuckerkandl: The renal fascia revisited. Radiology 1989;173:845-846.
25. Dodds WJ, Darweesh RM, Lawson TL, et al: The retroperitoneal spaces revisited. AJR Am J Roentgenol 1986;147:1155-1161.
26. Hureau J, Pradel J, Agossou-Voyeme AK, et al: The posterior interparieto-peritoneal or retroperitoneal spaces: II. Pathological x-ray computed tomographic image. J Radiol (French) 1991;72:205-227.
27. Korobkin M, Silverman PM, Quint LE, et al: CT of the extraperitoneal space: Normal anatomy and fluid collections. AJR Am J Roentgenol 1992;159:933-942.
28. Lim JH, Kim B, Auh YH: Anatomical communications of the perirenal space. Br J Radiol 1998;71:450-456.
29. Mindell HJ, Mastromatteo JF, Dickey KW, et al: Anatomic communications between the three retroperitoneal spaces: Determination by CT-guided injections of contrast material in cadavers. AJR Am J Roentgenol 1995;164:1173-1178.
30. Raptopoulos V, Lei OF, Touliopoulos P, et al: Why perirenal disease does not extend into the pelvis: The importance of closure of the cone of the renal fasciae. AJR Am J Roentgenol 1995;164:1179-1184.
31. Raptopoulos V, Touliopoulos P, Lei QF, et al: Medial border of the perirenal space: CT and anatomic correlation. Radiology 1997;205:777-784.
32. Rubenstein WA, Whalen JP: Extraperitoneal spaces. AJR Am J Roentgenol 1986;147:1162-1164.
33. Snady H: Vascular anatomy: How to identify the major retroperitoneal vessels. Gastrointest Endosc Clin North Am 1995;5:497-506.
34. Szolar DH, Uggowitzer MM, Kammerhuber FH, et al: [Benign non–organ-related diseases of the retroperitoneal space]. Rofo Fortschr Geb Rontgenstr Neuen Bildgeb Verfahr 1997;167:107-121.
35. Thornton FJ, Kandiah SS, Monkhouse WS, et al: Helical CT evaluation of the perirenal space and its boundaries: A cadaveric study. Radiology 2001;218:659-663.
36. Gore RM, Balfe DM, Aizenstein RI, et al: The great escape: Interfascial decompression planes of the retroperitoneum. AJR Am J Roentgenol 2000;175:363-370.
37. Simons GW, Sty JR, Starshak RJ: Retroperitoneal and retrofascial abscesses: A review. J Bone Joint Surg Am 1983;65:1041-1058.
38. Callen PW, Filly RA, Marks WM: The quadratus lumborum muscle: A possible source of confusion in sonographic evaluation of the retroperitoneum. J Clin Ultrasound 1979;7:349-352.
39. Gray H: Gray's Anatomy, 31st ed. London, Longmans, 1954, pp 589-590.
40. Callen PW, Filly RA, Sarti DA, et al: Ultrasonography of the diaphragmatic crura. Radiology 1979;130:721-724.
41. Yeh HC, Halton KP, Gray CE: Anatomic variations and abnormalities in the diaphragm seen with US. Radiographics 1990;10:1019-1030.
42. Crespi G, Zappasodi F, Cicio G, et al: Ultrasonography features of the diaphragmatic crura: Normal anatomy and its variants. Radiol Med (Torino) 2000;99:426-431.

43. King AD, Hine AL, McDonald C, et al: The ultrasound appearance of the normal psoas muscle. Clin Radiol 1993;48:316-318.
44. Derchi LE, Solbiati L, Rizzatto G, et al: Normal anatomy and pathologic changes of the small bowel mesentery: US appearance. Radiology 1987;164:649-652.
45. Filly RA, Marglin S, Castellino RA: The ultrasonographic spectrum of abdominal and pelvic Hodgkin's disease and non-Hodgkin's lymphoma. Cancer 1976;38:2143-2148.
46. Nishino M, Hayakawa K, Minami M, et al: Primary retroperitoneal neoplasms: CT and MR imaging findings with anatomic and pathologic diagnostic clues. Radiographics 2003;23:45-57.
47. Jing BS: Diagnostic imaging of abdominal and pelvic lymph nodes in lymphoma. Radiol Clin North Am 1990;28:801-831.
48. Castellino RA: The non-Hodgkin lymphomas: Practical concepts for the diagnostic radiologist. Radiology 1991;178:315-321.
49. Vassallo P, Wernecke K, Roos N, et al: Differentiation of benign from malignant superficial lymphadenopathy: The role of high-resolution US. Radiology 1992;183:215-220.
50. Tschammler A, Wirkner H, Ott G, et al: Vascular patterns in reactive and malignant lymphadenopathy. Eur Radiol 1996;6:473-480.
51. Nobrega J, Dos Santos G: Aspirative cytology with fine-needle in the abdomen, retroperitoneum and pelvic cavity: A seven year experience of the Portuguese Institute of Oncology, Center of Porto. Eur J Surg Oncol 1994; 20:37-42.
52. Al-Mofleh IA: Ultrasound-guided fine needle aspiration of retroperitoneal, abdominal and pelvic lymph nodes: Diagnostic reliability. Acta Cytol 1992;36:413-415.
53. Downey DB, Wilson SR: Ultrasonographically guided biopsy of small intra-abdominal masses. Can Assoc Radiol J 1993;44:350-353.
54. Castellino RA, Billingham M, Dorfman RF: Lymphographic accuracy in Hodgkin's disease and malignant lymphoma with a note on the "reactive" lymph node as a cause of most false-positive lymphograms. Invest Radiol 1990;25:412-422.
55. Hillman BJ, Haber K: Echographic characteristics of malignant lymph nodes. J Clin Ultrasound 1980;8:213-215.
56. Bussar-Maatz R, Weissbach L: Retroperitoneal lymph node staging of testicular tumours. TNM Study Group. Br J Urol 1993;72:234-240.
57. Bohle A, Studer UE, Sonntag RW, et al: Primary or secondary extragonadal germ cell tumors? J Urol 1986;135:939-943.
58. Choyke PL, Hayes WS, Sesterhenn IA: Primary extragonadal germ cell tumors of the retroperitoneum: Differentiation of primary and secondary tumors. Radiographics 1993;13:1365-1375; quiz 1377-1378.
59. Davidson AJ, Hartman DS, Goldman SM: Mature teratoma of the retroperitoneum: Radiologic, pathologic, and clinical correlation. Radiology 1989;172:421-425.
60. Hartman DS, Hayes WS, Choyke PL, et al: From the archives of the AFIP. Leiomyosarcoma of the retroperitoneum and inferior vena cava: Radiologic-pathologic correlation. Radiographics 1992; 12:1203-1220.
61. Dalton RR, Donohue JH, Mucha P Jr, et al: Management of retroperitoneal sarcomas. Surgery 1989;106:725-732; discussion 732-733.
62. Solla JA, Reed K: Primary retroperitoneal sarcomas. Am J Surg 1986;152:496-498.
63. Koci TM, Worthen NJ, Phillips JJ, et al: Perirenal hemangioendothelioma in a newborn: Sonograph and MR findings. J Comput Assist Tomogr 1989;13:145-147.
64. Goldman SM, Davidson AJ, Neal J: Retroperitoneal and pelvic hemangiopericytomas: Clinical, radiologic, and pathologic correlation. Radiology 1988;168:13-17.
65. Sigel B, Feleppa EJ, Swami V, et al: Ultrasonic tissue characterization of blood clots. Surg Clin North Am 1990;70:13-29.
66. Lee MJ, Saini S, Geller SC, et al: Pancreatitis with pseudoaneurysm formation: A pitfall for the interventional radiologist. AJR 1991;156:97-98.
67. Baker LR, Mallinson WJ, Gregory MC, et al: Idiopathic retroperitoneal fibrosis: A retrospective analysis of 60 cases. Br J Urol 1987;60:497-503.
68. Degesys GE, Dunnick NR, Silverman PM, et al: Retroperitoneal fibrosis: Use of CT in distinguishing among possible causes. AJR Am J Roentgenol 1986;146:57-60.
69. Sanders RC, Duffy T, McLoughlin MG, et al: Sonography in the diagnosis of retroperitoneal fibrosis. J Urol 1977;118:944-946.
70. Fagan CJ, Larrieu AJ, Amparo EG: Retroperitoneal fibrosis: Ultrasound and CT features. AJR Am J Roentgenol 1979;133:239-243.
71. Fitzgerald EJ, Blackett RL: "Inflammatory" abdominal aortic aneurysms. Clin Radiol 1988;39:247-451.
72. Cullenward MJ, Scanlan KA, Pozniak MA, et al: Inflammatory aortic aneurysm (periaortic fibrosis): Radiologic imaging. Radiology 1986;159:75-82.
73. Lodge JP, Hall R: Retroperitoneal haemorrhage: A dangerous complication of common femoral arterial puncture. Eur J Vasc Surg 1993;7:355-357.
74. Kedar RP, Cosgrove DO: Case report: Retroperitoneal varices mimicking a mass: Diagnosis on color Doppler. Br J Radiol 1994;67:661-662.
75. Graif M, Martinovitz U, Strauss S, et al: Sonographic localization of hematomas in hemophilic patients with positive iliopsoas sign. AJR Am J Roentgenol 1987; 148:121-123.
76. Spring DB, Schroeder D, Babu S, et al: Ultrasonic evaluation of lymphocele formation after staging lymphadenectomy for prostatic carcinoma. Radiology 1981;141:479-483.
77. Akhan O, Cekirge S, Ozmen M, et al: Percutaneous transcatheter ethanol sclerotherapy of postoperative pelvic lymphoceles. Cardiovasc Intervent Radiol 1992; 15:224-227.
78. Oyen O, Siwach V, Line PD, et al: Improvement of post-transplant lymphocele treatment in the laparoscopic era. Transpl Int 2002;15:406-410.
79. Lee YT, Lee CM, Su SC, et al: Psoas abscess: A 10-year review. J Microbiol Immunol Infect 1999;32:40-46.
80. De Jesus Lopes Filho G, Matone J, Arasaki CH, et al: Psoas abscess: Diagnostic and therapeutic considerations in six patients. Int Surg 2000;85:339-343.
81. Dib M, Bedu A, Garel C, et al: Iliopsoas abscess in neonates: Treatment by ultrasound-guided percutaneous drainage. Pediatr Radiol 2000;30:677-680.
82. Derchi Le, Rizzatto G, Banderali A, et al: Sonographic appearance of primary retroperitoneal cysts. J Ultrasound Med 1989;8:381-384.
83. Davidson AJ, Hartman DS: Lymphangioma of the retroperitoneum: CT and sonographic characteristic. Radiology 1990;175:507-510.
84. Iyer R, Eftekhari F, Varma D, et al: Cystic retroperitoneal lymphangioma: CT, ultrasound and MR findings. Pediatr Radiol 1993;23:305-306.

85. Breidahl WH, Mendelson RM: Retroperitoneal lymphangioma. Australas Radiol 1995;39:187-191.
86. De Lange EE, Black WC, Mills SE: Radiologic features of retroperitoneal cystic hamartoma. Gastrointest Radiol 1988;13:266-270.
87. Sussman SK, Jacobs JE, Glickstein MF, et al: Cross-sectional imaging of idiopathic solitary renal vein varix: Report of two cases. Urol Radiol 1991;13:98-102.
88. Kim JK, Jeong YY, Kim YH, et al: Postoperative pelvic lymphocele: Treatment with simple percutaneous catheter drainage. Radiology 1999;212:390-394.
89. Duepree HJ, Fornara P, Lewejohann JC, et al: Laparoscopic treatment of lymphoceles in patients after renal transplantation. Clin Transplant 2001;15:375-379.
90. Secin FP, Rovegno AR, Marrugat RE, et al: Value of gray scale ultrasonography in the early diagnosis of urologic complications of renal transplantation. Arch Esp Urol (Spanish) 2002;55:395-404.
91. Rifkin MD, Needleman L, Kurtz AB, et al: Sonography of nongynecologic cystic masses of the pelvis. AJR Am J Roentgenol 1984;142:1169-1174.
92. Dunnick NR: Genitourinary trauma. In McClennan BL (ed): A Categorical Course in Genitourinary Radiology. Oak Brook, Radiological Society of North America, 1994, pp 95-102.
93. Jeffrey RB Jr, Laing FC, Wing VW: Extrapancreatic spread of acute pancreatitis: New observations with real-time US. Radiology 1986;159:707-711.
94. Graham M, Chan A: Ultrasound screening for clinically occult abdominal aortic aneurysm. Can Med Assoc J 1988;138:627-629.
95. Castoldi MC, Del Moro RM, D'urbano ML, et al: Sonography after renal biopsy: Assessment of its role in 230 consecutive cases. Abdom Imaging 1994;19:72-77.
96. Lumsden AB, Miller JM, Kosinski AS, et al: A prospective evaluation of surgically treated groin complications following percutaneous cardiac procedures. Am Surg 1994;60:132-137.
97. Papanicolaou N, Stafford SA, Pfister RC, et al: Significant renal hemorrhage following extracorporeal shock wave lithotripsy: Imaging and clinical features. Radiology 1987;163:661-664.
98. Belville JS, Morgentaler A, Loughlin KR, et al: Spontaneous perinephric and subcapsular renal hemorrhage: Evaluation with CT, US, and angiography. Radiology 1989;172:733-738.
99. Tomaru T, Uchida Y, Masuo M, et al: Experimental canine arterial thrombus formation and thrombolysis: A fiberoptic study. Am Heart J 1987;114:63-69.
100. Kenney PJ: Chronic renal infections. In McClennan BL (ed): Syllabus: A categorical course in genitourinary radiology. Oak Brook, Radiological Society of North America, 1994, pp 51-54.
101. Hayes WS, Hartman DS, Sesterbenn IA: From the archives of the AFIP. Xanthogranulomatous pyelonephritis. Radiographics 1991;11:485-498.
102. Health service costs and quality of life for early elective surgery or ultrasonographic surveillance for small abdominal aortic aneurysms. UK Small Aneurysm Trial Participants. Lancet 1998;352:1656-1660.
103. Mortality results for randomised controlled trial of early elective surgery or ultrasonographic surveillance for small abdominal aortic aneurysms. The UK Small Aneurysm Trial Participants. Lancet 1998;352:1649-1655.
104. United Kingdom Small Aneurysm Trial Participants. Long-term outcomes of immediate repair compared with surveillance of small abdominal aortic aneurysms. N Engl J Med 2002;346:1445-1452.
105. Lederle FA, Wilson SE, Johnson GR, et al: Immediate repair compared with surveillance of small abdominal aortic aneurysms. N Engl J Med 2002; 46(19):1437-1444.
106. Collin J, Araujo L, Walton J, et al: Oxford screening programme for abdominal aortic aneurysm in men aged 65 to 74 years. Lancet 1988;2:613-615.
107. Lucarotti M, Shaw E, Poskitt K, et al: The Gloucestershire aneurysm screening programme: The first 2 years' experience. Eur J Vasc Surg 1993;7:397-401.
108. Lindholt JS, Vammen S, Juul S, et al: The validity of ultrasonographic scanning as screening method for abdominal aortic aneurysm. Eur J Vasc Endovasc Surg 1999;17:472-475.
109. Connelly JB, Hill GB, Millar WJ: The detection and management of abdominal aortic aneurysm: A cost-effectiveness analysis. Clin Invest Med 2002;25:127-133.
110. Lee TY, Korn P, Heller JA, et al: The cost-effectiveness of a "quick-screen" program for abdominal aortic aneurysms. Surgery 2002; 132R:399-407.
111. Vardulaki KA, Walker NM, Couto E, et al: Late results concerning feasibility and compliance from a randomized trial of ultrasonographic screening for abdominal aortic aneurysm. Br J Surg 2002;89:861-864.
112. Wilmink AB, Forshaw M, Quick CR, et al: Accuracy of serial screening for abdominal aortic aneurysms by ultrasound. J Med Screen 2002;9:125-127.
113. Zwiebel WJ: Aortic and iliac aneurysm. Semin Ultrasound CT MR 1992;13:53-68.
114. Pedersen OM, Aslaksen A, Vik-Mo H: Ultrasound measurement of the luminal diameter of the abdominal aorta and iliac arteries in patients without vascular disease. J Vasc Surg 1993;17:596-601.
115. Grimshaw GM, Thompson JM: The abnormal aorta: A statistical definition and strategy for monitoring change. Eur J Vasc Endovasc Surg 1995;10:95-100.
116. Lanne T, Sonesson B, Bergqvist D, et al: Diameter and compliance in the male human abdominal aorta: Influence of age and aortic aneurysm. Eur J Vasc Surg 1992;6:178-184.
117. Sonesson B, Hansen F, Stale H, et al: Compliance and diameter in the human abdominal aorta—the influence of age and sex. Eur J Vasc Surg 1993;7:690-697.
118. Burns PN: Hemodynamics. In Taylor KJW, Burns PN, Wells PNT (eds): Clinical Applications of Doppler Ultrasound, 2nd ed. New York, Raven Press, 1995, pp 35-53.
119. Zwiebel WJ, Fruechte D: Basics of abdominal and pelvic duplex: instrumentation, anatomy, and vascular Doppler signatures. Semin Ultrasound CT MR 1992;13:3-21.
120. Polak JF: Pathophysiology. In Polak JF (ed): Peripheral Vascular Sonography: A Practical Guide. Baltimore, Williams & Wilkins, 1992, pp 59-72.
121. Allison DJ: Arteriography. In Grainger RG, Allison DJ (eds): An Anglo-American Textbook of Imaging. Edinburgh, Churchill Livingstone, 1986, pp 2014-2015.
122. Recchia D, Sharkey AM, Bosner MS, et al: Sensitive detection of abnormal aortic architecture in Marfan syndrome with high-frequency ultrasonic tissue characterization. Circulation 1995;91:1036-1043.
123. Abdool-Carrim AT, Robbs JV, Kadwa AM, et al: Aneurysms due to intimomedial mucoid degeneration. Eur J Vasc Endovasc Surg 1996;11:324-329.
124. Lobe TE, Richardson CJ, Boulden TF, et al: Mycotic thromboaneurysmal disease of the abdominal aorta in

preterm infants: Its natural history and its management. J Pediatr Surg 1992;27:1054-1059; discussion 1059-1060.
125. Halloran BG, Baxter BT: Pathogenesis of aneurysms. Semin Vasc Surg 1995;8:85-92.
126. Erturk H, Erden A, Yurdakul M, et al: Pseudoaneurysm of the abdominal aorta diagnosed by color duplex Doppler sonography. J Clin Ultrasound 1999;27:202-205.
127. Taylor BS, Rhee RY, Muluk S, et al: Thrombin injection versus compression of femoral artery pseudoaneurysms. J Vasc Surg 1999;30:1052-1059.
128. Mohler ER III, Mitchell ME, Carpenter JP, et al: Therapeutic thrombin injection of pseudoaneurysms: A multicenter experience. Vasc Med 2001;6:241-244.
129. Olsen DM, Rodriguez JA, Vranic M, et al: A prospective study of ultrasound scan-guided thrombin injection of femoral pseudoaneurysm: A trend toward minimal medication. J Vasc Surg 2002;36:779-782.
130. Maleux G, Hendrick S, Vaninbrouk J, et al: Percutaneous injection of human thrombin to treat iatrogenic femoral pseudoaneurysms: Short- and mid-term ultrasound follow-up. Eur Radiol 2003;13:209-212.
131. Ballard DJ, Hallett, JW: Natural history of aneurysms. In Strandness DE Jr, Vanbreda A (eds): Vascular Diseases: Surgical and Interventional Therapy. New York, Churchill Livingstone, 1994, pp 565-569.
132. Nevitt MP, Ballard DJ, Hallett JW Jr: Prognosis of abdominal aortic aneurysms: A population-based study. N Engl J Med 1989;321:1009-1014.
133. Kaufman JA, Bettmann MA: Prognosis of abdominal aortic aneurysms: A population-based study. Invest Radiol 1991;26:612-614.
134. Dent TL, Lindenauer SM, Ernst CB, et al: Multiple arteriosclerotic arterial aneurysms. Arch Surg 1972;105:338-344.
135. Gordon IL, Kohl CA, Arefi M, et al: Spinal cord injury increases the risk of abdominal aortic aneurysm. Am Surg 1996;62:249-252.
136. Johansen K, Koepsell T: Familial tendency for abdominal aortic aneurysms. JAMA 1986;256:1934-1936.
137. Cohen JR, Hallett JW: Pathophysiology of arterial aneurysm development. In Strandness DE Jr, Vanbreda A (eds): Vascular Diseases: Surgical and Interventional Therapy. New York, Churchill Livingstone, 1994, pp 559-564.
138. Dowson HM, Montgomery BS: Prevalence of abdominal aortic aneurysms in urology patients referred for ultrasound. Ann R Coll Surg Engl 2000;82:146.
139. Krohn CD, Kullmann G, Kvernebo K, et al: Ultrasonographic screening for abdominal aortic aneurysms. Eur J Surg 1992;158:527-530.
140. Lederle FA, Walker JM, Reinke DB: Selective screening for abdominal aortic aneurysms with physical examination and ultrasound. Arch Intern Med 1988;148:1753-1756.
141. Joyce JW: Preoperative evaluation of aneurysms. In Strandness DE Jr, Vanbreda A (eds): Vascular Diseases: Surgical and Interventional Therapy. New York, Churchill Livingstone, 1994, pp 579-588.
142. Quill DS, Colgan MP, Sumner DS: Ultrasonic screening for the detection of abdominal aortic aneurysms. Surg Clin North Am 1989;69:713-720.
143. Russell JG: Is screening for abdominal aortic aneurysm worthwhile? Clin Radiol 1990;41:182-184.
144. Axelrod DA, Diwan A, Stanley JC, et al: Cost of routine screening for carotid and lower extremity occlusive disease in patients with abdominal aortic aneurysms. J Vasc Surg 2002;35:754-758.
145. Lindholt JS: Screening for abdominal aortic aneurysm. Ugeskr Laeger 2002;164:157-159.
146. Law M: Screening for abdominal aortic aneurysms. Br Med Bull 1998;54:903-913.
147. Vazquez C, Sakalihasan N, D'harcour JB, et al: Routine ultrasound screening for abdominal aortic aneurysm among 65- and 75-year-old men in a city of 200,000 inhabitants. Ann Vasc Surg 1998;12:544-549.
148. Beebe HG, Kritpracha B: Screening and preoperative imaging of candidates for conventional repair of abdominal aortic aneurysm. Semin Vasc Surg 1999;12:300-305.
149. Van Essen JA, Gussenhoven EJ, Van Der Lugt A, et al: Accurate assessment of abdominal aortic aneurysm with intravascular ultrasound scanning: Validation with computed tomographic angiography. J Vasc Surg 1999;29:631-638.
150. Wilmink AB, Hubbard CS, Quick CR: Quality of the measurement of the infrarenal aortic diameter by ultrasound. J Med Screen 1997;4:49-53.
151. Schmidt MH, Mitchell JR, Downey DB: Sonographic surveillance of abdominal aortic aneurysms: What is the smallest change in measured diameter that reliably reflects aneurysm growth? Can Assoc Radiol J 1999;50:241-246.
152. King PS, Cooperberg PL, Madigan SM: The anechoic crescent in abdominal aortic aneurysms: Not a sign of dissection. AJR Am J Roentgenol 1986;146:345-348.
153. Guirguis EM, Barber GG: The natural history of abdominal aortic aneurysms. Am J Surg 1991; 162:481-483.
154. Glimaker H, Holmberg L, Elvin A, et al: Natural history of patients with abdominal aortic aneurysm. Eur J Vasc Surg 1991;5:125-130.
155. Bernstein EF, Chan EL: Abdominal aortic aneurysm in high-risk patients: Outcome of selective management based on size and expansion rate. Ann Surg 1984; 200:255-263.
156. Cronenwett JL, Murphy TF, Zelenock GB, et al: Actuarial analysis of variables associated with rupture of small abdominal aortic aneurysms. Surgery 1985;98:472-483.
157. Sterpetti AV, Schultz RD, Feldhaus RJ, et al: Abdominal aortic aneurysm in elderly patients: Selective management based on clinical status and aneurysmal expansion rate. Am J Surg 1985;150:772-776.
158. Moran KT, Persson AV, Jewell ER: Chronic rupture of abdominal aortic aneurysms. Am Surg 1989;55:485-487.
159. Richardson JW, Greenfield LJ: Natural history and management of iliac aneurysms. J Vasc Surg 1988; 8:165-171.
160. Scott RA, Wilson NM, Ashton HA, et al: Is surgery necessary for abdominal aortic aneurysm less than 6 cm in diameter? Lancet 1993;342:1395-1396.
161. Pennell RC, Hollier LH, Lie JT, et al: Inflammatory abdominal aortic aneurysms: A thirty-year review. J Vasc Surg 1985;2:859-869.
162. Fiorani P, Bondanini S, Faraglia V, et al: Clinical and therapeutical evaluation of inflammatory aneurysms of the abdominal aorta. Int Angiol 1986;5:49-53.
163. Berletti R, D'andrea P, Cavagna E, et al: Inflammatory and fibrotic changes in the periaortic regions: Integrated US, CT and MR imaging in three cases. Radiol Med (Torino) 2002;103:427-432.
164. Maloney JD, Pairolero PC, Smith SF Jr, et al: Ultrasound evaluation of abdominal aortic aneurysms. Circulation 1977;56(3 Suppl):II80-I185.
165. Zollner N, Zoller WG, Spengel F, et al: The spontaneous course of small abdominal aortic aneurysms: Aneurysmal growth rates and life expectancy. Klin Wochenschr 1991;69:633-639.
166. Okuhn SP, Stoney RJ: Intraoperative use of ultrasound in arterial surgery. Surg Clin North Am 1990;70:61-70.

167. Guinet C, Buy JN, Ghossain MA, et al: Aortic anastomotic pseudoaneurysms: US, CT, MR, and angiography. J Comput Assist Tomogr 1992;16:182-188.
168. Puyau FA, Adinolfi MF, Kerstein MD: Lymphocele around aortic femoral grafts simulating a false aneurysm. Cardiovasc Intervent Radiol 1985;8:195-198.
169. Hillman BJ: Disorders of the renal artery circulation and renal vascular hypertension. In Pollack HM (ed): Clinical Urology. Philadelphia, WB Saunders, 1990, pp 2127-2185.
170. Wilson SE, Van Wagenen P, Passaro E Jr: Arterial infection. Curr Probl Surg 1978;15:1-89.
171. Calligaro KD, Bergen WS, Savarese RP, et al: Primary aortoduodenal fistula due to septic aortitis. J Cardiovasc Surg (Torino) 1992;33:192-198.
172. Fellmeth BD, Roberts AC, Bookstein JJ, et al: Postangiographic femoral artery injuries: Nonsurgical repair with US-guided compression. Radiology 1991;178:671-675.
173. Feld R, Patton GM, Carabasi RA, et al: Treatment of iatrogenic femoral artery injuries with ultrasound-guided compression. J Vasc Surg 1992;16:832-840.
174. Flinn WR, Rizzo RJ, Park JS, et al: Duplex scanning for assessment of mesenteric ischemia. Surg Clin North Am 1990;70:99-107.
175. Avasthi PS, Voyles WF, Greene ER. Noninvasive diagnosis of renal artery stenosis by echo-Doppler velocimetry. Kidney Int 1984;25:824-829.
176. Urban BA, Ratner LE, Fishman EK: Three-dimensional volume-rendered CT angiography of the renal arteries and veins: Normal anatomy, variants, and clinical applications. Radiographics 2001;21:373-386; questionnaire 549-555.
177. Stavros AT, Parker SH, Yakes WF, et al: Segmental stenosis of the renal artery: Pattern recognition of tardus and parvus abnormalities with duplex sonography. Radiology 1992;184:487-492.
178. Mathews R, Smith PA, Fishman EK, et al: Anomalies of the inferior vena cava and renal veins: Embryologic and surgical considerations. Urology 1999;53:873-880.
179. Mewissen MW, Erickson SJ, Foley WD, et al: Thrombosis at venous insertion sites after inferior vena caval filter placement. Radiology 1989;173:155-157.
180. Khalfallah N, Zermani R, Ben Miled K, et al: Leiomyosarcomas of the inferior vena cava: Two cases. Tunis Med 1992;70:493-498.
181. Parrilla M, Montilla Y, Alvarez C, et al: Leiomyosarcoma of the vena cava inferior: The correlation: ultrasound and fine-needle puncture biopsy. G E N (Spanish) 1992;46:336-340.
182. Singh-Panghaal S, Karcnik TJ, Wachsberg RH, et al: Inferior vena caval leiomyosarcoma: Diagnosis and biopsy with color Doppler sonography. J Clin Ultrasound 1997;25:275-278.
183. Hemant D, Krantikumar R, Amita J, et al: Primary leiomyosarcoma of inferior vena cava, a rare entity: Imaging features. Australas Radiol 2001;45:448-451.
184. Ridwelski K, Rudolph S, Meyer F, et al: Primary sarcoma of the inferior vena cava: Review of diagnosis, treatment, and outcomes in a case series. Int Surg 2001;86:184-190.
185. Beckmann CF, Abrams HL: Renal venography: Anatomy, technique, applications, analysis of 132 venograms, and a review of the literature. Cardiovasc Intervent Radiol 1980;3:45-70.
186. Mellins HZ: Clinical urology. In Pollack HM (ed): Clinical Urology. Philadelphia, WB Saunders, 1990, pp 2119-2126.
187. Hibbert J, Howlett DC, Greenwood KL, et al: The ultrasound appearances of neonatal renal vein thrombosis. Br J Radiol 1997;70:1191-1194.
188. Brill PW, Mitty HA, Strauss L: Renal vein thrombosis: A cause of intrarenal calcification in the newborn. Pediatr Radiol 1977;6:172-175.
189. Jayogapal S, Cohen HL, Brill PW, et al: Calcified neonatal renal vein thrombosis demonstration by CT and US. Pediatr Radiol 1990;20:160-162.
190. Patriquin HB, Lafortune MA: Doppler sonography of the child's abdomen. In Taylor KJW, Burns PN, Wells PNT (eds): Clinical Application of Doppler Ultrasound. New York, Raven Press, 1995.
191. Adkins J, Wilson S: Unusual course of the gonadal vein: A case report of postpartum ovarian vein thrombosis mimicking acute appendicitis clinically and sonographically. J Ultrasound Med 1996;15:409-412.

A Parede Abdominal

Khanh T. Nguyen / Eric E. Sauerbrei / Robert L. Nolan / Bernard J. Lewandowski

SUMÁRIO DO CAPÍTULO

TÉCNICAS DE EXAME
ANATOMIA
PATOLOGIA
   Lesões Cutâneas
   Hérnias
      Hérnia Ventral
      Hérnia de Spigel

Hérnia Lombar
Hérnia Incisional
Hérnia Inguinal
Hérnia Femoral
Hematoma da Bainha do Músculo Reto do Abdome
Coleções Líquidas

Lesões Vasculares
   Pseudo-aneurismas e
      Fístulas Arteriovenosas
   Varizes
   Linfonodos
   Testículos Ectópicos
   Neoplasias
ARTEFATOS

Uma indicação comum de exame da parede abdominal é a presença de uma massa palpável. É uma massa na parede ou dentro da cavidade abdominal? É cística ou sólida? A ultra-sonografia (USG) pode dar prontamente a resposta a estas questões. Ocasionalmente, uma anormalidade é encontrada na parede abdominal durante o exame de rotina dos órgãos intra-abdominais.

TÉCNICAS DE EXAME

Como a pele fica "fora de foco" mesmo com os transdutores de alta freqüência, o exame da pele requer várias técnicas com coxins para obter a melhor resolução e para se evitar o "efeito bang (artefato) da colocação do transdutor diretamente sobre a pele. Os coxins flutuantes, que são esponjas de microcélulas preenchidas com líquido (Reston Flotation Pad, 3M Company, Minneapolis, MN.), os blocos de polímero sintético (Kitecko, 3M Company, St. Paul, MN.) e os blocos de elastômero de silicone (Echomould, AHS/Belgium, Steenweg op Zellick 30, B-1080, Brussels, Belgium) estão disponíveis comercialmente. Essas substâncias são densas suficientemente para se manter insustentáveis e têm uma consistência uniforme para minimizar os artefatos.

O exame da parede abdominal não requer nenhum preparo especial do paciente. O exame pode ser realizado sobre feridas cirúrgicas pela aplicação de uma membrana plástica adesiva (Op-site, Smith and Nephew, Welwyn Garden City, Hertfordshire, UK) sobre a ferida após a remoção do curativo.[1] O adesivo é estéril e previne a contaminação da ferida pelo transdutor e a contaminação do transdutor por uma ferida infectada ou seio de drenagem. Uma leve pressão com o transdutor é aplicada, porém a pressão excessiva deve ser evitada sobre as feridas e outras áreas sensíveis. Deve-se utilizar a freqüência mais alta possível que permita a penetração na área de interesse; isto é realizado, geralmente, com transdutor linear de alta freqüência.

ANATOMIA

A parede abdominal é dividida em partes anterior, ântero-lateral e posterior, e é mais bem apreciada num exame de tomografia computadorizada transversal (TC) (Fig. 13-1) ou em forma esquemática (Fig. 13-2). A parede abdominal anterior é uma estrutura laminada. Da camada mais externa, a parede inclui a pele, a fáscia superficial, a gordura subcutânea, as camadas musculares, a fáscia transversal e uma camada de gordura extraperitoneal. A camada muscular anterior é composta pelo par de músculos retos na linha média, pelos músculos oblíquo externo, situado ântero-lateralmente, pelo oblíquo interno e transverso do abdome. Os músculos retos do abdome inserem-se superiormente na quinta, sexta e sétima costelas e estendem-se inferiormente à

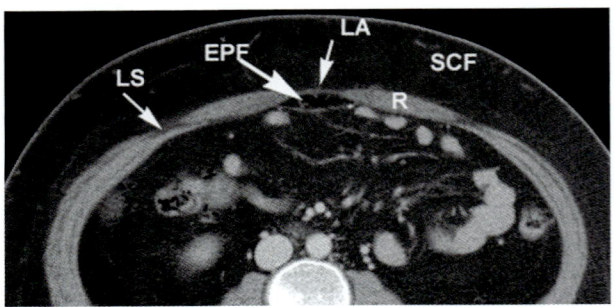

FIGURA 13-1. TC do abdome mostrando a anatomia normal da parede abdominal anterior. EPF, Gordura extraperitoneal; LA, linha alba; LS, linha semilunar; R, músculo reto do abdome; SCF, gordura subcutânea.

crista púbica. Eles estão confinados anterior e posteriormente pela bainha do reto do abdome, que é formada pelas aponeuroses dos músculos oblíquo interno, oblíquo externo e transverso do abdome. O aspecto caudal posterior da bainha termina na linha arqueada, que está situada, geralmente, no trajeto médio entre o umbigo e a sínfise púbica. Distal à linha arqueada, as aponeuroses dos três músculos passam em frente ao músculo reto do abdome, que é então separado posteriormente do peritônio somente pela fáscia transversa.[2] Na margem medial do músculo reto do abdome, as aponeuroses fundem-se para formar a linha alba, que separa os músculos retos do abdome na linha média.

A epiderme normal é uma camada altamente reflexiva, medindo de 1 a 4 mm de espessura.[3] A camada de gordura subcutânea apresenta espessura variável. Muito trabalho tem sido feito para determinar a utilidade desta medida ultra-sonográfica para predizer a densidade corporal total e comparar a capacidade da avaliação ultra-sonográfica com técnicas tradicionais do compasso de calibre em mensurar a gordura subcutânea. A ultra-sonografia em tempo real tem provado ser tão eficaz quanto as técnicas com compasso de calibre em experimentos com cadáveres,[4] como também em homens jovens e indivíduos obesos, enquanto o exame em modo A é menos eficaz, porém, provavelmente, mais conveniente que a TC.[5-8] Um relato, entretanto, concluiu que a circunferência abdominal total fornece uma estimativa superior da gordura corporal em mulheres obesas do que as medidas da gordura subcutânea feitas pela USG, pois esta não mede a gordura profunda. Apesar de tudo, essas medidas são importantes na medicina desportiva e nas clínicas de obesidade.

Com o passar dos anos houve relatos conflitantes no que diz respeito à ecogenicidade da gordura. Alguns tecidos adiposos (p.ex., lipomas mamários) são relativamente anecóicos, e a gordura subcutânea é relativamente hipoecóica; todavia, a gordura no fígado é hiperecóica.[9] O espectro da ecogenicidade mostrada pela gordura e tecidos adiposos pode ser explicado pelo conteúdo de água dentro da gordura. Num experimento *in vitro*, a margarina (contendo 85% de óleo vegetal e 15% de água) examinada num banho de água era hiperecóica e atenuava o som, enquanto na margarina derretida eram vistos glóbulos hiperecóicos flutuando. Quando a margarina foi aquecida até que a água vaporizasse, e então novamente examinada após o resfriamento, a substância estava anecóica.[9] Os autores concluíram que não somente a gordura anecóica era pura, mas que a mistura de gordura e água é hiperecóica. Como a gordura e a água são imiscíveis, existem interfaces múltiplas gordura/água e água/gordura, cada uma com uma impedância acústica desproporcionalmente significativa que ocasiona a hiperecogenicidade acentuada.[10]

A camada musculofascial é, em geral, mais ecogênica que a camada de gordura subcutânea (Fig. 13-3A). Com transdutores de alta resolução, os feixes musculares individuais

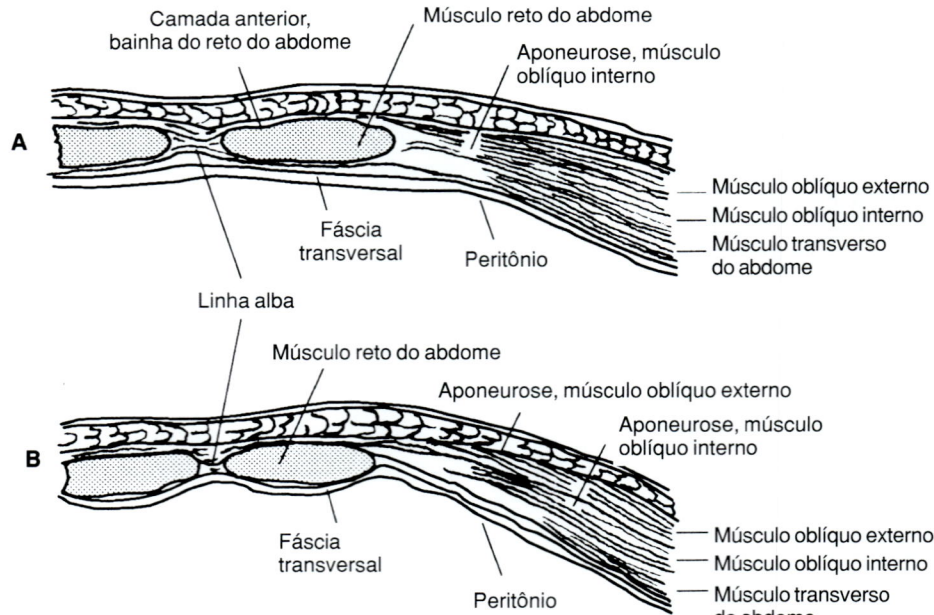

FIGURA 13-2. Esquema da parede abdominal anterior. A, Acima da linha arqueada e B, Abaixo da linha arqueada.

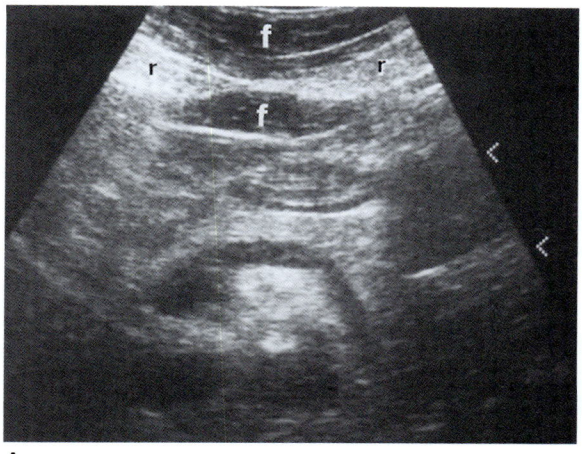 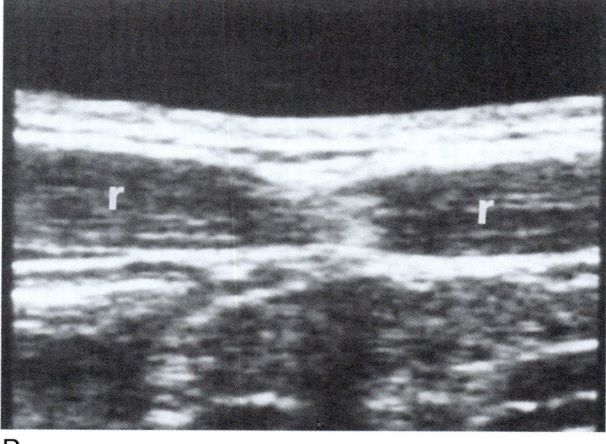

FIGURA 13-3. Parede abdominal anterior. A, Corte transversal. Os músculos aparecem hiperecóicos. A gordura (f) aparece hipoecóica. Observe a coleção de gordura extraperitoneal proeminente que aparece em forma de lente. **B**, Corte sagital. Os feixes musculares individuais (r) aparecem hipoecóicos neste paciente magro.

podem ser identificados para mostrar textura e orientação bastante uniformes (Fig. 13-3B). Como os músculos da região posterior são mais espessos, eles são mais difíceis de ser visibilizados em detalhes do que os músculos das paredes ântero-laterais.

A coleção de gordura extraperitoneal posterior aos músculos tem aspecto espessado em muitas pessoas, particularmente naquelas que são obesas, ao nível das linhas alba e semilunar (Fig. 13-3A). Esta atua como a origem do artefato dividido, que será discutido posteriormente neste capítulo. Isto não deve ser confundido com um tumor.

PATOLOGIA

Lesões Cutâneas

A avaliação ultra-sonográfica da pele tem sido utilizada para detectar focos de melanoma recorrente ou metastático ocultos clinicamente e para orientar biópsias de aspiração com agulhas finas destas lesões.[11,12] Os nevos pigmentados e melanomas malignos são claramente demarcados da pele normal (Fig. 13-4). A maioria dos melanomas são hipoecóicos e demonstram reforço acústico posterior. Ainda que o melanoma maligno seja raramente encontrado na parede abdominal anterior, quase 75% dos pacientes com melanoma desenvolvem metástases cutâneas ou subcutâneas.[12] Mais importante, os nódulos podem ser encontrados em locais inesperados.

Hérnias

Hérnia Ventral

As hérnias ventrais podem ser adquiridas ou congênitas. As hérnias adquiridas são mais freqüentemente vistas em pacientes obesos ou idosos, ou naqueles com trauma ou cirur-

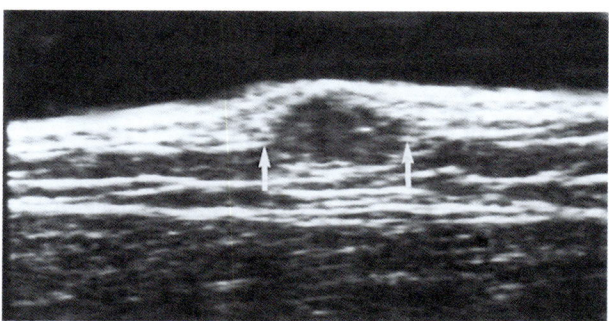

FIGURA 13-4. Melanoma metastático subcutâneo. O nódulo aparece hipoecóico. Observe o rompimento da camada cutânea (*setas*).

gia prévios. As localizações típicas são nos pontos de fraqueza onde nenhum músculo está presente, junto à linha alba na linha média ou a linha semilunar em cada lado (hérnia de Spigel), e no espaço lombar inferior.[13-15] O defeito fascial e os conteúdos herniados (gordura omental ou intestinal) são identificados, geralmente, pelo exame cuidadoso com um transdutor linear de 7,5 MHz. Vistas em corte transversal, as alças intestinais herniadas aparecem como lesões em alvo com ecos centrais fortemente reflexivos representando o ar na luz. Quando obstruídas, elas aparecem como estruturas tubulares preenchidas com líquido contendo as pregas circulares do intestino delgado (válvulas conniventes) ou material fecal (cólon). As hérnias ventrais congênitas consistem em gastrosquise e onfalocele. A gastrosquise (Fig. 13-5) ocorre em aproximadamente 1 por 174.000 nascimentos e em geral como uma anomalia isolada. O defeito da parede abdominal se encontra geralmente no lado direito da inserção do cordão umbilical, com herniação do intestino delgado não coberto pela membrana. Em contraste, a onfalocele (Fig. 13-6) ocorre diretamente no local da inserção do cordão umbilical. É três vezes mais comum que a gastrosquise e está associada a

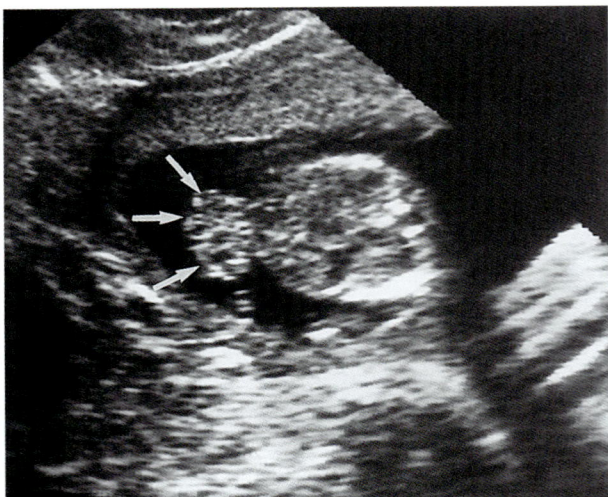

FIGURA 13-5. Gastrosquise vista *in utero* em gestação de 17 semanas de idade menstrual. Observe a massa de intestino herniado (*setas*) nesta incidência transversal do feto.

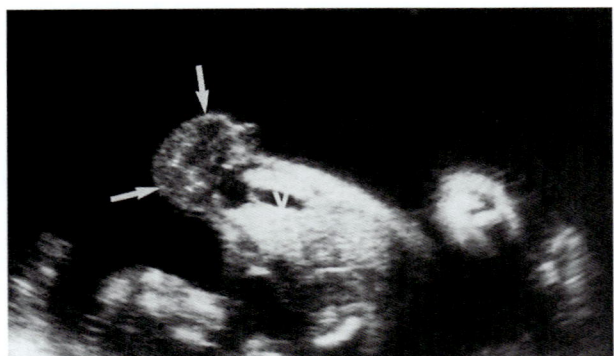

FIGURA 13-6. Onfalocele vista *in utero* em gestação de 18 semanas de idade menstrual. Observe a veia umbilical (v) por dentro da onfalocele (*setas*), que está coberta por uma membrana.

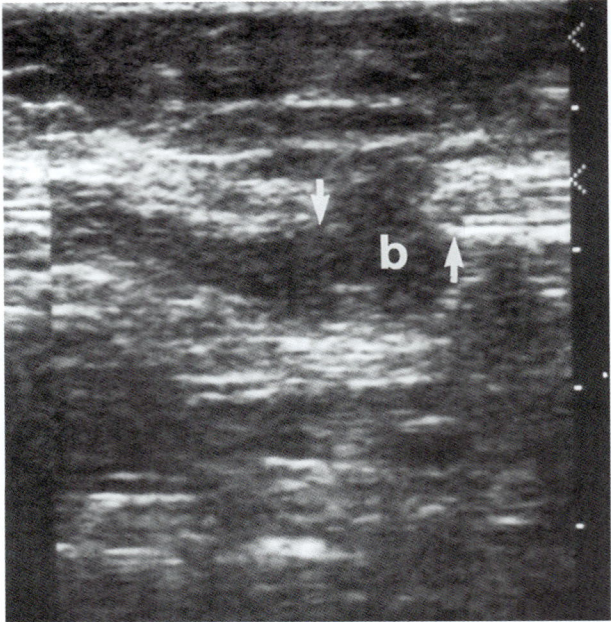

A

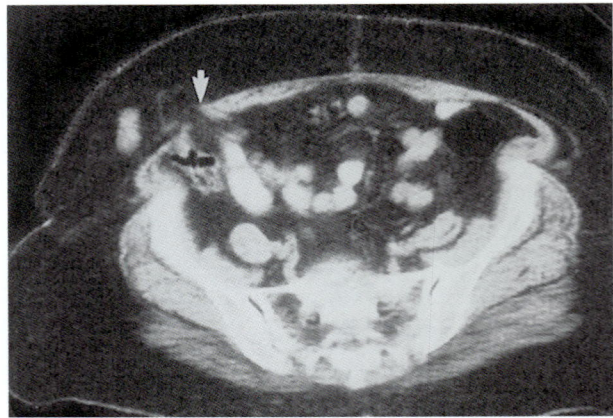

B

FIGURA 13-7. Hérnia de Spigel. A, Aspecto na USG. O intestino (b) é visto herniado através do defeito fascial (*setas*). **B**, Aspecto da TC. Observe o orifício da hérnia (*seta*).

outras malformações. O saco herniário contém em geral o fígado e/ou o intestino. Ambas as condições podem ser detectadas pela USG do feto *in utero* logo no início da 18ª semana de idade menstrual.[16]

Hérnia de Spigel

A hérnia de Spigel, a única hérnia espontânea da parede abdominal lateral, foi descrita primeiramente no ano de 1721.[17,18] Ela consiste de um defeito na aponeurose do músculo transverso do abdome lateral à bainha do músculo reto do abdome. A localização mais comum das hérnias de Spigel está na ou próxima à junção da linha semilunar com a linha arqueada. Antes da utilização da USG de alta resolução, o diagnóstico da hérnia de Spigel não era realizado em 50% dos casos pré-operatórios, pois estes achados clássicos eram, com frequência, negligenciados.[19,20] O diagnóstico ultra-sonográfico da hérnia de Spigel depende da demonstração de um defeito em qualquer ponto na linha semilunar que represente o orifício herniário (Fig. 13-7).[21] Se associada à protrusão dos tecidos profundos, a hérnia é, em geral, delimitada anteriormente pela aponeurose do músculo oblíquo externo. A aponeurose externa é tão espessa neste nível que somente 15 de 876 pacientes tiveram relatos de um saco herniário subcutâneo. Mais de 280 artigos e cinco teses médicas foram publicados sobre hérnias de Spigel, no entanto uma revisão da literatura por Spangen revelou que somente 876 pacientes foram submetidos à cirurgia.[22] Deve-se notar que todos os pacientes com hérnia de Spigel têm hipersensibilidade sobre o orifício à palpação.

Hérnia Lombar

As hérnias lombares são incomuns e são mais freqüentemente adquiridas do que congênitas.[23,24] As hérnias espontâneas ocorrem em duas áreas de fraqueza no flanco: triângulo lombar inferior (hérnia de Petit) e superior (hérnia de Grynfeltt). As hérnias lombares adquiridas são, geralmente, pós-traumáticas ou iatrogênicas.[25,26]

As hérnias lombares são geralmente assintomáticas. Como o colo da hérnia é amplo, o estrangulamento é incomum, ocorrendo em aproximadamente 10% dos casos. É postulado que elas são mais comuns em mulheres, devido à pelve ser maior.[27] O diagnóstico depende de exames de imagem, geralmente a TC.[28-30] Houve, entretanto, um relato de caso em que o diagnóstico foi feito ultra-sonograficamente.[31] Neste caso, a USG com cortes transversais mostrou alças do intestino delgado preenchidas com líquido estendendo-se da cavidade peritoneal até a massa do flanco medial.

Hérnia Incisional

As hérnias incisionais são complicações tardias de cirurgias abdominais, e ocorrem em 0,5% a 14% dos pacientes;[32-34] a freqüência atual é de aproximadamente 4%. Como quase dois milhões de cirurgias abdominais são realizadas nos Estados Unidos a cada ano, o problema não é trivial.[35],[36] O aumento de volume destas hérnias manifestar-se-á geralmente no primeiro ano; todavia, 5% a 10% permanecerão silenciosas.[37] As hérnias incisionais sem suspeita clínica são detectadas, com freqüência, pela TC.[38] A USG pode identificar ocasionalmente uma alça intestinal herniada no local da incisão.

Hérnia Inguinal

O canal inguinal estende-se do anel inguinal profundo ao anel inguinal superficial. O anel inguinal profundo é um defeito na fáscia transversal anterior aos vasos e acima do ligamento inguinal. O anel inguinal superficial é uma abertura na aponeurose do músculo oblíquo externo. O triângulo de Hesselbach é formado pela margem lateral da bainha do músculo reto do abdome medialmente, a artéria epigástrica inferior lateralmente e o ligamento inguinal inferiormente. As hérnias inguinais diretas projetam-se através do assoalho do canal inguinal enfraquecido medial à artéria epigástrica inferior, enquanto uma hérnia indireta protrui pelo anel inguinal profundo (*i.e.*, lateralmente à artéria epigástrica inferior) e cursa através do canal inguinal. Ambas as hérnias, direta e indireta, podem estender-se para o escroto (Fig. 13-8).

Como o anel inguinal superficial e a artéria epigástrica inferior não são facilmente visíveis ultra-sonograficamente, a USG não tem sido útil em diferenciar as hérnias inguinais diretas das indiretas. Todavia, a USG pode distinguir hérnias de outras massas do canal inguinal, como testículos ectópicos ou varicoceles.[39] A USG inguinal pode ser útil na delimitação do aspecto superior de uma massa escrotal[40] e na definição da presença do intestino e/ou omento no saco herniário.

A USG pode detectar complicações da herniorrafia inguinal. A complicação aguda mais comum é o hematoma estendendo-se do canal inguinal para o escroto. As complicações menos comuns incluem epididimite e orquite isquêmica. O edema escrotal tardio (vários meses após a cirurgia) é, geralmente, secundário a uma pequena hidrocele.[41] Uma teoria é

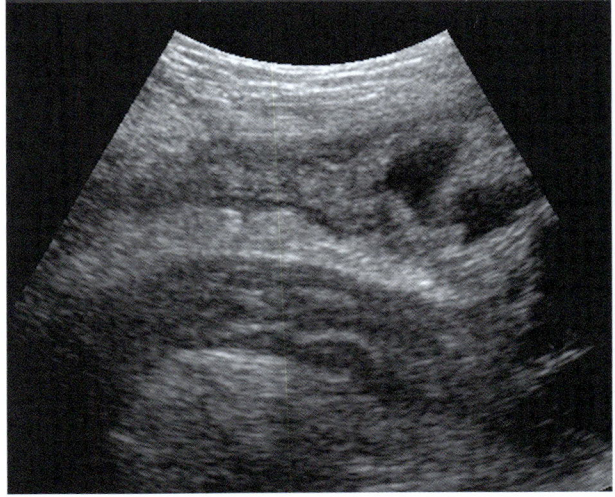

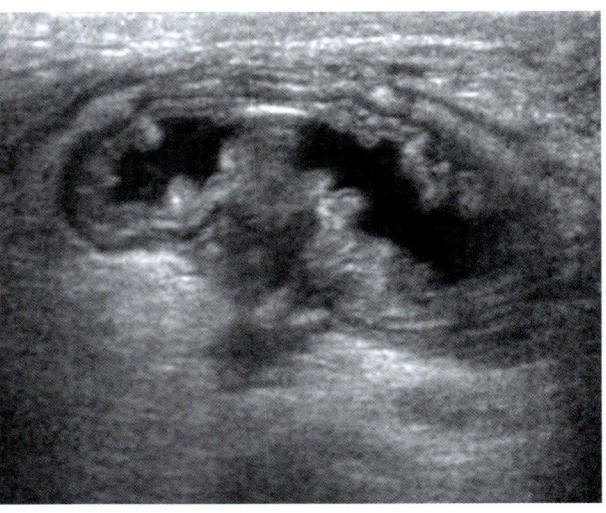

FIGURA 13-8. Hérnia inguinal contendo alça de intestino. A, USG sobre o canal inguinal mostra uma estrutura alongada dentro deste canal. **B**, Transdutor de alta freqüência mostra que a estrutura é uma alça do intestino com a luz preenchida com líquido e uma parede laminada. (Cortesia de Anthony Hanbidge, University of Toronto.)

que a herniorrafia inguinal agrava a existência de uma hidrocele pela alteração da drenagem linfática.[42]

Hérnia Femoral

A USG é recomendada em pacientes com dor inguinal e sem massa palpável,[43] massas palpáveis questionáveis, e pacientes obesos idosos com dor abdominal inexplicável.[44] Até 70% das hérnias femorais não-obstruídas são mal diagnosticadas por profissionais não-cirurgiões,[45] e 25% das hérnias femorais são mal diagnosticadas cirurgicamente, pois elas podem ser encarceradas e ainda ser impalpáveis.[46] Os limites de um canal femoral são a veia femoral lateralmente, o ramo púbico superior posteriormente, e o trato ileopúbico ântero-medialmente. A detecção ultra-sonográfica de uma hérnia femoral depende da demonstração de uma massa medial à veia femoral (Fig. 13-9A, B). A massa deve ser então diferenciada de outras massas encontradas no triângulo femoral, que incluem hematomas, pseudo-aneurismas, fístulas arteriovenosas (AV), lipomas, linfonodos, hidroceles, safenas varicosas e hérnias inguinais.

Hematoma da Bainha do Músculo Reto do Abdome

Os hematomas da bainha do músculo reto do abdome são pós-traumáticos ou espontâneos. As causas traumáticas incluem trauma direto, cirurgia, ou contrações abdominais vigorosas repentinas que podem ocorrer com convulsões, e paroxismos de tosse,[47] espirros, defecação, micção, e relação sexual.[48,49] Recentemente foi relatado um caso único de hematoma da bainha do músculo reto do abdome como uma complicação de tétano.[50] A terapia anticoagulante é a causa mais comum de hematoma da bainha do músculo reto do abdome. Outras associações menos comuns incluem doenças colagenosas, terapia com esteróides, gravidez[51] e distúrbios de sangramento.[52] O sangramento é, em geral, secundário à ruptura da artéria ou veia epigástricas ou uma laceração primária das fibras musculares.[53] Geralmente é intramuscular, porém pode ser extramuscular e confinado pela bainha do músculo reto abdominal. O efeito de tamponamento da bainha limita geralmente o tamanho do hematoma; todavia, existe um relato de caso de um hematoma maciço em que o local de sangramento foi identificado ultra-sonograficamente.[54] Os achados clínicos incluem dor abdominal, massa palpável, equimose e o sinal de Fothergill,[55-57] que envolve palpação da massa abdominal suspeitada, enquanto o paciente contrai os músculos abdominais. Uma massa da parede abdominal permanece fixa, enquanto uma massa intra-abdominal tornar-se-á menos aparente. A aparência ultra-sonográfica depende da localização do sangramento com respeito à linha arqueada, sua idade, e da freqüência do transdutor. Acima da linha arqueada, a linha alba previne a disseminação do hematoma através da linha média; assim, os hematomas são ovóides transversalmente e bicôncavos longitudinalmente.[58,59] Abaixo da linha arqueada, o sangue pode disseminar-se à pelve ou através da linha média, formando uma grande massa que rechaça a porção superior da bexiga (Fig. 13-10).

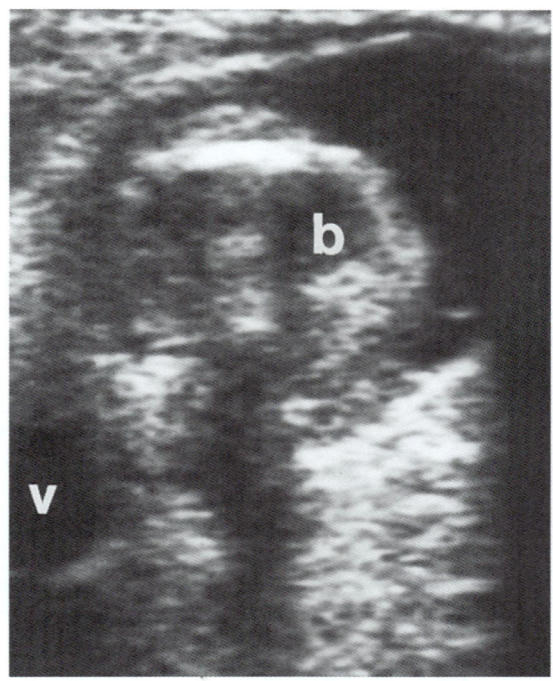

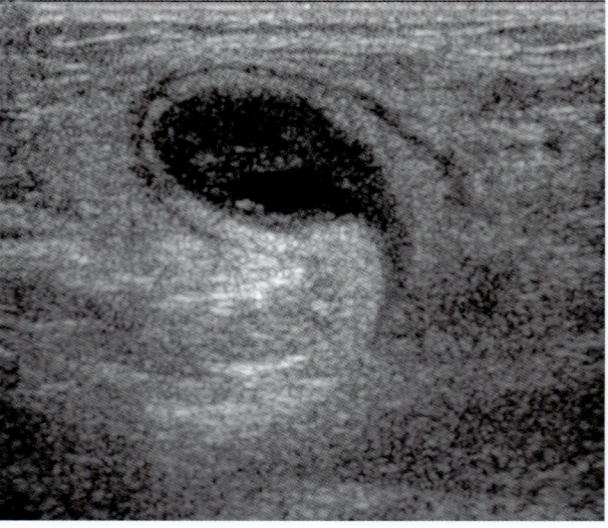

FIGURA 13-9. Hérnia femoral estrangulada. A, Corte transversal. Observe o aspecto em alvo típico de uma alça intestinal dilatada (b) medial aos vasos (v). **B,** USG sobre o canal femoral mostra uma estrutura cística bem definida projetando-se através do canal a partir da cavidade peritoneal num paciente com ascite. (Cortesia de J. W. Charboneau, M.D., Mayo Clinic.)

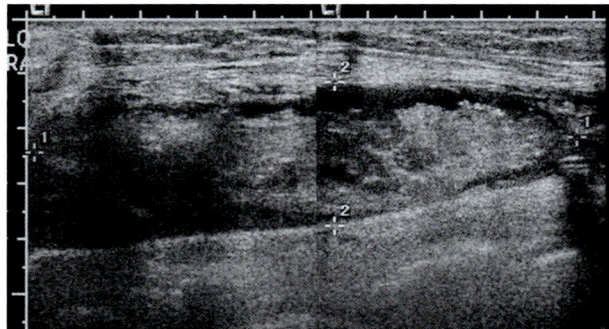

FIGURA 13-10. Hematoma da bainha do músculo reto do abdome. Imagem em telas divididas.

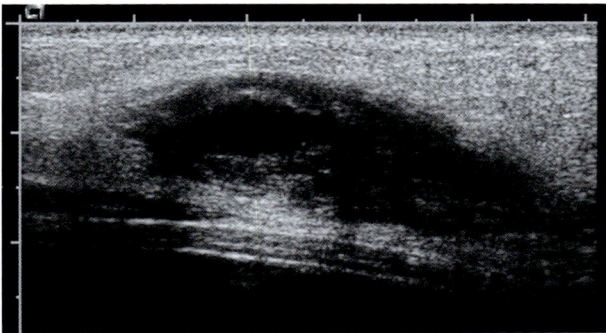

FIGURA 13-11. Hematoma subcutâneo na parede abdominal. Existe uma massa alongada hipoecóica focal na parede abdominal com um centro liquefeito. O aspecto é clássico do hematoma em evolução.

Coleções Líquidas

As coleções líquidas são, em geral, seromas, hematomas liquefeitos, ou abscessos relacionados à cirurgia ou a trauma prévios. Ocasionalmente, um cisto do úraco pode ser visto estendendo-se do umbigo à porção superior da bexiga urinária.[39] Um cisto do úraco pode ser complicado por hemorragia ou infecção (abscesso do úraco).[59] De maneira incomum, os tumores podem surgir no úraco em crianças ou em adultos jovens.[60]

As coleções líquidas estéreis são, em geral, livres de eco. Quando complicadas por hemorragia ou infecção, elas parecem mais complexas, com septações e/ou em camadas, ecos de baixo nível representando as células sangüíneas ou debris (Fig. 13-11). As coleções líquidas podem ser aspiradas percutaneamente sob orientação ultra-sonográfica, com a amostra sendo enviada para coloração de Gram, cultura e sensibilidade.

Lesões Vasculares

Revascularização Arterial Subcutânea. A ultra-sonografia de alta resolução é ideal na visibilização das revascularizações subcutâneas arteriais axilofemoral e femorofemoral.[61-64] No pós-operatório, os enxertos demonstram pequenas coleções líquidas transitórias ao nível dos túneis cirúrgicos, que desaparecem quando o enxerto é incorporado aos tecidos subcutâneos. As coleções líquidas persistentes ao lado do enxerto ou coleções localizadas são anormais e, em geral, são seromas ou abscessos.[65] Qualquer coleção líquida ao lado do enxerto deve ser acompanhada até que se resolva ou seja feito um diagnóstico definitivo. Ainda que a perda de pulsatilidade dentro do enxerto possa indicar trombose,[66] a imagem por Doppler dúplex e por Doppler colorido tornará o diagnóstico mais fácil. Outras complicações reportadas incluem aneurismas do enxerto devidos a um enxerto malsucedido e pseudo-aneurismas.

Pseudo-aneurismas e Fístulas Arteriovenosas

A maioria dos pseudo-aneurismas da artéria femoral envolve a artéria femoral comum e é secundária à reconstrução vascular.[67,68] O pseudo-aneurisma também é uma complicação bem conhecida, mas incomum da cateterização da artéria femoral, com uma incidência de 0,1%.[69] As fístulas arteriovenosas (AV) são consideravelmente raras. Um pseudo-aneurisma é um hematoma pulsátil secundário ao sangramento para as partes moles, com encapsulação fibrosa e uma comunicação persistente entre o vaso e o espaço líquido. A parede do vaso não cicatriza, e o sangue flui para trás e para frente entre os dois espaços durante o ciclo cardíaco.[70-72] A maioria dos hematomas e pseudo-aneurismas está a cerca de 2 cm da lesão arterial. Os critérios ultra-sonográficos em tempo real do pseudo-aneurisma incluem turbilhonamento dentro de uma cavidade cística, pulsatilidade expansível, massa hipoecóica e um trato visível.[73] Quando presente, os turbilhonamentos hiperecóicos são diagnósticos de um pseudo-aneurisma. Infelizmente, eles não são vistos com freqüência. De forma semelhante, a pulsatilidade expansível é difícil de ser avaliada e nem sempre tem sido útil.[74] Um trato fistuloso é o achado ultra-sonográfico menos observado. Assim, os achados ultra-sonográficos isolados podem não ser suficientes para distinguir um hematoma de um pseudo-aneurisma.[75] A imagem por Doppler dúplex ou Doppler colorido aumentou nossa capacidade de distinguir essas entidades.[76] As características do Doppler de um pseudo-aneurisma incluem fluxo arterial dentro de uma massa, separação da artéria, e o fluxo de ida-e-volta entre a artéria e a massa. Um autor declara que a demonstração do fluxo de ida-e-volta no colo de um pseudo-aneurisma não é uma condição necessária para o diagnóstico e relata sensibilidade de 94% e especificidade de 97%, com uma acurácia de 96% utilizando unicamente o primeiro critério.[77] Com a imagem do Doppler dúplex, o volume de amostra deve questionar a cavidade e não um pequeno vaso adjacente, enquanto que com a imagem por Doppler colorido, um artefato de fluxo perivascular colorido não deve ser interpretado como sendo o fluxo anormal dentro de um pseudo-aneurisma.[78] Um diagnóstico falso-positivo utilizando o Doppler colorido foi relatado no caso de uma linfadenite necrosante em que a massa foi confundida com um falso aneurisma na base de um jato dentro do hilo do linfonodo inguinal inflamado.[79]

Varizes

Uma veia umbilical recanalizada encontrada na hipertensão porta, varizes safenas, e varicoceles encontradas no triângulo femoral e área inguinal são facilmente identificadas, pois elas são caracteristicamente compressíveis e têm características venosas típicas pelo Doppler.

Linfonodos

A USG pode ser utilizada para detectar linfadenopatia quando não há massa palpável, ou quando ela pode ser utilizada para categorizar uma massa palpável na região inguinal como linfadenopatia. Embora se tenha pensado originalmente que os linfonodos normais não eram detectados ultra-sonograficamente por serem indistinguíveis da gordura subcutânea,[80] a USG de alta resolução pode detectar linfonodos superficiais normais patologicamente comprovados. A maioria dos linfonodos é de forma ovóide e de tamanho variável. Muito poucos são homogêneos. Eles variam em ecogenicidade, dependendo do grau da lipomatose central.[81] Assim, o centro do linfonodo é hiperecóico, e a periferia é hipoecóica. Com a lipomatose extensiva, o linfonodo pode tornar-se indistinguível do tecido subcutâneo circunjacente. A USG é mais eficiente na demonstração de linfadenopatia do que a palpação clínica,[82-84] e é útil ao estadiamento do linfoma e à monitorização terapêutica.[85] Não existe critério algum para distinguir linfadenopatia inflamatória da maligna, e a confirmação metastática deve ser feita por biópsia. Ainda que nem todos os linfonodos aumentados sejam malignos e nem todos os linfonodos malignos estejam aumentados, existem alguns indícios ultra-sonográficos disponíveis para ajudar a distinguir linfonodos malignos de inflamados. Os linfonodos secundários a linfoma são extremamente hipoecóicos e podem até mesmo ser anecóicos, especialmente no linfoma não-Hodgkin.[80] Um estudo recente de pacientes com linfonodos palpáveis sugere que uma artéria central de 1 a 3 mm pode ser vista dentro dos linfonodos aumentados por linfoma, enquanto nos linfonodos com envolvimento carcinomatoso a artéria central não é vista ultra-sonograficamente, pois está infiltrada e destruída na microscopia.[86] Como discutido na seção sobre pseudo-aneurismas, esta artéria central foi identificada em um caso de linfadenite.

Testículos Ectópicos

O criptorquidismo é a anomalia congênita mais comum do sistema reprodutor masculino, com uma incidência entre 0,23% e 0,8% na população adulta.[87] É bilateral em 10% a 25% de todos os casos.[88,89] A descida testicular pode ser interrompida em qualquer ponto entre o hilo do rim ipsilateral ao anel inguinal externo.[90,91] De todos os testículos ectópicos, 80% são palpáveis e 20% não o são. Daqueles que não são palpáveis, 80% estão no canal inguinal, e 20% dos remanescentes são intra-abdominais;[92,93] o testículo está ausente em 4% dos casos quando não for palpável. A USG é útil na detecção dos testículos ectópicos. Os testículos ectópicos parecem, com freqüência, menores que os testículos normais. Geralmente, eles parecem ovóides, e o eixo longitudinal é paralelo ao canal inguinal. A visibilização do hilo ecogênico do linfonodo deve distingui-lo de um testículo. Infelizmente, ainda que a USG possa detectar, com freqüência, os testículos que estão no canal inguinal, ela é menos bem-sucedida na detecção dos testículos intra-abdominais.[94-96]

Neoplasias

A parede abdominal é um local incomum para doença neoplásica (Fig. 13-12). As neoplasias primárias mais comuns são os tumores desmóides, que surgem da fáscia ou das aponeuroses dos músculos (Fig. 13-13). A localização mais comum é a parede abdominal anterior. Os tumores desmóides são vistos, geralmente, em pacientes com cirurgia abdominal prévia e ocorrem, com freqüência, no local da cicatriz da laparotomia prévia. Eles também ocorrem em pacientes com polipose familiar e são associados freqüentemente à gravidez. Dos pacientes com tumores desmóides, 70% ocorrem entre 20 a 40 anos de idade. Existe uma preponderância feminina de 3:1.[97-102] A TC e a USG são os métodos ideais para demonstrar o local e a extensão da massa.[99] O lipoma (Fig. 13-14A, B, C), o neuroma e o neurofibroma são ocasionalmente vistos.

Os nódulos subcutâneos malignos mais freqüentes são os melanomas metastáticos. As malignidades secundárias do linfoma ou do carcinoma do pulmão, mama, ovário e cólon são menos freqüentes.[39,59] As metástases podem ocorrer como um achado isolado (Fig. 13-15), porém com mais freqüência são vistas em pacientes com doença metastática disseminada em outro local. A parede abdominal também pode ser invadida localmente por malignidades que surgem da pleura, peritônio, diafragma (mesotelioma, rabdomiossarcoma, ou fibrossarcoma), ou de órgãos intra-abdominais como o cólon.

ARTEFATOS

O arranjo anatômico da parede abdominal inferior foi implicado num artefato importante observado profundamente na pelve. Foi chamado de *artefato fantasma* (graças aos "fantasmas" vistos nas imagens de televisão) ou, mais apropriadamente, de artefato da imagem dividida.[103-105]

O artefato da imagem dividida surge por causa da presença de gordura extraperitoneal profundamente à linha alba e aos músculos retos do abdome. Nos planos transversos de exame na linha média, o som é refratado nas interfaces de músculo/gordura de modo que as estruturas menores no abdome ou na pelve podem ser completamente duplicadas. Por exemplo, um saco gestacional pequeno pode pare-

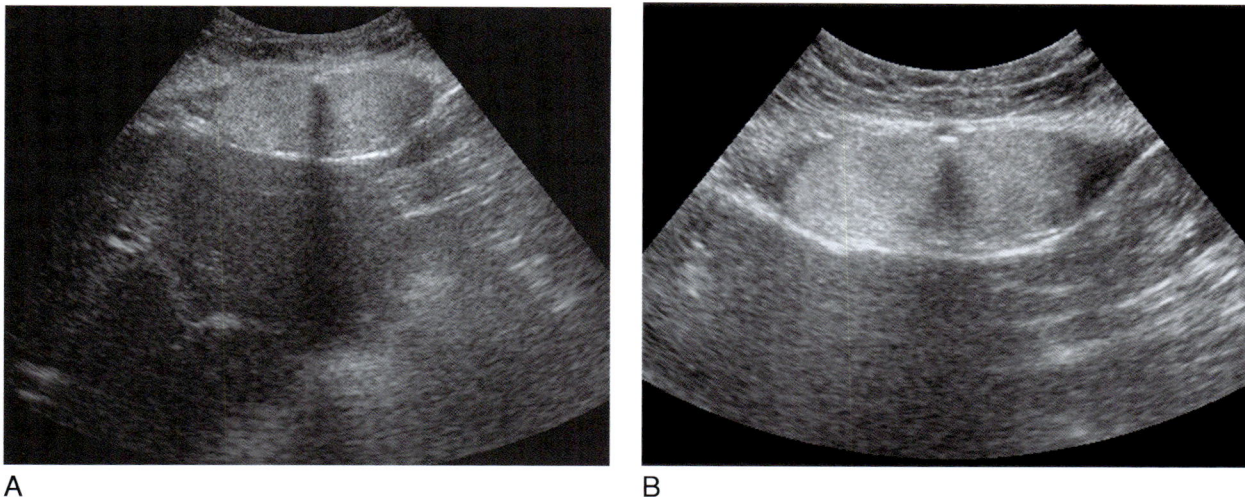

FIGURA 13-12. Localização de uma massa na parede abdominal. A, A imagem transversal mostra uma massa hiperecóica superficial ao lobo esquerdo do fígado, sugerindo uma localização superficial. **B**, Incidência ampliada na mesma localização mostra, além disso, deslocamento posterior da linha peritoneal que aparece como uma linha brilhante e hiperecóica. Isto confirma que a massa hiperecóica está dentro da parede abdominal.

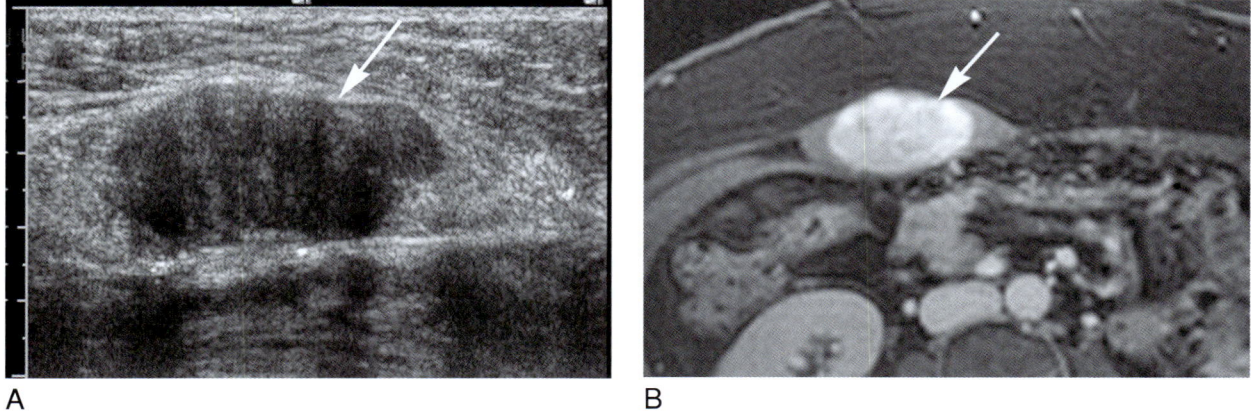

FIGURA 13-13. Tumor desmóide da parede abdominal anterior. A, Corte transversal de USG mostra uma massa sólida de tecido mole lobulado superficial à linha peritoneal. **B**, TC confirmatória. (Cortesia de J. W. Charboneau, M. D., Mayo Clinic.)

cer dois sacos, um pequeno embrião pode parecer dois embriões, uma aorta pode parecer duas aortas, e assim sucessivamente. O efeito é visto em geral somente quando a coleção de gordura embaixo da linha alba for grande (e assim, as interfaces músculo/gordura ficam numa orientação oblíqua) e a estrutura de interesse estiver profundamente abaixo da parede abdominal.

O exame nos planos sagital e oblíquo falharão em demonstrar as imagens duplicadas vistas nos exames transversais e, portanto, resolvem a ambigüidade (Fig. 13-16).

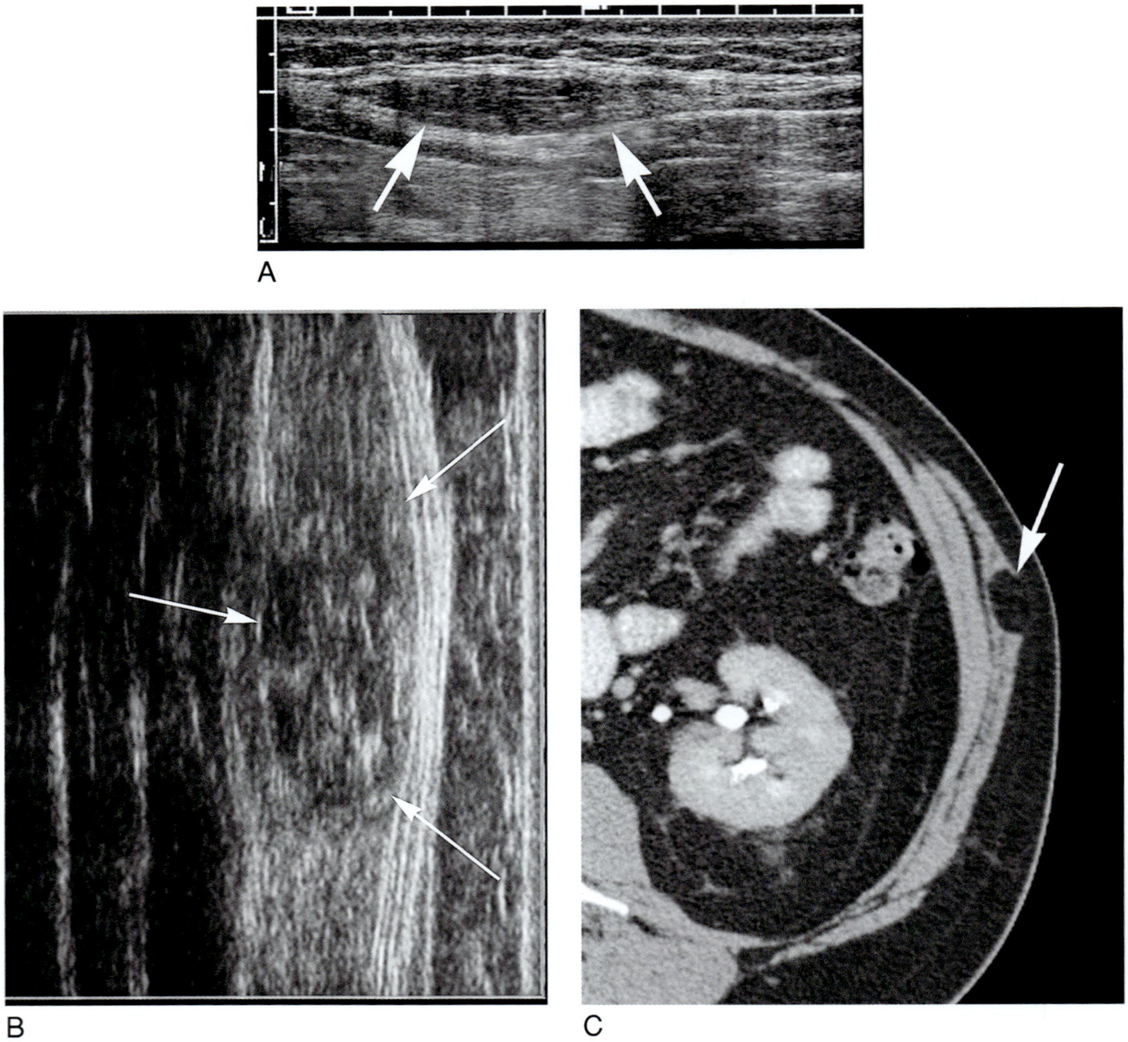

FIGURA 13-14. Lipomas na camada muscular da parede abdominal. A, A lesão é bem encapsulada, e os lipomas, hipoecóicos (*setas*). **B**, A USG mostra uma massa discreta de ecogenicidade mista (*setas*) na camada muscular profundamente à gordura subcutânea. A orientação é alterada para adaptar-se à TC. **C**, A TC confirmatória (*seta*). (Cortesia de J. W. Charboneau, M. D., Mayo Clinic.)

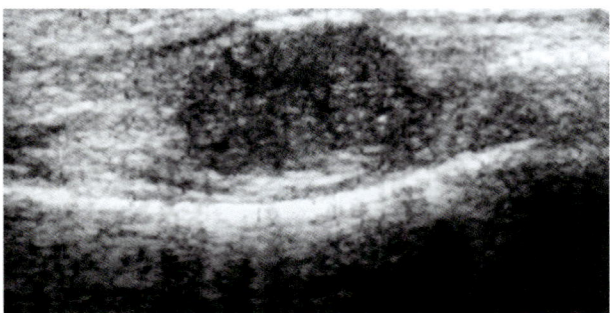

FIGURA 13-15. Metástase na parede abdominal anterior. Um nódulo hipoecóico, um tumor metastático de um carcinoma de células renais, é visto superficialmente ao peritônio, que mostra uma linha branca intensa. (Cortesia de Stephanie R. Wilson, M. D., University of Toronto.)

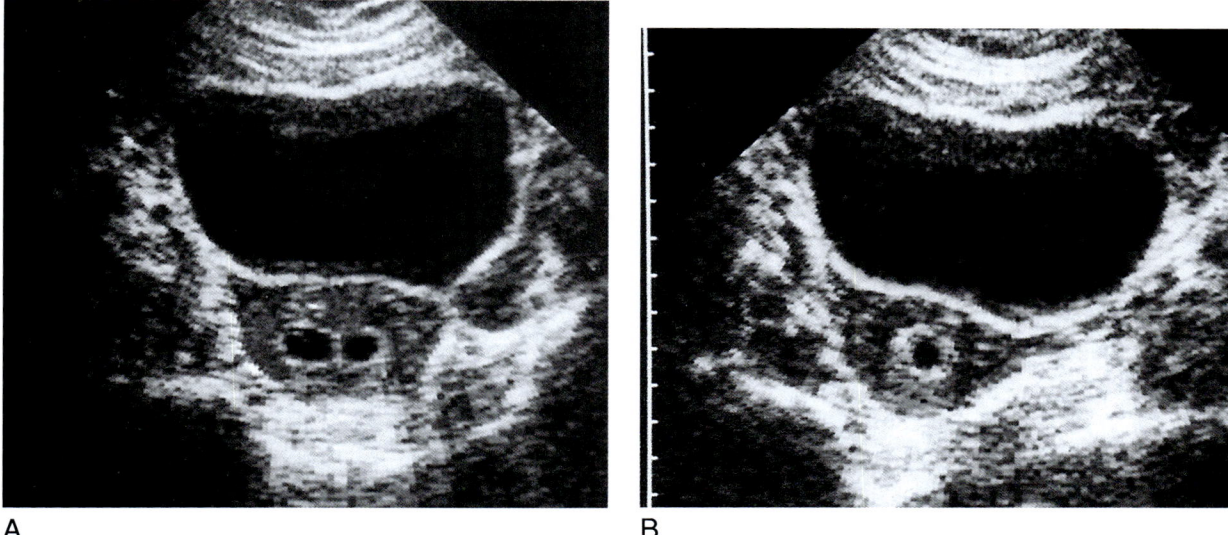

FIGURA 13-16. Artefato da imagem dividida. A, Dois sacos gestacionais foram visibilizados neste exame transversal da pelve. **B**, Na realidade, somente um saco gestacional está presente. Quando o transdutor está angulado ou o plano parassagital é examinado, o artefato desaparece. No abdome superior, uma aorta dupla ou a artéria mesentérica superior dupla podem ser vistas graças a este artefato.

Referências

Técnicas de Exame

1. Fataar S, Goodman H, Tuft R, et al: Postoperative abdominal sonography using a trans-sonic sealing membrane. AJR 1983;141:565-566.

Anatomia

2. Warwick R, Williams PL, eds: Gray's Anatomy. Edinburgh, Longman Group Ltd, 1978, pp 519-527.
3. Shafir R, Itzchak Y, Heymen Z, et al: Preoperative ultrasonic measurements of the thickness of cutaneous malignant melanoma. J Ultrasound Med 1984;3:205-208.
4. Jones PR, Davies PS, Norgan NG: Ultrasonic measurements of subcutaneous adipose tissue in man. Am J Phys Anthropol 1986;73:359-363.
5. Weits T, van der Beek EJ, Wedel M: Comparison of skinfold caliper measurements of subcutaneous fat tissue. Int J Obesity 1986;10:161-168.
6. Kuczmarski RJ, Fanelli MT. Ultrasonic assessment of body composition in obese adults: overcoming the limitations of the skinfold caliper. Am J Clin Nutr 1987;45:717-724.
7. Chumlea WC, Roche AF: Ultrasonic and skinfold caliper measures of subcutaneous adipose tissue thickness in elderly men and women. Am J Phys Anthropol 1986;71:351-357.
8. Black D, Vora J, Hayward M, et al: Measurement of subcutaneous fat thickness with high frequency pulsed ultrasound: comparison with a caliper and a radiographic technique. Clin Phys Physiol Measure 1988;9:57-64.
9. Behan M, Kazam E: The echogenic characteristics of fatty tissues and tumors. Radiology 1978;129:143-151.
10. Errabolu RL, Sehgal CM, Bahn RC, et al: Measurement of ultrasonic nonlinear parameter in excised fat tissues. Ultrasound Med Biol 1988;14:137-146.

Patologia

11. Fornage BD: Fine-needle aspiration biopsy with a vacuum test tube. Radiology 1988;169:553.
12. Fornage BD, Lorigan JG: Sonographic detection and fine-needle aspiration biopsy of nonpalpable recurrent or metastatic melanoma in subcutaneous tissues. J Ultrasound Med 1989;8:421-424.
13. Thomas JL, Cunningham JJ. Ultrasonic evaluation of ventral hernias disguised as intra-abdominal neoplasms. Arch Surg 1978;113:589-590.
14. Rubio PA, Del Castillo H, Alvaraz A: Ventral hernia in a massively obese patient: Diagnosis by computed tomography. South Med J 1981;10:1307-1308.
15. Spangen L: Ultrasound as a diagnostic aid in ventral abdominal hernia. J Clin Ultrasound 1975;3:211-213.
16. Sauerbrei EE, Nguyen TK, Nolan RL: The fetus. In Sauerbrei EE (ed): A Practical Guide to Ultrasound in Obstetrics and Gynecology. New York, Raven Press, 1987, pp 111-159.
17. La Chausse BI: De hernia ventrali 1746. In Haller: Disputations Chirurgicales. Bosquet (Lausanne) 1755;3:181-211.
18. LeDran HF: Observation de Chirurgie. Paris, C. Osmont; 1771, p 143.
19. Weiss Y, Lernau O, Nissan S: Spigelian hernia. Ann Surg 1974;180:836-839.
20. Deitch EA, Engel JM: Spigelian hernia: An ultrasound diagnosis. Arch Surg 1980;115:193.
21. Spangen L: Spigelian hernia. Acta Chir Scand (Suppl) 1976;462.
22. Spangen L: Spigelian hernia. World J Surg 1989;13:573-580.
23. Swartz WT: Lumbar hernia. In: Nyhus LM, Condon RE (eds): Hernia, 2nd ed. Philadelphia, JB Lippincott, 1978, pp 409-426.
24. Ponka JL: Lumbar hernia. In: Ponka JL: Hernias of the Abdominal Wall. Philadelphia, WB Saunders, 1980, pp 465-477.
25. Quick CR: Traumatic lumbar hernia. Br J Surg 1982;69:160-162.
26. Castelein RM, Sauter AJ: Lumbar hernia in an iliac bone graft. Acta Orthop Scand 1985;56:2273-2274.

27. Light HG: Hernia of the inferior lumbar space: A cause of back pain. Arch Surg 1983;118:1077-1080.
28. Lawdahl R, Moss CN, Van Dyke JA: Inferior lumbar (Petit's) hernia. AJR 1986;147:744-745.
29. Baker ME, Weinerth JL, Andriani RT, et al: Lumbar hernia: Diagnosis by CT. AJR 1987;148:565-567.
30. Chenoweth J, Vas W: Computed tomography demonstration of inferior lumbar (Petit's) hernia. Clin Imag 1989;13:164-166.
31. Siffring PA, Forrest TS, Frick MP: Hernia of the inferior lumbar space: Diagnosis with US. Radiology 1989;170:190.
32. Fischer JD, Turner FW: Abdominal incisional hernias—a 10 year review. Can J Surg 1974;17:202-204.
33. Bucknall TE, Cox PJ, Ellis H: Burst abdomen and incisional hernia: A prospective study of 1129 major laparotomies. Br Med J 1982;284:931-933.
34. Baker RJ: Incisional hernia. In: Nyhus LM, Condon RE (eds): Hernia. 2nd ed. Philadelphia, JB Lippincott, 1978:329-341.
35. Larson GM, Vandertoll DJ: Approaches to repair of ventral hernia and full thickness losses of the abdominal wall. Surg Clin North Am 1984;64:335-349.
36. Ghahremani GG, Meyers MA: Iatrogenic abdominal hernias. In Meyers MA, Ghahremani GG: Iatrogenic Gastrointestinal Complications. New York, Springer-Verlag, 1981, pp 269-278.
37. Ellis H, Gajraj H, George CD: Incisional hernias: When do they occur? Br J Surg 1983;70:290-291.
38. Ghahremani GG, Jimenez MA, Rosenfeld M, et al: CT diagnosis of occult incisional hernias. AJR 1987; 148:139-142.
39. Engel JM, Deitch EE: Sonography of the anterior abdominal wall. AJR 1981;137:73-77.
40. Subramanyam BR, Balthazar EJ, Raghavendra BN, et al: Sonographic diagnosis of scrotal hernia. AJR 1982;139:535-538.
41. Archer A, Choyke PL, O'Brien W, et al: Scrotal enlargement following inguinal herniorrhaphy: Ultrasound evaluation. Urol Radiol 1988;9:249-252.
42. Wantz GE: Complications of inguinal hernia repair. Surg Clin North Am 1984;64:287-298.
43. Ekberg O, Abrahamsson P, Kesek P: Inguinal hernia in urological patients: The value of herniography. J Urol 1988;139:1253-1255.
44. Deitch EA, Soncrant M: The value of ultrasound in the diagnosis of nonpalpable femoral hernias. Arch Surg 1981;116:185-187.
45. Waddington RT: Femoral hernia: A recent appraisal. Br J Surg 1971;59:920-922.
46. Ponka PL, Brush BE: Problem of femoral hernia. Arch Surg 1971;102:411-413.
47. Lee TM, Greenberger PA, Nahrwold DL, et al: Rectus sheath hematoma complicating an exacerbation of asthma. J Allergy Clin Immunol 1986;78:290-292.
48. Lee PWR, Bark M, Macfie J, et al: The ultrasound diagnosis of rectus sheath haematoma. Br J Surg 1977;64:633-634.
49. Manier JW: Rectus sheath haematoma. Six case reports and a literature review. Am J Gastroenterol 1972;54:433-435.
50. Suhr GM, Green AE: Rectus abdominis sheath hematoma as a complication of tetanus: diagnosis by computed tomography scanning. Clin Imag 1989;13:82-86.
51. Torpin R, Coleman J, Handkins JR: Hematoma of the rectus abdominis muscle in pregnancy, labor, or puerperium: Report of three cases. J Med Assoc Ga 1969;58:158-159.
52. DeLaurentis DA, Rosemond GP: Hematoma of the rectus abdominis muscle complicated by anticoagulant therapy. Am J Surg 1966;112:359.
53. Henzel JH, Pories WJ, Smith JL, et al: Pathogenesis and management of abdominal wall haematomas. Arch Surg 1966;93:929-935.
54. Savage PE, Joseph AEA, Adam EJ: Massive abdominal wall hematoma: Real-time ultrasound localization of bleeding. J Ultrasound Med 1985;4:157-158.
55. Gocke JE, MacCarty RL, Faulk WT: Rectus sheath hematoma: Diagnosis by computed tomography scanning. Mayo Clin Proc 1981;56:757-761.
56. Fisch AE, Brodey PA. Computed tomography of the anterior abdominal wall: Normal anatomy and pathology. J Comput Assist Tomogr 1981;5:728-733.
57. Tromans A, Campbell N, Sykes P: Rectus sheath haematoma. Diagnosis by ultrasound. Br J Surg 1981;68:518-519.
58. Kaftori JK, Rosenberger A, Pollack S, et al: Rectus sheath hematoma: Ultrasonographic diagnosis. AJR 1977;128:283-285.
59. Diakoumakis EE, Weinberg B, Seife B: Unusual case studies of anterior wall mass as diagnosed by ultrasonography. J Clin Ultrasound 1984;12:351-354.
60. Kwok-Liu JP, Zikman JM, Cockshott WP: Carcinoma of the urachus: The role of computed tomography. Radiology 1980;137:731-734.
61. Gooding GAW, Herzog KA, Hedgecock NW, et al: B-mode ultrasonography of prosthetic vascular grafts. Radiology 1978;127:763-766.
62. Gooding GA, Effeney DJ, Goldstone J: The aortofemoral graft: Detection and identification of healing complications by ultrasonography. Surgery 1981;89:94-101.
63. Clifford PC, Skidmore R, Bird DR, et al: Pulsed Doppler and real-time "duplex" imaging of Dacron arterial grafts. Ultrason Imaging 1980;2:381-390.
64. Wolson AH, Kaupp HA, McDonald K: Ultrasound of arterial graft surgery complications. AJR 1979;133:869-875.
65. Gooding GAW, Effeney DJ: Sonography of axillofemoral and femorofemoral subcutaneous arterial bypass grafts. AJR 1985;144:1005-1008.
66. Gooding GAW, Effeney DJ: Static and real-time scanning B-mode sonography of arterial occlusions. AJR 1982;139:949-952.
67. Lang EK: A survey of the complications of percutaneous retrograde arteriography: Seldinger technique. Radiology 1973;81:257-263.
68. Szilagyi DE, Smith RE, Elliot JP, et al: Anastomotic aneurysms after vascular reconstruction problems of incidence, etiology and treatment. Surgery 1975;78:800-816.
69. Brener BJ, Couch NP: Peripheral arterial complications of left heart catheterization and their management. Am J Surg 1973;125:521-525.
70. Rapoport S, Sniderman KW, Morse SS, et al: Pseudo-aneurysm: complication of faulty technique in femoral arterial puncture. Radiology 1985;154:529-530.
71. Quera LA, Flinn WR, Yao JST, et al: Management of peripheral arterial aneurysms. Surg Clin North Am 1979;59:693-706.
72. Perl S, Wener L, Lyon WS: Pseudoaneurysms after angiography. Med Ann Dist Columbia 1973;42:173-175.
73. Abu-Yousef MM, Wiese JA, Shamma AR: Case report. The "to-and-fro" sign: Duplex Doppler evidence of femoral artery pseudoaneurysm. AJR 1988;150:632-634.

74. Mitchell DG, Needleman L, Bezzi M, et al: Femoral artery pseudoaneurysm: Diagnosis with conventional duplex and color Doppler US. Radiology 1987;164:687-690.
75. Sandler MA, Alpern MB, Madrazo BL, et al: Inflammatory lesions of the groin: Ultrasonic evaluation. Radiology 1984;151:747-750.
76. Sacks D, Robinson MD, Perlmutter GS: Femoral arterial injury following catheterization duplex evaluation. J Ultrasound Med 1989;8:241-246.
77. Coughlin BF, Paushter DM: Peripheral pseudoaneurysms: Evaluation with duplex US. Radiology 1988; 168:339-342.
78. Middleton WD, Erickson S, Melson GL: Perivascular color artifact: Pathologic significance and appearance on color Doppler US images. Radiology 1989;171:647-652.
79. Morton MJ, Charboneau JW, Banks PM: Inguinal lymphadenopathy simulating a false aneurysm on color-flow Doppler sonography. AJR 1988;151:115-116.
80. Hillman BJ, Haber K: Echographic characteristics of malignant lymph nodes. J Clin Ultrasound 1980;8:213-215.
81. Marchal G, Oyen R, Verschakelen J, et al: Sonographic appearance of normal lymph nodes. J Ultrasound Med 1985;4:417-419.
82. Bruneton JN, Roux P, Caramella E, et al: Ear, nose, and throat cancer: Ultrasound diagnosis of metastasis to cervical lymph nodes. Radiology 1984;142:771-773.
83. Bruneton JN, Normand F: Cervical lymph nodes. In Bruneton JN (ed): Ultrasonography of the Neck. Berlin, Springer-Verlag, 1987, pp 81-92.
84. Bruneton JN, Caramella E, Hery M, et al: Axillary lymph node metastases in breast cancer: Preoperative detection with US. Radiology 1986;158:325-326.
85. Bruneton JN, Normand F, Balu-Maestro C, et al: Lymphomatous superficial lymph nodes: US detection. Radiology 1987;165:233-235.
86. Majer MC, Hess CF, Kolbel G, et al: Small arteries in peripheral lymph nodes: A specific sign of lymphomatous involvement. Radiology 1988;168:241-243.
87. Martin DC: The undescended testis—evolving concepts in management. J Cont Ed Urol 1977;1:17-31.
88. Glickman MG, Weiss RM, Itzchak Y: Testicular venography for undescended testicles. AJR 1977;129:67-70.
89. Pinch L, Aceto T, Meyer-Bahlburg HF: Cryptorchidism: A paediatric review. Urol Clin North Am 1974;1:573-592.
90. Diamond AB, Meng CH, Kodroff M, et al: Testicular venography in the nonpalpable testis. AJR 1977;129:71-75.
91. Levitt SB, Kogan SJ, Schneider KM, et al: Endocrine tests in phenotypic children with bilateral impalpable testes can reliably predict "congenital" anorchism. Urology 1978;11:11-14.
92. Kogan SJ, Gill B, Bennett B, et al: Human monorchism: A clinicopathological study of unilateral absent testes in 65 boys. J Urol 1986;135:758-761.
93. Madrazo BL, Klugo RC, Parks JA, et al: Ultrasonographic demonstration of undescended testes. Radiology 1979;133:181-183.
94. Wolverson MK, Jagannadharao B, Sundaram M, et al: CT in localization of impalpable cryptorchid testes. AJR 1980;134:725-729.
95. Wolverson MK, Houttuin E, Heiberg E, et al: Comparison of computed tomography with high-resolution real-time ultrasound in the localization of the impalpable undescended testis. Radiology 1983;146:133-136.
96. Weiss RM, Carter AR, Rosenfield AT: High-resolution real-time ultrasonography in the location of the undescended testis. J Urol 1986;135:936-938.
97. Pasciak RM, Kozlowski JM: Mesenteric desmoid tumor presenting as an abdominal mass following salvage cystectomy for invasive bladder cancer. J Urol 1987;138:145-146.
98. McAdam WA, Goligher JC: The occurrence of desmoids in patients with familial polyposis coli. Br J Surg 1970;57:618-631.
99. Baron RL, Lee JK: Mesenteric desmoid tumors: Sonographic and computed tomographic appearance. Radiology 1981;140:777-779.
100. Brasfield RD, Das Gupta TK: Desmoid tumors of the anterior abdominal wall. Surgery 1969;65:241-246.
101. Mantello MT, Haller JO, Marquis JR. Sonography of abdominal desmoid tumors in adolescents. J Ultrasound Med 1989;8:467-470.
102. Magid D, Fishman EK, Bronwyn J, et al: Desmoid tumors in Gardner's syndrome: Use of computed tomography. AJR 1984;142:1141-1145.

Artefatos
103. Buttery B, Davison G: The ghost artifact. J Ultrasound Med 1984;3:49-52.
104. Muller N, Cooperberg PL, Rowley VA, et al: Ultrasonic refraction by the rectus abdominis muscles: The double image artifact. J Ultrasound Med 1984;3:515-519.
105. Sauerbrei EE: The split image artifact in pelvic sonography: The anatomy and physics. J Ultrasound Med 1985;4:29-34.

O Peritônio

Anthony E. Hanbidge / Stephanie R. Wilson

SUMÁRIO DO CAPÍTULO

- ASPECTO DO PERITÔNIO NORMAL, OMENTO E MESENTÉRIO
- TÉCNICA
- ASCITE
- CISTOS DE INCLUSÃO PERITONEAL (LÍQUIDO BENIGNO ENCISTADO)
- CISTOS MESENTÉRICOS
- TUMORES PERITONEAIS
- CARCINOMATOSE PERITONEAL
- TUMORES PRIMÁRIOS DO PERITÔNIO
    - Pseudomixoma Peritoneal
- DOENÇA INFLAMATÓRIA DO PERITÔNIO
    - Abscesso
    - Peritonite Tuberculosa
    - Peritonite Esclerosante
- PROCESSO INFLAMATÓRIO LOCALIZADO NA CAVIDADE PERITONEAL
- INFARTO SEGMENTAR DO LADO DIREITO DO OMENTO
- ENDOMETRIOSE
- LEIOMIOMATOSE PERITONEAL DISSEMINADA
- PNEUMOPERITÔNIO
- CONCLUSÃO

A ultra-sonografia do abdome e da pelve se tornou uma extensão do exame físico na avaliação de pacientes com sinais e sintomas abdominais. É um método preciso, seguro, facilmente disponível, e relativamente barato. As avaliações se concentraram tradicionalmente na avaliação das vísceras sólidas, vesícula biliar e dos ductos biliares. Freqüentemente, apenas as imagens destes órgãos serão registradas, e a cavidade peritoneal é muitas vezes negligenciada ou sujeita a uma avaliação superficial. Existe uma crença geral de que a ultra-sonografia não é especialmente útil no estudo do peritônio graças a limitações técnicas, tais como pouca visibilidade e interferência do gás intestinal. Também não existe uma familiaridade com as características ultra-sonográficas comuns encontradas na doença peritoneal. Isto se reflete na literatura onde existem extensas publicações sobre a ultra-sonografia do fígado, vesícula biliar, ductos biliares, pâncreas, baço, rins, bexiga e órgãos reprodutores. Em comparação, pouco foi escrito sobre a avaliação ultra-sonográfica do peritônio e da cavidade peritoneal. Conseqüentemente, pouco tempo é empregado no ensino de uma técnica ideal para a avaliação ultra-sonográfica destas áreas.

Se existe uma preocupação clínica em relação à patologia peritoneal, a tomografia computadorizada (TC)[1] ou, mais recentemente, a ressonância magnética (RM)[2-4] são em geral utilizadas para investigar essa suspeita. Nós acreditamos que a ultra-sonografia também pode ser sensível e específica nesta área.[5] Para obtermos êxito, no entanto, devemos atender a **dois critérios**: (1) o examinador que realiza o exame deve estar ciente do envolvimento potencial do peritônio e da cavidade peritoneal com um processo patológico e (2) uma avaliação ultra-sonográfica completa destas áreas deve ser realizada.

ASPECTO DO PERITÔNIO NORMAL, OMENTO E MESENTÉRIO

O **peritônio** é uma membrana serosa revestida por células epiteliais. Divide-se em peritônios parietal e visceral. O **peritônio parietal** reveste as paredes anterior e posterior da cavidade abdominal e é visível na ultra-sonografia como uma linha fina, lisa e ecogênica na camada mais profunda da parede abdominal anterior. Alças intestinais podem ser vistas em geral, profundamente no peritônio parietal, com movimentos independentes da respiração. O **peritônio visceral**, por outro lado, reveste os órgãos intra-abdominais e não é visível com a ultra-sonografia no seu estado normal. O espaço potencial entre estas duas camadas é conhecido como **cavidade peritoneal**, que em geral contém um pequeno volume de líquido que age como um lubrificante.[6]

O **mesentério do intestino delgado** é uma prega peritoneal especializada, em forma de leque, que se estende da segunda vértebra lombar para a fossa ilíaca direita. Liga o jejuno e o íleo à parede abdominal posterior. É formado por uma dupla camada de peritônio, vasos sanguíneos, nervos, lacteais, linfonodos e uma quantidade variável de gordura. O mesentério intestinal normal é mais bem avaliado com a ultra-sonografia na presença de ascite; aparece como folhetos lisos separados por líquido, que flutuam livremente, voltados para o centro do abdome, fora das alças do intestino delgado (Fig. 14-1). Na ausência de ascite, o mesentério é mais difícil de avaliar, mas foi descrito como uma série de estruturas alongadas, aperistálticas, separadas entre si por ecos especulares, mais bem avaliadas no quadrante inferior esquerdo.[7] É freqüentemente difícil de localizar um processo patológico do mesentério, no entanto a relação com outros marcos anatômicos pode ser útil. Por exemplo, o linfoma pode ser localizado corretamente no mesentério se visualizarmos uma massa que envolva os vasos mesentéricos.

Os **omentos** também consistem em pregas peritoneais especializadas. São formados por uma camada dupla de peritônio, vasos sanguíneos, linfáticos e uma quantidade variável de gordura. O **pequeno omento** liga a pequena curvatura do estômago e o duodeno proximal ao fígado. O **grande omento** desce a partir da grande curvatura do estômago, anteriormente ao conteúdo abdominal, freqüentemente chegando até a pelve, onde se reflete sobre si mesmo para formar uma estrutura de quatro camadas que sobe e se separa para englobar o cólon transverso. Existe um espaço potencial entre as duas camadas do grande omento que é contínuo com a retrocavidade dos epíplos.

No estado normal, o omento pode ser extremamente difícil ou impossível de ser distinguido pela ultra-sonografia. Na presença de ascite, a borda inferior livre do grande omento normal pode ser visível flutuando no líquido com espessura variável, dependendo da quantidade de gordura existente. Na doença, o grande omento pode se tornar infiltrado, espessado e nodular. Sua localização superficial permite uma avaliação ultra-sonográfica cuidadosa com transdutores de alta freqüência, e os processos patológicos podem ser identificados corretamente e localizados no grande omento, mesmo na ausência de ascite.

TÉCNICA

A avaliação ultra-sonográfica do peritônio requer uma motivação para avaliar, o tanto quanto for possível, o peritônio parietal e visceral, o mesentério, o omento e a cavidade peritoneal. A **investigação inicial** do peritônio e da cavidade peritoneal é realizada com um transdutor de freqüência padrão de 3,5 MHz ou de 5 MHz (Fig. 14-2A). O **campo de visão (FOV-Field of View)** é regulado apenas para incluir toda a profundidade da cavidade peritoneal. Isto acrescenta perspectiva à imagem. A **zona focal** é ajustada de forma continuada para avaliar em detalhe diferentes profundidades dentro do FOV. As regulagens de **potência e ganho** também são ajustadas usando uma configuração de alto ganho para caracterizar o líquido livre como anecóico ou particulado e uma configuração de baixo ganho para visualizar de modo ótimo nódulos ou massas hipoecóicas. Depois que a investigação inicial estiver completa, são usados **transdutores de freqüência mais elevados** para avaliar cuidadosamente e caracterizar anormalidades no campo proximal (Fig. 14-2B). Na varredura transabdominal, usamos uma compressão gradativa para deslocar o gás intestinal. A determinação do local de origem de um processo peritoneal pode ser auxiliada por diversas técnicas. A palpação de uma massa anormal, tanto com o transdutor como com a mão livre, vai determinar tanto a conformação como mobilidade de uma massa. As massas que surgem a partir do peritônio parietal estão freqüentemente fixas, enquanto as massas que surgem a partir do peritônio visceral podem ser móveis. Esta distinção também pode ser demonstrada pela mudança de posição do paciente ou com mudanças na respiração. Por exemplo, no quadrante superior direito, uma lesão no campo proximal provavelmente está localizada no peritônio parietal se o fígado se mover de modo independente dela, com a respiração.

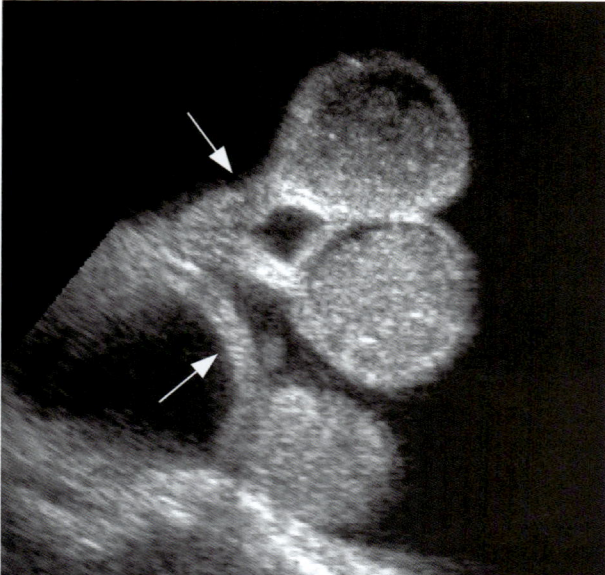

FIGURA 14-1. Mesentério normal com ascite volumosa. Uma imagem ultra-sonográfica oblíqua da porção média do abdome mostra os folhetos mesentéricos normais do intestino delgado, delineados (*setas*) por líquido.

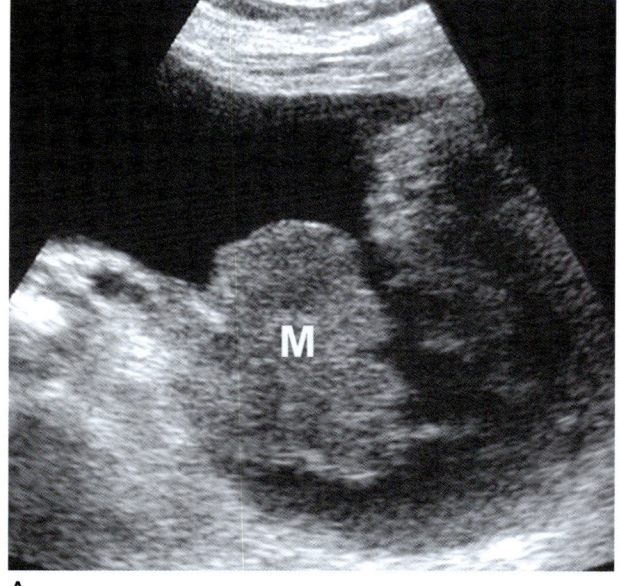
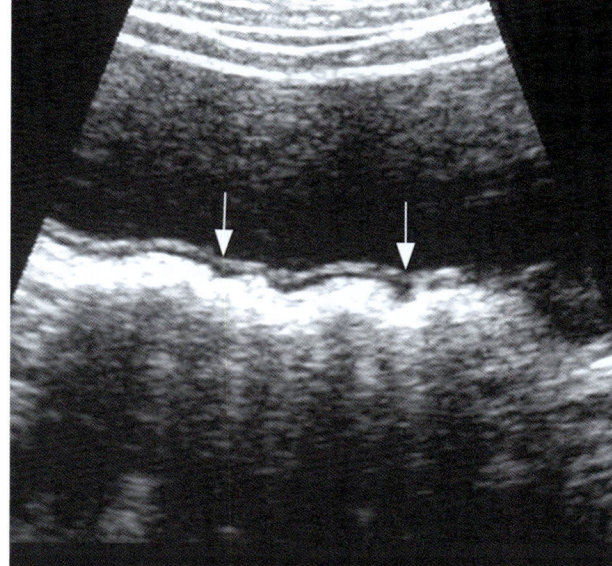
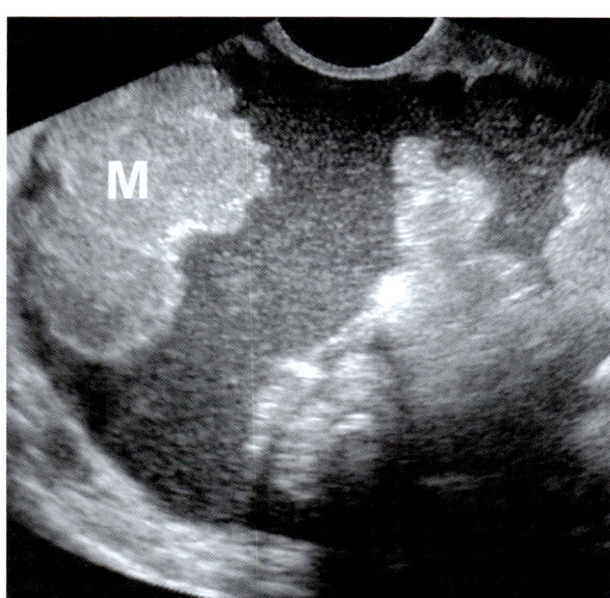

FIGURA 14-2. Otimização da técnica. Adenocarcinoma seroso papilífero do ovário no estágio 3. **A,** Imagem sagital, suprapúbica do anexo direito, usando um transdutor curvilíneo de 5-2 MHz, realizada durante o estudo inicial, mostra ascite e uma massa hipoecóica sólida, lobulada (M). O campo da imagem inclui apenas toda a profundidade da cavidade peritoneal. **B,** Imagem sagital transabdominal do flanco esquerdo usando um transdutor curvilíneo de maior freqüência, de 7-4 MHz, mostrando ascite e implantes hipoecóicos na superfície serosa do cólon descendente (*setas*). Utiliza-se um ganho menor para otimizar a visibilização de implantes que são identificados como uma linha contínua na superfície serosa do cólon descendente. **C,** Imagem transvaginal transversal do anexo direito usando uma sonda transvaginal de 8-4 MHz, mostrando a massa anexial direita (M) e ascite com partículas em suspensão. Um ganho elevado é usado para melhor caracterizar a ascite com partículas em suspensão.

A realização de um exame de **ultra-sonografia transvaginal** em todas as pacientes do sexo feminino, suspeitas ou em risco de doença peritoneal, é fundamental (Fig. 14-2C), porque o fundo de saco pélvico de Douglas é um local comum de comprometimento, especialmente na carcinomatose e em condições agudas. Esta técnica permite uma avaliação apurada tanto do peritônio pélvico parietal como visceral.[8,9] Além da avaliação do útero e do ovário, a sonda deve ser voltada para o fundo de saco de Douglas, por meio da elevação da mão do examinador e também ser dirigida para ambas as paredes pélvicas laterais. A varredura transvaginal também pode facilitar a melhor visibilização das alças intestinais pélvicas e da bexiga.

ASCITE

Uma das primeiras indicações da ultra-sonografia do abdome e pelve foi a **detecção de ascite.**[10] Normalmente, de 50 a 75 ml de líquido livre estão presentes na cavidade peritoneal, funcionando como lubrificante. A ascite ocorre com o excesso de acúmulo do líquido peritoneal. A ascite pode ser

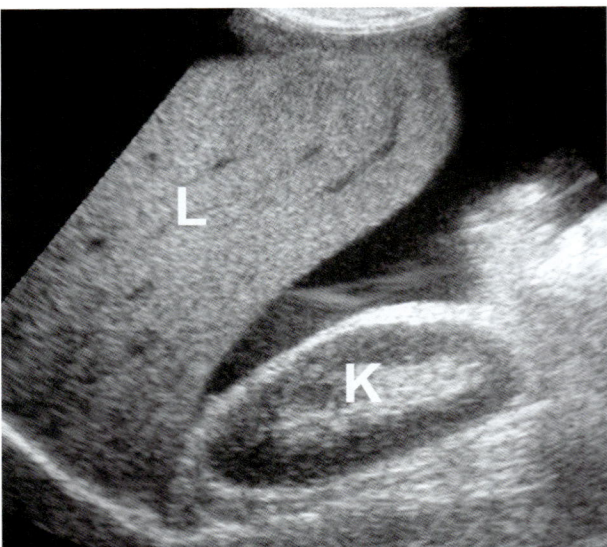

FIGURA 14-3. Cirrose hepática com hipertensão porta. Uma imagem sagital do quadrante superior direito demonstra prontamente uma grande quantidade de ascite em torno de um fígado (L) gorduroso e aumentado. Rim direito (K).

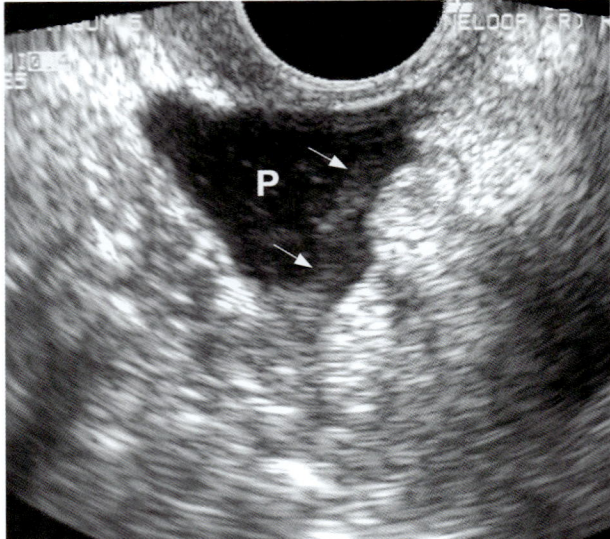

FIGURA 14-4. Cistoadenocarcinoma de ovário mucinoso grau 2/3. Imagem transvaginal transversal do anexo direito mostrando uma pequena quantidade de líquido livre com partículas em suspensão (P) e implante seroso (*setas*) nas alças intestinais na pelve. Esta imagem só foi visível na varredura transvaginal.

classificada como um transudato ou um exsudato, dependendo do conteúdo protéico. Atualmente, na América do Norte, a cirrose, a carcinomatose peritoneal, a insuficiência cardíaca congestiva e a tuberculose correspondem a 90% de todos os casos. O acúmulo de sangue, urina, quilo, bile ou suco pancreático são causas mais incomuns.

A ascite pode ser detectada no exame físico quando o volume atingir 500 ml. A ultra-sonografia transabdominal pode detectar imediatamente grandes volumes de ascite (Fig. 14-3). A ultra-sonografia transvaginal é mais sensível neste aspecto, e pequenos volumes de líquido livre de até 0,8 ml podem ser visibilizados com a sonda transvaginal (Fig. 14-4).[11] Com o paciente em supinação, o líquido livre tende a se acumular nas goteiras paracólicas e na pelve,[12] especialmente na extremidade superior da goteira paracólica direita e no espaço de Morison. Estas áreas devem, conseqüentemente, ser cuidadosamente avaliadas na suspeita de ascite. A ultra-sonografia também é exata na quantificação[13] e na localização da ascite e pode ser útil para orientar tanto uma paracentese diagnóstica como terapêutica.

Além de sua excelente capacidade de quantificar a ascite, a ultra-sonografia também é capaz de caracterizar a ascite como anecóica ou com partículas em suspensão. Isto pode ser útil para determinar a sua causa, porque uma **ascite com partículas em suspensão** sugere a presença de sangue, pus ou de células neoplásicas no líquido. A observação de uma ascite com partículas em suspensão deve levar a uma avaliação mais detalhada do peritônio com a ultra-sonografia,[14,15] à realização de uma TC ou RM, e/ou de uma paracentese terapêutica.

O **hemoperitônio** apresenta diversas causas, inclusive traumatismo, ruptura de aneurismas, gestação ectópica rota, ruptura de uma massa hepática (p.ex., adenoma ou hepatoma) e sangramento pós-cirúrgico. Podemos encontrar uma hemorragia espontânea em pacientes que fazem uso de anticoagulantes. O aparecimento de sangue agudo é variado, incluindo líquido livre anecóico ou com partículas em suspensão (Fig. 14-5). Um nível líquido/debris pode se desenvolver se o paciente tiver se mantido numa posição estável durante um período de tempo. Uma **hemorragia maciça** freqüentemente assume o aspecto de uma grande massa ecogênica que pode se tornar heterogênea à medida que a lise ocorre (Figs. 14-6 e 14-7).

A **avaliação dirigida com ultra-sonografia para traumatismo (FAST-Focused Assessment with Sonograph for Trauma)** se tornou uma modalidade de investigação aceita para as lesões intra-abdominais nos pacientes que sofreram traumatismos.[16-20] O objetivo primário deste estudo limitado é detectar líquido intraperitoneal livre com o ultra-som na sala de trauma. O achado de líquido nesta situação é fortemente sugestivo da presença de uma lesão intra-abdominal significativa, com indicação de laparotomia urgente. Este tipo de estudo substituiu a lavagem peritoneal em diversos centros.

A **ascite quilosa** é uma condição incomum em que há acúmulo de linfa dentro da cavidade peritoneal. As causas são diversas, incluindo traumatismos, cirurgia, linfangioma, linfoma, linfangiectasia intestinal, ou higroma cístico. A ultra-sonografia pode mostrar ascite com partículas em suspensão ou um nível líquido-líquido graças à formação de camadas do líquido linfático.[21,22]

Às vezes, é difícil estabelecer se o líquido visibilizado na cavidade peritoneal é **livre** ou **loculado**. A mudança de posição do paciente pode ser útil para a determinação do movimento do líquido sob a força da gravidade. Por exemplo, o líquido livre na goteira paracólica direita com o paciente em supinação pode se mover desta posição se o paciente virar

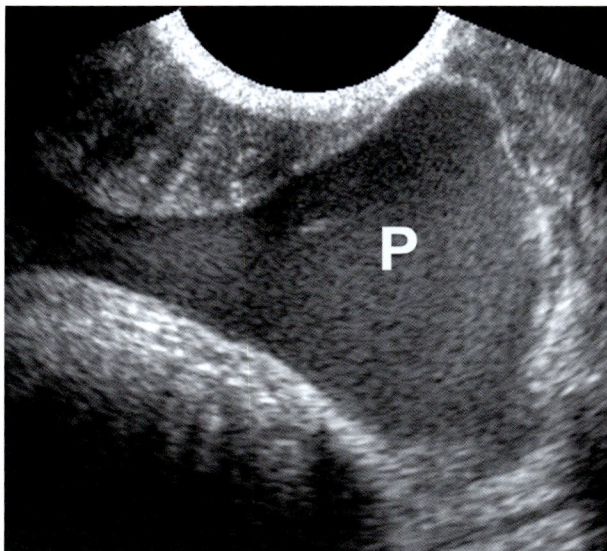

FIGURA 14-5. Hemoperitônio em gestação ectópica rota. Imagem ultra-sonográfica transvaginal (oblíqua transversal) do anexo esquerdo mostrando líquido livre com partículas em suspensão (P).

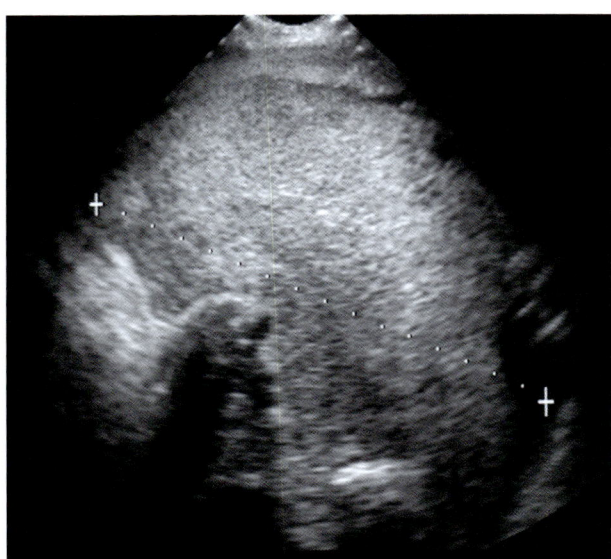

FIGURA 14-6. Hematoma agudo. Hematoma agudo secundário a uma ruptura de um pseudo-aneurisma na anastomose da artéria hepática depois de transplante hepático. Imagem ultra-sonográfica sagital do quadrante inferior esquerdo mostrando uma massa sólida heterogênea (cursores).

para a posição em decúbito lateral esquerdo. A morfologia da coleção do líquido também é um achado útil. O líquido livre costuma se adaptar aos órgãos adjacentes e freqüentemente exibe ângulos agudos, quando em contato com as estruturas adjacentes, como as alças intestinais. O líquido loculado, por outro lado, costuma apresentar margens arredondadas e mostra efeito de massa, freqüentemente deslocando as estruturas adjacentes de sua localização habitual. Uma coleção de líquido loculado pode ocorrer em qualquer lugar do abdome

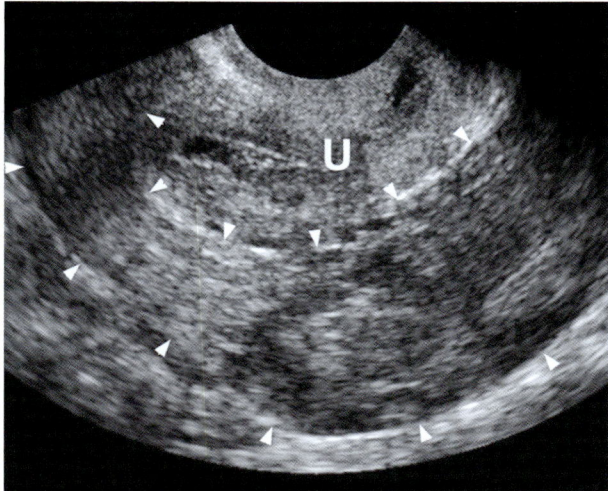

FIGURA 14-7. Hematoma pélvico 2 dias depois de cirurgia em paciente do sexo feminino em uso de anticoagulantes. Imagem ultra-sonográfica sagital transvaginal mostrando o útero (U) com líquido no canal endometrial envolto por um hematoma volumoso, hipoecóico, heterogêneo (cabeças de setas).

e pelve. A caracterização do líquido e a demonstração da complexidade das coleções de líquido peritoneal localizado ou generalizado são os pontos fortes do ultra-som, e com relação a isto, a ultra-sonografia é superior à TC (Fig. 14-8A, B).

CISTOS DE INCLUSÃO PERITONEAL (LÍQUIDO BENIGNO ENCISTADO)

O líquido produzido pelos ovários ativos nas pacientes na pré-menopausa é em geral absorvido pelo peritônio. Este equilíbrio pode ser alterado por processos patológicos envolvendo a pelve, tais como uma cirurgia anterior, traumatismo, doença inflamatória pélvica, doença inflamatória intestinal ou endometriose. Nestas situações, o líquido produzido pelos ovários pode não ser absorvido, mas pode ser retido por aderências. Com o passar do tempo, um **cisto de inclusão** se forma e freqüentemente engloba o ovário e pode provocar dor pélvica e pressão. Os cistos de inclusão variam de tamanho e complexidade e podem ser relativamente simples ou conter ecos internos e septações.[23-25] É freqüente haver dificuldade no diagnóstico durante a realização da imagem, que pode ser mal interpretada como representando cistos de ovários, cistos paraovarianos, hidrossalpinges ou até mesmo câncer de ovário. A chave para o diagnóstico correto é suspeitar desta condição segundo o perfil da paciente e então demonstrar um **ovário normal** tanto dentro como na margem do cisto de ovário, mais freqüentemente com a varredura transvaginal (Fig. 14-9A, B).[26]

CISTOS MESENTÉRICOS

Os **cistos mesentéricos** são massas intra-abdominais raras que freqüentemente são descobertas incidentalmente durante

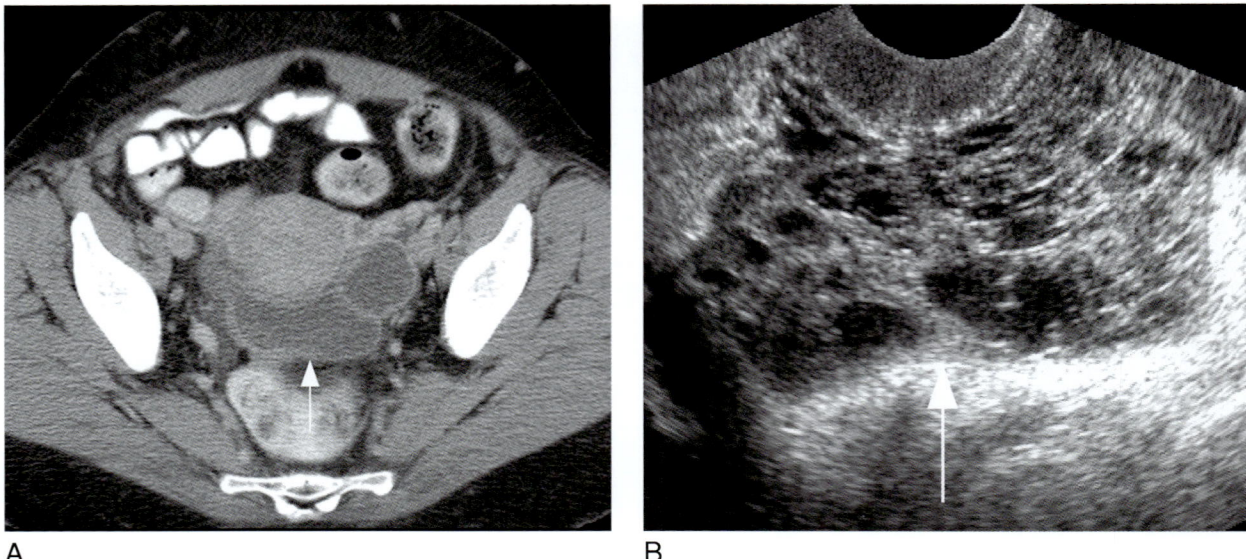

FIGURA 14-8. Peritonite fibrinosa. A, Imagem de TC axial, com meio de contraste oral e venoso, realizada na região mediana da pelve de uma paciente do sexo feminino, mostra líquido loculado no fundo de saco de Douglas e anexo esquerdo, com impregnação anelar (*seta*). **B,** Imagem ultra-sonográfica transvaginal transversal, realizada no mesmo dia da imagem **A**, mostra o alto grau de complexidade deste líquido (*setas*) de modo muito mais elucidativo.

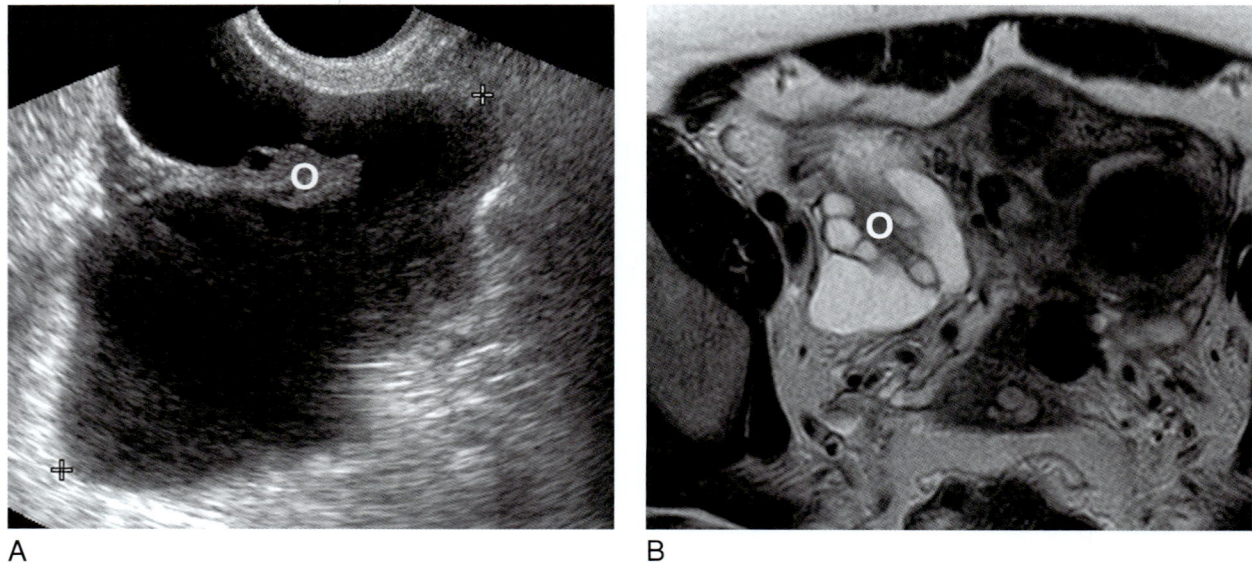

FIGURA 14-9. Cistos de inclusão peritoneal. A, Imagem ultra-sonográfica transvaginal transversal, do anexo direito e **B,** imagem de RM, axial, ponderada em T2, através da porção mediana da pelve mostrando ovário direito normal (O) envolto por líquido encistado, em conformidade com os contornos da cavidade peritoneal.

a realização do exame. Eles podem, no entanto, se apresentar clinicamente com distensão abdominal por causa de seu tamanho ou agudamente com dor devida a uma complicação como hemorragia, ruptura ou torção. Estes cistos são na maioria das vezes linfáticos (**linfangioma**) ou de origem mesotelial, mas também podemos encontrar cistos de origem entérica (**cisto de duplicação entérica**) e urogenital. **Cistos dermóides** e **pseudocistos** (infecciosos, inflamatórios, ou traumáticos) também são vistos.[27] Os cistos mesentéricos variam de tamanho de menos de 1 cm até mais de 25 cm, ocupando toda a cavidade peritoneal. Podem ser inteiramente simples até altamente complexos com septações internas extensas como, às vezes, vemos nos linfangiomas (Fig. 14-10A a D).[28,29] Cistos mesentéricos menores são freqüentemente móveis, mudando de lugar à palpação ou com mudanças na posição do paciente. Cistos assintomáticos são freqüentemente tratados de modo conservador, especialmente se forem simples ou se apresentarem o aspecto característico de um linfangioma. A cirurgia é normalmente reservada para aliviar sintomas de pressão ou para abordar complicações agudas.

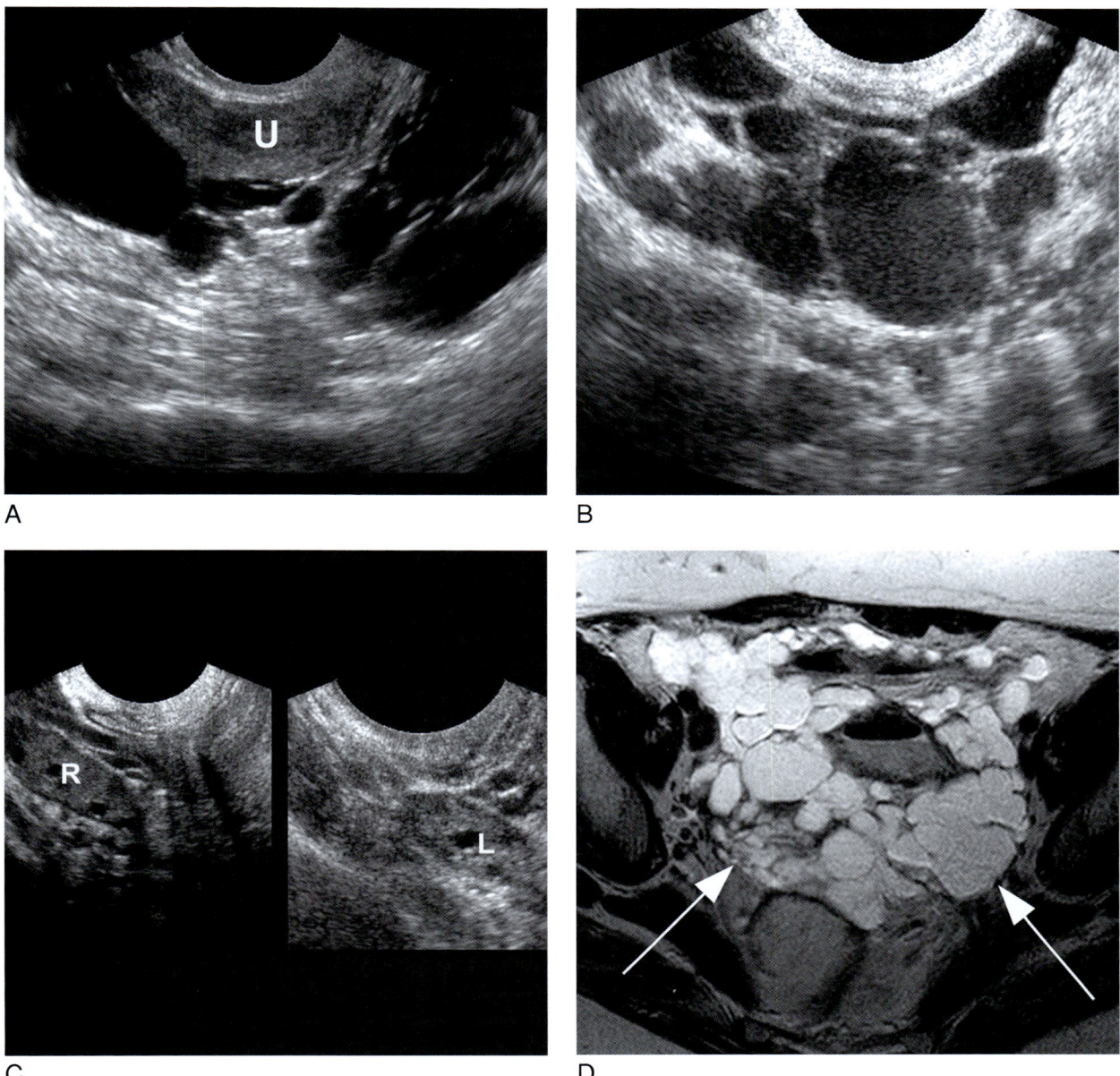

FIGURA 14-10. Linfangioma pélvico numa mulher assintomática. A, Imagem ultra-sonográfica transvaginal transversal, mostrando útero normal (U) envolto por numerosos espaços císticos com septações finas que separam os componentes cheios de líquido. Não existem nódulos. O exame em tempo real foi sugestivo de que estes cistos eram lisos e elásticos. **B,** Imagem transvaginal obtida lateralmente ao útero mostra que as alterações císticas são extensas. Suas distribuição e extensão não são sugestivas de uma origem ovariana. **C,** Duas imagens transvaginais exibidas lateralmente mostram um ovário direito (R) e esquerdo (L) normais. Isto exclui os ovários como fonte da patologia. **D,** Imagem de RM, ponderada em T2, confirma a presença de massas císticas intraperitoneais extensas que mostram áreas de alta intensidade de sinal (*setas*). As septações entre os componentes líquidos são finas.

TUMORES PERITONEAIS

Os tumores que envolvem o peritônio são freqüentemente encontrados durante uma ultra-sonografia e em geral são malignos. Os **tumores metastáticos** são muito mais comuns do que os **tumores primários do peritônio**. Nas mulheres, o ovário é o local primário da doença na grande maioria das pacientes. Outros locais de doença primária com tendência à disseminação para o peritônio incluem estômago, cólon, mama, pâncreas, rim, bexiga, útero e pele (melanoma).

CARCINOMATOSE PERITONEAL

Carcinomatose peritoneal é o termo empregado para descrever o comprometimento difuso do peritônio por doença metastática. A carcinomatose que envolve o peritônio parietal (Fig. 14-11) ou visceral (Fig. 14-12) pode produzir nódulos hipoecóicos discretos, massas irregulares, ou um espessamento hipoecóico anular do peritônio.[15] A ascite é comum e pode ser o único achado. O fundo-de-saco de Douglas, o grande omento, o espaço de Morison e o espaço subfrênico direito estão com freqüência comprometidos,[30] e, conseqüentemente, qualquer avaliação ultra-sonográfica do peritônio na pesquisa de doença metastática deve incluir uma avaliação cuidadosa e detalhada destas áreas (Fig. 14-13A a E).[26] A linha peritoneal parietal está muitas vezes preservada na ultra-sonografia com pequenos implantes, mas freqüentemente deixa de ser visibilizada à medida que a lesão aumenta de tamanho. O crescimento de uma lesão é em geral para dentro, no sentido da cavidade peritoneal, mas pode haver crescimento externo com invasão da parede abdominal (Fig. 14-14). Se existir uma **calcificação psamomatosa** dentro de um nódulo peritoneal, seu aspecto será ecogênico na ultra-sonografia, e se a calcificação for densa, pode apresentar uma sombra acústica posterior (Fig. 14-15).

A carcinomatose peritoneal pode ser detectada através da ultra-sonografia na ausência de ascite (Fig. 14-16 e 14-17A, B), mas sua presença aumenta muito a detecção das lesões peritoneais, onde nódulos medindo apenas 2 a 3 mm podem ser visibilizados nos peritônios parietal e visceral com a sonda transvaginal (Fig. 14-18). A detecção do comprometimento omental também aumenta na presença de ascite. A infiltração do omento cria a imagem de um "**bolo de omento**"[31] que pode flutuar livremente no líquido ascítico (Fig. 14-19).[26] Por outro lado, o omento pode estar aderido ao peritônio parietal no campo proximal (Fig. 14-20) ou estar mais profundo na cavidade peritoneal, aderente ao peritônio visceral e às alças do intestino delgado (Fig. 14-21). **Espessamento do mesentério, nódulos mesentéricos** e **linfadenopatia** são outras características possíveis da carcinomatose.

Depois que toda a extensão do comprometimento peritoneal tiver sido documentada pela ultra-sonografia, uma pesquisa cuidadosa deve ser feita à procura da lesão primária dentro do abdome e da pelve, se esta já não tiver sido identificada. Esta pesquisa não deve ser limitada aos órgãos sólidos, vesícula biliar e aos ductos biliares, mas também deve incluir uma avaliação do estômago e do intestino.

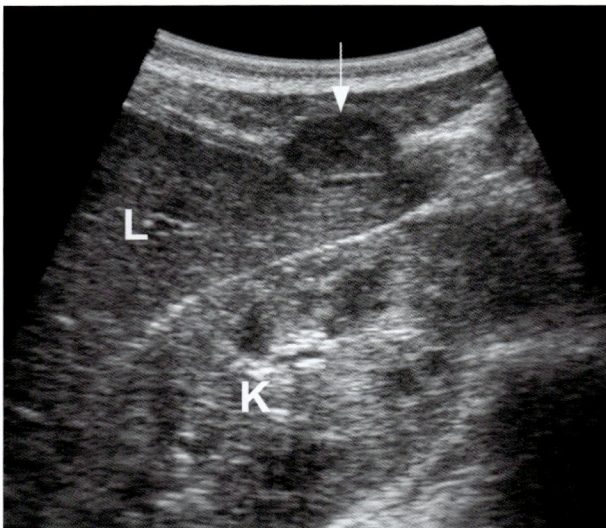

FIGURA 14-11. Metástase peritoneal parietal de um carcinoma de pulmão de células escamosas. Imagem sagital do quadrante superior direito mostrando um nódulo hipoecóico (*seta*) anterior ao fígado (L). Com a respiração o fígado se moveu livremente e independente do nódulo, que permaneceu estacionário, sugerindo corretamente sua localização no peritônio parietal (Rim [K]).

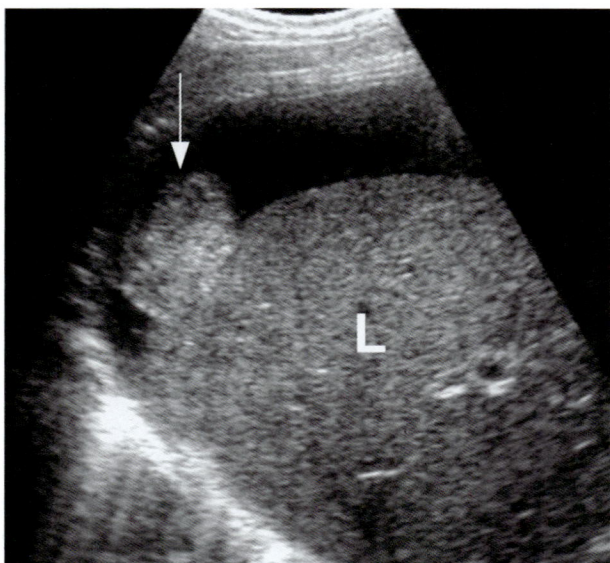

FIGURA 14-12. Metástase no peritônio visceral de um adenocarcinoma de cólon. Imagem sagital oblíqua do quadrante superior direito mostra um nódulo ecogênico (*seta*) na superfície do fígado (L), envolto por ascite. Com a respiração o nódulo se moveu juntamente com o fígado, sugerindo corretamente sua localização no peritônio visceral.

TUMORES PRIMÁRIOS DO PERITÔNIO

Os tumores primários do peritônio são extremamente raros e, dentre estes, os mais comuns são o **carcinoma peritoneal papilífero seroso primário (CPPSP), mesotelioma maligno** e **linfoma.** O CPPSP é um tumor peritoneal multicêntrico que é morfologicamente idêntico ao carcinoma de ovário papilífero seroso (COPS) de grau equivalente, mas poupa ou invade apenas minimamente os ovários.[32] Mulheres portadoras de CPPSP são mais suscetíveis à ascite do que as portadoras de COPS, e apresentam uma taxa de sobrevida pior.[33] Com o emprego dos métodos radiológicos, as características típicas da carcinomatose podem ser demonstradas, mas não vamos identificar um local primário óbvio (Fig. 14-22A-D).[26,34-36] Os ovários são geralmente de tamanho normal, mas podem estar aumentados pelo comprometimento de sua superfície.

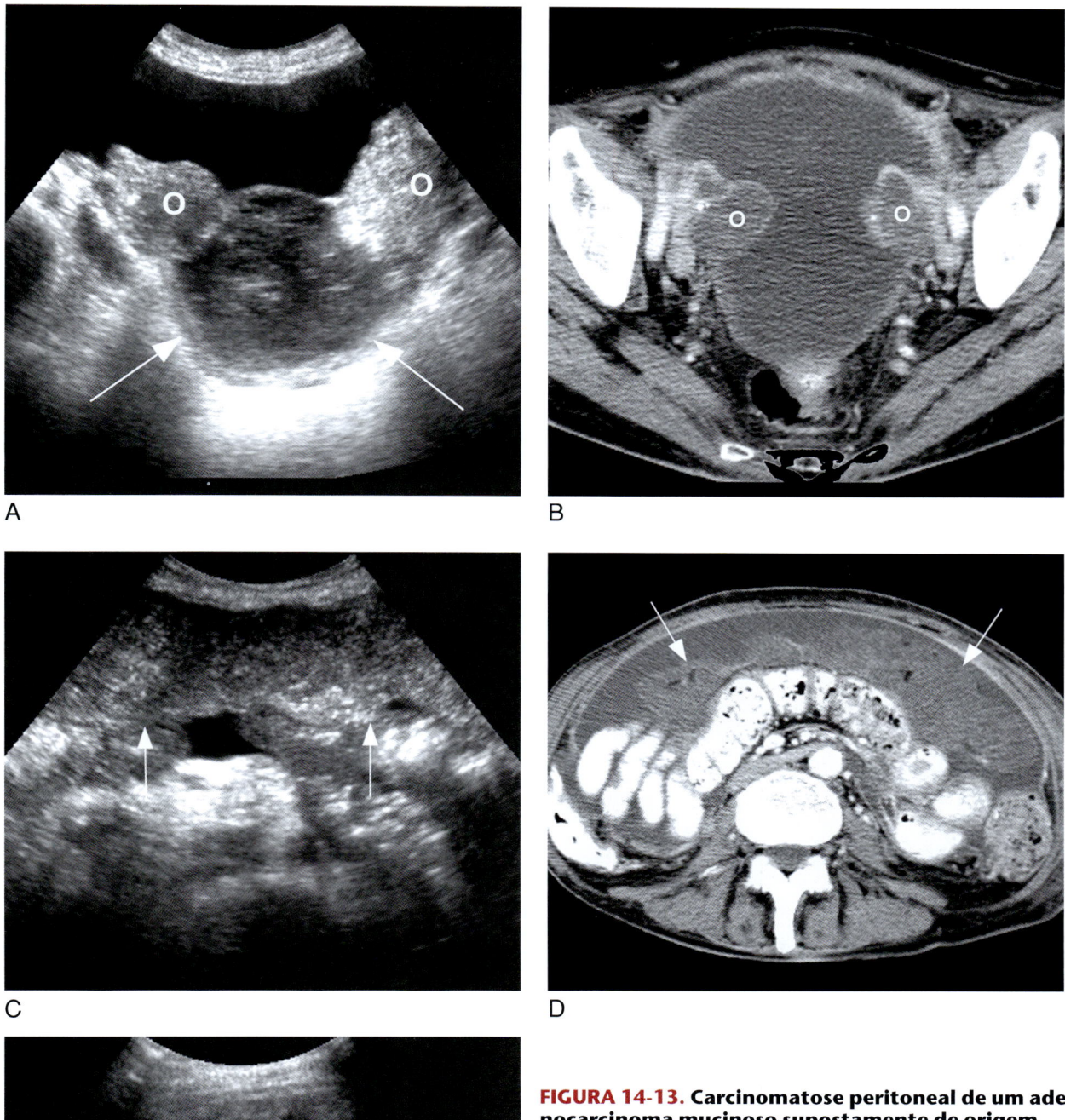

FIGURA 14-13. Carcinomatose peritoneal de um adenocarcinoma mucinoso supostamente de origem gastrointestinal. A, Imagem transversal de ultra-sonografia da pelve e **B,** TC no mesmo nível mostrando ascite e massas sólidas ovarianas bilaterais (O) sugestivas de tumores de Krukemberg. A acentuada complexidade do líquido com partículas e septações é mais bem avaliada na varredura da ultra-sonografia (*setas*). **C,** Imagem transversal de ultra-sonografia na porção mediana do abdome, e **D,** Imagem de TC correspondente que também mostra um espesso bolo de omento (*setas*) que desloca posteriormente as alças intestinais na cavidade peritoneal. Existe também um pequeno volume de líquido livre. **E,** Imagem sagital de ultra-sonografia no quadrante superior direito que mostra uma borda de material ecogênico, misto, complexo, revestindo e indentando a convexidade hepática (*seta*). Existe uma nodularidade ecogênica no peritônio parietal do diafragma. Este nódulo não se move junto ao fígado com a respiração, confirmando sua origem a partir do peritônio parietal.

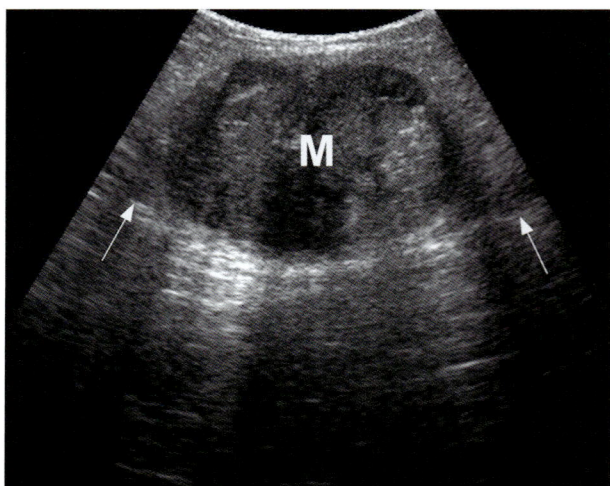

FIGURA 14-14. Implante na parede abdominal num paciente com diagnóstico de carcinomatose peritoneal. Imagem transversal de ultra-sonografia da porção mediana do abdome mostra uma massa sólida hipoecóica (M) na parede anterior do abdome, superficial ao peritônio parietal (setas).

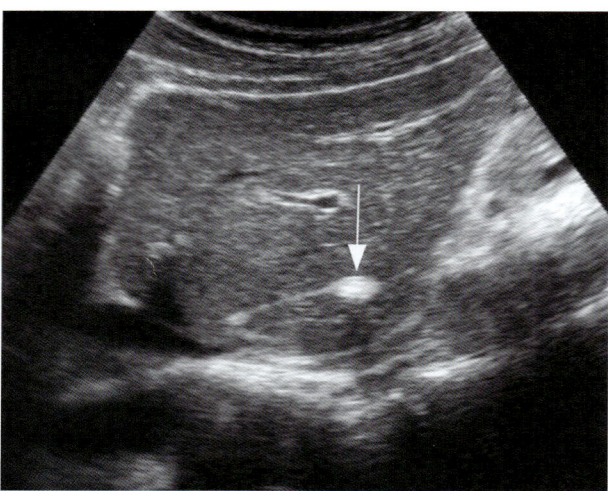

FIGURA 14-15. Câncer de ovário papilífero seroso, bem diferenciado, no estágio 3. Imagem sagital de ultra-sonografia do fígado mostra um implante calcificado com sombra acústica posterior (seta) no ligamento venoso.

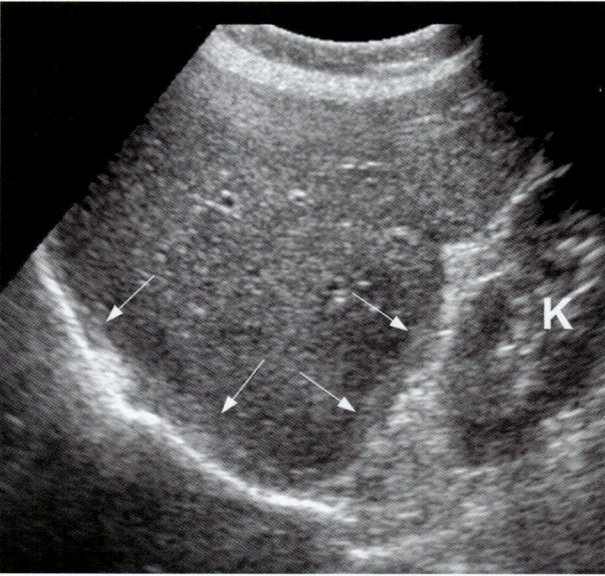

FIGURA 14-16. Câncer de ovário papilífero e seroso sem ascite. Imagem sagital de ultra-sonografia no quadrante superior direito mostra uma "casca" discreta formada por implantes finos e ecogênicos (setas) na superfície do fígado que se estende pelo espaço de Morrison (Rim [K]).

O **mesotelioma peritoneal primário** corresponde a 33% de todos os casos de mesotelioma[37] e é mais comum em homens de meia-idade. O tumor é invariavelmente fatal e como no mesotelioma da pleura, existe uma associação com a exposição ao asbesto. Até 65% das radiografias de tórax mostram evidências da exposição ao asbesto no momento do diagnóstico. Nesta condição, tanto o peritônio parietal como o visceral se encontram difusamente espessados ou extensamente acometidos por placas de tumor ou nódulos. Estas placas e nódulos podem se agregar para formar massas discretas. As vísceras podem estar englobadas ou invadidas por tumor. A ascite é um achado comum e é visto em até 90% dos casos.[38] Como ocorre na carcinomatose peritoneal, os nódulos e as placas são freqüentemente hipoecóicos (Fig. 14-23A a C). Os derrames e placas pleurais também podem ser avaliados pela ultra-sonografia. Os órgãos sólidos devem ser avaliados para pesquisa de uma invasão direta ou de metástases. É possível realizar uma biópsia guiada pela ultra-sonografia para confirmar o diagnóstico.[39] Em geral, há necessidade de colher *core* biópsias em diversas localizações por causa da dificuldade freqüentemente encontrada para estabelecer este diagnóstico.

O **linfoma primário do peritônio** é uma doença extremamente rara e quando incide, é na variedade dos linfomas não-Hodgkin.[40] Existe um aumento da incidência nos pacientes portadores de AIDS.[41] De novo, as características incluem um implante peritoneal difuso, freqüentemente com mais massas focais. As massas linfomatosas podem ser extremamente hipoecóicas e podem ser confundidas com coleções líquidas numa avaliação superficial (Fig. 14-24A, B).

Pseudomixoma Peritoneal

O **pseudomixoma peritoneal (PP)** é uma doença intra-abdominal rara, freqüentemente fatal, caracterizada por ascite gelatinosa dissecante e por implantes peritoneais multifocais do epitélio colunar que secretam glóbulos copiosos de mucina extracelular.[42] Existe controvérsia em torno da origem do PP. Alguns estudos sugerem a presença de tumores sincrônicos do ovário e do apêndice em 90% dos pacientes,[43] enquanto a maioria dos autores acredita atualmente que a condição quase sempre deriva de um tumor epitelial perfurado do apêndice.[44] O processo patológico costuma permanecer localizado à cavidade peritoneal e é raro haver uma dis-

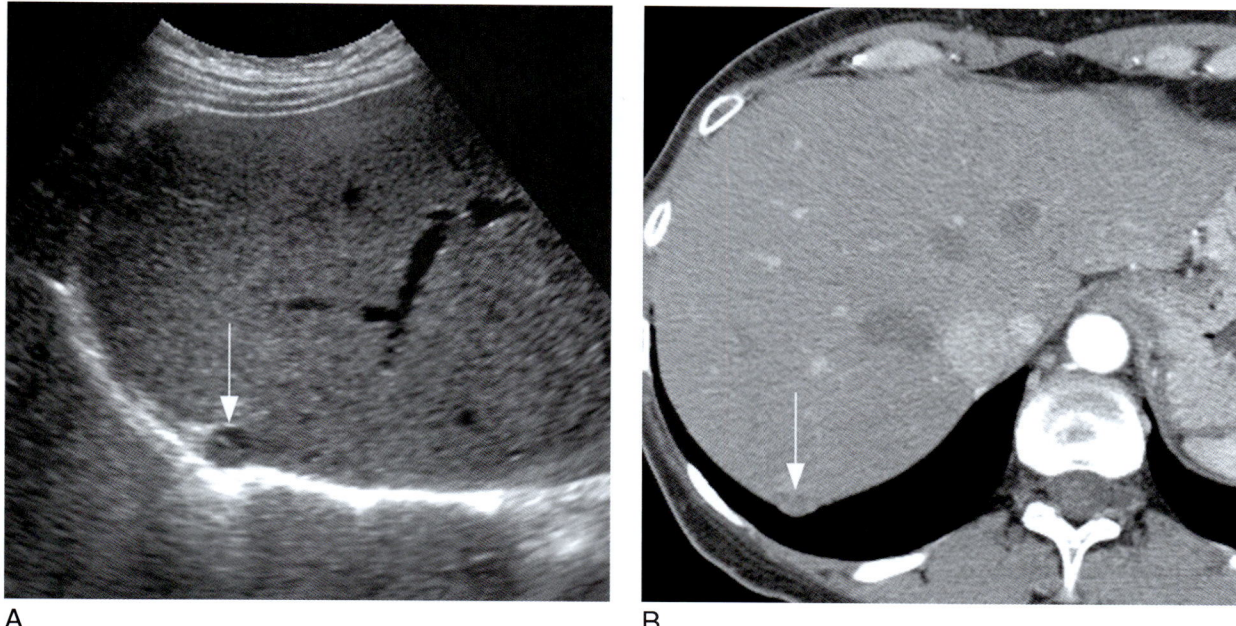

FIGURA 14-17. Implante peritoneal sem ascite. A, Imagem transversal de ultra-sonografia e **B,** imagem axial de TC do quadrante superior direito mostram um pequeno implante peritoneal (*seta*) suprajacente ao segmento 7 do fígado. Observe que o implante é mais bem avaliado pela imagem da ultra-sonografia.

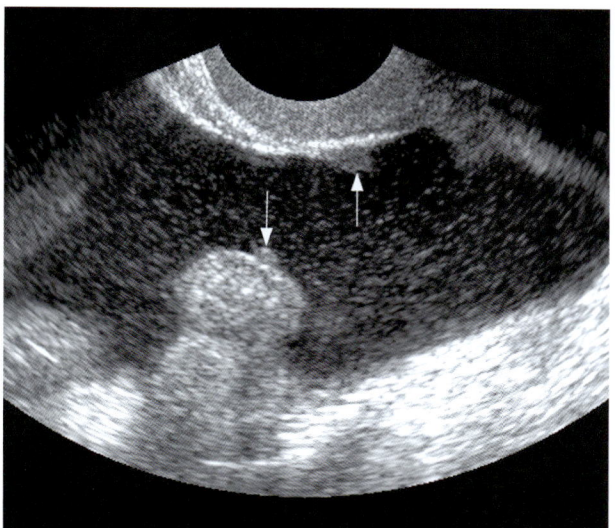

FIGURA 14-18. Carcinomatose peritoneal secundária a um câncer de ovário. Imagem sagital, oblíqua, de ultra-sonografia transvaginal mostra implantes pequenos (< 5 mm), parietais (campo proximal), e viscerais (campo distal) e implantes peritoneais (*setas*), envoltos por ascite com partículas em suspensão.

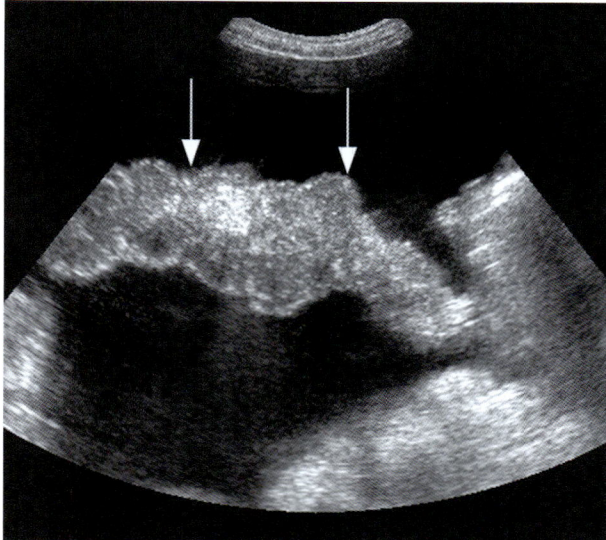

FIGURA 14-19. "Bolo de omento" flutuando livremente. Imagem sagital de ultra-sonografia na porção mediana inferior do abdome mostra um "bolo de omento" (*setas*) flutuando livremente no líquido ascítico. Observe a borda livre do grande omento, anormal, inferiormente.

seminação extraperitoneal. A doença engloba tumores benignos, tumores limítrofes e neoplasias mucinosas malignas, o que resulta num prognóstico variável e pouco previsível. Uma sobrevida global de 5 anos entre 40% e 50% é sugerida na literatura, dependendo do tipo celular.[45]

Os pacientes se apresentam com dor abdominal e distensão. Finalmente, o intestino fica englobado com material mucinoso e pode ocorrer uma obstrução intestinal. A intervenção cirúrgica repetida continua a ser o procedimento de eleição para remover o acúmulo do material mucinoso.[46] A quimioterapia intraperitoneal intra-operatória pode acrescentar maiores benefícios.[47] Como os pacientes se apresentam com sintomas abdominais, o diagnóstico freqüentemente é estabelecido no pré-operatório pela ultra-sonografia

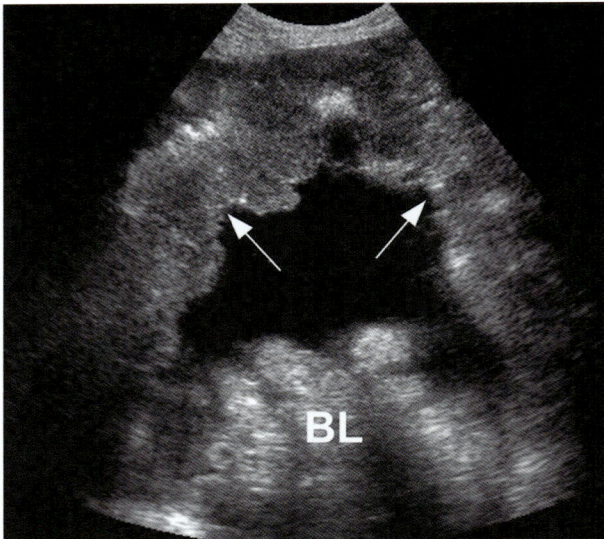

FIGURA 14-20. "Bolo de omento" aderido ao peritônio parietal. Imagem transversal de ultra-sonografia da porção mediana do abdome mostra um "bolo de omento" (*setas*) no campo proximal, aderente ao peritônio parietal. Pequenas alças intestinais (BL) são visíveis no campo distal delineado por ascite.

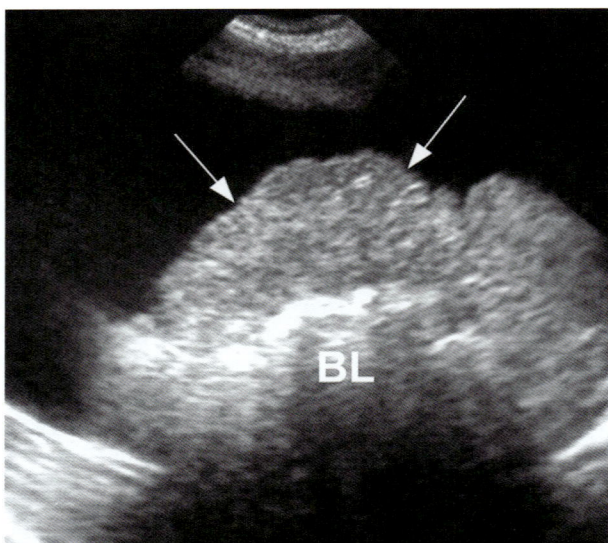

FIGURA 14-21. "Bolo de omento" aderido ao peritônio visceral. Imagem transversal de ultra-sonografia da porção mediana do abdome mostra um espesso bolo de omento (*setas*) aderido ao peritônio visceral e englobando alças de delgado (BL) repletas de gás.

ou pela TC.[48] A ultra-sonografia muitas vezes mostra uma ascite complexa refletindo a natureza gelatinosa do líquido. Os focos ecogênicos dentro do líquido não são móveis, e as alças intestinais, em vez de flutuarem livremente, estão deslocadas para a região central e posterior pela massa adjacente, criando um aspecto característico de **"explosão estelar"** (Fig. 14-25A a I).[26] A **lobulação** do fígado é uma outra característica típica do PP.[49] A ultra-sonografia pode ser útil na orientação da paracentese nestes pacientes porque é possível identificar áreas de menor viscosidade, com maior probabilidade de uma aspiração bem-sucedida.

DOENÇA INFLAMATÓRIA DO PERITÔNIO

A **peritonite** é definida como sendo uma inflamação difusa do peritônio parietal e visceral e pode ocorrer em conseqüência de doenças infecciosas ou não. As causas **infecciosas** incluem bactérias (inclusive tuberculose [TB]), vírus, fungos e parasitas. As causas **não-infecciosas** são menos comuns e incluem a peritonite química (secundária ao suco gástrico, pancreático, ou bile), a peritonite granulomatosa (secundária a corpos estranhos como o talco) e a peritonite esclerosante associada à diálise peritoneal ambulatorial contínua (DPAC).

A maioria dos casos de peritonite infecciosa é bacteriana, secundária às complicações de processos patológicos envolvendo órgãos intra-abdominais. As causas comuns incluem **necrose intestinal secundária à isquemia, apendicite perfurada, diverticulite perfurada, úlcera duodenal perfurada, doença inflamatória intestinal,** ou **extravasamento de secreções pós-operatórias.** A cultura do exsudato em geral revela neste quadro clínico uma **flora mista,** com bacilos gram-negativos e predominância de anaeróbios.

A **peritonite bacteriana espontânea (PBE)** ou primária é muito menos comum. Ocorre predominantemente em associação à cirrose e síndrome nefrótica. Os achados clínicos são freqüentemente discretos, e para estabelecer o diagnóstico correto é necessário um alto grau de suspeita desta hipótese. Esta deve ser considerada em qualquer paciente cirrótico com ascite, febre e uma deterioração clínica inexplicada. A cultura do líquido ascítico vai caracteristicamente revelar um único organismo, em geral a *Escherichia coli*.

O aspecto ultra-sonográfico da peritonite infecciosa é variável, mas pode incluir uma ascite com partículas em suspensão (Fig. 14-26A), ascite loculada ou líquido ascítico contendo septações (Fig. 14-27A a C), debris ou gás.[50] Também podemos observar um espessamento difuso do peritônio parietal e visceral (Fig. 14-26B), mesentério e omento, e pode-se visibilizar um exsudato heterogêneo interposto entre as alças intestinais.

A peritonite secundária a vírus, fungos e parasitas é rara e ocorre em geral nos pacientes imunocomprometidos ou em DPAC. A **doença equinocócica** pode comprometer o peritônio.[51] Um cisto hepático ou esplênico pode romper, resultando em implantes difusos na cavidade peritoneal. A ultra-sonografia pode revelar um ou mais dos aspectos típicos dos cistos hidáticos, inclusive cistos-filhos, o sinal ultra-sonográfico dos "lírios aquáticos" ou membranas múltiplas, dobradas muito próximas, ecogênicas, dentro da cavidade cística.

Abscesso

Abscessos podem ocorrer no local de uma perfuração localizada ou como resultado de um tratamento tardio da peritonite, situação em que estes se desenvolvem freqüentemente nas

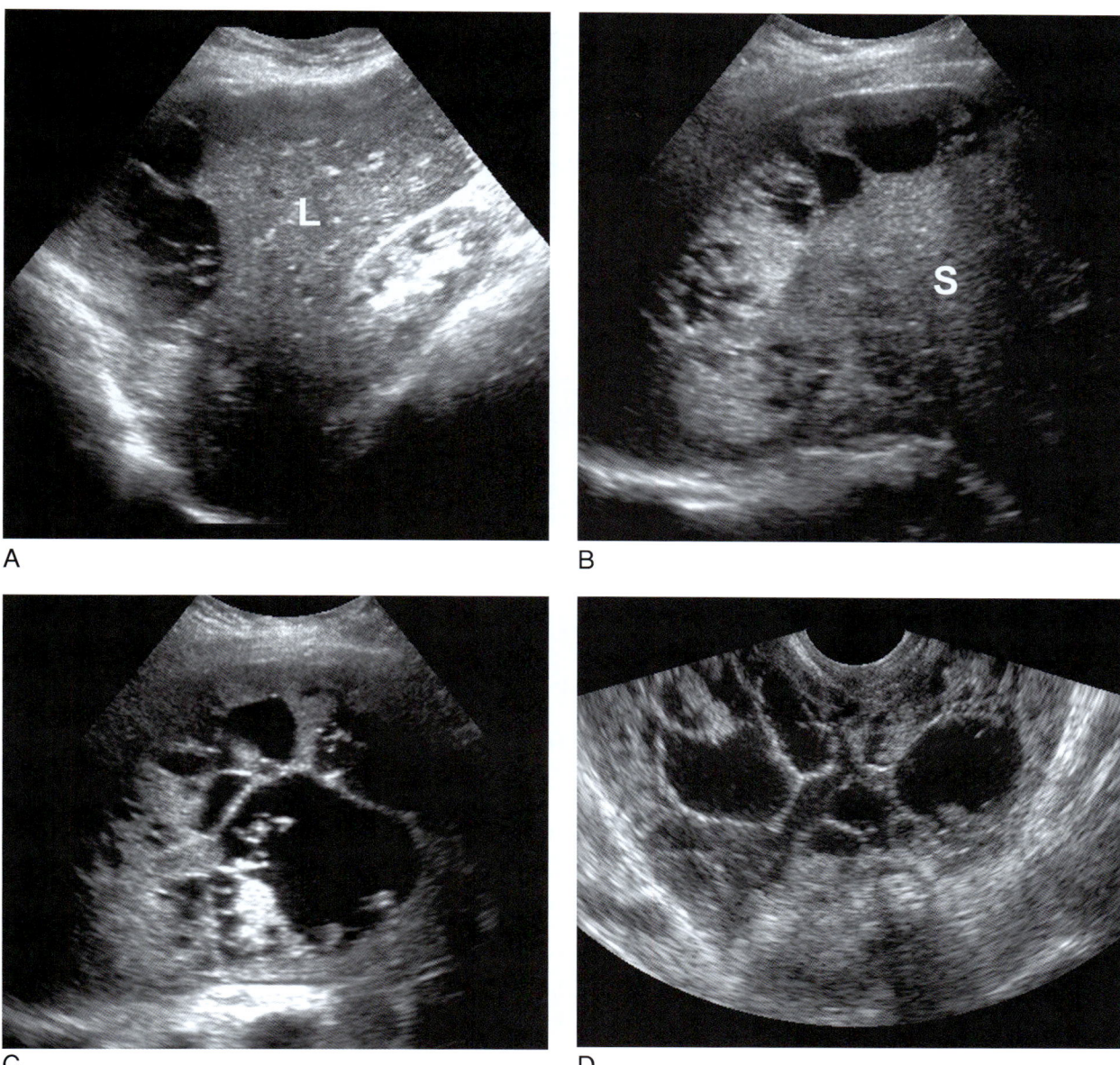

FIGURA 14-22. Carcinoma papilífero seroso primário do peritônio. A, Imagem transversal de ultra-sonografia mostra uma massa peritoneal altamente complexa entre o hemidiafragma direito e o fígado (L). A borda do fígado se apresenta lobulada. **B,** Imagem sagital de ultra-sonografia no quadrante superior esquerdo mostra uma massa peritoneal complexa similar sobre a convexidade esplênica (S). **C,** Imagem da porção mediana do abdome mostra uma massa peritoneal complexa sólida e cística de tamanho volumoso. **D,** Imagem transvaginal obtida no fundo-de-saco de Douglas não mostra tecido normal. O fundo-de-saco está inteiramente ocupado por um tumor complexo cístico e sólido.

áreas dependentes do abdome e pelve. Os espaços subfrênico ou subepático e o fundo de saco de Douglas são localizações comuns. A ultra-sonografia é freqüentemente limitada na detecção de abscessos intra-abdominais, especialmente nos pacientes em pós-operatório. Estes pacientes apresentam menor mobilidade devida à cirurgia recente e freqüentemente se apresentam com feridas abertas e curativos, o que limita o acesso da sonda do ultra-som. Além disso, a visibilidade é freqüentemente restrita por quantidade excessiva de gás intestinal em conseqüência a um íleo paralítico. Nesta situação, pode ser extremamente difícil distinguir uma alça intestinal dilatada, aperistáltica, repleta de líquido ou gás, de uma coleção extraluminal abscedida.

As **características reconhecidas** dos abscessos intra-abdominais incluem a presença de coleções líquidas redondas ou ovais com paredes bem definidas e irregulares. Contêm fre-

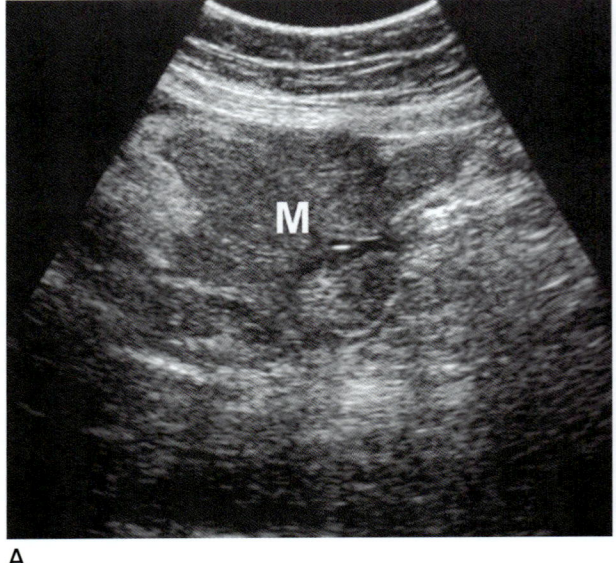
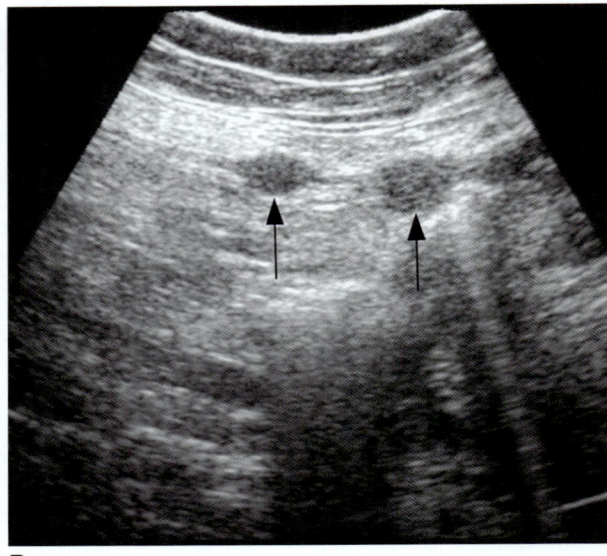
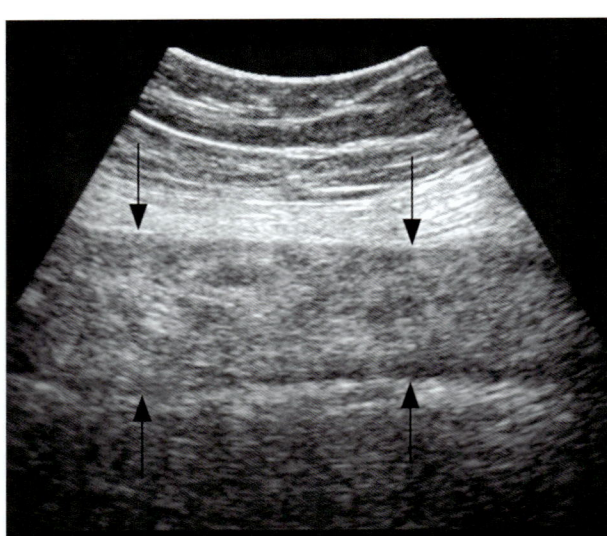

FIGURA 14-23. Mesotelioma peritoneal. A, Imagem sagital de ultra-sonografia do quadrante superior esquerdo mostra uma massa heterogênea lobulada (M) envolvendo o grande omento. **B,** Imagem sagital na porção inferior do abdome mostra dois pequenos implantes hipoecóicos no campo proximal (*setas*). **C,** Imagem sagital do quadrante inferior direito mostra um bolo de omento (*setas*). Observe a ausência de ascite.

qüentemente resíduos internos e septações (Figs. 14-28 e 14-29) e ocasionalmente pequenas bolsas de gás que aparecem como focos ecogênicos na ultra-sonografia, freqüentemente com artefatos de reverberação posterior. A presença de gás dentro de uma coleção é virtualmente diagnóstica de infecção.[52] A drenagem percutânea orientada pela ultra-sonografia ou pela TC é em geral o tratamento de eleição, e exames de acompanhamento pela ultra-sonografia são úteis para avaliar a resposta à intervenção terapêutica.

Peritonite Tuberculosa

A tuberculose (TB) ainda é prevalente nos países em desenvolvimento e houve um ressurgimento recente no mundo desenvolvido, especialmente entre os pacientes portadores de AIDS e na população imigrante.[53] Outros grupos de pacientes em risco incluem os alcoólicos e os portadores de cirrose. Dentre todos os pacientes não portadores de AIDS com TB, a doença extrapulmonar só ocorre em torno de 10% a 15%. Esta incidência de doença extrapulmonar aumenta para mais de 50% dos pacientes portadores de AIDS.[54] O peritônio é um local comum de comprometimento extrapulmonar, e a radiografia de tórax destes pacientes vai revelar evidências de TB pulmonar em apenas 14% dos casos. Conseqüentemente, um alto grau de suspeita, especialmente nos grupos de alto risco, e o conhecimento das características ultra-sonográficas comumente encontradas possibilitam o diagnóstico precoce desta doença potencialmente curável, reduzindo assim sua morbidade e mortalidade.

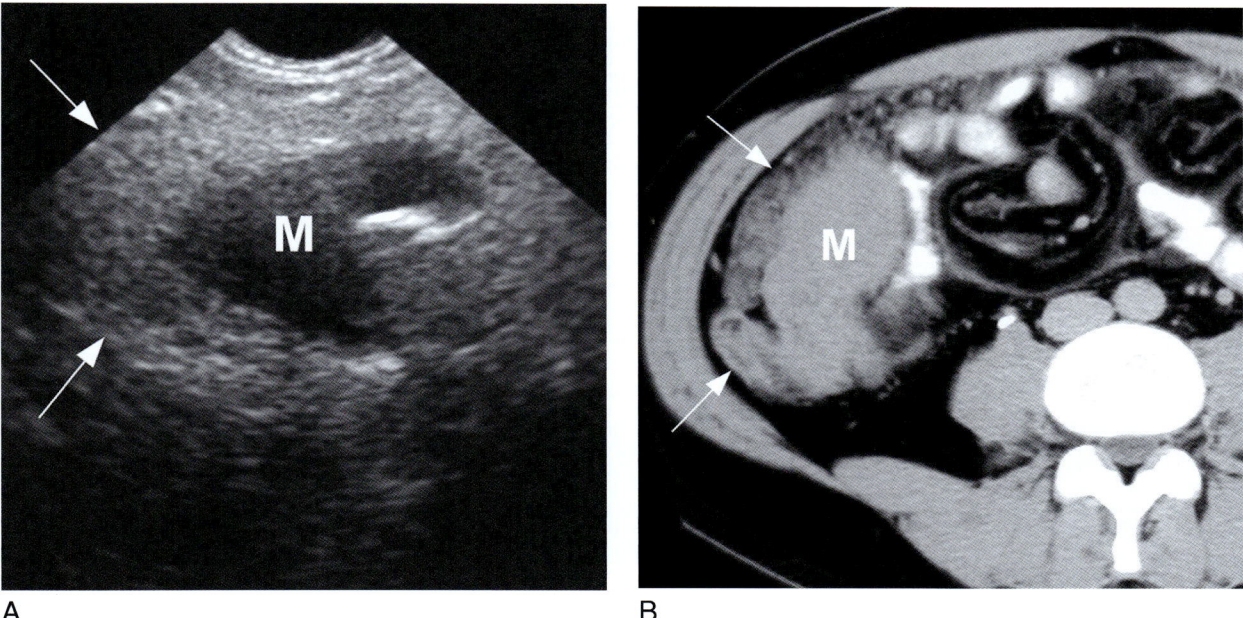

FIGURA 14-24. Linfoma não-Hodgkin do peritônio. A, Imagem transversal de ultra-sonografia e, **B,** imagem axial de TC do quadrante inferior direito mostram uma massa (M) deslocando medialmente as alças intestinais. Tecido adiposo infiltrado (*setas*) é visto lateralmente à massa como um efeito de massa ecogênico na ultra-sonografia.

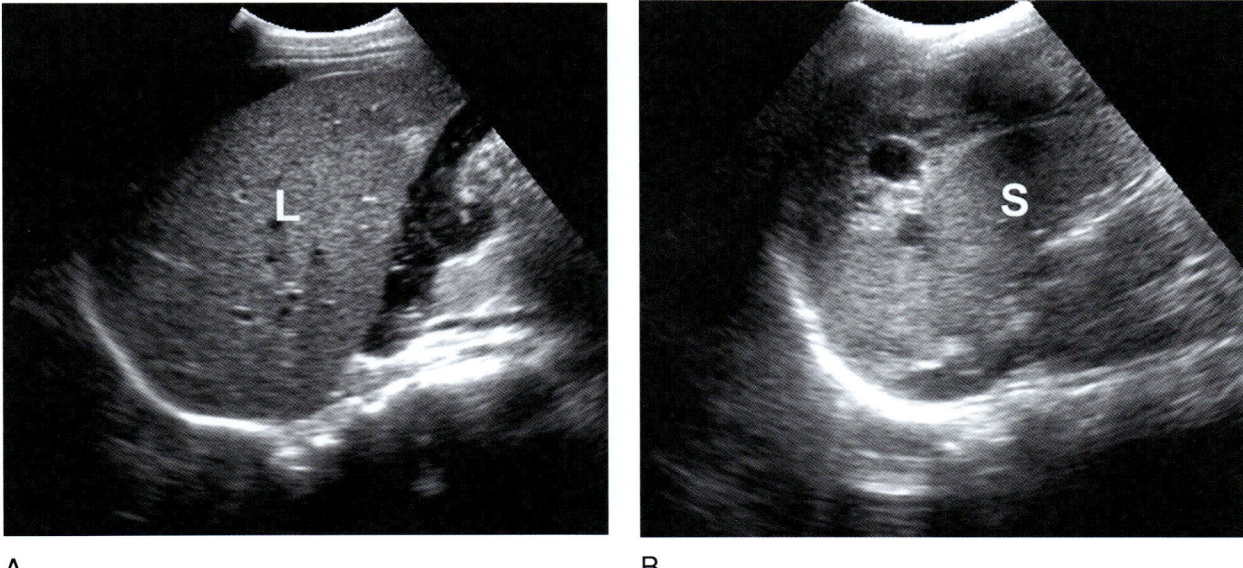

FIGURA 14-25. Pseudomixoma peritoneal. A, Imagem sagital de ultra-sonografia do quadrante superior direito mostra líquido complexo em volta do fígado (L). Existe uma lobulação muito leve e discreta da borda profunda do fígado. **B,** Imagem sagital de ultra-sonografia do quadrante superior esquerdo mostra o baço (S) envolto por líquido altamente complexo e ecogênico. Os componentes ecogênicos do líquido não se movem com a gravidade. Existe uma indentação na convexidade do baço onde o processo peritoneal parece invaginar o parênquima esplênico.

Continua

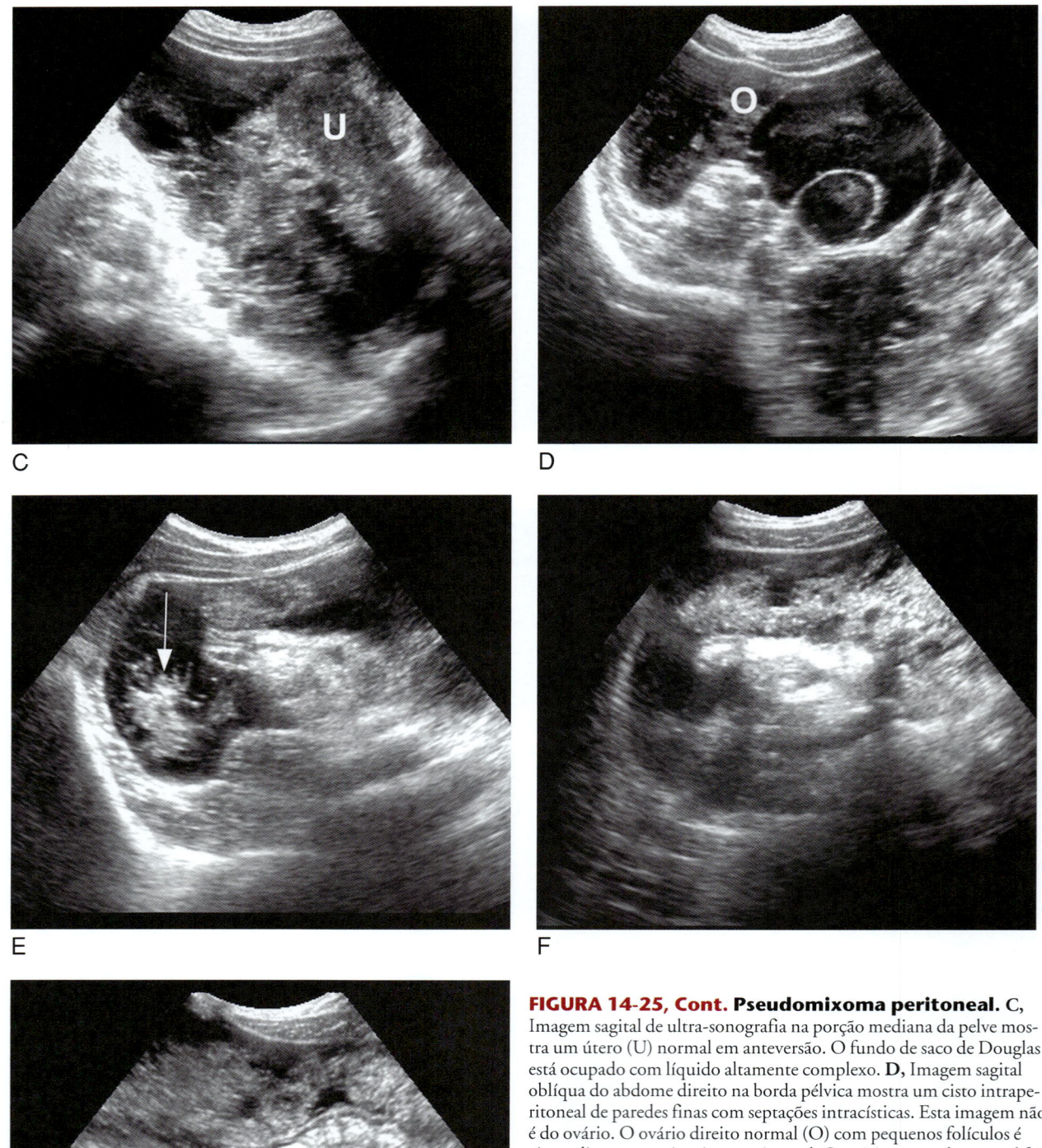

FIGURA 14-25, Cont. Pseudomixoma peritoneal. C, Imagem sagital de ultra-sonografia na porção mediana da pelve mostra um útero (U) normal em anteversão. O fundo de saco de Douglas está ocupado com líquido altamente complexo. **D,** Imagem sagital oblíqua do abdome direito na borda pélvica mostra um cisto intraperitoneal de paredes finas com septações intracísticas. Esta imagem não é do ovário. O ovário direito normal (O) com pequenos folículos é visto adjacente ao cisto intraperitoneal. O ovário esquerdo normal foi visibilizado noutra localização. **E,** Imagem transversal na goteira paracólica direita mostra um aspecto de explosão estelar dentro do líquido (*seta*). Esta imagem está associada, na nossa experiência, à presença de mucina na cavidade peritoneal. **F,** Mostra uma estrutura como uma placa de localização anterior que representa um omento muito espesso e anormal, um "bolo de omento". Existem nódulos hipoecóicos dentro do bolo que são altamente sugestivos de depósitos tumorais. **G,** Também obtida na cavidade peritoneal, esta imagem mostra que as alças intestinais estão comprimidas profundamente dentro do abdome pelo líquido espesso e anormal que as reveste e pelo bolo de omento.

Continua

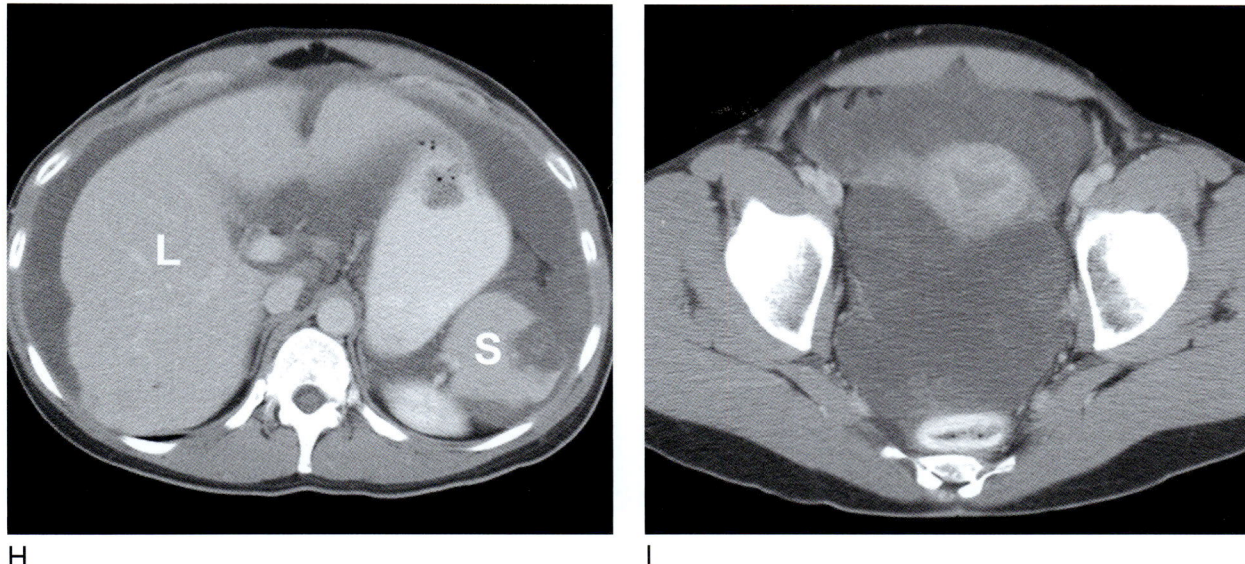

FIGURA 14-25, Cont. Pseudomixoma peritoneal. H e I são imagens de TC obtidas na porção superior do abdome e da pelve respectivamente (fígado [L], baço [S]). Elas confirmam o extenso processo peritoneal, a lobulação do órgão e o fundo-de-saco de Douglas repleto de líquido complexo.

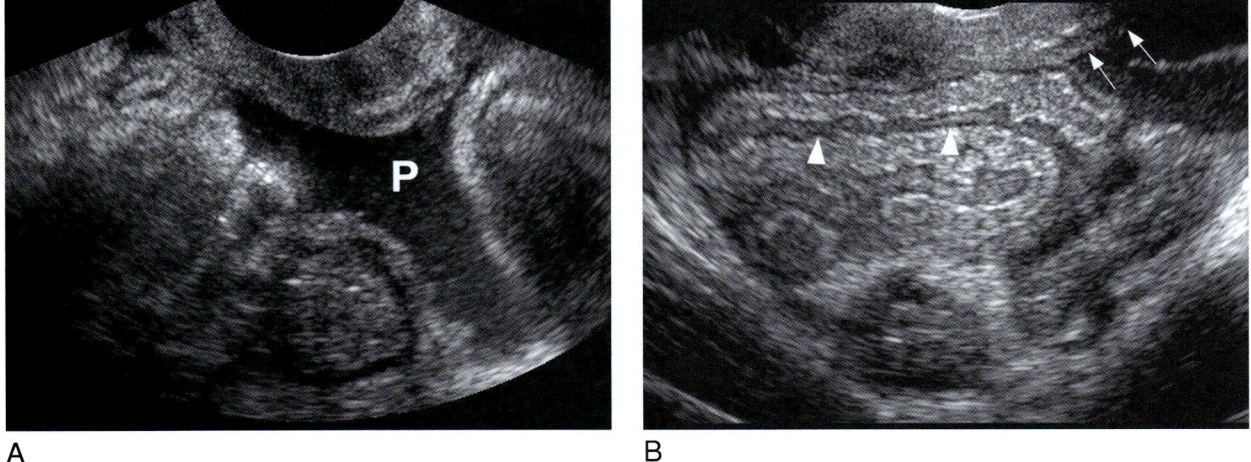

FIGURA 14-26. Peritonite supurativa. A, Imagem transvaginal transversal, do fundo-de-saco de Douglas mostra líquido livre com partículas em suspensão (P). **B,** Imagem transversal de ultra-sonografia transvaginal mais anteriormente na pelve mostra um espessamento difuso tanto do peritônio parietal (*setas*) como visceral (*cabeças de setas*). Uma alça intestinal com forma de S é vista fluindo através do peritônio visceral espessado.

Não existem **características ultra-sonográficas** patognomônicas para a peritonite por TB, mas, num quadro clínico apropriado, um processo peritoneal difuso pode ser fortemente sugestivo do diagnóstico. A ascite está freqüentemente presente e pode ser livre ou loculada. Pode ser anecóica ou – com maior freqüência – conter partículas em suspensão e finos filamentos móveis compostos por fibrina (Fig. 14-30A, B). Esses filamentos podem produzir um padrão de treliça. Um espessamento irregular e nodular hipoecóico do peritônio, mesentério e omento é uma outra característica.[55] Uma característica muito comum é o achado de linfadenopatia associada no mesentério e no retroperitônio, e é mais freqüente do que na carcinomatose peritoneal.[56,57] Os linfonodos podem ser discretos ou aglomerados graças à periadenite. A caseificação pode dar origem a um centro hipoecóico dentro do linfonodo, apesar de que é possível visibilizar um aspecto similar nos linfonodos metastáticos com necrose. Os linfonodos ecogênicos, devidos a depósitos de gordura podem ser sugestivos do diagnóstico de TB. A avaliação ultra-sonográfica das vísceras sólidas pode mostrar comprometimento, especialmente massas hipoecóicas no baço. A ultra-sonografia é muito útil na orientação de uma paracentese diagnóstica

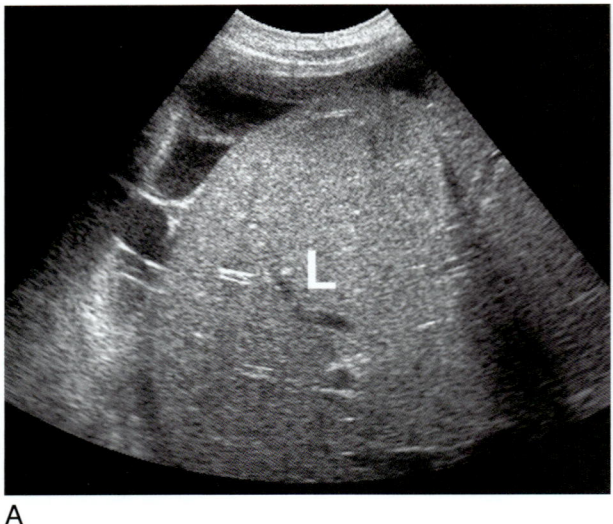
A

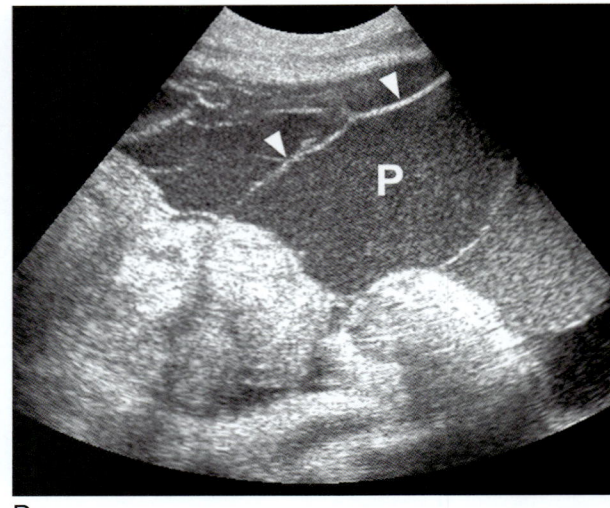
B

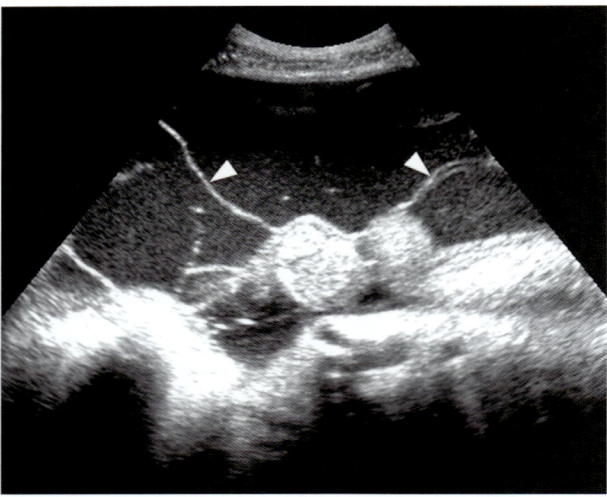
C

FIGURA 14-27. Peritonite bacteriana espontânea. A, Imagem transversal, oblíqua, de ultra-sonografia do quadrante superior direito mostra ascite com septações em volta do lobo direito do fígado (L). **B,** Imagens sagital e **C,** transversal da porção mediana/inferior do abdome mostram líquido particulado (P) com septações extensas (*cabeças de setas*). As alças intestinais estão deslocadas posteriormente.

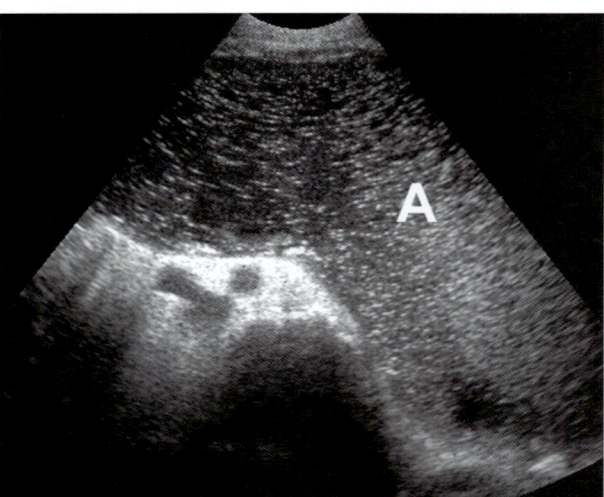

FIGURA 14-28. Abscesso. Imagem transversal de ultra-sonografia da região mediana do abdome mostra uma grande coleção (abscesso) (A).

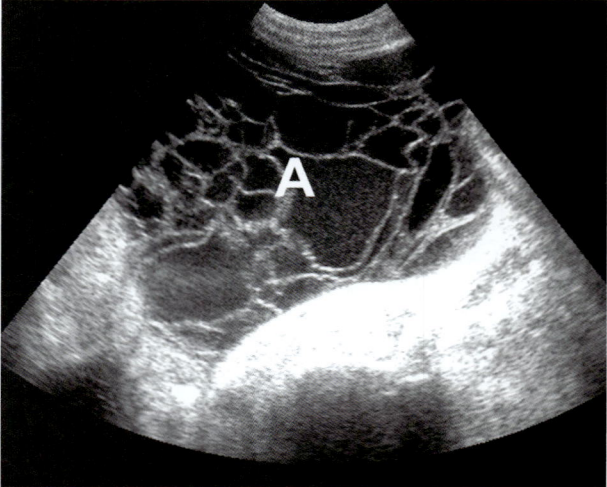

FIGURA 14-29. Abscesso. Imagem sagital de ultra-sonografia do quadrante inferior direito mostra uma grande coleção (abscesso) com septações internas (A).

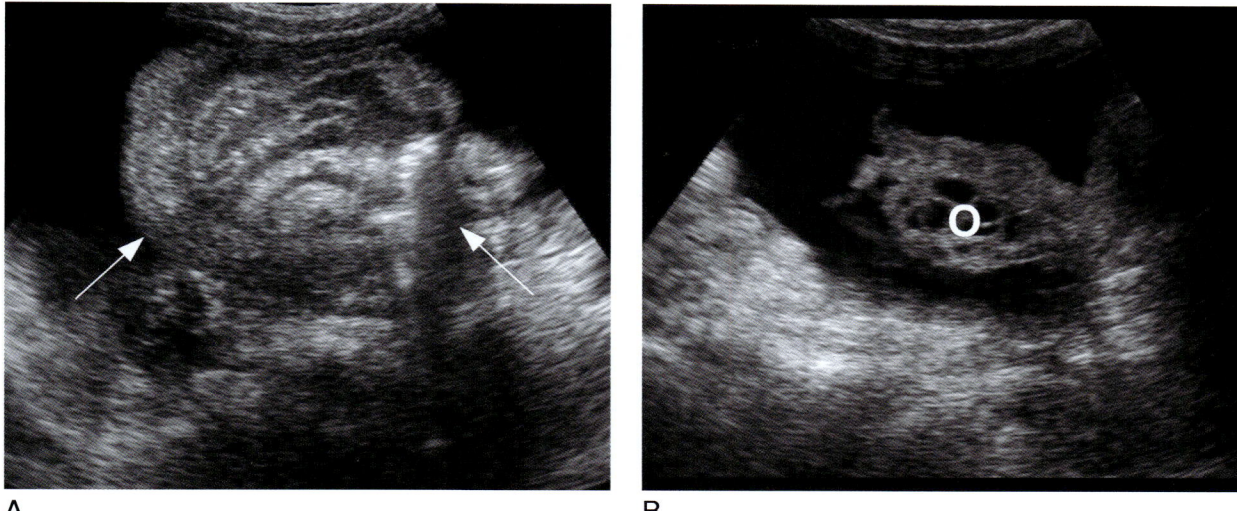

FIGURA 14-30. Peritonite tuberculosa. A, Imagem transversal de ultra-sonografia na porção mediana mostra alças intestinais "entrelaçadas" (*setas*) envoltas por ascite. Observe o espessamento do peritônio visceral. **B,** Imagem de ultra-sonografia sagital do anexo esquerdo mostra o ovário (O) incrustado no peritônio visceral espessado e envolto por ascite.

nesta condição e também pode orientar uma aspiração com agulha fina dos linfonodos aumentados. Ela também é capaz de documentar prontamente a resposta ao tratamento.

Peritonite Esclerosante

A peritonite esclerosante é uma complicação maior da DPAC e se caracteriza pela formação de uma membrana de tecido conjuntivo revestindo o peritônio e eventualmente englobando e estrangulando as alças intestinais.[58,59] Os pacientes inicialmente se queixam de dor abdominal e perda de ultrafiltração. Finalmente, ocorre uma obstrução intestinal. A cirurgia é muitas vezes difícil nestes pacientes, e o prognóstico é reservado. O diagnóstico precoce da doença pode ser importante na redução da mortalidade.

A **ultra-sonografia** é muito útil no diagnóstico desta condição.[60] O aumento do peristaltismo em diversas alças intestinais é um dos achados mais precoces. Ascite, tanto livre como loculada, é comum. Com o passar do tempo, o líquido se torna mais complexo e apresenta septações (Fig. 14-31). As alças intestinais se emaranham e aderem à parede abdominal posterior através de uma **membrana envoltória** característica. Esta membrana pode ser visibilizada com a ultra-sonografia como sendo uma camada uniformemente ecogênica medindo de 1 a 4 mm de espessura.

PROCESSO INFLAMATÓRIO LOCALIZADO NA CAVIDADE PERITONEAL

O aspecto na TC e o significado da gordura peritoneal inflamada é bem conhecido pelos radiologistas. Se a ultra-sonografia deve ter êxito na investigação de pacientes com sinto-

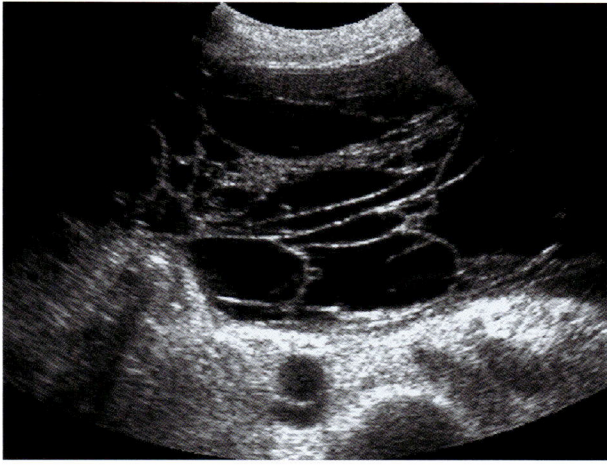

FIGURA 14-31. Peritonite esclerosante. Imagem transversal de ultra-sonografia da porção mediana do abdome mostra ascite extensa, complexa, septada.

mas abdominais, o aspecto ultra-sonográfico da gordura inflamada deve também ser familiar.

Na ultra-sonografia, a **gordura perientérica inflamada** aparece com uma formação expansiva **ecogênica com "efeito de massa"** exibindo freqüentemente alças intestinais deslocadas para fora do plano de varredura. A compressão ultra-sonográfica pode aumentar muito a detecção da gordura focalmente inflamada, e uma palpação leve com o transdutor nesta área vai freqüentemente demonstrar que se trata do local de sensibilidade máxima do paciente. Freqüentemente, vamos encontrar uma anormalidade associada, subjacente, tal como um segmento intestinal anormal, que pode ser identificado através da ultra-sonografia (Fig. 14-32).[61] A

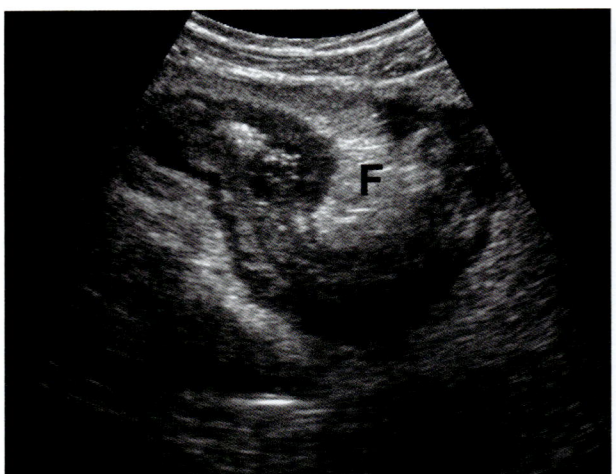

FIGURA 14-32. Gordura inflamada. Imagem transversal de ultra-sonografia do quadrante inferior direito mostra gordura inflamada (F) associada a um segmento longo de íleo terminal espessado num paciente portador de doença de Crohn.

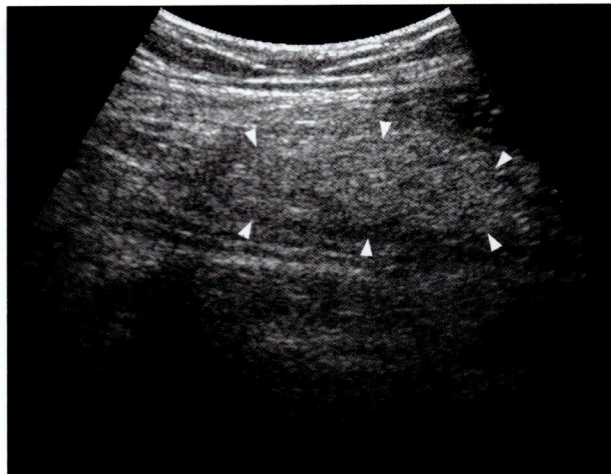

FIGURA 14-34. Infarto segmentar do lado direito do omento. Imagem sagital da região mediana do abdome mostra uma massa ecogênica ovóide (*cabeças de setas*). Este foi o local de sensibilidade máxima do paciente.

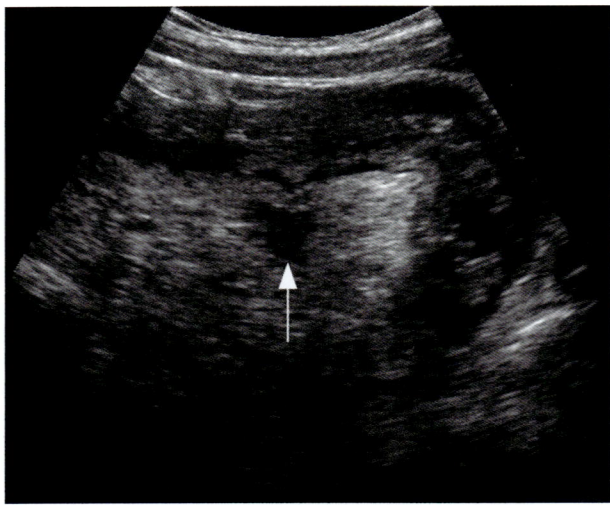

FIGURA 14-33. Gordura inflamada com fleimão. Imagem sagital oblíqua de ultra-som do quadrante inferior direito mostra o íleo terminal espessado com gordura inflamada ecogênica e formação de fleimão perientérico hipoecóico (*seta*).

apendicite e a **diverticulite** são os processos agudos mais comuns que dão origem a uma gordura focalmente inflamada. Outras possibilidades incluem a **doença inflamatória intestinal, pancreatite** e **colecistite aguda complicada.** A progressão para um fleimão tipicamente mostra o desenvolvimento de uma região hipoecóica dentro da gordura ecogênica, sem conteúdo líquido (Fig. 14-33). Se não for tratado, este processo pode evoluir para a formação de um abscesso. A imagem do Doppler colorido freqüentemente vai mostrar um aumento do fluxo sangüíneo na área da inflamação.[62]

INFARTO SEGMENTAR DO LADO DIREITO DO OMENTO

Um infarto segmentar do lado direito do omento é uma entidade clínica rara que em geral se apresenta com dor abdominal do lado direito e é freqüentemente confundido com uma apendicite. É importante estabelecer o diagnóstico correto porque a condição é autolimitada e cede espontaneamente com medidas de suporte. Ocorre em todas as faixas etárias e acredita-se que resulte de uma variante embriológica no aporte sangüíneo à porção inferior direita do omento, que o deixa passível de sofrer um infarto. Entre os fatores precipitantes encontramos a tensão e a ingestão de refeição volumosa.

A **ultra-sonografia** revela uma **massa semelhante a um bolo,** ecogênica, ovóide na região mediana do abdome, no local onde o paciente refere sensibilidade (Fig. 14-34).[63,64] Uma avaliação cuidadosa não irá revelar anormalidade intestinal subjacente. A localização característica desta anormalidade é ântero-lateral à flexura hepática do cólon e corresponde a uma massa adiposa circunscrita na TC, com áreas de filamentos. A massa freqüentemente adere ao peritônio parietal e o intestino se move profundamente dentro dela com a respiração.

ENDOMETRIOSE

A endometriose é uma condição comum que afeta predominantemente as mulheres na pré-menopausa e ocorre quando um endométrio funcionante se localiza fora do útero. As pacientes podem ser assintomáticas, mas freqüentemente se apresentam com dor pélvica, dispareunia e/ou infertilidade. Os ovários e os ligamentos suspensórios do útero são os locais mais comumente afetados, apesar de que os implantes endometrióticos podem envolver o intestino, bexiga, peritônio, tórax, ou partes moles.[65]

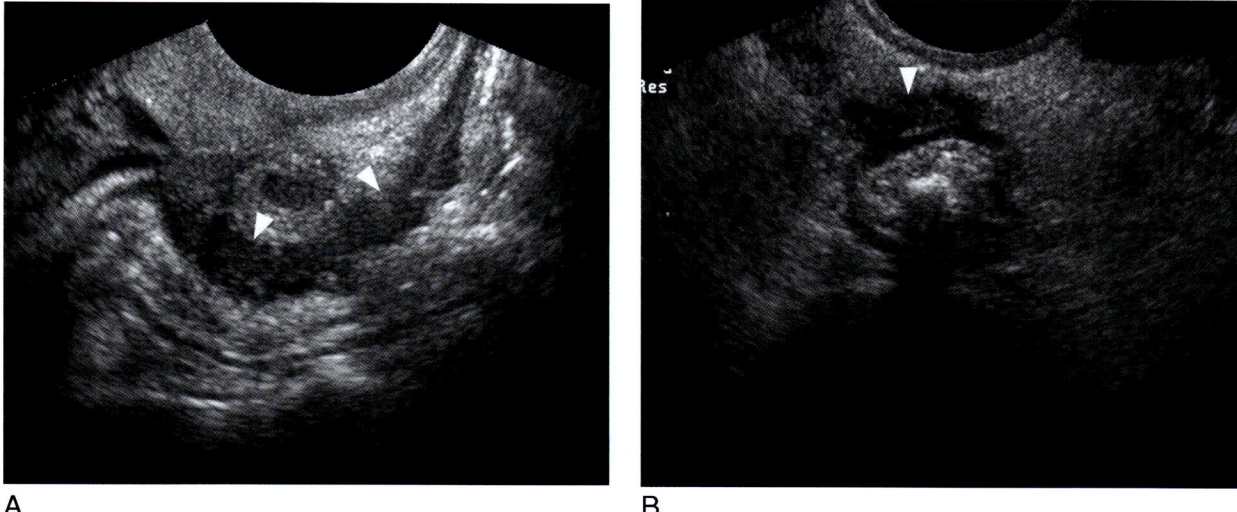

FIGURA 14-35. Placa endometriótica. A, Imagens sagital e, **B,** transversal de ultra-sonografia transvaginal mostra placa endometriótica (*cabeça de seta*) ao longo de superfície serosa do cólon sigmóide.

A **avaliação ultra-sonográfica** vai freqüentemente estar normal nas pacientes portadoras de endometriose. Na presença de endometriomas, a ultra-sonografia transvaginal é muito sensível na detecção e caracterização das massas, muitas vezes mostrando os **cistos de chocolate** típicos com ecos internos de baixo nível e uniformes. Pode haver líquido livre complexo associado a septações. Ocasionalmente, pequenos focos ecogênicos podem ser identificados ao longo das superfícies peritoneais pélvicas. Estes focos não são específicos para esta condição, mas também podem ser vistos nas neoplasias ovarianas papilíferas serosas. A correlação clínica é essencial, e ocasionalmente um exame laparoscópico pode ser necessário, com biópsia do peritônio para excluir um tumor.

Um outro achado ultra-sonográfico possível na endometriose é a presença de **placas hipoecóicas** na superfície serosa das alças intestinais pélvicas ou na bexiga. Essas placas podem se ligar à parede do órgão afetado e mostrar fluxo nas imagens do Doppler colorido. São mais bem demonstradas com a sonda transvaginal (Fig. 14-35A, B).

LEIOMIOMATOSE PERITONEAL DISSEMINADA

A leiomiomatose peritoneal disseminada (LPD) é uma entidade clínica relativamente rara, que se caracteriza pela presença de **nódulos múltiplos,** principalmente por causa da proliferação de músculo liso sobre a superfície da cavidade peritoneal.[66] Freqüentemente simula um processo maligno, mas o diagnóstico de LPD é facilmente estabelecido por biópsia.

A LPD é, em geral, um achado incidental de exame radiológico ou durante procedimentos como laparoscopia, incisão cesariana, laparotomia e ligadura tubária pós-parto. Ocorre principalmente nas mulheres, primariamente durante o período reprodutivo. A exposição ao estrogênio parece desempenhar um papel etiológico. Muitas pacientes apresentam também leiomiomas uterinos. O tratamento conservador está em geral indicado. Quando a LPD ocorre durante a gestação ou com o uso de pílulas para controle de natalidade, é possível haver uma regressão espontânea depois do parto ou com a suspensão das pílulas. Não se sabe ao certo se ocorre uma transformação maligna na LPD. Em alguns casos isolados, foram descritos leiomiossarcomas logo depois do diagnóstico de LPD. Uma associação clara, no entanto, não foi estabelecida. A **avaliação ultra-sonográfica** pode mostrar nódulos múltiplos, hipoecóicos e pequenos por toda a cavidade peritoneal (Fig. 14-36).

PNEUMOPERITÔNIO

A TC é considerada como o método padrão para detecção, localização e quantificação do ar livre.[65] As radiografias simples também são sensíveis na detecção de ar livre com até 1 mL sendo potencialmente visível na radiografia de tórax na posição ereta. No entanto, a **ultra-sonografia** é freqüentemente a modalidade de imagem inicial solicitada na investigação da dor abdominal, de modo que a identificação do ar livre é um achado extremamente importante.

A técnica ultra-sonográfica é fundamental na avaliação de ar livre. O paciente deve ser submetido à varredura na posição supina e nas posições com inclinação oblíqua posterior esquerda, com atenção especial para o epigástrio e para o quadrante superior direito, respectivamente.[68,69] O ar livre no epigástrio, com o paciente na posição supina vai freqüentemente se desviar para o quadrante superior direito com o paciente na posição oblíqua posterior esquerda (Fig. 14-37C). O ar livre é visto na maioria das vezes logo abaixo do peritônio parietal, mais bem visibilizado com um transdutor linear, e aparece como um **reforço da linha do peritônio parietal** – freqüentemente com artefato de reverberação posterior.[70] Um outro sinal ultra-sonográfico de pneumoperitônio nos pacientes portadores de ascite é a presença de **bolhas**

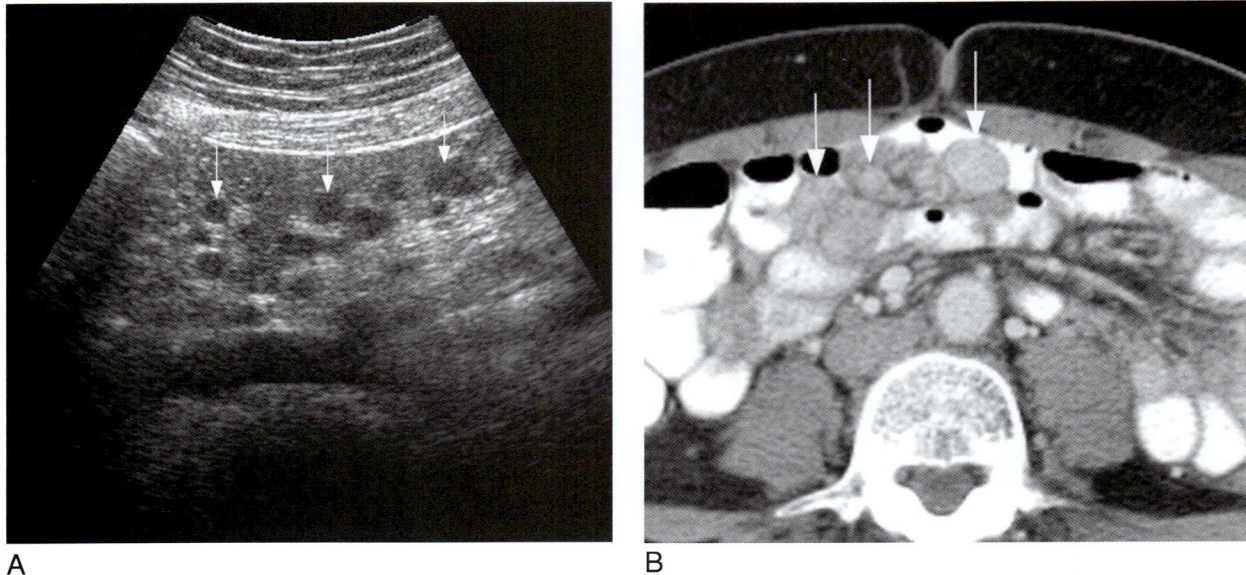

FIGURA 14-36. Leiomiomatose peritoneal disseminada. A, Imagem sagital de ultra-sonografia e, **B,** axial de TC mostrando diversos pequenos nódulos peritoneais hipoecóicos com reforço (*setas*).

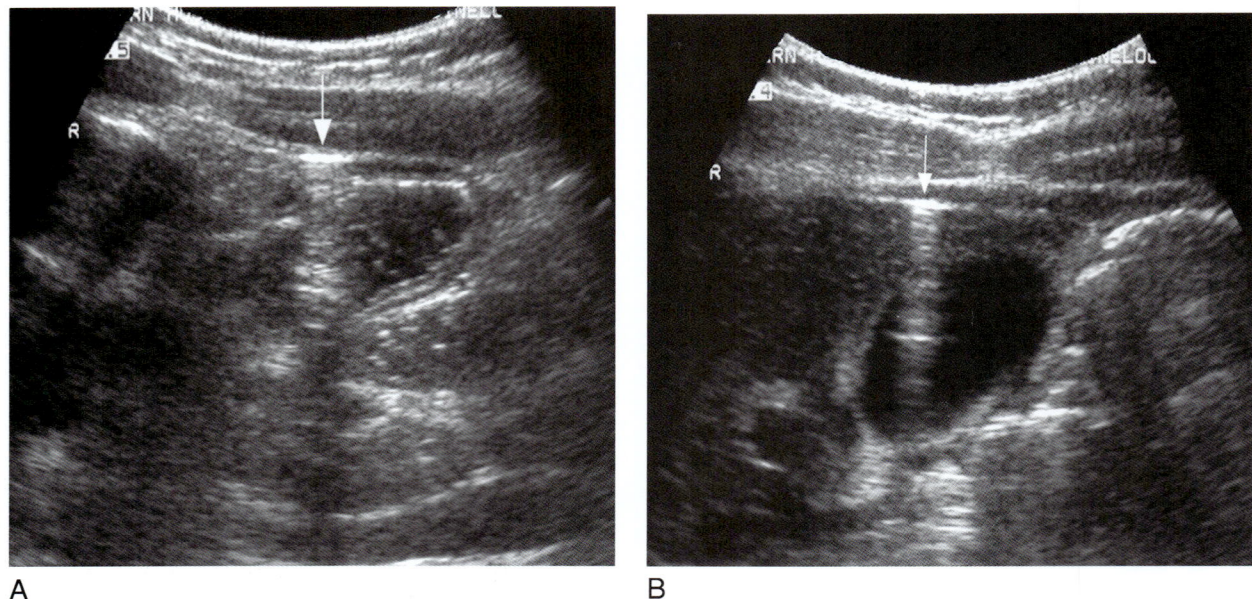

FIGURA 14-37. Pneumoperitônio. A, Imagem sagital da região mediana superior com o paciente na posição supina mostra uma área de reforço da faixa do peritônio peritoneal (*seta*) com artefato de reverberação por ar livre. **B,** Imagem sagital do quadrante superior direito com o paciente na posição de decúbito oblíquo esquerdo mostra que a pequena área de reforço da faixa peritoneal (*seta*) causada pelo ar livre que se moveu para a região anterior do fígado.

Continua

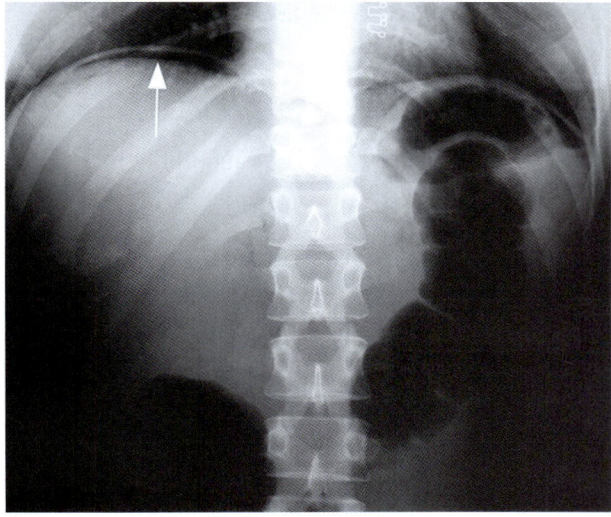

FIGURA 14-37, Cont. Pneumoperitônio. C, Radiografia frontal do abdome na posição ereta confirma a presença de ar livre sob o diafragma direito (*seta*).

de gás dentro do líquido ascítico. Elas podem ter aspecto de pequenos focos ecogênicos flutuantes e apresentar uma alta associação com perfuração intestinal e infecção do líquido peritoneal. Quando o ar livre é detectado, a ultra-sonografia vai freqüentemente revelar a causa subjacente, de modo que o restante do abdome e pelve deve ser cuidadosamente avaliado na pesquisa de evidências de inflamação ou tumor.[68]

CONCLUSÃO

A avaliação do peritônio é facilmente realizada com a ultra-sonografia na maioria dos paciente, e quando o peritônio está normal, não deve aumentar significativamente o tempo de exame. Existem **limitações** nos pacientes acentuadamente obesos e nos pacientes em pós-operatório, mas, em geral, a maioria das doenças peritoneais pode ser prontamente detectada e caracterizada pela ultra-sonografia. Muitos dos padrões de doença peritoneal são inespecíficos, entretanto, os **achados ultra-sonográficos** devem ser interpretados à luz dos sintomas clínicos do paciente, dos achados de exame físico e dos exames laboratoriais. Quando houver necessidade de líquido ou de tecido para estabelecer um diagnóstico específico, o **exame guiado** pela ultra-sonografia é uma modalidade muito eficiente e com boa relação entre custo e eficácia.[71] Também é uma modalidade segura, prontamente disponível e relativamente barata para **acompanhamento** da progressão da doença e da resposta ao tratamento. Nas pacientes portadoras de câncer de ovário, a ultra-sonografia é realizada invariavelmente como parte da avaliação inicial da paciente. Como a disseminação peritoneal é o fator determinante principal tanto do prognóstico como da seleção terapêutica, **nós indicamos a inclusão** da cavidade peritoneal na avaliação desta população de pacientes.

Referências

1. Raptopoulos V, Gourtsoyiannis N: Peritoneal carcinomatosis. Eur Radiol 2001;11(11):2195-2206.
2. Low RN: Gadolinium-enhanced MR imaging of liver capsule and peritoneum. Magn Reson Imaging Clin N Am 2001;9(4):803-819.
3. Tempany CM, Zou KH, Silverman SG, et al: Staging of advanced ovarian cancer: Comparison of imaging modalities—Report from the Radiological Diagnostic Oncology Group. Radiology 2000;215(3):761-767.
4. Coakley FV, Hricak H: Imaging of peritoneal and mesenteric disease: Key concepts for the clinical radiologist. Clin Radiol 1999;54(9):563-574.
5. Hanbidge AE, Lynch D, Wilson SR: Ultrasound of the peritoneum. Radiographics, 2003;23(3):663–684.
6. Healy JC, Reznek RH: The peritoneum, mesenteries and omenta: Normal anatomy and pathological processes. Eur Radiol 1998;8(6):886-900.
7. Derchi LE, Solbiati L, Rizzatto G, et al: Normal anatomy and pathological changes of the small bowel mesentery: US appearance. Radiology 1987;164(3):649-652.
8. Damani N, Wilson SR: Nongynecologic applications of transvaginal US. Radiographics 1999;19 Spec No:S179-200; quiz S265-266.
9. Serafini G, Gandolfo N, Gandolfo N, et al: Transvaginal ultrasonography of nongynecologic pelvic lesions. Abdom Imaging 2001;26(5):540-549.
10. Goldberg BB, Goodman GA, Clearfield HR: Evaluation of ascites by ultrasound. Radiology 1970;96(1):15-22.
11. Nichols JE, Steinkampf MP: Detection of free peritoneal fluid by transvaginal sonography. J Clin Ultrasound 1993;21(3):171-174.
12. Meyers MA. The spread and localization of acute intraperitoneal effusions. Radiology 1970;95(3):547-554.
13. Inadomi J, Cello JP, Koch J: Ultrasonographic determination of ascitic volume. Hepatology 1996; 24(3):549-551.
14. Edell SL, Gefter WB: Ultrasonic differentiation of types of ascitic fluid. AJR 1979;133(1):111-114.
15. Goerg C, Schwerk WB: Peritoneal carcinomatosis with ascites. AJR 1991;156(6):1185-1187.
16. Kimura A, Otsuka T: Emergency center ultrasonography in the evaluation of hemoperitoneum: A prospective study. J Trauma 1991;31(1):20-23.
17. Rozycki GS, Ochsner MG, Schmidt JA, et al: A prospective study of surgeon-performed ultrasound as the primary adjuvant modality for injured patient assessment. J Trauma 1995;39(3):492-500.
18. Wherrett LJ, Boulanger BR, McLellan BA, et al: Hypotension after blunt abdominal trauma: The role of emergent abdominal sonography in surgical triage. J Trauma 1996;41(5):815-820.
19. Chiu WC, Cushing BM, Rodriquez A, et al: Abdominal injuries without hemoperitoneum: A potential limitation of focused abdominal sonography for trauma (FAST). J Trauma 1997;42(4):617-625.
20. Sirlin CB, Casola G, Brown MA, et al: Patterns of fluid accumulation on screening ultrasonography for blunt abdominal trauma: Comparison with site of injury. J Ultrasound Med 2001;20(4):351-357.
21. Franklin JT, Azose AA: Sonographic appearance of chylous ascites. J Clin Ultrasound 1984;12(4):239-240.
22. Hibbeln JF, Wehmueller MD, Wilbur AC: Chylous ascites: CT and ultrasound appearance. Abdom Imaging 1995;20(2):138-140.
23. Sohaey R, Gardner TL, Woodward PJ, et al: Sonographic diagnosis of peritoneal inclusion cysts. J Ultrasound Med 1995;14(12):913-917.
24. Hoffer FA, Kozakewich H, Colodny A, Goldstein DP: Peritoneal inclusion cysts: Ovarian fluid in peritoneal adhesions. Radiology 1988;169(1):189-191.

25. Kim JS, Lee HJ, Woo SK, et al: Peritoneal inclusion cysts and their relationship to the ovaries: Evaluation with sonography. Radiology 1997;204(2):481-484.
26. Wilson SR: Gastrointestinal Disease Test and Syllabus (Sixth Series). Reston, VA: American College of Radiology, in press.
27. de Perrot M, Brundler M, Totsch M, et al: Mesenteric cysts. Toward less confusion? Diag Surg 2000;17(4):323-328.
28. Egozi EI, Ricketts RR: Mesenteric and omental cysts in children. Am Surg 1997;63(3):287-290.
29. Konen O, Rathaus V, Dlugy E, et al: Childhood abdominal cystic lymphangioma. Pediatr Radiol 2002;32(2):88-94.
30. Meyers MA, Oliphant M, Berne AS, et al: The peritoneal ligaments and mesenteries: Pathways of intraabdominal spread of disease. Radiology 1987;163(3):593-604.
31. Rioux M, Michaud C: Sonographic detection of peritoneal carcinomatosis: A prospective study of 37 cases. Abdom Imaging 1995;20(1):47-57.
32. Koutselini HA, Lazaris AC, Thomopoulou G, et al: Papillary serous carcinoma of peritoneum: Case study and review of the literature on the differential diagnosis of malignant peritoneal tumors. Adv Clin Path 2001;5(3):99-104.
33. Halperin R, Zehavi S, Langer R, et al: Primary peritoneal serous papillary carcinoma: A new epidemiologic trend? A matched-case comparison with ovarian serous papillary cancer. Int J Gynecol Cancer 2001;11(5):403-408.
34. Furukawa T, Ueda J, Takahashi S, et al: Peritoneal serous papillary carcinoma: Radiological appearance. Abdom Imaging 1999;24(1):78-81.
35. Chopra S, Laurie LR, Chintapalli KN, et al: Primary papillary serous carcinoma of the peritoneum: CT-pathologic correlation. J Comput Assist Tomogr 2000;24(3):395-399.
36. Zissin R, Hertz M, Shapiro-Feinberg M, et al: Primary serous papillary carcinoma of the peritoneum: CT findings. Clin Radiol 2001;56(9):740-745.
37. Moertel CG: Peritoneal mesothelioma. Gastroenterology 1972;63(2):346-350.
38. Guest PJ, Reznek RH, Selleslag D, et al: Peritoneal mesothelioma: The role of computed tomography in diagnosis and follow-up. Clin Radiol 1992;45(2):79-84.
39. Reuter K, Raptopoulos V, Reale F, et al: Diagnosis of peritoneal mesothelioma: Computed tomography, sonography, and fine-needle aspiration biopsy. AJR 1983;140(6):1189-194.
40. Runyon BA, Hoefs JC: Peritoneal lymphomatosis with ascites. A characterization. Arch Intern Med 1986;146(5):887-888.
41. Lynch MA, Cho KC, Jeffrey RB Jr, et al: CT of peritoneal lymphomatosis. AJR 1988;151(4):713-715.
42. O'Connell JT, Tomlinson JS, Roberts AA, et al: Pseudomyxoma peritonei is a disease of MUC2-expressing goblet cells. Am J Pathol 2002;161(2):551-564.
43. Hart WR: Ovarian epithelial tumors of borderline malignancy (carcinomas of low malignant potential). Hum Pathol 1977;8(5):541-549.
44. Yan H, Pestieau SR, Shmookler BM, et al: Histopathologic analysis in 46 patients with pseudomyxoma peritonei syndrome: Failure versus success with a second-look operation. Mod Pathol 2001;14(3):164-171.
45. Fox H. Pseudomyxoma peritonei. Br J Obstet Gynaecol 1996;103(3):197-198.
46. Mann WJ Jr, Wagner J, Chumas J, et al: The management of pseudomyxoma peritonei. Cancer 1990;66(7):1636-1640.
47. Sugarbaker PH: Cytoreductive surgery and perioperative intraperitoneal chemotherapy as a curative approach to pseudomyxoma peritonei syndrome. Tumori 2001;87(4):S3-5.
48. Walensky RP, Venbrux AC, Prescott CA, et al: Pseudomyxoma peritonei. AJR 1996;167(2):471-474.
49. Seshul MB, Coulam CM: Pseudomyxoma peritonei: Computed tomography and sonography. AJR 1981;36(4):803-806.
50. Yeh HC, Wolf BS: Ultrasonography of ascites. Radiology 1977;124(3):783-790.
51. Prousalidis J, Tzardinoglou K, Sgouradis L, et al: Uncommon sites of hydatid disease. World J Surg 1998;22(1):17-22.
52. Gazelle GS, Mueller PR: Abdominal abscess. Imaging and intervention. Radiol Clin North Am 1994;32(5):913-932.
53. Sneider DE Jr, Roper WL: The new tuberculosis. N Engl J Med 1992;5;326(10):703-705.
54. Marshall JB: Tuberculosis of the gastrointestinal tract and peritoneum. Am J Gastroenterol 1993;88(7):989-999.
55. Akhan O, Pringot J: Imaging of abdominal tuberculosis. Eur Radiol 2002;12(2):312-323.
56. Kedar RP, Shah PP, Shivde RS, et al: Sonographic findings in gastrointestinal and peritoneal tuberculosis. Clin Radiol 1994;49(1):24-29.
57. Lee DH, Lim JH, Ko YT, et al: Sonographic findings in tuberculous peritonitis of the wet-ascitic type. Clin Radiol 1991;44(5):306-310.
58. Hollman AS, McMillan MA, Briggs JD, et al: Ultrasound changes in sclerosing peritonitis following continuous ambulatory peritoneal dialysis. Clin Radiol 1991;43(3):176-179.
59. Cohen O, Abrahamson J, Ben-Ari J, et al: Sclerosing encapsulating peritonitis. J Clin Gastroenterol 1996;22(1):54-57.
60. Krestin GP, Kacl G, Hauser M, et al: Imaging diagnosis of sclerosing peritonitis and relation of radiologic signs to the extent of the disease. Abdom Imaging 1995; 20(5):414-520.
61. Sarrazin J, Wilson SR: Manifestations of Crohn disease at US. Radiographics 1996;16(3):499-521.
62. McDonnell CH 3rd, Jeffrey RB Jr, Vierra MA: Inflamed pericholecystic fat: Color Doppler flow imaging and clinical features. Radiology 1994;193(2):547-550.
63. Puylaert JB: Right-sided segmental infarction of the omentum: Clinical, US and CT findings. Radiology 1992;185(1):169-172.
64. McClure MJ, Khalili K, Sarrazin J, et al: Radiological features of epiploic appendagitis and segmental omental infarction. Clin Radiol 2001;56(10):819-827.
65. Woodward PJ, Sohaey R, Mezzetti TP Jr: Endometriosis: Radiologic-pathologic correlation. Radiographics 2001;21(1):193-216; questionnaire 288-294.
66. Bekkers RL, Willemsen WN, Schijf CP, et al: Leiomyomatosis peritonealis disseminata: Does malignant transformation occur? A literature review. Gynecol Oncol 1999;75(1):158-163.
67. Baker SR. Imaging of pneumoperitoneum. Abdom Imaging 1996;21(5):413-414.
68. Lee DH, Lim JH, Ko YT, et al: Sonographic detection of pneumoperitoneum in patients with acute abdomen. AJR 1990;154(1):107-109.
69. Braccini G, Lamacchia M, Boraschi P, et al: Ultrasound versus plain film in the detection of pneumoperitoneum. Abdom Imaging 1996;21(5):404-412.
70. Muradali D, Wilson S, Burns PN, et al: A specific sign of pneumoperitoneum on sonography: Enhancement of the peritoneal stripe. AJR 1999;173(5):1257-1262.
71. Gottlieb RH, Tan R, Widjaja J, et al: Extravisceral masses in the peritoneal cavity: Sonographically guided biopsies in 52 patients. AJR 1998;171(3):697-701.

15

Ultra-Sonografia Ginecológica

Shia Salem / Stephanie R. Wilson

SUMÁRIO DO CAPÍTULO

ANATOMIA PÉLVICA NORMAL
TÉCNICA ULTRA-SONOGRÁFICA
   Exame Transabdominal *versus* Transvaginal
ÚTERO
   Anatomia Ultra-sonográfica Normal
   Anormalidades Congênitas
   Anormalidades do Miométrio
      Leiomiomas
      Tumores Uterinos Lipomatosos
      Leiomiossarcoma
      Adenomiose
      Malformações Arteriovenosas
   Anormalidades do Endométrio
      Endométrio Pós-menopausa
      Hidrometrocolpo e Hematometrocolpo
      Hiperplasia do Endométrio
      Atrofia do Endométrio
      Pólipos do Endométrio
      Carcinoma do Endométrio
      Endometrite
      Aderências do Endométrio
      Dispositivos Contraceptivos Intra-uterinos
   Anormalidades do Colo
VAGINA
RECESSO RETOUTERINO
OVÁRIO
   Anatomia Ultra-sonográfica Normal
   Ovário Pós-menopausa
      Cistos da Pós-menopausa
   Lesões Não-neoplásicas
      Cistos Funcionais
      Cistos Hemorrágicos
      Síndrome da Hiperestimulação Ovariana
      Síndrome do Ovário Remanescente
      Cistos Paraovarianos
      Cistos de Inclusão Peritoneais
      Endometriose
      Doença dos Ovários Policísticos
      Torção Ovariana
      Edema Maciço do Ovário
   Neoplasias
      Câncer de Ovário
      Achados do Doppler no Câncer de Ovário
      Tumores da Superfície Epitelial-Estroma
      Tumores das Células Germinativas
      Tumores do Cordão Sexual-Estroma
      Tumores Metastáticos
TUBA UTERINA
   Doença Inflamatória Pélvica
      Achados Ultra-sonográficos da DIP
   Carcinoma
AVALIAÇÃO ULTRA-SONOGRÁFICA DE MASSA PÉLVICA EM MULHERES ADULTAS
MASSAS PÉLVICAS NÃO-GINECOLÓGICAS
   Massas Pélvicas Pós-operatórias
   Massas do Trato Gastrointestinal
   Massas do Trato Urinário
PATOLOGIA PÉLVICA PÓS-PARTO
   Retenção de Produtos da Concepção
   Tromboflebite da Veia Ovariana
   Complicações do Parto Cirúrgico

A ultra-sonografia (USG) desempenha um papel integral na avaliação da doença ginecológica. Pode determinar o órgão ou local da anormalidade e dar um diagnóstico ou um diagnóstico diferencial curto na vasta maioria das pacientes. As abordagens transabdominal e transvaginal atualmente são técnicas bem estabelecidas para avaliar os órgãos pélvicos femininos. A USG transvaginal agora é considerada parte essencial de quase todos os exames ultra-sonográficos pélvicos. A USG com Doppler colorido e espectral evoluiu a ponto de desempenhar um papel na avaliação do fluxo sangüíneo normal e patológico. O Doppler também pode distinguir estruturas vasculares das não-vasculares, como tubas uterinas ou alças intestinais cheias de líquido. O acréscimo mais recente da histerossonografia possibilitou avaliação mais detalhada do endométrio, permitindo diferenciar entre lesões intracavitárias, endometriais e submucosas. A USG também desempenha papel importante na orientação de procedimentos de intervenção. A ressonância magnética (RM), devida à sua excelente caracterização de tecidos, ocasionalmente pode ser útil quando a USG é inconclusiva e no estadiamento de malignidades pélvicas. A tomografia computadorizada (TC) tem papel limitado, mas é usada para estadiamento de câncer.

ANATOMIA PÉLVICA NORMAL

O **útero** é um órgão muscular oco e de paredes espessas. Sua estrutura interna consiste em uma camada muscular, ou

miométrio, que forma a maior parte da substância do útero, e uma camada mucosa, o **endométrio**, que é firmemente aderente ao miométrio. O útero está localizado entre as duas camadas do ligamento largo lateralmente, a bexiga anteriormente e a região retossigmóide posteriormente. Divide-se em duas porções principais, o **corpo** e o **colo**, por um discreto estreitamento no nível do orifício interno. O **fundo** é a área superior do corpo, acima da entrada das tubas uterinas. A área do corpo onde as tubas entram no útero é chamada **corno**. A superfície anterior do fundo uterino e do corpo é coberta por peritônio. O espaço peritoneal anterior ao útero é a **bolsa vesicouterina** ou **fundo-de-saco anterior**. Este espaço geralmente está vazio, mas pode conter alças intestinais. Posteriormente, a reflexão peritoneal se estende à fórnix posterior da vagina, formando o **recesso retouterino (fundo-de-saco posterior)**. Lateralmente, a reflexão peritoneal forma os **ligamentos largos**, que se estendem da parte lateral do útero às paredes laterais pélvicas. Os **ligamentos redondos** se originam dos cornos uterinos anteriores a tubas uterinas nos ligamentos largos, estendem-se ântero-lateralmente e, naturalmente, atravessam os canais inguinais, inserindo-se na fáscia dos grandes lábios.

O **colo uterino** está localizado posteriormente ao ângulo da bexiga e fica ancorado ao ângulo da bexiga pelo paramétrio. O colo se abre para a parte superior da vagina através do orifício externo. A **vagina** é um canal fibromuscular que se situa na linha média e vai do colo uterino ao vestíbulo da genitália externa. O colo se projeta na parte proximal da vagina, criando um espaço entre as paredes vaginais e a superfície do colo, o chamado **fórnix vaginal**. Embora o espaço seja contínuo, divide-se em fórnices anterior, posterior e dois laterais.[1]

As duas **tubas uterinas** partem lateralmente do útero na margem superior livre do ligamento largo. Cada tuba varia de 7 a 12 cm de comprimento e se divide em porções intramural, ístmica, ampular e infundibular.[2] A parte **intramural**, que tem aproximadamente 1 cm de comprimento, está contida na parede muscular do útero e é a parte mais estreita da tuba. O **istmo**, constituindo o terço médio, é um pouco mais largo, redondo, tem a forma de um cordão e é contínuo com a **ampola**, que é tortuosa e forma aproximadamente metade do comprimento da tuba.[1] A ampola termina na parte mais distal, o **infundíbulo**, ou extremidade fimbriada, que tem a forma de um funil e se abre para a cavidade peritoneal (Fig. 15-1).

Os **ovários** têm forma elíptica, sendo o maior eixo orientado verticalmente. A superfície do ovário não é coberta por peritônio, mas por uma camada única de células cubóides ou colunares, o chamado **epitélio germinativo,** que se torna contínuo com o peritônio no hilo do ovário. A estrutura interna do ovário se divide em cortical (externo) e medula (interna). A **cortical** consiste em uma estrutura intersticial, ou estroma, composta por fibras reticulares e células fusiformes e que contém os folículos ovarianos e os corpos lúteos. Abaixo do epitélio germinativo, o tecido conjuntivo da cortical se condensa e forma uma cápsula fibrosa, a **túnica albugínea**. A **medula**, que tem menor volume que a cortical, é composta por tecido fibroso e vasos, especialmente veias. Na nulípara, o ovário está localizado numa depressão na parede lateral da pelve, a chamada **fossa ovariana**, que é limitada anteriormente pela artéria umbilical obliterada, posteriormente pelo ureter e a artéria ilíaca interna e superiormente pela veia ilíaca externa.[1] As fímbrias da tuba uterina se situam posterior e lateralmente ao ovário. A superfície anterior do ovário se fixa à superfície posterior do ligamento largo por um mesovário curto. O pólo inferior do ovário se fixa ao útero pelo **ligamento ovariano**, enquanto o pólo superior se fixa à parede lateral da pelve pela extensão lateral do ligamento largo, conhecida como **ligamento suspensor (infundibulopélvico)** do ovário. O ligamento suspensor contém os vasos e nervos ovarianos. Esses ligamentos não são rígidos e, portanto, o ovário pode ser bem móvel, especialmente nas mulheres que já engravidaram.

O **suprimento sangüíneo arterial** para o útero vem primariamente da **artéria uterina**, um ramo principal do tronco anterior da artéria ilíaca interna. A artéria uterina sobe ao longo da margem lateral do útero no ligamento largo e, no nível dos cornos uterinos, corre lateralmente à anastomose com a artéria ovariana. As artérias uterinas se anasto-

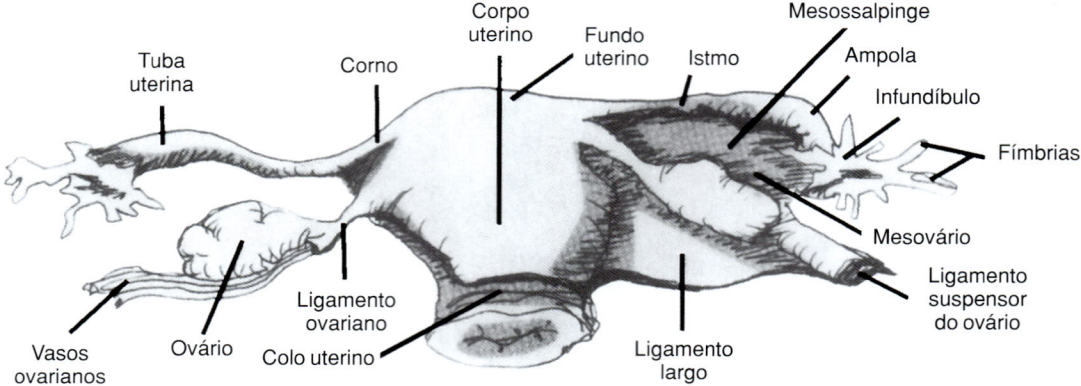

FIGURA 15-1. Órgãos ginecológicos normais. Diagrama do útero, ovários, tubas e estruturas relacionadas. No lado esquerdo, o ligamento largo foi removido. (Cortesia de Jocelyne Salem.)

mosam extensamente na linha média através das artérias arqueadas anterior e posterior, que correm dentro do ligamento largo e depois entram no miométrio.[1,2] O plexo uterino de veias acompanha as artérias.

As **artérias ovarianas** se originam da aorta lateralmente, um pouco inferiormente às artérias renais. Elas atravessam os vasos ilíacos externos na orla pélvica e correm medialmente dentro do ligamento suspensor do ovário. Depois de dar ramos para o ovário, continuam medialmente no ligamento largo para se anastomosar com os ramos da artéria uterina. As **veias ovarianas** saem do hilo ovariano e formam um plexo de veias no ligamento largo e se comunicam com o plexo uterino de veias. A veia ovariana direita drena para a veia cava inferior até a veia renal direita, enquanto a veia ovariana esquerda drena diretamente para a veia renal esquerda.[1]

A **drenagem linfática** dos órgãos pélvicos é variável, mas tende a seguir padrões reconhecíveis. Os vasos linfáticos do ovário acompanham a artéria ovariana até os linfonodos aórticos laterais e periaórticos. Os linfáticos do fundo e da parte superior do corpo uterino e da tuba uterina acompanham os do ovário. Os linfáticos da parte inferior do corpo uterino têm um trajeto em direção lateral até os linfonodos ilíacos externos, enquanto os do colo uterino têm um trajeto em três direções — lateralmente, até os linfonodos ilíacos externos; póstero-lateralmente, até os linfonodos ilíacos internos; e posteriormente, até os linfonodos sacrais laterais. Os linfáticos da parte alta da vagina têm um trajeto lateral com os ramos da artéria uterina até os linfonodos ilíacos externos e internos, enquanto os da parte média da vagina seguem os ramos da artéria vaginal até os linfonodos ilíacos internos. Os vasos linfáticos da parte baixa da vagina, perto do orifício, unem-se aos da vulva e drenam para os linfonodos inguinais superficiais.[1]

TÉCNICA ULTRA-SONOGRÁFICA

A **USG transabdominal** é realizada com a bexiga distendida, o que proporciona uma janela acústica para visualizar os órgãos pélvicos e serve como referência padrão para avaliar estruturas císticas. A bexiga distendida desloca o intestino da pelve e desloca os órgãos pélvicos 5 a 10 cm da parede abdominal anterior. O transdutor deve ser usado com a freqüência mais alta possível. Na prática, a maioria dos exames é realizada utilizando-se transdutor de 5,0 MHz ou de 3,5 MHz. A bexiga é considerada idealmente cheia quando dobra o fundo do útero inteiro. A hiperdistensão pode distorcer a anatomia por compressão e também pode empurrar os órgãos pélvicos além da zona focal do transdutor, limitando os detalhes.

As imagens do útero e dos anexos são realizadas nos planos sagital e transversal. O maior eixo do útero é identificado no plano sagital, sendo necessária uma angulação um tanto oblíqua para visualizar o útero inteiro e o colo uterino. Podem-se estudar os anexos por incidência oblíqua a partir do lado contralateral, embora, em muitos casos, a visualização possa ser obtida por exame direto sobre os anexos, especialmente quando uma bexiga hiperdistendida empurra os anexos além da zona focal do transdutor. Pode ser necessária pressão leve sobre o transdutor para trazer a área de interesse para dentro da zona focal.

Para **USG transvaginal**, a bexiga precisa ficar vazia para trazer os órgãos pélvicos à zona focal do transdutor transvaginal. Uma bexiga vazia também dá conforto à paciente durante o exame. O exame precisa ser explicado à paciente e deve ser obtido consentimento verbal antes de seu começo. Se o examinador for do sexo masculino, é essencial ter um membro feminino da equipe na sala durante o exame inteiro para atuar como acompanhante. As contra-indicações incluem pacientes virgens e as que não derem consentimento para o exame. Nas pacientes com intróito ou vagina estreita e que apresentarem desconforto na tentativa de introdução do transdutor, o exame deve ser interrompido.

O transdutor é preparado com gel de ultra-sonografia e depois é coberto com uma bainha protetora, geralmente um condom. Devem ser eliminadas as bolhas de ar para evitar artefatos. Aplica-se, então, o lubrificante externo à parte externa da cobertura protetora. Se o exame fizer parte de um **estudo de infertilidade**, deverá ser usado soro fisiológico ou água como lubrificante porque o gel de acoplamento pode afetar adversamente a motilidade dos espermatozóides. O transdutor é introduzido na vagina com a paciente em posição supina, os joelhos um pouco flexionados e os quadris elevados sobre um travesseiro. Os quadris elevados permitem livre movimentação do transdutor pelo operador. Uma posição de Trendelenburg invertida pode ser útil para abaixar os órgãos pélvicos e aumentar a visibilização. É importante evitar a colocação da paciente na posição de Trendelenburg, pois pequenas quantidades de líquido pélvico podem não ser percebidas.

Com pequena rotação e angulação do transdutor, podem ser obtidas imagens sagitais e coronais. A discreta angulação anterior do transdutor tornará possível visualizar um útero antevertido. Para visualizar o colo uterino, o transdutor precisa ser puxado um pouco para fora, para longe do orifício externo. A angulação extrema pode ser necessária para visualizar os anexos inteiros e o fundo de saco. A ponta do transdutor pode ser usada para avaliar áreas de dor à palpação focal. A palpação abdominal pode ser útil para trazer estruturas anexiais mais para perto do transdutor. O movimento de uma massa nos anexos com a pressão do transdutor pode auxiliar a determinar o órgão de origem em casos incertos. Após o exame, o transdutor é removido da vagina com a bainha intacta. A bainha é desprezada, e o transdutor é limpo com gel. O transdutor é então imerso em desinfetante, de acordo com o método preferido do fabricante.

A **orientação da imagem** pode ser confundida inicialmente, pois as imagens sagitais são exibidas em 90 graus em sentido anti-horário de sua orientação real, enquanto os exames coronais são rodados semelhantemente na direção craniocaudal, mas exibidos corretamente como orientação direita-esquerda (Fig. 15-2).

A **histerossonografia** envolve instilação de soro fisiológico estéril na cavidade endometrial sob orientação ultra-sonográfica. O procedimento é explicado à paciente e se obtém o consentimento verbal. Introduz-se um espéculo estéril na vagina e se limpa o colo uterino com uma solução anti-séptica. Um cateter especial ou uma sonda de alimentação pediátrica 5-F, é introduzido na cavidade uterina até o nível do fundo uterino. O cateter deve ser previamente cheio com soro fisiológico antes da introdução para minimizar o artefato de ar. Pode ser necessário um cateter de histerossalpingografia com balão nas mulheres com colo distendido ou incompetente para impedir vazamento de soro fisiológico para a vagina. O balão deve ser colocado o mais próximo possível do orifício interno e inflado com soro fisiológico, não ar.

O espéculo é então removido, e o transdutor transvaginal é introduzido na vagina. A posição do cateter na cavidade endometrial é identificada e reajustada se necessário. O soro fisiológico estéril é, então, injetado lentamente através do cateter sob controle ultra-sonográfico de maneira contínua. O útero é examinado sistematicamente nos planos sagital e

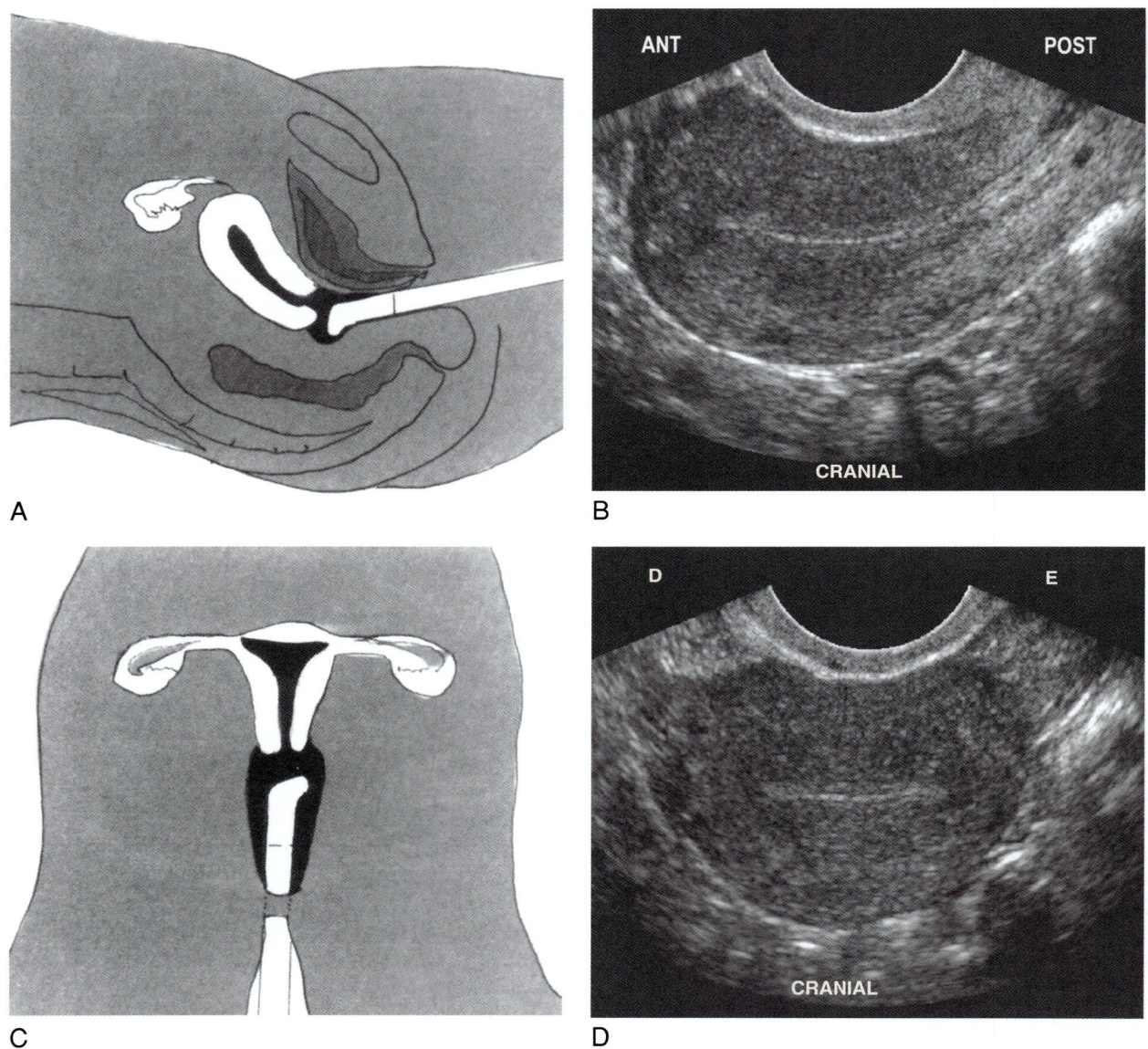

FIGURA 15-2. Orientação da USG transvaginal. A, Ilustração de exame transvaginal no plano sagital. **B,** Corte sagital correspondente do útero. **C,** Ilustração de exame transvaginal no plano coronal. **D,** Corte coronal correspondente do útero. D indica direita; E, esquerda. (A e C, cortesia de Jocelyne Salem.)

coronal para delinear a cavidade endometrial inteira e são registradas imagens apropriadas.

Nas mulheres em pré-menopausa com ciclos regulares, o procedimento geralmente é realizado entre os dias 6 e 10 do ciclo menstrual para evitar a possibilidade de interromper o início de uma gravidez. Para as mulheres com ciclos irregulares, o procedimento é realizado logo depois de cessado o sangramento. Nas mulheres pós-menopáusicas em terapêutica de reposição hormonal seqüencial, a histerossonografia é realizada logo depois do período mensal de sangramento. Nas mulheres pós-menopáusicas que não estejam fazendo terapêutica de reposição hormonal seqüencial, o procedimento pode ser realizado em qualquer momento. O procedimento não é realizado em mulheres com doença inflamatória pélvica aguda. Na maioria dos casos, não há preparação especial da paciente. São dados antibióticos profiláticos às mulheres com doença inflamatória pélvica crônica e às mulheres com história de prolapso da valva mitral ou outros distúrbios cardíacos.[3]

Exame Transabdominal *versus* Transvaginal

A USG transabdominal e a transvaginal são técnicas complementares; ambas são usadas extensamente na avaliação da pelve feminina. A **abordagem transabdominal** visibiliza a pelve inteira e proporciona um panorama global. Suas principais **limitações** incluem o exame de pacientes que não são capazes de encher a bexiga, para o exame de pacientes obesas, avaliação de um útero retrovertido, no qual o fundo pode estar localizado além da zona focal do transdutor e caracterização não tão boa de massas nos anexos. Graças à proximidade entre transdutor e útero e anexos, a **USG transvaginal** permite o uso de transdutores de freqüência mais alta, produzindo resolução muito melhor. No entanto, por causa das freqüências mais altas, o **campo de visão é limitado**, e esta é uma desvantagem importante desta técnica. Grandes massas podem preencher ou se estender para fora do campo de visão, tornando a orientação difícil, e ovários ou massas localizados superior ou lateralmente podem não ser visibilizados. A USG transvaginal distingue melhor as massas em anexos de alças intestinais e fornece mais detalhes sobre as características internas da massa pélvica graças à sua melhor resolução. Deste modo, as duas técnicas se complementam. Vários estudos comparando as duas técnicas em vários distúrbios pélvicos têm mostrado que a USG transvaginal dá mais detalhes anatômicos e melhor qualidade de imagens.[4-8] Isso não é surpreendente por causa dos transdutores de freqüência mais alta usados.

Muitas mulheres precisarão de estudos transabdominal e transvaginal; entretanto, se o estudo inicial for completamente normal ou se for detectada uma anormalidade bem definida, geralmente não será necessário qualquer outro estudo. O segundo estudo é acrescentado se os órgãos pélvi-

VANTAGENS DA USG TRANSVAGINAL

Uso de transdutores de freqüência mais alta com melhor resolução
Exame das pacientes que não sejam capazes de encher a bexiga
Exame de pacientes obesas
Avaliação de um útero retrovertido
Melhor distinção entre massas nos anexos e alças intestinais
Melhor caracterização interna das massas pélvicas
Mais detalhes sobre uma lesão pélvica
Mais detalhes do endométrio

cos não forem bem visibilizados. Em nosso laboratório, começamos com um exame transabdominal para procurar grandes massas ou qualquer anormalidade óbvia, mas não pedimos à paciente para encher a bexiga. Se a bexiga estiver cheia, faremos um exame completo. Se a bexiga estiver vazia, prosseguiremos diretamente com o exame transvaginal.

A USG transvaginal deve ser sempre realizada nas mulheres com suspeita de distúrbios endometriais, nas pacientes que tenham alto risco de doença, tais como antecedentes familiares fortes de câncer de ovário, e para avaliar as características internas de uma massa pélvica. Para exames de controle, é necessária somente a técnica mais eficiente para diagnóstico.

ÚTERO

Anatomia Ultra-sonográfica Normal

O útero se situa na pelve verdadeira, entre a bexiga anteriormente e o cólon retossigmóide posteriormente (Fig. 15-3). A posição uterina é variável e muda de acordo com o grau de distensão da bexiga e do reto. O colo fica fixo na linha média, mas o corpo é muito móvel e pode se situar obliquamente de cada lado da linha média. **Flexão** se refere ao eixo do corpo uterino relativamente ao colo, enquanto **versão** se refere ao eixo do colo relativamente à vagina. O útero geralmente é antevertido e anteflexionado, mas pode parecer reto ou discretamente retroflexionado nas ultra-sonografias transabdominais devido ao deslocamento posterior pela bexiga distendida. O útero também pode estar retroflexionado quando o corpo é inclinado posteriormente (relativamente ao colo) ou retrovertido quando o útero inteiro é inclinado para trás (relativamente à vagina) (Fig. 15-4). O fundo de um útero retrovertido ou retroflexionado freqüentemente é difícil de ser avaliado pela USG transabdominal visto que

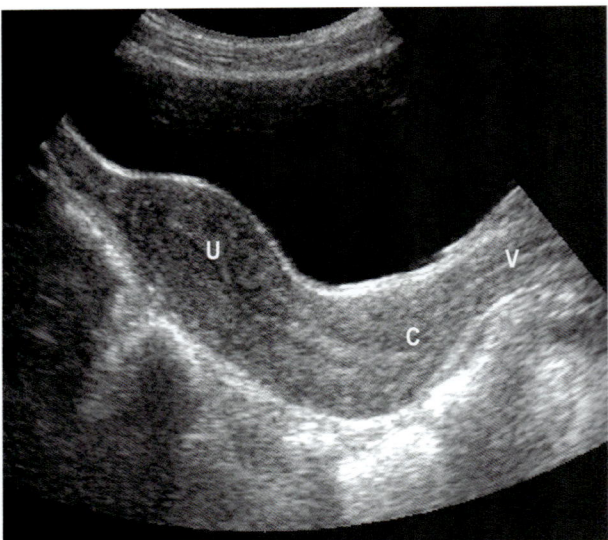

FIGURA 15-3. Útero (U), colo (C) e vagina (V) normais. Exame sagital. Eco linear central representando superfícies apostas da mucosa vaginal (V).

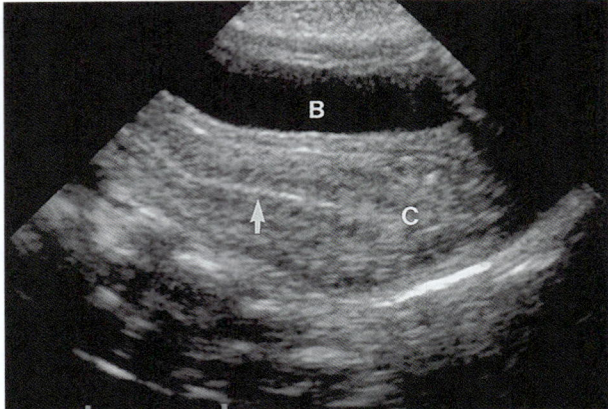

FIGURA 15-5. Útero neonatal normal. Exame sagital. Forma de pêra invertida com colo (C) que tem diâmetro AP e comprimento maiores que o corpo. O endométrio (*seta*) é fino e normal. B, Bexiga.

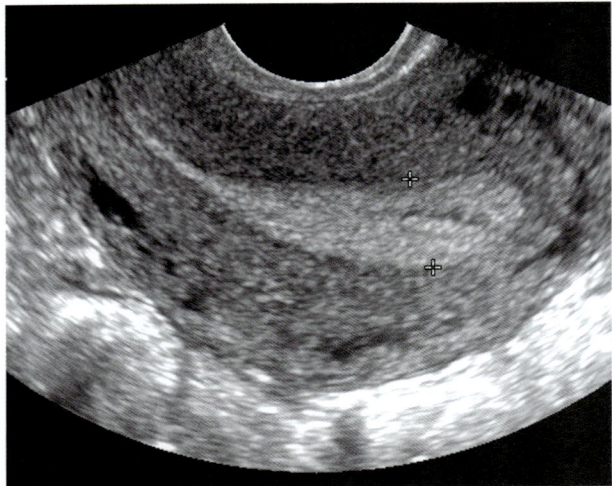

FIGURA 15-4. Útero retrovertido. Exame transvaginal sagital. Endométrio secretor contornado por cursores.

esta parte do útero fica distante do transdutor, podendo parecer hipoecóica e simular um fibróide. A USG transvaginal tem comprovado ser excelente para avaliar o útero retrovertido ou retroflexionado porque o transdutor fica próximo do fundo localizado posteriormente.[8]

A **forma** e o **tamanho** do útero normal variam durante a vida e se relacionam à idade, condições hormonais e paridade. O **útero** infantil ou **pré-púbere** varia de 2,0 a 3,3 cm (média de 2,8 cm) de comprimento, sendo o colo responsável por dois terços do comprimento total com 0,5 a 1,0 cm (média de 0,8 cm) no diâmetro ântero-posterior (AP).[9] O útero pré-púbere tem um aspecto tubular ou em pêra invertida, sendo o diâmetro AP do colo maior do que o do fundo.[10] No período neonatal imediato, devido à estimulação residual dos hormônios maternos, o **útero neonatal** é discretamente maior, variando seu comprimento de 2,3 a 4,6 cm (média de 3,4 cm) e o diâmetro AP de 0,8 a 2,1 cm (média de 1,2 cm).[11] Também devido à estimulação do hormônio materno residual, vê-se um endométrio ecogênico em quase todos os úteros neonatais (Fig. 15-5). Uma pequena quantidade de líquido endometrial pode estar presente em até 25% dos úteros neonatais.[12] Há pequeno crescimento do útero pré-púbere nos primeiros meses de vida até aproximadamente os oito anos de idade, quando o útero aumenta gradualmente de tamanho até a puberdade.[13] Nessa época, há um aumento mais dramático de tamanho com crescimento mais pronunciado no corpo até que chegue ao aspecto final em forma de pêra da idade adulta, sendo o diâmetro e o comprimento do corpo aproximadamente o dobro daquele do colo.[10] O **útero** pós-púbere ou **adulto** normal varia consideravelmente em seu tamanho. As dimensões máximas do útero nulíparo são de aproximadamente 8 cm de comprimento por 5 cm de largura por 4 cm de diâmetro AP. A paridade aumenta o tamanho normal em mais de 1 cm em cada dimensão.[14-16] Merz e cols. também verificaram uma diferença significativa do comprimento uterino entre as primíparas e as multíparas, com aumento de aproximadamente 1 cm nas primíparas e de aproximadamente 2 cm nas multíparas.[15] Depois da menopausa, o útero atrofia, ocorrendo a diminuição de tamanho mais rápida nos primeiros 10 anos após cessar a menstruação.[14] Nas pacientes acima de 65 anos, o útero varia de 3,5 a 6,5 cm de comprimento e 1,2 a 1,8 cm para o diâmetro AP.[16]

O **miométrio** normal consiste em três camadas que podem ser distinguidas pela USG. A **camada intermediária** é a mais espessa e tem uma textura uniformemente homogê-

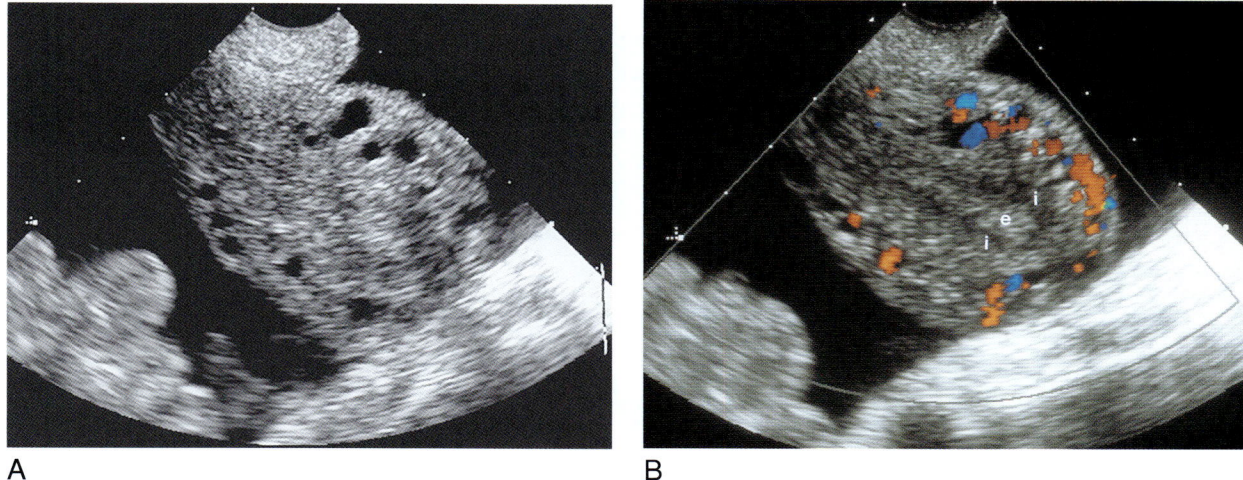

FIGURA 15-6. Veias uterinas. A, Exame sagital transvaginal do útero cercado por ascite mostra múltiplas áreas anecóicas periféricas. **B,** Confirmação pelo Doppler colorido. Endométrio (e), camada interna hipoecóica do miométrio (i). A camada externa do miométrio é separada da camada intermediária pelas veias arqueadas.

nea de ecogenicidade baixa a moderada. A **camada interna** do miométrio é fina, compacta e relativamente hipovascular.[17,18] Essa camada interna, que é hipoecóica e cerca o endométrio relativamente ecogênico, também é denominada **halo subendometrial**. A fina **camada externa** é discretamente menos ecogênica do que a camada intermediária e é dela separada pelos vasos arqueados.

As **artérias arqueadas** se situam entre as camadas externa e intermediária do miométrio e se ramificam em artérias radiais, que correm na camada intermediária até o nível da camada interna. As artérias radiais então se ramificam em artérias espirais, que entram no endométrio e irrigam a camada funcional. As veias uterinas são maiores do que as artérias arqueadas acompanhantes e freqüentemente são identificadas como pequenas áreas anecóicas focais pela USG transabdominal e transvaginal.[19] Isso pode ser confirmado pelo Doppler (Fig. 15-6). Pode ser vista **calcificação** nas artérias arqueadas em mulheres pós-menopáusicas devida à esclerose de Monkeberg.[20,21] Na USG, tal calcificação aparece como áreas ecogênicas lineares periféricas com sombras; devem ser distinguidas de leiomiomas calcificados (Fig. 15-7). Este é um processo normal no envelhecimento e pode ser acelerado nos diabéticos.

Pequenos focos altamente ecogênicos na camada interna do miométrio podem ser visibilizados em mulheres normais. Esses focos, medindo somente alguns milímetros, podem ser simples ou múltiplos e geralmente não têm sombras. Supõe-se que representem calcificação distrófica relacionada a uma instrumentação prévia, como dilatação e curetagem ou biópsia endocervical.[22] Não têm significância clínica.

A **perfusão uterina** pode ser avaliada por Doppler dúplex ou colorido das artérias uterinas. Nas mulheres nor-

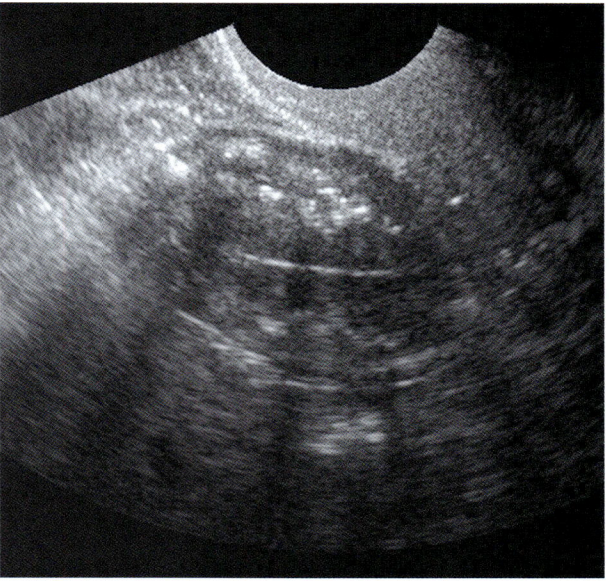

FIGURA 15-7. Calcificações de artérias arqueadas. Exame sagital transvaginal mostra múltiplos pequenos focos hiperecóicos lineares periféricos.

mais, o formato de onda geralmente mostra um padrão de alta velocidade e alta resistência.

A **cavidade endometrial** normal é vista como linha ecogênica fina decorrente de reflexo especular da interface entre as superfícies opostas do endométrio.[23] O aspecto ultra-sonográfico do **endométrio** varia durante o ciclo menstrual (Fig. 8-8A-D) e se correlaciona à histologia.[17,24,25] O endométrio é composto por uma **camada funcional superficial** e uma **camada basal profunda**. A camada funcional se espessa durante todo o ciclo menstrual e se desprende com as menstruações. A camada basal continua intacta durante o ciclo e contém as artérias espirais, que se tornam tortuosas e se alongam para irrigar a camada funcional que se espessa. A **fase proliferativa** do ciclo antes da ovulação está sob a influência do estrogênio, enquanto a progesterona é responsável principalmente pela manutenção do endométrio na **fase secretora** após a ovulação.

O endométrio da **fase menstrual** consiste em uma linha ecogênica fina. Durante a **fase proliferativa**, o endométrio se espessa, chegando a 4 a 8 mm. O endométrio é mais bem aferido num exame sagital na linha média do útero e deve incluir as partes anterior e posterior do endométrio. É importante não incluir a fina camada interna hipoecóica do miométrio na medida. Uma região relativamente hipoecóica que representa a camada funcional pode ser vista em torno da linha ecogênica central. Na fase proliferativa inicial, essa área hipoecóica é fina, mas aumenta e fica mais claramente definida na fase proliferativa tardia (**periovulatória**), provavelmente em decorrência de edema. O aspecto hipoecóico do endométrio proliferativo se relaciona à estrutura histológica relativamente homogênea por causa da disposição organizada dos elementos glandulares. Após a ovulação, a camada funcional do endométrio muda de hipoecóica para hiperecóica à medida que o endométrio evolui para a **fase secretora**.[24,25] O endométrio, nesta fase, mede 7 a 14 mm de espessura. A textura hiperecóica do endométrio secretor está relacionada a aumento do muco e do glicogênio dentro das glândulas, bem como a um aumento do número de interfaces causado pela tortuosidade das artérias espirais. Pode ser visto realce acústico posteriormente ao endométrio secretor, mas não é específico porque também tem sido visto com endométrio proliferativo, embora não tão freqüentemente.[25]

Após a menopausa, o endométrio se torna **atrófico** e já não está sob controle hormonal. Ultra-sonograficamente, o endométrio é visto como fina linha ecogênica medindo não mais que 8 mm (Fig. 15-8F).

Anormalidades Congênitas

As anormalidades uterinas congênitas se associam a um aumento de incidência de aborto espontâneo e outras complicações obstétricas.[26] As extremidades caudais fundidas dos dois ductos de Müller (paramesonéfricos) formam o útero, o colo uterino e a parte superior da vagina, enquanto as extremidades craniais sem fusão formam o par de tubas uterinas. Ocorre fusão numa direção cranial, e o septo mediano formado pelas paredes mediais dos ductos de Müller é reabsorvido, deixando uma cavidade uterina única.[2]

As **malformações uterinas** (Figs. 15-9, 15-10 e 15-11) podem ser causadas pelo seguinte:

- Interrupção do desenvolvimento dos ductos de Müller;
- Falha de fusão dos ductos de Müller; ou
- Falha de reabsorção do septo mediano

A **interrupção do desenvolvimento** dos ductos de Müller pode ser unilateral ou bilateral. A interrupção do desenvolvimento bilateral é extremamente rara e resulta em ausência congênita do útero ou **aplasia uterina**. A interrupção do desenvolvimento unilateral resulta num **útero unicorno com um colo** (um corno uterino e um colo). A hipoplasia do ducto de Müller pode resultar em corno uterino rudimentar. O corno rudimentar pode ser não-cavitário ou cavitário, comunicando-se ou não com o outro corno.[27] A maioria dos cornos rudimentares não se comunica e está ligada ao corno oposto por bandas fibrosas. Se o endométrio, num corno rudimentar, não for funcional, não ocorrem sintomas clínicos, mas, se estiver presente um endométrio funcional, pode ocorrer retenção do sangue menstrual no corno rudimentar.

A **falha de fusão** dos ductos de Müller pode ser completa, resultando em um **útero didelfo** (duas vaginas, dois colos e dois úteros), ou parcial, que pode resultar em um **útero bicorno com dois colos** (uma vagina, dois colos e dois cornos uterinos) ou num **útero bicorno com um colo** (uma vagina, um colo e dois cornos uterinos). O **útero arqueado** é a mais leve das anomalias de fusão, resultando numa indentação parcial do fundo uterino, com cavidade endometrial relativamente normal, e é considerado uma forma muito leve de útero bicorno ou uma variante normal.

A **falha de reabsorção** do septo mediano resulta num **útero septado** ou **subseptado**, dependendo de ser a falha completa ou parcial, respectivamente. Isto resulta numa duplicação completa ou parcial das cavidades uterinas sem duplicação dos cornos uterinos e é a mais comum das anormalidades uterinas. O útero septado ou subseptado pode ser distinguido do útero bicorno quando se olha o contorno externo do útero.

Há alta associação entre **malformações uterinas** e **anormalidades renais congênitas**, especialmente agenesia e ectopia renais.[28] A anomalia uterina mais comumente associada à agenesia renal é o útero bicorno com dois colos com um septo vaginal parcial no qual um lado não tem saída para o sangue menstrual, resultando num hematometrocolpos unilateral.[29] Em todas as pacientes com malformações uterinas, os rins devem ser avaliados por ultra-sonografia. No sexo feminino, quando há rim ausente ou ectópico, o

O ENDOMÉTRIO PRÉ-MENOPAUSA	
Fase menstrual	Linha ecogênica quebrada fina
Fase proliferativa	Espessamento hipoecóico de 4 a 8 mm
Fase periovulatória	Camada tripla com 6 a 10 mm
Fase secretora	Espessamento hiperecóico de 7 a 14 mm

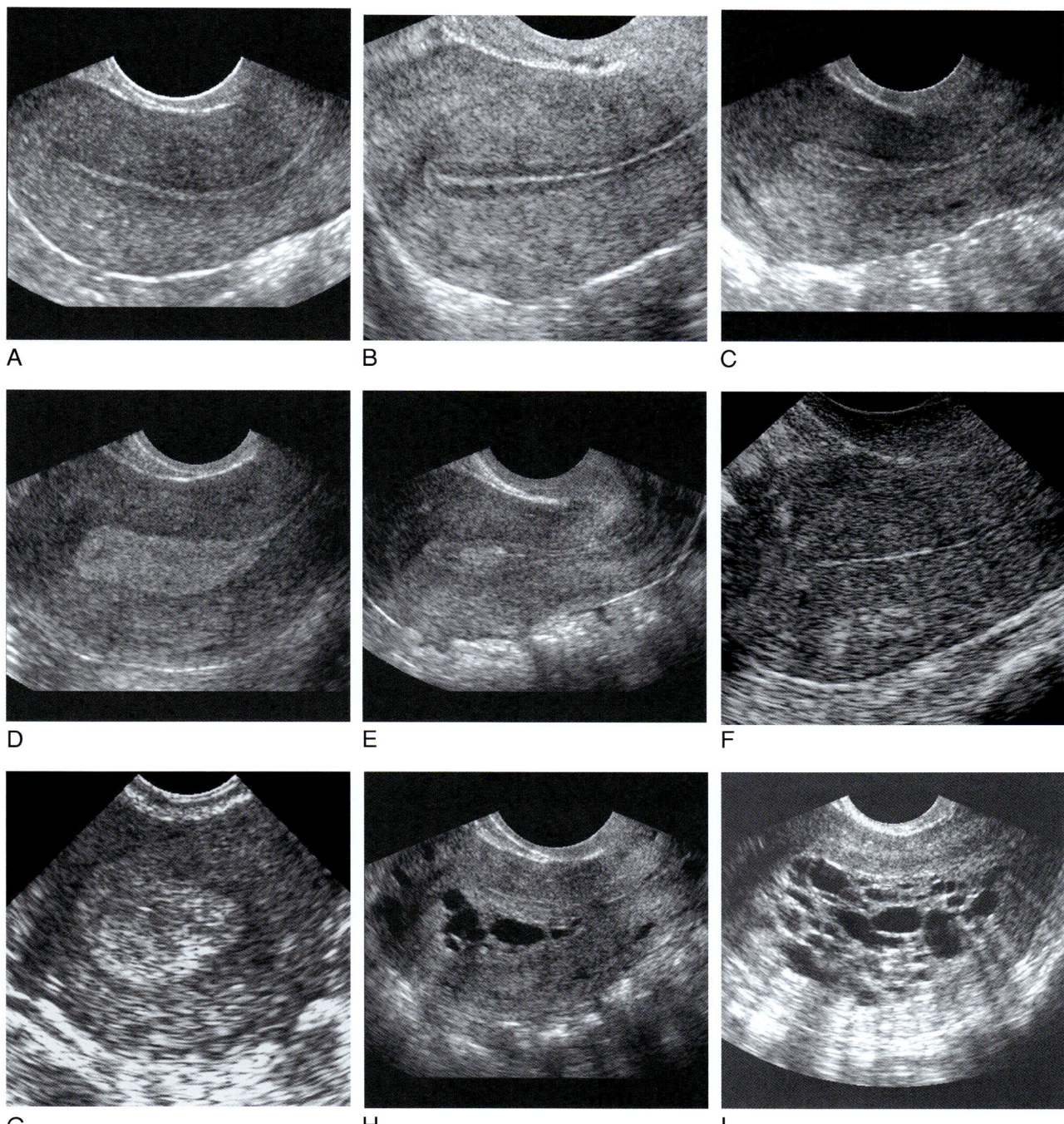

FIGURA 15-8. Endométrio — aspectos ultra-sonográficos. Exames transvaginais. **A, Endométrio proliferativo precoce fino normal. B, Endométrio proliferativo tardio normal** com aspecto em três camadas. Linha ecogênica central devido a superfícies endometriais opostas cercadas por camada funcional hipoecóica mais espessa, limitada por camada basal ecogênica externa. **C, Endométrio precoce normal da fase secretora.** A camada funcional que cerca a linha ecogênica se tornou hiperecóica. **D, Endométrio secretor tardio hiperecóico espesso normal. E, Pólipo bem definido oval,** que é mais hiperecóico que o endométrio periovulatório em torno. **F, Endométrio pós-menopausa fino normal. G. Endométrio espessado** devido a múltiplos pequenos pólipos que comprovados em histerossonografia. **H,** Endométrio cístico espesso devido à **hiperplasia** em pacientes usando tamoxifeno. **I,** Endométrio cístico espesso devido a **grande pólipo** em pacientes usando tamoxifeno.

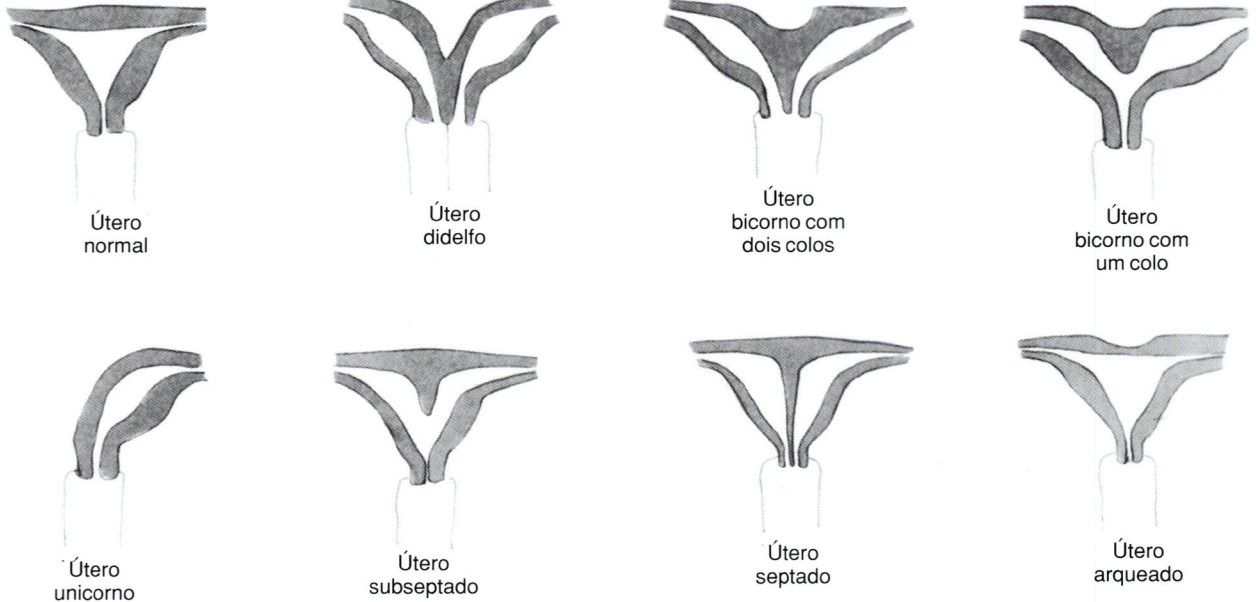

FIGURA 15-9. Anormalidades congênitas do útero. Diagrama dos tipos comuns. (Cortesia de Jocelyne Salem.)

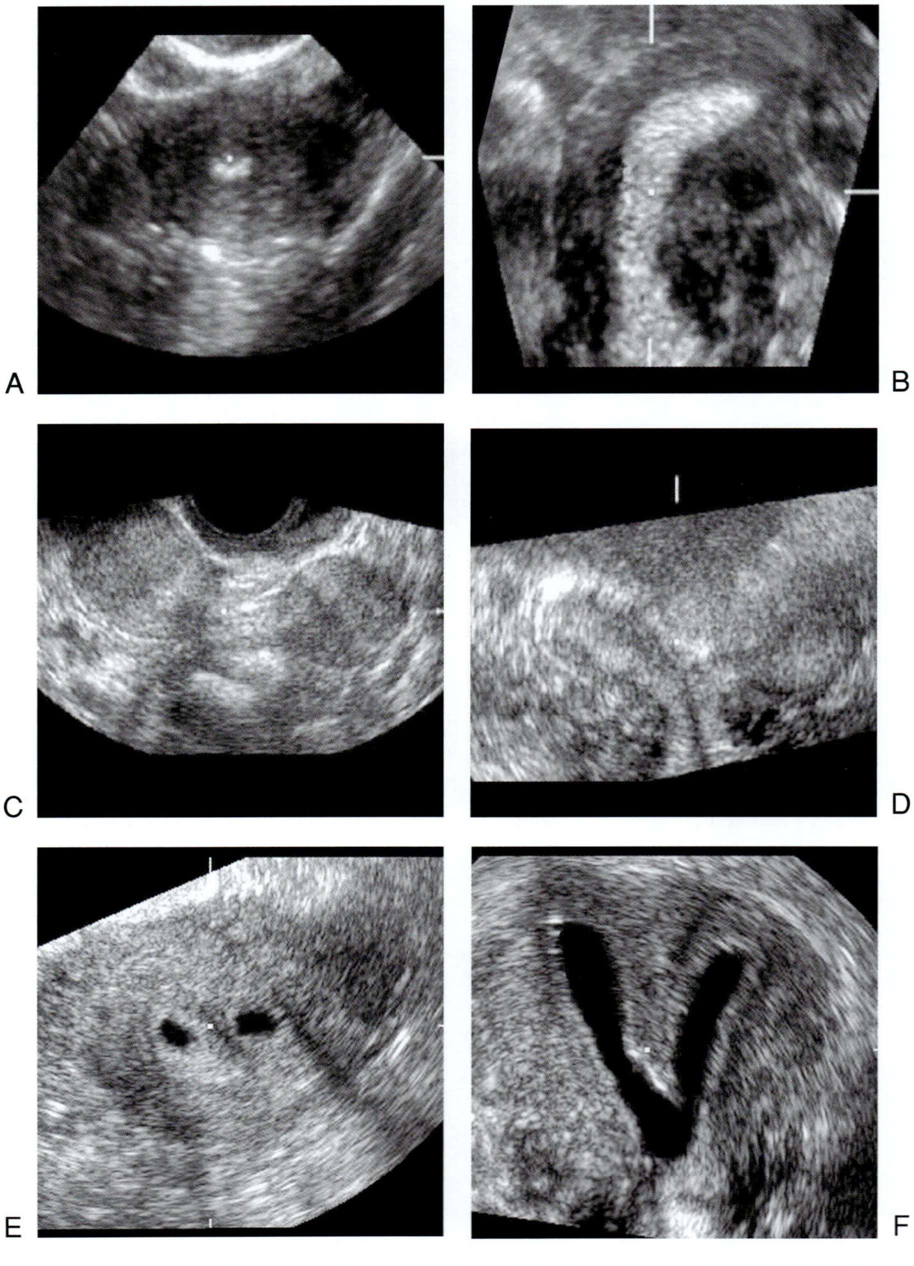

FIGURA 15-10. Anormalidades uterinas congênitas. A, B, Útero **unicorno** (reconstrução tridimensional). **A,** Plano transverso. **B,** Reconstrução coronal em 3-D. **C, D,** Útero **didelfo. C,** Plano transverso. **D,** Reconstrução coronal em 3-D. **E, F,** Útero **subseptado. E,** Histerossonografia transversa. **F,** Reconstrução coronal em 3-D.

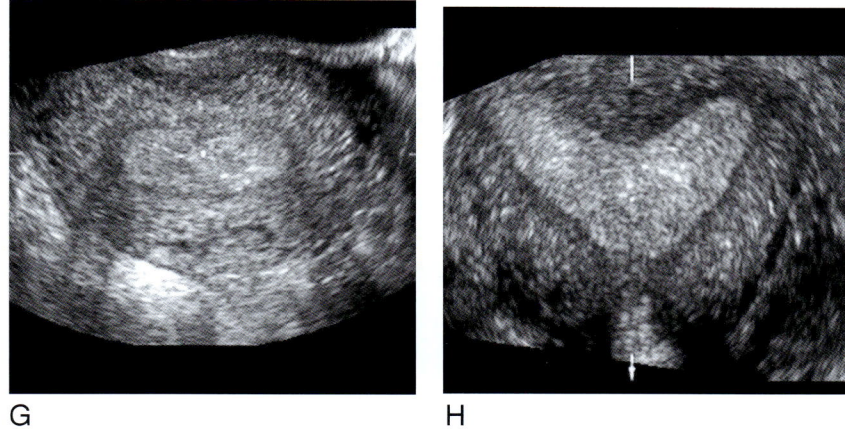

FIGURA 15-10, cont. Anormalidades uterinas congênitas. G, H, Útero arqueado. **G,** Plano transverso. **H,** Reconstrução coronal em 3-D. (Cortesia de Anna Lev-Toaff, M.D.)

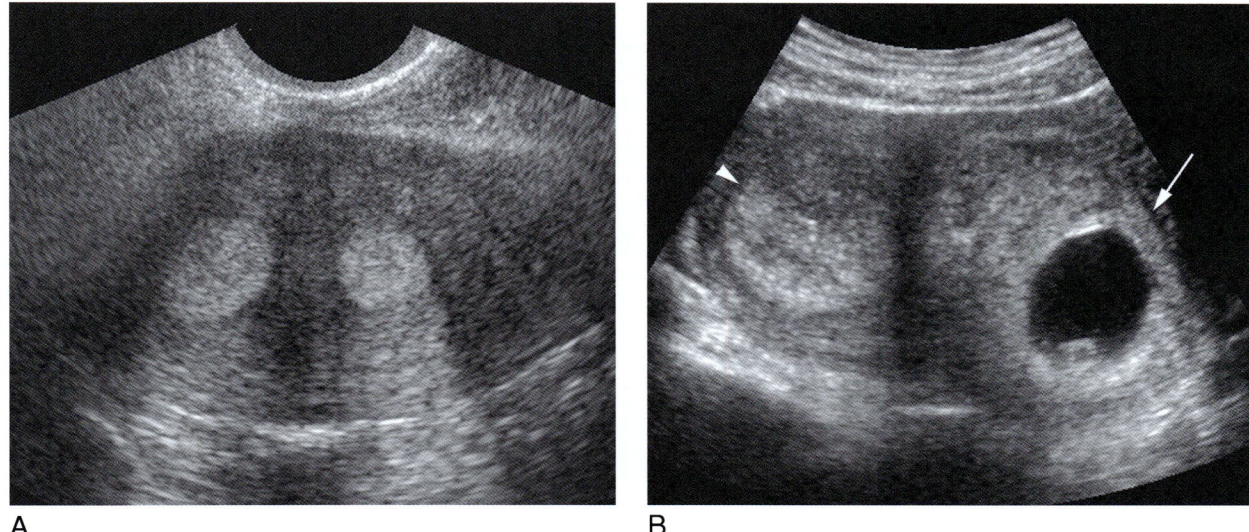

FIGURA 15-11. Útero bicorno. A, Exame transverso transvaginal através do fundo de um útero bicorno mostra dois endométrios separados por musculatura uterina. **B,** Exame transverso transabdominal através do fundo de um útero bicorno mostra saco gestacional (*seta*) no corno esquerdo e reação decidual (*cabeça de seta*) no corno direito.

útero deve ser examinado para pesquisa de malformações. As anormalidades ocorrem sempre no mesmo lado.

A maioria das anomalias uterinas pode ser detectada por USG.[30] Podem ser vistos dois complexos de ecos endometriais no útero bicorno ou septado. A USG também pode delinear o contorno externo do útero. No **útero didelfo** e **bicorno**, as cavidades endometriais são amplamente separadas e há uma indentação profunda no contorno do fundo. O **útero septado**, diferentemente, tem contorno relativamente normal, e as duas cavidades endometriais são mais próximas e separadas por um fino septo fibroso. O septo tem pouca irrigação sanguínea e contém pouco ou nenhum miométrio.[31] A USG, combinada com a histerossalpingografia, tem um alto nível de precisão para distinguir entre o útero septado e o bicorno.[32] É importante diferenciar essas duas malformações porque o útero septado pode ser tratado com incisão histeroscópica ambulatorial do septo fibroso. Como o útero bicorno consiste em dois cornos uterinos separados, cada um contendo um complemento inteiro de miométrio e endométrio, a correção exige cirurgia abdominal.

O **útero unicorno** é difícil de diferenciar do útero normal pela USG. Pode-se suspeitar dessa condição quando o útero parece pequeno e posicionado lateralmente. Pode ser visto líquido no corno rudimentar oposto, o que pode ser tomado por massa uterina ou nos anexos. O útero bicorno também pode ser confundido com massa uterina ou dos anexos se o complexo de ecos endometriais centrais não for visto num corno. Em muitas circunstâncias, o útero bicorno é diagnosticado pela primeira vez de maneira incidental no início da gravidez, quando está presente um saco gestacional em um corno e há uma reação decidual no outro corno (Fig. 15-11B).

A **ultra-sonografia tridimensional com imagens multiplanares** demonstra ser muito valiosa para detectar e classificar anomalias uterinas (Fig. 15-10).[33] A imagem coronal através do útero inteiro, que não pode ser feita na ultra-sonografia bidimensional de rotina devido à mobilidade limitada do transdutor na vagina, é essencial para o diagnóstico. A RM também é altamente precisa para demonstrar anomalias uterinas.[34] No entanto, devido ao custo relativamente alto da RM, geralmente fica reservada para as anomalias mais complicadas.

As anormalidades uterinas também são vistas nas pacientes que tiveram **exposição intra-útero ao dietilestilbestrol**. O dietilestilbestrol dado durante o primeiro trimestre atravessa a placenta e exerce um efeito direto sobre o sistema de Müller do feto. A USG pode demonstrar uma diminuição difusa do tamanho do útero e uma cavidade uterina irregular em forma de T.[35,36]

Anormalidades do Miométrio

Leiomioma

Os leiomiomas (fibróides) são as neoplasias mais comuns no útero. Ocorrem em aproximadamente 20% a 30% das mulheres acima de 30 anos[37] e são mais comuns nas negras. Geralmente são múltiplos e considerados como a causa mais comum de aumento de volume do útero não-grávido. Embora freqüentemente assintomáticos, as mulheres com leiomiomas podem ter dor e sangramento uterino. Os leiomiomas podem ser classificados como **intramurais**, confinados ao miométrio; **submucosos**, projetando-se à cavidade uterina e deslocando ou distorcendo o endométrio; ou **subserosos**, projetando-se da superfície peritoneal do útero.

Os fibróides intramurais são os mais comuns. Os submucosos, embora menos comuns, produzem sintomas mais freqüentemente. Os fibróides subserosos podem ser pedunculados e se apresentar como massa nos anexos. Também podem se projetar entre os folhetos do ligamento largo, onde são denominados intraligamentares. Os fibróides cervicais são responsáveis por aproximadamente 8% de todos os fibróides.

Os fibróides são **dependentes de estrogênio** e podem aumentar de tamanho durante ciclos anovulatórios em decorrência da estimulação do estrogênio sem oposição[38] e durante a gravidez, embora cerca de metade de todos os fibróides mostre pouca alteração significativa durante a gravidez.[39] Os fibróides identificados no primeiro trimestre se associam a um risco elevado de perda da gravidez, e este risco é mais alto nos pacientes com múltiplos fibróides do que naqueles com um único fibróide.[40] Grandes fibróides não interferem com a gravidez ou o parto vaginal normal, exceto quando estão localizados no segmento uterino inferior ou no colo uterino. Os leiomiomas raramente se desenvolvem em mulheres pós-menopáusicas, e a maioria se estabiliza ou diminui após a menopausa. Podem aumentar de tamanho em pacientes pós-menopáusicas que estejam recebendo terapêutica de reposição hormonal. Também se relata que o tamoxifeno causa crescimento dos leiomiomas.[41] Um aumento rápido do tamanho dos fibróides, especialmente na paciente pós-menopáusica, deve levantar a possibilidade de alteração sarcomatosa.[2]

Patologicamente, os leiomiomas são compostos por células de músculo liso em forma de fuso dispostas em padrões de redemoinho separadas por quantidades variáveis de tecido conjuntivo fibroso. O miométrio em torno pode ficar comprimido até formar uma pseudocápsula. À medida que aumentam de volume, os leiomiomas podem ultrapassar sua irrigação sangüínea, resultando em isquemia e degeneração cística.

Ultra-sonograficamente, os leiomiomas têm aspectos variáveis (Fig. 15-12-A-H). O útero pode estar aumentado de volume, com um contorno globular e ecotextura heterogênea decorrentes de pequenos leiomiomas difusos. Leiomiomas localizados são mais comumente hipoecóicos ou heterogêneos na ecotextura. Freqüentemente distorcem o contorno externo do útero. Mínima irregularidade de contorno na interface entre o útero e a bexiga pode ser um sinal sutil para o diagnóstico.[42] Muitos leiomiomas demonstram áreas de **atenuação acústica** ou **sombras** sem massa distinta, tornando impossível fazer estimativa do tamanho. Supõe-se que a atenuação seja causada por fibrose densa dentro da substância do tumor. Kliewer e cols. sugeriram que sombras posteriores originadas de dentro da substância de um leiomioma (mas não de focos ecogênicos) se originem de zonas transicionais entre tecidos apostos.[43] Histologicamente, a zona de transição inclui as margens do leiomioma com miométrio normal adjacente, os limites entre tecido fibroso e músculo liso e as bordas dos redemoinhos e feixes de músculo liso.[43] Este tipo de sombra é muito útil para o diagnóstico ao distinguir um leiomioma pedunculado ou exofítico de outros tipos de massas em anexos.[44]

CLASSIFICAÇÃO DOS LEIOMIOMAS

Intramurais
 Confinados ao miométrio
Submucosos
 Projetando-se na cavidade uterina
Subserosos
 Projetando-se da superfície peritoneal

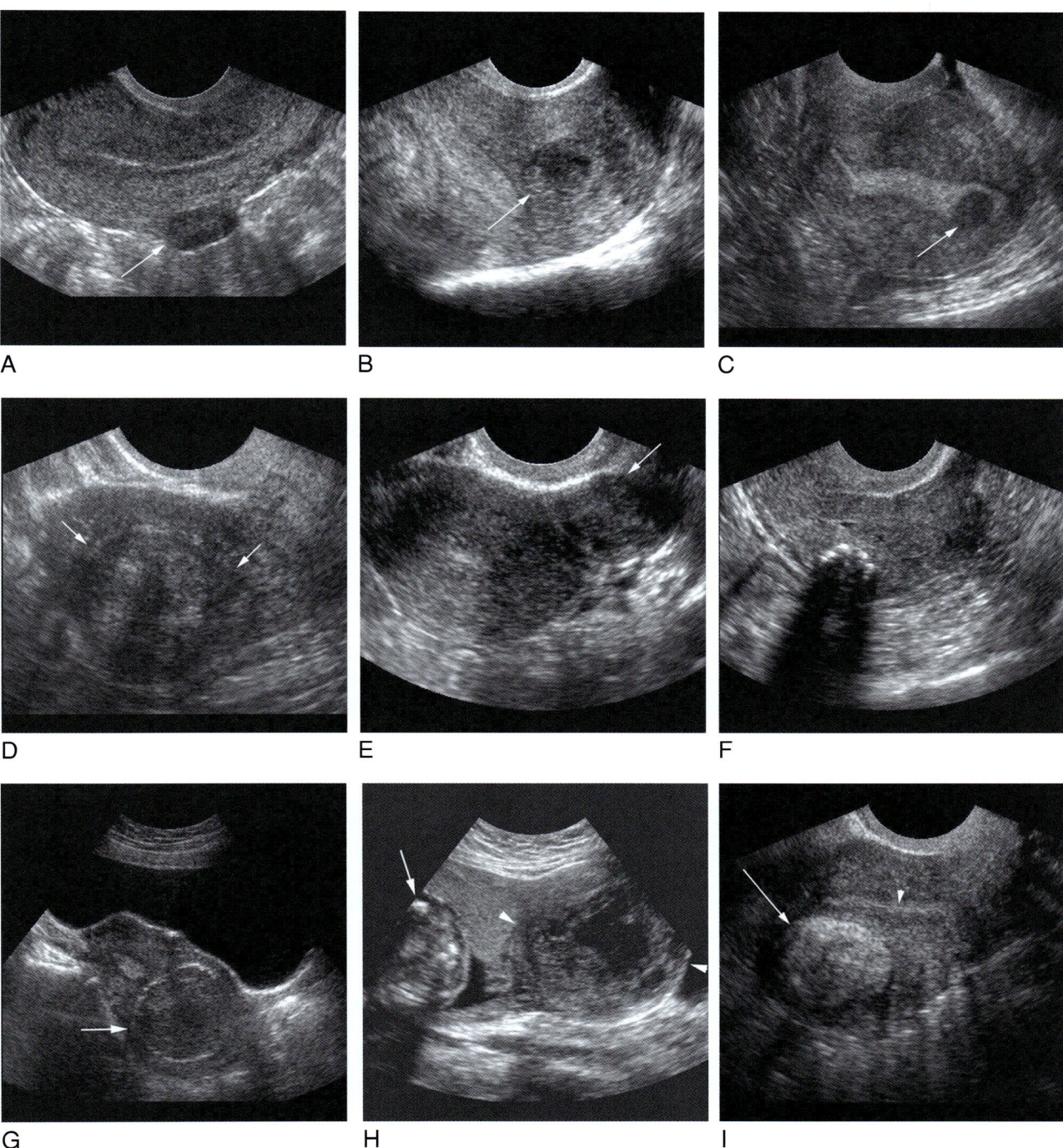

FIGURA 15-12. Fibróides uterinos — aspectos ultra-sonográficos. A-F e I, Exames transvaginais. G, H, Exames transabdominais. **A, Fibróide subseroso** hipoecóico localizado (*seta*). **B, Fibróide intramural** hipoecóico localizado (*seta*). **C, Fibróide submucoso** hipoecóico (*seta*). **D,** Atenuação acentuada do feixe sonoro por fibróide (*setas*). **E, Fibróide subseroso pedunculado** (*seta*) apresentando-se como massa sólida em anexo esquerdo. **F, Fibróide com calcificação**, causando sombras posteriores. **G, Fibróide calcificado** com calcificação curvilínea periférica (*seta*) simulando uma cabeça fetal. **H,** Fibróide com **degeneração cística** (*cabeça de seta*) na gravidez. Paciente apresentou-se com dor espontânea e desconforto sobre fibróide em degeneração. Feto (*seta*). **I, Leiomiolipoma.** Massa altamente ecogênica no miométrio (*seta*) com atenuação posterior. Endométrio (*cabeça de seta*).

Pode ocorrer **calcificação** em mulheres de mais idade, freqüentemente aparecendo como áreas focais de aumento da ecogenicidade com sobras ou como orla ecogênica curvilínea, que pode simular o contorno de uma cabeça fetal.[45] A **degeneração** e a **necrose** produzem áreas de diminuição da ecogenicidade ou dos espaços císticos dentro do fibróide. Isso tende a ocorrer mais comumente durante a gravidez, afetando aproximadamente 7% a 8% das grávidas com fibróides, as quais podem se apresentar com dor nessa área.[39] Têm sido descritos leiomiomas gigantes com múltiplos espaços císticos por edema.[46] O Doppler deve ser usado para avaliar a vascularização dos fibróides. Foi sugerido que a vascularização era útil como preditor de crescimento, com 46% dos fibróides vasculares mostrando crescimento durante um ano.[47]

Os **fibróides submucosos** podem invadir o endométrio, distorcendo a cavidade com graus variáveis de extensão intracavitária. A USG transvaginal permite melhor diferenciação entre uma lesão submucosa e uma intramural e sua relação com a cavidade endometrial.[48] A histerossonografia é muito útil para determinar a localização exata e a relação do fibróide com o endométrio, a extensão intracavitária e sua ressecabilidade potencial.[49] Em alguns casos, a histerossonografia também pode ser necessária para distinguir um leiomioma submucoso de uma lesão endometrial. Os fibróides submucosos geralmente são massas sólidas hipoecóicas com base ampla com uma camada sobrejacente de endométrio ecogênico. A USG transvaginal pode detectar leiomiomas muito pequenos e pode fazer o diagnóstico ao mostrar a origem uterina de grandes leiomiomas subserosos pedunculados que simulam massas nos anexos. No entanto, os **fibróides subserosos** ou **pedunculados** podem não ser percebidos se for usada unicamente a abordagem transvaginal devido à limitação do campo de visão.[50] Os leiomiomas no fundo de um útero em retroversão são muito mais facilmente delineados por USG transvaginal.

Tumores Uterinos Lipomatosos

Os tumores uterinos lipomatosos (leiomiolipoma) são neoplasias incomuns e benignas que consistem em partes variáveis de lipócitos maduros, músculo liso ou tecido fibroso. Histologicamente, esses tumores compreendem um espectro incluindo lipomas puros, leiomiolipomas e fibromiolipomas. **Ultra-sonograficamente**, o achado de massa atenuante altamente ecogênica no miométrio é virtualmente diagnóstico desta doença (Fig. 15-12I).[51] O Doppler colorido mostra ausência completa de fluxo dentro da massa.[52] É importante identificar a lesão dentro do útero para que não seja confundida com o dermóide ovariano mais comum, que tem aspecto semelhante e que contém gordura.[53] Como os tumores uterinos lipomatosos geralmente são assintomáticos, não exigem cirurgia.

Leiomiossarcoma

O leiomiossarcoma é raro, sendo responsável por 1,3% das malignidades uterinas, e pode originar-se de um leiomioma uterino preexistente.[37] Freqüentemente, as pacientes são assintomáticas, embora possa ocorrer sangramento uterino. Esta doença raramente é diagnosticada no pré-operatório. **Ultra-sonograficamente**, o aspecto é semelhante ao de um leiomioma de crescimento rápido ou com degeneração, exceto quando há evidências de invasão local ou metástases a distância (Fig. 15-13).

Adenomiose

A adenomiose é uma doença caracterizada patologicamente pela presença de glândulas endometriais e estroma dentro do miométrio, associando-se a hipertrofia do miométrio adjacente. Geralmente, é mais extensa na parede posterior.[37] As glândulas endometriais se originam da camada basal e são tipicamente resistentes à estimulação hormonal. Pode ocorrer adenomiose nas formas **difusa** e **nodular**. A forma difusa, mais comum, é composta por focos de adenomiose amplamente dispersos dentro do miométrio, enquanto a forma nodular é composta por nódulos circunscritos chamados adenomiomas. A apresentação clínica geralmente é inespecífica, consistindo em aumento do volume uterino, dor pélvica, dismenorréia e menorragia. A adenomiose é vista mais comumente nas mulheres que tiveram filhos.

Ultra-sonograficamente, o diagnóstico é considerado difícil. Usando a USG transabdominal, este diagnóstico pode ser sugerido se houver um **aumento de volume difuso**

CARACTERÍSTICAS ULTRA-SONOGRÁFICAS DOS LEIOMIOMAS

Aspecto variável
Massa hipoecóica ou heterogênea
Distorção do contorno uterino externo
Atenuação ou sombras sem massa distinta
Calcificação
Degeneração ou necrose

CARACTERÍSTICAS ULTRA-SONOGRÁFICAS DA ADENOMIOSE

Aumento difuso de volume do útero
Miométrio difusamente heterogêneo
Espessamento assimétrico do miométrio
Áreas hipoecóicas heterogêneas
Cistos do miométrio
Pouca definição do limite miométrio-endométrio
Dor focal desencadeada pelo transdutor vaginal
Estriações lineares ecogênicas subendometriais
Nódulos ecogênicos subendometriais

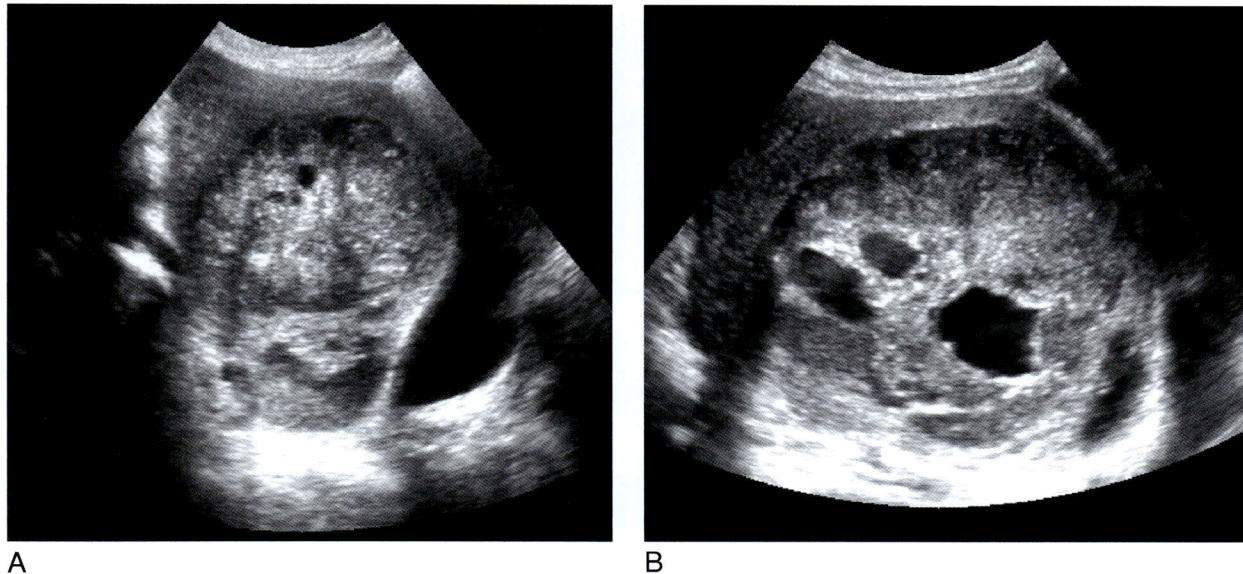

FIGURA 15-13. Leiomiossarcoma. Exames **A**, sagital e, **B**, transverso mostram grande massa uterina heterogênea com áreas císticas. Há uma orla de miométrio normal restante.

do útero com contorno normal, textura endometrial normal e textura miometrial normal.[54] Também se descreve espessamento do miométrio posterior, ficando a área envolvida um pouco mais anecóica do que o miométrio normal.[55] A USG transvaginal é mais precisa no diagnóstico desta doença, que agora está sendo detectada com freqüência cada vez maior (Fig. 15-14).[56-59] O útero pode ficar aumentado de volume, tendo uma configuração globular com miométrio de aspecto difusamente heterogêneo. O miométrio pode ficar assimetricamente espessado. O limite endométrio-miométrio pode ficar mal definido. Dor uterina focal pode ser desencadeada pelo transdutor transvaginal. Também foram descritas áreas hipoecóicas sem homogeneidade dentro do miométrio, com margens indistintas.

Pequenos cistos do miométrio, freqüentemente subendometriais, também podem estar presentes e, histologicamente, demonstra-se que representam glândulas dilatadas em tecido endometrial ectópico.[57] A adenomiose é a causa mais comum de cistos miometriais, embora os cistos no miométrio também possam ter origem congênita ou possam ser vistos em leiomiomas que sofrem degeneração cística. As estriações lineares ecogênicas subendometriais e os nódulos ecogênicos subendometriais recentemente foram descritos e se relata que melhoram a especificidade e o valor preditivo positivo no diagnóstico de adenomiose.[60]

Adenomiomas localizados podem ser visibilizados por USG transvaginal como áreas heterogêneas e circunscritas no miométrio, tendo margens indistintas e contendo lacunas anecóicas.[61,62] No entanto, são geralmente difíceis de serem distinguidos de leiomiomas, e estas duas doenças freqüentemente ocorrem juntas. A presença de fibróides tem demonstrado limitar a capacidade de diagnosticar a intensidade da adenomiose.[59] O aspecto ultra-sonográfico variável está relacionado à distribuição de tecido endometrial heterotópico, ao grau de hipertrofia muscular associada e à presença e tamanho dos cistos no tecido endometrial heterotópico.[60]

A RM é altamente precisa para demonstrar adenomiose, que aparece como áreas mal definidas de diminuição da intensidade do sinal no miométrio ou espessamento difuso ou focal da zona juncional nas imagens ponderadas em T2.[63-65] Reinhold e cols. verificaram que a RM e a USG têm precisão comparável no diagnóstico de adenomiose.[65]

Malformações Arteriovenosas

As malformações arteriovenosas uterinas (MAVs) (Fig. 15-15) consistem em um plexo vascular de artérias e veias sem uma rede capilar interposta. São lesões raras, geralmente envolvendo o miométrio e, por vezes, o endométrio. Embora possam ser congênitas, a maioria dos casos é adquirida devido a trauma pélvico, cirurgia e neoplasia trofoblástica gestacional. As pacientes, tipicamente mulheres jovens nos anos férteis, apresentam-se com metrorragia que chega a fazer baixar o nível de hemoglobina. O diagnóstico é crítico, já que dilatação e curetagem podem levar à hemorragia catastrófica.

Na **USG**, as MAVs uterinas podem ser inespecíficas com achados mínimos. Podem ser vistas como múltiplas estruturas serpiginosas anecóicas na pelve e podem ser confundidas com cistos ovarianos multiloculados, alças intestinais cheias de líquido e hidrossalpinge.[66] O Doppler colorido faz o diagnóstico, mostrando abundante fluxo sangüíneo nas estruturas anecóicas.[67,68] Há um exuberante mosaico em cores, que é mais extenso que a anormalidade na escala de cinza. O **Doppler espectral** mostra fluxo arterial de alta

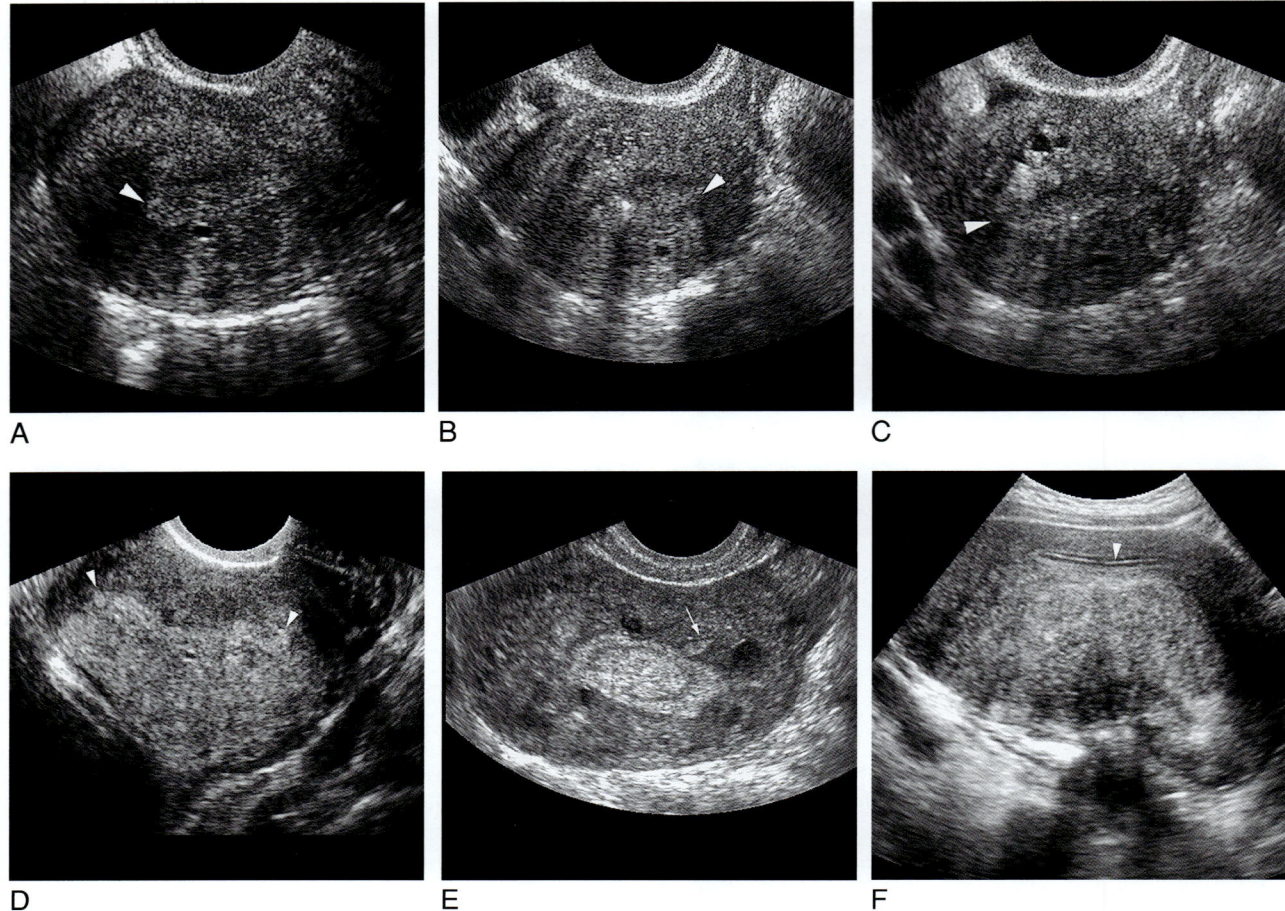

FIGURA 15-14. Adenomiose em exames transvaginais — aspectos ultra-sonográficos. A, Cisto subendometrial (*seta*). **B, Cistos** com heterogeneidade no miométrio anterior e posterior. **C, Cistos** com heterogeneidade no miométrio anterior. **D, Heterogeneidade do miométrio** com bordas endometriais mal definidas. **E,** Múltiplos **cistos subendometriais** e **nódulo ecogênico** (*seta*). **F,** Grande área de **heterogeneidade do miométrio**, produzindo efeito de massa focal e deslocando o endométrio (*cabeça de seta*). Isto pode simular um fibróide.

velocidade e baixa resistência, sendo o fluxo venoso de alta velocidade muitas vezes indistinguível do sinal arterial.[68] O tratamento e a confirmação incluem angiografia com terapia embólica.

Anormalidades do Endométrio

Graças à sua melhor resolução, a USG transvaginal é mais capaz de fazer imagens e retratar anormalidades sutis dentro do endométrio e de definir claramente o limite endométrio-miométrio.[69] Os conhecimentos do aspecto ultra-sonográfico normal do endométrio permitem o reconhecimento mais precoce de doenças endometriais manifestas por espessamento endometrial com margens bem definidas ou mal definidas ou ainda irregulares (ver quadro). Muitas doenças endometriais, como **hiperplasia, pólipos e carcinoma,** podem causar sangramento, especialmente na paciente pós-menopáusica. Todas essas doenças podem ter aspecto ultra-sonográfico semelhante. Foi descrita uma linha hiperecóica circundando parcial ou completamente o endométrio como sinal de um processo intracavitário focal e supõe-se que seja causada pela interface entre a massa intraluminal e o endométrio em torno ou o próprio endométrio.[70]

A **histerossonografia** demonstra ser de grande valor para avaliar melhor o endométrio anormalmente espessado.[71-75] Pode-se distinguir entre anormalidades endometriais focais e difusas e determinar melhor a conduta. Se a anormalidade for difusa, poderá ser feita uma biópsia às cegas não-direcionada, mas, se o processo for focal, poderá ser feita histeroscopia com biópsia dirigida ou excisão.[75,76] A histerossonografia também pode ser capaz de distinguir processos endometriais benignos dos malignos.[77,78] Os pacientes com câncer endometrial podem ter cavidades endometriais pouco distensíveis, apesar de canulação bem-sucedida do orifício cervical.[78]

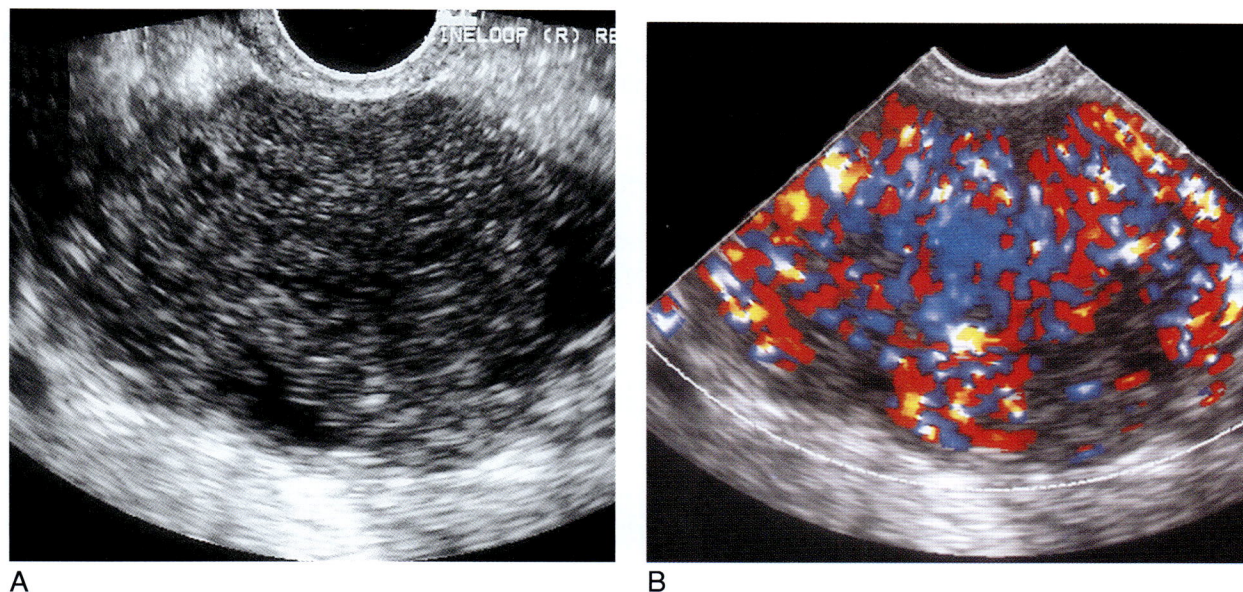

FIGURA 15-15. Malformação arteriovenosa uterina. A, Corte transverso de USG transvaginal mostra falta de homogeneidade da textura no fundo uterino. **B,** Imagem de Doppler colorido mostra padrão em mosaico exuberantemente colorido com inversões de fluxo aparentes e áreas de *aliasing* de cores. (Extraída de Huang M, Muradali D, Thurston WA, et al: Uterine arteriovenous malformations [AVMs]: Ultrasound and Doppler features with MRI correlation. Radiology 1998; 206:115-123.)

CAUSAS DE ESPESSAMENTO ENDOMETRIAL

Gravidez intra-uterina em início
Aborto incompleto
Gravidez ectópica
Produtos da concepção retidos
Doença trofoblástica
Endometrite
Aderências
Hiperplasia
Pólipos
Carcinoma

Endométrio da Pós-menopausa

Considera-se **sangramento após a menopausa** qualquer um que ocorra em mulher menopausada, com exceção do sangramento cíclico durante a terapêutica de reposição hormonal seqüencial. Como a prevalência do câncer endometrial é baixa, o valor preditivo negativo de um endométrio fino é alto e, portanto, um endométrio fino pode ser usado confiavelmente para excluir câncer. Vários estudos têm mostrado que, nas pacientes com sangramento pós-menopausa de quem se colheu material endometrial, **medida endometrial de 4 mm ou menos**[79-82] **ou 5 mm ou menos**[83-85] **pode ser considerada normal.** O sangramento nessas pacientes geralmente é causado por um **endométrio atrófico**. Num grande estudo com 1.168 mulheres com sangramento pós-menopausa, nas quais foram encontrados 114 cânceres de endométrio, nenhuma mulher com câncer endometrial teve endométrio medindo menos de 5 mm.[81]

Uma metanálise de 35 estudos publicados que incluíam 5.892 mulheres mostrou que uma espessura endometrial acima de 5 mm detectava 96% dos cânceres endometriais e 92% de qualquer doença endometrial.[86] Recente conferência de consenso de múltiplas especialidades, patrocinada pela Society of Radiologists in Ultrasound (Sociedade de Radiologistas em Ultra-sonografia), para discutir o papel da USG em mulheres com sangramento pós-menopausa, usando a metanálise mencionada, concluiu que uma espessura endometrial de 5 mm ou mais é anormal.[87] No entanto, Doubilet, num comentário sobre essas conclusões, recomenda usar 4 mm e não 5 mm, porque deste modo a sensibilidade será mais alta e deixará passar menos cânceres.[88] Como a prevalência de câncer endometrial é baixa, a presença de um **endométrio fino pode ser usada confiavelmente para excluir câncer.**

A avaliação transvaginal da espessura endometrial tem demonstrado ser altamente reprodutível, com excelente concordância intra-obervador e boa concordância interobservadores.[89] Se o endométrio não puder ser visibilizado em sua totalidade, o exame deverá ser considerado não-diagnóstico e levar a investigação mais detalhada.[87]

A conferência de consenso também abordou a questão de quando a histerossonografia ou a histeroscopia deve ser usada na avaliação de sangramento pós-menopausa. Houve concordância de que é apropriada se houver suspeita de uma anormalidade focal na USG transvaginal e de que a histerossonografia é mais sensível que a USG transvaginal isoladamente para detectar anormalidades nas mulheres com sangramento pós-menopausa. Alguns autores têm recomendado que todas as mulheres com sangramento pós-menopausa passem por histerossonografia, mesmo que a USG transvaginal seja normal.[90,91] Neele e cols. verificaram que 30% de 111 mulheres pós-menopáusicas assintomáticas saudáveis com ultra-sonografia transvaginal normal tinham anormalidades endometriais detectadas na histerossonografia.[92] A questão importante é se achar e tratar essas condições benignas melhora a qualidade de vida da paciente, sua morbidade e sobrevida. Justificam-se mais investigações sobre esta questão.[87]

Outros estudos avaliaram o endométrio em **pacientes pós-menopáusicas assintomáticas** e percebe-se que um **endométrio com menos de 9 mm pode ser considerado normal**.[93-95] A maioria desses trabalhos tem incluído um grupo de pacientes misto, das quais algumas estavam em terapêutica de reposição hormonal e outras não. Muitas pacientes pós-menopáusicas agora estão em terapêutica de reposição hormonal, pois a reposição estrogênica diminui o risco de osteoporose e alivia os sintomas de menopausa. No entanto, a reposição estrogênica sem oposição se associa a um aumento do risco de hiperplasia endometrial e carcinoma. Portanto, a terapia estrogênica freqüentemente é combinada com progesterona, seja em esquema combinado contínuo ou no seqüencial. As pacientes em terapia hormonal seqüencial têm um endométrio com aspecto de mudança na USG, semelhante ao endométrio da pré-menopausa. Se ocorrer sangramento não-cíclico, devem ser considerados hiperplasia endometrial, pólipos e malignidade. Nessas pacientes, é importante que a USG seja feita quatro a cinco dias depois de se completar o sangramento cíclico, quando o endométrio está em sua menor espessura.[96]

Uma pequena quantidade de **líquido no canal endometrial**, detectada por USG transvaginal, pode ser um achado normal em pacientes assintomáticas (Fig. 15-16).[97] Quantidades maiores de líquido podem associar-se à patologia benigna, mais freqüentemente relacionadas à estenose cervical, ou com malignidade.[98,99] O líquido deve ser excluído quando se mede o endométrio. Como o líquido permite observar melhor detalhes do endométrio, é extremamente importante avaliar o endométrio cuidadosamente quanto à presença de irregularidades e massas polipóides.[100]

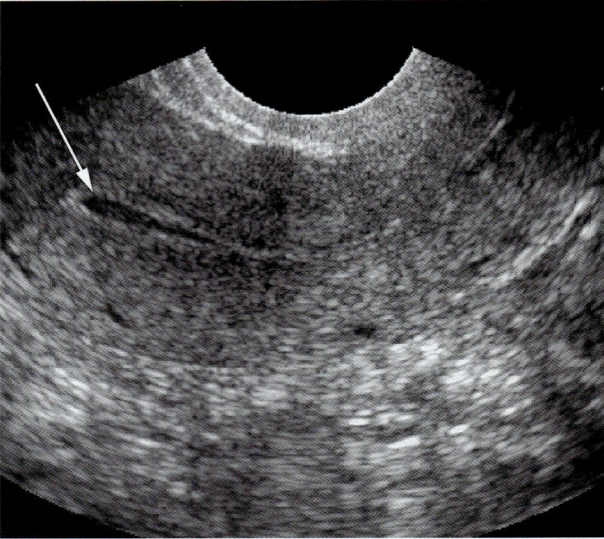

FIGURA 15-16. Exame transvaginal. Pequena quantidade de líquido (*seta*) em canal endometrial pós-menopausa.

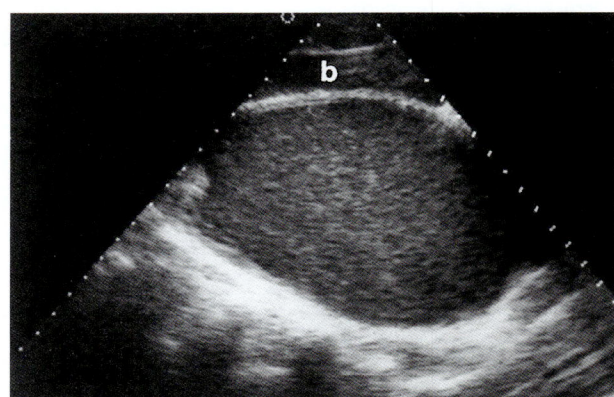

FIGURA 15-17. Hematocolpos em paciente jovem com hímen imperfurado. Exame sagital mostra vagina distendida cheia de material ecogênico e comprimindo a bexiga (b) anteriormente.

Hidrometrocolpos e Hematometrocolpos

A obstrução do trato genital resulta no acúmulo de secreções, sangue ou ambos no útero e/ou vagina, com a localização dependente do grau de obstrução. Antes da menarca, o acúmulo de secreções na vagina e no útero é denominado hidrometrocolpos. Após a menarca, hematometrocolpo resulta da presença de sangue menstrual retido. A obstrução pode ser congênita e é mais comumente causada por **hímen imperfurado**. Outras causas congênitas incluem **septo vaginal, atresia vaginal** ou um **corno uterino rudimentar**.[101] Hidrométrio e hematométrio também podem ser adquiridos em decorrência de estenose cervical por **tumores endometriais ou cervicais** ou por **fibrose pós-irradiação**.[98,102]

Ultra-sonograficamente, se a obstrução estiver no nível vaginal, há acentuada distensão da vagina e da cavidade endometrial com líquido. Se visto antes da puberdade, o acúmulo de secreções é anecóico. Após a menarca, a presença de sangue antigo resulta em material ecogênico no líquido (Fig. 15-17). Pode haver também formação de camadas de material ecogênico, resultando num nível líquido-líquido.

Hidrométrio ou hematométrio adquirido geralmente mostra uma cavidade endometrial distendida com líquido que pode conter material ecogênico (Fig. 15-18). Infecção superposta (piométrio) é difícil de distinguir do hidrométrio na USG, e este diagnóstico geralmente é feito clinicamente na presença de hidrométrio.[102]

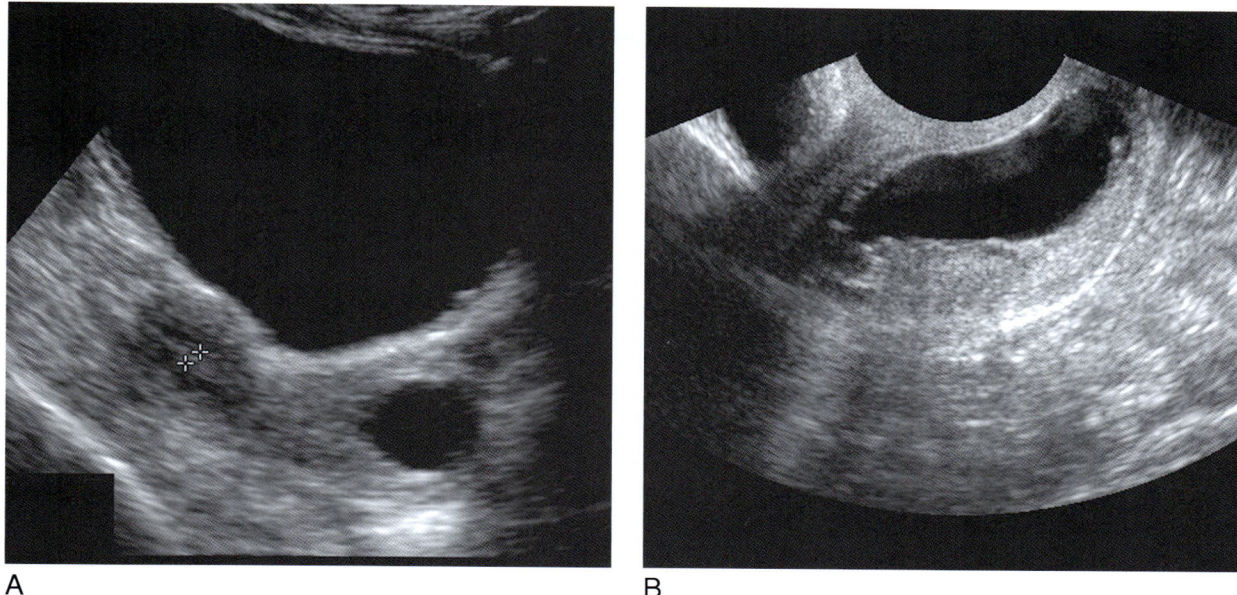

FIGURA 15-18. Hematométrio em paciente com estenose cervical secundária a carcinoma cervical. A, Exame sagital transabdominal mostra pequeno útero em pós-menopausa com canal cervical cheio de líquido. Endométrio contornado por cursores. **B,** Exame transvaginal mostra canal cervical distendido, cheio de líquido e material ecogênico em decorrência de sangue e debris.

Hiperplasia do Endométrio

A hiperplasia do endométrio é definida como a proliferação de glândulas de tamanho e forma irregulares, com aumento da relação glândula/estroma, em comparação com o endométrio proliferativo normal.[37] O processo é difuso, mas pode não envolver todo o endométrio. Histologicamente, a hiperplasia do endométrio pode ser dividida em hiperplasia sem atipia celular e hiperplasia com atipia celular (hiperplasia atípica). Estudos de controle a longo prazo têm mostrado que 25% da hiperplasia atípica evoluirão para carcinoma, em oposição a menos de 2% de hiperplasia sem atipia celular.[37] Cada um desses tipos pode se subdividir ainda em hiperplasia simples (cística) ou complexa (adenomatosa), dependendo da quantidade de complexidade e aglomeração glandular. Na hiperplasia simples (cística), as glândulas ficam cisticamente dilatadas e são cercadas por abundante estroma celular, enquanto, na hiperplasia complexa (adenomatosa), as glândulas se aglomeram e há pouco estroma interposto.

A hiperplasia do endométrio é causa comum de sangramento uterino anormal. A hiperplasia se desenvolve a partir de estimulação estrogênica sem oposição; nas mulheres pós-menopáusicas e em perimenopausa, geralmente se deve a uma **terapêutica de reposição hormonal estrogênica sem oposição**. A hiperplasia é menos comumente vista durante os anos férteis, mas pode ocorrer em mulheres com **ciclos anovulatórios persistentes, doença dos ovários policísticos** e em **mulheres obesas** com aumento da produção de estrogênios endógenos. Também pode ser vista hiperplasia em mulheres com tumores produtores de estrogênio, como os **tumores das células da granulosa** e **tecomas do ovário**.

Na **ultra-sonografia**, o endométrio em geral está difusamente espessado e ecogênico e tem margens bem definidas (Fig. 15-19). Também pode ocorrer espessamento focal ou assimétrico. Podem ser vistos pequenos cistos dentro do endométrio na **hiperplasia cística**; entretanto, pode ser visto um aspecto semelhante em **pólipos endometriais**. Essas áreas císticas representam as glândulas císticas dilatadas vistas na histologia.[103,104] Embora alterações císticas num endométrio espessado sejam vistas mais freqüentemente em doenças benignas, também podem ser vistas no **carcinoma do endométrio**.[105] Como a hiperplasia tem aspecto ultra-sonográfico inespecífico, é necessária a biópsia para o diagnóstico.

Atrofia do Endométrio

A maioria das mulheres com sangramento uterino pós-menopausa tem atrofia do endométrio.[80-85,106] Na ultra-sonografia transvaginal, um endométrio atrófico geralmente é fino, medindo menos de 5 mm e, nestas pacientes, não será necessária investigação adicional ou terapia. Histologicamente, as glândulas do endométrio podem estar dilatadas, mas as células são cubóides ou planas, e o estroma é fibrótico. Um endométrio fino com alterações císticas na USG transvaginal é compatível com um diagnóstico de atrofia cística, mas quando o endométrio é espesso, o aspecto é indistinguível daquele da hiperplasia cística.[105]

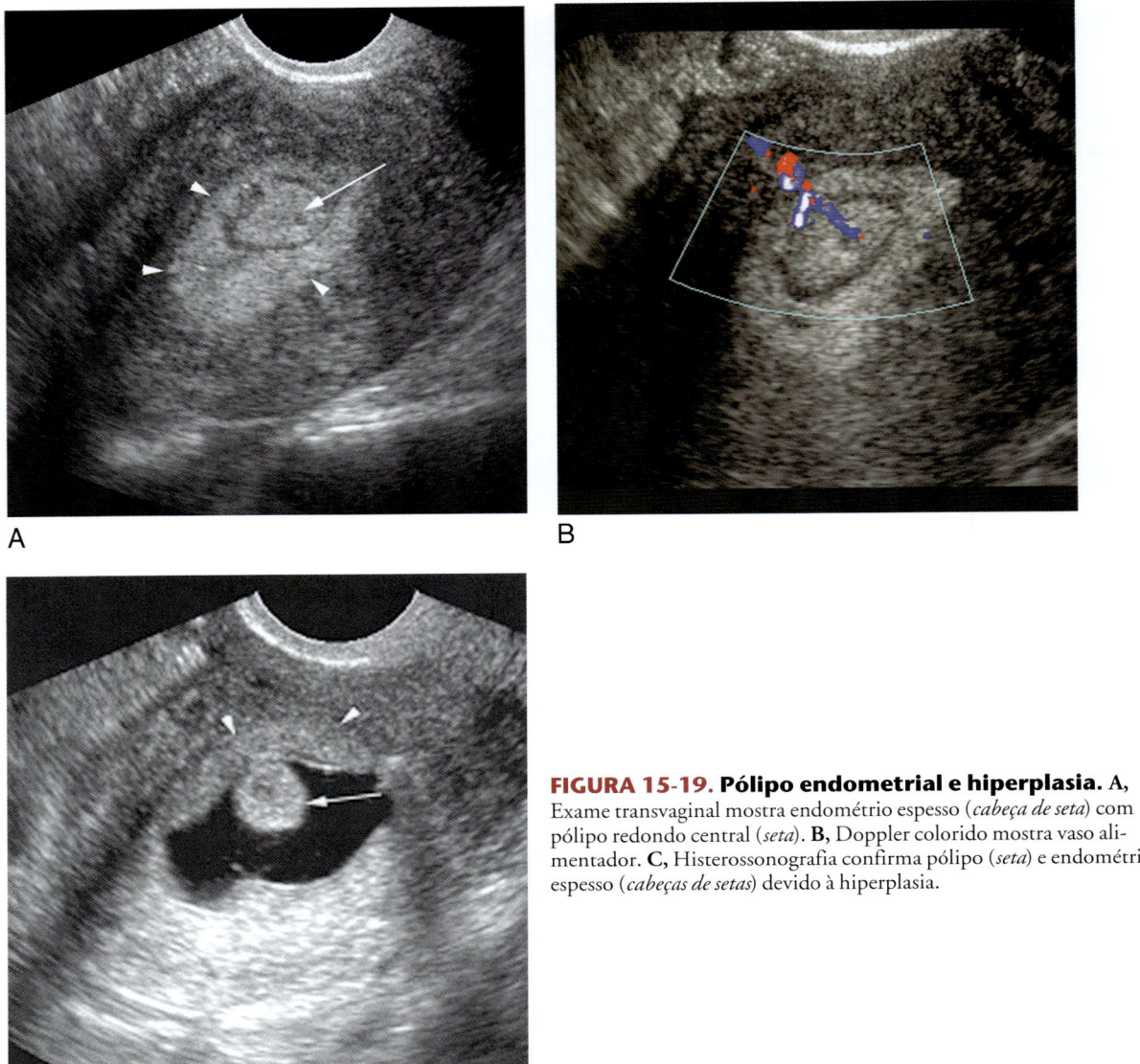

FIGURA 15-19. Pólipo endometrial e hiperplasia. A, Exame transvaginal mostra endométrio espesso (*cabeça de seta*) com pólipo redondo central (*seta*). **B,** Doppler colorido mostra vaso alimentador. **C,** Histerossonografia confirma pólipo (*seta*) e endométrio espesso (*cabeças de setas*) devido à hiperplasia.

Pólipos do Endométrio

Os pólipos endometriais são lesões comuns, vistas mais freqüentemente em mulheres na perimenopausa ou na pós-menopausa. Podem causar sangramento uterino, embora a maioria seja assintomática. Nas mulheres que menstruam, os pólipos endometriais podem associar-se a sangramento intermenstrual ou menometrorragia e podem ser causa de infertilidade. Histologicamente, os pólipos são crescimentos exagerados focais de tecido endometrial coberto por epitélio e contêm um número variável de glândulas, estroma e vasos.[37] Podem ser pedunculados ou ter base ampla ou ter uma haste fina. Aproximadamente 20% dos pólipos endometriais são múltiplos. É incomum a degeneração maligna. Ocasionalmente, um pólipo pode ter uma haste longa, permitindo que ele faça protrusão para o colo uterino ou até na vagina.

Na **ultra-sonografia**, os pólipos podem aparecer como espessamento endometrial ecogênico que pode ser difuso ou focal (Fig. 15-8G). No entanto, também podem ter o aspecto de massa redonda focal ecogênica na cavidade endometrial (Figs. 15-8E e 15-19).[107] Este aspecto é muito mais facilmente identificado quando há líquido na cavidade endometrial fazendo o contorno da massa. Como o líquido é instilado na cavidade endometrial durante **histerossonografia**, esta técnica é ideal para demonstrar pólipos (Figs. 15-20A-F). A histerossonografia também é técnica valiosa quando a USG não é capaz de diferenciar um **pólipo de endométrio** de **leiomioma submucoso** (Figs. 15-20G e H). O pólipo pode ser visto originando-se no endométrio, enquanto uma camada normal de endométrio é vista sobre o fibróide da submucosa. Podem ser vistas áreas císticas dentro de um pólipo (Fig. 15-81), representando as glân-

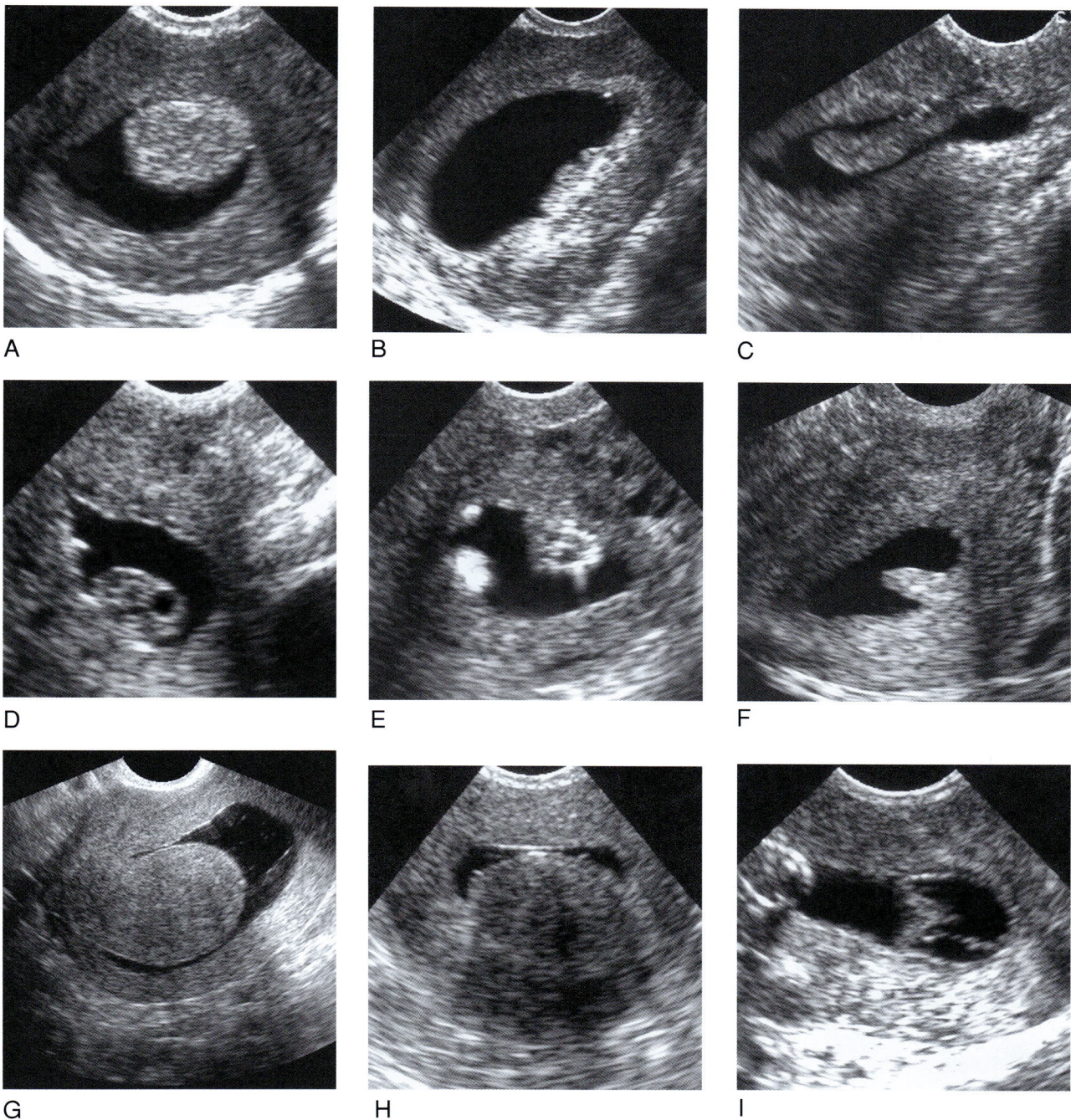

FIGURA 15-20. Histerossonografias. A, Pólipo ecogênico redondo bem definido. **B,** "Carpete" de pequenos pólipos. **C,** Pólipo pedunculado. **D,** Pólipo com áreas císticas. **E,** Pequeno pólipo. **F,** Pequeno pólipo. **G,** Fibróide submucoso hipoecóico. **H,** Fibróide submucoso hipoecóico atenuante. **I,** Aderências endometriais. Observar as bandas que atravessam o canal endometrial cheio de líquido.

dulas histologicamente dilatadas.[103,104] Uma artéria alimentadora no pedículo pode ser vista com Doppler colorido (Fig. 15-19B).

Pólipos do endométrio podem não ser diagnosticados em dilatação e curetagem, pois um pólipo em haste elástica pode não ser percebido pela curetagem. Se o sangramento anormal persistir depois de uma dilatação e curetagem terapêutica em mulher pós-menopáusica com espessura endometrial acima de 8 mm, então se recomenda histeroscopia com visualização direta da cavidade endometrial.[108]

Carcinoma do Endométrio

O carcinoma do endométrio é a doença maligna ginecológica mais comum na América do Norte, e sua incidência está se elevando. Ocorre em aproximadamente 3% das mulheres, se bem que contribua para menos de 1,5% dos óbitos por câncer porque mais de 75% dos carcinomas estão confinados ao útero no momento da apresentação clínica. A maioria — 75% a 80% dos carcinomas endometriais — ocorre em mulheres pós-menopáusicas. A apresentação clínica mais comum é o sangramento uterino, embora somente **10% das mulheres com sangramento pós-menopausa tenham carcinoma endometrial**. Há uma associação forte com terapêutica de reposição estrogênica. Na mulher em pré-menopausa, ciclos anovulatórios e obesidade também são considerados fatores de risco, como na hiperplasia do endométrio. Aproximadamente 25% das pacientes com hiperplasia atípica do endométrio evoluirão para carcinoma de endométrio bem diferenciado.[37]

Na ultra-sonografia, um endométrio espessado deve ser considerado como câncer até que se prove o contrário. O endométrio espessado pode ser bem definido, uniformemente ecogênico e é indistinguível de hiperplasia e pólipos. É mais provável que seja câncer quando o endométrio tiver uma ecotextura heterogênea com margens irregulares ou mal definidas (Fig. 15-21). Alterações císticas no endométrio são mais comumente vistas na atrofia do endométrio, na hiperplasia e nos pólipos, mas também podem ser vistas com o carcinoma.[105] O carcinoma do endométrio também pode obstruir o canal endometrial, resultando em hidromé-

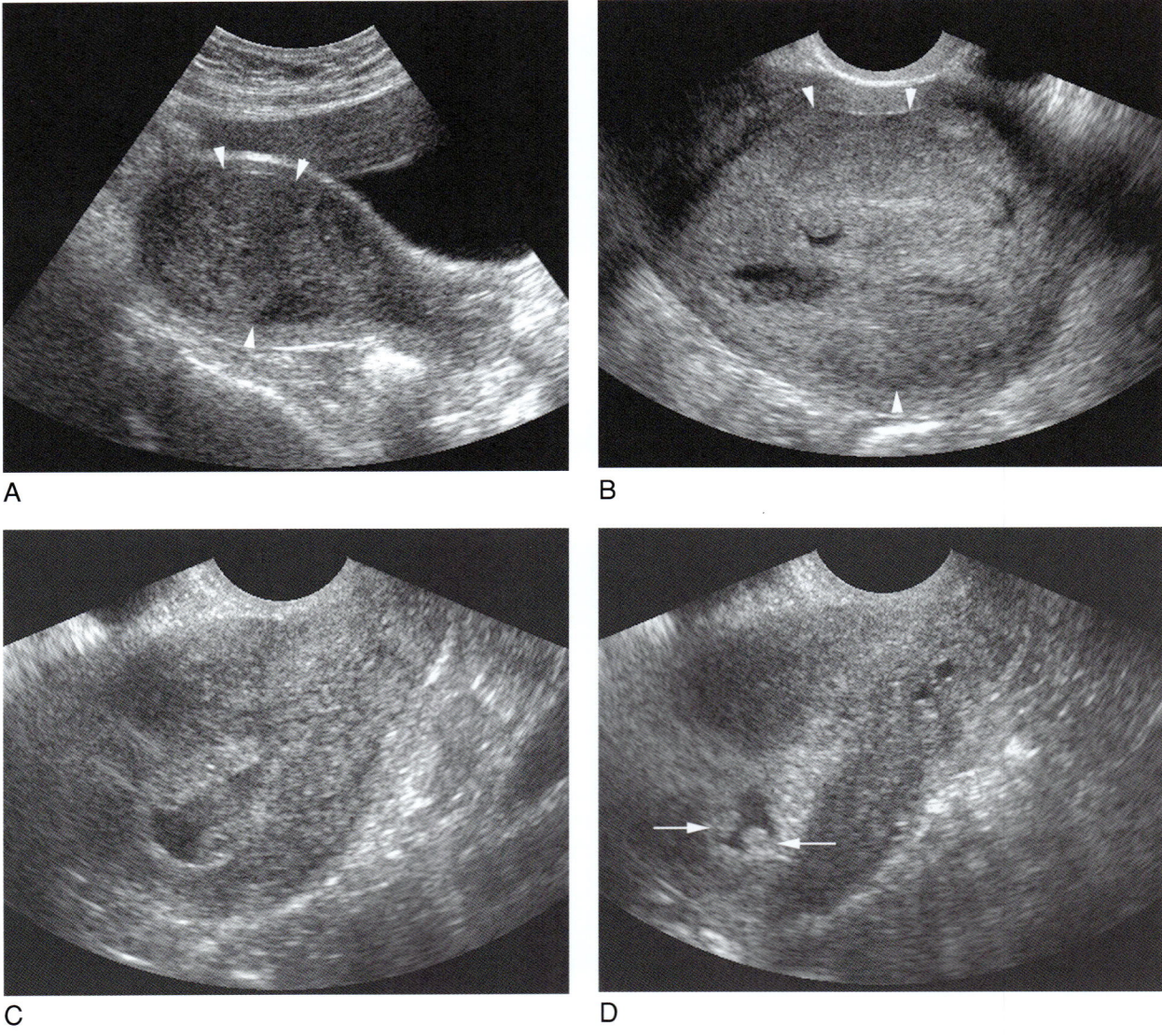

FIGURA 15-21. Carcinoma endometrial, aspectos variáveis em duas pacientes. A, Exame transabdominal. **B,** Exames transvaginais mostram grande massa endometrial heterogênea (*cabeças de setas*) comprimindo o miométrio em torno. **C** e **D** são imagens transvaginais mostrando espessamento endometrial irregular localizado com projeções polipóides ecogênicas (*setas*) no canal endometrial cheio de líquido.

trio ou hematométrio. Embora certas características ultra-sonográficas tendam a favorecer uma etiologia benigna ou maligna, há características que se sobrepõem, e a biópsia do endométrio geralmente é necessária para um diagnóstico definitivo.

O papel do **Doppler** colorido e espectral no diagnóstico do carcinoma do endométrio ainda é **controverso**. Estudos iniciais usando Doppler colorido e espectral transvaginal sugeriram que o carcinoma endometrial poderia ser diferenciado de um endométrio normal ou benigno de pós-menopausa pela presença de fluxo com baixa resistência nas artérias uterinas em mulheres com câncer de endométrio, em comparação com o fluxo de alta resistência em mulheres com endométrios normais ou benignos.[109,110] Trabalhos subseqüentes, contudo, não mostraram diferença significativa no fluxo sangüíneo uterino entre processos endometriais benignos e malignos.[111-113] O fluxo com baixa resistência na artéria uterina também foi relatado em associação a fibróides uterinos.[110] Outros trabalhos também avaliaram o fluxo sangüíneo subendometrial e endometrial, e alguns investigadores encontraram uma diferença entre lesões endometriais benignas e malignas, estas demonstrando fluxo com baixa resistência nas artérias subendometriais e endometriais.[94,114] A avaliação dessas artérias por outros pesquisadores não demonstrou diferença estatística significativa.[112,113,115] O fluxo sangüíneo é difícil de ser detectado no endométrio normal. Sladkevicius e cols. pensaram que a espessura endometrial fosse um método melhor para discriminar entre endométrio normal e patológico ou benigno e maligno do que o Doppler das artérias uterinas, subendometriais ou intra-endometriais.[113] São necessários mais estudos com grande número de pacientes para determinar se o Doppler desempenhará um papel na diferenciação entre processos endometriais benignos e malignos.

A USG pode ser usada na avaliação pré-operatória de um paciente com carcinoma endometrial pela determinação da invasão do miométrio.[116-118] A integridade do halo subendometrial (a camada interna do miométrio) geralmente indica invasão superficial, enquanto a obliteração do halo é indicativa de invasão profunda.[116] A RM também pode ser útil para avaliar a invasão do miométrio. Foi relatado que a USG transvaginal e a RM ponderada em T2 sem meio de contraste teriam precisão semelhante,[119] mas a RM contrastada mostra ser superior a ambas em demonstrar invasão do miométrio.[120-122] A RM também pode avaliar extensão cervical. A USG pode ser útil para estadiar carcinoma e para distinguir entre tumores limitados ao útero (estádios I e II) e aqueles com extensão extra-uterina (estádios III e IV).[117] A RM e TC são úteis para estadiar pela demonstração de linfadenopatias e metástases (estádio III ou IV).

O **tamoxifeno**, composto antiestrogênico não-esteroidal, é usado amplamente para terapia complementar em mulheres em pré e pós-menopausa com câncer de mama. O tamoxifeno atua competindo com o estrogênio pelos receptores estrogênicos. Nas mulheres em pré-menopausa, tem um efeito antiestrogênico, mas, nas mulheres em pós-menopausa, pode ter efeitos estrogênicos. Relatou-se um **aumento do risco de carcinoma do endométrio** em pacientes em terapia com tamoxifeno,[123] bem como um **aumento do risco de hiperplasia do endométrio e de pólipos**.[124,125] Na ultra-sonografia, as alterações do endométrio relacionadas ao tamoxifeno são inespecíficas e semelhantes às descritas em hiperplasia, pólipos e carcinoma.[125-127] São freqüentemente vistas alterações císticas no endométrio espessado (Figs. 15-8H e I). Os pólipos são freqüentemente vistos e têm uma incidência mais alta nas mulheres em terapia com tamoxifeno do que nas mulheres não tratadas, e podem ser bem grandes.[128,129] Relata-se que há uma correlação entre aumento da espessura endometrial e duração da terapia com tamoxifeno por mais de cinco anos.[129] Em algumas pacientes em terapia com tamoxifeno, as alterações císticas realmente demonstram ter localização subendometrial e representam alterações anormais semelhantes à adenomiose na camada interna do miométrio.[130] Como pode ser difícil distinguir o limite endométrio-miométrio em muitas dessas pacientes, a histerossonografia é valiosa para determinar se uma anormalidade é endometrial ou subendometrial.[131,132]

Endometrite

Pode ocorrer endometrite no pós-parto, após dilatação e curetagem ou em associação a uma doença inflamatória pélvica. **Na ultra-sonografia**, o endométrio pode parecer espesso, irregular ou ambos, e a cavidade pode ou não conter líquido (Fig. 15-22). Pode ser visto ar com sombra acústica distal no interior do canal endometrial. O ar, entretanto, pode ser visto em até 21% das mulheres clinicamente normais após parto vaginal sem complicações nas primeiras três semanas de pós-parto.[133] É necessária uma correlação clínica quando se vê ar endometrial na paciente em pós-parto.

Aderências do Endométrio

As aderências do endométrio (sinéquias, síndrome de Asherman) são de natureza pós-traumática ou pós-cirúrgica e podem ser causa de infertilidade ou de perda recorrente da gravidez. O diagnóstico ultra-sonográfico é difícil, a menos que o líquido esteja distendendo a cavidade endometrial. O endométrio geralmente parece normal nas ultra-sonografias transabdominais e transvaginais, embora as aderências possam ser vistas por via transvaginal como irregularidades ou uma banda hipoecóica em forma de ponte no interior do endométrio.[134] Vê-se melhor isso durante a fase secretora, quando o endométrio é mais hiperecóico. A **histerossonografia** é técnica excelente para demonstrar aderências e deve ser realizada em todos os casos suspeitos.[135] As aderências aparecem como pontes de tecido que distorcem a cavidade (Fig. 15-20I) ou como finas membranas onduladas mais bem visibilizadas na USG em tempo real.[3] Aderências espessas e com base larga podem impedir a distensão da cavidade uterina.[71] As aderências podem ser seccionadas sob histeroscopia.

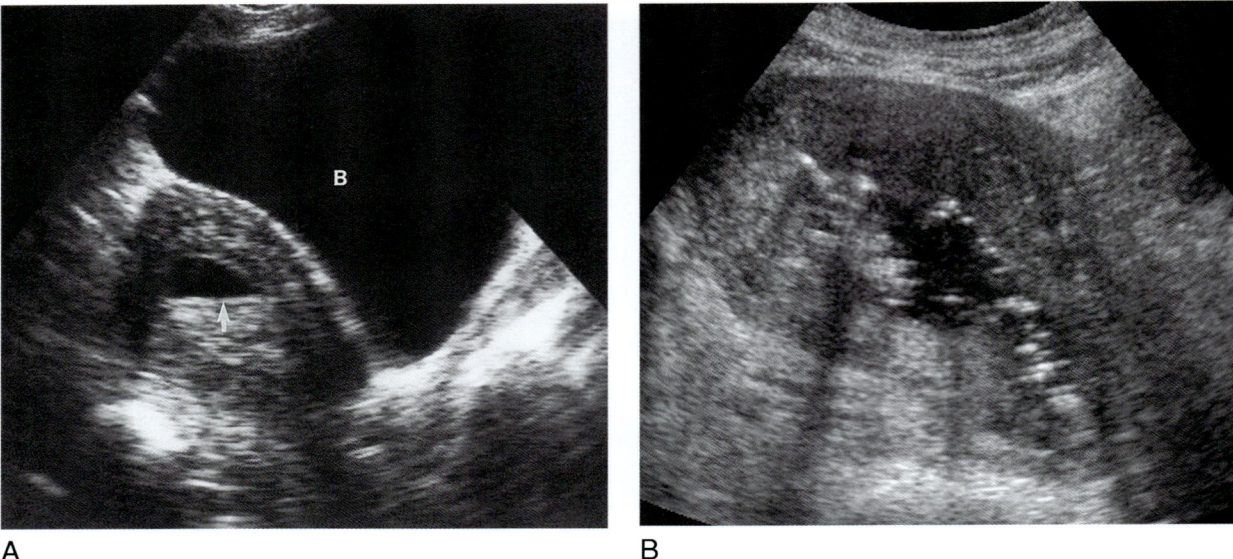

FIGURA 15-22. Endometrite. Aspectos variáveis em duas pacientes em exames transabdominais sagitais. **A, Nível líquido-líquido** (*seta*) no canal endometrial em paciente com doença inflamatória pélvica. Isso se resolveu após antibioticoterapia. Bexiga (B). **B, Múltiplos focos hiperecogênicos lineares com sombras causadas por ar** são vistos num canal endometrial distendido em paciente febril no pós-parto.

Dispositivos Contraceptivos Intra-uterinos

Os dispositivos contraceptivos intra-uterinos (DCIUs) são prontamente demonstrados na USG transabdominal ou transvaginal (Fig. 15-23). Aparecem como estruturas lineares altamente ecogênicas na cavidade endometrial do corpo do útero. Vários tipos de DCIUs demonstram um aspecto característico na USG, refletindo seu aspecto macroscópico. É preciso ser capaz de distinguir o DCIU do eco central normal e de alta amplitude da cavidade endometrial. As sombras acústicas do DCIU geralmente são demonstradas, e também podem ser observados dois ecos paralelos (reflexões de entrada e saída), representando as superfícies anterior e posterior do DCIU (Fig. 15-23A).[136] A USG pode demonstrar má posição, perfuração e remoção incompleta. A posição excêntrica de um DCIU sugere penetração no miométrio. Se o DCIU não for visto na USG, deverá ser feita uma radiografia para avaliar se está situado livremente na cavidade peritoneal ou se não está presente, já tendo sido expelido. O DCIU pode ficar escondido por anormalidades intra-uterinas coexistentes, como coágulos ou aborto incompleto. Quando um DCIU está presente no útero associadamente a uma gravidez intra-uterina, poderá ser visto confiavelmente cedo no primeiro trimestre, mas raramente é identificado daí em diante. No primeiro trimestre, o dispositivo em geral pode ser removido seguramente sob orientação da ultra-sonografia.

Anormalidades do Colo

O colo pode ser difícil de ser avaliado adequadamente pela USG transabdominal porque se situa inferiormente na pelve, posterior à bexiga. Obtém-se uma melhor visibilização por USG transvaginal, que pode diagnosticar confiavelmente doenças cervicais normais e benignas.[137]

Cistos (inclusões) de Naboth no colo são vistos comumente durante uma USG de rotina (Fig. 15-24). Seu tamanho pode variar de alguns milímetros a 4 cm. Podem ser únicos ou múltiplos e geralmente são diagnosticados incidentalmente, embora possam se associar à cervicite crônica cicatricial. Ocasionalmente, os cistos de Naboth podem ter ecos internos que podem ser causados por hemorragia ou infecção. Múltiplos cistos podem ser causa de aumento de volume benigno do colo.[138]

Pólipos cervicais são causa freqüente de sangramento vaginal e podem ser vistos na USG. O diagnóstico, entretanto, geralmente é feito pelo quadro clínico. Aproximadamente 8% dos **leiomiomas** se originam no colo. Podem ser pedunculados e fazer prolapso na vagina. Nas pacientes submetidas à histerectomia, o coto cervical pode ocasionalmente simular massa. A USG transvaginal geralmente faz o diagnóstico; pode demonstrar um colo normal. A **estenose cervical** pode ser secundária à radioterapia, à biópsia em cone, à atrofia cervical pós-menopausa ou ao carcinoma cervical.

O **carcinoma cervical** geralmente é diagnosticado clinicamente, e as pacientes raramente são encaminhadas para avaliação ultra-sonográfica. A USG pode demonstrar massa retrovesical sólida, a qual pode ser indistinguível de um fibróide cervical (Fig. 15-25). O **adenoma maligno**, também denominado "adenocarcinoma com desvio mínimo", é uma neoplasia cervical rara originada das glândulas endocervicais e costuma se associar à síndrome de Peutz-Jeghers.[139] Múltiplas áreas císticas são vistas em massa cervical sólida

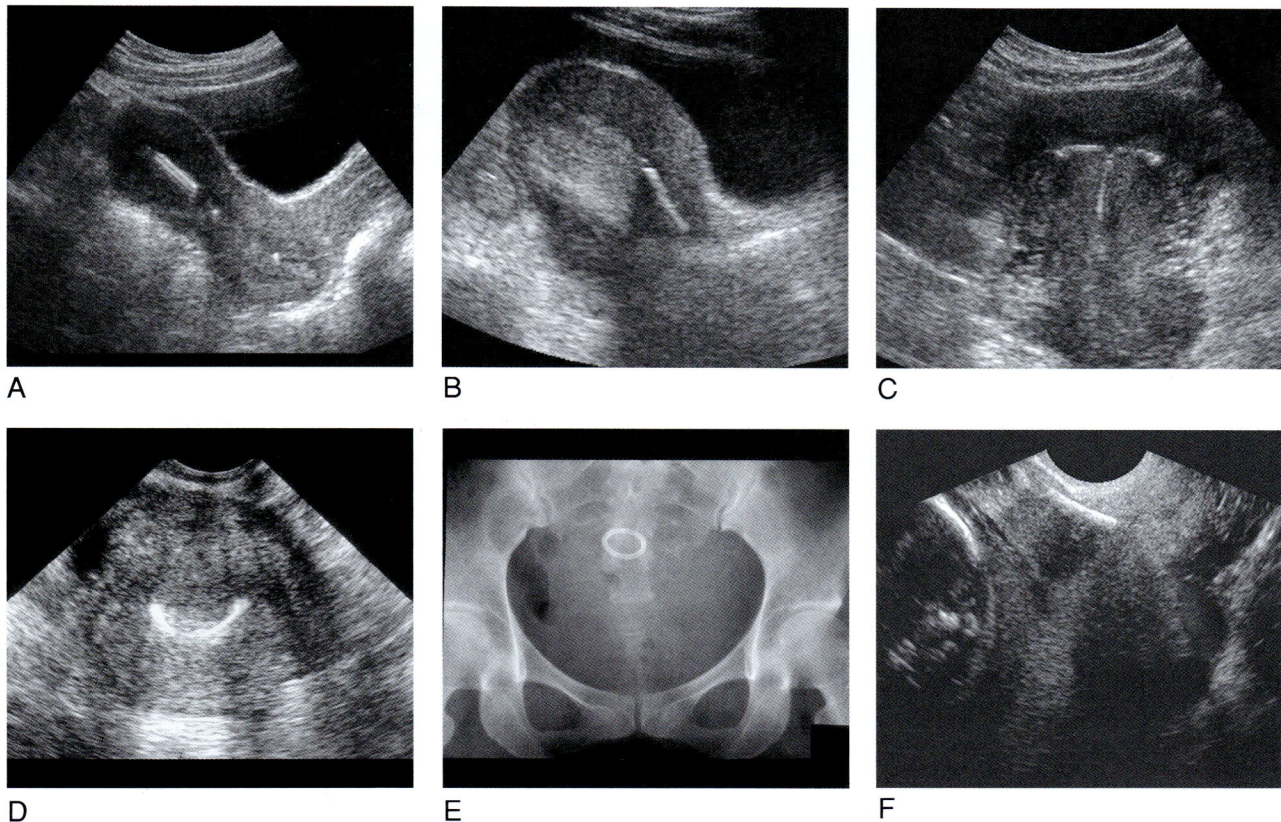

FIGURA 15-23. Dispositivos contraceptivos intra-uterinos. A, Estrutura linear altamente ecogênica em localização normal no canal endometrial em corpo do útero. **B,** DCIU posicionado anormalmente no segmento uterino inferior. **C,** Aspecto típico de DCIU do tipo T de cobre. **D,** DCIU incomum em anel chinês. **E,** Radiografia de **D**. **F,** DCIU em útero grávido de 30 semanas. **A, B, C,** Exames transabdominais. **D** e **E,** Exame transvaginal.

(Fig. 15-26).[139,140] Esta doença deve ser facilmente diferenciada dos cistos de Naboth profundos porque estes não têm massa associada. A USG pode ser usada para estadiar o carcinoma cervical, mas TC e RM são preferíveis.

VAGINA

A vagina se situa anterior e caudalmente ao colo, entre a bexiga e o reto. Pode ser mais bem visibilizada em ultra-sonografias sagitais na linha média com discreta angulação caudal do transdutor. Aparece como estrutura tubular hipoecóica em colapso, com eco linear central de alta amplitude representando as superfícies apostas da mucosa vaginal (Fig. 15-2). A anormalidade congênita mais comum do trato genital feminino é um **hímen imperfurado** resultando em **hematocolpos**. Ocasionalmente, a USG é usada para caracterizar massa vaginal. Os **cistos do ducto de Gartner** são remanescentes da extremidade caudal do ducto mesonéfrico que formam cistos únicos ou múltiplos ao longo da parede lateral ou ântero-lateral da vagina. Estas são as lesões císticas mais comuns da vagina e em geral são encontradas incidentalmente durante exame ultra-sonográfico. Geralmente são pequenas e assintomáticas, podendo associar-se a anormalidades renais e ureterais.[141] Massas sólidas da vagina são raras. Foram descritos dois casos de **neurofibroma** da vagina que aparecem como massas sólidas.[142] Como no carcinoma do colo, a USG não é usada para diagnóstico de carcinoma da vagina, mas pode desempenhar um papel no estadiamento.

Nas pacientes que foram submetidas à histerectomia, o **manguito vaginal** não deve ser tomado por massa. O limite superior da normalidade para o diâmetro ântero-posterior do manguito vaginal é de 2,1 cm.[143] Um manguito com mais de 2,1 cm ou que contenha massa definida sugere malignidade. Áreas nodulares podem ser causadas por fibrose pós-irradiação.[143]

RECESSO RETOUTERINO

O recesso retouterino (**fundo de saco posterior**) é a reflexão mais posterior e inferior da cavidade peritoneal. Localiza-se entre o reto e a vagina e também é conhecido como *fundo de saco de Douglas*. O fórnix posterior da vagina se

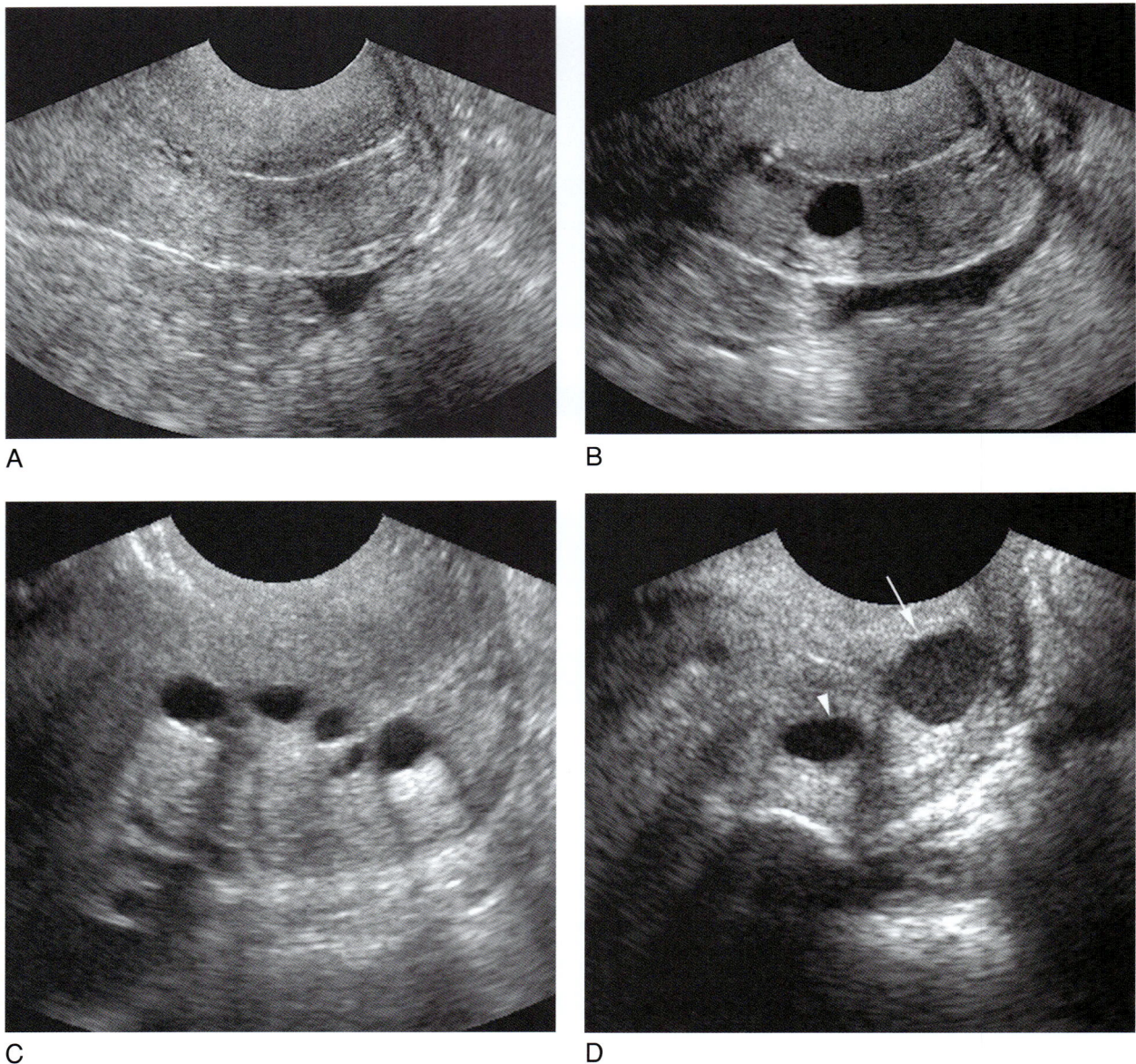

FIGURA 15-24. Cistos de Naboth em exames transvaginais. A, Colo normal. **B,** Cisto de Naboth único no colo. **C,** Múltiplos cistos de Naboth. **D,** Cisto de Naboth hemorrágico (*seta*) e cisto de Naboth simples (*cabeça de seta*).

relaciona estreitamente ao fundo de saco posterior e é separado pela espessura da parede vaginal e a membrana peritoneal. O fundo-de-saco posterior é um espaço em potencial e, devido à sua localização, freqüentemente é o ponto inicial para coleção de líquido intraperitoneal. Até 5 ml de líquido podem ser detectados pela USG transvaginal.[144]

O **líquido no fundo-de-saco** é um achado normal nas mulheres assintomáticas e pode ser identificado durante todas as fases do ciclo menstrual. Possíveis fontes têm sido postuladas, incluindo sangue ou líquido causado por ruptura folicular, sangue causado por menstruação retrógrada e aumento da permeabilidade capilar da superfície ovariana causada pela influência do estrogênio.[145,146]

Coleções patológicas de líquido no fundo de saco de Douglas podem ser vistas em associação à **ascite** generalizada, **sangue** decorrente de uma gravidez ectópica rota ou cisto hemorrágico ou **pus** decorrente de infecção. A **USG** pode auxiliar a diferenciar o tipo de líquido porque sangue, pus, mucina e exsudatos malignos geralmente contêm ecos dentro do líquido, enquanto líquido seroso (fisiológico ou patológico) geralmente é anecóico. O sangue coagulado pode ser muito ecogênico.[147] A USG transvaginal pode demonstrar ecos no líquido mais freqüente-

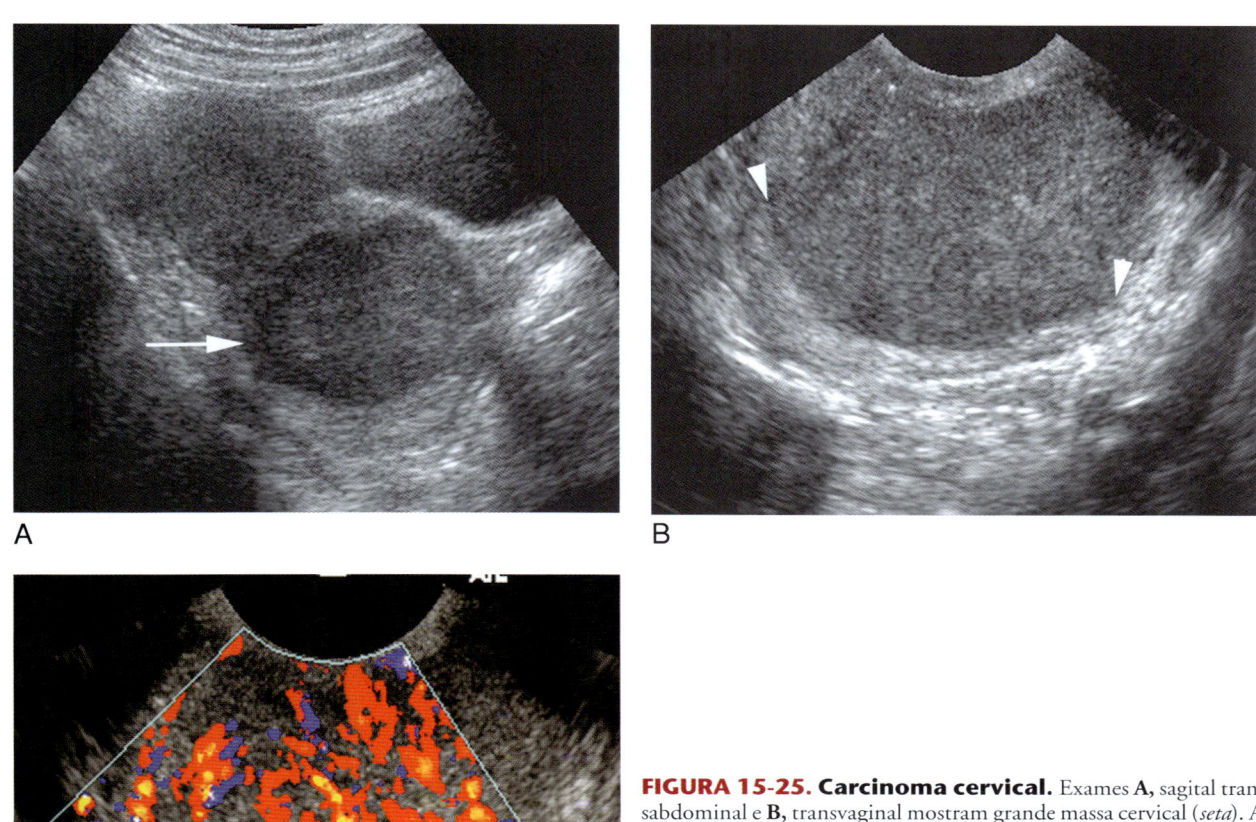

FIGURA 15-25. Carcinoma cervical. Exames **A**, sagital transabdominal e **B**, transvaginal mostram grande massa cervical (*seta*). A margem da massa com a orla de tecido normal está marcada (*cabeças de setas*). Em **B. C**, Doppler colorido mostra hipervascularização da massa.

mente devido à melhor resolução (Fig. 15-27). Abscessos e hematomas pélvicos também podem ocorrer no fundo-de-saco.

OVÁRIO

Anatomia Ultra-sonográfica Normal

A localização uterina influencia a posição dos ovários. Os ovários normais geralmente são identificados lateral ou póstero-lateralmente ao útero anteflexionado na linha média. Quando o útero se situa num dos lados da linha média (uma variante normal), o ovário ipsilateral costuma se situar superiormente ao fundo uterino. Num útero retrovertido, os ovários tendem a estar localizados lateral e superiormente, perto do fundo uterino. Quando o útero está aumentado de volume, os ovários tendem a estar deslocados mais superior e lateralmente. Após a histerectomia, os ovários tendem a estar localizados mais medial e diretamente superiores ao manguito vaginal.

Devido ao afrouxamento das fixações ligamentares, o ovário pode ter uma posição muito variável e pode estar localizado em posição alta na pelve ou no fundo-de-saco. Devido à sua **posição variável**, ovários posicionados superiormente ou extremamente laterais podem não ser visibilizados pelo acesso transvaginal porque ficam fora do campo de visão. Os ovários têm forma elipsóide, sendo seus eixos craniocaudais paralelos aos vasos ilíacos internos, que se situam posteriormente e servem como uma referência útil (Fig. 15-28). Nas pacientes com leiomiomas uterinos, alguns investigadores têm conseguido visibilizar os ovários mais freqüentemente por USG transvaginal do que pelo método transabdominal.[7,8]

Na **USG**, o **ovário normal** tem uma ecotextura relativamente homogênea com medula central mais ecogênica. Folículos anecóicos ou císticos bem definidos e pequenos podem ser vistos perifericamente na cortical. O aspecto do ovário

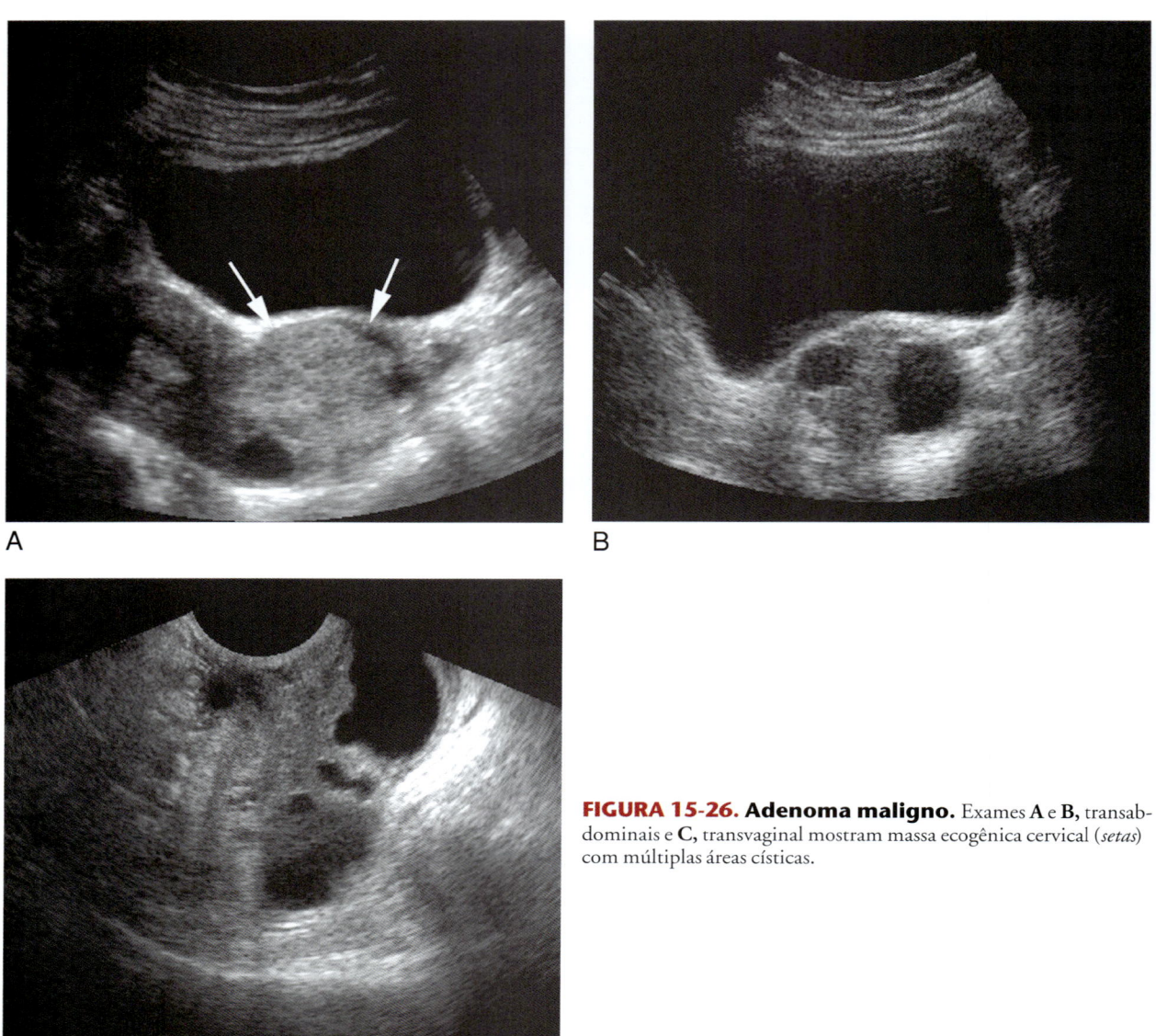

FIGURA 15-26. Adenoma maligno. Exames **A** e **B**, transabdominais e **C**, transvaginal mostram massa ecogênica cervical (*setas*) com múltiplas áreas císticas.

muda com a idade e com a fase do ciclo menstrual. Durante a **fase proliferativa** inicial, muitos folículos que são estimulados por hormônio foliculostimulante (FSH) e hormônio luteinizante (LH) se desenvolvem e aumentam de tamanho até o dia 8 ou 9 do ciclo menstrual. Naquele momento, um folículo se torna dominante, destinado para a ovulação e aumenta de tamanho, chegando a 2,0 a 2,5 cm no momento da ovulação. Os outros folículos ficam atrésicos. Desenvolve-se um **cisto folicular** se o líquido em um desses folículos não-dominantes não for reabsorvido. Após a ovulação, o **corpo lúteo** se desenvolve e pode ser identificado ultra-sonograficamente como pequena estrutura hipoecóica ou isoecóica perifericamente no interior do ovário. O corpo lúteo involui antes da menstruação.

Graças à variabilidade de forma, o **volume ovariano** tem sido considerado o melhor método para determinar o tamanho do ovário. A medida do volume baseia-se na fórmula para uma elipse prolata ($0,523 \times$ comprimento $\times$ largura $\times$ altura). Estudos têm mostrado que os volumes ovarianos são maiores do que previamente se pensava. Nos primeiros dois anos de vida, o volume ovariano médio é discretamente maior do que 1 cm^3 no primeiro ano e de 0,7 cm^3 no segundo ano.[148] O limite acima do normal tem sido relatado como 3,6 cm^3 nos primeiros 3 meses, 2,7 cm^3 de 4 a 12 meses e de 1,7 cm^3 no segundo ano.[148] O volume ovariano continua relativamente estável até os cinco anos de idade e depois aumenta gradualmente até a menarca, quando o volume médio é de 4,2 ± 2,3 cm^3, com um limite superior de 8,0 cm^3.[10] Pequenos folícu-

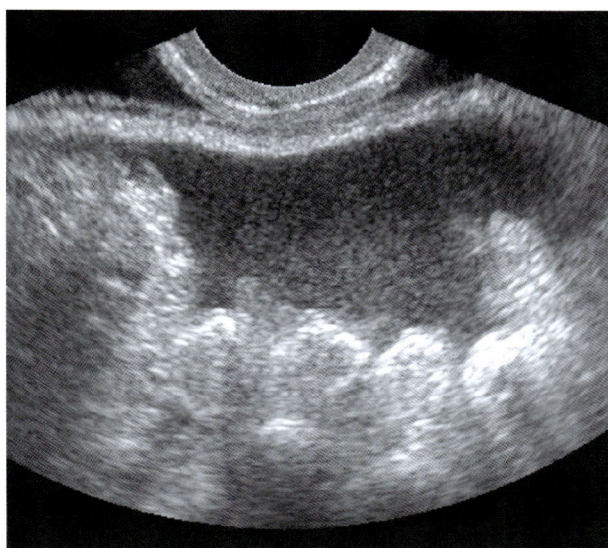

FIGURA 15-27. Líquido ecogênico no fundo-de-saco devido a sangue em exame transvaginal.

los ou cistos são freqüentemente vistos nos ovários neonatais e pré-menarca. Um estudo mostrou atividade folicular em 87% das meninas pré-púberes.[13] Esses folículos geralmente medem menos de 9 mm, mas podem chegar a 17 mm.[149]

Na adulta que menstrua, um ovário normal pode ter um volume de 22 cm³. Cohen e cols. avaliaram 866 ovários normais por USG transabdominal e relataram um volume ovariano médio de 9,8 ± 5,8 cm³, com um limite superior de 21,9 cm³.[150] Outro estudo com 406 pacientes com ovários normais usou a USG transvaginal e relatou um volume ovariano médio de 6,8 cm³, com um limite superior de 18,0 cm³.[151] Não há alteração significativa relacionada à paridade para o volume ovariano em mulheres em pré-menopausa.[15]

Focos ovarianos ecogênicos são comumente vistos num ovário de aspecto normal em geral (Fig. 15-29). Estes são minúsculos (1 a 3 mm) focos sem sombras, geralmente múltiplos e localizados perifericamente, embora possam ser difusos. Supõe-se que representem cistos de inclusão e se associem a calcificações psamomatosas.[152] Muradali e cols., num estudo com correlação histopatológica em sete ovários normais com focos ecogênicos, mostraram que esses focos eram causados por uma reflexão especular das paredes de minúsculos cistos não resolvidos abaixo da resolução espacial da ultra-sonografia, e não por uma calcificação.[153] Como esses focos ecogênicos não indicam doença subjacente significativa, não é necessária maior investigação ou controle.

Calcificação focal pode ser ocasionalmente vista num ovário com aspecto normal de maneira geral e supõe-se que represente reação do estroma à hemorragia ou à infecção prévias.[154] No entanto, a calcificação pode ser a manifestação inicial ou precoce de uma neoplasia e, então, recomenda-se USG de controle.

Ovário Pós-menopausa

Após a menopausa, o ovário atrofia e os folículos desaparecem nos anos subseqüentes, diminuindo o tamanho do ovário de acordo com o aumento da idade.[15,155-157] Graças ao seu tamanho menor e à falta de folículos, pode ser difícil visibilizar o ovário pós-menopausa ultra-sonograficamente (Fig. 15-30). Uma alça intestinal estática pode ser confundida com um ovário normal; portanto, o exame precisa ser feito lentamente para procurar peristaltismo. A **visibilização ultra-sonográfica** dos ovários normais na pós-menopausa varia grandemente na literatura, de um mínimo de 20% até um máximo de 99%, utilizando-se acesso transabdominal ou transvaginal.[151,155-160] A variação provavelmente se deve a diferenças de técnica e de duração de tempo desde a menopausa. O ovário diminui de tamanho de acordo com o aumento da idade e, portanto, a capacidade de ver os ovários diminui com o aumento do tempo desde a menopausa.[161] Igualmente, a ausência do útero pode desempenhar um papel.

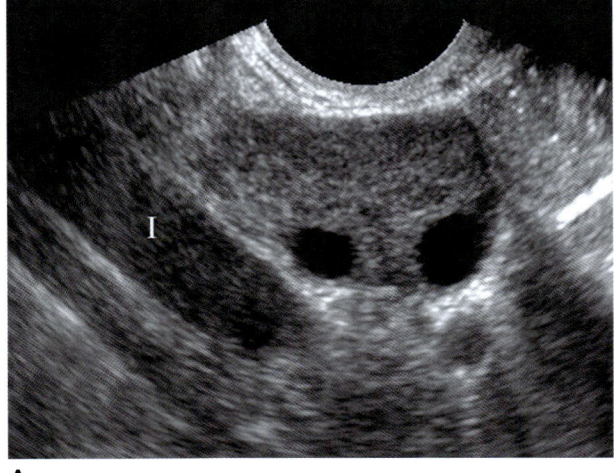
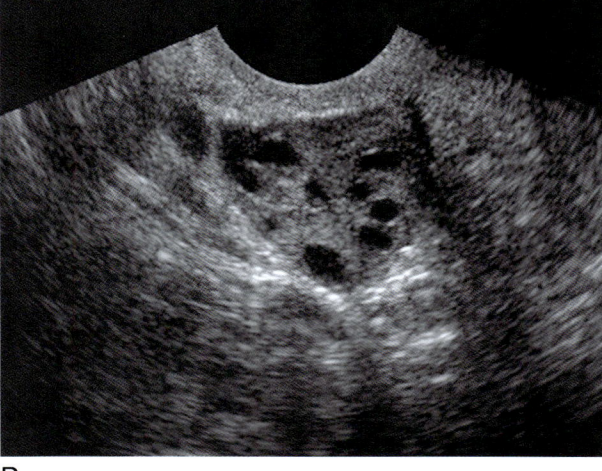

A   B

FIGURA 15-28. Ovário normal. A e B, Exames transvaginais mostram ovários normais com poucos folículos em duas pacientes. Veia ilíaca interna (I) é vista posteriormente ao ovário.

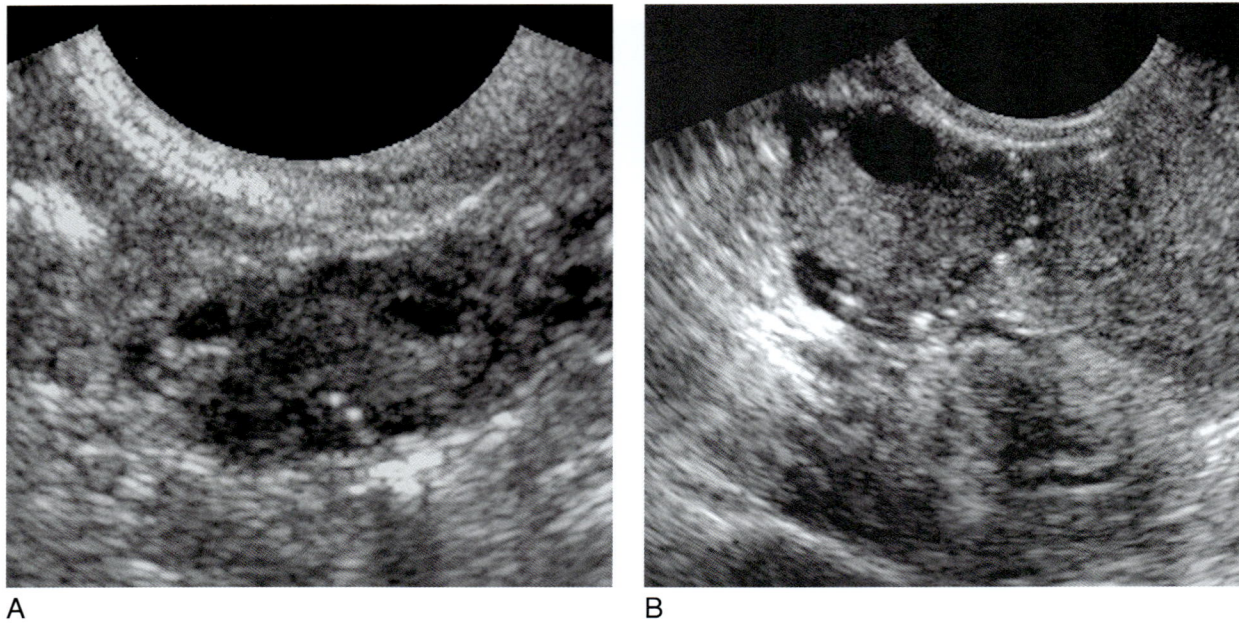

FIGURA 15-29. Focos ecogênicos ovarianos. Exames transvaginais em duas pacientes mostram **A**, Dois minúsculos focos ecogênicos em ovário de aspecto normal e **B**, múltiplos focos ecogênicos minúsculos periféricos.

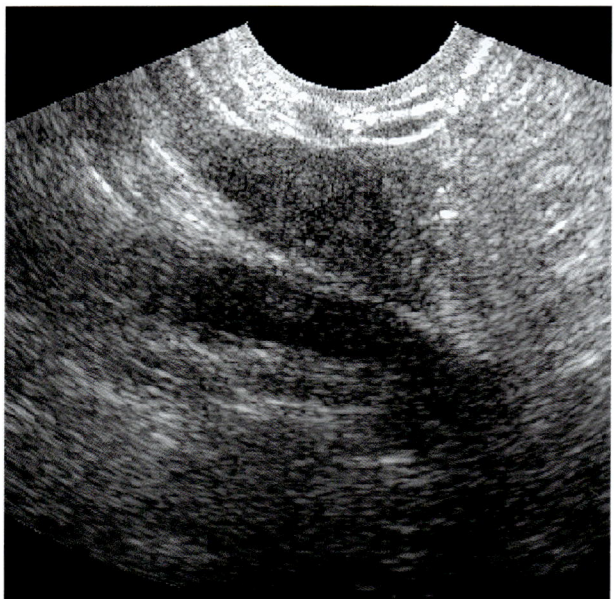

FIGURA 15-30. Ovário normal pós-menopausa.
Exame transvaginal mostra ovário normal pós-menopausa (o). Observar o pequeno tamanho e a falta de folículos.

porque os ovários têm menos probabilidade de serem vistos após histerectomia por causa da perda de pontos de referência anatômicos normais. Wolf e cols., num estudo de 290 ovários em pós-menopausa sabidamente presentes, usando USG transabdominal e transvaginal, visibilizaram somente 41% dos ovários por via transvaginal e 58% por via transabdominal. Usar ambas as técnicas resultou em visibilização de mais ovários do que quando usaram qualquer uma das duas técnicas isoladamente (68%).[161] Ovários posicionados superiormente podem ficar fora do campo de visão dos transdutores transvaginais, e a USG transabdominal pode não identificar ovários muito pequenos ou situados profundamente. A não-visibilização de um ovário não exclui a possibilidade de uma lesão ovariana.

As variações médias do volume ovariano são de 1,2 cm³ a 5,8 cm³.[150,151,155-159] Os valores médios, nesses estudos, podem ser um tanto altos porque os ovários não-visibilizados não foram incluídos. Um estudo avaliando 563 pacientes com ovários pós-menopausa normais por USG transvaginal relatou um volume ovariano médio de 2,0 cm³, com um limite superior da normalidade de 8,0 cm³.[151] Um volume ovariano superior a 8,0 cm³ é considerado definitivamente anormal. Alguns autores têm sugerido que um volume ovariano mais de duas vezes o do lado oposto também deve ser considerado anormal, independentemente do tamanho real.[156,158]

Cistos da Pós-menopausa

Pequenos cistos anecóicos (menos de 3 cm de diâmetro) podem ser vistos em até 15% dos ovários em pós-menopausa e não estão relacionados à idade, à duração de tempo desde a menopausa ou ao uso de hormônio.[161] Esses cistos são vistos mais freqüentemente por USG transvaginal por causa de melhor resolução, mas, em algumas mulheres, especialmente aquelas submetidas a uma histerectomia ou aquelas com ovários situados superiormente, os cistos podem ser vistos apenas por USG transabdominal. Esses cistos podem desaparecer ou mudar de tamanho com o passar do tempo (Fig. 15-31).[162]

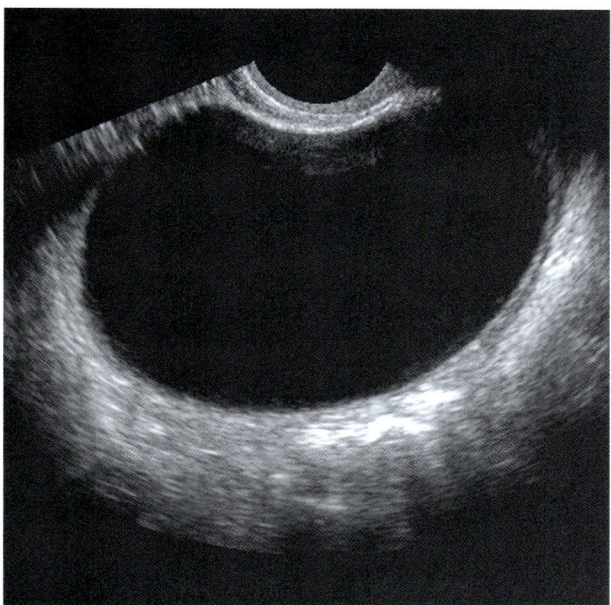

FIGURA 15-31. Grande cisto ovariano pós-menopausa. Exame transvaginal mostra cisto ovariano com 7 cm que não contém ecos internos ou septações e que não tinha mudado de tamanho no transcorrer de quatro anos.

Vários estudos mostraram uma incidência muito baixa de malignidade nos cistos uniloculares pós-menopausa que meçam menos de 5 cm de diâmetro e que não tenham septação ou componentes sólidos.[163-168] Recomenda-se que as pacientes sejam acompanhadas por exames ultra-sonográficos em série, sem intervenção cirúrgica, a menos que haja um aumento ou alteração das características da lesão.[166-168] A cirurgia, em geral, é recomendada para cistos da pós-menopausa com mais de 5 cm e para aqueles que contenham septações internas e/ou nódulos sólidos.

Lesões Não-neoplásicas

Cistos Funcionais

Os cistos funcionais do ovário incluem os foliculares, os do corpo lúteo e os tecaluteínicos. A ocorrência de um **cisto folicular** acontece quando um folículo maduro deixa de ovular ou de involuir. Os cistos foliculares variam de tamanho entre 1,0 cm e 20,0 cm. No entanto, como os folículos normais podem variar de alguns milímetros a 2,0 cm e podem chegar a 2,5 cm na maturidade, um cisto folicular não pode ser diagnosticado com certeza até que tenha mais de 2,5 cm.[169] São geralmente unilaterais, assintomáticos e freqüentemente detectados de modo incidental no exame de USG. Os cistos foliculares geralmente regridem de modo espontâneo.

O **cisto do corpo lúteo** decorre da falha de absorção ou do excesso de sangramento no corpo lúteo. São menos comuns que os cistos foliculares, mas tendem a ser maiores e mais sintomáticos. A dor é o principal sintoma. Esses cistos geralmente são unilaterais e têm mais propensão à hemorragia e à ruptura. Se o óvulo for fertilizado, o corpo lúteo continuará como corpo lúteo da gravidez, que fica cada vez maior e cístico. O tamanho máximo é alcançado em 8 a 10 semanas e, com 16 semanas, o cisto geralmente se resolveu.

Na ultra-sonografia, esses cistos funcionais são tipicamente estruturas uniloculares e anecóicas com paredes finas bem definidas e realce acústico posterior. Os cistos do corpo lúteo podem ter uma parede mais espessa e aspecto crenulado. Também podem ter uma orla periférica de cor em torno da parede no Doppler colorido.

Cistos Hemorrágicos

Pode ocorrer hemorragia interna em ambos os tipos de cistos funcionais, embora seja muito mais freqüentemente vista nos cistos do corpo lúteo. As mulheres com cistos hemorrágicos freqüentemente se apresentam com início agudo de dor pélvica. Os cistos hemorrágicos mostram um espectro de achados em decorrência do aspecto ultra-sonográfico variável do sangue (Fig. 15-32). O **aspecto ultra-sonográfico** depende da quantidade de hemorragia e do tempo da hemorragia relativo ao tempo do exame ultra-sonográfico.[170-172] As características internas são muito mais bem apreciadas na USG transvaginal graças à sua melhor resolução. Um **cisto hemorrágico agudo** geralmente é hiperecóico e pode simular massa sólida. No entanto, geralmente tem uma parede posterior lisa e mostra realce acústico posterior, indicando a natureza cística da lesão. Podem ser vistos ecos internos difusos com baixo nível, mas este aspecto é visto mais comumente nos endometriomas. À medida que o coágulo hemolisa, o padrão interno se torna mais complexo, passando a um tipo reticular contendo ecos internos e septações interdigitadas. A USG com Doppler colorido não mostra fluxo dentro do coágulo. À medida que o coágulo se retrai, pode ser vista uma linha de demarcação curva ou nível líquido-líquido entre o coágulo e o componente líquido. O coágulo ecogênico também pode se estabelecer na porção inferior do cisto. A presença de líquido intraperitoneal livre ecogênico no fundo-de-saco pode ajudar a confirmar o diagnóstico de um cisto hemorrágico roto ou com vazamento. A ruptura de um cisto hemorrágico pode simular uma gravidez ectópica rota clínica e ultra-sonograficamente.

Cistos funcionais são a **causa mais comum de aumento de volume do ovário em mulheres jovens**.[169] Como a maioria dos cistos funcionais tipicamente se resolve em um a dois ciclos menstruais, geralmente não é necessário controle para cistos pequenos e simples ou cistos com aspecto tipicamente hemorrágico. No entanto, o controle de cistos maiores pode ser realizado num tempo diferente do ciclo menstrual, geralmente em seis semanas, para mostrar uma mudança no aspecto ou resolução.

Cistos tecaluteínicos são os maiores entre os cistos funcionais e se associam a altos níveis de gonadotropina coriônica humana (HCG). Esses cistos tipicamente ocorrem em pacientes com doença trofoblástica gestacional, mas também podem ser vistos na síndrome da hiperesti-

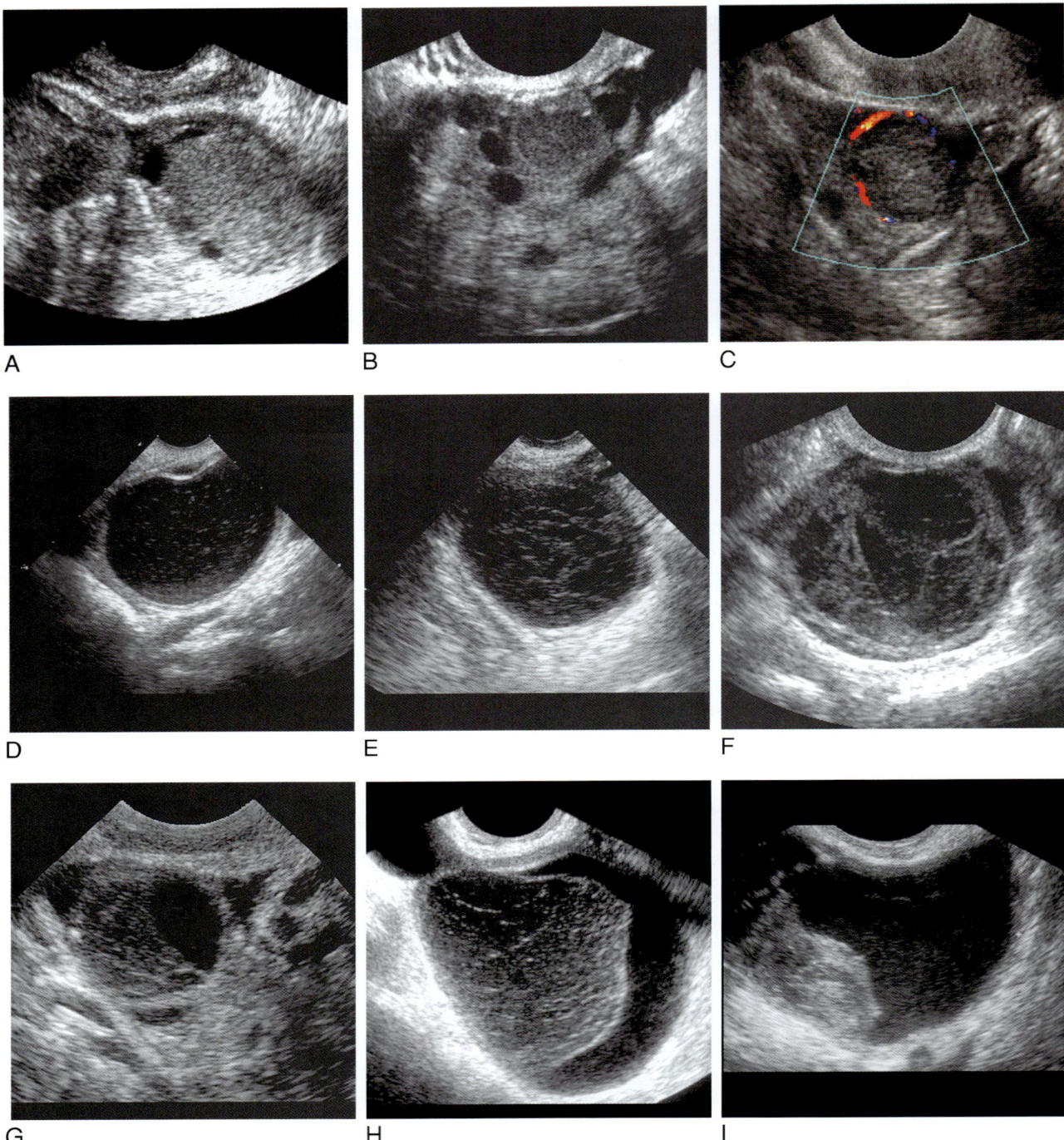

FIGURA 15-32. Cistos hemorrágicos em exames transvaginais — aspectos ultra-sonográficos. A, Cisto hemorrágico hiperecóico agudo. **B,** Cisto hemorrágico agudo simulando lesão sólida. **C,** Doppler colorido mostra anel de vascularização periférico, mas sem vasos dentro do cisto. **D,** Grande cisto contendo múltiplos ecos internos de baixa intensidade. **E,** Padrão reticular de ecos internos e septações dentro de cisto. **F,** Padrão reticular. **G, H** e **I** mostram variações na retração do coágulo. O coágulo em **I** sugere massa sólida. Falta de sinal no Doppler colorido respalda sua natureza benigna.

mulação ovariana como complicação de tratamento medicamentoso para infertilidade. Ultra-sonograficamente, os cistos tecalúteos geralmente são bilaterais, multiloculares e muito grandes. Podem sofrer hemorragia, ruptura e torção.

Cistos de inclusão da superfície do epitélio são aqueles não-funcionais, comumente vistos nas mulheres em pós-menopausa, embora possam ser vistos em qualquer idade e em geral estejam localizados perifericamente na cortical. Originam-se de invaginações corticais do epitélio da super-

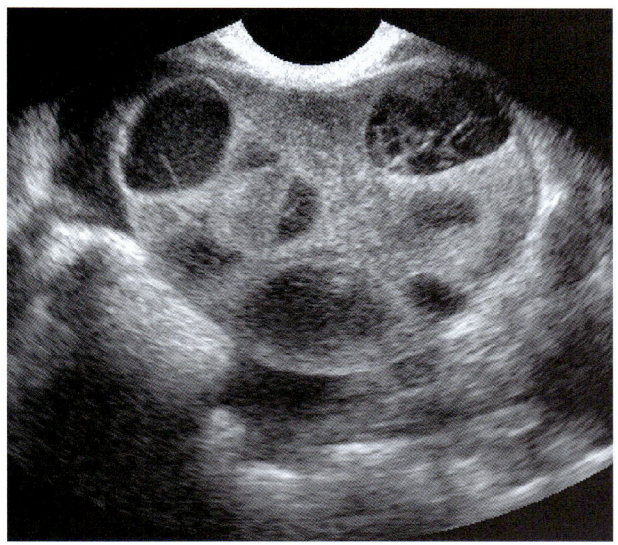 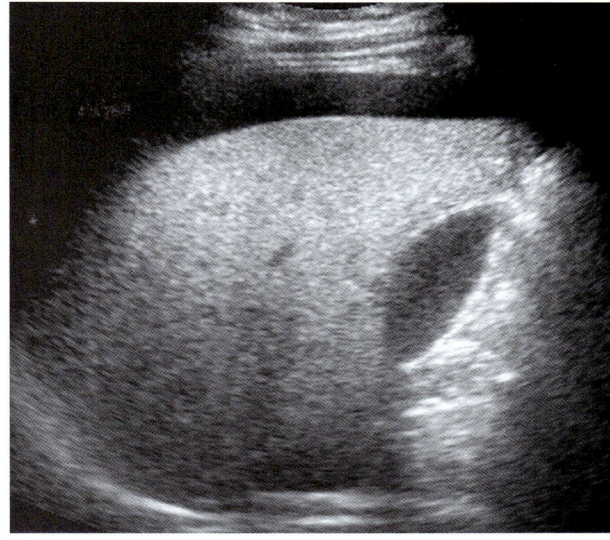

FIGURA 15-33. Hiperestimulação ovariana. A é uma imagem transvaginal mostrando ovários acentuadamente aumentado e redondo com múltiplos cistos complicados. **B** é uma imagem sagital no quadrante superior direito, mostrando grande volume de líquido intraperitoneal livre.

fície ovariana.[37] Geralmente são cistos uniloculares minúsculos com paredes finas, mas podem medir até vários centímetros de diâmetro. Ocasionalmente, esses cistos podem ser hemorrágicos, particularmente se tiver ocorrido torção.

Síndrome da Hiperestimulação Ovariana

A síndrome da hiperestimulação ovariana (SHO) (Fig. 15-33) é uma complicação iatrogênica freqüente da indução da ovulação. Clinicamente, são descritos três graus de SHO: leve, moderado e grave. A forma leve se associa a desconforto abdominal baixo, mas sem ganho de peso significativo. Os ovários aumentam de volume, porém têm menos de 5 cm em média. Com a hiperestimulação grave, há ganho de peso e a paciente se queixa de dor abdominal intensa e distensão. Os ovários ficam acentuadamente aumentados de volume (mais de 10 cm de diâmetro) e contêm numerosos cistos grandes e de paredes finas que podem substituir a maior parte do ovário. Há ascite e derrames pleurais associados, o que leva à depleção dos líquidos intravasculares e eletrólitos, resultando em hemoconcentração com hipotensão, oligúria e desequilíbrio eletrolítico. A SHO grave geralmente é tratada de maneira conservadora para tentar corrigir o volume intravascular em depleção e o desequilíbrio eletrolítico e geralmente se resolve em duas a três semanas.

Síndrome do Ovariano Remanescente

De forma pouco freqüente, pode ser encontrada massa cística numa paciente que tenha sido submetida à ooforectomia bilateral, na qual pequena quantidade de tecido ovariano residual foi deixado acidentalmente. A cirurgia em geral é tecnicamente difícil devido a aderências por endometriose, doença inflamatória pélvica ou tumor.[173] O tecido ovariano residual pode tornar-se funcional e produzir dor pélvica ou compressão extrínseca do ureter distal ou ambos. Ultra-sonograficamente, os cistos variam de massas completamente císticas ou complexas pequenas a relativamente grandes.[174,175] Uma orla fina de tecido ovariano geralmente está presente na parede do cisto.[175]

Cistos Paraovarianos

Os cistos paraovarianos (paratubários) são responsáveis por cerca de 10% de todas as massas em anexos. São encontrados no ligamento largo e geralmente são de origem mesotelial ou paramesonéfrica ou raramente de origem mesonéfrica.[176] Podem ocorrer em qualquer idade, mas são mais comuns na terceira e quarta décadas de vida. Seu tamanho é variável e, na ultra-sonografia, têm o aspecto típico de cistos. Os cistos paraovarianos não mostram alterações cíclicas. Localizam-se freqüentemente em posição superior ao fundo uterino[176] e podem conter ecos internos em decorrência de hemorragia.[177] O cisto pode sofrer torção e ruptura semelhantes a outras massas císticas. São incomuns as neoplasias benignas, como os cistadenomas e os cistadenofibromas de origem paraovariana. Na ultra-sonografia, podem aparecer como cistos simples ou conter pequenas áreas nodulares e ocasionalmente ter septações.[178] Relata-se doença maligna em 2% a 3% das massas císticas paraovarianas estudadas por histopatologia,[179,180] mas é ainda menos freqüente nas massas com menos de 5 cm.[181] É possível um diagnóstico específico de cisto paraovariano somente por demonstração de um ovário ipsilateral normal perto do cisto, porém separado dele.[182]

Cistos de Inclusão Peritoneais

Os cistos de inclusão peritoneais ocorrem predominantemente nas mulheres em pré-menopausa com história de cirurgia abdominal prévia, mas também podem ser vistos em pacientes com história de trauma, doença inflamatória pélvica ou endometriose. Os ovários são os principais produtores de líquido peritoneal nas mulheres.[146] Nas pacientes com aderências peritoneais, o líquido pode acumular-se nas aderências e prender os ovários, resultando numa grande massa em anexo.[183,184] Os cistos de inclusão peritoneal são revestidos por células mesoteliais; esta doença também foi denominada *mesotelioma cístico benigno* ou *líquido encistado benigno*. Clinicamente, a maioria das pacientes se apresenta com dor e/ou massa pélvica.

Na **ultra-sonografia**, os cistos de inclusão peritoneais são massas císticas multiloculadas localizadas nos anexos (Fig. 15-34). O achado propedêutico é a presença de um ovário intacto em meio a septações e líquido.[184-186] Isso indica origem extra-ovariana da massa. O ovário pode estar localizado centralmente ou deslocado perifericamente e, embora possa parecer distorcido, é facilmente identificado. As septações representam os cordões mesoteliais e fibrosos vistos patologicamente. O líquido geralmente é anecóico, mas pode conter ecos em alguns compartimentos em decorrência de hemorragia ou de líquido proteináceo. Os cistos de inclusão peritoneais precisam ser diferenciados dos cistos paraovarianos e da hidrossalpinge. Conquanto essas condições sejam todas extra-ovarianas, os cistos paraovarianos são separados do ovário, enquanto o ovário se situa dentro de um cisto de inclusão peritoneal ou na parede dele.[184,185] Os **cistos paraovarianos** geralmente são redondos ou ovóides e não se associam a uma história de cirurgia pélvica, trauma ou inflamação. A **hidrossalpinge** aparece como uma estrutura cística tubular ou ovóide, muitas vezes com pregas visíveis, e o ovário demonstra estar fora da estrutura cística. O diagnóstico preciso de cistos de inclusão peritoneais é importante porque o risco de recorrência depois de ressecção cirúrgica é de 30% a 50%.[187] Recomenda-se a terapia conservadora, como supressão ovariana com contraceptivos orais ou aspiração de líquido. Os cistos de inclusão peritoneais não têm potencial maligno.

Endometriose

A endometriose é definida como a presença de tecido endometrial funcionante fora do útero. A endometriose ocorre mais comumente no ovário, na tuba uterina, no ligamento largo e no fundo-de-saco posterior, mas também pode ocorrer em qualquer outra parte do corpo, inclusive na bexiga e no intestino. Foram descritas duas formas: **difusa** e **localizada** (**endometrioma**). A forma difusa, que é mais comum, consiste em implantes endometriais diminutos envolvendo vísceras pélvicas e suas fixações ligamentares. O endométrio ectópico é hormonalmente responsivo e sofre sangramento durante a menstruação, resultando em reação inflamatória local com aderências. Esta forma difusa raramente é diagnosticada por USG porque os implantes são pequenos demais para serem identificados.[188] A endometriose comumente afeta mulheres durante os anos férteis, e os sintomas clínicos incluem dismenorréia, dispareunia e infertilidade.

A forma localizada consiste em massa distinta denominada **endometrioma** ou **cisto com aspecto de chocolate**. Embora a endometriose freqüentemente se associe à infertilidade, um endometrioma pode ser ocasionalmente visto numa paciente grávida. Os endometriomas em geral são assintomáticos e, freqüentemente, múltiplos. O aspecto ultra-sonográfico característico é o de massa uni ou multilocular predominantemente cística contendo ecos internos homogêneos de baixa intensidade difusamente (Fig. 15-35). Isso é muito mais bem apreciado na USG transvaginal.[189] Esses ecos internos podem ser visibilizados difusamente em toda a massa ou na porção inferior. Ocasionalmente, pode ser visibilizado um nível líquido-líquido. Podem estar presentes pequenos focos hiperecóicos lineares na parede do cisto e supõe-se que sejam causados por depósitos de colesterol que se acumulam na parede do cisto.[190] Massa em anexo com ecos internos difusos de baixa intensidade e ausência de características neoplásicas tem alta probabilidade de ser um endometrioma, especialmente se estiverem presentes focos hiperecóicos na parede e multilocularidade, enquanto há pouca probabilidade de ser um endometrioma quando nenhum componente da massa contém ecos de baixa intensidade.[190]

O aspecto de um endometrioma pode ser semelhante ao de um cisto ovariano hemorrágico porque ambos são massas císticas que contêm sangue com aspecto variável pelo tempo de evolução.[191] No entanto, um cisto hemorrágico demonstra de

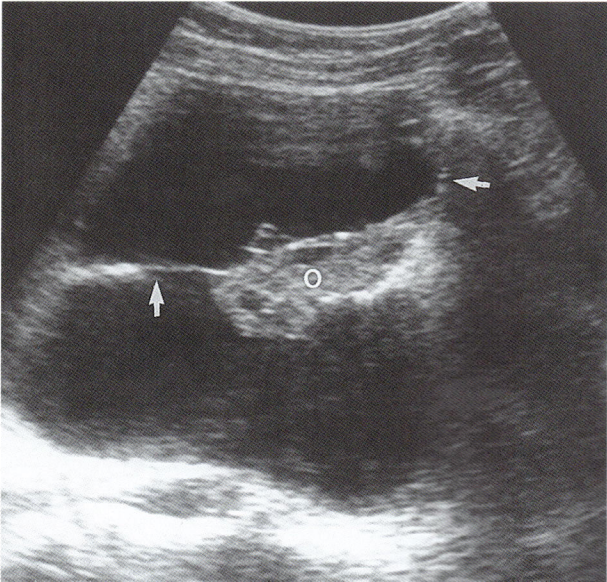

FIGURA 15-34. Cisto de inclusão peritoneal. Exame transabdominal mostra múltiplas áreas císticas cheias de líquido com septações lineares (*setas*) representando aderências fixadas ao ovário normal (O).

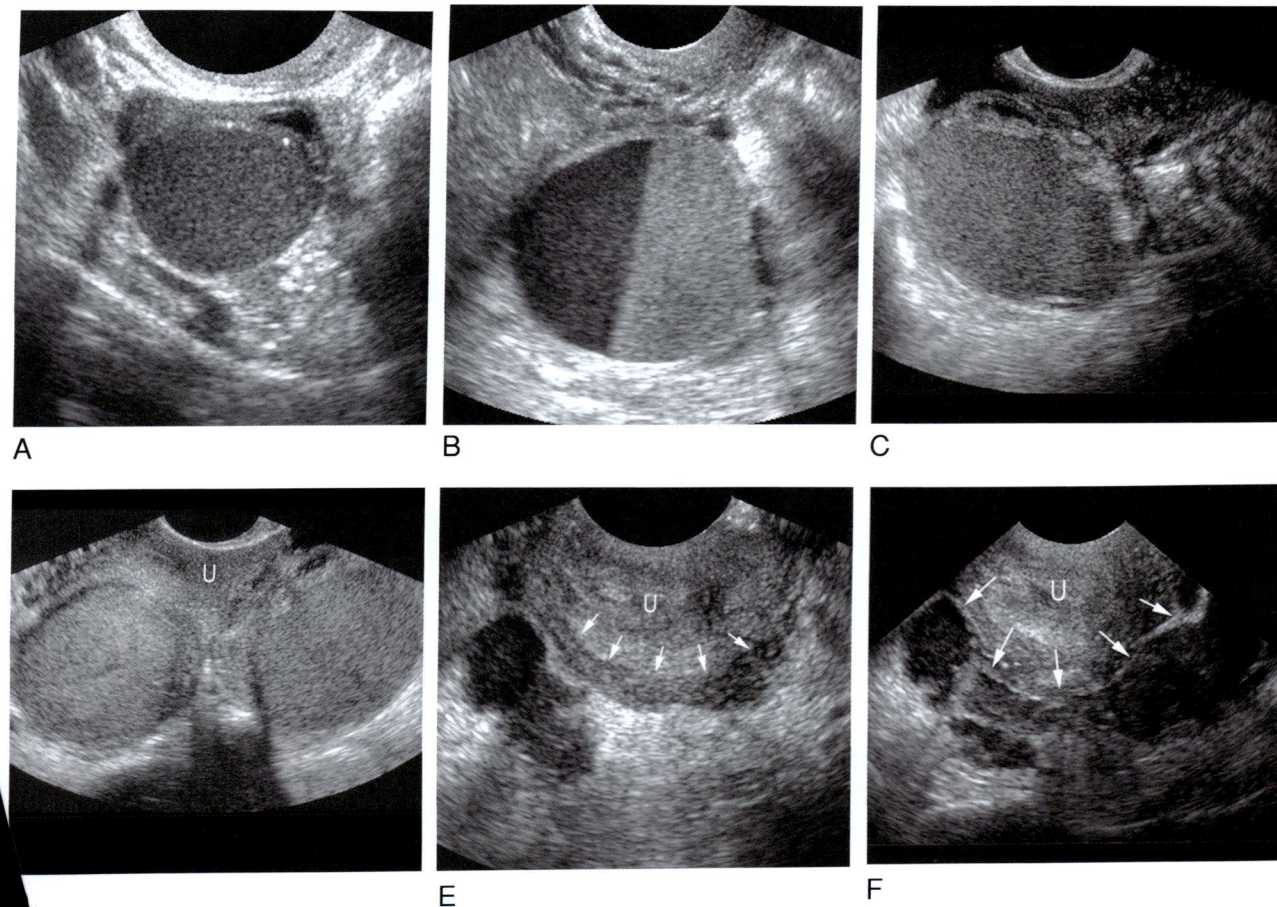

FIGURA 15-35. Endometriose — aspectos ultra-sonográficos. Exames transvaginais. Imagens **A** a **D** mostram ecos uniformes de baixa intensidade em massa ovariana cística. **A** mostra típicos focos ecogênicos periféricos. **B** mostra um nível líquido-líquido. **C** mostra nódulos ecogênicos marginais avasculares e **D** mostra doença bilateral. **E** mostra placa endometriótica na superfície posterior do útero e, em **F**, preenchimento do fundo-de-saco de Douglas (*setas*). U, Útero.

ais freqüente um padrão interno reticular e se associa numente a líquido livre no fundo de saco. Um cisto ico se resolverá ou mostrará diminuição significananho nos ciclos menstruais seguintes, enquanto os omas tendem a mostrar pouca alteração de tamadrão de ecos internos. Os endometriomas ou cisicos que mostram características menos típicas nfundidos com uma neoplasia de ovário ou um variano. Clinicamente, a maioria das mulheres orrágico agudo se apresenta com dor pélvica o as mulheres com um endometrioma são têm mais desconforto crônico associado às

ários Policísticos

s policísticos (DOPC) é um distúrbio plexo que resulta em anovulação crôo de LH e FSH resulta em produção e androgênio.[169] O nível sérico de LH FSH, diminuído; uma taxa elevada de LH/FSH é achado característico. Patologicamente, os ovários contêm um aumento do número de folículos em variados estágios de maturação e atresia e há uma elevação da concentração local de androgênios, produzindo anormalidade do estroma. A DOPC é uma causa comum de infertilidade e de uma taxa acima da habitual de abortos recentes.[192,193] Há um amplo espectro de manifestações clínicas da DOPC, variando de leves sinais de hiperandrogenismo em mulheres magras e com menstruação normal à clássica síndrome de Stein-Leventhal (oligomenorréia ou amenorréia, hirsutismo e obesidade).

Os achados ultra-sonográficos típicos são os de ovários bilateralmente aumentados de volume e contendo múltiplos pequenos folículos e aumento da ecogenicidade do estroma (Fig. 15-36). Os ovários têm o formato mais arredondado, os folículos localizam-se geralmente em posição periférica, embora também possam ocorrer aleatoriamente em todo o parênquima ovariano. A USG transvaginal, graças à sua resolução superior, é mais sensível para detectar os folículos pequenos. Os folículos medem de 0,5 a 0,8 cm de tamanho, havendo mais de cinco em cada ovário.[194] No entanto, esses

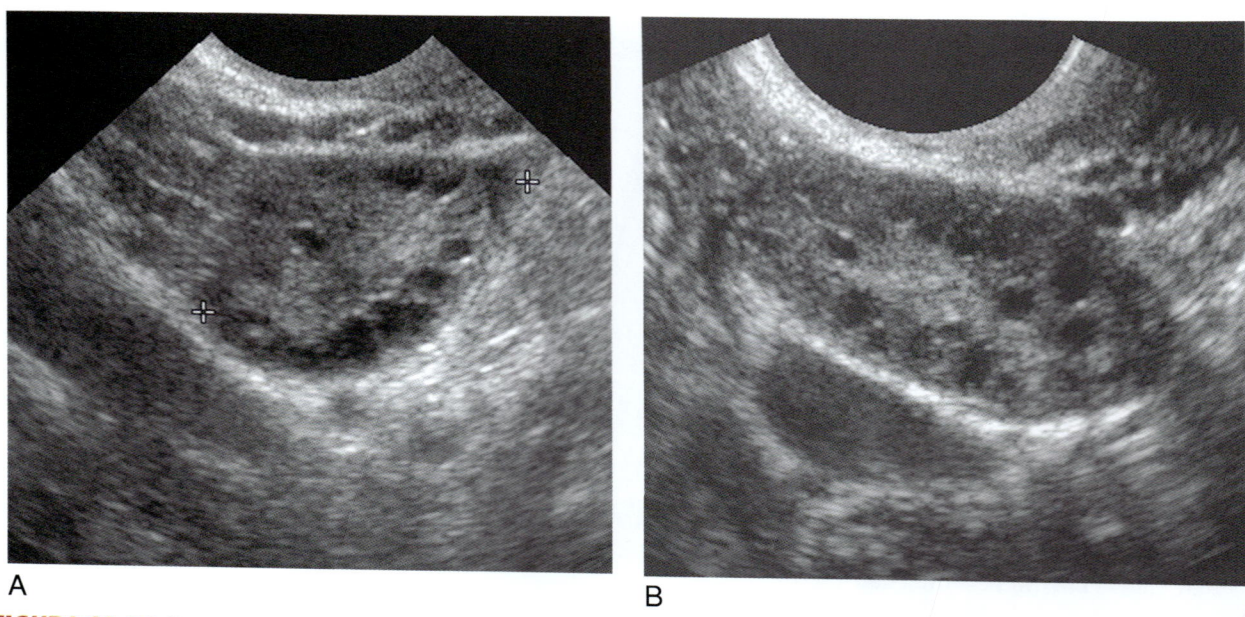

FIGURA 15-36. Doença ovariana policística, aspectos típicos nos exames transvaginais. A, Ovário aumentado redondo (contornado pelos cursores) com ecogenicidade do estroma levemente aumentada e múltiplos folículos periféricos; sinal da "co[roa] de rosário". **B,** Ovário aumentado com múltiplos folículos periféricos e centrais.

achados típicos são vistos em menos de 50% das pacientes com esta doença. O volume ovariano é normal em aproximadamente 30%.[194,195] Descobriu-se que uma combinação de tamanho folicular médio e volume ovariano é mais sensível e mais específica do que qualquer dos dois índices isoladamente.[196] Usando a USG transvaginal, acredita-se que o aumento de ecogenicidade seja sinal mais sensível e específico de DOPC.[196,197] Num pequeno número de pacientes com DOPC, os achados ultra-sonográficos podem ser unilaterais.[193,198] O diagnóstico de DOPC geralmente é feito de modo bioquímico, mas a USG é útil. Como não ocorre ovulação, os folículos persistirão nos estudos seqüenciais. Recomenda-se acompanhamento a longo prazo dessas pacientes porque os níveis estrogênicos altos sem oposição parecem associar-se a um aumento do risco de carcinoma de endométrio e de mama.[169]

Torção Ovariana

A torção do ovário é uma doença abdominal aguda que exige pronta intervenção cirúrgica. É causada por rotação parcial ou completa do pedículo ovariano em torno do seu eixo. Isso resulta em comprometimento das drenagens linfática e venosa, causando congestão e edema do parênquima ovariano e levando, finalmente, à perda de perfusão arterial e resultante infarto. Pode ocorrer torção em ovários normais ou em associação a um cisto ou massa ovariana preexistente. A massa quase sempre é benigna.[199] A torção de um ovário normal geralmente ocorre em crianças e mulheres jovens com anexos especialmente móveis, permitindo a rotação na mesossalpinge.[200] A torção geralmente ocorre na infância e durante os anos férteis. Há aumento do risco durante a gra-

videz. Clinicamente, há dor pélvica intensa, ná[useas e vômi]tos. Pode estar presente uma massa palpável. A [torção ocorre] com mais freqüência no lado direito, e a d[oença simula] clinicamente a apendicite aguda. Supõe-s[e que seja cau]sado por diminuição do espaço no lado e[squerdo ocu]pado pelo cólon sigmóide.[201]

Os **achados ultra-sonográficos**

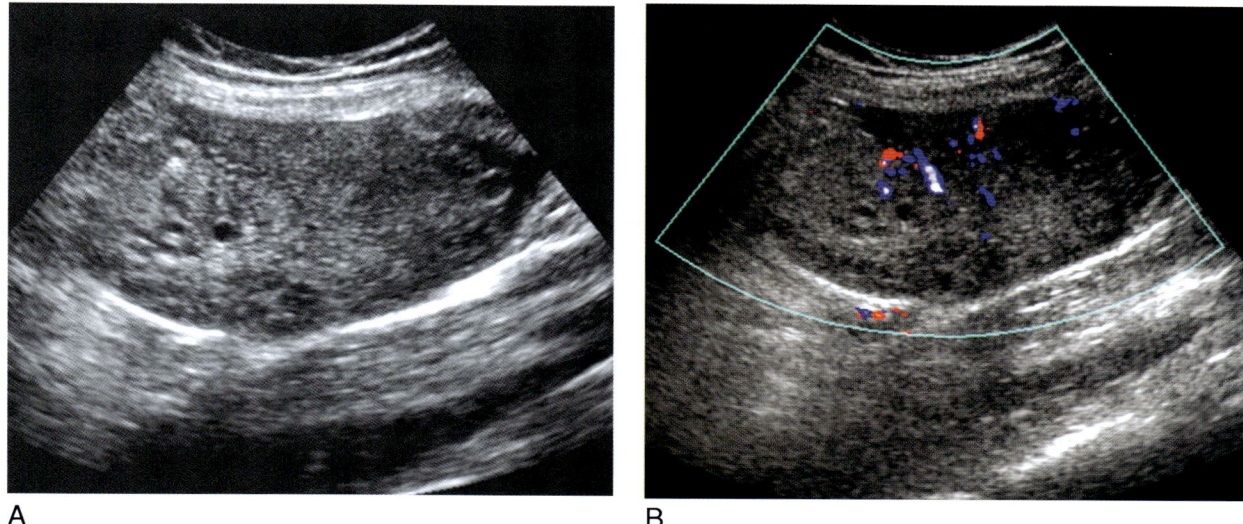

FIGURA 15-37. Torção ovariana. A e B são imagens transabdominais em paciente grávida com dor aguda na parte baixa do abdome. Elas mostram acentuado aumento do ovário com alguns folículos periféricos. Na avaliação por Doppler colorido, o fluxo esparso neste ovário foi muito menor do que no lado normal. A detecção de fluxo sangüíneo não elimina a possibilidade de torção ovariana.

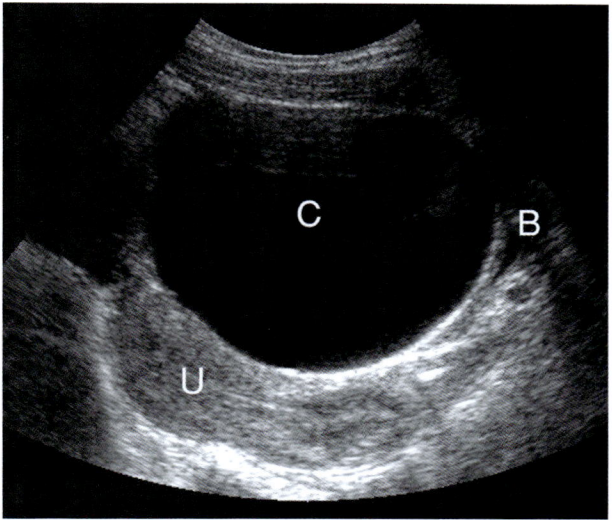

FIGURA 15-38. Torção ovariana. Imagem sagital transabdominal de mulher jovem com dor aguda mostra grande cisto simples (C) que se situa anteriormente ao útero (U) e cranialmente à bexiga (B). Esta posição incomum deve levantar a suspeita de torção. Não se pôde detectar fluxo sangüíneo no ovário com Doppler colorido.

nos.[206] Quando o fluxo no pedículo vascular é visto no Doppler colorido, a presença de vasos circulares ou torcidos espiralados (**sinal do redemoinho**) é útil para diagnosticar torção.[206] A presença de fluxo arterial ou venoso ou de ambos não exclui o diagnóstico de torção. Pode estar presente uma diminuição do fluxo. A comparação com o aspecto morfológico, e os padrões de fluxo do ovário contralateral podem auxiliar no diagnóstico.[202]

Edema Maciço do Ovário

Esta é uma patologia rara que resulta de torção parcial ou intermitente do ovário, causando obstrução venosa e linfática, mas não oclusão arterial. Isso resulta em aumento do volume do ovário devido a acentuado edema do estroma. Os poucos casos descritos em USG mostram uma grande massa em anexo predominantemente multicística.[207-209]

Neoplasias

Câncer de Ovário

O câncer de ovário é a quarta principal causa de morte por câncer entre as mulheres nos Estados Unidos. A American Cancer Society fez uma estimativa de que 25.400 novos casos de câncer de ovário surgiriam nos Estados Unidos em 2003, com cerca de 14.300 óbitos. Entre 1989 e 1999, a incidência diminuiu numa taxa de 0,7% por ano. O câncer de ovário compreende 25% de todas as malignidades ginecológicas, ocorrendo sua incidência máxima na sexta década de vida. Embora seja apenas a terceira malignidade ginecológica mais comum, tem a taxa de mortalidade mais alta em decorrência do diagnóstico tardio. Como há poucos sintomas clínicos, aproximadamente 60% a 70% das mulheres têm doença avançada (estádio III ou IV) no momento do diagnóstico. A taxa de sobrevida total em cinco anos é de 20% a 30%, mas, com a detecção precoce no estádio I, a taxa se eleva para 80% a 90%. Portanto, têm sido dirigidos esforços para desenvolver métodos de diagnóstico precoce desta neoplasia.

O aumento da idade, nuliparidade, história de câncer de mama, de endométrio ou de cólon ou ainda história familiar de câncer de ovário associam-se a um risco mais alto de desenvolvimento de câncer de ovário. A **história familiar** é considerada o fator de risco mais importante. O risco, durante a vida toda, de uma mulher desenvolver câncer de ovário é de 1 em 70 (1,4%). No entanto, se a mulher tiver uma parenta de primeiro grau (mãe, filha, irmã) ou parenta de segundo grau (tia ou avó) que tenha tido câncer de ovário, o risco é de 5%. Com duas ou mais parentas, o risco, durante a vida toda, aumenta para 7%.[210] Cerca de 3% a 5% das mulheres com história familiar de câncer de ovário terão uma síndrome de câncer de ovário hereditário. As três principais síndromes hereditárias associadas ao câncer de ovário são a **síndrome do câncer de mama-ovário**, a mais comum, na qual há uma alta freqüência de ambos os cânceres; a **síndrome do câncer colorretal sem polipose hereditária** (Lynch II), na qual ocorre câncer de ovário em associação a câncer colorretal sem polipose ou a câncer do endométrio ou ambos; e **síndrome do câncer de ovário específico para o local** sem um excesso de câncer de mama ou colorretal, a menos comum.[211] Supõe-se que as síndromes do câncer de ovário hereditário tenham uma herança autossômica dominante, e o risco de câncer de ovário durante o tempo de vida, nessas pacientes, é de aproximadamente 40% a 50%. Elas têm uma idade de início mais baixa (10 a 15 anos) do que outros cânceres de ovário.[211]

Foram relatados alguns **ensaios de triagem clínica** de mulheres assintomáticas predominantemente pós-menopáusicas.[212-215] Esses ensaios se concentraram em marcadores tumorais biológicos, como o CA 125, e na USG, inicialmente transabdominal e, mais recentemente, transvaginal. O CA 125 é uma glicoproteína com alto peso molecular reconhecida pelo anticorpo monoclonal OC 125. Tem comprovado ser extremamente útil para acompanhar a evolução clínica de pacientes submetidos a quimioterapia e para detectar doença subclínica recorrente.[216,217] Embora o CA 125 no soro esteja elevado em aproximadamente 80% das mulheres com câncer de ovário, detecta menos de 50% da doença em estádio I e não é sensível para tumores mucinosos e de células germinativas.[217] Outras malignidades, bem como várias condições benignas, podem associar-se ao CA 125 elevado no soro.[217,218] Portanto, o uso do CA 125 no soro como teste de triagem tem sido desapontador. Estudos combinando CA 125 com USG têm sido mais animadores.[213] Ensaios de triagem mais recentes têm incluído USG com Doppler colorido e pulsado, além de USG transvaginal em mulheres assintomáticas,[219] em mulheres com história familiar de câncer de ovário ou outro[220,221] e em mulheres com câncer de mama prévio.[222] No presente, o uso de USG para triagem de câncer de ovário ainda precisa ser considerado na etapa de pesquisa e não pode ser recomendado para uso clínico de rotina. Uma conferência de consenso do NIH sobre câncer de ovário, ocorrida em 1994, concluiu que não há evidências de que as atuais modalidades de triagem de CA 125 e de USG transvaginal possam ser usadas efetivamente para a triagem generalizada ou que seu uso resultará em diminuição e não aumento da morbidade e da mortalidade. A triagem de rotina resultou em cirurgia desnecessária, com seus riscos acompanhantes em potencial.[223]

Histologicamente, as neoplasias epiteliais compreendem 65% a 75% dos tumores de ovário e 90% das malignidades ovarianas.[37] As neoplasias restantes consistem em tumores de células germinativas (15% a 20%), em tumores do cordão sexual-estroma (5% a 10%) e em tumores metastáticos (5% a 10%) (Tabela 15-1).

TABELA 15-1 SUMÁRIO HISTOLÓGICO DAS NEOPLASIAS OVARIANAS

Tipo		Incidência (%)	Exemplo
I	Tumores de superfície epitelial-estroma	65-75	Cistadenoma seroso (carcinoma)
			Cistadenoma mucinoso (carcinoma)
			Carcinoma endometrióide
			Carcinoma de células claras
			Tumor de células de transição
II	Tumores das células germinativas	15-20	Teratoma
			Dermóide
			Imaturo
			Disgerminoma
			Tumor do saco vitelínico
III	Tumores do cordão sexual-estroma	5-10	Tumor de células da granulosa
			Tumor de células de Sertoli-Leydig
			Tecoma e fibroma
IV	Tumores metastáticos	5-10	Primário genital
			Útero
			Primário extragenital
			Estômago
			Cólon
			Mama
			Linfoma

Ultra-sonograficamente, o câncer de ovário em geral se apresenta como massa em anexo. A USG reflete a patologia morfológica macroscópica do tumor, mas não a histologia. Portanto, tem sido difícil distinguir tumores ovarianos benignos dos malignos por USG. Lesões anecóicas bem definidas têm mais probabilidade de serem benignas, enquanto lesões com paredes irregulares, espessas, septações irregulares, nódulos murais e elementos ecogênicos sólidos falam a favor de malignidade.[224,225]

Foram propostos **sistemas de pontuação** baseados em características morfológicas.[226-230] Estes sistemas atribuem um valor numérico a achados ultra-sonográficos individuais; quanto mais alta a pontuação, mais alta a probabilidade de doença maligna. Ferrazzi e cols., num estudo multicêntrico prospectivo de 330 massas em anexos, usaram quatro sistemas de pontuação morfológica previamente publicados e uma nova pontuação multicêntrica[231] que tinha uma precisão mais alta do que os outros sistemas, principalmente devido a dois critérios que permitiam a correção para dermóides típicos e corpos lúteos endo-hemorrágicos. No entanto, eles concluíram que não pode ser obtida uma diferenciação completamente confiável de massas benignas e malignas por critérios morfológicos exclusivamente.

Achados do Doppler no Câncer de Ovário

O Doppler colorido e pulsado tem sido preconizado para distinguir massas ovarianas benignas de malignas. O respaldo se baseia na premissa de que massas malignas, devido à neovascularização interna, terão fluxo diastólico alto que pode ser detectado nos formatos de onda do Doppler espectral. O crescimento de tumores malignos depende da angiogênese, com o desenvolvimento de vasos tumorais anormais.[232] Estes vasos anormais não possuem musculatura lisa em suas paredes, o que, juntamente com os *shunts* arteriovenosos, leva à diminuição da resistência vascular e, deste modo, a uma velocidade de fluxo diastólico mais alta. Dois índices independentes de ângulos, o índice de pulsatilidade (IP) e o índice de resistência (IR), têm sido predominantemente usados para analisar o padrão de ondas Doppler. O IP é a velocidade sistólica máxima menos a velocidade diastólica final dividida pela velocidade média; o IR é a velocidade sistólica máxima menos a velocidade diastólica final dividida pela velocidade sistólica máxima.

Estudos iniciais usando Doppler colorido e pulsado transvaginal relataram alta sensibilidade e alta especificidade para distinguir massas ovarianas benignas de malignas, tendo as massas malignas um IP inferior a 1,0 ou um IR inferior a 0,4.[233-236] Numerosos artigos subseqüentes não conseguiram reproduzir tão altas sensibilidade e especificidade, contudo, e têm mostrado considerável sobreposição entre lesões benignas e malignas.[237-247] Ao categorizar as lesões, a maioria dos autores tem usado o IP ou IR mais baixo obtido, assumindo o valor do pior caso porque pode corresponder à única evidência histológica de malignidade.[236,237]

Nas mulheres que menstruam, o formato de onda arterial ovariano varia de acordo com a fase do ciclo menstrual. Durante a fase menstrual e proliferativa, há um padrão de fluxo de alta resistência. Com o desenvolvimento do corpo lúteo em meados do ciclo, vê-se um padrão de onda de baixa resistência devido aos vasos neoformados ao longo da parede do corpo lúteo. Esses vasos também não possuem músculo liso e demonstram baixa resistência e alto fluxo diastólico, de forma semelhante à neovascularização do tumor. Nas mulheres que menstruam, recomenda-se que sejam feitos estudos Doppler entre os dias 3 e 10 do ciclo menstrual para evitar confusão com o fluxo lúteo normal.

Embora a maioria dos trabalhos tenha encontrado uma tendência para os IP e IR serem mais baixos nas lesões malignas, tem havido sobreposição em demasia para ser possível diferenciar confiavelmente entre lesões benignas e malignas no paciente individual. Alguns autores não encontraram valor de corte específico para IP ou IR que tivesse alta sensibilidade e alta especificidade.[238-240] A ausência de fluxo numa lesão geralmente indica lesão benigna, mas vários trabalhos têm mostrado ausência de fluxo nas lesões malignas também.[234,235,238-241]

Tem sido sugerido que outros parâmetros, como a localização dos vasos e a presença de incisura diastólica, melhoram a especificidade da avaliação pelo Doppler de massas ovarianas.[248] As lesões malignas tendem a ter mais fluxo central, enquanto as lesões benignas tendem a ter mais fluxo periférico. Stein e cols., contudo, verificaram considerável sobreposição, tendo 21% das lesões malignas apenas fluxo periférico e 31% das lesões benignas, fluxo central.[240] Guerriero e cols. verificaram uma precisão mais alta para predizer malignidade quando o Doppler colorido demonstrou fluxo arterial nas partes sólidas da massa.[249] A presença de uma incisura diastólica indica músculo liso normal na parede arterial, o que está ausente nas lesões malignas. Este achado freqüentemente está ausente em lesões benignas também, de modo que sua ausência não tem significado diagnóstico.

Alguns trabalhos têm comparado as características morfológicas na USG com os achados pelo Doppler e verificaram que o Doppler não acrescentou mais informações para diagnóstico do que a avaliação morfológica exclusivamente.[241-243,250] Valentin concluiu que, em mãos experimentadas, a avaliação morfológica é o melhor método para discriminar entre massas benignas e malignas — sendo a principal vantagem do Doppler o aumento da confiança com a qual se fez um diagnóstico certo.[250] Outros têm verificado que o Doppler, quando acrescentado à avaliação morfológica ultra-sonográfica, melhora a especificidade e o valor preditivo positivo.[245-247,251] Brown e cols. propuseram um sistema de pontos com múltiplos parâmetros usando três características da escala de cinza e uma do Doppler após análise de regressão logística gradual.[252] Um componente sólido não-hiperecóico foi o preditor estatisticamente mais significativo de malignidade. Características adicionais que foram estatisticamente discriminatórias, em ordem decrescente de importância, foram a localização do fluxo no Doppler colorido (central), quantidade de líquido intraperitoneal livre e presença e espessura das septações. Schelling e cols. também verificaram que um componente sólido em massa em anexo com vascularização central obteve alta precisão, sensibilidade e especificidade para predizer malignidade.[253] Uma metanálise de 46 estudos publicados concluiu que as técnicas de ultra-sonografia que combinam imagens de avaliação morfológica e fluxo pelo Doppler colorido são significativamente melhores para caracterizar massas ovarianas do que a avaliação morfológica, o fluxo com Doppler colorido ou os índices do Doppler isoladamente.[254]

Os resultados de muitos estudos que usaram o Doppler são muito variáveis e levam à confusão. É difícil comparar estudos, graças a muitos fatores, como a falta de padronização do equipamento, configuração do equipamento, técnicas de exame e diferenças nas populações de pacientes. O Doppler provavelmente não será necessário se a massa tiver morfologia benigna característica, já que a avaliação morfológica é altamente precisa neste grupo de lesões.[240,244] O Doppler provavelmente é valioso para avaliar a massa que não tem morfologia determinante ou que é sugestiva de malignidade. No entanto, os achados do Doppler não devem ser usados isoladamente, mas devem ser combinados com a avaliação morfológica, achados clínicos, idade da paciente e fase do ciclo menstrual para avaliar melhor a massa em anexo.[255]

Tumores da Superfície Epitelial-estroma

Os tumores da superfície epitelial-estroma (Fig. 15-39), em geral, são considerados originários do epitélio da superfície que cobre o ovário e do estroma ovariano subjacente. Esses tumores podem ser divididos em cinco categorias amplas baseadas em diferenciação epitelial: **serosos, mucinosos, endometrióides, de células claras e de células de transição (Brenner)**.[37] Este grupo de tumores é responsável por 65% a 75% de todas as neoplasias ovarianas e 80% a 90% de todas as malignidades ovarianas. Há um grupo intermediário de aproximadamente 10% a 15% de cada categoria para tumores serosos e mucinosos histologicamente categorizados como **limítrofes** ou com **baixo potencial maligno**. Esses tumores têm características citológicas de malignidade, mas não invadem o estroma e, embora malignos, têm um prognóstico muito melhor. O modo de propagação dos tumores malignos é primariamente intraperitoneal, embora a extensão direta para estruturas contíguas e a propagação linfática não sejam incomuns. A propagação linfática se faz predominantemente para os linfonodos paraaórticos. A propagação hematogênica geralmente ocorre tardiamente na evolução da doença.

Cistadenoma Seroso e Cistadenocarcinoma. Os tumores serosos são os mais comuns, compreendendo 30% de todas as neoplasias ovarianas. Aproximadamente 50% a 70% dos tumores serosos são benignos. Os cistadenomas serosos são responsáveis por 20% a 25% de todas as neoplasias ovarianas benignas e os cistadenocarcinomas serosos, responsáveis por 40% a 50% de todas as neoplasias ovarianas malignas.[37] O pico da incidência dos cistadenomas serosos ocorre na quarta e quinta décadas, enquanto os cistadenocarcinomas serosos ocorrem mais freqüentemente em mulheres em perimenopausa e na pós-menopausa. Aproximadamente 20% dos tumores serosos benignos e 50% dos tumores serosos malignos são bilaterais. Seus tamanhos variam muito, mas, em geral, são menores que os tumores mucinosos.

Ultra-sonograficamente, os cistadenomas serosos geralmente são grandes massas císticas uniloculares e com paredes finas que podem conter septações finas (Fig. 15-39A, B e C). Ocasionalmente, são vistas projeções papilares. Os cistadenocarcinomas serosos podem ser grandes e geralmente estão presentes como massas císticas multiloculares contendo múltiplas projeções papilares originadas das paredes do cisto e septos (Fig. 15-39G, H e I). Os septos e as paredes podem ser espessos. Pode ser visto material ecogênico sólido no interior das loculações. As projeções papilares podem ser formadas na superfície do cisto e órgãos adjacentes, resultando em fixação da massa. Freqüentemente se vê ascite.

Cistadenoma Mucinoso e Cistadenocarcinoma. Os tumores mucinosos são o segundo tumor epitelial ovariano mais comum, sendo responsáveis por 20% a 25% das neoplasias ovarianas. Os cistadenomas mucinosos constituem 20% a 25% de todas as neoplasias ovarianas benignas, e os cistadenocarcinomas mucinosos compõem 5% a 10% de todas as neoplasias ovarianas malignas primárias.[37] Os cistadenomas mucinosos ocorrem mais freqüentemente na terceira à quinta décadas, mas podem ser vistos em mulheres muito jovens, enquanto os cistadenocarcinomas mucinosos ocorrem mais freqüentemente na quarta à sétima décadas. Os tumores mucinosos são menos freqüentemente bilaterais do que seus correlatos serosos, com apenas 5% das lesões benignas e 15% a 20% das malignas ocorrendo em ambos os lados. Aproximadamente 80% a 85% dos tumores mucinosos são benignos.

No exame ultra-sonográfico, os cistadenomas mucinosos podem ser imensas massas císticas, medindo até 15 a 30 cm e preenchendo a pelve inteira e o abdome (Figs. 15-39D e 15-40). Múltiplos septos finos estão presentes e podem ser vistos ecos de baixa intensidade causados pelo material mucóide nas partes inferiores da massa (Fig. 15-39E). As projeções papilares são vistas menos freqüentemente do que no correlato seroso. Os cistadenocarcinomas mucinosos (Fig. 15-39F) geralmente são grandes massas císticas multiloculadas contendo projeções papilares e material ecogênico; em geral, têm aspecto ultra-sonográfico semelhante ao dos cistadenocarcinomas serosos.

A penetração da cápsula do tumor ou sua ruptura pode levar à propagação intraperitoneal de células secretoras de mucina que enchem a cavidade peritoneal com um material gelatinoso. Esta patologia, conhecida como **pseudomixoma do peritônio**, pode ser ultra-sonograficamente semelhante à ascite ou pode conter múltiplas septações no líquido que enche grande parte da pelve e do abdome. Pode ser visto material hipoecóico no interior do líquido. Esta condição pode ocorrer nos cistadenomas mucinosos e nos cistadenocarcinomas mucinosos. Mucocele rota do apêndice e tumores mucinosos do apêndice e cólon também podem levar à pseudomixoma do peritônio.

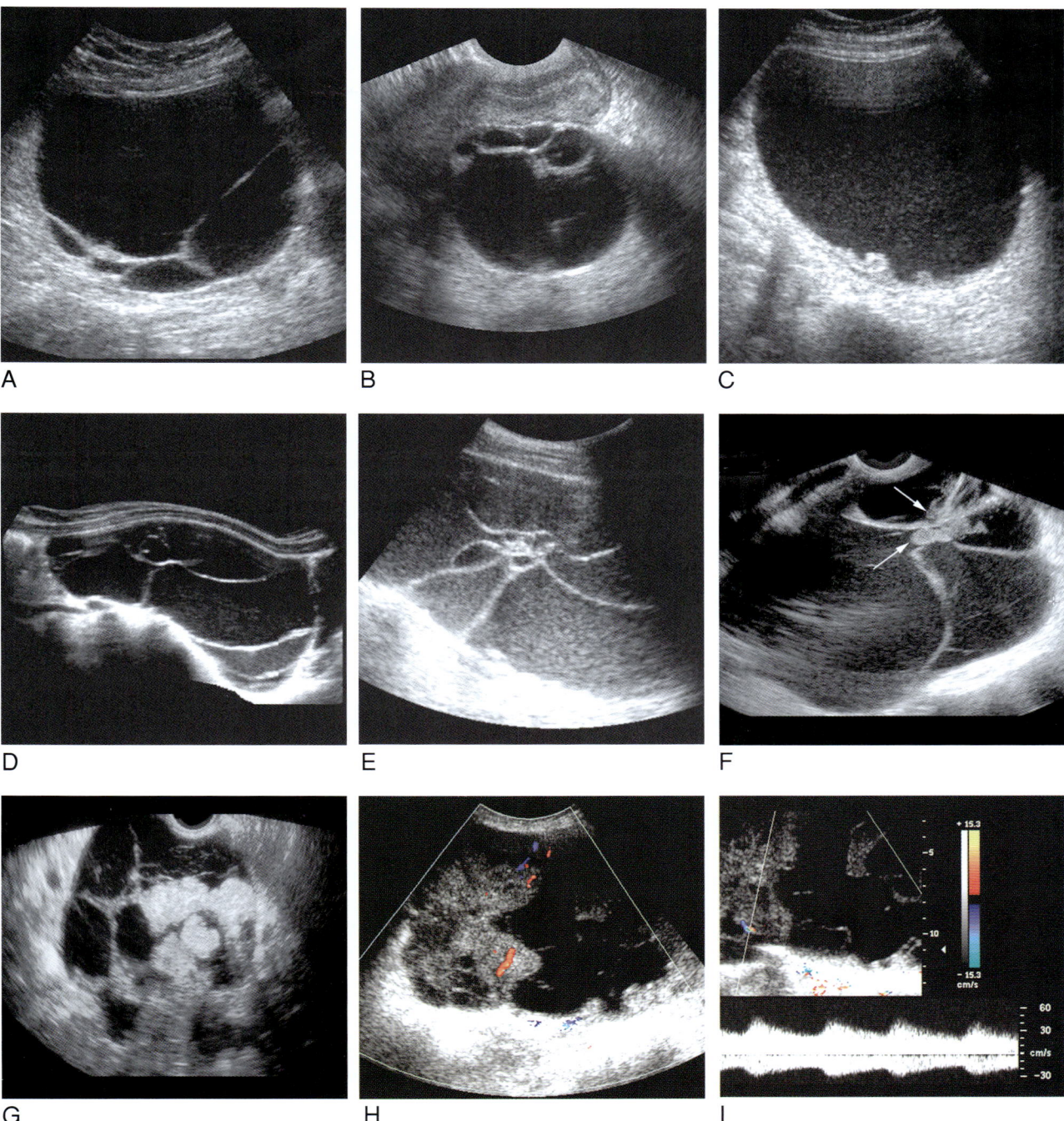

FIGURA 15-39. Neoplasias ovarianas epiteliais — aspectos ultra-sonográficos. A, B e C mostram **cistadenomas serosos**. Em A, as septações em massa cística são razoavelmente finas. Em B, as septações são mais espessas e, em C, há partículas ecogênicas de baixa intensidade e pequenos nódulos murais. D e E são **cistadenomas mucinosos** e F é um **cistadenocarcinoma mucinoso**. Tamanho grande e septações são características; a nodularidade septal é acentuada em F (setas). G, H e I são imagens numa única paciente com **cistadenocarcinoma seroso**. A extensa nodularidade mostra vascularização, confirmando a suspeita morfológica de massa maligna. Há alto fluxo diastólico, resultando em baixo índice de resistência.

Tumor Endometrióide. Quase todos os tumores endometrióides são malignos. São a segunda malignidade epitelial mais comum, compreendendo 20% a 25% das malignidades ovarianas.[37] Aproximadamente 25% a 30% são bilaterais e ocorrem freqüentemente na quinta e sexta décadas. Suas características histológicas são idênticas às do adenocarcinoma endometrial, e aproximadamente 30% das pacientes com esta condição têm adenocarcinoma endometrial associado, o que pode representar um tumor primário independente. O tumor endometrióide tem melhor prognóstico do

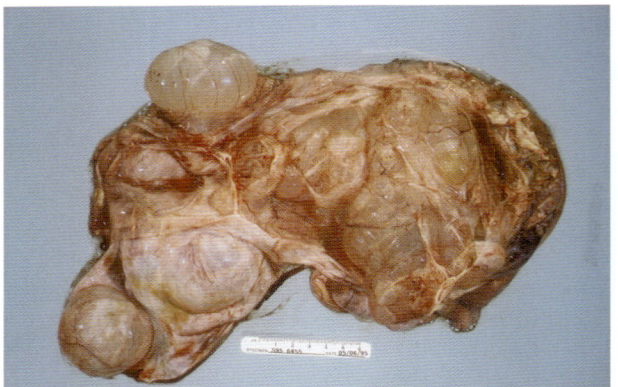

FIGURA 15-40. Cistadenoma mucinoso. Peça patológica macroscópica mostra múltiplas loculações císticas.

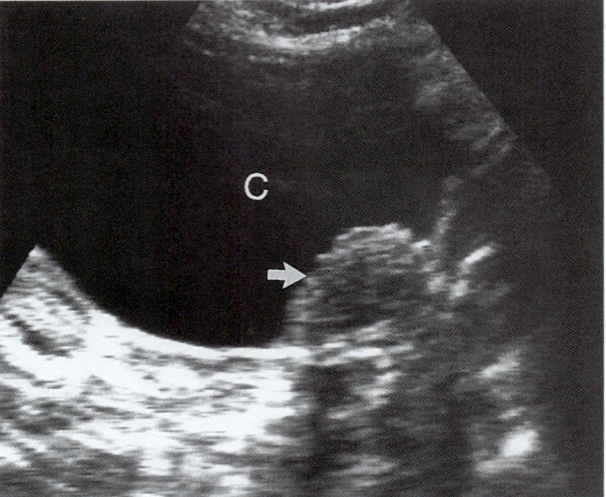

FIGURA 15-41. Tumor de Brenner em parede de cistadenoma mucinoso. Exame transabdominal mostra grande massa cística bem definida (C) com nódulo mural hipoecóico sólido (*seta*). Patologia mostrou tumor de Brenner na parede de um grande cistadenoma mucinoso.

que outras malignidades epiteliais, o que provavelmente se relaciona ao diagnóstico num estádio mais precoce. **Ultra-sonograficamente**, em geral, apresenta-se como massa cística contendo projeções papilares, embora, em alguns casos, haja massa predominantemente sólida que pode conter áreas de hemorragia ou necrose.[256,257]

Tumor de Células Claras. Considera-se este tumor como originado no ducto de Müller e como variante do carcinoma endometrióide. Quase sempre é maligno e constitui 5% a 10% dos carcinomas ovarianos primários. Ocorre mais freqüentemente na quinta à sétima décadas e é bilateral em cerca de 20% dos pacientes. Endometriose pélvica associada está presente em 50% a 70% dos carcinomas de células claras, e aproximadamente 25% se originam do revestimento de cistos endometrióticos.[37] **Na USG**, geralmente se apresenta como massa cística inespecífica e complexa, predominantemente cística.[256,257]

Tumor de Células de Transição. Este tumor, também conhecido como **tumor de Brenner**, é derivado do epitélio da superfície que sofre metaplasia para formar típicos componentes semelhantes aos uroepiteliais.[37] É incomum, sendo responsável por 1% a 2% de todas as neoplasias ovarianas, e quase sempre é benigno; 6% a 7% são bilaterais. A maioria das pacientes é assintomática, e o tumor é descoberto incidentalmente em exame ultra-sonográfico ou cirurgia. Trinta por cento se associam a neoplasias císticas, geralmente cistadenomas serosos ou mucinosos ou a teratomas císticos, freqüentemente no ovário ipsilateral (Fig. 15-41).[258]

Ultra-sonograficamente, os tumores de Brenner são massas sólidas hipoecóicas. Pode ocorrer calcificação na parede externa. São incomuns as áreas císticas e, quando presentes, geralmente são devidas a um cistadenoma coexistente.[257] Patologicamente, são tumores sólidos compostos por denso estroma fibroso. Patologicamente e na USG, são semelhantes aos fibromas e tecomas ovarianos e aos leiomiomas uterinos.

Tumores de Células Germinativas

Os tumores de células germinativas são derivados de células germinativas primitivas da gônada embrionária. São responsáveis por 15% a 20% das neoplasias ovarianas, sendo aproximadamente 95% deles teratomas císticos benignos. Os outros, inclusive os disgerminomas e os tumores do seio endodérmico (saco vitelínico), ocorrem principalmente nas crianças e adultos jovens e são quase sempre malignos. Os tumores de células germinativas são as malignidades ovarianas mais comuns em crianças e adultos jovens. Quando uma massa ovariana grande e predominantemente sólida está presente numa menina ou mulher jovem, o diagnóstico de tumor maligno de células germinativas deve ser fortemente considerado.[259]

Teratoma Cístico. Os teratomas císticos compõem aproximadamente 15% a 25% das neoplasias ovarianas; 10% a 15% são bilaterais. São compostos por derivados bem diferenciados das **três camadas germinativas** — ectoderma, mesoderma e endoderma. Como os **elementos ectodérmicos**, em geral, predominam, os teratomas císticos são virtualmente sempre benignos e são chamados **cistos dermóides**. Os teratomas císticos e os cistadenomas serosos são as duas neoplasias ovarianas mais comuns. Contrastando com os tumores do epitélio de superfície-estroma, os teratomas císticos são vistos mais comumente na idade fértil, mas podem ocorrer em qualquer idade e não são vistos infreqüentemente nas mulheres em pós-menopausa. Esses tumores podem se apresentar como massa clinicamente palpável. Em geral, são assintomáticos e costumam ser descobertos incidentalmente durante uma ultra-sonografia. Em 10% dos casos, o tumor é diagnosticado durante a gravidez.[37] As complicações incluem torção e ruptura. A torção é a complicação mais comum, enquanto a ruptura é incomum, ocorrendo em aproximadamente 1% dos casos e causando uma peritonite química secundária. A transformação maligna também é incomum, ocorrendo em aproximadamente 2% dos casos, geralmente em mulheres mais velhas.[37]

Ultra-sonograficamente, os teratomas císticos têm um aspecto variável, indo de completamente anecóicos a completamente hiperecóicos. No entanto, certas características são consideradas específicas (Figs. 15-42 e 15-43). Estas

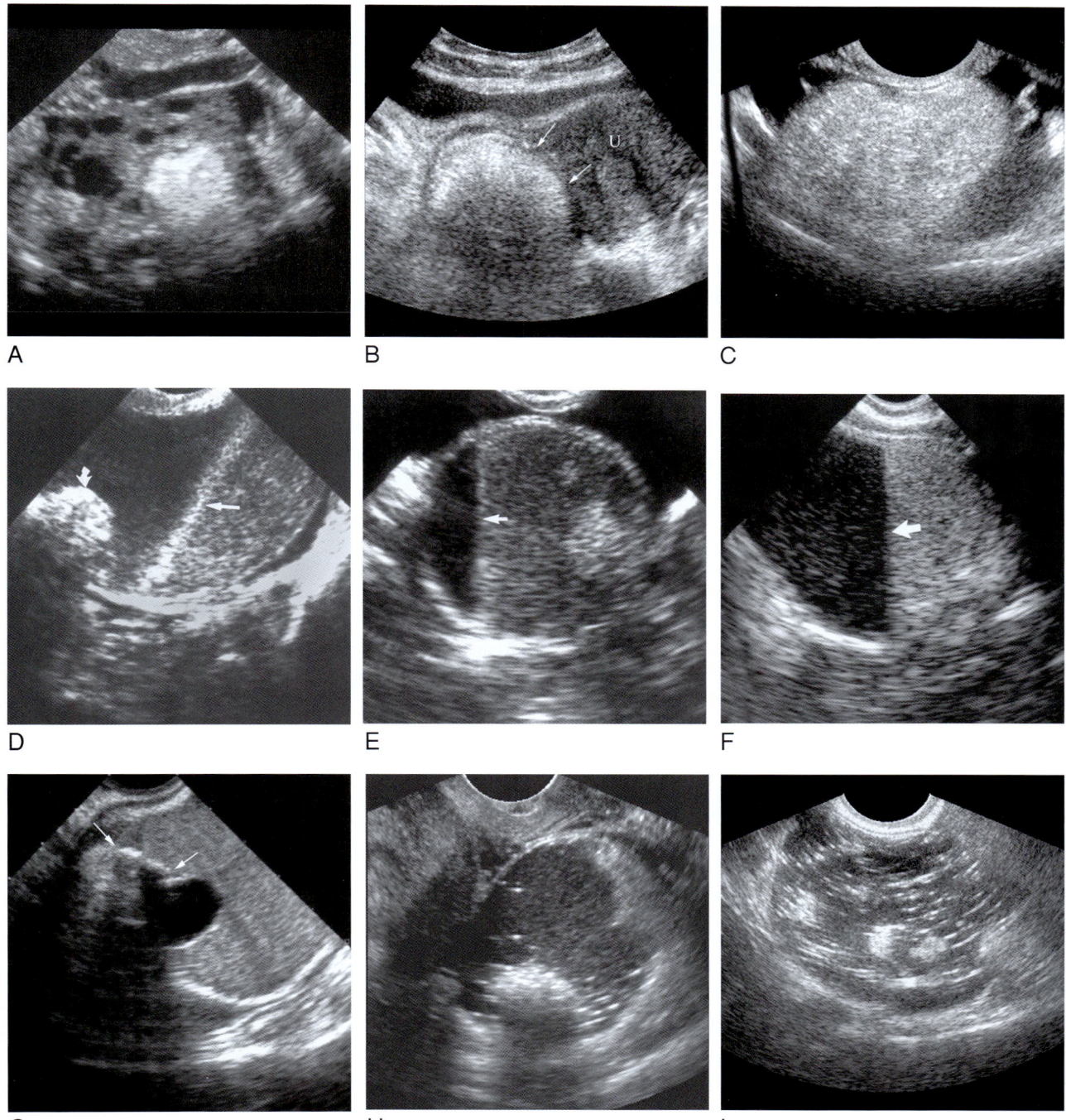

FIGURA 15-42. Cistos dermóides — aspectos ultra-sonográficos. A mostra **massa pequena altamente ecogênica** num ovário normal. **B** é um exame transabdominal transverso mostrando o útero (U). Na região do anexo direito há **massa atenuante e altamente ecogênica** (*setas*). Este é um *sinal da ponta do iceberg*. **C** mostra massa intra-ovariana altamente ecogênica sem tecido ovariano normal. **D**, Massa de ecogenicidade variável com nível pêlos-líquido (*seta*) e tampão dermóide contendo gordura altamente ecogênica (*seta curva*) com sombras. **E**, Massa predominantemente ecogênica com nível gordura-líquido (*seta*). **F**, Massa com nível gordura-líquido (*seta*). **G**, Massa contendo ecos uniformes, pequena área cística e calcificação (*setas*) com sombras. **H**, Combinação de *trama dermóide* e tampão dermóide. **I**, *Trama dermóide*, múltiplas interfaces hiperecogênicas lineares flutuando em massa cística.

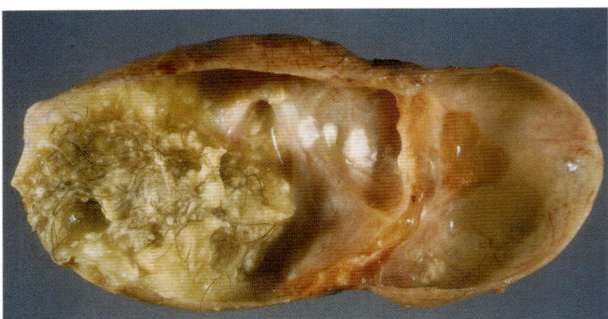

FIGURA 15-43. Teratoma cístico. Peça patológica mostra grande massa ovariana contendo líquido, gordura, pêlos e dentes.

incluem massa predominantemente cística com nódulo mural, o "**tampão dermóide**".[260] O tampão dermóide geralmente contém pêlos, dentes ou gordura e freqüentemente apresenta uma sombra acústica. A correlação com imagens de TC demonstra que, em muitos casos, o componente cístico é puramente sebáceo (que é líquido na temperatura corporal), e não líquido.[261]

Uma mistura de pêlos emaranhados e sebo é altamente ecogênica devido às múltiplas interfaces teciduais e produz sombras acústicas mal definidas que obscurecem a parede posterior da lesão. Isso foi denominado o sinal da "**ponta do iceberg**".[262] Focos altamente ecogênicos com sombras acústicas bem definidas podem originar-se de outros elementos, inclusive dentes e osso. Múltiplas interfaces hiperecogênicas lineares podem ser vistas flutuando no cisto, podendo ser fibras de pêlos.[263] Este também é considerado um sinal específico e tem sido denominado "**trama dermóide**".[264] Também pode ser visto um **nível gordura-líquido** ou **pêlos-líquido**. Recentemente foram descritas como características múltiplas estruturas ecogênicas móveis esféricas flutuando numa grande massa pélvica cística.[265] Microscopicamente, essas estruturas eram compostas por queratina descamativa contendo fibrina, hemossiderina e pêlos.

Patel e cols., num estudo de 252 massas em anexos, das quais 74% eram teratomas císticos, mostraram duas ou mais características ultra-sonográficas dos tumores dermóides. Nenhuma das outras massas em anexos mostrou mais que uma característica, dando um valor preditivo positivo de 100% para massa em anexo mostrando duas ou mais características ultra-sonográficas de tumor dermóide.[266]

Foram descritos os pontos que suscitam dúvidas no diagnóstico de teratomas císticos.[267] Hemorragia aguda num cisto ovariano ou endometrioma pode ser tão ecogênica que se assemelhe a um tampão dermóide. No entanto, geralmente se vê um realce sonoro posterior com hemorragia aguda, enquanto o tampão dermóide tende a atenuar o som. Outros diagnósticos diferenciais incluem fibróides pedunculados, especialmente os leiomiolipomas, e apendicite perfurada com um apendicolito.[267] Um dermóide ecogênico pode parecer semelhante ao ar intestinal e passar despercebido. Se uma massa pélvica verdadeira for clinicamente palpável e a USG parecer normal, a paciente deverá ser reexaminada com a intenção de achar cuidadosamente um dermóide.

O *struma ovarii* é um teratoma composto inteira ou predominantemente por tecido da tireóide. Constitui cerca de 2% a 3% dos teratomas. Em quatro casos relatados verificados por USG, o Doppler colorido detectou fluxo sangüíneo central em tecido sólido, em comparação com ausência de fluxo sangüíneo central nos teratomas císticos benignos.[268] Isto provavelmente se deve à alta vascularização do tecido tireóide, em comparação com gordura avascular e pêlos encontrados nos teratomas císticos benignos. Embora os efeitos hormonais associados sejam raros, a USG pode ser valiosa para identificar uma lesão pélvica numa paciente com hipertireoidismo quando não houver evidências de uma lesão de tireóide no pescoço.[269]

O **teratoma imaturo** é incomum, representando menos de 1% de todos os teratomas, e contém tecido imaturo de todas as três camadas de células germinativas. É um tumor maligno de crescimento rápido que ocorre mais comumente nas primeiras duas décadas de vida. Ultra-sonograficamente, o tumor em geral apresenta-se como massa sólida, mas também podem ser vistas estruturas císticas de tamanho variável.[259] Comumente são vistas calcificações.

Disgerminoma. Os disgerminomas são tumores malignos das células germinativas que constituem aproximadamente 1% a 2% das neoplasias ovarianas primárias e 3% a 5% das malignidades ovarianas.[37] São compostos por células germinativas indiferenciadas e são morfologicamente idênticos ao seminoma testicular. São altamente radiossensíveis e têm uma taxa de sobrevida em cinco anos de 75% a 90%. Este tumor ocorre predominantemente em mulheres abaixo de 30 anos e é bilateral em cerca de 15% dos casos. O disgerminoma e o cistadenoma seroso são as duas neoplasias ovarianas mais comumente vistas na gravidez.[37] **Ultra-sonograficamente**, são massas sólidas predominantemente ecogênicas, mas podem conter pequenas áreas anecóicas causadas por hemorragia ou necrose (Fig. 15-44).[259] TC e RM têm mostrado que essas massas sólidas são lobuladas e têm septos fibrovasculares entre os lóbulos.[270] Um trabalho usando Doppler colorido em três disgerminomas mostrou fluxo arterial proeminente nos septos fibrovasculares de massa ecogênica sólida multilobulada.[271]

Tumor do Saco Vitelínico. Este tumor raro e de crescimento rápido, também chamado **tumor do seio endodérmico**, tem mau prognóstico e é a segunda neoplasia maligna de células germinativas ovarianas mais comum depois do disgerminoma. Supõe-se que se origine do carcinoma embrionário indiferenciado e multipotencial por diferenciação seletiva para estruturas do saco vitelínico.[37] Geralmente ocorre em mulheres abaixo de 20 anos de idade e quase sempre é unilateral. Podem ser vistos aumentos dos níveis de alfafetoproteína (AFP) em associação a este tumor. O aspecto ultra-sonográfico é semelhante ao do disgerminoma.[256,259]

Tumores do Cordão Sexual-Estroma

Os tumores do cordão sexual-estroma se originam dos cordões sexuais da gônada embrionária e/ou do estroma ovariano. Os principais tumores neste grupo incluem o tumor

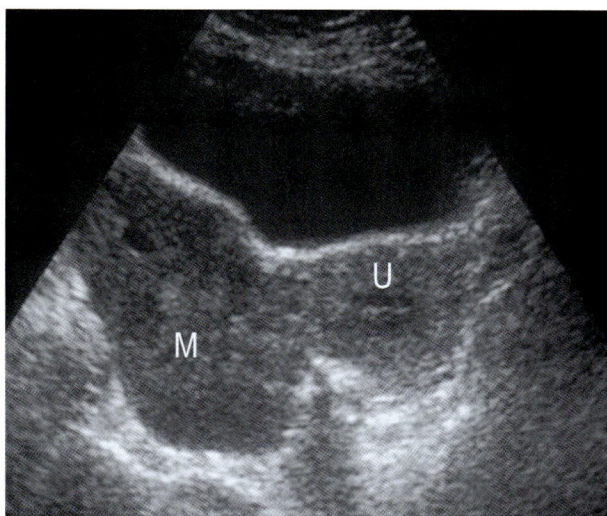

FIGURA 15-44. Disgerminoma. Exame transabdominal transverso em mulher jovem mostra grande massa pélvica sólida (M) adjacente ao útero (U). A explicação mais comum para massa sólida em anexo é um fibróide uterino pedunculado.

de células da granulosa, o tumor de células de Sertoli-Leydig (androblastoma), o tecoma e o fibroma. Este grupo é responsável por 5% a 10% de todas as neoplasias ovarianas e 2% de todas as malignidades ovarianas.

Tumor de Células da Granulosa. Este tumor reúne aproximadamente 1% a 2% das neoplasias ovarianas e tem baixo potencial de malignidade. Noventa e cinco por cento são do tipo adulto e ocorrem predominantemente em mulheres pós-menopáusicas; quase todos são unilaterais. É o tumor ovariano estrogenicamente ativo mais comum[37] e podem ocorrer sinais clínicos de produção de estrogênio. Aproximadamente 10% a 15% das pacientes com este tumor eventualmente desenvolvem carcinoma de endométrio. O tipo juvenil compreende 5% dos tumores das células da granulosa e ocorre principalmente em pacientes com menos de 30 anos e em crianças. Nas meninas pré-menarca, esses tumores geralmente induzem precocidade sexual como conseqüência da secreção de estrogênio. **Ultra-sonograficamente**, os tumores das células da granulosa em adultos têm aspecto variável, indo de pequenas massas sólidas a tumores com graus variáveis de hemorragia ou alterações fibróticas a lesões císticas multiloculares.[272] As massas sólidas podem ter uma ecogenicidade semelhante à dos fibróides uterinos, enquanto as massas císticas podem ter um aspecto semelhante ao dos cistadenomas.[256] Metástases, embora incomuns, aparecem como massas com base peritoneal semelhantes às neoplasias epiteliais ou como massas hepáticas císticas.[273]

Tumor de Células de Sertoli-Leydig. Este tumor raro, também chamado **androblastoma**, constitui menos de 0,5% das neoplasias ovarianas. Em geral, ocorre em mulheres abaixo dos 30 anos de idade; quase todos são unilaterais. Ocorre malignização em 10% a 20% destes tumores. Os tumores malignos tendem a recorrer relativamente logo depois do diagnóstico inicial, ocorrendo relativamente poucas recorrências depois de cinco anos.[274] Clinicamente, ocorrem sinais e sintomas de virilização em cerca de 30% das pacientes, embora cerca de metade não venha a ter manifestações endócrinas.[37] Ocasionalmente, estes tumores podem associar-se à produção de estrogênio. **Ultra-sonograficamente**, eles geralmente aparecem como massas hipoecóicas sólidas ou podem ter um aspecto semelhante ao dos tumores das células da granulosa.[274]

Tecoma e Fibroma. Ambos estes tumores se originam do estroma ovariano e podem ser difíceis de serem distinguidos entre si patologicamente. Tumores com uma abundância de células tecais são classificados como tecomas, enquanto aqueles com menos células tecais e tecido fibroso abundante são classificados como tecofibromas e fibromas. Os **tecomas** compreendem aproximadamente 1% de todas as neoplasias ovarianas, e 70% ocorrem em mulheres em pós-menopausa. São unilaterais, quase sempre benignos e freqüentemente mostram sinais clínicos de produção de estrogênio. Os **fibromas** compreendem aproximadamente 4% das neoplasias ovarianas, são benignos, geralmente unilaterais e ocorrem mais comumente em mulheres em menopausa ou pós-menopausa. Diferentemente dos tecomas, raramente se associam à produção de estrogênio e, portanto, freqüentemente são assintomáticos, apesar de chegarem a um tamanho grande. Relata-se a presença de ascite em até 50% das pacientes com fibromas acima de 5 cm de diâmetro.[275] A **síndrome de Meigs** (ascite e derrame pleural associados) ocorre em 1% a 3% das pacientes com fibromas ovarianos, mas não é específica, tendo sido relatada também em associação a outras neoplasias ovarianas. Os fibromas também ocorrem em aproximadamente 17% das pacientes com a síndrome do nevo basocelular (Gorlin). Nesta condição, os fibromas são comumente bilaterais, calcificados e ocorrem em mulheres mais jovens com média de idade de 30 anos.[274]

Ultra-sonograficamente, esses tumores têm um aspecto característico (Fig. 15-45). Vê-se massa hipoecóica com acentuada atenuação posterior do feixe sonoro em decorrência de tecido fibroso homogêneo nesses tumores.[275] O diagnóstico diferencial principal é o de um tumor de Brenner ou fibróide uterino pedunculado. Nem todos os fibromas e tecomas mostram esse aspecto característico e foram relatados vários aspectos ultra-sonográficos, provavelmente em decorrência da tendência para edema e degeneração cística que ocorre no interior desses tumores.[276]

Tumores Metastáticos

Aproximadamente 5% a 10% das neoplasias ovarianas são metástases. Os locais primários mais comuns das metástases ovarianas são tumores da mama e do trato gastrointestinal. O termo *tumor de Krukenberg* deve ficar reservado para aqueles que contêm as típicas células "em anel de sinete" secretoras de mucina, geralmente de origem gástrica ou colônica. O carcinoma endometrial freqüentemente metastatiza para o ovário, mas pode ser difícil distingui-lo do carcinoma endometrióide primário, conforme discutido anteriormente. **Ultra-sono-**

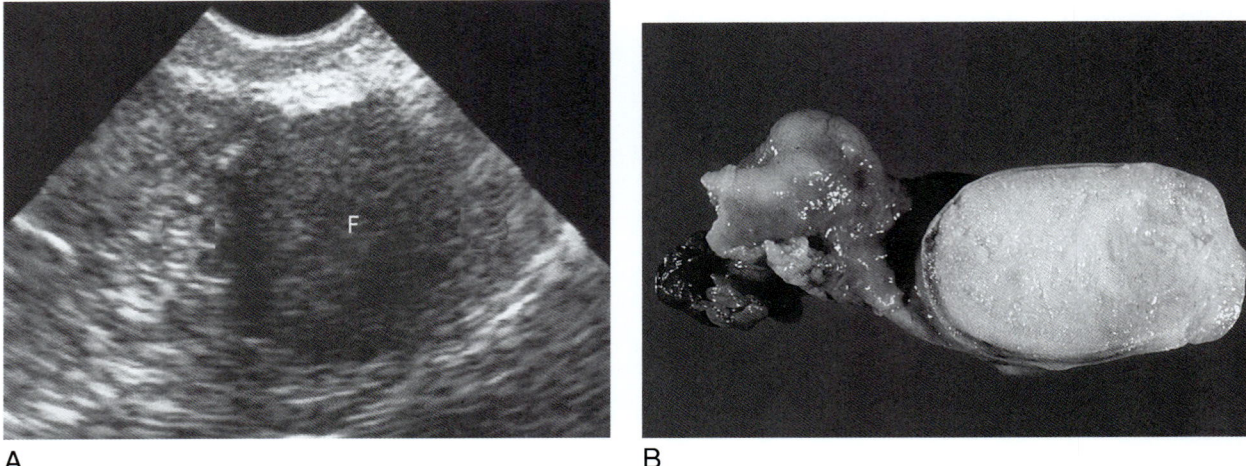

FIGURA 15-45. Fibroma ovariano. A, Exame transvaginal mostra massa sólida hipoecóica (F) com uma certa atenuação posterior. **B,** Peça patológica mostra natureza sólida homogênea de fibroma.

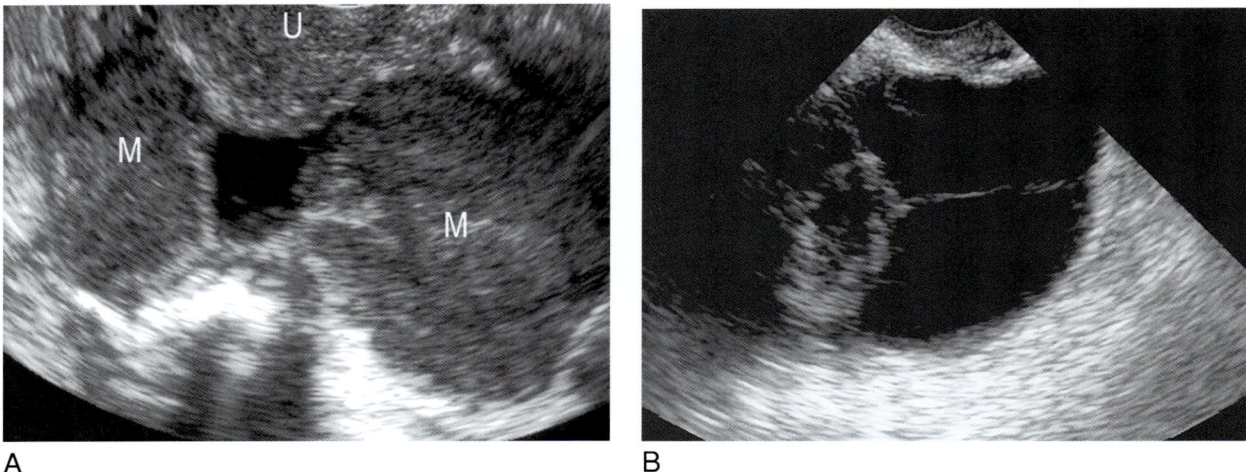

FIGURA 15-46. Metástases ovarianas de carcinoma do cólon em duas pacientes. A é de mulher jovem e mostra massas ovarianas bilaterais (M) ou tumores de Krukenberg. Útero (U). **B** é mulher pós-menopausa mostrando massa complexa predominantemente cística com septações e nódulos simulando um cistadenocarcinoma ovariano primário.

graficamente, as metástases ovarianas em geral são massas sólidas bilaterais, mas podem ficar necróticas e ter um aspecto complexo predominantemente cístico que simula cistadenocarcinoma primário (Fig. 15-46).[277,278] Pode ser vista ascite em tumores primários ou metastáticos. O **linfoma** pode envolver o ovário, geralmente de forma difusa e disseminada, com freqüência bilateral. O aspecto ultra-sonográfico é o de massa hipoecóica sólida semelhante ao linfoma em outras partes do corpo.

TUBA UTERINA

A tuba uterina normal é difícil de ser identificada pela USG transabdominal ou transvaginal, a menos que esteja circundada por líquido. A tuba uterina normal é uma estrutura ecogênica ondulante de aproximadamente 8 a 10 mm de largura, com trajeto póstero-lateral a partir do útero e situando-se no interior do fundo-de-saco perto do ovário. A luz não é vista, a menos que esteja cheia de líquido.[279] São raras as anormalidades de desenvolvimento da tuba. As anormalidades da tuba incluem gravidez, infecção e neoplasia.

Doença Inflamatória Pélvica

A doença inflamatória pélvica (DIP) é uma doença comum cuja freqüência está aumentando. Geralmente é causada por doenças sexualmente transmissíveis, mais comumente associando-se a gonorréia e clamídia. A infecção comumente se propaga a partir do colo uterino e endométrio. Causas menos comuns incluem extensão direta de abscessos do apêndice, diverticulares ou pós-cirúrgicos que tenham se rompido na pelve, bem como por complicações puerperais e pós-aborto. A propagação hematogênica é rara, mas pode ocorrer na tuberculose. A DIP geralmente é bilateral, exceto quando é causada por extensão direta de um processo inflamatório adjacente, quando é mais comumente unilateral. A presença de um dispositivo contraceptivo intra-uterino aumenta o risco de DIP. Seqüelas a longo prazo incluem dor pélvica crônica, infertilidade e aumento do risco de gravidez ectópica.

DIP transmitida sexualmente se propaga ao longo da mucosa dos órgãos pélvicos, inicialmente infectando o colo uterino e o endométrio uterino (endometrite), as tubas uterinas (salpingite aguda) e, finalmente, a região de ambos os ovários e peritônio. A piossalpinge desenvolve-se em decorrência de oclusão da tuba. As pacientes geralmente se apresentam clinicamente com dor, febre, dor à palpação pélvica e corrimento vaginal. Pode ser palpada uma massa pélvica.

Achados Ultra-sonográficos da DIP

Os achados ultra-sonográficos podem ser normais no início da evolução da doença.[280] À medida que a doença progride ou se torna crônica, pode ocorrer um espectro de achados (Figs. 15-47 e 15-48). Espessamento endometrial ou líquido pode indicar **endometrite**. Pus pode ser demonstrado no fundo-de-saco; ele contém partículas ecogênicas que o distinguem do líquido seroso nesta região. Ovários com aumento de volume com múltiplos cistos e margens indistintas podem ser vistos em decorrência de inflamação periovariana.[280] Na USG transabdominal, as tubas dilatadas aparecem como massas complexas predominantemente císticas que costumam ser indistinguíveis de outras massas nos anexos. No entanto, a USG transvaginal identifica a tuba cheia de líquido por sua forma tubular, configuração um tanto dobrada e paredes ecogênicas bem definidas.[281] A tuba dilatada pode ser distinguida de uma alça intestinal cheia de líquido pela falta de peristaltismo. Ecos internos de baixa intensidade podem ser vistos no interior da tuba cheia de líquido em decorrência de pus (**piossalpinge**) e ocasionalmente pode ser visto um nível líquido-pus. Líquido anecóico dentro da tuba indica hidrossalpinge. Uma parede tubária espessada (5 mm ou mais) indica doença aguda.[282,283] Ao avaliar 14 casos agudos e 60 crônicos de DIP, Timor-Tritsch e cols. descreveram três aspectos da estrutura da parede tubária: (1) sinal da "roda dentada", definido como estrutura anecóica em forma de roda dentada, visível no corte transversal da tuba com paredes espessas, o que foi visto principalmente na doença aguda; (2) sinal das "contas de rosário", definido como nódulos murais hiperecóicos medindo 2 a 3 mm e visto no corte transversal da tuba distendida cheia de líquido. Isso se deve a remanescentes de prega endossalpíngea degenerada e aplanada; e (3) septos incompletos, definidos como septos hiperecóicos que se originam como protrusão triangular de uma das paredes, mas não chegam à parede oposta. Esta característica foi vista freqüentemente em doença aguda e crônica e não foi discriminatória.[283]

À medida que a infecção piora, podem formar-se aderências periovarianas, com fusão da tuba dilatada inflamada e ovário, o que é chamado **complexo tuboovariano**. O ovário não pode ser separado da tuba ao ser empurrado com o transdutor vaginal.[283] Uma progressão maior resulta em **abscesso tuboovariano** que aparece na USG como massa multiloculada complexa com septações variáveis, margens irregulares e ecos internos dispersos. Há, em geral, realce acústico posterior e ocasionalmente se pode ver um nível líquido-restos ou ar dentro da massa. Como os ovários são relativamente resistentes à infecção, podem ser vistas áreas de tecido ovariano reconhecíveis na massa inflamatória por USG transvaginal.[144]

A USG transabdominal e a transvaginal são úteis para avaliar pacientes com DIP. A abordagem transabdominal é útil para avaliar o grau de doença, enquanto a abordagem transvaginal é sensível para detectar tubas dilatadas, alteração inflamatória periovariana e as características internas de abscessos tuboovarianos.[280,284] A USG também é útil para acompanhar a resposta à antibioticoterapia. Os abscessos tuboovarianos podem ser tratados por aspiração e drenagem

---

ACHADOS ULTRA-SONOGRÁFICOS DE DIP

ENDOMETRITE
Espessamento ou líquido no endométrio

PUS NO FUNDO-DE-SACO
Líquido com partículas em suspensão

INFLAMAÇÃO PERIOVARIANA
Aumento de volume dos ovários com múltiplos cistos e margens indistintas

PIOSSALPINGE OU HIDROSSALPINGE
Tuba uterina cheia de líquido com ou sem ecos internos

COMPLEXO TUBOOVARIANO
Fusão de tuba dilatada inflamada e ovário

ABSCESSO TUBOOVARIANO
Massa multiloculada complexa com septações variáveis, margens irregulares e ecos internos dispersos

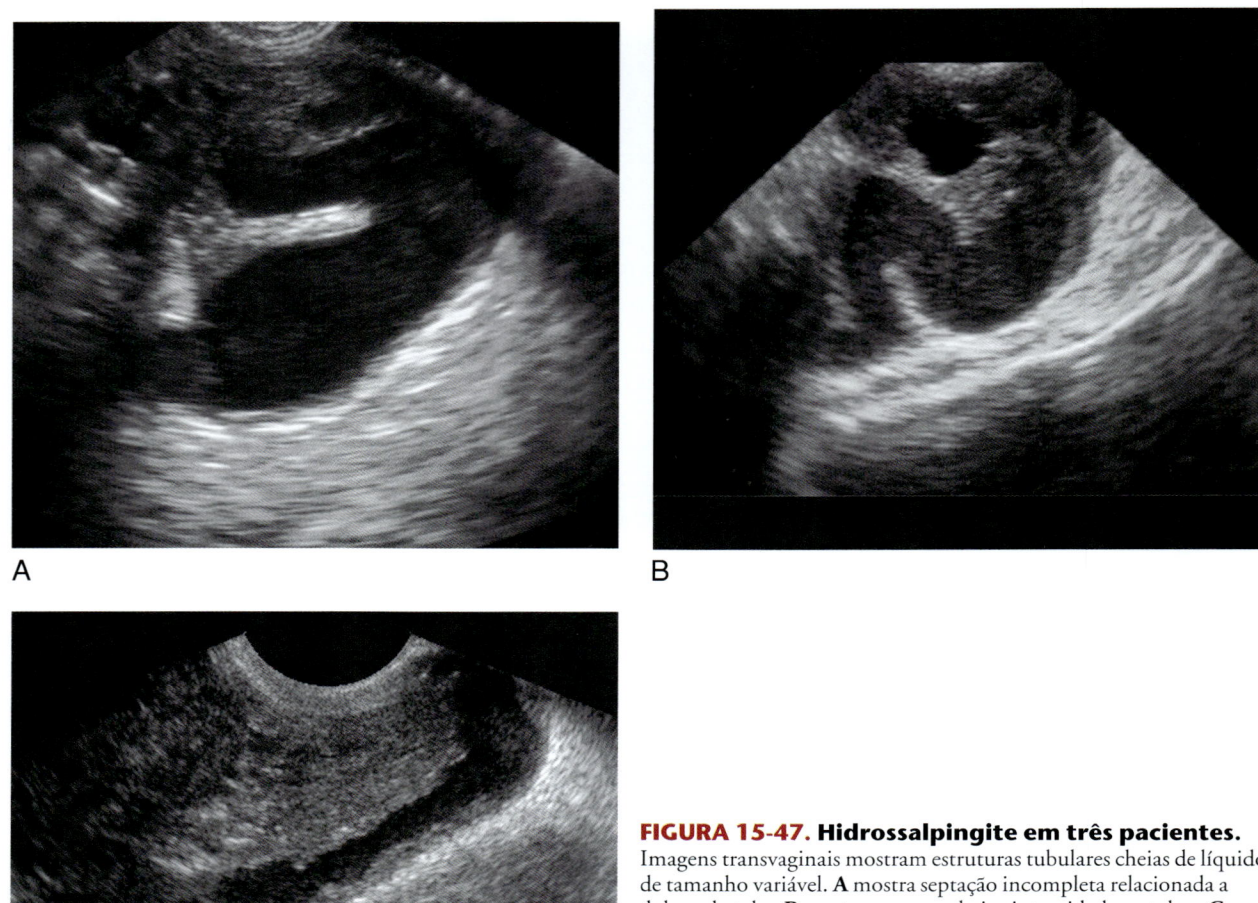

FIGURA 15-47. Hidrossalpingite em três pacientes.
Imagens transvaginais mostram estruturas tubulares cheias de líquido de tamanho variável. **A** mostra septação incompleta relacionada a dobras da tuba. **B** mostra ecos com baixa intensidade na tuba e **C** mostra nodularidade na superfície.

transvaginais orientadas por USG.[285,286] Usa-se drenagem por cateter se o aspirado for francamente purulento, enquanto pode ser feita aspiração completa sem drenagem por cateter se o aspirado não for purulento.[286]

Na **DIP crônica**, a fibrose extensa e as aderências podem obscurecer as margens dos órgãos pélvicos, que se fundem numa grande massa mal definida. A torção isolada da tuba uterina é incomum, mas ocorre em associação à hidrossalpingite crônica.[287] A paciente apresenta-se com início abrupto de dor pélvica intensa. Também foram relatadas hidrossalpingite e torção tubária como complicações tardias em pacientes submetidas à ligadura tubária.[288]

Carcinoma

O carcinoma da tuba uterina é o menos comum (menos de 1%) de todas as doenças malignas ginecológicas, sendo o adenocarcinoma o tipo histológico mais freqüente. Ocorre com mais freqüência em mulheres em pós-menopausa, na sexta década e que se apresentam clinicamente com dor, sangramento vaginal e massa pélvica. A minoria das pacientes terá um corrimento aquoso abundante, conhecido como *hydrops tubare profluens*. O tumor geralmente envolve a extremidade distal, mas também pode envolver o comprimento inteiro da tuba. Na **USG**, o carcinoma da tuba uterina tem sido descrito como massa em forma de lingüiça, sólida ou cística, com pro-

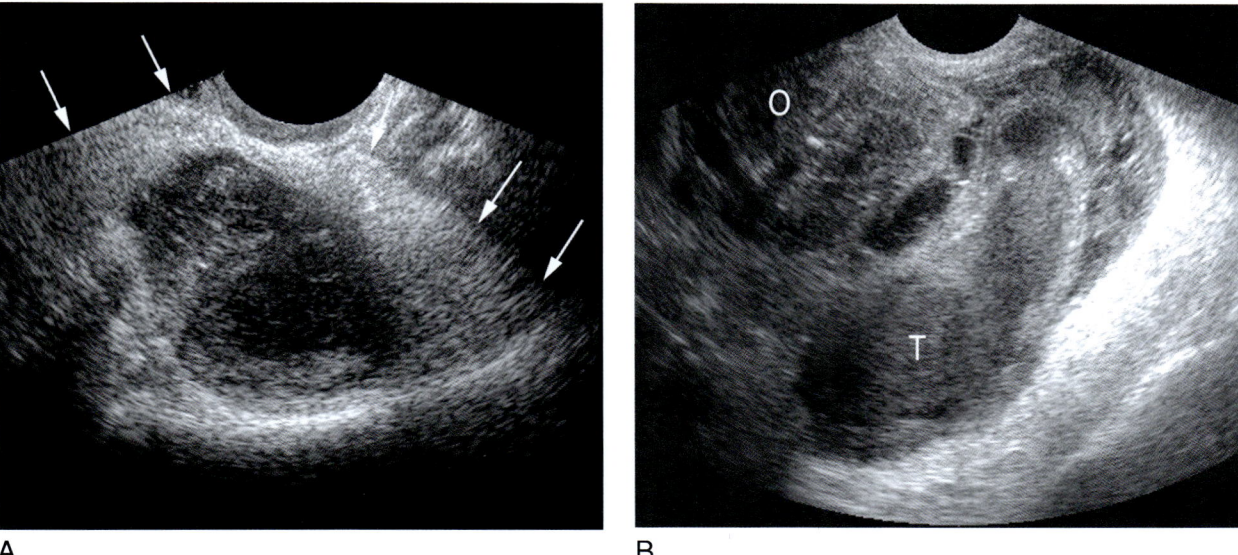

FIGURA 15-48. Doença inflamatória pélvica em duas pacientes. A, Imagem transvaginal mostra ovário muito grande cercado por uma orla de gordura altamente ecogênica e inflamada (*setas*). Há coleções de líquido complexas no ovário. Não há arquitetura normal. **B,** A tuba (T) está distendida e alongada e cheia com debris representando pus. O ovário (O) também está cheio de pus com bordas indistintas mostrando um complexo tuboovariano.

TABELA 15-2. MASSAS OVARIANAS		
Características Ultra-sonográficas	**Sugestivas de Doença Benigna**	**Sugestivas de Doença Maligna**
Tamanho	Pequena: < 5 cm	Grande: > 10 cm
Contorno externo	Parede fina	Bordas bem definidas
	Parede espessa	Bordas mal definidas ou irregulares
Consistência interna	Puramente cística	Septações finas
	Sólida ou complexa	Septações espessas ou irregulares
		Nódulos sólidos ecogênicos
		Projeções papilares
Doppler	Fluxo de alta resistência ou ausente	Fluxo com baixa resistência
	Nódulos avasculares	Nódulos vasculares
Achados associados		Ascite
		Implantes peritoneais

jeções papilares.[289-292] Os achados clínicos e ultra-sonográficos são semelhantes aos do carcinoma ovariano, de modo que não é incomum uma demora no diagnóstico e tratamento.[292]

AVALIAÇÃO ULTRA-SONOGRÁFICA DE MASSA PÉLVICA EM MULHERES ADULTAS

A USG é comumente usada para avaliar massa pélvica (Tabela 15-2). Características clínicas como idade da paciente, sintomas, condições menstruais e antecedentes familiares também devem ser consideradas ao se avaliar a massa. A comparação com exames prévios, se possível, deve ser feita para determinar se a massa já estava presente e se houve alteração de tamanho ou das características internas.

Quando se encontra uma massa na ultra-sonografia, esta deverá ser caracterizada pelo seguinte:

- Localização (uterina ou extra-uterina)
- Tamanho
- Contorno externo (bem definida, mal definida ou com bordas irregulares)
- Consistência interna (cística, complexa predominantemente cística, complexa predominantemente sólida ou puramente sólida)

Em geral, as massas uterinas são principalmente sólidas, ao contrário das massas ovarianas, que são principalmente císticas. Se a massa puder ser mostrada como originária do útero, geralmente será um leiomioma benigno. Os leiomiomas são causas comuns de massas sólidas nos anexos, situação em que mostrar sua origem no útero faz o diagnóstico. Ocasionalmente, pode ser impossível determinar a origem exata da massa por USG, e a RM pode ser útil.

A vasta maioria das massas ovarianas tem natureza funcional. As massas ovarianas que são puramente císticas e têm bordas bem definidas são quase sempre benignas. O tamanho da massa é importante. Nas mulheres em pré-menopausa, os cistos simples ou os cistos hemorrágicos típicos com menos de 3 cm provavelmente também são funcionais, mas a resolução deve ser confirmada com exame de controle. Nas mulheres pós-menopáusicas, cistos com menos de 5 cm geralmente são benignos. Massas maiores, especialmente aquelas com mais de 10 cm, têm uma incidência mais alta de malignidade. As massas ovarianas sólidas geralmente são malignas, exceto os teratomas, fibromas e tumores de células de transição (Brenner), que com freqüência têm um aspecto ultra-sonográfico específico. As massas complexas podem ser benignas ou malignas e devem ser mais bem avaliadas quanto ao contorno da parede, septações e nódulos murais. Bordas irregulares, septações irregulares espessas, projeções papilares e nódulos sólidos ecogênicos favorecem a malignidade. O Doppler colorido e espectral pode demonstrar vascularização nos septos ou nódulos. Fluxo com alta resistência sugere fortemente doença benigna, enquanto fluxo com baixa resistência sugere malignidade, embora também possa ser visto com doença benigna. Embora a ascite possa estar associada a massas benignas, é vista muito mais freqüentemente com doença maligna. A ascite maligna freqüentemente contém material de partículas ecogênicas em suspensão.

Se houver suspeita de que a massa pélvica seja maligna, o abdome também deverá ser avaliado quanto a evidências de ascite e implantes peritoneais, uropatia obstrutiva, linfadenopatia e metástases hepáticas e esplênicas. As metástases hepáticas e esplênicas são incomuns no carcinoma de ovário, mas, quando ocorrem, geralmente são periféricas na superfície do fígado ou no baço em decorrência de implantação peritoneal. As metástases hematogênicas no parênquima hepático ou esplênico podem ocorrer tardiamente na evolução da doença.

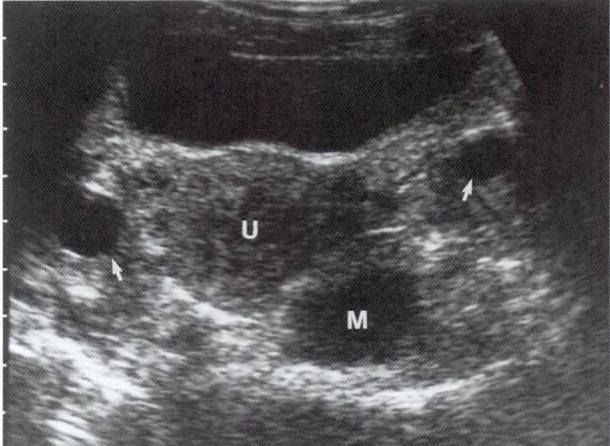

FIGURA 15-49. Hematopoiese extramedular. Corte transverso em mulher de 44 anos, assintomática e com talassemia mostra massa anecóica (M) à esquerda e separada do útero (U) e de ambos os ovários, a qual contém cistos (*setas*). Diagnóstico feito por biópsia percutânea sob orientação de tomografia computadorizada.

MASSAS PÉLVICAS NÃO-GINECOLÓGICAS

As massas e pseudomassas pélvicas podem não ter origem ginecológica. Para fazer este diagnóstico, é importante visibilizar o útero e ovários em separado da massa (Fig. 15-49). Isso freqüentemente não é possível devido ao deslocamento das estruturas pélvicas normais pela massa. As massas pélvicas não-ginecológicas se originam mais comumente do trato gastrointestinal ou urinário ou podem se desenvolver depois de cirurgia.

Massas Pélvicas Pós-operatórias

As massas pós-operatórias podem ser **abscessos, hematomas, linfoceles, urinomas** ou **seromas**. Ultra-sonograficamente, os **abscessos** são massas anecóicas de forma ovóide com paredes espessas irregulares e realce acústico posterior. Pode ser vista ecogenicidade interna variável e podem ser demonstrados ecos de alta intensidade com sombras causadas por ar. **Hematomas** mostram um espectro de achados ultra-sonográficos, variando com o tempo.[293] Durante a fase aguda inicial, os hematomas são anecóicos. Após a organização e a formação de coágulo, eles se tornam altamente ecogênicos. Com a lise do coágulo, os hematomas se tornam mais complexos até, finalmente, com a lise completa, ficarem novamente anecóicos. Freqüentemente não é possível distinguir um abscesso de um hematoma ultra-sonograficamente e em geral é necessária correlação clínica.

Ocorrem **linfoceles pélvicas** após a ruptura cirúrgica de canais linfáticos, geralmente depois da dissecção de linfonodos pélvicos ou transplante renal. Ultra-sonograficamente, as linfoceles são císticas, tendo um aspecto semelhante ao dos **urinomas**, que são coleções localizadas de urina, ou **seromas**, que são coleções de soro. A aspiração orientada por USG pode ser necessária para diferenciar essas condições.

Massas do Trato Gastrointestinal

As pseudomassas pélvicas mais freqüentes são material fecal no reto, simulando massa complexa no fundo de saco e um cólon retossigmóide cheio de líquido apresentando-se como massa cística em anexo. A USG transvaginal geralmente pode distinguir a pseudomassa de massa verdadeira, mas, quando não pode, pode ser necessário repetir o exame ou fazer uma RM. **Neoplasias intestinais**, especialmente as que envolvem o retossigmóide, o ceco e o íleo, podem simular massa em anexo. Esses tumores freqüentemente mostram o característico sinal do alvo de massa gastrointestinal, consistindo em foco ecogênico central causado por ar dentro da luz, cercado por uma parede hipoecóica espessada.[294] **Abscessos** relacionados à doença inflamatória do trato gastrointestinal também podem estar presentes como massa em anexo. No lado direito, isto é causado mais freqüentemente por apendicite ou doença de Crohn, enquanto os abscessos no lado esquerdo em geral são causados por doença diverticular e são vistos numa faixa etária mais alta.

Massas do Trato Urinário

As pacientes com **rim pélvico** podem apresentar massa clinicamente palpável. Isso é prontamente reconhecido na USG pelo aspecto reniforme típico e pela ausência de rim na localização normal. Ocasionalmente, uma bexiga distendida de forma acentuada pode ser confundida com um cisto ovariano. Quando se identifica massa pélvica cística, é obrigatório que a bexiga seja vista em separado da massa. **Divertículos da bexiga** também podem simular massa cística em anexo. O diagnóstico pode ser confirmado por demonstração de comunicação com a bexiga e um aspecto que muda depois da micção. **Ureteres distais dilatados** podem simular cistos em anexos em exames transversos; entretanto, exames sagitais mostram seu aspecto tubular e continuidade com a bexiga.

PATOLOGIA PÉLVICA PÓS-PARTO

O útero aumenta de volume durante o período pós-parto e gradualmente retorna a um tamanho normal em seis a oito semanas. Condições patológicas no período pós-parto geralmente resultam de infecção e hemorragia. Doenças específicas que ocorrem no período pós-parto incluem endometrite, produtos da concepção retidos e tromboflebite da veia ovariana. **Endometrite** é mais freqüente após parto cirúrgico do que após parto vaginal. Geralmente ocorre nas pacientes que têm trabalho de parto prolongado ou ruptura prematura das membranas ou que tenham produtos da concepção retidos. O foco de microrganismos mais comum é a flora vaginal normal. Clinicamente, há dor pélvica ou febre sem explicação.

Retenção de Produtos da Concepção

O tecido placentário retido após o parto pode causar hemorragia pós-parto secundária ou pode servir como nicho para infecção. **Ultra-sonograficamente**, massa ecogênica na cavidade endometrial (Fig. 15-50A) respalda com força este diagnóstico.[295,296] Podem ser vistas calcificações dentro da massa.[297] Pode ser vista massa heterogênea, mas esta também pode ser causada por coágulos ou material infectado ou necrótico sem a presença de tecido placentário.[296] Vascularização dentro da massa é evidência adicional de que a massa representa tecido placentário vascularizado, e não coágulo.[297] Ocasionalmente, pode ser identificado tecido placentário (Figs. 15-50B e C).

Tromboflebite da Veia Ovariana

A trombose ou tromboflebite puerperal da veia ovariana é uma condição incomum, porém, potencialmente ameaçadora a vida (Fig. 15-51). As pacientes apresentam-se com febre, dor abdominal baixa e massa palpável geralmente 48 a 96 horas após o parto. A causa subjacente é a estase venosa e a propagação de infecção bacteriana por endometrite. A veia ovariana direita está envolvida em 90% dos casos. Ocorre fluxo venoso retrógrado na veia ovariana esquerda durante o puerpério, o que protege este lado da propagação bacteriana a partir do útero.[37] Esta doença pode ser diagnosticada por USG, TC ou RM.[298,299] A **USG** pode demonstrar massa inflamatória lateral ao útero e anterior ao músculo psoas. A veia ovariana pode ser vista como estrutura anecóica tubular direcionada cranialmente a partir da massa e contendo trombo ecogênico. O trombo comumente afeta a parte mais cranial da veia ovariana direita e geralmente pode ser demonstrado ultra-sonograficamente na junção da veia ovariana direita com a veia cava inferior, algumas vezes estendendo-se à veia cava inferior.[300] Também pode ser visto trombo na veia cava inferior. O Doppler pode demonstrar ausência de fluxo nessas veias.[301] A maioria das pacientes responde a anticoagulantes e à antibioticoterapia, e a USG de controle pode mostrar resolução do trombo e fluxo normal no Doppler dúplex.

Complicações do Parto Cirúrgico

Um ponto de incisão transverso uterino inferior é comumente usado para o parto cirúrgico. No exame ultra-sonográfico, o **local da incisão** pode ser identificado como região oval e simétrica de hipoecogenicidade relativamente ao miométrio, localizado entre a parede posterior da bexiga e o segmento uterino inferior.[302] **Suturas** no local da incisão podem ser reconhecidas como pequenos focos hiperecóicos puntiformes (Fig. 15-52).

Os hematomas podem se desenvolver a partir de hemorragia no local da incisão (hematomas da borda da bexiga) ou dentro do espaço pré-vesical (hematomas subfasciais). **Hematomas da borda da bexiga** podem ser diagnosticados ultra-sonograficamente quando massa complexa ou anecóica com mais de 2 cm de diâmetro se localiza adjacentemente à cicatriz e entre o segmento uterino inferior e a parede posterior da bexiga (Fig. 15-53). A ecogenicidade varia, dependendo do grau de organização do hematoma.[293] A presença de ar na massa é altamente sugestiva de um hematoma infectado.[303] **Hematomas subfasciais** têm localização extraperitoneal, estão contidos no espaço pré-vesical e são causados por rup-

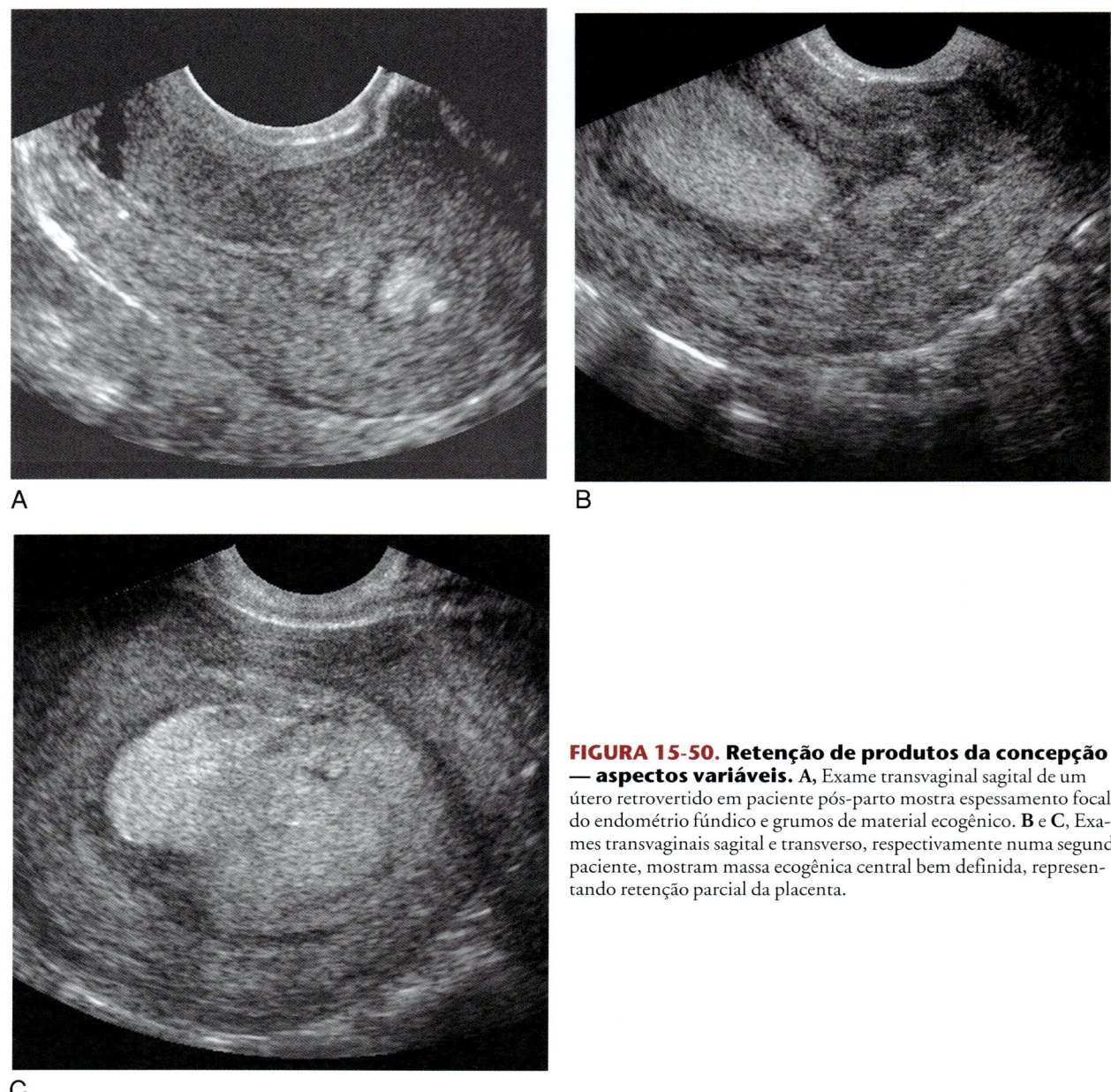

FIGURA 15-50. Retenção de produtos da concepção — aspectos variáveis. A, Exame transvaginal sagital de um útero retrovertido em paciente pós-parto mostra espessamento focal do endométrio fúndico e grumos de material ecogênico. **B** e **C,** Exames transvaginais sagital e transverso, respectivamente numa segunda paciente, mostram massa ecogênica central bem definida, representando retenção parcial da placenta.

tura dos vasos epigástricos inferiores ou seus ramos durante parto cirúrgico[304] ou parto vaginal traumático.[305] Ultra-sonograficamente, vê-se massa complexa ou cística anteriormente à bexiga. Transdutores com alta freqüência e foco curto freqüentemente são necessários para reconhecer a massa superficial. É importante identificar o músculo reto a fim de distinguir o **hematoma da ferida superficial**, que se localiza anteriormente ao músculo reto, do hematoma subfascial localizado posteriormente a ele.[304] Os hematomas da borda da bexiga e os hematomas subfasciais podem ser vistos juntos na mesma paciente; entretanto, têm diferentes focos de sangramento e devem ser tratados como condições diferentes.

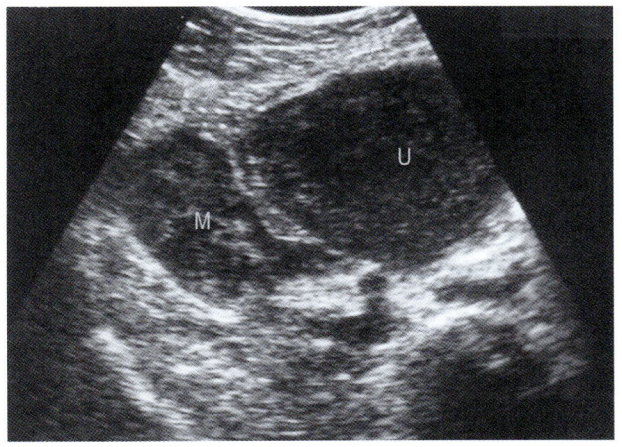
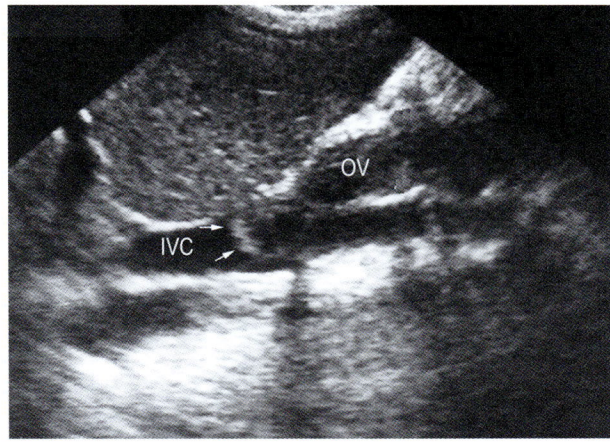

FIGURA 15-51. Tromboflebite de veia ovariana. A, Exame transverso em paciente com febre e dor no quadrante inferior direito do abdome quatro dias após parto cirúrgico mostra massa (M) à direita do útero pós-parto (U). **B,** Exame sagital do abdome mostra trombo ecogênico em veia ovariana direita distendida (OV). Vê-se um trombo (*setas*) na veia cava inferior (IVC).

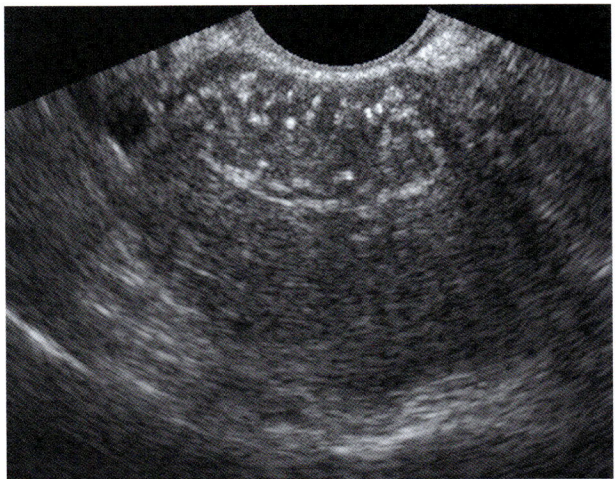

FIGURA 15-52. Suturas de parto cesáreo. Imagem transvaginal transversa mostra múltiplos focos ecogênicos brilhantes no local cirúrgico.

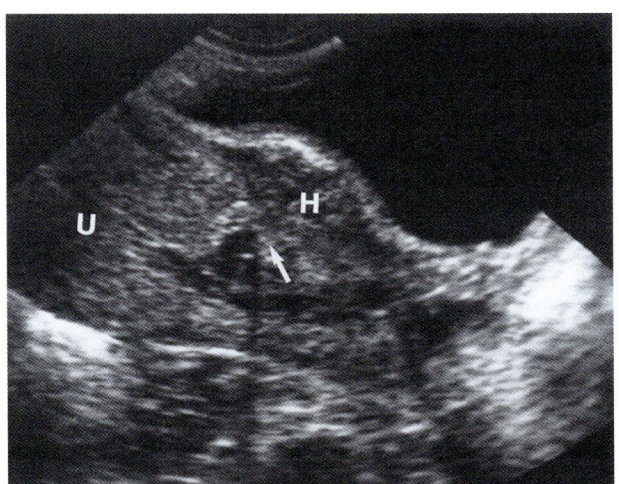

FIGURA 15-53. Hematoma da borda da bexiga. Exame sagital em paciente com febre e dor abdominal baixa oito dias após parto cesáreo mostra hematoma (H) entre a bexiga e a cicatriz do corte da cirurgia (*seta*). U, Útero.

Referências

Anatomia Pélvica Normal
1. Williams PL, Warwick R: Gray's Anatomy. 37th ed. Edinburgh, Churchill Livingstone, 1989.
2. Jones HW III, Wentz AC, Burnett LS: Novak's Textbook of Gynecology, 11th ed. Baltimore, Williams & Wilkins, 1988.

Técnica
3. Cullinan JA, Fleischer AC, Kepple DM, et al: Sonohysterography: A technique for endometrial evaluation. RadioGraphics 1995;15:501-514.
4. Mendelson EB, Bohm-Velez M, Joseph N, et al: Gynecologic imaging: Comparison of transabdominal and transvaginal sonography. Radiology 1988;166:321-324.
5. Lande IM, Hill MC, Cosco FE, et al: Adnexal and cul-de-sac abnormalities: Transvaginal sonography. Radiology 1988;166:325-332.
6. Leibman AJ, Kruse B, McSweeney MB: Transvaginal sonography: Comparison with transabdominal sonography in the diagnosis of pelvic masses. AJR 1988;151:89-92.
7. Tessler FN, Schiller VL, Perrella RR, et al: Transabdominal versus endovaginal pelvic sonography: prospective study. Radiology 1989;170:553-556.
8. Coleman BG, Arger PH, Grumbach K, et al: Transvaginal and transabdominal sonography: Prospective comparison. Radiology 1988;168:639-643.

Útero
9. Sample WF, Lippe BM, Gyepes MT: Gray-scale ultrasonography of the normal female pelvis. Radiology 1977;125:477-483.

10. Orsini LF, Salardi S, Pilu G, et al: Pelvic organs in premenarcheal girls: Real-time ultrasonography. Radiology 1984;153:113-116.
11. Nussbaum AR, Sanders RC, Jones MD: Neonatal uterine morphology as seen on real-time US. Radiology 1986;160:641-643.
12. Siegel MJ: Pediatric gynecologic sonography. Radiology 1991;179:593-600.
13. Holm K, Mosfeldt E, Laursen V, et al: Pubertal maturation of the internal genitalia: An ultrasound evaluation of 166 healthy girls. Ultrasound Obstet Gynecol 1995;6:175-181.
14. Platt JF, Bree RL, Davidson D: Ultrasound of the normal nongravid uterus: Correlation with gross and histopathology. J Clin Ultrasound 1990;18:15-19.
15. Merz E, Miric-Tesanic D, Bahlmann F, et al: Sonographic size of uterus and ovaries in pre- and postmenopausal women. Ultrasound Obstet Gynecol 1996;7:38-42.
16. Miller EI, Thomas RH, Lines P: The atrophic postmenopausal uterus. J Clin Ultrasound 1977;5:261-263.
17. Fleischer AC, Kalemeris GC, Machin JE, et al: Sonographic depiction of normal and abnormal endometrium with histopathologic correlation. J Ultrasound Med 1986;5:445-452.
18. Farrer-Brown G, Beilby JOW, Tarbit MH: The blood supply of the uterus. 2. venous pattern. Br J Obstet Gynecol Comm 1970;77:682-689.
19. DuBose TJ, Hill LW, Hennigan HW Jr, et al: Sonography of arcuate uterine blood vessels. J Ultrasound Med 1985;4:229-233.
20. Occhipinti K, Kutcher R, Rosenblatt R: Sonographic appearance and significance of arcuate artery calcification. J Ultrasound Med 1991;10:97-100.
21. Atri M, de Stempel J, Senterman MK, et al: Diffuse peripheral uterine calcification (manifestation of Monckeberg's arteriosclerosis) detected by ultrasonography. J Clin Ultrasound 1992;20:211-216.
22. Burks DD, Stainken BF, Burkhard TK, et al: Uterine inner myometrial echogenic foci: Relationship to prior dilatation and curettage and endocervical biopsy. J Ultrasound Med 1991;10:487-492.
23. Callen PW, DeMartini WJ, Filly RA: The central uterine cavity echo: A useful anatomic sign in the ultrasonographic evaluation of the female pelvis. Radiology 1979;131:187-190.
24. Fleischer AC, Kalemeris GC, Entman SS: Sonographic depiction of the endometrium during normal cycles. Ultrasound Med Biol 1986;12:271-277.
25. Forrest TS, Elyaderani MK, Muilenburg MI, et al: Cyclic endometrial changes: US assessment with histologic correlation. Radiology 1988;167:233-237.
26. Pennes DR, Bowerman RA, Silver TM: Congenital uterine anomalies and associated pregnancies: Findings and pitfalls of sonographic diagnosis. J Ultrasound Med 1985;4:531-538.
27. Brody JM, Koelliker SL, Frishman GN: Unicornuate uterus: Imaging appearance, associated anomalies and clinical implications. AJR 1998;171:1341-1347.
28. Fried AM, Oliff M, Wilson EA, et al: Uterine anomalies associated with renal agenesis: Role of gray scale ultrasonography. AJR 1978;131:973-975.
29. Wiersma AF, Peterson LF, Justema EJ: Uterine anomalies associated with unilateral renal agenesis. Obstet Gynecol 1976;47:654-657.
30. Nicolini U, Bellotti M, Bonazzi B, et al: Can ultrasound be used to screen uterine malformations? Fertil Steril 1987;47:89-93.
31. Yoder IC: Diagnosis of uterine anomalies: Relative accuracy of MR imaging, endovaginal sonography, and hysterosalpingography. Radiology 1992;185:343.
32. Reuter KL, Daly DC, Cohen SM: Septate versus bicornuate uteri: Errors in imaging diagnosis. Radiology 1989;172:749-752.
33. Jurkovic D, Geipel A, Gruboeck K, et al: Three-dimensional ultrasound for the assessment of uterine anatomy and detection of congenital anomalies: A comparison with hysterosalpingography and two-dimensional sonography. Ultrasound Obstet Gynecol 1995;5:233-237.
34. Pellerito JS, McCarthy SM, Doyle MB, et al: Diagnosis of uterine anomalies: Relative accuracy of MR imaging, endovaginal sonography and hysterosalpingography. Radiology 1992;183:795-800.
35. Viscomi GN, Gonzalez R, Taylor KJW: Ultrasound detection of uterine abnormalities after diethylstilbestrol (DES) exposure. Radiology 1980;136:733-735.
36. Lev-Toaff AS, Toaff ME, Friedman AC: Endovaginal sonographic appearance of a DES uterus. J Ultrasound Med 1990;9:661-664.
37. Kurman RJ: Blaustein's Pathology of the Female Genital Tract, 4th ed. New York, Springer-Verlag, 1994.
38. Smith JP, Weiser EB, Karnei RF Jr, et al: Ultrasonography of rapidly growing uterine leiomyomata associated with anovulatory cycles. Radiology 1980;134:713-716.
39. Lev-Toaff AS, Coleman BG, Arger PH, et al: Leiomyomas in pregnancy: Sonographic study. Radiology 1987;164:375-380.
40. Benson CB, Chow JS, Chang-Lee W, et al: Outcome of pregnancies in women with uterine leiomyomas identified by sonography in the first trimester. J Clin Ultrasound 2001;29:261-264.
41. Dilts PV Jr, Hopkins MP, Chang AE, et al: Rapid growth of leiomyoma in patient receiving tamoxifen. Am J Obstet Gynecol 1992;166:167-168.
42. Gross BH, Silver TM, Jaffe MH: Sonographic features of uterine leiomyomas: Analysis of 41 proven cases. J Ultrasound Med 1983;2:401-406.
43. Kliewer MA, Hertzberg BS, George PY, et al: Acoustic shadowing from uterine leiomyomas: Sonographic-pathologic correlation. Radiology 1995;196:99-102.
44. Caoili EM, Hertzberg BS, Kliewer MA, et al: Refractory shadowing from pelvic masses on sonography: A useful diagnostic sign for uterine leiomyomas. AJR 2000;174:97-101.
45. Baltarowich OH, Kurtz AB, Pennell RG, et al: Pitfalls in the sonographic diagnosis of uterine fibroids. AJR 1988;151:725-728.
46. Moore L, Wilson S, Rosen B: Giant hydropic uterine leiomyoma in pregnancy: Unusual sonographic and Doppler appearance. J Ultrasound Med 1994;13:416-418.
47. Tsuda H, Kawabata M, Nakamoto O, et al: Clinical predictors in the natural history of uterine leiomyoma: preliminary study. J Ultrasound Med 1998;17:17-20.
48. Fedele L, Bianchi S, Dorta M, et al: Transvaginal ultrasonography versus hysteroscopy in the diagnosis of uterine submucous myomas. Obstet Gynecol 1991;77:745-748.
49. Becker E Jr, Lev-Toaff AS, Kaufman EP, et al: The added value of transvaginal sonohysterography over transvaginal sonography alone in women with known or suspected leiomyoma. J Ultrasound Med 2002;21:237-247.
50. Karasick S, Lev-Toaff AS, Toaff ME: Imaging of uterine leiomyomas. AJR 1992;158:799-805.

51. Dodd GD III, Budzik RF Jr: Lipomatous uterine tumors: Diagnosis by ultrasound, CT and MR. J Comput Assist Tomogr 1990;14:629-632.
52. Serafini G, Martinoli C, Quadri P, et al: Lipomatous tumors of the uterus: Ultrasonographic findings in 11 cases. J Ultrasound Med 1996;16:195-199.
53. Hertzberg BS, Kliewer MA, George P, et al: Lipomatous uterine masses: Potential to mimic ovarian dermoids on endovaginal sonography. J Ultrasound Med 1995;14:689-692.
54. Siedler D, Laing FC, Jeffrey RB Jr, et al: Uterine adenomyosis: A difficult sonographic diagnosis. J Ultrasound Med 1987;6:345-349.
55. Bohlman ME, Ensor RE, Sanders RC: Sonographic findings in adenomyosis of the uterus. AJR 1987;148:765-766.
56. Fedele L, Bianchi S, Dorta M, et al: Transvaginal ultrasonography in the diagnosis of diffuse adenomyosis. Fertil Steril 1992;58:94-97.
57. Reinhold C, Atri M, Mehio A, et al: Diffuse uterine adenomyosis: Morphologic criteria and diagnostic accuracy of endovaginal sonography. Radiology 1995;197:609-614.
58. Bromley B, Shipp TD, Benacerraf B: Adenomyosis: Sonographic findings and diagnostic accuracy. J Ultrasound Med 2000;19:529-534.
59. Hulka CA, Hall DA, McCarthy K, et al: Sonographic findings in patients with adenomyosis: Can sonography assist in predicting extent of disease? AJR 2002;179:379-383.
60. Atri M, Reinhold C, Mehie AR, et al: Adenomyosis: US features with histologic correlation in an in vitro study. Radiology 2000;215:783-790.
61. Fedele L, Bianchi S, Dorta M, et al: Transvaginal ultrasonography in the differential diagnosis of adenomyoma versus leiomyoma. Am J Obstet Gynecol 1992;167:603-606.
62. Botsis D, Kassanos D, Antoniou G, et al: Adenomyoma and leiomyoma: Differential diagnosis with transvaginal sonography. J Clin Ultrasound 1998;26:21-25.
63. Togashi K, Ozasa H, Konishi I, et al: Enlarged uterus: Differentiation between adenomyosis and leiomyoma with MR imaging. Radiology 1989;171:531-534.
64. Ascher SM, Arnold LL, Patt RH, et al: Adenomyosis: Prospective comparison of MR imaging and transvaginal sonography. Radiology 1994;190:803-806.
65. Reinhold C, McCarthy S, Bret PM, et al: Diffuse adenomyosis: Comparison of endovaginal US and MR imaging with histopathologic correlation. Radiology 1996;199:151-158.
66. Torres WE, Stones PJ Jr, Thames FM: Ultrasound appearance of pelvic arteriovenous malformation. J Clin Ultrasound 1979;7:383-385.
67. Musa AA, Hata T, Hata K, et al: Pelvic arteriovenous malformation diagnosed by color flow Doppler imaging. AJR 1989;152:1311-1312.
68. Huang M, Muradali D, Thurston WA, et al: Uterine arteriovenous malformations (AVMs): Ultrasound and Doppler features with MRI correlation. Radiology 1998;206:115-123.
69. Mendelson EB, Bohm-Velez M, Joseph N, et al: Endometrial abnormalities: Evaluation with transvaginal sonography. AJR 1988;150:139-142.
70. Baldwin MT, Dudiak KM, Gorman B, et al: Focal intracavitary masses recognized with the hyperechoic line sign at endovaginal US and characterized with hysterosonography. Radiographics 1999;19:927-935.
71. Parsons AK, Lense JJ: Sonohysterography for endometrial abnormalities: Preliminary results. J Clin Ultrasound 1993;21:87-95.
72. Gaucherand P, Piacenza JM, Salle B, et al: Sonohysterography of the uterine cavity: Preliminary investigations. J Clin Ultrasound 1995;23:339-348.
73. Dubinsky TJ, Parvey HR, Gormaz G, et al: Transvaginal hysterosonography in the evaluation of small endoluminal masses. J Ultrasound Med 1995;14:1-6.
74. Lev-Toaff AS, Toaff ME, Liu JB, et al: Value of sonohysterography in the diagnosis and management of abnormal uterine bleeding. Radiology 1996;201:179-184.
75. Jorizzo JR, Riccio GJ, Chen MYM, et al: Sonohysterography: The next step in the evaluation of the abnormal endometrium. Radiographics 1999;19:S117-S130.
76. Davis PC, O'Neill MJ, Yoder IC, et al: Sonohysterographic findings of endometrial and subendometrial conditions. Radiographics 2002;22:803-816.
77. Dubinsky TJ, Stroehlein K, Abu-Ghazzeh Y, et al: Prediction of benign and malignant endometrial disease: Hysterosonographic-pathologic correlation. Radiology 1999;210:393-397.
78. Laifer-Narin SL, Ragavendra N, Lu DSK, et al: Transvaginal saline hysterosonography: Characteristics distinguishing malignant and various benign conditions. AJR 1999;172:1513-1520.
79. Varner RE, Sparks JM, Cameron CD, et al: Transvaginal sonography of the endometrium in postmenopausal women. Obstet Gynecol 1991;78:195-199.
80. Osmers R, Völkson M, Schauer A: Vaginosonography for early detection of endometrial carcinoma? Lancet 1990;335:1569-1571.
81. Karlsson B, Granberg S, Wikland M, et al: Transvaginal ultrasonography of the endometrium in women with postmenopausal bleeding: A Nordic multicenter study. Am J Obstet Gynecol 1995;172:1488-1494.
82. Ferrazzi E, Torri V, Trio D, et al: Sonographic endometrial thickness: A useful test to predict atrophy in patients with postmenopausal bleeding. An Italian multicenter study. Ultrasound Obstet Gynecol 1996;7:315-321.
83. Granberg S, Wickland M, Karlsson B, et al: Endometrial thickness as measured by endovaginal ultrasonography for identifying endometrial abnormality. Am J Obstet Gynecol 1991;164:47-52.
84. Nasri MN, Shepherd JH, Setchell ME, et al: The role of vaginal scan in measurement of endometrial thickness in postmenopausal women. Br J Obstet Gynaecol 1991;98:470-475.
85. Goldstein SR, Nachtigall M, Snyder JR, et al: Endometrial assessment by vaginal ultrasonography before endometrial sampling in patients with postmenopausal bleeding. Am J Obstet Gynecol 1990;163:119-123.
86. Smith-Bindman R, Kerlikowske K, Feldstein VA, et al: Endovaginal ultrasound to exclude endometrial cancer and other endometrial abnormalities. JAMA 1998;280:1510-1517.
87. Goldstein RB, Bree RL, Benson CB, et al: Evaluation of the woman with postmenopausal bleeding. Society of Radiologists in Ultrasound-sponsored consensus conference statement. J Ultrasound Med 2001;20:1025-1036.
88. Doubilet PM: Society of Radiologists in Ultrasound consensus conference statement on postmenopausal bleeding. Commentary. J Ultrasound Med 2001;20:1037-1042.

89. Deslisle MF, Villeneuve M, Boulvain M: Measurement of endometrial thickness with transvaginal ultrasonography: Is it reproducible? J Ultrasound Med 1998;17:481-484.
90. Bree RL, Bowerman RA, Bohm-Velez M, et al: US evaluation of the uterus in patients with postmenopausal bleeding: A positive effect on diagnostic decision making. Radiology 2000;216:260-264.
91. Laifer-Narin S, Ragavendra N, Parmenter EK, et al: False-normal appearance of the endometrium on conventional transvaginal sonography: Comparison with saline hysterosonography. AJR 2002;178:129-133.
92. Neele SJM, Marchien Van Baal W, Van Der Mooren MJ, et al: Ultrasound assessment of the endometrium in healthy asymptomatic early post-menopausal women: Saline infusion sonohysterography versus transvaginal ultrasound. Ultrasound Obstet Gynecol 2000;16:254-259.
93. Shipley CF III, Simmons CL, Nelson GH: Comparison of transvaginal sonography with endometrial biopsy in asymptomatic postmenopausal women. J Ultrasound Med 1994;13:99-104.
94. Lin MC, Gosink BB, Wolf SI, et al: Endometrial thickness after menopause: Effect of hormone replacement. Radiology 1991;180:427-432.
95. Aleem F, Predanic M, Calame R, et al: Transvaginal color and pulsed Doppler sonography of the endometrium: A possible role in reducing the number of dilatation and curettage procedures. J Ultrasound Med 1995;14:139-145.
96. Levine D, Gosink BB, Johnson LA: Change in endometrial thickness in postmenopausal women undergoing hormone replacement therapy. Radiology 1995;197:603-608.
97. Lewit N, Thaler I, Rottem S: The uterus: A new look with transvaginal sonography. J Clin Ultrasound 1990;18:331-336.
98. Breckenridge JW, Kurtz AB, Ritchie WGM, et al: Post-menopausal uterine fluid collection: Indicator of carcinoma. AJR 1982;139:529-534.
99. McCarthy KA, Hall DA, Kopans DB, et al: Postmenopausal endometrial fluid collections: Always an indicator of malignancy? J Ultrasound Med 1986;5:647-649.
100. Goldstein SR: Postmenopausal endometrial fluid collections revisited: Look at the doughnut rather than the hole. Obstet Gynecol 1994;83:738-740.
101. Wilson DA, Stacy TM, Smith EI: Ultrasound diagnosis of hydrocolpos and hydrometrocolpos. Radiology 1978;128:451-454.
102. Scott WW Jr, Rosenshein NB, Siegelman SS, et al: The obstructed uterus. Radiology 1981;141:767-770.
103. Sheth S, Hamper UM, Kurman RJ: Thickened endometrium in the postmenopausal woman: Sonographic-pathologic correlation. Radiology 1993;187:135-139.
104. Hulka CA, Hall DA, McCarthy K, et al: Endometrial polyps, hyperplasia and carcinoma in postmenopausal women: Differentiation with endovaginal sonography. Radiology 1994;191:755-758.
105. Atri M, Nazarnia S, Aldis AE, et al: Transvaginal US appearance of endometrial abnormalities. RadioGraphics 1994;14:483-492.
106. Choo YC, Mak KC, Hsu C, et al: Postmenopausal uterine bleeding of nonorganic cause. Obstet Gynecol 1985;66:225-228.
107. Kupfer MC, Schiller VL, Hansen GC, et al: Transvaginal sonographic evaluation of endometrial polyps. J Ultrasound Med 1994;13:535-539.
108. Karlsson B, Granberg S, Hellberg P, et al: Comparative study of transvaginal sonography and hysteroscopy for the detection of pathologic endometrial lesions in women with postmenopausal bleeding. J Ultrasound Med 1994;13:757-762.
109. Bourne TH, Campbell S, Steer CV, et al: Detection of endometrial cancer by transvaginal ultrasonography with color flow imaging and blood flow analysis: A preliminary report. Gynecol Oncol 1991;40:253-259.
110. Weiner Z, Beck D, Rottem S, et al: Uterine artery flow velocity waveforms and color flow imaging in women with perimenopausal and postmenopausal bleeding: Correlation to endometrial histopathology. Acta Obstet Gynecol Scand 1993;72:162-166.
111. Chan FY, Chau MT, Pun TC, et al: Limitations of transvaginal sonography and color Doppler imaging in the differentiation of endometrial carcinoma from benign lesions. J Ultrasound Med 1994;13:623-628.
112. Carter JR, Lau M, Saltzman AK, et al: Gray scale and color flow Doppler characterization of uterine tumors. J Ultrasound Med 1994;13:835-840.
113. Sladkevicius P, Valentin L, Marsal K: Endometrial thickness and Doppler velocimetry of the uterine arteries as discriminators of endometrial status in women with postmenopausal bleeding: A comparative study. Am J Obstet Gynecol 1994;171:722-728.
114. Kurjak A, Shalan H, Sosic A, et al: Endometrial carcinoma in postmenopausal women: Evaluation by transvaginal color Doppler ultrasonography. Am J Obstet Gynecol 1993;169:1597-1603.
115. Sheth S, Hamper UM, McCollum ME, et al: Endometrial blood flow analysis in postmenopausal women: Can it help differentiate benign from malignant causes of endometrial thickening? Radiology 1995;195:661-665.
116. Fleischer AC, Dudley BS, Entman SS, et al: Myometrial invasion by endometrial carcinoma: Sonographic assessment. Radiology 1987;162:307-310.
117. Cacciatore B, Lehtovirta P, Wahlström T, et al: Preoperative sonographic evaluation of endometrial cancer. Am J Obstet Gynecol 1989;160:133-137.
118. Gordon AN, Fleischer AC, Reed GW: Depth of myometrial invasion in endometrial cancer: Preoperative assessment by transvaginal ultrasonography. Gynecol Oncol 1990;39:321-327.
119. DelMaschio A, Vanzulli A, Sironi S, et al: Estimating the depth of myometrial involvement by endometrial carcinoma: Efficacy of transvaginal sonography vs MR imaging. AJR 1993;160:533-538.
120. Yamashita Y, Mizutani H, Torashima M, et al: Assessment of myometrial invasion by endometrial carcinoma: Transvaginal sonography vs. contrast-enhanced MR imaging. AJR 1993;161:595-599.
121. Kinkel K, Kaji Y, Yu KK, et al: Radiologic staging in patients with endometrial cancer: A meta-analysis. Radiology 1999;212:711-718.
122. Frei KA, Kinkel K, Bonél HM, et al: Prediction of deep myometrial invasion in patients with endometrial cancer: Clinical utility of contrast-enhanced MR imaging—a meta-analysis and bayesian analysis. Radiology 2000;216:444-449.
123. Malfetano JH: Tamoxifen-associated endometrial carcinoma in postmenopausal breast cancer patients. Gynecol Oncol 1990;39:82-84.
124. Kedar RP, Bourne TH, Powles TJ, et al: Effects of tamoxifen on uterus and ovaries of postmenopausal women in a randomised breast cancer prevention trial. Lancet 1994;343:1318-1321.
125. Lahti E, Blanco G, Kauppila A, et al: Endometrial changes in postmenopausal breast cancer patients receiving tamoxifen. Obstet Gynecol 1993;81:660-664.

126. Cohen I, Rosen DJD, Tepper R, et al: Ultrasonographic evaluation of the endometrium and correlation with endometrial sampling in postmenopausal patients treated with tamoxifen. J Ultrasound Med 1993;5:275-280.
127. Hulka CA, Hall DA: Endometrial abnormalities associated with tamoxifen therapy for breast cancer: Sonographic and pathologic correlation. AJR 1993;160:809-812.
128. Ascher SM, Imaoka I, Lage JM: Tamoxifen-induced uterine abnormalities: The role of imaging. Radiology 2000;214:29-38.
129. Hann LE, Giess CS, Bach AM, et al: Endometrial thickness in tamoxifen-treated patients: Correlation with clinical and pathologic findings. AJR 1997;168:657-661.
130. Goldstein SR: Unusual ultrasonographic appearance of the uterus in patients receiving tamoxifen. Am J Obstet Gynecol 1994;170:447-451.
131. Hann LE, Gretz EM, Bach AM, et al: Sonohysterography for evaluation of the endometrium in women treated with tamoxifen. AJR 2001;177:337-342.
132. Fong K, Kung R, Lytwyn A, et al: Endometrial evaluation with transvaginal US and hysterosonography in asymptomatic postmenopausal women with breast cancer receiving tamoxifen. Radiology 2001;220:765-773.
133. Wachsberg RH, Kurtz AB: Gas within the endometrial cavity at postpartum US: A normal finding after spontaneous vaginal delivery. Radiology 1992;183:431-433.
134. Fedele L, Bianchi S, Dorta M, et al: Intrauterine adhesions: Detection with transvaginal US. Radiology 1996;199:757-759.
135. Salle B, Gaucherand P, de Saint Hilaire P, et al: Transvaginal sonohysterographic evaluation of intrauterine adhesions. J Clin Ultrasound 1999;27:131-134.
136. Callen PW, Filly RA, Munyer TP: Intrauterine contraceptive devices: Evaluation by sonography. AJR 1980;135:797-800.
137. Bajo J, Moreno-Calvo FJ, Uguet-de-Resayre C, et al: Contribution of transvaginal sonography to the evaluation of benign cervical conditions. J Clin Ultrasound 1999;27:61-64.
138. Fogel SR, Slasky BS: Sonography of nabothian cysts. AJR 1982;138:927-930.
139. Choi GC, Kim SH, Kim JS, et al: Adenoma malignum of uterine cervix in Peutz-Jeghers syndrome: CT and US features. J Comput Assist Tomogr 1993;17:819-821.
140. Yamashita Y, Takahashi M, Katabuchi H, et al: Adenoma malignum: MR appearances mimicking nabothian cysts. AJR 1994;162:649-650.

Vagina
141. Sherer DM, Abulafia O: Transvaginal ultrasonographic depiction of a Gartner duct cyst. J Ultrasound Med 2001;20:1253-1255.
142. McCarthy S, Taylor KJW: Sonography of vaginal masses. AJR 1983;140:1005-1008.
143. Schoenfeld A, Levavi H, Hirsch M, et al: Transvaginal sonography in postmenopausal women. J Clin Ultrasound 1990;18:350-358.

Recesso Retouterino
144. Mendelson EB, Bohm-Velez M, Neiman HL, et al: Transvaginal sonography in gynecologic imaging. Semin Ultrasound CT MR 1988;9:102-121.
145. Davis JA, Gosink BB: Fluid in the female pelvis: Cyclic patterns. J Ultrasound Med 1986;5:75-79.
146. Koninckx PR, Renaer M, Brosens IA: Origin of peritoneal fluid in women: An ovarian exudation product. Br J Obstet Gynaecol 1980;87:177-183.
147. Jeffrey RB, Laing FC: Echogenic clot: A useful sign of pelvic hemoperitoneum. Radiology 1982;145:139-141.

Ovário
148. Cohen HL, Shapiro MA, Mandel FS, et al: Normal ovaries in neonates and infants: A sonographic study of 77 patients 1 day to 24 months old. AJR 1993;160:583-586.
149. Cohen HL, Eisenberg P, Mandel F, et al: Ovarian cysts are common in premenarchal girls: A sonographic study of 101 children 2-12 years old. AJR 1992;159:89-91.
150. Cohen HL, Tice HM, Mandel FS: Ovarian volumes measured by US: Bigger than we think. Radiology 1990;177:189-192.
151. Van Nagel JR Jr, Higgins RV, Donaldson ES, et al: Transvaginal sonography as a screening method for ovarian cancer. Cancer 1990;65:573-577.
152. Kupfer MC, Ralls PW, Fu YS: Transvaginal sonographic evaluation of multiple peripherally distributed echogenic foci of the ovary: Prevalence and histologic correlation. AJR 1998;171:483-486.
153. Muradali D, Colgin T, Hayeems E, et al: Echogenic ovarian foci without shadowing: Are they caused by psammomatous calcifications? Radiology 2002;224:429-435.
154. Brandt KR, Thurmond AS, McCarthy JL: Focal calcifications in otherwise ultrasonographically normal ovaries. Radiology 1996;198:415-417.
155. Goswamy RK, Campbell S, Royston JP, et al: Ovarian size in postmenopausal women. Br J Obstet Gynaecol 1988;95:795-801.
156. Granberg S, Wikland M: A comparison between ultrasound and gynecologic examination for detection of enlarged ovaries in a group of women at risk for ovarian carcinoma. J Ultrasound Med 1988;7:59-64.
157. Andolf E, Jörgensen C, Svalenius E, et al: Ultrasound measurement of the ovarian volume. Acta Obstet Gynecol Scand 1987;66:387-389.
158. Hall DA, McCarthy KA, Kopans DB: Sonographic visualization of the normal postmenopausal ovary. J Ultrasound Med 1986;5:9-11.
159. Fleischer AC, McKee MS, Gordon AN, et al: Transvaginal sonography of postmenopausal ovaries with pathologic correlation. J Ultrasound Med 1990;9:637-644.
160. DiSantis DJ, Scatarige JC, Kemp G, et al: A prospective evaluation of transvaginal sonography for detection of ovarian disease. AJR 1993;161:91-94.
161. Wolf SI, Gosink BB, Feldesman MR, et al: Prevalence of simple adnexal cysts in postmenopausal women. Radiology 1991;180:65-71.
162. Levine D, Gosink BB, Wolf SI, et al: Simple adnexal cysts: The natural history in postmenopausal women. Radiology 1992;184:653-659.
163. Hall DA, McCarthy KA: The significance of the postmenopausal simple adnexal cyst. J Ultrasound Med 1986;5:503-505.
164. Rulin MC, Preston AL: Adnexal masses in postmenopausal women. Obstet Gynecol 1987;70:578-581.
165. Andolf E, Jörgensen C: Simple adnexal cysts diagnosed by ultrasound in postmenopausal women. J Clin Ultrasound 1988;16:301-303.
166. Goldstein SR, Subramanyam B, Snyder JR, et al: The postmenopausal cystic adnexal mass: The potential role of ultrasound in conservative management. Obstet Gynecol 1989;73:8-10.
167. Conway C, Zalud I, Dilena M, et al: Simple cyst in the postmenopausal patient: Detection and management. J Ultrasound Med 1998;17:369-372.

168. Bailey CL, Ueland FR, Land GL, et al: The malignant potential of small cystic ovarian tumors in women over 50 years of age. Gynecol Oncol 1998;69:3-7.
169. Hall DA: Sonographic appearance of the normal ovary, of polycystic ovary disease, and of functional ovarian cysts. Semin Ultrasound 1983;4:149-165.
170. Baltarowich OH, Kurtz AB, Pasto ME, et al: The spectrum of sonographic findings in hemorrhagic ovarian cysts. AJR 1987;148:901-905.
171. Yoffe N, Bronshtein M, Brandes J, et al: Hemorrhagic ovarian cyst detection by transvaginal sonography: The great imitator. Gynecol Endocrinol 1991;5:123-129.
172. Jain KA: Sonographic spectrum of hemorrhagic ovarian cysts. J Ultrasound Med 2002;21:879-886.
173. Price FV, Edwards R, Buchsbaum HJ: Ovarian remnant syndrome: Difficulties in diagnosis and management. Obstet Gynecol Surv 1990;45:151-156.
174. Phillips HE, McGahan JP: Ovarian remnant syndrome. Radiology 1982;142:487-488.
175. Fleischer AC, Tait D, Mayo J, et al: Sonographic features of ovarian remnants. J Ultrasound Med 1998;17:551-555.
176. Athey PA, Cooper NB: Sonographic features of parovarian cysts. AJR 1985;144:83-86.
177. Alpern MB, Sandler MA, Madrazo BL: Sonographic features of parovarian cysts and their complications. AJR 1984;143:157-160.
178. Korbin CD, Brown DL, Welch, WR: Paraovarian cystadenomas and cystadenofibromas: Sonographic characteristics in 14 cases. Radiology 1998;208:459-462.
179. Honore LH, O'Hare KE: Serous papillary neoplasms arising in paramesonephric parovarian cysts. Acta Obstet Gynecol Scand 1980;59:525-528.
180. Genadry R, Parmley T, Woodruff JD: The origin and clinical behavior of the parovarian tumor. Am J Obstet Gynecol 1977;129:873-880.
181. Stein AL, Koonings PP, Schlaerth JB, et al: Relative frequency of malignant parovarian tumors: Should parovarian tumors be aspirated? Obstet Gynecol 1990;75:1029-1031.
182. Kim JS, Woo SK, Suh SJ, et al: Sonographic diagnosis of parovarian cysts: Value of detecting a separate ipsilateral ovary. AJR 1995;164:1441-1444.
183. Hoffer FA, Kozakewich H, Colodny A, et al: Peritoneal inclusion cysts: Ovarian fluid in peritoneal adhesions. Radiology 1988;169:189-191.
184. Sohaey R, Gardner TL, Woodward PJ, et al: Sonographic diagnosis of peritoneal inclusion cysts. J Ultrasound Med 1995;14:913-917.
185. Kim JS, Lee HJ, Woo SK, et al: Peritoneal inclusion cysts and their relationship to the ovaries: Evaluation with sonography. Radiology 1997;204:481-484.
186. Jain KA: Imaging of peritoneal inclusion cysts. AJR 2000;174:1559-1563.
187. Ross MJ, Welch WR, Scully RE: Multilocular peritoneal inclusion cysts (so-called cystic mesotheliomas). Cancer 1989;64:1336-1346.
188. Friedman H, Vogelzang RL, Mendelson EB, et al: Endometriosis detection by US with laparoscopic correlation. Radiology 1985;157:217-220.
189. Kupfer MC, Schwimmer SR, Lebovic J: Transvaginal sonographic appearance of endometriomata: Spectrum of findings. J Ultrasound Med 1992;11:129-133.
190. Patel MD, Feldstein VA, Chen DC, et al: Endometriomas: Diagnostic performance of US. Radiology 1999;210:739-745.
191. Athey PA, Diment DD: The spectrum of sonographic findings in endometriomas. J Ultrasound Med 1989;8:487-491.
192. Balen AH, Tan S, Jacobs HS: Hypersecretion of luteinising hormone: A significant cause of infertility and miscarriage. Br J Obstet Gynaecol 1993;100:1082-1089.
193. Eden JA, Warren P: A review of 1019 consecutive cases of polycystic ovary syndrome demonstrated by ultrasound. Australas Radiol 1999;43:41-46.
194. Yeh HC, Futterweit W, Thornton JC: Polycystic ovarian disease: US features in 104 patients. Radiology 1987;163:111-116.
195. Hann LE, Hall DA, McArdle CR, et al: Polycystic ovarian disease: Sonographic spectrum. Radiology 1984;150:531-534.
196. Pache TD, Wladimiroff JW, Hop WCJ, et al: How to discriminate between normal and polycystic ovaries: Transvaginal US study. Radiology 1992;183:421-423.
197. Ardaens Y, Robert Y, Lemaitre L, et al: Polycystic ovarian disease: Contribution of vaginal endosonography and reassessment of ultrasonic diagnosis. Fertil Steril 1991;55:1062-1068.
198. Battaglia C, Regnani G, Petraglia F, et al: Polycystic ovary syndrome: It is always bilateral? Ultrasound Obstet Gynecol 1999;14:183-187.
199. Sommerville M, Grimes DA, Koonings PP, et al: Ovarian neoplasms and the risk of adnexal torsion. Am J Obstet Gynecol 1991;164:577-578.
200. Graif M, Itzchak Y: Sonographic evaluation of ovarian torsion in childhood and adolescence. AJR 1988;150:647-649.
201. Warner MA, Fleischer AC, Edell SI, et al: Uterine adnexal torsion: Sonographic findings. Radiology 1985;154:773-775.
202. Albayram F, Hamper UM: Ovarian and adnexal torsion: Spectrum of sonographic findings with pathologic correlation. J Ultrasound Med 2001;20:1083-1089.
203. Fleischer AC, Stein SM, Cullinan JA, et al: Color Doppler sonography of adnexal torsion. J Ultrasound Med 1995;14:523-528.
204. Stark JE, Siegel MJ: Ovarian torsion in prepubertal and pubertal girls: Sonographic findings. AJR 1994;163:1479-1482.
205. Rosado WM, Trambert MA, Gosink BB, et al: Adnexal torsion: Diagnosis by using Doppler sonography. AJR 1992;159:1251-1253.
206. Lee EJ, Kwon HC, Joo HJ, et al: Diagnosis of ovarian torsion with color Doppler sonography: depiction of twisted vascular pedicle. J Ultrasound Med 1998;17:83-89.
207. Kapadia R, Sternhill V, Schwartz E: Massive edema of the ovary. J Clin Ultrasound 1982;10:469-471.
208. Lee AR, Kim KH, Lee BH, et al: Massive edema of the ovary: Imaging findings. AJR 1993;161:343-344.
209. Hill LM, Pelekanos M, Kanbour A: Massive edema of an ovary previously fixed to the pelvic side wall. J Ultrasound Med 1993;12:629-632.
210. Kerlikowske K, Brown JS, Grady DG: Should women with familial ovarian cancer undergo prophylactic oophorectomy? Obstet Gynecol 1992;80:700-707.
211. Lynch HT, Watson P, Lynch JF, et al: Hereditary ovarian cancer: Heterogeneity in age at onset. Cancer 1993;71:573-581.
212. Einhorn N, Sjövall K, Knapp RC, et al: Prospective evaluation of serum CA125 levels for early detection of ovarian cancer. Obstet Gynecol 1992;80:14-18.
213. Jacobs I, Davies AP, Bridges J, et al: Prevalence screening for ovarian cancer in postmenopausal women by CA

125 measurement and ultrasonography. BMJ 1993;306:1030-1034.
214. Campbell S, Bhan V, Royston P, et al: Transabdominal ultrasound screening for early ovarian cancer. BMJ 1989;299:1363-1367.
215. DePriest PD, Gallion HH, Pavlik EJ, et al: Transvaginal sonography as a screening method for the detection of early ovarian cancer. Gynecol Oncol 1997;65:408-414.
216. Bast RC Jr, Klug TL, St. John E, et al: A radioimmunoassay using a monoclonal antibody to monitor the course of epithelial ovarian cancer. N Engl J Med 1983;309:883-887.
217. Jacobs I, Bast RC Jr: The CA 125 tumor-associated antigen: A review of the literature. Hum Reprod 1989;4:1-12.
218. Taylor KJW, Schwartz PE: Screening for early ovarian cancer. Radiology 1994;192:1-10.
219. Kurjak A, Shalan H, Kupesic S, et al: An attempt to screen asymptomatic women for ovarian and endometrial cancer with transvaginal color and pulsed Doppler sonography. J Ultrasound Med 1994;13:295-301.
220. Bourne TH, Campbell S, Reynolds KM, et al: Screening for early familial ovarian cancer with transvaginal ultrasonography and color blood flow imaging. BMJ 1993;306:1025-1029.
221. Karlan BY, Raffel LJ, Crvenkovic G, et al: A multidisciplinary approach to the early detection of ovarian carcinoma: Rationale, protocol design, and early results. Am J Obstet Gynecol 1993;169:494-501.
222. Weiner Z, Beck D, Shteiner M, et al: Screening for ovarian cancer in women with breast cancer with transvaginal sonography and color flow imaging. J Ultrasound Med 1993;12:387-393.
223. NIH Consensus Development Panel on Ovarian Cancer: Ovarian cancer: Screening, treatment, and follow-up. JAMA 1995;273:491-497.
224. Moyle JW, Rochester D, Sider L, et al: Sonography of ovarian tumors: Predictability of tumor type. AJR 1983;141:985-991.
225. Granberg S, Wikland M, Jansson I: Macroscopic characterization of ovarian tumors and the relation to the histologic diagnosis: Criteria to be used for ultrasound evaluation. Gynecol Oncol 1989;35:139-144.
226. Finkler NJ, Benacerraf B, Lavin PT, et al: Comparison of serum CA 125, clinical impression, and ultrasound in the preoperative evaluation of ovarian masses. Obstet Gynecol 1988;72:659-664.
227. Granberg S, Norstrom A, Wikland M: Tumors in the lower pelvis as imaged by vaginal sonography. Gynecol Oncol 1990;37:224-229.
228. Sassone AM, Timor-Tritsch IE, Artner A, et al: Transvaginal sonographic characterization of ovarian disease: Evaluation of a new scoring system to predict ovarian malignancy. Obstet Gynecol 1991;78:70-76.
229. DePriest PD, Shenson D, Fried A, et al: A morphology index based on sonographic findings in ovarian cancer. Gynecol Oncol 1993;51:7-11.
230. Lerner JP, Timor-Tritsch IE, Federman A, et al: Transvaginal ultrasonographic characterization of ovarian masses with an improved weighted scoring system. Am J Obstet Gynecol 1994;170:81-85.
231. Ferrazzi E, Zanetta G, Dordoni D, et al: Transvaginal ultrasonographic characterization of ovarian masses: Comparison of five scoring systems in a multicenter study. Ultrasound Obstet Gynecol 1997;10:192-197.
232. Folkman J, Watson K, Ingber D, et al: Induction of angiogenesis during the transition from hyperplasia to neoplasia. Nature 1989;339:58-61.
233. Bourne T, Campbell S, Steer C, et al: Transvaginal color flow imaging: A possible new screening technique for ovarian cancer. Br Med J 1989;299:1367-1370.
234. Kurjak A, Zalud I, Alfirevic Z: Evaluation of adnexal masses with transvaginal color ultrasound. J Ultrasound Med 1991;10:295-297.
235. Weiner Z, Thaler I, Beck D, et al: Differentiating malignant from benign ovarian tumors with transvaginal color flow imaging. Obstet Gynecol 1992;79:159-162.
236. Fleischer AC, Rodgers WH, Rao BK, et al: Assessment of ovarian tumor vascularity with transvaginal color Doppler sonography. J Ultrasound Med 1991;10:563-568.
237. Hamper UM, Sheth S, Abbas FM, et al: Transvaginal color Doppler sonography of adnexal masses: Differences in blood flow impedance in benign and malignant lesions. AJR 1993;160:1225-1228.
238. Tekay A, Jouppila P: Validity of pulsatility and resistance indices in classification of adnexal tumors with transvaginal color Doppler ultrasound. Ultrasound Obstet Gynecol 1992;2:338-344.
239. Brown DL, Frates MC, Laing FC, et al: Ovarian masses: Can benign and malignant lesions be differentiated with color and pulsed Doppler US? Radiology 1994;190:333-336.
240. Stein SM, Laifer-Narin S, Johnson MB, et al: Differentiation of benign and malignant adnexal masses: Relative value of gray-scale, color Doppler, and spectral Doppler sonography. AJR 1995;164:381-386.
241. Jain KA: Prospective evaluation of adnexal masses with endovaginal gray-scale and duplex and color Doppler US: Correlation with pathologic findings. Radiology 1994;191:63-67.
242. Levine D, Feldstein VA, Babcook CJ, et al: Sonography of ovarian masses: Poor sensitivity of resistive index for identifying malignant lesions. AJR 1994;162:1355-1359.
243. Bromley B, Goodman H, Benacerraf BR: Comparison between sonographic morphology and Doppler waveform for the diagnosis of ovarian malignancy. Obstet Gynecol 1994;83:434-437.
244. Salem S, White LM, Lai J: Doppler sonography of adnexal masses: The predictive value of the pulsatility index in benign and malignant disease. AJR 1994;163:1147-1150.
245. Carter J, Saltzman A, Hartenbach E, et al: Flow characteristics in benign and malignant gynecologic tumors using transvaginal color flow Doppler. Obstet Gynecol 1994;83:125-130.
246. Buy JN, Ghossain MA, Hugol D, et al: Characterization of adnexal masses: Combination of color Doppler and conventional sonography compared with spectral Doppler analysis alone and conventional sonography alone. AJR 1996;166:385-393.
247. Reles A, Wein U, Lichtenegger W: Transvaginal color Doppler sonography and conventional sonography in the preoperative assessment of adnexal masses. J Clin Ultrasound 1997;25:217-225.
248. Fleisher AC, Rodgers WH, Kepple DM, et al: Color Doppler sonography of ovarian masses: A multiparameter analysis. J Ultrasound Med 1993;12:41-48.
249. Guerriero S, Alcazar JL, Coccia ME, et al: Complex pelvic mass as a target of evaluation of vessel distribution by color Doppler sonography for the diagnosis of adnexal malignancies: Results of a multicenter European study. J Ultrasound Med 2002;21:1105-1111.

250. Valentin L: Prospective cross-validation of Doppler ultrasound examination and gray-scale ultrasound imaging for discrimination of benign and malignant pelvic masses. Ultrasound Obstet Gynecol 1999;14:273-283.
251. Fleischer AC, Cullinan JA, Kepple DM, et al: Conventional and color Doppler transvaginal sonography of pelvic masses: A comparison of relative histologic specificities. J Ultrasound Med 1993;12:705-712.
252. Brown DL, Doubilet PM, Miller FH, et al: Benign and malignant ovarian masses: Selection of the most discriminating gray-scale and Doppler sonographic features. Radiology 1998;208:103-110.
253. Schelling M, Braun M, Kuhn W, et al: Combined transvaginal B-mode and color Doppler sonography for differential diagnosis of ovarian tumors: Results of a multivariate logistic regression analysis. Gynecol Oncol 2000;77:78-86.
254. Kinkel K, Hricak H, Lu Y, et al: US characterization of ovarian masses: A meta-analysis. Radiology 2000;217:803-811.
255. Laing FC: US analysis of adnexal masses: The art of making the correct diagnosis. Radiology 1994;191:21-22.
256. Williams AG, Mettler FA, Wicks JD: Cystic and solid ovarian neoplasms. Semin Ultrasound 1983;4:166-183.
257. Wagner BJ, Buck JL, Seidman JD, et al: Ovarian epithelial neoplasms: Radiologic-pathologic correlation. Radiographics 1994;14:1351-1374.
258. Athey PA, Siegel MF: Sonographic features of Brenner tumor of the ovary. J Ultrasound Med 1987;6:367-372.
259. Brammer HM III, Buck JL, Hayes WS, et al: Malignant germ cell tumors of the ovary: Radiologic-pathologic correlation. Radiographics 1990;10:715-724.
260. Quinn SF, Erickson S, Black, WC: Cystic ovarian teratomas: The sonographic appearance of the dermoid plug. Radiology 1985;155:477-478.
261. Sheth S, Fishman EK, Buck JL, et al: The variable sonographic appearances of ovarian teratomas: Correlation with CT. AJR 1988;151:331-334.
262. Guttman PH Jr: In search of the elusive benign cystic ovarian teratoma: Application of the ultrasound "tip of the iceberg" sign. J Clin Ultrasound 1977;5:403-406.
263. Bronshtein M, Yoffe N, Brandes JM, et al: Hair as a sonographic marker of ovarian teratomas: Improved identification using transvaginal sonography and simulation model. J Clin Ultrasound 1991;19:351-355.
264. Malde HM, Kedar RP, Chadha D, et al: Dermoid mesh: A sonographic sign of ovarian teratoma. Letter AJR 1992;159:1349-1350.
265. Kawamoto S, Katsuhiko S, Matsumoto H, et al: Multiple mobile spherules in mature cystic teratoma of the ovary. AJR 2001;176:1455-1457.
266. Patel M, Feldstein VA, Lipson SD, et al: Cystic teratoma of the ovary: Diagnostic value of sonography. AJR 1998;171:1061-1065.
267. Hertzberg BS, Kliewer MA: Sonography of benign cystic teratoma of the ovary: Pitfalls in diagnosis. AJR 1996;167:1127-1133.
268. Zalel Y, Caspi B, Tepper R: Doppler flow characteristics of dermoid cysts: Unique appearance of struma ovarii. J Ultrasound Med 1997;16:355-358.
269. O'Malley BP, Richmond H: Struma ovarii. J Ultrasound Med 1982;1:177-178.
270. Tanaka YO, Kurosaki Y, Nishida M, et al: Ovarian dysgerminoma: MR and CT appearance. J Comput Assist Tomogr 1994;18:443-448.
271. Kim SH, Kang SB: Ovarian dysgerminoma: Color Doppler ultrasonographic findings and comparison with CT and MR imaging findings. J Ultrasound Med 1995;14:843-848.
272. Ko SF, Wan YL, Ng SH: Adult ovarian granulosa cell tumors: Spectrum of sonographic and CT findings with pathological correlation. AJR 1999;172:1227-1233.
273. Neste MG, Francis IR, Bude RO: Hepatic metastases from granulosa cell tumor of the ovary: CT and sonographic findings. AJR 1996;166:1122-1124.
274. Outwater EK, Wagner BG, Mannion C, et al: Sex cord-stromal and steroid cell tumors of the ovary. Radiographics 1998;18:1523-1546.
275. Stephenson WM, Laing FC: Sonography of ovarian fibromas. AJR 1985;144:1239-1240.
276. Athey PA, Malone RS: Sonography of ovarian fibromas/thecomas. J Ultrasound Med 1987;6:431-436.
277. Athey PA, Butters HE: Sonographic and CT appearance of Krukenberg tumors. J Clin Ultrasound 1984;12:205-210.
278. Shimizu H, Yamasaki M, Ohama K, et al: Characteristic ultrasonographic appearance of the Krukenberg tumor. J Clin Ultrasound 1990;18:697-703.

Tuba Uterina

279. Timor-Tritsch IE, Rottem S: Transvaginal ultrasonographic study of the fallopian tube. Obstet Gynecol 1987;70:424-428.
280. Patten RM, Vincent LM, Wolner-Hanssen P, et al: Pelvic inflammatory disease: Endovaginal sonography with laparoscopic correlation. J Ultrasound Med 1990;9:681-689.
281. Tessler FN, Perrella RR, Fleischer AC, et al: Endovaginal sonographic diagnosis of dilated fallopian tubes. AJR 1989;153:523-525.
282. Taipale P, Tarjanne H, Ylöstalo P: Transvaginal sonography in suspected pelvic inflammatory disease. Ultrasound Obstet Gynecol 1995;6:430-434.
283. Timor-Tritsch IE, Lerner JP, Monteagudo A, et al: Transvaginal sonographic markers of tubal inflammatory disease. Ultrasound Obstet Gynecol 1998;12:56-66.
284. Bulas DI, Ahlstrom PA, Sivit CJ, et al: Pelvic inflammatory disease in the adolescent: Comparison of transabdominal and transvaginal sonographic evaluation. Radiology 1992;183:435-439.
285. VanSonnenberg E, D'Agostino HB, Casola G, et al: US-guided transvaginal drainage of pelvic abscesses and fluid collections. Radiology 1991;181:53-56.
286. Feld R, Eschelman DJ, Sagerman JE, et al: Treatment of pelvic abscesses and other fluid collections: Efficacy of transvaginal sonographically guided aspiration and drainage. AJR 1994;163:1141-1145.
287. Sherer DM, Liberto L, Abramowicz JS, et al: Endovaginal sonographic features associated with isolated torsion of the fallopian tube. J Ultrasound Med 1991;10:107-109.
288. Russin LD: Hydrosalpinx and tubal torsion: A late complication of tubal ligation. Radiology 1986;159:115-116.
289. Subramanyam BR, Raghavendra BN, Whalen CA, et al: Ultrasonic features of fallopian tube carcinoma. J Ultrasound Med 1984;3:391-393.
290. Ajjimakorn S, Bhamarapravati Y: Transvaginal ultrasound and the diagnosis of fallopian tubal carcinoma. J Clin Ultrasound 1991;19:116-119.
291. Kurjak A, Kupesic S, Ilijas M, et al: Preoperative diagnosis of primary fallopian tube carcinoma. Gynecol Oncol 1998;68:29-34.
292. Slanetz PJ, Whitman GJ, Halpern EF, et al: Imaging of fallopian tube tumors. AJR 1997;169:1321-1324.

Massas Pélvicas Não-ginecológicas
293. Wicks JD, Silver TM, Bree RL: Gray scale features of hematomas: An ultrasonic spectrum. AJR 1978;131:977-980.
294. Salem S, O'Malley BP, Hiltz CW: Ultrasonographic appearance of gastrointestinal masses. J Can Assoc Radiol 1980;31:163-167.

Patologia Pélvica Pós-parto
295. Lee CY, Madrazo B, Drukker BH: Ultrasonic evaluation of the postpartum uterus in the management of postpartum bleeding. Obstet Gynecol 1981;58:227-232.
296. Hertzberg BS, Bowie JD: Ultrasound of the postpartum uterus: Prediction of retained placental tissue. J Ultrasound Med 1991;10:451-456.
297. Zuckerman J, Levine D, McNicholas MMJ, et al: Imaging of pelvic postpartum complications. AJR 1997;168:663-668.
298. Wilson PC, Lerner RM: Diagnosis of ovarian vein thrombophlebitis by ultrasonography. J Ultrasound Med 1983;2:187-190.
299. Savader SJ, Otero RR, Savader BL: Puerperal ovarian vein thrombosis: Evaluation with CT, US, and MR imaging. Radiology 1988;167:637-639.
300. Grant TH, Schoettle BW, Buchsbaum MS: Postpartum ovarian vein thrombosis: Diagnosis by clot protrusion into the inferior vena cava at sonography. AJR 1993;160:551-552.
301. Baran GW, Frisch KM: Duplex Doppler evaluation of puerperal ovarian vein thrombosis. AJR 1987;149:321-322.
302. Baker ME, Kay H, Mahony BS, et al: Sonography of the low transverse incision, cesarean section: A prospective study. J Ultrasound Med 1988;7:389-393.
303. Baker ME, Bowie JD, Killam AP: Sonography of post-cesarean-section bladder-flap hematoma. AJR 1985;144:757-759.
304. Wiener MD, Bowie JD, Baker ME, et al: Sonography of subfascial hematoma after cesarean delivery. AJR 1987;148:907-910.
305. Al-Naib S: Sonographic appearance of postpartum retropubic hematoma. J Clin Ultrasound 1990;18:520-521.

16

NEOPLASIA TROFOBLÁSTICA GESTACIONAL

Margaret A. Fraser-Hill / Stephanie R. Wilson

SUMÁRIO DO CAPÍTULO

GESTAÇÃO MOLAR
  Gestação Molar Completa
  Gestação Molar Parcial
  Diagnóstico e Tratamento
    Características
      Ultra-sonográficas
    Tratamento e Prognóstico
NEOPLASIA TROFOBLÁSTICA PERSISTENTE
  Mola Invasiva
  Coriocarcinoma

Tumor Trofoblástico do Local
  Placentário
Diagnóstico e Tratamento
  Gonadotropina Coriônica
    Humana
  Ultra-sonografia e Doppler
    Colorido Dúplex
  Fluxo Sangüíneo Uterino
    Normal
  Tratamento e Prognóstico

A **neoplasia gestacional trofoblástica** (NGT) é um espectro de distúrbios caracterizado por uma proliferação anormal de trofoblastos relacionados à gestação, com um potencial maligno.[1] A NGT inclui a gestação molar, a mola invasiva, o coriocarcinoma e o tumor trofoblástico do local placentário (TTLP). Em conjunto, as últimas três condições são chamadas de **neoplasia trofoblástica persistente,** ou NTP.

Numa gestação normal, uma das funções primárias do trofoblasto placentário é obter acesso à circulação materna. O trofoblasto normal infiltra os tecidos maternos, invade os vasos, e pode mesmo ser transportado para os pulmões.[2] Todos os tumores trofoblásticos apresentam esta capacidade para invasão, que é responsável por muitas das características especiais patológicas, clínicas e de imagem deste grupo fascinante de lesões. A NGT é conhecida há muito tempo. Hipócrates descreveu a gestação molar como uma "hidropsia do útero" e a atribuiu à água insalubre. O termo mola hidatiforme tem sido reconhecido por mais de 3 séculos e se refere à degeneração cística dos vilos coriônicos na gestação molar. Antes da metade deste século, a NGT maligna era uniformemente fatal. É admirável o fato de tratar-se hoje da **malignidade ginecológica mais curável** em conseqüência de diversos avanços importantes, inclusive a disponibilidade de um marcador tumoral sensível e confiável (gonadotropina coriônica humana ou hCG); a sensibilidade apurada da maioria das lesões à quimioterapia com medicamentos antifólicos; e o uso de esquemas multimodais agressivos associando quimioterapia, radioterapia e cirurgia em pacientes selecionadas que não respondem aos protocolos convencionais.[1,3] Em geral, depois de estabelecido o diagnóstico de NGT, as decisões terapêuticas se baseiam principalmente em critérios clínicos. As imagens diagnósticas desempenham um papel importante em seu diagnóstico e tratamento.

GESTAÇÃO MOLAR

A gestação molar é a forma mais comum e benigna de NGT, com uma incidência de 1 em 1.000 gestações na América do Norte.[1,3-5] Idade materna avançada, história prévia de gestação molar e origem asiática são fatores de risco estabelecidos.[4,5] A gestação molar apresenta as características histológicas especiais da degeneração cística ou em cacho de uvas (hidatiforme) dos vilos coriônicos, vascularização ausente ou inadequada dos vilos coriônicos e proliferação anormal de trofoblastos placentários.[1,3,5-12] A mola hidatiforme é classificada tanto como uma gestação molar completa quanto como uma gestação molar parcial, com base em características citogenéticas, morfológicas e clínicas.

Gestação Molar Completa

A **gestação molar completa** se caracteriza por um cariótipo diplóide 46,XX em aproximadamente 70% a 85% dos casos. Na gestação molar completa, o DNA cromossômico é exclusivamente de origem paterna. Isto ocorre quando um ovo com cromossomos maternos ausentes ou inativos é fertilizado por um espermatozóide haplóide normal. A endorreduplicação dos cromossomos paternos produz um **cariótipo diplóide** de 46,XX (46,YY é letal). Ocasionalmente, a fertilização de um ovo vazio por dois espermatozóides haplóides resulta no padrão 46,XY.[10-12] Na patologia, **não existe desenvolvimento fetal** na gestação molar completa. A placenta é inteiramente substituída por vilos coriônicos anormais, hidrópicos, com uma proliferação excessiva de trofoblastos.[1-3,8,9] Apesar de o grau de proliferação trofoblástica variar de leve a grave, até 50% dos casos são graves.[8,9] A proliferação trofoblástica excessiva resulta em **sintomas e sinais clássicos** que freqüentemente sugerem o diagnóstico. Estes incluem tamanho uterino excessivo para idade gestacional, nível sérico acentuadamente elevado de hCG (acima de 100.000 mUI/ml), hiperêmese gravídica, toxemia, hipertireoidismo e insuficiência respiratória. Os cistos luteínicos da teca dos ovários ocorrem em aproximadamente 15% a 30% dos casos e refletem níveis excessivos de hCG. O sangramento vaginal, presente em mais de 90% dos casos, é o sinal de apresentação mais freqüente.[7-9] A passagem de vesículas (vilos hidrópicos) ocorre em até 80% dos casos, e é considerada específica para a condição.[7] Hoje, o uso freqüente da ultra-sonografia em qualquer paciente com perda de sangue na gestação permite um diagnóstico precoce, e poucas pacientes desenvolvem as características clássicas de hiperêmese e toxemia.[13,14]

Gestação Molar Parcial

Por sua vez, a **gestação molar parcial** apresenta um **cariótipo triplóide** de 69,XXX, 69,XXY ou 69,XYY. A maioria das molas parciais apresenta um grupo de cromossomos maternos e dois grupos de cromossomos paternos resultantes da fertilização de um ovo normal por dois espermatozóides haplóides. Esta condição, em que o grupo extra de cromossomos é derivado do pai, é conhecida como triploidia diândrica. A triploidia de origem materna não está associada à NGT.[10-12] Na patologia, a gestação molar parcial apresenta, em geral, **tecidos fetais anômalos (triploidia)**, mas bem desenvolvidos. A degeneração hidrópica dos vilos placentários é focal, intercalada com vilos placentários normais. A proliferação trofoblástica é leve.[1-3,7] O diagnóstico clínico de gestação molar parcial é raramente estabelecido prospectivamente. Os sintomas e sinais são menos freqüentes e de menor gravidade porque a proliferação trofoblástica é moderada. Um abortamento espontâneo ou incompleto é o diagnóstico clínico mais comum.[8,9]

Diagnóstico e Tratamento

O diagnóstico de uma gestação molar deve ser considerado nas pacientes que se apresentam com sangramento vaginal no primeiro trimestre de gestação, aumento uterino rápido, tamanho do útero excessivo para a idade gestacional, hiperêmese gravídica e pré-eclâmpsia antes de 24 semanas. Os níveis séricos de hCG na gestação molar estão anormalmente elevados, com freqüência acima de 100.000 mUI/ml, ao contrário dos níveis gestacionais normais, que ficam abaixo de 60.000 mUI/ml.[7]

Características Ultra-sonográficas. As **características ultra-sonográficas clássicas da gestação molar completa** são bem conhecidas e incluem a presença de um útero aumentado contendo tecido ecogênico que expande o canal endometrial (Fig. 16-1A). Os vilos hidrópicos dentro do tecido molar aparecem sob a forma de diversos espaços císticos de distribuição uniforme e difusa variando de tamanho entre poucos milímetros até 2 a 3 cm.[15-18] No segundo trimestre, o diagnóstico ultra-sonográfico transabdominal é altamente exato. Os exames transvaginais podem não acrescentar informações diagnósticas significativas nem melhorar o resultado.[19] No entanto, as gestações molares iniciais podem ter características atípicas que tornam o diagnóstico transabdominal mais difícil. Nas gestações molares do primeiro trimestre, o tecido molar aparece como uma massa predominantemente sólida e hiperecóica, porque os vilos hidrópicos muito pequenos não têm uma resolução adequada na ultra-sonografia transabdominal. Este aspecto é inespecífico, simulado por um abortamento incompleto ou por um coágulo sangüíneo.[20] A ultra-sonografia transvaginal (US) é mais sensível do que a ultra-sonografia transabdominal e pode detectar vilos hidrópicos mais cedo e melhor (Fig. 16-1B).[21,22] A ultra-sonografia transvaginal da gestação molar precoce também pode descrever uma massa sólida e hiperecóica dentro de um saco gestacional.[23] Nas molas completas, não existe feto, exceto no caso raro de uma gestação gemelar coexistente (Fig. 16-2). Em tais situações, a ultra-sonografia é exata no estabelecimento do diagnóstico. A distinção de uma gestação molar parcial se baseia na identificação de uma placenta normal separada (Fig. 16-2).[24] Os ovários podem estar muito aumentados na gestação molar completa por cistos múltiplos bilaterais tecaluteínicos. Esses cistos podem ser claros ou hemorrágicos e podem ser uma fonte de dor pélvica.[7,22] O aspecto ultra-sonográfico é similar ao encontrado na hiperestimulação ovariana a partir do tratamento para indução da ovulação. Os cistos tecaluteínicos representam um ensaio biológico *in vivo* para a hCG endógena e são mais acentuados quando a proliferação trofoblástica é grave.

As **características ultra-sonográficas da gestação molar parcial** são descritas com menor freqüência e se justapõem a outras condições. A gestação molar parcial muitas vezes não é detectada ou é confundida com um abortamento incompleto.[20] Na gestação molar parcial, a placenta é excessivamente grande e contém diversos espaços císticos distribuídos de maneira não uniforme. Um saco gestacional está presente e freqüentemente é deformado.[15,16] Um feto de crescimento retardado está presente e pode apresentar diversas anomalias de triploidia, inclusive sindactilia e hidrocefalia (Fig. 16-3).[1,7,15] A degeneração hidrópica da placenta (não relacionada à neoplasia trofoblástica) também pode possuir características ultra-sonográficas similares.[15,17] A degeneração hidrópica é um fato comum no abortamento do primeiro tri-

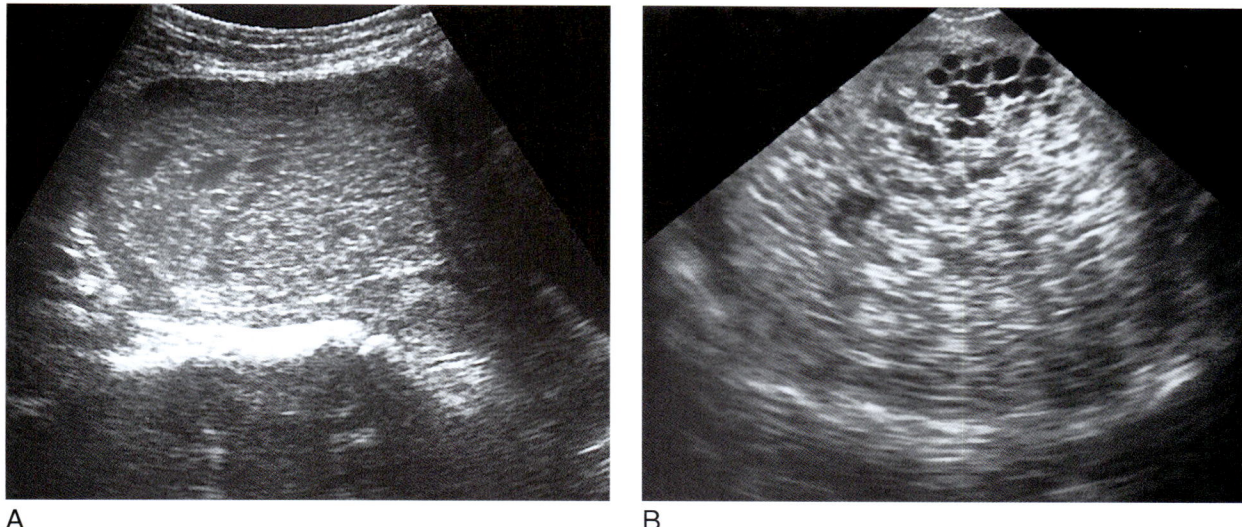

FIGURA 16-1. Gestação molar completa, aspecto clássico. A, Exame transabdominal revela uma massa vesicular hiperecóica que ocupa o canal endometrial. **B**, Ultra-sonografia transvaginal de alta resolução mostra inúmeros espaços císticos, de distribuição uniforme, que correspondem, na patologia, a vilos coriônicos hidrópicos.

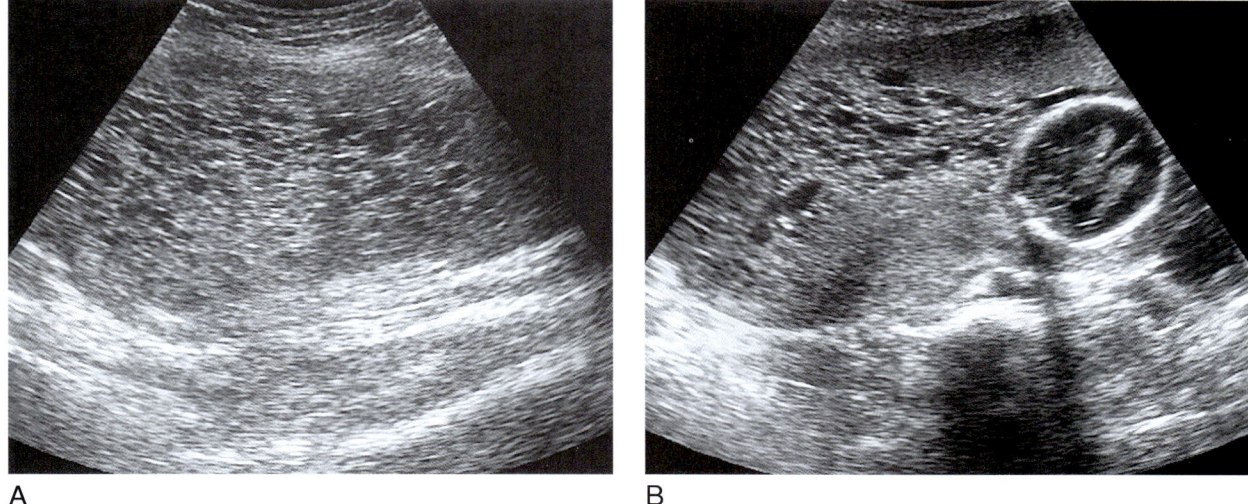

FIGURA 16-2. Mola completa coexistindo com feto na 18ª semana de gestação. A, Exame sagital do lado direito do útero mostra uma grande massa hiperecóica com inúmeros pequenos espaços císticos, a morfologia clássica de uma mola completa. **B**, A imagem transversal mostra a mola no lado esquerdo. Existe um feto normal, a cabeça mostrada aqui e uma placenta anterior normal. Esta condição apresenta um prognóstico ruim.

mestre por qualquer razão. Os espaços císticos associados podem ser difíceis ou impossíveis de distinguir de uma mola precoce. Conseqüentemente, uma avaliação cuidadosa dos produtos da concepção deve ser aconselhada para evitar a possibilidade de não diagnosticar uma mola nos casos com características ultra-sonográficas equivocadas.

Tratamento e Prognóstico. O tratamento da gestação molar é a evacuação uterina, e a maioria dos casos é tratada freqüentemente desta maneira. Aproximadamente 80% das molas completas e 95% das molas parciais vão seguir subseqüentemente uma evolução benigna.[7-9,25] No entanto, um diagnóstico preciso e a classificação da gestação molar são importantes por causa do risco de NTP. Por este motivo, todas as pacientes com gestação molar são monitorizadas com a dosagem sérica de hCG e orientadas no sentido de evitar engravidar durante pelo menos 1 ano.

NEOPLASIA TROFOBLÁSTICA PERSISTENTE

A neoplasia trofoblástica persistente é uma complicação da gestação com risco de morte, que abrange a mola invasiva, o coriocarcinoma e o extremamente raro TT1P. A NTP ocorre

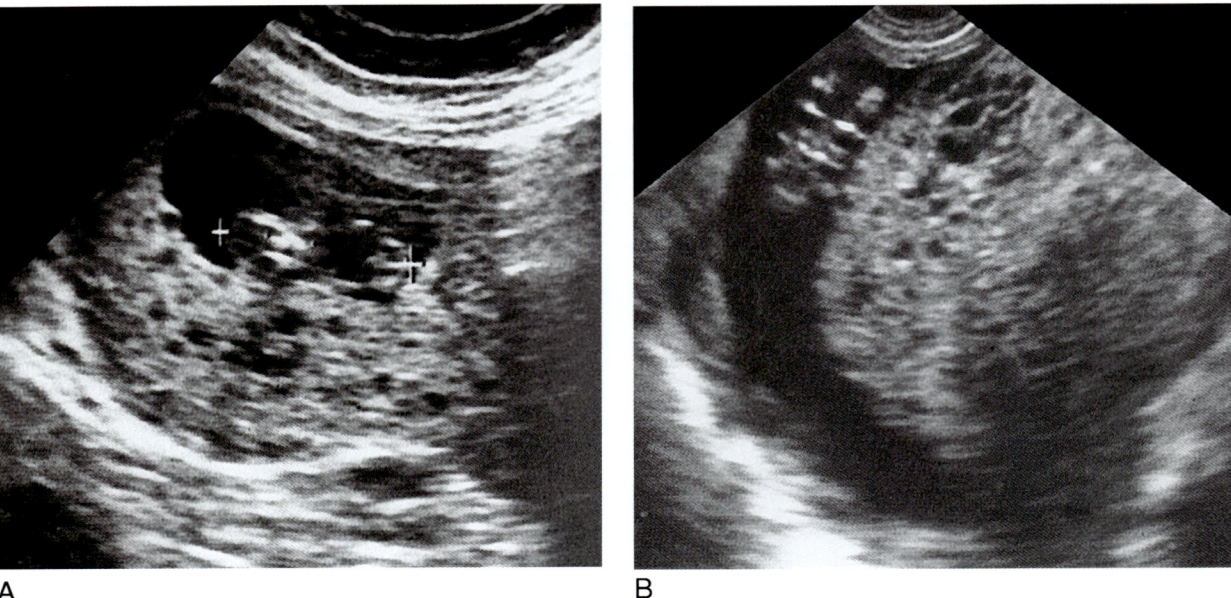

FIGURA 16-3. Mola parcial com 16 semanas de gestação. A, Exame suprapúbico mostra um útero grávido. Existe um pequeno feto morto, com retardo do crescimento e tamanho compatível com uma gravidez de aproximadamente 12 semanas. O tecido placentário é grande e apresenta múltiplos espaços vesiculares consistentes com vilos hidrópicos. Não existe uma placenta normal. **B,** O exame transvaginal mostra o pequeno feto em relação à grande placenta posterior anormal.

com maior freqüência numa situação de gestação molar; até 20% das molas completas desenvolvem doença persistente que requer tratamento adicional.[4,7-9,26-28] As molas completas com graus de proliferação trofoblástica graves estão sob maior risco. A doença persistente se desenvolve em 50% ou mais destes casos.[4,7,8,26,27] O risco é do mesmo modo elevado para a gestação molar completa com um feto coexistente, provavelmente graças a um atraso no diagnóstico.[24] O risco de doença persistente após uma gestação molar parcial é muito menor, ocorrendo em aproximadamente 5% dos casos.[9,11,16,26,28] Raramente, a NTP se desenvolve numa gestação normal, a termo, num abortamento espontâneo ou, muito raramente, numa gestação ectópica.[4,6,7,11]

Mola Invasiva

A mola invasiva (corioadenoma destruens) é a forma mais comum de NTP, correspondendo a 80% a 95% dos casos.[26] É definida histologicamente pela presença de vilos coriônicos formados e pela proliferação de trofoblastos profundamente no miométrio.[1,2,7] É considerada biologicamente benigna e em geral está restrita ao útero; no entanto, pode ocorrer uma penetração ou perfuração uterina, com o potencial de óbito por hemorragia grave.[1,2,7,28] As lesões podem invadir além do útero para os tecidos do paramétrio, órgãos adjacentes e vasos sangüíneos.[1,2,7] Os vilos molares invasivos podem embolizar para locais distantes, incluindo pulmão e cérebro.

Coriocarcinoma

O coriocarcinoma é uma malignidade muito rara, com uma incidência de 1 em 30.000 gestações.[1,7] Como ocorre com outras formas de NTP, o fator de risco mais importante para o coriocarcinoma é a gestação molar. As gestações molares precedem 50% a 80% dos casos, e 1 em 40 gestações molares dá origem a um coriocarcinoma. O coriocarcinoma é uma lesão puramente celular, definida histologicamente pela ausência de vilos formados e pela invasão do miométrio por trofoblastos anormais em proliferação.[1,6] Invasão vascular, hemorragia e necrose são características proeminentes.[6] As metástases a distância são comuns e na maioria das vezes afetam os pulmões, seguidos pelo fígado e cérebro, aparelho gastrointestinal e rins. O comprometimento respiratório pode ser a apresentação inicial.[7,29] É também comum encontrarmos invasão venosa e metástases retrógradas para a vagina e para as estruturas pélvicas.[5,29]

Tumor Trofoblástico do Local Placentário

O tumor trofoblástico do local placentário é a forma mais rara e fatal da NTG.[2,3,30] Como o coriocarcinoma e a mola invasiva, o TTLP pode acompanhar qualquer tipo de gestação, mas na maioria das vezes ocorre após um parto a termo.[6] O TTLP pode estar restrito ao útero, mas pode ser localmente invasivo na pelve, ou apresentar metástases a distância para os pulmões, linfonodos, peritônio, fígado, pâncreas ou cérebro. O sangramento vaginal é o sintoma inicial mais comum na apresentação.[6] O tratamento cirúrgico está indicado porque estas lesões costumam ser resistentes à quimioterapia, e o risco de metástases é elevado. Ao contrário do coriocarcinoma, o TTLP não se caracteriza por necrose proeminente, invasão vascular e hemorragia.[2,3,6] Histologicamente, o TTLP é diferente de outras formas de neoplasia trofoblástica. Surge a partir de um trofoblasto não-viloso, "intermediário", que infiltra a decídua, artérias espiraladas e o miométrio no leito placentário.[2,6] O TTLP representa um desafio diagnóstico porque freqüentemente é difícil de distinguir da infiltração trofoblástica intermediária normal no local placentário. Ao contrário de outras formas de NTP, a hCG sérica não é um marcador confiável para o TTLP. A coloração histoquímica do trofoblasto intermediário para hCG é fraca ou ausente, enquanto a coloração para o lactogênio placentário humano (hPL) é fortemente positiva. Infelizmente, o hPL sérico não é um preditor confiável do comportamento tumoral.[5,30]

Diagnóstico e Tratamento

Como a NTP surge na maioria das vezes na situação de uma gestação molar, o diagnóstico se baseia em geral na regressão anormal da hCG depois da evacuação uterina. Um diagnóstico histológico não é considerado obrigatório. A curetagem implica risco de perfuração uterina e não melhora significativamente o tratamento ou a evolução.[28] As pacientes são tratadas com base no estadiamento clínico, que inclui tomografia computadorizada do cérebro, tórax, abdome e pelve.[28,29] Enquanto o diagnóstico de NTP é direto na maioria dos casos, existem circunstâncias em que a NTP pode não ser identificada. Isto ocorre mais freqüentemente quando um exame patológico inadequado deixa de detectar uma mola hidatiforme num abortamento no primeiro trimestre. A NTP que se desenvolve nestas situações ou depois de gestações não-molares vai ser confundida com um abortamento incompleto ou com produtos da concepção retidos. A identificação de um TTLP é ainda mais complicada por causa de níveis baixos ou negativos de hCG. Além disso, as pacientes portadoras de NTP podem se apresentar com uma variedade desconcertante de problemas não-ginecológicos, incluindo comprometimento respiratório e cerebral, gastrointestinal ou hemorragia urológica.[26,29] Nos casos difíceis, a radiologia pode ser o primeiro método a sugerir o diagnóstico. Em todos os casos, a ultra-sonografia desempenha um papel importante no estadiamento da doença e na monitorização da resposta ao tratamento.

Gonadotropina Coriônica Humana. Com exceção do TTLP, a hCG é um marcador sensível e específico para a detecção e monitorização da NTP. A hCG é elaborada pelo trofoblasto placentário, e é formada pelas subunidades α e β que devem se associar para formar o hormônio paterno biologicamente ativo. Enquanto a subunidade-α da hCG é similar aos hormônios glicoprotéicos hipofisários, ao hormônio luteinizante (LH), ao hormônio folículo-estimulante (FSH) e ao hormônio tireoestimulante (TSH), a subunidade-β é exclusiva e confere a atividade biológica específica da hCG.[31-33]

As mensurações quantitativas de hCG empregam o **radioimunoensaio**, uma técnica intensamente sensível que quantifica o hormônio presente em pequenas amostras de soro ou outros líquidos corporais. Deve-se tomar cuidado na escolha de um teste para diagnosticar a NTP e monitorizar a resposta ao tratamento. Os testes que medem a hCG total ou a β-hCG estão indicados para estas pacientes.[32,34]

O tempo médio normal de desaparecimento da hCG nas molas benignas varia entre 7 a 14 semanas, com uma média de 11 semanas. O tempo de desaparecimento máximo pode chegar até 60 semanas. Os critérios clínicos de regressão anormal do hCG não foram uniformemente definidos. Alguns médicos iniciam o tratamento quando os níveis de hCG atingem um platô ou aumento por 2 a 4 semanas ou quando, depois de 8 semanas, não retornaram ao normal. Outros iniciam o tratamento quando a hCG não regrediu completamente depois de 6 meses. Estes critérios empíricos correspondem à variação na freqüência descrita da NTP após uma gestação molar. **As curvas de regressão padronizadas** projetadas a partir de grandes números de pacientes fornecem um meio mais objetivo de diagnosticar a doença persistente e de monitorizar a resposta ao tratamento (Fig. 16-A, B).[34] Por volta da 6ª semana, os níveis de hCG se desviam além do 95º percentil da curva padrão em 50% dos casos de NTP. Por volta da 14ª semana, mais de 90% dos casos são detectados desta maneira. As curvas padronizadas evitam um erro de diagnóstico de NTP nas molas benignas com platôs menores, transitórios ou aumentos na hCG que permanecem na faixa normal. Quando a hCG continua positiva após 6 meses, a conduta expectante está indicada enquanto os níveis continuam a cair. Em geral, a NTP deve ser diagnosticada e tratada quando os níveis de hCG permanecem em platô ou aumentam durante 3 semanas consecutivas com ao menos uma medida fora do padrão de regressão normal. Assim que os níveis de hCG tiverem normalizados, o risco de NTP é baixo (menos de 1% dos casos); no entanto, todas as pacientes portadoras de gestação molar devem ser acompanhadas durante pelo menos 1 ano.[34]

Ultra-sonografia e Doppler Colorido Dúplex. A ultra-sonografia é atualmente a melhor modalidade de imagem para avaliar a doença uterina e pélvica na NTP.[35] É bem tolerada, acessível, de baixo custo e reprodutível – ideal para exames seriados. **As características ultra-sonográficas da NTP** são menos conhecidas do que as da gestação molar primária. Ao mesmo tempo em que a ultra-sonografia transvaginal é freqüentemente desnecessária para o diagnóstico de uma gestação molar primária,[23] ela é uma modalidade fundamental para o diagnóstico da NTP. As pequenas lesões miométricas, típicas desta condição, podem não ser visibilizadas através do exame transabdominal.[15,36-39]

A mola invasiva, o coriocarcinoma e o TTLP podem ter aspectos similares na ultra-sonografia.[15,17,40-43] As características morfológicas refletem invasão tecidual, necrose e hemorragia. A anormalidade ultra-sonográfica descrita com maior freqüência na NTP é um **nódulo focal, ecogênico, miométrico** (Fig. 16-5).[15,16,18,29,37-43] A lesão em geral se localiza próxima ao canal endometrial, mas pode ser encontrada profundamente no miométrio. As lesões podem ter aspecto sólido e ser uniformemente hiperecóicas, hipoecóicas, ou complexas e multicísticas, semelhantes ao tecido molar. As regiões anecóicas resultantes de necrose tecidual e hemorragia aparecem como cavidades irregulares, de paredes espessas, dentro de tumores sólidos (Fig. 16-6).[37,41,42] Em outros casos, áreas desprovidas de ecos dentro das lesões

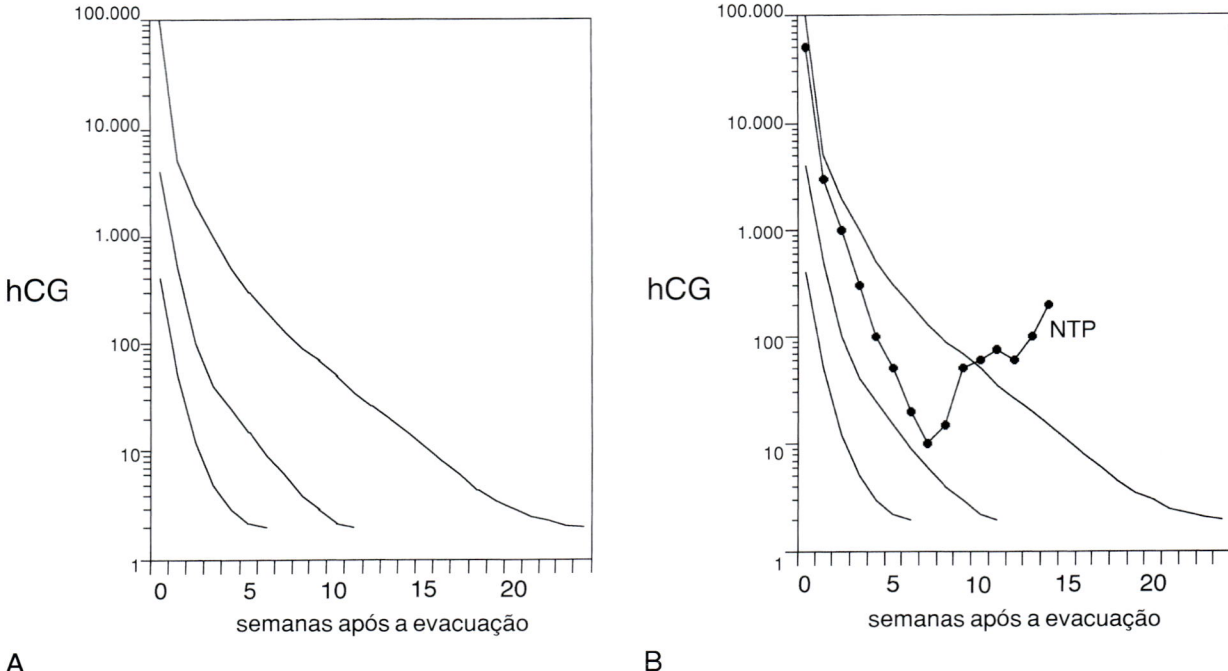

FIGURA 16-4 Curva de regressão da gonadotropina coriônica humana (hCG). A, Curva de regressão normal da hCG sérica depois de uma gestação molar. As linhas (de cima para baixo) representam os 95º, 50º e 5º percentis de regressão espontânea da hCG nas pacientes portadoras de molas benignas. O tempo de desaparecimento médio é de 11 semanas. **B,** Em 90% dos casos, a NTP mostra uma regressão anormal da hCG por volta da 14ª semana. A linha pontilhada representa a regressão anormal da hCG sérica numa paciente portadora de NTP pós-molar. As curvas de regressão padronizadas são um meio mais objetivo de identificar a doença persistente do que critérios clínicos empíricos. NTP, neoplasia trofoblástica persistente. (De Yedema KA, Verhejen RH, Kenemas PK, et al. Identification of patients with persistent trophoblastic disease by means of a normal human chorionic gonadotropin regression curve. Am J Obstet Gynecol 1993; 168[3]:787-792.)

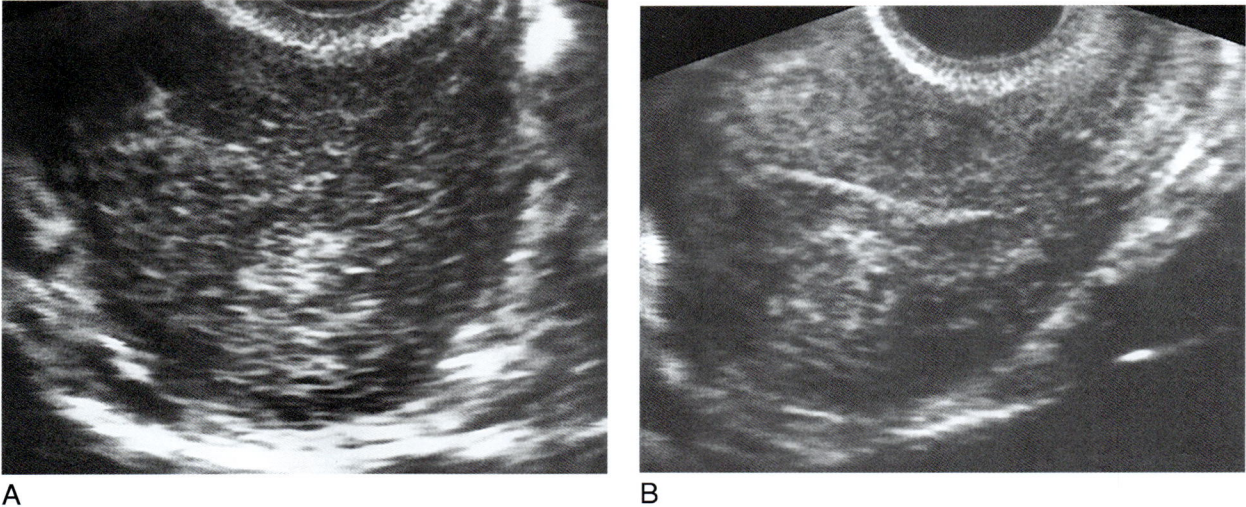

FIGURA 16-5. Nódulo miometrial hiperecóico focal de neoplasia trofoblástica persistente (NTP). A, Imagem transversal de ultra-sonografia transvaginal em imagem transversal mostra uma hiperecogenicidade uterina central e focal, que poderia ser confundida com um endométrio espesso. **B,** Imagem sagital mostra que a área hiperecóica focal se encontra dentro do miométrio posterior a um canal miometrial normal. (De Fraser-Hill MA, Burns PN, Wilson SR: Transvaginal ultrasound and duplex color Doppler of persistent trophoblastic neoplasia. Radiology 1993; 189 [P]:374-375.)

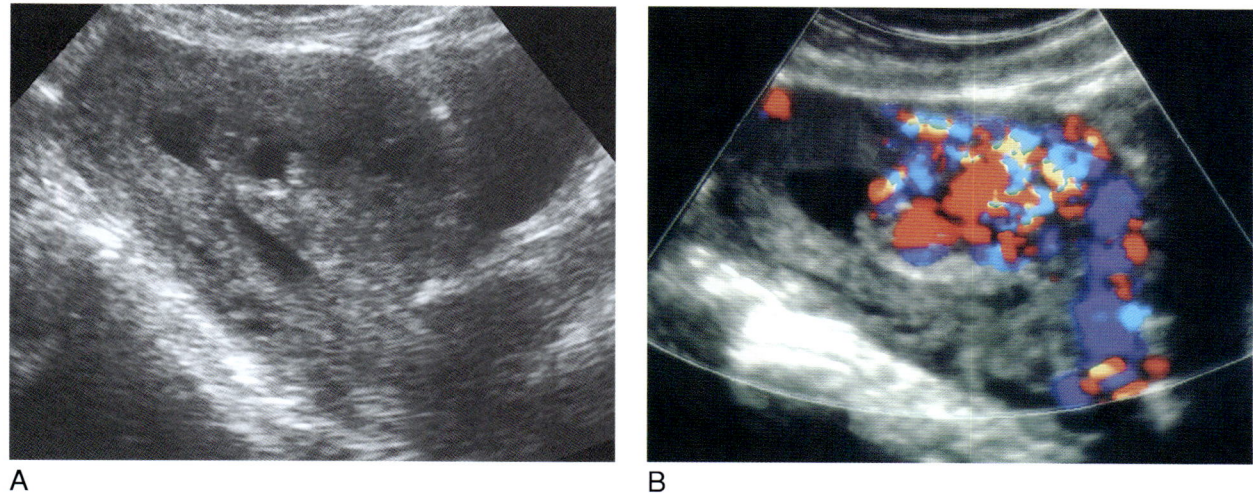

FIGURA 16-6 Espaços císticos representando vasos e hemorragia na neoplasia trofoblástica persistente (NTP). A, Imagem sagital de ultra-sonografia mostrando um útero volumoso com uma massa miometrial anterior complexa e sangue na cavidade endometrial. **B,** O Doppler colorido mostra um padrão em mosaico florido no tumor miometrial anterior e sangue na cavidade endometrial. (De Fraser-Hill MA, Burns PN, Wilson SR: Transvaginal ultrasound and duplex color Doppler of persistent trophoblastic neoplasia. Radiology 1993; 189 [P]:374-375.)

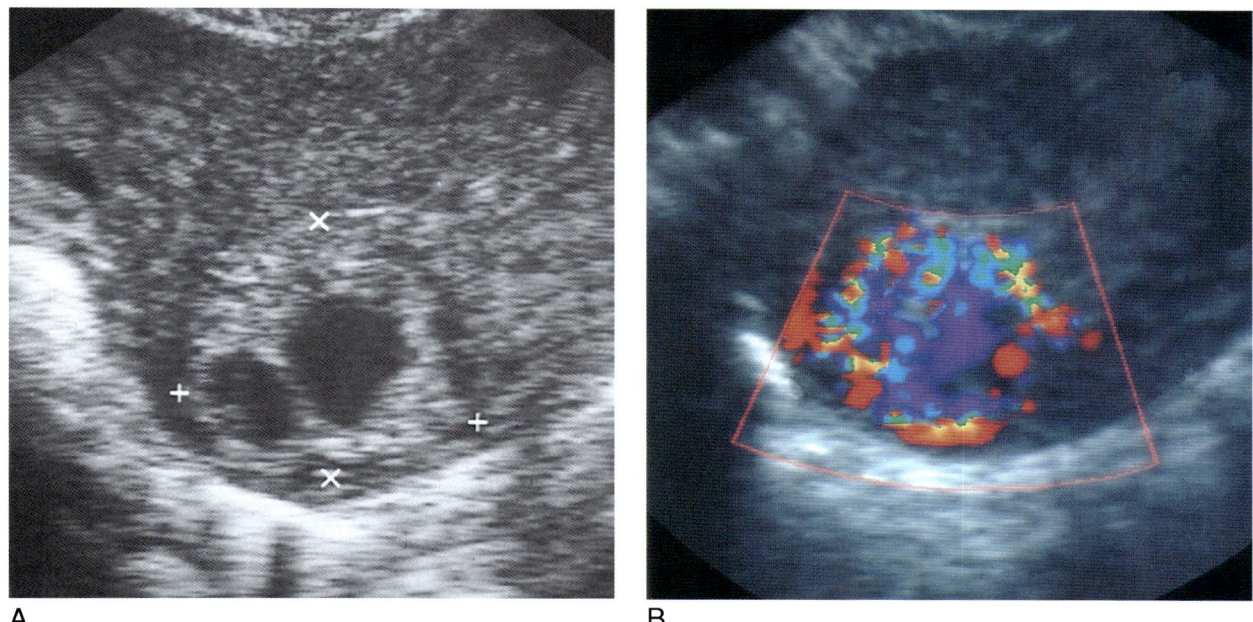

FIGURA 16-7 Massa endometrial cística com espaços vasculares na neoplasia trofoblástica persistente (NTP). A, Imagem sagital na ultra-sonografia transvaginal mostra um nódulo hiperecóico focal com espaços císticos bem definidos, **B,** O Doppler colorido mostra um padrão em mosaico florido com *aliasing*. Os espaços císticos repletos de cor confirmam sua natureza vascular. (De Fraser-Hill MA, Burns, PN, Wilson SR: Transvaginal ultrasound and duplex color Doppler of persistent trophoblastic neoplasia. Radiology 1993;189 [P]: 374-375.)

representam espaços vasculares (Fig. 16-7A, B).[40] As pacientes portadoras de NTP também podem se apresentar com um **aumento volumoso do útero** quando o tumor substitui todo o miométrio (Fig. 16-8). Nestes casos, o miométrio assume um aspecto heterogêneo e lobulado (Fig. 16-9). Pode haver uma extensão além do útero, para o paramétrio, para a parede pélvica lateral e órgãos adjacentes. Nos casos extremos, a NTP aparece como uma **massa pélvica grande, indiferenciada** (Fig. 16-10). Numa situação compatível (p.ex., gestação molar recente, níveis séricos de hCG crescentes e uma ultra-sonografia anterior normal), a ultra-sonografia pode estabelecer o diagnóstico; no entanto, a ultra-sonografia não é completamente específica. Condições comuns, benignas, incluindo adenomiose e fibróides,

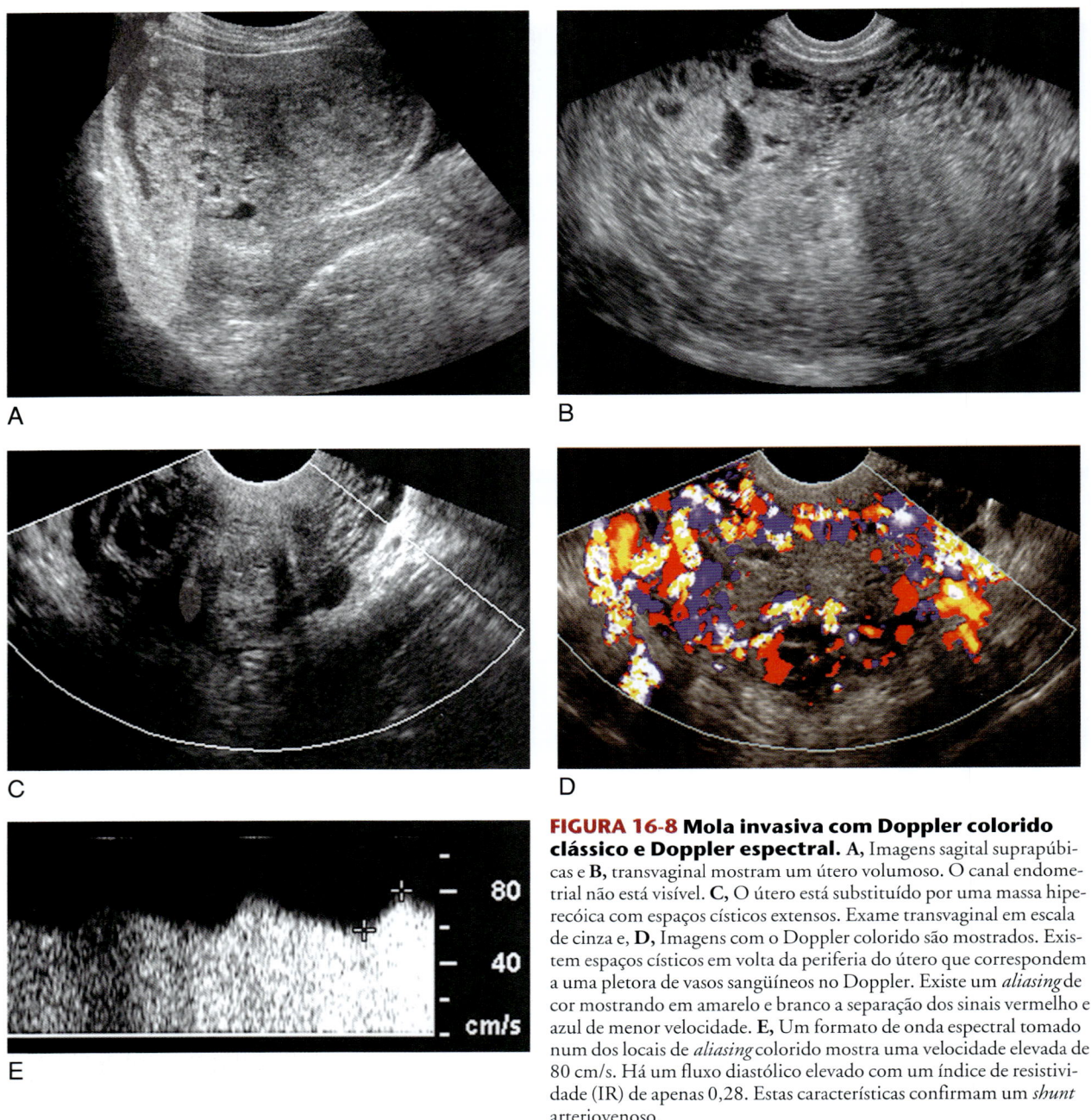

FIGURA 16-8 Mola invasiva com Doppler colorido clássico e Doppler espectral. A, Imagens sagital suprapúbicas e **B,** transvaginal mostram um útero volumoso. O canal endometrial não está visível. **C,** O útero está substituído por uma massa hiperecóica com espaços císticos extensos. Exame transvaginal em escala de cinza e, **D,** Imagens com o Doppler colorido são mostrados. Existem espaços císticos em volta da periferia do útero que correspondem a uma pletora de vasos sangüíneos no Doppler. Existe um *aliasing* de cor mostrando em amarelo e branco a separação dos sinais vermelho e azul de menor velocidade. **E,** Um formato de onda espectral tomado num dos locais de *aliasing* colorido mostra uma velocidade elevada de 80 cm/s. Há um fluxo diastólico elevado com um índice de resistividade (IR) de apenas 0,28. Estas características confirmam um *shunt* arteriovenoso.

podem ter aspecto similar ao da NTP.[18,44,45] Um diagnóstico preciso depende da correlação com os achados clínicos e com os níveis séricos de hCG.

Após um tratamento efetivo, as anormalidades ultra-sonográficas em geral cedem, e a morfologia uterina retorna ao normal. As lesões se tornam progressivamente mais hipoecóicas e de menor tamanho (Fig 16-9C). Eventualmente, não existe uma anormalidade residual aparente em muitos casos.[37,39] No entanto, até 50% das pacientes irão apresentar anormalidades persistentes depois da terapia que podem ser difíceis de distinguir de lesões ativas na ultra-sonografia.[40]

Fluxo Uterino Normal. No útero normal, a vascularização do miométrio é sempre visível no Doppler colorido. O fluxo colorido está em geral limitado a vasos discretos, regularmente dispostos na metade ou terço periférico do miométrio. Vasos menores irradiam em intervalos, no sentido do endométrio. O Doppler colorido dúplex mostra sinais de baixa velocidade e alta impedância. O fluxo colorido do miométrio pode parecer aumentado em pacientes normais com complexos vasculares parametriais proeminentes e em condições como fibróides e adenomiose. Na gestação, a vascularização colorida do miométrio pode estar aumentada focalmente na região da implantação placentária. O fluxo

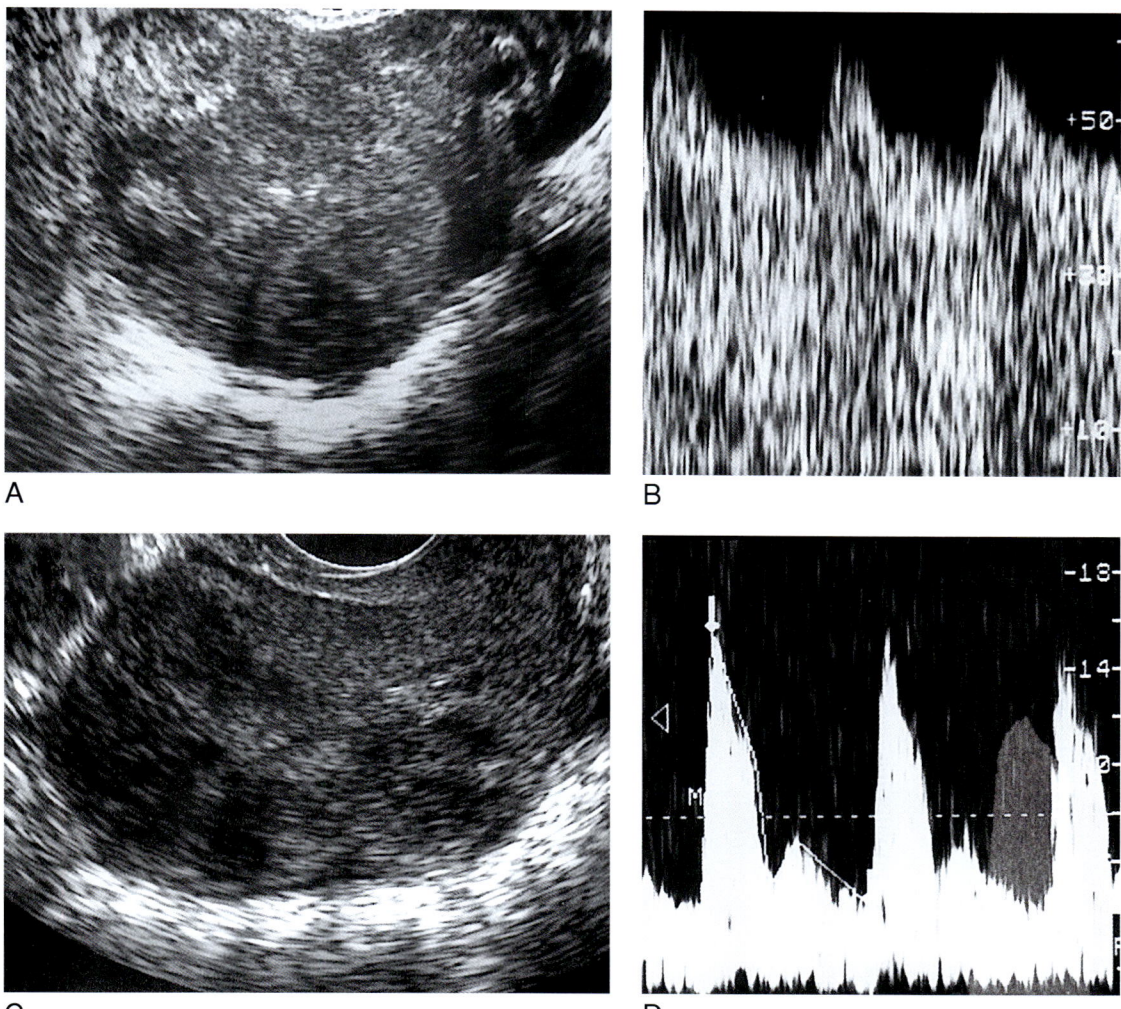

FIGURA 16-9 Útero volumoso, lobulado, simulando fibróides na neoplasia trofoblástica persistente (NTP); o Doppler aumenta a especificidade. **A**, Ultra-sonografia transvaginal mostra um útero volumoso, não-homogêneo, com diversas áreas sugestivas de fibróides. O Doppler colorido mostrou um padrão florido difuso com *aliasing*. **B**, Formatos de onda espectrais com alta velocidade, baixo fluxo de resistência VPS de 70 cm/s, IP de 0,35, IR de 0,29. **C** e **D**, a β–hCG estava negativa após a quimioterapia. Não existia mais NTP. C, Ultra-sonografia transvaginal melhorou, mas o útero manteve um contorno relativamente lobulado. Os nódulos focais não estão mais tão evidentes. O Doppler colorido mostrou um fluxo sanguíneo mínimo. **D**, A forma de onda espectral mostra fluxos com uma baixa velocidade normal, e de alta impedância. VPS de 15 cm/s, IP de 1,43, IR de 0,74, índice de pulsatilidade, IP; VPS, velocidade de pico sistólico. IR, Índice de resistividade. (De Fraser-Hill Ma, Burns PN, Wilson SR: Transvaginal ultrasound and duplex color Doppler of persistent trophoblastic neoplasia. Radiology 1993;189 [P]: 374-375.)

colorido do endométrio, em geral ausente no útero não-grávido, é inespecífico e é visto na gestação normal, no abortamento incompleto, produtos da concepção retidos, pólipos do endométrio, câncer e NTP.

Características do Doppler Colorido e Dúplex na NTP refletem a acentuada hipervascularidade do trofoblasto invasivo.[36,45-50] A extrema vascularização da neoplasia trofoblástica invasiva é conhecida há bastante tempo através da angiografia.[50] As artérias uterinas espiraladas irrigam diretamente o interior de espaços vasculares proeminentes e então se comunicam com veias de drenagem.[3,50] Estes **shunts arteriovenosos funcionais** produzem uma hipervascularização uterina anormal e fluxo sanguíneo de alta velocidade e baixa impedância quando investigados pelo dúplex.[45,46,48] **Características do Doppler colorido** típicas da NTP incluem um *aliasing* de cor extensa, uma mistura de sinais, perda da discrição dos vasos e uma disposição vascular caótica. As regiões anormais freqüentemente parecem ser maiores que as anormalidades ultra-sonográficas correspondentes (Fig. 16-8).[36]

As características do Doppler Dúplex na NTP se relacionam ao *shunt* arteriovenoso. O fluxo sanguíneo "trofoblástico" apresenta uma velocidade de pico sistólica elevada característica (VPS) e um baixo índice de resistência (IR).[36,45,50] A VPS é em geral superior a 50 cm/s e está freqüentemente acima de 100 cm/s. O IR é em geral menor que 0,50 e freqüentemente está bem abaixo de 0,40 (Fig. 16-8).[6,45,50] Em contraste, o fluxo do sangue no mio-

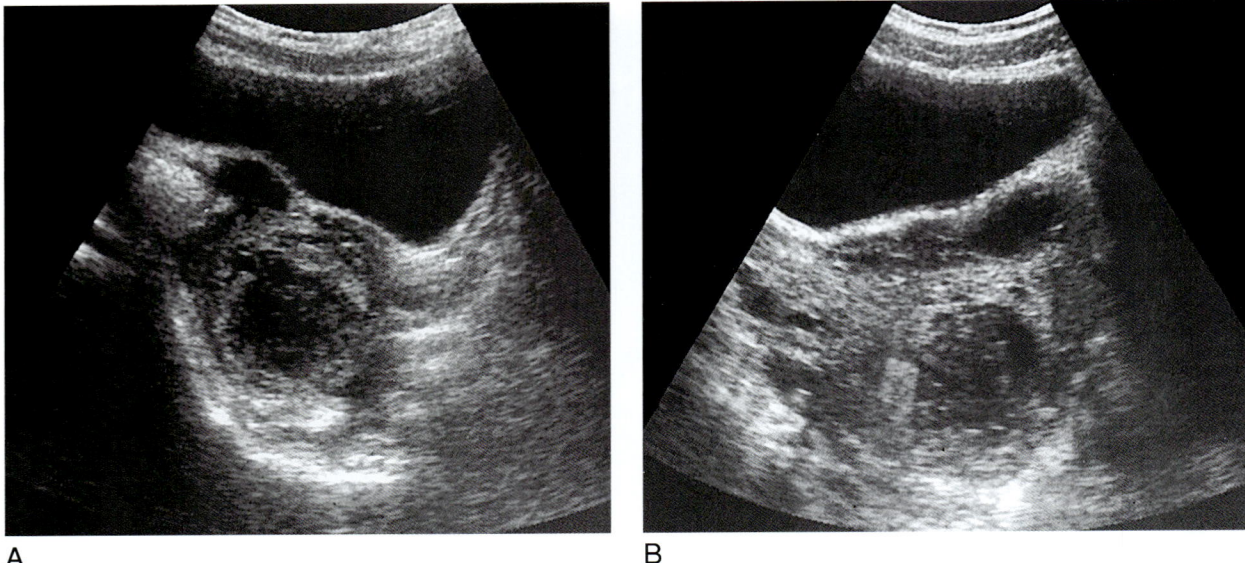

FIGURA 16-10 Coriocarcinoma. Coriocarcinoma depois de uma gestação normal a termo, produzindo uma massa pélvica mal definida na neoplasia trofoblástica persistente (NTP). **A,** Imagens sagital e **B,** transversal na ultra-sonografia mostram uma massa pélvica grande, mal definida, complexa, com componentes tanto sólidos como císticos. O útero não pôde ser identificado. O Doppler mostrou sinais trofoblásticos difusos dentro dessa massa. Não houve suspeita clínica de NTP nem na ultra-sonografia até a realização do Doppler. (De Fraser-Hill MA, Burns PN, Wilson SR: Transvaginal ultrasound and duplex color Doppler of persistent trophoblastic neoplasia. Radiology 1993; 189 [P]: 374-375.)

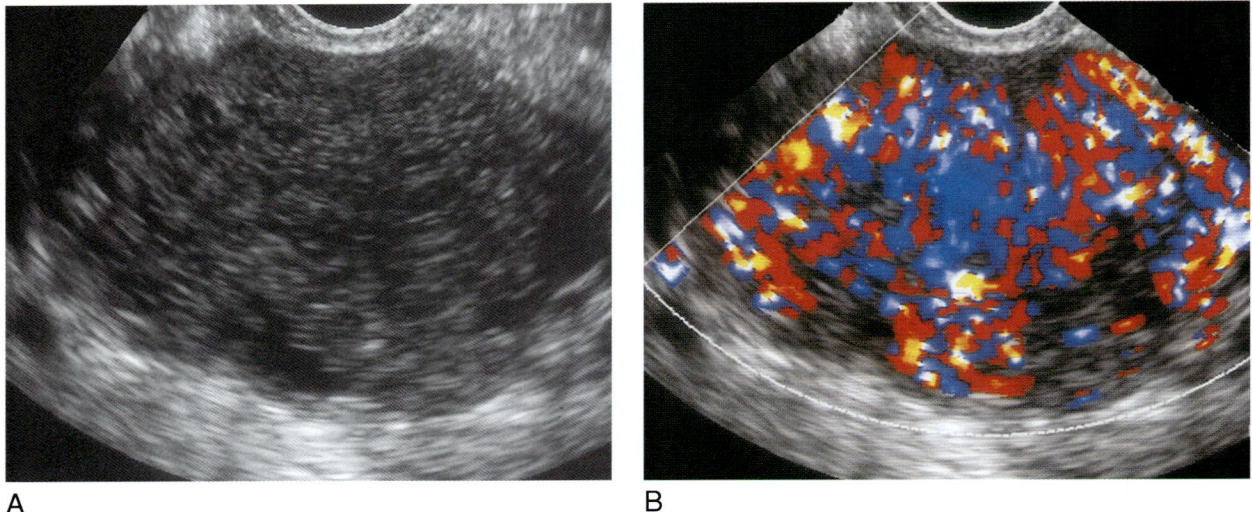

FIGURA 16-11 Malformação arteriovenosa. Malformação arteriovenosa (MAV) no útero de uma mulher jovem com hemorragia grave após abortamento espontâneo com dilatação e curetagem. A β-hCG estava negativa. A MAV foi tratada com êxito por meio de emboloterapia. **A,** Imagem transversal na ultra-sonografia transvaginal mostra uma vaga e sutil anormalidade do miométrio inteiro. **B,** Imagem do Doppler colorido mostra um padrão em mosaico florido com *aliasing* colorido e vasos proeminentes no paramétrio. As características ultra-sonográficas e do Doppler não são distinguíveis de NTP. Só a β-hCG é específica. (De Huang M, Muradali D, Thurston W, et al): Uterine arteriovenous malformations [AVM]: Ultrasound features with MRI correlation. Radiology 1998;206 [1]:115-123.)

métrio normal apresenta em geral uma VPS inferior a 50 cm/s e um IR na faixa de 0,70. O fluxo do sangue do endométrio normalmente apresenta um padrão de baixa resistência, mas se distingue do fluxo trofoblástico por uma baixa velocidade de pico, na faixa de 10 a 15 cm/s.[36] A sensibilidade e a especificidade do Doppler na NTP ainda precisam ser estabelecidas por meio de uma grande série prospectiva.

O Doppler colorido e o dúplex são alternativas não-invasivas e confiáveis a uma angiografia convencional para a detecção e estadiamento da NTP pélvica.[48, 51] Na nossa experiência, a contribuição do Doppler é maior nas pacien-

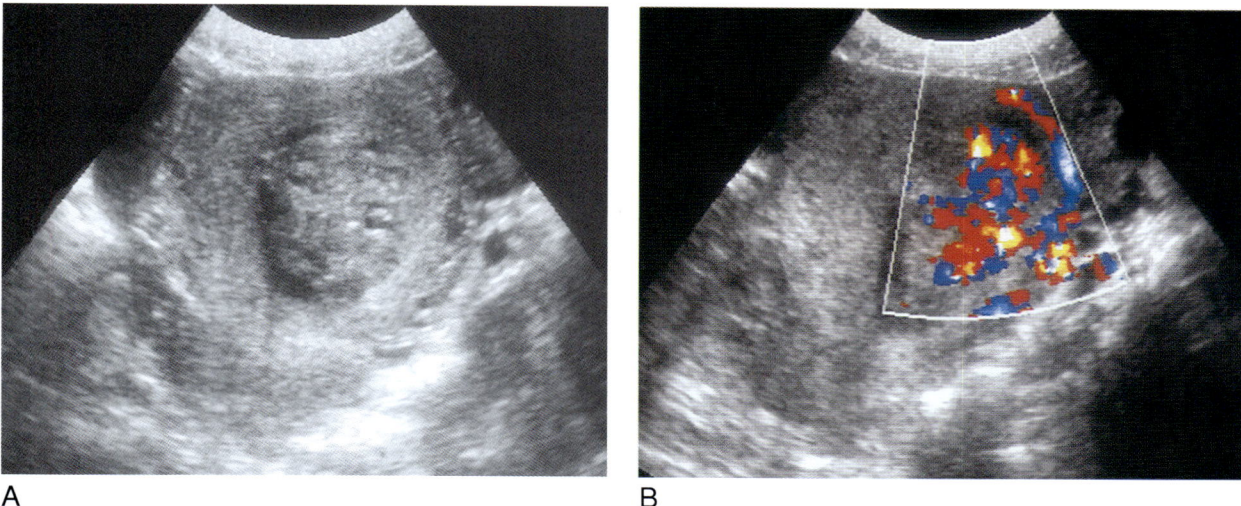

FIGURA 16-12 Tumor trofoblástico no local placentário (TTLP). Mulher com 28 anos de idade, grávida 10, para 2, com sangramento maciço requerendo transfusão. A β-hCG estava negativa. **A,** Ultra-sonografia transvaginal, imagem transversal, mostrando uma massa uterina central, complexa com 3 cm de diâmetro, envolvendo tanto o canal endometrial como o miométrio. **B,** O Doppler colorido mostra uma anormalidade de cor extensa, mais extensa do que a anormalidade no exame convencional. (De Fraser-Hill MA, Burns PN, Wilson SR: Transvaginal ultrasound and duplex color Doppler of persistent trophoblastic neoplasia. Radiology 1993;189 [P]: 374-375.)

tes portadoras de NTP do que nas pacientes portadoras de uma gestação molar primária. A vascularização anormal pode ser difícil ou impossível de detectar numa gestação molar primária, mas é uma característica importante da NTP. Avaliações quantitativas da vascularização no Doppler colorido não estabelecem o diagnóstico de NTP. No entanto, o grau extremo de vascularização do miométrio na NTP é compatível com poucas outras condições. Nós não vimos uma hipervascularização similar no Doppler colorido, com exceção das malformações arteriovenosas uterinas extremamente raras (Fig. 16-11), uma armadilha em potencial.[52]

Os sinais trofoblásticos no Doppler espectral não são exclusivos da NTP. São encontrados em todas as condições com trofoblastos funcionantes, incluindo um abortamento não detectado, abortamento incompleto, produtos retidos da concepção e gestação ectópica.[54-55] Estas armadilhas em potencial são diferenciadas da NTP por meio de achados clínicos, da morfologia ultra-sonográfica e pela patologia. No entanto, o TTLP deve continuar a ser uma consideração, mesmo com um nível de hCG normal (Fig. 16-12). Fluxos de alta velocidade e baixa impedância similares aos da NTP são encontrados em muitas outras condições, inclusive doença inflamatória pélvica, abscessos pélvicos por apendicite ou diverticulite, e neoplasias benignas e malignas do ovário. Estas são diferenciadas da NTP pelos achados clínicos, pela morfologia ultra-sonográfica e pela hCG sérica. Fibróides uterinos incomuns e malformações arteriovenosas uterinas muito raras podem apresentar uma alta velocidade e fluxo sangüíneo de baixa impedância similares (Fig. 16-11A, B). Se presentes, numa paciente com risco de uma NTP, estas lesões podem causar diagnósticos falso-positivos pelo Doppler. Na maioria dos casos, o diagnóstico de NTP é bastante direto, e uma informação adicional fornecida pelo Doppler é um apoio, mas não é fundamental. No entanto, quando a NTP não é uma suspeita clínica, o Doppler colorido dúplex pode fornecer a primeira indicação de doença trofoblástica ao mostrar uma hipervascularização acentuada e um fluxo sangüíneo trofoblástico típico dentro das lesões. O Doppler também melhora a especificidade do diagnóstico ao mostrar formas de ondas uterinas normais quando a NTP está ausente e a ultra-sonografia está anormal (p.ex., quando a adenomiose simula o aparecimento de uma NTP ou quando anormalidades persistentes e inespecíficas são encontradas depois do tratamento eficaz) (Fig. 16-9A-D).[36,49]

Tratamento e Prognóstico. O tratamento da NTP é iniciado quando a regressão da hCG anormal após uma gestação molar, quando aparecem metástases, ou quando existe um diagnóstico histológico de coriocarcinoma ou de TTLP. A NTP é amplamente classificada como sendo não-metastática ou metastática com base na tomografia computadorizada de estadiamento do cérebro, tórax, abdome e pelve.[28,29] A NTP não-metastática apresenta um excelente prognóstico. O tratamento com agente único com metotrexato atinge uma remissão mantida em praticamente 100% dos casos.[28,56] A NTP metastática se subdivide em grupos de baixo e alto riscos. Praticamente todas as pacientes portadoras de doença metastática de baixo risco são curadas apenas com monoquimioterapia.[29,56] Ao contrário, as pacientes portadoras de doença de alto risco apresentam um prognóstico significativamente pior e uma alta probabilidade de fracasso com o tratamento com agente único. A doença de alto risco e mau prognóstico é indicada pela duração de mais de 4 meses, tratamento prévio com níveis de hCG superiores a 40.000 mUI/ml, presença de metástases cerebrais ou hepáticas, gestação a termo antecedente e história anterior de fracasso com a quimioterapia. Estas pacientes são tratadas agressivamente com combinações apropriadas de quimioterapia intensiva com múltiplos agentes, radioterapia adjuvante e cirurgia. Adaptando o tratamento desta maneira, até mesmo as pacientes de alto risco apresentam taxas de cura entre 80% e 90%.[29,57]

Referências

1. Crum CP: Female genital tract. In Robbins Pathologic Basis of Disease, 5th ed. Philadelphia, WB Saunders, 1994, pp 1081-1086.
2. Paradinas FJ: Pathology and classification of trophoblastic tumors. In Gynecologic Oncology, 2nd ed. New York, Churchill Livingstone, 1992, pp 1013-1026.
3. DiSaia PJ, Creaseman WT: Gestational trophoblastic neoplasia. In Clinical Gynecologic Oncology, 4th ed. St. Louis, Mosby-Year Book, 1993, pp 210-237.

Gestação Molar

4. Semer DA, MacFee MS: Gestational trophoblastic disease: Epidemiology. Semin Oncol 1995;22(2):109-112.
5. Palmer JR: Advances in the epidemiology of gestational trophoblastic disease. J Reprod Med 1994;39(3):155-162.
6. Redline RW, Abdul-Karim FW: Pathology of gestational trophoblastic disease. Semin Oncol 1995;22(2):96-108.
7. O'Quinn AG, Barnard DE: Gestational trophoblastic diseases. In Current Obstetric and Gynecologic Diagnosis and Treatment, 8th ed. East Norwalk, Appleton & Lange, 1994, pp 967-976.
8. Goldstein DP, Berkowitz RS: Current management of complete and partial molar pregnancy. J Reprod Med 1994;39(3):139-146.
9. Rose PG: Hydatidiform mole: Diagnosis and management. Semin Oncol 1995;22(2):149-156.
10. Roberts DJ, Mutter GL: Advances in the molecular biology of gestational trophoblastic disease. J Reprod Med 1994;39(3):201-208.
11. Wolf NG, Lage JM: Genetic analysis of gestational trophoblastic disease: A review. Semin Oncol 1995;22(2):113-120.
12. Kajii T, Ohama K: Androgenetic origin of hydatidiform mole. Nature 1977;268:633-634.
13. Sebire NJ, Rees H, Paradinas F, et al: The diagnostic implications of routine ultrasound examination in histological confirmed early molar pregnancies. Ultrasound Obstet Gynecol 2001;18(6):662-665.
14. Coukos G, Makrigiannakis A, Chung J, et al: Complete hydatidiform mole. A disease with a changing profile. J Reprod Med 1999;44(8):698-704.
15. DeBaz BP, Lewis TJ: Imaging of gestational trophoblastic disease. Semin Oncol 1995;22(2):130-141.
16. Berkowitz RS, Goldstein DP, Bernstein MR: Evolving concepts of molar pregnancy. J Reprod Med 1991;36(1):40-44.
17. Reid MH, McGahan JP, Oi R: Sonographic evaluation of hydatidiform mole and its look-alikes. AJR 1983;140:307-311.
18. Fleischer AC, James AE, Krause DA, et al: Sonographic patterns in trophoblastic diseases. Radiology 1978;126:215-220.
19. Teng FY, Magarelli PC, Montz FJ: Transvaginal probe ultrasonography: Diagnostic or outcome advantages in women with molar pregnancies. J Reprod Med 1995;40(6):427-430.
20. Woodward RM, Filly RA, Callen PW: First trimester molar pregnancy: Nonspecific ultrasonic appearance. Obstet Gynecol 1980;55:315-335.
21. Crade M, Weber P: Appearance of molar pregnancy 9.5 weeks after conception: Use of transvaginal US for early diagnosis. J Ultrasound Med 1991;10:473-474.
22. Sherer DM, Allen T, Woods J: Transvaginal sonographic diagnosis of a hydatidiform mole occurring 2 weeks after curettage for an incomplete abortion. J Clin Ultrasound 1991;19(4):224-226.
23. Bronson RA, Van de Vegte GL: An unusual first-trimester sonographic finding associated with the development of hydatidiform mole: The hyperechoic ovoid mass. AJR 1993;160:137-138.
24. Steller MA, Genest DR, Bernstein MR, et al: Natural history of twin pregnancy with complete hydatidiform mole and coexisting fetus. Obstet Gynecol 1994;83:35-42.
25. Moodley M, Tunkyi K, Moodley J: Gestational trophoblastic syndrome: An audit of 112 patients. A South African experience. Int J Gynecol Cancer 2003;13(2):234-239.

Neoplasia Trofoblástica Persistente

26. Greenfield AW: Gestational trophoblastic disease: Prognostic variables and staging. Semin Oncol 1995;22(2):142-148.
27. Rice LW, Genest DR, Berkowitz RS, et al: Pathologic features of sharp curettings in complete hydatidiform mole: Predictors of persistent gestational trophoblastic disease. J Reprod Med 1991;36(1):17-20.
28. Kennedy AW: Persistent nonmetastatic gestational trophoblastic disease. Semin Oncol 1995;22(2):161-165.
29. Soper JT: Identification and management of high-risk gestational trophoblastic disease. Semin Oncol 1995;22(2):172-184.
30. Finkler NJ: Placental-site trophoblastic tumor: Diagnosis, clinical behavior and treatment. J Reprod Med 1991;39(1):27-30.
31. Tyrey L: Human chorionic gonadotropin: Properties and assay methods. Semin Oncol 1995;22(2):121-129.
32. Cole LA, Kohorn EI, Kim GS: Detecting and monitoring trophoblastic disease: New perspectives on measuring human chorionic gonadotropin levels. J Reprod Med 1994;39(3):193-200.
33. Ozturk M: Human chorionic gonadotropin, its free subunits and gestational trophoblastic disease. J Reprod Med 1991;36(1):21-26.
34. Yedema KA, Verheijen RH, Kenemans PK, et al: Identification of patients with persistent trophoblastic disease by means of a normal human chorionic gonadotropin regression curve. Am J Obstet Gynecol 1993;168(3):787-792.
35. Wagner BJ, Woodward PJ, Dickey GE: From the Archives of the Armed Forces Institute of Pathology. Gestational Trophoblastic Disease: Radiologic-pathologic correlation. Radiographics 1996;16(1):131-148.
36. Fraser-Hill MA, Burns PN, Wilson SR: Transvaginal ultrasound and duplex color Doppler of persistent trophoblastic neoplasia. Radiology 1993;189(P):374-375.
37. Magii G, Spagnolo D, Valsecchi L, et al: Transvaginal ultrasonography in persistent trophoblastic tumor. Am J Obstet Gynecol 1993;169(5):1218-1223.
38. Ansbacher R, Hopkins MP, Roberts JA, et al: Localization of trophoblastic disease with vaginal ultrasonography: A report of 2 cases. J Reprod Med 1990;35(8):835-838.
39. Schneider DF, Bukovsky I, Weinraub Z, et al: Case report: Transvaginal ultrasound diagnosis and treatment follow-up of invasive gestational trophoblastic disease. J Clin Ultrasound 1990;18:110-113.
40. Long MG, Boultbee JE, Begent RH, et al: Ultrasonic morphology of the uterus and ovaries after treatment of inva-

sive mole and gestational choriocarcinoma. Br J Radiology 1990;63:942-945.
41. Caspi B, Elchalal U, Dgani R, et al: Invasive mole and placental site trophoblastic tumor. Two entities of gestational trophoblastic disease with a common ultrasonographic appearance. J Ultrasound Med 1991;10:517-519.
42. Sakamoto C, Oikawa K, Kashimura M, et al: Sonographic appearance of placental site trophoblastic tumor. J Ultrasound Med 1990;9:533-535.
43. Goshen R, Yagel S: More on the importance of transvaginal ultrasonography follow-up in the treatment of persistent hydatidiform mole. Am J Obstet Gynecol 1994;171(6):1675-1676.
44. Abulafia O, Sherer DM, Fultz PJ, et al: Unusual endovaginal ultrasonography and magnetic resonance imaging of placental site trophoblastic tumor. Am J Obstet Gynecol 1994;170(3):750-752.
45. Taylor KJW, Schwartz PE, Kohorn EI: Gestational trophoblastic neoplasia: Diagnosis with US. Radiology 1987;165:445-448.
46. Desai RK, Desberg AL: Diagnosis of gestational trophoblastic disease: Value of endovaginal color flow Doppler sonography. AJR 1991;157:787-788.
47. Shimamoto K, Sakuma S, Ishigaki T, et al. Intratumoral blood flow: Evaluation with color flow echography. Radiology 1987;165:683-685.
48. Dobkin GR, Berkowitz RS, Goldstein DP, et al: Duplex ultrasonography for persistent gestational trophoblastic tumor. J Reprod Med 1991;36(1):14-16.
49. Chan FY, Chau MT, Pun TC, et al: A comparison of color Doppler sonography and the pelvic arteriogram in assessment of patients with gestational trophoblastic disease. Br J Obstet Gynaecol 1995;102(9):720-725.
50. Hendrickse JPV, Cockshott WP, Evans KTL et al: Pelvic angiography in the diagnosis of malignant trophoblastic disease. N Engl J Med 1964;271:859-865.
51. Yalcin OT, Ozalp SS, Tanir HM: Assessment of gestational trophoblastic disease by Doppler ultrasonography. Eur J Obstet Gynecol Reprod Biol 2002;103(1):83-87.
52. Huang M, Muradali D, Thurston W, et al: Uterine arteriovenous malformations (AVM): Ultrasound features with MRI correlation. Radiology 1998;206(1):115-123.
53. Kurjak A, Zalud I, Schulman H: Ectopic pregnancy: Transvaginal color Doppler of trophoblastic flow in questionable adnexa. J Ultrasound Med 1991;10:685-689.
54. Taylor KJ, Ramos IM, Feyock AL, et al: Ectopic pregnancy: Duplex Doppler evaluation. Radiology 1989;173:93-97.
55. Pellerito JS, Taylor KJ, Quedens-Case C, et al: Ectopic pregnancy: Evaluation with color flow imaging. Radiology 1992;183:407-411.
56. Feldman S, Goldstein DP, Berkowitz RS: Low-risk metastatic gestational trophoblastic tumors. Semin Oncol 1995;22(2):166-171.
57. Lurain JR: High-risk metastatic gestational trophoblastic tumors. Current management. J Reprod Med 1994;39(3):217-222.

17

O Tórax

William E. Brant

SUMÁRIO DO CAPÍTULO

ESPAÇO PLEURAL
  Espaço Pleural Normal
    Acesso Intercostal Direto
    Acesso Abdominal
  Líquido Pleural
    Acesso Intercostal Direto
    Acesso Abdominal
    Líquido Pleural *Versus* Espessamento Pleural
    Transudato *Versus* Exsudato
    Derrame Parapneumônico e Empiema
  Espessamento Pleural
    Espessamento Pleural Difuso
    Placas Pleurais
  Massas Pleurais
    Metástases Pleurais
    Tumores Fibrosos Localizados

  Mesotelioma Pleural
  Pneumotórax
  Procedimentos Invasivos no Espaço Pleural
    Toracocentese Diagnóstica
    Toracocentese Terapêutica
    Drenagem de Derrames Pleurais com Cateter
    Esclerose do Espaço Pleural
    Biópsia Pleural
PARÊNQUIMA PULMONAR
  Aspecto Ultra-sonográfico Normal
  Consolidação
  Atelectasia
  Tumores Pulmonares
  Abscesso Pulmonar
  Seqüestração Pulmonar

Procedimentos Invasivos no Parênquima Pulmonar
  Biópsia de Massa Pulmonar
  Drenagem de Abscesso Pulmonar com Cateter
  Complicações de Procedimentos Invasivos no Parênquima Pulmonar
MEDIASTINO
  Aspecto Ultra-sonográfico Normal
  Linfonodopatia
  Massas Sólidas
  Lesões Vasculares
  Massas Císticas
  Procedimentos Invasivos no Mediastino

Ultra-sonografia é usada para avaliar e diagnosticar uma ampla variedade de problemas clínicos intrigantes no tórax.[1] Embora as costelas, a coluna vertebral e o pulmão cheio de ar atuem como barreiras à visualização ultra-sônica, a presença de líquido no espaço pleural e tumor, consolidação ou atelectasia no pulmão proporcionam amplas janelas ultra-sonográficas para avaliação da maioria dos processos de doença. Quando a radiografia convencional é incapaz de esclarecer uma anormalidade torácica, a ultra-sonografia pode caracterizar melhor a anormalidade e limitar o diagnóstico diferencial. Ultra-sonografia pode ser usada para diferenciar lesões pleurais de parenquimatosas, visualizar parênquima doente oculto por derrame pleural, e detectar septações pleurais e outras anormalidades pleurais nem mesmo suspeitadas por outras modalidades de varredura pela imagem.[2] O ultra-som demonstra claramente o diafragma e diferencia derrame subpulmonar de abscesso subfrênico. Como o equipamento de ultra-sonografia é portátil, pode ser facilmente usado à beira do leito de pacientes criticamente doentes para avaliar a doença torácica e fornecer orientação segura e precisa para procedimentos intervencionistas na unidade de terapia intensiva.[3] O paciente pode ser examinado em qualquer posição, minimizando a necessidade de mover pacientes que estão com aparelhos de suporte de vida. Os pacientes que cooperam podem ser manobrados para uma variedade de posições para otimizar a visualização ultra-sonográfica do mediastino e estruturas torácicas profundas. O ultra-som é usado eficazmente para guiar uma variedade de procedimentos intervencionistas no tórax.[4] A maioria das colocações de agulha pode ser realizada sob visualização direta e constante, maximizando a precisão e a segurança do paciente. Orientação ultra-sônica melhora a segurança da toracocentese e é eficaz para obtenção de biópsias de, virtualmente, qualquer lesão que possa ser visualizada.

ESPAÇO PLEURAL

O espaço pleural é superficial e facilmente examinado por ultra-som usando-se um acesso intercostal direto ou abdominal. Um transdutor linear de alta freqüência (5 a 7,5 MHz) aplicado diretamente ao tórax (acesso intercostal direto) proporciona um campo de visão largo, proximal, que permite excelente visualização do espaço pleural. Os recessos inferiores do espaço pleural podem ser eficazmente examinados pelo uso de transdutores setoriais ou de arranjo convexo (3,5 MHz) dirigidos superiormente a partir do abdome (acesso abdominal). O fígado e o baço fornecem janelas ultra-sonográficas do abdome para o tórax. Transdutores setoriais podem ser insatisfatórios para exame do espaço pleural quando aplicados diretamente ao tórax (Fig. 17-1). O transdutor setorial tem uma visão estreita no campo proximal, e artefatos de campo proximal freqüentemente obscurecem o espaço pleural.

Espaço Pleural Normal

Acesso Intercostal Direto. O espaço pleural normal é facilmente identificado quando as costelas são usadas como marcos ultra-sonográficos (Fig. 17-2). Com um transdutor de arranjo linear orientado perpendicularmente aos espaços intercostais, as costelas aparecem como interfaces ecogênicas arredondadas com sombreamento acústico proeminente. O músculo intercostal é visualizado entre as sombras das costelas. A localização e profundidade das costelas são observadas, e a espessura dos tecidos subcutâneos e os músculos sobrejacentes da parede torácica são determinados. O **espaço pleural** está localizado dentro de 1 cm de profundidade da interface costal. O **pulmão cheio de ar**, coberto pela

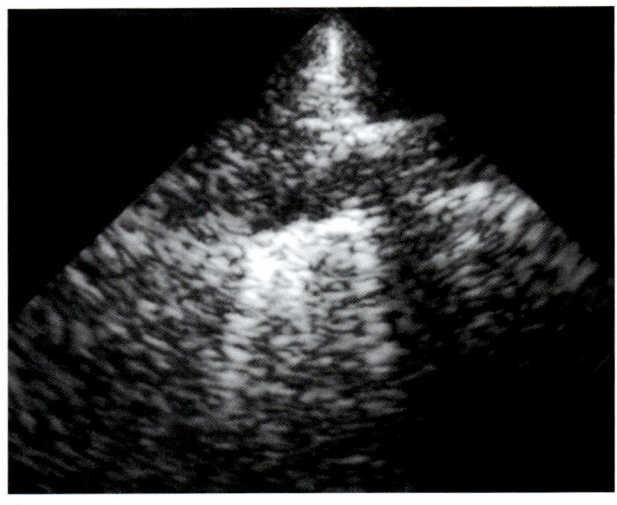
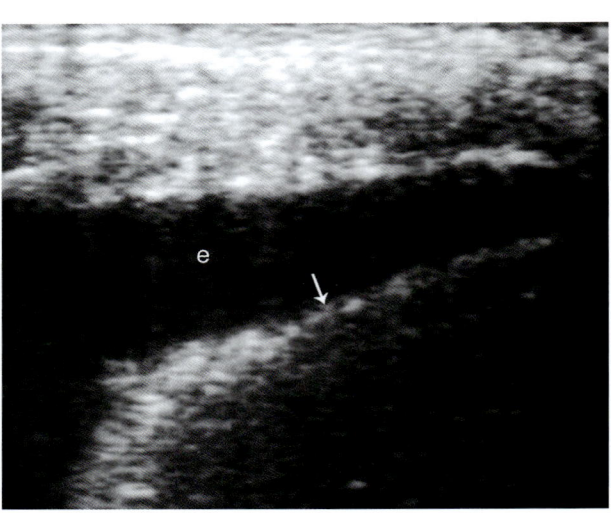

FIGURA 17-1. Transdutor de arranjo linear *versus* setorial. A, Um transdutor setorial de 3,5 MHz aplicado diretamente ao tórax no espaço intercostal produz um aspecto confuso de artefatos de reverberação com pouco detalhe anatômico. O espaço pleural é obscurecido por artefatos no campo de visão proximal estreito. **B**, Um transdutor de arranjo linear de 5,0 MHz aplicado no mesmo espaço intercostal mostra um pequeno derrame pleural (e). O pulmão cheio de ar produz uma reflexão de superfície brilhante (*seta*) que se move com a respiração.

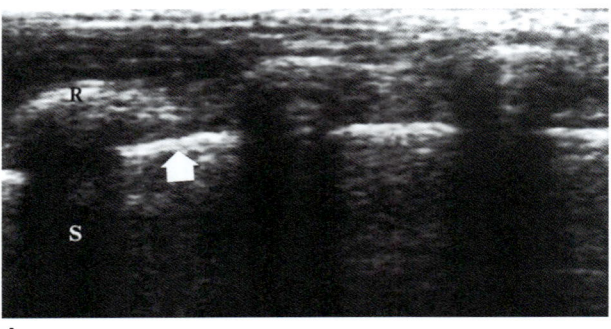
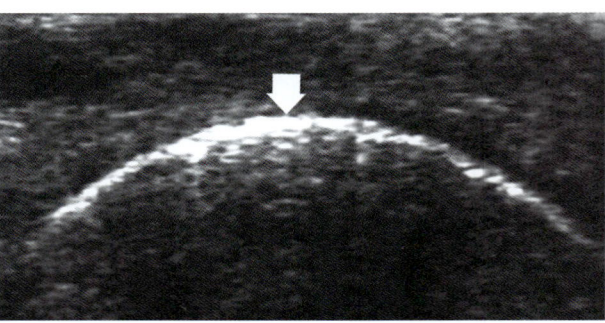

FIGURA 17-2. Espaço pleural normal (acesso intercostal direto). A, As costelas (R) servem como marcos ultra-sonográficos para o espaço pleural. Nesta imagem longitudinal com o transdutor aplicado diretamente à parede torácica, as costelas (R) aparecem como interfaces brilhantes curvas que projetam sombras acústicas densas (S). A superfície pulmonar (*seta*) é vista como uma linha ecogênica brilhante que se move com a respiração, o **"sinal do deslizamento"**. O pulmão cheio de ar coberto por pleura visceral reflete quase toda a energia do feixe de ultra-som. Os ecos observados na profundidade em relação à superfície pulmonar são reverberações artefatuais que não possuem informação anatômica. Os espaços entre as costelas são ocupados por músculo intercostal que permite transmissão de som. A pleura parietal está localizada aproximadamente a 1 cm de profundidade da interface costal ecogênica. **B**, Uma imagem com o transdutor colocado dentro do espaço intercostal produz uma vista desobstruída da superfície pulmonar (*seta*) e do espaço pleural.

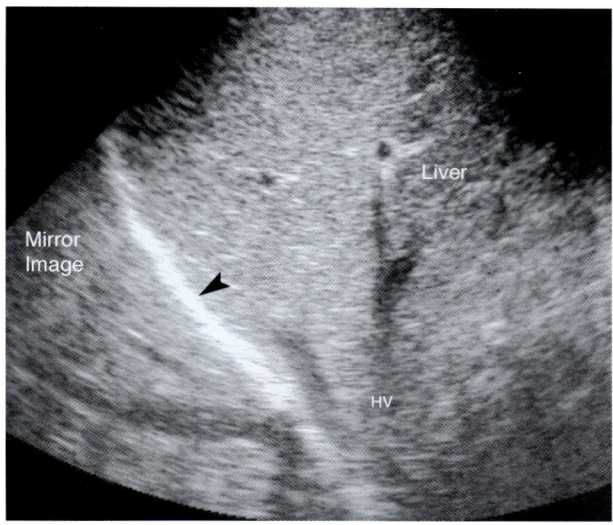 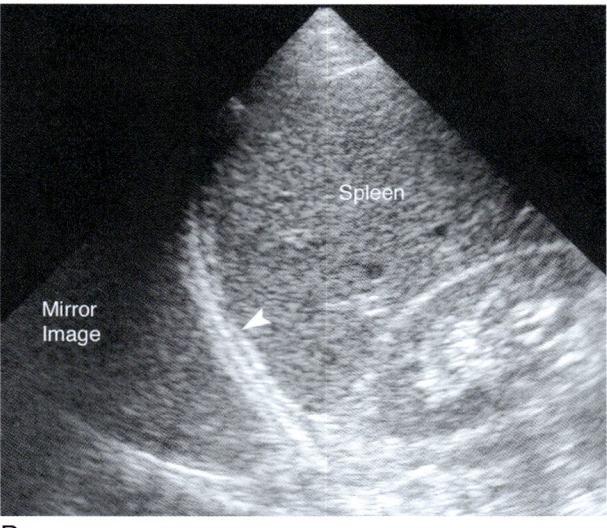

FIGURA 17-3. Espaço pleural normal (acesso abdominal). A, A imagem longitudinal através do fígado mostra o diafragma (*ponta de seta*) como uma linha ecogênica brilhante curva, que também se pode observar movendo-se com a respiração. Como o pulmão acima do diafragma está cheio de ar e o espaço pleural está normal, uma **reflexão do fígado em imagem de espelho** é exibida acima do diafragma. A imagem em espelho reproduz até mesmo as veias hepáticas (HV). **B**, Imagem longitudinal através do baço mostra um aspecto com 5 linhas do **diafragma** (*ponta de seta*). O músculo do diafragma é visto como uma linha hipoecóica delgada "ensanduichada" entre duas linhas ecogênicas que representam as coberturas membranosas do diafragma. Como o lobo inferior esquerdo do pulmão está cheio de ar e o espaço pleural esquerdo está normal, uma imagem em espelho detalhada é produzida acima do diafragma, a qual reproduz a linha hipoecóica de músculo do diafragma e suas coberturas ecogênicas e o baço. A presença de artefato de imagem em espelho em ultra-sonografias do tórax obtidas por um acesso abdominal constitui evidência de espaço pleural normal e base pulmonar cheia de ar normal. *Liver*, fígado; *spleen*, baço; *mirror image*, imagem em espelho.

pleura visceral, é um refletor potente do feixe de ultra-som, bloqueando a penetração do som mais profundamente para dentro do tórax e produzindo uma interface brilhante linear que se move com a respiração. O movimento normal de vaivém da superfície pulmonar com a respiração é chamado de **"sinal do deslizamento"**. A interface brilhante linear da superfície pulmonar é o marcador ultra-sonográfico da pleura visceral. Uma linha fina, escura, de líquido pleural está normalmente presente, separando a pleura parietal da pleura visceral. A **pleura parietal** aparece como uma linha menos distinta, fracamente ecogênica, muitas vezes obscurecida por artefato de reverberação. Sua localização é inferida da sua relação com as costelas e a pleura visceral.

Acesso Abdominal. Quando imageado a partir do abdome, o diafragma aparece como uma linha ecogênica brilhante, curva, espessa, que se move com a respiração (Fig. 17-3). O diafragma normal tem aproximadamente 5 mm de espessura e é coberto por pleura parietal no seu lado torácico e por peritônio no seu lado abdominal. Freqüentemente, o músculo do diafragma é mostrado como uma fina linha hipoecóica imediatamente acima do eco muito mais brilhante da sua superfície inferior. Quando o pulmão acima do diafragma está cheio de ar, a superfície curva da interface diafragma-pulmão atua com um **refletor especular** (semelhante a um espelho). Um **reflexo artefatual de imagem especular** do fígado ou baço é exibido acima do diafragma. A presença desta imagem de espelho, embora facilmente reconhecida como um artefato, deve também ser vista como evidência definitiva da presença de pulmão cheio de ar e ausência de líquido pleural acima do diafragma.

Líquido Pleural

Antes de proceder a uma pesquisa de líquido pleural por ultra-som, a mais recente radiografia de tórax ou TC de tórax do paciente deve ser revista. A localização de lesões pleurais deve ser observada em correlação com o exame ultra-sônico. Áreas de suspeita de líquido pleural loculado ou espessamento pleural podem então ser cuidadosamente examinadas.

Acesso Intercostal Direto. Até mesmo diminutas quantidades de líquido pleural podem ser detectadas usando-se um transdutor de arranjo linear de alta resolução aplicado diretamente ao tórax (Fig. 17-4). Transdutores setoriais podem ser usados quando derrames pleurais são grandes para se obter uma imagem profunda dentro do tórax, mas o espaço pleural de campo proximal é mais bem demonstrado por transdutores de arranjo linear de alta freqüência. A maior parte do líquido pleural é relativamente anecóica e facilmente reconhecida como uma área de ecolucência separando a pleura parietal e a visceral.[5] A pleura parietal é identificada pela sua posição aproximadamente a 1 cm de profundidade em relação às costelas. A pleura visceral é identificada observando-se o movimento do pulmão enquanto o paciente respira. A **quantidade** de líquido pleural pode ser estimada medindo-se a distância perpendicular

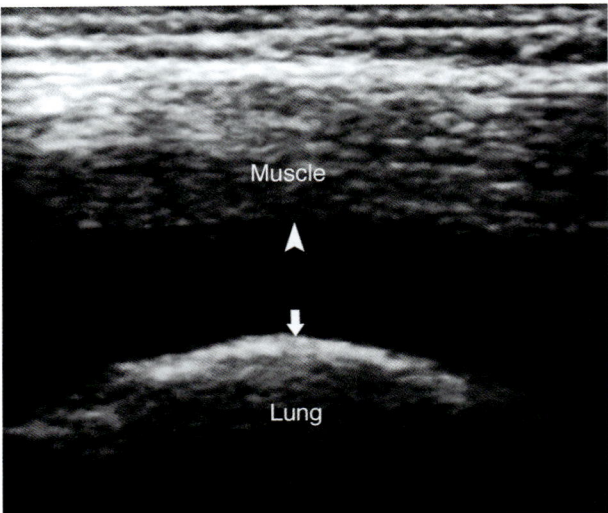

FIGURA 17-4. Derrame pleural (acesso intercostal direto). A imagem obtida em um espaço intercostal usando-se um transdutor de arranjo linear mostra um derrame pleural como um espaço anecóico entre a pleura parietal (*ponta de seta*) que cobre o músculo intercostal e a pleura visceral (*seta*) que cobre a superfície pulmonar. O pulmão é observado movendo-se com a respiração. *Muscle*, músculo; *lung*, pulmão.

SINAIS ULTRA-SONOGRÁFICOS DE LÍQUIDO PLEURAL PELA ABORDAGEM ABDOMINAL

Líquido hipoecóico acima do diafragma
Interior do tórax visto através da coleção líquida
Ausência do reflexo de imagem em espelho do fígado ou baço acima do diafragma
Inversão do diafragma nos grandes derrames

SINAIS DE LÍQUIDO PLEURAL

Lesão pleural que muda de forma com a respiração
Ecodensidades que flutuam e se movem com a respiração (dentro da lesão pleural)
Presença de septações dentro da lesão pleural (que se movem com a respiração)
Sinal de "líquido-cor" — sinal de Doppler em cores dentro do líquido pleural (durante a respiração com o movimento do coração)

SINAIS ULTRA-SONOGRÁFICOS DE LÍQUIDO PLEURAL PELA ABORDAGEM INTERCOSTAL

Líquido hipoecóico separando a pleura visceral e a parietal
Partículas ecogênicas flutuando
Septações movendo-se dentro do espaço pleural
Pulmão movendo-se suspenso dentro do líquido

máxima entre a superfície do pulmão e a parede torácica.[6] O escaneamento é efetuado com o paciente na posição supina e prendendo a respiração na inspiração máxima. A medição é feita imediatamente acima do nível do diafragma. Uma largura de 20 mm tem um volume médio de 380 mL ± 130 mL. Uma medida de 40 mm correspondeu a um volume médio de 1.000 mL ± 330 mL.

Acesso Abdominal. Derrames pleurais são comumente detectados durante exames ultra-sonográficos de rotina do abdome (Fig. 17-5). Uma vez que o pulmão cheio de ar bloqueará a transmissão de som, as costelas e o interior do tórax ósseo normalmente não são visualizados acima do diafragma com escaneamento pelo abdome. A presença de líquido pleural permite a transmissão de som e a visualização dessas estruturas. A duplicação artefatual do diafragma não deve ser erroneamente tomada por visualização do interior do tórax ósseo. O interior do tórax ósseo forma uma linha relativamente reta com as sombras das costelas, enquanto a reflexão artefatual do diagrama é curva e as sombras costais estão ausentes.

Líquido Pleural *Versus* Espessamento Pleural. Líquido pleural complexo pode ser difícil de diferenciar de tecido sólido no espaço pleural quando o líquido é ecogênico (Fig. 17-7). Alternativamente, espessamento pleural ou massas pleurais podem ser hipoecóicos e difíceis de distinguir de líquido pleural. As características ultra-sonográficas que indicam que uma lesão pleural é líquido que pode ser aspirado incluem líquido hipoecóico acima do diafragma, interior do tórax visto através de líquido, lesão pleural que muda de forma com a respiração, ecodensidades que flutuam e se movem com a respiração, presença de septações dentro das lesões pleurais, e sinal de "líquido-cor".[7] Em alguns casos, a diferenciação ultra-sonográfica pode não ser possível, e a toracocentese deve ser tentada para esclarecimento.

Transudato *Versus* Exsudato. Os **derrames pleurais transudativos** são essencialmente ultrafiltrados do plasma e são causados por um desequilíbrio nas forças homeostáticas que controlam o movimento de líquido através das membranas pleurais. Eles resultam de um aumento na pressão hidrostática capilar ou de uma diminuição na pressão coloidosmótica. As membranas pleurais usualmente estão normais. Os **derrames pleurais exsudativos** são ricos em proteína e outros constituintes do sangue total, indicando doença das membranas pleurais e interrupção da integridade dos vasos sangüíneos pleurais. A maioria dos exsudatos é causada por processos inflamatórios e neoplásicos. As causas comuns de derrames pleurais transudativos e exsudativos estão listadas na Tabela 17-1.

O aspecto ultra-sonográfico do líquido pleural é útil para diferenciar transudatos de exsudatos (Fig. 17-6).[8] Líquido pleural que é anecóico (Fig. 17-4) geralmente é um **transudato**, embora ocasionalmente líquido anecóico possa ser demonstrado ser um exsudato. O líquido que é ecogênico, contém material particulado flutuando, septações[9] ou fila-

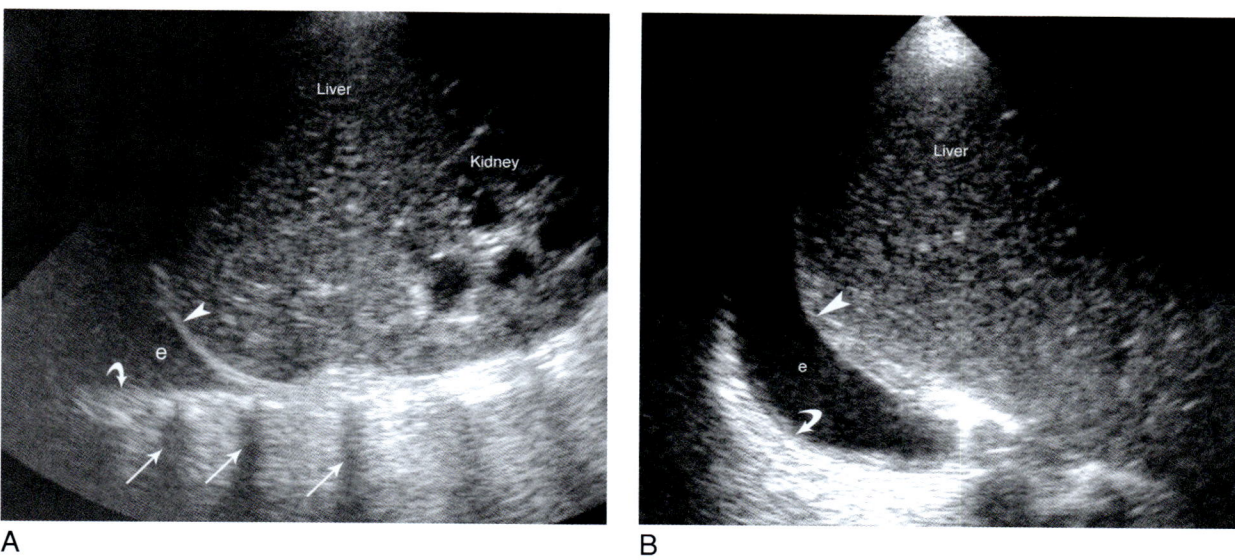

FIGURA 17-5. Derrame pleural (acesso abdominal). A, Um derrame pleural direito (e) é visto como um espaço hipoecóico de forma triangular acima do diafragma (*ponta de seta*) nesta imagem longitudinal. A presença do derrame permite que o feixe de ultra-som atravesse o tórax inferior e produza uma imagem do interior do tórax (*seta curva*). A parede torácica é identificada pela presença das sombras das costelas (*setas longas*). **B,** Uma imagem transversal mostra um derrame pleural hipoecóico (e) entre o diafragma (*ponta de seta*) e a parede torácica (*seta curva*). *Liver*, fígado; *kidney*, rim.

TABELA 17-1. CAUSAS DE DERRAMES PLEURAIS TRANSUDATIVOS E EXSUDATIVOS

Transudatos	Exsudatos
Pressão Hidrostática Aumentada	**Infecções**
Insuficiência cardíaca congestiva	Derrame parapneumônico
Obstrução da veia cava superior	Empiema
Pericardite constritiva	Tuberculose
Pressão Oncótica Diminuída	Fungos (*Nocardia,* actinomicose)
Cirrose com ascite	**Neoplasmas**
Diálise peritoneal	Metástases pleurais (pulmão, mama, estômago, ovário)
Glomerulonefrite aguda	Mesotelioma pleural
Síndrome nefrótica	Carcinoma broncogênico
Obstrução do trato urinário	Linfoma
Hipoalbuminemia	**Vascular**
Hiperidratação	Êmbolos pulmonares
Hipotireoidismo	**Doença Colagenovascular**
Diversas	Lúpus eritematoso sistêmico
Cateter venoso mal colocado	Artrite reumatóide
	Doença Abdominal
	Abscesso subfrênico
	Pancreatite
	Trauma
	Hemotórax
	Diversas
	Derrame induzido por droga

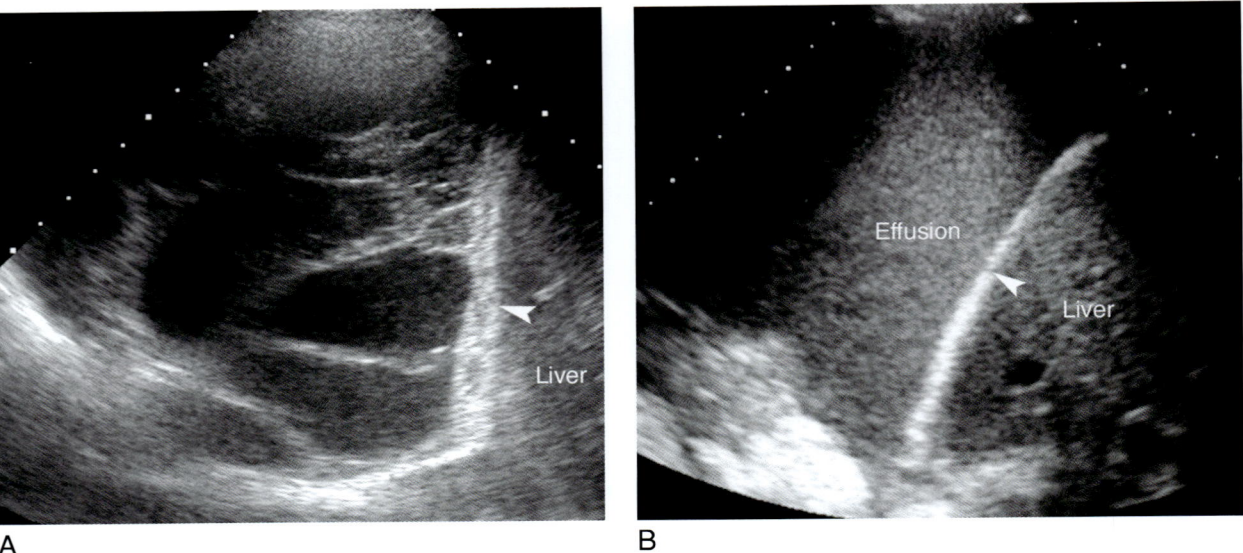

FIGURA 17-6. Derrames pleurais exsudativos causados por processos inflamatórios. A, Septações proeminentes associadas a um derrame pleural parapneumônico constituem evidência de derrame exsudativo. O diafragma (*ponta de seta*) está achatado pelo efeito de massa do grande derrame pleural. **B**, Um empiema produz material particulado ecogênico neste grande derrame pleural. Este diafragma (*ponta de seta*) também está um pouco achatado. *Liver*, fígado; *effusion*, derrame.

TABELA 17-2. DERRAMES PLEURAIS TRANSUDATIVOS *VERSUS* EXSUDATIVOS

Transudato	Exsudato
Sinais clínicos	
Relação proteína no líquido pleural/proteína sérica <0,5	Relação proteína no líquido pleural/proteína sérica >0,5
Relação LDH no líquido pleural/LDH sérica <0,6	Relação LDH no líquido pleural/LDH sérica >0,6
LDH no líquido pleural < 2/3 do limite superior da LDH sérica normal	LDH no líquido pleural > 2/3 do limite superior da LDH sérica normal
Sinais ultra-sonográficos	
Líquido anecóico	Líquido anecóico
	Líquido ecogênico
	Ecodensidades flutuantes
	Septações
	Filamentos de fibrina
	Nódulos pleurais
	Pleura espessada (>3 mm)

LDH, desidrogenase láctica.

mentos de fibrina, ou está associado a nódulos pleurais ou espessamento pleural com mais de 3 mm, é um **exsudato**.[10] O diagnóstico definitivo é feito por toracocentese e análise do líquido obtido (Tabela 17-2).[11]

Derrame Parapneumônico e Empiema. Um **derrame parapneumônico** é um derrame pleural exsudativo associado a pneumonia ou abscesso pulmonar. A pleura visceral está inflamada, e células inflamatórias e líquido vazam para dentro do espaço pleural. A toracocentese retira líquido com alta concentração de proteína e uma contagem elevada de leucócitos, mas ausência de bactérias. Cerca de 40% das pneumonias bacterianas possuem um derrame parapneumônico associado. Pus macroscópico com bactérias ou outros organismos infecciosos no espaço pleural define um **empiema**. A maioria dos empiemas ocorre por extensão da infecção a partir da pneumonia. Trauma, cirurgia, toracocentese, ruptura do esôfago e abscessos subdiafragmáticos são outras causas.

Os derrames parapneumônicos e empiemas comumente progridem para uma **fase fibropurulenta** caracterizada por deposição de fibrina sobre a pleura com loculação de líquido e formação de membranas limitantes. Estas **membranas de fibrina** são facilmente demonstradas por ultra-som. A fase final de organização produz uma membrana inelástica em torno do pulmão chamada de **casca pleural**. Fístulas pleurocutâneas ou broncopleurais podem complicar ainda mais o processo. Muitos destes derrames complicados exigem drenagem com cateter para resolução, mesmo que bactérias não contaminem realmente o espaço pleural.

Espessamento Pleural

Espessamento Pleural Difuso. O espessamento difuso da pleura geralmente indica fibrose pleural (**fibrotórax, casca pleural**) ou **malignidade pleural**. A fibrose pleural difusa compromete mais comumente a pleura visceral, encarcerando o pulmão e causando restrição da ventilação. Ela pode resultar de qualquer **derrame pleural exsudativo, derrame relacionado a asbesto, hemotórax** ou **empiema**. Doença **metastática** à pleura pode causar espessamento pleural lobulado difuso ou múltiplas massas pleurais individualizadas. Calcificação associada a espessamento pleural difuso favorece tuberculose ou empiema como causa. O ultra-som demonstra tecido pleural sólido, liso ou lobulado que desloca o pulmão cheio de ar afastando-o da parede torácica (Fig. 17-7). Espessamento pleural é mais aparente quando um derrame pleural está presente.

Placas Pleurais. Espessamento pleural focal geralmente indica fibrose, a qual comumente ocorre como resultado de inflamação. Causas comuns de placas pleurais incluem pneumonia, exposição ao asbesto, infarto pulmonar, trauma, pleurodese química e doença pleural relacionada a droga. As placas que resultam de exposição ao asbesto geralmente são limitadas à pleura parietal. O ultra-som demonstra as placas pleurais como **espessamentos pleurais lisos, elípticos, hipoecóicos**. As **placas pleurais viscerais** são diferenciadas das **placas pleurais parietais** observando-se o sinal do deslizamento durante a respiração. As placas pleurais calcificadas são irregulares, ecogênicas, e produzem sombreamento acústico e artefatos em cauda de cometa. Placas pleurais calcificadas são comumente associadas a exposição ao asbesto.[8]

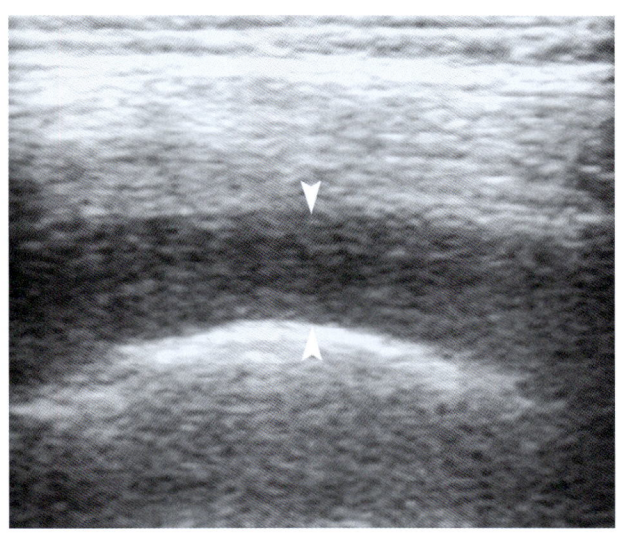

A

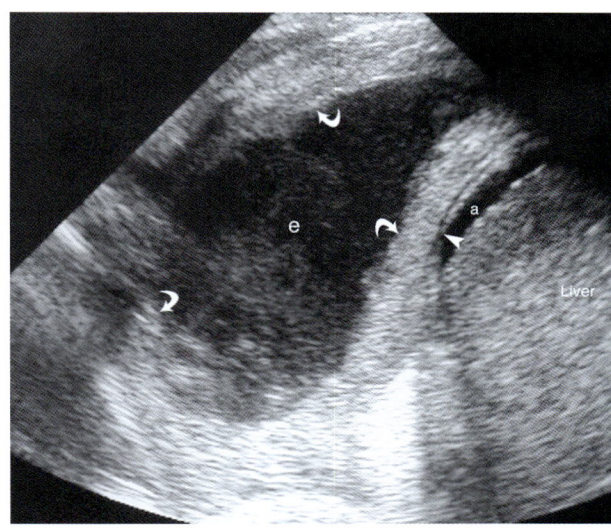

B

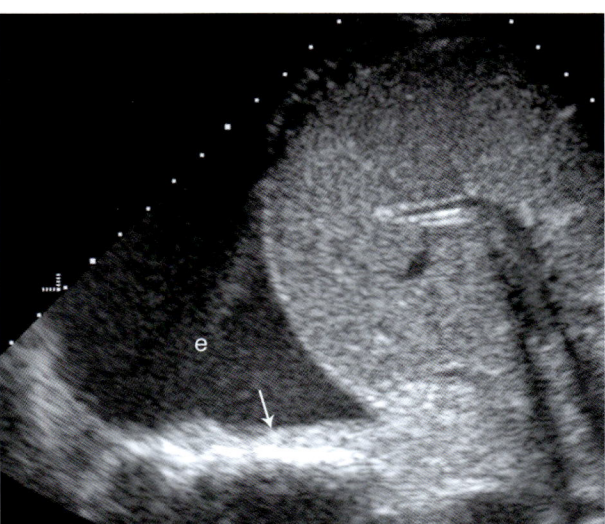

C

FIGURA 17-7. Espessamento pleural. A, Espessamento pleural (*entre as pontas de setas*) em um paciente com fibrotórax assemelha-se estreitamente a um derrame pleural. Os ecos na pleura espessada não se moviam com a respiração. **B**, Uma casca de espessamento pleural (*setas curvas*) encerra um derrame pleural ecogênico (e) em um paciente com empiema. Um pequeno volume de ascite (a) é visto entre o fígado e o diafragma (*ponta de seta*). **C**, Espessamento pleural (*seta*) reveste a parede torácica em um paciente com linfoma e um derrame pleural (e). *Liver*, fígado.

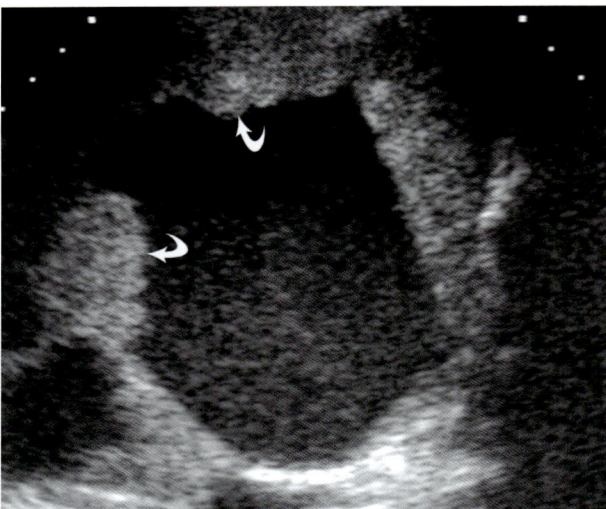

FIGURA 17-8. Metástases pleurais. Metástases de melanoma maligno causam massas nodulares (*setas curvas*), espessamento pleural e derrame.

Massas Pleurais

Metástases Pleurais. Em pacientes com mais de 50 anos, a doença metastática coloca-se em segundo lugar apenas em relação à insuficiência cardíaca congestiva como causa de derrame pleural. Derrame pleural associado a doença maligna pode resultar de[12]: (1) implantação de células malignas sobre a pleura, comumente associada a câncer de pulmão, mama e gastrintestinal; (2) obstrução dos linfáticos pleurais ou pulmonares, comumente causada por linfoma e câncer de mama; (3) obstrução de veias pulmonares, usualmente causada por câncer pulmonar; (4) células malignas lançadas livremente dentro do espaço pleural (câncer de pulmão e mama), e (5) obstrução do ducto torácico (usualmente causada por linfoma), resultando em derrame quiloso. Os achados ultra-sonográficos que favorecem doença maligna como causa de derrame pleural são nódulos sólidos no espaço pleural (Fig. 17-8), espessamento pleural circunferencial, espessamento pleural nodular, espessamento pleural >1cm, e espessamento pleural comprometendo a pleura parietal mediastinal.[12,14,15]

Tumores Fibrosos Localizados. Tumores fibrosos localizados são raros e usualmente são encontrados em pacientes assintomáticos.[13,14] A maioria (80%) origina-se na pleura visceral. Eles aparecem como massas não-calcificadas solitárias, esféricas ou ovóides de 2 a 3 cm de tamanho.[16]

Mesotelioma Pleural. O mesotelioma maligno é um tumor pleural raro e usualmente fatal.[17] A maioria dos casos (80%) é associada a exposição ao asbesto. Os achados de imageamento (Fig. 17-9) são (1) espessamento pleural difuso, muitas vezes nodular e irregular (86%); (2) calcificações na pleura espessada (20%); (3) derrame pleural (74%); e (4) massa pleural focal (25%). Destruição das costelas ocorre com doença avançada. Biópsia guiada por ultra-som pode ser usada na maioria dos casos para confirmar o diagnóstico.[18]

SINAIS ULTRA-SONOGRÁFICOS DE DOENÇA MALIGNA

Nódulos sólidos no espaço pleural
Espessamento pleural circunferencial
Espessamento pleural nodular
Espessamento pleural >1 cm
Espessamento pleural comprometendo a pleura parietal mediastinal

---

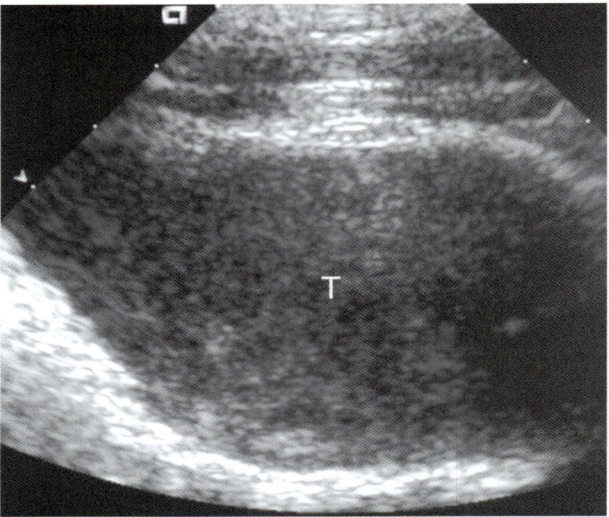

FIGURA 17-9. Tumor fibroso localizado da pleura e mesotelioma. Um mesotelioma maligno mostra uma massa pleural hipoecóica (T). Tumores fibrosos benignos podem exibir um aspecto semelhante.

Pneumotórax

Pneumotórax é um diagnóstico que pode ser feito por ultra-sonografia com atenção cuidadosa ao detalhe (Fig. 17-10).[8,19] A interface pleura visceral-pulmão cheio de ar produz uma linha ecogênica brilhante de reflexão de ultra-som que se move caracteristicamente com o movimento respiratório. Em contraste, **ar livre** dentro do espaço pleural produz uma linha ecogênica brilhante semelhante de reflexão do som que **não se move com o movimento respiratório**. O desaparecimento de uma lesão pulmonar ou pleural previamente visualizada durante um procedimento intervencionista guiado por ultra-som também sugere o desenvolvimento de um pneumotórax. Quando ar e líquido estão ambos presentes no espaço pleural, um nível hidroaéreo pode ser identificado (Fig. 17-11).[20]

Procedimentos Invasivos no Espaço Pleural

A ultra-sonografia tornou-se o método de imagem de escolha para guiar muitos procedimentos intervencionistas no espaço pleural.

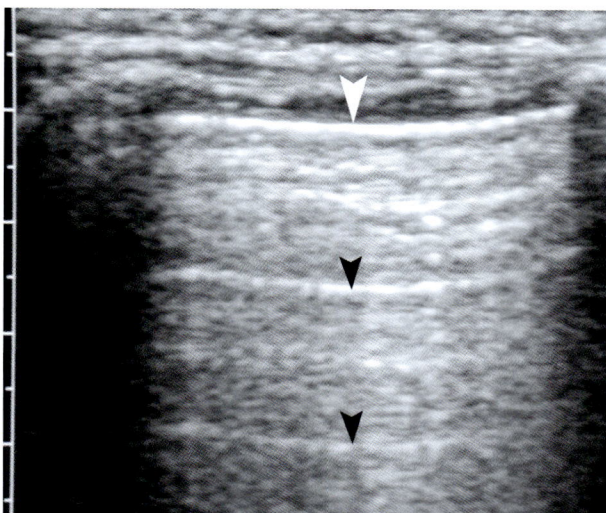

FIGURA 17-10. Pneumotórax. O ar no espaço pleural produz uma interface linear brilhante (*ponta de seta branca*). A reflexão quase completa do som na interface tecido mole–ar do pneumotórax resulta em uma série de artefatos de reverberação (*pontas de setas negras*) que reproduzem a linha branca da reflexão inicial. Estes artefatos de reverberação diminuem em intensidade à medida que são repetidos em níveis mais profundos dentro da imagem. A reflexão do pulmão cheio de ar produz um aspecto semelhante. A superfície pulmonar move-se para diante e para trás com a respiração (o sinal do deslizamento), enquanto que a reflexão de um pneumotórax não se move com a respiração.

Toracocentese Diagnóstica. Orientação ultra-sonográfica da toracocentese diagnóstica deve ser realizada sempre que a toracocentese clinicamente dirigida não tenha sucesso ou seja julgada difícil. A orientação ultra-sonográfica acrescenta precisão e segurança ao procedimento.[21] A incidência de pneumotórax é de 18% na toracocentese dirigida clinicamente e de 3% na toracocentese dirigida ultra-sonograficamente. O médico primeiro examina a radiografia ou TC de tórax para determinar o volume e a localização do líquido pleural. O paciente é examinado ultra-sonograficamente a seguir para identificar a maior e mais acessível bolsa de líquido pleural. A localização e a profundidade do líquido e sua relação com o pulmão são determinadas. Estruturas vitais como o coração e a aorta são identificadas e evitadas. Um local seguro para a toracocentese é escolhido, com base em um cuidadoso exame de ultra-som diagnóstico. A punção real do espaço pleural pode então ser realizada de modo cego contanto que o paciente não mude de posição. Para a toracocentese à beira do leito em pacientes que são difíceis de mover, guias de agulha fixadas ao transdutor são úteis para dirigir a colocação precisa da agulha. A punção do espaço pleural sob observação contínua com ultra-som não é possível em todos os casos porque o espaço pleural está muito próximo do transdutor e a agulha é difícil de ser rastreada desde a superfície da pele. A posição ideal do paciente para toracocentese diagnóstica é a posição sentada ereta com os braços repousando confortavelmente sobre uma mesa ao lado do leito. Entretanto, se o paciente não for capaz de se sentar, o procedimento pode ser realizado com o paciente na posição de decúbito lateral ou supina.

O local da punção é escolhido no espaço intercostal de tal modo que a agulha cruze por cima da costela e evite o feixe neurovascular que corre ao longo da superfície inferior da costela. O local da punção e a área circunjacente são limpos com solução de povidona-iodo. Um anestésico local, solução de lidocaína a 1% ou 2%, é infiltrado subcutaneamente no local da punção. Uma agulha de calibre 22 conectada a

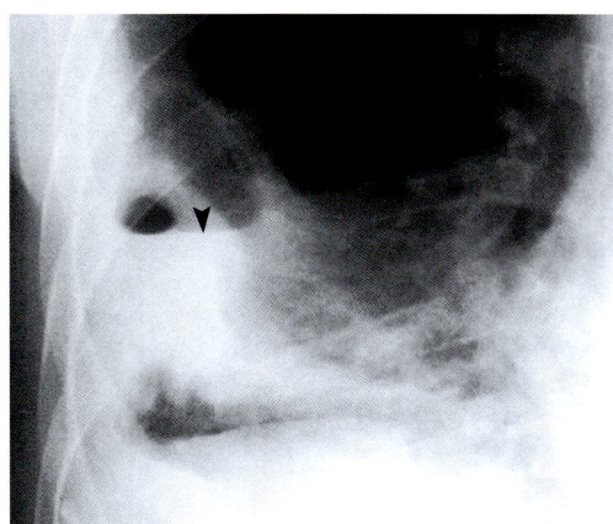
A

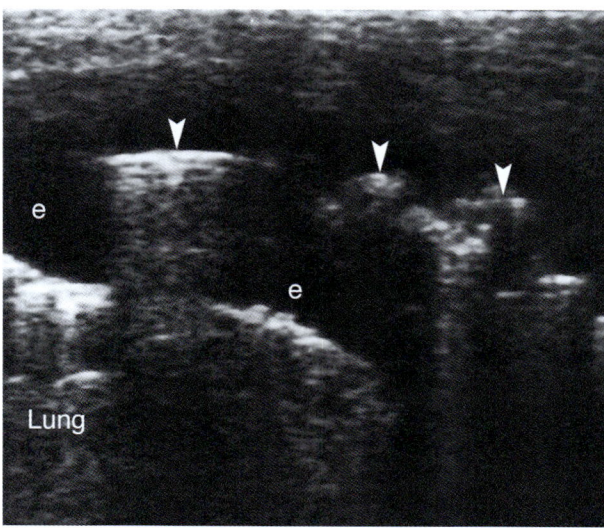
B

FIGURA 17-11. Hidropneumotórax. Correlacionar o aspecto de um hidropneumotórax com múltiplos níveis hidroaéreos (*ponta de seta*) em uma radiografia de tórax (**A**) com o seu aspecto em uma imagem de ultra-som (**B**) obtida em um espaço intercostal. Lóculos de ar (*pontas de setas*) produzem interfaces lineares brilhantes, com artefatos de reverberação, com o líquido anecóico do derrame pleural (e). O pulmão cheio de ar é desviado para longe da parede torácica pelo líquido e pelo ar no espaço pleural. *Lung*, pulmão.

uma seringa de 12 mL é adequada para a maioria das aspirações diagnósticas. Um cateter flexível de "centese" de calibre 5F com orifícios na extremidade e laterais é útil para toracocenteses de maior volume. Se for planejado exame citológico, pelo menos 100 mL de volume líquido devem ser obtidos. A agulha é dirigida perpendicularmente à parede torácica para puncionar o espaço pleural. Aspiração branda é aplicada enquanto a agulha é avançada para dentro do líquido. Um "estalo" característico pode usualmente ser sentido quando a agulha punciona a pleura parietal. Toma-se cuidado para manter a ponta da agulha bem antes da profundidade medida da superfície pulmonar. O líquido pleural aspirado é inspecionado quanto à cor, transparência e odor, e é enviado ao laboratório para coloração com Gram, cultura bacteriana, contagem celular, citologia, bioquímica e quaisquer estudos especiais requeridos pela condição clínica do paciente.

Ocasionalmente o líquido pleural pode ser demasiado viscoso para ser aspirado através de uma agulha de calibre 22. Quando o diagnóstico ultra-sonográfico de derrame pleural for de certeza mas o líquido não puder ser aspirado, o médico deve primeiro reexaminar o paciente para determinar a localização exata da agulha dentro do líquido, então experimentar agulhas maiores (calibre 18).

Toracocentese Terapêutica. Grandes derrames pleurais podem causar dor torácica, dispnéia ou hipoxemia por causa da troca gasosa prejudicada. Esses sintomas podem ser aliviados pela drenagem da maior parte ou de todo o líquido pleural. O ultra-som pode ser usado para otimizar o posicionamento do cateter de drenagem e para avaliar a completa remoção de líquido. A fim de minimizar o desconforto do paciente e o risco de infectar o espaço pleural, drenagem completa realizada como um só procedimento é preferida a deixar um cateter de demora. Quando grandes derrames pleurais estão presentes, o volume de líquido removido em uma sessão geralmente não deve exceder um litro. Remoção de quantidades maiores pode resultar em complicações de desvio mediastinal agudo, incluindo edema pulmonar agudo, choque e síncope vasovagal. A drenagem terapêutica é realizada como uma extensão da toracocentese diagnóstica com a colocação de um **cateter flexível** dentro do espaço pleural para minimizar a possibilidade de trauma ao pulmão. Cateteres de toracocentese de 5F e 15 cm de comprimento especialmente desenhados, com orifícios laterais, são os de maior utilidade para esse procedimento. O conjunto agulha-cateter com seringa conectada é avançado para dentro do espaço pleural. Aspiração é aplicada para assegurar fácil retirada de líquido. Enquanto se mantém fixa a agulha, o cateter é avançado sobre a agulha para dentro do líquido pleural. A agulha é então removida, deixando apenas o cateter flexível dentro do espaço pleural. O cateter é conectado a uma torneira de três vias à qual é conectada uma seringa para aspiração e uma bolsa para coleta do líquido. Esse arranjo proporciona um sistema fechado para aspiração repetida que limita a possibilidade de contaminação do espaço pleural. Frascos de vácuo de um litro podem ser ligados ao sistema para fornecer aspiração contínua de baixa intensidade para toracocentese de grande volume. A ultra-sonografia é usada para avaliar o volume e localização do líquido restante. A posição do paciente pode ser alterada para se acessar qualquer líquido restante. Loculações separadas de líquido podem ser removidas por punção adicional. Um pequeno volume de líquido deve ser deixado no lugar para proporcionar um coxim entre a pleura visceral e a parietal. Os pacientes com etiologias neoplásicas e infecciosas de derrame pleural geralmente possuem pleura inflamada que causará dor com o movimento respiratório se todo o líquido pleural for retirado e as superfícies inflamadas entrarem em atrito. Quando a drenagem adequada é obtida, o cateter é removido. Radiografias imediatas e de acompanhamento após 4 horas são usualmente obtidas após procedimentos de toracocentese, a fim de detectar pneumotórax.

Drenagem de Derrames Pleurais com Cateter. Numerosos estudos documentaram as vantagens da colocação de cateter dirigida por imagem em relação a cateteres colocados cirurgicamente para drenagem de empiema e derrame parapneumônico complicado. A colocação de cateter com orientação ultra-sônica é mais fácil, causa menos complicações e menos desconforto ao paciente, e tem altas taxas de sucesso. Colocação percutânea de cateter dirigida por imagem é bem-sucedida no tratamento do empiema em 72% a 92% dos casos, enquanto as taxas de sucesso descritas com sondas torácicas colocadas cirurgicamente são de 35% a 80%.

O ultra-som é usado para identificar a maior bolsa de líquido para colocação do cateter. A punção direta da cavidade pleural usando-se o **método do trocarte** é mais rápida e mais fácil do que o uso de técnicas de fio-guia e troca de cateter. Um **cateter relativamente rígido** é necessário para retenção dentro do espaço pleural, porque o movimento continuado da respiração imporá tração ao cateter, resultando em arqueamento e drenagem ineficaz.[22] Vários sistemas de cateter desenhados para drenagem de empiema são disponíveis comercialmente em tamanhos de 10 a 14 Fr.

Para introduzir o cateter, o local de punção é infiltrado com anestésico local e é feito um corte na pele com bisturi. O conjunto cateter-cânula-trocarte é avançado diretamente para dentro do espaço pleural. O trocarte é removido e a aspiração de líquido é tentada. Se nenhum líquido for aspirado, a posição do cateter é ajustada por meio da orientação do ultra-som até que o líquido seja aspirado com facilidade. A cânula é dirigida para baixo e mantida firmemente no lugar enquanto o cateter é avançado para dentro da porção mais inferior do espaço pleural. A cânula é removida e o cateter é fixado a uma torneira de três vias e bolsa de drenagem. Aspiração é efetuada até que o exame com ultra-som confirme que quase todo o líquido foi removido. A cavidade pleural é a seguir irrigada várias vezes com soro fisiológico estéril para remover material particulado. O cateter é suturado à pele e conectado a um sistema de drenagem pleural padrão de selo d'água. O cateter é colocado sob aspiração negativa contínua (−20 cm de pressão d'água), e o volume de drenagem líquida é monitorizado. Quando menos de 10 mL de líquido drenarem do espaço pleural em 24 horas, o cateter poderá ser removido.

Loculações no espaço pleural podem impedir a drenagem completa do líquido pleural com cateter. Instilação transcateter de urocinase ou estreptocinase foi descrita como útil para lisar membranas de fibrina a fim de facilitar a drenagem.[9,23] Fístula broncopleural deve ser suspeitada quando ar e líquido persistirem no espaço pleural. Agentes de contraste iodados podem ser injetados para dentro do espaço pleural para efetuar fistulografia e demonstrar esta complicação.

Esclerose do Espaço Pleural. Derrames pleurais malignos são uma causa comum de dispnéia, tosse e dor torácica progressivamente incapacitantes. O tratamento visa aliviar os sintomas, uma vez que a maioria dos derrames pleurais malignos não é curável. Toracocentese simples e drenagem com tubo torácico podem prover alívio temporário, mas quase todos os derrames malignos recidivam dentro de 1 mês. Pleurodese química é usada para induzir aderência das superfícies pleurais visceral e parietal a fim de evitar acumulação de líquido e ar no espaço pleural. Uma variedade de agentes foi usada com sucesso variável (60% a 80%).

Orientação ultra-sonográfica é usada para assegurar a colocação precisa do cateter para toracocentese e instilação de agentes químicos, para avaliar a adequação da drenagem e reacumulação de líquido, e para identificar coleções líquidas loculadas. Toracocentese terapêutica com um cateter pequeno é efetuada para remover todo o líquido pleural. O agente de escleroterapia é injetado dentro do espaço pleural, e o paciente é solicitado a rolar de lado três ou quatro vezes para revestir o espaço pleural. O cateter torácico é pinçado durante 24 horas. O paciente é instruído a mudar a posição do corpo freqüentemente para espalhar o agente sobre todas as superfícies pleurais. O ultra-som é usado para verificar a reacumulação de líquido após 24 horas. Se nenhum líquido estiver presente, o cateter é removido. Se o líquido se reacumulou, a escleroterapia pode ser repetida. As escolhas atuais de agentes de escleroterapia incluem suspensão de talco estéril (2 a 10 g em 50 mL de soro fisiológico estéril),[24] doxiciclina em doses repetidas de 500 mg, e minociclina (doses de 300 mg).[25]

Biópsia Pleural. Massas pleurais e áreas focais de espessamento pleural freqüentemente são ocultadas da visão fluoroscópica pelo líquido pleural acompanhante.[26] O ultra-som é eficaz para demonstrar essas lesões e dirigir a colocação de agulha para biópsia. As massas pleurais e a pleura espessada podem usualmente ser biopsiadas usando-se agulhas de biópsia padrão para exame histológico ou citológico.[27] Pleura de espessura normal em áreas de derrame pleural loculado pode ser biopsiada usando-se uma agulha de biópsia pleural de bisel reverso.[28]

Complicações de Procedimentos Invasivos Pleurais. As complicações de procedimentos invasivos no espaço pleural incluem pneumotórax, hemotórax por laceração de uma artéria ou veia intercostal, reação vasovagal, infecção do espaço pleural e colocação inadequada de agulha ou cateter dentro de pulmão, fígado, baço ou rim. A remoção de grandes quantidades de líquido (mais de um litro) pode causar edema pulmonar de reexpansão.

Pneumotórax é a complicação mais freqüente associada a procedimentos invasivos do tórax. As taxas de pneumotórax aproximam-se de 9% em procedimentos invasivos no espaço pleural. A maioria dos pneumotórax são pequenos, autolimitados e produzem sintomas mínimos. Alguns resultam em perda progressiva de volume pulmonar, causando angústia respiratória ou mesmo insuficiência respiratória em pacientes com doença pulmonar subjacente. O médico que efetua procedimentos invasivos no tórax deve estar familiarizado com a colocação de cateter para tratamento de pneumotórax.

PARÊNQUIMA PULMONAR

Aspecto Ultra-sonográfico Normal

Pulmão cheio de ar, coberto por pleura visceral, causa uma interface altamente reflexiva que bloqueia a transmissão do feixe de ultra-som para dentro do tórax (Figs. 17-2 e 17-3). A imagem ultra-sonográfica apresentará um padrão de ecos brilhantes causados por **artefato de reverberação acústica**. Esses ecos são usualmente intensos mas sem forma, e diminuem em intensidade com o distanciamento do transdutor. Sempre que o feixe de ultra-som for diretamente perpendicular à interface pleura visceral-pulmão, no entanto, a superfície linear brilhante do pulmão cheio de ar será repetidamente duplicada na imagem sob a forma de uma série de linhas brilhantes a intervalos fixos. A força deste padrão de artefatos de reverberação também diminui com o aumento da distância do transdutor. A superfície pulmonar normal é identificada pelo seu movimento, deslizando para a frente e para trás com a inspiração e a expiração, o **sinal do deslizamento**. Irregularidades da superfície do pulmão podem causar **artefatos em cauda de cometa** transitórios que emanam da superfície pulmonar.[29] Embora estes artefatos possam ser proeminentes e confusos na imagem com ultra-som, eles são esperados e devem ser reconhecidos como indicadores de pulmão cheio de ar.

Consolidação

Com a consolidação, os espaços aéreos do pulmão ficam cheios de líquido e células inflamatórias. O pulmão aerado altamente reflexivo é convertido em uma massa sólida, firme, densa, com boa transmissão de som (Fig. 17-12).[30] O pulmão consolidado é hipoecóico em comparação com o pulmão aerado altamente reflexivo, e, em virtude do seu alto conteúdo de líquido, usualmente é hipoecóico quando comparado com o fígado e baço. O pulmão consolidado geralmente tem forma de cunha.[31] Ar dentro dos brônquios circundados por pulmão consolidado produz ecos ramificados lineares fortemente reflexivos que podem ser reconhecidos como **broncogramas aéreos ultra-sonográficos**.[32] Alvéolos aerados, circundados por pulmão consolidado, produ-

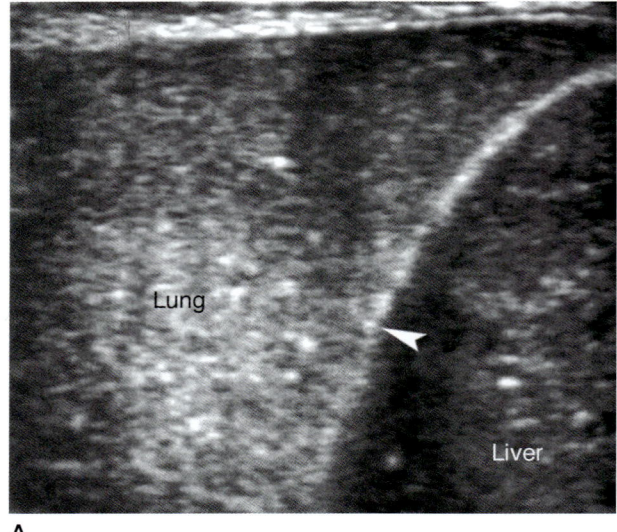
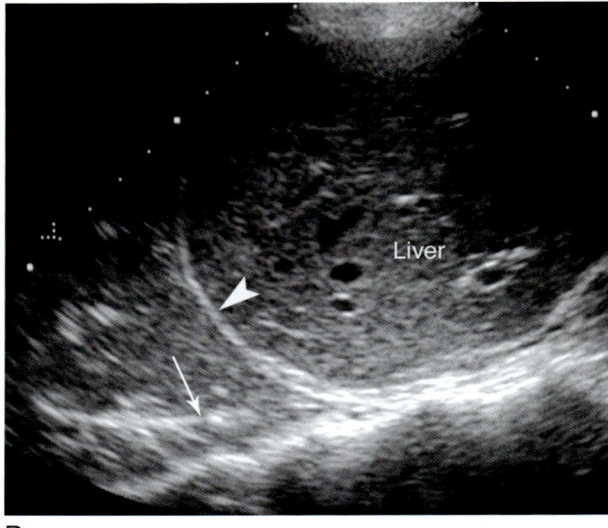
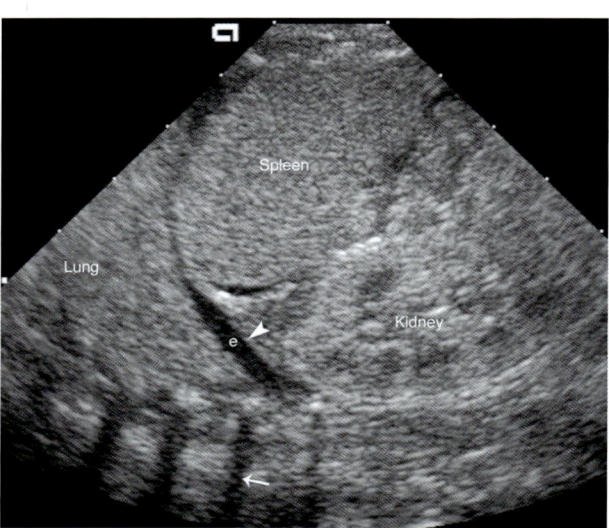

FIGURA 17-12. Consolidação. A, O lobo inferior direito do pulmão está convertido em uma massa sólida (consolidado) pelo enchimento dos espaços aéreos com material purulento neste paciente com pneumonia. O diafragma (*ponta de seta*) separa o pulmão consolidado do fígado. **B**, Uma imagem do tórax inferior, obtida por um acesso abdominal através do fígado, revela uma pneumonia insuspeitada do lobo inferior direito em um paciente apresentando-se com dor abdominal no quadrante superior direito. O diafragma (*ponta de seta*) separa o fígado do pulmão consolidado quase isoecóico. Broncogramas aéreos ultra-sonográficos (*seta longa*) são vistos como ecos ramificados lineares brilhantes. **C**, Consolidação do pulmão esquerdo em um lactente recém-nascido prematuro com doença de membrana hialina permite que o som penetre no pulmão e produza uma imagem da parede torácica com sombras das costelas (*seta*). Um diminuto derrame pleural (e) é visto como uma faixa anecóica acima do diafragma (*ponta de seta*). *Lung*, pulmão; *liver*, fígado; *spleen*, baço; *kidney*, rim.

zem ecos globulares altamente reflexivos que podem ser reconhecidos como **alveologramas aéreos ultra-sonográficos**. Os ecos de alta amplitude produzidos pelo ar aprisionado podem causar sombras acústicas e artefatos de reverberação. Brônquios cheios de líquido produzem múltiplas estruturas tubulares, anecóicas, ramificadas dentro do pulmão consolidado, que podem ser reconhecidas como **broncogramas líquidos ultra-sonográficos**.[33] Vasos pulmonares também podem ser reconhecidos como estruturas tubulares ramificadas. Os vasos podem ser diferenciados dos brônquios observando-se sua pulsatilidade, acompanhando-se sua origem até a artéria pulmonar, e pelo imageamento por Doppler ou de fluxo em cores. A identificação de broncogramas aéreos, alveologramas aéreos, broncogramas líquidos ultra-sonográficos e vasculatura pulmonar ajuda a diferenciar pulmão consolidado de massas parenquimatosas

SINAIS ULTRA-SONOGRÁFICOS DE CONSOLIDAÇÃO

- Solidificação do tecido pulmonar, possibilitando a transmissão de som
- Pulmão homogêneo, hipoecóico, em forma de cunha
- Pouca definição centralmente onde a consolidação se funde com o pulmão cheio de ar
- Definição nítida perifericamente, determinada pelas superfícies pleurais
- Broncogramas aéreos ultra-sonográficos
- Broncogramas líquidos ultra-sonográficos
- Alveologramas aéreos ultra-sonográficos
- Visualização de artérias e veias pulmonares intraparenquimatosas
- Movimento apropriado com a respiração

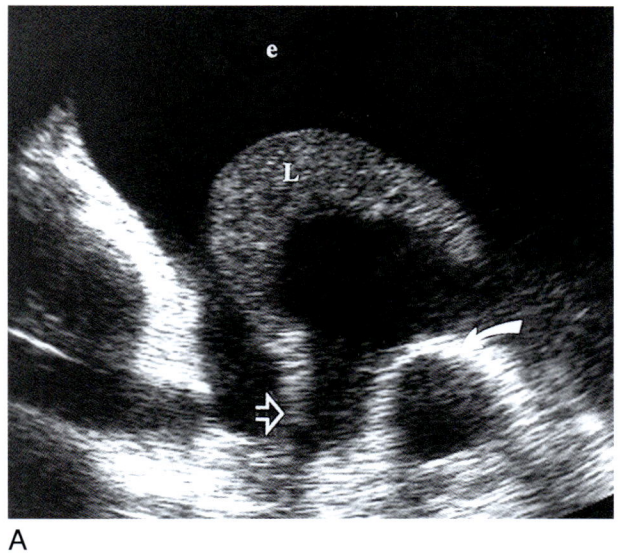
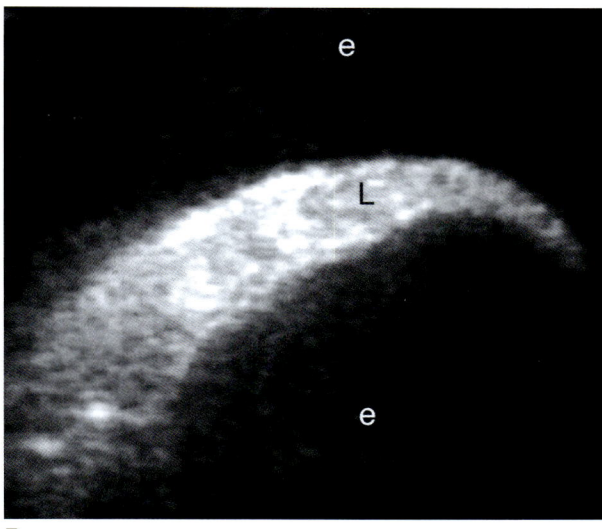
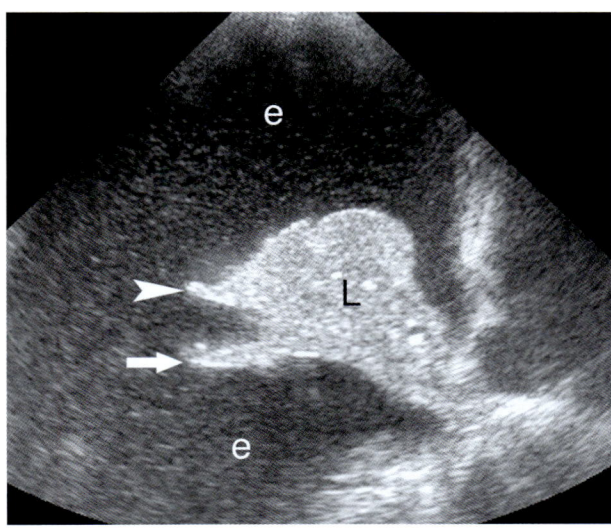

FIGURA 17-13. Atelectasia. A, O pulmão colapsado comprimido (L) está suspenso em um grande derrame pleural anecóico (e). O pulmão oscila delicadamente para diante e para trás com o movimento respiratório. O ligamento pulmonar inferior (*seta aberta*) e a aorta torácica descendente (*seta curva*) estão bem visualizados. **B**, A forma de foice característica do pulmão colapsado (L) é evidente em um grande derrame pleural (e). A superfície do pulmão colapsado é nitidamente definida pela sua cobertura de pleura visceral. **C**, Uma imagem intercostal posterior do tórax direito em um paciente com um imenso derrame pleural (e) mostra colapso total do pulmão direito (L). A borda do lobo inferior direito (*ponta de seta*) e o lobo médio (*seta*) são evidentes. A presença de material particulado dentro do derrame indica que este é um exsudato.

e lesões pleurais. O ultra-som também é útil para diferenciar pneumonia isolada de pneumonia com derrame pleural ou empiema.

Atelectasia

Atelectasia refere-se à ausência de ar em todo ou em uma parte do pulmão com colapso associado dos alvéolos, resultando em perda de volume pulmonar e aproximação dos vasos sangüíneos pulmonares. A atelectasia é causada pela obstrução dos brônquios que o suprem ou pela pressão sobre o pulmão por uma massa no espaço pleural. Atelectasia reflexa sempre acompanha o derrame pleural. Líquido no espaço pleural rompe as forças adesivas normais que mantêm o pulmão aberto e aderente à pleura parietal que reveste

ACHADOS ULTRA-SONOGRÁFICOS NA ATELECTASIA

- Pulmão ecogênico em forma de cunha
- Bordas nítidas definidas pela pleura visceral
- Volume diminuído do pulmão afetado
- Aglomeração dos brônquios e vasos sangüíneos pulmonares
- Broncogramas líquidos ultra-sonográficos
- Ausência de broncogramas aéreos ultra-sonográficos no caso de obstrução brônquica
- Movimento apropriado do pulmão afetado com a respiração

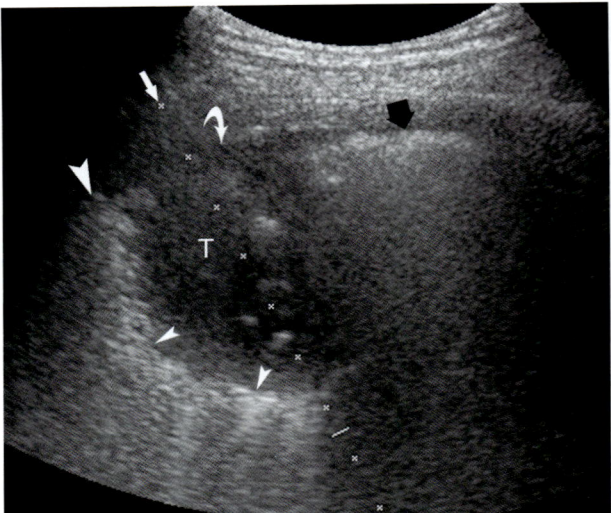 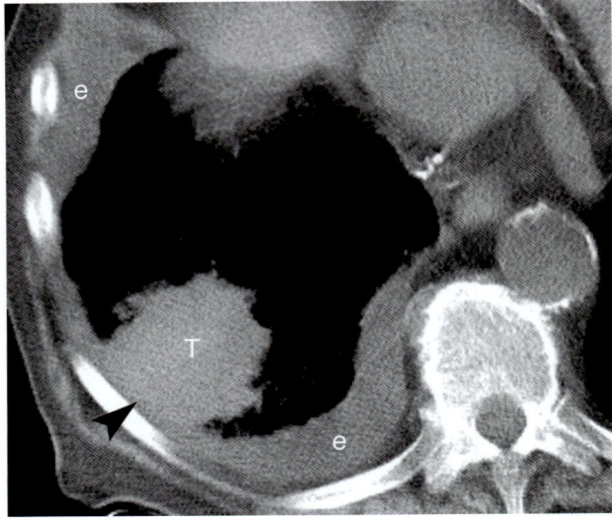

FIGURA 17-14. Massa pulmonar periférica. A, Um carcinoma pulmonar periférico (T) aparece como uma massa hipoecóica circundada por pulmão ecogênico cheio de ar (*pontas de seta brancas*). Uma sombra costal (*seta negra*) obscurece parcialmente o tumor. O tumor que toca a superfície pleural (*seta branca curva*) é hipoecóico e não apresenta a reflexão de superfície brilhante que é característica de pulmão aerado. Esta massa foi biopsiada usando-se orientação por ultra-som. Os marcadores (*seta branca reta*) do sistema de direção da agulha estão exibidos na imagem. Orientação ultra-sônica permite direcionamento preciso da agulha para dentro do tumor ao mesmo tempo evitando pulmão aerado e diminuindo grandemente o risco de pneumotórax. **B**, TC de confirmação. A TC demonstra o tumor (T) parcialmente circundado por pulmão aerado. Um pequeno derrame pleural é evidente.

o tórax. O tecido elástico no pulmão colapsa reflexivamente o pulmão. Pulmão atelectásico aparece como uma densidade em forma de cunha movendo-se através do líquido pleural no ritmo das respirações do paciente[30] (Fig. 17-13). A ecogenicidade do pulmão colapsado é usualmente mais alta que a do pulmão consolidado, devido ao menor conteúdo líquido. Aglomeração dos brônquios cheios de líquido e dos vasos sangüíneos pode ser vista dentro da porção colapsada do pulmão. Broncogramas aéreos ultra-sonográficos não estão presentes quando a obstrução brônquica é a causa da atelectasia.

> **SINAIS ULTRA-SONOGRÁFICOS DOS TUMORES PULMONARES**
>
> Massa hipoecóica dentro de pulmão aerado ecogênico
> Ausência de eco linear de reflexão da superfície pulmonar
> Margem profunda relativamente bem-definida
> Ausência de bordas afiladas
> Ausência de broncogramas aéreos ultra-sonográficos
> Massa dentro de pulmão consolidado hipoecóico
> Fixação do tumor periférico durante a respiração (sugerindo invasão do tumor na parede torácica)

Tumores Pulmonares

Os tumores pulmonares que fazem margem à superfície pleural aparecem como densidades de massa hipoecóicas parcialmente circundadas por pulmão aerado altamente reflexivo (Fig. 17-14). As margens profundas do tumor são freqüentemente bem definidas, em comparação com a margem pouco definida vista no caso de consolidação. O tumor salienta-se em forte relevo em comparação com o pulmão circundante cheio de ar. O eco linear de superfície de reflexão produzido pela interface pleura visceral-pulmão cheio de ar está ausente onde o tumor margeia a pleura visceral. Intensificação de eco muitas vezes está presente profundamente à lesão porque o tumor é um melhor transmissor de som do que o pulmão aerado. Lesões menores que 5 cm usualmente são hipoecóicas em comparação com o pulmão aerado, enquanto lesões maiores que 5 cm podem ser isoecóicas em comparação com pulmão aerado. A ecogenicidade aumentada das lesões maiores pode ser causada por hemorragia interna ou necrose.[34] As lesões cavitárias têm paredes hiperecóicas irregulares com áreas ecolucentes centrais. Focos de calcificação dentro de massas pulmonares são facilmente demonstrados pela ultra-sonografia como focos ecogênicos brilhantes com sombreamento acústico. O ultra-som pode ajudar a definir a extensão do tumor à pleura e estruturas adjacentes, pela observação da obliteração do eco da superfície pleural e ausência de movimento de deslizamento do tumor com a respiração.[35]

Tumores centralmente localizados próximos do hilo pulmonar podem ser visualizados por ultra-sonografia quando são associados com consolidação pulmonar periférica (Fig. 17-15).[36] Quando o tumor pulmonar causa obstrução das vias aéreas, ele é visualizado como uma massa na extremidade da área triangular de consolidação resultante. Os tumores circundados por pulmão consolidado apare-

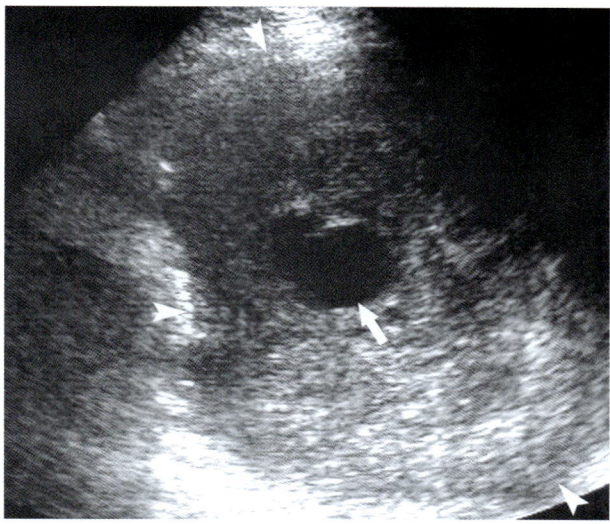

FIGURA 17-15. Tumores pulmonares com cavitação. Um grande carcinoma de células escamosas do pulmão aparece como uma massa hipoecóica (*pontas de setas*) circundada por pulmão ecogênico. Necrose central (*seta*) é um achado freqüente no carcinoma de células escamosas.

ACHADOS ULTRA-SONOGRÁFICOS DE ABSCESSOS PULMONARES

Paredes ecogênicas, irregulares, espessas
Cavidade central hipoecóica
Ecos aéreos no interior da cavidade central
Nível hidroaéreo dentro da cavidade central

cem como uma massa dentro de pulmão cheio de líquido hipoecóico.

Abscesso Pulmonar

Um abscesso pulmonar é um processo supurativo localizado, caracterizado por **necrose** de tecido pulmonar. Os **abscessos pulmonares primários** são causados por aspiração, pneumonia necrosante, êmbolos sépticos ou uma complicação de doença crônica do pulmão. Estes abscessos são suscetíveis à cura por cateteres de drenagem colocados percutaneamente. Os **abscessos pulmonares secundários** causados por carcinoma do pulmão, seqüestração pulmonar, cisto pulmonar ou fístula broncoesofágica geralmente necessitam de intervenção cirúrgica. Os abscessos pulmonares possuem paredes espessas, irregulares, com debris ecogênicos e ar dentro do líquido interno (Fig. 17-16).[37]

Diferenciar abscesso pulmonar de empiema é freqüentemente um desafio radiográfico. Os empiemas são confinados dentro do espaço pleural e tendem a ter paredes lisas de espessura uniforme. O parênquima pulmonar é comprimido e desviado. Os abscessos pulmonares destroem o parênquima pulmonar, são associados com áreas circundan-

ACHADOS ULTRA-SONOGRÁFICOS DE SEQÜESTRAÇÃO PULMONAR

Massa sólida homogênea no hemitórax inferior
Cistos cheios de líquido ocasionalmente presentes
Não são identificados brônquios
Artéria nutridora identificada originando-se da aorta (achado principal)
Veia drenando para veias sistêmicas no caso de seqüestração extralobar
Veia drenando para veias pulmonares no caso de seqüestração intralobar
Ar dentro da seqüestração obscurecerá a visualização ultra-sonográfica

tes de consolidação pulmonar, e possuem paredes irregulares de espessura variável. Com ultra-sonografia em tempo real, um **abscesso pulmonar** demonstrará expansão da sua circunferência inteira com a inspiração. No caso do **empiema**, somente a parede interna, a pleura visceral, mostrará movimento com a inspiração.

Seqüestração Pulmonar

Seqüestrações pulmonares são anomalias congênitas incomuns que consistem em tecido pulmonar não-funcionante que não se comunica com a árvore traqueobrônquica. A maioria destas massas ocorre nas bases pulmonares, onde elas podem ser avaliadas com ultra-som (Fig. 17-17). O diagnóstico é feito pela demonstração do **suprimento sangüíneo arterial sistêmico** ao tecido pulmonar seqüestrado.[38] A ultra-sonografia pode demonstrar o suprimento por artéria sistêmica na maioria dos casos.[39] As **seqüestrações intralobares** estão contidas dentro da pleura visceral e possuem drenagem venosa através das veias pulmonares. As **seqüestrações extralobares** são cobertas por sua própria pleura e possuem drenagem venosa através de veias sistêmicas.

Procedimentos Invasivos no Parênquima Pulmonar

Biópsia de Massa Pulmonar. A ultra-sonografia oferece várias vantagens em relação à TC ou orientação fluoroscópica para biópsia transtorácica percutânea de lesões pulmonares (Fig. 17-14).[40,41] Biópsia guiada por ultra-som é rápida, conveniente e segura. As biópsias geralmente podem ser efetuadas mais rapidamente porque o imageamento em tempo real permite a visualização dinâmica das lesões pulmonares que se movem com a respiração. Os vasos sangüíneos na parede torácica e no pulmão podem ser visualizados por ultra-som com Doppler em cores em tempo real. Como a ultra-sonografia é capaz de visualizar pulmão aerado adjacente a nódulos com base pleural melhor que a fluoroscopia, e a visualização contínua da ponta da agulha é mais fácil que com TC, o pulmão aerado

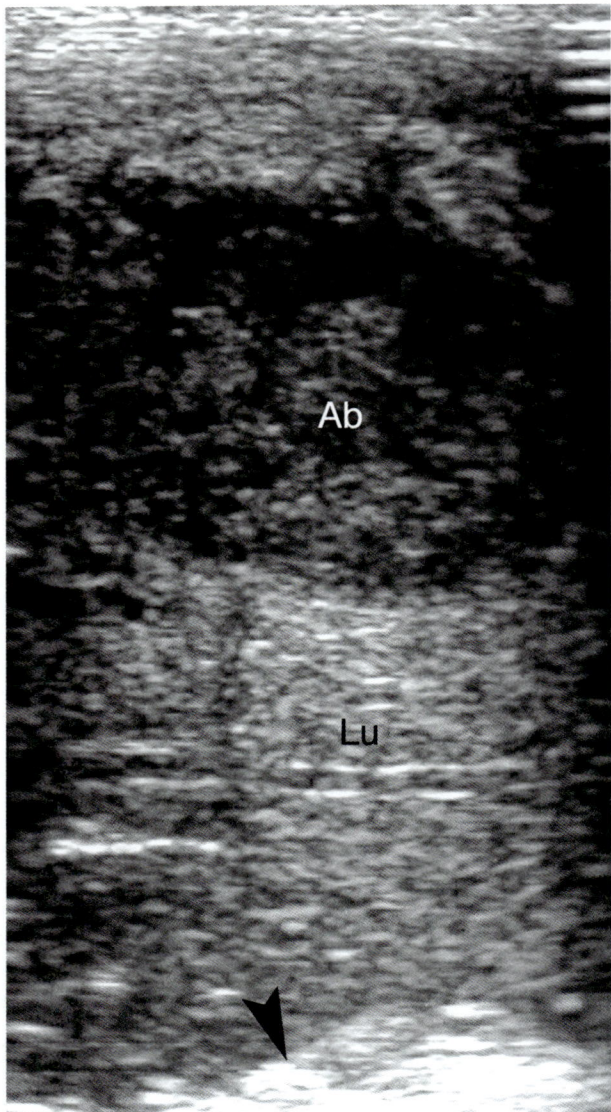
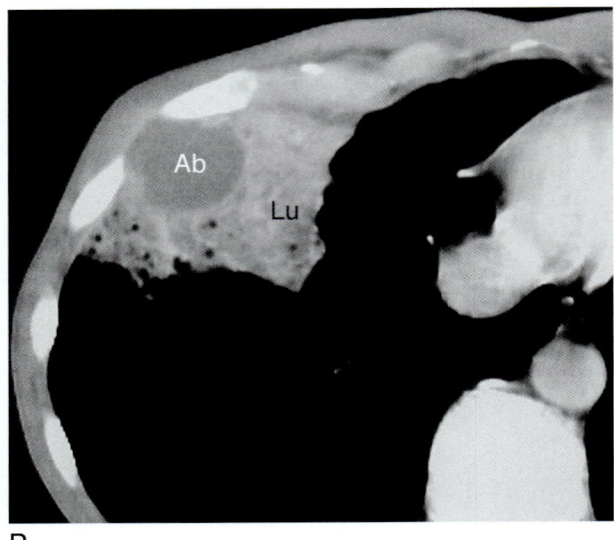

FIGURA 17-16. Abscesso pulmonar. A, Imagem de ultra-som intercostal mostra um abscesso pulmonar (Ab) como uma massa cística hipoecóica com debris internos ecogênicos que foi observada mudando de localização com alterações na posição do paciente. O pulmão adjacente (Lu) mostra consolidação densa. O pulmão aerado produz uma reflexão brilhante (*ponta de seta*). **B**, A TC correspondente mostra o abscesso (Ab) e o pulmão consolidado (Lu).

pode ser evitado com mais precisão. A incidência de pneumotórax em biópsia de nódulos com base pleural é de 2% com orientação ultra-sônica, em comparação com 10% a 15% com orientação por TC ou fluoroscópica. Ultra-som, TC e orientação fluoroscópica têm cada um uma sensibilidade relatada de 90% a 97% para o diagnóstico de câncer pulmonar. A ultra-sonografia é particularmente útil para orientar biópsia de tumores pulmonares periféricos obscurecidos por derrame pleural. A limitação óbvia ao uso do ultra-som é que a lesão-alvo precisa ser visualizada por ultra-som. Uma parte da lesão deve estender-se à superfície pleural para permitir detecção com ultra-som. As lesões que são inteiramente circundadas por pulmão cheio de ar não são receptivas à biópsia dirigida por ultra-som.

A inspeção preliminar da radiografia de tórax é essencial para o planejamento do acesso à biópsia dirigida por ultra-som. A maioria das lesões pulmonares pode ser visualizada e biopsiada através do espaço intercostal. As lesões no ápice do pulmão podem ser acessadas por cima ou por baixo da clavícula. As lesões no diafragma podem ser visualizadas e biopsiadas usando-se um ângulo para cima através do fígado. Uma vez a lesão seja visualizada, é determinado um trajeto seguro para a agulha. A entrada da agulha na lesão é efetuada à mão livre ou usando-se um acessório de direção da agulha para o transdutor. O paciente é solicitado a suspender a respiração enquanto a agulha está sendo avançada para dentro da lesão. O paciente pode então retomar a respiração superficial enquanto a agulha é deixada oscilar livremente. O paciente é novamente solicitado a parar de respirar enquanto a biópsia é realizada. Os espécimes de aspiração com agulha fina (AAF) são dados a um citopatologista para exame imediato quanto à correlação. Biópsias são repetidas até ser obtido tecido diagnóstico. Biópsias de agulha cortante, até calibre 14 para histologia, proporcionam uma opção segura

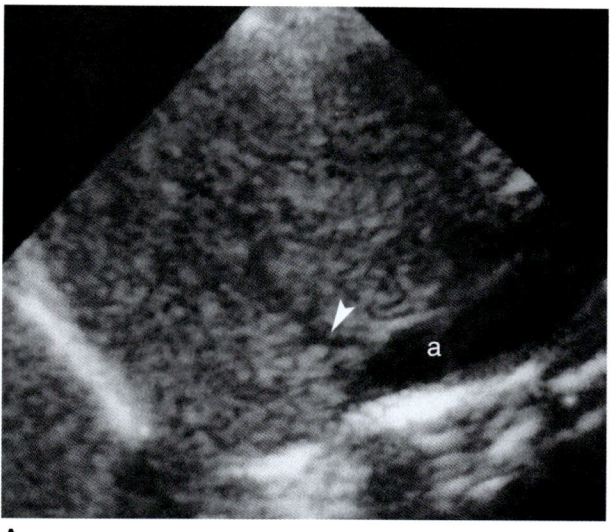 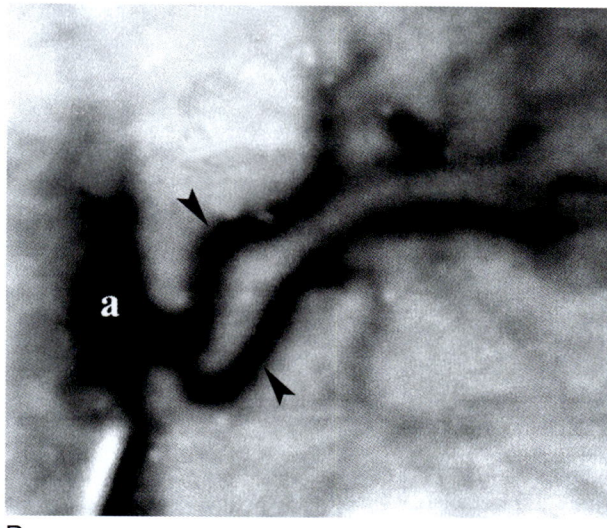

FIGURA 17-17. Seqüestração pulmonar. A, A ultra-sonografia revela uma massa sólida homogênea representando uma seqüestração pulmonar. Uma artéria sistêmica (*ponta de seta*) originada da aorta (a) supre a massa pulmonar. **B**, Arteriografia mostra duas artérias sistêmicas (*pontas de setas*) originadas da aorta (a) que suprem a massa.

adicional.[42,43] A presença de um citopatologista na sala de biópsia é essencial para maximizar o rendimento da AAF, ao mesmo tempo reduzindo ao mínimo o número de passagens da agulha. Amostras de biópsia de agulha grossa para histologia podem ser obtidas das lesões maiores.

Drenagem de Abscesso Pulmonar com Cateter. A maioria dos abscessos pulmonares é tratada com sucesso com antibióticos e drenagem interna por broncoscopia. As falhas de tratamento são consideradas candidatas a lobectomia. Drenagem externa por cateter era usada com sucesso antes da disponibilidade dos antibióticos e foi confirmada como método bem-sucedido de tratamento com uma baixa taxa de complicação. Orientação com ultra-som pode ser usada para dirigir com precisão a colocação de uma sonda cirúrgica de grosso calibre ou para colocar um cateter menor "de radiologia". A técnica para colocação do cateter é a mesma que é usada para drenagem de empiema.

Complicações de Procedimentos Invasivos no Parênquima Pulmonar. Pneumotórax e pequeno sangramento são as complicações mais freqüentes da biópsia pulmonar. O significado do pneumotórax é maior em pacientes com função pulmonar gravemente comprometida. O risco de sangramento é aumentado em pacientes com coagulopatia. Complicações raras incluem grande sangramento, embolia gasosa e disseminação neoplásica no trajeto da agulha.

MEDIASTINO

Uma vez que o mediastino é circundado por osso que lança sombreamento e por pulmão reflexivo, ele é um desafio à avaliação ultra-sonográfica. Entretanto, com atenção cuidadosa à técnica e ao posicionamento do paciente, a maioria das áreas do mediastino pode ser examinada de maneira adequada. Ultra-som é melhor para exame do mediastino superior e anterior e menos útil para o mediastino posterior e região paravertebral.[44] Quando anormalidades são detectadas, pode ser usada orientação ultra-sonográfica para biópsia. A capacidade de visualizar a agulha continuamente quando ela corre para a lesão é uma vantagem importante, porque esta área é muito rica em grandes estruturas vasculares. Conhecimento detalhado da anatomia tridimensional do mediastino é crítico, porque os planos do exame ultra-sonográfico são usualmente oblíquos e não facilmente relacionados aos planos ortogonais padrão da tomografia computadorizada e da ressonância magnética.

Aspecto Ultra-sonográfico Normal

O mediastino superior é acessível à investigação ultra-sonográfica pelo uso de um **acesso supra-esternal** (Fig. 17-18).[45] Os pacientes são examinados em uma posição supina com um travesseiro colocado embaixo dos ombros e o pescoço estendido. O transdutor é posicionado na base do pescoço e angulado caudalmente para trás do manúbrio. Podem ser obtidas imagens oblíquas nos planos sagital e coronal. As veias inominadas braquiocefálicas e as artérias carótidas comuns e subclávias são examinadas. Cada vaso é identificado pela sua localização e características do Doppler. Vasos tortuosos, que causam alargamento anormal do mediastino em radiografias de tórax, são facilmente reconhecidos. Massas mediastinais são localizadas precisamente e caracterizadas como sólidas, císticas, vasculares ou calcificadas. A relação das massas com estruturas cardíacas e vasculares pode ser acuradamente definida.

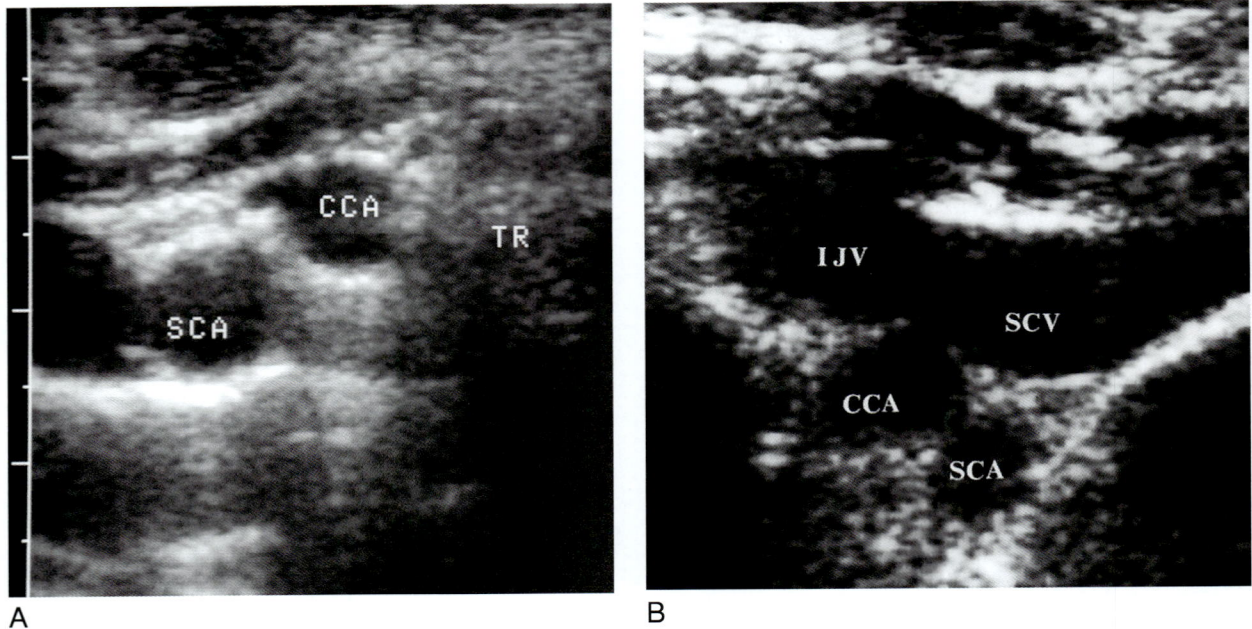

FIGURA 17-18. O mediastino superior, acesso supra-esternal. **A**, Uma vista supra-esternal do mediastino superior direito mostra a artéria subclávia direita (SCA) e a artéria carótida comum direita (CCA) imediatamente laterais à traquéia (TR). Esta imagem é tirada imediatamente acima da bifurcação da artéria braquiocefálica. **B**, Uma vista supra-esternal do mediastino superior esquerdo mostra a veia jugular interna esquerda (IJV) na sua junção com a veia subclávia esquerda (SCV). A artéria carótida comum esquerda (CCA) e a artéria subclávia esquerda (SCA) também são visualizadas. A identificação dos vasos sangüíneos é feita pela posição anatômica e confirmada pelas características ao Doppler.

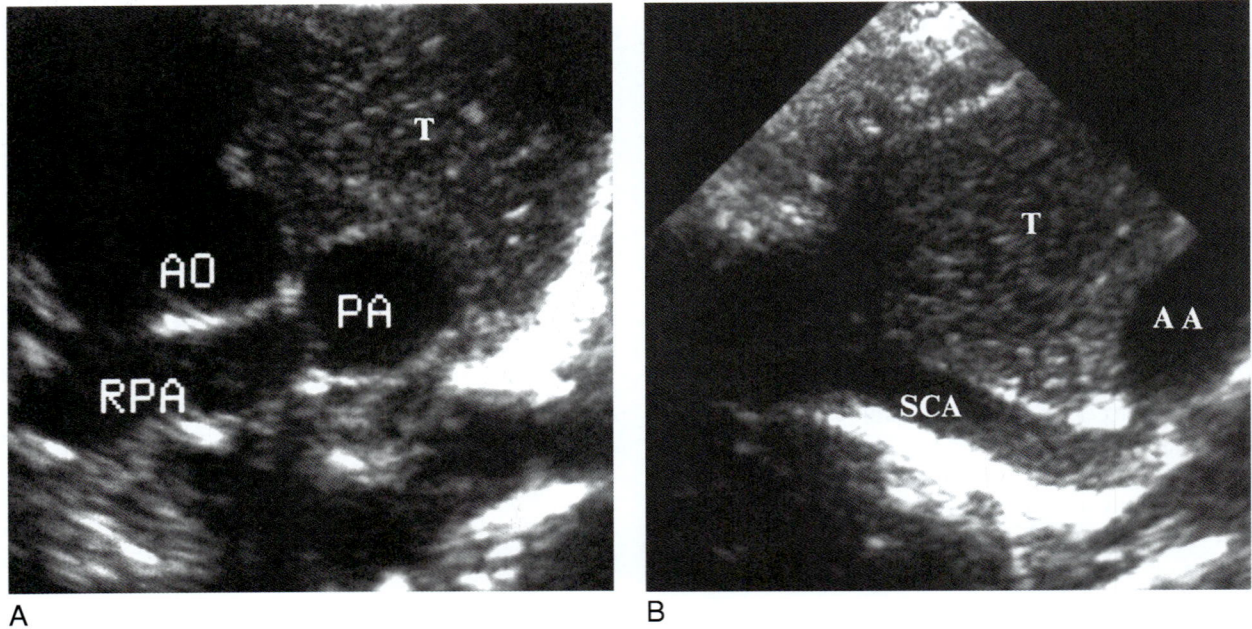

FIGURA 17-19. O mediastino anterior, acesso paraesternal esquerdo. **A**, Imagem transversal obtida em um espaço intercostal a partir de um acesso paraesternal esquerdo revela um timo proeminente (T) em um paciente de 2 anos. A aorta ascendente (AO), artéria pulmonar principal (PA) e artéria pulmonar direita (RPA) também são vistas. **B**, Imagem longitudinal na mesma posição que em **A** mostra o arco aórtico (AA) e a origem da artéria subclávia esquerda (SCA). O timo (T) serve como excelente janela ultra-sonográfica.

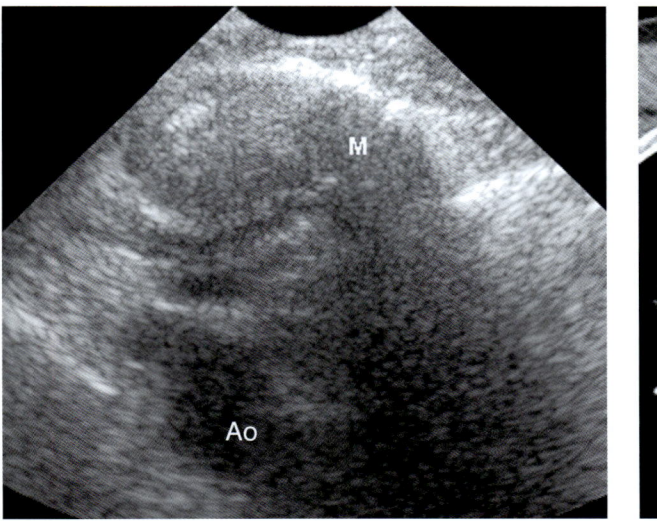 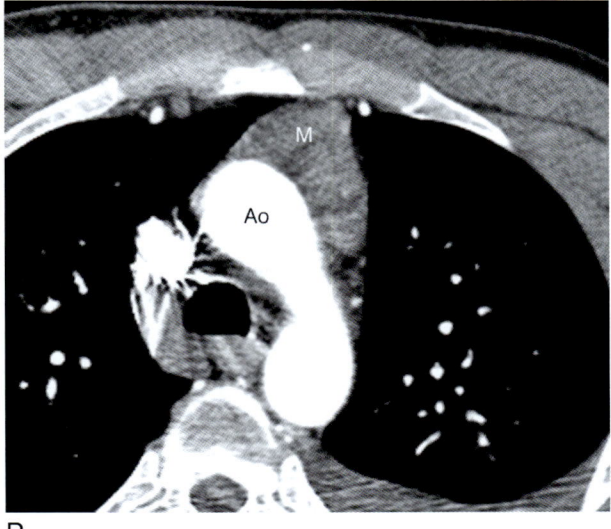

FIGURA 17-20. Linfoma mediastinal. A, Linfoma no mediastino anterior coalesce os linfonodos comprometidos em uma massa relativamente homogênea (M) anterior à aorta ascendente (Ao). **B**, A imagem de TC correspondente mostra a massa (M) e a aorta (Ao). Biópsia de agulha grossa usando orientação pelo ultra-som confirmou o diagnóstico de linfoma.

O **escaneamento paraesternal** do mediastino é ajudado colocando-se o paciente na posição de decúbito lateral apropriada.[46] A gravidade aumenta a janela ultra-sonográfica girando o mediastino para baixo. A aorta ascendente, o mediastino anterior e a região subcarinal são mais bem examinados a partir de um **acesso paraesternal direito**, com o paciente deitado com o lado direito para baixo. O tronco pulmonar e lado esquerdo do mediastino anterior são mais bem examinados com um **acesso paraesternal esquerdo** (Fig. 17-19), com o paciente em uma posição de decúbito lateral esquerdo.

Grandes massas posteriores podem ser examinadas por um **acesso paravertebral posterior**. As lesões próximas ao diafragma são avaliadas a partir do abdome através do fígado ou baço. Grandes massas desviam o pulmão e podem ser varridas diretamente através dos espaços intercostais.

O **timo** (Fig. 17-19) é uma estrutura mediastinal anterior normal proeminente em crianças de até 8 anos de idade.[47,48] O timo tem dois lobos bem definidos, de forma triangular, com ecogenicidade homogênea ligeiramente menor que a da tireóide.[49] A glândula normal está localizada adjacente aos vasos mediastinais e pode circunscrever completamente a veia inominada esquerda. Em lactentes com menos de 2 anos, o timo normal estende-se desde a entrada do tórax até a base do coração. Da idade de 2 a 8 anos, o timo permanece um marco ultra-sonográfico proeminente quando escaneando o mediastino, embora seja menos óbvio em radiografias do tórax. A substituição progressiva por gordura faz o timo fundir-se com a gordura mediastinal e tornar-se ultra-sonograficamente invisível em crianças mais velhas e adultos. Visualização ultra-sonográfica do timo em um adulto sugere doença neoplásica.

CAUSAS DE MASSAS MEDIASTINAIS SÓLIDAS

Massas Tímicas
  Timo normal
  Timo hiperplásico
  Timoma
  Timolipoma
  Linfoma tímico
Linfonodos
  Linfoma
  Metástases
  Doença granulomatosa
  Hiperplasia de linfonodos
Massas Tireóideas
  Bócio
  Adenoma da tireóide
  Carcinoma da tireóide
  Tireoidite
Tumores de Células Germinativas
  Teratoma
  Carcinoma de células embrionárias
  Coriocarcinoma
  Seminoma
Massas Paratireóideas
  Adenoma paratireóideo ectópico
Massas Neurogênicas
  Schwannoma
  Neurofibroma
  Paraganglioma
Tumores Primários
  Carcinoma do esôfago
  Tumor traqueal/brônquico
  Tumor mesenquimal

Linfonodopatia

Como os linfonodos mediastinais normais geralmente não são vistos ultra-sonograficamente, todo linfonodo visualizado (Fig. 17-20B) deve ser considerado anormalmente aumentado devido a um processo inflamatório ou neoplásico. A maioria dos **gânglios inflamatórios** são hipoecóicos.[50] Os **gânglios neoplásicos** tendem a ser hipoecóicos quando pequenos (<2 cm) e complexos e septados quando grandes. **Gânglios calcificados** são ecogênicos e determinam sombras acústicas. **Linfoma** caracteristicamente causa coalescência de gânglios individuais em uma grande massa sólida homogênea (Fig. 17-20). Como resposta à terapia, a massa linfomatosa retrai-se e se torna mais ecogênica.

Massas Sólidas

Diagnóstico ultra-sonográfico preciso de massas mediastinais sólidas geralmente não é possível.[50,51] O principal papel da ultra-sonografia é diferenciar massas sólidas de císticas e de vasculares e dirigir procedimentos de biópsia.[52] Entretanto, a extensão de tecido tireóideo para dentro do mediastino em geral é facilmente demonstrada ultra-sonograficamente ao se observar a continuidade com a tireóide no pescoço.

Lesões Vasculares

O ultra-som é um excelente método não-invasivo para se diagnosticar massas de origem vascular no mediastino.[53] Muitas anormalidades vistas nas radiografias de tórax e suspeitas de serem de origem vascular podem ser avaliadas definitivamente por ultra-som usando-se varredura em tempo real suplementada por Doppler de fluxo em cores e espectral.

Massas Císticas

Lesões císticas responsabilizam-se por cerca de 21% de todas as massas mediastinais primárias. O ultra-som é usado para caracterizar a espessura da parede, septações, vascularidade, aspecto do líquido interno, localização e relação com estruturas adjacentes. O diagnóstico diferencial inclui massas tímicas, tumores de células germinativas, massas tireóideas e cistos broncogênicos e pericárdicos.

Procedimentos Invasivos no Mediastino

O ultra-som é um método plenamente aceito de orientação por imagem para aspiração percutânea ou biópsia com agulha de lesões mediastinais no mediastino anterior e superior.[54] A simplicidade, precisão e segurança da orientação ultra-sonográfica constituem vantagens importantes para lesões acessíveis.[55] As lesões grandes que tocam a parede torácica são as que mais se prestam à biópsia dirigida por ultra-som. Biópsia de AAF dirigida por ultra-som é descrita como tendo sensibilidade de 77% para malignidade. A sensibilidade é melhorada para 84% com biópsias de agulha grossa dirigidas por ultra-som para diagnóstico histológico em vez de citológico.

O paciente é posicionado para otimizar a visualização ultra-sonográfica da lesão e para obter visualização contínua do caminho da agulha. Estruturas vitais adjacentes são visualizadas e evitadas. Pneumotórax, hemoptise e hemorragia são as complicações mais comuns relatadas com procedimentos de biópsia mediastinal.

CAUSAS DE MASSAS VASCULARES NO MEDIASTINO

Causas Arteriais
- Artéria braquiocefálica tortuosa
- Aneurisma da aorta
- Aneurisma do seio de Valsalva
- Arco aórtico no lado direito
- Duplo arco aórtico

Causas Venosas
- Veia cava superior dilatada
- Varizes esofágicas
- Veia ázigo aumentada
- Veia hemiázigo aumentada
- Anomalias congênitas

CAUSAS DE MASSAS MEDIASTINAIS CÍSTICAS

Massa Tímica
- Timoma (degeneração cística)
- Cisto tímico
- Linfoma tímico (degeneração cística)

Tumores de Células Germinativas
- Cisto dermóide

Massa Tireóidea (degeneração cística)
- Degeneração adenomatosa
- Carcinoma
- Hiperplasia adenomatosa

Cisto Broncogênico

Cisto Pericárdico

Referências

1. Brant WE: Chest Ultrasound. In Brant WE: The Core Curriculum—Ultrasound. Philadelphia, Lippincott Williams & Wilkins, 2001, pp 433-456.
2. Yuan A, Yang PC, Chang YC, et al: Value of chest sonography in the diagnosis and management of acute chest disease. J Clin Ultrasound 2001;29:78-86.
3. Yu C, Yang P, Chang D, Luh K: Diagnostic and therapeutic use of chest sonography: Value in critically ill patients. AJR 1992;159:695-701.
4. Klein JS, Schultz S, Heffner JE: Interventional radiology of the chest: image-guided percutaneous drainage of pleural effusions, lung abscesses, and pneumothorax. AJR 1995;164:581-588.

5. McLoud T, Flower C: Imaging the pleura: Sonography, CT, and MR imaging. AJR 1991;156:1145-1153.
6. Eibenberger K, Dock W, Ammann M, et al: Quantification of pleural effusions: Sonography versus radiography. Radiology 1994;191:681-684.
7. Wu R, Yang P, Kuo S, Luh K: Fluid color sign: A useful indicator for discrimination between pleural thickening and pleural effusion. J Ultrasound Med 1995;14:767-769.
8. Wernecke K: Sonographic features of pleural disease. AJR 1997;168:1061-1066.
9. Chen KY, Liaw YS, Wang HC, et al: Sonographic septation: A useful prognostic indicator of acute thoracic empyema. J Ultrasound Med 2000;19:837-843.
10. Yang PC, Luh KT, Chang DB, et al: Value of sonography in determining the nature of pleural effusion: Analysis of 320 cases. AJR 1992;159:29-33.
11. Kuhlman J, Singha N: Complex disease of the pleural space: Radiographic and CT evaluation. Radiographics 1997;17:63-79.
12. Matthay R, Coppage L, Shaw C, Filderman A: Malignancies metastatic to the pleura. Invest Radiol 1990;25:601-619.
13. Ferretti G, Chiles C, Choplin R, Coulomb M: Localized benign fibrous tumors of the pleura. AJR 1997;169:683-686.
14. Dynes M, White E, Fry W, Ghahremani G: Imaging manifestations of pleural tumors. Radiographics 1992;12:1191-1201.
15. Goerg C, Schwerk WB, Goerg K, et al: Pleural effusions: An "acoustic window" for sonography of pleural metastases. J Clin Ultrasound 1991;19:93-97.
16. Tublin M, Tessler F, Rifkin M: US case of the day. Radiographics 1998;18:523-525.
17. Miller B, Rosado-de-Christenson M, Mason A, et al: Malignant pleural mesothelioma: Radiologic-pathologic correlation. Radiographics 1996;16:613-644.
18. Heilo A, Stenwig A, Solheim O: Malignant pleural mesothelioma: US-guided histologic core-needle biopsy. Radiology 1999;211:657-659.
19. Wernecke K, Galanski M, Peters P, Hansen H: Pneumothorax: Evaluation by ultrasound—preliminary results. J Thorac Imag 1987;2:76-78.
20. Targhetta R, Bourgeois J, Chavagneux R, et al: Ultrasonographic approach to diagnosing hydropneumothorax. Chest 1992;101:931-934.
21. Weingardt J, Guico R, Nemcek A Jr, et al: Ultrasound findings following failed, clinically directed thoracentesis. J Clin Ultrasound 1994;22:419-426.
22. Silverman S, Mueller P, Saini S, Hahn P: Thoracic empyema: Management with image-guided catheter drainage. Radiology 1988;169:5-9.
23. Park C, Chung W, Lim M, Cho C: Transcatheter instillation of urokinase into loculated pleural effusion: Analysis of treatment effect. AJR 1996;167:649-652.
24. Marom E, Erasmus J, Herndon II J, et al: Usefulness of imaging-guided catheter drainage and talc sclerotherapy in patients with metastatic gynecologic malignancies and symptomatic pleural effusions. AJR 2002;179:105-108.
25. Patz E, McAdams H, Goodman P, et al: Ambulatory sclerotherapy for malignant pleural effusions. Radiology 1996;199:133-135.
26. Hsu W, Chiang C, Hsu J, Chen C: Value of ultrasonically guided needle biopsy of pleural masses: An under-utilized technique. J Clin Ultrasound 1997;25:119-125.
27. Adams RF, Gleeson FV: Percutaneous image-guided cutting-needle biopsy of the pleura in the presence of a suspected malignant effusion. Radiology 2001;219:510-514.
28. Mueller P, Saini S, Simeone J, et al: Image-guided pleural biopsies: Indications, technique, and results in 23 patients. Radiology 1988;169:1-4.
29. Lim J, Lee K, Kim T, Chung M: Ring-down artifacts posterior to the right hemidiaphragm on abdominal sonography: Sign of pulmonary parenchymal abnormalities. J Ultrasound Med 1999;18:404-410.
30. Kim O, Kim W, Kim M, et al: US in the diagnosis of pediatric chest disease. Radiographics 2000;20:653-671.
31. Targhetta R, Chavagneux R, Bourgeois J, et al: Sonographic approach to diagnosing pulmonary consolidation. J Ultrasound Med 1992;11:667-672.
32. Weinberg B, Diakoumakis E, Kass E, et al: The air bronchogram: Sonographic demonstration. AJR 1986;147:593-595.
33. Dorne H: Differentiation of pulmonary parenchymal consolidation from pleural disease using the sonographic fluid bronchogram. Radiology 1986;158:41-42.
34. Ablin D, Azouz E, Jain K: Large intrathoracic tumors in children: Imaging Findings. AJR 1995;165:925-934.
35. Suzuki N, Saitoh T, Kitamura S: Tumor invasion of the chest wall in lung cancer: Diagnosis with US. Radiology 1993;187:39-42.
36. Yang P, Luh K, Wu H, et al: Lung tumors associated with obstructive pneumonitis: US studies. Radiology 1990;174:717-720.
37. Yang P, Luh K, Lee Y, et al: Lung abscesses: US examination and US-guided transthoracic aspiration. Radiology 1991;180:171-175.
38. Ko SF, Ng SH, Lee TY, et al: Noninvasive imaging of bronchopulmonary sequestration. AJR 2000;175:1005-1012.
39. Hernanz-Schulman M, Stein S, Neblett W, et al: Pulmonary sequestration: Diagnosis with color Doppler sonography and a new theory of associated hydrothorax. Radiology 1991;180:817-821.
40. Sheth S, Hamper U, Stanley D, et al: US guidance for thoracic biopsy: A valuable alternative to CT. Radiology 1999;210:721-736.
41. Ikezoe J, Morimoto S, Arisawa J, et al: Percutaneous biopsy of thoracic lesions: Value of sonography for needle guidance. AJR 1990;154:1181-1185.
42. Morvay Z, Szabo E, Tiszlavicz L, et al: Thoracic core needle biopsy using ultrasound guidance. Ultrasound Quarterly 2001;17:113-121.
43. Liao W, Chen M, Chang Y, Wu H: US-guided transthoracic cutting biopsy for peripheral thoracic lesions less than 3 cm in diameter. Radiology 2000;217:685-691.
44. Wernecke K, Vassallo P, Pötter R, et al: Mediastinal tumors: Sensitivity of detection with sonography compared with CT and radiography. Radiology 1990;175:137-143.
45. Wernecke K, Peters P, Galanski M: Mediastinal tumors: Evaluation with suprasternal sonography. Radiology 1986;159:405-409.
46. Wernecke K, Pötter R, Peters PE, et al: Parasternal mediastinal sonography: Sensitivity in the detection of anterior mediastinal and subcarinal tumors. AJR 1988;150:1021-1026.
47. Adam EJ, Ignotus PI: Sonography of the thymus in healthy children: Frequency of visualization, size, and appearance. AJR 1993;161:153-155.
48. Han B, Babcock D, Oestreich A: Normal thymus in infancy: Sonographic characteristics. Radiology 1989;170:471-474.
49. Tashjian J, Teel G, Engeler C, et al: The radiographic spectrum of thymic lesions. The Radiologist 1996;3:167-177.
50. Dietrich C, Chichakli M, Bargon J, et al: Mediastinal lymph nodes demonstrated by mediastinal sonography: Activity

marker in patients with cystic fibrosis. J Clin Ultrasound 1999;27:9-14.
51. Wu T, Wang H, Chang Y, Lee Y: Mature mediastinal teratoma—sonographic imaging patterns and pathologic correlation. J Ultrasound Med 2002;21:759-765.
52. Wernecke K, Diederich S: Sonographic features of mediastinal tumors. AJR 1994;163:1357-1364.
53. O'Laughlin M, Huhta J, Murphy DJ: Ultrasound examination of extracardiac chest masses in children—Doppler diagnosis of a vascular etiology. J Ultrasound Med 1987;6:151-157.
54. Gupta S, Gulati M, Rajwanshi A, et al: Sonographically guided fine-needle aspiration biopsy of superior mediastinal lesions by the suprasternal route. AJR 1998;171:1303-1306.
55. Rubens DJ, Strang JG, Fultz PJ, Gottlieb RH: Sonographic guidance of mediastinal biopsy: An effective alternative to CT guidance. AJR 1997;169:1605-1610.

18

BIÓPSIA E DRENAGEM DO ABDOME E PELVE GUIADAS POR ULTRA-SONOGRAFIA

Thomas D. Atwell / J. William Charboneau / Carl C. Reading / John P. McGahan

SUMÁRIO DO CAPÍTULO

BIÓPSIA GUIADA PELA
  ULTRA-SONOGRAFIA (USG)
    Indicações e Contra-indicações
    Método de Imagem
      Ultra-sonografia
      Tomografia
        Computadorizada
    Seleção da Agulha
    Procedimento de Biópsia
    Visibilização da Agulha
APLICAÇÕES ANATÔMICAS
  ESPECÍFICAS
    Fígado
    Pâncreas
    Rim
      Massas Sólidas
    Glândula Adrenal

Baço
Pulmão
COMPLICAÇÕES
DRENAGEM GUIADA PELA
  ULTRA-SONOGRAFIA
    Indicações e Contra-indicações
    Método de Imagem
    Seleção do Cateter
    Preparo do Paciente
    Aspiração Diagnóstica
    Colocação do Cateter
    Drenagem
    Cuidados no Seguimento
    Remoção do Cateter
    Abscessos Abdominais e Pélvicos
APLICAÇÕES ANATÔMICAS
  ESPECÍFICAS
    Fígado

Trato biliar
  Vesícula Biliar
  Ductos Biliares
Pâncreas
Baço
Rim
  Abscessos
  Nefrostomia Percutânea
  Abscessos Perinéfricos ou
    Coleções Líquidas
TRATAMENTO PERCUTÂNEO
  DO CISTO — QUANDO
  CONSIDERAR UMA ABLAÇÃO
    Cisto Renal
    Cisto Hepático
    Cisto Ovariano

A biópsia percutânea e a drenagem de abscesso guiadas pela ultra-sonografia têm-se tornado procedimentos diagnósticos e terapêuticos inestimáveis no tratamento de pacientes. A crescente experiência com a USG e os avanços técnicos têm ampliado significativamente as aplicações da USG como um procedimento de orientação às técnicas intervencionistas. Uma abordagem a este tópico necessita conhecimento dos métodos fundamentais atuais e aplicações destes procedimentos e de localizações anatômicas específicas.

BIÓPSIA GUIADA PELA ULTRA-SONOGRAFIA

A biópsia por agulha guiada pela USG é uma importante técnica diagnóstica nas práticas radiológicas por todo o mundo. Tem-se tornado uma técnica precisa, segura, e amplamente aceita para confirmação de massas malignas suspeitas e caracterização de muitas lesões benignas em vários locais intra-abdominais.[1-6] Também diminui o custo para o paciente por impedir a necessidade de uma cirurgia, diminuir a duração da hospitalização, e o número de exames necessários durante a avaliação diagnóstica.[7,8]

Tradicionalmente, a biópsia por agulha guiada pela USG tem sido utilizada em massas císticas grandes e superficiais. Atualmente, entretanto, devido às melhorias na instrumentação e nas técnicas de biópsia, as massas sólidas pequenas, profundas e localizadas também podem ser submetidas a biópsias precisas.

Indicações e Contra-indicações

A maioria das biópsias com agulhas é realizada para confirmar malignidade suspeitada antes de ser iniciado o tratamento não-cirúrgico, como a quimioterapia ou radioterapia. Por exemplo, uma biópsia do fígado poderia ser realizada para confirmar metástases hepáticas num paciente com uma malignidade primária conhecida. Com menos freqüência, a biópsia com agulha é realizada para determinar a natureza de uma lesão indeterminada, como uma massa hepática sólida indeterminada única em um paciente sem histórico de malignidade. Ocasionalmente, a biópsia com agulha é realizada numa massa suspeita de ser benigna, porém numa situação em que a benignidade deve ser estabelecida.[9] As contra-indicações relativas à biópsia com agulha incluem **coagulopatia incorrigível**, **falta de um trajeto seguro para biópsia**, e um **paciente não-cooperativo**.

Para avaliar a **coagulopatia**, as informações principais vêm do histórico clínico do paciente.[10] Se o histórico de sangramento não for importante, procedimentos mais superficiais podem ser realizados sem testes laboratoriais adicionais. Todavia, se a história sugerir um distúrbio de sangramento, devem-se obter o tempo de protrombina, o tempo parcial de tromboplastina, e a contagem de plaquetas.[11] O papel da medida do tempo de sangramento é de valor incerto na determinação do risco de sangramento. Na maioria dos casos, não existe nenhuma boa evidência que valide o tempo de sangramento para predizer o sangramento.[12,13] Uma exceção pode ser o paciente urêmico em que a tendência de sangramento pode estar associada à duração e gravidade da síndrome urêmica.[14] Um teste pré-procedimento, seletivo, individualmente adaptado *versus* o pré-teste para cada paciente resulta numa economia estimada de 20 a 30 milhões de dólares nos custos de assistência à saúde.[15]

As coagulopatias brandas podem ocorrer secundariamente ao uso de aspirinas e alguns antibióticos. Se presente, o procedimento pode ser atrasado e a droga descontinuada até que as análises de coagulação se tornem normais.[16] A maioria das coagulopatias pode ser suficientemente melhorada pela administração de produtos sangüíneos apropriados para permitir que seja realizada a biópsia. A desmopressina pode ser dada a um paciente urêmico ou a um paciente com histórico recente de terapia com aspirina a fim de melhorar o funcionamento da atividade plaquetária.[17] A embolização pós-biópsia do trajeto da agulha tem sido relatada no controle da hemorragia em pacientes cuja coagulopatia é incorrigível e naqueles em que a necessidade de biópsia é mais importante que quaisquer riscos.[18,19]

A segunda contra-indicação relativa é a **falta de um trajeto seguro para biópsia**. Ainda que tenha sido relatado que as biópsias realizadas através da veia cava inferior utilizem agulhas de pequeno calibre,[20] um trajeto que se estende através dos grandes vasos, como a veia porta extra-hepática ou veia esplênica aumenta os riscos de hemorragia. Um trajeto para biópsia livre da sobreposição do estômago ou intestino também é preferível. No entanto, a punção de uma alça intestinal sobrejacente não é uma contra-indicação absoluta se uma agulha de pequeno calibre (número 21) for utilizada.[21] A biópsia feita através de ascite também prova ser segura.[22,23]

A terceira contra-indicação relativa à biópsia com agulha é um **paciente não-cooperativo** cujo movimento descontrolado durante a colocação da agulha aumenta o risco de lesão e hemorragia tecidual imprevistas. Isto é um problema comum em pacientes pediátricos e, para superá-lo, é necessário ocasionalmente administrar sedativos.

Método de Imagem

Tanto a USG quanto a tomografia computadorizada (TC) podem ser utilizadas como métodos de orientação para inserção de agulha percutânea. A escolha do método depende de fatores múltiplos, incluindo tamanho e localização da lesão, visibilidade relativa da lesão pelos dois métodos de imagem e disponibilidade do equipamento. A biópsia de muitas massas pode ser feita com facilidade sob orientação da USG ou TC. Nestes casos, a escolha da modalidade é determinada pela preferência pessoal e experiência do radiologista que estiver realizando a biópsia.

Ultra-sonografia

A USG tem várias vantagens como um sistema de orientação da biópsia. Está prontamente disponível, o custo é relativamente baixo, e portátil. A USG não utiliza radiação ionizante alguma e pode fornecer orientação em planos múltiplos transversal, longitudinal e oblíquo. A maior vantagem, entretanto, é aquela que permite a visibilização em tempo real da extremidade da agulha enquanto ela passa através do tecido em direção ao alvo. Isto permite a colocação precisa da agulha e evita a interposição de estruturas importantes. As abordagens angulares também são facilmente realizadas com a orientação da USG. Além disso, o Doppler pela identificação de uma massa de natureza vascular colorido pode ajudar a evitar complicações da colocação da agulha e pela possibilidade de o médico evitar estruturas vasculares situadas no trajeto da agulha.[24,25]

A orientação pela USG pode ser utilizada para biópsia de muitos órgãos e regiões do corpo. A técnica é a mais eficiente para lesões localizadas superficialmente ou em profundidades moderadas numa pessoa magra ou com tamanho mediano. A biópsia de massas profundas e massas em pacientes obesos pode ser problemática com a USG, devido à dificuldade de visibilização da lesão resultante da atenuação do som nos tecidos moles. Outrossim as lesões localizadas dentro ou atrás de ossos, ou no intestino cheio de gases não podem ser visibilizadas devido à reflexão quase completa do som no osso ou interface gasosa.

Teoricamente, qualquer massa que seja bem visibilizada na USG é passível de biópsia com agulha guiada por este método. Na nossa prática, muitas biópsias de fígado e de rim são realizadas com orientação da USG, como a maioria das biópsias de pescoço para os nódulos da tireóide, paratireóide, e linfonodos cervicais. Algumas vezes, o pâncreas e outros locais no abdome e pelve são submetidos à biópsia com orientação pela USG se a visibilização da lesão for adequada.[5,21] Comparados à TC, os procedimentos guiados pela USG requerem menos tempo para ser realizados e podem ser mais baratos.[26-28] A biópsia guiada pela USG mostrou ser mais precisa que a TC, com um índice baixo de biópsias falso-negativas.[28,29]

Tomografia Computadorizada

A TC é bem estabelecida como um método de orientação preciso para biópsia percutânea da maioria das regiões do corpo. Ela fornece uma excelente resolução espacial de todas as estruturas entre a pele e a lesão, e proporciona uma imagem precisa da extremidade da agulha. Além disso, as lesões localizadas profundamente no abdome, retroperitônio, ou dentro do osso são todas mais bem visibilizadas com a TC do que com a USG. Na nossa prática, muitas biópsias pélvicas, adrenais, pancreáticas, retroperitoneais e músculo-esqueléticas são realizadas com orientação da TC, pois estas estruturas são freqüentemente mais bem visibilizadas por este método de imagem.[5,30]

Historicamente, a TC tem sido limitada pela falta de visibilização contínua da agulha durante a inserção e biópsia. Nos últimos anos, entretanto, a introdução da TC fluoroscópica permitiu a visibilização em tempo real do posicionamento da agulha. Isto reduziu o tempo necessário aos procedimentos intervencionais da TC, a expensas de dosagem de radiação aumentada.[31]

Seleção da Agulha

Uma variedade de agulhas com um amplo espectro de calibres, comprimentos e desenhos de extremidades está comercialmente disponível para a utilização em biópsia percutânea.[30,32-37] Conceitualmente, as agulhas podem ser agrupadas em tamanhos de pequeno calibre (numeração 20 a 25) e de grande calibre (numeração 14 a 19). As **agulhas de pequeno calibre** são utilizadas principalmente para obter amostras para análise citológica. Todavia, pequenas amostras de tecido podem ser obtidas também para exame histológico. Com estas agulhas, as massas atrás das alças do intestino podem ser puncionadas com probabilidade mínima de infecção. As agulhas de pequeno calibre são utilizadas, com freqüência, para confirmar simplesmente a recorrência de um tumor ou metástases num paciente que sabidamente tem uma malignidade primária. Mesmo se a amostra for pequena, o patologista é capaz, geralmente, de fazer um diagnóstico preciso pela comparação da amostra da biópsia com o tecido previamente obtido.

As **agulhas de grande calibre** podem ser utilizadas para obter quantidades maiores de material para uma análise histológica ou citológica mais completa.[34,37] Sua utilização pode ser necessária para obter uma amostra histológica adequada a fim de diagnosticar e subtipar com segurança alguns tipos de malignidades (como os linfomas), muitas lesões benignas, e a maioria das doenças parenquimatosas difusas (como a cirrose hepática, glomerulonefrite renal, ou rejeição do aloenxerto renal).[38,39] As amostras teciduais retiradas com agulhas de grande calibre também podem ser utilizadas para gerar uma amostra adicional de "preparo rápido" para uma análise citológica mais breve. Isto é realizado pela leve passagem da massa central de partes moles através de uma lâmina de vidro, deixando uma amostra celular para uma análise subseqüente.

A preferência e o nível de experiência do patologista envolvido na interpretação das amostras da biópsia são considerações na seleção do tipo e tamanho da agulha. Os citopatologistas trabalham com amostras pequenas e são treinados para diagnosticarem com base somente em poucas células. Infelizmente, algumas instituições não oferecem interpretação citopatológica. Os histopatologistas, ao contrário, preferem, na maioria das vezes, uma amostra grande da biópsia para interpretação. Por exemplo, uma amostra grande de uma biópsia de uma lesão metastática permite, com freqüência, uma predição mais confiável do provável local primário da malignidade do que uma amostra muito pequena ou um aspirado citológico. A determinação do local provável da malignidade primária é importante, pois permite ao oncologista adaptar o tratamento subseqüente mais adequado.

Procedimento de Biópsia

Antes que a biópsia abdominal percutânea seja realizada, o procedimento, riscos, alternativas, e benefícios devem ser explicados em termos que o paciente possa compreender, e o consentimento deve ser obtido. A maioria dos pacientes submetidos à biópsia abdominal têm uma malignidade conhecida ou suspeitada e são avisados sobre os possíveis resultados patológicos. Os médicos devem ser compreensivos com a apreensão do paciente no que diz respeito às possíveis complicações e dor da biópsia abdominal. Após o procedimento ser discutido com o paciente, quaisquer questões que o paciente possa ter devem ser totalmente respondidas.

As biópsias são realizadas, freqüentemente, no paciente ambulatorial. O desconforto do procedimento raramente é grave e, no geral, é controlado por anestesia local na região da biópsia após a pele ser limpa e protegida com campo cirúrgico. A pré-medicação geralmente não é necessária. Sedativos e analgésicos tais como o cloridrato de midazolam (Versed) ou citrato de fentanil (*Sublimaze*) podem ser administrados por via parenteral durante o procedimento, se necessário.[40,41] Tal sedação deve ser administrada somente após ser obtido o consentimento legal. Um acesso intravenoso pode ser estabelecido antes de a biópsia ser iniciada no caso da administração parenteral de sedativos, analgésicos ou outras medicações ou líquidos ser necessária durante ou após o procedimento. Se o histórico do paciente sugerir um distúrbio de sangramento, os estudos de coagulação devem ser revisados antes da biópsia. Nos pacientes com risco elevado de sangramento deve ser considerado um local de acesso intravenoso maior ou secundário.

Visando manter a **esterilidade,** o transdutor deve ser coberto com um forro plástico estéril, porém isto pode degradar a qualidade da imagem e tornar o seu manuseio mais difícil. Preferimos limpar o transdutor com povidine (Betadine) e colocá-lo diretamente sobre a pele.[6] O gel estéril é utilizado como um agente de emparelhamento acústico. Após o procedimento de biópsia, o transdutor é enxaguado por 10 minutos numa solução de dialdeído bactericida. Caturelli *et al.* revisaram seus 3 anos de experiência utili-

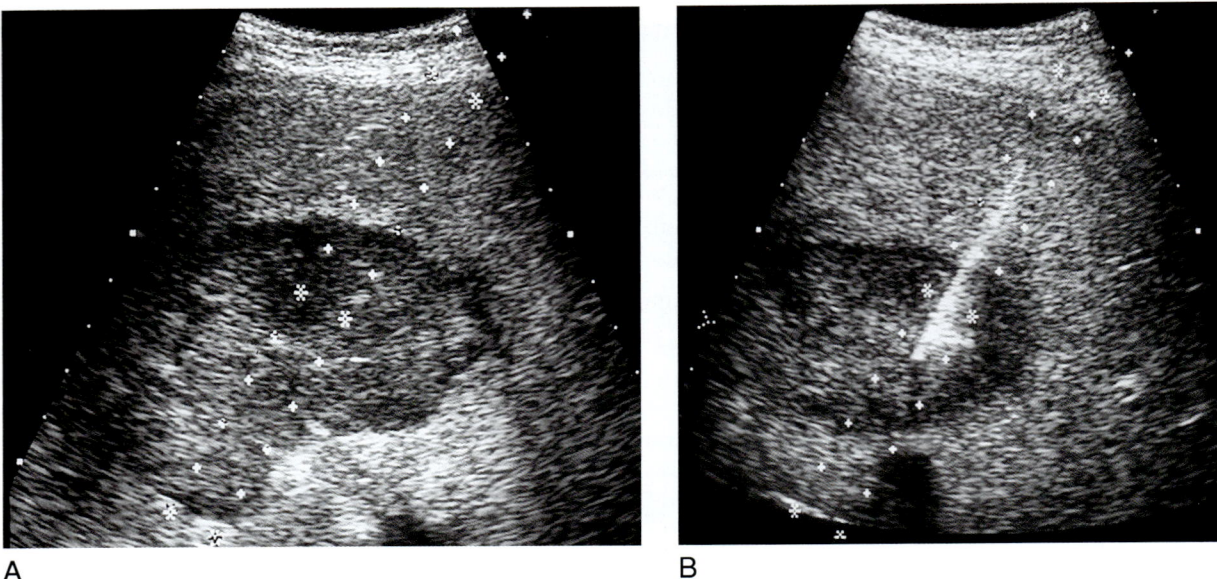

FIGURA 18-1. Biópsia guiada por USG com uma agulha-guia. A, USG do fígado mostra uma massa no lobo direito. **B**, A agulha é vista dentro dos limites angulares pré-selecionados com a extremidade dentro da massa.

zando uma técnica com a mão livre e um grau similar de antisepsia e não encontraram aumento algum na infecção pós-biópsia.[42]

A maioria das biópsias guiadas pela USG é realizada sob visibilização contínua em tempo real. Vários sistemas guiados por agulhas projetados para facilitar o avanço apropriado da agulha estão comercialmente disponíveis. Estes guiam diretamente a agulha em várias profundidades a partir da superfície do transdutor, dependendo do ângulo pré-selecionado da orientação relativa ao transdutor (Fig. 18-1).[43-45] Muitos radiologistas preferem uma abordagem "com as mãos livres", em que a agulha é livremente inserida através da pele diretamente na incidência do transdutor sem a utilização de uma orientação.[4,6] Esta abordagem fornece uma maior flexibilidade ao radiologista e permite que sejam feitos ajustes sutis durante o curso da biópsia, compensando, portanto, a trajetória imprópria ou a movimentação do paciente.

Quando a extremidade da agulha é visibilizada dentro da lesão de interesse, uma amostra da biópsia é obtida. Se for utilizado um instrumento de biópsia provido de obturador mecanizado (pistola de biópsia), que lança o estilete central e o obturador de corte num movimento rápido para frente, deve-se ter uma atenção cuidadosa ao comprimento da excursão esperada do instrumento de biópsia. Em muitos casos, a extremidade da agulha pode ser colocada próxima da margem da lesão-alvo para evitar que a agulha passe através da profundidade da margem da massa a uma estrutura crítica adjacente (Fig. 18-2). Algumas pistolas de biópsia lançam somente o obturador de corte, e não o estilete central. Quando este tipo de pistola for utilizado, o estilete pode ser avançado primeiramente à profundidade desejada dentro da massa. Quando a pistola for acionada, o obturador de corte avança sobre o estilete, mas sem o movimento adicional do estilete para frente.

A maioria das biópsias é realizada fazendo-se uma ou mais passagens dentro da massa com uma única agulha. Ocasionalmente, duas agulhas são utilizadas de modo coaxial, segundo o qual uma agulha grande é colocada dentro da massa, o estilete é removido, e uma agulha mais comprida e de menor calibre é colocada através do lúmen da primeira agulha, que serve como um guia. As amostras múltiplas podem então ser obtidas com a agulha menor sem a necessidade de reposição da agulha maior. Esta técnica permite que uma grande quantidade de tecido seja obtida por meio de somente uma punção da cápsula do órgão, o que pode diminuir o risco de hemorragia. Além disso, a colocação precisa da agulha é realizada uma única vez, o que poupa tempo na biópsia de lesões em profundidade ou locais difíceis.[46] Em nossa prática, esta técnica coaxial é utilizada freqüentemente em biópsias guiadas pela TC em locais profundos e com menos freqüência em biópsias guiadas pela USG.

Após a biópsia ser realizada, o paciente é observado no departamento de radiologia por 1 a 2 horas, com verificação freqüente dos sinais vitais. Em muitos centros médicos, os resultados citológicos iniciais estão disponíveis dentro deste tempo. Se os resultados da análise citológica inicial não forem conclusivos, então uma repetição da biópsia é em geral realizada imediatamente. Quando as amostras da massa central da biópsia forem obtidas com as agulhas, como nas pistolas de biópsia, a interpretação imediata dessa amostra da biópsia pode ser realizada pelo diagnóstico tradicional de secção congelada. Amostras adicionais de tecido são necessárias caso a fixação permanente seja indispensável. Alternativamente, o preparo citológico rápido oferece um diagnóstico rápido de uma amostra da biópsia e preserva este material central para fixação permanente subseqüente com vistas ao diagnóstico citológico.[47,48]

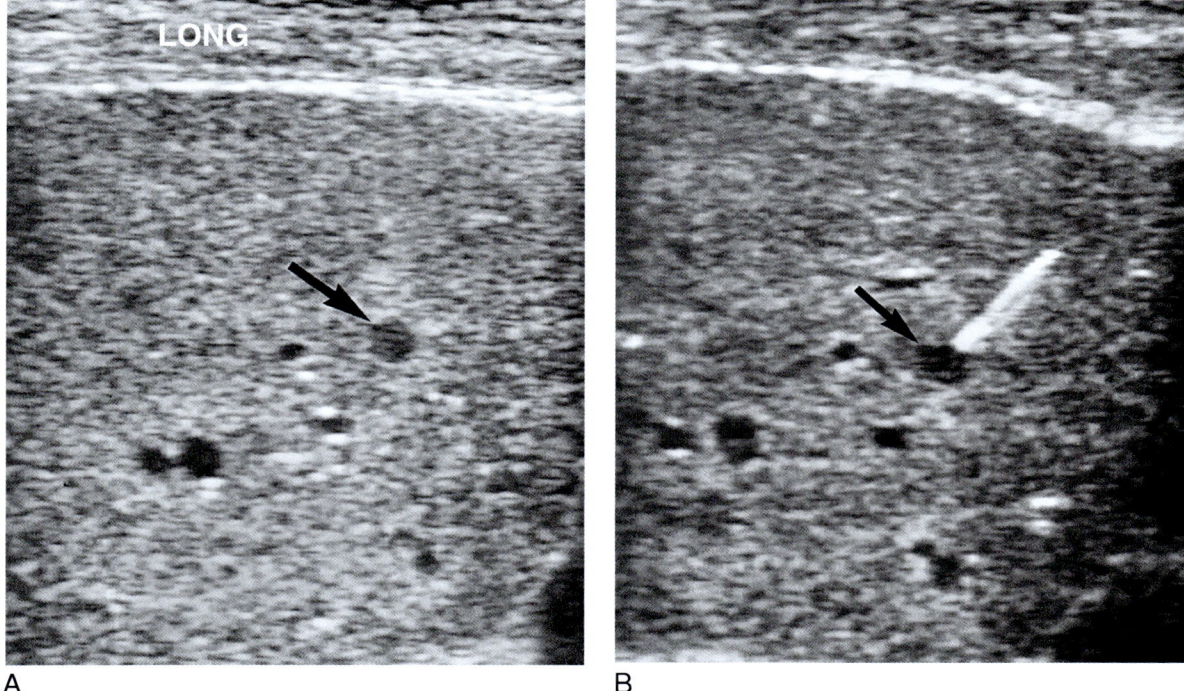

FIGURA 18-4. Biópsia guiada por USG de uma pequena lesão hepática metastática de carcinoma de células transicionais da bexiga. A, Imagem longitudinal do lobo direito do fígado mostra massa de 0,5 cm na porção média (*seta*). B, Biópsia guiada por USG com uma agulha de calibre 18 (*seta*).[5] LONG = longo.

descobriram que o Doppler colorido é útil para visibilizar o movimento da agulha.[55,56] Em nossa experiência, entretanto, o Doppler colorido não tem sido útil na localização da extremidade da agulha.

A visibilização clara da agulha de biópsia é um elemento importante no sucesso das biópsias com agulhas guiadas pela USG. As várias técnicas que foram descritas podem ser utilizadas para intensificar a visibilização da agulha. Todavia, a experiência considerável no exame em tempo real permanece o fator-chave para a realização bem-sucedida das biópsias guiadas pela USG.

APLICAÇÕES ANATÔMICAS ESPECÍFICAS

Fígado

O fígado é o órgão abdominal no qual a biópsia percutânea é realizada mais freqüentemente. As indicações comuns para biópsia incluem a confirmação não-cirúrgica de doença metastática, caracterização de massa(s) focal(is) hepática(s) com imagem inconclusiva, e diagnóstico de progressão de anormalidade parenquimatosa difusa. Em nossa prática, a biópsia de fígado é realizada, em geral, sob orientação da USG, devido à visibilização da agulha em tempo real.[5,8] A vantagem da orientação da agulha em tempo real torna-se especialmente óbvia quando há movimento significativo do órgão por causa da variação respiratória. A biópsia de lesões grandes ou superficiais é a mais fácil. Com experiência, as lesões profundas e lesões menores que 0,5 cm podem ser submetidas à biópsia com altas acurácias (Fig. 18-4).[5,6,57] Num estudo retrospectivo de 2091 biópsias hepáticas guiadas pela USG, Buscarini *et al.* relataram uma acurácia geral de 95,1% para biópsias hepáticas de massa central.[58]

As lesões no lobo esquerdo e na porção inferior do lobo direito podem ser em geral submetidas à biópsia através de uma abordagem subcostal. As lesões localizadas superiormente na cúpula do fígado apresentam um desafio técnico à biópsia guiada pela TC, mas a biópsia pode ser feita seguramente com a orientação da USG pela angulação da agulha de uma posição inferior para superior, utilizando-se, em geral, a abordagem intercostal (Fig. 18-5). Ainda que a abordagem intercostal possa entrar no espaço pleural, o pulmão aerado é raramente violado, pois é bem visibilizado ultra-sonograficamente e pode ser evitado (Fig. 18-6). Geralmente colocamos o paciente em posição oblíqua posterior esquerda em vez da posição supina quando é utilizada uma abordagem intercostal para melhorar a visibilidade do fígado através dos espaços intercostais. Se alguém estiver trabalhando junto ao lado direito do paciente, tal posição também evita que o paciente assista à manipulação da agulha.

Quando possível, é preferível **orientar o transdutor ao longo do eixo longitudinal do paciente.** Isto permite a visibilização constante da lesão e da agulha com a respiração do paciente. As lesões hepáticas benignas, tais como os hemangiomas cavernosos atípicos, infiltração gordurosa focal, e áreas focais do fígado normal dentro de um fígado esteatótico podem ocasionalmente mimetizar o aspecto de malignidade nos estudos de imagem. A biópsia desses processos pode ser

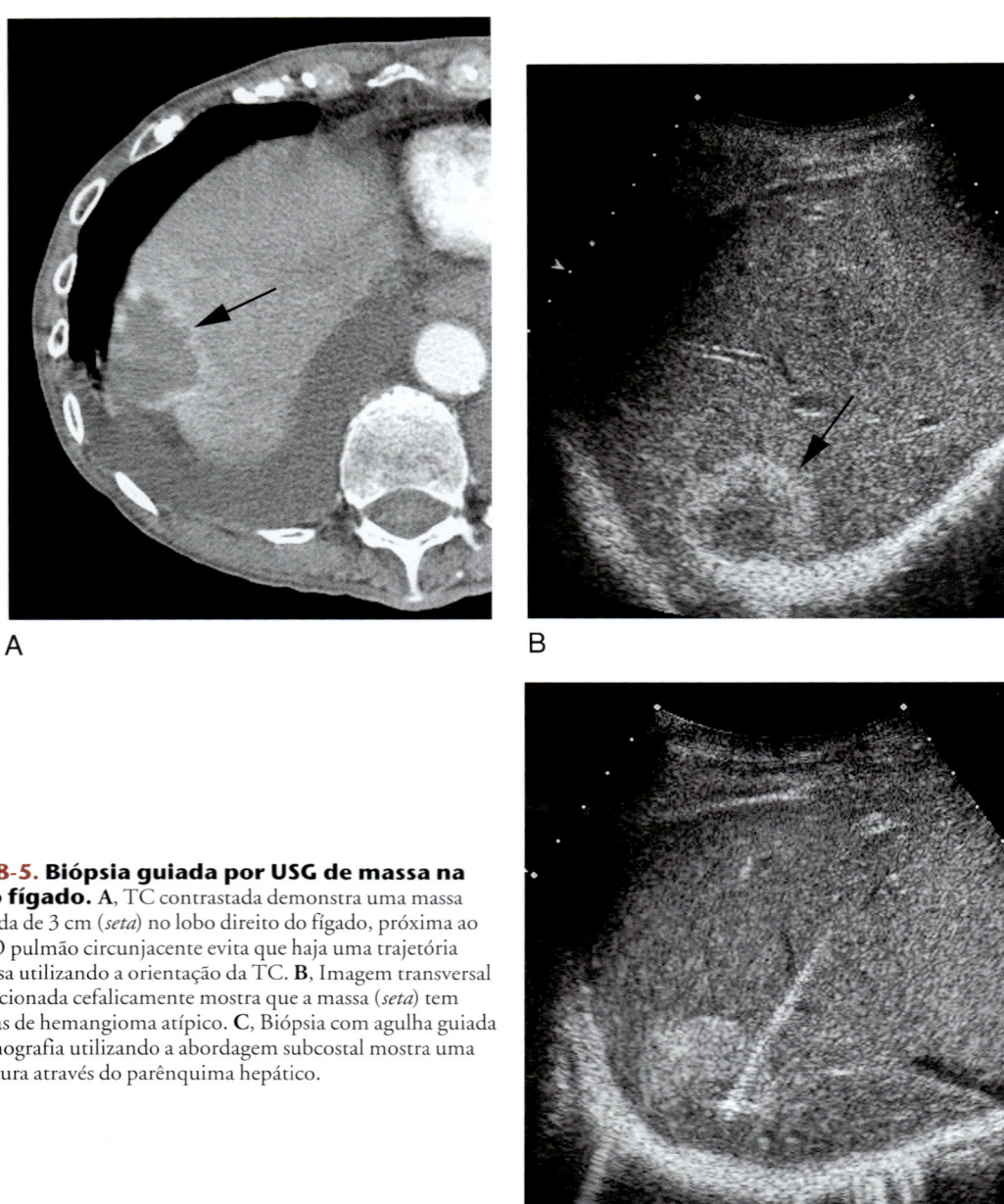

FIGURA 18-5. Biópsia guiada por USG de massa na cúpula do fígado. A, TC contrastada demonstra uma massa indeterminada de 3 cm (*seta*) no lobo direito do fígado, próxima ao diafragma. O pulmão circunjacente evita que haja uma trajetória segura à massa utilizando a orientação da TC. **B**, Imagem transversal da USG direcionada cefalicamente mostra que a massa (*seta*) tem características de hemangioma atípico. **C**, Biópsia com agulha guiada por ultra-sonografia utilizando a abordagem subcostal mostra uma trajetória segura através do parênquima hepático.

feita com a orientação da USG para excluir a malignidade e confirmar sua natureza benigna (Fig. 18-7).[9] Ainda que os hemangiomas cavernosos sejam lesões vasculares, têm havido múltiplas séries em que estas massas foram submetidas à biópsia percutânea bem-sucedida sem complicações significativas.[8,58-62] Há um relato de caso, entretanto, de uma morte devida à hemorragia após a biópsia percutânea de um hemangioma hepático grande e subcapsular com uma agulha de calibre 21 sob orientação da TC.[63] Neste caso particular, a agulha estava inserida diretamente na massa através da cápsula do fígado sem qualquer interposição do parênquima hepático normal. Se **o fígado normal puder estar interposto entre a massa e a cápsula do fígado,** isto pode proporcionar um efeito de tamponamento potencial caso ocorra sangramento.

A **biópsia** percutânea guiada pela USG **do trombo da veia porta do fígado** provou ser um procedimento diagnóstico seguro e preciso no estadiamento do carcinoma hepatocelular.[64,65] O estadiamento preciso do carcinoma hepatocelular é necessário para determinar o tratamento apropriado. Em particular, a invasão neoplásica da veia porta principal é uma contra-indicação à ressecção hepática ou transplante. Estabelecer a natureza benigna ou maligna da trombose da veia porta é, portanto, crítico para o tratamento do paciente.

Os **índices de complicação são baixos**. As biópsias de fígado são relativamente seguras. O índice de complicação

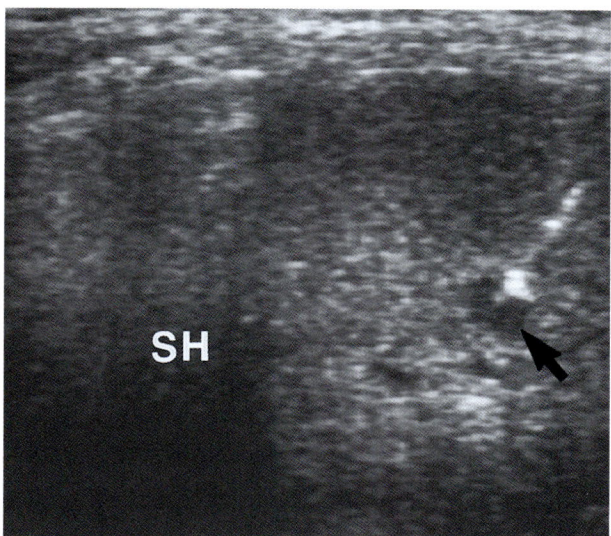

FIGURA 18-6. Ato de evitar o pulmão. USG oblíqua do lobo direito do fígado mostra a agulha de biópsia e lesão metastática de 1 cm (*seta*). O pulmão aerado ocasiona a sombra acústica posterior (SH).

significativa geral da biópsia de fígado é de 0,2% a 0,3%.[66-68] Das complicações, a hemorragia é a mais comum, ocorrendo em 0,03% a 0,1% dos pacientes.[30,58,66,67] Tais complicações hemorrágicas são mais prováveis de ocorrer na biópsia de pacientes com malignidades e naqueles com hepatite crônica ativa ou cirrose.[66,69] A maioria das complicações ocorre logo após o procedimento de biópsia; 61% dentro de 2 horas e 82% dentro de 10 horas do procedimento, com raras hemorragias fatais ocorrendo dentro de um período de 6 horas.[66] O índice de mortalidade da biópsia percutânea do fígado é de aproximadamente 3 em 10.000 pacientes.[68]

Pâncreas

A maioria das biópsias é realizada em pacientes com adenocarcinoma de células ductais quando este é considerado inoperável devido ao encarceramento das principais estruturas vasculares adjacentes, como o eixo celíaco ou artéria mesentérica superior pelo tumor. Ocasionalmente, uma biópsia pancreática é realizada para distinguir a doença benigna, como a pancreatite crônica, da maligna. Em nossa instituição, a maioria das biópsias pancreáticas é feita com orientação da TC devido à profundidade do pâncreas e pela presença de gases intestinais sobrejacentes e gordura abdominal hiperecóica que podem tornar difícil a visibilização da agulha pela USG. No entanto, a biópsia de massas pancreáticas em pacientes magros ou de tamanho normal pode ser feita precisamente sob orientação da USG (Fig. 18-8). Uma vantagem particular da USG sobre a TC é a capacidade de biopsiar massas pancreáticas num plano fora do eixo axial, o que é muito útil se os vasos sobrejacentes estiverem presentes na TC. Uma revisão de 211 biópsias pancreáticas guiadas pela TC e 58 guiadas pela USG demonstrou uma acurácia de 86% pela TC e 95% pela USG.[21]

Em algumas sérias reportadas, o índice de sucesso da biópsia para o diagnóstico de carcinoma pancreático foi inferior àquele para o diagnóstico de lesões malignas em outros órgãos do abdome.[21,70,71] Todavia, um índice de sucesso elevado pode ser esperado quando a orientação pela USG for utilizada, se a agulha for colocada na **porção central hipoecóica da massa pancreática**, a qual deve representar o tumor, em vez das regiões hiperecóicas adjacentes, que têm maior probabilidade de ser parênquima pancreático não-maligno ou alteração inflamatória desmoplásica. Além disso, o carcinoma do pâncreas é muitas vezes um adenocarcinoma bem diferenciado que é difícil de distinguir das células pancreáticas normais numa amostra citológica isolada.[72,73] Portanto, as amostras de massa central obtidas com agulhas de grandes calibres são úteis para a análise histológica.

A diferenciação entre tumores pancreáticos serosos benignos e mucinosos potencialmente malignos tem implicações importantes no tratamento do paciente. Ainda que os achados das imagens possam ser, muitas vezes, altamente sugestivos do tipo de tumor, freqüentemente um diagnóstico tecidual é necessário. Infelizmente, é difícil um diagnóstico preciso das malignidades pancreáticas císticas por meio da biópsia percutânea. Em um estudo, um diagnóstico definitivo foi obtido em somente 11 dos 18 pacientes (61%).[74] Na biópsia de uma lesão pancreática cística, **é fundamental obter células epiteliais**, tanto na parede da lesão quanto no líquido cístico.[74] A análise dos aspirados líquidos percutâneos de lesões císticas também tem sido proposta como um auxílio para distinguir neoplasias císticas de pseudocistos.[74-76] Um alto nível de amilase é consistente com um pseudocisto. A presença de marcadores do tumor no líquido cístico também pode ser útil na sugestão de uma neoplasia cística.

A segurança da biópsia percutânea do pâncreas tem sido bem estabelecida. Ainda que complicações sejam raras, com índices citados de 1,1% a 6,7%, seis mortes foram reportadas.[21,77] Cinco destas mortes foram atribuídas à pancreatite e uma à sepse. Nenhum câncer pancreático foi encontrado nem na amostra da biópsia nem no exame *postmortem* destes pacientes, sugerindo um risco elevado de desenvolvimento da pancreatite após biópsia de um pâncreas normal.[78]

O **trato gastrintestinal pode ser atravessado** ao se biopsia o pâncreas. Com a USG, o estômago ou o intestino estão deslocados ou comprimidos. Brandt *et al.* demonstraram a segurança de se atravessar o intestino ao realizar biópsias percutâneas.[21] Sessenta e seis das biópsias foram realizadas atravessando o trato gastrintestinal, incluindo o intestino delgado em 18 casos e o cólon em 7 casos. A maioria dessas biópsias foi realizada utilizando-se uma agulha de calibre 21 e não houve nenhuma complicação relacionada ao trajeto da biópsia nesses pacientes. Outros pesquisadores também demonstraram a segurança da biópsia através do intestino.[78]

O **risco potencial de disseminação do tumor** ao longo da trajetória da agulha fez com que algumas autoridades recomendassem que o procedimento não fosse realizado em pacientes considerados candidatos cirúrgicos potenciais.[79]

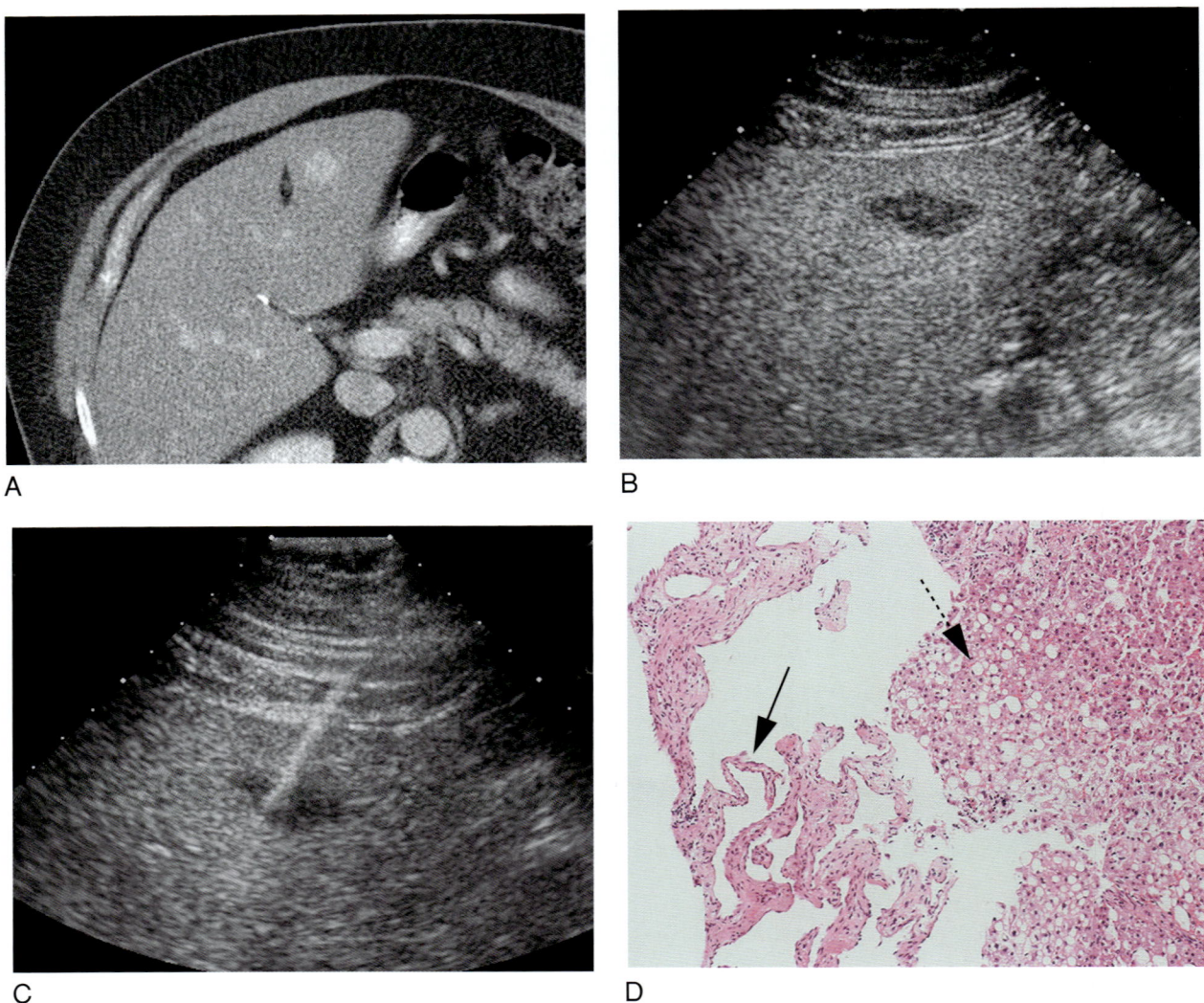

FIGURA 18-7. Biópsia de hemangioma cavernoso. A, TC contrastada mostra uma massa vascular de 1,5 cm no lobo esquerdo do fígado. **B**, USG transversal demonstra uma massa elipsóide hipoecóica num fígado infiltrado por gordura. **C**, Biópsia guiada por USG utilizando-se uma agulha de calibre 18. **D**, Amostra histológica mostra espaços vasculares delimitados por endotélio (*seta*), compatível com o diagnóstico de hemangioma cavernoso, bem como pequenos glóbulos de gordura arredondados (*seta tracejada*) dentro dos hepatócitos corados com hematoxilina e eosina.

Dos 23 casos relatados de disseminação pela trajetória da agulha numa grande revisão, 10 ocorreram após biópsia de malignidades pancreáticas.[77]

Rim

Massas Sólidas

Há um papel limitado da biópsia percutânea no diagnóstico de uma massa renal sólida. Em geral, aproximadamente 85% das massas renais sólidas correspondem ao carcinoma de células renais. Portanto, quando uma massa sólida isolada é encontrada, ela geralmente é removida sem biópsia prévia. Quando a biópsia é considerada no diagnóstico de uma massa renal sólida, tal amostra tecidual está associada a uma sensibilidade marginal de 82% e especificidade de 33% a 60%, com um índice não-diagnóstico de 20%.[80] Assim, há controvérsias quanto à validade da biópsia pré-cirúrgica de rotina de uma massa renal sólida.

Existem duas situações em que a biópsia percutânea pode ser garantida. Se o paciente **não for um candidato cirúrgico** ou se houver **uma forte suspeita de doença metastática**, a biópsia da massa pode fornecer a confirmação tecidual da malignidade presumida. Este paciente raro com massas renais sólidas múltiplas é submetido, com freqüência, à biópsia para distinguir entre as causas potenciais de massas múltiplas: metástases, linfoma, ou carcinomas de células renais múltiplas (Fig. 18-9). Ainda que estas lesões possam ser similares na aparência, seus tratamentos diferem amplamente. A biópsia pode ter como conseqüência uma alteração no tratamento clínico em aproximadamente 40% dos pacientes.[81]

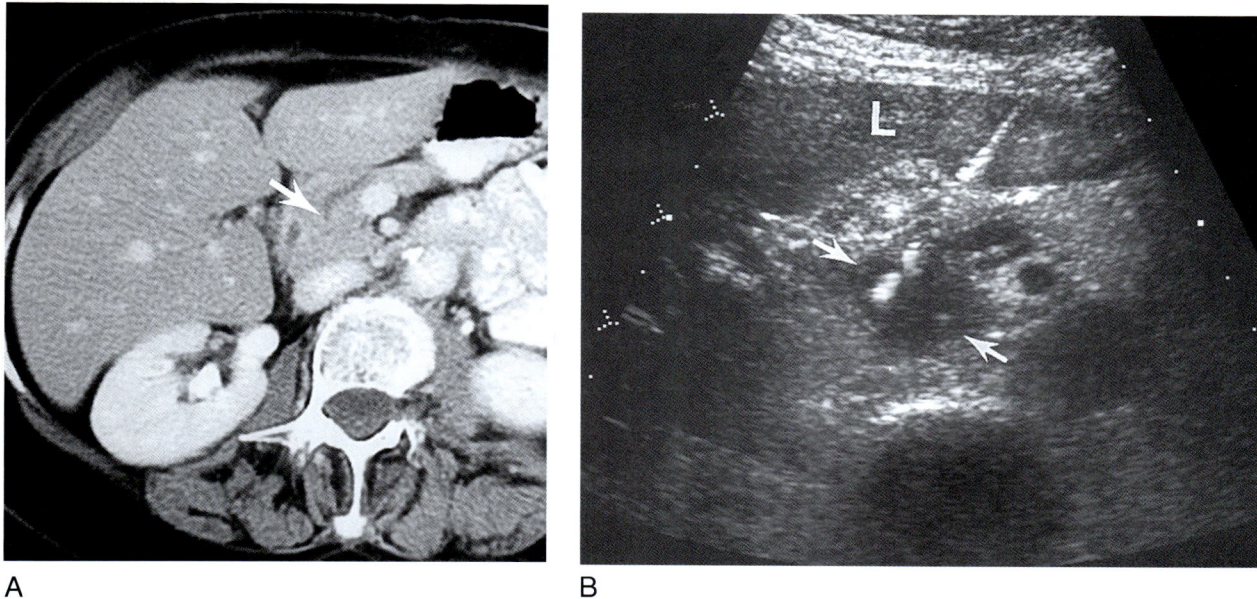

FIGURA 18-8. Biópsia pancreática guiada por USG. A, Imagem por TC contrastada mostra um ducto pancreático levemente dilatado com terminação abrupta na cabeça do pâncreas (*seta*). Nenhuma massa definitiva é identificada na TC. **B**, USG mostra uma agulha de calibre 19 passando através do lobo esquerdo do fígado (L), com a extremidade da agulha 2 cm no interior de uma massa hipoecóica na cabeça do pâncreas (*setas*). A biópsia foi positiva para adenocarcinoma.

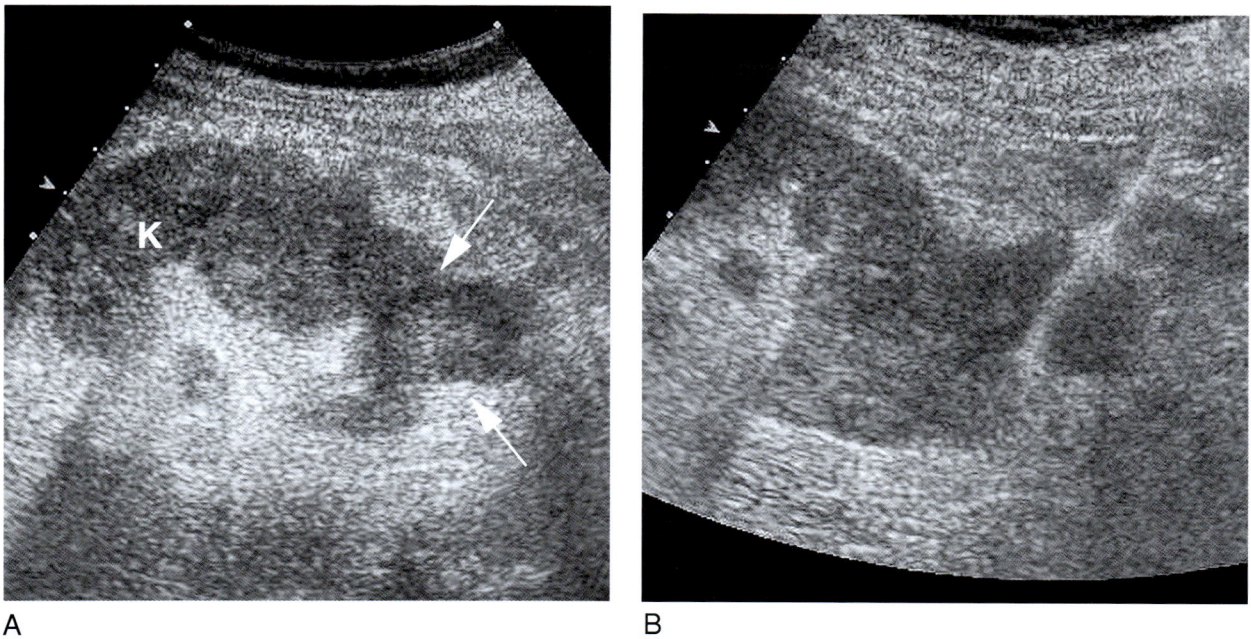

FIGURA 18-9. Biópsia guiada por USG de massa renal. A, Imagem longitudinal mostra uma massa sólida de 2 cm estendendo-se a partir do pólo inferior do rim esquerdo (K). **B**, A massa foi biopsiada utilizando-se um dispositivo de biópsia de calibre 18, confirmando o carcinoma de células renais.

Historicamente, uma **massa renal cística atípica** com debris internos, componentes sólidos, ou uma parede espessa irregular poderia ser aspirada e uma biópsia dos elementos sólidos poderia ser feita sob orientação da USG numa tentativa de distinguir um cisto benigno complicado do carcinoma de células renais. Todavia, com melhora das técnicas de imagem, somos capazes atualmente de caracterizar melhor as lesões renais císticas como lesões não-cirúrgicas ou cirúrgicas, evitando a necessidade de biópsia.

A orientação ultra-sonográfica também pode ser utilizada na biópsia dos rins com **doença parenquimatosa difusa.** A inserção da agulha no córtex do parênquima do

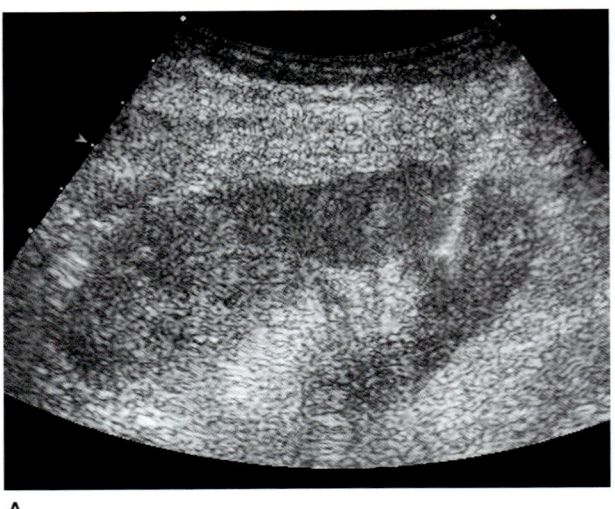
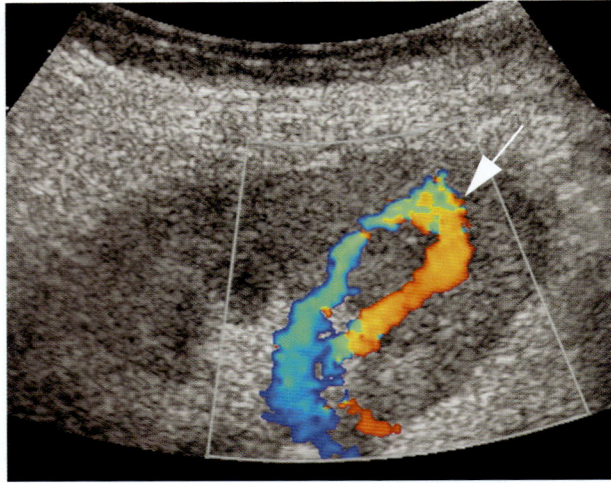
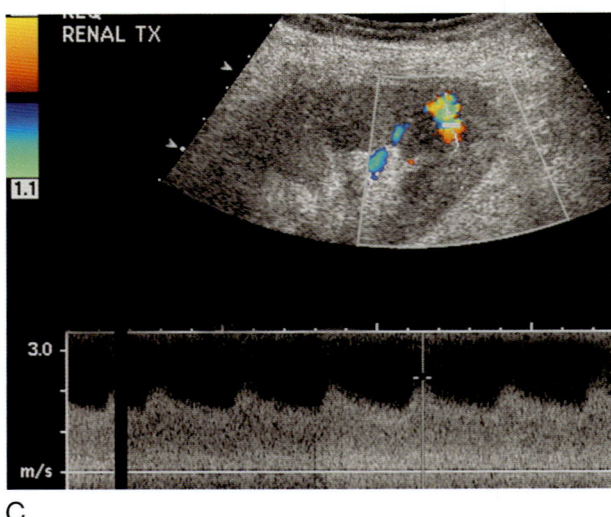

FIGURA 18-10. Fístula arteriovenosa (A-V) após biópsia do enxerto renal. A, Imagem longitudinal de USG do enxerto renal demonstra uma agulha de calibre 18 no pólo inferior. **B**, O Doppler colorido demonstra, após 3 semanas, comunicação focal entre a artéria renal e a veia, indicando a fístula A-V. **C**, Doppler espectral demonstra a alta velocidade e o formato de onda de baixa resistência da fístula A-V. A maioria das fístulas A-V trombosa espontaneamente ou não tem significado clínico.

pólo renal inferior sob orientação contínua em tempo real resulta em poucas complicações e produz uma amostra tecidual de excelente qualidade para análise microscópica.[82-84] A biópsia dos enxertos renais guiada pela USG com uma **agulha de corte mecanizada de calibre 18** fornece uma amostra que é equivalente, na qualidade diagnóstica, àquela da biópsia obtida pela agulha de corte de calibre 14.[85] Além disso, houve substancialmente menos complicações com a pistola de biópsia de calibre 18 do que com a agulha de calibre 14 nestas séries.

Numa grande revisão de 1.090 biópsias renais parenquimatosas guiadas pela USG realizadas com instrumentos de biópsia de calibre 18, Hergesell *et al.* encontraram um índice de sucesso de 98,8% na obtenção de tecido diagnóstico.[84] Somente quatro pacientes (0,36%) tiveram uma complicação séria hemorrágica necessitando de transfusão ou tratamento radiológico intervencionista, embora 2% dos pacientes tivessem um hematoma clinicamente oculto maior que 2 cm em ultra-sonografias subseqüentes. **Fístulas arteriovenosas** pequenas e insignificantes detectadas pela USG ocorreram em 9% dos pacientes (Fig. 18-10).

Glândula Adrenal

A indicação mais comum para a biópsia da adrenal é **confirmar a doença metastática** num paciente com uma massa adrenal e uma malignidade primária conhecida em outro local.[86] Nos últimos anos, as características das massas adrenais na TC e RM trouxeram valor diagnóstico no estabelecimento da benignidade de uma massa adrenal. Ocasionalmente, entretanto, o diagnóstico histológico é necessário. A orientação pela TC é preferível muitas vezes para biópsia de pequenas massas adrenais.

A **glândula adrenal direita** é mais acessível à biópsia guiada pela ultra-sonografia do que a glândula adrenal esquerda, devido à janela ultra-sonográfica do lobo direito do fígado (Fig. 18-11). Massas adrenais contendo gordura intensamene hiperecóica e outras homogêneas, com parte fina e contendo líquido, podem não necessitar ser submetidas à biópsia, pois devem representar mielolipomas adrenais benignos e cistos, respectivamente. A TC pode ser realizada para confirmar isto previamente à consideração da biópsia.

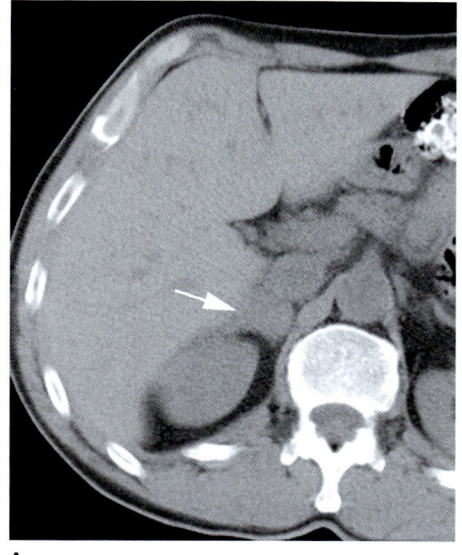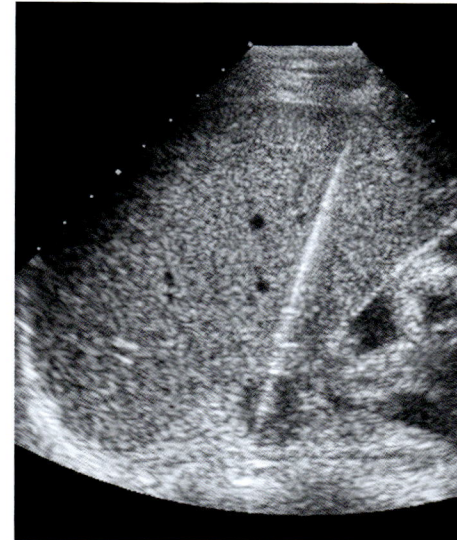

FIGURA 18-11. Biópsia guiada por USG de massa adrenal. A, Imagem por TC sem contraste demonstra uma massa de 2 cm (*seta*) na glândula adrenal direita. **B**, Imagem de USG longitudinal mostra o valor do fígado como um trajeto de biópsia à glândula adrenal direita.

Grandes Massas Adrenais. Ainda que os adenomas benignos possam ser maior que 3 cm, a probabilidade de carcinoma adrenal silencioso aumenta significativamente com uma massa descoberta incidentalmente for maior que 5 cm.[87] Todavia, a biópsia com agulha pode não apresentar precisão nesses pacientes, pois o diagnóstico histológico do carcinoma requer a demonstração do rompimento capsular adrenal e invasão das estruturas vasculares pelo tumor. Portanto, a exploração cirúrgica em vez da biópsia é garantida muitas vezes para massas adrenais assintomáticas maiores que 5 cm.[88]

Feocromocitoma. Os radiologistas que realizam biópsias adrenais devem estar familiarizados com o tratamento de uma crise hipertensiva advinda de uma biópsia inadvertida de um feocromocitoma.[89,90] Se o histórico clínico sugerir feocromocitoma, testes laboratoriais adicionais devem estabelecer o diagnóstico em vez da biópsia. Se a biópsia for necessária, deve ser considerado o pré-tratamento com bloqueadores α-adrenérgicos.

Baço

A principal razão clínica para a realização de biópsia percutânea do baço é **diferenciar entre linfoma recorrente, metástase e infecção** num paciente que tem uma massa esplênica mas sem doença em outro local no abdome. Particularmente no paciente imunocomprometido com linfoma ou leucemia, a diferenciação entre malignidade e infecção fúngica pode ser crítica no seu tratamento. A biópsia de uma massa esplênica produzirá um diagnóstico específico em até 89% a 91% dos pacientes.[91,92]

O baço é o órgão abdominal que é submetido à biópsia menos freqüentemente. Primeiro, é raro a baço ser o único órgão no abdome envolvido com um processo patológico, como metástases (Fig. 18-12). Na maioria dos casos, quando a lesão esplênica é visibilizada, há também doença concomitante em outros órgãos abdominais, como o fígado ou linfonodos, onde a biópsia pode ser feita.

Segundo, o baço é um órgão altamente vascularizado, e o risco de hemorragia a partir da biópsia com agulha parece ser alto. O índice relatado de hemorragia significativa a partir de uma biópsia de baço é variável, sendo de 0% a 8%.[91-96] Numa série de 20 biópsias esplênicas realizadas utilizando-se agulhas de calibres 18 a 22, não houve complicação alguma nem dor reportada pelos pacientes.[91] Isto contrasta com uma incidência de 8% de hemorragia significativa numa série de biópsias esplênicas publicadas recentemente.[92] Uma única complicação de um pneumotórax auto-resolvido fora reportada numa revisão de 50 biópsias por aspiração com agulhas finas de calibre 20 a 22, mas sem complicações de sangramento.[95]

Pulmão

A biópsia percutânea de lesões pulmonares tem sido realizada por décadas. Esta é muitas vezes o fundamento da diferenciação entre doença benigna e maligna no tórax. Tipicamente, tais biópsias são realizadas com orientação pela fluoroscopia ou TC. Todavia, a USG provou ser eficaz na biópsia de massas que estão localizadas ao lado da parede torácica, evitando assim a interferência da imagem do parênquima pulmonar aerado (Fig. 18-13).[97] Tais lesões incluem massas pulmonares, pleurais e mediastinais. As vantagens da USG nesta área incluem a orientação em tempo real durante a respiração do paciente, possibilidade de biópsia fora do plano axial, possibilidade de biópsia em pacientes que, de outra maneira, teriam dificuldades em cooperar com o procedimento, e ausência de radiação ionizante.[98] A biópsia guiada pela USG de massas mediastinais pode ser realizada se a massa for visível. Os vasos mediastinais no trajeto da agulha podem ser evitados com a utilização do Doppler colorido previamente ao avanço da agulha.

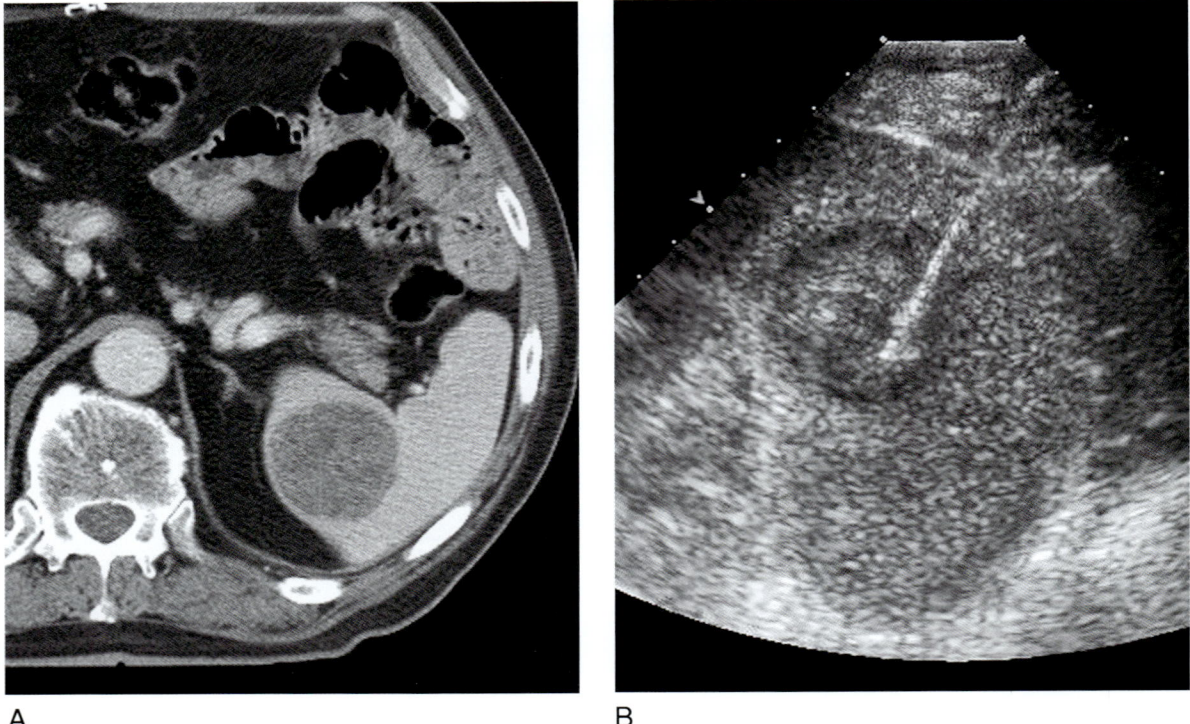

FIGURA 18-12. Biópsia guiada por USG de metástase de melanoma no baço. A, TC contrastada mostra uma massa de 4 cm no baço. **B**, USG transversal demonstra uma agulha de biópsia de calibre 18 dentro da massa.

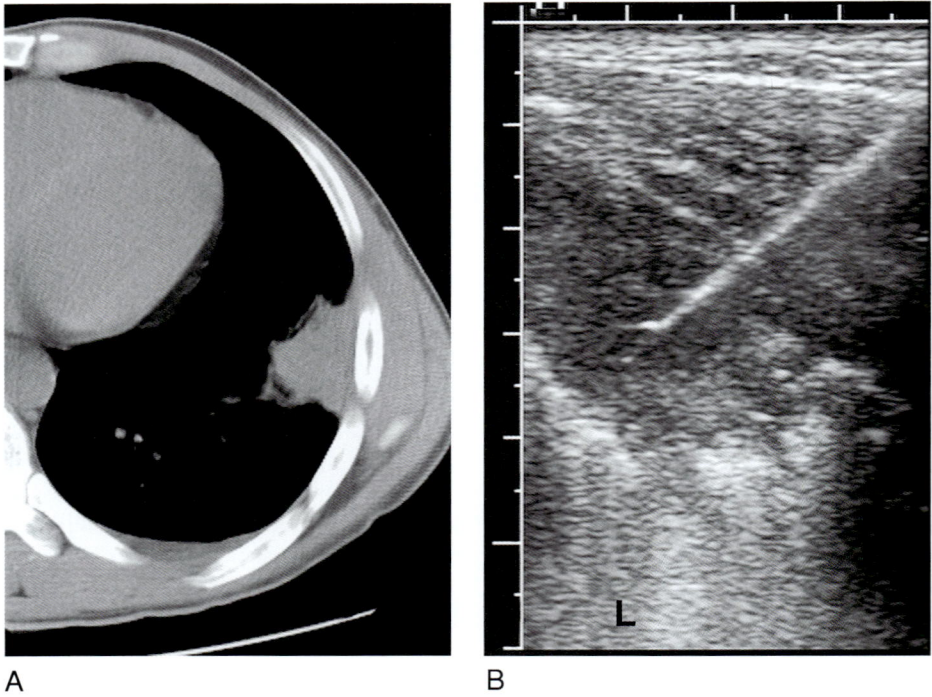

FIGURA 18-13. Biópsia guiada por USG de massa pulmonar periférica. A, TC sem contraste demonstra uma massa pulmonar esquerda periférica indeterminada. **B**, Imagem de ultra-som oblíqua mostra uma agulha de biópsia de calibre 20 isolada dentro da massa hipoecóica, que está cercada pelo pulmão aerado (L). A biópsia confirmou histoplasmose.

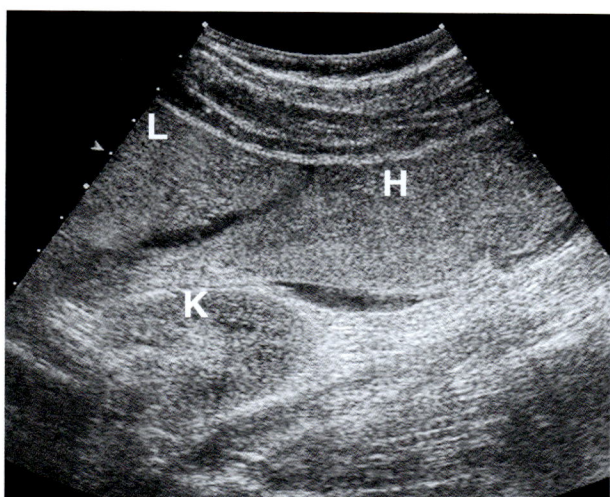

FIGURA 18-14. Hematoma isoecóico após biópsia de pâncreas transplantado. A, Um grande hematoma intraperitoneal (H) desenvolveu-se após a biópsia. Este hematoma recente é isoecóico com o fígado adjacente (L) e o rim direito (K). O coágulo recém-desenvolvido (menos de 30 minutos) pode ser hiperecóico e, portanto, desconsiderado.

COMPLICAÇÕES

A biópsia percutânea com agulha guiada radiologicamente expandiu-se amplamente, em parte devido à bem documentada segurança, com raras e geralmente complicações de menor importância. Várias revisões obtidas pelos questionários multi-institucionais relataram índices de mortalidade de 0,008% a 0,038% e índices de complicações maiores de 0,05% a 0,19%.[77,99-101]

Ainda que rara, a **hemorragia** é a complicação principal mais comum de biópsia de órgão sólido e é responsável pela maioria das mortes nestas séries. Se a hemorragia for suspeitada após a biópsia e o paciente estiver hemodinamicamente estável, uma TC deve ser obtida. A TC é mais precisa que a USG para avaliar uma hemorragia aguda. Na USG, o sangue fresco tem uma ecogenicidade similar ao sangue dos órgãos circunjacentes e pode ser visibilizado (Fig. 8-14).

Outras complicações principais secundárias à biópsia incluem **pneumotórax, pancreatite, perda de bile, peritonite, infecção** (Fig. 18-15), e **disseminação tumoral pelo trajeto da agulha**. Esta última é uma complicação rara com uma freqüência estimada de 0,003%.[77] A disseminação ocorreu a partir de biópsias de uma ampla variedade de malignidades, incluindo as do pâncreas, próstata, fígado, rim, pulmão, pescoço, pleura, mama, olho, e retroperitônio.[102-113] Como a disseminação é uma complicação rara, ela não deve afetar a decisão de realizar uma biópsia percutânea.

As complicações de menor importância mais comumente encontradas incluem **reações vasovagais** e **dor**, com **hematúria transitória** e **pequenos pneumotórax auto-resolvidos** no contexto apropriado. As diferenças nos índices de complicação associados à utilização de agulhas de cortes de grandes calibres e agulhas de pequeno calibre podem ser superestimadas. Um estudo comparativo anterior encontrou índices de complicação de 0,8% com agulhas de pequeno calibre (número 22) e 1,4% com agulhas de corte de grande calibre (números 18 e 19); esta diferença não foi estatisticamente significativa.[112] Welch *et al.* encontraram índices iguais de complicação pela utilização de agulhas de biópsia de calibres 18 e 21 (0,3%).[30]

DRENAGEM GUIADA PELA USG

Como a biópsia com agulha, os procedimentos de aspiração e drenagem percutânea ganharam ampla aceitação na prática clínica devido à sua segurança, simplicidade e efetividade. As modalidades como a USG e a TC são responsáveis

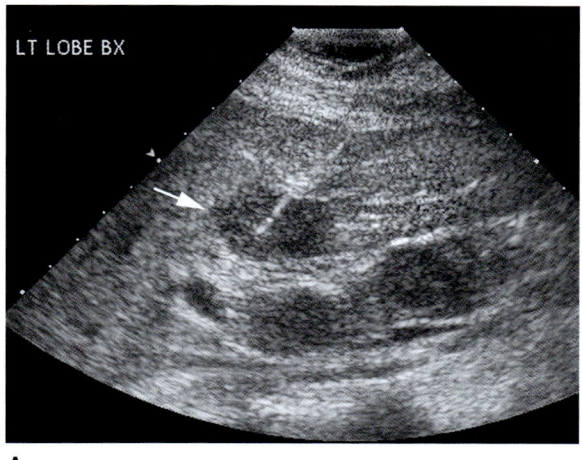
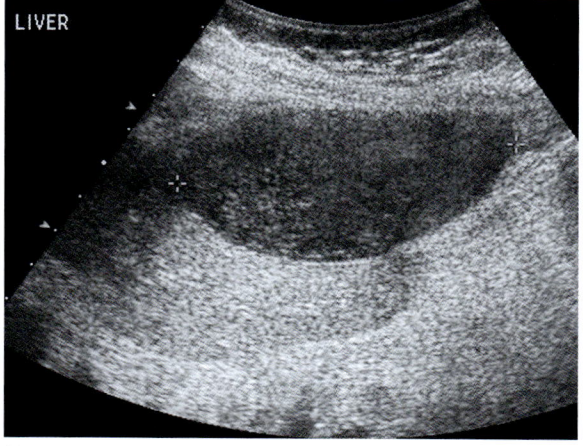

A   B

FIGURA 18-15. Abscesso após biópsia de massa hepática. A, Imagem transversal de USG mostra uma agulha de biópsia de calibre 18 numa metástase de 3 cm (*seta*). **B**, Imagem longitudinal obtida 2 semanas após demonstra uma coleção líquida de 6 cm contendo debris, anterior ao lobo esquerdo do fígado, no local da biópsia. Aspiração subseqüente e a colocação de dreno confirmaram o abscesso.

pela colocação precisa da agulha nas coleções líquidas abdominais superficiais e profundas ou abscessos.[114]

Ainda que a punção e a aspiração por agulha tenham sido descritas em 1930, o desenvolvimento de melhores métodos de orientação e refinamento dos cateteres foi responsável por uma maior aceitação geral dos procedimentos percutâneos no início da década de 1980.[115-117] Esta aceitação continuou a progredir. Num grande centro norte-americano, o número de casos de intervenções não-vasculares aumentou quase 11% ao ano.[118]

Indicações e Contra-indicações

As indicações para drenagem percutânea radiologicamente guiada de abscessos continuam a se expandir. Os critérios iniciais especificaram que a coleção líquida fosse unilocular sem nenhuma comunicação, e a alternativa cirúrgica foi considerada essencial.[117,119] Atualmente, a drenagem percutânea de abscesso é realizada seguramente para coleções líquidas multiloculares e multifocais isoladas com ou sem comunicação com o trato gastrintestinal.[119,120] Tais coleções incluem abscessos de órgãos sólidos, abscessos abdominais relacionados ao intestino (p. ex., devido à apendicite e diverticulite), abscessos tuboovarianos, e colecistostomia percutânea para uma vesícula biliar inflamada.

A maioria das drenagens percutâneas de abscessos é realizada para facilitar uma cura e, assim, evitar os riscos e morbidade da anestesia geral e da cirurgia. Outras vezes é um procedimento para ganhar tempo que adia a cirurgia definitiva até que o paciente esteja estável, como na drenagem dos abscessos em torno do apêndice, ou permite uma cirurgia de estágio único *versus* uma cirurgia multi-estágio, como na drenagem do abscesso peridiverticular. Isto é particularmente desejável nos idosos, pacientes de alto-risco que se apresentam com sepse. Líquido mal definido no peritônio com uma anormalidade de base cirurgicamente corrigível, como no cólon perfurado com peritonite generalizada, não deve ser drenado percutaneamente e é mais bem tratado cirurgicamente.

As **contra-indicações** à drenagem percutânea por cateter guiada radiologicamente são todas relacionadas e similares àquelas da biópsia percutânea discutidas anteriormente neste capítulo. A **falta de um trajeto seguro** para drenagem percutânea impede o procedimento; entretanto, isto é incomum. Diferentemente da biópsia percutânea, em que o intestino pode ser atravessado sem complicações, a aspiração líquida e a drenagem percutânea do abscesso através do intestino devem ser evitadas. O avanço inicial do dreno através do intestino normalmente contaminado pode contaminar uma coleção líquida estéril, resultando numa infecção iatrogênica. Além disso, a colocação do dreno através do intestino pode não somente causar perfuração significativa como também pode resultar em uma fístula entérica. A **diátese por sangramento** deve ser corrigida ao extremo antes da colocação do dreno, e a sedação apropriada (local e sistêmica) deve ser dada ao **paciente não-cooperativo**.

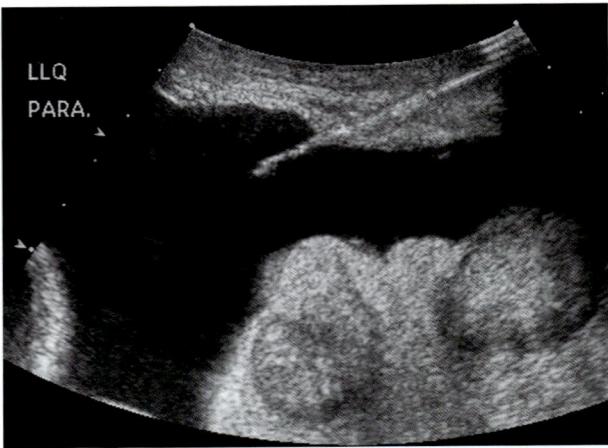

FIGURA 18-16. Paracentese guiada por USG. Imagem longitudinal mostra um angiocateter de 5 French com perfurações laterais no interior da região inferior esquerda da cavidade peritoneal durante o curso da paracentese.

Método de Imagem

A seleção de uma modalidade de imagem, seja ultra-som, TC ou fluoroscopia, para orientação da aspiração e drenagem, é influenciada por vários fatores, incluindo a localização da coleção líquida, bem como as vantagens e as desvantagens de cada modalidade de imagem como discutidas anteriormente neste capítulo. Por exemplo, uma **paracentese simples** é mais bem realizada sob orientação da USG (Fig. 18-16). Os procedimentos de drenagem mais complicados no retroperitônio ou pelve são mais bem realizados com orientação da TC. A drenagem das **coleções líquidas abdominais superficiais** podem ser realizadas com orientação da USG; entretanto, a obtenção da imagem por TC antes do procedimento fornece um mapa anatômico do planejamento de um acesso seguro.

Em certas áreas anatômicas, como a vesícula biliar, trato biliar, e rins, a **orientação combinada da USG e fluoroscopia** para colocação de um cateter pode ser preferida. A utilização combinada de USG para colocação inicial da agulha e da fluoroscopia para colocação do cateter, via técnica de troca por meio de um guia, otimiza as vantagens de ambos os sistemas de orientação. A fluoroscopia pode então ser utilizada para opacificar a área drenada e confirmar a colocação final do cateter e a adequação da drenagem.[121,122]

Nenhum método único de orientação para procedimentos percutâneos é apropriado para todas as coleções líquidas ou abscessos abdominais. Parte da dificuldade na implementação dos procedimentos intervencionistas abdominais é que cada caso é diferente. A abordagem de qualquer coleção líquida ou abscesso potencial deve ser adaptada ao paciente, ao procedimento, e às circunstâncias específicas.

Seleção do Cateter

Vários cateteres e sistemas de introdução estão disponíveis para drenagem percutânea de um abscesso.[123] O cateter e o sistema de introdução escolhidos dependem mais da preferência pessoal. Como na maioria dos procedimentos intervencionistas, é importante que o radiologista esteja familiarizado e confortável com o sistema. Em geral, o líquido mais espesso é mais bem drenado com cateteres de maior calibre. Um cateter de 10 a 14 French fornece drenagem adequada para virtualmente todos os abscessos. Os cateteres menores (6 a 8 French) são adequados para as coleções menos viscosas. Os cateteres com instrumentos de retenção, como os cateteres com alça de fixação Cope, são utilizados freqüentemente para prevenir sua desacomodação.

Preparo do Paciente

O procedimento e os riscos devem ser explicados ao paciente e deve ser obtido o termo de consentimento. A condição hemostática do paciente deve ser avaliada através do histórico clínico, e os estudos de coagulação recentes devem estar disponíveis. Rotineiramente requisitamos a contagem de plaquetas e o tempo de protrombina nos procedimentos de drenagem. O acesso intravenoso é obtido em todos os pacientes para administração de medicamentos e para acesso emergencial no caso de o paciente desenvolver complicações do procedimento, como hemorragia ou sepse/hipotensão. Os pacientes recebem muitas vezes antibióticos de amplo espectro via intravenosa para diminuir a possibilidade de sepse. A analgesia satisfatória é necessária durante todo o procedimento para proporcionar um ótimo conforto e cooperação do paciente. A anestesia local é geralmente suficiente para aspiração com agulha; entretanto, a administração intravenosa de sedativos e analgésicos como o cloridrato de midazolam (Versed) ou citrato de fentanil (Sublimaze) é benéfica para inserção do cateter percutâneo. A dilatação do trajeto do dreno pode ser muito dolorosa ao paciente.

Aspiração Diagnóstica

Como as coleções líquidas têm, muitas vezes, uma aparência inespecífica, a aspiração diagnóstica é o primeiro passo. Uma agulha fina é guiada ao interior da coleção líquida pela modalidade de imagem selecionada. Esta inserção da agulha define um trajeto preciso e seguro para a coleção líquida. Uma pequena quantidade de líquido é aspirada e enviada para avaliação microbiológica apropriada. A cultura resultante e os dados da sensibilidade são utilizados para modificar a antibioticoterapia. Se o líquido não parecer infectado (*i.e.,* claro, incolor e inodoro), o radiologista pode escolher aspirar completamente a cavidade e não realizar o procedimento de drenagem. Isto é importante, pois um cateter colocado numa coleção líquida estéril servirá eventualmente como um nicho de infecção com contaminação subseqüente da coleção líquida. Se o pus for aspirado, deve-se tomar cuidado em aspirar somente uma pequena quantidade de líquido, pois qualquer diminuição no tamanho da cavidade pode tornar a colocação do cateter subseqüente mais difícil.

Colocação do Cateter

A inserção do cateter pode ser realizada utilizando-se a técnica de trocarte ou de Seldinger, e a decisão em utilizar uma ou outra geralmente depende da preferência do operador. Na **técnica de trocarte**, o cateter é ajustado sobre uma cânula endurecida, e um estilete interno agudo é colocado dentro da cânula para a inserção. O cateter montado é posicionado na coleção líquida. O cateter é então empurrado da cânula, e a alça distal é formada e apertada para segurar o cateter dentro da coleção líquida. Este método é melhor para coleções líquidas grandes e superficiais.

Com a **técnica de Seldinger** (técnica de troca do fio-guia), um fio-guia é avançado através da agulha de aspiração e posicionado dentro da coleção líquida. A agulha é então removida, e o fio-guia é utilizado como uma âncora para a passagem de um dilatador a fim de ampliar o trajeto do cateter. A montagem do cateter-cânula é colocada sobre o fio-guia na coleção líquida. O fio-guia e a cânula interna são removidos enquanto o cateter é simultaneamente avançado. A alça de fixação distal do cateter é refeita para evitar o deslocamento do cateter. Caso o cateter seja difícil de ser visto pela USG, a utilização do Doppler colorido pode melhorar a visibilidade. Durante a aspiração ou irrigação, os movimentos do Doppler melhoram a visibilização do cateter (Fig. 18-17).

O posicionamento final do cateter é importante na maximização da eficácia da drenagem. Para este propósito, a USG e a TC são bastante complementares e devem ser utilizadas em conjunto. A TC fornece um mapeamento anatômico para colocação ideal do cateter. Como esta posição ideal raramente situa-se no plano axial verdadeiro, a USG pode ser utilizada para direcionar a agulha, o fio-guia, e o cateter na posição ideal. A colocação final pode ser então verificada com a TC.

Drenagem

Após o cateter de drenagem ser colocado, a cavidade é aspirada completamente e irrigada suavemente. Deve-se tomar cuidado em não distender a cavidade durante a irrigação, pois isso pode aumentar o risco de bacteremia. São obtidas imagens repetidas para determinar o tamanho da cavidade residual, a posição do tubo de drenagem, e se todo o abscesso se comunica com o tubo de drenagem. Se a cavidade do abscesso não for completamente resolvida, o cateter de drenagem pode ser reposicionado ou um segundo dreno pode ser colocado. Tais manipulações são realizadas, com freqüência, sob fluoroscopia no dia seguinte à colocação inicial do dreno. A posição correta e o tamanho adequado do cateter são os fatores mais importantes para uma drenagem bem-sucedida.[124]

Cuidados no Seguimento

Todos os drenos devem ser **irrigados regularmente**. A injeção e a aspiração de 10 mL de solução isotônica salina três a quatro vezes ao dia são geralmente suficientes. Se a drenagem for especialmente importante ou o abscesso for grande, irrigações mais freqüentes com maiores volumes de solução salina podem ser necessárias. A coleção líquida pode ser drenada tanto por efeito gravitacional quanto por lenta sucção

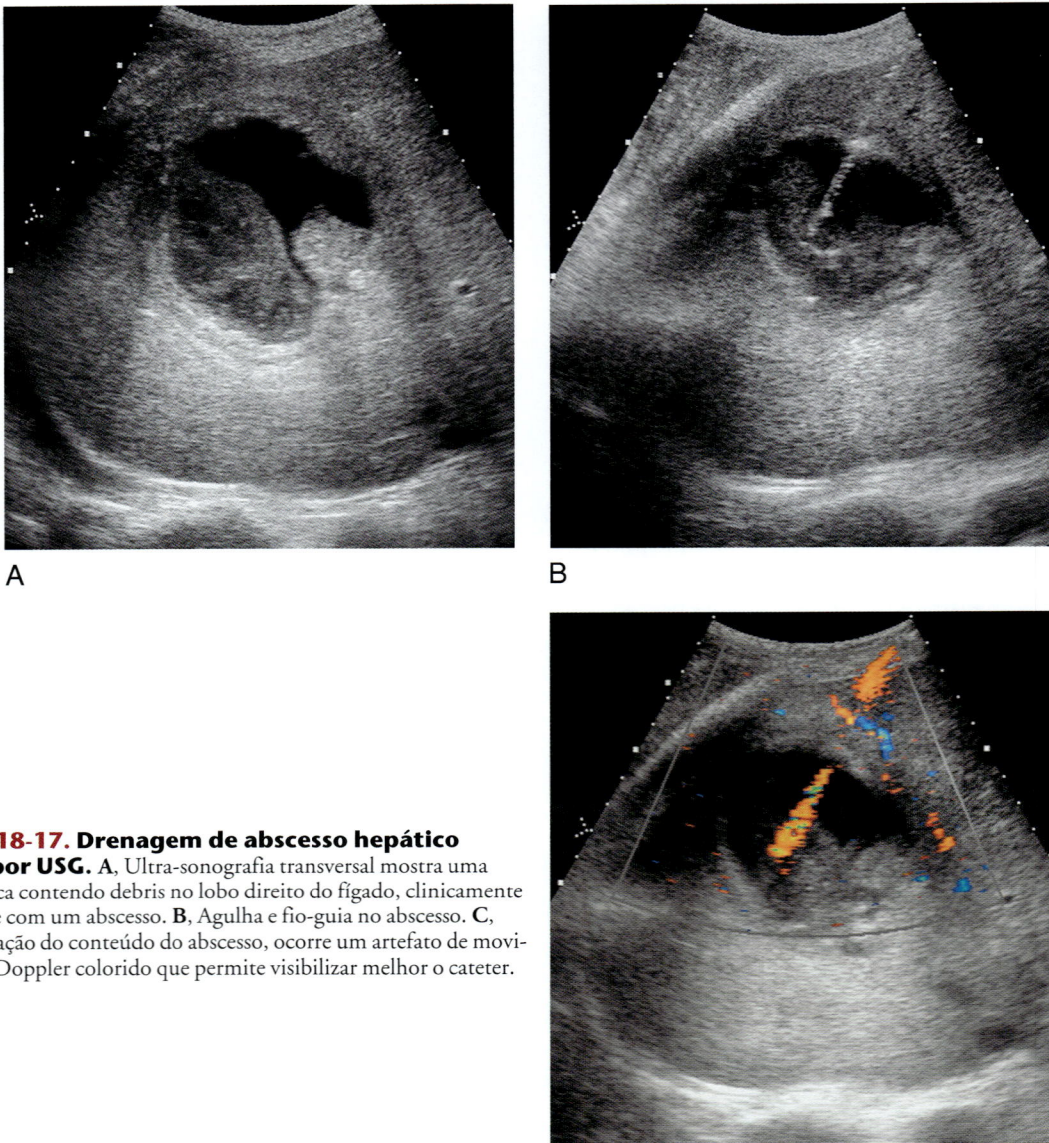

FIGURA 18-17. Drenagem de abscesso hepático guiada por USG. A, Ultra-sonografia transversal mostra uma massa cística contendo debris no lobo direito do fígado, clinicamente consistente com um abscesso. **B**, Agulha e fio-guia no abscesso. **C**, Com aspiração do conteúdo do abscesso, ocorre um artefato de movimento no Doppler colorido que permite visibilizar melhor o cateter.

intermitente. A característica e o volume do débito devem ser registrados a cada turno da enfermagem e verificados diariamente nos turnos pelo serviço de radiologia.[125] Se a drenagem sofrer alteração significativa de volume ou característica ou se houver recorrência de febre, o paciente deve ser reavaliado para verificação da existência de fístulas, bloqueio do cateter, novo acúmulo do abscesso, ou uma coleção previamente não diagnosticada.

Vinte e quatro a 48 horas após a colocação do tubo, uma USG deve ser realizada para estimar o tamanho da cavidade do abscesso, a integridade da drenagem, posição do cateter, e pesquisa de fístulas. As cavidades de abscessos simples podem drenar por 5 a 10 dias. Os abscessos secundários às fístulas dos tratos intestinal, biliar ou urinário podem drenar por 6 semanas ou mais. Enquanto a drenagem persistir, as fistulografias são realizadas a cada 3 ou 4 dias e os drenos são deixados no local. O cuidado ambulatorial é possível para pacientes selecionados.

Remoção do Cateter

Existem três critérios para remoção do cateter:

- Drenagem insignificante em 24 horas
- Paciente afebril
- Cavidade residual mínima

Os drenos em cavidades de abscessos pequenos e superficiais podem ser tirados de uma só vez, enquanto que os drenos em cavidades maiores e mais profundas podem ser removidos gradualmente em poucos dias, o que promove uma cicatrização de segunda intenção.

Abscessos Abdominais e Pélvicos

A maioria dos abscessos abdominais e pélvicos é secundária à cirurgia ou relacionadas à anormalidade intestinal de base. A drenagem percutânea no tratamento de abscessos abdominais pós-cirúrgicos tornou-se a terapia primária de escolha, sendo a cura o objetivo do procedimento.[119] A drenagem percutânea também tem desempenhado um papel principal no tratamento dos abscessos diverticulares, dos apêndices e naqueles relacionados à doença de Crohn.[126-132] A drenagem dos abscessos na fase aguda pode ajudar a aliviar a sepse e permite o tratamento cirúrgico curativo numa base eletiva.

A drenagem dos abscessos abdominais é muitas vezes mais bem realizada com orientação pela TC, que é responsável pelas melhores visibilização e manutenção da integridade das alças intestinais adjacentes. A TC também fornece uma visão geral de todo o abdome, o que é essencial para se ter certeza de que todas as coleções sejam drenadas. A USG também pode fornecer uma excelente orientação para drenagem percutânea de abscessos; entretanto, a revisão cuidadosa das imagens da TC ajuda no planejamento de uma abordagem adequada livre da interposição do intestino. Em oposição à TC, a USG é especialmente valiosa no tratamento de pacientes criticamente doentes que não podem ser transportados ao departamento de radiologia.[133]

Os abscessos pélvicos são de origem variável e têm sido notoriamente difíceis de acessar devido à localização profunda, sobreposição intestinal, vasos sangüíneos, ossos pélvicos, e bexiga. As abordagens tradicionais incluem uma transperineal anterior ou uma transglútea posterior. A abordagem transglútea é relativamente dolorosa, e deve-se tomar cuidado para evitar o nervo ciático. Os abscessos pélvicos pequenos e profundos podem ser difíceis de acessar seguramente por meio das abordagens tradicionais.

A experiência com as **drenagens transretal e transvaginal guiadas pela USG** está aumentando, e estas técnicas parecem ser procedimentos efetivos e bem-tolerados em pacientes apropriados (Fig. 18-18).[134-140] As guias de agulhas estão disponíveis para transdutores endovaginais que ajudam a guiar a agulha até o interior da coleção líquida. A descoberta de alguns autores da técnica de Seldinger e a combinação da orientação pela USG e fluoroscopia melhoraram a facilidade técnica da drenagem ultra-sonográfica transvaginal e transretal.[137,139,141] A técnica de trocarte também pode ser utilizada com sucesso para colocação de dreno endovaginal.

Para as **coleções não-purulentas**, a drenagem imediata por cateter não está necessariamente indicada. A maioria desses pacientes responde a uma aspiração única, lavagem, e antibioticoterapia com base nos resultados das culturas dos aspirados.[139,140] Em relação aos abscessos tuboovarianos, a drenagem transvaginal guiada pela USG também se mostrou uma alternativa bem-sucedida à cirurgia em pacientes que não responderam ao tratamento antibiótico inicial padrão.[137,142]

Os abscessos entéricos têm, muitas vezes, **comunicação com o trato gastrintestinal**. Para que estes abscessos sejam drenados com sucesso, alguém deve primeiro reconhecer que existe tal comunicação, e a comunicação deve ser fechada antes da remoção do cateter.[119] As fístulas não fecharão se houver obstrução distal, tumor, ou infecção persistente. Infelizmente, mesmo com a mais agressiva das técnicas, o êxito em tratar abscessos com comunicação entérica é menor do que aquele para os abscessos não-comunicantes.[143,144]

O tratamento percutâneo bem-sucedido dos **abscessos relacionados a doença de Crohn** pode ser particularmente desafiador. Afastar a cirurgia no curto prazo pode ser conseguido somente em 50% a 56% dos pacientes com doença de Crohn com abscessos, com um índice de sucesso muito inferior em pacientes com fístulas intestinais preexistentes.[145,146] No entanto, a colocação de um cateter de drenagem percutânea pode permitir que o cirurgião realize uma cirurgia em um tempo, em oposição a uma cirurgia de dois tempos em que o abscesso é evacuado cirurgicamente, com ressecção intestinal realizada numa data posterior. As fístulas enterocutâneas podem ocorrer junto ao trajeto do cateter nesses pacientes.[145,146]

APLICAÇÕES ANATÔMICAS ESPECÍFICAS

Fígado

A drenagem percutânea por cateter é considerada o tratamento inicial de escolha para os abscessos hepáticos piogênicos (Fig. 18-17). Os abscessos hepáticos piogênicos são devidos, na maioria das vezes, à disseminação de focos de origem intestinal, como na apendicite ou diverticulite; como uma extensão direta da colecistite ou colangite (Fig. 18-19); ou secundários à cirurgia ou trauma. Como os abscessos em outros locais no corpo, a aparência ultra-sonográfica dos abscessos hepáticos é geralmente aquela de uma coleção líquida complexa, ainda que eles também possam parecer como uma massa hipoecóica sólida. Tanto a USG quanto a TC fornecem uma orientação excelente à drenagem percutânea dos abscessos hepáticos. Os índices de cura variam de 67% a 94%.[143,147-149]

As **complicações** da drenagem percutânea do abscesso hepático por cateter incluem sepse, hemorragia e transgressão da pleura pelo cateter. Devido a estas complicações, alguns autores sugeriram tratar os abscessos hepáticos piogênicos com antibióticos e aspiração percutânea com agulha isoladamente, sem a drenagem por cateter, embora os procedimentos de aspiração múltipla possam ser necessários.[150] Tal abordagem é particularmente razoável em abscessos menores que 6 cm.[151] Os microabscessos múltiplos e pequenos (< 1 cm) são tratados tipicamente com antibióticos isoladamente após a aspiração diagnóstica.[152] A cura definitiva depende, muitas vezes, de identificação e tratamento apropriado da fonte infecciosa.

Abscessos hepáticos amébicos são causados pela *Entamoeba histolytica*. A maioria dos abscessos hepáticos amébicos é efetivamente tratada somente com metronidazol com 85% a 95% de sucesso.[151-153] Todavia, a drenagem percutâ-

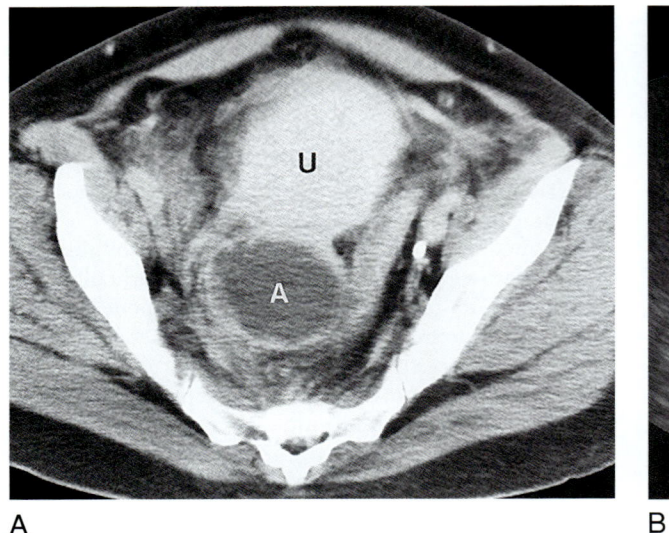
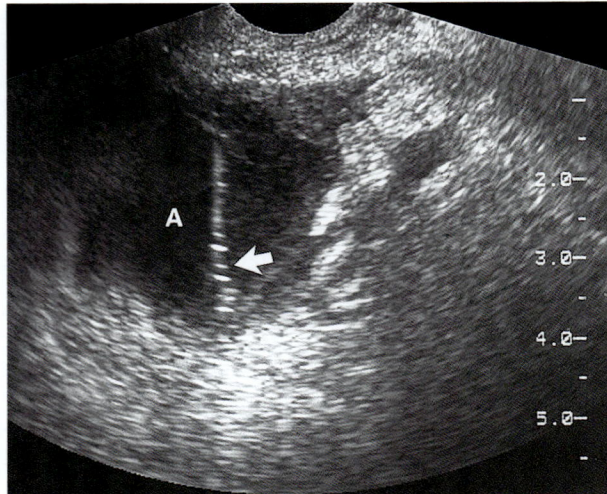
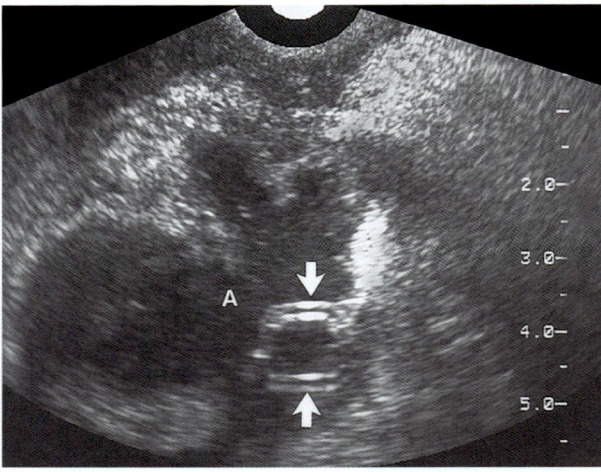

FIGURA 18-18. Drenagem transvaginal de abscesso pélvico guiada por USG. A, Imagem de TC contrastada mostra um abscesso (A) profundo na pelve, posterior ao útero (U). **B**, USG transvaginal mostra a extremidade da agulha (*seta*) na cavidade do abscesso (A). **C**, Com a técnica de troca do cateter, um cateter com alça de fixação (*setas*) foi colocado na cavidade do abscesso para drenagem.

nea de abscessos amébicos está indicada se o diagnóstico for incerto, a cavidade for maior que 10 cm, o paciente não estiver respondendo ao tratamento médico, ou existirem sinais de ruptura da cavidade do abscesso.[149,150] A drenagem pelo cateter nestas situações é segura e fornece, geralmente, uma cura rápida; o cateter pode, muitas vezes, ser removido em poucos dias.[119,153,154]

Previamente, os **abscessos hepáticos hidáticos** causados pelo *Echinococcus granulosus* foram considerados uma contra-indicação à drenagem percutânea devido à preocupação com a **reação anafilática ao conteúdo do cisto.** Mais recentemente, estes abscessos têm sido tratados com sucesso por meio de aspiração percutânea combinada com terapia anti-helmíntica.[155] O procedimento é dividido tipicamente em três passos, com aspiração parcial do conteúdo cístico, seguida pela instilação de um agente, como o nitrato de prata ou solução hipertônica salina, e então uma aspiração subseqüente completa do cisto. Em três estudos, não houve falha no tratamento.[156-158] Nestes estudos, reações anafiláticas tratadas com sucesso ocorreram em 2% a 4% dos pacientes. Enquanto a modalidade de tratamento mais importante para doença hepática hidática permanece sendo a cirurgia, a aspiração percutânea pode ter um papel em casos selecionados, incluindo aqueles cistos hepáticos de localização crítica e profunda ou cistos dos tipos I e II, com determinada consideração aos cistos dos tipos III.[159,160]

Trato Biliar

Vesícula Biliar

A colecistostomia percutânea tornou-se uma alternativa favorável à cirurgia em pacientes criticamente doentes com colecistite aguda com ou sem a presença de cálculos. Existem relatos conflitantes relacionados ao tratamento de pacientes com colecistite aguda, especialmente a respeito ao melhor tempo para intervenção. Alguns cirurgiões preferem a colecistectomia de emergência, mas outros defendem um retardo

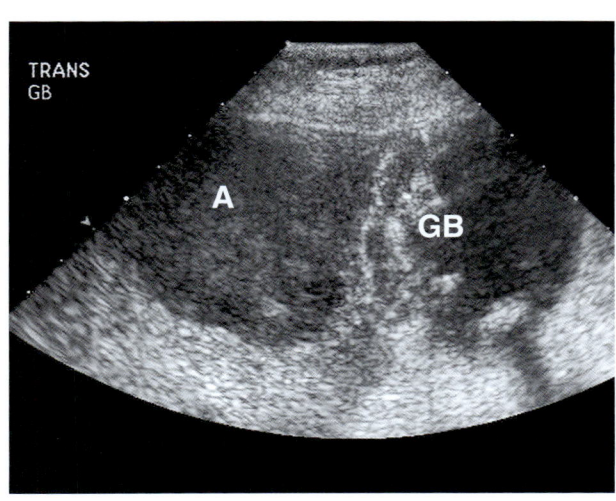
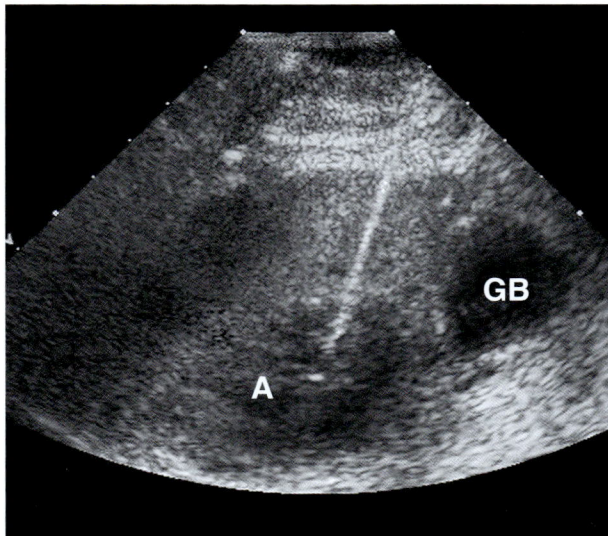
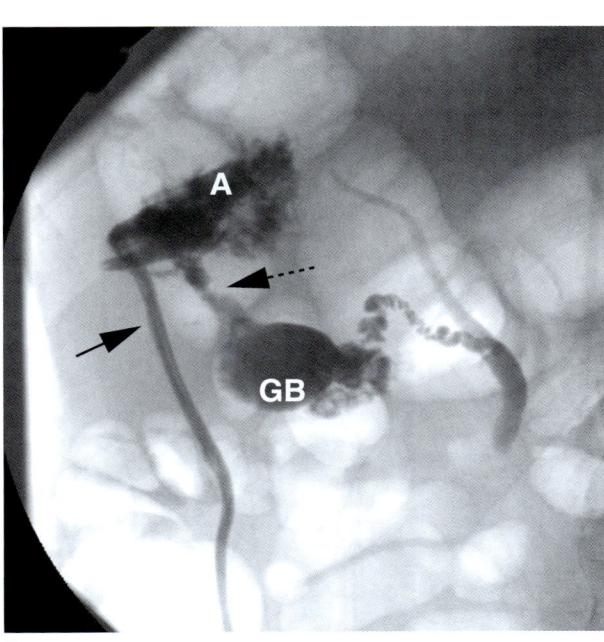

FIGURA 18-19. Drenagem de abscesso hepático piogênico secundário à colecistite guiada por USG. A, USG longitudinal mostra colelitíase, espessamento complexo da parede da vesícula biliar (GB), e coleção líquida (A) adjacente contendo debris no fígado. **B,** Cateter de drenagem dentro do abscesso. **C,** Fistulografia subseqüente através do cateter de drenagem (*seta*) mostra comunicação (*seta tracejada*) entre a vesícula biliar (GB) e o abscesso (A).

na colecistectomia até que o paciente esteja numa condição menos tóxica. A colecistectomia de emergência mostrou ter um índice de mortalidade tão alto quanto 19% nos pacientes idosos.[161] Certamente, esta alta mortalidade é mais um reflexo não somente da colecistite, mas também da péssima condição clínica geral destes pacientes. A colecistostomia de emergência tem sido promovida como um procedimento salvador de vidas, ainda que temporário, nos pacientes idosos, debilitados, ou criticamente doentes; ainda assim, pode estar associada a um alto índice de mortalidade, devido aos problemas clínicos de base neste grupo de pacientes.[162]

Uma vantagem principal da colecistostomia guiada pela USG é que o procedimento pode ser realizado à beira do leito do paciente. Assim, os pacientes criticamente doentes não precisam ser enviados à cirurgia ou ao departamento de radiologia. Similar à colocação de outros cateteres de drenagem, a colecistostomia é facilmente colocada com orientação da USG através de um trajeto transepático, utilizando-se tanto o método de trocarte quanto a técnica de troca do fio-guia (Fig. 18-20).

A colocação da colecistostomia pode ser realizada com sucesso em até 100% dos casos, com rápida melhora clínica vista em 56% a 95% dos pacientes.[163-165] Uma revisão de 182 colecistostomias percutâneas guiadas pela USG indica que as complicações são poucas; houve 18 problemas técnicos ou complicações (8%) e uma morte relatada.[166] Mui-

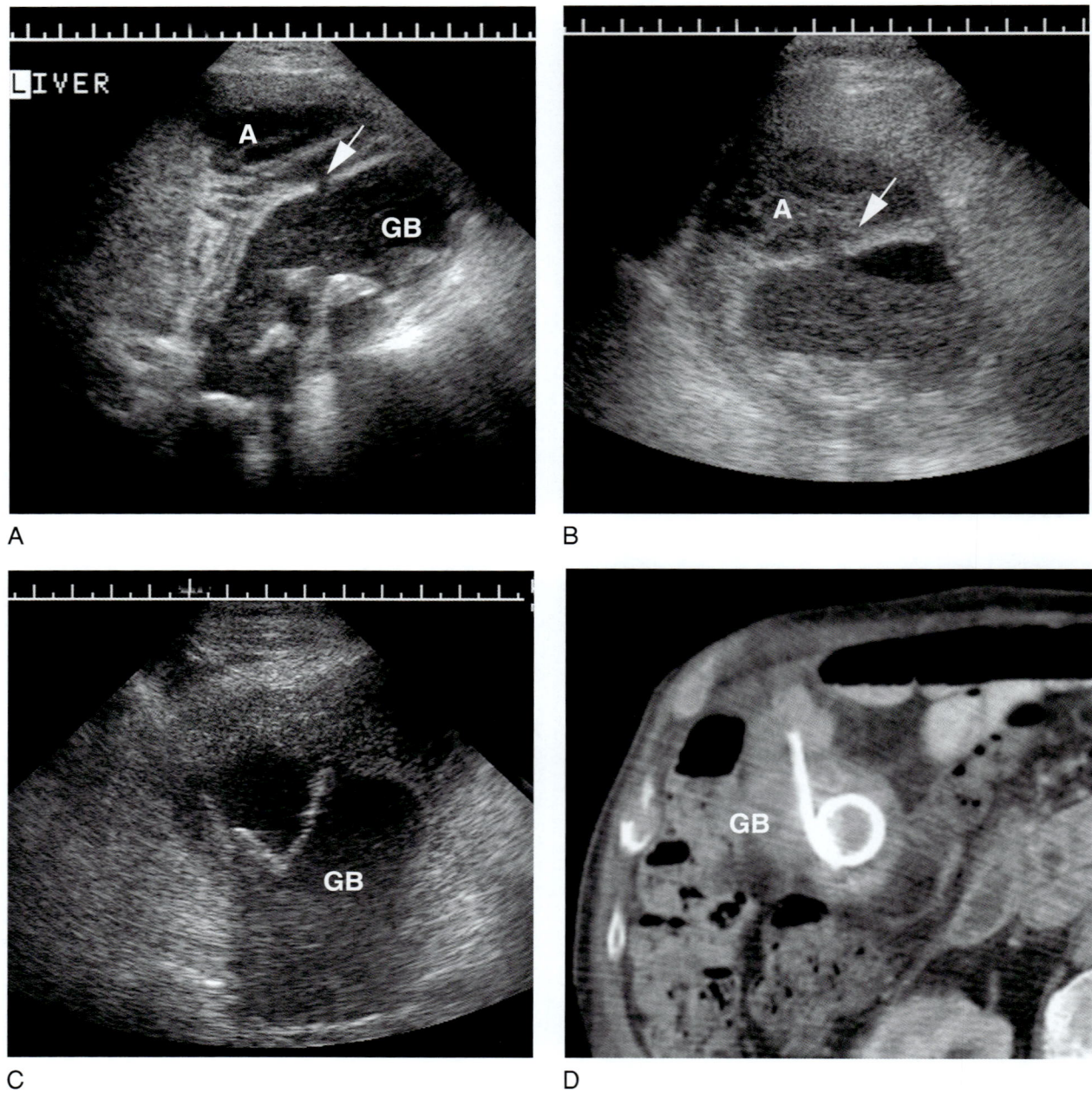

FIGURA 18-20. Colecistostomia utilizando orientação por USG. A, Imagens longitudinal e **B**, transversal de USG mostram cálculos dentro da vesícula biliar (GB) e coleção líquida adjacente contendo debris representando um abscesso (A). A perfuração da vesícula biliar é identificada (*seta*). **C**, Cateter de drenagem foi colocado utilizando-se orientação por USG. **D**, A TC subseqüente confirma a colocação do cateter dentro da luz da vesícula biliar. *Liver*, fígado.

tos dos problemas técnicos foram devidos ao deslocamento precoce dos primeiros cateteres projetados sem um dispositivo de segurança. Atualmente a maioria dos cateteres inclui algum tipo de **dispositivo de segurança, como a alça de fixação**. Devido às comorbidades graves desses pacientes, o índice de mortalidade periprocedimento pode ser bastante alto. Índices de mortalidade de 36% a 59% foram relatados em pacientes hospitalizados após a colocação do tubo.[163,166]

A **aspiração isolada da vesícula biliar** também pode ser considerada no tratamento do paciente não-criticamente doente com colecistite aguda que apresenta alto risco cirúrgico (Fig. 18-21). Dado que a positividade das culturas da bile está presente em menos de 50% dos pacientes com colecistite aguda, a drenagem contínua pode não ser tão importante no tratamento desta condição.[167] De fato, Chopra *et al.* conseguiram uma resposta clínica de 77% em pacientes de alto risco cirúrgico utilizando a aspiração isolada, compa-

grupo em que um paciente com ascite e colangite grave desenvolveu peritonite bacteriana.

Pâncreas

O papel do tratamento percutâneo das **coleções líquidas relacionadas à pancreatite** é controverso. A aspiração percutânea de uma coleção líquida pancreática significativa é razoável e efetiva para excluir infecção.[170] Ainda que a TC seja superior à USG na avaliação da pancreatite aguda, a USG fornece uma orientação fácil para procedimentos intervencionistas percutâneos, como a aspiração de líquidos, nesses pacientes.[171] No entanto, a TC é muitas vezes necessária para avaliar coleções líquidas profundas relacionadas à pancreatite.

A drenagem percutânea dos **abscessos pancreáticos** é eficaz e pode resultar em cura em até 86% a 92% dos pacientes (Fig. 18-22).[172,173] A chave para o tratamento dessas coleções complexas freqüentes é a otimização da colocação do dreno dentro da cavidade infectada e a monitorização freqüente da função de drenagem e do tamanho da cavidade. As manipulações freqüentes do dreno são muitas vezes necessárias, com variação de tamanho dos drenos de 8 a 30 French.[172] Os cateteres de drenagem podem ficar no local por várias semanas a vários meses.

Ainda que considerada historicamente uma condição de tratamento cirúrgico, a **necrose pancreática infectada** pode ser tratada com drenagem percutânea para proporcionar um controle a curto prazo da sepse em quase 75% dos pacientes e a cura em quase 50% dos pacientes.[174] Tal procedimento envolve tipicamente cateteres de grande calibre com irrigação vigorosa e freqüente, resultando essencialmente numa "necrosectomia percutânea".[174]

Os **pseudocistos pancreáticos** surgem em aproximadamente 6% dos pacientes após um episódio de pancreatite aguda.[173] Aproximadamente metade desses pseudocistos resolver-se-a espontaneamente.[175] A aspiração simples desses pseudocistos está associada a um alto índice de recorrência; portanto, a drenagem percutânea por cateter é preferida em casos selecionados.[176,177]

As indicações para o tratamento dos pseudocistos são bem estabelecidas na literatura e delineados por Neff:[176]

1. Dor recorrente nas tentativas de alimentação em seguida a uma fase aguda da pancreatite
2. Aumento do pseudocisto
3. Infecção do pseudocisto
4. Hemorragia intracística
5. Obstrução biliar ou intestinal secundária
6. O pseudocisto não pode ser diferenciado de um cisto neoplásico

Somente um terço dos pseudocistos maiores que 6 cm resolver-se-á espontaneamente; portanto, muitas dessas grandes coleções persistentes requerem drenagem percutânea.[178] O sucesso da drenagem percutânea do pseudocisto varia de 70% a 100%.[176] Van Sonnenberg *et al.* publicaram

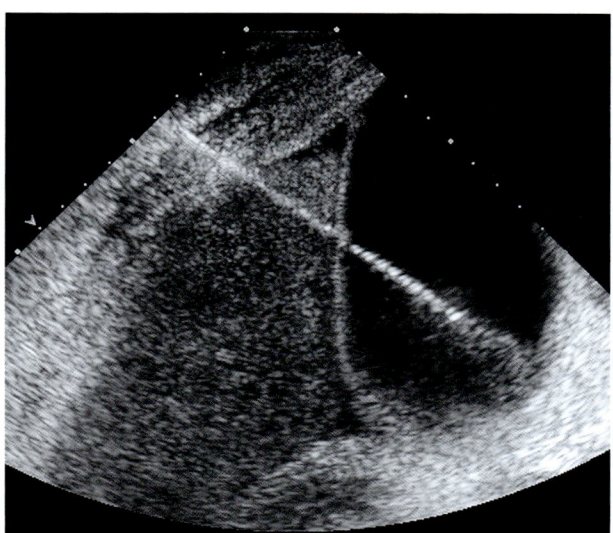

FIGURA 18-21. Aspiração da vesícula biliar guiada por USG. Utilizando-se a técnica à mão livre, uma agulha é introduzida por via transepática na luz da vesícula biliar preenchida com bile espessa.

rada com 90% de resposta naqueles tratados com colecistostomia percutânea.[167] É importante citar a ausência de complicações com a aspiração neste estudo, comparada a uma taxa de 14% de complicações naqueles tratados com drenagem por tubo. Aqueles pacientes nos quais a aspiração foi mal sucedida, foram tratados subseqüentemente com um tubo de colecistostomia. Deve-se tomar cuidado para evitar a punção direta da parede da vesícula biliar naqueles pacientes com obstrução biliar, pois pode ocorrer uma perda significativa de bile.[168]

Ductos Biliares

A colangiografia e drenagem transepática e a drenagem percutânea são realizadas tradicionalmente utilizando-se a colangiografia "às cegas" com a colocação da agulha inicialmente por fluoroscopia. Todavia, o uso combinado de **USG para punção inicial com agulha e fluoroscopia para a colocação final do cateter** pela técnica de troca do fio-guia otimiza as vantagens dos sistemas de orientação para realização da colangiografia transepática percutânea, drenagem biliar, e outros procedimentos invasivos.[121] Ductos selecionados podem ser puncionados sob orientação da USG para colangiografia transepática percutânea ou como local definitivo da colocação do cateter. Em pacientes com obstrução biliar segmentar, uma técnica "às cegas" permite a opacificação inicial do sistema biliar somente por acaso. Todavia, a USG pode permitir a punção direta do ducto biliar apropriado. Alguns autores têm defendido o uso da USG isoladamente na drenagem percutânea biliar transepática.[169] Estes autores utilizaram uma orientação completa pela USG para colangiografia e drenagem percutânea em pacientes com colangiocarcinoma hilar. A orientação pela USG foi bem-sucedida para punção e drenagem percutâneas nestes pacientes. Houve somente uma complicação principal neste

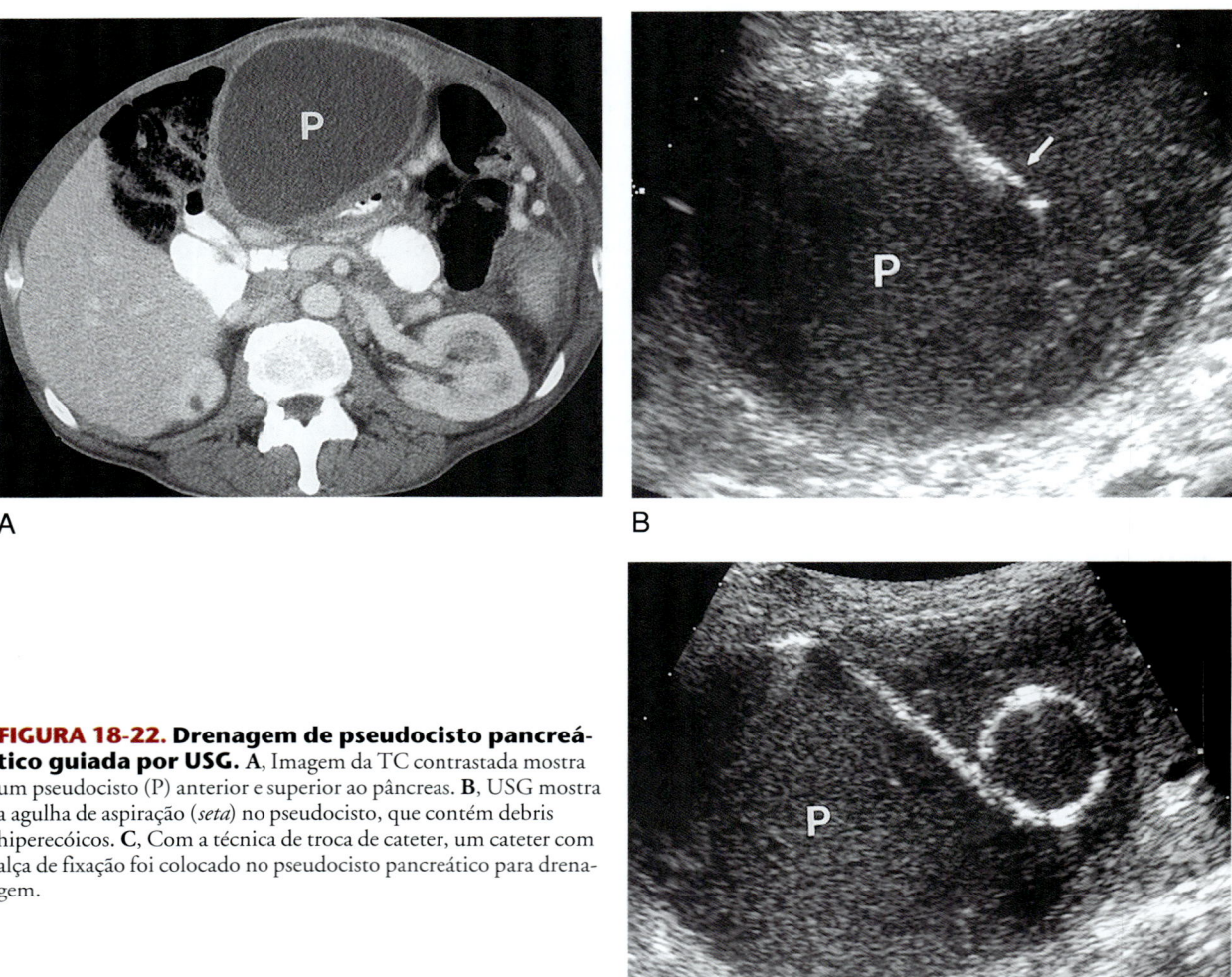

FIGURA 18-22. Drenagem de pseudocisto pancreático guiada por USG. A, Imagem da TC contrastada mostra um pseudocisto (P) anterior e superior ao pâncreas. **B**, USG mostra a agulha de aspiração (*seta*) no pseudocisto, que contém debris hiperecóicos. **C**, Com a técnica de troca de cateter, um cateter com alça de fixação foi colocado no pseudocisto pancreático para drenagem.

suas experiências com drenagem percutânea de pseudocistos com excelentes resultados.[179] O índice de cura pela drenagem com cateter isoladamente foi de 90,1%; isto inclui 48 de 51 pseudocistos infectados (94%) e 43 de 50 pseudocistos não-infectados (86%). Na maioria desses pacientes, a TC, em vez da USG, foi o principal método de orientação, embora a USG possa ser utilizada para orientação da drenagem (Fig. 18-22). O sucesso total da drenagem percutânea pode estar relacionado à integridade do ducto pancreático.[180]

Baço

Os abscessos esplênicos são muito incomuns e têm sido historicamente tratados cirurgicamente. Todavia, com o aumento da experiência no tratamento percutâneo do abscesso, a colocação do dreno guiado pelos métodos de imagem para abscessos esplênicos selecionados tem sido realizada com sucesso em até 100% dos pacientes.[181,182] Com pequenas coleções líquidas (< 3,5 cm) esplênicas infectadas, um teste com aspiração simples pode ser razoável, sendo considerada uma colocação de dreno se ocorrer um novo acúmulo de líquido. Abscessos mais complexos e multiloculados ou coleções devem ser tratados cirurgicamente. O risco de sangramento durante a drenagem não é trivial, ocorrendo em uma de sete drenagens em uma série.[92]

Rim

Abscessos

Os abscessos renais podem ser tratados com sucesso com drenagem percutânea combinada com antibióticos sistêmicos (Fig. 18-23). O tamanho do abscesso deve ser considerado ao se determinar o tipo de tratamento. Numa revisão de 52 pacientes com abscessos renais, Siegel *et al.* determinaram

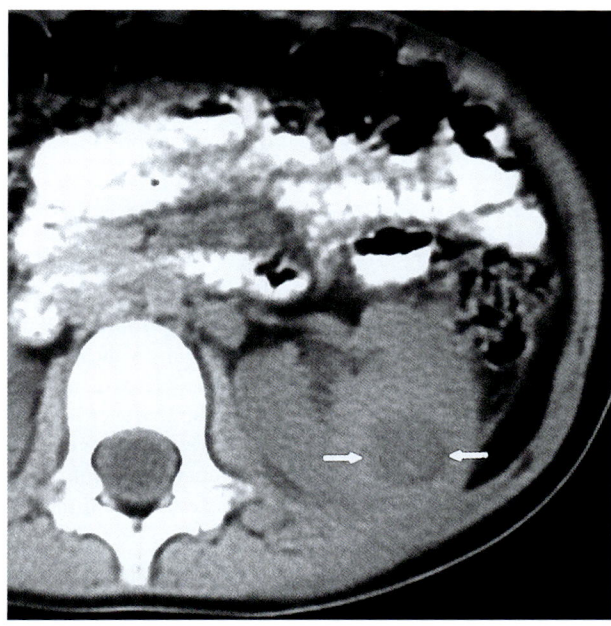
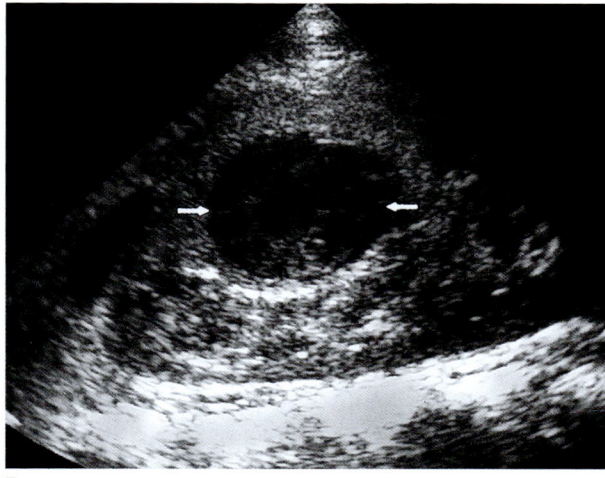

FIGURA 18-23. Drenagem de abscesso renal. A, Imagem da TC com meio de contraste administrado oralmente mostra uma pequena massa de 2,5 cm pouco atenuante (*seta*) na parte medial do rim esquerdo. **B**, USG longitudinal do rim esquerdo mostra uma massa cística de 2,5 cm com debris internos (*setas*). **C**, Imagem transversal do rim (K). Utilizando-se a técnica de Seldinger, um cateter com alça de fixação (*seta*) foi colocado no abscesso renal.

que a drenagem percutânea dos abscessos renais medindo de 3 a 5 cm resultou num índice de cura de 92%.[183] Para os abscessos maiores que 5 cm, um índice de cura de 73% foi obtido utilizando-se a drenagem percutânea, embora dois procedimentos de drenagem tenham sido necessários em um terço desses pacientes. Os abscessos menores que 3 cm podem ser tratados somente com antibióticos.

Nefrostomia Percutânea

A USG ganhou ampla aceitação como a modalidade de imagem para colocação inicial da agulha na nefrostomia percutânea (Fig. 18-24). Após o acesso ao sistema coletor dilatado, um cateter é colocado via técnica de Seldinger utilizando-se controle fluoroscópico.[184,185] O Doppler colorido é útil na suplementação de orientação ultra-sonográ-

fica em biópsias renais, nefrostomias e punções císticas renais.[185] A punção de vasos intra-renais pode ser evitada pela utilização do Doppler colorido na realização desses procedimentos intervencionistas.

Abscessos Perinéfricos ou Coleções Líquidas

As coleções líquidas que ocorrem no espaço retroperitoneal incluem **abscessos, urinomas, linfoceles, e hematomas.** A TC é geralmente realizada para identificar a coleção líquida e sua extensão. Tanto a USG quanto a TC podem ser utilizadas para aspiração ou drenagem dessas coleções líquidas. Se a drenagem for necessária, a técnica de Seldinger pode ser utilizada com a USG, sendo empregada para colocação inicial da agulha e a fluoroscopia para colocação do cateter.

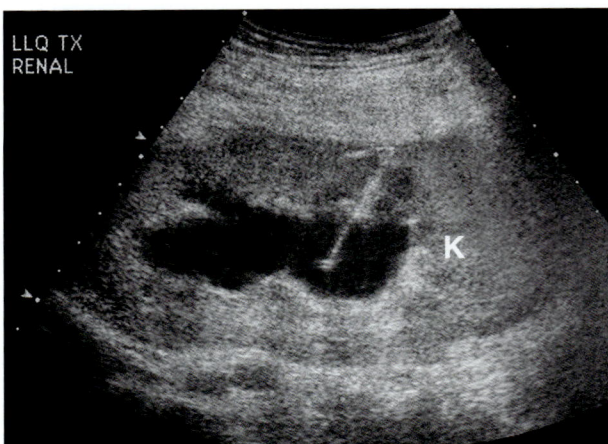

FIGURA 18-24. Colocação do tubo de nefrostomia guiada por USG em um enxerto renal. A imagem longitudinal mostra dilatação pielocalicial moderada do enxerto renal (K). A agulha é visível dentro da pelve renal dilatada.

TRATAMENTO PERCUTÂNEO DO CISTO — QUANDO CONSIDERAR UMA ABLAÇÃO

Cisto Renal

A aspiração simples de grandes cistos renais sintomáticos ou obstrutivos é ineficaz no tratamento a longo prazo dos cistos renais, devido ao reacúmulo rápido do líquido cístico dentro da cavidade.[186] Por esta razão, tem havido interesse na aspiração combinada com esclerose a fim de fornecer uma ablação mais permanente do cisto.

Ablação Permanente de um Cisto. O procedimento envolve a colocação de um dreno de 7 a 8 French no cisto com aspiração do líquido cístico. Este líquido é enviado à citologia e estudo para outros marcadores químicos a fim de confirmar uma natureza sérica do líquido.[187] Se não houver nenhuma evidência de malignidade, é então injetado meio de contraste no cisto sob fluoroscopia para **excluir a comunicação com o sistema coletor urinário**; a esclerose não deve ser realizada se existir tal comunicação. É injetado álcool a 95% até atingir metade do volume cístico, não excedendo 100 mL.[188] Vinte mililitros de lidocaína a 2% podem ser injetados com o álcool para minimizar a dor em queimação que acompanha, muitas vezes, a injeção com álcool. O paciente é colocado em várias posições por um período de 20 minutos para facilitar a exposição da parede do cisto ao agente esclerosante. O álcool é aspirado e o dreno é removido ou colocado sob sucção contínua. A repetição das injeções é realizada muitas vezes nos próximos 2 a 3 dias para maximizar a esclerose.

Fontana et al. trataram com sucesso 68 de 70 cistos renais utilizando etanol a 95% como um agente esclerosante sem nenhuma recorrência num seguimento médio de 48 meses.[186] Suas técnicas incluíram duas injeções repetidas de álcool realizadas nas 24 horas seguindo-se a sessão de esclerose inicial. Dois cistos não puderam ser tratados devido à comunicação com o sistema coletor e hemorragia no cisto após punção percutânea. Apesar de o álcool ser um agente esclerosante comumente utilizado, outros agentes incluem a tetraciclina, a doxiciclina, o talco e o iodo.

Cisto Hepático

De modo semelhante ao dos cistos renais, os cistos hepáticos podem ser efetivamente esclerosados para proporcionar um alívio dos sintomas a longo prazo. Uma comunicação com o trato biliar deve ser excluída pela injeção no cisto de meio de contraste sob fluoroscopia. Utilizando-se álcool e/ou tetraciclina ou doxiciclina, van Sonnenberg et al. foram capazes de tratar com sucesso 21 de 24 cistos hepáticos sintomáticos (88%).[189] Freqüentemente, sessões esclerosantes múltiplas foram necessárias, incluindo 11 sessões durante 44 dias em um paciente. Tal tratamento resultou numa redução de 5% a 15% do tamanho original do cisto.

Cisto Ovariano

Historicamente, a extirpação cirúrgica dos cistos ovarianos sintomáticos tem sido a conduta padrão. O tratamento percutâneo tem sido desestimulado devido à preocupação pela disseminação de células malignas na aspiração descuidada de uma neoplasia de baixo grau e à baixa sensibilidade na caracterização do líquido cístico aspirado.[190,191] Todavia, dado os critérios ultra-sonográficos bem reconhecidos de cistos ovarianos benignos, o nível de confiança na aspiração percutânea de tais cistos simples sintomáticos melhorou.

A aspiração guiada pela USG de cistos ovarianos benignos e sintomáticos é altamente eficaz no alívio dos sintomas da paciente.[192] Um exame ultra-sonográfico completo deve ser realizado inicialmente para caracterizar totalmente o cisto sintomático. Se o cisto puder ser caracterizado de forma confiável como benigno sem nenhum aspecto preocupante, a aspiração pode ser realizada. Alguns autores recomendam que marcadores séricos tumorais sejam obtidos antes do procedimento para ajudar a excluir a malignidade.[193] Utilizando-se uma abordagem transabdominal ou endovaginal, uma agulha de calibre 20 ou 22 pode ser empregada para aspirar completamente o cisto, com 100% de alívio relatado em uma série.[192] O líquido deve ser enviado para os estudos apropriados, incluindo a citologia. Pode-se esperar um índice de recorrência de 11% a 26%.[194,195]

Referências

1. Bernardino M: Percutaneous biopsy. AJR 1984;142:41-45.
2. Grant E, Richardson J, Smirniotopoulos J, et al: Fine-needle biopsy directed by real-time sonography: Technique and accuracy. AJR 1983;141:29-32.
3. Gazelle G, Haaga J: Guided percutaneous biopsy of intraabdominal lesions. AJR 1989;153:929-935.
4. Matalon T, Silver B: US guidance of interventional procedures. Radiology 1990;174:43-47.

5. Charboneau J, Reading C, Welch T: CT and sonographically guided needle biopsy: Current techniques and new innovations. AJR 1990;154:1-10.
6. Reading CC, Charboneau JW, James EM, et al: Sonographically guided percutaneous biopsy of small (3 cm or less) masses. AJR Am J Roentgenol 1988;151:189-192.
7. Mitty H, Efremidis S, Yeh H: Impact of fine-needle biopsy on management of patients with carcinoma of the pancreas. AJR 1981;137:1119-1121.
8. Bret PM, Sente JM, Bretagnolle M, et al: Ultrasonically guided fine-needle biopsy in focal intrahepatic lesions: Six years' experience. Can Assoc Radiol J 1986;37:5-8.
9. Spamer C, Brambs H, Koch H, et al: Benign circumscribed lesions of the liver diagnosed with ultrasonically guided fine-needle biopsy. J Clin Ultrasound 1986;14:83-88.
10. Rapaport S: Preoperative hemostatic evaluation: Which tests, if any? Blood 1983;61:229-231.
11. Silverman S, Mueller P, Pfister R: Hemostatic evaluation before abdominal interventions: An overview and proposal. AJR 1990;154:233-238.
12. Channing Rodgers R, Levin J: A critical appraisal of the bleeding time. Sem Thromb Hemostasis 1990;16:1-20.
13. Peterson P, Hayes T, Arkin C, et al: The preoperative bleeding time test lacks clinical benefit: College of American Pathologists' and American Society of Clinical Pathologists' position article. Arch Surg 1998;133:134-139.
14. Mattix H, Singh A: Is the bleeding time predictive of bleeding prior to a percutaneous renal biopsy? Curr Opin Neph Hyp 1999;8:715-718.
15. Murphy T, Dorfman G, Becker J: Use of preprocedural tests by interventional radiologists. Radiology 1993;186:213-220.
16. Rapaport S: Assessing hemostatic function before abdominal interventions. AJR 1990;154:239-240.
17. Peter FW, Benkovic C, Muehlberger T, et al: Effects of desmopressin on thrombogenesis in aspirin-induced platelet dysfunction. Br J Haematol 2002;117:658-663.
18. Zins M, Vilgrain V, Gayno S, et al: US-guided percutaneous liver biopsy with plugging of the needle track: A prospective study in 72 high-risk patients. Radiology 1992;184:841-843.
19. Crummy A, McDermott J, Wojtowycz M: A technique for embolization of biopsy tracts. AJR 1989;153:67-68.
20. Gupta S, Ahrar K, Morello F, et al: Masses in or around the pancreatic head: CT-guided coaxial fine-needle aspiration biopsy with a posterior transcaval approach. Radiology 2002;222:63-69.
21. Brandt K, Charboneau J, Stephens D, et al: CT- and US-guided biopsy of the pancreas. Radiology 1993;187:99-104.
22. Murphy F, Barefield K, Steinberg H, et al: CT- or sonography-guided biopsy of the liver in the presence of ascites: Frequency of complications. AJR 1988;151:485-486.
23. Little AF, Ferris JV, Dodd GD, 3rd, et al: Image-guided percutaneous hepatic biopsy: Effect of ascites on the complication rate. Radiology 1996;199:79-83.
24. Longo J, Bilbao J, Barettino M, et al: Percutaneous vascular and nonvascular puncture under US guidance: Role of color Doppler imaging. Radiographics 1994;14:959-972.
25. McGahan J, Anderson M: Pulsed Doppler sonography as an aid in ultrasound-guided aspiration biopsy. Gastrointest Radiol 1987;12:279-284.
26. Sheafor D, Paulson E, Kleiwer M, et al: Comparison of sonographic and CT guidance techniques: Does CT fluoroscopy decrease procedure time? AJR 2000;174:939-942.
27. Kleiwer M, Sheafor D, Paulson E: Percutaneous liver biopsy: A cost-benefit analysis comparing sonographic and CT guidance. AJR 1999;173:1199-1202.
28. Sheafor DH, Paulson EK, Simmons CM, et al: Abdominal percutaneous interventional procedures: Comparison of CT and US guidance. Radiology 1998;207:705-710.
29. Dameron R, Paulson E, Fisher A, et al: Indeterminate findings on imaging-guided biopsy. AJR 1999;173:461-464.
30. Welch T, Sheedy PI, Johnson C, et al: CT-guided biopsy: Prospective analysis of 1,000 procedures. Radiology 1989;171:493-496.
31. Kirchner J, Kickuth R, Laufer U, et al: CT fluoroscopically-assisted puncture of thoracic and abdominal masses: A randomized trial. Clin Radiol 2002;57:188-192.
32. Isler R, Ferruci JJ, Wittenberg J, et al: Tissue core biopsy of abdominal tumors with a 22 gauge cutting needle. AJR 1981;136:725-728.
33. Wittenberg J, Mueller P, Ferruci JJ, et al: Percutaneous core biopsy of abdominal tumors using 22 gauge needles: Further observations. AJR 1982;139:75-80.
34. Andrioloe J, Haaga J, Adams R, et al: Needle characteristics assessed in the laboratory. Radiology 1983;148:659-662.
35. Lieberman R, Hafez G, Crummy A: Histology from aspiration biopsy: Turner needle experience. AJR 1982;138:561-564.
36. Pagani JJ: Biopsy of focal hepatic lesions. Comparison of 18 and 22 gauge needles. Radiology 1983;147:673-675.
37. Haaga JR, LiPuma JP, Bryan PJ, et al: Clinical comparison of small- and large-caliber cutting needles for biopsy. Radiology 1983;146:665-667.
38. Ubhi CS, Irving HC, Guillou PJ, et al: A new technique for renal allograft biopsy. Br J Radiol 1987;60:599-600.
39. Erwin BC, Brynes RK, Chan WC, et al: Percutaneous needle biopsy in the diagnosis and classification of lymphoma. Cancer 1986;57:1074-1078.
40. Miller DL, Wall RT: Fentanyl and diazepam for analgesia and sedation during radiologic special procedures. Radiology 1987;162:195-198.
41. Hurlbert B, Landers D: Sedation and analgesia for interventional radiologic procedures in adults. Semin Interven Radiol 1987;4:151-160.
42. Caturelli E, Giacobbe A, Facciorusso D, et al: Free-hand technique with ordinary antisepsis in abdominal US-guided fine-needle punctures: Three-year experience. Radiology 1996;199:721-723.
43. Rizzatto G, Solbiati L, Croce F, et al: Aspiration biopsy of superficial lesions: Ultrasonic guidance with a linear-array probe. AJR Am J Roentgenol 1987;148:623-625.
44. Buonocore E, Skipper GJ: Steerable real-time sonographically guided needle biopsy. AJR Am J Roentgenol 1981;136:387-392.
45. Reid MH: Real-time sonographic needle biopsy guide. AJR Am J Roentgenol 1983;140:162-163.
46. Moulton JS, Moore PT: Coaxial percutaneous biopsy technique with automated biopsy devices: Value in improving accuracy and negative predictive value. Radiology 1993;186:515-522.
47. Hahn PF, Eisenberg PJ, Pitman MB, et al: Cytopathologic touch preparations (imprints) from core needle biopsies: Accuracy compared with that of fine-needle aspirates. AJR Am J Roentgenol 1995;165:1277-1279.
48. Miller DA, Carrasco CH, Katz RL, et al: Fine needle aspiration biopsy: The role of immediate cytologic assessment. AJR Am J Roentgenol 1986;147:155-158.

49. McNamara MP, Jr, McNamara ME: Preparation of a homemade ultrasound biopsy phantom. J Clin Ultrasound 1989;17:456-458.
50. Fornage BD: A simple phantom for training in ultrasound-guided needle biopsy using the freehand technique. J Ultrasound Med 1989;8:701-703.
51. Georgian-Smith D, Shiels WE, 2nd: From the RSNA refresher courses. Freehand interventional sonography in the breast: Basic principles and clinical applications. Radiographics 1996;16:149-161.
52. Heckemann R, Seidel KJ: The sonographic appearance and contrast enhancement of puncture needles. J Clin Ultrasound 1983;11:265-268.
53. McGahan JP: Laboratory assessment of ultrasonic needle and catheter visualization. J Ultrasound Med 1986;5:373-377.
54. Reading CC, Charboneau JW, Felmlee JP, et al: US-guided percutaneous biopsy: Use of a screw biopsy stylet to aid needle detection. Radiology 1987;163:280-281.
55. Hamper UM, Savader BL, Sheth S: Improved needle-tip visualization by color Doppler sonography. AJR Am J Roentgenol 1991;156:401-402.
56. Cockburn JF, Cosgrove DO: Device to enhance visibility of needle or catheter tip at color Doppler US. Radiology 1995;195:570-572.
57. Downey DB, Wilson SR: Ultrasonographically guided biopsy of small intra-abdominal masses. Can Assoc Radiol J 1993;44:350-353.
58. Buscarini L, Fornari F, Bolondi L, et al: Ultrasound-guided fine-needle biopsy of focal liver lesions: Techniques, diagnostic accuracy and complications. A retrospective study on 2091 biopsies. J Hepatol 1990;11:344-348.
59. Cronan JJ, Esparza AR, Dorfman GS, et al: Cavernous hemangioma of the liver: Role of percutaneous biopsy. Radiology 1988;166:135-138.
60. Caturelli E, Rapaccini GL, Sabelli C, et al: Ultrasound-guided fine-needle aspiration biopsy in the diagnosis of hepatic hemangioma. Liver 1986;6:326-330.
61. Tung GA, Cronan JJ: Percutaneous needle biopsy of hepatic cavernous hemangioma. J Clin Gastroenterol 1993;16:117-122.
62. Heilo A, Stenwig AE: Liver hemangioma: US-guided 18-gauge core-needle biopsy. Radiology 1997;204:719-722.
63. Terriff BA, Gibney RG, Scudamore CH: Fatality from fine-needle aspiration biopsy of a hepatic hemangioma. AJR Am J Roentgenol 1990;154:203-204.
64. Dodd GD, 3rd, Carr BI: Percutaneous biopsy of portal vein thrombus: A new staging technique for hepatocellular carcinoma. AJR Am J Roentgenol 1993;161:229-233.
65. Vilana R, Bru C, Bruix J, et al: Fine-needle aspiration biopsy of portal vein thrombus: Value in detecting malignant thrombosis. AJR Am J Roentgenol 1993;160:1285-1287.
66. Piccinino F, Sagnelli E, Pasquale G, et al: Complications following percutaneous liver biopsy. A multicentre retrospective study on 68,276 biopsies. J Hepatol 1986;2:165-173.
67. Van Thiel DH, Gavaler JS, Wright H, et al: Liver biopsy. Its safety and complications as seen at a liver transplant center. Transplantation 1993;55:1087-1090.
68. Garcia-Tsao G, Boyer JL: Outpatient liver biopsy: How safe is it? Ann Intern Med 1993;118:150-153.
69. McGill DB, Rakela J, Zinsmeister AR, et al: A 21-year experience with major hemorrhage after percutaneous liver biopsy. Gastroenterology 1990;99:1396-1400.
70. Lees WR, Hall-Craggs MA, Manhire A: Five years' experience of fine-needle aspiration biopsy: 454 consecutive cases. Clin Radiol 1985;36:517-520.
71. Hall-Craggs MA, Lees WR: Fine-needle aspiration biopsy: Pancreatic and biliary tumors. AJR Am J Roentgenol 1986;147:399-403.
72. Jennings PE, Donald JJ, Coral A, et al: Ultrasound-guided core biopsy. Lancet 1989;1:1369-1371.
73. Mitchell ML, Carney CN: Cytologic criteria for the diagnosis of pancreatic carcinoma. Am J Clin Pathol 1985;83:171-176.
74. Carlson SK, Johnson CD, Brandt KR, et al: Pancreatic cystic neoplasms: The role and sensitivity of needle aspiration and biopsy. Abdom Imaging 1998;23:387-393.
75. Lewandrowski K, Lee J, Southern J, et al: Cyst fluid analysis in the differential diagnosis of pancreatic cysts: A new approach to the preoperative assessment of pancreatic cystic lesions. AJR Am J Roentgenol 1995;164:815-819.
76. Yong WH, Southern JF, Pins MR, et al: Cyst fluid NB/70K concentration and leukocyte esterase: Two new markers for differentiating pancreatic serous tumors from pseudocysts. Pancreas 1995;10:342-346.
77. Smith EH: Complications of percutaneous abdominal fine-needle biopsy. Review. Radiology 1991;178:253-258.
78. Mueller PR, Miketic LM, Simeone JF, et al: Severe acute pancreatitis after percutaneous biopsy of the pancreas. AJR Am J Roentgenol 1988;151:493-494.
79. Warshaw AL, Fernandez-del Castillo C: Pancreatic carcinoma. N Engl J Med 1992;326:455-465.
80. Dechet CB, Zincke H, Sebo TJ, et al: Prospective analysis of computerized tomography and needle biopsy with permanent sectioning to determine the nature of solid renal masses in adults. J Urol 2003;169:71-74.
81. Wood BJ, Khan MA, McGovern F, et al: Imaging guided biopsy of renal masses: Indications, accuracy and impact on clinical management. J Urol 1999;161:1470-1474.
82. Yoshimoto M, Fujisawa S, Sudo M: Percutaneous renal biopsy well-visualized by orthogonal ultrasound application using linear scanning. Clin Nephrol 1988;30:106-110.
83. Rapaccini GL, Pompili M, Caturelli E, et al: Real-time ultrasound guided renal biopsy in diffuse renal disease: 114 consecutive cases. Surg Endosc 1989;3:42-45.
84. Hergesell O, Felten H, Andrassy K, et al: Safety of ultrasound-guided percutaneous renal biopsy-retrospective analysis of 1090 consecutive cases. Nephrol Dial Transplant 1998;13:975-977.
85. Bogan ML, Kopecky KK, Kraft JL, et al: Needle biopsy of renal allografts: Comparison of two techniques. Radiology 1990;174:273-275.
86. Welch TJ, Sheedy PF, 2nd, Stephens DH, et al: Percutaneous adrenal biopsy: Review of a 10-year experience. Radiology 1994;193:341-344.
87. Dunnick NR, Heaston D, Halvorsen R, et al: CT appearance of adrenal cortical carcinoma. J Comput Assist Tomogr 1982;6:978-982.
88. Bernardino ME: Management of the asymptomatic patient with a unilateral adrenal mass. Radiology 1988;166:121-123.
89. Casola G, Nicolet V, Van Sonnenberg E, et al: Unsuspected pheochromocytoma: Risk of blood-pressure alterations during percutaneous adrenal biopsy. Radiology 1986;159:733-735.
90. McCorkell SJ, Niles NL: Fine-needle aspiration of catecholamine-producing adrenal masses: A possibly fatal mistake. AJR Am J Roentgenol 1985;145:113-114.

91. Keogan MT, Freed KS, Paulson EK, et al: Imaging-guided percutaneous biopsy of focal splenic lesions: Update on safety and effectiveness. AJR Am J Roentgenol 1999;172:933-937.
92. Lucey BC, Boland GW, Maher MM, et al: Percutaneous nonvascular splenic intervention: A 10-year review. AJR Am J Roentgenol 2002;179:1591-1596.
93. Jansson SE, Bondestam S, Heinonen E, et al: Value of liver and spleen aspiration biopsy in malignant diseases when these organs show no signs of involvement in sonography. Acta Med Scand 1983;213:279-281.
94. Solbiati L, Bossi MC, Bellotti E, et al: Focal lesions in the spleen: Sonographic patterns and guided biopsy. AJR Am J Roentgenol 1983;140:59-65.
95. Caraway NP, Fanning CV: Use of fine-needle aspiration biopsy in the evaluation of splenic lesions in a cancer center. Diagn Cytopathol 1997;16:312-316.
96. Soderstrom N: How to use cytodiagnostic spleen puncture. Acta Med Scand 1976;199:1-5.
97. Sheth S, Hamper UM, Stanley DB, et al: US guidance for thoracic biopsy: A valuable alternative to CT. Radiology 1999;210:721-726.
98. Douglas BR, Charboneau JW, Reading CC: Ultrasound-guided intervention: Expanding horizons. Radiol Clin North Am 2001;39:415-428.
99. Livraghi T, Damascelli B, Lombardi C, et al: Risk in fine-needle abdominal biopsy. J Clin Ultrasound 1983;11:77-81.
100. Fornari F, Civardi G, Cavanna L, et al: Complications of ultrasonically guided fine-needle abdominal biopsy. Results of a multicenter Italian study and review of the literature. The Cooperative Italian Study Group. Scand J Gastroenterol 1989;24:949-955.
101. Nolsoe C, Nielsen L, Torp-Pedersen S, et al: Major complications and deaths due to interventional ultrasonography: A review of 8000 cases. J Clin Ultrasound 1990;18:179-184.
102. Bergenfeldt M, Genell S, Lindholm K, et al: Needle-tract seeding after percutaneous fine-needle biopsy of pancreatic carcinoma. Case report. Acta Chir Scand 1988;154:77-79.
103. Caturelli E, Rapaccini GL, Anti M, Fabiano A: Malignant seeding after fine-needle aspiration biopsy of the pancreas. Diagn Imaging Clin Med 1985;54:88-91.
104. Haddad FS, Somsin AA: Seeding and perineal implantation of prostatic cancer in the track of the biopsy needle: Three case reports and a review of the literature. J Surg Oncol 1987;35:184-191.
105. Greenstein A, Merimsky E, Baratz M, et al: Late appearance of perineal implantation of prostatic carcinoma after perineal needle biopsy. Urology 1989;33:59-60.
106. Onodera H, Oikawa M, Abe M, et al: Cutaneous seeding of hepatocellular carcinoma after fine-needle aspiration biopsy. J Ultrasound Med 1987;6:273-275.
107. Kiser GC, Totonchy M, Barry JM: Needle tract seeding after percutaneous renal adenocarcinoma aspiration. J Urol 1986;136:1292-1293.
108. Muller NL, Bergin CJ, Miller RR, et al: Seeding of malignant cells into the needle track after lung and pleural biopsy. Can Assoc Radiol J 1986;37:192-194.
109. Fajardo LL: Breast tumor seeding along localization guide wire tracks. Radiology 1988;169:580-581.
110. Glasgow BJ, Brown HH, Zargoza AM, et al: Quantitation of tumor seeding from fine needle aspiration of ocular melanomas. Am J Ophthalmol 1988;105:538-546.
111. Hidai H, Sakuramoto T, Miura T, et al: Needle tract seeding following puncture of retroperitoneal liposarcoma. Eur Urol 1983;9:368-369.
112. Raftopoulos Y, Furey WW, Kacey DJ, et al: Tumor implantation after computed tomography-guided biopsy of lung cancer. J Thorac Cardiovasc Surg 2000;119:1288-1289.
113. Shinohara S, Yamamoto E, Tanabe M, et al: Implantation metastasis of head and neck cancer after fine needle aspiration biopsy. Auris Nasus Larynx 2001;28:377-380.
114. McGahan JP, Hanson F: Ultrasonographic aspiration and biopsy techniques. In Dublin A (ed): Outpatient Invasive Radiologic Procedures: Diagnostic and Therapeutic. Philadelphia, WB Saunders, 1989, pp 79-113.
115. Blady J: Aspiration biopsy of tumors in obscure or difficult locations under roentgenoscopic guidance. AJR 1939;42:515-524.
116. Gronvall S, Gammelgaard J, Haubek A, et al: Drainage of abdominal abscesses guided by sonography. AJR Am J Roentgenol 1982;138:527-529.
117. Haaga JR, Alfidi RJ, Havrilla TR, et al: CT detection and aspiration of abdominal abscesses. AJR Am J Roentgenol 1977;128:465-474.
118. Hahn PF, Gervais DA, O'Neill MJ, et al: Nonvascular interventional procedures: Analysis of a 10-year database containing more than 21,000 cases. Radiology 2001;220:730-736.
119. Van Sonnenberg E, D'Agostino HB, Casola G, et al: Percutaneous abscess drainage: Current concepts. Radiology 1991;181:617-626.
120. Gazelle GS, Mueller PR: Abdominal abscess. Imaging and intervention. Radiol Clin North Am 1994;32:913-932.
121. McGahan JP, Raduns K: Biliary drainage using combined ultrasound fluoroscopic guidance. J Intervent Radiol 1990;5:33-37.
122. McGahan JP: Aspiration and biopsy—advantages of sonographic guidance. In McGahan JP (ed): Controversies in Ultrasound: Clinics in Diagnostic Ultrasound. Vol. 20. New York, Churchill Livingstone, 1987, pp 249-270.
123. McGahan JP, Brant W: Principles, instrumentation, and guidance systems. In McGahan JP (ed): Interventional Ultrasound. Baltimore, Williams & Wilkins, 1990, pp 1-20.
124. Deveney CW, Lurie K, Deveney KE: Improved treatment of intra-abdominal abscess. A result of improved localization, drainage, and patient care, not technique. Arch Surg 1988;123:1126-1130.
125. Goldberg MA, Mueller PR, Saini S, et al: Importance of daily rounds by the radiologist after interventional procedures of the abdomen and chest. Radiology 1991;180:767-770.
126. Casola G, Van Sonnenberg E, Neff CC, et al: Abscesses in Crohn disease: Percutaneous drainage. Radiology 1987;163:19-22.
127. Safrit HD, Mauro MA, Jaques PF: Percutaneous abscess drainage in Crohn's disease. AJR Am J Roentgenol 1987;148:859-862.
128. Mueller PR, Saini S, Wittenburg J, et al: Sigmoid diverticular abscesses: Percutaneous drainage as an adjunct to surgical resection in 24 cases. Radiology 1987;164:321-325.
129. Stabile BE, Puccio E, Van Sonnenberg E, et al: Preoperative percutaneous drainage of diverticular abscesses. Am J Surg 1990;159:99-104.
130. Neff CC, Van Sonnenberg E, Casola G, et al: Diverticular abscesses: Percutaneous drainage. Radiology 1987;163:15-18.
131. Van Sonnenberg E, Wittich GR, Casola G, et al: Periappendiceal abscesses: Percutaneous drainage. Radiology 1987;163:23-26.

132. Jeffrey RB, Jr, Tolentino CS, Federle MP, et al: Percutaneous drainage of periappendiceal abscesses: Review of 20 patients. AJR Am J Roentgenol 1987;149:59-62.
133. McGahan JP, Anderson MW, Walter JP: Portable real-time sonographic and needle guidance systems for aspiration and drainage. AJR Am J Roentgenol 1986;147:1241-1246.
134. Nosher JL, Needell GS, Amorosa JK, et al: Transrectal pelvic abscess drainage with sonographic guidance. AJR Am J Roentgenol 1986;146:1047-1048.
135. Nosher JL, Winchman HK, Needell GS: Transvaginal pelvic abscess drainage with US guidance. Radiology 1987;165:872-873.
136. Abbitt PL, Goldwag S, Urbanski S: Endovaginal sonography for guidance in draining pelvic fluid collections. AJR Am J Roentgenol 1990;154:849-850.
137. Van Sonnenberg E, D'Agostino HB, Casola G, et al: US-guided transvaginal drainage of pelvic abscesses and fluid collections. Radiology 1991;181:53-56.
138. Alexander AA, Eschelman DJ, Nazarian LN, et al: Transrectal sonographically guided drainage of deep pelvic abscesses. AJR Am J Roentgenol 1994;162:1227-1232.
139. Feld R, Eschelman DJ, Sagerman JE, et al: Treatment of pelvic abscesses and other fluid collections: Efficacy of transvaginal sonographically guided aspiration and drainage. AJR Am J Roentgenol 1994;163:1141-1145.
140. Kuligowska E, Keller E, Ferrucci JT: Treatment of pelvic abscesses: Value of one-step sonographically guided transrectal needle aspiration and lavage. AJR Am J Roentgenol 1995;164:201-206.
141. Kastan DJ, Nelsen KM, Shetty PC, et al: Combined transrectal sonographic and fluoroscopic guidance for deep pelvic abscess drainage. J Ultrasound Med 1996;15:235-239.
142. Nelson AL, Sinow RM, Renslo R, et al: Endovaginal ultrasonographically guided transvaginal drainage for treatment of pelvic abscesses. Am J Obstet Gynecol 1995;172:1926-1935.
143. Lambiase RE, Deyoe L, Cronan JJ, et al: Percutaneous drainage of 335 consecutive abscesses: Results of primary drainage with 1-year follow-up. Radiology 1992;184:167-179.
144. Schuster MR, Crummy AB, Wojtowycz MM, et al: Abdominal abscesses associated with enteric fistulas: Percutaneous management. J Vasc Interv Radiol 1992;3:359-363.
145. Gervais DA, Hahn PF, O'Neill MJ, et al: Percutaneous abscess drainage in Crohn disease: Technical success and short- and long-term outcomes during 14 years. Radiology 2002;222:645-651.
146. Sahai A, Belair M, Gianfelice D, et al: Percutaneous drainage of intra-abdominal abscesses in Crohn's disease: Short and long-term outcome. Am J Gastroenterol 1997;92:275-278.
147. Johnson RD, Mueller PR, Ferrucci JT, Jr, et al: Percutaneous drainage of pyogenic liver abscesses. AJR Am J Roentgenol 1985;144:463-467.
148. Van Sonnenberg E, Mueller PR, Ferrucci JT, Jr: Percutaneous drainage of 250 abdominal abscesses and fluid collections. Part I: Results, failures, and complications. Radiology 1984;151:337-341.
149. Wong WM, Wong BC, Hui CK, et al: Pyogenic liver abscess: Retrospective analysis of 80 cases over a 10-year period. J Gastroenterol Hepatol 2002;17:1001-1007.
150. Giorgio A, Tarantino L, Mariniello N, et al: Pyogenic liver abscesses: 13 years of experience in percutaneous needle aspiration with US guidance. Radiology 1995;195:122-124.
151. Krige JE, Beckingham IJ: ABC of diseases of liver, pancreas, and biliary system. BMJ 2001;322:537-540.
152. Shankar S, Van Sonnenberg E, Silverman SG, et al: Interventional radiology procedures in the liver. Biopsy, drainage, and ablation. Clin Liver Dis 2002;6:91-118.
153. Van Sonnenberg E, Mueller PR, Schiffman HR, et al: Intrahepatic amebic abscesses: Indications for and results of percutaneous catheter drainage. Radiology 1985;156:631-635.
154. Van Allan RJ, Katz MD, Johnson MB, et al: Uncomplicated amebic liver abscess: Prospective evaluation of percutaneous therapeutic aspiration. Radiology 1992;183:827-830.
155. Khuroo MS, Zargar SA, Mahajan R: Echinococcus granulosus cysts in the liver: Management with percutaneous drainage. Radiology 1991;180:141-145.
156. Khuroo MS, Wani NA, Javid G, et al: Percutaneous drainage compared with surgery for hepatic hydatid cysts. N Engl J Med 1997;337:881-887.
157. Aygun E, Sahin M, Odev K, et al: The management of liver hydatid cysts by percutaneous drainage. Can J Surg 2001;44:203-209.
158. Odev K, Paksoy Y, Arslan A, et al: Sonographically guided percutaneous treatment of hepatic hydatid cysts: Long-term results. J Clin Ultrasound 2000;28:469-478.
159. Sahin M, Aksoy F: Percutaneous drainage for liver hydatid cysts (letter to ed.). Can J Surg 2002;45:70.
160. Sayek I, Onat D: Diagnosis and treatment of uncomplicated hydatid cyst of the liver. World J Surg 2001;25:21-27.
161. Houghton PW, Jenkinson LR, Donaldson LA: Cholecystectomy in the elderly: A prospective study. Br J Surg 1985;72:220-222.
162. Jurkovich GJ, Dyess DL, Ferrara JJ: Cholecystostomy. Expected outcome in primary and secondary biliary disorders. Am Surg 1988;54:40-44.
163. Davis CA, Landercasper J, Gundersen LH, et al: Effective use of percutaneous cholecystostomy in high-risk surgical patients: Techniques, tube management, and results. Arch Surg 1999;134:727-732.
164. Granlund A, Karlson BM, Elvin A, et al: Ultrasound-guided percutaneous cholecystostomy in high-risk surgical patients. Langenbecks Arch Surg 2001;386:212-217.
165. Sugiyama M, Tokuhara M, Atomi Y: Is percutaneous cholecystostomy the optimal treatment for acute cholecystitis in the very elderly? World J Surg 1998;22:459-463.
166. McGahan JP, Lindfors KK: Percutaneous cholecystostomy: An alternative to surgical cholecystostomy for acute cholecystitis? Radiology 1989;173:481-485.
167. Chopra S, Dodd GD, 3rd, Mumbower AL, et al: Treatment of acute cholecystitis in non-critically ill patients at high surgical risk: Comparison of clinical outcomes after gallbladder aspiration and after percutaneous cholecystostomy. AJR Am J Roentgenol 2001;176:1025-1031.
168. Phillips G, Bank S, Kumari-Subaiya S, et al: Percutaneous ultrasound-guided puncture of the gallbladder (PUPG). Radiology 1982;145:769-772.
169. Lameris JS, Hesselink EJ, Van Leeuwen PA, et al: Ultrasound-guided percutaneous transhepatic cholangiography and drainage in patients with hilar cholangiocarcinoma. Semin Liver Dis 1990;10:121-125.
170. Rau B, Pralle U, Mayer JM, et al: Role of ultrasonographically guided fine-needle aspiration cytology in the diagnosis of infected pancreatic necrosis. Br J Surg 1998;85:179-984.
171. Kumar P, Mukhopadhyay S, Sandhu M, et al: Ultrasonography, computed tomography and percutaneous intervention in acute pancreatitis: A serial study. Australas Radiol 1995;39:145-152.

172. Van Sonnenberg E, Wittich GR, Chon KS, et al: Percutaneous radiologic drainage of pancreatic abscesses. AJR Am J Roentgenol 1997;168:979-984.
173. Beger HG, Rau B, Mayer J, et al: Natural course of acute pancreatitis. World J Surg 1997;21:130-135.
174. Freeny PC, Hauptmann E, Althaus SJ, et al: Percutaneous CT-guided catheter drainage of infected acute necrotizing pancreatitis: Techniques and results. AJR Am J Roentgenol 1998;170:969-975.
175. Pitchumoni CS, Agarwal N: Pancreatic pseudocysts. When and how should drainage be performed? Gastroenterol Clin North Am 1999;28:615-639.
176. Neff R: Pancreatic pseudocysts and fluid collections: Percutaneous approaches. Surg Clin North Am 2001;81:399-403.
177. Grosso M, Gandini G, Cassinis MC, et al: Percutaneous treatment (including pseudocystogastrostomy) of 74 pancreatic pseudocysts. Radiology 1989;173:493-497.
178. Yeo CJ, Bastidas JA, Lynch-Nyhan A, et al: The natural history of pancreatic pseudocysts documented by computed tomography. Surg Gynecol Obstet 1990;170:411-417.
179. Van Sonnenberg E, Wittich GR, Casola G, et al: Percutaneous drainage of infected and noninfected pancreatic pseudocysts: Experience in 101 cases. Radiology 1989;170:757-761.
180. Nealon WH, Walser E: Main pancreatic ductal anatomy can direct choice of modality for treating pancreatic pseudocysts (surgery versus percutaneous drainage). Ann Surg 2002;235:751-758.
181. Chou YH, Tiu CM, Chiou HJ, et al: Ultrasound-guided interventional procedures in splenic abscesses. Eur J Radiol 1998;28:167-170.
182. Thanos L, Dailiana T, Papaioannou G, et al: Percutaneous CT-guided drainage of splenic abscess. AJR Am J Roentgenol 2002;179:629-632.
183. Siegel JF, Smith A, Moldwin R: Minimally invasive treatment of renal abscess. J Urol 1996;155:52-55.
184. Pedersen H, Juul N: Ultrasound-guided percutaneous nephrostomy in the treatment of advanced gynecologic malignancy. Acta Obstet Gynecol Scand 1988;67:199-201.
185. Saitoh M: Color Doppler flow imaging in interventional ultrasound of the kidney. Scand J Urol Nephrol Suppl 1991;137:59-64.
186. Fontana D, Porpiglia F, Morra I, et al: Treatment of simple renal cysts by percutaneous drainage with three repeated alcohol injections. Urology 1999;53:904-907.
187. Bozkurt FB, Boyvat F, Tekin I, et al: Percutaneous sclerotherapy of a giant benign renal cyst with alcohol. Eur J Radiol 2001;40:64-67.
188. Lohela P: Ultrasound-guided drainages and sclerotherapy. Eur Radiol 2002;12:288-295.
189. Van Sonnenberg E, Wroblicka JT, D'Agostino HB, et al: Symptomatic hepatic cysts: Percutaneous drainage and sclerosis. Radiology 1994;190:387-392.
190. Higgins RV, Matkins JF, Marroum MC: Comparison of fine-needle aspiration cytologic findings of ovarian cysts with ovarian histologic findings. Am J Obstet Gynecol 1999;180:550-553.
191. Martinez-Onsurbe P, Ruiz Villaespesa A, Sanz Anquela JM, et al: Aspiration cytology of 147 adnexal cysts with histologic correlation. Acta Cytol 2001;45:941-947.
192. Troiano RN, Taylor KJ: Sonographically guided therapeutic aspiration of benign-appearing ovarian cysts and endometriomas. AJR Am J Roentgenol 1998;171:1601-1605.
193. Mathevet P, Dargent D: Role of ultrasound guided puncture in the management of ovarian cysts. J Gynecol Obstet Biol Reprod (Paris) 2001;30:Suppl 1:S53-58.
194. Balat O, Sarac K, Sonmez S: Ultrasound guided aspiration of benign ovarian cysts: An alternative to surgery? Eur J Radiol 1996;22:136-137.
195. Lee CL, Lai YM, Chang SY, et al: The management of ovarian cysts by sono-guided transvaginal cyst aspiration. J Clin Ultrasound 1993;21:511-514.

TRANSPLANTE DE ÓRGÃOS

Derek Muradali / Stephanie R. Wilson

SUMÁRIO DO CAPÍTULO

TRANSPLANTE DE FÍGADO
  Técnica Cirúrgica
  Ultra-som do Fígado
    Transplantado Normal
  Fígado Transplantado Anormal:
    Complicações Biliares
      Estreitamento Biliar
      Colangite Esclerosante
        Recorrente
      Lama e Cálculos Biliares
      Disfunção do Esfíncter de
        Oddi
    Complicações Arteriais
      Trombose da Artéria
        Hepática
      Estenose da Artéria Hepática
      Pseudo-aneurismas da
        Artéria Hepática
      Estenose da Artéria Celíaca
    Complicações da Veia Porta
    Complicações da Veia Cava
      Inferior
  Coleções Líquidas
    Extra-hepáticas
    Hemorragia Adrenal
    Coleções Líquidas Intra-hepáticas
    Abscesso *versus* Infarto
    Massas Sólidas Intra-hepáticas

TRANSPLANTE RENAL
  Ultra-som do Rim
    Transplantado Normal
    Técnica Cirúrgica
    Avaliação Ultra-sonográfica do
      Rim Transplantado
    Avaliação do Rim
      Transplantado por Doppler
  Rim Transplantado Anormal
    Patologia Parenquimatosa
      Necrose Tubular Aguda e
        Rejeição Aguda
      Rejeição Crônica
      Infecção
    Complicações Vasculares
      Pré-renais
        Trombose Arterial
      Estenose da Artéria Renal
      Trombose Venosa
      Estenose da Veia Renal
    Obstrução do Sistema Coletor
      Pós-renal
    Malformações e Pseudo-
      aneurismas Arteriovenosos
    Coleções Líquidas

TRANSPLANTE DO PÂNCREAS
  Técnica Cirúrgica
  Ultra-som do Pâncreas
    Transplantado Normal
  Pâncreas Transplantado
    Anormal
      Trombose Vascular
      Fístula Arteriovenosa
      Rejeição
      Pancreatite
      Coleções Líquidas
      Complicações Diversas

**DISTÚRBIO
LINFOPROLIFERATIVO
PÓS-TRANSPLANTE**

O transplante de órgão é o tratamento de escolha para pacientes com doença hepática, renal e pancreática em estágio final. Os pacientes com insuficiência hepática fulminante não têm outra opção de tratamento, exceto o transplante hepático ortotópico. Ainda que os pacientes com insuficiência hepática e/ou renal possam ser tratados com diálise ou terapia clínica, a sobrevida e a qualidade de vida a longo prazo são muito superiores com o transplante do órgão. As recentes melhoras na sobrevida do transplante foram atribuídas a uma combinação da melhor relação doador-receptor,[1] terapia imunossupressora mais efetiva, melhoras na técnica cirúrgica[2] e reconhecimento precoce das complicações relacionadas ao transplante. Estas melhoras resultaram num índice de sobrevida em um ano para o paciente de até 80% para cada um destes transplantes de órgãos.[3,4,5]

Como a apresentação clínica das complicações pós-transplante varia amplamente e é muitas vezes inespecífica, os estudos de imagens são essenciais à monitorização da condição do aloenxerto. Se houver um atraso no diagnóstico, a função do aloenxerto pode ser permanentemente comprometida, e em casos graves com perda completa da função, um novo transplante pode ser necessário. Todavia, a carência crônica de doadores de órgãos adequados pode atrasar ou evitar um novo transplante imediato, com consequências clínicas devastadoras. No entanto, a preservação da função do aloenxerto e a detecção precoce de complicações, com instituição do tratamento apropriado, são essenciais no tratamento clínico desses pacientes.

O ultra-som revolucionou a prática do transplante de órgão, pois a ultra-sonografia permite a avaliação ideal das alterações texturais e morfológicas do parênquima, e o Doppler colorido e espectral permite a avaliação da perfusão parenquimatosa, bem como da condição das principais artérias e veias transplantadas. Todavia, durante a ultra-sonografia de rotina do transplante, artefatos ultra-sonográficos múltiplos são encontrados e podem estar relacionados à propriedade intrínseca da estrutura que está sendo insonada, ou à técnica de exame do ultra-sonografista. A diferenciação destas pseudolesões da patologia verdadeira depende da compreensão da base física do artefato. Além disso, a consciência do espectro de aspectos ultra-sonográficos das complicações comuns relacionadas ao transplante é um requisito de conhecimento. Este capítulo enfocará as aparências do transplante do órgão normal no ultra-som, complicações agudas e crônicas relacionadas ao transplante, e erros potenciais da má interpretação que podem levar ao diagnóstico incorreto.

TRANSPLANTE DE FÍGADO

Nos Estados Unidos, mais de 5.000 transplantes foram realizados em 2001, com um índice de sobrevida de um ano para o paciente de 87% e um índice de sobrevida para o transplante de um ano de 80,3%. Os **pacientes são selecionados para o transplante** quando sua expectativa de vida sem o mesmo é menor que sua expectativa de vida após o procedimento. A **hepatite C** é a doença mais comum que requer transplante, seguida por **doença hepática alcoólica** e **cirrose criptogênica**. Outras disfunções hepáticas de estágio final tratadas pelo transplante incluem doenças colestáticas crônicas, tais como **cirrose biliar primária** e **colangite esclerosante primária**; doenças metabólicas, incluindo **hemocromatose** e **doença de Wilson**; outras hepatites, como a **hepatite auto-imune, hepatite B crônica,** e **insuficiência hepática aguda**. Os pacientes com **cirrose por hepatite B** em estágio final foram considerados, inicialmente, como maus candidatos ao transplante, devido ao alto índice de recorrência de infecção no implante associado a progressão rápida para cirrose. O uso de hiperimunoglobulinas e análogos nucleosídeos mudou estas expectativas para um resultado mais favorável.[6]

Muitos centros consideram o transplante somente em pacientes com **carcinoma hepatocelular em estágio inicial** (CHC) ou, raramente, **metástases neuroendócrinas**. As diretrizes geralmente aceitas para pacientes transplantados com carcinoma hepatocelular são os critérios de Milão, de nenhuma lesão maior que 5 cm de diâmetro ou não mais que três lesões com mais de 3 cm de diâmetro.[6,7]

As **contra-indicações** ao transplante de fígado incluem cirrose compensada sem complicações, malignidade extra-hepática, colangiocarcinoma, sepse não tratada ativa, doença cardiopulmonar avançada, alcoolismo ativo ou abuso de substâncias, ou uma anormalidade anatômica que impeça o procedimento cirúrgico. Ainda que a trombose da

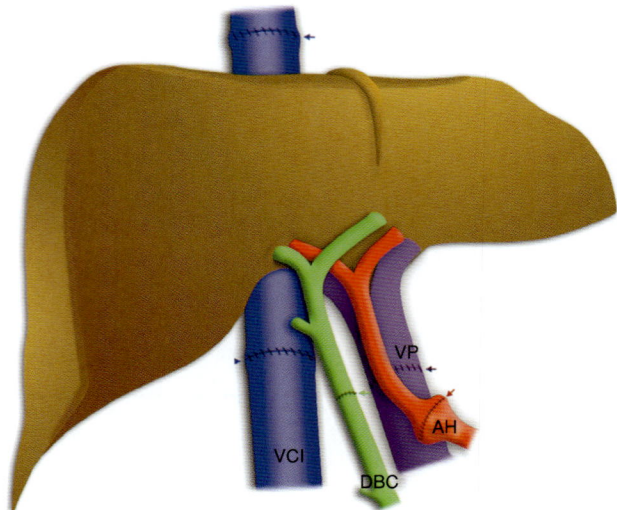

FIGURA 19-1. Transplante de fígado normal: abordagem cirúrgica. O fígado transplantado mostra quatro anastomoses vasculares e uma biliar. A veia cava inferior (VCI–*azul*) é transplantada com uma anastomose supra e infra-hepática. Uma anastomose término-terminal é utilizada com freqüência para o ducto biliar comum (DBC–*verde*) e veia porta (VPF–*roxo*), enquanto a artéria hepática (AH–*vermelho*) é reconstruída com uma anastomose em boca-de-peixe.

veia porta não seja uma contra-indicação absoluta ao transplante de fígado, sua presença torna a cirurgia mais complexa, e os pacientes pós-transplante mostram altos índices de morbidade e mortalidade.[6,8]

Técnica Cirúrgica

Tradicionalmente, a maioria dos transplantes de fígado em adultos envolve a extirpação do fígado do receptor e a substituição com um aloenxerto cadavérico. A cirurgia requer **quatro** anastomoses vasculares (veia cava supra e infra-hepática, artéria hepática, e veia porta do fígado) bem como uma anastomose biliar (Fig. 19-1).

A **artéria hepática** é reconstruída com uma anastomose em boca-de-peixe entre a artéria celíaca do doador e a bifurcação das artérias hepática direita e esquerda ou o ponto de ramificação apropriado da artéria gastroduodenal e hepática do receptor. Nos casos em que a artéria hepática nativa é pequena em diâmetro ou mostra um fluxo mínimo, um enxerto de interposição da artéria ilíaca do doador pode ser anastomosado diretamente à aorta supracelíaca ou infra-renal.[9]

A anastomose da **veia porta** do fígado é geralmente término-terminal entre as veias porta do fígado do doador e do receptor. Em casos de trombose extensa da veia porta do fígado do receptor, um enxerto venoso desta veia ou da veia ilíaca do doador pode ser utilizado, ou, como um último recurso, pode ser realizada uma anastomose entre a veia porta do fígado e a artéria hepática do doador e vasos arteriais do receptor.[9,10]

Mais comumente, durante a hepatectomia, é realizada uma transecção da veia cava inferior (**VCI**) do receptor acima e abaixo da porção intra-hepática. A VCI do doador é então anastomosada com duas anastomoses término-terminal supra e infra-hepáticas. Numa tentativa de preservar a VCI retroepática do receptor, algumas técnicas mais novas defendem a criação de uma anastomose entre as VCIs do doador e do receptor numa configuração término-lateral ou látero-lateral, ou uma anastomose término-terminal entre a VCI do doador e um tronco comum das três veias hepáticas.[9]

Os **ductos biliares comuns** do doador e do receptor são, em geral, anastomosados num modelo término-terminal, após uma colecistectomia. Um tubo T pode ser deixado no local para a colangiografia ou outros procedimentos biliares. Uma coledocojejunostomia é realizada nos casos onde o ducto hepático comum do receptor está doente (p. ex., colangite esclerosante), é muito curto ou muito estreito.[9]

A discrepância crescente entre o número de pacientes que aguardam por um transplante e a falta de órgãos de doadores cadavéricos disponíveis tem levado a um aumento progressivo no número de **transplantes relacionados a doadores vivos**. Nesta técnica, o fígado do receptor é substituído pelo lobo direito do fígado de um doador vivo. Na população pediátrica, o segmento lateral do lobo esquerdo ou todo o lobo esquerdo têm sido utilizados com sucesso; o tamanho relativamente pequeno do lobo esquerdo não é suficiente, entretanto, para sustentar uma função hepática adequada num adulto. Uma outra vantagem de utilizar uma porção do lobo direito do doador para o transplante, quando comparado ao esquerdo, é a facilidade relativa do posicionamento do lobo direito no espaço subfrênico direito, que permite uma anastomose venosa hepática tecnicamente menos desafiante e uma diminuição na incidência da torsão, comparada aos enxertos do lobo esquerdo.[11]

Para os transplantes vivos, a **cirurgia do doador** consiste em uma colecistectomia seguida por uma hepatectomia direita, removendo os segmentos V, VI, VII e VIII como também a veia hepática direita. Ocasionalmente, uma hepatectomia direita estendida pode ser realizada para incluir uma porção do segmento IV e a veia hepática média. Todavia, a maioria dos cirurgiões prefere não remover a veia hepática média, e sim, deixá-la intacta no doador, devido à relação íntima das veias hepáticas média e esquerda próximas à sua drenagem na VCI.[11]

Considerando o tipo de transplante hepático, a **avaliação da imagem de rotina de cada anastomose** deve ser realizada com ultra-som, Doppler colorido, e investigação Doppler espectral. A fim de interpretar a aparência da escala de cinza e os aspectos do Doppler dessas regiões anastomóticas, o ultra-sonografista deve estar atento às técnicas cirúrgicas utilizadas no transplante hepático.

Ultra-som do Fígado Transplantado Normal

O fígado transplantado **normal** tem uma ecotextura homogênea ou levemente heterogênea na ultra-sonografia, parecendo idêntico ao fígado não-transplantado normal. No período pós-cirúrgico inicial, há geralmente uma pequena quantidade de líquido intraperitoneal livre ou pequenos hematomas/seromas periepáticos, que tendem a se resolver dentro de 7 a 10 dias.

A **árvore biliar** deve ter uma aparência normal, com um lúmen anecóico e paredes delgadas imperceptíveis. Se um tubo T estiver *in situ*, a parede do ducto adjacente pode parecer levemente proeminente, secundária à irritação e ao edema. De maneira ideal, a anastomose biliar (término-terminal ou êntero-biliar) deve ser visualizada e inspecionada em busca de alterações no calibre ou na espessura da parede.

A **pneumobilia** é comumente observada em pacientes submetidos a coledocojejunostomia, e aparece como focos ecogênicos claros com ou sem sombra acústica posterior, no lúmen do ducto biliar. O desaparecimento da pneumobilia previamente documentada deve alertar o ultra-sonografista para o desenvolvimento de possível intervalo de um estreitamento biliar na anastomose êntero-biliar. Além disso, o ultra-sonografista deve estar atento para o ar intraductal que pode ser confundido com pequenos cálculos biliares ou calcificações adjacentes à artéria hepática, pois todas estas estruturas podem parecer idênticas na imagem em escala de cinza (Fig. 19-2).

A **patência vascular** dos vasos transplantados (artéria hepática, veia porta, veias hepáticas, VCI) é avaliada pela inspeção direta para o estreitamento do diâmetro, presença de trombo no lúmen do vaso, como também para documentação das formas de onda espectrais normais com fluxo direcional apropriado. Deve-se prestar atenção particular às regiões anastomóticas, pois estas áreas têm uma propensão maior a desenvolver uma estenose hemodinamicamente significativa comparada ao vaso remanescente. Como podem acontecer estenoses segmentares ou oclusões intra-hepáticas, a artéria hepática e a veia porta principal do fígado, assim como os ramos principal direito e esquerdo, devem ser inspecionados com Doppler espectral e colorido.

A **artéria hepática normal** mostra um movimento sistólico ascendente rápido com um tempo de aceleração (tempo da diástole final ao primeiro pico sistólico) de menos de 100 ms e fluxo contínuo durante a diástole com um índice de resistência entre 0,5 e 0,7 (Fig. 19-3A). As **veias porta** mostram fluxo hepatopetal contínuo com leves variações de velocidade devido à respiração (Fig. 19-3B). A aparência do Doppler das **veias hepáticas** mostra uma forma de onda fásica refletindo as alterações fisiológicas no fluxo sangüíneo durante o ciclo cardíaco (Fig. 19-3C).

Fígado Transplantado Anormal: Complicações Biliares

As complicações do trato biliar são uma causa significativa de morbidade e mortalidade em 15% a 30% dos transplantes ortotópicos do fígado e podem ser vistas em até 25% de todos os transplantes.[12-14] As complicações relacionadas às anastomoses êntero-biliares apresentam-se geralmente dentro do primeiro mês da cirurgia, e incluem colapso da anastomose, sangramento, e um risco elevado de colangite ascendente do crescimento bacteriano exagerado. As complicações relacionadas à coledococoledocostomia apresentam-se mais fre-

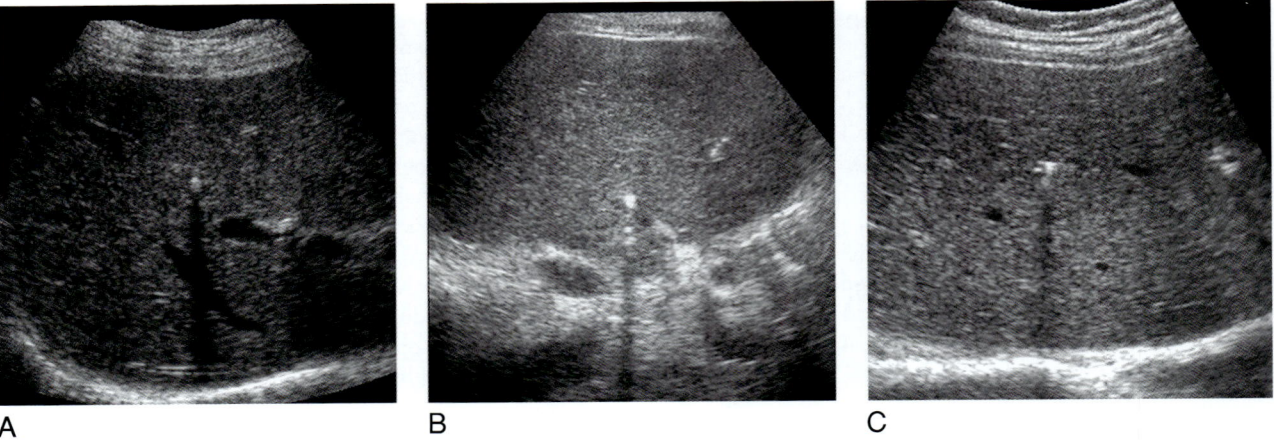

FIGURA 19-2. Focos ecogênicos no transplante de fígado. Cortes transversais mostram focos ecogênicos brilhantes similares com sombra acústica posterior secundários a **A**, calcificação intra-hepática, **B**, calcificações da artéria hepática, e **C**, pneumobilia.

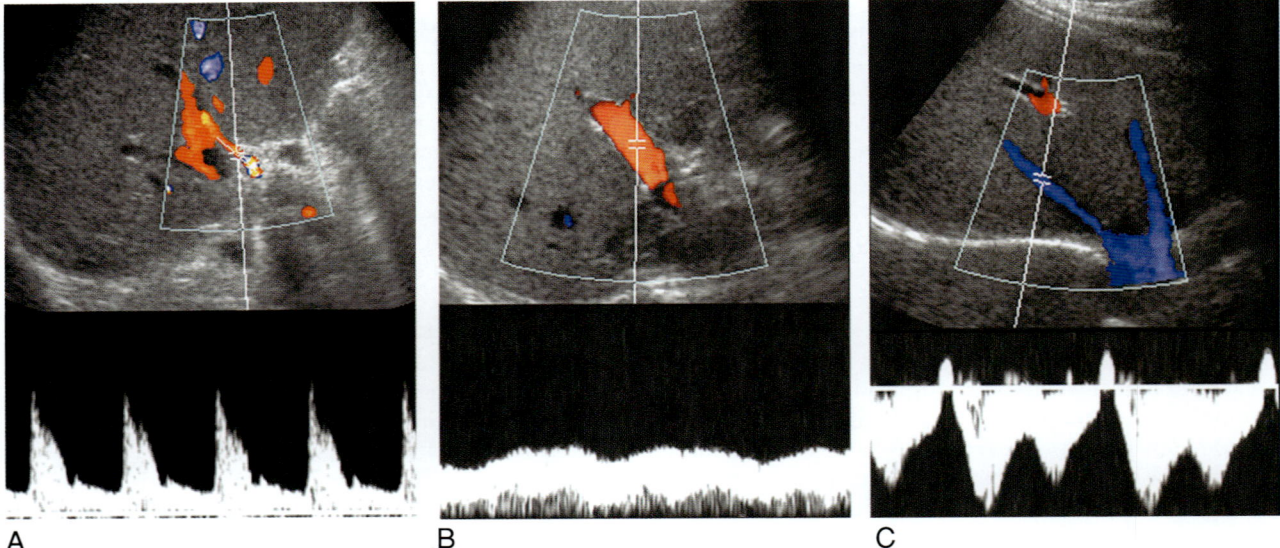

FIGURA 19-3. Fígado transplantado normal: Doppler colorido e espectral. Imagens do Doppler colorido e espectral da **A**, artéria hepática, **B**, veia porta principal, e **C**, veia hepática direita normais. (Reimpressa com permissão de Crossin J, Muradali D, Wilson SR: US of liver transplants: normal and abnormal. Radiographics 2003;23(5):1093-1114.)

qüentemente após o primeiro mês pós-transplante, e são tratadas muitas vezes por colangiopancreatografia retrógrada endoscópica (CPRE).[13] Independentemente do tipo de anastomoses utilizadas, as complicações do trato biliar podem ser amplamente classificadas como aquelas relacionadas aos colabamentos, estreitamentos, lama ou cálculos intraluminais, disfunção do esfíncter de Oddi, e doença recorrente.

Estreitamento Biliar

O diagnóstico precoce das complicações da árvore biliar pode ser difícil, pois os receptores de transplantes, tipicamente, não experienciam cólicas, porque o fígado transplantado tem pouco suprimento de nervos.[15] No entanto, os pacientes com estreitamentos biliares podem ser assintomáticos, apresentam-se com icterícia obstrutiva indolor, ou manifestam-se com anormalidades nos testes de função hepática.[13] Estes estreitamentos podem ser categorizados com base na localização e fisiopatologia como estreitamentos **intra-hepáticos** e **anastomóticos (extra-hepáticos).**

Os **estreitamentos anastomóticos** são a causa mais comum de obstrução biliar após transplante[16,17] e surgem da cicatrização pós-cirúrgica, resultando na retração da parede do ducto e estreitamento do diâmetro luminal.[18] No ultrasom, um estreitamento focal pode ser algumas vezes observado nas anastomoses, associado a dilatação dos ductos biliares intra-hepáticos, com um ducto biliar comum distal de tamanho normal ou próximo do normal (Fig. 19-4).

Os **estreitamentos intra-hepáticos** ocorrem proximais à anastomose e podem ser tanto unifocais quanto multifo-

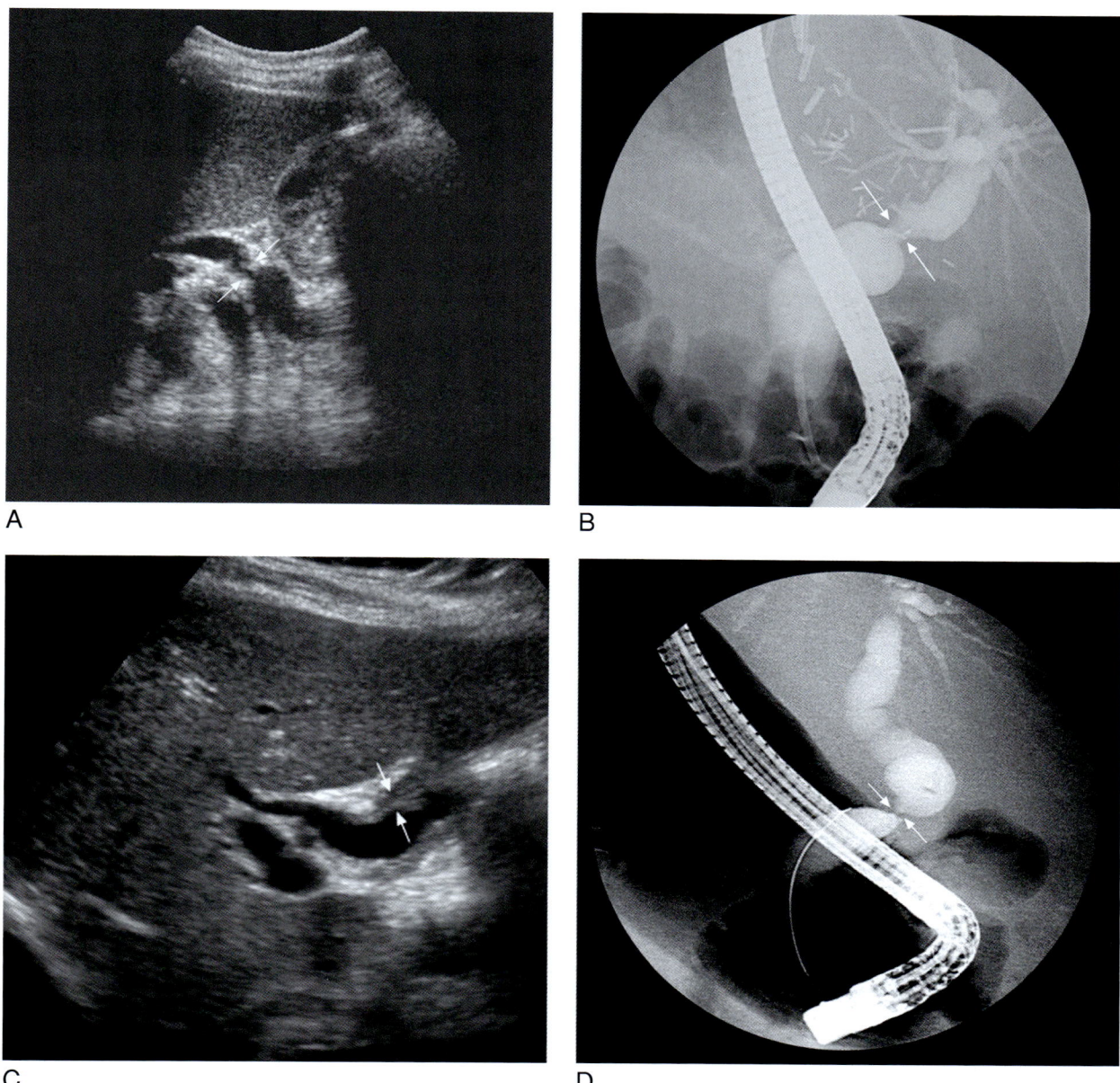

FIGURA 19-4. Ducto biliar: estreitamento anastomótico. A, Corte ultra-sonográfico do ducto biliar comum mostra estreitamento anastomótico (*setas*) que é confirmado na colangiopancreatografia retrógrada endoscópica (**B**) (CPRE — *setas*). **C,** Segundo paciente com as paredes do ducto biliar comum (DBC) grosseiramente espessadas (*setas*), secundárias à colangite ascendente, que foi uma conseqüência de um estreitamento anastomótico, e **D,** como mostrado na CPRE correlativa (*setas*). Em ambas CPREs o DBC distal ao estreitamento aparece dilatado devido à pressão da injeção de contraste durante o procedimento. (**A** e **B**, Reimpressas com permissão de Crossin J, Muradali D, Wilson SR: US of liver transplants: normal and abnormal. Radiographics 2003;23(5):1093-1114.)

cais. A oferta arterial do ducto biliar comum distal (ducto do receptor) é rica, devido ao fluxo colateral proeminente, enquanto a artéria hepática reconstruída é a única oferta sangüínea ao ducto biliar comum proximal e ductos biliares intra-hepáticos (ductos do doador).[13,19] No entanto, a maioria dos estreitamentos intra-hepáticos resulta da isquemia causada pela oclusão da artéria hepática (trombose ou estenose significativa). Em raros casos, a isquemia do ducto biliar pode ser causada pelo tempo de preservação prolongado do resfriamento do órgão doado.[18,20]

Os achados do **ultra-som** incluem áreas focais do estreitamento no ducto biliar comum intra-hepático ou proximal e dilatação segmentar dos ductos biliares intra-hepáticos sem evidência de uma massa obstrutiva. A presença de material intraluminal ecogênico dentro da árvore biliar dilatada é um sinal ameaçador causado, algumas vezes, por isquemia biliar grave, resultando em necrose de todo o epitélio biliar. Neste cenário, o material ecogênico intraluminal representa uma combinação de lama biliar ou cálculos, epitélio biliar necrosado, e hemorragia intraluminal (Fig. 19-5). Outras

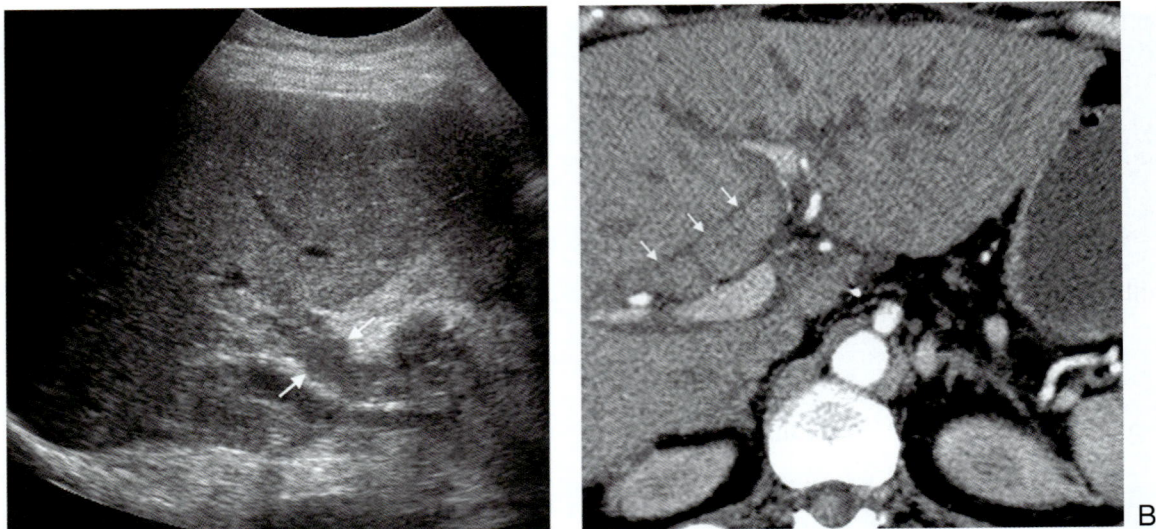

FIGURA 19-5. Ducto biliar: isquemia. A, Corte transversal do ducto biliar comum isquêmico mostrando material ecogênico intraluminal (*seta*) secundário ao sangue e mucosa necrosada. **B**, Imagem de TC correspondente mostra debris intraluminais estendendo-se pelos ductos biliares intra-hepáticos centrais (*setas*).

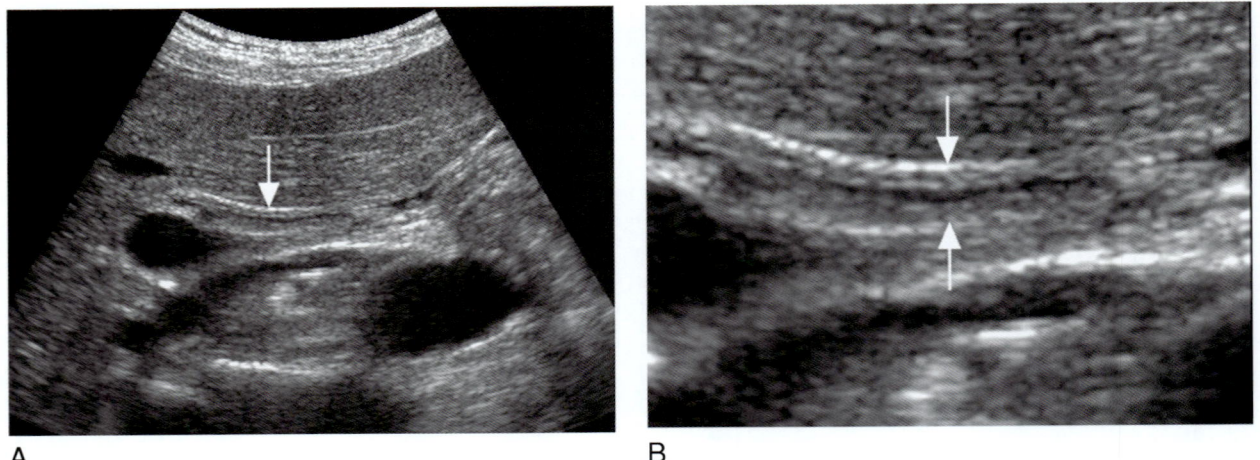

FIGURA 19-6. Ducto biliar: colangite esclerosante recorrente. A e B, Cortes transversais com diferentes magnificações mostram espessamento difuso e colabamento do ducto hepático comum (*setas*). (Reimpressa com permissão de Crossin J, Muradali D, Wilson SR: US of liver transplants: normal and abnormal. Radiographics 2003;23(5):1093-1114.)

causas de estreitamentos não-anastomóticos resultando na dilatação do ducto intra-hepático incluem rejeição crônica, colangite ascendente, e colangite esclerosante recorrente.[18]

Colangite Esclerosante Recorrente

Esta condição ocorre em até 20% dos receptores submetidos ao transplante ortotópico por colangite esclerosante, com um tempo de intervalo médio de 350 dias.[6,10,21] Os achados do **ultra-som** incluem espessamento mural difuso do ducto biliar comum e/ou intra-hepático e saculações externas semelhantes ao divertículo do ducto biliar comum (Fig. 19-6).[18,22] A doença recorrente deve ser suspeitada em pacientes transplantados por colangite esclerosante primária em está-gio final apresentando-se com dilatação biliar e espessamento mural na presença de uma forma de onda normal da artéria hepática.

Ocasionalmente, os pacientes com **colangite ascendente** podem apresentar-se com uma aparência ultra-sonográfica idêntica. As etiologias infecciosas incluem tanto flora entérica como também infecções oportunistas, como o citomegalovírus e *Cryptosporidium*.[18]

Lama e Cálculos Biliares

A **lama biliar** pode ser detectada dentro da árvore hepatobiliar em até 10% a 20% dos pacientes com fígado transplantado, logo nos seis primeiros dias ou até 8,5 anos pós-cirur-

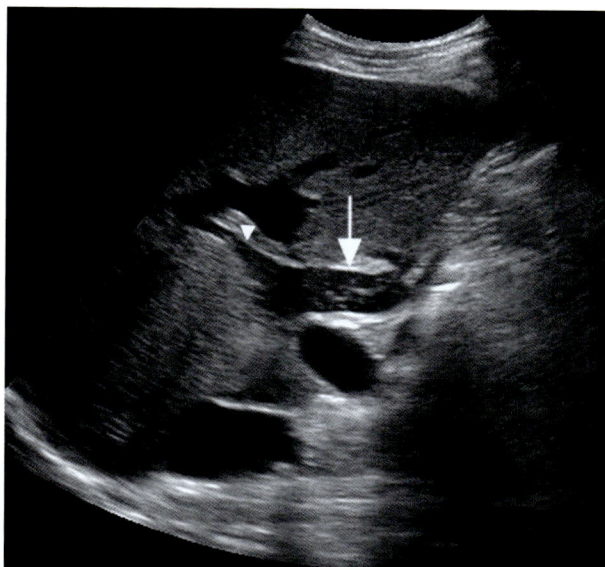

FIGURA 19-7. Ducto biliar: lama. Corte oblíquo mostrando lama intraluminal, secundária à colangite ascendente, no ducto biliar comum (*seta*), com extensão para o ducto hepático direito (*ponta de seta*).

gia. A patogênese da lama biliar nestes pacientes é incerta, ainda que tenha sido relacionada à isquemia, infecção, rejeição, obstrução mecânica e colapso biliar.[15] Uma vez que a lama esteja presente dentro da árvore biliar tanto do doador quanto do receptor, ela tem o potencial para produzir obstrução biliar e colangite ascendente que ameaça a vida (Fig. 19-7). A detecção de lama biliar é um sinal ameaçador que deve motivar uma avaliação meticulosa do ducto biliar comum para excluir a possibilidade de uma lesão ou colabamento obstrutivo da artéria hepática para assegurar uma melhor oferta arterial, e uma avaliação clínica detalhada para determinar se há infecção.

Os **cálculos intraductais** são raros, porém podem resultar de alterações induzidas pela ciclosporina na composição da bile incitando a formação de cristais no ducto biliar comum, com desenvolvimento subseqüente de cálculos. Outras causas incluem cálculos retidos no doador e cálculos secundários à estase biliar da obstrução mecânica (p. ex., estreitamento, tubos T disfuncionais, formação de mucocele num ducto cístico remanescente, e encurvamento num ducto biliar comum redundante) (Fig. 19-8).[23-25]

Disfunção do Esfíncter de Oddi

Na minoria dos pacientes, a disfunção hepática é observada na presença de dilatação difusa dos ductos biliares do doador e do receptor na ausência de estenose biliar. A causa disto é incerta, porém pode estar relacionada à devascularização ou desnervação da ampola de Vater resultando na disfunção do esfíncter de Oddi. Os pacientes são tratados geralmente com esfincterotomia guiada por CPRE que tem mostrado normalizar os testes de função hepática e descomprimir a árvore biliar.[13,16]

Complicações Arteriais

No momento da extirpação, os vasos arteriais extra-hepáticos que suprem o fígado, como as artérias parabiliares, são rompidos.[26] **Isto faz com que a artéria transplantada torne-se a única oferta de sangue arterial ao epitélio biliar intra-hepático.** Qualquer comprometimento da perfusão arterial hepática pode resultar na isquemia biliar e, potencialmente, em necrose biliar. Enquanto a necrose biliar é incompatível com a sobrevivência do enxerto e é uma indicação absoluta para novo transplante, isquemia biliar não complicada (*i. e.*, sem necrose) pode ser reversível se o fluxo arterial hepático puder ser restituído.[27] **A detecção da disfunção arterial hepática antes do desenvolvimento da necrose biliar é fundamental no tratamento dos pacientes com fígado transplantado.**

Trombose da Artéria Hepática

Esta é a complicação vascular mais significativa do transplante de fígado, ocorrendo em até 12% dos pacientes adultos.[4] A fisiopatologia é muitas vezes difícil de decifrar. Os fatores de risco incluem aqueles pacientes que necessitam de reconstrução vascular complexa (devido à oferta arterial múltipla ao fígado ou vasos pequenos do doador e receptor), rejeição, estenose grave, tempo de resfriamento isquêmico aumentado do fígado do doador, e incompatibilidade do tipo sangüíneo ABO.[4,10,27]

Após o transplante, o ducto biliar do doador está totalmente dependente da artéria hepática transplantada, particularmente a direita, por sua oferta de sangue arterial. Portanto, os pacientes com **trombose da artéria hepática podem apresentar-se clinicamente com retardo no esvaziamento biliar, insuficiência hepática fulminante, ou episódios intermitentes de sepse** secundários à formação do abscesso hepático dentro do tecido infartado.[4]

O ultra-som tem mostrado detectar até 92% dos casos de trombose da artéria hepática.[28] A ultra-sonografia pode mostrar a artéria hepática na *porta hepatis* com ausência de fluxo no Doppler espectral ou colorido. Ocasionalmente, uma **forma de onda arterial *tardus parvus*** (IR < 0,5; AT > 100 ms) pode ser obtida dentro do parênquima hepático (Fig. 19-9). Esta forma de onda é produzida pelos vasos arteriais colaterais, e pode se desenvolver logo nas primeiras duas semanas pós-cirurgia. As fontes de colateralização incluem a artéria mesentérica superior, artéria esplênica, artéria frênica inferior direita, e através de aderências ao diafragma, omento, e intestino.[4,29] A presença de vasos colaterais tem implicações significativas para a sobrevida do paciente, pois estes vasos podem preservar a viabilidade tecidual na presença de trombose completa da artéria hepática.

Um diagnóstico **falso-positivo** de trombose da artéria hepática pode ocorrer com edema hepático grave, hipotensão sistêmica, e estenose da artéria hepática em alto grau.[10] Em situações com pouca visibilidade da *porta hepatis* devido à circunferência abdominal ou gases intestinais sobrejacen-

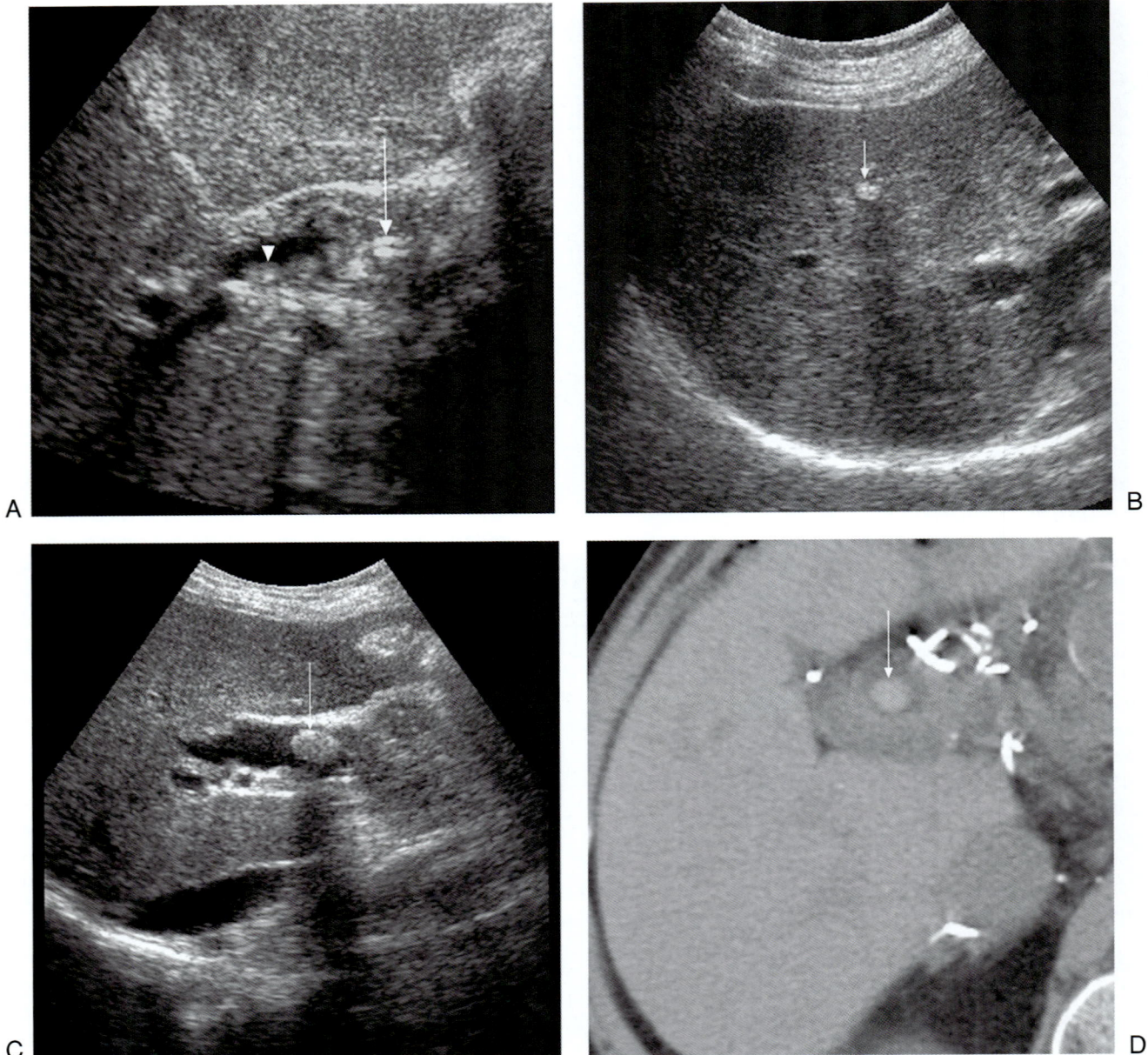

FIGURA 19-8. Ducto biliar: cálculos. Cortes transversais de três pacientes mostram **A**, Cálculos múltiplos (*ponta de seta*) no ducto hepático direito, que está obstruído por um *stent* biliar enrolado (*seta*), e **B**, Cálculo intra-hepático não-obstrutivo. **C**, Corte ultra-sonográfico e **D**, Imagem por TC correlativa mostram um grande cálculo obstrutivo (*setas*) no ducto hepático comum. (**C** e **D** Reimpressas com permissão de Crossin J, Muradali D, Wilson SR: US of liver transplants: normal and abnormal. Radiographics 2003;23(5):1093-1114.)

tes, a falta de fluxo detectável dentro da artéria hepática deve ser vista com cuidado e confirmada na angiografia por TC.

Estenose da Artéria Hepática

Esta complicação tem sido relatada em até 11% dos receptores de transplantes e ocorre mais comumente na anastomose cirúrgica.[4] Os fatores de risco ao desenvolvimento incluem técnica cirúrgica falha, lesão na fixação, rejeição, e trauma da íntima causado pelos cateteres de perfusão.[27] Clinicamente, os pacientes podem apresentar-se com isquemia biliar ou testes de função hepática anormais.

O Doppler pode fornecer evidência *direta* e ou *indireta* da estenose da artéria hepática. A **evidência direta da estenose da artéria hepática** envolve identificar e localizar um estreitamento hemodinamicamente significativo dentro do vaso. A *porta hepatis* deve ser inicialmente examinada com Doppler colorido a fim de detectar uma região focal de *aliasing* colorido dentro da artéria hepática, que indicaria a presença de fluxo turbulento de alta velocidade pro-

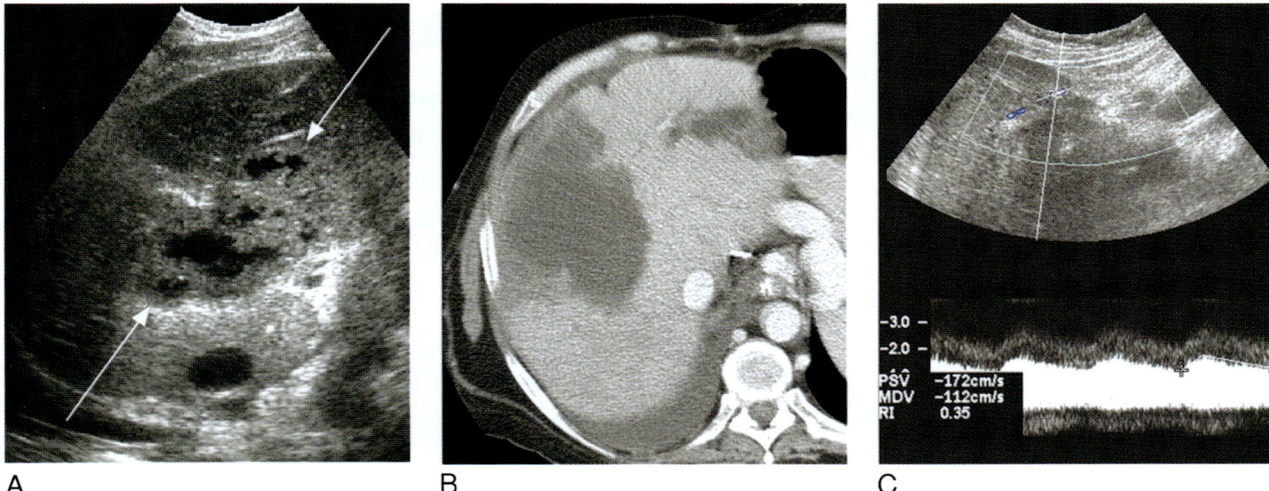

FIGURA 19-9. Artéria hepática: trombose. A, Corte transversal mostra um infarto do lobo direito aparecendo como uma região cística sólida (*setas*), resultante da trombose arterial hepática. **B**, Imagem por TC correspondente mostra o infarto como uma região em forma de cunha de baixa atenuação. **C**, No Doppler espectral, nenhum fluxo deve ser detectado na artéria hepática principal. Uma forma de onda *tardus parvus* detectada no fígado indica um problema arterial hepático contra o fluxo: neste caso, a trombose da artéria hepática com vasos arteriais colaterais suprem o tecido hepático.

duzido pelo segmento estenótico. Se a estenose for hemodinamicamente significativa, o traçado espectral revelará as velocidades do pico sistólico maiores que 2 a 3 m/s, associado a fluxo turbulento distalmente. A **evidência indireta de estenose da artéria hepática** inclui uma forma de onda *tardus parvus* em qualquer lugar dentro da artéria hepática (IR < 0,5; AT > 100 ms). Esta forma de onda sugere a presença de uma região estenótica localizada mais proximamente (Fig. 19-10).[27] A evidência direta de estenose é muito mais comum na prática clínica do que a documentação real da própria estenose.

Os graus brandos de estreitamento da artéria hepática podem estar presentes sem anormalidades no Doppler. Portanto, se a suspeita clínica for grande, um estudo com Doppler normal não deve eliminar investigação adicional com angiografia, ainda que, em tais casos, se detectada, a estenose pode ser de grau brando.

Pseudo-aneurismas da Artéria Hepática

Estes são complicações incomuns do transplante que ocorrem mais freqüentemente na anastomose vascular. Os pseudo-aneurismas intra-hepáticos são, geralmente, raros e localizados na periferia, e associados a biópsias percutâneas por agulhas, infecção, ou procedimentos biliares. Estes aneurismas são muitas vezes assintomáticos, porém têm o potencial de causar hemorragia arterial com risco à vida, ou nos pseudo-aneurismas micóticos, produzem fístulas entre o aneurisma e a árvore biliar ou veias porta.[10]

O ultra-som mostra uma estrutura periportal cística (anecóica), com intenso fluxo espiralado no Doppler colorido e uma **forma de onda espectral desorganizada** (Fig. 19-11). As opções de tratamento incluem cirurgia, embolização transcateter, ou inserção de *stent*.

Estenose da Artéria Celíaca

A **estenose da artéria celíaca** pode ser devida à **doença ateromatosa** ou compressão do eixo celíaco pelo **ligamento arqueado mediano** do diafragma, e, se grave, pode ocasionar potencialmente um fluxo arterial diminuído para o aloenxerto. Os pacientes são muitas vezes assintomáticos antes do transplante, devido presumivelmente à presença de redes colaterais ricas, geralmente através da arcada pancreaticoduodenal. Os pacientes pós-transplante podem tornar-se sintomáticos, apresentando-se com evidência de isquemia biliar e anormalidades nos testes séricos de função hepática, devido à maior demanda de fluxo imposta na artéria celíaca pelo fígado recém-transplantado.

O Doppler pode estar normal ou revelar uma forma de onda *tardus parvus* de baixa resistência na artéria hepática transplantada e/ou um jato em alta velocidade através da estenose celíaca. Os pacientes são tratados com a divisão do ligamento arqueado mediano ou, no caso de doença ateromatosa, com um enxerto de derivação da interposição aorto-hepática (Fig. 19-12).[30,31]

Complicações da Veia Porta

A **estenose** ou **trombose da veia porta** é incomum, com uma incidência reportada de 1% a 13%.[4,32,33] Os fatores de risco incluem técnica cirúrgica falha, mau alinhamento ou comprimento excessivo do vaso, estados de hipercoagulação, ou cirurgia prévia da veia porta.[4] As apresentações clínicas incluem insuficiência hepática e/ou sinais de hipertensão porta (hemorragia gastrointestinal por varizes ou ascites extensas).

O ultra-som da estenose da veia porta pode mostrar estreitamento do lúmen do vaso, geralmente na anastomose. A investigação com Doppler mostra uma região focal de

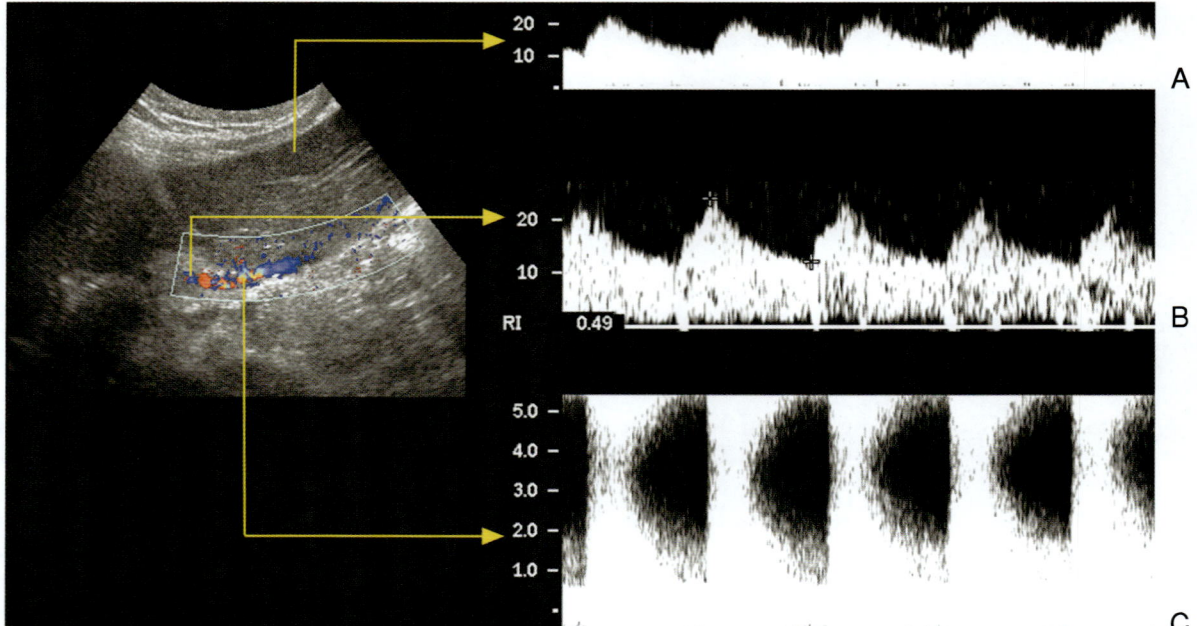

FIGURA 19-10. Artéria hepática: estenose. A, Forma de onda espectral intra-hepática e **B**, forma de onda da artéria hepática na *porta hepatis* mostram um tempo de aceleração prolongado e baixa resistência, uma forma de onda *tardus parvus*, sugerindo um problema contra o fluxo. **C**, Forma de onda espectral na anastomose mostra um fluxo de alta velocidade maior que 400 cm/s. O Doppler colorido correspondente mostra *aliasing* como turquesa e amarelo entre o vermelho e o azul na estenose, com turbulência.

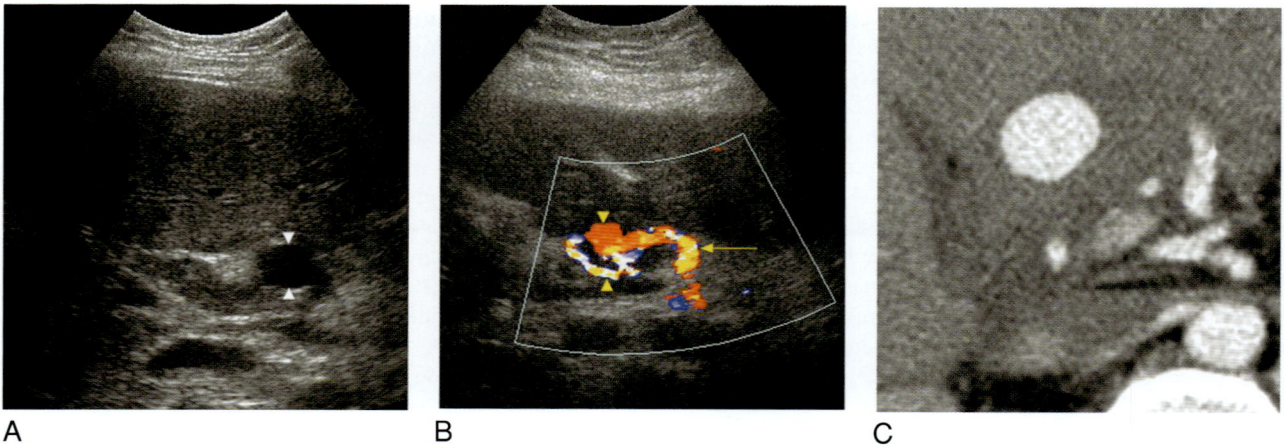

FIGURA 19-11. Artéria hepática: pseudo-aneurisma. A, Corte ultra-sonográfico mostra uma pequena massa cística próxima à *porta hepatis* (*pontas de setas*). **B**, Doppler colorido confirma a vascularidade dentro do pseudo-aneurisma (*pontas de setas*) surgindo da artéria hepática (*seta*). **C**, TC contrastada correspondente confirma o pseudo-aneurisma surgindo na anastomose da artéria hepática. (Reimpressa com permissão de Crossin J, Muradali D, Wilson SR: US of liver transplants: normal and abnormal. Radiographics 2003;23(5):1093-1114.)

aliasing colorido, refletindo fluxo turbulento de alta velocidade, com um aumento de velocidade três a quatro vezes maior no local da estenose relativa ao segmento pré-estenótico, na investigação espectral (Figs. 19-13 e 19-14).[34]

A **trombose da veia porta** apresenta-se como material sólido ecogênico no lúmen da veia porta (Figs. 19-15 e 19-16). No estado agudo, o trombo pode ser anecóico, tornando difícil a detecção pela ultra-sonografia. Nesta situação, o trombo é a única evidência pela falta do fluxo venoso portal no Doppler colorido e espectral, enfatizando a necessidade de avaliação cuidadosa por ultra-sonografia e Doppler de todo o sistema venoso portal. Como na trombose da veia porta do fígado nativo, o trombo pode diminuir em tamanho e, eventualmente, recanalizar-se, mostrando múltiplos canais de fluxo venoso dentro do trombo. O tratamento da trombose ou da estenose da veia porta inclui trombectomia, ressecção segmentar da veia porta, trombólise percutânea, colocação de *stent* ou angioplastia com balão.

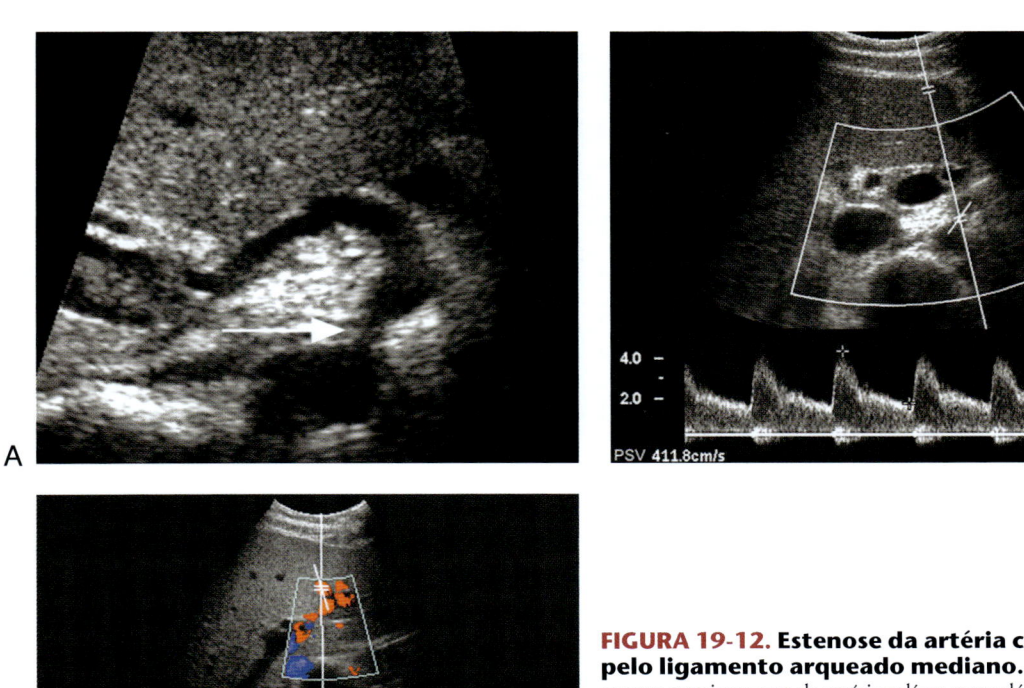

FIGURA 19-12. Estenose da artéria celíaca: invasão pelo ligamento arqueado mediano. A, Corte transversal mostra estreitamento da artéria celíaca secundário à invasão pelo ligamento arqueado mediano (*seta*). **B**, Traço espectral da região do estreitamento mostra velocidades com pico sistólico elevado de 412 cm/s. **C**, Traço espectral do ramo arterial intra-hepático do lobo esquerdo mostra forma de onda *tardus parvus* de baixa resistência. Após ligação cirúrgica do ligamento arqueado mediano, as formas de ondas espectrais retornam ao normal.

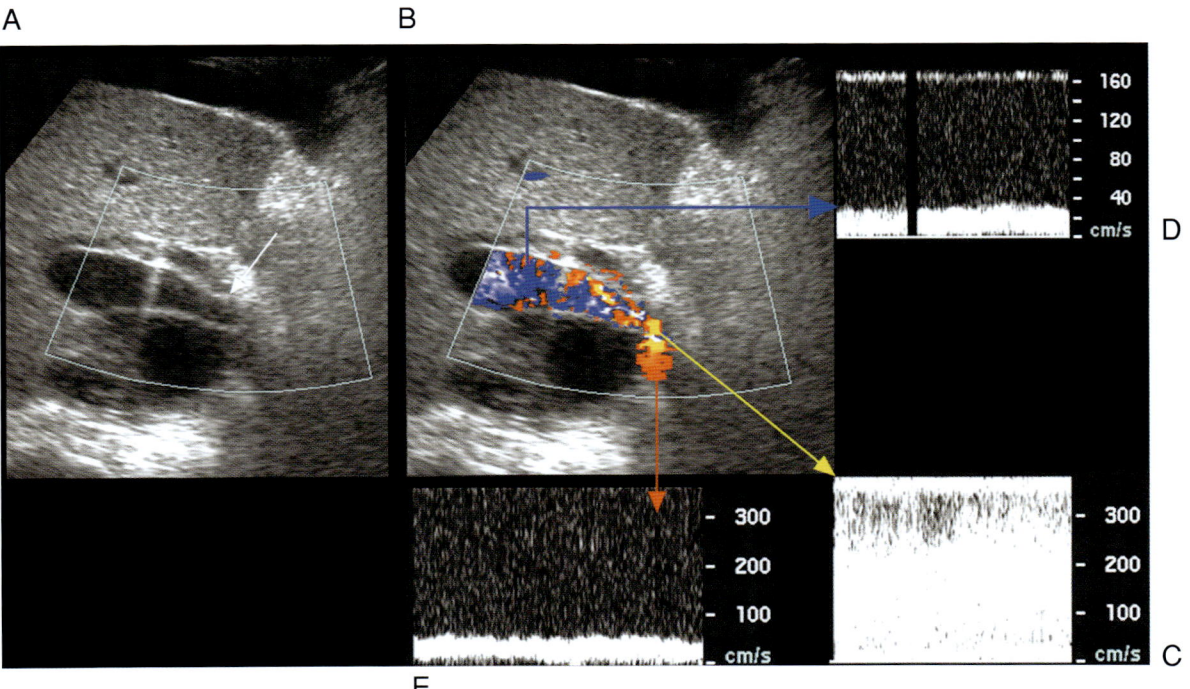

FIGURA 19-13. Estenose da veia porta: estreitamento anastomótico. A, Corte ultra-sonográfico da veia porta principal mostra estreitamento na anastomose (*seta*). **B**, Doppler colorido mostra *aliasing* na região do estreitamento devido ao fluxo turbulento em alta velocidade. **C**, Doppler espectral mostra velocidades (*seta amarela*) maiores que 300 cm/s no estreitamento anastomótico, **D**, enquanto as velocidades (*seta azul*) distal e **E**, (*seta vermelha*) proximal ao estreitamento são menos significativas, medindo 40 cm/s e 50 cm/s, respectivamente. Este gradiente de velocidade seis vezes maior através da anastomose indica que a estenose é hemodinamicamente significativa.

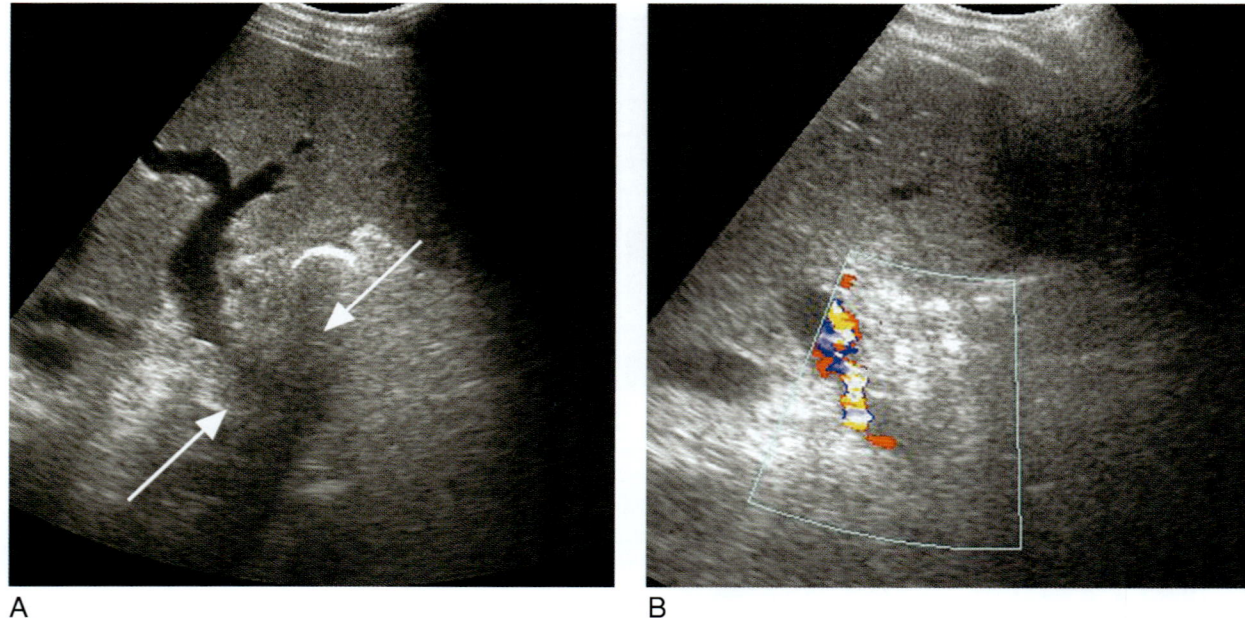

FIGURA 19-14. Estenose da veia porta secundária à compressão extrínseca. A, Corte ultra-sonográfico da veia porta distal mostra um estreitamento do lúmen do vaso relacionado a uma massa mal definida (*setas*), secundária à doença linfoproliferativa pós-transplante. **B**, Doppler colorido da veia porta mostra *aliasing* na região do encarceramento.

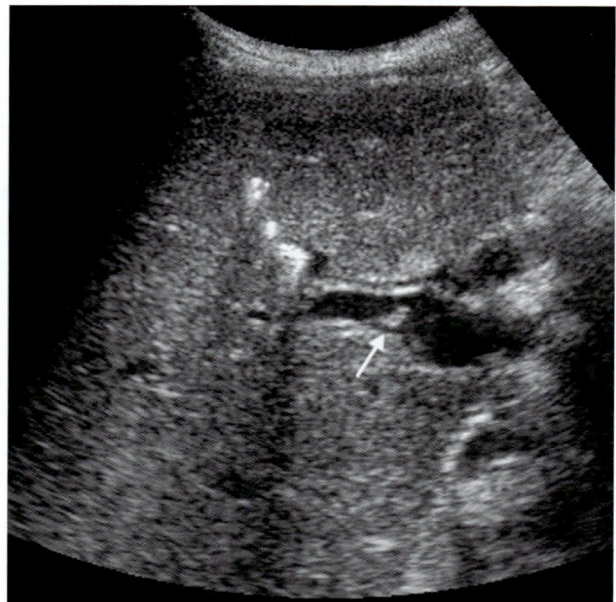

FIGURA 19-15. Veia porta: trombo benigno. Corte sagital mostra uma pequena massa não-oclusiva (*seta*) na veia porta principal. O trombo intraluminal é resolvido subseqüentemente um mês depois. Foco ecogênico brilhante representa pneumobilia.

Complicações da Veia Cava Inferior

A **estenose da VCI** é uma complicação rara do transplante de fígado e pode ocorrer tanto na anastomose supra-hepática como na infra-hepática. Tem sido reportada ocorrência mais freqüente em pacientes pediátricos e em pacientes submetidos a um novo transplante.[35] As causas da estenose da VCI incluem discrepância anastomótica, dobra da VCI, fibrose, ou hiperplasia da nova íntima. No ultra-som, a VCI pode mostrar estreitamento óbvio no local da anastomose, associado a uma região focal de *aliasing* no Doppler colorido. Na investigação espectral, um gradiente de velocidade três a quatro vezes maior é observado através da estenose, comparada ao segmento pré-estenótico. As veias hepáticas podem mostrar reversão do fluxo ou perda de sua plasticidade normal, com uma forma de onda monofásica (Figs. 19-17 e 19-18).[10]

A **trombose da veia cava inferior** foi reportada em menos de 3% dos receptores e é causada por dificuldades técnicas na cirurgia, estados hipercoaguláveis, ou pela compressão por coleções líquidas adjacentes.[26,35] A ultra-sonografia mostra trombos ecogênicos dentro da VCI que podem continuar dentro das veias hepáticas. Em casos de carcinoma hepatocelular recorrente, o tumor trombótico pode estender-se das veias hepáticas até a VCI (Fig. 19-19).

Coleções Líquidas Extra-hepáticas

As coleções líquidas peri-hepáticas e ascite são observadas freqüentemente no período pós-transplante. No período pós-cirúrgico inicial, uma pequena quantidade de líquido livre ou um derrame pleural direito podem ser observados, porém estes, geralmente, resolvem-se em poucas semanas. As coleções líquidas e os hematomas são **comuns em áreas de anastomose vascular** (hilo hepático e adjacentes à VCI), anastomose biliar, no omento menor, e nos espaços peri e sub-hepáticos.[9] Como as reflexões peritoneais circunjacentes ao fígado estão ligadas ao transplante, as coleções líquidas podem ocor-

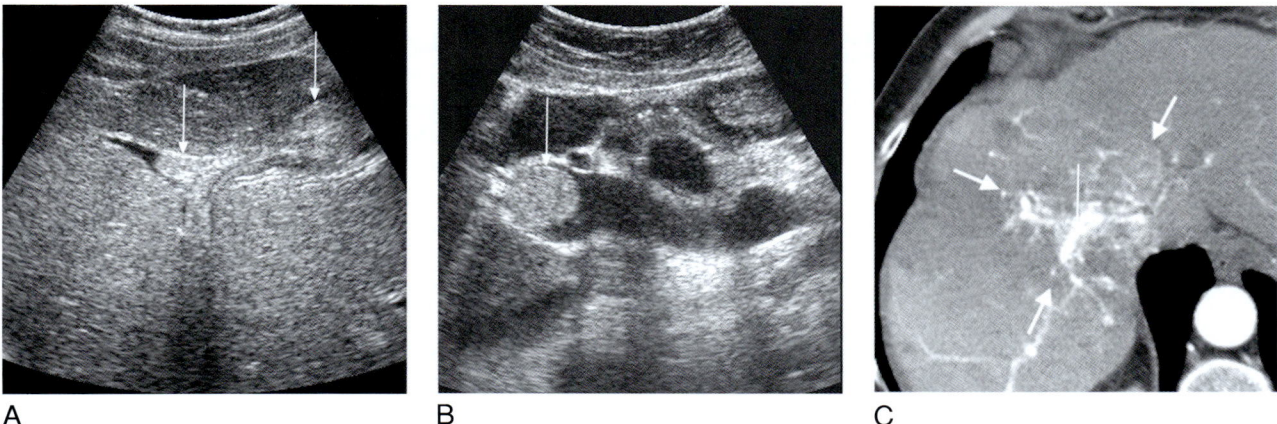

FIGURA 19-16. Veia porta: trombo maligno. A, Corte transversal do trombo maligno (*setas*) na veia porta direita com **B**, extensão para a veia porta principal (*seta*). **C**, Imagem por TC trifásica do fígado mostra o carcinoma hepatocelular recorrente (*setas*) que é responsável pelo trombo da veia porta. (Reimpressa com permissão de Crossin J, Muradali D, Wilson SR: US of liver transplants: normal and abnormal. Radiographics 2003;23(5):1093-1114.)

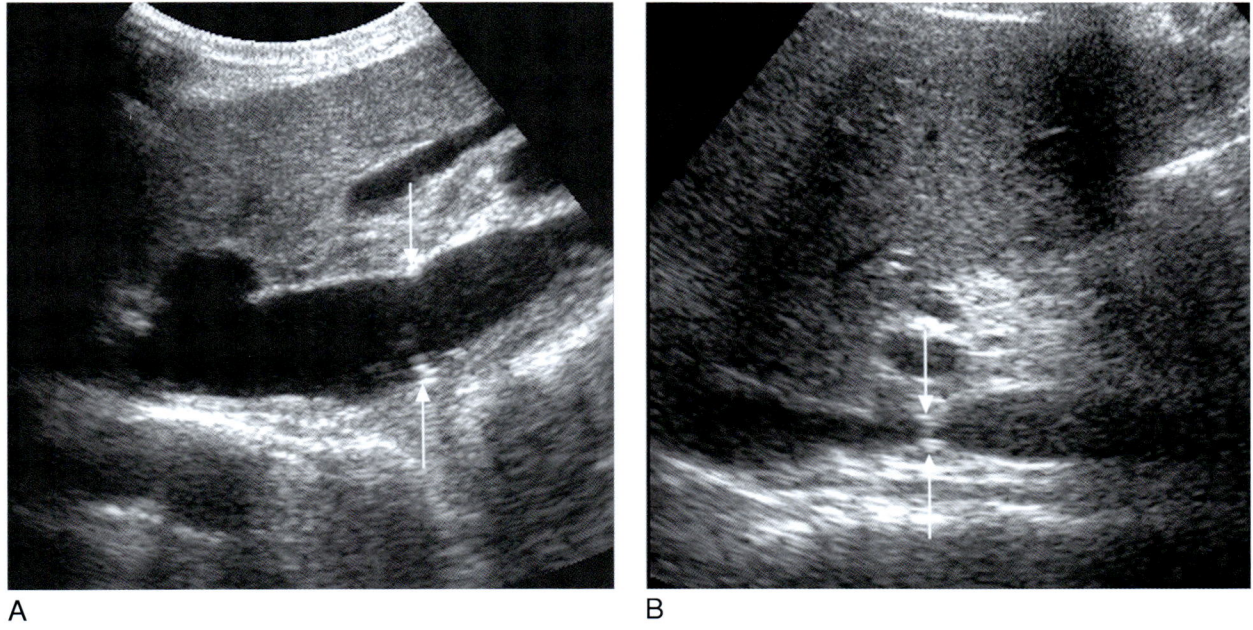

FIGURA 19-17. Anastomose infra-hepática da veia cava inferior (VCI): normal e anormal em dois pacientes. Cortes sagitais da VCI mostram **A**, um calibre normal na anastomose (*setas*) e **B**, estreitamento na anastomose (*setas*).

rer em torno da **área nua do fígado,** uma localização não encontrada no fígado pré-cirúrgico (Fig. 19-20).[6]

O ultra-som é altamente sensível na detecção dessas coleções líquidas, ainda que seja desprovido de especificidade, pois a bile, o sangue, o pus e o líquido linfático podem ter uma aparência ultra-sonográfica semelhante. A presença de ecos internos numa coleção líquida, ainda que inespecífica, é sugestiva de sangue ou infecção. A ascite loculada também pode ser observada na carcinomatose peritoneal, embora esta pareça menos provável na população de receptores de transplantes.[6]

Hemorragia Adrenal

A hemorragia adrenal do lado direito pode ser observada no período pós-cirúrgico imediato e ocorre tanto pela obstrução venosa causada pela ligadura da veia adrenal direita durante a remoção de uma porção da VCI, quanto por uma coagulopatia causada pela doença hepática preexistente do paciente.[26] Os sangramentos adrenais no ultra-som podem apresentar-se como uma estrutura nodular hipoecóica ou como uma coleção líquida na região supra-renal direita (Fig. 19-21).

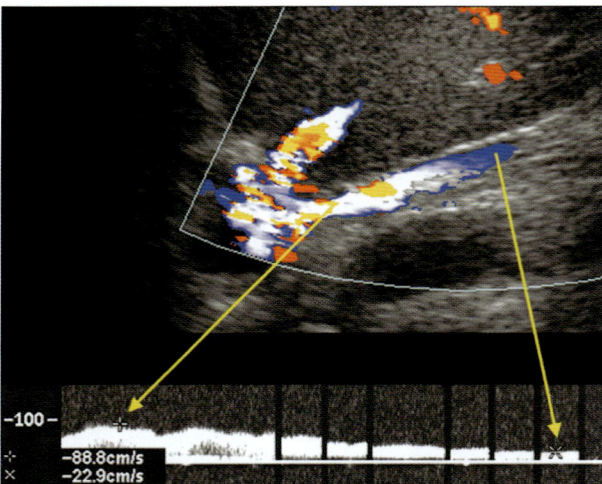

FIGURA 19-18. Estrutura anastomótica supra-hepática da veia cava inferior (VCI). Doppler colorido sagital de um segmento estenótico da VCI mostra *aliasing* produzido por fluxo turbulento de alta velocidade na veia cava inferior e veia hepática. O traçado espectral mostra um aumento de velocidade três vezes maior que a velocidade na região estenótica (*seta à esquerda*).

Coleções Líquidas Intra-hepáticas

As **coleções líquidas estéreis pós-cirúrgicas** são localizadas muitas vezes junto ao ligamento falciforme e ligamento venoso, aparecendo, geralmente, como estruturas anecóicas preenchidas com líquido em torno dos ligamentos ecogênicos (Fig. 19-22). Os **bilomas** podem apresentar-se como hipoecóicos, de estrutura arredondada ou como um cisto complexo. Os **hematomas intraparenquimatosos** podem ocorrer como resultado da cirurgia de transplante, biópsia percutânea, ou podem ser uma seqüela de trauma sofrido pelo doador, como naqueles doadores envolvidos em acidente automobilístico.

Abscesso versus Infarto

Nos estágios iniciais, pode ser difícil diferenciar um abscesso hepático de um infarto. Inicialmente, os abscessos e os infartos podem parecer como uma região sutil e hipoecóica associada a uma ecotextura parenquimatosa grosseira. Os **infartos** podem organizar-se subseqüentemente em lesões avasculares arredondadas e em forma de cunha, que podem desenvolver, eventualmente, áreas centrais hipoecóicas refletindo liquefação e necrose. Quando for considerado o diagnóstico de um infarto hepático focal, deve haver também evidência de comprometimento arterial hepático ao Doppler.

Como os infartos, a aparência ultra-sonográfica de um **abscesso** hepático também varia com sua maturação. A aparência clássica de um abscesso maduro de fígado transplantado é aquela de estrutura cística e complexa, paredes irregulares e líquido interno loculado — com ou sem septações associadas.

Tanto os infartos como os abscessos podem conter bolhas de ar, ocorrendo focos ecogênicos claros com ou sem sombra acústica posterior (Fig. 19-23). Ocasionalmente, as bolhas de ar no lúmen de um abscesso intraparenquimatoso podem ser confundidas com pneumobilia ou com ar fora do fígado dentro do trato gastrointestinal. Um alto índice de suspeita é fundamental em pacientes com risco de abscesso ou infarto para evitar estas más interpretações.

Massas Sólidas Intra-hepáticas

O diagnóstico diferencial de uma massa única no fígado transplantado é semelhante àquele do fígado nativo. Por exemplo, as lesões benignas, como os hemangiomas e cistos, são relativamente comuns no fígado transplantado, com a mesma variação de aparências descritas no fígado nativo. Existem, entretanto, várias patologias únicas do fígado transplantado que também podem apresentar-se com massas sólidas ou complexas na ultra-sonografia, incluindo infartos (Fig. 19-24), abscessos, hematomas, carcinoma hepatocelular metastático/recorrente, e doença linfoproliferativa pós-transplante (DLPT).

O **carcinoma hepatocelular recorrente** é uma séria complicação que pode se desenvolver potencialmente após transplante em pacientes com um histórico pré-cirúrgico de cirrose em estágio final com hepatomas conhecidos ou ocultos. O local mais comum de carcinoma hepatocelular recorrente é **o pulmão**, causado presumivelmente pela embolização de células tumorais através das veias hepáticas antes ou durante o transplante. O segundo local mais comum de hepatomas recorrentes é no interior **do aloenxerto**, seguido pelos linfonodos regionais ou distantes. A detecção precoce dos hepatomas recorrentes dentro do fígado transplantado é essencial para facilitar a ressecção precoce, ablação, ou quimioterapia (Fig. 19-25).[26,36] Deve-se observar que os receptores de transplantes podem desenvolver qualquer tipo de neoplasia primária ou secundária dentro do fígado, como na população em geral.

TRANSPLANTE RENAL

O transplante é o tratamento de escolha para muitos pacientes com insuficiência renal crônica grave o suficiente para necessitar de diálise. As únicas **contra-indicações** ao transplante são a incompatibilidade à anestesia geral ou cirurgia, infecção preexistente ou malignidade, e um risco de doença renal recorrente (p. ex., vasculite ativa ou oxalose). Antes do transplante, deve ser obtido um doador adequado com antígeno linfocitário humano (HLA) compatível com o do receptor.[37]

Como o número de pacientes com insuficiência renal crônica continua a crescer, a principal limitação à expansão dos programas de transplante é a carência contínua de doadores de rins adequados. Esta carência de órgãos resultou num número cada vez maior de transplantes renais de **doadores vivos**. Estes doadores podem incluir membros da

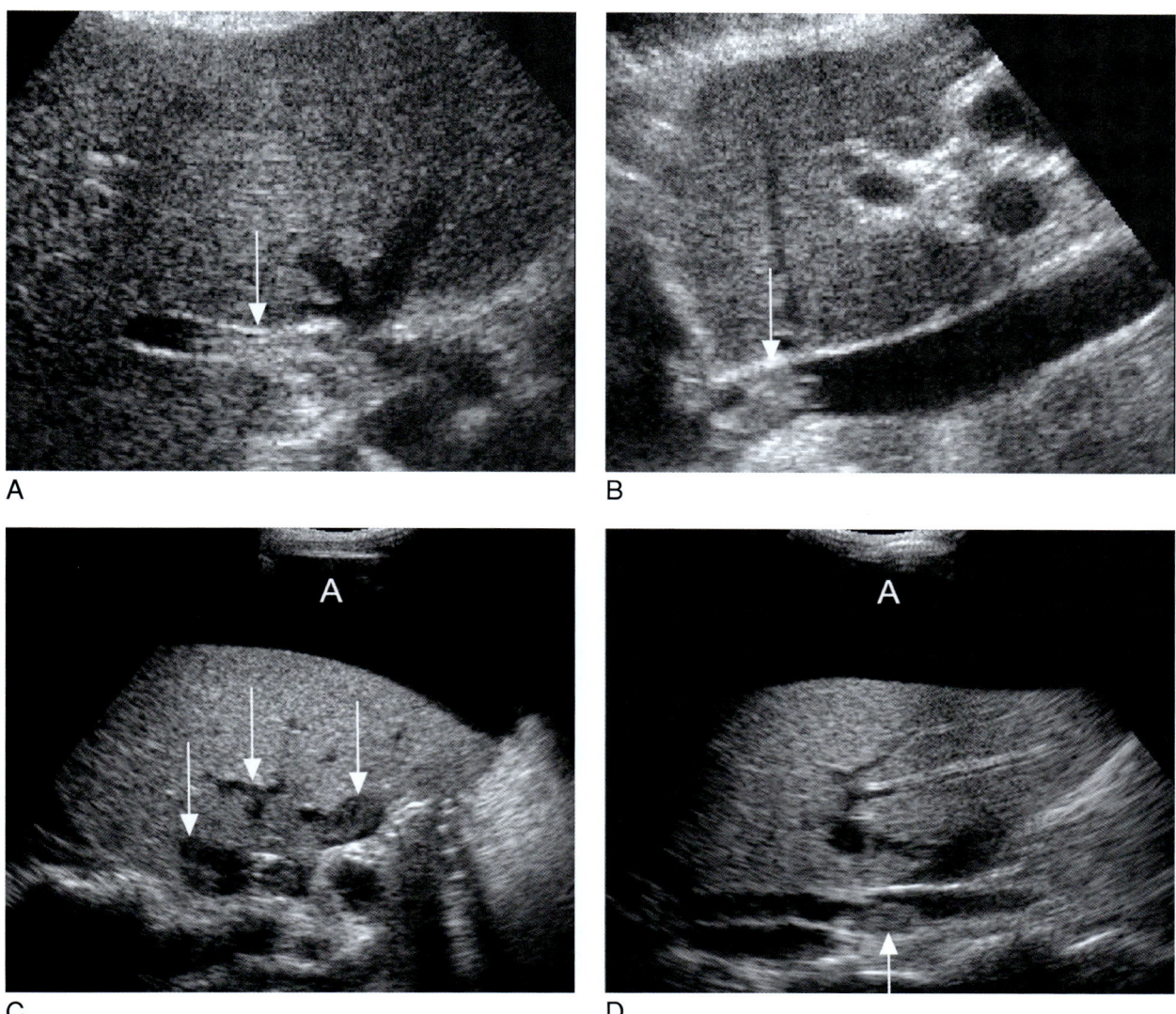

FIGURA 19-19. Trombose da veia cava inferior (VCI) em dois pacientes. A, Cortes transversal e, **B**, sagital mostram trombo maligno da VCI e veia hepática (*setas*) num paciente com carcinoma hepatocelular recorrente após o transplante. **C**, Corte transversal das veias hepáticas e **D**, Corte sagital da VCI mostram um trombo de permeio (*setas*) em cada (A – ascite) (**A** e **B**, Reimpressas com permissão de Crossin J, Muradali D, Wilson SR: US of liver transplants: normal and abnormal. Radiographics 2003;23(5):1093-1114.)

família ou amigos próximos com um relacionamento pessoal íntimo de longa duração com o receptor. A média de expectativa de vida para o aloenxerto cadavérico é de 7 a 10 anos, e para um aloenxerto de doador vivo é de 15 a 20 anos.[37]

Independentemente de ser utilizado aloenxerto cadavérico ou de doador vivo, o custo-benefício de um transplante bem-sucedido e funcionante em grande parte pesa mais do que um paciente com insuficiência renal crônica persistente, e, assim, os recursos múltiplos de assistência a saúde são concentrados para assegurar que altos índices de sucesso sejam alcançados. O ultra-som é inequivocamente a modalidade de imagem não-invasiva mais valiosa utilizada para monitorizar o transplante renal.

Ultra-som do Rim Transplantado Normal

Técnica Cirúrgica

A ultra-sonografia detalhada do transplante renal requer um conhecimento completo do procedimento cirúrgico básico utilizado na maioria das instituições, como também das relações anatômicas pós-cirúrgicas. O quadrante inferior direito ou esquerdo é selecionado para a incisão, com base no histórico cirúrgico prévio do paciente e na preferência do cirurgião. No momento da coleta, a gordura hilar e a adventícia em torno do ureter são preservadas numa tentativa de maximizar a oferta sangüínea a estas áreas. Mais comumente, a **oferta vascular** é criada da anastomose **término-lateral** da artéria e veia do doador à **artéria e veia ilíaca externa**, res-

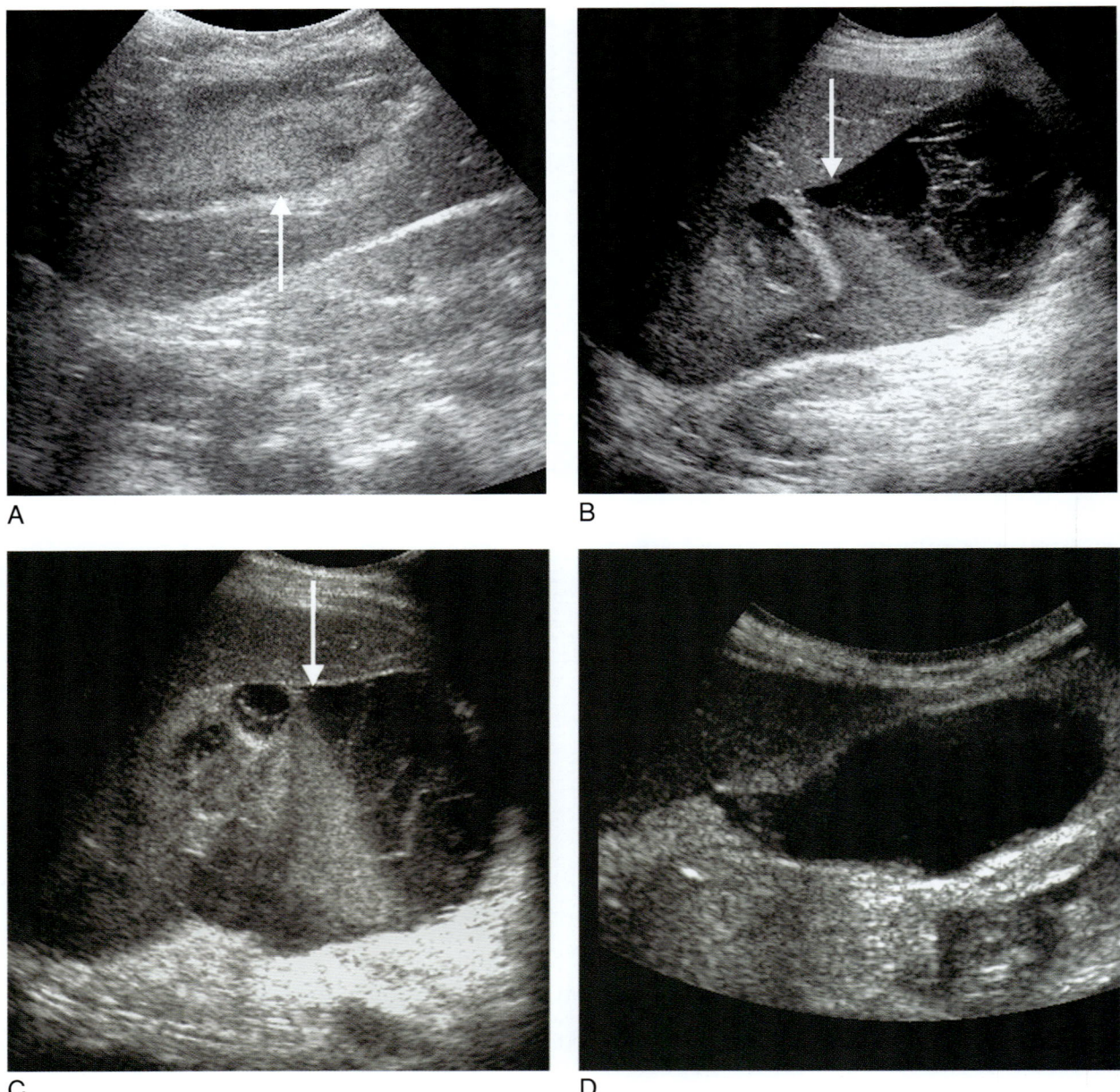

FIGURA 19-20. Coleção líquida extra-hepática. Hematoma na margem cirúrgica do lobo direito do transplante de doador vivo. O corte transversal mostra: **A**, hematoma agudo que aparece ecogênico, heterogêneo e sólido. **B** e **C**, o hematoma liquefaz-se após 3 semanas com filamentos internos e um nível líquido-debris e **D**, após 2 meses, há liquefação adicional do hematoma que parece menor que a coleção anecóica. As *setas* marcam os limites entre os hematomas e o fígado.

pectivamente. Ocasionalmente os vasos ilíacos também podem ser utilizados. As artérias de doadores múltiplos podem ser anastomosadas como aglomerado de Carrel, ou anastomosadas separadamente aos vasos ilíacos externos. O **ureter** é anastomosado à parede súpero-lateral da bexiga via uma neocistostomia a fim de prevenir o refluxo para o transplante. Nos pacientes que são submetidos à repetição da cirurgia no sistema coletor, ou naqueles casos com cirurgias complexas, o ureter do receptor pode ser utilizado como um conduto à bexiga (Fig. 19-26).[38]

Devido à carência crônica de doadores de órgãos, um par de rins cadavéricos de doadores jovens (< 5 anos de idade) pode ser transplantado *em bloco* numa tentativa de fornecer uma massa renal funcional que seria análoga à massa renal de um único rim cadavérico transplantado de um adulto. Na coleta, ambos os rins são removidos *em bloco* e são preservados ureteres, artérias e veias renais principais, como também os segmentos da aorta e VCI supra-renais e infra-renais. A aorta e a VCI do doador são costuradas no sentido cefálico à origem das artérias e veias renais, e as terminações caudais

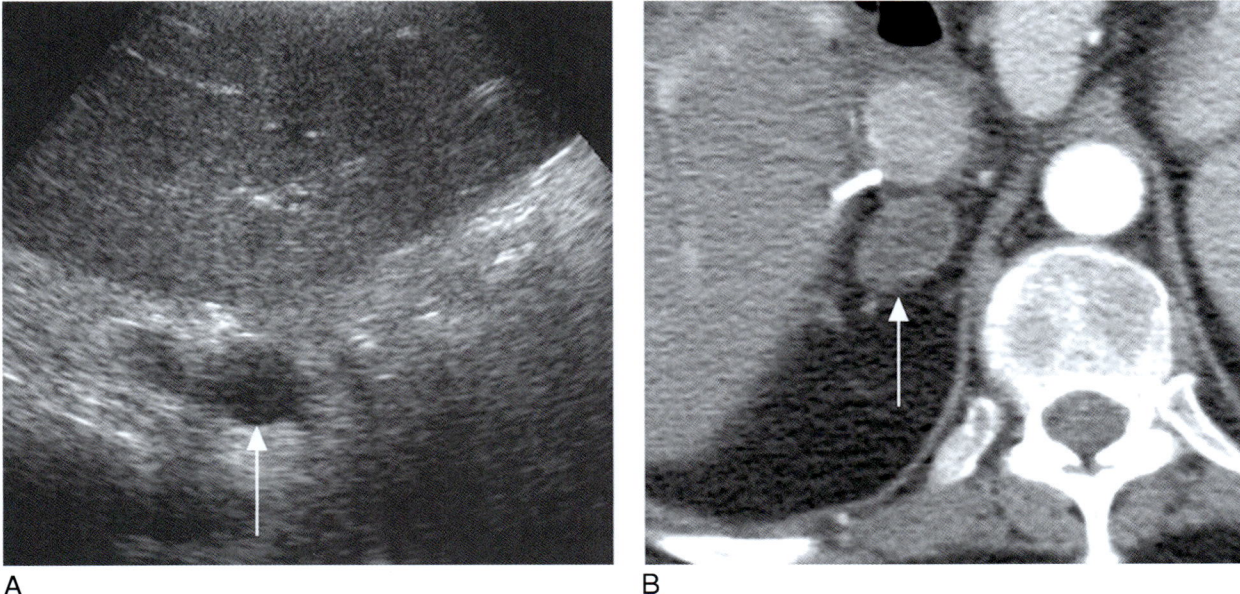

FIGURA 19-21. Hemorragia adrenal direita. A, Corte sagital e **B**, imagem por TC mostram uma pequena massa adrenal direita (*setas*). (Reimpressa com permissão de Crossin J, Muradali D, Wilson SR: US of liver transplants: normal and abnormal. Radiographics 2003;23(5):1093-1114.)

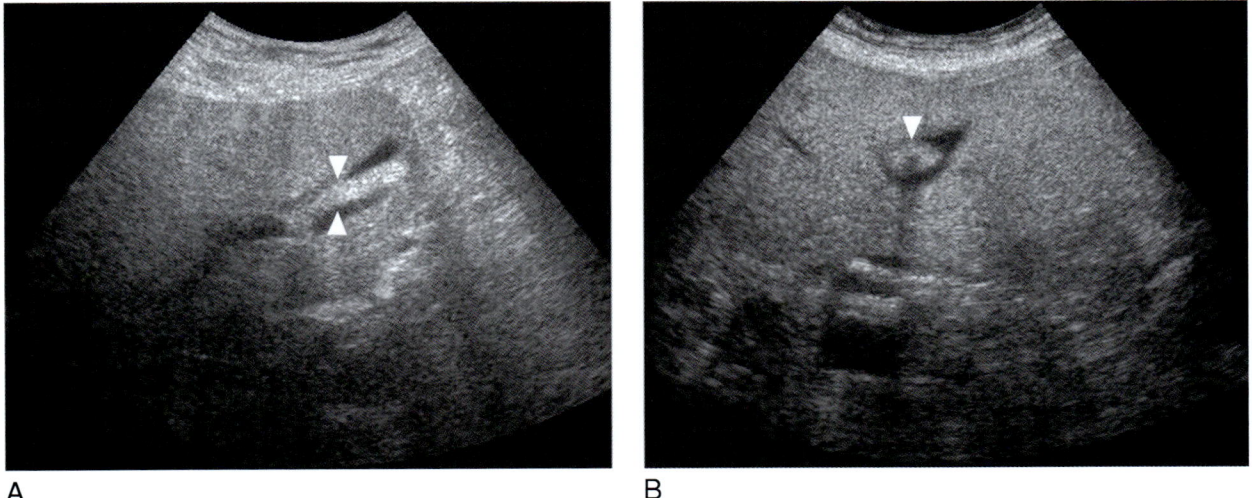

FIGURA 19-22. Coleção líquida intra-hepática. A, Cortes transversal e **B**, sagital mostram líquido anecóico circunjacente ao ligamento falciforme ecogênico (*pontas de setas*).

anastomosadas de forma término-lateral à artéria e veia ilíaca externa do receptor. Os ureteres de doadores são implantados na bexiga através de ureteroneocistostomias individuais ou comuns.[39] Essa cirurgia é mais comumente realizada na população pediátrica do que na de adultos.

Avaliação Ultra-sonográfica do Rim Transplantado

A ultra-sonografia do transplante renal é, em geral, facilmente realizada devido à localização superficial do rim no quadrante inferior direito ou esquerdo. Como o aloenxerto é preso no local por seu pedículo, uma variedade de orientações pode ser encontrada. Mais comumente, o rim é alinhado com seu eixo longitudinal paralelo à incisão cirúrgica, com o hilo orientado inferior e posteriormente. Ocasionalmente, em pacientes obesos, o eixo longitudinal pode ficar num plano ântero-posterior.[40]

As **medidas** longitudinais e transversais (largura × profundidade) **do transplante** devem ser obtidas com o rim visualizado através do hilo nos planos sagital e transversal, respectivamente. Enquanto não houver dados normativos para comparação, estas medidas servem como linha de base

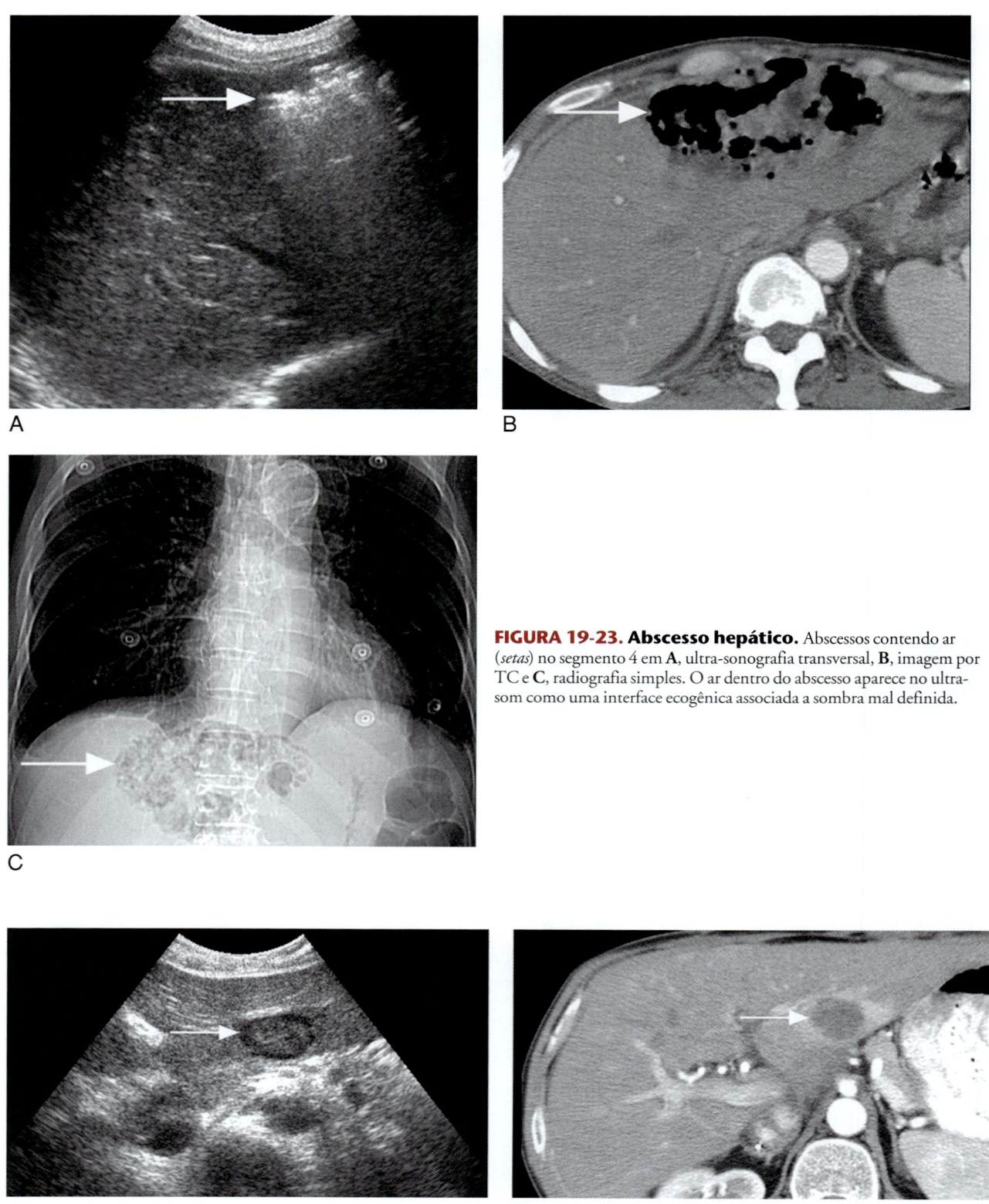

FIGURA 19-23. Abscesso hepático. Abscessos contendo ar (*setas*) no segmento 4 em **A**, ultra-sonografia transversal, **B**, imagem por TC e **C**, radiografia simples. O ar dentro do abscesso aparece no ultra-som como uma interface ecogênica associada a sombra mal definida.

FIGURA 19-24. Infarto atípico. A, Corte transversal mostra um infarto atípico (*seta*) aparecendo como uma massa arredondada associada a um halo hipoecóico circunjacente. **B**, Imagem por TC correlativa mostra que o infarto (*seta*) é avascular, com um contraste parenquimatoso circunjacente. (Reimpressa com permissão de Crossin J, Muradali D, Wilson SR: US of liver transplants: normal and abnormal. Radiographics 2003;23(5):1093-1114.)

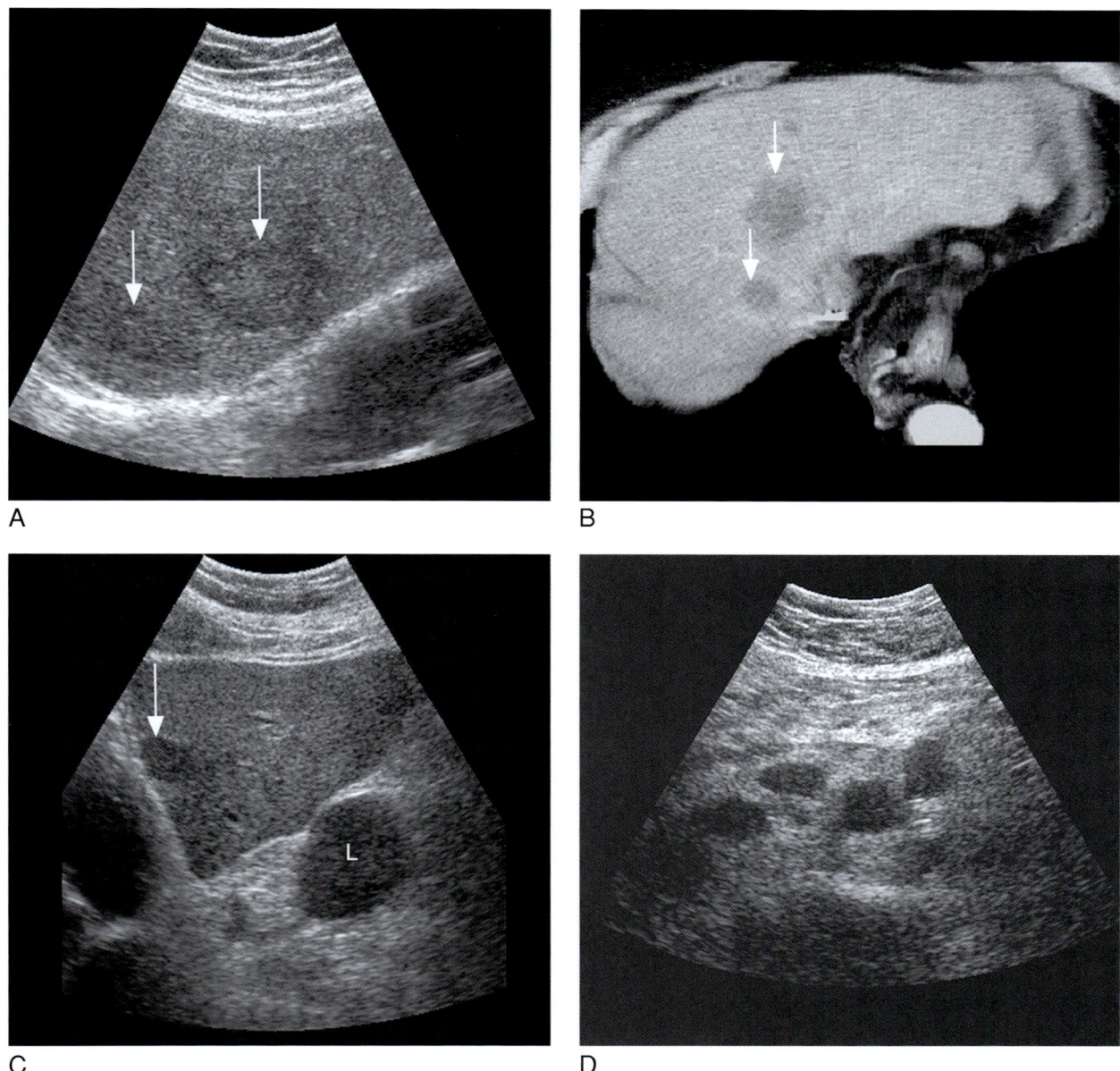

FIGURA 19-25. Carcinoma hepatocelular recorrente. A, Corte transversal mostra duas massas de aparência maligna (*setas*) secundárias ao carcinoma hepatocelular recorrente (CHC). **B**, A imagem por TC de fase arterial correlativa mostra impregnação periférica de contraste pelas massas (*setas*). **C**, Corte sagital mostra um terceiro CHC no segmento medial do lobo esquerdo (*seta*) e um grande linfonodo metastático (L). **D**, Corte transversal da linha média mostra múltiplos linfonodos metastáticos. (Reimpressa com permissão de Crossin J, Muradali D, Wilson SR: US of liver transplants: normal and abnormal. Radiographics 2003;23(5):1093-1114.)

útil à futura referência para avaliar as alterações no volume do aloenxerto. O rim normal pode hipertrofiar em até 15% dentro das primeiras duas semanas após a cirurgia, e, eventualmente, pode aumentar de volume em até 40%, alcançando o tamanho final em 6 meses.[41-43]

O rim transplantado parece morfologicamente similar ao rim nativo, com muitas das diferenças sutis atribuídas à resolução melhorada devido à proximidade do aloenxerto à superfície cutânea (Fig. 19-27). O córtex renal normal é bem definido, hipoecóico, e facilmente diferenciado da gordura ecogênica do seio renal central altamente refletiva. À parte desta diferenciação corticomedular melhorada, as pirâmides renais do aloenxerto são mais facilmente visibilizadas que o rim nativo, aparecendo como estruturas em forma de cunha que são hipoecóicas ao parênquima circunjacente.[37]

O ultra-sonografista deve sempre estar atento para o rim transplantado, que pode mostrar **patologia intrínseca no rim doador.** Em nossa prática clínica, temos observado um leque de patologias do doador no rim transplantado,

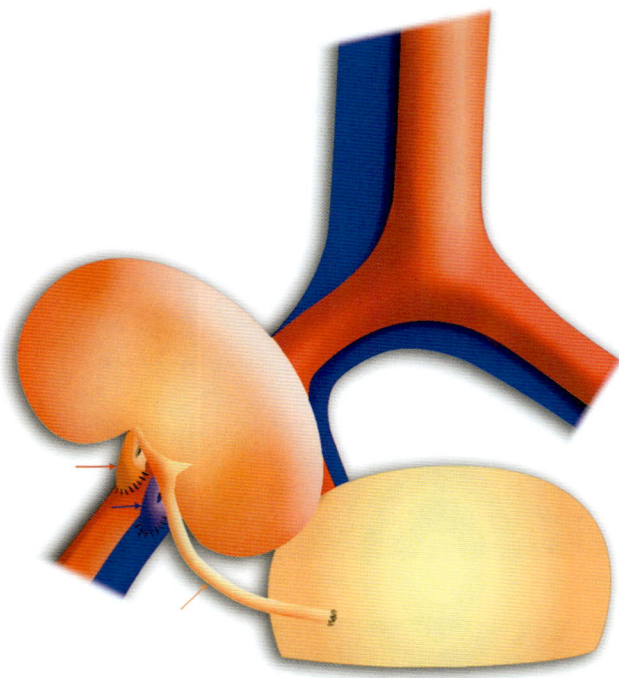

FIGURA 19-26. Cirurgia: transplante cadavérico único. A artéria renal principal (*vermelho*) e a veia renal principal (*roxo*) são anastomosadas à artéria e veia ilíaca externa, respectivamente. O ureter (*marrom*) é anastomosado à parede súpero-lateral da bexiga.

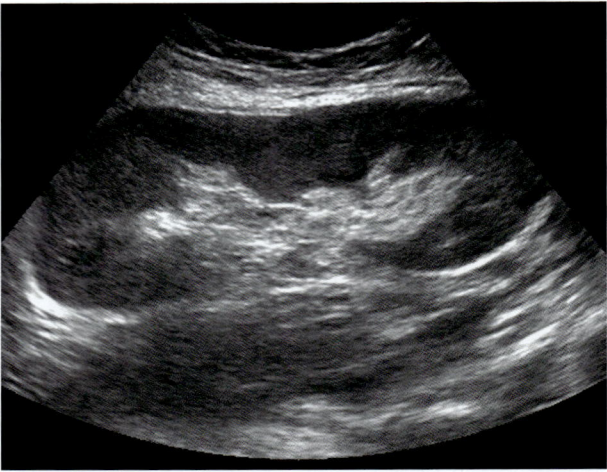

FIGURA 19-27. Ultra-sonografia de rim transplantado normal.

variando de angiomiolipomas ao rim esponjoso medular (Fig. 19-28).

Avaliação do Rim Transplantado por Doppler

O Doppler colorido fornece uma avaliação global da perfusão intraparenquimatosa e é útil na localização da artéria e veia renal principal. O parênquima renal deve ser examinado inicialmente com Doppler colorido para determinar se há regiões focais de hipoperfusão, como também para localizar as artérias interlobares para investigação espectral.[37] Os **traços espectrais** das **artérias interlobares** devem ser obtidos das regiões do pólo superior, médio e inferior com filtro reduzido, ganho máximo, e menor escala demonstrando a velocidade do pico sistólico. A forma de onda normal é de baixa impedância com um movimento ascendente rápido e fluxo diastólico contínuo. Um índice de resistência (IR) de 0,6 a 0,8 é normal, 0,8 a 0,9 é equivocado, e maior que 0,9 é anormal, sugerindo resistência intraparenquimatosa aumentada. Uma vez que o fluxo na veia ilíaca comum do receptor esteja normal, a velocidade da artéria renal principal transplantada deve ser menor que 200 cm/s (Fig. 19-29).

As **veias renais** intra e extraparenquimatosas mostram fluxo contínuo monofásico ou de acordo com o ciclo cardíaco. Não existe nenhum valor aceito da velocidade de pico normal para estes vasos. A documentação da presença ou ausência do fluxo dentro da veia renal transplantada e veia renal principal, com um gradiente de velocidade apropriado

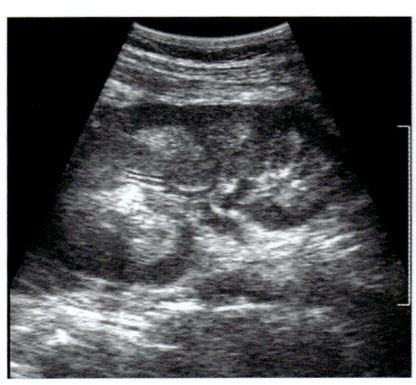
A

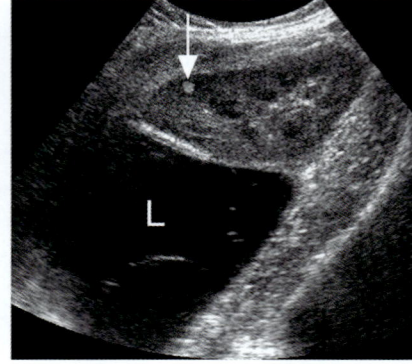
B

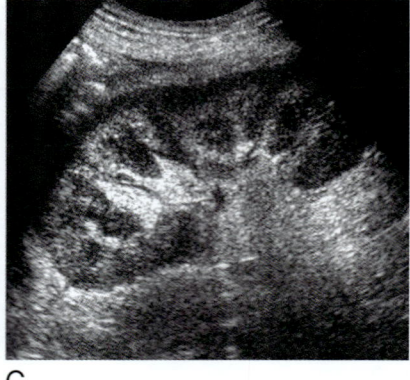
C

FIGURA 19-28. Patologia do doador em três pacientes. Os cortes sagitais dos rins transplantados mostram **A**, nefrocalcinose com calcificações na medula renal, **B**, um angiomiolipoma muito pequeno (*seta*, L – linfocele) e **C**, morfologia de Anderson-Carr com margens ecogênicas em torno das pirâmides medulares.

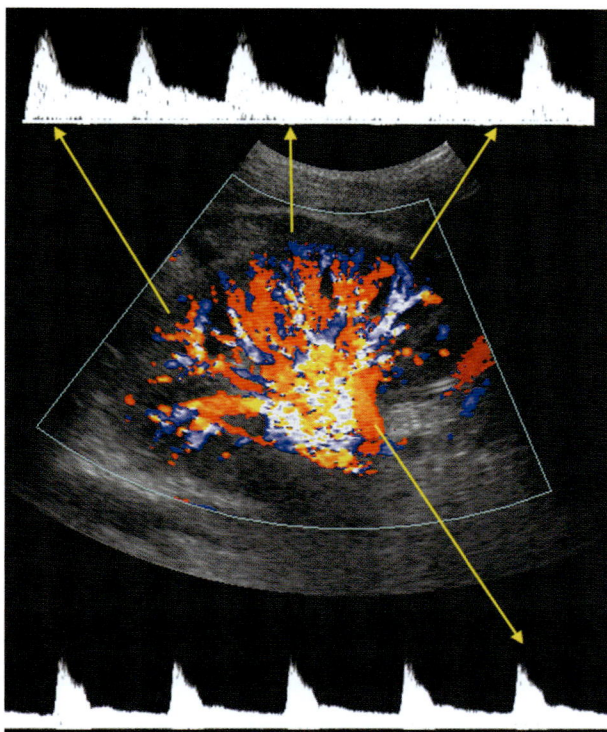

FIGURA 19-29. Doppler normal de transplante renal. Doppler colorido mostra o fluxo através do rim (*acima*). Os traços espectrais intra-renais dos pólos superior, medial e inferior mostram um índice de resistência de menos 0,8 e fluxo contínuo durante a diástole. A artéria renal principal mostra fluxo contínuo com velocidades de pico menores que 200 cm/s (*abaixo*).

através da anastomose venosa, é de importância primária no tratamento destes pacientes.

Rim Transplantado Anormal

Os transplantes renais são avaliados rotineiramente com ultra-sonografia como um componente de um protocolo de triagem, ou como uma investigação da disfunção renal baseada no nível aumentado de creatinina sérica ou um débito urinário diminuído. Quando encontrado um enxerto com uma suspeita clínica de disfunção, o ultra-sonografista deve abordar as etiologias possíveis em termos de (1) patologia parenquimatosa, (2) causas pré-renais e (3) complicações pós-renais. A **patologia do transplante parenquimatoso** inclui necrose tubular aguda, rejeição aguda e crônica, e infecção. Os **problemas pré-renais** incluem todos os fatores que afetam tanto o fluxo sanguíneo para o rim como a drenagem venosa do enxerto. As **complicações pós-renais** incluem lesões intrínsecas e extrínsecas que podem obstruir um componente do sistema calicial ou o ureter transplantado.

Patologia Parenquimatosa

Necrose Tubular Aguda e Rejeição Aguda

A **necrose tubular aguda (NTA)** resulta da isquemia do órgão doado antes da anastomose vascular ou secundária à hipotensão peroperatória. Isto é muito comum no período pós-cirúrgico inicial e é a principal causa da função atrasada do enxerto (definida como a necessidade de diálise dentro da primeira semana do transplante).[38,44] Nos pacientes que requerem diálise, a recuperação se dá, em geral, nas primeiras duas semanas do transplante, mas pode estar atrasada em até 3 meses. A NTA ocorre na maioria dos enxertos cadavéricos e é observada infreqüentemente nos transplantes renais de doadores vivos devido ao tempo do resfriamento isquêmico relativamente curto do rim doador.[37]

Os transplantes afetados pela **rejeição hiperaguda** são raramente visualizados, pois a falência do enxerto ocorre imediatamente na anastomose vascular durante a cirurgia.[38] A **rejeição aguda** ocorre em até 40% dos pacientes no período pós-cirúrgico inicial, chegando ao máximo entre uma a três semanas pós-cirurgia, e é um indicador prognóstico adverso a longo prazo. Enquanto a maioria dos pacientes com rejeição aguda é assintomática, uma pequena proporção dos pacientes pode se apresentar com sintomas semelhantes aos da gripe, indisposição, febre e hipersensibilidade ao enxerto. Uma vez que o diagnóstico pode ser rapidamente estabelecido, a rejeição aguda poderá ser em geral prontamente revertida com altas doses de esteróides ou antibioticoterapia.[37,45]

Os **aspectos da imagem da NTA e rejeição aguda** são quase idênticos na ultra-sonografia e no Doppler. Ambas as condições podem produzir aumentos no comprimento e áreas de secção do aloenxerto. Todavia, as comparações volumétricas precisas entre os intervalos dos estudos podem ser difíceis, e, assim, as alterações sutis nas medidas não têm sido adotadas como um forte sinal clínico de disfunção potencial. Outros achados da **ultra-sonografia** incluem aumento da espessura cortical, ecogenicidade cortical diminuída ou aumentada, redução da diferenciação corticomedular, perda dos ecos dos seios renais, e proeminência das pirâmides (Fig. 19-30).

A avaliação pelo **Doppler colorido** pode ser normal ou mostrar, ocasionalmente, fluxo sangüíneo difuso diminuído. O **índice de resistência** das artérias intraparenquimatosas também é inespecífico nestas condições, e pode ser normal ou elevado. Em casos graves, pode haver uma falta completa de fluxo na diástole ou uma reversão do fluxo diastólico (Fig. 19-31).[37]

Apesar da falta de especificidade do ultra-som e do Doppler nessas condições agudas, as avaliações do Doppler espectral, em combinação com avaliações clínicas e achados bioquímicos, proporcionam um guia útil ao clínico em termos de monitorização da função do aloenxerto e na determinação da necessidade de biópsia percutânea.

Rejeição Crônica

A rejeição crônica é definida como uma redução na função do aloenxerto que se inicia, pelo menos, três meses após o

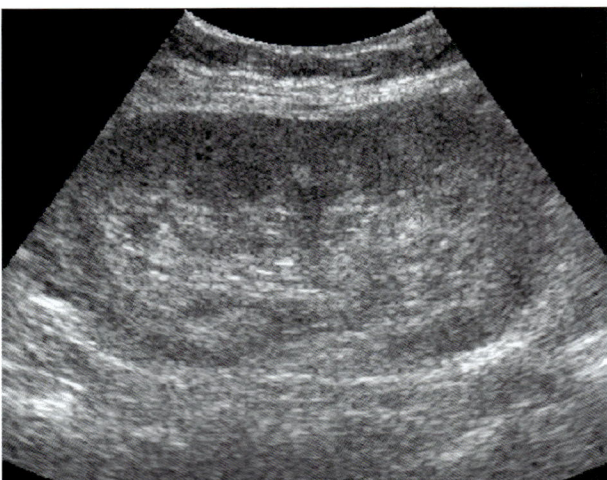

FIGURA 19-30. Insuficiência renal aguda. Imagem sagital mostra ecogenicidade cortical aumentada e perda da diferenciação corticomedular normal.

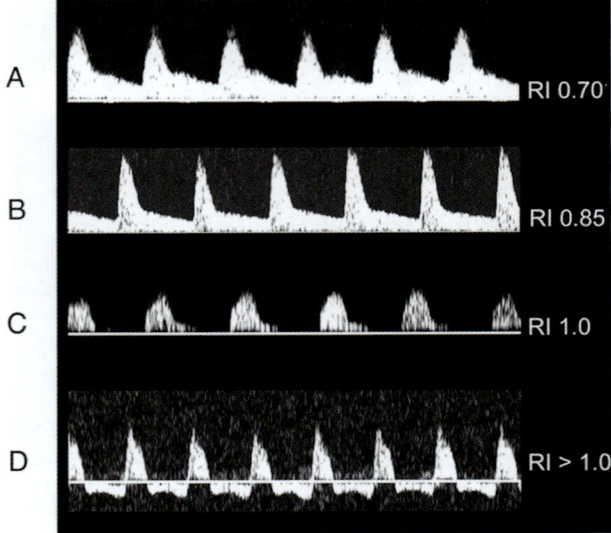

FIGURA 19-31. Formas de onda espectrais intra-renais em quatro pacientes. A, Mostra índice de resistência (IR) normal de 0,70. **B**, IR numa zona de transição (0,85). **C**, IR elevado sem nenhum fluxo na diástole (1,0) e **D**, elevado com reversão do fluxo na diástole (IR > 1,0). Isto é visto com resistência vascular aumentada grave no rim por rejeição hiperaguda ou trombose da veia renal.

transplante em associação a espessamento fibroso da íntima, fibrose intersticial, e atrofia tubular na histologia. É a causa mais comum de perda tardia do enxerto. O fator de risco predisponente mais freqüente ao desenvolvimento de rejeição crônica é a presença de episódios prévios recorrentes de rejeição aguda.[37,38]

No **ultra-som** há um adelgaçamento progressivo do córtex renal, proeminência da gordura do seio renal central, e uma redução no tamanho geral do transplante. As calcificações distróficas podem ser vistas disseminadas por todo o parênquima residual. No transplante renal de estágio final, todo o córtex renal pode tornar-se calcificado, aparecendo como uma interface ecogênica distinta associada a sombra distal nítida (Fig. 19-32).

Infecção

A pielonefrite por transplante pode resultar de uma infecção ascendente, disseminação hematológica, ou propagação contígua de uma coleção líquida infectada adjacente. Os **achados ultra-sonográficos** incluem um córtex renal focal ou difusamente granular e ecogênico, com perda da dissociação corticomedular, ecogenicidade aumentada, e espessamento da gordura perirrenal secundária à extensão da inflamação ou infecção no tecido circunjacente, e espessamento uroepitelial (Figs. 19-33 e 19-34).

Pode ser observado ar dentro do sistema coletor na **pielonefrite enfisematosa** aparecendo como um foco ecogênico claro com sombra distal mal definida. O leite de cálcio dos cistos pode produzir sombra mal definida, imitando um abscesso intra-renal. Examinar o paciente em posição de decúbito permite a diferenciação, pois o ar surge na porção não-dependente do lúmen, enquanto que o leite de cálcio não (Fig. 19-35).

A **pionefrose** pode ocorrer ocasionalmente num rim transplantado obstruído cronicamente. Nos estágios iniciais, o lúmen do sistema coletor dilatado parece anecóico. Uma vez que o lúmen torna-se preenchido com material purulento, os ecos de baixo nível desenvolvem-se dentro do sistema calicial e ureter, associados, algumas vezes, a níveis líquido-debris. O material ecogênico dentro do sistema coletor também pode ser causado pelo sangue intraluminal, outros defeitos de enchimento, ou pode ser artificial devido à dispersão ou artefato do lobo lateral.

Os **abscessos** podem surgir da infecção de uma coleção estéril prévia. No ultra-som eles aparecem como uma estrutura cística complexa, e podem estar associados a níveis líquido-líquido ou ar intraluminal.

Complicações Vasculares Pré-renais

Trombose Arterial

A **trombose** da artéria renal ocorre em menos de 1% dos transplantes, em geral dentro do primeiro mês da cirurgia, e é muitas vezes de início assintomático.[46] A causa mais comum é a **rejeição** hiperaguda ou aguda, que resulta em oclusão das arteríolas intraparenquimatosas com trombose retrógrada da artéria renal principal. Outros fatores predisponentes incluem um rim de doador pediátrico jovem, êmbolo aterosclerótico, estenose arterial renal adquirida, hipotensão, dobra vascular, ciclosporina, estados de hipercoagulação, trauma vascular intra-operatório, e anastomose deficiente da íntima.[46]

Na trombose obstrutiva da artéria renal principal, Doppler colorido e espectral detectam uma ausência completa de fluxo venoso e arterial distal ao local de oclusão, no interior da artéria renal e dos vasos parenquimatosos.

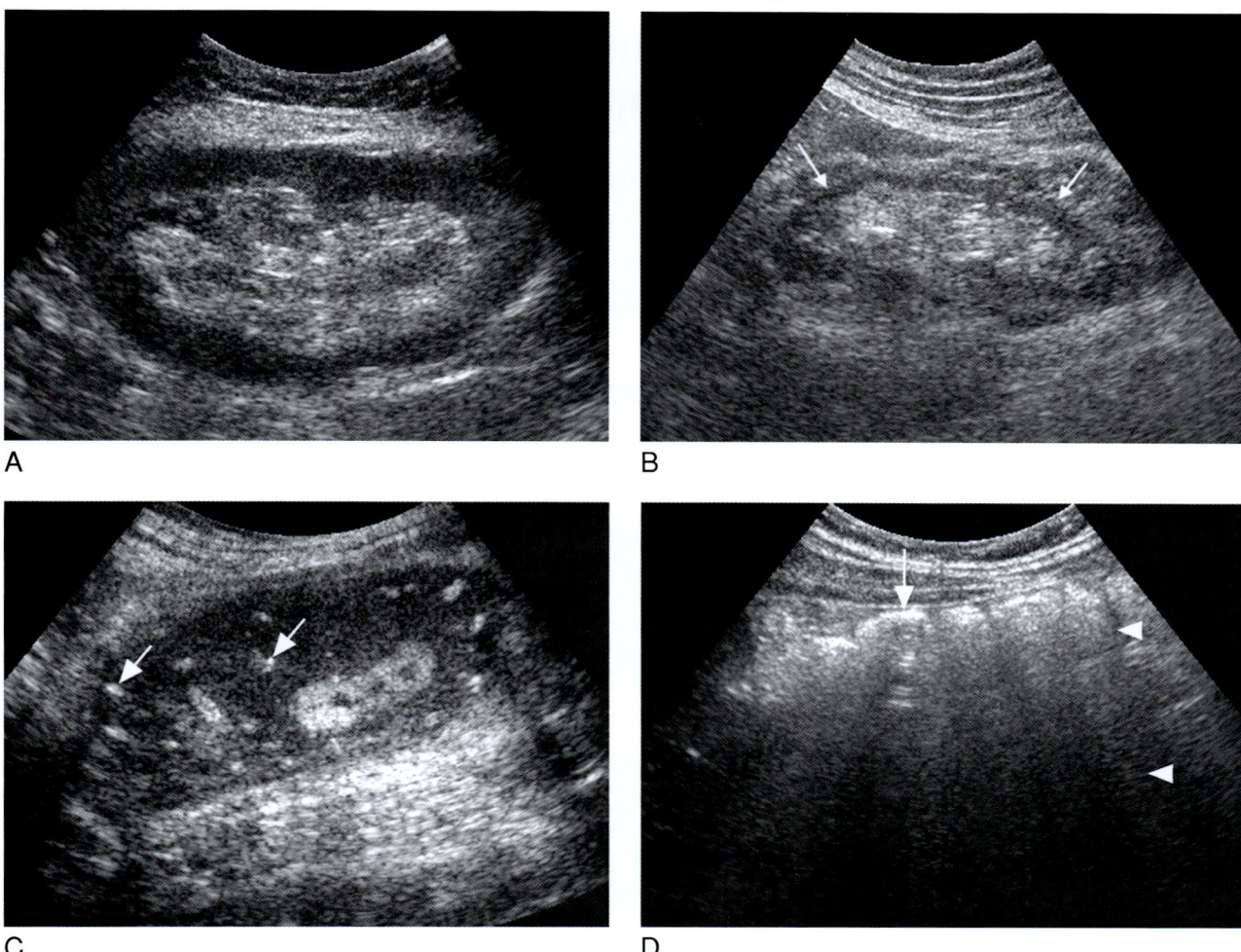

FIGURA 19-32. Insuficiência renal crônica em quatro pacientes. **A**, Imagem sagital mostra adelgaçamento cortical moderado com gordura abundante do seio renal. **B**, Com a progressão, o rim torna-se menor e o córtex mais delgado (*setas*). **C**, Calcificações corticais distróficas (*setas*) também podem ser observadas. **D**, O rim em estágio final torna-se calcificado, aparecendo como uma interface ecogênica (*seta*) associado a sombra acústica mal definida (*pontas de setas*). O rim não é freqüentemente identificado na ultra-sonografia neste estágio.

Em aloenxertos com artérias renais múltiplas, em que somente uma única artéria está trombosada, o infarto arterial pode ocorrer na presença de função renal preservada (Fig. 19-36).

A ausência de fluxo sangüíneo na investigação por Doppler no parênquima renal pode ser observada em várias condições, exceto trombose arterial. Estas condições incluem rejeição hiperaguda e trombose da veia renal. Todavia, nestas situações, a artéria renal principal é patente no Doppler espectral e pode exibir reversão do fluxo diastólico.[37]

Estenose da Artéria Renal

A estenose da artéria renal, a complicação vascular mais comum do transplante, ocorre em até 10% dos pacientes dentro do primeiro ano e deve ser suspeitada em casos de hipertensão grave refratária à terapia clínica. A estenose pode ocorrer em uma das **três regiões** da artéria transplantada: na porção do **doador**, mais freqüentemente observada nas anastomoses término-lateral e que se pensava surgir de rejeição ou dificuldade da técnica cirúrgica; na porção do **receptor**, que é mais incomum e em geral é resultado da lesão do grampo intra-operatório ou doença aterosclerótica intrínseca; e na **anastomose**, que é mais freqüente nas anastomoses término-terminais e está relacionada diretamente à técnica cirúrgica ou pode ser secundária à rejeição.[46-48]

Inicialmente, o **Doppler colorido** deve ser utilizado para detectar a localização precisa da anastomose, como também documentar as regiões focais de *aliasing*, que indica a presença de fluxo turbulento de alta velocidade e serve como um guia para a investigação espectral meticulosa. As **velocidades de pico sistólico** maiores que 200 cm/s, na presença de fluxo turbulento distal, são sugestivas de uma região estenótica (Fig. 19-37). Se nenhuma anormalidade de fluxo for detectada dentro da artéria renal principal após as investiga-

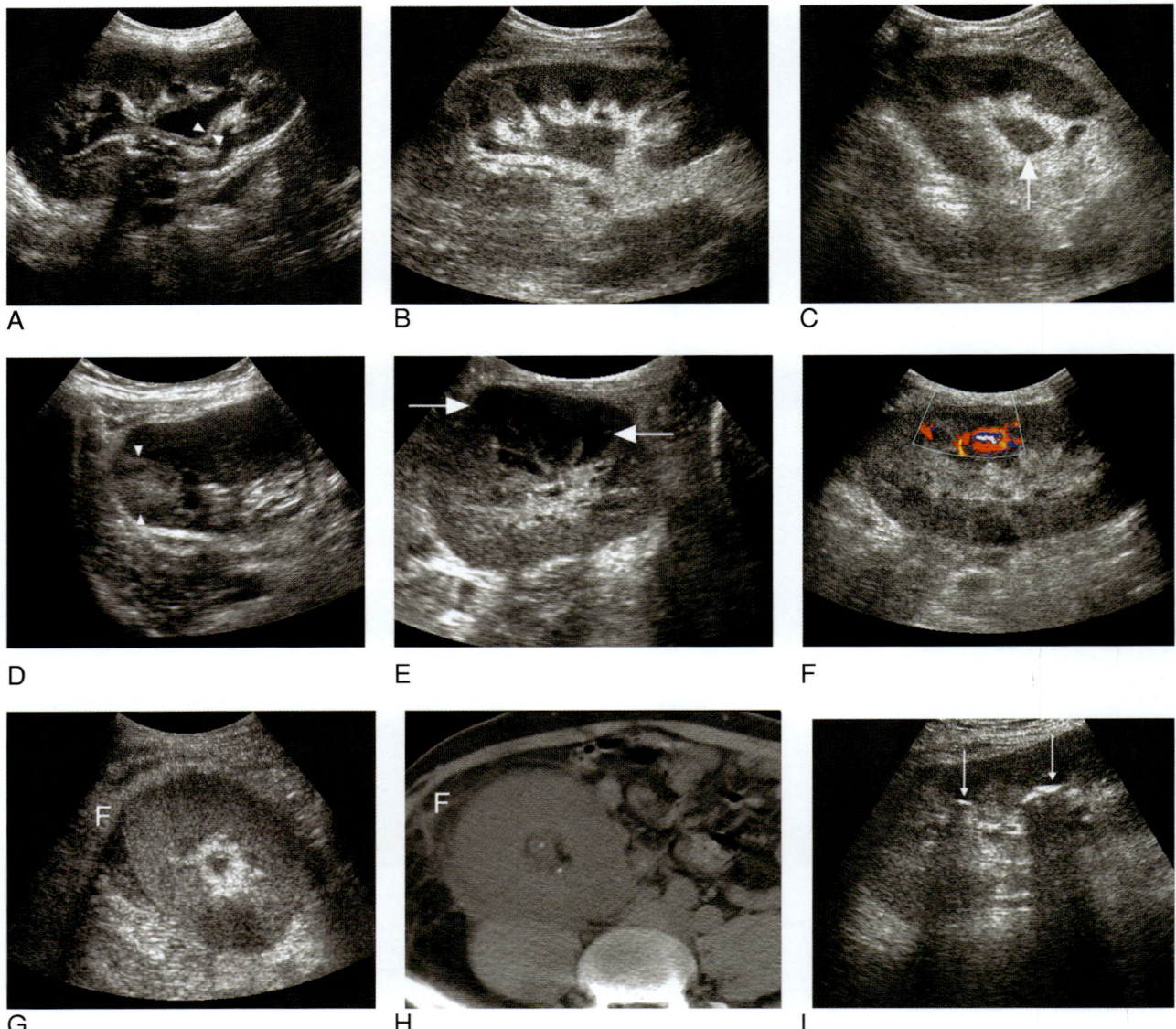

FIGURA 19-33. Infecções relacionadas ao transplante renal: Espessamento uroepitelial. A, Corte sagital mostra espessamento uroepitelial leve (*pontas de setas*). **B**, Cortes sagital e **C**, transversal mostram espessamento uroepitelial moderado a grave (*seta*), que pode ser potencialmente mal interpretado como uma massa na pelve renal. **Pielonefrite focal. D**, Corte sagital mostra região ecogênica focal sutil no pólo superior do córtex (*pontas de setas*). **E**, Fleimão intraparenquimatoso aparecendo como uma massa hipoecóica no córtex renal (*setas*). **F**, No Doppler colorido, o fleimão visto na imagem (**E**) é vascular. **Pielonefrite difusa. G**, Corte transversal mostra um rim grande com córtex granular ecogênico, circundado por gordura perinéfrica inflamada (F). **H**, Imagem por TC correspondente mostra gordura inflamada (F) como listras perinéfricas. **Pielonefrite enfisematosa. I**, Corte sagital mostra ar (*setas*) dentro do sistema coletor, que mostra focos lineares ecogênicos brilhantes com sombra distal mal definida.

ções colorida e espectral, a estenose significativa pode ser excluída.[49]

A estenose arterial intraparenquimatosa pode ser observada na rejeição crônica como resultado da cicatrização nos tecidos circunjacentes aos vasos envolvidos. No Doppler espectral, um tempo de aceleração prolongado pode ser observado nas artérias segmentares e interlobares com uma forma de onda normal da artéria renal principal.[38]

Um diagnóstico falso-positivo de estenose da artéria renal por meio do Doppler pode ocorrer se houver um giro abrupto na artéria renal principal, ou se a artéria estiver gravemente tortuosa (Fig. 19-38). A compressão inadvertida da artéria renal principal pelo ultra-sonografista enquanto realiza a investigação espectral também pode produzir estreitamento transitório da artéria e leituras elevadas da velocidade do pico sistólico.

Trombose Venosa

A trombose oclusiva da veia renal é levemente mais comum que a trombose arterial, ocorrendo em até 4% dos transplantes, e está associada a dor aguda, tumefação do aloenxerto, e

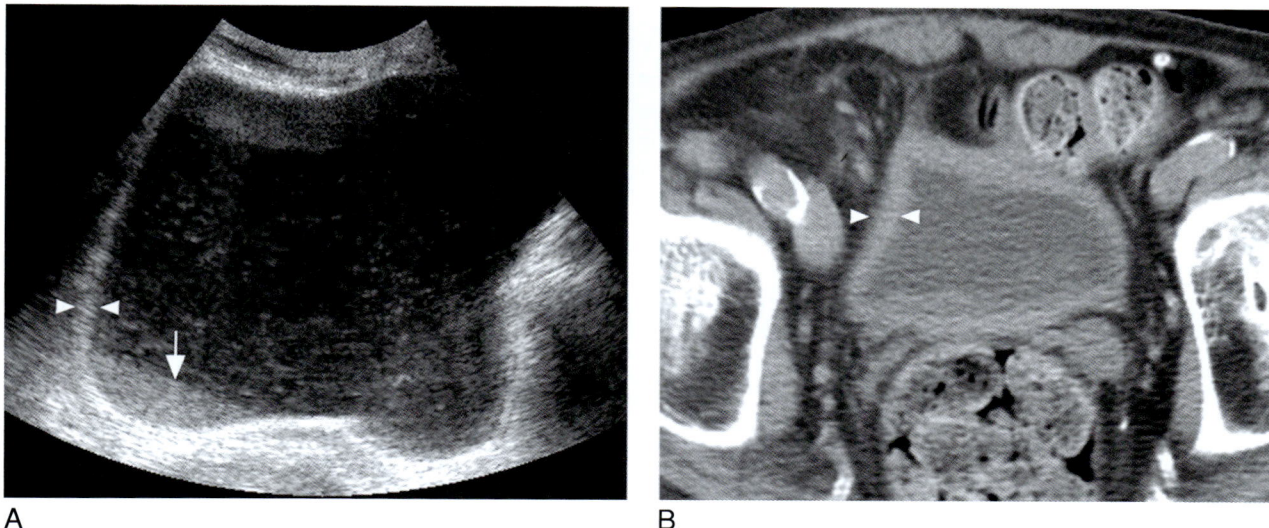

FIGURA 19-34. Rim transplantado relacionado a infecções: cistite. **A**, Corte transversal mostra ecos internos e nível líquido-debris (*seta*) na bexiga, secundária à cistite. Espessamento da parede da bexiga (*pontas de setas*) é identificado no ultra-som e **B**, na imagem por TC.

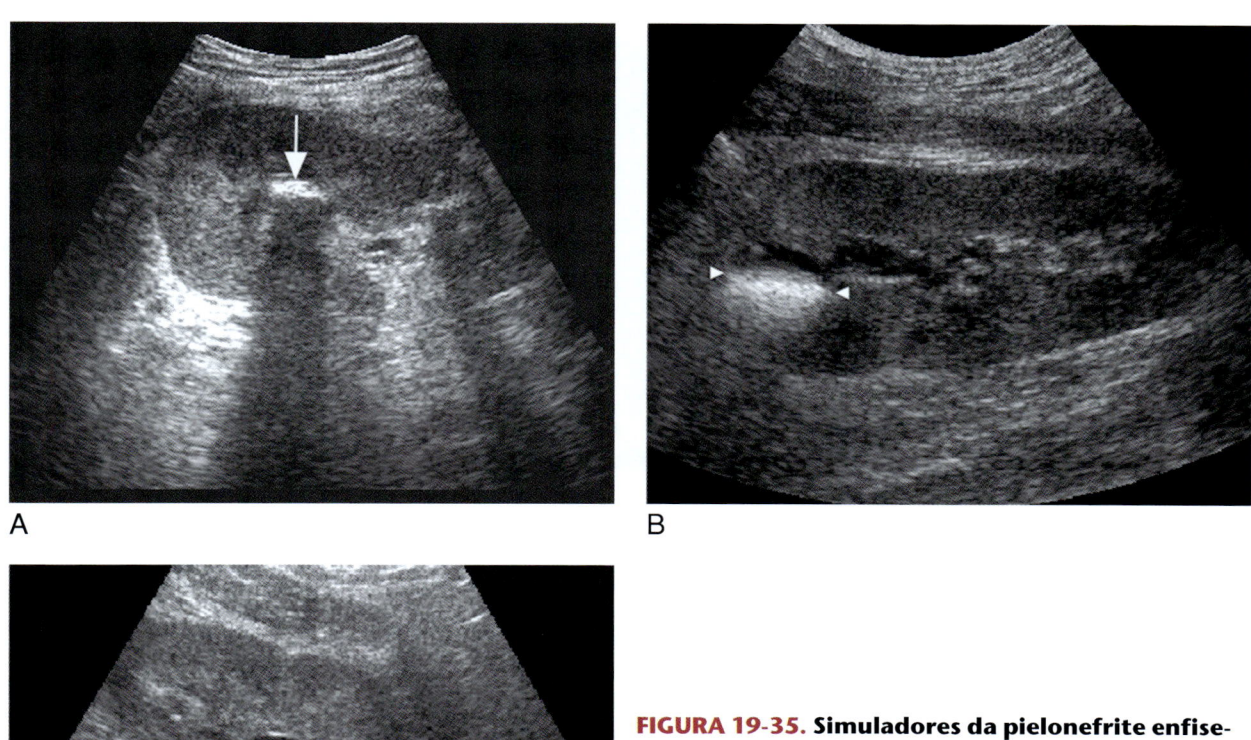

FIGURA 19-35. Simuladores da pielonefrite enfisematosa. **A**, Pielonefrite enfisematosa. Imagem transversal mostra ar no sistema coletor (*seta*). **B**, Cisto de leite de cálcio (*pontas de setas*); corte em supino mostra extensão em camada da calcificação no cisto, produzindo sombra mal definida. **C**, Exame deste paciente numa posição em decúbito altera a orientação da extensão em camada do cálcio para uma porção mais dependente do cisto, permitindo a diferenciação de uma coleção preenchida com ar.

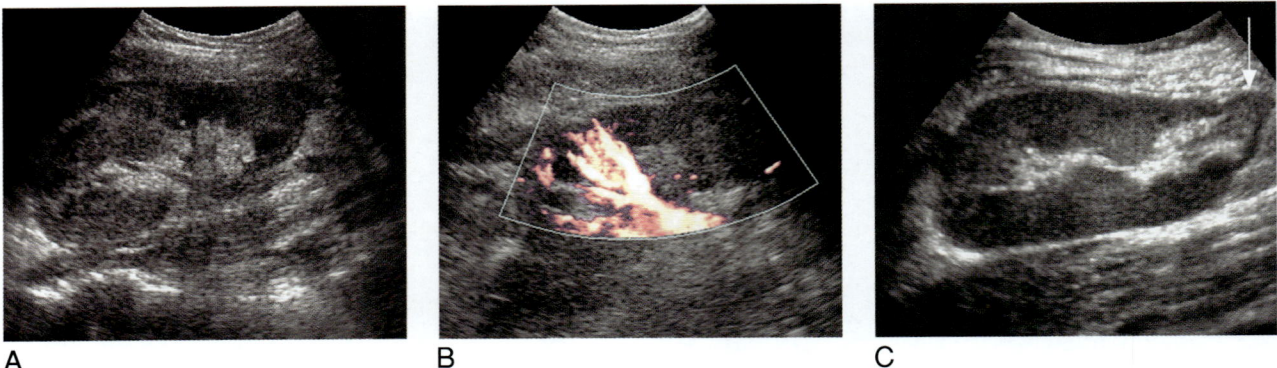

FIGURA 19-36. Trombose da artéria renal. A, Corte sagital mostra ultra-sonografia no primeiro dia do pós-operatório. **B**, Todavia, o Power Doppler não mostra nenhum fluxo no pólo inferior devido à trombose de um segmento arterial. **C**, Três meses depois há uma cicatrização secundária de todo o pólo inferior (*seta*).

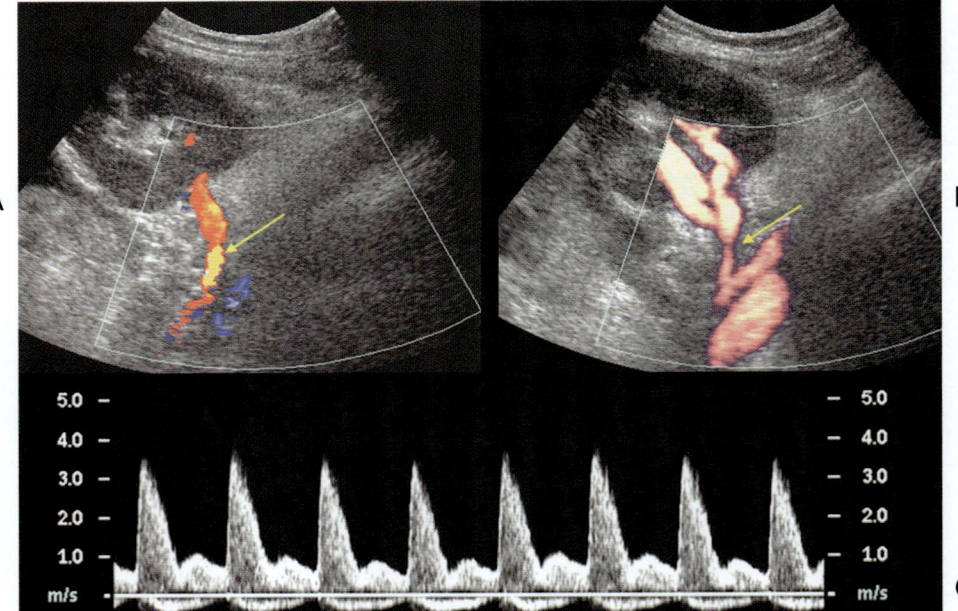

FIGURA 19-37. Estenose da artéria renal. A, Doppler colorido da anastomose da artéria renal mostra área focal de *aliasing* (*seta*). **B**, Power Doppler mostra área de estreitamento nesta região (*seta*). **C**, Power Doppler mostra velocidades de ângulos corrigidos elevadas no local da seta, maiores que 400 cm/s.

a uma interrupção abrupta da função renal entre o terceiro e o oitavo dias do pós-operatório. Os fatores de risco incluem dificuldades técnicas na cirurgia, hipovolemia, propagação da trombose femoral ou ilíaca, e compressão pelas coleções líquidas.[46,50]

No **ultra-som**, o trombo intraluminal pode raramente ser detectado numa veia renal principal dilatada ou dentro do sistema venoso intraparenquimatoso. Mais consistentemente, o Doppler colorido e espectral mostra ausência de fluxo na veia renal principal e reversão do fluxo diastólico na artéria renal principal (Fig. 19-39).[51,52]

Estenose da Veia Renal

A estenose da artéria renal decorre mais comumente da fibrose perivascular ou compressão externa pelas coleções líquidas adjacentes. O córtex renal parece normal ou hipoecóico, e, no Doppler colorido, *aliasing* é identificado na região estenótica devido à alta velocidade do fluxo turbulento. No Doppler espectral, um **aumento três a quatro vezes na velocidade** através da região do estreitamento indica uma estenose hemodinamicamente significativa (Fig. 19-40).[49]

Obstrução do Sistema Coletor Pós-renal

A obstrução do sistema coletor é incomum nos transplantes renais, ocorrendo em menos de 5% dos pacientes.[38,49] Como o aloenxerto é desnervado, o sistema coletor dilata-se sem os sinais clínicos de dor ou desconforto. O diagnóstico é feito muitas vezes como um achado incidental na ultra-sonografia de triagem de rotina, ou na investigação do paciente transplantado por deterioração assintomática dos parâmetros da função renal.

A localização mais freqüente da obstrução é a **anastomose ureterovesical** por um estreitamento (relacionado à

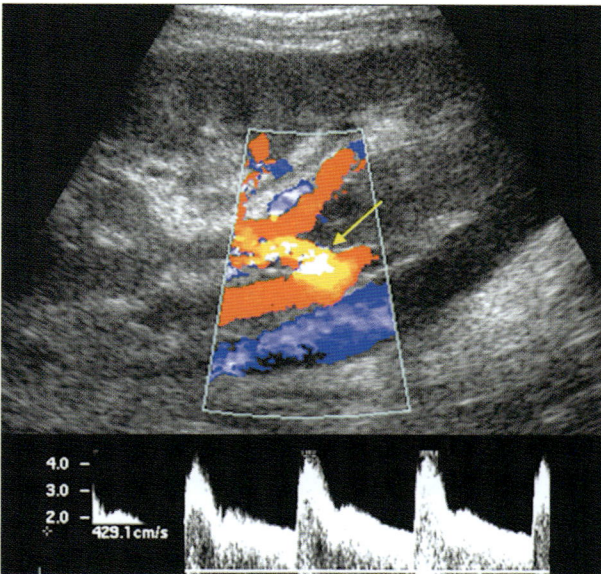

FIGURA 19-38. Simulador de estenose da artéria renal. Giro abrupto na artéria renal. No Doppler colorido, o *aliasing* é identificado nesta região (*seta*), com velocidades de pico sistólico de 429 cm/s no Doppler espectral.

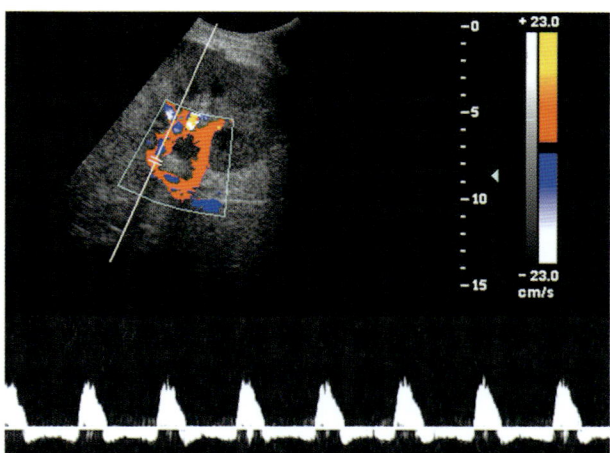

FIGURA 19-39. Trombose da artéria renal. Doppler espectral da artéria renal principal mostra reversão do fluxo na diástole. Uma pequena quantidade de fluxo é identificada na caixa colorida na veia ilíaca comum.

isquemia ou lesão iatrogênica) ou por uma lesão intraluminal, como um cálculo, coágulo sangüíneo, ou papila necrosada. A compressão extrínseca do ureter pelas coleções peritransplante também pode resultar numa obstrução ureteral (Fig. 19-41).

A avaliação do sistema coletor com ultra-sonografia pode, algumas vezes, ser difícil devido ao artefato de lateralidade e dispersão, que pode obscurecer potencialmente uma melhor avaliação do sistema calicial e ureter. A **imagem harmônica**, entretanto, utiliza um feixe ultra-sônico mais estreito com lobos de lados menores e é menos suscetível ao artefato de dispersão. Estes parâmetros tornam a imagem harmônica ideal

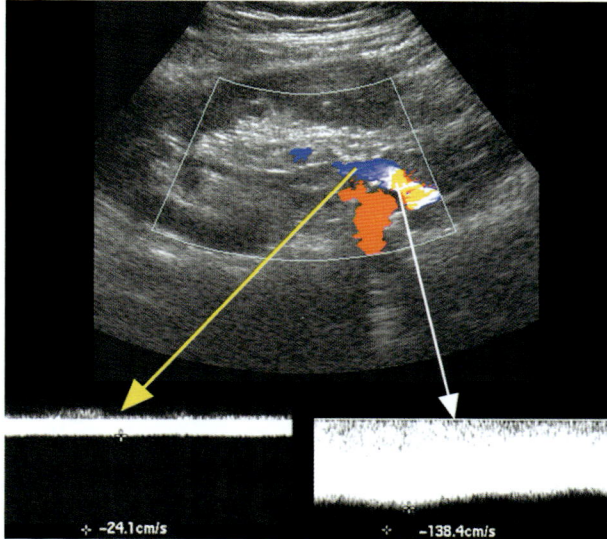

FIGURA 19-40. Estenose da veia renal. Doppler colorido da anastomose da veia renal mostra área focal de *aliasing* (*seta branca*). A investigação espectral proximal ao *aliasing* mostra velocidades de 24 cm/s (*seta amarela*). A investigação espectral na região de *aliasing* mostra velocidades de 138 cm/s, indicando uma estenose hemodinamicamente significativa da veia renal.

para avaliação das estruturas anecóicas, como o sistema coletor renal nas regiões de dilatação súbita e na presença de pequenos cálculos intraluminais (Fig. 19-42).

A **pielocaliectasia leve** pode ser secundária a causas não-obstrutivas como a hiperidratação, tônus ureteral diminuído (da desnervação do transplante), refluxo ureterovesical, ou pode ocorrer transitoriamente no período pós-cirúrgico imediato por edema perianastomótico.[38,53] Além disso, os cistos parapiélicos múltiplos podem imitar um sistema coletor dilatado (Fig. 19-43).

Malformações e Pseudo-aneurismas Arteriovenosos

As malformações arteriovenosas intraparenquimatosas (MAVs) resultam de trauma vascular à artéria e à veia durante as biópsias percutâneas, e são, em geral, assintomáticas, com pouco significado clínico. Como a maioria dessas malformações é pequena e se resolve espontaneamente, a incidência precisa das MAVs pós-transplantes é desconhecida, ainda que índices de 1% a 18% tenham sido reportados. Em raras instâncias, grandes MAVs podem apresentar-se com sangramento, insuficiência cardíaca por alto débito cardíaco, ou perfusão renal diminuída causada por uma grande derivação. Nessas instâncias, o tratamento envolve, geralmente, terapia de embolização percutânea.[37,54]

A ultra-sonografia pode não revelar pequenas MAVs. O **Doppler colorido** mostra uma região focal de *aliasing* com uma miríade de cores intensas, muitas vezes associadas a artéria nutridora ou veia de drenagem proeminentes. O fluxo turbulento dentro da malformação vascular produz vibração dos tecidos perivasculares, fazendo com que estes

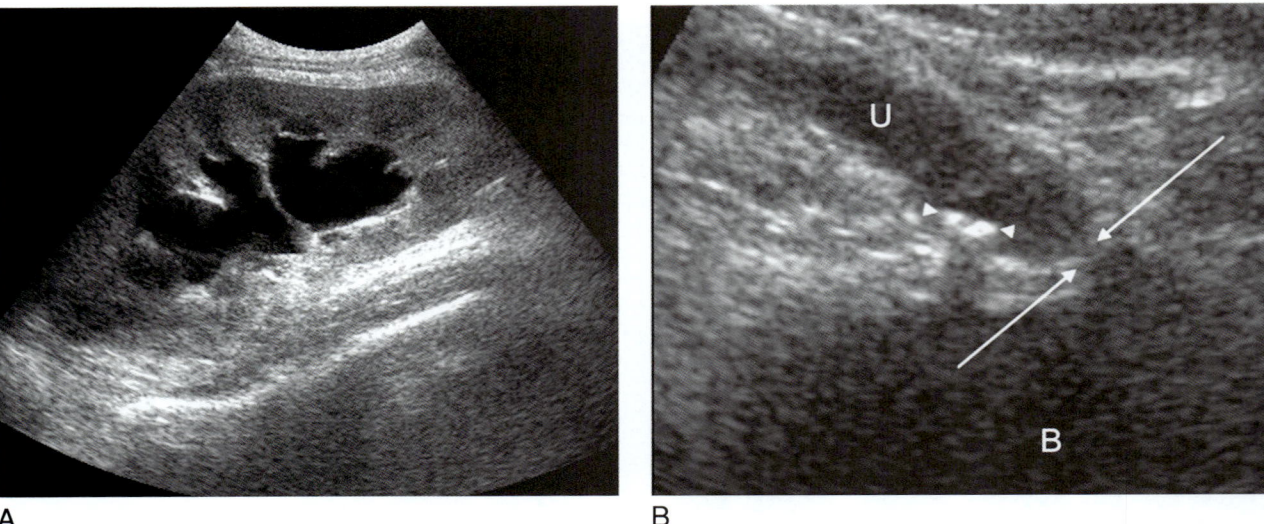

FIGURA 19-41. Obstrução da junção ureterovesical. A, Corte sagital mostra hidronefrose de grau 3. **B,** Esta é produzida por um estreitamento na junção vesicoureteral (*setas*). As *pontas de setas* mostram um cálculo muito pequeno não-obstrutivo. (B – bexiga, U – ureter.)

tecidos tenham um sinal colorido fora das margens da vasculatura renal. O **Doppler espectral** é típico de todas as MAVs em que existe pouca resistência, fluxo de alta velocidade com dificuldade na diferenciação entre artéria e veia dentro da malformação. Se uma veia de drenagem dominante for detectada, a forma de onda poderá ser pulsátil ou arterializada (Fig. 19-44).[46,53,55,56]

No Doppler colorido, as regiões focais das **calcificações distróficas corticais** ou **pequenos cálculos que podem imitar uma MAV** se dão pela produção de um sinal colorido intenso conhecido como um **artefato brilhante**.[57] Estes artefatos podem ser diferenciados de uma MAV verdadeira no traçado espectral devido às calcificações e cálculos que produzem faixas lineares características na investigação espectral. Em nossa experiência clínica, também temos observado uma faixa linear colorida posterior a estas regiões de cálcio que se estendem aos limites da caixa de cor. Não observamos este fenômeno com as MAVs e encontramos um instrumento útil na diferenciação entre malformações vasculares e calcificações focais (Fig. 19-45).

Os **pseudo-aneurismas** ocorrem como resultado do trauma vascular ao sistema arterial durante a biópsia percutânea ou, mais comumente, acontecem no local da anastomose vascular (Fig. 19-46). Eles podem ser de localização intra ou extra-renal. Na ultra-sonografia, os **pseudo-aneurismas podem imitar um cisto simples ou complexo.** No Doppler colorido, o fluxo pode ser facilmente obtido no lúmen de pseudo-aneurismas patentes, muitas vezes com um padrão espiralado, enquanto no Doppler espectral, uma forma de onda em **vaivém** central, ou um traçado arterial desorganizado podem ser obtidos.[38]

Coleções Líquidas

As coleções perinéfricas são demonstradas em até 50% dos receptores de transplante.[58,59] As coleções mais comuns incluem hematoma, urinoma, linfocele e abscesso. As aparências no ultra-som destas coleções peritransplante são, muitas vezes, inespecíficas, e os achados clínicos são necessários para determinar sua etiologia. O tamanho e a localização de cada coleção devem ser documentados em imagens de base, pois um aumento no tamanho pode indicar a necessidade de intervenção cirúrgica.

Os **hematomas pós-operatórios** são variáveis em tamanho, mas freqüentemente são pequenos, de localização perirrenal, clinicamente insignificantes e de resolução espontânea.[53] Sua aparência ultra-sonográfica é dependente da idade da coleção. Agudamente, os hematomas aparecem como uma massa sólida heterogênea ecogênica. Com o tempo, eles se liquefazem tornando-se uma estrutura cística complexa com ecos internos, filamentos, ou septações. Os hematomas pós-biópsia têm uma morfologia similar aos seus equivalentes pós-operatórios (Fig. 19-47).

O **escape de urina ou urinomas** foram reportados em até 6% dos transplantes renais e ocorrem dentro das primeiras duas semanas após a cirurgia.[60] Eles são comumente secundários às anastomoses ou à isquemia ureteral. Raramente, os urinomas podem ser resultantes da obstrução de alto grau do sistema coletor (Fig. 19-48). Na ultra-sonografia, eles são bem definidos, anecóicos e podem estar associados a hidronefrose. Os grandes escapes de urina podem resultar em extravasamento e grande quantidade de líquido intraperitoneal.

As **linfoceles** resultam do rompimento cirúrgico dos linfáticos ilíacos e ocorrem 4 a 8 semanas após a cirurgia em até 15% dos pacientes. As linfoceles são descobertas incidentalmente, são assintomáticas, e são as coleções líquidas mais comuns que ocasionam as obstruções ureterais. Elas têm o potencial de obstruir a drenagem venosa, resultando em edema do membro inferior, escroto ou grandes lábios, ou se tornam infectadas.[38] As coleções sintomáticas são drenadas (cirúrgica ou percutaneamente) ou são submetidas à marsu-

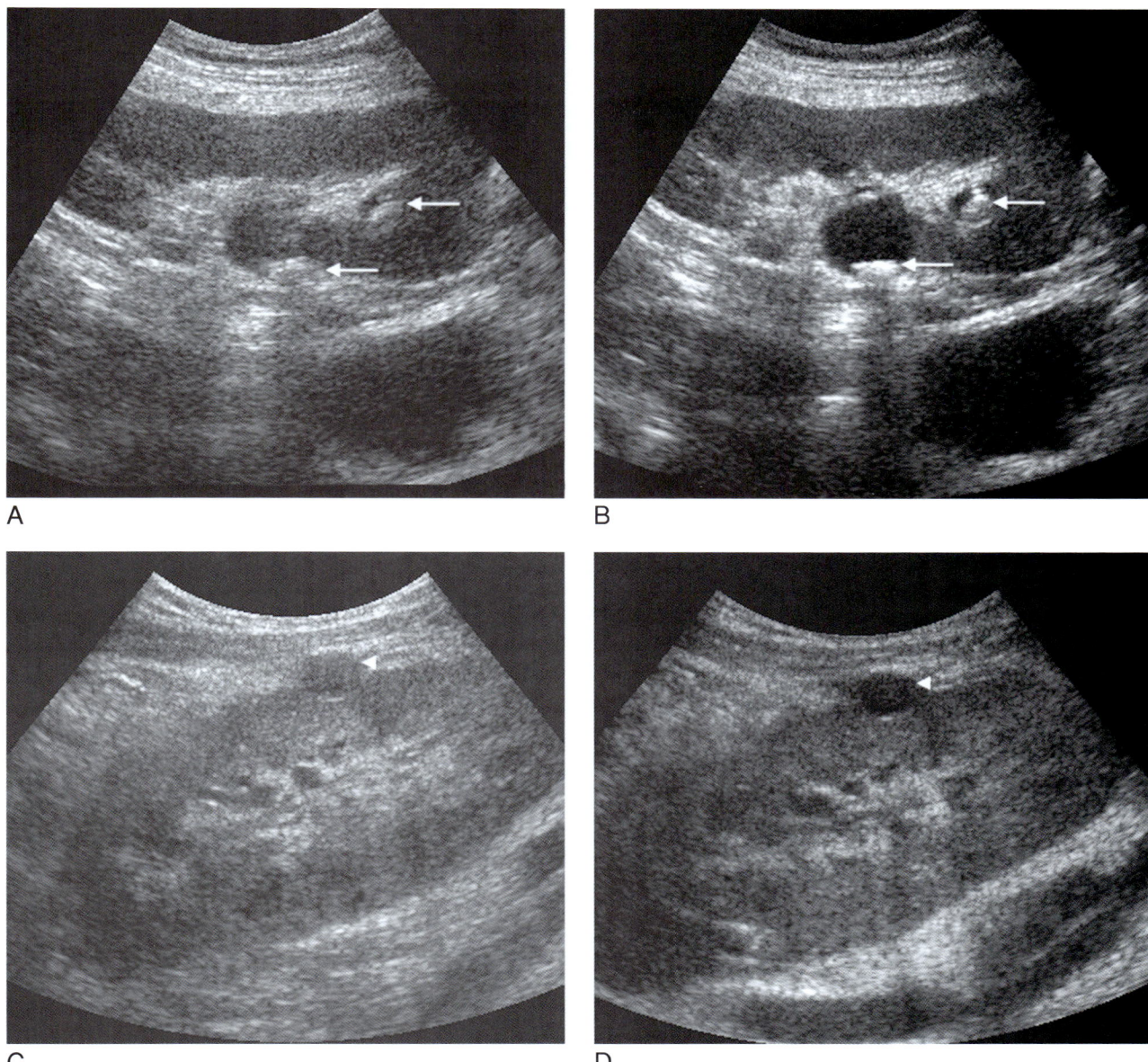

FIGURA 19-42. Imagem harmônica em dois pacientes. A, Imagem sagital convencional mostra cálculos detectáveis (*setas*) e um sistema coletor dilatado. **B**, Imagem harmônica mostra resolução melhorada dos cálculos (*setas*) vistas agora associadas a sombra acústica posterior, dentro do sistema coletor dilatado anecóico. **C**, Imagem convencional mostra cisto cortical (*ponta de seta*) com ecos internos e mínimo reforço acústico. **D**, Imagem harmônica mostra cisto anecóico e simples, agora associado a uma quantidade apropriada de reforço acústico.

pialização. Na ultra-sonografia, elas são coleções bem definidas anecóicas ou que podem conter filamentos internos finos (Fig. 19-49).

TRANSPLANTE DO PÂNCREAS

O transplante pancreático é realizado em pacientes selecionados que têm maiores complicações relacionadas à diabetes tipo I e representa a única forma de terapia de substituição endócrina auto-reguladora, com mais de 80% de receptores ficando livres das necessidades exógenas de insulina dentro de um ano da cirurgia. Até agora, mais de 11.000 transplantes pancreáticos foram realizados no mundo todo com um índice de sobrevida em um ano maior que 90%.[5]

Técnica Cirúrgica

Desde que o primeiro transplante pancreático foi realizado, em 1966, várias técnicas cirúrgicas foram descritas. As duas cirurgias de transplante pancreático mais comumente utilizadas envolvem o transplante de toda a glândula, com uma

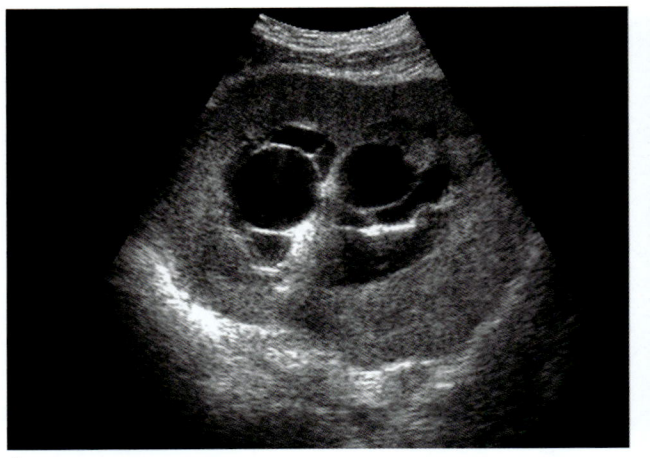 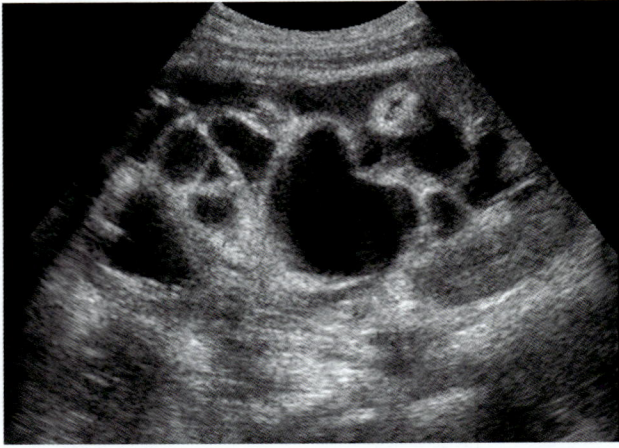

FIGURA 19-43. Cistos parapiélicos. A, Cortes transversal e, **B**, sagital mostram cistos parapiélicos múltiplos que simulam a hidronefrose.

TABELA 19-1. TÉCNICAS CIRÚRGICAS PARA TRANSPLANTE PANCREÁTICO		
	Drenagem Vesicovenosa Sistêmica	**Drenagem Êntero-venosa Portal**
Localização	Quadrante inferior direito	Quadrante superior direito
Orientação pancreática	Cabeça em sentido caudal	Cauda em sentido caudal
Suprimento arterial	Enxerto arterial do doador em forma de Y à artéria ilíaca comum do receptor	Artéria esplênica do doador à artéria ilíaca comum do receptor
Drenagem venosa	Veia porta do doador à veia ilíaca externa	Veia porta do doador à veia mesentérica superior
Drenagem endócrina	Venosa sistêmica	Venosa portal
Drenagem exócrina	Tronco duodenal do doador *em bloco* fixado à bexiga	Segmento duodenal à alça do jejuno em Y de Roux

anastomose arterial à artéria ilíaca comum do receptor. Todavia, elas diferem em sua drenagem endócrina (*i. e.*, venosa portal) e exócrina (Tabela 19-1).[5,61]

A cirurgia mais tradicional (**drenagem vesicovenosa sistêmica**) envolve a anastomose da veia porta do doador à veia ilíaca externa do receptor (drenagem endócrina venosa sistêmica) e o duodeno do doador à bexiga (drenagem exócrina) (Fig. 19-50).[61] A perda crônica das secreções pancreáticas na bexiga pode resultar em problemas como desidratação, acidose metabólica, irritação local da bexiga, e pancreatite pelo aloenxerto.[5]

Uma técnica mais recente (**drenagem êntero-venosa portal**), que está se tornando mais amplamente utilizada, envolve a anastomose da veia porta do doador à veia mesentérica superior do receptor (drenagem endócrina venosa portal), e o duodeno do doador à alça do jejuno em Y de Roux (drenagem exócrina) (Fig. 19-51). Este tipo de cirurgia fornece um transplante mais fisiológico comparado às técnicas mais tradicionais, e não está associado a desidratação ou acidose metabólica. Além disso, proporciona um controle glicêmico mais apropriado com níveis inferiores de insulina em jejum, e pode estar associado a uma incidência menor de rejeição ao transplante que os transplantes mais tradicionais de **drenagem vesicovenosa** sistêmica.[5]

Ultra-som do Pâncreas Transplantado Normal

A fim de realizar uma avaliação ultra-sonográfica de um pâncreas transplantado, o ultra-sonografista deve estar atento à técnica cirúrgica utilizada, à posição do aloenxerto no abdome na cirurgia, e aos locais de anastomoses vasculares. Isto muitas vezes exige uma revisão detalhada das observações ou discussões intra-operatórias com o cirurgião antes do exame de imagem do paciente.

Os transplantes de **drenagem vesicovenosa sistêmica** estão localizados geralmente no quadrante inferior direito e podem mostrar um eixo diagonal ou horizontal. Os transplantes de **drenagem êntero-venosa portal** se situam geralmente no quadrante superior direito ou região paramedial direita com um eixo vertical. Em ambos os casos, o aloenxerto pode ter visualização difícil devido à sobreposição de gases intestinais; entretanto, uma varredura meticulosa com compressão intermitente do gás intraluminal sobrejacente é freqüentemente bem-sucedida na visualização do transplante. Em nossa

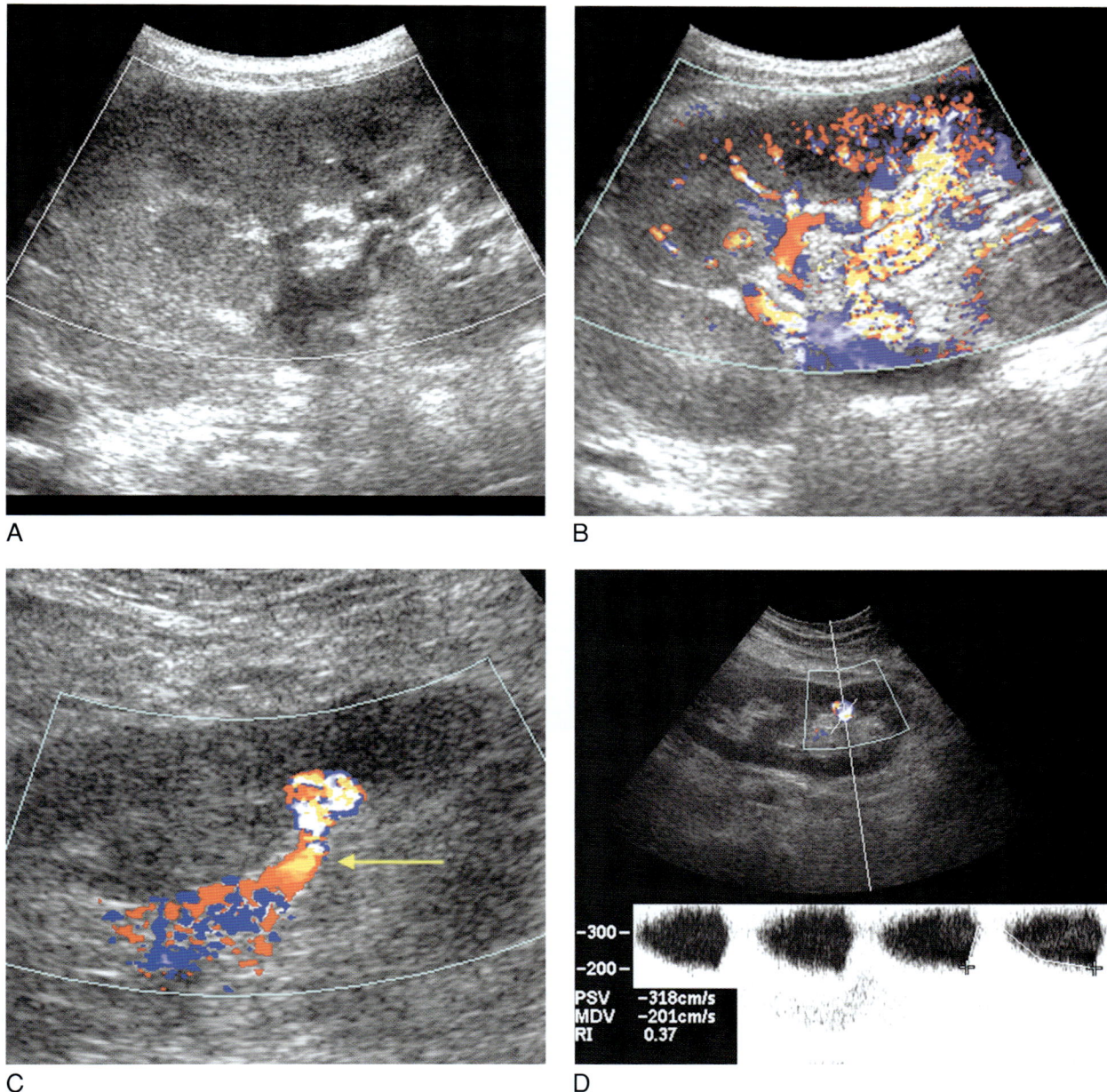

FIGURA 19-44. Malformações arteriovenosas. A, Ultra-sonografia. Malformação arteriovenosa (MAV) não é detectável. **B**, Doppler colorido correspondente à imagem ultra-sonográfica de **A** mostra uma grande MAV. **C**, Corte sagital mostra MAV em vaso nutridor (*seta*). **D**, Doppler espectral mostra forma de onda de alta velocidade e baixa resistência dentro da MAV.

experiência, ainda que o transplante pancreático normal possa estar obscurecido, a inflamação do enxerto e as coleções líquidas perienxerto facilitam a visualização pancreática.

O aloenxerto normal retém sua morfologia ultra-sonográfica normal com margens bem definidas, uma ecotextura homogênea, isoecóico ou minimamente ecogênico no fígado, e um ducto pancreático não dilatado e delgado (Fig. 19-52). A gordura peripancreática mostra uma ecogenicidade normal, e ocasionalmente, uma pequena quantidade de líquido circunjacente pode ser observada. Esta pequena quantidade de líquido peripancreático, geralmente, tem resolução sem complicação.

O **Doppler colorido** é útil na localização dos vasos mesentéricos, particularmente naqueles casos em que o enxerto é fracamente visualizado devido aos gases intestinais sobrejacentes. O Doppler **espectral** do enxerto normal mostra o fluxo venoso monofásico contínuo e formas de ondas arteriais de baixa resistência.

Pâncreas Transplantado Anormal
Trombose Vascular

A trombose do enxerto, incluindo a trombose venosa e arterial, ocorre com uma incidência reportada de 2% a 19% e é

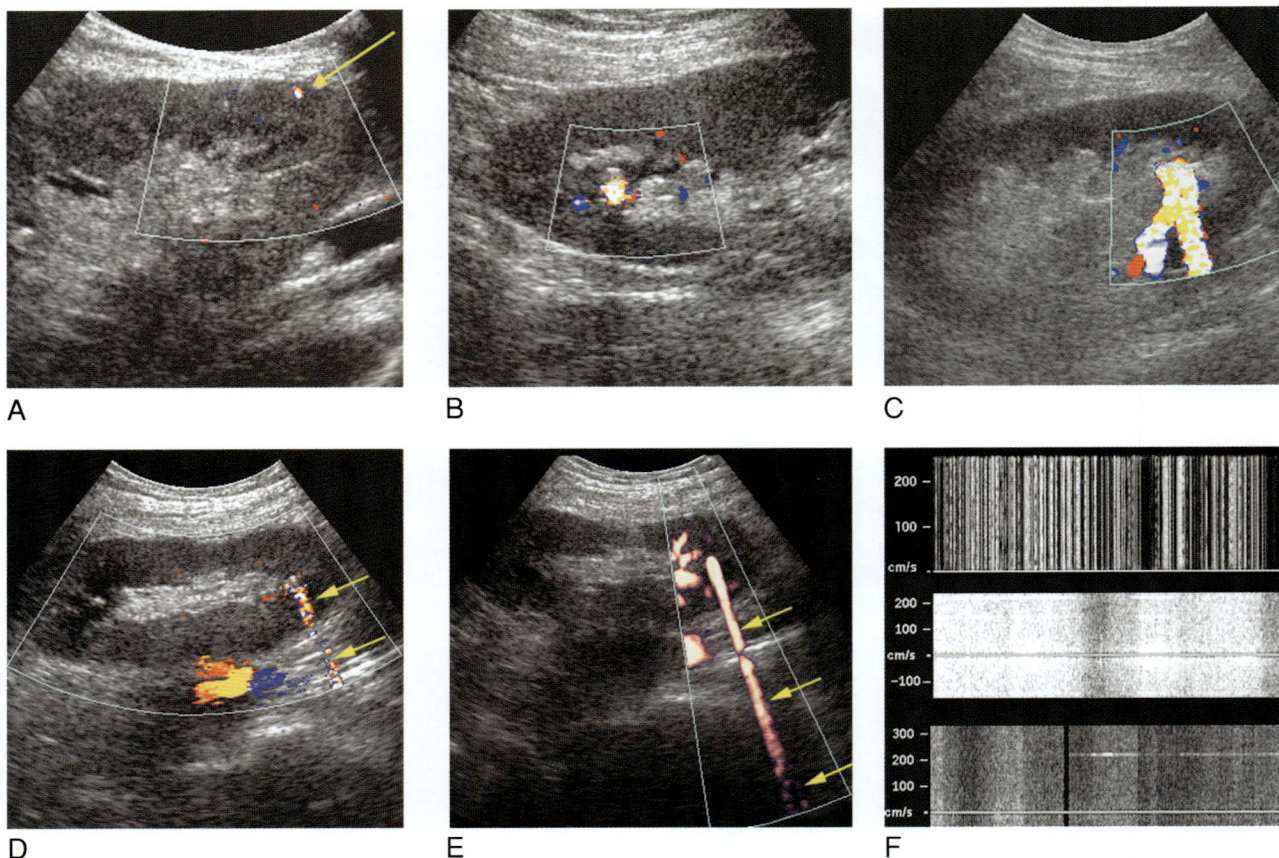

FIGURA 19-45. Malformação arteriovenosa: simuladores. Corte sagital mostra artefato brilhante produzido por **A**, calcificação cortical distrófica do pólo inferior (*seta*), **B**, cálculo do pólo superior e **C**, cálculo do pólo inferior. Diferenciação da malformação arteriovenosa. Em **D**, Doppler colorido e **E**, Power Doppler, artefatos coloridos (*setas*) podem ser vistos posteriormente à margem do rim. O tamanho do artefato brilhante varia com o tamanho da caixa colorida. **F**, No Doppler espectral, o artefato brilhante mostra faixas lineares como nestes três traçados espectrais.

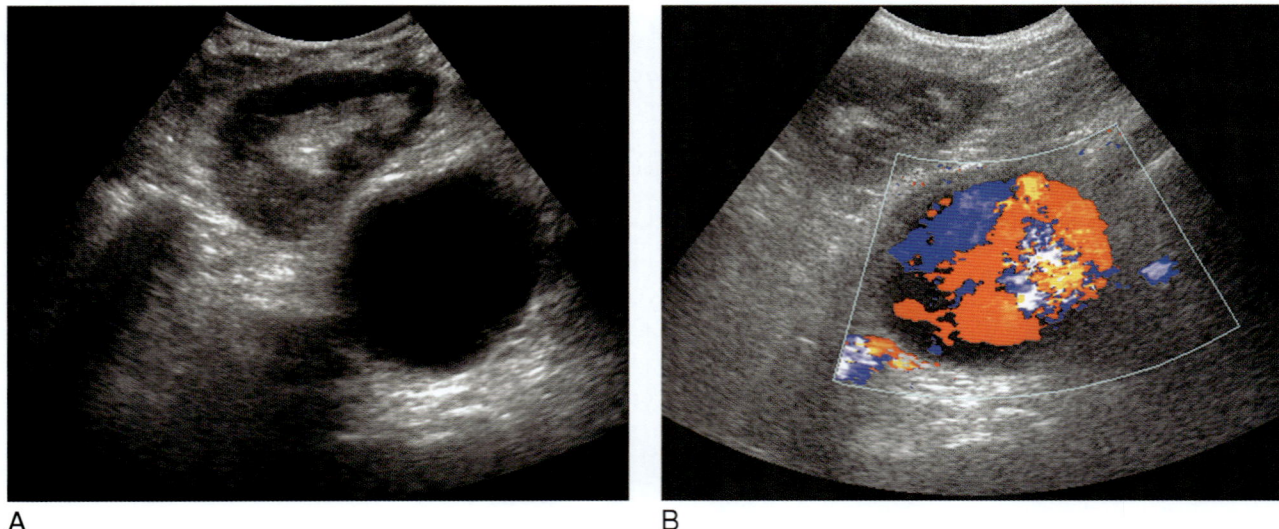

FIGURA 19-46. Pseudo-aneurisma da artéria renal. A, Corte transversal mostra estrutura anecóica adjacente ao hilo renal. **B**, Doppler colorido mostra que esta estrutura contém fluxo espiralado e representa um pseudo-aneurisma.

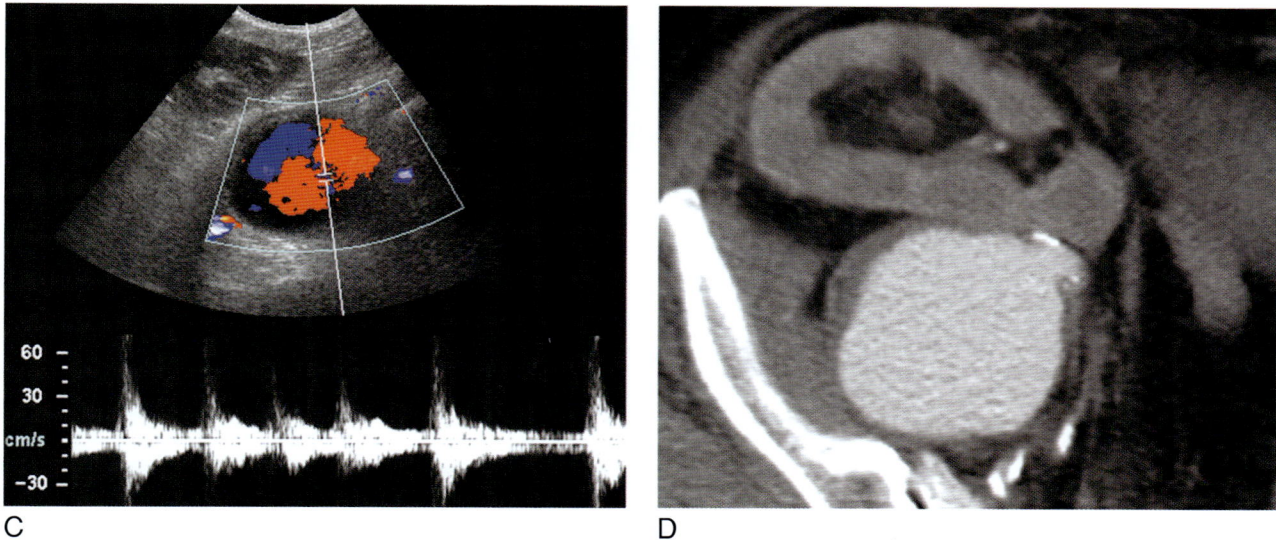

FIGURA 19-46, cont. Pseudo-aneurisma da artéria renal. C, Doppler espectral mostra fluxo interno desorganizado dentro do pseudo-aneurisma. **D**, Imagem por TC mostra o pseudo-aneurisma surgindo do local da anastomose da artéria renal.

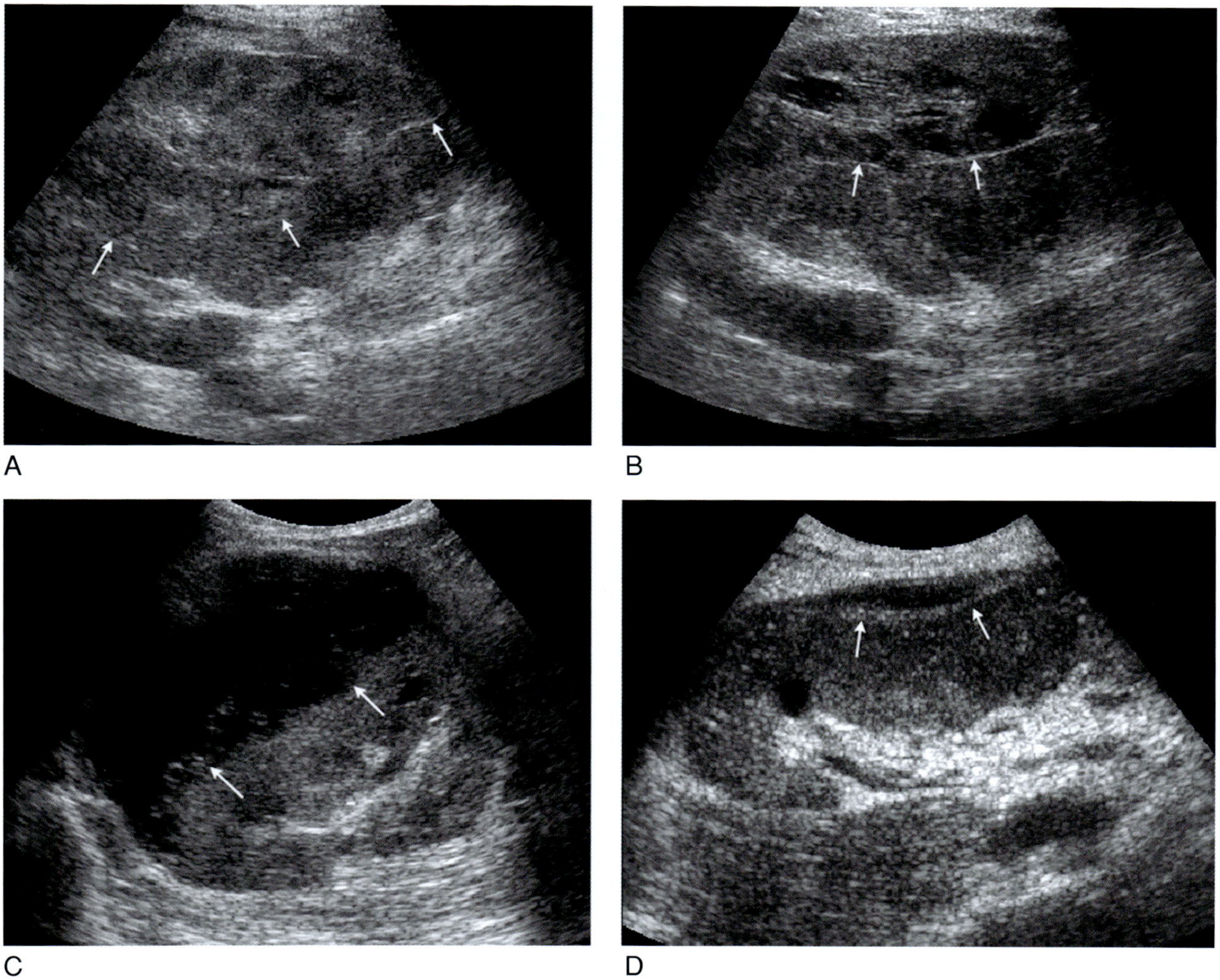

FIGURA 19-47. Hematoma subcapsular secundário à biópsia. Corte sagital mostra **A**, hematoma agudo aparecendo como estrutura heterogênea sólida. **B**, Após uma semana, áreas císticas desenvolvem-se dentro do hematoma. **C**, Após um mês, o hematoma se liquefaz e é maior devido ao efeito hiperosmolar e **D**, diminui eventualmente de tamanho enquanto é reabsorvido. As *setas* marcam a junção entre o hematoma e o córtex renal.

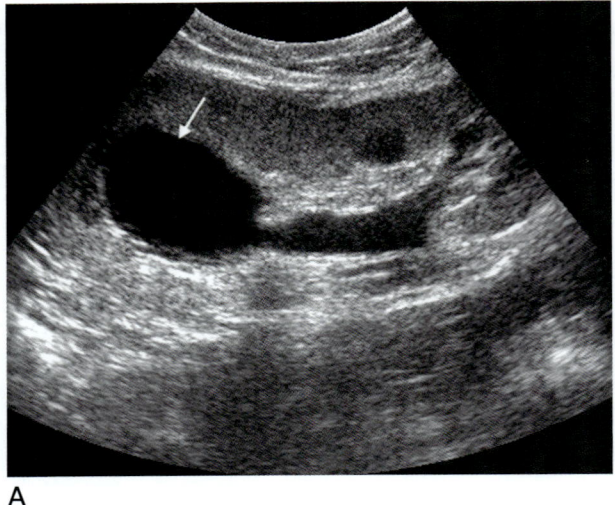
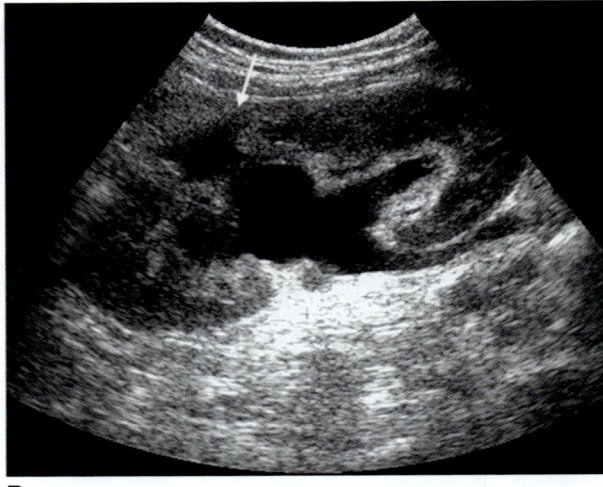
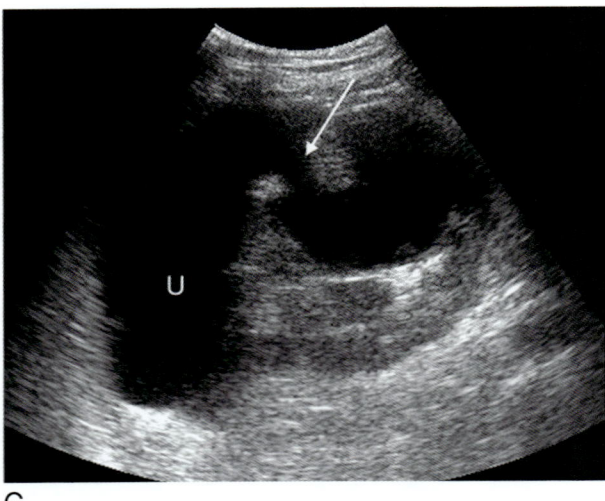

FIGURA 19-48. Urinoma secundário à obstrução de alto grau da junção ureterovesical. A, Corte sagital mostra dilatação do cálice do pólo superior (*seta*); **B**, que se rompe, eventualmente, através do córtex adjacente (*seta*); e **C**, formando um defeito cortical (*seta*) e, subseqüentemente, um urinoma perinéfrico (U).

a segunda maior causa de perda do transplante após rejeição. Os transplantes pancreáticos são mais vulneráveis à trombose do enxerto, quando comparados aos transplantes renais, devido à velocidade do fluxo sangüíneo no pâncreas transplantado ser mais lenta, comparada àquela do rim transplantado.[62,63]

Ainda que os sinais e sintomas clínicos da trombose do enxerto sejam inespecíficos, a detecção da trombose vascular é imperativa para o resgate do transplante e prevenção de seqüelas que ameacem a vida, como sepse e colapso cardiovascular. A trombose venosa, que ocorre com uma incidência estimada de 5%, é particularmente preocupante devido ao risco aumentado de pancreatite hemorrágica, necrose tecidual, infecção, propagação do trombo, e embolia pulmonar.[63]

A **trombose do enxerto** pode ser categorizada como precoce ou tardia, dependendo do tempo do diagnóstico após a cirurgia. A trombose **precoce** do enxerto ocorre dentro do primeiro mês do transplante, e é secundária à lesão microvascular durante a preservação do enxerto ou a erro técnico durante a cirurgia. A trombose **tardia** do enxerto ocorre um mês após a cirurgia do transplante e se deve, em geral, à arterite aloimune, na qual a oclusão gradual dos pequenos vasos sangüíneos culminam, eventualmente, na oclusão completa proximal do vaso.[62] Outros fatores técnicos que se pensou predisporem à trombose do enxerto incluem coagulopatias, longo tempo de preservação, vasos ruins do doador, colocação do enxerto do lado esquerdo resultando em anastomose profunda, e utilização de uma extensão venosa do enxerto.[63]

No ultra-som, o **trombo oclusivo ou não-oclusivo** pode ser visualizado no lúmen das artérias ou veias transplantadas (Fig. 19-53). Também temos observado vários casos de trombos que ocorrem na linha de sutura das artérias ou veias com terminação cega (Fig. 19-54).

No **Doppler espectral**, nenhum fluxo arterial é detectado nos transplantes com trombo arterial oclusivo. Nestes enxertos com trombo venoso oclusivo, uma falta de fluxo venoso é detectada no traçado espectral, com fluxo arterial de alta resistência, não mostrando nenhum fluxo na diástole (IR = 1) ou reversão do fluxo diastólico.[63] As artérias ligadas cirurgicamente contendo trombos podem mostrar um padrão cíclico de fluxo adjacente ao trombo, que presumi-

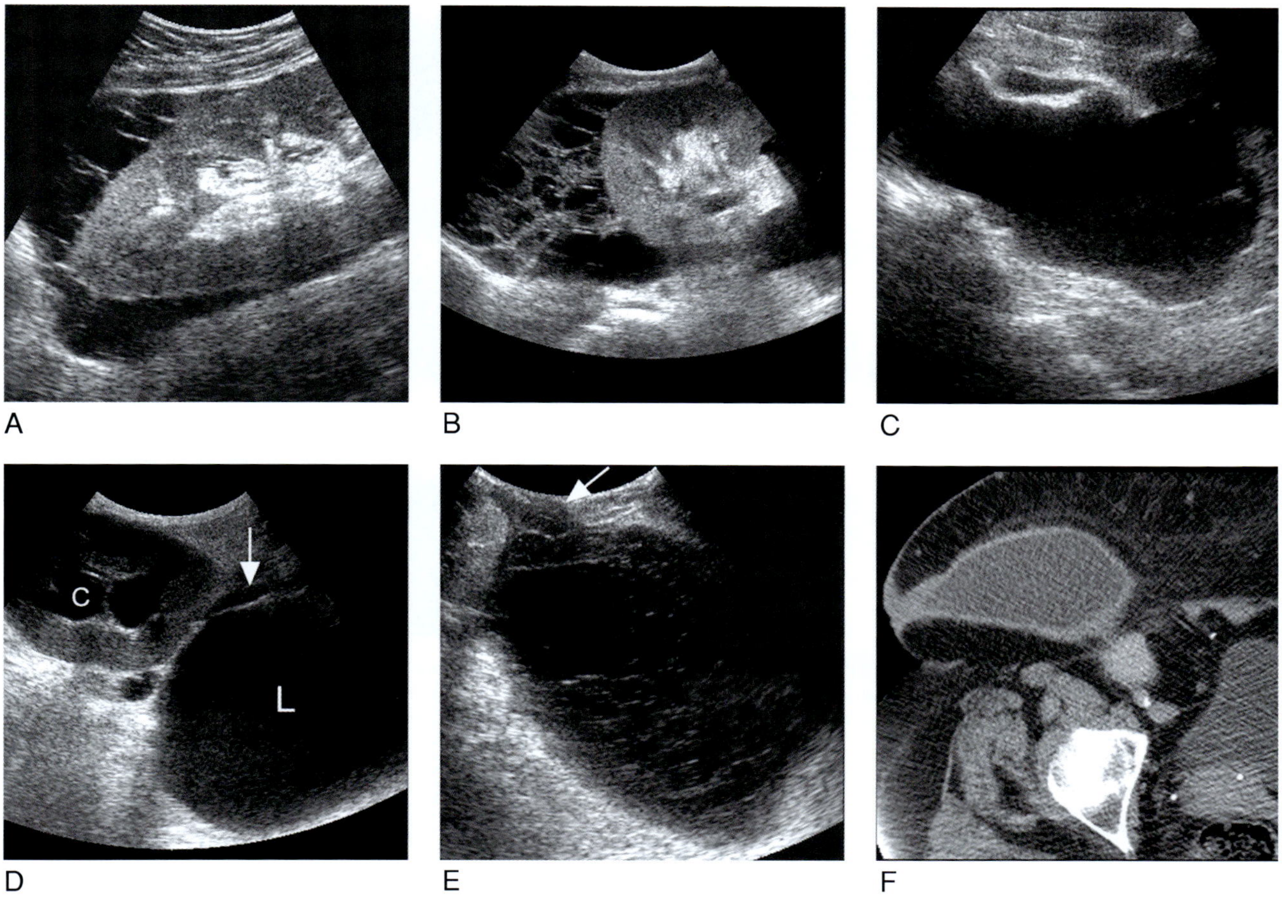

FIGURA 19-49. Linfoceles. A, Cortes sagital e **B**, transversal mostram linfoceles perinéfricas septadas. **C**, Corte sagital mostra linfocele anecóica, que foi localizada acima do rim transplantado (*não mostrado*). **D**, Linfocele anecóica (L) causando obstrução do ureter médio (*seta*) e dilatação do sistema calicial (C). **E**, Corte sagital e **F**, imagem por TC correlativa mostra linfocele infectada com filamentos internos, drenando para a pele por uma fístula cutânea (*seta*).

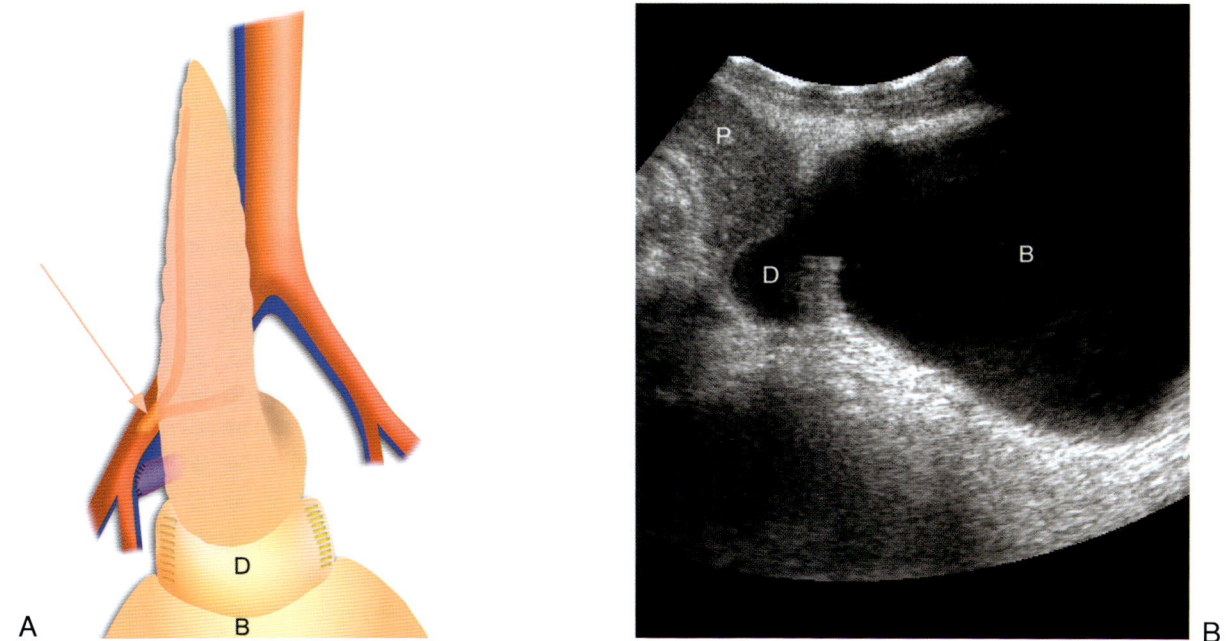

FIGURA 19-50. Drenagem vesicovenosa sistêmica (cirurgia tradicional). A, A veia porta do doador (*roxo*) é anastomosada à veia ilíaca externa, e o enxerto em Y da artéria do doador (*seta salmão*) à artéria ilíaca externa. O tronco duodenal (D) é anastomosado à bexiga (B). **B**, Corte sagital mostra tronco duodenal anastomosado à bexiga (B). (D, tronco duodenal; P, pâncreas.)

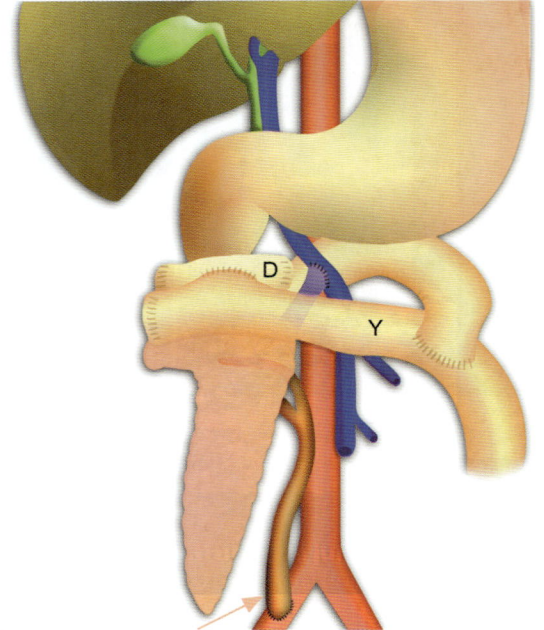 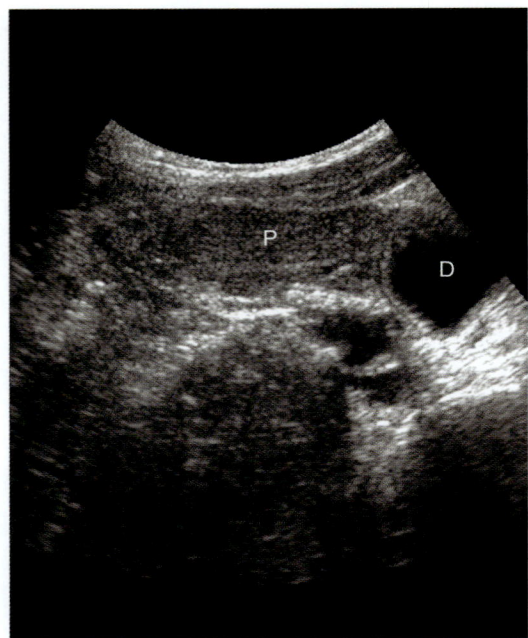

FIGURA 19-51. Drenagem êntero-venosa portal (nova técnica). A, A veia porta do doador (*roxo*) está anastomosada à veia mesentérica superior (*azul*), e a artéria do doador (*seta salmão*) à artéria ilíaca comum. O tronco duodenal (D) é anastomosado em Y de Roux (Y). **B**, Corte transversal mostra o pâncreas transplantado (P) com tronco duodenal preenchido com líquido (D).

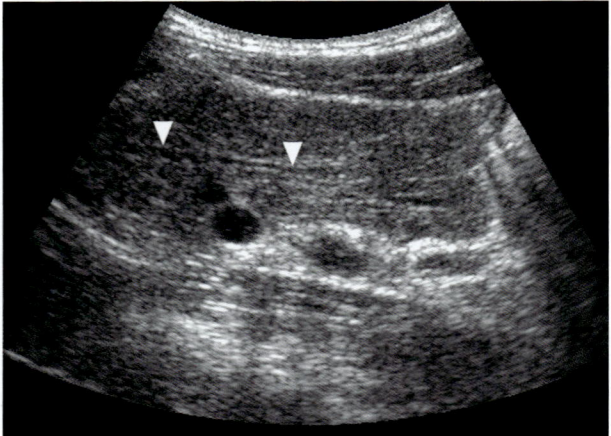

FIGURA 19-52. Pâncreas transplantado normal.
Ultra-sonografia do pâncreas transplantado mostra ecogenicidade e ecotextura normais do aloenxerto, com ducto pancreático não-dilatado (*pontas de setas*).

mos ser secundário às correntes circulares locais, com uma forma de onda arterial normal mais proximal.

Fístula Arteriovenosa

As fístulas arteriovenosas são uma rara complicação dos transplantes pancreáticos. Como com outras malformações arteriais, a lesão pode não ser detectável na ultra-sonografia.

No Doppler colorido, entretanto, um mosaico de cores intensas pode ser identificado, produzido pelo emaranhado de vasos dentro da fístula e pela vibração tecidual adjacente. O Doppler espectral revela fluxo de alta velocidade e baixa resistência dentro da lesão, que é típico de derivação arterio-venosa (Fig. 19-55).

Rejeição

A rejeição é a **causa mais comum de perda do enxerto pancreático pós-transplante.** O reconhecimento precoce da rejeição do transplante permanece um desafio, pois os parâmetros clínicos utilizados para avaliar a disfunção do enxerto do pâncreas têm poucas sensibilidade e especificidade em sua detecção de rejeição.

Na ultra-sonografia, o aloenxerto pode aparecer hipoecóico ou contendo múltiplas regiões anecóicas, e a ecotextura parenquimatosa pode ser desigual e heterogênea (Fig. 19-56).[64,65] A utilização dos **índices de resistência arteriais** como um indicador de rejeição parece ser, de alguma forma, controversa. Foi mostrado que os índices de resistência da oferta de artérias do transplante pancreático não podem diferenciar aqueles aloenxertos com rejeição branda ou moderada dos transplantes normais sem rejeição.[66] Isto pode estar relacionado ao fato de que o transplante pancreático não contém uma cápsula de caracterização distinta, e, portanto, a tumefação da rejeição do transplante pode não necessariamente resultar em pressões parenquimatosas ele-

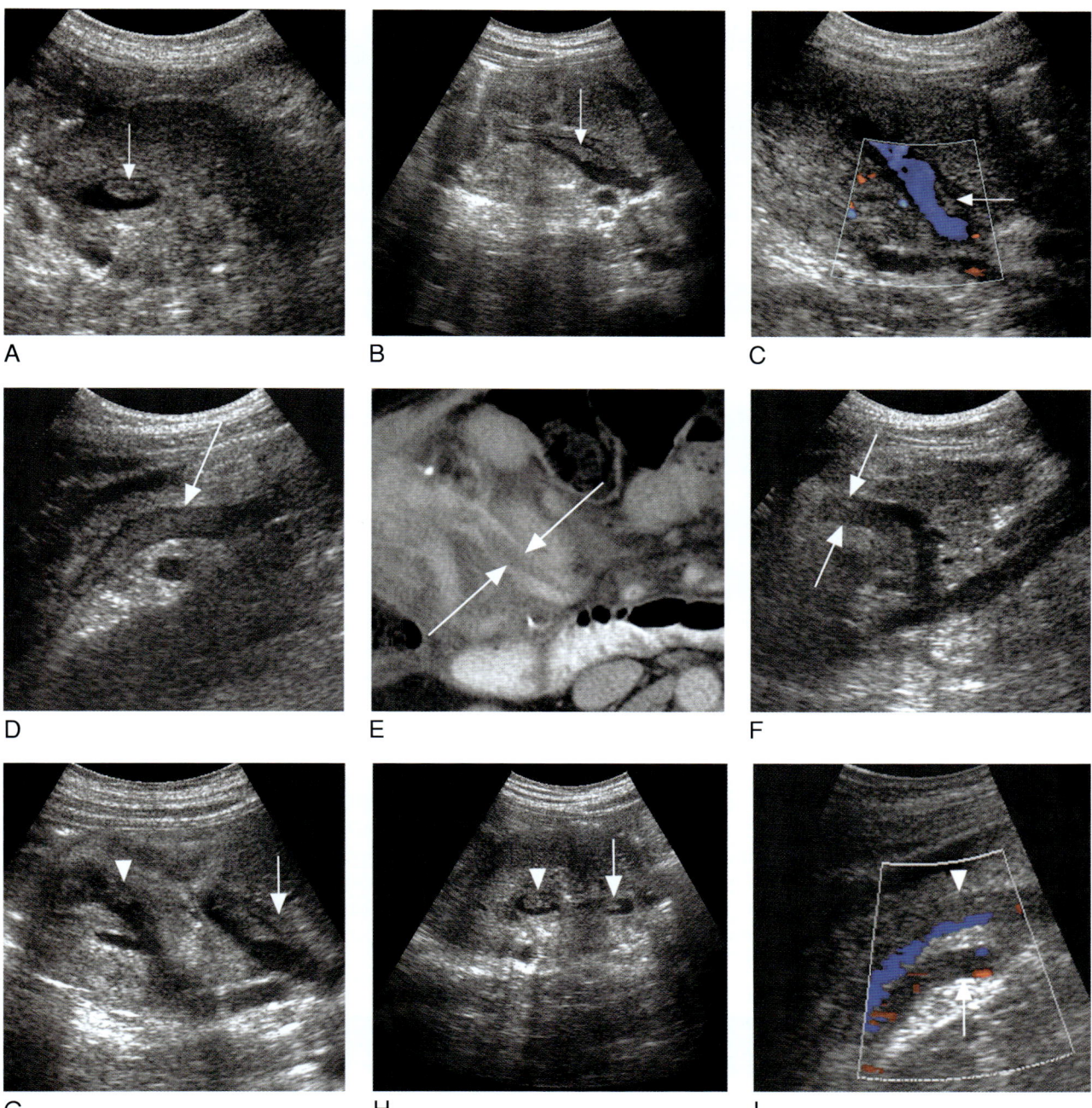

FIGURA 19-53. Trombose do enxerto em pacientes diferentes. A, Cortes transversal e **B**, sagital e **C**, Doppler colorido mostram trombo venoso não-oclusivo (*setas*). **D**, Ultra-sonografia (*seta*) e **E**, TC correlativa (*setas*) mostram trombo venoso não-oclusivo. **F**, Corte sagital mostra trombo arterial oclusivo (*setas*). **G**, Corte sagital, **H**, Corte transversal e **I**, Doppler colorido mostra trombos venoso (*ponta de seta*) e arterial (*seta*) não-oclusivos no mesmo transplante.

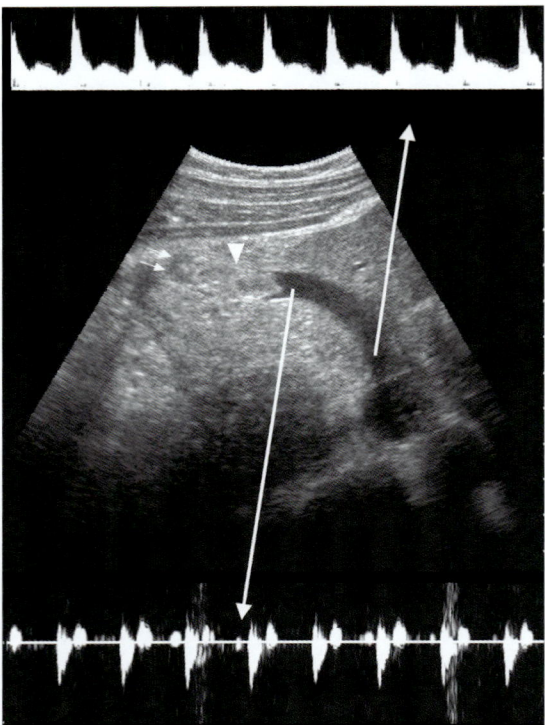

FIGURA 19-54. Trombo adjacente à linha de sutura. Trombo ecogênico (*ponta de seta*) na linha de sutura (*setas menores*) da artéria ligada à terminação cega. Traço espectral adjacente ao trombo mostra uma forma de onda em vaivém (*abaixo*), enquanto o traço espectral (*acima*) mais distal está normal.

vadas ou resistência vascular aumentada.[67] Os IRs grosseiramente elevados, maiores que 0,8, foram observados nos aloenxertos pancreáticos com rejeição grave aguda com comprovação por biópsia. Ainda que esses IRs elevados possam ser sensíveis, eles não são específicos na detecção de rejeição grave do transplante pancreático.[66]

Pancreatite

Quase todos os pacientes desenvolvem sintomas de pancreatite imediatamente após a cirurgia, que é presumivelmente secundária à preservação da lesão e da isquemia.[67] Outras causas de pancreatite incluem oclusão parcial ou completa do ducto pancreático, má perfusão do aloenxerto e, naqueles pacientes com **drenagem vesicovenosa sistêmica**, pancreatite relacionada ao refluxo.[64,67]

A **aparência no ultra-som** da pancreatite no aloenxerto é **similar àquela da pancreatite na glândula nativa** (Fig. 19-57). Os achados de ultra-sonografia incluem um pâncreas de tamanho normal ou edematoso, com margens mal definidas, ecogenicidade aumentada da gordura peripancreática secundária à inflamação circunjacente, líquido peripancreático, e espessamento da parede intestinal adjacente. Em casos de pancreatite resultantes da obstrução ductal, pode ser observado um ducto pancreático dilatado.[64,67] Em casos não-agudos de pancreatite, os pseudocistos adjacentes ao, ou distais ao transplante podem ser identificados, geralmente parecendo como uma estrutura cística complexa.

Coleções Líquidas

As coleções líquidas peripancreáticas relacionadas ao transplante podem estar associadas a uma probabilidade aumentada de perda da função do aloenxerto, e aumento da mortalidade e da morbidade geral no receptor. O diagnóstico e a caracterização precoce dessas coleções são imperativos, pois o tratamento nos estágios agudos tem sido associado à função melhorada do enxerto e morbidade diminuída do receptor.[68]

No período pós-cirúrgico imediato, o líquido no peritransplante pode ser causado por vazamento do líquido pancreático dos ductos e linfáticos transeccionados, por um exsudato inflamatório, sangue ou urina (Fig. 19-58). Estas coleções podem requerer acompanhamento por imagens seriadas ou drenagem, dependendo da condição clínica do paciente.

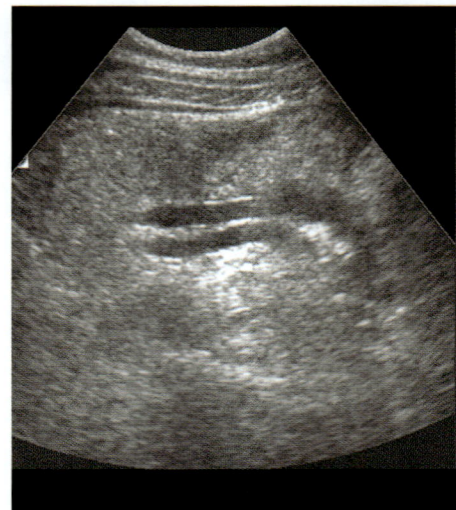
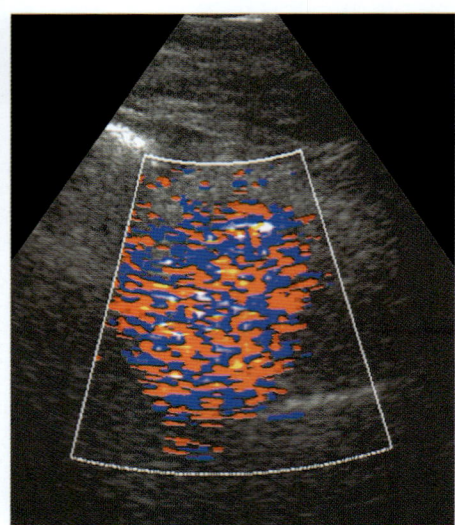

FIGURA 19-55. Malformação arteriovenosa do pâncreas transplantado (MAV). A, Ultra-sonografia transversal não mostra nenhuma anormalidade. Todavia, o Doppler colorido (**B**) mostra um mosaico colorido intenso no pâncreas, secundário à MAV parenquimatosa.

A   B

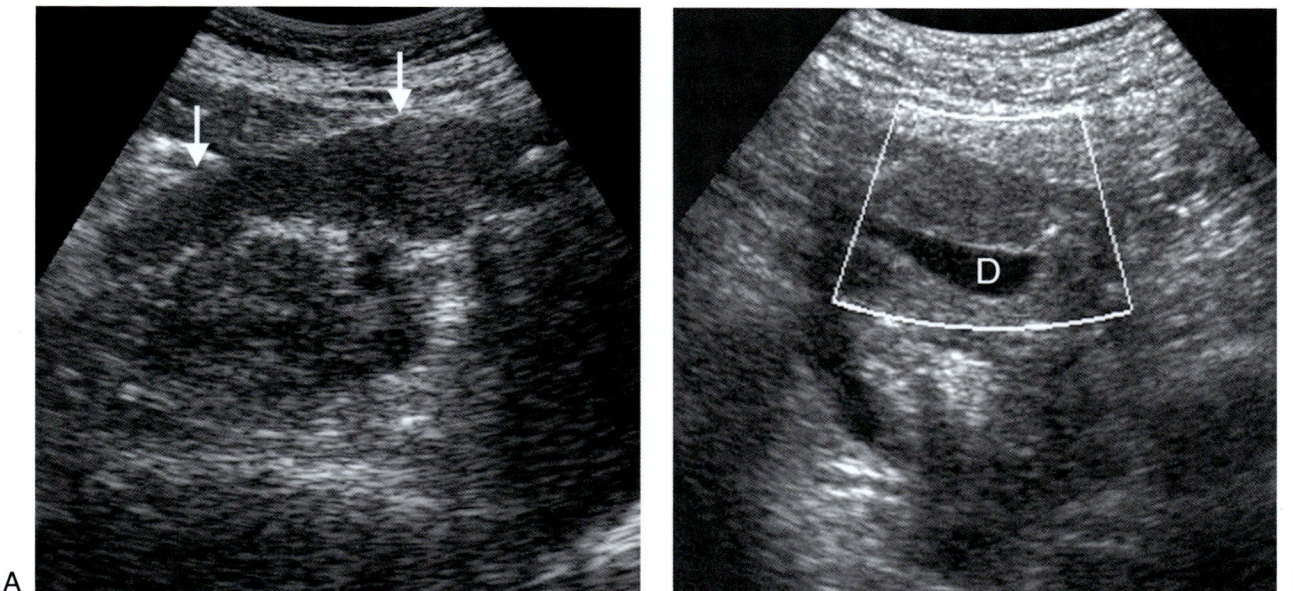

FIGURA 19-56. Rejeição do pâncreas transplantado. A, Corte transversal mostra o pâncreas hipoecóico *(setas)*. O parênquima pancreático também está atrofiado. **B**, Corte oblíquo mostra ducto pancreático dilatado (D) secundário à atrofia parenquimatosa circunjacente.

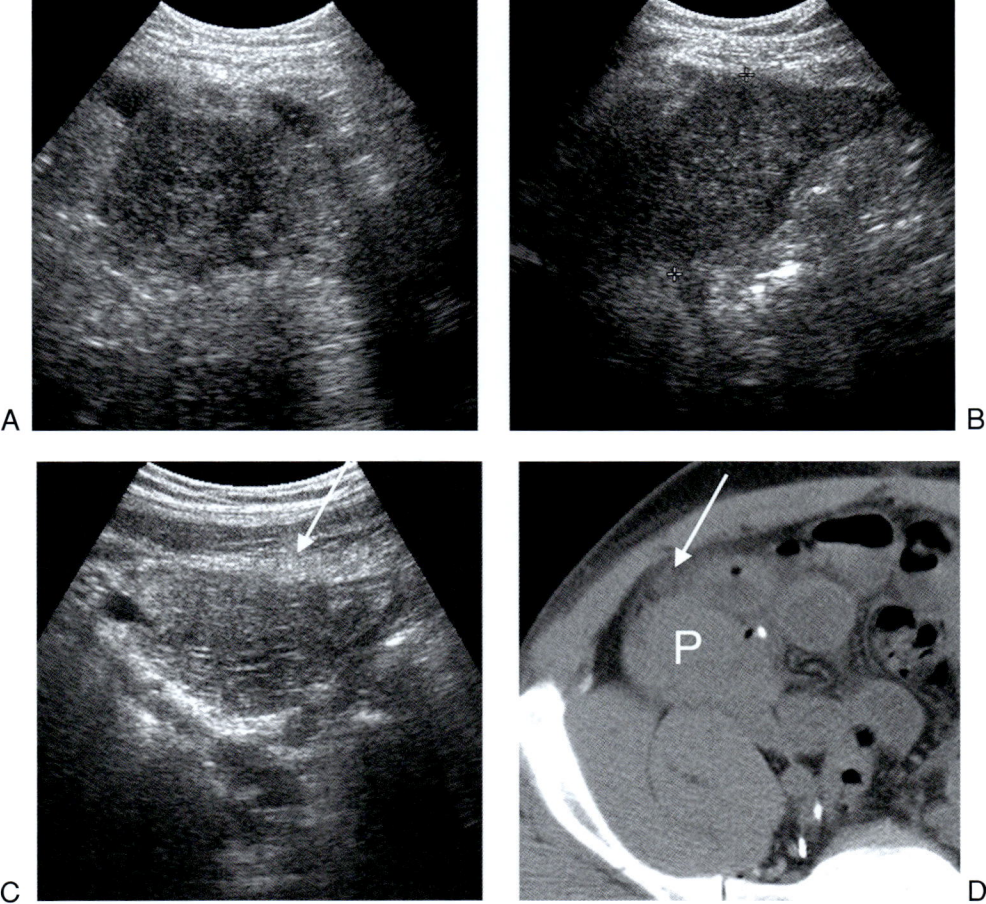

FIGURA 19-57. Pancreatite. A, Imagens transversal e **B**, oblíqua mostram aloenxerto edematoso. **C**, Ultra-som oblíquo mostra gordura peripancreática inflamada ecogênica (*seta*). **D**, Isto aparece como filamentos na gordura peripancreática na TC (*seta*). (P, pâncreas transplantado.)

Os **vazamentos duodenais** na **drenagem vesicovenosa sistêmica** dos transplantes ocorrem da deiscência da anastomose duodenovesical e resultam na formação dos urinomas, com freqüência na face medial do transplante. Os urinomas também podem ocorrer como resultado da infecção ou necrose do enxerto.[68]

Os **vazamentos duodenais** na **drenagem êntero-venosa portal** dos transplantes ocorrem na terminação cega do duodeno do doador, ou da anastomose com a alça em Y de Roux. No ultra-som, as grandes ascites, o espessamento da parede duodenal, ou o ar intraperitoneal livre podem ser observados nos pacientes com colapso das anastomoses duodenais. Estes vazamentos podem representar ameaça à vida, podendo resultar em sepse devastadora. Além disso, a presença de enzimas digestivas em contato com o enxerto pode levar à necrose tecidual significativa.[67]

Os pacientes com transplantes pancreáticos são também suscetíveis à infecção devido às suas terapias imunossupressoras, como também ao diabetes melito de base. Os **abscessos** são ocasionalmente identificados e são muitas vezes associados a hematomas, infecções do trato urinário, e pancreatite. Ainda que os gases dentro da coleção líquida possam indicar a presença de um organismo formador de gases, bolhas de ar dentro da coleção também podem resultar da presença de fístula ou necrose tecidual em casos de trombose vascular.[68]

No período pós-transplante, o desenvolvimento de uma nova coleção ou alteração na morfologia ultra-sonográfica da coleção pode resultar de uma variedade de etiologias, incluindo infecção, mau funcionamento do ducto pancreático, stent, ou dreno externo, hemorragia, ou infarto tecidual associado.[68]

Complicações Diversas

Outras complicações dos transplantes pancreáticos incluem intussuscepção da alça em Y de Roux, obstrução do intestino delgado por aderências ou pancreatite do enxerto adjacente, e paniculite.

DISTÚRBIO LINFOPROLIFERATIVO PÓS-TRANSPLANTE

Os distúrbios linfoproliferativos representam uma variação de condições que podem ocorrer em qualquer paciente com uma imunodeficiência de base primária ou secundária. Como os pacientes com transplantes de órgão sólido são cronicamente imunossuprimidos, eles estão sob risco de desenvolvimento de distúrbio linfoproliferativo pós-transplante (DLPT). Sem levar em consideração o tipo de distúrbio linfoproliferativo do qual o paciente é afligido, a patogênese da condição é a mesma em todos os casos.[69]

A maioria dos pacientes com DLPT é ativamente infectada com o **vírus Epstein-Barr**, que induz a proliferação de linfócitos B. No hospedeiro imunocompetente, esta proliferação de células B é regulada por mecanismos múltiplos, muitos dos quais são mediados pelas células T. Todavia, se o hospedeiro for imunossuprimido, com uma deficiência nas defesas de células T, a proliferação de células B pode continuar a produzir um distúrbio linfoproliferativo policlonal ou monoclonal.[69,70]

O distúrbio linfoproliferativo pós-transplante é responsável por até 20% dos tumores nos transplantes de órgãos sólidos.[71] O risco de desenvolvimento de DLPT, como também o prognóstico do paciente, são determinados pelo grau de terapia imunossupressora em oposição ao tipo de droga utilizada. A terapia imunossupressora agressiva necessária para prevenir a rejeição do transplante coração-pulmão resultou numa incidência reportada de DLPT maior que 4,6% nestes pacientes. Todavia, a imunossupressão mais branda utilizada em pacientes com transplantes hepáticos ou renais resultou numa incidência inferior de doença linfoproliferativa, sendo reportada como 2,2% e 1%, respectivamente.[70,72]

Enquanto o DLPT pode ocorrer até um mês após o transplante, o **tipo de imunossupressão** utilizado parece ter alguma relação com o início da doença. Se a ciclosporina for o medicamento utilizado, a duração média para o desenvolvimento de DLPT é de 15 meses, enquanto que com a azatioprina, a duração média é de 48 meses.[72,73]

A descrição desta doença tem relatado o envolvimento de quase todos os sistemas orgânicos, com a doença extranodal (81%) sendo mais comum que a linfadenopatia (22%). As áreas mais freqüentes de envolvimento incluem abdome, tórax, linfonodos cervicais e tecido linfático da orofaringe. Portanto, o DLPT pode ocorrer como uma massa solitária ou massas múltiplas em qualquer sistema orgânico ou como uma linfadenopatia localizada ou distante.[69,72,74]

Existe uma predileção dos distúrbios linfoproliferativos em desenvolver-se no órgão do aloenxerto. Presume-se que isto esteja relacionado à estimulação antigênica crônica do tecido enxertado, que pode atrair a proliferação dos linfócitos B à região do transplante. O distúrbio também pode mostrar uma tendência em surgir no tecido linfático nas regiões periportais e em torno dos locais anastomóticos, ocorrendo como massas que engolfam e englobam os vasos hilares nos transplantes hepáticos e renais.[69,72]

No **ultra-som**, as massas produzidas pelo DLPT são em geral hipoecóicas ou de ecogenicidade mista, com tamanhos que variam de 3 a 6 cm no momento do diagnóstico.[72] As calcificações podem ser vistas na massa secundárias à necrose do tumor ou como resultado do tratamento. As massas que se desenvolvem em torno do local anastomótico têm o potencial de encarcerar os vasos hilares e comprimir extrinsecamente a artéria e/ou veia transplantada. As massas hilares renais também podem obstruir o ureter causando obstrução pós-renal e necessitando de colocação de um cateter de drenagem.[72] Os linfonodos envolvidos têm uma aparência anormal mostrando um córtex espesso e hipoecóico com uma gordura hilar ausente ou fina (Figs. 19-59 e 19-60). O DLPT

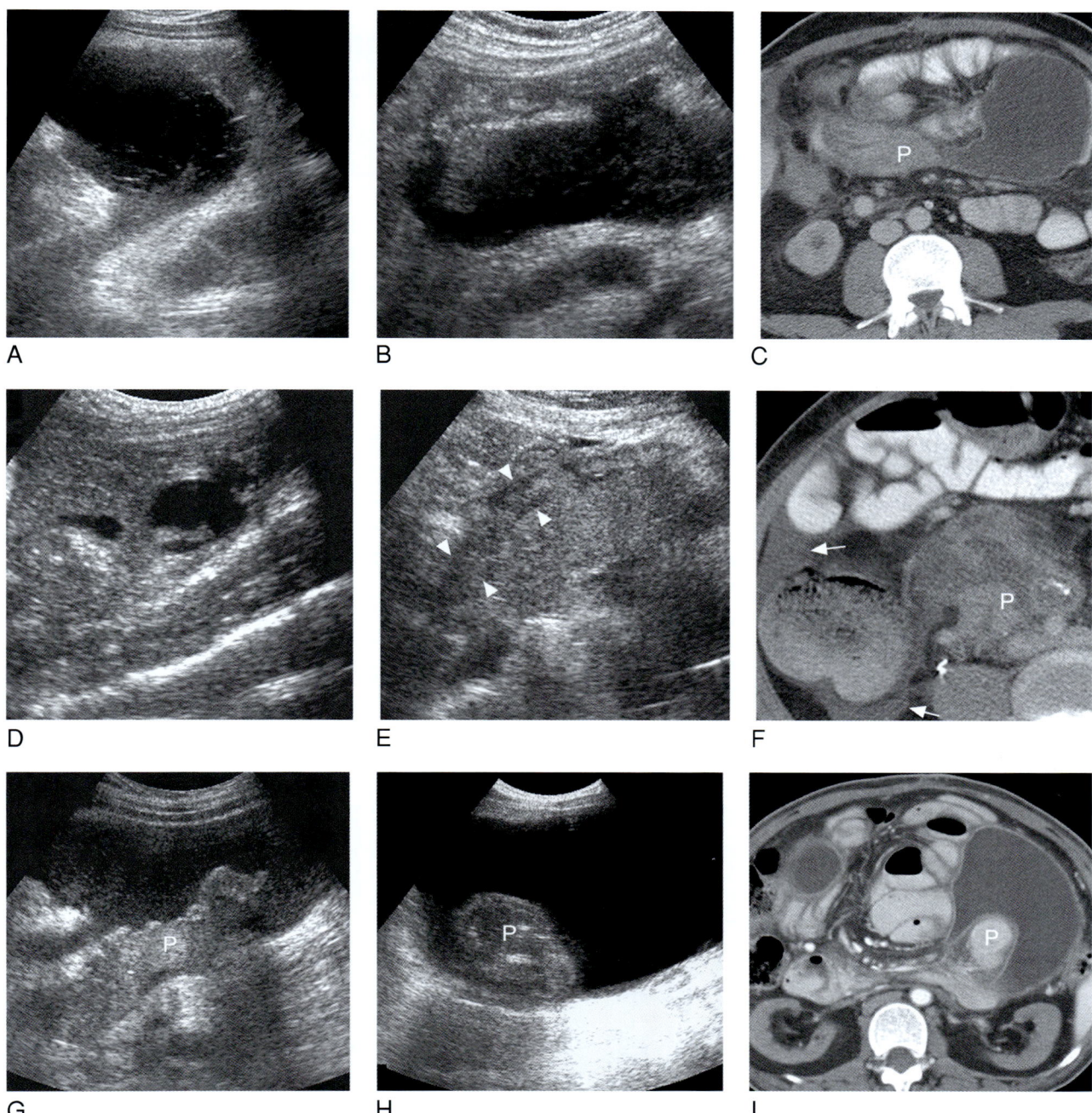

FIGURA 19-58. Coleções líquidas. Hematoma. A, Cortes sagital e **B**, transversal mostram coleção complexa com ecos e filamentos internos. **C**, Imagem por TC correlativa mostra hematoma no quadrante superior esquerdo que se estende ao pâncreas (P). **Pseudocistos** em três pacientes: Paciente 1. **D**, Corte sagital mostra cisto epigástrico complexo com septação interna. Paciente 2. **E**, Corte sagital mostra coleção complexa adjacente ao pâncreas (*pontas de setas*). **F**, Imagem por TC mostra coleção estendendo-se na cabeça pancreática (P) e associada a líquido livre (*setas*). Paciente 3. **G**, Corte sagital mostra pseudocisto grande com ecos internos em torno da cauda pancreática (P). **Seroma. H**, Corte transversal e **I**, imagem por TC correlativa mostram grande estrutura cística anecóica em torno do corpo pancreático (P). A parede se contrasta na imagem por TC. A coleção estava estéril na aspiração.

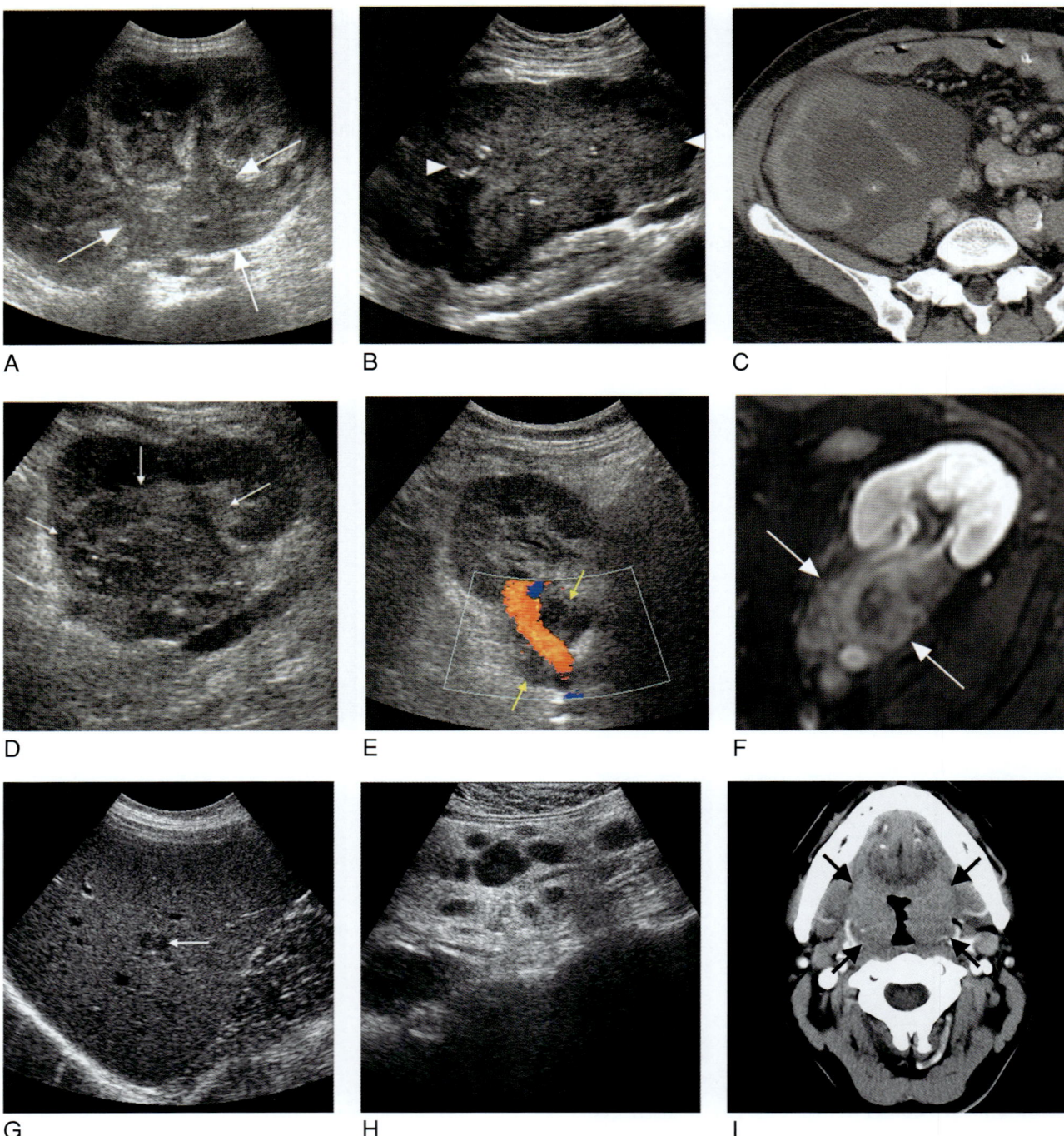

FIGURA 19-59. Distúrbio linfoproliferativo pós-transplante renal (DLPT) em dois pacientes. Caso 1. Corte sagital mostra **A**, massa infiltrativa (*setas*) no hilo renal. **B**, Seis meses depois, a massa (*pontas de setas*) infiltrou-se no córtex renal. **C**, Imagem por TC correlativa mostra massa hilar infiltrativa no córtex renal. Caso 2. **D**, Corte sagital mostra massa hilar (*setas*). **E**, Corte transversal mostra que a massa (*setas*) encarcera a artéria renal transplantada. **F**, RM mostra massa hilar (*setas*) encarcerando os vasos renais. **G**, Corte transversal mostra nódulo hepático de aparência maligna (*seta*). **H**, Corte sagital mostra linfadenopatia maligna. **I**, Imagem por TC mostra adenopatia tonsilar em anel de Walder (*setas*) secundária ao DLPT.

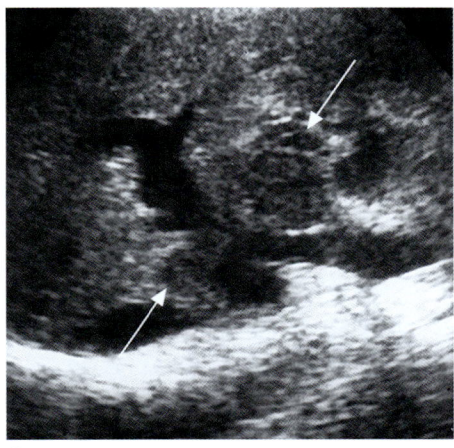 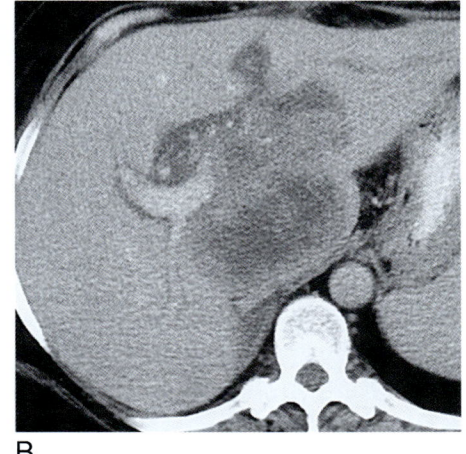

FIGURA 19-60. Distúrbio linfoproliferativo pós-transplante hepático. A, Corte oblíquo mostra massa maligna (*setas*) encarcerando e estreitando a veia porta principal. **B**, Imagem por TC correlativa mostra massa infiltrativa hepática.

pancreático tende a produzir aumento glandular com uma aparência indistinguível da pancreatite ou rejeição.[75]

O tratamento inicial para os distúrbios linfoproliferativos é a redução da terapia imunossupressora. Este é bem-sucedido com freqüência nos casos de distúrbio linfoproliferativo policlonal, e em alguns casos de distúrbio linfoproliferativo monoclonal. Se esta opção de tratamento falhar, será instituída a quimioterapia.[69,70]

Referências

1. Takemoto S, Terasaki PI, Cecka JM, et al: Survival of nationally shared HLA-matched kidney transplants from cadaveric donors. New Engl J Med 1992;327:834-839.
2. The Canadian Multicentre Transplant Study Group: A randomized clinical trial of cyclosporine in cadaveric renal transplantation: Analysis at three years. N Engl J Med 1986;314:1219-1920.
3. Berthoux FC, Jones EH, Mehls O, et al: Transplantation report: Report on Management of Renal Failure in Europe, XXV, 1994. Nephrol Dial Transplant 1996;11:37-40.
4. Wozney P, Zajko AB, Bron KM, et al: Vascular complications after liver transplantation: A 5-year experience. AJR 1986;147:657-663.
5. Cattral MS, Bigam DL, Hemming AW, et al: Portal venous and enteric exocrine drainage versus systemic venous and bladder exocrine drainage of pancreas grafts. Clinical outcome of 40 consecutive transplant recipients. Ann Surg 2000;232(5):688-695.
6. Crossin J, Muradali D, Wilson SR: US of liver transplants: Normal and abnormal. Radiographics 2003; 23(5):1093-1114.
7. Mazzaferro V, Regalia E, Doci R, et al: Liver transplantation for the treatment of small hepatocellular carcinomas in patients with cirrhosis. N Engl J Med 1996;334:693-699.
8. Keeffe EB: Selection of patients for liver transplantation. In Maddrey WC, Schiff ER, Sorrell MF: Transplantation of the Liver, 3rd ed. Philadelphia, Lippincott Williams and Wilkins, 2001, pp 5-34.
9. Quiroga S, Sebastia C, Margarit C, et al: Complications of orthotopic liver transplantation: Spectrum of findings with helical CT. Radiographics 2001;21:1085-1102.
10. Nghiem HV: Imaging of hepatic transplantation. Radiol Clin North Am 1998;36(2):429-443.
11. Kamel IR, Kruskal JB, Raptopoulos V: Imaging for right lobe living donor liver transplantation. Semin Liver Dis 2001;21(2):271-282.
12. Wolfsen HC, Porayko MK, Hughes RH, et al: Role of endoscopic retrograde cholangiopancreatography after orthotopic liver transplantation. Am J Gastroenterol 1992;87:955-960.
13. Keogan MT, McDermott VG, Price SK, et al: The role of imaging in the diagnosis and management of biliary complications after liver transplantation. AJR 1999;173:215-219.
14. Letourneau JG, Castaneda-Zuniga WR: The role of radiology in the diagnosis and treatment of biliary complications after liver transplantation. Cardiovasc Intervent Radiol 1990;13:278-282.
15. Barton P, Maier A, Steininger R, et al: Biliary sludge after liver transplantation: 1. Imaging findings and efficacy of various imaging procedures. AJR 1995;164:859-864.
16. Miller WJ, Campbell WL, Zajko AB, et al: Obstructive dilatation of extrahepatic recipient and donor bile ducts complicating orthotopic liver transplantation: Imaging and laboratory findings. AJR 1991;157:29-32.
17. Zajko AB, Campbell WL, Bron KM, et al: Cholangiography and interventional biliary radiology in adult liver transplantation. AJR 1985;144:127-133.
18. Sheng R, Zajko AB, Campbell WL, et al: Biliary strictures in hepatic transplants: Prevalence and types in patients with primary sclerosing cholangitis vs. those with other liver diseases. AJR 1993;161:297-300.
19. Ward EM, Wiesner RH, Hughes RW, et al: Persistent bile leak after liver transplantation: Biloma drainage and endoscopic retrograde cholangiopancreatographic sphincterotomy. Radiology 1991:179:719-720.
20. McDonald V, Matalon TAS, Patel SK, et al: Biliary strictures in hepatic transplantation. J Vasc Interv Radiol 1991;2:533-538.
21. Gow PJ, Chapman RW: Liver transplantation for primary sclerosing cholangitis. Liver 2000;20(2):97-103.
22. Chen LY, Goldberg HI: Sclerosing cholangitis: Broad spectrum of radiographic features. Gastrointest Radiol 1984;9:39-47.
23. Ciaccia D, Branch MS: Disorders of the biliary tree related to liver transplantation. In DiMarino AJ, Benjamin SB (eds): Gastrointestinal Disease: An Endoscopic Approach. Boston, Blackwell Scientific, 1997, pp 918-927.

24. Zajko AB, Campbell WL, Bron KM, et al: Diagnostic and interventional radiology in liver transplantation. Gastroenterol Clin North Am 1988;17:105-143.
25. Starzl TE, Putnam CW, Hansbrough JF, et al: Biliary complications after liver transplantation: with special reference to the biliary cast syndrome and techniques of secondary duct repair. Surgery 1977;81:212-221.
26. Ito K, Siegleman ES, Stolpen AH, et al: MR imaging of complications after liver transplantation. AJR 2000;175:1145-1149.
27. Dodd GD, 3rd, Memel DS, Zajko AB, et al: Hepatic artery stenosis and thrombosis in transplant recipients: Doppler diagnosis with resistive index and systolic acceleration time. Radiology 1994;192:657-661.
28. Flint EW, Sumkin JH, Zajko AB, et al: Duplex sonography of hepatic artery thrombosis after liver transplantation. AJR 1988;151:481-483.
29. Shaw BW, Jr, Gordon RD, Iwatsuki S, et al: Hepatic retransplantation. Transplant Proc 1985;17:264-271.
30. Dravid VS, Shapiro MJ, Needleman L, et al: Arterial abnormalities following orthotopic liver transplantation: Arteriographic findings and correlation with Doppler sonographic findings. AJR 1994;163:585-589.
31. Fukuzawa K, Schwartz ME, Katz E, et al: The arcuate ligament syndrome in liver transplantation. Transplantation 1993;56(1):223-224.
32. Langnas A, Marujo W, Stratta R, et al: Hepatic allograft rescue following arterial thrombosis: Role of urgent revascularization. Transplantation 1991;51:86-90.
33. Raby N, Karani J, Thomas S, et al: Stenoses of vascular anastomoses after hepatic transplantation: Treatment with balloon angioplasty. AJR 1990;157:167-171.
34. Skolnick ML, Dodd GD: Doppler sonography in liver transplantation pre- and post-transplant evaluation. In Thrall JH (ed): Current Practice in Radiology. Philadelphia, Decker, 1993, pp 161-172.
35. Pfammatter T, Williams DM, Lane KL, et al: Suprahepatic caval anastomotic stenosis complicating orthotopic liver transplantation: Treatment with percutaneous transluminal angioplasty, wall stent placement or both. AJR 1997;168:477-480.
36. Ferris JV, Baron RL, Marsh JWJ, et al: Recurrent hepatocellular carcinoma after liver transplantation: Spectrum of CT findings and recurrence patterns. Radiology 1996;198:233-238.
37. Baxter GM: Ultrasound of renal transplantation. Clin Radiol 2001;56:802-818.
38. Brown ED, Chen MYM, Wolfman NT, et al: Complications of renal transplantation: Evaluation with US and radionuclide imaging. Radiographics 2000;20:607-622.
39. Memel DS, Gerald DD, Shah AN, et al: Imaging of en bloc renal transplants: Normal and abnormal postoperative findings. AJR 1993;160:75-81.
40. O'Neill WC, Baumgarten AB: Ultrasonography in renal transplantation. Am J Kidney Dis 2002;39(4):663-678.
41. Lachance SL, Adamson D, Barry JM: Ultrasonically determined kidney transplant hypertrophy. J Urol 1988;139:497.
42. Babcock DS, Slovis TL, Han BK, et al: Renal transplants in children: Long term follow-up using sonography. Radiology 1985;156:165.
43. Absy M, Metreweli C, Matthews DCR, et al: Changes in transplanted kidney volume measured by ultrasound. Br J Radiol 1987;60:525-529.
44. Rigg KM: Renal transplantation: Current status, complications and prevention. J Antimicrob Chemother 1995;36 (suppl B):51-57.
45. Pirsch JD, Ploeg RJ, Gange S, et al: Determinants of graft survival after renal transplantation. Transplant 1996;61:1581-1585.
46. Dodd GD, Tublin ME, Shah, Zajko AB: Imaging vascular complications associated with renal transplants. AJR 1991;157:449-459.
47. Jordan ML, Cook GT, Cardell CJ: Ten years of experience with vascular complications in renal transplantation. J Urol 1982;128:689-692.
48. Honto D, Simmons R: Renal transplantation: Clinical considerations in organ transplantation. Radiol Clin North Am 1987;25:239-248.
49. Tublin ME, Dodd GD, 3rd: Sonography of renal transplantation. Radiol Clin North Am 1995;33:447-459.
50. Penny MJ, Nankivell BJ, Disney APS, et al: Renal vein thrombosis: A survey of 134 consecutive cases. Transplant 1994;58:565-569.
51. Baxter GM, Morley P, Dall B: Acute renal vein thrombosis in renal allografts: New Doppler ultrasonic findings. Clin Radiol 1991;43:125-127.
52. Ruether G, Wanjura D, Bauer H: Acute renal vein thrombosis in renal allografts: Detection with duplex Doppler ultrasound. Radiology 1989;170:557-558.
53. Pozniak MA, Dodd GD, Kelcz F: Ultrasonographic evaluation of renal transplantation. Radiol Clin North Am 1992;30:1053-1066.
54. Ahari HK, Antonacci VP, Davison BD, et al: Vascular and interventional case of the day. AJR 1999;173:829-836.
55. Middleton WD, Kellman GM, Melson GL, et al: Post biopsy renal transplant arteriovenous fistulas: Color Doppler US characteristics. Radiology 1989;171:253-257.
56. Huang M, Muradali D, Thurston WA, et al: Uterine arteriovenous malformations (AVMs): Ultrasound and MR features. Radiology 1998;206:115-123.
57. Rahmouni A, Bargoin R, Herment A, et al: Color Doppler twinkling artifact in hyperechoic regions. Radiology 1996;199:269-271.
58. Letourneau JG, Day DL, Ascher NL, et al: Imaging of renal transplants. AJR 1988;150:833-838.
59. Silver TM, Campbell D, Wicks JD, et al: Peritransplant fluid collections. Radiology 1981;138:145-151.
60. Nargund VH, Cranston D: Urological complications after renal transplantation. Transplant Rev 1996;10:24-33.
61. Pozniak MA, Propeck PA, Kelcz F, et al: Imaging of pancreas transplants. Radiol Clin North Am 1995;33:581-594.
62. Krebs TL, Daly B, Wong JJ, et al: Vascular complications of pancreatic transplantation: MR evaluation. Radiology 1995;196(3):793-798.
63. Foshager MC, Hedlund LJ, Troppmann C, et al: Venous thrombosis of pancreatic transplants: Diagnosis by duplex sonography. AJR 1997;169:1269-1273.
64. Patel B, Markivee CR, Mahanta B, et al: Pancreas transplantation: Scintigraphy, US and CT. Radiology 1988;167:685-687.
65. Yuh WTC, Wiese JA, Monzer MA, et al: Pancreatic transplant imaging. Radiology 1988;167:679-683.
66. Aideyan OA, Foshager MC, Benedetti E, et al: Correlation of the arterial resistive index in pancreas transplants of patients with transplant rejection. AJR 1997; 168:1445-1447.
67. Heyneman LE, Keogan MT, Tuttle-Newhall JE, et al: Pancreatic transplantation using portal venous and enteric drainage: The postoperative appearance of a new surgical procedure. J Comput Assist Tomogr 1999;23(2):283-290.
68. Patel B, Garvin P, Aridge DL, et al: Fluid collections developing after pancreatic transplantation: Radiologic evaluation and intervention. Radiology 1991;181:215-220.

69. Donnelly LF, Frush DP, Marshall KW, et al: Lymphoproliferative disorders: CT findings in immunocompromised children. AJR 1998;171:725-731.
70. Nalesnik MA, Makowka L, Starzl TE: The diagnosis and treatment of posttransplant lymphoproliferative disorders. Curr Probl Surg1988;25:367-472.
71. Penn I: Cancers complicating organ transplantation (editorial). NEJM 1990;323:1767-1769.
72. Vrachliotis TG, Vaswani KK, Davies EA, et al: CT findings in posttransplantation lymphoproliferative disorder of renal transplants. AJR 2000;175:183-188.
73. Dodd GD 3rd, Greenler DP, Confer SR: Thoracic and abdominal manifestations of lymphoma occurring in the immunocompromised patient. Radiol Clin North Am 1992;30:597-610.
74. Pickhardt PJ, Siegel MJ: Abdominal manifestations of posttransplantation lymphoproliferative disorder. AJR 1998;171:1007-1013.
75. Meador TL, Krebs TL, Wong Y, et al: Imaging features of posttransplantation lymphoproliferative disorder in pancreas transplant recipients. AJR 2000;174:121-124.

III
ULTRA-SONOGRAFIA INTRA-OPERATÓRIA

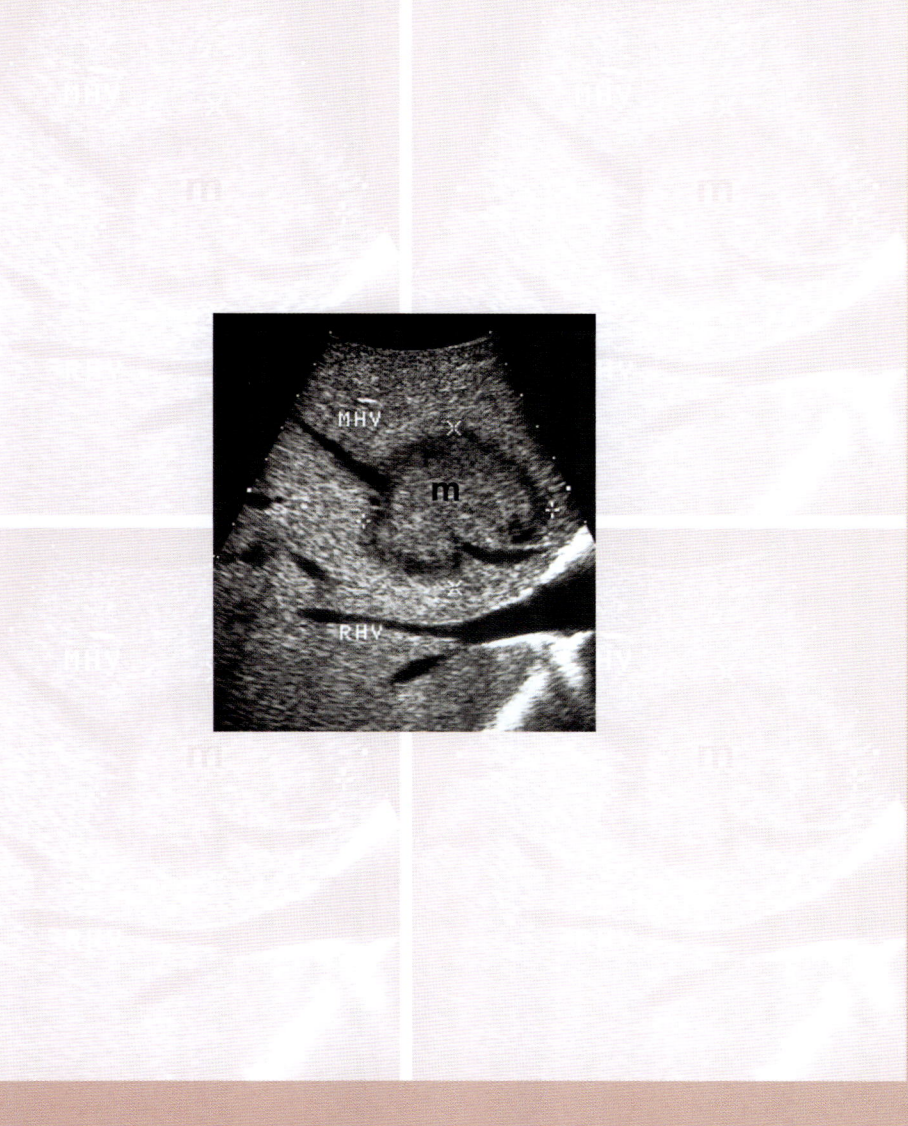

20

Ultra-sonografia Intra-operatória e Laparoscópica do Abdome

Robert A. Lee / Robert A. Kane / J. William Charboneau

SUMÁRIO DO CAPÍTULO

EQUIPAMENTO
TÉCNICA
SISTEMA HEPATOBILIAR
   Fígado
      Indicações e Aplicações
      Detecção de Massas Ocultas
      Determinação de Relações e Anormalidades Vasculares
   Caracterização de Massas
   Vesícula e Ductos Biliares
PÂNCREAS
   Carcinoma
   Pancreatite
   Neoplasia de Células das Ilhotas
      Insulinoma
      Gastrinoma
      Neoplasia Endócrina Múltipla
RIM
   Massas
   Vascularização
ULTRA-SONOGRAFIA LAPAROSCÓPICA
   Técnica
   Fígado
   Vesícula e Trato Biliares
   Pâncreas
   Outros Usos

A ultra-sonografia intra-operatória (USIO) é uma técnica de exame dinâmica e em crescimento que fornece importante informação diagnóstica em tempo real ao radiologista e ao cirurgião. Ela identifica e caracteriza lesões vistas no exame pré-operatório e descobre novas lesões não detectadas pelo exame pré-operatório ou inspeção e palpação cirúrgicas.[1,2] O objetivo final é correlacionar imagens pré-operatórias, inspeção e palpação cirúrgicas, e achados de USIO para determinar o procedimento cirúrgico mais apropriado.[3,4] É esperado o crescimento contínuo da USIO, à medida que cada vez mais cirurgiões e radiologistas se tornem conhecedores da sua utilidade e que as técnicas de ultra-som laparoscópico (USL) e as técnicas de ablação tumoral guiada por USIO sejam aperfeiçoadas.

Uma USIO no modo A foi usada pela primeira vez no começo da década de 1960 para avaliar o sistema biliar em relação a cálculos.[5,6] A qualidade da imagem não era ideal e a interpretação era difícil. Diversos avanços técnicos, no entanto, tornaram a USIO prática e útil. Durante os últimos 20 anos houve um ressurgimento no uso da USIO porque os progressos no equipamento possibilitaram exame de alta qualidade na sala de operações. Transdutores de USIO menores e especializados também foram desenvolvidos, tornando mais fácil o uso de rotina da ultra-sonografia na sala de operações. Embora a USIO seja responsável por uma pequena porcentagem dos exames ultra-sonográficos nas nossas clínicas, a sua velocidade de crescimento tem sido rápida.

Muitos dos problemas técnicos e limitações da ultra-sonografia abdominal de rotina não estão presentes na sala de operações durante laparotomia. A projeção de sombras por estruturas ósseas, como as costelas, e a atenuação do som na parede do corpo não estão mais presentes. Todo o intestino pode ser facilmente afastado do caminho para escanear um órgão sólido ou uma estrutura vascular em particular. Isto permite que transdutores de alta freqüência e alta resolução sejam usados diretamente sobre a superfície do órgão que está sendo examinado. Imagens de alta resolução são obtidas rotineiramente, permitindo excelentes detecção, localização e caracterização da lesão.

Para o radiologista, o inconveniente mais importante e significativo da USIO é o tempo afastado do departamento de radiologia. Em virtude deste requisito, muitos radiologistas têm sido relutantes em se envolverem com USIO. Dependendo da complexidade do caso, o radiologista e o equipamento de ultra-som podem ficar fora do departamento durante 30 minutos a uma hora ou mais. Por essa razão, os casos de USIO devem ser marcados com antecedência no dia anterior à cirurgia, de modo que o equipamento e o pessoal apropriados estejam disponíveis. O cirurgião deve notificar o radiologista 20 a 30 minutos antes que o exame tenha que ser feito, para proporcionar tempo suficiente para transporte e preparação do equipamento. O tempo investido na sala de operações é bem gasto, porque a USIO ajuda a ter certeza que o procedimento cirúrgico apropriado será realizado.

EQUIPAMENTO

O equipamento de ultra-som padrão usado para ultra-sonografia geral pode ser usado também na sala de operações. São amplamente disponíveis transdutores de padrão convexo e linear de várias freqüências. Os transdutores convexos possuem um grande campo de visão que é capaz de detectar massas e exibir sua relação com vasos importantes. O órgão inteiro pode ser examinado rapidamente com o grande campo de visão dos transdutores convexos. Entretanto, em virtude do maior tamanho destes transdutores, alguns pequenos espaços peritoneais são inacessíveis. Além disso, o campo e a resolução proximais são inferiores aos dos transdutores intra-operatórios de alta freqüência.

Os transdutores intra-operatórios específicos são pequenos e de alta freqüência. Seu pequeno tamanho permite que seja aninhado na mão do examinador e facilmente manobrado para dentro de pequenos espaços peritoneais.[7-9] Os transdutores intra-operatórios lineares e de alta freqüência (7 a 15 MHz) possuem um campo nítido de visão proximal e podem ser usados em todos os órgãos intra-abdominais. Usando-se uma combinação de transdutores, eles usualmente fornecem penetração adequada e têm excelente resolução espacial e de contraste. Uma desvantagem destes transdutores lineares intra-operatórios é o pequeno campo retangular de visão. Isto pode tornar difícil a orientação, particularmente durante o exame de um órgão grande, como o fígado. A combinação de transdutores convexos-padrão e de USIO específicos pode ser usada quando for examinado um órgão grande, como o fígado (Fig. 20-1). O transdutor convexo demonstra uma perspectiva global das relações de tumores grandes e estruturas-chave.[9] O transdutor específico de USIO pode a seguir ser usado para detectar e caracterizar pequenas massas ocultas. Com experiência, os pontos de referência vasculares familiares dentro do fígado são facilmente reconhecidos.[9] Conhecimento da anatomia venosa portal e hepática é essencial para planejar uma ressecção cirúrgica completa e segura.

Os transdutores de ultra-som usados na sala de operações têm que ter superfícies estéreis. Alguns transdutores de ultra-som podem ser **esterilizados a gás** (óxido de etileno). Entretanto, as altas temperaturas usadas podem potencialmente danificar o transdutor; por essa razão, alguns fabricantes não recomendam esta técnica. Os fabricantes que permitem esterilização a gás são em geral muito específicos nas suas recomendações. A esterilização com óxido de etileno em baixa concentração requer 4 horas e é seguida por 18 horas de repouso e aeração. Conseqüentemente, o transdutor só pode ser usado uma vez por dia.[9,10] Os transdutores também podem ser **esterilizados por imersão em líquido** (glutaraldeído), o que também exige um retardo importante antes que o transdutor de ultra-som possa ser usado novamente.[9] Isto pode tornar-se um problema se o transdutor tiver que ser usado em casos intra-operatórios consecutivos. Além disso, alguns cirurgiões não permitem que o glutaraldeído entre em contato com superfícies viscerais ou na cavidade peritoneal. Portanto, o método de esterilização deve ser escolhido em consulta com o cirurgião.[9] Em muitas clínicas,

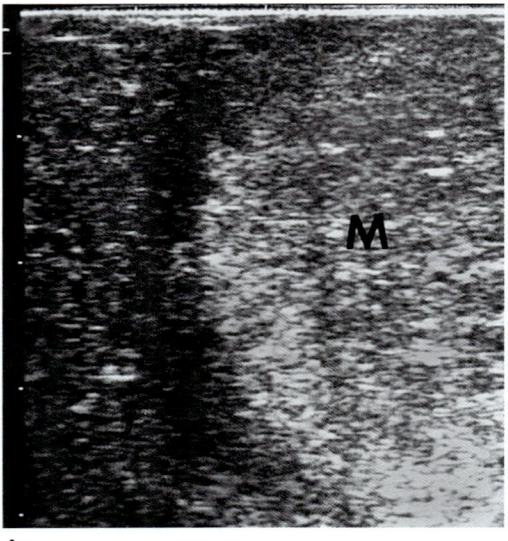
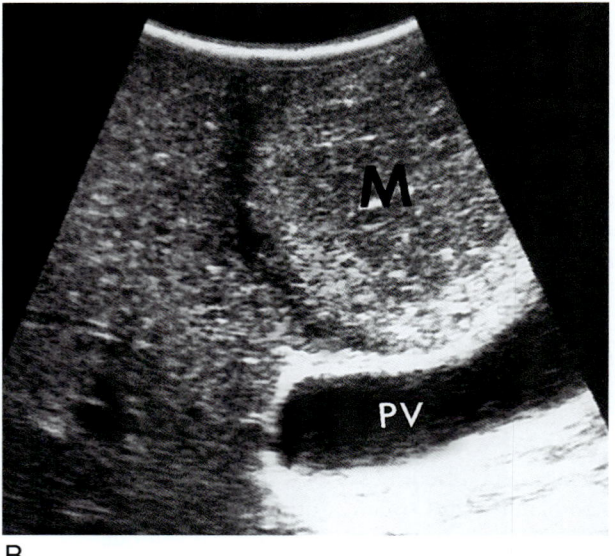

FIGURA 20-1. Comparação entre transdutores linear e convexo. A, O transdutor de ultra-sonografia intra-operatória linear possui um campo de visão relativamente pequeno, o que demonstra apenas uma parte de uma grande metástase hepática (M). **B**, Um transdutor convexo maior, padrão, demonstra melhor a relação entre a grande metástase (M) e a veia porta (PV).

o transdutor de ultra-som e o cabo são **cobertos por uma luva de látex ou plástico estéril**. É necessário aplicar gel dentro da luva para acoplar o transdutor à luva. Grande cuidado precisa ser tomado para assegurar que nenhuma bolha de ar esteja presente entre a cabeça do transdutor e a luva estéril que a cobre.[10] Este método possibilita várias utilizações do mesmo transdutor intra-operatório no mesmo dia. Entretanto, o transdutor revestido com luva é ligeiramente mais incômodo de usar do que um transdutor esterilizado sem uma luva. São disponíveis coberturas especificamente desenhadas que se ajustam mais firmemente no transdutor. Isto diminui a probabilidade de artefatos devidos à bolsa de ar entre o transdutor e a capa.

TÉCNICA

A ultra-sonografia intra-operatória fornece freqüentemente informação clínica importante que não pode ser obtida por qualquer outro meio, e deve ser realizada por um médico experiente em ultra-sonografia. O tempo necessário longe do departamento de radiologia faz com que muitos radiologistas sejam relutantes em efetuar a USIO. Como resultado, os cirurgiões muitas vezes realizam a USIO sem consultar um radiologista. Cirurgiões experientes em USIO podem aprender a examinar e interpretar imagens ultra-sonográficas. Entretanto, os usuários de USIO menos experientes podem fazer o exame de modo menos completo, detectar menos lesões e ser menos capazes de interpretar imagens. Em alguns centros onde os cirurgiões executam USIO, o radiologista é chamado à sala de operações apenas para ajudar a interpretar achados difíceis de ultra-som. Alternativamente, um *link* de telecomunicação com a sala de operações pode fornecer melhor acesso à perícia em US durante as fases críticas da cirurgia.[11] Os casos intra-operatórios devem ser marcados com antecedência para permitir que o equipamento e o pessoal adequados estejam disponíveis. Idealmente, um radiologista revê as imagens pré-operatórias antes da cirurgia. Isto às vezes não é possível, mas as imagens pertinentes devem estar disponíveis na sala de operações e podem ser revistas pelo radiologista neste local. Depois de rever as imagens, o radiologista conhece a localização das massas suspeitadas malignas e lesões indeterminadas que necessitam caracterização adicional. Para evitar confusão, procurar sempre fazer o exame a partir da direita do paciente, como se estivesse efetuando um exame de ultra-sonografia de rotina. A umidade normal sobre a superfície do órgão a ser avaliado pode proporcionar acoplamento acústico. Soro fisiológico morno é derramado freqüentemente dentro da cavidade peritoneal para melhorar o acoplamento acústico. O soro fisiológico também pode ser usado como agente para manter distância durante uma pesquisa de lesões de superfície. As lesões de superfície podem ser difíceis de detectar se o transdutor estiver diretamente em contato com a massa. O contraste entre a lesão na superfície e o parênquima normal do órgão torna-se freqüentemente muito mais aparente se for usado um agente para proporcionar distância, como o soro fisiológico estéril. Na maioria dos casos, o órgão a ser avaliado é exposto e mobilizado antes do exame. O órgão inteiro deve ser escaneado juntamente com as estruturas adjacentes, como os linfonodos regionais. Quando uma massa é localizada, ela deve ser caracterizada e sua relação com estruturas vasculares cuidadosamente delineada.

SISTEMA HEPATOBILIAR

Fígado

Indicações e Aplicações. O exame do fígado é feito comumente para avaliar a metástase colorretal.[10] A presença e extensão da metástase hepática cólon-retal são fatores importantes para sobrevida a longo prazo. Insuficiência hepática devido à doença metastática hepática extensa é responsável por 60% a 70% das mortes em pacientes com câncer colorretal.[12] A taxa de sobrevida de 5 anos dos pacientes submetidos a ressecção cirúrgica de metástase cólon-retal hepática é de 20% a 30%.[13] Em contraste, a sobrevida média de pacientes com metástase hepática sem cirurgia é de aproximadamente 8 a 9 meses, com nenhum paciente sobrevivendo por mais de 5 anos.[14] Por essas razões, a ressecabilidade cirúrgica da metástase cólon-retal hepática exerce um impacto capital na sobrevida a longo prazo. Além do seu uso na metástase hepática, a USIO pode ser usada para avaliação de lesões hepáticas malignas primárias tais como carcinoma hepatocelular e colangiocarcinoma e para guiar ablação por radiofreqüência[15] e crioablação na sala de operações.[16,17]

Detecção de Massas Ocultas. A detecção de massas hepáticas ocultas é uma aplicação importante da USIO (Fig. 20-2).[18] Lesões malignas em pacientes com parênquima hepático normal sob todos os outros aspectos podem ser impalpáveis se forem pequenas ou localizadas profundamente no parênquima hepático.[19] A taxa de detecção de lesões hepáticas com exame pré-operatório depende do tipo e da qualidade da técnica de exame. A tomografia computadorizada (TC), ressonância magnética (RM) ou ultra-sonografia pré-operatórias detectam apenas 60% a 80% das massas hepáticas.[19-22] Com a USIO, foi estimado que 93% a 98% das lesões hepáticas são detectadas.[23-26] Em um estudo realizado por Kane *et al.*,[3] o exame pré-operatório detectou 67% das lesões hepáticas; 78% das lesões hepáticas foram detectadas quando o exame pré-operatório foi combinado com inspeção e palpação cirúrgicas. Entretanto, 97% das massas hepá-

---

CINCO APLICAÇÕES PRINCIPAIS DA ULTRA-SONOGRAFIA HEPÁTICA INTRA-OPERATÓRIA

Detecção de massas ocultas e impalpáveis
Determinação da relação da massa com vasos
Definição da anatomia hepática lobar e segmentar
Caracterização de pequenas massas hepáticas (p. ex., císticas ou sólidas)
Orientação para crioablação, biópsia ou drenagem

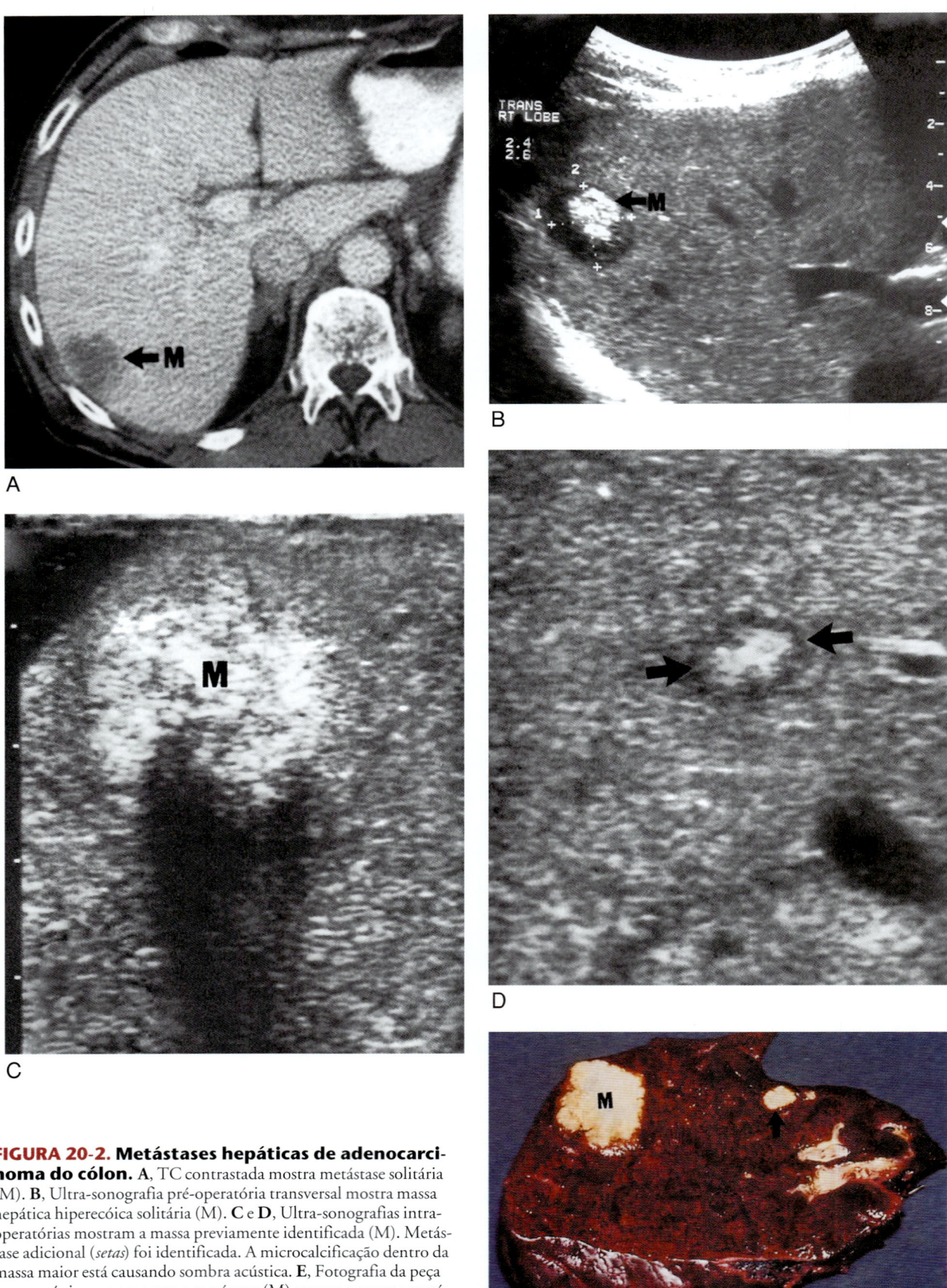

FIGURA 20-2. Metástases hepáticas de adenocarcinoma do cólon. A, TC contrastada mostra metástase solitária (M). **B**, Ultra-sonografia pré-operatória transversal mostra massa hepática hiperecóica solitária (M). **C** e **D**, Ultra-sonografias intra-operatórias mostram a massa previamente identificada (M). Metástase adicional (*setas*) foi identificada. A microcalcificação dentro da massa maior está causando sombra acústica. **E**, Fotografia da peça macroscópica mostra tanto a metástase (M) quanto pequena metástase adicional (*seta*).

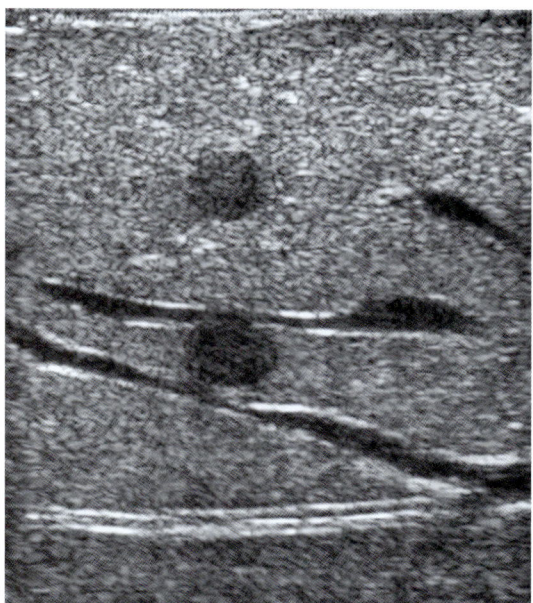

FIGURA 20-3. Pequena metástase hepática impalpável. Ultra-sonografia intra-operatória mostra duas pequenas metástases hepáticas que medem 5 mm.

USIO e a seguir removidas cirurgicamente, a taxa de sobrevida de 5 anos neste subgrupo pode melhorar. Lesões tão pequenas quanto 3 a 5 mm podem ser detectadas no momento da USIO (Fig. 20-3).

A ultra-sonografia intra-operatória é de valor na detecção de **carcinoma hepatocelular** oculto e impalpável em um fígado cirrótico. Isto acontece porque o fígado cirrótico e o carcinoma hepatocelular são firmes. Em uma série relatada por Sheu et al.,[28] 49% dos carcinomas hepatocelulares com menos de 3 cm de diâmetro não puderam ser localizados com inspeção ou palpação. Em uma série descrita por Jin-Chuan et al.[29] 46% dos carcinomas hepatocelulares não puderam ser localizados por palpação ou inspeção visual. Nestes pacientes, a USIO é de grande valor para localizar a massa de modo a que ela possa ser ressecada com margens cirúrgicas adequadas (Fig. 20-4).

Determinação das Relações e Anormalidades Vasculares. A USIO também tem um papel no planejamento cirúrgico para massas hepáticas conhecidas palpáveis. A ultra-sonografia intra-operatória se presta de um modo único para **demonstrar a relação** de massas hepáticas conhecidas com vascularização hepática e o sistema biliar (Figs. 20-5 a 20-7). A informação adicional obtida pela USIO às vezes altera o procedimento cirúrgico planejado. Na Mayo Clinic, nós revimos 150 operações para doença maligna hepática (103 tumores hepáticos metastáticos e 47 primários). Catorze por cento das operações foram prolongadas (11%) ou abortadas (3%) com base na informação fornecida apenas pela USIO.[10] Vários outros estudos demonstraram um efeito significativamente maior sobre a decisão operatória. Por exemplo, em um estudo realizado por Parker et al.,[20] a USIO do

ticas foram identificadas com USIO. Em um estudo recente de Bloed et al.,[27] a USIO forneceu informação adicional em comparação com a tomografia computadorizada (TC) espiral trifásica em 13 de 26 pacientes. Isto levou a uma mudança no procedimento cirúrgico em quatro pacientes (15%). Se lesões malignas adicionais forem detectadas com

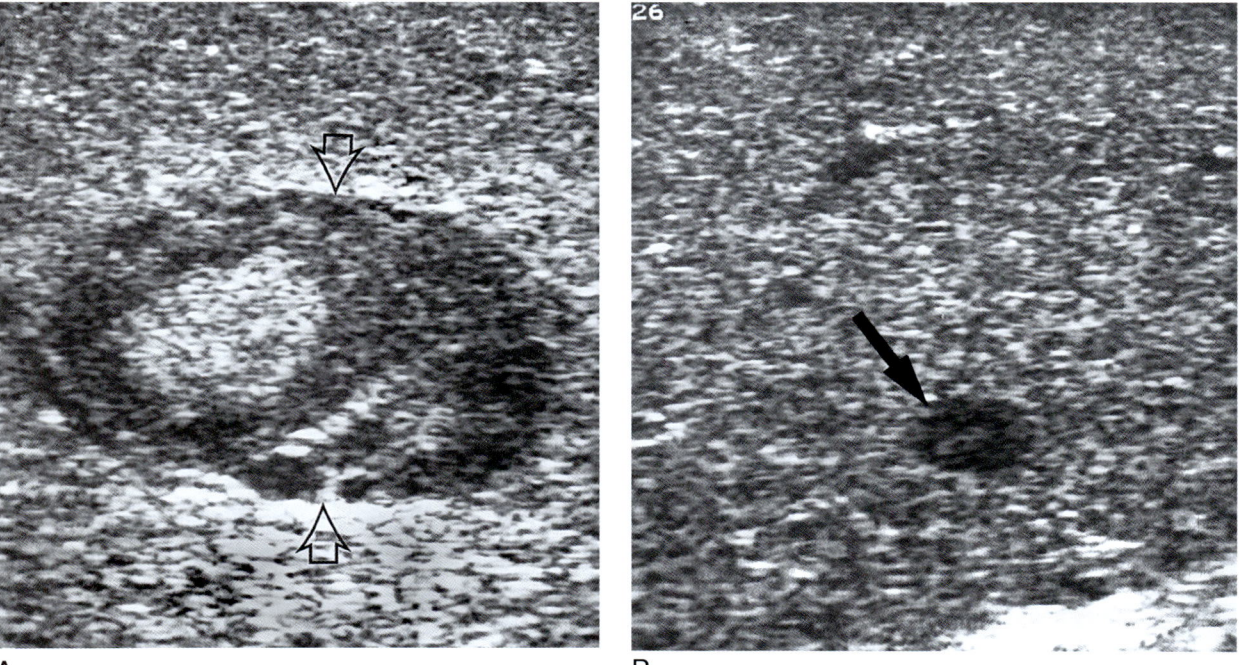

FIGURA 20-4. Carcinoma hepatocelular impalpável. A, Ultra-sonografia intra-operatória localiza um carcinoma impalpável (*setas abertas*). **B**, Segundo pequeno carcinoma impalpável (*seta*) também foi localizado com USIO.

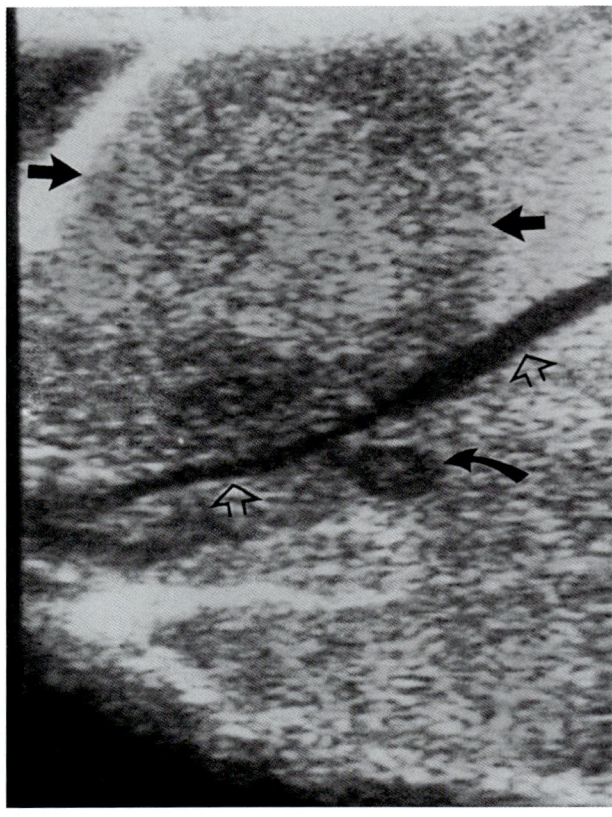
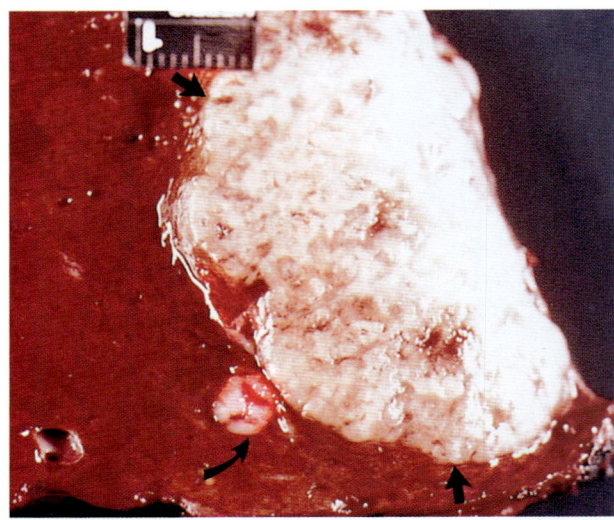

FIGURA 20-5. Extensão da metástase hepática demonstrada pela ultra-sonografia operatória. A, Exame intra-operatório longitudinal oblíquo em paciente com adenocarcinoma metastático do cólon mostra grande metástase (*setas negras*) adjacente à veia hepática esquerda (*setas abertas*). Esta massa foi identificada ao exame pré-operatório. Segunda metástase satélite (*seta curva*) é identificada posterior à veia hepática. Por causa do alastramento tumoral além da veia hepática esquerda, foi necessária uma ressecção hepática mais extensa. **B,** Fotografia da peça macroscópica demonstrando ambas as metástases. Grande metástase (*setas retas*); metástase satélite (*seta curva*).

fígado foi 98% sensível para detecção da lesão, em comparação com 77% da TC pré-operatória. A USIO afetou o manejo operatório em 49% dos pacientes, permitindo um procedimento menor que o esperado ou facilitando uma ressecção mais extensa. Em outro estudo, Kane *et al.*[3] observaram que em 19 de 46 pacientes (41%) os procedimentos cirúrgicos foram alterados em virtude da USIO. Em alguns casos, a USIO demonstra que a lesão não pode ser ressecada por causa da invasão para dentro do ducto biliar principal ou para dentro de vasos.

A ultra-sonografia intra-operatória também está sendo usada para reduzir complicações vasculares do transplante de fígado.[30] Em um estudo feito por Cheng *et al.*,[31] o Doppler foi usado em 24 pacientes (19 pacientes pediátricos e 5 adultos) para avaliar complicações vasculares. A hemodinâmica insatisfatória foi identificada em nove pacientes (37,5%). As anormalidades vasculares foram todas reconstruídas com sucesso na sala de operações, e foi obtida uma taxa de sobrevida do enxerto de 100%.[31]

Caracterização de Massas. A ultra-sonografia intra-operatória também é valiosa para **caracterizar** pequenas lesões hepáticas indeterminadas vistas em estudos radiológicos pré-operatórios ou detectadas pela palpação cirúrgica. Pequenos cistos podem ser difíceis de diferenciar de pequenas lesões metastáticas com TC por causa dos efeitos de volume médio parcial. Com a USIO, pequenos cistos podem ser facilmente identificados e caracterizados como benignos (Fig. 20-8). Pequenos hemangiomas aparecem como pequenos nódulos uniformemente hiperecóicos sem um halo periférico (Fig. 20-9).

Orientação para Intervenção. Algumas lesões hepáticas são indeterminadas pelos critérios de ultra-som e podem exigir biópsia para o diagnóstico preciso. Isto pode ser realizado com segurança e facilidade na sala de operações com orientação ultra-sonográfica (Fig. 20-10).

Vesícula e Ductos Biliares

A vesícula e os ductos biliares podem ser avaliados quanto a **cálculos** com USIO.[32-36] Embora os cálculos geralmente sejam detectados por ultra-sonografia pré-operatória, eles ocasionalmente são observados incidentalmente no momento da USIO do fígado (Fig. 20-11). A colelitíase

---

INDICAÇÕES PARA ULTRA-SONOGRAFIA BILIAR INTRA-OPERATÓRIA

Identificação de cálculos biliares
Identificação de neoplasias biliares
Localização do ducto biliar comum e sua relação com outras estruturas

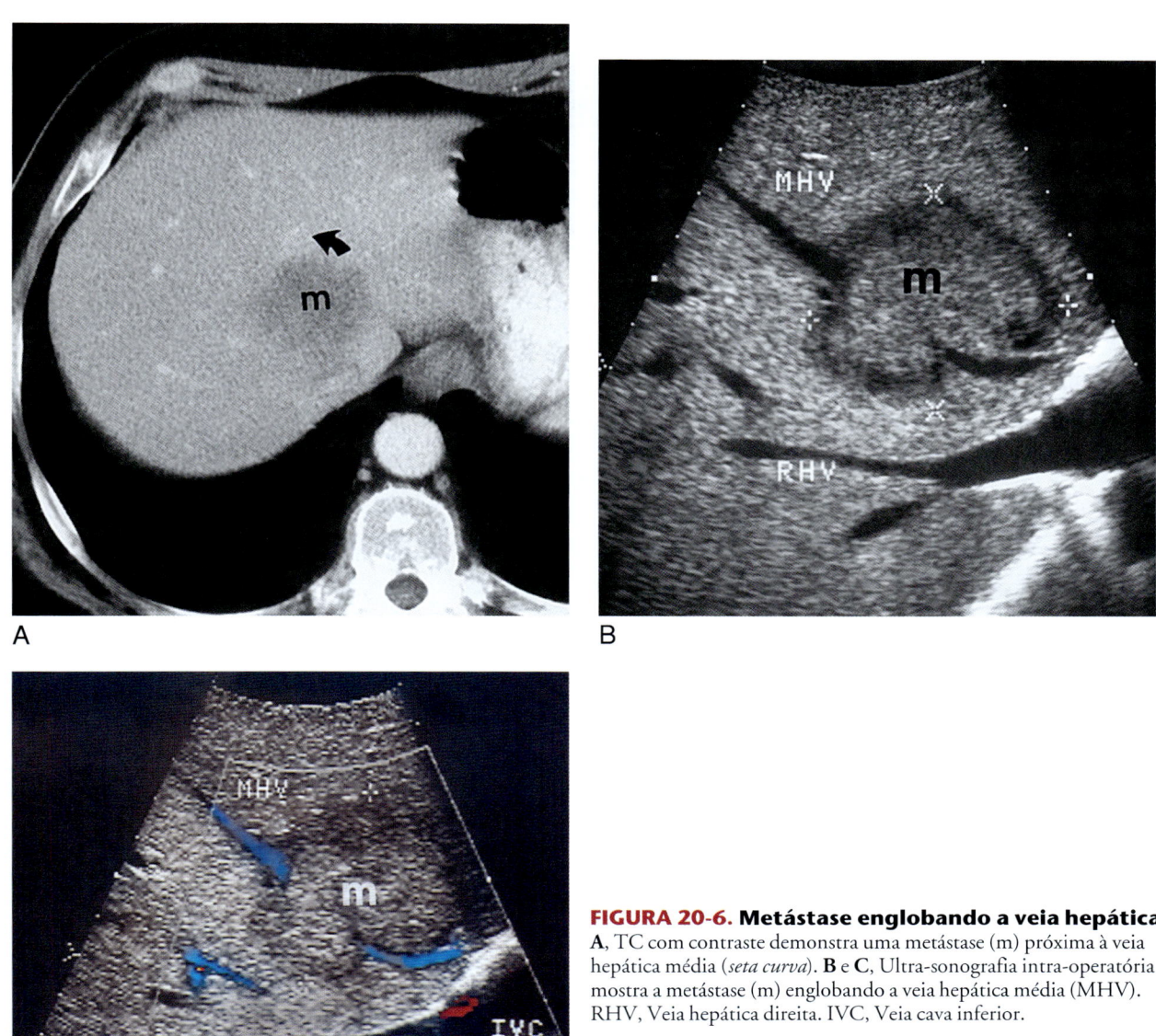

FIGURA 20-6. Metástase englobando a veia hepática.
A, TC com contraste demonstra uma metástase (m) próxima à veia hepática média (*seta curva*). **B** e **C**, Ultra-sonografia intra-operatória mostra a metástase (m) englobando a veia hepática média (MHV). RHV, Veia hepática direita. IVC, Veia cava inferior.

afeta 10% a 20% da população dos Estados Unidos, com uma prevalência aumentada em pacientes obesos (até 45%). Por essa razão, a ultra-sonografia pré-operatória da vesícula é necessária quando se planeja cirurgia bariátrica. A ultra-sonografia pré-operatória da vesícula é muito precisa mesmo em pacientes obesos, com discrepâncias entre os achados radiológicos e patológicos em 1,1% dos pacientes.[37] A ultra-sonografia intra-operatória também é usada para triagem do ducto biliar comum quanto a cálculos durante colecistectomia. Em uma série de 449 pacientes que se submeteram a colangiografia intra-operatória e USIO, a precisão foi de 98% com USIO e 94% com colangiografia.[32] Em outra série, um diagnóstico correto de coledocolitíase foi feito em 85,7% dos casos, e cálculos do ducto biliar comum foram excluídos corretamente em 100% dos casos.[38]

Neoplasias primárias e secundárias da vesícula e ductos biliares podem causar uma massa focal ou espessamento da parede (Fig. 20-12). A USIO pode localizar a massa e definir sua extensão.[39] Em um estudo realizado por Azuma *et al.*,[40] a USIO foi 73,9% precisa em diagnosticar a profun-

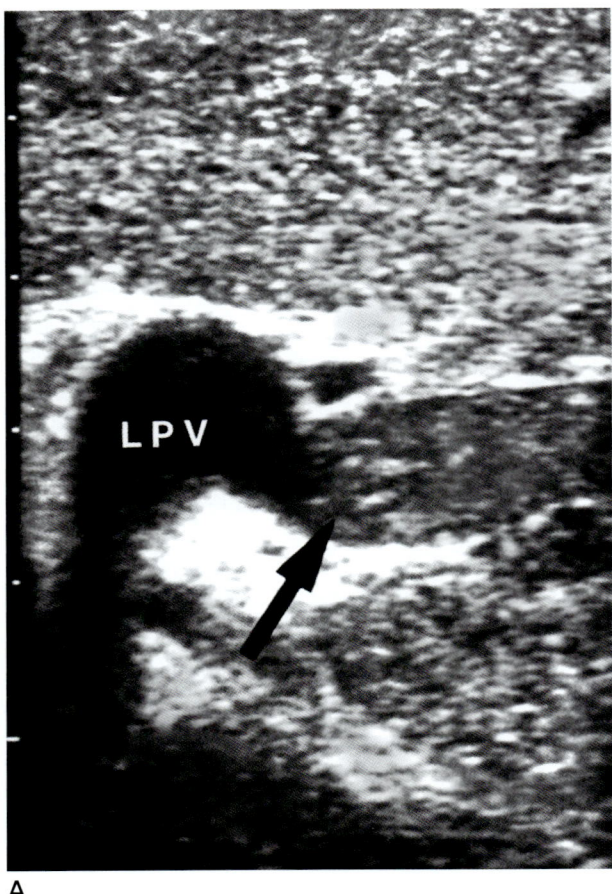

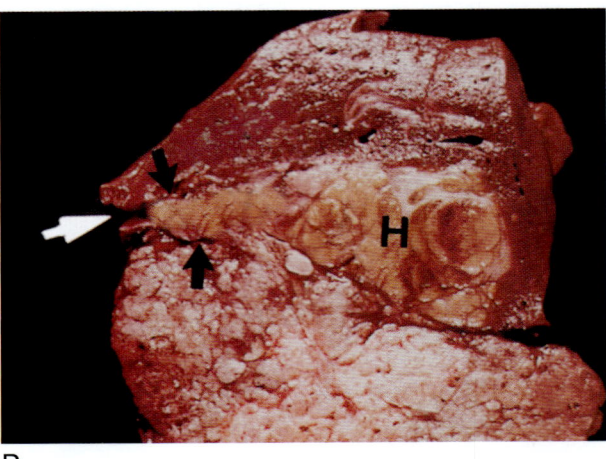

FIGURA 20-7. Trombo tumoral na veia porta esquerda. A, Ultra-sonografia intra-operatória mostra trombo tumoral (*seta*) na veia porta esquerda (LPV). **B**, Fotografia da peça macroscópica mostra veia porta colapsada proximalmente (*seta branca*) com trombo tumoral distalmente (*setas negras*). H, Carcinoma hepatocelular.

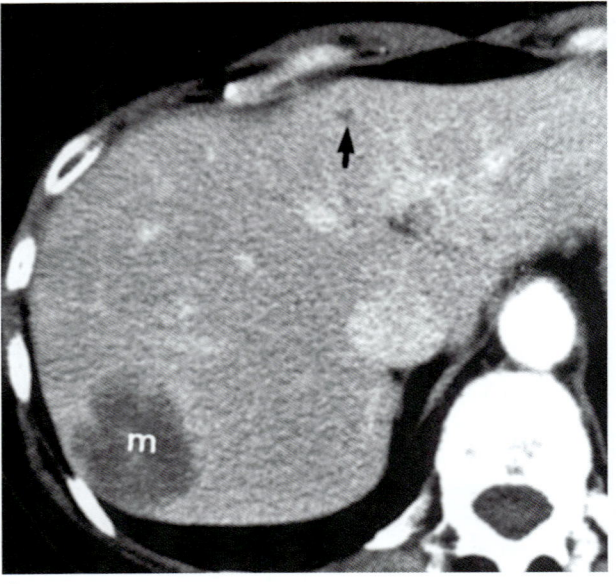

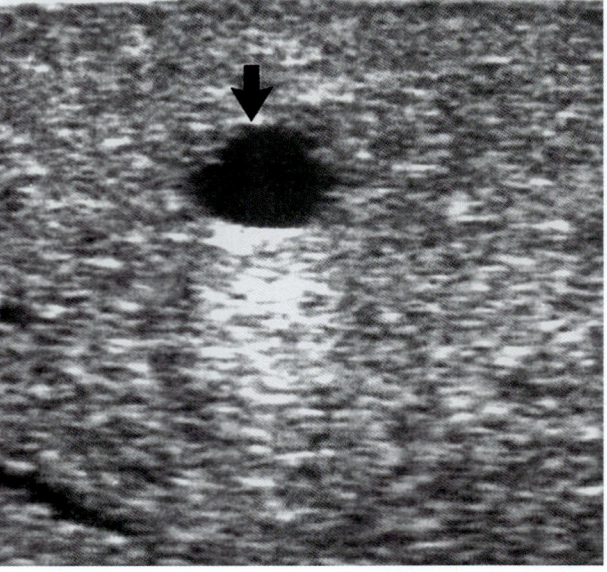

FIGURA 20-8. Pequenos cistos hepáticos. A, TC com contraste pré-operatória mostra uma metástase (m) no lobo direito e uma pequena lesão indeterminada no lobo esquerdo (*seta*). **B**, Ultra-sonografia intra-operatória mostra um cisto hepático de 0,6 cm (*seta*) no lobo esquerdo.

Localizar um ducto biliar comum (DBC) normal também pode ser importante para que ele seja preservado durante a cirurgia. A ultra-sonografia intra-operatória localiza com precisão o DBC e demonstra sua relação com massas e coleção líquida adjacente. Isto ajuda a planejar a cirurgia e espera-se que ajude a evitar lesão do DBC (Fig. 20-13).

PÂNCREAS

Carcinoma

A lesão maligna pancreática mais comum é o **adenocarcinoma ductal**. Poucos pacientes com este tumor são candidatos a cirurgia na sua apresentação, em virtude de englobamento vascular ou doença metastática. Os pacientes com tumores pequenos (menos de 2 cm) que não têm invasão vascular ou metástase ganglionar têm o melhor prognóstico.[41-44] A taxa de sobrevida de 5 anos após pancreatoduodenectomia é entre 18% e 33%.[41-45]

Múltiplos estudos de exames pré-operatórios podem ser obtidos para diagnosticar o adenocarcinoma ductal pancreático; eles incluem TC, ultra-sonografia, colangiopancreatografia retrógrada endoscópica (CPRE), RM e ultra-sonografia endoscópica. Ultra-sonografia intra-operatória raramente é usada na nossa instituição em pacientes com adenocarcinoma ductal pancreático, porque a maioria destes cânceres são facilmente palpáveis e não podem ser ressecados, o que é evidenciado pela inspeção e palpação. Ultra-sonografia intra-operatória pode ser usada para detectar e determinar a extensão de uma pequena massa pancreática impalpável.[46-48] O adenocarcinoma ductal pancreático usualmente é uma massa hipoecóica sólida com margens irregulares (Fig. 20-14). Ele

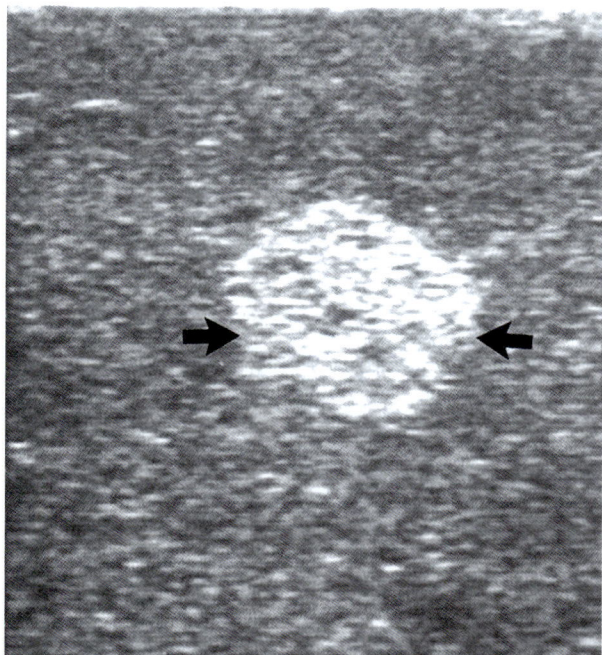

FIGURA 20-9. Hemangioma incidental. Pequeno hemangioma ecogênico (*setas*) com uma margem ondulada e diminutos espaços císticos. Observe que não há halo periférico em torno do hemangioma.

didade da invasão dos cânceres não-pediculados da vesícula biliar. No mesmo estudo, o corte de congelamento foi apenas ligeiramente mais preciso para diagnosticar a profundidade da invasão (precisão de 85,7%).[40] As estruturas normais adjacentes e os linfonodos também podem ser estudados com USIO.

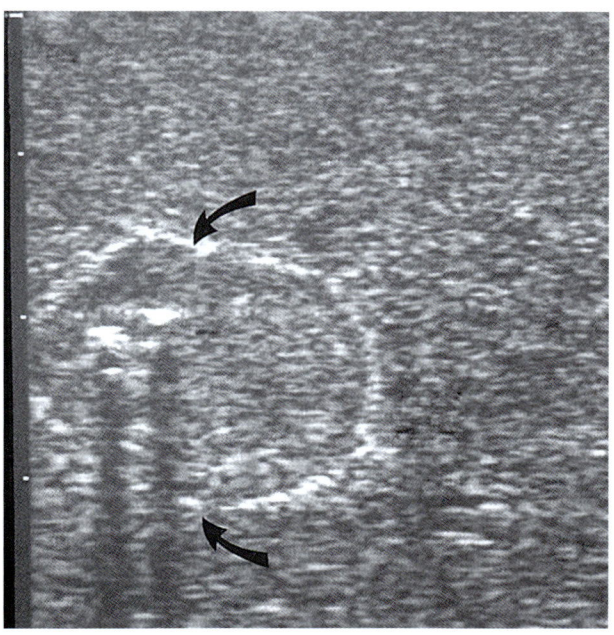 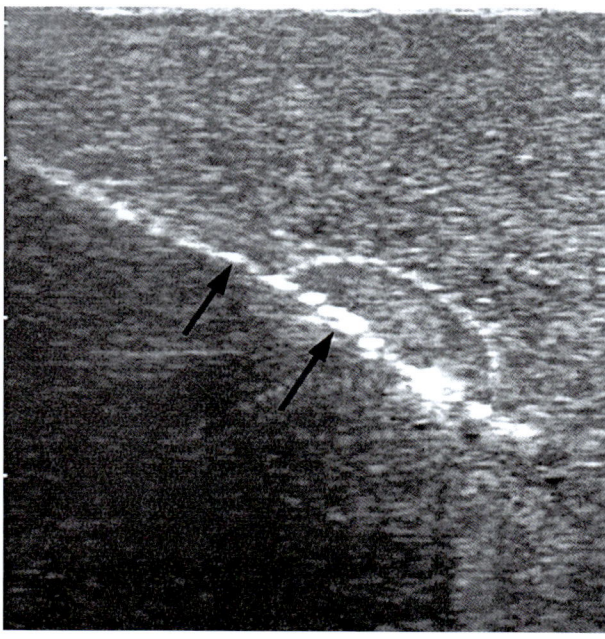

A   B

FIGURA 20-10. Biópsia hepática guiada por USIO. A, Massa quase isoecóica (*setas*) com diminutas calcificações. **B**, Agulha de biópsia dirigida por USIO (*setas retas*) dentro da massa, que era um hemangioma atípico.

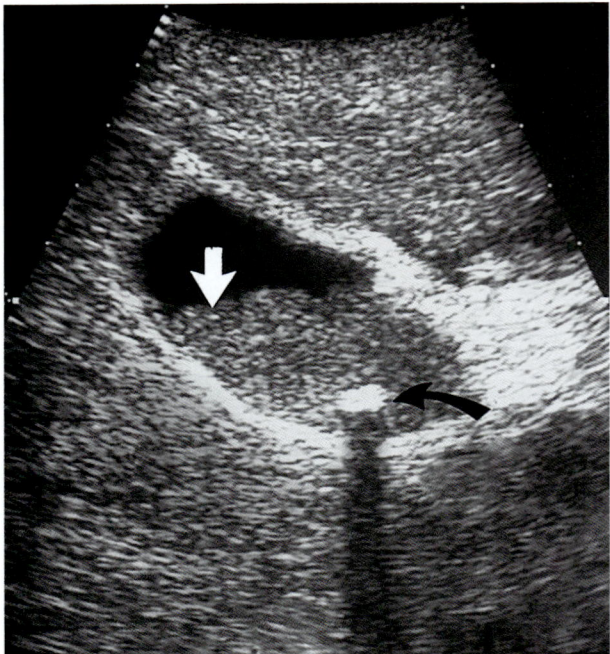

FIGURA 20-11. Cálculo biliar incidental. Cálculo biliar incidental (*seta curva*) e lama biliar (*seta reta*).

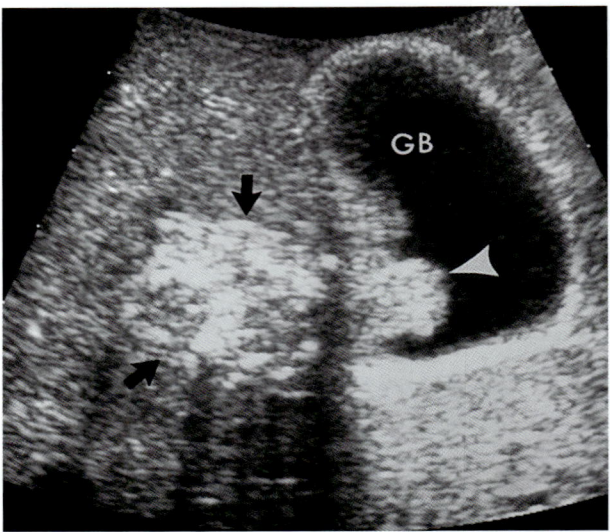

FIGURA 20-12. Metástase cólon-retal hepática invadindo a vesícula biliar. Ultra-sonografia intra-operatória mostra uma metástase cólon-retal (*setas*) com microcalcificações invadindo (*ponta de seta*) a vesícula biliar (GB).

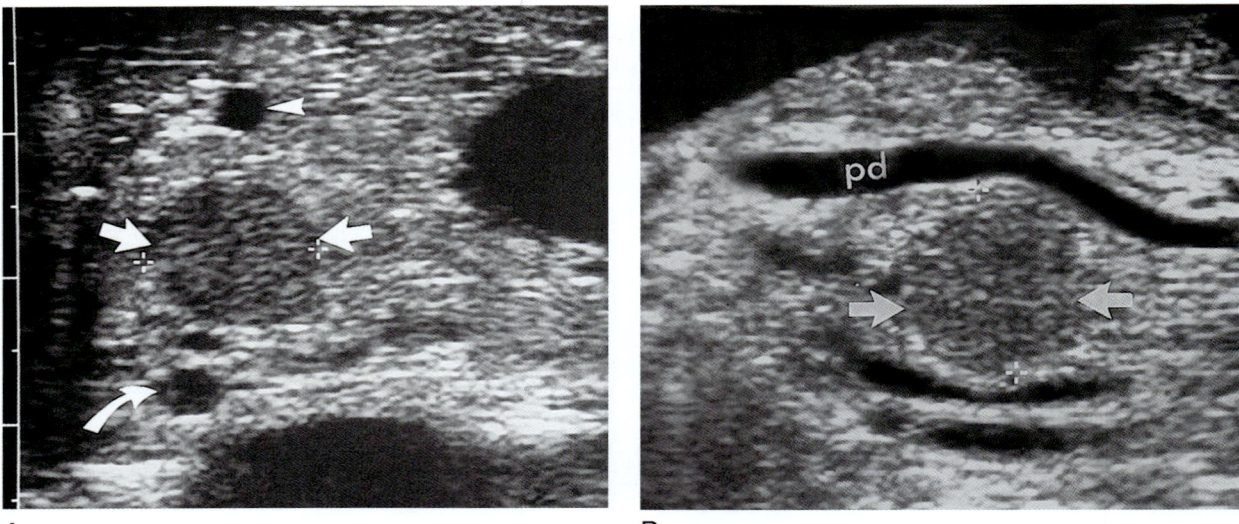

FIGURA 20-13. Insulinoma próximo do ducto biliar comum. A, Imagens transversal e **B**, oblíqua demonstram um pequeno insulinoma hipoecóico individualizado (*setas brancas*). **B**, O ducto pancreático (pd) e **A** (*ponta de seta branca*) o ducto biliar comum (*seta curva*) estão em estreita proximidade ao insulinoma.

freqüentemente obstrui o ducto pancreático e o ducto biliar comum e causa dilatação ductal até o nível da massa. A USIO também pode ser usada para detectar linfonodos regionais anormais, englobamento vascular por neoplasia, e lesões metastáticas no fígado.[48] A demonstração de lesões metastáticas hepáticas ocultas, pela USIO, pode evitar uma tentativa desnecessária de ressecção cirúrgica.[48]

Pancreatite

A ultra-sonografia intra-operatória pode ser usada para avaliar as múltiplas complicações associadas a pancreatite crônica, incluindo pseudocisto, abscesso e comprometimento secundário do trato gastrointestinal, trato biliar ou vasos abdominais pelo processo inflamatório. Embora a maioria

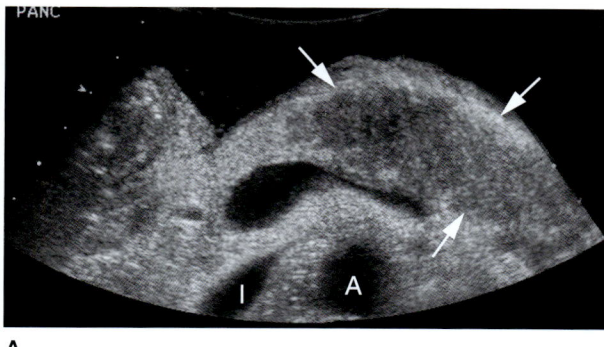
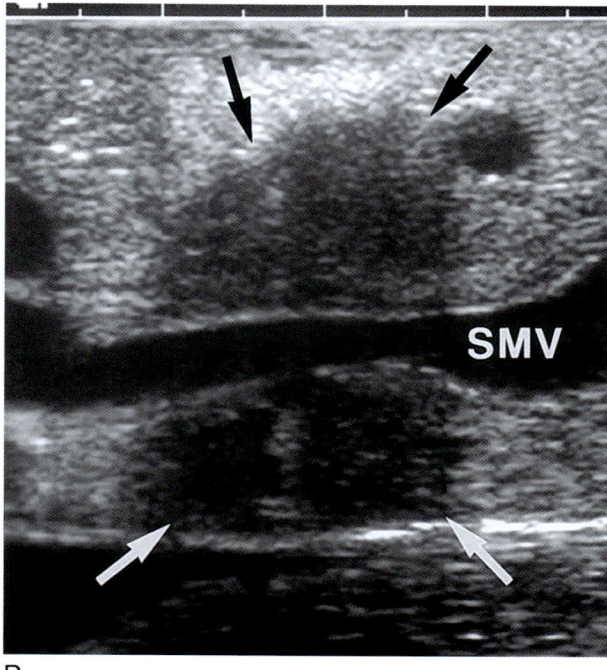

FIGURA 20-14. Adenocarcinomas ductais pancreáticos. A, USIO transversal do corpo do pâncreas demonstra uma massa hipoecóica oval, mal delimitada (*setas*) no corpo e cauda do pâncreas. A, aorta; I, veia cava inferior. **B**, USIO longitudinal de outro paciente demonstra um pequeno carcinoma hipoecóico (*setas*) circundando a veia mesentérica superior, SMV.

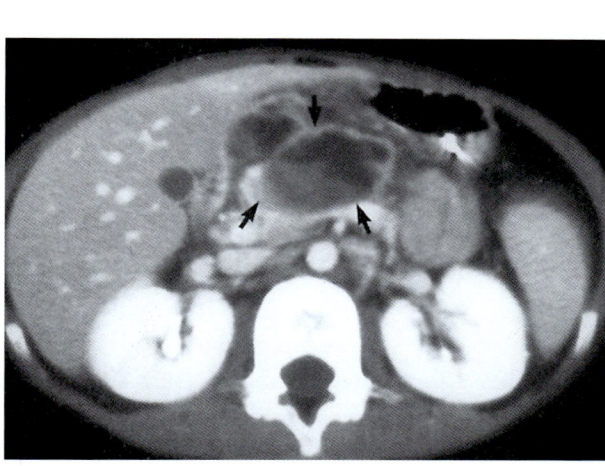
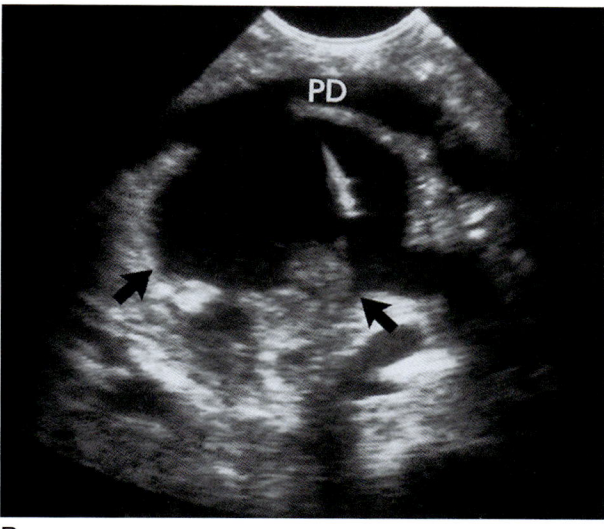

FIGURA 20-15. Drenagem de pseudocisto. A, TC contrastada pré-operatória mostra pseudocisto (*setas*) com debris depositados por gravidade. **B**, Ultra-sonografia intra-operatória mostra pseudocisto (*setas*) comunicando-se com o ducto pancreático (PD). Sob orientação ultra-sonográfica, uma agulha foi colocada (*ecos lineares brilhantes*) dentro do pseudocisto pancreático.

dos pseudocistos e abscessos possam ser facilmente identificados com exame pré-operatório, a USIO pode ajudar a localizar e drenar estas coleções líquidas e suas extensões (Fig. 20-15). Ocasionalmente, coleções líquidas previamente não reconhecidas podem ser identificadas com a USIO.[47,49-51] O ducto pancreático e as calcificações intraductais são facilmente identificados por meio da USIO (Fig. 20-16). A USIO também é capaz de diferenciar o parênquima pancreático inflamado de pseudocisto e assim salvá-lo da remoção cirúrgica desnecessária.

Em alguns pacientes, distinguir entre **pancreatite crônica** e **câncer pancreático** é difícil com estudos de imagem e história clínica.[48] Além disso, pequenos adenocarcinomas ductais podem obstruir o ducto pancreático e causar pancreatite secundária que pode obscurecer a neoplasia primária. A orientação ultra-sonográfica pode ser usada para biopsiar uma massa indeterminada dentro do pâncreas para determinar se ela é inflamatória ou maligna.[48] Isto pode ser feito percutaneamente ou na sala de operações durante laparotomia.

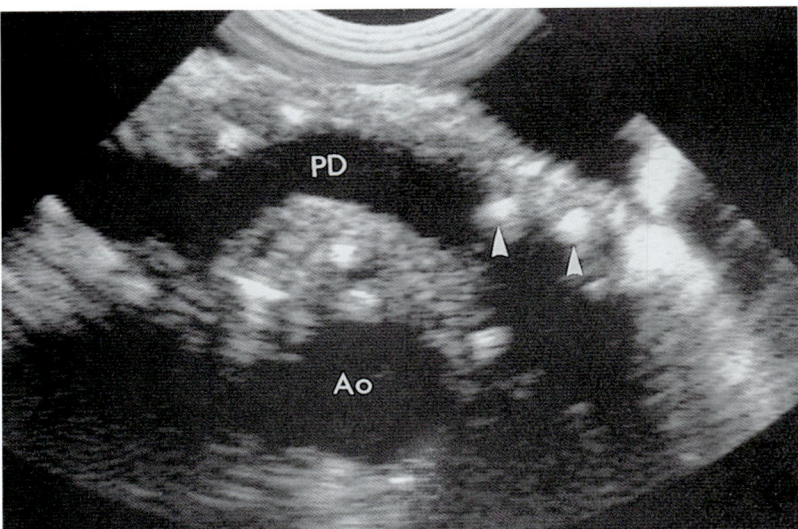

FIGURA 20-16. Pancreatite crônica. USIO transversal mostra um ducto pancreático (PD) dilatado com calcificações ductais (*pontas de setas*). Ao, aorta.

Neoplasia de Células das Ilhotas

Insulinoma. Uma aplicação altamente valiosa da USIO é a localização de uma neoplasia de células das ilhotas, como um insulinoma. O exame e a tentativa de localização de neoplasias das células das ilhotas podem ser frustrantes para o radiologista, o clínico, o cirurgião e o paciente. As neoplasias de células das ilhotas muitas vezes produzem hormônio excessivo, de modo que o clínico pode fazer um diagnóstico firme. Depois, o paciente é encaminhado ao radiologista para localizar a neoplasia que está produzindo o excesso de hormônio. Vários estudos por imagem pré-operatórios, incluindo ultra-sonografia, TC, RM, angiografia, amostragem venosa e cintilografia são usados para localizar neoplasias de células das ilhotas, com resultados variáveis. Entretanto, as neoplasias de células das ilhotas freqüentemente são pequenas e difíceis de localizar pré-operatoriamente.

Uma aplicação comum da USIO é para localizar um pequeno insulinoma. Os insulinomas geralmente são pequenos e solitários.[52,53] Ele produz um excesso de insulina, o que causa hipoglicemia. Uma vez a evidência laboratorial estabeleça que o paciente tem um insulinoma, a intervenção cirúrgica é necessária a fim de evitar uma catástrofe neurológica causada por hipoglicemia grave. Cirurgiões pancreáticos experientes trabalhando com ultra-sonografistas experientes são capazes de localizar quase todos os insulinomas durante a cirurgia usando uma combinação de inspeção, palpação e USIO.[52-58] Em virtude desta capacidade, o número de exames pré-operatórios para localização pode ser minimizado.

Transdutores de alta freqüência (7 a 15 MHz) são essenciais para procurar um insulinoma. Soro fisiológico estéril morno é derramado no abdome para fornecer acoplamento acústico e um meio para dar distância. Identificar insulinomas pequenos na superfície do pâncreas pode ser difícil se o transdutor for colocado diretamente sobre o tumor. Examinar ligeiramente afastado da superfície usando o soro fisiológico como meio para manter distância torna mais fácil a detecção de lesões de superfície. O pâncreas normal tem uma ecotextura hiperecóica uniforme, grosseira (Fig. 20-17). Noventa por cento dos **insulinomas** são **nódulos hipoecóicos discretos, pequenos e bem definidos** (Fig. 20-18).[57] Além de detectar o tumor, a USIO deve demonstrar a relação entre o insulinoma e o ducto pancreático. Se o insulinoma estiver localizado a uma distância segura e superficial ao ducto pancreático, a enucleação é efetuada. Entretanto, se o insulinoma estiver situado profundamente ou muito próximo do ducto pancreático, a enucleação segura não é possível sem transeccionar o ducto pancreático (Fig. 20-13). Em vez disso, pode ser necessária ressecção pancreá-

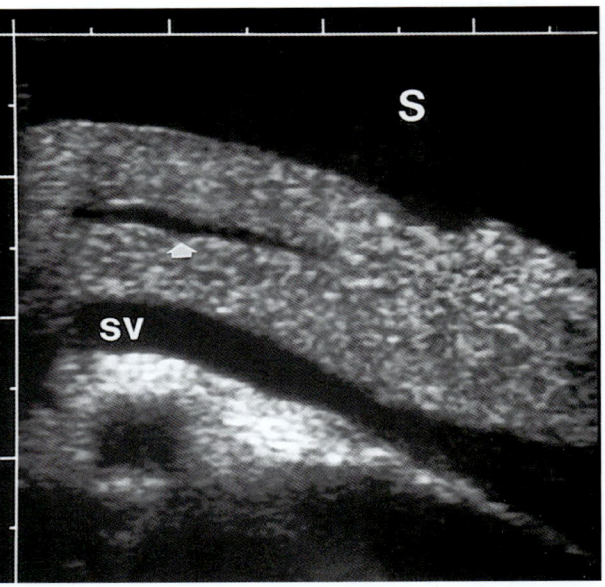

FIGURA 20-17. Pâncreas normal. Soro fisiológico (S), anterior ao pâncreas, melhora a visualização da superfície anterior do pâncreas. Ducto pancreático (*seta*). SV, veia esplênica.

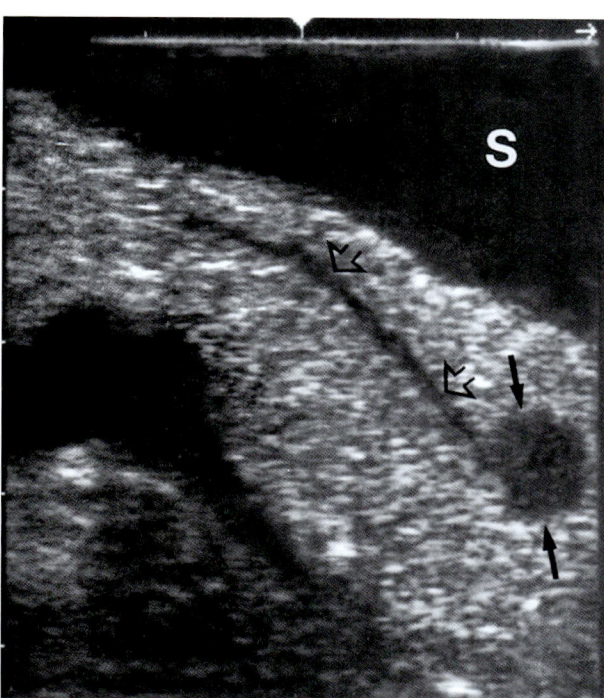

FIGURA 20-18. Insulinoma pancreático solitário.
USIO transversal mostra massa hipoecóica de 0,8 cm (*setas negras*) na cauda do pâncreas adjacente ao ducto pancreático (*setas abertas*). S, soro fisiológico.

cóico com o insulinoma. Nestes casos, o insulinoma pode ser perceptível se o efeito de bordo da sua margem lisa for detectado ou se a fina ecotextura do insulinoma for encontrada, em contraste com a ecotextura grosseira do parênquima pancreático.[57] Os insulinomas são **hipervasculares**; portanto, o Doppler colorido e o Power Doppler podem ajudar na localização dos insulinomas isoecóicos.

Gastrinoma. O gastrinoma é o segundo tumor neuroendócrino funcionante mais comum. Os gastrinomas produzem gastrina, o que causa secreção excessiva de ácido gástrico e leva à diarréia grave e úlceras gástricas (p. ex., síndrome de Zollinger-Ellison). Os gastrinomas muitas vezes são difíceis de localizar. Eles são múltiplos em 20% a 40% dos casos, e malignos em 60% a 90%.[59] Os gastrinomas são extrapancreáticos em 20% a 40% dos pacientes[59] e estão muitas vezes localizados na parede do duodeno (Fig. 20-20). Noventa por cento dos gastrinomas estão situados em uma região conhecida como "triângulo dos gastrinomas".[52,60] Os limites do triângulo dos gastrinomas são a segunda e terceira porções do duodeno inferiormente, a junção dos ductos cístico e biliar comum superiormente, e a junção da cabeça e colo do pâncreas medialmente.[52,60] Esta área deve ser examinada cuidadosamente durante a USIO. Infelizmente, alguns gastrinomas não podem ser encontrados, apesar do cuidadoso exame pré-operatório, laparotomia, cuidadosas inspeção e palpação cirúrgicas, e USIO. Entretanto, em um estudo feito por Kisker *et al.*[61] de 25 pacientes com síndrome de Zollinger-Ellison, 15 gastrinomas (60%) foram identificados com exame pré-operatório. Usando exploração cirúrgica completa e USIO, 24 dos 25 gastrinomas primários foram localizados (96%).

Neoplasia Endócrina Múltipla. A **neoplasia endócrina múltipla tipo I (NEM I)** é associada a tumores do pâncreas, glândulas paratireóides, hipófise, córtex supra-renal e tireóide. A NEM I é um caráter autossômico dominante

tica. Se o insulinoma for impalpável, uma agulha localizadora pode ser colocada perto dele (Fig. 20-19).

Dez por cento dos insulinomas são hiperecóicos ou isoecóicos em relação ao pâncreas.[57] Insulinomas em pacientes jovens são mais difíceis de detectar, provavelmente porque o parênquima pancreático é menos ecogênico e pode ser isoe-

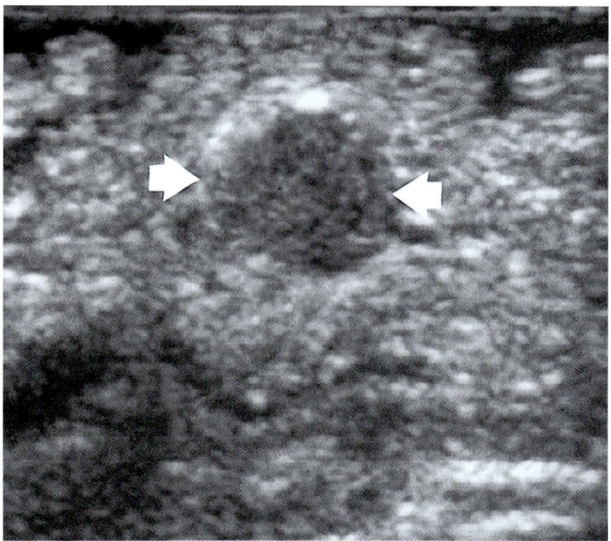

A

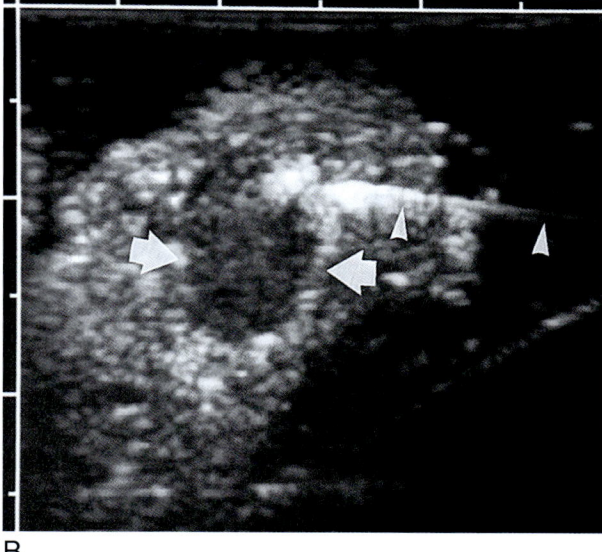

B

FIGURA 20-19. Insulinoma impalpável. A, Insulinoma impalpável de 1 cm (*setas*) identificado com USIO. **B**, Sob orientação de USIO, uma agulha localizadora (*pontas de setas*) foi colocada junto ao insulinoma (*setas*).

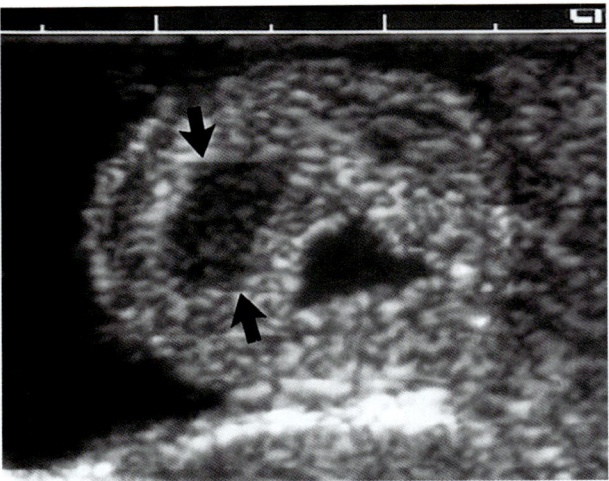

FIGURA 20-20. Gastrinoma. Este gastrinoma (*setas*) está localizado na parede do duodeno.

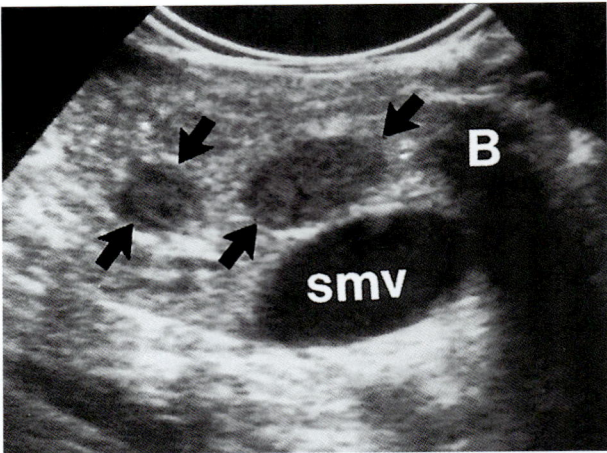

FIGURA 20-21. Síndrome de NEM. Múltiplos insulinomas pancreáticos. A imagem transversal em paciente com síndrome de neoplasia endócrina múltipla tipo I mostra dois insulinomas hipoecóicos (*setas*) dentro da cabeça pancreática. Veia mesentérica superior, smv. Intestino, B.

com alta penetrância. Os tumores pancreáticos geralmente são multifocais e responsabilizam-se pela maior parte da morbidade e mortalidade nos pacientes com NEM I. Os pacientes com NEM I freqüentemente têm vários adenomas com menos de 1 cm de diâmetro e necessitam de pancreatectomia quase total para cura (Fig. 20-21).[57,62] A cabeça do pâncreas deve ser cuidadosamente examinada e palpada porque adenomas residuais podem causar persistência dos sintomas do paciente no pós-operatório.

RIM

Massas

A ultra-sonografia intra-operatória pode ser de valor na cirurgia para poupar o rim. Nefrectomia parcial para doença maligna renal deve ser considerada nos pacientes com lesões malignas renais bilaterais, uma massa em um rim solitário, insuficiência renal ou anormalidades importantes no rim contralateral.[63-67] O objetivo é preservar o parênquima renal para evitar diálise. Alguns autores recomendaram nefrectomia parcial para pequenos carcinomas de células renais localizados em pacientes com rim contralateral normal.[65-67] A recorrência local afeta 3% a 13% dos pacientes após nefrectomia parcial.[68-73] Para prevenir recorrência, o tumor maligno inteiro deve ser removido com margens cirúrgicas adequadas. A enucleação simples de carcinomas de células renais resulta freqüentemente em excisão incompleta do tumor.[74,75] Mukamel et al.[76] relataram que 20% dos rins com um carcinoma de células renais dominante também tinham adenocarcinomas separados em outra área do parênquima renal. Gilbert et al.[77] foram o primeiro grupo a usar USIO em pacientes que eram candidatos à nefrectomia parcial. Desde então diversos grupos mostraram que a USIO é útil em procedimentos cirúrgicos que poupam o parênquima renal.[56,57,71-74,78] A ultra-sonografia é útil para localizar **tumores ocultos, impalpáveis,** para **delinear os limites da massa renal**, e para **guiar a nefrectomia parcial** (Fig. 20-22). A ultra-sonografia intra-operatória é especialmente valiosa se uma lesão for localizada profundamente e difícil de palpar. Algumas massas renais são quase isoecóicas ao parênquima renal. Nesses casos, é importante detectar as margens da lesão ou alterações na vascularidade da lesão. Deve-se ter também grande cuidado para não tomar erradamente uma pirâmide medular hipoecóica por uma pequena massa renal.

A ultra-sonografia intra-operatória também pode ser útil para **caracterizar massas renais indeterminadas** (Figs. 20-23 a 20-25). Dependendo da espessura da fatia de TC e do tamanho da lesão renal, pode ser difícil determinar se uma pequena lesão renal é cística ou sólida. A USIO é capaz de caracterizar facilmente as pequenas lesões císticas e, assim, evitar ressecção desnecessária. A USIO também pode ser usada para guiar a biópsia de uma massa renal indeterminada. Por exemplo, um pequeno carcinoma de células renais pode mostrar-se hiperecóico e indistinguível de um pequeno angiolipoma (Fig. 20-26).

Vascularização

Os problemas técnicos encontrados pelo cirurgião durante procedimentos de revascularização renal têm sido tradicionalmente difíceis de avaliar acuradamente. Uma variedade de métodos tem sido usada, incluindo palpação, Doppler contínuo e arteriografia, mas cada um tem limitações. A ultra-sonografia tem sido cada vez mais usada intra-operatoriamente para avaliar as artérias renais principais, ocasionalmente antes porém mais freqüentemente depois do procedimento cirúrgico. A maioria dos pacientes avaliados está se submetendo a **endarterectomia da artéria renal** ou a **bypass com enxerto na artéria renal** para tratar a estenose de artéria renal que levou à hipertensão e/ou insuficiência

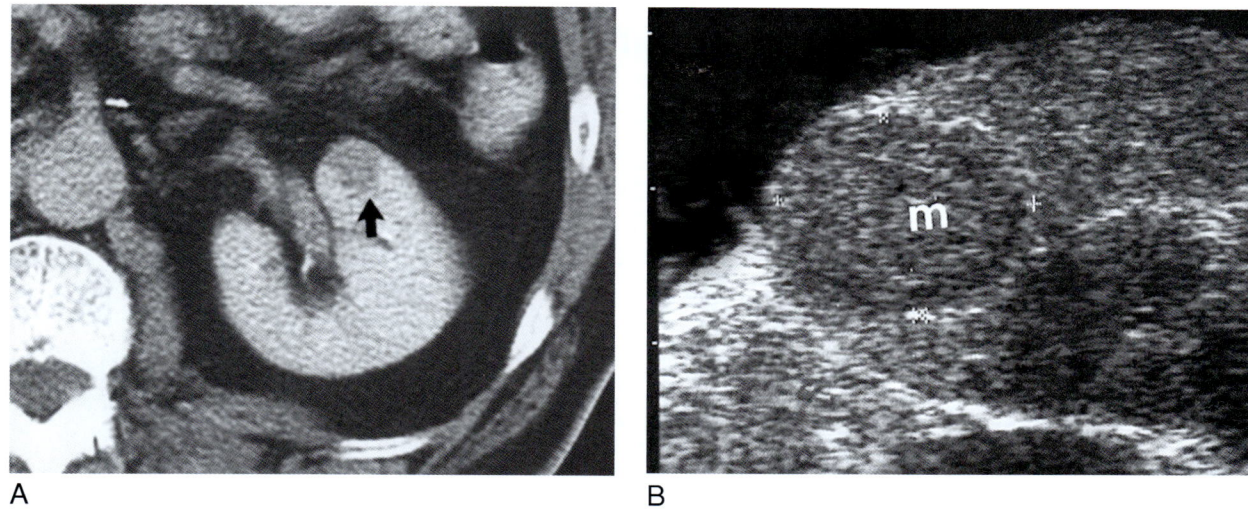

FIGURA 20-22. Pequeno oncocitoma. A, TC com contraste mostra uma pequena massa renal esquerda indeterminada (*seta*). **B**, USIO demonstra pequena massa renal sólida (m), que é quase isoecóica com o parênquima renal adjacente. Esta massa não era palpável.

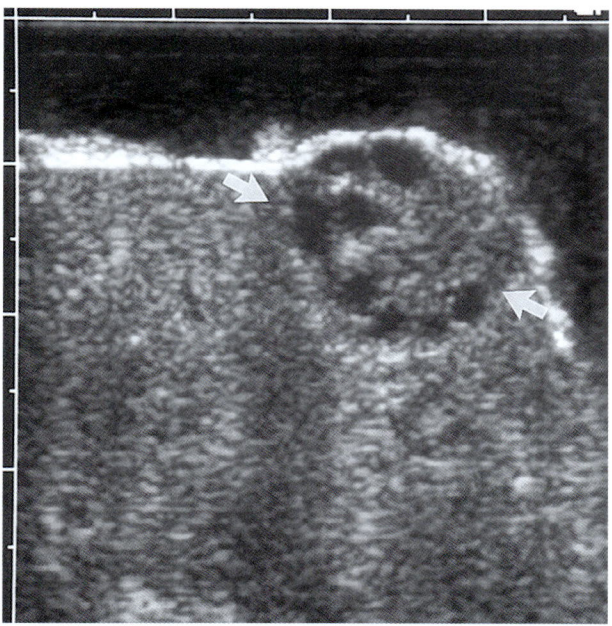

FIGURA 20-23. Pequeno carcinoma de células renais. Ultra-sonografia intra-operatória demonstra uma massa sólida e cística mista de 1,5 cm (*setas*) no córtex do rim.

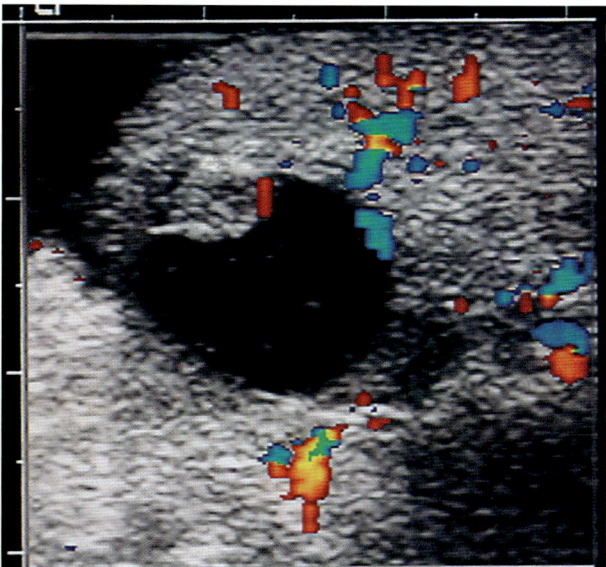

FIGURA 20-24. Pequeno carcinoma de células renais na parede de um cisto. A imagem transversal demonstra um cisto de 1,5 cm com um nódulo mural de 0,5 cm, que era um carcinoma de células renais impalpável, de baixo grau, em um paciente com síndrome de Hippel-Lindau.

renal. Ultra-sonografia com Doppler espectral e colorido permite a detecção de anormalidades no momento da operação, melhorando desse modo a probabilidade de um resultado bem-sucedido. Na nossa experiência, anormalidades que exigem revisão cirúrgica foram detectadas em 9% a 11% das artérias renais principais reconstruídas examinadas intra-operatoriamente.[79,80] Os dados sugerem que os resultados clínicos dos pacientes que necessitaram de revisão intra-operatória são favoráveis e semelhantes àqueles com estudos normais de USIO. Um estudo recente concluiu que o exame no modo B foi mais importante que os dados de hemodinâmica dúplex na discriminação entre reconstruções normais e anormais.[81]

O exame é efetuado através da incisão operatória usando um transdutor de alta freqüência coberto com uma bainha plástica estéril. O cirurgião fornece exposição conforme necessário, e a ferida é preenchida com soro fisiológico ou água, o que proporciona a janela acústica. Análises com ultra-sonografia com Doppler espectral e colorido complementam-se na avaliação das artérias renais. Um lúmen liso e

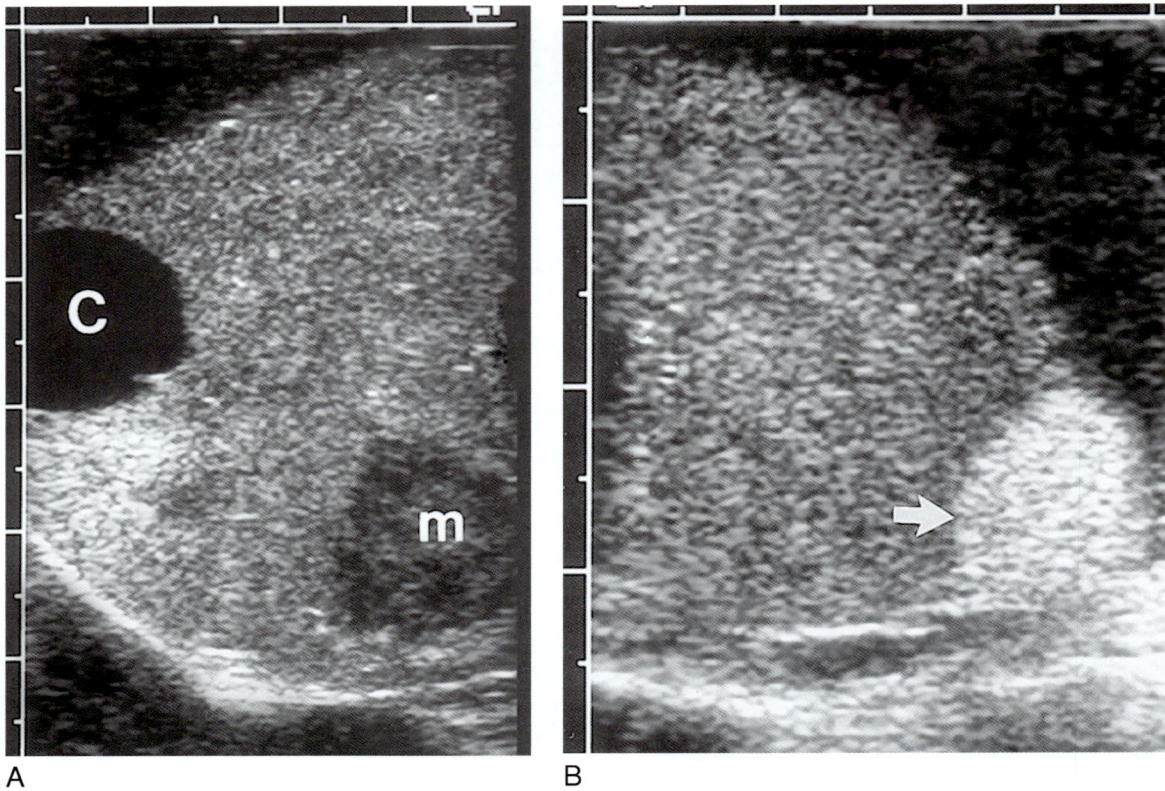

FIGURA 20-25. Cisto, angiomiolipoma e adenoma no mesmo rim. A, Imagem de USIO transversal do rim mostra um cisto benigno (C) e uma massa sólida hipoecóica (m) que revelou ser um adenoma. **B**, Em um nível diferente, foi observado um pequeno angiomiolipoma hiperecóico (*seta*).

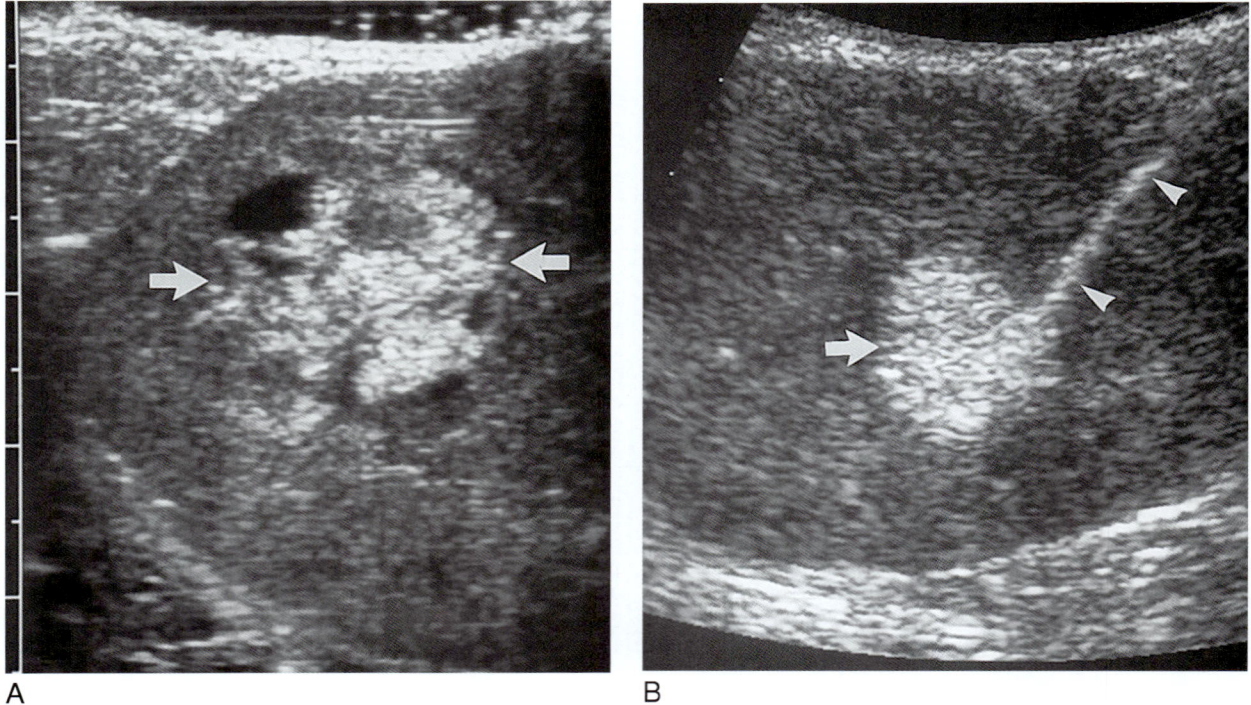

FIGURA 20-26. Carcinoma de células renais de baixo grau detectado incidentalmente. A, USIO do fígado em um paciente com um carcinoma hepatocelular descobriu incidentalmente uma massa renal direita ecogênica (*setas*). **B**, Sob orientação de USIO, uma agulha de biópsia (*pontas de setas*) foi colocada dentro da massa (*seta*), a qual comprovou ser um carcinoma de células renais de baixo grau.

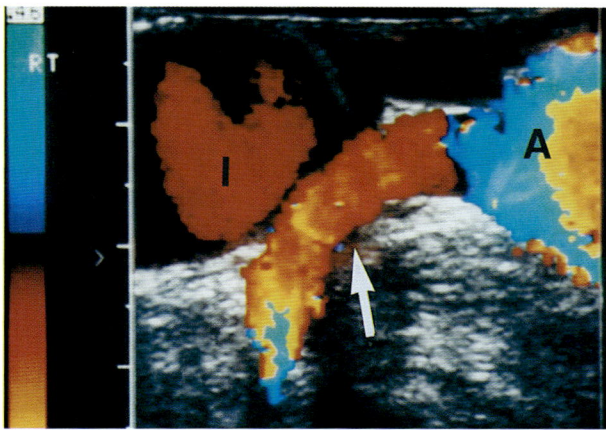

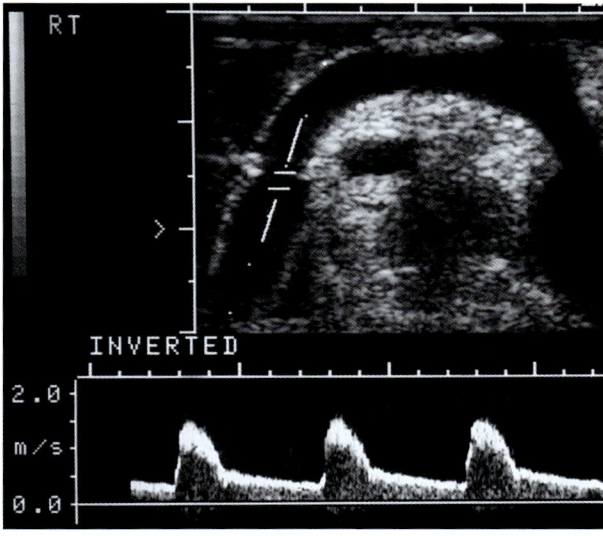

FIGURA 20-27. Artéria renal direita normal pós-endarterectomia. A, Imagem transversal mostra artéria renal direita (*seta*) originando-se da aorta (A) e passando atrás da veia cava inferior (I). **B**, Bypass com enxerto na artéria renal direita. Doppler espectral mostra um traçado normal de baixa resistência.

fluxo uniforme com pronta ascensão sistólica e um padrão de baixa resistência são típicos de artérias renais normais (Fig. 20-27).

ANORMALIDADES RENOVASCULARES DETECTADAS ULTRA-SONOGRAFICAMENTE

Artéria renal residual ou estenose anastomótica (Fig. 20-28)
Trombose/oclusão do enxerto ou artéria renal (Fig. 20-29)
Retalho ou dissecção da íntima (Figs. 20-30 e 20-31)
Compressão extrínseca ou dobramento do enxerto ou da artéria renal

ULTRA-SONOGRAFIA LAPAROSCÓPICA

O mais recente desenvolvimento na USIO tem sido a aplicação das técnicas de ultra-som usando transdutores especialmente desenhados que podem ser inseridos através de janelas laparoscópicas-padrão que tipicamente não têm mais de 10 a 11 mm de tamanho. Uma vez que estas janelas laparoscópicas estão a alguma distância dos órgãos intra-abdominais, os transdutores USL têm que ser montados em uma haste fina longa. Os primeiros relatos de USL utilizaram ultra-sonografia no modo A para diagnóstico de patologia intra-abdominal, embora isto tenha sido de limitada utilidade.[82,83] Técnicas de miniaturização foram a seguir aplicadas aos aparelhos de ultra-sonografia convencionais, tanto de tipo mecânico quanto eletrônico, tornando assim possível o ultra-som em tempo real laparoscópico.[84-86] O mais notável em miniaturização foi a criação de transdutores baseados em cateteres, os quais foram desenvolvidos originalmente para ultra-som intravascular, mas que também têm sido usados laparoscopicamente.[87] O tamanho extremamente pequeno dos transdutores montados em cateteres torna o campo de visão tão pequeno a ponto de limitar a utilidade prática no abdome.

Atualmente, vários fabricantes de ultra-som comercial produzem exploradores de USL, e a maioria dos quais tem em comum as seguintes características:

- Transdutor de banda larga ou multifreqüencial com freqüência central variando de 5 a 7,5 MHz;
- Longa haste rígida de pelo menos 15 a 20 cm de comprimento;
- Capacidade para ultra-sonografia convencional e para Doppler colorido;
- Transdutores lineares ou convexos com comprimento de cristal variando de aproximadamente 1 a 3 cm;
- Bainhas estéreis, projetadas especificamente para cada explorador individual.

Técnica

A maioria do equipamento disponível também apresenta uma extremidade flexível, incluindo o cristal de imagem, e continua a alguma distância pela haste acima. Alguns sistemas flexionam-se e estendem-se em um plano, enquanto outros são capazes de girar para a direita e esquerda bem como oferecer capacidade de flexão e extensão. O movimento da porção flexível do transdutor é controlado pelo operador, usando mecanismos que são semelhantes aos controles dos endoscópios flexíveis. A capacidade de flexionar ou estender o transdutor é de importância crítica para manter o contato com os órgãos que têm superfícies curvas, como o fígado. Um sistema estritamente rígido muitas vezes perde o acoplamento acústico devido à sua incapacidade de manter contato com a superfície do órgão. Uma conduta alternativa para um sistema não-flexível consiste em encher a cavidade abdominal de líquido e examinar através do líquido

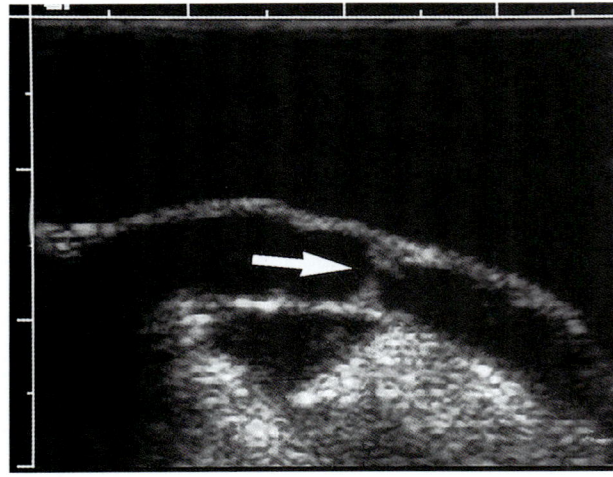

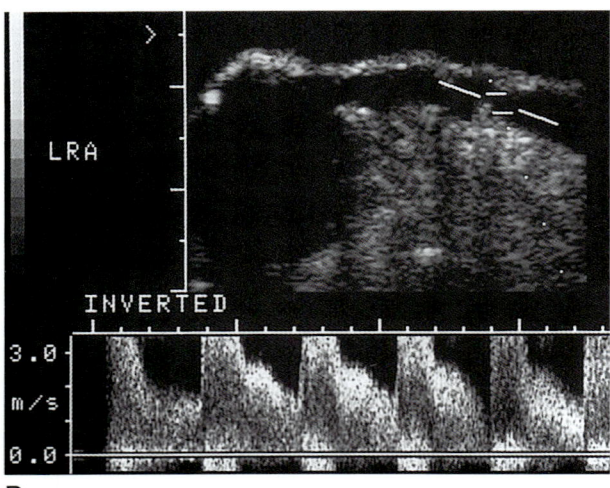

FIGURA 20-28. Estenose residual após endarterectomia. A, Imagem longitudinal da artéria renal esquerda mostra placa residual (*seta*). B, Exame com Doppler espectral mostra elevadas velocidades de fluxo e turbulência, indicando estenose importante. Isto foi revisto cirurgicamente.

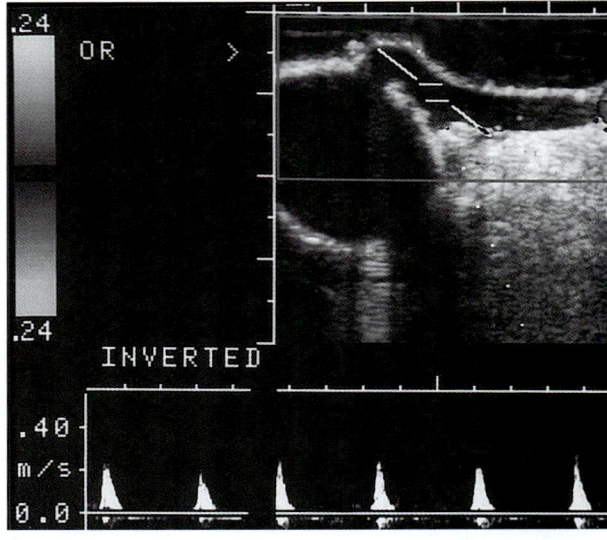

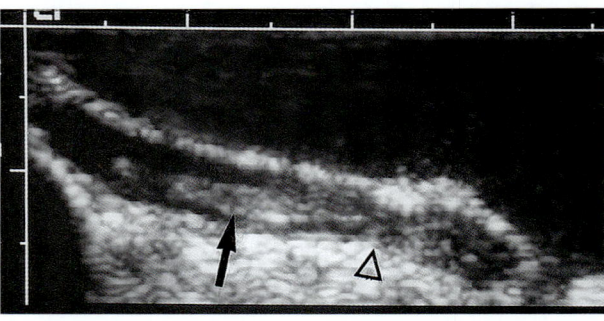

FIGURA 20-29. Trombose da artéria renal esquerda. A, Dúplex *scan* transversal de um bypass na artéria renal esquerda usando enxerto de veia safena mostra traçado de baixa velocidade e alta resistência na artéria renal esquerda proximal, sugerindo obstrução distalmente. B, Imagem ultra-sonográfica mais distalmente demonstra estreitamento brando na anastomose distal (*ponta de seta*) com trombose parcial da luz da artéria renal (*seta*). (De Lantz EJ, Charboneau JW, Hallett JW, et al: Intraoperative color Doppler sonography during renal artery revascularization. AJR 1994;162:859-863.)

como um meio acústico. Isto pode funcionar razoavelmente bem para examinar o pâncreas mas é extremamente desconfortável, porque o abdome já está acentuadamente distendido com CO_2 a fim de facilitar a laparoscopia.

Usualmente há umidade natural suficiente para permitir bom contato acústico com os órgãos-alvo, mas soro fisiológico estéril pode ser usado para umidificar as superfícies, se necessário. O acoplamento acústico deve ser mantido também dentro da cobertura estéril do explorador, usando-se gel estéril ou água estéril no interior da bainha para proporcionar um meio de acoplamento acústico para o dispositivo de imagem. Além da bainha estéril que cobre a sonda e a haste, uma cobertura estéril maior também é usada para cobrir o cabo do aparelho, seus mecanismos de controle e o cabo elétrico.[88]

É importante que a freqüência do explorador seja suficiente para examinar o órgão inteiro que está sendo estudado. Enquanto a freqüência de 7 MHz pode ser inteiramente adequada para a avaliação do pâncreas, ductos biliares e vesícula, a atenuação de um feixe de 7 MHz no fígado permitiria penetração de apenas 6 a 7 cm. Conseqüentemente, uma freqüência de 5 MHz é preferida para o fígado, o que permitiria penetração até uma profundidade de 10 a 12 cm. A maioria dos fígados, portanto, pode ser examinada pela superfície anterior, que é lisa e se presta bem ao exame laparoscópico. Tentativas de examinar a superfície inferior do fígado são repletas de dificuldade devido às superfícies muito irregulares, bem como inserções ligamentares, órgãos intervenientes, como a

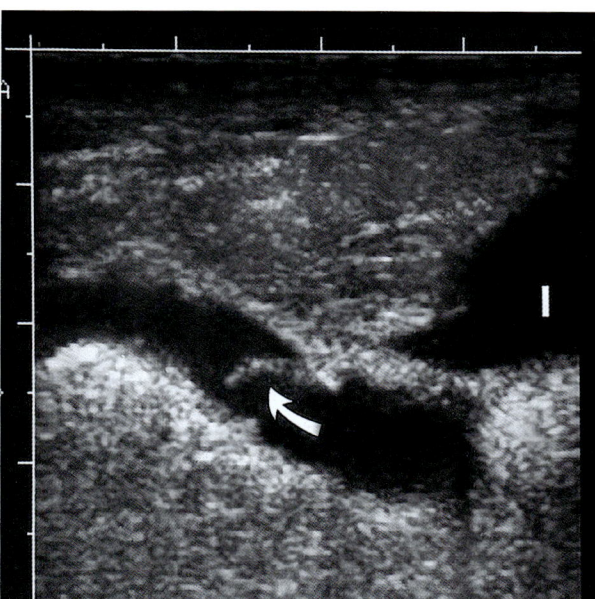

FIGURA 20-30. Flap da íntima. Exame transversal da artéria renal direita após endarterectomia mostra flap da íntima (*seta*) na luz do vaso. O vaso foi aberto e o flap foi reparado. I, veia cava inferior.

vesícula biliar e o duodeno, e outros impedimentos ao exame eficaz.

Uma vez que os tamanhos das sondas são necessariamente pequenos, a quantidade de tempo necessária para aquisição completa da imagem de um órgão é substancialmente mais longa do que a do exame com transdutores de USIO padrão. Um exame completo exige imagens superpostas através do órgão inteiro. Os transdutores de ultra-sonografia intra-operatória são duas a quatro vezes maiores que os transdutores laparoscópicos, e conseqüentemente o tempo de exame é substancialmente mais longo empregando-se a conduta laparoscópica. Por exemplo, a avaliação completa do fígado pode levar 5 minutos usando-se sondas intra-operatórias, mas consumiria 15 a 20 minutos com um exame de USL.

Outra limitação da USL é o fato de que o transdutor está sobre um ponto único no espaço, isto é, a porta de entrada laparoscópica. Isto limita a liberdade de movimento da cabeça de varredura, de tal modo que é impossível manter o transdutor em orientações transversais ou longitudinais padrão. Como o transdutor está girando, os planos de imagem resultantes apresentam mais freqüentemente alguma obliqüidade em relação a um plano de imagem transversal ou longitudinal. Isto pode causar desorientação e também alguma dificuldade para assegurar que os planos de imagem se superponham uns aos outros. No exame do fígado, embora a porta subcostal direita possa ser suficiente para examinar o lobo direito, às vezes o lobo esquerdo, e particularmente o segmento lateral e o lobo caudado não podem ser adequadamente examinados a partir deste local. Se este for o caso, o transdutor deve ser mudado para outra porta, geralmente na região periumbilical, subcostal esquerda ou epigástrica a fim de completar a avaliação do lobo esquerdo.

É importante observar a inserção do transdutor de USL sob visualização direta usando-se o laparoscópio de fibra óptica. Há muito pouca, se houver alguma, capacidade de se sentir onde a extremidade do transdutor está localizada e, a fim de evitar lesão inadvertida de tecidos e vasos, a colocação do transdutor deve ser observada continuamente no monitor de TV. A apresentação em tela dividida de ambas as imagens, laparoscópica e de ultra-som em tempo real, no mesmo monitor é extremamente conveniente e exige apenas um divisor de feixe relativamente barato.

Fígado

Uma conduta sistemática, organizada, para ultra-sonografia laparoscópica do fígado é de importância crucial, mantendo-se em mente que os campos de imagem devem superpor-se um ao outro para avaliação completa do parênquima pulmonar. Uma freqüência central de 5 MHz é ideal para examinar o fígado inteiro da frente para trás conforme mencionado anteriormente. A janela laparoscópica subcostal direita se presta melhor para examinar o lobo direito e o lobo esquerdo medial do fígado, mas o segmento lateral esquerdo pode exigir reposicionamento do transdutor dentro de uma segunda janela no epigástrio ou abdome médio. Isto é facilmente realizado trocando-se o transdutor de USL e o laparoscópio.

Nós preferimos começar na cúpula do fígado, examinando através da cúpula, e a seguir reposicionando o transdutor em posição ligeiramente mais caudal mas não mais que o comprimento do cristal de imagem. Após o reposicionamento, uma segunda varredura através do fígado é efetuada, o transdutor é a seguir movido ainda mais caudalmente e outra varredura é obtida; esta seqüência é realizada até que o fígado inteiro seja examinado. É extremamente importante lembrar que os campos têm que superpor-se a fim de evitar o potencial de não perceber lesões em áreas não examinadas do fígado. Alguns sistemas laparoscópicos apresentam uma imagem em formato setorial, e isto pode ser enganoso ao dar a falsa garantia de que uma grande porção do fígado é examinada com cada varredura. Embora isto seja verdade no campo distal, o campo proximal extremo tem apenas a largura do comprimento do cristal de imagem.

Se o ligamento falciforme for bem desenvolvido e obstruir o acesso ao lobo esquerdo, o transdutor é reposicionado a seguir em uma janela diferente, e mais imagens são obtidas desde a cúpula até o bordo livre do segmento lateral esquerdo e lobo caudado. Em virtude do tamanho relativamente pequeno dos cristais de imagem no equipamento de USL atualmente disponível, o tempo requerido para um exame completo do fígado é substancialmente mais longo que com transdutores de USIO aberta. As indicações e capacidades da USL são muito semelhantes às da USIO do fígado e incluem as seguintes:

- detectar todas as lesões possíveis do fígado;
- localizar acuradamente estas lesões nos lobos e segmentos;
- avaliar a relação de tumores com estruturas vasculares e biliares e avaliar quanto a invasão;

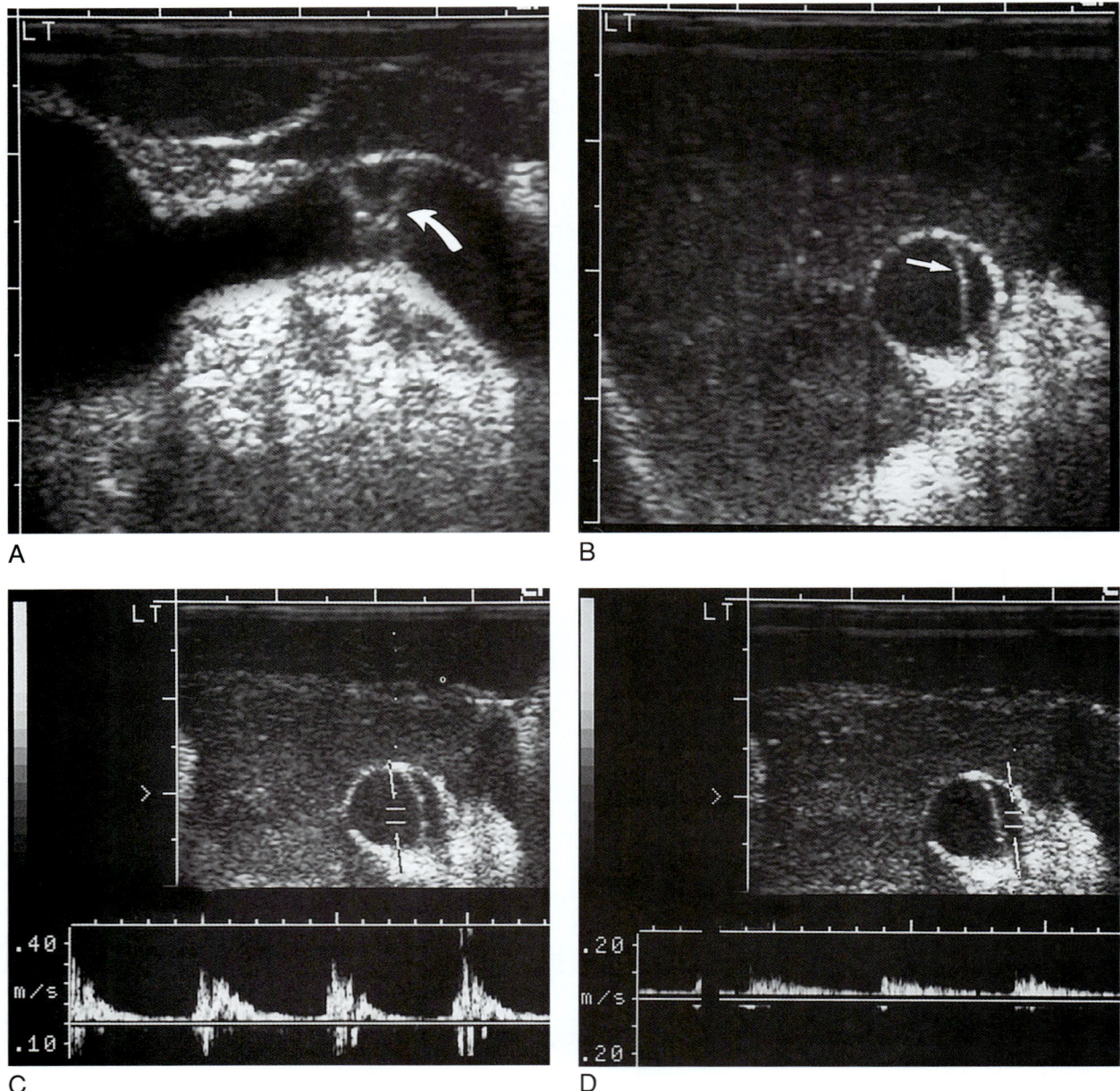

FIGURA 20-31. Dissecção. A e B, Imagens longitudinal e transversal da artéria renal esquerda em seguida a endarterectomia mostram uma dissecção da íntima (*seta*). C e D, Doppler espectral mostra que as duas luzes possuem traçados de ondas diferentes. (De Lantz EJ, Charboneau JW, Hallett JW, et al: Intraoperative color Doppler sonography during renal artery revascularization. AJR 1994;162:859-863.)

- guiar biópsia e aspirações sob visualização em tempo real;
- guiar técnicas ablativas minimamente invasivas.

É bem sabido que muitos pacientes com tumores hepáticos primários ou metastáticos são tidos como inoperáveis no momento da laparotomia, apesar de múltiplos estudos de imagem pré-operatórios. Isto pode ser devido à presença de tumor em linfonodos ou depósitos tumorais no mesentério e sobre as superfícies peritoneais. Em um estudo de 29 pacientes com malignidade hepática, todos julgados ressecáveis pelos estudos de imagem pré-operatórios, 48% foram julgados inoperáveis devido aos achados laparoscópicos, os quais incluíram disseminação peritoneal, lesões satélites hepáticas e cirrose insuspeitada.[89] Entretanto, outros 20% tinham doença inoperável não identificada na laparoscopia. É aqui que a USL pode desempenhar um papel.

Estudos precedentes estabeleceram que a USIO detectou consistentemente 20% a 30% mais lesões no fígado do que foram mostradas nos estudos por imagem pré-operatórios,[90]

> **OBJETIVOS DA ULTRA-SONOGRAFIA LAPAROSCÓPICA**
>
> Detectar e caracterizar todas as lesões hepáticas possíveis
> Localizar com precisão estas lesões nos lobos e segmentos
> Avaliar a relação de tumores com estruturas vasculares e biliares
> Avaliar quanto a invasão
> Dirigir biópsia e aspirações sob visualização em tempo real
> Guiar técnicas ablativas minimamente invasivas

embora esta taxa de detecção de lesões adicionais provavelmente seja mais baixa com o atual estudo por TC com multidetectores e protocolos rápidos de RM do fígado. Um estudo de comparação prospectivo mais atualizado ainda está por ser publicado usando equipamento ideal. A USL compartilha esta mesma capacidade aumentada para detecção de lesões hepáticas diminutas (Fig. 20-32). Em uma pequena série de 11 pacientes, importantes achados adicionais foram obtidos na USL, incluindo massas adicionais, linfadenopatia metastática ou comprometimento vascular, influenciando desse modo o processo de decisão cirúrgico. Em cinco casos, biópsias guiadas por USL foram efetuadas com sucesso.[91] Em outro estudo maior com 50 pacientes, 43 dos quais submeteram-se à ultra-sonografia laparoscópica com sucesso, a USL evidenciou 33% mais lesões hepáticas do que foram visíveis através do laparoscópio e acrescentou informação adicional de estadiamento em 42%. Isto resultou em uma taxa de operabilidade de 93% nos pacientes que fizeram laparoscopia e USL, em comparação com apenas 48% de ressecções bem-sucedidas em pacientes sem laparoscopia.[92] Estadiamento aperfeiçoado de tumores do fígado por meio de laparoscopia e USL continuou a ser relatado na literatura mais recente,[93,94] embora a maioria destes estudos não pareça ter utilizado o mais avançado exame pré-operatório.

A maioria das lesões adicionais do fígado detectadas por USL é muito pequena, com 1 cm ou menos de tamanho, e está, portanto, abaixo dos limites de resolução do exame convencional (Fig. 20-33). Isto é idêntico à experiência com USIO aberta. Entretanto, nem todos os nódulos detectados comprovaram ser câncer, e a biópsia pode ser importante para avaliar as lesões insuspeitadas demonstradas somente por USL (Fig. 20-34). Em um estudo prospectivo de 76 pacientes, Hartley *et al.*[95] encontraram nódulos adicionais em nove pacientes, porém quatro destes revelaram-se benignos. A biópsia de lesões grandes ou razoavelmente superficiais pode ser realizada muito facilmente pelo uso de agulhas de biópsia extralongas puncionando através da parede anterior do abdome e entrando no fígado imediatamente adjacente ao transdutor laparoscópico, que é posicionado diretamente sobre a lesão. Entretanto, as lesões pequenas e profundamente localizadas são mais difíceis de biopsiar, e algum tipo de guia de biópsia em tempo real, similar aos disponíveis em transdutores de ultra-som convencionais, se

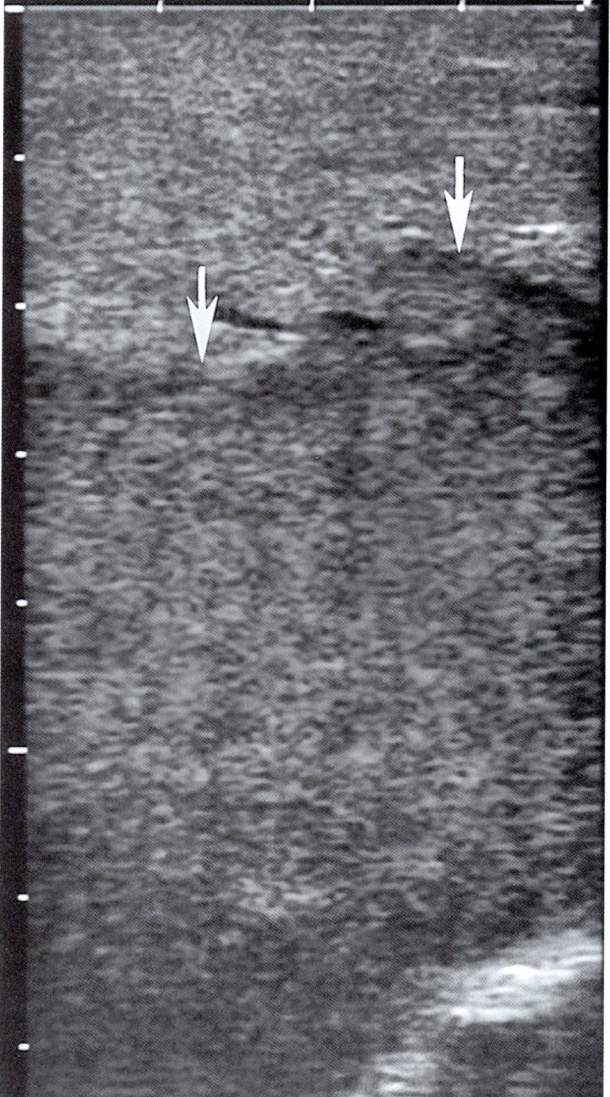

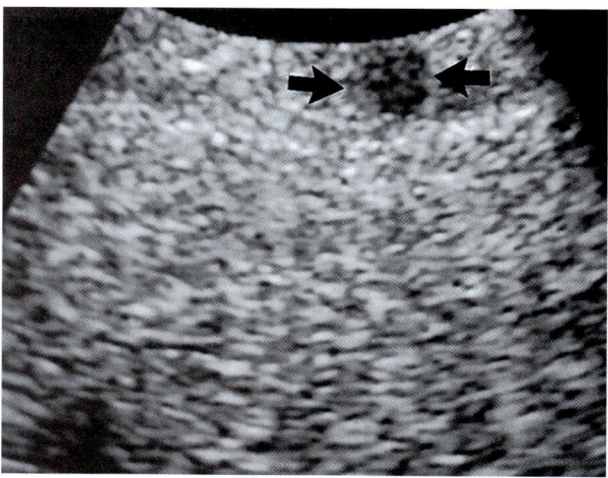

FIGURA 20-32. Ultra-sonografia laparoscópica — metástases cólon-retais. A, Grande metástase no lobo esquerdo (*setas brancas*). **B**, Metástase superficial de 5 mm no lobo direito (*setas negras*) não visível com laparoscópio e não observada em estudos de imagem pré-operatórios.

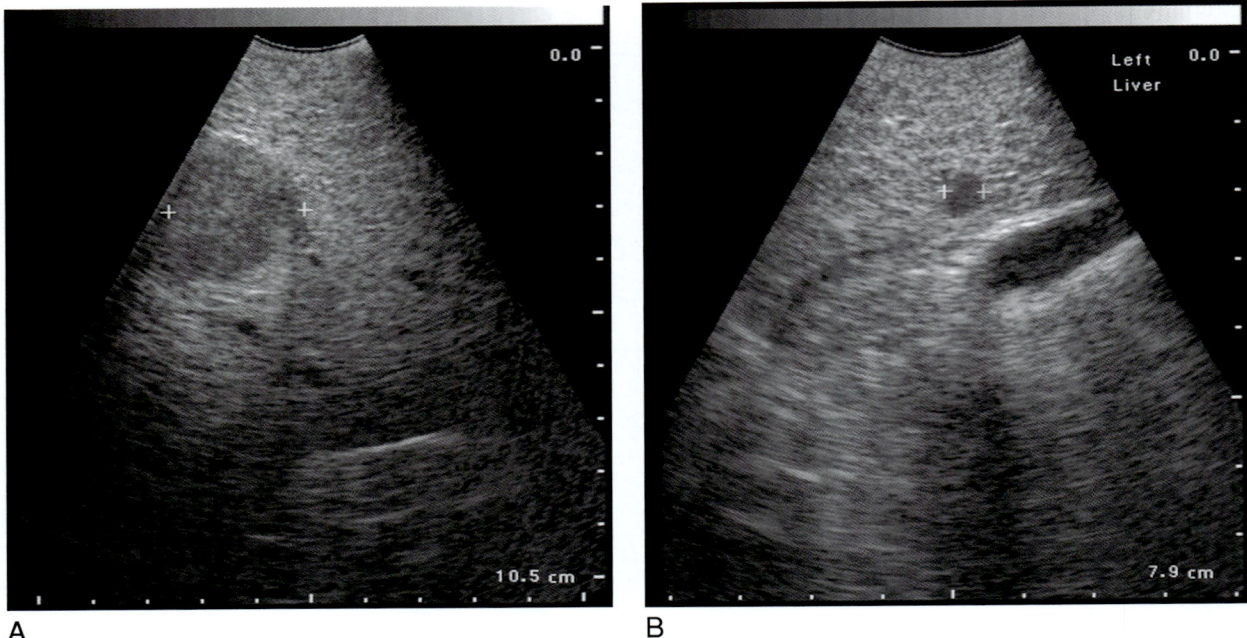

FIGURA 20-33. Ultra-sonografia laparoscópica (USL) — carcinoma hepatocelular (CHC). A, Uma massa hipoecóica de 2,5 cm no segmento VI. **B**, Nódulo hipoecóico de 5 mm de CHC no segmento IV (*calipers*) detectável somente por USL e tornando o paciente inoperável. Left = Esquerda; Liver = Fígado.

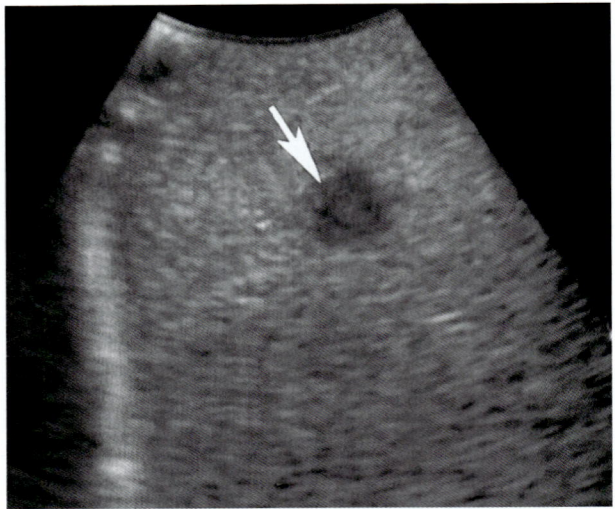

FIGURA 20-34. Ultra-sonografia laparoscópica — hiperplasia nodular focal. Nódulo de 8 mm no lobo direito (*seta*), simulando uma metástase cólon-retal.

comprovaria muito útil. A maioria dos sistemas de USL comercialmente disponíveis não fornece orientação para biópsia em tempo real, embora alguns fabricantes estejam agora oferecendo esses sistemas. Eles são um pouco desajeitados no momento presente, mas são esperados progresso e desenvolvimento adicionais.

A invasão ou obstrução de ductos biliares podem ser facilmente demonstradas, bem como invasão vascular para dentro das veias portais ou hepáticas, o que é visto mais freqüentemente no carcinoma hepatocelular. A avaliação de suprimento vascular aberrante ao fígado também pode ser muito importante para influenciar o tipo de ressecção efetuado, particularmente em pacientes com artérias hepática esquerda ou hepática direita reposicionadas ou acessórias (Fig. 20-35). Drenagem venosa hepática acessória, particularmente no lobo direito inferior, é vista freqüentemente, e o conhecimento disto é importante para o cirurgião, a fim de evitar tração e trauma desnecessários desta veia acessória que poderiam levar à hemorragia substancial ou mesmo ameaçar a vida. O exame de fluxo colorido por USL pode ser muito importante para definir a vascularização hepática embaixo da cápsula do fígado, a fim de definir planos avasculares seguros para biópsia, hepatotomia, fenestração de cisto hepático e outros procedimentos intervencionistas (Fig. 20-36).

Vesícula e Trato Biliares

Inicialmente houve grande expectativa em relação ao uso das técnicas de USL na avaliação de pacientes que estavam se submetendo a colecistectomia laparoscópica. Em particular, a USL foi considerada pelo menos equivalente, se não superior, à colangiografia intra-operatória laparoscópica, que pode ser um estudo difícil e tecnicamente desafiador para ser executado. Em um estudo realizado por Liu *et al.*,[91] um de sete pacientes submetidos a colecistectomia laparoscópica teve **cálculos no colédoco** identificados pela USL, levando a uma conduta cirúrgica aberta com remoção de múltiplos cálculos intra-hepáticos e do colédoco. Entretanto, em um estudo maior de 150 pacientes, nos quais foram realizados 129 exames de USL bem-sucedidos, embora a visualização do colédoco fosse boa na maioria dos casos, a patologia inesperada do colédoco foi detectada em apenas cinco (aproxi-

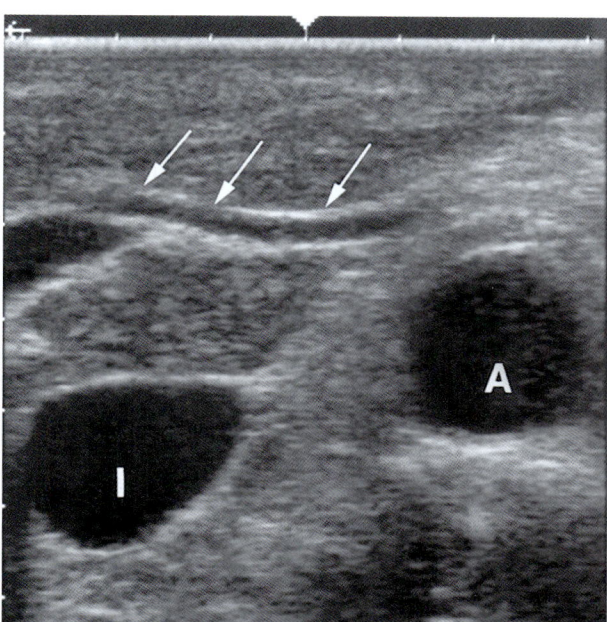

FIGURA 20-35. Ultra-sonografia laparoscópica. Artéria hepática esquerda reposicionada (*setas*) originada da artéria gástrica esquerda. A, aorta; I, veia cava inferior.

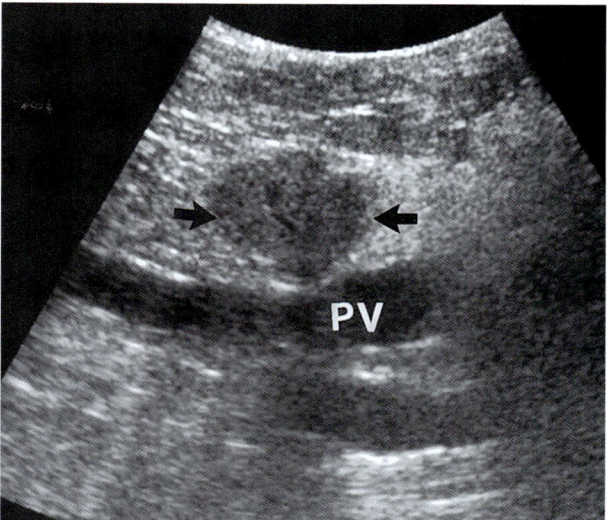

FIGURA 20-37. Ultra-sonografia laparoscópica — linfadenopatia. Exame na *porta hepatis* demonstra linfadenopatia metastática (*setas*) anterior à veia porta (PV) em um paciente com carcinoma da vesícula biliar.

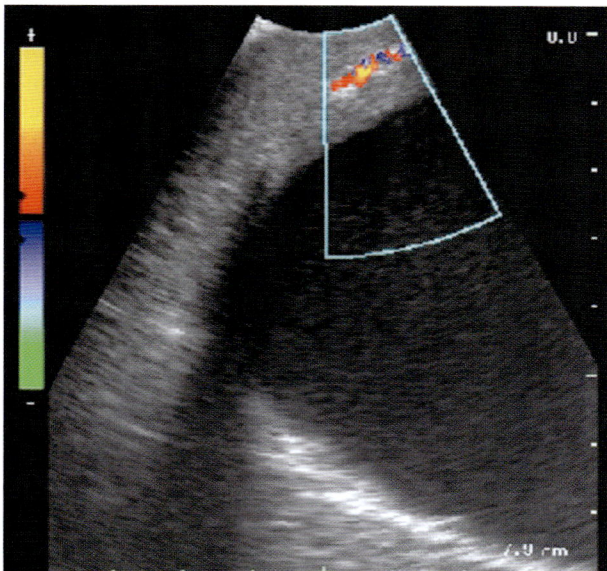

FIGURA 20-36. Ultra-sonografia laparoscópica — cisto hepático gigante. Ultra-sonografia laparoscópica (USL) com fluxo colorido é utilizada para evidenciar a vascularização hepática principal e encontrar um plano avascular através do qual o cirurgião possa efetuar uma fenestração do cisto com segurança.

madamente 3%).[96] Na nossa experiência, se houver quaisquer achados clínicos, laboratoriais ou de imagem suspeitos de patologia do colédoco durante o estudo pré-operatório dos pacientes com cálculos biliares, estes pacientes serão encaminhados imediatamente para CPRE antes da colecistectomia laparoscópica. Se cálculos forem demonstrados no estudo por CPRE, são efetuadas esfincterotomia e técnicas de extração de cálculo e, na maioria dos casos, o paciente pode ainda ser submetido à colecistectomia laparoscópica bem-sucedida.[97]

A USL pode desempenhar um papel em outros tipos de patologia biliar. Uma vez que a sobrevida a longo prazo é muito ruim em pacientes com **carcinoma da vesícula**, seria apropriado efetuar avaliação laparoscópica quanto a doença metastática no fígado, linfonodos adjacentes ou superfícies peritoneais, a fim de evitar laparotomia desnecessária e sem sucesso (Fig. 20-37). Tumores do trato biliar, como **colangiocarcinoma**, e condições inflamatórias, como **colangite esclerosante** (Fig. 20-38) e **colangio-hepatite oriental** também podem beneficiar-se da avaliação com USL para estimar a extensão do tumor, local de dilatação de ductos biliares intra-hepáticos, potencial de procedimentos de desvio cirúrgico e localização de ductos obstruídos, cálculos, e coleções infectadas periductais para drenagem. Van Delden *et al.*[98] observaram que a USL levou a uma mudança no diagnóstico do estágio tumoral em 23% dos pacientes com tumores das vias biliares proximais e a evitar laparotomia em 9% dos pacientes. Entretanto, Tilleman *et al.*[99] acharam que a maior parte do benefício foi atribuída à laparoscopia com apenas um benefício adicional limitado da USL.

Pâncreas

A USL foi defendida para exame e estadiamento do câncer do pâncreas e da região periampular. Em uma série de 70 pacientes com câncer estágio 1 presumido da cabeça do pâncreas, 21 indivíduos deste grupo comprovaram ter metástases distantes, e 16 dos 21 foram detectados por laparoscopia

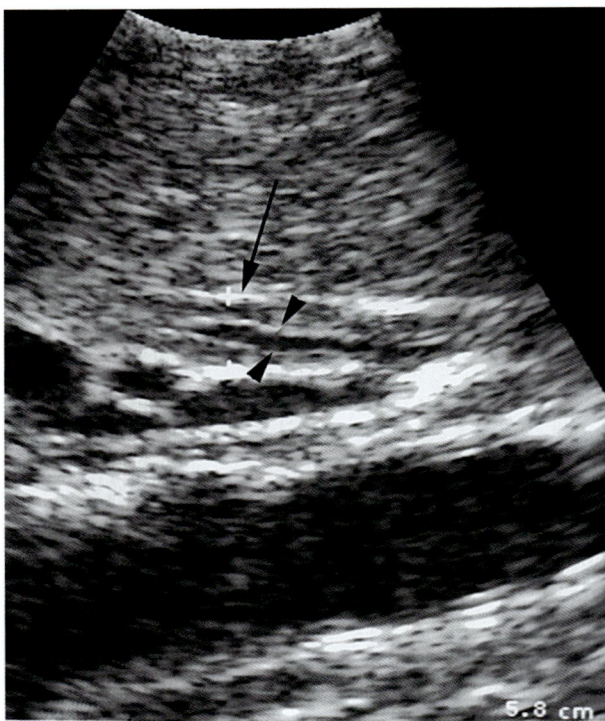

FIGURA 20-38. Ultra-sonografia laparoscópica — colangite esclerosante. A imagem demonstra espessamento difuso da parede do ducto biliar comum (*seta*) com uma luz estreitada escassamente visível (*pontas de setas*).

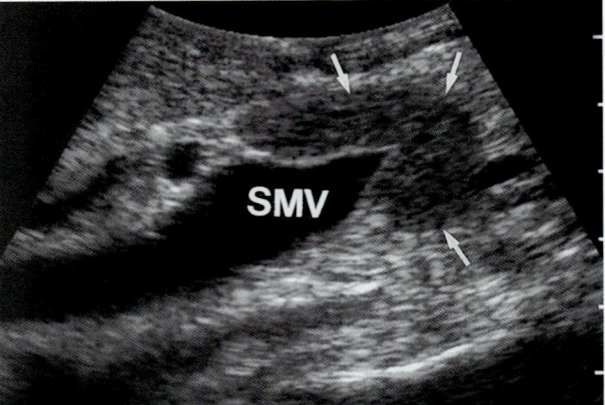

FIGURA 20-39. Ultra-sonografia laparoscópica — carcinoma pancreático inoperável (setas). Corte sagital mostra englobamento da veia mesentérica superior (SMV) imediatamente distal à confluência, uma indicação de inoperabilidade.

e USL. Três pacientes deste grupo tinham metástases despercebidas na cúpula do fígado, todas as quais tinham menos de 5 mm de tamanho, e dois pacientes tinham metástases ganglionares no tronco celíaco despercebidas pela USL. Os autores também observaram um valor preditivo positivo de 93% quanto à invasão vascular, pela USL, mas uma sensibilidade de apenas 59%. Nesta série, o estágio pré-operatório foi corrigido para cima em 41%, e a laparotomia foi evitada em 19%.[100] Um segundo estudo de 40 pacientes com câncer da cabeça do pâncreas ou da região periampular mostrou achados semelhantes nos quais a laparoscopia com USL demonstrou doença metastática oculta em 35%. A adição da ultra-sonografia à laparoscopia aumentou a especificidade para predição da operabilidade do tumor.[101]

A USL pode detectar inoperabilidade devido a metástases hepáticas, metástases ganglionares e invasão vascular direta da veia porta ou da veia mesentérica superior (Fig. 20-39). Embora estes achados possam ser avaliados por ultra-som pré-operatório e outros estudos por imagem, a resolução aumentada disponível pelas técnicas de USL é indubitavelmente capaz de aumentar a taxa de detecção de pequenas metástases no fígado. Permanece assunto de debate se a precisão para detecção de linfadenopatia é aumentada, uma vez que não há estudos de documentação conclusivos. Um estudo prospectivo de 50 pacientes realizado por Pietrabissa *et al.*[102] observou que a laparoscopia sozinha evitou laparotomia desnecessária em 20% dos casos, e que a USL foi ligeiramente melhor na avaliação da inoperabilidade devido à invasão vascular crítica, quando comparada com a TC pré-operatória. A USL também detectou nódulos no fígado em quatro pacientes, não vistos na TC pré-operatória, mas estes comprovaram subseqüentemente ser devidos a condições benignas. Houve também estudos incompletos em 6% dos pacientes devido a dificuldades técnicas por aderências ou disseminação intraperitoneal do tumor. Estes autores concluíram que a USL pode ser útil, mas apenas quando resta incerteza sobre invasão vascular. Espera-se que estudos adicionais definam melhor o papel preciso da laparoscopia e ultra-sonografia na avaliação dos pacientes com câncer do pâncreas.

Até agora, houve muito pouco, se alguma, experiência com o uso da USL em pacientes com doença pancreática não-maligna. Mas a orientação pela USL para condutas minimamente invasivas para drenagem de pseudocisto pode comprovar-se útil.

Outros Usos

Há alguns relatos na literatura sobre USL para **estadiamento de tumores de vísceras ocas.** Um relatório de 56 pacientes com carcinoma do esôfago e cárdia, que se submeteram a laparoscopia para avaliação de metástases peritoneais, também apresentou USL do fígado e linfonodos celíacos. Em 5% dos pacientes, a laparotomia foi cancelada secundariamente à doença metastática, e os 5% adicionais de pacientes com metástases foram suspeitados mas necessitaram de laparotomia para confirmar com biópsia. Em um paciente, a USL não percebeu uma metástase hepática no segmento 7. Fora deste grupo combinado, o estágio pré-operatório foi alterado, e metástases foram detectadas principalmente em pacientes com câncer do estômago e raramente em pacientes com câncer do esôfago.[103] Em outro relatório de um grupo misto de 40 pacientes com tumores gastrointestinais superiores, a laparoscopia acrescentou informação em 40%, incluindo a descoberta de metástases peritoneais, hepáticas e ganglionares.[104] Em um subgrupo de 20 destes pacientes, a USL levou a uma mudança de estágio em sete (35%) ao detectar metástases hepáticas em três e metástases ganglionares em quatro. Em outro relatório feito por Gouma *et al.*,[105] embora o estágio pré-operatório tenha sido alterado em 17% de 56 pacientes, uma laparotomia formal só pôde ser evitada em 5%, tornando-a de uso limitado. Parte do problema foi a incapacidade de confirmar por biópsia a natureza das lesões detectadas por laparoscopia e USL, a qual só pôde ser diagnosticada por biópsia durante um procedimento aberto.

Um relatório também foi publicado sobre o uso da USL para **localizar cálculos** em um paciente submetido a nefrolitotomia laparoscópica. O Doppler colorido por meio do aparelho de USL também foi útil para identificar uma área de vascularidade mínima para selecionar o local de incisão cortical, desse modo esperando minimizar o dano ao tecido cortical renal.[106] A USL também foi descrita para uso em procedimentos cirúrgicos ginecológicos, particularmente na avaliação de **hidrossalpinge**.[91]

O papel e a utilidade precisos da ultra-sonografia laparoscópica ainda não estão completamente determinados. Claramente, ela é extremamente promissora no exame do fígado e pâncreas. A demanda de USL está crescendo à medida que mais cirurgiões estão realizando procedimentos minimamente invasivos. É esperado aperfeiçoamento tecnológico adicional no equipamento de ultra-som. Maior tamanho ou comprimento do cristal facilitariam o exame de maiores áreas da anatomia com cada varredura e desse modo encurtariam os tempos de exame bastante longos, o que deve conduzir a um exame mais eficaz. Um trabalho novo integrando uma imagem de TC virtual ao ultra-som laparoscópico em tempo real mostra considerável promessa para melhorar a orientação do cirurgião ou ultra-sonografista em relação a pontos de referência fixos no pâncreas. Isto está nas fases iniciais de desenvolvimento e mostra-se consideravelmente promissor.[107] Guias de biópsia em tempo real afixadas ao transdutor constituiriam um avanço notável porque muitas lesões agora são difíceis, se não impossíveis, de biopsiar à mão livre em virtude das grandes distâncias envolvidas. O direcionamento preciso por imagem em tempo real pode possibilitar biópsias efetivas e que técnicas de ablação minimamente invasivas sejam oferecidas mais freqüentemente através do laparoscópio. O papel último da USL dependerá destas inovações técnicas.

Referências

Sistema Hepatobiliar

1. Luck AJ, Maddern GJ: Intraoperative abdominal sonography. Br J Surg 1999;86(1):5-16.
2. Machi J: Intraoperative and laparoscopic ultrasound. Surg Oncol Clin N Am 1999;8(1):205-226.
3. Kane RA, Hughes LA, Cua EJ, et al: The impact of intraoperative sonography on surgery for liver neoplasms. J Ultrasound Med 1994;13:1-6.
4. Boldrini G, DeGaetano AM, Giovanni I, et al: The systematic use of operative ultrasound for detection of liver metastasis during colorectal surgery. World J Surg 1987;11:622-627.
5. Eiseman B, Greenlaw RH, Gallagher JQ: Localization of common duct stones by ultrasound. Arch Surg 1965;91:195-199.
6. Knight PR, Newell JA: Operative use of ultrasonics in cholelithiasis. Lancet 1963;1:1023-1025.
7. Mack LA, Lee RA, Nyberg DA: Intraoperative sonography of the abdomen. In Rumack CM, Wilson SR, Charboneau JW (eds): Diagnostic Ultrasound, St Louis, Mosby-Year Book, 1991, pp 492-504.
8. Kane RA: Intraoperative ultrasound. In Wilson SR, Charboneau JW, Leopold GR (eds): Ultrasound: Categorical Course Syllabus. Presented at the American Roentgen Ray Society 93rd Annual Meeting, 1993, San Francisco.
9. Kruskal JB, Kane RA: Intraoperative sonography of the liver. Crit Rev Diagn Imaging 1995;36(3):175-226.
10. Reading CC: Intraoperative sonography. Abdom Imaging 1996;21:21-29.
11. Angelini L, Papaspyropoulos V: Robotics and telecommunication systems to provide better access to ultrasound expertise in the OR. Min Invas Ther 2000;9(3-4):219-224.
12. Foster JH, Ensminger WF: Treatment of metastatic cancer to liver. In Devita VT, Hellman S, Rosenberg SA (eds): Cancer: Principles and Practice of Oncology. Lippincott, Philadelphia, 1985, p 2117.
13. Hughes K, Scheele J, Sugarbaker PH: Surgery for colorectal cancer metastatic to the liver: Optimizing the results of treatment. Surg Clin North Am 1989;69:339-359.
14. Bengmark S, Hafstrom L: The natural course of liver cancer. Prog Clin Cancer 1978;7:195-200.
15. Machi JS, Uchi K, Sumida WM, et al: Ultrasound-guided radiofrequency thermal ablation of liver tumors: Percutaneous, laparoscopic, and open surgical approaches. J Gastro Surg 2001;5(5):477-489.
16. Gaitini D, Kopelman D, Soudak M, et al: Impact of intraoperative sonography on resection and cryoablation of liver tumors. J Clin Ultrasound 2001;29(5):265-272.
17. Pearson AS, Izzo F, Fleming RYD, et al: Intraoperative radiofrequency ablation or cryoablation for hepatic malignancies. Am J Surg 1999;178(6):592-598.
18. Ozsunar Y, Skjoldbye B, Court-Payen M, et al: Impact of intraoperative sonography on surgical treatment of liver tumours. Acta Radiologica 2000;41(1):97-101.
19. Clarke MP, Kane RA, Steele GD, et al: Prospective comparison of preoperative imaging and intraoperative sonography in the detection of liver tumors. Surgery 1989;106:849-855.
20. Parker GA, Lawrence W, Horsley JS, et al: Intraoperative ultrasound of the liver affects operative decision making. Ann Surg 1989;209:569-588.
21. Wernecke K, Rummeny E, Bongartz G, et al: Detection of hepatic masses in patients with carcinoma: Comparative sensitivities of sonography, CT, and MR imaging. AJR 1991;157:731-739.
22. Sitzmann JV, Coleman J, Pitt HA, et al: Preoperative assessment of malignant hepatic tumors. Am J Surg 1990;159:137-143.
23. Machi J, Isomoto H, Kurohiji T, et al: Accuracy of intraoperative sonography in diagnosing liver metastasis from colorectal cancer: Evaluation with postoperative follow-up results. World J Surg 1991;15:551-557.
24. Igawa S, Sakai K, Kinoshita H, et al: Intraoperative sonography: Clinical usefulness in liver surgery. Radiology 1985;156:473.

25. Gozzetti G, Mazziotti A, Bolondi L, et al: Intraoperative sonography in surgery for liver tumors. Surgery 1986;99:523.
26. Cervone A, Sardi A, Conaway GL: Intraoperative ultrasound (IOUS) is essential in the management of metastatic colorectal liver lesions. Am Surg 2000;66(7):611-615.
27. Bloed W, Van Leeuwen MS, Borel Rinkes IH: Role of intraoperative ultrasound of the liver with improved preoperative hepatic imaging. Eur J Surg 2000;166(9):691-695.
28. Sheu JC, Lee CS, Sung JL, et al: Intraoperative hepatic sonography: An indispensable procedure in resection of small hepatocellular carcinoma. Surgery 1985;97:97-193.
29. Jin-Chuan, Chue-Shue L, Jeui-Low S, et al: Hepatic sonography: An indispensable procedure in resection of small hepatocellular carcinomas. Surgery 1987;97-103.
30. Waldman DL, Lee DE, Bronsther O, et al: Use of intraoperative sonography during hepatic transplantation. J Ultrasound Med 1998;17(1):1-8.
31. Cheng YF, Huang TL, Chen CL: Intraoperative Doppler ultrasound in liver transplantation. Clin Trans 1998;12(4):292-299.
32. Jakimowicz JJ, Rutten H, Jurgens PJ, et al: Comparison of operative sonography and radiography in screening of the common bile duct for calculi. World J Surg 1987;11:628-634.
33. Dunnington GL: Intraoperative sonography in abdominal surgery. Surg Ann 1993;24:101-125.
34. Sigel B, Machi J, Anderson KW, et al: Operative sonography of the biliary tree and pancreas. Semin Ultrasound CT MRI 1985;6:2-4.
35. Mack LA, Nyberg DA: Intraoperative sonography of the gallbladder and biliary act. In Rifkin MD (ed): Intraoperative and Endoscopic Sonography. New York, Churchill Livingstone, 1987, pp 105-120.
36. Herbst CA, Mittlestaedt CA, Staab EV, et al: Intraoperative sonography evaluation of the gallbladder in morbidly obese patients. Ann Surg 1984;200:691-692.
37. Oria HE: Pitfalls in the diagnosis of gallbladder disease in clinically severe obesity. Obes Surg 1998;8(4):444-451.
38. Shaikh I, Iqbal P, Mohammad S: Intraoperative sonography at open cholecystectomy to assess common bile duct for stones. J Col Phy & Surg Pakistan 2000;10(5):173-174.
39. Kusano T, Shimabukuro M, Tamai O, et al: The use of intraoperative sonography for detecting tumor extension in bile duct carcinoma. Int Surg 1997;82(1):44-48.
40. Azuma T, Yoshikawa T, Araida T, et al: Intraoperative evaluation of the depth of invasion of gallbladder cancer. Am J Surg 1999;178(5):381-384.
41. Charnsangavej C: Pancreatic duct adenocarcinoma: Diagnosis and staging by CT and MR imaging. In Freeny PC: Radiology of the liver, biliary tract, and pancreas. Categorical course syllabus. American Roentgen Ray Society, 1996, pp 165-171.
42. Trede M, Schwall G, Saeger HD: Survival after pancreatoduodenectomy. Ann Surg 1990;211:447-458.
43. Cameron JL, Crist DW, Sitzman, JV, et al: Factors influencing survival after pancreatoduodenectomy for pancreatic cancer. Am J Surg 1991;165:68-73.
44. Geer RJ, Brennan MF: Prognostic indicators for survival after resection of pancreatic adenocarcinoma. Am J Surg 1993;165:68-73.
45. Douglass HO, Jr, Tepper J, Leichman L: Neoplasms of the exocrine pancreas. In Holland JF, Frei E, 3rd, Bast RC, Jr, et al: (eds): Cancer Medicine. Philadelphia, Lea & Febiger, 1993, pp 1466-1484.
46. Rifkin MD, Weiss SM: Intraoperative sonographic identification of nonpalpable pancreatic masses. J Ultrasound Med 1984;3:409-411.
47. Sigel B, Machi J, Ramos JR, et al: The role of imaging ultrasound during pancreatic surgery. Ann Surg 1984;200(4):486-493.
48. Serio G, Fugazzola C, Iacono C, et al: Intraoperative sonography in pancreatic cancer. Int J Pancreatol 1992;11(1):31-41.
49. Freeny P: Radiologic imaging of chronic pancreatitis. In Freeny PC (ed.): Radiology of the liver, biliary tract, and pancreas. Categorical course syllabus. American Roentgen Ray Society, 1996, pp 157-163.
50. Printz H, Klotter JH, Nies C, et al: Intraoperative sonography in surgery for chronic pancreatitis. Int J Pancreatol 1992;12(3):233-237.
51. Back MR, Sandra M, Dempsey ME, et al: Intraoperative ultrasound assessment in management of complex pancreatic pseudocysts. Surg Endosc 1997;11(11):1126-1128.
52. Gorman B, Reading C: Imaging of gastrointestinal neuroendocrine tumors. In Freeny PC (ed.): Radiology of the liver, biliary tract, and pancreas. Categorical course syllabus. American Roentgen Ray Society, 1996, pp 191-198.
53. Gorman B, Charboneau JW, James EM, et al: Benign pancreatic insulinomas: Preoperative and intraoperative sonographic localization. AJR 1986;147:929-934.
54. Zeiger MA, Shawker TH, Norton JA: Use of intraoperative sonography to localize islet cell tumors. World J Surg 1993;174:448-454.
55. Bottger TC, Junginger T: Is preoperative radiographic localization of islet cell tumors in patients with insulinoma necessary? World J Surg 1993;17:427-432.
56. VanHeerden JA, Grant CS, Czako PF, et al: Occult functioning insulinomas: Which localizing studies are indicated? Surgery 1992;112(6):1010-1014.
57. Charboneau JW, Gorman B, Reading CC, et al: Intraoperative sonography of pancreatic endocrine tumors. Clinics in Diagnostic Ultrasound—Intraoperative and Endoscopic Ultrasound. 7(22):123-134, 1987.
58. Huai JC, Zhang W, Niu HO, et al: Localization and surgical treatment of pancreatic insulinomas guided by intraoperative ultrasound. Am J Surg 1998;175(1):18-21.
59. Sugg SL, Norton SL, Fraker DL, et al: A prospective study of intraoperative methods to diagnose and resect duodenal gastrinomas. Ann Surg 1993;218(2):138-144.
60. Stabile BE, Morrow DJ, Passaro E, Jr: The gastrinoma triangle: Operative implications. Am J Surg 1984;147:25-31.
61. Kisker O, Bastian D, Bartsch D, et al: Localization, malignant potential, and surgical management of gastrinomas. World J Surg 1998;22(7):651-658.
62. Davies PF, Shevland JE, Shepherd JJ: Sonography of the pancreas in patients with MEN I. J Ultrasound Med 1993;12(2):67-72.

Rim

63. Polascik TJ, Meng MV, Epstein JI, et al: Intraoperative sonography for the evaluation and management of renal tumors: Experience with 100 patients. J Urol 1995;154:1676-1680.
64. Walther MM, Choyke PL, Hayes W, et al: Evaluation of color Doppler intraoperative ultrasound in parenchymal sparing renal surgery. J Urol 1994;152:1984-1987.

65. Morgan WR, Zincke H: Progression and survival after renal-conserving surgery for renal cell carcinoma: Experience in 104 patients and extended followup. J Urol 1990;144:852-858.
66. Steinbach F, Stöckle M, Müller SC, et al: Conservative surgery of renal cell tumors in 140 patients: 21 Years of experience. J Urol 1992;148:24-30.
67. Campbell SC, Novick AC, Streem SB, et al: Complications of nephron sparing surgery for renal tumors. J Urol 1994;151:1177.
68. Carini M, Selli C, Barbanti G, et al: Conservative surgical treatment of renal cell carcinoma: Clinical experience and reappraisal of indications. J Urol 1988;140:725-731.
69. Novick AC, Streem S, Montie JE, et al: Conservative surgery for renal cell carcinoma: A single-center experience with 100 patients. J Urol 1989;141:835-839.
70. Zincke H, Engen DE, Henning KM, et al: Treatment of renal cell carcinoma by in situ partial nephrectomy and extracorporeal operation with autotransplantation. Mayo Clin Proc 1985;60:651-662.
71. Novick AC, Zincke H, Neves RJ, et al: Surgical enucleation for renal cell carcinoma. J Urol 1986;135:235-238.
72. Smith RB, DeKernian JB, Ehrlich RM, et al: Bilateral renal cell carcinoma and renal cell carcinoma in the solitary kidney. J Urol 1984;132:450-454.
73. Topley M, Novick AC, Montie JE: Long-term results following partial nephrectomy for localized renal adenocarcinoma. J Urol 1984;131:1050-1052.
74. Blackley SK, Ladaga L, Woolfitt RA, et al: Ex situ study of the effectiveness of enucleation in patients with renal cell carcinoma. J Urol 1988;140:6-10.
75. Marshall FF, Taxy JB, Fishman EK, et al: The feasibility of surgical enucleation for renal cell carcinoma. J Urol 1986;135:231-234.
76. Mukamel E, Konichezky M, Engelstein D, et al: Incidental small renal tumors accompanying clinically overt renal cell carcinoma. J Urol 1988;140:22-24.
77. Gilbert BR, Russo P, Zirinsky K, et al: Intraoperative sonography: Application in renal cell carcinoma. J Urol 1988;139:582-584.
78. Choyke PL, Pavlovich CP, Daryanani KD, et al: Intraoperative ultrasound during renal parenchymal sparing surgery for hereditary renal cancers: A 10-year experience. J Urol 2001;165(2):397-400.
79. Dougherty MJ, Hallett JW, Naessens JM, et al: Optimizing technical success of renal revascularization: The impact of intraoperative color flow duplex sonography. J Vasc Surg 1993;7:849-857.
80. Lantz EJ, Charboneau JW, Hallett JW, et al: Intraoperative color Doppler sonography during renal artery revascularization. AJR 1994;162:859-863.
81. Van Weel V, Van Bockel JH, Van Wissen, et al: Intraoperative renal duplex sonography: A valuable method for evaluating renal artery reconstructions. Eur J Vasc & Endovasc Surg 2000;20(3):268-272.
82. Yamakawa K, Naito S, Azuma K, et al: Laparoscopic diagnosis of the intra-abdominal organs. Jpn J Gastroenterol 1958;55:741-747.

Ultra-sonografia Laparoscópica

83. Yamakawa K, Yoshioka A, Shimizu K, et al: Laparoechography: An ultrasonic diagnosis under laparoscopic observation. Jpn Med Ultrasonics 1964;2:26.
84. Fukuda M, Mima S, Tanabe T, et al: Endoscopic sonography of the liver: Diagnostic application of the echolaparoscope to localize intrahepatic lesions. Scand J Gastroenterol Suppl 1984;102:24-38.
85. Frank K, Bliesze H, Honhof JA, et al: Laparoscopic sonography: A new approach to intra-abdominal disease. J Clin Ultrasound 1985;13:60-65.
86. Fornari F, Civardi G, Cavanna L, et al: Laparoscopic sonography in the study of liver diseases. Surg Endosc 1989;3:33-37.
87. Goldberg BB, Liu JB, Merton DA, et al: Sonographically guided laparoscopy and mediastinoscopy using miniature catheter-based transducers. J Ultrasound Med 1993;12:49-54.
88. Sammons LG, Kane RA: Technical aspects of intraoperative ultrasound. In Kane RA (ed): Intraoperative, Laparoscopic, and Endoluminal Ultrasound. Philadelphia, Churchill Livingstone, WB Saunders, 1999, pp 1-11.
89. Babineau TJ, Lewis WD, Jenkins RJ, et al: Role of staging laparoscopy in the treatment of hepatic malignancy. Am J Surg 1994;167:151-155.
90. Kane RA, Hughes LA, Cua EJ, et al: The impact of intraoperative sonography on surgery for liver neoplasms. J Ultrasound Med 1994;13:1-6.
91. Liu JB, Feld RI, Goldberg BB, et al: Laparoscopic gray-scale and color Doppler US: Preliminary animal and clinical studies. Radiology 1995;194:851-857.
92. John TG, Greig JD, Crosbie JL, et al: Superior staging of liver tumors with laparoscopy and laparoscopic ultrasound. Ann Surg 1994;220:711-719.
93. Barbot DJ, Marks JH, Feld RI, et al: Improved staging of liver tumors using laparoscopic intraoperative ultrasound. J Surg Oncol 1997;64:63-67.
94. Catheline J-M, Turner R, Champault G: Laparoscopic ultrasound of the liver. Eur J Ultrasound 2000;12:169-177.
95. Hartley JE, Kumar H, Drew PJ, et al: Laparoscopic ultrasound for the detection of hepatic metastases during laparoscopic colorectal cancer surgery. Dis Colon Rectum 2000;43:320-324.
96. Jakimowicz J: Technical and clinical aspects of intraoperative ultrasound applicable to laparoscopic ultrasound. Endosc Surg Allied Technol 1994;2:119-126.
97. Kane RA: Laparoscopic Ultrasound. In Kane RA (ed): Intraoperative, Laparoscopic, and Endoluminal Ultrasound. Philadelphia, Churchill Livingstone, 1999, pp 90-105.
98. Van Delden OM, De Wit LT, Nieveen Van Dijkum EJ, et al: Value of laparoscopic sonography in staging of proximal bile duct tumors. J Ultrasound Med 1997;16:7-12.
99. Tilleman E, DeCastro S, Busch O, TM, et al: Diagnostic laparoscopy and laparoscopic ultrasound for staging of patients with malignant proximal bile duct obstruction. J Gastrointest Surg 2002;6:426-430.
100. Bemelman WA, DeWit LT, Van Delden OM, et al: Diagnostic laparoscopy combined with laparoscopic sonography in staging of cancer of the pancreatic head region. Br J Surg 1995;82:820-824.
101. John TG, Greig JD, Carter DC, Garden OJ: Carcinoma of the pancreatic head and periampullary region: Tumor staging with laparoscopy and laparoscopic sonography. Ann Surg 1995;22:156-164.
102. Pietrabissa A, Caramella D, Di Candio G, et al: Laparoscopy and laparoscopic sonography for staging pancreatic cancer: Critical appraisal. World J Surg 1999;23:998-1002.
103. Bemelman WA, Van Delden OM, Van Lanschot JJB, et al: Laparoscopy and laparoscopic sonography in staging of carcinoma of the esophagus and gastric cardia. J Am Coll Surg 1995;181:421-425.

104. Hünerbein M, Rau B, Schlag PM: Laparoscopy and laparoscopic ultrasound for staging of upper gastrointestinal tumours. Eur J Surg Oncol 1995;21:50-55.
105. Gouma DJ, De Wit T, Van Dijkum EN, et al: Laparoscopic sonography for staging of gastrointestinal malignancy. Scan J Gastroenterol Suppl 1996;218:43-49.
106. Van Cangh P, Abi Aad AS, Lorge F, et al: Laparoscopic nephrolithotomy: The value of intracorporeal sonography and color doppler. Urology 1995;45:516-519.
107. Ellsmere J, Stoll J, Rattner D, et al: Integrating preoperative CT data with laparoscopic ultrasound images facilitates interpretation. Surg Endosc 2002, in press.

IV

ULTRA-SONOGRAFIA DE PEQUENAS PARTES, ARTÉRIA CARÓTIDA E VASOS PERIFÉRICOS

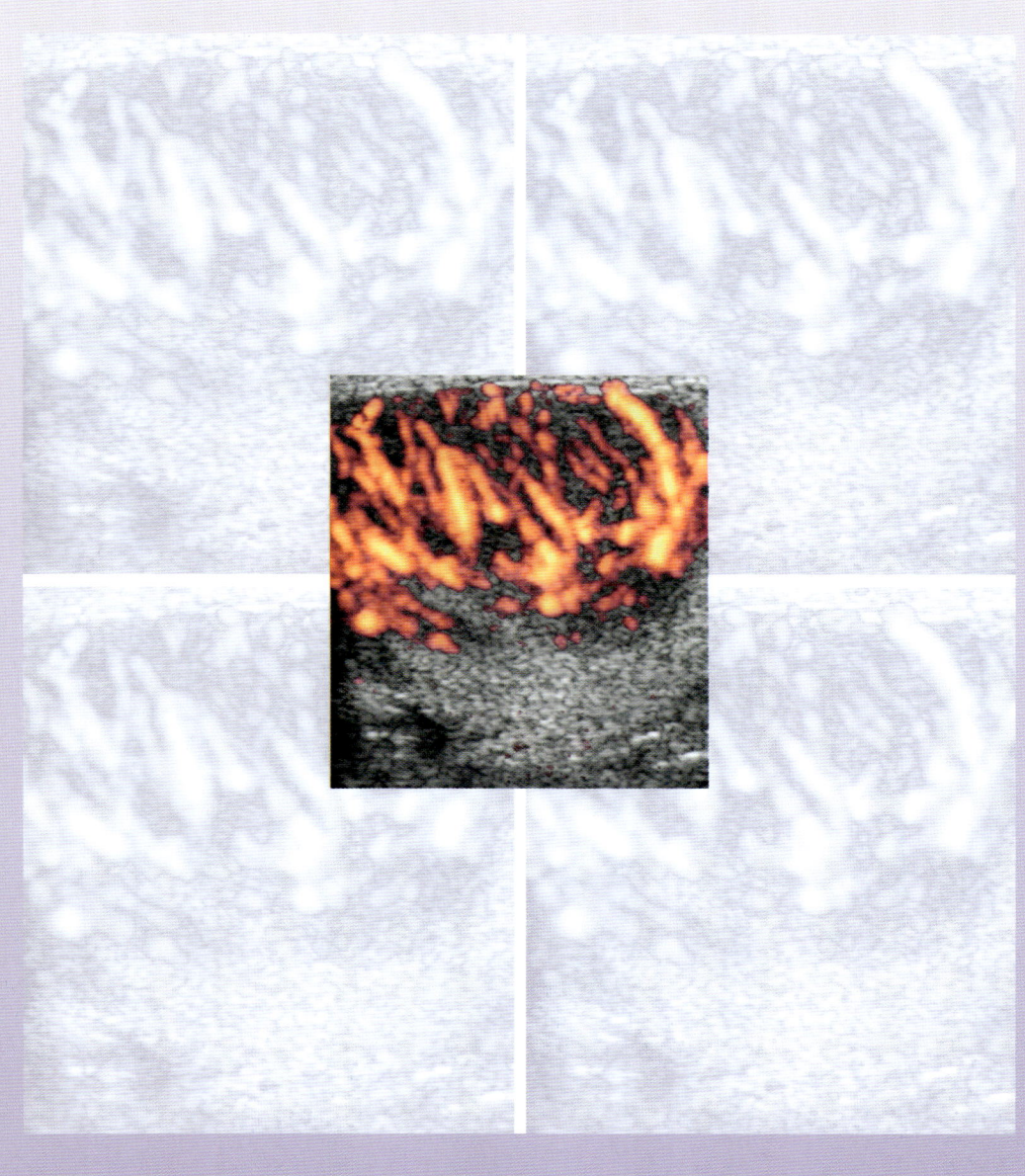

A Glândula Tireóide

Luigi Solbiati / J. William Charboneau / Valeria Osti / E. Meredith James / Ian D. Hay

SUMÁRIO DO CAPÍTULO

INSTRUMENTAÇÃO E TÉCNICA
ANATOMIA
ANORMALIDADES TIREOIDIANAS CONGÊNITAS
DOENÇA TIREOIDIANA NODULAR
  Aspectos Patológicos e Correlações Ultra-Sonográficas
    Hiperplasia e Bócio
    Adenoma
    Carcinoma
    Linfoma
    Metástases
  Conduta Clínica
  Aplicações Ultra-sonográficas
    Detecção
    Diferenciação de Nódulos Benignos e Malignos
    Orientação para Biópsia/AAF
    Orientação para Tratamento Percutâneo
    O Nódulo Detectado Incidentalmente
    Tamanho
    Aspecto Ultra-sonográfico
DOENÇA TIREOIDIANA DIFUSA

Devido à localização superficial da glândula tireóide, a ultra-sonografia de alta resolução em tempo real com escala de cinza e Doppler colorido podem demonstrar a anatomia tireoidiana normal e condições patológicas com notável clareza. Como resultado, esta técnica exerce um papel crescente importante na avaliação diagnóstica das doenças tireoidianas. A ultra-sonografia, entretanto, é apenas um dos muitos métodos diagnósticos disponíveis para serem usados na avaliação da tireóide. Para usá-la efetiva e economicamente, é importante compreender suas capacidades e limitações.

INSTRUMENTAÇÃO E TÉCNICA

Transdutores de alta freqüência (7,5 a 15,0 MHz) fornecem penetração ultra-sonográfica profunda — até 5 cm — e imagens de alta definição, com uma resolução de 0,7 a 1,0 mm. Nenhum outro método de imagem pode alcançar este grau de resolução espacial. Transdutores lineares são preferíveis aos transdutores setoriais devido ao campo de visão superficial ser mais largo e à capacidade de combinar imagens de alta freqüência com escala de cinza e com Doppler colorido.

A glândula tireóide é um dos órgãos mais vascularizados do corpo. Como resultado, o exame com Doppler pode fornecer informação diagnóstica útil em algumas doenças tireoidianas. Muito recentemente, a ultra-sonografia contrastada usando agentes de contraste de segunda geração (microbolhas contendo gás diferente do ar) e a ultra-sonografia com escala de cinza com imagem não dividida (índice mecânico muito baixo) têm mostrado resultados promissores no diagnóstico de casos selecionados de doenças nodulares e na orientação e controle de procedimentos terapêuticos da glândula tireóide, guiados por ultra-sonografia.

O exame é realizado com o paciente na posição supina, com o pescoço estendido. Uma pequena almofada pode ser colocada sob os ombros para prover melhor exposição do pescoço, particularmente em pacientes com biótipo curto, atarracado. A glândula tireóide deve ser examinada nos planos transversal e longitudinal. A imagem dos pólos inferiores pode ser melhorada solicitando-se ao paciente que engula, o que eleva momentaneamente a glândula tireóide no pescoço. A glândula inteira, incluindo o istmo, deve ser examinada. O exame deve se estender também lateralmente, para incluir a região da artéria carótida e veia jugular para identificar linfonodos da cadeia jugular, superiormente para

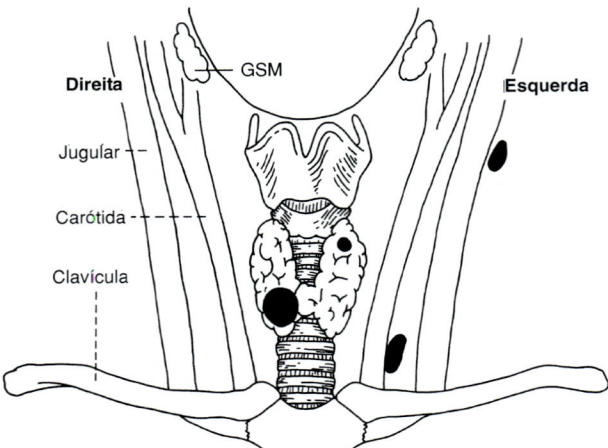

FIGURA 21-1. "Mapa" cervical. Um diagrama como este auxilia na comunicação das relações anatômicas da patologia para os clínicos e serve como uma referência para exames de acompanhamento. GSM, glândula submandibular.

ANATOMIA

A glândula tireóide está localizada na parte ântero-posterior do pescoço (compartimento infra-hióide) num espaço delimitado por músculo, traquéia, esôfago, artérias carótidas e veias jugulares (Fig. 21-2). A glândula tireóide é formada por dois lobos localizados ao longo de cada lado da traquéia e conectados através da linha média pelo istmo, uma estrutura fina que passa por cima da parede anterior da traquéia no nível da junção dos terços médio e inferior da glândula tireóide. De 10% a 40% dos pacientes normais têm um pequeno lobo tireoidiano (piramidal) originando-se superiormente a partir do istmo e localizando-se à frente da cartilagem tireóidea.[1] Isso pode ser regularmente visibilizado em pacientes mais jovens, mas sofre atrofia progressiva na vida adulta e se torna invisível. O tamanho e forma dos lobos tireoidianos variam amplamente nos pacientes normais. Em indivíduos altos, os lobos laterais têm um formato longitudinalmente alongado nos cortes sagitais, enquanto nos indivíduos mais baixos a glândula é mais oval. Como resultado, as dimensões normais dos lobos têm uma ampla variabilidade. Em neonatos, a glândula tem 18 a 20 mm de comprimento, com um diâmetro ântero-posterior de 8 a 9 mm. Com um ano de idade, o comprimento principal é de 25 mm e o diâmetro ântero-posterior, de 12 a 15 mm.[2] Nos adultos, o comprimento principal é de 40 a 60 mm e o diâmetro ântero-posterior principal é de 13 a 18 mm. A espessura principal do istmo é de 4 a 6 mm.[3]

A ultra-sonografia é um método acurado para se calcular o **volume tireoidiano.** Em aproximadamente um terço dos casos, a medida ultra-sonográfica do volume difere do volume estimado derivado do exame de palpação.[4] As

visibilizar adenopatia submandibular, e inferiormente para definir qualquer linfonodo supraclavicular patológico.

Além das imagens gravadas durante o exame, alguns examinadores incluem na gravação permanente uma representação diagramática do pescoço mostrando a(s) localização(ões) de qualquer achado anormal (Fig. 21-1). Este "mapa" cervical ajuda a comunicar as relações anatômicas da patologia mais claramente para o médico solicitante e para o paciente. Também serve como uma referência útil ao radiologista e ultra-sonografista para exames de acompanhamento.

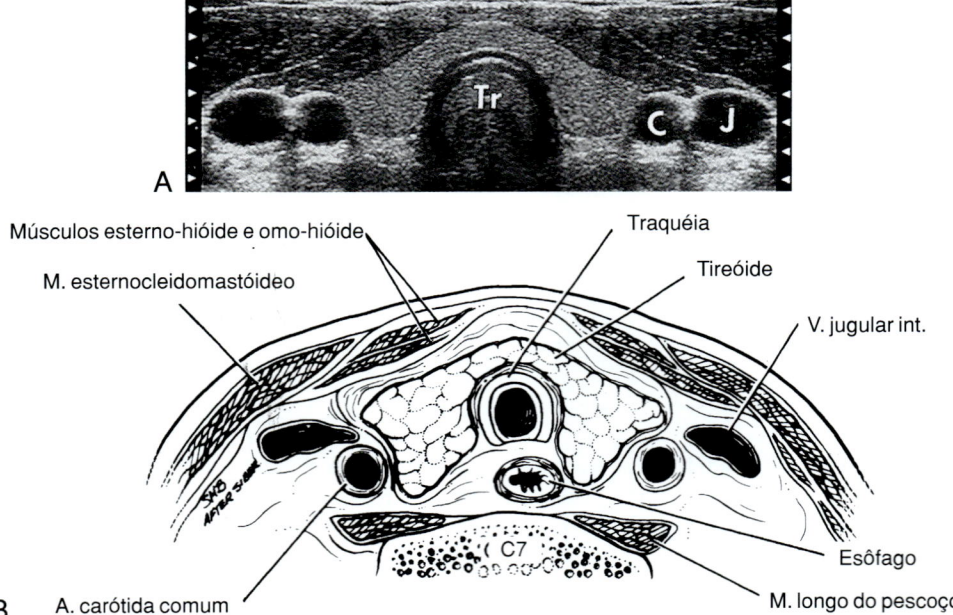

FIGURA 21-2. Glândula tireóide normal. A, Corte transversal feito com transdutor linear de 7,5 MHz. **B,** Desenho da anatomia correspondente. Tr, sombra de ar da traquéia; C, artéria carótida comum; J, veia jugular. (De James EM, Charboneau JW: High-frequency (10MHz) thyroid ultrasonography. Semin Ultrasound, CT, MR 1985; 6: 294-309.)

medidas do volume da tireóide podem ser úteis na determinação do tamanho do bócio para avaliar a necessidade de cirurgia, para permitir o cálculo da dose de iodo-131 necessária para o tratamento da tireotoxicose e para avaliar a resposta aos tratamentos supressores.[5] O volume da tireóide pode ser calculado com parâmetros lineares ou mais precisamente com fórmulas matemáticas. Entre os parâmetros lineares, o diâmetro ântero-posterior é o mais preciso, porque ele é relativamente independente de possível assimetria no tamanho dos dois lobos. Quando o diâmetro ântero-posterior é maior que 2 cm, a glândula tireóide pode ser considerada aumentada.

O método matemático mais comum para calcular o volume tireoidiano é baseado na fórmula elipsóide com um fator de correção (comprimento × largura × espessura × 0,52 para cada lobo) (Fig. 21-3). Quando este método é usado, o erro estimado é de aproximadamente 15%. O método matemático mais preciso é a integração das áreas transversais da tireóide obtidas por imagens ultra-sonográficas localizadas no mesmo nível[6]; com este método, o erro estimado é de 5% a 10%.[7] Técnicas modernas de ultra-sonografia tridimen-

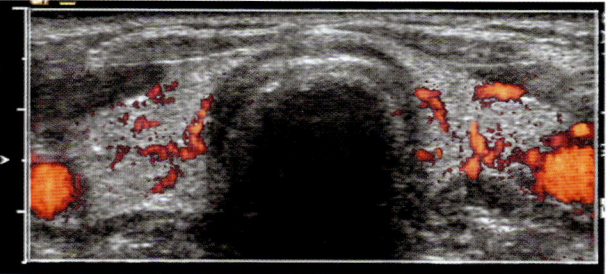

FIGURA 21-4. Vascularização tireoidiana normal na ultra-sonografia com Power Doppler.

sional possibilitam a medida simultânea dos três planos ortogonais dos lobos tireoidianos, permitindo o cálculo do volume tanto automática quanto manualmente.[8]

O volume tireoidiano normal é 18,6 ± 4,5 ml (± DP), e este se converte para uma glândula de 18,6 g.[6] Há uma diferença significativa de volume entre homens (19,6 ± 4,7 ml) e mulheres (17,5 ± 4,2 ml). O volume da tireóide é geralmente maior em pacientes que residem em regiões com deficiência de iodo e em pacientes que têm hepatite aguda ou insuficiência renal crônica; é menor em pacientes que têm hepatite crônica ou são tratados com tiroxina ou iodo radioativo.[5,6]

O parênquima tireoidiano normal tem uma ecogenicidade homogênea de média para alta, o que torna a detecção de lesões císticas focais ou lesões hipoecóicas relativamente fácil na maioria dos casos (Fig. 21-2). A fina linha hiperecóica que delimita os lobos tireoidianos é a cápsula, que é sempre identificável na ultra-sonografia. Pode se tornar calcificada em pacientes que têm uremia ou distúrbios do metabolismo do cálcio. Com a disponibilidade atual de dispositivos de Doppler altamente sensíveis, pode ser observada a rica vascularização da glândula (Fig. 21-4). A **artéria e a veia tireoidianas superiores** são encontradas no pólo superior de cada lobo. A **veia tireoidiana inferior** é encontrada no pólo inferior, e a **artéria tireoidiana inferior** se localiza posteriormente ao terço inferior de cada lobo (Fig. 21-5). O diâmetro médio das artérias é de 1 a 2 mm, enquanto que as veias inferiores podem ter até 8 mm de diâmetro. Normalmente, os picos de velocidade sistólica alcançam 20 a 40 cm/s nas artérias tireoidianas principais e 15 a 30 cm/s nas artérias intraparenquimatosas. Deve-se notar que estas são as velocidades mais altas encontradas em vasos sangüíneos que suprem órgãos superficiais.

Os **músculos esterno-hióideo** e **omo-hióideo** são vistos como bandas finas, hipoecóicas, anteriores à glândula tireóide (Fig. 21-2). O **músculo esternocleidomastóideo** é visto como uma banda oval localizada lateralmente à glândula tireóide. Um acidente anatômico importante é o **músculo longo do pescoço** que se localiza posteriormente a cada lobo tireoidiano, em íntimo contato com o espaço pré-vertebral.

O **nervo laríngeo recorrente** e a **artéria tireoidiana inferior passam** no ângulo entre a traquéia, o esôfago e o

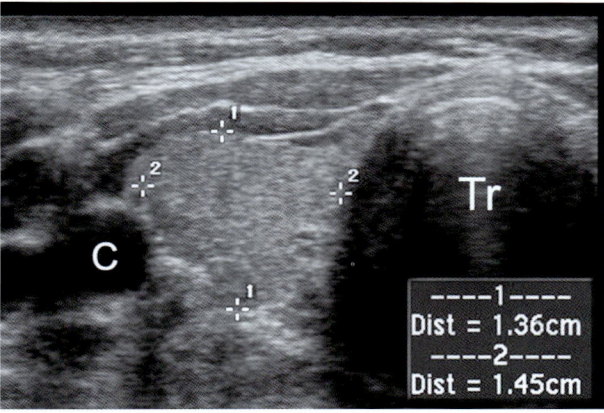

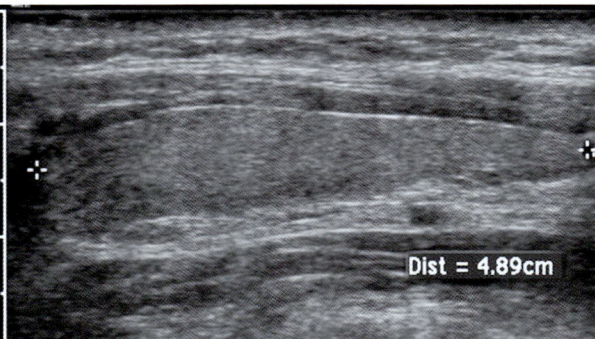

FIGURA 21-3. Medida do volume da glândula tireóide. Imagens transversal (**A**) e longitudinal (**B**) mostram os cursores nos limites da glândula. Tr, sombra de ar da traquéia; C, artéria carótida. O cálculo do volume tireoidiano é baseado na fórmula elipsóide com um fator de correção (comprimento × largura × espessura × 0,52 para cada lobo). Neste caso, o volume é de 10 ml (ou gramas), o que está nos limites normais para esta mulher.

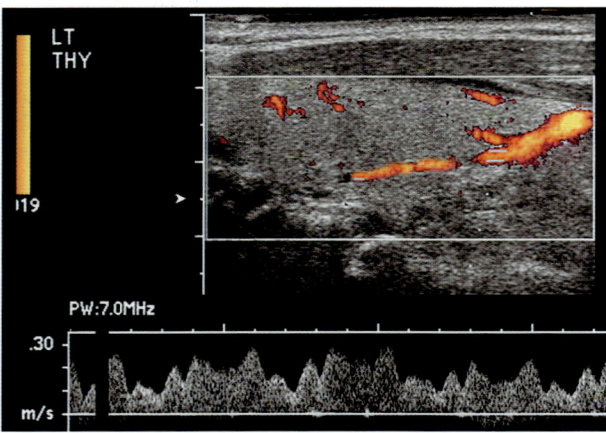

FIGURA 21-5. Veia tireoidiana inferior normal. Imagem longitudinal com *Power* Doppler mostra uma grande veia tireoidiana inferior com espectro de onda venoso normal associado.

lobo tireoidiano. Em cortes longitudinais, o nervo laríngeo recorrente e a artéria tireóidea inferior podem ser vistos entre o lobo tireoidiano e o esôfago à esquerda e entre o lobo tireoidiano e o músculo longo do pescoço à direita. O **esôfago**, uma estrutura primariamente da linha média, pode ser encontrado lateralmente e está em geral no lado esquerdo. Ele é claramente identificado pelo aspecto em alvo do intestino no plano transversal e pelos seus movimentos peristálticos quando o paciente engole.

ANORMALIDADES TIREOIDIANAS CONGÊNITAS

Condições congênitas da glândula tireóide incluem **agenesia** de um lobo ou de toda a glândula, graus variáveis de **hipoplasia**, e **ectopia**. A ultra-sonografia pode ser usada para estabelecer o diagnóstico de hipoplasia pela demonstração da glândula de tamanho reduzido. A ultra-sonografia de alta freqüência pode também ser usada no estudo do **hipotireoidismo congênito**.[9] A medida dos lobos da tireóide pode ser usada para diferenciar agenesia (glândula ausente) de bócio por hipotireoidismo (aumento da glândula). Os mapeamentos com radionuclídeo são mais comumente usados para detectar tecido tireoidiano ectópico (p. ex., numa posição lingual ou supra-hióide).

DOENÇA NODULAR TIREOIDIANA

Muitas doenças tireoidianas podem se apresentar clinicamente com um ou mais nódulos tireoidianos. Estes nódulos representam problemas clínicos comuns e controversos. Estudos epidemiológicos estimam que entre 4% e 7% da população adulta dos Estados Unidos têm nódulos tireoidianos palpáveis, com as mulheres sendo mais freqüentemente afetadas que os homens.[10,11] A exposição à radiação ionizante aumenta a incidência de nódulos benignos e malignos, com 20% a 30% da população exposta à radiação apresentando doença tireoidiana palpável.[12,13]

Embora a doença tireoidiana nodular seja relativamente comum, o câncer tireoidiano é raro e representa menos de 1% de todas as neoplasias malignas.[14] De fato, a maioria esmagadora dos nódulos tireoidianos é benigna. O desafio clínico é distinguir os poucos nódulos malignos significativos dos muitos benignos e, assim, identificar aqueles pacientes nos quais a excisão cirúrgica é realmente indicada. Esta tarefa é complicada pelo fato de que muitas das doenças nodulares da glândula tireóide são clinicamente ocultas (menos de 10 a 15 mm), mas podem ser prontamente detectadas pela ultra-sonografia de alta resolução. A questão de como lidar com estes pequenos nódulos descobertos incidentalmente na ultra-sonografia é importante e é abordada posteriormente neste capítulo.

Aspectos Patológicos e Correlações Ultra-sonográficas

Hiperplasia e Bócio

Aproximadamente 80% das doenças nodulares tireoidianas são devidas à **hiperplasia** da glândula, e ocorrem em até 5% de qualquer população.[15] Suas etiologias incluem **deficiência de iodo** (endêmica), **distúrbios da hormonogênese** (formas familiares hereditárias), e **pouca utilização do iodo** como um resultado de medicação. Quando a hiperplasia leva a um aumento total no tamanho ou volume da glândula, é usado o termo ***bócio***. A idade de pico dos pacientes com bócio está entre 35 e 50 anos, e as mulheres são três vezes mais propensas a ter a doença do que os homens.

Histologicamente, o estágio inicial é a hiperplasia celular dos ácinos tireoidianos, seguida por formação micronodular e macronodular. Os nódulos hiperplásicos geralmente sofrem degeneração líquida, com o acúmulo de sangue, fluido seroso e substância colóide. Patologicamente, eles são chamados de **nódulos hiperplásicos, adenomatosos ou colóides.** Muitas (se não todas) as lesões tireoidianas císticas são nódulos hiperplásicos que sofreram degeneração líquida extensa. Patologicamente, cistos epiteliais verdadeiros da glândula tireóide são raros. No curso deste processo degenerativo cístico, pode ocorrer calcificação, geralmente grosseira e perinodular.[5,16] A função do nódulo hiperplásico pode ser diminuída, normal ou aumentada (nódulos tóxicos).

Ultra-sonograficamente, a maioria dos nódulos hiperplásicos ou adenomatosos são **isoecóicos** em comparação ao tecido tireoidiano normal (Fig. 21-6). Conforme o tamanho da massa aumenta, ela pode se tornar hiperecóica, devido às inúmeras interfaces entre as células e a substância colóide.[5,17] Menos freqüentemente, é visto um padrão hipoecóico esponjoso ou **padrão em favo-de-mel** (Fig. 21-7). Quando o nódulo é isoecóico ou hiperecóico, um fino **halo hipoe-**

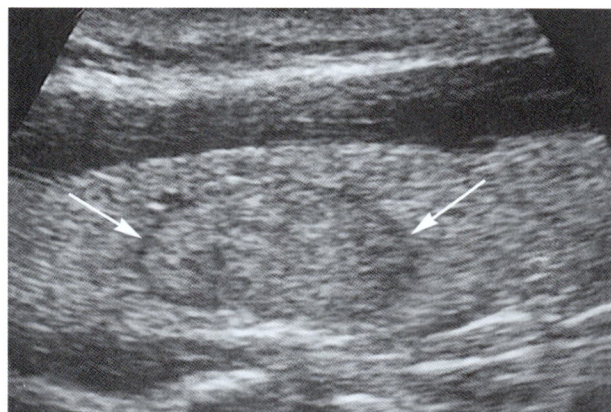

FIGURA 21-6. Nódulo hiperplásico (adenomatoso).
Nódulo oval homogêneo isoecóico (*setas*) com halo fino e uniforme.

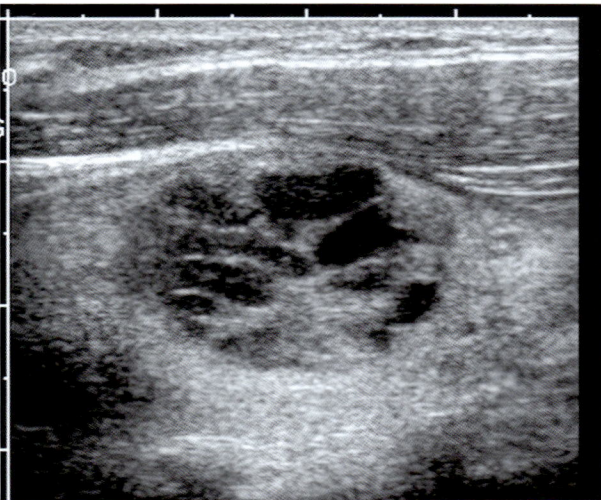

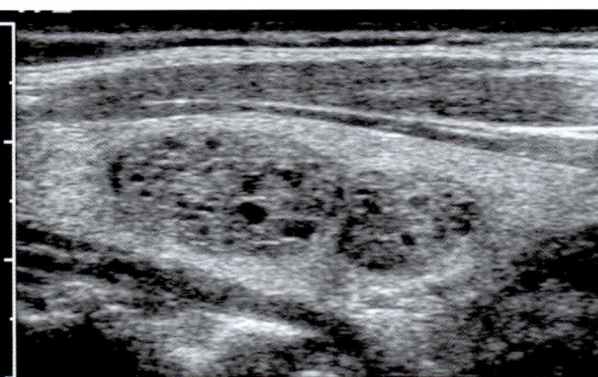

FIGURA 21-7. Aspecto do nódulo benigno. A e B, Grandes quantidades de aspecto em favo de mel ou alteração cística. Estes aspectos indicam uma alta probabilidade de um processo benigno. Cortes longitudinais mostram um aspecto cístico em "favo de mel" com espaços císticos maiores vistos em **A** e espaços císticos menores nos nódulos mostrados em **B**.

cóico periférico é comum (Fig. 21-6); ele é mais provavelmente devido a vasos sangüíneos perinodulares e edema ou compressão do parênquima normal adjacente. Os vasos sangüíneos perinodulares são tipicamente detectados com o uso da ultra-sonografia com Doppler colorido, mas com a atual tecnologia de Doppler de alta sensibilidade, também pode ser vista vascularização intranodular.[5,18,19] Nódulos hiperfuncionantes (autônomos) geralmente exibem uma vascularização perinodular e intranodular abundante.[18,19]

As alterações degenerativas dos bócios nodulares correspondem aos seus aspectos ultra-sonográficos (Fig. 21-8). Áreas puramente anecóicas são causadas por **líquido seroso ou colóide.** Líquido ecogênico ou níveis líquido-líquido móveis correspondem à **hemorragia.**[20] Focos ecogênicos brilhantes com artefatos em cauda de cometa são provavelmente devidos à presença de **microcristais.**[21] **Septos finos intracísticos** provavelmente correspondem a filetes atenuados de tecido tireoidiano e aparecem completamente avasculares na análise com Doppler. Estes processos degenerativos podem levar também à formação de **calcificação,** que pode ser fina casca periférica (**casca de ovo**) ou **grosseira**, focos altamente ecogênicos com sombras acústicas associadas, espalhados pela glândula (Fig. 21-9).[7]

Projeções sólidas intracísticas, ou papilas, usualmente contendo sinais coloridos no Doppler, podem ser encontradas, e este aspecto pode ser similar ao do raro carcinoma tireoidiano papilar cístico.[18,19] Algumas vezes, a ultra-sonografia e o Doppler colorido não podem diferenciar as septações dos nódulos hiperplásicos colóides das vegetações vistas nos carcinomas papilares; antes de realizar estudos citológicos aspirativos, pode-se usar ultra-sonografia contrastada com microbolhas de segunda geração e imagens seqüenciais. Septos benignos não se contrastam (e "desaparecem" com o modo harmônico), enquanto as vegetações malignas mostram intensa captação de contraste na fase arterial com eliminação relativamente rápida.

Adenoma

Os adenomas representam apenas 5% a 10% de todas as doenças nodulares da tireóide e são sete vezes mais comuns em mulheres que em homens.[5] A maioria não resulta em disfunção tireoidiana; a minoria (provavelmente < 10%) hiperfuncionante desenvolve autonomia e pode causar tireotoxicose. Muitos adenomas são solitários, mas eles podem também se desenvolver como parte de um processo multinodular.

O **adenoma folicular benigno** é uma neoplasia tireoidiana verdadeira que é caracterizada pela compressão de tecidos adjacentes e encapsulamento fibroso. Vários subtipos de adenoma folicular incluem adenoma fetal, adenoma de células de Hürthle, e adenoma embrionário, cada um distinguido de acordo com a característica e o padrão de proliferação celular. As características citológicas dos adenomas foliculares são geralmente indistinguíveis das do carcinoma

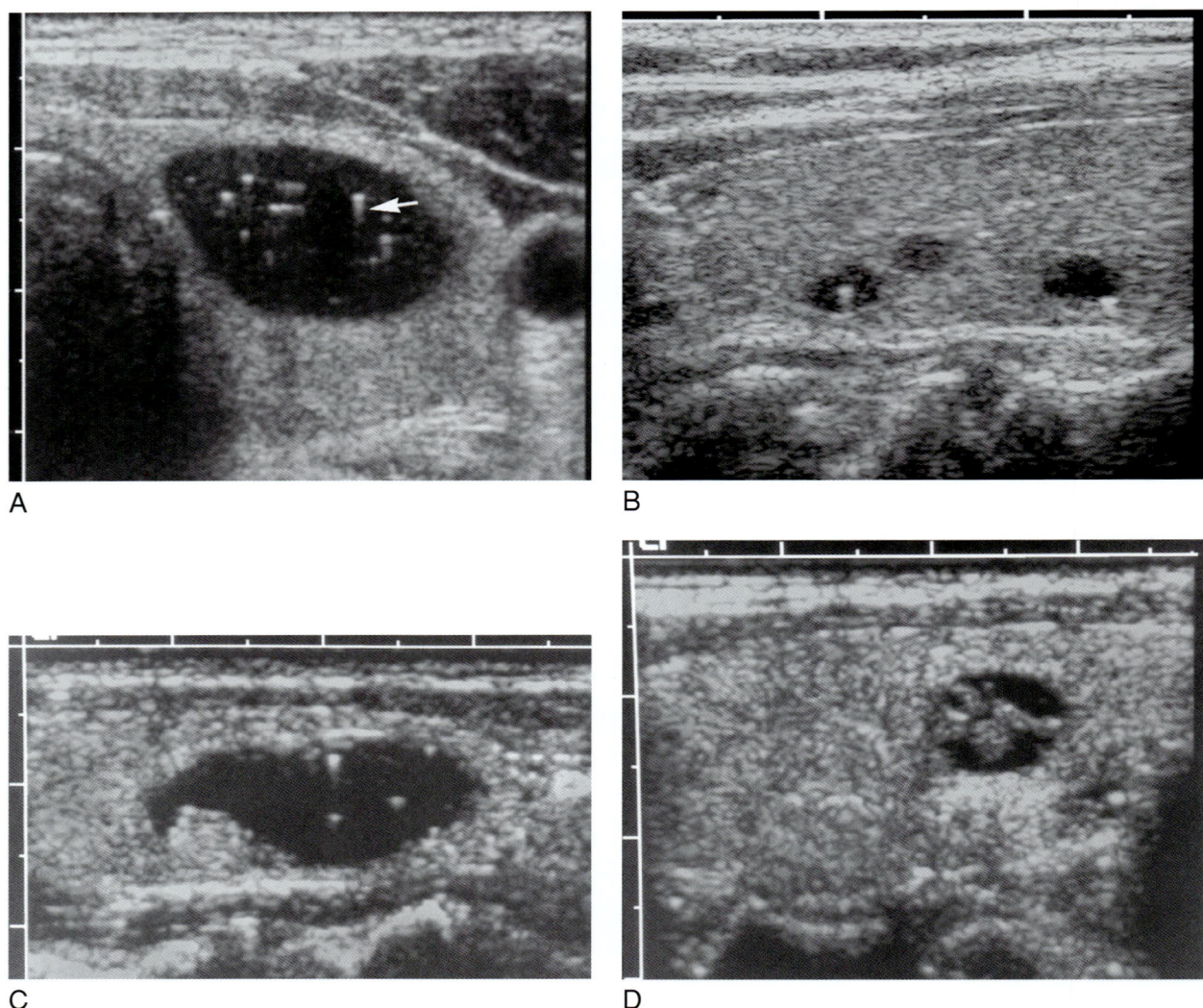

FIGURA 21-8. Cistos colóides. Imagens transversal (**A**) e longitudinal (**B** a **D**) de quatro pacientes mostram o aspecto típico dos cistos colóides. Alguns dos nódulos têm focos ecogênicos brilhantes que podem corresponder a microcristais. Poucos destes focos estão associados a artefatos em cauda de cometa (*seta em A*) posteriormente. Nódulos principalmente císticos como estes são considerados benignos. Cistos colóides geralmente contêm ecos internos.

folicular. Invasões vascular e capsular são características do **carcinoma folicular** e estas características são identificadas por análise histológica, em vez de citológica. A biópsia por agulha não é, portanto, um método confiável para diferenciar carcinoma folicular de adenoma celular. Por isso, tais tumores são usualmente removidos cirurgicamente.

Ultra-sonograficamente, os adenomas são comumente massas sólidas que podem ser hiperecóicas, isoecóicas ou hipoecóicas (Fig. 21-10). Eles têm um halo hipoecóico periférico que é espesso e suave. Este halo é devido à cápsula fibrosa e vasos sangüíneos, os quais são prontamente vistos no Doppler colorido. Geralmente, passam vasos da periferia para as regiões centrais do nódulo, criando um aspecto "spoke-and-wheel". Adenomas hiperfuncionantes (autônomos) exibem hipervascularização periférica e intralesional abundante.

Carcinoma

A maioria dos cânceres primários da tireóide é de origem epitelial e deriva de células foliculares ou parafoliculares.[14] Tumores malignos da tireóide de origem mesenquimal são excessivamente raros, assim como metástases para a tireóide. A maioria dos cânceres é bem diferenciada, e o carcinoma papilar (incluindo o carcinoma misto folicular e papilar) contribui para 75% a 90% de todos os casos.[14,22] Em contraste, os carcinomas medular, folicular e anaplásico, juntos, representam apenas 10% a 25% de todos os carcinomas de tireóide diagnosticados na América do Norte.

Embora possa ocorrer em pacientes de qualquer idade, o **carcinoma papilar** tem dois picos de prevalência: na terceira e sétima décadas de vida.[14] Mulheres são afetadas mais freqüentemente que homens. No exame microscópico, o

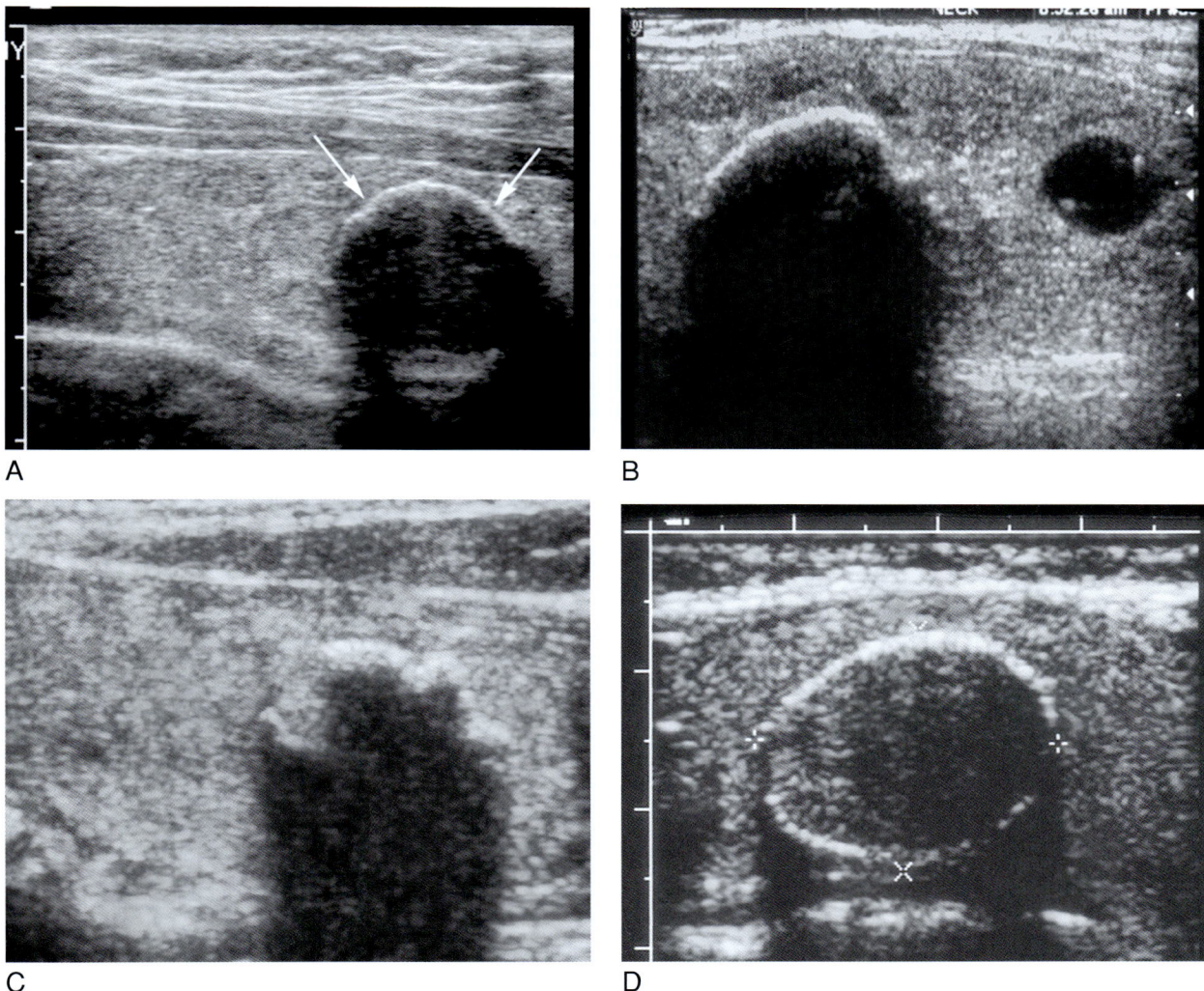

FIGURA 21-9. Calcificação periférica em "casca de ovo". Este aspecto indica um nódulo com alta probabilidade de ser benigno. **A,** Imagem longitudinal mostra calcificação grosseira periférica em "casca de ovo" (*setas*). A calcificação determina uma grande sombra acústica. **B,** Imagem longitudinal de outro paciente mostra uma calcificação em casca de ovo e um aspecto típico de cisto colóide à direita. **C,** Imagem longitudinal de calcificação periférica grosseira. **D,** Imagem longitudinal mostra calcificação em "casca de ovo".

tumor é multicêntrico no interior da glândula tireóide em pelo menos 20% dos casos.[23] Calcificações arredondadas, laminadas (corpúsculos psamomatosos) no citoplasma das células do câncer papilar são vistas em aproximadamente 35% dos casos. A maior via de disseminação do carcinoma papilar é através dos vasos linfáticos até os linfonodos cervicais próximos. De fato, não é incomum para um paciente com câncer tireoidiano papilar apresentar-se com linfonodos cervicais aumentados e uma tireóide normal à palpação.[24,25] Curiosamente, a presença de linfonodo metastático no pescoço não parece, em geral, alterar adversamente o prognóstico para esta malignidade. Metástases a distância são muito raras (2% a 3% dos casos) e ocorrem principalmente no mediastino e pulmão. Após 20 anos, a mortalidade cumulativa do câncer papilar da tireóide é tipicamente de apenas 4% a 8%.[24]

O carcinoma papilar tem características histológicas (cápsula fibrosa, microcalcificações) e citológicas (núcleos em "vidro moído", inclusões citoplasmáticas no núcleo, e indentações da membrana nuclear) que geralmente permitem um diagnóstico patológico relativamente fácil.[26] Em particular, microcalcificações, que resultam do depósito de sais de cálcio nos **corpúsculos psamomatosos**, podem estar presentes tanto no tumor primário quanto no linfonodo cervical metastático (Fig. 21-11).[25,27]

Similarmente às características patológicas, as **características ultra-sonográficas do carcinoma papilar típico** são relativamente distintas na maioria dos casos (Fig. 21-12):

- Hipoecogenicidade (em 90% dos casos) devido ao conteúdo celular quase compactado, com mínima substância colóide.

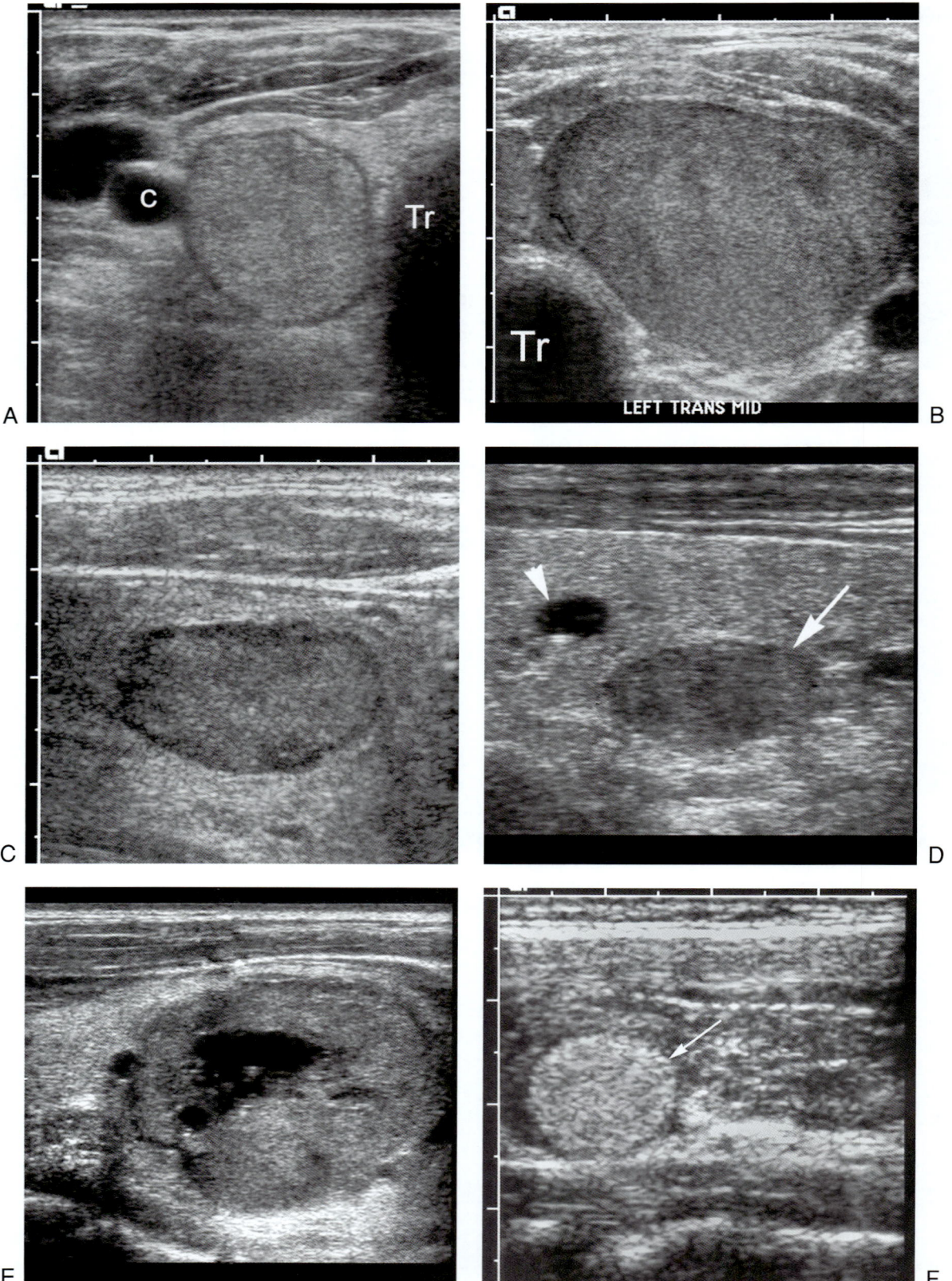

FIGURA 21-10. Adenoma folicular benigno: espectro de características. Imagem transversal dos lobos direito (**A**) e esquerdo (**B**) e imagem longitudinal (**C**) das glândulas tireóides de três pacientes mostram massas redondas ou ovais, homogêneas, hipoecóicas com um fino halo ao redor da massa. Este halo é a cápsula do adenoma. Tr, sombra de ar da traquéia; C, artéria carótida. **D,** Imagem longitudinal mostra adenoma hipoecóico oval (*seta*) sem um halo e um cisto colóide (*cabeça de seta*). **E,** Imagem longitudinal mostra massa oval com componente cístico interno. **F,** Corte longitudinal mostra massa redonda hiperecóica homogênea (*seta*) em um paciente com tireoidite de Hashimoto.

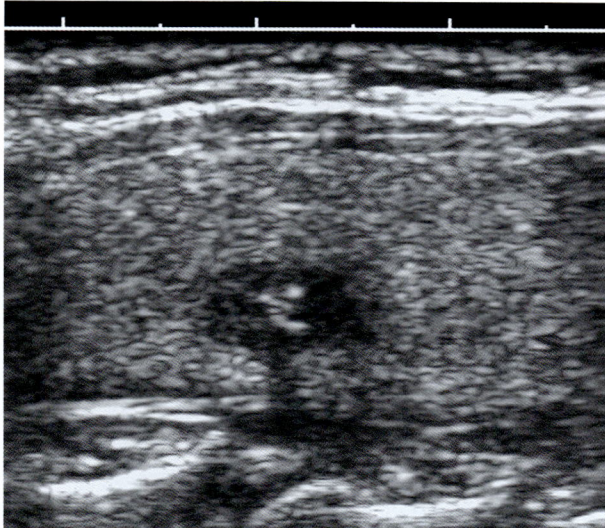
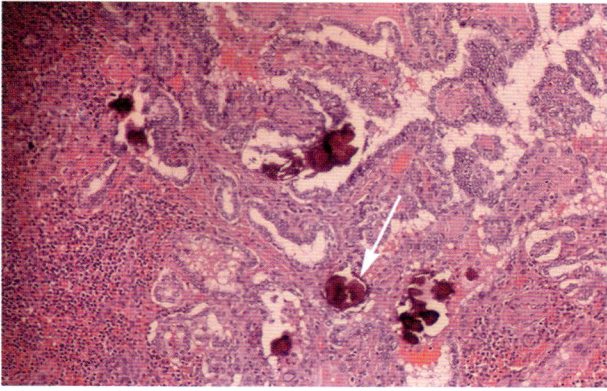

FIGURA 21-11. Carcinoma papilar: pequeno câncer com correlação microscópica. A, Imagem longitudinal mostra nódulo sólido hipoecóico de 7 mm que contém microcalcificações. **B,** Imagem da patologia microscópica mostra microcalcificações ou "corpúsculos psamomatosos" (*seta*).

- Microcalcificações que aparecem como focos hiperecóicos brilhantes, puntiformes, com ou sem sombras acústicas (Figs. 21-11 e 21-12).[16,19,28,29]
- Hipervascularização (em 90% dos casos) com vascularização desorganizada, principalmente nas formas encapsuladas (Fig. 21-13).[30]
- Metástases para linfonodos cervicais, que podem conter focos ecogênicos brilhantes, puntiformes, devido a microcalcificações (Fig. 21-14E, F, G e I). As metástases estão mais freqüentemente localizadas na metade caudal da cadeia jugular profunda. Ocasionalmente, linfonodos metastáticos podem ser císticos, como um resultado de degeneração extensa (Fig. 21-14H).

Na maioria dos casos, linfonodos metastáticos císticos mostram uma parede externa espessa, nodularidade interna e septações, enquanto em pacientes mais jovens podem aparecer puramente císticos.[25] Linfonodos metastáticos císticos no pescoço ocorrem quase que exclusivamente associados a carcinoma tireoidiano papilar, mas ocasionalmente podem ocorrer em carcinomas da nasofaringe.[30] Na ultra-sonografia com *Power* Doppler, linfonodos não-císticos mostram hipervascularização difusa com vasos tortuosos, derivações arteriovenosas e alta resistência vascular (IR > 0,8), mas em alguns casos podem demonstrar vascularização hilar proeminente similar à dos linfonodos reacionais e de baixos índices de resistência.[29]

É extremamente raro um carcinoma papilar exibir uma grande alteração cística (Fig. 21-15). Em nossa experiência, isto ocorre em menos de 5% dos casos de carcinoma. A impressionante maioria dos carcinomas papilares aparece como uma massa predominantemente sólida. A invasão dos músculos adjacentes é visibilizada de modo incomum pela ultra-sonografia, mas quando vista, indica que a massa é maligna (Fig. 21-16). Uma **variante folicular do carcinoma papilar** é incomum, representando 10% dos casos de carcinoma papilar. Esta lesão parece similar a uma neoplasia folicular na inspeção de patologia macroscópica e pela imagem de ultra-sonografia (Fig. 21-17). Nos estudos microscópicos de alta potência, as características nucleares são as do carcinoma papilar, e são classificadas como uma variante folicular do carcinoma papilar. O curso clínico e o tratamento são os mesmos de um típico carcinoma papilar da tireóide (Fig. 21-11). "Microcarcinoma" papilar é um tumor esclerosante não-encapsulado raro medindo 1 cm ou menos de diâmetro (Fig. 21-18). Em 80% dos casos, o paciente se apresenta com linfonodos cervicais aumentados e uma glândula tireóide normal à palpação.[24,26] O microcarcinoma papilar pode ser diagnosticado por ultra-sonografia de alta freqüência em aproximadamente 70% dos casos como uma pequena faixa hiperecóica (tipo fibrótica) sob a cápsula, com espessamento e retração da cápsula, ou como um mínimo nódulo hipoecóico com contorno irregular mal definido, sem microcalcificações visíveis, mas sempre com intensos sinais vasculares no interior e ao redor da lesão.

Carcinoma folicular é o segundo subtipo de câncer bem diferenciado da tireóide. Representa 5% a 15% de todos os casos de câncer da tireóide, afetando mais mulheres que homens.[14] Existem duas variantes de carcinoma folicular e elas diferem bastante na histologia e na evolução clínica.[22,26] Os carcinomas foliculares **minimamente invasivos** são encapsulados e apenas a demonstração histológica de invasão focal de vasos sangüíneos capsulares da própria cápsula fibrosa permite a diferenciação com o adenoma folicular. Os carcinomas foliculares **amplamente invasivos** não são bem encapsulados e a invasão dos vasos e da tireóide adjacente é mais facilmente demonstrada. As duas variantes do carcinoma folicular tendem a se disseminar via corrente sangüínea, mais do que por via linfática, e metástases a distância para ossos, pulmões, cérebro e fígado são mais prováveis que metástases para linfonodos cervicais. A variante amplamente invasiva metastatiza em cerca de 20% a 40% dos casos, e a minimamente invasiva metastatiza em apenas 5%

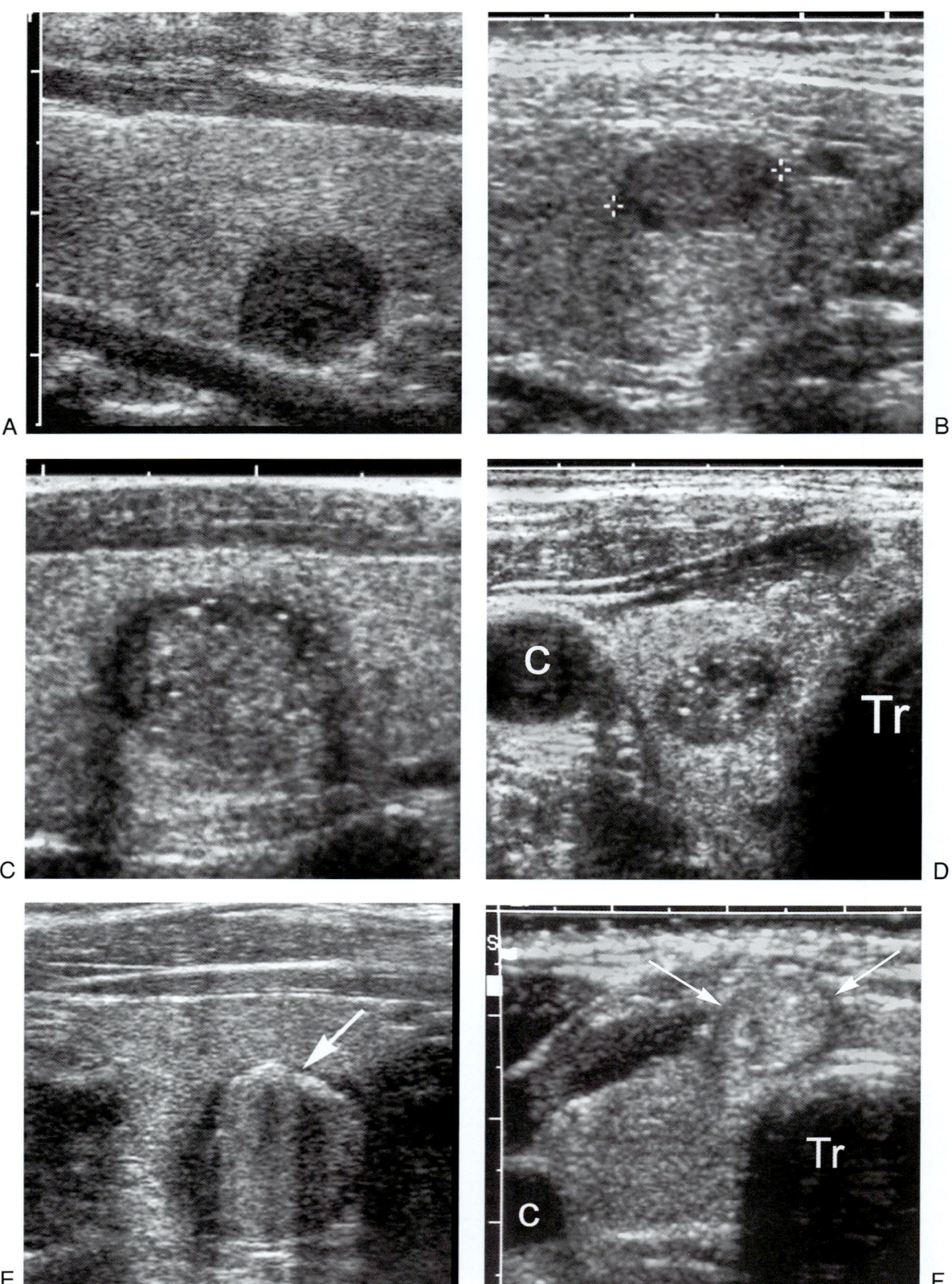

FIGURA 21-12. Carcinoma papilar da tireóide: espectro de apresentações típicas. A e B, Imagens longitudinais mostram nódulos sólidos hipoecóicos sem evidência de calcificação. Imagens longitudinal (**C**) e transversal (**D**) mostram nódulos hipoecóicos que contêm focos ecogênicos devido à microcalcificação. Tr, sombra de ar da traquéia; C, artéria carótida. **E,** Imagem longitudinal mostra nódulo sólido hipoecóico com halo espesso irregular e calcificação linear na borda anterior (*seta*). **F,** Imagem transversal mostra massa heterogênea, porém isoecóica no istmo (*setas*). A massa contém microcalcificações e tem um halo irregular espesso. Tr, sombra de ar da traquéia; C, artéria carótida.

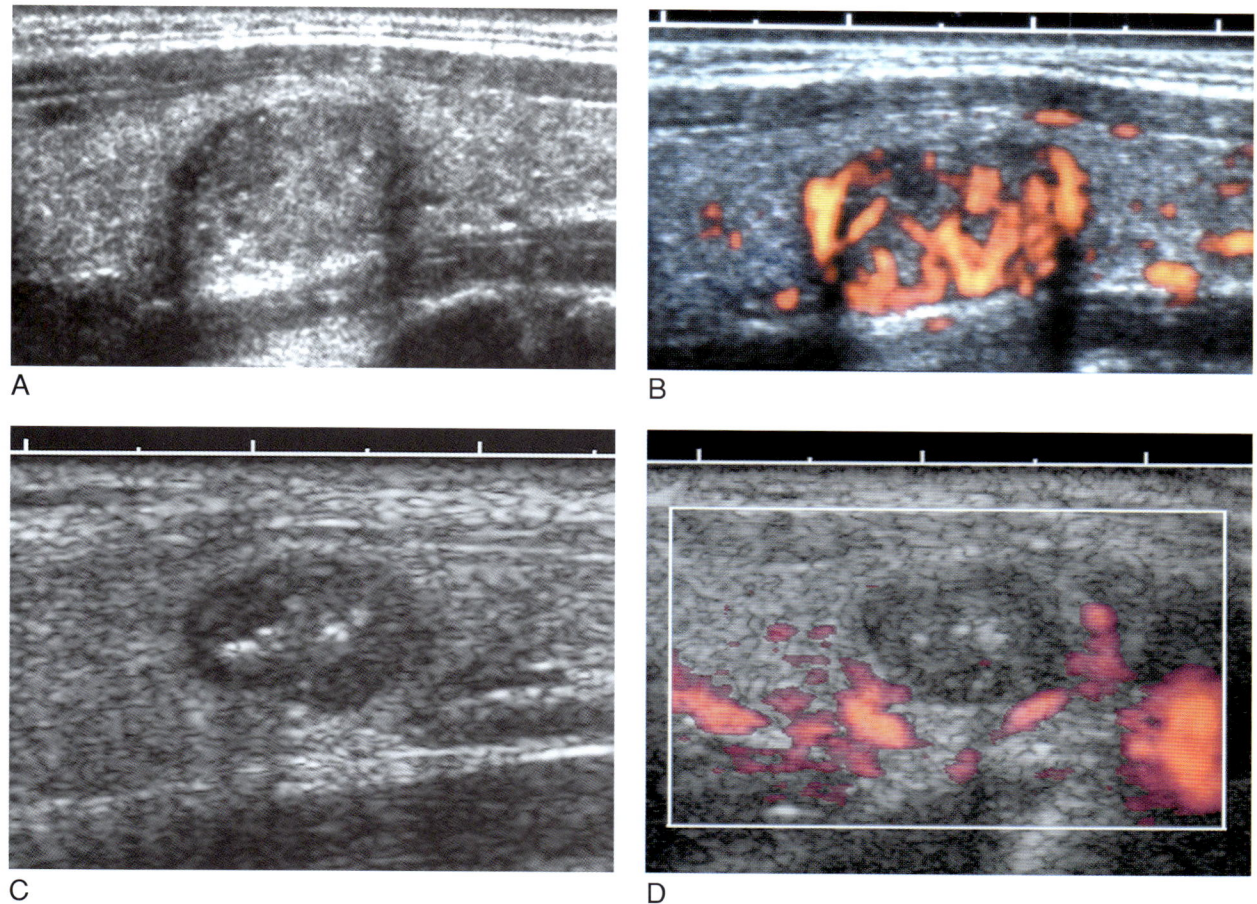

FIGURA 21-13. Carcinoma papilar: aspectos com Power Doppler. Fluxo sangüíneo no interior do câncer está geralmente, mas não sempre, aumentado. **A,** Imagem longitudinal mostra um nódulo de 1,5 cm com halo espesso irregular. **B,** Imagem com *Power* Doppler do nódulo mostra que ele é hipervascularizado e tem fluxo no centro e na periferia. **C,** Imagem longitudinal mostra nódulo hipoecóico com microcalcificações. **D,** Imagem com *Power* Doppler mostra que não há fluxo sangüíneo no interior do câncer.

a 10% dos casos. A mortalidade devido a carcinoma folicular é de 20% a 30% após 20 anos de cirurgia.[14,24]

Não existem características ultra-sonográficas exclusivas que permitam a diferenciação entre o carcinoma folicular e o adenoma, o que não é surpreendente, dadas as semelhanças citológicas e histológicas destes dois tumores (Figs. 21-19 e 21-20). Similarmente, aspiração por agulha fina (AAF) não é confiável para diferenciar neoplasias foliculares benignas de malignas porque o diagnóstico patológico não é baseado no aspecto celular, mas sim na invasão capsular e vascular. Por isso, muitos nódulos foliculares devem ser removidos cirurgicamente para um diagnóstico patológico preciso. Características que sugerem carcinoma folicular raramente são vistas, mas incluem margens tumorais irregulares, um halo espesso, irregular, e distribuição caótica ou tortuosa dos vasos sangüíneos internos ao Doppler colorido.[18,31]

O **carcinoma medular** representa apenas cerca de 5% de todas as doenças malignas da tireóide. Ele é derivado das células parafoliculares, ou células C, e secreta tipicamente o hormônio calcitonina, o que pode ser um marcador sérico útil. Este câncer é freqüentemente familiar (20%) e é um componente essencial das **síndromes de neoplasia endócrina múltipla (NEM) tipo II**.[32] A doença é multicêntrica e/ou bilateral em cerca de 90% dos casos familiares (Fig. 21-21).[14] Há uma alta incidência de envolvimento metastático de linfonodos, e o prognóstico para pacientes com câncer medular é considerado como sendo de certa forma pior do que para o câncer folicular.

O aspecto ultra-sonográfico do carcinoma medular é usualmente similar ao do carcinoma papilar e é visto mais freqüentemente como uma massa sólida hipoecóica. Existem sempre calcificações e elas tendem a ser mais grosseiras que as calcificações do carcinoma papilar típico (Fig. 21-22).[33] As calcificações podem ser vistas não apenas no tumor primário, mas também nos linfonodos metastáticos e até nas metástases hepáticas.

O **carcinoma anaplásico da tireóide** é tipicamente uma doença do idoso; representa um dos mais letais tumores sólidos. Embora contribua para menos de 2% de todos os cânceres da tireóide, carrega o pior prognóstico, com uma taxa de mortalidade em 5 anos de mais de 95%.[34] O tumor se apresenta tipicamente como uma massa de cresci-

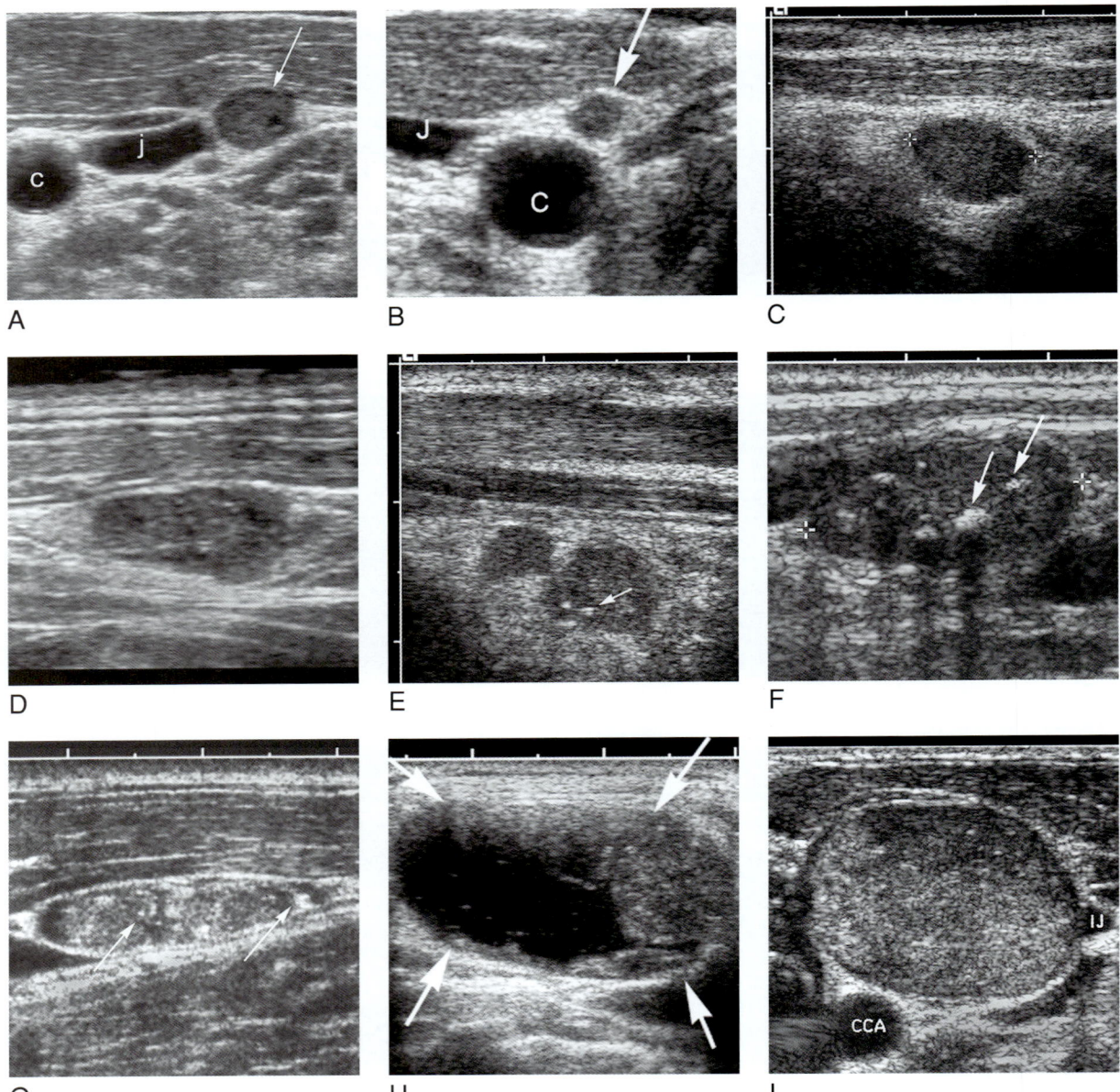

FIGURA 21-14. Metástases envolvendo linfonodos cervicais: espectro de apresentações. A e **B,** Imagens transversais próximas à artéria carótida (C) e veia jugular (J) mostram pequenos linfonodos arredondados hipoecóicos (*setas*). Apesar do seu tamanho pequeno (aproximadamente 4 mm), a forma arredondada e o aspecto hipoecóico são altamente indicativos de metástase. **C** e **D,** Imagens longitudinais demonstram linfonodos hipoecóicos ovalados. **E,** Imagem longitudinal da loja tireoidiana após tireoidectomia mostra dois linfonodos anormais, um dos quais contendo microcalcificações (*seta*). **F** e **G,** Imagens longitudinais mostram linfonodos heterogêneos contendo calcificações (*setas*). **H,** Imagem longitudinal mostra grande linfonodo (*setas*) contendo alteração cística. Alteração cística em um linfonodo cervical é quase sempre devido a carcinoma papilar metastático. **I,** Imagem transversal mostra um grande linfonodo arredondado entre a veia jugular interna (IJ) e a artéria carótida comum (CCA).

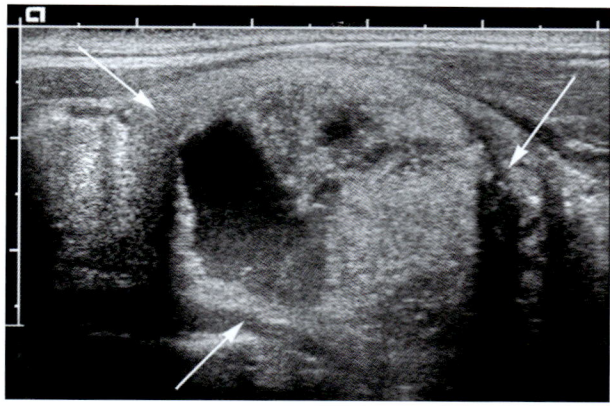

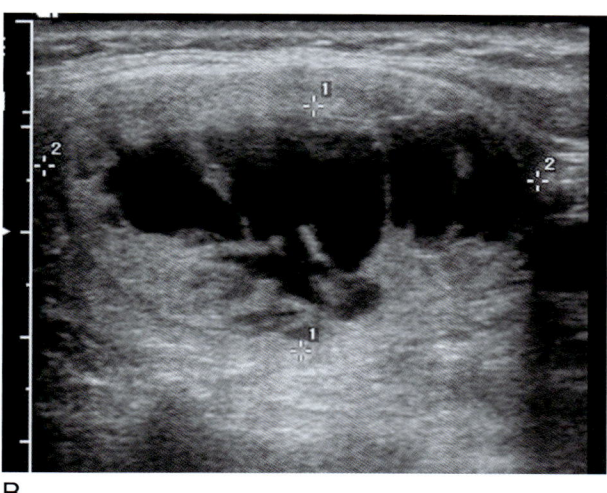

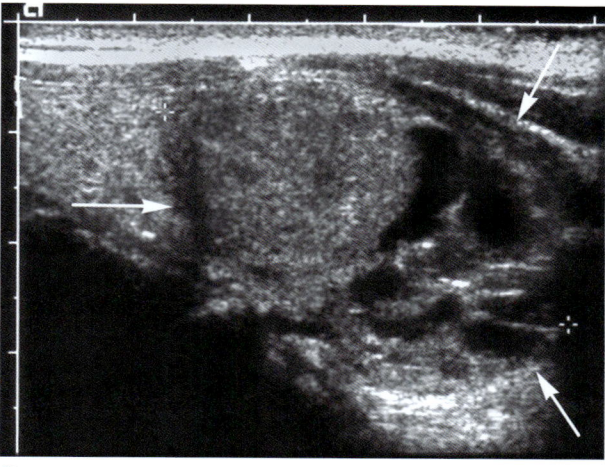

FIGURA 21-15. Carcinoma papilar da tireóide: atípico. Três exemplos de degeneração cística moderada a importante de carcinoma papilar. Na experiência do autor, menos de 5% dos carcinomas papilares têm este aspecto de uma grande quantidade de alteração cística. Mais de 90% dos carcinomas papilares da tireóide são massas uniformemente sólidas. **A** a **C**, Imagens longitudinais mostram três grandes nódulos (*setas, cursores*) que têm grande alteração cística.

mento rápido estendendo-se acima da glândula e envolvendo estruturas adjacentes. É sempre inoperável no momento do diagnóstico.

Carcinomas anaplásicos podem estar freqüentemente associados a carcinomas papilares ou foliculares, presumivelmente representando uma desdiferenciação da neoplasia.

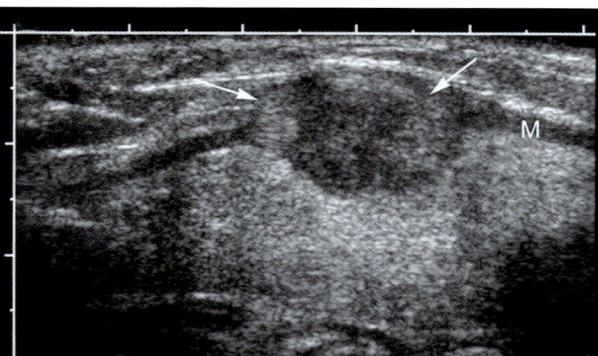

FIGURA 21-16. Carcinoma papilar invade o músculo. Imagem longitudinal mostra massa hipoecóica surgindo da superfície anterior da tireóide. Esta massa invade (*setas*) fibra muscular adjacente (M). Invasão muscular é muito rara.

Eles tendem a não disseminar por via linfática, mas são propensos à invasão local agressiva de músculos e vasos.[26] Ultra-sonograficamente, estes carcinomas são geralmente hipoecóicos e englobam ou invadem vasos sangüíneos e músculos do pescoço (Fig. 21-23). Freqüentemente, estes tumores não podem ser adequadamente examinados por ultra-sonografia por causa do seu tamanho grande. Em vez disso, TC ou RM do pescoço geralmente demonstram mais precisamente a extensão da doença.

Linfoma

O linfoma contribui para aproximadamente 4% de todas as malignidades da tireóide. É principalmente do tipo não-Hodgkin e geralmente afeta mulheres mais velhas. O sinal clínico típico é uma massa de crescimento rápido que pode causar sintomas de obstrução, como dispnéia e disfagia.[35] Em 70% a 80% dos casos, o linfoma se origina de uma tireoidite linfocítica crônica (tireoidite de Hashimoto) preexistente, com hipotireoidismo franco ou subclínico. O prognóstico é altamente variável e depende do estágio da doença. A taxa de sobrevida em 5 anos pode atingir de quase 90% nos casos de estágio inicial a menos de 5% na doença avançada, disseminada.

noma (39%), mama (21%) e carcinoma de células renais (10%). As metástases podem aparecer como nódulos solitários bem-circunscritos ou como envolvimento difuso da glândula. Na ultra-sonografia, elas são massas sólidas homogeneamente hipoecóicas, sem calcificações (Fig. 21-25).[38]

Conduta Clínica

Uma vez detectado um nódulo na tireóide, o problema fundamental é determinar se ele é benigno ou maligno. Antes da excisão cirúrgica, vários métodos para caracterização do nódulo estão em prática, incluindo exame de medicina nuclear, ultra-sonografia e biópsia com AAF. Cada uma des-

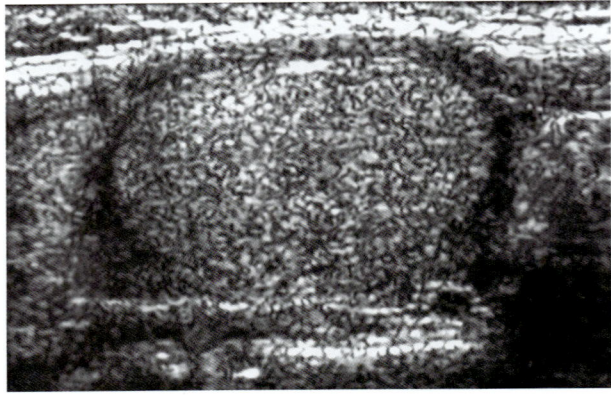

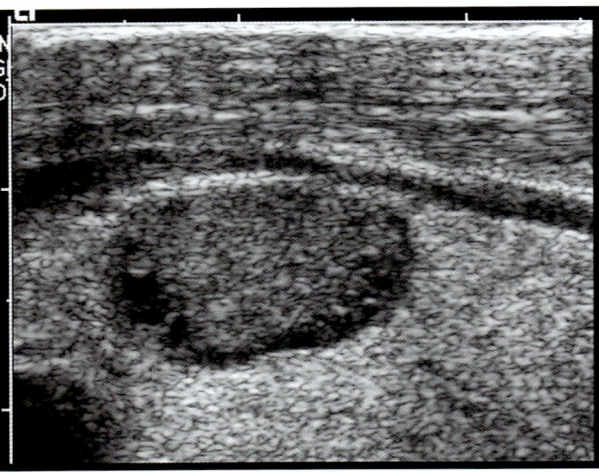

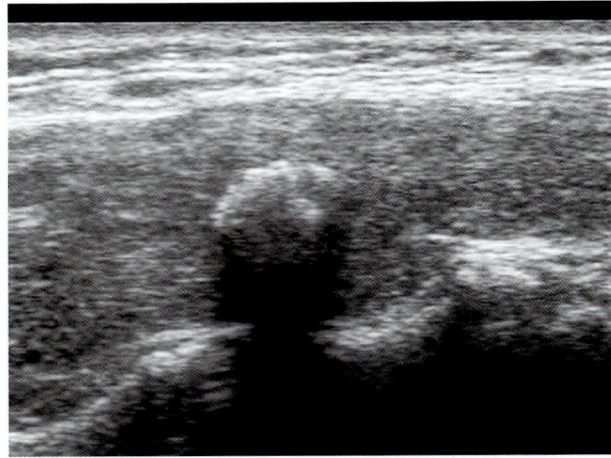

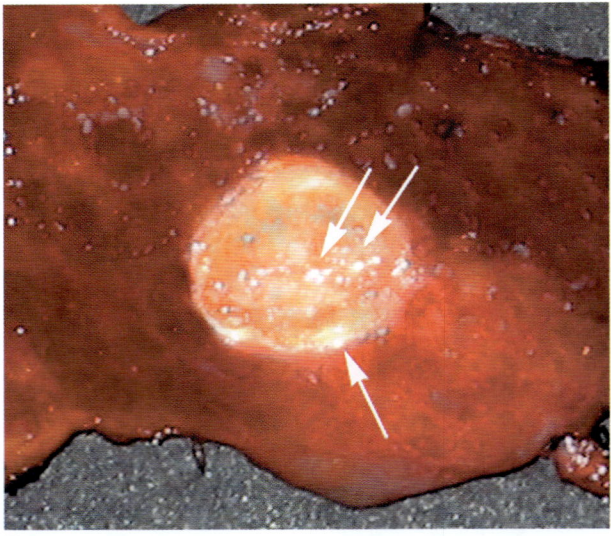

FIGURA 21-17. Carcinoma papilar atípico da tireóide. Dois exemplos da variante folicular do carcinoma papilar da tireóide. Imagens longitudinais mostram uma massa ovalada isoecóica (**A**) e hipoecóica (**B**) que parece similar ao aspecto ultra-sonográfico típico de uma neoplasia folicular. Esta variante folicular é incomum, representando 10% dos casos de carcinoma papilar. O curso clínico e o tratamento são os mesmos que os do carcinoma papilar da tireóide.

Ultra-sonograficamente, o linfoma da tireóide aparece como uma massa marcadamente hipoecóica e lobulada. Grandes áreas de necrose cística podem ocorrer, assim como envolvimento de vasos adjacentes do pescoço (Fig. 21-24).[36] No exame com Doppler colorido, os linfomas tireoidianos tanto nodular quanto difuso podem parecer hipovascularizados ou mostrar vasos sangüíneos com distribuição caótica e derivações arteriovenosas. O parênquima tireoidiano adjacente pode ser heterogêneo devido à tireoidite linfocítica crônica associada.[37]

Metástases

Metástases para a tireóide são pouco freqüentes, ocorrendo tardiamente no curso de doenças neoplásicas como resultado de disseminação hematogênica ou, menos freqüentemente, linfática. Comumente, as metástases são de mela-

FIGURA 21-18. Carcinoma papilar atípico. A, Imagem longitudinal mostra calcificações grosseiras sem efeito de massa. A calcificação é vista na periferia e internamente. **B,** Amostra patológica macroscópica do mesmo paciente mostra o nódulo arredondado que contém múltiplas áreas de calcificações grosseiramente visíveis (*setas*). Esta é uma forma rara esclerosante de carcinoma papilar que contém uma grande quantidade de fibrose e calcificação.

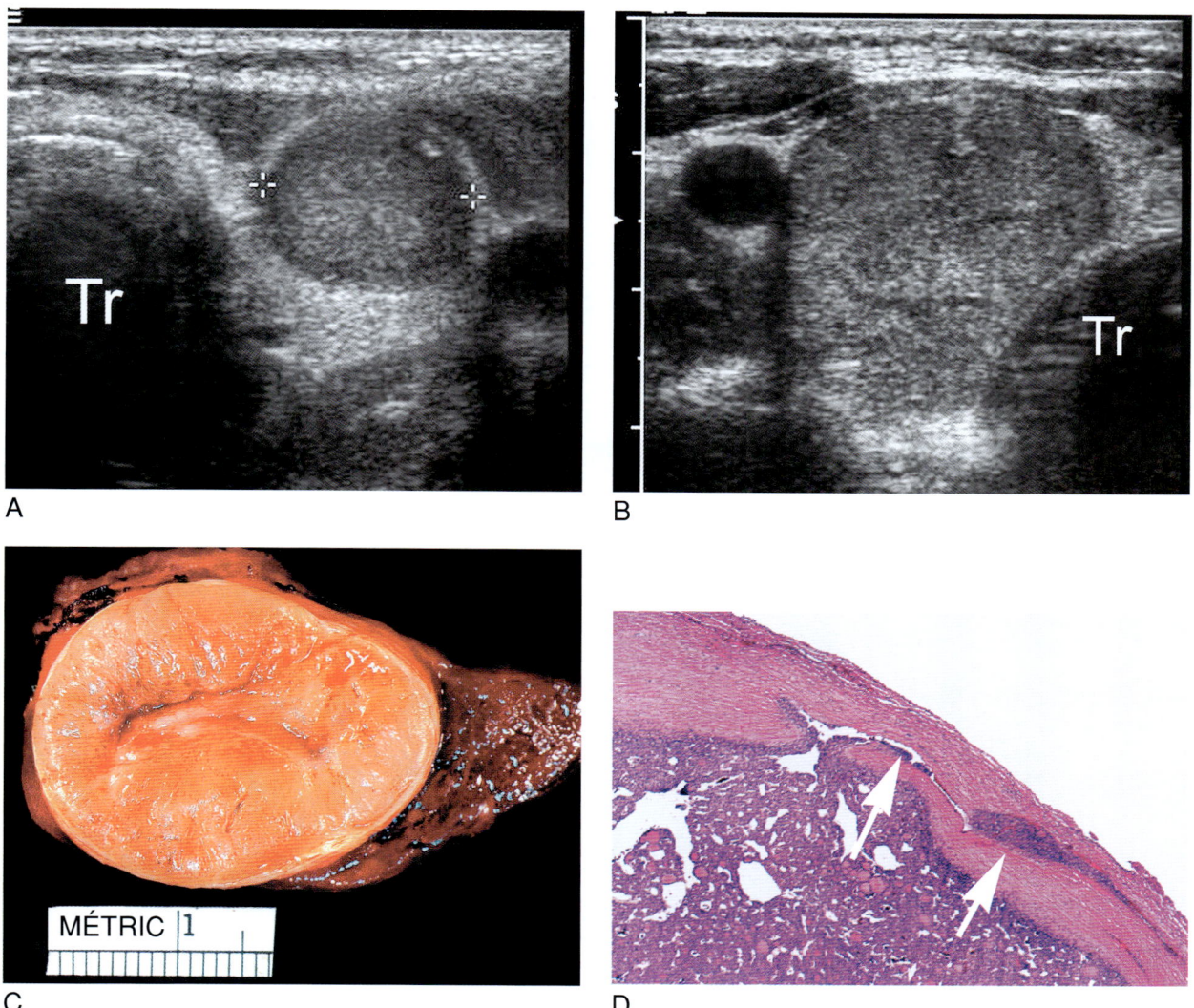

FIGURA 21-19. Neoplasias foliculares: benigna e maligna no mesmo paciente. Imagem transversal dos lobos esquerdo (**A**) e direito (**B**) da tireóide mostram massas hipoecóicas homogêneas que parecem idênticas, exceto por diferenças de tamanho. A massa menor era maligna, e a maior, benigna. Tr, sombra de ar da traquéia. **C,** Patologia macroscópica de neoplasia folicular mostra um tumor homogêneo com uma cápsula fina. Esta cápsula está presente tanto na neoplasia folicular benigna quanto na maligna e sempre é vista na ultra-sonografia. **D,** Aspecto microscópico da cápsula mostra invasão de células foliculares para dentro da cápsula (*setas*). Esta é uma das características microscópicas que permitem um diagnóstico patológico de malignidade, mas não é visível na ultra-sonografia. Não é possível diferenciar neoplasias foliculares benignas de malignas pela ultra-sonografia. Similarmente, a aspiração por agulha fina não é confiável para diferenciar neoplasias foliculares benignas de malignas, porque não pode mostrar invasão capsular e vascular e requer remoção cirúrgica para diagnóstico patológico preciso. METRIC 1 = 1 cm.

tas técnicas tem vantagens e limitações, e a escolha em um quadro clínico específico depende em grande parte da instrumentação disponível e experiência.

É reconhecido em geral que a **biópsia com AAF** é o método mais efetivo para diagnosticar malignidade em um nódulo tireoidiano.[39-41] Em muitas práticas clínicas, a AAF sob palpação direta é o primeiro exame diagnóstico realizado num nódulo clinicamente palpável. Nem o exame com isótopo nem a ultra-sonografia são usados rotineiramente. Eles são reservados para situações especiais ou casos difíceis. AAF tem tido um impacto substancial na manipulação de nódulos tireoidianos porque fornece informação mais direta que qualquer outra técnica diagnóstica disponível. É segura, barata e resulta numa melhor seleção de pacientes para cirurgia. O uso bem-sucedido da AAF na prática clínica, entretanto, depende muito da presença de um intervencionista experiente e de um citopatologista hábil.

Aspirados tireoidianos com agulha fina são classificados pelo citopatologista em uma das quatro categorias:

- Negativo (sem células malignas)
- Positivo para malignidade
- Sugestivo de malignidade
- Inconclusivo

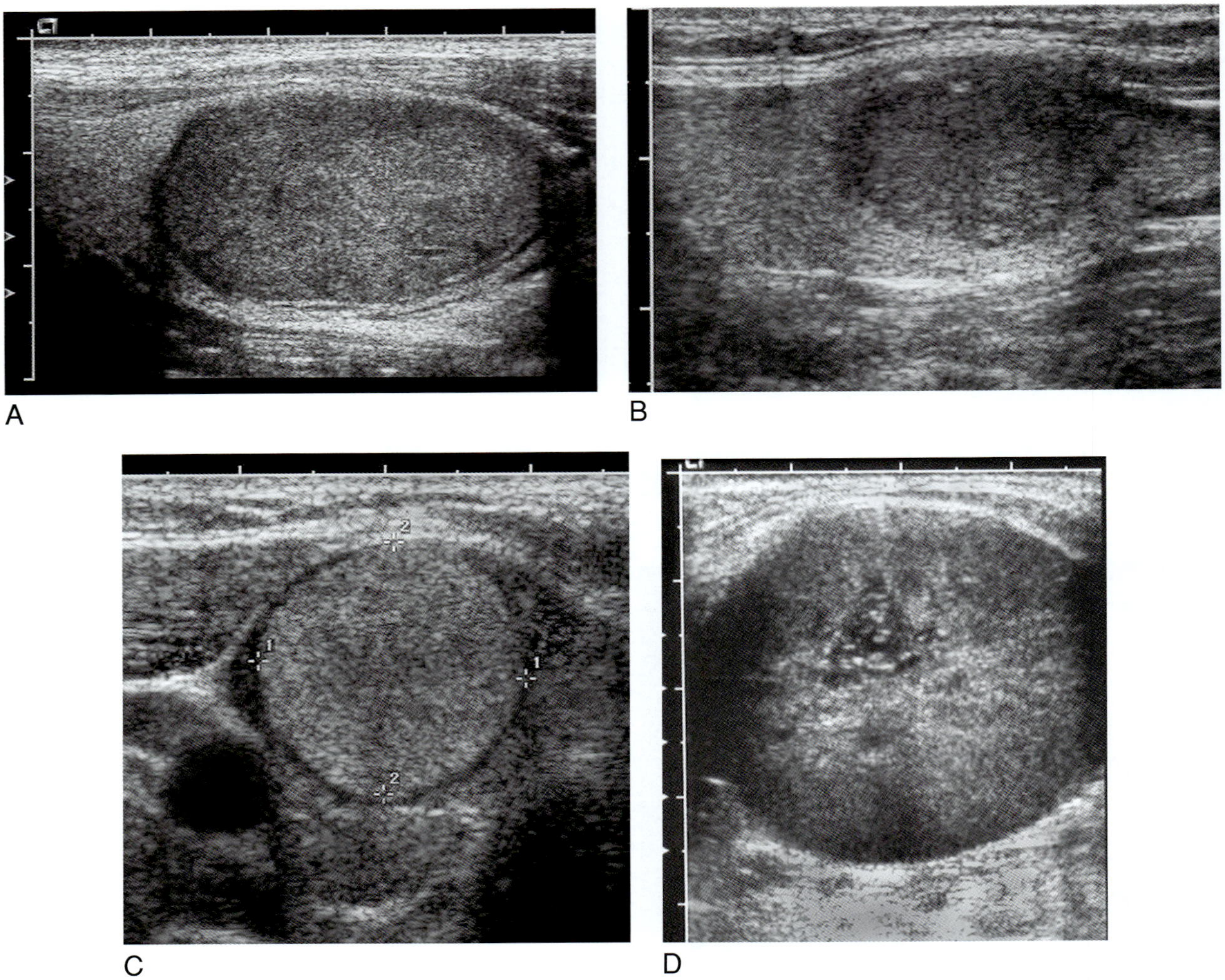

FIGURA 21-20. Neoplasias foliculares malignas. A e **B**, Imagens longitudinais de dois pacientes com massas hipoecóicas ovais e homogêneas. **C** e **D**, Imagens transversais de dois outros pacientes com massas arredondadas homogêneas. Estes quatro carcinomas parecem idênticos às neoplasias foliculares benignas (Fig. 21-10), e é necessária remoção cirúrgica para excluir ou estabelecer malignidade na maioria dos tumores foliculares.

Se um nódulo é classificado em uma das duas primeiras categorias, os resultados são altamente sensíveis e específicos.[42] A principal limitação da técnica é a pouca especificidade no grupo cujos resultados são sugestivos de malignidade, primeiramente por causa da incapacidade de distinguir adenomas foliculares ou de células de Hürthle de seus correspondentes malignos.

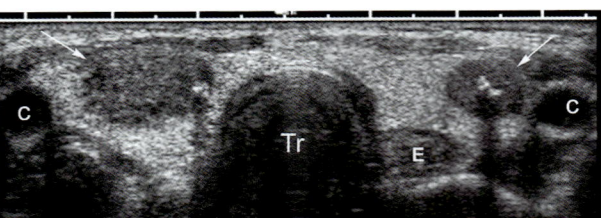

FIGURA 21-21. Carcinoma medular multicêntrico da tireóide. O paciente tem neoplasia endócrina múltipla tipo II (NEM II). Imagem dupla de dois cortes transversais mostra massas hipoecóicas bilaterais (*setas*) que contêm áreas de calcificação grosseira. C, artérias carótidas; Tr, traquéia; E, esôfago. Tr = traquéia.

Nestes casos, é necessária excisão cirúrgica para o diagnóstico. Além disso, cerca de 20% dos aspirados podem ser inconclusivos, aproximadamente metade dos quais é assim por causa de lesões císticas das quais não se obteve uma amostra celular adequada. Nesses casos, nova AAF sob orientação ultra-sonográfica pode ser realizada com o objetivo de conseguir amostras de forma selecionada de elementos sólidos de massa. Na literatura mundial, AAF de nódulos tireoidianos têm uma taxa de sensibilidade de 65% a 98% e uma especificidade de 72% a 100%, com uma taxa de falsos-negativos de 1% a 11% e uma taxa de falsos-positivos de 1% a 8% (Tabela 21-1).[43-48]

Em nossa experiência, a acurácia total de AAF ultrapassa 95% e portanto é atualmente o método mais preciso e custo-efetivo para avaliação inicial de pacientes com doença tireoidiana nodular. Desde a introdução da AAF na rotina clínica, o percentual de pacientes submetidos a tireoidectomia diminuiu significativamente (para aproximadamente 25%) e o custo do tratamento do nódulo tireoidiano decresceu em 25%.[43]

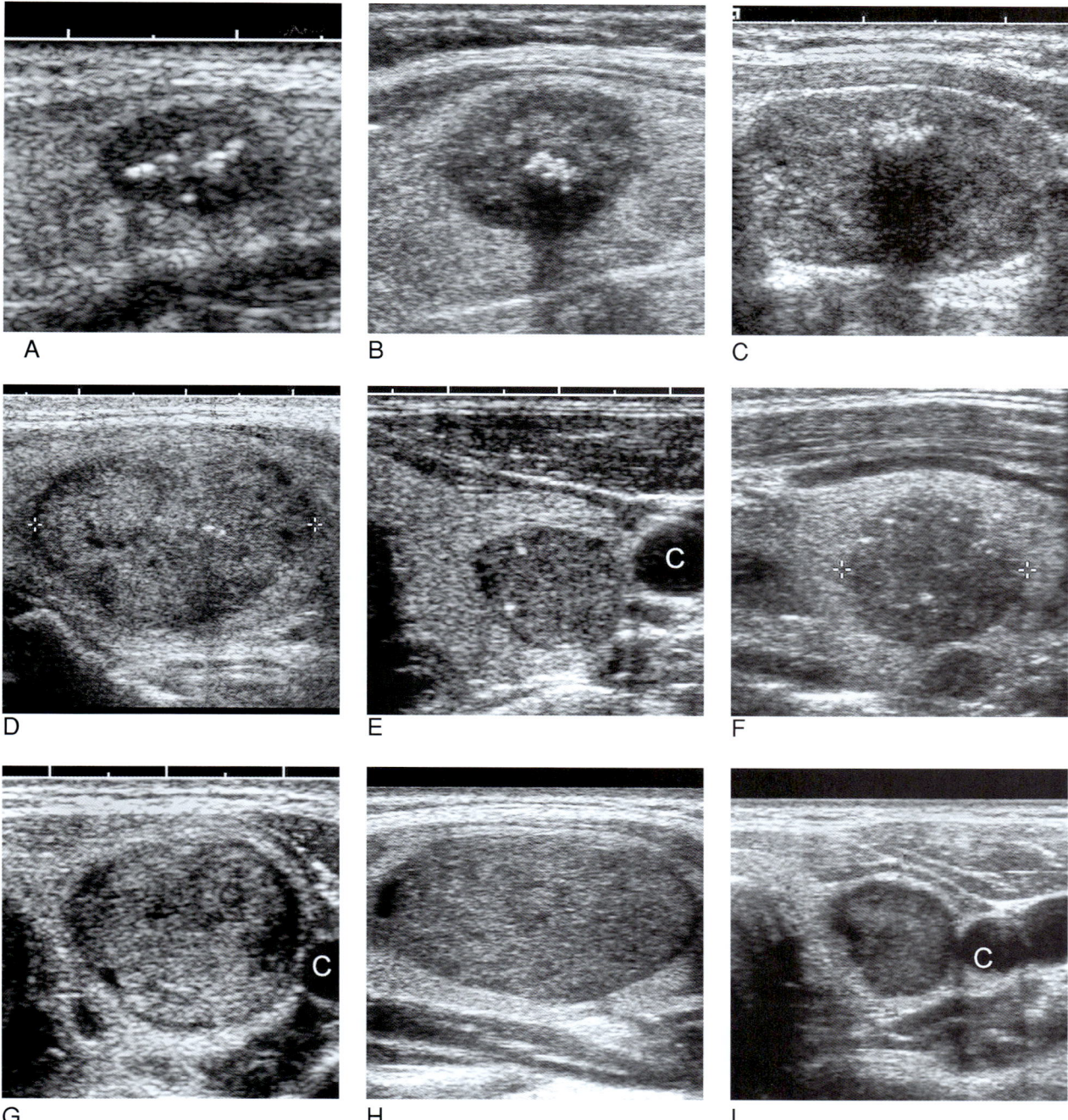

FIGURA 21-22. Carcinoma medular da tireóide: espectro de apresentações. A a C, Nódulos sólidos hipoecóicos com calcificações internas grosseiras. D a F, Nódulos sólidos hipoecóicos com finas calcificações internas. G a I, Nódulos sólidos hipoecóicos sem calcificação e com aspecto similar às neoplasias foliculares. C, artéria carótida.

A avaliação de nódulos tireoidianos primariamente por AAF é comum na América do Norte e norte da Europa. Em outros países europeus e no Japão, onde o bócio tem uma alta prevalência, a avaliação inicial sempre conta com exames de medicina nuclear e ultra-sonografia, devido à necessidade de "selecionar" os nódulos que devem ser submetidos a AAF.

Aplicações Ultra-sonográficas

Embora a AAF seja o método diagnóstico mais confiável para avaliar nódulos tireoidianos clinicamente palpáveis, a ultra-sonografia de alta resolução tem quatro aplicações clínicas primárias:[49-51]

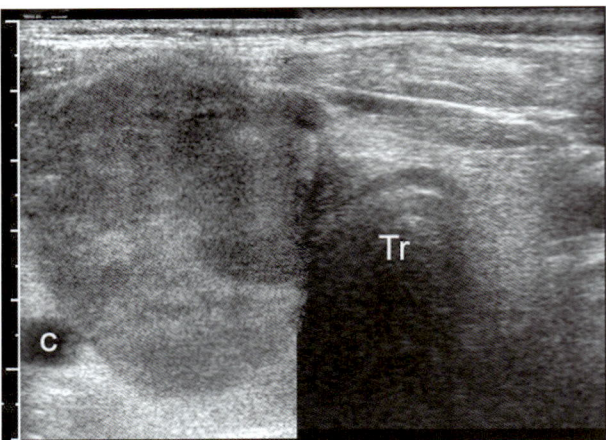

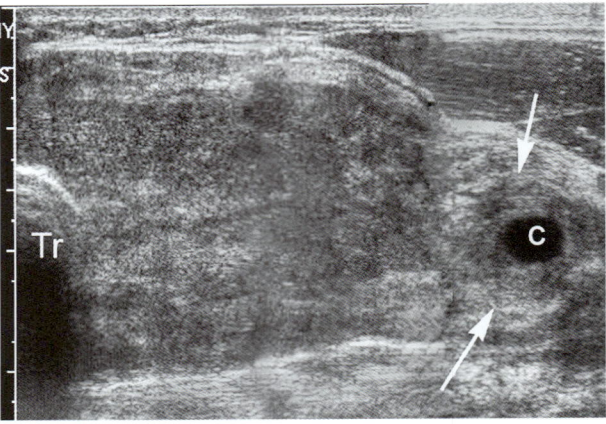

FIGURA 21-23. Carcinoma anaplásico. Imagem dupla de cortes transversais demonstra uma grande massa sólida hipoecóica originando-se no lobo direito da tireóide. Tr, sombra de ar da traquéia; C, artéria carótida.

- Detecção de outras massas tireoidianas e cervicais antes e após a tireoidectomia
- Diferenciação entre massas benignas e malignas com base em seu aspecto ultra-sonográfico
- Orientação para biópsia/AAF
- Orientação para tratamento percutâneo de nódulos tireoidianos não-funcionantes e hiperfuncionantes e metástases de carcinoma papilar para linfonodos

Detecção

Uma utilização básica e prática da ultra-sonografia é estabelecer a localização anatômica precisa de uma massa cervical palpável. Determinar se tal massa está no interior ou adjacente à tireóide nem sempre é possível com base apenas no exame físico. A ultra-sonografia pode diferenciar pronta-

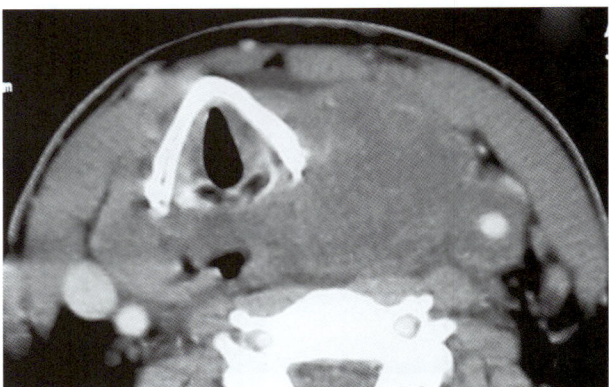

FIGURA 21-24. Linfoma. A, Imagem transversal do lobo esquerdo demonstra uma massa difusa causando aumento do lobo e se estendendo para partes moles (*setas*) que envolvem a artéria carótida comum (c). Tr, sombra de ar da traquéia. **B,** TC contrastada mostra uma massa hipovascular no lobo esquerdo da tireóide e englobamento de partes moles da artéria carótida.

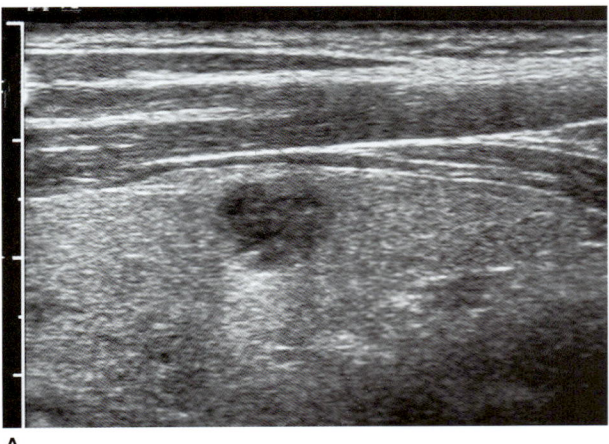

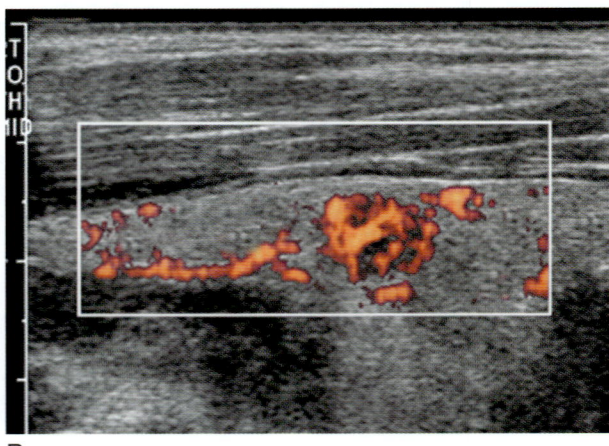

FIGURA 21-25. Metástase na tireóide. Imagens longitudinais (em escala de cinza) (**A**) e *Power* Doppler (**B**) mostram uma massa vascular de 1 cm que era um carcinoma de células renais metastático.

TABELA 21-1. RENDIMENTO DIAGNÓSTICO DA ASPIRAÇÃO POR AGULHA FINA DA TIREÓIDE					
Série	Número de Casos	Taxa de Falsos-negativos (%)	Taxa de Falsos-positivos (%)	Sensibilidade (%)	Especificidade (%)
Hawkins, et al.[44]	1.399	2,4	4,6	86	95
Khafagi, et al.[45]	618	4,1	7,7	87	72
Hall, et al.[46]	795	1,3	3,0	84	90
Altavilla, et al.[47]	2.433	6,0	0,0	71	100
Gharib, et al.[43]	10.971	2,0	0,7	98	99
Ravetto, et al.[48]	2.014	11,2	0,7	89	99

mente nódulos tireoidianos de outras massas cervicais, tais como higromas císticos, cistos do ducto tireoglosso ou linfonodos aumentados. Alternativamente, a ultra-sonografia pode confirmar a presença de nódulo tireoidiano quando os achados no exame físico estão equivocados.

A ultra-sonografia pode ser usada para detectar nódulos ocultos de tireóide em pacientes que têm **história de irradiação de cabeça e pescoço** durante a infância assim como aqueles com **história familiar de síndrome de neoplasia endócrina múltipla (NEM) tipo II** porque ambos os grupos têm um conhecido risco aumentado de desenvolvimento de malignidade tireoidiana. Se um nódulo é descoberto, pode ser realizada uma biópsia sob orientação ultra-sonográfica. É desconhecido, no entanto, se a detecção do câncer de tireóide antes de se tornar clinicamente palpável mudará o resultado clínico final para um dado paciente.

No passado, quando os nódulos tireoidianos eram avaliados primariamente por cintilografia, era geralmente aceito que um nódulo "solitário frio" carregava uma probabilidade de malignidade entre 15% e 25%, ao passo que um nódulo "frio" numa glândula multinodular era maligno em menos de 1% dos casos.[52] No entanto, bócio benigno é multinodular em 70% a 80% dos casos e tem sido demonstrado que 70% dos nódulos considerados solitários na cintilografia ou exame físico são, na realidade, múltiplos quando avaliados com ultra-sonografia de alta freqüência (Fig. 21-26).[20,53]

Tem sido sugerido, portanto, que a ultra-sonografia pode ser usada para detectar nódulos ocultos adicionais em pacientes com lesões solitárias clínicas, desta forma sugerindo que a massa dominante palpável é benigna. Tal conclusão é injustificada, entretanto, em vista do fato de que, patologicamente, nódulos benignos freqüentemente coexistem com nódulos malignos. Numa série de 1.500 pacientes consecutivos operados para carcinoma papilar, 33% tinham nódulos benignos coexistentes na época da cirurgia.[54] Além disso, o câncer papilar de tireóide é reconhecido como multicêntrico em no mínimo 20% dos casos e oculto (*i. e.*, menor do que 1,5 cm de diâmetro) em até 48% dos casos.[23,54] Num estudo prévio, quase dois terços (64%) dos pacientes com câncer de tireóide tinham no mínimo um nódulo além do dominante que foi detectado ultra-sonograficamente.[55] Patologicamente, estes nódulos extras podem ser tanto benignos quanto malignos. No entanto, em pacientes com um nódulo solitário clínico, a detecção ultra-sonográfica de uns poucos nódulos adicionais não é um sinal confiável para exclusão de malignidade.

Uma aspiração por agulha fina guiada por ultra-sonografia é realizada em pacientes com **bócio multinodular** quando há um nódulo dominante. Um nódulo dominante é aquele que é o maior ou que tem características diferentes dos outros nódulos ou sugestivas de carcinoma como descrito anteriormente.

Em pacientes com câncer de tireóide conhecido, a ultra-sonografia pode ser útil para **determinar a extensão da doença**, tanto pré como pós-operatoriamente. Na maioria dos casos, um exame ultra-sonográfico não é realizado de rotina antes da tireoidectomia, mas pode ser útil em pacientes com grandes massas cervicais para avaliação de estruturas próximas, tais como artéria carótida e veia jugular interna para evidência de invasão direta ou envolvimento por tumor. Alternativamente, em pacientes que se apresentam com linfadenopatia cervical causada por câncer papilar da tireóide, a ultra-sonografia pode ser usada pré-operatoriamente para detectar um foco primário não-palpável, oculto no interior da glândula.

Após tireoidectomia parcial ou subtotal por carcinoma, a ultra-sonografia é o método preferido para seguimento, **detectando doença residual, recorrente ou metastática no pescoço**.[56] Em pacientes que foram submetidos a tireoidectomia subtotal, o aspecto ultra-sonográfico do tecido tireoidiano remanescente pode servir como um fator importante na decisão de recomendar tireoidectomia completa. Se uma massa for identificada, a sua natureza pode ser determinada por aspiração por agulha fina guiada por ultra-sonografia (Fig. 21-27). Caso nenhuma massa seja vista, o clínico pode escolher seguir o paciente com estudos ultra-sonográficos periódicos. Para pacientes que se submeteram a tireoidectomia subtotal, a ultra-sonografia provou ser mais sensível que o exame físico na detecção de doença recorrente no interior do leito tireoidiano ou doença metastática em linfonodos cervicais.[57] Pacientes com história de câncer tireoidiano freqüentemente realizam exames ultra-sonográficos periódicos do pescoço para detectar doença recorrente não-palpável ou metastática. Quando uma massa é identificada, a aspiração por agulha fina guiada por ultra-sonografia pode estabelecer um diagnóstico de malignidade e ajudar no planejamento cirúrgico.

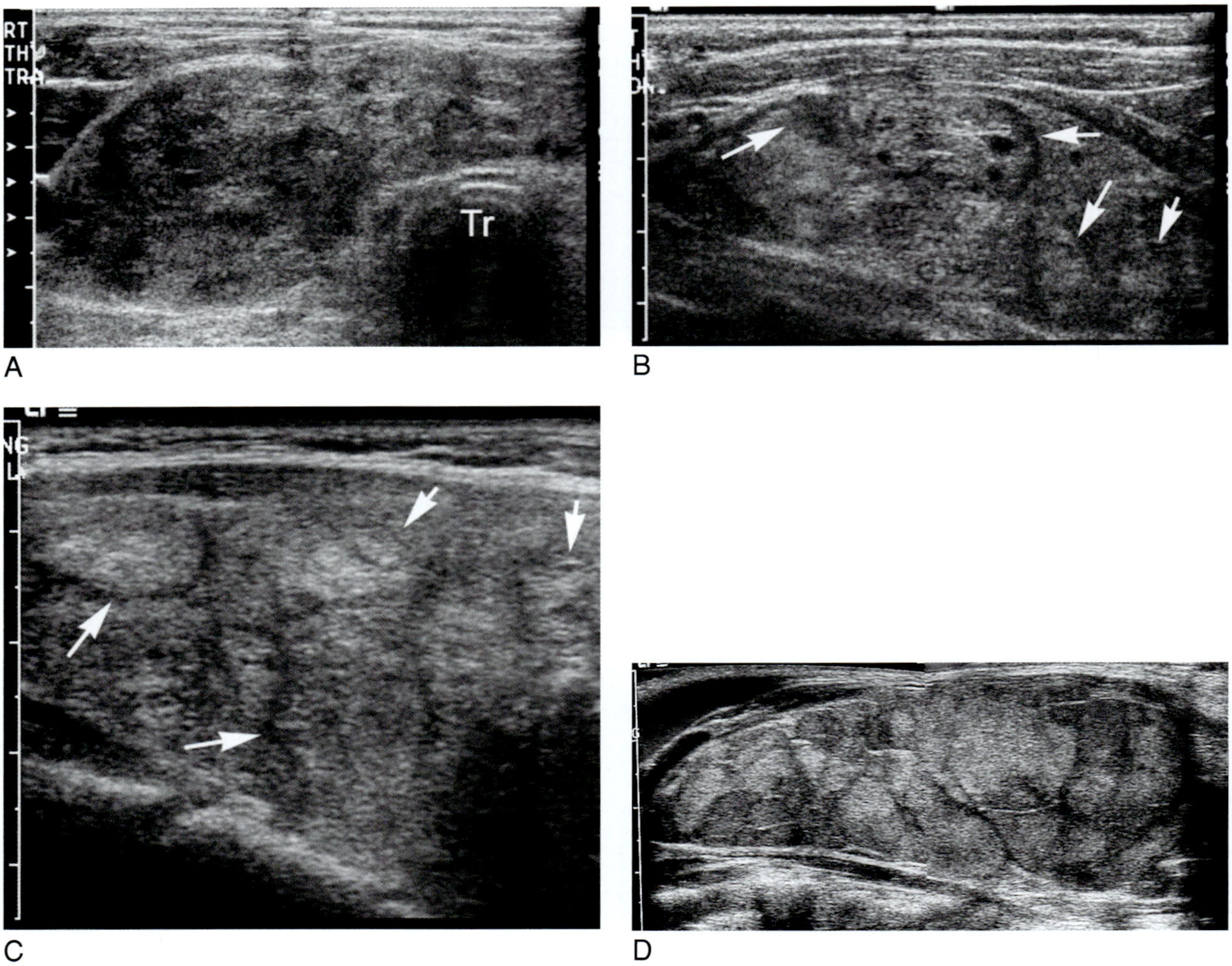

FIGURA 21-26. Bócio multinodular. A, Imagem transversal mostra aumento do lobo direito e istmo por múltiplos nódulos confluentes hipoecóicos e hiperecóicos. Tr, sombra de ar da traquéia. **B** e **C**, Imagens longitudinais mostram múltiplos nódulos confluentes (*setas*). **D**, Imagem dupla longitudinal mostra aumento de um lobo por múltiplos nódulos.

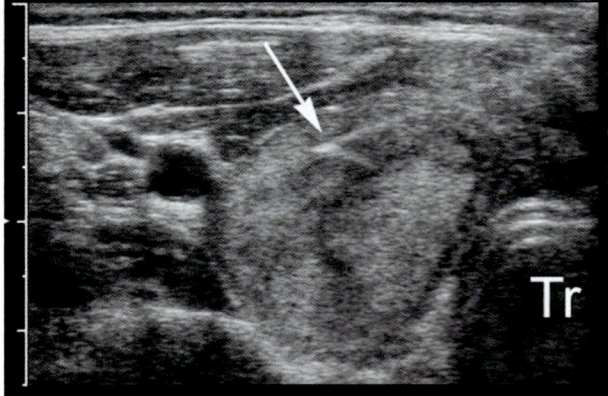

FIGURA 21-27. Aspiração por agulha fina de nódulo da tireóide devido à neoplasia folicular. Imagem transversal mostra um grande nódulo substituindo o lobo direito da tireóide. A extremidade da agulha de calibre 25 é intensamente visível (*seta*) e o cabo da agulha é opacamente visível. Tr, sombra de ar da traquéia.

Diferenciação de Nódulos Benignos e Malignos

De acordo com vários relatos, para a diferenciação de nódulos tireoidianos benignos *versus* malignos, a ultra-sonografia tem taxas de sensibilidade da ordem de 63% a 94%, especificidade de 61% a 95%, e acurácia total de 80% a 94%.[4,5,58-63] Atualmente, nenhum critério ultra-sonográfico único distingue nódulos tireoidianos benignos de nódulos malignos com confiabilidade total.[5,58-60] No entanto, algumas características ultra-sonográficas que foram descritas são vistas mais comumente com um tipo de histologia ou outra, assim estabelecendo tendências diagnósticas gerais (Tabela 21-2).[31]

As características anatômicas fundamentais de um nódulo tireoidiano na ultra-sonografia de alta resolução são:

- Consistência interna (sólido, misto sólido e cístico ou puramente cístico)
- Ecogenicidade relativa ao parênquima tireoidiano adjacente

TABELA 21-2. CONFIABILIDADE DAS CARACTERÍSTICAS ULTRA-SONOGRÁFICAS NA DIFERENCIAÇÃO DE NÓDULOS TIREOIDIANOS BENIGNOS E MALIGNOS*

Característica	Diagnóstico Patológico	
	Benigno	Maligno
Conteúdo Interno		
Conteúdo puramente cístico	++++	+
Cístico com septos finos	++++	+
Misto sólido e cístico	+++	++
Artefato em cauda de cometa	+++	+
Ecogenicidade		
Hiperecóico	++++	+
Isoecóico	+++	++
Hipoecóico	+++	+++
Halo		
Halo fino	++++	++
Halo espesso incompleto	+	+++
Margens		
Bem definida	+++	++
Pouco definida	++	+++
Calcificação		
Calcificação em casca de ovo	++++	+
Calcificação grosseira	+++	+
Microcalcificação	++	++++
Doppler		
Padrão de fluxo periférico	+++	++
Padrão de fluxo interno	++	+++

+, *Raro (< 1%)*.
++, *Baixa probabilidade (< 15%)*.
+++, *Probabilidade intermediária (16% a 84%)*.
++++, *Alta probabilidade (> 85%)*.
Baseado na experiência do autor e dados da literatura.

- Margens
- Presença e padrão de calcificações
- Halo sonolucente periférico
- Presença e distribuição dos sinais de fluxo sangüíneo

Conteúdo Interno. Na nossa experiência, aproximadamente 70% dos nódulos tireoidianos são sólidos, ao passo que os restantes 30% exibem várias alterações císticas. Um nódulo que tem um componente cístico significativo é freqüentemente um **nódulo adenomatoso benigno (colóide)** que sofreu degeneração ou hemorragia. Quando detectado por aparelhos de ultra-sonografia antigos, de baixa resolução, essas lesões eram chamadas cistos porque a presença de debris internos e a parede espessa não podiam ser apreciados. Patologicamente, um cisto tireoidiano simples, delineado por epitélio verdadeiro, é extremamente raro. Virtualmente todas as lesões císticas da tireóide visibilizadas com equipamentos de ultra-sonografia de alta resolução demonstram alguma irregularidade parietal e elementos sólidos internos ou debris causados por degeneração nodular (Figs. 21-7 e 21-8). Quando a ultra-sonografia de alta freqüência e o Doppler colorido não puderem diferenciar debris e septos de vegetações intracísticas neoplásicas, a ultra-sonografia com meio de contraste pode algumas vezes resolver o problema através da demonstração de captação arterial nas projeções tumorais e a completa ausência de captação de septos benignos e debris. **Artefatos em cauda de cometa** são freqüentemente encontrados em nódulos císticos da tireóide e são mais propensos a estar relacionados à presença de microcristais (Fig. 21-8). Numa série publicada de 100 pacientes apresentando-se com essa característica, a biópsia por aspiração com agulha fina foi benigna em todos os casos.[21] Esses artefatos em cauda de cometa podem estar localizados nas paredes císticas e septos internos ou no líquido do cisto. Quando um líquido mais densamente ecogênico está gravitacionalmente depositado na porção posterior de uma cavidade cística, a probabilidade de debris hemorrágicos é muito alta. Freqüentemente, pacientes com debris hemorrágicos apresentam-se clinicamente com uma massa cervical rapidamente progressiva, freqüentemente dolorosa.

Carcinomas papilares podem raramente exibir quantidades variáveis de alterações císticas e parecer quase indistinguíveis de nódulos císticos benignos.[64,65] No entanto, nos carcinomas papilares císticos, a detecção ultra-sonográfica freqüente de elementos sólidos ou projeções (1 cm ou mais em tamanho, freqüentemente com sinais de fluxo sangüíneo e/ou microcalcificações) no interior da luz pode levar à suspeita de malignidade (Fig. 21-15). Linfonodos cervicais metastáticos de um câncer papilar primário cístico ou sólido podem também demonstrar um padrão cístico; tal ocorrência, embora rara, é propensa a ser patognomônica de adenopatia maligna (Fig. 21-14H).

Ecogenicidade. Cânceres tireoidianos são em geral hipoecóicos relativamente ao parênquima tireoidiano normal adjacente (Fig. 21-13). Infelizmente, muitos nódulos benignos de tireóide também são hipoecóicos. Na realidade, a maioria dos **nódulos hipoecóicos** é benigna porque nódulos benignos são muito mais comuns que os malignos. Um **nódulo** predominantemente **hiperecóico** é mais propenso a ser benigno.[20] O **nódulo isoecóico** (visível por causa de um halo sonolucente periférico que separa o nódulo do parênquima adjacente normal) tem um risco intermediário de malignidade.

Halo. Um halo periférico sonolucente que circunda completa ou parcialmente um nódulo tireoidiano pode estar presente em 60% a 80% dos nódulos benignos e 15% dos cânceres de tireóide.[20,66] Histologicamente, o halo representa a cápsula do nódulo, mas nódulos hiperplásicos que não têm cápsula freqüentemente têm essa característica. A hipótese de que o halo representa parênquima tireoidiano normal comprimido parece ser muito aceitável, especialmente para os cânceres de tireóide de crescimento rápido, que freqüentemente têm halos espessos, irregulares e incompletos (Fig. 21-12F) que são hipovasculares ou avasculares no Doppler colorido. Estudos com Doppler colorido e *Power* Doppler têm demonstrado que o halo periférico completo e fino que é fortemente sugestivo de nódulos benignos representa vasos sangüíneos cursando ao redor da periferia da lesão (o "padrão de cesta").

Margens. Nódulos tireoidianos benignos tendem a ter as margens nítidas e bem definidas, ao passo que lesões malignas tendem a ter margens irregulares ou pouco definidas. Para qualquer nódulo, no entanto, o aspecto da margem externa não pode ser confiável para predizer as características histológicas porque muitas exceções a essas tendências gerais têm sido identificadas.

Calcificação. Calcificação pode ser detectada em cerca de 10% a 15% de todos os nódulos tireoidianos, mas a localização e o padrão da calcificação têm um valor preditivo maior na distinção entre lesões benignas e malignas.[20] Calcificação periférica ou em casca de ovo talvez seja a característica mais confiável de um nódulo benigno, mas infelizmente ela ocorre em apenas uma pequena porcentagem dos nódulos benignos (Fig. 21-9). Focos ecogênicos de calcificação espalhados com ou sem sombras acústicas associadas são mais comuns. Quando estas calcificações são grandes e grosseiras, o nódulo é mais propenso a ser benigno. Quando a calcificação é fina e puntiforme, no entanto, malignidade é mais provável. Patologicamente, estas finas calcificações podem ser causadas por corpúsculos psamomatosos, que são comumente vistos em carcinomas papilares (Figs. 21-11 e 21-12).

Carcinomas medulares da tireóide frequentemente exibem focos ecogênicos brilhantes tanto dentro do tumor primário como no interior de linfonodos cervicais envolvidos por metástases.[33] Os focos ecogênicos maiores são frequentemente associados à sombra acústica (Fig. 21-22). Patologicamente, essas densidades são causadas por fibrose reativa e calcificação ao redor de depósitos amilóides, que são características do carcinoma medular. No contexto clínico apropriado (p. ex., síndrome de NEM tipo II ou um paciente com um nível sérico aumentado de calcitonina), o achado de focos ecogênicos no interior de um nódulo tireoidiano hipoecóico ou um linfonodo cervical pode ser altamente sugestivo de carcinoma medular (Fig. 21-21).

Em um estudo, uma forte associação foi demonstrada entre calcificações tireoidianas detectadas ultra-sonograficamente e malignidade tireoidiana, particularmente em pacientes jovens ou com nódulo tireoidiano solitário. Pacientes abaixo de 40 anos, com nódulos calcificados, constituem um grupo de alto risco, com uma probabilidade de alojar malignidades tireoidianas quatro vezes maior do que pacientes com a mesma idade mas sem calcificações intranodulares. De forma semelhante, a presença de calcificações no interior de um nódulo solitário aumenta a incidência de malignidade. Portanto, esses pacientes devem ser avaliados posteriormente ou seguidos.[67]

De acordo com múltiplos estudos de várias características ultra-sonográficas vistas em nódulos tireoidianos, microcalcificações mostram a mais alta acurácia (76%), especificidade (93%) e valor preditivo positivo (70%) para malignidade como um sinal único; entretanto, a sensibilidade é baixa (36%) e insuficiente para ser confiável na detecção de malignidade.[28,30,67]

Padrão do Fluxo no Doppler. É bem conhecido dos estudos histológicos que a maioria dos nódulos hiperplásicos são lesões hipovasculares e são menos vascularizados do que o parênquima tireoidiano normal. Por outro lado, a maioria dos **carcinomas bem diferenciados de tireóide** é geralmente hipervascular, com vasos tortuosos irregulares e derivações arteriovenosas (Fig. 21-13). **Carcinomas pouco diferenciados e anaplásicos** são frequentemente hipovasculares devido à necrose extensa associada ao crescimento rápido.

Visto que a análise quantitativa das velocidades de fluxo não é acurada na diferenciação de nódulos benignos de malignos, a única característica do Doppler que pode ser útil é a distribuição dos vasos. Com a tecnologia atual, nenhum nódulo tireoidiano aparece totalmente avascular ou marcadamente hipovascular nos estudos de Doppler colorido e *Power*Doppler. As duas categorias principais de distribuição dos vasos são nódulos com vascularização periférica e nódulos com vascularização interna (com ou sem componente periférico).[18,19,68] Em anos passados, foi demonstrado que 80% a 95% dos nódulos hiperplásicos, bociosos e adenomatosos mostravam **vascularização periférica**, enquanto que 70% a 90% das malignidades tireoidianas mostravam **vascularização interna, com ou sem componente periférico**;[5,16,68,69] mas, de acordo com outros relatos,[70,72] o estudo com Doppler colorido não era uma ajuda confiável no diagnóstico ultra-sonográfico de nódulos tireoidianos. Com a atual geração de instrumentos de Doppler disponíveis, que têm sensibilidade extremamente alta ao fluxo sangüíneo, a sobreposição das duas populações de nódulos aumentou significativamente, causando assim uma redução significativa da confiabilidade diagnóstica dos achados do Doppler.[73]

Achados na ultra-sonografia com escala de cinza e Doppler colorido tornam-se altamente preditivos para malignidade apenas quando múltiplos sinais estão simultaneamente presentes num nódulo.[59,60] Em séries recentes, a combinação de ausência do sinal do halo mais microcalcificações mais padrão de fluxo intranodular alcançou uma especificidade de 97,2% para o diagnóstico de malignidade tireoidiana.[60]

Orientação para Biópsia/AAF

Biópsia percutânea por agulha fina, guiada por ultra-sonografia, de massas cervicais, tornou-se uma técnica importante em muitas situações clínicas. A principal vantagem é que permite visibilização contínua em tempo real da agulha, uma necessidade crucial para biópsia de pequenas lesões. A maioria dos médicos usa uma agulha calibre 25, com ação capilar ou mínima sucção com a seringa (Fig. 21-27). Há relatos da utilização de agulhas de calibre grande, mecanizada, cortantes, para melhor diagnóstico patológico.[74,75]

Nódulos tireoidianos que são palpáveis geralmente sofrem biópsia sem orientação por imagem. Há três situações, no entanto, em que a biópsia de um nódulo tireoidiano guiada por ultra-sonografia é frequentemente indicada. A primeira é o exame físico questionável ou inconclusivo

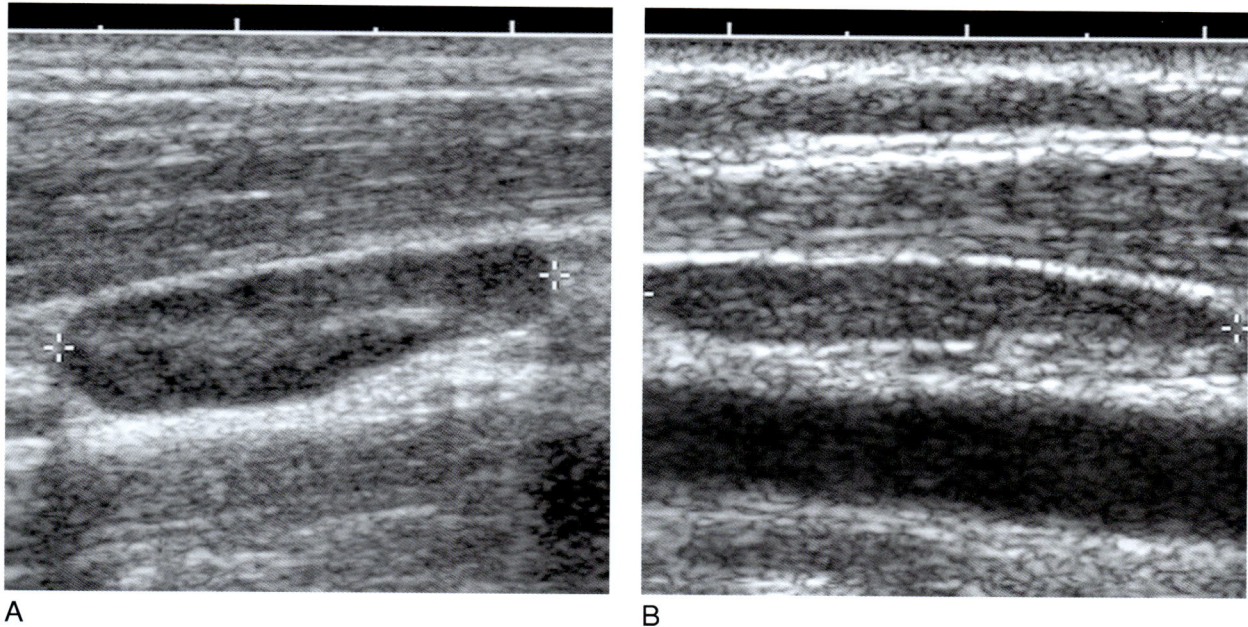

FIGURA 21-28. Linfonodos cervicais normais. O formato alongado é típico dos linfonodos cervicais normais. **A**, Imagem longitudinal mostra um linfonodo delgado que é homogêneo, exceto pelo hilo ecogênico central. **B**, Imagem longitudinal demonstra um linfonodo delgado homogêneo perto da veia jugular. Este linfonodo não tem um hilo visível.

quando um nódulo é sugerido, mas não pode ser palpado com certeza. Nesses pacientes, a ultra-sonografia é usada para confirmar a presença do nódulo e prover orientação para biópsia acurada. A segunda situação é no paciente que tem alto risco de desenvolvimento de câncer tireoidiano e que tem uma glândula normal pelo exame físico, mas a ultra-sonografia demonstra um nódulo. Incluídos neste grupo estão os pacientes com história prévia de irradiação de cabeça e pescoço, aqueles que têm história familiar de síndrome de NEM tipo II e aqueles que no passado foram submetidos à ressecção tireoidiana por malignidade. O terceiro grupo de pacientes inclui aqueles que tiveram uma biópsia não-diagnóstica ou inconclusiva realizada sob palpação direta. Freqüentemente, cerca de 20% dos espécimes obtidos pela orientação da palpação são citologicamente inconclusivos, mais freqüentemente em virtude da aspiração de líquido não-diagnóstico das lesões císticas. A ultra-sonografia pode ser usada nesses casos para guiar de forma seletiva a agulha para o interior da porção sólida da massa. A acurácia diagnóstica da aspiração por agulha fina é muito alta, com taxas de sensibilidade de aproximadamente 85% e especificidade de 99% em centros com uma grande experiência nesses procedimentos.[41-48]

Em pacientes que se submeteram a uma ressecção tireoidiana prévia para carcinoma, a aspiração por agulha fina orientada por ultra-sonografia tornou-se um importante método no diagnóstico precoce de doença metastática ou recorrente no pescoço. Em pacientes que se submeteram a hemitireoidectomia para nódulo benigno com a detecção de um ou mais focos de tumor maligno oculto no espécime cirúrgico, uma avaliação ultra-sonográfica do lobo contralateral é válida para excluir a existência de um nódulo residual preocupante.

Linfonodos cervicais, normais e anormais, podem ser prontamente visibilizados pela ultra-sonografia de alta resolução. Eles tendem a ficar ao longo da cadeia jugular interna, estendendo-se do nível das clavículas ao ângulo mandibular ou estão na região do leito tireoidiano. **Linfonodos cervicais benignos** em geral têm um formato oval, delgado, e freqüentemente exibem uma banda ecogênica central que representa o hilo gorduroso (Fig. 21-28). **Linfonodos malignos**, por outro lado, são freqüentemente arredondados e não têm hilo ecogênico, presumivelmente por causa da obliteração pelo tumor infiltrativo (Fig. 21-14). Embora os linfonodos malignos sejam freqüentemente hipoecóicos, eles podem ser difusamente ecogênicos, podem ser heterogêneos, conter calcificação e são raramente císticos. Visto que essas diferenças não são sempre claras, a aspiração por agulha fina sob orientação ultra-sonográfica é freqüentemente usada para confirmar malignidade. Em nossa experiência, a biópsia pode ser feita com alto grau de acurácia em linfonodos cervicais que são tão pequenos quanto 0,5 cm de diâmetro (Fig. 21-29).[57]

Orientação para Tratamento Percutâneo

Injeção de Etanol em Lesões Tireoidianas Císticas Benignas. Lesões contendo líquido (freqüentemente cistos colóides) respondem por 31% dos nódulos tireoidianos achados na ultra-sonografia e apenas menos de 1% deles são puramente cistos com parede epitelial.[5] O tratamento dos nódulos tireoidianos císticos depende primeiramente do afastamento de malignidade por meio de biópsia por agulha fina. Aspiração simples pode resultar em contração permanente da lesão,[76] mas a taxa de recorrência após aspiração é

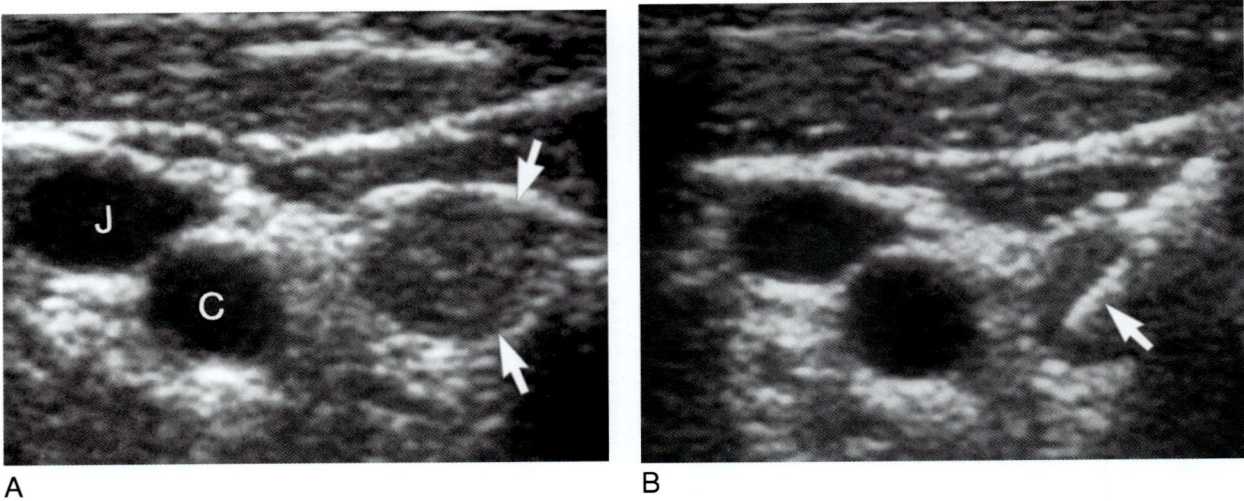

FIGURA 21-29. Biópsia de carcinoma papilar recorrente no leito tireoidiano após tireoidectomia. **A,** Corte transversal do lado direito do pescoço mostra uma massa sólida de 1 cm (*setas*) medial à artéria carótida (C) e veia jugular (J). **B,** Aspiração por agulha fina orientada por ultra-sonografia. A agulha é visibilizada no interior da massa (*seta*).

alta (10% a 80%), dependendo do número de aspirações e do volume do cisto — quanto maior o volume, maior o risco de recorrência.[76]

Portanto, para evitar recorrências, é preciso a injeção intranodular de um agente esclerosante. O etanol tem sido usado com sucesso para esta terapia nos últimos 10 anos por meio da orientação em tempo real da ultra-sonografia para acurada colocação do agente. O etanol é distribuído no interior dos tecidos pela difusão e isto induz desidratação celular e desnaturação protéica, que são seguidas de necrose de coagulação e fibrose reativa.

O líquido do cisto é completamente aspirado com uma agulha fina, e uma quantidade de etanol estéril a 95% variando de 30% a 60% (de acordo com diferentes experiências) de líquido aspirado é injetada sob orientação ultra-sonográfica (Fig. 21-30).[77,78] Subseqüentemente, o etanol também pode ser reaspirado dentro de um a dois dias ou deixado no local permanentemente. Em grandes cavidades císticas este procedimento pode ser repetido uma ou duas vezes com intervalo de várias semanas. A redução de volume do cisto é mais significativa se uma grande quantidade de etanol é injetada; assim, há uma relação entre o volume de etanol instilado e o efeito ablativo.

A injeção de etanol é freqüentemente bem tolerada pelo paciente. Dor local transitória leve a moderada é a complicação mais comum e ocorre como resultado da fuga do etanol para dentro do tecido subcutâneo. Complicações raras da escleroterapia com etanol são hipertireoidismo transitório, rouquidão, hematoma e dispnéia. As taxas relatadas de sucesso (desaparecimento total ou redução de volume maior que 70% do volume inicial) do tratamento variam de 72% a 95%.[77-79] e são alcançadas sem alterações da função tireoidiana. A injeção de etanol é considerada o tratamento percutâneo de escolha para lesões císticas da tireóide em algumas instituições.

Injeção de Etanol em Nódulos Tireoidianos Funcionantes Autônomos. Nódulos tireoidianos com atividade secretora e proliferativa independente são definidos como nódulos tireoidianos autônomos. Nas cintilografias, esses nódulos aparecem "quentes", em contraste com a captação extranodular reduzida ou ausente, provavelmente relacionada com a avidez de captação do iodo e o grau de hiperfunção tireoidiana. Os pacientes podem ser tóxicos ou não-tóxicos, dependendo da quantidade de hormônios tireoidianos secretada. O nível de hipertireoidismo é freqüentemente proporcional ao volume nodular. Portanto, nódulos tireoidianos autônomos podem causar uma variedade de anormalidades funcionais, de eutireoidismo (compensado) a hipertireoidismo subclínico (pré-tóxico) e hipertireoidismo clínico (tóxico).

O tratamento atualmente disponível para esses nódulos inclui cirurgia e terapia com iodo radioativo. A cirurgia é um tratamento efetivo, mas tem a desvantagem intrínseca anestesiológica e os riscos cirúrgicos. Terapia com iodo radioativo pode necessitar de sessões repetidas antes de se alcançar o eutireoidismo.

A injeção percutânea de etanol sob orientação ultrasonográfica, primeiramente proposta por Livraghi *et al.* em 1990,[80] é uma terapia alternativa. A difusão do etanol causa dano direto. A desidratação celular é seguida de necrose de coagulação imediata e subseqüentes alterações fibróticas.

O etanol estéril a 95% é injetado através de uma agulha espinhal de calibre 21 ou 22 com extremidade cônica fechada e três orifícios terminais laterais. Isto permite a injeção de uma grande quantidade de etanol, reduz o número total de sessões, aumenta o volume tratado e minimiza o risco de lesão do nervo laríngeo por causa da difusão lateral do etanol. Várias sessões de tratamento são necessárias (freqüentemente quatro a oito), geralmente realizadas com intervalo de dois dias a duas semanas. A quantidade total de etanol empregada é freqüentemente uma a uma vez e meia o volume nodular. O estudo com Doppler colorido e, se disponível, ultra-sonografia com meio de contraste são extremamente valiosos para avaliar os resultados da injeção de

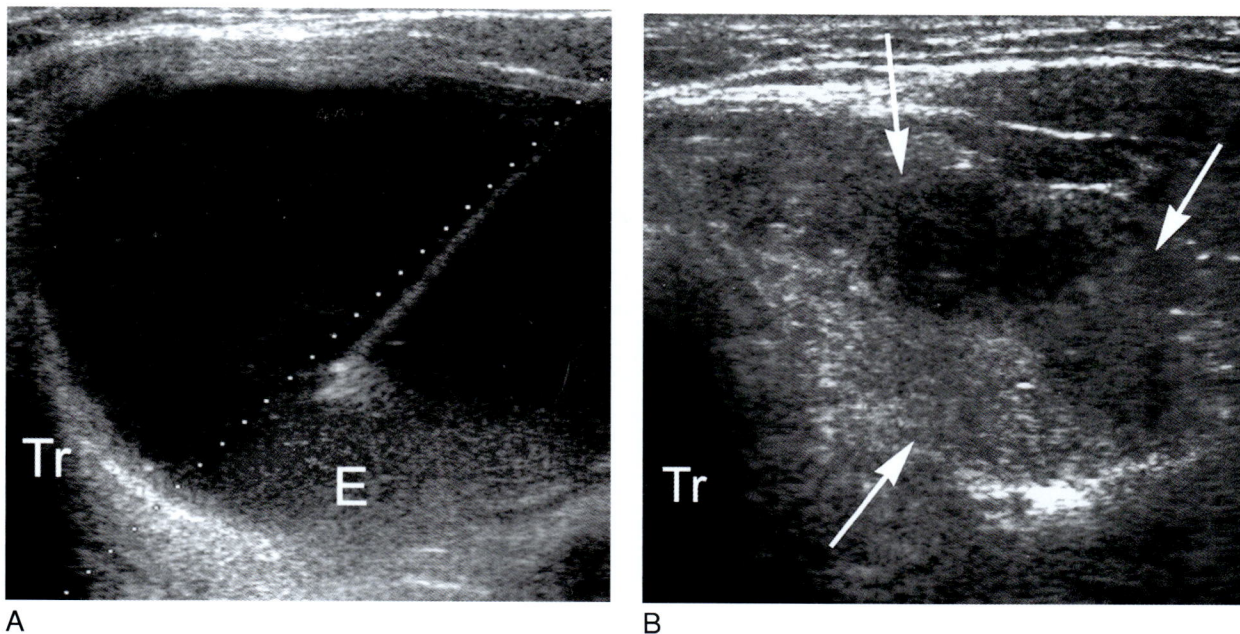

FIGURA 21-30. Tratamento por etanol de grande cisto colóide. A, Imagem transversal mostra um grande cisto colóide com agulha. O etanol injetado aparece como ecos de baixa intensidade (E). Tr, sombra de ar da traquéia. **B**, Imagem de seguimento 1 mês depois mostra o grande componente cístico resolvido em sua maior parte, deixando uma glândula aumentada levemente de forma residual (*setas*).

etanol. A redução (até o completo desaparecimento) da vascularização e impregnação pelo meio de contraste são estritamente relacionadas à necrose induzida pelo etanol. Além disso, a vascularização residual após o tratamento pode ser colocada como meta para alcançar ablação completa.[81] A cura completa é definida como a normalização dos níveis séricos dos hormônios tireoidianos livres e tireotropina, além da reativação cintilográfica do tecido extranodular. A cura parcial ocorre quando os níveis séricos dos hormônios tireoidianos livres e tireotropina são normalizados, mas o nódulo ainda é visibilizado na cintilografia.[80,82]

A injeção percutânea de etanol geralmente é bem tolerada. O efeito colateral comum é uma sensação de queimação de curta duração ou dor moderada no local da injeção, que se irradia para as regiões mandibular ou retroauricular. A retirada lenta da agulha e a utilização de agulhas com múltiplos orifícios reduzem o efeito colateral. Em alguns pacientes com nódulos grandes, quando a quantidade de necrose é grande, pode se desenvolver febre que dura de dois a três dias após tratamentos iniciais. A única complicação importante é uma lesão transitória do nervo laríngeo recorrente, que é relatada como ocorrência em 1% a 4% dos casos.[80,82] A lesão nervosa é induzida quimicamente ou por compressão. A recuperação completa do nervo é esperada porque, em contraste com a cirurgia, não há nenhuma interrupção anatômica do nervo.

A eficácia da resposta é inversamente proporcional ao volume nodular — quanto menor o nódulo, mais completa é a resposta obtida. A cura completa é relatada como alcançada em 68% a 100% dos nódulos pré-tóxicos e em 50% a 89% dos nódulos tóxicos.[80-88] A injeção percutânea de etanol orientada por ultra-sonografia é o tratamento de escolha em pacientes idosos quando houver contra-indicações para cirurgia, durante gravidez ou em pacientes com nódulos grandes autônomos (acima de 40 ml), além do tratamento médico para obter o eutireoidismo mais rapidamente.

Tratamento Percutâneo de Nódulos Tireoidianos Solitários, Sólidos, Benignos e "Frios". Em pacientes com nódulos tireoidianos solitários, sólidos, benignos, "frios" provados por biópsia, tanto a injeção de etanol quando a fotocoagulação intersticial com *laser* têm sido propostas como tratamentos percutâneos orientados por ultra-sonografia, tendo como objetivo principal a obtenção de um encolhimento marcante do nódulo a uma pequena massa fibrocalcificada. Com a injeção percutânea de etanol, uma redução média do volume nodular de 84% (faixa de 73% a 98%) tem sido relatada após 3 a 10 tratamentos.[86] Com a fotocoagulação intersticial por *laser*, de acordo com experiência preliminar,[87] o volume médio dos nódulos tireoidianos reduziu para aproximadamente 50% após seis meses, com melhora de sintomas clínicos e nenhum efeito colateral.

A ablação por radiofreqüência tem sido testada para glândula tireóide em estudos experimentais em animais[88] e também proposta como tratamento da doença recorrente e linfonodos metastáticos em pacientes que foram previamente submetidos à cirurgia.[89]

Injeção Percutânea de Etanol em Metástases Linfonodais Cervicais de Carcinoma Papilar. Tem sido mostrado que a injeção percutânea de etanol é um método efetivo e seguro de tratamento para metástases de câncer tireoidiano limitadas a linfonodos.[90] Num relato da Mayo Clinic, 14 pacientes que foram submetidos a tireoidectomia por carcinoma papilar de tireóide apresentaram-se com 29 linfonodos metastáticos no seguimento ultra-sonográfico. Cada linfonodo foi tratado com injeção direta de etanol usando-se orientação por ultra-sonografia. Houve uma redução de 95% no tamanho dos linfonodos tratados no seguimento de dois anos. Não houve complicações principais (p. ex., paralisia do nervo laríngeo recorrente ou sangramento) na série da Mayo Clinic ou em 187 pacientes com linfonodos de câncer papilar tratados com injeção percutânea de etanol no Ito Hospital no Japão.[91]

A técnica é similar ao método usado para terapia percutânea com etanol de adenomas paratireoidianos. Uma agulha calibre 25 é conectada a uma seringa de tuberculina contendo até 1 ml de etanol a 95%. A agulha é posicionada com orientação ultra-sonográfica, usando uma técnica sem as mãos que permite posicionamento acurado da agulha no interior do linfonodo (Fig. 21-31). Cada linfonodo é injetado em diversos locais. A porção do linfonodo que é injetada torna-se hiperecóica devido à formação de microbolhas de gás. Após um breve período de tempo, tipicamente menos de um minuto, a zona hiperecóica diminui. A agulha é reposicionada no linfonodo e diversas injeções ocorrem até que o linfonodo pareça adequadamente tratado. Os pacientes podem experimentar dor leve a moderada no momento da injeção, mas isso se resolve em minutos. Para pequenos linfonodos com cerca de 5 mm de diâmetro, a injeção única já basta. Para linfonodos maiores, uma reinjeção no dia seguinte é requerida para completar a terapia. Exames de ultra-sonografia de seguimento em 3 a 6 meses após a injeção mostrarão uma redução no tamanho do linfonodo na maioria dos casos. Se o fluxo sangüíneo é visibilizado no linfonodo antes da terapia, será em geral significativamente reduzido ou ausente nos exames de acompanhamento. Caso nos exames de acompanhamento o tamanho do linfonodo não tenha diminuído ou se houver fluxo sangüíneo residual no exame de *Power* Doppler, uma outra injeção é realizada.

O Nódulo Detectado Incidentalmente

Embora o uso da ultra-sonografia de alta resolução para detecção de pequenos nódulos tireoidianos não-palpáveis possa ser benéfico em algumas situações clínicas, isto pode, na realidade, trazer problemas em outras ocasiões. O que deveria ser feito com os muitos nódulos tireoidianos detectados incidentalmente durante o estudo da carótida, paratireóide ou outros exames ultra-sonográficos do pescoço? O objetivo deveria ser evitar avaliações extensas e caras na maioria dos pacientes com doença benigna, sem perder a minoria dos pacientes que têm câncer tireoidiano clinicamente significativo. Pela palpação clínica, a prevalência de nódulos tireoidianos nos Estados Unidos é de 4% a 7% da população geral, mas a ultra-sonografia de alta resolução detectou nódulos tireoidianos em aproximadamente 40% de populações hipercalcêmicas.[10,92] Estudos prévios mostraram que pacientes com hiperparatireoidismo não têm estatisticamente mais doença nodular tireoidiana do que controles de autópsia pareados para idade e sexo.[93] De 1.000 pacientes hipercalcêmicos consecutivos, 410 (41%) tinham nódulos visíveis ultra-sonograficamente, dos quais apenas 80 (8%) eram clinicamente palpáveis. Uma prevalência alta semelhante de anormalidades tireoidianas detectadas foi relatada na Finlândia.[53] Num estudo de 101 mulheres sem doenças tireoidianas ou paratireoidianas prévias, 36% tinham um ou mais nódulos visíveis ultra-sonograficamente. Uma prevalência ligeiramente mais alta de nódulos tireoidianos foi detectada na autópsia de pacientes que tinham tireóides normais clinicamente; 49,5% tinham um ou mais nódulos grosseiramente visíveis.[94] Assim, a ultra-sonografia de alta resolução pode detectar quase tantos nódulos quanto são demonstrados pelo exame patológico cuidadoso, e ambos os estudos mostraram uma relação direta entre a prevalência de nódulos tireoidianos e idade do paciente (Fig. 21-32).

Embora esses estudos tenham mostrado uma alta prevalência de nódulos tireoidianos detectados pela autópsia e ultra-sonografia, a prevalência da malignidade tireoidiana foi de apenas 2% e 4%, respectivamente, com a maioria (90%) sendo carcinomas papilares ocultos (< 1,5 cm) (Tabela 21-3).[92,94] O câncer tireoidiano do tipo papilar representa aproximadamente 90% de todos os cânceres de tireóide diagnosticados no meio-oeste dos Estados Unidos desde 1970.[14,22]

A vasta maioria dos pacientes com carcinoma papilar oculto de tireóide tem um excelente prognóstico, essencialmente sem redução na expectativa de vida e nenhuma morbidade da terapia cirúrgica apropriada. Evidência adicional de que a maioria dos cânceres subclínicos têm uma história natural benigna é o fato de que a incidência anual de câncer tireoidiano detectado clinicamente é de apenas 0,005% (5 por 100.000 pessoas).[14,22]

Se quase 50% da população dos Estados Unidos têm evidência sutil de doença nodular tireoidiana que pode ser revelada pela ultra-sonografia, e apesar da taxa anual de incidência do carcinoma tireoidiano clinicamente aparente ser de apenas 0,005%, está claro que apenas uma pequena minoria dos pacientes com nódulos tireoidianos tem um risco de alojar câncer de tireóide clinicamente significativo (Tabela 21-3). Além disso, se 90% dos cânceres são papilares e portanto eminentemente curáveis após se tornarem clinicamente aparentes, parece pouco prático e imprudente perseguir o diagnóstico de todos os pequenos nódulos detectados incidentalmente por ultra-sonografia de alta resolução.

Como consequência, para nódulos impalpáveis que são detectados incidentalmente por ultra-sonografia, dois crité-

---

AVALIAÇÃO DE NÓDULOS INCIDENTALMENTE DETECTADOS POR ULTRA-SONOGRAFIA

Nódulos abaixo de 1,5 cm
   Acompanhados por palpação à época do exame físico seguinte
Nódulos acima de 1,5 cm
   Avaliação (geralmente por AAF)
Nódulos que têm características malignas
   Avaliação por AAF

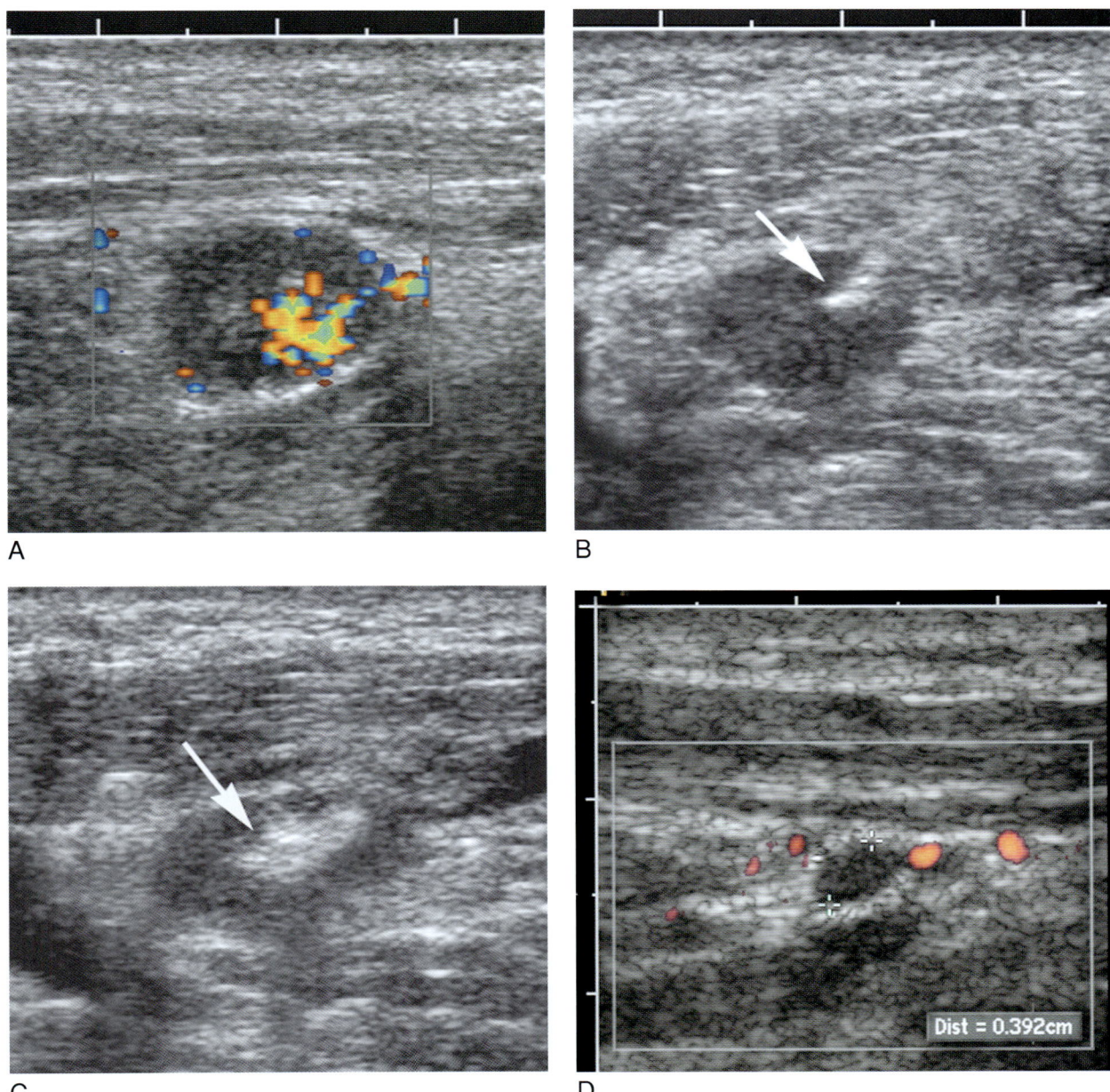

FIGURA 21-31. Tratamento com etanol de metástases tireoidianas em linfonodos cervicais. A, Imagem longitudinal de Doppler colorido mostra um linfonodo arredondado de 1,6 cm com aspecto patológico e moderada vascularização. **B,** A ponta da agulha calibre 25 (*seta*) está no linfonodo. **C,** O efeito do etanol é visível como uma área focal hiperecóica (*seta*) no momento da injeção e é devido a microbolhas que formam a interação do etanol com os tecidos. Este aspecto hiperecóico durará por vários segundos a minutos e será seguido por um aspecto de normalidade ou próximo disso. Durante a injeção, a hiperecogenicidade é um marcador útil para identificar as áreas tratadas. **D,** Imagem de *Power* Doppler de acompanhamento, 6 meses após a injeção de etanol, mostra que o linfonodo reduziu dramaticamente de tamanho (0,4 cm) e não tem mais vascularização. Nenhuma terapia adicional é necessária, exceto o seguimento a cada 6 a 12 meses para confirmar a ausência de mudança.

rios de imagem podem ser usados para determinar a necessidade de investigação diagnóstica adicional.

Tamanho

A maioria dos nódulos que excede 1,5 cm no diâmetro máximo deve ser avaliada de forma mais detalhada (geralmente por aspiração por agulha fina), independente das características físicas e ultra-sonográficas. Nódulos abaixo de 1,5 cm podem ser acompanhados pela palpação à época do próximo exame físico do paciente.[95]

Aspecto Ultra-sonográfico

Nódulos que têm características ultra-sonográficas malignas (microcalcificações, bordos irregulares, halo espesso, padrão

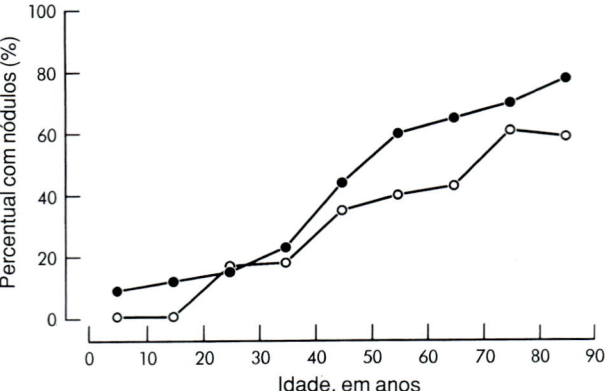

FIGURA 21-32. Comparação da prevalência de nódulos tireoidianos detectados pela autópsia e ultra-sonografia. Autópsia (*círculos sólidos*) com média de 49% em 1955. Ultra-sonografia (*círculos abertos*) com média de 41% em 1985, como uma função da idade do paciente. (De Horlocker TT, Hay JE, James EM et al: Prevalence of incidental nodular thyroid disease detected during high-resolution parathyroid ultrasonography. In Medeiros-Neto G, Gaitin E (eds): Frontiers in Thyroidology New York, Plenum, 1986, vol 2, pp 1309-1312.)

TABELA 21-3. PREVALÊNCIA DE NÓDULOS TIREOIDIANOS

Método de Detecção	Pacientes (%)
Autópsia	49
Ultra-sonografia	41
Palpação	7
Câncer oculto (autópsia)	2
Incidência de câncer (anual))	0,005

de fluxo interno) devem ser submetidos à aspiração por agulha fina orientada pela ultra-sonografia (Fig. 21-12).[96]

Na maioria dos casos de nódulos detectados incidentalmente, nós recomendamos o acompanhamento simples com palpação do pescoço à época do próximo exame físico do paciente. Acompanhamento ultra-sonográfico, cintilografia, aspiração com agulha fina ou excisão cirúrgica de tais nódulos incidentais são raramente necessários na nossa experiência.

DOENÇA TIREOIDIANA DIFUSA

Diversas doenças tireoidianas são caracterizadas mais pelo envolvimento difuso do que focal. Este tipo de comprometimento freqüentemente resulta em aumento generalizado da glândula (bócio) sem nódulos palpáveis. As condições específicas que comumente produzem tal aumento difuso incluem **tireoidite linfocítica auto-imune crônica (Hashimoto), bócio adenomatoso ou colóide e doença de Graves**. O diagnóstico dessas condições é freqüentemente feito com base em achados clínicos e laboratoriais e, ocasionalmente, aspiração por agulha fina. A ultra-sonografia é raramente indicada. Uma situação clínica em que a ultra-sonografia de alta resolução pode ser útil é quando a doença difusa causa aumento tireoidiano assimétrico que levanta a possibilidade de massa no lobo aumentado. O achado ultra-sonográfico de anormalidade parenquimatosa generalizada pode alertar o clínico a considerar a doença tireoidiana difusa como a causa de base. A aspiração por agulha fina, com orientação ultra-sonográfica se necessário, pode ser realizada se um nódulo é detectado. Reconhecimento do aumento tireoidiano difuso na ultra-sonografia pode freqüentemente ser facilitado pela anotação da espessura do istmo. Geralmente, é uma ponte fina de tecido medindo apenas alguns poucos milímetros no diâmetro ântero-posterior. Com o aumento difuso da tireóide, o istmo pode chegar até 1 cm ou mais de espessura.

Há vários tipos diferentes de tireoidite incluindo a tireoidite supurativa aguda, tireoidite granulomatosa subaguda (de de Quervain) e tireoidite linfocítica crônica (de Hashimoto).[97] Cada doença tem características clínicas e laboratoriais distintas. A **tireoidite supurativa aguda** é uma doença inflamatória rara que é freqüentemente causada por uma infecção bacteriana e geralmente acomete crianças. A ultra-sonografia pode ser útil em casos selecionados para detectar o desenvolvimento de um abscesso tireoidiano franco. A infecção em geral começa nas partes moles peritireoidianas. Nas imagens de ultra-sonografia, um abscesso é visto como uma massa mal definida, hipoecóica e heterogênea com debris internos, com ou sem septos e gás. Linfonodos inflamatórios adjacentes estão freqüentemente presentes. A **tireoidite subaguda granulomatosa (de de Quervain)** é uma doença inflamatória de remissão espontânea que é provavelmente causada por infecção viral. Os achados clínicos incluem febre, aumento glandular e dor à palpação. Ultra-sonograficamente, a glândula pode aparecer aumentada e hipoecóica com vascularização normal ou diminuída devido a edema difuso glandular ou o processo pode aparecer como regiões hipoecóicas focais (Fig. 21-33).[98,99] Embora freqüentemente não seja necessária, a ultra-sonografia pode ser usada para avaliar a evolução da doença após terapia médica (Fig. 21-33).

O tipo mais comum de tireoidite é a **linfocítica auto-imune crônica (tireoidite de Hashimoto)**. Ela em geral ocorre clinicamente como aumento difuso da tireóide indolor numa mulher jovem ou de meia-idade, freqüentemente associada a hipotireoidismo. É a causa mais comum de hipotireoidismo na América do Norte. É uma doença autoimune em que o paciente desenvolve anticorpos para suas próprias tireoglobulinas. O aspecto ultra-sonográfico típico da tireoidite de Hashimoto é ecotextura parenquimatosa difusamente grosseira, geralmente mais hipoecóica do que numa tireóide normal (Fig. 21-33).[100] Na maioria dos casos a glândula está aumentada. Discretos **micronódulos hipoecóicos** múltiplos de 1 a 6 mm de diâmetro são fortemente sugestivos de tireoidite crônica e este aspecto tem sido chamado de "micronodulação" (Fig. 21-34). A micronodulação é um sinal altamente sensível de tireoidite crônica com um valor preditivo positivo de 94,7%.[100] Histologicamente,

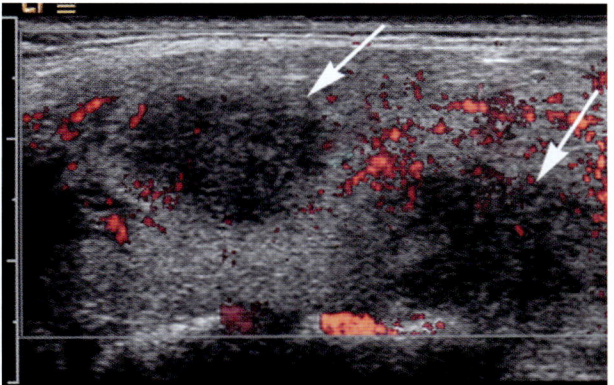

FIGURA 21-33. Áreas focais de tireoidite subaguda.
A, Imagem longitudinal de *Power* Doppler da glândula tireóide mostra duas áreas hipoecóicas mal definidas (*setas*) que, na aspiração por agulha fina, foram devidas à tireoidite subaguda. **B**, Imagem longitudinal de um paciente diferente mostra uma área hipoecóica mal definida (*setas*) que retorna ao normal (**C**) no exame de seguimento, 4 semanas após o tratamento médico.

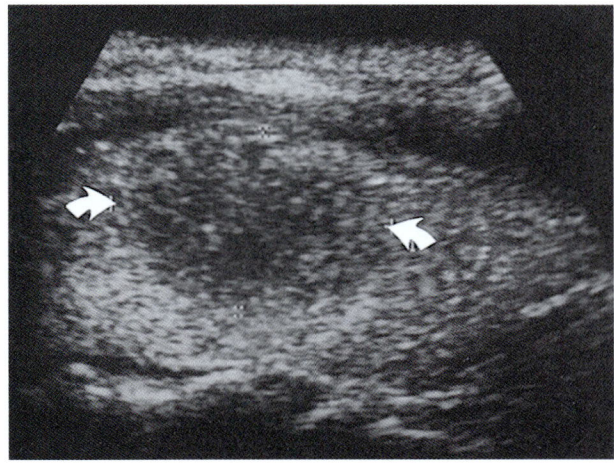

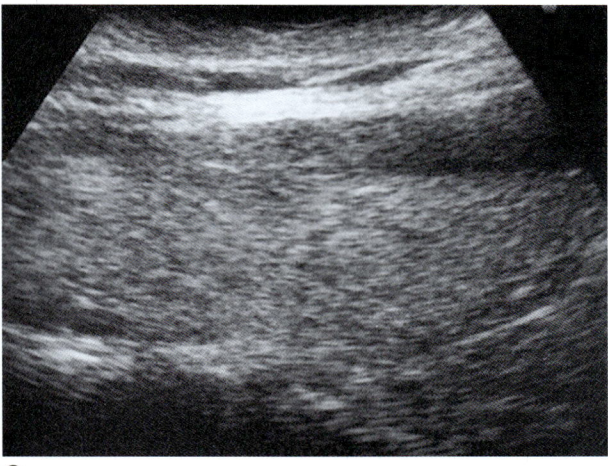

eles representam lóbulos de parênquima tireoidiano que foram infiltrados por linfócitos e plasmócitos. Esses lóbulos são circundados por septações fibrosas lineares ecogênicas múltiplas (Fig. 21-35). Essas septações fibróticas podem produzir um aspecto pseudolobulado do parênquima. Nódulos tireoidianos tanto benignos quanto malignos podem coexistir com tireoidite linfocítica crônica, e a aspiração por agulha fina é freqüentemente necessária para estabelecer o diagnóstico final (Figs. 21-36 a 21-38).[101] Como outros distúrbios auto-imunes, há um risco aumentado de malignidade, com o linfoma maligno de células B sendo a malignidade mais comum a originar-se no interior da glândula.

DOENÇA TIREOIDIANA DIFUSA

- Tireoidite supurativa aguda
- Tireoidite granulomatosa subaguda
- Tireoidite de Hashimoto (linfocítica crônica)
- Bócio colóide ou adenomatoso
- Tireoidite indolor (silenciosa)
- Doença de Graves
- Tireoidite invasiva fibrosa

A vascularização no estudo de Doppler colorido é normal ou diminuída na maioria dos pacientes com o diagnóstico de tireoidite de Hashimoto (Fig. 21-35). Ocasionalmente, ocorre hipervascularidade semelhante ao "inferno tireoidiano" da doença de Graves. Um estudo sugeriu que a hipervascularidade ocorre quando se desenvolve o hipotireoidismo.[102] Freqüentemente, linfadenopatia cervical está presente, mais evidente perto do pólo inferior da tireóide (Fig. 21-39). O estágio final da tireoidite crônica é a atrofia quando a glândula é pequena, com bordos mal definidos e textura heterogênea devido ao aumento progressivo da fibrose. Sinais de fluxo sangüíneo estão ausentes. Ocasionalmente, ocorrem nódulos discretos e aspiração por agulha fina é necessária para estabelecer o diagnóstico (Fig. 21-36).[101]

Tireoidite indolor (silenciosa) tem o padrão histológico e ultra-sonográfico típico da tireoidite auto-imune crônica (hipoecogenicidade, micronodulação e fibrose), mas os achados clínicos lembram a tireoidite subaguda clássica, com exceção da sensibilidade dos linfonodos. O hipertireoidismo moderado com aumento tireoidiano freqüentemente ocorre na fase inicial, seguido algumas vezes de hipotireoidismo de variados graus. Na tireoidite pós-parto, a progressão para hipotireoidismo é mais freqüente. Na maioria dos casos, a doença remite espontaneamente dentro de 3 a 6 meses e a glândula pode retornar ao aspecto normal.

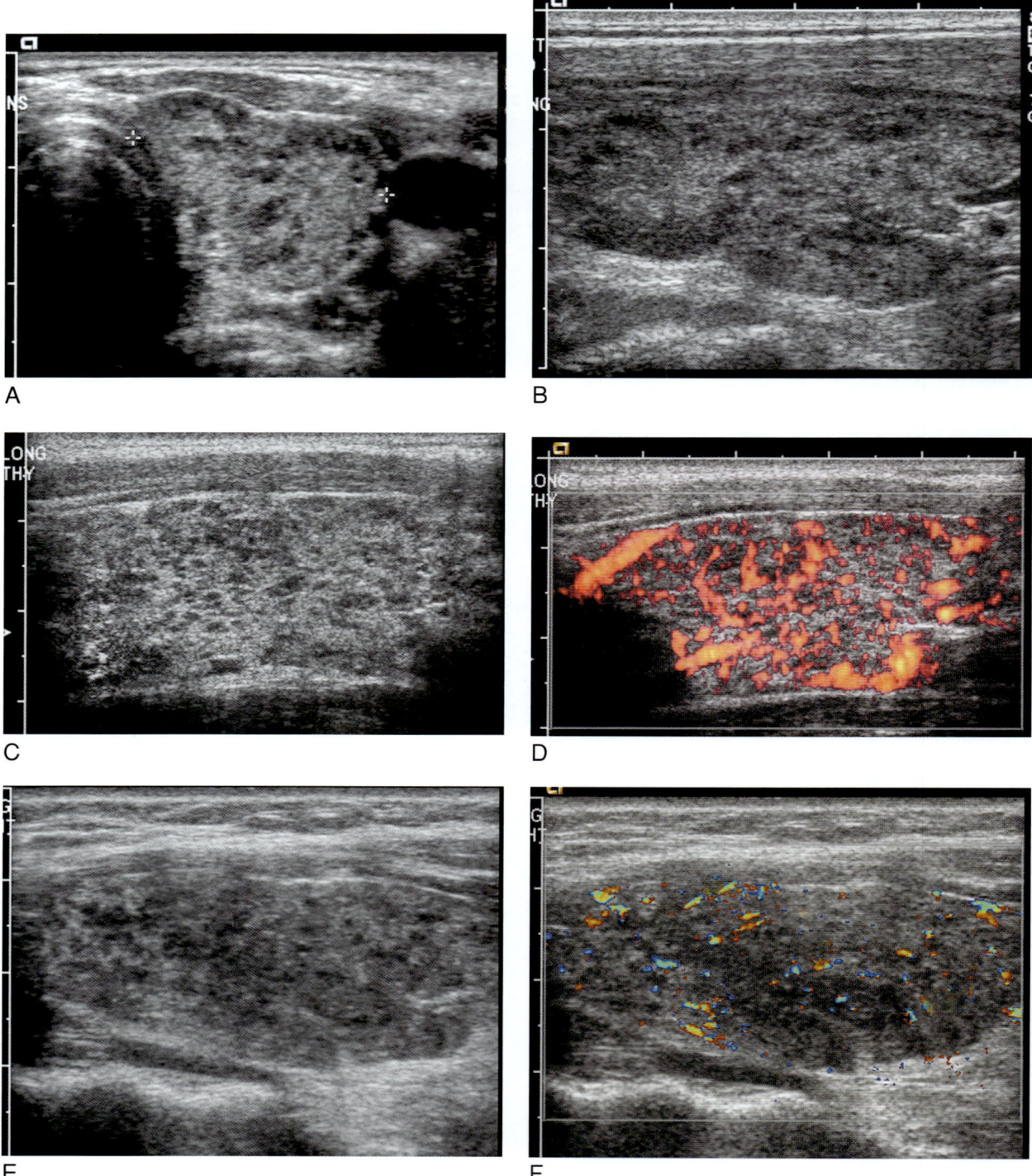

FIGURA 21-34. Tireoidite de Hashimoto: micronodularidade. Imagens transversal (**A**) e longitudinal (**B**) do lobo esquerdo demonstram múltiplos pequenos nódulos hipoecóicos que são infiltrações linfocíticas do parênquima. **C** e **D**, Imagens longitudinais de outro paciente mostram diminutos nódulos hipoecóicos e fluxo aumentado no *Power* Doppler. Este fluxo aumentado pode indicar uma fase aguda da tireoidite. **E** e **F**, Imagens longitudinais de um paciente diferente mostram múltiplos nódulos hipoecóicos e fluxo reduzido no Doppler colorido. O fluxo sangüíneo é normal ou diminuído na maioria dos casos de tireoidite de Hashimoto.

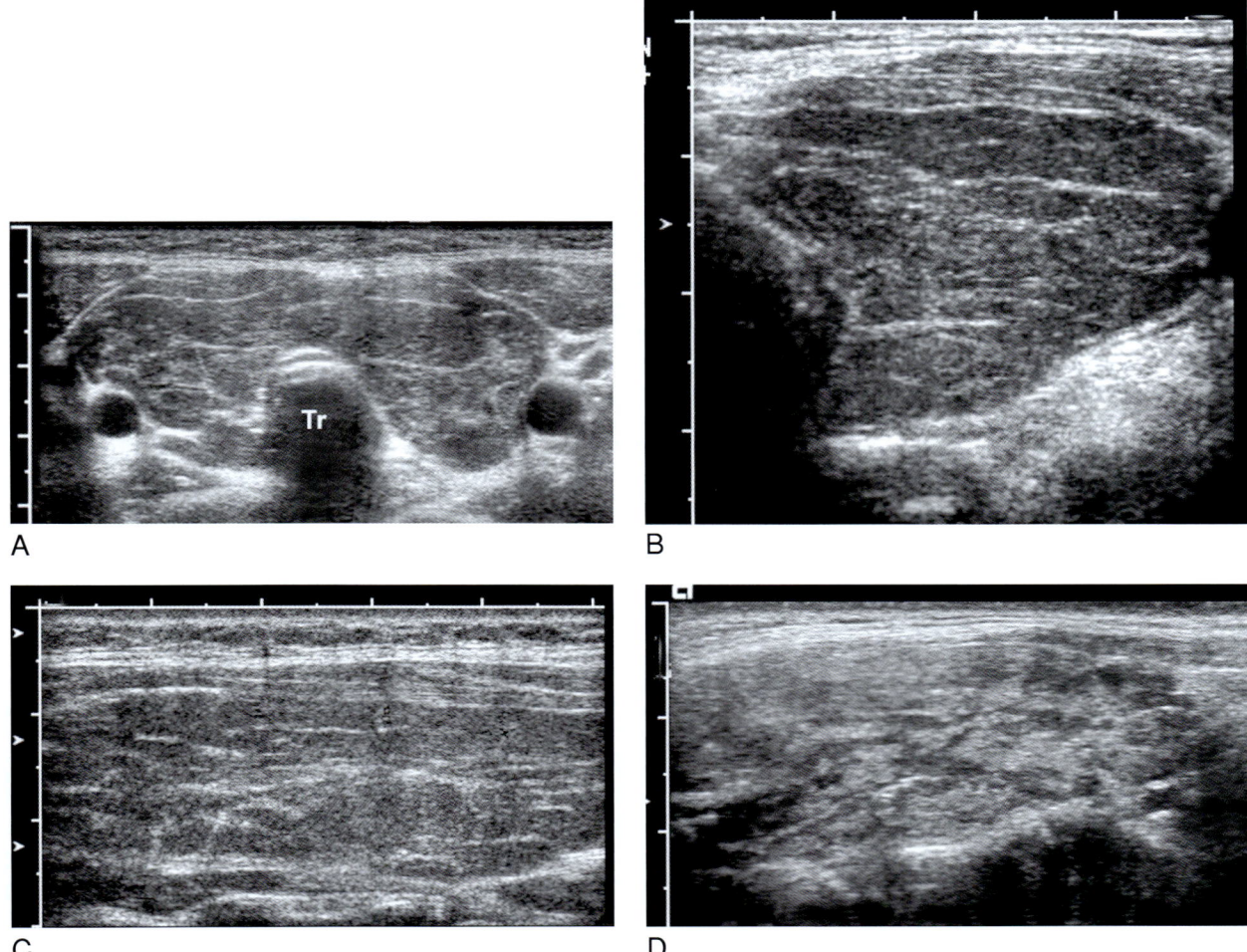

FIGURA 21-35. Tireoidite de Hashimoto: septações grosseiras. A, Imagem transversal dupla da tireóide mostra aumento marcadamente difuso de ambos os lobos e do istmo. Há múltiplos ecos brilhantes lineares por todo o parênquima hipoecóico causados por infiltração linfocítica da glândula com septações grosseiras de bandas fibrosas. Tr, sombra de ar da traquéia. Imagens transversal (**B**) e longitudinal (**C**) de outro paciente demonstram septações ecogênicas lineares por toda a glândula. **D**, Imagem longitudinal de outro paciente mostra áreas ecogênicas mais espessas que separam regiões hipoecóicas.

Embora o aspecto de heterogeneidade difusa do parênquima e micronodularidade seja muito típico da tireoidite de Hashimoto, outras doenças difusas da tireóide, mais comumente o **bócio multinodular ou adenomatoso**, podem ter um aspecto ultra-sonográfico semelhante. A maioria dos pacientes com bócio adenomatoso tem nódulos discretos múltiplos separados por parênquima com aspecto normal (Fig. 21-26); outros têm aumento com arredondamento dos pólos da glândula, heterogeneidade parenquimatosa difusa e nenhum tecido normal reconhecível. O bócio adenomatoso afeta mulheres três vezes mais do que homens.

A **doença de Graves** é uma anormalidade difusa comum da glândula tireóide e, em geral, é caracterizada bioquimicamente pela hiperfunção (tireotoxicose). A ecotextura pode ser mais heterogênea do que no bócio difuso, principalmente por causa da presença de numerosos vasos grandes intraparenquimatosos. Além disso, especialmente em pacientes jovens, o parênquima pode ser difusamente hipoecóico por causa da extensa infiltração linfocítica ou por causa do conteúdo celular do parênquima, que se torna quase sem substância colóide. A ultra-sonografia com Doppler colorido freqüentemente demonstra um padrão hipervascular referido como "**inferno tireoidiano**" (Fig. 21-40). O Doppler espectral demonstrará geralmente velocidades de pico sistólico excedendo 70 cm/s, que é a maior velocidade encontrada na doença tireoidiana. Não há correlação entre o grau de hiperfunção tireoidiana avaliado por estudos laboratoriais e a extensão da hipervascularidade ou velocidades de fluxo sangüíneo. Estudos anteriores mostraram que a análise com Doppler pode ser usada para monitorizar a resposta terapêutica em pacientes com doença de Graves.[103] Uma redução significativa nas velocidades de fluxo nas artérias tireoidianas superior e inferior foi relatada após tratamento médico.

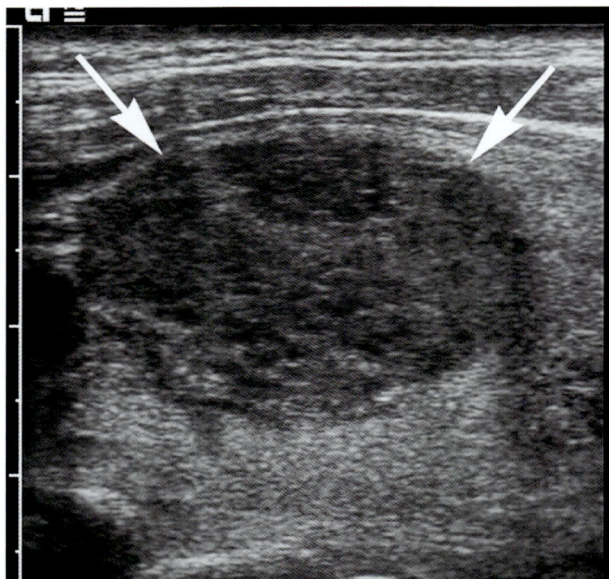

FIGURA 21-36. Tireoidite de Hashimoto: nódulo. Imagem longitudinal mostra um nódulo hipoecóico discreto (*setas*) que na aspiração por agulha fina foi devido à tireoidite de Hashimoto.

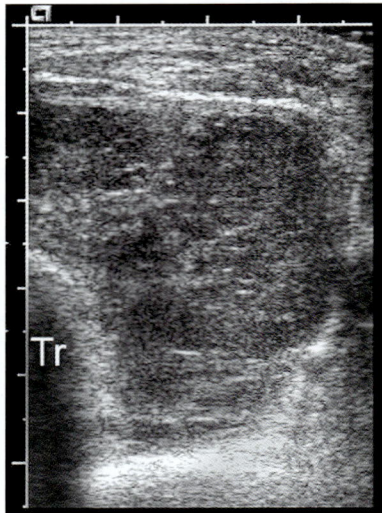

FIGURA 21-38. Linfoma na tireoidite de Hashimoto. Imagem transversal do lobo esquerdo mostra aumento difuso hipoecóico que era devido a linfoma na glândula com tireoidite de Hashimoto. Tr, sombra de ar da traquéia.

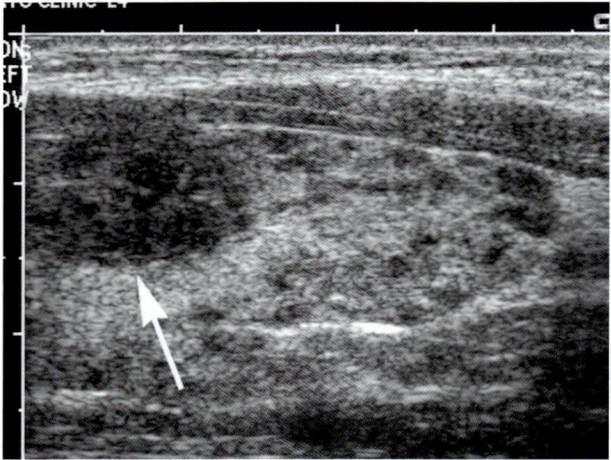

FIGURA 21-37. Tireoidite de Hashimoto com câncer papilar de tireóide. Imagem longitudinal mostra tireoidite de Hashimoto clássica (micronodularidade) e um nódulo dominante hipoecóico (*seta*) no pólo superior devido a um carcinoma papilar de tireóide. Um nódulo dominante na tireoidite de Hashimoto deve ser considerado indeterminado e realizada a aspiração por agulha fina.

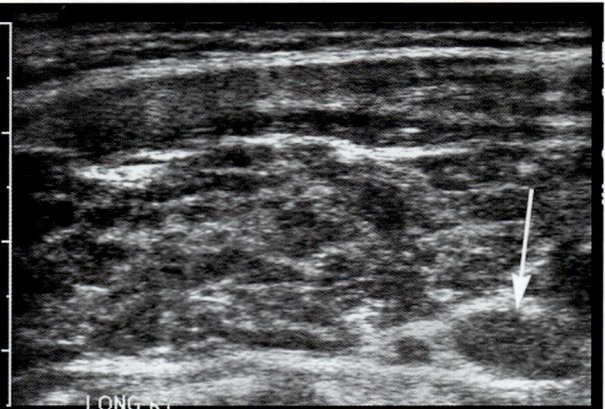

FIGURA 21-39. Tireoidite de Hashimoto com aumento hiperplásico de linfonodos. Imagem longitudinal mostra micronodularidade da tireoidite de Hashimoto e um linfonodo aumentado (*seta*) abaixo do pólo inferior.

O tipo mais raro de doença inflamatória da tireóide é a **tireoidite fibrosa invasiva**, também chamada de **estruma de Reidel**.[97] Esta doença afeta primariamente mulheres e freqüentemente tende a progredir inexoravelmente para destruição completa da glândula. Alguns casos podem estar associados à fibrose mediastinal ou retroperitoneal ou colangite esclerosante. Nos poucos casos de tireoidite fibrosante invasiva examinados ultra-sonograficamente, a glândula estava difusamente aumentada e tinha um parênquima com ecotextura heterogênea. A razão primária para ultra-sonografia era checar a extensão do processo inflamatório com envolvimento dos vasos adjacentes (Fig. 21-41). Tal informação pode ser particularmente útil no planejamento cirúrgico. A biópsia aberta é geralmente necessária para diferenciar esta condição do carcinoma tireoidiano anaplásico. Os achados ultra-sonográficos nessas duas doenças podem ser idênticos.

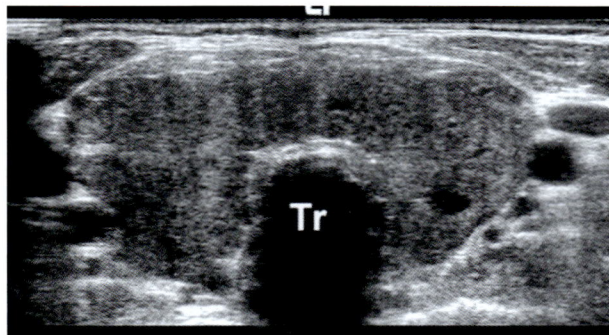
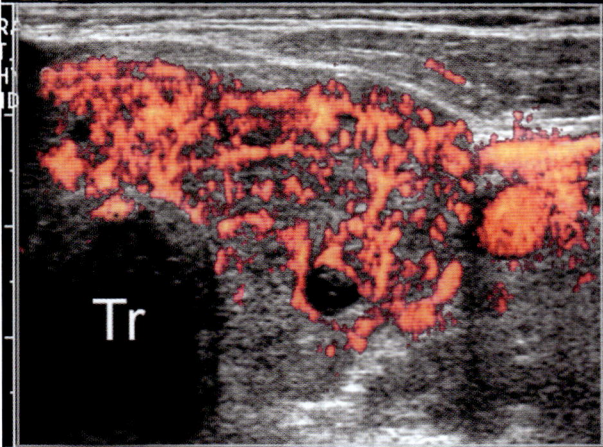

FIGURA 21-40. Hipertireoidismo: doença de Graves. A, Imagem dupla transversal da glândula tireóide mostra aumento difuso marcante de ambos os lobos da tireóide e istmo. A glândula está difusamente hipoecóica. **B**, Imagem transversal de Doppler colorido do lobo esquerdo mostra vascularização aumentada indicando um estágio agudo do processo. Tr, traquéia.

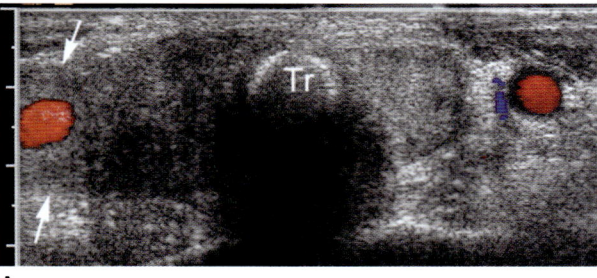
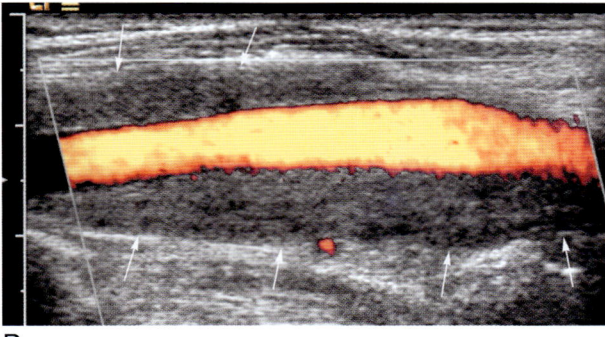
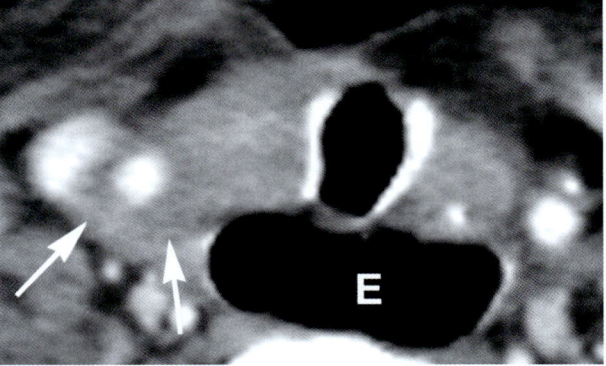

FIGURA 21-41. Estruma de Reidel (tireoidite fibrosa invasiva). A, Ultra-sonografia com Doppler colorido transversal dupla da tireóide mostra um processo hipoecóico difuso no lobo direito que se estende ao redor da artéria carótida comum (*setas*). Tr, traquéia. **B**, Imagem longitudinal de *Power* Doppler da artéria carótida comum mostra uma massa de partes moles hipoecóica (*setas*) envolvendo o vaso. **C**, Corte de TC contrastada mostra leve aumento do lobo direito da tireóide e espessamento de partes moles (*setas*) ao redor da artéria carótida comum. Incidentalmente, nota-se dilatação do esôfago preenchido por ar (E).

Referências

Anatomia

1. Rogers WM: Anomalous development of the thyroid. In Werner SC, Ingbar SH (eds): The Thyroid. New York, Harper & Row, 1978, pp 416-420.
2. Toma P, Guastalla PP, Carini C, et al. Collo [The neck]. In Fariello G, Perale R, Perri G, et al (eds): Ecografia Pediatrica. Milan, Ambrosiana, 1992, pp 139-162.
3. Solbiati L: La tiroide e le paratiroidi [The thyroid and the parathyroid]. In Rizzatto G, Solbiati L (eds): Anatomia Ecografica: Quadri Normali, Varianti e Limiti con il Patologico. Milan, Masson, 1992, pp 35-45.
4. Jarlov AE, Hegedus L, Gjorup T, et al: Accuracy of the clinical assessment of thyroid size. Dan Med Bull 1991;38:87-89.
5. Kerr L: High-resolution thyroid ultrasound: The value of color Doppler. Ultrasound Q 1994;12:21-43.
6. Hegedus L, Perrild H, Poulsen LR, et al: The determination of thyroid volume by ultrasound and its relationship to body weight, age, and sex in normal subjects. J Clin Endocrinol Metab 1983;56:260-263.
7. Solbiati L, Osti V, Cova L, et al: The neck. In Meire H, Cosgrove D (eds): Abdominal and General Ultrasound. Edinburgh, Churchill Livingstone, 2001, vol 2, pp 699-737.
8. Brandl H, Gritzky A, Haizinger M. 3-D ultrasound: A dedicated system. Eur Radiol 1999;9:S331-S333.
9. Ueda D, Mitamura R, Suzuki N, et al: Sonographic imaging of the thyroid gland in congenital hypothyroidism. Pediatr Radiol 1992;22:102-105.

Doença Tireoidiana Nodular

10. Rojeski MT, Gharib H: Nodular thyroid disease: Evaluation and management. N Engl J Med 1985;313:428-436.
11. Van Herle AJ, Rich P, Ljung B-ME, et al: The thyroid nodule. Ann Intern Med 1992;96:221-232.
12. Favus MJ, Schneider AB, Stachura ME, et al: Thyroid cancer occurring as a late consequence of head-and-neck irradiation: Evaluation of 1056 patients. N Engl J Med 1976;294:1019-1025.
13. Degroot LJ, Reilly M, Pinnameneni K, et al: Retrospective and prospective study of radiation-induced thyroid disease. Am J Med 1983;74:852-862.
14. Grebe SKG, Hay ID: Follicular cell-derived thyroid carcinoma. Cancer Treat Res 1997;89:91-140.
15. Hennemann G: Non-toxic goitre. Clin Endocrinol Metab 1979;8:167-179.
16. Solbiati L, Cioffi V, Ballarati E: Ultrasonography of the neck. Radiol Clin North Am 1992;30:941-954.
17. Muller HW, Schroder S, Schneider C, et al: Sonographic tissue characterization in thyroid gland diagnosis. Klin Wochenschr 1985;63:706-710.
18. Lagalla R, Caruso G, Midiri M, et al: Echo Doppler: Couleur et pathologie thyroidienne. JEMU 1992;13:44-47.
19. Solbiati L, Ballarati E, Cioffi V: Contribution of color-flow mapping to the differential diagnosis of the thyroid nodules [abstract]. Presented at Radiological Society of North America Meeting, 1991.
20. Solbiati L, Volterrani L, Rizzatto G, et al: The thyroid gland with low uptake lesions: Evaluation by ultrasound. Radiology 1985;155:187-191.
21. Ahuja A, Chick W, King W, et al: Clinical significance of the comet-tail artifact in thyroid ultrasound. J Clin Ultrasound 1996;24:129-133.
22. Schlumberger M-J, Filetti S, Hay ID: Nontoxic goiter and thyroid neoplasia. In Larsen PR, Kronenberg HM, Melmed S, et al (eds): Williams Textbook of Endocrinology, 10th ed. Philadelphia, WB Saunders, 2003, pp 457-490.
23. Black BM, Kirk TA Jr, Woolner LB: Multicentricity of papillary adenocarcinoma of the thyroid: Influence on treatment. J Clin Endocrinol Metab 1960;20:130-135.
24. Hay ID, McConahey WM, Goellner JR: Managing patients with papillary thyroid carcinoma: Insights gained from the Mayo Clinic's experience of treating 2,512 consecutive patients during 1940 through 2000. Trans Am Clin Climatol Assoc 2002;113:241-260.
25. Wunderbaldinger P, Harisinghani MG, Hahn PF, et al: Cystic lymph node metastases in papillary thyroid carcinoma. AJR Am J Roentgenol 2002;178:693-697.
26. Pilotti S, Pierotti MA: Classificazione istologica e caratterizzazione molecolare dei tumori dell'epitelio follicolare della tiroide. Argomenti di Oncologia 1992;13:365-380.
27. Holtz S, Powers WE: Calcification in papillary carcinoma of the thyroid. Radiology 1958;80:997-1000.
28. Brkljacic B, Cuk V, Tomic-Brzac H, et al: Ultrasonic evaluation of benign and malignant nodules in echographically multinodular thyroids. J Clin Ultrasound 1994;22:71-76.
29. Ahuja AT, Ying M, Yuen HY, et al: Power Doppler sonography of metastatic nodes from papillary carcinoma of the thyroid. Clin Radiol 2001;56:284-288.
30. Solbiati L, Ierace T, Lagalla R, et al: Reliability of high-frequency US and color Doppler US of thyroid nodules: Italian multicenter study of 1,042 pathologically confirmed cases. Which role for scintigraphy and biopsy? [abstract] Presented at Radiological Society of North America Meeting, 1995.
31. Solbiati L, Livraghi T, Ballarati E, et al: Thyroid gland. In Solbiati L, Rizzatto G (eds): Ultrasound of Superficial Structures. Edinburgh, Churchill Livingstone, 1995, pp 49-85.
32. Chong GC, Beahrs OH, Sizemore GW, et al: Medullary carcinoma of the thyroid gland. Cancer 1975;35:695-704.
33. Gorman B, Charboneau JW, James EM, et al: Medullary thyroid carcinoma: Role of high-resolution ultrasound. Radiology 1987;162:147-150.
34. Nel CJC, van Heerden JA, Goellner JR, et al: Anaplastic carcinoma of the thyroid: A clinicopathologic study of 82 cases. Mayo Clin Proc 1985;60:51-58.
35. Hamburger JI, Miller JM, Kini SR: Lymphoma of the thyroid. Ann Intern Med 1983;99:685-693.
36. Kasagi K, Hatabu H, Tokuda Y, et al: Lymphoproliferative disorders of the thyroid gland: Radiological appearances. Br J Radiol 1991;64:569-575.
37. Takashima S, Morimoto S, Ikezoe, et al: Primary thyroid lymphoma: Comparison of CT and US assessment. Radiology 1989;171:439-443.
38. Ahuja A, Evans R: The thyroid and parathyroid. In Practical Head and Neck Ultrasound. London, GMM, 2000.
39. Feld S, Barcia M, Baskic HJ, et al: AACE clinical practice guidelines for the diagnosis and management of thyroid nodules. Endocr Pract 1996;2:78-84.
40. Miller JM: Evaluation of thyroid nodules: Accent on needle biopsy. Med Clin North Am 1985;69:1063-1077.
41. Hamberger B, Gharib H, Melton LJ III, et al: Fine-needle aspiration biopsy of thyroid nodules: Impact on thyroid practice and cost of care. Am J Med 1982;73:381-384.
42. Goellner JR, Gharib H, Grant CS, et al: Fine-needle aspiration cytology of the thyroid, 1980 to 1986. Acta Cytol 1987;31:587-590.
43. Gharib H, Goellner JR: Fine-needle aspiration biopsy of the thyroid: An appraisal. Ann Intern Med 1993;118:282-289.
44. Hawkins F, Bellido D, Bernai C, et al: Fine-needle aspiration biopsy in the diagnosis of thyroid cancer and thyroid disease. Cancer 1987;59:1206-1209.
45. Khafagi F, Wright G, Castles H, et al: Screening for thyroid malignancy: The role of fine-needle biopsy. Med J Aust 1988;149:302-303, 306-307.
46. Hall TL, Layfield LJ, Philippe A, et al: Sources of diagnostic error in fine-needle aspiration of the thyroid. Cancer 1989;63:718-725.
47. Altavilla G, Pascale M, Nenci I: Fine-needle aspiration cytology of thyroid gland diseases. Acta Cytol 1990;34:251-256.
48. Ravetto C, Spreafico GL, Colombo L: L'esame citologico con agoaspirato nella diagnosi precoce delle neoplasie tiroidee. Rec Progr Med 1977;63:258-267.
49. James EM, Charboneau JW: High-frequency (10 MHz) thyroid ultrasonography. Semin Ultrasound CT MR 1985;6:294-309.
50. Scheible W, Leopold GR, Woo VL, et al: High-resolution real-time ultrasonography of thyroid nodules. Radiology 1979;133:413-417.
51. Simeone JF, Daniels GH, Mueller PR, et al: High-resolution real-time sonography of the thyroid. Radiology 1982;145:431-435.
52. Brown CL: Pathology of the cold nodule. Clin Endocrinol Metab 1981;10:235-245.
53. Brander A, Viikinkoski P, Nickels J, et al: Thyroid gland: US screening in middle-aged women with no previous thyroid disease. Radiology 1989;173:507-510.

54. Hay ID. Papillary thyroid carcinoma. Endocrinol Metab Clin North Am 1990;19:545-576.
55. Hay ID, Reading CC, Weiland LH, et al: Clinicopathologic and high-resolution ultrasonographic evaluation of clinically suspicious or malignant thyroid disease. In Medeiros-Neto G, Gaitan E (eds): Frontiers in Thyroidology. New York, Plenum, 1986, vol 2.
56. Simeone JF, Daniels GH, Hall DA, et al: Sonography in the follow-up of 100 patients with thyroid carcinoma. AJR Am J Roentgenol 1987;148:45-49.
57. Sutton RT, Reading CC, Charboneau JW, et al: Ultrasound-guided biopsy of neck masses in postoperative management of patients with thyroid cancer. Radiology 1988;168:769-772.
58. Kim EK, Park CS, Chung WY, et al: New sonographic criteria for recommending fine-needle aspiration biopsy of nonpalpable solid nodules of the thyroid. AJR Am J Roentgenol 2002;178:687-691.
59. Koike E, Noguchi S, Yamashita H, et al: Ultrasonographic characteristics of thyroid nodules: Prediction of malignancy. Arch Surg 2001;136:334-337.
60. Rago T, Vitti P, Chiovato L, et al: Role of conventional ultrasonography and color flow Doppler sonography in predicting malignancy in "cold" thyroid nodules. Eur J Endocrinol 1998;138:41-46.
61. Watters DAK, Ahuja AT, Evans RM, et al: Role of ultrasound in the management of thyroid nodules. Am J Surg 1992;164:654-657.
62. Okamoto T, Yamashita T, Harasawa A, et al: Test performances of three diagnostic procedures in evaluating thyroid nodules: Physical examination, ultrasonography and fine-needle aspiration cytology. Endocr J 1994;41:243-247.
63. Leenhardt L, Tramalloni J, Aurengo H, et al: Echographie des nodules thyroidiens: l'Echographiste face aux exigences du clinicien. Presse-Med 1994;23:1389-1392.
64. Hammer M, Wortsman J, Folse R: Cancer in cystic lesions of the thyroid. Arch Surg 1982;117:1020-1023.
65. Livolsi A: Pathology of thyroid disease. In Falj SA (ed): Thyroid Disease: Endocrinology, Surgery, Nuclear Medicine and Radiotherapy. Philadelphia, Lippincott-Raven, 1997, pp 65-104.
66. Propper RA, Skolnick ML, Weinstein BJ, et al: The nonspecificity of the thyroid halo sign. J Clin Ultrasound 1980;8:129-132.
67. Kakkos SK, Scopa CD, Chalmoukis AK, et al: Relative risk of cancer in sonographically detected thyroid nodules with calcifications. J Clin Ultrasound 2000;7:347-352.
68. Fobbe F, Finke R, Reichenstein E, et al: Appearance of thyroid diseases using colour-coded duplex sonography. Eur J Radiol 1989;9:29-31.
69. Argalia G, D'Ambrosio F, Lucarelli F, et al: L'eco color Doppler nella caratterizzazione della patologia nodulare tiroidea. Radiol Med 1995;89:651-657.
70. Spiezia S, Colao A, Assanti AP, et al: Utilita' dell'eco color Doppler con power Doppler nella diagnostica dei noduli tiroidei ipoecogeni: Work in progress. Radiol Med 1996;91:616-621.
71. Clark KJ, Cronan JJ, Scola FH: Color Doppler sonography: Anatomic and physiologic assessment of the thyroid. J Clin Ultrasound 1995;23:215-223.
72. Shimamoto K, Endo T, Ishigaki T, et al: Thyroid nodules: Evaluation with color Doppler ultrasonography. J Ultrasound Med 1993;11:673-678.
73. Frates MC, Benson CB, Doubilet PM, et al: Can color Doppler sonography aid in the prediction of malignancy of thyroid nodules? J Ultrasound Med 2003;22:127-131.
74. Quinn SF, Nelson HA, Demlow TA: Thyroid biopsies: Fine-needle aspiration biopsy versus spring-activated core biopsy needle in 102 patients. JVIR 1994;5:619-623.
75. Taki S, Kakuda K, Kakuma K, et al: Thyroid nodules: Evaluation with US-guided core biopsy with an automated biopsy gun. Radiology 1997;202:874-877.
76. Miller JM, Hamburger JI, Taylor CI: Is needle aspiration of the cystic thyroid nodule effective and safe treatment? In Hamburger JI, Miller JM (eds): Controversies in Clinical Thyroidology. New York, Springer-Verlag, 1981.
77. Verde G, Papini E, Pacella CM, et al: Ultrasound guided percutaneous ethanol injection in the treatment of cystic thyroid nodules. Clin Endocrinol 1994;41:719-724.
78. Yasuda K, Ozaki O, Sugino K, et al: Treatment of cystic lesions of the thyroid by ethanol instillation. World J Surg 1992;16:958-963.
79. Antonelli A, Campatelli A, Di Vito A, et al: Comparison between ethanol sclerotherapy and emptying with injection of saline in treatment of thyroid cysts. Clin Invest 1994;72:971-974.
80. Livraghi T, Paracchi A, Ferrari C, et al: Treatment of autonomous thyroid nodules with percutaneous ethanol injection: Preliminary results. Radiology 1990;175:827-829.
81. Cerbone G, Spiezia S, Colao A, et al: Percutaneous ethanol injection under Power Doppler ultrasound assistance in the treatment of autonomously functioning thyroid nodules. J Endocrinol Invest 1999;22:752-759.
82. Goletti O, Monzani F, Caraccio N, et al: Percutaneous ethanol injection treatment of autonomously functioning single thyroid nodules: Optimization of treatment and short term outcome. World J Surg 1992;16:784-790.
83. Livraghi T, Paracchi A, Ferrari C, et al: Treatment of autonomous thyroid nodules by percutaneous ethanol injection: 4-year experience. Radiology 1994;190:529-534.
84. Ozdemir H, Ilgit ET, Yucel C, et al: Treatment of autonomous thyroid nodules: Safety and efficacy of sonographically guided percutaneous injection of ethanol. AJR Am J Roentgenol 1994;163:929-932.
85. Pacella CM, Papini E, Bizzarri G, et al: Assessment of the effect of percutaneous ethanol injection in autonomously functioning thyroid nodules by colour-coded duplex sonography. Eur J Radiol 1995;5:395-400.
86. Goletti O, Monzani F, Lenziardi M, et al: Cold thyroid nodules: A new application of percutaneous ethanol injection treatment. J Clin Ultrasound 1994;22:175-178.
87. Dossing H, Bennedbaek FN, Karstrup S, et al: Benign solitary cold thyroid nodules: US-guided interstitial laser photocoagulation: Initial experience. Radiology 2002;225:53-57.
88. Kanauchi H, Mimura Y, Kaminishi M: Percutaneous radiofrequency ablation of the thyroid guided by ultrasonography. Eur J Surg 2001;167:305-307.
89. Dupuy ED, Monchik JM, Decrea C, et al: Radiofrequency ablation of regional recurrence from well differentiated thyroid malignancy. Surgery 2001;130:971-977.
90. Lewis BD, Hay ID, Charboneau JW, et al: Percutaneous ethanol injection for treatment of cervical lymph node metastases in patients with papillary thyroid carcinoma. AJR Am J Roentgenol 2002;178:699-704.
91. Fukunari N: PEI therapy for thyroid lesions. Biomed Pharmacother 2002;56:79-82.
92. Horlocker TT, Hay JE, James EM, et al: Prevalence of incidental nodular thyroid disease detected during high-resolution parathyroid ultrasonography. In Medeiros-Neto G, Gaitan E (eds): Frontiers in Thyroidology. New York, Plenum, 1986, vol 2, pp 1309-1312.

93. Lever EG, Refetoff S, Straus FH II, et al: Coexisting thyroid and parathyroid disease: Are they related? Surgery 1983;94:893-900.
94. Mortensen JD, Woolner LB, Bennett WA: Gross and microscopic findings in clinically normal thyroid glands. J Clin Endocrinol Metab 1955;15:1270-1280.
95. Giuffrida D, Gharib H: Controversies in the management of cold, hot, and occult thyroid nodules. Am J Med 1995;99:642-650.
96. Tan GH, Gharib H, Reading CC: Solitary thyroid nodule: Comparison between palpation and ultrasonography. Arch Intern Med 1995;155:2418-2423.

Doença Tireoidiana Difusa

97. Hay ID: Thyroiditis: A clinical update. Mayo Clin Proc 1985;60:836-843.
98. Adams H, Jones NC: Ultrasound appearances of de Quervain's thyroiditis. Clin Radiol 1990;42:217-218.
99. Birchall IWJ, Chow CC, Metreweli C: Ultrasound appearances of de Quervain's thyroiditis. Clin Radiol 1990;41:57-59.
100. Yeh HC, Futterweit W, Gilbert P: Micronodulation: Ultrasonographic sign of Hashimoto's thyroiditis. J Ultrasound Med 1996;15:813-819.
101. Takashima S, Matsuzuka F, Nagareda T, et al: Thyroid nodules associated with Hashimoto's thyroiditis: Assessment with US. Radiology 1992;185:125-130.
102. Lagalla R, Caruso G, Benza I, et al: Echo-color Doppler in the study of hypothyroidism in the adult [Italian]. Radiol Med 1993;86:281-283.
103. Castagnone D, Rivolta R, Rescalli S, et al: Color Doppler sonography in Graves' disease: Value in assessing activity of disease and predicting outcome. AJR Am J Roentgenol 1996;66:203-207.

22

As Glândulas Paratireóideas

Bonnie J. Huppert / Carl C. Reading

SUMÁRIO DO CAPÍTULO

EMBRIOLOGIA E ANATOMIA
    Glândulas Paratireóideas Ectópicas
HIPERPARATIREOIDISMO PRIMÁRIO
    Prevalência
    Diagnóstico
    Patologia
    Tratamento
ASPECTO ULTRA-SONOGRÁFICO
    Forma
    Ecogenicidade
    Arquitetura Interna
    Tamanho
    Doença Glandular Múltipla
    Carcinoma

LOCALIZAÇÃO DO ADENOMA
    Exame Ultra-sonográfico
    Localizações Típicas
    Localizações Ectópicas
        Adenoma Retrotraqueal
        Adenoma Mediastinal
        Adenoma Intratireóideo
        Adenoma da Bainha
            Carotídea ou
            Não-descendente
HIPERPARATIREOIDISMO
PERSISTENTE OU RECORRENTE
HIPERPARATIREOIDISMO
SECUNDÁRIO

ARMADILHAS NA INTERPRETAÇÃO
    Exame Falso-positivo
    Exame Falso-negativo
ACURÁCIA
    Ultra-sonografia
    Outras Modalidades de Imagem
    Discussão: Fazer ou Não o
        Exame de Imagem no Hiperpa-
        ratireoidismo Primário
ULTRA-SONOGRAFIA
    INTRA-OPERATÓRIA
BIÓPSIA PERCUTÂNEA
ABLAÇÃO COM ÁLCOOL

A ultra-sonografia de alta freqüência é um método não-invasivo de formação da imagem bem estabelecido, usado na avaliação e no tratamento dos pacientes com doença paratireóidea. A ultra-sonografia é comumente usada na localização pré-operatória das glândulas paratireóideas aumentadas ou dos adenomas, nos pacientes com hiperparatireoidismo. Ela é também usada para guiar a biópsia percutânea na suspeita de adenomas paratireóideos, particularmente no cenário do hiperparatireoidismo persistente ou recorrente, e para a localização intra-operatória de glândulas paratireóideas anormais. Nos pacientes selecionados, a ultra-sonografia pode ser usada para guiar a ablação percutânea com etanol dos adenomas paratireóideos, como uma alternativa ao tratamento cirúrgico.

EMBRIOLOGIA E ANATOMIA

As glândulas paritireóideas pareadas superiores e inferiores têm diferentes origens embriológicas, e um conhecimento de seu desenvolvimento ajuda a compreender suas localizações anatômicas definitivas.[1-3] As **glândulas paratireóideas superiores** se originam da quarta bolsa da fenda branquial. Mínimas migrações ocorrem durante o desenvolvimento fetal, e as paratireóideas superiores se associam à face posterior da parte média a superior da glândula tireóide. A maioria das glândulas paratireóideas superiores (80%) é encontrada nas autópsias no interior de uma área de 2 cm localizada logo acima do cruzamento do nervo recorrente laríngeo com a artéria tireóidea inferior.[4] As **glândulas paratireóideas inferiores** se originam da terceira bolsa da fenda branquial, junto com o timo.[2] Durante o desenvolvimento fetal, estas "glândulas paratímicas" migram caudalmente em conjunto com o timo para um plano mais anterior que as glândulas superiores, ultrapassando-as para se tornarem as glândulas paratireóideas inferiores.[3] As glândulas inferiores variam mais de localização que as paratireóideas superiores, porém usualmente — mais de 60% — se localizam na ou logo abaixo da face posterior do pólo inferior da tireóide (Fig. 22-1).[4] Cerca de 25% das glândulas inferiores não se dissociam do timo e continuam a migrar para baixo nos tecidos do pescoço ou para a parte ântero-superior do mediastino, usualmente no interior do ligamento tireotímico.

Glândulas Paratireóideas Ectópicas

Uma porcentagem significativa das glândulas paratireóideas se situa em localizações relativa ou francamente ectópicas no pescoço ou no mediastino. A glândula paratireóidea inferior

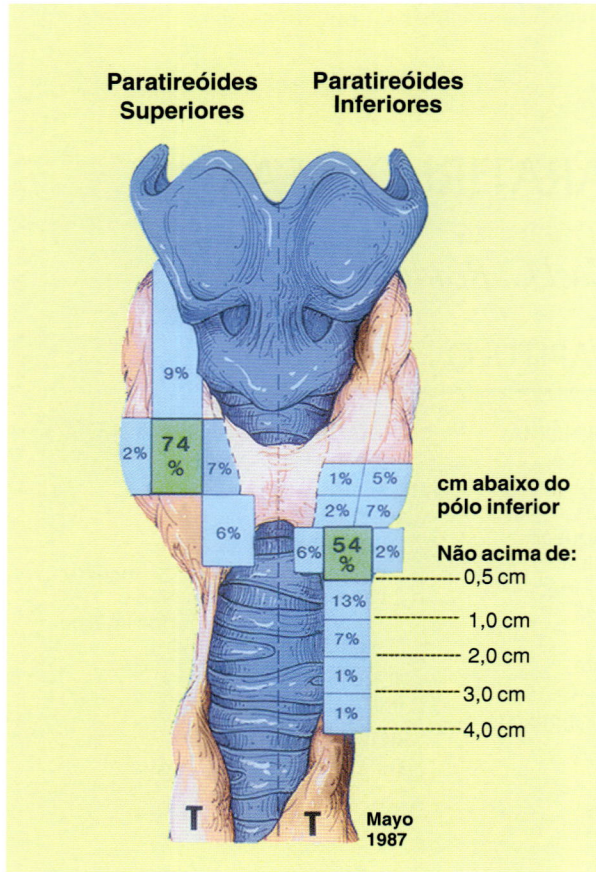

FIGURA 22-1. Freqüência da localização das glândulas paratireóideas superiores e inferiores normais. Desenho anatômico de 527 autópsias. T, Timo. (Adaptada com permissão de Gilmour JR: The gross anatomy of the parathyroid glands. J Pathol 1938;46:133-148.)

é mais freqüentemente ectópica que sua contraparte superior. Ocorre simetria com referências fixas em 70% a 80% das vezes, assim comparações lado a lado podem ser feitas usualmente.[3,4] A glândula paratireóidea superior ectópica situa-se, usualmente, bastante posteriormente na goteira traqueoesofágica ou aumenta de tamanho e continua sua descida da parte posterior do pescoço para o mediastino póstero-superior.[5,6] As glândulas superiores, menos comumente, são encontradas em posição mais elevada no pescoço, próximas da extensão superior do lobo tireóideo, ou, raramente, circundadas por tecido tireóideo dentro da cápsula tireóidea.[4] A glândula paratireóidea inferior ectópica usualmente continua a migrar em uma direção ântero-caudal e é encontrada na parte inferior do pescoço ou no mediastino ântero-superior, associada ao timo. Posições ectópicas menos comuns das glândulas paratireóideas inferiores incluem uma posição não-migrada na parte alta do pescoço com um remanescente do timo próximo à bifurcação da carótida, ou mais inferiormente no pescoço, ao longo da bainha carotídea.[7] Em outros raros casos, foram relatadas glândulas ectópicas inferiormente no mediastino, na janela aortopulmonar, posteriormente à carina ou ao esôfago e no interior do pericárdio. Raramente, as glândulas inferiores podem também ser encontradas bastante lateralmente, no interior do triângulo posterior do pescoço ou em uma localização intratireóidea.

A maioria dos adultos apresenta quatro glândulas paratireóideas (duas superiores e duas inferiores), cada uma medindo 5 mm por 3 mm por 1 mm e pesando em média 35 a 40 mg (variando de 10 a 78 mg).[3,8] Uma "quinta" glândula supernumerária está presente em até 13% da população[3] e pode resultar da separação da estrutura paratireóidea quando a glândula se destaca das estruturas da bolsa durante a fase branquial embriológica complexa.[9,10] Estas glândulas supernumerárias estão freqüentemente associadas ao timo no mediastino anterior, sugerindo uma relação do seu desenvolvimento com as glândulas paratireóideas inferiores.[11]

As glândulas paratireóideas normais variam de uma cor amarelada até marrom-avermelhada, dependendo da quantidade de gordura parenquimatosa amarela e do conteúdo celular principal. As células principais são a fonte primária para a produção de hormônio paratireóideo. As glândulas são geralmente ovais ou em forma de semente, porém podem ser esféricas, alongadas ou lobuladas. As glândulas normais podem ser vistas ocasionalmente com o ultra-som de alta freqüência, especialmente nos pacientes jovens, porém a visualização ultra-sonográfica de uma glândula paratireóidea normal em um paciente sem hiperparatireoidismo não é uma indicação para cirurgia.[12]

HIPERPARATIREOIDISMO PRIMÁRIO

Prevalência

O hiperparatireoidismo primário é agora reconhecido como uma doença endócrina comum, com uma prevalência nos Estados Unidos de 1 a 2 para 1.000 habitantes.[13] As mulheres são duas a três vezes mais freqüentemente acometidas que os homens, particularmente depois da menopausa. Mais de metade dos pacientes com esta doença tem mais de 50 anos de idade, e os casos são raros antes dos 20 anos de idade.

Diagnóstico

Suspeita-se do hiperparatireoidismo usualmente por causa de um aumento dos níveis séricos de cálcio detectado em um exame bioquímico de rotina. Um nível sérico elevado de cálcio ionizado, hipofosfatasia e hipercalciúria podem ser outras pistas bioquímicas para a doença. Um nível sérico de hormônio paratireóideo (PTH) inapropriadamente elevado para os níveis séricos correspondentes de cálcio confirma o diagnóstico. Mesmo quando o nível de PTH estiver dentro dos limites superiores da faixa normal em um paciente hipercalcêmico, o diagnóstico de hiperparatireoidismo primário deve ainda ser suspeitado, porque a hipercalcemia de outras causas não-paratireóideas (incluindo malignidade) deve suprimir a função glandular e diminuir o nível sérico de PTH. Por causa da detecção precoce pelo aumento do número de exames laboratoriais de rotina, os sinais mais tardios clássicos de hiperparatireoidismo, tais como "ossos dolorosos, cálculos renais, cãibras abdominais e queixas físicas", não estão freqüentemente presentes. Poucos pacientes atualmente apresentam manifestações graves de hiperparatireoidismo, tais como **nefrolitíase, osteopenia, reabsorção subperiosteal e osteíte fibrótica cística**. Em geral, os pacientes raramente apresentam sintomas óbvios, a menos que seus níveis séricos de cálcio ultrapassem 12 mg/dl. Entretanto, sintomas inespecíficos sutis como fraqueza muscular, mal-estar, constipação, dispepsia, polidipsia e poliúria podem ser encontrados nesses pacientes ditos assintomáticos por meio de um questionamento mais específico.

Patologia

O hiperparatireoidismo primário é causado por um adenoma único em 80% a 90% dos casos, por aumento de volume glandular múltiplo em 10% a 20%, e por carcinoma em menos de 1% (quadro).[14,15] Um adenoma solitário pode comprometer qualquer uma das quatro glândulas com igual freqüência.[16] O aumento de volume multiglandular é mais comumente causado por hiperplasia paratireóidea primária e menos comumente por adenomas múltiplos. A hiperplasia usualmente envolve as quatro glândulas assimetricamente, enquanto adenomas múltiplos podem envolver duas ou possivelmente três glândulas. Por causa deste padrão inconsistente de envolvimento glandular e pelo fato de que a distinção da hiperplasia dos adenomas múltiplos é difícil patologicamente, estas duas entidades são freqüentemente consideradas histologicamente em conjunto como **doença glândular múltipla**.[17] Assim, há um espectro entre os conceitos de adenoma único e hiperplasia das quatro glândulas.

A maioria dos casos de hiperparatireoidismo primário é esporádica. Entretanto, **irradiação externa prévia do pescoço** tem sido associada ao desenvolvimento de hiperparatireoidismo em uma pequena porcentagem de casos. Pacientes em **tratamento a longo prazo com lítio** também podem apresentar a doença. Até 10% dos casos de hiperparatireoidismo primário podem ocorrer com uma base hereditária, mais comumente causados pela **síndrome da neoplasia endócrina múltipla** tipo I (NEM I). Esta condição é um distúrbio incomum que segue um padrão de herança autossômica-dominante e apresenta uma alta penetrância, resultando em hiperplasia paratireóidea adenomatosa. Aumentos de volume de múltiplas glândulas paratireóideas ocorrem em mais de 90% dos pacientes com NEM I.[18,19] A maioria dos pacientes com NEM I apresenta hipercalcemia antes da terceira ou quarta década de vida. Embora nem todas as glândulas paratireóideas possam estar aumentadas macroscopicamente no momento da cirurgia inicial desses pacientes, é provável que todas elas estejam, em última análise, envolvidas na hiperplasia. Os pacientes com síndrome NEM II desenvolvem menos comumente hiperplasia paratireóidea.

O **carcinoma da paratireóide** é uma causa rara de hiperparatireoidismo primário. A distinção histológica do adenoma é difícil de estabelecer com certeza porque tanto os carcinomas quanto os adenomas atípicos podem mostrar aumento da atividade mitótica e atipia celular.[20] Esses pacientes usualmente apresentam um nível sérico de cálcio muito elevado (>14 mg/dl). O diagnóstico é freqüentemente realizado na cirurgia, quando o cirurgião descobre uma glândula firme e aumentada, aderente aos tecidos vizinhos pela invasão local.[21-24] Uma cápsula fibrótica espessa está freqüentemente presente. O tratamento consiste na ressecção *em bloco* sem penetrar na cápsula para evitar a disseminação. Em muitos casos, a cura pode não ser possível por causa da natureza metastática e invasiva da doença. Geralmente, ocorre a morte, não pela disseminação tumoral, porém pelas complicações associadas ao hiperparatireoidismo incontrolável.[16]

Tratamento

Nos pacientes sintomáticos com hiperparatireoidismo primário, o tratamento de escolha é a excisão cirúrgica da glândula ou das glândulas paratireóideas comprometidas. Entretanto, agora, como muitos casos são descobertos nos estágios precoces da doença, existem controvérsias sobre se os pacientes assintomáticos com hipercalcemia mínima devem ser tratados cirurgicamente ou serem acompanhados clinicamente com mensurações freqüentes da densidade óssea, dos níveis séricos de cálcio e da excreção urinária de cálcio. Em um estudo prospectivo, o acompanhamento clínico de 147 pacientes assintomáticos com um diagnóstico provisório de hiperparatireoidismo e níveis séricos de cálcio inferiores a 11 mg/dl mostrou que 20% dos pacientes precisam de cirurgia em cinco anos por causa da progressão da doença.[25,26] Mais recentemente, um estudo com acompanhamento clínico prospectivo de 10 anos relatou que, em 52 pacientes assintomáticos com hiperparatireoidismo primário, com níveis de cálcio inferiores a 11 mg/dl, 73% evoluíram bem sem evidências de progressão da doença. Entretanto, 27% apresentaram evidências de progressão com base no novo desenvolvimento de uma ou mais indicações para cirurgia.[27]

Não há tratamento clínico definitivo efetivo disponível para o hiperparatireoidismo primário. Agentes hipocalcêmicos a curto prazo incluem a calcitonina e os bifosfonatos. A terapia de reposição com estrogênios tem sido usada em mulheres na pós-menopausa para diminuir a reabsorção óssea e reduzir os níveis séricos de cálcio. Os calcimiméticos (agonistas dos receptores sensíveis ao cálcio) não estão ainda amplamente disponíveis nem foram bem estudados. Os estudos demonstram que as taxas de cura cirúrgica por meio de um cirurgião experiente são maiores que 95%, e as taxas de morbidade e mortalidade são extremamente baixas.[16,28] Portanto, a cirurgia mantém-se como o tratamento mais definitivo para o hiperparatireoidismo tanto para os pacien-

---

CAUSAS DE HIPERPARATIREOIDISMO PRIMÁRIO

Adenoma único — 80% a 90%
Aumento glandular múltiplo — 10% a 20%
Carcinoma — 1%

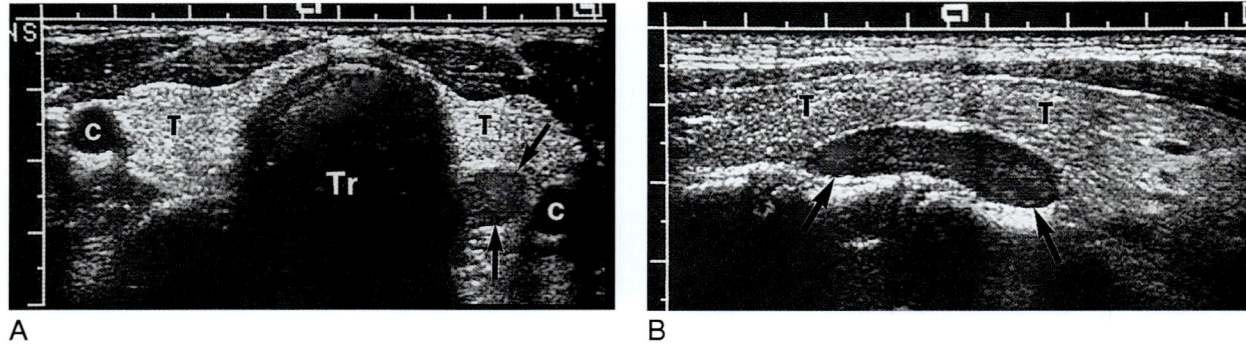

FIGURA 22-2. Adenoma paratireóideo típico. Ultra-sonografias transversal **A**, e longitudinal, **B**, e um adenoma típico (*setas*), localizado adjacente à face posterior da tireóide (T). Tr, Traquéia. C, artéria carótida comum.

tes assintomáticos quanto para os sintomáticos.[29,30] As recomendações para o tratamento do hiperparatireoidismo primário assintomático foram delineadas em vários artigos, muitos dos quais se baseiam ainda na National Institutes of Health Consensus Development Conference.[31,32]

ASPECTO ULTRA-SONOGRÁFICO

Forma

Os adenomas paratireóideos são mais comumente ovais (Fig. 22-2). À medida que a glândula paratireóidea aumenta de volume, eles dissecam por entre os planos de tecidos orientados longitudinalmente no pescoço, e adquirem uma forma caracteristicamente oblonga. Se este processo for exagerado, eles podem se tornar tubulares ou até mesmo bilobares. Há freqüentemente uma assimetria no aumento de tamanho, e a extremidade cefálica ou caudal pode ser mais bulbosa, gerando uma forma triangular, afilada ou em lágrima.[16,34-36]

Ecogenicidade

A ecogenicidade hipoecóica característica dos adenomas da paratireóide é causada pela hipercelularidade uniforme da glândula, que deixa poucas interfaces para a reflexão do som. A ecogenicidade da maioria dos adenomas da paratireóide é substancialmente menor que a do tecido tireóideo (Fig. 22-3). Casos de raros lipoadenomas paratireóideos funcionantes foram relatados, os quais são mais ecogênicos que a glândula tireóide adjacente por causa de seu alto conteúdo de gordura (Fig. 22-3).[37]

Arquitetura Interna

A vasta maioria dos adenomas de paratireóide é **homogeneamente sólida**. Cerca de 2% apresentam componentes císticos internos causados por **degeneração cística** (mais comumente) ou cistos simples verdadeiros (menos comumente) (Fig. 22-3).[36,38-40] Raros adenomas podem conter **calcificação interna focal**. A ultra-sonografia com Doppler de fluxo colorido de uma glândula paratireóide aumentada de volume pode demonstrar um padrão hipervascularizado com fluxo proeminentemente diastólico (Fig. 22-4). Pode ser reconhecida uma artéria nutridora extratireóidea dilatada suprindo o adenoma, freqüentemente se originando de ramos da artéria tireóidea inferior.[41] Um achado típico descrito nos adenomas da paratireóide é um **arco vascular**, que se origina de ramos da artéria tireóidea e engloba entre 90 e 270 graus da massa.[42] Embora este arco de fluxo não tenha mostrado aumentar a sensibilidade para a detecção inicial dos adenomas da paratireóide, ele pode permitir a diferenciação dos linfonodos, que apresentam um padrão de fluxo hilar central.[42-44]

Tamanho

A maioria dos adenomas da paratireóide apresenta comprimentos entre 0,8 e 1,5 cm e pesam de 500 a 1.000 mg. Os menores adenomas podem ser glândulas minimamente aumentadas de volume que parecem virtualmente normais durante a cirurgia, porém são hipercelulares ao exame patológico. Os maiores adenomas podem ter 5 cm ou mais de extensão e pesar mais de 10 g. Os níveis séricos de cálcio pré-operatórios são usualmente mais elevados nos pacientes com adenomas maiores (Fig. 22-5).[25,36]

Doença Glandular Múltipla

A doença glandular múltipla pode ser causada por hiperplasia ou por adenomas múltiplos. Individualmente, estas glândulas aumentadas de volume apresentam os mesmos aspectos ultra-sonográficos e macroscópicos que os outros adenomas da paratireóide (Fig. 22-6).[16] Entretanto, as glândulas podem estar aumentadas assimetricamente e de forma inconsistente, e o diagnóstico de doença glandular múltipla é freqüentemente difícil de ser feito ultra-sonograficamente. O aspecto pode ser confundido com o de doença adenomatosa solitária, ou o diagnóstico pode passar despercebido caso o aumento de volume glandular seja mínimo.

Carcinoma

Os carcinomas são usualmente maiores que os adenomas. O carcinoma mede em média mais de 2 cm, contrastando a medida de cerca de 1 cm para os adenomas (Fig. 22-7).

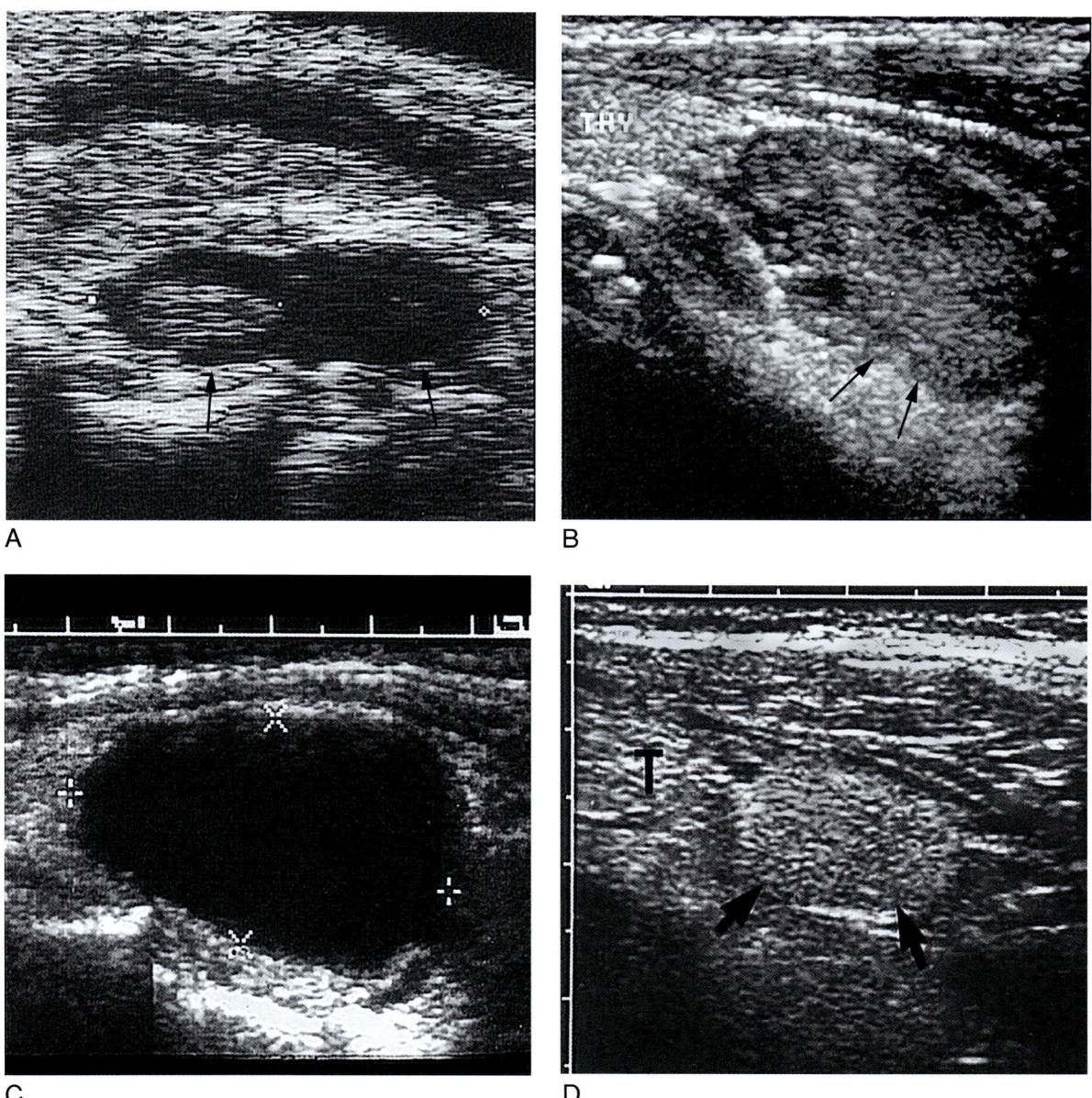

FIGURA 22-3. Espectro de ecogenicidade e arquitetura interna dos adenomas da paratireóide. A, Ecogenicidade mista hipoecóica e hiperecóica. O ultra-sonograma longitudinal mostra um adenoma (*setas*) que é hiperecóico na sua porção cranial e hipoecóico em sua porção caudal. **B,** Ecogenicidade heterogênea. O ultra-sonograma longitudinal mostra um adenoma (*setas*) que é difusamente heterogêneo. **C,** Alteração cística. O ultra-sonograma longitudinal mostra um adenoma de 4 cm que é predominantemente cístico. **D,** Lipodenoma. O ultra-sonograma longitudinal demonstra um lipoadenoma (*setas*) que é mais ecogênico que o tecido tireóideo adjacente (T). THY = Tireóide.

Ultra-sonograficamente, os carcinomas também apresentam freqüentemente um contorno lobular, arquitetura interna heterogênea e componentes internos císticos. Entretanto, os grandes adenomas podem também apresentar estas características.[45] Na maioria dos casos, os carcinomas prospectivos são indistinguíveis ultra-sonograficamente dos grandes adenomas benignos.[46] Alguns autores relataram que uma relação profundidade-largura maior ou igual a 1 é uma característica ultra-sonográfica mais associada ao carcinoma que ao adenoma, apresentando sensibilidade e especificidade de 94% e 95%, respectivamente.[47] A evidência macroscópica de invasão das estruturas adjacentes, tais como vasos ou músculos, é o único critério ultra-sonográfico pré-operatório confiável para o diagnóstico de malignidade, porém este é um achado incomum.

LOCALIZAÇÃO DO ADENOMA

Exame Ultra-sonográfico

O exame ultra-sonográfico do pescoço visando a localização do adenoma da paratireóide é realizado com o paciente na

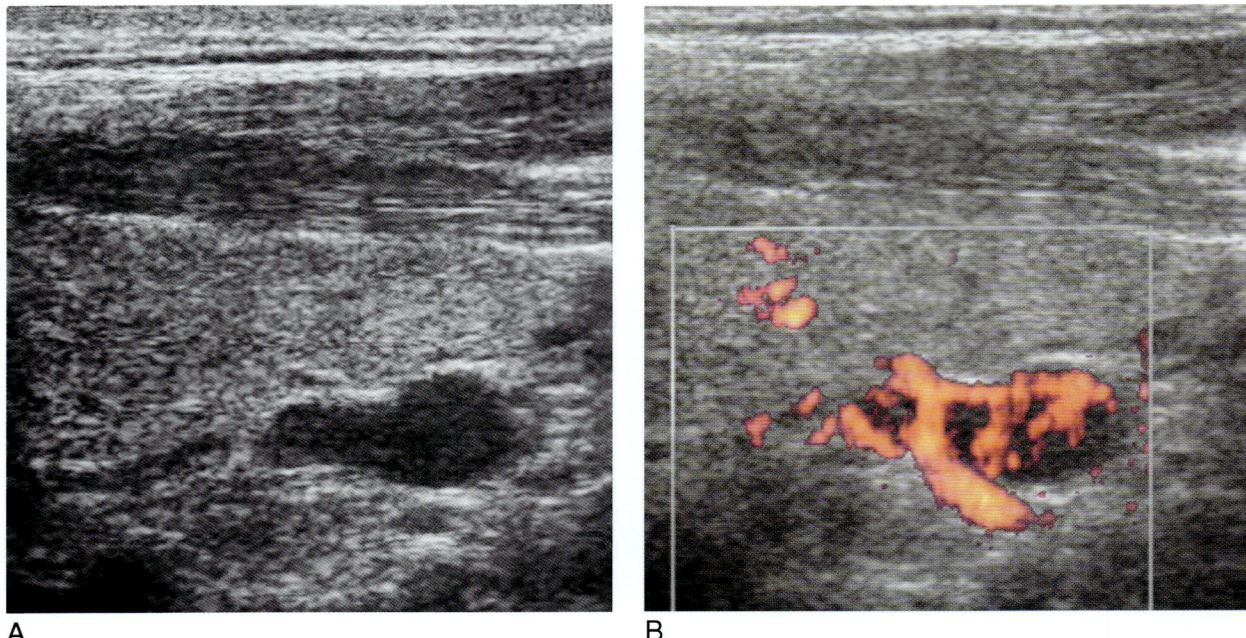

FIGURA 22-4. Hipervascularização típica do adenoma paratireóideo. A e B, Imagens longitudinais de Dopplers em escala de cinza e colorido mostrando a hipervascularização do adenoma de paratireóide e os proeminentes arcos vasculares periféricos.

posição supina. O pescoço do paciente é hiperestendido colocando-se um suporte por baixo das escápulas, e o examinador senta, usualmente, na cabeceira do paciente. São usados transdutores de alta freqüência (7,5 a 15 MHz) para fornecer resolução espacial e visualização ótimas na maioria dos pacientes. Nos pacientes obesos com pescoços espessos ou com grandes bócios tireóideos multinodulares, o uso de um transdutor de 5 MHz pode ser necessário para se obter uma adequada profundidade de penetração.

Localizações Típicas

O padrão de investigação ultra-sonográfica do pescoço para a localização do adenoma pode ser considerado em termos do padrão de dissecção e visualização que o cirurgião usa em uma exploração cuidadosa do pescoço. O exame é iniciado por um lado do pescoço na região da glândula tireóide. O típico **adenoma paratireóideo superior** é usualmente adjacente à face posterior da porção média da tireóide (Fig. 22-8). A localização do típico **adenoma paratireóideo inferior** é mais variável, porém usualmente se situa próximo ao pólo inferior da tireóide (Fig. 22-9). A maioria destes adenomas inferiores é adjacente à parte posterior da tireóide, e o resto se encontra nos tecidos moles, 1 a 2 cm abaixo da tireóide. Depois que um dos lados foi examinado, uma investigação similar é conduzida do lado oposto. Entretanto, 1% a 3% dos adenomas da paratireóide são ectópicos e não serão encontrados nas localizações típicas adjacentes à tireóide. As quatro localizações ectópicas mais comuns serão consideradas separadamente.

Localizações Ectópicas

Adenoma Retrotraqueal. A localização mais comum de adenoma superior ectópico é profundamente no pescoço, posterior ou póstero-lateral à traquéia (Fig. 22-10). Os adenomas superiores tendem a aumentar de volume entre os planos teciduais que se estendem na direção do mediastino posterior. A sombra acústica do ar na traquéia pode tornar difícil a avaliação desta área. O transdutor deve ser angulado medialmente para visualizar os tecidos posteriores à traquéia. Freqüentemente o adenoma faz uma leve protrusão por trás da traquéia e apenas uma porção da massa será visível. **Girar a cabeça do paciente para o lado oposto** acentuará a protrusão e fornecerá uma melhor acessibilidade à área retrotraqueal. Este processo é então repetido no outro lado do pescoço para se visualizar a face contralateral da área retrotraqueal. Este processo é análogo ao da manobra que o cirurgião usa para correr a ponta do dedo por trás da traquéia em uma tentativa de palpar um adenoma retrotraqueal. O giro máximo da cabeça faz também freqüentemente com que o esôfago se mova para o lado oposto da traquéia quando se comprime entre a traquéia e a coluna cervical. Se o radiologista vê o esôfago se mover completamente por trás de um lado da traquéia para o outro lado durante o giro máximo da cabeça, o esôfago efetivamente "deslizou sobre" o espaço retrotraqueal e empurrou qualquer adenoma da paratireóide nesta localização para fora a partir da parte posterior da traquéia.

Adenoma Mediastinal. A localização mais comum para os adenomas ectópicos da paratireóide inferior situa-se na região abaixo do pescoço ou no mediastino ântero-superior (Fig. 22-11).[48] Os adenomas da paratireóide são suficiente-

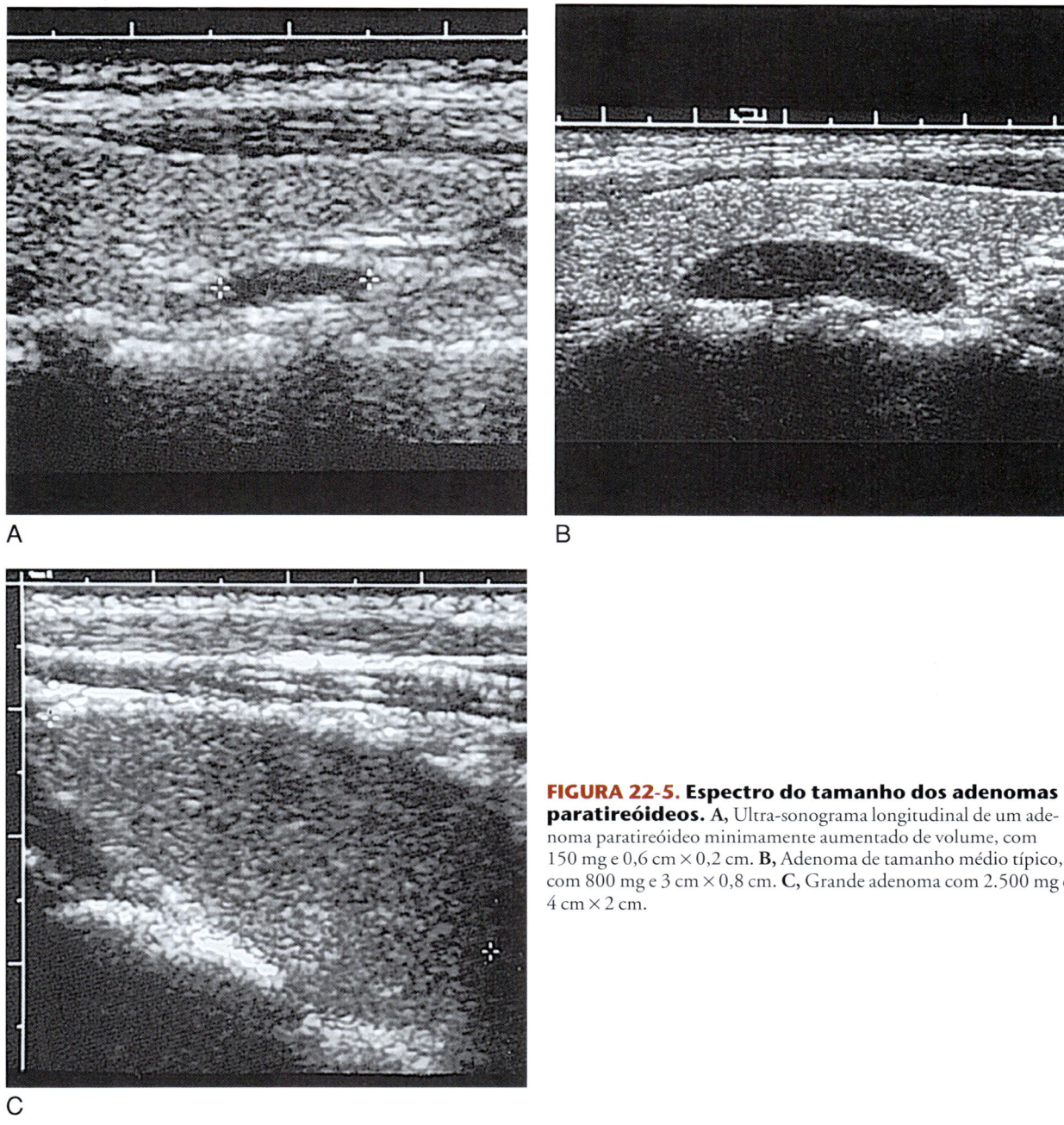

FIGURA 22-5. Espectro do tamanho dos adenomas paratireóideos. A, Ultra-sonograma longitudinal de um adenoma paratireóideo minimamente aumentado de volume, com 150 mg e 0,6 cm × 0,2 cm. **B,** Adenoma de tamanho médio típico, com 800 mg e 3 cm × 0,8 cm. **C,** Grande adenoma com 2.500 mg e 4 cm × 2 cm.

mente hipoecóicos para serem usualmente visualizados como estruturas definidas separadas do timo e dos tecidos circunjacentes. Para a visualização ótima desta área, **o pescoço do paciente deve ser hiperestendido maximamente**. Com esta técnica e com o transdutor angulado posterior e caudalmente às cabeças claviculares, a visualização ultra-sonográfica é freqüentemente possível até o nível das veias braquiocefálicas. Se o adenoma se situar caudalmente a este nível ou bastante anteriormente, tão profundamente quanto o esterno, ele não poderá ser visualizado ultra-sonograficamente.

Os adenomas superiores ectópicos localizados no mediastino tendem a se situar em um plano mais posterior que os adenomas inferiores ectópicos. Eles se situam com freqüência profundamente na parte inferior do pescoço ou no mediastino póstero-superior, requerendo o uso de um transdutor de 5 MHz para a penetração máxima. Esses adenomas podem estar intimamente associados à parte posterior da traquéia, e a manobra de girar a cabeça descrita para os adenomas retrotraqueais no pescoço pode também ser aplicada aqui. Com o pescoço do paciente hiperestendido e com o transdutor angulado caudalmente, o mediastino posterior

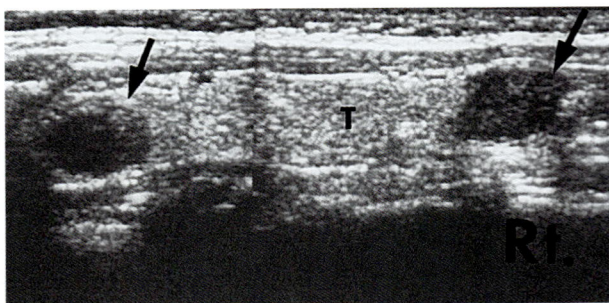

FIGURA 22-6. Doença glandular múltipla. Ultra-sonograma longitudinal da parte direita do pescoço mostrando aumento volumétrico por hiperplasia (*setas*) das glândulas paratireóideas superior e inferior, que pode ser difícil de distinguir dos adenomas múltiplos. T, Tireóide; RT = Direita.

pode às vezes ser visualizado até o nível do ápice do arco aórtico. Os adenomas situados caudalmente a este nível não podem ser visualizados ultra-sonograficamente.

Adenoma Intratireóideo. Os adenomas intratireóideos são incomuns e podem representar tanto adenomas das glândulas superiores quanto das inferiores.[4,49-51] A maioria dos adenomas intratireóideos se situa na metade posterior da parte média ou inferior da tireóide, é completamente circundada por tecido tireóideo e suas maiores dimensões estão orientadas na direção cefalocaudal (Fig. 22-12). Os adenomas intratireóideos podem não ser percebidos no momento da cirurgia porque são macios e similares ao tecido tireóideo circunjacente à palpação. Tireoidectomia ou lobectomia subtotal pode ser necessária para encontrar um adenoma intratireóideo. Ultra-sonograficamente, entretanto, os adenomas paratireóideos são usualmente bem visualizados porque são **hipoecóicos, ao contrário do parênquima tireóideo ecogênico**. A arquitetura interna e o aspecto desses adenomas são os mesmos que os dos adenomas em qualquer lugar no pescoço. Ultra-sonograficamente, os adenomas intratireóideos da paratireóide podem ser similares em relação ao aspecto aos nódulos tireóideos, e a biópsia percutânea é freqüentemente necessária para a distinção entre estas entidades.

Alguns adenomas podem se situar por baixo da pseudocápsula ou bainha que recobre a glândula tireóide ou dentro de um sulco da tireóide, porém estes não são considerados adenomas intratireóideos verdadeiros. Esses adenomas podem ser de difícil visualização pelo cirurgião no momento da cirurgia, a menos que a bainha seja aberta.[8,49] Ultra-sonograficamente, esses adenomas têm a mesma aparência daqueles que se situam imediatamente adjacentes à tireóide.

Adenoma na Bainha Carotídea ou Não-descendente. Raramente, os adenomas ectópicos podem se situar em uma posição superior e lateral no pescoço, próximos à bifurcação da carótida ao nível do osso hióide ou aderidos à bainha carotídea ao longo do curso da artéria carótida comum (Fig. 22-13).[52-54] Esses adenomas provavelmente se originam de glândulas inferiores que são embriologicamente não-descendentes ou que descem parcialmente, vindo a se localizar no interior ou próximo à bainha carotídea que circunda a artéria carótida, veia jugular e nervo vago. Esses adenomas freqüentemente passam despercebidos durante a cirurgia, a menos que o cirurgião especificamente abra a bainha carotídea e disseque seu interior.[6,7,55] Ultra-sonograficamente, essas massas podem ter aparência similar à dos linfonodos discretamente aumentados de volume na cadeia jugular, e a biópsia percutânea é freqüentemente necessária para a confirmação.

HIPERPARATIREOIDISMO PERSISTENTE OU RECORRENTE

Hiperparatireoidismo persistente é a persistência de hipercalcemia depois de uma cirurgia anterior da paratireóide malsucedida. Isto se deve freqüentemente a um adenoma ectópico da paratireóide não descoberto ou à doença glandular múltipla não reconhecida sem que se tivesse ressecado todo o tecido hiperfuncionante durante a cirurgia. Em algumas séries, a hipercalcemia pós-operatória persistente foi relatada em uma faixa de 3% a 10%.[56] O hiperparatireoidismo recorrente é definido como hipercalcemia que ocorre após um intervalo de seis meses de normocalcemia, resultando do novo desenvolvimento de tecido paratireóideo hiperfuncionante em glândulas previamente normais.[57] O hiperparatireoidismo recorrente é visto freqüentemente em pacientes com NEM I não reconhecida.

Nos pacientes reoperados, a taxa de cura cirúrgica é aproximadamente 10% a 30% menor que na cirurgia inicial. Por causa do tecido cicatricial e da fibrose da cirurgia prévia, a morbidade da hipocalcemia pós-operatória grave e da lesão do nervo laríngeo recorrente é até 20 vezes maior.[58-65] Durante a avaliação ultra-sonográfica dos pacientes reoperados, deve-se prestar atenção especificamente às localizações paratireóideas ectópicas mais prováveis — aquelas associadas com uma glândula que não foi descoberta na dissecção inicial do pescoço.

O estudo com imagem antes da reoperação é particularmente benéfico, e a maioria das estratégias para cuidados recomenda o uso liberal dos estudos nesta situação.[16,65-67] Para alguns cirurgiões, a abordagem preferida antes da reoperação é usar a modalidade de imagem mais simples e menos dispendiosa, o ultra-som, como estratégia imaginológica de primeira linha. A ultra-sonografia demonstrou as maiores sensibilidades e acurácias em relação a todas as modalidades na detecção do adenoma no cenário da reoperação, especialmente quando combinada com a biópsia por aspiração com agulha fina (BAAF) de um adenoma paratireóideo suspeitado.[65,66,68] A imagem ultra-sonográfica pode ser complementada pela cintilografia ou pela ressonância magnética (RM) quando os achados ultra-sonográficos são ambíguos ou o risco operatório é alto.[67,69] Esta abordagem mostrou transformar um procedimento de reoperação sem imagem com uma taxa de sucesso de apenas 62% em um procedimento significativamente mais curto e menos dispendioso, com uma taxa de sucesso próxima de 90%.[65,66]

Um pequeno subgrupo de pacientes nos quais o hiperparatireoidismo recorrente se desenvolve pós-operatoriamente foi submetido a autotransplante prévio de tecido paratireói-

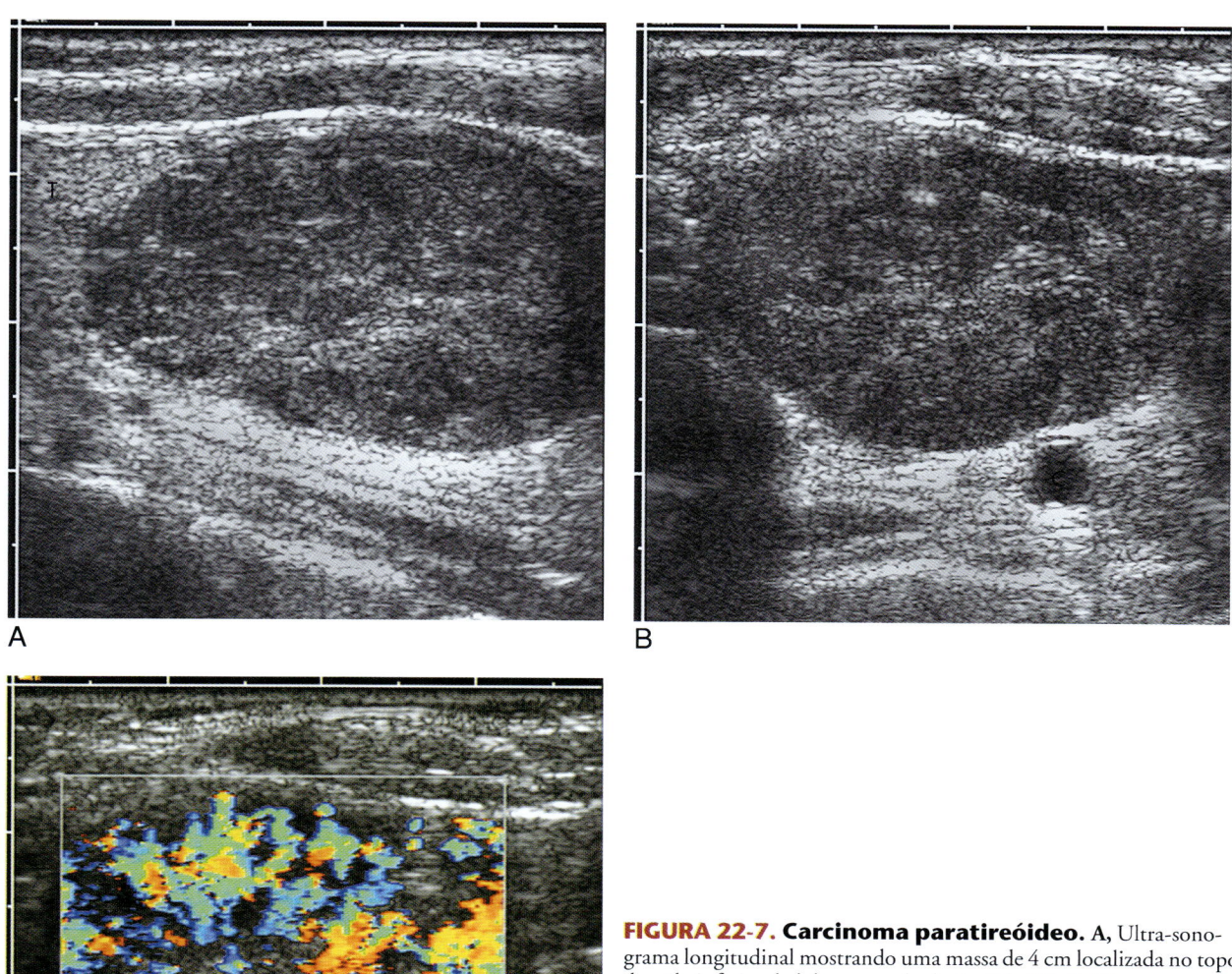

FIGURA 22-7. Carcinoma paratireóideo. A, Ultra-sonograma longitudinal mostrando uma massa de 4 cm localizada no topo do pólo inferior do lobo esquerdo da tireóide (T). **B,** Ultra-sonograma transversal demonstrando o carcinoma anteriormente à artéria carótida comum esquerda. **C,** Ultra-sonograma transversal com Doppler com fluxo colorido demonstrando a proeminente vascularização interna do carcinoma. C, artéria carótida comum.

deo em conjunto com a paratireoidectomia total, usualmente para complicações de insuficiência renal crônica.[70,71] Neste procedimento, a glândula paratireóidea é partida em fragmentos que são inseridos em bolsos intramusculares preparados cirurgicamente no antebraço ou no músculo esternocleidomastóideo. Até 20% a 33% dos pacientes com autotransplante paratireóideo desenvolvem hipercalcemia dependente do enxerto.[71,72] Usualmente estes fragmentos autotransplantados são muito pequenos e similares em textura ao músculo circunjacente para serem adequadamente visualizados ultra-sonograficamente, porém, ocasionalmente, eles podem ser identificados. O hiperparatireoidismo recorrente dependente do enxerto aparece como nódulos ovais, de margens bem delimitadas, de tecido hipoecóico, medindo de 5 a 11 mm — similares em aspecto aos adenomas que se originam no pescoço (Fig. 22-14).[72,73] A despeito do sucessos dos estudos de localização pré-operatória, os fragmentos autotransplantados são, usualmente, prontamente encontrados pelo cirurgião enquanto o paciente é submetido a anestesia local, e uma porção do tecido enxertado pode ser removida para curar a hipercalcemia. Ocasionalmente, para os pacientes que não são candidatos a reoperação, a injeção

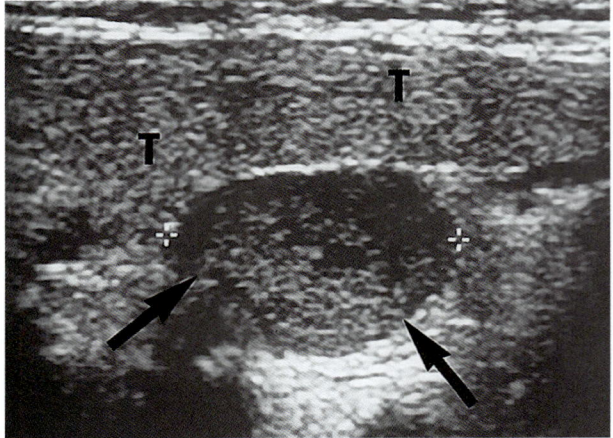

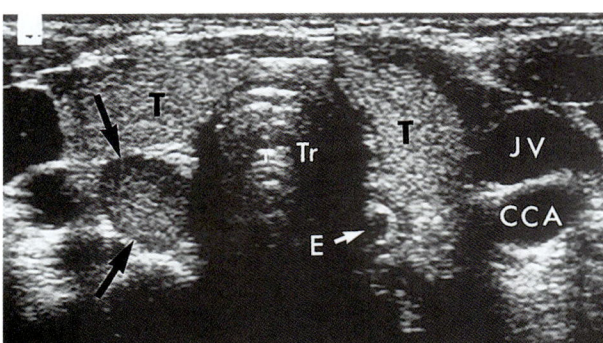

FIGURA 22-8. Adenoma da paratireóide superior.
Ultra-sonogramas longitudinal, **A**, e transversal, **B**, mostrando um adenoma (*setas*) adjacente à face posterior da porção média do lobo direito da tireóide (T). CCA, artéria carótida comum; E, esôfago; JV, veia jugular interna; Tr, traquéia.

Pacientes com hiperparatireoidismo secundário apresentam **múltiplas glândulas aumentadas de volume**. Individualmente, estas glândulas apresentam a mesma aparência ultra-sonográfica que outros adenomas da paratireóide (Fig. 22-6). As glândulas podem apresentar aumentos assimétricos de volume. Embora os exames de imagem não sejam usualmente necessários, a ultra-sonografia pode ser usada na triagem para a avaliação da gravidade da hiperplasia da paratireóide por meio da avaliação do aumento de volume glandular.[78] Os pacientes com glândulas aumentadas ultra-sonograficamente tendem a apresentar piores sintomas, valores laboratoriais e sinais radiológicos de hiperparatireoidismo secundário que os pacientes sem aumento do volume glandular. A ultra-sonografia pode também ser usada para ajudar na localização das glândulas paratireóideas aumentadas de volume antes da ressecção cirúrgica por causa do hiperparatireoidismo secundário.[79] A injeção percutânea de etanol guiada pelo ultra-som (ver a seção sobre "Ablação com Álcool") é também uma opção de tratamento para ablação de glândulas paratireóideas hiperplásicas nos pacientes com hiperparatireoidismo secundário que não são candidatos à cirurgia.

percutânea de etanol guiada pelo ultra-som (ver a seção sobre "Ablação com Álcool) pode ser usada para ablação da doença adenomatosa residual no pescoço ou no local do enxerto.

HIPERPARATIREOIDISMO SECUNDÁRIO

O hiperparatireoidismo secundário é caracteristicamente encontrado nos pacientes com insuficiência renal crônica. Nestes pacientes a hipocalcemia crônica é o resultado de múltiplos fatores complexos, incluindo diminuição da síntese da forma ativa da vitamina D com pouca absorção de cálcio, hiperfosfatemia persistente e resistência esquelética às ações do hormônio paratireóideo. Estes fatores contribuem para a hiperplasia da paratireóide. Se não tratado, o hiperparatireoidismo secundário pode resultar em desmineralização óssea, calcificação de tecidos moles e aceleração da calcificação vascular. O tratamento cirúrgico para o hiperparatireoidismo secundário é incomum por causa do sucesso do tratamento dialítico; entretanto, nos pacientes sintomáticos que são refratários à diálise e ao tratamento clínico, a paratireoidectomia subtotal ou a paratireoidectomia total com autotransplante está indicada.[74-77]

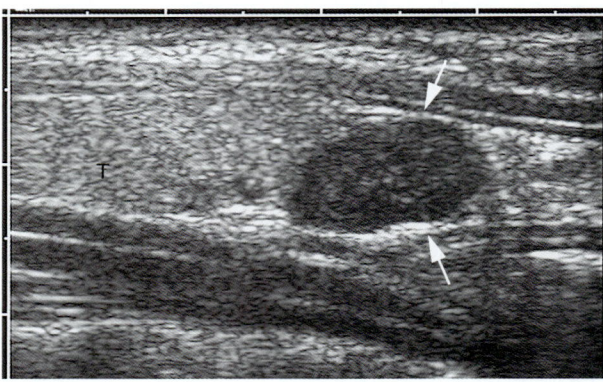

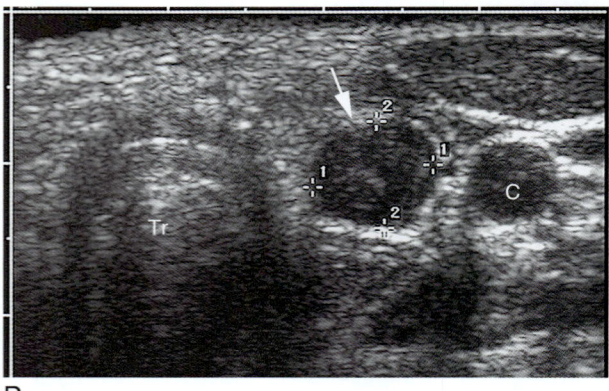

FIGURA 22-9. Adenoma da paratireóide inferior.
Ultra-onogramas longitudinal, **A**, e transversal, **B**, mostrando um adenoma (*setas*) inferiormente ao topo do pólo inferior do lobo esquerdo da tireóide (T). C, artéria carótida comum; Tr, traquéia.

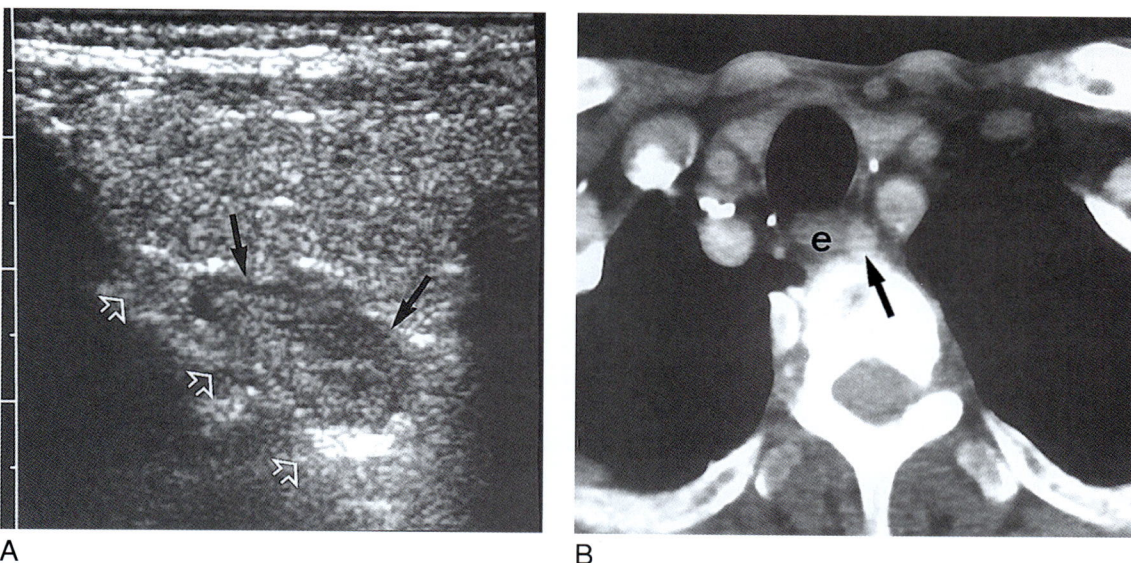

FIGURA 22-10. Adenoma ectópico — goteira traqueoesofágica. A, Ultra-sonograma parassagital angulado mostrando um adenoma ectópico da paratireóide superior de 2 cm (*setas*) profundamente situado na parte inferior do pescoço/mediastino superior, adjacente à coluna cervical (*pontas de setas abertas*). **B**, TC da parte inferior do pescoço/mediastino superior mostrando o adenoma ectópico (*seta*) na goteira traqueoesofágica esquerda, adjacente ao esôfago (e).

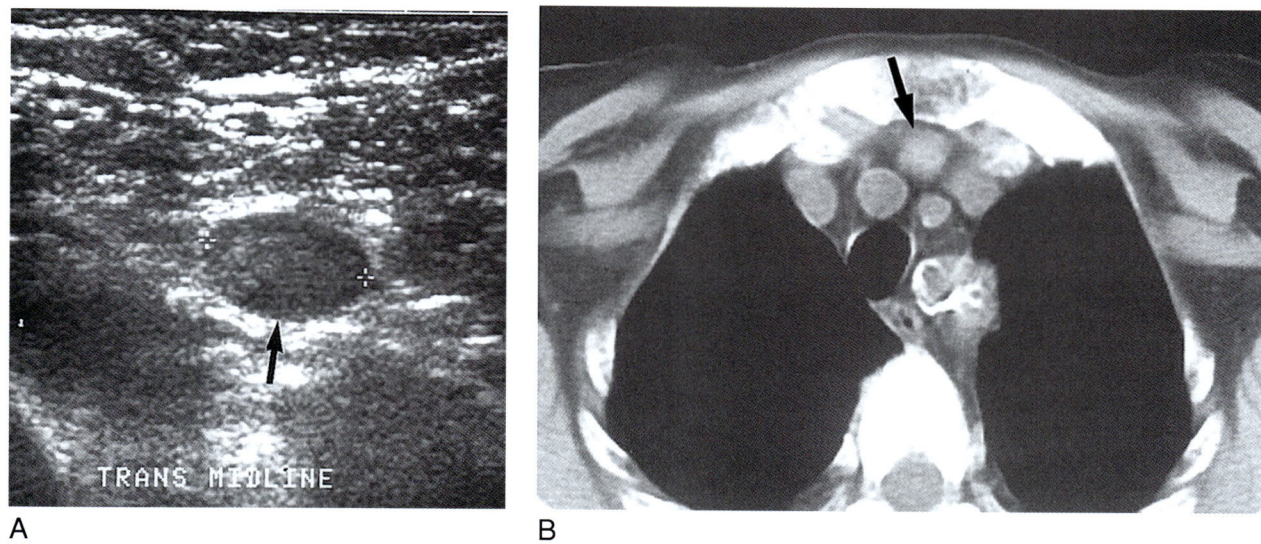

FIGURA 22-11. Adenoma ectópico — mediastino ântero-superior. A, Ultra-sonograma transversal angulado caudalmente às clavículas, mostrando um adenoma ectópico oval inferior (*seta*) de 1 cm da paratireóide nos tecidos moles do mediastino ântero-superior. **B**, TC do mediastino superior mostrando o adenoma ectópico (*seta*) no mediastino ânteror-superior, profundo em relação ao manúbrio e adjacente aos grandes vasos.

ARMADILHAS NA INTERPRETAÇÃO

Exame Falso-Positivo

Estruturas cervicais normais e patológicas, tais como linfonodos, pequenas veias adjacentes à tireóide, o esôfago, os músculos longos do pescoço e os nódulos tireóideos, podem simular adenomas da paratireóide, produzindo resultados falsos-positivos durante a ultra-sonografia do pescoço (quadro).

ADENOMA DA PARATIREÓIDE: CAUSAS DE EXAME FALSO-POSITIVO

Linfonodo cervical
Vaso sangüíneo proeminente
Esôfago
Músculo longo do pescoço
Nódulo tireóideo

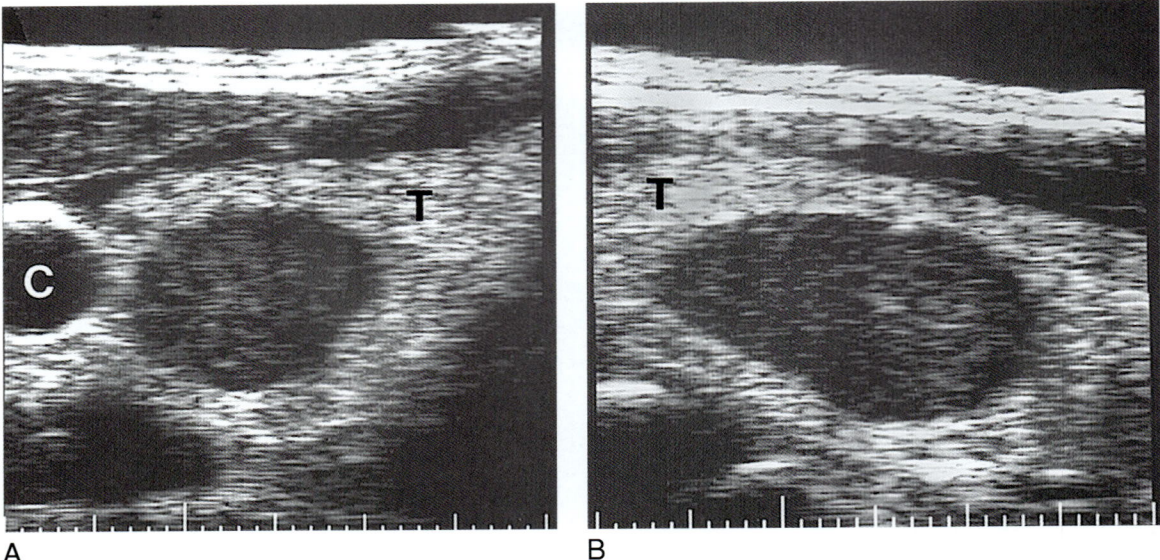

FIGURA 22-12. Adenoma ectópico — intratireóideo. Ultra-sonogramas transversal, **A**, e longitudinal, **B**, da parte direita do pescoço mostrando um adenoma paratireóideo intratireóideo hipoecóico, completamente circundado pelo tecido tireóideo. Este adenoma oculto não era palpável à ocasião de duas cirurgias cervicais malsucedidas. C, artéria carótida comum; T, tireóide.

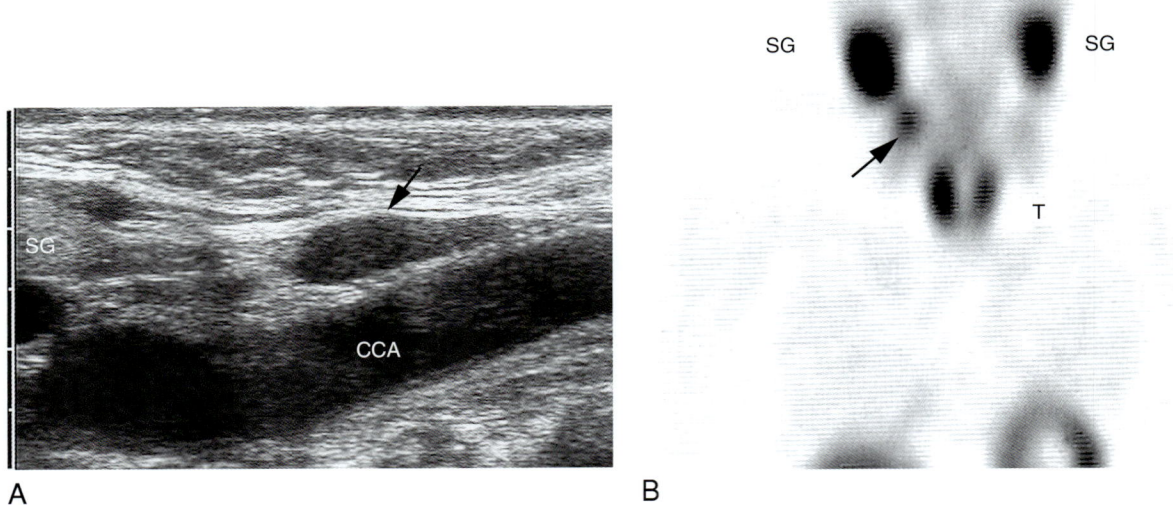

FIGURA 22-13. Adenoma ectópico — bainha carotídea. A, Ultra-sonograma longitudinal do lado direito do pescoço mostrando um adenoma paratireóideo ectópico (*seta*) anteriormente à artéria carótida comum (CCA). *SG*, glândula salivar. **B,** Cintilografia usando tecnécio-99m sestamibi e imagem coronal da SPECT mostrando uma área de atividade aumentada na parte lateral direita do pescoço (*seta*), que corresponde ao adenoma ectópico. SG, glândula salivar; T, tireóide.

Uma causa comum de um estudo ultra-sonográfico falso-positivo é confundir **linfonodos cervicais** com um adenoma da paratireóide.[36] Ultra-sonograficamente, os linfonodos cervicais visíveis se situam em geral lateralmente ao pescoço, adjacentes à veia jugular e distantes da tireóide. Entretanto, os linfonodos podem ocasionalmente ser encontrados próximos ao pólo inferior da tireóide, simulando um adenoma paratireóideo ectópico. Linfonodos são comumente encontrados adjacentes à artéria carótida, e estes podem simular uma glândula ou adenoma ectópico localizado na bainha da carótida. Linfonodos cervicais aumentados podem ter um aspecto oval hipoecóico, como o dos adenomas paratireóideos, porém apresentam também freqüentemente uma faixa ecogênica central ou hilo composto por gordura, vasos e tecido fibroso, que é uma característica que os distinguem dos adenomas da paratireóide.[80] A

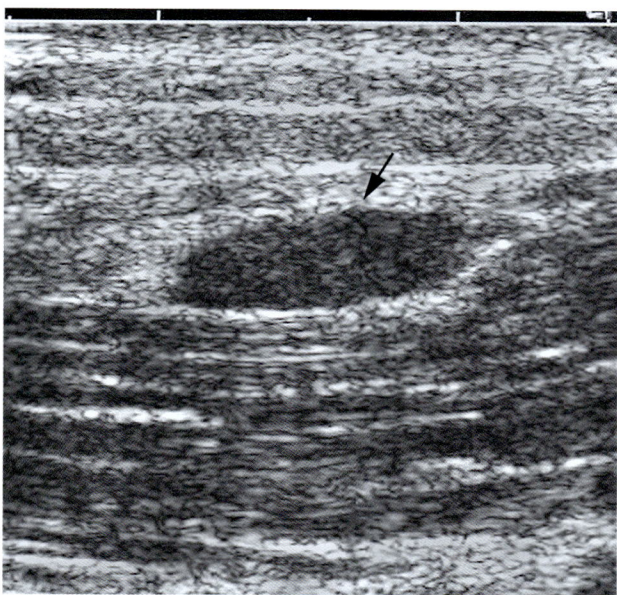

FIGURA 22-14. Hiperparatireoidismo dependente de enxerto. Ultra-sonograma longitudinal do antebraço esquerdo mostrando um nódulo hipoecóico oval de 2 cm (*seta*) causado pela hiperplasia de tecido paratireóideo autotransplantado.

maioria dos linfonodos é negativa na cintilografia sestamibi. A despeito disso, uma BAAF pode ser necessária para distinguir um adenoma potencial da paratireóide de um linfonodo anormal, particularmente no contexto clínico da reoperação. Foram descritos pelo menos dois casos de linfonodos aumentados que continham **granulomas sarcóides** causando hipercalcemia e exames cintilográfico e ultra-sonográfico falsos-positivos.[81]

Muitas **pequenas veias** se situam imediatamente adjacentes às faces posterior e lateral de ambos os lobos da tireóide, e quando uma é tortuosa ou com dilatação segmentar, pode simular um pequeno adenoma da paratireóide. Manobras de escaneamento que ajudam a estabelecer se a estrutura em questão é uma veia e não um adenoma, incluem o uso dos seguintes: (1) imagem em tempo real em múltiplos planos para mostrar a natureza tubular da veia; (2) uma manobra de Valsalva pelo paciente, que pode causar um ingurgitamento transitório da veia; e (3) exame de imagem com Doppler espectral ou colorido para mostrar o fluxo no interior da veia.

O **esôfago** pode fazer uma protrusão parcial por trás da face póstero-lateral da traquéia e simular um grande adenoma da paratireóide (Fig. 22-8B).[82] Girar a cabeça do paciente para o lado oposto vai acentuar a protrusão. Uma inspeção cuidadosa desta estrutura no plano transversal vai mostrar que ela tem o aspecto típico de anel concêntrico do intestino, com uma camada muscular hipoecóica periférica e o aspecto central ecogênico da mucosa e do conteúdo intraluminal. Usar um plano longitudinal de varredura ajuda a demonstrar a natureza tubular desta estrutura. A imagem em tempo real enquanto o paciente deglute vai causar uma corrente de muco ecogênico brilhante e de microbolhas, fluindo pela luz, o que confirma que a estrutura é o esôfago.

O **músculo longo do pescoço** se situa adjacente à face ântero-lateral da coluna cervical. Se visualizado no plano transversal, ele aparece como uma massa triangular hipoecóica que pode simular um grande adenoma da paratireóide localizado posteriormente à glândula tireóide. Entretanto, a varredura no plano longitudinal mostrará que esta estrutura é longa e plana e contém estriações ecogênicas longitudinais típicas de um músculo esquelético. A imagem em tempo real enquanto o paciente deglute pode ser útil porque a deglutição vai provocar a movimentação da glândula tireóide e das estruturas peritireóideas, tal como um adenoma da paratireóide, porém o músculo longo do pescoço, que está aderido à coluna, vai se manter estacionário. Finalmente, a comparação com o lado oposto do pescoço demonstrará achados simétricos similares porque os músculos longos do pescoço são estruturas pareadas localizadas em ambos os lados da coluna cervical.

Os **nódulos tireóideos** são também causas potenciais de ultra-som e cintilografia falsos-positivos.[83,84] Os nódulos da tireóide podem ser visualizados em até 40% dos pacientes que se submetem a um exame ultra-sonográfico do pescoço para doença paratireóidea.[85] Se um nódulo da tireóide fizer protrusão na parte posterior da tireóide, pode simular uma massa na localização de um adenoma da paratireóide. Um sinal que pode ser útil nesta situação é uma fina linha ecogênica que separa o adenoma da paratireóide (que usualmente se origina fora da glândula tireóide) da própria glândula tireóide. Os nódulos tireóideos, que se originam no interior da glândula tireóide, não mostram este plano tecidual de separação.[86] Morfologicamente, os nódulos da tireóide, ao contrário dos adenomas da paratireóide, são com freqüência parcialmente císticos e alguns são calcificados. Também, os nódulos tireóideos são freqüentemente de ecogenicidade heterogênea mista, enquanto os adenomas da paratireóide apresentam uma ecogenicidade hipoecóica homogênea (Fig. 22-15).[12] Quando um adenoma da paratireóide não pode ser distinguido de um nódulo da tireóide por critérios de imagem, a biópsia percutânea guiada pelo ultra-som pode ser necessária.

Exame Falso-Negativo

As três situações mais importantes em que os exames mostram resultados falsos-negativos são os adenomas com aumentos mínimos de volume, os adenomas deslocados posteriormente e obscurecidos por um bócio da tireóide marcantemente volumoso e os adenomas ectópicos (quadro).

Os **adenomas com aumentos mínimos de volume** são uma causa comum de erro porque estas pequenas massas podem ser difíceis de distinguir da tireóide e dos tecidos moles adjacentes. Os **bócios multinodulares da tireóide** interferem com a detecção do adenoma da paratireóide de duas maneiras. Primeira, o aumento de volume da glândula tireóide desloca as estruturas localizadas adjacentes à parte posterior da tireóide para longe do transdutor. Isto pode

> **ADENOMA DA PARATIREÓIDE: CAUSAS DE EXAME FALSO-NEGATIVO**
>
> Adenoma com aumento mínimo de volume
> Bócio multinodular da tireóide
> Adenoma ectópico da paratireóide

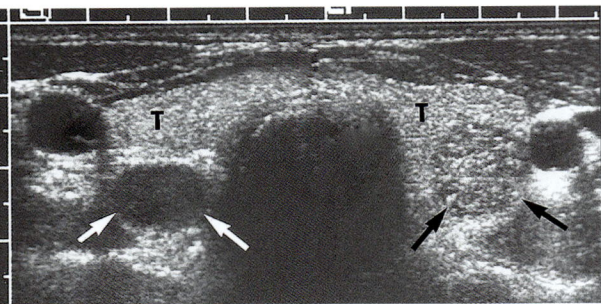

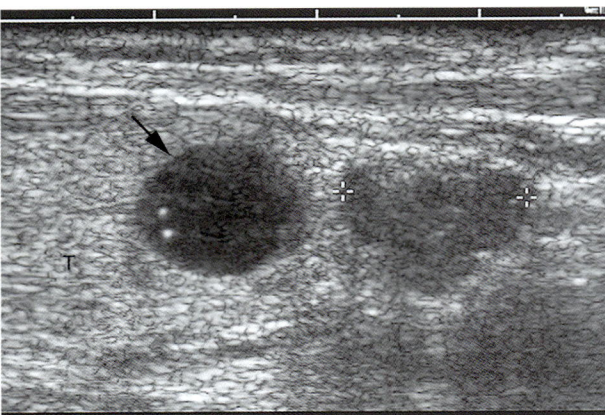

FIGURA 22-15. Nódulos tireóideos que podem simular um adenoma de paratireóide. A, Corte transversal do pescoço mostrando um nódulo tireóideo heterogêneo de 1,5 cm (*setas pretas*) originando-se na face posterior do lobo esquerdo da tireóide (T). Isto poderia ser um adenoma da paratireóide. Compare esta massa com o adenoma paratireóideo hipoecóico homogêneo verdadeiro de 1 cm (*setas brancas*) originando-se nos tecidos moles posteriormente ao lobo direito da tireóide. **B,** Ultra-sonograma longitudinal mostrando um adenoma paratireóideo hipoecóico (*cursores*) na ponta inferior do lobo esquerdo da tireóide. Um cisto colóide intratireóideo adjacente (*seta*) está também presente no pólo inferior da tireóide (T). (**A**, reproduzida com permissão de Hopkins CR, Reading CC: Thyroid and parathyroid imaging. Semin Ultrasound CT MR 1995; 16:279-295.)

fazer necessário o uso de transdutores de 5 MHz em vez dos transdutores com maiores freqüências, para obter a penetração necessária, o que diminui a resolução espacial. Segunda, os bócios tireóideos apresentam um contorno multinodular e uma ecotextura irregular, que prejudicam a detecção do aumento de volume da glândula paratireóidea adjacente. Alguns **adenomas ectópicos**, tais como os adenomas retrotraqueais ou os adenomas localizados profundamente no mediastino, serão inacessíveis e invisíveis devido ao sombreamento acústico do ar e do osso sobrejacentes.

ACURÁCIA

Ultra-sonografia

A obtenção da imagem ultra-sonográfica oferece um meio econômico e não-invasivo para se localizar os adenomas da paratireóide no contexto pré-operatório do hiperparatireoidismo primário. Entretanto, o sucesso da imagem ultra-sonográfica da paratireóide depende muito da experiência do operador e do uso da tecnologia de alta resolução mais recente. A sensibilidade da localização ultra-sonográfica do adenoma da paratireóide no hiperparatireoidismo primário varia conforme a instituição, porém a maioria dos relatos registra faixas entre 70% e 90%.[36,67,86-104] O valor preditivo positivo e a especificidade do ultra-som na detecção da doença adenomatosa foram relatados como sendo entre 88% e 100%. A sensibilidade melhora com o uso da ultra-sonografia com resoluções mais altas e nas mãos de um examinador experiente. Entretanto, a sensibilidade do ultra-som para detectar os adenomas ectópicos mediastinais é muito mais baixa como se pode predizer, e a acurácia diminui na presença de tireóide multinodular concomitante. Como descrito em detalhes mais adiante (ver a seção sobre "Biópsia Percutânea"), uma BAAF é um adjunto valioso para o exame ultra-sonográfico e pode ser usada para melhorar a acurácia, especificidade e sensibilidade do exame. Para uma suspeita de massa adenomatosa, amostras do aspirado devem ser enviadas para análise citológica, bem como para ensaio do PTH.[65,67,105-109]

No hiperparatireoidismo persistente ou recorrente, a sensibilidade da ultra-sonografia na localização do adenoma foi relatada como estando entre 36% e 75%.[65,67,69,110-114] O ultra-som em conjunto com a BAAF e com o ensaio do PTH pode levar a uma especificidade que se aproxima dos 100% e a sensibilidade e acurácia de 90% e 82%, respectivamente.[65,114] É importante compreender que na maioria das grandes séries de pacientes submetidos a reoperação pelo hiperparatireoidismo, 70% a 80% dos adenomas da paratireóide são encontrados no pescoço ou são acessíveis através de uma incisão cervical.[60,62,63] Portanto, um exame ultra-sonográfico criterioso do pescoço é importante nestes pacientes candidatos à reoperação. Se o adenoma não for visível ultra-sonograficamente, deve ser considerada uma localização ectópica mediastinal.[67,114,115]

Outras Modalidades de Imagem

Os outros métodos que têm sido comumente usados para a localização do adenoma da paratireóide são a RM[116-119] e a cintilografia usando tecnécio-99m sestamibi.[84,101,120-126] A cintilografia com tecnésio-99m sestamibi combinada com a SPECT tem sensibilidades de 75% a 90%, similares à do ultra-som.[68,84,96,127,128] A cintilografia, como o ultra-som, parece ser menos acurada no contexto da doença paratireóidea multiglandular e na presença de doença tireóidea multinodular. Os métodos menos comumente usados incluem a tomografia computadorizada (TC), angiografia e amostras venosas.[129-134] Os estudos iniciais para avaliar tanto o ultra-som transesofágico[135] quanto a tomografia com emissão de pósitrons[136,137] demonstram sucesso em alguns pacientes. Nos pacientes considerados para a repetição da cirurgia, a cintilografia sestamibi ou a RM pode ser útil se a ultra-sonografia for negativa, particularmente na avaliação da porção do mediastino e das áreas retrotraqueais que não são bem visualizadas pela ultra-sonografia. A angiografia e as amostras venosas são modalidades de imagem mais invasivas, dispendiosas e com maiores exigências técnicas que as modalidades de imagem anteriormente mencionadas e são usadas em poucos centros. Estudos avaliando as sensibilidades combinadas de múltiplos exames de imagem pré-operatórios descrevem uma melhor acurácia geral quando comparadas com a avaliação de uma modalidade única.[91,128] Recentemente, vários autores relataram que a formação combinada da imagem com o ultra-som e com a cintilografia sestamibi aumenta a sensibilidade para o diagnóstico pré-operatório da doença paratireóidea (Fig. 22-16).[101,127,128,138] Quando múltiplos estudos são usados, o ultra-som é uma boa escolha como exame de imagem inicial para a análise pré-operatória por causa de sua não-invasividade, baixo custo e sensibilidade e acurácia competitivas.

Discussão: Fazer ou Não o Exame de Imagem no Hiperparatireoidismo Primário

As indicações para o imageamento pré-operatório das glândulas paratireóideas nos pacientes com hiperparatireoidismo primário variam conforme a instituição e com a preferência do cirurgião. Em alguns centros médicos onde um cirurgião experiente está disponível, os exames pré-operatórios de imagem da paratireóide de rotina não são realizados.[139] Isto ocorre porque a normocalcemia é restaurada pós-operatoriamente em 95% a 98% dos pacientes e porque a morbidade é rara quando a paratireoidectomia é realizada por um cirurgião experiente.[66,140,141] Exceto nos casos de difícil diagnóstico ou no paciente de alto risco, é improvável que o imageamento pré-operatório no hiperparatireoidismo primário seja custo-eficaz o bastante para melhorar significativamente a alta taxa relatada de sucesso cirúrgico quando a dissecção cervical bilateral padrão é realizada.[139,140]

Entretanto, há agora um suporte de muitos investigadores para o imageamento pré-operatório no hiperparatireoidismo primário. A **exploração cervical unilateral** e, mais recentemente, as **técnicas cirúrgicas minimamente invasivas** foram descritas e estão se tornando cada vez mais populares para a primeira cirurgia no hiperparatireoidismo primário.[56,115,142-148] Nestas últimas, o cirurgião remove seletivamente a glândula anormal ou o adenoma através de uma pequena incisão (2 cm) no pescoço, melhorando potencialmente, desta forma, o resultado cosmético, reduzindo os ris-

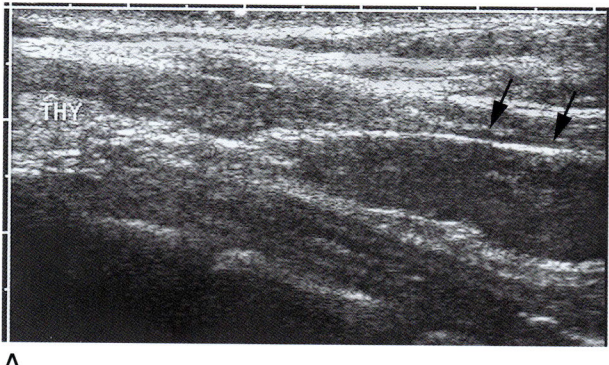

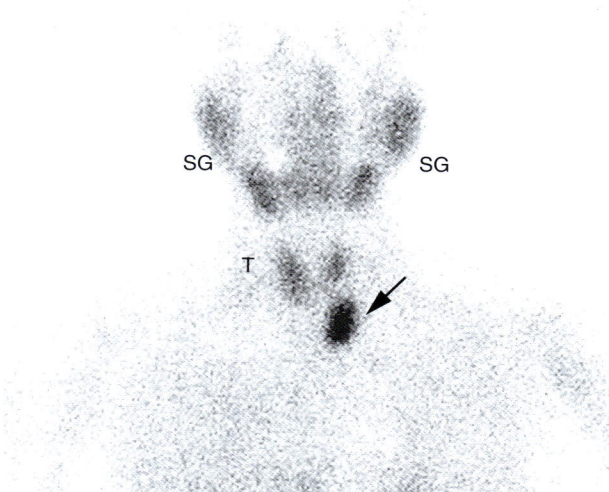

FIGURA 22-16 Correlação entre as imagens ultra-sonográfica e cintilográfica de um adenoma da paratireóide. **A**, Ultra-sonograma longitudinal mostrando um adenoma hipoecóico de 3 cm (*setas*) localizado na ponta inferior do pólo inferior do lobo esquerdo da tireóide (THY). **B**, Imagem planar obtida com tecnécio-99m sestamibi, mostrando aumento da atividade focal na parte inferior do pescoço à esquerda, correspondendo ao adenoma (*seta*), bem abaixo do nível da tireóide (T) e das glândulas salivares (SG).

cos de complicação e diminuindo o tempo de cirurgia e de permanência no hospital — tudo isto sem sacrificar a eficácia operatória (Fig. 22-17). Mais que isso, a fibrose pós-cirúrgica fica limitada a uma menor área, facilitando assim qualquer repetição de cirurgia necessária no futuro. A instituição bem-sucedida destas técnicas minimamente invasivas está baseada em duas coisas. Primeira, a disponibilidade da **monitorização intra-operatória** rápida (10 a 15 minutos) **do hormônio paratireóideo (PTHIO)**, e, segunda, a disponibilidade de **técnicas pré-operatórias acuradas de obtenção de imagem** que permitam uma abordagem cirúrgica focalizada.

Os investigadores estão de acordo que, em pacientes selecionados para primeira cirurgia, as técnicas cirúrgicas focais com imagem guiada pré-operatória apresentam taxa de cura

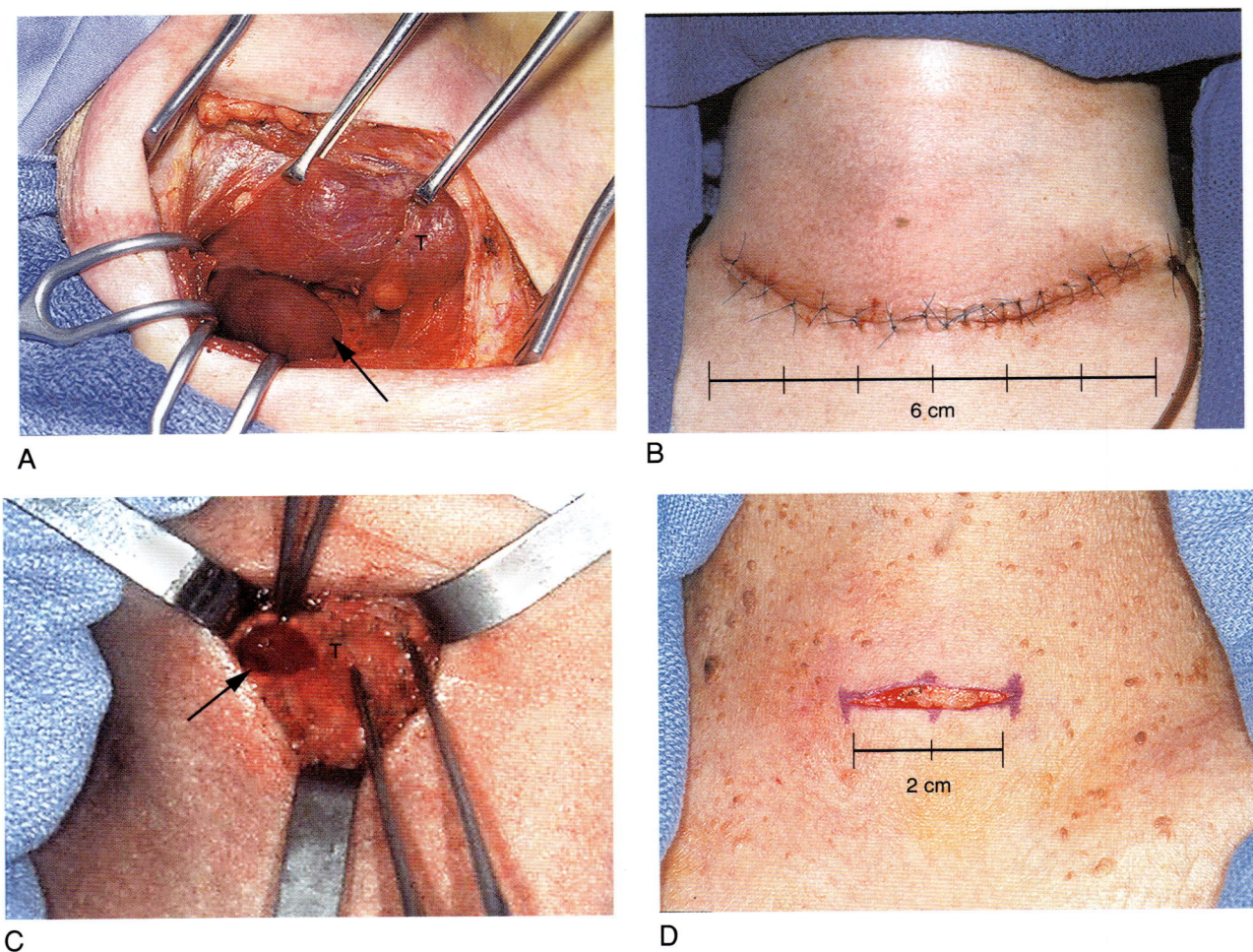

FIGURA 22-17. Comparação entre procedimentos operatórios para a remoção do adenoma da paratireóide. A, Fotografia intra-operatória durante a dissecção convencional do pescoço para a paratireoidectomia. A glândula tireóide (T) está retraída e um adenoma da paratireóide (*seta*) está exposto. **B,** A incisão correspondente em "colar" de 6 cm, com um dreno cirúrgico. **C,** Fotografia intra-operatória durante uma cirurgia minimamente invasiva usando uma incisão menor. O adenoma da paratireóide (*seta*) está exposto adjacente à tireóide (T). **D,** A incisão correspondente mede aproximadamente 2 cm. (Fotografias são cortesia de Geoffrey B. Thompson, MD; Mayo Clinic, Rochester, Minnesota.)

comparável à da dissecção cervical bilateral convencional.[115,142-148] Uma taxa mais elevada de hipercalcemia persistente é potencialmente possível com a paratireoidectomia unilateral, se as imagens pré-operatórias não identificarem um segundo adenoma contralateral. Entretanto, adenomas duplos e triplos apresentam uma incidência muito menor que 5%, com alguns estudos registrando incidências de menos de 1%.[16,115] Muitos investigadores promovem o uso de modalidade dupla de obtenção de imagens (p. ex., ultrasom e cintilografia sestamibi ou ultra-som e TC) para aumentar a previsibilidade pré-operatória de doença unilateral e ajudar na exclusão de doença multiglandular.[145,147-150] Além disso, o uso da monitorização do PTHIO permite que o cirurgião avalie rapidamente o sucesso de uma abordagem unilateral. Se os níveis intra-operatórios do PTH não caem apropriadamente, deve-se suspeitar de doença multiglandular e o procedimento deve ser convertido para uma dissecção bilateral.

Os proponentes do imageamento pré-operatório no hiperparatireoidismo primário também observam que alguns adenomas são encontrados inferiormente no mediastino e que a abordagem cirúrgica inicial deve ser modificada ou otimizada se a imagem mostrar doença paratireóidea próxima do timo.[56] A localização pré-operatória acurada diminui a morbidade cirúrgica nos pacientes de alto risco, incluindo aqueles com doença cardíaca ou pulmonar grave.[151-154] A ultra-sonografia pode encurtar a avaliação necessária antes de uma cirurgia de urgência em um paciente com crise hipercalcêmica que ameace sua vida.[154]

No hiperparatireoidismo persistente ou recorrente, os estudos de localização estão claramente indicados e devem ser usados com liberalidade por causa das taxas menores de sucesso cirúrgico e da maior morbidade das reoperações. Os estudos de localização pré-operatória no hiperparatireoidismo recorrente contribuem tanto para o sucesso quanto para a rapidez da repetição da cirurgia. Em duas séries distintas de 157 e 124 pacientes submetidos a reexploração por hiperparatireoidismo persistente ou recorrente, a taxa de cura cirúrgica foi de 88% a 89%, e pensa-se que os estudos de localização prospectiva contribuíram para esta alta taxa de sucesso.[65,66] Quando o adenoma foi localizado pré-operatoriamente, o tempo de cirurgia foi menor. Como a maioria dos adenomas de paratireóide persistentes e recorrentes é acessível no pescoço ou no mediastino superior através de uma incisão cervical em vez de uma esternotomia, a ultra-sonografia e a cintilografia sestamibi podem ser os procedimentos de localização de escolha no contexto do hiperparatireoidismo recorrente ou persistente.[65,112,124,155]

ULTRA-SONOGRAFIA INTRA-OPERATÓRIA

A ultra-sonografia intra-operatória pode ocasionalmente ser um adjunto útil na detecção cirúrgica dos adenomas da paratireóide, particularmente no contexto da reoperação.[156,157] O escaneamento intra-operatório pode ser realizado com um transdutor convencional de alta freqüência (7,5 a 15 MHz) envolvido em uma bainha de plástico estéril ou com um transdutor específico intra-operatório esterilizado. A ultra-sonografia intra-operatória parece ser mais adequada para a localização das glândulas paratireóidea inferior e intratireóidea anormais. As glândulas superiores anormais são mais difíceis de detectar.[157] Se a ultra-sonografia intra-operatória detecta uma glândula paratireóidea anormal, o tempo de cirurgia pode ser encurtado. Na maioria dos estudos, entretanto, a ultra-sonografia intra-operatória não afetou o resultado da cirurgia.

BIÓPSIA PERCUTÂNEA

A BAAF percutânea guiada ultra-sonograficamente está sendo usada com freqüência cada vez maior para a confirmação pré-operatória da suspeita de glândulas paratireóideas anormais, particularmente no paciente que é um candidato para reoperação.[65,105-108,158-164] Esta técnica pode diminuir a taxa de falsos-positivos e aumentar a especificidade da ultra-sonografia, permitindo uma diferenciação confiável dos adenomas da paratireóide de outras estruturas patológicas, tais como nódulos da tireóide e linfonodos cervicais. Além de seu valor para o cirurgião, uma biópsia positiva pode trazer segurança para um paciente relutante quanto à reoperação. A BAAF é também geralmente obtida para a confirmação diagnóstica antes da ablação com etanol injetado percutaneamente em uma glândula com suspeita de ser anormal.

Se o adenoma paratireóideo suspeitado estiver em uma localização profunda na glândula tireóide, a principal consideração diagnóstica diferencial é um linfonodo. A biópsia percutânea é realizada usando-se uma agulha de pequeno calibre, não-cortante, assim como uma agulha de injeção convencional de calibre 25, para se obter um aspirado que mostre tanto células paratireóides quanto linfócitos (Fig. 22-18).[161] O aspirado também deve ser analisado em relação ao seu conteúdo de hormônio paratireóideo.[109,165] Uma concentração claramente detectável de PTH no aspirado, mesmo que não exceda o nível sérico, indica a presença de tecido paratireóideo. Três a quatro aspirados podem ser diluídos com 1 ml de soro fisiológico. Se o adenoma paratireóideo suspeitado se localizar adjacente à glândula tireóide, uma amostra maior (amostra histológica em vez de citológica) pode ser necessária para diferenciar o tecido paratireóideo do tecido tireóideo.[162] Uma amostra histológica pode ser obtida com uma agulha cortante de pequeno calibre (20 a 25). Há poucas complicações relatadas sobre a BAAF dos adenomas paratireóideos suspeitados. Entretanto, há pelo menos um relato de um hematoma sério pós-procedimento que necessitou de cirurgia de urgência.[166]

A acurácia da biópsia percutânea na diferenciação da glândula paratireóidea das outras estruturas foi de 87% em uma série de 52 casos.[159] As falhas na biópsia deveram-se à recuperação inadequada de tecido paratireóideo. A adição dos ensaios de PTH na análise do aspirado reduz o número de resultados citológicos falsos-positivos, aumentando potencialmente, desta forma, a especificidade geral do procedimento. Embora uma consideração teórica, a paratimose (implantação de tecido paratireóideo hiperfuncionante no pescoço ou no mediastino resultando em hipercalcemia) não parece ser uma complicação da BAAF.[167]

ABLAÇÃO COM ÁLCOOL

A ultra-sonografia tem sido usada para guiar a injeção percutânea de etanol em glândulas paratireóideas anormalmente aumentadas de volume para ablação química.[165,166,168-178] A ablação com álcool é mais comumente usada nos pacientes

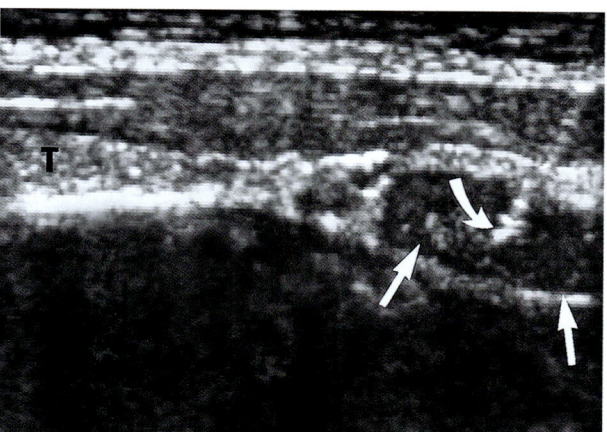

FIGURA 22-18. Biópsia percutânea com agulha de um adenoma da paratireóide. Ultra-sonograma longitudinal mostrando um adenoma paratireóideo hipoecóico oval de 1,5 cm (*setas retas*) na parte inferior do pescoço de um paciente com hiperparatireoidismo recorrente. A biópsia com agulha (*seta curva*) obteve células paratireóideas e um aspirado foi positivo para PTH, confirmando que esta massa era um adenoma paratireóideo. T, tireóide.

já operados com hiperparatireoidismo recorrente ou persistente que apresentam adenoma paratireóideo comprovado pela biópsia, visível ultra-sonograficamente, porém que são maus candidatos para cirurgia.[165,177,179] Alguns pacientes em diálise com hiperparatireoidismo secundário, ou pacientes com uma história de doença multiglandular com hiperparatireoidismo recorrente depois de uma cirurgia subtotal prévia que é resistente ao tratamento com calcitriol, podem também ser candidatos.[165,171,178,180-183] A ablação subtotal com álcool é também ocasionalmente utilizada nos pacientes com auto-enxertos com hiperparatireoidismo recorrente dependente do enxerto (Fig. 22-19). A hiperplasia adenomatosa com glândulas funcionando autonomamente (hiperparatireoidismo terciário) também foi tratada com inje-

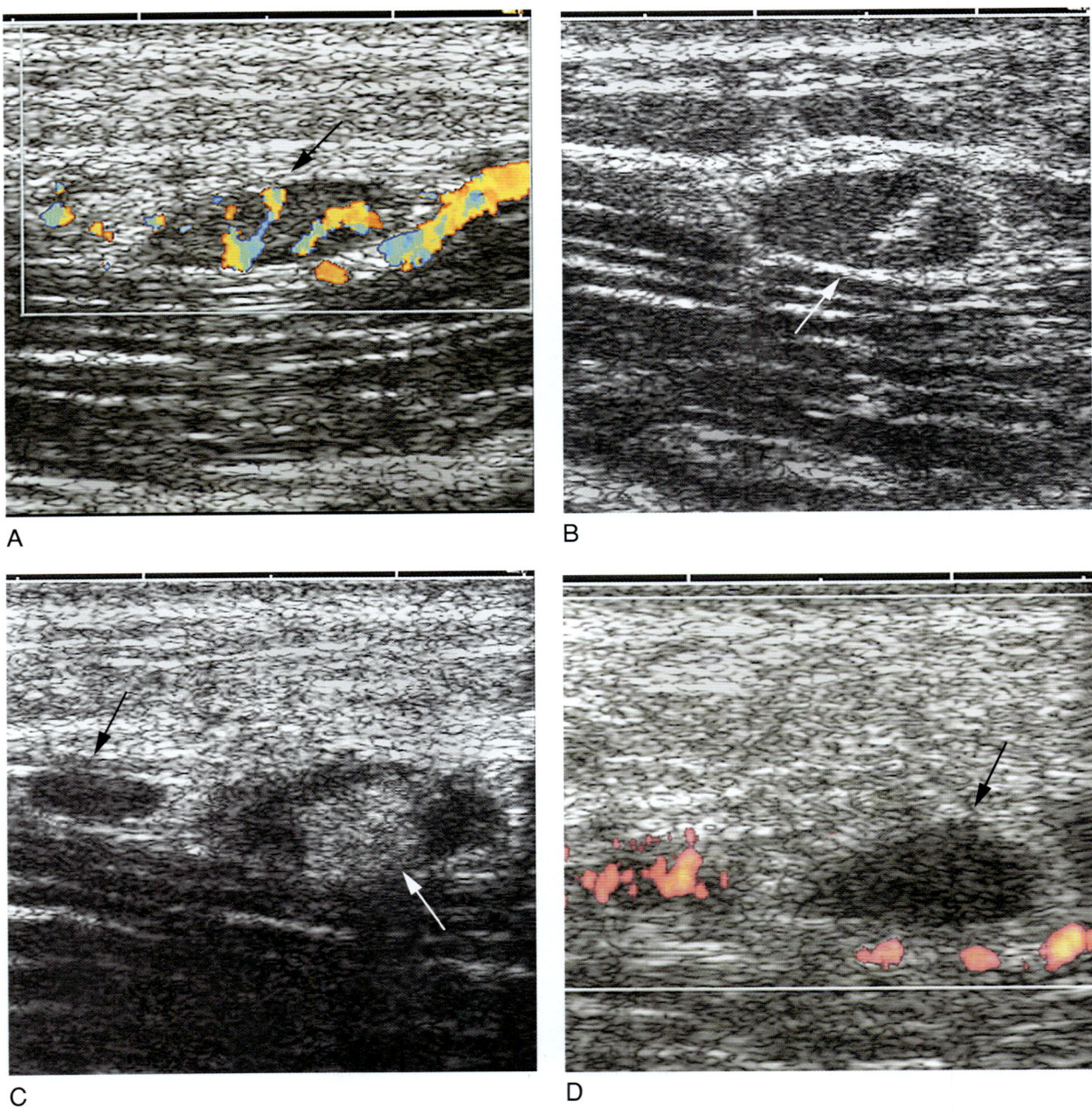

FIGURA 22-19. Ablação com álcool de tecido paratireóideo autotransplantado hiperplásico. A, Ultra-sonograma com Doppler com fluxo colorido dos tecidos superficiais do antebraço mostrando um nódulo predominantemente vascularizado que representa tecido paratireóideo hiperfuncionante (*seta*) em um paciente com hiperpatireoidismo recorrente dependente de enxerto. **B,** A ponta de uma agulha (*seta*) guiada pela ultra-ssonografia, é colocada no interior do nódulo e **C**, injeta-se álcool em algumas partes do adenoma, o que faz com que os tecidos adjacentes à ponta da agulha se tornem, transitoriamente, brilhantemente ecogênicos (*seta branca*). Um pequeno nódulo adjacente de tecido paratireóideo (*seta preta*) não foi injetado para manter a função básica do enxerto. **D,** Depois da ablação com álcool, o ultra-sonograma com Doppler colorido mostra uma vascularização residual mínima no nódulo injetado (*seta*).

ção de álcool guiada pelo ultra-som para reduzir a massa glandular, porém com resultados imprevisíveis.[184,185]

A ablação com álcool geralmente é realizada com anestesia local, usualmente depois que uma biópsia percutânea confirmou a presença de tecido paratireóideo ou o conteúdo de PTH no tecido. Uma pequena agulha (calibres 22 a 25) é inserida em múltiplas regiões da massa, e etanol a 95% é injetado em um volume igual a aproximadamente metade do volume da massa. Com visualização em tempo real, o tecido se torna altamente ecogênico no momento da injeção. Esta ecogenicidade desaparece lentamente em um período de aproximadamente um minuto. Há também uma marcante diminuição na vascularização de um adenoma da paratireóide depois da injeção de álcool, presumidamente secundária à trombose ou à oclusão dos vasos paratireóideos (Fig. 22-19). As injeções são repetidas todo dia ou em dias alternados até que o nível sérico de cálcio alcance valores na faixa da normalidade. Em alguns casos, são necessárias de três a cinco injeções. Todos os pacientes submetidos à ablação da paratireóide com álcool precisam de acompanhamento a longo prazo dos níveis séricos de cálcio para se detectar hipoparatireoidismo subseqüente ou, mais comumente, hiperparatireoidismo recorrente.

Os resultados da injeção de álcool como tratamento para o hiperparatireoidismo mantêm-se promissores, embora mistos. Certamente, a eficácia a longo prazo da ablação com o álcool não se aproxima daquela da cirurgia para os pacientes que apresentam hiperparatireoidismo primário.[165,166,176,177] Além disso, a fibrose periglandular pós-ablação torna freqüentemente a cirurgia e a ablação futuras procedimentos muito mais difíceis. Em uma série de 36 pacientes com hiperparatireoidismo primário, 89% dos pacientes apresentaram uma melhora bioquímica parcial ou completa, enquanto 33% mantiveram-se completamente eucalcêmicos por uma mediana de período de acompanhamento de 16 meses.[165] Em outra série de 27 pacientes com hiperparatireoidismo primário, mais de 90% dos pacientes apresentaram pelo menos uma resposta bioquímica parcial ao tratamento, enquanto 56% apresentaram uma normalização completa nos primeiros três meses.[166] Em uma série de 46 pacientes em diálise crônica com hiperparatireoidismo secundário recalcitrante, 80% alcançaram uma manutenção bem-sucedida da função paratireóidea em uma faixa-alvo ajudada pela ablação com álcool da hiperplasia glandular e 100% evitaram cirurgia.[178]

Alguns tratamentos falham porque a glândula não sofre ablação completa e sobra tecido paratireóideo hiperfuncionante. Outros tratamentos falham porque simplesmente a glândula correta não é localizada e injetada. Isto pode ser evitado usualmente com uma BAAF pré-procedimento da glândula suspeitada. Mesmo com a BAAF antes do procedimento confirmando doença paratireóidea, a doença multiglandular oculta mantém-se como uma possibilidade. Neste contexto, os resultados da ablação com álcool são previsivelmente menos eficazes que quando um só local é tratado.

Os efeitos adversos relatados da ablação com etanol dos adenomas paratireóideos têm se limitado à dor mandibular de moderada a grave durante o procedimento e à disfonia por paralisia da corda vocal. Esta última é causada por paralisia do nervo laríngeo recorrente, que é tipicamente transitória, embora haja pelo menos um relato descrevendo paralisia permanente da corda vocal.[176] Os pacientes submetidos a cirurgia subtotal prévia da paratireóide estão também teoricamente sob risco mais elevado para hipoparatireoidismo pós-ablação, e uma abordagem subtotal e conservadora pode ser prudente.

Há pelo menos um relato de tratamento bem-sucedido de um adenoma da paratireóide usando-se ablação térmica com ultra-som com fotocoagulação intersticial com *laser*.[186] No futuro, esta pode se comprovar uma técnica de ablação útil, na qual a destruição tecidual é mais bem controlada, evitando-se potencialmente a fibrose associada às técnicas de ablação química.

Referências

Embriologia e Anatomia

1. Gilmour JR: The gross anatomy of the parathyroid glands. J Pathol 1938;46:133-148.
2. Weller GL, Jr: Development of the thyroid, parathyroid and thymus glands in man. Carnegie Institution of Washington: Contributions to Embryology 1933;24(141):93-139.
3. Mansberger AR, Wei JP: Surgical embryology and anatomy of the thyroid and parathyroid glands. Surg Clin North Am 1993;73:727-746.
4. Akerstrom G, Malmaeus J, Bergstrom R: Surgical anatomy of human parathyroid glands. Surgery 1984;95:14-21.
5. Edis AJ: Surgical anatomy and technique of neck exploration for primary hyperparathyroidism. Surg Clin North Am 1977;57:495-504.
6. Thompson NW, Eckhauser FE, Harness JK: The anatomy of primary hyperparathyroidism. Surgery 1982;92:814-821.
7. Edis AJ, Purnell DC, Van Heerden JA: The undescended "parathymus." An occasional cause of failed neck exploration for hyperparathyroidism. Ann Surg 1979;190:64-68.
8. Wang C-A: The anatomic basis of parathyroid surgery. Ann Surg 1976;183:271-275.
9. Norris EH: The parathyroid glands and the lateral thyroid in man: Their morphogenesis, histogenesis, topographic anatomy and prenatal growth. Carnegie Institution of Washington: Contributions to Embryology 1937;26(159):247-294.
10. Castleman B, Roth SI: Tumors of the parathyroid glands. In Atlas of Tumor Pathology. Fascicle 14, 2nd series. Washington, DC, Armed Forces Institute of Pathology;1978.
11. Russell CF, Grant CS, Van Heerden JA: Hyperfunctioning supernumerary parathyroid glands: An occasional cause of hyperparathyroidism. Mayo Clin Proc 1982;57:121-124.
12. Hopkins CR, Reading CC: Thyroid and parathyroid imaging. Semin Ultrasound CT MR 1995;16:279-295.

Hiperparatireoidismo Primário

13. Heath H, 3rd, Hodgson SF, Kennedy MA: Primary hyperparathyroidism: Incidence, morbidity, and potential economic impact in a community. N Engl J Med 1980;302:189-193.

14. Van Heerden JA, Beahrs OH, Woolner LB: The pathology and surgical management of primary hyperparathyroidism. Surg Clin North Am 1977;57:557-563.
15. Wang CA: Surgery of the parathyroid glands. Adv Surg 1966;5:109-127.
16. Kaplan EL, Yashiro T, Salti G: Primary hyperthyroidism in the 1990s. Choice of surgical procedures for this disease. Ann Surg 1992;215:300-317.
17. Black WC, 3rd, Utley JR: The differential diagnosis of parathyroid adenoma and chief cell hyperplasia. Am J Clin Pathol 1968;49:761-775.
18. Prinz RA, Gamvros OI, Sellu D, et al: Subtotal parathyroidectomy for primary chief cell hyperplasia of the multiple endocrine neoplasia type I syndrome. Ann Surg 1981;193:26-29.
19. Van Heerden JA, Kent RB III, Sizemore GW, et al: Primary hyperparathyroidism in patients with multiple endocrine neoplasia syndromes. Arch Surg 1983;118:533-535.
20. Weiland LH: Practical endocrine surgical pathology. In Van Heerden JA (ed): Common Problems in Endocrine Surgery. Chicago, Year Book Medical Publishers, 1989.
21. Schantz A, Castleman B: Parathyroid carcinoma: A study of 70 cases. Cancer 1973;31:600-605.
22. Delallis RA: Tumors of the parathyroid gland. In Atlas of Tumor Pathology. Fascicle 6, 3rd series. Washington, DC, Armed Forces Institute of Pathology, 1993.
23. Shane E, Bilezikian JP: Parathyroid carcinoma: A review of 62 patients. Endocrinol Rev 1982;3:218-226.
24. Holmes EC, Morton DL, Ketcham AS: Parathyroid carcinoma: A collective review. Ann Surg 1969;169:631-640.
25. Purnell DC, Smith LH, Scholz DA, et al: Primary hyperparathyroidism: A prospective clinical study. Am J Med 1971;50:670-678.
26. Purnell DC, Scholz DA, Smith LH, et al: Treatment of primary hyperparathyroidism. Am J Med 1974;56:800-809.
27. Silverberg SJ, Shane E, Jacobs TP, et al: A 10-year prospective study of primary hyperparathyroidism with or without parathyroid surgery. N Engl J Med 1999;341:1249-1255.
28. Clark OH, Duh QY: Primary hyperparathyroidism: A surgical perspective. Endocrinol Metab Clin North Am 1989;18:701-714.
29. Kaplan RA, Snyder WH, Stewart A, et al: Metabolic effects of parathyroidectomy in asymptomatic primary hyperparathyroidism. J Clin Endocrinol Metab 1976;42:415-426.
30. Gaz RD, Wang CA: Management of asymptomatic hyperparathyroidism. Am J Surg 1984;147:498-501.
31. NIH Consensus Development Conference Panel. Diagnosis and management of asymptomatic primary hyperparathyroidism: Consensus development conference statement. Ann Intern Med 1991;114:593-597.
32. Irvin GL, Carneiro DM: Management changes in primary hyperparathyroidism. JAMA 2000;284:934-936.
33. Kearns AE, Thompson GB: Medical and surgical management of hyperparathyroidism. Mayo Clin Proc 2002;77:87-91.

Aspecto Ultra-sonográfico
34. Graif M, Itzchak Y, Strauss S, et al: Parathyroid sonography: Diagnostic accuracy related to shape, location and texture of the gland. Br J Radiol 1987;60:439-443.
35. Randel SB, Gooding GAW, Clark OH, et al: Parathyroid variants: Ultrasound evaluation. Radiology 1987;165:191-194.
36. Reading CC, Charboneau JW, James EM, et al: High-resolution parathyroid sonography. AJR 1982;139:539-546.
37. Obara T, Fujimoto Y, Ito Y, et al: Functioning parathyroid lipoadenoma—report of four cases: Clinicopathological and ultrasonographic features. Endocrinol Jpn 1989;36:135-145.
38. Lack EF, Clark MA, Buck DR, et al: Cysts of the parathyroid gland: Report of two cases and review of the literature. Am Surg 1978;44:376-381.
39. Krudy AG, Doppman JL, Shawker TH, et al: Hyperfunctioning cystic parathyroid glands: Computed tomography and sonographic findings. AJR 1984;142:175-178.
40. Sistrom CL, Hanks JB, Feldman PS: Supraclavicular mass in a woman with hyperparathyroidism. Invest Radiol 1994;2:244-247.
41. Lane MJ, Desser TS, Weigel RJ, et al: Use of color and power Doppler sonography to identify feeding arteries associated with parathyroid adenomas. AJR 1998;171:819-823.
42. Wolf RJ, Cronan JJ, Monchik JM: Color Doppler sonography: An adjunctive technique in assessment of parathyroid adenomas. J Ultrasound Med 1994;13:303-308.
43. Calliada F, Bergonzi M, Passamonti C, et al: [Doppler color in the echographic study of hyperplastic parathyroid glands]. Radiol Med (Torino) 1989;78(6):607-611.
44. Gooding GAW, Clark OH: Use of color Doppler imaging in the distinction between thyroid and parathyroid lesions. Am J Surg 1992;164:51-56.
45. Daly BD, Coffey SL, Behan M: Ultrasonographic appearances of parathyroid carcinoma. Br J Radiol 1989;62:1017-1019.
46. Edmonson GR, Charboneau JW, James EM, et al: Parathyroid carcinoma: High-frequency sonographic features. Radiology 1986;161:65-67.
47. Hara H, Igarashi A, Yano Y, et al: Ultrasonographic features of parathyroid carcinoma. Endocr J 2001;48:213-217.

Localização do Adenoma
48. Clark OH: Mediastinal parathyroid tumors. Arch Surg 1988;123:1096-1099.
49. Thompson NW: The techniques of initial parathyroid exploration and re-operative parathyroidectomy. In Thompson NW, Vinik AI (eds): Endocrine Surgery Update. New York, Grune & Stratton, 1983.
50. Al-Suhaili AR, Lynn J, Lavender JP: Intrathyroidal parathyroid adenoma: Preoperative identification and localization by parathyroid imaging. Clin Nucl Med 1988;13:512-514.
51. Spiegel AM, Marx SJ, Doppman JL, et al: Intrathyroidal parathyroid adenoma or hyperplasia; An occasionally overlooked cause of surgical failure in primary hyperparathyroidism. JAMA 1975;234:1029-1033.
52. Fraker DL, Doppman JL, Shawker TH, et al: Undescended parathyroid adenoma: An important etiology for failed operations for primary hyperparathyroidism. World J Surg 1990;14:342-348.
53. Doppman JL, Shawker TH, Krudy AG, et al: Parathymic parathyroid: Computed tomography, ultrasound and angiographic findings. Radiology 1985;157:419-423.
54. Doppman JL, Shawker TH, Fraker DL, et al: Parathyroid adenoma within the vagus nerve. AJR 1994;163:943-945.
55. Kurtay M, Crile G, Jr: Aberrant parathyroid gland in relationship to the thymus. Am J Surg 1969;117:705.

Hiperparatireoidismo Persistente ou Recorrente

56. Irvin GL, Prudhomme DL, Deriso GT, et al: A new approach to parathyroidectomy. Ann Surg 1994;219:574-581.
57. Clark OH, Way LW, Hunt TK: Recurrent hyperparathyroidism. Ann Surg 1976;184:391-399.
58. Levin KE, Clark OH: The reasons for failure in parathyroid operations. Arch Surg 1989;124:911-914.
59. Cheung PSY, Borgstrom A, Thompson NW: Strategy in reoperative surgery for hyperparathyroidism. Arch Surg 1989;124:676-680.
60. Palmer JA, Rosen IB: Re-operative surgery for hyperparathyroidism. Am J Surg 1982;144:406-410.
61. Prinz RA, Gamvros OI, Allison DJ, et al: Re-operations for hyperparathyroidism. Surg Gynecol Obstet 1981;152:760-764.
62. Grant CS, Charboneau JW, James EM, et al: Re-operative parathyroid surgery. Wien Klin Wochenschr 1988;100:360-363.
63. Wells SA: Advances in the operative management of persistent hyperparathyroidism. Mayo Clin Proc 1991;66:1175-1177.
64. Brennan MF, Marx SJ, Doppman J, et al: Results of re-operation for persistent and recurrent hyperparathyroidism. Ann Surg 1981;194:671-676.
65. Thompson GB, Grant CS, Perrier ND, et al: Reoperative parathyroid surgery in the era of sestamibi scanning and intraoperative parathyroid hormone monitoring. Arch Surg 1999;134:699-705.
66. Grant CS, Van Heerden JA, Charboneau JW, et al: Clinical management of persistent and/or recurrent primary hyperparathyroidism. World J Surg 1986;10:555-565.
67. Rodriquez JM, Tezelman S, Siperstein AE, et al: Localization procedures in patients with persistent or recurrent hyperparathyroidism. Arch Surg 1994;129:870-875.
68. Feingold DL, Alexander HR, Chen CC, et al: Ultrasound and sestamibi scan as the only preoperative imaging tests in the reoperation for parathyroid adenomas. Surgery 2000;128:1103-1110.
69. Higgins CB: Role of magnetic resonance imaging in hyperparathyroidism. Radiol Clin North Am 1993;31:1017-1028.
70. Brunt LM, Sicard GA: Current status of parathyroid autotransplantation. Sem Surg Oncol 1990;6:115-121.
71. Brunt LM, Wells SA, Jr: Parathyroid transplantation: Indications and results. In Van Herrden JA (ed): Common Problems in Endocrine Surgery. Chicago, Year Book Medical Publishers, 1989.
72. Winkelbauer F, Ammann ME, Langle F, et al: Diagnosis of hyperparathyroidism with US after autotransplantation: Results of a prospective study. Radiology 1993;186:255-257.
73. Hergan K, Neyer U, Doringer W, et al: MR imaging in graft-dependent recurrent hyperparathyroidism after parathyroidectomy and autotransplantation. J Magn Reson Imaging 1995;5:541-544.

Hiperparatireoidismo Secundário

74. Wilson RE, Hampers CL, Bernstein DS, et al: Subtotal parathyroidectomy in chronic renal failure: A seven-year experience in a dialysis and transplant program. Ann Surg 1971;174:640-652.
75. Diethelm AG, Adams PL, Murad TM, et al: Treatment of secondary hyperparathyroidism in patients with chronic renal failure by total parathyroidectomy and parathyroid autograft. Ann Surg 1981;193:777-791.
76. Reid DJ: Surgical treatment of secondary and tertiary hyperparathyroidism. Br J Clin Pract 1989;43:68-70.
77. Leapman SB, Filo RS, Thomalla JV, et al: Secondary hyperparathyroidism: The role of surgery. Am Surg 1989;55:359-365.
78. Gladziwa U, Ittel TH, Dakshinamurty KV, et al: Secondary hyperparathyroidism and sonographic evaluation of parathyroid gland hyperplasia in dialysis patients. Clin Nephrol 1992:38;162-166.
79. Takebayashi S, Matsui K, Onohara Y, et al: Sonography for early diagnosis of enlarged parathyroid glands in patients with secondary hyperparathyroidism. AJR 1987;148:911-914.

Armadilhas na Interpretação

80. Sutton RT, Reading CC, Charboneau JW, et al: US-guided biopsy of neck masses in postoperative management of patients with thyroid cancer. Radiology 1988;168:769-772.
81. Nabriski D, Bendahan J, Shapiro MS, et al: Sarcoidosis masquerading as a parathyroid adenoma. Head Neck 1992;14:384-386.
82. Ngo C, Sarti DA: Simulation of the normal esophagus by a parathyroid adenoma. J Clin Ultrasound 1987;15:421-424.
83. Karstrup S, Hegedus L: Concomitant thyroid disease in hyperparathyroidism: Reasons for unsatisfactory ultrasonographical localization of parathyroid glands. Eur J Radiol 1986;6:149-152.
84. Mazzeo S, Caramella D, Lencioni R, et al: Comparison among sonography double-tracer subtraction scintigraphy, and double-phase scintigraphy in the detection of parathyroid lesions. AJR 1996;166:1465-1470.
85. Funari M, Campos Z, Gooding GAW, et al: MRI and ultrasound detection of asymptomatic thyroid nodules in hyperparathyroidism. J Comput Assist Tomogr 1992;16:615-619.
86. Scheible W, Deutsch AL, Leopold GR: Parathyroid adenoma: Accuracy of preoperative localization by high-resolution real-time sonography. J Clin Ultrasound 1981;9:325-330.
87. Simeone JF, Mueller PR, Ferrucci JT, Jr, et al: High-resolution real-time sonography of the parathyroid. Radiology 1981;141:745-751.
88. Kobayashi S, Miyakawa M, Kasuga Y, et al: Parathyroid imaging comparison of 201 TI-99mTc subtraction scintigraphy, computed tomography, and ultrasonography. Jpn J Surg 1987;17:9-13.
89. Buchwach KA, Mangum WB, Hahn FW, Jr: Preoperative localization of parathyroid adenomas. Laryngoscope 1987;97:13-15.
90. Attie JN, Khan A, Rumancik WM, et al: Preoperative localization of parathyroid adenomas. Am J Surg 1988;156:323-326.
91. Erdman WA, Breslau NA, Weinreb JC, et al: Noninvasive localization of parathyroid adenomas: A comparison of x-ray, computed tomography, ultrasound, scintigraphy and magnetic resonance imaging. J Magn Reson Imaging 1989;7:187-194.
92. Summers GW, Dodge DL, Kammer H: Accuracy and cost-effectiveness of preoperative isotope and ultrasound imaging in primary hyperparathyroidism. Otolaryngol Head Neck Surg 1989;100:210-217.
93. Kohri K, Ishikawa Y, Kodama M, et al: Comparison of imaging methods for localization of parathyroid tumors. Am J Surg 1992;164:140-145.

94. Gooding GA: Sonography of the thyroid and parathyroid. Radiol Clin North Am 1993;31:967-989.
95. Weinberger MS, Robbins KT: Diagnostic localization studies for primary hyperparathyroidism: A suggested algorithm. Arch Otolaryngol Head Neck Surg 1994;120:1187-1189.
96. Chapuis Y, Fulla Y, Bonnichon P, et al: Values of ultrasonography, sestamibi scintigraphy and intraoperative measurement of 1-84 PTH for unilateral neck exploration of primary hyperparathyroidism. World J Surg 1996;20:835-840.
97. Koslin DB, Adams J, Andersen P, et al: Preoperative evaluation of patients with primary hyperparathyroidism: Role of high-resolution ultrasound. Laryngoscope 1997;107:1249-1253.
98. Gofrit ON, Lebensart PD, Pikarsky A, et al: High-resolution ultrasonography: Highly sensitive, specific technique for preoperative localization of parathyroid adenoma in the absence of multinodular thyroid disease. World J Surg 1997;21:287-291.
99. Preventza OA, Yang S, Karo JJ, et al: Pre-operative ultrasonography guiding minimal, selective surgical approach in primary hyperparathyroidism. Int Surgery 2000;85:99-104.
100. Shawker TH, Avila NA, Premkumar A, et al: Ultrasound evaluation of primary hyperparathyroidism. Ultrasound Quart 2000;16:73-87.
101. De Feo ML, Colagrande S, Biagini C, et al: Parathyroid glands: Combination of 99mTc MIBI scintigraphy and US for demonstration of parathyroid glands and nodules. Radiology 2000;214:393-402.
102. Gritzmann N, Koischwitz D, Rettenbacher T: Sonography of the thyroid and parathyroid glands. Radiol Clin North Am 2000;38(5):1131-1145.
103. James C, Starks M, MacGillivray DC, et al: The use of imaging studies in the diagnosis and management of thyroid cancer and hyperparathyroidism. Surg Oncol Clin North Am 1999;8(1):145-169.
104. Gotway MB, Leung JW, Gooding GA, et al: Hyperfunctioning parathyroid tissue: Spectrum of appearances on noninvasive imaging. AJR 2002;179:495-502.
105. Bergenfelz A, Forsberg L, Hederstrom E, et al: Preoperative localization of enlarged parathyroid glands with ultrasonically guided fine needle aspiration for parathyroid hormone assay. Acta Radiol 1991; 32:403-405.
106. Sacks BA, Pallotta JA, Cole A, et al: Diagnosis of parathyroid adenomas: Efficacy of measuring parathormone levels in needle aspirates of cervical masses. AJR 1994;163:1223-1226.
107. MacFarlane MP, Fraker DL, Shawker TH, et al: Use of pre-operative fine-needle aspiration in patients undergoing re-operation for primary hyperparathyroidism. Surgery 1994;116:959-965.
108. Sardi A, Bolton JS, Mitchell WT, et al: Immunoperoxidase confirmation of ultrasonically guided fine needle aspirates in patients with recurrent hyperparathyroidism. Surg Gynecol Obstet 1992;175:563-568.
109. Marcocci C, Mazzeo S, Bruno-Bossio G, et al: Preoperative localization of suspicious parathyroid adenomas by assay of parathyroid hormone in needle aspirates. Eur J Endocrinol 1998;139:72-77.
110. Levin KE, Gooding GAW, Okerlund M, et al: Localizing studies in patients with persistent or recurrent hyperparathyroidism. Surgery 1988;102:917-924.
111. Miller DL, Doppman JL, Shawker TH, et al: Localization of parathyroid adenomas in patients who have undergone surgery. PI. Noninvasive imaging methods. Radiology 1987;162:133-137.
112. Reading CC, Charboneau JW, James EM, et al: Postoperative parathyroid high-frequency sonography: Evaluation of persistent or recurrent hyperparathyroidism. AJR 1985;144:399-402.
113. Grant CS, Van Heerden JA, Charboneau JW, et al: Clinical management of persistent and/or recurrent primary hyperparathyroidism. World J Surg 1986;10:555-565.
114. Kairaluoma MV, Kellosalo J, Makarainen H, et al: Parathyroid re-exploration in patients with primary hyperparathyroidism. Ann Chir Gynaecol 1994;83:202-206.
115. Pearl AJ, Chapnik JS, Freeman JL, et al: Pre-operative localization of 25 consecutive parathyroid adenomas: A prospective imaging/surgical correlative study. J Otolaryngol 1993;22:301-306.

Outros Métodos de Imagem
116. Yao M, Jamieson C, Blend R: Magnetic resonance imaging in preoperative localization of diseased parathyroid glands: A comparison with isotope scanning and ultrasonography. Can J Surg 1993;36:241-244.
117. Stevens SK, Chang J, Clark OH, et al: Detection of abnormal parathyroid glands in postoperative patients with recurrent hyperparathyroidism: Sensitivity of MR imaging. AJR 1993;160:607-612.
118. Kang YS, Rosen K, Clark OH, et al: Localization of abnormal parathyroid glands of the mediastinum with MR imaging. Radiology 1993;189:137-141.
119. Wright AR, Goddard PR, Nicholson S, et al: Fat-suppression magnetic resonance imaging in the preoperative localization of parathyroid adenomas. Clin Radiol 1992;46:324-328.
120. Lee VS, Wilkinson RH, Leight GS, et al: Hyperparathyroidism in high-risk surgical patients: Evaluation with double-phase technetium-99m sestamibi imaging. Radiology 1995;195:624-633.
121. Billy HT, Rimkus DR, Hartzman S, et al: Technetium-99m sestamibi single agent localization versus high-resolution ultrasonography for the preoperative localization of parathyroid glands in patients with hyperparathyroidism. Am Surg 1995;61:882-888.
122. Schurrer ME, Seabold JE, Gurll NJ, et al: Sestamibi SPECT scintigraphy for detection of postoperative hyperfunctioning parathyroid gland. AJR 1996;166:1471-1474.
123. Burke GJ, Wei JP, Binet EF: Parathyroid scintigraphy with iodine-123 and ^{99m}Tc-sestamibi: imaging findings. AJR 1993;161:1265-1268.
124. Thompson GB, Mullan BP, Grant CS, et al: Parathyroid imaging with technetium-99m sestamibi: An initial institutional experience. Surgery 1994;116:966-973.
125. Oates E: Improved parathyroid scintigraphy with Tc-99m MIBI, a superior radiotracer. Appl Radiol March 1994:37-40.
126. Gordon BM, Gordon L, Hoang K, et al: Parathyroid imaging with 99mTc sestamibi. AJR 1996;167:1563-1568.
127. Lumachi F, Marzola MC, Angelini F, et al: Advantages of combined technetium-99m sestamibi scintigraphy and high-resolution ultrasonography in parathyroid localization: comparative study in 91 patients with primary hyperparathyroidism. European J Endocrinol 2000;143:755-760.
128. Lumachi F, Ermani M, Zucchetta P, et al: Localization of parathyroid tumours in the minimally invasive era: Which

128. technique should be chosen? Population-based analysis of 253 patients undergoing parathyroidectomy and factors affecting parathyroid gland detection. Endocrine-Related Cancer 2001;8:63-69.
129. Sommer B, Welter HF, Spelsberg F, et al: Computed tomography for localizing enlarged parathyroid glands in primary hyperparathyroidism. J Comput Assist Tomogr 1982;6:521-526.
130. Stark DD, Gooding GAW, Moss AA, et al: Parathyroid imaging: Comparison of high-resolution computed tomography and high-resolution sonography. AJR 1983;141:633-638.
131. Okerlund MD, Sheldon K, Corpuz S, et al: A new method with high sensitivity and specificity for localization of abnormal parathyroid glands. Ann Surg 1984;200:381-387.
132. Ferlin G, Borsato N, Camerani M, et al: New perspectives in localizing enlarged parathyroids by technetium-thallium subtraction scan. J Nucl Med 1983;24:438-441.
133. Krudy AG, Doppman JL, Miller DL, et al: Work in progress: Abnormal parathyroid glands: Comparison of nonselective arterial digital arteriography, selective parathyroid angiography, and venous digital arteriography as methods of detection. Radiology 1983;148:23-29.
134. Krudy AG, Doppman JL, Miller DL, et al: Detection of mediastinal parathyroid glands by nonselective digital arteriography. AJR 1984;142:693-695.
135. Henry J, Audiffret J, Denizot A, et al: Endosonography in the localization of parathyroid tumors: A preliminary study. Surgery 1990;108:1021-1025.
136. Hellman P, Ahlstrom H, Bergstrom M, et al: Positron emission tomography with ^{11}C-methionine in hyperparathyroidism. Surgery 1994;116:974-981.
137. Sundin A, Johansson C, Hellman P, et al: PET and parathyroid L-[carbon-11] methionine accumulation in hyperparathyroidism. J Nucl Med 1996;37:1766-1770.
138. Krausz Y, Lebensart PD, Klein M, et al: Preoperative localization of parathyroid adenoma in patients with concomitant thyroid nodular disease. World J Surg 2000;24:1573-1578.

Discussão: Fazer ou Não o Exame de Imagem no Hiperparatireoidismo Primário
139. Wei JP, Burke GJ, Mansberger AR: Preoperative imaging of abnormal parathyroid glands in patients with hyperparathyroid disease using combination Tc-99m-pertechnetate and Tc-99m-sestamibi radionuclide scans. Ann Surg 1994;219:568-573.
140. Roe SM, Burns RP, Graham LD, et al: Cost-effectiveness of preoperative localization studies in primary hyperparathyroid disease. Ann Surg 1994;219:582-586.
141. Shaha AR, La Rosa CA, Jaffe BM: Parathyroid localization prior to primary exploration. Am J Surg 1993;166:289-293.
142. Miccoli P, Pinchera A, Cecchini G, et al: Minimally invasive, video-assisted parathyroid surgery for primary hyperparathyroidism. J Endocrinol Investig 1997;20:429-430.
143. Miccoli P, Bendinelli C, Vignali E, et al: Endoscopic parathyroidectomy: Report of an initial experience. Surgery 1998;124:1077-1080.
144. Vogel LM, Lucas R, Czako P: Unilateral parathyroid exploration. Am Surg 1998;64:693-696.
145. Dralle H, Lorenz K, Nguyen-Thanh P: Minimally invasive video-assisted parathyroidectomy—selective approach to localized single gland adenoma. Langenbeck's Arch Surg 1999;384:556-562.
146. Lorenz K, Nguyen-Thanh P, Dralle H: Unilateral open and minimally-invasive procedures for primary hyperparathyroidism: A review of selective approaches. Langenbeck's Arch Surg 2000;385:106-117.
147. Hallfeldt KK, Trupka A, Gallwas J, et al: Minimally invasive video-assisted parathyroidectomy: Early experience using an anterior approach. Surg Endosc 2001;15:409-412.
148. Van Dalen A, Smit CP, Van Vroonhoven TJ, et al: Minimally invasive surgery for solitary parathyroid adenomas in patients with primary hyperparathyroidism: Role of US with supplemental CT. Radiology 2001;220:631-639.
149. Arkles LB, Jones T, Hicks RJ, et al: Impact of complementary parathyroid scintigraphy and ultrasonography on the surgical management of hyperparathyroidism. Surgery 1996;120:845-851.
150. Purcell GP, Dirbas FM, Jeffrey RB, et al: Parathyroid localization with high-resolution ultrasound and technetium Tc99m sestamibi. Arch Surg 1999;134:824-828.
151. Wu DTD, Shaw JHF: The use of pre-operative scan prior to neck exploration for primary hyperparathyroidism. Aust NZ J Surg 1988;58:35-38.
152. Brewer WH, Walsh JW, Newsome HH, Jr: Impact of sonography on surgery for primary hyperparathyroidism. Am J Surg 1983;145:270-272.
153. Russell CFJ, Laird JD, Ferguson WR: Scan-directed unilateral cervical exploration for parathyroid adenoma: A legitimate approach? World J Surg 1990;14:406-409.
154. Windeck R, Olbricht TH, Littmann K, et al: Halessonographie in der hypercalcämischen Krise. Dtsch Med Wochenschr 1985;110:368-370.
155. Wang CA: Parathyroid re-exploration: A clinical and pathological study of 112 cases. Ann Surg 1977;186:140-145.

Ultra-sonografia Intra-operatória
156. Kern KA, Shawker TH, Doppman JL, et al: The use of high-resolution ultrasound to locate parathyroid tumors during re-operations for primary hyperparathyroidism. World J Surg 1987;11:579-585.
157. Norton JA, Shawker TH, Jones BL, et al: Intraoperative ultrasound and reoperative parathyroid surgery: An initial evaluation. World J Surg 1986;10:631-638.

Biópsia Percutânea
158. Gooding GAW, Clark OH, Stark DD, et al: Parathyroid aspiration biopsy under ultrasound guidance in the postoperative hyperparathyroid patient. Radiology 1985;155:193-196.
159. Solbiati L, Montali G, Croce F, et al: Parathyroid tumors detected by fine-needle aspiration biopsy under ultrasonic guidance. Radiology 1983;148:793-797.
160. Charboneau JW, Grant CS, James EM, et al: High-resolution ultrasound-guided percutaneous needle biopsy and intraoperative ultrasonography of a cervical parathyroid adenoma in a patient with persistent hyperparathyroidism. Mayo Clin Proc 1983;58:497-500.
161. Glenthoj A, Karstrup S: Parathyroid identification by ultrasonically guided aspiration cytology. Is correct cytological identification possible? APMIS 1989;97:497-502.
162. Karstrup S, Glenthoj A, Hainau B, et al: Ultrasound-guided, histological, fine-needle biopsy from suspect parathyroid

tumors: Success-rate and reliability of histological diagnosis. Br J Radiol 1989;62:981-985.
163. Doppman JL, Krudy AG, Marx SJ, et al: Aspiration of enlarged parathyroid glands for parathyroid hormone assay. Radiology 1983;148:31-35.
164. Winkler B, Gooding GAW, Montgomery CK, et al: Immunoperoxidase confirmation of parathyroid origin of ultrasound-guided fine needle aspirates of the parathyroid glands. Acta Cytologica 1987;31:40-44.
165. Harman CR, Grant CS, Hay ID, et al: Indications, technique, and efficacy of alcohol injection of enlarged parathyroid glands in patients with primary hyperparathyroidism. Surgery 1998;124:1011-1020.
166. Cercueil JP, Jacob D, Verges B, et al: Percutaneous ethanol injection into parathyroid adenomas: Mid- and long-term results. Eur Radiol 1998;8:1565-1569.
167. Kendrick ML, Charboneau JW, Curlee KJ, et al: Risk of parathymosis after fine-needle aspiration. Am Surg 2001;67:290-294.

Ablação com Álcool
168. Charboneau JW, Hay ID, Van Heerden JA: Persistent primary hyperparathyroidism: Successful ultrasound-guided percutaneous ethanol ablation of an occult adenoma. Mayo Clin Proc 1988;63:913-917.
169. Karstrup S, Holm HH, Glenthoj A, et al: Nonsurgical treatment of primary hyperparathyroidism with sonographically guided percutaneous injection of ethanol: Results in a selected series of patients. AJR 1990;154:1087-1090.
170. Karstrup S, Transbol I, Holm HH, et al: Ultrasound-guided chemical parathyroidectomy in patients with primary hyperparathyroidism: A prospective study. Br J Radiol 1989;62:1037-1042.
171. Solbiati L, Giangrande A, DePra L, et al: Percutaneous ethanol injection of parathyroid tumors under ultrasound guidance: Treatment for secondary hyperparathyroidism. Radiology 1985;155:607-610.
172. Verges BL, Cercueil JP, Jacob D, et al: Results of ultrasonically guided percutaneous ethanol injection into parathyroid adenomas in primary hyperparathyroidism. Acta Endocrinol 1993;129:381-387.
173. Karstrup S, Hegedus L, Holm HH: Acute change in parathyroid function in primary hyperparathyroidism following ultrasonically guided ethanol injection into solitary parathyroid adenomas. ACTA Endocrinol 1993;129:377-380.
174. Karstrup S: Ultrasonically guided localization, tissue verification, and percutaneous treatment of parathyroid tumors. Dan Med Bull 1995;42:175-191.
175. Reading CC: Ultrasound-guided percutaneous ethanol ablation of solid and cystic masses of the liver, kidney, thyroid, and parathyroid. Ultrasound Q 1994;12:67-68.
176. Karstrup S, Hegedus L, Holm HH: Ultrasonically guided chemical parathyroidectomy in patients with primary hyperparathyroidism: A follow-up study. Clin Endocrinol 1993;38:523-530.
177. Bennedbaek FN, Karstrup S, Hegedus L: Percutaneous ethanol injection therapy in the treatment of thyroid and parathyroid lesions. Eur J Endocrinol 1997;136:240-250.
178. Kakuta T, Fukagawa M, Fujisaki T, et al: Prognosis of parathyroid function after successful percutaneous ethanol injection therapy guided by color Doppler flow mapping in chronic dialysis patients. Am J Kidney Dis 1999;33:1091-1099.
179. Karstrup S, Lohela P, Apaja-Sarkkinen M, et al: Non-operative hypercalcemic crisis. Acta Med Scand 1988;224:187-188.
180. Takeda S, Michigishi T, Takazakura E: Ultrasonically guided percutaneous ethanol injection to parathyroid autografts for recurrent hyperparathyroidism. Nephron 1993;65:651-652.
181. Takeda S, Michigishi T, Takazakura E: Successful ultrasonically guided percutaneous ethanol injection for secondary hyperparathyroidism. Nephron 1992;62:100-103.
182. Kitaoka M, Fukagawa M, Ogata E, et al: Reduction of functioning parathyroid cell mass by ethanol injection in chronic dialysis patients. Kidney Int 1994;46:1110-1117.
183. Giangrande A, Castiglioni A, Solbiati L, et al: Ultrasound-guided percutaneous fine-needle ethanol injection into parathyroid glands in secondary hyperparathyroidism. Nephrol Dial Transplant 1992;7:412-421.
184. Cintin C, Karstrup S, Ladefoged S, et al: Tertiary hyperparathyroidism treated by ultrasonically guided percutaneous fine-needle ethanol injection. Nephron 1994;68:217-220.
185. Fletcher S, Kanagasundarem NS, Rayner HC, et al: Assessment of ultrasound guided percutaneous ethanol injection and parathyroidectomy in patients with tertiary hyperparathyroidism. Nephrol Dial Transplant 1998;13:3111-3117.
186. Bennedbaek FN, Karstrup S, Hegedus L: Ultrasound guided laser ablation of a parathyroid adenoma. Brit J Radiol 2001;74:905-907.

23

A MAMA

A. Thomas Stavros

SUMÁRIO DO CAPÍTULO

EQUIPAMENTO
ANATOMIA
TÉCNICA
   Registro Documentação das Lesões
   Nomenclatura e Dicionário BIRADS
   Técnicas Especiais para a Mama
INDICAÇÕES PRINCIPAIS
   Nódulos Palpáveis
   Densidades Mamográficas
      Correlação de Tamanho
      Correlação de Formato
      Correlação entre a Localização e a Posição

      Correlação com a Densidade do Tecido Adjacente
ACHADOS
   Tecidos Normais e Aberrações do Desenvolvimento Normal e Involução
   Cistos Simples
   Nódulos Sólidos
      Espiculação ou Halo Ecogênico Espesso
      Margem Angular
      Microlobulações
      Formato Maior em Altura do que em Largura
      Extensão Ductal e Padrão de Ramificação

      Sombra Acústica
      Calcificações
      Hipoecogenicidade
      Cistos Complexos e Complicados
APLICAÇÕES ESPECÍFICAS PARA A ULTRA-SONOGRAFIA DA MAMA
   Secreção Mamilar
   Infecção
   Próteses
   Doppler
PROCEDIMENTOS

Existem três papéis para a ultra-sonografia no estudo da mama: (1) rastreamento primário; (2) rastreamento secundário (após uma mamografia); e (3) diagnóstico. A ultra-sonografia atualmente não dispõe de um papel comprovado no rastreamento primário do câncer de mama, mas o seu papel no rastreamento secundário (após uma mamografia) ainda está sendo ativamente investigado. Kolb *et al.* (dois estudos), Burchberger *et al.* e Kaplan demonstraram recentemente resultados muito promissores para a ultra-sonografia como um exame de rastreamento secundário no câncer de mama, quando realizada depois de um rastreamento primário com mamas mamograficamente densas. Em todos os quatro estudos, a ultra-sonografia detectou aproximadamente três carcinomas que não foram diagnosticados na mamografia de rastreamento primário por 1.000 pacientes. As lesões não foram detectadas na mamografia porque não apresentavam calcificações e estavam obscurecidas por tecidos densos adjacentes ou superpostos. A taxa de detecção mamográfica de três por 1.000 pacientes é a esperada para tumores em pacientes previamente examinadas com mamografia e sugere que a ultra-sonografia pode ser muito útil como um método de rastreamento secundário nas pacientes portadoras de mamas densas na mamografia. Além disso, os diâmetros máximos e os prognósticos das lesões detectadas apenas pela ultra-sonografia são similares aos das lesões diagnosticadas no rastreamento mamográfico e o custo por câncer detectado numa mamografia é similar ao custo por câncer detectado pela ultra-sonografia.

Parece provável que o valor do **rastreamento secundário com ultra-sonografia** vai eventualmente ser comprovado em estudos multicêntricos aleatórios. Existem problemas com o rastreamento secundário por ultra-sonografia além do reembolso, especialmente porque a ultra-sonografia é um método dependente do operador. O papel comprovado e aprovado da ultra-sonografia da mama é no diagnóstico. Isto é geralmente realizado de modo orientado, após uma mamografia e exame clínico para fornecer um diagnóstico mais específico. Os objetivos específicos da ultra-sonografia diagnóstica orientada são os de evitar a realização de biópsias e mamografias de acompanhamento em intervalos curtos nas lesões benignas, para orientar intervenções de todos os tipos, para fornecer *feedback* que melhore as técnicas mamográficas, e para encontrar malignidades que não são detectadas pela mamografia.

EQUIPAMENTO

A ultra-sonografia da mama requer transdutores de alta freqüência que são otimizados para imagens de campo proximal. Os transdutores usados para ultra-sonografia de mama

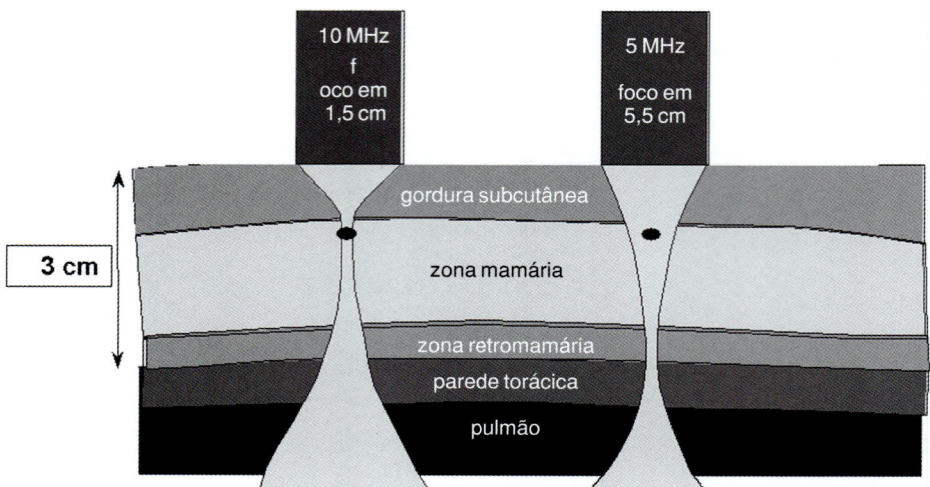

FIGURA 23-1. Eixo curto (eixo de elevação) de transdutores típicos de 10 MHz e de 5 MHz. Os transdutores convencionais não podem ser focalizados eletronicamente no eixo curto e incluem uma lente acústica fixa. Quando o exame é feito em posição deitada com a mão ipsilateral atrás de cabeça e com uso de compressão, a espessura da mama na maioria das pacientes é menor do que 3 cm. O comprimento focal ideal do eixo curto do transdutor de 5 MHz fica dentro da parede torácica atrás do tecido mamário onde ocorre a maioria das lesões. Uma lesão pequena que se localiza na profundidade de 1,5 cm vai estar sujeita a um efeito de volume parcial em relação aos tecidos adjacentes, e, quando submetida a uma varredura com um transdutor de 5 MHz, faz com que as imagens císticas pareçam ser sólidas e algumas lesões sólidas assumam aspecto isoecóico com os tecidos adjacentes, e, conseqüentemente, indetectáveis. A maioria dos transdutores de 10 a 12 MHz apresenta lentes acústicas no eixo curto, focalizadas entre 1,5 e 2,0 cm, o ideal para o ultra-som da mama. A mesma lesão pequena vai ser maior do que a largura do feixe de 10 MHz, e, portanto, não está sujeita ao efeito de volume parcial.

são geralmente sondas lineares eletrônicas. Todas as organizações envolvidas no credenciamento da ultra-sonografia da mama (American Cancer Society (ACS), American College of Radiology (ACR), e American Institute of Ultrasound in Medicine (AIUM)) exigem uma freqüência de transdutor mínima de 7 MHz. Estas sondas lineares podem ser focalizadas eletronicamente junto ao eixo longo do transdutor, mas não ao longo do pequeno eixo (a menos que sua dimensão de feixe seja de 1,5). A focalização no pequeno eixo requer a colocação de uma lente acústica fixa durante a construção do transdutor. O comprimento focal da lente do eixo curto varia segundo a freqüência do transdutor e a aplicação a que se destina, sendo mais profundo com freqüências menores, e mais superficial nos casos com freqüências maiores. Os transdutores de 5 MHz são usados caracteristicamente para a ultra-sonografia vascular periférica, não para as imagens de campo proximal, e são focalizados muito profundamente (3,5 a 4,0 cm, em geral dentro da parede torácica) para a ultra-sonografia de mama. Quando o comprimento focal do transdutor se encontra na parede torácica, é possível avaliar o volume médio de lesões pequenas nas porções médias e proximais da mama. A avaliação do volume médio pode alterar a ecogenicidade de modo que lesões císticas pareçam falsamente sólidas e lesões sólidas hipoecóicas se tornem isoecóicas e mal visualizáveis. Os transdutores de 7,5 até 12 MHz, que são geralmente empregados na ultra-sonografia da mama, são focalizados entre 1,5 e 2,0 cm, uma distância focal ideal para a ultra-sonografia da mama, minimizando a avaliação do volume médio (Fig. 23-1). No entanto, mesmo transdutores focalizados na região mediana da mama no eixo curto podem resultar em avaliação superficial do volume para cada lesão pequena localizada, a menos que se empregue um coxim acústico ou uma elevação com gel (Fig. 23-2).

Uma boa regra geral para a ultra-sonografia da mama é que as lesões que parecem estar logo abaixo da pele na mamografia, ou que são palpáveis e com formato de ervilha, ou menores, são as com maior tendência a sofrerem efeito de volume parcial, e são as que devem ser visualizadas utilizando-se um coxim acústico. Em alguns casos, uma varredura simples com menos compressão pode alterar a posição da zona focal no eixo curto, o bastante para evitar a utilização de um coxim. Um transdutor com feixe de 1,5 pode ser focalizado eletronicamente, no eixo curto, assim como no eixo longo, e pode reduzir mas não eliminar totalmente as dificuldades de visualização no campo proximal.

A capacidade de dividir a imagem é preciosa nas imagens da mama. As imagens em tela dividida são usadas na maioria das vezes para comparar as localizações com imagens em espelho na mama direita e na esquerda, para documentar que um **tecido fibroglandular assimétrico** causa tanto uma assimetria mamográfica como um nódulo palpável (Fig. 23-3). A imagem em tela dividida pode ser usada para documentar eventos dinâmicos, tais como compressibilidade e mobilidade, numa única imagem congelada e no modo simultâneo para demonstrar tanto a imagem em escala de cinza num lado quanto a imagem em Doppler colorido ou power Doppler em outro lado.

Lesões grandes ou multifocais ou uma doença multicêntrica podem requerer técnicas especiais para demonstração. Existem métodos diferentes de demonstração de campos maiores de imagem. Um método pode utilizar associação de imagens em telas divididas, ou uma imagem virtual convexa, ou um campo de imagem estendido (Fig. 23-4). O arquivo

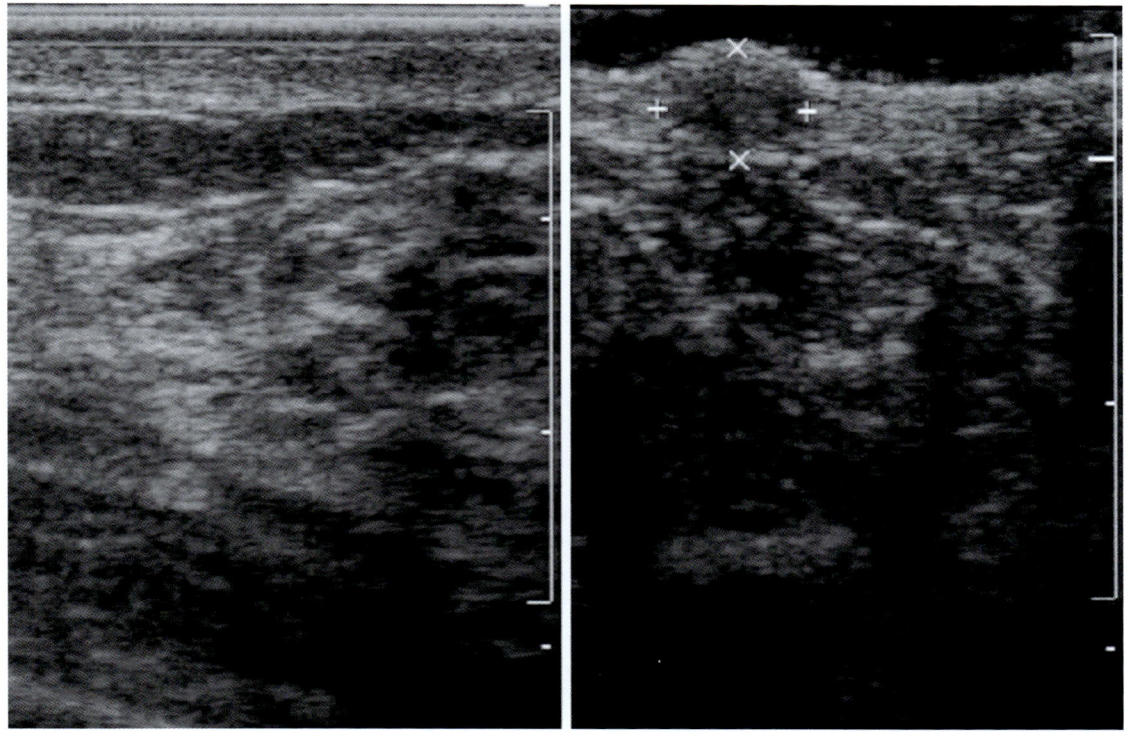

FIGURA 23-2. Valor do coxim acústico. Mesmo com imagens de alta freqüência e de campo proximal, os transdutores com lentes acústicas adequadas no eixo curto focalizam comprimentos de 1,5 cm, e no caso de lesões muito superficiais pode haver necessidade de um coxim acústico. **A.** Cisto sebáceo apresentado como nódulo palpável de tamanho BB. Não é visível sem um coxim acústico. **B.** Com uma camada espessa de gel acústico como elevação, a lesão pode ser vista claramente como tendo origem na pele.

de imagens e os sistemas de comunicação (PACS) podem ser úteis não somente para a interpretação sem filme e para o arquivo de imagens, mas também para o armazenamento digital em vídeo, que é o método mais eficiente e esteticamente aprazível de documentação de eventos dinâmicos.

ANATOMIA

A mama é uma glândula sudorípara modificada composta por 15 a 20 lobos que não são bem delineados entre si, os quais se superpõem e variam enormemente de tamanho e distribuição. Cada lobo consiste em elementos de parênquima (ducto lobar, ductos de ramos menores e lóbulos) e tecidos de sustentação estromal (fibrose estromal intralobular compacta, fibrose estromal intralobular e periductal frouxo, e gordura). A unidade funcional da mama é a **unidade ductolobular terminal** (UDLT), que consiste num lóbulo e no seu ducto terminal extralobular. Cada lóbulo consiste no segmento intralobular do ducto terminal, dúctulos e tecido estromal fibroso intralobular. As UDLTs são importantes porque são o local de origem da maioria das patologias da mama e de **aberrações do desenvolvimento normal e involução** (ADNI).

Acredita-se que a maioria dos carcinomas da mama surge no ducto terminal próximo à junção dos segmentos intra e extralobulares. Os ductos lobares dão origem a bem menos patologias do que as UDLTs — principalmente grandes **papilomas ductais** e o **complexo de ectasia ductal/mastite periductal**. No entanto, a maioria dos **carcinomas ductais invasivos** apresenta componentes de carcinoma ductal *in situ* (CDIS) que podem usar os ductos lobares como condutos para o crescimento em outras partes da mama. Teboul demonstrou que cada ducto lobar apresenta diversas camadas de UDLTs originadas a partir deles. As UDLTs anteriores costumam apresentar ductos terminais extralobulares longos, enquanto as UDLTs posteriores costumam apresentar ductos terminais extralobulares mais curtos. Algumas UDLTs ficam na extremidade distal do sistema ductal e são orientadas no sentido horizontal. As UDLTs anteriores são mais numerosas do que as posteriores e do que as terminais, e, com o passar do tempo, as UDLTs posteriores tendem a regredir deixando uma porcentagem progressivamente maior de UDLTs anteriores. Como as UDLTs anteriores ultrapassam muito em número as UDLTs posteriores, a maior parte das patologias da mama que surgem a partir das UDLTs ocorre na metade superficial da zona mamária, bem profundo em relação à fáscia mamária anterior.

A mama pode ser dividida em três zonas, de superficial a profunda — a zona pré-mamária, a zona mamária e a zona retromamária (Fig. 23-5). A zona mais superficial é a **zona pré-mamária** ou **zona subcutânea** que se encontra entre a pele e a fáscia mamária anterior. A zona pré-mamária é na verdade parte do tegumento, e os processos que surgem primariamente dentro da zona pré-mamária não são lesões verdadeiras da mama. Em vez disso, trata-se de lesões da pele e/ou tecido subcutâneo que são idênticas às lesões

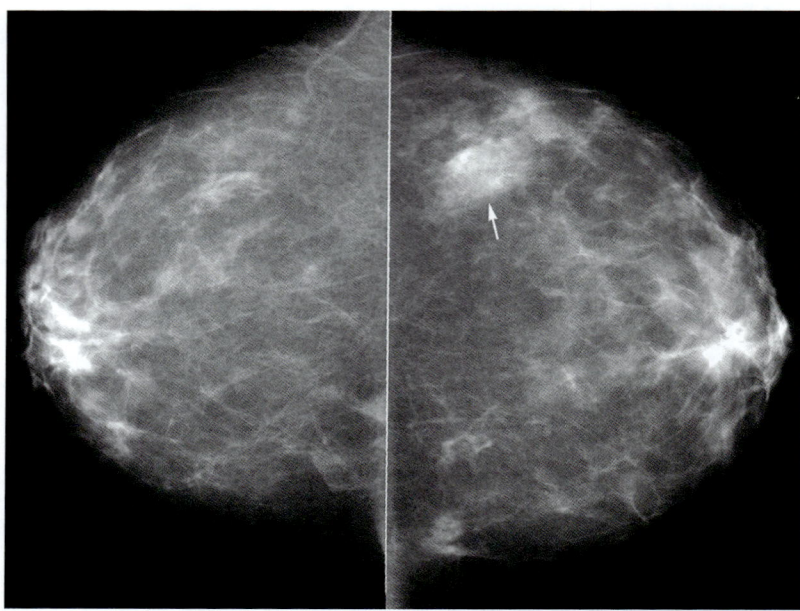

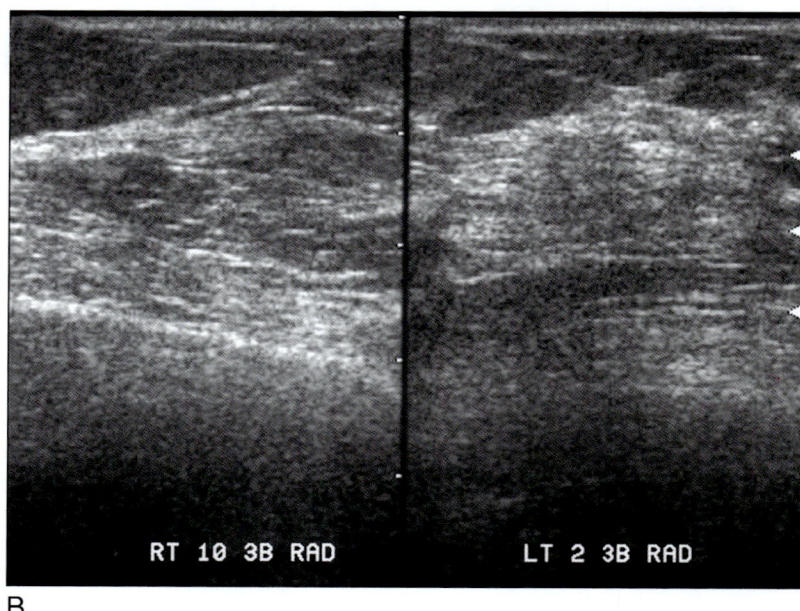

FIGURA 23-3. Valor da imagem ultra-sonográfica com tela dividida em espelho. A, Mamografia de ambas as mamas mostrou um nódulo na mama esquerda, no quadrante superior externo na imagem craniocaudal (CC) (*seta*). **B,** Imagem ultra-sonográfica com tela dividida em espelho mostra um tecido fibroglandular focal no quadrante superior externo da mama esquerda que se encontra acentuadamente assimétrica com a espessura do tecido na imagem em espelho localizada no quadrante superior externo da mama direita, causando uma anormalidade mamográfica focal e palpável.

que surgem na pele e tecidos subcutâneos de qualquer outra localização do corpo. A **zona mamária** está na região mediana e fica entre a fáscia mamária anterior e a fáscia mamária posterior. Contém os ductos lobares, seus ramos, a maioria das UDLTs, e a maioria dos elementos fibrosos do estroma. A mais profunda das zonas é a **zona retromamária**. Ela contém principalmente gordura, vasos sangüíneos e linfáticos e é em geral muito menos aparente nas ultra-sonografias do que nas mamografias devido à compressão pela ultra-sonografia, que a empurra contra a parede torácica. É diferente do que ocorre na mamografia, onde a compressão mamográfica afasta a gordura retromamária da parede torácica e a expande na direção ântero-posterior (AP). Como a maior parte das patologias mamárias surge a partir das UDLTs e, numa menor extensão, a partir dos ductos mamários, e como a maioria dos ductos e lóbulos estão na zona mamária, a maioria das patologias mamárias verdadeiras surge na zona mamária. Embora as lesões que surgem na zona pré-mamária ou na retromamária não sejam geralmente lesões mamárias verdadeiras, as lesões mamárias verdadeiras que surgem na zona mamária podem envolver, secundariamente, os tecidos pré-mamários e retromamários.

A **fáscia mamária** que envolve a zona mamária é rígida e relativamente mais resistente à invasão de malignidade do que os tecidos fibrosos com pouco estroma. A fáscia mamá-

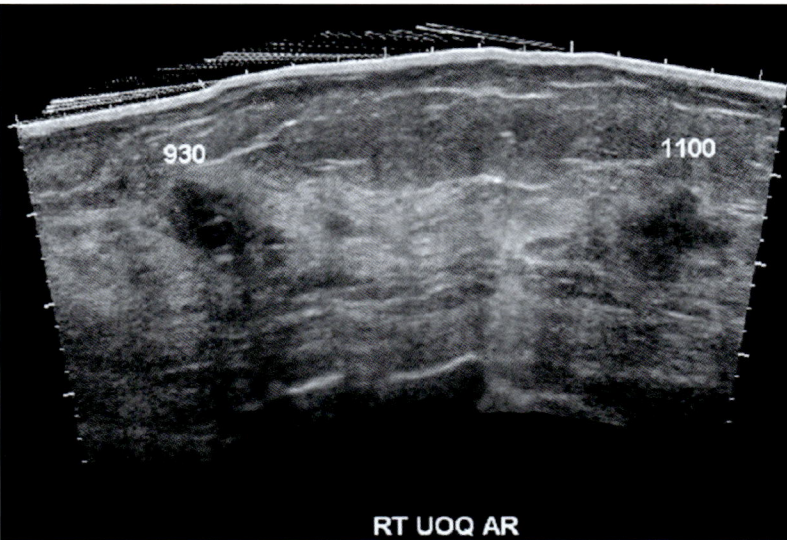

FIGURA 23-4. Imagens de campo estendido. Estas imagens podem ser úteis na demonstração de lesões muito grandes, de doença multicêntrica, ou — como neste caso — de doença maligna multifocal (localizada na posição de 9:30 e 11:00 horas).

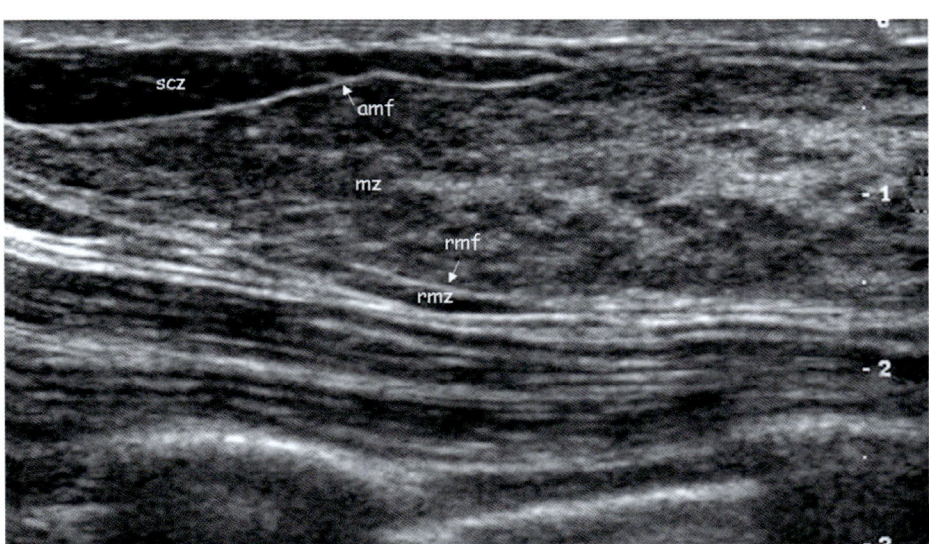

FIGURA 23-5. Três zonas da mama. A **zona pré-mamária** ou **zona subcutânea** (scz), a **zona mamária** (mz) e a **zona retromamária** (rmz). A zona mamária é onde a maioria dos ductos e lóbulos da mama se localiza e dá origem à patologia mamária. A zona retromamária sofre compressão durante a ultra-sonografia em tempo real na posição deitada e é relativamente pequena e inaparente em comparação com sua visualização na mamografia. A zona mamária é envolta por uma fáscia espessa e rígida. Anteriormente é delineada a partir da gordura subcutânea pela fáscia pré-mamária ou fáscia mamária anterior (amf) e posteriormente da gordura retromamária pela fáscia posterior ou retromamária (rmf). A fáscia mamária anterior é contígua com os ligamentos de Cooper, sendo que cada ligamento é formado por duas camadas da fáscia mamária anterior em aposição.

ria anterior é contínua com os ligamentos de Cooper. Nos pontos onde ela é contínua com um ligamento, a fáscia mamária anterior continua superficialmente no sentido oblíquo através da gordura subcutânea, se liga à pele, e então segue de volta através da gordura subcutânea, onde continua como fáscia mamária anterior. Cada **ligamento de Cooper** é formado por duas camadas aplicadas muito próximas da fáscia mamária anterior, com um espaço potencial inferiormente, onde as duas camadas se separam e se afastam entre si como a fáscia mamária anterior. Isto afeta o aspecto ultra-sonográfico de malignidades invasivas e vai ser discutido na seção sobre a avaliação ultra-sonográfica dos nódulos sólidos da mama.

As estruturas anatômicas normais da mama variam num espectro de ecogenicidades que vão desde o cinza médio até intensamente hiperecóicas. As estruturas hiperecóicas normais incluem o tecido fibroso interlobular compacto anterior e a fáscia mamária posterior, os ligamentos de Cooper e a pele. As paredes ductais, quando visíveis, também parecem ter um aspecto hiperecóico. As estruturas normais que apresentam ecogenicidade intermediária (isoecóicas) incluem gordura, tecidos epiteliais nos ductos e lóbulos, e tecido fibroso com pouco estroma intralobular e periductal. A densidade de água tecidual na mamografia corresponde a uma diversidade de tecidos normais diferentes que podem ser demonstrados na ultra-sonografia. O tecido fibroso interlobular de estroma denso, o tecido periductal frouxo ou o tecido fibroso de estroma intralobular e os elementos epiteliais nos ductos e lóbulos parecem ser todos de igual densidade mamográfica. O **tecido mamograficamente denso** pode corresponder a tecidos puramente hiperecóicos, puramente isoecóicos ou uma mistura de hiperecóicos e isoecóicos na ultra-sonografia (Fig. 23-6). A maioria contém um misto de elementos fibrosos e glandulares intercalados com quantidades variáveis de gordura (Fig. 23-7). Com o passar do tempo, a atrofia costuma ocorrer mais rapidamente nas áreas da zona mamária que ficam entre os ligamentos de Cooper, deixando, progressivamente, mais dos elementos fibroglandulares residuais dentro do ligamento de Cooper (Fig. 23-8).

Os **ductos mamários normais** que não se apresentam ectasiados podem aparecer de duas maneiras diferentes na ultra-sonografia. Um ducto mamário pode ter aspecto puramente isoecóico quando a parede ductal hiperecóica de loca-

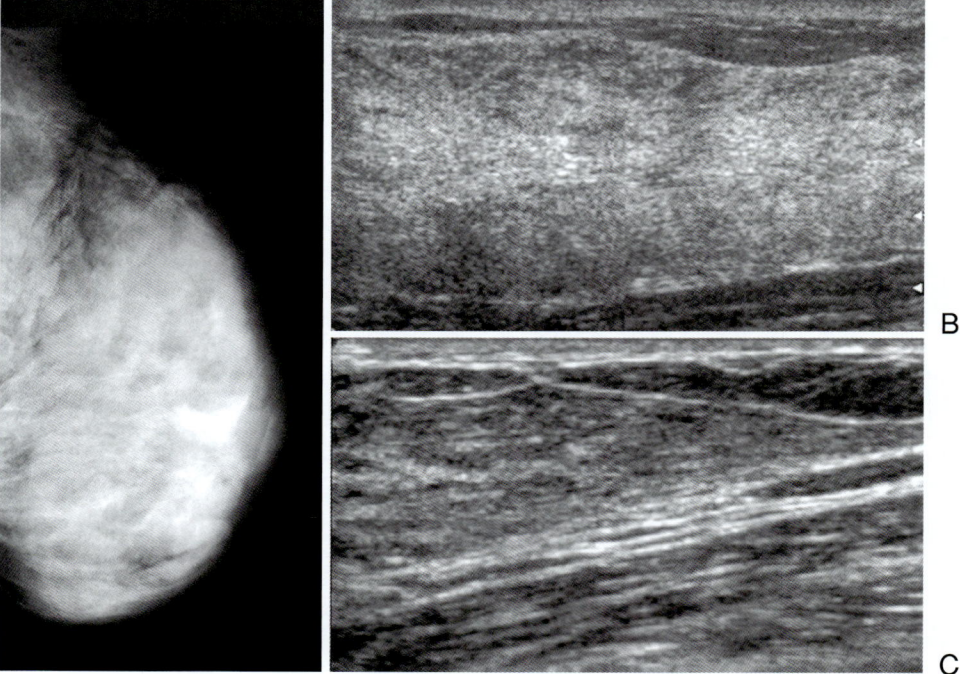

FIGURA 23-6. Tecido radiograficamente denso. Tecido radiograficamente denso (densidade da água) nas mamografias (**A**) pode corresponder a dois tipos diferentes de tecido na ultra-sonografia. **B,** fibrose estromal interlobular intensamente hiperecóica e **C,** tecido glandular praticamente isoecóico.

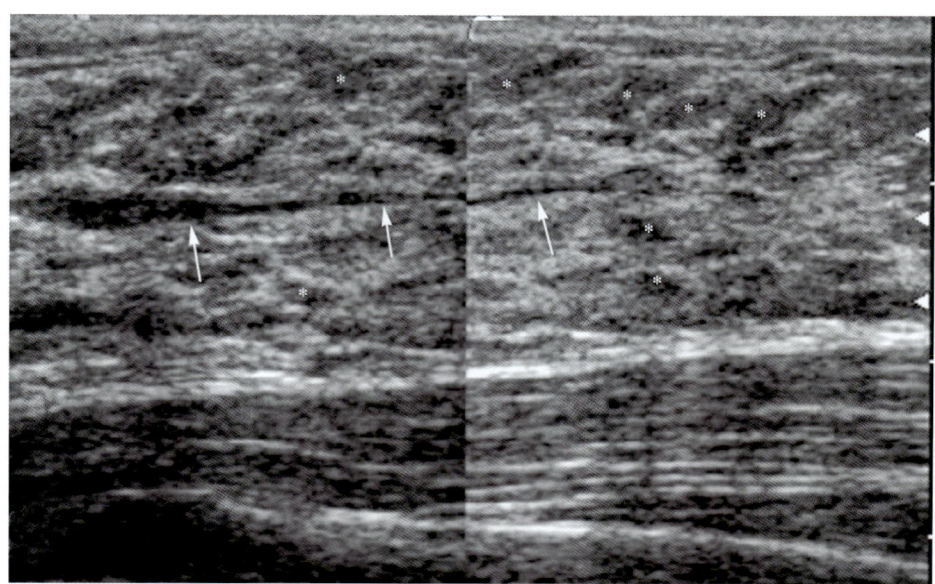

FIGURA 23-7. Tecido com densidade da água. A maior parte dos tecidos com densidade da água na mamografia não é apenas tecido fibroso ou glandular, mas uma mistura de fibrose estromal interlobular hiperecóica e glandular isoecóica ou periductal frouxo e tecido estromal intralobular. Observe que o ducto lobar se encontra levemente ectasiado (*setas*). Os elementos isoecóicos com altura maior do que a largura (*) dentro da porção superficial da zona mamária representam tecidos epitelial e estromal frouxo dentro dos lóbulos. Observe que são mais numerosos e proeminentes anteriormente porque as unidades ductolobulares terminais (UDLTs) são mais numerosas na região anterior do que na posterior.

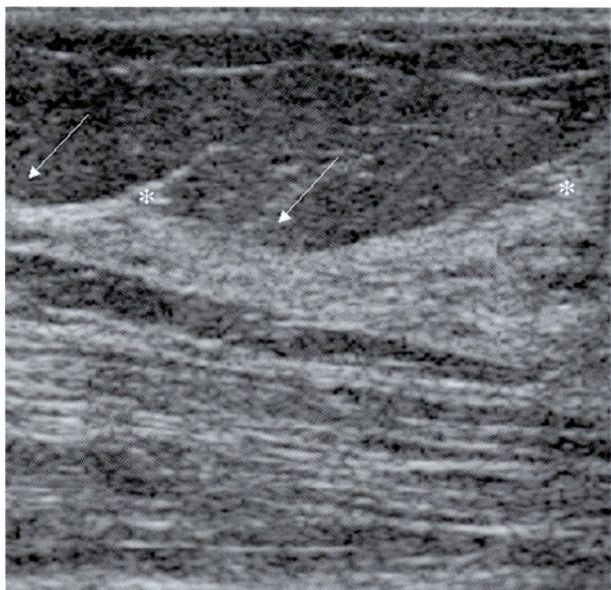

FIGURA 23-8. Atrofia da mama. Com o avançar de idade, os elementos fibroglandulares da mama regridem mais rapidamente nas áreas da zona mamária (*setas*) que ficam entre os ligamentos de Cooper do que na área dentro dos ligamentos. Isto eventualmente pode deixar grande parte ou todo o tecido mamário residual preso entre os ligamentos de Cooper (*).

lização central não puder ser visualizada devido ao mau ângulo de incidência e/ou uma resolução subótima do transdutor — quando só é visível o tecido fibroso periductal de estroma frouxo. Um ducto mamário também pode ser visualizado como um eco central, brilhante, envolto por tecido fibroso de estroma frouxo quando as paredes apostas do ducto central podem ser otimamente demonstradas (Fig. 23-9). É comum que um único ducto apresente ambos os aspectos ultra-sonográficos, dependendo do ângulo de incidência com as paredes ductais. Graus variáveis de **ectasia ductal** são comuns e se tornam cada vez mais freqüentes com a idade, especialmente dentro da porção sinusal lactífera do ducto lobar na região subareolar. Nos ductos ectasiados, líquido anecóico ou hiperecóico separa as duas paredes ductais e comprime os tecidos periductais frouxos do estroma em graus variáveis (Fig. 23-10). A ectasia ductal é comum, ocorrendo em até 50% das mulheres com mais de 50 anos, e em geral é assintomática. No entanto, em algumas pacientes, a ectasia ductal pode levar à mastite periductal e a suas complicações agudas e crônicas.

Os ductos dentro do mamilo e nas regiões subareolares imediatas são mal visualizados durante uma varredura direta anterior porque nestas localizações seu trajeto é quase paralelo ao do feixe sonoro. No entanto, manobras especiais projetadas para melhorar o ângulo de incidência nos possibilitam demonstrar adequadamente o ducto mamário inteiro através da região subareolar e mesmo dentro do mamilo quando necessário. Estas manobras incluem a **técnica da compressão periférica, técnica da compressão bimanual,** e **técnica do mamilo levantado.** Estas manobras são mais úteis na avaliação de pacientes com secreção mamilar (Fig. 23-11) e na avaliação de nódulos malignos na pesquisa de um crescimento intraductal extensivo dentro do ducto, no sentido do mamilo. A técnica da compressão bimanual também é útil na avaliação da ginecomastia.

As UDLTs individuais podem ser visíveis na ultra-sonografia — sob condições ideais — como estruturas isoecóicas pequenas. As UDLTs normais medem cerca de 2 mm de diâmetro mas podem chegar a até 5 mm nas pacientes portadoras de **alterações de adenose fibrocísticas,** ou outras ADNIs (Fig. 23-12). Nas pacientes grávidas ou em lacta-

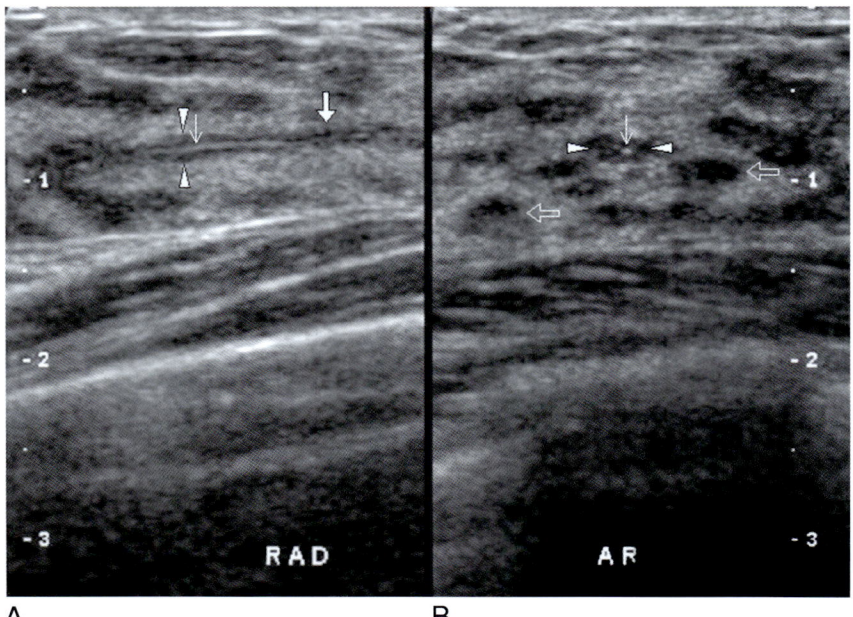

FIGURA 23-9. Ductos mamários normais, não-ectasiados, apresentam dois aspectos ultra-sonográficos. A, Com alta resolução espacial, um ângulo de incidência de 90 graus, e uma centralização perfeita, o ducto parece ser formado por uma linha ecogênica central (*setas*) que consiste nas paredes em aposição do ducto mamário colapsado. O tecido isoecóico adjacente (*pontas de setas brancas*) representa o tecido estromal periductal frouxo. **B,** Apenas o tecido estromal periductal frouxo isoecóico pode ser demonstrado se a resolução espacial for subótima, se o plano de varredura não estiver perpendicular ao ducto (*seta branca vazada*), ou se o feixe não estiver bem centralizado no ducto (*seta branca sólida*).

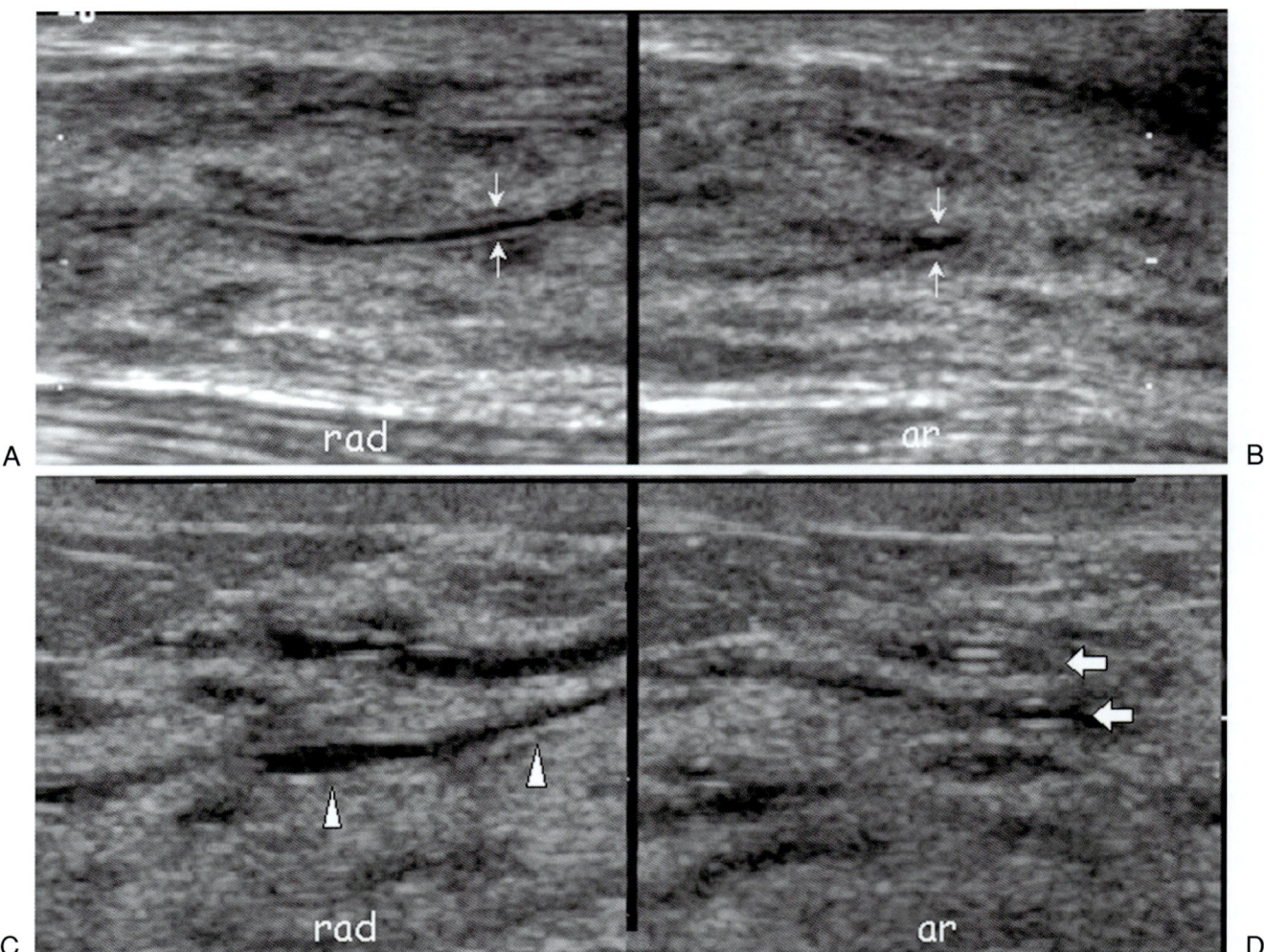

FIGURA 23-10. Ectasia ductal. As paredes ductais ecogênicas estão separadas por secreções dentro da luz do ducto e o tecido estromal frouxo periductal isoecóico se torna menos espesso, tanto devido à compressão como devido à atrofia. **A e B, Ectasia ductal moderada** nas imagens radial (rad) e anti-radial (ar) (*setas*). **C e D, Ectasia ductal de moderada a grave,** com o grau de ectasia variando dentro de um ducto individual nas imagens no plano radial (rad) (*pontas de setas*) e entre os ductos no plano anti-radial (ar) (*setas*).

ção, e nas pacientes portadoras de adenose, as UDLTs estão não somente alargadas como também aumentadas em número. Em alguns casos, as UDLTs se tornam grandes e numerosas o bastante para formar camadas contínuas de tecido isoecóico. A proeminência variável das UDLTs cria um espectro contínuo na aparência do tecido mamário nas UDLTs que não são visíveis na ultra-sonografia de mamas que parecem ser puramente isoecóicas (Fig. 23-13). Isto ocorre mais freqüentemente na região anterior, onde os lóbulos são mais numerosos, mas em alguns casos podem ocupar e distender toda a zona mamária. Uma das características mais valiosas da **imagem harmônica** codificada em alta freqüência é que ela tende a fazer com que nódulos sólidos patológicos pareçam relativamente hipoecóicos e visíveis num fundo de tecidos isoecóicos, reduzindo a chance de que tal nódulo não venha a ser detectado e distinguido dos lóbulos normais.

A **drenagem linfática** da maior parte da mama vem do fundo para a superfície, no sentido da rede linfática sub-dérmica, então para a área periareolar, e finalmente para a axila. Algumas das porções profundas da mama, especialmente as mediais, drenam de preferência ao longo da parede torácica para os linfonodos da cadeia mamária interna. A maior parte da drenagem da mama vai para os linfonodos axilares. A maioria das metástases linfáticas da mama ocorre na axila, com uma minoria ocorrendo nos linfonodos mamários internos. Existem três níveis de linfonodos axilares que são determinados pela sua localização em relação ao músculo pequeno peitoral. Os linfonodos localizados perifericamente à borda ínfero-lateral do músculo peitoral são **linfonodos do nível 1;** os linfonodos que se localizam posteriormente ao músculo pequeno peitoral são **linfonodos do nível 2;** e os linfonodos que ficam na região proximal à borda súpero-medial do músculo pequeno peitoral são os **linfonodos do nível 3** ou **linfono-**

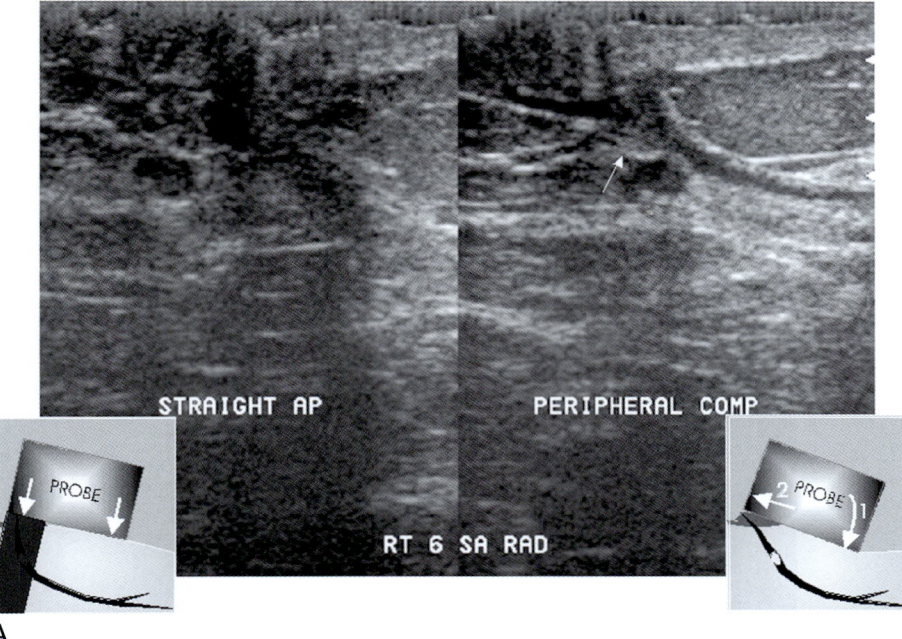

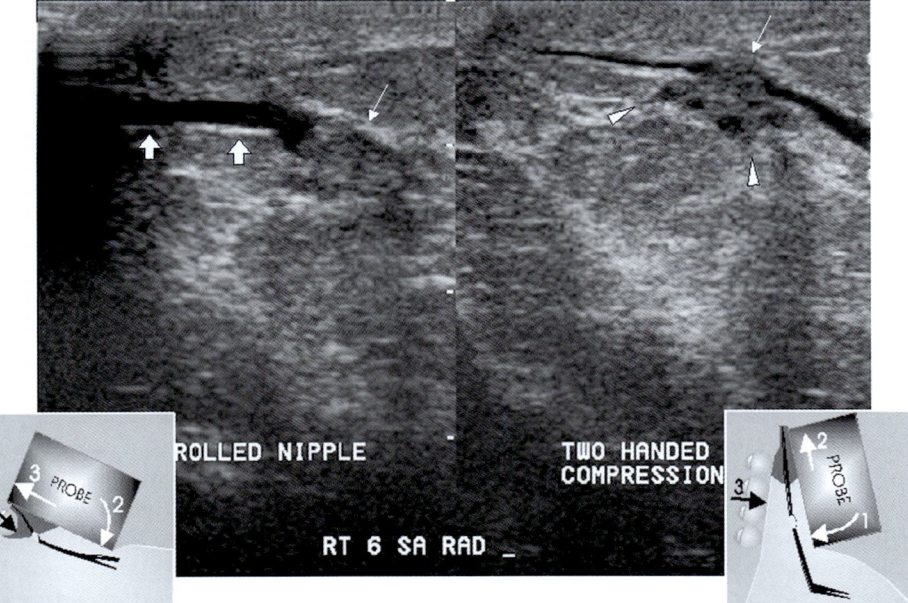

FIGURA 23-11. Importância do posicionamento do transdutor. A, Imagem à esquerda. Os ductos subareolares são difíceis de avaliar a partir de uma abordagem anterior direta por causa da formação de sombra acústica que ocorre na região do mamilo e da aréola e os planos teciduais do mamilo estão em paralelo com o feixe de ultra-som. **A,** Imagem à direita. **Técnica da compressão periférica.** Com uma vigorosa compressão na extremidade periférica do transdutor, e deslizando-o sobre de modo a afastá-lo para o lado, é possível minimizar a formação de sombra acústica e melhorar o ângulo de incidência do feixe com os ductos subareolares. As lesões que ficam na região subareolar imediata (*seta*) podem com freqüência ser demonstradas. **B,** Técnica de **compressão bimanual direita** melhora ainda mais o ângulo de incidência com os ductos subareolares a ajuda a avaliar a compressibilidade dos ductos. Isto pode ajudar a distinguir secreções ecogênicas e espessadas de lesões papilíferas intraductais e determinar se a lesão (*setas*) atravessou a parede ductal (*pontas de setas*). Esta lesão papilífera intraductal não se estende para o segmento intramilar do ducto (*setas brancas largas*). **B,** Imagem à esquerda. A **técnica do mamilo levantado** é a melhor maneira de demonstrar os ductos dentro do mamilo e de avaliar se uma lesão se estende para o mamilo a partir dos ductos subareolares. Straight Ap = AP verdadeiro; Two handed compression = Compressão bimanual; Peripheral Comp = Composição Periférica

dos infraclaviculares. A drenagem linfática para a axila em geral passa pelo nível 1, depois nível 2 e finalmente pelos linfonodos de nível 3.

Os linfonodos da cadeia mamária interna se situam ao longo do lado profundo da parede torácica na região bem lateral às bordas do esterno em paralelo com as artérias e veias mamárias internas. As metástases ocorrem, na maioria das vezes, na cadeia mamária interna no nível do segundo e terceiro espaços intercostais. A utilização do Doppler colorido para identificar os vasos mamários internos pode ser útil para se encontrar linfonodos anormais da cadeia mamária interna. Os linfonodos normais da cadeia mamária interna podem ser identificados sob circunstâncias ideais, mas não em todas as pacientes.

Uma minoria significativa de pacientes apresenta linfonodos no interior da mama ou **linfonodos intramamários.** Estes podem ficar em qualquer lugar no interior da mama, mas são mais comuns no segmento axilar logo abaixo da axila. Os linfonodos intramamários também são relativamente comuns na parte mais medial da mama, paralelamente aos linfonodos da cadeia mamária interna. Eles são vistos na verdade muito freqüentemente na ultra-sonografia, mas raramente são demonstrados na mamografia porque a compressão mamográfica pode afastá-los da parede torácica de tal

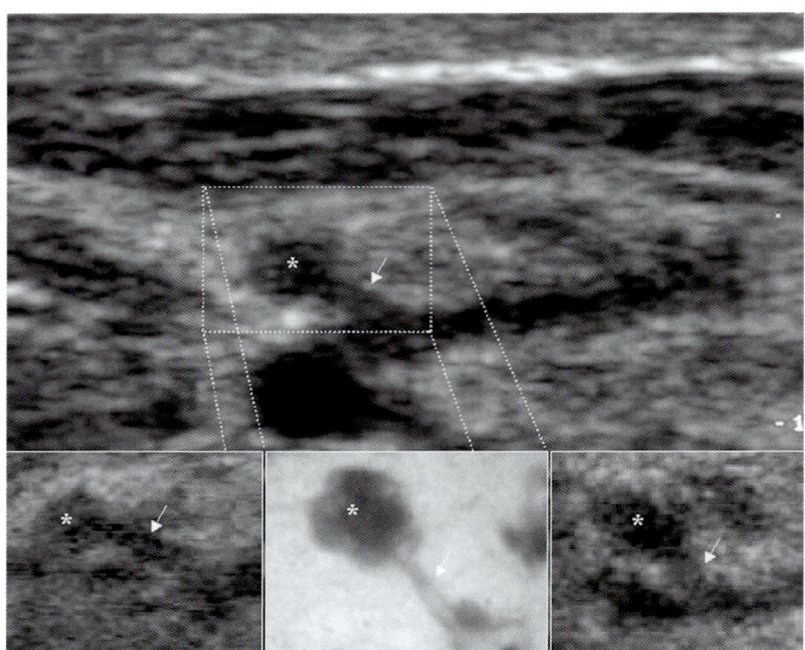

FIGURA 23-12. Unidade ductolobular terminal (UDLT). UDLT compreende o ducto terminal extralobular e o lóbulo, que contém o ducto terminal intralobular, os dúctulos, e o tecido estromal frouxo isoecóico intralobular. As UDLTs se apresentam como sendo uma estrutura similar a uma raquete de tênis — a cabeça da raquete (*) representa o lóbulo, e o punho e o colo da raquete (*setas*) representam o ducto terminal extralobular. A imagem central abaixo é de histologia tridimensional. (Cortesia de Hanne M. Jensen, M.D.)

modo que não fiquem visíveis. São também difíceis de demonstrar na ultra-sonografia sem o uso de um coxim acústico devido à sua localização superficial, logo abaixo da pele.

As metástases do câncer de mama podem envolver os **linfonodos supraclaviculares,** mas, com a finalidade de estadiamento, tais metástases são consideradas como metástases a distância, porque não existe uma drenagem direta para os linfonodos supraclaviculares. As metástases de câncer de mama para estes linfonodos devem, em primeiro lugar, passar pelos linfonodos axilares dos níveis 1, 2 e 3, ou através dos linfonodos da cadeia mamária interna antes de atingir os linfonodos supraclaviculares.

O primeiro linfonodo para o qual a drenagem linfática flui e o primeiro linfonodo comprometido por metástases é chamado de **linfonodo sentinela.** A localização do linfonodo sentinela varia segundo a localização do tumor primário dentro da mama. O linfonodo sentinela é em geral um linfonodo axilar do nível 1, mas, em alguns casos, pode ser um linfonodo intramamário e pode até mesmo ultrapassar os linfonodos do nível 1 e seguir direto para um linfonodo do nível 2. Ocasionalmente, o linfonodo sentinela pode se encontrar dentro da cadeia da mamária interna.

TÉCNICA

Registro

As organizações que credenciam a ultra-sonografia de mama exigem padrões mínimos para o registro da localização de uma imagem ultra-sonográfica da mama. Os lados (esquerdo e direito), posição no sentido horário, distância do mamilo, e a orientação do transdutor devem ser registrados.

Nós usamos cinco zonas para registrar a distância do mamilo: CA para localização subareolar, AX para segmento axilar, e 1, 2 ou 3 para anéis de largura idêntica que iniciam na margem areolar e se estendem para a borda da mama (em que 1 é o anel central, 2 o anel do meio e 3 o anel externo). De outro modo, a distância do mamilo pode ser registrada em centímetros ou em zonas, e este método está se tornando mais popular porque acredita-se que é menos subjetivo e menos variável do que o método do anel. A marcação a tinta de centímetros no transdutor pode facilitar o registro da distância do mamilo em centímetros. A orientação do transdutor pode ser longitudinal, transversal, radial, ou anti-radial, que é ortogonal ao plano radial. A vantagem da imagem radial é que os ductos centrais são orientados no sentido radial em relação ao mamilo, e a varredura no plano que é paralela ao eixo longo do ducto apresenta as maiores possibilidades de demonstrar componentes de um carcinoma ductal *in situ* (CDIS) que se estendem fora do tumor para os ductos adjacentes.

A identificação dos componentes intraductais do tumor pode reduzir as chances de caracterizar de forma errada um nódulo sólido como sendo benigno ou provavelmente benigno e pode também ajudar a demonstrar melhor a verdadeira extensão dos componentes de CDIS de lesões invasivas mistas e intraductais malignas. Quanto maior for a distância entre o mamilo e uma lesão, menor é a probabilidade de que o trajeto do ducto siga um plano verdadeiramente radial em relação ao mamilo devido à tortuosidade do ducto ou porque o ducto em questão é um ramo do ducto que não está orientado perfeitamente no sentido radial. O ultra-sonografista deve pensar em planos radiais internos *versus* plano radial externo verdadeiro em relação ao mamilo. O

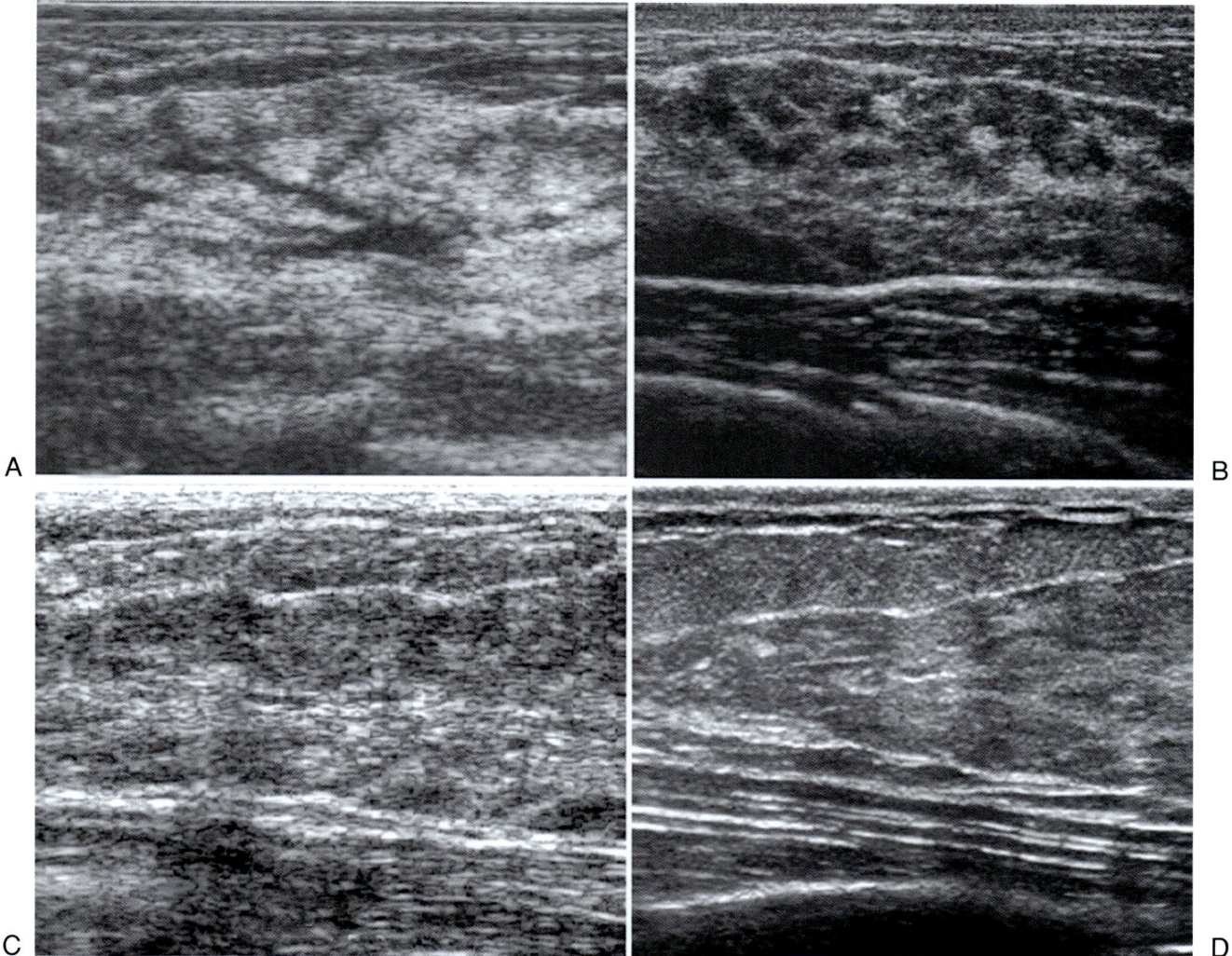

FIGURA 23-13. A proeminência das UDLTs é muito variável. A, Só algumas poucas UDLTs esparsas podem ser visualizadas. **B,** À medida que as UDLTs se tornam maiores e mais numerosas na adenose e na adenose da gestação, elas podem quase chegar a se tocar entre si. Considerando que as UTDLs anteriores são mais numerosas do que as posteriores, estas alterações costumam afetar o aspecto superficial da zona mamária numa maior extensão do que afetam seu aspecto profundo. **C,** Quando o alargamento lobular é acentuado, todo o aspecto superficial da zona mamária pode aparecer isoecóico com a metade profunda ainda sendo hiperecóica. **D,** Quando a proeminência lobular está mais acentuada, ambos os aspectos superficial e profundo da zona mamária podem aparecer quase que homogeneamente isoecóicos. As UDLTs proeminentes criam um estado de "intervalo" de sensibilidade para a ultra-sonografia, que se localiza entre o estado de mamas hiperecóicas e puramente isoecóicas.

plano radial interno se encontra paralelo ao eixo longo dos ductos na região em questão. Especialmente na avaliação de nódulos sólidos, nós queremos saber se a lesão está crescendo em direção aos ductos adjacentes. Isto pode ser melhor realizado quando o plano de varredura está paralelo ao eixo longo dos ductos na região do nódulo sólido.

Nós optamos pelo registro da profundidade de uma lesão além dos parâmetros descritos anteriormente, mas isto não é uma exigência das organizações de credenciamento. Nós usamos três zonas: A para o terço superficial, B para o terço médio e C para o terço profundo da mama. Assim, uma lesão na posição de 12:00 horas na mama direita no anel medial e no terço médio em profundidade, quando varrida radialmente, seria descrita como R 12 2B RAD. Ou, de outra maneira, usando-se centímetros a partir do mamilo, esta lesão seria descrita como 12:00, N + 6, B RAD. Estes métodos de registro são codificados e reproduzíveis. Um ícone da mama direita ou esquerda com um marcador linear que demonstra a posição e a orientação do transdutor é uma alternativa aceitável para o registro da localização da varredura, e a maioria dos fabricantes de aparelhos de ultra-som fornece ícones das mamas.

Documentação das Lesões

Todas as lesões devem sofrer uma varredura completa em dois planos ortogonais para avaliar a superfície e as características internas e seu formato. Devemos obter imagens impressas de no mínimo dois planos ortogonais. Estas imagens podem ser longitudinais e transversais, mas nós preferimos os planos radial e anti-radial. Cada plano de imagem deve ser registrado com e sem *calipers*. É importante documentar o diâmetro máximo da lesão, que é um importante indicador prognóstico. Se o diâmetro máximo não ficar nos planos longitudinal, transversal, radial ou anti-radial, devemos obter uma imagem oblíqua adicional paralela ao eixo longo da lesão, com e sem *calipers*. Os filmes sem *calipers* são especialmente importantes para as lesões pequenas em que o *caliper* pode interferir na avaliação das características de superfície.

Nomenclatura e Dicionário BIRADS

A ACR está desenvolvendo um registro oficial das imagens da mama e um sistema de dados e dicionário de ultra-sonografia (BIRADS), na expectativa de padronizar os laudos e dados. Esta padronização no momento não está pronta, mas nós ainda acreditamos no uso das categorias de risco BIRADS para a avaliação final de todas as ultra-sonografias. Como a maioria das ultra-sonografias é dirigida para o estudo de anormalidades clínicas ou mamográficas que requerem uma mamografia prévia para serem caracterizadas como "BIRADS 0, incompleto, necessitando maior avaliação", qualquer avaliação final vai precisar de uma ultra-sonografia para receber uma categoria BIRADS e para possibilitar que se faça uma recomendação de conduta. As categorias BIRADS também são importantes para avaliar e melhorar o desempenho da ultra-sonografia. Se cada ultra-sonografia implica no mesmo risco que a categoria BIRADS mamográfica correspondente, então as regras para lidar com as lesões ultra-sonográficas podem ser idênticas às regras mamográficas para esta mesma categoria. Não há necessidade de estabelecer regras separadas para a ultra-sonografia. Nós não usamos a categoria BIRADS 0 depois de uma ultra-sonografia, exceto nos raros casos em que a ultra-sonografia é realizada antes da mamografia. Em geral, as categorias BIRADS são 1, 2, 3, 4a, 4b e 5.

A categoria ultra-sonográfica **BIRADS 1** corresponde a *tecidos normais na ultra-sonografia que provocam anormalidades clínicas ou mamográficas*. A categoria na ultra-sonografia **BIRADS 2** corresponde a *entidades benignas* e inclui linfonodos intramamários, ductos ectasiados, cistos simples e nódulos sólidos definitivamente benignos, tais como lipomas. A categoria **BIRADS 3** corresponde a lesões *provavelmente benignas* com um risco de 2% ou menos de serem malignas e inclui alguns cistos complexos, pequenos papilomas intraductais e um subgrupo de fibroadenomas. Nós subdividimos a categoria **BIRADS 4** da ACR, que é chamada de lesões *suspeitas*, em dois subgrupos, porque ela é muito extensa, variando de > 2% até < 90% de risco de malignidade. Nós simplesmente dividimos a categoria BIRADS 4 da ACR com 50% ou mais de risco nas subcategorias 4a e 4b. Designamos a categoria BIRADS 4a como sendo uma categoria *levemente suspeita*. Isso implica um risco entre 3% e 49%. Designamos a categoria BIRADS 4b como *moderadamente suspeita*, significando um risco de 50% a 89%. Estas categorias incluem as lesões que não se enquadram estritamente nos critérios para a categoria BIRADS 3 ou menos. A categoria **BIRADS 5** é designada como *malignidade* e indica um risco de malignidade de 90% ou mais. As regras de conduta para cada categoria já foram desenvolvidas para a mamografia e são bastante simples. As categorias BIRADS 1 e 2 permitem que a paciente retorne para um controle de rotina. A categoria BIRADS 3 oferece três opções à paciente — biópsia cirúrgica, biópsia com agulha fina guiada por imagens ou acompanhamento ultra-sonográfico num pequeno intervalo de tempo. As lesões BIRADS 4a, 4b e 5 exigem biópsia.

Técnicas Especiais para a Mama

A avaliação ultra-sonográfica da mama depende enormemente de manobras dinâmicas especiais realizadas durante o exame. As manobras dinâmicas incluem a **variação de compressão** para avaliar a compressibilidade e a mobilidade. As lesões compressíveis acima de 30% são, com alto grau de certeza, adiposas — tanto um lóbulo de gordura como um lipoma benigno. Uma trombose venosa superficial (doença de Mondor) precisa apresentar as características de não-compressibilidade e ausência de fluxo ao Doppler para diagnóstico. Pode ser útil demonstrar a mobilidade dos ecos nos ductos ectasiados ou nos cistos complexos. Uma variação de compressão também pode erradicar artefatos de sombra devido ao ângulo crítico de sombra em planos teciduais muito oblíquos. A manobra de **compressão e descompressão do transdutor** pode minimizar o ângulo crítico de sombra acústica que surge a partir dos ligamentos de Cooper e pode também melhorar a demonstração da cápsula fina e ecogênica nas extremidades das margens dos nódulos sólidos, o que é um sinal importante de uma margem de lesão não-invasiva. Esta manobra de compressão e descompressão também pode melhorar o ângulo de incidência em relação às paredes ductais, possibilitando uma melhor demonstração da anatomia do ducto e da patologia, especialmente nas porções subareolares dos ductos. A **avaliação pelo Doppler** da mama depende muito do uso da menor compressão possível. O fluxo do sangue na lesão da mama pode facilmente reduzir ou até mesmo ser completamente eliminado se houver uma compressão muito vigorosa. As mudanças de posição são importantes na avaliação de um cisto complexo. É possível demonstrar que os **níveis líquido-débris, de leite de cálcio,** e **níveis gordura-líquido** se modificam com a mudança de decúbito entre supino e ereto ou decúbito lateral. Algumas anormalidades palpáveis só são clinicamente evidentes na posição ereta. Mesmo na varredura de rotina da mama pode haver necessidade de modificar a posição da paciente durante o exame. Algumas posições são melhores para avaliar um quadrante da mama, enquanto outras posições podem ser ideais para outras áreas da mama.

INDICAÇÕES PRINCIPAIS

A maioria das ultra-sonografias da mama para diagnóstico é realizada com o objetivo de avaliar uma anormalidade palpável ou mamográfica em particular.

Nódulos Palpáveis

A ultra-sonografia é muito útil na avaliação de nódulos palpáveis quando existe tecido denso na área do nódulo palpável na mamografia. Se as lesões não contêm calcificações e o tecido adjacente as obscurece, elas podem não ser detectadas na mamografia. A ultra-sonografia tem muito menos a acrescentar nos casos em que só existe densidade de tecido adiposo na área do nódulo palpável na mamografia. Existem muito poucas chances de que a mamografia deixe de evidenciar algo significativo, e, nestes casos, o nódulo palpável quase certamente é formado tanto por um lóbulo de gordura quanto por um lipoma benigno. A única exceção a esta regra geral ocorre nos casos de nódulos diminutos com tamanho de uma ervilha ou nos nódulos palpáveis menores quando a linha cutânea está superpenetrada na mamografia, de modo que não pode ser avaliada, mesmo com o uso de um foco forte. Em tais casos, pode haver uma lesão pequena e muito superficial logo abaixo da pele que não é adequadamente demonstrada na mamografia. Quando a área mamográfica do nódulo palpável tem densidade mista de gordura e água, então uma avaliação ultra-sonográfica agressiva deve ser realizada.

Os objetivos da avaliação pela ultra-sonografia orientada dos nódulos palpáveis que correspondem a tecidos mamograficamente densos consistem em localizar uma lesão benigna, de modo a ser possível evitar a realização de uma biópsia, ou localizar uma lesão maligna que pode ter sido obscurecida por tecidos densos adjacentes na mamografia. Se a ultra-sonografia for verdadeiramente eficaz em evitar a biópsia de tecidos normais palpáveis da mama ou de lesões definitivamente benignas (BIRADS 1 e 2), é essencial que a anormalidade seja palpada durante o exame e que a imagem seja registrada junto com a palavra "palpável" (Fig. 23-14). A simples demonstração de que existem tecidos normais ou um cisto benigno no mesmo quadrante é prova insuficiente de que esta é a causa do nódulo palpável. Só com uma varredura simultânea com a palpação isto pode ser obtido. Para lesões maiores nas mamas compressíveis, o dedo indicador fora da varredura pode geralmente deslizar sob o transdutor durante a varredura. Para lesões menores e mamas mais firmes, o dedo indicador pode erguer as extremidades do transdutor e afastá-las da pele, de modo que a lesão possa ser varrida com o dedo entre o transdutor e a pele. Em tais casos, pode ser útil prender a lesão entre os dedos indicador e médio e realizar a varredura enquanto a lesão está presa. No caso de lesões muito pequenas e superficiais, um clipe de papel aberto ou um cartucho de caneta esferográfica vazio podem ser usados para palpar a lesão durante a varredura sem afastar as extremidades do transdutor da pele.

Com a varredura agressiva de nódulos palpáveis em pacientes com tecido denso nesta área, a ultra-sonografia deve detectar a presença de nódulos malignos que não foram visualizados na mamografia. O fato de a ultra-sonografia encontrar carcinomas que não foram identificados pela mamografia não tem um mau reflexo sobre a mesma. Em vez disso, indica que a compreensão das limitações da mamografia e o uso adequado da ultra-sonografia, nestes casos altamente selecionados, são capazes de melhorar o desempenho da imagem nas mamas densas na mamografia.

A ultra-sonografia pode evitar uma biópsia ao demonstrar achados normais ou definitivamente benignos. Diversos estudos já demonstraram um valor preditivo negativo extremamente elevado para a associação de mamografia negativa e achados ultra-sonográficos normais ou benignos.

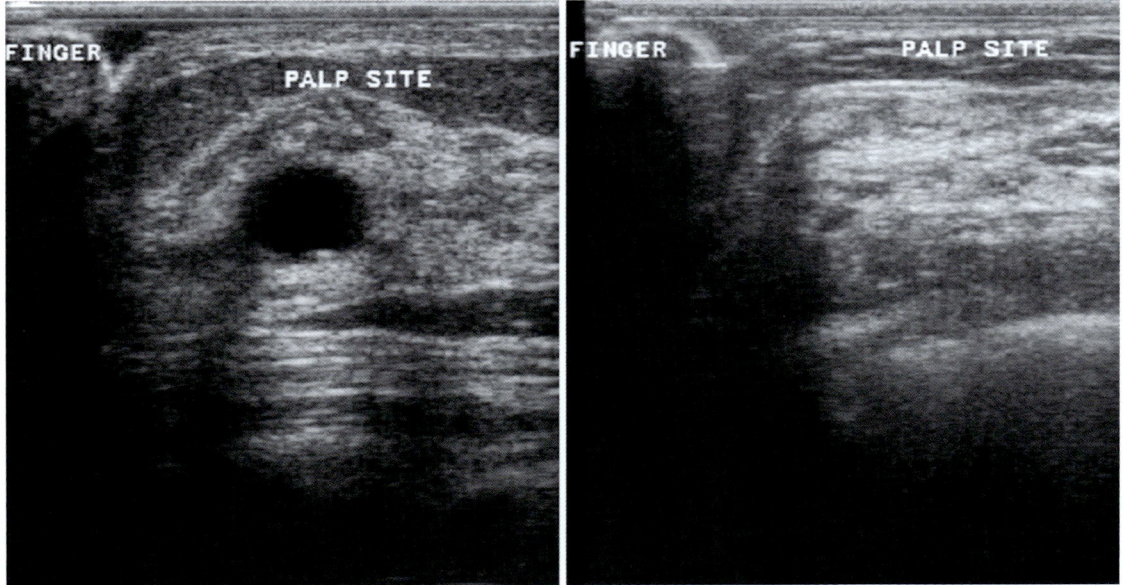

FIGURA 23-14. A palpação durante a ultra-sonografia é fundamental. A, Cistos e **B,** sulcos fibroglandulares que fazem protrusão anteriormente no tecido adiposo subcutâneo são de longe as duas causas mais comuns de anormalidades palpáveis. Também é importante registrar as imagens de modo a demonstrar que a área de varredura era palpável.

Já não é mais verdade o dito segundo o qual todos os nódulos palpáveis devem ser biopsiados. No entanto, as anormalidades palpáveis variam num espectro desde espessamentos vagos até nódulos duros e fixos, sendo que estes últimos implicam maior preocupação clínica. Contudo, os nódulos duros e fixos estarão quase virtualmente associados a achados ultra-sonográficos suspeitos.

O conceito de um laudo de ultra-sonografia negativo nas pacientes que apresentam lesões de mama palpáveis não é aceitável. Ultra-sonografias negativas implicam no fato de o examinador estar distanciado da interpretação das imagens e não compreender plenamente o problema que a paciente apresenta. Em vez disso, nós preferimos pensar que todas as ultra-sonografias realizadas em pacientes portadoras de nódulos palpáveis sejam positivas por uma explicação. O achado positivo pode ser um tecido normal palpável da mama ou uma lesão palpável, claramente benigna, como um cisto simples, mas o seu achado positiva e definitivamente explica a causa da anormalidade palpável. É bem mais tranquilizante para a paciente ver na tela que o nódulo que está sendo palpado durante a varredura corresponde a um achado positivo, apesar de normal, tal como um sulco de tecido fibroglandular normal, do que ser informada de que seu exame de ultra-sonografia está negativo. O resultado positivo normal inspira confiança de que o operador compreende o seu problema, enquanto uma ultra-sonografia negativa inspira preocupação de que o operador não compreende o motivo da realização do exame e poderia ter deixado de diagnosticar algo mais grave.

Densidades Mamográficas

A ultra-sonografia é a melhor arma diagnóstica na avaliação das anormalidades encontradas na mamografia que não contêm calcificações. Estas anormalidades mamográficas vão desde massas discretas até densidades focais assimétricas. Como ocorre no caso de anormalidades palpáveis, a ultra-sonografia vai demonstrar tanto tecidos normais assimétricos como anormalidades definitivamente benignas, como cistos simples na maioria das vezes. Numa menor porcentagem dos casos a ultra-sonografia vai revelar achados mais suspeitos ou com aspecto mais maligno do que na mamografia.

Quando a ultra-sonografia for sugestiva de uma anormalidade benigna, como um cisto simples ou um tecido mamário normal assimétrico, que provoca a anormalidade visualizada na mamografia, é importante ter certeza de que o achado ultra-sonográfico realmente é capaz de explicar a alteração mamográfica. Devemos nos assegurar de que não se trata de dois achados diferentes — um achado mamográfico e um achado ultra-sonográfico incidental separado. Para garantir que só existe um achado e que o achado da ultra-sonografia é o mesmo que o encontrado na mamografia, nós devemos rigorosamente assegurar que o tamanho, formato, localização e densidade do tecido adjacente na mamografia e na ultra-sonografia são os mesmos. A correlação mamografia-ultra-sonografia entre tamanho, formato, localização e densidade do tecido adjacente pode ser mais bem estabelecida entre a incidência mamográfica craniocaudal (CC) e a incidência transversal da ultra-sonografia, porque existe pouca rotação e não há obliqüidade do feixe de raios X na incidência mamográfica CC. Assim, a imagem ultra-sonográfica transversal é obtida no plano exato da compressão mamográfica. A imagem médio-lateral-oblíqua (MLO) é obtida entre 30 e 60 graus de obliqüidade fora do plano médio-lateral, e também envolve, em geral, alguma rotação da mama. É difícil obter um plano ultra-sonográfico oblíquo que reproduza exatamente o grau ignorado de obliqüidade empregado para obter a imagem mamográfica em MLO. O plano ultra-sonográfico também não é capaz de reproduzir a rotação da mama que pode ocorrer na obtenção de uma imagem mamográfica em MLO. Se uma lesão mamográfica só pode ser visualizada na incidência MLO, é melhor obter uma imagem médio-lateral verdadeira, com cuidado para não girar a mama durante a compressão e então obter uma verdadeira imagem longitudinal ultra-sonográfica para correlacionar com a incidência mamográfica ML.

Correlação de Tamanho

A correlação mamografia-ultra-sonografia do tamanho deve levar em consideração tudo que for densidade de água. Logo, uma massa de 3 cm, oval, circunscrita, pode se tratar de um cisto, ou de um nódulo sólido com uma cápsula ecogênica fina, um cisto contendo um nódulo mural, uma coleção de 3 cm de tecido fibroglandular, um cisto pequeno, ou um nódulo sólido envolto por tecido fibroglandular, em que o cisto pequeno ou o nódulo sólido, somados ao tecido fibroso adjacente, medem 3 cm (Fig. 23-15). Todas estas seis estruturas ultra-sonográficas descritas seriam perfeitas para avaliar a equivalência de tamanho entre a mamografia e a ultra-sonografia se todas as lesões com aspecto mamográfico de densidade líquida tiverem sido adequadamente consideradas. As medidas devem ser efetuadas desde um lado externo até o outro, de modo a incluir a cápsula que envolve o cisto ou os nódulos sólidos porque a cápsula tem densidade de água e será incluída na medida da lesão na mamografia. A correlação mamografia-ultra-sonografia funciona melhor se a lesão for medida de modo idêntico em ambas as modalidades. A mamografia não é capaz de estabelecer a distinção entre a densidade de água da cápsula e a densidade de líquido do tecido adjacente, de modo que a cápsula deve ser incluída na lesão. O diâmetro máximo é mais ajustável para a correlação entre a mamografia e a ultra-sonografia do que o diâmetro médio. Isto ocorre porque muitas lesões mamográficas são parcialmente compressíveis. Para obter as três medidas necessárias para o cálculo do diâmetro médio nas mamografias, são necessárias duas incidências. Estas incidências não são verdadeiramente ortogonais. Só as dimensões da lesão perpendiculares ao eixo de compressão podem ser demonstradas, e nenhuma das incidências mostra a dimensão da lesão sob compressão. As duas incidências mamográficas vão assinalar três medidas que são todas obtidas perpendicularmente ao eixo de compressão. A ultra-sonografia também precisa de duas incidências para obter as

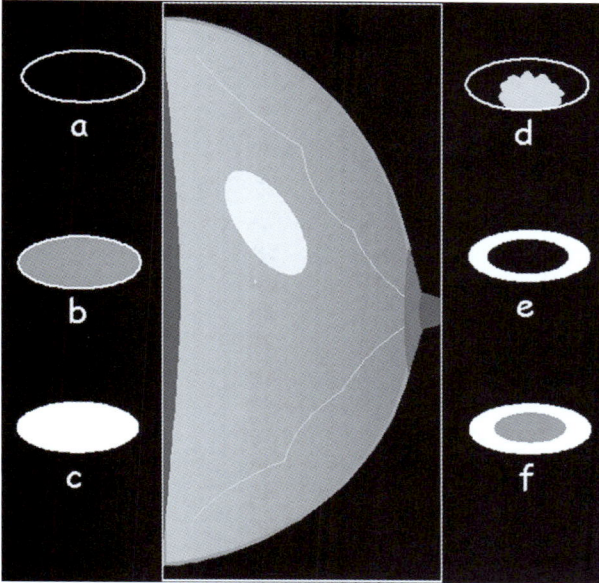

FIGURA 23-15. Importância da correlação mamográfica e ultra-sonográfica. Todas as estruturas com densidade de água poderiam contribuir com o tamanho da lesão mamográfica. Assim, uma massa mamográfica com 3 cm, ovóide, circunscrita, poderia representar **A,** um cisto ou **B,** um nódulo sólido envolto por uma cápsula ecogênica fina; **C,** uma coleção de 3 cm de fibrose estromal interlobular, **D,** um cisto de 3 cm contendo um nódulo parietal, **E,** um cisto menor ou **F,** um nódulo sólido envolto por tecido fibroso ou glandular.

três medidas necessárias para o cálculo do diâmetro médio, mas estas incidências são verdadeiramente ortogonais. Enquanto duas das três dimensões obtidas pela ultra-sonografia também são perpendiculares ao eixo da compressão, a ultra-sonografia pode demonstrar o diâmetro sob compressão, que é a terceira medida. Como resultado, a ultra-sonografia mostra dois grandes diâmetros e um diâmetro pequeno (Fig. 23-16). Isto faz com que o diâmetro médio das lesões compressíveis obtido a partir das ultra-sonografias seja menor do que o diâmetro médio obtido pela mamografia. Apesar dos diferentes diâmetros médios obtidos pela ultra-sonografia e pela mamografia, os diâmetros máximos vão ser idênticos. O diâmetro máximo, não o diâmetro médio, deve ser usado para a correlação ultra-sonográfica do tamanho da lesão. Os diâmetros ultra-sonográficos médios devem ser usados para o acompanhamento em intervalos curtos de uma lesão.

Correlação de Formato

A correlação de formato entre a ultra-sonografia e a mamografia deve levar em conta dois fenômenos: **compressibilidade parcial e forças rotatórias** aplicadas durante a compressão. O mesmo fenômeno que faz com que o diâmetro médio das lesões parcialmente compressíveis pareça maior na mamografia, é o que na ultra-sonografia também provoca uma diferença de formato consistente entre a mamografia e a ultra-sonografia. As lesões parcialmente compressíveis com aspecto esférico na mamografia apresentam aspecto oval na ultra-sonografia, porque a ultra-sonografia é capaz de mostrar o diâmetro compressível da lesão, enquanto a mamografia, não. Quando a lesão não é compressível, o formato vai ser similar na mamografia e na ultra-sonografia. A compressão mamográfica e a compressão ultra-sonográfica aplicam diferentes forças rotatórias nas lesões que não têm formato esférico (Fig. 23-17). A compressão mamográfica não somente afasta as lesões da parede torácica, mas tende a girar a lesão de modo que seu eixo longo fique perpendicular à parede torácica. A compressão ultra-sonográfica vai levar as lesões para mais perto da parede torácica e costuma girar o eixo longo da lesão em paralelo com a parede torácica. Existe caracteristicamente uma diferença de 90 graus na orientação do eixo longo das lesões entre a mamografia e a ultra-sonografia. Se esta rotação não for levada em conta, o examinador pode erroneamente concluir que o formato da lesão é diferente nas imagens mamográficas e ultra-sonográficas.

Correlação entre a Localização e a Posição

Como a compressão mamográfica afasta uma lesão da parede torácica e a compressão ultra-sonográfica empurra a lesão no sentido da parede torácica, as lesões em geral parecem estar localizadas muito mais próximas da parede torácica na ultra-sonografia do que na mamografia. As lesões que parecem ficar diversos centímetros distantes da parede torácica na mamografia podem parecer muito próximas e até mesmo adjacentes à parede torácica, ou, inclusive, como uma indentação na musculatura da parede torácica na ultra-sonografia. As lesões que seriam consideradas na zona B em profundidade nas mamografias, freqüentemente encontram-se na zona C na ultra-sonografia. Se não for compreendida esta diferença aparente de rotina nas profundidades das lesões mamográficas e ultra-sonográficas, é possível concluir erroneamente que a lesão ultra-sonográfica encontra-se localizada muito profundamente para corresponder à lesão mamográfica.

Correlação com a Densidade do Tecido Adjacente

A etapa final na correlação entre os achados mamográficos e ultra-sonográficos é a avaliação da densidade dos tecidos adjacentes. Uma lesão que se prolonga para o tecido adiposo subcutâneo da zona mamária e que está envolta por tecido com densidade de água e, superficialmente, de gordura nas suas margens profundas na mamografia, deve estar localizada na junção entre o tecido adiposo subcutâneo e a zona mamária na ultra-sonografia. Ela deve estar envolta pelo tecido adiposo subcutâneo junto com sua margem superficial na ultra-sonografia, e por tecido fibroso hiperecóico ou tecido glandular isoecóico ao longo de sua margem profunda na ultra-sonografia (Fig. 23-18).

A correlação entre tamanho, formato, localização e densidade do tecido adjacente permite estabelecer definitiva-

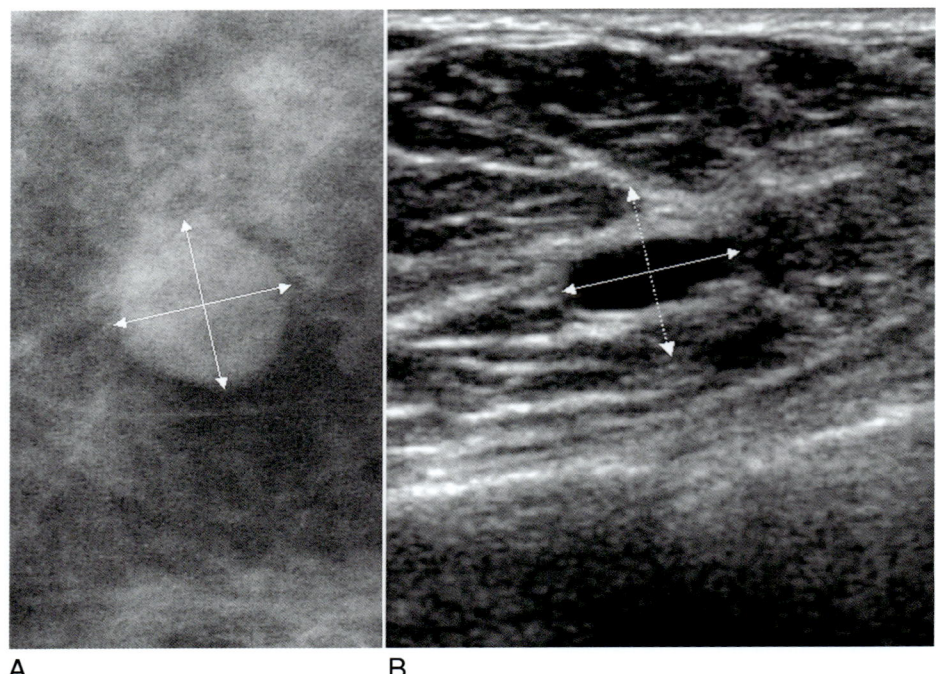

FIGURA 23-16. As lesões que parecem ser esféricas na mamografia freqüentemente parecem ser elípticas na ultra-sonografia. A, O nódulo mamográfico isodenso circunscrito apareceu circular em ambas as imagens (esférico) porque a mamografia só demonstra os eixos do cisto que ficam perpendiculares ao eixo de compressão e não o eixo sob compressão. A ultra-sonografia mostra os eixos sob compressão. O diâmetro médio calculado a partir da mamografia inclui três grandes diâmetros que ficam em todos os eixos perpendiculares ao eixo de compressão. **B,** O diâmetro médio calculado a partir das imagens ultra-sonográficas inclui dois grandes diâmetros perpendiculares ao eixo de compressão (*setas sólidas*) e um diâmetro menor que fica em paralelo com o eixo de compressão (*setas pontilhadas*). Para as lesões compressíveis, o diâmetro médio obtido a partir das ultra-sonografias é freqüentemente menor do que o diâmetro médio obtido pela mamografia, mas os diâmetros máximos vão ser semelhantes.

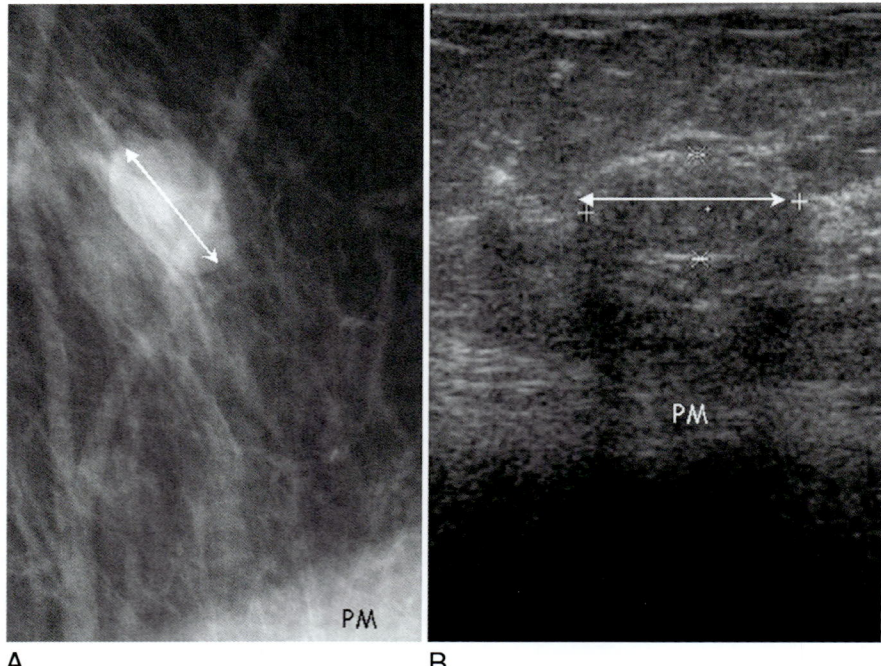

FIGURA 23-17. Compressão mamográfica e compressão ultra-sonográfica. A compressão mamográfica (**A**) costuma girar o eixo longo da lesão perpendicularmente à parede torácica, enquanto a compressão ultra-sonográfica (**B**) costuma girar o eixo longo em paralelo com a parede torácica. Os eixos longos das lesões na mamografia e na ultra-sonografia freqüentemente diferem em cerca de 90 graus para a direita para exibir o músculo peitoral (PM) profundamente à lesão, como aparece na ultra-sonografia. A seta com duas pontas mostra o eixo longo da lesão.

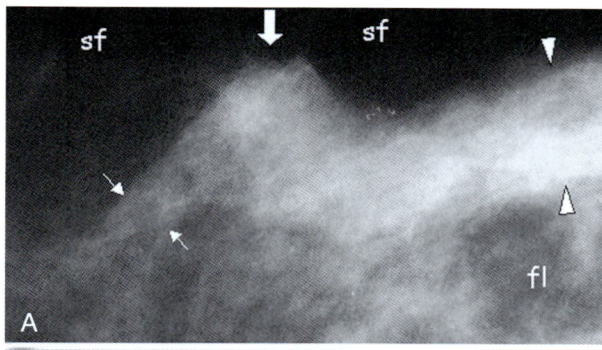
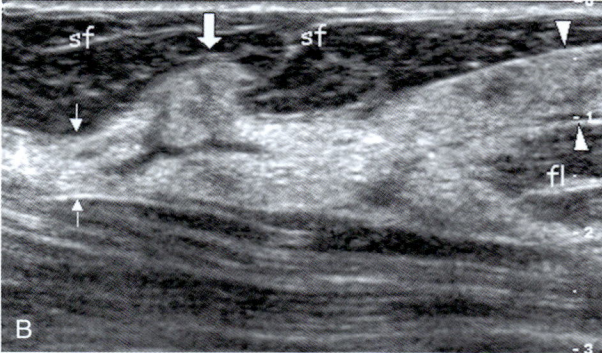

FIGURA 23-18. Importância da correlação entre a mamografia e a ultra-sonografia. As densidades dos tecidos adjacentes devem ser comparadas quando a ultra-sonografia sugerir que a densidade mamográfica corresponde a tecido mamário normal ou a anormalidades benignas como cistos simples. **A**, Mamograficamente, uma distorção arquitetural suspeita, uma saliência angular anterior da zona mamária no tecido adiposo subcutâneo (*seta branca larga*), corresponde na ultra-sonografia (**B**) a um sulco de tecido fibroglandular (*seta branca larga*) que não contém áreas isoecóicas maiores do que ductos normais e UDLTs. A densidade mamográfica é delineada pelo tecido adiposo subcutâneo (sf) junto com seu bordo anterior tanto na ultra-sonografia como na mamografia. Existem faixas estreitas de tecido com densidade de água lateralmente (*setas pequenas*) e medialmente (*pontas de setas*) tanto na mamografia como na ultra-sonografia. Existe uma loja de gordura proeminente (fl) medialmente em ambos os métodos. A imagem craniocaudal mamográfica está girada em 90° para a direita de modo a corresponder com a ultra-sonografia.

ACHADOS

Os achados ultra-sonográficos que se correlacionam com as anormalidades palpáveis ou ultra-sonográficas podem se dividir em diversas categorias diferentes — (1) ADNIs, (2) cistos, (3) nódulos sólidos, e (4) lesões indeterminadas (lesões císticas *versus* sólidas).

Tecidos Normais e Aberrações do Desenvolvimento Normal e Involução

Os tecidos mamários normais e as variações dos tecidos normais que incluem ectasia ductal, alteração fibrocística ou distúrbios benignos proliferativos podem causar tanto anormalidades mamográficas como ultra-sonográficas. Alguns autores chamaram estas alterações de ADNIs, aberrações do desenvolvimento normal e involução. As ADNIs podem se apresentar não somente como tecidos normais, como também sob a forma de cistos e nódulos sólidos, correspondendo a alguns resultados falsos-positivos na biópsia. Como notamos anteriormente, tanto o tecido normal como as ADNIs podem causar anormalidades palpáveis e mamográficas, portanto, é melhor abandonar o conceito de uma "ultra-sonografia negativa" quando avaliarmos as alterações clínicas ou mamográficas. É melhor pensar em todas as ultra-sonografias como positivas — positiva para uma explicação definitiva da anormalidade clínica ou mamográfica. O achado positivo, no entanto, pode ser um sulco de tecidos fibroglandulares palpáveis ou uma coleção de tecidos fibroglandulares assimétricos que causam uma densidade mamográfica assimétrica. A maioria dos tecidos normais na ultra-sonografia pode ser caracterizada como BIRADS 1. As ADNIs causam um espectro de anormalidades que podem ser caracterizadas como BIRADS 2, 3 ou 4.

Cistos Simples

O papel inicial da ultra-sonografia diagnóstica da mama foi distinguir entre cistos e nódulos sólidos. Hoje, isto continua a ser um papel-chave para a ultra-sonografia, mas certamente não é seu único papel. Demonstrar que um cisto simples pode causar uma nodulação palpável ou um nódulo mamográfico é de longe o achado mais valioso que podemos demonstrar pela ultra-sonografia, porque os cistos simples são definitivamente tão benignos quanto o que se possa demonstrar com qualquer modalidade de imagem diagnóstica. Além do mais, o valor preditivo negativo de um cisto simples é de 100% maior do que 99+% do valor preditivo negativo da demonstração ultra-sonográfica de tecidos mamários normais que causam anormalidades mamográficas ou palpáveis. Se critérios rigorosos forem empregados num cisto simples, a lesão é BIRADS 2, e não há necessidade de biópsia, aspiração ou de acompanhamento. Em geral, só realizamos uma aspiração de cistos simples nos casos em que eles são tão tensos que provocam dor intensa. O valor preditivo negativo da demonstração de que um cisto simples causa uma anormalidade palpável ou mamográfica é maior do que se nós demonstrarmos que o tecido normal ou uma ADNI é a sua causa. Cistos complexos e complicados criam um espectro de lesões que podem ser caracterizadas como BIRADS 2, 3 ou 4.

mente uma equivalência entre os achados mamográficos e ultra-sonográficos, mas, em alguns casos, isto pode não acontecer. Se não for determinado com certeza absoluta que as lesões mamográficas e ultra-sonográficas são, de fato, as mesmas, procedimentos ultra-sonográficos minimamente invasivos podem ser realizados para confirmar a correlação. Se a ultra-sonografia mostrar que a lesão suspeita na mamografia é cística, podemos realizar uma aspiração do cisto orientada pela ultra-sonografia e repetir a mamografia para verificar se a lesão desapareceu. Se a ultra-sonografia mostrar que a lesão suspeita é sólida, a localização ultra-sonográfica com um fio removível pode ser efetuada e a mamografia é repetida com o fio em posição para documentar que a lesão mamográfica e ultra-sonográfica é de fato a mesma.

Nódulos Sólidos

Como o papel inicial da ultra-sonografia no diagnóstico da mama era distinguir entre cistos e nódulos sólidos, a demonstração de um nódulo sólido inicialmente era uma indicação automática para biópsia. Muitos dos estudos ultra-sonográficos iniciais em que foi tentada uma caracterização dos nódulos sólidos relataram tal superposição entre as características de nódulos sólidos benignos e malignos para permitir uma distinção entre os mesmos. Estes estudos foram realizados com aparelhos mais antigos, com freqüências mais baixas, equipamentos de menor resolução, e geralmente só eram avaliados segundo achados ultra-sonográficos isolados. Desde então, a abordagem à caracterização dos nódulos sólidos evoluiu.

A chave para desenvolver um algoritmo bem-sucedido para a caracterização de nódulos sólidos é estabelecer um objetivo realista. O objetivo de distinguir todos os nódulos sólidos malignos dos benignos foi excessivamente ambicioso e inatingível. Um objetivo mais realista é identificar uma subpopulação de todos os nódulos sólidos tão provavelmente benigna que a paciente pode ter a opção de realizar um controle além da opção pela biópsia. O precedente para isto foi estabelecido na literatura sobre mamografia. As lesões BIRADS 3, como são atualmente definidas, devem apresentar um risco de 2% ou menos de malignidade. Para ser prudente e conservador, qualquer algoritmo desenvolvido para identificar o subgrupo de nódulos sólidos BIRADS 3 pela ultra-sonografia deve se ater a critérios idênticos aos aceitos como sendo o tratamento padrão na literatura mamográfica.

A Fig. 23-19 ilustra a heterogeneidade do câncer de mama, que pode ter um espectro que varia desde lesões espiculadas até lesões circunscritas. O câncer de mama não somente é heterogêneo de um nódulo para outro, mas também pode ser heterogêneo dentro de um só nódulo, de modo que qualquer algoritmo ultra-sonográfico projetado para identificar um subgrupo BIRADS 3 deve considerar esta característica. As extremidades histológicas e morfológicas macroscópicas dos nódulos espiculados e circunscritos do espectro de malignidade diferem muito entre si em diversas maneiras: celularidade, componentes da matriz extracelular, reação do hospedeiro ao tumor, e conteúdo de água. O clássico **carcinoma de mama espiculado** é formado por células tumorais, matriz e resposta desmoplásica do hospedeiro à lesão. Em comparação aos carcinomas circunscritos, os carcinomas espiculados são paucicelulares — uma pequena porcentagem do volume total da lesão é formada por células tumorais.

Os **carcinomas circunscritos** são altamente celulares. O algoritmo que usamos para avaliar as lesões deve levar em conta a heterogeneidade interna (1) avaliando completamente a superfície, formato e volume da lesão na pesquisa de achados suspeitos em dois planos ortogonais (de preferência radial e anti-radial); e (2) ignorando os achados benignos e não-suspeitos nas lesões que apresentam uma mistura de achados suspeitos e não-suspeitos. A lesão inteira deve ser sempre caracterizada segundo seus aspectos mais suspeitos.

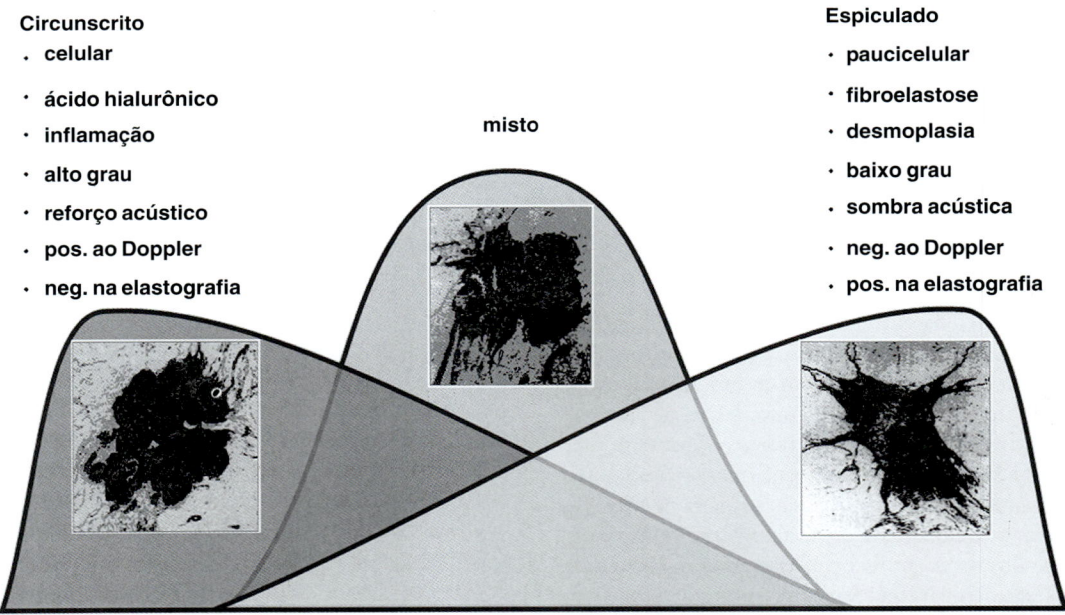

FIGURA 23-19. Massas malignas — espectro de imagens. O aspecto do câncer de mama varia desde lesões clássicas espiculadas até carcinomas circunscritos. Os achados ultra-sonográficos podem ser quase opostos. Só com o uso de diversos achados capazes de identificar lesões em ambos os extremos do espectro é que podemos identificar os carcinomas com uma sensibilidade adequada.

TABELA 23-1. ACHADOS ULTRA-SONOGRÁFICOS NOS NÓDULOS SÓLIDOS DA MAMA COMPARADOS A ACHADOS MAMOGRÁFICOS SUSPEITOS

Achados Mamográficos Suspeitos	Achados Ultra-sonográficos Suspeitos
Espiculação	Espiculação (halo ecogênico espesso)
Margens irregulares ou mal definidas	Margens angulares
Microlobulação	Microlobulação
Calcificações	Calcificações
Padrão de calcificação linear	Extensão ductal
Padrão de calcificação ramificado	Padrão de ramificação
Massa ou nódulo	**Altura maior do que largura**
Densidade assimétrica	**Sombra acústica**
Densidade em desenvolvimento	**Hipoecogenicidade**

TABELA 23-2. CARACTERÍSTICAS PATOLÓGICAS ULTRA-SONOGRÁFICAS DE ACHADOS SUSPEITOS

Categorias Morfológicas	Categorias Histopatológicas
Características de Superfície	**Achados "Graves"**
Espiculação	Espiculação
Margens angulares	Margens angulares
Microlobulação	Sombra acústica
Formatos	Hipoecogenicidade
Altura maior do que largura	**Achados Mistos**
Extensão ductal	Altura maior do que largura
Padrão de ramificação	Microlobulação
Características Internas	**Achados "leves"**
Sombra acústica	Extensão ductal
Calcificações	Padrão de ramificação
Hipoecogenicidade	Calcificações

A Tabela 23-1 mostra os achados ultra-sonográficos suspeitos nos nódulos sólidos da mama e os compara com os achados mamográficos suspeitos. Observe que seis dos nove achados suspeitos na ultra-sonografia são achados suspeitos na mamografia que foram aplicados diretamente na ultra-sonografia. Dos nove achados, só os achados de uma **lesão maior em altura do que em largura, sombra acústica,** e **hipoecogenicidade** são específicos da ultra-sonografia.

Os achados suspeitos em ultra-sonografia podem ser classificados em três subgrupos de acordo com características morfológicas ou características histopatológicas (Tabela 23-2). As características morfológicas incluem as características de superfície (espiculação, margens angulares e microlobulações), formato (lesão maior em altura do que em largura, extensão ductal e padrão de ramificações), e as características internas (sombra acústica, ecotextura hipoecóica e calcificações). A classificação morfológica tem menor utilidade do que a classificação histopatológica. As categorias histopatológicas são achados graves (indicativos de invasão dos tecidos adjacentes), achados leves (indicativos de componentes de CDIS do tumor) e achados mistos (indicando tanto componentes invasivos como de CDIS do tumor).

Incluir os achados leves é importante porque o carcinoma de mama mais comum, o carcinoma ductal infiltrante sem outras especificações (NOS) ou sem tipo específico (NST) — em geral contém componentes de CDIS. Achados suspeitos leves são úteis de duas maneiras. Em primeiro lugar, os achados leves podem nos ajudar a detectar um CDIS puro, que raramente desenvolve achados suspeitos graves. Em segundo lugar, a inclusão de achados leves pode ajudar a detectar e caracterizar os carcinomas ductais infiltrantes que contêm tanto os componentes invasivos como os CDIS. Os achados leves aumentam a sensibilidade do algoritmo ultra-sonográfico para a detecção da doença maligna, mas aumentam sua taxa de resultados falsos-positivos, especialmente para as lesões que contêm apenas achados leves. As lesões que demonstram apenas achados leves são mais provavelmente benignas — papilomas e as alterações fibrocísticas (AFC).

ACHADOS ULTRA-SONOGRÁFICOS SUSPEITOS DE CÂNCER

Espiculação ou halo ecogênico espesso
Margem angular
Microlobulações
Altura maior do que largura
Extensão ductal e padrão de ramificação
Sombra acústica
Calcificação
Hipoecogenicidade

No entanto, o risco de malignidade para os nódulos sólidos que demonstram apenas achados suspeitos leves é maior que 2%, requerendo que tais lesões sejam caracterizadas como levemente suspeitas (BIRADS 4a) e sejam biopsiadas. Cada achado ultra-sonográfico suspeito individual apresenta uma base histopatológica sólida.

Espiculação ou Halo Ecogênico Espesso

A espiculação é um achado ultra-sonográfico grave que corresponde à invasão dos tecidos adjacentes e uma resposta desmoplásica do hospedeiro à lesão. A espiculação é um achado mamográfico que pode ser aplicado diretamente à ultra-sonografia. As espiculações podem se manifestar como linhas hipoecóicas e hiperecóicas alternadas com radiação perpendicular à superfície do nódulo, onde os componentes hipoecóicos representam prolongamentos de tumor invasivo ou componentes de CDIS do tumor com extensão para os tecidos adjacentes, e os componentes hiperecóicos representam as interfaces entre as espículas e o tecido mamário adjacente. Na maioria dos casos, entretanto, as espículas têm aspecto puramente hiperecóico ou puramente hipoecóico, dependendo da ecogenicidade do tecido em que a lesão se encontra.

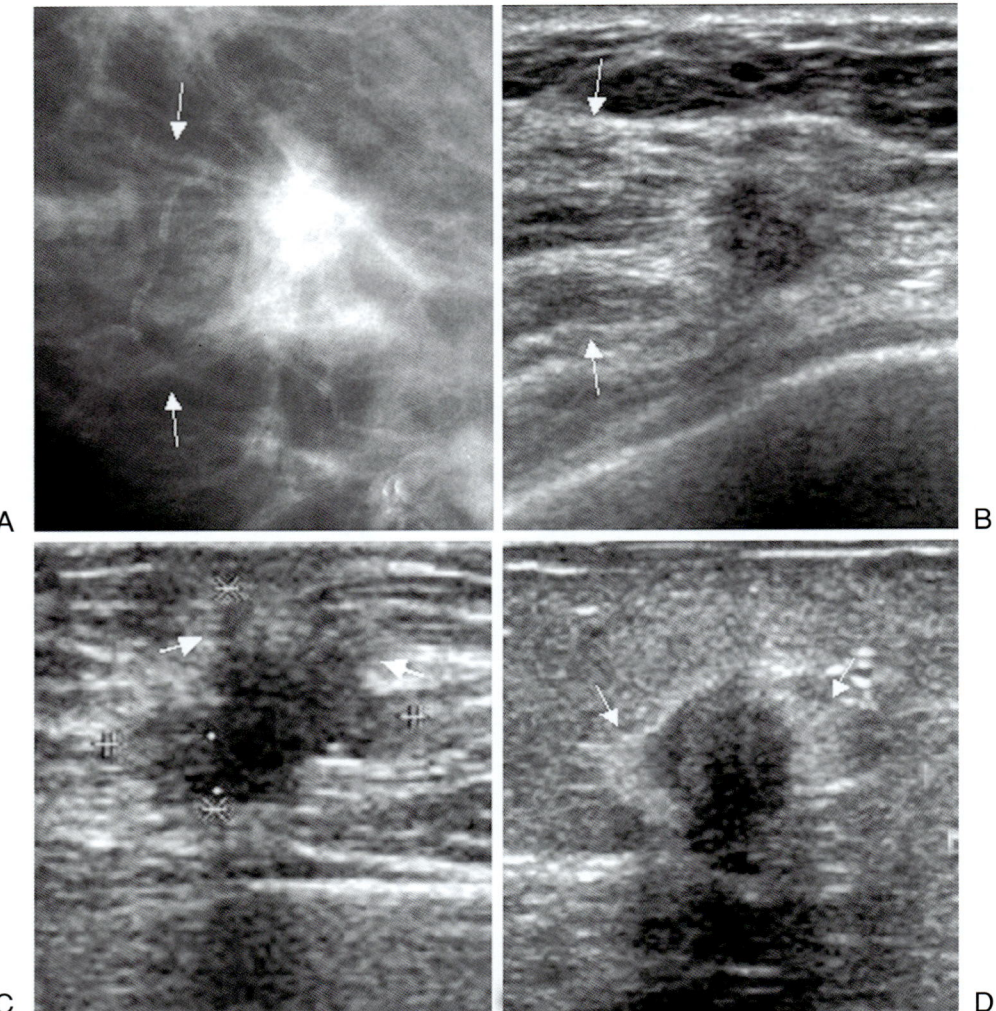

FIGURA 23-20. Espiculação. A, Mamografia e **B,** ultra-som. A espiculação (*setas*) é um achado mamográfico grave que indica invasão. As espículas nas lesões envoltas por gordura têm aspecto hiperecóico. **C,** As lesões espiculadas que estão envoltas por tecidos fibroglandulares podem não ser visíveis na mamografia e ter aspecto hipoecóico (*setas*) na ultra-sonografia. As espiculações hipoecóicas envolvem apenas a superfície anterior desse nódulo. A lesão é mais circunscrita do que espiculada ao longo de seu bordo posterior direito. **D,** O **halo ecogênico espesso** que envolve esse câncer representa espículas pequenas demais para a resolução. O halo é mais espesso e brilhante ao longo das bordas laterais do nódulo porque as espículas estão orientadas no sentido perpendicular ao feixe de ultra-som junto às bordas e cria refletores especulares mais brilhantes. O halo é mal demonstrado ao longo das superfícies anterior e posterior do nódulo, onde as espículas estão em paralelo ao feixe e criam refletores especulares fracos.

As espículas nos nódulos malignos circundados por tecido fibroso hiperecóico aparecem hipoecóicas (Fig. 23-20A, B), ao passo que as espículas nos nódulos malignos circundados por tecido adiposo aparecem hiperecóicas (Fig. 23-20C). O papel da ultra-sonografia nas lesões envoltas por gordura é em geral o de orientar procedimentos intervencionistas ou determinar a extensão da doença, ao passo que seu papel nas lesões envoltas por tecido fibroso pode ser diagnóstico, porque tais lesões podem ser completamente obscurecidas por tecidos densos adjacentes na mamografia. O halo ecogênico espesso que envolve alguns nódulos sólidos representa espiculações que são pequenas demais para serem demonstradas pela ultra-sonografia. Por este motivo, tanto espiculações patentes como a presença de um halo ecogênico espesso devem ser consideradas como espiculações. O halo ecogênico espesso clássico aparece mais espesso ao longo das margens do nódulo do que nas suas superfícies anterior e posterior (Fig. 23-20D). Isto ocorre porque as espículas são perpendiculares ao feixe ao longo das bordas do nódulo, formando refletores especulares fortes. As espículas que se encontram junto às superfícies anterior e posterior do nódulo ficam quase em paralelo com o feixe ultra-sonográfico, e, conseqüentemente, são refletores especulares muito fracos. Considerar o halo ecogênico espesso como uma variação de espiculações verdadeiras duplica a sensibilidade da espiculação para os nódulos malignos, de 36% para 70%.

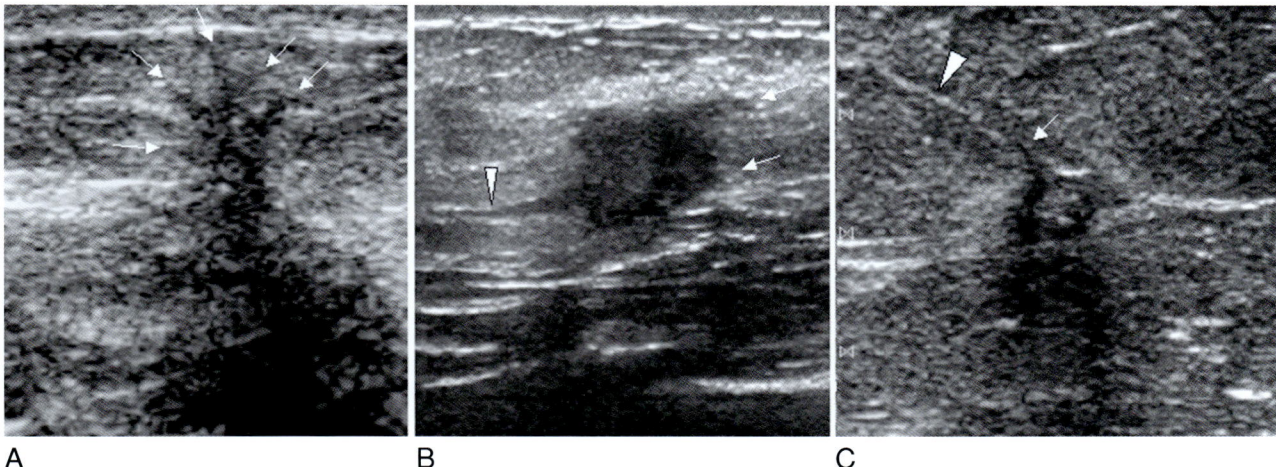

FIGURA 23-21. Margens angulares representam invasão de carcinoma em vias com baixa resistência à invasão. A, A gordura oferece pouca resistência à invasão, de modo que nódulos malignos podem desenvolver ângulos junto a qualquer superfície (*setas*). **B,** Nas lesões envoltas por tecidos fibrosos hiperecóicos, vias de baixa resistência se encontram junto aos tecidos periductais (*ponta de seta*) e horizontalmente junto aos planos teciduais dentro do tecido fibroso (*setas*). **C,** Seguir os ligamentos de Cooper (*ponta de seta*) para baixo até sua base onde ocorre sua interseção com a superfície do nódulo é a melhor maneira de detectar os ângulos (*seta*) na superfície de nódulos sólidos malignos.

Margem Angular

As margens angulares são idênticas às margens denteadas ou irregulares discutidas na literatura referente à mamografia e à ultra-sonografia. As margens angulares representam um achado grave, indicativo de invasão, e é um achado mamográfico aplicado diretamente à ultra-sonografia. Os ângulos das margens da lesão podem ser agudos, em ângulo reto ou obtusos. Um único ângulo de qualquer tipo na superfície da lesão deve ser considerado suspeito e excluir a lesão da categoria BIRADS 3, provavelmente benigna. Os ângulos na superfície do nódulo ocorrem em regiões de baixa resistência à invasão. Nas lesões envoltas por gordura, eles podem ocorrer em qualquer superfície do nódulo (Fig. 23-21). Nas lesões envoltas por fibrose, costumam ocorrer nas bordas da lesão, dentro de tecidos frouxos do estroma periductal e entre planos teciduais dentro do tecido fibroso (Fig. 23-21B). Em aproximadamente dois terços dos nódulos malignos que surgem dentro de UDLTs localizadas anteriormente, em contato com a fáscia mamária anterior, as angulações costumam acontecer em pontos onde os ligamentos de Cooper cruzam a superfície do nódulo (Fig. 23-21C). As margens angulares representam a segunda melhor sensibilidade de todos os achados suspeitos individuais (90%), mas apresentam a melhor combinação de sensibilidade e valor preditivo positivo de qualquer dos achados.

Microlobulações

As microlobulações são lobulações entre 1 a 2 mm que variam em número e distribuição junto à superfície e dentro de um nódulo. A microlobulação é um achado misto que pode ser visto tanto nos tumores invasivos como nos componentes de CDIS do tumor. É um achado mamográfico que se aplica diretamente à ultra-sonografia. Quando as microlobulações são angulares e estão associadas a espiculações e a um halo ecogênico espesso, elas correspondem em geral a prolongamentos de um carcinoma invasivo (Fig. 23-22A) Quando as microlobulações são redondas e associadas a uma cápsula fina, ecogênica, em geral representam componentes de CDIS do tumor. Os componentes CDIS podem se manifestar como microlobulações de duas maneiras diferentes: (1) dúctulos ou ductos distendidos com tumor e/ou necrose (Fig. 23-22B), ou (2) lóbulos malignizados (Fig. 23-22C). O tamanho das microlobulações se relaciona ao grau histológico do tumor. Lesões de alto grau costumam apresentar microlobulações grandes, enquanto as lesões de baixo grau costumam apresentar microlobulações muito pequenas, e as lesões de grau intermediário costumam exibir microlobulações de tamanho intermediário.

Formato Maior em Altura do que em Largura

As lesões cujas dimensões ântero-posteriores são maiores do que qualquer dimensão horizontal são suspeitas de malignidade. Este é um achado misto que pode ser visto tanto nas lesões invasivas como nos CDIS (Fig. 23-23). É um achado único da ultra-sonografia. As lesões com formato maior em altura do que em largura foram descritas originalmente na literatura japonesa. Posteriormente, Fornage descobriu que a lesão de maior altura do que largura (não paralela) é primariamente uma característica de nódulos sólidos malignos pequenos com um volume de 1 cm^3 ou menos. Nossos dados confirmam este achado. Na medida em que as lesões aumentam, elas costumam se tornar mais largas do que aumentadas em altura (paralelas). Existem diversas explicações possíveis para este achado, mas nós acreditamos que a melhor

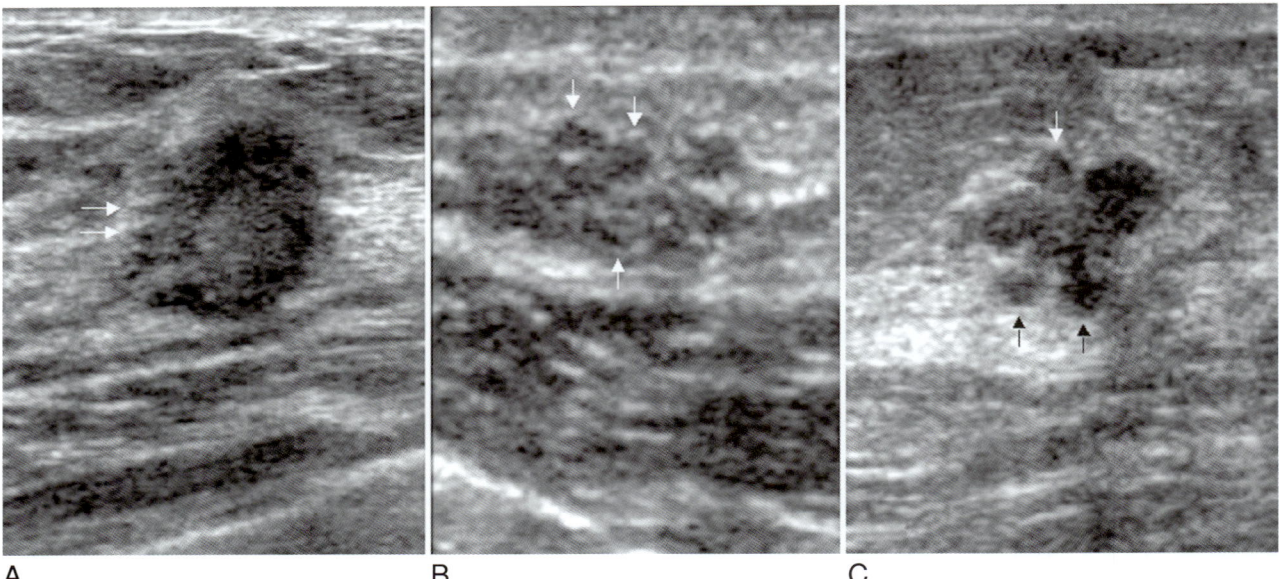

FIGURA 23-22. Microlobulações. Elas podem representar tanto digitações de um tumor invasivo como componentes de CDIS da lesão. **A,** Quando as microlobulações são pontiagudas ou angulares e estão associadas a espiculações ou a um halo ecogênico espesso, elas representam ductos ou dúctulos macroscopicamente distendidos com CDIS (*setas*). **B,** Quando as microlobulações são arredondadas e têm uma fina cápsula ecogênica, elas representam geralmente ductos ou dúctulos grosseiramente distendidos com CDIS (*setas*). **C,** Quando as microlobulações se estendem para fora do nódulo tumoral principal para os tecidos adjacentes e apresentam o formato de UDLTs, elas representam, em geral, lóbulos neoplásicos (*setas*). CDIS, carcinoma ductal *in situ*; UDLT, unidade ductolobular terminal.

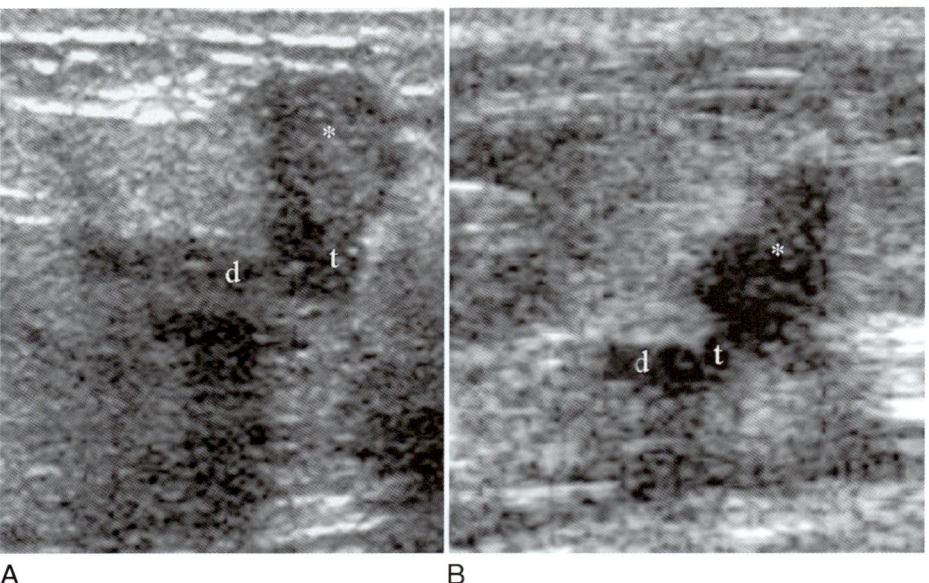

FIGURA 23-23. Carcinoma ductal *in situ*: Altura maior do que largura. A, CDIS de alto grau nuclear e **B,** carcinoma ductal invasivo, de grau baixo a intermediário, com componentes de CDIS, são igualmente lesões com altura maior do que largura porque afetam primariamente uma única UDLT anterior cujo eixo longo está orientado na direção ântero-posterior. (* — lóbulo distendido por tumor; t — ducto extralobular terminal distendido por tumor e d — ducto lobar distendido por tumor). O CDIS puro se manifesta por achados inespecíficos (altura maior do que largura e microlobulações) e achados "leves" (calcificações e extensão ductal). O carcinoma invasivo se manifesta de modo inespecífico (altura maior do que largura), com achados "graves" (margens angulares e halo ecogênico espesso), e achados leves (extensão ductal). CDIS, carcinoma ductal *in situ*; UDLT, unidade ductolobular terminal.

explicação é que o formato dos pequenos carcinomas reflete meramente o formato das UDLTs onde o carcinoma teve origem. A maioria das UDLTs fica na região anterior da zona mamária e estão orientadas na dimensão AP. A porcentagem de todas as UDLTs que se encontram anteriormente costuma aumentar com a idade, porque os lóbulos posteriores costumam atrofiar e regredir mais rapidamente do que os lóbulos anteriores. Como as lesões malignas se expandem no sistema lobar ductal, que é orientado no sentido horizontal dentro da mama, elas costumam apresentar uma tendência

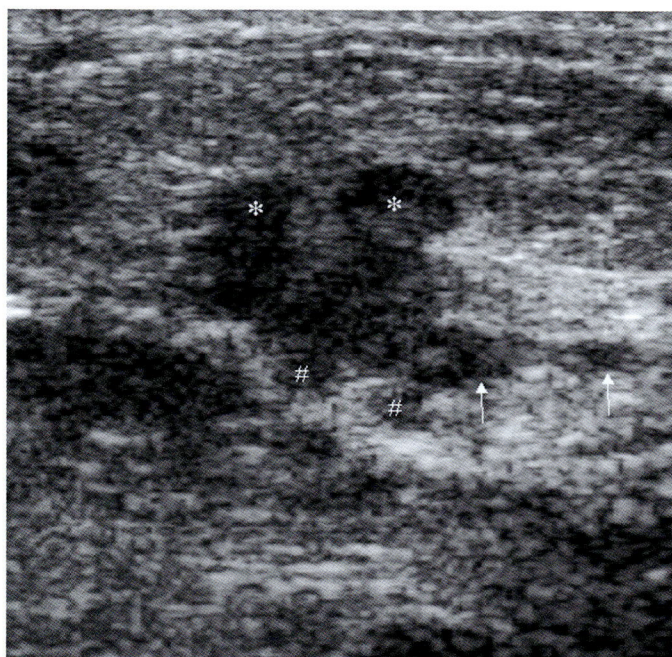

FIGURA 23-24. Crescimento do carcinoma ductal in situ muda a forma para maior largura do que altura. À medida que os nódulos malignos aumentam, os componentes do CDIS crescem no ducto lobar no sentido do mamilo e invadem os lóbulos, e a largura aumenta em relação à altura. Lóbulos anteriores distendidos por tumor (*), os lóbulos posteriores menores distendidos por tumor (#) e ducto lobar distendido por tumor (*setas*). CDIS, carcinoma ductal *in situ*.

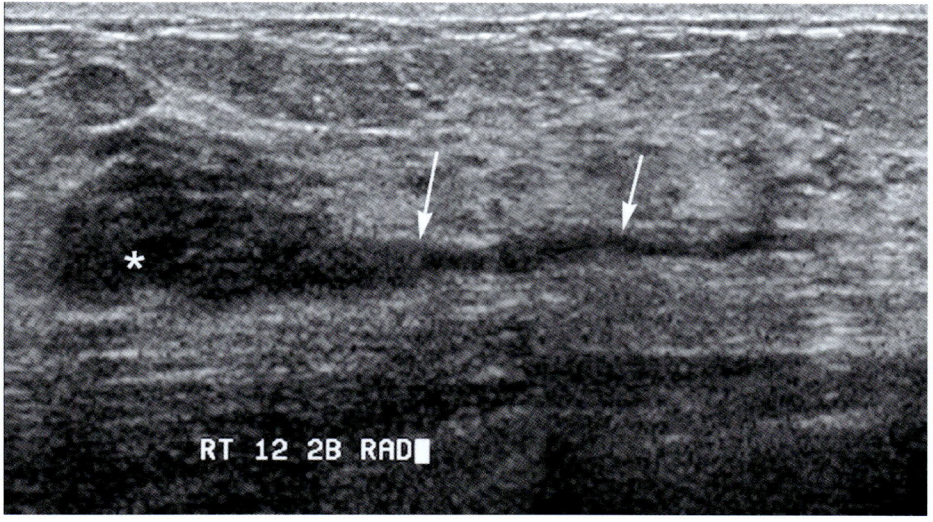

FIGURA 23-25. Carcinoma ductal invasivo, extensão ductal de carcinoma invasivo SOE. A maioria dos carcinomas invasivos contém componentes de CDIS que podem se estender fora do tumor invasivo (*) dentro dos ductos lobares adjacentes (*setas*) e crescer no sentido do mamilo para criar extensões ductais. Se tais extensões ductais não forem identificadas pela ultra-sonografia, podem ser transeccionadas durante a cirurgia, deixando margens positivas, sendo necessário reintervir. Se as margens positivas não forem identificadas, uma extensão ductal não ressecada pode levar a uma recidiva local. CDIS, carcinoma ductal *in situ*; SOE, sem outras especificações.

a se tornar mais largas do que aumentar sua altura (Fig. 23-24). Cerca de 70% dos nódulos malignos com diâmetros máximos inferiores a 10 mm têm altura superior à largura. Só 20% dos nódulos malignos com mais de 2,0 cm de diâmetro máximo apresentam altura maior que a largura.

Extensão Ductal e Padrão de Ramificação

A extensão ductal e o padrão de ramificação são achados leves que se correlacionam com a presença de componentes de tumor do tipo CDIS. A extensão ductal e o padrão de ramificação são achados mamográficos de calcificações aplicados aos componentes dos nódulos sólidos, que podem ser mais bem demonstrados quando o plano de varredura for orientado em paralelo com o eixo longo dos ductos mamários na região do nódulo. A extensão do ducto em geral se manifesta como uma projeção isolada do crescimento no sentido do mamilo a partir do nódulo principal (Fig. 23-25). Como a extensão ductal com freqüência envolve a porção lactífera do seio altamente distensível do ducto lobar principal, ela pode ser bastante grande, chegando a 5 mm de diâmetro. O padrão de ramificação se manifesta como uma projeção do nódulo sólido em diversos pequenos ductos fora do mamilo (Fig. 23-26). Como estes são pequenos ductos, o padrão de envolvimento das ramificações é geralmente de menor tamanho do que a extensão ductal.

O tamanho do padrão de ramificação se correlaciona com o grau histológico da lesão. As lesões de alto grau costumam apresentar padrões de ramificação grandes; as lesões de baixo

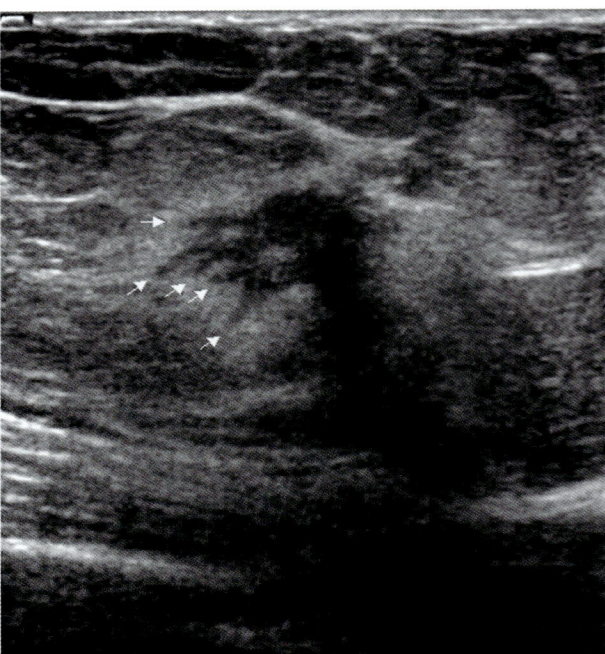

FIGURA 23-26. Carcinoma envolvendo ramos ductais. Isto cria um padrão de ramificação devido ao CDIS que envolve múltiplos pequenos ductos periféricos ao nódulo. Eles são freqüentemente mais curtos do que as extensões ductais e seu tamanho é variável de acordo com o grau da lesão. Carcinomas ductais invasivos de alto grau costumam apresentar componentes de CDIS de alto grau nuclear que dão origem a ramificações ductais grandes; lesões de baixo grau costumam causar padrões de ramificação pequenos que podem ser difíceis de distinguir de espiculações hipoecóicas; e lesões de grau intermediário costumam causar padrões de ramificação de tamanho intermediário (*setas*). CDIS, carcinoma ductal *in situ*.

grau apresentam em geral padrões de ramificação pequenos; e as lesões de grau intermediário costumam apresentar ramificações de tamanho intermediário. A presença da extensão ductal e/ou de um padrão de ramificação não é um sinal específico de malignidade, e sim sugestivo de um padrão de crescimento intraductal. As lesões intraductais benignas como o papiloma e a fibrose periductal também podem apresentar uma extensão ductal ou um padrão de ramificação. Na verdade, só quando existe uma extensão ductal e/ou um padrão de ramificação é que a lesão é considerada um papiloma benigno em 87% dos casos. Entretanto, 6% de tais lesões representam um CDIS e outros 7% representam papiloma com atipia dentro da superfície do epitélio. Mesmo na ausência de outros achados suspeitos, o risco de malignidade nos nódulos com extensão ductal e/ou padrão de ramificação como único achado suspeito é maior do que 2% das lesões, e estas devem ser excluídas da categoria BIRADS 3. É importante identificar a extensão ductal e o padrão de ramificação por dois motivos: (1) para minimizar a caracterização falso-positiva do CDIS puro e (2) para identificar componentes intraductais extensivos do tumor. Os nódulos sólidos com extensões ductais compridas ou padrão de ramificação extenso costumam apresentar componentes intraductais extensivos (CDIS) (CIE) que aumentam a probabilidade de uma recidiva local.

Sombra Acústica

A sombra acústica é um achado suspeito grave que sugere a presença de uma malignidade invasiva. A sombra acústica costuma ocorrer nos nódulos sólidos que ficam na extremidade espiculada do espectro de malignidade e representa um terço de todos os nódulos malignos sólidos. Os componentes desmoplásicos da substância do tumor e as espiculações causam a sombra acústica (Fig. 23-27A). Como os carcinomas de mama podem ser internamente heterogêneos, apenas uma parte de um nódulo sólido maligno pode dar origem à sombra acústica (Fig. 23-27B). Carcinomas ductais invasivos de alto grau, os nódulos mais freqüentes na extremidade circunscrita do espectro de malignidade, não causam sombra acústica, e, na verdade, resultam no **reforço acústico posterior** (Fig. 23-28A), e muitas lesões de grau intermediário apresentam transmissões sonoras normais (Fig. 23-28B). Outras partes da lesão poderiam estar associadas a uma transmissão sonora normal ou com reforço. Até mesmo o CDIS puro que é de alto grau nuclear, pode estar associado a um reforço acústico posterior. Tipos especiais de tumores e carcinomas lobulares invasivos também costumam causar tanto sombra acústica como reforço acústico posterior. A maioria dos carcinomas lobulares invasivos e todos os carcinomas tubulolobulares causam sombra acústica. Alguns carcinomas tubulares menores do que 1,5 cm de diâmetro e todos os carcinomas tubulares com 1,5 cm ou mais no seu diâmetro máximo provocam sombra acústica. O diagnóstico diferencial para os nódulos malignos que causam sombra acústica em ordem de freqüência é: (1) carcinoma ductal invasivo de grau baixo a intermediário; (2) carcinoma lobular invasivo; (3) carcinoma tubulolobular; e (4) carcinomas tubulares. Os tipos especiais de tumor associados a reforço acústico posterior são os carcinomas colóides (mucinoso), com 1,5 cm ou mais de diâmetro, carcinomas medulares, e carcinomas lobulares invasivos. O diagnóstico diferencial dos nódulos malignos que estão associados a reforço acústico posterior em ordem de freqüência é (1) carcinoma ductal invasivo de alto grau; (2) CDIS de alto grau nuclear; (3) carcinomas colóides com 1,5 cm de diâmetro ou mais; (4) carcinomas medulares; e (5) carcinomas papilíferos invasivos.

Calcificações

As calcificações são achados mamográficos suspeitos que foram aplicados diretamente à ultra-sonografia. As calcificações dentro de nódulos sólidos são achados ultra-sonográficos suspeitos, levemente sugestivos da presença de componentes de CDIS. As calcificações ocorrem em resíduos necróticos na luz dos dúctulos ou dos ductos distendidos por CDIS, e estão geralmente associadas a outros achados suspeitos leves, que ocorrem no interior de microlobulações, de extensões ductais ou padrões de ramificação (Fig. 23-29). As calcificações exibidas pela ultra-sonografia são menores do que a largura do feixe; conseqüentemente, são passíveis de sofrer efeito de volume e não lançam sombras acústicas. Apa-

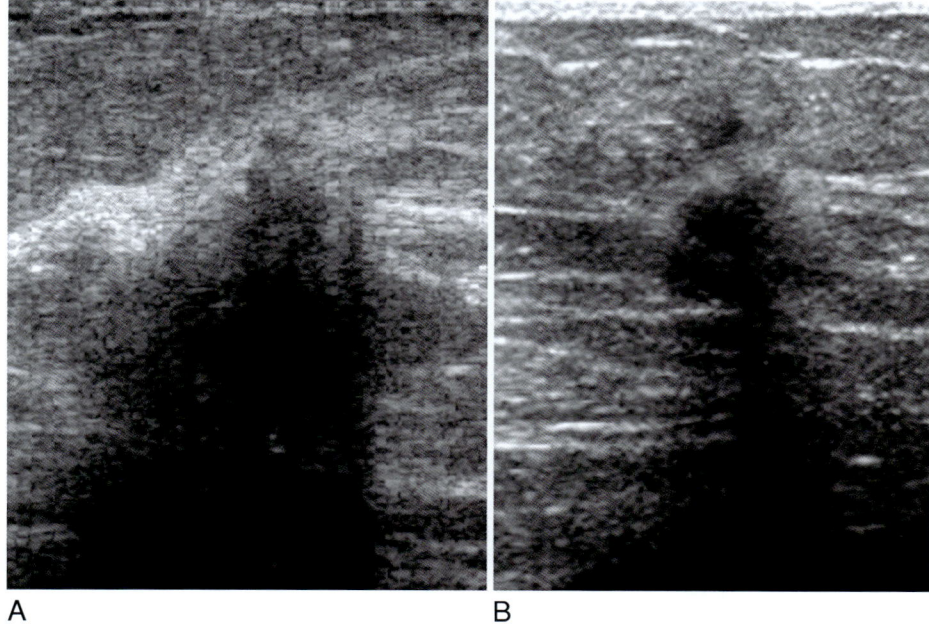

FIGURA 23-27. Câncer causando sombra acústica. A sombra acústica é um achado "grave" sugestivo da presença de um tumor invasivo desmoplásico. Qualquer sombra acústica deve ser considerada suspeita — se **A,** for completa ou **B,** parcial. Os tumores que estão se tornando progressivamente mais indiferenciados e que contêm misturas de componentes de baixo grau e de grau intermediário, ou de alto grau, apresentam a tendência à formação de sombras acústicas parciais.

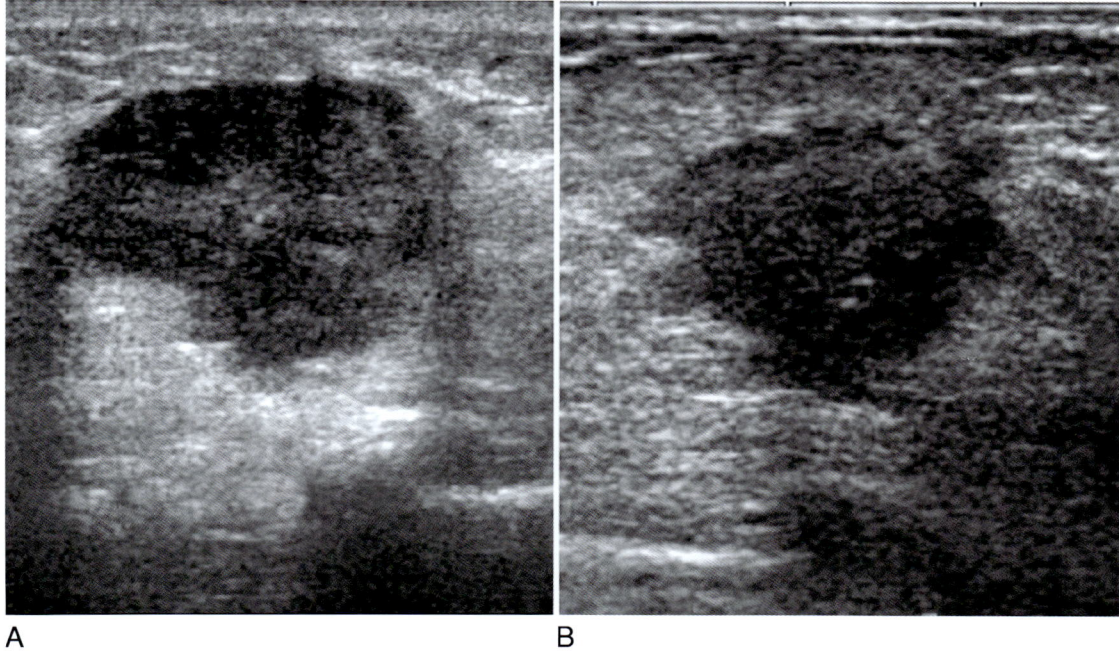

FIGURA 23-28. Reforço acústico posterior variável para carcinomas. Cerca de um terço dos nódulos malignos causa a formação de sombra acústica, mas um terço deles apresenta uma transmissão sonora normal, e, um terço, um reforço acústico. Os carcinomas ductais invasivos de alto grau costumam estar associados a **A,** reforço acústico, e os carcinomas ductais invasivos de grau intermediário costumam estar associados a **B,** transmissão sonora normal ou mista.

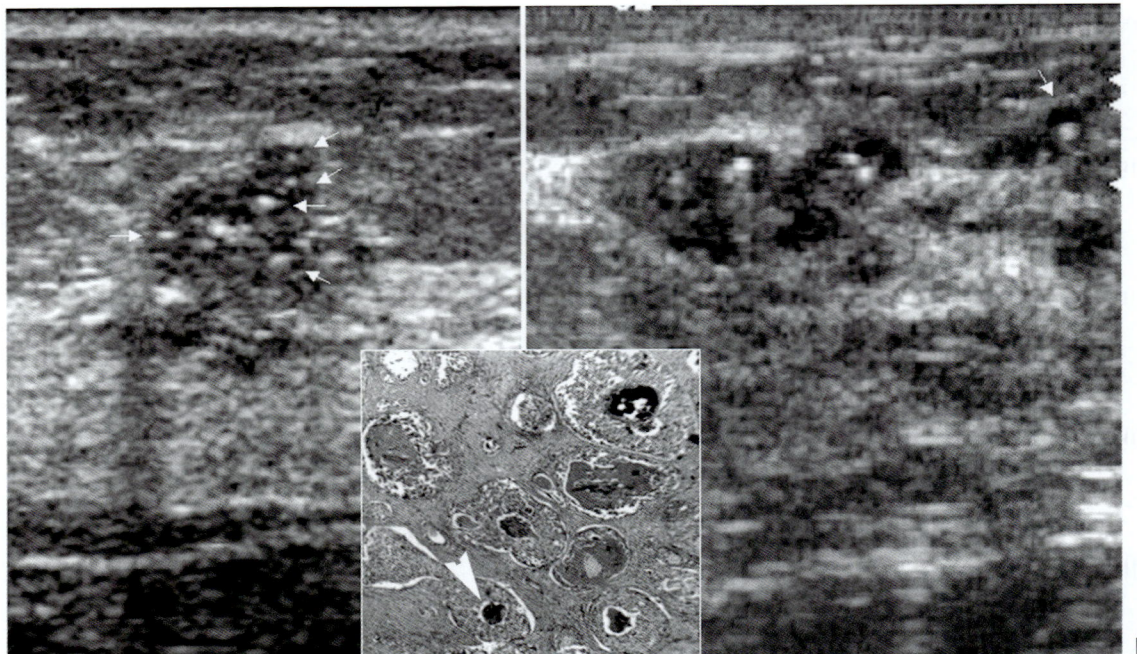

FIGURA 23-29. Calcificações. As calcificações aparecem como ecos brilhantes sem sombra acústica. São achados leves que sugerem a presença de elementos de CDIS e estão em geral associados a outros achados leves ocorrendo, **A,** dentro de microlobulações (*setas*) e **B,** em extensões ductais ou padrões de ramificação (*setas*). O quadro em detalhe mostra o aspecto histológico da microcalcificação (*ponta de seta*) dentro de pequenos ductos. CDIS, carcinoma ductal *in situ*.

recem como ecos brilhantes que parecem ser maiores do que na verdade são, quando visualizados na ultra-sonografia. A maioria das **calcificações benignas** fica num tecido bastante ecogênico, de modo que quando o efeito de volume abrange os tecidos adjacentes, elas não são mais brilhantes o bastante para serem identificadas pela ultra-sonografia. As **calcificações malignas** ficam numa substância tumoral que é bastante homogênea e hipoecóica, de modo que permanecem visíveis mesmo que englobadas pelos tecidos adjacentes. A ultra-sonografia pode em geral demonstrar uma porcentagem maior de calcificações malignas do que de benignas.

Hipoecogenicidade

Uma hipoecogenicidade acentuada da substância de um nódulo sólido (em comparação à gordura) é um achado ultra-sonográfico misto suspeito para malignidade. Pode ser o resultado de muitas características diferentes do tumor. Os carcinomas ductais invasivos de alto-grau que contêm alto teor de ácido hialurônico dentro da matriz extracelular podem parecer hipoecóicos devido ao elevado teor de água. O CDIS puro pode parecer hipoecóico devido à comedonecrose e secreção dentro da luz dos dúctulos ocupados por tumor, e os carcinomas ductais invasivos de baixo grau podem parecer acentuadamente hipoecóicos por causa da sombra acústica (Fig. 23-30). Nos últimos anos, quando levamos a freqüência do transdutor, a amplitude de faixa e a faixa dinâmica sistêmica aos limites, a porcentagem de nódulos malignos que parece acentuadamente hipoecóica diminuiu de cerca de 70% para 50%. O desenvolvimento técnico relativamente recente, a ultra-sonografia harmônica codificada, fez com que uma porcentagem maior de todos os nódulos pareça acentuadamente hipoecóica (Fig. 23-31).

Nenhum dos achados individuais atinge uma sensibilidade de 98% ou mais porque o carcinoma de mama é muito heterogêneo para ser detectado com alta sensibilidade empregando um único achado. Devemos lembrar que achados isolados são capazes de detectar apenas um lado do espectro de malignidade e alguns dos casos mistos, mas não casos na outra extremidade do espectro. Considerando que o carcinoma de mama médio apresenta entre cinco ou seis achados suspeitos, a sensibilidade global para o câncer de mama do algoritmo empregando achados múltiplos ultrapassa facilmente nosso objetivo de 98% ou mais.

Se nenhum dos achados suspeitos estiver presente, devemos pesquisar a presença de um dentre três achados benignos. Estes achados são (1) **hipoecogenicidade isolada e acentuada** — que representa tecido fibroso do estroma interlobular; (2) uma **lesão elíptica com largura maior do que a altura** completamente envolta por uma cápsula ecogênica fina; e (3) uma **forma levemente lobulada com altura maior do que a largura com três ou menos lobulações** e completamente envolta por uma cápsula ecogênica fina.

O tecido puramente hiperecóico é um tecido fibroso do estroma interlobular normal que pode resultar tanto numa anormalidade palpável ou mamográfica (Fig. 23-32A, B). Para ser considerado benigno, um tecido hiperecóico pode conter ductos de tamanho normal ou UDLTs, mas não deve apresentar estruturas isoecóicas ou hipoecóicas de tamanho

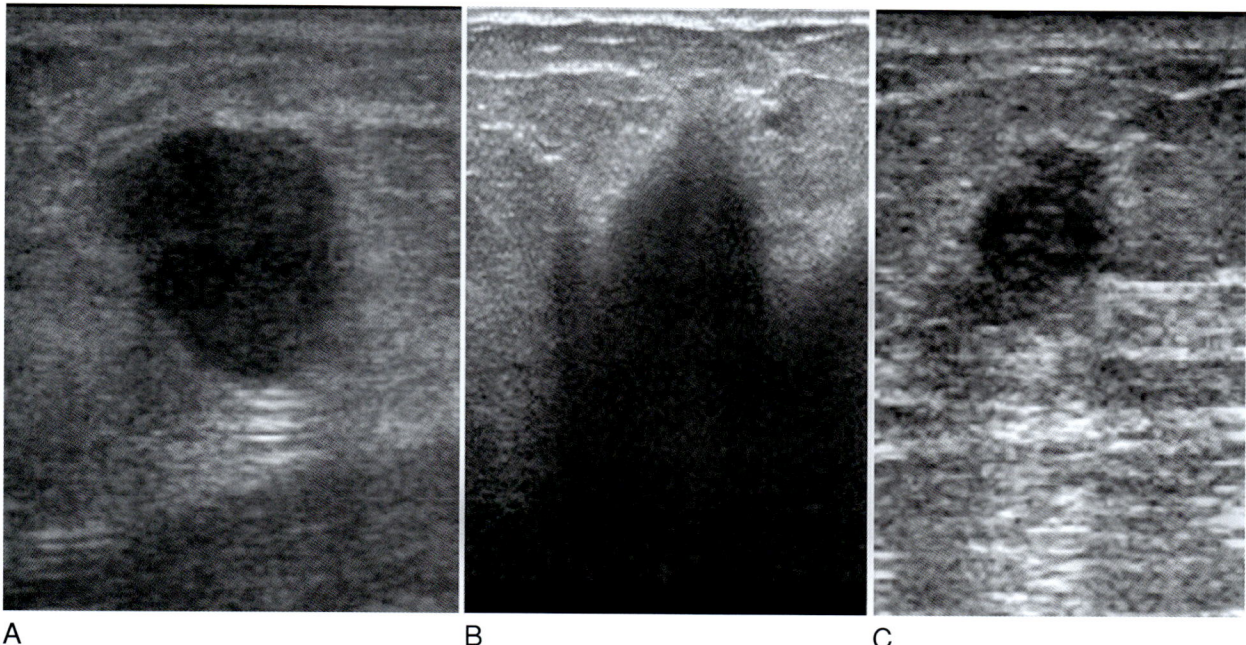

FIGURA 23-30. Carcinomas hipoecóicos. Os nódulos malignos são com freqüência acentuadamente hipoecóicos em relação à gordura. A hipoecogenicidade pode ser o resultado de uma elevada **A,** celularidade e alto teor de ácido hialurônico dentro da matriz extracelular, ou **B,** de uma intensa sombra acústica associada ao carcinoma invasivo. **C,** Necrose dentro da luz do tumor contendo dúctulos pode causar uma hipoecogenicidade acentuada nas lesões formadas por carcinoma ductal *in situ* isolado (CDIS).

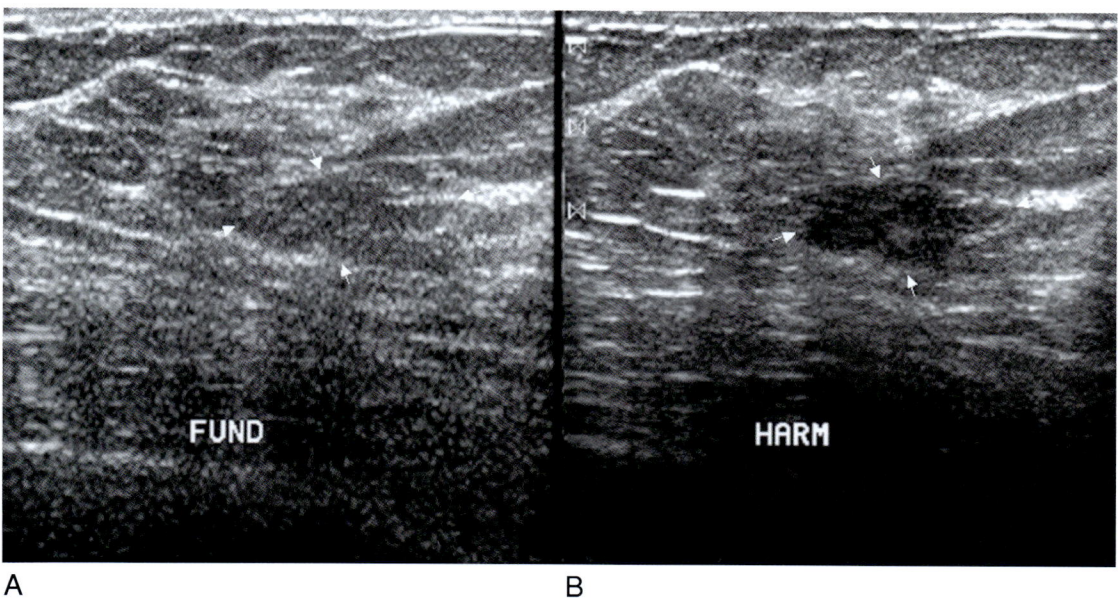

FIGURA 23-31. A imagem harmônica aumenta a visibilidade da massa. A, Os nódulos isoecóicos em relação ao tecido adjacente difíceis de identificar com a imagem fundamental (*setas*) freqüentemente aparecem **B,** acentuadamente hipoecóicos e mais conspícuos (*setas*) quando visualizados na imagem harmônica.

maior do que os ductos ou lóbulos normais. Os carcinomas apenas hiperecóicos são extremamente raros, mas ocasionalmente um carcinoma pode apresentar um nicho central muito pequeno e um halo ecogênico muito espesso, e erros técnicos por efeito de volume ou imagem tangencial através do halo podem fazer com que a lesão pareça equivocadamente puramente hiperecóica (Fig. 23-32C).

Um formato elíptico de maior largura do que altura é o formato clássico dos fibroadenomas. No entanto, é necessário que esta forma também esteja completamente envolta

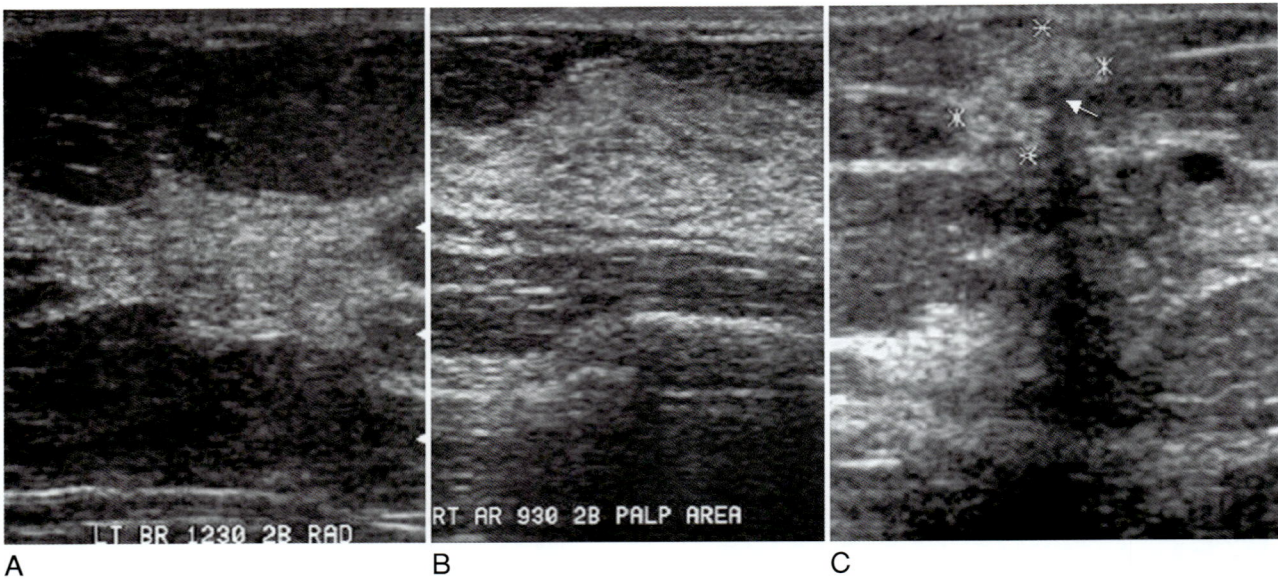

FIGURA 23-32. Fibrose estromal interlobular normal. As pacientes podem se apresentar com tecido mamário apenas e intensamente hiperecóico. Coleções isoladas de tecidos fibrosos hiperecóicos podem causar **A**, nódulos ou massas mamográficas ou **B**, sulcos palpáveis. O valor preditivo negativo do tecido apenas e intensamente hiperecóico é essencialmente 100%. No entanto, coleções de tecido hiperecóico não devem conter nenhuma área hipoecóica ou isoecóica maior do que os ductos normais ou UDLTs. **C**, Alguns pequenos carcinomas invasivos podem ocorrer com focos hipoecóicos muito pequenos (*seta*) envoltos por halos ecogênicos muito espessos (*calipers*). Efeito de volume parcial no campo proximal ou uma imagem tangencial através do halo ecogênico e espesso de tais lesões pode fazer com que estas pareçam erroneamente apenas hiperecóicas. UDLTs, unidades ductolobulares terminais.

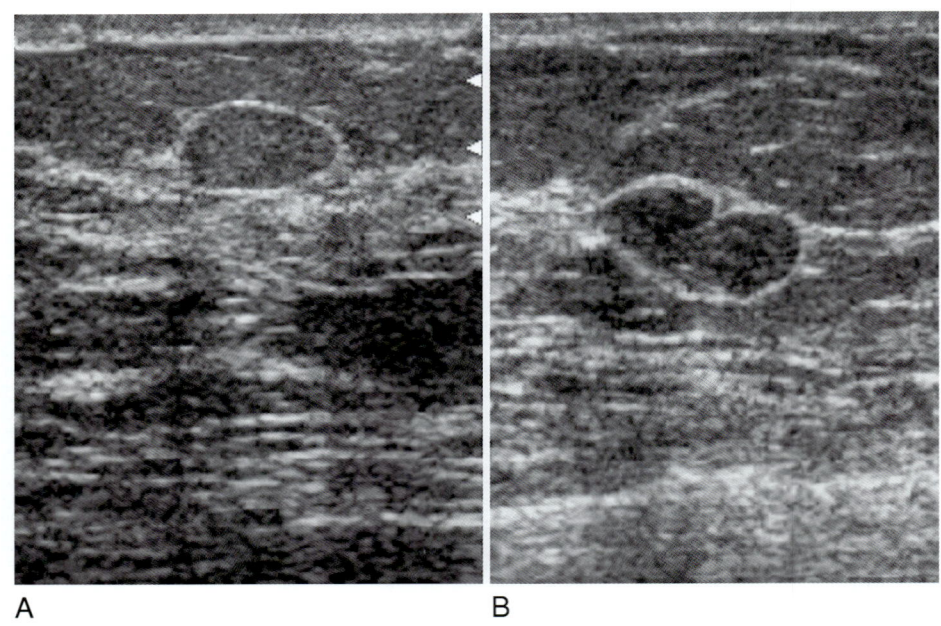

FIGURA 23-33. Fibroadenoma. A, A forma clássica dos fibroadenomas benignos é elíptica. Tais lesões têm largura maior do que a altura e estão completamente envoltas por uma fina cápsula ecogênica. **B,** A segunda forma mais comum de fibroadenomas benignos é levemente lobulada. Os fibroadenomas lobulados clássicos apresentam três ou menos lobulações, têm largura maior do que a altura e estão completamente envoltos por uma fina cápsula ecogênica.

por uma cápsula fina e ecogênica para atingir os rígidos critérios para a classificação BIRADS 3. (Fig. 23-33A).

Um formato levemente lobulado, de largura maior do que altura, contendo três ou menos lobulações, é o segundo formato mais comum para os fibroadenomas. Como é o caso nas lesões elípticas, tem que haver uma cápsula fina ecogênica demonstrável envolvendo toda a lesão antes de ser possível caracterizá-la como BIRADS 3. É freqüente encontrarmos nódulos que parecem ser elípticos numa imagem e ligeiramente lobulados na imagem ortogonal (Fig. 23-33B). O valor preditivo negativo do formato elíptico é de 97%, e o valor preditivo negativo do formato levemente lobulado é de 99% numa população de nódulos nos quais 33% são malignos.

É importante associar os formatos elíptico ou levemente lobulado à presença de uma cápsula fina, completa e ecogênica, de modo a minimizar os resultados falsos-negativos nos carcinomas circunscritos (que podem ser envoltos por uma pseudocápsula ecogênica) e nos CDIS puros (envoltos pela parede ductal ecogênica, fina e intacta). Os carcinomas circunscritos ou os nódulos puros de CDIS envoltos por cápsulas finas e ecogênicas não são quase nunca de formato elíptico ou ligeiramente lobulado. Estão geralmente associados a outros achados suspeitos tais como margens angulares, formato de altura maior do que a largura, microlobulação, extensão ductal ou padrão de ramificação. A pseudocápsula fina e ecogênica que pode ser vista em torno de carcinomas circunscritos freqüentemente está ausente, junto com parte da superfície do nódulo. A combinação da presença de uma **cápsula completa, fina e ecogênica** com o formato elíptico ou ligeiramente lobulado aumenta o valor preditivo negativo para mais de 99%.

Freqüentemente é necessário balançar o transdutor no seu eixo curto e apertar e soltar o transdutor junto ao eixo longo para demonstrar a presença de uma cápsula fina e ecogênica ao longo das bordas do nódulo. O uso de menor compressão muitas vezes ajuda a demonstrar a cápsula fina e ecogênica nos nódulos benignos que estão envoltos por tecido fibroso hiperecóico.

A sensibilidade para detectar carcinoma em toda a população de nódulos sólidos e o valor preditivo negativo dos nódulos que atendem aos critérios estritos para BIRADS 3 ultrapassam 98%. Desse modo, ao usarmos achados múltiplos numa abordagem algorítmica estrita, somos capazes de identificar um subgrupo de nódulos sólidos que atendem à definição mamográfica para BIRADS 3 — um risco de 2% ou menos de serem malignos (Tabela 23-3). A Tabela 23-4 mostra os resultados da categorização ultra-sonográfica em categorias BIRADS. Observe que a porcentagem real de nódulos malignos dentro de cada categoria BIRADS se enquadra dentro do risco previsto para aquela categoria específica.

Cistos Complexos e Complicados

Os cistos simples são anecóicos, estão completamente envoltos por uma cápsula fina e ecogênica, apresentam reforço acústico posterior e sombras finas nas bordas (Fig. 23-34). Os cistos que atendem aos critérios estritos para serem considerados simples são definitivamente benignos e não há necessidade de continuar com a investigação diagnóstica. Biópsia, aspiração e mesmo acompanhamento não são necessários. A aspiração é em geral reservada para alívio da dor e sensibilidade nos cistos simples muito tensos.

Tradicionalmente, qualquer cisto que não atingia estes critérios estritos para um cisto simples era caracterizado como sendo complexo. Recentemente, foi feita uma maior distinção. Os cistos com paredes espessas, septações espessas, ou nódulos parietais foram classificados como **comple-**

TABELA 23-3. ESTUDO ATUAL — CARACTERIZAÇÃO DE NÓDULOS SÓLIDOS DA MAMA

	Histologia Benigna	Histologia Maligna	Totais
US negativa (BIRADS 2,3)	245(VN)	1 (FN)	246
US positiva (BIRADS 4a,4b,5)	559 (FP)	406 (VP)	965
Total	804	407	1.211

Sensibilidade—406/ 07 = 99,8%
Valor preditivo negativo — 245/246 = 99,6%
Especificidade — 245/804 = 30,5%
Valor preditivo positivo — 406/965 = 42,1%
Acurácia — (245 + 406)/1.211 = 53,8%
VN — Verdadeiro negativo
FP — Falso-positivo
FN — falso-negativo
VP — verdadeiro positivo

TABELA 23-4. CARACTERIZAÇÃO PROSPECTIVA DE 1.211 NÓDULOS SÓLIDOS EM CATEGORIAS BIRADS*

Categoria BIRADS	Número de Nódulos Biopsiados	Número de Nódulos Malignos	Risco de CA Esperado	Risco Real de CA
2	15	0	0%	0%
3	231	1	<2%	0,4%
4a	515	52	3%-49%	10%
4b	191	118	50%-89%	62%
5	259	236	>90%	91%
TOTAIS	1.211	407		34%

*Todos os 1.211 nódulos foram submetidos à biópsia.

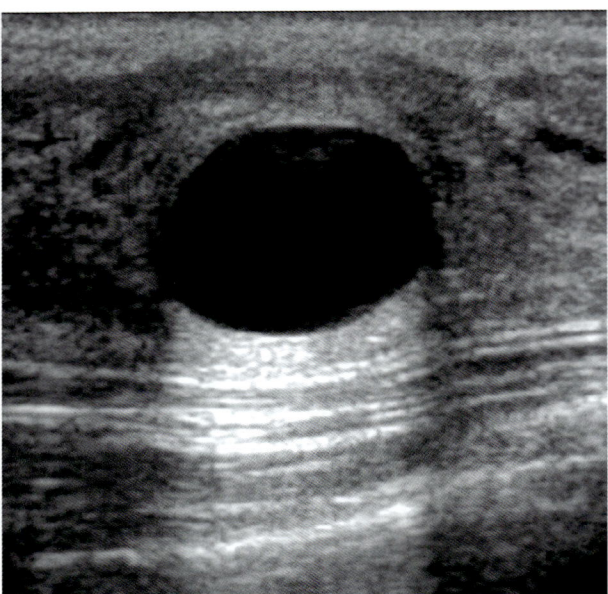

FIGURA 23-34. Cistos. Os cistos anecóicos que apresentam um reforço acústico, limites bem circunscritos, sombras discretas nas bordas e finas paredes ecogênicas são cistos simples. Eles são benignos (BIRADS 2) e não precisam ser aspirados nem acompanhados.

xos, enquanto os cistos que contêm líquido ecogênico ou debris foram considerados como **complicados.** Nós preferimos a abordagem antiga, mais tradicional.

Nós nos preocupamos demais com os cistos complexos. Uma boa regra geral é que a maioria dos cistos complexos se enquadra dentro do amplo espectro de alteração fibrocística e são raros os cistos malignos. No entanto, as regras gerais não são nunca de muito conforto para as pacientes. É necessário estabelecer um método sistemático para avaliação dos cistos complexos da mama. A maior dificuldade no desenvolvimento de um algoritmo para a avaliação de um cisto complexo é que os padrões para os cistos (aspiração com citologia de líquido e acompanhamento) são bem menos confiáveis do que o padrão histológico usado para nódulos sólidos. São necessários diversos casos durante um período muito maior de tempo para desenvolver um algoritmo para cistos complexos do que para um nódulo sólido. O algoritmo que usamos para a avaliação de cistos complexos derivou dos algoritmos da mamografia e dos algoritmos para os nódulos sólidos. Como no caso dos algoritmos dos nódulos sólidos em mamografia e ultra-sonografia, eles contêm diversos achados suspeitos e benignos, e é necessário procurar em primeiro lugar pelos achados suspeitos, e pelos benignos só nos casos em que não encontramos achados suspeitos. A presença de até mesmo um único achado suspeito requer a exclusão da categoria BIRADS 2, e, na maioria das vezes, a exclusão também da categoria BIRADS 3.

Critérios estritos devem ser atingidos para a categorização como BIRADS 2. As lesões BIRADS 3 devem passar por um curto intervalo de acompanhamento. Se os critérios estritos para o BIRADS 2 ou 3 não puderem ser atingidos, a lesão deve ser caracterizada como BIRADS 4a, por falta de outra categorização. Nós acreditamos fortemente que os cistos classificados como BIRADS 4a não devem ser avaliados com citologia do líquido, mas sim histologicamente, com biópsia por agulha guiada por ultra-sonografia ou, mais freqüentemente, com uma biópsia mamária assistida a vácuo com calibre 11, direcional guiada pela ultra-sonografia (BDAV). Nos casos submetidos a biópsia guiada pela ultra-sonografia BDAV, devemos sempre empregar um marcador no caso de a histologia revelar malignidade ou atipia.

Existem dois níveis de suspeição para os cistos complexos. O primeiro é a suspeita de uma lesão papilífera intracística verdadeira, como o **papiloma ou carcinoma intracístico**, e o segundo é **inflamação ou infecção aguda.** A ultra-sonografia não é tão eficaz na distinção entre um papiloma e um carcinoma intracístico benigno como na caracterização de nódulos sólidos, devido à direção da invasão. A invasão originada em nódulos sólidos tem direção para fora, afetando muito a forma e as características da superfície da lesão em que nós nos baseamos. No entanto, a invasão originada nas lesões intracísticas tem direção para dentro, estendendo-se para o pedículo fibrovascular da lesão. Não afeta as características de superfície e o formato dos quais dependemos para caracterização dos nódulos sólidos pela ultra-sonografia. Qualquer lesão papilífera intracística deve ser caracterizada como BIRADS 4a ou mais e sofrer uma avaliação histológica. Cistos com inflamação aguda ou cistos infectados podem ser caracterizados como BIRADS 3 e podem ser submetidos à aspiração orientada pela ultra-sonografia.

Os achados suspeitos de lesões papilíferas intracísticas verdadeiras incluem septos isoecóicos espessos, alguns nódulos parietais, a presença de um pedículo vascular demonstrável pelo Doppler dentro de um septo espesso, nódulo parietal ou complexos microcísticos agrupados. Os septos espessos isoecóicos são suspeitos para **papiloma ou carcinoma intracístico** (Fig. 23-35A), ao passo que septos finos e ecogênicos representam apenas uma **alteração fibrocística** e as paredes intactas entre diversos dúctulos com dilatação cística grave dentro de uma UDLT (Fig. 23-35B). A maioria dos **nódulos parietais** é causada por metaplasia papilífera apócrina (MPA), que é parte do espectro fibrocístico, ou são pseudonódulos causados por lama tumefeita, ou camadas de lipídios nos cistos contendo níveis gordura-líquido em vez de papilomas ou carcinomas papilíferos intracísticos. Os nódulos parietais suspeitos demonstram perda de sua parede cística ecogênica externa junto com seus pontos de ligação, extensão além da forma ovóide ou circular do cisto para os tecidos adjacentes (Fig. 23-36A) ou margens angulares no ponto de ligação. Os nódulos parietais causados por MPA continuam restritos ao formato circular ou redondo do cisto em que eles ficam e não rompem a camada fina e ecogênica externa da parede do cisto (Fig. 23-36B).

Os papilomas e carcinomas intracísticos são geralmente vasculares e costumam desenvolver pedículos vasculares proeminentes e facilmente demonstráveis (Fig. 23-37A), enquanto os nódulos parietais e os septos internos espessos causados pela MPA florida raramente desenvolvem pedículos vasculares

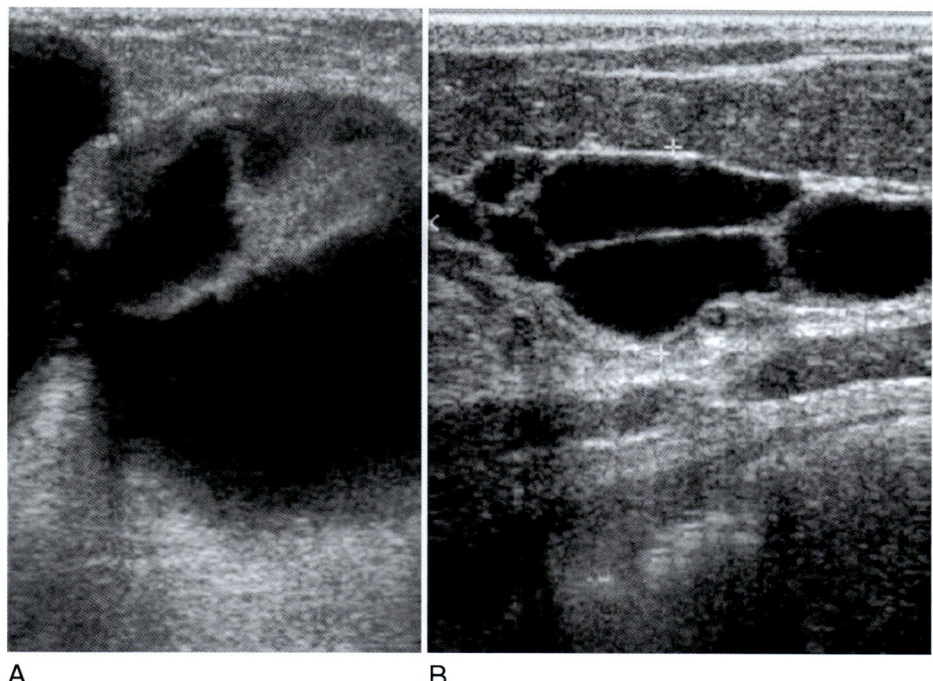

FIGURA 23-35. Septos dentro de massas císticas. A, Septos espessos e isoecóicos dentro de cistos complexos são sugestivos de um papiloma intracístico ou de um carcinoma papilífero intracístico. **B,** Septos finos e ecogênicos dentro de cistos complexos não são suspeitos. Tais septos representam paredes residuais de dúctulos com dilatação cística e são conglomerados de cistos simples.

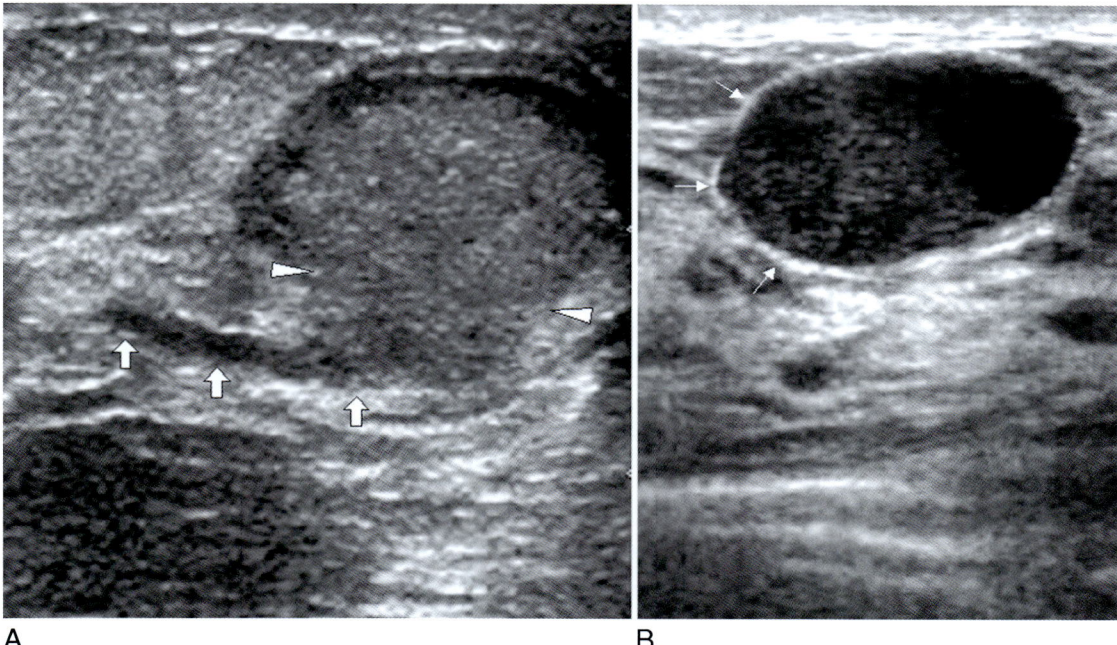

FIGURA 23-36. Nódulos parietais. A, Os nódulos parietais que se insinuam além de uma forma circular ou elíptica (*pontas de seta*), sem uma cápsula fina, cápsula ecogênica no ponto de ligação com a parede cística, são angulares no ponto de união, ou se estendem para os ductos adjacentes (*setas*) são suspeitos de um papiloma intracístico ou um carcinoma papilífero intracístico. **B,** Os nódulos parietais que são causados por metaplasia papilífera apócrina permanecem confinados ao formato circular ou elíptico do cisto. A fina parede externa ecogênica do cisto está intacta ao longo de toda a superfície de ligação com o nódulo parietal (*setas*).

(Fig. 23-37B). Microcistos complexos agrupados representam na maioria das vezes alteração fibrocística (AFC) (Fig. 23-38A), mas o CDIS de alto grau nuclear com comedonecrose extensiva também pode aparecer como microcistos agrupados (Fig. 23-38B). O CDIS de alto grau nuclear é geralmente vascular no Doppler colorido, enquanto a alteração fibrocística é geralmente avascular na avaliação pelo Doppler colorido. Os papilomas e carcinomas intracísticos freqüentemente sofrem um infarto hemorrágico que pode impedir a demonstração da vascularização. A maioria dos papilomas intracísticos benignos

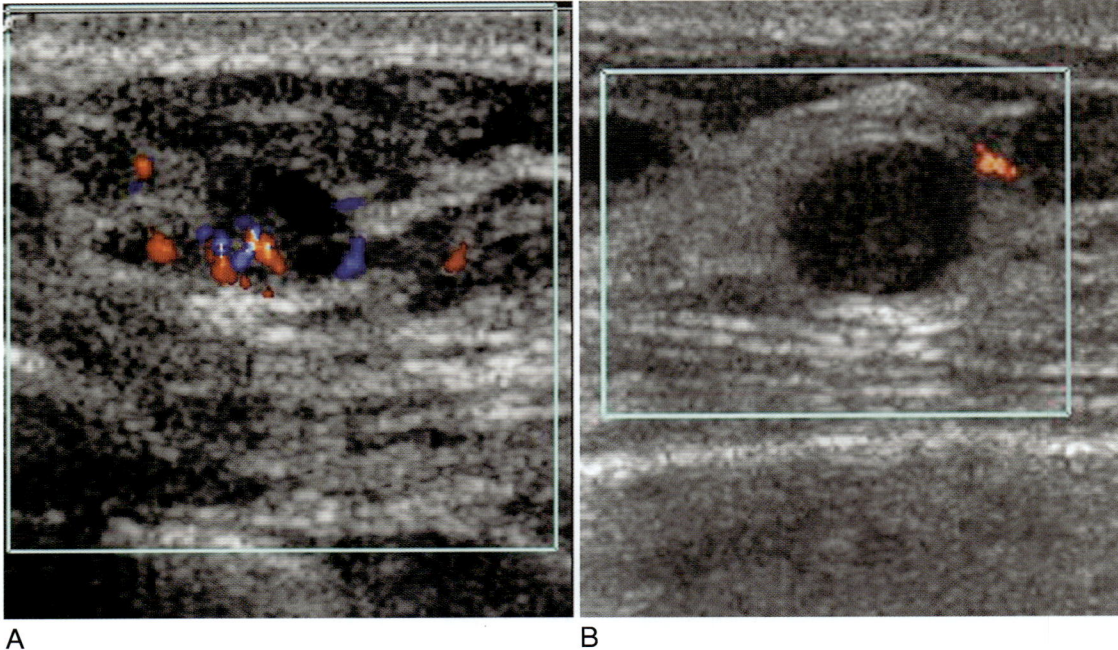

FIGURA 23-37. Uso do Doppler colorido para os nódulos parietais. Os nódulos parietais causados por papiloma ou por carcinoma papilífero freqüentemente podem apresentar pedículos vasculares muito proeminentes. **A,** Os nódulos parietais causados por carcinoma intracístico costumam ser alimentados por diversos vasos, enquanto os papilomas benignos costumam receber nutrição de um único vaso. **B,** A metaplasia papilífera apócrina raramente desenvolve um pedículo fibrovascular e seus nódulos parietais não apresentam fluxo demonstrável no Doppler colorido.

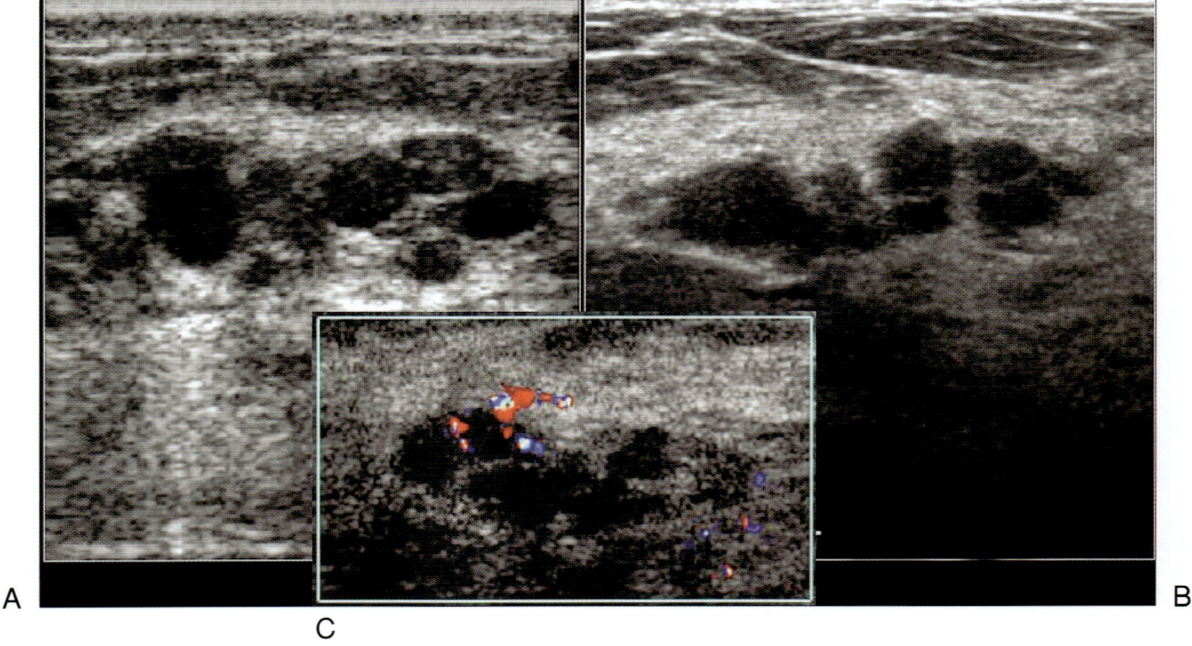

FIGURA 23-38. Conglomerado de microcistos. Um conglomerado complexo de microcistos pode representar **A,** uma variação florida de uma alteração fibrocística ou **B,** um CDIS de alto grau nuclear com uma alteração cística extensiva ou com necrose dentro dos dúctulos ocupados por tumor. Infelizmente, o aparecimento na escala de cinza de uma AFC e um CDIS pode não ser distinto. **C,** O conglomerado complexo de microcistos causados por um CDIS freqüentemente exibe fluxo sangüíneo interno no Doppler colorido ou no power Doppler, enquanto um conglomerado de microcistos causado por AFC em geral não apresenta um fluxo interno demonstrável. CDIS, carcinoma ductal *in situ*; AFC, alteração fibrocística.

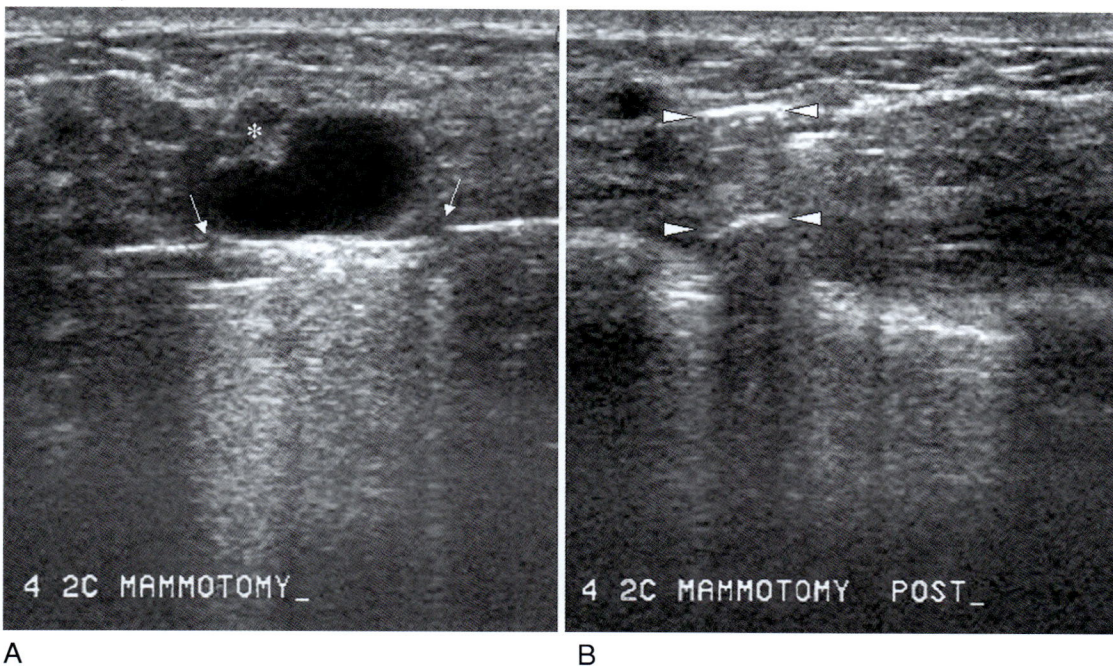

FIGURA 23-39. Biópsia de um cisto complexo. A aspiração de cistos complexos que podem apresentar características suspeitas é um método inadequado para o diagnóstico porque a citologia do aspirado do cisto apresenta diversos resultados falsos-positivo e falso-negativos. Além do mais, a aspiração do líquido pode dificultar a localização posterior do nódulo parietal ou da septação espessa, se o resultado da citologia for de malignidade ou atípico. Em vez disto, estas lesões requerem avaliação histológica. Nossa preferência é por realizar uma biópsia a vácuo, orientada pela ultra-sonografia com uma agulha calibre 11 (BAV) e colocar um marcador no local da biópsia. **A,** Este cisto complexo contém um nódulo parietal (*). A sonda BAV foi posicionada logo abaixo do nódulo. A abertura (*setas*) e o artefato do tipo *ringdown* causado pelos orifícios do vácuo são facilmente visíveis. **B,** Depois da BAV não existe lesão sólida ou cística residual na ultra-sonografia. Existe uma certa quantidade de ar dentro da cavidade da BAV (*pontas de seta*).

apresenta um único vaso de alimentação, enquanto as lesões papilíferas intracísticas malignas costumam incitar a formação de diversos vasos de alimentação. Como sempre ocorre no caso do Doppler, uma avaliação positiva pelo Doppler é sempre um melhor preditor positivo do que uma avaliação negativa pelo Doppler é um preditor negativo. Se mesmo um destes achados suspeitos estiver presente, a lesão cística deve ser caracterizada como BIRADS 4a ou mais e deve ser avaliada histologicamente (Fig. 23-39).

Os achados suspeitos para **inflamação aguda ou infecção** são: (1) espessamento isoecóico uniforme da parede cística; (2) níveis debris-líquidos (especialmente lama tumefeita); e (3) hiperemia inflamatória da parede do cisto. Em geral todos os três achados coexistem (Fig. 23-40A). Um espessamento isoecóico uniforme é típico de inflamação, não de tumor, de modo que este achado não é preocupante em relação à malignidade. Os níveis de debris podem ser demonstrados com alteração da porção dependente do cisto complexo quando a paciente é posicionada em decúbito lateral ou na posição ereta (Fig. 23-40B, C), mas a lama tumefeita pode ser tão viscosa que são necessários 5 minutos ou mais para ocorrer a alteração em relação a uma nova posição. Os vasos hiperemiados na parede dos cistos inflamados seguem numa direção paralela à parede do cisto, o oposto do que ocorre com os vasos que alimentam as malignidades intracísticas, que costumam seguir em perpendicular à parede do cisto. Um espessamento uniforme da parede pode ser visto nos cistos com paredes fibróticas, mas em tais casos não existe hiperemia da parede espessada. Não é surpreendente que os cistos com paredes espessadas simulem o aspecto ultra-sonográfico de cistos com inflamação aguda, porque os cistos com paredes fibróticas representam a fase da inflamação aguda cicatrizada.

Estes achados indicam inflamação aguda, que é comum na AFC, mas não indicam necessariamente uma infecção. No entanto, na ultra-sonografia, mesmo depois da aspiração do pus sob orientação ultra-sonográfica não existe maneira de distinguir entre uma inflamação aguda branda e uma infecção. O conteúdo líquido e a camada de debris dentro dos cistos com inflamação aguda podem ser completamente aspirados na maioria dos casos, mas não a parede cística residualmente espessada, que vai persistir. Como os aspectos ultra-sonográficos da inflamação aguda são muito característicos e não levantam suspeitas quanto à sua malignidade, nós em geral não realizamos avaliações citológicas do líquido aspirado do cisto. Em vez disso, obtemos coloração para Gram e cultura, e, na maioria dos casos, realizamos uma cobertura com antibióticos por 72 horas para *Staphylococcus*, enquanto aguardamos os resultados da cultura.

Só quando não existem achados suspeitos de lesões papilíferas intracísticas verdadeiras ou de inflamação aguda é que vamos procurar por achados definitivamente benignos (BIRADS 2). Muitos tipos de cistos complexos podem ser

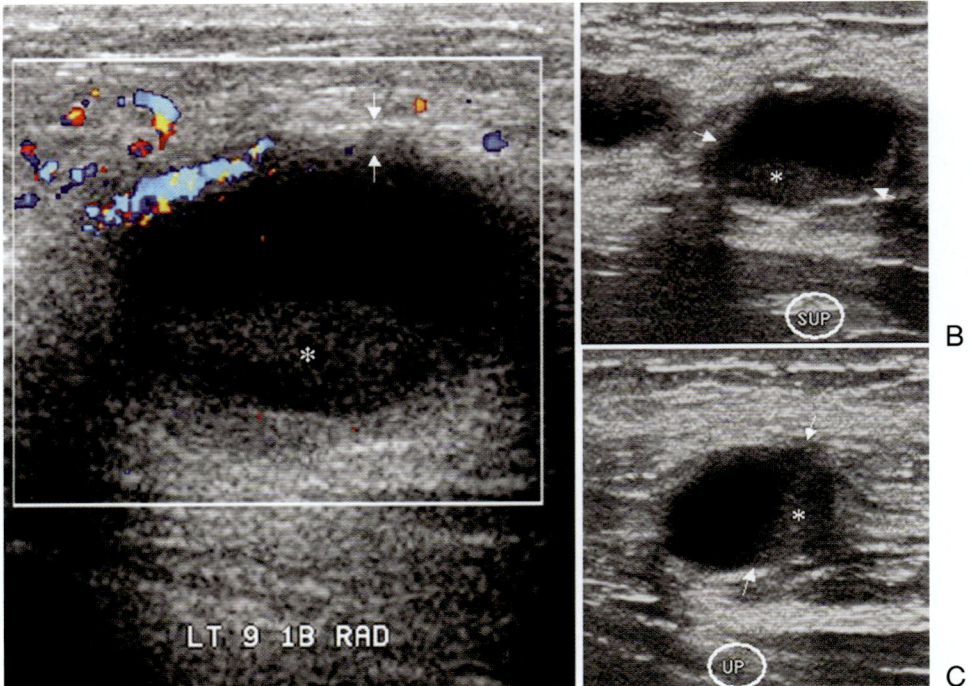

FIGURA 23-40. Cisto inflamado ou infectado.
A, Cistos com inflamação ou infecção aguda exibem um espessamento uniforme, isoecóico, anormal da parede (entre *setas*), níveis debris-líquido e hiperemia da parede espessada. **B,** Imagens nas posições supina e **C,** ereta mostram que o nível de debris, como se fosse lama biliar dentro da vesícula, desviam-se para a região dependente do cisto quando a posição do paciente é modificada de supina para de pé ou para um decúbito lateral (* — resíduo dependente, *setas* — parede espessa e isoecóica).

caracterizados como BIRADS 2. Estes incluem: (1) cistos com cristais móveis de colesterol; (2) cistos com leite de cálcio; (3) cistos com níveis gordura-líquido; (4) cistos oleosos; (5) cistos com paredes calcificadas; (6) cistos com septos finos e ecogênicos; e (7) cistos de origem cutânea.

Os cistos contêm partículas suspensas em líquido, tão leves que podem ser mobilizadas com o feixe sonoro no modo B ou com Doppler colorido ou power Doppler. Tais partículas são de tamanho subcelular e freqüentemente encontradas na AFC não complicada. Geralmente, é necessária uma configuração de alta potência de transmissão para fazer com que estas partículas se movam durante uma imagem em tempo real no modo B. No entanto, a energia do feixe do Doppler colorido ou do power Doppler é elevada o bastante para mobilizá-las mesmo com uma configuração padrão de baixa potência, criando o que foi chamado de "estrias de cor". As partículas são forçadas posteriormente pela energia do feixe do Doppler, criando estrias coloridas orientadas no sentido vertical dentro do feixe à medida que se movem. As partículas que provocam as estrias de cor parecem ser cristais de colesterol que podem ser vistos numa avaliação citológica apenas se forem examinadas sob uma luz polarizada.

Leite de cálcio é um achado mamográfico BIRADS 2 que foi diretamente aplicado à ultra-sonografia. O leite de cálcio não é na verdade leite, mas uma coleção de pequenos cálculos dentro da luz de um cisto. Tais calcificações são extremamente comuns em AFC e podem ser demonstradas definitivamente nos filmes mamográficos com feixe horizontal. A ultra-sonografia pode provar a presença de leite de cálcio ao demonstrar a mobilização das calcificações dentro do cisto com a mudança de posição da paciente para decúbito lateral ou para a posição ereta (Fig. 23-41). Apesar de a mamografia poder, em geral, exibir calcificações menores e mais numerosas do que a ultra-sonografia, este método na verdade apresenta uma vantagem sobre a mamografia ao demonstrar o leite de cálcio. A mamografia requer a presença de dezenas de pequenas calcificações antes de ser possível demonstrar o aspecto clássico de "xícara de chá" nas imagens realizadas com feixe horizontal, enquanto a ultra-sonografia é capaz de demonstrar a presença do leite de cálcio mesmo quando só existe um único cálculo móvel dentro de um cisto.

Níveis gordura-líquido dentro de cistos são achados mamográficos definitivamente benignos que foram diretamente aplicados à ultra-sonografia. Os níveis gordura-líquido raramente são demonstrados na mamografia, em geral dentro de galactoceles clássicas. Os níveis gordura-líquido são mais freqüentemente demonstrados na ultra-sonografia do que na mamografia. A camada de lipídios aparece ecogênica em comparação ao líquido do cisto e é sobrenadante no líquido na porção não-dependente do cisto. A camada lipídica pode ser forçada a se mover dentro do cisto para uma posição não-dependente do cisto com a mudança da posição da paciente de supina para decúbito lateral ou ereta (Fig. 23-42). Como a lama tumefeita, as camadas de lipídios costumam se desviar muito lentamente dentro de um cisto com a mudança de posição da paciente. Pode levar até 5 minutos para se documentar um desvio do nível gordura-líquido depois que a paciente tiver mudado de posição. Durante a mudança de posição, a forma da interface entre as camadas lipídicas e líquidas se modifica e em geral se orienta no sentido oblíquo em relação à mesa e tem um formato sigmóide. A orientação oblíqua da interface associada à forma

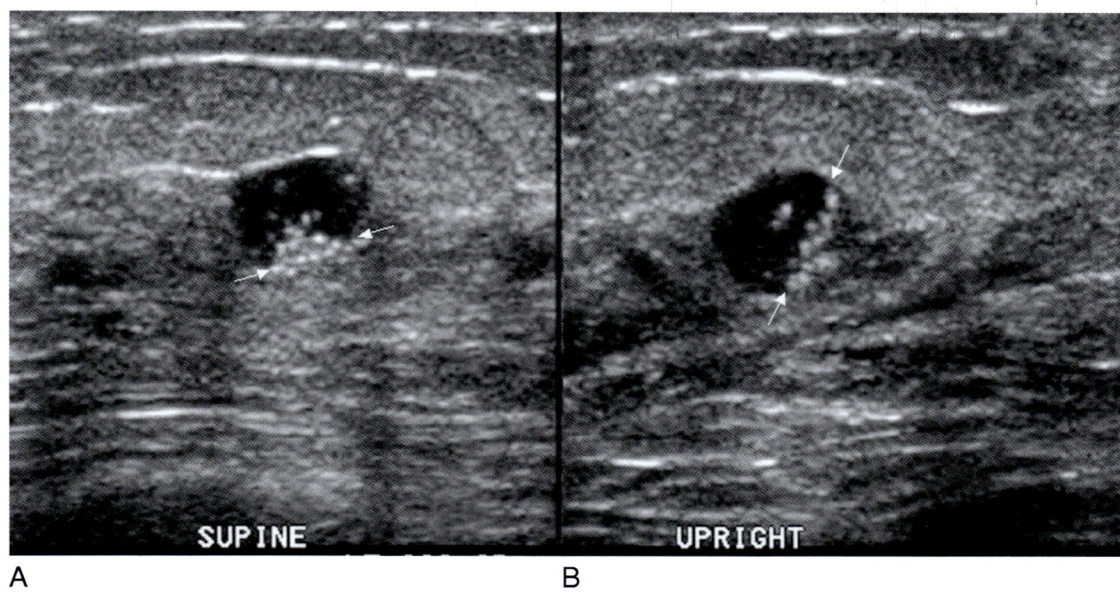

FIGURA 23-41. Leite de cálcio. É formado por pequenos cálculos (*entre setas*) dentro da luz do cisto mamário que se move para a posição dependente do cisto quando a paciente muda de posição. **A,** Eles se localizam ao longo da parede posterior dependente na posição supina e **B,** na posição ereta mudam para a região inferior dependente. SUPINE = Supina; UPRIGHT = Ereta.

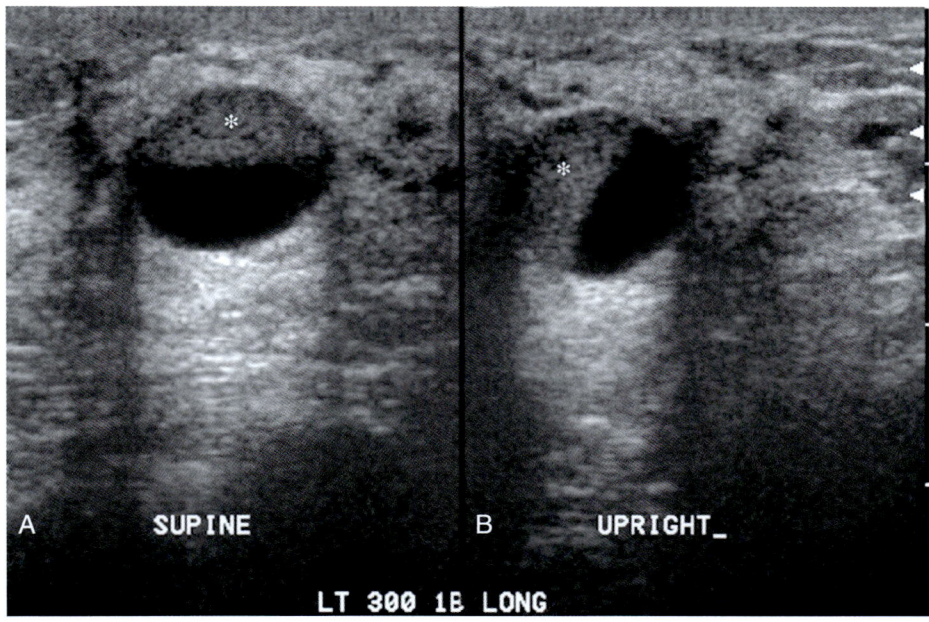

FIGURA 23-42. Nível gordura-líquido. A camada lipídica é ecogênica em comparação com o líquido cístico e se move dentro do cisto para a sua região não-dependente quando a paciente muda de posição. **A,** Mostra a camada lipídica ecogênica flutuando na parede anterior não-dependente quando a varredura é efetuada com a paciente na posição supina. **B,** Mostra que a camada lipídica ecogênica se moveu para a parede superior, que se tornou não-dependente quando a paciente mudou para a posição ereta. SUPINE = SUPINA; UPRIGHT = ERETA.

sigmóide é característica de um nível gordura-líquido no processo de se equilibrar numa nova posição, e pode, de fato, representar um atalho para evitar a espera de até 5 minutos ou mais para que o nível gordura-líquido se modifique.

Cistos oleosos são definitivamente achados mamográficos benignos que podem ser aplicados diretamente à ultra-sonografia. Infelizmente, os cistos oleosos em geral aparecem definitivamente mais benignos na mamografia do que na ultra-sonografia. A maioria dos cistos oleosos apresenta algumas características suspeitas na ultra-sonografia, tais como: (1) nódulos parietais; (2) septos espessos; (3) paredes espessadas; e (4) níveis de debris livres (Fig. 23-43). Isto não é surpreendente

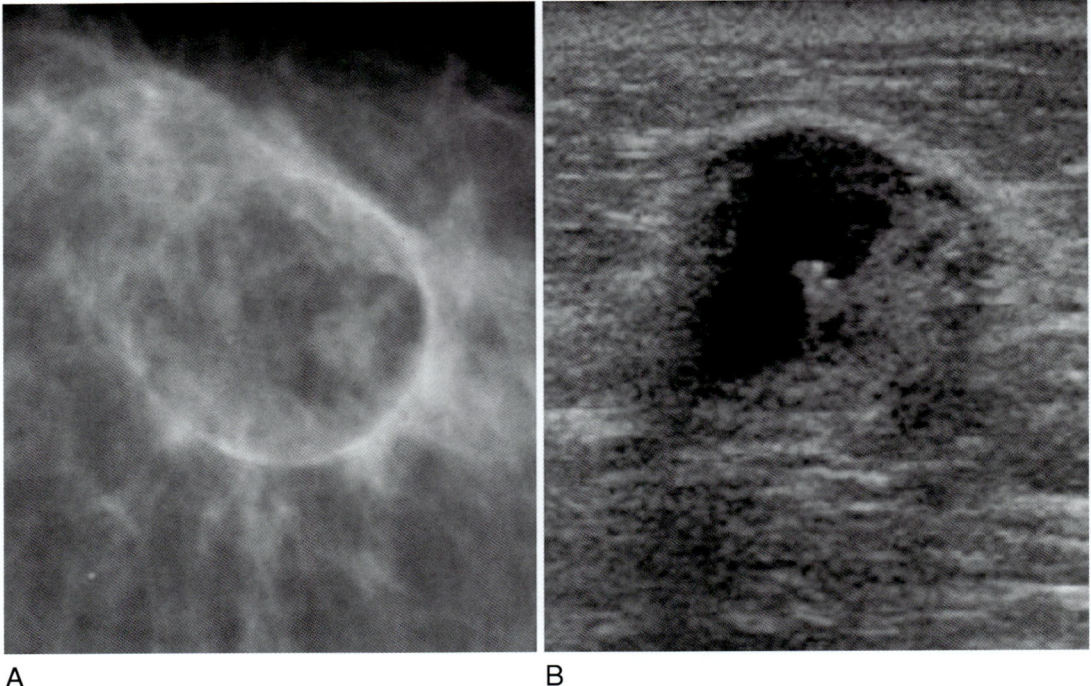

FIGURA 23-43. Cisto oleoso. *Spot* mamográfico pode caracterizar com maior exatidão os cistos oleosos do que a ultra-sonografia. **A,** As lesões que parecem ser cistos oleosos clássicos, benignos na mamografia, apresentam caracteristicamente aspectos suspeitos como **B,** paredes espessas, septações espessas isoecóicas, e nódulos parietais nas imagens ultra-sonográficas. Estas características ultra-sonográficas suspeitas são as típicas de hematomas crônicos a partir dos quais a maioria dos cistos oleosos deriva.

porque se acredita que a maioria dos cistos oleosos se origina a partir de seromas/hematomas crônicos, que freqüentemente manifestam tais achados. Os achados suspeitos na ultra-sonografia dos cistos oleosos, ao contrário dos encontrados nos cistos que contêm lesões papilíferas verdadeiras, não apresentam vascularização associada. A maioria dos cistos oleosos faz parte do espectro da esteatonecrose, que é por natureza avascular. No entanto, a ultra-sonografia pode ser preocupante nas pacientes portadoras de cistos oleosos em comparação ao *spot* da mamografia. Na paciente pós-nodulectomia ou pós-mamoplastia redutora, quando os achados de ultra-sonografia são mais preocupantes do que os mamográficos, nós confiamos principalmente nos achados mamográficos, a menos que exista vascularização dentro da lesão demonstrada no Doppler.

Calcificações em casca de ovo são achados benignos que foram aplicados diretamente à ultra-sonografia. Em geral, as calcificações em casca de ovo são tão definitivamente benignas na mamografia que não há necessidade de avaliação pela ultra-sonografia (Fig. 23-44A, B). Ocasionalmente serão vistas na ultra-sonografia de uma paciente que não realizou uma mamografia anteriormente ou cujas mamografias não estão disponíveis. As calcificações pontilhadas que ocorrem dentro da parede do cisto fino e ecogênico normal podem ser consideradas como sendo calcificações em casca de ovo incompletas, e, conseqüentemente, também podem ser consideradas como achados ultra-sonográficos BIRADS 2 (Fig. 23-44C). Em tais casos, os achados ultra-sonográficos são definitivamente mais benignos do que os achados mamográficos. As calcificações suspensas dentro da luz de um cisto não podem ser caracterizadas como BIRADS 2. Na maioria dos casos, elas ocorrem com metaplasia papilífera apócrina (MPA), e também ocorrem no CDIS.

Aglomerados de macrocistos simples são benignos. São os mesmos que os cistos com septos finos. Conglomerados de cistos simples, como cistos simples individuais, são benignos. Macrocistos aglomerados são idênticos aos cistos com septos finos, discutidos e ilustrados anteriormente (Fig. 23-35B). Os septos na verdade representam as paredes residuais dos dúctulos com dilatação cística individual dentro de uma UDLT individual. Cada dúctulo com dilatação cística pode ser considerado um cisto simples; um cisto com septação fina é na verdade um aglomerado de cistos simples, cada um apresentando características BIRADS 2.

Cistos de origem cutânea complexos são benignos e em geral representam cistos sebáceos. Ocasionalmente, um cisto de origem cutânea pode representar um **cisto de inclusão epidérmica.** Existem três aspectos típicos de **cistos sebáceos.** O primeiro aspecto é o de uma lesão complexa ou de aspecto sólido que fica inteiramente dentro da pele (Fig. 23-45A). O segundo aspecto é o de um cisto complexo que fica principalmente dentro dos tecidos subcutâneos, mas apresenta em torno dele uma região de pele como uma garra (Fig. 23-45B). O terceiro aspecto é o de uma lesão que fica inteiramente dentro do tecido adiposo subcutâneo, mas que está associada a um folículo piloso anormalmente espessado e inflamado (Fig. 23-45C). O folículo piloso, que lembra o colo de uma glândula,

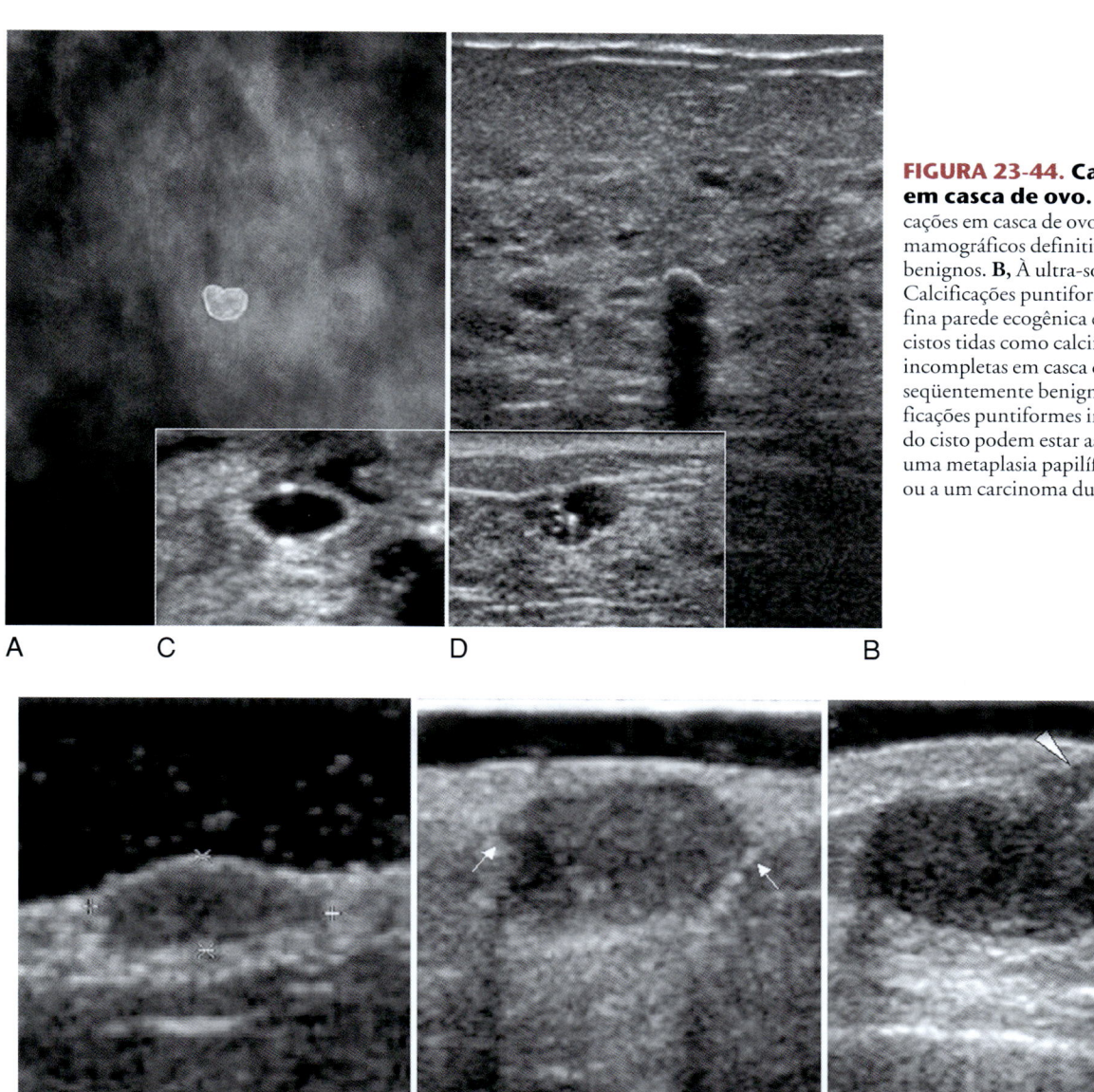

FIGURA 23-44. Calcificação em casca de ovo. A, As calcificações em casca de ovo são achados mamográficos definitivamente benignos. **B,** À ultra-sonografia. **C,** Calcificações puntiformes restritas à fina parede ecogênica em torno de cistos tidas como calcificações incompletas em casca de ovo, e conseqüentemente benignas. **D,** Calcificações puntiformes imóveis dentro do cisto podem estar associadas a uma metaplasia papilífera apócrina ou a um carcinoma ductal *in situ*.

FIGURA 23-45. Cistos sebáceos cutâneos. Estes são geralmente benignos. **A,** Um cisto sebáceo inteiramente dentro da pele (*calipers*). **B,** Primariamente dentro do tecido adiposo subcutâneo, mas com um fino sinal de garra na pele ecogênica (*setas*) que pode ser exibido em volta do cisto, confirmando sua origem cutânea. **C,** Inteiramente dentro do tecido adiposo subcutâneo, mas com um folículo piloso aumentado de volume, inflamado, onde podemos ver a drenagem do cisto sebáceo (*ponta de seta*). Há necessidade do uso de um coxim acústico para visualizar estas lesões. Para mostrar o folículo piloso com orientação oblíqua, pode haver necessidade de realizar manobras de compressão e descompressão com o transdutor.

tem orientação oblíqua, e freqüentemente é mais bem demonstrado pressionando-se e soltando-se o transdutor de modo a modificar o ângulo de incidência. Como os cistos de origem cutânea são de localização tão superficial que estão sujeitos a graves artefatos de efeito de volume parcial, para a melhor demonstração de um destes três aspectos em geral há necessidade de se usar um coxim acústico.

Se os achados BIRADS 2 não podem ser demonstrados, podemos pesquisar a presença de dois achados BIRADS 3: (1) o aspecto de "cisto de conteúdo espesso", ou (2) o aspecto de

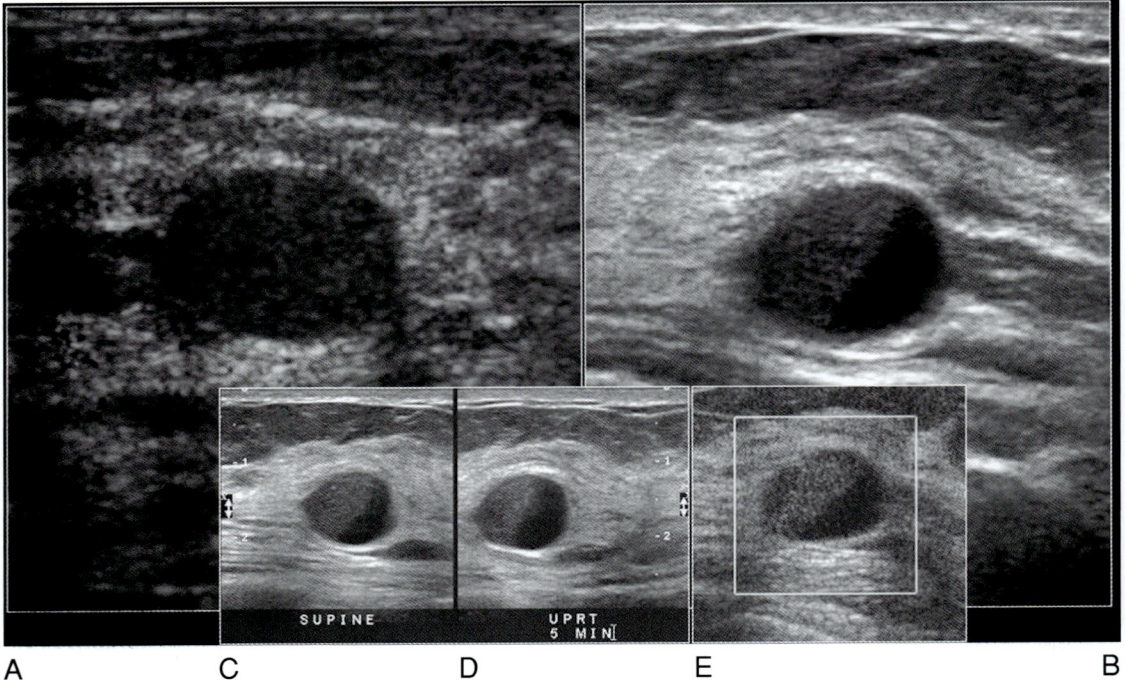

FIGURA 23-46. Cistos de conteúdo espesso. A, Os cistos de conteúdo espesso estão repletos de ecos difusos de baixo nível e em alguns casos pode ser difícil estabelecer sua distinção com nódulos sólidos, e foram chamados de cistos espessos, cistos colóides e mucoceles na literatura. **B,** Os cistos em noz de carvalho apresentam um halo côncavo, ecogênico de metaplasia papilífera apócrina (MPA) que parece semelhante ao topo de uma noz de carvalho. Diferentemente do aspecto similar das camadas lipídicas dentro dos cistos que têm níveis líquidos, a posição da MPA não se altera com **C,** a mudança da posição supina para **D,** posição sentada, decúbito lateral esquerdo ou ereta. **E,** A imagem do Doppler colorido mostra que, ao contrário dos papilomas intracísticos ou dos carcinomas, a MPA raramente apresenta um pedículo vascular demonstrável.

"cisto em noz de carvalho". Os **cistos de conteúdo espesso** são cistos cujas luzes estão repletas de ecos de baixo nível (Fig. 23-46A). Estas lesões receberam diversas denominações na literatura, incluindo: cistos esponjosos, cistos colóides, cistos espessados e mucoceles. De fato, os cistos de conteúdo espesso representam um espectro de lesões que vai desde lesões repletas de metaplasia papilífera apócrina (MPA) até aquelas que só apresentam debris protéicos ecogênicos ou material lipídico. Outras podem apresentar misturas de MPA e debris protéicos ou gordurosos. Tais lesões apresentam características ultra-sonográficas que coincidem com as dos fibroadenomas, e em alguns casos (cerca de 3%) pode ou não ser possível determinar com certeza se a lesão é cística ou sólida. Nesta situação, devemos pressupor que a lesão é um nódulo sólido e caracterizá-la ou tentar aspirá-la. Quando estas lesões são consideradas como nódulos sólidos, em geral apresentam características que permitem classificá-las como BIRADS 3. Não é possível determinar previamente se o cisto pode ser aspirado. Quando os ecos internos são causados por MPA, a lesão não pode ser aspirada. Quando a lesão está cheia de debris protéicos e/ou gordurosos, a aspiração é possível. Se estiver parcialmente repleta com MPA, a lesão só vai ser parcialmente aspirada. A avaliação citológica do aspirado de tais lesões freqüentemente mostra proeminências apócrinas que estabelecem o diagnóstico de AFC.

Os cistos em noz de carvalho apresentam tanto um nódulo parietal como uma parede em crescente, com espessamento excêntrico causada por MPA que não ocupa completamente o cisto (Fig. 23-46B). Ao contrário do crescente ecogênico dentro de cistos que contêm níveis gordura-líquido, o crescente ecogênico causado pela MPA não desvia dentro do cisto quando a paciente muda de posição (Fig. 23-46C, D). Nestes casos, a parede externa fina e ecogênica normal do cisto está preservada ao longo de toda a parede espessada, e não existe um pedículo vascular (Fig. 23-46E).

Os cistos em noz de carvalho e os cistos de conteúdo espesso que se caracterizam como BIRADS 3 devem ser submetidos a um acompanhamento com curto intervalo de tempo. Se não for possível determinar se uma lesão é cística ou sólida, e se esta puder ser caracterizada como BIRADS 3, a paciente deverá receber a opção de tentar realizar uma aspiração, uma biópsia, ou um acompanhamento com um intervalo curto de tempo. Se um cisto complexo não puder ser caracterizado como BIRADS 2 ou 3, deverá ser caracterizado como BIRADS 4a e avaliado pela histologia. O algoritmo para os cistos complexos é obrigatoriamente elaborado devido a sua enorme variabilidade histopatológica.

APLICAÇÕES ESPECÍFICAS PARA A ULTRA-SONOGRAFIA DA MAMA

Existem diversas indicações especiais para a ultra-sonografia da mama que ocorrem com muito menor freqüência do que as anormalidades palpáveis e mamográficas. Entre estas se encontram a avaliação de: (1) secreção mamilar; (2) mastite e (3) próteses.

Secreção Mamilar

Trata-se de uma importante aplicação especial para a ultra-sonografia da mama. A secreção mamilar pode ser causada por papilomas de grandes ductos, carcinoma, ectasia ductal, alteração fibrocística com cistos comunicantes e hiperprolactinemia, e pode ser idiopática.

A **galactografia** é considerada como o procedimento de eleição na avaliação da secreção mamilar, mas o papel da ultra-sonografia vem se expandindo e se tornando mais importante. A ultra-sonografia pode ser usada nos casos em que a galactografia não funciona por motivos técnicos ou porque a secreção intermitente da paciente cessou. No entanto, também pode ser usada junto com a galactografia, e, em muitos casos, pode colaborar com uma galactografia diagnóstica e localizadora e com a cirurgia. A ultra-sonografia também pode ser usada para secreção mamilar de baixo risco, enquanto que a galactografia pode ser reservada para as secreções de alto risco. Uma secreção de alto risco é unilateral, espontânea, drenando de um único orifício, e pode ser clara, serosa, serossanguinolenta ou francamente sangüínea. É de alto risco porque é freqüentemente causada por papilomas ou carcinoma. A secreção de baixo risco é bilateral, drena através de diversos orifícios, pode sair por expressão em vez de ser espontânea, e é de cor leitosa ou esverdeada. É considerada de baixo risco porque é causada geralmente por alterações fibrocísticas ou ectasia ductal. No entanto, na nossa experiência, mesmo as secreções de baixo risco podem também ser causadas por lesões papilíferas intraductais.

A maioria das lesões **papilíferas intraductais** que causa secreção mamilar fica nos grandes ductos mamários sob ou próximos à aréola. Tais ductos são prontamente demonstráveis pela ultra-sonografia, especialmente quando estão distendidos com secreção, se planos e manobras adequados forem utilizados. Os ductos centrais são geralmente de orientação radial, de modo que as varreduras radiais são essenciais para demonstrar os ductos em seus eixos longos. Temperatura ambiente aquecida, gel acústico aquecido e manobras especiais, tais como a manobra da compressão bimanual e a técnica do mamilo levantado, ajudam a minimizar a sombra acústica que pode surgir no mamilo e na aréola.

Grandes **papilomas ductais** parecem ser nódulos isoecóicos (menos ecogênicos do que a parede ductal) dentro de ductos ectasiados preenchidos por líquido. O aparecimento dos papilomas varia segundo o grau e a distribuição da dilatação ductal, o diâmetro e comprimento da lesão, e com o envolvimento de ramos ductais e UDLTs. Pequenas lesões ovóides, menores de 1 cm de comprimento, que não se expandem para a luz ductal são benignas em mais de 98% dos casos e se qualificam para a categorização BIRADS 3 (Fig. 23-47). No entanto, como provocam os sintomas que deram origem ao exame, em geral há necessidade de remoção e avaliação histológica. As lesões intraductais papilíferas que expandem o ducto, maiores de 1,5 cm ou que envolvem

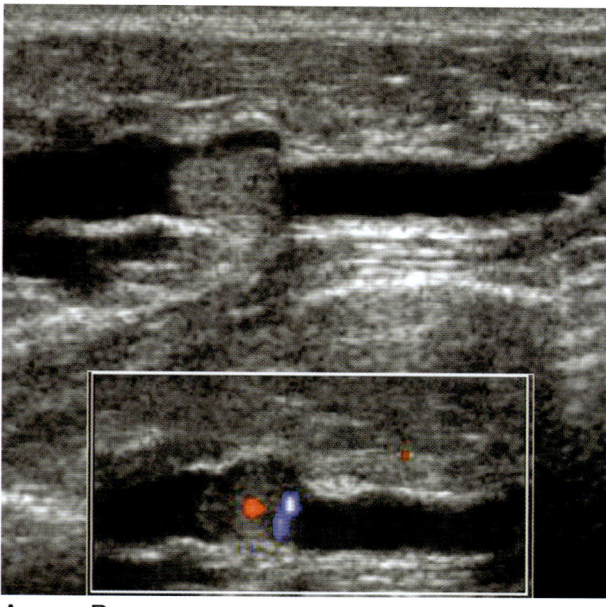

FIGURA 23-47. Lesão papilífera intraductal. A, lesões papilíferas intraductais pequenas e ovóides que não se expandem além do ducto representam grandes papilomas ductais benignos em mais de 98% dos casos. **B,** Mesmo pequenos papilomas intraductais apresentam um pedículo vascular demonstrável na maioria dos casos.

ramos ductais ou UDLTs, apresentam um risco acima de 2% de serem malignas e devem ser caracterizadas como BIRADS 4a ou mais (Fig. 23-48).

A ultra-sonografia pode mostrar causas de secreção mamilar além dos papilomas dos grandes ductos, como **carcinoma, ectasia ductal, cistos comunicantes** e **hiperprolactinemia** (Fig. 23-49). A galactografia é provavelmente superior à ultra-sonografia na demonstração de causas de secreção mamilar diferentes de papilomas. A nossa conduta usual é agendar as pacientes que se apresentam com secreção mamilar tanto para a ultra-sonografia como para galactografia. A ultra-sonografia é realizada em primeiro lugar, e se for possível identificar uma lesão papilífera intraductal como causa da secreção mamilar, cancelamos então a galactografia. A paciente é submetida a uma biópsia mamária assistida a vácuo, guiada pela ultra-sonografia. Se não for identificada uma causa definitiva para secreção mamilar pela ultra-sonografia, realizamos a galactografia.

Quando usamos a BAV guiada pela ultra-sonografia para biopsiar lesões papilíferas intraductais, instalamos um marcador no momento em que todas as imagens que evidenciar lesão são retiradas para facilitar a biópsia excisional guiada pela imagem, nos casos com histologia atípica ou maligna. Em 90% dos casos quando todas as evidências visuais da imagem da lesão tiverem sido removidas, a secreção mamilar cessa por no mínimo dois anos.

Infecção

A principal indicação da ultra-sonografia nas pacientes que se apresentam com mastite é determinar a presença de um

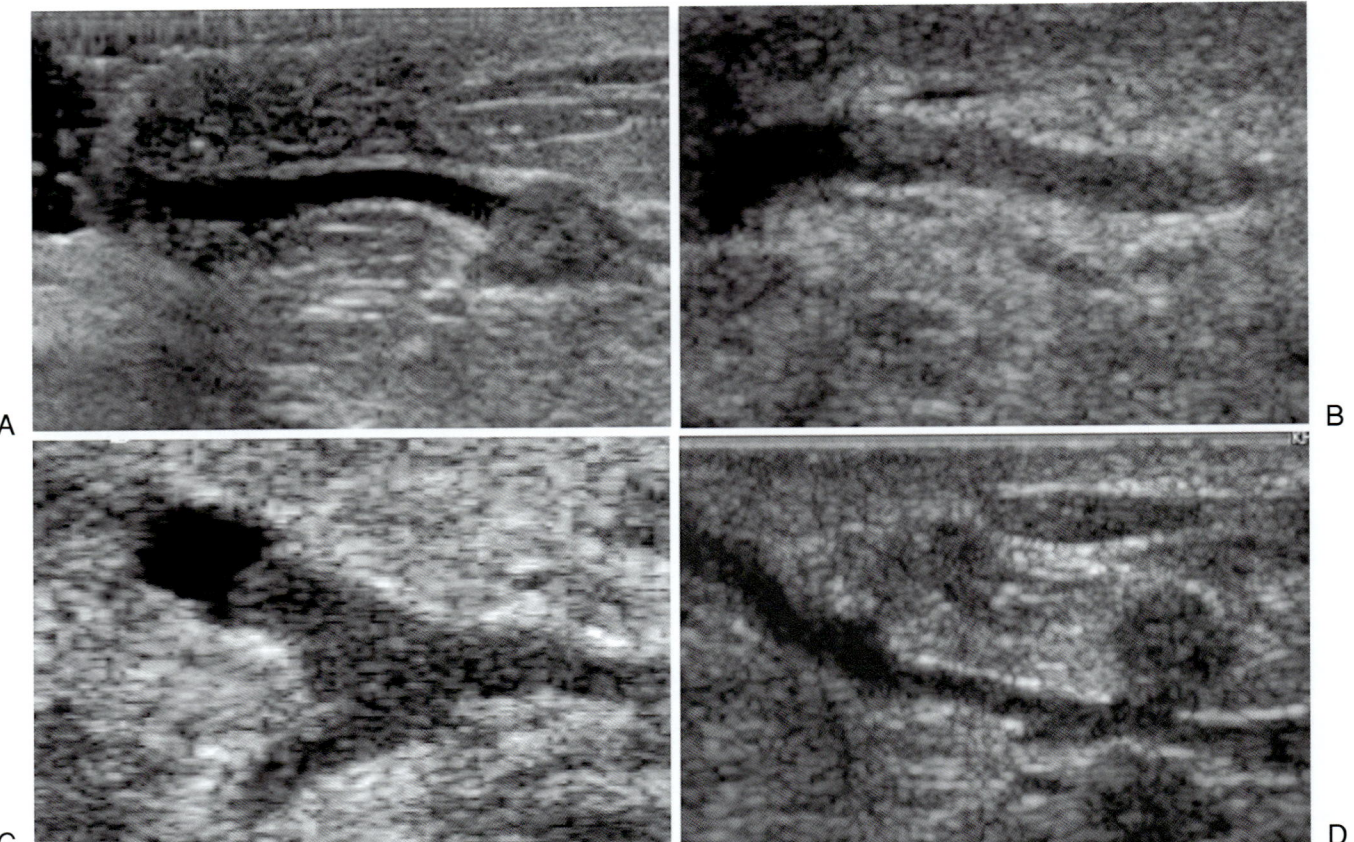

FIGURA 23-48. Lesões papilíferas intraductais. As lesões papilíferas intraductais que apresentam um risco superior a 2% de serem malignas devem ser caracterizadas como BIRADS 4 e ser biopsiadas incluem **A,** as lesões que se expandem dentro do ducto ou que atravessam sua parede, **B,** lesões maiores do que 1,5 cm, **C,** que envolvem diversos ramos de ductos periféricos, ou **D,** que envolvem as UDLTs (papilomas periféricos). UDLTs unidades ductolobulares terminais.

abscesso e orientar a sua aspiração, ou posicionar um dreno dentro da lesão. O aspecto do abscesso varia, dependendo de tratar-se de mastite puerperal ou não-puerperal e se está localizado na região central ou periférica. Os **abscessos periféricos** na mastite puerperal surgem em geral a partir de galactoceles preexistentes (Fig. 23-50), ao passo que os abscessos periféricos na mastite não-puerperal freqüentemente surgem a partir de cistos inflamados. Os **abscessos centrais** derivados ou não de mastite puerperal (Fig. 23-51) resultam, em geral, de uma ruptura de um ducto inflamado ou infectado e costumam ser alongados num plano paralelo ao do ducto inflamado. Os cistos uniloculares podem ser tratados com aspirações orientadas pela ultra-sonografia segundo a necessidade. Os abscessos loculados podem requerer a colocação de um dreno ou uma drenagem cirúrgica.

Próteses

A RM é considerada, em geral, o método de eleição na avaliação das próteses mamárias. No entanto, as pacientes com próteses que apresentam risco de **ruptura** são encontradas dentro da população em rastreamento mamográfico. Tais pacientes apresentam nódulos palpáveis e densidades mamográficas que requerem avaliação ultra-sonográfica com maior freqüência do que RM em relação a preocupações com suas próteses. A ultra-sonografia da mama avalia e vai continuar avaliando mais próteses do que a RM. Os ultra-sonografistas devem compreender as amplas variações das próteses normais e devem ser capazes de identificar rupturas intra e extracapsulares, granulomas de silicone, herniação e infecção capsular. As anormalidades da prótese podem causar nódulos palpáveis ou anormalidades mamográficas ou podem ser detectadas como anormalidades incidentais na avaliação de outra patologia.

A ultra-sonografia pode identificar o tipo de prótese, seu local de implantação e muitas das complicações que afetam as próteses. A cápsula que envolve a prótese é fibrosa e é uma reação normal de corpo estranho à prótese. É anormal apenas quando desenvolve uma laceração através da qual a prótese pode herniar, ou quando se torna inflamada ou infectada. A prótese é preenchida por solução salina ou gel de silicone e envolta por uma bolsa de elastômero de silicone. Esta bolsa, que é uma parte da prótese, deve ser diferenciada da cápsula, que é tecido vivo, formado pela paciente em resposta ao implante.

Próteses normais podem dar origem a anormalidades palpáveis em alguns casos. Podemos palpar **pregas radiais**

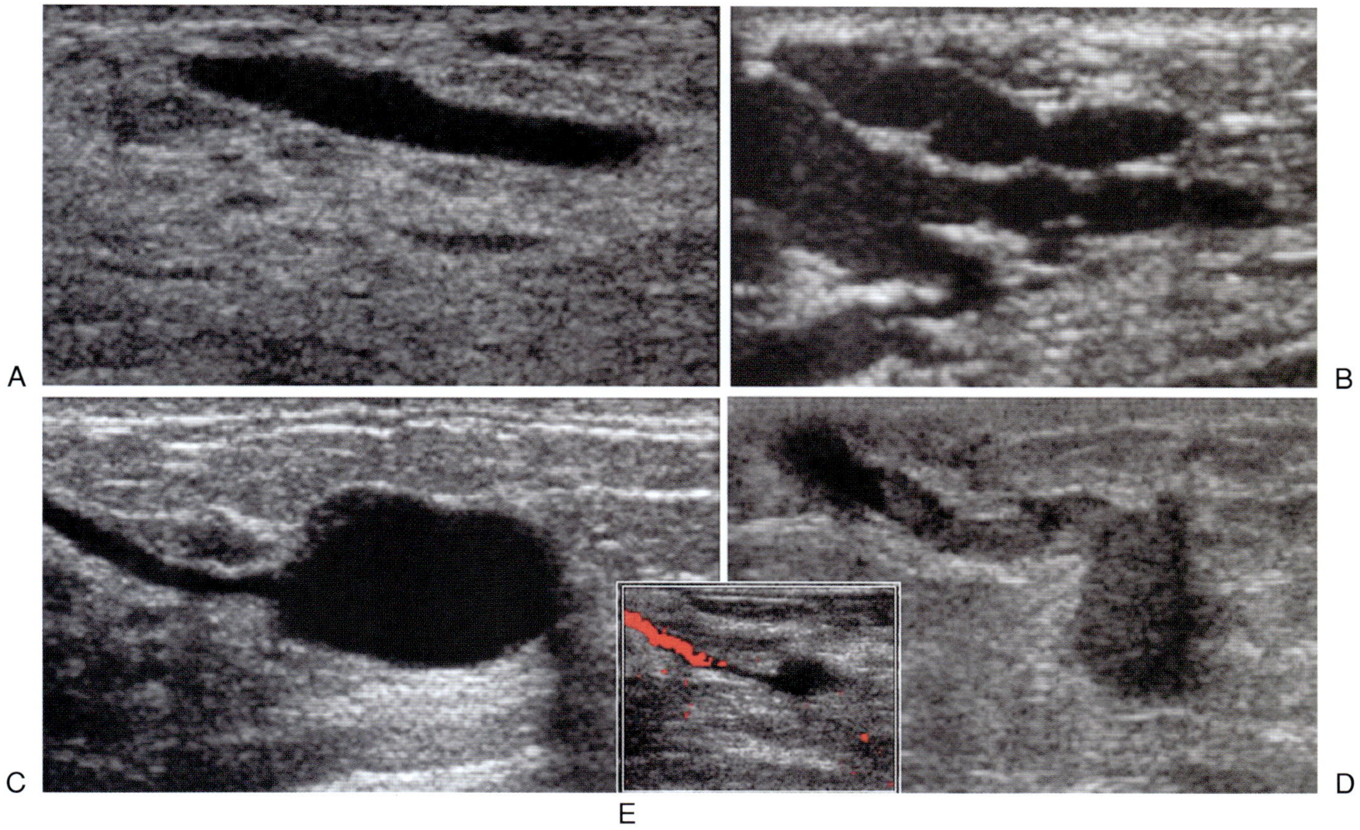

FIGURA 23-49. Lesões que causam secreção mamilar. A ectasia ductal em geral envolve um sistema ductal lobar de cada vez. **A,** No começo de sua evolução, apenas um único ducto pode estar envolvido. **B,** Com o passar do tempo, ductos lobares adicionais podem se envolver, causando a dilatação de múltiplos ductos. Quando todos os ductos estão gravemente comprometidos, devemos considerar a hipótese de tratar-se de uma hiperprolactinemia como fator subjacente. **C, Cistos comunicantes. D,** É possível confirmar a presença de uma comunicação verdadeira com o sistema ductal por meio da exibição de uma "turbulência de cores" com o ducto comunicante quando o cisto sofre uma dilatação do tipo balão com o transdutor. **E, CDIS puro** e carcinomas ductais invasivos com componentes de carcinoma ductal *in situ* também podem dar origem a uma descarga mamilar. CDIS, carcinoma ductal *in situ*.

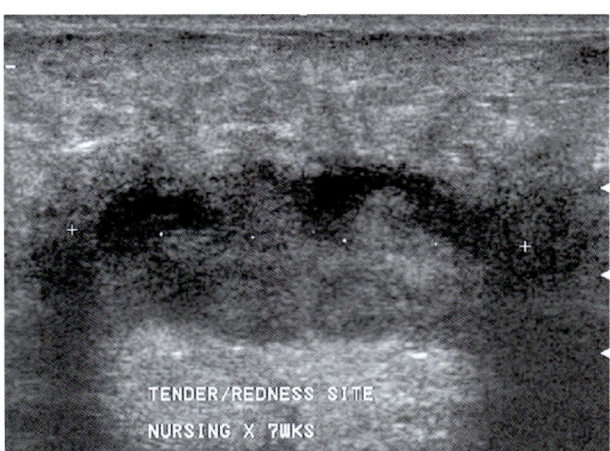

FIGURA 23-50. Abscesso periférico. Abscessos puerperais periféricos (*calipers*) freqüentemente surgem a partir de galactoceles preexistentes e apresentam paredes muito irregulares e misturas de debris líquidos e ecogênicos.

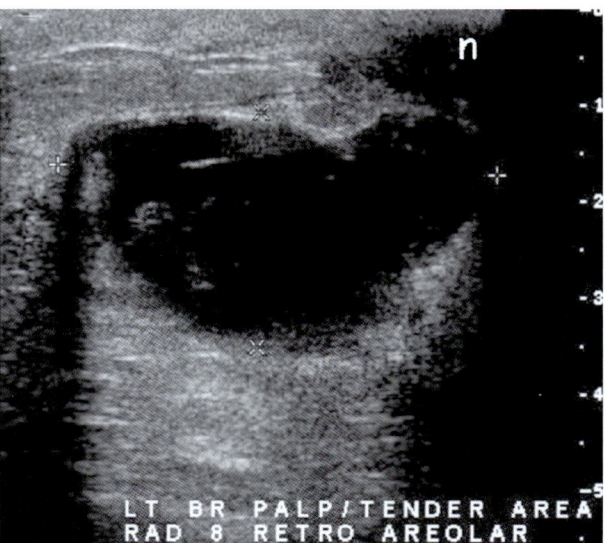

FIGURA 23-51. Abscesso periareolar central. Os abscessos periareolares (*calipers*), puerperais ou não, em geral surgem quando um ducto inflamado ou infectado se rompe, derramando seu conteúdo nos tecidos periductais (n — mamilo).

quando a paciente se encontra em determinadas posições. É importante realizar a varredura quando a paciente está na posição onde ela sente o nódulo, porque as pregas radiais são dinâmicas e podem só ser visualizadas em algumas posições. Só as pregas radiais localizadas anteriormente vão ser palpáveis. As pregas radiais na superfície posterior do implante nunca são palpáveis. Nas pacientes com próteses preenchidas por solução salina, a válvula de enchimento pode causar anormalidades palpáveis. As **válvulas de enchimento** localizam-se em geral atrás do mamilo. Contudo, em alguns casos, a válvula pode ou não estar localizada diretamente atrás do mamilo, ou a prótese pode ter girado após sua colocação. Em tais casos, a válvula pode ser palpável se houver muito pouco tecido mamário sobrejacente. Em outros casos, a válvula se torna palpável anos depois da colocação da prótese devido a uma eversão da válvula. A eversão ocorre mais provavelmente nos implantes sob pressão crônica devido a uma contratura capsular.

Na **ruptura intracapsular,** a bolsa desenvolve uma laceração através da qual o gel de silicone extravasa para o espaço entre a bolsa e a cápsula, mas a cápsula permanece intacta. Na **ruptura extracapsular,** existe uma laceração tanto na cápsula como na bolsa e o gel de silicone extravasa para os tecidos mamários fora da cápsula. Por definição, todos os casos de ruptura extracapsular devem ser precedidos por uma ruptura intracapsular, mas, em diversos casos, o componente intracapsular é difícil de ser demonstrado pela ultra-sonografia.

Os achados clássicos de ruptura intracapsular são o **sinal do degrau** ("sinal de linguini" na literatura da RM) e um aumento anormal da ecogenicidade no gel extravasado que fica dentro do espaço intracapsular externamente ao espaço da bolsa (Fig. 23-52). Infelizmente, estes sinais apresentam baixa sensibilidade para ruptura intracapsular, porque só estão presentes nos casos em que quase todo gel de silicone já extravasou da bolsa e esta já sofreu colapso total. Nos casos de ruptura intracapsular graus menores de colapso levam tão-somente a uma separação como uma folha da bolsa para dentro, se afastando da cápsula (Fig. 23-53A). Existe um espectro contínuo de colapso, desde uma prega radial até o colapso completo. As pregas radiais são bastante dinâmicas, se formando quando a paciente está numa posição e então desaparecendo quando a paciente assume uma outra posição. Por este motivo, o ápice das pregas radiais tende a sofrer fraturas por fadiga. No caso de qualquer prega radial individual, é impossível determinar se existe ou não uma fratura por fadiga no ápice da prega, a menos que o líquido dentro da prega se torne hiperecóico (Fig. 23-53B).

As pregas radiais devem ser consideradas normais, exceto se apresentarem um conteúdo hiperecóico (aspecto de flocos de neve). As rupturas intracapsulares com apenas um colapso mínimo podem ser diferenciadas de pregas radiais pelo formato, que pode ser avaliado com imagens ortogonais que são orientadas paralela e perpendicularmente ao eixo longo da prega. As pregas radiais são unidimensionais, mostrando uma longa separação entre a cápsula e a bolsa, paralela ao eixo longo. As rupturas intracapsulares são bidimensionais, mostrando longas separações entre a cápsula e a bolsa em ambas as imagens.

A ruptura extracapsular indica que o gel de silicone extravasou, não somente na bolsa da prótese, mas também através da cápsula para os tecidos adjacentes. O achado clássico é o **granuloma de silicone** com um aspecto do tipo **flocos de neve**. Tais granulomas são acentuadamente hiperecóicos e bem circunscritos na face anterior, mas

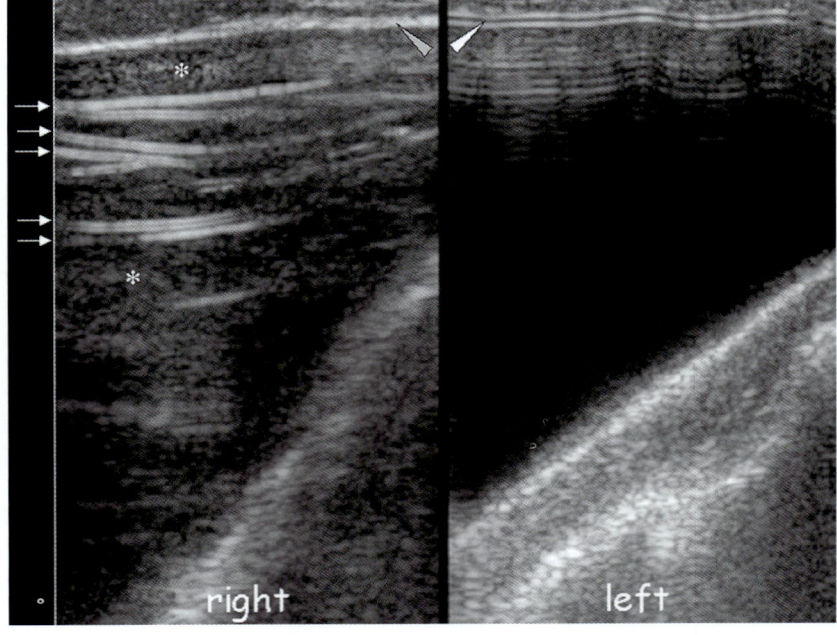

FIGURA 23-52. Ruptura de próteses mamárias. A, Os achados clássicos de ruptura intracapsular de uma prótese de gel de silicone com uma única luz são o sinal "do degrau" e a presença de gel de silicone hiperecóico na mama direita. Diversos ecos lineares de orientação horizontal representam pregas numa bolsa colapsada. Diversas dentre estas são linhas ecogênicas duplas que representam as superfícies interna e externa de cada prega da bolsa (*setas*). O gel extravasado que fica fora da bolsa da prótese se mostra hiperecóico (*). Observe que apenas uma única linha ecogênica que representa a cápsula periprótese pode ser vista à direita (*ponta de seta cinzenta*). **B, Prótese normal na mama esquerda.** Observe que o aspecto superficial da prótese esquerda íntegra exibe a linha de dupla ecogenicidade (*ponta de seta branca*) da bolsa na face anterior do gel de silicone.

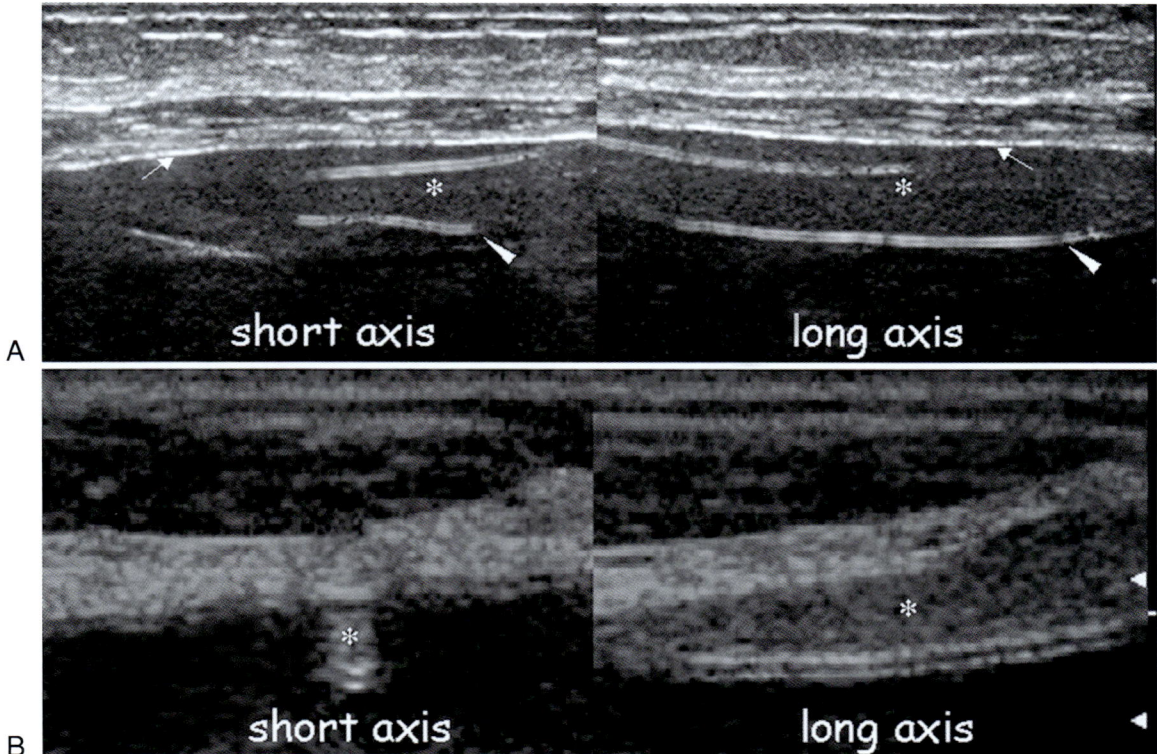

FIGURA 23-53. Ruptura parcial da prótese de mama. Nos casos de ruptura intracapsular, em que o colapso não é completo, o achado clássico do "sinal do degrau" pode não estar presente. **A,** No colapso parcial, vai ocorrer uma separação anormal como uma folha entre a cápsula (*seta*) e a bolsa (*pontas de seta*). **B,** O gel extravasado que se encontra no espaço anormal entre a cápsula e a bolsa costuma se tornar hiperecóico com o passar do tempo (*). Em muitos casos, o extravasamento inicial do gel de silicone surge a partir do ápice das pregas radiais, onde as fraturas por fadiga da bolsa são comuns. Só é possível saber se a prega é o local da ruptura intracapsular e não uma mera variação da normalidade se o líquido dentro da prega radial se tornar hiperecóico.

apresentam um aspecto sujo incoerente, parecendo uma sombra retrogranulomatosa. Os granulomas de silicone podem ocorrer na região superficial às próteses (Fig. 23-54A), mas freqüentemente ocorrem nas suas bordas, onde a bolsa é mais fina e onde é mais provável que ocorram as fraturas por fadiga (Fig. 23-54B). Em alguns casos, o gel de silicone extravasado forma uma camada fina sobre a superfície externa da prótese em vez de formar uma massa discreta (Fig. 23-54C). Noutros casos, o silicone extravasado pode migrar para fora da borda da prótese em direção a axila, parede torácica, costas ou parede abdominal (Fig. 23-54D). Em alguns casos, o gel de sillicone extravasado pode ser levado pelos vasos linfáticos até os linfonodos axilares, onde se acumula dentro dos seios medulares dos linfonodos. O gel de silicone se acumula do mediastino dos linfonodos para fora. É difícil detectar o início do acúmulo do **gel de silicone dentro dos linfonodos,** porque sua distinção com a hiperecogenicidade normal do mediastino dos linfonodos não é fácil de ser estabelecida. No entanto, o gel de silicone dentro do mediastino de um linfonodo vai causar uma súbita sombra acústica, suja e incoerente, que tem origem dentro do mediastino, permitindo sua detecção. À medida que aumenta o acúmulo do gel de silicone dentro do linfonodo, o diagnóstico se torna mais óbvio. O gel de silicone ocupa os sinusóides corticais assim como os sinusóides medulares, o córtex do linfonodo se torna hiperecóico, e a sombra acústica suja surge a partir de todo o linfonodo (Fig. 23-54E).

Nem todos os granulomas de silicone apresentam o aspecto clássico de flocos de neve. Existe um espectro de aspectos. Grandes acúmulos de gel de silicone extracapsular podem aparecer como imagens complexas e císticas (Fig. 23-55A). Com o passar do tempo, estas imagens podem assumir um aspecto sólido e isoecóico (Fig. 23-55B). O aspecto clássico de flocos de neve se desenvolve a partir da fase sólida, isoecóica. Em alguns casos, o granuloma hiperecóico pode se tornar hipoecóico, causar uma distorção arquitetural e desenvolver uma sombra acústica limpa (Fig. 23-55C). Este aspecto pode ser difícil de distinguir com o da espiculação dos nódulos malignos. A sensibilidade do ultra-som para a ruptura extracapsular não vai aumentar se o examinador não considerar o fato de que nem todos os granulomas de silicone apresentam o aspecto clássico de flocos de neve.

A presença de próteses não deve desencorajar a realização dos procedimentos necessários guiados por ultra-sonografia. Com orientação ultra-sonográfica, podemos usar um ângulo de abordagem quase paralelo à superfície da prótese, e é possível injetar uma grande quantidade de anestésico local entre a lesão e a prótese para realizar uma separação líquida entre esta e criar um espaço de trabalho seguro.

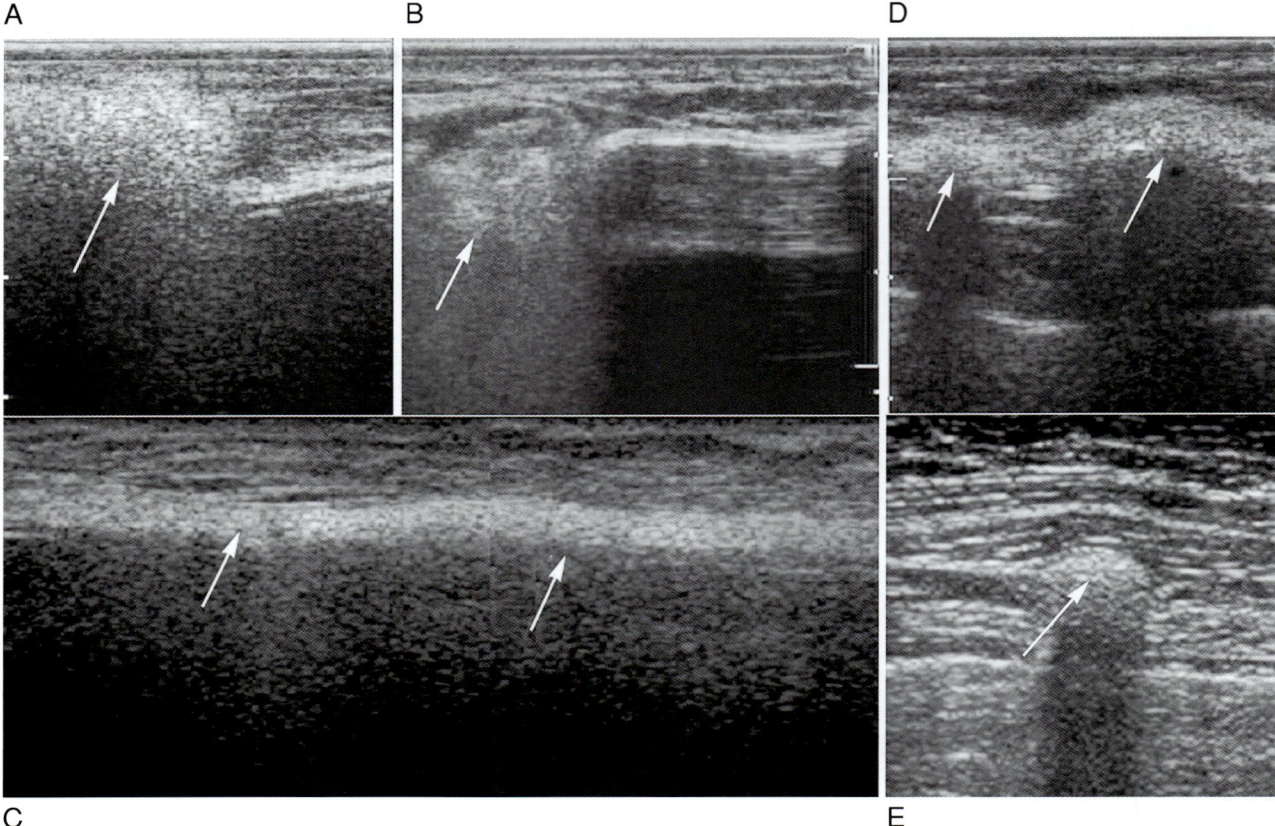

FIGURA 23-54. Granulomas de silicone — típicos. Ruptura extracapsular em "sinal de flocos de neve". Granulomas de silicone que manifestam o sinal de flocos de neve são hiperecóicos, apresentam uma borda superficial bem circunscrita e uma borda posterior obscurecida por sombra acústica suja, incoerente. **A,** Granulomas de silicone podem ocorrer na região anterior à prótese (*seta*), mas, na maioria das vezes, ocorrem ao longo das bordas da prótese onde a bolsa é mais fina (*seta*) como na imagem **B**. **C,** Os granulomas de silicone podem se espalhar sobre a superfície da prótese como uma camada fina (*setas*) em vez de formar uma massa discreta. **D,** Os granulomas de silicone podem migrar além das bordas da prótese e permanecerem sobre o tórax ou na parede abdominal ou na axila (*setas*). **E,** O silicone extravasado pode ser levado pelos linfáticos para os linfonodos regionais (*seta*) onde os ocupam com um gel hiperecóico, dando um aspecto de flocos de neve (*seta*), da medula para fora, como neste linfonodo de Rotter que fica entre o grande e o pequeno peitoral.

É importante lembrar que as pacientes com próteses são passíveis dos mesmos processos patológicos que as pacientes que não têm próteses. A maioria das pacientes está satisfeita com suas próteses, e na maioria das vezes elas não causam problemas clínicos. O maior perigo que as próteses representam para o examinador é que a sua presença pode desconcentrar o exame. É possível levar tanto tempo e esforço na avaliação dos implantes, que um câncer de mama, o qual seria o motivo real para a realização do exame, deixa de ser observado. De modo a minimizar o risco de não detectar um câncer de mama, é importante avaliar os tecidos mamários sobrejacentes à prótese, antes de examiná-la.

Doppler

O uso original e mais importante do **Doppler na mama** tem sido a caracterização dos nódulos sólidos da mama. Depois que uma malignidade atinge um determinado tamanho, ela deve estimular a neovascularização de modo a continuar seu crescimento. Para tanto, os tumores criam diversos fatores de angiogênese. Uma rede de neovasos periféricos se forma para nutrir a periferia do tumor que se encontra em proliferação rápida. A detecção desta neovascularização pelo Doppler com ou sem agentes de contraste para ultra-som recebeu muita atenção. Diversos parâmetros diferentes foram avaliados. Os achados subjetivos como a presença ou ausência de fluxo, e a distribuição e o padrão dos vasos foram avaliados. Foram avaliados critérios semiquantitativos tais como densidade vascular, velocidade de pico sistólico, índices de pulsatilidade, índices de resistência e velocidades sistólica-diastólica. No entanto, todos estes critérios subjetivos e semiquantitativos podem ser facilmente alterados por meio da compressão aplicada durante a varredura. Só uns poucos autores enfatizaram adequadamente a importância da aplicação de uma pressão excessivamente leve durante a avaliação do fluxo sangüíneo na mama. O transdutor é duro e a parede torácica é firme, e até mesmo o peso do braço do examinador sobre o transdutor pode comprimir uma lesão o bastante para reduzir ou até mesmo eliminar completamente o fluxo para algumas lesões (Fig. 23-56). É possível

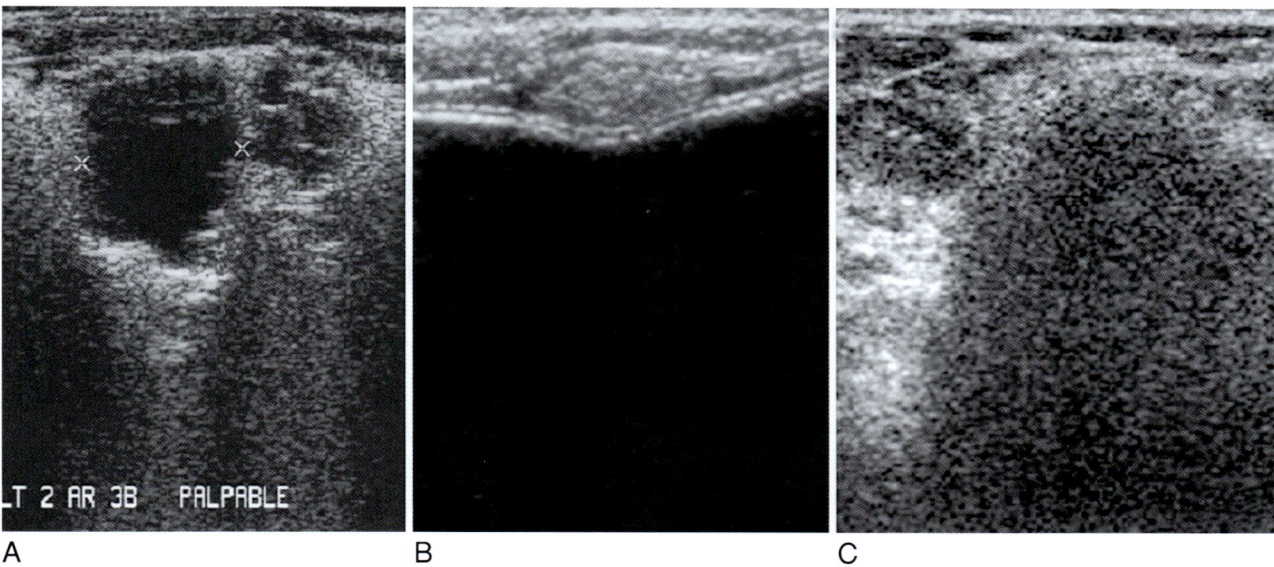

FIGURA 23-55. Granulomas de silicone — atípicos. A, Grandes coleções de gel de silicone extravasadas agudamente podem apresentar um aspecto cístico complexo. **B,** Granulomas de silicone que têm de poucas semanas a poucos meses de duração podem aparecer isoecóicos. Isto geralmente progride para um aspecto de "tempestade de neve" em questão de meses. **C,** Granulomas de silicone com muitos anos podem criar massas com intensa sombra acústica que simulam uma malignidade. Observe também que, apesar de a maioria dos granulomas resultar de uma ruptura extracapsular, em algumas pacientes eles também podem se formar entre a cápsula e a bolsa, como na imagem **B**.

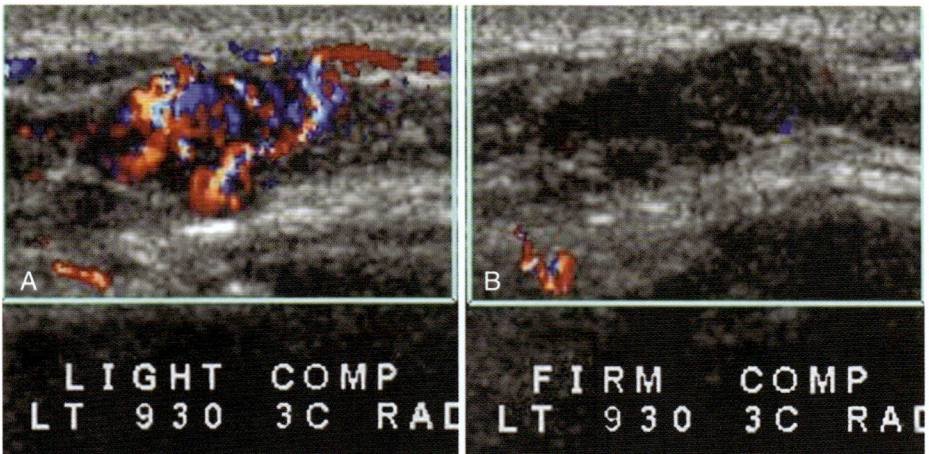

FIGURA 23-56. Importância de uma pressão discreta para o exame Doppler colorido. A, Este nódulo maligno, altamente vascular, quando varrido com uma pressão discreta, **B,** Parece ser avascular quando apenas o peso do braço do examinador que realiza a varredura é aplicado ao transdutor durante a varredura.

alterar não somente a presença ou a ausência de fluxo, mas também os critérios semiquantitativos. Se o Doppler for empregado para caracterizar lesões da mama, é fundamental que seja efetuado com uma pressão de varredura tão leve que o transdutor só entre ligeiramente em contato com a pele. Em alguns casos, pode ser necessário usar um coxim acústico de modo que o fluxo sangüíneo detectado pelo Doppler não seja afetado.

O achado mais útil foi a comparação entre a forma da onda espectral do Doppler pulsado na periferia da lesão com a forma da onda encontrada no centro da lesão. O padrão da forma da onda nos nódulos malignos costuma diferir do encontrado nas lesões benignas. Nas **lesões benignas,** as formas de onda obtidas a partir do centro e da periferia das lesões são similares — baixo fluxo de impedância com velocidades sistólicas relativamente baixas e picos sistólicos arredondados. As **lesões malignas** costumam apresentar padrões de forma de onda no centro da lesão diferentes dos padrões encontrados na periferia. As formas de onda obtidas na periferia das lesões malignas são semelhantes às obtidas nas lesões benignas — baixa impedância com picos sistólicos arredondados. A forma de onda obtida no centro das lesões malignas demonstra maior impedância, maiores velocidades sistólicas e picos sistólicos agudos (Fig. 23-57). Estes comprimentos de onda intratumorais são, provavelmente, uma manifestação do aumento das pressões dentro da matriz extracelular dos tumores que extrinsecamente comprimem os vasos sinusoidais de parede fina no centro do tumor.

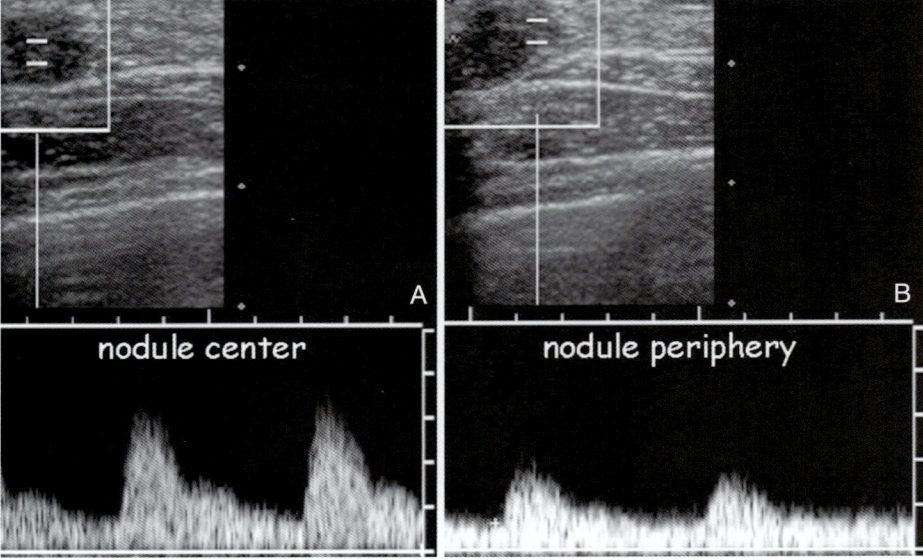

FIGURA 23-57. Sinais Doppler centrais e periféricos. A, Ondas espectrais no Doppler pulsado, obtidas a partir do centro de um nódulo sólido maligno costumam apresentar altas velocidades de pico sistólico e índices de resistência relativamente elevados. **B,** Ondas obtidas a partir da periferia de um nódulo sólido maligno da mama costumam apresentar menores velocidades de pico sistólico, picos sistólicos mais arredondados e menores índices de resistência (*imagem à direita*). Os nódulos sólidos benignos diferem disto porque costumam apresentar baixas velocidades de pico sistólico, picos sistólicos arredondados e índices de resistência relativamente baixos tanto no interior como na periferia do nódulo.

Embora a principal indicação publicada para a ultra-sonografia com Doppler tenha sido a caracterização de nódulos sólidos da mama, nós achamos que as características da imagem em escala de cinza são muito mais potentes e exatas na tipificação da maioria dos nódulos sólidos. Apenas numa pequena porcentagem de casos, o Doppler acrescentou informações úteis à imagem na escala de cinza na caracterização dos nódulos sólidos. Isto é mais provável de ocorrer em carcinomas pequenos invasivos, de alto grau com cerca de 5 mm de diâmetro. Tais lesões são tipicamente circunscritas e são as que apresentam maior probabilidade de serem erroneamente caracterizadas como BIRADS 3 apenas pela imagem. Apesar de seu pequeno tamanho, tais lesões são freqüentemente bastante vascularizadas em comparação às lesões benignas do mesmo tamanho. Nós acreditamos que a imagem na escala de cinza vai continuar sendo melhor para a caracterização das lesões da mama do que o Doppler na maioria dos casos, mesmo com o uso de agentes de contraste. O Doppler é muito útil, no entanto, na avaliação da agressividade das lesões. O aumento da vascularização no Doppler é uma manifestação de lesões biologicamente agressivas (alto grau histológico) com grande probabilidade de disseminação hematogênica. As pacientes portadoras destas lesões provavelmente vão se beneficiar de um tratamento adjuvante agressivo com agentes quimio ou imunoterápicos, e medicamentos antiangiogênese. O Doppler vai ser usado principalmente na avaliação do prognóstico e na orientação do tratamento em vez da distinção entre nódulos benignos e malignos.

O exame com Doppler não caracteriza os nódulos sólidos da mama tão bem como o convencional, mas os recursos do Doppler são essenciais na imagem da mama. São diversas as aplicações especiais para as quais nós consideramos o Doppler precioso. O Doppler é útil na avaliação da presença de ecos internos, dentro de cistos e de ductos ectasiados, no diagnóstico de inflamação aguda ou de infecção, e para evitar grandes vasos, especialmente, artérias, durante a realização de procedimentos intervencionistas. É essencial para diagnosticar condições vasculares como **malformações arteriovenosas, fístulas arteriovenosas, malformações venosas,** e **trombose venosa superficial (doença de Mondor).** A ultra-sonografia com Doppler é preciosa na distinção entre linfonodos reativos e inflamados e linfonodos metastáticos em alguns casos.

Ecos internos reais, em vez de artefatos, freqüentemente complicam os cistos mamários. Tais ecos podem resultar de uma variedade de partículas celulares e acelulares dentro do cisto. Pode ser difícil, apenas com imagens convencionais, distinguir entre as diferentes causas de ecos internos. Além do mais, alguns nódulos sólidos acentuadamente hipoecóicos podem apresentar um aspecto de pseudocisto. Em alguns casos, pode ser difícil determinar se uma lesão é um nódulo sólido ou um cisto complexo cheio de ecos internos difusos de baixo nível acústico. A demonstração de um vaso interno no Doppler colorido indica que a lesão é sólida ou um cisto completamente ocupado por uma lesão papilífera (Fig. 23-58). Como é sempre o caso com o Doppler, um estudo positivo é mais valioso do que um estudo negativo porque, em alguns nódulos sólidos, um vaso central não vai ser demonstrável. Noutros casos, a energia do feixe do Doppler vai deslocar partículas dentro do cisto que se movem no sentido posterior — o chamado *color streaking.* As partículas que podem ser mobilizadas apenas com a energia do feixe do Doppler são pequenas, de tamanho subcelular, e em geral trata-se de cristais de colesterol que fazem parte do espectro da patologia fibrocística benigna. O Doppler colorido pode ser útil ao estabelecer a distinção entre uma camada lipídica ecogênica ou uma lama tumefeita dentro de um cisto e uma lesão papilífera intracística verdadeira. As lesões papilíferas intracísticas, tanto benignas como malignas, se encontram entre a maioria das lesões vasculares da mama e em geral apresentam um pedículo vascular proeminente demonstrá-

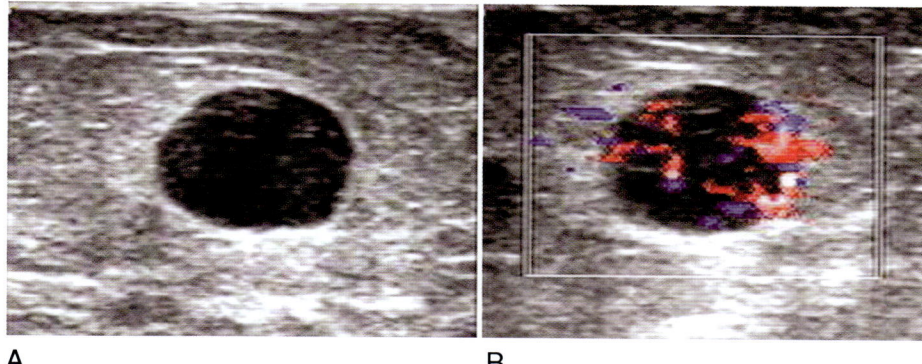

FIGURA 23-58. Cistos complexos e nódulos sólidos. O Doppler colorido pode ser útil na distinção entre os cistos complexos e os nódulos sólidos quando esta distinção não for confiável apenas pelas imagens. **A,** Leiomiossarcoma metastático da mama que apresentava um aspecto de pseudocisto na ultra-sonografia. **B,** Doppler colorido exibindo um fluxo interno abundante, indicando tratar-se de uma lesão sólida.

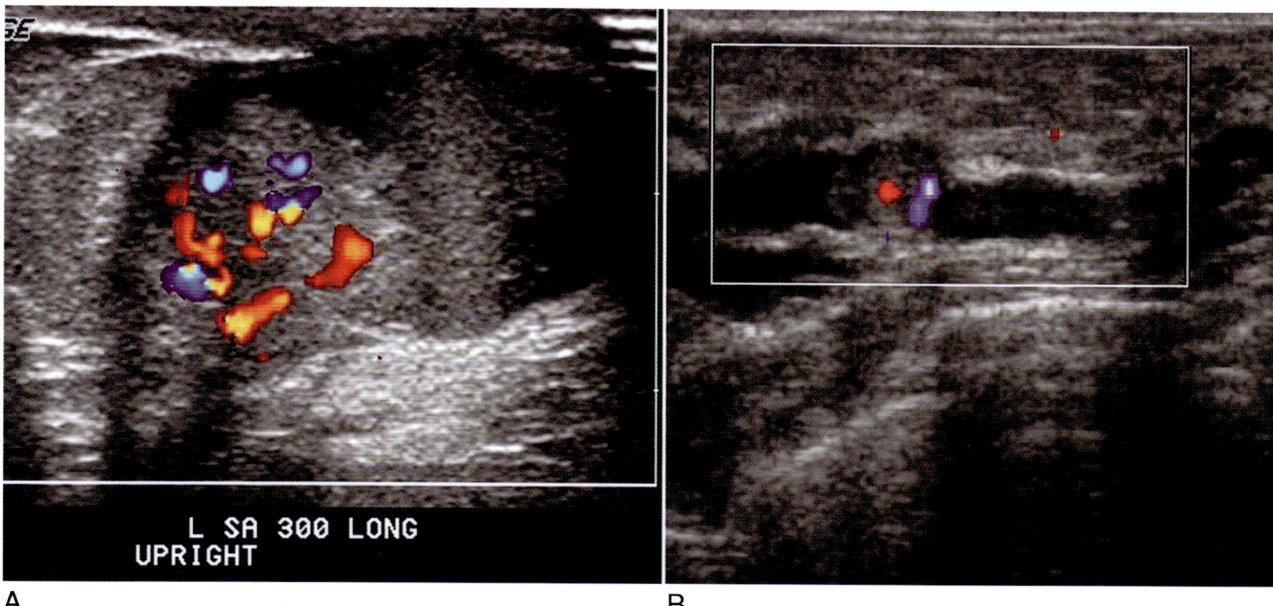

FIGURA 23-59. A, Lesões papilíferas intracísticas e papilomas intraductais. As lesões papilíferas intracísticas, tanto benignas quanto malignas, se encontram entre as lesões mais vascularizadas da mama. Um ou mais pedículos vasculares e a vascularização interna são, em geral, prontamente demonstráveis com o Doppler colorido ou com o power Doppler. As lesões malignas costumam ser nutridas por diversos vasos, enquanto os papilomas intracísticos benignos em geral apresentam um único vaso para nutrição. **B,** Até mesmo papilomas intraductais muito pequenos em geral apresentam um pedículo vascular que pode ser demonstrado no Doppler colorido ou no power Doppler.

vel no Doppler colorido ou power Doppler (Fig. 23-59). A demonstração de um vaso dentro de tal área intracística com ecogenicidade aumentada indica a presença de um papiloma intracístico ou de um carcinoma. Os papilomas intracísticos benignos costumam apresentar um único vaso nutridor dentro do pedículo vascular, enquanto as lesões papilíferas intracísticas malignas costumam ser vascularizadas por diversos vasos nutridores.

Os ductos ectasiados, como os cistos, freqüentemente contêm secreções ecogênicas ou sangue que podem ser difíceis de distinguir entre papilomas intraductais ou CDIS apenas pela imagem na escala de cinza. A dilatação em balão dos ductos que contêm ecos difusos de baixo nível acústico pode fazer com que os ecos se agitem para frente e para trás dentro do ducto. Isto pode ser visto, em alguns casos, em imagens na escala de cinza e pode ser documentado numa única imagem impressa com o uso do Doppler colorido. As secreções são ecogênicas o bastante para criar um sinal de cor quando se movem dentro do ducto. Elas costumam se mover posteriormente durante a compressão e anteriormente durante a descompressão, criando sinais da cor oposta. A demonstração de tal "movimentação de cores" registra que os ecos internos são causados por secreções ecogênicas espessas, ou por sangue, em vez de por um tumor. É importante que o sinal do Doppler colorido ocupe o ducto, porque em alguns casos, o sangue ecogênico resultante de uma lesão papilífera intraductal pode levar a uma movimentação de cores, mas a lesão papilífera subjacente vai causar um defeito no sinal colorido. Como ocorre nas lesões papilíferas intracísticas, as lesões papilíferas intraductais são freqüentemente vasculares o bastante para apresentar um pedículo demonstrável no Doppler colorido (Fig. 23-59). Isto ajuda na identificação das lesões papilíferas intraductais e na sua distinção de lipídios ecogênicos ou de camadas de debris dentro do ducto.

A dor aguda é uma indicação freqüente para a ultra-sonografia da mama. Na maioria dos casos, a causa da dor não está clara. Em alguns casos, no entanto, o Doppler pode mostrar uma etiologia inflamatória aguda para a dor. Os cistos com inflamação aguda e a mastite periductal são as principais causas para esta dor. A parede normalmente fina e ecogênica dos cistos com inflamação aguda ou ductos se torna espessada e isoecóica e também hiperemiada. As paredes dos cistos e dos ductos não inflamados não apresentam um fluxo demonstrável no Doppler colorido. As paredes espessadas dos cistos e dos ductos com inflamação aguda são facilmente demonstráveis como hiperemia inflamatória no Doppler colorido ou no power Doppler. É interessante observar que a direção que os vasos assumem dentro das paredes dos cistos ou ductos inflamados é diferente da orientação dos vasos que nutrem as lesões papilíferas intracísticas ou intraductais. Os vasos nas paredes dos ductos inflamados seguem em paralelo com a parede ductal porque estão nutrindo e drenando a parede do ducto. Os vasos que alimentam as lesões papilíferas intraductais seguem a orientação perpendicular ao eixo da parede do ducto porque apenas atravessam a parede para nutrir uma lesão dentro do ducto. Os achados do Doppler e de ultra-sonografia convencional na inflamação aguda ou em cápsulas periimplantes infectadas são semelhantes aos achados nos cistos ou ductos com inflamação aguda. A trombose venosa superficial aguda da mama também pode ser uma causa de dor aguda. A compressão na ultra-sonografia na escala de cinza e o Doppler colorido são essenciais para estabelecer o diagnóstico, como ocorre na TVP das extremidades inferiores.

O Doppler pode ser útil na avaliação de **linfonodos** que não estão normais, mas que apresentam achados inespecíficos nas imagens que nos impede de determinar se o linfonodo se encontra apenas reativo ou inflamado, ou metastático. O comportamento histológico e biológico das metástases de linfonodos é em geral idêntico ao do tumor primário. Um tumor primário vascular vai tender a apresentar metástases linfonodais vasculares. Se as formas de onda espectrais obtidas no centro do tumor primário forem de alta impedância e apresentarem picos sistólicos elevados e agudos, então as formas de onda obtidas nas metástases linfonodais deste tumor primário vão apresentar aspecto semelhante. Ao contrário, os linfonodos inflamados ou reativos vão apresentar formas de onda com baixa impedância e picos sistólicos baixos e arredondados. O padrão dos vasos sangüíneos dentro dos linfonodos também pode ser útil. Os linfonodos inflamados ou reativos costumam ser nutridos por uma única artéria hilar que se ramifica em diversas extensões dentro do mediastino do linfonodo (Fig. 23-60A). Os linfomas bem diferenciados e de baixo grau costumam apresentar um padrão semelhante. As metástases para linfonodos podem estimular o desenvolvimento de neovascularização tumoral transcapsular (Fig. 23-60B). Os linfáticos aferentes entram no linfonodo através da sua cápsula e saem como linfáticos

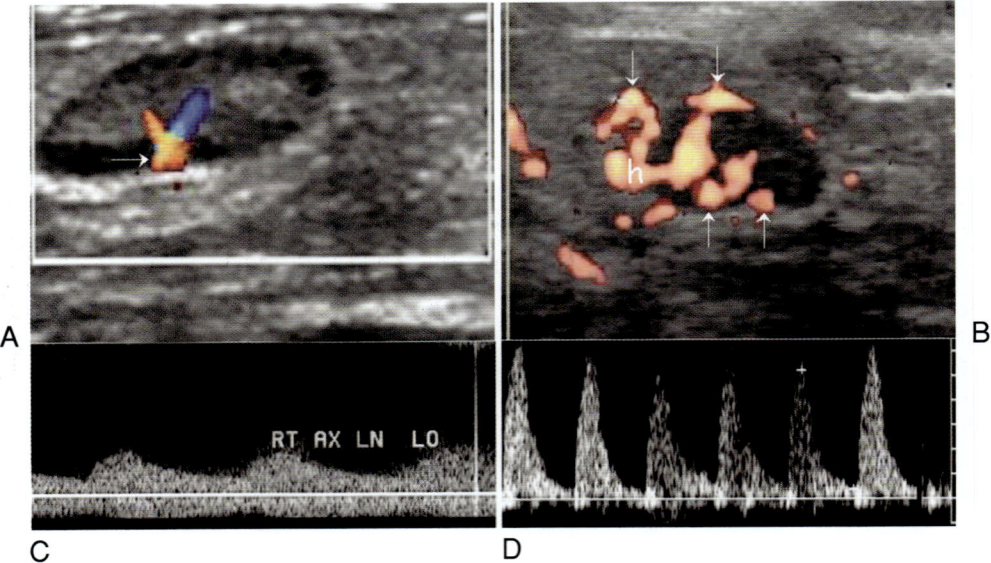

FIGURA 23-60. O padrão do fluxo no Doppler colorido pode ajudar a distinguir entre as causas metastáticas e inflamatórias de uma linfoadenopatia moderada. A, Linfonodos inflamados ou reativos, como os linfonodos normais, são em geral vascularizados por uma única artéria hilar (*seta*). B, Linfonodos metastáticos, no entanto, freqüentemente desenvolvem vasos tumorais que alimentam implantes metastáticos subcapsulares a partir da periferia (*setas*), além do vaso hilar normal (h). C, As ondas espectrais do Doppler pulsado, obtidas nos linfonodos reativos ou inflamados, costumam apresentar baixa resistência e velocidades de pico sistólico baixas com picos sistólicos arredondados. D, Ondas obtidas nos linfonodos metastáticos costumam apresentar índices de resistência elevados, altas velocidades de pico sistólico e picos sistólicos agudos.

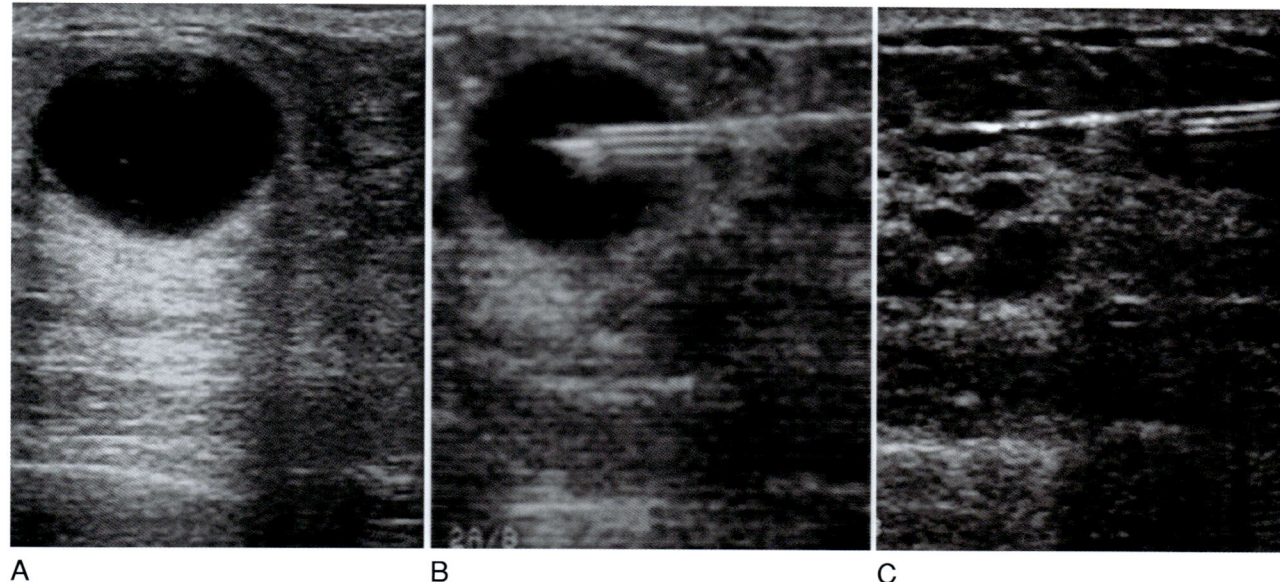

FIGURA 23-61. Técnica da aspiração por agulha e biópsia. Os procedimentos intervencionistas orientados pelo ultra-som na mama são realizados com a agulha orientada junto ao eixo longo do transdutor e uma angulação da agulha e com aplicação adequada de pressão e descompressão do transdutor para posicionar a agulha quase em paralelo com a face do transdutor e perpendicular ao feixe de ultra-som. Estas imagens mostram a aspiração de um cisto de tensão simples e doloroso. **A,** Pré-aspiração; **B,** durante a aspiração; **C,** depois da aspiração.

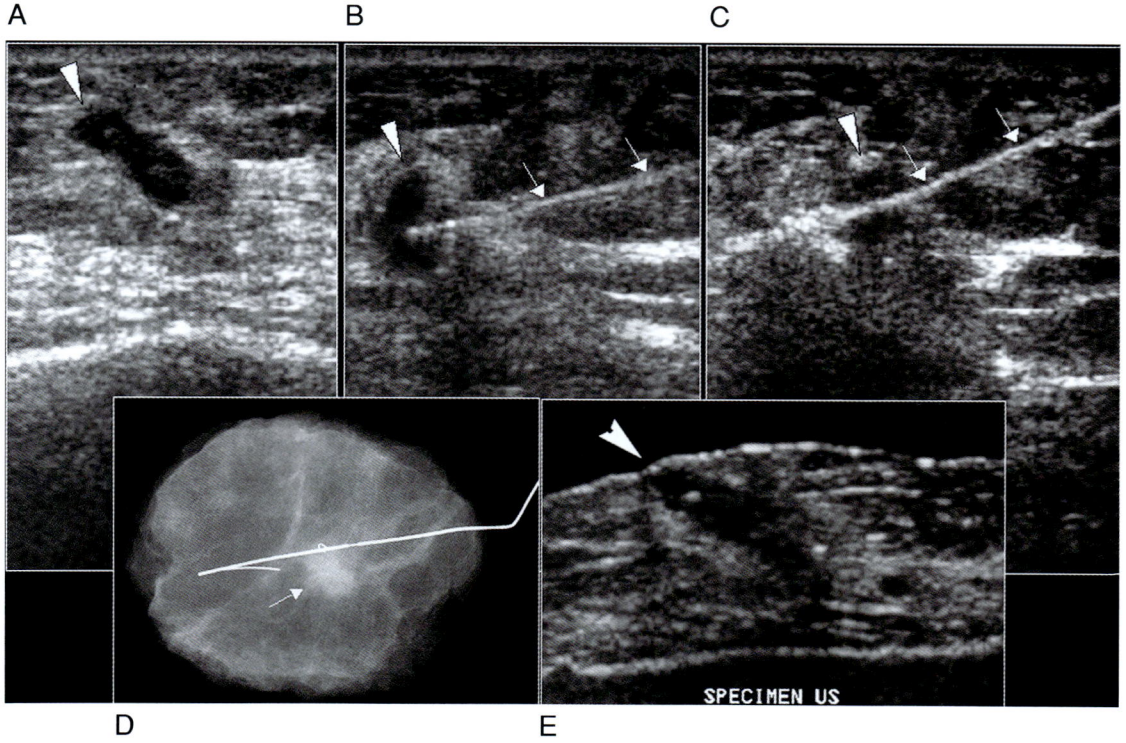

FIGURA 23-62. Fio de localização orientado pelo ultra-som para uma biópsia excisional. A, Mostra o nódulo (*ponta de seta*) antes do procedimento. **B,** Mostra o nódulo (*ponta de seta*) com a agulha de localização em posição (*setas*). **C,** Mostra o fio de localização (*setas*) em posição depois da remoção da agulha (nódulo — *ponta de seta*). **D,** O espécime radiográfico mostra o nódulo (*seta*) no centro do espécime. **E,** O espécime ultra-sonográfico, entretanto, mostra o nódulo se estendendo para a margem superficial do espécime (*ponta de seta*). SPECIMEN US = Espécime ultra-sonográfico.

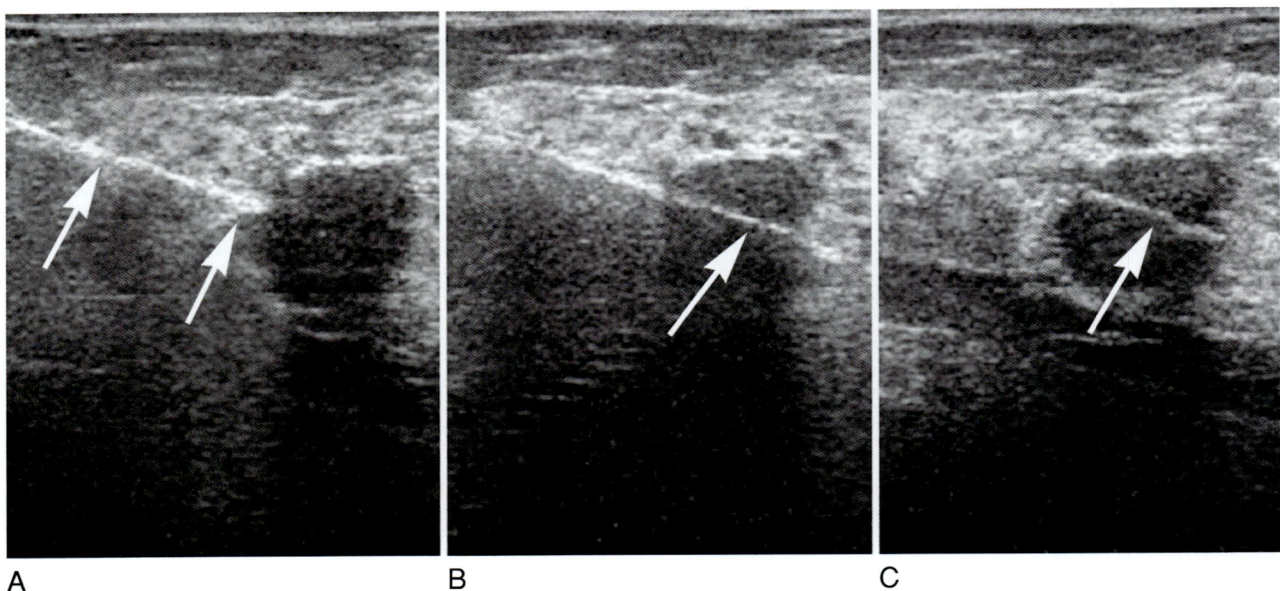

FIGURA 23-63. Biópsia com agulha calibre 14 Tru-Cut guiada pela ultra-sonografia. A, A agulha (*setas*) progrediu até a borda do nódulo, na posição anterior ao disparo. **B,** A agulha (*seta*) foi disparada através do nódulo e agora está na posição posterior ao disparo. **C,** A agulha foi retirada, mas ainda é possível ver um rastro de microbolhas (*seta*) dentro do trajeto da agulha, o que documenta que a agulha, de fato, atravessou o nódulo-alvo.

eferentes através do hilo. As metástases costumam se implantar nos sinusóides subcapsulares e corticais. Com o Doppler, a presença de artérias nutridoras transcapsulares é um melhor fator preditivo de metástase do que a ausência de vasos capsulares como indicador de uma inflamação. Nem todas as metástases para linfonodos estimulam a formação de neovasos transcapsulares.

PROCEDIMENTOS

O uso da ultra-sonografia para orientar a realização de procedimentos intervencionistas só é limitado pela imaginação. Qualquer tipo de procedimento intervencionista para uma lesão visível pela ultra-sonografia pode ser orientado pela ultra-sonografia. A orientação ultra-sonográfica é em geral mais rápida, mais exata e menos dispendiosa do que o procedimento a mão livre na mamografia, do que o orientado pela marcação, do que o estereotáxico mamográfico, ou com orientação pela RM.

Nosso método de preferência é colocar **a agulha ao longo do eixo longo do transdutor**, possibilitando que ela seja visualizada inteiramente durante todo o procedimento. Uma abordagem no eixo curto permite a visualização da agulha apenas quando esta se encontra dentro do eixo curto do feixe de ultra-som e requer uma abordagem bem mais segura. Isto é especialmente problemático no caso de lesões localizadas profundamente e nas pacientes com próteses. A principal dificuldade encontrada é a manutenção da agulha e do eixo longo do transdutor em paralelo. A observação do monitor de ultra-sonografia antes que a agulha tenha penetrado profundamente o bastante para se encontrar dentro do feixe de ultra-som é a principal causa de erro. É melhor observar as próprias mãos até que a agulha esteja bastante profunda dentro da mama para estar dentro do feixe de ultra-som antes de mover os olhos para o monitor. Assim que a agulha estiver dentro do feixe, é relativamente fácil mantê-la exatamente paralela a ele.

A ultra-sonografia pode ser usada para orientar aspiração do cisto (Fig. 23-61), posicionamento de agulha para marcação de biópsia cirúrgica com espécime ultra-sonográfica (Fig. 23-62), localização do linfonodo sentinela, drenagem de abscesso, ductografia percutânea, remoção de corpo estranho (fios de localização partidos), e biópsia usando agulhas finas, agulhas largas do tipo Tru-Cut (Fig. 23-63), biópsia assistida por vácuo e remoção em bloco. Pode ser usada para localizar e orientar a cavidade da nodulectomia para doses de radioterapia externa amplificada e para orientar o posicionamento de agulhas de braquiterapia. Também pode ser usada para orientar a ablação da lesão com *laser*, radiofreqüência, e crioterapia.

Referências

Geral

Berg WA, Campassi C, Lanenberg P, et al: Breast imaging and reporting data system: Inter- and intraobserver variability in feature analysis and final assessment. AJR 2000; 174:1769-1777.

Farria DM, Mund DF, Bassett LW: Evaluation of missed cancers using screening mammography (abstr). AJR 1995; 126:1645.

Ma L, Fishell E, Wright B, et al: Case-control study of factors associated with failure to detect breast cancer by mammography. J Natl Cancer Inst 1992;84:781-785.

Rastreamento Secundário com Ultra-sonografia

Buchberger W, DeKoekkoek-Doll P, Springer P, et al: Incidental findings on sonography of the breast: Clinical significance and diagnostic workup. AJR 1999;173:921-927.

Kaplan SS: Clinical utility of bilateral whole breast-breast US in the evaluation of women with dense breast tissue. Radiology 2001;221:641-649.

Kolb TM, Lichy J, Newhouse JH: Comparison of the performance of screening mammography, physical examination, and breast US and evaluation of the factors that influence them: An analysis of 27,825 patients. Radiology 2000;225:165-175.

Kolb TM, Lichy J, Newhouse JH: Occult cancer in women with dense breasts: Detection with screening US—diagnostic yield and tumor characteristics. Radiology 1998;207:191-199.

Equipamento e Física

Kremkau FW: Multiple-element transducers. Radiographics 1993;13:1163-1176.

Ritchie WGM: Axial Resolution. Ultrasound Quarterly 1992;10(2):80-100.

Smith SW, Trahey GE, von Ramm OT: Two-dimensional arrays for medical ultrasound. Ultrason Imaging 1992;14(3):213-233.

Anatomia da Mama e Técnica

Blend R, Rideout DF, Kaizer L, et al: Parenchymal patterns of the breast defined by real time ultrasound. Eur J Cancer Prev 1995;4(4):293-298.

Moy L, Slanetz PJ, Moore R, et al: Specificity of mammography and US in the evaluation of a palpable abnormality: Retrospective review. Radiology 2002;225:176-181.

Richter K: Technique for detecting and evaluating breast lesions. J Ultrasound Med 1994;13(10):797-802.

Stavros AT: An introduction to breast ultrasound. In Parker SH, Jobe WE (eds): Percutaneous Breast Biopsy. New York, Raven Press, 1993, pp 95-110.

Teboul M, Halliwell M: Atlas of Ultrasound of Ductal Echography of the Breast. Cambridge, Mass. Blackwell Science, 1995.

Yang WT, Ahuja A, Tang A, et al: Ultrasonographic demonstration of normal axillary lymph nodes: A learning curve. J Ultrasound Med 1995;14:823-827.

Indicações-alvo

Dennis MA, Parker SH, Klaus AJ, et al: Breast biopsy avoidance: The value of normal mammograms and normal sonograms in the setting of a palpable lump. Radiology 2001;219:186-191.

Langer TG, Shaw de Paredes E: Evaluation of nonpalpable mammographic nodules. Applied Rad 1991;4:19-28.

Leung JWT, Kornguth PJ, Gotway MB: Utility of targeted sonography in evaluation of focal breast pain. J Ultrasound Med 2002;21:521-526.

Lunt LG, Peakman DJ, Young JR: Mammographically guided ultrasound: A new technique for assessment of impalpable breast lesions. Clin Radiol 1991;44(2):85-88.

McNicholas MM, Mercer PM, Miller JC, et al: Color Doppler sonography in the evaluation of palpable breast masses. Am J Roentgenol 1993;161(4):765-771.

Perre CI, Koot VC, de Hooge P, et al: The value of ultrasound in the evaluation of palpable breast tumours: A prospective study of 400 cases. Eur J Surg Oncol 1994;20(6):637-640.

Weinstein SP, Conant EF, Orel SG, et al. Retrospective review of palpable breast lesions after negative mammography and sonography. J Women's Imaging 2000;2:15-18.

Nódulos Sólidos

Baker JA, Kornguth PJ, Soo MS, et al: Sonography of solid breast lesions: Observer variability of lesion description and assessment. Am J Roentgenol 1999;172:1621-1625.

Butler RS, Venta LA, Wiley EL, et al: Sonographic evaluation of infiltrating lobular carcinoma. Am J Roentgenol 1999;172(2):325-330.

Chao TC, Lo YF, Chen SC, et al: Prospective sonographic study of 3093 breast tumors. J Ultrasound Med 1999;18:363-370.

Cohen MA, Sferlazza SJ. Role of sonography in evaluation of radial scars of the breast. Am J Roentgenol 2000;174(4):1075-1078.

Conant EF, Dillon RL, Palazzo J, et al: Imaging findings in mucin-containing carcinomas of the breast: Correlation with pathologic features. Am J Roentgenol 1994;163:821-824.

Ellis RL: Differentiation of benign versus malignant breast disease. Radiology 1999;210:878-880.

Finlay ME, Liston JE, Lunt LG, et al: Assessment of the role of ultrasound in the differentiation of radial scars and stellate carcinoma of the breast. Clin Radiol 1994;49(1):52-55.

Fornage BD, Lorigan JB, Andry E: Fibroadenoma of the breast: Sonographic appearance. Radiology 1989;172:671-675.

Fornage BD, Sneige N, Faroux MJ, et al: Sonographic appearance and ultrasound-guided fine-needle aspiration biopsy of breast carcinomas smaller than 1 cm3. J Ultrasound Med 1990;9:559-568.

Franquet T, De Miguel C, Cozculluela R, et al: Spiculated lesions of the breast: Mammographic-pathologic correlations. Radiographics 1993;13(4):841-852.

Hall FM: Sonography of the breast: Controversies and opinions. Am J Roentgenol 1997;169(6):1635-1636.

Jackson VP: Management of solid breast nodules: What is the role of sonography? Radiology 1995;196(1):14-15.

Kobayashi T, Shinozaki H, Yomon M, et al. Hyperechoic pattern in breast cancer—Its bio-acoustic genesis and tissue characterization. J UOEH 1989;11(2):181-187.

Kornguth PJ, Bentley RC: Mammographic-pathologic correlation: Part 1, Benign breast lesions. J Women's Imaging 2001;3:29-37.

Kossoff G: Causes of shadowing in breast sonography. Ultrasound Med Biol 1988;14 Supp: 211-215.

Leucht WJ, Rabe DR, Humbert KD: Diagnostic value of different interpretive criteria in real-time sonography of the breast. Ultrasound Med Biol 14 Supp 1988;1:59-73.

Liberman L, Bonaccio E, Hamele-Bena D, et al: Benign and malignant phyllodes tumors: Mammographic and sonographic findings. Radiology 1996;198(1):121-124.

Meyer JE, Amin E, Lindfors KK, et al: Medullary carcinoma of the breast: Mammographic and US appearance. Radiology 1989;170:79-82.

Moon WK, Im JG, Koh YH, et al: US of mammographically detected clustered microcalcifications. Radiology 2000;217(3):849-854.

Moss HA, Britton PD, Flower CD, et al: How reliable is modern breast imaging in differentiating benign from malignant breast lesions in the symptomatic population? Clin Radiol 1999;54(1):676-682.

Rahbar G, Sie AC, Hansen G, et al: Benign versus malignant solid breast masses: Differentiation. Radiology 1999;213:889-894.

Richter K, Willrodt RG, Opri F, et al: Differentiation of breast lesions by measurements under craniocaudal and lateromedial compression using a new sonographic method. Invest Radiol 1996:401-414.

Rizzato G, Chersevani R, Abbona M, et al: High-resolution sonography of breast carcinoma. Eur J Radiol 1997;24(1):11-19.

Rubin E: Cutting-edge sonography obviates breast biopsy. Diagn Imaging 1996;Supp:AU14-16, AU32.

Schepps B, Scola FH, Frates RE: Benign circumscribed breast masses. Mammographic and sonographic appearance. Obstet Gynecol Clin North Am 1994;21(3):519-537.

Schoonjans JM, Brem RF: Sonographic appearance of ductal carcinoma in situ diagnosed with ultrasonographically guided large core needle biopsy: Correlation with mammographic and pathologic findings. J Ultrasound Med 2000;19(7):449-457.

Shimato SH, Sawaki A, Niimi R, et al: Role of ultrasonography in the detection of intraductal spread of breast cancer: Correlation with pathologic findings, mammography, and MR imaging. Eur Radiol 2000;10(11):1726-1732.

Skaane P, Engedal K: Analysis of sonographic features in the differentiation of fibroadenoma and invasive ductal carcinoma. Am J Roentgenol 1998;170(1):109-114.

Skaane P, Skjorten F: Ultrasonographic evaluation of invasive lobular carcinoma. Acta Radiol 1999;40(4):369-375.

Stavros AT: Ultrasound of breast pathology. In Parker SH: Percutaneous Breast Biopsy. New York, Raven Press, 1993, pp 111-127.

Stavros AT: Ultrasound of DCIS. In Silverstein JM (ed): Ductal Carcinoma in situ: A diagnostic and Therapeutic Dilemma. Baltimore, Williams and Wilkins, 1997, pp 135-177.

Stavros AT: Ultrasound of DCIS. In Silverstein JM (ed): Ductal Carcinoma in situ: A diagnostic and Therapeutic Dilemma. 2nd ed. Baltimore, Williams and Wilkins, 2002, pp 128-167; 135-177.

Stavros AT, Thickman D, Rapp CL, et al: Solid breast nodules: Use of sonography to distinguish between benign and malignant nodules. Radiology 1995;196:123-134.

Teboul M, Halliwell M: Atlas of Ultrasound and Ductal Echography of the Breast: The Introduction of Anatomic Intelligence into Breast Imaging. London, Blackwell Science, 1995.

Vignal P, Meslet MR, Romeo JM, et al: Sonographic morphology of infiltrating breast carcinoma: Relationship with the shape of the hyaluronic extracellular matrix. J Ultrasound Med 2002;21:531-538.

Williams JC: US of solid breast nodules. Radiology 1996;198(2):123-134.

Ultra-Sonografia de Lesões Císticas

Bargum K, Nielsen SM: Case report: Fat necrosis of the breast appearing as oil cysts with fat-fluid levels. Br J Radiol 1993;66(788):718-720.

Chatterton BE, Spyropoulos P: Colour Doppler induced streaming: An indicator of the liquid nature of lesions. Br J Radiol 1998;71(852):1310-1312.

Karstrup S, Solvig J, Nolsoe CP, et al: Acute puerperal breast abscesses: US-guided drainage. Radiology 1993;188(3):807-809.

Liberman L, Feng T, Susnik B: Case 35: Intracystic papillary carcinoma with invasion. Radiology 2001;219:781-784.

Loyer IM, Harmeet K, David CL, et al: Importance of dynamic assessment of the soft tissues in the sonographic diagnosis of echogenic superficial abscesses. J Ultrasound Med 1995;14:669-671.

Maier WP, Au FC, Tang CK: Nonlactational breast abscess. Am Surg 1994;60(4):247-250.

Nightingale KR, Korguth PJ, Walker WF, et al: A novel ultrasonic technique for differentiating cysts from solid lesions: Preliminary results in the breast. Ultrasound Med Biol 1995;21(6):745-751.

Stavros AT: Ultrasound of Breast Pathology. In Parker SH: Percutaneous Breast Biopsy. New York, Raven Press, 1993, pp 111-127.

Ultra-Sonografia de Secreção Mamilar e de Lesões Papilíferas

Cilotti A, Bagnolesi P, Napoli V, et al: Solitary intraductal papilloma of the breast. An echographic study of 12 cases. Radiol Med (Torino) 1991;82(5):617-620.

Dennis MA, Parker S, Kaske TI, et al: Incidental treatment of nipple discharge caused by benign intraductal papilloma through diagnostic Mammotome biopsy. Am J Roentgenol 2000,174:1263-1268.

Rissanen T, Typpo T, Tikkakoski T, et al: Ultrasound-guided percutaneous galactography. J Clin Ultrasound 1993;21(8):497-502.

Ultra-Sonografia de Próteses Mamárias

Ahn CY, De Bruhl Nd, Gorczyca DP, et al: Comparative silicone breast implant evaluation using mammography, sonography, and magnetic resonance imaging: Experience with 59 implants. Plast Reconstr Surg 1994;94(5):620-627.

Berg WA, Caskey CI, Hamper UM, et al: Diagnosing breast implant rupture with MR imaging, US, and mammography. Radiographics 1993;13(6):1323-1336.

Caskey CI, Berg WA, Anderson ND, et al: Breast implant rupture: Diagnosis with US. Radiology 1994;190(3):819-823.

Chung KC, Wilkins EG, Beil RJ, Jr, et al: Diagnosis of silicone gel breast implant rupture by ultrasonography. Plast Reconstr Surg 1996;97(1):104-109.

De Bruhl ND, Gorczyca DP, Ahn CY, et al: Silicone breast implants: US evaluation. Radiology 1993;189(1):95-98.

Everson LI, Parantainen H, Detlie T, et al: Diagnosis of breast implant rupture: Imaging findings and relative efficacies of imaging techniques. AJR Am J Roentgenol 1994;163(1):57-60.

Harris KM, Ganott MA, Shestak KC, et al: Silicone implant rupture: Detection with US. Radiology 1993;187(3):761-768.

Leibman AJ: Imaging of the breast after cosmetic surgery. Applied Radiology 1993;(4):45-48.

Leibman AJ: Imaging of complications of augmentation mammaplasty. Plast Reconstr Surg 1994;93(6):1134-1140.

Leibman AJ, Kruse B: Breast cancer: Mammographic and sonographic findings after augmentation mammoplasty. Radiology 1990;174(1):195-198.

Leibman AJ, Sybers R: Mammographic and sonographic findings after silicone injection. Ann Plast Surg 1994;33(4):412-414.

Levine RA, Collins TL: Definitive diagnosis of breast implant rupture by ultrasonography. Plast Reconstr Surg 1991;87(6):1126-1128.

Peters W, Pugash R: Ultrasound analysis of 150 patients with silicone gel breast implants. Ann Plast Surg 1993;31(1):7-9.

Petro JA, Klein SA, Niazi Z, et al: Evaluation of ultrasound as a tool in the follow-up of patients with breast implants: A preliminary, prospective study. Ann Plast Surg 1994;32(6):580-587.

Reynolds HE, Buckwalter KA, Jackson VP, et al: Comparison of mammography, sonography, and magnetic resonance imaging in the detection of silicone-gel breast implant rupture. Ann Plast Surg 1994;33(3):247-255.

Rivero MA, Schwartz DS, Mies C: Silicone lymphadenopathy involving intramammary lymph nodes: A new complication of silicone mammaplasty. Am J Roentgenol 1994;162(5):1089-1090.

Rosculet KA, Ikeda DM, Forrest ME, et al: Ruptured gel-filled silicone breast implants: Sonographic findings in 19 cases. Am J Roentgenol 1992;159(4):711-716.

Shestak KC, Ganott MA, Harris KM, Losken HW: Breast masses in the augmentation mammaplasty patient: The role of ultrasound. Plast Reconstr Surg 1993;92(2):209-216.

Inflamação/Infecção da Mama

Crowe DJ, Helvie MA, Wilson TE: Breast infection. Mammographic and sonographic findings with clinical correlation. Invest Radiol 1995;30(10):582-587.

Hayes R, Michell M, Nunnerley HB: Acute inflammation of the breast—The role of breast ultrasound in diagnosis and management. Clin Radiol 1991;44(4):253-256.

Hughes LE: The duct ectasia/periductal mastitis complex. In Hughes LE, Mansel RE, Webster DJT (eds): Benign Disorders and Diseases of the Breast: Concepts and Clinical Management, 2nd ed. London, WB Saunders, 2000, pp 143-165.

Doppler da Mama

Cosgrove DO, Kedar RP, Bamber JC, et al: Breast diseases: Color Doppler US in differential diagnosis. Radiology 1993;189:99-104.

Dock W: Duplex sonography of mammary tumors: A prospective study of 75 patients. J Ultrasound Med 1993;12:79-82.

Fornage BD: Role of color Doppler imaging in differentiating between pseudocystic malignant tumors and fluid collections. J Ultrasound Med 1995;14:125-128.

Hayes R, Michell M, Nunnerley HB: Acute inflammation of the breast—The role of breast ultrasound in diagnosis and management. Clin Radiol 1991;44(4):253-256.

Kubek KA, Chan L, Frazier TG: Color Doppler flow as an indicator of nodal metastasis in solid breast masses. J Ultrasound Med 1996;15(12):835-841.

Madjar H, Prompeler HJ, Sauerbrei W, et al: Color Doppler flow criteria of breast lesions. Ultrasound Med Biol 1994; 20:849-858.

Mehta TS, Raza S: Power Doppler sonography of breast cancer: Does vascularity correlate with node status or lymphatic invasion? Am J Roentgenol 1999;173:303-307.

Ozdemir A, Ozdemir H, Maral I, et al: Differential diagnosis of solid breast nodules: Contribution of Doppler studies to mammography and gray scale. J Ultrasound Med 2001; 20:1091-1101.

Walsh JS, Dixon JM, Chetty U, et al: Colour Doppler studies of axillary node metastases in breast carcinoma. Clin Radiol 1994;49:189-191.

Yang WT, Metreweli C: Colour Doppler flow in normal axillary lymph nodes. Br J Radiol 1998;71(844):381-383.

24

BOLSA ESCROTAL

Brian Gorman / Barbara A. Carroll

SUMÁRIO DO CAPÍTULO

TÉCNICA DE IMAGEM
ANATOMIA
MASSAS ESCROTAIS
   Tumores Malignos
      Tumores de Células Germinativas
      Tumores de Células Germinativas Não-seminomatosos
   Tumores do Estroma
      Tumores Ocultos Primários
   Metástases Testiculares
      Metástases, Linfoma e Leucemia
      Mieloma
      Outras Metástases

Lesões Intratesticulares
   Benignas
      Cistos
      Ectasia Tubular da Rede Testicular
      Displasia Cística
      Cistos Epidermóides
      Abscesso
      Infarto
      Sarcoidose
      Restos Adrenais
      Calcificações Escrotais
   Lesões Patológicas Extratesticulares
      Hidrocele, Hematocele e Piocele

      Varicocele
      Hérnia Escrotal
      Tumores
   Lesões Epididimárias
      Granuloma Espermático
      Pseudotumor Fibroso
      Lesões Císticas
      Alterações Pós-vasectomia no Epidídimo
      Epididimite Crônica
DOR ESCROTAL AGUDA
   Torsão
   Epididimite e Orquiepididimite
TRAUMA
CRIPTORQUIDIA

A ultra-sonografia diagnóstica é a técnica de imagem mais comumente usada para complementar o exame físico da bolsa escrotal e é um acurado meio de avaliar muitas doenças escrotais. Avanços técnicos na ultra-sonografia de alta resolução em tempo real e Doppler colorido levaram a um aumento nas aplicações clínicas da ultra-sonografia da bolsa escrotal.

TÉCNICA DE IMAGEM

É útil se os pacientes puderem localizar nódulos palpáveis no interior da bolsa escrotal, que podem então ser palpados pela ultra-sonografista durante o exame. O paciente é examinado na posição supina. A bolsa escrotal é elevada com uma toalha posicionada sobre as coxas e o pênis é colocado no abdome do paciente e coberto com uma toalha. Alternativamente, o saco escrotal pode ser segurado pela mão do examinador. Um transdutor linear de alta freqüência (7,5 a 15 MHz) é comumente usado porque ele permite melhor resolução do conteúdo escrotal. Se houver necessidade de maior penetração por causa de edema escrotal, um transdutor de baixa freqüência de 6 MHz pode ser usado. Um exame direto é mais comumente realizado usando-se qualquer gel acústico. Imagens de ambos os testículos são obtidas nos planos transversal e sagital. Se possível, um corte transversal mostrando ambos os testículos é obtido para comparação usando-se uma técnica de imagem dupla, um transdutor com superfície maior ou imagem com campo visual estendido. Cortes adicionais podem ser obtidos nos planos coronal ou oblíquo, com o paciente em pé ou realizando a manobra de Valsalva quando necessário. Exames de Doppler colorido ou *Power* Doppler também são realizados para avaliar fluxo sangüíneo testicular em estados normal e patológico.

ANATOMIA

Os testículos adultos são glândulas ovóides medindo 3 a 5 cm de extensão, 2 a 4 cm de largura e 3 cm no diâmetro ântero-posterior. Cada testículo pesa de 12,5 a 19 g. O tamanho e o peso testiculares diminuem com a idade.[1,2,3] Os testículos são circundados por uma densa cápsula fibrosa branca, a **túnica albugínea.** Septações finas múltiplas (séptulos) se originam do aspecto mais interior da **túnica albugínea** e convergem posteriormente para formar o **mediastino testicular** (Fig. 24-1). O mediastino testicular forma o

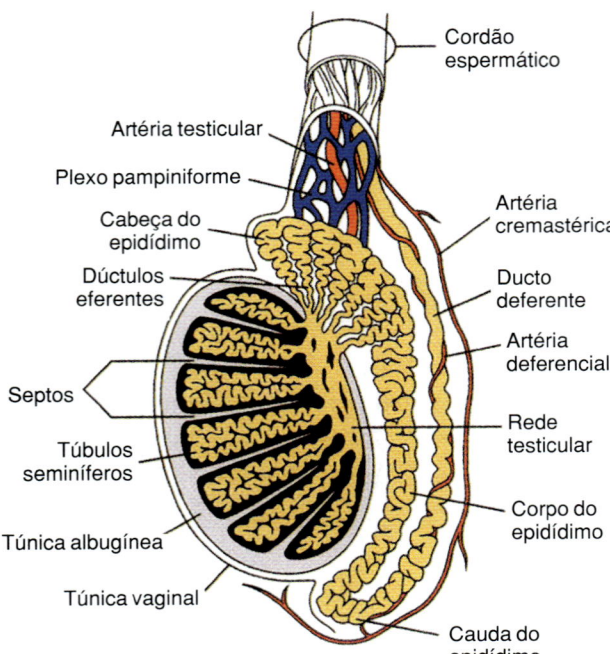

FIGURA 24-1. Anatomia intra-escrotal normal. (De Sudakoff GS, Quiroz F, Kaarcaaltincaba M, Foley WD: Scrotal ultrasonography with emphasis on the extratesticular space: Anatomy, embryology and pathology. Ultrasound Quarterly 2002; 18: 255-273.)

suporte para entrada e saída dos vasos e ductos testiculares. Conforme os septos continuam posteriormente a partir da túnica albugínea, eles formam 250 a 400 lóbulos com formato de cunha que contêm os túbulos seminíferos. Há aproximadamente 840 túbulos por testículo. Conforme os túbulos se dirigem centralmente, eles se juntam a outros túbulos seminíferos para formar 20 a 30 ductos maiores conhecidos como **túbulos retos**. Os túbulos retos entram no mediastino testicular formando uma rede de canais no interior do

---

ULTRA-SONOGRAFIA ESCROTAL: EMPREGO ATUAL*

- Avaliação da localização e características das massas escrotais
- Detecção de tumor oculto primário em pacientes com doença metastática conhecida
- Acompanhamento de pacientes com microlitíase testicular
- Acompanhamento de pacientes com neoplasias testiculares prévias, leucemia ou linfoma
- Avaliação de lesões patológicas extratesticulares
- Avaliação de dor escrotal aguda
- Avaliação de trauma escrotal
- Localização de testículo que não migrou
- Detecção de varicoceles em homens inférteis
- Avaliação de isquemia testicular com Doppler colorido e *Power* Doppler

*Das referências 1, 7, 9, 12, 14, 118, 204.

---

estroma testicular, chamada **rede testicular**. A rede termina em 10 a 15 dúctulos eferentes na porção superior do mediastino, que carrega o líquido seminal do testículo para o epidídimo.

Ultra-sonograficamente, o **testículo normal** tem uma ecoxtetura granular homogênea composta de ecos de média intensidade distribuídos uniformemente, semelhante à tireóide (Fig. 24-2A). Os **septos testiculares** podem ser vistos como estruturas lineares ecogênicas ou hipoecóicas (Fig. 24-2B). O mediastino testicular é algumas vezes visto como uma faixa linear ecogênica estendendo-se craniocaudalmente no interior do testículo (Fig. 24-2C). Este aspecto varia de acordo com a quantidade de tecido fibroso e gorduroso presente. É mais bem visibilizado entre as idades de 15 e 60 anos.[3] A túnica albugínea não é normalmente visibilizada como uma estrutura separada.

O **epidídimo** é uma estrutura curva medindo 6 a 7 cm em extensão e fica póstero-lateralmente ao testículo. É composto de uma cabeça, um corpo e uma cauda. A cabeça do epidídimo, também conhecida como *globus major*, é localizada adjacente ao pólo superior do testículo e é a maior porção do epidídimo. É formada por 10 a 15 ductos eferentes da rede testicular que se juntam para formar um único ducto convoluto, o **ducto epidídimo**. Esse ducto forma o corpo e a maior parte da cauda do epidídimo. Ele mede aproximadamente 600 cm de extensão e segue um curso muito convoluto da cabeça à cauda do epidídimo. O corpo do epidídimo fica adjacente à margem póstero-lateral do testículo. A **cauda** ou *globus minor* é frouxamente conectada ao pólo inferior do testículo por tecido areolar. O ducto epidídimo forma um ângulo agudo no aspecto inferior do *globus minor* e cursa cefalicamente no aspecto medial do epidídimo para o cordão espermático. Ultra-sonograficamente, o epidídimo é normalmente isoecóico ou levemente mais ecogênico do que o testículo, e sua ecoxtetura pode ser mais grosseira. O *globus major* normalmente mede 10 a 12 mm em diâmetro e fica lateralmente ao pólo superior do testículo (Fig. 24-2 D). O **corpo** tende a ser isoecóico ou levemente menos ecogênico do que o *globus major* e testículo. O corpo normal mede menos do que 4 mm em diâmetro, com média de 1 a 2 mm.

O **apêndice testicular**, um resquício da porção superior do ducto paramesonéfrico (mülleriano) é uma estrutura ovóide pequena localizada mais comumente no pólo superior do testículo ou no sulco entre o testículo e a cabeça do epidídimo. O apêndice testicular é identificado ultra-sonograficamente em 80% dos testículos e é mais prontamente visível quando uma hidrocele está presente (Fig. 24-2E).[4] Os apêndices da cabeça e da cauda do epidídimo são túbulos em fundo-cego (*vasa aberrantia*) derivados do ducto mesonéfrico (wolfiano); eles formam pequenos talos, que podem ser duplicados e projetam-se do epidídimo (Fig. 24-2F).[5] Raramente, outros apêndices, o paradídimo (órgão de Giraldés) e o ducto aberrante superior e inferior de Haller podem ser vistos.[6] Os apêndices do epdídimo são mais freqüentemente identificados na ultra-sonografia como estruturas separadas quando uma hidrocele está presente.

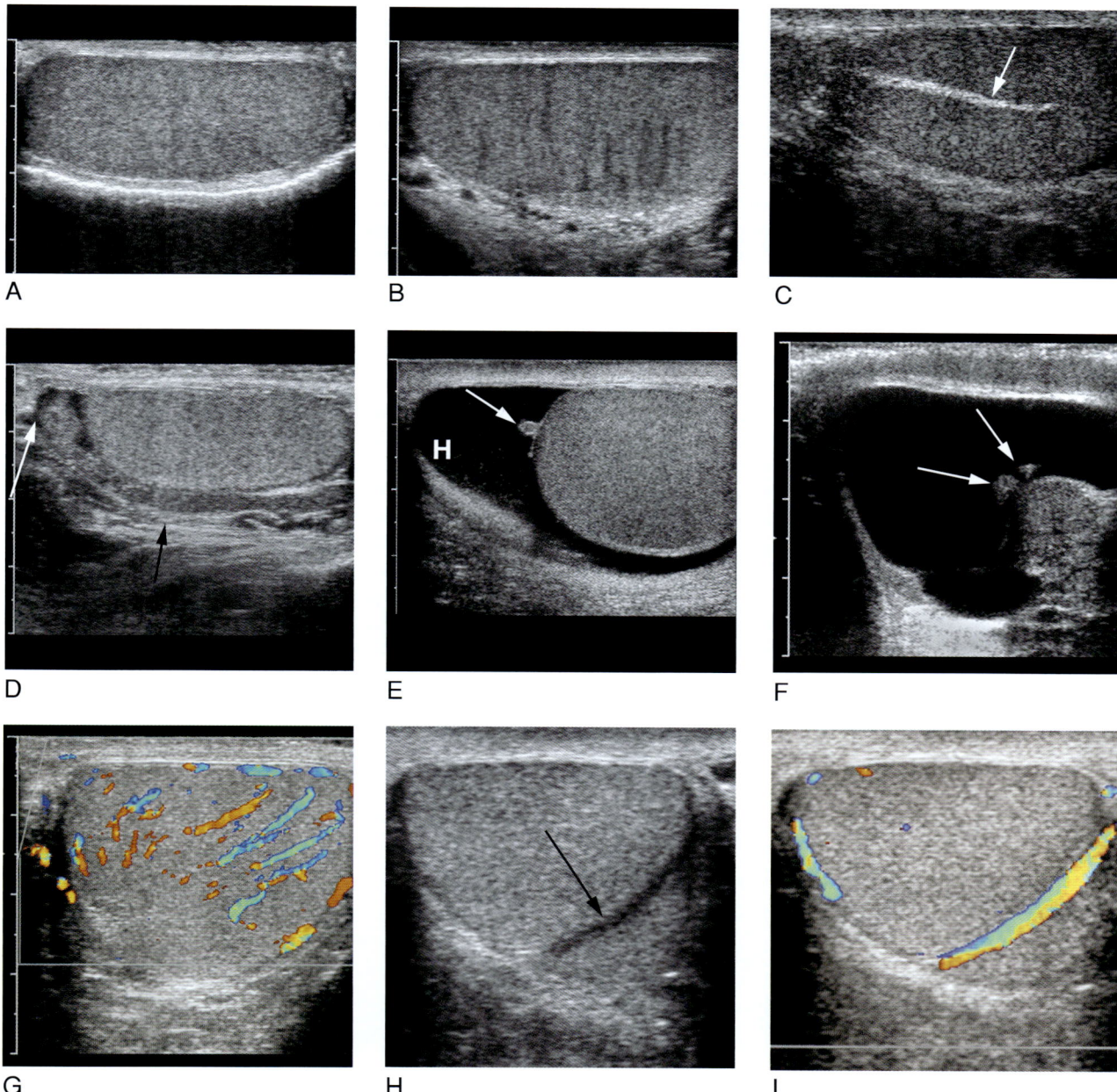

FIGURA 24-2. Conteúdo normal da bolsa escrotal. Cortes longitudinais da anatomia intra-escrotal normal. **A**, Ecotextura normal do testículo. **B**, Aspecto estriado dos septos testiculares. **C**, Mediastino testicular (*seta*) como uma banda linear ecogênica de tecido fibroadiposo. **D**, Cabeça (*seta branca*) e corpo (*seta preta*) do epidídimo. **E**, Hidrocele (H) mostrando apêndice testicular (*seta*). **F**, Apêndices do epidídimo (*setas*). **G**, Doppler colorido mostra artérias testiculares normais. Cortes transversais mostram anatomia intra-escrotal normal. **H**, Faixa hipoecóica da artéria transmediastinal (*seta*). **I**, Doppler colorido mostrando artéria transmediastinal.

O conhecimento do suprimento arterial do testículo é importante para interpretação do fluxo no Doppler colorido do testículo. O **fluxo sangüíneo testicular** é suprido primariamente pelas artérias deferente, cremastérica (espermática externa) e testicular. A **artéria deferencial** origina-se da artéria vesical inferior e cursa para a cauda do epidídimo, onde se divide e forma uma rede capilar. A **artéria cremastérica** se origina da artéria epigástrica inferior. Ela cursa com o restante das estruturas do cordão espermático pelo anel inguinal, continuando-se para a superfície da túnica vaginal, onde se anastomosa com capilares das artérias testicular e deferencial. As **artérias testiculares** se originam do aspecto anterior da aorta imediatamente abaixo da origem das artérias renais. Elas cursam pelo canal inguinal junto com o cordão espermático até o aspecto póstero-superior do testículo. Ao chegar ao testículo, a artéria testicular se divide em ramos que perfuram a túnica albugínea e ramificam sobre a superfície do testículo numa camada conhecida como **túnica vas-**

culosa. Ramos centrípetos se originam dessas artérias capsulares; esses ramos cursam ao longo dos septos para convergir no mediastino. Do mediastino, esses ramos formam ramos recorrentes que cursam centrifugamente no interior do parênquima testicular, onde eles se ramificam em arteríolas e capilares (Fig. 24-2G).[7] Em aproximadamente metade dos testículos normais uma artéria transmediastinal supre os testículos, entrando pelo mediastino e cursando em direção à periferia da glândula. Essas artérias podem ser unilaterais ou bilaterais e únicas ou múltiplas, e elas podem freqüentemente ser vistas como uma faixa hipoecóica no meio do testículo (Figs. 24-2H e 24-2I).[7,8]

A **velocidade dos formatos de ondas das artérias capsular e intratesticular** normais mostra altos níveis de fluxo diastólico anterógrado por todo o ciclo cardíaco, refletindo a baixa resistência vascular do testículo (Fig. 24-3A).[9] Os formatos de onda arterial supratesticular variam no aspecto. Dois tipos principais de formatos de onda existem: um formato de onda de baixa resistência como o encontrado nas artérias capsular e intratesticular e um formato de onda de alta resistência com picos sistólicos estreitos, bem definidos e pouco ou nenhum fluxo diastólico (Fig. 24-3B).[9] Acredita-se que esse formato de onda de alta resistência reflita a alta resistência vascular dos tecidos extratesticulares. As artérias deferencial e cremastérica no interior do cordão espermático suprem primariamente o epidídimo e tecidos extratesticulares, mas elas suprem também o testículo por meio de anastomoses com a artéria testicular.

O **cordão espermático** consiste dos ductos deferentes; as artérias cremastérica, deferencial e testicular; plexo pampiniforme venoso; os linfáticos; e os nervos testiculares. Ultra-sonograficamente o cordão espermático normal fica logo abaixo da pele e é difícil de diferenciar das partes moles adjacentes do canal inguinal.[10] Ele pode ser visibilizado no interior da bolsa escrotal quando uma hidrocele está presente ou com o emprego do Doppler colorido.

O **dartos**, uma camada de fibras musculares que fica abaixo da pele escrotal, é contínuo com o septo escrotal, que divide a bolsa escrotal em duas câmaras. As paredes das câmaras são formadas pela fusão das três camadas de fáscia.

A **túnica vaginal** é o espaço entre essas camadas de fáscias escrotais e a túnica albugínea do testículo. Durante o desenvolvimento embriológico, a túnica vaginal se origina do **processo vaginal**, uma evaginação do peritônio fetal que acompanha o testículo na descida para a bolsa escrotal. A porção superior do processo vaginal que se estende do anel inguinal interno ao pólo superior testicular é normalmente obliterada. A porção inferior, a túnica vaginal, permanece como uma bolsa fechada dobrada ao redor do testículo. Apenas o aspecto posterior do testículo, o local de ligação entre

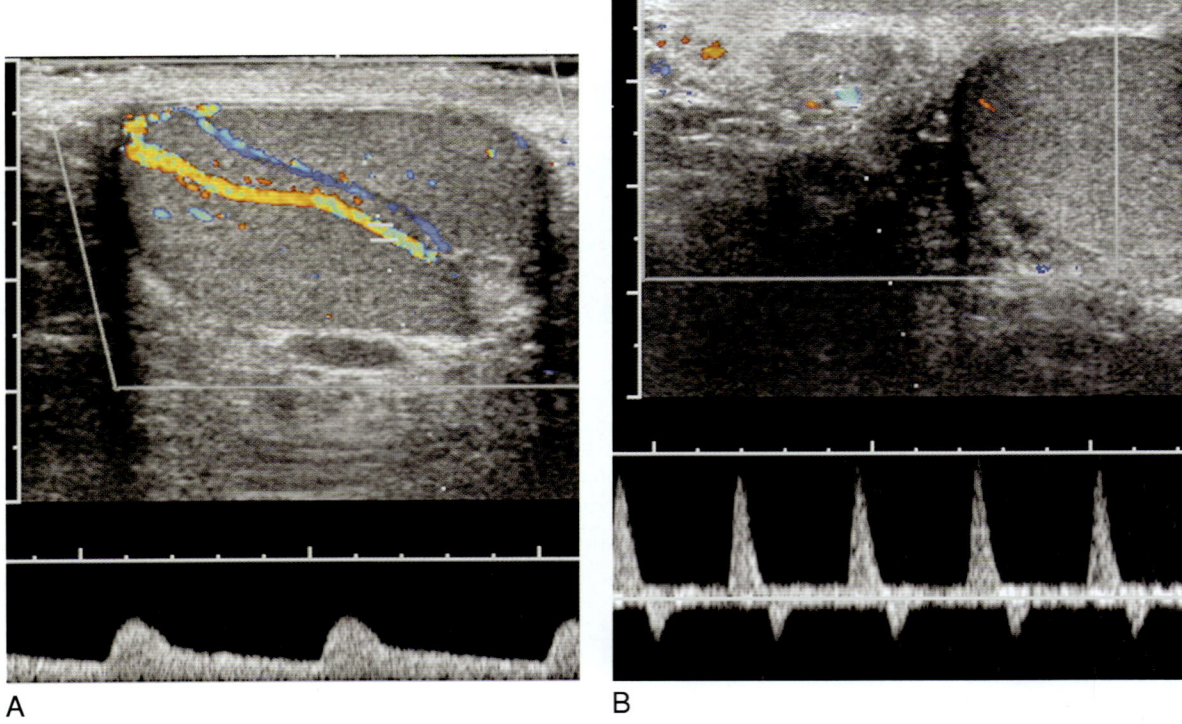

FIGURA 24-3. Doppler espectral do fluxo arterial normal intratesticular e extratesticular. A, Doppler espectral da artéria intratesticular mostra um formato de onda de baixa impedância com grande quantidade de fluxo no final da diástole. **B**, Doppler espectral do suprimento arterial extratesticular (artérias cremastérica e deferencial) mostra formato de onda de alta impedância com fluxo reverso na diástole.

o testículo e o epidídimo, não está em continuidade com a túnica vaginal. A camada interna ou visceral da túnica vaginal cobre o testículo, epidídimo e a porção inferior do cordão espermático. A camada externa ou parietal da túnica vaginal delineia as paredes da bolsa escrotal e é ligada à cobertura fascial do testículo. Uma pequena quantidade de líquido está normalmente presente entre estas duas camadas, especialmente nas regiões polares e entre o testículo e epidídimo.

As camadas que cobrem a bolsa escrotal são normalmente indistinguíveis pela ultra-sonografia e são visibilizadas como uma faixa ecogênica única. Se qualquer tipo de líquido estiver presente na parede escrotal, a túnica vaginal poderá ser identificada como uma estrutura separada.[1]

MASSAS ESCROTAIS

Com a ultra-sonografia, as massas intra-escrotais podem ser detectadas com uma sensibilidade próxima a 100%.[11] A ultra-sonografia é importante na avaliação de massas escrotais, pois a acurácia é de 98% a 100% na diferenciação de características patológicas intra e extratesticulares.[12,13] Essa distinção é importante para o manejo da doença, porque a maioria das massas extratesticulares é benigna, mas a maior parte das lesões intratesticulares é maligna.[3,14] Virtualmente, todas as massas intratesticulares devem ser consideradas malignas até que se prove o contrário.[1]

A maioria das neoplasias malignas testiculares é mais hipoecóica do que o parênquima testicular normal; no entanto, hemorragia, necrose, calcificação ou alterações gordurosas podem produzir áreas de ecogenicidade aumentada no interior dos tumores.

As neoplasias testiculares respondem por 1% a 2% de todas as neoplasias malignas em homens e são a quinta causa mais freqüente de morte em homens entre 15 a 34 anos.[15] Aproximadamente 65% a 94% dos pacientes com neoplasias testiculares apresentam-se com massas testiculares unilaterais indolores ou aumento difuso testicular, e 4% a 14% apresentam-se com sintomas de doença metastática.[1,16,17] A maioria dos tumores testiculares primários é freqüentemente de origem germinativa e geralmente de malignidade alta.[18] Apenas 60% dos tumores germinativos testiculares são de um subtipo histológico, e o restante é de dois ou mais subtipos histológicos. Embora haja potencialmente diversos subtipos histológicos de tumores de células germinativas, clinicamente é importante reconhecer apenas dois tipos básicos de tumores: **seminomas** e **tumores de células germinativas não-seminomatosos (TCGNS)**. Isso acontece porque os seminomas e TCGNS comportam-se diferentemente do ponto de vista biológico e, portanto, têm diferentes implicações terapêuticas e prognósticas.[19] Seminomas são mais radiossensíveis e freqüentemente têm um melhor prognóstico.

Tumores do estroma gonadal que se originam das células de Sertoli ou Leydig respondem por 3% a 6% das massas testiculares,[1,3,17] e a maioria dessas neoplasias mesenquimais é benigna (quadro).

Tumores Malignos

Tumores de Células Germinativas. O **seminoma** é o tumor testicular de célula única mais comum em adultos, respondendo por 40% a 50% de todas as neoplasias de células germinativas. É também um componente comum dos tumores de células germinativas mistas, ocorrendo em 30% desses tumores. Seminomas ocorrem em pacientes um pouco mais velhos do que em outros com neoplasias testiculares, com um pico de incidência na quarta e quinta décadas.[1,11,21-23] Eles raramente ocorrem antes da puberdade. Eles são menos agressivos do que outros tumores testiculares e são mais comumente confinados no interior da túnica albugínea na apresentação. Apenas 25% dos pacientes têm metástases na

CLASSIFICAÇÃO PATOLÓGICA DOS TUMORES TESTICULARES*

TUMORES DE CÉLULAS GERMINATIVAS

Seminoma
    Clássico
    Espermatocítico
Tumores de células germinativas não-seminomatosos
    Células germinativas malignas mistas
    Carcinoma de células embrionárias
    Saco vitelínico (tumor do seio endodérmico)
    Teratoma
    Coriocarcinoma

TUMORES DO ESTROMA

Células de Leydig (intersticial)
Células de Sertoli
Células granulosas
Cordão sexual indiferenciado misto

TUMORES DE CÉLULAS GERMINATIVAS MISTOS

Gonadoblastoma
Células germinativas-estroma-cordão sexual

NEOPLASIAS METASTÁTICAS

Linfoma
Leucemia
Mieloma
Carcinoma

TUMORES RAROS E CONDIÇÕES TUMORAIS NÃO-NEOPLÁSICAS

Restos adrenais
Cisto epidermóide
Malacoplaquia
Carcinóide
Mesenquimal

*De Mostofi FK, Sobin LH: International histological classification of tumors of the testes No. 16, WHO, Gevena 1977.1977.

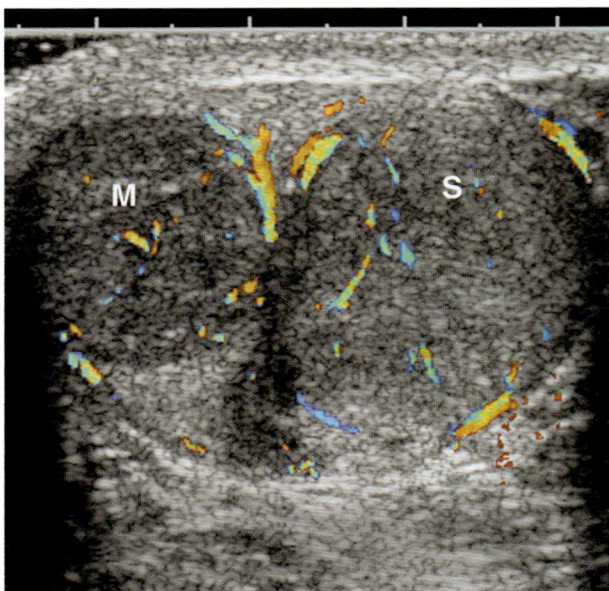

FIGURA 24-4. Tumor de células germinativas misto coexistente com seminoma. Corte transverso mostra tumor de células germinativas misto (M) e seminoma (S).

tumores do saco vitelínico, coriocarcinomas e tumores mistos de células germinativas. Esses tumores, comparativamente aos seminomas, ocorrem mais freqüentemente em pacientes mais jovens, com um pico de incidência durante a última parte da segunda década e a terceira. Eles são incomuns antes da puberdade e após a idade de 50 anos. Essas malignidades são mais agressivas do que os seminomas, freqüentemente invadindo a túnica albugínea e resultando em distorção do contorno testicular (Fig. 24-6). Eles freqüentemente causam metástases viscerais.[1,23] O aspecto ultra-sonográfico do TCGNS reflete as características histológicas. Tipicamente, esses tumores são mais heterogêneos do que o seminoma e podem ter componentes císticos e sólidos (Fig. 24-6). Calcificações grosseiras são comuns. Não é possível diferenciar os vários subtipos de TCGNS pela ultra-sonografia.

Tumores mistos de células germinativas são os TCGNS mais comuns. Eles contêm elementos celulares germinativos não-seminomatosos em várias combinações. Elementos seminomatosos podem também estar presentes, mas não influenciam o prognóstico.[19] A combinação mais comum, previamente chamada teratocarcinoma, é aquela de um teratoma e carcinoma de células embrionárias. Tumores mistos de células germinativas são considerados como a segunda malignidade testicular primária mais comum após o seminoma, constituindo 40% de todos os tumores de células germinativas.

O **carcinoma de células embrionárias** puro é um tumor raro responsável por apenas 2% a 3% das neoplasias testiculares de células germinativas.[25] Ele freqüentemente ocorre em combinação com outros elementos neoplásicos de células germinativas, particularmente o tumor do saco vitelínico e o teratoma. Como outros TCGNS, esses tumores ocorrem em pacientes mais jovens do que aqueles com seminoma, com um pico de incidência durante a última parte da segunda década e a terceira. A forma infantil, tumor do **seio endodérmico** ou **tumor do saco vitelínico,** é o tumor de células germinativas mais comum em crianças menores de dois anos de idade, respondendo por 60% das neoplasias testiculares nessa faixa etária. O tumor do saco vitelínico está associado a níveis elevados de α-fetoproteína em 95% dos lactantes. O carcinoma de células embrionárias e o tumor do saco vitelínico são menos radiossensíveis e quimiossensíveis do que os seminomas, e pacientes com esses tumores têm uma taxa de sobrevida em cinco anos de 25% a 35%.[23] As características ultra-sonográficas do carcinoma de células embrionárias puro são semelhantes àquelas do TCGNS misto (Fig. 24-6A-C). Áreas císticas estão presentes em um terço dos tumores,[11] e focos ecogênicos com ou sem sombras acústicas não são incomuns.

Os **teratomas** constituem aproximadamente 5% a 10% das neoplasias testiculares primárias.[23] Eles são definidos de acordo com a classificação da Organização Mundial da Saúde com base na presença de derivados de diferentes camadas germinativas (endoderma, mesoderma e ectoderma). Há três categorias de teratomas de acordo com essa classificação: maduro, imaturo e teratoma com transformação maligna.[17] Um terço dos teratomas metastatiza geralmente por via linfática dentro de cinco anos.[1,2,3] A taxa de

época do diagnóstico. Como resultado da radiossensibilidade e quimiossensibilidade do tumor primário e metástases, os seminomas têm o prognóstico mais favorável dos tumores testiculares malignos. Um segundo tumor sincrônico primário ou tumor de células germinativas metacrônico ocorre em 1% a 2,5% dos pacientes com seminoma (Fig. 24-4).

O seminoma é o tipo de tumor mais comum na **criptorquidia dos testículos**. Entre 8% e 30% dos pacientes com seminoma têm uma história de testículo que não desceu.[17,22,23] O risco de desenvolvimento de um seminoma é substancialmente aumentado em um testículo que não desceu, até mesmo depois de uma orquiopexia. Há também um risco aumentado de malignidade contralateral, no testículo localizado normalmente; portanto, a ultra-sonografia é freqüentemente utilizada para rastrear um tumor oculto num testículo remanescente após orquiectomia.

Macroscopicamente, o seminoma é um tumor homogeneamente sólido, firme, arredondado ou oval, que varia em tamanho de um nódulo pequeno num testículo de tamanho normal a uma massa grande causando aumento testicular difuso.[15] As características ultra-sonográficas do seminoma puro refletem esse aspecto macroscópico homogêneo (Fig. 24-5). Seminomas puros geralmente têm ecos de baixa intensidade predominantemente uniformes, sem calcificações, e aparecem como hipoecóicos comparados com o parênquima testicular ecogênico normal.[24] Com a ultra-sonografia de alta resolução, alguns seminomas podem ter uma ecotextura mais heterogênea (Fig. 24-5E). Muito raramente os seminomas tornam-se necróticos e aparecem parcialmente císticos na ultra-sonografia (Fig. 24-5I).

Tumores de Células Germinativas Não-seminomatosos. TCGNS incluem os **carcinomas embrionários, teratomas,**

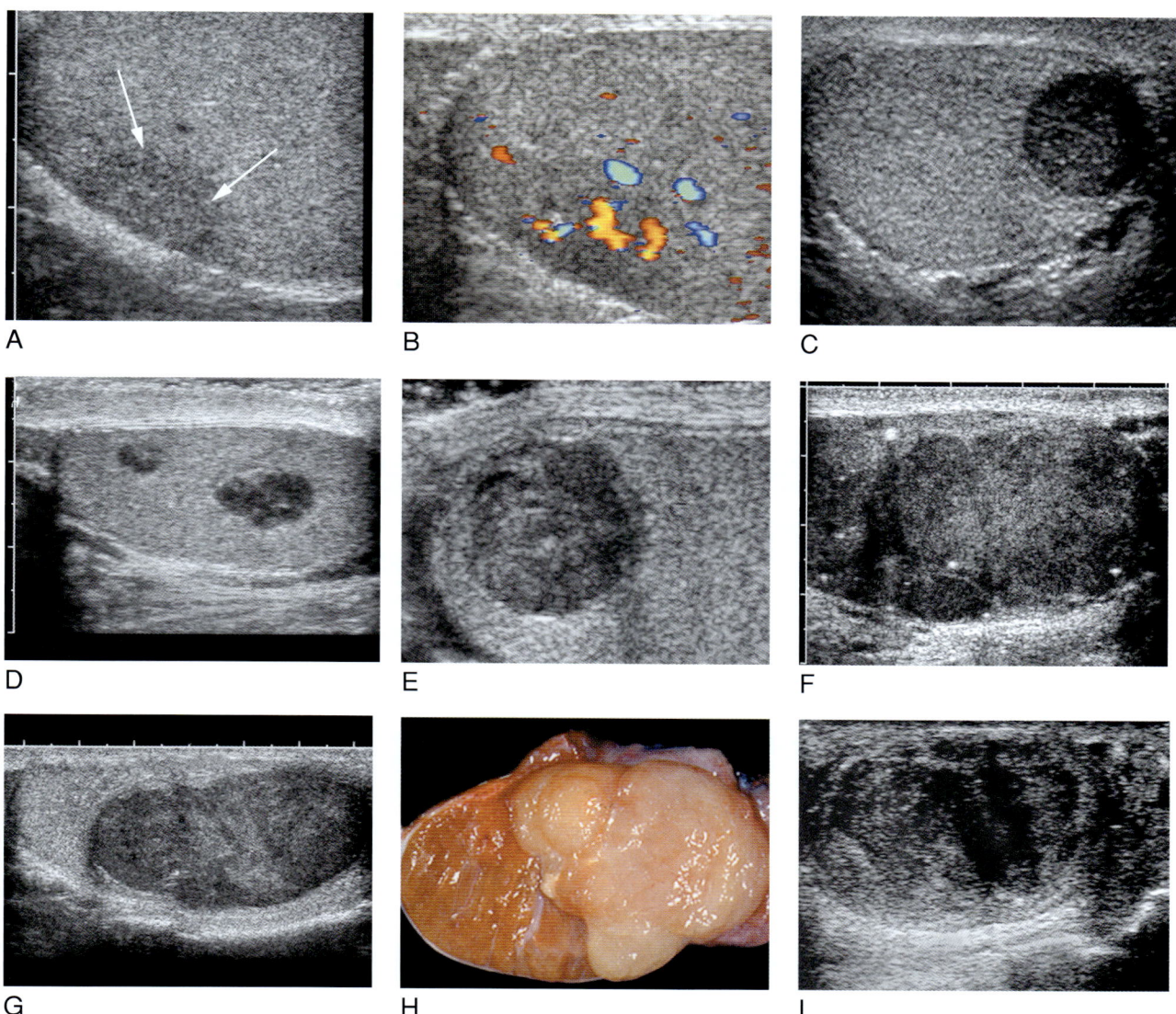

FIGURA 24-5. Seminoma — espectro de apresentações. Cortes longitudinais mostram (**A**) e (**B**) seminoma hipoecóico sutil (*setas*), com fluxo aumentado. **C**, Seminoma tipicamente hipoecóico e homogêneo. **D**, Dois pequenos focos de seminoma. **E**, Seminoma levemente heterogêneo. **F**, Seminoma associado a microlitíase e calcificações grosseiras. **G**, Seminoma ocupando a maior parte do testículo. **H**, Exemplar macroscópico de seminoma em **G**. Aspecto ultra-sonográfico hipoecóico homogêneo típico. **I**, Seminoma necrótico substituindo o testículo.

sobrevida em cinco anos relatada é de 70%. O pico de incidência é na infância e início da adolescência, com outro pico na terceira década de vida. Em crianças e adolescentes, os teratomas são o segundo tumor testicular mais comum e são mais comumente maduros, bem diferenciados e benignos. Casos ocasionais podem conter elementos imaturos, mas metástases são raras.[22] Após a puberdade, os teratomas comumente contêm elementos maduros e imaturos misturados com outros tipos de células germinativas. Os teratomas em adultos são geralmente malignos. Níveis elevados de α-fetoproteína ou gonadotropina coriônica humana podem ser encontrados e são sugestivos de malignidade.[19]

Ultra-sonograficamente o **teratoma** é comumente uma massa bem-definida, marcadamente heterogênea, contendo áreas sólidas e císticas de vários tamanhos e parece semelhante a outros TCGNS. Focos densos ecogênicos causando sombra acústica são comuns, resultantes de calcificações focais, cartilagem, osso imaturo, fibrose e cicatrização não-calcificada (Fig. 24-6D, E).[24]

O **coriocarcinoma** puro é o tipo mais raro de tumor de células germinativas, respondendo por menos de 0,5% dos tumores testiculares malignos primários.[25] Apenas 18 casos foram encontrados entre mais de 6.000 tumores testiculares registrados no Armed Forces Institute of Pathology.[26] Aproximadamente 23% dos tumores mistos de células germinativas contêm um componente de coriocarcinoma.[22] O pico de incidência é na segunda e terceira décadas. Esses tumores são altamente malignos e metastatizam cedo pelas vias hematogênica e linfática. Freqüentemente, os pacientes têm sintomas resultantes de metástases hemorrágicas: hemoptise, hematê-

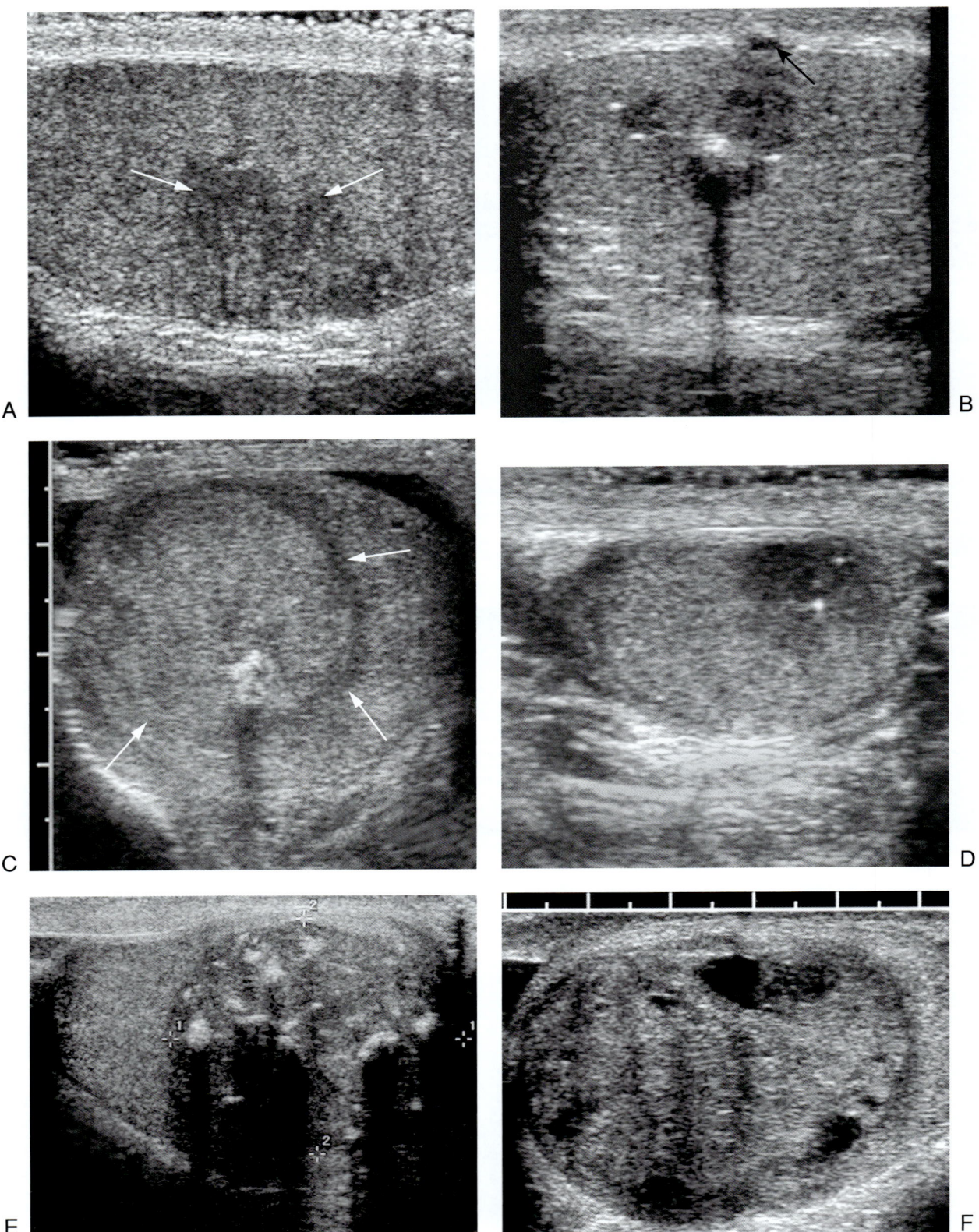

FIGURA 24-6. Tumores de células germinativas não-seminomatosos — espectro de apresentações. A, Carcinoma embrionário. Cortes longitudinais mostram tumor relativamente homogêneo (*setas*). **B, Carcinoma embrionário.** Corte longitudinal mostra massa calcificada parcialmente cística invadindo a túnica (*seta*). **C,** Carcinoma embrionário. Corte transversal mostra tumor (*setas*) com calcificação grosseira. **D, Teratoma.** Corte longitudinal mostra alteração cística e calcificação. **E, Teratoma.** Corte longitudinal mostra calcificação extensa. **F, Tumor misto de células germinativas.** Corte longitudinal mostra um tumor grande com alteração cística ocupando a maior parte do testículo.

mese e sintomas relacionados ao sistema nervoso central. Ginecomastia é comum por causa dos altos níveis de gonadotropinas coriônicas circulantes produzidas por todos esses tumores.[17] Metástases podem estar presentes sem qualquer evidência de coriocarcinoma no testículo. Hemorragia com necrose focal do tumor é uma característica quase invariável, e calcificação pode estar presente, dando um aspecto ultra-sonográfico semelhante aos outros TCGNS (Fig. 24-6F).

Tumores do Estroma

Os **tumores do estroma gonadal** são responsáveis por 3% a 6% de todas as neoplasias testiculares. Aproximadamente 20% desses tumores ocorrem em crianças.[15] O termo tumor do *estroma gonadal* se refere à neoplasia contendo células de Leydig, Sertoli, tecais, granulosas ou luteínicas e fibroblastos em vários graus de diferenciação. Esses tumores podem conter células únicas ou múltiplas por causa da totipotencialidade do estroma gonadal.[17] Tumores do estroma gonadal em conjunção com tumores de células germinativas são chamados de **gonadoblastomas**. A maioria dos gonadoblastomas ocorre em homens com criptorquidismo, hipospadias e órgãos sexuais internos secundários femininos.[22]

A maioria dos tumores do estroma é de **células de Leydig**. Eles respondem por 1% a 3% de todas as neoplasias testiculares e ocorrem predominantemente em pacientes com idade entre 20 a 50 anos.[21,22,27] Os pacientes mais comumente apresentam aumento testicular indolor ou uma massa palpável. Aproximadamente 15% a 30% dos pacientes apresentam ginecomastia resultante da secreção de androgênios ou estrogênios ou ambos. Impotência, perda da libido ou virilização precoce também podem ocorrer em homens jovens. O tumor é bilateral em 3% dos casos. De 10% a 15% dos tumores são malignos, tendo invadido a túnica na época do diagnóstico. Tumores de células de Leydig são homogêneos, mas focos de hemorragia e necrose estão presentes em 25% desses tumores.[21,27] Esses tumores gonadais são geralmente pequenos, sólidos e hipoecóicos na ultra-sonografia (Fig. 24-7A-C). Espaços císticos resultantes de hemorragia e necrose são ocasionalmente vistos em lesões grandes.[28]

Os **tumores de células de Sertoli** são raros e respondem por menos de 1% de todos os tumores testiculares; eles ocorrem com igual freqüência em todas as faixas etárias.[29] A apresentação mais comum é com massa testicular indolor. Feminização com ginecomastia pode ocorrer, especialmente com tumores malignos de células de Sertoli ou com a variante de células grandes calcificadas. Os tumores de células de Sertoli podem ocorrer em testículos que não desceram, em pacientes com feminização testicular, síndrome de Klinefelter e síndrome de Peutz-Jeghers.[30] Os tumores de células de Sertoli são geralmente pequenos e homogêneos e isto é refletido nos aspecto ultra-sonográfico, que mostra uma massa pequena hipoecóica semelhante a um tumor de células de Leydig. Ocasionalmente, hemorragia ou necrose pode ocorrer dando um aspecto mais heterogêneo na ultra-sonografia. O grande tumor de Sertoli com células calcificadas é um subtipo com características ultra-sonográficas, histológicas e clínicas distintas.[30] Esses tumores são freqüentemente bilaterais e multifocais e podem ser quase que completamente calcificados (Fig. 24-7D).

Tumores Ocultos Primários. A ultra-sonografia é um importante instrumento diagnóstico para os pacientes que se apresentam com metástases mediastinais, retroperitoneais ou supraclaviculares de carcinoma testicular, mas com exame físico testicular normal (Fig. 24-8).[32-34] A detecção de tumor oculto primário é importante no gerenciamento da doença; porque se o tumor não é removido, as metástases continuarão. A ultra-sonografia pode detectar neoplasias testiculares não-palpáveis. O tumor testicular primário pode regredir, apesar do difundido avanço da doença metastática, resultando numa cicatriz fibrosa ecogênica e, possivelmente, calcificada. A hipótese é de que a regressão é devida à alta taxa metabólica do tumor e comprometimento vascular do suprimento sangüíneo pelo crescimento exagerado do tumor. Geralmente células tumorais inviáveis são identificadas nos cortes histológicos nesses casos.[15,16] O tamanho do testículo afetado é freqüentemente normal ou pequeno. O achado ultra-sonográfico de um foco ecogênico com ou sem sombra acústica posterior é inespecífico para um tumor *burned-out*, mas é fortemente sugestivo desse diagnóstico no contexto de metástases testiculares histologicamente provadas (Fig. 24-9).[35]

Aproximadamente 95% das neoplasias testiculares primárias maiores que 1,6 cm de diâmetro mostram vascularização aumentada nos exames ultra-sonográficos de Doppler colorido. Os achados do Doppler colorido não parecem ser importantes, no entanto, na avaliação dos tumores testiculares do adulto.[36] O Doppler colorido pode ajudar a identificar tumores que são relativamente isoecóicos com o parênquima testicular,[37] mas lesões inflamatórias focais ou difusas não podem ser diferenciadas de neoplasias com base no Doppler colorido ou achados do Doppler pulsado.

Tumores testiculares impalpáveis também têm sido detectados em pacientes que se apresentam com infertilidade.[18] Lesões impalpáveis incidentalmente descobertas são geralmente benignas.[38] Muitos acreditam que se os marcadores tumorais e a radiografia de tórax são normais, os pacientes podem ser submetidos a uma biópsia testicular excisional usando uma abordagem inguinal, que poupa os órgãos. Nestes casos, a ultra-sonografia intra-operatória pode facilitar a ressecção da massa testicular. Se o corte congelado mostrar uma lesão benigna, o testículo poderá ser poupado. O acompanhamento ultra-sonográfico de uma lesão detectada incidentalmente é recomendado apenas se houver uma sugestão clínica forte de que a lesão não seja neoplásica (*i. e.,* uma história recente de trauma ou infecção).

Metástases Testiculares

Metástases, Linfoma e Leucemia. Linfoma e leucemia são as metástases testiculares mais comuns. O **linfoma maligno** é a neoplasia testicular secundária mais comum. O linfoma responde por 1% a 8% de todos os tumores testiculares e é o

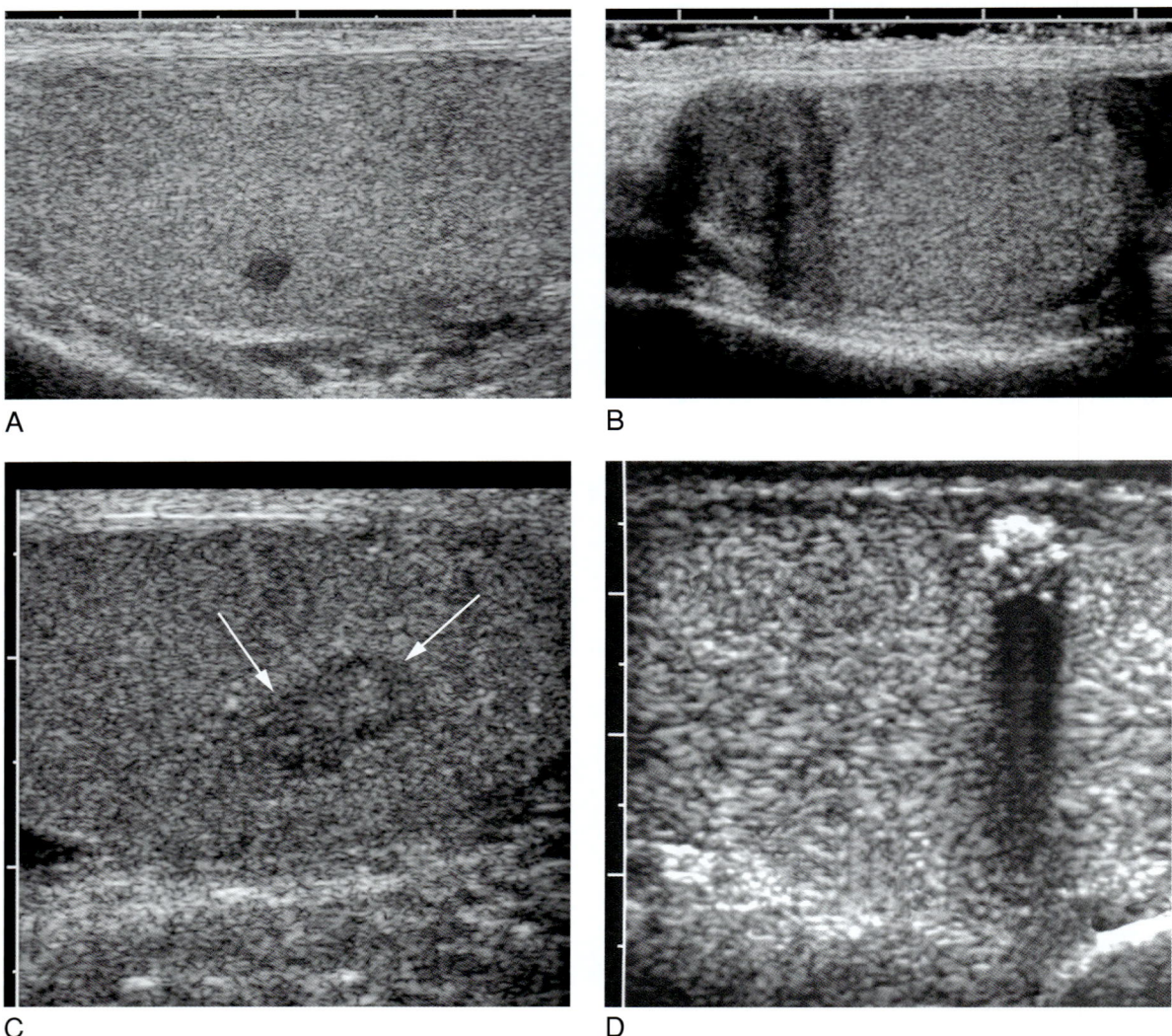

FIGURA 24-7. Tumores do estroma — espectro de apresentações. A-C. Cortes longitudinais de um **tumor de células de Sertoli**. **A**, Pequena massa sólida hipoecóica no meio do testículo. **B**, Massa sólida hipoecóica no pólo superior do testículo. **C**, Massa hipoecóica discreta (*setas*) no meio do testículo. O paciente tinha tumores bilaterais do estroma. Corte transversal. **D**, calcificado. **Tumor de Sertoli**

tumor testicular mais comum em homens acima de 60 anos. No entanto, o envolvimento testicular ocorre em apenas 0,3% dos pacientes com linfoma.[17,39] O pico de idade para o diagnóstico de linfoma é entre 60 e 70 anos; 80% dos pacientes estão acima dos 50 anos no momento do diagnóstico. O linfoma maligno é o tumor testicular bilateral mais comum, ocorrendo em ambos os lados tanto sincronicamente quanto, mais comumente, de maneira metacrônica em 6% a 38% dos casos. Metade das neoplasias testiculares é de linfomas malignos.[17,21] A maioria dos linfomas malignos do testículo é do tipo não-Hodgkin. De acordo com a classificação de Rappaport, o linfoma histiocítico difuso é o tipo mais comum de linfoma testicular, seguido pelo tipo linfocítico pobremente diferenciado.[17] O linfoma de Hodgkin é extremamente raro.[40]

O linfoma testicular ocorre mais comumente associado à doença disseminada ou como manifestação inicial de doença linfonodal oculta. Aproximadamente 10% dos pacientes com linfoma apresentam-se com massa testicular e parecem ter um prognóstico relativamente bom, embora o exame meticuloso geralmente revele envolvimento linfonodal.[17,39] O linfoma primário verdadeiro do testículo não foi documentado conclusivamente.[19] Os outros pacientes com envolvimento testicular difuso têm um prognóstico ruim. A taxa de sobrevida em 5 anos é de 5% a 20%. A sobrevida média é de 9,5 a 12 meses.[41,42]

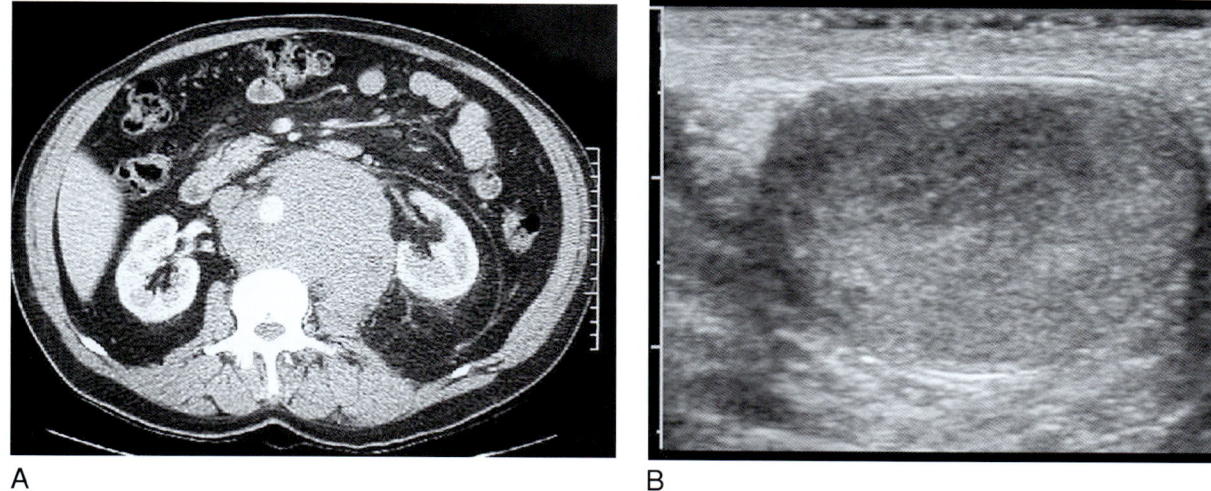

FIGURA 24-8. Seminoma oculto testicular com metástases retroperitoneais. A, Corte de TC contrastada mostrando adenopatia retroperitoneal extensa causada por um seminoma. **B**, Corte ultra-sonográfico longitudinal mostra seminoma oculto hipoecóico e homogêneo. O exame físico do testículo era normal.

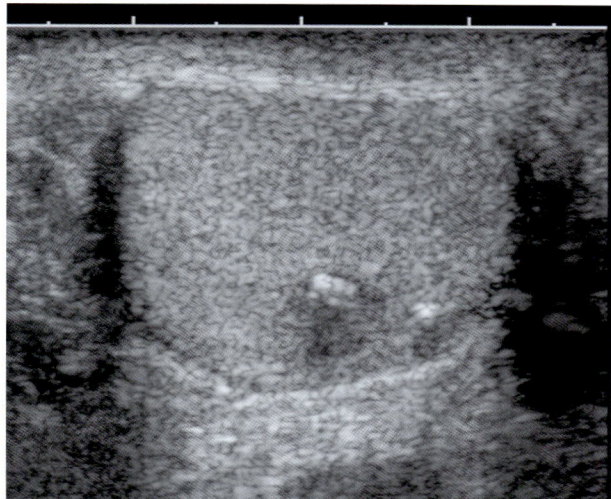

FIGURA 24-9. Tumor de células germinativas *burned-out*. Corte longitudinal mostra tumor de células germinativas não-viável, parcialmente calcificado, num paciente com metástases retroperitoneais. Observar a massa hipoecóica ao redor do foco de calcificação.

A maioria dos pacientes com linfoma maligno do testículo tem uma massa indolor ou aumento testicular difuso. Aproximadamente 25% dos pacientes têm sintomas constitucionais de linfoma, tais como febre, fraqueza, anorexia ou perda ponderal.[39]

O linfoma testicular geralmente é grande no momento do diagnóstico. A túnica vaginal está freqüentemente intacta, mas, diferentemente dos tumores de células germinativas, a extensão para o interior do epidídimo e cordão espermático é comum, ocorrendo em até 50% dos casos.[20] A pele escrotal está raramente envolvida. Grosseiramente, o tumor não é encapsulado, mas comprime o parênquima em direção à periferia. O aspecto ultra-sonográfico do linfoma é inespecífico e semelhante ao do seminoma. A maioria dos linfomas malignos é homogênea e hipoecóica e substitui de forma difusa o testículo.[17,39] Lesões hipoecóicas focais podem ocorrer, no entanto (Fig. 24-10). Hemorragia e necrose são raras.

O Doppler colorido mostra aumento da vascularização no linfoma testicular, e o aspecto pode se assemelhar a uma inflamação difusa (Fig. 24-10).[43] Diferentemente de um processo inflamatório, o linfoma geralmente é indolor e os testículos não são sensíveis à palpação.

A **leucemia** é a segunda neoplasia testicular metastática mais comum. A leucemia testicular primária é rara, mas a infiltração leucêmica do testículo durante a remissão da medula óssea é comum em crianças.[17,44] O testículo parece atuar como um santuário para as células leucêmicas durante a quimioterapia por causa da **barreira hematotesticular** que inibe a concentração de agentes quimioterapêuticos.[44] A maior freqüência de envolvimento testicular é encontrada em pacientes com leucemia aguda (64%). Aproximadamente 25% dos pacientes com leucemia crônica têm envolvimento testicular.[45] A maioria dos casos de envolvimento testicular ocorre dentro de um ano da descontinuidade da quimioterapia de manutenção de remissão em longo prazo. A taxa de recaída nessa situação chega perto de 13%.[44]

O aspecto ultra-sonográfico da leucemia é inespecífico e semelhante ao linfoma. Os pacientes apresentam de forma mais freqüente infiltração difusa que produz aumento generalizado e testículos com ecogenicidade reduzida (Fig. 24-10). Massas anecóicas focais, bem definidas, com reforço sonoro e ecos internos de baixa intensidade são descritas na forma linfocítica crônica.[45]

Mieloma. O envolvimento testicular geralmente é uma manifestação do mieloma difuso, embora raramente o testículo possa ser o local de origem de um mieloma focal primário (plasmacitoma).[46] O testículo pode ter nódulo único ou

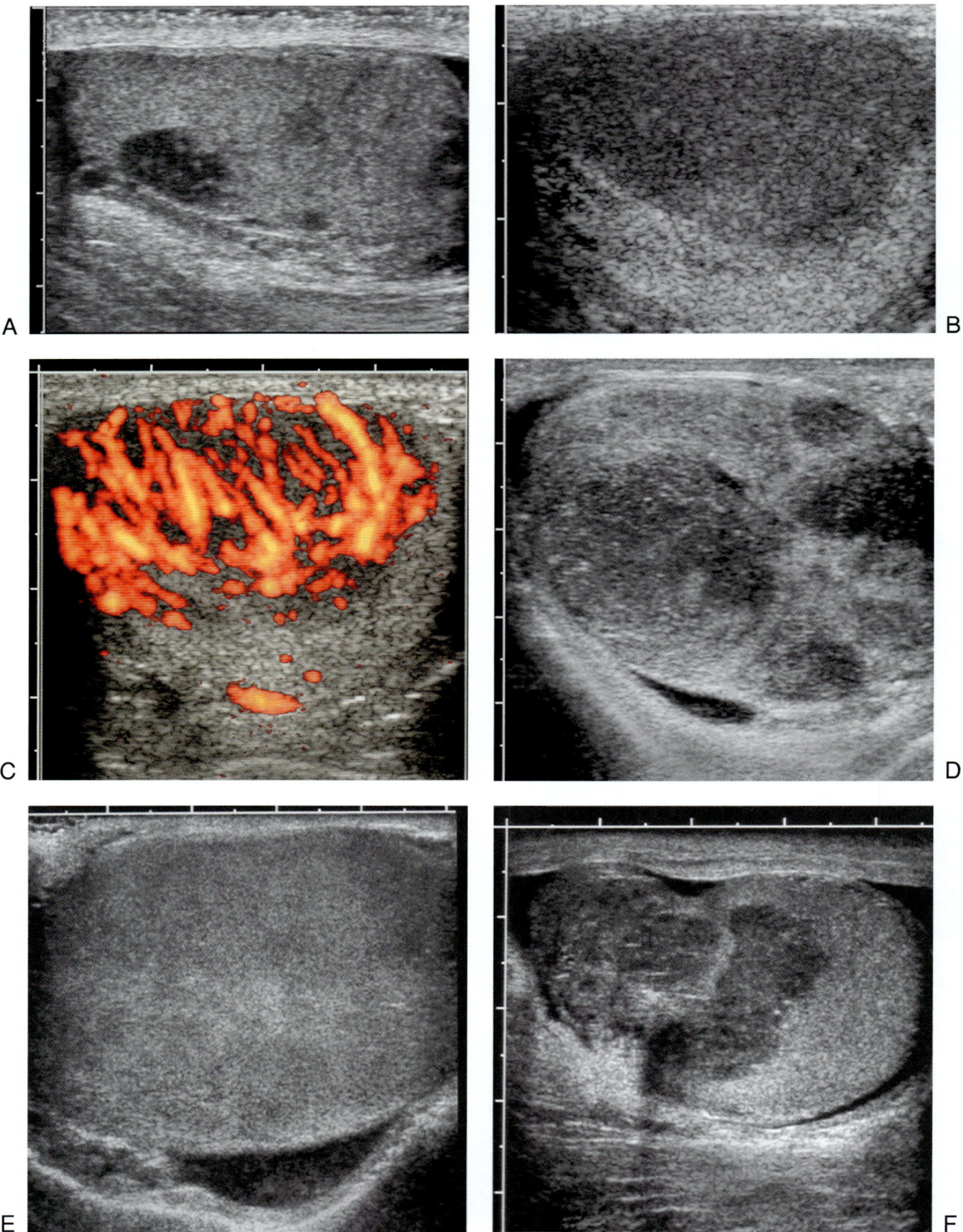

FIGURA 24-10. Linfoma, leucemia e metástases. A, Linfoma. Corte longitudinal mostra dois focos hipoecóicos sutis de linfoma. **B, Linfoma**. Corte longitudinal mostra envolvimento difuso, homogêneo e hipoecóico do testículo. **C, Linfoma**. *Power* Doppler longitudinal de **B** mostra vascularização aumentada do linfoma. **D**, Corte longitudinal correspondente. **E, Leucemia**. Corte longitudinal mostra envolvimento hipoecóico difuso. **F, Metástase de melanoma**. Corte longitudinal mostra uma massa hipoecóica no pólo superior do testículo e epidídimo.

múltiplos que aparecem como hipoecóicos e homogêneos no exame ultra-sonográfico. Envolvimento bilateral ocorre em aproximadamente 20% dos casos.[19]

Outras Metástases. Metástases não-linfomatosas para os testículos são incomuns, representando 0,02% a 5% de todas as neoplasias testiculares.[47,48] Os locais primários mais freqüentes são **pulmão** e **próstata**.[21] Outros locais primários freqüentes incluem **melanoma, rins, cólon, estômago e pâncreas**.[47,49] A maioria das metástases é clinicamente silenciosa, sendo descoberta incidentalmente na autópsia ou após orquiectomia para carcinoma de próstata. Metástases testiculares são mais comuns durante a sexta e sétimas décadas de vida e são mais freqüentes do que os tumores primários de células germinativas em pacientes acima de 50 anos.[1,42] Elas são comumente múltiplas e bilaterais em 15% dos casos.[21] Visto que tumores de células germinativas também podem ser multicêntricos e bilaterais, essas características não são úteis na diferenciação primária de neoplasias testiculares metastáticas. Metástases sistêmicas disseminadas estão presentes geralmente em pacientes com metástases testiculares.[42] Possíveis vias de metástases para os testículos incluem veias retrógradas, hematogênicas e linfáticos retrógrados e invasão tumoral direta.[39,41] Metástases em locais distantes dos testículos, tais como pulmão e pele, disseminam-se por via hematogênica na maioria das vezes. Extensão venosa retrógrada pela veia espermática ocorre em carcinomas de células renais e pode também ocorrer em tumores prostáticos e da bexiga.[50] Neoplasias com metástases para linfonodos periaórticos podem envolver os testículos por extensão linfática retrógrada. O carcinoma colorretal pode invadir diretamente os testículos. As características ultra-sonográficas das metástases testiculares não-linfomatosas variam. O aspecto é freqüentemente hipoecóico, mas pode ser ecogênico ou complexo (Fig. 24-10F).[1]

Outros tumores raros do testículo incluem o hamartoma (Fig. 24-11), dermóide, hemangioma, tumor adenomatóide intratesticular, carcinóide, carcinoma do mediastino testicular, tumor neuroectodérmico, tumor de Brenner, fibroma, fibrossarcoma, osteossarcoma, condrossarcoma e sarcoma indiferenciado.

Lesões Intratesticulares Benignas

Cistos. Cistos testiculares são descobertos incidentalmente pela ultra-sonografia em 8% a 10% da população.[51,52] As lesões testiculares císticas não são sempre benignas visto que os tumores testiculares (especialmente TCGNS) podem sofrer degeneração cística devido à hemorragia ou necrose. A distinção entre um cisto benigno e uma neoplasia cística é de grande importância clínica. De 34 massas císticas testiculares descobertas com ultra-sonografia por Hamm e cols.,[51] 16 eram neoplásicas e todas estas tinham características ultra-sonográficas de cistos complicados. TCGNCs, especialmente aqueles com elementos de teratoma, são os tumores mais comuns a conter componentes císticos e sólidos.

Cistos da túnica albugínea são localizados no interior da túnica que circunda o testículo. Eles variam em tamanho

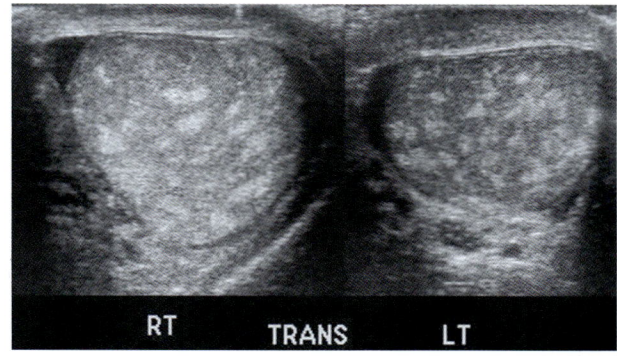

FIGURA 24-11. Imagem transversal dupla mostra múltiplos hamartomas bilaterais. O paciente tinha doença de Cowden, um distúrbio herdado de forma autossômica dominante, que causa múltiplos hamartomas no trato gastrointestinal.

de 2 a 30 mm e são bem-definidos. São geralmente solitários e uniloculados, mas podem ser múltiplos ou multiloculados (Fig. 24-12A).[51,53] A idade média no momento da apresentação é de 40 anos, mas os pacientes também podem ter cistos na quinta e sexta décadas.[54] Os cistos podem ser assintomáticos, mas os pacientes freqüentemente apresentam-se com lesões que são clinicamente nódulos escrotais palpáveis, firmes. Histologicamente, eles são cistos simples delineados por células cubóides ou cilíndricas baixas e preenchidas por líquido seroso.[55-57] Cistos complexos da túnica albugínea podem simular uma neoplasia testicular.[58] O exame cuidadoso em múltiplos planos pode ajudar a identificar a natureza benigna do cisto de túnica albugínea.

Cistos da túnica vaginal são raros e originam-se das camadas visceral ou parietal da túnica vaginal. Eles podem ser únicos ou múltiplos. Ultra-sonograficamente eles em geral aparecem anecóicos, mas podem ter septações ou podem conter ecos devido a hemorragia.[59]

Cistos intratesticulares são cistos simples preenchidos com líquido seroso claro; eles variam em tamanho de 2 a 18 mm.[60,61] Ultra-sonograficamente eles são bem definidos, lesões anecóicas com paredes finas e lisas e reforço sonoro

METÁSTASES TESTICULARES

LINFOMA

Maioria não-Hodgkin

LEUCEMIA

Segunda mais comum
64% leucemia aguda
Local santuário

METÁSTASES NÃO-LINFOMATOSAS

Pulmão e próstata são as mais comuns
Rim, estômago, cólon, pâncreas, melanoma

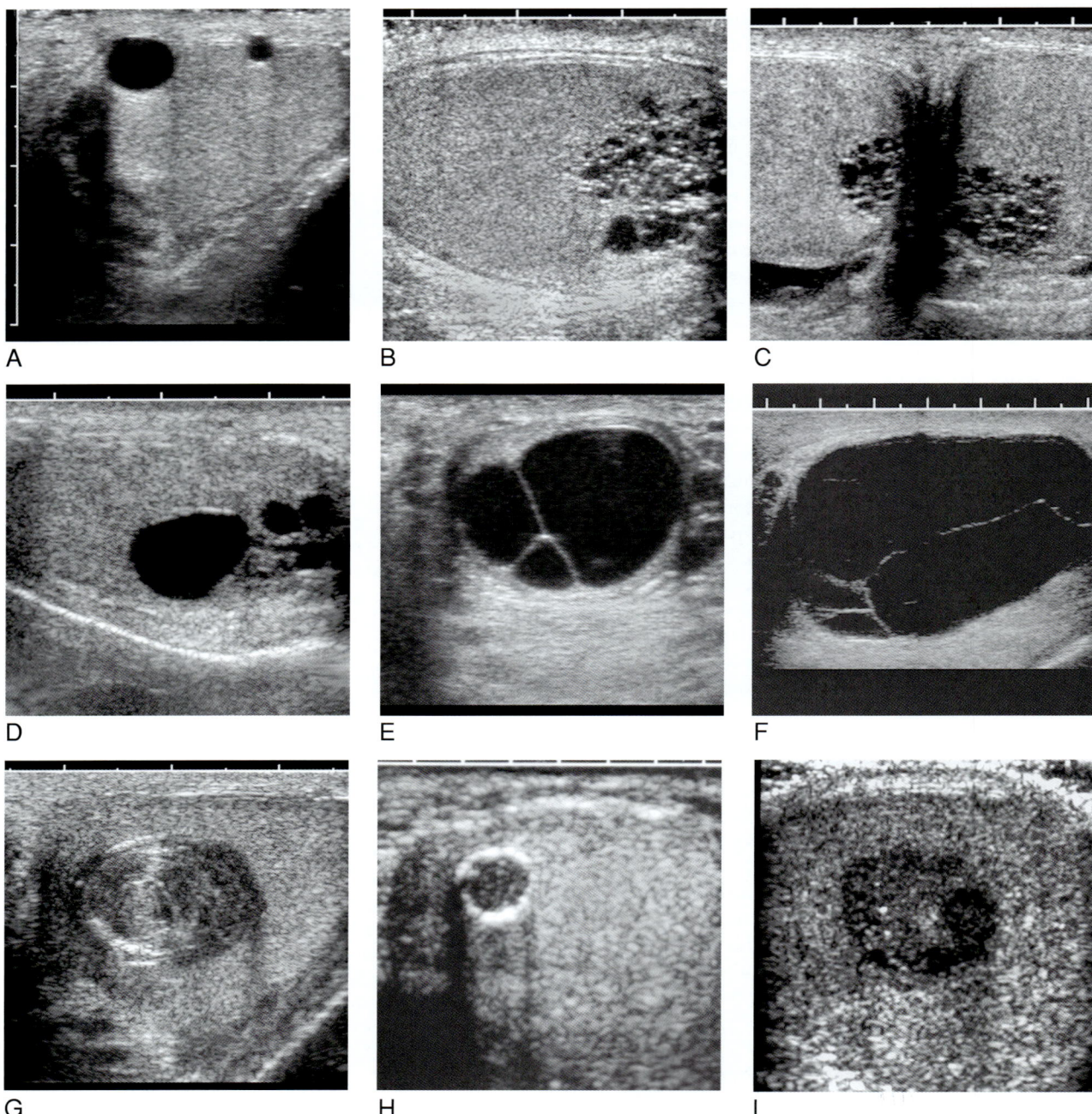

FIGURA 24-12. Lesões císticas benignas do testículo. A, **Cistos da túnica albugínea**. Corte longitudinal mostra dois cistos se originando da túnica. Esses cistos geralmente são palpáveis. **B e C**, **Dilatação cística da rede testicular**. Cortes longitudinal e transversal mostram túbulos dilatados da rede testicular de ambos os testículos. **D**, **Cisto intratesticular benigno** associado à dilatação da rede testicular no corte longitudinal. **E e F**, Transversal longitudinal. **Cisto intratesticular benigno com múltiplas septações**. **G**, **Cisto epidermóide (benigno)**. Aspecto típico em espiral. **H**, **Cisto epidermóide**. Calcificação periférica típica. **I**, **Cisto epidermóide**. Corte transversal mostra massa hipoecóica com calcificações centrais semelhantes a outros tumores na escala de tons de cinza, mas avascular no exame com Doppler. (**H**, Cortesia de Bem Hollenberg, M.D., Presbyterian Hospital, Charlotte, NC.)

posterior. Hamm *et al.*,[51] reportaram que em todos os seus 13 casos, os cistos estavam localizados perto do mediastino, apoiando a teoria que assegura a origem dessas lesões a partir da rede testicular, possivelmente secundárias a formações estenóticas pós-traumáticas ou pós-inflamatórias (Fig. 24-12D-F).[51,55]

Ectasia Tubular da Rede Testicular. Ectasia tubular da **rede testicular** pode ser confundida com uma neoplasia testicular.[62-67] Esta ectasia tubular está geralmente associada a obstrução epididimária devido a inflamação ou trauma. Lesões císticas de tamanho variado são visibilizadas na região do mediastino sem nenhuma anormalidade de partes moles associada e nenhum fluxo no Doppler colorido (Fig. 24-12B-D). A maioria dessas lesões é bilateral e assimétrica. Freqüentemente há uma espermatocele associada. O aspecto ultra-sonográfico característico e a localização devem possibilitar a distinção desta condição benigna da malignidade, evitando assim uma orquiectomia. Achados característicos na ressonância magnética (RM) incluem anormalidade de intensidade de sinal intratesticular semelhante à água na região do mediastino testicular.[64]

Displasia Cística. É uma malformação congênita muito rara, geralmente ocorrendo em crianças e adolescentes, embora um caso tenha sido relatado em um homem de 30 anos.[68,69] Imagina-se que esta lesão resulte de um defeito embriológico que impede a conexão dos túbulos da rede testicular e os ductos eferentes. Patologicamente, esta lesão consiste em múltiplos cistos interconectados, de tamanhos e formatos variados, separados por septo fibroso.[69] Esta lesão origina-se na rede testicular e estende-se para o parênquima adjacente, resultando em atrofia por pressão. Os cistos são delineados por uma camada única de epitélio achatado ou cubóide. Ultra-sonograficamente, o aspecto é semelhante à dilatação cística adquirida da rede testicular. Agenesia renal ou displasia freqüentemente coexistem com a displasia cística testicular.[69]

Cistos Epidermóides. O cisto epidermóide é um tumor benigno de células germinativas, geralmente bem-circunscrito, representando aproximadamente 1% de todos os tumores testiculares. Esses tumores ocorrem em qualquer idade, mas são mais comuns durante a segunda até a quarta décadas.[21,70,71] Geralmente os pacientes apresentam nódulo testicular indolor; um terço dos tumores é descoberto incidentalmente durante um exame físico. Aumento testicular difuso e indolor ocorre em 10% dos casos.[70,72] Patologicamente, a parede tumoral é composta de tecido fibroso com uma camada interna de epitélio escamoso. O cisto é preenchido com queratina esbranquiçada e escamosa.

A histogênese dos cistos epidermóides é controversa. A opinião atual mais aceita é de que os cistos epidermóides são derivados de restos epiteliais ou inclusões e não têm potencial maligno.[73] Também tem sido postulado que os cistos epidermóides podem representar desenvolvimentos monomórficos ou monodérmicos de um teratoma ao longo da linha de diferenciação celular ectodérmica.[70,72,74] Estas lesões benignas podem ser diferenciadas de teratomas pré-malignos apenas pelo exame histológico. Ultra-sonograficamente, os cistos epidermóides, geralmente, são massas bem-definidas, avasculares, que podem ser múltiplas ou bilaterais. Elas podem ter vários aspectos ultra-sonográficos.[73] Um aspecto em espiral característico, como as camadas da casca de cebola, corresponde às camadas alternantes de queratina compacta e células escamosas descamativas vistas histologicamente (Fig. 24-12G).[75-77] Outro aspecto típico do cisto epidermóide é de uma massa hipoecóica, bem-definida, com uma cápsula ecogênica que pode estar calcificada (Fig. 24-12H).[71,72] Pode existir calcificação central dando um aspecto em *olho de boi ou alvo* (Fig. 24-12I).[73] Cistos epidermóides também podem ter o aspecto inespecífico de massa hipoecóica com ou sem calcificações e se assemelhar a tumores de células germinativas. Avascularidade é uma pista para o diagnóstico.[77] Quando o aspecto ultra-sonográfico é característico, a confirmação histológica ainda é obtida por uma abordagem conservadora que poupa o testículo, com excisão local (enucleação).[70,78] A RM tem sido usada para apoiar o diagnóstico ultra-sonográfico de cisto epidermóide se confirmação adicional é desejada antes da enucleação.[79,80] A distinção entre um cisto epidermóide de um teratoma requer exame patológico cuidadoso da parede do cisto e testículo adjacente.[70]

Abscesso. Abscessos testiculares são, geralmente, uma complicação de orquiepididimite; eles também podem resultar de uma torção testicular não-diagnosticada, um tumor gangrenoso ou infectado ou uma orquite piogênica primária. Causas infecciosas comuns de abscessos são a **caxumba, varíola, escarlatina, influenza, febre tifóide, sinusite, osteomielite e apendicite**.[81] Um abscesso testicular pode romper através da túnica vaginal resultando na formação de piocele ou uma fístula para pele.

Mais freqüentemente, a ultra-sonografia mostra um testículo aumentado contendo uma massa predominantemente preenchida por líquido, com áreas hipoecóicas ou áreas ecogênicas mistas (Fig. 24-13). Uma aparência atípica tem sido descrita em que a arquitetura testicular foi rompida com estriações hiperecóicas separando espaços hipoecóicos (Fig. 24-13).[82] Supõe-se que estriações sejam devidas a septos fibrosos no parênquima testicular hipoecóico e necrótico. Abscessos testiculares não têm características sonográficas diagnósticas, mas podem freqüentemente ser distinguidos dos tumores com base nos sintomas clínicos.

Em pacientes com síndrome de imunodeficiência adquirida, a distinção entre um abscesso e processo neoplásico pode ser difícil ultra-sonograficamente. Achados clínicos podem ser úteis; no entanto, a orquiectomia é freqüentemente necessária para se obter um diagnóstico histológico.[83,84]

LESÕES CÍSTICAS TESTICULARES

BENIGNAS

Cistos de túnica albugínea
Cistos da túnica vaginal
Cistos intratesticulares
Ectasia tubular da rede testicular
Displasia cística
Cistos epidermóides
Abscessos

MALIGNAS

Tumor de células germinativas não-seminomatoso
Necrose ou hemorragia intratumorais
Obstrução tubular por tumor
Linfoma

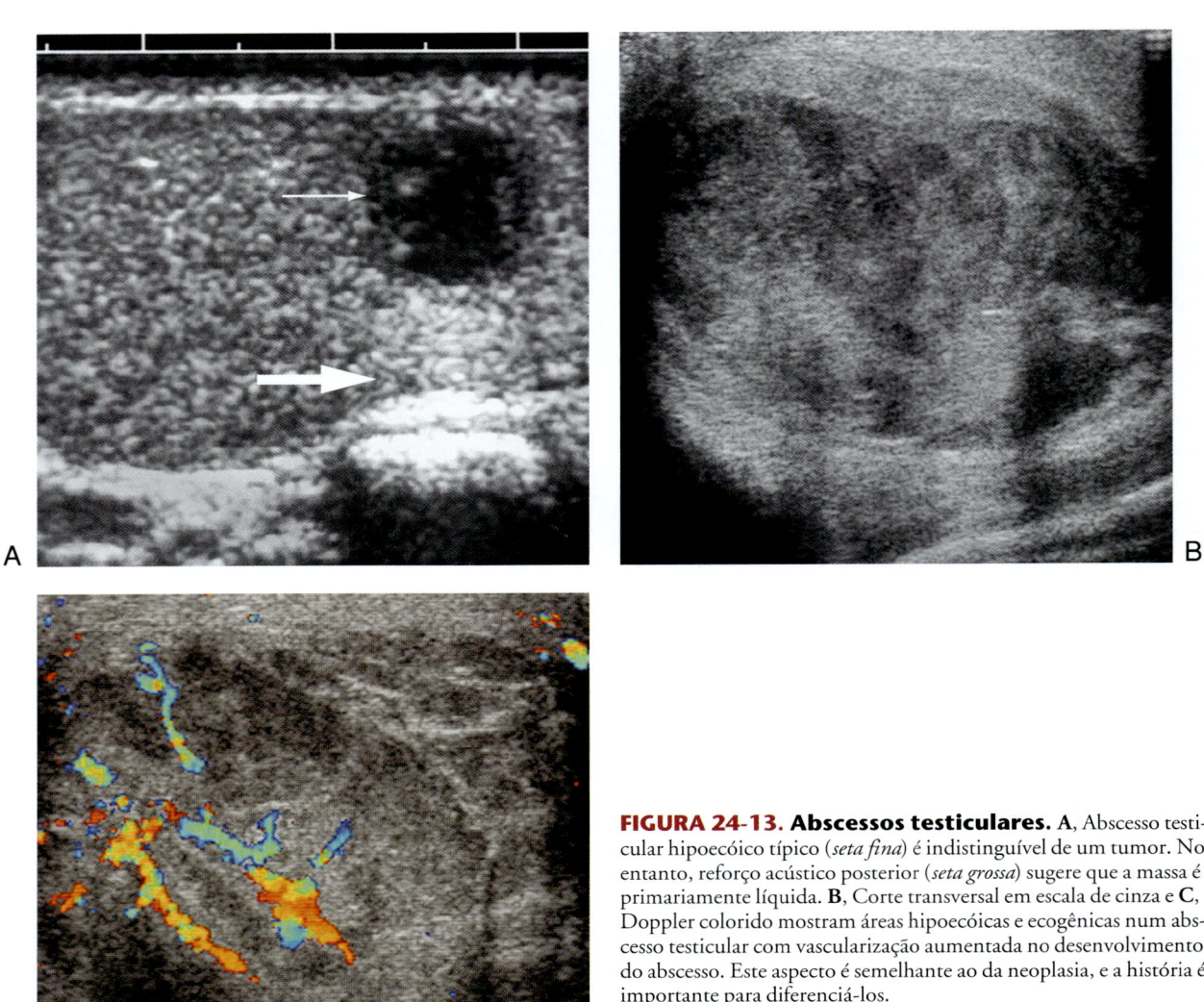

FIGURA 24-13. Abscessos testiculares. A, Abscesso testicular hipoecóico típico (*seta fina*) é indistinguível de um tumor. No entanto, reforço acústico posterior (*seta grossa*) sugere que a massa é primariamente líquida. **B**, Corte transversal em escala de cinza e **C**, Doppler colorido mostram áreas hipoecóicas e ecogênicas num abscesso testicular com vascularização aumentada no desenvolvimento do abscesso. Este aspecto é semelhante ao da neoplasia, e a história é importante para diferenciá-los.

Infarto. O infarto testicular pode ocorrer após **torção, trauma, endocardite bacteriana, vasculite, leucemia e estados de hipercoagulabilidade**.[85-87] O infarto testicular espontâneo é raro. O aspecto ultra-sonográfico depende do tempo de infarto. Inicialmente, um infarto é visibilizado como uma massa hipoecóica focal ou um testículo difusamente hipoecóico, com tamanho normal. A massa hipoecóica focal não pode ser diferenciada de uma neoplasia com base no seu aspecto.[88,89] Estas lesões devem ser avasculares, dependendo do tempo de infarto. Caso uma massa bem-circunscrita, impalpável, relativamente periférica e hipoecóica mostre completa ausência de vascularização no *Power* Doppler ou após administração de meio de contraste ultra-sonográfico, pode ser possível a distinção entre infartos benignos e neoplasias (Fig. 24-14).[90,91] Com o tempo, a massa hipoecóica ou o testículo inteiro diminuem de tamanho e desenvolvem áreas de ecogenicidade aumentada por causa da fibrose ou calcificação distrófica.[3,82,86] O aspecto ultra-sonográfico inicial pode ser difícil de distinguir de uma neoplasia testicular, mas infartos diminuem substancialmente de tamanho, ao passo que tumores caracteristicamente aumentam com o tempo.[1,89]

Sarcoidose. A sarcoidose pode envolver o epidídimo ou o testículo.[92-94] O envolvimento genital ocorre em menos de 1% dos pacientes com sarcoidose sistêmica.[1,3] A apresentação clínica é de uma epididimite recorrente ou aguda ou aumento indolor do testículo ou epidídimo. Ultra-sonograficamente, lesões sarcóides são massas irregulares, hipoecói-

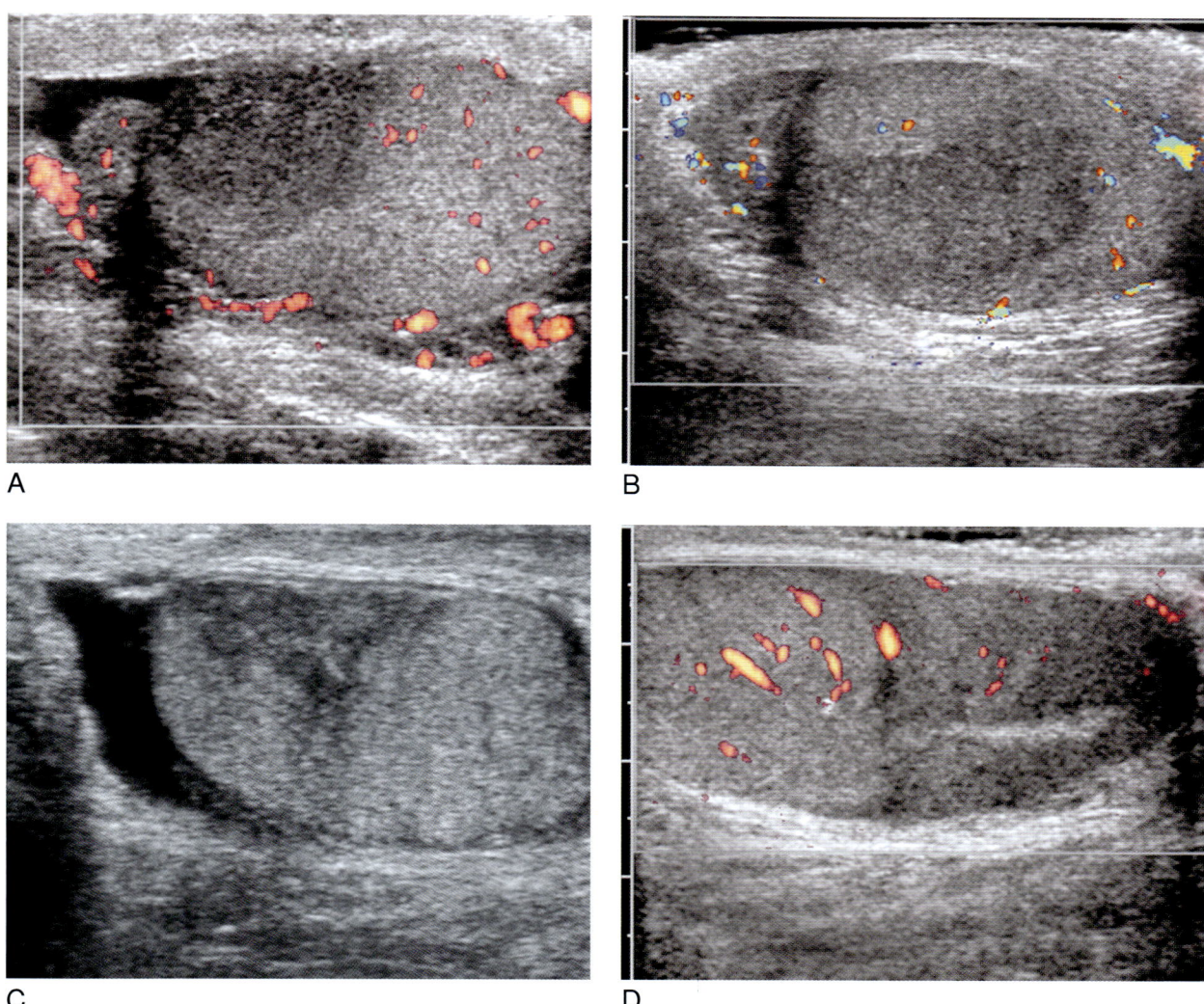

FIGURA 24-14. Infartos testiculares — espectro de apresentações. A, Infarto agudo. Corte longitudinal com *Power* Doppler mostra uma área avascular no pólo superior resultante de uma torção parcial. **B, Infarto agudo.** Corte longitudinal com Doppler colorido mostra uma área avascular na porção média do testículo causada por vasculite. **C, Infarto crônico.** Corte longitudinal mostra uma área hipoecóica periférica com formato de cunha devida à infecção prévia por caxumba. **D, Infarto crônico.** Corte longitudinal com *Power* Doppler mostra ausência de vascularização no pólo inferior.

cas no testículo ou epidídimo (Fig. 24-15).[12,95] Ocasionalmente, focos hiperecóicos calcificados com sombra acústica posterior podem ser visibilizados.[9] É difícil a distinção entre sarcoidose e um processo inflamatório ou neoplasia apenas pela ultra-sonografia. Ressecção ou orquiectomia podem ser necessárias para um diagnóstico definitivo.

Restos Adrenais. A hiperplasia adrenal congênita é uma doença autossômica recessiva envolvendo um defeito enzimático da cortical adrenal. Essa doença pode se tornar clinicamente evidente na infância ou início da vida adulta. Os pacientes freqüentemente apresentam massa ou aumento testicular e puberdade precoce com ou sem síndrome de depleção de sal. Os restos adrenais se originam de células aberrantes da cortical adrenal que migram com tecidos gonadais no feto. Elas podem formar massas de aspecto tumoral em resposta a níveis elevados de corticotropina circulante na hiperplasia adrenal congênita e síndrome de Cushing e raramente sofrem transformação maligna. Na ultra-sonografia, estas lesões são multifocais hipoecóicas. Ocasionalmente, tem sido descrita sombra acústica posterior. Muitos restos adrenais demonstram vascularização em raio de roda, com múltiplos vasos periféricos irradiando um ponto central no interior da massa. Na maioria dos casos, se o paciente tem as anormalidades hormonais apropriadas associadas à hiperplasia adrenal congênita e se a ultra-sonografia mostra os achados pertinentes, nenhuma investigação a mais é necessária.[96,97]

Calcificações Escrotais. Calcificações escrotais podem ser visibilizadas no interior do parênquima testicular, na superfície do testículo, ou livres, localizadas no líquido entre as camadas da túnica vaginal. Calcificações grandes, lisas, curvilíneas sem uma massa de partes moles associada são muito

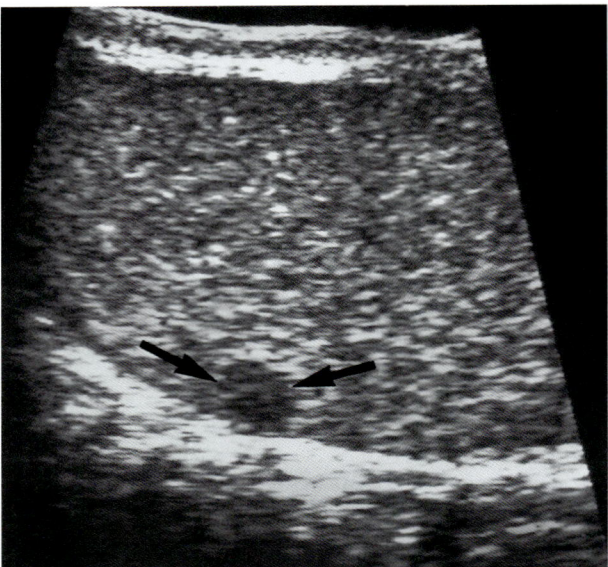

FIGURA 24-15. Sarcoidose testicular. Corte longitudinal do testículo mostra massa sólida pequena, hipoecóica (*setas*) devido a sarcoidose.

microlitíase limitada. Em parte, isto ocorre porque nenhum grande estudo mostrou a prevalência da microlitíase numa população assintomática. Dados prospectivos mostram que tumores testiculares coexistentes ocorrem de forma mais freqüente em pacientes que têm ambas as formas difusa e limitada, ocorrendo em 5% a 10% dos pacientes.[100] Apesar dos casos relatados, não está claro, entretanto, se a incidência de novos tumores testiculares está aumentada de forma significativa em pacientes com microlitíase preexistente.[112] Por esse motivo, não há consenso sobre o acompanhamento adequado (clínico ou radiológico) para pacientes com microlitíase testicular. Mais comumente, é recomendada ultra-sonografia anual, embora alguns autores sugiram auto-exame periódico.[100]

Cálculos escrotais extratesticulares originam-se da superfície da túnica vaginal e podem se partir, migrando para o espaço entre as duas camadas da túnica (Fig. 24-17). Têm sido denominados corpúsculos livres fibrinóides ou "**pérolas escrotais**" por causa do aspecto macroscópico, que é geralmente arredondado, branco como uma pérola e elástico. Histologicamente, elas consistem de material fibrinóide depositado ao redor de um núcleo central de hidroxiapatita.[114] Elas podem resultar de inflamação da túnica vaginal ou torção do apêndice ou epidídimo. Hidroceles facilitam o diagnóstico ultra-sonográfico de cálculos escrotais (Fig. 24-17).

características de um **tumor de células de Sertoli**, embora ocasionalmente **tumores de células germinativas** *burned-out* também possam ter um aspecto semelhante.[31] Calcificações espalhadas podem ser encontradas na **tuberculose, filariose** e cicatrizes de **tumores de células germinativas ou trauma passado**.

Microlitíase testicular é uma condição em que calcificações estão presentes no interior dos túbulos seminíferos dos testículos tanto uni quanto bilateralmente.[3] Postula-se que a microlitíase é devida à fagocitose defeituosa de células tubulares degeneradas pelas células de Sertoli, que posteriormente calcificam no interior dos túbulos seminíferos.[98,99] A microlitíase é classificada nas formas **difusa** e **limitada**.[100] Na forma **difusa**, inúmeros focos hiperecóicos estão espalhados difusamente por todo o parênquima testicular. Esses pequenos focos (1-3 mm) raramente mostram uma sombra e ocasionalmente apresentam um aspecto em cauda de cometa (Fig. 24-16). Na forma **limitada**, anteriormente imaginada como insignificante, menos do que cinco focos hiperecóicos são visibilizados por imagem no testículo (Fig. 24-16B).

A microlitíase é visibilizada em 1% a 2% dos pacientes referidos para ultra-sonografia testicular e tem sido associada a **criptorquidismo, síndrome de Klinefelter, síndrome de Down, microlitíase alveolar pulmonar, radioterapia prévia e subfertilidade**.[98,101-103] Mais importante, muitos relatos associam a microlitíase a **neoplasias testiculares de células germinativas** (seminomas ou não-seminomas), **neoplasias de células germinativas intratubulares** e **tumores extratesticulares de células germinativas**.[100,104-113] Há uma concordância geral de que existe **uma associação entre microlitíase e malignidade**, mas há controvérsias acerca da intensidade desta associação e o significado da

Lesões Patológicas Extratesticulares

Hidrocele, Hematocele e Piocele. Líquido seroso, sangue, pus ou urina podem se acumular no espaço entre as camadas parietal e visceral da túnica vaginal que reveste o escroto. Essas coleções líquidas estão confinadas às porções anterolaterais da bolsa escrotal por causa da conexão do testículo com o epidídimo e a parede escrotal posteriormente (área

---

CALCIFICAÇÕES ESCROTAIS

TESTICULARES

Solitária, granulomatosa pós-inflamatória, vascular
Microlitíase
Tumor de células germinativas *burned-out*
Tumor de serfole
Teratoma
Tumor misto de células germinativas
Sarcoidose
Tuberculose
Infarto crônico

EXTRATESTICULARES

Túnica vaginal "pérolas escrotais"
Epididimite crônica
Esquistossomose

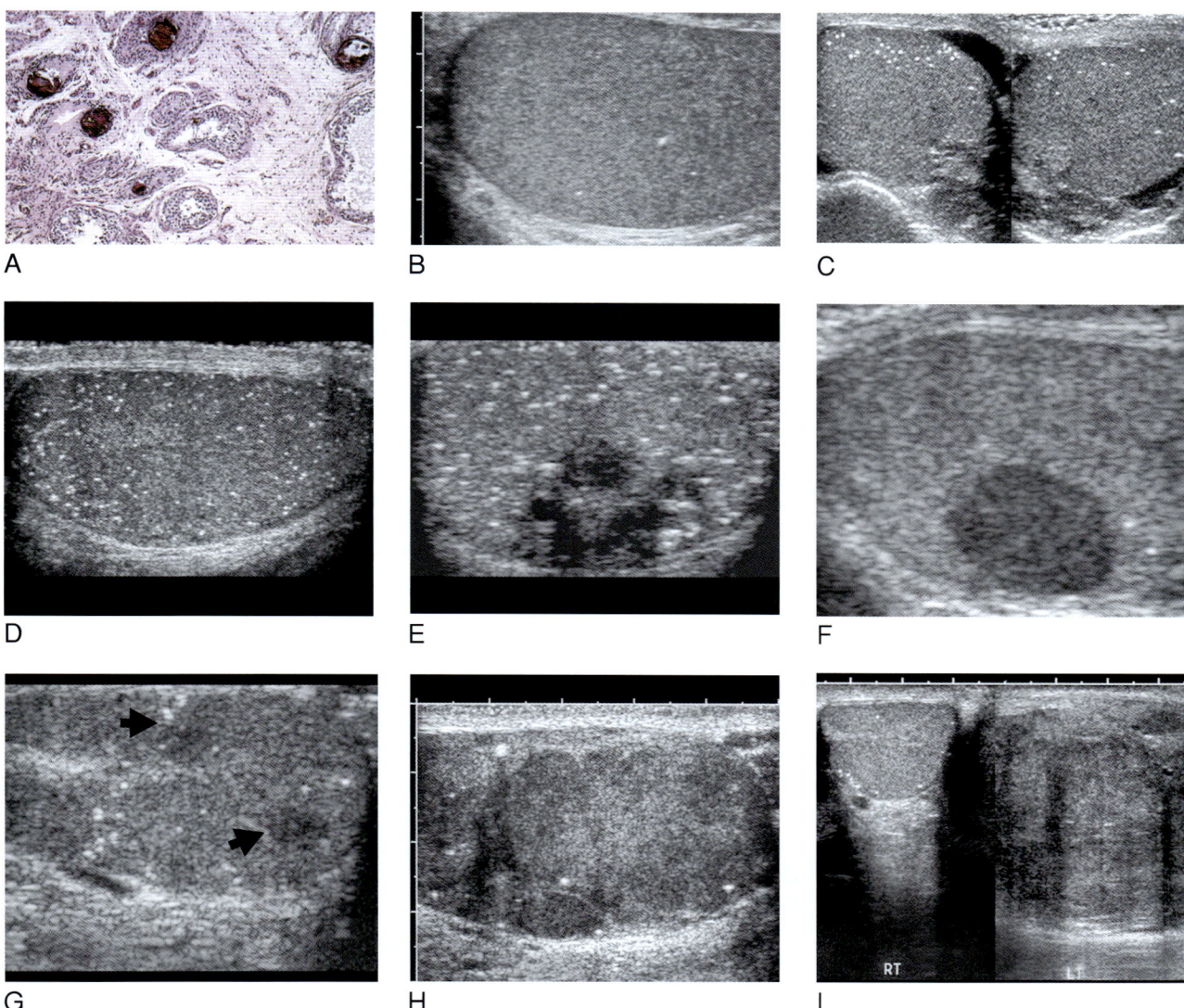

FIGURA 24-16. Microlitíase e tumores testiculares associados — espectro de apresentações. A, Microlitíase. Microscopia óptica mostra múltiplas calcificações intratubulares (*0*). **B, Microlitíase limitada.** Corte longitudinal mostra algumas calcificações pequenas. **C e D, Microlitíase difusa. E, Microlitíase com tumor misto de células germinativas.** Corte transversal do testículo mostra microlitíase e massa parcialmente cística devido a tumor de células germinativas misto. **F, Microlitíase limitada com seminoma.** Corte longitudinal mostra algumas pequenas calcificações e uma massa hipoecóica homogênea. **G, Microlitíase e dois focos de seminoma.** Corte longitudinal mostra múltiplas pequenas calcificações e duas massas hipoecóicas homogêneas (*setas*). **H, Microlitíase e seminoma.** Corte longitudinal mostra grande massa hipoecóica com múltiplas calcificações grosseiras e pequenas. **I, Microlitíase e seminoma.** Imagem transversal dupla mostra grande massa no testículo esquerdo e microcalcificações no testículo direito.

nua) (Fig. 24-18).[5] A bolsa escrotal normal contém uns poucos mililitros de líquido seroso entre as camadas da túnica vaginal e é geralmente visível ao exame ultra-sonográfico.[115]

Hidrocele é um acúmulo anormal de líquido seroso entre as camadas da túnica vaginal. Raramente, a hidrocele pode estar loculada ao redor do cordão espermático acima do testículo e epidídimo (Fig. 24-18A-C).[116] Hidrocele é a causa mais comum de edema escrotal indolor[9] e pode ser congênita ou adquirida. O **tipo congênito** resulta de fechamento incompleto do processo vaginal e persistência de comunicação entre o saco escrotal e o peritônio, geralmente se resolvendo com 18 meses de idade.

Hidroceles adquiridas são o resultado de trauma em 25% a 50% dos casos. Hidroceles associadas a tumores testiculares são geralmente pequenas e ocorrem em cerca de 10% dos pacientes.[1,117-119] Outras causas de hidrocele secundária incluem epididimite, orquiepididimite e torções.[3,23]

A ultra-sonografia é útil na detecção da causa potencial da hidrocele por permitir avaliar o testículo quando uma grande hidrocele impede a palpação. Hidroceles são caracteristicamente coleções anecóicas com bom reforço acústico, que cercam os aspectos antero-laterais do testículo. Ecos de baixa a média intensidade dos corpúsculos de fibrina ou cris-

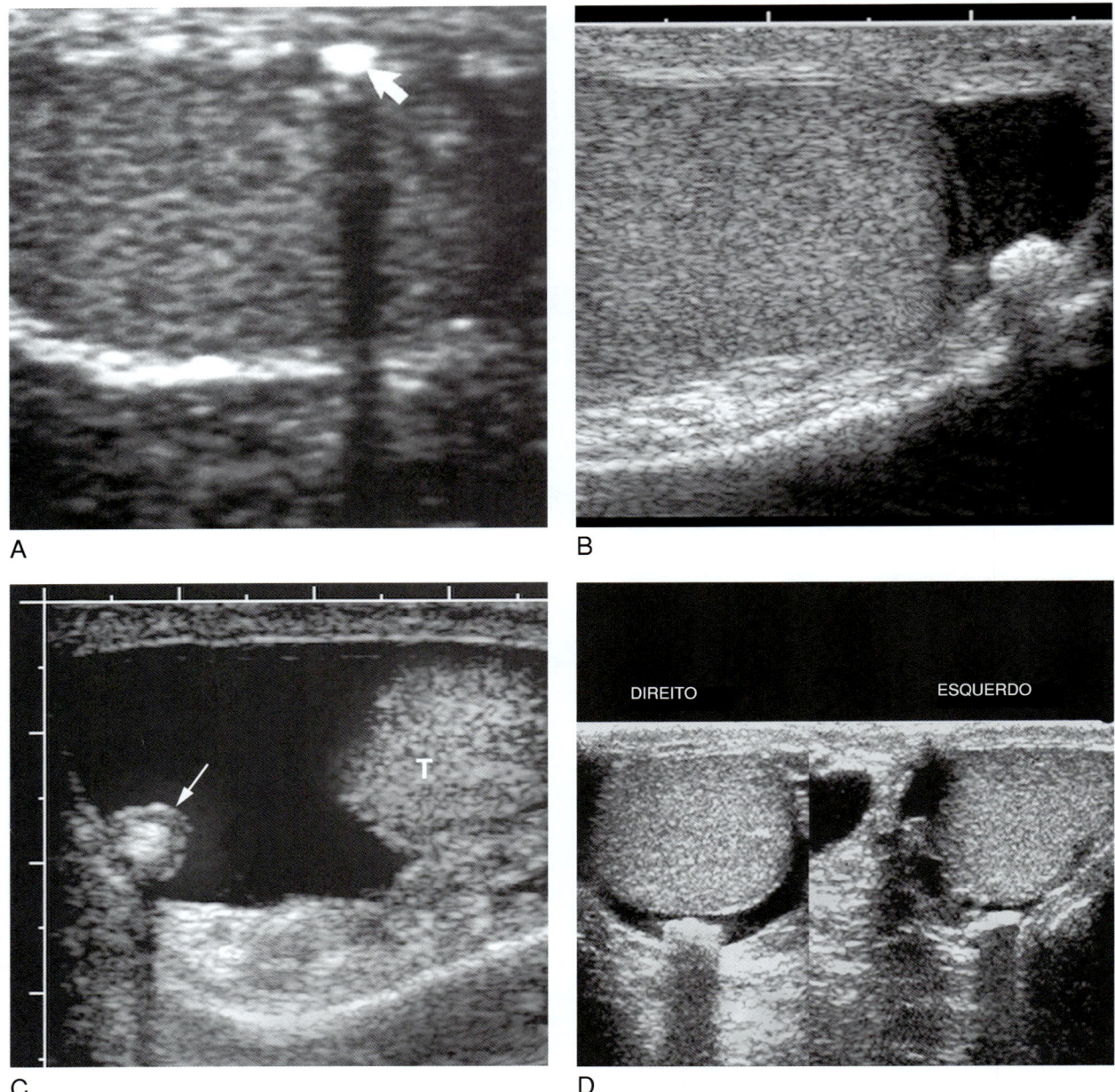

FIGURA 24-17. Calcificações intra-escrotais benignas. A, **Placa calcificada** da túnica vaginal. B, **"Pérola escrotal"**. Calcificação escrotal móvel no interior de uma pequena hidrocele. C, **Pérola escrotal**. Corte longitudinal mostra uma pérola escrotal calcificada (*seta*) numa hidrocele. T, testículos. D, **Pérolas escrotais bilaterais**.

tais de colesterol podem ocasionalmente ser visibilizados movendo-se livremente no interior de uma hidrocele.[11,118,120] Raramente uma grande hidrocele pode impedir a drenagem venosa testicular e causar ausência de fluxo diastólico anterógrado arterial.[117]

Hematoceles e pioceles são menos comuns que hidroceles simples. Hematoceles resultam de trauma, cirurgia, diabetes, neoplasias, torções ou doença aterosclerótica.[121] Pioceles resultam da ruptura de um abscesso para o interior de uma hidrocele ou diretamente para dentro do espaço entre as camadas da túnica vaginal. Tanto as hematoceles quanto as pioceles contêm septações internas e loculações (Fig. 24-18D-F). Espessamento da pele escrotal e calcificações podem ser visibilizadas em casos crônicos.

Varicoceles. Uma varicocele é uma coleção de veias anormalmente dilatadas, alongadas, pertencentes ao plexo pampiniforme, localizadas posteriormente ao testículo, acompanhando o epidídimo e ductos deferentes no interior do cordão espermático (Fig. 24-19).[3,9,118,122] As veias do plexo pampiniforme normalmente variam de 0,5 a 1,5 mm de diâmetro, sendo que a principal veia de drenagem mede até 2 mm de diâmetro.

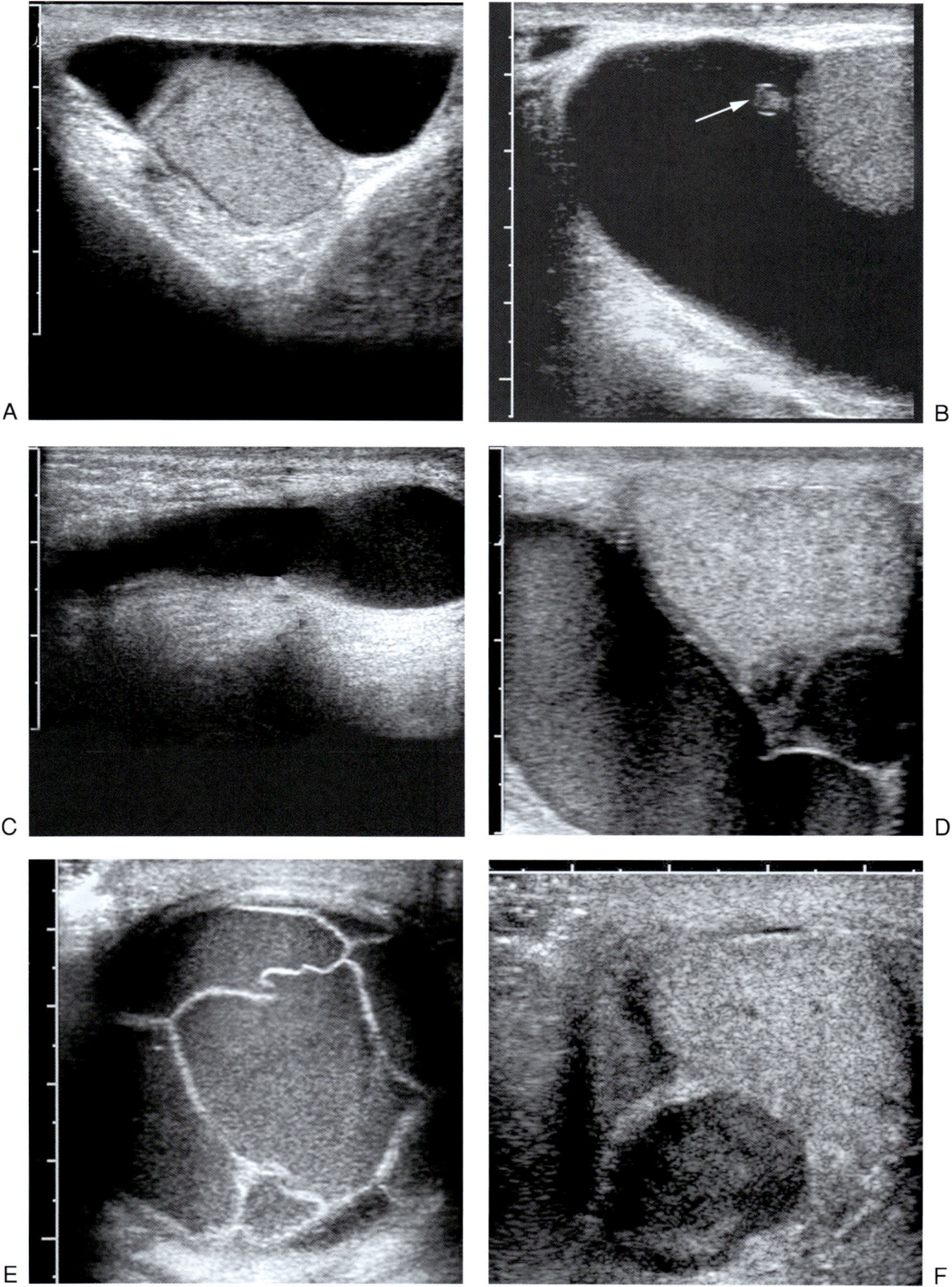

FIGURA 24-18. Coleções líquidas na bolsa escrotal — espectro de apresentações. A, Hidrocele. Corte transversal mostra hidrocele antero-lateralmente, com fixação do testículo à túnica vaginal posteriormente. **B, Hidrocele.** O líquido delineia o apêndice testicular (*seta*). **C, Hidrocele do cordão.** Corte longitudinal da região inguinal mostra coleção líquida alongada acima do nível do testículo e epidídimo. **D, Hematocele.** Corte transversal mostra líquido loculado com ecos internos. **E, Hematocele.** Corte transversal mostra líquido com ecos internos e membranas lineares. **F, Piocele.** Corte transversal mostra coleção líquida com ecos internos.

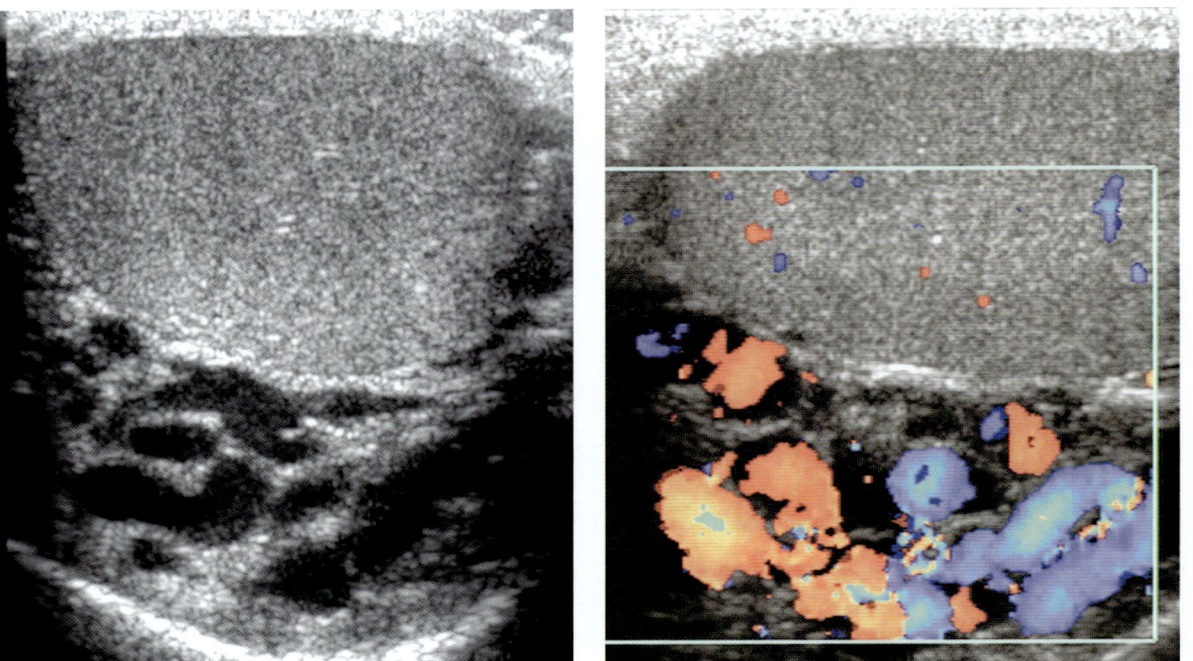

FIGURA 24-19. Varicocele. A, Corte longitudinal e **B,** Doppler colorido mostra veias dilatadas hipoecóicas, serpingiformes posteriormente ao testículo. O fluxo sangüíneo em uma varicocele é lento e pode ser detectado apenas com padrões de Doppler de baixo fluxo ou com manobra de Valsalva.

Existem dois tipos de varicocele: primária (idiopática) e secundária. A **varicocele idiopática** é causada por valvas incompetentes na veia espermática interna, o que permite a passagem retrógrada de sangue através do cordão espermático para o plexo pampiniforme. A varicocele é a causa corrigível mais comum da infertilidade masculina, ocorrendo em 21% a 39% dos homens atendidos em clínicas de infertilidade.[123-125] As varicoceles idiopáticas ocorrem no lado esquerdo em 98% dos casos e são geralmente detectadas em homens entre 15 e 25 anos de idade.[3] Pensa-se que a predominância no lado esquerdo existe porque a drenagem venosa no lado esquerdo é feita para a veia renal, enquanto a do lado oposto é feita para a veia espermática direita, que drena diretamente para a veia cava. As varizes idiopáticas normalmente se distendem quando o paciente está em pé ou realiza a manobra de Valsalva e se descomprimem quando o paciente está deitado. As varicoceles primárias são bilaterais em até 70% dos casos.[126]

As **varicoceles secundárias** resultam da pressão aumentada nas veias espermáticas ou suas tributárias, determinada por hidronefrose acentuada, um fígado aumentado, neoplasias abdominais ou compressão venosa por uma massa retroperitoneal.[22,118] A varicocele secundária também pode ocorrer na "**síndrome do quebra-nozes**", na qual a artéria mesentérica superior comprime a veia renal esquerda.[127] Uma busca por obstrução neoplásica do retorno venoso gonadal deve ser realizada nos casos de uma varicocele recentemente descoberta no lado direito, não-descompressível, em um paciente com mais de 40 anos, porque estes casos raramente são idiopáticos (Fig. 24-20).[9] O aspecto das varicoceles secundárias não é afetado pela posição do paciente.

Nos homens inférteis, a ultra-sonografia auxilia no diagnóstico de varicoceles clinicamente palpáveis e subclínicas. Não há correlação entre o tamanho da varicocele e o grau de dano ao tecido testicular levando à infertilidade. Por isso, a detecção precoce e o tratamento das varicoceles subclínicas são importantes.[125]

Ultra-sonograficamente, a varicocele consiste em múltiplas estruturas anecóicas serpingiformes com mais de 2 mm de diâmetro, criando uma coleção multicística tortuosa localizada adjacente ou proximal ao pólo superior do testículo e cabeça do epidídimo. Ocasionalmente, a varicocele pode ter aspecto similar ao de uma pequena espermatocele septada. Deve ser feita a distinção entre uma varicocele e uma espermatocele usando-se o Doppler colorido ou pulsado. Da mesma forma, veias dilatadas nos exames do mediastino podem ser distingüidos da ectasia tubular da rede de testículos pelo uso do Doppler colorido ou pulsado. Um transdutor de alta freqüência em conjunto com padrões de baixo fluxo no Doppler devem ser utilizados para otimizar a detecção do fluxo lento no interior das varizes. Hemácias de movimentação lenta podem ser visibilizadas com transdutores de alta freqüência, mesmo quando o fluxo é pequeno demais para ser detectado ao Doppler. O fluxo venoso pode ser aumentado com o paciente em pé ou durante manobra de Valsalva. Além disso, varicoceles, diferentemente das espermatoceles, seguem o caminho do cordão espermático para o canal inguinal e são facilmente comprimidas pelo transdutor.[1,23,118] Raramente as varicoceles podem ser intratesticulares, tanto numa localização subcapsular quanto em volta do mediastino testicular (Fig. 24-21).[128]

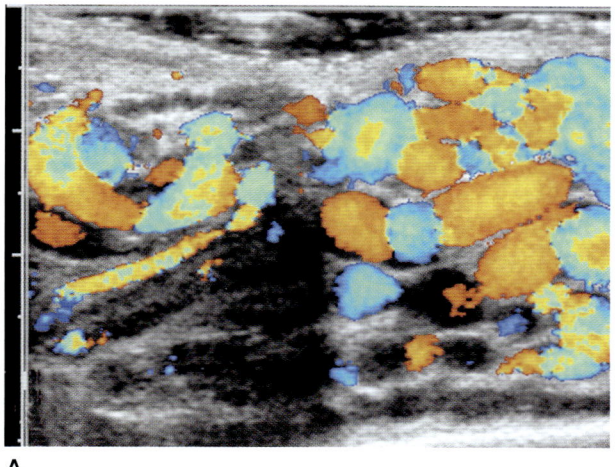
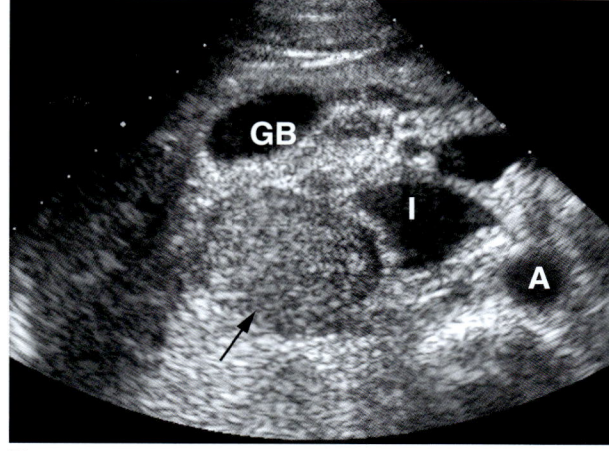
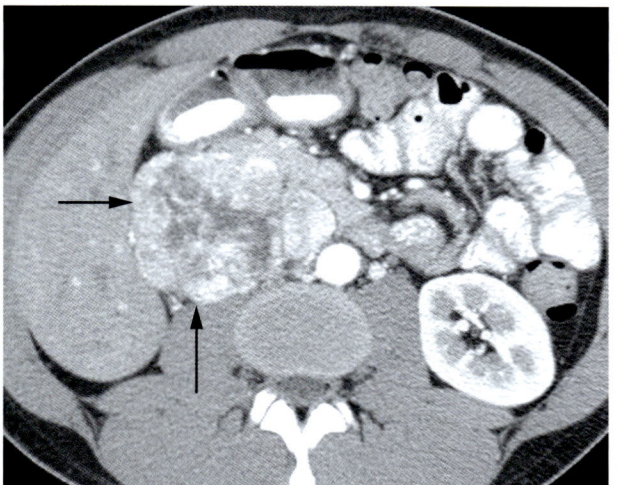

FIGURA 24-20. Varicocele devida a paraganglioneuroma retroperitoneal. A, Corte longitudinal mostra veias muito dilatadas de uma grande varicocele direita. **B,** Ultra-sonografia abdominal transversal mostra paraganglioneuroma (*seta*) adjacente à veia cava inferior (I). A, Aorta. GB, vesícula biliar. **C,** TC axial mostra a massa vascular (*setas*) adjacente a I.

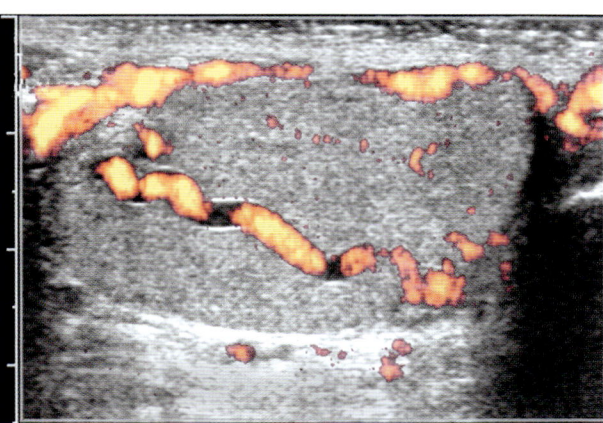

FIGURA 24-21. Varicocele intratesticular. Corte longitudinal mostra a veia dilatada.

TUMORES EXTRATESTICULARES

BENIGNOS

Tumor adenomatóide
Fibroma
Lipoma
Hemangioma
Leiomioma
Neurofibroma
Granuloma de colesterol
Restos adrenais
Cistoadenoma papilar

MALIGNOS

Fibrossarcoma
Lipossarcoma
Rabdossarcoma
Histiocitoma
Linfoma
Metástases

Hérnia Escrotal. Uma hérnia escrotal é outra massa paratesticular comum. Embora as hérnias escrotais sejam freqüentemente diagnosticadas com base na história clínica e exame físico, a ultra-sonografia é útil na avaliação de casos atípicos. A hérnia pode conter alça de intestino delgado ou de cólon, com ou sem omento.[129] A presença de alças intestinais no interior da hérnia pode ser confirmada pela visibilização das válvulas coniventes ou haustrações e detecção de peristalse no exame convencional. Se estas características estão ausentes, distinguir uma hérnia de outras massas multicísticas extratesticulares, como hematocele e piocele, pode ser difícil. A presença de material altamente ecogênico no interior da bolsa escrotal pode ser devida a um omento de contenção da hérnia ou outras massas adiposas (Fig. 24-22). O exame ultra-sonográfico do canal inguinal também deve ser realizado para identificar a extensão do omento ou alças intestinais do canal inguinal até a bolsa escrotal.[23,129]

Tumores. Neoplasias extratesticulares da bolsa escrotal são raras e geralmente envolvem o epidídimo. A neoplasia extratesticular mais comum é o **tumor adenomatóide** benigno, representando 32% destes tumores.[16,130] Está mais freqüentemente localizado no epidídimo, especialmente na cauda, mas também pode surgir no cordão espermático ou na túnica testicular (Fig. 24-23D, E).[18] Esta neoplasia pode ocasionalmente invadir o parênquima testicular adjacente. Pode ocorrer em qualquer idade, mas é mais comumente encontrado em pacientes com idades entre 20 a 50 anos.[1,18,131] Tumores adenomatóides são geralmente unilaterais, solitários, bem-definidos, e redondos ou ovais, raramente medindo mais que 5 cm de diâmetro. Ocasionalmente podem ter aspecto em placa e mal definido. A ultra-sonografia geralmente mostra uma massa sólida circunscrita com ecogenicidade pelo menos tão alta quanto à do testículo.[1] Pode ser também hipoecóico.

Outros tumores extratesticulares benignos são raros e incluem **fibromas, hemangiomas, lipomas, leiomiomas** (Fig. 24-23G), **neurofibromas** e **granulomas de colesterol**.[18] **Restos adrenais** também podem ser encontrados no cordão espermático, testículo, epidídimo, rede testicular e túnica albugínea em aproximadamente 10% dos lactantes.[18]

Cistoadenomas papilares do epidídimo podem ser vistos em pacientes com doença de Hippel-Lindau.[95] Estes tumores são considerados **hamartomas** e são encontrados geralmente na cabeça do epidídimo.[59] Neoplasias malignas escrotais primariamente extratesticulares incluem **fibrossarcoma, lipossarcoma, histiocitoma maligno** e **linfoma** em adultos e **rabdomiossarcoma** em crianças (Fig. 24-23H).

Tumores metastáticos para o epidídimo também são raros. Os locais primários mais comuns incluem o testículo, estômago, rim, próstata, cólon e, menos comumente, o pâncreas (Fig. 24-23I).[95,130,132,133] A ultra-sonografia mostra áreas ecogênicas de espessamento focal no interior do epidídimo, comumente associadas a hidrocele.

Lesões Epididimárias

Granuloma Espermático. Imagina-se que seja originário do extravasamento de espermatozóides para os tecidos moles que circundam o epidídimo, produzindo uma resposta granulomatosa necrotizante.[1,3,134,135] Estas lesões podem ser dolorosas ou assintomáticas, e são encontradas mais freqüentemente nos pacientes pós-vasectomia. Também podem estar associadas à infecção ou trauma prévio no epidídimo. O aspecto ultra-sonográfico típico é o de massa sólida, hipoecóica ou heterogênea geralmente localizada no interior do epidídimo, mas pode simular uma lesão intratesticular (Fig. 24-23B).[134] Granuloma espermático crônico pode conter calcificação.[136]

Pseudotumor Fibroso. É uma massa não-neoplásica rara de tecido fibroso reativo que pode envolver a túnica vaginal ou o epidídimo. Na ultra-sonografia, pode aparecer como massas paratesticulares hipoecóicas, hiperecóicas ou heterogêneas (Fig. 24-23C).[137-139]

Lesões Císticas. Espermatoceles são mais comuns que cistos do epidídimo. Ambos foram vistos em 20% a 40% de todos os pacientes assintomáticos estudados por Leung *et al*.[115] e 30% eram cistos múltiplos. Tanto os cistos do epidídimo quanto as espermatoceles são tidos como resultado da dilatação dos túbulos epididimais, mas o conteúdo dessas massas é diferente.[9,95] Os cistos contêm líquido seroso límpido, enquanto as espermatoceles são preenchidas com espermatozóides e sedimentos contendo linfócitos, células adiposas e debris celulares, dando ao líquido um aspecto espesso, leitoso.[1,95] Ambas as lesões podem resultar de episódios de epididimite ou trauma prévios. Espermatoceles e cistos do epidídimo parecem idênticos na ultra-sonografia: massas anecóicas, circunscritas com pouco ou nenhum eco interno (Fig. 24-24). Loculações e septações são comumente vistas (Fig. 24-24). Loculações e septações são comumente vistas. (Fig. 24-24).

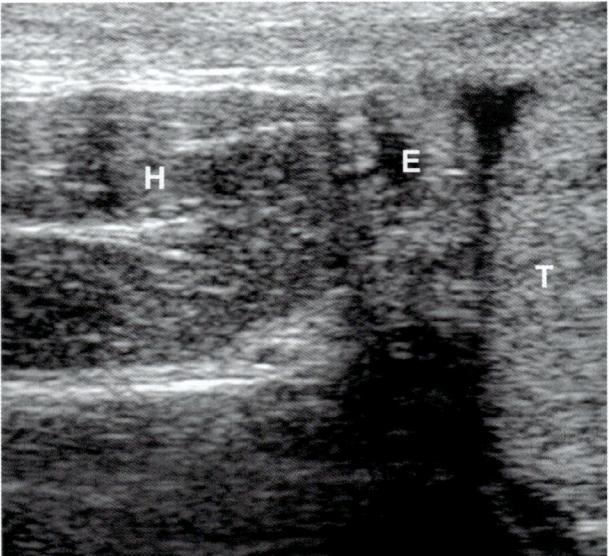

FIGURA 24-22. Gordura mesentérica herniada. Corte longitudinal mostra gordura herniada (H) acima do testículo (T) e epidídimo (E).

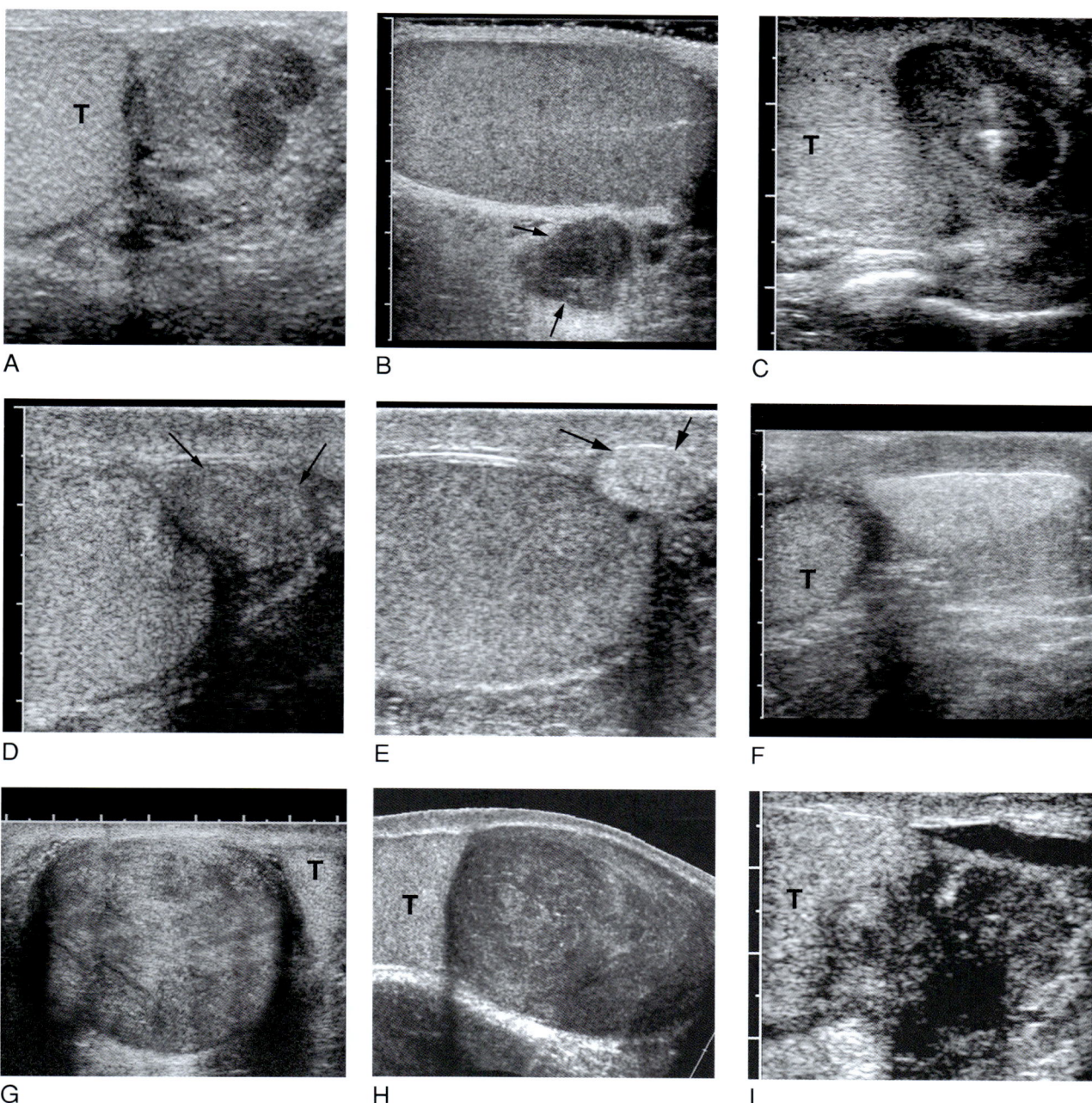

FIGURA 24-23. Massas escrotais sólidas extratesticulares — espectro de apresentações. A, Epididimite crônica. Corte longitudinal da bolsa escrotal mostra massa na cauda do epidídimo. T, testículo. **B, Granuloma espermático.** Corte longitudinal mostra massa sólida hipoecóica (*setas*) posterior ao testículo em um paciente com vasectomia prévia. **C, Pseudotumor fibroso.** Corte longitudinal mostra uma massa de ecogenicidade mista inferior ao testículo (T). **D, Tumor adenomatóide benigno do epidídimo.** Corte longitudinal mostra uma massa hipoecóica (*setas*) na cauda. **E, Tumor adenomatóide benigno da túnica.** Corte longitudinal mostra uma massa hiperecóica (*setas*). **F, Lipoma intra-escrotal.** Corte longitudinal mostra uma massa hiperecóica inferior ao testículo (T). **G, Leiomioma do cordão.** Corte longitudinal mostra uma massa sólida superior ao testículo (T). **H, Rabdomiossarcoma.** Corte longitudinal com campo de visão estendido em um paciente com 12 anos de idade mostra uma grande massa paratesticular inferior ao testículo (T). **I, Metástase de carcinoma de pulmão.** Corte longitudinal mostra uma massa na cauda do epidídimo. T, testículo.

Raramente, uma espermatocele pode ser hiperecóica.[5] A diferenciação entre uma espermatocele e um cisto do epidídimo raramente é clinicamente importante. Espermatoceles quase sempre ocorrem na cabeça do epidídimo, enquanto cistos do epidídimo surgem ao longo do epidídimo.

Alterações Pós-vasectomia no Epidídimo. Alterações ultra-sonográficas no epidídimo têm sido descritas em 45% dos pacientes após vasectomia. Estes achados incluem aumento e heterogeneidade do epidídimo e o desenvolvimento de granulomas espermáticos e cistos. Supõe-se que a vasectomia produz aumento da pressão nos túbulos do epidídimo, causando ruptura tubular com subseqüente formação de granulomas espermáticos. Esta ruptura tubular pode proteger o testículo dos efeitos do aumento da pressão retrógrada. Estes achados ultra-sonográficos não são específicos e podem ser vistos em pacientes que têm epididimite.[140] Achados ultra-sonográficos pós-orquiectomia incluem hematomas (Fig. 24-25), recorrência local do tumor, tumor primário secundário e o aspecto ultra-sonográfico de uma prótese testicular.[141]

Epididimite Crônica. Pacientes com epididimite **bacteriana** aguda incompletamente tratada em geral apresentam uma massa escrotal cronicamente dolorosa (Fig. 24-23A). Pacientes com epididimite granulomatosa crônica devido à disseminação de **tuberculose** a partir do trato geniturinário reclamam de uma massa escrotal dura, áspera.[9] A ultra-sonografia mais comumente mostra espessada túnica albugínea e epidídimo espessado e irregular (Fig. 24-26). Uma calcificação pode ser identificada na túnica albugínea ou no epidídimo[1,42]. Epididimite granulomatosa não tratada se dissemina para o testículo em 60% a 80% dos casos.[3] O envolvimento testicular focal pode simular o aspecto de uma neoplasia testicular na ultra-sonografia, enquanto o envolvimento testicular difuso resulta num testículo aumentado, irregular, com hipoecogenicidade homogênea difusa.

DOR ESCROTAL AGUDA

O diagnóstico diferencial de dor escrotal aguda e edema escrotal inclui torção do cordão espermático e testículo, ou torção de um apêndice testicular, epididimite ou orquite, hidrocele aguda, hérnia estrangulada, edema escrotal idiopático, púrpura de Henoch-Schönlein, abscesso, hemorragia traumática, hemorragia de uma neoplasia testicular e necrose gordurosa escrotal. A torção do cordão espermático e a epididimite ou orquiepididimite aguda são as causas mais comuns de dor escrotal aguda. Estas condições não podem ser distinguidas por exame físico ou testes de laboratório em até 50% dos casos.[143] Exploração cirúrgica imediata tem sido recomendada em meninos e homens jovens com dor escrotal aguda, a menos que um diagnóstico definitivo de epididimite ou orquite possa ser feito. Esta abordagem agressiva resultou num aumento da taxa de preservação do testículo por torção, mas também num aumento dos procedimentos cirúrgicos desnecessários.[144] Cintilografia testicular, RM, ultra-sonografia convencional e com Doppler têm sido usadas para aumentar a precisão da distinção entre infecção e torção.[145,146] Ultra-sonografia convencional, usando fluxo colorido ou *Power* Doppler é o método de imagem de escolha para diagnosticar a causa da dor escrotal aguda.

Torção

A torção é mais comum em meninos que em homens e representa apenas 20% dos fenômenos patológicos escrotais agudos nos homens na fase pós-puberal.[1] Entretanto, o pronto diagnóstico é necessário porque a torção requer cirurgia imediata para preservar o testículo. A taxa de preservação do testículo é de 80% a 100% se a cirurgia for realizada em 5 a 6 horas a partir do início da dor, 70% se for realizada em 6 a 12 horas e apenas 20% se a cirurgia for atrasada por mais de 12 horas.[147]

Existem dois tipos de torção testicular: intravaginal e extravaginal. **Torção intravaginal** é o tipo mais comum, ocorrendo mais freqüentemente na puberdade. Resulta da suspensão anômala do testículo por um longo pedículo de cordão espermático, resultando num envolvimento completo do testículo e epidídimo pela túnica vaginal. Isto tem sido comparado a um **badalo de sino** (Fig. 24-27). A suspensão testicular anômala é bilateral em 50% a 80% dos pacientes.[23] Há uma incidência 10 vezes maior de torção nos testículos não descidos após orquiopexia.[148]

Mais comumente, a **torção extravaginal** ocorre em recém-nascidos sem a deformidade do "badalo de sino". Supõe-se que seja devida à fixação pobre ou ausente do testículo à parede escrotal, permitindo a rotação do testículo, epidídimo e túnica vaginal em conjunto, causando torção do cordão no nível do anel externo (Fig. 24-27D).[149,150]

As veias mais complacentes são obstruídas antes das artérias nas duas formas de torção, resultando em engurgitamento vascular e edema do testículo precoces.

Várias alterações ultra-sonográficas ocorrem na **fase aguda da torção**, em uma a seis horas.[143,151-153] Inicialmente, o testículo se torna aumentado, com uma ecogenicidade normal e mais tarde se torna heterogêneo e hipoecóico quando comparado ao testículo normal contralateral (Fig. 24-28).[154-157] Uma ecogenicidade heterogênea ou hipoecóica pode indicar inviabilidade.[158] Hiperecogenicidade tes-

---

DOR ESCROTAL AGUDA

Torção do testículo
Orquiepididimite
Torção de apêndice testicular
Hérnia estrangulada
Edema escrotal idiopático
Trauma
Púrpura de Henoch-Schönlein

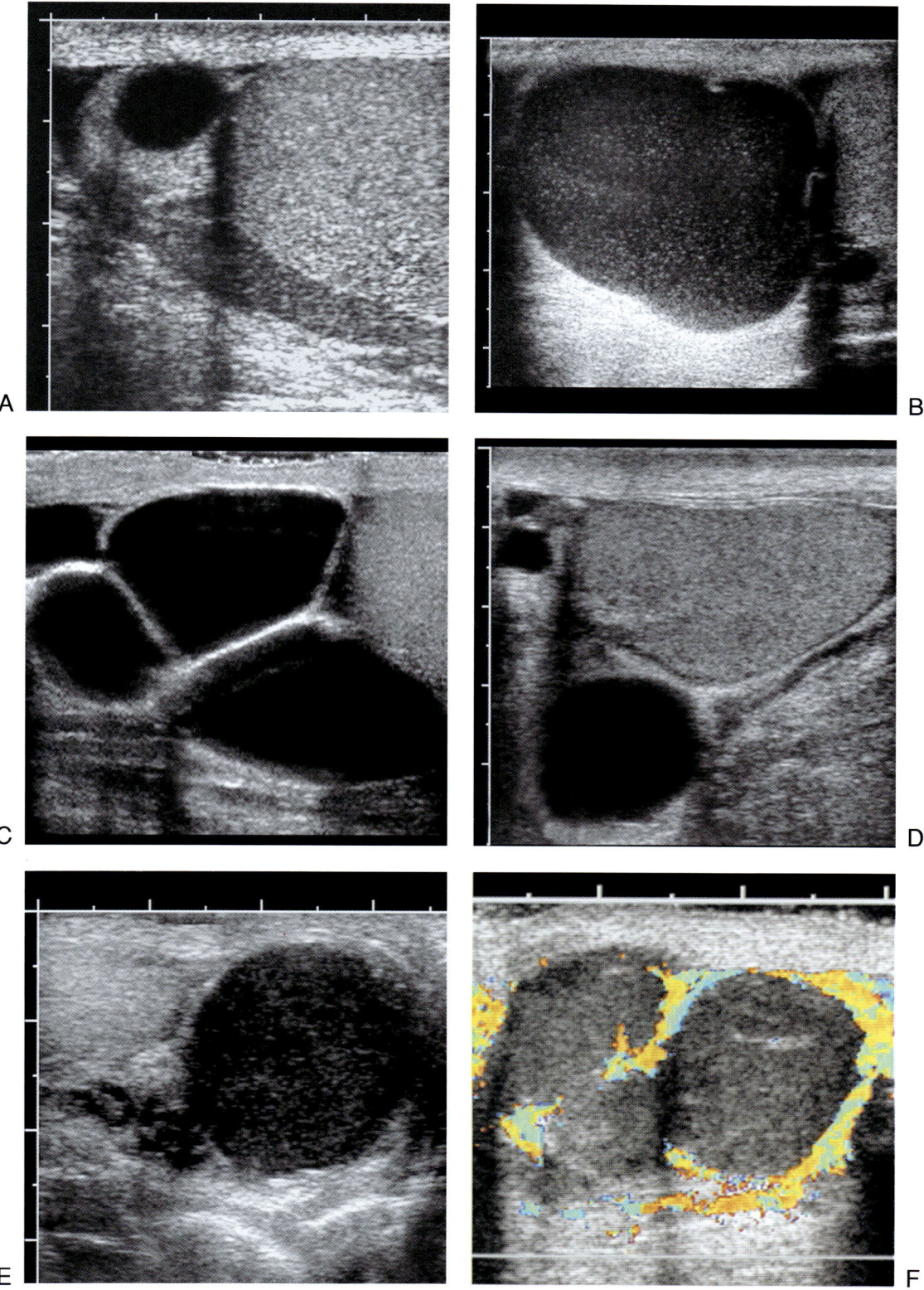

FIGURA 24-24. Cistos escrotais extratesticulares — espectro de apresentações. A, Espermatocele. Corte longitudinal mostra um cisto anecóico na cabeça do epidídimo. **B, Espermatocele.** Corte longitudinal mostra um grande cisto contendo ecos internos na cabeça do epidídimo. **C, Espermatocele septada.** Corte longitudinal mostra um cisto septado na cabeça do epidídimo. **D, Cisto do epidídimo.** Corte longitudinal mostra um cisto no corpo do epidídimo. **E, Cisto de ducto deferente remanescente.** Corte longitudinal mostra um cisto com ecos internos inferior ao testículo (comprovado cirurgicamente). **F, Cisto de inclusão epidermóide do epidídimo.** Corte longitudinal com Doppler colorido mostra massa cística bilobulada na cabeça do epidídimo, com vasos ao seu redor.

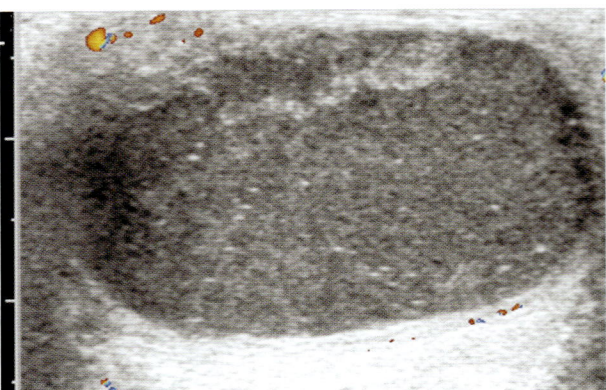

FIGURA 24-25. Hematoma após orquiectomia. Corte longitudinal com Doppler colorido mostra uma massa cística avascular, contendo debris, no escroto, onde foi removido o testículo por carcinoma de células embrionárias há 3 semanas.

ticular generalizada foi descrita em dois casos de torção aguda na ausência de alterações histológicas de hemorragia ou infarto testicular.[143-145,147,148,151,154-156,159]

A torção pode alterar a posição do eixo longo do testículo (Fig. 24-28B). Achados ultra-sonográficos extratesticulares ocorrem comumente na torção e é importante reconhecê-los. O cordão espermático imediatamente cranial ao testículo e epidídimo é torcido, causando um padrão característico de "**nó de torção**" ou "**redemoinho**" de camadas concêntricas vistas na ultra-sonografia ou RM (Fig. 24-28G).[159,160] O epidídimo pode estar aumentado e heterogêneo devido à hemorragia e à dificuldade de se separar do nó de torção do cordão espermático (Fig. 24-28G, H). O complexo esférico epidídimo/cordão pode ser confundido com epididimite.[152]

Uma hidrocele reativa e espessamento cutâneo escrotal são vistos geralmente na torção. Durante a **fase subaguda da torção** (1 a 10 dias), o grau de hipoecogenicidade e aumento testicular cresce nos 5 primeiros dias e então diminui nos 4 a 5 dias seguintes. O epidídimo permanece aumentado e é sempre ecogênico. Hidroceles são comuns nos casos de torção.[151] Massas ecogênicas grandes ou complexas extratesticulares causadas por hemorragia no interior da túnica vaginal ou epidídimo podem ser vistas nos casos não diagnosticados de torção.[159] Os achados na ultra-sonografia em escala de tons de cinza da torção aguda e subaguda não são específicos e podem ser vistos no infarto testicular devido a epididimite, orquiepididimite e ruptura testicular traumática ou infarto.[161,162]

A ultra-sonografia com Doppler colorido é a técnica mais útil e rápida para estabelecer o diagnóstico de torção testicular e para ajudar a distinguir torção de orquiepididimite (Fig. 24-28).[143,155,162,163] Na torção, o fluxo sangüíneo está ausente ou significativamente menor no testículo afetado em comparação ao testículo contralateral normal. O exame meticuloso do parênquima testicular com o uso de padrões de Doppler com detecção de baixo fluxo (freqüência de repetição de pulso baixa, baixo filtro de parede, e alto ganho no Doppler) é importante porque os vasos testiculares são pequenos e têm baixas velocidades de fluxo, especialmente na fase pré-puberal. A ultra-sonografia com Doppler colorido é mais sensível para mostrar fluxo testicular diminuído na torção incompleta do que a cintilografia.[164] *Power* Doppler e Doppler colorido pulsado são usados, embora as técnicas pareçam ter sensibilidade equivalente no diagnóstico de torção.[165-170] Na torção testicular, o Doppler colorido tem uma sensibilidade de 80% a 98%, uma especificidade de 97% a 100% e uma taxa de acurácia de 97%.[152,163,171] O uso de agentes de con-

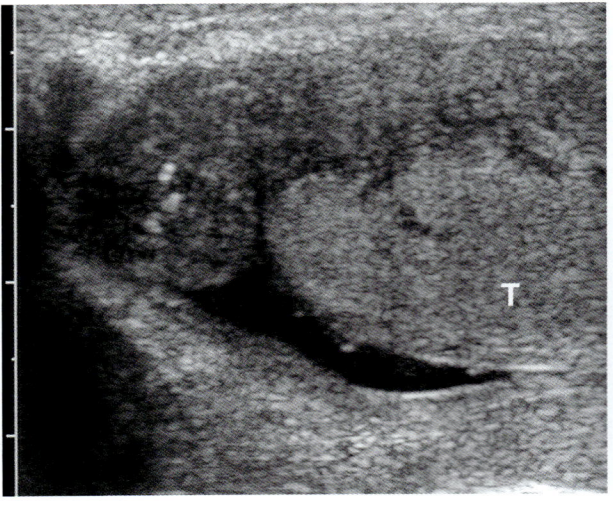
A

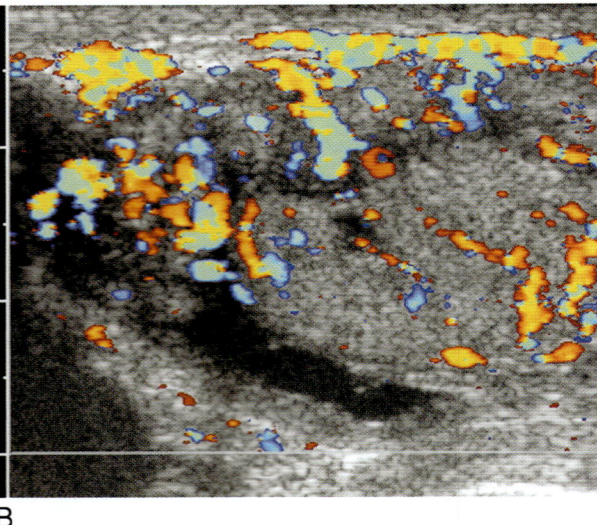
B

FIGURA 24-26. Orquiepididimite tuberculosa. A, Corte longitudinal mostra uma massa heterogênea com calcificação envolvendo a cabeça e o corpo do epidídimo e o testículo adjacente (T). **B,** Corte longitudinal com Doppler colorido mostra aumento da vascularização no epidídimo e testículo adjacente.

culo se os sinais e sintomas clínicos e resultados da ultra-sonografia forem duvidosos.

Armadilhas potenciais no uso da ultra-sonografia para o diagnóstico de torção são **torção parcial, torção/distorção** e **isquemia** devido a orquite. Torção de pelo menos 540 graus é necessária para oclusão arterial completa.[163,173,174] Com torção parcial de 360 graus, ou menos, o fluxo arterial ainda pode ocorrer, mas o retorno venoso está sempre obstruído causando fluxo diastólico arterial diminuído no exame espectral com Doppler (Fig. 24-28).[175] Se ocorrer distorção espontânea, o fluxo no interior do testículo afetado pode ser normal ou aumentado e simular orquite.[176] Distorção espontânea raramente ocorre deixando um infarto testicular segmentar.[91,177] Infarto testicular segmentar também pode ocorrer na púrpura de Henoch-Schönlein ou na orquite (Fig. 24-14). Orquite também pode causar isquemia global do testículo e simular torção.[176]

Em casos de torção subaguda ou crônica, o Doppler colorido mostra a não-existência de fluxo no testículo e aumento do fluxo nos tecidos paratesticulares, incluindo o complexo esférico epidídimo/cordão e túnica dartos (Fig. 24-28).

Torção do apêndice testicular é uma causa comum de dor escrotal aguda e pode simular clinicamente torção testicular. Os pacientes raramente são encaminhados para exame de imagem porque a dor geralmente não é grave e o apêndice torcido pode ser clinicamente evidenciado como o **sinal do "ponto azul"**.[178] O aspecto ultra-sonográfico do apêndice testicular torcido tem sido descrito como uma massa hipoecóica avascular adjacente a um testículo normalmente perfundido e circundada por uma área de aumento de fluxo colorido no Doppler.[163] Entretanto, o apêndice torcido pode aparecer como uma massa ecogênica extratesticular situada entre a cabeça do epidídimo e o pólo superior do testículo.[179]

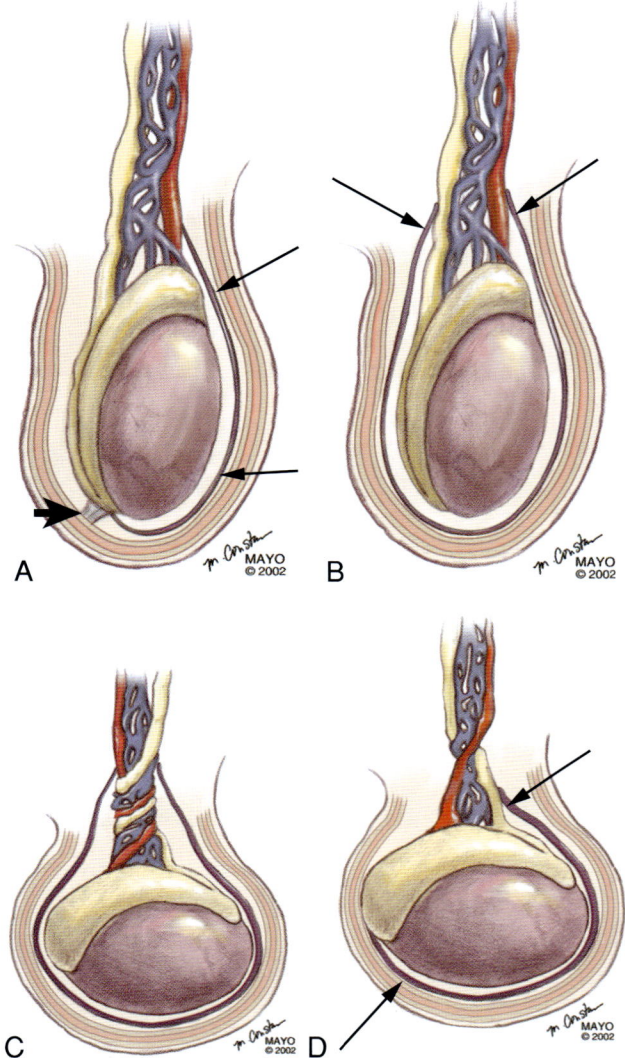

FIGURA 24-27. Anomalia do "badalo do sino", torção intravaginal e torção extravaginal. A, Anatomia normal. A túnica vaginal (*setas*) não envolve completamente o testículo e epidídimo, que estão fixos na parede posterior do escroto (*seta curta*). **B, Anomalia do badalo do sino.** A túnica vaginal (*setas*) envolve completamente o testículo, o epidídimo e parte do cordão espermático, predispondo à torção. **C, Torção intravaginal.** Anomalia do badalo do sino com torção completa do cordão espermático, comprometendo o suprimento sangüíneo para o testículo. **D, Torção extravaginal em um recém-nascido.** A túnica vaginal (*setas*) está em posição normal, mas a mobilidade anormal permite a rotação do testículo, epidídimo e cordão espermático.

Epididimite e Orquiepididimite

Epididimite é a causa mais comum de dor escrotal aguda em homens na fase pós-puberal, causando 75% de todos os processos inflamatórios escrotais. Geralmente resulta de infecção do trato urinário inferior e tem menos comumente origem hematogênica ou traumática. Os organismos causadores mais comuns são *Escherichia coli, Pseudomonas* e *Klebsiella*.[180] Organismos transmitidos sexualmente levando a uretrite, como gonococos e *Chlamydia*, são causas comuns de epididimite em homens jovens. Menos comumente, a epididimite pode ser causada por tuberculose, caxumba ou orquite sifilítica.[181,182] A idade de pico de incidência é 40 a 50 anos. Tipicamente, os pacientes apresentam início insidioso de dor, que aumenta após um a dois dias. Febre, disúria e descarga uretral também podem estar presentes.

Na epididimite aguda, a ultra-sonografia caracteristicamente mostra espessamento e aumento do epidídimo, envolvendo inicialmente a cauda e freqüentemente se disseminando até envolver todo o epidídimo (Fig. 24-29A,B).[183] A ecogenicidade do epidídimo geralmente está

traste intravasculares na ultra-sonografia pode aumentar a sensibilidade de detecção de fluxo sangüíneo no escroto, mas isto ainda não foi comprovado em larga escala.[167] Em pacientes pediátricos, pode ser difícil documentar fluxo em um testículo normal, e a cintilografia testicular tem sido defendida para corroborar os achados ultra-sonográficos.[172] Na prática, muitos cirurgiões preferem explorar cirurgicamente o testí-

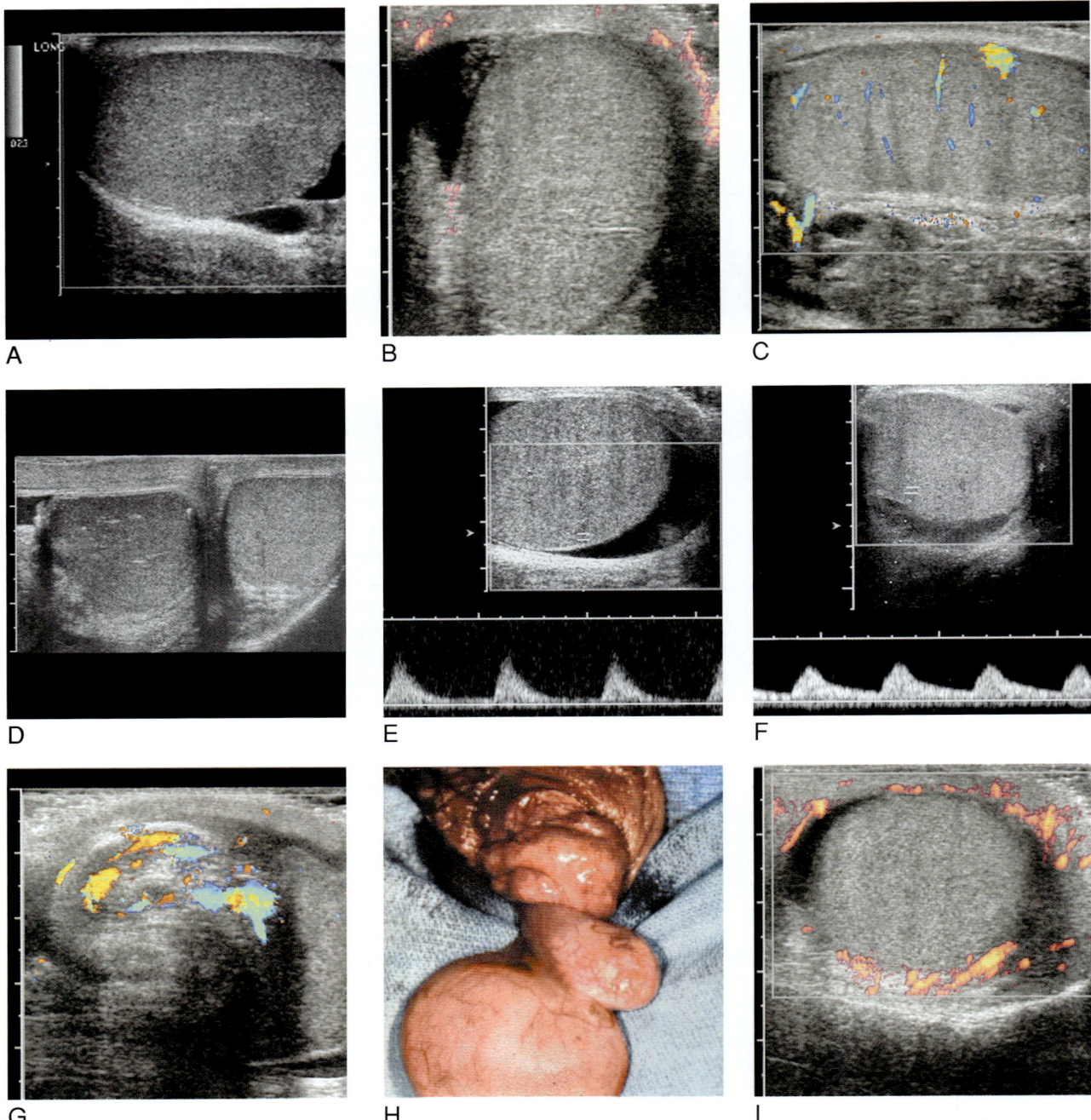

FIGURA 24-28. Torção do cordão espermático e testículo — espectro de apresentações. A, Torção aguda. Corte longitudinal com *Power* Doppler não mostra fluxo no testículo. **B, Torção aguda.** Corte longitudinal com *Power* Doppler mostra posição anormal, transversal e vertical do testículo, sem fluxo. **C, Após distorção manual** do mesmo caso de **B**, um corte longitudinal com Doppler colorido mostra a posição normal do testículo, com fluxo sangüíneo presente. O testículo tem um aspecto estriado devido à isquemia prévia. **D, Torção aguda — alterações na ultra-sonografia com escala de tons em cinza.** Corte transversal duplo mostra testículo direito aumentado hipoecóico devido a torção e espessamento cutâneo do hemiescroto direito. **E, Torção parcial.** Corte longitudinal com Doppler espectral mostra um padrão de onda arterial testicular de alta resistência com pequeno fluxo diastólico por causa da oclusão venosa. Pequena hidrocele reacional. **F, Após distorção espontânea.** Mesmo caso de **E**. Corte longitudinal com Doppler espectral mostra o retorno do fluxo diastólico. **G, "Nó de torção".** Corte longitudinal com torção aguda do cordão espermático mostra o nó de torção do complexo epidídimo e cordão espermático. **H, Torção aguda.** Fotografia intra-operatória mostra o cordão espermático torcido que dá o aspecto de "nó de torção" na ultra-sonografia. **I. Torção subaguda** (3 dias de dor). Corte transversal com *Power* Doppler mostra ausência de fluxo no interior do testículo com hiperemia circundante. (**H**, de Winter TC: Ultrasonography of the scrotum. Appl Radiol 2002;31(3). **H** cortesia dos Drs. R.E. Berger, University of Washington, Seattle, Washington, and T.C. Winter, University of Wisconsin, Madison, Wisconsin.)

diminuída e sua ecotextura com freqüência é grosseira e heterogênea, provavelmente devido a edema ou hemorragia, ou ambos. É comum a formação de hidrocele reativa e pode ser visto espessamento cutâneo associado. Ultra-sonografia com Doppler colorido geralmente mostra aumento do fluxo sangüíneo no epidídimo ou testículo, ou em ambos, quando comparado ao lado assintomático (Fig. 24-29C).[184]

Extensão direta da inflamação do epidídimo para o testículo, chamada **orquiepididimite**, ocorre em até 20% dos pacientes com epididimite aguda. Orquite isolada também pode ocorrer. Nestes casos, o fluxo sangüíneo aumentado é localizado no testículo (Fig. 24-29 D,E,H,I). Envolvimento testicular pode ser focal ou difuso. Caracteristicamente, **orquite focal** produz uma área hipoecóica adjacente a uma porção aumentada do epidídimo. O Doppler colorido mostra aumento do fluxo na área hipoecóica do testículo; aumento do fluxo na túnica vascular pode ser visível como linhas de sinal colorido irradiando-se do mediastino testicular.[185] Estas linhas coloridas correspondem a acentuação septal que é vista como faixas ecogênicas na ultra-sonografia convencional (Fig. 24-29H,I). Doppler espectral mostra fluxo diastólico aumentado em uma orquite não complicada (Fig. 24-30A). Se deixado sem tratamento, todo o testículo pode ser envolvido, aparecendo hipoecóico e aumentado. Enquanto a pressão no testículo aumenta por edema, pode ocorrer infarto venoso com hemorragia, aparecendo hiperecóico inicialmente e hipoecóico depois (Fig. 24-29).[185] Isquemia e infarto subseqüente podem ocorrer quando a vascularização do testículo estiver comprometida por oclusão venosa no epidídimo e cordão.[186] Quando a interrupção vascular é grave, resultando num **infarto testicular** completo, as alterações são indistinguíveis das vistas na torção testicular. Ultra-sonografia com Doppler colorido pode mostrar áreas focais de hiperemia reativa e fluxo sangüíneo aumentado associado a áreas relativamente avasculares de infarto tanto no testículo quanto no epidídimo nos casos de orquiepididimite grave. Fluxo diastólico reverso nos padrões de onda arterial do testículo é um achado preocupante associado a infarto testicular nos casos de orquiepididimite grave (Fig. 24-30B).[187] Além do infarto, outras complicações da orquiepididimite aguda incluem abscesso e piocele (Figs. 24-13 e 24-18F). Alterações crônicas podem ser vistas no epidídimo ou testículo da orquiepididimite clinicamente resolvida. O edema do epidídimo pode persistir e aparecer como uma massa heterogênea na ultra-sonografia (Fig. 24-23A). O testículo pode ter um aspecto estriado persistente de acentuação septal por fibrose (Figs. 24-31 e 24-32).[185,188] Este aspecto estriado do testículo não é específico e também pode ser visto após isquemia por torção ou durante um reparo cirúrgico de hérnia.[185,188] Um aspecto heterogêneo similar no testículo pode ser visto em pacientes mais velhos devido a **esclerose e atrofia dos túbulos seminíferos**.[189] Áreas focais de infarto no testículo podem persistir como áreas hipoecóicas em cunha ou em cone ou podem aparecer como cicatrizes hiperecóicas.[185] Se tiver ocorrido infarto completo do testículo devido a orquiepididimite, o testículo pode se tornar pequeno, com uma ecotextura hipoecóica ou heterogênea.

TRAUMA

O diagnóstico imediato de um **testículo roto** é de extrema importância por causa da relação direta entre intervenção cirúrgica precoce e preservação do testículo. Aproximadamente 90% dos testículos rotos podem ser salvos se a cirurgia for realizada nas primeiras 72 horas, enquanto apenas 45% podem ser salvos após 72 horas[190, 191]. O diagnóstico clínico é impossível por causa da acentuada dor escrotal e edema. Jeffrey e cols.[190] identificaram 12 de 12 casos de ruptura testicular usando a ultra-sonografia. Os aspectos ultra-sonográficos incluem áreas focais de ecogenicidade testicular alterada, correspondendo a áreas de hemorragia ou infarto, e formação de hematocele em 33% dos pacientes. Um discreto plano de fratura foi identificado em apenas 17% dos casos (Fig. 24-33). O contorno testicular está sempre irregular. Embora estes aspectos não sejam específicos para uma ruptura de testículo, eles podem sugerir o diagnóstico com o quadro clínico apropriado, estimulando exploração cirúrgica imediata. Rompimento vascular também pode ser visto na ultra-sonografia com Doppler colorido. Deve-se tomar cuidado para evitar confundir um hematoma complexo intra-escrotal com uma ruptura testicular. O uso do *Power* Doppler e Doppler colorido pode ajudar a distinguir o testículo vascularizado normal de um hematoma complexo.[192] Ultra-sonografia também pode ser usada para avaliar a gravidade do trauma escrotal devido a ferimentos por arma de fogo. Hematomas e hematoceles podem ser distinguidos de ruptura testicular, e corpos estranhos podem ser localizados.[193] Uma avaliação cuidadosa da ultra-sonografia convencional e com Doppler colorido do epidídimo deve ser realizada em todos os exames feitos para traumas fechados. Epididimite traumática pode ser um achado isolado que não deve ser confundido com um processo infeccioso.[194]

CRIPTORQUIDIA

Os testículos normalmente começam a descer pelo canal inguinal para a bolsa escrotal após aproximadamente 36 semanas de gestação. O gubernáculo é uma estrutura fibromuscular que se estende do pólo inferior do testículo até o escroto e guia o testículo no seu trajeto de descida, que normalmente já está completo ao nascimento.[3] O testículo ectópico é uma das anomalias geniturinárias mais comuns nos meninos. Ao nascimento, 3,5% dos meninos pesando mais de 2.500 g têm testículo ectópico; 10% a 25% destes casos são bilaterais. Este quadro diminui para 0,8% com a idade de 1 ano porque os testículos descem espontanea-

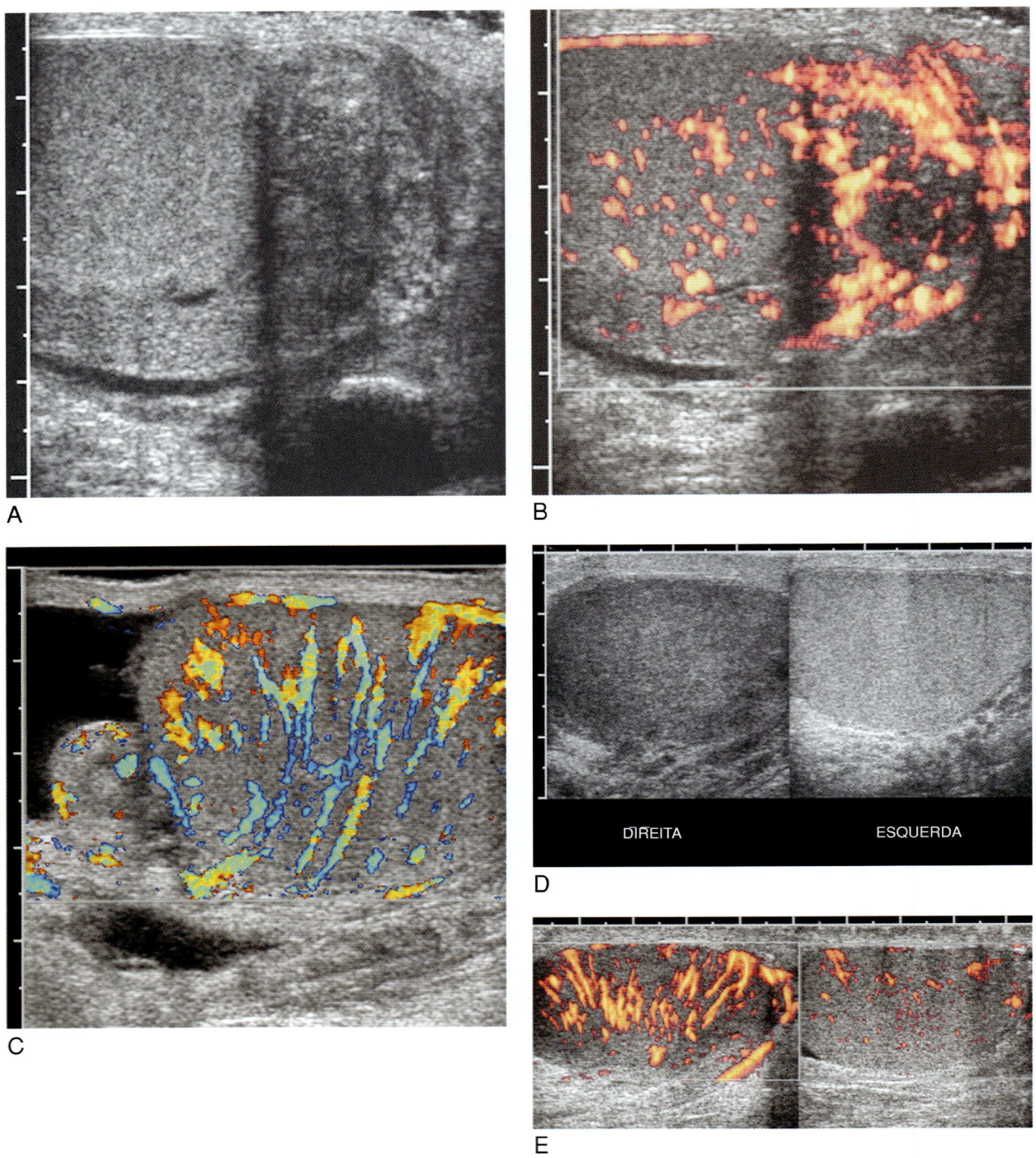

FIGURA 24-29. Orquiepididimite, epididimite e orquite — espectro de apresentações. A e B, Epididimite aguda. Corte longitudinal convencional (**A**) e com Doppler colorido (**B**) mostram aumento e uma ecotextura heterogênea da cauda do epidídimo com elevação considerável do fluxo na cauda do epidídimo e pequeno fluxo aumentado no testículo adjacente. **C, Orquiepididimite aguda.** Corte longitudinal com Doppler colorido mostra fluxo aumentado no epidídimo e testículo. **D** e **E, Orquite aguda.** Corte longitudinal duplo em escala de cinza (**D**) e com Doppler colorido (**E**) mostram que o testículo direito é hipoecóico e tem considerável aumento do fluxo.

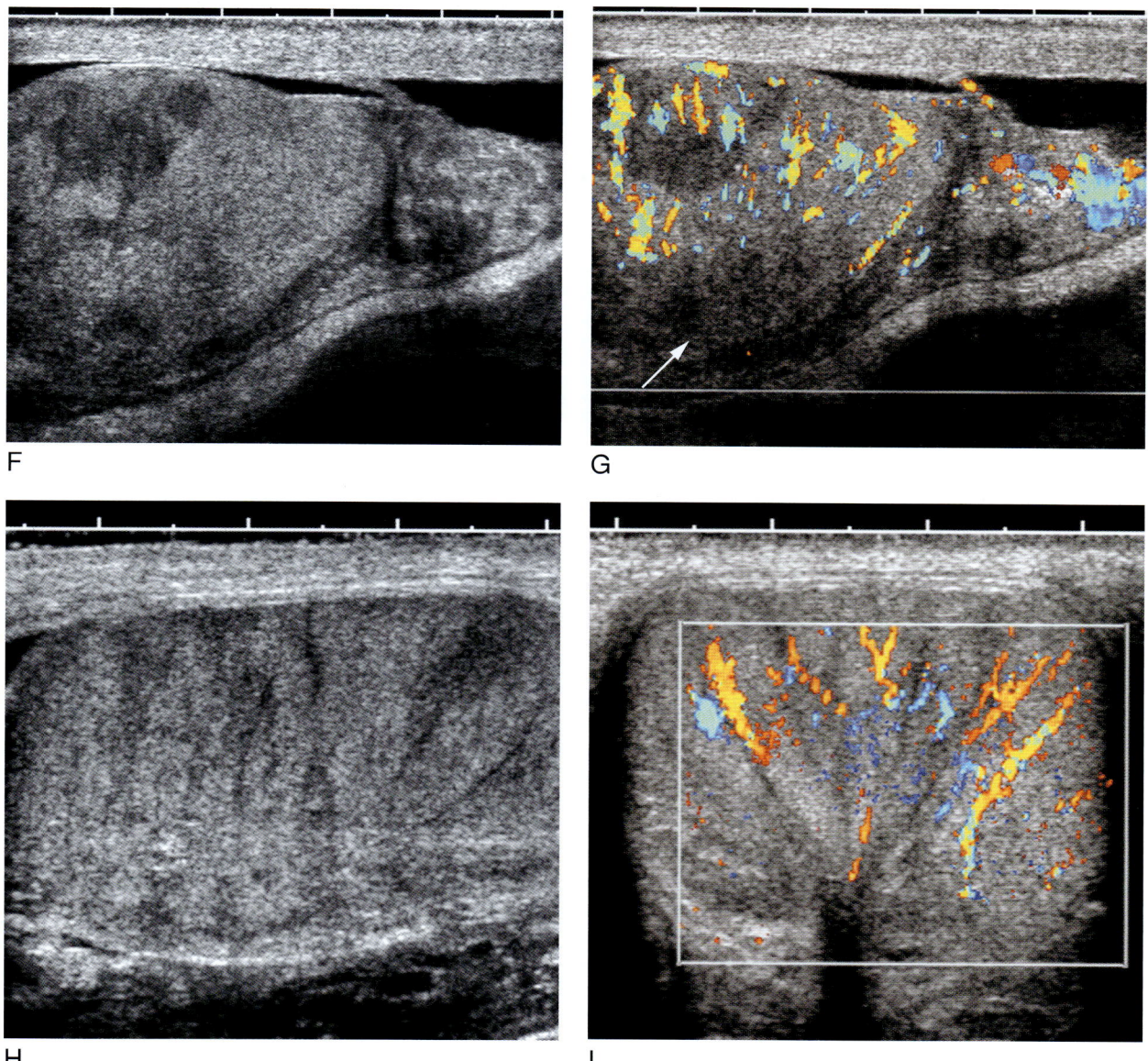

FIGURA 24-29, cont. Orquiepididimite, epididimite e orquite — espectro de apresentações. F, Corte longitudinal convencional com 3 dias de orquiepididimite não resolvida com antibioticoterapia mostra áreas hipoecóicas no testículo e uma cauda do epidídimo aumentada e heterogênea. **G,** Imagem com Doppler colorido mostra fluxo aumentado no testículo e epidídimo com uma área de fluxo diminuído devido a isquemia (*seta*). **H e I, Orquite aguda.** Cortes longitudinais em escala de cinza e com Doppler colorido mostram faixas hipoecóicas devido a acentuação septal por edema e aumento da vascularização do testículo.

mente na maioria das crianças. A incidência de testículos ectópicos aumenta para 30% nas crianças prematuras, chegando perto de 100% nos neonatos com peso menor que 1 kg no nascimento.[195,196] A descida completa é necessária para o amadurecimento total do testículo.[195,196]

Testículos ectópicos podem se localizar em qualquer lugar ao longo da via de descida desde o retroperitônio até o escroto. A maioria (80%) dos testículos ectópicos é palpável, situado no ou abaixo do nível do canal inguinal. Anorquia ocorre em 4% dos pacientes remanescentes que têm testículos impalpáveis.[196]

A localização do testículo ectópico é importante para a prevenção de duas potenciais **complicações da criptorquidia: infertilidade** e **câncer.** Infertilidade resulta de alterações patológicas progressivas que se desenvolvem tanto nos testículos mal descidos quanto nos contralaterais normais, após a idade de um ano.[196-198] O testículo ectópico é 48 vezes mais propenso a alterações malignas que o testículo que desceu normalmente.[1] Supõe-se que a deficiência hormonal que resulta na falha da descida testicular predisponha o paciente à malignidade. A cada ano, em aproximadamente 0,04% dos pacientes com testículo que não desceu, desen-

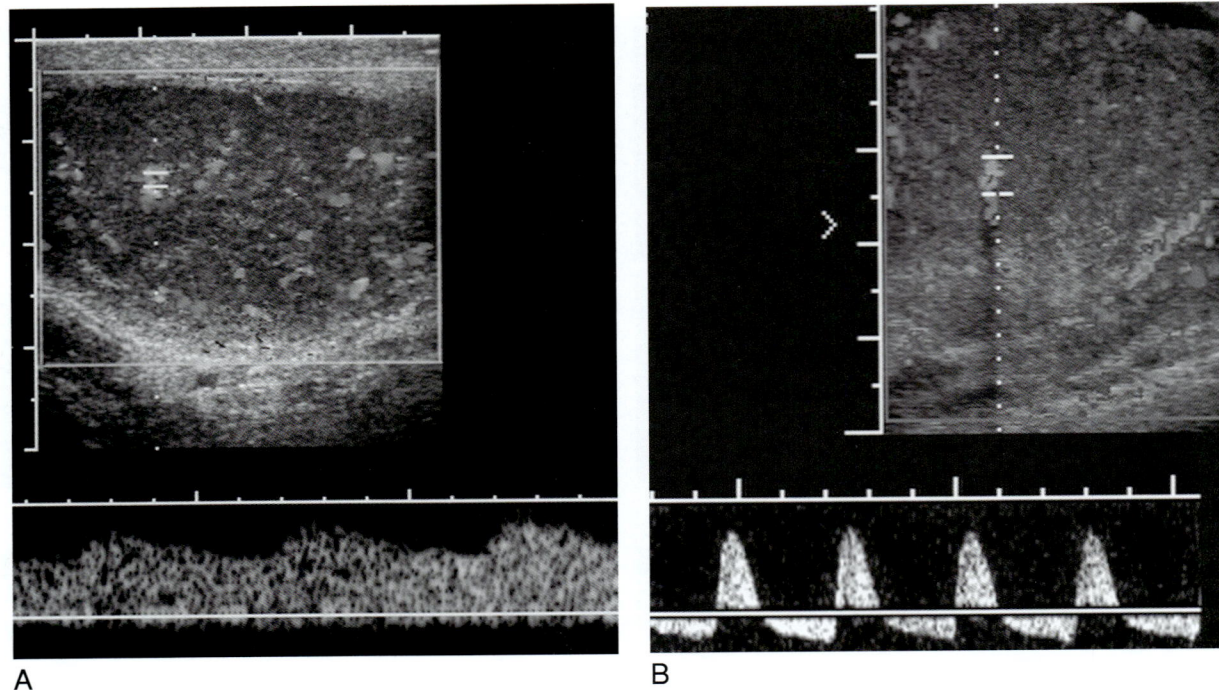

FIGURA 24-30. Alterações de Doppler espectral na orquite. A, Orquite não-complicada. Corte longitudinal com Doppler espectral mostra fluxo diastólico aumentado no testículo. **B, Orquite com comprometimento venoso.** Corte longitudinal com Doppler espectral numa orquite mais grave mostra fluxo diastólico reverso devido a edema que impede o fluxo venoso.

volve-se carcinoma. O risco de morte por uma malignidade testicular em homens de qualquer idade com um testículo que não desceu é aproximadamente 9,7 vezes maior que nos homens normais.[197] A doença maligna mais comum é o seminoma. O risco de malignidade aumenta tanto nos testículos que não desceram após orquiopexia quanto nos testículos normais. Por isso, exames cuidadosos seriados de ambos os testículos são essenciais.

Pela localização superficial do canal inguinal na criança, a ultra-sonografia do testículo que não desceu deve ser realizada com um transdutor de alta freqüência. Ultra-sonograficamente, o **testículo ectópico** é sempre menor e levemente menos ecogênico que o testículo normal, contralateral (Fig. 24-34). Um linfonodo grande ou a porção infravaginal do gubernáculo (PIG), que é o segmento do bulbo distal do gubernáculo testicular, podem ser confundidos com o testículo. Após a descida completa do testículo, a PIG e o gubernáculo normalmente atrofiam. Se o testículo permanecer mal posicionado, ambas as estruturas persistem. A PIG se localiza distal ao testículo que não desceu, geralmente no escroto, mas pode ser encontrado no cordão inguinal. Ultra-sonograficamente, a PIG é uma estrutura em forma de corda, de ecogenicidade similar ao testículo, hipoecóica, com o gubernáculo apontando para ela.[199]

O sucesso da ultra-sonografia na localização de testículos ectópicos varia entre as séries. Wolverson e cols.[200] relataram

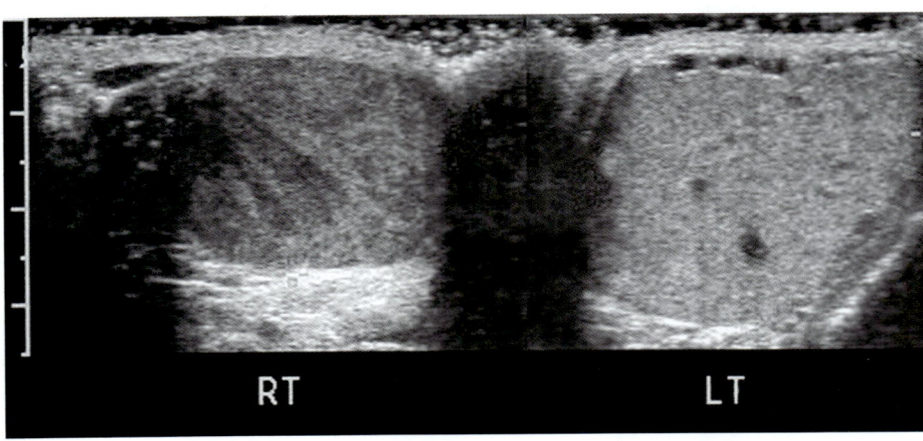

FIGURA 24-31. Testículo "estriado" heterogêneo. Corte duplo transversal mostra heterogeneidade no testículo direito com marcada atenuação septal devido a orquite prévia. Este aspecto também pode ser visto após isquemia. RT = DIREITA; LT = ESQUERDA.

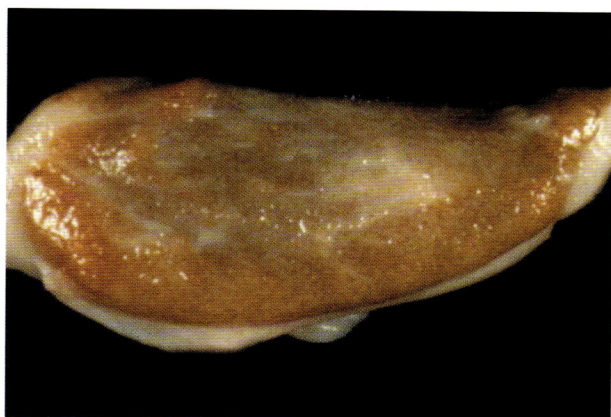

FIGURA 24-32. Fibrose do testículo após orquite. Peça de anatomia patológica do testículo mostra faixas lineares de fibrose (*áreas brancas*) devido a orquite grave prévia. Um testículo "em estágio final" similar teria este aspecto devido a isquemia.

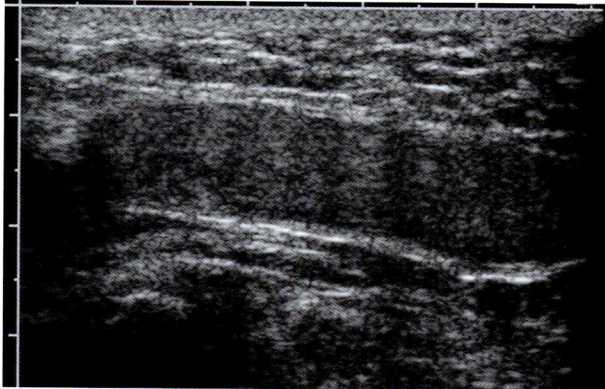

FIGURA 24-34. Testículo no canal inguinal. Corte longitudinal mostra um testículo mal posicionado alongado, ovóide.

dade e a especificidade da RM são similares à da ultra-sonografia para a avaliação de criptorquidia.[202,203] RM divide duas vantagens com a ultra-sonografia: não-invasividade e ausência de radiação ionizante. Uma vantagem adicional da RM é a capacidade de obter imagens multiplanares do retroperitônio e região inguinal. Testículos mal posicionados são caracteristicamente hipointensos em comparação à gordura nas seqüências de tempo de repetição curto e hiperintensas ou isointensas em comparação à gordura nas seqüências de tempo de repetição longo. Estes sinais característicos de testículos mal posicionados são idênticos aos dos testículos escrotais. Desvantagens da RM incluem custo, tempo de varredura longo, e, freqüentemente, a necessidade de sedação. A ultra-sonografia é sempre usada na avaliação inicial da criptorquidia, embora o valor disto esteja sendo questionado por causa de sua insensibilidade para detectar testículos intra-abdominais altos.[197] Muitos cirurgiões usam a mesma abordagem cirúrgica, sendo o testículo visibilizado ou não. A não-visibilização de um testículo ectópico na ultra-sonografia ou na RM não exclui sua presença, portanto laparoscopia ou exploração cirúrgica deve ser realizada se clinicamente indicado.

Agradecimento

Frank Thornton M.D. ajudou na compilação das imagens.

Referências

1. Krone KD, Carroll BA: Scrotal ultrasound. Radiol Clin North Am 1985;23:121-139.
2. Trainer TD: Histology of the normal testis. Am J Surg Pathol 1987;11:797-809.
3. Rifkin MD, Foy PM, Goldberg BB: Scrotal ultrasound: Acoustic characteristics of the normal testis and epididymis defined with high resolution superficial scanners. Med Ultrasound 1984;8:91-97.
4. Johnson KA, Dewbury KC: Ultrasound imaging of the appendix testis and appendix epididymis. Clinical Radiology 1996;51:335-337.

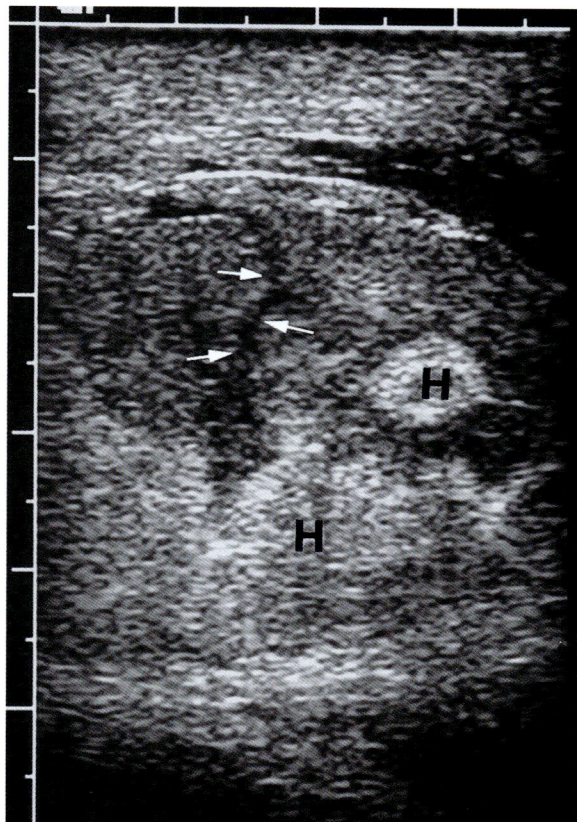

FIGURA 24-33. Fratura do testículo. Corte transversal mostra um testículo heterogêneo com uma faixa linear (*setas*) indicando uma fratura. H, Hematoma testicular.

uma sensibilidade de 88%, uma especificidade de 100% e uma acurácia de 91% na localização ultra-sonográfica de testículos mal posicionados. Em um estudo posterior, Weiss e cols.[201] relataram uma sensibilidade de 70% para testículos palpáveis e 13% para testículos não-palpáveis. A sensibili-

5. Black JAR, Patel A: Sonography of the Normal Extratesticular Space. AJR 1996;167:503-506.
6. Allen TD: Disorders of the male external genitalia. In Kelalis PP, King LR (eds): Clinical Pediatric Urology. Philadelphia, WB Saunders, 1976, pp 636-668.
7. Middleton WD, Bell MW: Analysis of intratesticular arterial anatomy with emphasis on transmediastinal arteries. Radiology 1993;189:157-160.
8. Fakhry J, Khoury A, Barakat K: The hypoechoic band: A normal finding on testicular sonography. AJR 1989;153:321-323.
9. Middleton WD, Thorne DA, Melson GL: Color Doppler ultrasound of the normal testis. AJR 1989;152:293-297.
10. Gooding GAW: Sonography of the spermatic cord. AJR 1988;151:721-724.
11. Benson CB, Doubilet PM, Richie JP: Sonography of the male genital tract. AJR 1989;153:705-713.
12. Rifkin MD, Kurtz AB, Pasto ME, et al: The sonographic diagnosis of focal and infiltrating intrascrotal lesions. Urol Radiol 1984;6:20-26.
13. Rifkin MD, Kurtz AB, Pasto ME, et al: Diagnostic capabilities of high-resolution scrotal ultrasonography: Prospective evaluation. J Ultrasound Med 1985;4:13-19.
14. Carroll BA, Gross DM: High-frequency scrotal sonography. AJR 1983;140:511-515.
15. Grantham JG, Charboneau JW, James EM, et al: Testicular neoplasms: 29 tumors studied by high-resolution ultrasound. Radiology 1985;775-780.
16. Kirschling RJ, Kvols LK, Charboneau JW, et al: High-resolution ultrasonographic and pathologic abnormalities of germ cell tumors in patients with clinically normal testes. Mayo Clin Proc 1983;58:648-653.
17. Javadpour N: Principles and Management of Testicular Cancer. New York, Thieme, 1986.
18. Goldfinger SS, Rothberg R, Buckspan MB, et al: Incidental detection of impalpable testicular neoplasm by sonography. AJR 1986;146:349-350.
19. Damjanov I: Tumors of the testis and epididymis. In Murphy WM: Urological Pathology, 2nd ed. Philadelphia, WB Saunders, 1997, pp 342-400.
20. Mostofi FK, Sobin LH: International histological classification of tumors of the testes No. 16, WHO, Geneva 1977.
21. Talerman A, Roth LM: Pathology of the testis and its adnexa. New York, Churchill Livingstone, 1986.
22. Jacobsen GK, Talerman A: Atlas of germ cell tumors. Copenhagen, Munksgaard, 1989.
23. Ruzal-Shapiro C, Newhouse JH: Genitourinary Ultrasound. In Taveras JM, Ferrucci JT (eds): Radiology: Diagnosis-Imaging Intervention. Philadelphia, JB Lippincott, 1986, p 4.
24. Schwerk WB, Schwerk WNM, Rodeck G: Testicular tumors: Prospective analysis of real-time ultrasound patterns and abdominal staging. Radiology 1987;164:369-374.
25. Ulbright TM: Germ cell neoplasms of the testis. Am J Surg Pathol 1993;17:1075.
26. Mostofi FK, Price EB, Jr: Tumors of the male genital system. In Atlas of Tumor Pathology, Fascicle 8, 2nd series. Washington, DC: Armed Forces Institute of Pathology, 1973.
27. Emory TH, Charboneau JW, Randall RV, et al: Occult testicular interstitial-cell tumor in a patient with gynecomastia: Ultrasonic detection. Radiology 1984;151:474.
28. Cunningham JJ: Echographic findings in Sertoli cell tumor of the testis. J Clin Ultrasound 1981;9:341-342.
29. Gabrilove JL, Frieberg EK, Leiter E, Nicolis GL: Feminizing and non-feminizing Sertoli cell tumors. J Urology 1980;124:757.
30. Young S, Gooneratne S, Strauss FH, et al: Feminizing Sertoli cell tumors in boys with Peutz-Jeghers syndrome. Am J Surg Pathol 1995;19:50.
31. Gierke CL, King BF, Bostwick DG, et al: Large-cell calcifying Sertoli cell tumor of the testis: Appearance at sonography. AJR 1994;163:373-375.
32. Glazer HS, Lee JKT, Melson GL, et al: Sonographic detection of occult testicular neoplasms. AJR 1981;138:673-675.
33. Bockrath JJ, Schaeffer AJ, Kies JS, et al: Ultrasound identification of impalpable testicular tumor. J Urol 1981;130:355-356.
34. Moudy PC, Makhija JS: Ultrasonic demonstration of a nonpalpable testicular tumor. J Clin Ultrasound 1983;11:54-55.
35. Shawker TH, Javadpour N, O'Leary T, et al: Ultrasonographic detection of "burned-out" primary testicular germ cell tumors in clinically normal testes. J Ultrasound Med 1983;2:477-479.
36. Horstman WG, Melson GL, Middleton WD, et al: Testicular tumors: Findings with color Doppler US. Radiology 1992;185:733-737.
37. Luker GD, Siegel MJ: Pediatric testicular tumors: Evaluation with gray-scale and color Doppler US. Radiology 1994;191:561-564.
38. Horstman WG, Haluszka MM, Burkhard TK: Management of testicular masses incidentally discovered by ultrasound. J Urol 1994;151:1263-1265.
39. Doll DC, Weiss RB: Malignant lymphoma of the testis. Am J Med 1986;81:515-523.
40. Hamlin JA, Kagan AR, Friedman NB: Lymphomas of the testicle. Cancer 1972;29:1532-1536.
41. Tepperman BS, Gospodarowicz M, Bush RS, et al: Non-Hodgkin lymphoma of the testis. Radiology 1982;142:203-208.
42. Paladugu RP, Bearman RM, Rappaport H: Malignant lymphoma with primary manifestation in the gonad: A clinicopathologic study of 38 patients. Cancer 1980;45:561-571.
43. Mazzu D, Jeffrey RB, Jr, Ralls PW: Lymphoma and leukemia involving the testicles: Findings on gray-scale and color Doppler sonography. AJR 1995;164:645-647.
44. Rayor RA, Scheible W, Brock WA, et al: High resolution ultrasonography in the diagnosis of testicular relapse in patients with lymphoblastic leukemia. J Urol 1982;128:602-603.
45. Phillips G, Kumari-Subaiya S, Sawitsky A: Ultrasonic evaluation of the scrotum in lymphoproliferative disease. J Ultrasound Med 1987;6:169-175.
46. Iizumi T, Shinohara S, Ameniya H, et al: Plasmacytoma of the testis. Urology Int 1995;55:218.
47. Dahnert WF, Rifkin MD, Kurtz AB: Ultrasound case of the day. Radiographics 1989;9:554-558.
48. Grignon DJ, Shum DT, Hayman WP: Metastatic tumors of the testes. Can J Surg 1986;29:359-361.
49. Werth V, Yu G, Marshall FF: Nonlymphomatous metastatic tumor to the testis. J Urol 1981;127:142-144.
50. Hanash KA, Carney JA, Kelalis PP: Metastatic tumors to testicles: Routes of metastasis. J Urol 1969;102:465-468.
51. Hamm B, Fobbe F, Loy V: Testicular cysts: Differentiation with ultrasound and clinical findings. Radiology 1988;168:19-23.
52. Gooding Gaw, Leonhardt W, Stein R: Testicular cysts: US findings. Radiology 1987;163:537-538.

53. Martinez-Berganza MT, Sarria L, Cozcolluela R, et al: Cysts of the tunica albuginea: Sonographic appearance. AJR 1998;170:183-185.
54. Dogra VS, Gottlieb RH, Rubens DJ, Liao L: Benign intratesticular cystic lesions: US features. Radiographics 2001;21:S273-S281.
55. Becker J, Arger PH, Wein AJ, et al: Inclusion cyst of the tunica albuginea: Demonstration by ultrasound. Urol Radiol 1983;5:127-129.
56. Turner WR, Derrick FC, Sanders P, et al: Benign lesions of the tunica albuginea. J Urol 1977;117:602-604.
57. Warner KE, Noyes DT, Ross JS: Cysts of the tunica albuginea testis: A report of 3 cases with a review of the literature. J Urol 1984;132:131-132.
58. Poster RB, Spirt BA, Tamsen A, et al: Complex tunica albuginea cyst simulating an intratesticular lesion. Urol Radiol 1991;13:129-132.
59. Sudakoff GS, Quiroz F, Karcaaltincaba M, Foley WD: Scrotal Ultrasonography with emphasis on the extratesticular space: Anatomy, embryology, and pathology. Ultrasound Quarterly 2002;18:255-273.
60. Takihari H, Valvo JR, Tokuhara M, et al: Intratesticular cysts. Urology 1982;20:80-82.
61. Rifkin MD, Jacobs JA: Simple testicular cyst diagnosed preoperatively by ultrasound. J Urol 1983;129:982-983.
62. Fisher JE, Jewett TC, Nelson SJ, et al: Ectasia of the rete testis with ipsilateral renal agenesis. J Urol 1982;128:1040-1043.
63. Nistal M, Regadera J, Paniagua R: Cystic dysplasia of the testis. Arch Pathol Lab Med 1984;104:579-583.
64. Tartar VM, Trambert MA, Balsara ZN, et al: Tubular ectasia of the testicle: Sonographic and MR imaging appearance. AJR 1993;160:539-542.
65. Brown DL, Benson CB, Doherty FJ, et al: Cystic testicular mass caused by dilated rete testis: Sonographic findings in 31 cases. AJR 1992;158:1257-1259.
66. Weingarten BJ, Kellman GM, Middleton WD, et al: Tubular ectasia within the mediastinum testis. J Ultrasound Med 1992;11:349-353.
67. Older RA, Watson LR: Tubular ectasia of the rete testis: A benign condition with a sonographic appearance that may be misinterpreted as malignant. J Urol 1994;152:477-478.
68. Cho CS, Kosek J: Cystic dysplasia of the testis: Sonographic and pathologic findings. Radiology 1985;156:777-778.
69. Keetch DW, McAlister WH, Manley CB, et al: Cystic dysplasia of the testis-sonographic features with pathologic correlation. Pediatr Radiol 1991;21:501-503.
70. Shah KH, Maxted WC, Dhun B: Epidermoid cysts of the testis: A report of three cases and an analysis of 141 cases from the world literature. Cancer 1981;47:577-582.
71. Caravelli JF, Peters BE: Sonography of bilateral testicular epidermoid cysts. J Ultrasound Med 1984;3:273-274.
72. Buckspan MB, Skeldon SC, Klotz PG, et al: Epidermoid cysts of the testicle. J Urol 1985;134:960-961.
73. Atchley JTM, Dewbury KC: Ultrasound appearances of testicular epidermoid cysts. Clin Radiol 2000;55:493-502.
74. Malek RS, Rosen JS, Farrow GM: Epidermoid cyst of the testis: A critical analysis. Br J Urol 1986;58:55-59.
75. Sanderson AJ, Birch BR, Dewbury KC: Case report: Multiple epidermoid cysts of the testes—the ultrasound appearances. Clin Radiol 1995; 50:414-415.
76. Malvica RP: Epidermoid cyst of the testicle: An unusual sonographic finding. AJR 1993;160:1047-1048.
77. Stein MM, Stein MW, Cohen BC, et al: Unusual sonographic appearance of an epidermoid cyst of the testis. J Ultrasound Med 1999;18:723-726.
78. Eisenmenger M, Lang S, Donner CH, et al: Epidermoid cysts of the testis: Organ-preserving surgery following diagnosis by ultrasonography. Br J Urol 1993;71:955-957.
79. Cho JH, Chang JC, Park BH, et al: Sonographic and MR imaging findings of testicular epidermoid cysts. AJR 2002;178:743-748.
80. Langer JE, Ramchandani P, Siegelman ES, Banner MP: Epidermoid cysts of the testicle: Sonographic and MRI imaging features. AJR 1999;173:1295-1299.
81. Hermansen JC, Dhusid MJ, Sty MR: Bacterial epididymoorchitis in children and adolescents. Clin Pediatr 1980;19:812-815.
82. Mevorach RA, Lerner RM, Dvoretsky PM, et al: Testicular abscess: Diagnosis by ultrasonography. J Urol 1986;136:1213-1216.
83. Korn RL, Langer JE, Nisenbaum HL, et al: Non-Hodgkin's lymphoma mimicking a scrotal abscess in a patient with AIDS. J Ultrasound Med 1994; 13:715-718.
84. Smith FJ, Bilbey JH, Filipenko JD, et al: Testicular pseudotumor in the acquired immunodeficiency syndrome. Urology 1995;45:535-537.
85. Vick CW, Bird LI, Rosenfield AT, et al: Scrotal masses with a uniformly hyperechoic pattern. Radiology 1983;148:209-211.
86. Blei L, Sihelnik S, Bloom D, et al: Ultrasonographic analysis of chronic intratesticular pathology. J Ultrasound Med 1983;2:17-23.
87. Wu VH, Dangman BC, Kaufman RP, Jr: Sonographic appearance of acute testicular venous infarction in a patient with a hypercoagulable state. J Ultrasound Med 1995;14:57-59.
88. Flanagan JJ, Fowler RC: Testicular infarction mimicking tumour on scrotal ultrasound—a potential pitfall. Clin Radiol 1995;50:49-50.
89. Einstein DM, Paushter DM, Singer AA, et al: Fibrotic lesions of the testicle: Sonographic patterns mimicking malignancy. Urol Radiol 1992;14:205-210.
90. Ledwidge ME, Lee DK, Winter TC, et al: Sonographic diagnosis of superior hemispheric testicular infarction. AJR 2002;179:775-776.
91. Sriprasad S, Kooiman GG, Muir GH, Sidhu PS: Acute segmental testicular infarction: Differentiation from tumour using high frequency colour Doppler ultrasound. Br J Radiol 2001;74:965-967.
92. Carmody JP, Sharma OP: Intrascrotal sarcoidosis: Case reports and review. Sarcoidosis Vasc Diffuse Lung Dis. 1996;13:129.
93. Winter TC, III, Keener TS, Mack LA: Sonographic appearance of testicular sarcoid. J Ultrasound Med 1995;14:153.
94. Eraso CE, Vrachliotis TG, Cunningham JJ: Sonographic findings in testicular sarcoidosis simulating malignant nodule. J Clin Ultrasound 1999;27(2):81-83.
95. Rifkin MD, Kurtz AB, Goldberg BB: Epididymis examined by ultrasound: Correlation with pathology. Radiology 1984;151:187-190.
96. Avila NA, Premkumar A, Shawker TH, et al: Testicular adrenal rest tissue in congenital adrenal hyperplasia: Findings at gray-scale and color Doppler US. Radiology 1996;198:99-104.
97. Vanzulli A, DelMaschio A, Paesano P, et al: Testicular masses in association with adrenogenital syndrome: US findings. Radiology 1992;183:425-429.
98. Vegni-Talluri M, Bigliardi E, Vanni MG, et al: Testicular microliths: Their origin and structure. J Urol 1980;124:105-107.

99. Breger RC, Passarge E, McAdams AJ: Testicular intratubular bodies. J Clin Endocrinol Metab 1965;25:1340-1346.
100. Middleton WD, Teefey SA, Santillan CS: Testicular microlithiasis: Prospective analysis of prevalence and associated tumor. Radiology 2002;224:425-428.
101. Doherty FJ, Mullins TL, Sant GR, et al: Testicular microlithiasis: A unique sonographic appearance. J Ultrasound Med 1987;6:389-392.
102. Nistal M, Paniagua R, Diez-Pardo JA: Testicular microlithiasis in 2 children with bilateral cryptorchidism. J Urol 1979;121:535-537.
103. Janzen DL, Mathieson JR, March JI, et al: Testicular microlithiasis: Sonographic and clinical features. AJR 1992;158:1057-1060.
104. Backus ML, Mack AL, Middleton WD, et al: Testicular microlithiasis: Imaging appearances and pathologic correlation. Radiology 1994;192:781-785.
105. Patel MD, Olcott EW, Kerschmann RL, et al: Sonographically detected testicular microlithiasis and testicular carcinoma. J Clin Ultrasound 1993;21:447-452.
106. Cast JE, Nelson WM, Early AS, et al: Testicular microlithiasis: Prevalence and tumor risk in a population referred for scrotal sonography. AJR 2000;175:1703-1706.
107. Bennett HF, Middleton WD, Bullock AD, Teefey SA: Testicular microlithiasis: US follow up. Radiology 2001;218:359-363.
108. Bach AM, Hann LE, Hadar O, et al: Testicular microlithiasis: What is its association with testicular cancer? Radiology 2001;220:70-75.
109. Frush DP, Kliewer MA, Madden JF: Testicular microlithiasis and subsequent development of metastatic germ cell tumor. AJR 1996;167:889-890.
110. Smith SW, Brammer HM, Henry M, Frazier H: Testicular microlithiasis: Sonographic features with pathologic correlation. AJR 1991;157:1003-1004.
111. McEniff N, Doherty F, Katz J, et al: Yolk sac tumor of the testis discovered on a routine annual sonogram in a boy with testicular microlithiasis. AJR 1995;164:971-972.
112. Miller FNAC, Sidhu PS: Does testicular microlithiasis matter? A Review. Clin Radiol 2002;57:883-890.
113. Quane LK, Kidney DD: Testicular microlithiasis in a patient with a mediastinal germ cell tumour. Clin Radiol 2000;8:642-644.
114. Linkowski GD, Avellone A, Gooding GAW: Scrotal calculi: Sonographic detection. Radiology 1985;156:484.
115. Leung ML, Gooding GAW, Williams RD: High-resolution sonography of scrotal contents in asymptomatic subjects. AJR 1984;143:161-164.
116. Rathaus V, Konen O, Shapiro M, et al: Ultrasound features of spermatic cord hydrocele in children. Br J Radiol 2001;74:818-820.
117. Nye PJ, Prati RC: Idiopathic hydrocele and absent testicular diastolic flow. J Clin Ultrasound 1997;25:43-46.
118. Hricak H, Filly RA: Sonography of the scrotum. Invest Radiol 1983;18:112-121.
119. Worthy L, Miller EI, Chin DH: Evaluation of extratesticular findings in scrotal neoplasms. J Ultrasound Med 1986;5:261-263.
120. Gooding GAW, Leonhardt WC, Marshall G, et al: Cholesterol crystals in hydroceles: Sonographic detection and possible significance. AJR 1997;169:527-529.
121. Cunningham JJ: Sonographic findings in clinically unsuspected acute and chronic scrotal hematoceles. AJR 1983;140:749-752.
122. Wolverson MK, Houttuin E, Heiberg E, et al: High-resolution real-time sonography of scrotal varicocele. AJR 1983;141:775-779.
123. Belker AM: The varicocele and male infertility. Urol Clin North Am 1981;8:41-44.
124. Gonda RL, Karo JJ, Forte RA, et al: Diagnosis of subclinical varicocele in infertility. AJR 1987;148:71-75.
125. Hamm G, Fobbe F, Sorensen R, et al: Varicoceles: Combined sonography and thermography in diagnosis and post-therapeutic intervention. Radiology 1986;160:419-424.
126. McClure RD, Hricak H: Scrotal ultrasound in the infertile man: Detection of subclinical unilateral and bilateral varicoceles. J Urol 1986;135:711-714.
127. Graif M, Hauser R, Hirshebein A, et al: Varicocele and the testicular-renal venous route; Hemodynamic Doppler sonographic investigation. J Ultrasound Med 2000;19:627-631.
128. Atasoy C, Fitoz S: Gray-scale and color Doppler sonographic findings in intratesticular varicocele. J Clin Ultrasound 2001;29:369-373.
129. Subramanyam BR, Balthazar EJ, Raghavendra BN, et al: Sonographic diagnosis of scrotal hernia. AJR 1982;139:535-538.
130. Faysal MH, Strefling A, Kosek JC: Epididymal neoplasms: A case report and review. J Urol 1983;129:843-844.
131. Pavone-Macaluso M, Smith PH, Bagshaw MA: Testicular Cancer and Other Tumors of the Genitourinary Tract. New York, Plenum, 1985.
132. Smallman LA, Odedra JK: Primary carcinoma of sigmoid colon metastasizing to epididymis. Urology 1984;23:598-599.
133. Wachtel TL, Mehan DJ: Metastatic tumors of the epididymis. J Urol 1970;103:624-626.
134. Dunner PS, Lipsit ER, Nochomovitz LE: Epididymal sperm granuloma simulating a testicular neoplasm. J Clin Ultrasound 1982;10:353-355.
135. Ramanathan K, Yaghoobian J, Pinck RL: Sperm granuloma. J Clin Ultrasound 1986;14:155-156.
136. Oh C, Nisenbaum HL, Langer J, et al: Sonographic demonstration including color Doppler imaging of recurrent sperm granuloma. J Ultrasound Med 2000;19:333-335.
137. Krainik A, Sarrazin JL, Camparo P, et al: Fibrous pseudotumor of the epididymis: Imaging and pathological correlation. Eur Radiol 2000;10:1636-1638.
138. Al-Otaibi L, Whitman GJ, Chew FS: Fibrous pseudotumor of the epididymis. AJR 1997;168:1586.
139. Oliva E, Young RH: Paratesticular tumor-like lesions. Semin Diagn Pathol 2000;17(4):340-358.
140. Jarvis LJ, Dubbins PA: Changes in the epididymis after vasectomy: Sonographic findings. AJR 1989;152:531-534.
141. Eftekhari F, Smith JK: Sonography of the scrotum after orchiectomy: Normal and abnormal findings. AJR 1993;160:543-547.
142. Fowler RC, Chennells PM, Ewing R: Scrotal ultrasonography: A clinical evaluation. Br J Radiol 1987;60:649-654.
143. Mueller DL, Amundson GM, Rubin SZ, et al: Acute scrotal abnormalities in children: Diagnosis by combined sonography and scintigraphy. AJR 1988;150:643-646.
144. Donahue RE, Cass BP, Veeraraghavan K: Immediate exploration of the unilateral acute scrotum in young male subjects. J Urol 1978;124:829-832.
145. Chen DCP, Holder LE, Kaplan GN: Correlation of radionuclide imaging and diagnostic ultrasound in scrotal diseases. J Nucl Med 1986;27:1774-1781.
146. Watanabe Y, Dohke M, Ohkubo K: Scrotal Disorders: Evaluation of enhancement patterns at dynamic contrast-enhanced subtraction MR imaging. Radiology 2000;217:219-227.

147. Hricak H, Lue T, Filly RA, et al: Experimental study of the sonographic diagnosis of testicular torsion. J Ultrasound Med 1983;2:349-356.
148. Williamson RCN: Torsion of the testis and allied conditions. Br J Surg 1976;63:465-476.
149. Pillai SB, Besner GE: Pediatric testicular problems. Pediatr Clin North Am 1998;45:813-829.
150. Paltiel HJ: Sonography of pediatric scrotal emergencies. Ultrasound Quarterly 2000;16:53-71.
151. Finkelstein MS, Rosenberg HK, Snyder HM, et al: Ultrasound evaluation of scrotum in pediatrics. Urology 1986;27:1-9.
152. Prando D: Torsion of the spermatic cord: Sonographic diagnosis. Ultrasound Quarterly 2002;18:41-57.
153. Sidhu PS: Clinical and imaging features of testicular torsion: Role of ultrasound. Clin Radiol 1999;54:343-352.
154. Bird K, Rosenfield AI, Taylor KJW: Ultrasonography in testicular torsion. Radiology 1983;147:527-534.
155. Middleton WD, Melson GL: Testicular ischemia: Color Doppler sonographic findings in five patients. AJR 1989;152:1237-1239.
156. Chinn DH, Miller EI: Generalized testicular hyperechogenicity in acute testicular torsion. J Ultrasound Med 1985;4:495-496.
157. Winter TC: Ultrasonography of the scrotum. App Radiol 2002;31(3).
158. Middleton WD, Middleton MA, Dierks M, et al: Sonographic prediction of viability in testicular torsion: Preliminary observations. J Ultrasound Med 1997;16:23-27.
159. Vick CW, Bird K, Rosenfield AT, et al: Extratesticular hemorrhage associated with torsion of the spermatic cord: Sonographic demonstration. Radiology 1986;158:401-404.
160. Trambert MA, Mattrey RF, Levine D, et al: Subacute scrotal pain: Evaluation of torsion versus epididymitis with MR imaging. Radiology 1990;175:53-56.
161. Bird K, Rosenfield AT: Testicular infarction secondary to acute inflammatory disease: Demonstration by B-scan ultrasound. Radiology 1984;152:785-788.
162. Margin B, Conte J: Ultrasonography of the acute scrotum. J Clin Ultrasound 1987;15:37-44.
163. Lerner RM, Mevorach RA, Hulbert WC, et al: Color Doppler ultrasound in the evaluation of acute scrotal disease. Radiology 1990;176:355-358.
164. Fitzgerald SW, Erickson S, DeWire DM, et al: Color Doppler sonography in the evaluation of the adult acute scrotum. J Ultrasound Med 1992;11:543-548.
165. Barth RA, Shortliffe LD: Normal pediatric testis: Comparison of power Doppler and color Doppler US in the detection of blood flow. Radiology 1997;204:2289-2393.
166. Bader TR, Kammerhuber F, Herneth AM: Testicular blood flow in boys as assessed at color Doppler and power Doppler sonography. Radiology 1997;202:559-564.
167. Oley BD, Frush DP, Babcock DS, et al: Acute testicular torsion: Comparison of unenhanced and contrast-enhanced power Doppler US, color Doppler US and radionuclide imaging. Radiology 1996;199:441-446.
168. Luker GD, Siegel MJ: Scrotal US in pediatric patients: Comparison of power and standard color Doppler US. Radiology 1996;198:381-385.
169. Albrecht T, Lotzof K, Hussain HK, et al: Power Doppler US of the normal prepubertal testis: Does it live up to its promise? Radiology 1997;203:227-231.
170. Lee FT, Winter DB, Madsen FA, et al: Conventional color Doppler velocity sonography versus color Doppler energy sonography for the diagnosis of acute experimental torsion of the spermatic cord. AJR 1996;167:785-790.
171. Burks DD, Markey BJ, Burkhard TK, et al: Suspected testicular torsion and ischemia: Evaluation with color Doppler sonography. Radiology 1990;175:815-821.
172. Atkinson GO, Jr, Patrick LE, Ball TI, Jr, et al: The normal and abnormal scrotum in children: Evaluation with color Doppler sonography. AJR 1992;158:613-617.
173. Middleton WD, Siegel BA, Melson GL, et al: Acute scrotal disorders: Prospective comparison of color Doppler US and testicular scintigraphy. Radiology 1990;177:177-181.
174. Bude RO, Kennelly MJ, Adler RS, et al: Nonpulsatile arterial waveforms: Observations during graded testicular torsion in rats. Acad Radiol 1995;2:879-882.
175. Sanelli, PC, Burke BJ, Lee L: Color and spectral Doppler sonography of partial torsion of the spermatic cord. AJR 1999;172:49-51.
176. Alcantra AL, Sethi Y. Imaging of testicular torsion and epididymitis/orchitis: Diagnosis and pitfalls. Emerg Radiol 1998;5:394-402.
177. Ledwidge ME, Lee DK, Winter TC, 3rd, et al: Sonographic diagnosis of superior hemispheric testicular infarction. AJR 2002;179:775-776.
178. Dresner ML: Torsed appendage: Diagnosis and management. Urology 1973;1:63-66.
179. Hesser U, Rosenberg M, Gierup J, et al: Gray-scale sonography in torsion of the testicular appendages. Pediatr Radiol 1993;23:529-532.
180. Berger RE, Alexander ER, Harnisch JP, et al: Etiology, manifestations and therapy of acute epididymitis: Prospective study of 50 cases. J Urol 1979;121:750-754.
181. Chung JJ, Kim MJ, Lee T, et al: Sonographic findings in tuberculous epididymitis and epididymo-orchitis. J Clin Ultrasound 1997;25:390-394.
182. Basekim CC, Kizilkaya E, Pekkafali Z, et al: Mumps epididymo-orchitis: Sonography and color Doppler sonographic findings. Abdom Imaging 2000;25:322-325.
183. Gondos B, Wong T-W: Non-neoplastic diseases of the testis and epididymis. In Murphy WM (ed):Urological Pathology, 2nd ed. Philadelphia, WB Saunders,1997, pp 277-341.
184. Horstman WG, Middleton WD, Melson GL: Scrotal inflammatory disease: Color Doppler US findings. Radiology 1991;179:55-59.
185. Cook JL, Dewbury K: The Changes seen on high-resolution ultrasound in orchitis. Clin Radiology 2000;55:13-18.
186. Hourihane DO'B: Infected infarcts of the testis: A study of 18 cases proceeded by pyogenic epididymo-orchitis. J Clin Pathol 1970;23:668-675.
187. Sanders LM, Haber S, Dembner A, et al: Significance of reversal of diastolic flow in the acute scrotum. J Ultrasound Med 1994;13:137-139.
188. Casalino DD, Kim R: Clinical importance of a unilateral striated pattern seen on sonography of the testicle. AJR 2002;178:927-930.
189. Harris RD, Chouteau C, Partrick M, Schned A: Prevalence and significance of heterogeneous testes revealed on sonography: Ex vivo sonographic-pathologic correlation. AJR 2000;175:347-352.
190. Jeffrey RB, Laing FC, Hricak H, et al: Sonography of testicular trauma. AJR 1983;141:993-995.
191. Lupetin AR, King W, Rich PJ, et al: The traumatized scrotum: Ultrasound evaluation. Radiology 1983;148:203-207.

192. Cohen HL, Shapiro ML, Haller JO, et al: Sonography of intrascrotal hematomas simulating testicular rupture in adolescents. Pediatr Radiol 1992;22:296-297.
193. Learch TJ, Hansch LP, Ralls PW: Sonography in patients with gunshot wounds of the scrotum: Imaging findings and their value. AJR 1995;165:879-883.
194. Gordon LM, Stein SM, Ralls PW: Traumatic epididymitis: Evaluation with color Doppler sonography. AJR 1996;166:1323-1325.
195. Elder JS: Cryptorchidism: Isolated and associated with other genitourinary defects. Pediatr Clin North Am 1987;34:1033-1053.
196. Harrison JH, et al: Campbell's Urology, 4th ed. Philadelphia, WB Saunders, 1979.
197. Friedland GW, Chang P: The role of imaging in the management of the impalpable undescended testis. AJR 1988;151:1107-1111.
198. Kogan SJ. Cryptorchidism and infertility: An overview. Dialog Pediatr Urol 1982;4:2-3.
199. Rosenfield AT, Blair DN, McCarthy S, et al: The pars infravaginalis gubernaculi: Importance in the identification of the undescended testis. AJR 1989;153:775-778.
200. Wolverson MK, Houttuin E, Heiberg E, et al: Comparison of computed tomography with high-resolution real-time ultrasound in the localization of the impalpable undescended testis. Radiology 1983;146:133-136.
201. Weiss R, Carter AR, Rosenfield AT: High-resolution real-time ultrasound in the localization of the undescended testis. J Urol 1986;135:936-938.
202. Fritzsche PJ, Hricaku H, Kogan BA, et al: Undescended testis: Value of magnetic resonance imaging. Radiology 1987;169-173.
203. Kier R, McCarthy S, Rosenfield AT, et al: Nonpalpable testes in young boys: Evaluation with magnetic resonance imaging. Radiology 1988;169:429-433.
204. Rifkin MD: Scrotal ultrasound. Urol Radiol 1987;9:119-126.

25

O MANGUITO ROTADOR

Marnix T. van Holsbeeck

SUMÁRIO DO CAPÍTULO

CONSIDERAÇÕES CLÍNICAS
CONSIDERAÇÕES TÉCNICAS
TÉCNICA
O MANGUITO NORMAL
    O Manguito no Adolescente
    Alterações Relacionadas a Idade
ASPECTOS PRÉ-OPERATÓRIOS
    Critérios para Rupturas do Manguito Rotador
    Não-visibilização do Manguito

Não-visibilização Focal do Manguito
Descontinuidade do Manguito
Ecogenicidade Focal Anormal
Achados Associados
    Coleção na Bursa Subdeltóide
    Derrame Articular
    Contorno Côncavo da Gordura Subdeltóide

Irregularidade da Superfície Óssea
ASPECTOS PÓS-OPERATÓRIOS
    Ruptura Recorrente
ARTEFATOS NA ULTRA-SONOGRAFIA DO MANGUITO ROTADOR
CALCIFICAÇÕES DO MANGUITO ROTADOR

A dor no ombro tem muitas causas. Tendinite, estiramento do manguito e ruptura parcial ou total podem causar dor e fraqueza na elevação do braço.[1] A dor na doença do manguito rotador é freqüentemente pior à noite e pode manter o paciente acordado por períodos prolongados de tempo. Subjacente a esses sintomas, em muitos pacientes acima de 40 anos de idade está a insuficiência das fibras do manguito rotador.[2] As fibras do tendão supra-espinhal tipicamente são as primeiras a se tornar insuficientes. Os tendões subescapular e infra-espinhal, dois outros tendões do manguito rotador, tornam-se insuficientes quando a ruptura se estende. O redondo menor, o quarto componente do **manguito rotador**, é raramente afetado. Tendinite calcificada, radiculopatia cervical e artrite acromioclavicular podem simular a patologia do manguito rotador. Artrografia contrastada há tempos foi o exame radiológico mais importante usado no diagnóstico das rupturas completas do manguito rotador.[3] Duas técnicas de imagem não-invasivas que competem entre si, ressonância magnética (RM) e ultra-sonografia, estão sobrepujando o papel da artrografia. A ultra-sonografia de alta resolução em tempo real mostrou ser um método de exame do manguito rotador com bom custo-benefício.[4-8] A ultra-sonografia é a modalidade de escolha em nossa instituição. Nos últimos 10 anos, nós realizamos mais de 20.000 estudos ultra-sonográficos do ombro.

CONSIDERAÇÕES CLÍNICAS

Insuficiência das fibras do manguito rotador é a causa mais comum de dor no ombro e disfunção no paciente acima de 40 anos.[1] Estudos epidemiológicos de Codman, DePalma e outros demonstraram que a freqüência da insuficiência das fibras do manguito rotador aumenta com a idade.[9-11] Este envelhecimento dos tendões também foi mostrado em estudos de imagem.[12-15] As alterações mais precoces estão freqüentemente localizadas na substância do tendão, resultando na chamada *delaminação* do manguito. A insuficiência da fibra é um processo gradual que se inicia com a ruptura parcial, quase sempre primeiro no supra-espinhal, e chega a rupturas maciças envolvendo múltiplos tendões do manguito.

A ruptura do manguito rotador pode ocorrer insidiosamente e, de fato, pode não ser percebida pelo paciente, um processo denominado por alguns como **"rupturas tendíneas graduais"**.[16] Rupturas assintomáticas afetam uma fração da população — tão grande quanto 30% no grupo acima de 60 anos de idade.[12] Quando um grupo de fibras mais volumoso se torna insuficiente num determinado tempo, o ombro apresenta dor em repouso e acentuação dolorosa com o uso do manguito rotador (p. ex., extensão, abdução e rotação externa). Quando até mesmo um maior número de fibras fica insuficiente, um processo conhecido como *extensão aguda* do ombro pode demonstrar início súbito de fraqueza em flexão, abdução e rotação externa.

Conforme envelhecemos, o manguito rotador torna-se progressivamente suscetível a rupturas com menor quantidade de força aplicada. Assim, embora uma grande força seja necessária para romper o manguito rotador de uma pessoa de 40 anos, uma força relativamente trivial pode resultar na ruptura do manguito rotador de um indivíduo de 60 anos. Isso é análogo à predisposição de mulheres mais velhas para fraturas do colo femoral. Embora diferenças no formato do acrômio, anormalidades da junção acromioclavicular e outros fatores também possam afetar a suscetibilidade do manguito rotador à insuficiência das fibras, a deterioração relacionada com a idade e a carga sobre o manguito rotador parecem ser fatores dominantes na determinação dos padrões de insuficiência dos tendões do manguito.

Sintomas de insuficiência das fibras dos tendões do manguito rotador na fase aguda freqüentemente incluem dor em repouso e em movimento. Posteriormente, crepitação subacromial ocorre quando o braço é rodado na posição de semiflexão, e, finalmente, ocorre a fraqueza do braço. Quando o manguito rotador fica insuficiente, o resultado é a instabilidade do ombro, e o assim chamado impacto pode então se manifestar. A cabeça umeral não está mais estabilizada e pode colidir com os tecidos entre a cabeça e o acrômio ou entre a cabeça e a glenóide posterior. Nos casos de impacto subacromial, o processo levará à esclerose e remodelamento do acrômio e pode resultar em esporão de tração ao longo do ligamento coracoacromial.[17]

CONSIDERAÇÕES TÉCNICAS

Transdutores setoriais mecânicos com freqüências entre 5 e 10 MHz foram usados com sucesso no ombro segundo a literatura inicial sobre ultra-sonografia do manguito rotador. O uso desses transdutores setoriais mecânicos está ultrapassado agora. A utilidade desses transdutores é limitada por vários fatores: artefatos próximos ao campo, campos de imagem superficial estreitos e **anisotropia do tendão**. Este último artefato é causado pela estrutura anisotrópica dos tendões. O paralelismo das estruturas colágenas no interior do manguito resulta em características peculiares da imagem: a ecogenicidade do tendão depende do ângulo do transdutor relativo ao tendão durante o exame do mesmo. A superfície curva dos transdutores setoriais mecânicos resultará no aspecto heterogêneo dos tendões. Até mesmo com a técnica perpendicular mais adequada, o centro da imagem aparecerá hiperecóico, enquanto que os lobos laterais aparecerão hipoecóicos. Esta hipoecogenicidade pode ser confundida com patologia pelo examinador inexperiente.

Imagens de excelência do manguito deverão ser obtidos com transdutores de matriz linear de alta resolução. Em pacientes com uma camada subcutânea normal, nós agora rotineiramente usamos transdutores com matriz linear com uma freqüência central de 12 MHz. Esses transdutores demonstram melhora importante na resolução proximal quando comparados com outros equipamentos. Além disso, o amplo campo de visão superficial é útil para melhorar a imagem do campo proximal.

TÉCNICA

A compreensão da complexa anatomia em três dimensões do manguito rotador durante a ultra-sonografia é crucial para uma ultra-sonografia bem-sucedida do manguito rotador. O osso pode limitar o exame por um examinador inexperiente. Para aqueles que são iniciantes na ultra-sonografia do ombro, mas que têm experiência em artrografia, nós recomendaríamos a **realização de um rápido exame de ultra-sonografia antes e depois de cada artrografia**. Isso permite que o examinador teste suas habilidades diagnósticas instantaneamente. Quando nós começamos, fazíamos as artrografias com contraste único; isso nos permitia repetir o exame e corrigir nossos erros naqueles casos em que falhávamos em fazer o diagnóstico de uma ruptura. Aqueles que não têm experiência alguma de artrografia podem **examinar numa sala de cirurgia ou num laboratório anatômico**. A exploração cirúrgica ou dissecção podem ensinar as lições mais valiosas. Aqueles passos iniciais são necessários para melhorar o conhecimento da anatomia, que é essencial no domínio da técnica e na aceleração da curva de aprendizado. Digno de atenção é que alguns investigadores têm combinado técnicas artrográficas com exames ultra-sonográficos — a **artrossonografia** como tem sido chamada, que pode ser mais sensível na avaliação da proliferação sinovial e na estimativa do tamanho das rupturas do manguito rotador.[18] Futuras aplicações podem também incluir o diagnóstico de anormalidades do *labrum*.[19-22] Como na RM, a exibição ultra-sonográfica da anatomia melhora quando contrastada pela injeção de líquido intra-articular. Soro fisiológico usado como agente de contraste na artrossonografia é muito menos caro do que o gadolínio, o agente de contraste universalmente usado na artrografia por RM.

Os marcos ósseos guiam o exame de ultra-sonografia do ombro (Fig. 25-1). Os dedos do examinador podem palpar o acrômio, a espinha escapular, o processo coracóide e a junção acromioclavicular. A orientação do transdutor relativa a esses marcos será essencial na realização de correções da técnica de visibilização da complexa patologia do ombro. Marcos ósseos externos são importantes na imagem do ombro quando se examina um paciente com patologia significativa e perda de marcos normais de partes moles.

O paciente é examinado sentado, num banco que permite rotação, sem braços de descanso. O examinador se senta confortavelmente num banco ajustado de tal maneira que ele esteja acima do nível dos ombros do paciente. Ambos os ombros, começando-se com o menos sintomático, devem ser examinados se o examinador é iniciante. A técnica a seguir é utilizada em nossa instituição.[8]

Imagens transversais à porção longa do bíceps são obtidas com o braço e antebraço sobre a coxa do paciente, a palma

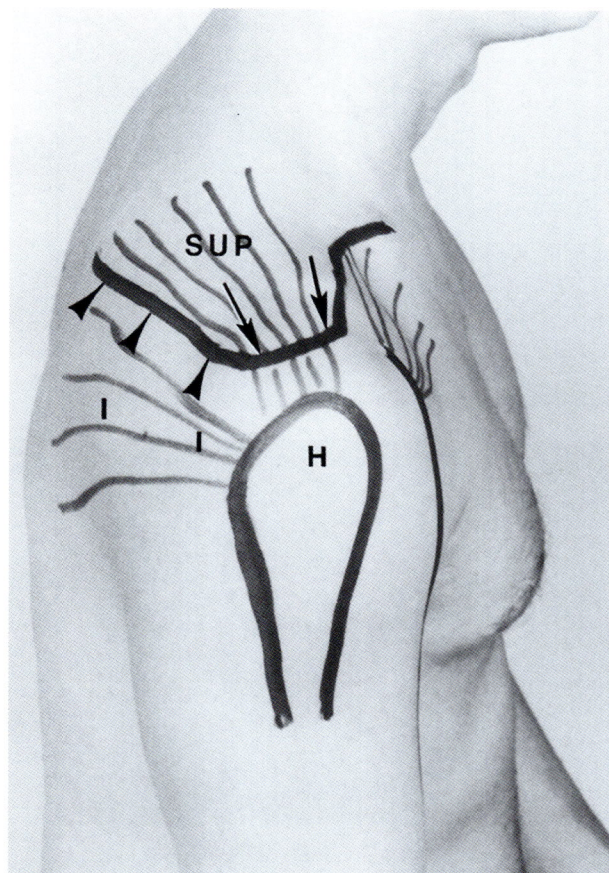

FIGURA 25-1. Marcos anatômicos gerais. Fotografia lateral mostra a estrutura óssea, que limita a janela acústica para o exame do manguito. Acrômio (*setas*); H, úmero; I, tendão e músculo infra-espinhal, espinha escapular (*cabeças de seta*); Sup, tendão e músculo supra-espinhal.

aspecto distal do transdutor é necessária para alinhar o mesmo paralelamente ao tendão e evitar artefatos devido à anisotropia.

A posição do transdutor é então retornada ao plano transversal e movida proximalmente ao longo do úmero para visibilizar o tendão subescapular que aparece como uma banda de ecos de média intensidade profundamente à gordura subdeltóide e bursa. O tendão subescapular é visto paralelo ao seu eixo (Fig. 25-4); o exame durante rotação externa passiva pode ser útil na avaliação da integridade do **tendão subescapular**, que pode estar rompido em pacientes com deslocamento crônico anterior do ombro. A rotação externa é também necessária para o diagnóstico de subluxação do tendão bicipital, especialmente se presente apenas de forma intermitente.[25]

A **bursa subdeltóide** normal é reconhecida como uma fina camada hipoecóica entre o músculo deltóide de um lado e os tendões do manguito rotador e tendão bicipital no lado profundo. Gordura peribursal hiperecóica circunda o aspecto externo da camada sinovial.[26]

O **tendão supra-espinhal** é varrido perpendicularmente ao seu eixo (transversalmente) movendo-se o transdutor lateral e posteriormente. A janela ultra-sonográfica é muito estreita e o posicionamento cuidadoso do transdutor é essencial (Fig. 25-5). O tendão supra-espinhal é visibilizado como uma banda de ecos de média intensidade profundamente à bursa subdeltóide e superficial aos ecos brilhantes originados da superfície óssea da grande tuberosidade.

O resto do exame é feito com o braço aduzido e hiperestendido e o ombro em moderada rotação interna (Fig. 25-6).[5,7,27] Esta posição pode ser mais bem explicada ao paciente pedindo-se a ele para alcançar o bolso traseiro do lado oposto. Secções longitudinais ao longo do trajeto do tendão supra-espinhal e as imagens transversas à inserção do tendão perpendicular à cabeça umeral são obtidas. A orientação correta é alcançada quando o plano de imagem mostra nítida definição da superfície óssea e contorno bem definido da cartilagem da cabeça umeral. Durante a varredura longitudinal, o transdutor recobre o acrômio medialmente e o aspecto lateral da grande tuberosidade lateralmente (Fig. 25-6C). O transdutor varre ao redor da cabeça umeral circunferencialmente; ele deve ser segurado perpendicularmente à superfície da cabeça umeral o tempo todo. Este movimento de varredura através do tendão supra-espinhal inicia-se anteriormente, próximo à cabeça longa do bíceps; nós cobrimos uma área de aproximadamente 2,5 cm lateralmente à porção longa bicipital. O tendão infra-espinhal é varrido além deste ponto. A junção musculotendínea mostra-se como músculo hipoecóico ao redor do tendão infra-espinhal hiperecóico. A varredura transversal começa lateralmente ao acrômio e se estende inferiormente acima do tendão supra-espinhal e da grande tuberosidade. A zona crítica é aquela porção do tendão que começa aproximadamente a 1 cm póstero-lateral ao tendão bicipital. O insucesso na adequada visibilização desta área pode ocasionar um resultado falso-negativo.[5]

da mão supinada (Fig. 25-2). O **sulco bicipital** serve como um marco anatômico para diferenciar o tendão subescapular do tendão supra-espinhal. O sulco é côncavo; ecos brilhantes refletem-se da superfície óssea do úmero. O tendão da cabeça longa bicipital é visibilizado como uma estrutura oval hiperecóica no interior do sulco bicipital nas imagens transversais. O tendão cursa através do intervalo do manguito rotador e separa o tendão subescapular do tendão supra-espinhal. O exame deve começar com a porção longa proximal do tendão bicipital acima do sulco bicipital. O bíceps intra-articular mostra-se mais oblíquo na cápsula do ombro. O bíceps é então acompanhado por todo seu trajeto no sulco bicipital; o exame deve se estender até o ponto da junção musculotendínea. Isso permite a detecção de pequenas coleções líquidas no recesso triangular medial, na extremidade distal da bainha do tendão.[23] Tais pequenas coleções na bainha do bíceps são um indicador muito sensível de líquido articular. Uma rotação de 90 graus do transdutor até o sentido longitudinal irá certificar a integridade do tendão bicipital.[24] O transdutor deve ser cuidadosamente alinhado ao longo do sulco bicipital (Fig. 25-3). Pressão delicada no

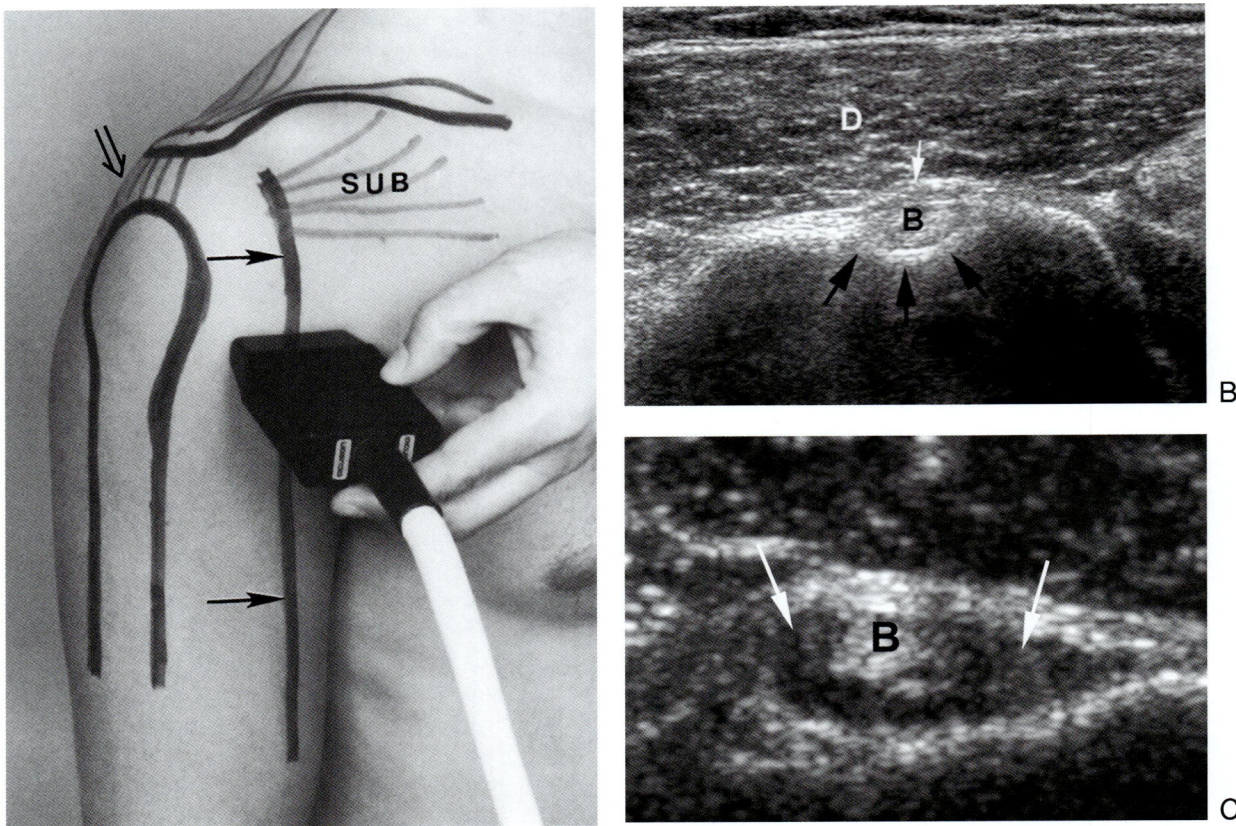

FIGURA 25-2. Tendão bicipital. A, Fotografia clínica. O paciente descansa o dorso da mão confortavelmente na sua própria coxa com o cotovelo flexionado. A porção longa do bíceps (*setas*) separa o subescapular (SUB) do supra-espinhal (*seta aberta*). **B**, Corte ultra-sonográfico transversal normal mostra o tendão bicipital, B, como uma estrutura oval hiperecóica no interior do sulco bicipital (*setas*). O ligamento transverso (*seta branca*) — uma extensão lateral do tendão subescapular — cobre o aspecto anterior do tendão da porção longa do bíceps. Músculo deltóide (D). **C, Varredura transversal num paciente com doença do manguito rotador**. A porção longa bicipital (B) aparece envelopada numa bainha hipoecóica distendida (*setas*). A hipoecogenicidade da bainha do tendão pode representar líquido, hipertrofia sinovial, ou uma combinação de ambos.

A varredura do tendão supra-espinhal é seguida pela visibilização dos tendões infra-espinhal e redondo menor, movendo-se o transdutor posteriormente e num plano paralelo à espinha escapular. O **tendão infra-espinhal** aparece como uma estrutura de partes moles com o formato do bico de um pássaro quando se insere no aspecto posterior da grande tuberosidade (Fig. 25-7).[6] As rotações interna e externa do ombro podem ser úteis no exame do tendão infra-espinhal. Esta manobra relaxa e contrai o tendão infra-espinhal num padrão alternante. Neste nível, uma porção do *labrum* posterior da glenóide é vista como uma estrutura triangular hiperecóica. O líquido do recesso infra-espinhal circunda o *labrum*. Contraste adequado da imagem para detecção de líquido intra-articular será obtido trazendo-se o braço em rotação externa. Nesta posição, o *labrum* normal será coberto pelo tendão infra-espinhal; ambas as estruturas aparecem hiperecóicas e tornam-se indistinguíveis numa articulação sem derrame. Em contraste, líquido hipoecóico ou a sinóvia pode consideravelmente separar estes tecidos numa articulação com artrite. A cartilagem articular hipoecóica da cabeça umeral, que se mostra lateral ao *labrum*, contrasta de forma significativa com a hiperecogenicidade da fibrocartilagem. A varredura é estendida medialmente para cercar a incisura espinoglenoidal e os vasos e nervo supra-escapulares. A visibilização da incisura pode ser melhorada trazendo-se o transdutor num plano transversal, mas com a extremidade medial levemente mais cefálica do que a extremidade lateral. Caso se use a rotação externa-interna dinâmica durante visibilização do feixe neurovascular que encapa a incisura espinoglenoidal, será possível perceber um abaulamento anormal da veia supra-escapular durante rotação externa. O transdutor orientado transversalmente é movido distalmente e o redondo menor é então visibilizado. O **redondo menor** é uma estrutura trapezoidal (Fig. 25-8).[28] É diferenciado do tendão supra-espinhal por sua inserção mais muscular e ampla. Rupturas deste tendão são raras e nós não encontramos rupturas isoladas do redondo menor em 20.000 ombros sintomáticos que examinamos. Apesar disso, nós varremos esta região para nos certificar de que o tendão infra-espinhal foi examinado na sua totalidade. Pequenos derrames articulares também serão facilmente mostrados nesta localização.[29] Demonstração deste derrame

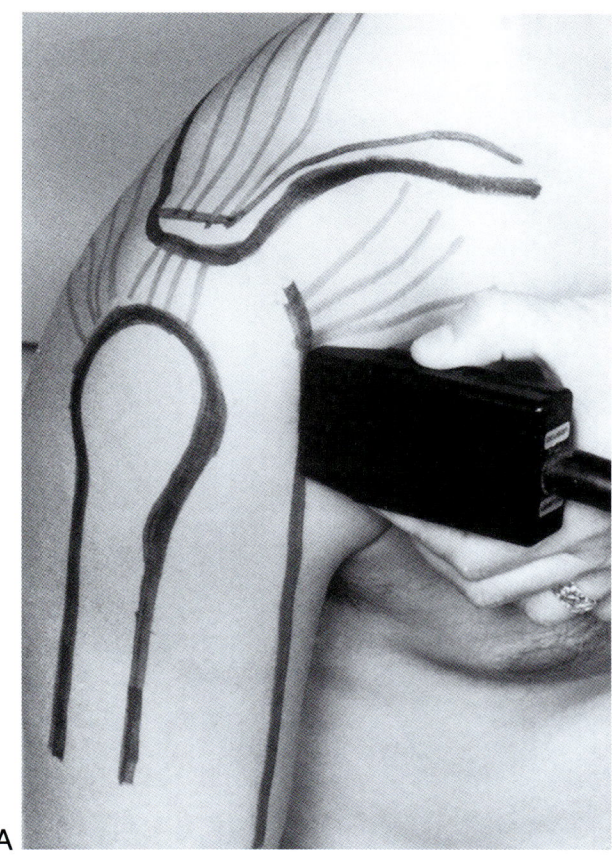
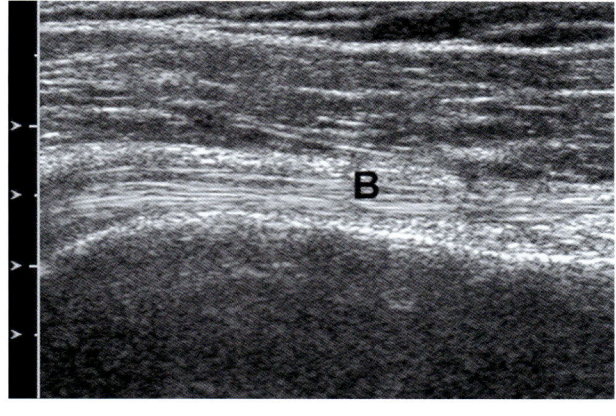
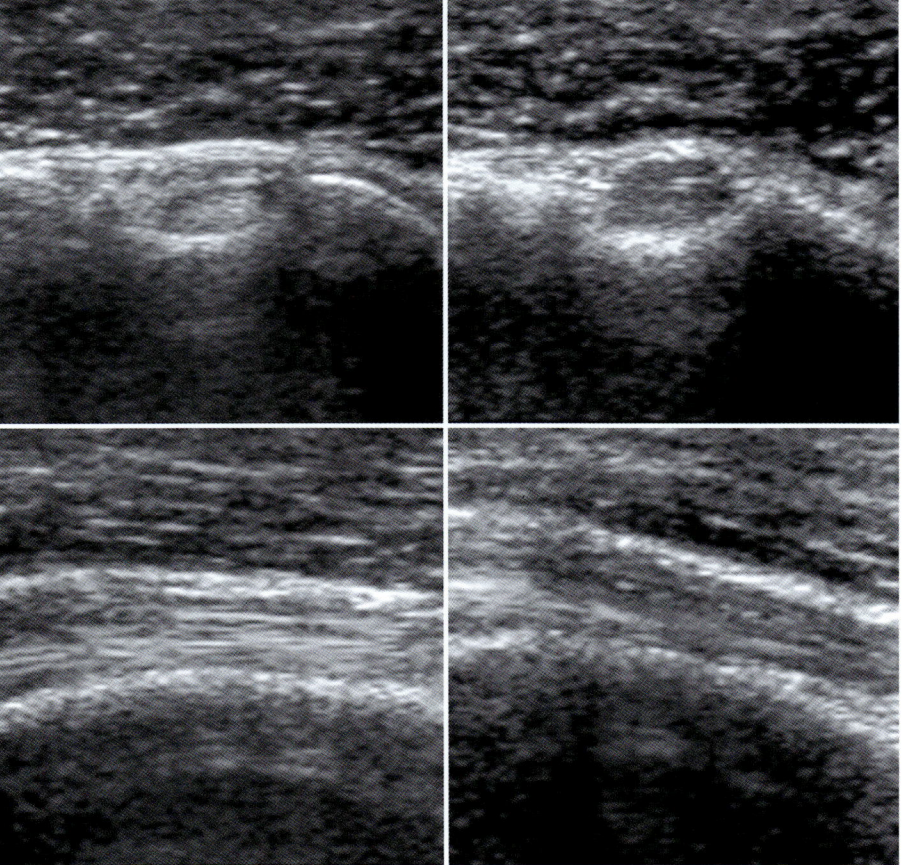

FIGURA 25-3. Varredura do tendão bicipital: uso da anisotropia. A, Fotografia clínica. **B,** Varredura longitudinal mostra o tendão do bíceps (B) com arquitetura fibrilar distinta. A orientação longitudinal predominante do colágeno nos tendões como o bíceps (B) torna-os fortes refletores anisotrópicos. **C,** Composição de imagens através da porção proximal do tendão da cabeça longa bicipital mostrando a anisotropia do tendão. As imagens no alto resultam de uma abordagem transversal da imagem; as imagens inferiores relacionam-se a uma varredura sagital através do meio do sulco bicipital. A coluna à esquerda mostra a técnica correta de exame. **Tendões normais** aparecem hiperecóicos apenas quando examinados perpendicularmente. A coluna à direita demonstra como os tendões aparecem hipoecóicos quando o ângulo do transdutor diverge de 90°. **Visibilização desta transição da ecogenicidade do tendão, de hiperecóico para hipoecóico, pode ser usada algumas vezes para melhorar o contraste tecidual**; também é truque útil para distinguir o tendão de uma cicatriz.

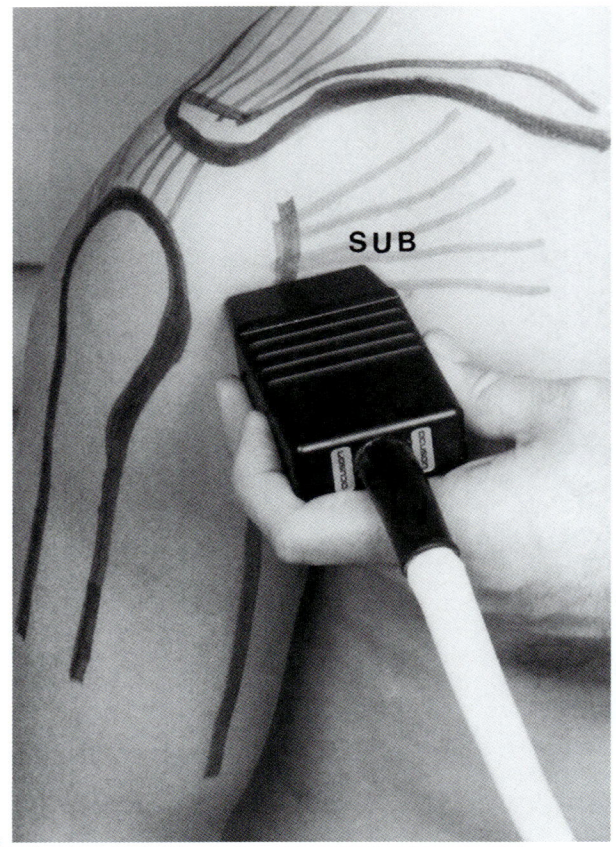
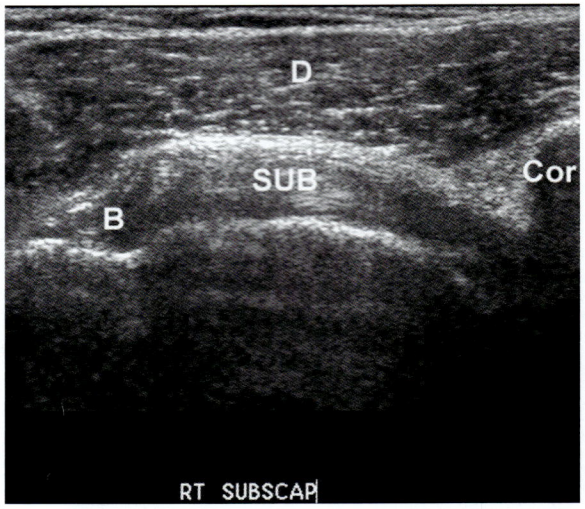
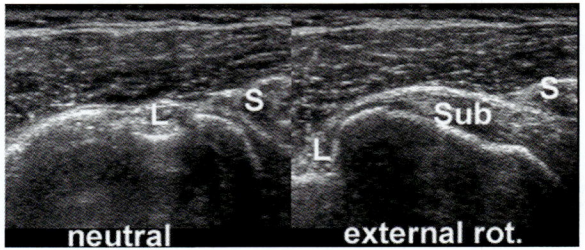
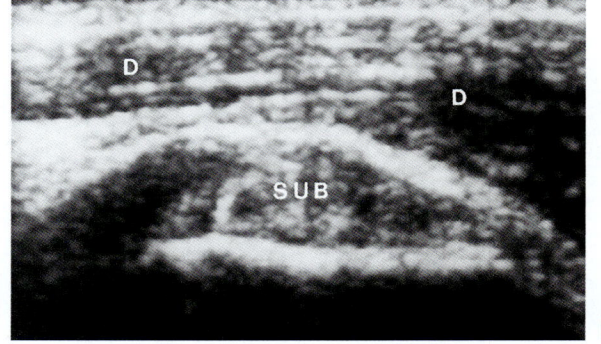
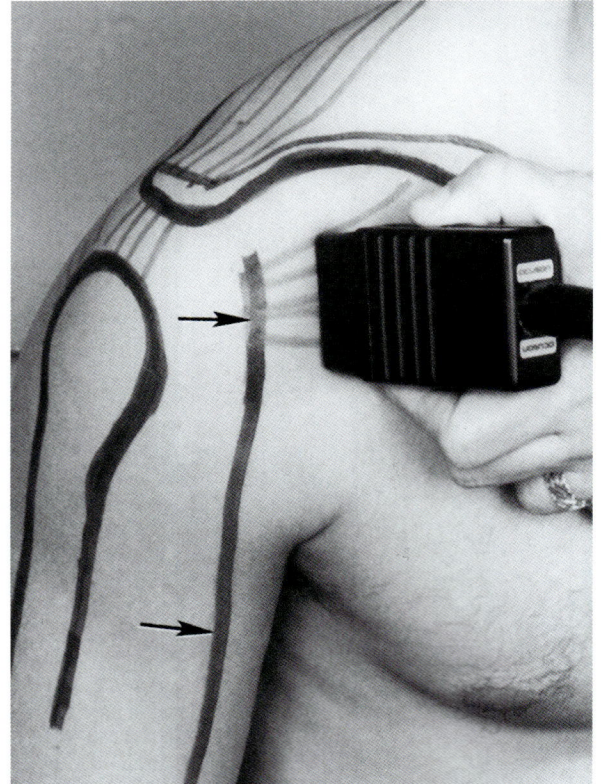

FIGURA 25-4. Tendão subescapular. A, Fotografia clínica e **B**, corte ultra-sonográfico longitudinal mostra o tendão subescapular (SUB) paralelo ao seu eixo visto como uma banda de ecos de média intensidade profundos ao músculo deltóide (D); B, tendão bicipital; Cor, processo coracóide. **C**, Imagem dupla ilustra o uso da rotação externa com a finalidade de demonstrar o tendão subescapular localizado abaixo do processo coracóide e cabeça curta do bíceps (S). Na posição neutra, a cabeça longa (L) do bíceps aparecerá sobre o meio da região proximal anterior do úmero. Em rotação externa, a cabeça longa bicipital (L) separa-se da cabeça curta. O tendão subescapular (SUB) mostra toda sua extensão sobre a cabeça umeral anterior. **D** e **E**, Fotografia clínica e varredura perpendicular ao eixo do tendão subescapular. Tendão bicipital (*setas*); SUB, tendão subescapular; D, músculo deltóide. Neutral = neutra; external rot. = rotação externa.

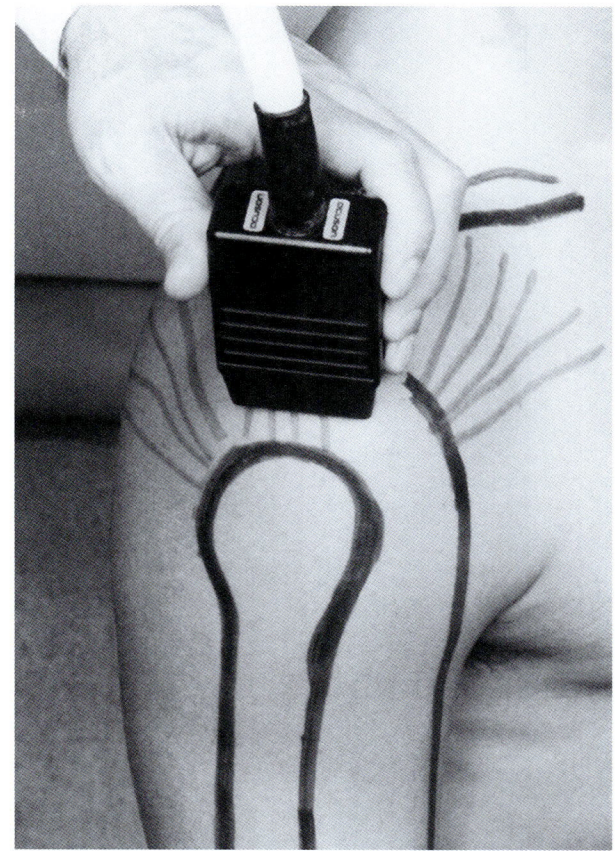
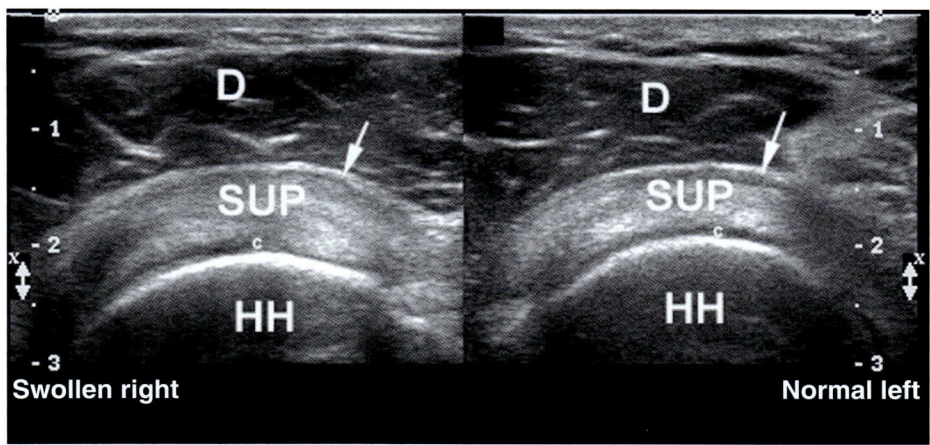

FIGURA 25-5. Tendão supra-espinhal (transversal). A e B, Fotografia clínica e varredura mostram o tendão supra-espinhal (SUP) como uma banda de eco de média intensidade profundamente à bursa subdeltóide (*setas*) e encobrem a cartilagem (c) da cabeça umeral (HH). O tendão edemaciado sintomático mostra-se no lado esquerdo da imagem dividida; o ombro normal do paciente está mostrado à direita. D, músculo deltóide. Normal left = Esquerdo normal; Swollen right = Direito inchado

ajuda a distinguir processos articulares, tais como artrite reumatóide e artrite séptica, que causarão derrame. Na doença do manguito rotador, é raro se encontrar líquido nessa localização.

Imagens coronais através das articulações acromioclaviculares são obtidas no final do exame. Comparação direita-esquerda pode mostrar patologia degenerativa ou traumática que tem o potencial de simular ou causar sintomas semelhantes ao impacto. O *labrum* glenoidal superior pode ser mostrado com o transdutor alinhado posteriormente à articulação acromioclavicular e orientado perpendicularmente à glenóide superior. Um transdutor curvo de matriz linear será necessário se o diagnóstico de **descolamento labral superior (DLS)** for desejado.

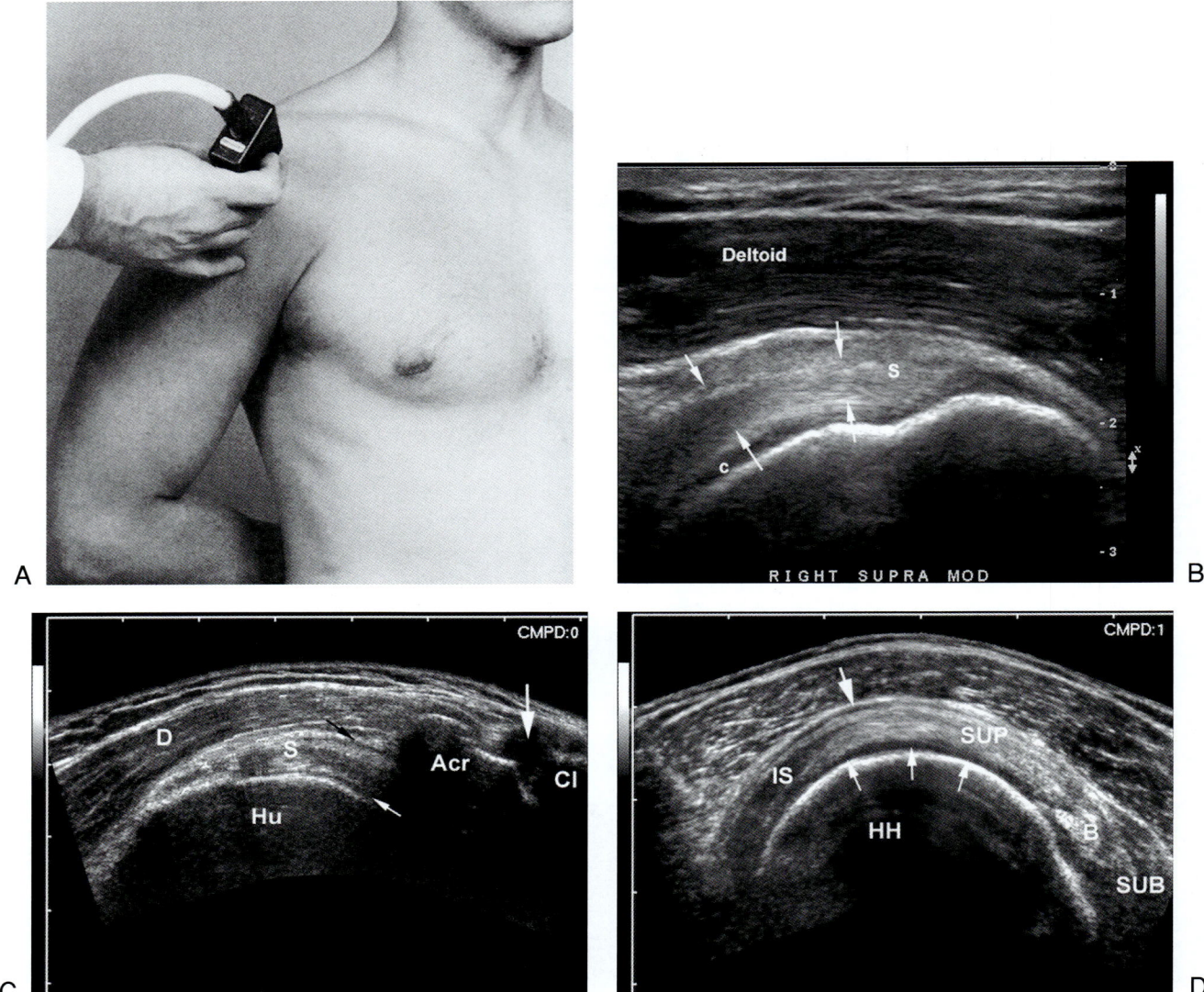

FIGURA 25-6. Tendão supra-espinhal. A, Posição do transdutor com o braço em extensão e rotação interna. O paciente será solicitado a trazer o cotovelo tão perto do corpo quanto possível para obter máxima adução. Esta visão melhora a visibilização do supra-espinhal (s). **B,** Imagem longitudinal. Uma parte maior do tendão se expandirá além do aspecto lateral e anterior do acrômio quando comparado com a posição neutra. Alterações da ecogenicidade no interior do manguito rotador se relacionam com a anisotropia do tendão. A propagação do ultra-som através do tendão supra-espinhal é irregular. Esta característica sobressai mais claramente em uma subcamada do tendão supra-espinhal (*setas*). As fibras nesta camada têm uma orientação longitudinal ao longo do eixo do tendão. Cartilagem hialina sobre a cabeça umeral (c). **C,** Visão geral panorâmica demonstra a relação anatômica do tendão supra-espinhal longitudinal (s) com o acrômio (Acr) e junção acromioclavicular (*seta grande*). O deltóide (D) se origina do acrômio. Clavícula lateral (Cl); úmero proximal (Hu). O formato do tendão tem sido freqüentemente comparado com o bico de um papagaio. Tecido hipoecóico cobre o tendão de cada lado. Hipoecogenicidade entre o tendão e o osso representa a cartilagem hialina (*seta branca*) e a fina camada hipoecóica entre o tendão e o deltóide corresponde à bursa subdeltóide (*seta preta*). **D,** Visão geral panorâmica da anatomia transversal do tendão supra-espinhal (SUP) relativa ao subescapular (SUB) e ao bíceps intracapsular (B) na frente e ao infra-espinhal (IS) atrás. De novo, o tendão aparece imprensado entre duas camadas hipoecóicas. Notar que a bursa subdeltóide normal (*seta grande*) fica levemente mais fina do que a cartilagem hialina (*setas pequenas*) sobre a cabeça umeral (HH). O supra-espinhal e o infra-espinhal formam um tendão conjunto, enquanto que o tendão bicipital separa o supra-espinhal do subescapular.

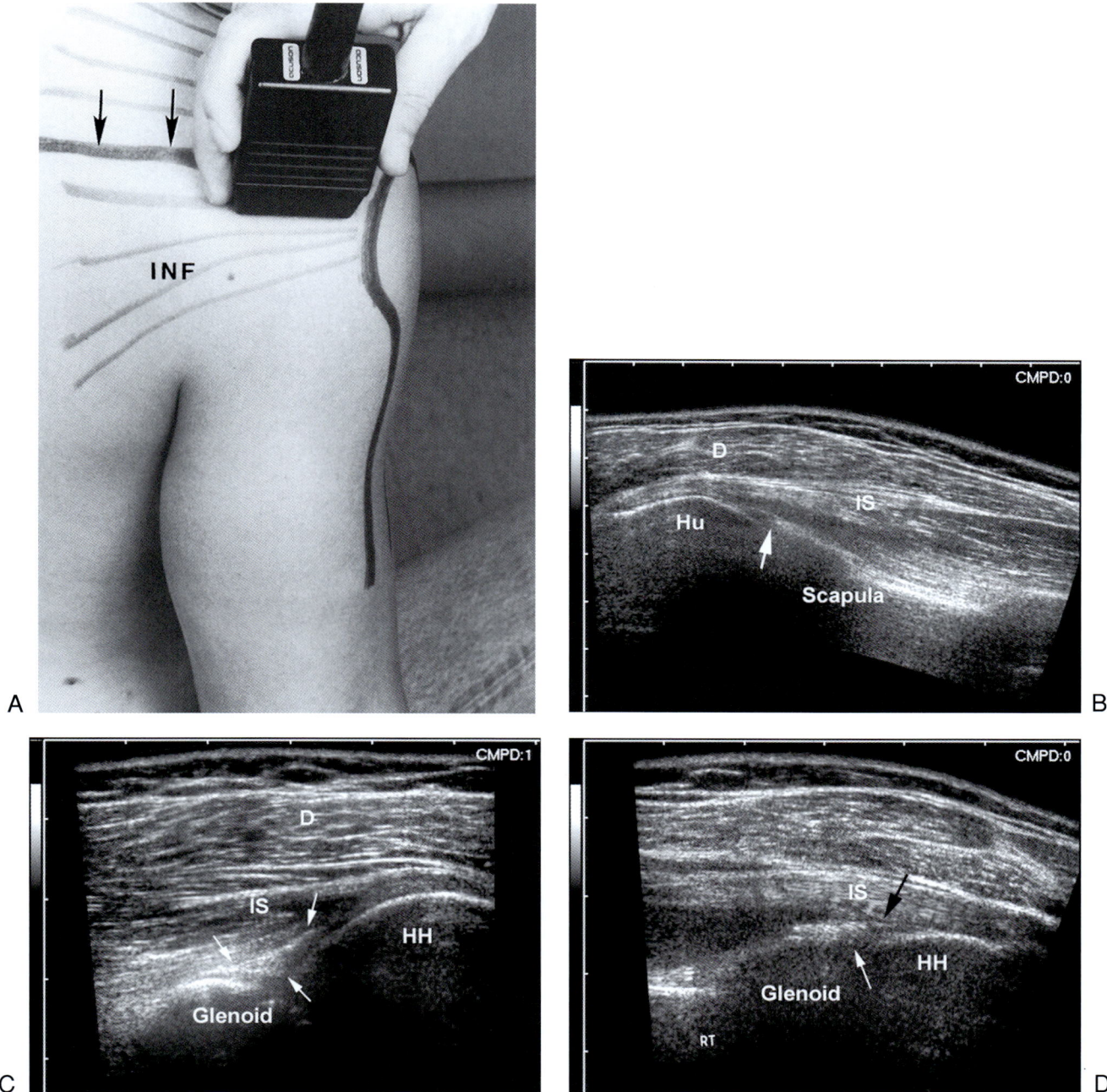

FIGURA 25-7. Tendão infra-espinhal. A, Fotografia clínica. **B**, Visão geral panorâmica transversal das partes moles sobre a escápula posterior e úmero (Hu). O infra-espinhal (IS) cobre o ombro posterior diretamente. O tendão ecogênico cobre o espaço glenoumeral posterior e a cartilagem fibrosa do *labrum* (*seta*). Músculo deltóide (D). **C,** Visão panorâmica transversal da anatomia através do meio da articulação glenoumeral posterior — ombro oposto àquele descrito na Fig. 25-7B. O *labrum* fibroso aparece como um triângulo hiperecóico (*setas*). Com o braço em rotação interna, como na imagem, o contraste entre o músculo hipoecóico e o *labrum* hiperecóico é acentuado. O músculo infra-espinhal tem uma estrutura bipenada (IS). Músculo deltóide (D); cabeça umeral (HH). **D**, Mesma posição do transdutor como na Fig. 25-7C. A posição do braço mudou para rotação externa. Com esse movimento, traz-se o tendão hiperecóico (IS) em direta proximidade ao *labrum* posterior hiperecóico (*seta branca*). Esta visão permite adequada quantificação do líquido articular. Como visto nesse paciente normal, a separação (*seta preta*) entre o tendão normal e o *labrum* é pouco perceptível. Caso haja derrame intra-articular, líquido hipoecóico distenderá a cápsula entre estas duas estruturas. Cabeça umeral (HH). Scapula = Escápula; Glenoid = Glenóide.

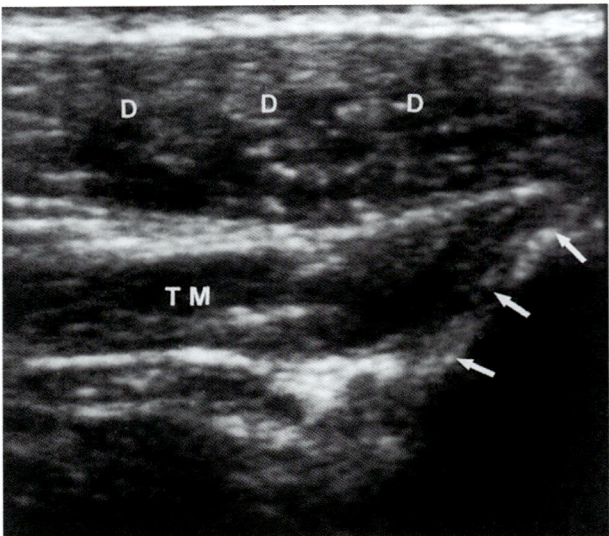

FIGURA 25-8. Redondo menor. O redondo menor (TM) é visibilizado como uma estrutura trapezoidal. D, músculo deltóide; úmero (*setas*). (Reproduzido com permissão de Mack LA, Nyberg DA, Marsen FA: Sonographic evaluation of rotator cuff. Radiol Clin North Am 1988; 25: 161-177).

O MANGUITO NORMAL

O Manguito no Adolescente

Os tendões do manguito rotador são hiperecóicos relativamente aos ventres musculares do deltóide (Fig. 25-6). Os tendões do manguito são envelopados numa fina camada sinovial que é normalmente menor do que 1,5 mm e aparece hipoecóica relativamente aos tendões. A espessura dessa camada bursal não muda; a **bursa subacromial-subdeltóide** é tão espessa sobre a porção longa do bíceps quanto o é sobre os tendões subescapular, supra-espinhal e infra-espinhal. Um exame realizado corretamente mostrará uma bursa elegantemente definida que se mostra como uma faixa hipoecóica mais fina que a espessura da cartilagem hialina hipoecóica sobre a cabeça umeral. Esta bursa extra-articular é um espaço virtual, já que contém líquido lubrificante sinovial; este líquido não pode ser distinguido num estudo ultra-sonográfico rotineiro do ombro. A bursa tem o formato de um casco em secção transversal e freqüentemente se estende do processo coracóide anteriormente ao redor do ombro lateral e posteriormente além da glenóide. O espaço pleural e o espaço sinovial bursal compartilham algumas semelhanças, incluindo o espaço virtual (que pode se distender com derrames), a fina camada de líquido lubrificante na luz e a extensa rede de vasos capilares e vias linfáticas nas paredes. Aqueles vasos não são visíveis com os estudos de Doppler colorido em pacientes com anatomia normal do manguito rotador, mas eles foram mostrados nos estudos de *Power Doppler* em pacientes com manguitos inflamados.[30] O limite entre a bursa e o músculo deltóide é a chamada gordura peribursal. Esta camada aparece hiperecóica e sua espessura é marcadamente uniforme; o tipo físico parece ter pouca influência na espessura desta camada de gordura.

A patologia do manguito rotador é rara em pacientes jovens. Patologia bursal e labral, no entanto, pode ocorrer. Algumas dessas condições podem simular rupturas tendíneas. É importante saber que o manguito do adolescente consiste de mais massa muscular do que o manguito do idoso. A extensão relativa do tendão para o músculo aumenta com a idade.[31] Áreas hipoecóicas no manguito de pacientes abaixo de 20 anos podem simplesmente representar músculo, e os achados não devem ser facilmente atribuídos a uma ruptura. Comparação meticulosa direita-esquerda da espessura dos tendões subescapulares nos adolescentes pode demonstrar rupturas do manguito rotador anterior devido a lesões relacionadas com a prática esportiva. Na nossa experiência, a inserção subescapular parece ser a conexão mais fraca do manguito rotador no ombro em desenvolvimento. A ultra-sonografia provou sua utilidade na detecção de rupturas dos tendões subescapulares.[32]

Alterações Relacionadas à Idade

O manguito em indivíduos abaixo de 30 anos é muito resistente. Estudos de artrografia mostram que não deve existir comunicação com a bursa subacromial-subdeltóide.[18] Estudos *postmortem* e em cadáveres mostraram uma alta prevalência de rupturas do manguito rotador em ombros de idosos. Keyes[33] examinou 73 cadáveres não-selecionados e encontrou rupturas completas do supra-espinhal em 13,4% dos ombros. Rupturas completas não foram documentadas para aqueles mais jovens que 50 anos de idade; a prevalência acima dos 50 anos foi de 31%. Wilson e Duff[34] examinaram uma série não-selecionada de 74 corpos *postmortem* e 34 cadáveres da sala de dissecção acima de 30 anos de idade. Eles encontraram rupturas completas do supra-espinhal em 11% e rupturas parciais em 10% dos ombros. Fukuda[35] relatou uma prevalência de 7% de rupturas completas e 13% de prevalência de rupturas incompletas num estudo de cadáveres que não incluía detalhes sobre a idade. Com tais percentagens altas de rupturas do manguito rotador, quantas dessas rupturas deveriam ter sido assintomáticas? Um estudo conduzido pelo nosso grupo mostrou que a ultra-sonografia pode detectar rupturas assintomáticas.

Noventa voluntários (47 mulheres e 43 homens) numa população que nunca havia procurado assistência médica para doença do ombro submeteram-se à ultra-sonografia do ombro; 77% (69 de 90) eram brancos, 13% (12 de 90) eram afro-americanos, 9% (8 de 90) eram asiáticos e 1% (1 de 90) eram hispânicos. Dezoito pessoas tinham entre 30 e 39 anos; 18 entre 40 e 49 anos; 18 entre 50 e 59 anos; 13 entre 60 e 69 anos; 13 entre 70 e 79 anos; e 10 entre 80 e 99 anos. A proporção de mulheres para homens foi quase igual para cada década.

Nenhuma diferença estatística significativa foi encontrada na prevalência das lesões do manguito rotador em cada sexo para cada braço dominante ou não-dominante (Fig. 25-9). Não encontramos nenhuma diferença estatística sig-

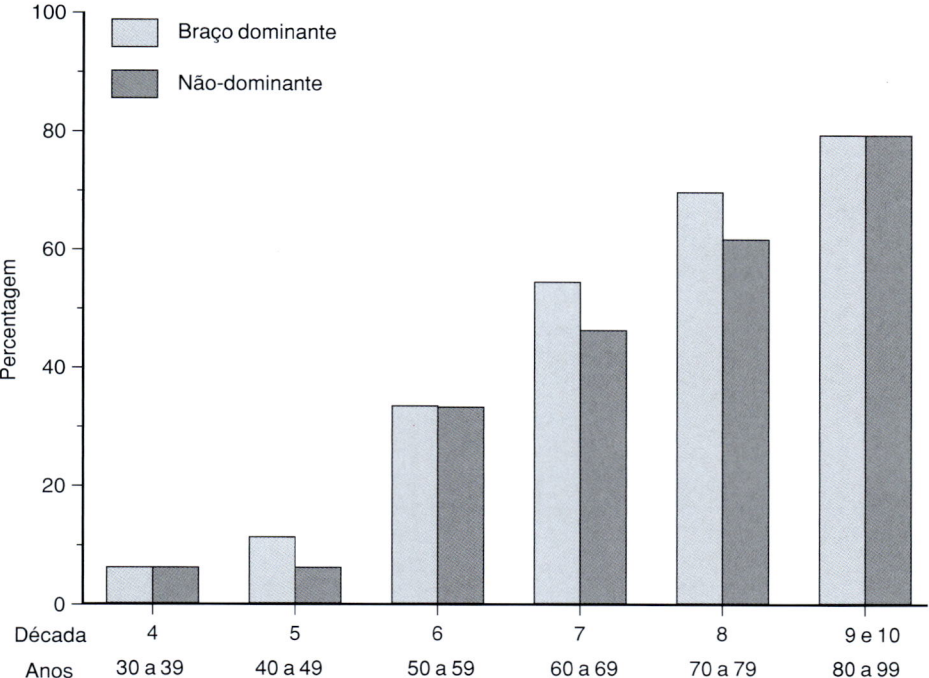

FIGURA 25-9. Rupturas assintomáticas do manguito rotador. Porcentagem de ombros com rupturas do manguito rotador em adultos assintomáticos em diferentes faixas etárias. O gráfico mostra a comparação entre os braços dominante e não-dominante.

nificativa na incidência de lesões do manguito rotador relacionadas ao sexo ou nível relatado de atividades de esforço. No entanto, a prevalência de rupturas do manguito rotador em ambos os braços dominante e não-dominante mostrou um aumento linear após a quinta década de vida. Esta diferença foi estatisticamente muito significativa entre a terceira, quarta e quinta décadas e acima.[12] O percentual acumulado de rupturas parciais e completas foi de aproximadamente 33% entre as idades de 50 e 59 anos, 55% entre 60 e 69 anos, 70% entre 70 e 79 anos e tão alto quanto 78% acima de 80 anos (Figs. 25-9 e 25-10). Um total de 25 rupturas completas e 15 rupturas parciais foi encontrado. Dezesseis indivíduos ou 64% dos pacientes com rupturas tinham comprometimento bilateral do manguito rotador. A pessoa mais nova com ruptura parcial tinha 35 anos de idade. A pessoa mais nova com ruptura completa tinha 54 anos de idade. A faixa etária para rupturas parciais foi de 35 a 80 anos. A faixa etária para rupturas completas foi de 54 a 92 anos. A média de idade no grupo com ruptura parcial foi de 56 anos. A média de idade no grupo com ruptura completa foi de 63 anos.

Em 19 casos (46%), as rupturas do manguito rotador tinham derrame intra-sinovial associado. Em 15 casos o líquido estava localizado na bainha do tendão bicipital e nos quatro casos restantes estava localizado na bursa subacromial-subdeltóide. Havia dois indivíduos com rupturas e líquido na bainha do tendão bicipital e na bursa simultaneamente. O recesso infra-espinhal apareceu como normal em todos os nossos pacientes. Onze derrames foram notados na bainha do tendão bicipital em pessoas que realmente não tinham rupturas do manguito rotador. Nunca havia excesso de líquido na bursa subacromial-subdeltóide na ausência de ruptura do manguito rotador. Erosão superficial ou irregularidade da superfície do osso abaixo da ruptura foi notada em 90% das rupturas; alterações no osso estiveram presentes em quase todos as quatro rupturas parcialmente espessadas. Maior irregularidade tuberosa foi notada em 37 ombros ou em 21% dos ombros no estudo. Doze ombros mostraram grandes tuberosidades irregulares sem ruptura do manguito rotador. Foi encontrada uma correlação estatística significativa entre rupturas assintomáticas do manguito rotador e irregularidade da grande tuberosidade (Fig. 25-11).

Vinte das rupturas do manguito rotador foram consideradas grandes e envolviam mais de um tendão. Três rupturas foram maciças e acima de 4 cm de diâmetro se três rupturas foram pequenas e abaixo de 2 cm de largura quando medidas acima da base da grande tuberosidade. Dez rupturas parciais tinham ecogenicidade mista e cinco eram hipoecóicas. Nove lesões com ecogenicidade mista e duas rupturas hipoecóicas exibiram alteração óssea na grande tuberosidade.

Nossos resultados indicam que os achados de anormalidade do manguito rotador ou um derrame no tendão da porção longa do bíceps podem ser compatíveis com ombro normal e livre de dor à mobilização. Os achados do manguito rotador devem ser interpretados com cuidado em pacientes acima de 50 anos. Uma ruptura do manguito rotador não é

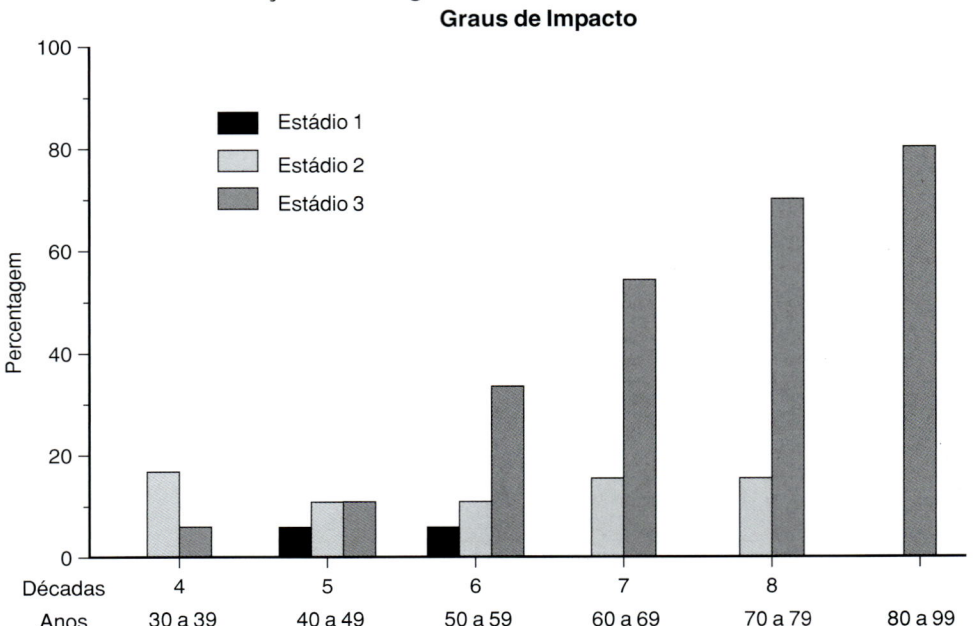

FIGURA 25-10. Prevalência do estádio 1 ao estádio 3 do impacto para o braço dominante em diferentes faixas etárias. Anormalidades no espaço subacromial foram estadiadas ultra-sonograficamente como se segue: estádio 1, se a espessura da bursa varia entre 1,5 a 2 mm; estádio 2, se a espessura da bursa está acima de 2 mm; estádio 3, se houver ruptura parcial ou completa do manguito rotador.

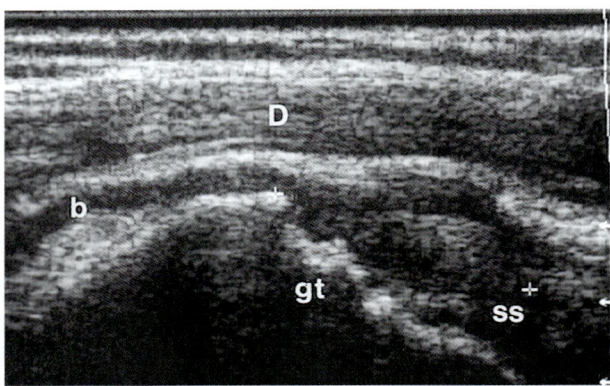

FIGURA 25-11. Rupturas completas assintomáticas do manguito rotador. O corte longitudinal através do tendão supra-espinhal (ss) mostra retração do tecido (marcadores). A superfície óssea da grande tuberosidade descoberta (gt) é irregular. A bursa subdeltóide (b) está preenchida com líquido. D, músculo deltóide.

necessariamente a causa da dor num ombro envelhecido e pode ser um achado incidental. **Alterações degenerativas do manguito rotador** podem ser consideradas correlatas naturais ao envelhecimento, com aumento estatístico linear significativo após a quinta década de vida. Por outro lado, a avaliação clínica deve ser usada para distinguir rupturas do manguito rotador assintomáticas das sintomáticas. Encontrar uma ruptura de manguito rotador não deve impedir o clínico de procurar por outras causas de dor no ombro. Nossa leitura da ultra-sonografia do ombro é feita em conjunto com a leitura da avaliação radiográfica inicial do ombro. Não é incomum que nós encontremos neoplasias primárias ou secundárias do osso, mieloma ou tumores de Pancoast usando esta abordagem cuidadosa. A elevação limitada e dolorosa pode ser devida a algumas doenças, dentre as quais a doença do manguito rotador é a mais comum. A ocorrência simultânea de ruptura completa com tumor no ombro ou ao seu redor não é rara em nossa experiência.

ASPECTOS PRÉ-OPERATÓRIOS

Critérios para Rupturas do Manguito Rotador

Os critérios ultra-sonográficos publicados anteriormente para patologia do manguito rotador podem ser categorizados em quatro grupos:[36] não-visibilização do manguito, ausência localizada ou não-visibilização focal, descontinuidade e ecogenicidade focal anormal.

Não-visibilização do Manguito. O contato direto da cabeça umeral com o acrômio é uma indicação de ruptura maciça do manguito rotador. Nesta situação, a imagem ultra-sonográfica mostra o músculo deltóide diretamente em contato com o topo da cabeça umeral (Fig. 25-12). Em alguns casos, a bursa espessada e a gordura serão notadas entre o músculo deltóide e a superfície da cabeça umeral. Esta camada tecidual é mais hipoecóica e desigual na sua textura. A espessura desta camada dependerá da localização da ruptura, mas geralmente será mais fina e mais irregular do que a camada normal do manguito rotador. Foram encontradas

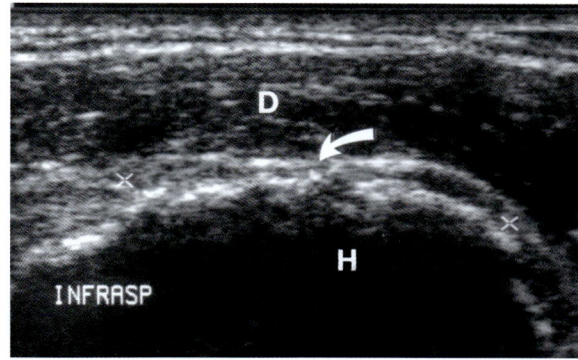

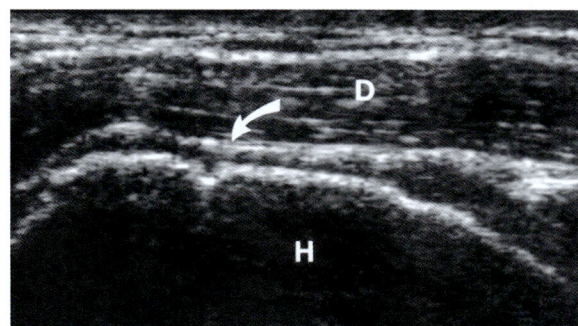

FIGURA 25-12. Não-visibilização do manguito. A, Visão transversal. O músculo deltóide (D) está em contato direto com a cabeça umeral (H). Uma camada hiperecóica (*seta curva*) de gordura aparece profundamente ao deltóide; esta camada está interposta entre o deltóide e o úmero. **B**, Visão longitudinal através da localização esperada do tendão supra-espinhal. O tendão supra-espinhal está ausente. Uma camada hiperecóica de gordura (*seta curva*) é notada profundamente ao deltóide (D). H, Cabeça humeral. INFRASP = infra-espinhal.

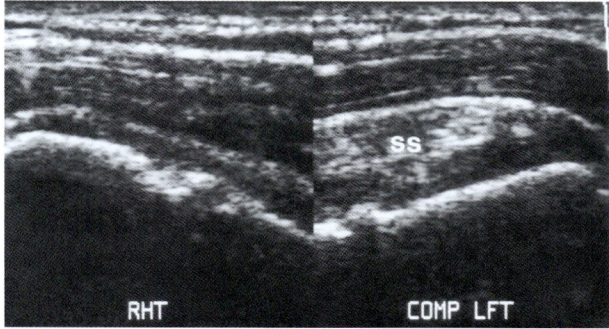

FIGURA 25-13. Ruptura irreparável do manguito rotador. Comparação longitudinal direita-esquerda mostra uma discrepância significativa na espessura de partes moles. O tendão supra-espinhal (ss) aparece normal no ombro esquerdo assintomático (LFT). O tendão supra-espinhal no ombro direito (RHT) está retraído fora de visão. O deltóide e a camada de fáscia subdeltóide cobrem a cabeça umeral diretamente. A artroscopia mostrou a extremidade rompida do tendão supra-espinhal retirada além da cavidade glenóide. O defeito do manguito rotador foi considerado irreparável.

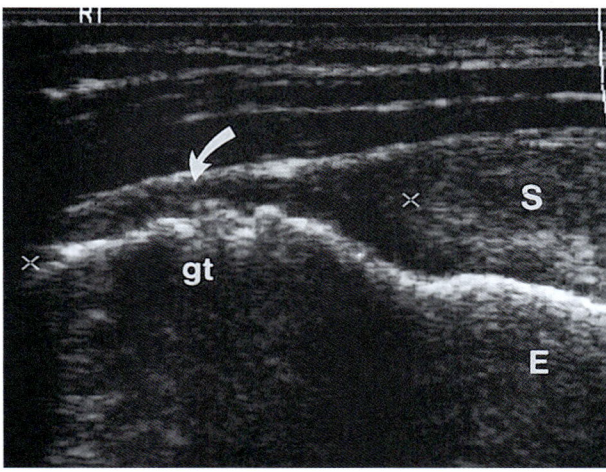

FIGURA 25-14. Ruptura completa horizontal. A imagem longitudinal através do tendão supra-espinhal (S) mostra 2 cm de retração do tendão rompido (*distância entre os marcadores*). A bursa e a gordura peribursal (*seta curva*) repousam diretamente na superfície óssea irregular da grande tuberosidade (gt). E, epífise umeral.

bursas com até 5 mm de espessura. Esta camada sinovial tem sido confundida com o manguito normal pelo ultra-sonografista inexperiente. Com rupturas maciças, que excedem 4 cm, a cabeça umeral pode ascender pela área de ruptura por causa da tração do músculo deltóide. O tendão supra-espinhal está retraído abaixo do acrômio e, como regra, a rafia cirúrgica será impossível neste estádio (Fig. 25-13). A extensão da ruptura deve ser relatada porque múltiplos tendões estão freqüentemente envolvidos. O diagnóstico destas rupturas pode ser predito por radiografias do ombro. Alguns centros usam radiografias com incidências comparativas durante abdução ativa do ombro ou incidências ântero-posteriores em posição supina do espaço subacromial para antagonizar a puxada gravitacional no úmero.[37] O espaço subacromial não deve ser menor que 5 mm.

Não-visibilização Focal do Manguito. Pequenas rupturas aparecerão como ausência localizada do tendão supra-espinhal ou, em raros casos, ausência local dos tendões subescapular ou infra-espinhal. O padrão mais comum de ruptura é causado por doença na junção do tendão com o osso. O tendão se retrairá da superfície óssea, deixando uma área nua de osso (Fig. 25-14). Este achado foi relatado no passado como sinal de **"tuberosidade nua"**.[38] A superfície óssea da grande tuberosidade e o colo anatômico umeral são irregulares em aproximadamente 79% desses tipos de ruptura. Um estudo anatômico recente confirmou estas alterações ósseas. Este processo patológico afeta não apenas a superfície óssea, mas a estrutura interna da grande tuberosidade também. As alterações externas consistem de corrosão da cortical, erosão óssea, esclerose, fragmentação da tuberosidade e deposição de cristais além da linha de demarcação destas alterações.[39] As anormalidades da arquitetura da tuberosidade se manifestam como poucas trabéculas e poucas conexões entre as trabéculas. A vasta maioria de tais rupturas ocorrerá anteriormente, no tendão supra-espinhal e na zona crítica. Caracteristicamente, uma pequena quantidade de tecido será preservada ao redor do tendão bicipital. Idealmente, tais rupturas podem ser confirmadas em

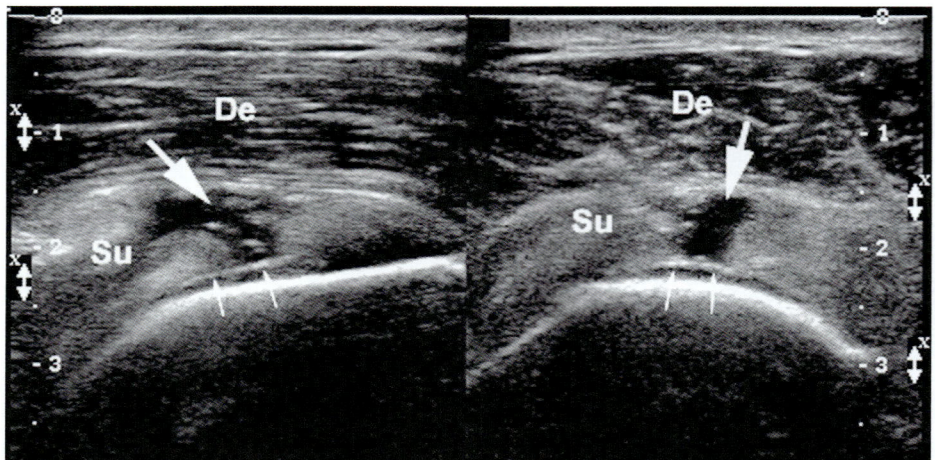

FIGURA 25-15. Ruptura completa vertical. Imagens do tendão supra-espinhal (Su) mostram uma área anecóica de descontinuidade (*setas grandes*) no interior do manguito rotador. A cartilagem da cabeça umeral está rodeada por uma interface ecogênica (*setas pequenas*). Músculo deltóide, De. A imagem longitudinal é mostrada à esquerda da tela dividida; a visão transversal é mostrada à direita.

dois cortes perpendiculares. Algumas vezes isso não é possível porque a ruptura pode mostrar-se como total em um plano, mas não ser identificada como tal no plano ortogonal. Este fenômeno tem sido atribuído ao efeito de volume parcial em rupturas que são menores que o dispositivo do transdutor. Pequenas **rupturas horizontais** tipicamente aparecem nas imagens longitudinais, mas podem ser perdidas nas transversais.[38] Um achado útil é a "dobra para dentro" da bursa e tecido gorduroso peribursal no defeito focal. Com poucas exceções, esta dobra é um sinal de ruptura completa. Se a ruptura for grande, a bursa e o tecido peribursal vão se aproximar da superfície óssea (Fig. 25-14).

Não-visibilização focal não deve ser confundida com diminuição segmentar da espessura após cirurgia do manguito rotador. Esta redução da espessura é normal após a maioria dos reimplantes tendão-osso. Naqueles casos, uma depressão óssea é detectada como um defeito arredondado ou com formato de V no contorno umeral. O tendão é trazido para baixo nessa fenda estreita. O tendão não é reparado na tuberosidade anatomicamente com uma inserção ampla, mas com uma extremidade pontiaguda. É bem conhecido que algumas dessas reconstruções não conseguem ser perfeitas mesmo após uma cirurgia bem-sucedida. Os arrancamentos na cápsula causam redução da espessura focal adicional. Num paciente com estudo negativo basal, novas rupturas podem ser identificadas pela visibilização de perda de líquido anecóico através da ruptura.

Descontinuidade do Manguito. Este termo tem sido usado para rupturas que estão localizadas mais proximalmente no tendão. Essas rupturas tendem a ser do **tipo vertical** e são mais freqüentemente traumáticas.[38,40] O paciente pode ter uma história de luxação anterior do ombro. Descontinuidade é observada quando pequenos defeitos são preenchidos com líquido articular ou tecido reativo hipoecóico (Fig. 25-15). Tais defeitos são freqüentemente acentuados pela colocação do braço em extensão e rotação interna (Fig. 25-16). Freqüentemente, uma pequena quantidade de líquido bursal também está presente. O ultra-sonografista pode usar este líquido como um meio de contraste natural para mostrar a ruptura com mais detalhes. Compressão manual da bursa subdeltóide pode mover o líquido através da ruptura para o interior da articulação. Esta manobra mostrará a ruptura mais claramente. Uma interface focalmente brilhante ao redor do segmento de cartilagem hialina e profundamente ao tendão hipoecóico é considerada um sinal de ruptura completa (Fig. 25-15). Este sinal foi denominado **sinal da interface cartilaginosa** num relato anterior.[38]

Ecogenicidade Focal Anormal. A ecogenicidade do manguito pode estar difusa ou focalmente anormal. Anormalidades difusas da ecogenicidade do tendão não são confiáveis como sinais ultra-sonográficos de ruptura do manguito. Anormalidade focal da ecogenicidade tem sido associada a pequenas rupturas completas ou parciais. Uma área de ecogenicidade aumentada pode representar uma nova interface dentro do tendão no local da insuficiência fibrilar, e tem sido observada em algumas rupturas parciais-espessadas. A pequena lesão hiperecóica linear ou com formato de vírgula está freqüentemente circundada por edema ou líquido e aparece como um halo hipoecóico (Fig. 25-17). As rupturas parciais são semelhantes aos arrancamentos de margem que foram primeiramente observados por Codman.[9] Um tipo de ruptura parcial levemente diferente pode aparecer como uma mancha no lado articular ou bursal do tendão.[8] A inspeção cuidadosa das superfícies sinoviais do tendão é necessária. Apenas aqueles defeitos focais que violam a superfície podem ser considerados rupturas pelo artroscopista (Fig. 25-18).

Lesões intra-substanciais são os tipos mais comuns de lesões parciais e respondem por quase 50% dos defeitos. Nós não as chamamos de rupturas porque elas não são consideradas rupturas pelos cirurgiões que não podem observá-las por inspeção direta do tendão. Isto impõe um problema diagnóstico semelhante ao das lesões do menisco vistas em estudos de RM. Achados ósseos ou sinoviais associados podem ser úteis se os achados ultra-sonográficos forem equivocados.

Achados Associados

Derrame na Bursa Subdeltóide. Visibilização de derrame na bursa subdeltóide é o achado associado mais confiável de ruptura do manguito rotador (Fig. 25-19). É encontrado tanto nas rupturas completas quanto nas parciais. O líquido anecóico difere-se do edema hipoecóico da sinóvia bursal. O

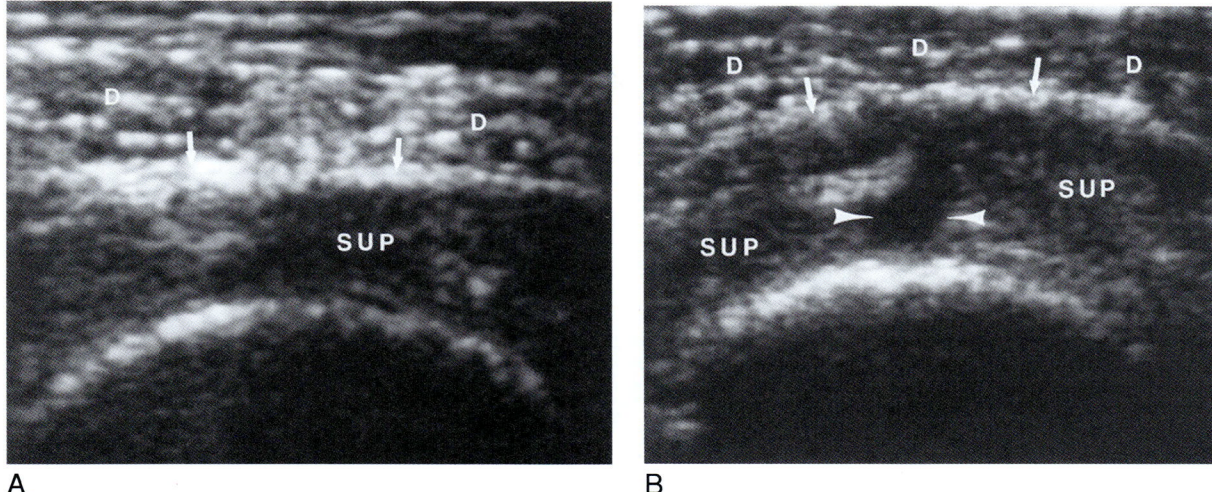

FIGURA 25-16. Descontinuidade do manguito. Cortes transversais do tendão supra-espinhal (SUP) em **A**, posição neutra e **B**, com o braço estendido e em rotação interna mostra uma pequena ruptura preenchida com líquido (*cabeças de seta*). Notar que a ruptura é mais claramente visível com o braço em extensão. D, músculo deltóide; bursa subdeltóide (*setas*).

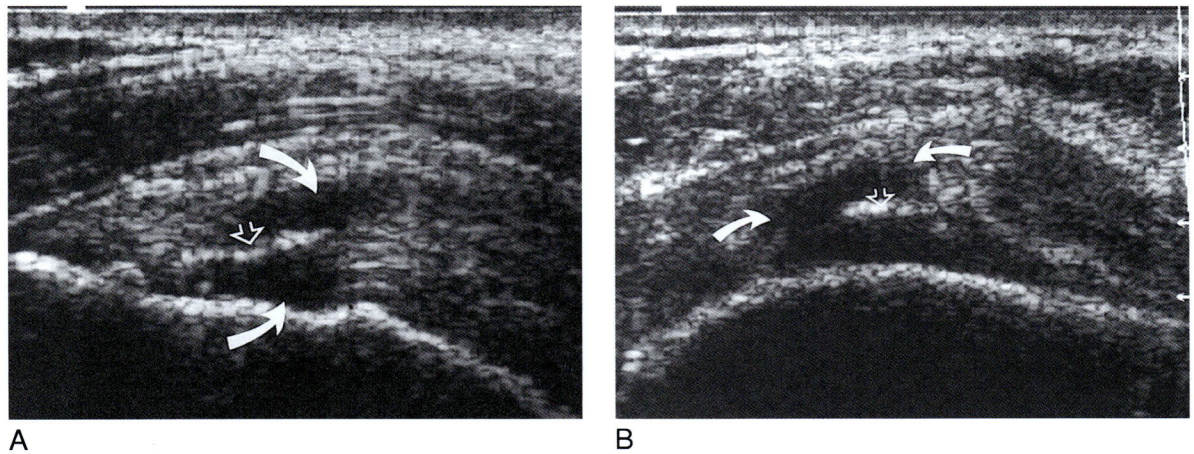

FIGURA 25-17. Ecogenicidade focal anormal. A, Visão longitudinal do tendão supra-espinhal de uma ruptura parcial no lado articular, a chamada *rim rent*. Uma lesão linear hiperecóica no tendão supra-espinhal (*seta aberta*) está circundada por edema hipoecóico (*setas curvas*). **B**, Visão transversal do tendão supra-espinhal com o mesmo defeito parcial. A mesma lesão hiperecóica é observada.

edema é um achado comum no impacto do ombro, mas está raramente associado a ruptura. Edema e líquido podem ser distinguidos um do outro usando-se o *teste da compressão do transdutor*. Um recesso sinovial preenchido com líquido será esvaziado pela compressão; um recesso com edema sinovial muda pouco no formato. Outras causas para líquido na bursa incluem sinovite com leite de cálcio e bursite séptica. Hollister e cols.[41] descobriram que o aspecto ultra-sonográfico do líquido bursal tem uma especificidade de 96% para o diagnóstico de rupturas do manguito rotador. Resultados semelhantes foram encontrados por Farin e cols.[42] No nosso estudo prospectivo da doença do manguito rotador,[8] todos os pacientes com líquido na bursa tinham ruptura do manguito rotador.

Derrame Articular. O derrame articular pode ser encontrado nos recessos articulares, incluindo o infra-espinhal, subcoracóide e axilar. Em um paciente que se senta em posição ortostática, a maior parte do líquido se acumulará na bainha do tendão bicipital. Aproximadamente metade desses derrames está associada a rupturas do manguito rotador.[6] A outra metade, aproximadamente, será devida a uma variedade de causas articulares da doença do ombro. Quando uma grande coleção líquida é encontrada no recesso infra-espinhal sem líquido na bursa subdeltóide, causas inflamatórias ou infecciosas de doença articular devem sempre ser excluídas.[29]

Contorno Côncavo da Gordura Subdeltóide. No paciente normal, os ecos lineares brilhantes da gordura da bursa subdeltóide são convexos. A concavidade do contorno subdeltóide pode ser notada em rupturas médias e grandes, refletindo a ausência do tendão do manguito. Pode ser possível aproximar o deltóide e a superfície umeral, mesmo em rupturas menores, usando-se a compressão do transdutor no local da ruptura.

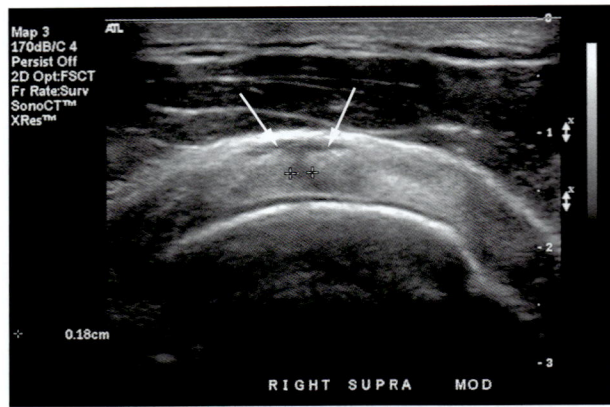

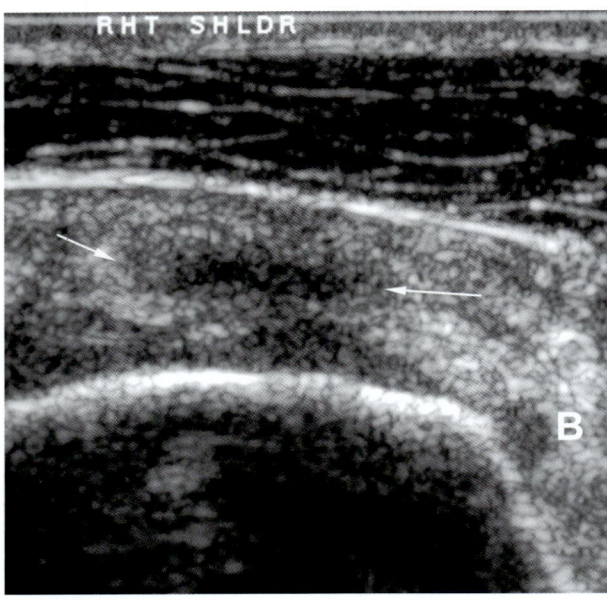

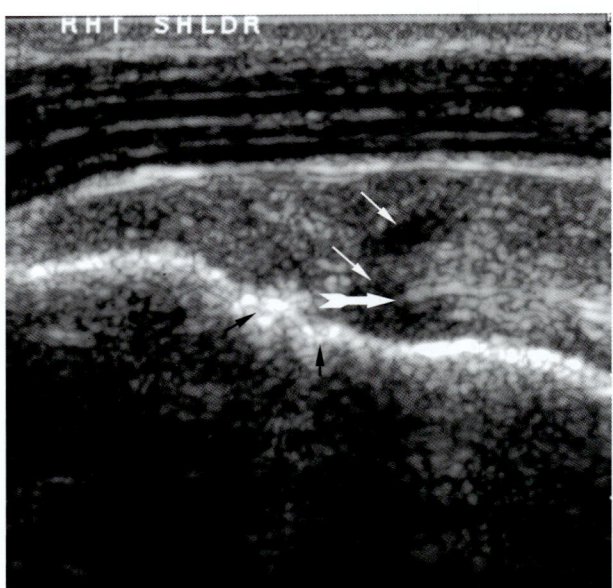

FIGURA 25-18. Ecogenicidade focal anormal. A, Visão transversal de uma ruptura parcial do lado bursal do tendão supra-espinhal. A alteração hipoecóica viola a superfície bursal (*setas*). **B,** Visão transversal de alteração hipoecóica no interior da substância do tendão supra-espinhal. **C,** Visão longitudinal através da mesma anormalidade em **B**. O desarranjo hipoecóico aparece no interior da substância (*setas*); fibras intactas do tendão (*seta grande*), que são vistas curvando-se em direção ao osso ainda recobrem a superfície articular do tendão. A superfície da grande tuberosidade é irregular (*pequenas setas pretas*). Tais lesões não podem ser vistas pela artroscopia.

Irregularidade da Superfície Óssea. Apenas recentemente a irregularidade óssea foi citada na literatura radiológica como um achado importante e comum associado a rupturas do manguito rotador.[8,39,43] A maioria das rupturas parciais e completas da região a 1 cm distal do manguito rotador estão associadas a pequenos esporões ósseos e orifícios na superfície óssea da grande tuberosidade. É possível que o uso de transdutores de freqüência mais alta para estudo do manguito rotador tenham tornado estes achados mais evidentes. A anormalidade tuberositária combina com a anormalidade tendínea em localização, tamanho e formato. A causa desta anormalidade não é conhecida. Trauma devido a um impacto da tuberosidade no acrômio durante elevação do ombro tem sido considerado.

ASPECTOS PÓS-OPERATÓRIOS

A literatura sugere que a ultra-sonografia pode ter um papel importante no seguimento pós-operatório após o reparo do manguito rotador.[43,44] Visto que a cirurgia pode distorcer os marcos ultra-sonográficos, o exame no paciente operado apresenta mais dificuldade que no paciente em fase pré-operatória. É importante, no entanto, entender os procedimentos cirúrgicos usados na acromioplastia e reparo do manguito.

Na acromioplastia, os aspectos anterior e inferior do acrômio são removidos cirurgicamente. Ultra-sonograficamente, isso aparece como um desarranjo do contorno acromial normal, arredondado e liso. Após a cirurgia, o acrômio fica com um formato pontiagudo (Fig. 25-20). Como o aspecto inferior do acrômio é removido, uma grande extensão do tendão supra-espinhal pode ser visibilizada.

A cirurgia das rupturas do manguito cria marcos ultra-sonográficos exclusivos. Os tendões do manguito são reimplantados no interior de uma depressão feita perpendicularmente ao eixo do tendão supra-espinhal. O reimplante é colocado no úmero num local que provê adequada tensão do tendão. A depressão aparece ultra-sonograficamente como um defeito no contorno umeral que é mais bem visto com o transdutor no sentido longitudinal ao tendão supra-espinhal (Fig. 25-20). O material de sutura pode ser visto profundamente na depressão como ecos especulares. O estudo com o braço em extensão e rotação interna pode ser necessá-

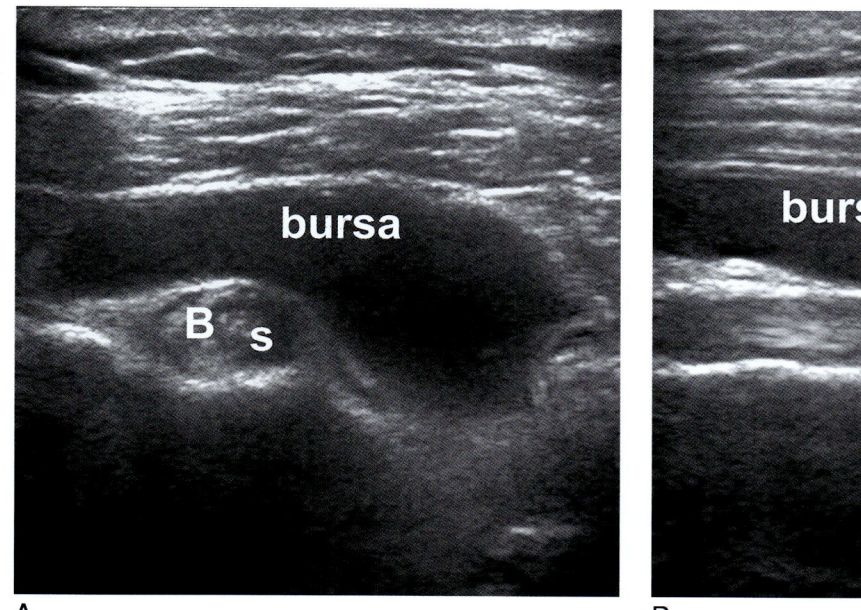
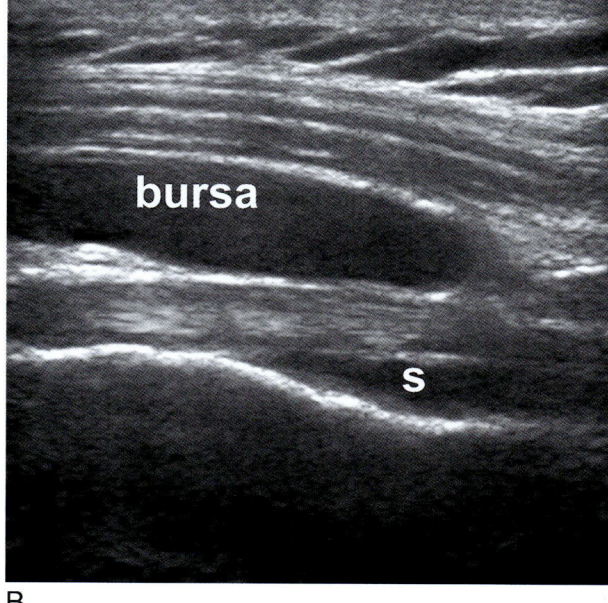

FIGURA 25-19. Derrame na bursa subdeltóide. A, Visão transversal sobre a região anterior do ombro demonstra líquido em dois compartimentos sinoviais diferentes. Derrame sinovial (s) circunda o tendão da porção longa bicipital (B). Este líquido não se estende além do sulco bicipital. A grande coleção líquida notada profundamente ao deltóide preenche a bursa subdeltóide e se estende medial e lateralmente aos limites do sulco. **B**, Corte longitudinal do tendão da porção longa. Derrame articular (s) estende-se profundamente ao tendão. A bursa subdeltóide estende-se como um grande saco sobre o aspecto anterior do ombro. Líquido na articulação e bursa significam ruptura do manguito na maioria dos pacientes.

rio para visualizar o local do reimplante do tendão, especialmente quando ele é colocado medialmente (Fig. 25-21). O insucesso em se estudar nesta posição pode levar a diagnósticos falso-positivos. Tal manobra, no entanto, deve ser usada com cuidado, especialmente no período pós-operatório imediato para evitar nova lesão dos tendões friáveis recentemente reimplantados.

Os aspectos ultra-sonográficos dos tendões do manguito nunca retornam ao normal no paciente operado. Tendões, especialmente o tendão supra-espinhal, são freqüentemente ecogênicos e reduzidos de espessura quando comparados com o ombro contralateral. Derrames articulares são comuns e mais bem viabilizados ao longo do tendão bicipital. Como a ressecção da bursa subdeltóide remove um reparo fundamental, o estudo dinâmico é especialmente importante na diferenciação de um manguito hiperecóico e fino do músculo deltóide adjacente.

Ruptura Recorrente

Ultra-sonograficamente, rupturas recorrentes aparecem de forma mais freqüente como ausência do manguito. O líquido preenchendo um defeito num reparo do manguito rotador e suturas perdidas ou parafusos são outras indicações de ruptura recorrente (Fig. 25-22). A não ser que as diretrizes dos estudos estejam disponíveis no período pós-operatório, pode ser difícil diferenciar pequenas rupturas recorrentes dos aspectos criados quando uma pequena quantidade de tendão do manguito permanece para ser unida novamente.

A redução de espessura do tendão é inútil como critério, e a irregularidade óssea é a regra no paciente operado. Rupturas recorrentes são comuns. Elas ocorrem em até 40% dos pacientes nos quais um pequeno defeito foi reparado e em 80% daqueles pacientes que tiveram grandes rupturas no período pré-operatório.

ARTEFATOS NA ULTRA-SONOGRAFIA DO MANGUITO ROTADOR

Posicionamento inadequado do transdutor é o erro mais comum no estudo do manguito rotador. Resultados falso-positivos e falso-negativos podem ser produzidos dessa maneira. Por exemplo, estudando-se o tendão supra-espinhal transversalmente, com o transdutor colocado lateralmente, pode-se de forma artefatual mimetizar uma ruptura do manguito. Um corte oblíquo transversal do tendão supra-espinhal pode ser falsamente reportado como redução de espessura do manguito. O examinador deve, no entanto, observar o manguito em dois planos ortogonais. Visibilização do contorno ósseo elegantemente desenhado ajudará a evitar esses erros.

Uma causa de heterogeneidade do tendão é a relação geométrica do tendão com o transdutor. Como demonstrado por Crass e cols.[46] e Fornage,[47] o insucesso na orientação do transdutor paralelo às fibras do tendão pode resultar em **áreas de ecogenicidade artefatualmente reduzidas** (Fig. 25-23). Quando apenas uma pequena área do tendão está

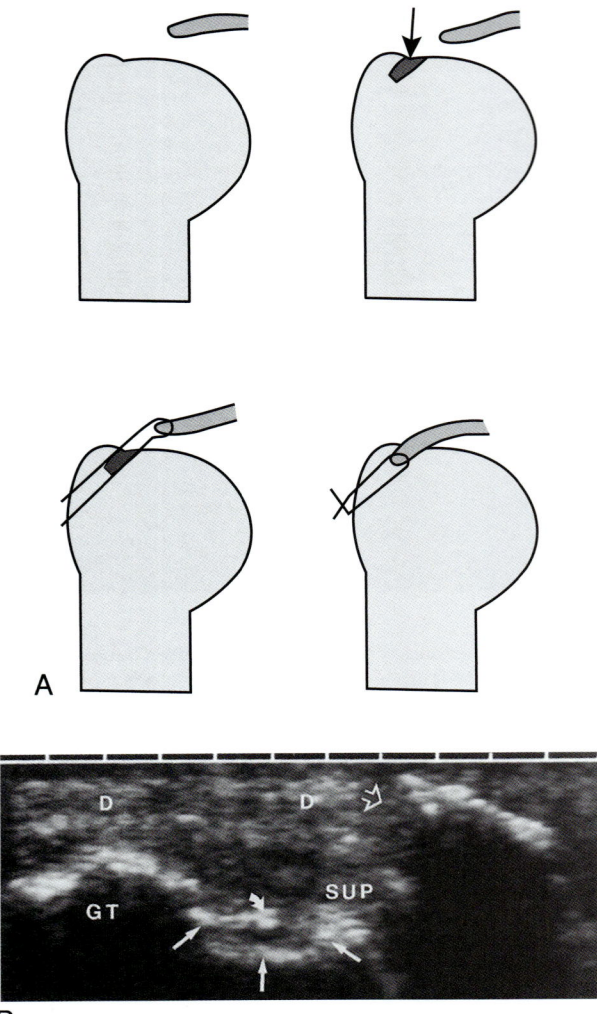

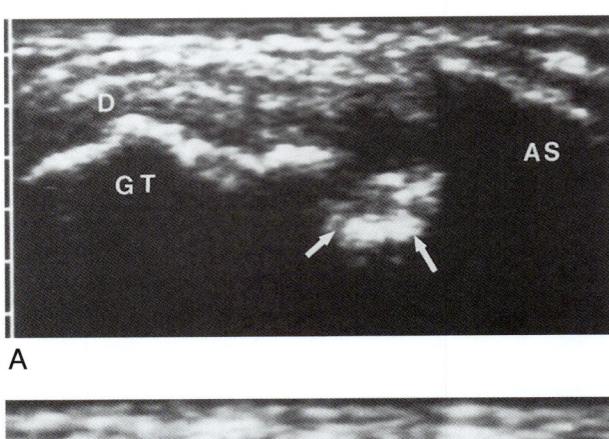

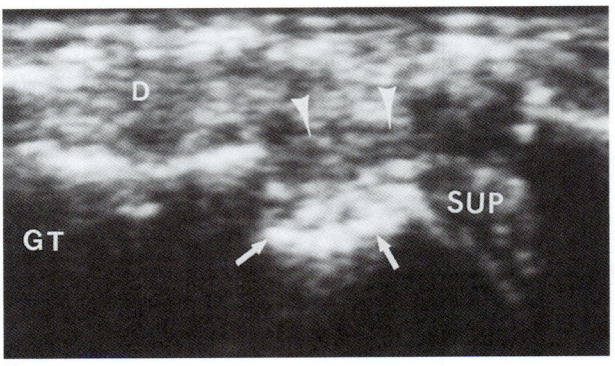

FIGURA 25-20. Reparo do manguito rotador. A, Desenho demonstrando a técnica cirúrgica de reimplante do tendão com criação de depressão (*seta*) na cabeça umeral, reimplante do tendão residual no interior da depressão, e método característico de colocação da sutura. **B,** Imagem longitudinal do tendão supra-espinhal (SUP) mostra os aspectos característicos do reimplante (*setas*). O defeito da acromioplastia (*seta aberta*) também é visibilizado. D, músculo deltóide; GT, grande tuberosidade; sutura de reimplante (*seta curva*). (Reproduzido com permissão de Mack LA, Nyberg DA, Matsen FA, III, et al: Sonography of the postoperative soulder. AJR 1988; 150: 1089-1093.)

FIGURA 25-21. Manguito rotador operado — importância do exame durante extensão. A, Visão longitudinal do tendão supra-espinhal em posição neutra num paciente operado para reparo de ruptura completa do manguito rotador demonstra o reimplante, mas não consegue revelar evidências do tendão supra-espinhal, assim sugerindo lesão recorrente. **B,** Corte com o braço em extensão e rotação interna demonstra que o reparo está intacto. O tendão supra-espinhal residual (SUP) está reduzido de espessura. Notar a ausência de ecos característicos da bursa subdeltóide (*cabeça de setas*). AS, sombra acromial; D, músculo deltóide; GT, grande tuberosidade; reimplante (*setas*). (Reproduzido com permissão de Mack LA, Nyberg DA, Matsen FA: Sonographic Evaluation of Rotator Cuff. Radiol Clin North Am 1988; 25: 161-177.)

paralela ao transdutor, uma região focal de ecogenicidade aumentada pode ser produzida, simulando uma pequena ruptura parcial ou completa. Este artefato é especialmente pronunciado com transdutores setoriais.

CALCIFICAÇÕES DO MANGUITO ROTADOR

Calcificações podem afetar qualquer um dos quatro tendões do manguito rotador. Calcificações do tendão subescapular podem ser particularmente difíceis de diagnosticar sem a ajuda da ultra-sonografia. O cálcio pode infiltrar do tendão para o interior da bursa subdeltóide-subacromial e causar uma sinovite inflamatória aguda muito dolorosa.[48] Textos padrão sobre tendinites calcificadas distinguiram uma fase crônica de formação e uma fase aguda de reabsorção.[49] A ultra-sonografia parece incapaz de estadiar o cálcio de acordo com estas fases. No entanto, a ultra-sonografia mostrou grande potencial na demonstração da forma física da deposição do cristal.[50] Agregados de cálcio podem ser sólidos, pastosos ou líquidos. Os depósitos líquidos parecem hiperecóicos sem sombra acústica; a pasta de cálcio gera uma sombra vaga; depósitos endurecidos mostram uma sombra acústica distinta. Esta capacidade exclusiva da ultra-sonografia ajuda no tratamento quando a mesma é usada para localizar e aspirar o cálcio.[51,52] Antes do procedimento, serão decididos o tamanho de agulha e o número de agulhas neces-

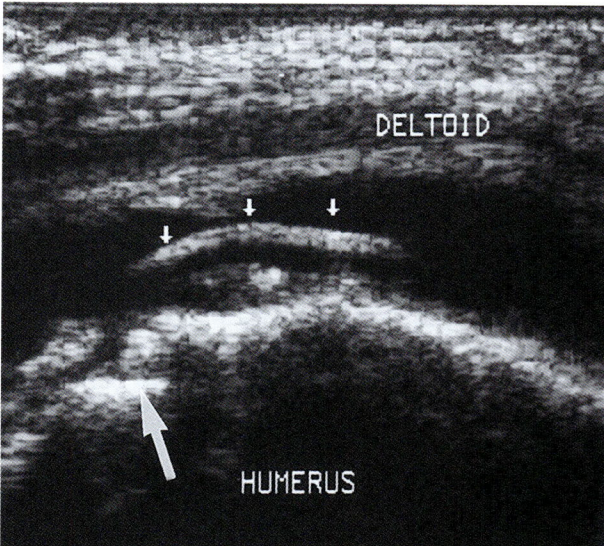

FIGURA 25-22. Ruptura recorrente — exame ultra-sonográfico pós-operatório. Corte longitudinal ao longo do músculo deltóide na região do reimplante (*seta*) Uma sutura perdida (*setas pequenas*) é notada no interior do derrame da bursa subdeltóide. O supra-espinhal deixou o espaço subdeltóide. O úmero proximal tem um aspecto arredondado anormal. O colo anatômico desapareceu através do processo de remodelamento do osso. Humerus = úmero; Deltoid = deltóide.

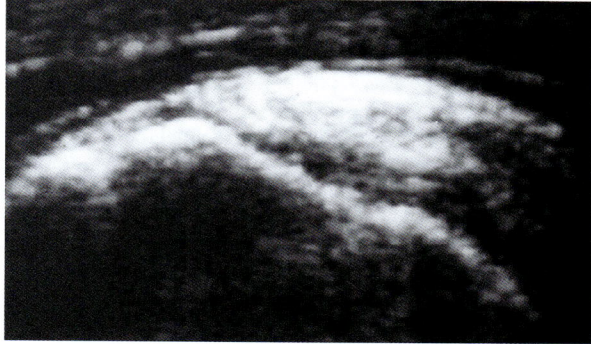

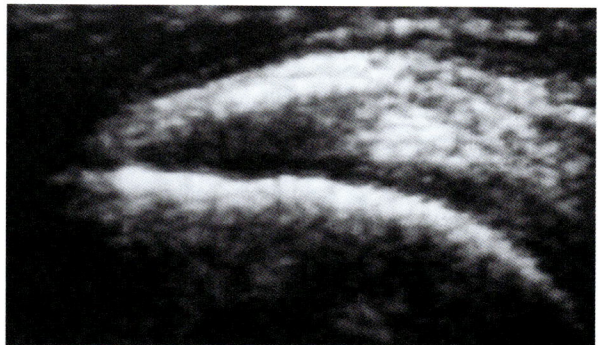

FIGURA 25-23. Áreas artefatuais de redução da ecogenicidade tendínea. A e **B**, Duas visões do mesmo tendão supra-espinhal demonstram alterações consideráveis na ecogenicidade que podem ser artefatualmente criadas pela posição e orientação do transdutor.

sários para o tratamento. As expectativas para recuperação completa deverão ser reduzidas de alguma forma se a dor for causada pelas calcificações do tipo duras como uma rocha. Uma pequena quantidade de corticosteróides é então freqüentemente adicionada após múltiplas passagens terem sido feitas através do cálcio usando agulhas com calibres 16 a 18.

Referências

1. Matsen FA, Arntz CT: Subacromial impingement. In Rockwood CA: Matsen FA II (eds): The Shoulder. Vol II. Philadelphia, WB Saunders, 1990.
2. Neviaser RJ, Neviaser TJ: Observations on impingement. Clin Orthop 1990;254:60-63.
3. Resnick D: Shoulder arthrography. Radiol Clin North Am 1981;19:243-252.
4. Mack LA, Matsen FA, Kilcoyne JF, et al: Ultrasound evaluation of the rotator cuff. Radiology 1985;157:205-209.
5. Mack LA, Gannon MK, Kilcoyne RF, et al: Sonographic evaluation of the rotator cuff. Accuracy in patients without prior surgery. Clin Orthop 1988;234:21-27.
6. Middleton WD, Reinus WR, Totty WF, et al: Ultrasonographic evaluation of the rotator and biceps tendon. J Bone Joint Surg 1986;68:440-450.
7. Crass JR, Craig EV, Feinberg SB: Ultrasonography of rotator cuff tears: A review of 500 diagnostic cuffs. J Clin Ultrasound 1988;16:313-327.
8. Van Holsbeeck MT, Kolowich PA, Eyler WR, et al: Ultrasound depiction of partial-thickness tear of the rotator cuff. Radiology 1995;197:443-446.

Considerações Clínicas
9. Codman EA: The Shoulder, 2nd ed. Boston, Thomas Todd, 1934.
10. DePalma AF: Surgery of the Shoulder, 2nd ed. Philadelphia, JB Lippincott, 1973.
11. Refior HJ, Kroedel A, Melzer C: Examinations of the pathology of the rotator cuff. Arch Orthop Trauma Surg 1987;106:301-308.
12. Milgrom C, Schaffler M, Gilbert S, et al: Rotator-cuff changes in asymptomatic adults. The effect of age, hand dominance and gender. J Bone Joint Surg 1995; 77(B):296-298.
13. Sher JS, Uribe JW, Posada A, et al: Abnormal findings on magnetic resonance images of asymptomatic shoulders. J Bone Joint Surg 1995; 77(A):10-15.
14. Raven PB: Asymptomatic tears of rotator cuff are commonplace. Sports Med Diag 1995;17:11-12.
15. Miniaci A, Dowdy PA, Willits KR, et al: Magnetic resonance imaging evaluation of the rotator cuff tendons in the asymptomatic shoulder. Am J Sports Med 1995; 23:142-145.
16. Petterson G: Rupture of the tendon aponeurosis of the shoulder joint in anterior inferior dislocation. Acta Chir Scand Suppl 1942;77:1-184.
17. Neer CS: Anterior acromioplasty for the chronic impingement syndrome in the shoulder: A preliminary report. J Bone Joint Surg 1972;54A:41-51.
18. Lee HS, Joo KB, Park CK, et al: Sonography of the shoulder after arthrography. J Clin Ultrasound 2002;30:23-32.
19. Taljanovic MS, Carlson KL, Kuhn JE, et al: Sonography of the glenoid labrum: A cadaveric study with arthroscopic cor-

relation. AJR 2000;174:1717-1722.
20. Schydlowsky P, Strandberg C, Galatius S, et al: Ultrasonographic examination of the glenoid labrum of healthy volunteers. Euro J Ultrasound 1998;8:85-89
21. Schydlowsky P, Strandberg C, Tranum-Jensen J, et al: Post-mortem ultrasonographic assessment of the anterior glenoid labrum. Euro J Ultrasound 1998;8:129-133.
22. Schydlowsky P, Strandberg C, Galbo H, et al: The value of ultrasonography in the diagnosis of labral lesions in patients with anterior shoulder dislocation. Euro J Ultrasound 1998;8:107-113.
23. Rakofsky M: Fractional Arthrography of the Shoulder. Stuttgart, Gustav Fisher, 1987.
24. Ptasznik R, Hennessy OF: Abnormalities of the biceps tendon of the shoulder: Sonographic findings. AJR 1995;164:409.
25. Farin PU, Jaroma H, Harju A, et al: Medial displacement of the biceps brachii tendon: Valuation with dynamic sonography during maximal external rotation. Radiology 1995;195:845.
26. Van Holsbeeck M, Strouse PJ: Sonography of the shoulder: Evaluation of the subacromial-subdeltoid bursa. AJR 1993;160: 561-564.
27. Crass JR, Craig EV, Feinberg SB: The hyperextended internal rotation view in rotator cuff ultrasound. J Clin Ultrasound 1987;15:416-420.
28. Mack LA, Nyberg DA, Matsen FA: Sonographic evaluation of rotator cuff. Radiol Clin North Am 1988;25:161-177.
29. Van Holsbeeck M, Introcaso J, Hoogmartens M: Sonographic detection and evaluation of shoulder joint effusion. Radiology 1990;177(P):214.
30. Newman JS, Adler RS, Bude RO, et al: Detection of soft tissue hyperemia: Value of power Doppler sonography. AJR 1994;163:385-389.
31. Petersson CJ: Ruptures of the supraspinatus tendon. Cadaver dissection. Acta Orthop Scand 1984;55:52-56.
32. Farin P, Jaroma H: Sonographic detection of tears of the anterior portion of the rotator cuff. J Ultrasound Med 1996;15:221-225.
33. Keyes EL: Observations on rupture of the supraspinatus tendon. Ann Surg 1933;97:849-856.
34. Wilson CL, Duff GL: Pathological study of degeneration and rupture of the supraspinatus tendon. Ann Surg 1943;47:121-135.
35. Fukuda H, Mikasa M, Yamanaka K: Incomplete thickness rotator cuff tears diagnosed by subacromial bursography. Clin Orthop 1987;223:51-58.
36. Middleton WD: Status of rotator cuff sonography. Radiology 1989;173:307-309.
37. Bloom RA. Active abduction view: A new maneuver in the diagnosis of rotator cuff tears. Skeletal Radiol 1991;20:255.
38. Van Holsbeeck M, Introcaso J: Ultrasound of tendons. Patterns of disease. Instruction Course Lectures 1993;47:475-481.
39. Jiang Y, Zhao J, van Holsbeeck MT, et al: Trabecular microstructure and surface changes in the greater tuberosity in rotator cuff tears. Skeletal Radiol 2002;31:522-528.
40. Teefey SA, Middleton WD, Bauer GS, et al: Sonographic differences in the appearance of acute and chronic full-thickness rotator cuff tears. J Ultrasound Med 2000; 19:377-378.
41. Hollister MS, Mack LA, Pattern RM, et al: Association of sonographically detected subacromial/subdeltoid bursal effusion and intraarticular fluid with rotator cuff tear. AJR 1995;165:605-608.
42. Farin PU, Jaroma H, Jarju A, et al: Shoulder impingement syndrome: Sonographic evaluation. Radiology 1990;176:845-849.
43. Wohlwend JR, van Holsbeeck M, Craig J, et al: The association between irregular tuberosities and rotator cuff tears: A sonographic study. AJR 1998;171:229-233.
44. Mack LA, Nyberg DA, Matsen FA, III, et al: Sonography of the postoperative shoulder. AJR 1988;150:1089-1093.
45. Crass JR, Craig EV, Feinberg SB: Sonography of the postoperative rotator cuff. AJR 1988;148:561-564.
46. Crass JB, Van de Vegte GL, Harkavy LA: Tendon echogenicity: Ex vivo study. Radiology 1988;169:791-794.
47. Fornage BD: The hypoechoic normal tendon: A pitfall. J Ultrasound Med 1987;6:19-22.
48. Resnick D, Niwayama G: Diagnosis of bone and joint disorders, 2nd ed. Philadelphia, WB Saunders, 1988.
49. Gärtner J, Simons B: Analysis of calcific deposits in calcifying tendinitis. Clin Orthop 1990;254:111-120.
50. Farin PU: Consistency of rotator-cuff calcifications. Observations on plain radiography, sonography, computed tomography, and at needle treatment. Invest Radiol 1996;31:300-304.
51. Farin PU, Jaroma H, Soimakallio S. Rotator cuff calcifications: treatment with US-guided technique. Radiology 1995;195:841-843.
52. Chiou HJ, Chou YH, Wu JJ, et al: The role of high-resolution ultrasonography in management of calcific tendonitis of the rotator cuff. Ultrasound Med Biol 2001;27:735-743.

26

OS TENDÕES

Bruno D. Fornage / Didier H. Touche / Beth S. Edeiken-Monroe

SUMÁRIO DO CAPÍTULO

ANATOMIA
INSTRUMENTAL E TÉCNICA DO EXAME
ASPECTO SONOGRÁFICO NORMAL
  Ombro
  Cotovelo
  Mão e Punho
  Joelho
  Pé e Tornozelo

PATOLOGIA
  Rupturas
    Rupturas Completas
    Rupturas Incompletas
  Tendinose
  Inflamação
    Tendinite
    Peritendinite
    Tenossinovite

  Bursite
  Entesopatia
  Osteocondroses
  Não-articulares
  Padrões Pós-operatórios
  Tumores e Pseudotumores
ULTRA-SONOGRAFIA (USG) *VERSUS* OUTRAS MODALIDADES DE IMAGENS

Os tendões das extremidades são particularmente bem adaptados ao exame ultra-sonográfico com o uso de transdutores de alta freqüência (7,5 a 15 MHz) ou mesmo de freqüência muito alta (15 a 20 MHz) devido a sua localização superficial. Os tendões são mais bem avaliados de maneira dinâmica durante seu movimento de deslizamento e, para este propósito, a capacidade ímpar de realização de imagens em tempo real da ultra-sonografia é valiosa. A ultra-sonografia do sistema músculo-esquelético, em geral, e dos tendões das extremidades, em particular, obteve uma popularidade crescente durante a última década, tornando-se a modalidade de imagem de primeira linha em muitos centros especializados em imagens músculo-esqueléticas e medicina desportiva — a despeito da disponibilidade da RM. Sem dúvida, em mãos experientes, a ultra-sonografia de alta freqüência combinada com o exame físico e radiografias simples geralmente resolvem os enigmas diagnósticos, tornando a RM desnecessária. A grande maioria dos distúrbios dos tendões está relacionada ao trauma e inflamação e está associada a atividades desportivas ou ocupacionais que resultam em um uso excessivo do tendão, principalmente através de tensão excessiva ou microtrauma repetitivo.

ANATOMIA

Os tendões são formados por tecido conjuntivo denso e são extremamente resistentes às forças de tração.[1] As fibras de colágeno densamente acomodadas são separadas por uma pequena quantidade de substância fundamental com alguns poucos fibroblastos alongados e estão dispostas em feixes paralelos. O **peritenon** é uma camada de tecido conjuntivo frouxo que envolve o tendão e emite septos intratendinosos entre os ramos das fibras de colágeno. Nos grandes tendões, cursam vasos sangüíneos e linfáticos, juntamente com terminações nervosas, dentro destes septos, enquanto que os pequenos tendões quase sempre são avasculares.

Na junção músculo-tendínea, as fibras musculares fazem uma interdigitação com as fibrilas de colágeno. A inserção óssea dos tendões geralmente é acentuadamente calcificada e se caracteriza pela presença de tecido cartilaginoso. Os tendões geralmente se fixam às tuberosidades, espinhas, trocanteres, processos ou cristas. O suprimento sangüíneo para os tendões geralmente é ruim, e a troca de nutrientes ocorre principalmente através da substância fundamental. Com o passar dos anos, a quantidade de substância fundamental e o número de fibroblastos diminuem, enquanto que o número de fibras e a quantidade de tecido adiposo dentro do tendão aumentam.

Em certas áreas de compressão mecânica, os tendões estão associados a estruturas adicionais que promovem o suporte mecânico, proteção, ou ambos. As **bainhas fibrosas** mantêm certos tendões próximos aos ossos impedindo que se dobrem quando a origem do músculo se afasta de sua inserção; os exemplos seriam os retináculos flexores e extensores dos punhos, as bainhas fibrosas ("polias") dos tendões flexores dos quirodáctilos e os retináculos fibular e flexor no pé. Os ossos sesamóides têm a missão de reforçar a força do tendão. As **bainhas sinoviais** são estruturas tubulares de parede dupla que circundam alguns tendões; a parede interna destas bainhas está em contato íntimo com o tendão, e as duas camadas estão em continuidade entre si em ambas as extremidades e, ocasionalmente, através de um mesotenon. Uma quantidade mínima de líquido sinovial permite que o tendão deslize suavemente dentro de sua bainha. Tendões grandes (p. ex., tendão patelar e tendão-de-Aquiles) não possuem uma bainha sinovial e são circundados por uma bainha de tecido areolar e adiposo frouxo conhecida como **paratenon**. As **bursas sinoviais** são pequenos recessos repletos de líquido que são encontradas em localizações específicas e atuam como amortecedores para facilitar o deslizamento dos tendões.

INSTRUMENTAL E TÉCNICA DO EXAME

Devido ao campo de visão mais amplo e melhor resolução no campo estreito em relação ao dos outros tipos de transdutores, os **transdutores eletrônicos de transmissão linear** são a melhor escolha para a ultra-sonografia dos tendões. Imagens de excelente resolução são obtidas com os transdutores de transmissão linear de banda larga (p. ex., 5 a 12 MHz, 7 a 15 MHz) que são encontrados nos aparelhos de ponta atuais (Fig. 26-1). Alguns transdutores mecânicos de até 20 MHz também estão comercialmente disponíveis em alguns aparelhos.

O campo de visão da maioria dos transdutores de transmissão linear de banda larga e alta freqüência é restrito a uma largura inferior a 4 cm. Apesar de a maioria dos aparelhos permitir a divisão da tela do monitor para a obtenção de uma montagem de duas imagens contíguas, sempre existe um risco de superposição entre as imagens, de modo que as medidas das lesões que atravessam as duas metades da tela podem ser imprecisas. Uma alternativa seria o uso de um transdutor de freqüência mais baixa com um campo de visão mais largo, mas com uma menor resolução. Recentemente, *softwares* de processamento de imagem foram lançados, permitindo um alargamento do campo de visão até 50 a 60 cm. Oferecendo uma **visão panorâmica** das estruturas examinadas, esta nova técnica removeu uma limitação de longa data da ultra-sonografia em tempo real, e foi particularmente bem-vinda no campo da ultra-sonografia músculo-esquelética, no qual longos segmentos anatômicos ou lesões devem ser examinados (Figs. 26-2 e 26-3).[2,3]

A **imagem espacial composta em tempo real** envolve a aquisição de ecos em um determinado ponto na imagem utilizando diferentes aberturas geradas pela tecnologia de direcionamento computadorizado do feixe. As imagens obtidas a partir das múltiplas linhas de visão (até nove) são compostas em tempo real. As imagens espaciais compostas em

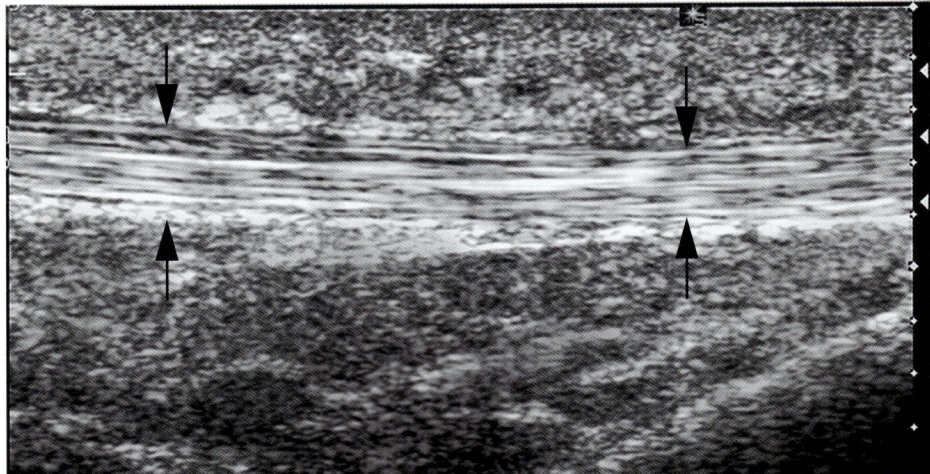

FIGURA 26-1. Tendão patelar normal. USG longitudinal da porção média do tendão, utilizando um transdutor de transmissão linear de banda larga de 5 a 13 MHz, demonstra a ecotextura fibrilar do tendão (*setas*).

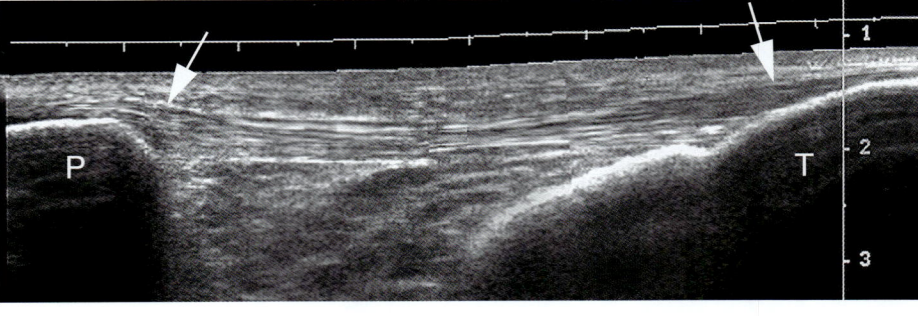

FIGURA 26-2. Tendão patelar normal. Corte ultra-sonográfico longitudinal com campo de visão estendido demonstra as duas inserções do tendão (*setas*). P, patela; T, tíbia.

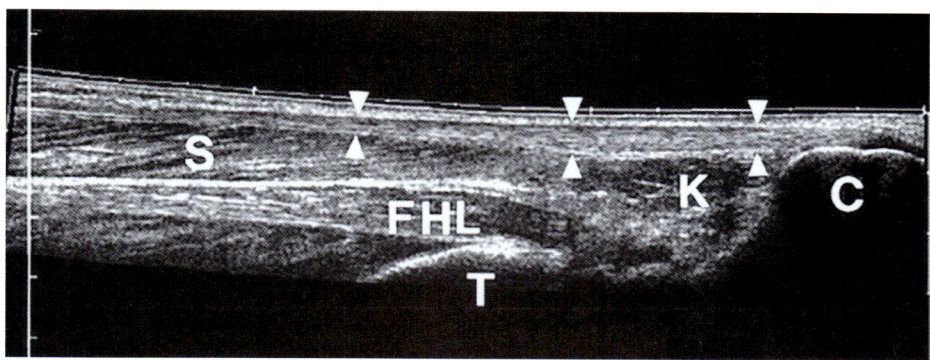

FIGURA 26-3. Tendão-de-Aquiles normal. Corte ultra-sonográfico longitudinal com campo de visão estendido demonstra todo o comprimento do tendão-de-Aquiles (*cabeças de setas*) de sua origem até sua inserção no calcâneo (C). FHL, flexor longo do hálux; K, triângulo adiposo de Kager; S, terminação do músculo sóleo; T, tíbia.

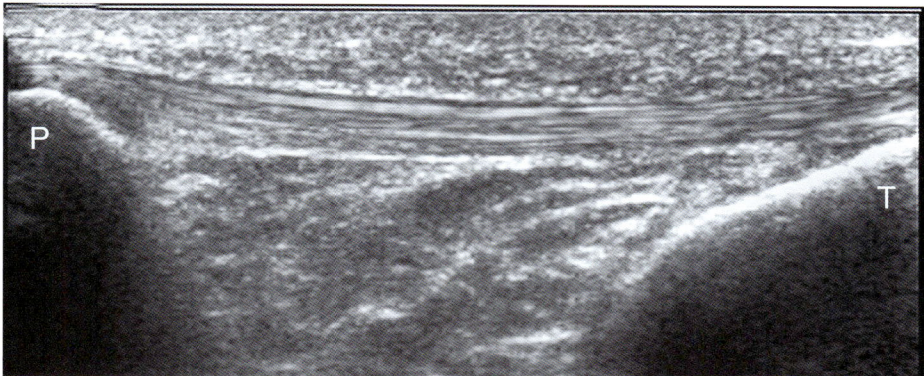

FIGURA 26-4. Imagem composta. Corte ultra-sonográfico composto longitudinal em tempo real do tendão patelar demonstra bem as margens do tendão. Observe o borramento associado. P, patela; T, tíbia.

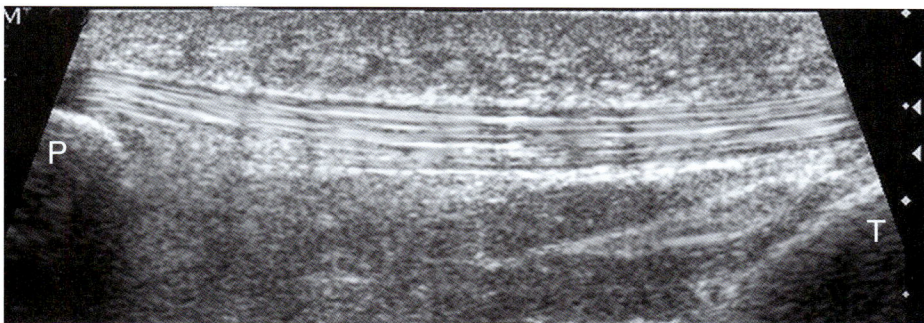

FIGURA 26-5. Direcionamento eletrônico do feixe. Corte ultra-sonográfico longitudinal do tendão patelar demonstrando o direcionamento eletrônico do feixe para a obtenção de um formato trapezoidal. Isto permite que o feixe permaneça perpendicular às fibras do tendão mesmo na inserção patelar, evitando desta forma áreas de falsa hipoecogenicidade. P, patela; T, tíbia.

tempo real demonstraram algum sucesso na redução da quantidade de manchas na imagem, fazendo com que o tecido uniforme se parecesse mais uniforme e os limites mais contínuos (Fig. 26-4). Isto pode parecer benéfico na realização de imagens fibrilares dos tendões e na redução dos artefatos por anisotropia, mas estes benefícios potenciais devem ser cuidadosamente ponderados contra os riscos do inevitável borramento associado a esta técnica, que pode obscurecer pequeninas lesões, e que a redução ou o desaparecimento de artefatos sutis e úteis, como as finas trilhas de sombra ou reverberações, pode impedir a detecção de diminutas reflexões, como corpos estranhos ou microcalcificações.

Direcionamento eletrônico do feixe está disponível em alguns aparelhos de alta freqüência. Esta propriedade pode ser útil quando o feixe oriundo de transdutores lineares não é perpendicular ao tendão e precisa ser levemente corrigido para atingir as fibras em um ângulo de 90 graus.[4] Esta técnica ajuda a suprimir o artefato por anisotropia relacionado à obliqüidade ou concavidade dos tendões sem o borramento associado às imagens espaciais compostas em tempo real (Fig. 26-5). Além disso, o direcionamento do feixe pode ser utilizado para alterar o formato da imagem de retangular para trapezoidal e, conseqüentemente, aumentar o tamanho do campo visual.

Imagens harmônicas do tecido agora estão disponíveis com os transdutores lineares de alta freqüência. Como as imagens harmônicas amplificam as resoluções espacial e de contraste, podem ajudar na confirmação do aspecto anecóico de pequenas coleções líquidas e profundas, tais como pequenos derrames articulares, cistos gangliônicos ou tenossinovite precoce e aguda, que em outras situações demonstra ecos espúrios nas imagens fundamentais.

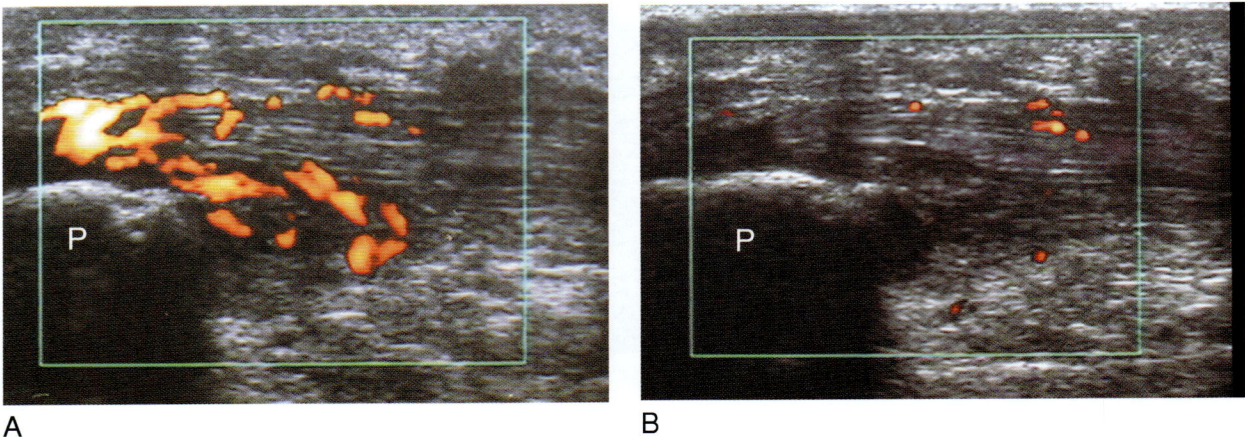

FIGURA 26-6. Efeito da técnica de exame nos achados de imagem com Power Doppler. Tendinite patelar. **A,** Corte ultra-sonográfico longitudinal obtido sem pressão exercida sobre o tendão com o transdutor demonstra uma hipervascularização substancial. P, patela. **B,** Corte ultra-sonográfico longitudinal obtido com a pressão usual aplicada com o transdutor demonstra um desaparecimento quase completo dos sinais do Doppler colorido. P, patela.

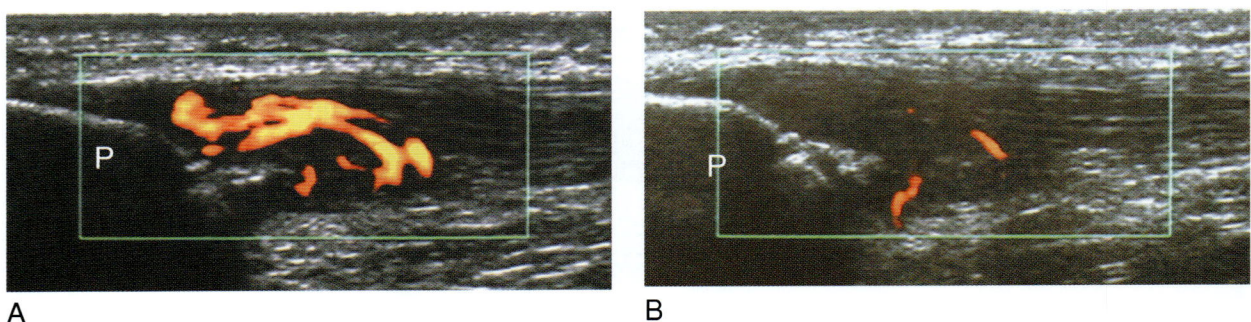

FIGURA 26-7. Efeito da técnica do exame nos achados de imagens com Power Doppler. Tendinite patelar. **A,** Corte ultra-sonográfico longitudinal obtido com o joelho estendido demonstra hipervascularização substancial. P, patela. **B,** Corte ultra-sonográfico longitudinal obtido com o joelho fletido demonstra um desaparecimento quase completo dos sinais no Doppler colorido. P, patela.

Imagens com o Doppler colorido atualmente estão disponíveis, não somente nos transdutores de alta freqüência, mas também na maioria dos aparelhos de freqüência média, sendo sempre uma boa prática sua utilização quando se avaliam condições inflamatórias ou tumorais. As imagens com o **Power Doppler** são as preferidas por causa de sua maior sensibilidade na detecção do fluxo, especialmente à luz da baixa vascularidade dos tendões. É importante ter em mente que os sinais do Doppler coloridos associados a condições inflamatórias dos tendões são facilmente obliterados mesmo por uma modesta pressão exercida com o transdutor ou quando o tendão é distendido, por exemplo, pela flexão do joelho para o tendão patelar ou dorsoflexão do pé para o tendão-de-Aquiles (Figs. 26-6 e 26-7).[5] Não existem registros de que o uso de agentes de contraste para a ultra-sonografia aumentem a visibilidade do suprimento sangüíneo para os tendões maiores. Algumas tentativas foram feitas no sentido de utilizar as imagens do Doppler colorido na avaliação e quantificação da velocidade de excursão de alguns tendões da mão.[6-8]

Uma combinação de imagens transversais e longitudinais promove uma abordagem tridimensional do exame do tendão. Os aparelhos de ultra-som que são capazes de realizar reconstruções tridimensionais atualmente estão disponíveis comercialmente, mas ainda não foram relatados benefícios diretos com o uso da **ultra-sonografia tridimensional** na avaliação dos tendões superficiais (Fig. 26-8). Melhorias na velocidade (tempo real) e na qualidade (resolução) da apresentação tridimensional, bem como a facilidade de uso do programa necessário para a navegação através da variedade de planos disponíveis, podem ser os fatores diferenciais na prática clínica rotineira em um futuro próximo.

Os coxins que no passado eram mandatórios com o uso das sondas de 5 ou 7,5 MHz, já não são mais necessários com os transdutores de freqüência muito alta, aqueles cuja zona focal pode ser ajustada aos primeiros milímetros da imagem. Entretanto, este **coxim** permanece sendo útil para a avaliação dos tendões muito superficiais (p. ex., os tendões extensores dos quirodáctilos no dorso da mão) ou os tendões que cursam por regiões com superfície desigual (p. ex., os ten-

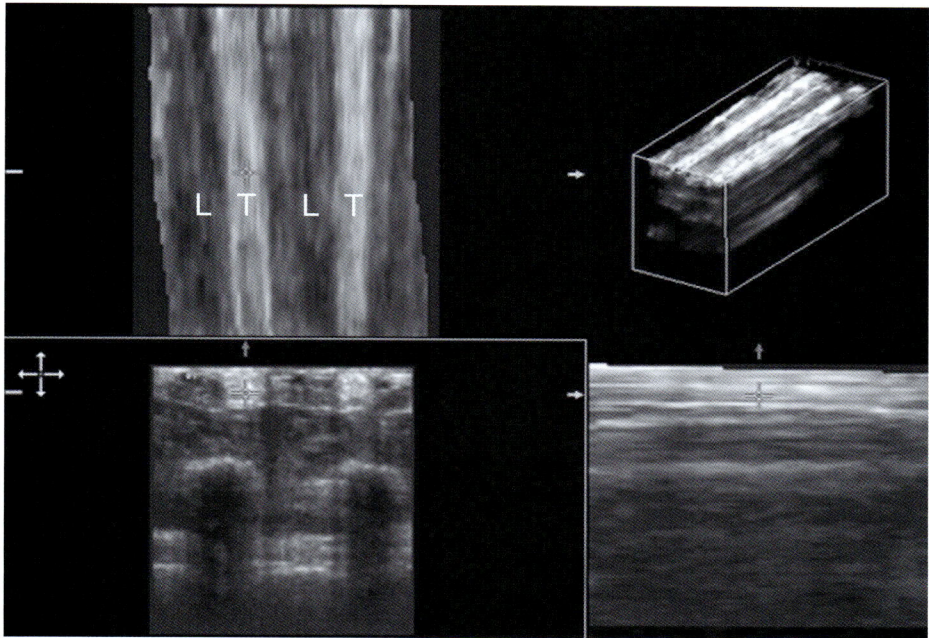

FIGURA 26-8. Exame ultra-sonográfico tridimensional dos tendões flexores dos quirodáctilos na região palmar. *Alto à esquerda*: Corte ultra-sonográfico coronal reconstruído demonstra os tendões flexores (T) do terceiro e quarto quirodáctilos e os músculos lumbricais (L). *Alto à direita*: Redistribuição de volume. *Em baixo à esquerda*: Corte ultra-sonográfico transverso. *Embaixo à direita*: Corte ultra-sonográfico longitudinal.

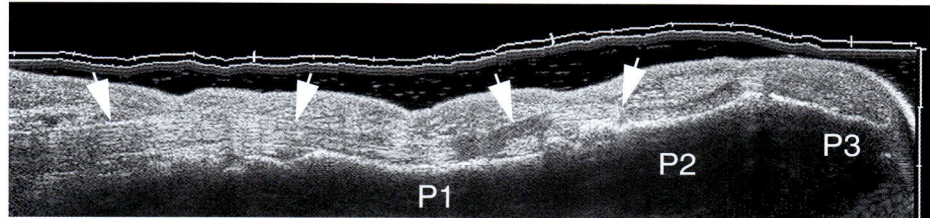

FIGURA 26-9. Dedo normal. Corte ultra-sonográfico de campo visual estendido obtido com um coxim fino demonstra os tendões flexores superficial e profundo normais (*setas*) cursando ao longo das falanges. Notar que os tendões exibem uma ecogenicidade normal somente nos segmentos paralelos ao transdutor linear; os tendões são falsamente hipoecóicos nos segmentos localizados obliquamente ao feixe. P1, primeira falange. P2, segunda falange; P3, terceira falange.

dões flexores dos quirodáctilos) (Fig. 26-9).[9] Outro motivo para o uso do coxim é a necessidade de correlacionar os achados sonográficos com os achados da palpação. Isto é feito através do deslizamento de um ou dois dedos de uma mão entre o coxim e a pele, mantendo o transdutor posicionado sobre a região de interesse com a outra mão. Esta palpação, durante o exame, com o coxim, permite que o operador confirme a focalização sobre a região de interesse determinada pela palpação e, inversamente, que se possa apreciar a firmeza da anormalidade ultra-sonográfica. Quando o coxim é utilizado, deve se ter cuidado de manter o feixe de ultra-som estritamente perpendicular à região examinada para que se evitem os artefatos.[10]

Ao examinar os tendões, o operador da USG deve tirar vantagem da capacidade de realizar estudos em tempo real para examinar o tendão em repouso e durante a mobilização ativa e passiva através de **manobras de flexão e extensão**.[10] Uma referência valiosa para a anatomia normal da região examinada pode ser obtida através do exame da área correspondente na extremidade ou região contralateral, apesar da possibilidade de distúrbios tendinosos bilaterais.

Outra vantagem da ultra-sonografia em tempo real é sua capacidade de direcionamento preciso durante **procedimentos intervencionistas**. A aspiração de líquido ou a injeção de drogas ou agentes de contraste em uma bainha sinovial distendida por líquido ou em uma bursa adjacente podem ser realizadas com segurança com o uso da ultra-sonografia.[11] Recentes estudos de pesquisa utilizaram a biópsia *core* do tendão de Aquiles sob anestesia local sem nenhuma complicação para correlacionar os achados sonográficos com os achados histopatológicos.[12]

> **TÉCNICA DE EXAME**
>
> Usar transdutor de transmissão linear.
> Usar a maior freqüência disponível.
> Usar um coxim somente para as estruturas muito superficiais e para a palpação e USG combinadas.
> Identificar e corrigir os artefatos relacionados à anisotropia (hipoecogenicidade falsa) causada por um ângulo impróprio de insonação do tendão.
> Sempre combinar imagens longitudinais e transversais.
> Checar o tendão contralateral para referência.
> Fazer um exame dinâmico durante as manobras de flexão e extensão.
> Usar imagens de *Power* Doppler.

ASPECTO ULTRA-SONOGRÁFICO NORMAL

Todos os tendões normais são ecogênicos e demonstram uma **ecotextura fibrilar** característica nas imagens longitudinais (Fig. 26-10).[10] Quanto maior for a freqüência, maior o número de fibrilas visíveis. As finas linhas ecogênicas correspondem às interfaces entre os feixes de colágeno e o endotenon.[13] Nenhum aspecto sonográfico específico parece estar correlacionado com áreas de fragilidade do tendão, as também chamadas **zonas vulneráveis**, onde as rupturas ocorrem com maior freqüência; por exemplo, a área do tendão-de-Aquiles entre 2,5 a 6 cm de sua inserção no calcâneo. Apesar de elas serem facilmente observadas quando estão circundadas por músculos hipoecóicos, os tendões são menos bem demarcados quando estão circundados por tecido adiposo ecogênico. Uma etapa-chave na identificação dos tendões é sua mobilização durante a monitorização sonográfica em tempo real nas imagens longitudinais. Nos cortes transversais, os feixes reflectivos de fibras dão origem a um **padrão ecogênico finamente puntiforme** (Fig. 26-11). As imagens transversais permitem as mensurações mais precisas da espessura do tendão.[10]

Os **nervos**, como os tendões, são ecogênicos com uma ecotextura fibrilar. Entretanto, os feixes hipoecóicos dos axônios são mais espessos do que os feixes das fibrilas e, em freqüências mais altas, são visibilizadas menos interfaces dentro de um nervo do que dentro de um tendão de mesmo calibre. Nos cortes transversais, isto resulta em um padrão faveolado para os nervos e uma ecogenicidade geral levemente diminuída em comparação com os tendões (Fig. 26-12).

Os **ossos sesamóides** aparecem como estruturas hiper-reflectivas associadas à sombra acústica posterior (Fig. 26-13). As **bainhas sinoviais** não são observadas com freqüências de 7,5 MHz, mas sim em 15 MHz ou mais altas, aparecendo como um revestimento fino e hipoecóico do tendão (Fig. 26-14). As maiores **bursas sinoviais** (p. ex., infrapatelar profunda e retrocalcânea) podem ser visibilizadas nas ultra-sonografias como estruturas colabadas que contêm somente um filete de líquido com menos de alguns milímetros de espessura (Fig. 26-15).[14]

A demonstração ideal da textura fibrilar ecogênica de um tendão requer que o feixe de ultra-som esteja direcionado estritamente perpendicular ao eixo do tendão. A mais leve obliqüidade causa a dispersão do feixe, resultando em uma **hipoecogenicidade artefatual**[15] que é considerada como uma propriedade anisotrópica dos tendões (Fig. 26-16). Descrições precoces e errôneas de tendões normais hipoecóicos, em particular do manguito rotador, eram secundárias a este artefato. Este artefato afeta constantemente as imagens obtidas com transdutores setoriais — transmissão faseada, transmissão mecânica ou transmissão curva — em que somente a porção da linha média da imagem está livre de artefatos e demonstra a ecogenicidade normal de um tendão reto localizado paralelamente à pele (Fig. 26-16A). Quando se utiliza um transdutor linear, o artefato ocorre sempre que o tendão ou um segmento deste não está paralelo ao transdutor. O balanço do transdutor, pressionando-o mais firmemente sobre uma das extremidades, geralmente é suficiente para trazer a sonda de volta a uma direção paralela ao eixo do tendão. Quando o artefato é causado por um trajeto curvo do tendão (côncavo ou convexo), a retificação do tendão através da contração muscular elimina o artefato (Fig. 26-16).

Se esta manobra não for possível, a alternativa é examinar o tendão segmento por segmento, mudando a posição da sonda de modo que esta fique paralela ao segmento do tendão examinado. Outra alternativa disponível com os transdutores lineares em alguns aparelhos de ponta é o uso do direcionamento eletrônico do feixe para ajustar a direção de modo que ela fique mais próxima do perpendicular ao eixo côncavo do tendão, por exemplo, quando se examinam os tendões flexores dos quirodáctilos (Fig. 26-16B). Quando um coxim é utilizado, a verificação constante do posicionamento paralelo do transdutor é crucial. As imagens transversais são igualmente afetadas pelo artefato de anisotropia do tendão, com cortes falsamente hipoecóicos sendo demonstrados sempre que o plano transversal da imagem não estiver orientado perpendicularmente ao eixo do tendão (Fig. 26-16G).

Ombro

A ultra-sonografia do ombro, especialmente do manguito rotador, é discutida no Capítulo 25.

Cotovelo

As faces anterior e lateral do cotovelo são mais bem examinadas com o cotovelo estendido. O tendão extensor comum, que inclui os tendões do extensor dos dedos, extensor do dedo mínimo, extensor ulnar do carpo e extensor curto radial do carpo, se origina na face lateral do epicôndilo lateral (Fig. 26-17). Similarmente, um tendão comum de origem para os músculos flexores superficiais, que incluem o pronador redondo, flexor radial do carpo, palmar longo, fle-

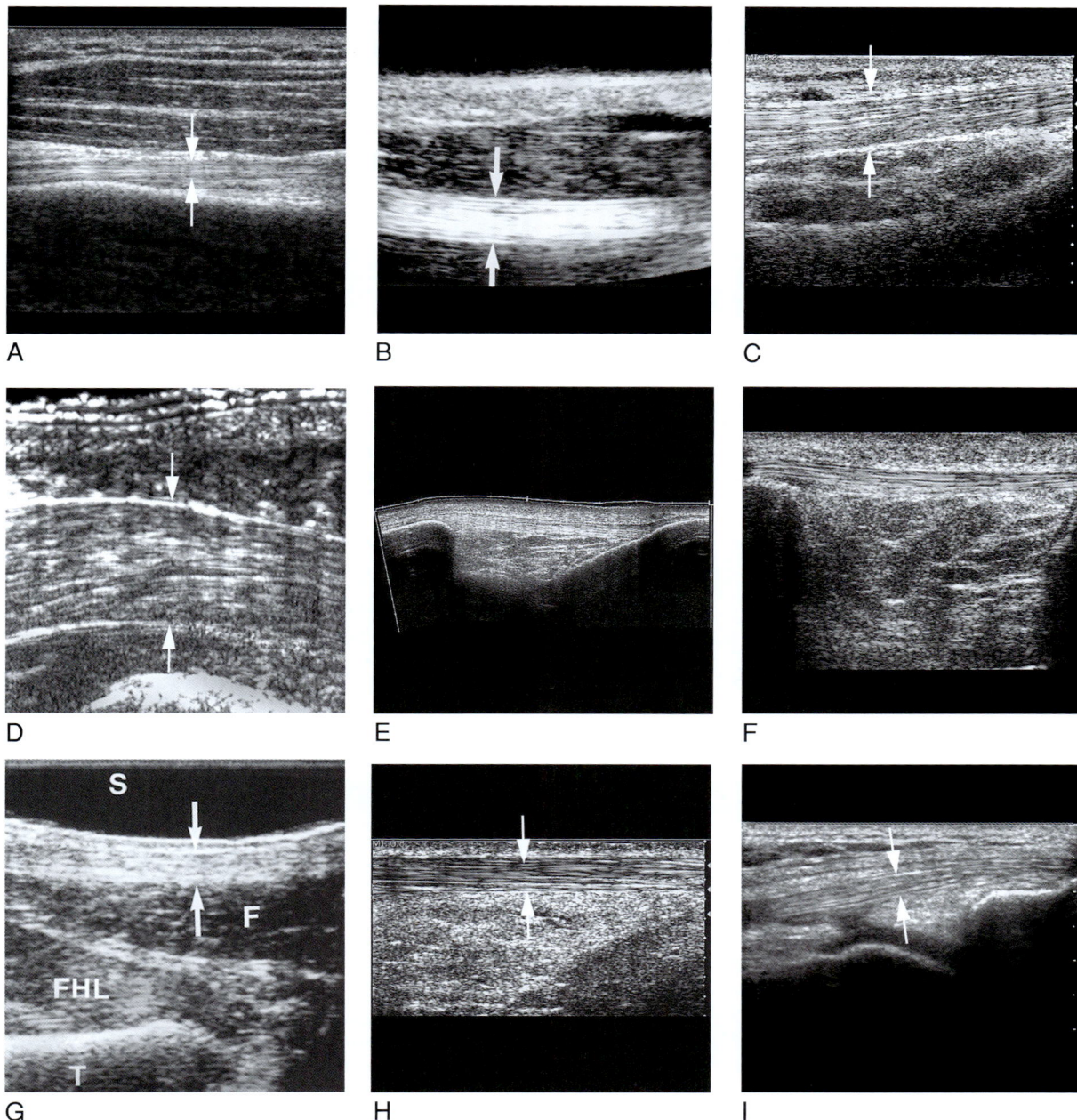

FIGURA 26-10. Variedade de aspectos dos tendões normais. Todos os tendões exibem uma ecotextura fibrilar com mais interfaces sendo visibilizadas com transdutores de freqüência mais alta. Imagens longitudinais. **A,** Tendão da cabeça longa do bíceps (*setas*) na face mais anterior do ombro. **B,** Tendão do flexor longo do polegar (*setas*) na área tenar. **C,** Par dos tendões flexores superficial e profundo (*setas*) do terceiro quirodáctilo na região palmar. **D,** Par dos tendões flexores superficial e profundo (*setas*) do terceiro quirodáctilo na articulação metacarpofalangiana obtida com um transdutor de 20 MHz. Notar o maior número de interfaces demonstrado dentro dos tendões em comparação com a imagem **C,** que foi obtida em 13 MHz. **E,** Tendão patelar avaliado em 7,5 MHz. **F,** Tendão patelar avaliado em 13 MHz demonstra mais interfaces do que a imagem **E. G,** Tendão de Aquiles. Imagem longitudinal obtida com um transdutor de 5 MHz demonstra o tendão ecogênico (*setas*) com poucas interfaces internas. F, triângulo adiposo de Kager; FHL, flexor longo do hálux; S, coxim; T, tíbia. **H,** Tendão-de-Aquiles avaliado em 13 MHz. A ecotextura fibrilar do tendão (*setas*) é mais bem demonstrada do que na imagem **G. I,** Tendão do flexor longo do hálux (*setas*) na região distal da região plantar.

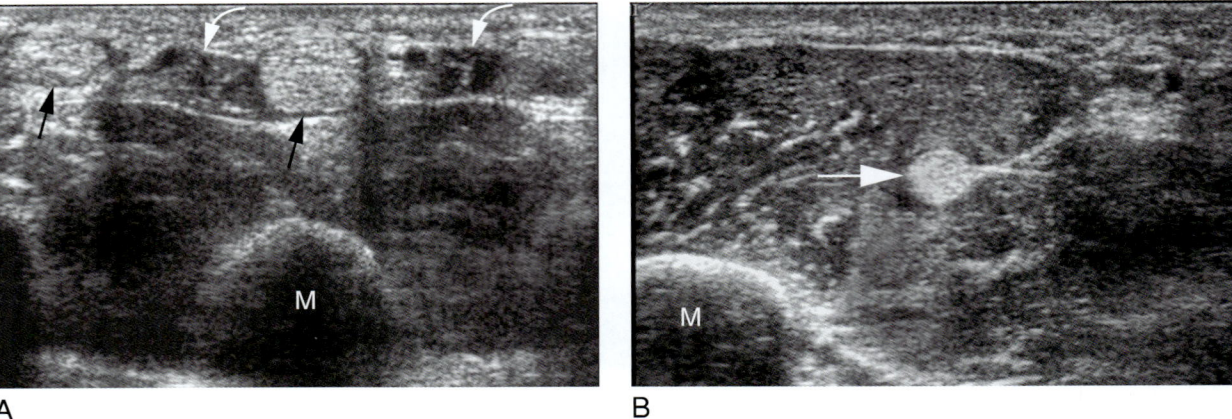

FIGURA 26-11. Cortes ultra-sonográficos transversais dos tendões flexores normais na mão. A, Imagem transversal da região palmar demonstra tendões superficial e profundo arredondados e ecogenicamente normais do segundo e terceiro quirodáctilos (*setas*) adjacentes aos músculos lumbricóides hipoecóicos (*setas curvas*). M, osso metacarpiano. **B,** Corte ultra-sonográfico transversal da região tenar demonstra o aspecto arredondado do tendão flexor longo do polegar (*seta*) circundado por músculos hipoecóicos. M, osso metacarpiano.

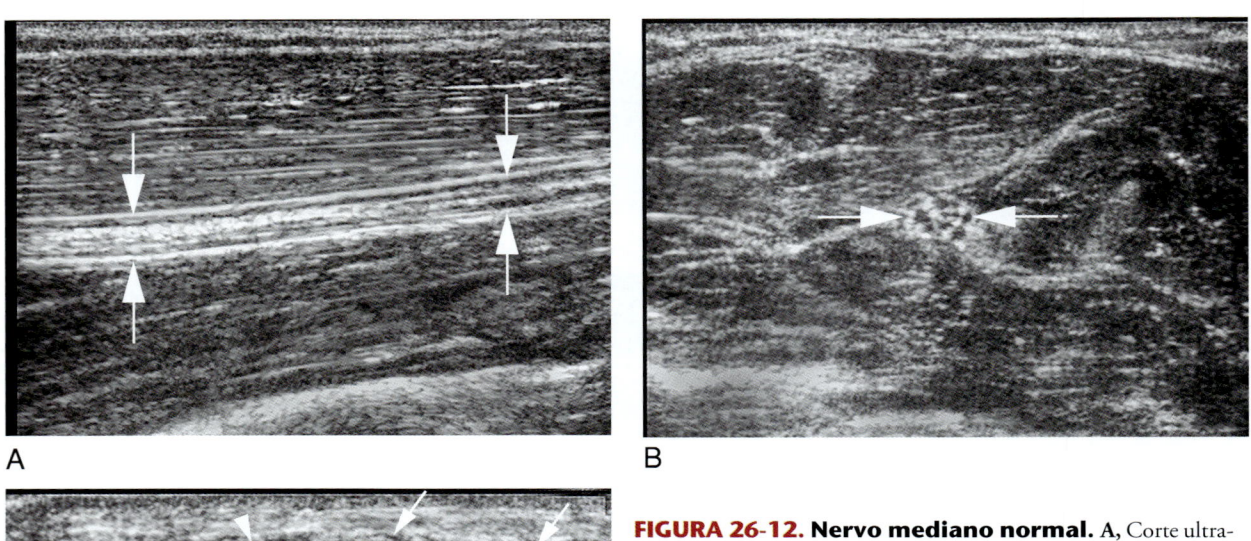

FIGURA 26-12. Nervo mediano normal. A, Corte ultra-sonográfico longitudinal da face volar do antebraço demonstra o nervo principalmente ecogênico (*setas*) entre os flexores superficiais dos dedos e os flexores profundos dos dedos. **B,** Corte ultra-sonográfico transversal demonstra o padrão faveolado típico (*setas*) que diferencia os nervos dos tendões. **C,** Corte ultra-sonográfico transversal do túnel do carpo demonstra os tendões flexores ecogênicos (*setas*) e o nervo mediano (*cabeças de setas*), menos ecogênico do que os tendões.

xor ulnar do carpo e flexor superficial dos dedos, se origina no epicôndilo medial. Na face anterior do cotovelo estendido, o tendão do músculo bíceps braquial pode ser visibilizado em sua inserção na tuberosidade radial. Por causa da direção oblíqua deste tendão, ele geralmente aparece levemente hipoecóico (Fig. 26-18). A bursa cubital, que se localiza entre o tendão e a tuberosidade radial para facilitar o deslizamento do tendão, normalmente não é vista.

Com o cotovelo flexionado em um ângulo de 90 graus, o tendão do músculo tríceps braquial é prontamente identificável nas imagens longitudinais e transversais em sua inserção no olécrano (Fig. 26-19).

Mão e Punho

No túnel do carpo, os tendões ecogênicos dos **flexores profundos dos dedos (FPD)** e **flexores superficiais dos dedos (FSD)** são circundados pela bursa ulnar hipoecóica e são mais bem visibilizados quando o punho está moderadamente flexionado. O **nervo mediano** cursa fora da bursa

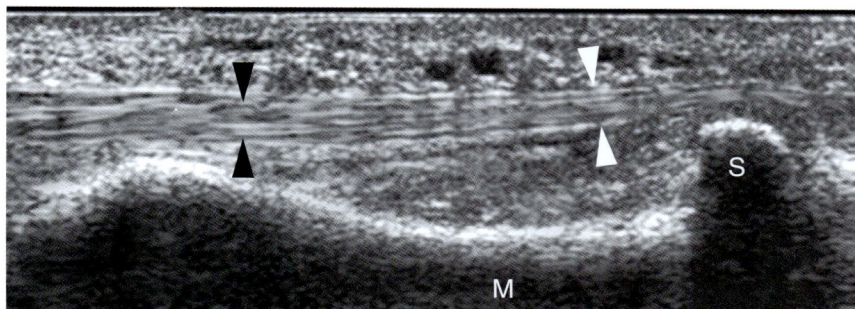

FIGURA 26-13. Tendão flexor do hálux normal. Corte ultra-sonográfico longitudinal da face medial da planta do pé mostra o tendão do músculo flexor longo do hálux (*cabeças de setas*) e um osso sesamóide (S). M, primeiro osso metatarsiano.

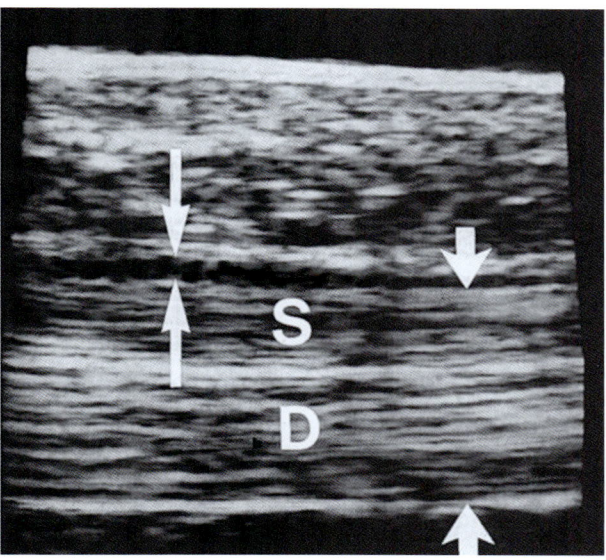
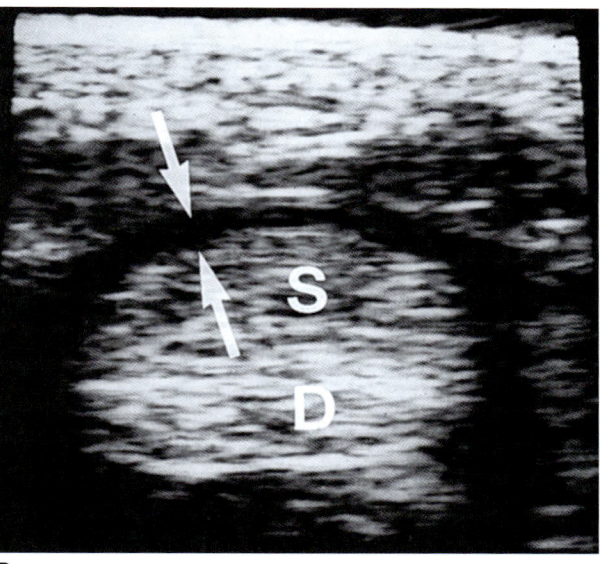

FIGURA 26-14. Bainha sinovial dos tendões flexores do terceiro quirodáctilo na região palmar demonstrados com um transdutor de 15 MHz. A, Corte ultra-sonográfico longitudinal mostra os tendões flexores ecogênicos superficial (S) e profundo (D) (*setas curtas*) com uma típica textura fibrilar. Setas longas indicam a bainha sinovial. **B.** Imagem transversal mostra a área ecogênica dos tendões superficial (S) e profundo (D). As *setas* apontam para a bainha sinovial.

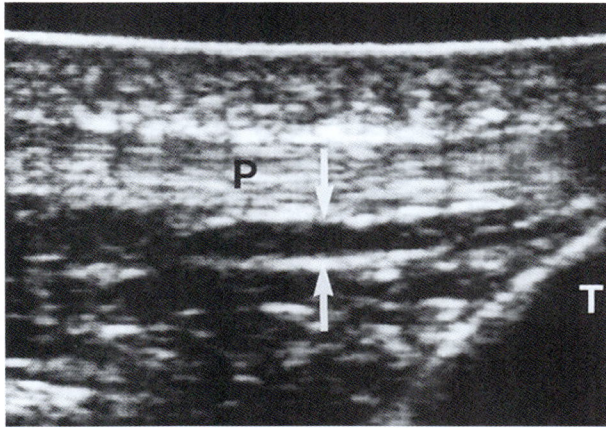

FIGURA 26-15. Bursa infrapatelar normal. Imagem longitudinal do joelho demonstra a bursa infrapatelar profunda (*setas*) posterior ao tendão patelar distal (P). T, tíbia.

ulnar e anteriormente aos tendões flexores do segundo quirodáctilo (Fig. 26-20A). Nas imagens transversais, os tendões flexores se movem dramaticamente durante a contração do punho. O nervo mediano também está sujeito a acentuadas alterações de formato nos vários graus de flexão do punho e dedos, conforme é deslocado pelo movimento dos tendões flexores. O nervo mediano é ligeiramente menos ecogênico do que os tendões. Com o uso dos transdutores de freqüência muito alta, o nervo mediano, como outros troncos nervosos periféricos, parece compreender múltiplos túbulos hipoecóicos, com as interfaces entre estes túbulos sendo responsáveis pela ecogenicidade geral do nervo (Fig. 26-20B).[16]

Na região palmar, os pares de tendões FPD e FSD são claramente identificados. Nas imagens longitudinais, o movimento dos tendões de um determinado dedo é apreciado em tempo real durante a flexão e extensão deste dedo.

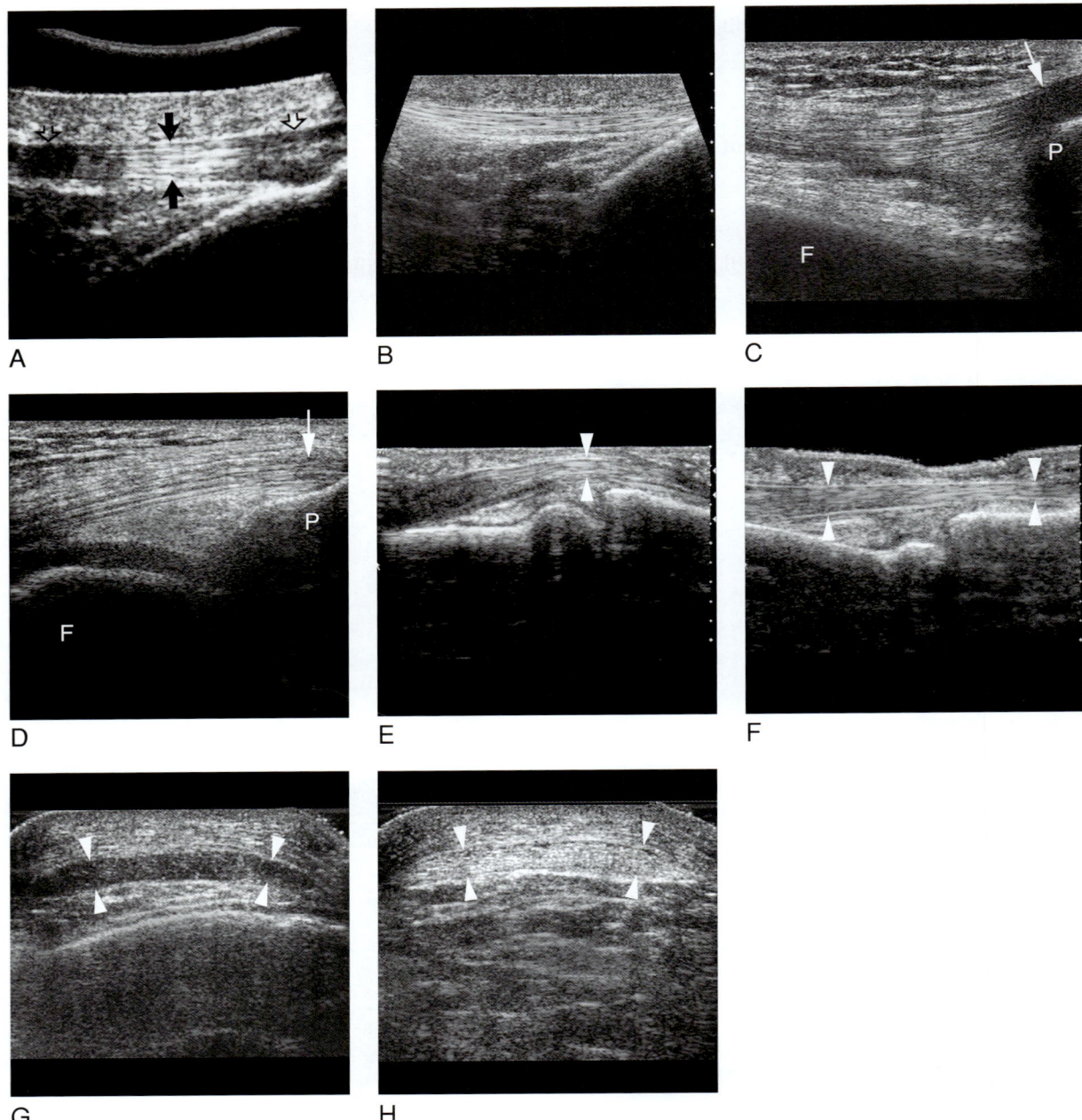

FIGURA 26-16. Variedade de aspectos de falsa hipoecogenicidade causada pela propriedade anisotrópica dos tendões. A, Imagem longitudinal da região distal do tendão patelar obtida com um transdutor setorial de 10 MHz. O tendão exibe uma ecogenicidade normal (*setas*) somente na estreita porção média da imagem, onde o feixe é perpendicular ao tendão. Em ambos os lados, a obliqüidade do feixe é responsável por uma hipoecogenicidade artefatual (*setas abertas*) do tendão. **B,** Imagem longitudinal do tendão patelar obtida com a formatação trapezoidal (direcionamento eletrônico do feixe) de um transdutor linear. O feixe é perpendicular às fibras ao longo de todo o tendão, resultando na demonstração correta da ecogenicidade. **C, D,** Imagens longitudinais do tendão do quadríceps. **C,** Corte ultra-sonográfico obtido com o joelho estendido e o quadríceps relaxado demonstra uma falsa hipoecogenicidade da inserção patelar (*seta*). **D,** Corte ultra-sonográfico obtido com o joelho flexionado retificando o tendão do quadríceps e demonstrando uma ecogenicidade normal na inserção patelar (*seta*). F, fêmur; P, patela. **E, F,** Imagens longitudinais dos tendões flexores do terceiro quirodáctilo na articulação interfalangiana proximal. **E,** Com o quirodáctilo em extensão total, os tendões flexores estão curvos e exibem sua ecogenicidade normal somente na porção média da imagem (*cabeças de setas*). **F,** Flexão moderada da articulação retifica os tendões, que agora demonstram sua ecogenicidade normal ao longo de todo seu curso (*cabeças de setas*). **G, H,** Imagens transversais do tendão patelar. **G,** O plano de imagem não é estritamente perpendicular ao eixo do tendão, o que resulta em uma hipoecogenicidade artefatual (*cabeças de setas*). **H,** Quando o plano da imagem fica estritamente perpendicular ao tendão, a ecogenicidade normal é demonstrada (*cabeças de setas*).

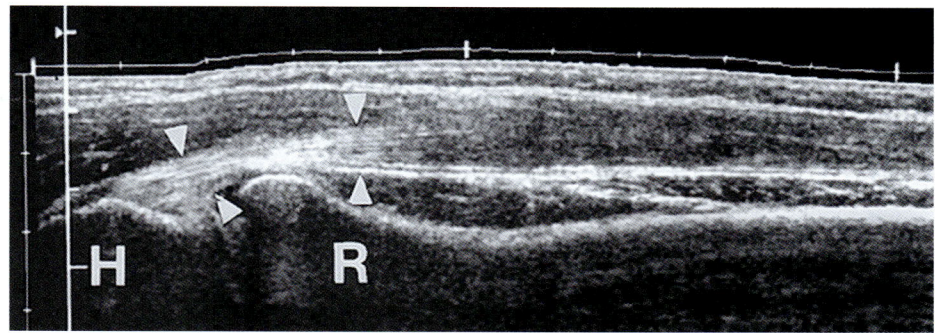

FIGURA 26-17. Tendão extensor comum normal no cotovelo. Imagem coronal com campo de visão estendido da face lateral do cotovelo demonstra a ecogenicidade normal do tendão comum dos músculos extensores do antebraço (*cabeças de setas*) se inserindo no epicôndilo lateral. H, úmero; R, rádio.

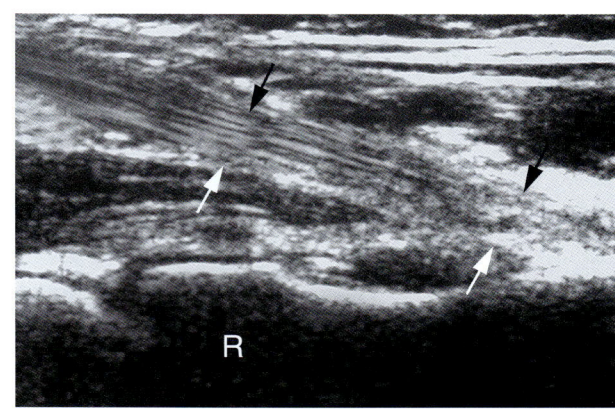

FIGURA 26-18. Tendão do bíceps normal no cotovelo. Imagem longitudinal da face anterior do cotovelo estendido demonstra o tendão do bíceps oblíquo (*setas*) se inserindo na tuberosidade radial. R, cabeça radial.

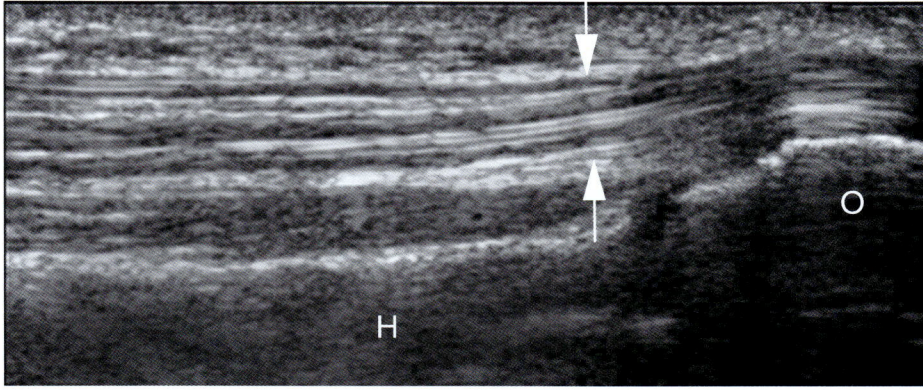

FIGURA 26-19. Tendão do tríceps normal no cotovelo. Imagem longitudinal da face posterior do cotovelo em flexão demonstra o tendão do tríceps (*setas*). H, úmero. O, olécrano.

Nas imagens transversais, os pares de tendões FPD e FSP aparecem como estruturas ecogênicas arredondadas adjacentes aos correspondentes músculos lumbricais hipoecóicos (Fig. 26-21). Nos quirodáctilos, os tendões flexores acompanham a concavidade das falanges e, portanto, são afetados pelo artefato da anisotropia ao longo da maior parte de seu curso, com a exceção dos segmentos estritamente perpendiculares ao feixe de ultra-som (Figs. 26-9 e 26-16E, F).[17,18]

Algumas das bainhas fibrosas (polias) que mantêm os tendões flexores posicionados e impedem que os tendões fiquem arqueados durante a flexão do dedo podem ser visibilizadas nos cortes sagitais de USG com freqüência muito alta como um espessamento focal hipoecóico fracamente visível na margem anterior dos tendões flexores (Fig. 26-22). Em um estudo cadavérico, a ultra-sonografia demonstrou a polia A2 (falange proximal) em 100% dos casos com um comprimento médio de 16 mm, e a polia A4 (falange média) em 67% dos casos com um comprimento médio de 6 mm.[19] Os cortes transversais dos quirodáctilos neste nível da primeira falange podem demonstrar a passagem do tendão arredondado do FPD, que se insere na base da falange distal, através da divisão do tendão FSD, que se insere na falange média (Fig. 26-23).

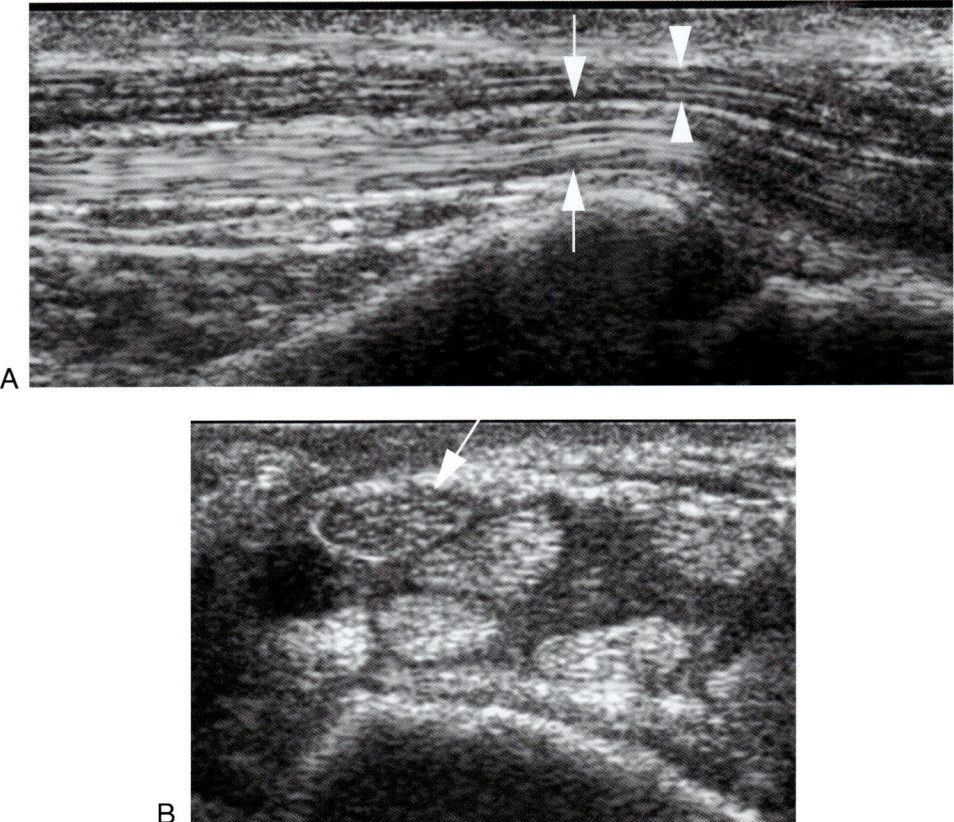

FIGURA 26-20. Tendões flexores dos quirodáctilos no punho. A, Imagem longitudinal da face volar do punho demonstra o nervo mediano (*cabeças de setas*) cursando anteriormente aos tendões flexores (*setas*) do dedo indicador. Observe a maior ecogenicidade dos tendões em comparação com a do nervo. **B,** Imagem transversal do punho em flexão moderada demonstra cortes transversais ecogênicos dos tendões flexores superficiais e profundos dos quirodáctilos na bursa ulnar hipoecóica. A seta aponta para o corte oval do nervo mediano.

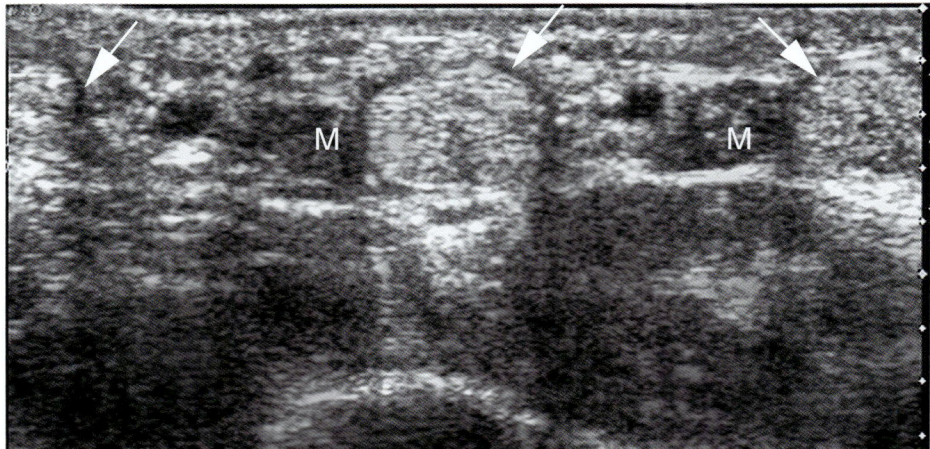

FIGURA 26-21. Tendões flexores normais dos quirodáctilos. Imagem transversal da região palmar demonstra pares arredondados ecogênicos normais dos tendões flexores superficiais e profundos do segundo, terceiro e quarto quirodáctilos (*setas*) adjacentes aos músculos lumbricais hipoecóicos (M).

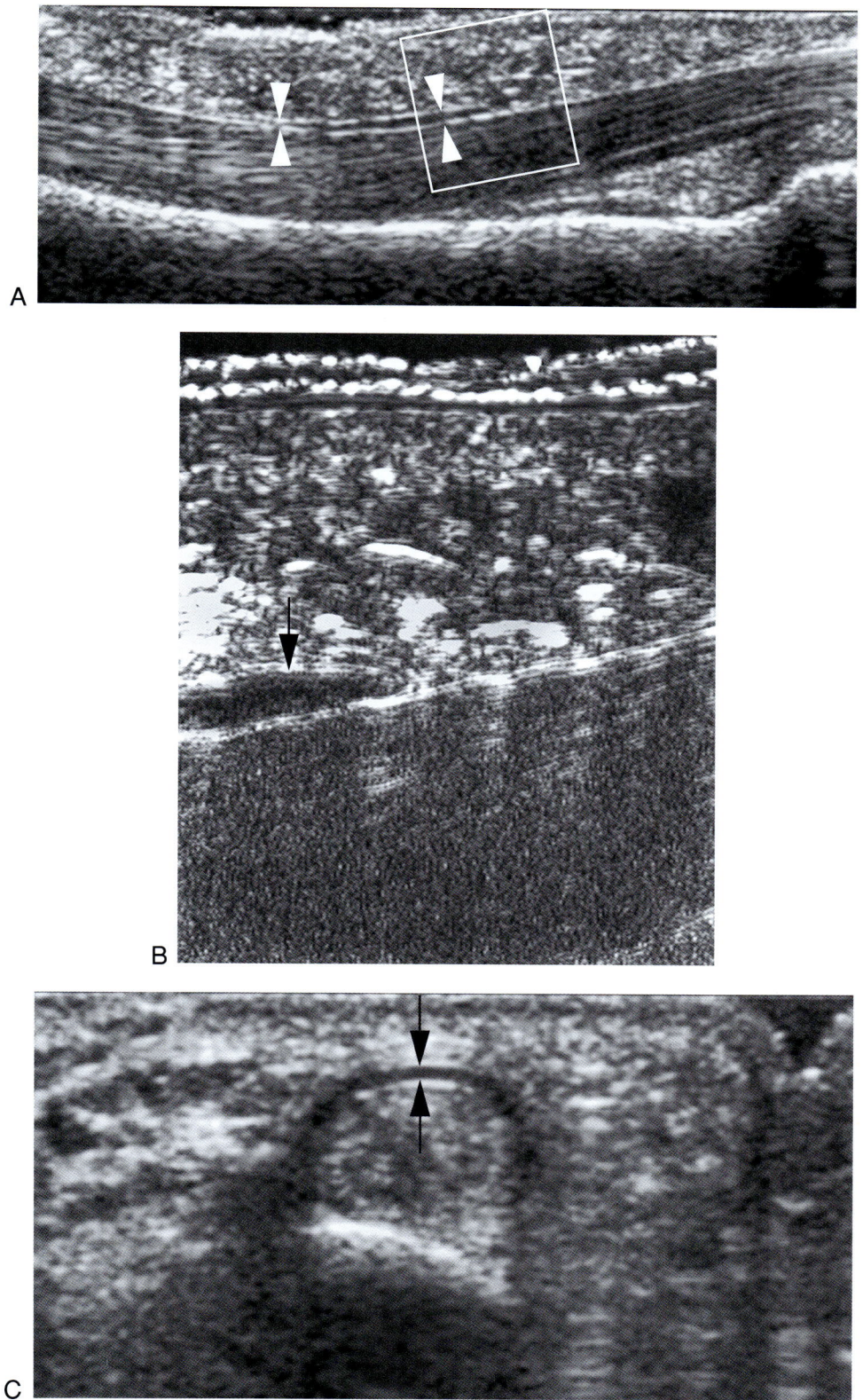

FIGURA 26-22. Polias dos tendões na primeira e segunda falanges do terceiro quirodáctilo. A, Imagem longitudinal da primeira falange do terceiro quirodáctilo demonstra a polia na forma de uma banda hipoecóica muito fina (inframilimétrica) de tecido (*cabeças de setas*) anterior aos tendões flexores. **B,** Imagem longitudinal da região indicada em destaque na imagem **A**, obtida em 20 MHz, demonstra a extremidade distal da polia (*seta*). **C,** Imagem transversal demonstra a polia hipoecóica (*setas*).

Joelho

A ultra-sonografia é uma excelente técnica para a visibilização dos tendões extensores do joelho.[20,21] Visto que tanto o quadríceps como o tendão patelar podem apresentar uma leve concavidade anterior quando o joelho está estendido e o quadríceps está relaxado, as imagens devem ser obtidas durante a contração do quadríceps ou com o joelho em flexão, manobra que retifica os tendões e elimina os artefatos relacionados à anisotropia (Fig. 26-16).

O **tendão do quadríceps** compreende quatro tendões (os tendões do reto femoral, vasto medial, vasto lateral e vasto intermédio), que geralmente não são distintos ultra-sonograficamente como estruturas separadas. O tendão do quadríceps se localiza abaixo do tecido adiposo subcutâneo e anteriormente a um coxim adiposo e à bursa suprapatelar colapsada (Fig. 26-24). Nas imagens transversais, o tendão do quadríceps é oval.

O **tendão patelar** se estende da patela até a tuberosidade da tíbia com um comprimento de 5 a 6 cm (Fig. 26-25A). Nos cortes transversais, o tendão patelar apresenta uma superfície anterior convexa e uma superfície posterior plana (Fig. 26-25B). Em sua porção média, o tendão tem uma espessura de 4 a 5 mm e 20 a 25 mm de largura.[21] As bursas pré-patelar e infrapatelar subcutâneas normalmente não são visíveis, mas a bursa infrapatelar profunda pode aparecer na forma de uma estrutura anecóica plana de 2 a 3 mm de espessura (Fig. 26-15).

A ultra-sonografia é utilizada para a avaliação dos **ligamentos colaterais** do joelho e da banda iliotibial.[22,23] Os ligamentos normais nem sempre são facilmente delineados da cápsula articular e dos tecidos adiposos subcutâneos ao seu redor. Nas lesões crônicas do ligamento colateral medial, a ultra-sonografia pode demonstrar prontamente calcificações dentro de um ligamento hipoecóico e espessado; este achado é conhecido como doença de Pellegrini-Stieda.[24] Alguns relatos sustentam bons resultados na avaliação dos **ligamentos cruzados**.[25,26] Entretanto, o exame ultra-sonográfico destes ligamentos é limitado pelo fato de ser virtualmente impossível a realização de imagens destas estruturas a não ser a partir de uma orientação oblíqua — o que resulta em uma aparência hipoecóica artefatual. Portanto, é difícil avaliar estas estruturas a não ser que haja grandes rupturas. Via de regra, os ligamentos cruzados são mais bem visibilizados através da RM.

Pé e Tornozelo

O **tendão de Aquiles** é formado pela fusão das aponeuroses dos músculos sóleo e gastrocnêmios e se insere na superfície posterior do calcâneo. O tendão-de-Aquiles é ecogênico e exibe uma textura fibrilar característica nas imagens longitudinais.[27] A terminação hipoecóica do músculo sóleo é facilmente identificada anteriormente à origem do tendão (Fig. 26-26). O triângulo adiposo de Kager, que se localiza anteriormente à metade distal do tendão, geralmente é ecogênico, mas pode demonstrar alguma variação de ecogenicidade de pessoa a pessoa. Mais anteriormente encontramos o músculo flexor longo do hálux, que é hipoecóico, e a superfície posterior da tíbia, que é ecogênica. A bursa retrocalcânea, pequena, achatada e hipoecóica, algumas vezes é vista no ângulo formado pelo tendão e pelo calcâneo. As fibras do tendão na inserção óssea apresentam um curto curso oblíquo que ocasiona sua hipoecogenicidade artefatual (Fig. 26-26C); este aspecto não deve ser confundido com a bursa calcânea subcutânea, que normalmente não é observada. Um estudo sonográfico recente do tendão de Aquiles feito com transdutores de 10 e 15 MHz revelou a presença de duas porções tendinosas de ecogenicidade diferente representando as porções que se originam dos músculos sóleo e gastrocnêmio.[28]

Nos cortes transversais, o tendão de Aquiles é elíptico e se afina medialmente. O plano do tendão é notável, pois em vez de ser estritamente coronal, ele se inclina anterior e medialmente (Fig. 26-27). Devido a esta configuração, existe o risco de superestimativa da espessura do tendão nas imagens estritamente sagitais, portanto as medidas devem ser feitas a partir das imagens transversais. De 2 a 3 cm superior à sua inserção, o tendão de Aquiles possui uma espessura de 5 a 7 mm e largura de 12 a 15 mm.[27] Foi encontrada uma correlação entre a espessura do tendão e a altura do indivíduo.[29] Os resultados de outro estudo demonstraram que o tendão de Aquiles é mais largo em atletas do que nos indivíduos-controle e sugeriram que o treinamento físico de longa duração resulta no aumento do tendão.

No tornozelo, a USG demonstra prontamente os tendões dos músculos fibular longo e curto lateralmente e do músculo tibial posterior medialmente. Os tendões do flexor longo dos dedos e do flexor longo do hálux também podem ser identificados posteriormente ao maléolo medial, enquanto que os tendões do tibial anterior, extensor longo do hálux e extensor longo dos dedos são vistos na face anterior da articulação do tornozelo. A avaliação dinâmica durante manobras específicas de flexão e extensão do tornozelo e do pé ajuda a identificar os tendões individualmente. Os tendões do tornozelo estão envoltos por bainhas sinoviais. Em um estudo recente feito em tornozelos de indivíduos assintomáticos, uma pequena quantidade de líquido foi encontrada nas bainhas do tendão tibial posterior e tendão fibular comum em 71% e 12%, respectivamente.[30] No pé, a técnica de exame e a aparência sonográfica normal dos tendões flexores e extensores dos pododáctilos não diferem significativamente das utilizadas e observadas nos tendões dos quirodáctilos.[18]

PATOLOGIA

Os distúrbios tendinosos resultam na maioria das vezes de traumas (rupturas), condições degenerativas não-inflamatórias atualmente agrupadas sob o termo **tendinose** e condições inflamatórias (tendinites e peritendinites). Atualmente é reconhecido que a maioria das rupturas tendinosas representa o estágio final da destruição progressiva das fibrilas.

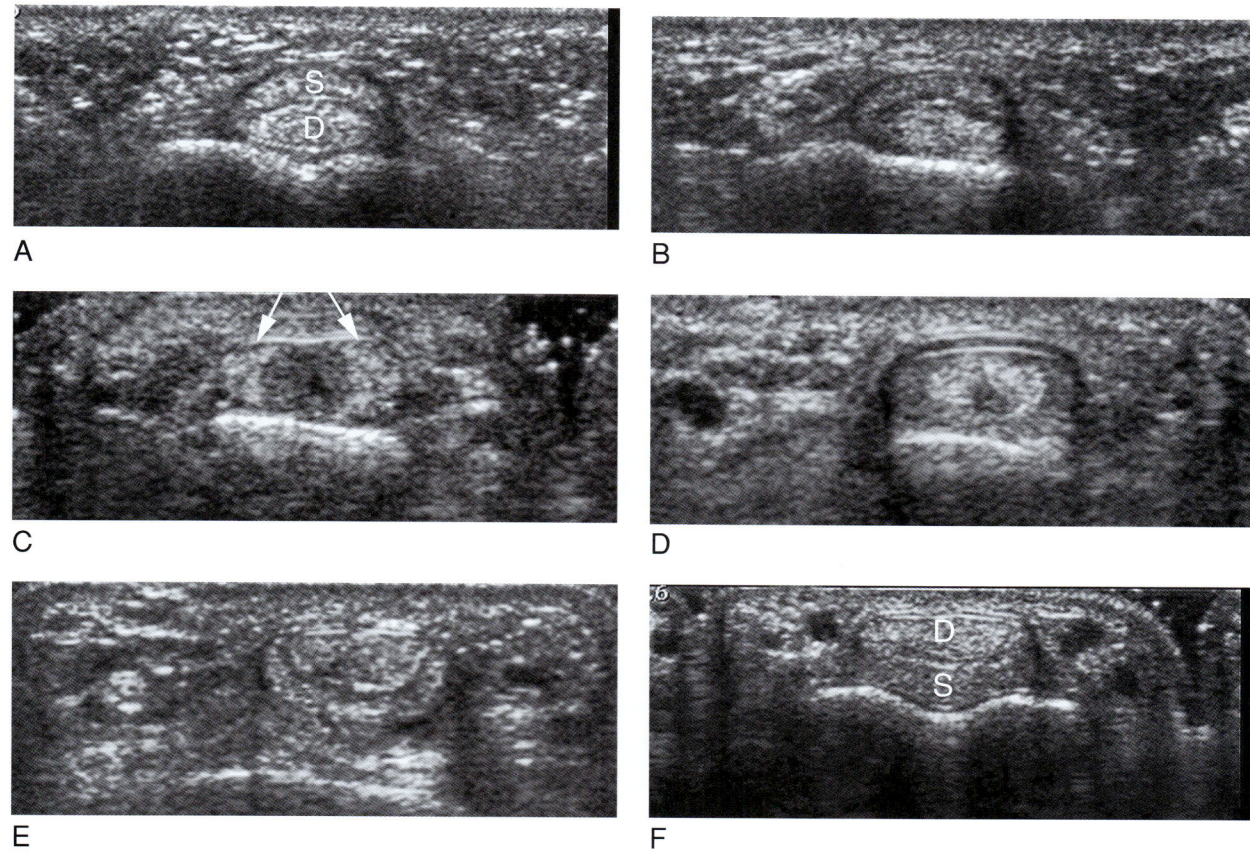

FIGURA 26-23. Relações entre os tendões superficiais e profundos dos quirodáctilos. Imagens transversais em diferentes níveis da primeira falange do terceiro quirodáctilo da base para a articulação interfalangiana proximal. **A,** Imagem transversal na base da primeira falange demonstra o tendão superficial (S) acima do tendão profundo (D). **B,** O tendão superficial se torna mais fino e se direciona lateralmente. **C,** O tendão superficial apresenta uma divisão no meio (*setas*), vistas em cada lado do tendão profundo arredondado, que aparece hipoecóico nesta imagem devido à anisotropia. **D,** As duas metades do tendão superficial se reúnem atrás do tendão profundo. **E,** O tendão superficial agora tem o formato de uma cúpula contendo o tendão profundo, que agora é superficial. **F,** Imagem transversal obtida ao nível da base da falange média demonstra o tendão profundo (D) localizado anteriormente ao tendão superficial (S).

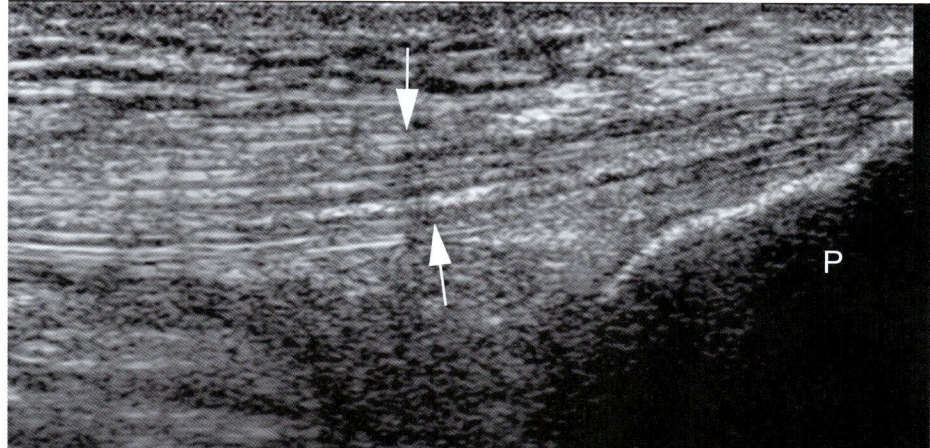

FIGURA 26-24. Tendão do quadríceps normal. Imagem longitudinal demonstra o tendão ecogênico (*setas*) circundado por gordura. P, patela.

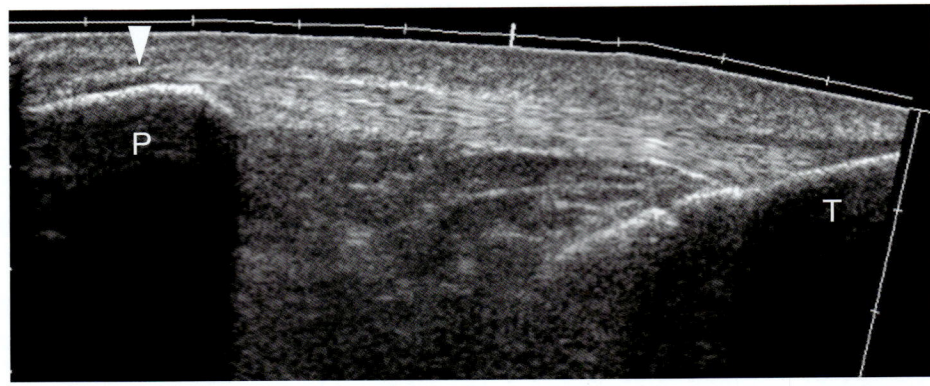
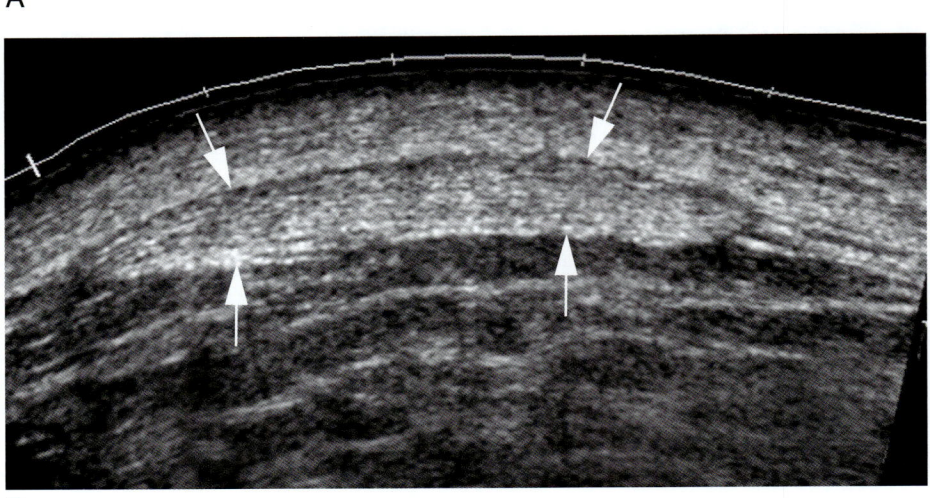

FIGURA 26-25. Tendão patelar normal. A, Imagem longitudinal com campo de visão estendido demonstra o tendão do ponto de inserção na patela (P) até o término na tuberosidade anterior da tíbia. Observar as fibras pré-patelares (*cabeça de seta*). T, tíbia. **B,** Imagem transversal demonstra as superfícies anterior convexa e posterior plana (*setas*).

SINAIS ULTRA-SONOGRÁFICOS DE RUPTURAS TENDINOSAS

- Descontinuidade das fibras (parcial ou completa)
- Afinamento focal do tendão
- Hematoma de tamanho variável, geralmente pequeno
- Fragmento ósseo no caso de avulsão óssea
- Não-visibilização do tendão retraído no caso de ruptura completa

Rupturas

As rupturas geralmente ocorrem em tendões fragilizados por fatores como idade, presença de calcificações, terapia com corticosteróides local e sistêmica, e doenças sistêmicas subjacentes (p. ex., artrite reumatóide, espondiloartropatias soronegativas, lúpus eritematoso, diabetes melito e gota).[31-34] Na ausência destes fatores, os espécimes de biópsia coletados na vizinhança do local da ruptura demonstram alterações degenerativas, atualmente definidas como tendinoses (ver adiante).

Rupturas Completas

As rupturas resultantes de traumas diretos aos tendões (p. ex., lacerações) são raras. A grande maioria das **rupturas completas** resulta de uma tensão excessiva aplicada ao tendão ou de uma tensão normal aplicada em um movimento realizado em condições anormais. As **rupturas completas recentes dos tendões** geralmente são diagnosticadas corretamente através do exame clínico, mas se este exame demorar, o diagnóstico pode ser indeterminado por causa das alterações inflamatórias. A USG pode demonstrar a descontinuidade de toda a espessura do tendão. O espaço entre os fragmentos rompidos do tendão é preenchido por líquido hemorrágico hipoecóico (ou coágulos) ou tecido granulomatoso, dependendo da idade da lesão (Fig. 26-28). O espaço varia em comprimento, e quando os fragmentos rompidos estão separados por uma longa distância, o tendão pode não ser visibilizado. Esta não-visibilização pode ocorrer nas rupturas completas do manguito rotador, tendão do bíceps braquial e tendões flexores dos quirodáctilos.[35] Com a exceção das rupturas do tendão-de-Aquiles, nas quais um hematoma pode se desenvolver ao redor de todo o tendão, as rupturas geralmente estão associadas à mínima hemorragia focal. No caso de uma avulsão do tendão de sua inserção

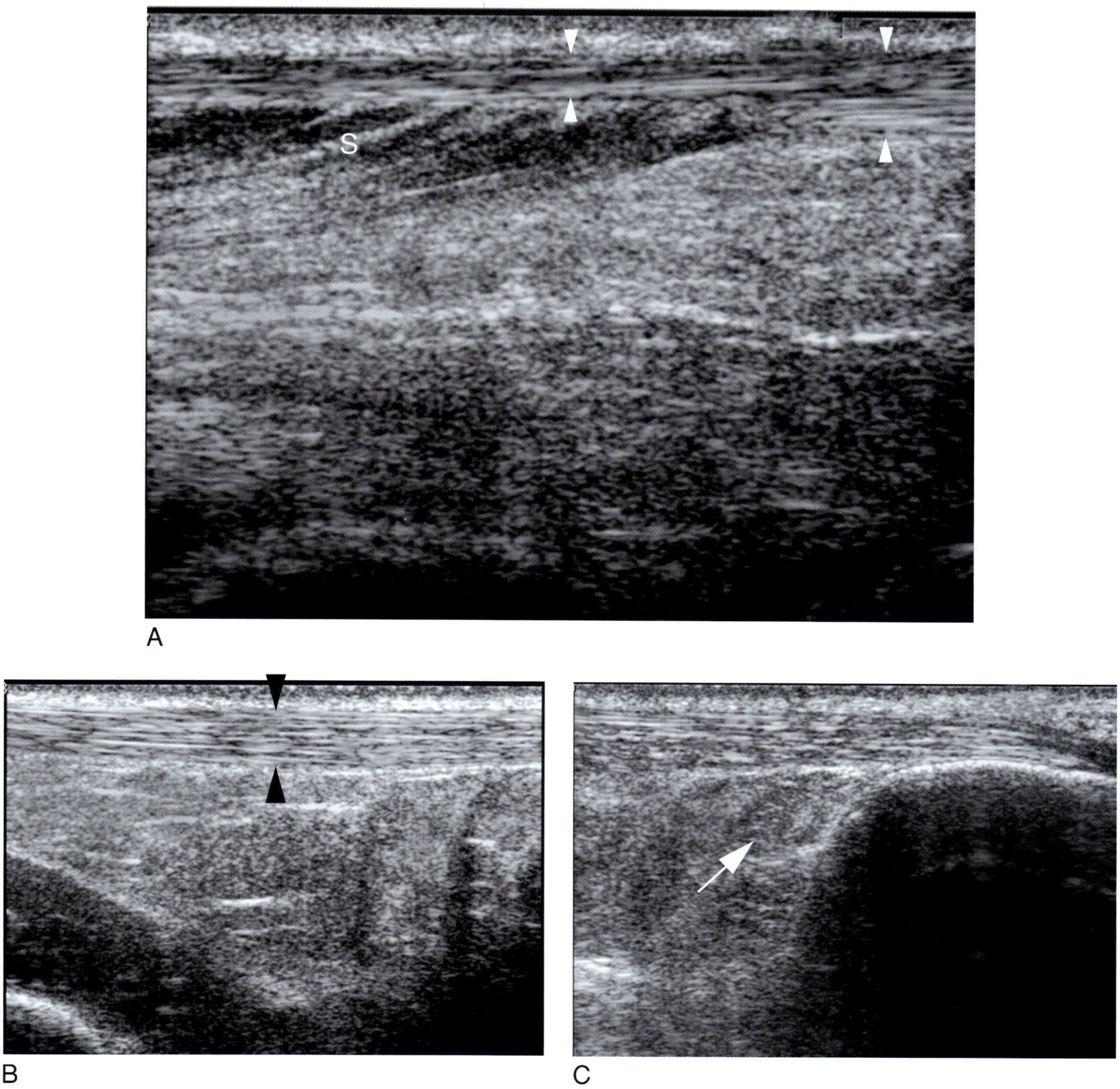

FIGURA 26-26. Tendão-de-Aquiles normal. A, Imagem longitudinal da origem do tendão (*cabeças de setas*) demonstra o término das fibras musculares do músculo sóleo (S) se conectando ao tendão. **B,** Imagem longitudinal da porção média do tendão (*cabeças de setas*) demonstra sua típica ecotextura fibrilar. **C,** Imagem longitudinal do tendão demonstra a pequena bursa retrocalcânea sem a presença de líquido (*seta*).

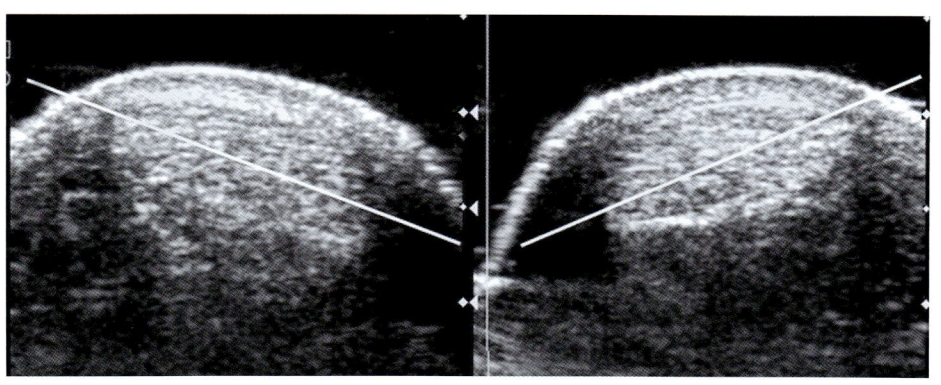

FIGURA 26-27. Tendões de Aquiles normais. Imagens transversais do mesmo indivíduo mostram a orientação oblíqua (*linhas brancas*) dos planos dos tendões esquerdo (**A**) e direito (**B**).

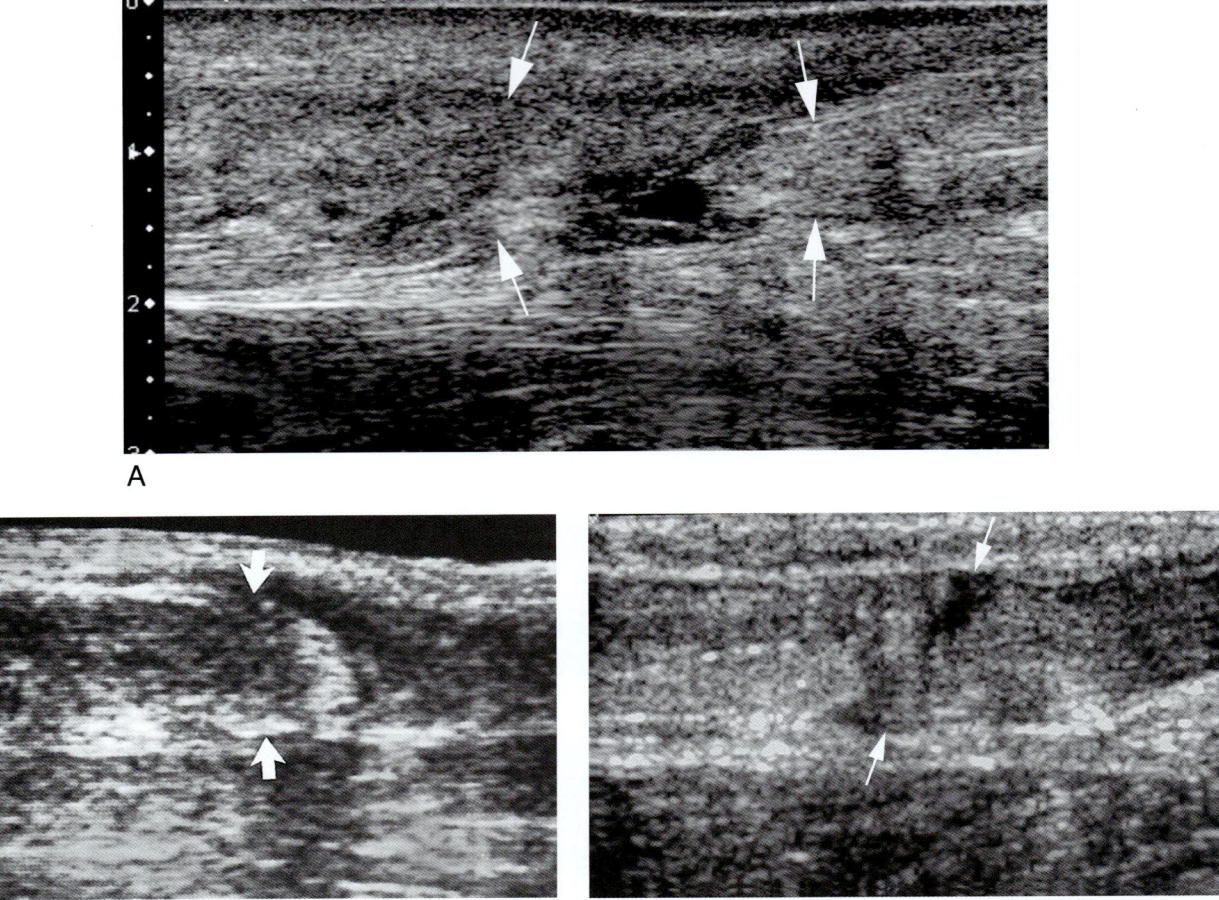

FIGURA 26-28. Rupturas completas envolvendo o terço médio do tendão de Aquiles. A, Imagem longitudinal mostra o espaço entre as duas extremidades (*setas*) do tendão rompido, que está preenchido por tecido ecogênico e uma quantidade mínima de líquido. **B,** Imagem longitudinal mostra o fragmento superior edemaciado (*setas*) circundado por um hematoma em organização. **C,** Imagem longitudinal mostra a descontinuidade das fibras do tendão (*setas*).

óssea, um ou mais fragmentos de osso podem aparecer como focos ecogênicos brilhantes com sombra acústica.[36]

Rupturas Incompletas

O diagnóstico sonográfico preciso de uma ruptura incompleta é importante porque o diagnóstico e tratamento precoces irão impedir uma ruptura completa subseqüente. Entretanto, as **rupturas parciais** são de difícil diagnóstico clínico, além de ser difícil diferenciar entre áreas focais de tendinose e tendinite.

Ultra-sonograficamente, rupturas parciais recentes aparecem como defeitos focais hipoecóicos com descontinuidade do padrão fibrilar tanto dentro do tendão como em sua inserção (Fig. 26-29).[14,37,38] Uma irregularidade focal na superfície do tendão pode ser o único sinal de uma ruptura parcial pequena. Uma ruptura parcial também pode aparecer na forma de um espessamento focal do tendão, como o que pode ser visto no manguito rotador. Deve se fazer uma menção especial para as **rupturas intra-substanciais ou fissuras**, que geralmente ocorrem nos tendões do tornozelo e aparecem como fendas longitudinais hipoecóicas (Fig. 26-29C).[39] Achados ultra-sonográficos sutis podem se tornar mais aparentes durante o exame dinâmico do tendão em movimentos de flexão e extensão passivos ou ativos dos músculos associados. A avaliação tridimensional das rupturas parciais requer uma combinação de imagens longitudinais e transversais. Os sinais indiretos de ruptura de tendão incluem o derrame na bainha do tendão ou espessamento da bursa adjacente.

Foi publicada uma sensibilidade de 94% da ultra-sonografia no diagnóstico das rupturas parciais do tendão de Aquiles.[37] Outros estudos registraram a superioridade da RM em relação à USG no diagnóstico das rupturas incompletas do tendão de Aquiles.[40,41] Apesar de a USG geralmente ser um método confiável para o diagnóstico das rupturas completas do tendão-de-Aquiles, é reconhecido que seu uso é limitado na diferenciação entre as rupturas parciais ou mesmo microrrupturas e áreas focais de tendinose.[42] No joelho, quando o tendão patelar está parcialmente desinserido do ápice patelar, as imagens longitudinais demonstram a descontinuidade das fibras do tendão, enquanto que as imagens transversas obtidas inferiormente ao ápice patelar demonstram o defeito arredondado na linha média do tendão (Fig. 26-29B). Este sinal pode ser indistinguível das lesões clássicas da tendinose (p. ex., joelho do saltador) na inserção superior do tendão.

Tendinose

O termo recentemente batizado tendinose é utilizado para descrever alterações degenerativas em um tendão sem sinais histopatológicos de inflamação dentro do tendão ou paratenon. Na maioria das vezes, ela está associada a um espessamento nodular doloroso focal ou difuso do tendão. A tendinose foi descrita principalmente no tendão patelar (joelho do saltador) e no tendão de Aquiles (aquilodinia). Existe uma associação forte entre a tendinose e o microtrauma repetitivo das lesões por uso excessivo (*overuse*). O processo normal de degeneração relacionado à idade provavelmente acelera com o aumento do estresse ou diminuição da resistência do tendão; isto é particularmente óbvio nas lesões relacionadas aos esportes.

Uma ampla variedade de alterações histopatológicas foi descrita, incluindo alterações degenerativas (degeneração mucóide e hialina, necrose fibrinóide e microcistos), regeneração (neovascularização e tecido de granulação) e microrrupturas, mas um achado constante é a ausência de células inflamatórias. Entretanto, a distinção clínica entre tendinose e tendinite nem sempre é possível.

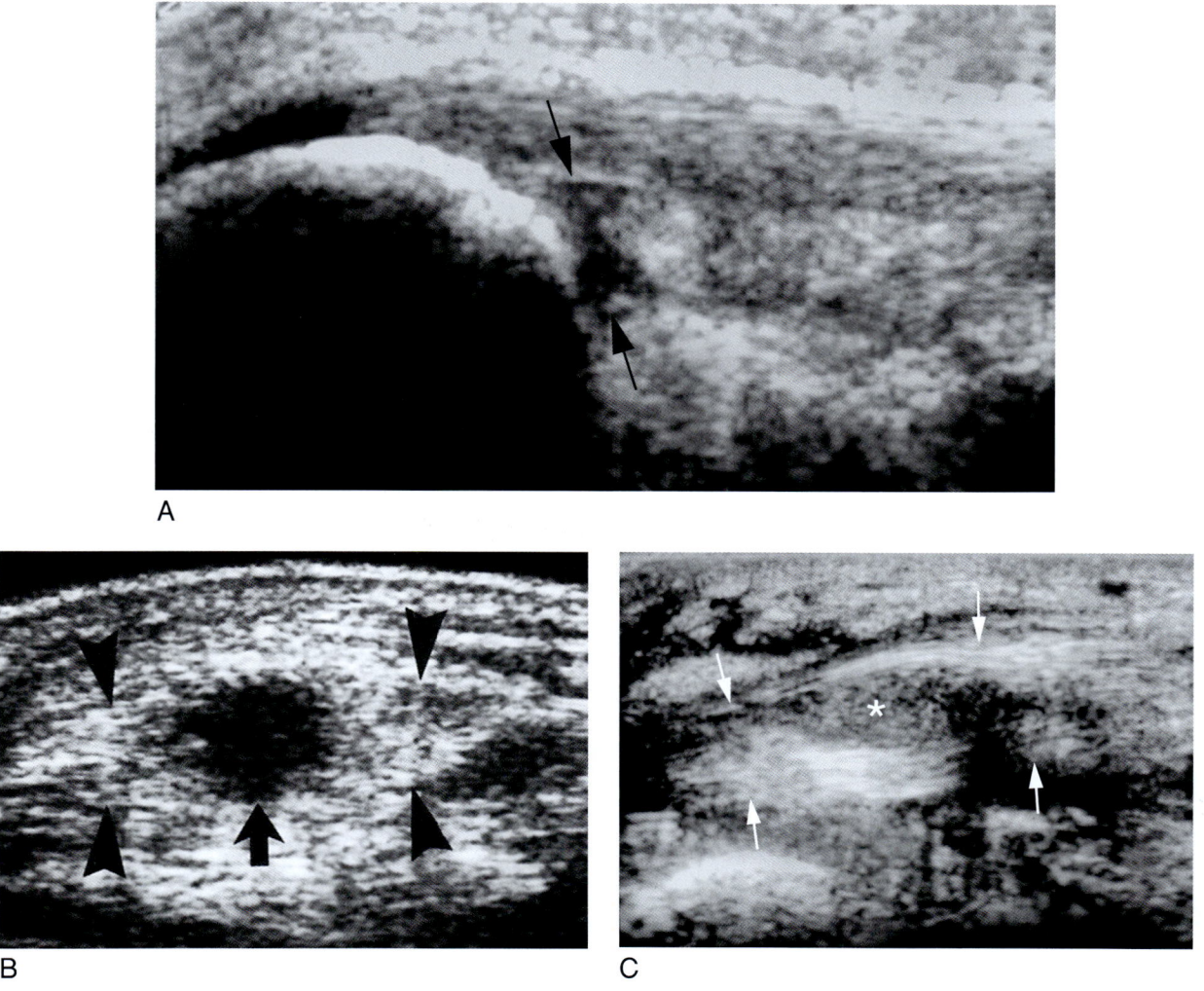

FIGURA 26-29. Rupturas parciais dos tendões. A, Ruptura parcial do tendão patelar em sua inserção na patela. Imagem longitudinal mostra uma desinserção parcial das fibras profundas do tendão com um pequeno hematoma anecóico (*setas*). **B,** Desinserção parcial da porção superior do tendão patelar. Imagem transversal mostra um hematoma hipoecóico na linha média, arredondado e bem-definido (*seta*). As *cabeças de setas* indicam as margens do tendão. **C,** Fissura do tendão tibial posterior. Imagem coronal do tornozelo mostra a fissura central (*) separando as fibras do tendão (*setas*).

Sonograficamente, as lesões da tendinose aparecem como áreas focais ou difusas de diminuição da ecogenicidade e aumento do tendão. No tendão de Aquiles, as lesões preferencialmente envolvem o terço médio do tendão, enquanto que no tendão patelar, as lesões na maioria das vezes se localizam na inserção superior do tendão. Entretanto, nas duas localizações, o tendão pode estar difusamente edemaciado e hipoecóico. As imagens com Doppler colorido (*Power*) demonstram uma vascularização aumentada, geralmente da superfície profunda do tendão patelar superior e da superfície profunda do tendão distal de Aquiles (Fig. 26-30). A USG do tendão patelar detecta lesões hipoecóicas focais consistentes com tendinose em 14% dos atletas assintomáticos sem história prévia de joelho do saltador.[43] A significância destas anormalidades em atletas assintomáticos permanece incerta. Em um grupo de jogadores de basquetebol, foi demonstrado que as áreas hipoecóicas no tendão patelar podem se resolver, permanecer inalteradas ou se expandir sem sintomas precedentes para um joelho do saltador.[44] Em contraste, um estudo realizado em jogadores de futebol profissionais que revelaram anormalidades sonográficas em 18% dos tendões patelares e 11% dos tendões-de-Aquiles, os jogadores com tendões patelares anormais apresentaram um risco aumentado de 17% de desenvolver um joelho do saltador sintomático durante uma temporada de 12 meses, enquanto que aqueles com um tendão-de-Aquiles anormal apresentaram um risco aumentado de 45% de desenvolver uma tendinose-de-Aquiles.[45] A detecção precoce da tendinose oculta deve desencadear o tratamento adequado para evitar o desenvolvimento de sintomas crônicos, resistentes à terapia e subseqüentes rupturas tendinosas.

Recentemente, um estudo com Doppler colorido da tendinose-de-Aquiles confirmou a presença de vasos não somente fora como também dentro do tendão-de-Aquiles espessado, principalmente na porção ventral do tendão; a esclerose destes vasos guiada por ultra-som foi tentada no tratamento da tendinose de Aquiles dolorosa.[5,46]

Inflamação

O edema associado à inflamação é responsável pelo espessamento e diminuição da ecogenicidade dos tendões, bainha sinovial ou paratenon envolvidos. O aumento da vascularização associado à inflamação pode ser demonstrado com o Power Doppler.[47,48] Quando a quantificação objetiva da hipervascularização na imagem Doppler colorida se tornar

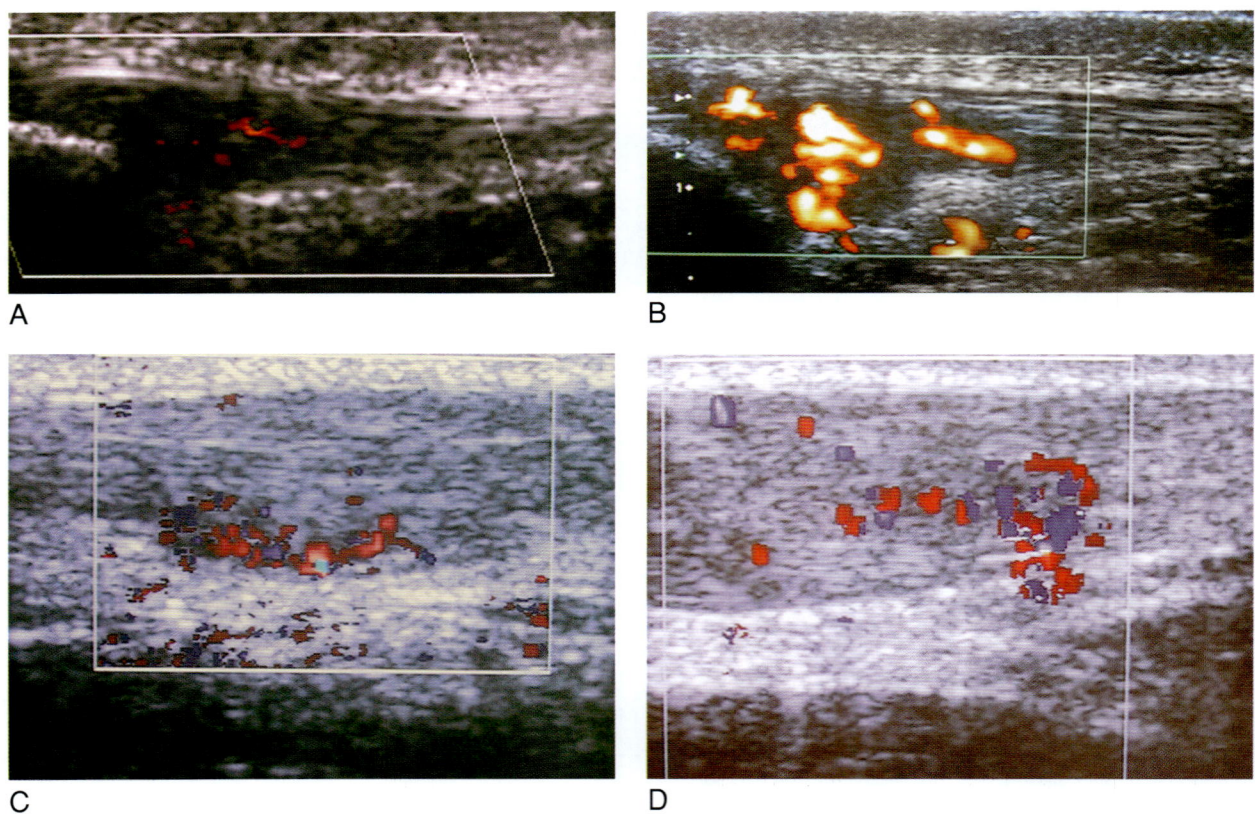

FIGURA 26-30. Tendinose. A, B, Joelho do saltador. Imagens longitudinais de Doppler colorido (**A**) e *Power* Doppler (**B**) mostram um espessamento hipoecóico do terço superior do tendão patelar com uma hipervascularização associada. **C** e **D, Aquilodinia.** Imagens longitudinais do tendão de Aquiles mostram o espessamento e a diminuição da ecogenicidade do tendão com um pequeno aumento na vascularização da superfície profunda do tendão.

disponível na rotina médica, este recurso irá permitir o acompanhamento dos pacientes com lesões inflamatórias e a documentação da resposta à terapia.[49]

Tendinite

A tendinite, como a tendinose, pode estar associada a atividades atléticas ou ocupacionais, mas no exame patológico existem evidências de inflamação aguda, geralmente somadas a alterações degenerativas preexistentes da tendinose. A tendinite pode afetar todo o tendão ou parte dele. Por exemplo, no tendão patelar, a tendinite focal, como a tendinose, geralmente envolve a inserção superior do tendão, enquanto que o envolvimento focal da inserção distal tipicamente ocorre após a transposição da tuberosidade tibial.

Ultra-sonograficamente, na **tendinite aguda**, o tendão está espessado e as margens geralmente estão mal definidas. Também se observa uma diminuição difusa da ecogenicidade.[21,27] Como o exame inapropriado pode resultar em um tendão falsamente hipoecóico, a técnica de exame deve ser perfeita. As imagens com Power Doppler se tornaram importantes na documentação do aumento focal ou difuso da vascularização (Fig. 26-31). A comparação com as ultra-sonografias dos tendões contralaterais não afetados geralmente é valiosa. A presença de fluxo em uma área focal de ecogenicidade acentuadamente diminuída ajuda a confirmar o diagnóstico de tendinite focal e afasta a possibilidade de ruptura parcial, porque o fluxo sangüíneo não deve estar presente em uma cavidade repleta de sangue, resultante de uma ruptura. As imagens com Doppler colorido também são utilizadas para acompanhar a **resposta** do paciente **à terapia antiinflamatória**. Uma diminuição no tamanho do tendão e o retorno ao nível normal de ecogenicidade e vascularização muito baixa indicam cicatrização.

Na **tendinite crônica**, as margens do tendão podem estar deformadas e aparecerem abauladas. A USG de alta freqüência se mostrou precisa na detecção de pequeninas calcificações intratendinosas, que aparecem como focos brilhantes com ou sem sombra acústica, ocasionalmente com um artefato em cauda de cometa. Via de regra, o tamanho e o formato destas calcificações são mais bem apreciados nas radiografias de baixa quilovoltagem, preferivelmente obtidas com o uso de um filme de mamografia (Fig. 26-32).[50]

SINAIS ULTRA-SONOGRÁFICOS DA TENDINITE

- Espessamento do tendão
- Diminuição da ecogenicidade
- Margens borradas
- Aumento da vascularização nas imagens coloridas com o Doppler
- Calcificações na tendinite crônica

Peritendinite

Na peritendinite, a inflamação acontece no paratenon, a camada de tecido conjuntivo que envolve o tendão na ausência de bainha sinovial. Esta condição freqüentemente é observada no tendão de Aquiles. Sonograficamente, a peritendinite se caracteriza por um espessamento hipoecóico do peritenon, com o tendão permanecendo grosseiramente íntegro. Como a USG com escala de tons de cinza geralmente não é capaz de diagnosticar as peritendinites leves com confiabilidade suficiente,[42] as imagens com Power Doppler estão se mostrando muito úteis na documentação do aumento da vascularização associada a esta condição (Fig. 26-33).[47]

Tenossinovite

A tenossinovite é definida como a inflamação de uma bainha de tendão. Qualquer tendão circundado por uma bainha sinovial — especialmente os tendões da mão, punho e tornozelo — pode ser afetado. O trauma, incluindo o microtrauma repetitivo, e a infecção piogênica, são as causas mais comuns de tenossinovite aguda. Casos de tenossinovite causados por corpos estranhos retidos dentro da bainha tendinosa na mão já foram publicados.[51] Ultra-sonograficamente, o diagnóstico da tenossinovite aguda é feito quando líquido, mesmo em pequena quantidade, é identificado na bainha (Fig. 26-34).[52,53] Ecos internos, representando debris, podem ser visibilizados na tenossinovite supurativa, uma condição séria que, se não for tratada, pode destruir rapidamente o tendão.[54]

A tenossinovite crônica se caracteriza por um espessamento hipoecóico da bainha sinovial, na maioria das vezes com a presença de pouco ou nenhum líquido (Fig. 26-35). O espessamento da bainha pode dificultar o movimento dos tendões em passagens estreitas. Na **tenossinovite de Quervain**, os tendões do abdutor longo do polegar e do extensor curto do polegar são constritos por uma bainha espessada na polia sobre o processo estilóide radial. Ultra-sonograficamente é possível a demonstração do espessamento hipoecóico da bainha do tendão (Fig. 26-35C),[18,55,56] e as imagens com Doppler colorido podem demonstrar um aumento da vascularização nos tecidos envolvidos. A USG pode ser utilizada para guiar a injeção de meio de contraste na bainha para uma **tenografia**, um estudo que delineia as paredes da bainha, mas que não pode demonstrar sua espessura.[57] A USG também pode ser utilizada para guiar as infiltrações de esteróides na bainha sinovial do tendão tibial posterior em pacientes com artropatia inflamatória crônica.[58]

A **artrite reumatóide** tem uma predileção pelos tecidos sinoviais, incluindo as bainhas tendinosas nas extremidades distais. A USG se mostrou eficaz no diagnóstico da **tenossinovite reumatóide** da mão.[59,60] A bainha do tendão envolvida pelo *pannus* fica acentuadamente hipoecóica e, ocasionalmente, pode ser encontrado líquido dentro da bainha, o que aumenta a visibilidade do *pannus* (Fig. 26-36). O *pannus* é um tecido inflamatório de granulação que se origina no

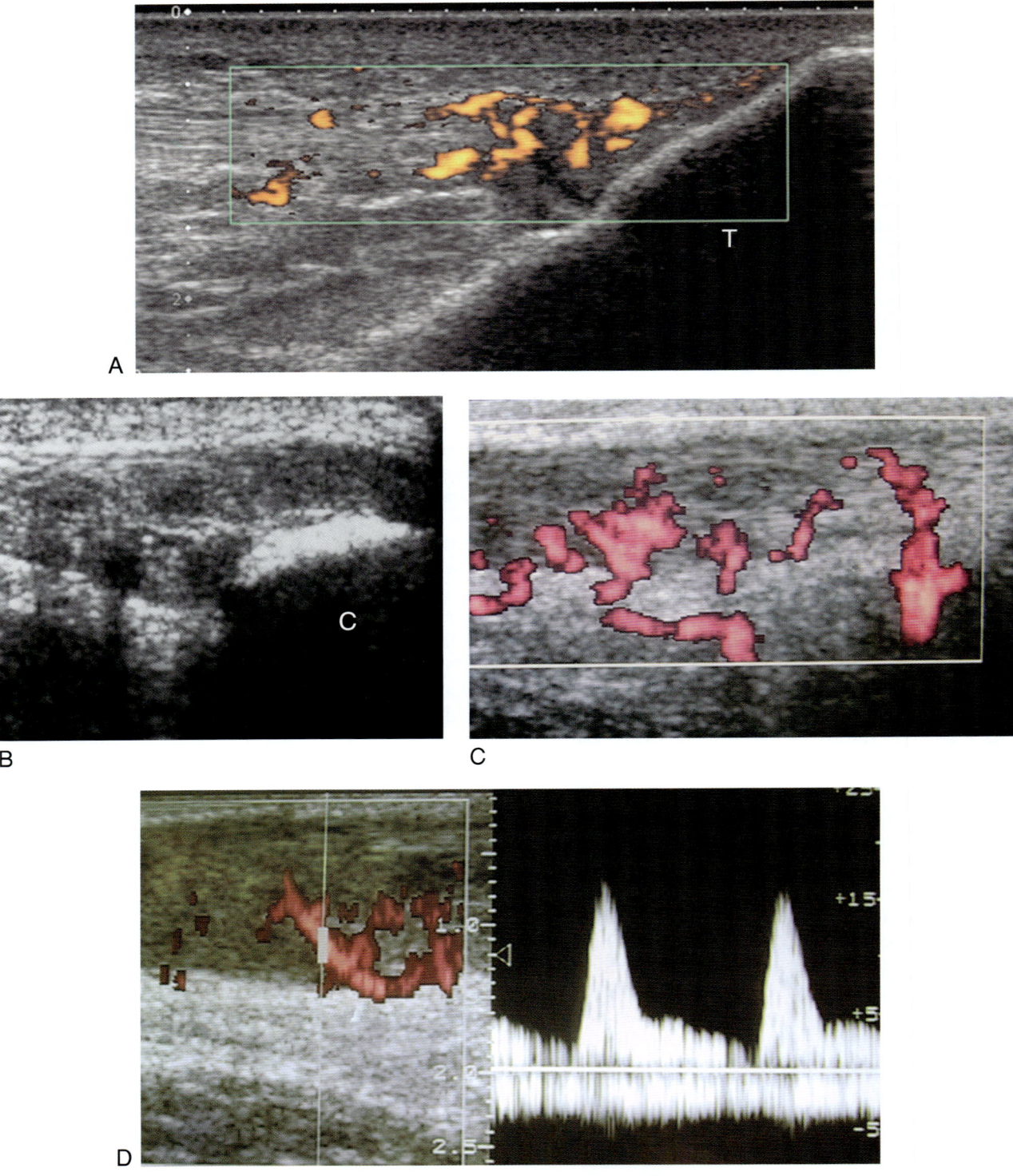

FIGURA 26-31. Tendinite. A, Tendinite da inserção tibial do tendão patelar. Imagem longitudinal de *Power* Doppler mostra área focal de diminuição da ecogenicidade e hipervascularização. T, tíbia. **B,** Tendinite da porção distal do tendão-de-Aquiles. Imagem longitudinal mostra o edema e a diminuição da ecogenicidade do tendão. C, calcâneo. **C, D,** Tendinite-de-Aquiles. Imagens longitudinais de *Power* Doppler e Doppler espectral mostram os tendões difusamente edemaciados e hipoecóicos e a hipervascularização associada.

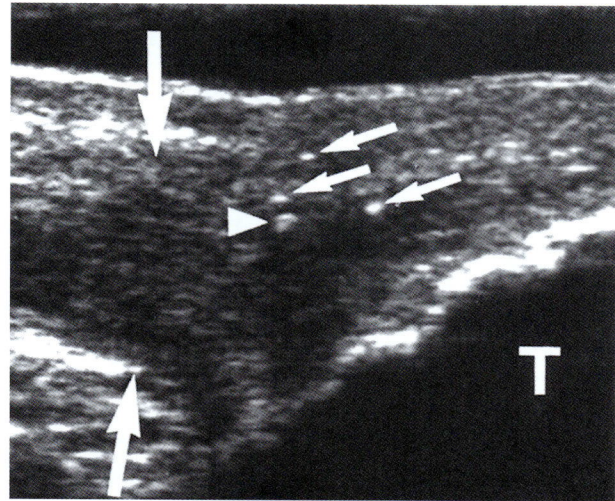
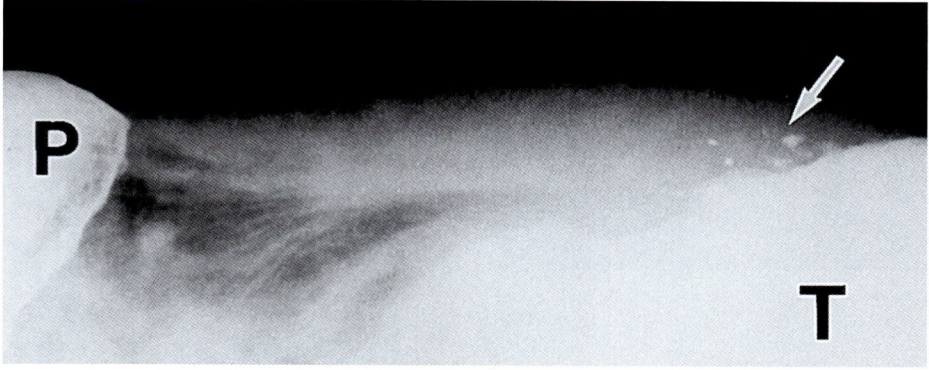

FIGURA 26-32. Tendinite patelar calcificada crônica. A, Imagem longitudinal da inserção inferior do tendão mostra-o hipoecóico e acentuadamente espessado (*setas longas*) com contornos borrados e pequeninas calcificações hipoecóicas (*setas curtas*), uma com um artefato em cauda de cometa (*cabeça de seta*). **B,** Radiografia lateral de baixa quilovoltagem obtida com um filme de mamografia mostra o tendão patelar edemaciado e as pequenas calcificações (*seta*). P, patela; T, tíbia.

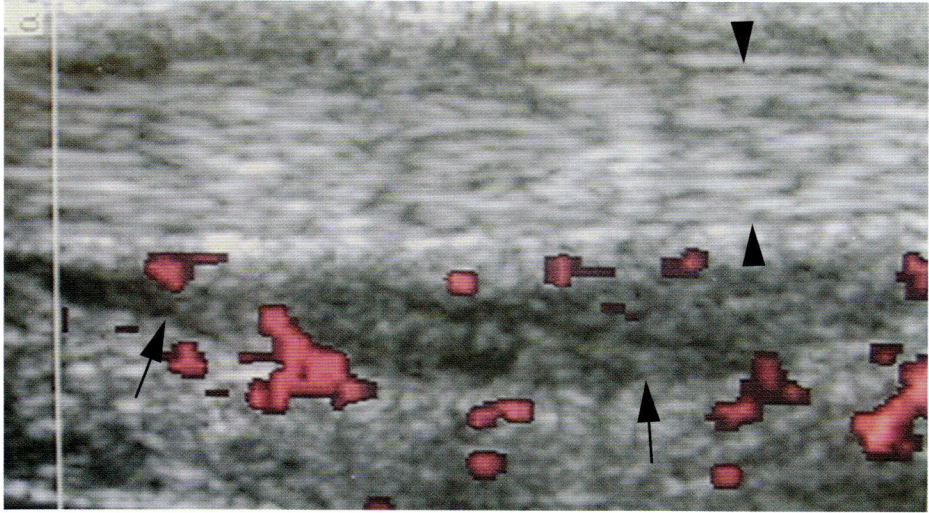

FIGURA 26-33. Peritendinite do tendão-de-Aquiles. Imagem longitudinal de *Power* Doppler mostra o espessamento hipoecóico do paratenon (*setas*) posterior ao tendão (*cabeças de setas*) e a hipervascularização associada.

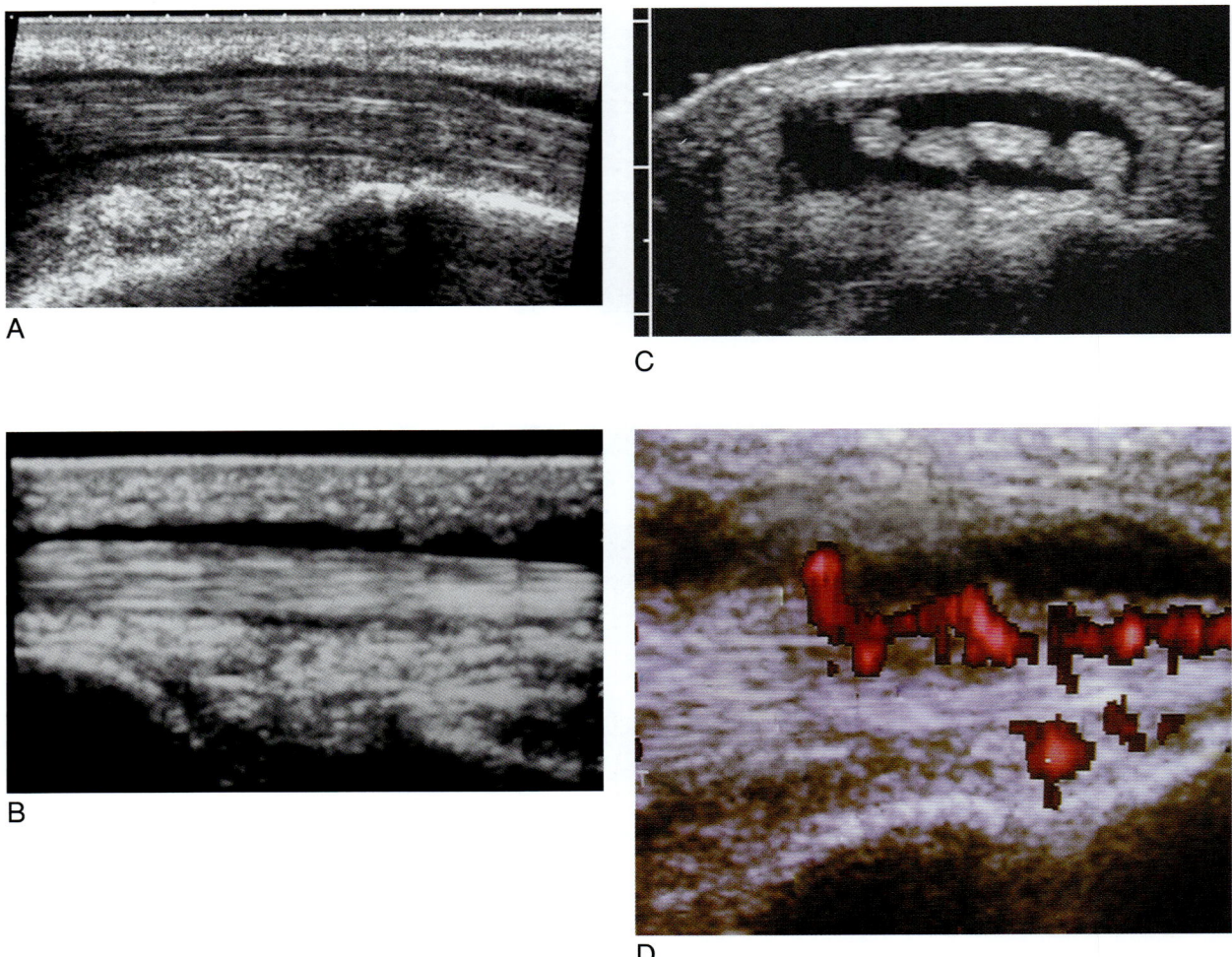

FIGURA 26-34. Tenossinovite aguda. A, Tenossinovite leve do tendão tibial posterior no tornozelo. Imagem coronal mostra uma quantidade mínima de líquido na bainha do tendão. **B,** Tenossinovite aguda de um tendão flexor do dedo na mão. **C,** Imagem transversal do punho demonstra líquido circundando os tendões flexores. **D,** Tenossinovite dos tendões fibulares. Imagem coronal de *Power* Doppler mostra líquido na bainha sinovial e hipervascularização ao redor do tendão.

revestimento sinovial. As imagens com Doppler colorido demonstram uma hipervascularização significativa no *pannus*. Os achados sonográficos do envolvimento tendinoso incluem o espessamento e a heterogeneidade do tendão cujas margens aparecem denteadas.[61] Em um estágio mais avançado, a USG pode demonstrar um afilamento acentuado do tendão ou uma ruptura parcial ou completa.[62]

Bursite

A bursite na maioria das vezes envolve as bursas subdeltóide, olecraniana, radioumeral, patelar e calcânea. O trauma e, mais importante, o microtrauma repetitivo desempenham um papel primordial na gênese da bursite, apesar de que em muitos casos não se encontra um fator desencadeante. A bursite pré-patelar é um achado comum em indivíduos que passam períodos prolongados se ajoelhando, como os colocadores de carpete.[63] É interessante que o acúmulo transitório de líquido na bursa subacromial foi demonstrado nas ultra-sonografias de ombro por até 16 a 20 horas após um treino de handebol.[64] No estágio inicial agudo da bursite, quando a bursa fica cheia de líquido, as ultra-sonografias irão demonstrar uma coleção de líquido sonolucente, com margens mal definidas. No estágio crônico, um aspecto sonográfico complexo com debris ecogênicos internos resulta da presença de tecido granulomatoso, fibrina precipitada e, ocasionalmente, calcificação. As imagens com Power Doppler geralmente demonstram um aumento de vascularização na parede espessada e ao redor da bursa (Fig. 26-37).[65,66] Como a bursa e o tendão adjacente podem estar envolvidos no mesmo processo patológico, o cuidadoso exame do tendão adjacente é recomendável; foi demonstrado que em 82% dos casos de tendinose do terço distal do tendão de Aquiles, também foi observada uma bursite retrocalcânea.[66]

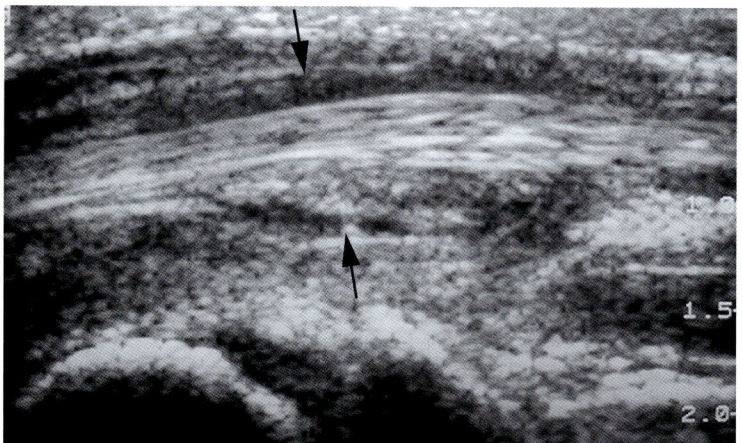

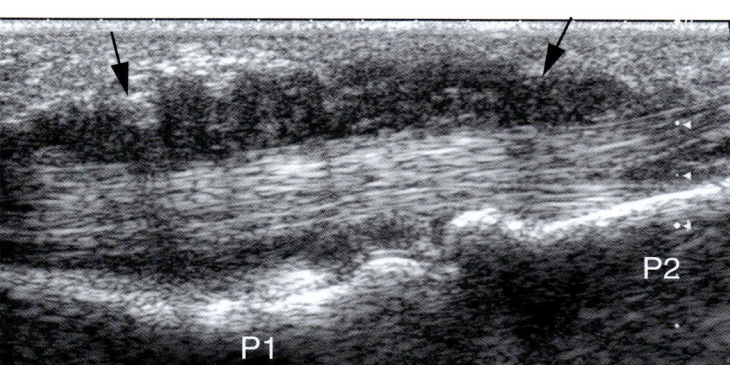

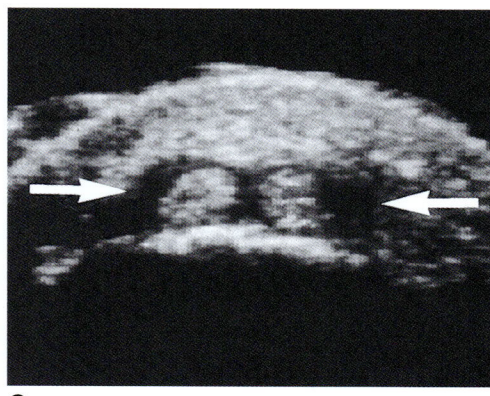

FIGURA 26-35. Tenossinovite crônica. A, Tenossinovite crônica dos tendões flexores dos dedos após o tratamento cirúrgico de uma síndrome do túnel do carpo. A imagem longitudinal da face volar do punho mostra a bursa hipoecóica espessada (*setas*) e a ausência de líquido em quantidade substancial. **B,** Tenossinovite crônica pós-traumática dos tendões flexores do dedo indicador. Imagem longitudinal mostra a bainha sinovial hipoecóica e espessada (*setas*), sem líquido. Observar os tendões flexores intactos, com o tendão superficial se inserindo na base da segunda falange. P1, primeira falange; P2, segunda falange. **C,** Tenossinovite de Quervain. Imagem transversal do punho mostra a bainha sinovial espessada e hipoecóica (*setas*) circundando os tendões do abdutor longo do polegar e extensor curto do polegar.

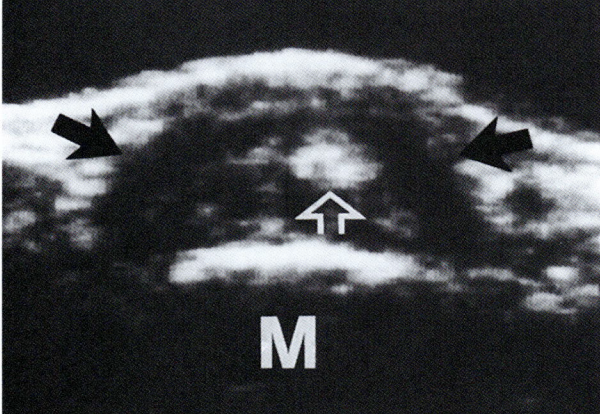

FIGURA 26-36. Tenossinovite reumatóide do tendão extensor de um quirodáctilo no dorso da mão. Imagem transversal mostra o *pannus* hipoecóico (*setas*) circundando o tendão (*seta aberta*). M, osso metacarpiano.

Entesopatia

A **entesopatia** inflamatória é definida como uma inflamação da inserção dos tendões nos ossos. Esta entidade geralmente é vista nas espondiloartropatias soronegativas, mas também pode ser ocupacional, metabólica, induzida por drogas, infecciosa ou degenerativa. Os tendões comumente envolvidos incluem os tendões patelar e de Aquiles, bem como a fáscia plantar. Sonograficamente, a inserção do tendão aparece edemaciada e hipoecóica, com calcificações se desenvolvendo nas lesões crônicas, variando de pequenas calcificações a esporões ósseos. Em geral, se observa uma bursite coexistente.[67,68]

Osteocondroses Não-articulares

A doença de Osgood-Schlatter e a doença de Sinding-Larsen-Johansson são osteocondroses não-articulares do joelho que ocorrem em centros de ossificação sujeitos a estresses por tração. Ambas as condições ocorrem em adolescentes, tipicamente meninos envolvidos em atividades desportivas. Apesar de o diagnóstico ser fortemente sugerido pela história clínica, estudos radiológicos geralmente são realizados para confirmar o diagnóstico. A USG de alta resolução tem sido utilizada na avaliação destas duas condições.[69]

A **doença de Osgood-Schlatter** é a osteocondrose da tuberosidade tibial. Em um estudo com 70 casos, a USG revelou um edema da cartilagem anecóica em 100% dos casos, fragmentação do centro de ossificação ecogênico da tuberosidade anterior da tíbia em 75% dos casos, espessa-

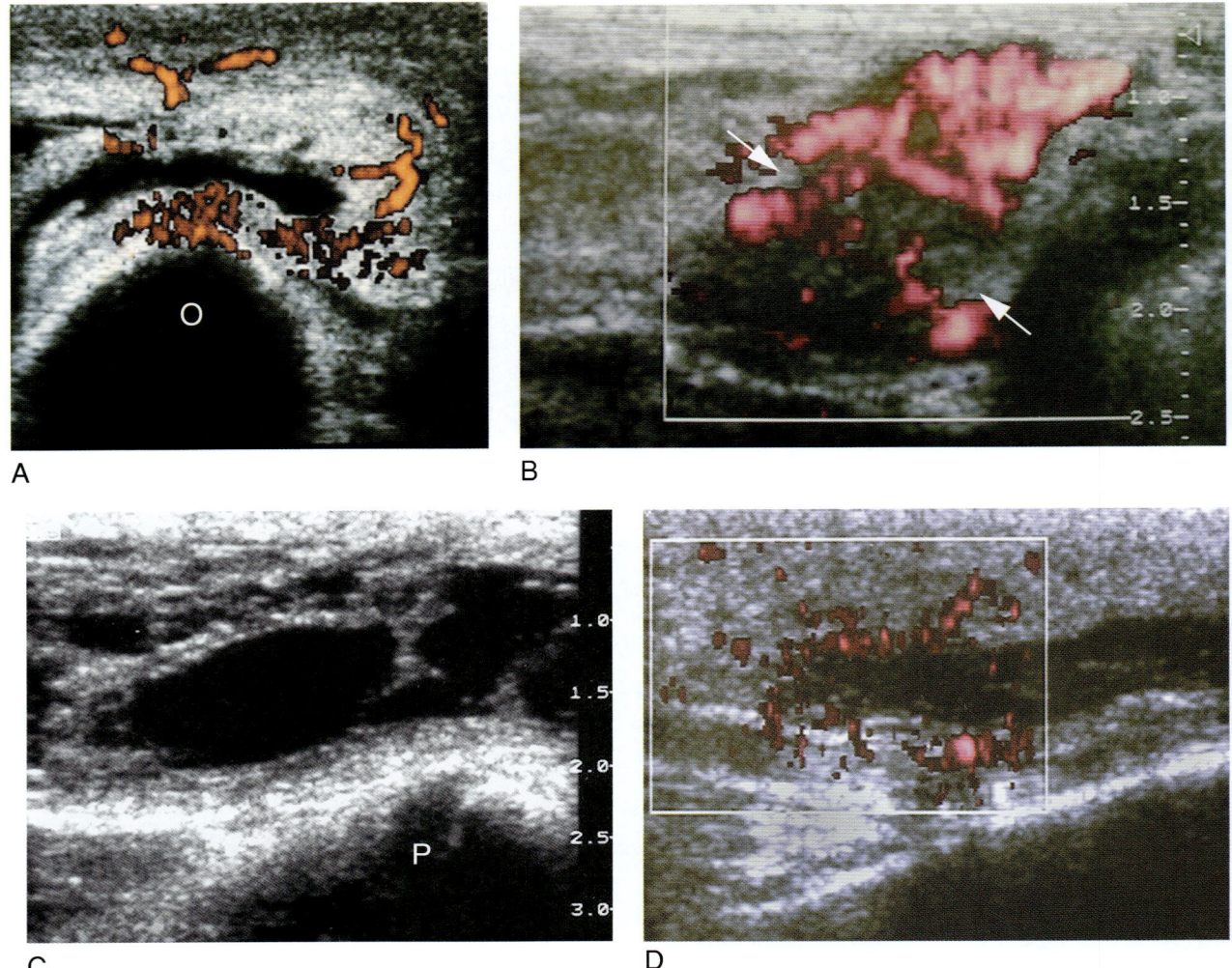

FIGURA 26-37. Bursite. A, Imagem da face posterior do cotovelo mostra a bursa olecraniana com paredes espessas e repleta de líquido. *Power* Doppler mostra a hipervascularização da bursa. O, olécrano. **B,** Imagem longitudinal da região distal do braço com o cotovelo flexionado mostra uma bursa subtendinosa hipervascular e dilatada (*setas*) abaixo do músculo tríceps braquial. **C,** Bursite pré-patelar. Imagem longitudinal mostra a bursa pré-patelar subcutânea cheia de líquido. P, patela. **D,** Bursite da bursa infrapatelar subcutânea. Imagem longitudinal de *Power* Doppler mostra hipervascularização ao redor da bursa distendida.

mento difuso do tendão patelar em 22% dos casos, e bursite infrapatelar profunda em 17% dos casos (Fig. 26-38).[70] Um estudo mais recente realizado em 35 crianças[71] confirmou os achados originalmente publicados por Flaviis e cols.[69]

A **doença de Sinding-Larsen-Johansson** é a osteocondrose do centro de ossificação acessório do pólo inferior da patela. Nesta doença rara, a USG pode demonstrar o centro de ossificação ecogênico fragmentado, a cartilagem hipoecóica aumentada e as partes moles circundantes, incluindo a origem do tendão patelar.[72]

Padrões Pós-operatórios

Após o reparo cirúrgico, os tendões aparecem nas ultra-sonografias como estruturas aumentadas, hipoecóicas, heterogêneas e de margens irregulares e borradas (Fig. 26-39).[14,73,74] Os ecos lineares internos que constituem a ecotextura do tendão são mais finos e curtos do que nos tendões normais. A USG não pode diferenciar de maneira confiável as rupturas recorrentes e a tendinite das alterações pós-operatórias.[75] Nas imagens transversais pós-operatórias, o tendão geralmente apresenta um perfil arredondado. O padrão pós-operatório pode durar por muitos meses ou mesmo anos. Ocasionalmente, a USG pode detectar focos ecogênicos brilhantes causados por resíduos de materiais sintéticos de sutura ou calcificação. Os estudos com Doppler pós-operatórios podem demonstrar uma hipervascularização residual nos tendões (Fig. 26-39D). Os resultados de um estudo a longo prazo da ruptura dos tendões-de-Aquiles, a maioria deles reparados cirurgicamente, demonstraram que a espessura média dos tendões era de 12 mm (variação de 7 a 20 mm), em comparação com 5 mm para os controles, e que 14% dos tendões

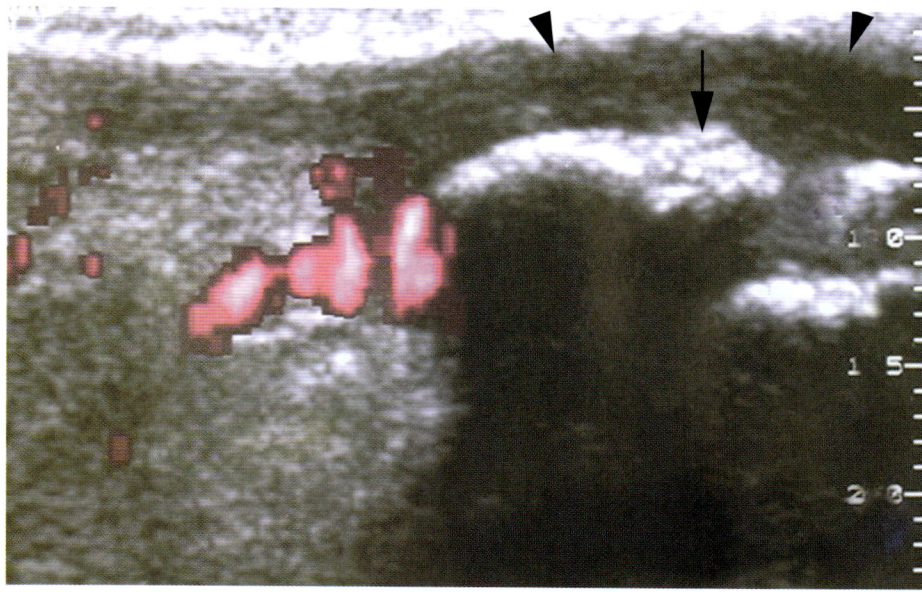

FIGURA 26-38. Doença de Osgood-Schlatter. Power Doppler (imagem longitudinal) mostra o edema da cartilagem (*cabeças de setas*) fragmentação (*seta*) do centro de ossificação ecogênico da tuberosidade anterior da tíbia, e uma bursite infrapatelar profunda demonstrada pelo aumento do fluxo de sangue.

cicatrizados continham calcificações.[76] Um estudo comparando o aspecto ultra-sonográfico após reparo cirúrgico da ruptura do tendão-de-Aquiles demonstrou que, após o tratamento conservador, não havia diferenças, exceto por uma função de deslizamento do tendão mais limitada após a cirurgia. Além disso, houve uma fraca correlação entre os achados sonográficos e o resultado clínico.[74]

Tumores e Pseudotumores

Os tumores benignos dos tendões ou de suas bainhas incluem os **tumores de células gigantes** e os **osteocondromas**. O tumor de células gigantes das bainhas do tendão é uma forma circunscrita de sinovite vilonodular pigmentada. Ele envolve preferencialmente a superfície flexora dos quirodáctilos e geralmente se encontra em mulheres jovens e de meia-idade. As recorrências locais podem ocorrer após uma excisão incompleta. Sonograficamente, os tumores de células gigantes aparecem como massas hipoecóicas, algumas vezes com contornos lobulados.[18] Os tumores malignos são raros. Os **sarcomas sinoviais** podem surgir de uma bainha de tendão; eles aparecem na forma de uma massa irregular ou lobulada que pode conter calcificações.

Em 95% dos pacientes com **hipercolesterolemia familiar**, a USG demonstra múltiplos **xantomas** hipoecóicos no tendão-de-Aquiles e pode detectar xantomas focais em estágio inicial em tendões que ainda não aumentaram.[77] Em um grupo de 30 adultos com hipercolesterolemia familiar, a espessura média do tendão-de-Aquiles foi de 11,1 mm, em comparação com 4,5 mm em indivíduos normais e 4,9 mm em um grupo com hipercolesterolemia não-familiar.[78] Mais recentemente, foi publicado que o uso de um valor limite normal de 5,8 mm para a espessura do tendão-de-Aquiles gera uma sensibilidade de 75% e uma especificidade de 85% no diagnóstico da hipercolesterolemia familiar.[79] A USG também detecta a infiltração hipoecóica do tendão-de-Aquiles em 38% das crianças afetadas com hipercolesterolemia familiar.[80] Em contraste, outro estudo não demonstrou anormalidades significativas na hipercolesterolemia secundária (não-familiar).[81] A USG pode ser utilizada para monitorizar o efeito da terapia sobre a espessura e ecotextura do tendão-de-Aquiles.

Os **nódulos reumatóides intratendinosos** aparecem hipoecóicos nas ultra-sonografias.[59] Em contraste, vários aspectos foram relatados para os **tofos gotosos** dentro ou ao redor dos tendões. Uma publicação mencionou focos altamente ecogênicos com sombra acústica, afirmando poder ser feita uma fácil diferenciação entre estas lesões e os nódulos reumatóides intratendinosos.[82] Entretanto, um estudo recente utilizando Doppler colorido demonstrou que os tofos eram hipoecóicos com um aumento periférico do fluxo sangüíneo.[83] É provável que os aspectos sonográficos dos tofos gotosos sejam paralelos ao grau de sua calcificação e inflamação associada. Na **amiloidose relacionada à diálise**, as membranas sinoviais e cápsulas articulares, bem como tendões (p. ex., o tendão supra-espinhal) podem estar espessadas — a quantidade de espessamento aumenta com a duração da diálise.[84]

Os **cistos gangliônicos** ocorrem com maior freqüência na mão, mas podem se desenvolver em qualquer articulação ou bainha de tendão. A USG demonstra a coleção líquida oval adjacente ao espaço articular ou tendão (Fig. 26-40). Ocasionalmente, os cistos crônicos apresentam ecos internos, fazendo com que os cistos simulem um tumor sólido hipoecóico.

Outro tipo de cisto que ocorre na região adjacente a uma articulação é o **cisto de Baker**, que também é chamado de **cisto poplíteo**. Os cistos de Baker são causados por uma dis-

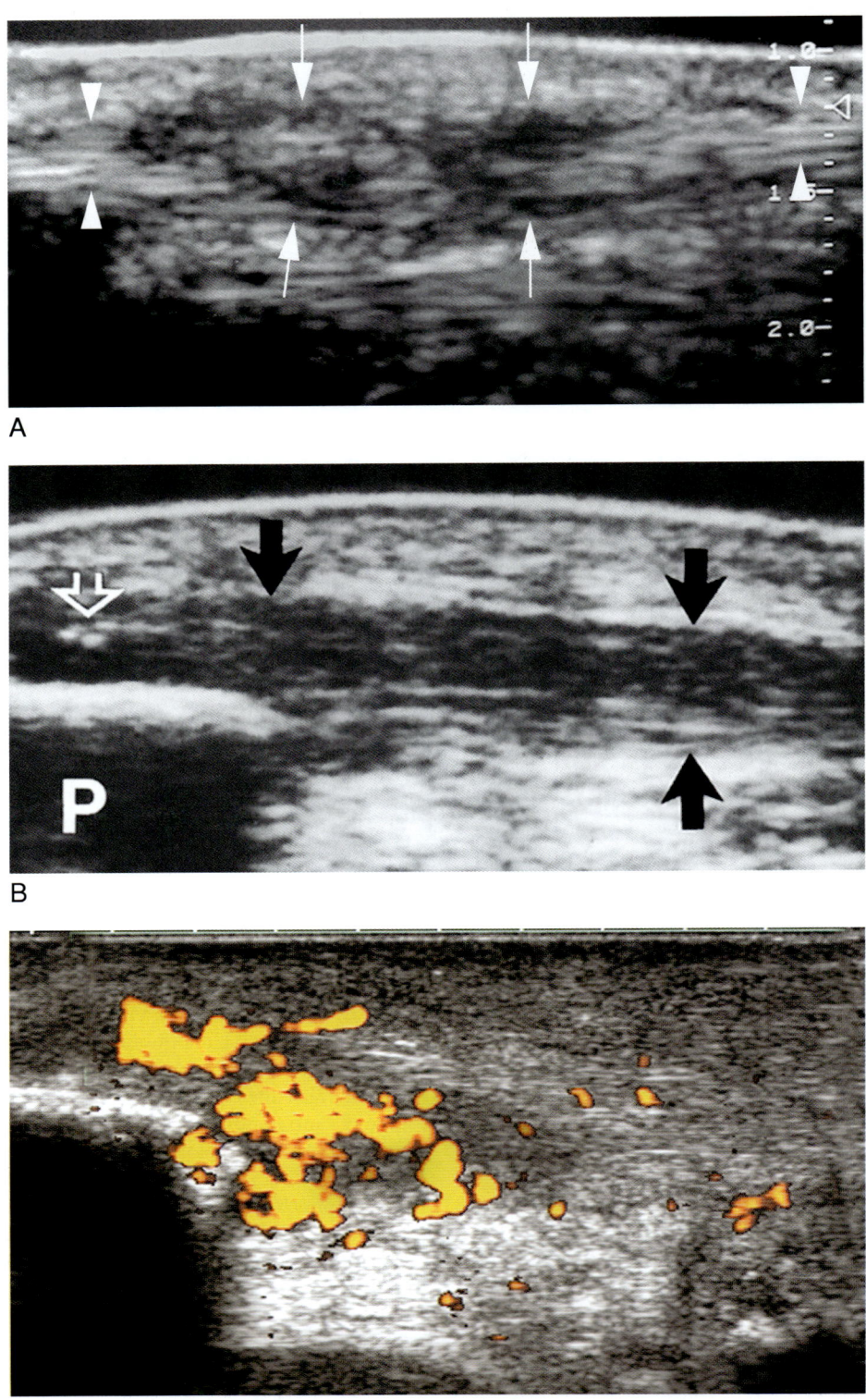

FIGURA 26-39. Padrões pós-operatórios. A, Imagem longitudinal do tendão do músculo palmar longo após o reparo cirúrgico de uma ruptura completa mostra o espessamento hipoecóico do tendão (*setas*). As cabeças de setas apontam para o tendão normal. **B,** Imagem longitudinal do tendão patelar realizada 15 meses após a cirurgia para tendinite mostra um tendão heterogêneo, hipoecóico, difusamente espessado (*setas*) com margens mal definidas e diminutas calcificações (*seta aberta*). P, patela. **C,** Alterações inflamatórias pós-operatórias crônicas e residuais no tendão patelar após a fixação percutânea de uma fratura da diáfise tibial que consistiu da inserção de uma haste intramedular através do tendão. Imagem longitudinal de *Power* Doppler mostra espessamento residual e hipervascularização da porção superior do tendão patelar.

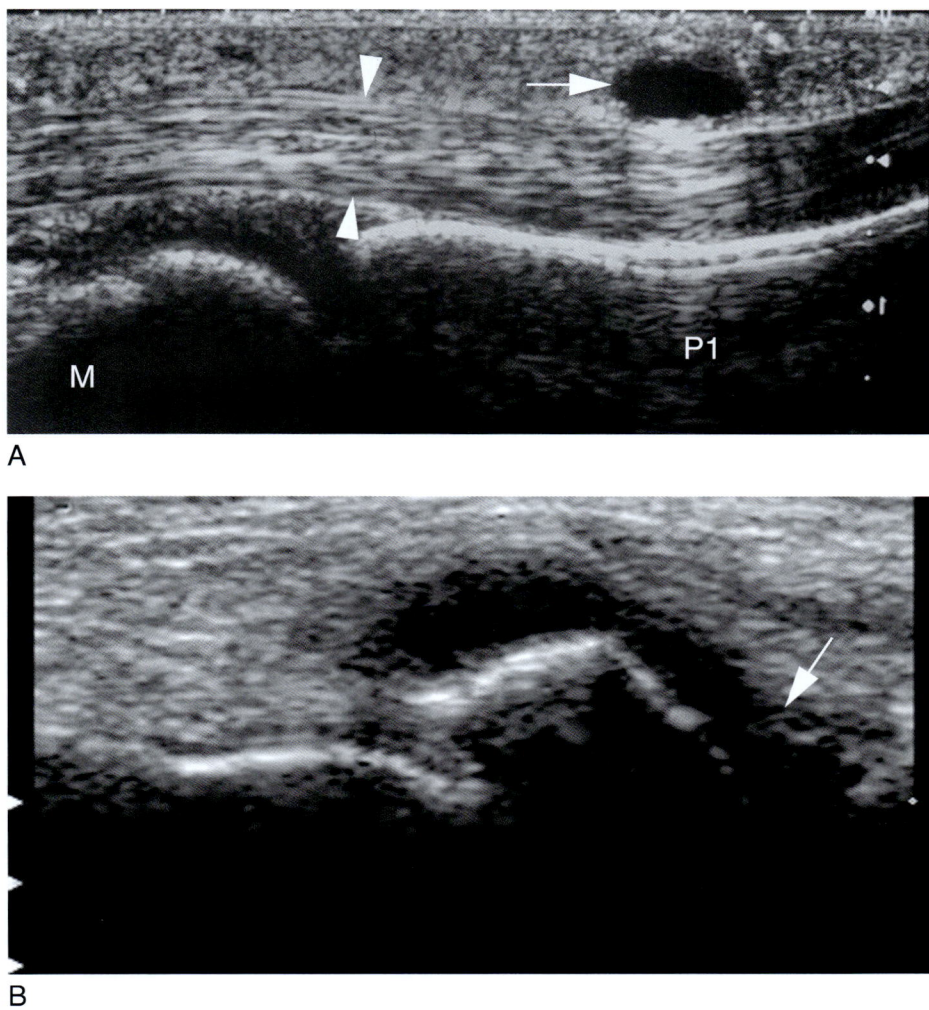

FIGURA 26-40. Cistos gangliônicos. A, Imagem longitudinal da primeira falange do terceiro quirodáctilo mostra um cisto bem definido de 0,42 × 0,2 cm (*seta*) anterior aos tendões flexores dos quirodáctilos (*cabeças de setas*). Observar o reforço acústico distal. M, osso metacarpiano; P1, falange distal. **B,** Visão longitudinal do punho mostra um pequeno cisto gangliônico na região dorsal dos ossos do punho. Observar o pequeno colo (*seta*) conectando o cisto à articulação.

tensão anormal da bursa gastrocnêmio-semimembranosa, que freqüentemente se comunica com a articulação através de uma abertura em formato de fenda na face póstero-medial da cápsula articular. Eles são encontrados freqüentemente em associação a condições patológicas que causam um aumento na pressão intra-articular através da produção excessiva de líquido sinovial, esclerose capsular ou hipertrofia sinovial; entre estas condições, a artrite reumatóide é a mais comum. Os cistos de Baker aparecem clinicamente como massas poplíteas que podem ser assintomáticas ou sintomáticas. Os cistos rompidos ou grandes cistos que dissecam para a panturrilha ocasionam um membro edemaciado e doloroso que simula uma tromboflebite. O cisto de Baker em geral aparece sonograficamente como uma coleção repleta de líquido.[85-87]

Ocasionalmente, as imagens longitudinais demonstram uma segunda área anecóica anterior ao tendão do músculo gastrocnêmio. As imagens transversais confirmam que ambas as áreas representam seções do mesmo cisto, que circunda o tendão do músculo (Fig. 26-41). Os ecos internos representam faixas fibrinosas ou debris, sendo que um espessamento sinovial pode ser observado nos cistos inflamados ou infectados. Nos pacientes com artrite reumatóide, os cistos de Baker podem aparecer completamente repletos por *pannus*, simulando desta forma uma massa sólida. O Doppler colorido demonstra a hipervascularização do *pannus*, diferenciando-o de debris. A **osteocondromatose** também pode se desenvolver em um cisto de Baker, dando origem a corpos livres hiperecóicos que apresentam sombra acústica quando calcificados.[88] No caso de um cisto recém-rompido, a USG pode demonstrar o escape como uma coleção líquida subcutânea que se estende distalmente para a panturrilha. Entretanto, quando o exame é feito com atraso, o diagnóstico sonográfico pode ser mais problemático porque o líquido foi reabsorvido, permanecendo somente uma área residual hipoecóica (Fig. 26-42).[86]

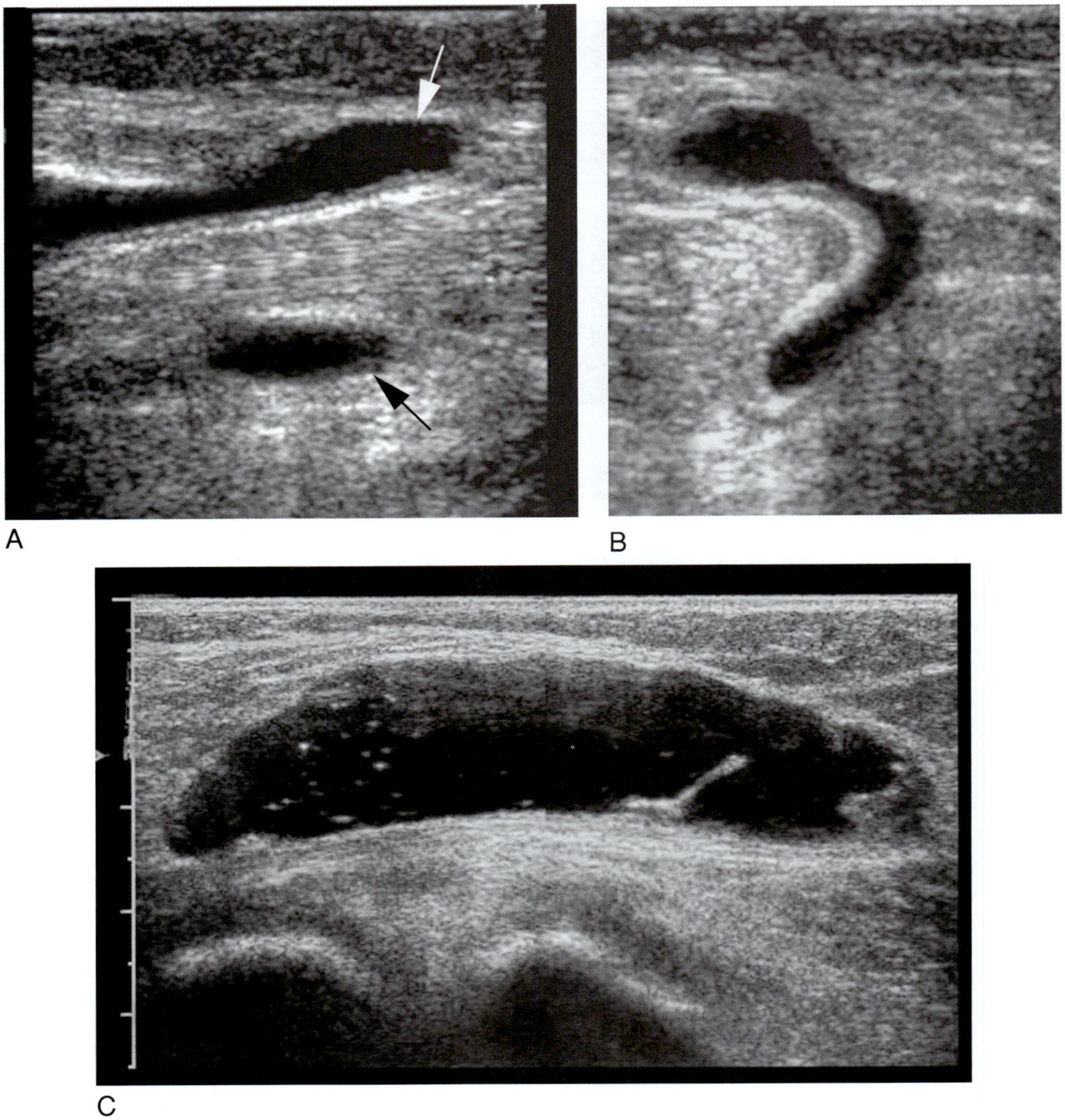

FIGURA 26-41. Cisto de Baker. A, Imagem longitudinal mostra duas coleções líquidas (*setas*) separadas pelo tendão medial do músculo gastrocnêmio. **B,** A imagem transversal mostra que as duas coleções são partes do mesmo cisto, que envolve o tendão do músculo gastrocnêmio. **C,** Imagem longitudinal mostra um grande cisto poplíteo.

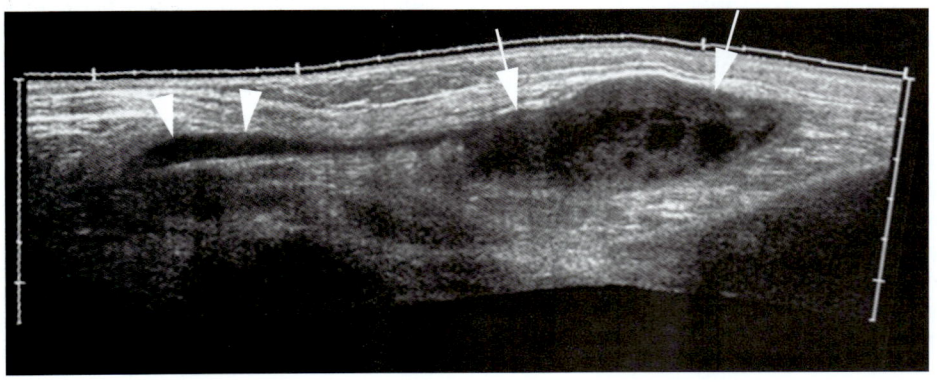

FIGURA 26-42. Ruptura de cisto de Baker. Imagem longitudinal com campo de visão estendido da panturrilha mostra uma massa complexa (*setas*) que é conectada a uma pequena quantidade de líquido residual na fossa poplítea (*cabeças de setas*) representando a ruptura do cisto.

ULTRA-SONOGRAFIA *VERSUS* OUTRAS MODALIDADES DE IMAGENS

Durante muitas décadas, a radiografia de baixa quilovoltagem e a xerorradiografia eram as únicas técnicas de imagem aplicáveis aos tendões. Apesar de elas poderem delinear os tendões, particularmente quando estes estavam circundados por gordura, estas técnicas falhavam em demonstrar a estrutura interna. Entretanto, estas ainda são as melhores modalidades para a documentação inequívoca de pequeninas calcificações nos tendões ou nas bursas.

A tenografia é realizada através da injeção de meio de contraste na bainha sinovial do tendão. Esta técnica de imagem, não muito utilizada, gera visões globais da parede interna da bainha, mas não pode apreciar a espessura da parede com a mesma precisão observada com a USG.[89,90] Similarmente, a bursografia consiste na opacificação direta da bursa. Entretanto, estas duas técnicas não são mais realizadas porque foram superadas pelas imagens transversais não-invasivas.

Como a TC é limitada, na prática de rotina, às imagens transversais das extremidades, ela raramente é utilizada na avaliação dos tendões.[91,92] A RM, por outro lado, por causa de seu excelente contraste e resolução espacial, além da capacidade de gerar imagens multiplanares, surgiu como a modalidade de escolha para as imagens dos tecidos moles nos Estados Unidos, em grande parte também por gerar resultados independentes da técnica do operador.[93] Entretanto, seu custo é quase 10 vezes maior que o da USG, que geralmente obtém informações diagnósticas similares. A USG de alta freqüência nos dias de hoje é a única técnica para a realização de imagens transversais em tempo real, e a informação dinâmica que este exame proporciona é única. Os cortes ultra-sonográficos podem ser prontamente obtidos ao longo de qualquer orientação, e os transdutores de freqüência muito alta, atualmente, proporcionam uma resolução de contraste excepcional. De fato, em mãos experientes, em localizações anatômicas específicas e para condições patológicas específicas (p. ex., rupturas do tendão do tornozelo), a USG de alta resolução tem sido considerada mais precisa do que as imagens de RM.[94] Entretanto, por causa do pequeno tamanho das estruturas examinadas e a possibilidade significativa de artefatos de técnica, a USG dos tendões é dependente do examinador, necessitando de habilidade, treinamento adequado e experiência suficiente para que se obtenham os melhores resultados.

Referências

Anatomia
1. McMaster PE: Tendon and muscle ruptures. Clinical and experimental studies on the causes and location of subcutaneous ruptures. J Bone Joint Surg 1933;15:705-722.

Instrumental e Técnica do Exame
2. Lin EC, Middleton WD, Teefey SA: Extended field of view sonography in musculoskeletal imaging. J Ultrasound Med 1999;18:147-152.
3. Fornage BD, Atkinson EN, Nock LF, et al: US with extended field of view: Phantom-tested accuracy of distance measurements. Radiology 2000;214:579-584.
4. Connolly DJ, Berman L, McNally EG: The use of beam angulation to overcome anisotropy when viewing human tendon with high frequency linear array ultrasound. Br J Radiol 2001;74:183-185.
5. Ohberg L, Lorentzon R, Alfredson H: Neovascularisation in Achilles tendons with painful tendinosis but not in normal tendons: An ultrasonographic investigation. Knee Surg Sports Traumatol Arthrosc 2001;9:233-238.
6. Buyruk HM, Holland WP, Snijders CJ, et al: Tendon excursion measurements with colour Doppler imaging. J Hand Surg [Br] 1998;23:350-353.
7. Sugamoto K, Ochi T: Colour Doppler analysis of tendon and muscle movements. J Hand Surg [Br] 1998;23:237-239.
8. Cigali BS, Buyruk HM, Snijders CJ, et al: Measurement of tendon excursion velocity with colour Doppler imaging: A preliminary study on flexor pollicis longus muscle. Eur J Radiol 1996;23:217-221.
9. Fornage BD, Touche DH, Rifkin MD: Small parts real-time sonography: A new "water-path." J Ultrasound Med 1984;3:355-357.
10. Fornage BD: Ultrasonography of Muscles and Tendons. Examination Technique and Atlas of Normal Anatomy of the Extremities. New York: Springer-Verlag; 1988.
11. Sofka CM, Adler RS: Ultrasound-guided interventions in the foot and ankle. Semin Musculoskelet Radiol 2002;6:163-168.
12. Movin T, Guntner P, Gad A, et al: Ultrasonography-guided percutaneous core biopsy in Achilles tendon disorder. Scand J Med Sci Sports 1997;7:244-248.

Aspecto Sonográfico Normal
13. Martinoli C, Derchi LE, Pastorino C, et al: Analysis of echotexture of tendons with US. Radiology 1993;186:839-843.
14. Fornage BD, Rifkin MD: Ultrasound examination of tendons. Radiol Clin North Am 1988;26:87-107.
15. Fornage BD: The hypoechoic normal tendon: A pitfall. J Ultrasound Med 1987;6:19-22.
16. Silvestri E, Martinoli C, Derchi LE, et al: Echotexture of peripheral nerves: Correlation between US and histologic findings and criteria to differentiate tendons. Radiology 1995;197:291-296.
17. Fornage BD, Rifkin MD: Ultrasound examination of the hand. Radiology 1986;160:853-854.
18. Fornage BD, Rifkin MD: Ultrasonic examination of the hand and foot. Radiol Clin North Am 1988;26:109-129.
19. Hauger O, Chung CB, Lektrakul N, et al: Pulley system in the fingers: Normal anatomy and simulated lesions in cadavers at MR imaging, CT, and US with and without contrast material distention of the tendon sheath. Radiology 2000;217:201-212.
20. Dillehay GL, Deschler T, Rogers LF, et al: The ultrasonographic characterization of tendons. Invest Radiol 1984;19:338-341.
21. Fornage BD, Rifkin MD, Touche DH, et al: Sonography of the patellar tendon: Preliminary observations. AJR Am J Roentgenol 1984;143:179-182.
22. De Flaviis L, Nessi R, Leonardi M, et al: Dynamic ultrasonography of capsulo-ligamentous knee joint traumas. J Clin Ultrasound 1988;16:487-492.
23. Goh LA, Chhem RK, Wang SC, et al: Iliotibial band thickness: Sonographic measurements in asymptomatic volunteers. J Clin Ultrasound, 2003;31:239-244.

24. Brys P, Velghe B, Geusens E, et al: Ultrasonography of the knee. J Belge Radiol 1996;79:155-159.
25. Röhr E: Die sonographische Darstellung des hinteren Kreuzbandes. Röntgenblatter 1985;38:377-379.
26. Scherer MA, Kraus M, Gerngross H, et al: Importance of ultrasound in postoperative follow-up after reconstruction of the anterior cruciate ligament [in German]. Unfallchirurg 1993;96:47-54.
27. Fornage BD: Achilles tendon: Ultrasound examination. Radiology 1986;159:759-764.
28. Bertolotto M, Perrone R, Martinoli C, et al: High resolution ultrasound anatomy of normal Achilles tendon. Br J Radiol 1995;68:986-991.
29. Koivunen-Niemela T, Parkkola K: Anatomy of the Achilles tendon (tendo calcaneus) with respect to tendon thickness measurements. Surg Radiol Anat 1995;17:263-268.
30. Nazarian LN, Rawool NM, Martin CE, et al: Synovial fluid in the hindfoot and ankle: Detection of amount and distribution with US. Radiology 1995;197:275-278.

Patologia
31. Downey DJ, Simkin PA, Mack LA, et al: Tibialis posterior tendon rupture: A cause of rheumatoid flat foot. Arthritis Rheum 1988;31:441-446.
32. Ismail AM, Balakrishnan R, Rajakumar MK: Rupture of patellar ligament after steroid infiltration. Report of a case. J Bone Joint Surg 1969;51B:503-505.
33. Kricun R, Kricun ME, Arangio GA, et al: Patellar tendon rupture with underlying systemic disease. AJR Am J Roentgenol 1980;135:803-807.
34. Morgan J, McCarty DJ: Tendon ruptures in patients with systemic lupus erythematosus treated with corticosteroids. Arthritis Rheum 1974;17:1033-1036.
35. Souissi M, Giwerc M, Ebelin M, et al: Exploration échographique des tendons fléchisseurs des doigts de la main. Presse Med 1989;18:463-466.
36. Kaempffe FA, Lerner RM: Ultrasound diagnosis of triceps tendon rupture. A report of 2 cases. Clin Orthop 1996;332:138-142.
37. Kalebo P, Allenmark C, Peterson L, et al: Diagnostic value of ultrasonography in partial ruptures of the Achilles tendon. Am J Sports Med 1992;20:378-381.
38. Leekam RN, Salsberg BB, Bogoch E, et al: Sonographic diagnosis of partial Achilles tendon rupture and healing. J Ultrasound Med 1986;5:115-116.
39. Waitches GM, Rockett M, Brage M, et al: Ultrasonographic-surgical correlation of ankle tendon tears. J Ultrasound Med 1998;17:249-256.
40. Weinstabl R: MR and ultrasound study of Achilles tendon injury [in German]. Unfallchirurgie 1992;18:213-217.
41. Neuhold A, Stiskal M, Kainberger F, et al: Degenerative Achilles tendon disease: Assessment by magnetic resonance and ultrasonography. Eur J Radiol 1992;14:213-220.
42. Paavola M, Paakkala T, Kannus P, et al: Ultrasonography in the differential diagnosis of Achilles tendon injuries and related disorders. A comparison between pre-operative ultrasonography and surgical findings. Acta Radiol 1998;39:612-619.
43. Cook JL, Khan KM, Harcourt PR, et al: Patellar tendon ultrasonography in asymptomatic active athletes reveals hypoechoic regions: A study of 320 tendons. Victorian Institute of Sport Tendon Study Group. Clin J Sport Med 1998;8:73-77.
44. Khan KM, Cook JL, Kiss ZS, et al: Patellar tendon ultrasonography and jumper's knee in female basketball players: A longitudinal study. Clin J Sport Med 1997;7:199-206.
45. Fredberg U, Bolvig L: Significance of ultrasonographically detected asymptomatic tendinosis in the patellar and Achilles tendons of elite soccer players: A longitudinal study. Am J Sports Med 2002;30:488-491.
46. Ohberg L, Alfredson H: Ultrasound guided sclerosis of neovessels in painful chronic Achilles tendinosis: Pilot study of a new treatment. Br J Sports Med 2002;36:173-175.
47. Premkumar A, Perry MB, Dwyer AJ, et al: Sonography and MR imaging of posterior tibial tendinopathy. AJR Am J Roentgenol 2002;178:223-232.
48. Richards PJ, Dheer AK, McCall IM: Achilles tendon (TA) size and power Doppler ultrasound (PD) changes compared to MRI: A preliminary observational study. Clin Radiol 2001;56:843-850.
49. Newman JS, Laing TJ, McCarthy CJ, et al: Power Doppler sonography of synovitis: Assessment of therapeutic response—preliminary observations. Radiology 1996;198:582-584.
50. Fornage B, Touche D, Deshayes JL, et al: Diagnostic des calcifications du tendon rotulien. Comparaison échoradiographique. J Radiol 1984;65:355-359.
51. Howden MD: Foreign bodies within finger tendon sheaths demonstrated by ultrasound: Two cases. Clin Radiol 1994;49:419-420.
52. Middleton WD, Reinus WR, Totty WG, et al: Ultrasound of the biceps tendon apparatus. Radiology 1985;157:211-215.
53. Gooding GAW: Tenosynovitis of the wrist. A sonographic demonstration. J Ultrasound Med 1988;7:225-226.
54. Jeffrey RB, Jr, Laing FC, Schechter WP, et al: Acute suppurative tenosynovitis of the hand: Diagnosis with ultrasound. Radiology 1987;162:741-742.
55. Marini M, Boni S, Pingi A, et al: De Quervain's disease: Diagnostic imaging. Chir Organi Mov 1994;79:219-223.
56. Giovagnorio F, Andreoli C, De Cicco ML. Ultrasonographic evaluation of de Quervain disease. J Ultrasound Med 1997;16:685-689.
57. Fornage BD: Ultrasound of the Extremities [in French]. Paris: Vigot; 1991.
58. Brophy DP, Cunnane G, Fitzgerald O, et al: Technical report: Ultrasound guidance for injection of soft tissue lesions around the heel in chronic inflammatory arthritis. Clin Radiol 1995;50:120-122.
59. Fornage BD: Soft-tissue changes in the hand in rheumatoid arthritis: Evaluation with ultrasound. Radiology 1989;173:735-737.
60. Kotob H, Kamel M: Identification and prevalence of rheumatoid nodules in the finger tendons using high frequency ultrasonography. J Rheumatol 1999;26:1264-1268.
61. Grassi W, Tittarelli E, Blasetti P, et al: Finger tendon involvement in rheumatoid arthritis. Evaluation with high-frequency sonography. Arthritis Rheum 1995;38:786-794.
62. Coakley FV, Samanta AK, Finlay DB: Ultrasonography of the tibialis posterior tendon in rheumatoid arthritis. Br J Rheumatol 1994;33:273-277.
63. Myllymaki T, Tikkakoski T, Typpo T, et al: Carpet-layer's knee. An ultrasonographic study. Acta Radiol 1993;34:496-499.
64. Kruger-Franke M, Fischer S, Kugler A, et al: Stress-related clinical and ultrasound changes in shoulder joints of handball players [in German]. Sportverletz Sportschaden 1994;8:166-169.

65. Balint PV, Sturrock RD: Inflamed retrocalcaneal bursa and Achilles tendonitis in psoriatic arthritis demonstrated by ultrasonography. Ann Rheum Dis 2000;59:931-933.
66. Gibbon WW, Cooper JR, Radcliffe GS: Distribution of sonographically detected tendon abnormalities in patients with a clinical diagnosis of chronic Achilles tendinosis. J Clin Ultrasound 2000;28:61-66.
67. Danda D, Shyam Kumar NK, Cherian R, et al: Enthesopathy: Clinical recognition and significance. Natl Med J India 2001;14:90-92.
68. Balint PV, Kane D, Wilson H, et al: Ultrasonography of entheseal insertions in the lower limb in spondyloarthropathy. Ann Rheum Dis 2002;61:905-910.
69. De Flaviis L, Nessi R, Scaglione P, et al: Ultrasonic diagnosis of Osgood-Schlatter and Sinding-Larsen-Johansson diseases of the knee. Skeletal Radiol 1989;18:193-197.
70. Bergami G, Barbuti D, Pezzoli F: Ultrasonographic findings in Osgood-Schlatter disease [in Italian]. Radiol Med (Torino) 1994;88:368-372.
71. Blankstein A, Cohen I, Heim M, et al: Ultrasonography as a diagnostic modality in Osgood-Schlatter disease. A clinical study and review of the literature. Arch Orthop Trauma Surg 2001;121:536-539.
72. Barbuti D, Bergami G, Testa F: Ultrasonographic aspects of Sinding-Larsen-Johansson disease [Italian]. Pediatr Med Chir 1995;17:61-63.
73. Blei CL, Nirschl RP, Grant EG: Achilles tendon: Ultrasonic diagnosis of pathologic conditions. Radiology 1986;159:765-767.
74. Moller M, Kalebo P, Tidebrant G, et al: The ultrasonographic appearance of the ruptured Achilles tendon during healing: A longitudinal evaluation of surgical and nonsurgical treatment, with comparisons to MRI appearance. Knee Surg Sports Traumatol Arthrosc 2002;10:49-56.
75. Karjalainen PT, Ahovuo J, Pihlajamaki HK, et al: Postoperative MR imaging and ultrasonography of surgically repaired Achilles tendon ruptures. Acta Radiol 1996;37:639-646.
76. Bleakney RR, Tallon C, Wong JK, et al: Long-term ultrasonographic features of the Achilles tendon after rupture. Clin J Sport Med 2002;12:273-278.
77. Bude RO, Adler RS, Bassett DR, et al: Heterozygous familial hypercholesterolemia: Detection of xanthomas in the Achilles tendon with US. Radiology 1993;188:567-571.
78. Ebeling T, Farin P, Pyorala K: Ultrasonography in the detection of Achilles tendon xanthomata in heterozygous familial hypercholesterolemia. Atherosclerosis 1992;97:217-228.
79. Descamps OS, Leysen X, Van Leuven F, et al: The use of Achilles tendon ultrasonography for the diagnosis of familial hypercholesterolemia. Atherosclerosis 2001;157:514-518.
80. Koivunen-Niemela T, Viikari J, Niinikoski H, et al: Sonography in the detection of Achilles tendon xanthomata in children with familial hypercholesterolaemia. Acta Paediatr 1994;83:1178-1181.
81. Kainberger F, Seidl G, Traindl O, et al: Ultrasonography of the Achilles tendon in hypercholesterolemia. Acta Radiol 1993;34:408-412.
82. Tiliakos N, Morales AR, Wilson CH, Jr: Use of ultrasound in identifying tophaceous versus rheumatoid nodules [letter]. Arthritis Rheum 1982;25:478-479.
83. Gerster JC, Landry M, Dufresne L, et al: Imaging of tophaceous gout: Computed tomography provides specific images compared with magnetic resonance imaging and ultrasonography. Ann Rheum Dis 2002;61:52-54.
84. Jadoul M, Malghem J, Van de Berg B, et al: Ultrasonographic detection of thickened joint capsules and tendons as marker of dialysis-related amyloidosis: A cross-sectional and longitudinal study. Nephrol Dial Transplant 1993;8:1104-1109.
85. McDonald DG, Leopold GR: Ultrasound B-scanning in the differentiation of Baker's cyst and thrombophlebitis. Br J Radiol 1972;45:729-732.
86. Gompels BM, Darlington LG: Evaluation of popliteal cysts and painful calves with ultrasonography: Comparison with arthrography. Ann Rheum Dis 1982;41:355-359.
87. Strome GM, Bouffard JA, van Holsbeeck M: The knee. In Fornage BD (ed): Musculoskeletal Ultrasound. New York, Churchill Livingstone, 1995, pp 201-219.
88. Moss GD, Dishuk W: Ultrasound diagnosis of osteochondromatosis of the popliteal fossa. J Clin Ultrasound 1984;12:232-233.

Sonografia *Versus* Outras Modalidades de Imagens

89. Engel J, Luboshitz S, Israeli A, et al: Tenography in De Quervain's disease. Hand 1981;13:142-146.
90. Gilula LA, Oloff L, Caputi R, et al: Ankle tenography: A key to unexplained symptomatology. Part II: Diagnosis of chronic tendon disabilities. Radiology 1984;151:581-587.
91. Mourad K, King J, Guggiana P: Computed tomography and ultrasound imaging of jumper's knee: Patellar tendinitis. Clin Radiol 1988;39:162-165.
92. Rosenberg ZS, Feldman F, Singson RD, et al: Ankle tendons: Evaluation with computed tomography. Radiology 1988;166:221-226.
93. Beltran J, Mosure JC: Magnetic resonance imaging of tendons. Crit Rev Diagn Imaging 1990;30:111-182.
94. Rockett MS, Waitches G, Sudakoff G, et al: Use of ultrasonography versus magnetic resonance imaging for tendon abnormalities around the ankle. Foot Ankle Int 1998;19:604-612.

27

Os Vasos Cerebrais Extracranianos

Barbara A. Carroll

SUMÁRIO DO CAPÍTULO

ANATOMIA DAS ARTÉRIAS CARÓTIDAS
EXAME ULTRA-SONOGRÁFICO DA CARÓTIDA
INTERPRETAÇÃO DA ULTRA-SONOGRAFIA DA CARÓTIDA
   Inspeção Visual das Imagens em Ultra-sonografia
      Espessura da Parede Vascular
      Caracterização da Placa
      Avaliação de Estenose
   Análise Espectral
   Doppler Espectral Normal
   Exame com Doppler Espectral
   Alargamento Espectral

Artefatos
   Padrões de Fluxo Sangüíneo com Doppler Pulsado de Alta Velocidade
   Doppler Colorido Armadilhas do Doppler Colorido
   Power Doppler Armadilhas
   Oclusão da Artéria Carótida Interna
   Estratégias Pré-operatórias para Pacientes com Doença da Artéria Carótida
   Ultra-Sonografia Pós-operatória

DOENÇA CAROTÍDEA NÃO-ATEROSCLERÓTICA
DOPPLER TRANSCRANIANO
ARTÉRIA VERTEBRAL
   Anatomia
   Técnica e Exame Normal
   Roubo da Subclávia
   Estenose e Oclusão
VEIA JUGULAR INTERNA
   Técnica
   Trombose

O acidente vascular cerebral (AVC) secundário à doença aterosclerótica é a terceira causa de morte nos Estados Unidos. Muitas vítimas de AVC sobrevivem ao evento catastrófico e apresentam um certo grau de comprometimento neurológico.[1] Mais de 500.000 novos casos de acidentes vasculares cerebrais são relatados anualmente.[2] Isquemia por estenose que limita gravemente o fluxo causado por doença aterosclerótica envolvendo as artérias carótidas extracranianas é implicada em aproximadamente 20% a 30% dos AVCs.[2] Estima-se que 80% dos AVCs tenham origem tromboembólica, muitas vezes com placa na carótida como a fonte de êmbolos.[3]

A placa aterosclerótica da carótida, com resultante estenose, geralmente envolve a artéria carótida interna (ACI) a até 2 cm da bifurcação da carótida. Esta localização é prontamente passível de exame por ultra-sonografia (US), bem como de intervenção cirúrgica. A endarterectomia carotídea (EAC) inicialmente comprovou ser mais benéfica do que a terapia clínica nos pacientes sintomáticos com mais de 70% de estenoses carotídeas no North American Symptomatic Carotid Endarterectomy Trial (NASCET) e no European Carotid Surgery Trial (ECST).[4,5]

Resultados subseqüentes do NASCET para estenoses moderadas mostraram um benefício resultante da intervenção cirúrgica, ficando os estreitamentos entre 50% e 69% de diâmetro. Uma redução de 15,7% na taxa de AVC ipsilateral em 5 anos foi vista em pacientes tratados cirurgicamente contra uma redução de 22,2% de AVCs entre os tratados de maneira clínica. Estes resultados não são tão convincentes quanto aqueles para a estenose de grau mais alto vista no ensaio NASCET inicial. O benefício da cirurgia foi maior entre os homens, em pacientes com AVC recente e nos pacientes com sintomas hemisféricos. Ademais, os ensaios NASCET que lidaram com estenoses carotídeas moderadas exigem um grau rigoroso de experiência cirúrgica, de tal modo que os riscos de AVC incapacitante ou morte não devam exceder 2%, a fim de atingir o benefício cirúrgico estatístico.[6] Os ensaios do Asymptomatic Carotid Artherosclerosis Study (ACAS), publicados em 1995, relatam uma redução de AVCs ipsilaterais em pacientes assintomáticos com mais de 60% de estenoses da ACI e que foram submetidos a EAC.[7] No entanto, estes resultados são menos nítidos do que os ensaios NASCET.

É claro que se torna crítico o diagnóstico preciso de estenose da carótida para identificar aqueles pacientes que se beneficiariam de tratamento cirúrgico. Além de fornecer informações, a US pode avaliar a morfologia da placa, tal como numa placa hemorrágica, que sabidamente é um fator de risco independente para AVC ou ataque isquêmico transitório (AIT).

Nas últimas duas décadas, a ultra-sonografia carotídea substituiu amplamente a angiografia como principal exame de triagem para avaliar suspeitas de doença aterosclerótica carotídea extracraniana. As técnicas em escala de cinza, Doppler colorido, Power Doppler e Doppler pulsado são empregadas de rotina na avaliação de pacientes com sintomas neurológicos e suspeita de doença cerebral extracraniana.

A ultra-sonografia é um método barato, não-invasivo e altamente preciso de diagnóstico de estenose carotídea. A angiografia é um exame caro e invasivo que não é isento de morbidade, e, por isso, a dependência da ultra-sonografia carotídea sem angiografia pré-operatória está se tornando cada vez mais comum. A angiorressonância magnética (ARM) e a tomografia computadorizada (TC) são ferramentas de triagem não-invasiva adicional para identificação de doença da bifurcação da carótida, bem como para esclarecimento dos achados de ultra-sonografia. A angiografia costuma ficar reservada agora para aqueles pacientes nos quais a US ou a ARM seja equívoca ou inadequada.

Outras aplicações da ultra-sonografia carotídea incluem avaliação de sopros carotídeos, monitorização de progressão de doença aterosclerótica conhecida,[8,9] avaliação durante ou após endarterectomia ou colocação de *stent*,[10] triagem pré-operatória antes de cirurgia vascular de grande porte e avaliação após a detecção de êmbolos de colesterol na retina. As doenças carotídeas não-ateroscleróticas podem ser avaliadas, incluindo o acompanhamento de dissecção da carótida,[11-15] exame de displasia fibromuscular ou arterite de Takayasu, avaliação de invasão maligna da artéria carótida[16,17] e investigação de massas cervicais pulsáteis e tumores do corpo carotídeo.[18,19]

ANATOMIA DAS ARTÉRIAS CARÓTIDAS

O primeiro grande ramo do arco aórtico é a artéria inominada ou braquiocefálica, que se divide em subclávia direita e artéria carótida comum direita. O segundo grande ramo é a artéria carótida comum esquerda que, em geral, fica separada do terceiro grande ramo, a artéria subclávia esquerda (Fig. 27-1).

INDICAÇÕES PARA ULTRA-SONOGRAFIA DA CARÓTIDA

- Avaliação de pacientes com ataque isquêmico transitório (AIT)
- Avaliação de pacientes com acidente vascular cerebral (AVC)
- Avaliação de sopros carotídeos
- Controle de doença conhecida
- Monitorização dos resultados de endarterectomia/*stents*, procedimentos de revascularização
- Triagem pré-operatória antes de cirurgia vascular de grande porte
- Avaliação de fonte de êmbolos retinianos em potencial
- Avaliação de massa cervical pulsátil
- Controle de dissecção carotídea

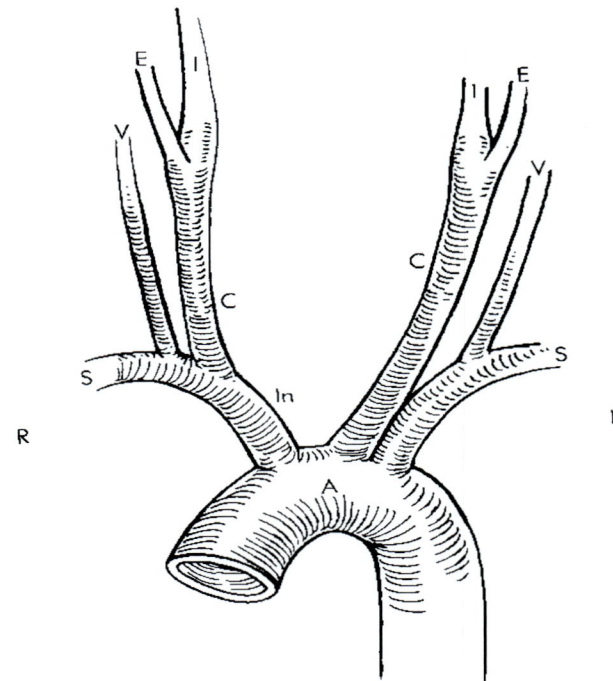

FIGURA 27-1. Ramos do arco aórtico e artérias cerebrais extracranianas. Arco aórtico. Artéria carótida comum (C); artéria carótida externa (E); artéria inominada (In); artéria carótida interna (I); lado esquerdo (L); lado direito (R); artéria subclávia (S); artéria vertebral (V).

As artérias carótidas comuns (ACCs) ascendem para a parte póstero-lateral do pescoço até a glândula tireóide e se situam profundamente à veia jugular e ao músculo esternocleidomastóideo. As ACCs têm diferentes configurações proximais, originando-se à direita na bifurcação da artéria inominada (braquiocefálica) em artérias carótida comum e subclávia. A ACC esquerda geralmente se origina diretamente do arco aórtico, mas muitas vezes se origina com o tronco braquiocefálico. Isto é conhecido como configuração em arco bovino. A ACC geralmente não tem ramos em sua região cervical. No entanto, ocasionalmente, pode dar a artéria tireóidea superior, a artéria vertebral, a artéria faríngea ascendente e a artéria occipital ou tireóidea inferior. Na bifurcação carotídea, a ACC se divide em artéria carótida externa (ACE) e artéria carótida interna (ACI). A ACI geralmente não tem vasos ramificados no pescoço. A ACE, que irriga a musculatura facial, tem múltiplos ramos no pescoço. A ACI pode demonstrar uma região ampular de dilatação leve imediatamente após a sua origem.

EXAME ULTRA-SONOGRÁFICO DA CARÓTIDA

Os exames das artérias carótidas são realizados com o paciente em posição supina, o pescoço discretamente estendido e a cabeça voltada para o lado oposto daquele que está

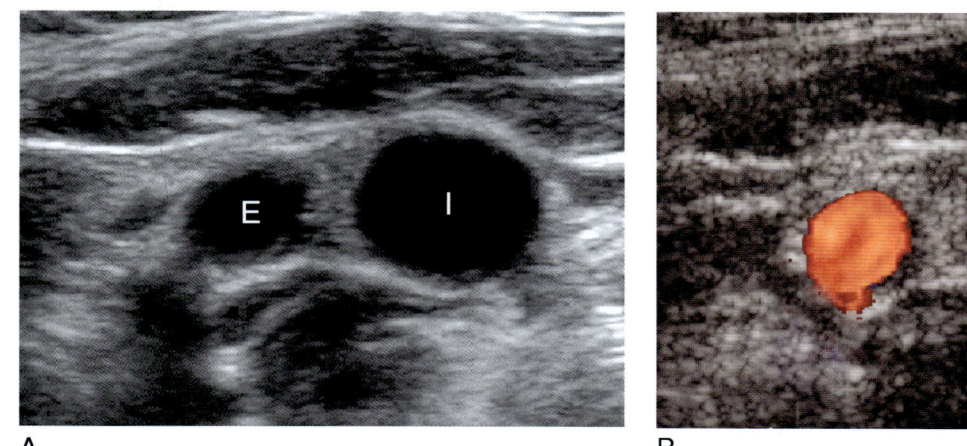

FIGURA 27-2. Anatomia ultra-sonográfica da carótida. A, Imagem transversal da bifurcação da carótida esquerda. Quanto maior, mais lateral é o vaso na artéria carótida interna (I); artéria carótida externa (E). **B,** O Doppler colorido mostra separação do fluxo normal (*seta*) na artéria carótida interna proximal.

sendo examinado. Alguns operadores preferem realizar o exame ao lado do paciente, e outros preferem sentar-se à cabeceira do paciente. A seqüência de exame também varia com a preferência do operador. Esta seqüência inclui o exame em escala de cinza, análise com Doppler espectral e investigações com Doppler colorido. As imagens por Power Doppler podem ou não ser empregadas. Usa-se um transdutor de 5 a 12 MHz para as imagens e um de 3 a 7 MHz para o Doppler, dependendo da escolha do biótipo do paciente e das características técnicas do aparelho de ultra-sonografia. As imagens em Doppler colorido e as imagens por Power Doppler podem ser realizadas com transdutores de 5 a 10 MHz. Nos casos de estenose crítica, os parâmetros do Doppler devem ser otimizados para detectar fluxo muito lento.

O exame em escala de cinza começa na incidência transversal. Os exames são obtidos ao longo do trajeto inteiro da artéria carótida cervical, desde a incisura supraclavicular, cranial ao ângulo da mandíbula (Fig. 27-2A, B). A angulação inferior do transdutor na área supraclavicular fornece imagens da origem da ACC. A origem da ACC esquerda é mais profunda, sendo mais difícil de se obter imagens consistentemente do que à direita. O bulbo carotídeo é identificado como um leve alargamento da ACC perto da bifurcação. As imagens transversais da bifurcação da carótida estabelecem a orientação das artérias carótidas externa e interna e ajudam a definir o plano longitudinal ideal para realizar a análise espectral com Doppler. Quando as imagens transversais de ultra-sonografia demonstram doença aterosclerótica oclusiva, a percentagem de estenose do diâmetro ou estenose da área pode ser calculada diretamente usando-se compassos eletrônicos e algoritmos analíticos em *softwares* disponíveis na maioria dos instrumentos dúplex.

Após a realização de imagens transversais, fazem-se os estudos longitudinais da artéria carótida. O plano de exame necessário para estudos longitudinais ideais é determinado pelo trajeto dos vasos, demonstrado no estudo transversal. Em alguns pacientes, a orientação longitudinal ideal será

quase coronal, e em outros, será quase sagital. Na maioria dos casos, o plano de exame longitudinal ideal será oblíquo, em algum ponto entre sagital e coronal. Em aproximadamente 60% dos pacientes, pode-se fazer a imagem de ambos os vasos acima da bifurcação da carótida e da ACC no mesmo plano (Fig. 27-3); no restante, será feita a imagem somente de um vaso no mesmo plano que o da ACC. As imagens são obtidas para exibir a relação de ambos os ramos da bifurcação da carótida com a doença em placa visualizada, medindo-se a extensão cefalocaudal da placa. Várias características anatômicas diferenciam a ACI da ACE. Em cerca de 95% dos pacientes, a ACI é posterior e lateral à ACE. Isto pode variar consideravelmente, entretanto,[10] e a ACI pode ser medial à ACE em 3% a 9% dos indivíduos. A ACI freqüentemente tem uma região ampular de dilatação imediatamente além de sua origem e geralmente é maior do que a

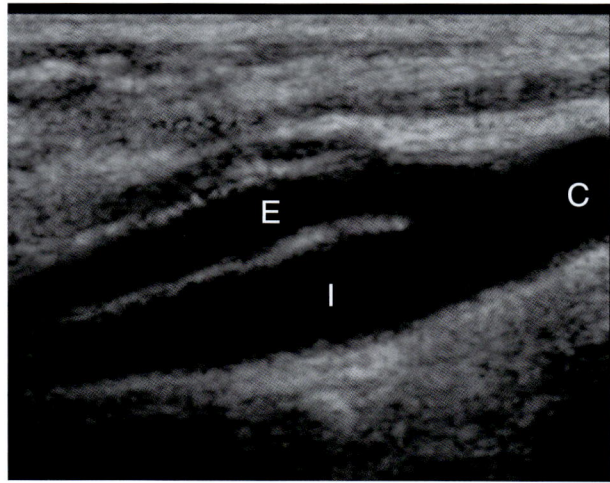

FIGURA 27-3. Bifurcação da carótida. Imagem longitudinal demonstra artéria carótida comum (C); artéria carótida externa (E); e grande artéria carótida interna posterior (I).

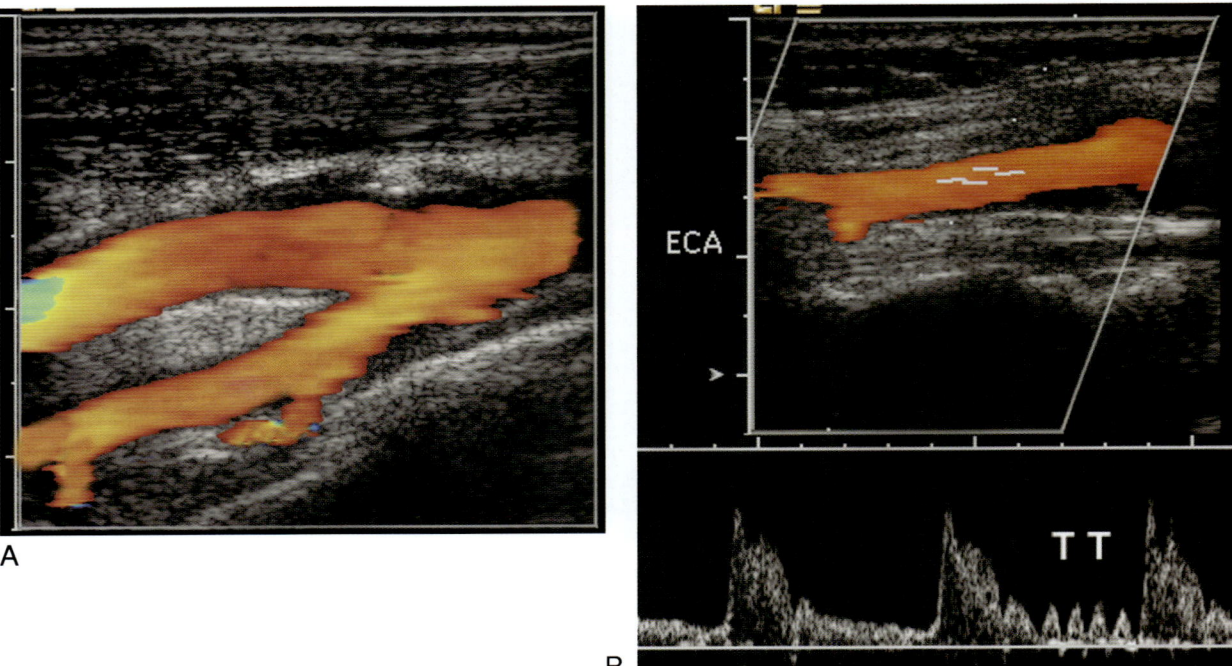

FIGURA 27-4. Artéria carótida externa (ACE) normal. A, Doppler colorido da bifurcação demonstra duas pequenas artérias originando-se da ACE. **B,** Doppler espectral da ACE mostra o distúrbio de fluxo serreado antecipado por percussão da artéria temporal (TT). ECA = ACE.

ACE. Uma característica distintiva confiável da ACE é a identificação de vasos que se ramificam (Fig. 27-4A).

A artéria tireóidea superior costuma ser vista como o primeiro ramo da ACE depois da bifurcação da ACC. Ocasionalmente, surgirá um ramo aberrante da artéria tireóidea superior a partir da ACC distal. A ACI geralmente não tem ramos no pescoço, embora, raramente, a ACI dê origem às artérias faríngea ascendente, occipital, facial, laríngea ou meníngea. Em alguns pacientes, uma quantidade considerável da ACI ficará visível, mas, em outros, somente a origem imediata do vaso será acessível. Muito raramente, a bifurcação pode não ser absolutamente visível.[19] Raramente, a ACI pode ser hipoplásica ou congenitamente ausente.[20] Um método útil para identificar a ACE é percutir a artéria temporal superficial na área pré-auricular. As pulsações são transmitidas de volta à ACE, onde causam um aspecto de "**dente de serra**" na onda espectral (Fig. 27-4B). Embora a percussão temporal ajude a identificar a ACE, esta deflexão da percussão pode ser transmitida à ACC e até à ACI em certas situações.

INTERPRETAÇÃO DA ULTRA-SONOGRAFIA DA CARÓTIDA

Cada faceta do exame ultra-sonográfico das carótidas é valiosa na determinação final da presença e extensão de doença. Na maioria dos casos, a imagem e as avaliações por Doppler concordarão. No entanto, quando há discrepâncias entre as informações por Doppler e por imagens, devem ser feitas todas as tentativas para descobrir a fonte da discordância. Quanto mais estreitamente os achados de imagem e de Doppler se correlacionarem, mais alto o grau de confiança no diagnóstico. Falando de maneira geral, as imagens em ultra-sonografia e em Power Doppler/Doppler colorido demonstram e quantificam melhor estenoses com baixo grau, mas a doença oclusiva de alto grau é definida mais precisamente pela análise com Doppler espectral.

Inspeção Visual das Imagens em Ultra-sonografia

Espessura da Parede do Vaso. Imagens longitudinais das camadas da parede da carótida normal demonstram **duas linhas ecogênicas quase paralelas**, separadas por uma região hipoecóica a anecóica (Fig. 27-5). O primeiro eco, nos limites da luz do vaso, representa a interface lúmen-íntima; o segundo eco é causado pela interface média-adventícia. A média é a zona anecóica/hipoecóica entre as linhas ecogênicas. A distância entre estas linhas representa a espessura combinada da **íntima e da média** (**complexo I-M**). A parede distante da ACC é medida. O espessamento do complexo I-M acima de 0,8 mm é considerado anormal por alguns e pode representar as primeiras alterações de doença aterosclerótica. No entanto, como a espessura da I-M aumenta com a idade, as medidas absolutas da espessura da I-M para qualquer pessoa podem não ser um indicador confiável de fatores de risco ateroscleróticos (Fig. 27-6A, B).[21] Numerosos artigos sustentam a relação entre espessura da I-M (EIM) e aumento do risco para infarto do miocárdio ou

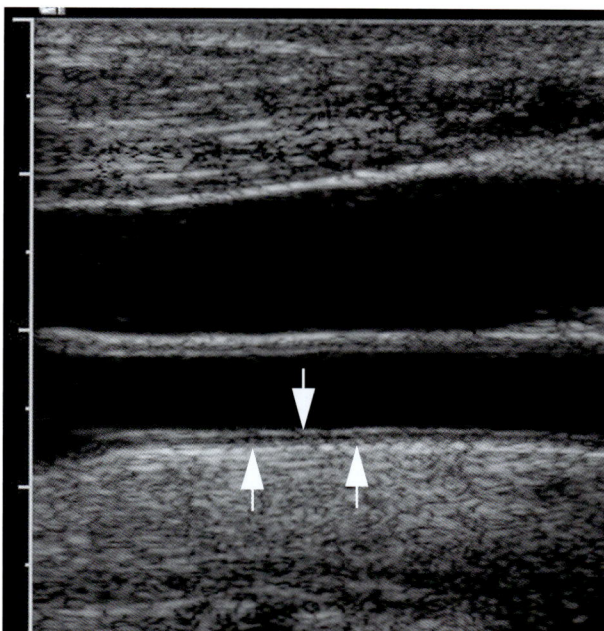

FIGURA 27-5. Complexo íntima-média (I-M) normal da artéria carótida comum (CCA). Complexo I-M (*setas*) visto numa ACC esquerda.

reduzir a progressão da espessura da I-M ou até o espessamento reverso da parede da carótida. Continua controverso se estas medidas têm validade para avaliação de um paciente individual, opostamente a grandes grupos de pacientes.

Caracterização da Placa. As placas ateromatosas da carótida devem ser cuidadosamente avaliadas para determinar a extensão da placa, sua localização, contorno e textura da superfície, bem como avaliação de estenose luminal.[31] Embolia é a causa mais comum de ataques isquêmicos transitórios (AITs), e não estenose limitante de fluxo. Menos de metade dos pacientes com AIT documentado tem estenose hemodinamicamente significativa. É importante identificar lesões ateroscleróticas com baixo grau que possam conter hemorragia ou ulceração e que possam servir como nicho para êmbolos que causem AITs e AVC.[1] De fato, Polak *et al.* mostraram que a placa é um fator de risco independente para desenvolvimento de um AVC.[32] Cinqüenta a 70% dos pacientes com sintomas hemisféricos demonstram placa hemorrágica ou ulcerada. A análise da placa de espécimes de ACE tem implicado hemorragia intraplaca como importante fator no desenvolvimento de sintomas neurológicos.[33-39] No entanto, a relação entre morfologia ultra-sonográfica da placa e início dos sintomas é controversa.

A textura da placa, em geral, é classificada como sendo homogênea ou heterogênea.[9,24,28,31,33-35,40,41] A **placa homogênea** tem um padrão de ecos uniforme e uma superfície lisa (Fig. 27-7). A textura acústica uniforme corresponde, patologicamente, a **tecido conjuntivo fibroso denso**. A **placa calcificada** produz sombras acústicas posteriores e é comum em indivíduos assintomáticos (Fig. 27-8A, B). A **placa heterogênea** tem padrão de ecos mais complexo e contém pelo menos uma ou mais áreas sonolucentes focais (Fig. 27-9A-C). A placa heterogênea se caracteriza, patologicamente, por conter **hemorragia intraplaca** e/ou depósi-

AVC em populações de pacientes assintomáticos.[22-30] Uma referência recente sugere que a EIM pode ser superior à pontuação de calcificação das artérias coronárias para identificar pacientes com alto risco para estes eventos cardiovasculares.[25] A avaliação da espessura da I-M tem sido preconizada como meio de avaliar a eficácia de intervenções médicas para

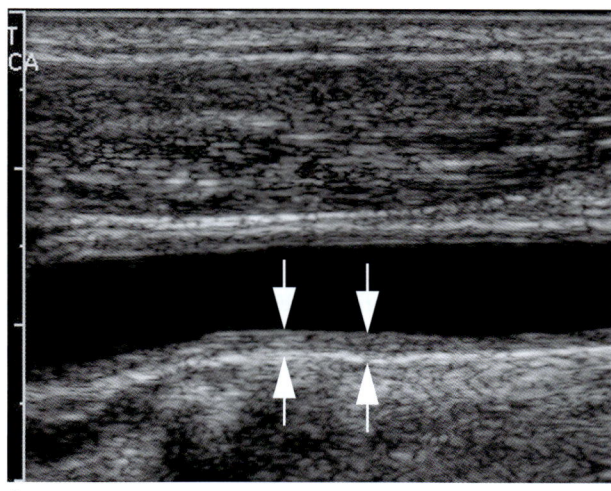
A

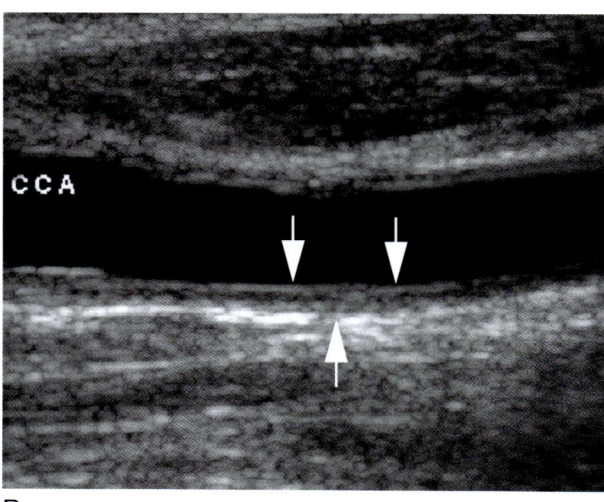
B

FIGURA 27-6. Complexo íntima-média (I-M) anormal da artéria carótida comum. A, Hiperplasia inicial da íntima-média com perda do componente hipoecóico do complexo I-M e espessamento (*setas*). **B,** Espessamento do complexo I-M com hiperplasia (*setas*). CCA = artéria carótida comum.

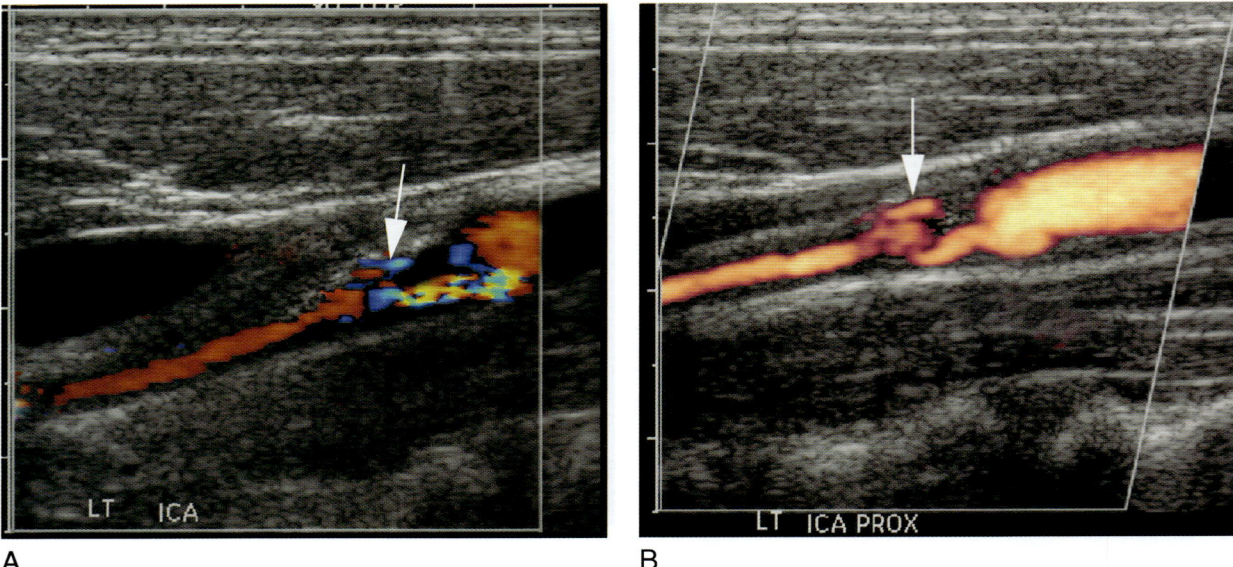

FIGURA 27-10. Ulceração da placa. Imagens longitudinais de Doppler colorido (**A**) e Power Doppler (**B**) mostram fluxo sangüíneo (*seta*) na placa ulcerada hipoecóica.

da placa produzem sombras que obscurecem a luz do vaso. **Placa mole** costuma ter propriedades acústicas semelhantes às do fluxo de sangue, produzindo placas anecóicas ou trombos que são quase invisíveis em imagens ultra-sonográficas. Nos casos mais extremos, os vasos podem mostrar pequena placa visível, ainda que esteja totalmente ocluída (Fig. 27-14). O Doppler colorido identifica prontamente tais fenômenos. Por estas razões, a ultra-sonografia em escala de cinza em tempo real é melhor para a avaliação de lesões não limitadas pela velocidade, e não para quantificar estenoses de alto grau, que são determinadas mais precisamente por análise espectral.[49,50]

Análise Espectral

Doppler Espectral Normal. O espectro do Doppler é uma exibição gráfica quantitativa das velocidades e direções das hemácias em movimento presentes no volume da amostra Doppler. Embora a avaliação com Doppler de doença oclusiva da carótida possa ser realizada usando-se dados de freqüência, são preferíveis os cálculos de velocidade. Os valores de velocidade são potencialmente mais precisos do que as medidas de mudança de freqüência, porque o ângulo teta entre a linha de visão do transdutor e o vetor de fluxo sangüíneo é usado para converter mudança de freqüência em velocidade. Mudanças de freqüência variam de acordo com o ângulo teta e a freqüência Doppler incidente; as medidas de velocidade levam em consideração estes fatores.

A exibição do Doppler espectral representa velocidades no eixo y e tempo no eixo x. Por convenção, o fluxo em direção ao transdutor é exibido acima do basal de velocidade zero, e o fluxo que se afasta do transdutor fica abaixo. Para facilitar a análise espectral, os espectros que se projetam abaixo da linha basal costumam ser invertidos e colocados acima da linha basal, sempre tendo em mente a verdadeira direção do fluxo dentro do vaso. A amplitude de cada componente de velocidade (o número de hemácias com cada componente de velocidade) é usada para modular o brilho dos traços. Isto também é conhecido como gráfico de velocidade da escala de cinza. Na artéria carótida normal, o espectro de freqüências é estreito na sístole e um tanto mais largo no início e final da diástole. Geralmente há uma zona negra entre a linha espectral e a velocidade zero basal, e aquela, chamada de **janela espectral** (Fig. 27-15).[51,52]

Os ramos das artérias carótidas interna e externa da ACC têm ondas espectrais distintas (Fig. 27-16A-C). A **ACE** irriga o leito vascular de alta resistência da musculatura facial; deste modo, seu fluxo se assemelha ao de outros vasos arteriais periféricos. A velocidade de fluxo se eleva nitidamente durante a sístole e cai rapidamente na diástole, aproximando-se de zero ou invertendo transitoriamente a direção. A **ACI** irriga a circulação com baixa resistência do cérebro e demonstra fluxo semelhante ao dos vasos que irrigam outros órgãos "famintos" de sangue, como o fígado, os rins e a placenta. A característica comum a todas as ondas arteriais com baixa resistência é que uma grande quantidade de fluxo anterógrado continua em toda a diástole. A onda da **ACC** é uma composição das ondas interna e externa, mas, muitas vezes, a artéria carótida comum se assemelha mais ao padrão de fluxo da artéria carótida interna, e o fluxo diastólico, em geral, está acima do basal. Aproximadamente 80% do sangue que flui da ACC atravessa a ACI para o cérebro, enquanto 20% atravessam a ACE até a musculatura da cabeça. A diminuição relativa do fluxo sangüíneo através da ACE fará aparecer uma onda, em

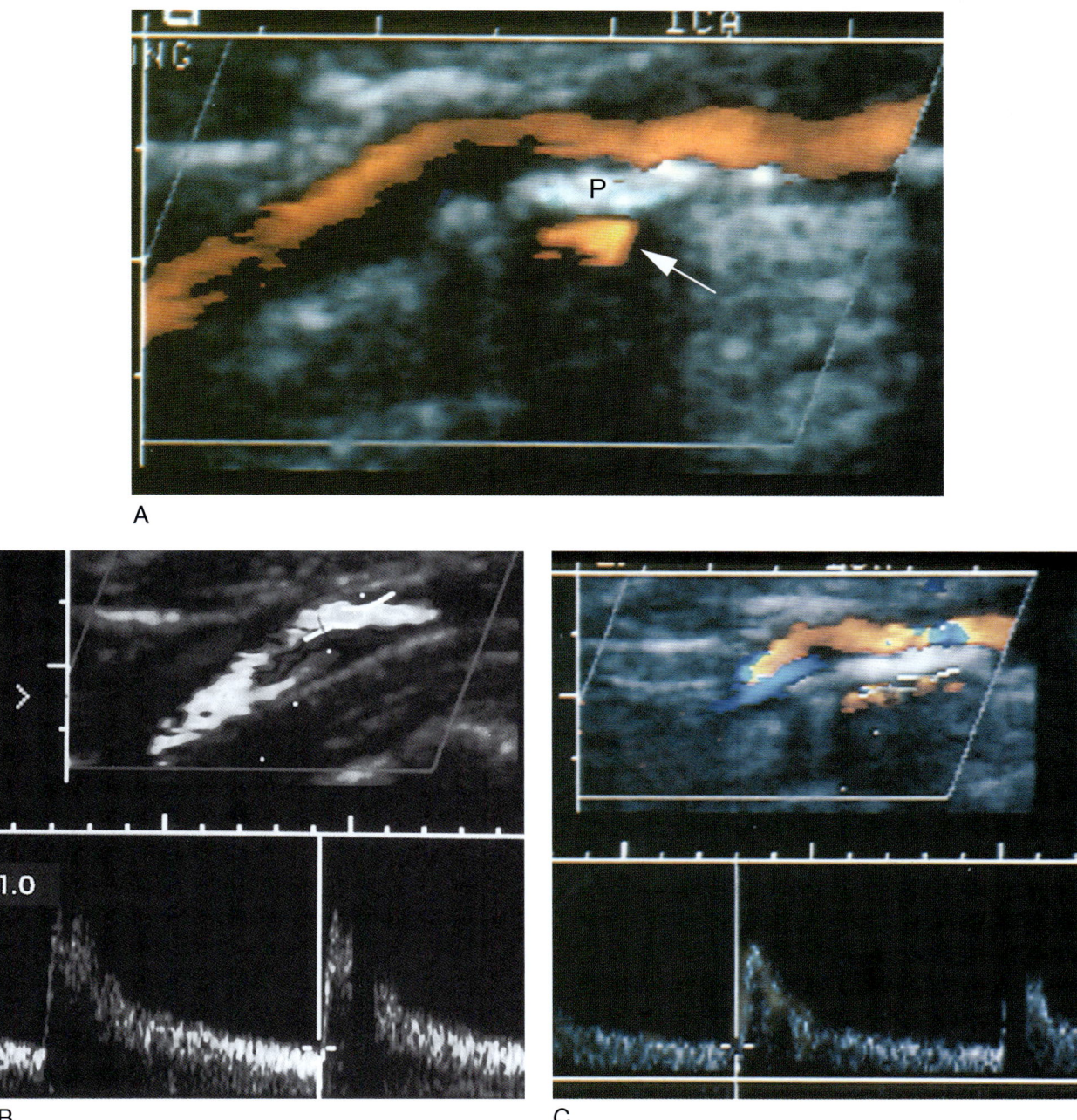

FIGURA 27-11. Pseudo-ulceração da placa. A, Imagem longitudinal de Doppler colorido da artéria carótida interna (ACI) esquerda demonstra uma área de pseudo-ulceração (*seta*) situada profundamente em uma placa calcificada (P). **B,** Traçados de Doppler pulsado obtidos da luz da ACI demonstram ondas compatíveis com um diâmetro de estenose inferior a 50%. **C,** Ondas de Doppler pulsado obtidas da região da pseudo-úlcera demonstram uma velocidade sistólica de pico semelhante. No entanto, a amplitude da onda é inferior à luz da artéria porque artefatos de imagem em espelho têm sinais mais fracos.

geral, de menor amplitude na escala de cinza do que o que se encontra na ACI ou na ACC.[10]

Exame com Doppler Espectral. Virtualmente todo o equipamento de ponta de US oferece Doppler colorido e Power, bem como capacidades de escala de cinza e de Doppler pulsado para o exame da carótida. Uma tela de Doppler colorido rápido permite a detecção de padrões de fluxo anormais, o que permite que o volume de sinal do Doppler pulsado seja colocado em áreas anormais, especialmente aquelas com **jatos de alta velocidade**. Estes jatos de alta velocidade estão localizados na região de uma estenose de alto grau e imediatamente distais a ela (Fig. 27-17). Nos casos em que as imagens de Doppler em escala de cinza e colorido Power Doppler de uma artéria carótida inteira são normais, apenas traçados espectrais representativos de ACC, ACI e ACE são necessários para completar o exame.

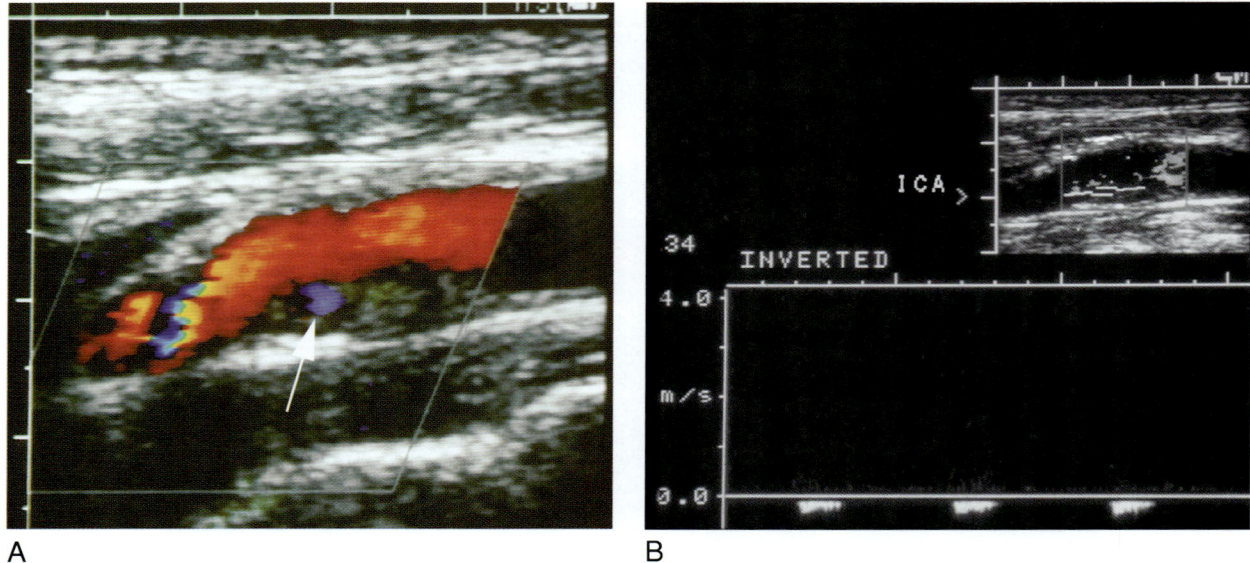

FIGURA 27-12. Ulceração de placa e fluxo anormal. A, Imagem longitudinal da artéria carótida interna (ACI) direita proximal demonstra placa hipoecóica com área associada de inversão do fluxo de redemoinho com baixa velocidade dentro de uma úlcera (*seta*). **B,** Ondas de Doppler pulsado nesta cratera de úlcera demonstram o fluxo invertido com baixa velocidade muito abafado, não característico do que se vê na luz do vaso principal da ACI. ICA = ACI; INVERTED = INVERTIDO.

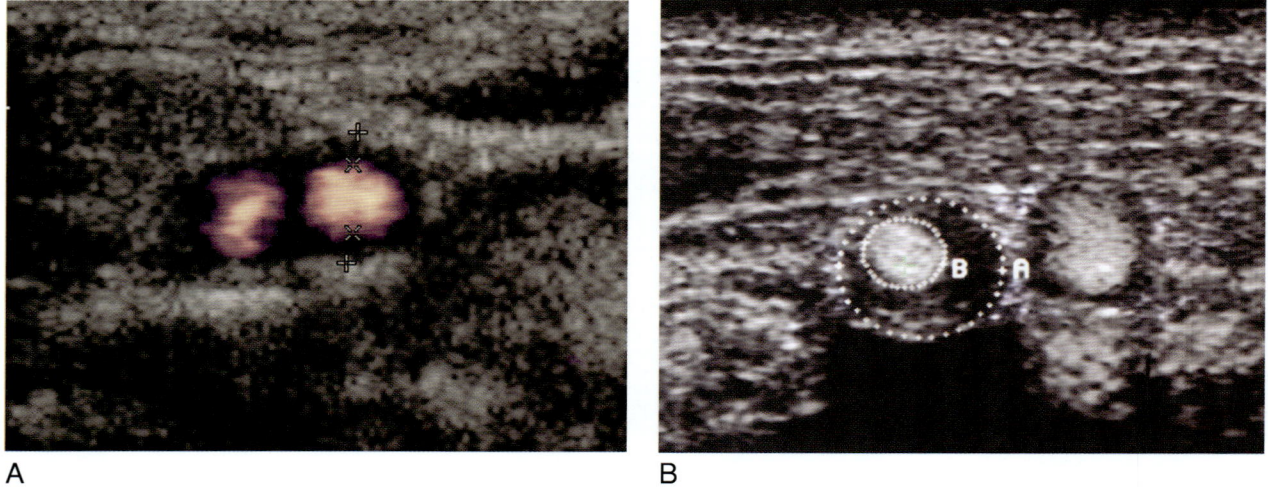

FIGURA 27-13. Medida do diâmetro da artéria carótida. A, Imagem transversal de Power Doppler mostra um diâmetro de estenose inferior a 50% (*cursores*). **B,** Imagem transversal em "fluxo B" da bifurcação da carótida direita mostra medida da estenose (B) na área da artéria carótida interna (ACI). Área externa da ACI (A).

Uma publicação recente sugere que um **exame de triagem com Power Doppler** poderia produzir um método preciso e custo-efetivo para pacientes com risco de doença carotídea.[53] As imagens por Power Doppler foram realizadas com eficiência em 89 de 100 pacientes. A sensibilidade para a detecção de estenoses de 40% ou mais usando Power Doppler foi de 91%, com especificidade de 79%. Isto seria razoável para um exame de triagem, de tal modo que os pacientes com mais de 40% de estenose pudessem submeter-se à análise espectral mais cara. Alguns acreditam que a utilização desta triagem menos cara com Power Doppler pode resultar em uma abordagem com melhor custo-eficácia de triagem por Doppler da carótida. Ademais, as imagens de Power Doppler da carótida, bem como as imagens da carótida por fluxo B, adaptam-se idealmente à utilização em conjunto com meios de contraste vascular, os quais poderão estar amplamente disponíveis no futuro.

O exame de Doppler espectral padrão consiste em traçados obtidos da ACC proximal e distal, do bulbo carotídeo, da ACE proximal, de amostras da ACI proximal, média e distal e de um traçado representativo da artéria vertebral. As velocidades normais variam de mais altas na ACC proximal

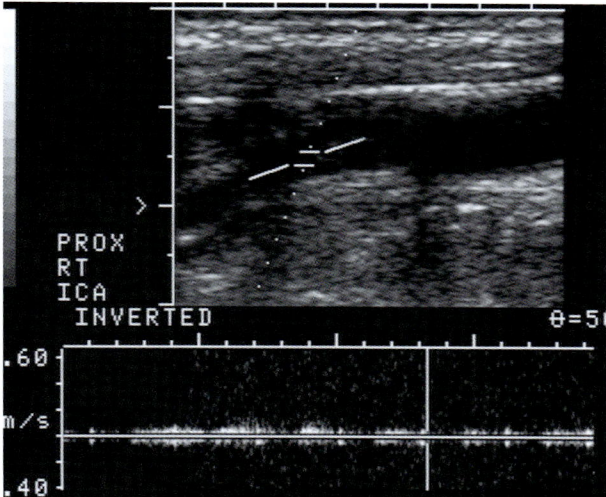

FIGURA 27-14. Placa sonolucente oclui a artéria carótida interna direita. A imagem não mostra fluxo no Doppler pulsado.

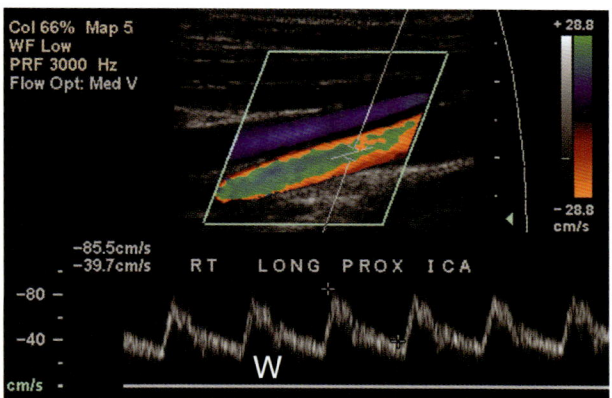

FIGURA 27-15. Onda normal da artéria carótida interna (ACI). Onda normal com baixa resistência da ACI com janela espectral clara (W), indicando ausência de alargamento espectral.

Certas escolas dos Estados Unidos escolhem uma técnica em que o ângulo do Doppler é estabelecido em 60%, e o transdutor é movido paralelamente à artéria carótida para análise com Doppler espectral. Em nossa experiência, freqüentemente não é possível otimizar a colocação do cursor na parte média do vaso usando-se esta técnica em vasos tortuosos. Portanto, nossa técnica envolve escolher o local de análise espectral e ficar paralelo à parede do vaso naquele ponto, assegurando-se de que o ângulo do Doppler não exceda 60 graus. Conquanto qualquer uma das duas técnicas possa ser usada, os resultados obtidos usando-se estas diferentes metodologias podem resultar em diferentes velocidades. Deste modo, se a primeira técnica for usada, deve-se esperar um conjunto diferente de critérios de velocidade do que se for usada a segunda técnica. Este é um dos fatores responsáveis pelas diferenças de critérios espectrais de velocidade utilizados em diferentes laboratórios (Fig. 27-18A, B). **Quando o ângulo teta exceder 60 a 70 graus, a precisão dos dados de velocidade/freqüência declina precipitadamente até o ponto onde virtualmente não se detecta velocidade no ângulo teta de 90 graus.** O trajeto inteiro da ACC e da ACI deve ser investigado com um ângulo teta consistente mantido em todo o exame, quando possível. Em geral, somente a origem da ACE é avaliada porque a placa oclusiva é menos comum aqui do que na ACI, e raramente é clinicamente significativa. Uma estenose da ACE deve ser observada, pois ela pode ser responsável por um sopro cervical preocupante quando a ACI é normal.[20]

Alargamento Espectral. Placa ateromatosa que se projeta na luz arterial perturba o fluxo laminar homogêneo normal dos eritrócitos. As hemácias se movimentam numa faixa ampla de velocidades, de modo que a linha espectral se torna mais larga, preenchendo a janela espectral normalmente negra. Este fenômeno é denominado "**alargamento espectral**" (Fig. 27-19). O alargamento espectral aumenta proporcionalmente à gravidade da estenose da artéria carótida, tendo sido derivados alguns esquemas para medir este parâmetro.[54-56] Alguns aparelhos dúplex permitem que o operador meça a propagação espectral entre as velocidades máxima e mínima (largura de banda), e deste modo quantifiquem o alargamento espectral. A validade destas medidas, contudo, continua sem comprovação, e são necessários mais estudos correlativos para documentar a relação de parâmetros de alargamento espectral quantitativos com graus específicos de estenose.[56] Todavia, uma *gestalt* visível da quantidade de obliteração da janela espectral, bem como da heterogeneidade do Doppler colorido, fornece um preditor útil, se não quantitativo, da gravidade do distúrbio de fluxo.

Artefatos. O **pseudo-alargamento espectral** pode ser causado por fatores técnicos, como **um ajuste de ganho alto demais**. Em tais circunstâncias, o fundo em torno da onda espectral costuma conter ruído. Sempre que se suspeitar de alargamento espectral, o ganho deverá ser reduzido para se ver se a janela espectral fica livre. Semelhantemente, pode ocorrer o alargamento espectral causado por **movimento da parede vascular** quando o volume de amostragem do Doppler for grande demais ou estiver posicionado perto demais

a mais baixas no vaso distal; as velocidades normais da ACI tendem a aumentar de proximal a distal. Além disso, as velocidades do fluxo sangüíneo são obtidas imediatamente proximais às regiões de máxima estenose visível ou imediatamente além delas e em intervalos de 1 cm distalmente à placa visualizada o mais cranialmente possível. O posicionamento do cursor de ângulo do Doppler paralelo às paredes do vaso determina o ângulo teta, que é usado para converter informações de freqüência em valores de velocidade (Fig. 27-16B). O ângulo teta é definido como o ângulo entre a linha de visualização do transdutor Doppler e a direção do fluxo sangüíneo. O ângulo teta ideal é de 0 grau, já que o cosseno deste ângulo é 1, deste modo resultando na maior variação de freqüência detectável possível. Como este ângulo raramente é atingido no ambiente clínico, uma variação de ângulos de 30 a 60 graus é considerada aceitável para análise espectral carotídea.

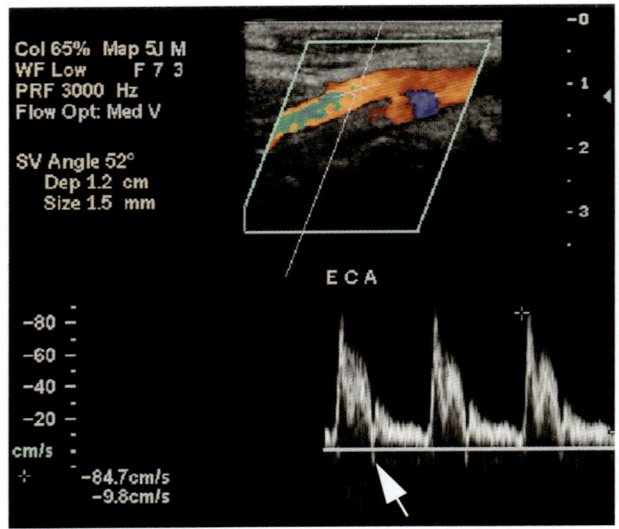

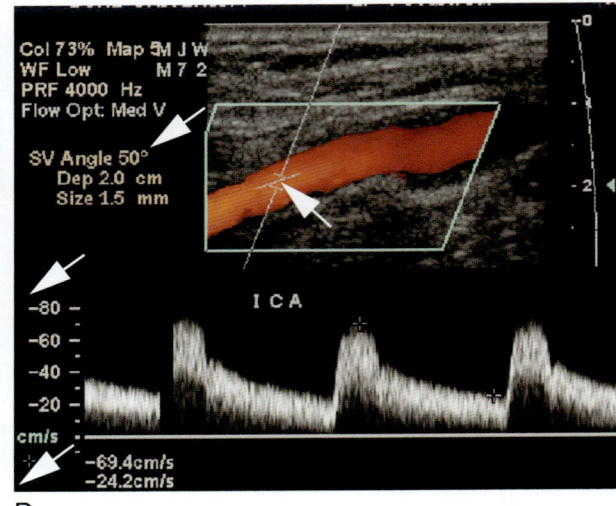

FIGURA 27-16. Ondas normais na ACE, ACI e ACC. A, ACE direita mostra nítida deflexão superior sistólica e fluxo diastólico final com velocidade relativamente baixa (*seta*), indicando um vaso que supre circulação com alta impedância. **B,** ACI mostra uma quantidade maior de fluxo diastólico final, compatível com a circulação intracerebral com baixa impedância. O ângulo teta (*seta*) é de 50 graus. **C,** A onda normal distal da ACC é uma composição das ondas da ACI com baixa resistência e da ACE com resistência mais alta. Observe-se que o fluxo em **C** se dirige para o transdutor (*seta*), e o espectro Doppler é colocado no gráfico, acima da linha de base. Em **A** e **B**, o fluxo se afasta do transdutor. Embora esses espectros tenham sido invertidos, os sinais de velocidade negativa (*setas*) fazem o operador se lembrar da verdadeira direção do fluxo. CCA, artéria carótida comum; ECA, artéria carótida externa; ICA, artéria carótida interna. ECA = ACE; ICA = ACI; CCA = ACC.

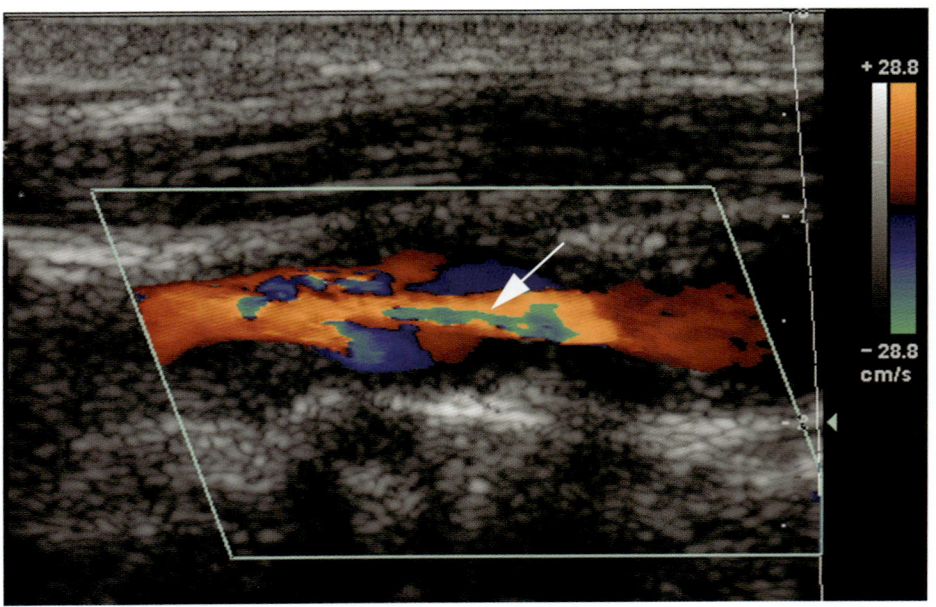

FIGURA 27-17. Jato em Doppler colorido. Jato de alta velocidade (*seta*) ou cor em *aliasing* demonstra a área de velocidade mais alta na área de estenose.

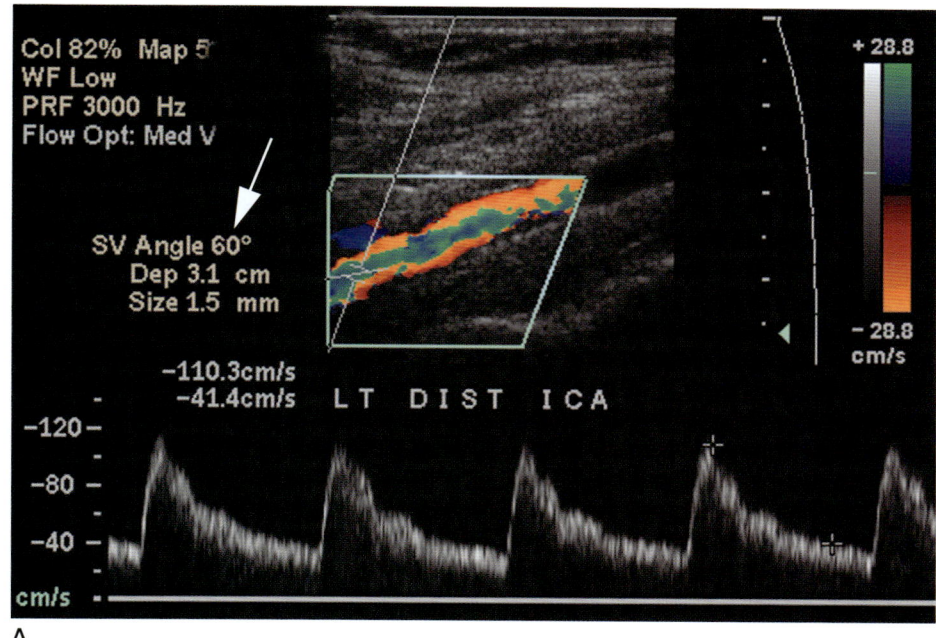

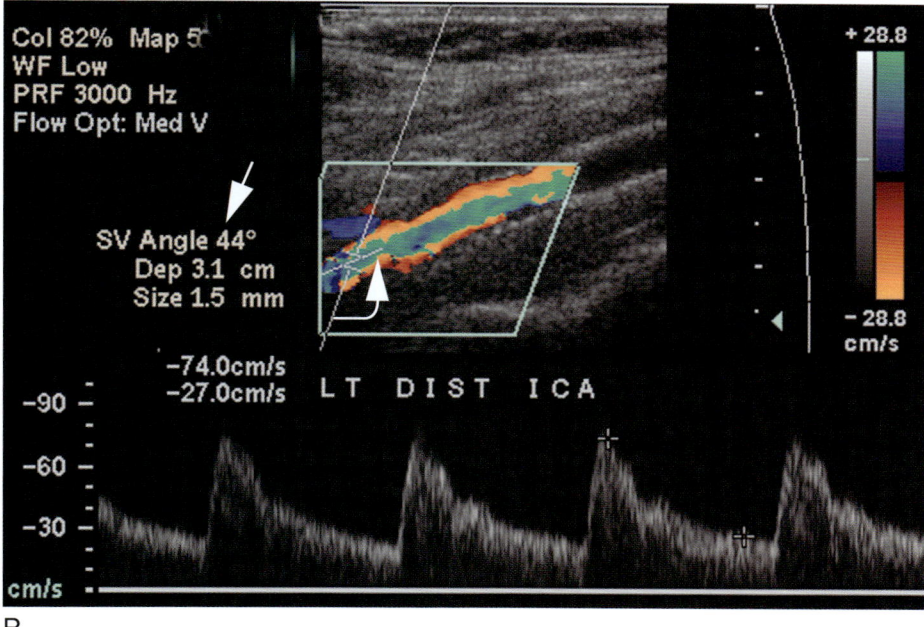

FIGURA 27-18. Medida do ângulo Doppler. A, Velocidade obtida na ACI distal com ângulo teta de 60 graus é mais alta do que a obtida com 44 graus (*seta*) (**B**). No entanto, o ângulo de amostragem não é paralelo à parede do vaso em 60 graus. Observe o *aliasing* de cores central na região da velocidade mais alta (*seta curva*). ICA = ACI.

da parede do vaso. Diminuição do tamanho do volume da amostra e colocação na parte média da corrente devem eliminar este artefato em potencial.

A alteração dos padrões de fluxo pode ser encontrada **normalmente em certos locais** no sistema carotídeo. Por exemplo, é normal encontrar separação de fluxo no **local de ramificação dos vasos**, tal como onde a ACC se ramifica em ACE e ACI.[57] Também ocorrem distúrbios de fluxo em locais onde haja **alteração abrupta do diâmetro vascular**. Por exemplo, distúrbios de fluxo e ondas bizarras causadas por separação de fluxo podem ser encontrados num bulbo carotídeo normal onde a ACC termine numa área localizada de dilatação, ao se dividir em ACE e ACI (Fig. 27-20A-C).[10]

A tendência para ocorrer alargamento espectral aumenta em proporção direta com a velocidade de fluxo sangüíneo. Por exemplo, ela pode ser observada em uma ACE normal, nas artérias vertebrais e numa ACC que esteja irrigando de maneira contralateral a uma ACI contralateral ocluída. O **aumento de velocidade** também pode ser responsável pelo distúrbio de fluxo algumas vezes observado nas artérias carótidas extracranianas normais de atletas jovens com débitos cardíacos normais ou em pacientes em estados de alto débito

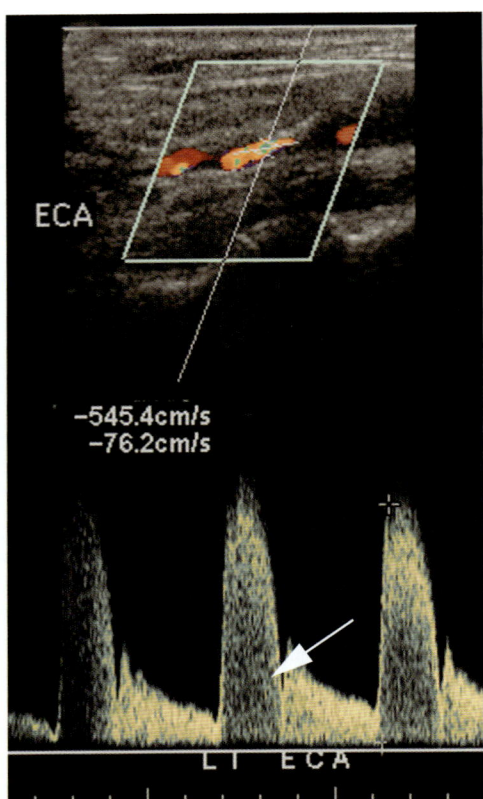

FIGURA 27-19. Estenose de alto grau da artéria carótida externa. Velocidades elevadas e estreitamento visível. Está presente um alargamento espectral (*seta*). Também se vê um alargamento espectral no Doppler colorido. ECA = artéria carótida externa.

diatamente distais a ela, enfatizando a importância da amostragem direta nestas regiões. À medida que há movimento mais distal a partir de uma estenose, o fluxo começa a se reconstituir e assumir um padrão mais normal, uma vez que não exista lesão em série distalmente ao ponto inicial da estenose. O alargamento espectral resulta em jatos de fluxo de alta velocidade associados à estenose carotídea; entretanto, a correlação com imagens em escala cinza e Doppler colorido pode definir outras causas de alargamento espectral. Uma conscientização dos espectros normais de fluxo combinada com técnicas apropriadas de Doppler pode dispensar muitos artefatos de diagnóstico em potencial.

O grau de estenose carotídea considerado clinicamente significativo no paciente sintomático ou assintomático está em evolução. Inicialmente, pensava-se que as lesões causadoras de estenose de 50% de diâmetro fossem significativas; esta percepção mudou quando se obtiveram mais informações por meio de dois grandes ensaios clínicos. O **North American Symptomatic Carotid Endarterectomy Trial (NASCET) e o European Carotid Surgery Trial (ECST), demonstraram que a endarterectomia carotídea era mais benéfica que a terapia clínica em pacientes sintomáticos com 70% a 99% de estenose da ACI.**[4,5] O interessante é que o método usado para graduar estenoses no estudo ECST foi significativamente diferente do usado nos ensaios NASCET. Os ensaios NASCET compararam a gravidade da estenose da ACI na arteriografia, com a luz residual de uma ACI distal presumivelmente mais normal. A metodologia ECST englobou avaliação da gravidade da estenose com uma "estimativa aproximada" da luz da artéria carótida ao nível da estenose. A avaliação ECST é mais comparável à avaliação visível da ultra-sonografia do grau de estreitamento, enquanto as tabelas de velocidade atualmente em uso foram derivadas para corresponder às determinações angiográficas do NASCET para estenose. O método do ensaio da comunidade européia para graduar estenose da artéria carótida tende a dar uma avaliação mais grave do estreitamento do que a técnica NASCET.

Os ensaios iniciais do NASCET compararam retrospectivamente dados de velocidade obtidos em exame Doppler com medidas angiográficas de estenose. Nenhum protocolo padronizado de ultra-sonografia foi empregado pelos numerosos centros envolvidos no ensaio. Apesar da falta de uniformidade, sensibilidade e especificidade moderadas, variando de 65% a 77%, foram obtidas para graduar estenoses de ACI usando velocidades Doppler. Se a técnica de ultra-sonografia for padronizada e os critérios forem validados num dado laboratório, a velocidade sistólica de pico, bem como os índices sistólicos máximos, comprovam ser um método preciso para determinar a estenose carotídea.[60] Um estudo do grupo de ensaios de cirurgia da comunidade européia comparou três diferentes técnicas de medida angiográfica: a técnica NASCET, a técnica ECST e uma técnica adicional, comparando medidas da ACC distal com as da estenose de ACI. Eles concluíram que as técnicas ECST e NASCET foram semelhantes em seu valor prognóstico, enquanto a medida ACC/estenose foi a mais reprodutível das três técnicas. Eles

cardíaco patológico. Também é visto em artérias que irrigam **fístulas arteriovenosas** e **malformações arteriovenosas**.[10,58] O alargamento espectral pós-operatório pode persistir por meses **depois da ACE** na ausência de doença residual ou recorrente significativa. Isto pode ser causado por alterações da complacência da parede.

Vasos carotídeos tortuosos podem demonstrar alargamento espectral e jatos de fluxo assimétricos de alta velocidade na ausência de doença com placa. Outras causas não-ateromatosas de distúrbio do fluxo sangüíneo nas artérias carótidas extracranianas incluem **aneurismas, dissecções da parede arterial** e **displasia fibromuscular**.

Padrões de Fluxo Sangüíneo com Doppler Pulsado de Alta Velocidade. As estenoses carotídeas começam a causar alterações da velocidade quando excedem 50% do diâmetro (70% da área transversal) (Fig. 27-21A-C).[1] As elevações de velocidade, em geral, aumentam conforme a gravidade da estenose aumenta. Em estenoses críticas (> 95%), as medidas de velocidade podem realmente diminuir, e a onda se tornar abafada.[50,59] Nestes casos, é essencial a correlação com Doppler colorido ou Power Doppler para diagnosticar corretamente a gravidade da estenose. Aumentos de velocidade são focais e mais pronunciados numa estenose e ime-

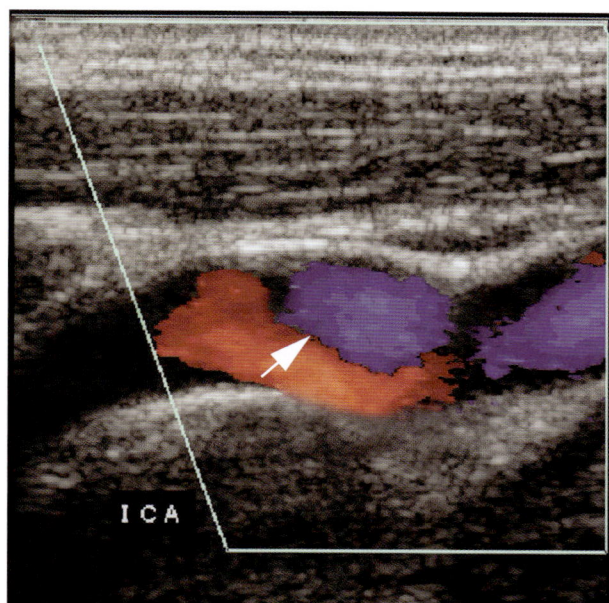

FIGURA 27-20. Distúrbio do padrão de fluxo. A, Imagem longitudinal do bulbo esquerdo mostra separação do fluxo colorido (*seta*). **B** e **C,** Dois exemplos de distúrbio dos padrões de fluxo em áreas de separação de fluxo normal em bulbo carotídeo/artéria carótida interna. ICA = ACI.

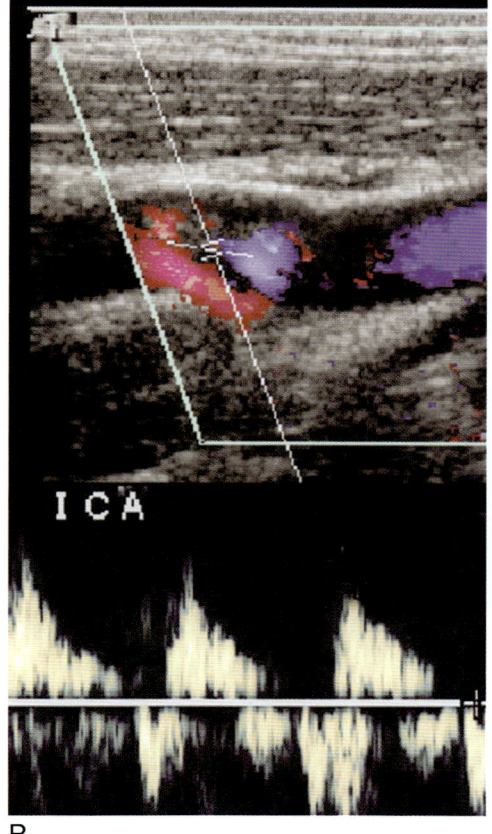

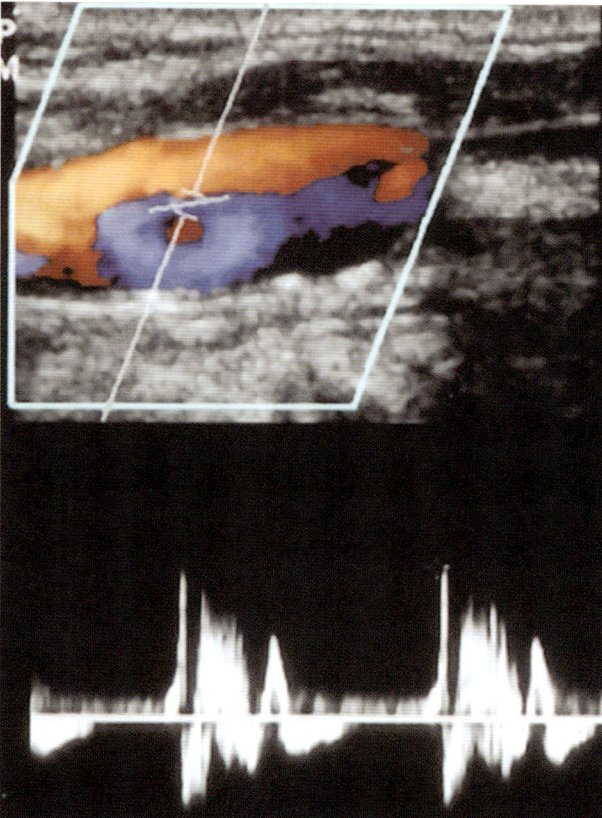

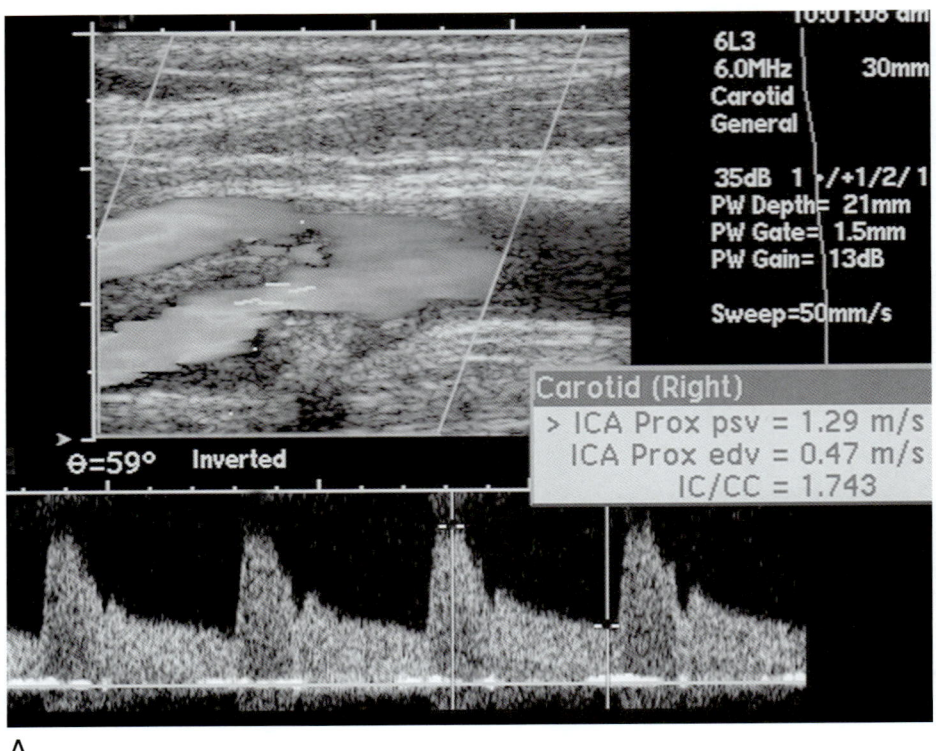

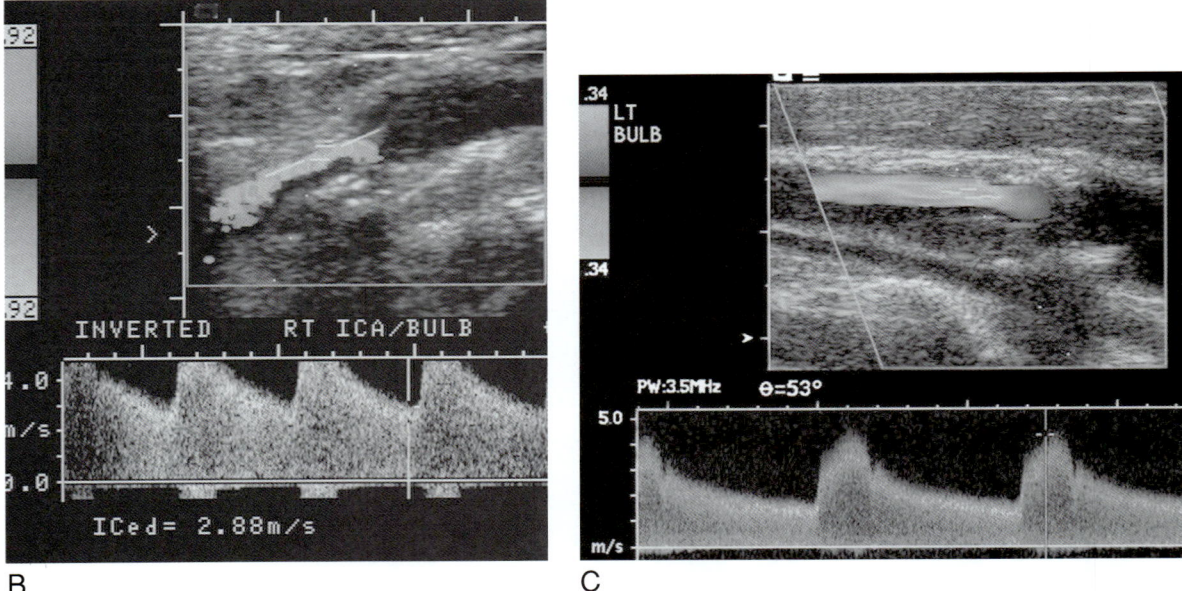

FIGURA 27-21. Estenose da ACI. A, Estenose da artéria carótida interna (ACI) de 50% a 69% do diâmetro mostra uma velocidade sistólica de pico de 129 cm/s. **B,** ACI direita demonstra uma estenose de alto grau visível no Doppler colorido, com velocidades diastólicas finais acima de 288 cm/s e velocidades sistólicas de pico que produzem *aliasing* a mais de 400 cm/s. Isto é compatível com uma estenose de grau muito alto. **C,** Bulbo carotídeo esquerdo visto em projeção longitudinal com Doppler colorido demonstra um estreitamento de alto grau e alargamento espectral com uma velocidade de aproximadamente 400 cm/s no pico da sístole e de 150 cm/s no final da diástole, o que é compatível com 80% a 99% de estenose. ICA = ACI.

também concluíram que o método ACC, embora reprodutível, seria invalidado pela presença de doença da ACC.[61] Virtualmente todos os investigadores preconizam o uso da técnica de medida angiográfica NASCET.

Os resultados destes ensaios, bem como dos mais recentes estudos ACAS e NASCET moderado, geraram reavaliações dos critérios de velocidade Doppler que mais precisamente definem estenose de 70% ou mais e, mais recentemente, estenoses acima de 50% do diâmetro.[62] Têm sido feitas tentativas de determinar os parâmetros do Doppler ou a combinação de parâmetros que mais confiavelmente identificam uma certa estenose de diâmetro. A maioria das fontes concorda que o melhor parâmetro isolado é a velocidade sistólica de pico da ACI na região de uma estenose.[59] Usar múltiplos parâmetros pode melhorar a confiança de diagnóstico, particularmente quando isto é combinado a imagens com Doppler colorido e Power Doppler.

O grau de estenose é mais bem avaliado usando-se parâmetros de escala de cinza e de Doppler pulsado, incluindo velocidade sistólica de pico (**VSP**) na ACI, velocidade diastólica final (**VDF**) na ACI, VSP na ACC, VDF na ACC, **índices sistólicos de pico ACI/ACC** e **índices diastólicos finais de pico ACI/ACC**.[59,60,63] A velocidade sistólica de pico comprovou ser precisa para quantificar estenoses de alto grau.[50,60] A relação deste parâmetro com o grau de estreitamento luminal é bem definida e facilmente medida.[64,65] Embora as velocidades do Doppler tenham comprovado ser confiáveis para definir 70% ou mais de estenose, Grant mostrou resultados menos favoráveis para classificação de subestenose entre 50% e 69% usando VSP e índices de velocidade sistólica de pico em ACI/ACC.[60] Em nossa instituição, uma regra prática rápida é que velocidades sistólicas de pico em ACI inferiores a 125 cm/s são compatíveis com estenose de diâmetro inferior a 50%; 125 a 250 cm/s correspondem a estenose de diâmetro de 50% a 75%; mais de 250 cm/s correspondem a mais de 75% a 80% de estenose de diâmetro.[63] A velocidade diastólica final costuma ser útil para distinguir entre graus de estenose de alto grau.

Não há critérios estabelecidos para graduar estenoses da ACE. Uma boa regra prática é que, se as velocidades na ACE não excederem 200 cm/s, não haverá estenose significativa. No entanto, geralmente dependemos de uma avaliação visível do grau de estreitamento associado a alterações de velocidade. Placa oclusiva envolvendo a ACE é menos comum que na ACI e raramente tem significado clínico. Semelhantemente, os critérios de velocidade usados para graduar estenoses de ACC não foram bem estabelecidos. No entanto, se for possível visualizar 2 cm proximais e 2 cm distais a uma estenose visível de ACC, poderá ser usado um índice de velocidade sistólica de pico obtido 2 cm proximalmente à estenose *versus* o da região de maior estenose visível para graduar o percentual de estenose de diâmetro de maneira análoga à usada em estudos de artérias periféricas. Uma duplicação da velocidade sistólica de pico através de uma lesão corresponderia a pelo menos 50% de estenose de diâmetro, e um índice de velocidade excedendo 3,5 corresponde a uma estenose acima de 75%. Conquanto a US dúplex continue a ser um método preciso de quantificar estenoses de ACI, o uso de Doppler colorido e Power Doppler tem melhorado significativamente a confiança e reprodutibilidade diagnósticas.[66]

Um problema persistente com a avaliação dúplex das carótidas é que diferentes instituições usam velocidades sistólicas de pico que variam de 130 cm/s[67] a 325 cm/s[62] para diagnosticar estenose de ACI acima de 70%. Muitos fatores estão envolvidos na criação destas discrepâncias, inclusive a técnica e o equipamento.[68] A ampla variedade de velocidades sistólicas de pico reforça a necessidade de laboratórios individuais nos Estados Unidos para determinar quais parâmetros do Doppler são mais confiáveis em sua própria instituição.[69] É necessária a correlação das faixas de velocidade obtidas pelos Estados Unidos com resultados angiográficos e cirúrgicos para obter-se exames precisos e reprodutíveis num laboratório em particular nos Estados Unidos.[70]

A Sociedade de Radiogistas em Ultra-sonografia (Society of Radiologists in Ultrasound) — SRU organizou uma conferência de consenso em outubro de 2002 para considerar o Doppler das carótidas.[71] Os participantes representaram múltiplas especialidades cirúrgicas e clínicas. Chegaram a um consenso referente a diretrizes para realizar e interpretar exames de ultra-sonografia das carótidas e elaboraram um conjunto de critérios que eles sentiram que eram viáveis e amplamente aplicáveis a uma grande variedade de laboratórios vasculares. Embora a conferência de consenso não recomendasse que todos os laboratórios estabelecidos com gráficos de velocidade validados internamente alterassem sua prática, foi sugerido que os médicos que estivessem estabelecendo novos laboratórios pensassem em usar os critérios do consenso; aqueles com gráficos preexistentes poderiam pensar em comparar critérios da casa com os fornecidos pela conferência de consenso. Os critérios de velocidade correspondentes a graus específicos de estenose vascular estão relacionados na Tabela 27-1A, B. A tabela usada em nossa instituição (Tabela 27-1B)[71] tem uma categoria para estenoses de 80% a 99%, porque nossos cirurgiões podem ser mais inclinados a operar estenoses assintomáticas de mais de 80% do que estenoses menos graves.

Os valores obtidos na ACI devem ser obtidos no ponto de máxima estenose visível ou em ponto imediatamente distal a ele e/ou no ponto de maior anormalidade espectral no Doppler colorido. Os valores obtidos da ACC devem ser obtidos 2 cm proximalmente ao alargamento na região do bulbo carotídeo. Como as velocidades normalmente diminuem da parte proximal para a distal na ACC e aumentam da parte proximal para a distal na ACI, é importante que sejam usados níveis padronizados de rotina para obter o índice de velocidade ACI/ACC.

Doppler Colorido

O Doppler colorido exibe informações de fluxo em tempo real na imagem inteira ou numa área selecionada. Estruturas de partes moles estáticas, que não possuem uma fase detectável ou variação de freqüência, recebem a atribuição de um valor de amplitude e são exibidas num formato de escala de cinza com o sangue que flui em vasos superpostos em cores.

TABELA 27-1A. CONFERÊNCIA DE CONSENSO SOBRE ULTRA-SONOGRAFIA DA CARÓTIDA DA SOCIEDADE DE RADIOLOGISTAS EM ULTRA-SONOGRAFIA EM 22-23 DE OUTUBRO DE 2002

	PVS da ACI	Placa	Índice de PVS de ACI/ACC	VDF da ACI
Normal	<125 cm/s	Nenhuma	<2,0	<40 cm/s
<50%	<125 cm/s	Redução de diâmetro < 50%	<2,0	<40 cm/s
50%-69%	125-230 cm/s	Redução de diâmetro ≥ 50%	2,0-4,0	40-100 cm/s
≥ 70 ou quase oclusão	>230 cm/s	Redução de diâmetro ≥ 50%	>4,0	>100 cm/s
Quase oclusão	Pode ser baixa ou indetectável	Visível	Variável	Variável
Oclusão total	Indetectável	Visível; sem luz detectável	Não aplicável	Não aplicável

ACC, artéria carótida comum; VDF, velocidade diastólica final; ACI, artéria carótida interna; PVS, pico de velocidade sistólica.
De Consensus Conference on Carotid Ultrasound, Society of Radiologists in Ultrasound, October 2002, San Francisco. Radiology, 2003; 229:340-346.

TABELA 27-1B. ANÁLISE ESPECTRAL COM DOPPLER

Estenose do Diâmetro	Velocidade Sistólica de Pico	Índice Sistólico ACI/ACC	Índice Diastólico Final
0%-49%	25 cm/s, <125 cm/s	<2	<40 cm/s
50%-69%	125-210 cm/s	2-3	40-70 cm/s
70%-79%	>210 cm/s	>3	70-100 cm/s
80%-99%*	>280 cm/s	>3,7	>100 cm/s
*Velocidades de quase oclusão podem ser baixas			
Oclusão	Não se detecta fluxo		

ACC, artéria carótida comum; ACI, artéria carótida interna.
De North American Symptomatic Carotid Endarterectomy Trial Collaborators. Beneficial effect of carotid endarterectomy in symptomatic patients with high-grade carotid stenosis. N Engl J Med 1991:325:445-453; e Consensus Conference on Carotid Ultrasound, Society of Radiologists in Ultrasound. October 2002, San Francisco. Radiology, 2003; 229:340-346.

A variação média de freqüência Doppler produzida por grupos de hemácias pulsando através de um volume de amostra selecionada é obtida usando-se um método autocorretivo ou um método de processamento de domínio de tempo (análise de movimento de pequenas manchas). As atribuições de cores dependem da direção do fluxo sangüíneo em relação ao transdutor. O fluxo sangüíneo em direção ao transdutor aparece em uma cor, e o fluxo para longe do transdutor, em outra. Estas atribuições de cores são arbitrárias e em geral estabelecidas de tal forma que o fluxo arterial seja retratado em vermelho e o fluxo venoso em azul. Exibições de saturação da cor indicam a velocidade variável do fluxo sangüíneo. Tons mais profundos geralmente indicam baixas velocidades, centralizadas em torno do basal de fluxo colorido com velocidade zero. À medida que a velocidade aumenta, os tons se tornam mais claros ou recebem atribuição de um matiz diferente. Alguns sistemas permitem que variações de freqüência selecionadas sejam exibidas numa cor contrastante, como verde. Esta característica de **etiqueta verde** dá uma estimativa de tempo real da presença de fluxo em alta velocidade.

Também se pode usar o estabelecimento da escala de Doppler em cores para criar um artefato de *aliasing*, correspondendo ao fluxo em velocidade mais alta dentro de um vaso (Fig. 27-18). Estes **jatos em alta velocidade** particularizam áreas para análise espectral. As atribuições de cores são uma função da mudança média de freqüência produzida por grupos de hemácias em movimento e ângulo teta Doppler. Se este vaso for tortuoso ou mergulhante, o ângulo teta mudará ao longo do trajeto do vaso, resultando em **mudanças de atribuições de cores** que não se relacionam com a variação da velocidade das hemácias. As atribuições de cores serão invertidas em vasos tortuosos à medida que seu trajeto mude em relação ao transdutor do Doppler, mesmo que a direção absoluta de fluxo não se altere. Partes de um vaso que **são paralelas a um feixe Doppler** quando o ângulo teta é de 90 graus terão pouca ou nenhuma alteração detectada e não se verá nenhuma cor.

Ajustes Ideais para Avaliação de Vasos com Baixo Fluxo. Os estudos com Doppler colorido devem ser realizados com sensibilidade de fluxo e ajustes de ganho ideais. O fluxo colorido deve preencher a luz inteira do vaso, mas não extravasar para as partes moles adjacentes. A freqüência de repetição de pulso (FRP) e as velocidades de quadros não devem ser ajustadas para permitir visualização de fenômeno de fluxo antecipado num vaso. As velocidades de quadros variam em função da largura da área escolhida para exibição no Doppler colorido, bem como para a profundidade da região de interesse. Quanto maior a área de imagem colorida, mais lenta a velocidade de quadros será. Quanto mais profundos os limites posteriores da imagem colorida, mais lenta será a FRP. A sensibilidade do Doppler colorido deve ser ajustada para detectar velocidades antecipadas, de tal modo que se for procurado o fluxo lento numa lesão carotídea pré-oclusiva, serão empregados ajustes de fluxo baixo com diminuição das taxas de amostragem. No entanto, o sistema então mostrará inversão artificial do código de cores em velocidades mais baixas devido à diminuição da FRP. Além das **alterações de FRP, a otimização do ângulo Doppler, dos ajustes de ganho e de potência,** poderão ser usados **um aumento de persistência e um aumento no tempo de efeito de conjunto ou de demora** para otimizar a detecção do baixo fluxo.

O sangue em fluxo se torna, com efeito, seu próprio meio de contraste no Doppler colorido ou no Power Doppler, contornando a luz do vaso patente. Isto permite a determinação do verdadeiro trajeto do vaso, facilitando o posicionamento do cursor do Doppler e, deste modo, permitindo determinações de velocidade mais confiáveis. Além disso, o Doppler colorido facilita a análise espectral por Doppler por identificar rapidamente áreas de anormalidades de fluxo. As velocidades mais altas na região de uma estenose e imediatamente distais a ela são vistas como jatos de cor de alta velocidade com *aliasing*. O Doppler colorido facilita a colocação do controle de variação do Doppler pulsado na região das anormalidades de cores mais surpreendentes para análises espectrais em Doppler pulsado. A presença de uma estenose pode ser determinada por alterações do Doppler colorido na luz do vaso, bem como por estreitamento luminal visível. Embora o Doppler colorido possa ser usado para determinar a presença de placa hipoecóica, ele não pode ser usado de maneira ideal para determinar a área de luz patente em projeção transversal, porque o ângulo ideal para medir a área ou o diâmetro do estreitamento é de 90 graus com o maior eixo do vaso, o que é o pior ângulo para imagens com Doppler colorido. Deve-se usar uma avaliação na escala de cinza, Power Doppler ou fluxo B para avaliar o diâmetro/área de carótida patente (Fig. 27-13A, B). Se uma estenose produzir um **sopro ou frêmito**, as vibrações resultantes no tecido perivascular podem realmente ser vistas como pequenas manchas transitórias de cor nas partes moles adjacentes mais proeminentes durante a sístole (Fig. 27-22).[72]

Comparações do Doppler colorido com técnicas de amostragem dúplex convencionais e angiografia têm mostrado precisão, sensibilidade e especificidade relativamente semelhantes.[73] No entanto, o Doppler colorido oferece benefícios mais valiosos (quadro). O Doppler colorido reduz o tempo de exame por meio da particularização de áreas de anormalidade do Doppler colorido para análise espectral com Doppler pulsado. Ramos da ACE são prontamente detectados, facilitando a diferenciação da ACI. As informações de fluxo em tempo real numa grande área transversal fornecem um panorama global das anormalidades de fluxo e permitem que o trajeto de um vaso seja prontamente

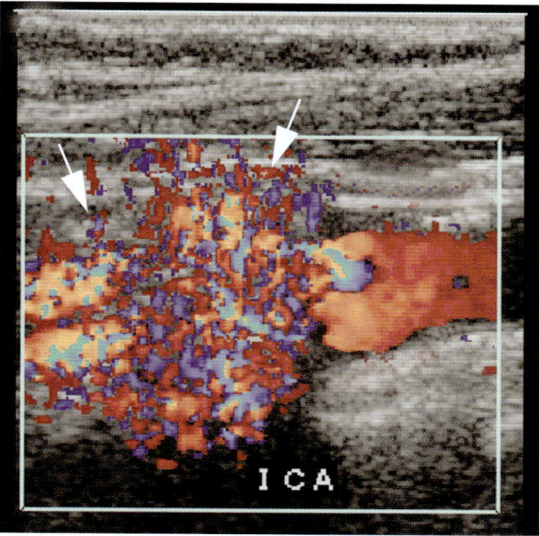

FIGURA 27-22. Sopro em Doppler colorido. Extenso sopro em Doppler colorido de partes moles (*setas*) circunda a bifurcação da carótida direita com uma estenose de 90% da ACI (ICA) direita.

determinado. Além disso, o Doppler colorido melhora a confiança e a reprodutibilidade de diagnóstico dos estudos com US, evitando assim muitas armadilhas de diagnóstico em potencial. O fluxo sangüíneo laminar é rompido na região da bifurcação da carótida, onde há uma **inversão normal e transitória do fluxo** opostamente à origem da ACE (Fig. 27-20A-C). O Doppler colorido exibe esta separação de fluxo normal como uma área de inversão de fluxo localizada ao longo da parede externa do bulbo carotídeo, o que aparece tanto no início quanto no pico da sístole e persiste por um tempo variável na porção diastólica do ciclo cardíaco.[74,75] Esta inversão de fluxo pode produzir algumas ondas de Doppler pulsado tremendamente bizarras; entretanto, o aspecto no Doppler colorido discerne prontamente a natureza destas alterações de onda. Além disso, sugere-se que a ausência desta inversão de fluxo seja anormal e possa representar uma das primeiras alterações da doença aterosclerótica.[74] A inversão de fluxo vista na região da bifurcação da carótida é claramente diferente daquela vista com *aliasing* no Doppler colorido. Áreas contíguas saturadas de vermelho e azul são vistas nesta separação de fluxo em baixa velocidade, em comparação com os matizes de cor contíguos muito diferentes representando as atribuições de cores mais altas para fluxo anterógrado e invertido. O **fluxo helicoidal** na ACC pode ser uma indicação indireta de estenose arterial proximal, mas pode ocorrer como uma variante normal. O Doppler colorido exibe graficamente o espiralamento excêntrico de fluxo ACC acima.

Armadilhas do Doppler colorido. O Doppler colorido pode ajudar a evitar armadilhas de diagnóstico em potencial. **Alterações da fisiologia cardiovascular, lesões em série, doença da carótida contralateral, arritmias, alterações pós-operatórias** e **vasos tortuosos** podem levar a uma sub ou superestimativa do grau de estenose. Em tais casos, o

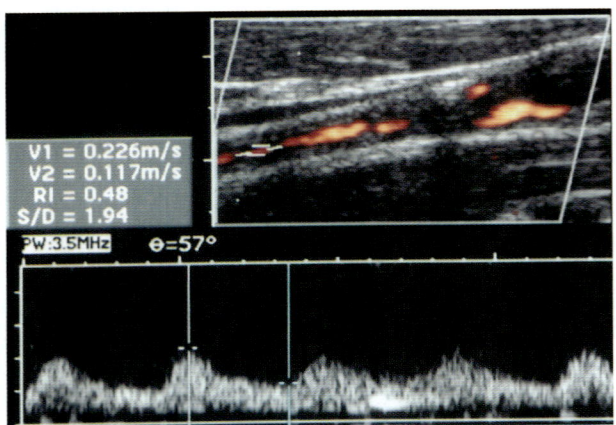

FIGURA 27-23. Estenose de alto grau com "sinal do fio" na artéria carótida interna. Onda *tardus/parvus* com baixa velocidade num segmento longo.

Doppler colorido pode propiciar visualização direta da luz patente de maneira análoga à angiografia.[76] De fato, como a angiografia faz imagens apenas da luz do vaso, não da parede do vaso, o Doppler colorido (Power Doppler) tem o potencial para avaliar estenoses ainda mais completamente do que a angiografia. Como os padrões de fluxo são exibidos com imagens de Doppler colorido, as consequências hemodinâmicas locais da lesão são facilmente discernidas. O Doppler colorido/Power Doppler parecem ter valor particular para detectar **pequenos canais residuais de fluxo** em áreas de estenoses carotídeas de alto grau (Fig. 27-23).[72,73,76-78] O Power Doppler oferece uma vantagem comparável e tem o potencial teórico de ser mais sensível para detectar amplitude extremamente baixa e fluxo com baixa velocidade. Finalmente, o Doppler colorido e o Power Doppler têm o potencial de deixar mais claras as faltas de correspondência das imagens por Doppler, melhorando ainda mais a precisão e a confiança do diagnóstico.

Embora o Doppler colorido ofereça muitas vantagens, ele é dependente do ângulo e tem a tendência a artefatos, como o *aliasing*. A resolução espacial do Doppler colorido é menor do que as imagens em escala de cinza, e a resolução do Doppler é inferior à da análise espectral com Doppler pulsado. Não se pode igualar a saturação de cores com velocidade.[69] A imagem colorida é corrigida somente para um ângulo, e, deste modo, alterações da saturação de cores podem simplesmente refletir alterações do trajeto do vaso e do ângulo Doppler relativo. Os sistemas de cores, em geral, computam a velocidade média para produzir o pixel de cor na imagem. No entanto, o examinador geralmente está interessado em determinar a velocidade máxima; portanto, a análise espectral com Doppler pulsado continua necessária para a quantificação precisa de uma estenose hemodinamicamente significativa.

Power Doppler

O sinal colorido no Power Doppler é gerado do espectro de Power Doppler integrado. A amplitude dos ecos refletidos determina o brilho e o tom de cor do sinal colorido. Esta amplitude é dependente da densidade das hemácias que passam dentro do volume de amostra. O Power Doppler utiliza uma faixa dinâmica maior com melhor relação sinal-ruído do que o Doppler colorido. Como o Power Doppler não avalia frequências, mas amplitude ou potência, os artefatos — como o *aliasing* — não ocorrem. O Power Doppler, diferentemente do Doppler colorido, é amplamente independente do ângulo. Essas características se combinam para tornar o Power Doppler peculiarmente sensível para detectar um fio de fluxo residual na região de uma suspeita de oclusão da carótida.[78]

Também se formula a hipótese de que o Power Doppler tenha melhor definição de bordas que o Doppler colorido. A combinação de melhor definição de bordas e fluxo relativo independente do ângulo oferece o potencial para melhor avaliação visual do grau de estenose usando-se o Power Doppler.[79] A melhor definição de bordas também pode permitir que o Power Doppler defina mais claramente as características da superfície da placa (Fig. 27-10B).[80] Apesar aos muitos benefícios em potencial do Power Doppler, ele não fornece informações sobre velocidade ou fluxo direcional.[81] Além disso, o Power Doppler é muito sensível a movimento. A sensibilidade ao movimento do Power Doppler pode resultar em um pseudofio de fluxo. Se as vibrações das partes moles, numa interface ecogênica, exce-

---

IMAGENS COM DOPPLER COLORIDO

VANTAGENS	DESVANTAGENS
Redução do tempo de exame	Dependente de ângulo — tendência a artefatos
Identificação rápida de áreas de estenose/alta velocidade, o que facilita a análise espectral de artefatos	Resolução menor que na escala de cinza
Melhora da reprodutibilidade e confiança diagnósticas	Menos Doppler espectral do que o Doppler pulsado
Distingue oclusão de "sinal do fio"	Informações de velocidade mais lentas
Informações hemodinâmicas e anatômicas simultâneas, além de informações de velocidade e fluxo sanguíneo direcional	
Melhora a precisão na quantificação de estenoses	
Torna mais clara a falta de correspondência em imagens com Doppler pulsado	

POWEER DOPPLER

VANTAGENS

Não há *aliasing*
Aumentos potenciais de precisão da graduação de estenoses
Auxilia a distinguir lesões pré-oclusivas das oclusivas
Retrata de maneira superior em potencial a morfologia da superfície da placa
Aumento da sensibilidade para detectar fluxo sangüíneo com baixa velocidade e baixa amplitude
Independente do ângulo

DESVANTAGENS

Não fornece informações sobre direção ou velocidade do fluxo
Muito sensível a movimento (pouca resolução temporal)

CAUSAS DE FALTA DE CORRESPONDÊNCIA DE IMAGEM DOPPLER

Arritmia cardíaca
Valvulopatia cardíaca; miocardiopatia
Estenose aórtica grave
Hipotensão ou hipertensão
Lesões em série
Estenose carotídea contralateral
Placa não-estenótica
Estenose concêntrica de alto grau com segmento longo
Dissecção da carótida
Lesão pré-oclusiva
Vasos tortuosos
Placa calcificada; placa hipoecóica ou anecóica
Variantes anatômicas

---

derem o nível de filtro de desorganização, as informações de cores poderão ser exibidas em áreas nas quais não haja fluxo sangüíneo. A avaliação com Doppler pulsado de um fio de potência de cor deve ser sempre realizada para confirmar a presença de fluxo real.

Armadilhas

Embora as determinações de velocidade absoluta sejam valiosas para avaliar o grau de estenose vascular, há momentos em que estas medidas são menos confiáveis.[1] Variações da fisiologia cardiovascular podem afetar medidas de velocidade na carótida.[82,83] Por exemplo, as velocidades produzidas por uma estenose num **paciente hipertenso** podem ser mais altas do que aquelas num indivíduo normotenso com estreitamento comparável, especialmente na situação de uma pressão diferencial ampla. Por outro lado, uma **redução do débito cardíaco** diminuirá as velocidades sistólica e diastólica. **Arritmias cardíacas, lesões da valva aórtica** e **miocardiopatias graves** podem causar aberrações significativas na forma das ondas de fluxo carotídeo e alterar as leituras de velocidades sistólica e diastólica (Fig. 27-24A, B). O uso de uma **bomba de balão intra-aórtico** (Fig. 27-25) também pode distorcer o espectro de velocidades Doppler. Estas alterações podem invalidar o uso de parâmetros comuns do Doppler para quantificar estenoses. A **bradicardia**, por exemplo, produz aumento do volume sistólico, fazendo com que as velocidades sistólicas aumentem, mas o **escoamento diastólico controlado** causa diminuição falsa dos valores diastólicos finais. Os pacientes com **estenose aórtica grave ou crítica isolada** podem demonstrar anormalidades nas ondas dúplex, incluindo tempo de aceleração prolongado, diminuição da velocidade de pico, demora até a deflexão ascendente e ondas arredondadas.[84] No entanto, **estenose aórtica leve ou moderada** geralmente resulta em anormalidade ultra-sonográfica pequena ou ausente. **Artérias carótidas tortuosas ou acotoveladas** representam alterações congênitas ou adquiridas na artéria carótida. A significância clínica disto é questionável; entretanto, a **tortuosidade vascular** freqüentemente resulta em jatos excêntricos de fluxo de alta velocidade, o que pode fornecer velocidades elevadas na ausência de estenose significativa (Fig. 27-26A, B).[85] Inversamente, se o bulbo carotídeo tiver capacidade, uma grande carga de placa ainda pode deixar de produzir aumentos antecipados de velocidade. Isto se dá porque a diferença relativa de área entre a ACC distal e a luz patente residual do bulbo grande não é suficiente para produzir uma alteração de velocidade acima de 50%. Isto é denominado por alguns como **placa não-estenótica** (Fig. 27-27A-C). Freqüentemente, uma **falta de correspondência de imagem/Doppler** alerta o examinador para armadilhas em potencial.

O Doppler colorido pode ser usado para superar dilemas diagnósticos nestas situações, particularmente quando estão presentes capacidades de apresentação de "cine *loop*". O cine *loop* permite que o computador armazene por até 10 segundos o registro prévio de Doppler colorido para exibição em tempo real ou quadro-a-quadro. Isto permite que se avalie o enchimento de todas as partes da luz do vaso. **Lesões obstrutivas** em uma carótida podem **afetar** velocidades no **vaso contralateral**. Por exemplo, estenose ou oclusão unilateral grave da ACI pode causar *shunt* de aumento de fluxo através do sistema carotídeo contralateral. Este aumento de fluxo aumenta artificialmente as medidas de velocidade no vaso contralateral, particularmente em áreas de estenose (Fig. 27-28A, B).[85-88] Inversamente, uma estenose de artéria carótida comum proximal ou de artéria inominada pode reduzir o fluxo, havendo conseqüente redução das medidas de velocidade numa estenose que seja distal ao ponto de obstrução (**lesão em série**).

Os índices de velocidade que comparam valores de velocidade na ACI aos da ACC ipsilateral podem ajudar a evitar algumas armadilhas.[50] Tem valor em particular o índice de pico sistólico (VPS na ACI contra o da ACC)[56,89] e o índice diastólico final (VDF na ACI/VDF na ACC).[63] Grant *et al.*

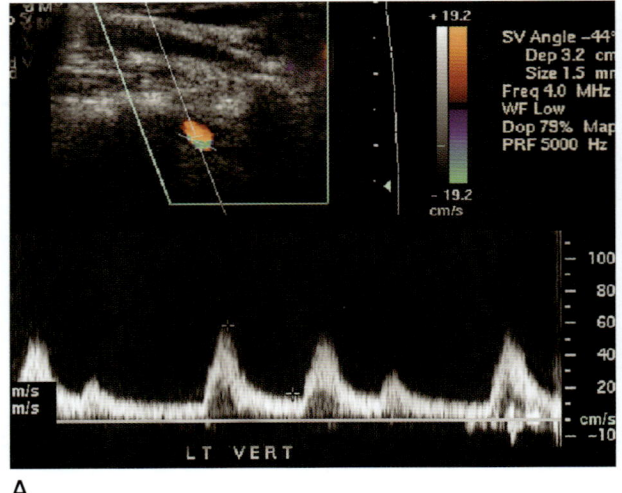
A

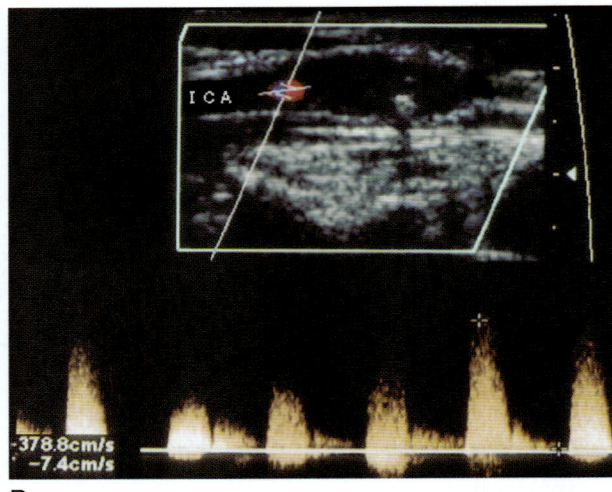
B

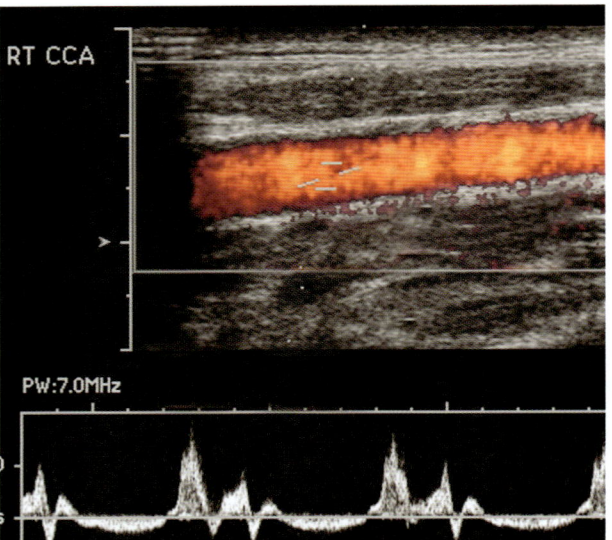
C

FIGURA 27-24. Ondas anormais de Doppler devido a doença cardíaca. A, Paciente com valvulopatia aórtica e fibrilação atrial mostra ritmo irregular em Doppler pulsado, com velocidades variando e uma deflexão ascendente atrasada, o que é compatível com estenose aórtica. **B,** Ondas de Doppler pulsado num paciente com estenose de 80% a 99% da artéria carótida interna e estenose/insuficiência aórtica combinada mostram uma notável disparidade nas velocidades sistólica de pico e diastólica final devido à insuficiência aórtica grave. **C,** Onda Doppler da artéria carótida comum num paciente com insuficiência da valva aórtica. Observe a inversão de fluxo na diástole. ICA = área da artéria carótida interna; CCA = artéria carótida comum.

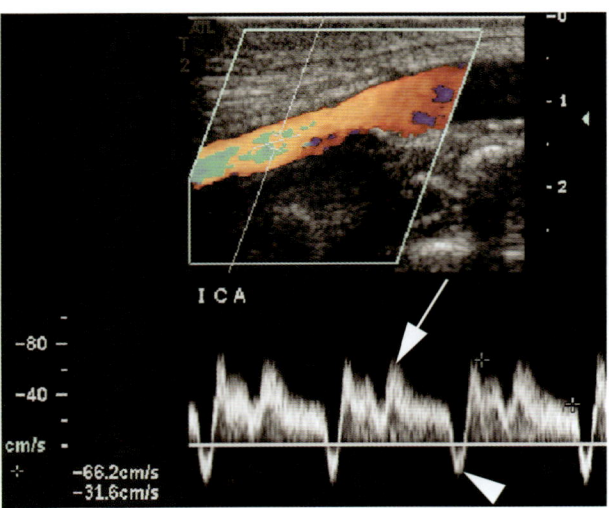

FIGURA 27-25. Onda de Doppler anormal devido a bomba de balão intra-aórtico. Traçado de Doppler pulsado da artéria carótida interna mostra o efeito sobre uma bomba de balão intra-aórtico nas ondas da carótida. O inflar do dispositivo na sístole (*seta*) produz um segundo pico sistólico, enquanto a deflação produz inversão do fluxo (*ponta de seta*) no final da diástole. ICA = área da artéria carótida interna.

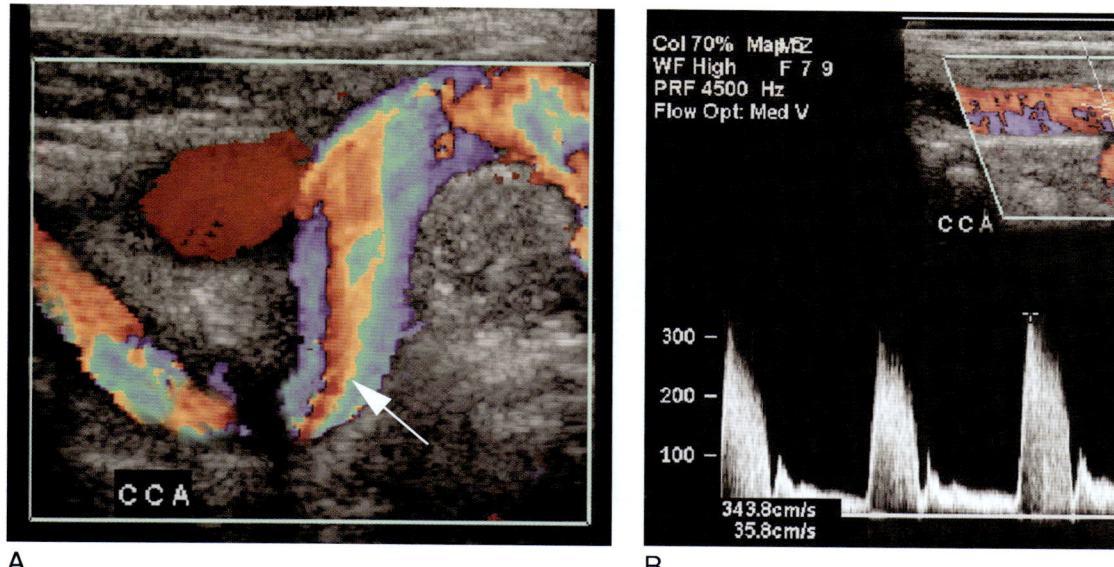

FIGURA 27-26. Fluxo Doppler anormal devido a vaso tortuoso. A, Artéria carótida comum (ACC) tortuosa exibe jatos de fluxo excêntricos no Doppler colorido (*seta*). **B,** Velocidade falsamente elevada devido a um jato excêntrico numa **ACC esquerda proximal tortuosa** sem qualquer estenose visível. *CCA,* ACC.

mostraram que os índices de velocidade sistólica de pico de ACI/ACC têm precisão comparável aos valores de velocidade sistólica de pico para determinar o grau de estenose da ACI.[60] Embora a velocidade sistólica de pico e o índice de velocidade sistólica de pico de ACI/ACC tenham mostrado sensibilidades e especificidades relativas comparáveis, há casos em que o índice de velocidade identificará mais corretamente o grau de estenose e a velocidade absoluta. Os índices de velocidade devem ser sempre empregados quando forem detectadas velocidades incomumente altas ou baixas na carótida comum ou assimetria significativa das velocidades da carótida comum. Estenoses de alto grau em segmento longo freqüentemente não demonstrarão o grau antecipado de elevação da velocidade da ACI. Em tais situações, o índice de velocidade acoplado ao aspecto Doppler em escala de cinza/colorido/power pode dar esclarecimentos sobre o grau real de estreitamento. Como discutido na seção anterior sobre alargamento espectral, Doppler colorido/power são inestimáveis para fugir dos artifícios relacionados a traçados espectrais Doppler falsos.

Embora as estenoses de alto grau geralmente produzam aumento da velocidade na região de uma placa e distalmente a ela, **lesões** oclusivas intra ou extracranianas de alto grau **em série podem reduzir as variações de velocidade antecipadas** e produzir uma onda de resistência atípica alta na ACI (Fig. 27-29A-E). Os vasos devem ser examinados o mais cranialmente possível para que não se deixe de perceber uma lesão distal em série. O fluxo imediatamente distal à estenose de mais de 95% freqüentemente demonstra ondas *tardus/parvus* de velocidade muito baixa, em comparação com as velocidades altas antecipadas vistas numa estenose de alto grau (Fig. 27-23). **Estreitamentos vasculares de alto grau,** particularmente aqueles de natureza circunferencial que ocorrem num longo segmento de um vaso, também podem produzir ondas abafadas sem mudança de freqüência de alta velocidade. Embora não estejam presentes elevações de velocidade definidas em tal estreitamento circunferencial longo, geralmente ficam aparentes o alargamento espectral e o distúrbio de fluxo distal a tal estreitamento. Ademais, o estreitamento fusiforme geralmente é detectado com a imagem em tempo real, particularmente se for empregado Doppler colorido. **Oclusões da artéria inominada** podem resultar em ondas *tardus/parvus* e até em padrões de roubo da carótida semelhantes aos observados na artéria vertebral (Fig. 27-30).

Outra fonte de erro na análise com Doppler pulsado é o *aliasing*, causado por incapacidade de detectar a verdadeira velocidade de pico porque a taxa de amostragem Doppler (freqüência de repetição dos pulsos, FRP) é baixa demais. Um exemplo visual clássico de *aliasing* pode ser visto em filmes de *Western*, com a aparente inversão dos raios das rodas da diligência quando as rotações da roda excedem a velocidade dos quadros do filme. A mudança de freqüência detectável máxima não pode ser maior que a metade da FRP. Com *aliasing*, as pontas do espectro de velocidade no tempo (representando velocidades altas) são cortadas e se enrolam, aparecendo abaixo da linha de base (Fig. 27-31). Se ocorrer *aliasing*, **sondas de ondas contínuas** usadas em conjunto com o Doppler pulsado dúplex podem rapidamente demonstrar a verdadeira mudança de velocidade de pico. O *aliasing* também pode ser superado ou diminuído por **aumento do ângulo teta** (o ângulo de insonação Doppler), reduzindo assim a variação Doppler detectada, ou por diminuição da freqüência de feixes sonoros insonantes. **O aumento da FRP** eleva a mudança de freqüência detectável, mas o aumento da FRP é limitado pela profundidade do vaso, bem como pela freqüência central do transdutor.[31,52]

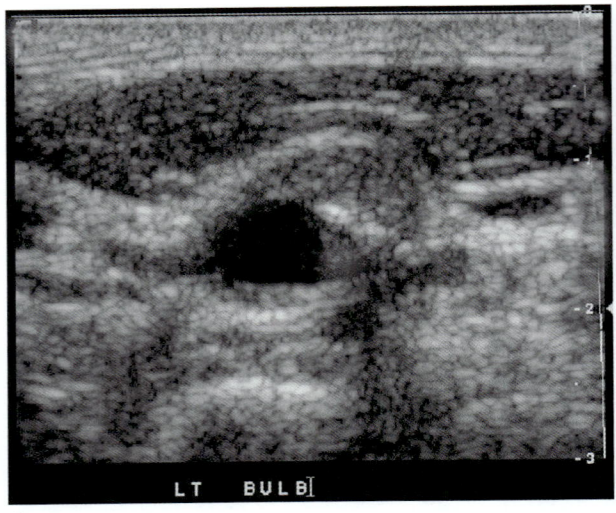
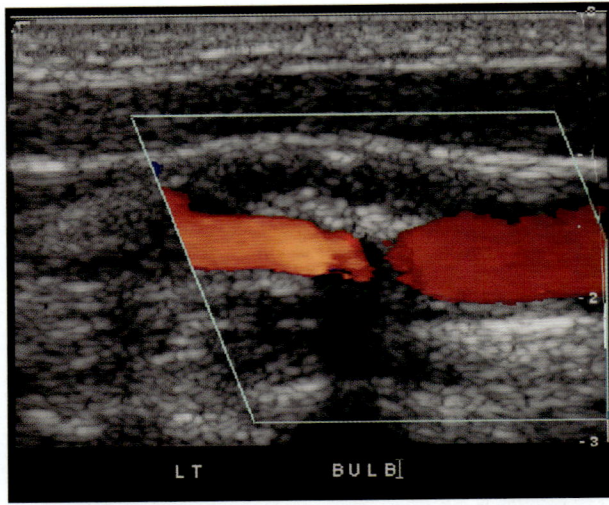
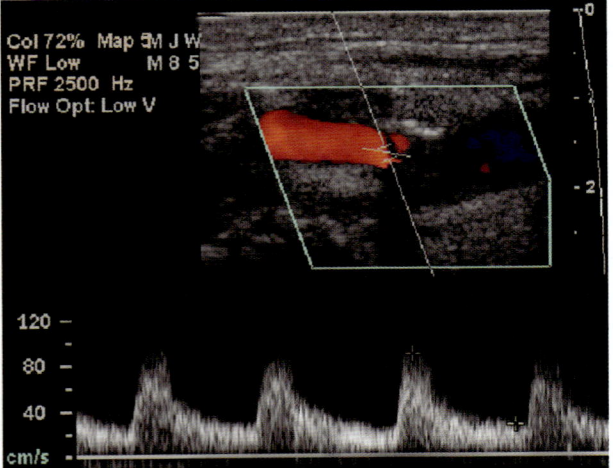

FIGURA 27-27. Bulbo carotídeo com estenose moderada. A, Imagem transversal em escala de cinza do bulbo carotídeo direito mostra uma estenose de diâmetro de aproximadamente 50%. **B,** Imagem longitudinal de Doppler colorido confirma uma estenose moderada. **C,** No Doppler espectral, não há aumentos correspondentes da velocidade sistólica (88,7 cm/s) na área de aparente estreitamento.

Também se pode **mudar a linha basal zero** e reatribuir uma faixa maior de velocidades ao fluxo anterógrado para superar o *aliasing*. Isto também é válido para **acrescentar valores de velocidade acima e abaixo da linha basal** para obter-se um valor de velocidade preciso, uma vez que não ocorram múltiplos envoltórios, como se vê em velocidades extremamente altas. O *aliasing*, algumas vezes, pode ser útil na interpretação de imagens de Doppler colorido onde o *aliasing* do Doppler colorido possa acentuar a intensidade dos distúrbios de fluxo, bem como definir a luz patente.

Oclusão da Artéria Carótida Interna

A distinção entre um sinal do fio e uma carótida totalmente ocluída tem grande significância clínica. Grubb e cols. mostraram que as lesões pré-oclusivas não tratadas trazem um risco de AVC aproximado de 5% ao ano. Deste modo, a intervenção nesta população de pacientes é particularmente importante.[90]

A oclusão da carótida é diagnosticada quando não se detecta fluxo num vaso. Pulsações ocasionalmente transmitidas para uma ACI ocluída podem simular fluxo anormal num vaso patente. O cursor do Doppler pulsado deve ser claramente localizado na luz da ACI, e o fluxo pulsátil arterial deve ser identificado. Deve-se prestar muita atenção à direção do fluxo e à natureza das pulsações. A **amostragem da corrente central verdadeira** deve ser documentada por exame transversal, e o volume da amostra deve ser reduzido o máximo possível. Pulsações irrelevantes quase nunca devem ser transmitidas ao centro do trombo.[54]

À medida que a estenose de alto grau se aproxima da oclusão, o jato de alta velocidade é reduzido a um mero fio de líquido. Pode ser difícil localizar o pequeno fio residual de fluxo dentro de uma luz amplamente ocluída usando-se apenas imagens ultra-sonográficas, particularmente se a placa ou trombo adjacente forem anecoicos, tornando a luz residual invisível durante exame em tempo real, ou se há placa calcificada obscurecendo a visualização.

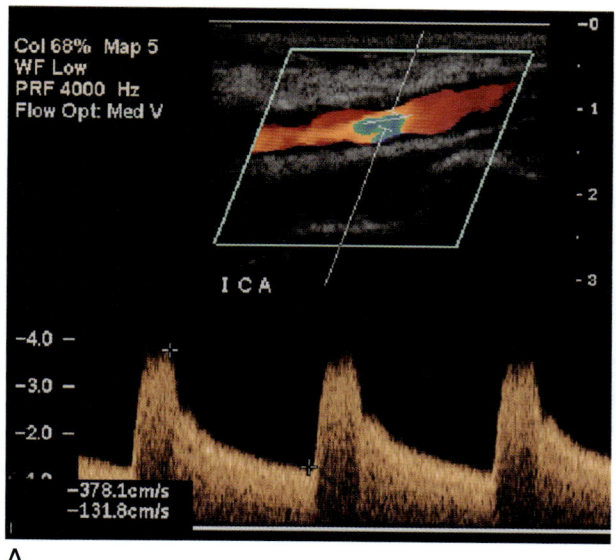 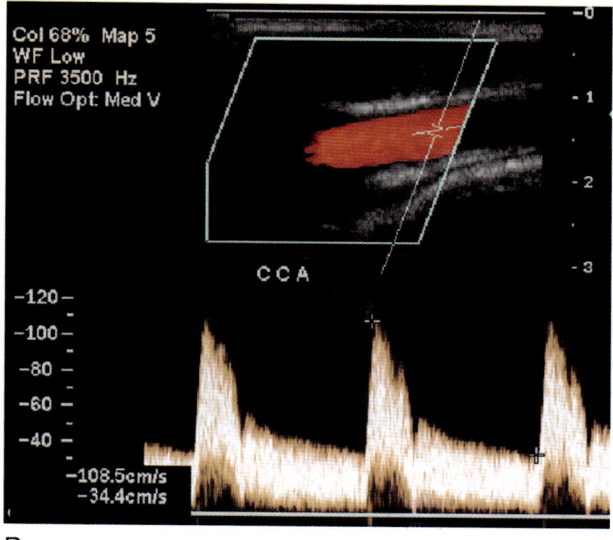

FIGURA 27-28. Valor do índice de ACI/ACC. A, Aumento falso das velocidades da ACI esquerda num paciente com menos de 50% de estenose visível e oclusão da ACI direita (ACI 378). **B,** Índice sistólico de ACI/ACC à esquerda também aumentou 378/109 = 3,5. CCA, artéria carótida comum; ICA, artéria carótida interna.

Em estenoses críticas de alto grau (mais de 95%), ajustes da sensibilidade padrão do Doppler colorido podem deixar de demonstrar um fio de fluxo residual. Deste modo, é sempre prudente empregar os **ajustes de sensibilidade de fluxo lento ao Doppler colorido** para discriminar entre estenoses críticas e oclusões.[73,76] Alternativamente, o Power Doppler (com seu aumento de sensibilidade para detectar sinais de baixa amplitude e velocidade lenta) pode ser utilizado para visualizar um fio residual de fluxo sangüíneo (Fig. 27-32A, B). O Doppler colorido tem precisão de 95% a 98% para distinguir estenose de alto grau da oclusão completa em angiografia quando são empregados parâmetros técnicos apropriados.[91-93]

A presença de uma estenose de alto grau ou oclusão na ACI pode ser inferida pela inspeção da onda Doppler pulsada na ACC ipsilateral ou na imagem por Doppler colorido ou Power Doppler (Fig. 27-30). As ondas de Doppler pulsado na ACC ipsilateral e na ACI proximal a uma lesão freqüentemente demonstram um sinal assimétrico de alta resistência com diminuição, ausência ou inversão do fluxo diastólico — exceto quando houver colaterais da ACE para a **circulação intracraniana** (Fig. 27-33A, B). A principal via colateral intracraniana/extracraniana existe entre as artérias orbitária e oftálmica. Outras vias colaterais incluem o ramo occipital da ACE para a artéria vertebral e os ramos cervicais que saem do arco juntamente com a artéria vertebral. De forma semelhante, imagens de Doppler colorido ou de Power Doppler podem mostrar um lampejo de fluxo colorido na sístole, mas uma diminuição visível ou ausência de fluxo colorido na diástole, o que é assimétrico, em comparação com a parte contralateral.[91,92] O diagnóstico de oclusão da carótida *versus* sinal do fio é feito mais precisamente com

> **ACHADOS ULTRA-SONOGRÁFICOS NA OCLUSÃO DA ARTÉRIA CARÓTIDA INTERNA**
>
> "Internalização" da onda da ACE ipsilateral
> Ausência de fluxo no interior da ACI por Doppler colorido, Power Doppler ou Doppler pulsado
> Inversão do fluxo dentro de um segmento de ACI ou ACC proximal ao segmento ocluído
> Trombo ou placa preenchem completamente a luz da ACI nas imagens em escala de cinza, no Doppler colorido ou no power Doppler
> Onda de alta resistência abafada dentro da ACC ipsilateral ou da ACI proximal
> ACC contralateral pode demonstrar velocidades significativamente mais altas do que a ACC ipsilateral

Doppler colorido ou Power Doppler do que com exame dúplex em escala de cinza, e pode dispensar a necessidade de angiografia para confirmar uma oclusão de ACI ultra-sonograficamente diagnosticada.[91,92]

Outro artifício no diagnóstico de uma ACI totalmente ocluída é **tomar uma ACE patente ou um de seus ramos pela ACI**. A situação é especialmente confusa quando as colaterais de ACE/ACI se abrem em resposta a doença de longa duração da ACI, e a ACE adquire uma onda com baixa resistência (internalização) (Fig. 27-34). Uma técnica que pode auxiliar a identificar a ACE é fazer o exame na origem do vaso enquanto se percute simultaneamente a artéria temporal. A percussão da artéria temporal superficial costuma

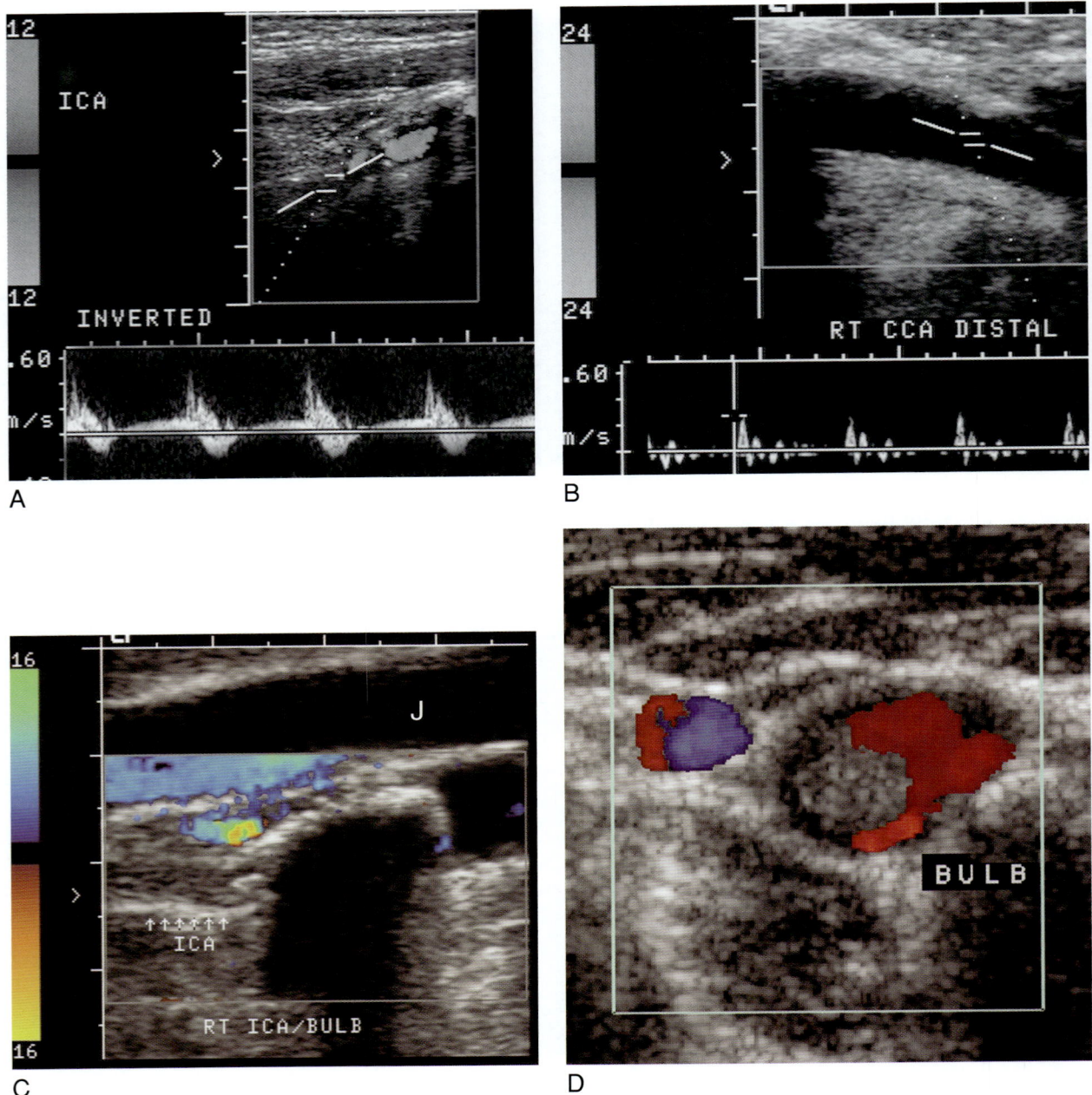

FIGURA 27-29. Ondas anormais de alta resistência. A, Onda de alta resistência numa ACI distal devido a uma estenose intracraniana de alto grau da ACI. **B,** Fluxo abafado e de alta resistência numa ACC direita proximal a uma oclusão de uma ACI. **C,** Mostra placa calcificada com sombra proximal a uma oclusão de ACI. J — veia jugular. **D,** Imagem transversal de Doppler colorido do bulbo carotídeo direito mostra trombo agudo projetando-se na luz com fluxo periférico medialmente. CCA, artéria carótida comum; ICA, artéria carótida interna; INVERTED = INVERTIDO.

resultar em distorção em forma de serra na onda do Doppler na ACE (80% das ACEs percutidas num estudo) (Fig. 27-4B).[94] No entanto, esta manobra deve ser usada com cautela porque a percussão temporal também pode ser vista nas artérias carótida comum e carótida interna, embora menos comumente (54% e 33%, respectivamente) do que na ACE.[94] Vasos que se ramificam são uma característica peculiar da ACE que também pode ser usada para diferenciar este vaso da ACI. O Doppler colorido pode facilitar a identificação de tais vasos ramificados (Fig. 27-4A). Geralmente, a combinação de **tamanho, posição, forma da onda, presença de ramos e a resposta à percussão temporal** no vaso podem **identificar** corretamente a **ACE**.

Embora a propagação distal do trombo ocorra quase que invariavelmente após uma oclusão da ACI, as oclusões da ACC costumam ser localizadas. O fluxo pode ser mantido na ACE e na ACI, mas precisa estar invertido em um dos dois vasos. A ultra-sonografia é o método preferido para avaliar a manutenção do fluxo em torno da bifurcação da carótida após oclusão da ACC proximal. Mais comumente, o fluxo

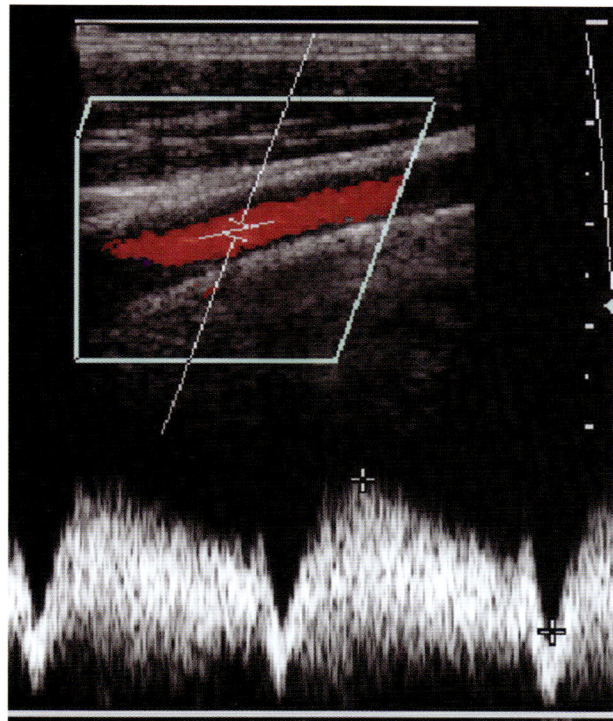

FIGURA 27-30. Velocidade anormal da ACC devido a estenose da artéria inominada. Velocidades baixas na ACC direita com uma onda de pré-roubo distal a uma estenose grave da artéria inominada. ACC, artéria carótida comum.

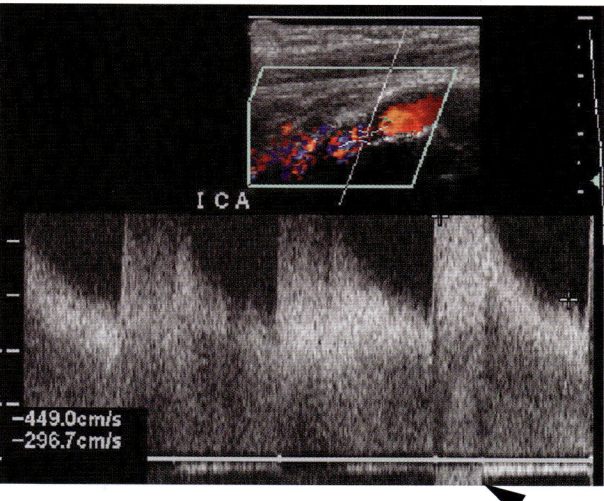

FIGURA 27-31. Aliasing. *Aliasing* de onda de Doppler na região de uma estenose de alto grau (80% a 99%). As velocidades mais altas estão rebatidas (*seta*) e exibidas abaixo da linha de base de velocidade zero. ICA = artéria carótida interna.

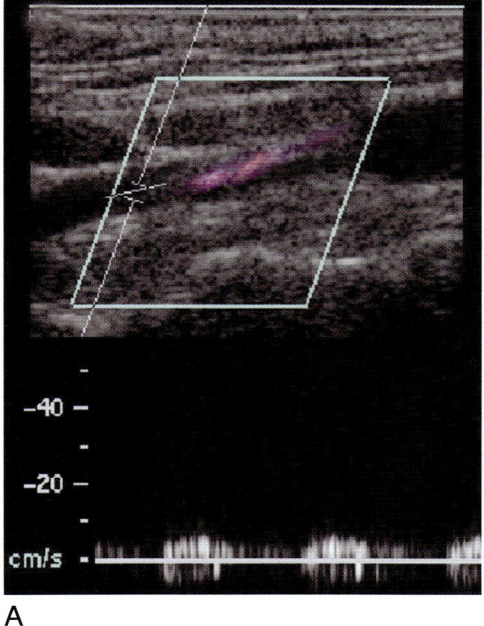
A

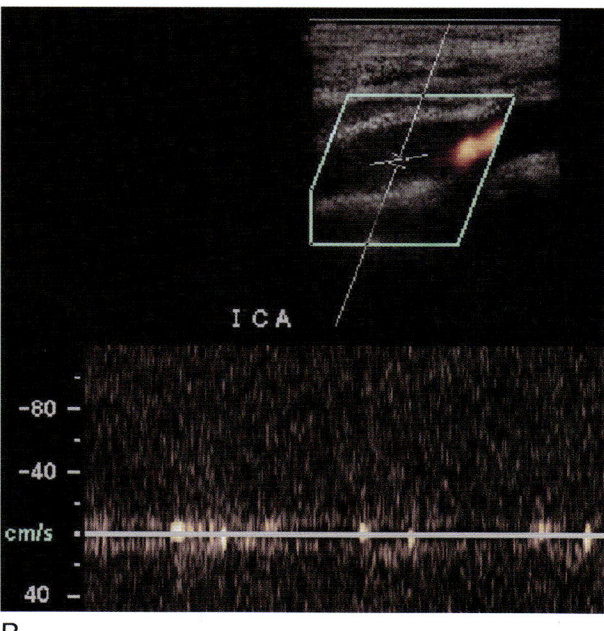
B

FIGURA 27-32. Oclusão quase total e total da ACI. A, Um fio de fluxo pré-oclusivo numa ACI esquerda. **B,** Placa hipoecóica com oclusão completa da ACI mostrada em Power Doppler. ACI, artéria carótida interna. ICA = ACI.

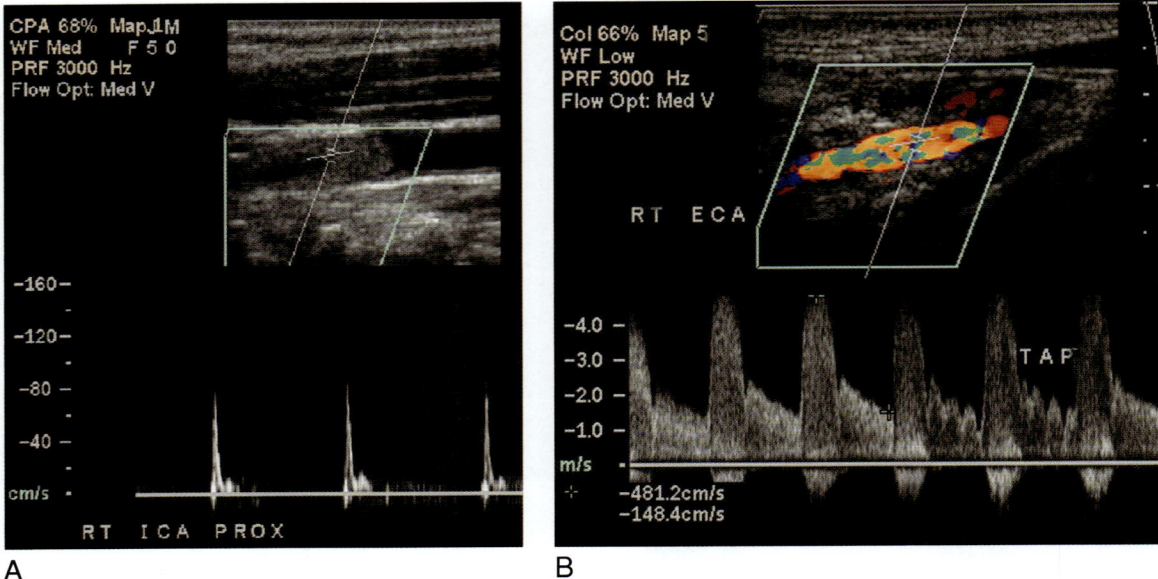

FIGURA 27-33. Oclusão da ACI. A, Oclusão completa da ACI esquerda mostra uma onda em espícula compatível com uma oclusão. **B,** Traçado proximal de ACE esquerda mostra uma onda com baixa resistência, compatível com colaterais para a circulação intracraniana, bem como aumento da velocidade devido a uma estenose da ACE. ACE, artéria carótida externa; ACI, artéria carótida interna; PAT, percussão da artéria temporal. ICA = ACI; ECA = ACE; TAP = PAT.

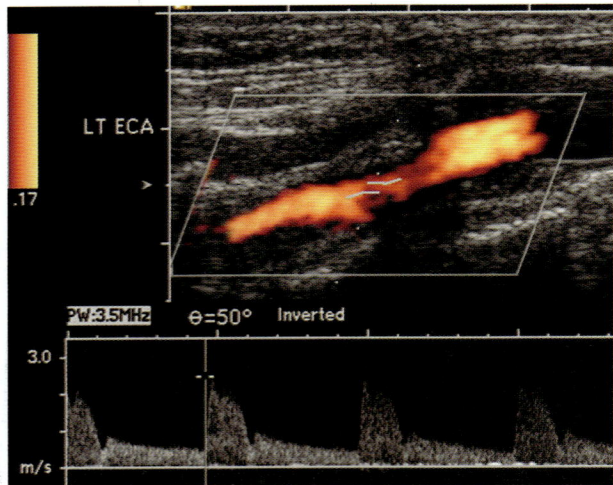

FIGURA 27-34. Oclusão da ACI com longa duração resulta em onda com baixa resistência na ACE. ECA = ACE.

retrógrado na ACE suprirá o fluxo anterógrado na ACI ipsilateral. Ocasionalmente, será encontrado o padrão de fluxo oposto (Fig. 27-35A-E).[54,95,96]

Estratégias Pré-operatórias para Pacientes com Doença da Artéria Carótida

A investigação pré-operatória de doença da carótida está evoluindo em resposta aos resultados do NASCET, ECST e ACAS.[4,5,97] A questão dos números a serem usados para um exame ultra-sonográfico da carótida se baseia na intenção do exame. Por que estamos fazendo o estudo? Como usaremos os resultados? Se o exame for de triagem, estamos avaliando todos os pacientes, apenas os pacientes sintomáticos e assim por diante? Se pretendemos selecionar pacientes para cirurgia com base apenas na ultra-sonografia, então um grupo diferente de variáveis provavelmente produzirá o resultado desejado. A finalidade de um exame da carótida e a população de pacientes a ser triada terão impacto sobre a seleção de limiares de velocidade. Por exemplo, a triagem de pacientes de alto risco e assintomáticos pode ser realizada com limiares de alta velocidade com aumento da especificidade, enquanto os pacientes sintomáticos e com mais probabilidade de serem submetidos a cirurgia para tratamento ideal ditariam limiares inferiores com aumento de sensibilidade.

Embora muitos ainda considerem a angiografia o padrão, há críticas a esta técnica que incluem variabilidade intra-observador significativa e o fato de a angiografia poder freqüentemente subestimar o grau de estenose.[98] De fato, comparações das estimativas angiográficas e ultra-sonográficas de estenose carotídea revelam uma correlação cirúrgica mais próxima com as medidas da ultra-sonografia.[1] A US da carótida comprovou ser um método altamente preciso de detectar estenoses de alto grau, bem como para diferenciar estenoses críticas de oclusão, particularmente desde o advento do Doppler colorido e do Power Doppler. A ARM atualmente está demonstrando ser comparável em precisão à ultra-sonografia e à angiografia para detecção e quantificação de estenose da carótida. A ARM, como a ultra-sonografia, pode retratar a morfologia da placa e, adicionalmente, avaliar a circulação intracraniana. A ARM pode ser útil em situações em que placa calcificada obscureça a luz carotídea subjacente de insonação.

Muitos investigadores agora sugerem substituir a angiografia pré-operatória por uma combinação de ultra-sonogra-

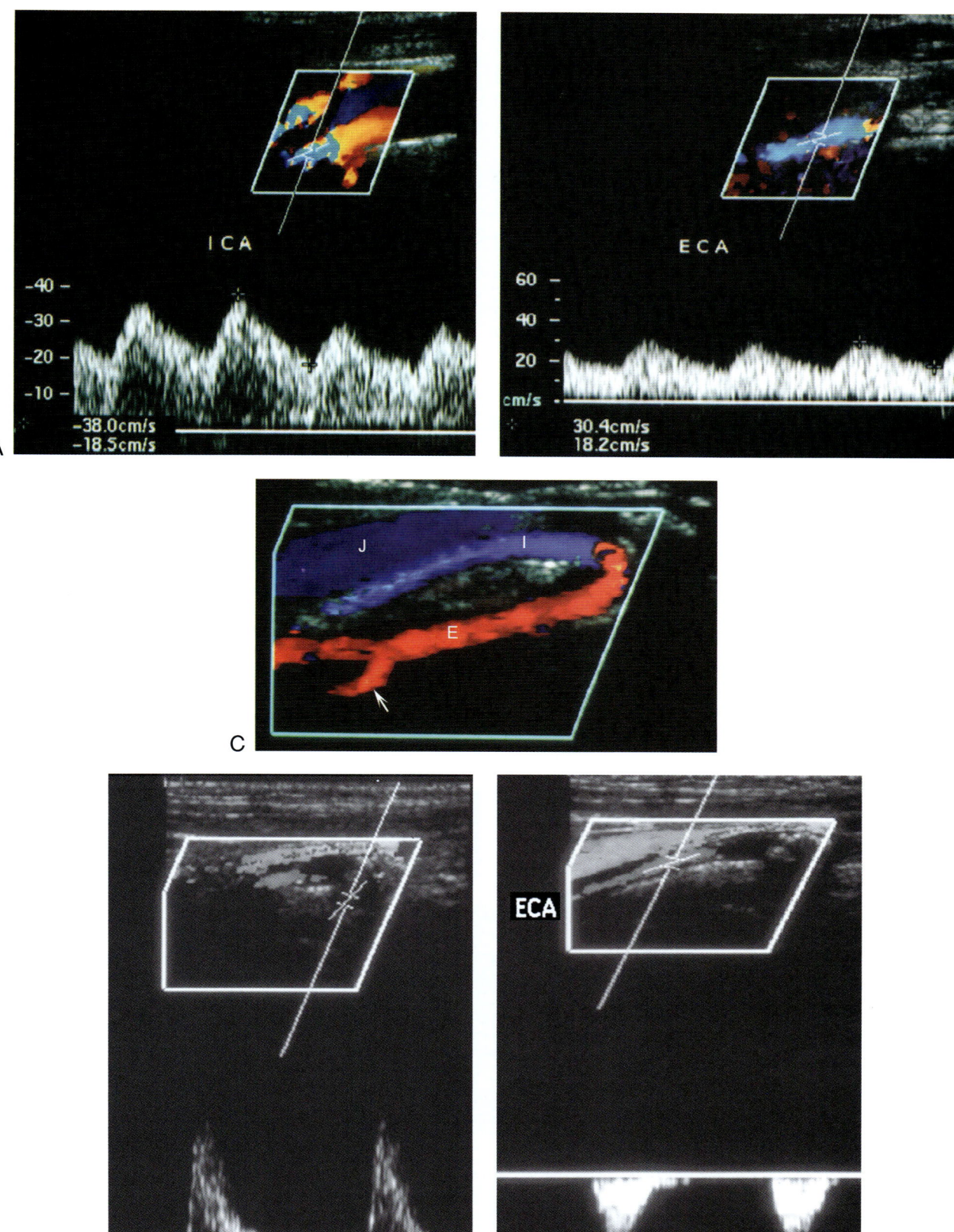

FIGURA 27-35. Oclusão da ACC causa onda anormal na ACI. A, Onda anterógrada *tardus/parvus* vista numa ACI distalmente a uma oclusão da ACC. **B,** Vê-se fluxo retrógrado na ACE com onda *tardus/parvus* por fluxo colateral da ACE contralateral para suprir a ACI ipsilateral distal a uma oclusão de ACC. **C,** Imagem de Doppler colorido mostra fluxo anterógrado na ACE (E) com um ramo da ACE (*seta*) e fluxo retrógrado na ACI (I). Veia jugular interna (J). **D,** Doppler espectral mostra fluxo retrógrado de alta resistência na ACI direita. **E,** Fluxo anterógrado de alta resistência na ACE direita distalmente a uma oclusão da ACC. ACC, artéria carótida comum; ACE, artéria carótida externa; ACI, artéria carótida interna. CCA = ACC; ECA = ACE; ICA = ACI.

fia e ARM da carótida. Eles preconizam utilizar a angiografia somente em casos em que a ARM e a US de carótida tiverem resultados discordantes ou forem inadequadas.[99-102] Outros estudos apóiam o uso da US da carótida exclusivamente antes da endarterectomia.[103-108] Numerosos estudos mostram que mais de 90% dos candidatos à cirurgia podem ser adequadamente triados por meio da avaliação clínica e US apenas. No entanto, em suspeita de doença do arco aórtico ou de vaso proximal ou ainda em casos de suspeita de oclusão completa, alguns ainda preconizam a angiografia pré-operatória.

Randoux *et al.* relatam boa correlação entre angiografia TC, ARM contrastada com gadolínio e angiografia convencional para estimativa de estenoses da carótida.[109] Em casos nos quais a angiorressonância estiver contra-indicada, a angiografia com TC pode fornecer um instrumento alternativo de imagem não-invasiva no pré-operatório.

Ultra-sonografia Pós-operatória

A artéria carótida endarterectomizada demonstra muitos aspectos característicos (Fig. 27-36A-G).[110,111] Freqüentemente é vista uma cunha distinta entre o complexo I-M normal e a superfície endarterectomizada, já que há suturas ecogênicas periodicamente espaçadas. O complexo I-M ausente também demonstrou crescer novamente. Conquanto o estado de vigilância de rotina pós-endarterectomia não seja preconizado em pacientes assintomáticos, um estudo mostrou que aproximadamente 6% dos pacientes submetidos a endarterectomia tinham *flaps* de carótida, estenoses residuais moderada a moderadamente graves ou uma ACE ocluída.[112] Dois destes pacientes em sua série com anormalidades pós-operatórias na US sofreram um AVC perioperatório. Os pacientes sem defeitos na US pós-operatória não tiveram seqüelas perioperatórias ou necessidade de procedimentos de reoperação. Os pacientes com estenoses pré-operatórias acima de 75% têm um risco maior de estenoses residuais. Parece que a utilização de US na população pós-operatória sintomática é útil; o papel na população de pacientes assintomáticos é discutível.[113]

A colocação de *stent* carotídeo está em investigação no momento e fica confinada a pacientes considerados como de risco alto demais para endarterectomia carotídea. Os **stents** carotídeos são facilmente visualizados com US, permitindo que se faça uma avaliação da doença antes do *stent*, ao longo

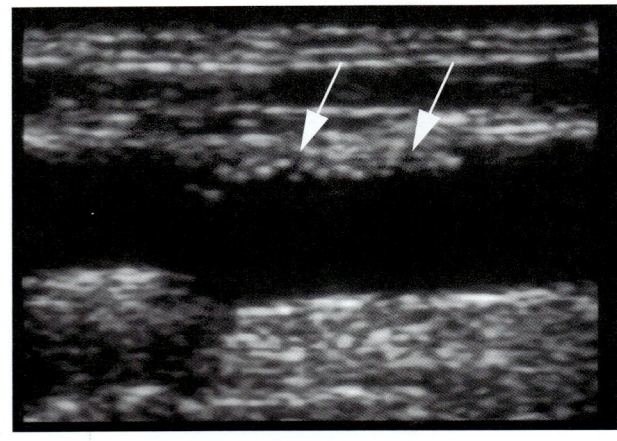
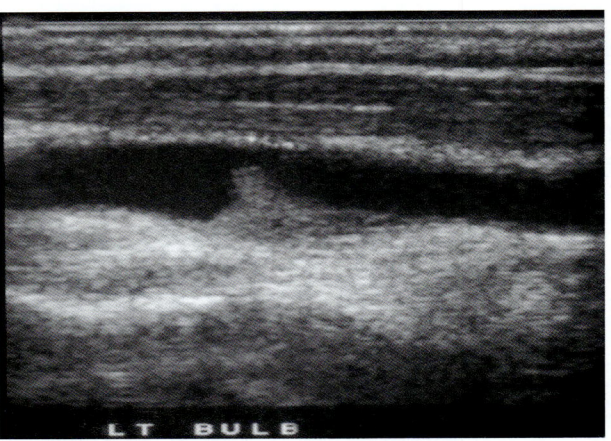
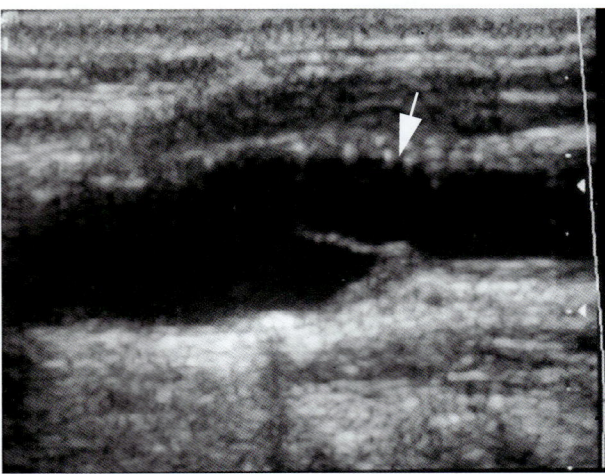

FIGURA 27-36. Aspectos pós-endarterectomia. A, Alterações normais pós-endarterectomia após cirurgia com um retalho de veia (*setas*). **B,** Cunha anormal de placa/trombo residual/recorrente num paciente recentemente sintomático em estado pós-endarterectomia carotídea. **C,** Suturas pós-endarterectomia (*seta*) com *flap* residual de íntima na luz.

dele e distalmente a ele. A US pode ser útil para avaliar a presença e a intensidade da estenose, caracterizar a bifurcação da carótida, avaliar variantes anatômicas e a tortuosidade dos vasos, e a calcificação de placa antes da colocação de um *stent* (Fig. 27-37A-D).

Os critérios de velocidade empregados para graduação da estenose num *stent* podem não ser idênticos àqueles na artéria carótida nativa.[114] Alguns investigadores mostraram que as velocidades ao longo do *stent* são, de rotina, mais altas do que aquelas num vaso sem *stent*. Elevações de velocidade na faixa de 125 a 140 cm/s são razoavelmente comuns em *stents* amplamente patentes. Ademais, normalmente se vê um aumento de velocidade na ACI distal além do *stent* montado. As elevações de velocidade desproporcionais ao longo do *stent* podem ser causadas por vários fatores, inclusive por alterações na complacência da parede do vaso e por *shunt* de fluxo sangüíneo para longe da ACE. Também é possível que a técnica utilizada em muitos dos ensaios sobre *stents*, os quais exigem adesão estrita à técnica com ângulo teta de 60° para investigação com Doppler, possa resultar em aumentos sistemáticos da velocidade. No presente, aumentos discretos da velocidade num *stent* que pareça amplamente patente no Doppler colorido ou no Power Doppler têm pouca probabilidade de indicar estreitamento significativo ou justificar avaliação ou intervenção adicionais.

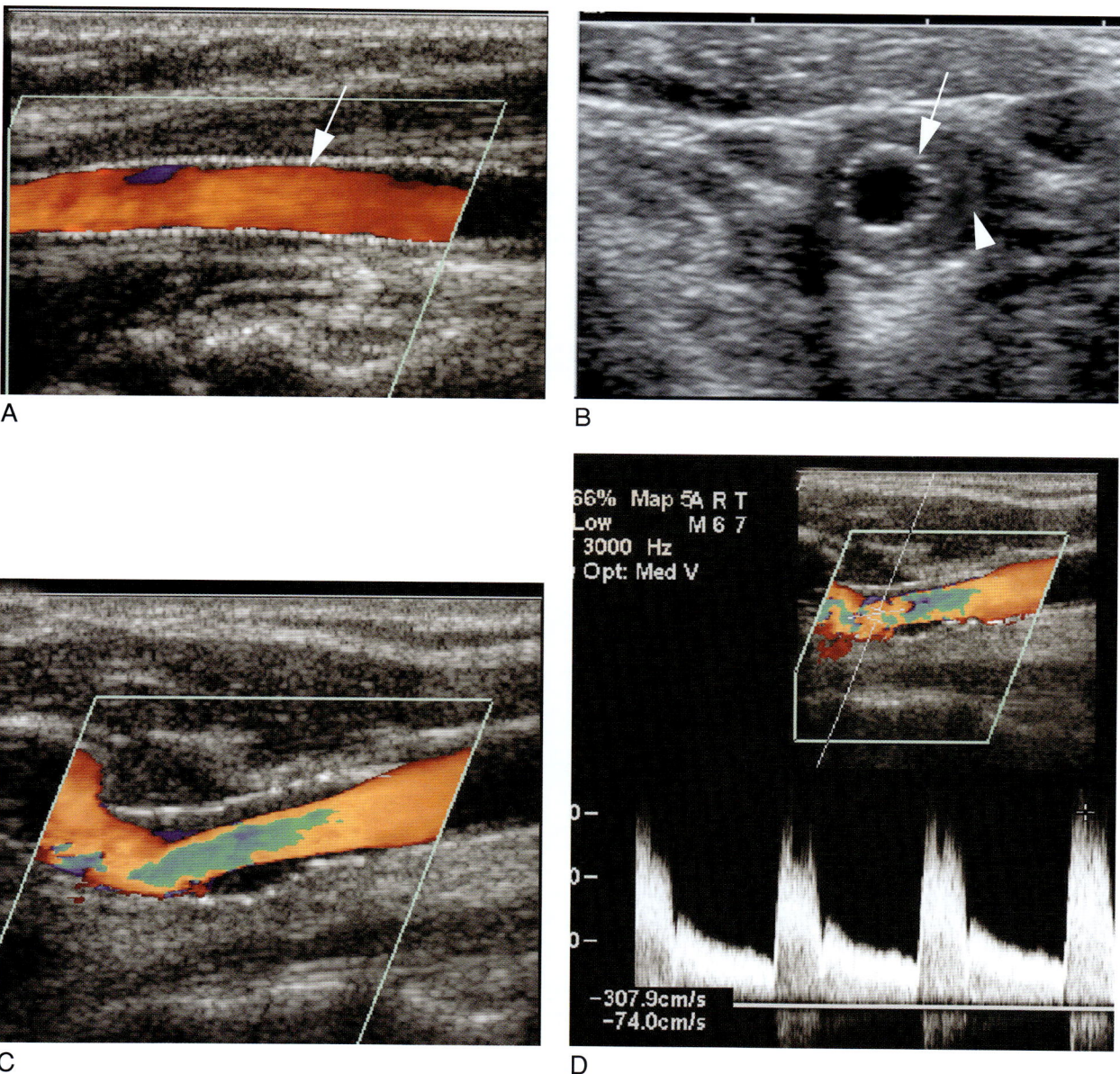

FIGURA 27-37. Stent de carótida. A, *Stent* normal de carótida direita (*seta*) mostra enchimento completo no exame por Doppler colorido. **B,** Imagem transversal de um *stent* de carótida (*seta*) no bulbo carotídeo mostra placa residual (*ponta de seta*) na luz. **C** e **D,** *Stent* em carótida esquerda mostra estreitamento visível em Doppler colorido (C) e velocidades elevadas (D) compatíveis com uma estenose acima de 70% usando-se critérios de velocidade comuns para carótida.

DOENÇA CAROTÍDEA NÃO-ATEROSCLERÓTICA

A doença carotídea não-aterosclerótica é muitíssimo menos comum do que a doença em placa. A **displasia fibromuscular (DFM)**, um processo não-inflamatório com hipertrofia das paredes arteriais musculares e fibrosas, separadas por zonas anormais de fragmentação, envolve a ACI média e distal mais comumente do que outros segmentos da carótida. Um "colar de contas" característico tem sido descrito na angiografia. Existem apenas alguns relatos sobre as características ultra-sonográficas da DFM.[115,116] Muitos pacientes com DFM têm anormalidades ultra-sonográficas inespecíficas ou que não são demonstradas obviamente. A DFM pode ser assintomática ou pode resultar em dissecção da carótida ou eventos tromboembólicos subseqüentes (Fig. 27-38A-C). **Arterite** decorrente de processos auto-imunes, como a arterite de Takayasu ou a arterite temporal, ou alterações por radiação podem produzir espessamento concêntrico difuso das paredes da carótida, o que mais freqüentemente envolve a ACC (Fig. 27-39A-C).[117]

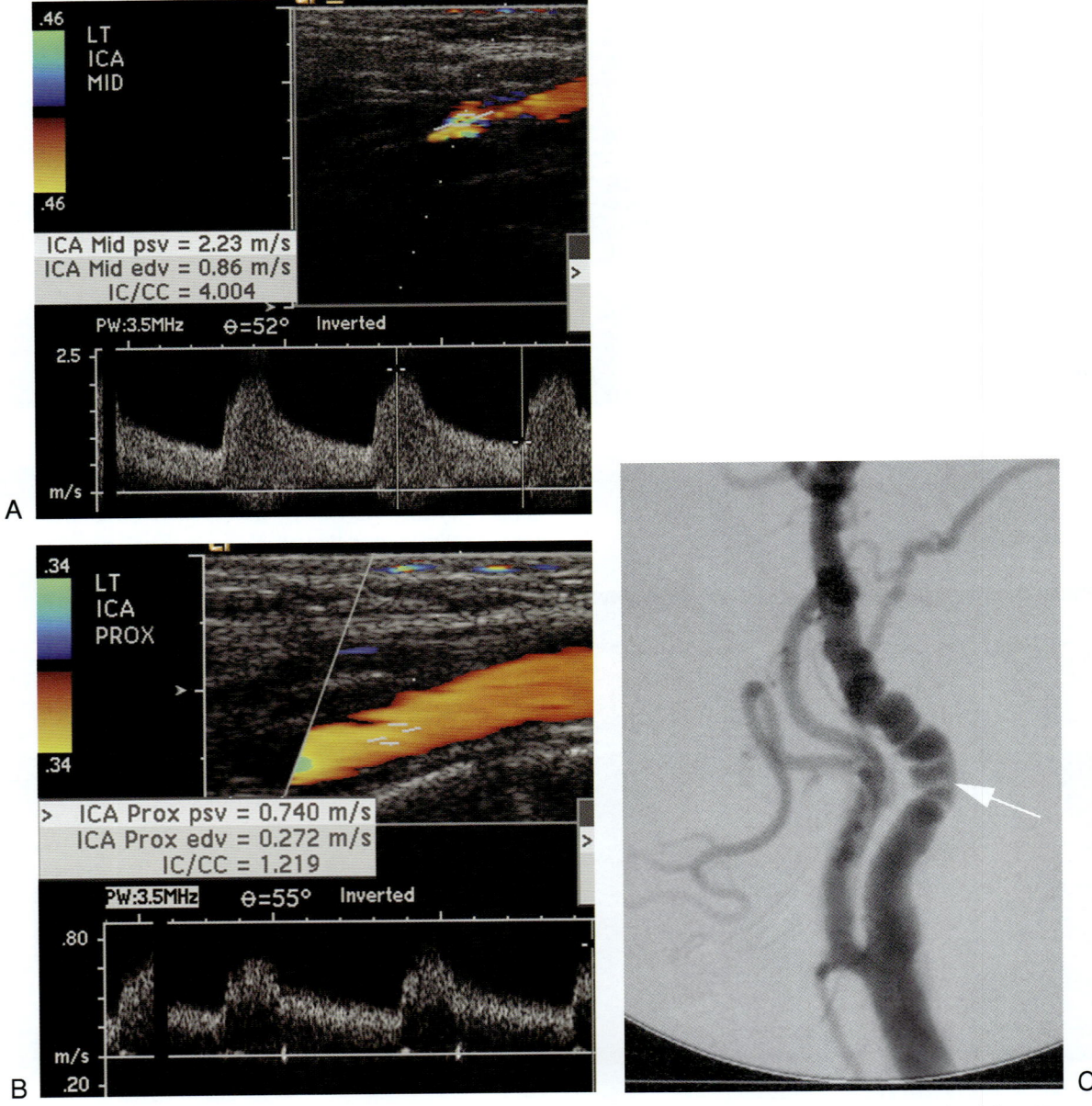

FIGURA 27-38. Displasia fibromuscular. A, Imagem longitudinal de Doppler colorido em porção média a distal da ACI mostra elevação da velocidade e estenose significativa. **B,** Parte proximal da ACI no mesmo paciente não mostra estenose. **C,** Angiografia demonstra aspecto típico de displasia fibromuscular na ACI média e distal. Observe o aspecto de contas devido a bandas focais (*seta*) de tecido espessado que estreita a luz. ACI, artéria carótida interna. ICA = ACI.

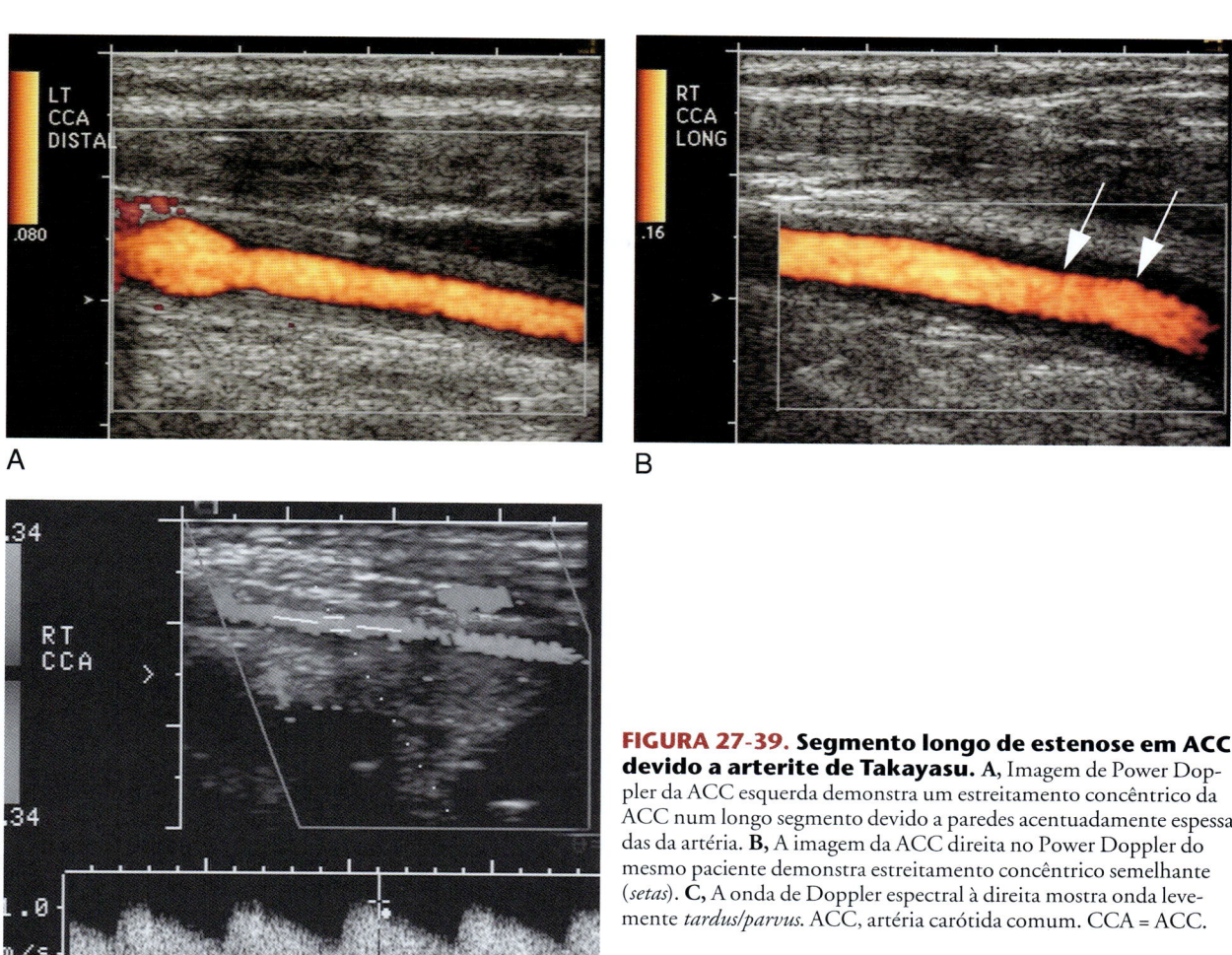

FIGURA 27-39. Segmento longo de estenose em ACC devido a arterite de Takayasu. A, Imagem de Power Doppler da ACC esquerda demonstra um estreitamento concêntrico da ACC num longo segmento devido a paredes acentuadamente espessadas da artéria. **B,** A imagem da ACC direita no Power Doppler do mesmo paciente demonstra estreitamento concêntrico semelhante (*setas*). **C,** A onda de Doppler espectral à direita mostra onda levemente *tardus/parvus*. ACC, artéria carótida comum. CCA = ACC.

Trauma cervical pode produzir **dissecções** ou aneurismas da carótida. A dissecção da artéria carótida decorre de uma laceração da íntima, permitindo que o sangue disseque a parede da artéria, produzindo uma falsa luz. A falsa luz pode ter fundo-cego ou reentrar na luz verdadeira. A falsa luz pode ocluir ou estreitar a luz verdadeira, produzindo sintomas semelhantes aos da doença da placa da carótida. As dissecções podem originar-se espontaneamente ou ser secundárias a trauma, doença intrínseca com degeneração do tecido elástico — como na síndrome de Marfan — ou podem estar relacionadas a doença da placa aterosclerótica.[15] O exame por US de uma dissecção carotídea pode revelar um **flap de íntima ecogênico** móvel ou fixo, com ou sem formação de trombo. Freqüentemente há uma notável falta de correspondência entre imagem e Doppler, sendo vistas poucas anormalidades na escala de cinza em associação a acentuadas anormalidades de fluxo (Fig. 27-40A-E).

O Doppler colorido ou o Power Doppler podem esclarecer prontamente a fonte da falta de correspondência, demonstrando afilamento abrupto da luz patente preenchida pelo Doppler colorido até o ponto de uma oclusão da ACI, analogamente aos achados comumente vistos na angiografia. Embora a ACI esteja freqüentemente ocluída, demonstrando fluxo ausente com onda de alta resistência na ACC ipsilateral proximal, o fluxo na ACI pode demonstrar altas velocidades associadas a estreitamento luminal secundário a hemorragia e trombo na área da falsa luz. Conseqüentemente, ondas de velocidade de fluxo na ACC podem ser normais ou demonstrar ondas de alta resistência muito abafadas. A ARM, outro exame não-invasivo com imagens, demonstra prontamente hematoma mural, confirmando o diagnóstico de dissecção da ACI. Embora a angiografia seja freqüentemente usada para diagnosticar inicialmente uma dissecção, a ultra-sonografia pode ser usada para o acompanhamento de pacientes e avaliação da resposta terapêutica à anticoagula-

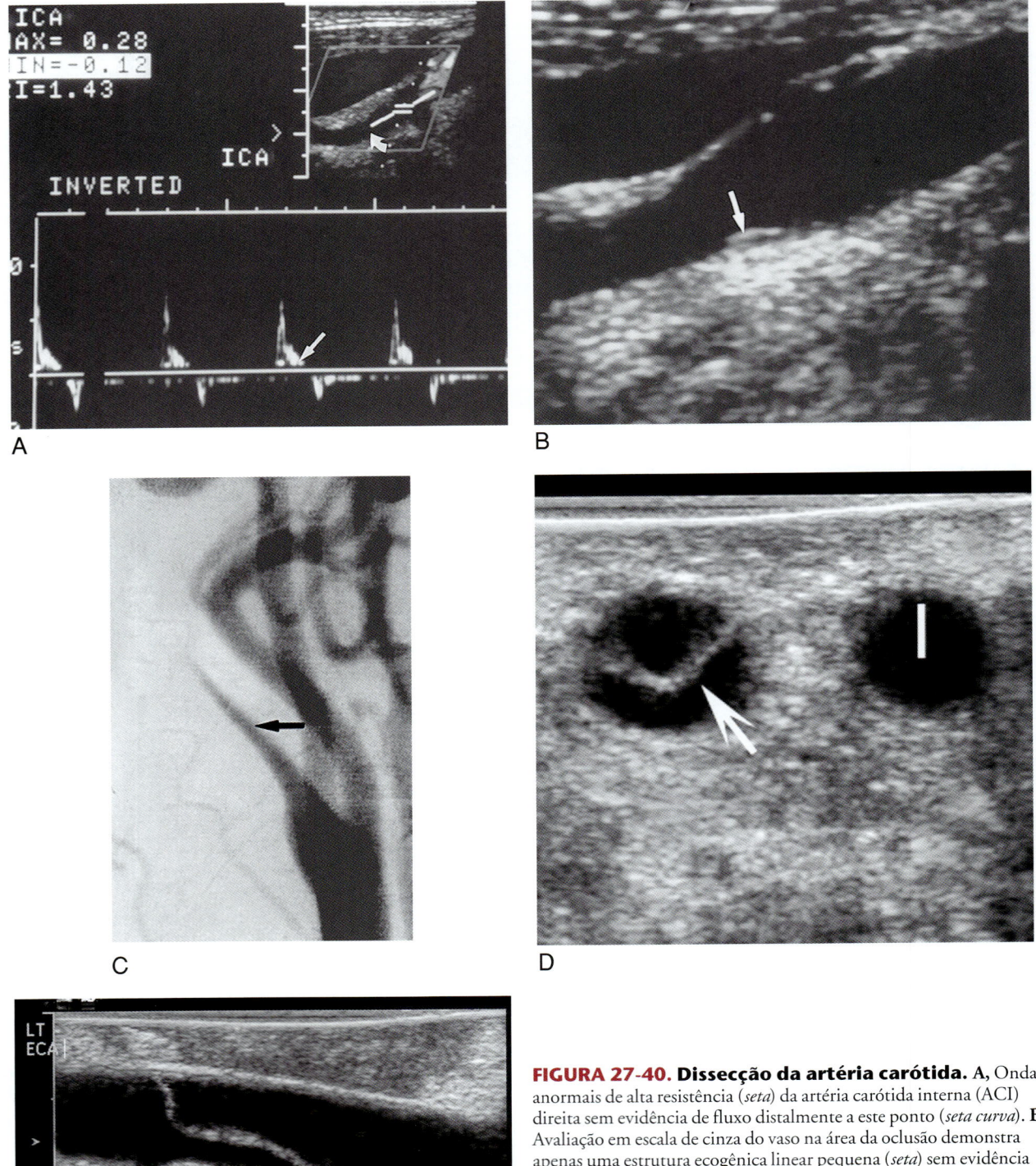

FIGURA 27-40. Dissecção da artéria carótida. A, Ondas anormais de alta resistência (*seta*) da artéria carótida interna (ACI) direita sem evidência de fluxo distalmente a este ponto (*seta curva*). **B,** Avaliação em escala de cinza do vaso na área da oclusão demonstra apenas uma estrutura ecogênica linear pequena (*seta*) sem evidência de estreitamento aterosclerótico significativo. **C,** Angiografia subseqüente demonstra o afilamento característico até o ponto de oclusão (*seta*) associado à dissecção da artéria carótida e oclusão trombótica. Imagens transversal (**D**) e longitudinal (**E**) de um paciente diferente mostram um flap de íntima (*seta*) numa artéria carótida externa. Artéria carótida interna (I).

ACHADOS ULTRA-SONOGRÁFICOS NA DISSECÇÃO DA ACI

ACI

Fluxo ausente/oclusão
Flap da íntima ecogênico ± trombo
Trombo hipoecogênico ± estreitamento da luz
Aspecto normal

ACC

Padrão de onda de alta resistência
Fluxo fraco
Normal

ção. Repetir a avaliação ultra-sonográfica dos pacientes com dissecção da ACI após terapia de anticoagulação revela recanalização da artéria em até 70% dos casos.[118-120] É importante considerar o diagnóstico de dissecção como causa de sintomas neurológicos, particularmente quando a apresentação clínica, a idade e a história do paciente forem atípicas para doença aterosclerótica ou AVC hemorrágico.

O **aneurisma** de ACC mais comum ocorre na região da bifurcação da carótida. Estes aneurismas podem resultar de aterosclerose, infecção, trauma, cirurgia ou etiologia infecciosa, como a sífilis. A ACC normal geralmente não tem mais que 1 cm de diâmetro.

Tumores do corpo carotídeo, um dos vários paragangliomas que envolvem a cabeça e o pescoço, geralmente são massas benignas e bem encapsuladas, localizadas na bifurcação da carótida. Estes tumores podem ser bilaterais, particularmente na variante familiar, e são muito vasculares, muitas vezes produzindo um sopro audível. Alguns destes tumores produzem catecolaminas, causando alterações súbitas na pressão arterial no intra ou no pós-operatório. O Doppler colorido demonstra massa de partes moles extremamente vascular na bifurcação da carótida (Fig. 27-41A-D). O Doppler colorido também pode ser usado para monitorizar embolização ou ressecção cirúrgica de tumores do corpo carotídeo. Uma não-massa clássica é a **ACC proximal/inominada ectásica**, ocorrendo freqüentemente como massa supraclavicular pulsátil em mulheres com mais idade. A solicitação é feita para descartar um aneurisma de carótida e quase invariavelmente mostra as características normais clássicas destes vasos tortuosos (Fig. 27-42). **Massas extravasculares**, como linfonodos, hematomas ou abscessos, que comprimem ou deslocam as carótidas, podem ser facilmente distinguidos de massas vasculares primárias, tais como aneurismas ou pseudo-aneurismas (Fig. 27-43). **Pseudo-aneurismas pós-traumáticos** geralmente podem ser distinguidos de um verdadeiro aneurisma de carótida por demonstração das características ondas em vaivém no colo do pseudo-aneurisma, bem como pela característica variabilidade interna (*yin-yang*) de um pseudo-aneurisma (Fig. 27-44A, B).

DOPPLER TRANSCRANIANO

No Doppler transcraniano (DTC), usa-se um transdutor de 2 MHz com baixa freqüência para **avaliar o fluxo sangüíneo dentro da carótida intracraniana e do sistema vertebrobasilar e no polígono de Willis**. O acesso é obtido através das órbitas, do forame magno ou, mais comumente, da região da calota temporal mais fina (**janela transtemporal**).[121] No entanto, muitos pacientes, até 55% numa série,[122] podem não ter acesso a um exame interpretável com DTC. As mulheres, particularmente as afro-americanas, têm um osso temporal espesso, através do qual é difícil insonar as artérias da base do cérebro.[122,123] Esta dificuldade limita a realização do DTC como parte de rotina da investigação vascular cerebral não-invasiva.[122]

Pelo uso da análise espectral são determinados parâmetros variados, incluindo velocidade média, velocidades sistólica de pico e diastólica final, e índices de pulsatilidade e de resistência dos vasos. O Doppler colorido (Power) pode melhorar a determinação de velocidade, fornecendo melhor determinação do ângulo teta e localizando o trajeto dos vasos.[121] O DTC tem muitas aplicações, incluindo a avaliação de **estenoses intracranianas** e de **circulação colateral**, detecção e acompanhamento de **vasoconstrição** por hemorragia subaracnóidea, determinação de **morte cerebral** e identificação de **malformação arteriovenosa**.[118-121,124] O DTC é mais confiável no diagnóstico de estenoses da artéria cerebral média, com sensibilidades reportadas que chegam a 91%.[122,123] O DTC é menos confiável para detectar estenoses do sistema vertebrobasilar intracraniano, artérias cerebrais anterior e posterior, e ACI terminal.[122,123] No entanto, o DTC é útil para avaliar a patência da artéria vertebral e a direção do fluxo quando não se detecta fluxo na artéria vertebral extracraniana (Fig. 27-45A, B). O diagnóstico de estenose intracraniana se baseia num aumento da velocidade média do fluxo sangüíneo no vaso afetado, em comparação com o vaso contralateral na mesma localização.[122,123]

As vantagens do DTC também incluem sua possibilidade de uso para monitorizar pacientes na sala de cirurgia ou na sala de angiografia para detectar complicações vasculares cerebrais em potencial.[123] A monitorização com DTC no intra-operatório pode ser realizada com o transdutor preso sobre a janela transtemporal, permitindo a avaliação do fluxo sangüíneo na ACM durante a EAC. **A adequação da perfusão cerebral** pode ser avaliada enquanto a artéria carótida é pinçada.[123,124] O DTC também é capaz de detectar **microembolização intra-operatória** ("HITS") que produz pontas de grande amplitude no espectro do Doppler.[123,125-127] A técnica pode ser usada para a avaliação seqüencial de **vasoespasmo**. Este diagnóstico geralmente se baseia em exames seqüenciais do aumento relativo da velocidade do fluxo sangüíneo e em alterações do índice de resistência decorrentes de uma diminuição da luz do vaso causada por vasoespasmo.[123]

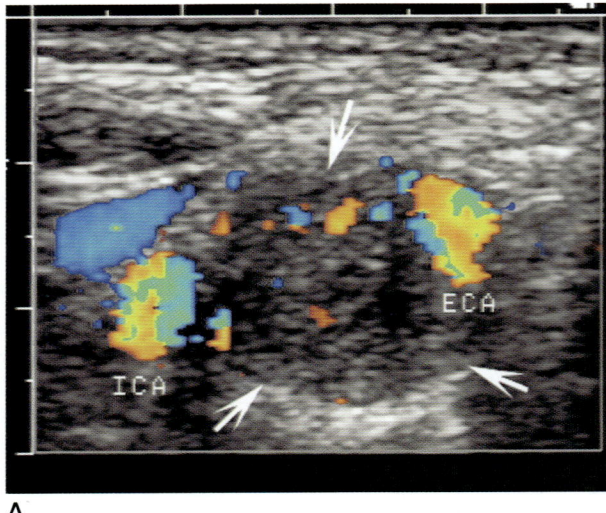
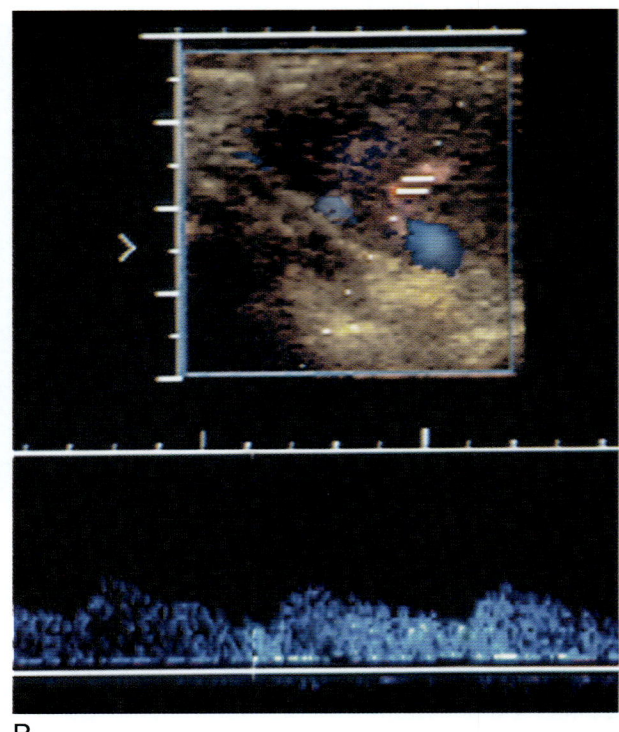

FIGURA 27-41. Tumor do corpo carotídeo. A, Imagem transversal da bifurcação da carótida mostra massa (*setas*) afunilando a ACI e a ACE. **B,** Traçados de Doppler pulsado do tumor do corpo carotídeo mostram onda típica de *shunt* A-V (baixa resistência). ACE, artéria carótida externa; ACI, artéria carótida interna. ECA = ACE; ICA = ACI.

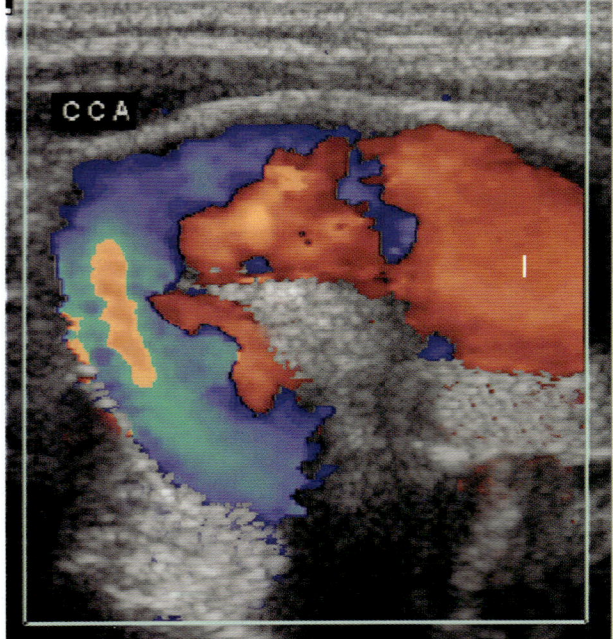

FIGURA 27-42. ACC ectásica. ACC ectásica proximal originando-se da artéria inominada (I) responsável por massa supraclavicular direita pulsátil. ACC, artéria carótida comum. CCA = ACC.

ARTÉRIA VERTEBRAL

As artérias vertebrais irrigam a maior parte da circulação cerebral posterior. Através do polígono de Willis, elas também fornecem circulação colateral para outras partes do cérebro em casos de doença carotídea oclusiva. A avaliação da artéria vertebral extracraniana parece uma extensão natural das imagens do Doppler dúplex e colorido da carótida.[128,129] Historicamente, contudo, estas artérias não têm sido estudadas tão intensamente quanto as carótidas. Sintomas de insuficiência vertebrobasilar também tendem a ser um tanto vagos e mal definidos, em comparação com os sintomas referentes à circulação carotídea. Costuma ser difícil fazer uma associação confiável entre uma lesão e os sintomas. Além disso, tem havido interesse relativamente limitado na correção cirúrgica das lesões vertebrais. A variabilidade anatômica, o tamanho pequeno, o trajeto profundo e a visualização limitada decorrentes dos processos transversos sobrejacentes tornam a artéria vertebral mais difícil de examinar precisamente com ultra-sonografia.[128,130,131] A utilidade clínica do exame dúplex vertebral continua sob investigação. Seu papel no diagnóstico de roubo da subclávia e dos fenômenos de pré-roubo está bem estabelecido.[132,133] É menos nítido o uso do exame dúplex vertebral na avaliação de estenose, dissecção ou aneurisma da artéria vertebral.

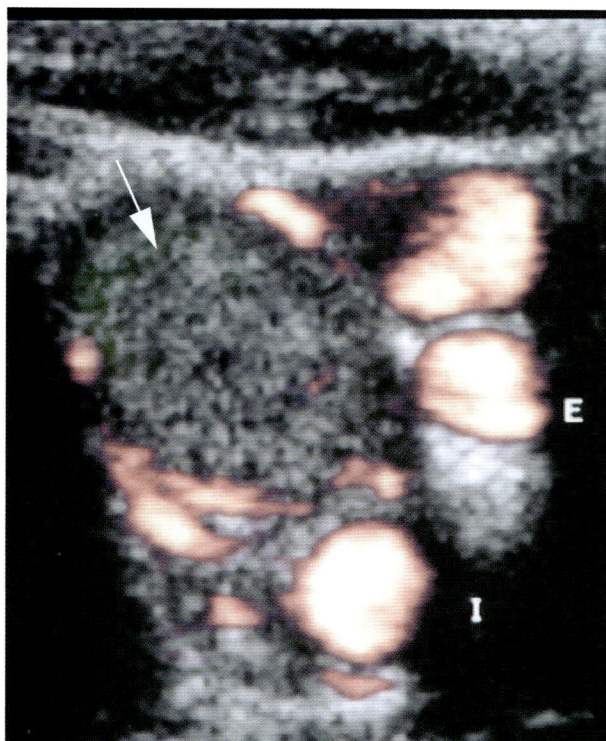

FIGURA 27-43. Linfonodo patológico perto da bifurcação da carótida. Imagem em Power Doppler mostra um linfonodo maligno (*seta*) lateralmente à bifurcação da carótida.

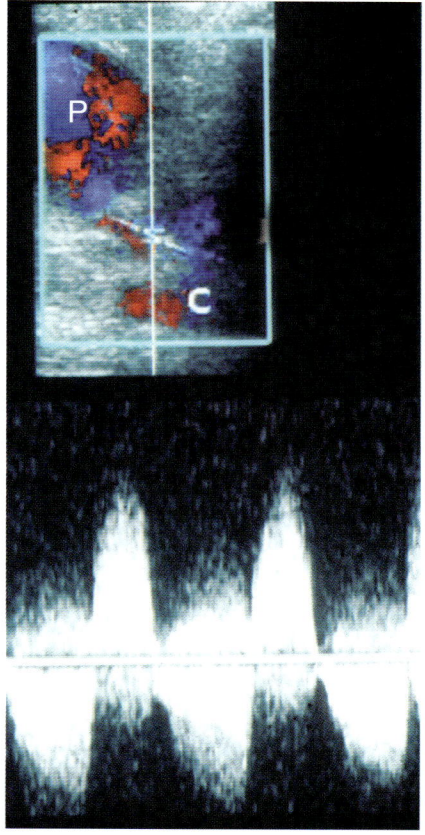

FIGURA 27-44. Pseudo-aneurisma da ACC. Imagem transversal da ACC (c) distal esquerda demonstra onda em vaivém característica no colo do grande pseudo-aneurisma (P), que resultou de uma tentativa de colocação de acesso venoso central. ACC, artéria carótida comum. CCA = ACC.

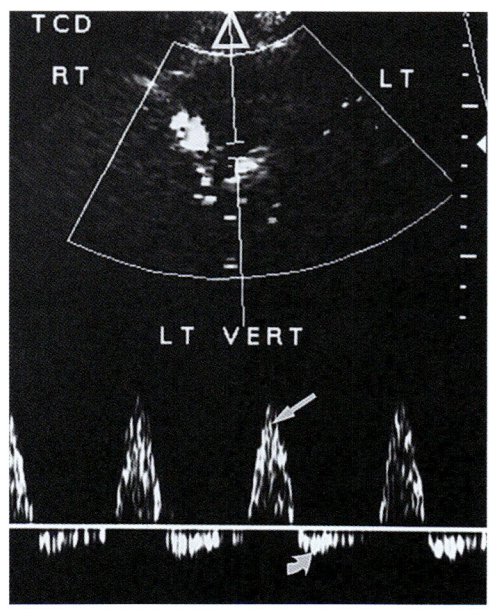

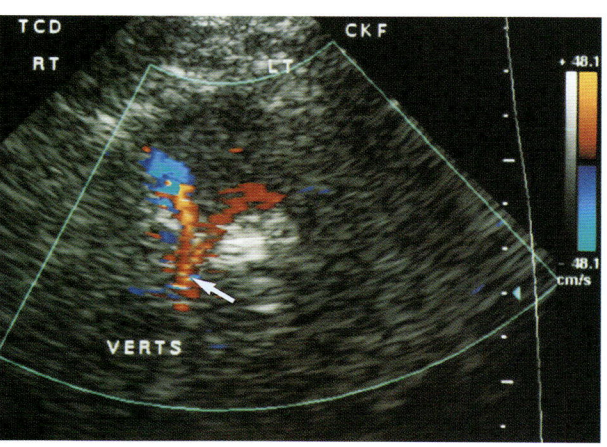

FIGURA 27-45. Imagem de Doppler transcraniano. A, Exame dúplex transcraniano da fossa posterior em paciente com síndrome do roubo da subclávia esquerda incompleto demonstra fluxo sistólico retrógrado (*seta*) e fluxo diastólico anterógrado (*seta curva*). O exame é obtido numa projeção transversal da região do forame magno (*ponta de seta aberta*). **B,** Imagem de Doppler colorido obtida no mesmo paciente demonstra que não há fluxo retrógrado somente na artéria vertebral esquerda, mas também na artéria basilar (*seta*).

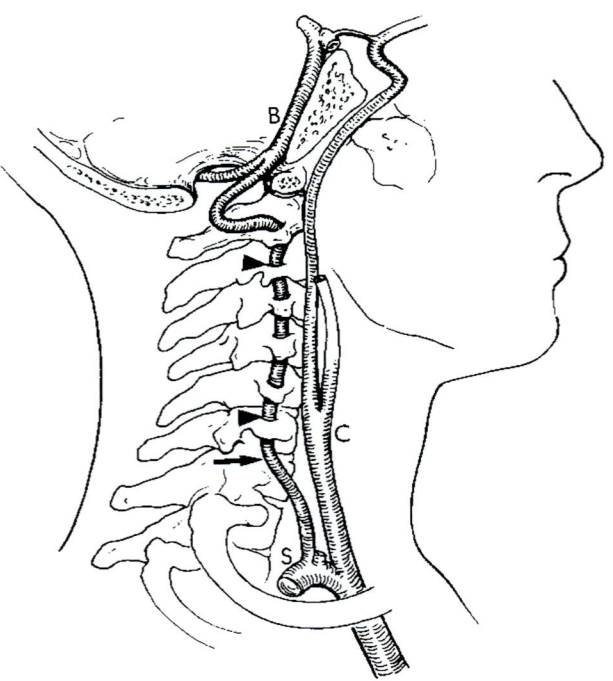

FIGURA 27-46. Trajeto da artéria vertebral. Diagrama lateral da artéria vertebral (*seta*) em diagrama lateral mostra seu trajeto através dos forames transversos da coluna cervical (*pontas de setas*) a caminho de se unir à artéria vertebral contralateral para formar a artéria basilar (B). Artéria carótida (C); artéria subclávia (S).

Anatomia

A artéria vertebral geralmente é o primeiro ramo da artéria subclávia (Fig. 27-46). A variação na origem das artérias vertebrais é, entretanto, comum. Em 6% a 8% dos casos, a artéria vertebral esquerda se origina diretamente do arco aórtico, proximalmente à artéria subclávia esquerda. Em 90% das pessoas, a artéria vertebral proximal sobe em posição súpero-medial, passa anteriormente ao processo transverso de C7, e entra no forame transverso ao nível de C6. O restante das artérias vertebrais entra nos forames transversos ao nível de C5 ou C7 e, raramente, ao nível de C4. O tamanho das artérias vertebrais é variável, sendo a esquerda maior que a direita em 42% dos casos, tendo as duas artérias igual tamanho em 26% dos casos, e sendo a direita maior que a esquerda em 32% dos casos.[134] Uma artéria vertebral ainda pode estar congenitamente ausente. Geralmente, as artérias vertebrais se unem em sua confluência para formar a artéria basilar. Raramente, a artéria basilar pode terminar numa artéria cerebelar póstero-inferior.

Técnica e Exame Normal

A visualização da **artéria vertebral** com análise de fluxo Doppler pode ser obtida em 92% a 98% dos vasos (Fig. 27-47).[130,135] O Doppler colorido facilita a detecção rápida das artérias vertebrais, mas não melhora significativamente esta taxa de detecção.[131] Exames dúplex da artéria vertebral são

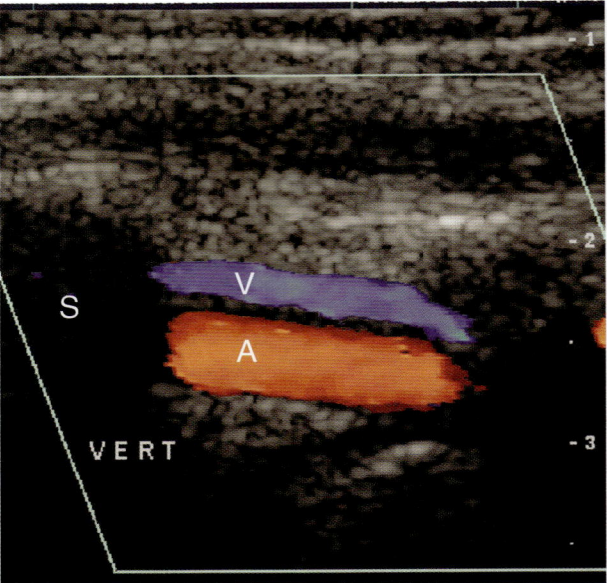

FIGURA 27-47. Artéria (A) e veia (V) vertebrais normais. Doppler colorido longitudinal mostra a artéria e a veia vertebrais correndo entre os processos transversos de C2 a C6, os quais são identificados por sua sombra acústica (S).

realizados primeiramente pela localização da ACC no plano longitudinal. Determina-se a direção de fluxo na ACC e na veia jugular. Uma varredura gradual do transdutor lateralmente demonstra a artéria vertebral e a veia correndo entre os processos transversos de C2 a C6, que são identificados por sua sombra acústica. O exame transversal com Doppler colorido permite ao examinador visualizar a artéria carótida e a veia jugular ao mesmo tempo e usá-las como referências para determinar a direção de fluxo na artéria vertebral.[130] A angulação caudal do transdutor permite a visualização da origem da artéria vertebral em 60% a 70% das artérias, 80% no lado direito e 50% à esquerda. Esta discrepância pode estar relacionada ao fato de que a origem da artéria vertebral esquerda é mais profunda e de que ela se origina diretamente do arco aórtico em 6% a 8% das vezes.[130,136]

Devem ser estabelecidas a presença e a direção do fluxo. Deve ser avaliada a doença com placas visíveis. A artéria vertebral irriga o cérebro e geralmente tem um padrão de fluxo com baixa resistência, semelhante ao da ACC, com fluxo contínuo na sístole e na diástole; entretanto, observou-se ampla variabilidade na forma das ondas em vasos angiograficamente normais.[137] Como o vaso é pequeno, o fluxo tende a demonstrar um espectro mais amplo. A janela espectral claramente vista no sistema carotídeo normal costuma encher-se na artéria vertebral (Fig. 27-48).[54]

A **veia vertebral** (muitas vezes um plexo de veias) corre paralela e adjacente à artéria vertebral. Deve-se ter cuidado em não confundir seu fluxo com o da artéria adjacente, particularmente se o fluxo venoso for pulsátil. A comparação com o fluxo venoso jugular durante a respiração deve pron-

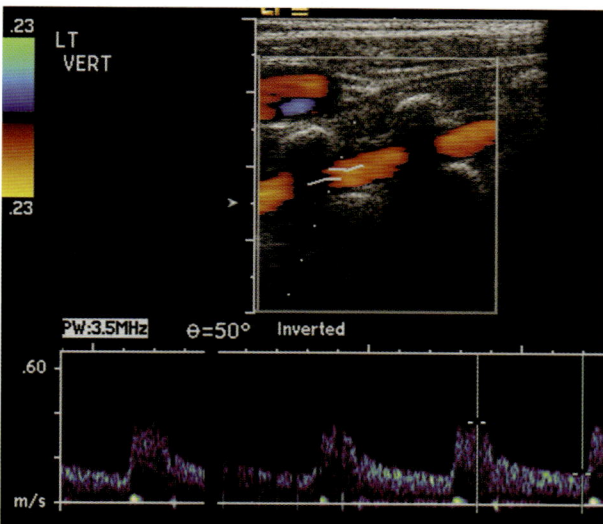

FIGURA 27-48. Onda da artéria vertebral normal. Onda normal com baixa resistência da artéria vertebral com enchimento da janela espectral.

tamente distinguir entre artéria e veia vertebrais. Por vezes, o ramo cervical ascendente do tronco tireocervical pode ser tomado pela artéria vertebral. Isto pode ser evitado procurando-se os processos transversos de referência que acompanham a artéria vertebral e também prestando-se muita atenção à onda do vaso visualizado. O ramo cervical ascendente tem uma onda de alta impedância, semelhante à da ACE.[132]

O exame com Doppler transcraniano do sistema da artéria vertebrobasilar pode ser realizado como um adjunto à avaliação extracraniana. O exame é conduzido com um transdutor de 2 MHz com o paciente em posição sentada, usando-se a abordagem nucal na linha média suboccipital ou com o paciente em posição supina e usando-se uma abordagem retromastóidea. O Doppler colorido ou o Power Doppler facilitam as imagens transcranianas do sistema vertebrobasilar.[138]

Roubo da Subclávia

O **fenômeno do roubo da subclávia** ocorre quando há **estenose de alto grau** ou **oclusão** das artérias **subclávia proximal ou inominada** com artérias vertebrais patentes bilateralmente. A artéria da extremidade isquêmica "rouba" sangue da circulação vertebrobasilar através de fluxo retrógrado na artéria vertebral, o que pode resultar em sintomas de insuficiência vertebrobasilar (Fig. 27-49). Os sintomas geralmente são mais pronunciados durante exercício da extremidade superior, mas podem ser produzidos por alterações na posição da cabeça. No entanto, costuma haver pouca correlação entre os sintomas vertebrobasilares e o fenômeno do roubo da subclávia. Geralmente, o fluxo na artéria basilar não é afetado, a menos que haja estenose grave da artéria vertebral que supre o roubo.[138] Adicionalmente, a restauração cirúrgica ou angioplástica do fluxo sangüíneo pode não

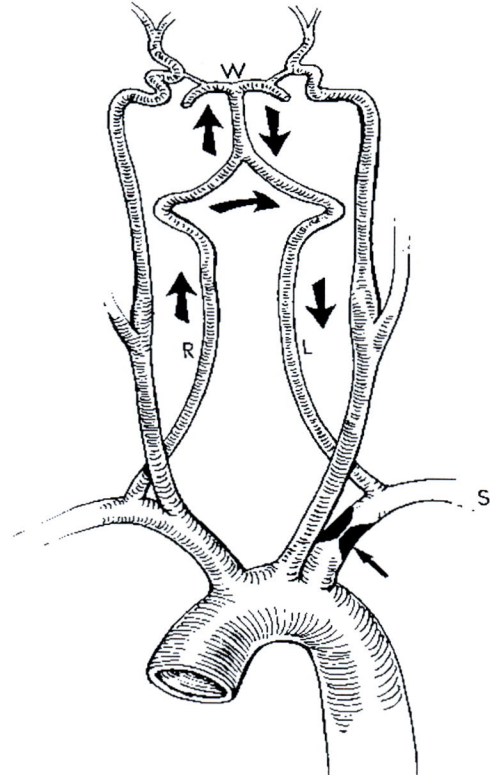

FIGURA 27-49. Diagrama do padrão hemodinâmico da síndrome do roubo da subclávia. Lesão oclusiva na artéria subclávia esquerda proximal (*seta pequena*) que diminui o fluxo até a artéria subclávia distal (S). Isto produz fluxo retrógrado para baixo (*setas grandes*) pela artéria vertebral esquerda (L) e roubo da artéria vertebral direita (R) e outros vasos intracranianos através do polígono de Willis (W).

resultar em alívio dos sintomas.[139] A síndrome do roubo da subclávia é mais comumente **causada** por doença **aterosclerótica**, embora fatores traumáticos, embólicos, cirúrgicos, congênitos e neoplásicos também tenham sido implicados. Embora a estenose proximal ou a oclusão da subclávia possam ser difíceis de aparecer em imagens, particularmente à esquerda, as anormalidades da onda da artéria vertebral se correlacionam com a intensidade da doença da subclávia.

A avaliação da artéria vertebral com Doppler revela quatro ondas anormais distintas que se correlacionam com a patologia da artéria subclávia ou vertebral na angiografia. Estas incluem o roubo completo da subclávia, o roubo parcial ou incompleto, o fenômeno do pré-roubo e as ondas *tardus-parvus* da artéria vertebral.[140] Num **roubo completo da subclávia**, há inversão completa do fluxo dentro da artéria vertebral (Fig. 27-50A, B). **Roubos incompletos ou parciais** demonstram inversão transitória do fluxo vertebral durante a sístole (Fig. 27-51A, B).[138,140] O roubo incompleto sugere estenose de alto grau da artéria subclávia ou da inominada, e não oclusão. Manobras provocativas, como exercitar o membro superior por 5 minutos ou inflar o esfigmomanômetro no membro superior por 5 minutos para induzir hipe-

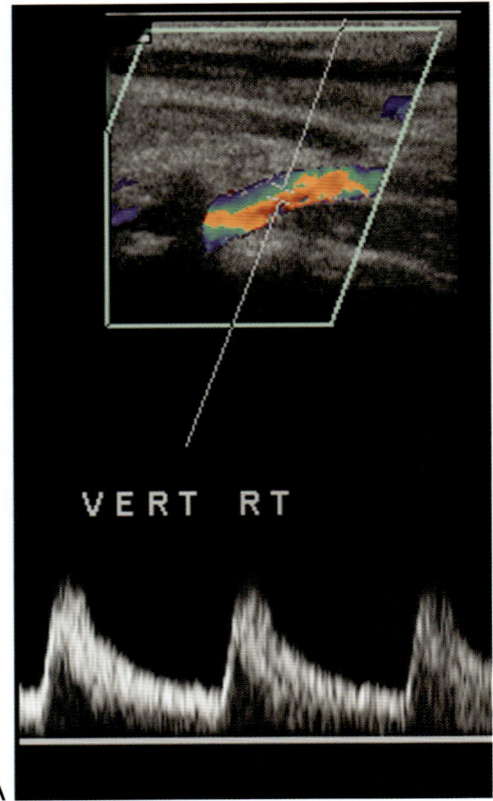

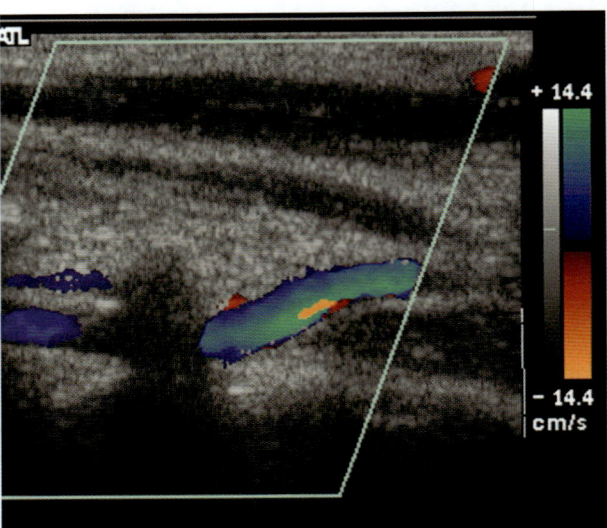

FIGURA 27-50. Fluxo na artéria vertebral. A, Roubo da subclávia causa fluxo invertido na artéria vertebral. Completo fluxo reverso da artéria vertebral característico de uma oclusão da artéria subclávia direita. O fluxo nesta artéria vertebral é em direção ao transdutor. **B,** Artéria vertebral discretamente aberrante com inversão do fluxo colorido.

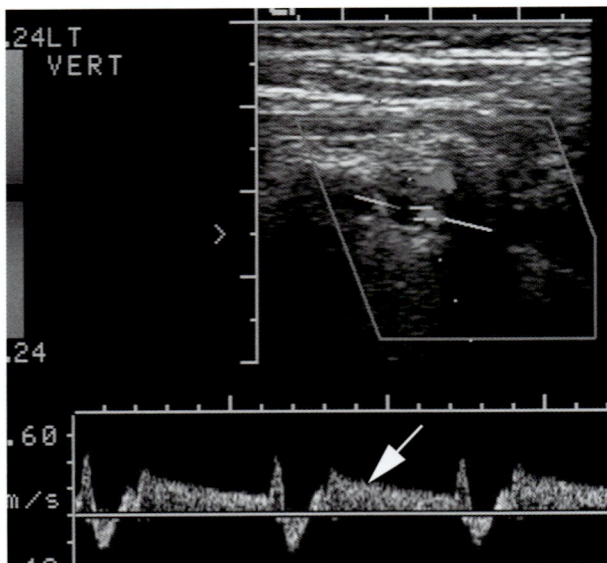

FIGURA 27-51. Roubo incompleto da subclávia. Fluxo no início da sístole é anterógrado, o fluxo no pico da sístole é retrógrado, e o fluxo no final da sístole e na diástole (*seta*) é novamente anterógrado.

remia de rebote no lado da lesão da subclávia ou inominada podem aumentar os achados ultra-sonográficos e converter um roubo incompleto num roubo completo.[88,108]

O **pré-roubo ou onda em "coelhinho"** mostra fluxo anterógrado, mas com notável desaceleração da velocidade no pico da sístole até um nível inferior à velocidade diastólica final. Isto é visto em pacientes com estenose proximal da subclávia, que geralmente é menos grave do que nos casos de onda de roubo parcial.[140] A onda em forma de coelhinho pode ser convertida num roubo parcial ou numa onda de roubo completo por manobras provocativas, como o uso de um manguito de pressão arterial (Fig. 27-52). Uma **onda tardus-parvus** abafada pode ser vista em pacientes com estenose vertebral proximal.[133,140]

Com o roubo da subclávia, o Doppler colorido pode mostrar dois vasos com códigos de cores semelhantes entre os processos transversos, representando a artéria e a veia vertebrais.[76] As imagens transversais da artéria vertebral com Doppler colorido mostram inversão de fluxo quando comparadas com a ACC. Uma onda espectral Doppler precisa ser produzida em todos estes casos para evitar tomar a inversão de fluxo numa artéria por fluxo numa veia vertebral pulsátil.[76,132]

Estenose e Oclusão

O diagnóstico de **estenose da artéria vertebral** é mais difícil que o de inversão de fluxo. A maioria das estenoses hemodinamicamente significativas ocorre na origem, que está situada profundamente na parte superior do tórax e pode ser vista apenas em aproximadamente 60% a 70% dos pacientes.[130,135,136] Mesmo se for visualizada a origem da artéria vertebral na subclávia, os ajustes ideais do ângulo do Dop-

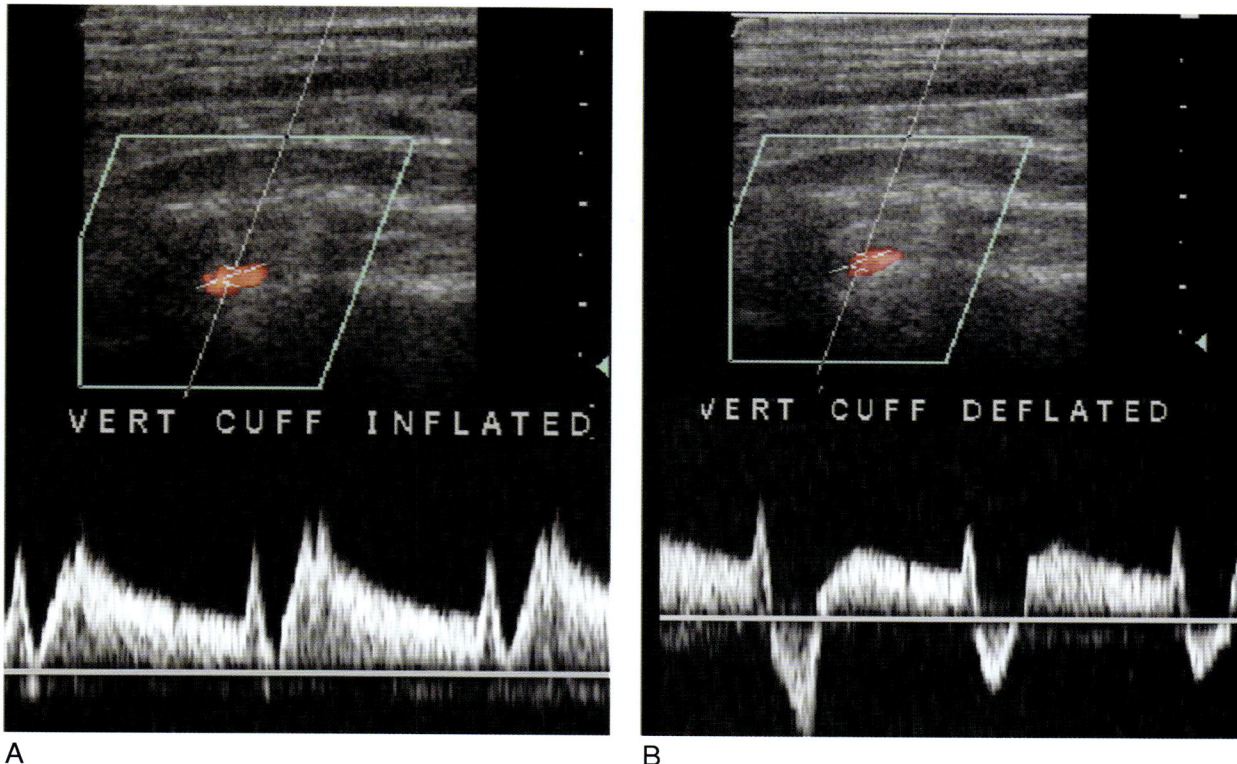

FIGURA 27-52. Roubo incompleto da subclávia e manobra provocativa. A, Onda na artéria vertebral esquerda pré-roubo. O fluxo desacelera no pico da sístole, mas não se inverte. **B,** Pós-manobra provocativa, há inversão de fluxo no pico da sístole em resposta a uma diminuição na pressão arterial periférica.

ONDAS ANORMAIS DA ARTÉRIA VERTEBRAL

ROUBO COMPLETO DA SUBCLÁVIA

Inversão de fluxo dentro da artéria vertebral ipsilateral à artéria subclávia ou inominada estenótica ou ocluída

ROUBO INCOMPLETO OU PARCIAL DA SUBCLÁVIA

Inversão transitória do fluxo da artéria vertebral durante a sístole
Pode ser convertido em roubo completo usando-se manobras provocativas
Sugere lesão estenótica, não oclusiva

FENÔMENO DO PRÉ-ROUBO

Onda em forma de "coelhinho": desaceleração sistólica menor que o fluxo diastólico
Pode ser convertido em roubo parcial por manobras provocativas
Visto com estenose proximal da subclávia

ONDA TARDUS-PARVUS OU ABAFADA

Vista com estenose da artéria vertebral

pler para medidas precisas de velocidade podem ser difíceis devido à localização profunda e à tortuosidade dos vasos. Não existe nenhum critério reprodutível preciso para avaliar estenose da artéria vertebral. Como o fluxo é normalmente turbulento na artéria vertebral, o alargamento espectral não pode ser usado como indicador de estenose. Medidas de velocidade não são confiáveis como critérios para estenose devido à ampla variação normal no diâmetro da artéria vertebral. Embora velocidades acima de 100 cm/s costumem indicar estenose, elas podem ocorrer em vasos angiograficamente normais. Por exemplo, pode estar presente velocidade de alto fluxo numa artéria vertebral que esteja servindo como via colateral maior para a circulação cerebral em casos de oclusão da carótida (Fig. 27-53).[21,141,142] Deste modo, somente um **aumento focal de pelo menos 50%, na velocidade de uma estenose visível na escala de cinza ou no Doppler colorido, ou uma onda de artéria vertebral *tardus-parvus*** provavelmente indica estenose vertebral significativa. A variabilidade dos índices de resistência em artérias vertebrais normais e anormais impossibilita o uso deste parâmetro como indicador de doença vertebral.[137]

O diagnóstico de **oclusão da artéria vertebral** também é difícil. Muitas vezes, a incapacidade de detectar fluxo arterial se deve a uma artéria vertebral pequena ou ausente congenitamente ou a um exame tecnicamente difícil. A diferenciação entre estenose grave e oclusão é difícil pelas mesmas

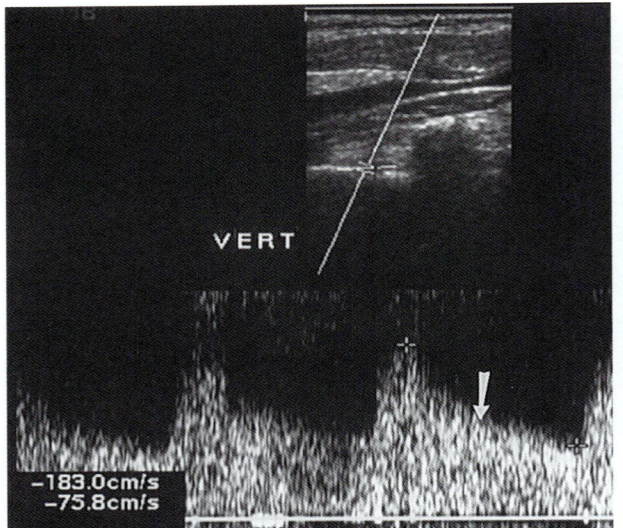

FIGURA 27-53. Aumento da velocidade de fluxo na artéria vertebral. Traçado espectral em Doppler pulsado demonstra velocidades impressionantemente altas e distúrbio de fluxo (*seta*). Conquanto este grau de elevação da velocidade e de distúrbio de fluxo pudesse se associar a uma estenose focal, neste caso houve aumento da velocidade em toda a artéria vertebral devido à oclusão bilateral da artéria carótida interna e aumento do fluxo colateral para a artéria vertebral.

razões. Velocidade de fluxo sangüíneo acentuadamente abafada em estenoses de alto grau e diminuição do número de hemácias atravessando a área avaliada podem resultar em sinal do Doppler com amplitude baixa demais para ser detectado.[131] As imagens no Power Doppler podem-se comprovar úteis nesta situação. A visualização de apenas uma veia vertebral é muito sugestiva de oclusão da artéria vertebral ou de ausência congênita.

VEIA JUGULAR INTERNA

A veias jugulares internas são os principais vasos responsáveis pelo retorno do sangue venoso do cérebro. A indicação clínica mais comum para US dúplex e colorido da veia jugular interna é a avaliação de suspeita de **trombose venosa jugular**.[143-150] A formação de trombos pode estar relacionada à colocação de um cateter venoso central. Outras indicações incluem diagnóstico de **ectasia da veia jugular**[149-152] e orientação para **canulação da veia jugular interna ou subclávia**,[153-157] particularmente em situações difíceis nas quais a anatomia vascular esteja distorcida.

Técnica

A veia jugular interna normal é facilmente visualizada. A veia é examinada com o pescoço estendido e a cabeça voltada para a parte contralateral. São feitos cortes longitudinais e transversais com pressão leve no transdutor sobre o pescoço

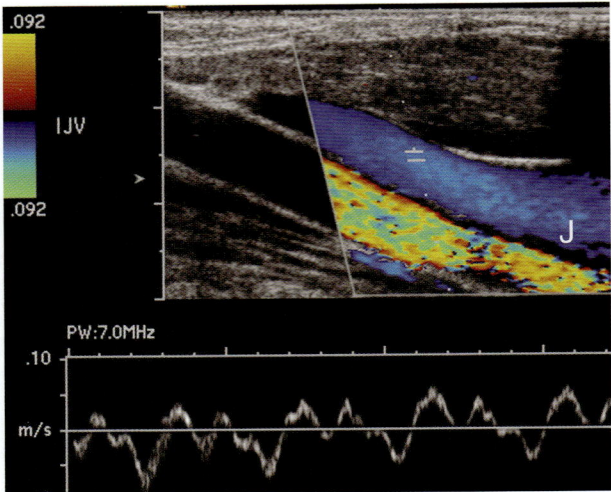

FIGURA 27-54. Veia jugular normal. Pulsações venosas complexas na veia jugular (J) refletem o ciclo de eventos no átrio direito. IJV = veia jugular interna.

para evitar o colapso da veia. Uma projeção coronal a partir da fossa supraclavicular é usada para produzir imagens do segmento inferior da veia jugular interna e do segmento medial da veia subclávia quando elas se unem para formar a veia braquiocefálica.

A veia jugular se situa lateral e anteriormente à ACC, lateralmente à glândula tireóide e profundamente ao músculo esternocleidomastóideo. O vaso tem paredes nitidamente ecogênicas e uma luz hipoecóica ou anecóica. Normalmente, pode ser visualizada uma válvula em sua porção distal.[146,148,158] A veia jugular interna direita geralmente é maior do que a esquerda.[153]

A US em tempo real demonstra **pulsações venosas relacionadas às contrações do coração direito**, bem como alterações do diâmetro venoso que variam com as alterações da pressão intratorácica. O exame Doppler retrata graficamente estes padrões de fluxo (Fig. 27-54). Com a inspiração, a pressão intratorácica negativa causa fluxo em direção ao coração e às veias jugulares para diminuir o diâmetro. Durante a expiração e durante a manobra de Valsalva, o aumento da pressão intratorácica causa diminuição do retorno do sangue, e as veias aumentam de volume; observa-se pouco ou nenhum fluxo. As paredes da veia jugular entram em colapso completamente quando se aplica pressão moderada ao transdutor. Aspiração forçada súbita reduz a pressão intratorácica, causando colapso momentâneo da veia na US em tempo real, acompanhado por um breve aumento do fluxo venoso em direção ao coração, como é mostrado pelo Doppler.[145,147,149]

Trombose

As características clínicas da trombose venosa jugular (TVJ) incluem massa ou tumefação dolorosa à palpação, mal definida e inespecífica no pescoço. O diagnóstico correto pode não ser imediatamente óbvio.[146] A trombose da veia jugular interna pode ser completamente assintomática devido à posição profunda da veia e à presença de abundante circulação colateral.[149] Esta patologia era previamente diagnosticada por venografia, um procedimento invasivo que era requisitado somente com um alto índice de suspeita. Com a introdução de técnicas não-invasivas, como a ultra-sonografia, a tomografia computadorizada (TC)[159] e a angiorressonância magnética (ARM),[160] a TVJ tem sido identificada mais freqüentemente. A trombose da jugular interna resulta mais comumente de complicações de **cateterização venosa central**.[144,148,149] Outras causas incluem **abuso de drogas intravenosas, tumor no mediastino, estados de hipercoagulação, cirurgia no pescoço** e **inflamação/adenopatia local**.[146] Alguns casos são idiopáticos ou espontâneos.[147] Possíveis complicações da TVJ incluem tromboflebite supurativa, propagação de coágulo e embolia pulmonar.[146,150]

O exame em tempo real revela um aumento de volume não-compressível da veia, a qual pode conter trombo intraluminal ecogênico visível. O **trombo agudo** pode ser anecóico e indistinguível do sangue fluindo; entretanto, a falta de compressibilidade característica e a ausência de fluxo no Doppler ou Doppler colorido na região de um trombo rapidamente levam ao diagnóstico certo. Ademais, há visível perda de resposta da veia às manobras respiratórias e da pulsação venosa. As investigações usando Doppler espectral e colorido revelam ausência de fluxo (Fig. 27-55A, B). Podem ser identificadas veias colaterais, particularmente nos casos de trombose crônica da veia jugular interna. Liquefação central ou outra heterogeneidade do trombo também sugerem cronicidade. **Trombos crônicos** podem ser difíceis de visualizar, pois eles tendem a se organizar e são difíceis de distinguir de tecido adiposo perivascular ecogênico.[148] A ausência de plasticidade cardiorrespiratória numa veia jugular ou subclávia patente pode indicar um trombo não-oclusivo mais central (Fig. 27-56A-D). A confirmação de perda bilateral das pulsações venosas sustenta fortemente um trombo mais central, que pode ser documentado por venografia ou ARM.

O trombo que está relacionado à inserção do cateter costuma ser demonstrado na ponta do cateter, embora possa ser visto em qualquer outra parte ao longo do trajeto da veia. O cateter pode ser visualizado como duas linhas ecogênicas

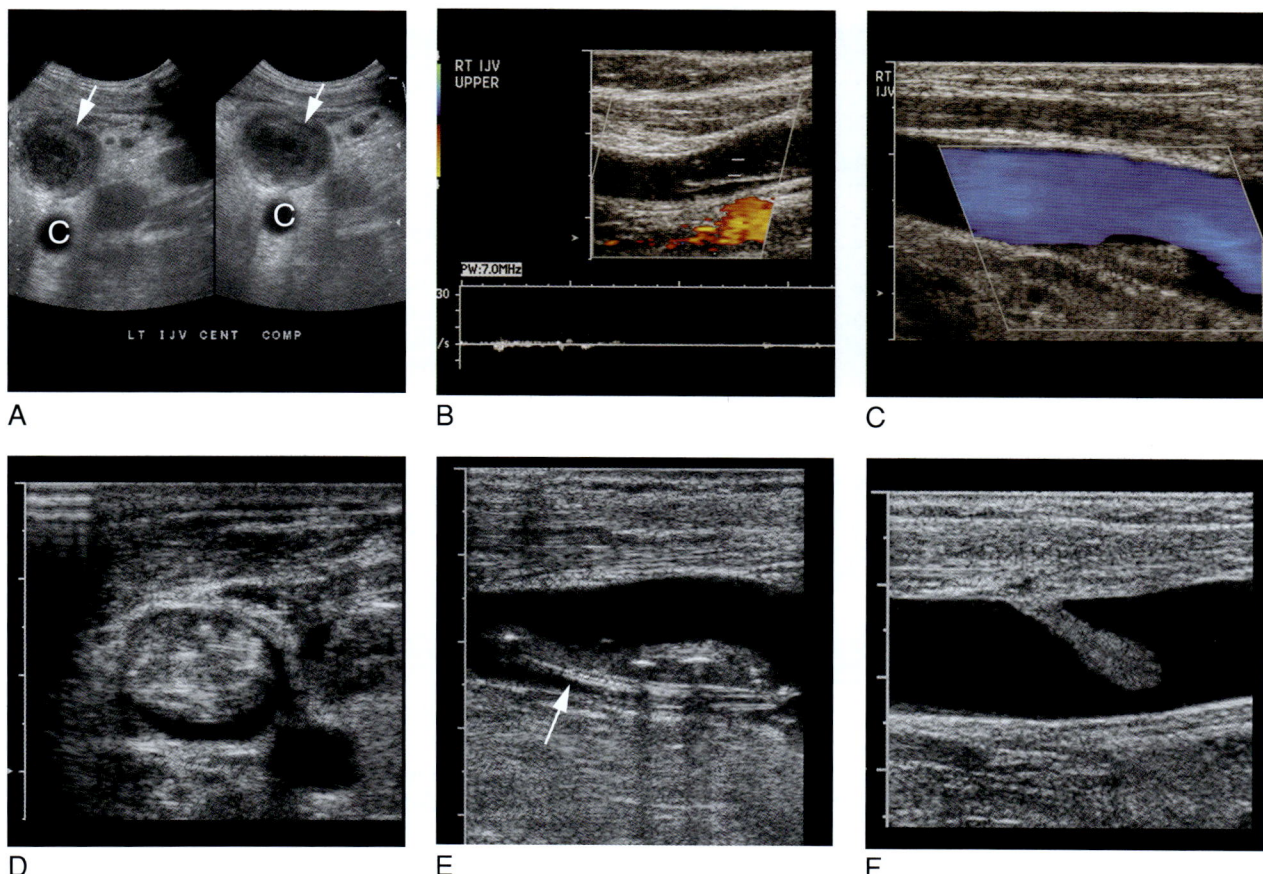

FIGURA 27-55. Trombose da veia jugular interna — Espectro de aspectos. A, Imagem transversal de um trombo agudo na veia jugular interna esquerda (*seta*). A veia fica distendida e não é compressível. Artéria carótida comum (C). **B,** Imagem longitudinal de um paciente diferente demonstra trombo hipoecóico e ausência de sinal Doppler. **C,** Imagem longitudinal de Doppler colorido mostra pequena quantidade de trombo originado na parede posterior da veia jugular interna (VJI). **D,** Imagem transversal mostra trombo ecogênico, indicando trombo crônico na VJI. **E,** Imagem longitudinal demonstra trombo em torno do cateter da veia jugular. **F,** Imagens longitudinais mostram trombo originado na parede anterior. Este trombo provavelmente é causado por colocação prévia de cateter nesta região. IJV = VJ.

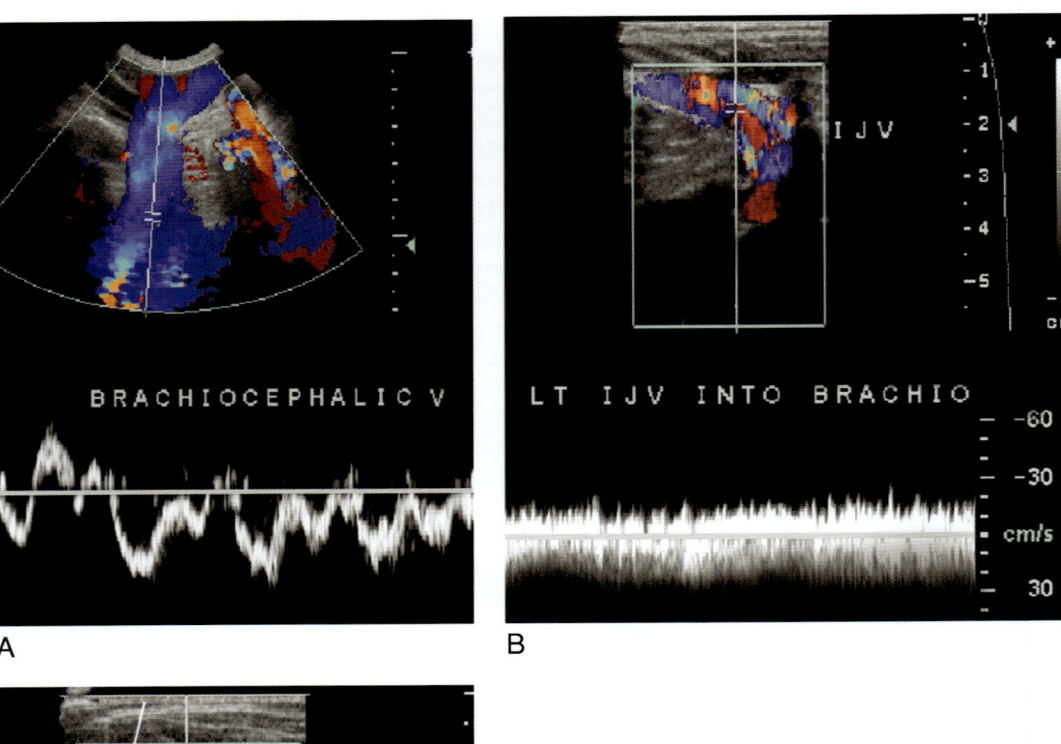

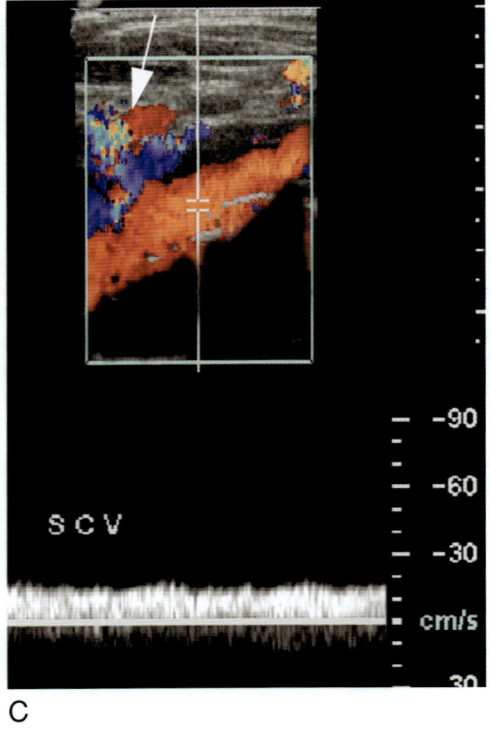

FIGURA 27-56. A, Ondas normais e anormais da veia braquiocefálica. Há alteração cardiorrespiratória normal nas ondas venosas da veia braquiocefálica, implicando uma veia cava superior patente. **B,** Paciente com estenose quase oclusiva da veia braquiocefálica esquerda devido a um cateter venoso central prévio mostra inversão de fluxo não-pulsátil na veia jugular interna na onda do Doppler pulsado. **C,** Veia subclávia esquerda mostra fluxo com direção central, mas monofásico, em direção a uma área de colaterais centrais (*seta*) neste paciente com fístula A-V de diálise esquerda com mau funcionamento. BRACHIOCEPHALIC V = Veia braquiocefálica; IJV = veia jugular interna.

paralelas separadas por uma região anecóica. O fluxo não é comumente demonstrado no cateter, mesmo que o próprio cateter esteja patente.

A ultra-sonografia tem comprovado ser um meio confiável de diagnosticar trombose das veias jugular e subclávia e tem a vantagem sobre a TC ou a ARM de ser barata, portátil, não-ionizante e não exigir contraste intravenoso. A ultra-sonografia tem acesso limitado e não pode produzir imagens de todas as porções das veias jugular e subclávia, especialmente as localizadas atrás da mandíbula ou abaixo da clavícula. No entanto, o conhecimento da extensão completa do trombo não infrequentemente é um fator crítico no planejamento do tratamento.[146,150] O exame ultra-sonográfico seqüencial para avaliar a resposta à terapia depois da avaliação inicial pode ser realizado seguramente e sem custo muito alto. A ultra-sonografia também pode documentar patência venosa antes do estabelecimento de um acesso vascular, facilitando uma inserção mais segura e mais bem-sucedida do cateter.

Agradecimento

Agradecimentos a Susan Murray por sua assistência na preparação dos originais.

Referências

1. Carroll BA: Carotid sonography. Radiology 1991; 178:303-313.
2. Executive Committee for the Asymptomatic Carotid Atherosclerotic Study. Endarterectomy for asymptomatic carotid artery stenosis. JAMA 1995;273(18):1421-1428.
3. Fontenelle LJ, Simper SC, Hanson TL: Carotid duplex scan versus angiography in evaluation of carotid artery disease. Am Surg 1994;60:864-868.
4. North American Symptomatic Carotid Endarterectomy Trial Collaborators: Beneficial effect of carotid endarterectomy in symptomatic patients with high-grade carotid stenosis. N Engl J Med 1991;325:445-453.
5. European Carotid Surgery Trialists' Collaborative Group: MRC European Carotid Surgery Trial: Interim results for symptomatic patients with severe (70-99%) and mild (0-29%) carotid stenosis. Lancet 1991;337:1235-1243.
6. Barnett HJM, Taylor DW, Eliasziw M, et al: Benefit of carotid endarterectomy in patients with symptomatic moderate or severe stenosis. N Engl J Med 1998;339:1415-1425.
7. Executive Committee for the Asymptomatic Carotid Atherosclerosis Study: Endarterectomy for asymptomatic carotid artery stenosis. JAMA 1995;273:1421-1428.
8. Derdeyn CP, Powers WJ, Moran CJ, et al: Role of Doppler US in screening for carotid atherosclerotic disease. Radiology 1995;197:635-643.
9. Merritt CRB, Bluth EI: The future of carotid sonography. AJR 1992;158:37-39.
10. Taylor KJW: Clinical applications of carotid Doppler ultrasound. In Taylor KJW, Burns PN, Wells PNT (eds): Clinical Applications of Doppler Ultrasound. New York, Raven Press, 1988, pp 120-161.
11. Bluth EI, Shyn PB, Sullivan MA, et al: Doppler color flow imaging of carotid artery dissection. J Ultrasound Med 1989;8:149-153.
12. Hennerici M, Steinke W, Rautenberg W: High-resistance Doppler flow pattern in extracranial carotid dissection. Arch Neurol 1989;46:670-672.
13. Rothrock JF, Lim V, Press G, et al: Serial magnetic resonance and carotid duplex examinations in the management of carotid dissection. Neurology 1989;39:686-692.
14. O'Leary DH, Polak JF, Kronmal RA, et al: Carotid-artery intima and media thickness as a risk factor for myocardial infarction and stroke in older adults. N Engl J Med 1999;340:14-22.
15. Sidhu PS, Jonker ND, Khaw KT, et al: Spontaneous dissections of the internal carotid artery: Appearance on colour Doppler ultrasound. Br J Radiol 1997;70:50-57.
16. Gritzmann N, Grasl MCH, Helmer M, et al: Invasion of the carotid artery and jugular vein by lymph node metastases: Detection with sonography. AJR 1990; 154:411-414.
17. Gooding GAW, Langman AW, Dillon WP, et al: Malignant carotid artery invasion: Sonographic detection. Radiology 1989;171:435-438.
18. Steinke W, Hennerici M, Aulich A: Doppler color flow imaging of carotid body tumors. Stroke 1989; 20:1574-1577.
19. Grant EG, Wong W, Tessler F, et al: Cerebrovascular ultrasound imaging. Radiol Clin North Am 1988;26:1111-1130.
20. Ide C, De Coene B, Maileux P, et al: Hypoplasia of the internal carotid artery: A noninvasive diagnosis. Eur Radiol 2000;10:1865-1870.

Realização e Interpretação do Exame

21. Polak JF, O'Leary DH, Kronmal RA, et al: Sonographic evaluation of carotid artery atherosclerosis in the elderly: Relationship of disease severity to stroke and transient ischemic attack. Radiology 1993;188:363-370.
22. Veller MG, Fisher CM, Nicolaides AN, et al: Measurement of the ultrasonic intima-media complex thickness in normal subjects. J Vasc Surg 1993;17:719-725.
23. Bort ML, Mulder PGH, Hofman A, et al: Reproducibility of carotid vessel wall thickness measurements. The Rotterdam Study. J Clin Epidemiol 1994;47(8):921-930.
24. Csányi A, Egervári A: Simple clinical method of average intima-media thickness measurement in the common carotid artery. VASA 1996;25:242-248.
25. O'Leary DH, Polak JF, Kronmal RA, et al: Carotid-artery intima and media thickness as a risk factor for myocardial infarction and stroke in older adults. N Engl J Med 1999;340:14-22.
26. Bots ML, Hoes AW, Koudstall PJ, et al: Common carotid intima-media thickness and risk of stroke and myocardial infarction: The Rotterdam study. Circulation 1997;96:1432-1443.
27. Kanters SD, Algra A, van Leeuwen MS, et al: Reproducibility of in vivo carotid intima-media thickness measurements: A review. Stroke 1997;28:665-671.
28. Dwyer JH, Sun P, Kwong-Fu H, et al: Automated intima-media thickness: The Los Angeles atherosclerosis study. Ultrasound Med Biol 1998;24:981-987.
29. Aminbakhsh A, Frohlich J, Mancini GBJ: Detection of early atherosclerosis with B mode carotid ultrasonography: Assessment of a new quantitative approach. Clin Invest Med 1999;22:265-274.
30. Greenland P, Abrams J, Aurigemma GP, et al: Prevention Conference V: Noninvasive tests of atherosclerotic burden. Circulation 2000;101:111-116.
31. Bluth EI, Stavros AT, Marich KW, et al: Carotid duplex sonography: A multicenter recommendation for standardized imaging and Doppler criteria. Radiographics 1988;8:487-506.
32. Polak JF, Shemanski L, O'Leary DH, et al: Hypoechoic plaque at US of the carotid artery: An independent risk factor for incident stroke in adults aged 65 years or older. Radiology 1998;208:649-654.
33. Langsfield M, Gray-Weale AC, Lusby RJ: The role of plaque morphology and diameter reduction in the development of new symptoms in asymptomatic carotid arteries. J Vasc Surg 1989;9:548-557.
34. Leahy AL, McCollum PT, Feeley TM, et al: Duplex ultrasonography and selection of patients for carotid endarterectomy: Plaque morphology or luminal narrowing? J Vasc Surg 1988;8:558-562.
35. Reilly LM, Lusby RJ, Hughes L, et al: Carotid plaque histology using real-time ultrasonography: Clinical and therapeutic implications. Am J Surg 1983;146:188-193.
36. Persson AV, Robichaux WT, Silverman M: The natural history of carotid plaque development. Arch Surg 1983;118:1048-1052.
37. Lusby RJ, Ferrell LD, Ehrenfield WK, et al: Carotid plaque hemorrhage: Its role in production of cerebral ischemia. Arch Surg 1982;117:1479-1488.

38. Edwards JH, Kricheff II, Gorstein F, et al: Atherosclerotic subintimal hematoma of the carotid artery. Radiology 1979;133:123-129.
39. Imparato AM, Riles TS, Gorstein F: The carotid bifurcation plaque: Pathologic findings associated with cerebral ischemia. Stroke 1979;10:238-245.
40. Gerovlakas G, Ramaswami G, Nicolaides A, et al: Characterization of symptomatic and asymptomatic carotid plaques using high-resolution real-time ultrasonography. Br J Surg 1993;80(10):1274-1276.
41. Holdsworth RJ, McCollum PT, Bryce JS, et al: Symptoms, stenosis and carotid plaque morphology. Is plaque morphology relevant? Eur J Vasc Endovasc Surg 1995;9:80-85.
42. Sterpetti AV, Schultz RD, Feldhaus RJ, et al: Ultrasonographic features of carotid plaque and the risk of subsequent neurologic deficits. Surgery 1988;104:652-660.
43. Weinberger J, Marks SJ, Gaul JJ, et al: Atherosclerotic plaque at the carotid artery bifurcation: Correlation of ultrasonographic imaging with morphology. J Ultrasound Med 1987;6:363-366.
44. Stahl JA, Middleton WD: Pseudoulceration of the carotid artery. J Ultrasound Med 1992;11:355-358.
45. Ballard JL, Deiparine MK, Bergan JJ, et al: Cost-effective evaluation and treatment for carotid disease. Arch Surg 1997;132:268-271.
46. Furst H, Hartl WH, Jansen I, et al: Color-flow Doppler sonography in the identification of ulcerative plaques in patients with high-grade carotid artery stenosis. AJNR 1992;13:1581-1587.
47. Abildgaard A, Egge TS, Kløw NE, et al: Use of sonicated albumin (Infoson) to enhance arterial spectral and color Doppler imaging. Cardiovasc Intervent Radiol 1996;19:265-271.
48. Comerota AJ, Cranley JJ, Cook SE: Real-time B-mode carotid imaging in diagnosis of cerebrovascular disease. Surgery 1981;89:718-729.
49. Zwiebel WJ, Austin CW, Sackett JF, et al: Correlation of high-resolution, B-mode and continuous-wave Doppler sonography with arteriography in the diagnosis of carotid stenosis. Radiology 1983;149:523-532.
50. Jacobs NM, Grant EG, Schellinger D, et al: Duplex carotid sonography: Criteria for stenosis, accuracy, and pitfalls. Radiology 1985;154:385-391.
51. Taylor KJW, Holland S: Doppler ultrasound: Part I. Basic principles, instrumentation, and pitfalls. Radiology 1990;174:297-307.
52. Carroll BA, von Ramm OT: Fundamentals of current Doppler technology. Ultrasound Quarterly 1988;6:275-298.
53. Bluth EI, Sunshine JH, Lyons JB, et al: Power Doppler imaging: Initial evaluation as a screening examination for carotid artery stenosis. Radiology 2000;21:791-800.
54. Kassam M, Johnston KW, Cobbold RSC: Quantitative estimation of spectral broadening for the diagnosis of carotid arterial disease: Method and in vitro results. Ultrasound Med Biol 1985;11:425-433.
55. Douville Y, Johnston KW, Kassam M: Determination of the hemodynamic factors which influence the carotid Doppler spectral broadening. Ultrasound Med Biol 1985;11:417-423.
56. Garth KE, Carroll BA, Sommer FG, et al: Duplex ultrasound scanning of the carotid arteries with velocity spectrum analysis. Radiology 1983;147:823-827.
57. Phillips DJ, Greene FM, Langlois Y, et al: Flow velocity patterns in the carotid bifurcations of young, presumed normal subjects. Ultrasound Med Biol 1983;9:39-49.
58. Lichtman JB, Kibble MB: Detection of intracranial arteriovenous malformation by Doppler ultrasound of the extracranial carotid circulation. J Ultrasound Med 1987;6:609-612.
59. Robinson ML, Sacks D, Perlmutter GS, et al: Diagnostic criteria for carotid duplex sonography. AJR 1988;151:1045-1049.
60. Grant EG, Deurinckx AJ, El Saden SM, et al: Ability to use duplex US to quantify internal carotid arterial stenoses: fact or fiction? Radiology 2000;214:247-252.
61. Rothwell PM, Gibson RJ, Slattery J, et al: Prognostic value and reproducibility of measurements of carotid stenosis: A comparison of three methods on 1001 angiograms. Stroke 1994;25:2440-2444.
62. Moneta GL, Edwards JM, Chitwood RW, et al: Correlation of North American Symptomatic Carotid Endarterectomy Trial (NASCET) angiographic definition of 70% to 99% internal carotid artery stenosis with duplex scanning. J Vasc Surg 1993;17:152-159.
63. Friedman SG, Hainline B, Feinberg AW, et al: Use of diastolic velocity ratios to predict significant carotid artery stenosis. Stroke 1988;19:910-912.
64. Kohler TR, Langlois Y, Roederer GO, et al: Variability in measurement of specific parameters for carotid duplex examination. Ultrasound Med Biol 1987;13:637-642.
65. Hunink MGM, Polak JF, Barlan MM, et al: Detection and quantification of carotid artery stenosis: Efficacy of various Doppler velocity parameters. AJR 1993;160:619-625.
66. Horrow MM, Stassi J, Shurman A, et al: The limitations of carotid sonography: Interpretive and technology related errors. AJR 2000;174:189-194.
67. Faught WE, Mattos MA, van Bemmelen, et al: Color-flow duplex scanning of carotid arteries: New velocity criteria based on receiver operator characteristic analysis for threshold stenoses used in the symptomatic and asymptomatic carotid trials. J Vasc Surg 1994;19:818-828.
68. Kuntz KM, Polak JF, Whittemore AD, et al: Duplex ultrasound criteria for the identification of carotid stenosis should be laboratory specific. Stroke 1997;28:597-602.
69. Kuntz KM, Polak JF, Whitemore AD, et al: Duplex ultrasound criteria for the identification of carotid stenosis should be laboratory specific. Stroke 1997;28:597-602.
70. Alexandrov AV, Vital D, Brodie DS, et al: Grading carotid stenosis with ultrasound: An interlaboratory comparison. Stroke 1997;28:1208-1210.
71. Consensus Conference on Carotid Ultrasound, Society of Radiologists in Ultrasound, October 2002, San Francisco. Radiology, 2003;229:340-346.
72. Middleton WD, Erickson S, Melson GL: Perivascular color artifact: Pathologic significance and appearance on color Doppler ultrasound images. Radiology 1989;171:647-652.
73. Erickson SJ, Mewissen MW, Foley WD, et al: Stenosis of the internal carotid artery: Assessment using color Doppler imaging compared with angiography. AJR 1989;152:1299-1305.
74. Middleton WD, Foley WD, Lawson TL: Flow reversal in the normal carotid bifurcation: Color Doppler flow imaging analysis. Radiology 1988;167:207-210.
75. Zierler RE, Phillips DJ, Beach KW, et al: Noninvasive assessment of normal carotid bifurcation hemodynamics with color-flow ultrasound imaging. Ultrasound Med Biol 1987;13:471-476.
76. Erickson SJ, Middleton WD, Mewissen MW, et al: Color Doppler evaluation of arterial stenoses and occlusions involving the neck and thoracic inlet. Radiographics 1989;9:389-406.

77. Middleton WD, Foley WD, Lawson TL: Color-flow Doppler imaging of carotid artery abnormalities. AJR 1988;150:419-425.
78. Branas CC, Weingarten MS, Czeredarczuk M, et al: Examination of carotid arteries with quantitative color Doppler flow imaging. J Ultrasound Med 1994; 13:121-127.
79. Steinke W, Ries S, Artemis N, et al: Power Doppler imaging of carotid artery stenosis: Comparison with color Doppler flow imaging and angiography. Stroke 1997;28:1981-1987.
80. Bluth EI, Althans LE, et al: Comparison of plaque characterization with grayscale imaging and 3-D power Doppler imaging: Can more be learned about intraplaque hemorrhage? JEMU 1999;20:11-15.
81. Griewing B, Morgenstern C, Driesner F, et al: Cerebrovascular disease assessed by color-flow and power Doppler ultrasonography. Stroke 1996;27:95-100.
82. Zbornikova V, Lassvik C: Duplex scanning in presumably normal persons of different ages. Ultrasound Med Biol 1986;12:371-378.
83. Spencer EB, Sheafor DH, Hertzberg BS, et al: Nonstenotic internal carotid arteries: Effects of age and blood pressure at the time of scanning on Doppler US velocity measurements. Radiology 2001;220:174-178.
84. O'Boyle MK, Vibhaker NI, Chung J, et al: Duplex sonography of the carotid arteries in patients with isolated aortic stenosis: Imaging findings and relation to severity of stenosis. AJR 1996;166:197-202.
85. Macchi C, Gulisano M, Giannelli F, et al: Kinking of the human internal carotid artery: A statistical study in 100 healthy subjects by echocolor Doppler. J Cardiovasc Surg 1997;38:629-637.
86. Busuttil SJ, Franklin DP, Youkey JR, et al: Carotid duplex overestimation of stenosis due to severe contralateral disease. Am J Surg 1996;172:144-148.
87. AbuRahma AF, Richmond BK, Robinson PA, et al: Effect of contralateral severe stenosis or carotid occlusion on duplex criteria of ipsilateral stenoses: Comparative study of various duplex parameters. J Vasc Surg 1995; 22:751-762.
88. van Everdingen KJ, van der Gront J, Kappelle LJ: Overestimation of a stenosis in the internal carotid artery by duplex sonography caused by an increase in volume flow. J Vasc Surg 1998;27:479-485.
89. Blackshear WM, Phillips DJ, Chikos PM, et al: Carotid artery velocity patterns in normal and stenotic vessels. Stroke 1980;11:67-71.
90. Grubb RL, Jr, Derdeyn CP, Fritsch SM, et al: Importance or hemodynamic factors in the prognosis of symptomatic carotid occlusion. JAMA 1998;280:1055.
91. Berman SS, Devine JJ, Erdoes LS, et al: Distinguishing carotid artery pseudo-occlusion with color-flow Doppler. Stroke 1995;26:434-438.
92. Görtter M, Niethammer R, Widder B: Differentiating subtotal carotid artery stenoses from occlusions by colour-coded duplex sonography. J Neurol 1994; 241:301-305.
93. AbuRahma AF, Pollack JA, Robinson PA, et al: The reliability of color duplex ultrasound in diagnosing total carotid artery occlusion. Am J Surg 1997;174:185-187.
94. Kliewer MA, Freed KS, Hertzberg BS, et al: Temporal artery tap: Usefulness and limitations in carotid sonography. Radiology 1996;201:481-484.
95. Bebry AJ, Hines GL: Total occlusion of the common carotid artery with a patent internal carotid artery; report of a case. J Vasc Surg 1989;10:469-470.
96. Blackshear WM, Phillips DJ, Bodily KC, et al: Ultrasonic demonstration of external and internal carotid patency with common carotid occlusion: A preliminary report. Stroke 1980;11:249-252.
97. Lee DH, Gao FQ, Rankin RN, et al: Duplex and color Doppler flow sonography of occlusion and near occlusion of the carotid artery. Am J Neuroradiol 1996;17:1267.
98. Alexandrov AV, Bladin CF, Maggisano R, et al: Measuring carotid stenosis—time for a reappraisal. Stroke 1993;24(9):1292-1296.
99. Polak JF, Kalina P, Donaldson MC, et al: Carotid endarterectomy: Preoperative evaluation of candidates with combined Doppler sonography and MR angiography. Radiology 1993;186:333-338.
100. Johnston DC, Goldstein LB: Clinical carotid endarterectomy decision making: Noninvasive vascular imaging versus angiography. Neurology 2001;56:1009-1015.
101. Johnston D, Goldstein LB: Clinical carotid endarterectomy decision making: Noninvasive vascular imaging versus angiography. Neurol 2001; 56:1009-1015.
102. Kuntz KM, Skillman JJ, Whittemore AD, et al: Carotid endarterectomy in asymptomatic patients—Is contrast angiography necessary? A morbidity analysis. J Vasc Surg 1995;22:706-716.
103. Mattos MA, Hodgson KJ, Faught WE, et al: Carotid endarterectomy without angiography: Is color-flow duplex scanning sufficient? Surgery 1994;116:776-783.
104. Cartier R, Cartier P, Fontaine A: Carotid endarterectomy without angiography. The reliability of Doppler ultrasonography and duplex scanning in preoperative assessment. CJS 1993;36(5):411-415.
105. Fontenelle LJ, Simper SC, Hanson TL: Carotid duplex scan versus angiography in evaluation of carotid artery disease. Am Surg 1994;60(11):864-868.
106. Thusay MM, Khoury M, Greene K: Carotid endarterectomy based on duplex ultrasound in patients with and without hemispheric symptoms. Am Surg 2001;67:1-6.
107. Welch HJ, Murphy MC, Raftery KB, et al: Carotid duplex with contralateral disease: The influence of vertebral artery blood flow. Ann Vasc Surg 2000;14:82-88.
108. Chen JC, Salvian AJ, Taylor DC, et al: Can duplex ultrasonography select appropriate patients for carotid endarterectomy? Eur J Vasc Endovasc Surg 1997; 14:451-456.
109. Randoux B, Marro B, Koskas F, et al: Carotid artery stenosis: Prospective comparison of CT, three-dimensional gadolinium-enhanced MR, and conventional angiography. Radiology 2001;220:179-185.
110. Johnson BL, Gupta AK, Bandyk DF, et al: Anatomic patterns of carotid endarterectomy healing. Am J Surg 1996;172:188-190.
111. Kagawa R, Okada Y, Shima T, et al: B-mode ultrasonographic investigations of morphological changes in endarterectomized carotid artery. Surg Neurol 2001;55:50-57.
112. Jackson MR, D'Addio VJ, Gillespie DL, et al: The fate of residual defects following carotid endarterectomy detected by early postoperative duplex ultrasound. Am J Surg 1996;172:184-187.
113. Rocotta KK, DeWeese KA: Is routine carotid ultrasound surveillance after carotid endarterectomy worthwhile? Am J Surg 1996;172:140-143.
114. Robbin ML, Lockhart ME, Weber TM, et al: Carotid artery stents: Early and intermediate follow-up with Doppler US. Radiology 1997;205:749-756.

Doença Carotídea Não-aterosclerótica

115. Furie DM, Tien RD: Fibromuscular dysplasia of arteries of the head and neck: Imaging findings. AJR 1994; 162:1205-1209.
116. Kliewer MA, Carroll BA: Ultrasound case of the day. Radiographics 1991;11:504-505.
117. Maeda H, Handa N, Matsumoto M, et al: Carotid lesions detected by B-mode ultrasonography in Takayasu's arteritis: "Macaroni sign" as an indicator of the disease. Ultrasound Med Biol 1991;17(7):695-701.
118. Sturzenegger M: Spontaneous internal carotid artery dissection: Early diagnosis and management in 44 patients. J Neurol 1995;242:231-238.
119. Sturzenegger M, Mattle HP, Rivoir A, et al: Ultrasound findings in carotid artery dissection: Analysis of 43 patients. Neurology 1995;45:691-698.
120. Steinke W, Rautenberg W, Schwartz A, et al: Noninvasive monitoring of internal carotid artery dissection. Stroke 1994;25(5):998-1005.

Doppler Transcraniano

121. Lupetin AR, Davis DA, Beckman J, et al: Transcranial Doppler sonography. Part 1. Principles, technique and normal appearance. Radiographics 1995;15(1):179-191.
122. Comerota AJ, Katz ML, Hosking JD, et al: Is transcranial Doppler a worthwhile addition to screening tests for cerebrovascular disease? J Vasc Surg 1995;21:90-97.
123. Rorick MB, Nichols FT, Adams RJ: Transcranial Doppler correlation with angiography in detection of intracranial stenosis. Stroke 1994;25:1931-1934.
124. Lupetin AR, Davis DA, Beckman J, et al: Transcranial Doppler sonography. Part 2. Evaluation of intracranial and extracranial abnormalities and procedural monitoring. Radiographics 1995;15:193-209.
125. Lin SU, Ryu SJ, Chu NS: Carotid Doppler and transcranial color coded sonography in evaluation of carotid-cavernous sinus fistulas. J Ultrasound Med 1994;13:557-564.
126. Mast H, Mohr JP, Thompson JLP, et al: Transcranial Doppler ultrasonography in cerebral arteriovenous malformation. Stroke 1995;26:1024-1027.
127. Gaunt ME, Martin PJ, Smith JL, et al: Clinical relevance of intraoperative embolization detected by transcranial Doppler sonography during carotid endarterectomy: A prospective study of 100 patients. Br J Surg 1994; 81:1435-1439.

Artéria Vertebral

128. Bendick PJ, Glover JL: Hemodynamic evaluation of vertebral arteries by duplex ultrasound. Surg Clin North Am 1990;70:235-244.
129. Lewis BD, James EM, Welch TJ: Current applications of duplex and color Doppler ultrasound imaging: Carotid and peripheral vascular system. Mayo Clin Proc 1989;64:1147-1157.
130. Visona A, Lusiani L, Castellani V, et al: The echo-Doppler (duplex) system for the detection of vertebral artery occlusive disease: Comparison with angiography. J Ultrasound Med 1986;5:247-250.
131. Davis PC, Nilsen B, Braun IF, et al: A prospective comparison of duplex sonography vs angiography of the vertebral arteries. AJNR 1986;7:1059-1064.
132. Bluth EI, Merritt CRB, Sullivan MA, et al: Usefulness of duplex ultrasound in evaluating vertebral arteries. J Ultrasound Med 1989;8:229-235.
133. Walker DW, Acker JD, Cole CA: Subclavian steal syndrome detected with duplex pulsed Doppler sonography. AJNR 1982;3:615-618.
134. Elias DA, Weinberg PE: Angiography of the posterior fossa. In Taveras JM, Ferrucci JT (eds): Radiology: Diagnosis-Imaging-Intervention. Philadelphia: J.B. Lippincott, 1989, pp 3, 6-7.
135. Bendick PJ, Jackson VP: Evaluation of the vertebral arteries with duplex sonography. J Vasc Surg 1986; 3:523-530.
136. Ackerstaff RGA, Grosveld WJHM, Eikelboom BC, et al: Ultrasonic duplex scanning of the prevertebral segment of the vertebral artery in patients with cerebral atherosclerosis. Eur J Vasc Surg 1988;2:387-393.
137. Carroll BA, Holder CA: Vertebral artery duplex sonography (abstract). J Ultrasound Med 1990;9:S27-28.
138. de Bray JM, Zenglein JP, Laroche JP, et al: Effect of subclavian syndrome on the basilar artery. Acta Neurol Scand 1994;90:174-178.
139. Thomassen L, Aarli JA: Subclavian steal phenomenon. Acta Neurol Scand 1994;90:241-244.
140. Kliewer MA, Hertzberg BS, Kim DH, et al: Vertebral artery Doppler waveform changes indicating subclavian steal physiology. AJR 2000;174:815-819.
141. Nicolau C, Gilabert R, García A, et al: Effect of internal carotid artery occlusion on vertebral artery blood flow. J Ultrasound Med 2001;20:105-111.
142. Welch HJ, Murphy MC, Raftery KB, et al: Carotid duplex with contralateral disease: The influence of vertebral artery blood flow. Ann Vasc Surg 2000;14:82-88.

Veia Jugular Interna

143. Williams CE, Lamb GHR, Roberts D, et al: Venous thrombosis in the neck: The role of real-time ultrasound. Eur J Radiol 1989;9:32-36.
144. Hubsch PJ, Stiglbauer RL, Schwaighofer BW, et al: Internal jugular and subclavian vein thrombosis caused by central venous catheters: Evaluation using Doppler blood flow imaging. J Ultrasound Med 1988;7:629-636.
145. Gaitini D, Kaftori JK, Pery M, et al: High-resolution real-time ultrasonography: Diagnosis and follow-up of jugular and subclavian vein thrombosis. J Ultrasound Med 1988;7:621-627.
146. Albertyn LE, Alcock MK: Diagnosis of internal jugular vein thrombosis. Radiology 1987;162:505-508.
147. Falk RL, Smith DF: Thrombosis of upper extremity thoracic inlet veins: Diagnosis with duplex Doppler sonography. AJR 1987;149:677-682.
148. Weissleder R, Elizondo G, Stark DD: Sonographic diagnosis of subclavian and internal jugular vein thrombosis. J Ultrasound Med 1987;6:577-587.
149. De Witte BR, Lameris JS: Real-time ultrasound diagnosis of internal jugular vein thrombosis. J Clin Ultrasound 1986;14:712-717.
150. Wing V, Scheible W: Sonography of jugular vein thrombosis. AJR 1983;140:333-336.
151. Gribbin C, Raghavendra BN, Ginsburg HB: Ultrasound diagnosis of jugular venous ectasia. NY State J Med 1989;9:532-533.
152. Hughes PL, Qureshi SA, Galloway RW: Jugular venous aneurysm in children. Br J Radiol 1988;61:1082-1084.
153. Jasinski RW, Rubin JM: Computed tomography and ultrasonographic findings in jugular vein ectasia. J Ultrasound Med 1984;3:417-420.
154. Stevens RK, Fried AM, Hood TR: Ultrasonic diagnosis of jugular venous aneurysm. J Clin Ultrasound 1982; 10:85-87.
155. Lee W, Leduc L, Cotton DB: Ultrasonographic guidance for central venous access during pregnancy. Am J Obstet Gynecol 1989;161:1012-1013.

156. Bond DM, Nolan R: Real-time ultrasound imaging aids jugular venipuncture. Anesth Analg 1989;68:700-701.
157. Machi J, Takeda J, Kakegawa T: Safe jugular and subclavian venipuncture under ultrasonographic guidance. Am J Surg 1987;153:321-323.
158. Dresser LP, McKinney WM: Anatomic and pathophysiologic studies of the human internal jugular valve. Am J Surg 1987;154:220-224.
159. Patel S, Brennan J: Diagnosis of internal jugular vein thrombosis by computed tomography. J Comput Assist Tomogr 1981;5:197-200.
160. Braun IF, Hoffman JC, Malko JA, et al: Jugular venous thrombosis: Magnetic resonance imaging. Radiology 1985;157:357-360.

28

AS ARTÉRIAS PERIFÉRICAS

Joseph F. Polak

SUMÁRIO DO CAPÍTULO

INSTRUMENTAÇÃO
  Formação da Imagem em Escala de Cinza em Tempo Real
  Doppler
PADRÕES DE FLUXO SANGÜÍNEO
  Artérias Normais
  Artérias Estenosadas
  Fístulas Arteriovenosas
  Massas
DOENÇA ARTERIAL PERIFÉRICA
  Incidência e Importância Clínica

Extremidade Inferior
Extremidade Superior
MASSAS VASCULARES E PERIVASCULARES E COMPLICAÇÕES
  Bypass em Enxerto Vascular Sintético
  Massas (Hematoma *vs.* Pseudo-aneurisma Anastomótico)
  Oclusões e Estenoses Perianastomóticas

ENXERTOS VENOSOS AUTÓLOGOS
  Estenose
  Fístula Arteriovenosa
ENXERTOS E FÍSTULAS PARA ACESSOS DE DIÁLISE
COMPLICAÇÕES DOS PROCEDIMENTOS INVASIVOS
  Fístula Arteriovenosa
  Pseudo-aneurismas
CONCLUSÃO

As artérias das extremidades superior e inferior são facilmente acessíveis à ultra-sonografia. Situadas nos tecidos moles com profundidades de poucos centímetros, pode ser obtida uma imagem mais consistente destes vasos que dos vasos abdominais e torácicos. Há janelas disponíveis suficientes para a obtenção da imagem, de forma que o transdutor pode ser colocado sobre a artéria de interesse sem a superposição óssea. Transdutores com freqüências de obtenção de imagem acima de 5 MHz podem ser normalmente usados porque as artérias se situam em íntima proximidade com a pele, tipicamente em profundidades de 6 cm ou menos.

A formação da imagem em escala de cinza em tempo real é útil para avaliar a presença de placa aterosclerótica ou para confirmar a presença de massas extravasculares. A formação da imagem em escala de cinza é, entretanto, limitada (Fig. 28-1). A obtenção da imagem com Doppler colorido torna possível analisar rapidamente a área de interesse para determinar se há ou não estruturas vasculares e para caracterizar seus padrões de fluxo (Fig. 28-1). A adição da análise da forma da onda Doppler na formação da imagem em escala de cinza é chamada de ultra-sonografia dúplex, uma poderosa ferramenta diagnóstica para a confirmação da importância das lesões ateroscleróticas, diferenciação das estenoses arteriais significativas das oclusões, e avaliação da natureza das massas perivasculares, diferenciando hematoma de pseudo-aneurisma. Quando comparada com a ultra-sonografia dúplex, a formação da imagem com fluxo colorido pode avaliar mais rapidamente os segmentos arteriais e detectar a presença de estenoses e oclusões arteriais. A formação da imagem com fluxo colorido diminui o tempo do exame arterial periférico quando comparada com o uso isolado do Doppler espectral (dúplex) em escala de cinza[1] e melhora a acurácia do diagnóstico.[2] Para tanto, a avaliação das artérias periféricas exige o uso de imagens com Doppler colorido. A formação da imagem como o Power Doppler, um método de formação de imagem mais sensível derivado do Doppler colorido, pode melhorar ainda mais o desempenho diagnóstico do Doppler em situações clínicas específicas.

Quando comparadas com a angiografia, as abordagens ultra-sonográficas discutidas neste capítulo apresentam a vantagem de ser não-invasivas, relativamente pouco dispendiosas, e bem adequadas para os exames em série. Elas também permitem a avaliação das estruturas de tecidos moles contíguos às artérias. A angiotomografia computadorizada (ATC) é uma tecnologia mais dispendiosa que o

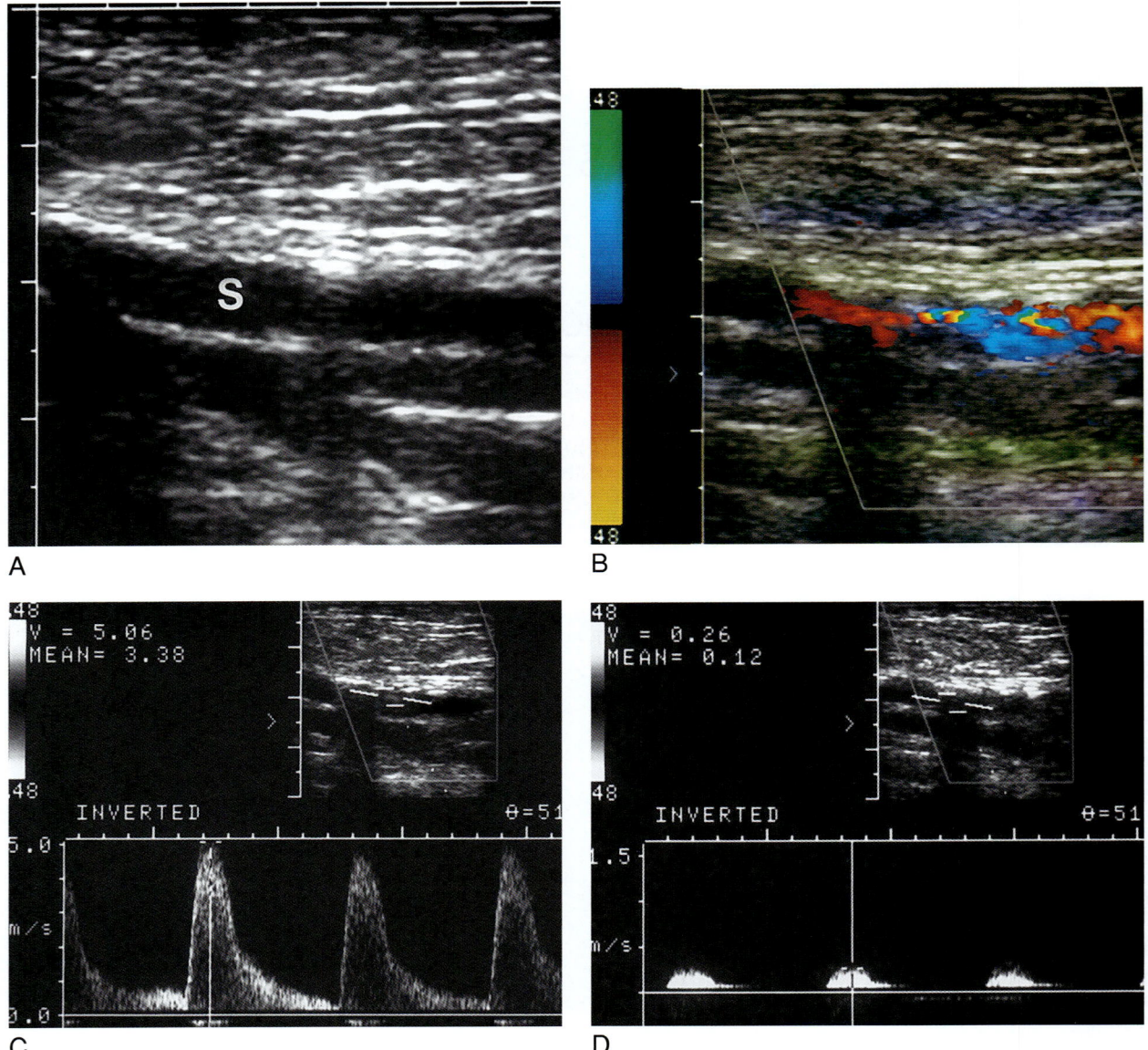

FIGURA 28-1. Comparação dos exames em escala de cinza e Doppler na estenose arterial. A, Esta imagem em escala de cinza não parece mostrar lesão significativa alguma na parte proximal da artéria femoral superficial (S). **B**, Esta imagem com fluxo colorido mostra que o local da estenose provoca uma alteração nos sinais coloridos da artéria. Há um estreitamento da luz delineado pelos sinais do fluxo colorido e pelo *aliasing* do Doppler colorido no local de estenose máxima. As anormalidades nos sinais do fluxo colorido se estendem pelo menos por 1 cm além da lesão. **C**, O Doppler pulsado mostra uma marcante elevação nas velocidades do fluxo sangüíneo, indicando uma estenose no nível de uma lesão sonolucente não observada na imagem em escala de cinza. **D**, A imagem formada pelo Doppler espectral imediatamente proximal a este local mostra atenuação do pico sistólico e uma forma de onda de alta resistência. A velocidade do fluxo sangüíneo diminuiu para 26 cm/s. As velocidades normais devem ser aproximadamente de 90 a 110 cm/s nas artérias femorais comuns. INVERTED = INVERTIDO.

Doppler e exige a administração de material de contraste. Os melhoramentos na ATC, com a introdução de aparelhos com múltiplos detectores, diminuíram os tempos para obtenção da imagem, melhoraram a resolução e tornaram esta técnica de obtenção da imagem competitiva com a arteriografia. A angiorressonância magnética (ARM) pode ser usada para detectar a presença de estenoses e oclusões arteriais. Assim como a ATC, a ARM pode também ser usada para avaliar os tecidos moles quanto à presença de patologias não-vasculares. Entretanto, ao contrário da ATC, esta técnica exige seqüências adicionais para a obtenção da imagem e aumenta o tempo de exame. A ATC e a ARM são menos dependentes do operador que o Doppler e, em determinadas situações clínicas, são mais acuradas e mais reprodutíveis que a ultra-sonografia. Está ainda em investigação se a ARM e a ATC poderão ser mais custo-efetivas que a ultra-sonografia para a avaliação do sistema arterial periférico.

INSTRUMENTAÇÃO

Formação da Imagem em Escala de Cinza em Tempo Real

O diâmetro das artérias periféricas que são clinicamente relevantes varia de 1 a 6 mm. A visualização acurada da parede arterial exige transdutores de alta resolução, com mais de 3,5 MHz, para que se possam visualizar as diferentes lesões. Uma ampla faixa de freqüências de 5 a 10 MHz é preferida porque oferece uma boa resolução geral enquanto permite uma boa penetração, até na coxa. Para a visualização detalhada das artérias de menores diâmetros, freqüências mais elevadas de 7 MHz até 12 Mhz podem ser usadas. Nestas altas freqüências, os transdutores apresentam pouca penetração na profundidade, porém podem ser úteis para avaliar desvios com enxerto nas artérias ulnar e radial e nas menores artérias da mão.

O transdutor linear é o ideal para a formação da imagem das artérias das extremidades. O transdutor tem comprimento suficiente para permitir uma rápida cobertura de longos segmentos arteriais, mantendo-o paralelo ao longo eixo da artéria ou do enxerto e deslizando-o em incrementos em série sem superposições. Um transdutor de pegada menor convexo ou setorial pode ser útil na formação da imagem das artérias ilíacas e das porções com localização mais centralizada das artérias subclávias.

Doppler

A demonstração simultânea da informação do Doppler espectral e da imagem em escala de cinza, ultra-sonografia dúplex,[3] é o requisito básico para a avaliação das artérias periféricas e dos desvios arteriais com enxertos. Um controle cuidadoso em tempo real é necessário para posicionar o cursor de análise Doppler e para detectar acuradamente os locais com velocidade máxima de fluxo sangüíneo nas artérias e nos desvios com enxerto. As melhores freqüências dos transdutores Doppler podem variar entre 3 a 10 MHz, tendendo a ser menores que as imagens em escala de cinza adquiridas simultaneamente. A seleção de um transdutor Doppler com freqüência de aproximadamente 5 MHz sacrifica alguma sensibilidade para a detecção do sangue se movendo lentamente porém aumenta a possibilidade de que o sistema sofra *aliasing* nos locais em que o sangue se move rapidamente, tais como estenoses ou fístulas arteriovenosas (A-V).

A **formação da imagem com Doppler colorido** é um componente essencial do exame ultra-sonográfico de uma artéria periférica. A demonstração simultânea do sangue em movimento superposta em uma imagem em escala de cinza[4] torna possível a avaliação rápida dos padrões de fluxo no interior de porções longas das artérias periféricas e dos desvios com enxerto. Em geral, uma abordagem eficiente da ultra-sonografia vascular periférica baseia-se na rápida identificação com o Doppler colorido das zonas de distúrbio de fluxo e então na ultra-sonografia dúplex com a análise espectral pelo Doppler para caracterizar o tipo de anormalidade de fluxo presente.[1,5] A imagem do Doppler colorido mostra apenas o desvio médio de freqüência causado pelas estruturas em movimento. O tamanho do pixel (resolução) é também mais grosseiro que o tamanho do pixel correspondente da imagem em escala de cinza. Isto pode causar alguma ambigüidade no alinhamento das duas imagens separadas e fazer com que a informação do Doppler colorido se superponha por trás da parede das artérias. A maioria dos fabricantes usa transdutores com freqüências menores para a imagem com fluxo colorido do que para o componente da imagem em escala de cinza. Esta abordagem aumenta a profundidade de penetração da imagem com fluxo colorido sem comprometer a resolução da imagem.

A formação da imagem com **Power Doppler** é uma variante da formação da imagem com fluxo colorido que mostra o somatório dos sinais Doppler causados pelo sangue em movimento. As vantagens do Power Doppler sobre o Doppler colorido são que a informação do fluxo sangüíneo não sofre *aliasing*, as forças do sinal são muito menos dependentes do ângulo e o sangue se movendo lentamente é mais facilmente detectado. A desvantagem é a perda de informação com relação à direção do fluxo sangüíneo, embora esta opção exista em alguns aparelhos de ultra-som.

PADRÕES DE FLUXO SANGÜÍNEO

Artérias Normais

O padrão normal do fluxo sangüíneo arterial nas extremidades é diferente do visto nas artérias carótidas. Em repouso, os músculos das extremidades provocam uma alta resistência periférica (distal) e um fluxo sangüíneo diastólico relativamente baixo (Fig. 28-2). O perfil típico do fluxo sangüíneo é um **padrão trifásico** (Fig. 28-3). Isto consiste em um forte componente anterógrado do fluxo sangüíneo durante a sístole, seguido por um curto fluxo sangüíneo reverso durante a parte precoce da diástole e, em seguida, por um fluxo sangüíneo anterógrado de baixa amplitude durante a diástole. A magnitude do componente anterógrado do fluxo sangüíneo durante a diástole é variável, desaparecendo com a vasoconstricção causada pelo frio e aumentando com o aquecimento ou em seguida a exercício.

Artérias Estenosadas

O padrão de alta resistência visto nas artérias periféricas normais em repouso é transformado em um padrão de baixa resistência quando uma lesão arterial significativa está localizada proximalmente ao segmento da artéria onde os sinais Doppler são recolhidos. Este padrão de baixa resistência se assemelha ao da artéria carótida interna. Pensa-se que ele reflete a abertura dos ramos arteriais colaterais e a perda do tônus arteriolar de repouso normal em resposta à isquemia muscular. Ele é tipicamente visto distalmente a um segmento arterial ocluído porém pode ser visto distalmente à(s) lesão(ões) estenótica(s) grave(s).

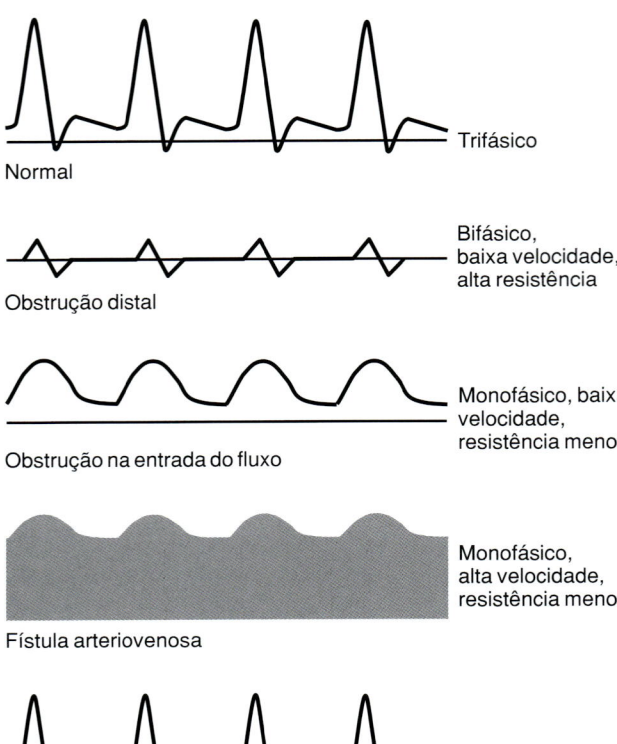

FIGURA 28-2. Formas de ondas normais e anormais no Doppler arterial. O espectro do Doppler normal do sangue fluindo nas artérias da extremidade inferior mostra tipicamente um padrão trifásico: (1) fluxo anterógrado durante a sístole; (2) um pequeno período de fluxo reverso precocemente na diástole; e (3) uma amplitude variável de fluxo sanguíneo de baixa velocidade durante o restante da diástole. Os sinais do Doppler arterial se alteram dependendo de modificações patológicas. Os outros quatro padrões são exemplos das patologias arteriais comuns.

Um aumento localizado na velocidade ocorre no próprio local de uma estenose. Este aumento na velocidade do fluxo sanguíneo causa um desvio na freqüência Doppler analisada na estenose. O desvio na freqüência Doppler e o aumento na velocidade estimada do fluxo sanguíneo são proporcionais ao estreitamento da luz na estenose.[6-8] Isto pode ser mostrado como um aumento na velocidade sistólica de pico na imagem do Doppler espectral, por um aumento na saturação da cor, ou até mesmo um *aliasing* no mapa do Doppler colorido (Fig. 28-1). O padrão do fluxo sangüíneo distalmente à estenose é não-laminar e mostra uma grande variação tanto na direção quanto na amplitude; esta zona de fluxo perturbado é mantida por uma distância um pouco maior que 1 cm (Fig. 28-1). Em certos casos, a zona de perturbação do fluxo sangüíneo pode ser muito pequena. Esta zona de perturbação do fluxo sangüíneo é capturada pela forma de onda Doppler como um alargamento da janela espectral e pela formação da imagem com Doppler colorido como um aumento da variação dos sinais Doppler coloridos no vaso.

Fístulas Arteriovenosas

As fístulas arteriovenosas podem ser **congênitas ou iatrogênicas**. As fístulas A-V congênitas ocorrem de várias formas: comunicações anormais entre artérias e canais venosos grandes e distendidos ou anomalias venosas primárias. As anormalidades mais facilmente identificadas com o Doppler são usualmente bastante óbvias clinicamente e tendem a estar localizadas próximas à superfície cutânea da extremidade envolvida. Elas são normalmente visualizadas como canais venosos distendidos nos quais deságuam ramos arteriais únicos ou múltiplos. Veias menores e não-distendidas que não estão dilatadas podem ainda assim conter sinais de fluxo sangüíneo aumentado por causa da fístula.

As comunicações iatrogênicas freqüentemente se originam após cateterização arterial ou venosa seletiva ou outras

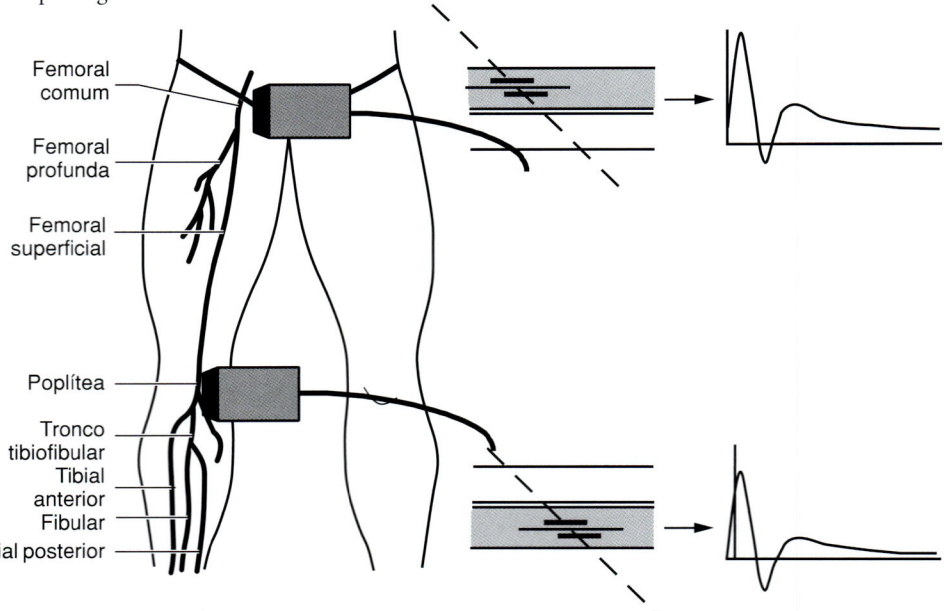

FIGURA 28-3. Formas de ondas arteriais normais. As formas de ondas Doppler nas artérias femorais comuns e poplíteas mostram padrões trifásicos.

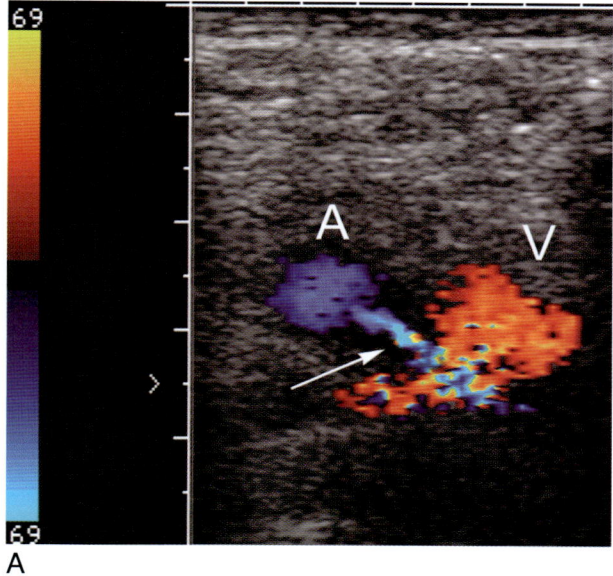
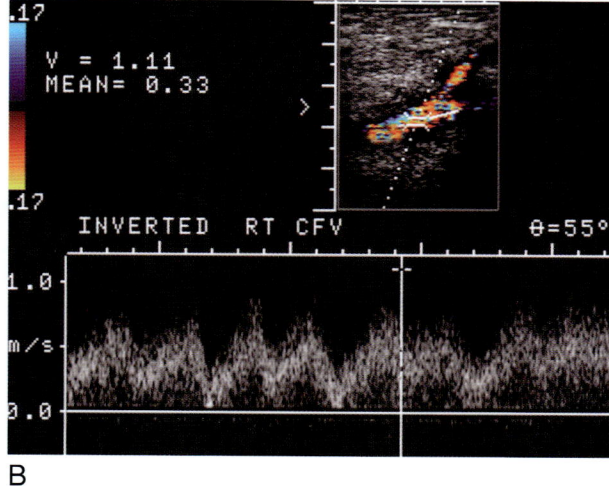
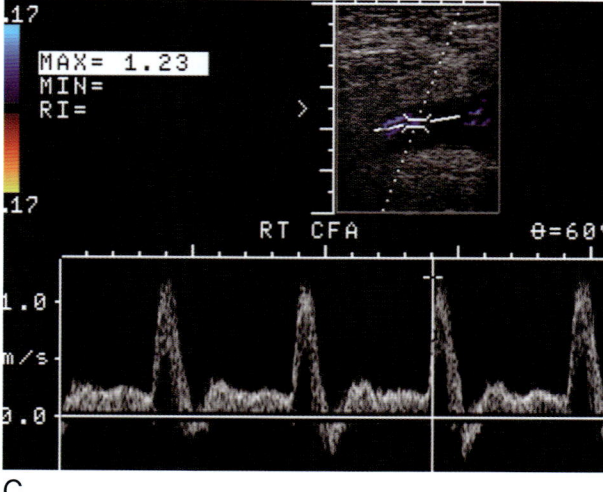

FIGURA 28-4. Fístula arteriovenosa (A-V) dos vasos femorais após angiografia. A, Esta imagem com fluxo colorido mostra um jato de alta velocidade (*seta*) da artéria femoral comum (A) para o interior de uma veia femoral comum distendida (V). **B,** Os sinais do tipo arterial colhidos na veia femoral comum são consistentes com uma fístula A-V. **C,** As amostras da CFA acima da fístula mostram um aumento relativo no fluxo sanguíneo durante a diástole, e isto é uma evidência indireta da fístula localizada inferiormente. CFA, artéria femoral comum.

formas de trauma penetrante. A comunicação pode ser visualizada como um jato de sangue, com a veia envolvida estando distendida quando comparada com o outro lado (Fig. 28-4). Os sinais do fluxo sanguíneo na veia receptora também mostram um aspecto semelhante à artéria, e a artéria nutridora pode apresentar aumento do fluxo sanguíneo diastólico (Fig. 28-4). O jato de sangue apresenta sinais de alta velocidade e, sob impacto contra a parede venosa oposta, pode causar uma vibração perivascular que pode ser vista como um artefato na imagem do Doppler colorido.[9] Um importante diagnóstico diferencial é a compressão de uma veia por um hematoma. A compressão da veia causa uma estenose que aumenta os sinais da velocidade do fluxo sanguíneo na veia e simula os sinais de alta velocidade de uma fístula (Fig. 28-5)

Massas

O diagnóstico diferencial das massas perivasculares é facilitado pelo uso da formação da imagem com fluxo colorido, com alguma especificidade quanto ao diagnóstico sendo ofe-

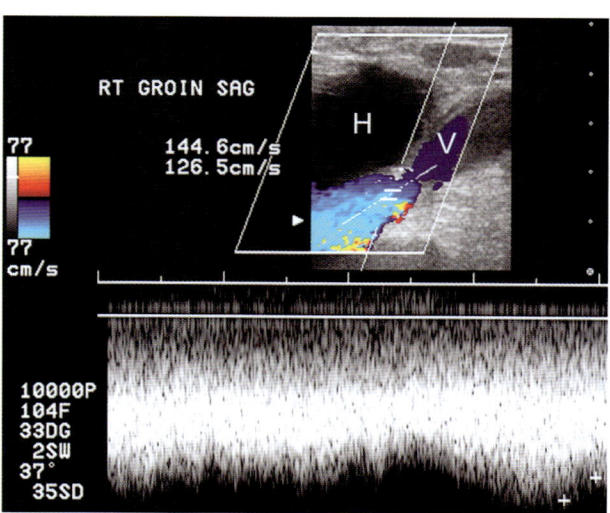

FIGURA 28-5. Hematoma comprimindo a veia femoral. Compressão extrínseca da veia femoral comum (V), um grande hematoma (H) provoca um aumento na velocidade do fluxo sanguíneo.

recida pela análise da forma da onda Doppler. Sinais de fluxo sangüíneo no interior de uma massa contígua uma artéria sugerem o diagnóstico de **pseudo-aneurisma**, que é uma complicação que às vezes se desenvolve após cateterização arterial ou trauma penetrante. A comunicação tende a ter um colo amplo quando o aneurisma se origina na anastomose de um enxerto venoso autólogo ou sintético.[10] Com um pseudo-aneurisma da artéria nativa, um canal de pequeno diâmetro se comunica com uma coleção maior de sangue. As imagens do Doppler colorido mostram sinais de fluxo sangüíneo na cavidade do pseudo-aneurisma. Um movimento tipicamente turbilhonar ou um sinal "yin-yang" colorido é visto tipicamente no interior da própria coleção.[11,12] A forma de onda Doppler obtida no colo de comunicação tem um aspecto muito típico: o canal contém um **padrão de fluxo sangüíneo de vaivém**, ou para adiante e para trás.[13] O padrão vaivém do fluxo sangüíneo mostra um rápido fluxo de entrada na cavidade na sístole e uma saída de sangue mais lenta, de menor amplitude, durante a diástole (Fig. 28-6).

Os **gânglios linfáticos hiperplásicos ou malignos** (Fig. 28-7) podem mostrar tanto sinais venosos quanto arteriais se irradiando do hilo do linfonodo. Estes linfonodos podem ser erroneamente considerados pseudo-aneurismas.[14,15] Os pontos a se considerar no diagnóstico diferencial são a detecção de sinais arteriais e venosos onde deveria haver um canal de comunicação e a ausência do padrão vaivém do fluxo sangüíneo. Os **aneurismas arteriais** são facilmente reconhecidos por sua localização típica confinada na parede arterial. Embora os aneurismas fusiformes obedeçam a esta regra, pode ser bastante difícil diferenciar um aneurisma sacular de um pseudo-aneurisma.[16]

DOENÇA ARTERIAL PERIFÉRICA

Incidência e Importância Clínica

A doença vascular periférica é pelo menos tão prevalente quando a doença arterial coronária ou a doença cerebrovascular.[17] A aterosclerose é um processo generalizado no qual a apresentação clínica e o desenvolvimento dos sintomas dependem do leito arterial e do órgão-alvo. Os pacientes com doença arterial coronária e com doença arterial carotídea podem se apresentar de uma forma catastrófica e muito perceptível, com infarto do miocárdio e acidente vascular cerebral, respectivamente. Isto é muito diferente da doença arterial periférica. Muitos pacientes sofrem durante anos pela doença arterial periférica antes de buscar assistência médica.[18] Isto é um reflexo do desenvolvimento de canais arteriais colaterais ultrapassando o segmento arterial que se estreita progressivamente. As colaterais são freqüentemente suficientes para manter a perfusão da extremidade inferior. O equilíbrio entre o suprimento sangüíneo e a demanda de oxigênio é mantido enquanto o paciente não se exercita ou deambula muito vigorosamente. Em geral, estes pacientes podem evoluir durante anos, diminuindo seus níveis de atividade à medida que sua doença progride. A claudicação incapacitante é, no entanto, um sintoma de apresentação mais provável no paciente mais jovem com altos níveis de atividade diária.

O paciente pode também buscar assistência médica por causa do desenvolvimento de alterações crônicas da insuficiência arterial e da dificuldade de cicatrização. Os eventos embólicos agudos que se originam de uma lesão arterial mais proximal, ou de placas ulceradas ou de aneurismas poplíteos, podem provocar isquemia aguda, extensa perda de tecido, e levar à amputação, a menos que se realizem procedimentos intervencionistas.

O uso generalizado da cirurgia de bypass arterial modificou a história natural da doença arterial periférica. As elevadas taxas de permeabilidade tanto da cirurgia de bypass arterial quanto das taxas similares de permeabilidade da angioplastia tornaram possível manter assintomáticos pacientes que antes seriam amputados,[19,20] até a intercorrência de outras causas de mortalidade. Os eventos cardiovasculares agudos, infarto do miocárdio ou morte súbita, são causas comuns de mortalidade nestes pacientes que já apresentam aterosclerose generalizada.

A ultra-sonografia em escala de cinza com Doppler espectral (dúplex) é bem aceita como modalidade não-invasiva primária para a detecção de evidências de disfunção dos bypass com enxertos das extremidades inferiores. Ela também pode ser usada para avaliar o sucesso da angioplastia periférica, aterectomia e colocação de *stent*.[21-24] A formação da imagem Doppler das artérias da perna para determinar a natureza e a extensão das lesões arteriais tornou-se prática com a ajuda do Doppler colorido. Embora a ultra-sonografia dúplex possa ser usada para determinar a presença de lesões arteriais significativas, a tarefa de avaliar a perna inteira é laboriosa e consome tempo. Leva-se de 30 a 60 minutos para mapear a árvore arterial de cada perna, usando-se a ultra-sonografia dúplex.[25] Por meio do mapeamento com o Doppler colorido, esta tarefa pode ser executada em 15 a 20 minutos.[1] A formação da imagem com Doppler colorido também melhora a acurácia do ultra-som como um teste diagnóstico para a detecção e a graduação da gravidade da doença arterial.[2,23]

Extremidade Inferior

Anatomia Normal e Padrões de Fluxo Doppler. As artérias profundas da perna trafegam com uma veia acompanhante. A **artéria femoral comum** começa ao nível do ligamento inguinal e progride por 4 a 6 cm até se ramificar nas **artérias femorais superficial e profunda** (*profunda femoris*) (Fig. 28-3). A artéria femoral profunda se ramifica rapidamente para suprir a região da cabeça do fêmur e os músculos profundos da coxa. Com a doença arterial periférica, formam-se freqüentemente vias colaterais entre esta artéria femoral profunda e as porções inferiores da artéria femoral superficial ou da artéria poplítea. A artéria femoral superficial continua ao longo da parte medial da coxa em uma profundidade de 4 a 8 cm, até encontrar o canal adutor. No limite do canal adutor, a artéria femoral superficial continua como a **artéria poplítea**. A artéria poplítea cruza por trás do joelho, dando origem a pequenos ramos geniculados e terminando em dois ramos principais: a **artéria tibial anterior**

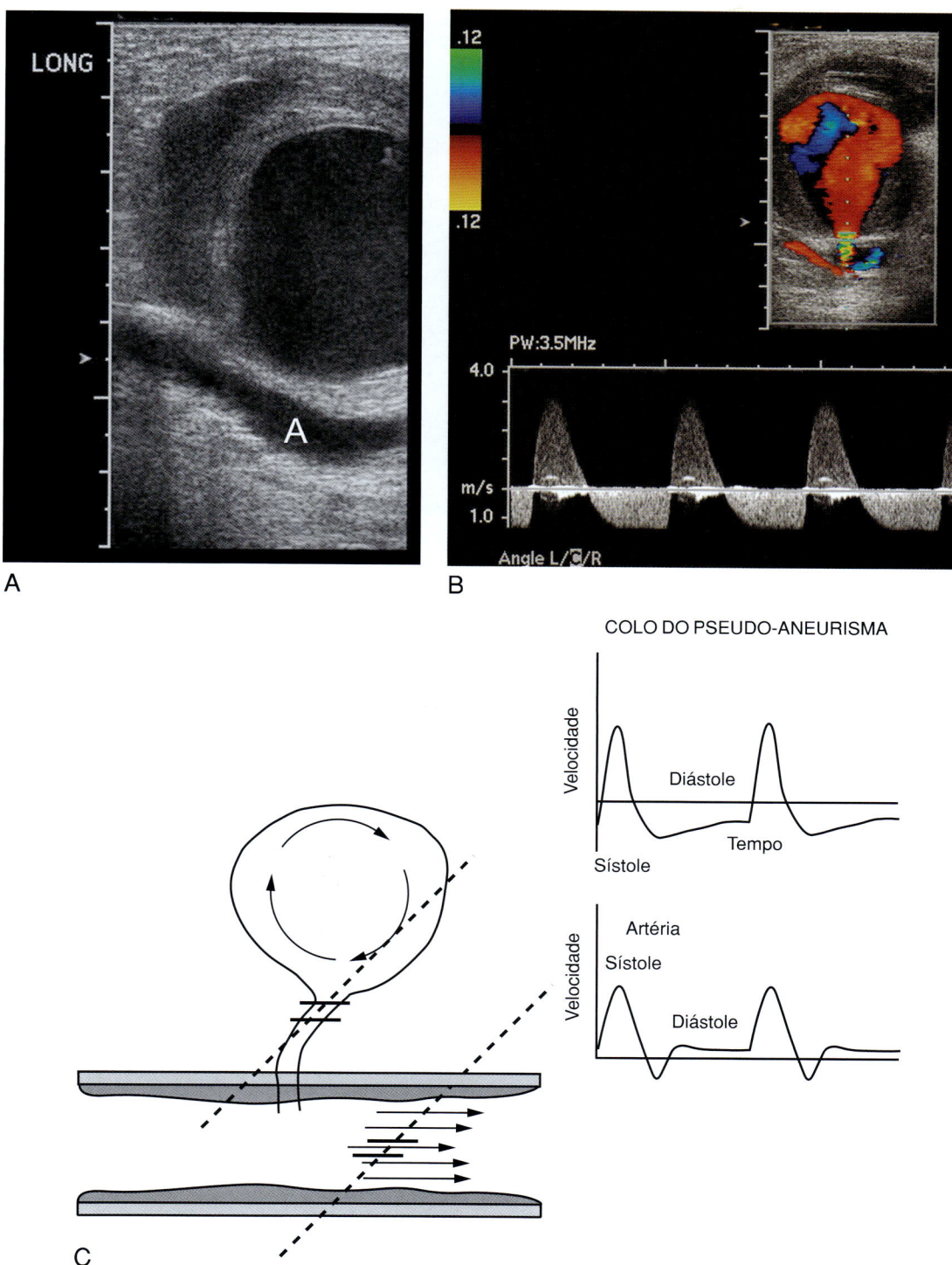

FIGURA 28-6. Pseudo-aneurisma da artéria femoral. A, Imagem longitudinal da artéria femoral comum (A) mostra uma grande coleção de líquido perivascular. **B**, Imagem do Doppler colorido mostra o padrão yin-yang causado pelo turbilhonamento do sangue na cavidade do pseudo-aneurisma. Observe o pequeno colo de comunicação entre a artéria e a coleção perivascular. O traçado espectral mostra a forma de onda clássica em vaivém de um pseudo-aneurisma. **C,** Diagrama mostrando o fluxo sangüíneo ao penetrar no pseudo-aneurisma durante a sístole (vai) quando a pressão sangüínea é maior na artéria que na cavidade. O sangue sai durante a diástole (vem) porque a energia (pressão) armazenada nos tecidos moles circundando a coleção é agora maior que a pressão diastólica. LONG = LONGITUDINAL.

Continua

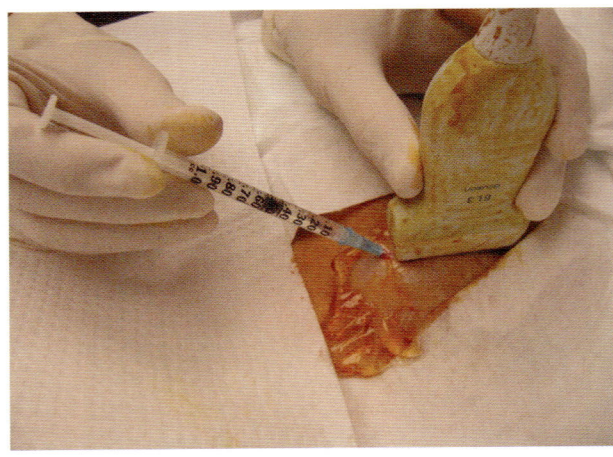
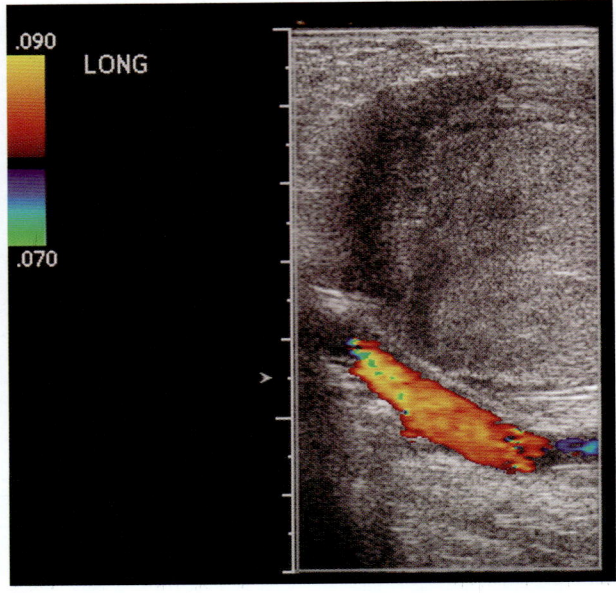

FIGURA 28-6, cont. Pseudo-aneurisma da artéria femoral. D, Injeção de trombina guiada por ultra-som para trombosar um pseudo-aneurisma. Uma agulha de calibre 25 está conectada a uma seringa de 1 ml contendo a trombina. **E,** A imagem longitudinal do Doppler colorido dois minutos depois da injeção da trombina mostra que a luz do pseudo-aneurisma está cheia de ecos representando o coágulo e não há fluxo sangüíneo no seu interior no exame Doppler. LONG = LONGITUDINAL.

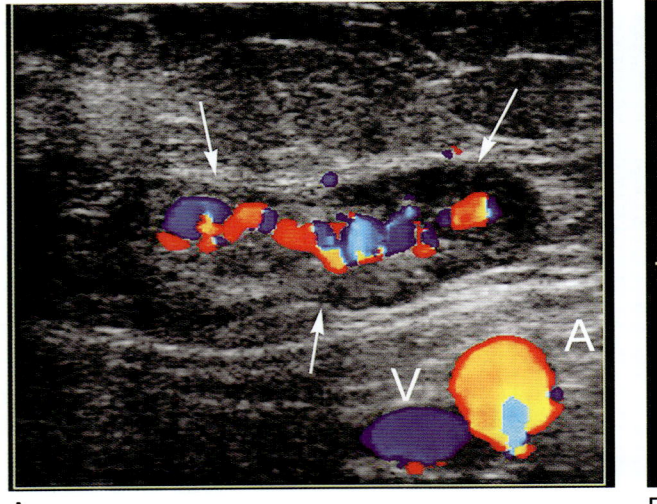
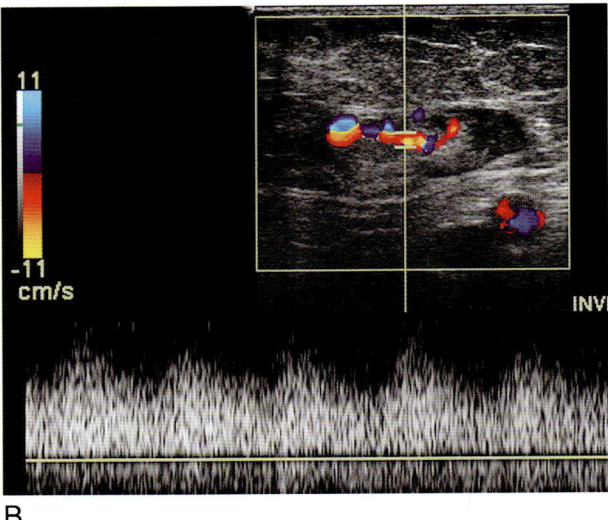

FIGURA 28-7. Linfonodo na virilha com sinal Doppler. A, Os sinais de Doppler colorido dos tecidos moles da virilha são complexos. O exame cuidadoso mostra que estes sinais se originam do centro de uma estrutura que é um linfonodo hiperplásico (*setas*) (A, artéria femoral; V, veia femoral). **B,** Formas de onda Doppler do centro desta massa confirmam a presença de uma forma de onda principalmente arterial e não o vaivém de um pseudo-aneurisma.

e o **tronco tibiofibular**. A artéria tibial anterior trafega no compartimento anterior da parte inferior da perna depois de passar através da membrana interóssea. Ela finalmente cruza a articulação do tornozelo como a **artéria dorsal do pé**. O tronco tibiofibular origina as **artérias tibial posterior** e **fibular,** que nutrem os músculos da panturrilha. A artéria tibial posterior é mais superficial que a artéria fibular e pode ser seguida inferiormente até sua localização típica por trás do maléolo medial.

O padrão do fluxo sangüíneo em todos estes ramos é trifásico (Fig. 28-2). Há uma aceleração na velocidade na fase precoce da sístole, seguida por um breve período de fluxo reverso de baixa amplitude antes do retorno a um fluxo diastólico anterógrado de baixa velocidade. Este padrão pode ser mais pulsátil na artéria femoral profunda (*profunda femoris*). As velocidades sistólicas de pico variam com o nível da artéria, tipicamente por volta de 100 cm/s na artéria femoral comum até 70 cm/s na artéria poplítea. As artérias tíbio-fibulares apre-

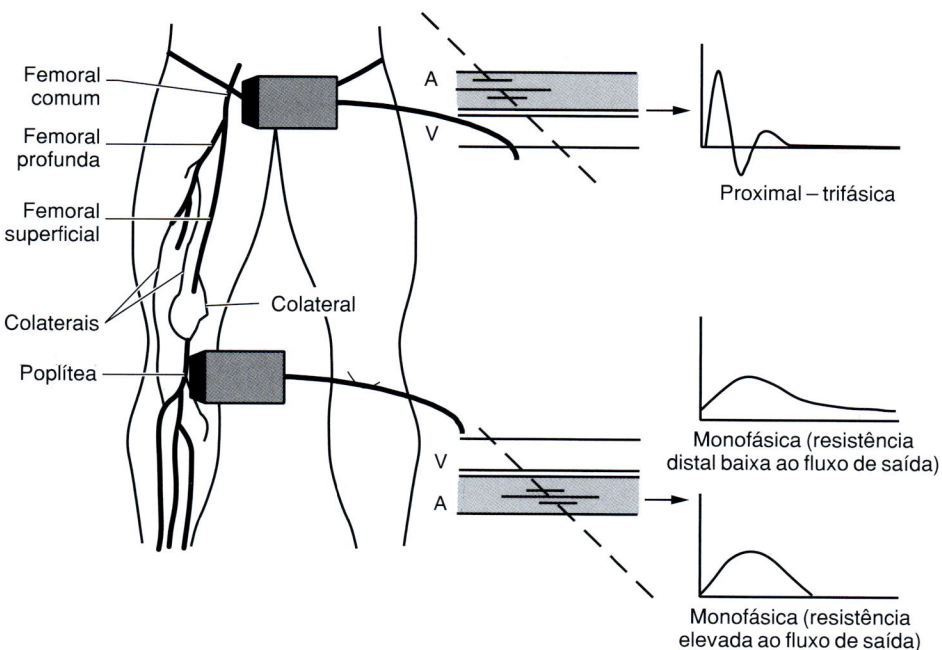

FIGURA 28-8. A doença arterial altera significativamente a forma da onda Doppler obtida distalmente à lesão. A amostra foi obtida em um local distal à oclusão. A forma da onda Doppler obtida proximalmente a uma estenose de alto grau pode ser normal ou mostrar perda precoce dos componentes e depois tardia do fluxo diastólico. A forma da onda distal é monofásica, mais freqüentemente com um componente diastólico relativamente forte na forma da onda.

sentam velocidades sistólicas de pico de 40 a 50 cm/s. A resposta ao **exercício** ou à **isquemia transitória** é uma perda do padrão trifásico e o desenvolvimento de um padrão monofásico com fluxo sangüíneo anterógrado com perda da reversão do fluxo sangüíneo na fase precoce da diástole (Fig. 28-8). Embora possa ser visto um **padrão monofásico** na doença da extremidade inferior ou após exercício físico, a velocidade sistólica de pico vai diminuir no membro isquêmico de um paciente com doença arterial, enquanto se encontra aumentada em um indivíduo saudável após o exercício.

Aneurismas: Critérios Diagnósticos. Os aneurismas se desenvolvem à medida que a integridade estrutural da parede arterial enfraquece. Uma protrusão ou uma **dilatação focal de 20%** do diâmetro esperado do vaso constitui uma definição funcional simples de um aneurisma. A dilatação focal da artéria ocorre mais provavelmente no nível da artéria poplítea ou na parte distal da artéria femoral superficial (Fig. 28-9). Eles são com freqüência bilaterais e podem permanecer assintomáticos por longos períodos de tempo. A imagem ultra-sonográfica se tornou o próprio padrão para a confirmação desta suspeita diagnóstica.[26,27] Embora o ultra-som possa visualizar a trombose progressiva que preenche a luz do aneurisma até o nível da parede dilatada, na angiografia a luz pode parecer normal. O ultra-som pode ser usado para acompanhar estes aneurismas, como é feito nos aneurismas abdominais. Não há, infelizmente, critérios estritos de tamanho que possam ser utilizados para determinar a indicação de cirurgia. Empiricamente, um aneurisma arterial periférico de 2 cm ou maior requer usualmente reparo cirúrgico.[28] O desenvolvimento dos sintomas sugestivos de embolização distal pelos trombos que se acumulam na luz é uma indicação absoluta para a intervenção cirúrgica, a despeito do tamanho do aneurisma.[28] Os aneurismas tipicamente se ocluem com o tempo pela acumulação dos trombos (Fig. 28-9). As técnicas Doppler são úteis para a confirmação da continuação da permeabilidade ou da oclusão da luz no interior do aneurisma.

Aneurismas: Acurácia Diagnóstica. A verificação patológica direta dos aneurismas diagnosticados pelo ultra-som mostrou que a técnica é sensível e específica e, além do mais, superior à angiografia com contraste. A acurácia das técnicas Doppler para confirmar a permeabilidade ou a oclusão da luz no nível do aneurisma tem ainda que ser relatada, porém é aceita como padrão.

Estenoses e Oclusões: Critérios Diagnósticos. Os efeitos das lesões arteriais periféricas são detectáveis por uma alteração no padrão do fluxo sangüíneo visto na forma da onda Doppler arterial (Tabela 28-1). No local da lesão, a velocidade sistólica de pico aumenta (Figs. 28-1 e 28-10) e a reversão da velocidade diastólica precoce desaparece. Distalmente a uma lesão arterial moderadamente grave, a reversão do fluxo sangüíneo precoce na diástole diminui e finalmente desaparece à medida que a lesão se torna mais grave, e a velocidade do fluxo sangüíneo no pico sistólico diminui. A porção diastólica da forma da onda aumenta de significado com respeito à diminuição do fluxo sangüíneo sistólico de pico. Ocasionalmente, um padrão monofásico de alta resistência com ausência de fluxo sangüíneo diastólico pode ser visto, provavelmente causado por vasoconstrição periférica (Fig. 28-11). O padrão de baixa resistência distal à lesão se acentua à medida que a gravidade da lesão aumenta. Nas lesões graves, o padrão de fluxo sangüíneo é principalmente aquele do fluxo anterógrado com uma velocidade diastólica final se aproximando em amplitude à velocidade sistólica de pico gravemente deprimida. Uma explicação para o desenvolvimento deste padrão é a dilatação progressiva das arteríolas no interior do leito vascular distante causada pela liberação de metabólitos em conseqüência da isquemia local. Uma

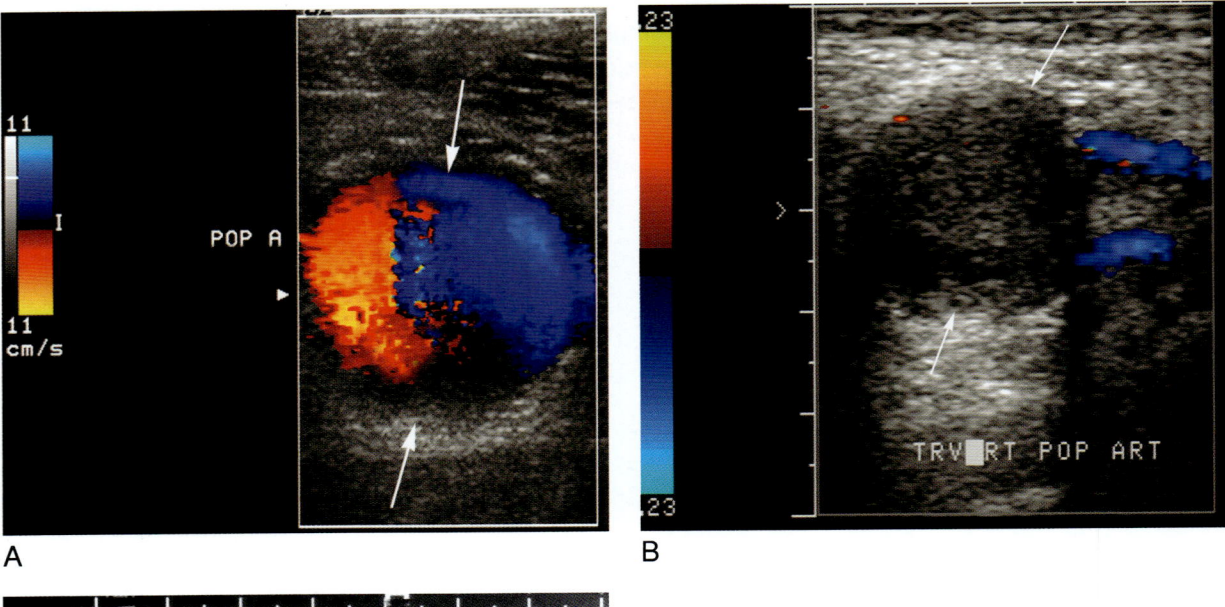

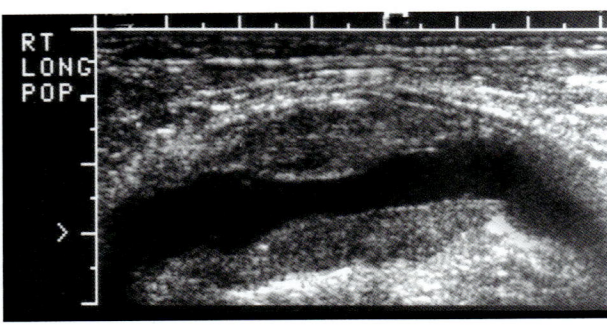

FIGURA 28-9. Aneurisma da artéria poplítea. A, Imagem transversal do espaço poplíteo demonstrando um grande aneurisma (*setas*) com um padrão turbilhonar de fluxo sangüíneo. **B,** Imagem transversal do espaço poplíteo de outro paciente mostrando uma artéria poplítea trombosada (*setas*), deslocando as veias poplíteas duplicadas contíguas. **C,** Imagem longitudinal em escala de cinza de um paciente diferente mostrando um aneurisma fusiforme com uma grande quantidade de trombos vista nas paredes anterior e posterior.

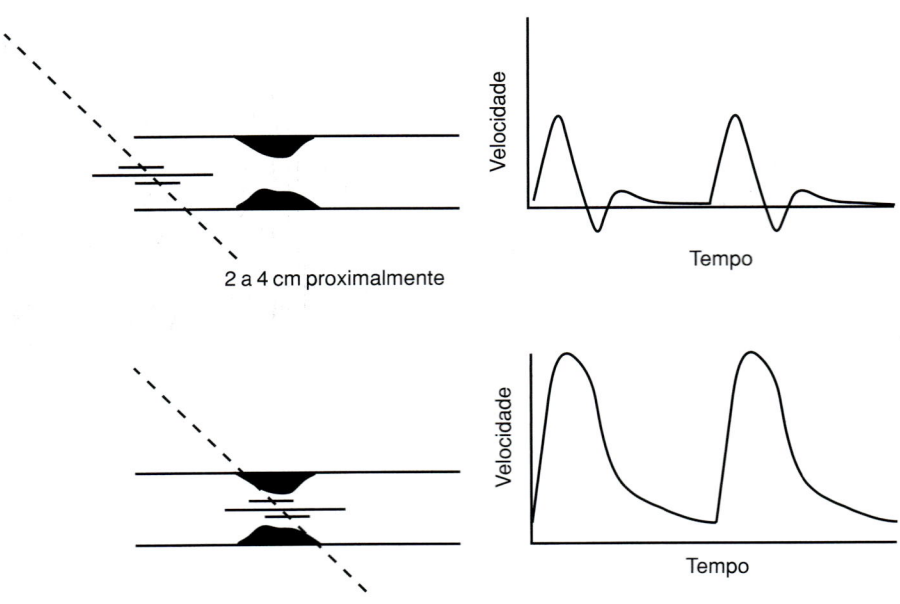

FIGURA 28-10. Alterações na velocidade do fluxo sangüíneo ocorrendo com estenoses de pelo menos 50%. Proximalmente à lesão, o padrão de fluxo é normal. Na estenose, a velocidade sistólica de pico aumenta em proporção do grau da estenose. As alterações na porção diastólica da forma da onda Doppler obtida na lesão são dependentes do estado das artérias distais e da gravidade e da geometria da lesão: o fluxo diastólico pode aumentar dramaticamente ou estar quase ausente.

TABELA 28-1. DETECÇÃO E CARACTERIZAÇÃO DA ESTENOSE: ACHADOS E CORRELAÇÕES

Achados	Correlações
Velocidade sistólica de pico aumentada, > 200 cm/s	Estenose de pelo menos 50% do diâmetro; próximo a 50% na parte proximal da artéria femoral, porém mais próximo de 75% nas artérias poplíteas
Razão da velocidade sistólica de pico aumentada (2 ou mais)	Normalizando até o segmento arterial mais próximo (estenose de 50% ou mais)
Velocidade sistólica de pico diminuída com padrão bifásico (alta resistência) ou monofásico (alta resistência)	Amostra imediatamente proximal à estenose ou oclusão de alto grau
Sinais de fluxo ausentes (falso-positivo para oclusão, falso-negativo para estenose)	Calcificação Pouca penetração e pouca sensibilidade do Doppler Oclusão subtotal
Sinais de fluxo aumentados (falso-positivo para estenose)	Artéria poplítea, fonte não esclarecida, porém pode ser por compressão extrínseca Dobras Amostras obtidas nas colaterais

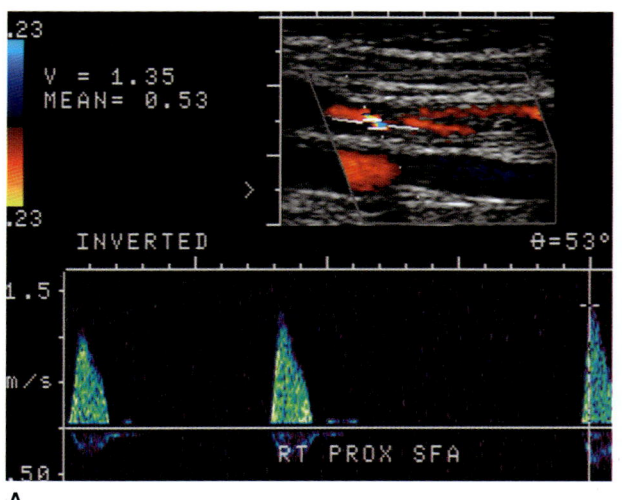

A

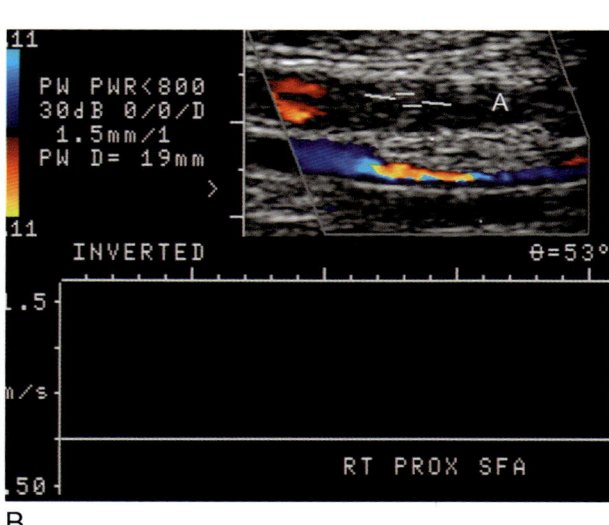

B

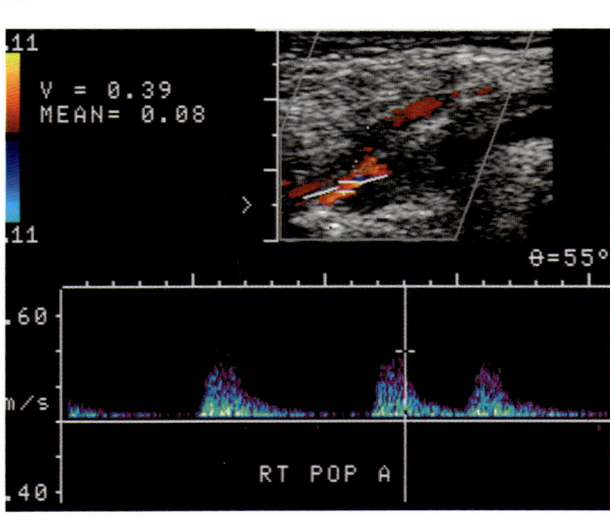

C

FIGURA 28-11. Forma das ondas Doppler acima da, na e abaixo da oclusão da artéria femoral superficial (SFA). A, Esta imagem com fluxo colorido mostra o *aliasing* do fluxo colorido na parte proximal da SFA no ponto de uma estenose grave. Distalmente a este ponto há perda do sinal na artéria por causa da oclusão. O fluxo presente na área da estenose através dos vasos colaterais não é visto nesta imagem. **B,** A forma de onda Doppler obtida mais distalmente confirma a ausência de sinais de fluxo sangüíneo, indicando oclusão da SFA (A). **C,** Distalmente à oclusão da SFA, os sinais da artéria poplítea são monofásicos. O fluxo sangüíneo diastólico é baixo, provavelmente por causa da vasoconstricção periférica. Há fluxo sangüíneo na artéria poplítea através do suprimento sangüíneo colateral, não mostrado nesta imagem.

outra é o desenvolvimento de muitos pequenos ramos colaterais que diminuem a resistência efetiva dos ramos do leito arterial distal. Este padrão está presente na maioria dos casos de lesões proximais graves o suficiente, porém pode não ser visto quando se analisa uma amostragem do interior de um segmento arterial proximal que se continua com as lesões, tais como as lesões focais distais de alto grau ou as oclusões. Os sinais na artéria proximalmente a uma lesão podem mostrar um padrão de alta resistência (Fig. 28-11). Na ausência de colaterais, o fluxo sangüíneo anterógrado só pode ser mantido, às vezes, durante a sístole. Um padrão de baixa resistência, baixa amplitude e elevação lenta, visto distalmente à oclusão segmental, é chamado de **forma de onda tardus-parvus.** Embora seja visto na maioria dos segmentos arteriais distais às oclusões, o padrão de fluxo sangüíneo de baixa resistência pode estar ausente quando houver vasovasoconstricção periférica (Tabela 28-2 e Fig. 28-11).

As áreas focais onde a velocidade sistólica de pico medida mais que duplica de um segmento contíguo para um normal mostraram corresponder a lesões com **estreitamentos maiores que 50%** no diâmetro da luz da artéria.[29] A velocidade medida na estenose é dividida pela velocidade medida proximalmente à estenose. Como a velocidade sistólica de pico é menos sensível aos efeitos da vasodilatação ou da vasoconstricção, ela é o parâmetro preferido da velocidade Doppler usado para graduar a gravidade das estenoses arteriais da extremidade inferior. É possível usar-se as velocidades diastólicas finais (p. ex., 80 cm/s ou mais) ou as velocidades sistólicas de pico (> 200 e > 300 cm/s) como indicadores da gravidade da estenose. Entretanto, as estimativas da velocidade diastólica final são mais variáveis que as medidas sistólicas de pico, porque elas se alteram em função da vasodilatação periférica.

Estenoses e Oclusões: Acurácia Diagnóstica e Aplicações. O trabalho original de Kohler e cols. relatou que o Doppler apresentava uma sensibilidade diagnóstica de 82% e uma especificidade de 92% para a detecção das lesões arteriais segmentares das artérias femoropoplíteas.[25] Estes autores ressaltaram, no entanto, o fato de que a análise seletiva teria que ser realizada ao longo de todo o trajeto das artérias femorais e poplíteas. Como estes segmentos medem normalmente de 30 a 40 cm, não é de se surpreender que esta análise demore de uma a duas horas para ser feita, especialmente se as artérias ilíacas forem avaliadas.

O Doppler colorido mostrou reduzir o tempo necessário para examinar a artéria carótida em busca de locais suspeitos de estenose em 40%, quando comparado com o Doppler espectral isoladamente.[5] Um efeito similar foi demonstrado quando o Doppler colorido é usado para a detecção das lesões arteriais da extremidade inferior. A acurácia diagnóstica do exame também melhora com o Doppler colorido quando comparada com a ultra-sonografia dúplex.[2,30] Com o Doppler colorido, o tempo de exame é reduzido para 30 minutos.[1] Muitos autores relataram a acurácia da imagem com fluxo colorido das artérias periféricas. A acurácia está próxima de 98% na distinção entre os segmentos ocluídos e os não-ocluídos. A acurácia para a detecção das estenoses é melhor que 85% nas artérias femoropoplíteas,[1,31-33] com poucos grupos incluindo uma avaliação das artérias ilíacas[25,30,31] e das artérias de escape.[34] A avaliação das artérias de escape não é tão acurada no sistema femoropoplíteo, especialmente na artéria fibular.[35,36] Entretanto, é possível a seleção de possíveis segmentos das artérias tibiais que podem ser adequados como anastomose distal dos desvios com enxerto.[37,38] É possível abandonar-se outras formas de imagem e confiar exclusivamente no Doppler antes do desvio com enxerto na extremidade inferior.[39,40]

A imagem com Doppler colorido mostrou-se efetiva na triagem dos pacientes com sintomas de doença arterial na extremidade inferior e na diminuição da necessidade de arteriografia diagnóstica em mais da metade dos pacientes que se apresentou para avaliação clínica.[41] O Doppler pode também ser usado nos pacientes com probabilidade de precisar

TABELA 28-2. OCLUSÕES ARTERIAIS: ACHADOS E CORRELAÇÕES

Achados	Correlações
Ausência de sinais de Doppler colorido ou de Doppler pulsado	Ausência de fluxo
Material ecogênico na artéria	Trombose associada a oclusão; o trombo tipicamente se estende entre as duas colaterais contíguas maiores
Grandes ramos colaterais vistos durante a obtenção da imagem com fluxo colorido	Indicam alta probabilidade de uma oclusão mais distal ou de estenose de alto grau
Fluxo anterógrado de baixa amplitude e persistente durante a sístole e a diástole	O local para obtenção das amostras está provavelmente distal à oclusão ou à estenose de alto grau
Sinais sistólicos de baixa amplitude no segmento ocluído (falso-negativo)	Sinais causados pela movimentação do trombo no segmento ocluído
Sinais de fluxo detectados ao nível da oclusão (falso-negativo)	Coleta inadvertida de amostras de ramo colateral paralelo ao segmento ocluído
Incapacidade para detectar sinais no segmento permeável da artéria (falso-positivo)	Pouca sensibilidade do Doppler pela profundidade ou por mau ajuste
	Calcificação
	Oclusão subtotal com fluxo dirigido para longe da estenose pelas colaterais

de angioplastia periférica e, portanto, pode-se gerenciar melhor os recursos imaginológicos dispendiosos como a arteriografia.[23,42-44] Não há grandes estudos comparando a eficácia da imagem com Doppler colorido com outras tecnologias como a angiorressonância magnética ou com a angiotomografia computadorizada.

A imagem com Doppler colorido e a ultra-sonografia dúplex são extremamente bem adequadas para a avaliação de locais que sofreram intervenções percutâneas, como a angioplastia, a aterectomia ou a colocação de *stent* (Fig. 28-12). Um artigo original indicou que uma medida feita poucos dias depois da angioplastia foi preditiva da recorrência da lesão.[45] Estudos subseqüentes não confirmaram esta observação,[46,47] porém mostraram que o Doppler pode ser usado para detectar recorrência de estenose ou oclusão em um local de intervenção prévia. Por exemplo, os resultados após aterectomia mostraram uma maior incidência de reoclusão do que a indicada pelos sintomas do paciente,[48] que a aterectomia não era tão eficiente quanto a angioplastia e que a recorrência das lesões era maior depois da aterectomia.[48] Questiona-se se a repetição da imagem no local de intervenção prévia é necessária, porque uma intervenção repetida não precisa ser feita se o paciente mantiver-se assintomático.[49] Parece, no entanto, que a monitorização seriada dos locais de angioplastia e de colocação de *stent* pode predizer o sucesso técnico e a recorrência da lesão.[50,51] Não há dados que indiquem o benefício de uma reintervenção no local das lesões detectadas pelo Doppler.[22]

Extremidade Superior

Anatomia Normal e Padrões de Fluxo Doppler. As artérias da extremidade superior são acompanhadas por veias: tipicamente, apenas uma veia ao nível da veia subclávia; ocasionalmente duplicada ao nível da veia axilar; sempre dupli-

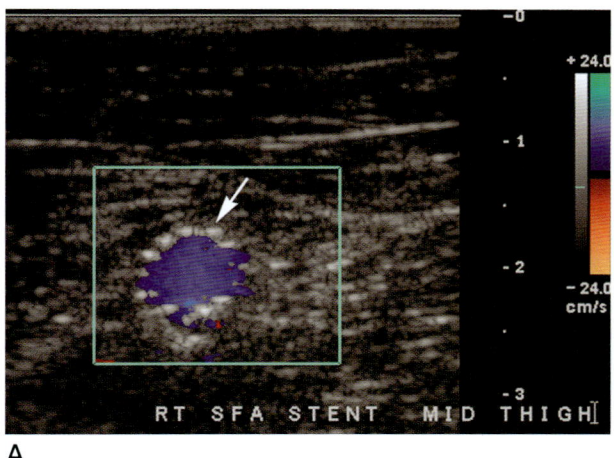

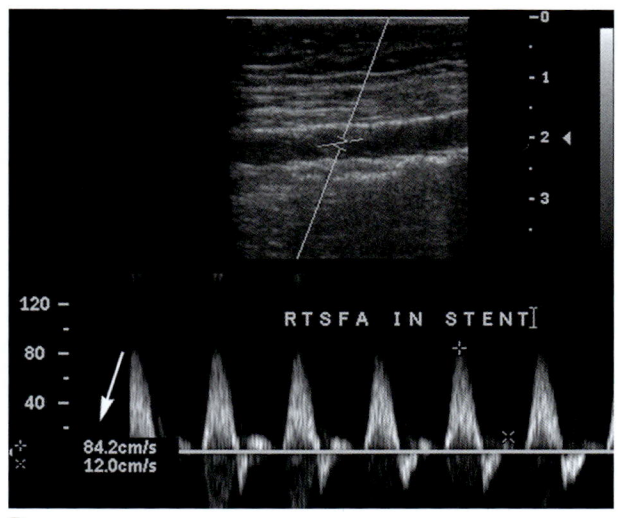

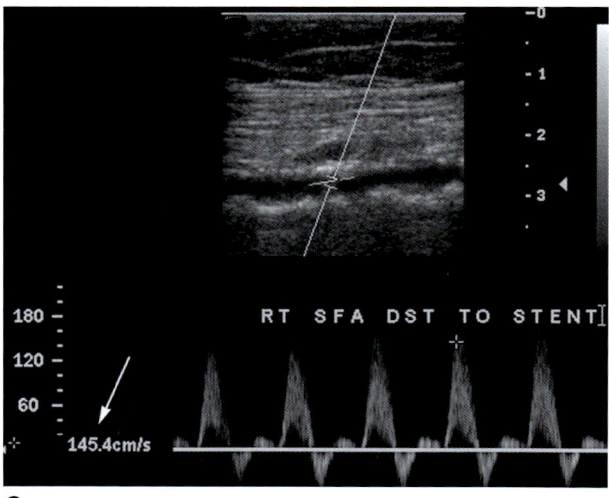

FIGURA 28-12. Stent arterial. A, Imagem transversal de um *stent* posicionado visto como ecos brilhantes (*seta*) na parede do terço médio da artéria femoral superficial. **B,** A forma da onda Doppler no *stent* está dentro dos limites normais com 84 cm/s (*seta*). **C,** Distalmente ao *stent*, as velocidades do fluxo sangüíneo estão levemente elevadas a 145 cm/s (*seta*).

cada no nível das veias braquiais e mais distalmente. A junção da **artéria subclávia** com a **artéria braquiocefálica direita** (inominada) ou com a **artéria braquiocefálica esquerda** pode ser identificada usando-se uma janela de imagem abrangendo a parte superior da articulação esternoclavicular. A artéria se localiza superficialmente à veia quando o transdutor é colocado na fossa supraclavicular. Próximo à junção dos terços médio e proximal da clavícula é necessário usar uma janela com o transdutor colocado no tórax, abaixo da clavícula. A artéria se situa agora profundamente em relação à veia subclávia. A origem da **artéria axilar** é lateral à primeira costela, normalmente próxima à junção das veias cefálica e axilar. A artéria axilar pode ser seguida no seu trajeto medial sobre a parte proximal do úmero onde ela se torna a **artéria braquial**. Na maioria dos indivíduos, a artéria pode ser seguida até a fossa antecubital onde ela se trifurca nos ramos radial, ulnar e interósseo. As **artérias radial e ulnar** podem normalmente ser visualizadas ao nível do punho. É também possível visualizar os pequenos ramos digitais. O padrão normal do fluxo é trifásico e semelhante ao padrão visto na perna.

Fisiopatologia e Acurácia Diagnóstica. Muito do interesse clínico na avaliação não-invasiva dos ramos arteriais da extremidade superior está dirigido para a confirmação de pseudo-aneurismas, para a detecção de estenoses focais causadas pela síndrome do desfiladeiro torácico, para a confirmação de oclusão arterial nativa secundária a êmbolos ou a trauma (Fig. 28-13), para a detecção de complicações consequentes à cateterização cardíaca, para a avaliação de *shunts* de diálise e para a avaliação da permeabilidade da artéria radial.

Há poucos artigos na literatura sobre indivíduos com a **síndrome do desfiladeiro torácico**. É possível induzir estenose na artéria posicionando-se o braço na orientação que normalmente desencadeia os sintomas, mais freqüentemente com o braço abduzido. Há uma associação entre a síndrome do desfiladeiro torácico e a embolização arterial distal. Pensa-se que o mecanismo seja devido a forças mecânicas que predispõem a artéria a desenvolver um aneurisma. Trombos se formam então no aneurisma e podem embolizar para as artérias digitais. A extensão destas oclusões agudas ou crônicas tem que ser mapeada para avaliar a possibilidade de uma cirurgia com desvio antes de submeter o paciente à angiografia. As estenoses proximais e as oclusões associadas a vasculite também podem ser confirmadas. O seguimento da cateterização cardíaca e as suspeitas de oclusão podem ser rapidamente confirmadas. Grandes hematomas podem ser prontamente avaliados, e a possibilidade de um pseudo-aneurisma causado por suturas comprometidas da arteriotomia podem ser confirmadas ou excluídas.

A artéria radial ocasionalmente é usada como um local de acesso para a cateterização cardíaca. **Pseudo-aneurismas** (Fig. 28-14) podem se desenvolver depois da cateterização cardíaca.[52] A artéria radial também pode ser preparada e servir como um conduto doador para cirurgia com bypass coronário. A confirmação da integridade do arco palmar da mão (artéria ulnar dominante) é um pré-requisito antes da remoção da artéria radial. Ela pode ser testada com o Doppler, obtenção da imagem da parte distal da artéria radial e confirmando-se o fluxo sangüíneo reverso na compressão da parte mais proximal da artéria radial.[53,54] O fluxo sangüíneo ulnar deve aumentar quando a artéria radial é comprimida e ocluída.[54]

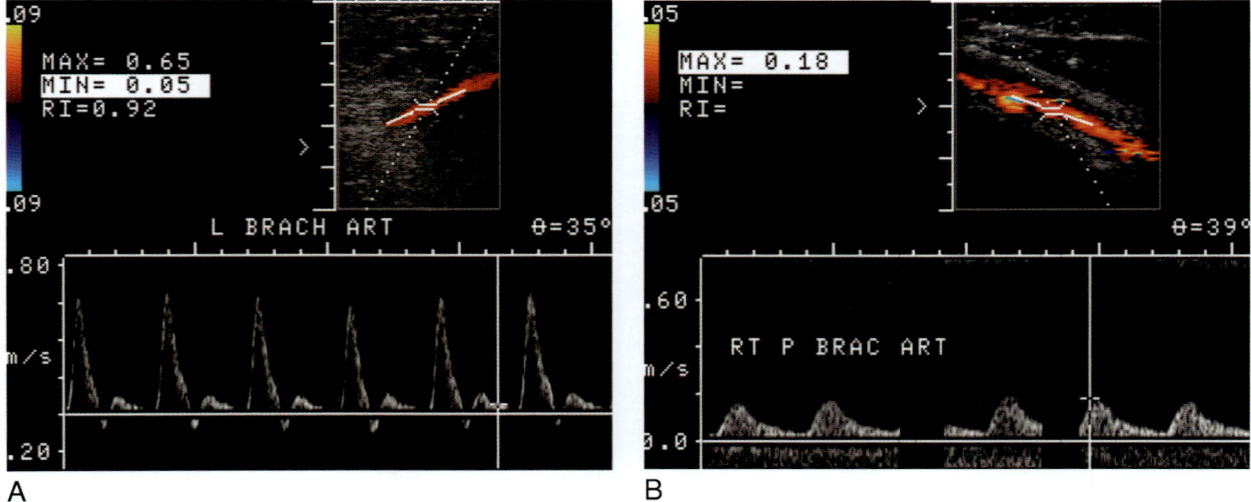

FIGURA 28-13. Formas de ondas normal e anormal nas artérias braquiais. A, O lado esquerdo normal parece com a forma de onda trifásica vista nas artérias das extremidade inferiores. **B,** Uma forma de onda anormal do lado direito é obtida distalmente à oclusão da artéria subclávia. A forma de onda Doppler mostra uma forma de onda de baixa amplitude (*parvus*) com um lento aumento sistólico (*tardus*). Esta forma de onda é típica do que é visto distalmente a uma oclusão arterial.

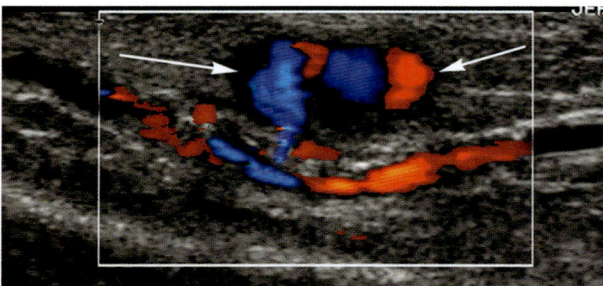

FIGURA 28-14. Pseudo-aneurisma da artéria radial. Pseudo-aneurisma (*setas*) originando-se na artéria radial após cateterismo cardíaco.

MASSAS VASCULARES E PERIVASCULARES E COMPLICAÇÕES

O Doppler e a imagem com fluxo colorido apresentam a capacidade de documentar a presença ou ausência de fluxo sangüíneo no interior de massas localizadas nas proximidades de vasos ou de próteses vasculares. A presença de fluxo sangüíneo no interior de uma massa perivascular pode ser diagnóstica de um pseudo-aneurisma que necessite de tratamento, e a ausência de fluxo sangüíneo permite uma abordagem mais conservadora. No caso da suspeita de um hematoma, exames de acompanhamento em série podem ser usados para documentar a resolução do processo. No caso da suspeita de um abscesso, uma aspiração com agulha pode ser realizada sem o receio de uma hemorragia incontrolável.

Bypass Vascular com Enxerto Sintético

As complicações com probabilidade de comprometer a função de um bypass com enxerto sintético na extremidade inferior são variadas.[10,55] Elas são uma função do **tipo de enxerto usado no bypass** e do **tempo decorrido desde a colocação cirúrgica** (Fig. 28-15). No primeiro e no segundo anos depois da cirurgia, a insuficiência do enxerto pode ocorrer secundariamente a erros técnicos ou ao desenvolvimento de lesões fibrointimais nas anastomoses. Insuficiências mais tardias podem ser causadas pela progressão das lesões ateroscleróticas nos vasos nativos proximal e distalmente ao enxerto. A complicação tardia de um pseudo-aneurisma anastomótico ocorre em média de 5 a 10 anos depois da colocação do enxerto e compromete preferencialmente a anastomose femoral dos enxertos aortofemorais.[5,56] As infecções podem ocorrer a qualquer tempo depois da colocação do enxerto e podem estar associadas ao desenvolvimento de um pseudo-aneurisma anastomótico. Com o tempo, as alterações ateroscleróticas e as lesões hiperplásicas fibrointimais, junto com as áreas de deposição crônica de trombos, podem também se desenvolver no conduto sintético do enxerto.

Massas (Hematoma vs. Pseudo-aneurisma Anastomótico)

Embora a acurácia diagnóstica da ultra-sonografia dúplex esteja acima de 95% na obtenção do diagnóstico de um

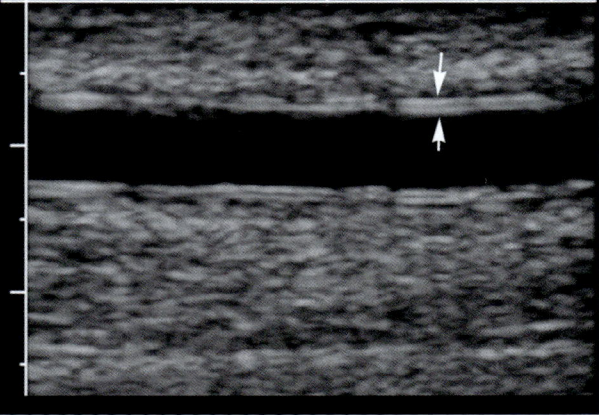

FIGURA 28-15. Enxerto sintético. Aspecto em escala de cinza de um desvio com enxerto sintético de PTFE (politetrafluoretileno) na extremidade inferior (*setas*).

pseudo-aneurisma nas anastomoses de um bypass com enxerto, não foram descritos padrões específicos de formas de ondas.[57,58] Acrescentar a formação da imagem com Doppler colorido pode revelar um aspecto quase clássico da movimentação turbilhonar do sangue na massa perivascular (Fig. 28-16).[10] Este sinal não é específico de um pseudo-aneurisma anastomótico porque os aneurismas saculares apresentam padrões similares de fluxo. O diagnóstico diferencial é feito normalmente quando as imagens obtidas cuidadosamente em tempo real confirmam que a massa está situada além da luz normal do vaso. O **sinal do vaivém** visto nos pseudo-aneurismas nativos é obtido com a análise do Doppler espectral do sinal coletado no canal de comunicação entre a coleção perivascular e o vaso nativo. Este colo freqüentemente não existe ou é muito largo, secante à artéria em vez de se estender como uma fina estrutura por uma extensão de alguns centímetros. Tipicamente, os pseudo-aneurismas anastomóticos não apresentam canais distintos de comunicação.

Deve-se tomar cuidado para diferenciar entre as pulsações perivasculares transmitidas para o interior de um **hematoma** de um fluxo de sangue. O ajuste da sensibilidade ao fluxo do aparelho de obtenção da imagem para minimizar este artefato nas partes proximal e distal da artéria em relação ao local da anormalidade pode ajudar a eliminar este erro. O ajuste da escala colorida da velocidade (freqüência de repetição de pico) para um valor alto pode eliminar este artefato, e não deve prejudicar a detecção do canal de comunicação.

Oclusões e Estenoses Perianastomóticas

A ausência de sinais Doppler no interior de um bypass com enxerto é diagnóstica de uma **oclusão**. Uma **estenose anastomótica** provoca tipicamente um aumento significativo na velocidade dos sinais Doppler obtidos na anastomose ou além dela. Há, entretanto, uma tendência normal para o desenvolvimento de um fluxo turbilhonar à medida que o

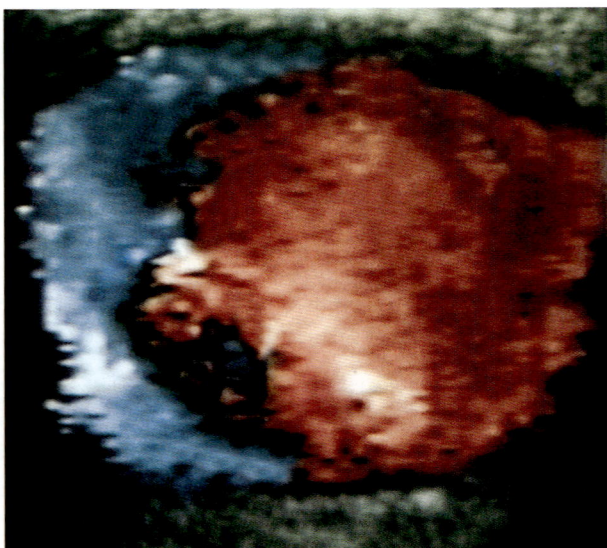

FIGURA 28-16. Aneurisma anastomótico da artéria femoral. Imagem transversal de um grande aneurisma anastomótico na parte distal de uma anastomose de um bypass com enxerto aortobifemoral com um padrão de fluxo turbilhonar típico.

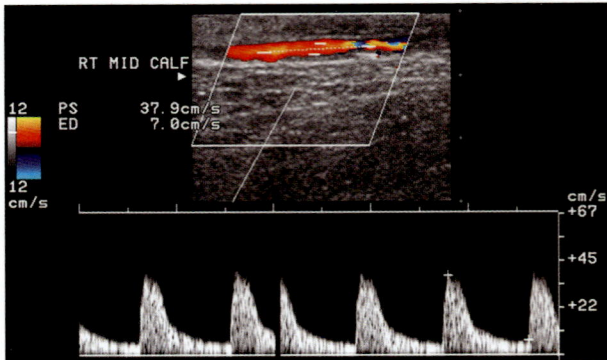

FIGURA 28-17. Velocidade anormal de fluxo de bypass com enxerto. Velocidade diminuída (< 40 cm/s) no bypass com enxerto na panturrilha, indicando uma alta probabilidade de futura oclusão. A velocidade diastólica ainda está preservada.

enxerto se afila até a anastomose. Os aumentos na velocidade devidos à geometria da conexão anastomótica são comuns e podem causar incrementos de até 100% na velocidade sem serem indicativos de uma lesão patológica. Não há estudos abordando a incidência real e o significado deste achado. A monitorização seriada destes locais com fluxo alterado pode ser usada com a premissa de que um aumento da velocidade nos meses seguintes será um indicador do desenvolvimento da estenose.[59]

ENXERTOS VENOSOS AUTÓLOGOS

Dois tipos de bypass com enxertos venosos são usados atualmente para a revascularização arterial: a veia reversa e os enxertos venosos *in situ*. A **veia reversa** é o segmento de uma veia superficial nativa retirado de sua localização normal, invertido e então anastomosado aos segmentos da artéria nativa, proximal e distal aos segmentos doentes. A técnica *in situ* usa tipicamente a veia safena maior, embora a veia safena menor possa ser usada para a cirurgia com bypass poplíteo-tibiofibular distal. A veia é deixada no seu leito nativo. As válvulas são lisadas e os ramos laterais, as veias perfurantes que normalmente se comunicam com o sistema venoso profundo, são ligados. As porções proximal e distal são mobilizadas e anastomosadas com segmentos arteriais selecionados.

Três mecanismos diferentes são responsáveis pela **insuficiência do bypass com enxerto**. Insuficiências precoces são vistas no primeiro mês depois da cirurgia e devem-se normalmente a erros técnicos. Estes incluem a má colocação da linha de sutura, a abertura dos canais venosos insuspeitados nos enxertos *in situ*, a má seleção dos locais para anastomose e a lise malfeita das válvulas venosas. Durante os primeiros dois anos depois da cirurgia as lesões fibrointimais ou fibróticas tendem a se desenvolver na anastomose ou no interior do conduto do enxerto, mais freqüentemente no local de uma válvula venosa. As insuficiências tardias, dois anos além deste período, são consideradas secundárias à progressão continuada do processo aterosclerótico nos vasos nativos, proximal e distalmente às anastomoses.

Estenose

Uma diminuição da velocidade do fluxo sangüíneo no interior de um bypass com enxerto venoso indica uma alta probabilidade de uma oclusão incipiente e trombose do enxerto (Fig. 28-17). Bandik e cols. mostraram que uma velocidade sistólica de pico abaixo de 40 ou 45 cm/s pode ser usada para identificar tais enxertos.[60,61] Este critério diagnóstico identifica apropriadamente apenas os enxertos com doença grave.[62] Ele não identifica os locais de estenose que provavelmente continuarão a progredir até que se tornem restritivos ao fluxo, resultando finalmente em trombose do enxerto.[63] Estas lesões que se desenvolvem no interior dos bypass com enxertos são mais freqüentemente o resultado da **hiperplasia fibro-intimal**, e sua existência tem que ser conhecida antes que possam ser monitorizadas para uma possível progressão da gravidade. O Doppler colorido pode ser usado para avaliar bypass com enxerto de 30 a 80 cm de comprimento de uma maneira muito eficiente. O local de uma estenose suspeitada pode ser rapidamente identificado, e a análise com Doppler espectral pode ser usada para graduar a gravidade da estenose com o uso da razão de velocidade sistólica de pico (Fig. 28-18). As imagens com Power Doppler e com fluxo B (uma técnica que visualiza o sangue em movimento) podem também ser usadas para uma melhor confirmação da presença de quaisquer lesões estenóticas (Fig. 28-18). Esta razão é calculada dividindo-se a velocidade sistólica de pico medida na região com suspeita de estenose por aquela medida na porção 2 a 4 cm mais proximal do enxerto (Fig. 28-19). Razões de velocidade de fluxo sangüíneo de 2 ou mais correspondem a estenoses de 50% do diâmetro.[25,64]

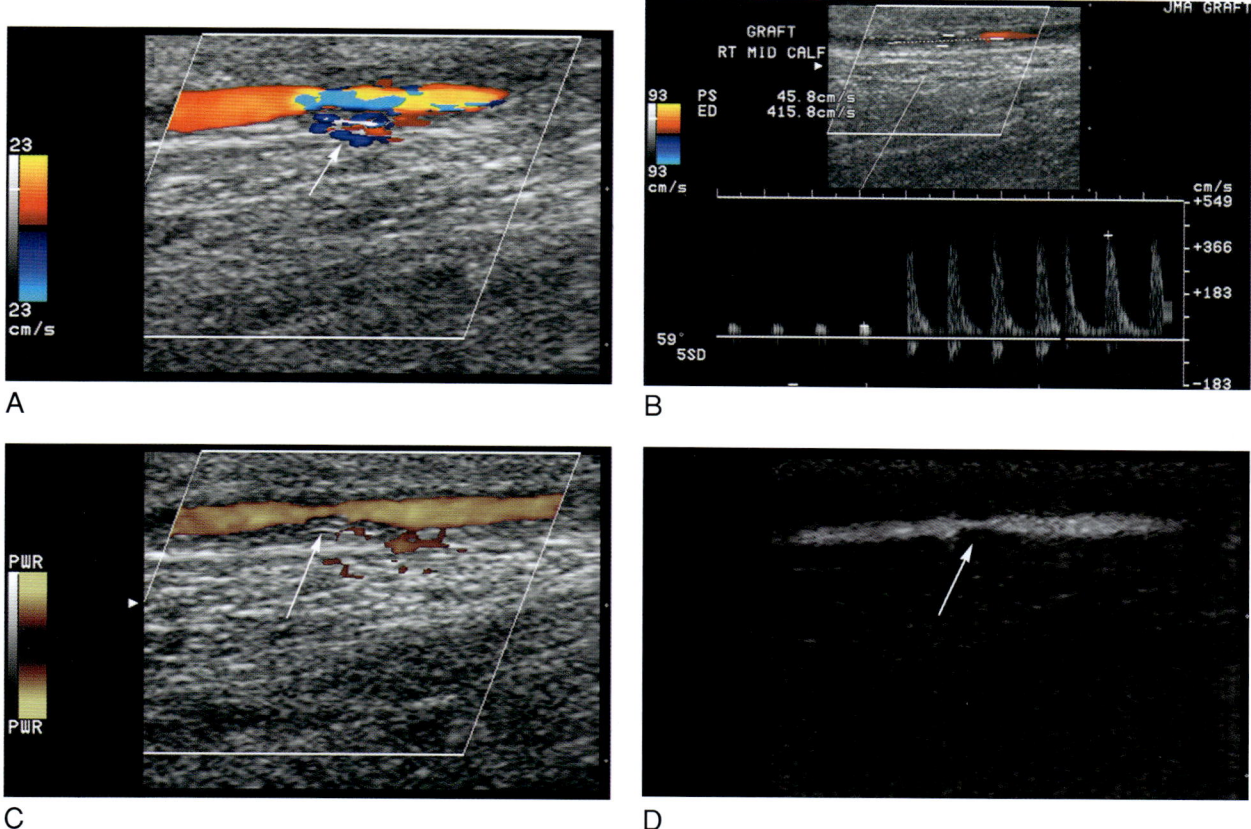

FIGURA 28-18. Estenose focal do bypass com enxerto na panturrilha. A, Imagem de Doppler colorido mostra um ponto focal de *aliasing* com sopro tecidual (*seta*). **B,** O segmento correspondente do bypass com enxerto foi analisado deslocando-se o cursor Doppler ao longo do enxerto. Um aumento significativo na velocidade sistólica de pico ocorre no local do falseamento da imagem com Doppler colorido. **C,** A imagem com Power Doppler confirma a presença da lesão (*seta*). **D,** A imagem com fluxo B confirma a gravidade da estenose (*seta*).

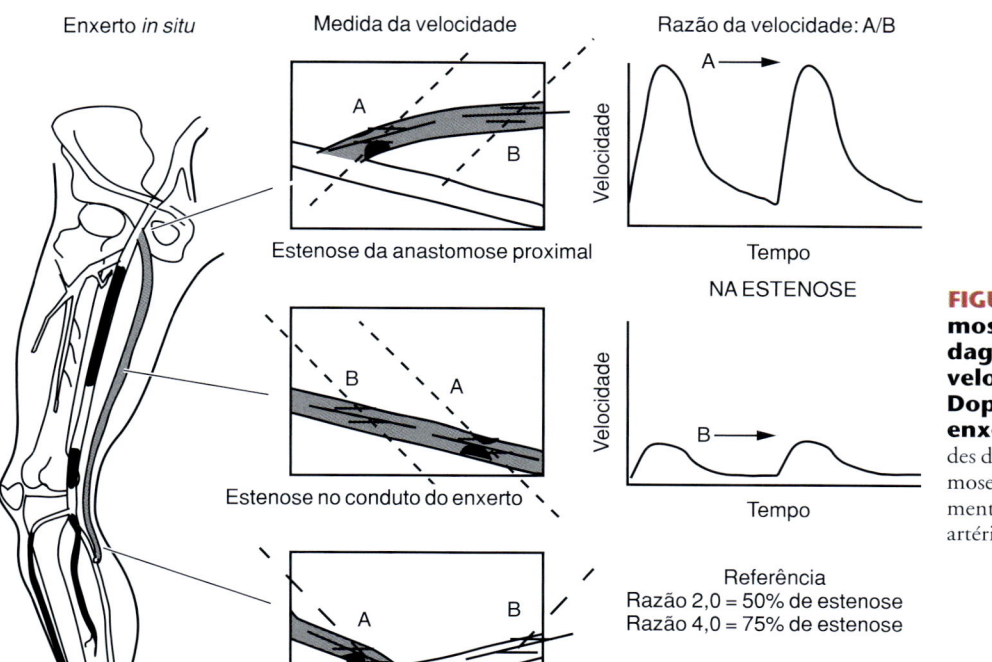

FIGURA 28-19. Diagrama mostrando as várias abordagens para análise das velocidades de fluxo com Doppler nos bypass com enxerto. A análise das velocidades do fluxo sangüíneo na anastomose tem de levar em conta o afilamento esperado entre o enxerto e a artéria nativa.

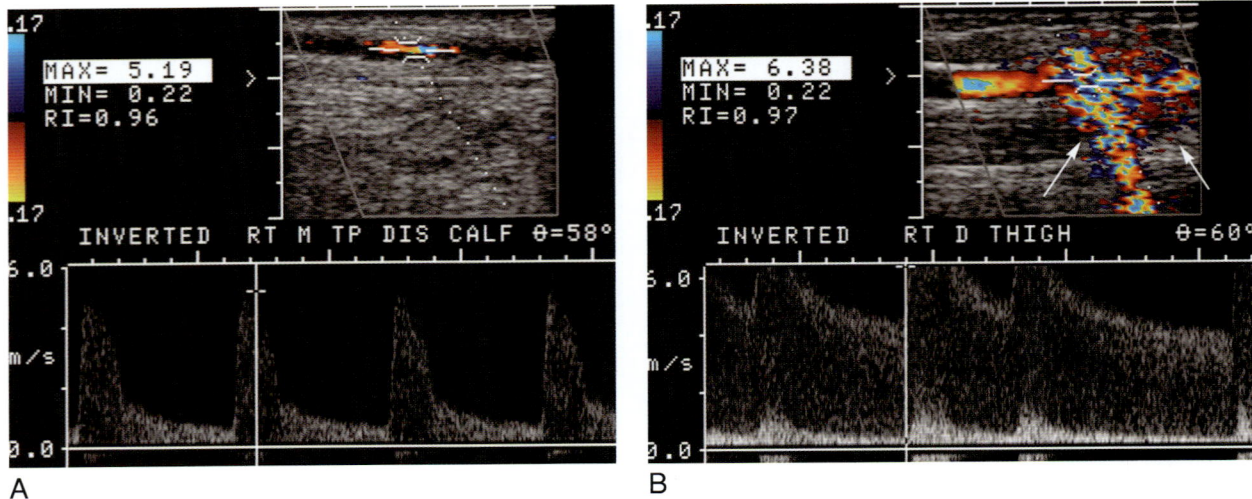

FIGURA 28-20. Estenose do desvio com enxerto e da fístula arteriovenosa (A-V), causas de elevação focal da velocidade. A, A análise no local do *aliasing* deste bypass com enxerto na panturrilha mostra um aumento dramático na velocidade do fluxo sangüíneo causado por uma estenose. **B,** A análise do mesmo enxerto na coxa mostra um padrão dramaticamente diferente com muito mais fluxo na diástole e um sopro tecidual perienxerto (*setas*). Embora este padrão possa ser visto na estenose simples, neste caso a velocidade elevada do fluxo sangüíneo era causada por uma fístula A-V permeável originando-se do enxerto nesta localização.

Razões de velocidade de fluxo de 3 ou mais correspondem a estenoses de 75% do diâmetro.[21,64] As chamadas estenoses críticas foram empiricamente identificadas como aquelas que causam um aumento de velocidade de um fator 3,5, 3,7 ou mesmo 4,0.[20,65] A razão da velocidade do fluxo sangüíneo é muito acurada para a detecção de uma estenose e para a graduação da gravidade.[66-68]

A limitação potencial da técnica Doppler de obtenção da imagem é a presença de lesões seqüenciais onde o campo de fluxo de uma estenose se superpõe ao campo de fluxo de outra, situada mais distalmente.[69] Reconhece-se agora que as lesões precoces se desenvolvem nos três primeiros meses após a cirurgia e são detectáveis pela ultra-sonografia até mesmo antes de o paciente desenvolver quaisquer sintomas,[70] e que um exame precoce identifica a maioria das lesões que, em última análise, progredirão e causarão trombose do enxerto.[71] Uma intervenção, mais freqüentemente uma correção cirúrgica da estenose em desenvolvimento, está indicada porque demonstrou-se que estas lesões irão eventualmente causar oclusão do desvio com enxerto.[70,72] Um ponto de corte da razão da velocidade sistólica de pico apropriado para a intervenção igual a 4 foi aceito como o limiar que define uma estenose crítica e esta lesão deve ser tratada.[20] Mostrou-se recentemente que os desvios com enxerto tibiais distais com velocidades diminuídas de fluxo sangüíneo diastólico final detectadas intra-operatoriamente correm um alto risco de insuficiência subseqüente do enxerto.[73]

Fístula Arteriovenosa

A comunicação arteriovenosa persistente através de veias perfurantes não-ligadas ocorre com a técnica *in situ*. As fístulas arteriovenosas podem passar facilmente despercebidas na cirurgia ou no pós-operatório imediato porque uma boa percentagem delas se abre algumas semanas depois da cirurgia. A imagem com Doppler colorido é uma maneira simples e elegante de documentar sua presença. Os achados na imagem podem, entretanto, simular uma estenose (Fig. 28-20). A ultra-sonografia intra-operatória é usada para detectar as fístulas que precisam ser ligadas.[60] A detecção pós-operatória dos locais de comunicação arteriovenosa entre o enxerto *in situ* e as veias nativas profundas só pode ser feita pelo Doppler. O ultra-som é usado tipicamente como o único guia para a correção cirúrgica, sem necessidade de angiografia.[74]

ENXERTOS E FÍSTULAS PARA ACESSOS DE DIÁLISE

A utilidade da ultra-sonografia na avaliação das fístulas A-V para diálise ou dos enxertos para acesso de diálise (Fig. 28-21) é controversa.[75,76] A anastomose de uma artéria para uma veia nativa é a abordagem favorita para assegurar um acesso à hemodiálise e é tipicamente criada entre a artéria radial e uma veia superficial (Brescia-Cimino). Sua criação exige uma técnica cuidadosa e a maturação do enxerto pode levar semanas ou meses. O ultra-som oferece informação pré-operatória sobre o estado das artérias e veias nativas, o que aumenta a taxa de sucesso técnico da criação da fístula.[77] O tipo alternativo de acesso dialítico é a interposição de enxertos. Eles são inseridos no antebraço e são **sintéticos de PTFE** (politetrafluoretileno) ou **veias autólogas**. Os problemas comuns a ambos os tipos de enxerto para acesso dialítico incluem o desenvolvimento de **microaneurismas, aneurismas maiores** ou **estenoses**. A imagem com fluxo colorido pode detectar prontamente massas perienxerto ou pseudo-aneurismas com uma grande acurácia. As imagens com Doppler colorido e dúplex podem ser usadas para detectar estenoses: a acurácia da técnica é estimada em 86%,

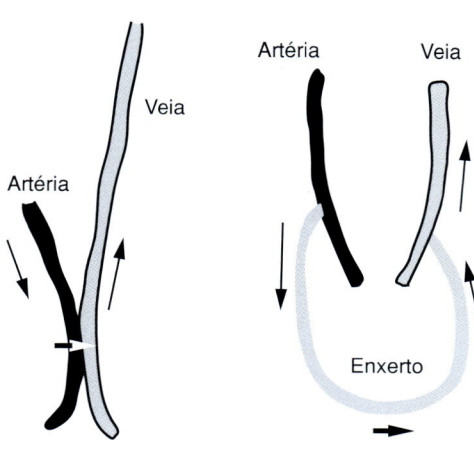 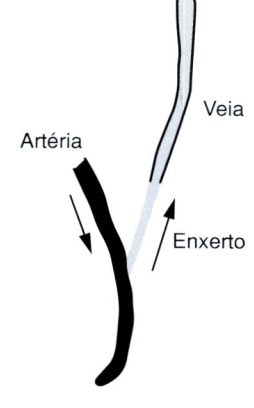

FIGURA 28-21. Tipos de fístula para diálise. As fístulas arteriovenosas de Brescia-Cimino são criadas pela sutura direta (latero-lateral) de uma artéria com uma veia. Os enxertos de interposição são criados com PTFE (politetrafluoretileno) ou análogos biológicos para a ligação material da artéria com uma veia superficial adequada.

com uma sensibilidade de 92% e uma especificidade de 84%.[75] A perda na especificidade é explicada pelos padrões de fluxo turbilhonar estabelecidos por um trajeto muito tortuoso na veia do fluxo de saída e pelas altas velocidades basais vistas na veia do fluxo de saída. A acurácia do diagnóstico é melhorada nos enxertos com segmentos retos para a veia eferente, onde a sensibilidade aumenta para 95% para uma especificidade de 97%.[75] A adição do Doppler colorido não melhorou a acurácia diagnóstica.[78]

Os critérios diagnósticos aplicáveis ao Doppler da estenose dos acessos dialíticos com enxerto foram relatados.[79-81] As velocidades sistólicas de pico nos enxertos para acesso dialítico bem funcionantes estão tipicamente entre 100 cm/s e 200 cm/s (Fig. 28-22), tendendo a ser maiores nos primeiros 6 meses depois da colocação do enxerto ou da criação do *shunt*.[81] A estenose superposta pode, portanto, ser difícil de detectar por causa das altas velocidades basais. A elevação da velocidade do fluxo sanguíneo de 100% (razões de velocidade de 2 ou mais) é considerada como consistente com a presença de uma estenose significativa. O Doppler colorido, o Power Doppler e as imagens em escala de cinza são também úteis para a confirmação da presença de uma lesão anatômica.[80] As lesões estenóticas tendem a se desenvolver no lado venoso da fístula de acesso em mais de 80% dos casos.[82] Ocasionalmente, a estenose pode ser ao nível da veia subclávia, especialmente nos indivíduos que apresentem os cateteres de hemodiálise inseridos na veia subclávia.[83] Depois de intervenções percutâneas, o Doppler pode ser usado para monitorizar o desenvolvimento de estenose recorrente. Estados de fluxo sanguíneo lento de 50 cm/s ou menos são também indicadores de uma estenose de alto grau no conduto do enxerto ou na veia de saída de fluxo.

COMPLICAÇÕES DOS PROCEDIMENTOS INVASIVOS

O uso da ultra-sonografia dúplex ou Doppler colorido para a avaliação dos pacientes submetidos a procedimentos invasivos e nos quais se suspeita do diagnóstico de fístula A-V ou pseudo-aneurisma aumentou dramaticamente. Os achados do exame ultra-sonográfico são comumente aceitos por seu próprio valor, sem a necessidade de angiografia pré-operatória.

Fístula Arteriovenosa

As comunicações fistulosas entre vasos após uma cateterização cardíaca ou outros procedimentos angiográficos podem ser rapidamente detectadas usando-se o Doppler colorido.[84,85] Uma área de **turbulência** é vista normalmente no interior da veia femoral comum ou da veia femoral profunda com **sinais arterializados** mostrados no Doppler espectral (Fig. 28-4 e Fig. 28-23). A própria **comunicação fistulosa** pode ser vista no mapa colorido, embora ela seja difícil de localizar apenas com a ultra-sonografia dúplex. A turbulência associada à fístula pode ser confundida com os sinais de turbulência causados por compressão extrínseca da veia por um hematoma (Fig. 28-5), também uma complicação pós-cateterização vista comumente. A visualização do canal de comunicação deve, portanto, ser feita em um cenário de cor de alta velocidade (cor de alto FRP). Um sinal indireto da fístula é a dilatação da veia e uma resposta insuficiente à manobra de Valsalva (Fig. 28-24). Os sinais do fluxo sanguíneo em uma veia receptora de uma grande comunicação fistulosa A-V não diminuirão durante a manobra de Valsalva. Nas pequenas comunicações A-V, os sinais da velocidade venosa podem facilmente diminuir ou desaparecer durante a manobra de Valsalva (Fig. 28-23). A abolição completa dos sinais do fluxo durante a manobra de Valsalva sugere que a fístula é pequena e é provável que se oclua espontaneamente em poucas semanas. O **tratamento transcutâneo** com o objetivo de fechar a fístula foi descrito usando-se a monitorização ultra-sonográfica e aplicando-se pressão sobre a fístula por períodos de 20 a 60 minutos.[86] As taxas de sucesso das tentativas de correção transcutânea são de 30% ou menores.[86]

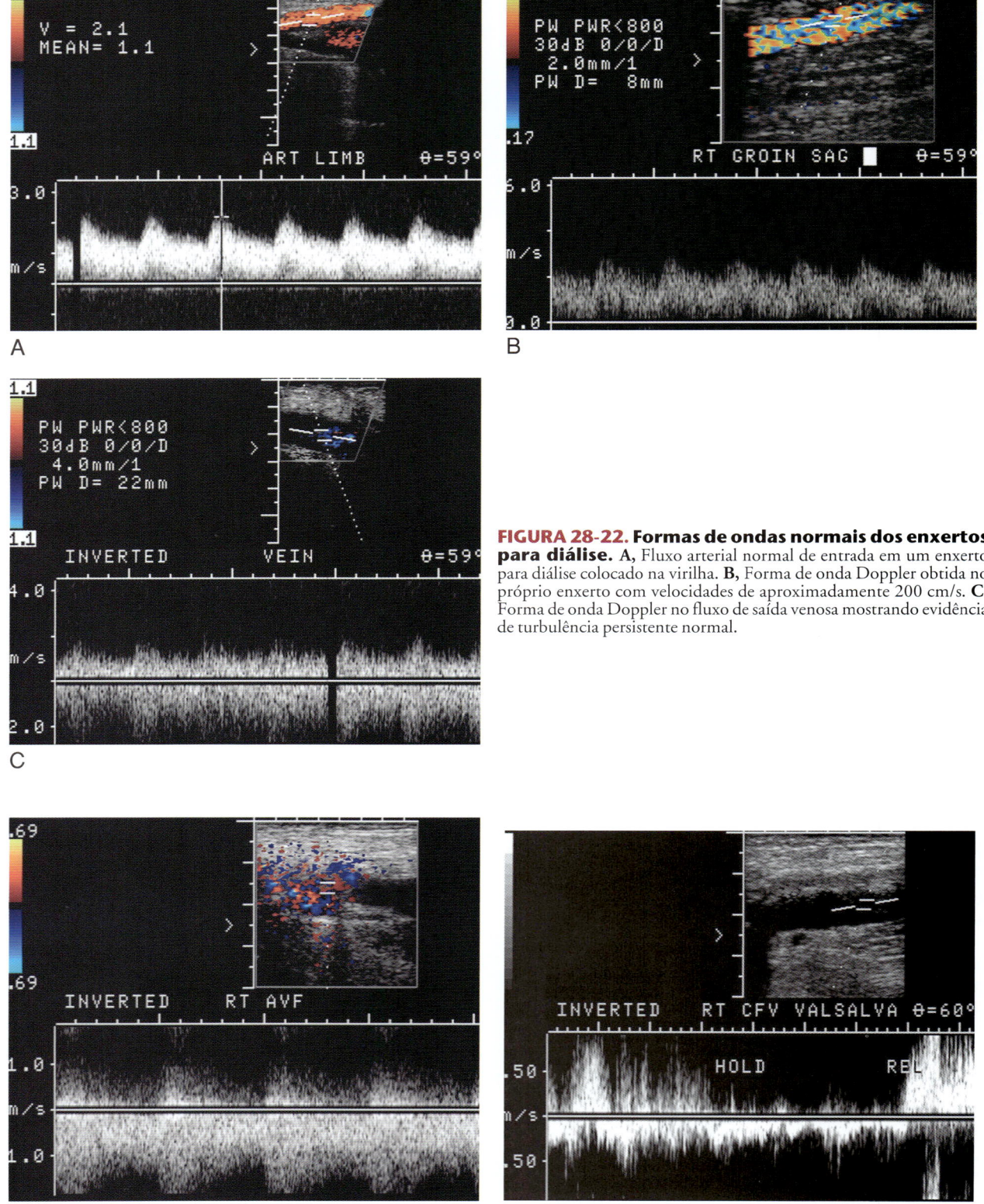

FIGURA 28-22. Formas de ondas normais dos enxertos para diálise. A, Fluxo arterial normal de entrada em um enxerto para diálise colocado na virilha. B, Forma de onda Doppler obtida no próprio enxerto com velocidades de aproximadamente 200 cm/s. C, Forma de onda Doppler no fluxo de saída venosa mostrando evidência de turbulência persistente normal.

FIGURA 28-23. Forma de onda na veia femoral sugerindo uma pequena fístula arteriovenosa (A-V). A, O sopro do tecido mole é a única evidência de uma fístula A-V. B, A análise da forma de onda Doppler na feia femoral comum nativa nas proximidades mostra uma resposta parcial (diminuição da velocidade do fluxo sangüíneo) durante uma manobra de Valsalva (HOLD) e retorno ao normal depois da manobra (REL). Isto sugere que a fístula A-V é pequena.

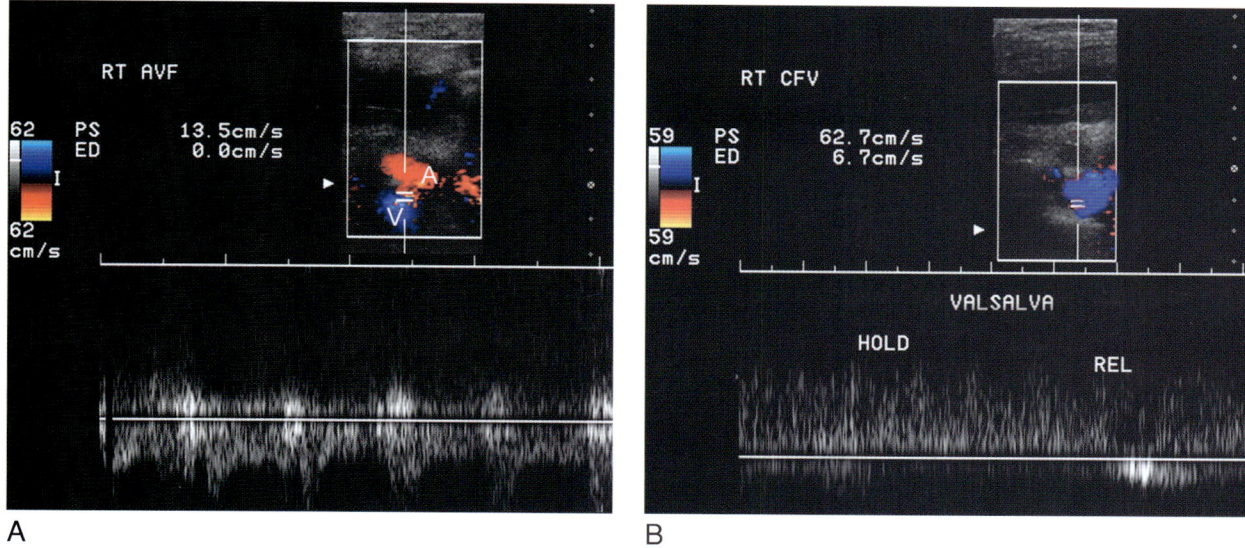

FIGURA 28-24. Forma de onda na veia femoral sugerindo uma grande fístula arteriovenosa (A-V). **A,** Esta fístula A-V de localização profunda é detectada pela imagem com Doppler colorido (A, artéria femoral comum; V, veia femoral comum). **B,** A resposta insuficiente (ausência de alteração de velocidade) na manobra de Valsalva sugere que a fístula é relativamente grande.

Pseudo-aneurisma

Este tipo de complicação pode se desenvolver depois de um **trauma penetrante** ou da **cateterização arterial**. A comunicação direta entre o pseudo-aneurisma e a luz arterial deve ser detectável pela imagem com fluxo colorido. Freqüentemente é necessária uma escala de alta velocidade (FRP) porque as velocidades do fluxo sangüíneo podem ser muito elevadas. O achado de um sinal de vaivém na ultra-sonografia dúplex é detectado tipicamente no canal de comunicação do pseudo-aneurisma (Fig. 28-6). Os pseudo-aneurismas podem apresentar múltiplos compartimentos ou ser solitários.

Uma vez considerado como uma emergência médica relativa, o tratamento dos pseudo-aneurismas foi significativamente afetado pelo uso disseminado da ultra-sonografia. A história natural dos pseudo-aneusimas mostrou que eles são freqüentemente benignos, com fechamento espontâneo quando os pacientes são mantidos em repouso no leito.[87]

Fellmeth *et al.* descreveram pela primeira vez o uso do **tratamento com compressão transcutânea** dos pseudo-aneurismas pós-cateterização.[86] Eles descreveram um protocolo simples de aplicação de pressão com uma sonda ultra-sonográfica sobre o colo do pseudo-aneurisma. A sonda era mantida ao longo do longo eixo da artéria à medida que o fluxo para a cavidade era obliterado: uma seqüência de até três aplicações de pressão transcutânea, cada uma durando 20 minutos, foi usada. O tratamento transcutâneo foi bem-sucedido em mais de 80% dos casos. Os autores chamaram a atenção para a necessidade de uma boa analgesia nos seus pacientes, comentaram sobre a maior dificuldade de realização destes reparos quando o paciente está anticoagulado e indicaram complicações potenciais como trombose arterial ou venosa. Relatos subseqüentes confirmaram as altas taxas de sucesso do procedimento,[88,89] mesmo nos pacientes submetidos a anticoagulação.[90] Outros relatos descreveram uma maior probabilidade de sucesso para os pseudo-aneurismas menores e para aqueles com canais de comunicação mais longos.[91,92] Pseudo-aneurismas originando-se de outras artérias, por exemplo, axilar[93] ou braquial,[94] foram também tratados com sucesso com o reparo pela compressão transcutânea.

Uma forma alternativa de tratamento substituiu quase completamente a compressão guiada pelo ultra-som. A **injeção de trombina guiada pelo ultra-som**[95-97] consiste na colocação de uma agulha na cavidade do pseudo-aneurisma e na injeção de até 1.000 unidades de trombina (Fig. 28-6 D).[98-100] O protocolo básico do uso de uma alta concentração de trombina foi modificado para o uso de uma solução de 1.000 unidades em 10 ou 20 ml de soro fisiológico seguido por uma injeção lenta com monitorização ultra-sonográfica. A dose média de trombina pode ser diminuída para 192 unidades,[101] reduzindo-se, desta forma, o risco de injeção inadvertida nas artérias nativas. Comparada com a compressão ultra-sonográfica, a técnica é mais eficiente e apresenta taxas mais elevadas de sucesso[100] que o reparo pela compressão. Ela é também aplicada com sucesso nos pacientes anticoagulados.[102] Mesmo depois do tratamento, pode persistir um canal de comunicação (Fig. 28-25).

Uma faceta muito interessante da epidemiologia dos pseudo-aneurismas é o aumento aparente na incidência da doença visto na última década. Kresowik *et al.* relataram taxas de incidência quase 10 vezes maiores que a taxa de 0,5% relatada nas décadas anteriores.[103] As explicações plausíveis para este aumento na incidência da doença foram o uso mais agressivo da anticoagulação e dos cateteres de maior diâmetro durante os procedimentos angiográficos e de colocação de *stent*. A duração do tempo para assegurar a hemos-

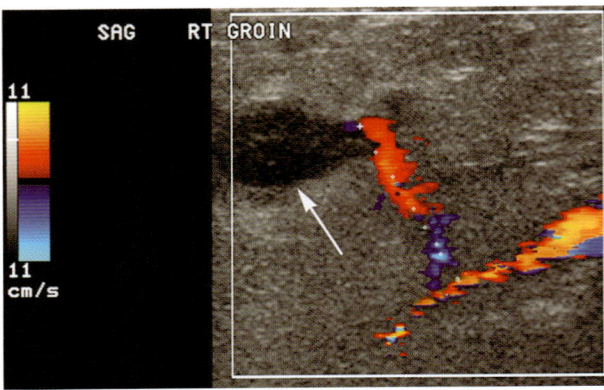

FIGURA 28-25. Persistência do colo do pseudo-aneurisma. A despeito da trombose bem-sucedida da cavidade do pseudo-aneurisma (*seta*), o pequeno colo de comunicação permanece aberto. Na maioria dos pacientes ele vai se ocluir espontaneamente em algumas horas ou dias.

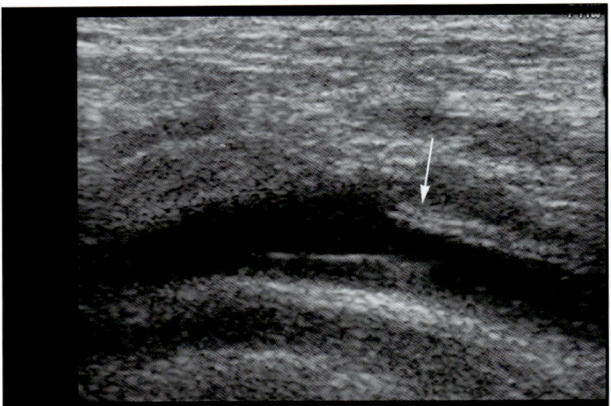

A

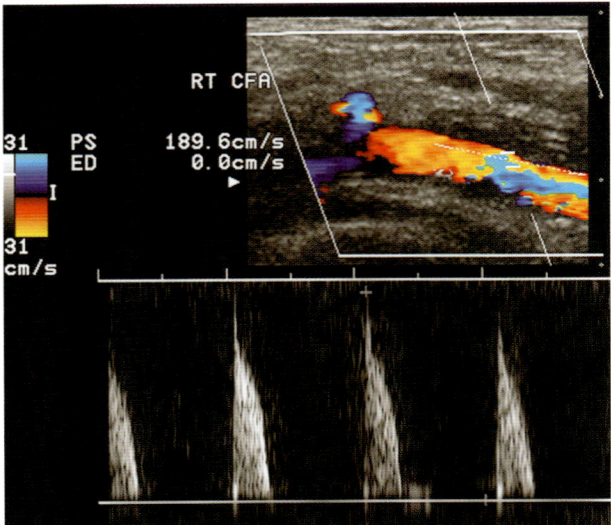

B

FIGURA 28-26. Um aparelho de oclusão arterial causando estenose da artéria femoral comum (CFA). A, Aparelho de oclusão (*seta*) posicionado próximo à parede da CFA. **B,** Deslocamento parcial inferior do aparelho provoca uma estenose e um correspondente aumento na velocidade do fluxo sangüíneo.

tasia depois da cateterização da artéria femoral e a remoção do cateter mantêm-se como o mais importante preditor da formação subseqüente de um pseudo-aneurisma.[104]

O uso de **aparelhos de fechamento** para selar o local de entrada na artéria parece ter diminuído a incidência geral da formação de pseudo-aneurismas.[52] Entretanto, quando os pseudo-aneurismas ocorrem, eles tendem a ser grandes e facilmente identificados pelas imagens ultra-sonográficas.[105] Outro aparelho, o Angio-Seal, pode causar estenose (Fig. 28-26) ou até mesmo oclusão arterial por causa do deslocamento inadvertido do componente intra-arterial do aparelho de fechamento.[106] O componente-chave de alguns destes aparelhos é a colocação intravascular de um plug de colágeno. Este plug pode migrar e cair na luz da artéria.

CONCLUSÃO

O Doppler do sistema arterial periférico é uma ferramenta custo-efetiva para a avaliação de muitas patologias vasculares. O Doppler é o padrão para o diagnóstico de aneurismas, fístulas A-V e pseudo-aneurismas. Estas tarefas diagnósticas são facilitadas pelo uso da imagem com fluxo colorido. A obtenção da imagem com Doppler colorido com a ultra-sonografia dúplex pode ser usada para analisar e estudar as alterações nas dinâmicas do fluxo sobre longos segmentos das artérias periféricas. A integração desta modalidade diagnóstica como o principal mecanismo de acompanhamento dos pacientes submetidos a cirurgias com colocações de bypass nas artérias periféricas é agora bem-aceita. O futuro próximo vai ver se o Doppler se mostrará uma abordagem custo-efetiva para a avaliação de doença arterial nativa, detectando lesões e ajudando na triagem dos pacientes para cirurgia ou para outras opções terapêuticas como a angioplastia, aterectomia ou colocação de *stent*.

Referências

1. Polak JF, Karmel MI, Mannick JA, et al: Determination of the extent of lower-extremity peripheral arterial disease with color-assisted duplex sonography: Comparison with angiography. AJR 1990;155:1085-1089.
2. DeVries S, Hunink M, Polak J: Summary receiver operating characteristic curves as a technique for meta-analysis for the diagnostic performance of duplex ultrasonography in peripheral arterial disease. Acad Radiol 1996;3:361-369.
3. Barber FE, Baker DW, Nation AWC, et al: Ultrasonic duplex-scanner. IEEE Trans Biomed Engin 1974; 21:109-113.
4. Kasai C, Namekawa K, Koyano A, et al: Real-time two-dimensional blood flow imaging using an autocorrelation technique. IEEE Trans Sonics Ultrasound 1985;S32:458-463.
5. Polak JF, Dobkin GR, O'Leary DH, et al: Internal carotid artery stenosis: Accuracy and reproducibility of color-Doppler-assisted duplex imaging. Radiology 1989;173:793-798.
6. Spencer MP, Reid JM: Quantitation of carotid stenosis with continuous-wave (C-W) Doppler ultrasound. Stroke 1979;10:326-330.

7. Reneman R, Spencer M: Local Doppler audio spectra in normal and stenosed carotid arteries in man. Ultrasound Med Biol 1979;5:1-11.
8. Ojha M, Johnston K, Cobbold R, et al: Potential limitations of center-line pulsed Doppler recordings: An in-vitro flow visualization study. J Vasc Surg 1989;9:515-520.
9. Middleton WD, Erickson S, Melson GL: Perivascular color artifact: Pathologic significance and appearance on color Doppler US images. Radiology 1989;171:647-652.
10. Polak JF, Donaldson MC, Whittemore AD, et al: Pulsatile masses surrounding vascular prostheses: Real-time US color flow imaging. Radiology 1989;170:363-366.
11. Wilkinson DL, Polak JF, Grass CJ, et al: Pseudoaneurysm of the vertebral artery: Appearance on color-flow Doppler sonography. AJR 1988;151:1051-1052.
12. Mitchell DG: Color Doppler imaging: Principles, limitations, and artifacts. Radiology 1990;177:1-10.
13. Abu-Yousef MM, Wiese JA, Shamma AR: The "to-and-fro" sign: Duplex Doppler evidence of femoral artery pseudoaneurysm. AJR 1988;150:632-634.
14. Morton MJ, Charboneau JW, Banks PM: Inguinal lymphadenopathy simulating a false aneurysm on color-flow Doppler sonography. AJR 1988;151:115-116.
15. Bjork L, Leven H: Intra-arterial DSA and duplex-Doppler ultrasonography in detection of vascularized inguinal lymph node. Acta Radiol 1990;31:106-107.
16. Musto R, Roach M: Flow studies in glass models of aortic aneurysms. Can J Surg 1980;23:452-455.
17. Newman AB, Siscovick DS, Manolio TA, et al: Ankle-arm index as a marker of atherosclerosis in the Cardiovascular Health Study. Circulation 1993;88:837-845.
18. Cronenwett JL, Warner KG, Zelenock GB, et al: Intermittent claudication. Current results of nonoperative management. Arch Surg 1984;119:430-436.
19. Teo NB, Mamode N, Murtagh A, et al: Effectiveness of surveillance of infrainguinal grafts. Eur J Surg 2001;167:605-609.
20. Mills JL, Sr, Wixon CL, James DC, et al: The natural history of intermediate and critical vein graft stenosis: Recommendations for continued surveillance or repair. J Vasc Surg 2001;33:273-278.
21. Dougherty MJ, Calligaro KD, DeLaurentis DA: The natural history of "failing" arterial bypass grafts in a duplex surveillance protocol. Ann Vasc Surg 1998;12:255-259.
22. Back MR, Novotney M, Roth SM, et al: Utility of duplex surveillance following iliac artery angioplasty and primary stenting. J Endovasc Ther 2001;8:629-637.
23. Koelemay MJ, Legemate DA, De Vos H, et al: Duplex scanning allows selective use of arteriography in the management of patients with severe lower leg arterial disease. J Vasc Surg 2001;34:661-667.
24. Katsamouris AN, Giannoukas AD, Tsetis D, et al: Can ultrasound replace arteriography in the management of chronic arterial occlusive disease of the lower limb? Eur J Vasc Endovasc Surg 2001;21:155-159.
25. Kohler TR, Nance DR, Cramer MM, et al: Duplex scanning for diagnosis of aortoiliac and femoropopliteal disease: A prospective study. Circulation 1987;76:1074-1080.
26. Gooding GA, Effeney DJ: Ultrasound of femoral artery aneurysms. AJR 1980;134:477-480.
27. MacGowan SW, Saif MF, O'Neil G, et al: Ultrasound examination in the diagnosis of popliteal artery aneurysms. Br J Surg 1985;72:528-529.
28. Shortell CK, DeWeese JA, Ouriel K, et al: Popliteal artery aneurysms: A 25-year surgical experience. J Vasc Surg 1991;14:771-779.
29. Jager KA, Phillips DJ, Martin RL, et al: Noninvasive mapping of lower limb arterial lesions. Ultrasound Med Biol 1985;11:515-521.
30. Cossman DV, Ellison JE, Wagner WH, et al: Comparison of contrast arteriography to arterial mapping with color-flow duplex imaging in the lower extremities. J Vasc Surg 1989;10:522-529.
31. Mulligan SA, Matsuda T, Lanzer P, et al: Peripheral arterial occlusive disease: Prospective comparison of MR angiography and color duplex US with conventional angiography. Radiology 1991;178:695-700.
32. Fletcher FP, Kershaw LZ, Chan A, et al: Noninvasive imaging of the superficial femoral artery using ultrasound duplex scanning. J Cardiovasc Surg 1990;31:364-367.
33. Whelan FF, Barry MH, Moir JD: Color flow Doppler ultrasonography: Comparison with peripheral arteriography for the investigation of peripheral arterial disease. J Clin Ultrasound 1992;20:369-374.
34. Moneta GL, Yeager RA, Antonovic R, et al: Accuracy of lower extremity arterial duplex mapping. J Vasc Surg 1992;15:275-284.
35. Moneta GL, Yeager RA, Lee RW, et al: Noninvasive localization of arterial occlusive disease: A comparison of segmental pressures and arterial duplex mapping. J Vasc Surg 1993;17:578-582.
36. Karacagil S, Lofberg A, Granbo A, et al: Value of duplex scanning in evaluation of crural and foot arteries in limbs with severe lower limb ischemia. A prospective comparison with angiography. Eur J Vasc Endovasc Surg 1996;12:300-303.
37. Koelemay MJ, Legemate DA, De Vos H, et al: Can cruropedal colour duplex scanning and pulse generated run-off replace angiography in candidates for distal bypass surgery? Eur J Vasc Endovasc Surg 1998;16:13-18.
38. Wain RA, Berdejo GL, Delvalle WN, et al: Can duplex scan arterial mapping replace contrast arteriography as the test of choice before infrainguinal revascularization? Journal of Vascular Surgery 1999;29:100-107.
39. Ascher E, Mazzariol F, Hingorani A, et al: The use of duplex ultrasound arterial mapping as an alternative to conventional arteriography for primary and secondary infrapopliteal bypasses. Am J Surg 1999;178:162-165.
40. Mazzariol F, Ascher E, Salles-Cunha SX, et al: Values and limitations of duplex ultrasonography as the sole imaging method of preoperative evaluation for popliteal and infrapopliteal bypasses. Ann Vasc Surg 1999;13:1-10.
41. Elsman BH, Legemate DA, Van der Heijden FH, et al: Impact of ultrasonographic duplex scanning on therapeutic decision making in lower limb arterial disease. Br J Surg 1995;82:630-633.
42. Collier P, Wilcox G, Brooks D, et al: Improved patient selection for angioplasty utilizing color Doppler imaging. Am J Surg 1990;160:171-174.
43. Edwards JM, Goldwell DM, Goldman ML, et al: The role of duplex scanning in the selection of patients for transluminal angioplasty. J Vasc Surg 1991;13:69-74.
44. Polak JF, Karmel MI, Meyerovitz MF: Accuracy of color Doppler flow mapping for evaluation of the severity of femoropopliteal arterial disease: A prospective study. JVIR 1991;2:471-479.
45. Mewissen MW, Kinney EV, Bandyk DF, et al: The role of duplex scanning versus angiography in predicting outcome after balloon angioplasty in the femoropopliteal artery. J Vasc Surg 1992;15:860-866.
46. Sacks D, Robinson ML, Summers TA, et al: The value of duplex sonography after peripheral artery angioplasty

in predicting subacute stenosis. AJR 1994; 162:179-183.
47. Katzenschlager R, Ahmadi A, Minar E, et al: Color duplex ultrasound guided transluminal angioplasty of the femoropopliteal artery: Initial and 6-months results. Radiology 1996;199:331-334.
48. Vroegindeweij D, Tielbeek A, Buth J, et al: Directional atherectomy versus balloon angioplasty in segmental femoropopliteal artery disease: Two-year follow-up with color-flow duplex scanning. J Vasc Surg 1995;21:255-268.
49. Tielbeek A, Rietjens E, Buth J, et al: The value of duplex surveillance after endovascular intervention for femoropopliteal obstructive disease. Eur J Vasc Endovasc Surg 1996;12:145-150.
50. Spijkerboer A, Nass P, De Valois J, et al: Iliac artery stenoses after percutaneous transluminal angioplasty: Follow-up with duplex ultrasonography. J Vasc Surg 1996;23:691-697.
51. Damaraju S, Cuasay L, Le D, et al: Predictors of primary patency failure in Wallstent self-expanding endovascular prostheses for iliofemoral occlusive disease. Tex Heart Inst J 1997;24:173-178.
52. Dangas G, Mehran R, Kokolis S, et al: Vascular complications after percutaneous coronary interventions following hemostasis with manual compression versus arteriotomy closure devices. J Am Coll Cardiol 2001;38:638-641.
53. Kochi K, Sueda T, Orihashi K, et al: New noninvasive test alternative to Allen's test: Snuff-box technique. J Thorac Cardiovasc Surg 1999;118:756-758.
54. Yokoyama N, Takeshita S, Ochiai M, et al: Direct assessment of palmar circulation before transradial coronary intervention by color Doppler ultrasonography. Am J Cardiol 2000;86:218-221.
55. Hedgcock MW, Eisenberg RL, Gooding GA: Complications relating to vascular prosthetic grafts. J Can Assoc Radiol 1980;31:137-142.
56. Nichols WK, Stanton M, Silver D, et al: Anastomotic aneurysms following lower extremity revascularization. Surgery 1980;88:366-374.
57. Helvie MA, Rubin JM, Silver TM, et al: The distinction between femoral artery pseudoaneurysms and other causes of groin masses: Value of duplex Doppler sonography. AJR 1988;150:1177-1180.
58. Coughlin BF, Paushter DM: Peripheral pseudoaneurysms: Evaluation with duplex US. Radiology 1988;168:339-342.
59. Sanchez LA, Suggs WD, Veith FJ, et al: Is surveillance to detect failing polytetrafluoroethylene bypasses worthwhile? Twelve-year experience with 91 grafts. J Vasc Surg 1993;18:981-990.
60. Bandyk DF, Jorgensen RA, Towne JB: Intraoperative assessment of in situ saphenous vein arterial bypass grafts using pulsed Doppler spectral analysis. Arch Surg 1986;121:292-299.
61. Bandyk DF, Cato RF, Towne JB: A low flow velocity predicts failure of femoropopliteal and femorotibial bypass grafts. Surgery 1985;98:799-809.
62. Mills JL, Harris EJ, Taylor LM, Jr, et al: The importance of routine surveillance of distal bypass grafts with duplex scanning: A study of 379 reversed vein grafts. J Vasc Surg 1990;12:379-389.
63. Grigg MJ, Nicolaides AN, Wolfe JH: Detection and grading of femorodistal vein grafts stenoses: Duplex velocity measurements compared with angiography. J Vasc Surg 1988;8:661-666.
64. Hunink MGM, Polak JF: Response to commentary on accuracy of color Doppler flow mapping for evaluation of the severity of femoropopliteal arterial disease: A prospective study. JVIR 1991;2:477-478.
65. Ranke C, Creutzig A, Alexander K: Duplex scanning of the peripheral arteries: Correlation of the peak velocity ratio with angiographic diameter reduction. Ultrasound Med Biol 1992;18:433-440.
66. Londrey GL, Hodgson KJ, Spadone DP, et al: Initial experience with color-flow duplex scanning of infrainguinal bypass grafts. J Vasc Surg 1990; 12:284-290.
67. Polak JF, Donaldson MC, Dobkin GR, et al: Early detection of saphenous vein arterial bypass graft stenosis by color-assisted duplex sonography: A prospective study. AJR 1990;154:857-861.
68. Buth J, Disselhoff B, Sommeling C, et al: Color-flow duplex criteria for grading stenosis in infrainguinal vein grafts. J Vasc Surg 1991;14:716-728.
69. Leng GC, Whyman MR, Donnan PT, et al: Accuracy and reproducibility of duplex ultrasonography in grading femoropopliteal stenoses. J Vasc Surg 1993;17:510-517.
70. Mills JL, Bandyk DF, Gathan V, et al: The origin of infrainguinal vein graft stenosis: A prospective study based on duplex surveillance. J Vasc Surg 1995;1:16-25.
71. Ihnat DM, Mills JL, Dawson DL, et al: The correlation of early flow disturbances with the development of infrainguinal graft stenosis: A 10-year study of 341 autogenous vein grafts. J Vasc Surg 1999;30:8-15.
72. Idu MM, Blankestein JD, De Gier P, et al: Impact of a color-flow duplex surveillance program on infrainguinal vein graft patency: A five-year experience. J Vasc Surg 1993;17:42-53.
73. Rzucidlo EM, Walsh DB, Powell RJ, et al: Prediction of early graft failure with intraoperative completion duplex ultrasound scan. J Vasc Surg 2002;36:975-981.
74. Bostrom A, Karacagil S, Jonsson ML, et al: Repeat surgery without preoperative angiography in limbs with patent infrainguinal bypass grafts. Vasc Endovascular Surg 2002;36:343-350.
75. Tordoir JH, De Bruin HG, Hoeneveld H, et al: Duplex ultrasound scanning in the assessment of arteriovenous fistulas created for hemodialysis access: Comparison with digital subtraction angiography. J Vasc Surg 1989; 10:122-128.
76. Scheible W, Skram C, Leopold GR: High resolution real-time sonography of hemodialysis vascular access complications. AJR 1980;134:1173-1176.
77. Mihmanli I, Besirli K, Kurugoglu S, et al: Cephalic vein and hemodialysis fistula: Surgeon's observation versus color Doppler ultrasonographic findings. J Ultrasound Med 2001;20:217-222.
78. Middleton WD, Picus DD, Marx MV, et al: Color Doppler sonography of hemodialysis vascular access: Comparison with angiography. AJR 1989; 152:633-639.
79. Koksoy C, Kuzu A, Erden I, et al: Predictive value of color Doppler sonography in detecting failure of vascular access grafts. Br J Surg 1995;82:50-52.
80. Dousset V, Grenier N, Douws C, et al: Hemodialysis grafts: Color Doppler flow imaging correlated with digital subtraction angiography and functional status. Radiology 1991;181:89-94.
81. Villemarette P, Hower J: Evaluation of functional longevity of dialysis access grafts using color flow Doppler imaging. J Vasc Tech 1992;16:183-188.
82. Kanterman RY, Vesely TM, Pilgram TK, et al: Dialysis access grafts: Anatomic location of venous stenosis and results of angioplasty. Radiology 1995;195:135-139.

83. Schwab SJ, Quarles LD, Middleton JP, et al: Haemodialysis-associated subclavian vein stenosis. Kidney Int 1988;33:1156-1159.
84. Altin RS, Flicker S, Naidech HJ: Pseudoaneurysm and arteriovenous fistula after femoral artery catheterization: Association with low femoral punctures. AJR 1989;152:629-631.
85. Roubidoux MA, Hertzberg BS, Carroll BA, et al: Color flow and image-directed Doppler ultrasound evaluation of iatrogenic arteriovenous fistulas in the groin. JCU 1990;18:463-469.
86. Fellmeth BD, Roberts AC, Bookstein JJ, et al: Postangiographic femoral artery injuries: Nonsurgical repair with US-guided compression. Radiology 1991;178:671-675.
87. Kotval PS, Khoury A, Shah PM, et al: Doppler sonographic demonstration of the progressive spontaneous thrombosis of pseudoaneurysms. J Ultrasound Med 1990;9:185-190.
88. Fellmeth BD, Baron SB, Brown PR, et al: Repair of postcatheterization femoral pseudoaneurysms by color flow ultrasound guided compression. Am Heart J 1992;123:547-551.
89. Cox GS, Young JR, Gray BR, et al: Ultrasound-guided compression repair of postcatheterization pseudoaneurysms: Results of treatment in one hundred cases. J Vasc Surg 1994;19:683-686.
90. Dean S, Olin J, Piedmonte M, et al: Ultrasound-guided compression closure of postcatheterization pseudoaneurysms during concurrent anticoagulation: A review of seventy-seven patients. J Vasc Surg 1996;23:28-35.
91. DiPrete DA, Cronan JJ: Compression ultrasonography: Treatment for acute femoral artery pseudoaneurysms in selected cases. J Ultrasound Med 1992;11:489-492.
92. Paulson EK, Hertzberg BS, Paine SS, et al: Femoral artery pseudoaneurysms: Value of color Doppler sonography in predicting which ones will thrombose without treatment. AJR 1992;159:1077-1081.
93. Rooker KT, Morgan CA, Haseman MK, et al: Color flow guided repair of axillary artery pseudoaneurysm. J Ultrasound Med 1992;11:625-626.
94. Skibo L, Polak JF: Compression repair of a postcatheterization pseudoaneurysm of the brachial artery under sonographic guidance. AJR 1993;160:383-384.
95. Walker TG, Geller SC, Brewster DC: Transcatheter occlusion of a profunda femoral artery pseudoaneurysm using thrombin. AJR 1987;149:185-186.
96. Liau CS, Ho FM, Chen MF, et al: Treatment of iatrogenic femoral artery pseudoaneurysm with percutaneous thrombin injection. J Vasc Surg 1997;26:18-23.
97. Kang SS, Labropoulos N, Mansour MA, et al: Percutaneous ultrasound guided thrombin injection: A new method for treating postcatheterization femoral pseudoaneurysms. J Vasc Surg 1998;27:1032-1038.
98. Lennox AF, Griffin MB, Cheshire NJ, et al: Treatment of an iatrogenic femoral artery pseudoaneurysm with percutaneous duplex-guided injection of thrombin. Circulation 1999;100:39-41.
99. Mohler ER, 3rd, Mitchell ME, Carpenter JP, et al: Therapeutic thrombin injection of pseudoaneurysms: A multicenter experience. Vasc Med 2001;6:241-244.
100. Paulson EK, Sheafor DH, Kliewer MA, et al: Treatment of iatrogenic femoral arterial pseudoaneurysms: Comparison of US-guided thrombin injection with compression repair. Radiology 2000;215:403-408.
101. Reeder SB, Widlus DM, Lazinger M: Low-dose thrombin injection to treat iatrogenic femoral artery pseudoaneurysms. AJR 2001;177:595-598.
102. Brophy DP, Sheiman RG, Amatulle P, et al: Iatrogenic femoral pseudoaneurysms: Thrombin injection after failed US-guided compression. Radiology 2000;214:278-282.
103. Kresowik TF, Khoury MD, Miller BV, et al: A prospective study of the incidence and natural history of femoral vascular complications after percutaneous transluminal coronary angioplasty. J Vasc Surg 1991;13:328-335.
104. Katzenschlager R, Ugurluoglu A, Ahmadi A, et al: The incidence of pseudoaneurysm after diagnostic and therapeutic angiography. Radiology 1995;195:463-466.
105. Sprouse LR, 2nd, Botta DM, Jr, Hamilton IN, Jr: The management of peripheral vascular complications associated with the use of percutaneous suture-mediated closure devices. J Vasc Surg 2001;33:688-693.
106. Kirchhof C, Schickel S, Schmidt-Lucke C, et al: Local vascular complications after use of the hemostatic puncture closure device Angio-Seal. Vasa 2002;31:101-106.

29

AS VEIAS PERIFÉRICAS

Bradley D. Lewis

SUMÁRIO DO CAPÍTULO

MÉTODOS
    Métodos Não-invasivos, sem Formação de Imagem, Fisiológicos
    Métodos Invasivos de Obtenção de Imagem — Venografia
    Métodos Não-invasivos de Obtenção de Imagem — Ultra-som
INSTRUMENTAÇÃO
    Imagem em Escala de Cinza
    Doppler

VEIAS DA EXTREMIDADE INFERIOR
    Anatomia
    Trombose Venosa Profunda
        Significado Clínico
        Exame
        Modificações no Exame
        Achados
        Acurácia
    Trombose Venosa Profunda Crônica
    Trombose Venosa Superficial
Insuficiência Venosa
    Fisiopatologia
    Exame
    Achados

Mapeamento Venoso
    Preparação da Veia para os Enxertos Autólogos
    Marcação das Veias Perfurantes Insuficientes
VEIAS DA EXTREMIDADE SUPERIOR
    Anatomia
    Substrato Clínico
    Trombose Venosa
        Exame
        Achados
        Acurácia

A avaliação clínica do sistema venoso periférico é notoriamente difícil e sem acurácia. Por causa disso, numerosos métodos com e sem formação de imagem foram desenvolvidos para ajudar os clínicos neste problema diagnóstico. Estes métodos podem ser divididos em três categorias principais.

MÉTODOS

Métodos Não-invasivos, sem Formação de Imagem, Fisiológicos

Os métodos não-invasivos, sem formação de imagem, fisiológicos, baseiam-se na hemodinâmica alterada do fluxo venoso para inferir indiretamente a presença de doença venosa. Os exemplos incluem as técnicas pletismográficas e o Doppler contínuo. Em geral, estas técnicas são altamente dependentes do operador, subjetivas, sem especificidade e incapazes de definir a anatomia. Entretanto, elas são pouco dispendiosas e podem servir para a função de triagem nas mãos de clínicos competentes e experientes.

Métodos Invasivos de Obtenção de Imagem — Venografia

A venografia demonstra a anatomia do sistema venoso e é o padrão histórico da obtenção da imagem venosa contra o qual todas as outras técnicas são medidas. Entretanto, seu custo relativamente elevado, sua natureza invasiva e o risco baixo porém finito da reação ao contraste e da flebite pós-venográfica levaram a uma relutância a seu uso. Ela também não tem a capacidade de dar informações fisiológicas.

Métodos Não-invasivos de Obtenção de Imagem — Ultra-som

A formação da imagem em tempo real com ultra-som em modo B e a adição do Doppler dúplex e do Doppler colorido oferecem informação anatômica objetiva similar à da venografia, como também informação fisiológica da hemodinâmica venosa.

O custo relativamente baixo, a natureza não-invasiva, a disponibilidade generalizada, a portabilidade e a alta acurácia comprovada do ultra-som levaram-no ao seu papel primário no diagnóstico da trombose venosa. A ultra-sonografia também assumiu um papel na avaliação da incompetência venosa, no mapeamento venoso pré-operatório e na avaliação da permeabilidade do sistema venoso antes da colocação de cateteres venosos.

O sistema venoso periférico é passível de avaliação também por outras técnicas de obtenção de imagem. A tomografia computadorizada (TC) continua a evoluir com a disponibilidade de multidetectores helicoidais e, em menor grau, da TC com feixe eletrônico. O reduzido tempo para a obtenção da imagem destas técnicas permite a formação da imagem vascular, que é dirigida primariamente para o sistema arterial, porém também permite uma demonstração detalhada do sistema venoso. Uma estratégia de adicionar a avaliação venosa pélvica e da extremidade inferior nos pacientes submetidos à TC espiral para afastar embolia pulmonar tem sido empregada com sucesso.[1,2] A ressonância magnética (RM) e a angiorressonância magnética (ARM) também continuam a evoluir e mostraram-se promissoras na formação da imagem do sistema venoso periférico. Entretanto, com a alta acurácia, portabilidade, disponibilidade e custo do ultra-som, é improvável que a TC ou a RM o suplantem como exame primário para a triagem. Na maioria dos centros, a ultra-sonografia é a técnica primária de obtenção de imagem para a avaliação venosa da extremidade inferior; a RM e a TC desempenham um papel secundário, usualmente na busca de TVP pélvica, abdominal ou torácica. A venografia fica reservada para a solução de situações com problemas não usuais.

INSTRUMENTAÇÃO

Imagem em Escala de Cinza

A localização relativamente superficial e a falta de intestino e estruturas esqueléticas superpostas permitem a obtenção de imagens de alta resolução da maioria das veias periféricas, com poucas exceções. Esta localização superficial favorece o uso de transdutores de alta freqüência. Na maioria dos pacientes, um transdutor linear de 5 MHz otimiza a formação da imagem em escala de cinza das veias femoropoplíteas e subclávias. Nos pacientes maiores ou nos casos em que as veias ilíacas ou a veia cava inferior tenham que ser avaliadas para se determinar a extensão proximal de um trombo, um transdutor de 3,5 MHz pode ser preciso para se obter a profundidade necessária de penetração. Transdutores de 7,5 MHz, com maiores freqüências, otimizam a visualização das veias superficiais, tais como as veias safena maior e menor e as veias braquiais e distais da panturrilha. Em todas as áreas da ultra-sonografia, deve ser usado o transdutor com a maior freqüência que ofereça a penetração na profundidade adequada, para otimizar a resolução espacial.

Doppler

As técnicas de Doppler incluem tanto a análise espectral dúplex quantitativa quanto o Doppler colorido qualitativo. Ambas as técnicas desempenham um papel fundamental na identificação e na quantificação objetiva dos estados patológicos das veias periféricas e dão à ultra-sonografia a capacidade de detectar alterações hemodinâmicas venosas. É este acoplamento de informações anatômicas e fisiológicas que torna a ultra-sonografia um ferramenta tão poderosa na avaliação da doença vascular. Os mesmos transdutores lineares são acoplados ao Doppler, que tem tipicamente uma freqüência menor. Muitos transdutores apresentam a capacidade de guiar o feixe Doppler em ângulos independentes do feixe de obtenção da imagem. Assim, ângulos Doppler mais rasos podem ser usados, diminuindo o erro causado pelos deficientes ângulos Doppler. Estas considerações são ainda mais críticas na avaliação arterial. A ultra-sonografia com fluxo colorido é a demonstração simultânea de informações coloridas sobre o fluxo, superpostas à imagem em escala de cinza. Esta informação qualitativa demonstra a velocidade relativa do sangue, áreas com distúrbio do fluxo e a direção do fluxo sangüíneo. O Doppler colorido simplificou e diminuiu o tempo do exame em muitos estudos ultra-sonográficos vasculares. Esta técnica permite a rápida avaliação de longos segmentos do sistema venoso e pode fornecer informações críticas, especialmente nos segmentos não acessíveis à compressão, tais como as veias subclávias ou as veias das pernas de pessoas muito grandes ou obesas. O Power Doppler permite a obtenção de imagens ultra-sonográficas coloridas independentes do ângulo e melhora a detecção de fluxo muito lento. Ele pode ter algumas vantagens sobre a imagem padrão do Doppler colorido na demonstração de pequenas veias ou de veias com fluxo lento, como as veias da panturrilha.

VEIAS DA EXTREMIDADE INFERIOR

Anatomia

O sistema venoso da extremidade inferior é dividido em sistemas superficial e profundo. O **sistema superficial** consiste nas veias safenas maior e menor e nos seus ramos. A **veia safena maior** se origina da parte medial da veia femoral comum na parte proximal da coxa, inferiormente ao ligamento inguinal, porém superiormente à bifurcação da veia femoral comum (Fig. 29-1). A veia safena maior se estende então inferiormente até o nível do pé nos tecidos subcutâneos da parte medial da coxa e da perna. A veia safena maior normal é tipicamente uma veia única com diâmetro de 1 a 3 mm no nível do tornozelo e de 3 a 5 mm de diâmetro na junção safenofemoral. Estas medidas assumem importância quando este vaso é avaliado antes de sua preparação para uso como enxerto venoso autólogo.

A **veia safena menor** apresenta uma inserção variável na parte posterior da região proximal ou média da veia poplítea. A veia safena menor então trafega pelos tecidos subcutâneos da parte dorsal da panturrilha até o tornozelo. A veia safena menor apresenta normalmente diâmetro de 1 a 2 mm distalmente e 2 a 4 mm de diâmetro na sua junção com a veia poplítea, e também é adequada como material para enxerto autólogo em muitos pacientes. Tanto a veia safena menor quanto a maior podem se tornar anormalmente dilatadas ou varicosas quando estiver presente incompetência venosa superficial. Um fórum internacional de especialistas vasculares recomendou alterações na nomenclatura das veias superficiais. A terminologia recentemente proposta usa grande (vs. maior) veia safena e pequena (vs. menor) veia

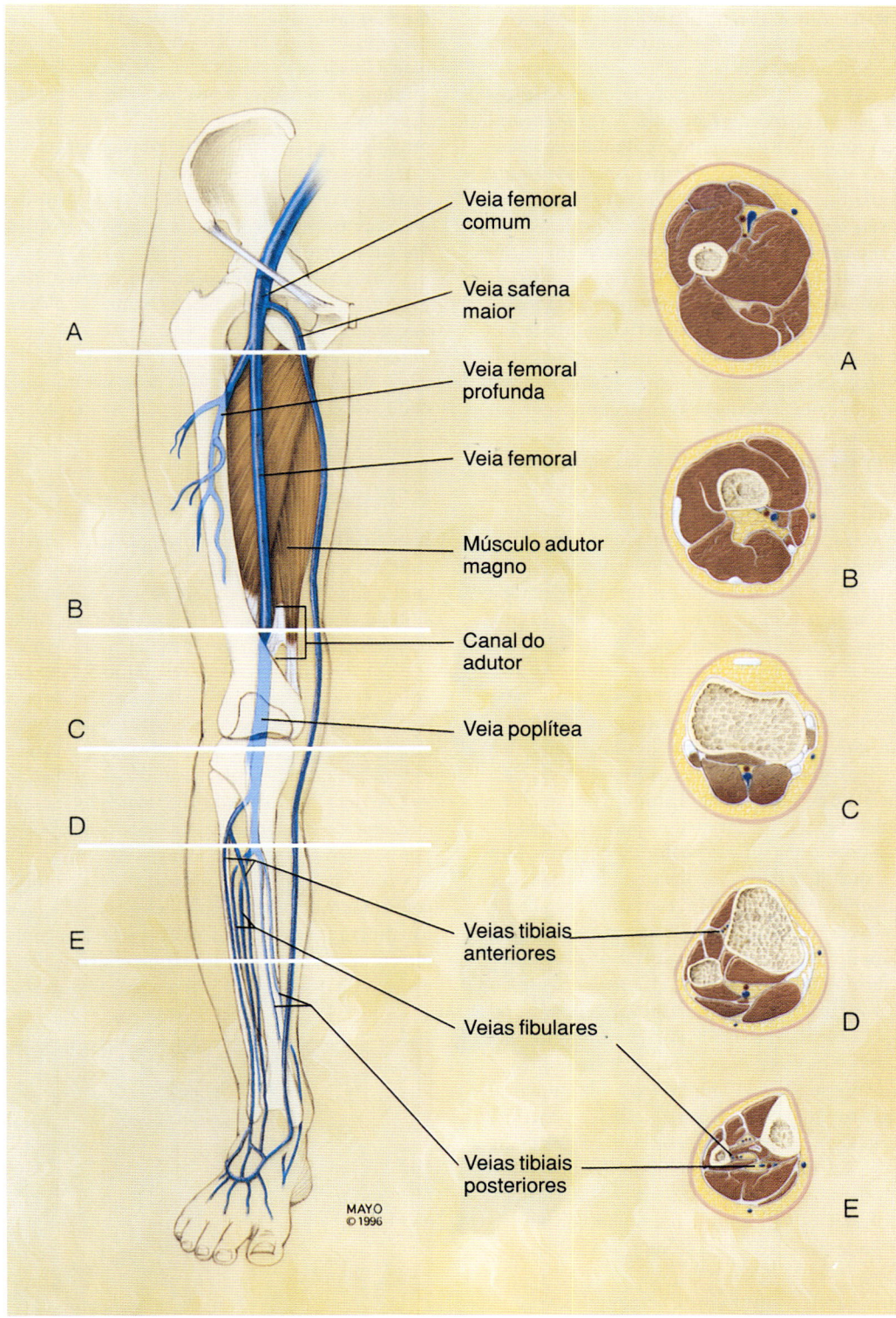

FIGURA 29-1. Anatomia das veias da extremidade inferior.

safena, num esforço para alcançar um padrão internacional comum.³ Não se sabe se estes novos termos serão usados comumente na América do Norte.

A avaliação das veias da extremidade inferior é tipicamente dirigida para o **sistema profundo**. A **veia femoral comum** se inicia ao nível do ligamento inguinal como a continuação da veia ilíaca externa e se situa imediatamente medial e profundamente à artéria femoral comum adjacente (Fig. 29-1). A veia femoral comum se bifurca nas veias profunda e femoral na parte proximal da coxa 6 a 8 cm distalmente ao ligamento inguinal e vários centímetros distalmente à bifurcação da artéria femoral comum. A **veia femoral profunda** continua a se situar medialmente à sua respectiva artéria à medida que trafega profunda e lateralmente para drenar a musculatura da coxa. A veia femoral profunda se bifurca extensamente, e apenas a porção proximal pode ser avaliada.

A **veia femoral** se estende distalmente no espaço da fáscia profundamente ao músculo sartório, medialmente ao grupo muscular do quadríceps e lateralmente ao grupo muscular adutor. A veia femoral se mantém medialmente à artéria femoral superficial até passar através do canal do adutor na parte distal da coxa. O canal do adutor é formado por uma separação na inserção tendinosa do músculo adutor magno. Este canal se situa profundamente na parte distal da coxa e consiste em tecido aponeurótico denso e tendinoso. Isto torna a visualização e a compressão deste segmento da parte distal da veia femoral difíceis nos pacientes grandes. A veia femoral é a continuação da veia femoral comum e é uma veia profunda, por isso sua nomenclatura descritiva clássica como "superficial" é desafortunada. Estudos com médicos de família e clínicos gerais mostraram uma pouca compreensão da anatomia do sistema venoso profundo da perna. Um estudo mostrou que 76% destes médicos não tratariam um paciente com trombose da veia femoral com anticoagulante porque ela é uma veia "superficial".⁴ Isto sugere que os radiologistas deveriam limitar o uso do termo *veia femoral superficial* e usar o termo mais genérico de *veia femoral*, no seu lugar. A **veia poplítea** é a continuação da veia femoral quando ela sai do canal do adutor no espaço poplíteo na parte distal posterior da coxa. Neste nível, a veia poplítea se situa imediatamente superficial à artéria poplítea enquanto passa pelo espaço poplíteo para a parte superior da panturrilha. A duplicação das veias femoral e poplítea é vista em até 20% e 35% dos pacientes, respectivamente. É importante manter em mente esta variante anatômica porque a trombose venosa profunda (TVP) aguda em um ramo de um sistema pareado pode passar despercebida no exame ultra-sonográfico (US).

Os primeiros ramos profundos da veia poplítea são as **veias tibiais anteriores** pareadas, que acompanham a artéria correspondente no interior do compartimento anterior da panturrilha. Estas veias se continuam distalmente ao longo da superfície anterior da membrana interóssea até a parte dorsal do pé. Logo depois da origem das veias tibiais anteriores, o tronco venoso tibiofibular se trifurca nas veias fibulares pareadas e na veia tibial posterior. As **veias fibulares** se situam adjacentes à artéria fibular e medialmente à parte posterior da fíbula. A fíbula é um aspecto importante para a localização destas veias. As **veias tibiais posteriores** acompanham a artéria profundamente na musculatura da panturrilha, posteriormente à tíbia. A visualização da porção proximal das veias tibiais posteriores pode ser difícil nas panturrilhas de pacientes musculosos ou obesos. Entretanto, estas veias são mais fáceis de identificar quando passam posteriormente ao maléolo medial e podem freqüentemente ser avaliadas de maneira retrógrada.

Numerosas veias profundas drenam a musculatura da panturrilha. Estas veias gastrocnêmias e sóleas não apresentam artérias acompanhantes e variam em extensão e tamanho. Elas são um local comum para TVP aguda nos pacientes de alto risco ou no período pós-operatório. Sua variabilidade torna freqüentemente sua avaliação completa e a detecção da TVP subótimas.

Trombose Venosa Profunda

Significado Clínico. A verdadeira incidência da TVP aguda e de sua maior complicação, a embolia pulmonar, não é conhecida. Nos Estados Unidos, a incidência de TVP e de embolia pulmonar é de 70 por 100.000 indivíduos. Cerca de 600.000 pessoas sofrem embolia pulmonar (Fig. 29-2) e 100.000 morrem como resultado.⁵ Aproximadamente 200.000 pacientes são hospitalizados por ano para tratamento da TVP aguda, porém a maioria dos pacientes com TVP é assintomática.⁶,⁷ A dificuldade em fazer o diagnóstico é causada principalmente pela inexatidão da avaliação clínica.

Os sinais e sintomas da TVP aguda incluem **dor, eritema e edema**. Estes achados são inespecíficos e podem ser causados por várias condições locais e sistêmicas. A presença de um "cordão" palpável ou de uma veia trombosada é mais comumente devida à tromboflebite superficial, que não está usualmente associada a TVP. Estes fatores contribuem para uma acurácia clínica de aproximadamente 50% para o diagnóstico da TVP aguda nos pacientes sintomáticos.⁷⁻⁹ De

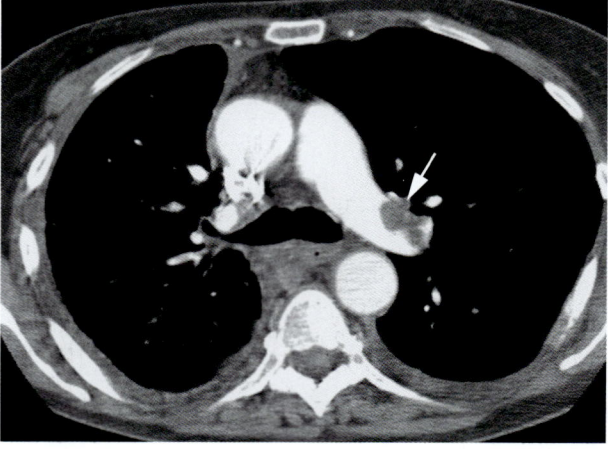

FIGURA 29-2. TC da embolia pulmonar aguda. Corte de TC do tórax com contraste demonstrando uma embolia pulmonar aguda na artéria pulmonar esquerda (*seta*).

fato, a maioria dos pacientes hospitalizados com alto risco de desenvolver trombose venosa aguda é assintomática.[7] No nosso laboratório vascular, apenas 11% dos pacientes encaminhados por suspeita de TVP aguda em 2001 apresentaram achados positivos no exame ultra-sonográfico. Uma vez que a TVP aguda é um diagnóstico clínico difícil de fazer e se não tratada pode levar a graves complicações, incluindo embolia pulmonar e síndrome pós-flebítica, um método não-invasivo acurado é necessário para estabelecer o diagnóstico. Numerosos estudos e uma extensa experiência clínica comprovaram que a ultra-sonografia é uma técnica ideal para este propósito.

Exame. A avaliação do sistema venoso profundo da perna nos pacientes com suspeita de TVP aguda se baseia primariamente na obtenção da imagem em escala de cinza e na compressão venosa no plano transversal com o Doppler colorido freqüentemente adicionado. Um transdutor de 5 MHz linear é adequado para a maioria dos pacientes. Com a pressão leve aplicada à perna pelo transdutor, uma veia normal vai se colapsar completamente e as paredes da veia vão coaptar-se (Fig. 29-3). O grau de pressão necessária varia, dependendo da profundidade e da localização da veia, porém ele é sempre menor que o necessário para comprimir a artéria adjacente.

O paciente é examinado na posição supina. A perna é abduzida e rodada externamente, com uma leve flexão do joelho. O exame padrão começa com a parte proximal da veia femoral comum imediatamente distal ao ligamento inguinal. As veias são visualizadas no plano transversal e comprimidas passo a passo a cada 2 a 3 cm até o nível da parte distal da veia femoral no canal do adutor. A parte proximal da veia femoral profunda e da veia safena maior é também visível neste plano e pode ser avaliada na maioria dos pacientes. A veia poplítea é mais bem avaliada com o paciente na posição prona e com o pé apoiado em uma almofada para manter uma leve flexão do joelho. A posição em decúbito lateral esquerdo também oferece uma visualização adequada. Nestas posições, a ultra-sonografia com compressão transversal pode ser feita até a trifurcação poplítea. Muitas modificações ou adições a este exame ultra-sonográfico com compressão padrão podem ser utilizadas.

Modificações no Exame. O sistema venoso pélvico é pouco visualizado por causa de sua profundidade e do gás intestinal. Entretanto, a análise espectral dúplex da veia femoral comum enquanto o paciente realiza a **manobra de Valsalva** pode fornecer uma evidência indireta da permeabilidade da parte proximal das veias pélvicas. Nos indivíduos normais, há um fluxo venoso anterógrado constante com a superposição de uma leve variação em cada fase respiratória. Durante a manobra de Valsalva, há um curto período de fluxo reverso, seguido por ausência de fluxo por causa do aumento da pressão intra-abdominal. Com a liberação da manobra de Valsalva há um aumento abrupto no fluxo venoso anterógrado, que rapidamente retorna à linha de base (Fig. 29-4A). Os pacientes com obstrução completa da veia ilíaca comum ou externa vão apresentar diminuição ou ausência de fluxo e perda da variação com a respiração. Não há alteração deste padrão espectral com a manobra de Valsalva (Fig. 29-4B). Um fluxo venoso lento pode também ser apreciado na formação da imagem em tempo real padrão porque as hemácias em rolamento se tornam visíveis. A manobra de Valsalva oferece evidência fisiológica indireta da permeabilidade venosa do nível da veia femoral comum até a veia cava inferior.

Os exames falso-negativos podem ocorrer com esta parte indireta do exame por causa do trombo parcial não-oclusivo nas veias ilíacas e dos pacientes com colaterais venosas pélvicas bem desenvolvidas. Ambas as situações podem resultar em uma resposta normal à manobra de Valsalva. Nos pacientes com uma manobra de Valsalva anormal ou com suspeita clínica de TVP pélvica, o ultra-som venoso pélvico minucioso pode ser de valor. Nos pacientes mais magros, as veias ilíacas podem ser visualizadas direta-

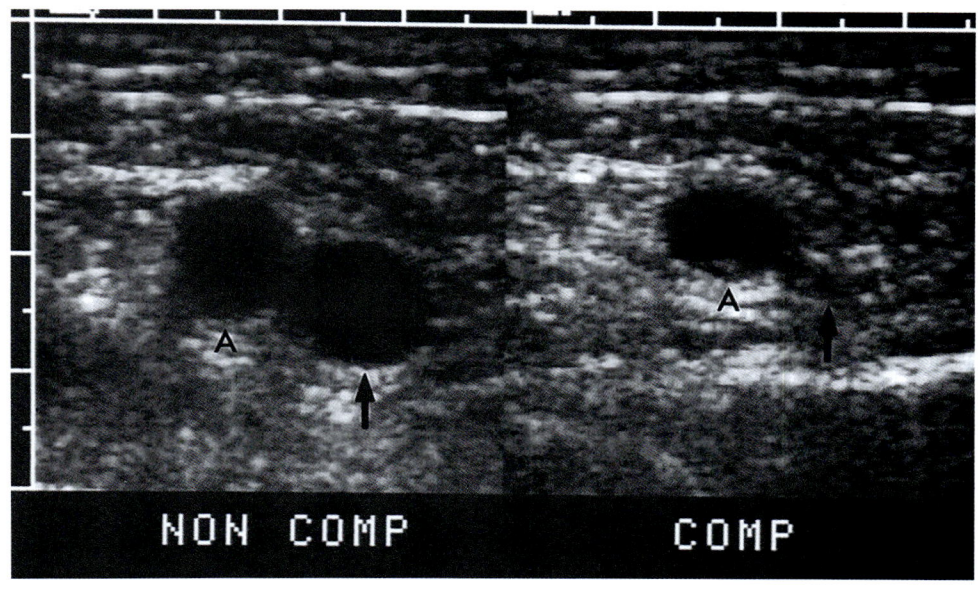

FIGURA 29-3. Ultra-sonografia com compressão venosa normal. Imagem transversal da artéria femoral comum direita (**A**) e da veia femoral comum (*setas*) antes da compressão (NON COMP) e depois da compressão (COMP) com o transdutor ultra-sonográfico. A veia normal colapsa completamente com a compressão.

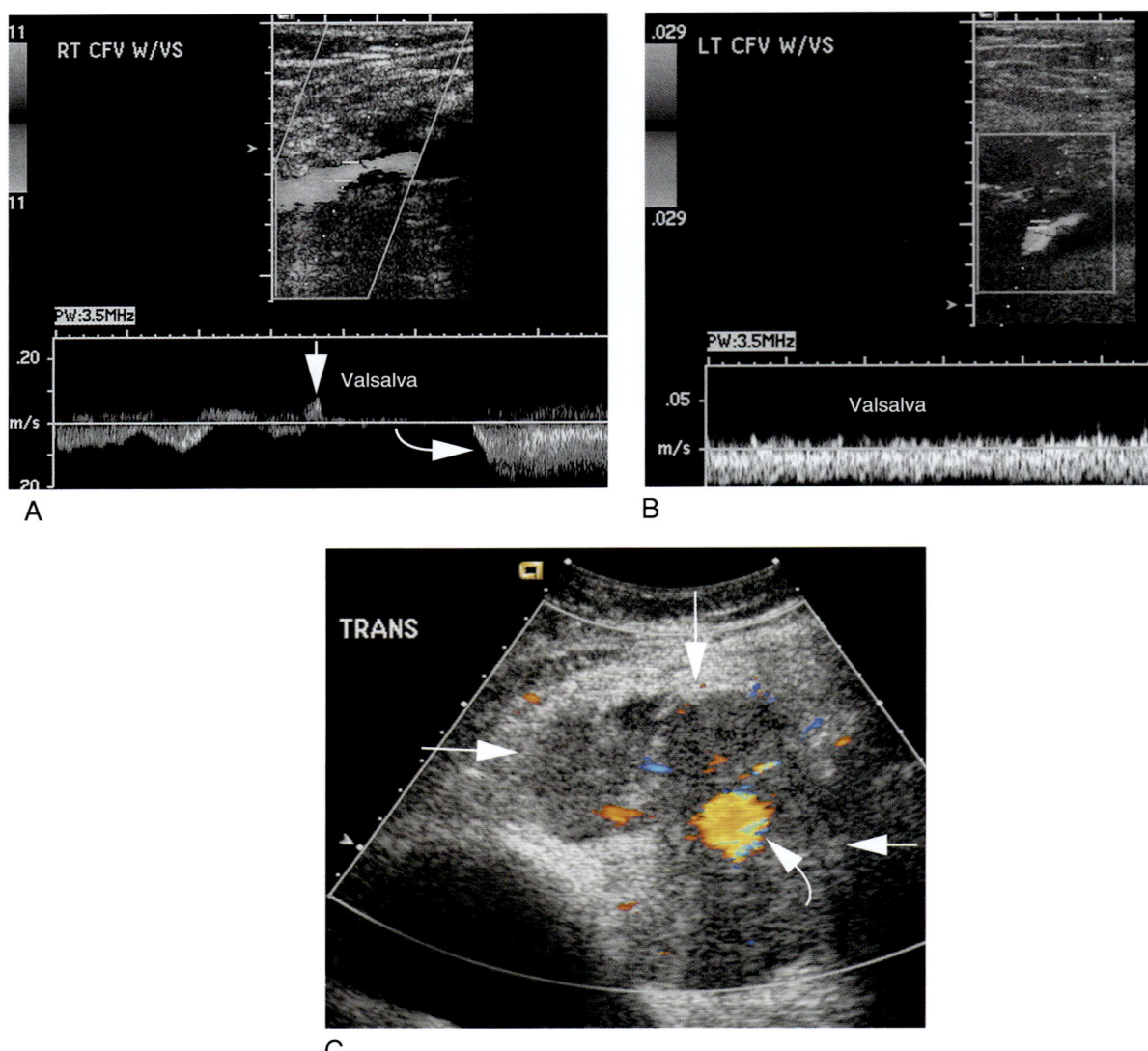

FIGURA 29-4. Oclusão da veia ilíaca com a manobra de Valsalva. A, Resposta normal. Imagem longitudinal da veia femoral comum direita (CFV) com a análise espectral dúplex mostrando uma resposta normal à manobra de Valsalva. No início da manobra de Valsalva, há um curto período de fluxo reverso (*seta reta*), seguido por ausência de fluxo durante a manobra de Valsalva. Com a liberação da manobra, o fluxo normal retorna (*seta curva*). **B, Resposta anormal.** A análise espectral dúplex não mostra resposta à manobra de Valsalva. **C, Adenopatia maligna** (*setas*) englobando a artéria ilíaca externa (*seta curva*). A veia ilíaca externa está ocluída pela adenopatia.

mente. Um transdutor de 3,5 MHz com capacidade para Doppler colorido pode fornecer a visualização adequada. Realizar o exame de US depois de uma noite de jejum pode diminuir a quantidade de gás intestinal e melhorar a visualização das veias pélvicas. Se as veias pélvicas forem pouco visualizadas no exame US e houver uma alta suspeita de TVP em veia pélvica ou de compressão extrínseca, a TC com contraste é realizada usualmente como o próximo exame para o diagnóstico.

A adição do **Doppler colorido** é uma modificação útil no exame com compressão padrão. Nas veias normais, a cor deve preencher a luz do vaso de parede a parede com pouco ou nenhum *aliasing* da cor fora da luz do vaso. A acentuação do fluxo venoso pela ordenha da panturrilha é freqüentemente necessária para completar o preenchimento com cor. O Doppler colorido pode ser útil na avaliação dos segmentos venosos que são pouco visualizados por causa do tamanho do paciente ou da localização profunda do segmento.[10] O Doppler colorido pode ter algumas vantagens sobre as técnicas de compressão padrão, também nos pacientes com TVP crônica.[10,11]

A **avaliação das veias da panturrilha** é uma modificação adicional do exame padrão que é ajudada pelas técnicas do Doppler colorido,[7-9] porém o valor e o custo-benefício desta avaliação são controversos. Em alguns centros médicos, a parte inferior da perna não é avaliada porque é raro que a TVP isolada da panturrilha cause embolia pulmonar significativa.[14] Em outros centros médicos, a panturrilha é avaliada rotineiramente nos pacientes com sintomas localizados abaixo do joelho por causa da incidência de 20% de propagação proximal do coágulo, do aumento da incidência da síndrome pós-flebítica e da significativa insuficiência venosa depois de um trombo não tratado na panturrilha. Dadas estas preferências práticas locais, é possível avaliar as veias tibiais e fibulares na panturrilha de muitos pacientes com uma sensibilidade de 92,5% e uma especificidade de 98,7%.[11-13,15]

Os pacientes podem ser posicionados na posição prona, em decúbito lateral esquerdo ou sentados. Inclinando-se a mesa de exame para uma **posição de Trendelenburg reversa** ou mantendo-se o paciente sentado, melhora-se a visualização pela distensão das veias da panturrilha e diminui-se a taxa de exames indeterminados. São obtidas imagens das veias tibiais posteriores e fibulares pareadas com o transdutor colocado sobre a parte posterior da panturrilha. O ultra-som com compressão no plano transversal e o Doppler com acentuação do fluxo venoso podem ser usados para confirmar a permeabilidade venosa. As veias tibiais anteriores podem ser avaliadas com uma abordagem anterior. Como o trombo isolado nestas veias é raro, o exame anterior não é necessário se as veias fibulares e tibiais posteriores forem bem visualizadas e estiverem normais.[11] As veias profundas dos músculos gastrocnêmio e sóleo não apresentam uma artéria acompanhante e têm anatomia variável. Como tal, elas não são rotineiramente incluídas no exame das veias da panturrilha na maioria dos centros. Entretanto, a avaliação com US com compressão das veias musculares mostrou-se uma técnica acurada com uma sensibilidade e uma especificidade similares àquelas das veias tibiais posteriores e fibulares.[16] Nos centros onde a TVP é tratada com anticoagulação, as veias musculares da panturrilha devem ser incluídas como parte do exame ultra-sonográfico.

Finalmente, uma modificação do exame padrão foi proposta para abreviar em muito o exame.[17] Um exame ultra-sonográfico com compressão venosa limitada apenas das veias femoral comum e poplítea nos **pacientes sintomáticos** resultaria em economia significativa de tempo, com uma mínima diminuição da sensibilidade. Argüiu-se que isto pode ser justificado por causa da relativa raridade da trombose venosa isolada da veia femoral ou da veia ilíaca; porque a trombose de veia da panturrilha é clinicamente menos importante; e porque haverá uma diminuição potencial dos custos com a abreviação do exame. Frederick *et al.*,[18] relataram recentemente uma incidência de 4,6% na trombose isolada da veia femoral. É duvidoso que a limitação dos custos do ultra-som com compressão limitada justifique esta redução da acurácia. O ultra-som com compressão completa da parte proximal da veia femoral comum até a parte distal da veia poplítea permanece como padrão de cuidados.

Achados. Os achados ultra-sonográficos com compressão em escala de cinza na TVP aguda são baseados na visualização direta do trombo e na falta de compressibilidade venosa (Fig. 29-5B). A visualização do trombo é variável, dependendo da extensão, idade e ecogenicidade do coágulo. Infelizmente, alguns trombos agudos podem ser anecóicos, e a imagem em escala de cinza isoladamente pode ser enganadora. Portanto, **a falta de compressão venosa completa** é o achado paramétrico da TVP. A **distensão venosa** pelo trombo pode ser vista agudamente nos pacientes, porém é menos comum quando o coágulo envelhece e se torna organizado. **As alterações no calibre da veia com a respiração e com a manobra de Valsalva estão perdidas** nos pacientes com TVP. Como este achado está presente apenas na parte proximal da coxa, ele não é usualmente útil abaixo da bifurcação da veia femoral comum.

A demonstração da TVP com o Doppler colorido se baseia na identificação de um defeito persistente de enchimento ou de um trombo na coluna colorida na luz do vaso (Fig. 29-5) ou na ausência de fluxo. A ultra-sonografia com fluxo colorido mostra o grau de obstrução venosa e qualquer luz permeável residual. Ela é mais útil nos segmentos profundos da coxa, da pelve, e das veias da panturrilha.

Acurácia. A acurácia e a utilidade clínica da avaliação ultra-sonográfica na TVP foram extensamente estudadas. A população de pacientes é de importância crítica e deve ser considerada em dois grandes grupos: pacientes sintomáticos e assintomáticos. Nos pacientes **sintomáticos**, os estudos comparando a venografia com a ultra-sonografia com compressão mostraram uma média de sensibilidade de 95% e de especificidade de 98%.[19] Os estudos com pacientes **assintomáticos** de alto risco ou em pós-operatório mostraram resultados piores. Os resultados agrupados de seis estudos mostraram uma sensibilidade média de 59% e uma especificidade de 98% em uma população assintomática.[20] O tamanho pequeno, a natureza não-oclusiva e a maior prevalência de trombos isolados na panturrilha neste grupo de pacientes sem dúvida contribuíram para a menor sensibilidade, porque estes trombos são mais difíceis de diagnosticar com o ultra-som, comparando-se com a venografia. Dados estes resultados, o paciente ideal para avaliação ultra-sonográfica tem sintomas que se estendem para abaixo do joelho.

Trombose Venosa Profunda Crônica. A capacidade de caracterizar a TVP como aguda ou crônica é um problema difícil tanto para a clínica quanto para os métodos de imagem. Os estudos seriados com pacientes com TVP aguda mostram que até 53% destes pacientes apresentam achados anormais persistentes no ultra-som com compressão feito de 6 a 24 meses antes.[21,22] Estes pacientes podem apresentar a síndrome pós-flebítica e sintomas que simulem aqueles da TVP aguda. O tratamento com anticoagulação não está indicado para estes pacientes. A venografia tem sido o método de imagem padrão para a distinção entre a TVP aguda e crônica. Entretanto, as considerações quanto ao custo e a invasividade relegam a venografia a um papel de solucionar problemas na maioria dos centros médicos. Embora o ultra-som possa ser capaz de ajudar em alguns casos, atualmente o seu papel no diagnóstico da TVP crônica não está comprovado.

À medida que um trombo agudo envelhece, ele sofre organização fibroelástica, com retração do coágulo, oclusão

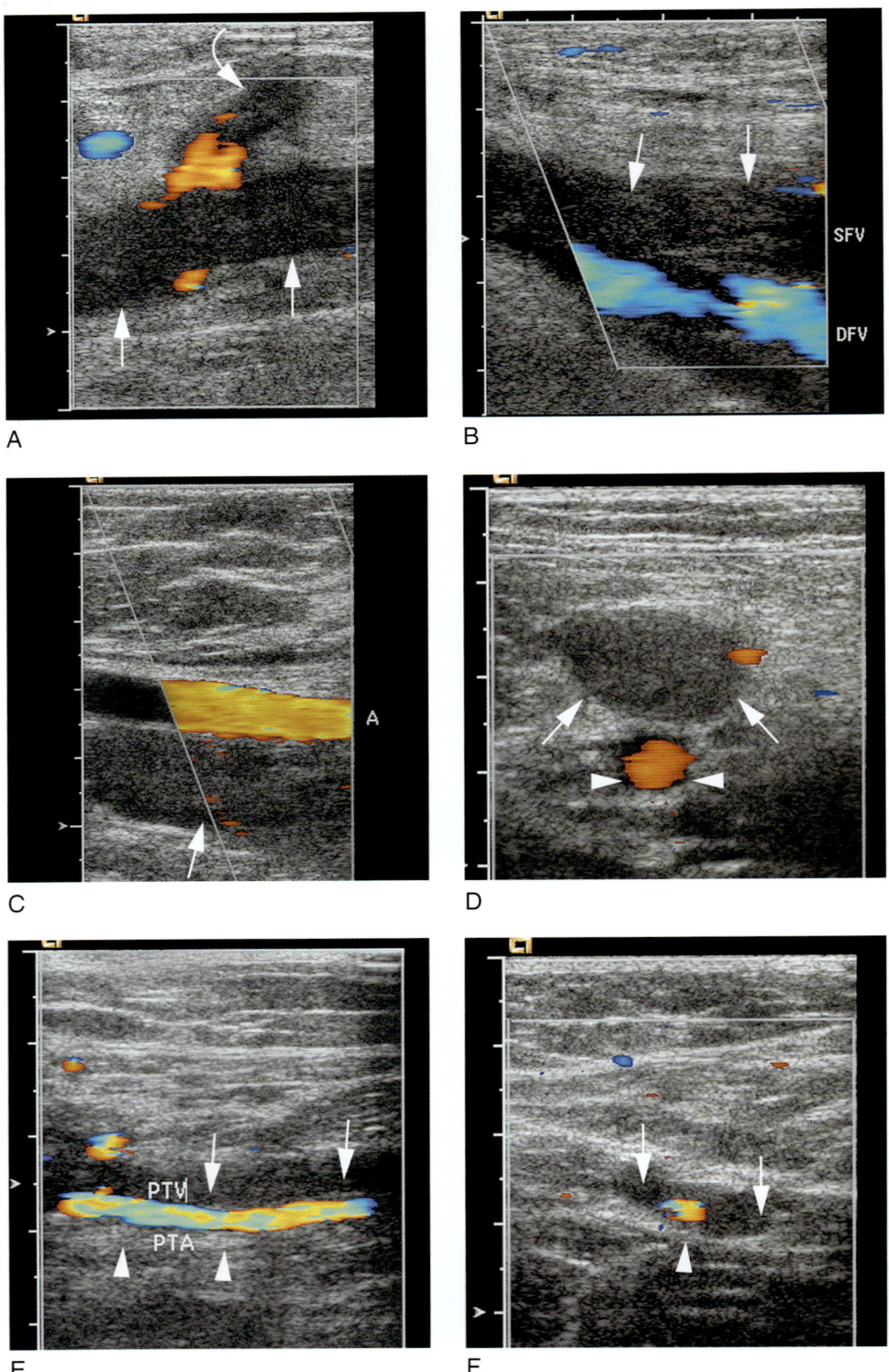

FIGURA 29-5. Aspectos da trombose venosa profunda (TVP) aguda. Enchimento trombótico hipoecóico agudo distendendo várias veias profundas inferiores. **A,** Imagem longitudinal da TVP da VFC (*setas retas*) e da veia safena maior (*seta curva*) no nível da junção safenofemoral. **B,** Imagem longitudinal do trombo (*setas*) na parte proximal da veia femoral superficial (SFV). Observe a permeabilidade da parte proximal da veia femoral profunda (DFV). **C,** Imagem longitudinal da parte distal da SFV mostrando distensão pelo trombo oclusivo (*seta*). **D,** Imagem transversal com compressão da TVP aguda na veia poplítea direita (*setas*). A veia não se comprime. A artéria poplítea está permeável (*pontas de setas*). Imagens longitudinal, **E**, e transversal, **F**, da TVP nas veias tibiais posteriores pareadas (*setas*). A artéria tibial posterior está permeável (*pontas de setas*).

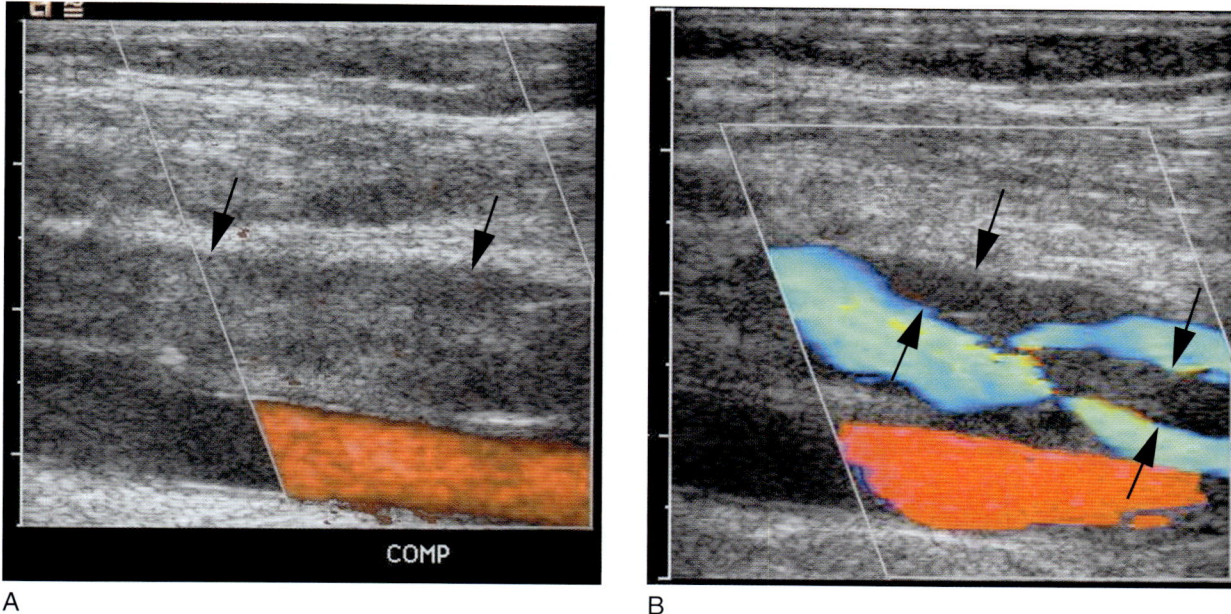

FIGURA 29-6. Evolução da TVP aguda para TVP crônica. A, Imagem longitudinal de Doppler colorido mostrando um **trombo agudo** na veia poplítea esquerda (*setas*). **B,** Imagem de Doppler colorido depois de dois meses de tratamento com anticoagulação, mostrando **recanalização parcial** da veia poplítea com a TVP crônica retraída mas persistente (*setas*). COMP = COMPRESSÃO.

crônica ou espessamento parietal do segmento envolvido (Fig. 29-6). Estas alterações levam a uma visualização deficiente do coágulo e à compressão venosa incompleta. Embora a compressão ultra-sonográfica desempenhe um papel pequeno no diagnóstico da TVP crônica, vários autores sugeriram que o Doppler colorido possa ter um papel em alguns pacientes para diferenciar as alterações agudas da TVP das crônicas.[10,11] Os achados sugestivos da TVP crônica na imagem do Doppler colorido incluem paredes venosas ecogênicas irregulares, espessamento das paredes venosas pelo trombo retraído, trombo retraído calcificado, diminuição do diâmetro da luz da veia, segmentos venosos atresiados, veias colaterais bem desenvolvidas, insuficiência venosa profunda associada e ausência de veias distendidas contendo trombo hipoecóico ou isoecóico (Fig. 29-7). Embora estes achados possam ser sugestivos de TVP crônica e devam ser familiares aos radiologistas, a acurácia e o papel do Doppler colorido nos pacientes com TVP crônica não estão comprovados. Alguns centros usam o US para acompanhar todos os pacientes com TVP aguda até a resolução completa ou até que as alterações da TVP crônica tenham se estabilizado. Estes pacientes possuem então estudos US basais que permitem que uma TVP nova ou superposta seja mais prontamente identificada.

Trombose Venosa Superficial. A trombose venosa superficial (TVS) ou tromboflebite superficial se refere a trombo localizado na veia safena maior ou menor ou nas varicosidades superficiais. A TVS não tem as mesmas implicações clínicas da TVP e é tratada, em geral, sintomaticamente, com calor e aspirina. A exceção ocorre quando a TVS se estende proximalmente até 2 cm do sistema profundo (Fig. 29-8). Os pacientes com TVS apresentam progressão para o sistema profundo em 11% dos casos. Quase todos os pacientes com TVS proximal envolvendo a veia safena maior progredirão se não anticoagulados.[23] Assim, a maioria dos centros anticoagula pacientes com TVS envolvendo a veia safena maior se ela se estender a até 2 cm da junção safenofemoral ou da junção safenopoplítea.

Insuficiência Venosa

Fisiopatologia. Em muitos pacientes, a insuficiência venosa é causada por lesão valvular venosa conseqüente à TVP. A organização fibroelástica e a retração presentes no trombo em organização comprometem secundariamente qualquer válvula venosa adjacente. Isto leva à insuficiência venosa profunda em aproximadamente metade dos pacientes com TVP aguda.[24] Com a insuficiência venosa há transmissão direta da pressão hidrostática da coluna líquida na posição ereta para o sistema venoso da parte distal da perna. Clinicamente, isto leva a edema da perna, alterações crônicas da pele e da pigmentação, enduração com consistência rígida e, finalmente, úlceras de estase venosa que não cicatrizam.

A insuficiência venosa superficial leva à distensão das **varicosidades subcutâneas**, porém apresenta um prognóstico muito melhor. As veias perfurantes comunicam o sistema superficial com o sistema profundo e também podem se tornar incompetentes, tipicamente por causa da insuficiência venosa profunda crônica.

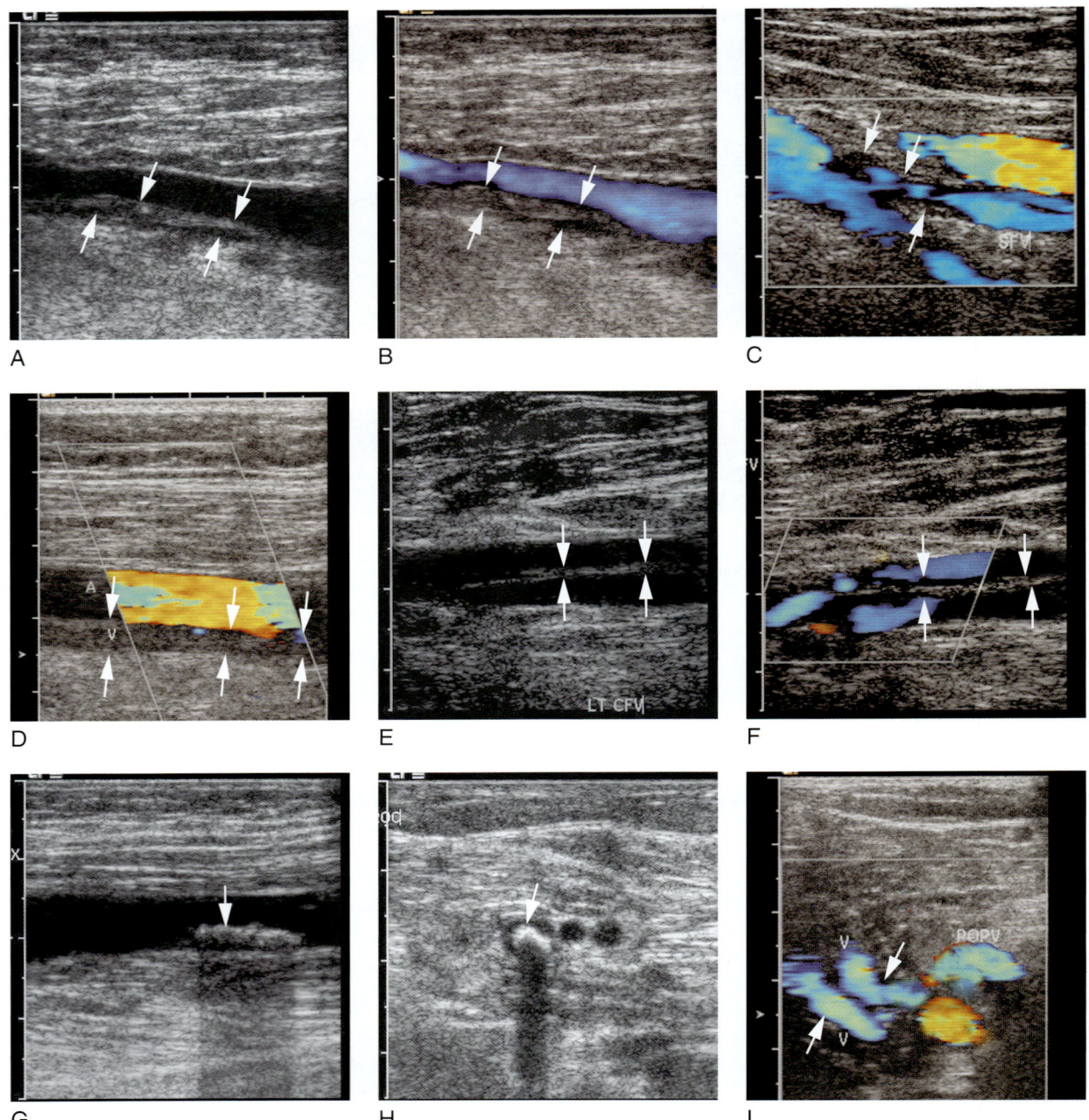

FIGURA 29-7. Trombose venosa profunda (TVP) crônica. A e **B,** Trombo com retração crônica (*setas*) ao longo da parede da veia femoral. **C,** **Espessamento irregular da parede** (*setas*) da parte proximal da veia femoral e da parte distal da veia femoral comum. **D,** Veia femoral **atresiada, cronicamente ocluída** (*setas*). **E** e **F, Redes venosas** (*setas*) na veia femoral comum. **G,** Imagem longitudinal da VFS mostrando um trombo crônico calcificado (*seta*). **H,** Imagem transversal de veia muscular da panturrilha mostrando um **trombo calcificado** (*seta*) crônico. **I,** Imagem transversal do espaço poplíteo mostrando várias **veias colaterais** (*setas*) próximas à veia e à artéria poplítea.

Exame. O exame é realizado com o paciente em uma posição ereta ou semi-ereta, com o peso do corpo sustentado pela perna contralateral. Este posicionamento é imprescindível para criar a pressão hidrostática necessária para reproduzir a insuficiência venosa. A análise espectral dúplex é obtida em vários níveis dos sistemas venosos superficial e profundo durante as manobras provocativas. Os traçados com Doppler dúplex da veia femoral comum e da parte proximal da veia safena maior são obtidos durante a manobra de Valsalva. Vários traçados espectrais são obtidos dos sistemas venosos superficial e profundo até o nível das veias poplítea e safena no joelho. A intensificação reversa apertando-se a coxa acima ou a intensificação venosa distal padrão apertando-se a panturrilha pode ser usada para ava-

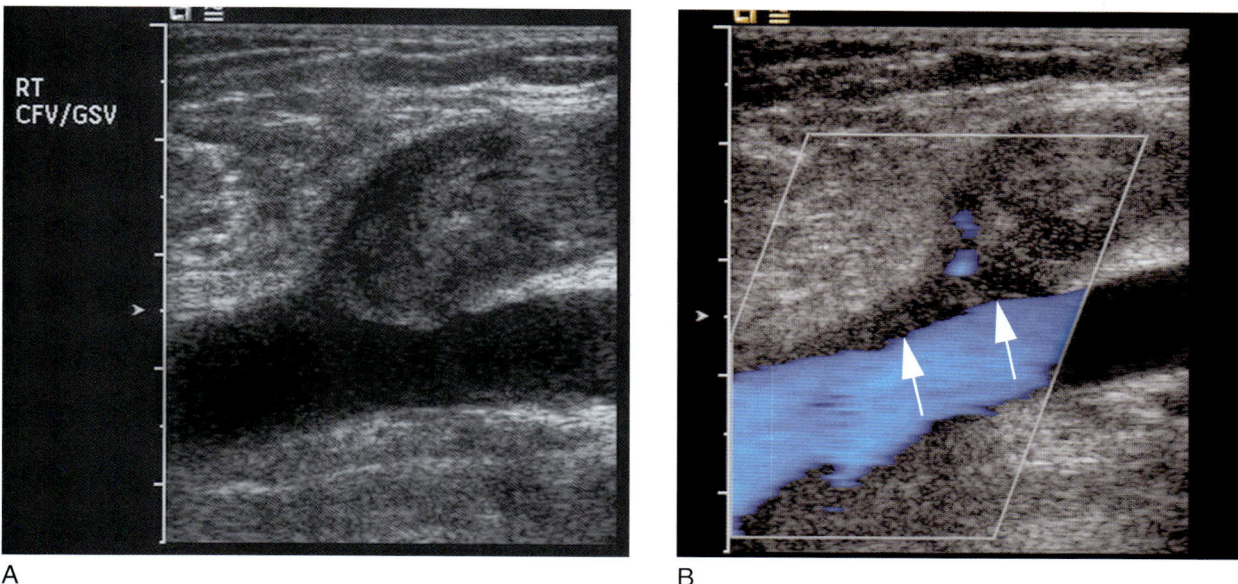

FIGURA 29-8. Tromboflebite superficial. A e **B,** Imagens longitudinais em escala de cinza e Doppler colorido da veia safena maior direita e da junção safenofemoral. Um trombo ecogênico se estende desde a veia safena maior ao longo da parede anterior da veia femoral comum (*setas*).

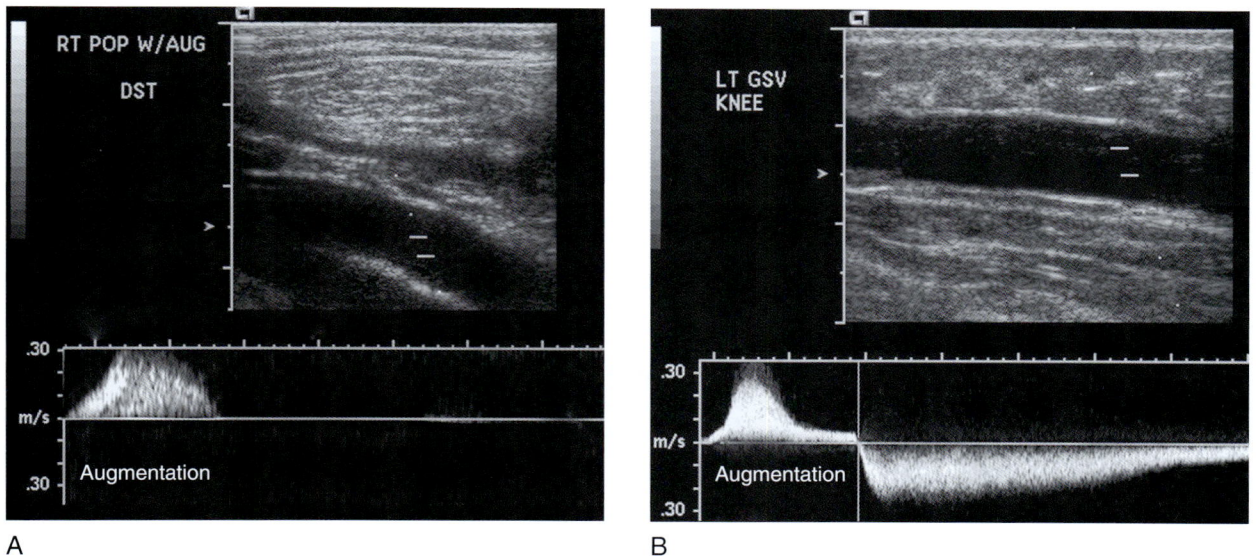

FIGURA 29-9. Insuficiência venosa. A, Análise espectral dúplex da veia poplítea mostrando uma forma de onda normal com acentuação distal. Observe a ausência de reversão de fluxo depois da acentuação distal. **B,** Análise espectral dúplex da veia safena maior em outro paciente, mostrando **refluxo prolongado (> 7 s) depois da acentuação distal**, consistente com insuficiência venosa superficial grave.

liar a insuficiência. Como a intensificação distal é mais reprodutível, ela é mais fácil de ser feita por um examinador sozinho.

Achados. Depois de uma intensificação distal súbita, o fluxo nas veias normais é anterógrado, com um período muito curto de fluxo reverso à medida que o sangue que volta fecha a primeira válvula venosa competente (Fig. 29-9A). A intensificação distal pode ser realizada manualmente ou com aparelhos automáticos que inflam a cada 5 a 10 segundos. Os aparelhos automáticos oferecem uma compressão mais reprodutível da panturrilha e aumentam a facilidade do exame. As veias insuficientes apresentam um maior grau de fluxo reverso, por um maior período de tempo (Fig. 29-9B). Foram propostos esquemas de quantificação para avaliar o pico de fluxo durante o refluxo venoso e para medir a extensão de tempo durante a qual o refluxo ocorre. Estes esquemas de quantificação são algo subjetivos e precisam ser validados em cada laboratório vascular.

Mapeamento Venoso

Preparação da Veia para os Enxertos Autólogos. O mapeamento e a marcação ultra-sonográficos são úteis em muitos pacientes antes que uma veia seja preparada para uso como material autólogo para bypass das artérias periféricas com enxerto. Qualquer veia superficial pode ser usada, porém a veia safena maior é a mais adequada para o propósito da enxertia. O exame é realizado com o paciente na posição supina ou de Trendelenburg reversa. Um torniquete ou manguito de pressão sangüínea é inflado até 50 mm Hg e colocado em volta da parte proximal da coxa, sendo usado para aumentar a distensão venosa e ajudar no mapeamento. A veia safena maior é identificada e marcada desde o nível da junção safenofemoral até o mais distante possível. Todos os pontos de ramos importantes devem também ser marcados, para ajudar o cirurgião. Uma veia superficial precisa ter, tipicamente, um diâmetro maior que 3 mm, porém não ser varicosa, para ser adequada como material para o enxerto. A veia safena menor, a veia cefálica e a veia basílica são escolhas secundárias e podem ser usadas se a veia safena maior já tiver sido preparada ou for inadequada.

Marcação das Veias Perfurantes Insuficientes. Técnicas cirúrgicas mais recentes de ligação endoscópica subfascial das veias perfurantes insuficientes estão sendo usadas em alguns centros médicos para tratar as alterações da estase venosa crônica e as úlceras venosas não-cicatrizantes. Estas técnicas são ajudadas pela localização acurada e pela marcação das perfurantes venosas insuficientes. A maioria das veias perfurantes está localizada abaixo do joelho, na parte da panturrilha de interesse médico. Em um paciente na posição ereta, as veias perfurantes distendidas são visíveis quando passam dos tecidos subcutâneos, através da fáscia superficial, para os músculos profundos da panturrilha. Elas são facilmente visualizadas na imagem padrão em escala de cinza, e a insuficiência pode ser documentada com a análise espectral dúplex e intensificação do fluxo (Fig. 29-10). As veias perfurantes competentes apresentam menores calibres e são freqüentemente difíceis ou impossíveis de se visualizar.

VEIAS DA EXTREMIDADE SUPERIOR

Anatomia

O retorno venoso no braço ocorre primariamente através das veias superficiais cefálica e basílica. A **veia cefálica** trafega na gordura subcutânea da parte lateral do braço. A veia cefálica se junta ao sistema venoso profundo na parte superior da veia axilar ou na parte distal da veia subclávia (Fig. 29-11). A **veia basílica** se localiza superficialmente na parte medial do braço. Ao nível do músculo redondo maior, ela se junta com as veias braquiais pareadas. As **veias braquiais** são menores, mais profundas e adjacentes à artéria braquial. O nível onde as veias braquial e basílica se juntam, no músculo redondo maior, define a parte lateral da veia axilar. A **veia axilar** é adjacente e superficial à artéria axilar quando passa do músculo redondo maior para a primeira costela através da axila.

Quando a veia axilar cruza a primeira costela, ela se torna a parte lateral da veia subclávia. A veia subclávia se localiza inferior e superficialmente à artéria adjacente quando passa medial e profundamente em relação à clavícula. A parte medial da veia subclávia recebe a veia jugular externa menor e a veia jugular interna maior na base do pescoço para formar a veia braquiocefálica (inominada). A veia jugular interna se estende do forame jugular na base do crâ-

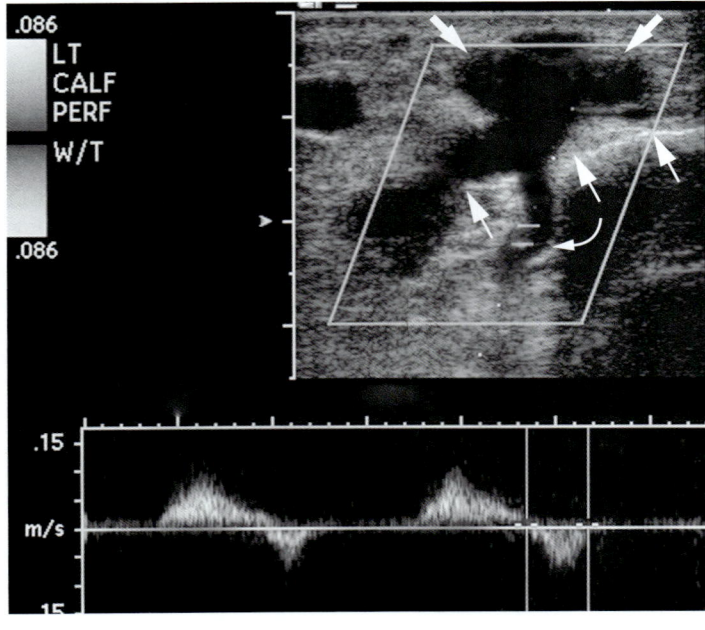

FIGURA 29-10. Veia perfurante incompetente.
Imagem transversal e análise espectral de uma veia perfurante dilatada (*seta curva*), passando através do plano da fáscia (*setas finas*) entre a gordura subcutânea e a musculatura para desaguar em uma varicosidade superficial (*setas espessas*). A análise espectral dúplex mostra fluxo reverso na veia perfurante indicando incompetência.

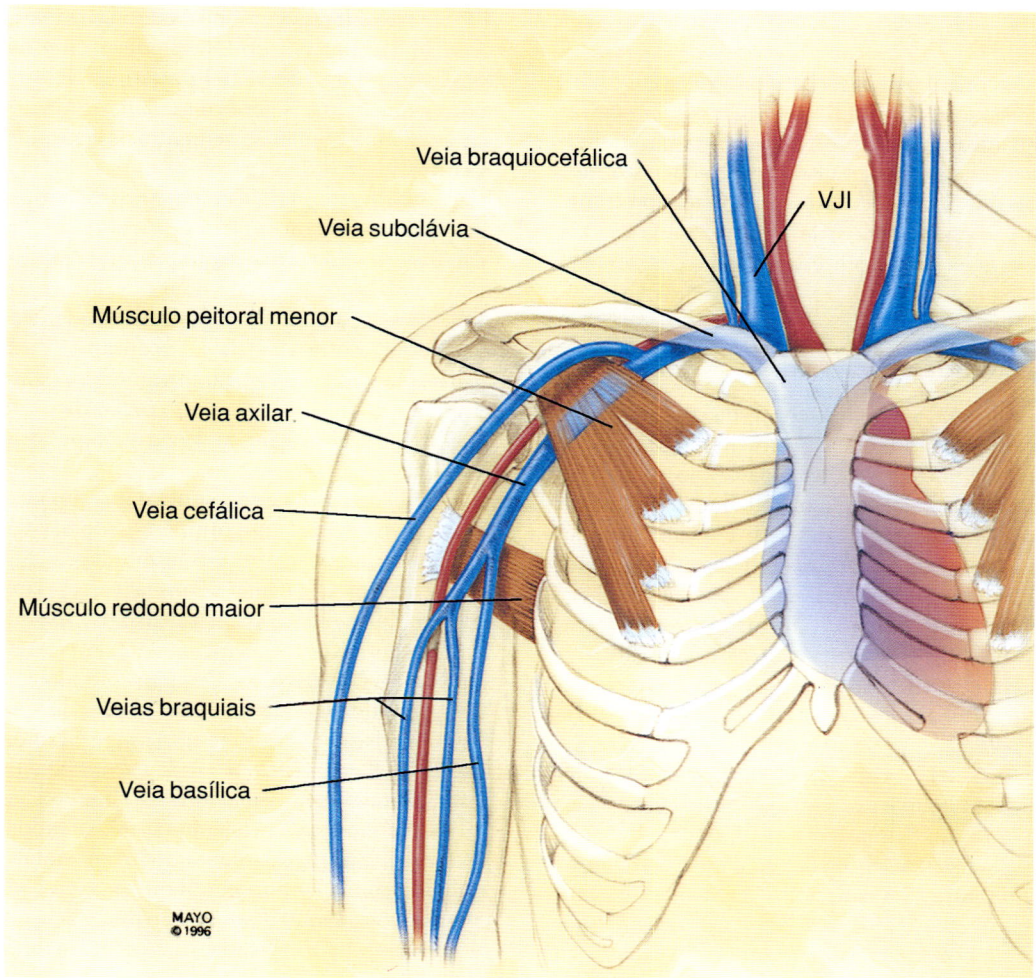

FIGURA 29-11. Anatomia das veias da extremidade superior. VJI, veia jugular interna.

nio até sua confluência com a veia subclávia. A veia jugular interna trafega na bainha carotídea e é superficial e lateral à artéria carótida comum na parte anterior do pescoço. As veias jugulares internas esquerda e direita são freqüentemente de tamanhos diferentes. A veia braquiocefálica é formada pela confluência das veias braquiocefálica e jugular interna. A veia braquiocefálica direita trafega ao longo da parte superficial do mediastino superior, à direita. A veia braquiocefálica esquerda é mais longa e passa da parte superior esquerda do mediastino para a direita, logo abaixo do esterno. As veias braquiocefálicas direita e esquerda se juntam para formar a veia cava superior.

Substrato Clínico

A indicação mais comum para a avaliação ultra-sonográfica das veias da extremidade superior é a identificação da trombose venosa. A causa e o significado clínico da TVP aguda das veias da extremidade superior diferem daqueles da TVP aguda nas pernas. A maioria dos casos de TVP no braço é atribuída à presença de um **cateter venoso central** ou do **cabo de um marca-passo**. Dos pacientes com cateteres centrais, 26% a 67% desenvolvem trombose, embora a maioria seja assintomática.[25,26] **Radioterapia, trombose induzida pelo esforço** e **obstrução maligna** são causas de obstrução venosa mais comuns no tórax e no braço que na perna. Embora a causa da TVP na extremidade superior difira daquela na extremidade inferior, a fisiopatologia de sua evolução é similar.

As seqüelas da trombose na extremidade superior são menos graves que as da trombose na extremidade inferior. Apenas 10% a 12% dos pacientes com TVP no braço desenvolvem êmbolos pulmonares, e a maioria destes é insignificante.[27-29] O desenvolvimento e as manifestações da trombose venosa profunda são menos comuns e menos graves que na perna. O edema crônico, as alterações cutâneas e as úlceras venosas que não cicatrizam são raros no braço. Isto se deve a dois fatores principais: primeiro, vias colaterais venosas extensas e múltiplas se desenvolvem no braço e na parte superior do tórax após um episódio de trombose ou obstrução venosa; segundo, as veias do braço não estão expostas à alta pressão hidrostática presente nas veias da perna. A oclusão crônica relacionada ao uso de cateteres intravenosos e a trombose venosa tornam difícil a obtenção de um acesso venoso central adequado em muitos pacientes hospitalizados e cronicamente enfermos. A ultra-sonografia é ideal para a identificação dos locais adequados para o acesso venoso. Nos casos difíceis pode ser usada a ultra-sonografia em tempo real para guiar diretamente a colocação dos cateteres venosos.

Trombose Venosa

Exame. A avaliação do sistema venoso da parte superior do tórax e do braço se estende tipicamente desde a parte superior das veias braquiocefálicas, passando pelas veias axilares ou braquiais. As veias jugulares internas também são estudadas. O paciente é colocado em uma posição supina, com o braço a ser examinado ligeiramente abduzido e rodado externamente. A cabeça do paciente é girada levemente para o lado oposto. O transdutor com a freqüência mais elevada que ainda ofereça uma profundidade adequada de penetração é usado. Tipicamente, usa-se um transdutor linear de 7,5 MHz para a veia jugular interna e para as veias do braço até a veia axilar. Um transdutor linear de 5 MHZ com capacidade para Doppler colorido é freqüentemente necessário para visualizar a veia subclávia.

A avaliação do sistema venoso da parte superior do tórax e do braço apresenta vários desafios técnicos diferentes daqueles da extremidade inferior. Primeiro, as estruturas esqueléticas superpostas e o pulmão tornam a visualização direta e o exame da parte inferior das veias braquiocefálicas e da veia cava superior impossíveis. Segundo, a clavícula impede a compressão ultra-sonográfica da veia subclávia. Terceiro, o desenvolvimento típico de grandes vias colaterais venosas nos pacientes com obstrução venosa pode provocar confusão ou levar a exames ultra-sonográficos com resultados falso-negativos, se não forem reconhecidos como vias colaterais. Por estas razões, o Doppler colorido, a atenção aos detalhes e o conhecimento das relações anatômicas normais são cruciais.

A veia jugular interna é examinada inicialmente com compressão ultra-sonográfica no plano transversal e é seguida inferiormente até sua junção com a veia subclávia e com a parte superior da veia braquiocefálica. Uma abordagem supraclavicular, coronal e angulada inferiormente com Doppler colorido é necessária para avaliar a parte superior da veia braquiocefálica e a porção medial da veia subclávia. A análise com Doppler dúplex da parte inferior da veia jugular interna, da parte superior da veia braquiocefálica e da parte medial da veia subclávia é útil para avaliar a transmissão da pulsatilidade cardíaca e a relação com a fase respiratória. Por causa de sua proximidade com o coração, os traçados do Doppler espectral dúplex nestes locais mostrarão uma maior pulsatilidade transmitida que nas veias da perna. A perda desta pulsatilidade pode ser por causa de uma obstrução venosa mais central (Fig. 29-12). A comparação destas formas de ondas Doppler com as do braço contralateral é útil para confirmar a presença ou a ausência de obstrução venosa. A resposta à manobra de Valsalva ou a uma inspiração profunda rápida pode também ser observada e pode ajudar a avaliar a permeabilidade venosa. Se o paciente inspira profundamente, a veia jugular interna ou a veia subclávia irá diminuir de diâmetro, e a análise espectral vai mostrar um aumento na velocidade do sangue. Os pacientes com obstrução da parte central da veia braquiocefálica ou da veia cava superior perdem esta resposta.

É difícil visualizar a **veia subclávia** completamente. Uma abordagem angulada inferiormente, supraclavicular e coronal é usada medialmente, e uma abordagem angulada superiormente, infraclavicular e coronal é usada lateralmente. A imagem do segmento venoso abaixo da clavícula é freqüentemente obtida de forma incompleta. Por causa da clavícula superposta, é necessário o Doppler colorido para confirmar a permeabilidade venosa. O examinador deve também confirmar a relação normal inferior e superficial da veia com a artéria adjacente. Isto vai evitar a armadilha de confundir vasos colaterais bem desenvolvidos com uma veia subclávia permeável nos pacientes com oclusão venosa crônica. As veias axilar e da parte superior do braço também podem ser avaliadas com a compressão transversal ou com o Doppler colorido. A extensão do exame no braço depende da indicação clínica, porém, tipicamente, se continua até a bifurcação da veia axilar.

Achados. Os achados normais e anormais nas veias da extremidade superior espelham aqueles vistos nas veias da extremidade inferior. Os pacientes com trombose venosa apresentam colapso incompleto da veia com a compressão. O trombo ou um defeito de enchimento intraluminal é visível na coluna de cor da veia com o Doppler colorido (Fig. 29-13). A ausência ou a diminuição da pulsatilidade cardíaca com a análise espectral dúplex e a resposta anormal à inspiração também são úteis. Vasos colaterais bem desenvolvidos e abundantes são comuns por causa da oclusão venosa crônica.

Acurácia. A acurácia do ultra-som comparada com a da venografia nos pacientes com TVP aguda da extremidade superior não foi estudada tão extensamente quanto na extremidade inferior. A literatura disponível mostra sensibilidades variando de 78% a 100% e especificidades de 92% até 100%.[30-32] A menor acurácia na extremidade superior comparada com a da extremidade inferior é o resultado de um maior número de desafios técnicos que o examinador deve enfrentar.

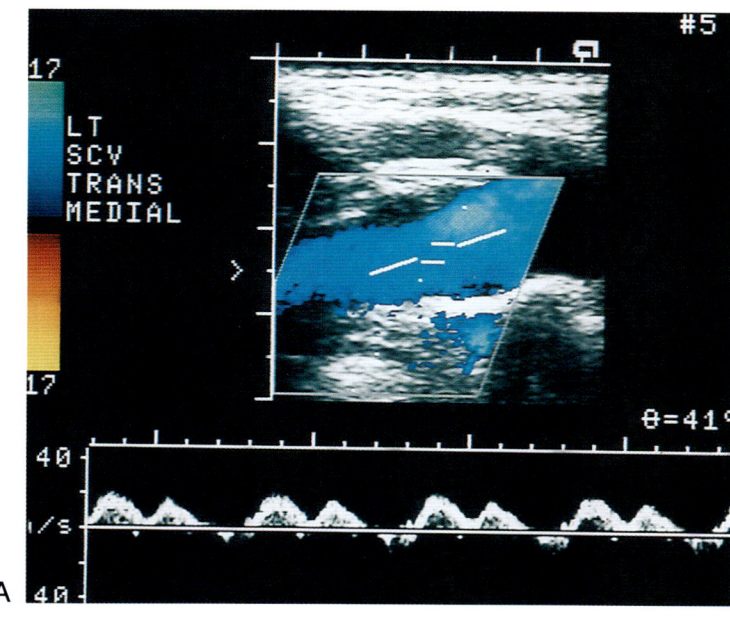
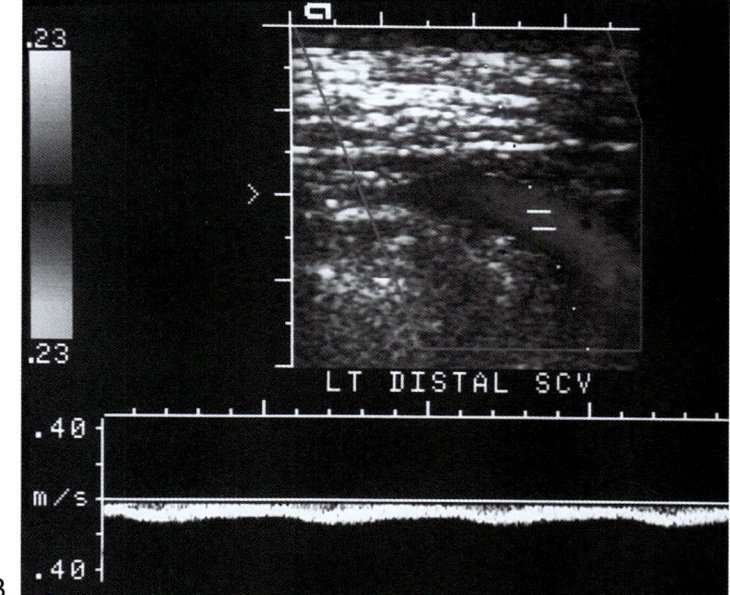
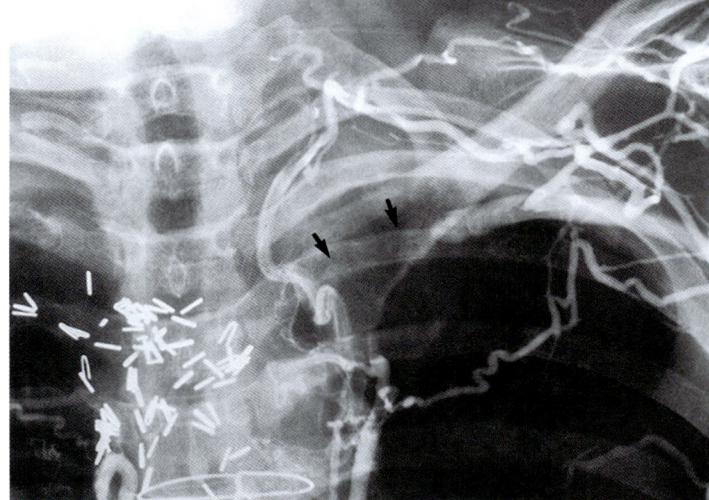

FIGURA 29-12. Comparação entre as veias subclávias normal e obstruída. A, Veia subclávia (SCV) normal, imagem transversal de Doppler colorido e análise espectral. Há preenchimento colorido completo e pulsações cardíacas transmitidas normalmente. **B, Perda das pulsações cardíacas transmitidas.** Imagem transversal da veia subclávia esquerda em outro paciente. O Doppler mostra que a SCV está permeável porém apresenta direção revertida do fluxo. **C, Oclusão da veia subclávia** (*setas*) com numerosos vasos colaterais na venografia.

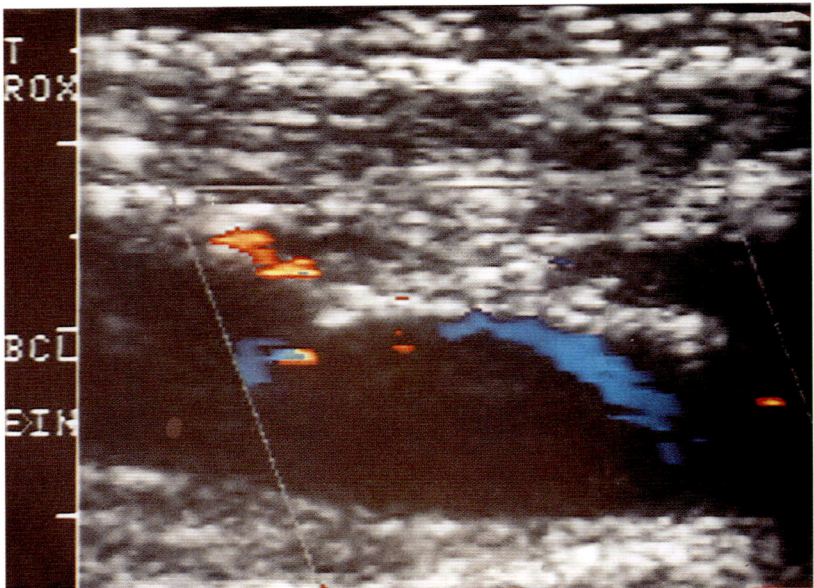

FIGURA 29-13. Trombose aguda da veia subclávia. Imagem transversal de Doppler colorido da veia subclávia mostrando um extenso trombo hipoecóico com um mínimo de fluxo periférico residual.

Referências

Veias da Extremidade Inferior

1. Loud PA, Katz, DS et al: Combined CT venography and pulmonary angiography in suspected thromboembolic disease: Diagnostic accuracy for deep venous evaluation. AJR 2000;174:61-65.
2. Cham MD, Yankelevitz DF, Shaham D, et al: Deep venous thrombosis: Detection by using indirect CT venography. Radiology 2000;216:744-751.
3. Caggiati A, Bergan JJ, Gloviczki P, et al: Nomenclature of the veins of the lower limbs: An international interdisciplinary consensus statement. J Vasc Surg 2002;36(2):416-422.
4. Bundens WP, Bergan JJ, Halasz NA, et al: The femoral vein. A potentially lethal misnomer. JAMA 1995;274:1296-1298.
5. Anderson FA, Wheeler HB, Goldberg RJ, et al: A population-based perspective of the hospital incidence and case-fatality rates of deep vein thrombosis and pulmonary embolism. Arch Intern Med 1991;151:933-938.
6. Sandler DA, Martin JF: Autopsy proven pulmonary embolism in hospital patients: Are we detecting enough deep vein thrombosis? J R Soc Med 1989;82:203-205.
7. Salzman EW: Venous thrombosis made easy (editorial). N Engl J Med 1986;314:847-848.
8. Haeger K: Problems of acute deep venous thrombosis. I. The interpretation of signs and symptoms. Angiology 1969;20:219-223.
9. Barnes RW, Wu KK, Hoak JC: Fallibility of the clinical diagnosis of venous thrombosis. JAMA 1975;234:605-607.
10. Lewis BD, James EM, Welch TJ, et al: Diagnosis of acute deep venous thrombosis of the lower extremities: Prospective evaluation of color Doppler flow imaging versus venography. Radiology 1994;192:651-655.
11. Rose SC, Zwiebel WJ, Nelson BD, et al: Symptomatic lower extremity deep venous thrombosis: Accuracy, limitations, and role of color duplex flow imaging in diagnosis. Radiology 1990;175:639-644.
12. Polak JF, Culter SS, O'Leary DH: Deep veins of the calf: Assessment with color Doppler flow imaging. Radiology 1989;171:481-485.
13. Atri M, Herba MJ, Reinhold C, et al: Accuracy of sonography in the evaluation of calf deep vein thrombosis in both postoperative surveillance and symptomatic patients. AJR 1996;166:1361-1367.
14. Gottlieb RH, Widjaja J, Mehra S, Robinette WB: Clinically important pulmonary emboli: Does calf vein US alter outcomes? Radiology 1999;211:25-29.
15. Gottlieb RH, Widjaja J, Tian L, et al: Calf sonography for detecting deep venous thrombosis in symptomatic patients: Experience and review of the literature. J Clin Ultrasound 1999;27:415-420.
16. Krunes U, Teubner K, Knipp H, Holzapfel R: Thrombosis of the muscular calf veins—reference to a syndrome which receives little attention. Vasa 1998;27:172-175.
17. Pezzullo JA, Perkins AB, Cronan JJ: Symptomatic deep vein thrombosis: Diagnosis with limited compression US. Radiology 1996;198:67-70.
18. Frederick MG, Hertzberg BS, Kliewer MA, et al: Can the US examination for lower extremity deep venous thrombosis be abbreviated? A prospective study of 755 examinations. Radiology 1996;199:45-47.
19. Cronan JJ: Venous thromboembolic disease: The role of US. Radiology 1993;186:619-630.
20. Weinmann EE, Salzman EW: Deep-vein thrombosis. N Engl J Med 1994;331:1630-1641.
21. Cronan JJ, Leen V: Recurrent deep venous thrombosis: Limitations of US. Radiology 1989;170:739-742.
22. Baxter GM, Duffy P, MacKechnie S: Colour Doppler ultrasound of the post-phlebitic limb: Sounding cautionary note. Clin Radiol 1991;43:301-304.
23. Chengelis DL, Bendick PJ, Glover JL, et al: Progression of superficial venous thrombosis to deep vein thrombosis. J Vasc Surg 1996;24:745-749.
24. Van Haarst EP, Liasis N, van Ramshorst, Moll FL: The development of valvular incompetence after deep vein thrombosis: A 7 year follow-up study with duplex scanning. Eur J Vasc Endovasc Surg 1996;12:295-299.

Veias da Extremidade Superior

25. Bonnet F, Loriferne JF, Texier JP, et al: Evaluation of Doppler examination for diagnosis of catheter-related deep vein thrombosis. Intensive Care Med 1989;15:238-240.

26. McDonough JJ, Altemeier WA: Subclavian venous thrombosis secondary to indwelling catheters. Surg Gynecol Obstet 1971;133:397-400.
27. Horattas MC, Wright DJ, Fenton Ah, et al: Changing concepts of deep venous thrombosis of the upper extremity—report of a series and review of the literature. Surgery 1988;104:561-567.
28. Becker DM, Philbrick JT, Walker FB, 4th: Axillary and subclavian venous thrombosis. Prognosis and treatment. Arch Intern Med 1991;151:1934-1943.
29. Monreal M, Lafox E, Ruiz J, et al: Upper-extremity deep venous thrombosis and pulmonary embolism. A prospective study. Chest 1991;99:280-283.
30. Knudson GJ, Wiedmeyer DA, Erickson SJ, et al: Color Doppler sonographic imaging in the assessment of upper-extremity deep venous thrombosis. AJR 1990;154:399-403.
31. Baxter GM, Kincaid W, Jeffrey RF, et al: Comparison of colour Doppler ultrasound with venography in the diagnosis of axillary and subclavian vein thrombosis. Br J Radiol 1991;64:777-781.
32. Morton MJ, James EM, Welch TJ, et al: Duplex and color Doppler imaging in the evaluation of upper extremity and thoracic inlet deep venous thrombosis (exhibit). AJR 1994;162(suppl):192.

Índice Remissivo

Observação: Os números de páginas seguidos por f indicam figuras; os seguidos por t indicam tabelas.

A

Aase, síndrome de, 1447-1448
Abdome. *Ver também órgãos específicos.*
   fetal 1365-1387
      anormalidades do
         cromossômicas do, no segundo trimestre, 1174-1176
         estudos Doppler do, 1547, 1551f, 1552f
Abdome agudo, 289, 291-303, 292f, 293f
Abordagem focalizada em ultra-sonografia para trauma, 506, 507f
Abscesso(s)
   após biópsia do fígado, 639, 639f
   após transplante de pâncreas, 694, 697f
   após transplante renal, 678
   da supra-renal, 430
   de mama
      central, 834, 835f
      no implante, 833-834, 835f
   do pescoço, pediátrico, 1765-1766, 1768f-1772f
   drenagem de
      de abscessos esplênicos, 648
      de abscessos genitourinários, 383-384
      de abscessos hepáticos, 643-644, 645f
      de abscessos pancreáticos, 647, 648f
      de abscessos perinéfricos, 649
      de abscessos pulmorares, 618
      de abscessos renais, 648, 469f
      em crianças, 2076
   esplênico, 154, 159
      drenagem de, 648
   gastrointestinal em mulheres adultas, 577
   genitourinário, drenagem de, 383-384
   hepático
      amebiano, 643-644
      drenagem de, 643-644, 645f
      hidátido, 644
      pediátrico, 1876-1878
      piogênico, 89, 92f
   na doença de Crohn, 286, 643
   no tórax, pediátrico,1835, 1836f,
   pancreático, 236-237
      drenagem de, 647, 648f
   perinéfrico, 335-337, 337f
      drenagem de, 649
   peritoneal, 514-516, 520f
   pulmonar, 616-617, 618f
      drenagem, com cateter de, 618
   renal, 335-337, 337f
      drenagem de, 648, 649f
   testicular, 863-864, 864f
   tubovariano, 573
Abscesso(s) hepático(s)
   amebiano, 6043-644
   drenagem de, 643-644, 645f
   hidátido, 644
   infartos *versus*, 670, 674f
   pediátrico, 1876-1878
   piogênico, 89, 92f
Abscesso(s) piogênico(s) hepático(s) pediátrico(s), 1876-1877
Abscesso(s) renal(is), 335-337, 337f
Abscessos amebianos hepáticos, 643-644
Abscessos hidátidos, hepáticos, 644
Acondrogênese, 1147, 1437-1438, 1438f
Acondroplasia, 1147
   heterozigótica, 1443-1444, 1444f
   homozigótica, 1435, 1437, 1437f
Aconselhamento pré-natal
   para cardiopatia fetal, 1360
   para hidropisia, 1486
Aconselhamento pré-natal, para cardiopatia fetal, 1360
Acrania, 1128, 1247
Acromelia, 1429
Acústica, 3-8
   atenuação e, 7-8, 9f
   comprimento de onda e freqüência e, 3-4, 4f
   impedância e, 5-6
   medida de distância e, 4-5, 6f
   propagação do som e, 4, 5f
   reflexão e, 6, 7f
   refração e, 6-7, 8f
Adenite mesentérica, 300, 1963
   pediátrica, 2026
Adenocarcinoma(s)
   ampular, adenocarcinoma pancreático *versus*, 245, 247
   do úraco, 365-366
   gastrointestinal, 275, 277-278, 279f
   genitourinário, 358
   pancreático, 239-247, 240f-246f
      adenoma *versus*, 251
      diagnóstico diferencial de, 245, 247, 249f
      estadiamento de, 243-244, 246f-248f
      imagens comparativas de, 244-245
      ultra-sonografia intra-operatória de, 713-714, 715f
Adenoma(s)
   bainha carotídea/não-descida, 778, 782f
   da paratireóide
      localização de, 775-778, 780f-782f
      aspecto ultra-sonográfico de, 774, 774f-777f
   da supra-renal, 430-431
   da tireóide, 739-740, 742f, 778, 782f
      pediátrico, 1777, 1784f
   da vesícula, 205, 207
   do mediastino, 776-778, 781f
   hepático, 122-125, 124f, 125f
   pancreático
      macrocístico,249, 252f, 253f
      microcístico, 249, 250f-252f

pediátrico, 1874
   pleomórfico das glândulas salivares, 1762
   pleomórfico das glândulas salivares pediátrico, 1762
   retrotraqueal, 776, 781f
Adenomiomatose da vesícula, 204-205, 205f-207f
Adenomiose uterina, 540-541, 542f
Adenopatia mesentérica, 293
Aderências endometriais, 549-550
Adolescente(s), manguito rotador em, 898
Agenesia renal, 1145
   bilateral, 1398-1399, 1399f
   unilateral, 1399
Agulhas
   com bainha, 2067
   para biópsia
      seleção de, 627
      visualização de, 628-631, 630f
   para punção lombar, 2071
AIDS. *Ver* HIV/AIDS.
Alagille, síndrome de, icterícia neonatal e, 1866
Alantóide, 1086
Alargamento espectral, 24
   nas imagens Doppler, 31
Aldosterona, 428
   excesso de, 430-431
Alfa-fetoproteína no soro materno, triagem de espinha bífida e, 1282-1283, 1284f
Aliasing, em imagens Doppler, 31, 33f
Amebíase hepática, 90-92, 94f
Amenorréia primária, 2002-2003
American Institute of Ultrasound in Medicine, declarações de segurança do, 48f, 48-50
Amiloidose
   insuficiência renal na, 382
   relacionada à diálise, tendões na, 937
Âmnio
   abaulamento, 1589
   aspecto sonográfico normal do, 1083, 1085, 1085f
   embrionário, 1092, 1094, 1094f
Amniocentese
   para diagnóstico, 1602-1604
      acurácia da, 1603
      biópsia vilocoriônica em comparação com, 1603, 1604t
      fluorescente na hibridização *in situ* em, 1603-1604
      indicação para, 1603
      segurança da, 1603
   terapêutica, 1604
Amnioinfusão intraparto, 1604
Ampliação da bexiga, pediátrica, 1988, 1990, 1992f
Anasarca, 1463, 1468f
Anatomia pélvica feminina normal, 527-529, 528f
Andrógeno(s), 428
Anemia fetal
   estudos Doppler na, 1545, 1547, 1548f
   hidropisia não-imune associada a, 1477
      terapia pré-natal para, 1485
   placenta e, 1575, 1576f
Anencefalia, 1128, 1130f, 1247, 1248f, 1273
   embriológica, 1114-1115, 1117f
Anestésicos locais para ultra-sonografia intervencionista pediátrica, 2072-2074
Aneuploidia
   achados esqueléticos associados a, 1454-1455
   anomalias das mãos e pés associadas a, 1451, 1452f
Aneurisma(s)
   aórtico, 466-467, 467f, 470f
      da aorta abdominal, 466-467, 470-472, 471f, 472f
      dissecante, 467, 472f
      ilíacos associados a aneurismas supra-renais, 473-474
      inflamatório, 470
      verdadeiro, 466

da carótida, 977
da veia de Galeno, 1264-1265
da veia hepática, 109
da veia porta, 108-109
das artérias renais, 379, 478
ductal, 1349, 1351
periférico, diagnóstico de, 1001, 1002f
retroperitoneal, 458, 458f
Aneurismas da aorta, 466-467, 471f, 472f
Aneurismas supra-renais, com aneurismas aórticos, 473-474
Angiogênese, 1080
Angiografia de potência colorida, 63-65
Angiomiolipoma(s), 361, 362, 363, 363f
   hepático, 125-126, 126f
   pediátrico, 1927
Angiossarcoma(s) hepático(s), 127
Ângulo Doppler, 31-32
Anoftalmia, 1221-1222, 1223f
Anomalia de *bodystalck*, 1143, 1143f
Anomalias congênitas. *Ver também anomalias específicas.*
   em gêmeos, 1211, 1212f
   origem das, 1076
Anomalias das fendas branquiais, pediátricas, 1770-1771
Anomalias genéticas, hidropisia não-imune associada a, 1470t-1471t, 1480
Anomalias torácicas, hidropisia não-imune associada a, 1469t, 1473, 1475, 1477f, 1478f
Anormalidades cardiovasculares
   hidropisia não-imune associada a, 1466, 1468, 1469t, 1471-1473, 1472f, 1474f
   no primeiro trimestre, estruturais, 1136-1137, 1138f-1140f, 1139-1140
   no segundo trimestre, 1173-1174, 1175f
Anormalidades cranianas fetais com espinha bífida, 1288, 1290f, 1290-1291
Anorquidia, 2005, 2006
Antibióticos para ultra-sonografia intervencionista pediátrica, 2073
Antígeno específico da próstata, em câncer de próstata, 409-411
   para direcionar a biópsia, 410-411
Ânus
   ausente, biópsia de próstata em homens com, 428
   ectópico (imperfurado), 1953-1954, 1957f, 2023-2024, 2024f
Aorta, 444, 444f, 450, 462-478
   abdominal, 215
      aneurismas da, 466-467, 470-472, 471f, 472f
   anatomia da, 462-463, 463f, 464f
   aneurismas da, 466-467, 467f, 470f
      aneurismas da ilíaca/supra-renal associados à, 473-474
      da aorta abdominal, 466-467, 470-472, 471f, 472f
      dissecante, 467, 472f
      inflamatório, 470
      verdadeiro, 466
   coarctação da, 1348-1349
   descendente durante a gravidez, estudos Doppler da, 1536
   dissecção da, 474, 477f, 478f
   doença ateromatosa da, 465f-470f, 465-466
   enxertos da, 472-473, 473f-476f
   fístula arteriovenosa e, 474-475
   infecção da, 474
   pseudo-aneurismas da, 466, 467f, 474-475
   ramos da, 475, 477-478
   ruptura da, 467-468, 470
   trombo mural da, 470
   ultra-sonografia da, 463-465
      Doppler, 464-465, 465f
      estenose na, 465
      indicações para, 464
      medidas normais na, 464
Aparelhos de ultra-sonografia com onda contínua, 10
Aparelhos do modo A, 11

Apêndice do testículo, 850, 851f
Apêndice, mucocele do, 308-309, 310f
Apendicite
   aguda 293-295, 295f-298f, 297
      pediátrica, 2024-2025
   na doença de Crohn, 297, 299
   pediátrica, 1960-1963, 1963f-1966f, 1965
Aqueduto, estenose do, 1130, 1260-1261, 1263f
   hidrocefalia e, 1659, 1660f
Arco aórtico, 1330, 1333f
   interrompido tipo B, 1347
Arco ductal, 1330
Arco vertebral, 1272
Área descoberta, sinal da, 1832, 1834
Arranhadura do gato, febre da, pediátrica, 2051-2052, 2053f
Arrenoblastoma(s) pediátrico(s), 1997
Arritmias
   fetais, 1354, 1354f-1356f, 1356-1360
   hidropisia não-imune associada a, 1468, 1471, 1474f
Arritmias cardíacas
   fetais, 1354, 1354f-1356f, 1356-1360
   hidropisia não-imune associada a, 1468, 1471, 1474f
Artefato de duplicação renal, 324
Artefatos
   cauda de cometa, 613
   fantasma (imagem dividida), 496-497, 498f
   reverberação acústica, 613
Artefatos por múltiplas vias, 21, 23f
Artéria cerebral média, estudos Doppler da, 1533, 1535f, 1536
Artéria femoral
   comum, 998
   profunda, 998
   pseudo-aneurismas da, 495
   superficial, 998
Artéria fibular posterior, 998
Artéria gastroduodenal, 217, 217f
Artéria ilíaca, aneurismas da, com aneurismas aórticos, 473-474
Artéria mesentérica superior, 216, 475, 477
Artéria pediosa dorsal, 998
Artéria radial, pseudo-aneurismas da, 1006, 1007f
Artéria tibial
   anterior, 998
   posterior, 998
Artéria tireóidea
   inferior, 737, 738
   superior, 737
Artérias arqueadas, 533
Artérias hepáticas
   aneurisma das, 109
   anomalias das, 85
   estenose das, após transplante do fígado, 664-665, 666f
   normais, 659, 660f
   pseudo-aneurisma da, 109
      após transplante do fígado, 665, 666f
   trombose das, após transplante de fígado, 663-664, 665f
Artérias ovarianas, 529
Artérias periféricas, 993-1014
   doença das, 1000-1006
      das extremidades inferiores, 998, 1000-1005
      das extremidades superiores, 1005-1006
      incidência e importância clínica de, 998
   Doppler das, 995
   enxertos autólogos de veia e, 1008
   enxertos de acesso à diálise e fístulas e, 1010-1014, 1011f, 1012f
   enxertos vasculares sintéticos para, 1007,1007f
   estenose de, 1008, 1009f, 1010
   estenose e oclusões de, diagnóstico de, 1001, 1002f, 1003f, 1003t, 1004f, 1004-1005, 1005f
   fístulas arteriovenosas e,1010, 1010f, 1011, 1012f, 1013f
   padrões de fluxo sangüíneo em, 996-997, 997f

   imagens em tempo real em escala de cinza, 994-995
   massas nas, 1007, 1008f
   massas vasculares e perivasculares e complicações e, 1007
   oclusões e estenoses perianastomóticas de, 1007-1008
   padrões de fluxo sangüíneo em, 935-938
      em artérias estenóticas, 995-996
      em artérias normais, 995, 996f
      fístulas arteriovenosas e, 996-997, 997f
      massas e, 997-998, 999f-1000f
   procedimentos invasivos envolvendo, complicações de, 1011
   pseudo-aneurismas e, 1011-1013-1014, 1014f
Artérias renais, 478
   aneurismas de, 379, 478
   doença intra-arterial das, pediátrica, 1932, 1934f
   estenose de, 377-379, 378f, 379f, 378
      após transplante renal, 679-680, 682f, 683f
      pediátrica, 1930, 1932, 1933f
   fístula arteriovenosa de, 478
   infarto das, 377, 377f
   oclusão de, 377
   pseudo-aneurismas de, após transplante renal, 684, 688f-689f
   trombose das, após transplante renal, 678-679, 682f
Artérias testiculares. 851
Artérias umbilicais, 1086
   estudos Doppler de, 1166, 1529, 1531f, 1533, 1534f
      na triagem do crescimento intra-uterino retardado, 1541
   trombose das, 1565
   única, 1565, 1567f
Artérias uterinas, 529
   estudos Doppler das, 1529, 1530f, 1532-1533
      na triagem do crescimento intra-uterino retardado, 1539, 1541t
Artérias vertebrais, 978, 980-984
   anatomia das, 980, 980f
   estenose e oclusão das, 980-984, 984f
   roubo da subclávia e, 981f-983f, 981-982
   técnica e exame normal das, 980f, 980-981, 981f
Arteriomegalia, 470, 472f
Arterite, artérias carótidas e, 974, 975f
Artrite séptica pediátrica, 2051, 2052f
Artrogripose múltipla congênita, 1448-1449, 1450f, 1451
Artrossonografia, 890
Árvore biliar, 171-193
   anatomia da, 171-173, 172f, 173f
   ascaridíase e, 183
   cistos do colédoco da, 174f, 174-176, 175f, 251-252
      fetais, 1368, 1368f
      icterícia neonatal e, 1863-1865, 1865f, 1866f
   colangiocarcinoma da. Ver Colangiocarcinoma(s).
   colangiopatia e
      auto-imune, 184-187,
      HIV, 183-184,185f
   colangiopatia pelo HIV e, 183-184, 185f
   colangite e. Ver Colangite.
   coledocolitíase na, 177-179
      cálculos no ducto biliar comum e, 179
      intra-hepática, 178f, 178-179
   doença de Caroli da, 176, 176f
   hemobilia da, 179-180, 181f
   obstrução da, 176-177, 177f, 177t
   padrão de ramificação da, 172, 173f
   pneumobilia da, 180, 182f
   síndrome de Mirizzi e, 179, 180f
   técnica de exame para, 173-174, 174f
   variantes normais da, 182, 183f
Ascaridíase biliar, 183
Ascite, 505-507, 506f-508f
   na hidropisia fetal, 1460, 1460f, 1461f
   pancreática, 237
   quimosa, 507

Asfixia
  adaptação fetal à, escores do perfil biofísico e, 1514-1515
  nos recém-nascidos e lactentes, estudos Doppler do cérebro e, 1711-1712, 1713f
  pediátrica, estudos Doppler do cérebro e, 1711-1712
Asplenia, 167, 1343
Assinatura intestinal, 269-270, 270f-273f
Associação MURCS, 1813
Astrocitoma(s), neonatal(is)/do lactente, 1688-1689, 1690f, 1691f
Atelectasia, 614-615, 615f
Ateroma(s) aórtico(s), 465f-470f, 465-466
Aterosclerose aórtica, 465f-470f, 465-466
Atividade cardíaca embrionária, 1085-1086, 1086f
  perda embrionária e, 1089t, 1089-1090, 1090t
Atresia anorretal, 1375, 1375f, 1376f
Atresia biliar, icterícia neonatal e, 1866, 1867f
Atresia da tricúspide, 1342, 1342f
Atresia duodenal no segundo trimestre, 1175, 1176f
Avaliação cardíaca fetal na hidropisia não-imune, 1483-1484
AVC
  em recém-nascidos e lactentes, estudos Doppler do cérebro e, 1713, 1715f
  pediátrico, nos pacientes com células falciformes, estudos Doppler do cérebro e, 1743-1745, 1746f-1752f, 1747, 1749
Avulsão de raízes nervosas, pediátricas, 2054, 2055f

B

Baço, 147-168
  abscessos do, 154, 159
    drenagem do, 648
  anatomia do, 148-150, 149f
  anomalias congênitas do, 166-168, 167f
  armadilhas com, 168
  aumento de volume do, 151-152, 154, 154f, 155f
  biópsia do, 637, 638f
  cistos do, 154-155, 156f-159f
  embriologia do, 147-148, 149f
  fetal, 1370, 1370f
  lesões traumáticas do, 163-165, 164f-166f
  na AIDS, 165, 166f
  neoplasias do, 155, 158, 159f-164f, 160, 162-163
  pediátrico, 1898-1900, 1900f, 1901f
  procedimentos intervencionistas para, 168
  técnica para exame do, 150, 150f-152f
  ultra-sonografia do, 151, 153f
Bainha do reto, hematomas da, 494, 495f
Bainhas sinoviais, aspecto ultra-sonográfico normal das, 914, 917f
Bainhas tendinosas, 909-910
Banana, sinal da, 1132, 1249, 1250f, 1290f, 1803
Banda amniótica, síndrome da, 1085, 1229, 1229f, 1247, 1248f, 1263-1264, 1264f
Bandas peritoneais, 1949-1950, 1952f
Batimento cardíaco embrionário, 1494, 1495f
Bexiga
  agenesia da, 332
  anatomia da, 327
  carcinoma da, 333
  carcinoma de células de transição da, 357-358, 360f, 361f
  carcinoma de células escamosas da, 358
  divertículos da, 382-383, 385f
    em mulheres adultas, 577
  duplicação da, 332-333
  embriologia da, 322, 324f
  endometriose da, 382, 382f
  extrofia da, 333, 1385, 1385f, 1386-1387, 1417, 1417f
    hidronefrose pediátrica e, 1915
  feocromocitoma da, 367, 368f
  fetal, 1396, 1397f
  fístulas da, 344, 346f
  hemangiomas cavernosos da, 367
  leiomioma da, 367
  leiomiossarcoma, 367
  lesões traumáticas da, 376
  linfoma da, 363-364, 365f
  metástases para, 365, 366f
  neurofibroma da, 367
  neurogênica, 382, 384f
  obstrução da saída da, 1981-1983, 1982f, 1983f
  pediátrica, 1985
    anatomia normal da, 1908, 1910f
    neurogênica, 1985, 1985f-1988f
    no pós-operatório, 1988, 1990, 1992f
    tumores de, 1927
  rabdomiossarcoma da, 367
  técnica de avaliação para, 327, 327f, 328f
Bezoares
  gastrointestinais, 310
    na doença de Crohn, 283, 289f
  pediátricos, 1947
Bigeminismo atrial fetal, 1356
Biloma(s) após transplante de fígado, 670
Bioefeitos, 33-34, 35-52
  alcance de uso e, 35
  cavitação acústica e, 36, 42-48
    agentes de contraste e, 46-47
    índice mecânico e, 45-46
    nos pulmões, 45-46
  epidemiologia dos, 50
  forças de radiação e, 36
  padrão de exibição da saída e, 48f, 48-49
  regulação da saída e, 35-36
  saída de ultra-som e, 50-51
    que controlam, 50-51
    regulação da, 35-36
  segurança e. *Ver* Segurança.
  térmicos, 36-42
    considerações temporais que afetam, 37f, 37-38
    fatores que controlam, 36
    foco espacial e, 36-37
    índice térmico e, 40-42
    segurança e, 40
    tipo de tecido e, 38f, 38-40
  usos não-médicos e, 51-52
Biópsia abdominal, 625-631. *Ver também órgãos específicos.*
  indicações e contra-indicações para, 625-626
  método por imagens para, 626-627
    por tomografia computadorizada, 627
    por ultra-sonografia, 626
  procedimento para, 627-628, 628f, 629f
  seleção da agulha para, 627
  visualização da agulha e, 628-631, 630f
Biópsia da pele fetal, 1608
Biópsia de tumor fetal, 1608
Biópsia do fígado fetal, 1607-1608
Biópsia do músculo fetal, 1608
Biópsia muscular fetal, 1608
Biópsia pélvica, 625-631
  indicações e contra-indicações para, 625-626
  método de imagens para, 626-627
    tomografia computadorizada como, 627
    ultra-sonografia como, 626
  procedimento para, *627-628, 628f, 629*
  seleção de agulhas para, 627
  visualização da agulha e, 628-631, 630f
Biópsia(s). *Ver órgão e localização específicos.*
BIRADS (relatório de imagens da mama e sistema de dados), 806

Blastema metanefrogênico, 322
Bloqueio atrioventricular fetal, 1359
Bloqueio cardíaco, hidropisia não-imune associada a, 1468, 1471
Blush petrigonal hiperecóico, 1628-1629, 1630f
Bócio, 738-739, 739f-741f
   adenomatoso, 763, 765
   congênito, 1784
   fetal, 1233
   multinodular, 763, 765, 1779, 1781, 1785f
"Bolo omental", 510, 513f
Bossa frontal, 1220, 1221f
Bradicardia
   embrionária, 1094, 1094f
   fetal, 1358-1359, 1359f
Braquiais, veias, 1030, 1031f
Braquicefalia no segundo trimestre, 1170-1171
Braquidactilia, 1452f
Braquiterapia para câncer de próstata, ultra-sonografia transretal como guia para, 419-420, 421f
Brenner, tumor de, 568, 568f
Broncogramas aéreos 1831, 1833f, 1834f, 1841, 1851f
Budd-Chiari, síndrome de, 106-108, 107f-111f, 1893
Bursa subacromial-subdeltóidea, 898
Bursa subdeltóidea, 891
Bursas sinoviais, 910
   aspecto ultra-sonográfico normal de, 914, 918f
Bursite, 932-933, 934f

C

Cabeça, fetal. *Ver também* Cérebro, fetal; Sistema nervoso central, fetal.
   forma da, 1239, 1241f
   medida da, 1495-1497, 1497f
   perímetro da, estimativa da idade menstrual e, 1088
Cabos, 2071
Calcar avis, 1637, 1638f, 1639
Calcificação(ões)
   do manguito rotador, 906-907
   escrotais, 865-866, 867f, 868f
   hepáticas fetais, 1368
   intracranianas fetais, 1261
   na mama, 818, 820, 820f
      em casca de ovo, 830, 831f
   pancreáticas, 238, 239f
   por periorquite meconial, 2022, 2022f
   prostáticas, 401f, 402, 403
   psamomatosas, 510, 512f
Cálculos biliares, após transplante de fígado, 663, 664f
Cálculos renais, 344-350, 347f-349f
Cálculos vesicais, 350, 350f
Calor
   índice térmico e, em ultra-sonografia obstétrica, 1060f, 1060-1061
   ultra-sonografia Doppler e, na gravidez, 1528
Campo distal, 10
Campo proximal, 10
Camptodactilia, 1451
Canal anal, endossonografia do, 314-317
Canal cervical dilatado, 1588-1589, 1589f
Canal espinhal, pediátrico, 1793-1818, 1794f
   anomalias dos corpos vertebrais do, 1813, 1813f-1816f
   diastematomielia, 1807-1808, 1809f, 1810
   disrafismo espinhal e, 1797, 1799-1803
   embriologia do, 1793-1794, 1794f
   hemangiomas do, 1818, 1824f
   hemorragia do, 1818, 1822f, 1823f
   infecção do, 1818
   junção craniocervical e, 1797, 1802f
   lipomas do, 1803-1804, 1805f-1808f

   meningocele e, 1806
   mielocistocele e, 1807, 1809f
   regressão caudal e, 1811, 1812f, 1813
   seios dérmicos dorsais do, 1806-1807, 1809f
   síndrome do notocórdio dividido e, 1810-1811
   técnica ultra-sonográfica e anatomia normal do, 1795f-1801f
   tumores do, 1813, 1815-1816, 1816f-1822f, 1816t, 1818
   ultra-sonografia intra-operatória do, 1818
   ultra-sonografia pós-operatória do, 1819, 1823f
Canal neural, 1272
Câncer cortical da supra-renal, 434-436, 435f, 436f
Candidíase
   genitourinária, 342
   hepática, 89-90, 93f
   massas esplênicas na, 160, 163f
   neonatal, 1920, 1923f
Carcinóide(s) pancreático(s), 254-255, 256f
Carcinoma(s). *Ver também* Colangiocarcinoma(s); Adenocarcinoma(s).
   cervical, 550-551, 553f
   cistoadenocarcinoma
   coriocarcinoma como, 592
      ovariano pediátrico, 1996, 1997f
      testicular, 855, 856f, 857
   da paratireóide, 773, 774-775, 779f
   da tuba uterina, 574-575
   da vesícula, 207-209
      padrões de propagação tumoral em, 208-209, 209f
   de células de transição
      do ureter, 357
      ovariano, 568, 568f
      renal, 354-355, 357
      vesical, 357-358, 360f, 361f
   de células embrionárias, testicular, 854, 856f
   de células escamosas
      renal, 358
      ureteral, 358
      vesical, 358
   de células renais, 350-352, 353f-356f, 354
      pediátrico, 1927
   do endométrio, 548f, 548-549
   embrionário
      ovariano
         ovariano, pediátrico, 1996
      pancreático, 249
         pediátrico, 1997
         seroso, 566-568, 567f
      testicular, 2017
   esofágico, 312
   folicular da tireóide, pediátrico, 1779, 1785f
   gástrico, 312
   hepatocelular. *Ver* Carcinoma hepatocelular.
   medular da tireóide, pediátrico, 1779
   mucoepidermóide das glândulas salivares, pediátrico, 1762
   pancreático pediátrico, 1969
   papilar da tireóide, pediátrico, 1779
   retal, estadiamento do, 312f, 312-314, 313f
   teratocarcinoma, testicular, 2017
   tireóide, 740-747
      anaplásico, 745, 747, 752f
      folicular, 743, 745, 749f, 750f
      medular, 745, 750f, 751f
      papilar, 740-741, 743, 743f-748f
   vaginal, pediátrico, 2000
Carcinoma(s) da vesícula, 207-209
   padrões de propagação do tumor, 208-209, 209f
Carcinoma(s) de células de transição
   da bexiga, 357-358, 360f, 361f
   do ureter, 357
   ovariano, 568, 568f
   renal, 354-355, 357

Carcinoma(s) de células embrionárias, testicular(es), 854, 2017
Carcinoma(s) de células renais, 350-352, 353f-356f, 354
　pediátrico, 1927
Carcinoma(s) hepatocelular(es), 126-127, 128f, 129f
　fibrolamelar, 127
　neonatal, 1268
　oculto, detecção de, 709, 709f
　pediátrico, 1876
　recorrente, após transplante de fígado, 673
Carcinoma(s) mucoepidermóide(s), das glândulas salivares, em
　　pediatria, 1762
Carcinomas de células escamosas
　da bexiga, 358
　renal, 358
　ureteral, 358
Carcinomatose peritoneal, 509-510, 510f-514f
Cardiocentese fetal, 1610, 1612
Cardiotocografia, escores do perfil biofísico e, 1518, 1519f
Caroli, doença de, 176, 176f, 1865, 1866f
Carótidas, artérias, 943-977
　análise espectral e, 950-959
　anatomia das, 944, 944f
　aneurismas das, 977
　dissecção das, 975, 976f, 977
　doença aterosclerótica das,
　　avaliação da estenose nas, 948-950, 952f, 953f
　　caracterização da placa nas, 947-948, 948f-952f
　doença não-aterosclerótica das, 974f-976, 974-975, 977, 978f,
　　979f
　Doppler transcraniano das, 977, 979f
　estratégias pré-operatórias para doença das, 950, 972
　exames das, 944-946, 945f, 946f
　inspeção visual de imagens na escala de cinza e, 946-950
　internas, oclusão das, 959f-961f, 966-968
　interpretação da ultra-sonografia e, 946-973
　　armadilhas na, 963, 964f-969f, 965-966
　　ultra-sonografia com Doppler colorido e, 959-962
　　ultra-sonografia com Doppler de potência e, 962-963
　tumores das, 977, 978f, 979f
　ultra-sonografia pós-operatória das, 972f, 972-973, 973f
Cartilagem-interface, sinal da, 902, 902f
Cataratas congênitas, 1223-1224
Cateter(es) desalojado(s), 2076
Cateteres centrais introduzidos perifericamente, em crianças, 2077
Cateteres de drenagem, 2067
Cauda de cometa, artefatos em, 613
Cavidade amniótica, instilação de líquido na, 1604
Cavitação acústica, 36, 42-48
　agentes de contraste e, 46-47
　cavitação do litotriptor e, 44-45, 45f
　índice mecânico e, 47, 48
　no pulmão, 45-46
　ultra-sonografia obstétrica e, 1061f, 1061-1062
Cavitação por inércia, com agentes de contraste, 70-71
Cavitação. *Ver* Cavitação acústica.
Cavo de Verga, 1632
Cavo do *velum interpositum*, 1632-1633
Cavo dos septos pelúcidos, 1632, 1637f
Cefaléias, enxaqueca, pediátrica, estudos Doppler do cérebro e, 1729
Cefalocentese fetal, 1610
Celíaca, artéria, 464f, 475
　estenose da, após transplante hepático, 665, 667f
Cerclagem cervical, 1593-1594, 1594f
Cérebro. *Ver também entradas de* Cerebral.
　anormalidades do, no segundo trimestre, 1168-1171
　anormalidades fetais do, estudos Doppler do, 1547, 1549f
　defeitos estruturais do, durante o primeiro trimestre da gravidez,
　　1128-1132
　hidrocefalia e. *Ver* Hidrocefalia.
　lesões císticas do, neonatais/no lactente, 1690-1693
　malformações da veia de Galeno do, neonatais/no lactente, 1693,
　　1695f

neonatal/no lactente, 1623-1693
　anatomia do desenvolvimento no, 1631-1637
　cavo de Verga, 1632
　cavo do septo pelúcido, 1632, 1637f
　cavo do *vellum interpositum* do, 1632-1633
　cortes coronais do, 1624-1625, 1625f-1627f, 1628
　cortes sagitais do, 1628f-1630f, 1628-1629
　desenvolvimento dos sulcos do, 1631, 1635f, 1636f
　equipamento para, 1624
　espaços subaracnóides do, 1631
　estudos Doppler do, 1703-1720
　　acessos transcranianos para, 1703-1704, 1704f-1706f
　　asfixia e, 1711-1712, 1713f
　　edema cerebral e, 1712
　　estruturas do campo proximal e, 1716, 1719f-1720f, 1720
　　hemodinâmica normal e, 1707, 1708t, 1709f, 1710f, 1711t
　　hemorragia intracraniana e AVC e, 1713, 1715f
　　hidrocefalia 3, 1713-1714, 1715f, 1716f
　　malformações vasculares e, 1714-1716, 1717f, 1718f
　　medidas e, 1706-1707, 1707f-1709f, 1707t
　　morte cerebral e, 1713, 1714f
　　otimização de imagens para, 1704-1705
　　oxigenação por membrana extracorpórea e, 1711, 1711f,
　　　1712f
　　segurança de, 1705-1706
　　trombose venosa e, 1720, 1720f
　　tumores intracranianos e, 1716, 1719f
　　ventilação mecânica e, 1709, 1710f, 1711
　eventos hipóxico-isquêmicos afetando, 1659-1660, 1662-1681
　hematomas do, subdurais e epidurais, 1681-1683, 1682f, 1683f
　hidrocefalia e. *Ver* Hidrocefalia.
　imagens pela fontanela mastóide, 1630-1631, 1633f, 1634f
　imagens pela fontanela posterior do, 1629-1630, 1631f, 1632f
　infecção do, 1683-1686
　　adquiridas no período neonatal, 1684, 1686
　　congênitas, 1683-1684
　lesões destrutivas do, 1655-1656
　malformações congênitas do. *Ver também malformações
　　específicas.*
　　classificação das, 1639f, 1639-1640
　　distúrbios da diverticulação e da clivagem como, 1651-1653
　　distúrbios da formação de sulcos e de migração celular como,
　　　1653-1654
　　distúrbios do fechamento do tubo neural como, 1640-1651
　massas intracranianas afetando, 1686-1693
　matriz germinal do, 1634, 1636-1637, 1638f
　plexo coróide do, 1633-1634, 1637f
　técnica ultra-sonográfica para, 1624-1631
　ultra-sonografia tridimensional do, 1631, 1635f
　variantes normais do, 167-1639
　　calar avis do, 1637, 1638f, 1639
　　variantes do plexo coróide do, 1637, 1638f
pediátrico, estudos Doppler do, 1723-1751
　armadilhas em, 1728
　AVC e, em pacientes com células falciformes, 1743-1745,
　　1746f-1752f, 1747, 1749
　contraste para, 1749, 1635f
　dosagem de ultra-som e, 1726
　indicações para, 1728-1741
　monitorização de procedimento neurorradiológico intra-
　　operatório por, 1741-1742, 1745f
　técnica para, 1723-1724, 1724f, 1725f, 1726, 1727f, 1728f
　tumores do, neonatais/no lactente, 1686-1690, 1690f-1692f
Chiari, malformações de, 1640-1642, 1641f-1644f
　com espinha bífida, 1288, 1290-1291
Chiba, agulhas de, 2067
Ciclopia, 1222, 1223f
Cifoescoliose, 1449
Cifose, 1292, 1294, 1296f
Circulação hepática, 81-82
Circulação venosa. *Ver também* Veias periféricas; *veias específicas.*
　durante a gravidez, estudos Doppler das, 1536, 1537f

Circunferência abdominal, 1497-1498, 1498f, 1499t-1501t
  estimativa da idade menstrual e, 1088
Circunferência torácica fetal, 1431, 1431t
Cirrose hepática, 97-101, 100f
  características do Doppler na, 101, 102f
  pediátrica, 1868, 1870-1871, 1872
Cistite, 343-344
  crônica, 344
  enfisematosa, 344
  fístula vesical e, 344, 346f
  granulomatosa pediátrica, 1986, 1989f
  hemorrágica pediátrica, 1986, 1989f
  infecciosa, 343-344, 345f
  intersticial, 382, 383f
  malacoplaquia e, 344
  pediátrica, 1920, 1923f
Cistite cística, 344
  pediátrica, 1986-1987
Cistite enfisematosa, 344
Cistite glandular, 344
  pediátrica, 1986-1987
Cisto(s)
  broncogênicos pediátricos, 1841, 1852f
  broncopulmonares fetais, aspiração de, 1610
  da aracnóide, 1254, 1257f
    fossa posterior, 1254
    neonatais/infantis, 1691-1692, 1693f
  da valécula, pediátrico, 1763, 1764f
  das glândulas salivares, pediátricos, 1762-1763, 1764f
  das vesículas seminais, 405, 407f
  de cordão,1086-1087, 1087f
  de duplicação, pediátricos, 1965-1966, 1967f, 1968f
  de inclusão, peritoneal, 507, 508f
  de mama. Ver Mama(s), cistos de.
  de Naboth no colo uterino, 550
  de retenção, mucoso, retal, 314
  dermóide
    do ovário durante primeiro trimestre da gravidez, 1119
    do pescoço, tireóide, 1783, 1788f
  do cérebro, neonatal/infantil, 1690-1693
  do colédoco, 174f, 174-176, 175f
    fetais, 1368, 1368f
    icterícia neonatal e, 1863-1865, 1865f, 1866f
  do cordão umbilical, 1566, 1567f
  do corpo lúteo, 557, 1117, 1119, 1119f
    pediátricos, 1991-1992
  do ducto de Müller, 405, 406f, 1985, 1987f
  do ducto ejaculatório, 405
  do ducto nasolacrimal, 1224, 1225f
  do epidídimo, 872, 874, 875f
    pediátrico, 2020
  do pescoço, tireóide, 1783-1784, 1786f-1788f
  do plexo coróide, 1261
    neonatais/infantis, 1692-1693, 1694f
    no segundo trimestre, 1169, 1169f
  do úraco, 333
  durante o primeiro trimestre da gravidez, 1117, 1119, 1119f
  entérico pediátrico, 1810
  epidermóide testicular, 2018, 2018f
  esplênico, 154-155, 156f-159f
  ganglionar, 937, 937f
  gastrointestinal pediátrico, 1965-1966, 1967f, 1968f
  hepático, 85-86m 87f
    ablação de, 650
    em doença policística do adulto, 86
    peribiliar, 86
  mediastinal, 622
  mesentérico, 507-508, 509f
  neuroentérico, 1318
    pediátrico, 1810
  ovariano. Ver Ovariano(s), cisto(s).
  pancreático, 248-253

  pancreáticos congênitos, 226
  paraovariano pediátrico, 1992
  poplíteo (de Baker), 937-938, 938f
    pediátrico, 2054
  porencefálico, 1655
    neonatal/infantil, 1692
  pré-sacral, pediátrico, 2028
  prostático, 405, 406f
  renal. Ver Renal(is), cisto(s).
  retroperitoneal, 460
  subependimário, neonatal/infantil, 1693, 1694f
  supra-renal, 438, 439f
  tecaluteínico, pediátrico, 1992
  testicular, 863
    displasia cística e, 863
    ectasia tubular da rede testis e, 862f, 862-863
    epidermóide, 862f, 863
  vesícula seminal, 1985, 1986f
Cistoadenocarcinoma(s)
  do ovário
    pediátrico, 1997
    seroso, 566-568, 567f
  pancreático, 249
Cisto chocolate ovariano, 560-561, 561f
Cisto porencefálico, 1655
  neonatal/infantil, 1692
Cisto(s) broncogênico(s), 1316-1318
  pediátrico, 1841, 1852f
Cisto(s) broncopulmonar(es), fetal(is), aspiração de, 1610
Cisto(s) da aracnóide, 1254, 1257f
  fossa posterior, 1254
  neonatais, do lactente, 1691-1692, 1693f
Cisto(s) de Baker, 937-938, 938f
  pediátrico, 2054
Cisto(s) de cordão, 1086-1087, 1087f
Cisto(s) de retenção mucosa, retal(is), 314
Cisto(s) do plexo coróide, 1261
  neonatais/infantis, 1692-1693, 1694f
  no segundo trimestre, 1169, 1169f
Cisto(s) do utrículo prostático, 405, 406f
Cisto(s) dos ductos de Müller, 405, 406f, 1985, 1987f
Cisto(s) em flocos de milho, de mama, 832, 832f
Cisto(s) folicular(es), ovariano(s), 557
Cisto(s) hemorrágico(s), ovariano(s), 557-559, 558f
Cisto(s) no ducto nasolacrimal, 1224, 1225f
Cisto(s) ovariano(s), 1419-1420, 1420f
  ablação de, 650
  chocolate, 560-561, 561f
  de inclusão, peritoneais, 560, 560f
  dermóide, 568-570, 569f, 570f
  funcional, 577
  hemorrágico, 557-559, 558f
  na doença ovariana policística, 561-562, 562f
  paraovarianos, 559
  pediátricos, 1990-1995, 1992f
    complicações de, 1992-1995, 1993f-1995f
    hemorrágicos, 1194f, 1994-1995
    na síndrome de Stein-Leventhal, 1995
  pós-menopausa, 555-556, 556f
Cisto(s) renal(is), 367-375, 1400-1406
  ablação de, 649-650
  com neoplasias associadas, 374-375
  corticais, 367-369
  medulares, 369, 372
  multiloculares pediátricos, 1927
  na displasia renal cística obstrutiva, 1402, 1402f
  na doença policística do rim autossômica dominante, 1403-1404, 1404f
  na doença policística do rim autossômica recessiva, 1402-1403, 1403f
  na doença policística do rim, 372
  no nefroma cístico multilocular, 372-373, 1400-1402, 1401f

no rim displásico multicístico, 372-373, 1400-1402, 1401f
parapélvicos, 369, 371f
pediátricos, 1915-1919
   adquiridos, 1918-1919
   autossômicos dominantes, 1916-1917, 1917f
   autossômicos recessivos, 1915-1916, 1916f
      com fibrose hepática grave, 1916, 1917f
   displasia renal multicística, 1917, 1918f
   medulares, nefrolitíase juvenil e, 1917, 1918f
   síndromes e, 1917-1918, 1919f
rins ecogênicos e, 1405-1406, 1406f
simples, 1406
síndromes associadas a, 1404-1405, 1405f
Cisto(s) sinovial(is), 937, 937f
Cisto(s) subependimário(s), neonatal(is)/infantil(is), 1693, 1694f
Cistoadenoma(s)
escrotal papilar, 872
mucinoso durante o primeiro trimestre da gravidez, 1120f
ovariano
   pediátrico, 1997
   seroso, 566-568, 567f
pancreático, 248-249
Cistos de conteúdo espesso, da mama, 831-832, 832f
Cistos de Naboth, no colo uterino, 550
Citomegalovírus, infecção por
do cérebro neonatal/infantil, 1684, 1685f, 1686f
fetal, 1262-1263, 1264f
Clavículas, desenvolvimento das, 1426
Clinodactilia, 1451, 1452f, 1454, 1457f
Coagulação, estudos de, para ultra-sonografia intervencionista pediátrica, 2073, 2075
Cochrane, Banco de Dados, 1547, 1549
Colangiocarcinoma(s), 176, 186-187
hepático, 135, 187-193, 188f, 189f
   avaliação convencional em escala de cinza e Doppler de, 190, 191f, 192f
   avaliação ultra-sonográfica contrastada de, 190, 192f
   distal, 190-191, 193f
   hilar, 187-188
   metastático para a árvore biliar, 191, 193, 194f
   padrões de crescimento e estadiamento de, 188-189, 190t
Colangioepatite oriental, 181-183, 183f, 184f, 1811
Colangiografia colecística percutânea em crianças, 2077, 2080, 2080f
Colangiografia transepática percutânea, 647
em crianças, 2077
Colangiopatia
auto-imune, 184-187
HIV, 183-184, 185f
Colangite
aguda (bacteriana), 180-181, 182f
AIDS, 183-184, 185f
esclerosante
   após transplante de fígado, 662, 662f
   primária, 185-186, 186f, 186t
piogênica recorrente, 181-183, 183f, 184f
Colecistite
aguda, 187-189, 197t, 199f-202f, 201, 202t, 203f
alitiásica, 202
crônica, 203-204
enfisematosa, 200f, 202
gangrenosa, 200f, 201
hemorrágica, 201
perfurada, 202
xantogranulomatosa, 204
Colecistostomia percutânea, 644-646, 646f
Coleções de líquido
após transplante de pâncreas, 694, 696, 697f
extra-hepáticas após transplante de fígado, 668-669, 672f
intra-hepáticas após transplante de fígado, 670, 673f
na parede abdominal, 495, 495f

no cérebro, em recém-nascidos e lactentes, diferenciação por estudos Doppler, 1716, 1719f-1720f
perinéfricas, drenagem de, 649
retroperitoneais, 459-461
   cistos como, 460
   hemorragia como, 461
   linfangiomas como, 460
   linfoceles como, 460
   pseudocistos pancreáticos como, 461
   urinomas como, 460-461
   varizes e, 461
Colédoco, cistos do, 174f, 174-176, 175f, 251-252
fetais, 1368, 1368f
icterícia neonatal e, 1863-1865, 1865f, 1866f
Coledococele(s), 175
Coledocolitíase, 177-179
cálculos do ducto biliar comum e, 179
cálculos intra-hepáticos e, 178f, 178-179
Colelitíase, 195, 196f
Colelitíase, pediátrica, 1871, 1873f
Colite pseudomembranosa, 307-308, 308f
Colo uterino
anatomia do, 528, 528f
anormalidades do, 550-551, 552f-554f
comprimento do, triagem pré-natal com medida ultra-sonográfica do, 1591-1592
curto, protocolos para controle no, 1592f, 1592-1594
encurtamento do, 1588, 1588f
Cólon
fetal, 1370f, 1370-1371, 1371f, 1371t
pediátrico, 1953-1954
   anatomia do, 2071
   anatomia normal e técnica para, 1953
   ânus ectópico e, 1953-1954, 1957f
Colpocefalia, 1641
Coluna vertebral
anormalidades da, 1430-1431
fetal, 1271-1299
   agenesia sacral e, 1296
   diastematomielia e, 1292, 1295f
   embriologia da, 1271-1273, 1272f
   escoliose e cifose e, 1292, 1294, 1296f
   espinha bífida e. Ver Espinha bífida.
   massa fetal pré-sacral e, 1298-1299
   mielocistocele e, 1292, 1293f-1294f
   ossificação da, 1273-1274, 1274f-1276f
   regressão caudal e, 1273, 1296, 1297f
   sirenomielia e, 1296-1297, 1297f
   técnicas de exame para a, 1274-1275, 1278-1281
      abordagem e, 1275, 1278
      planos ideais de exame e, 1274, 1277f-1280f
      ultra-sonografia tridimensional e, 1279, 1281
   teratoma sacrococcígeo da, 1297-1298, 1298f
Compensação com ganho de tempo, 10
Complexo de ruptura de bandas amnióticas, 1263-1264, 1264f
Composição espacial, 16-17, 17f, 18f
Comprimento cabeça-nádegas, 1165, 1495, 1495f, 1496f
estimativa da idade menstrual e, 1087
resultados anormais e, 1094, 1095f
Comprimento cervical, em gestações multifetais, 1201, 1203t
Comprimento de onda do som, 3-4, 4f
Comprimento do pulso, 10
Comprimento femoral
estimativa da idade menstrual e, 1088
fetal, medida do, 1497, 1498f
medida do, 1426, 1427t, 1428f, 1429f
Comprimento torácico fetal, 1431, 1432t
Comunicação interventricular, 1338, 1339f, 1340
Concreções gastrointestinais na doença de Crohn, 283, 289f
Condrodisplasia puntata, 1442-1443, 1443f
Condutos urinários, avaliação pós-cirúrgica, 384, 386, 387f
Conexões venosas pulmonares, 1327, 1329f

Configuração em asa de morcego, 1641, 1643f
Consentimento para ultra-sonografia intervencionista pediátrica, 2075
Consolidação pulmonar, 613-614, 614f
Constrição do ducto arterial, 1349
Contorno da gordura subdeltóidea, côncavo, com lacerações do manguito rotador, 903-904
Contraste, agentes de, 56
  cavitação associada a, 46-47
  pool de sangue. *Ver* agentes no *pool* de sangue.
  segurança dos, 70-71
Cooper, ligamento de, 799-800
Coração. *Ver também entradas* Cardíaco; *entradas* Cardiovascular.
  fetal, 1323-1360, 1324t, 1325f
    anatomia normal do, 326-1330
      imagem de quatro câmaras, 1326-1328, 1327f-1330f
      saídas ventriculares e grandes artérias e, 1328-1330, 1331f, 1333f
      varreduras sagitais e, 1330, 1334f
    anormalidades estruturais do, 1333-1336, 1338-1353
      conotruncal, 1343-1347, 1345f-1347f
      coração ectópico, 1352f, 1352-1353
      coração univentricular, 1342f, 1342-1343
      retorno venoso pulmonar anômalo como, 1340-1341
      septal, 1335-1336, 1338, 1338f, 1339f, 1340
      síndrome de heterotaxia, 1343, 1344f
      tumores como, 1351-1352, 1352f
      valva semilunar, 1347-1348, 1349f, 1350f
      válvula arteriovenosa, 1341, 1341f
    anormalidades funcionais de, 1353, 1353t
    avaliação Doppler de, 1330-1331, 1335f, 1336f
    avaliação funcional de, 1331-1333, 1337f
    considerações técnicas com, 1326
    doença do,
      aconselhamento pré-natal para, 1360
      diagnóstico pré-natal de, impacto clínico de, 1360
    ritmo cardíaco e, 1354, 1354f-1356f, 1356-1360
      anormalidades do, 1354, 1356-1360, 1357f, 1359f
Coração esquerdo hipoplásico, síndrome do, 1438, 1440-1441, 1441f
Cordão espermático 852
  torção do, 2008
Cordão sexual-estroma, tumor(es) de, ovariano, 570-571
Cordão triangular, sinal do, 1863
Cordão umbilical, 1564f-1567f, 1564-1566. *Ver também entradas de* Cordão.
  anormalidades do, no primeiro trimestre, 1559-1560
  aspecto ultra-sonográfico normal do, 1086-1087, 1087f
  circular de, 1565, 1565f
  comprimento do, 1565
  inserção do, 1566, 1569f
  inserção velamentosa do, 1200, 1207
  massas do, 1566, 1567f, 1568f
  nucal, 1565, 1566f
Cordão umbilical, cisto(s) do, 1086-1087, 1087f
Corioangioma(s), placentário, 1576, 1577f
Coriocarcinoma, 592
  ovariano pediátrico, 1996, 1997f
  testicular, 855, 856f, 857
Córion frondoso, 1558
Corpo caloso
  agenesia do, 1132, 1258, 1260f, 1261f, 1262f, 1642, 1644-1645, 1645f-1648f
    no segundo trimestre, 1169-1170
  lipoma do, 1645, 1649f
Corpo lúteo, 1070
Corpo lúteo, cisto(s) do, 557, 1117, 1119, 1119f
  pediátrico(s), 1991-1992
Corpo vertebral, 1272
  anomalias do, 1813, 1813f-1816f
Corpos amiláceos, 401f, 402-403

Corpos estranhos
  gastrointestinais, 310
  músculo-esqueléticos, pediátricos, 2054, 2054f
  no pescoço, pediátricos, 1763-1764, 1764f
  vaginais, pediátricos, 2002
Cortisol, 428
  excesso, 430
Costelas curtas e polidactilia, 1147, 1442
Cotovelo(s)
  luxação do(s), pediátrica, 2055
  tendões do(s), 914, 916, 920f
Couinaud, anatomia de, 79t, 79-81, 80f, 81f
Coxins de afastamento, para imagens de tendões, 912-913
Crânio
  anormalidades do, no segundo trimestre, 1168-1171
  em forma de morango, no segundo trimestre, 1170, 1170f
  fetal, desenvolvimento do, 1431
Craniorraquise, 1273
Cremastérica, artéria, 851
Crioterapia para câncer de próstata, ultra-sonografia transretal como guia, 420
Criptoftalmia, 1222
Criptorquidia, 854, 879, 881-883, 883f, 2005f, 2005-2006, 2006f
Crista de gordura na doença de Crohn, 283
Cromossomos, anormalidades. *Ver também órgãos e anormalidades específicos.*
  fetais, 1157-1181, 1158t
    exame com 11 a 14 semanas, 1160-1168
    hidropisia não-imune associada a, 1470t, 1477, 1479f
    maiores, 1179
    menores, 1179
    no segundo trimestre, 1168-1177
      da face e pescoço, 1171-1172
      do abdome, 1174-1176
      do crânio e cérebro, 1168-1171
      do tórax, 1172-1174
      esqueleto, 1176-1177, 1178f
      expressão fenotípica de, 1168
    número de, 1177-1179
    risco de
      avaliação do, 1158, 1159t, 1160t
      específico do paciente, derivação, 1177-1179
Currarino, tríade de, 1816, 1818
Curva *parvus-tardus*, 1932
Cushing, síndrome de, 430

D

Dacriocistocele(s), 1224, 1225f
Dandy-Walker, complexo de, 1252-1254, 1255f, 1256f
  no segundo trimestre, 1170, 1170f
Dandy-Walker, malformação de, 1132, 1252-1253, 1646-1649, 1650t, 1651, 1651f
Dandy-Walker, variante, 1253-1254, 1255f, 1648-1649, 1651f
Dartos, 852
  doença de de Quervain, 762, 763f
Decídua dupla, sinal da, 1078, 1079f
Defeito do septo atrial 1335-1336, 1338f
Defeito septal arteriovenoso, 1336, 1338, 1338f
Defeitos de redução das extremidades, 1446t, 1446-1449
Defeitos do raio radial, 1447-1448, 1449f, 1450f
Defeitos nas extremidades no primeiro trimestre da gravidez, 1148
Deferente, artéria, 851
Deficiência de ácido fólico, espinha bífida e, 1281, 1282
Deficiência de músculos abdominais, síndrome da, 1414-1415, 1983
  hidronefrose pediátrica e, 1914
Deficiência de ornitina transcarbamilase, biópsia do fígado fetal e, 1607-1608
Deficiência femoral focal proximal, 1446, 2054

"Deformidade em forma de sino-e-badalo", 2009
Derivação pleuroamniótica, 1610, 1612f, 1613f
Derivação vesicoamniótica, 1415-1417, 1416f, 1416t, 1608, 1609f-1611f, 1610f
Derivações portocavas intra-hepáticas transjugulares, 136-138, 137f, 138f, 1897-1895
Derivações portossistêmicas, 135-136
   cirúrgicas, 1894-1895
   intra-hepáticas, 109
Dermóide(s), cisto(s)
   do pescoço, tireóide, 1783, 1788f
   ovariano(s), 568-570, 569f, 570f
      durante o primeiro trimestre da gravidez, 1119
Derrame articular no quadril, 2048-2050
   aplicações clínicas e experiência com, 2048, 2050
   técnica ultra-sonográfica, 2048, 2049f
Derrame articular, com lacerações do manguito rotador, 903
Derrame na bursa subdeltóidea, com lacerações do manguito rotador, 902-903, 905f
Derrame pleural, 606, 608f, 608t, 608-609
   ascite pancreática e, 237
   drenagem por cateter, 612-613
   esclerose de, 613
   na hidropisia fetal, 1460, 1462f, 1463f
Descarga mamilar, 832f-835f, 833
Desenvolvimento neurológico, ultra-sonografia obstétrica e, 1062-1063
"Deslizamento", sinal do, 605, 613
Desmóide(s), tumor(es), da parede abdominal, 506, 507f
Desvio da mão, 1451, 1453
Dextrocardia, 1326, 1328f
Diabetes melito, insuficiência renal no, 382
Diafragma
   eventração do, com hérnia diafragmática congênita, 1307, 1307f
   pediátrico, 1843, 1845, 1854f, 1855f
      anatomia do, 2071, 2072f
Diafragma gástrico, pediátrico, 1946, 1948f
Diafragma, sinal do, 1831-1832
Diâmetro biparietal, estimativa da idade menstrual e, 1088
Diastematomielia, 1292, 1295f
   pediátrica, 1807-1808, 1809f, 1810
Diencéfalo, desenvolvimento embrionário do, 1113-1114, 1116f
Diferenciação gonadal, 2002
Dilatação da pelve renal, 1145,
Diprosopo, 1227, 1229f
Direcionamento de feixes de elétrons, para imagens de tendões, 911
Direcionamento dos feixes, 13, 14f
Disgenesia gonadal, 2003
Disgerminoma(s) ovariano(s), 570, 571f
   pediátrico(s), 1996
Dislexia, ultra-sonografia obstétrica e, 1062-1063
Disostose espondilotorácica, 1813
Displasia camptomélica, 1441-1442, 1442f
Displasia das extremidades curvadas, 1441-1442, 1442f
Displasia diastrófica, 1444-1445, 1454, 1475f
Displasia do quadril durante o desenvolvimento, 2035-2048, 2036t
   avaliação de lactentes em risco e, 2045-2047, 2046t
   avaliação durante tratamento e, 2047
   desenvolvimento da ultra-sonografia do quadril e, 2036
   imagens anteriores para, 2045, 2046f
   programa de triagem para, 2047-2048
   técnica ultra-sonográfica dinâmica para, 2036-2045
      fatores técnicos em, 2036-2038
      incidência coronal/flexão para, 2040f, 2041f, 2042
      incidência coronal/neutra para, 2038, 2038f-2039f, 2040-2042
      incidência transversal/neutra para, 2042, 2044f, 2045
Displasia fibromuscular, 974, 974f
Displasia mesenquimal, 1577-1578
Displasia renal
   cística obstrutiva, 1402, 1402f
   multicística, 1917, 1918f
Displasia torácica asfixiante, 1445

Displasia torácica asfixiante, 1445
Displasias esqueléticas
   durante o primeiro trimestre de gravidez, 1147-1150
   fetais
      avaliação ultra-sonográfica de, 1427, 1429-1433
      letais, 1433, 1435t, 1435-1443
      não-letais ou com prognóstico variável, 1443-1446, 1444t
Disposições, 15
Dispositivos intra-uterinos contraceptivos, 550, 551f
Disrafismo espinhal, 1273. *Ver também* Espinha bífida.
   pediátrico, 1797, 1799-1803
      manifesto, 1799-1801, 1802f, 1803, 1804f
      oculto, 1803, 1803t
Distúrbios hematológicos, hidropisia não-imune associada a, 1470t, 1477
Diverticulite
   do lado direito, 297, 299, 299f
   do lado esquerdo, 301-303, 302f, 303f
Divertículo de Meckel, 1965
Divertículos
   da bexiga em mulheres adultas, 577
   uretrais, 333, 335f
   vesicais, 382-383, 385f, 1985, 1988f
Doença cardíaca, congênita, durante primeiro trimestre da gravidez, 1136-1137, 1138f-1140f, 1139-1140
Doença celíaca, trato gastrointestinal na, 310, 311, 312f
Doença cística medular, 372
Doença de Conn, 430-431
Doença de Crohn, 280-281, 283-289
   abscessos associados a, 286, 643
   apendicite na, 297, 299
   características clássicas da, 281, 283, 284f-289f
   complicações da, 286-287, 289, 290f-292f
   pediátrica, 2025
Doença de Kawasaki pediátrica, 1766, 1773f
Doença do ovário policístico, 561-562, 562
   pediátrica, 1995
Doença enxerto-*versus*-hospedeiro, pediátrica, 1956, 1961f
Doença equinocócica peritoneal, 514
Doença falciforme, pediátrica, AVC e, estudos Doppler do cérebro e,
Doença hidátida
   genitourinária, 342
   hepática, 92-94, 95f, 96f
Doença inflamatória intestinal, pediátrica, 1954, 1956-1957, 1958f-1962f, 1960-1965
   apendicite como, 1960-1963, 1963f-1966f, 1965
Doença inflamatória intestinal. *Ver também* doença de Crohn.
   pediátrica, 2025
Doença inflamatória pélvica, 572-574
   achados ultra-sonográficos de, 573-574, 574f, 575f
   pediátrica, 2001-2002, 2002f
Doença inflamatória perianal, 314, 316f, 316-317
Doença intestinal isquêmica, 308
Doença policística do rim
   autossômica dominante, 372, 373f, 1403-1404, 1404f
      com fibrose hepática grave, 1916-1917, 1917f
   autossômica recessiva, 372, 1402-1403, 1403f
      pediátrica, 1915-1516, 1916f
      com fibrose hepática grave,1916, 1917f
   do adulto, 1145, 1403-1404, 1404f
   infantil, 1145
Doença renal cística adquirida, 374, 374f
Doença renal displásica multicística, 372-373, 1145
Doppler, 21-32, 22f-25f. *Ver também localizações e patologias específicas.*
   aliasing e, 31, 33f
   ângulo Doppler e, 31-32
   filtros de parede e, 30f-32f, 30-31
   freqüência Doppler e, 30
   harmônico, 62f-64f, 62-63
      de potência, 63-65

instrumentação para, 24, 26f, 27f, 27-28
interpretação do sinal para, 28-30, 29f, 30f
inversão de pulso, 67-68
modo de potência, 27f, 28, 28f
potência intermitente, 69, 70f
processamento e exibição do sinal em, 24, 26f
tamanho do volume da amostra e, 32
Doppler com onda contínua, imagens por, 24, 26
Doppler transcraniano, 977, 979f
Dor no quadrante inferior esquerdo, 300-303
Down, síndrome de, 21
Drenagem. *Ver órgãos ou regiões específicos.*
Drenagem abdominal, 639-643. *Ver também órgãos específicos.*
   abscessos e, 643, 644f
   acompanhamento de, 641-642
   colocação de cateter para, 641, 642f
   escolha do cateter para, 640-641
   indicações e contra-indicações, 640
   método de imagens para, 640, 640f
   para diagnóstico, 641
   preparação do paciente para, 641
   remoção do cateter e, 642
Drenagem pélvica, 639-643. *Ver também órgãos específicos.*
   abscessos e, 463, 644f
   acompanhamento para, 641-642
   colocação de cateter para, 641, 642f
   diagnóstico, 641
   indicações e contra-indicações, 640
   métodos de imagens para, 640, 640f
   preparação da paciente para, 641
   remoção de cateter e, 642
   seleção de cateteres para, 640-641
Drenagem pleural
   em crianças, 2077
   pré-natal, para hidropisia não-imune, 1484-1485
Drenagem transretal em crianças, 2077, 2077f
Drogas, hidropisia não-imune associada a, 1480
Ducto do epidídimo, 850
Ducto duplo, sinal do, no adenocarcinoma de pâncreas, 243, 244f
Ducto ejaculatório, cisto(s) do, 405
Ducto onfalomesentérico, 1086
Ducto pancreático, 218, 221f, 222-224
   dilatação do, 238
Ducto venoso, estudos Doppler do, 1167t, 1167-1168
Ducto vitelino, 1086
Ducto(s) biliar(es)
   comum, 216, 217, 217f
      anatomia do, 173
      coledocolitíase e, 179
      dilatação do, 239
      intra-hepático(s), 224, 225f
   drenagem de, 647
   escassez de, icterícia neonatal e, 1866
   fetal, 1368, 1368f
   intra-hepático, 172, 172f
      técnica de exame para, 173-174
   ruptura de, icterícia neonatal e, 1866
   ultra-sonografia intra-operatória de, 710-711, 714f
   ultra-sonografia laparoscópica de, 726-727, 728f
Ductos mamários, 800-801, 801f
Duodeno
   fetal, 1371-1375
      atresia do, 1371-1372, 1372f
   pediátrico, 1947-1953
      anatomia normal e técnica para, 1947-1948, 1950f
      hematoma do, 1950, 1953f
      obstrução congênita do, 1948-1950, 1950f-1952f
Dupla bolha, sinal da, 1948, 1950f
Duplicação renal, 1908, 1910, 1910f, 1911f
Duplicação, cisto(s) de,
   do intestino fetal, 1375, 1376f
   pediátrico(s), 1965-1966, 1967f, 1968f
Duplo saco, sinal do, 1083

E

Eagle-Barrett, síndrome de, 1414-1415, 1983
   hidronefrose pediátrica e, 1914
Ectasia do(s) ducto(s) prostático(s), benigna, 401f, 402
Ectopia do coração, 1352f, 1352-1353
Ectopia renal, 1400
Ectópico, ânus, 1953-1954, 1957f, 2023-2024, 2024f
Ectrodactilia, 1451, 1452f
Edema
   na hidropisia fetal, 1460-1461, 1464f
   ovariano
      maciço, 563
      pediátrico, 1995, 1996f
Edema cerebral
   neonatal/no lactente
      difuso, 1678, 1678f, 1679f
      estudos Doppler do cérebro e, 1712
   pediátrico, estudos Doppler do cérebro e, 1738, 1739f
Edema intestinal, 307, 307f
   na doença de Crohn, 283, 286f
Edema nucal, no segundo trimestre, 1172, 1174f
Edwards, síndrome de. *Ver* Trissomia do 18.
Ellis van Creveld, síndrome de, 1445, 1445f
Embolização gemelar, síndrome da, 1207, 1209f
Embrião. *Ver também* Gravidez; Gravidez, primeiro trimestre da.
   anormal, com aspecto normal, 1114-1117
   aspecto ultra-sonográfico normal do, 1083, 1085, 1085f
   atividade cardíaca precoce e, 1085-1086, 1086f
   desenvolvimento normal simulando alterações patológicas em, 1113-1114
   formação do, 1070-1076
      durante a semana 11 e após, 1076
      durante a semana 5, 1075
      durante as semanas 1 a 2, 1070, 1071f
      durante as semanas 3 a 4, 1070, 1072f-1075f, 1072-1075
      durante as semanas 6 a 10, 1076
   tamanho do, discrepância entre datas e, 1117
   vivo nos anexos, 1106, 1106f, 1107f
Empiema, 608
   pediátrico, 1835, 1837f, 1837f
Encefalocele, 1128, 1131f, 1247, 1248f, 1249f, 1273
   anterior, 1224
   fetal, 1232-1233
Encefalomalacia cística, 1656
Encefalomalacia cística, 1656
Encurtamento dos membros, padrões de, 1429, 1430f
Endarterectomia carotídea, pediátrica, estudos Doppler do cérebro e, 1741-1742, 1745f
Endarterectomia da artéria renal; ultra-sonografia intra-operatória na, 718-719, 721, 721f
Endócrinas, anormalidades
   hidropisia não-imune associada a, 1471t, 1480
   pediátricas, 2002-2003
Endométrio, 542-551
   aderências do, 549-550
   anormalidades cervicais e, 550-551, 552f-554f
   atrofia, 545-546
   carcinoma do, 548f, 548-549
   dispositivos contraceptivos intra-uterinos e, 550, 551f
   endometrite e, 549, 550f
   hidrometrocolpos e hematometrocolpos do, 544f, 544-545, 545
   hiperplasia do, 545, 546f
   pólipos do, 546-547, 547f
   pós-menopausa, 543-544, 544f
Endometriose, 522-523, 523f, 560-561, 561f
   envolvimento genitourinário na, 382, 382f
Endometrite, 549, 550f, 577
Endossonografia
   gastrointestinal, 311-317
      do canal anal, 314-317

do trato gastrointestinal superior, 311-312
    retal, 312-314
  pancreática, 259-262, 260f-262f
Enfisema lobar congênito, 1318
Enfisematosa, colecistite, 200f, 202
Entérico(s), cisto(s), pediátrico(s), 1810
Enterocolite necrosante pediátrica, 1956-1957, 1960, 1962f
Entesite, 933-934
Entesopatia, 933-934
Enxaquecas pediátricas, estudos Doppler do cérebro e, 1729
Enxerto de derivação na artéria renal, ultra-sonografia intra-operatória em, 718-719, 721
Enxertos com veias autólogas, artérias periféricas e, 1359
Enxertos de derivação arterial
  aórticos, 472-473, 473f-476f
  subcutâneos, 495
Enxertos para acesso vascular, para diálise, 1010-1014, 1011f, 1012f
Enxertos vasculares
  arteriais
    aórticos, 472-473, 473f-476f
    subcutâneos, 495
  coleta de veia para, mapeamento venoso para, 1030
  sintéticos, para a extremidade inferior, 1007, 1007f
  veia autóloga, artérias periféricas e, 1008
Epidermóide(s), cisto(s), testicular(es), 862f, 863, 2018, 2018f
Epididimite, 877, 879, 879f, 2011-2013, 2012f, 2013f
  crônica, 874, 876f
Epidídimo, 850, 872
  alterações pós-vasectomia, 874, 876f
  epididimite crônica, 874, 876f
  granuloma espermático do, 872, 873f
  lesões císticas do, 872, 874, 875f
  pseudotumor fibroso do, 872, 873f
Epidídimo, cisto(s) do, pediátrico(s), 2020
Epididimorquite, 879, 880f, 882f, 883f
Epífises pontilhadas, 1442-1443, 1443f
Epignato, 1225-1226, 1227f
Epstein, anomalia de, anormalidades na, 1341, 1341f
Equinococose
  genitourinária, 342
  pediátrica, 1878
Equipamentos de biópsia, 2071
Erros inatos do metabolismo, icterícia neonatal e, 1868, 1870f
Escada de abrir, sinal da, com implantes mamários, 836, 836f
Escapes duodenais após transplante do pâncreas, 694, 697f
Esclerose tuberosa, 375
  pediátrica, 1918, 1919f
Esclerótomo, 1272
Escoliose, 1292
Escores do perfil biofísico, 1513-1523
  aplicações práticas de, 1517-1517, 1518t
  asfixia e, 1514-1515
  características de desempenho e, 1518-1519, 1519t
  controle por, impactos dos, 1520-1522
  correlações com as condições fetais, 1519-1520
    no parto, 1519-1520, 1520f, 1521f
    no pré-natal, 1519, 1520f
  correlações e impactos clínicos e, 1518-1519
  fatores não-asfixiantes e, 1515-1516, 1516f
  morbidade a longo prazo e, 1521, 1522t
  mortalidade perinatal e, 1521, 1521t
  padrões de comportamento e
    normais, 1513-1514, 1514t
    reflexo das condições fetais, 1515
  premissas de, 1516, 1516-1517
  testes fetais integrados e, 1521-1522, 1522f-1523f, 1523t
Escrolitos, 2014
Escroto, 849-888. *Ver também* Testículo(s).
  anatomia do, 849-853, 850f-852f
  calcificações no, 865-866, 867f, 868f
  dor aguda, 874, 876-879

  epididimite e orquiepididimite, 877, 879, 879f, 880f, 882f, 883f
  torção, 874, 876-877, 877f, 878f
  edema do, idiopático, 2014, 2016f
  hematocele e, 866-867, 868, 869f
  hérnia do, 872, 872f
  hidrocele e, 866-868, 869f
  lesões do epidídimo e. *Ver* Epidídimo.
  lesões traumáticas do, 2014, 2015f
  pediátrico, 2003-2022
    anormalidades congênitas do, 2005-2007
    dor/edema do, situação aguda, 2007-2015
    massas do, 2015-2022
      causas extratesticulares do, 2019-2020
      causas intratesticulares do, 2015-2019, 2017f, 2018f
      paratesticulares, 2021f, 2021-2022, 2022f
    normal, 2004f, 2004-2005
    técnica para, 2003-2004
  piocele e, 866-867, 868, 869f
  técnica para imagens do, 849
  trauma do, 879, 883f
  tumores do, 872, 873f
  varicocele e, 868, 870, 870f, 871f
Esofágico(s), carcinoma(s), 312
Esôfago, 738
  atresia do, 1233
    fetal, 1175, 1365-1367, 1367f
  pediátrico, anatomia normal e técnica para, 1941, 1942f
Espacial, resolução, 18-19, 20f
Espaço inframesocólico, 215
Espaço pararrenal
  anterior, 448, 451f
  posterior, 447, 451f
Espaço perirrenal, 447, 451f
Espaço pleural, 603-606, 604f
  biópsia do, 613
  normal, 604f, 604-605, 605f
  pneumotórax e, 610, 611f, 613
  procedimentos invasivos do, 610-613
Espaços subaracnóides, desenvolvimento dos, 1631
Espelho, síndrome do, 1487
Espermatocele(s) pediátrica(s), 2020
Espessamento nucal fetal, como marcador da síndrome de Down, 1233-1234
Espessamento pleural, 609, 609f
Espinha bífida, 1132, 1133f, 1273, 1281-1292, 1799-1801, 1802f
  aberta, sinais de, 1247
  achados ultra-sonográficos em, 1283, 1285f-1289f, 1287-1288
  anormalidades cranianas associadas a, 1248-1249, 1250f, 1251, 1251f, 1288, 1290f, 1290-1291
  anormalidades cromossômicas associadas a, 1291
  anormalidades não-cranianas associadas a, 1291
  cirurgia fetal para, 1291-1292
  definição de, 1281, 1281t
  exames de triagem para, 1282-1283, 1284f
  fatores de risco para, 1281-1282
  fechada, coberta por pele, 1251, 1251f
  forma aberta, 1799
  forma cística de, 1799
  incidência de, 1281-1282
  oculta, 1282
  patogênese e patologia de, 1282
  prognóstico de, 1291
  ultra-sonografia tridimensional, 1279, 1281
Esplenomegalia, 151-152, 154f, 155f
Esplenúnculos, 166, 167f
Esqueléticas, anormalidades, no segundo trimestre, 1176-1177, 1178f
Esqueleto. *Ver também* Osso(s); Sistema músculo-esquelético.
  fetal normal, 1425-1427
    desenvolvimento do, 1425-1426
    medidas das extremidades e, 1426-1427, 1427t, 1428f-1430f

Esquistossomose
  esplenomegalia na, 160
  genitourinária, 342, 343f
  hepática, 94-95
    pediátrica, 1878
Esquizencefalia, 1256, 1653-1654, 1655f
Estágio de blastocisto, 1072
Esteatose, 95-97, 98f, 99f
  pediátrica, 1868, 1870, 1871f
Esteatose hepática, 95-97, 98f, 99f
Estenose da valva mitral, 1341
Estenose da valva pulmonar, 1348, 1350f
Estenose de vasos. Ver também vasos específicos.
  imagens Doppler de, 28-29, 29f
Estenose pilórica hipertrófica pediátrica, 1942-1944, 1944f
  armadilhas no diagnóstico ultra-sonográfico, 1945-1946, 1947f, 1948f
Estenoses biliares, após transplante de fígado, 660-662, 661f, 662f
Estenoses, na doença de Crohn, 283, 288f, 289f
Esternocleidomastóideo, músculo, 737
  fibrose do pescoço, pediátrica, 1769, 1776
Esterno-hióideo, músculo, 737
Estmas coloridas, 840
Estômago. Ver também entradas "Gástricos.
  fetal, à direita, 1365
  pediátrico, anatomia normal e técnica para, 1942, 1942f, 1943f
Estroma ovariano, 570
Etanol, ablação com
  da paratireóide, 788f, 788-789
  de nódulos da tireóide, 757-760, 759f, 761f
Eventração pediátrica, 1841, 1850f
Exame com Doppler colorido, 27f, 27-28
Exame da vilosidade coriônica, 1599-1602, 1600f
  amniocentese comparada com, 1603, 1604t
  indicações para, 1600, 1600t
  precisão da, 1602
  segurança da, 1602
  transabdominal, 1602
  transcervical, 1600-1602, 1601f, 1602f
Exame de tecido fetal, percutâneo, 1607-1608
Exame do sangue fetal, 1605f, 1605-1606, 1606f
  indicações para, 1606, 1607t
Exencefalia, 1128, 1247, 1273
Exibição da saída, padrão para, 48f, 48-49
Exônfalo, 1142, 1143f
Extra-sístoles atriais, fetais, 1356, 1357f
Extra-sístoles ventriculares, fetais, 1356
Extremidades superiores
  artérias periféricas das, doença das, 1005-1006
  veias periféricas das, 1030-1032
    anatomia das, 1030-1031, 1031f
    informações clínicas das, 1031-1032
    trombose venosa nas, 1032, 1033f, 1034f
Extremidades. Ver Artérias periféricas; Veias periféricas; Extremidades superiores; locais específicos.
Extrofia cloacal, 1385f-1387f, 1385-1386

F

Face. Ver também estruturas específicas.
  anormalidades da, no segundo trimestre, 1171-1172
  fetal. Ver Fetal, face.
Face fetal, 1215-1229
  embriologia da, 1215-1216, 1217f
  exame ultra-sonográfico da, 1216-1217, 1218f-1220f, 1220
  inferior, 1226-1227
  marcadores de anormalidades cromossômicas e, 1233, 1234f
  média, 1224-1226, 1226f
  superior, 1220-1224
Fala, desenvolvimento da, ultra-sonografia obstétrica e, 1065

Fanconi, síndrome da pancitopenia de, 1447
Fáscia mamária, 798-799
Fator Duty, 37
Fecalitos, 299, 1961, 1964f
"Fechadura", sinal da, 1413, 1414f
Feixes, 15
Feixes bidimensionais, 15, 16f
Feixes convexos, 15
Feixes lineares, 15
Feminização testicular, 2003
Fêmur curto no segundo trimestre, 1177
Fenda facial medial, síndrome da, 1224
Fenda facial no segundo trimestre, 1171
Fenda labial/palatina, 1133, 1224-1226, 1226f, 1227f
Fenda palatina, 1133, 1224-1226, 1226f, 1227f
Fenda(s) labial(is), 1133, 1224-1226, 1226f, 1227f
Fendas na borda, 902, 903f
Feocromocitoma(s), 433, 434fr
  biópsia de, 637
  bexiga, 367, 368f
Fertilização, 1072
Feto. Ver também entradas Fetal; Gravidez.
  amniocentese e. Ver Amniocentese.
  anormalidades abdominais no, estudos Doppler do, 1547, 1551f, 1552f
  anormalidades do cérebro em, estudos Doppler das, 1547, 1549f
  anormalidades do tórax em, estudos Doppler de, 1547, 1550f, 1551f
  aspiração de cavidade e, 1610
  aspiração de cisto e, 1610
  aspiração de líquido peritoneal do, 1608
  aspiração de líquido pleural, 1608
  aspiração de urina do, 1608
  ausência do osso nasal, 1114-1165
  cabeça do. Ver também Cérebro fetal; Sistema nervoso central fetal.
    forma da, 1239, 1241f
  cardiocentese e, 1610, 1612
  cefalocentese e, 1610
  coluna do. Ver Coluna fetal.
  comprimento cabeça-nádega, 1165
    estimativa da idade menstrual e, 1087
    resultados anormais e, 1094, 1095f
  derivação pleuroamniótica, 1610, 1612f, 1613f
  derivação vesicoamniótica e, 1608, 1609f-1611f, 1610f
  determinação do sexo, 1191
  escores do perfil biofísico. Ver Perfil biofísico, escores.
  estudos Doppler em, 1166-1168
  exame da vilosidade coriônica e. Ver Exame da vilosidade coriônica.
  face do, 1132-1133, 1134f
  grande para a idade gestacional
    incidência de, 1504, 1505t
    mães diabéticas e, 1504-1505, 1506t
    medida de, 1503-1505
  múltiplos. Ver Gravidez multifetal.
  orelhas, embriologia do, 1216
  pericardiocentese e, 1612, 1614f
  pescoço do, 1229-1233, 1230f-1232f
    anormalidades no, estudos Doppler do, 1547, 1550f
    bócio e, 1233
    embriologia do, 1216
    encefalocele e, 1232-1233
    exame ultra-sonográfico do, 1216-1217, 1218f-1220f, 1220
    higroma cístico e, 1230, 1230f, 1232
    marcadores de anormalidades cromossômicas e, 1233, 1234f
  restrição do crescimento do. Ver Restrição do crescimento intra-uterino.
  translucência nucal no, 1135, 1136f, 1136t, 1160-1161, 1161f
    β-hCG livre no soro materno e PAPP-A e, 1163, 1164t
    anormalidades cromossômicas associadas à, 1163-1164, 1165f
    bioquímica do segundo trimestre após, 1179

técnica de medida para, 1161, 1162f, 1163, 1164t
ultra-sonografia no segundo trimestre após, 1179, 1181
visualização de órgãos no, 1117, 1118f
Fetoscopia, 1612-1617
  para diagnóstico, 1612, 1614f, 1615f
  operatória, 1613, 1616f-1618f, 1616-1617
    indicações para, 1612-1613, 1615f, 1616f
Fibroelastose endocárdica no ventrículo esquerdo, 1348
Fibróides uterinos, 538, 539f, 540
  durante o primeiro trimestre da gravidez, 1120-1121
Fibrolipoma(s) do filamento terminal, pediátrico(s), 1803, 1808f
Fibroma(s) ovariano(s), 571, 572f
Fibromatose do pescoço, 2056f, 2056-2057
  pediátrica, 1769, 1776
Fibrose cística, pâncreas em, 226, 226f
Fibrose retroperitoneal, 458-459, 459f, 460f
Fibrossarcoma(s) renal(is), 367
Fígado, 77-139. *Ver também entradas* Hepático.
  agenesia do, 83
  anatomia do
    de Couinaud, 79t, 79-81, 80f, 81f
    dos ligamentos, 81, 82f-84f
    normal, 78f, 78-81, 79f, 79t
    vascular, 78, 79f
  anomalias de posição do, 84
  anomalias do
    congênitas, 85-87
    do desenvolvimento, 83-85
    vasculares, 85
  anormalidades vasculares do, 101-112
  biópsia do, 631f-634f, 631-633
  circulação do, 81-82
    arterial, 82
    venosa, 81-82
  cirrose do, 97-101, 100f
    características Doppler da, 101, 102f
  cirurgia do, 135-139
    ultra-sonografia intra-operatória para, 138-139
  cistos do, 85-86, 87f
    ablação de, 650
    doença policística do adulto, 86
    peribiliares, 86
  distúrbios metabólicos do, 95-101
  doenças infecciosas do, 87-95
  ecogenicidade do, normal, 83, 84f
  esteatose, 95-97, 98f, 99f
  estruturas simulando pâncreas e, 221
  fetal, 1368, 1369f
  fissuras do, 78
    acessórias, 84-85, 85f
  lesões traumáticas do, 135, 136
  ligamentos do, 81, 82f-84f
  lobos do, 78, 78f
  neoplasias do, 112-135
    benignas, 117-126
    caracterização com agentes de contraste com microbolhas, 113-114, 114f, 115f, 115t
    detecção de, 114, 116f, 116-127
    focais, 112
    malignas, 126-135
  pediátrico, 1859-1898
    abscessos do, 1876-1878, 1877f
    anatomia do, 1859-1862, 1860f-1862f
    cirrose do, 1870-1871, 1872f
    colelitíase e, 1871, 1873f
    erros inatos do metabolismo e, 1868, 1870f
    esteatose e, 1870, 1871f
    estudos Doppler do, 1878, 1880-1898
      cor, 1880
      de padrões de fluxo anormais no sistema porta, 1884-1885
      de padrões de fluxo normais nos vasos esplâncnicos, 1880, 1881f

derivações portossistêmicas e, 1894-1895
na hipertensão porta. *Ver* Hipertensão porta.
possibilidades e armadilhas de, 1880, 1882
princípios básicos do, 1878, 1880
técnica para, 1882
transplante de fígado e, 1895-1898
hepatite e, 1868, 1869f
icterícia e. *Ver* Icterícia.
tumores do, 1871-1872, 1874-1876
  angiogênese e, 1876
  benignos, 1872, 1874
  identificação de, 1871-1872
  maligno, 1874, 1876
tamanho do, normal, 82-83
técnica de exame para, 77
ultra-sonografia intra-operatória do, 707-710
  como guia para intervenção, 710, 713f
  indicações e aplicações para, 707
  para caracterização de massas, 710, 712f, 713f
  para detecção de massas ocultas, 707, 708f, 709, 709f
  para determinação de relações e anormalidades vasculares, 709-710, 710f-712f
ultra-sonografia laparoscópica de, 723-726, 725f-727f
Filariose genitourinária, 343
Filtros de parede, nas imagens Doppler, 30f-32f, 30-31
Física da ultra-sonografia, 3-34
  acústica e, 3-8
  ciladas nas imagens e, 19, 21, 21f-23f,
  do Doppler, 21-32, 23f-25f
  instrumentação e, 8-17
  modos de operação e, implicações clínicas de, 32-33
  preocupações com bioefeitos e, 33-34
  qualidade de imagem e, 18-19
Fístula(s)
  arteriovenosa. *Ver* Fístula(s) arteriovenosa(s)
  coledocoentérica, 180-181
  na doença de Crohn, 286-287, 291f
  vesicocutânea, 344
  vesicoentérica, 344
  vesicoureteral, 344
  vesicovaginal, 344
Fístula(s) arteriovenosa(s)
  aórtica 474-475
  após transplante de pâncreas 692, 694f
  na parede abdominal, 495
  nas artérias periféricas, 1010, 1010f, 1011, 1012f, 1013f
    padrões de fluxo sangüíneo na, 996-997, 997f
  renal 478, 636, 636f
Fístula(s) coledocoentérica(s), 180-181
Fístula(s) vesicocutânea(s), 344
Fístula(s) vesicoentérica(s), 344
Fístula(s) vesicoureteral(is), 344
Fístula(s) vesicovaginal(is), 344
Fitobezoares, 310
Fitz-Hugh-Curtis, síndrome de, pediátrica, 2002
Flutter atrial fetal, 1356, 1357f, 1358
Fluxo Doppler, colorido, transvaginal, 1080
Fluxo peritrofoblástico, 1105
Foco, 10
Foco espacial, efeitos térmicos e, 36-37
"Folha de trevo", deformidade em, no crânio, 1435
Folículo de Graaf, 1070
Fontanelas
  mastóide, 1630-1631, 1633f, 1634f
  posterior, 1629-1630, 1631f, 1632f
Forame de Magendie, 1631, 1633f
Fournier, gangrena de, 2014-2015
Freqüência acústica, 4
Freqüência cardíaca fetal, 1166
  estudos Doppler da, 1530, 1532, 1533f
Freqüência de repetição dos pulsos, 9
Freqüência do som, 4

Freqüência ressonante, 60
Fronte fetal, 1220, 1221f
Fundo de saco posterior, 551-553, 555f
Fúngicas, infecções, genitourinárias, 341-342

G

Galactografia, 833
Ganglioneuroma(s), da supra-renal, 434, 435f
Gangrenosa, colecistite, 200f, 201
"Garra de lagosta", deformidade em, 1451, 1452f
Gartner, cisto(s) de, 2000
Gástrico(s), carcinoma(s), 312
Gastrinoma(s), 253-254
　ultra-sonografia intra-operatória, 717, 718f
Gastrite, pediátrica, 1946-1947
Gastrosquise, 1142-1143, 1377, 1379-1381, 1380f
　no segundo trimestre, 1175
Gastrulação, 1075, 1794
Gêmeo(s). *Ver também* Gravidez multifetal.
　anomalias congênitas em, 1211, 1212f
　conjugado(s), 1187, 1209-1210, 1210f, 1211f
　desaparecido(s), 1194
　dicoriônico(s) diamniótico(s), 1186, 1188f, 1189-1192, 1196f
　dicoriônico(s), estudos Doppler de, 1544
　dizigótico(s) (fraterno(s)), 1185
　monocoriônico(s), 1187, 1206, 1207
　　diamniótico(s), 1186, 1188f, 1191, 1192-1194, 1197f, 1198f
　　estudos Doppler de, 1544t, 1544-1545
　　monoamniótico(s), 1186-1187, 1188f, 1190, 1193-1195, 1197f-1200f
　　　não-conjugados, morbidade e mortalidade em, 1210-1211
　　síndromes de gêmeos monocoriônicos e, 1204-1209
　monozigótico(s) (idêntico(s)), 1185-1186, 1186f, 1187f, 1188f
"Gêmeo ausente", síndrome do, 1194, 1198f
Gêmeos desaparecidos, 1194
Genitália
　ambígua, 2002
　anormal, 1418-1419, 1419f
　normal, 1417-1418, 1418f, 1419f
Gestação heterotópica, 1110, 1113f
Glândula submandibular, pediátrica, 1756
Glândulas salivares, pediátricas, 1755-1764, 1756f-1758f
　anatomia normal e técnica para, 1755-1756
　inflamação das, 1756, 1758-1759, 1759f-1761f
　lesões congênitas, 1762-1763, 1764f
　massas das, 1763-1764, 1764f-1766f
　neoplasias das, 1759, 1761-1762, 1762f, 1763f
Glândulas sublinguais, pediátricas, 1756
Glicogenose hepática, 97
Glisson, cápsula de, 81
Globo maior, 850
Globo menor, 850
Glomerulonefrite, 380-381, 381f
　pediátrica, 1920-1921, 1923f
Glucagonoma(s), 254-255, 255f
Goldenhar-Gorlin, síndrome de, 1227
Gonadoblastoma(s), 2016
　pediátrico, 1997
　testicular, 857, 2018
Gonadotropina coriônica humana
　materna, e translucência nucal, 1163, 1164t
　resultado anormal e, 1096
　saco gestacional e, 1077-1080, 1078f, 1079f
　sérica, na gravidez ectópica, 1106-1107, 1108f-1110f
Gordura perirrenal, 324-325
Gordura, crista, na doença de Crohn, 283
Graduação de *grannum*, 1568, 1571f, 1572f
Grande para a idade gestacional, feto
　incidência de, 1504, 1505t

mães diabéticas e, 1504-1505, 1506t
medida de, 1503-1505
Grandes artérias, 1328-1329, 1334-1335
　transposição D de, 1343, 1345f
　transposição L de, 1343-1344
Granuloma de esperma, 872, 873f
Granuloma(s) hepático(s) pediátrico(s), 1878
Granulomas de silicone, na mama, 836-837, 838f, 839f
Graves, doença de, 765, 767f
Gravidez. *Ver também* Embrião; *entradas de* Fetal; Feto, Obstétrica, ultra- sonografia; Placenta; Cordão umbilical.
Gravidez ectópica, 1102-1113
　achados específicos de, 1105-1106
　　diagnóstico de gravidez intra-uterina e, 1105, 1105f
　　embrião vivo em anexos, 1106, 1106f, 1107f
　achados inespecíficos na, 1106-1110
　　gestação heterotópica como, 1110, 1113f
　　local de implantação e, 1107-1109, 1111f, 1112f
　　β-hCG no soro, 1106-11070 1108f-1110f
　apresentação clínica de, 1103
　controle de, 1110-1113
　　cirúrgico, 1110-1111
　　clínico, 1112-1113, 1114f
　diagnóstico ultra-sonográfico de, 1104f, 1104-1105
　exame Doppler para confirmação de, 1110
　prevalência de, 1103
　risco de, 1103
Gravidez multifetal, 1185-1211
　amnionicidade e corionicidade na, 1187-1195, 1189f-1196f
　embriologia e placentação na, 1186-1187, 1188f
　estudos Doppler de, 1542, 1544t, 1544-1545, 1545f, 1546f
　exame placentário na, 1575, 1576f
　incidência de, 1185
　morbidade e mortalidade perinatais na, 1195, 1197, 1199-1211
　　anomalias congênitas e, 1211, 1212f
　　crescimento discordante e, 1199-1200, 1201f
　　Dopplervelocimetria e, 1200-1201, 1202f
　　gêmeos monoamnióticos e, 1209-1210
　　gêmeos monoamnióticos monocoriônicos e, 1210-1211
　　gêmeos monocoriônicos e, 1204-1209
　　inserção velamentosa do cordão umbilical e, 1200, 1207f
　　medidas do comprimento cervical e, 1201, 1203t
　　perda da gravidez no primeiro trimestre e, 1203t, 1203-1204
　morte de co-gemelar na, 1545
　zigosidade e, 1185-1186, 1187f

H

Hamartoma
　biliar, 87, 87f, 88f
　escrotal, 874
　　fetal, 1368
　　pediátrico, 1874
　fetal, 1266, 1266f
　mesenquimal
Harmônicas, imagens, 16, 16f, 17f
　dispersão posterior não-linear e, 60f-62f, 60-61
　Doppler, 62f-64f, 62-63, 67-68
　　de potência, 63-65
　inversão de pulso, 65-67, 66f-68f
　modo B, 61
　redução de harmônicos teciduais e, 65
　teciduais, 65
Harmônicos, 59, 61
Hartmann, bolsa de, 193
Hashimoto, tireoidite de, 762-763, 764f-766f
Haste do saco vitelino, 1086
Hemangioendotelioma(s)
　fetal hepático, 1368
　infantil, 1874, 1875f

Hemangioendotelioma epitelióide, 130
Hemangioma(s)
    cavernoso, 117-118, 119f
        da bexiga, 367
    da bexiga, cavernoso, 367
    da supra-renal, 434, 435f
    das glândulas salivares, pediátrico, 1761-1762, 1762f
    esplênico, 158, 161f
    hepático fetal, 1368
    no pescoço, pediátrico, 1771
    pediátrico, 1874, 1968, 1969f
Hemangiomatose neonatal difusa, 1689
Hemangiopericitoma(s) renal(is), 367
Hemangiossarcoma(s), 127
Hematocele(s), 866-867, 868, 869f
    pediátrica, 2019
Hematoma(s)
    após transplante renal, 684, 689f
    da bainha do reto, 494, 495f
    da incisão da bexiga, 577-578, 579f
    das artérias periféricas, 1007
    do cordão umbilical, 1566
    do masseter, pediátrico, 1763, 1765f
    duodenal, pediátrico, 1950, 1953f
    epidural, neonatal/infantil, 1681-1683, 1682f, 1683f
    esplênico, pediátrico, 1900
    gastrointestinal, 309
    intraparenquimatoso, após transplante do fígado, 670
    retroperitoneal, 459, 461f, 462f
    subdural, neonatal/infantil, 1681-1683, 1682f, 1683f
    subfascial, após parto cirúrgico, 578
    testicular, 2014
Hematoma(s) da ferida, após parto cirúrgico, 578
Hematomas em aba da bexiga, 577-578, 579f
Hematometrocolpos, 544f, 544-545, 545f
Hematopoese, 1080-1081
Hematospermia, 405, 407
Hemimelia tibial, 2054
Hemisférios cerebrais, laterais, 1628, 1630f
Hemivértebra(s), 1294
Hemobilia, 179-180, 181f
Hemocromatose, 440
Hemoperitônio, 506, 507f
Hemorragia
    após biópsia abdominal, 639, 639f
    da supra-renal, 438-440, 1407, 1407f
        espontânea, 438
        pós-traumática, 438-440, 439f
    do canal espinhal, pediátrica, 1818, 1822f, 1823f
    fetomaterna aguda, estudos Doppler na, 1547
    gastrointestinal com pseudocistos pancreáticos, 233
    hidropisia não-imune associada a, 1477
    intracraniana em recém-nascidos e lactentes, estudos Doppler do cérebro e, 1713, 1715f
    intraparenquimatosa, neonatal/infantil, 1667-1669, 1672f-1674f
    intraventricular, neonatal/infantil, 1663, 1666f-1669f
        com hidrocefalia, 1663, 1666-1667, 1670f, 1671
    na fossa posterior, neonatal/infantil, 1669
    peritoneal, 506, 507f
    retroperitoneal, 461
        aguda, 459, 461f, 462f
    subaracnóide, neonatal/infantil, 1669, 1671, 1675f
    subcoriônica, evolução anormal e, 1096, 1098, 1100f
    subependimária, neonatal/infantil, 1663, 1664f, 1665f
Hemorragia fetomaterna aguda, estudos Doppler em, 1547
Hemorragia gastrointestinal, com pancreatite, 233
Hemorragia intracraniana em recém-nascidos e lactentes, estudos Doppler do cérebro e, 1713, 1715f
Hemorragia intraparenquimatosa, neonatal/infantil, 1667-1669, 1972f-1974f
Hemorragia intraventricular, neonatal/infantil, 1663, 1666-1667, 1671f, 1671f
    com hidrocefalia, 1663, 1666-1667, 1670f, 1956f

Hemorragia na fossa posterior, neonatal/infantil, 1669
Hemorragia subaracnóide, neonatal/infantil, 1669, 1671, 1675f
Hemorragia subependimária, neonatal/infantil, 1663, 1664f, 1665f
Hepatite
    aguda, 89
    crônica, 89
    icterícia neonatal e, 1868, 1869f
    manifestações clínicas de, 89, 90f, 91f
    viral, 87-89
Hepatoblastoma(s), pediátrico(s), 1874, 1876f
Hepatolitíase, 181-183, 183f, 184f
Hepatomegalia fetal, 1368
Hermafroditismo verdadeiro, 2006, 2006f, 2007f
Hérnia diafragmática, 1841, 1850f
    congênita, 1140-1141, 1141f, 1304-1308
        anomalias associadas a, 1306-1307, 1307f
        características ultra-sonográficas de, 1304-1306, 1305f, 1305t, 1306f
        controle pré-natal de, 1307-1308
        diagnóstico diferencial de, 1306
        na hidropisia não-imune, terapia pré-natal para, 1485
        no lado direito, 1305-1306, 1306f
        no lado esquerdo, 1304-1305, 1305t, 1306f
        no segundo trimestre, 1172-1173, 1175f
Hérnia(s)
    da parede abdominal. Ver Parede abdominal, hérnias da.
    diafragmática, 1841, 1850f
        congênita Ver Hérnia diafragmática, congênita.
    do cordão umbilical, 1566, 1568f
    escrotal, 872, 872f
        pediátrica, 2020
    inguinal pediátrica, 2020
Hérnias femorais, 494, 494f
Hérnias incisionais, 493
Hertz (Hz), 4
Heterotaxia, síndrome da, 1343, 1344f
Hibridização *in situ* fluorescente, amniocentese e, 1603-1604
Hidranencefalia, 1130, 1255-1256, 1257f, 1656, 16567f, 1658f
Hidrocefalia, 1656-1657, 1659
    diagnóstico de, 1656-1657
    em recém-nascidos e lactentes
        estudos Doppler do cérebro e, 1713-1714, 1715f, 1716f
        hemorragia intraventricular com, 1663, 1666-1667, 1670f, 1671f
    etiologia da, 1659, 1660f, 1661f
    nível de obstrução e, 1656-1657
    pediátrica, estudos Doppler do cérebro e, 1729-1731, 1731t, 1732f-1735f
    produção normal de líquido cefalorraquidiano e circulação e, 1656
    ventriculomegalia e, 1241-1246
        exame ultra-sonográfico dos ventrículos e, 1242-1244, 1243f-1246f
        prognóstico de, 1244, 1246
Hidrocele(s), 866-868, 869f
    na hidropisia fetal, 1461
    pediátrica, 2019-2020, 2020f
Hidrocolpos, 1998-1999, 1999f, 2000f
Hidrometrocolpos, 544f, 544-545f, 1419, 1998, 1999f
Hidronefrose
    diagnóstico de, 1408f, 1408-1410, 1409t
    pediátrica, 1910-1915, 1932
        anomalias do úraco e, 1915, 1915f, 1916f
        extrofia vesical e, 1915
        obstrução da junção pieloureteral e, 1910-1912, 1912f
        obstrução da saída vesical e, 1912, 1914, 1914f
        obstrução ureteral e, 1912, 1913f
        síndrome da barriga em ameixa e, 1914
        síndrome de megabexiga, microcólon, má-rotação intestinal e hiperperistalsismo e, 1915
Hidropneumotórax, 610, 611f
Hidropisia, 1459-1486
    características ultra-sonográficas de, 1459-1462, 1460t

controle neonatal da, 1487-1488
controle obstétrico de, 1486-1487
imune, 1459, 1462-1463
  patogênese, 1462-1463, 1465f
  tratamento, 1463
não-imune, 1459, 1463-1484, 1468f
  avaliação do bem-estar fetal na, 1483-1484
  causas da
    anomalias cromossômicas, 1470t, 1477, 1479f
    anomalias do pescoço e tórax, 1469t, 1473, 1475, 1477f, 14778f
    anomalias do trato urinário, 1470t, 1475, 1479f
    anomalias endócrinas, 1471t, 1480
    anomalias gastrointestinais, 1469t-1470t, 1475, 1479f
    anomalias genéticas, 1470t-1471t, 1480
    anomalias idiopáticas, 1471t, 1480
    cardiovascular, 1466, 1468, 1469t, 1471-1473, 1472f-1474f
    drogas, 1480
    hematológicas, 1470t, 1477
    infecciosa, 1470t, 1477, 1479f, 1479-1480, 1480f
  investigação de, 1480, 1481t, 1482t, 1482-1483
    amostra do sangue fetal em, 1482
    aspiração da cavidade em, 1482
    história em, 1480
    investigações maternas em, 1482
    ultra-sonografia detalhada em, 1480, 1482, 1482t
  patogênese de, 1463-1465, 1469t-1471t, 1472f
  placenta e, 1575, 1576f
  prognóstico de, 1484
  padrão de, 1461-1462, 1465f
  papel do patologista em, 1485-1486
  terapia pré-natal para, 1484-1485
  ultra-sonografia 3-D e, 1475, 1486f
Hidropisia fetal. Ver Hidropisia.
Hidrossalpinge, 560
  pediátrica, 2001
Hidrotórax fetal, 1308-1310
  achados ultra-sonográficos no, 1308-1309, 1309f
  anomalias associadas ao, 1310
  controle pré-natal do, 1309f, 1310
  diagnóstico diferencial de, 1309-1310
Hiester, válvulas espirais de, 193
Higroma(s) cístico(s), 1135-1136, 1137f, 1477, 1479f
  fetal, 1230, 1230f, 1232
  no segundo trimestre, 1172, 1174f
Hilo renal, 323
Hímen imperfurado, 1998
Hiperemia, na doença de Crohn, 283
Hiperestimulação ovariana, síndrome da, 559, 559f
Hiperparatireoidismo
  persistente (recorrente), 778-780, 783f
  primário, 772-774
    decisão por imagens em, 785-787, 786f,
    diagnóstico de, 772-773
    patologia de, 773
    prevalência do, 772
    tratamento do, 773-774
  secundário, 780-781
Hiperplasia benigna da próstata, 399f, 400f, 403
Hiperplasia congênita da supra-renal, 1419
Hiperplasia da fibroíntima, 1008
Hiperplasia nodular focal, 121f-123f, 121-123
Hiperplasia nodular focal pediátrica, 1874
Hipertelorismo, 1221, 1222f, 1223f
Hipertensão porta, 101-103, 103f, 104f, 105
  esplenorrenal, 102
  pediátrica, 1878, 1880-1898
    em doença hepática, estudos Doppler de, 1882-1884, 1883f, 1884f
    estudos Doppler de, 1885-1886, 1886f-1892f, 1888, 1892-1893
    de fluxo normal em vasos esplâncnicos, 1880, 1881f
    de padrões de fluxo anormais, 1884-1885, 1885f
    fluxo hepatofugal, 1885
    na doença hepática, 1882-1884, 1883f 1884f
    na hipertensão porta intra-hepática, 1892-1893
    na hipertensão porta pré-hepática, 1886, 1888, 1890-1892
    na hipertensão porta supra-hepática, 1893-1894, 1894f
    possibilidades e armadilhas de, 1880, 1882
    princípios básicos para, 1878, 1880
    técnica para, 1882
    veia paraumbilical e, 1885-1886, 1887f-1892f
  teoria do fluxo anterógrado, 1893
  teoria do fluxo retrógrado, 1892-1893
Hipertensão porta esplenorrenal, 102
Hipertensão porta gastrorrenal, 102
Hipertensão porta hemorroidária, 102
Hipertensão porta intestinal, 102
Hipertermia, 40
Hipertrofia de colunas de Bertin, 40
Hiperventilação, pediátrica, estudos Doppler do cérebro e, 324, 326f
Hipofosfatasia congênita, 1738
Hipoplasia nasal
  fetal, como marcador da síndrome de Down, 1234
  no segundo trimestre, 1171, 1173f
Hipotelorismo, 1348, 1349f
Hipotireoidismo1133, 1221, 1222f
  congênito,
  pediátrico, 738
Hipóxico-isquêmicos, eventos, cérebro neonatal/infantil e, 1384, 1786
  divisão de águas arterial e, 1659-1660, 1662-1681
  edema cerebral e infarto e, 1672-1673, 1675-1681
  hemorragia e, 1663-1672
Hirschsprung, doença de, 1373, 1374f
Histerossonografia, 530-531, 542, 546-547, 547f
Histiocitoma(s) fibroso(s) maligno(s) retroperitoneal(ais), 457
Histiocitomas fibrosos malignos, retroperitoneais, 457
Histoplasmose, massas esplênicas na, 158
HIV/AIDS
  anormalidades renais em, 343, 343f
  baço em, 165, 166f
  colangite em, 183-184, 185f
  fetal, 1264
  supra-renal, 430
  trato gastrointestinal e, 307
HIV, colangiopatia por, 183-184, 185f
Holoprosencefalia, 1128-1129, 1131f, 1251-1252, 1252f-1255f, 1651-1653, 1652f, 1653f
  alobar, 1222-1223, 1652, 1654f
  lobar, 1653
  no segundo trimestre, 1168-1169, 1169f
  semilobar, 1652-1653
Holt-Oram, síndrome de, 1448
Hutch, divertículos de, 382-383
Hydrops tubae profluens, 574

I

Icterícia neonatal, 1862-1868
  atresia biliar e, 1866, 1867f
  cistos do colédoco e, 1863-1865, 1865f, 1866f
  erros inatos do metabolismo e, 1868, 1870f
  hepatite e, 1868, 1869f
  infecção do trato urinário e, 1868
  pobreza de ductos biliares e, 1866
  ruptura dos ductos biliares e, 1866
  sepse e, 1868
  síndrome de Alagille e, 1866
Ictiose em arlequim, 1227, 1229
Idade
  gestacional, determinação da, medidas fetais para, 1494-1499

atribuição da idade e, 1498-1499, 1502t
  primeiro trimestre, 1494f, 1494t, 1494-1495, 1495f, 1495t, 1496t
  segundo e terceiro trimestres, 1495-1498
  materna, risco de anormalidades cromossômicas associadas à, 1158, 1159t
  menstrual, estimativa no primeiro trimestre, 1087-1088
Ileíte terminal aguda, 300
  pediátrica, 2026
Íleo meconial, 1372, 1373f
Íleo paralítico, 306-307
Imagem Doppler modo de potência, 27f, 28, 28f
Imagem, armazenamento da, 16
Imagem, exibição da, 11-13, 12f-14f, 15-16
Imagem, qualidade da, 18-19
Imagens com harmônicos teciduais, 39, 65
  para imagens de tendões, 911
Imagens de perfusão, Doppler de potência harmônico intermitente para, 69, 70f
Imagens desencadeadas, 68-69
Imagens específicas do contraste, 5/-59f
Impedância acústica, 5-6
Imperfurado, ânus, 1953-1954, 1957f, 2023-2024, 2024f
Implantação do embrião, 1072, 1073f
  local de, na gravidez ectópica, 1107-1109, 1111f, 1112f
Implantação em cicatriz de parto cesariano, 1109, 1112f
Inclusão, cistos de
  epidérmicos, da mama, 830-831, 831f
  epiteliais, ovarianos, 558-559
  peritoneais, 507, 508f
    ovarianos, 560, 560f
Incompetência cervical, 1593
Incontinência fecal, 314, 315f
Índice de temperatura, em ultra-sonografia obstétrica, 1060f, 1060-1061
Índice do líquido amniótico, 1396-1397, 1397t
Índice mecânico, 47-48, 59-60
  em ultra-sonografia obstétrica, 1061f, 1061-1062
Índice térmico, 40-42
  estimativas dos efeitos térmicos e, 42
  modelo do tecido homogêneo e, 41, 41f
  modelos de tecido de
    com osso na superfície, 42
    com osso no foco, 41-42
  na ultra-sonografia obstétrica, 1060f, 1060-1061
Infarto
  cerebelar, neonatal/infantil, 1679-1681, 1680f
  cerebral, focal, neonatal/infantil, 1678-1681, 1680f
  da artéria renal, 377, 377f
  esplênico, 160, 162f
  hemorrágico, periventricular, 1668
  omental, 1963, 1965
    segmentar, no lado direito, 300, 301f, 522, 522f
  placa basal, na placenta, 1574, 1574f
  testicular, 864, 865f, 879
Infartos hepáticos, abscessos *versus*, 670, 674f
Infecção(ões) bacteriana(s)
  hepática, 89, 92f
  supra-renal, 430
Infecção(ões) do trato urinário
  icterícia neonatal e, 1868
  pediátrica, 1919-1920, 1985-1987, 1989f, 1990f
Infecção(ões). *Ver também* Abscesso(s); *infecções específicas.*
  aórtica, 474
  após transplante renal, 678, 680f, 681f
  bacteriana
    hepática, 89, 92f
    supra-renal, 430
  de pseudocistos pancreáticos, 235-237, 237f
  do canal espinhal, pediátrico, 1818
  do cérebro neonatal/infantil, 1683-1686
    adquirida no período neonatal, 1684, 1686
    congênita, 1683-1684

fúngica hepática, 89-90
gastrointestinal, 307
genital pediátrica, 2001-2002, 2002f
genitourinária, 333, 335-339
hidropisia não-imune associada a, 1470t, 1477, 1479f, 1479-1480, 1480f
  terapia pré-natal para, 1485
músculo-esquelética pediátrica, 2050-2052, 2051f-2053f
parasitária hepática, 90-95
retroperitoneal, 461-462
TORCH, fetal, 1262-1263, 1264f
trato urinário
  icterícia neonatal e, 1868
  pediátrica, 1919-1920, 1985-1987, 1989f, 1990f
Infertilidade masculina, 405
Infertilidade, estudos para, 529
Inflamação. *Ver também locais e patologias específicos.*
  músculo-esquelética, pediátrica, 2050-2052
  na doença de Crohn, 287
Infra-espinhoso, tendão, 892, 897f
Infundibulopélvico, ligamento, 528-529
Inguinais, hérnias, 493f, 493-494
Iniencefalia, 1132, 1251
Instrumentação, 8-17
  para imagens Doppler, 24, 26f, 27f, 27-28
Insucesso precoce da gravidez, 1101-1102
  Doppler e, 1098-1100
  interrupção da, 1102
Insuficiência cardíaca, veia cava inferior na, 480
Insuficiência cervical, 1593
Insuficiência hepática
  fulminante, 89
  subfulminante, 89
Insuficiência placentária, severa, no segundo trimestre, diagnóstico de, 1563-1564
Insuficiência venosa, nas extremidades inferiores, 1027-1029
  achados na, 1029, 1029f
  exame para, 1028-1029
  fisiopatologia da, 1027
Insulinoma(s), 253
  pediátrico, 1969
  ultra-sonografia intra-operatória de, 716f, 716-717, 717f
Intensidade do som, 7
Intermitentes, imagens, 68-69
  desencadeadas, 68-69
  Doppler de potência, 69, 70f
Intersticial, cistite, 382, 383f
Intestino. *Ver também* Trato gastrointestinal; *regiões específicas do intestino.*
  aperistáltico, 459
  cisto de duplicação do, fetal, 1375, 1376f
  fetal, ecogênico, 1373-1375
    no segundo trimestre, 1176, 1176f, 1177t
  na hidropisia fetal, 1461
  neoplasias do, em mulheres adultas, 577
  obstrução do, mecânica, 303-306, 304f-306f
  pediátrico, anatomia do, 2071
Intestino delgado
  fetal, 1370
    atresia do, 1372, 1373f
  obstrução do, pediátrica 1950-1951, 1953f, 1954f
    intussuscepção e, 1951-1953, 1955f, 1956f
Intestino grosso. *Ver* Cólon.
Intestino primitivo, 1081
Intradecidual, sinal, 1076, 1076f
Intussuscepção, 306, 306f, 0951-1953, 1955f, 1956f
Invasiva, mola, 592
Inversão de pulso, imagens em, 65-67, 66f-68f
  Doppler, 67-68
  princípio da inversão de pulso e, 66-67, 68

J

Jarcho-Levin, síndrome de, 1813
Jeune, síndrome de, 1445
Joelho(s)
  luxações do, pediátrico, 2055, 2055f
  tendões do, 918, 923f, 924ff
Junção craniocervical, 1797, 1802f
Junção gastroesofágica, hipertensão porta na, 102
Junção pieloureteral, obstrução da, 331-332, 332f, 1410f, 1410-1411
  hidronefrose pediátrica e, 1910-19121, 1912f
Junção ureterovesical, obstrução da, 1411, 1411f

K

Kaposi, sarcoma de
  hepático, 135
  supra-renal, 437, 437f
Klippel-Feil, síndrome de, 1251, 1813
Knobologia, 50-51
Krukenberg, tumores de, 571-572

L

Lactentes. *Ver* Recém-nascidos; *órgãos e patologias específicos.*
Lactobezoares, pediátricos, 1947
Ladd, bandas de, 1949-1950, 1952f
Lagos placentários, 1560, 1561f, 1570, 1572f
Lama biliar, 195-196, 198f
  após transplante de fígado, 662-663, 663f
Lama tumefeita, 196
Lambda, sinal de, 1191-1192, 1196f
Largura de feixe, 10
Laringe, atresia da, 1233
Laríngeo recorrente, nervo, 738
Larsen, síndrome de, 1813
Lateralidade, ultra-sonografia obstétrica e, 1063-1065
Leiomioma(s)
  cervical, 550
  na bexiga, 367
  uterino, 538, 539f, 540
Leiomiomatose peritoneal disseminada, 523,524f
Leiomiossarcoma(s)
  da bexiga, 367
  renal, 367
  retroperitoneal, 457, 457f
  uterino, 540, 541f
Leite de cálcio, 828
Lesões cutâneas da parede abdominal, 491, 491f
Lesões de descolamento labral superior, 895
Lesões hemorrágicas, fetais, 1265, 1265f
Lesões vasculares mediastinais, 622
Leucemia
  renal, 364
  testicular, 859, 860f, 2018, 2018f
Leucomalacia periventricular, neonatal/infantil, 1672-1673, 1675, 1676f, 1677f, 1677-1678
  cística, 1675
Leydig, tumor(es) de células de, 857, 858f, 2017-2018
Ligamento coronário, 81
Ligamento falciforme, 81, 83f
Ligamento hepatoduodenal, 81, 82f
Ligamento ovariano, 528
Ligamento suspensor, 528-529
Ligamento venoso, 81
Ligamentos colaterais do joelho, 918
Ligamentos cruzados, 918
Ligamentos triangulares hepáticos, 81, 84f
Limão, sinal do, 1249, 1250f, 1278, 1290f, 1803
Linfadenite, em pescoço pediátrico, 1765-1766, 1768f-1770f
Linfadenopatia
  mediastinal, 621, 621f
  na doença de Crohn, 283, 285f
  peripancreática, adenocarcinoma pancreático *versus*, 245
  retroperitoneal, 453f, 454f, 454-457
Linfangioma(s)
  abdominal, pediátrico, 1968, 1968f
  retroperitoneal, fetal, 1375, 1376f
Linfocele(s)
  após transplante renal, 684-685, 691
  retroperitoneal, 460
Linfoma(s)
  da bexiga, 363-364, 365f
  da tireóide, 747-748, 752ff
  do pescoço, pediátrico, 1767, 1773f
  gastrointestinal, 279, 282f
    gástrico, 312
    pediátrico, 1968
    relacionado à AIDS, 279
  não-Hodgkin, 257, 259f
  peritoneal, primário, 512, 517f
  renal, 363, 364f, 365f
    pediátrico, 1927
  supra-renal, 436-437, 437f
  testicular, 858-859, 860f
  ureteral, 363
Linfonodos
  da parede abdominal, 496
  que drenam a mama, 802-804
    gel de silicone em, 837
  simulando pâncreas, 221
Linfoproliferativo, distúrbio, pós-transplante, 696, 698f, 699, 699f
Língua, aumentada de volume, 1226-1227, 1229f
Linha intersticial, sinal da, 1108, 1111f
Linite plástica, 275
Lipoleiomioma(s) uterino(s), 539f, 540
Lipoma(s)
  da parede abdominal, 496, 498f
  espinhal pediátrico, 1803-1804, 1805f-1808f
  hepático, 125-126, 126f
Lipomas espinhais pediátricos, 1803-1804, 1805f-1808f
Lipomielocele(s), pediátrica(s), 1803
Lipomielomeningocele(s) pediátrica(s),1803, 1807f
Lipossarcoma(s) retroperitoneal(is), 457
Líquido cefalorraquidiano, produção e circulação normais de, 1656
Líquido encistado benigno, 507, 508f
Líquido peritoneal fetal, aspiração de, 1608
Líquido pleural, 605-606, 607f
  fetal, aspiração de, 1608
  sinais ultra-sonográficos de, no tórax pediátrico, 1830f-1834f, 1830-1835
Lisencefalia, 1256-1258
Litotriptores, cavitação por, 44-45, 45f
Lobos laterais, 1743-1745, 1746f-1752f, 1747, 1749
Lyme, doença de, pediátrica, 2051

M

Macrocefalia, 1258
Macroglossia, 1226-1227, 1229f
  no segundo trimestre, 1171
Malacoplaquia, 344
Malformação adenomatóide cística
  congênita do pulmão na hidropisia não-imune, terapia pré-natal para, 1485
  do pulmão, 1141
    congênita, 1313-1315, 1314f

Malformação cloacal, 1413-1414, 2024
Malformação da medula dividida, pediátrica, 1807
Malformação(ões) arteriovenosa(s)
  após transplante renal, 683-684, 687f, 688f
  renal, 377, 378f
  uterina, 541-542, 543f
Malformações das veias de Galeno, recém-nascidos/lactentes, 1693, 1695f
Malformações fetais, precisão de diagnóstico, 1042t, 1042-1043, 1043t
Malformações linfáticas no pescoço pediátrico, 1771, 1777f
Malformações vasculares pediátricas, estudos Doppler do cérebro e, 1731, 1736f
Malformações venosas
  galênicas, neonatais/infantis, 1693, 1695f
  no pescoço, pediátricas, 1771, 1774-1775, 1778f-1780f
"Malha dermóide", 570
Malignidades. *Ver também* Metástases; Neoplasia(s); *malignidades específicas.*
  na infância, ultra-sonografia obstétrica e, 1062, 1063f
Mama(s), 795-842
  anatomia das, 797-804, 799f, 805f
  carcinoma de
    circunscrito, 812-813
    espiculado, 812
    intracístico, 824-825, 825f-827f, 827
  cistos de
    agrupamentos de, 830
    calcificações em casca de ovo e, 830, 831f
    complexo e complicado, 823-825, 824f-832f, 827-832
    conteúdo espesso, 831-832, 832f
    de origem cutânea, 830-831, 831f
    em flocos de milho, 832, 832f
    inflamação ou infecção e, 827-828, 828f
    leite de cálcio e, 828
    níveis gordura-líquido e, 828-829, 829f
    oleoso e, 829-830, 830f
    simples, 811
  densidades mamográficas e, 808-811
    densidade do tecido circunjacente e, 808-809, 809f, 810f
    forma e, 809
    tamanho e, 809, 810f
  equipamento de ultra-sonografia para, 795-797, 796f, 799f
  imagens Doppler das, 838-842, 839f, 841f
  implantes em, 834, 836f-839f, 836-838
  indicações para, 806-811
    densidades mamográficas como, 808-811, 809f-811f
    nódulos palpáveis como, 807f, 807-808
  infecção de, 827
  inflamação de, 827, 828f
  mastite e, 809, 811, 811f
  nódulos sólidos de, 811-823, 812f, 813t
    calcificações e, 818, 820, 820f
    com espiculação ou com halo ecogênico espesso, 813-814, 814f
    com extensão aos ductos e padrão de ramificação, 817f, 817-818, 818f
    com forma do tipo mais alto do que largo, 815-817, 816f, 817f
    com margem angular, 815, 815f
    com microlobulações, 815, 816f
    com sombras acústicas, 818, 819f
    hipoecogenicidade e, 820-823, 821f, 822f, 823t
  orientação de procedimento de intervenção para, 842, 843f, 844f
  papilomas e, 824-825, 825f-827f, 827
  secreção mamilar e, 8333-834, 835f
  tecidos normais e aberrações do desenvolvimento e involução e, 811
  técnica para, 804-806
    anotação e, 804-805
    documentação de lesões e, 805-806
    especial, 806
    léxico de ultra-sonografia BIRADS e, 806

Mandíbula pequena, 1226, 1228f
Manguito rotador, 889-807
  armadilhas na ultra-sonografia do, 905-906, 907f
  calcificação, 906-907
  considerações técnicas, 890
  insuficiência de fibras, 889
  lacerações do, 889-890
    achados associados a, 902-904, 905f
    aspecto pós-operatório das, 904-905, 906f
    critérios de, 900-902, 901f-903f
    recorrentes, 905, 907f
  normal, 898-900
    alterações relacionadas à idade, 898-900, 899f, 900f, em adolescentes, 898
  técnica para, 890-892, 891f-898f, 895
Mão(s)
  deformidades da, 1449, 1451, 1452f-1454f, 1453-1454
  tendões da, 916, 918, 921f-923f
Mão cerrada com sobreposição de dedos, 1451, 1452f
Mapeamento de energia com Doppler colorido, 63-65
Mapeamento venoso nas extremidades inferiores, 1030, 1030f
Massa de células internas, 1072, 1073f
Massas pélvicas em mulheres adultas
  avaliação ultra-sonográfica de, 575t, 575-576
  não-ginecológicas, 576f, 576-5747
  pós-operatórias, 576
Massas pleurais, 610, 610f
Massas pré-sacrais, pediátricas, 1360
Masseter, músculo
  hematomas do, pediátricos, 1763, 1765f
  hipertrofia benigna do, pediátrica, 1763, 1766f
Mastite, 833-834, 835f
Matriz germinativa do cérebro, 1634, 1636-1637, 1638f
Mayer-Rokintansky-Küster-Hauser, síndrome de, 1999, 2000f
Meckel-Gruber, síndrome de, 1128, 1232-1233, 1248, 1405, 1405f
Mediano, nervo, 918, 921f
Mediastino, 619-622
  aspecto ultra-sonográfico normal do, 619, 620f, 621
  biópsia do, 622
  cistos do, 622
  lesões vasculares do, 622
  linfadenopatia do, 621, 621f
  massas sólidas no, 621-622
  pediátrico, 1836, 1841, 1843f-1845f
    massas no, 1836, 1841, 1846f-1848f
Medidas fetais, 1493-1509
  da cabeça, 1495-1497, 1497f
  da circunferência abdominal, 1497-1498, 1498f, 1499t-1501t
  do comprimento femoral, 1497, 1498f
  do feto grande para a idade gestacional, 1503-1505
  na restrição do crescimento intra-uterino, 1505-1509, 1507t, 1508t
  para determinação da idade gestacional, 1494-1499
    atribuição da idade e, 1498-1499, 1502t
    primeiro trimestre, 1494f, 1494t, 1494-1495, 1495f, 1495t, 1496t
    segundo e terceiro trimestres, 1495-1498
  para estimativa do peso, 1499-1503, 1502t
    abordagem recomendada para, 1501-1503, 1503t, 1504f
Medula espinhal, defeitos estruturais da, durante o primeiro trimestre da gravidez, 1132, 1133f
Medula presa, síndrome da, 1803, 1808f
Megabexiga fetal, 1146, 1146f
Megabexiga, microcólon, má-rotação intestinal e hiperperistaltismo, síndrome de, hidronefrose pediátrica e, 1915
Megabexiga, microcólon, má-rotação intestinal e hiperperistaltismo, síndrome de, 1415
Megacálices congênitos, 332
Megacisterna magna, 1254, 1256f
Megalencefalia, 1258
Megaureter congênito, 332, 333f
Melanoma, metastático, da parede abdominal, 496, 498f

Membranas fetais, herniação das, 1588, 1589f
Membros inferiores
　enxertos vasculares, sintéticos, 1007, 1007f
　veias periféricas dos, 1020-1030
　　anatomia dos, 1020-1021f, 1022
　　insuficiência venosa, 1027-1029
　　mapeamento venoso dos, 1030-1030f
　　trombose venosa profunda nos, 1022-1027
Membros-parede corporal, complexo de, 1263-1264, 1264f, 1383-1385, 1446-1447
Ménétrier, doença de, 312
Meningite neonatal, 1684, 1686, 1687f-1689f
Meningocele(s), 1273, 1282, 1283, 1287f-1289f
　pediátrica(s), 1806
Mesentério
　cistos do, 507-508, 509f
　intestino delgado, 504, 504f
Mesocardia, 1326, 215
Mesocólon transverso, 215
Mesomelia, 1429
Mesonefro, 322
Mesotelioma(s)
　peritoneal primário, 512, 516f
　pleural, 610, 610f
Metabólicos, distúrbios, supra-renal, 440
Metanefro, 322
Metástase(s)
　biliares, 191, 193, 194f
　da parede abdominal, 496, 498f
　gastrointestinais, 279-280, 282f
　hepáticas, 130, 131f, 132, 133f-135f, 135
　　pediátricas, 1876, 1878f
　na bexiga, 365, 366f
　na tireóide, 748, 752f
　ovarianas, 571-572, 572f
　pancreáticas, 257, 258f
　pleurais, 610
　renais, 364-365, 366f
　retroperitoneais, 456-457
　supra-renal, 437-438, 438f
　testiculares, 857-561, 860t, 861t
　ureterais, 365
Microbolhas, contraste com, 55-71
　agentes de contraste para, 56
　　pool de sangue. Ver Agentes para pool de sangue.
　para massas hepáticas, 112-114, 114f, 115f, 115t
Microcefalia, 1258, 1259f
　no segundo trimestre, 1169
Microftalmia, 1221, 1223f
Micrognatia, 1226, 1228f
　no segundo trimestre, 1171
Microlitíase, 195-196, 198f
　testicular pediátrica, 2022
Micromelia, 1429
Microssomia hemifacial, 1227
Microstreaming, 1061
Mielocele(s), 1799, 1811f
Mielocistocele(s), 1292, 1293f-1294f
　pediátrica, 1807, 1809f
Mielolipoma(s), supra-renal(is), 431-433, 432f
Mieloma(s), testicular(es), 859, 861
Mielomeningocele(s), 1273, 1282, 1283, 1287f-1289f, 1799-1801, 1802f
　cirurgia fetal para, 1291-1292
　bexiga neurogênica e, 1985
Mielosquise, 1273, 1282, 1285f-1286f
Miocárdio, disfunção do, 1353, 1353t
Miocardiopatia, hidropisia não-imune associada a, 1471
Miométrio, 533
　anormalidades do, 538-542
Mirizzi, síndrome de, 179, 180f
Modo B, ultra-sonografia em, tempo real, escala de cinza, 12, 13f

Modo M, ultra-sonografia, 11, 12f
Mola hidatiforme
　completa, 1576-1577, 1578f
　parcial, 1577
Molar, gravidez, 589-591
　completa, 589-590
　diagnóstico e controle da, 590-591, 591f, 592f
　parcial, 590
Molde decidual de gravidez ectópica, 1105, 1105f
Monorquidia, 2005-2006
"Moringa", estômago em, 275
Morte cerebral
　em crianças, estudos Doppler do cérebro e, 1738, 1739f-1744f, 1741
　em recém-nascidos e lactentes, estudos Doppler do cérebro e, 1713, 1714f
Mórula, 1072
Mosaicismo genético, 2003
Mucocele do apêndice, 308-309, 310f
Murphy, sinal de, ultra-sonográfico, 198, 199, 199f, 203f

N

Nanismo
　camptomélico, 1437
　tanatofórico, 1147
Nasal, osso
　ausente, 1133, 1135, 1135f, 1164-1165
　técnicas de medida para, 1165, 1165t, 1166f
Necrose cortical aguda, 380
Necrose papilar, 339, 341f
Necrose tubular aguda, 380
　após transplante renal, 677, 678f
Nefrite intersticial aguda, 381
Nefrocalcinose, 350, 351f
　pediátrica, 1921-1923, 1924f, 1925f
Nefrolitíase pediátrica, doença cística medular e, 1917, 1918f
Nefroma cístico multilocular, 373-374, 374f
Nefroma(s)
　mesoblástico pediátrico, 1927
　nefroblástico, 1406
Nefrostomia
　orientada por ultra-sonografia, 384
　percutânea, 649, 650f
Neoplasia(s). Ver também Metástases; *neoplasias e locais específicos.*
　cardíacas
　　fetais, 1351-1352, 1352f
　　hidropisia não-imune associada a, 1468, 1473f
　da parede abdominal, 496, 497f, 498f
　da placenta, 1576-1578, 1577f, 1578f
　da supra-renal
　　benignas, 430-434
　　malignas, 434-438
　da tireóide, pediátricas, 1777, 1779, 1781, 1784f, 1785f
　da vesícula
　　maligna, 207-209
　　ultra-sonografia intra-operatória de, 711, 713
　das glândulas salivares, pediátricas, 1759, 1761-1762, 1762f, 1763f
　do canal espinhal, pediátricas, 1813, 1815-1816, 1816f-1822f, 1816t, 1818
　do cérebro
　　fetal, 1265-1266, 1266f
　　neonatal/infantil, 1686-1690, 1690f-1692f
　　　estudos Doppler do cérebro e, 1716, 1719f
　do corpo carotídeo, 977, 978f, 979f
　do intestino, em mulheres adultas, 577
　do mediastino, 621-622
　do pescoço, pediátricas, 1767, 1769, 1773f-1775f
　do trato urinário, pediátricas, 1987, 1991f, 1992f

dos ductos biliares, ultra-sonografia intra-operatória, 711, 713
dos tendões, 935, 937f, 937-938
em artérias periféricas, 997-998, 999f-1000f
escrotais, 872, 873f
esplênicas, 155, 158, 159f-164f, 160, 162-163
gastrointestinais, 275, 277f, 277-280, 278f
hepáticas, 112-135. *Ver também* Carcinoma(s) hepatocelular(es).
  benignas, 117-126
  caracterização com agentes de contraste com microbolhas, 113-114, 114f, 115f, 115t
  detecção de, 114, 116f, 116-127
  focais, 112
  malignas, 126-135
  pediátricas, 1871-1872, 1874-1876
    angiogênese e, 1876
    benignas, 1872, 1874
    identificação de, 1871-1872
    malignas, 1874, 1876
ovarianas, 563-572, 564t
  achados Doppler em, 565-566
  durante o primeiro trimestre da gravidez, 1119
  metastáticas, 571-572, 572f
  pediátricas, 1996f, 1996-1997, 1997f
  tumores de células germinativas e, 568-570
  tumores do cordão sexual-estroma, 570-571
  tumores epiteliais superficiais do estroma e, 566-568, 567f
pancreáticas, 239-257
  císticas, 248-253
  das células das ilhotas, ultra-sonografia intra-operatória, 716-718
peritoneais, 509-514
  carcinomatose e, 509-510, 510f-514f
  primárias, 510, 512-514, 515f-517f
pleurais, 610, 610f
pulmonares, 616, 616f, 617f
renais, 1406
  biópsia de, 634-636, 635f, 636f
  pediátricas, 1925-1927
  ultra-sonografia intra-operatória de, 718, 719f, 720f
testiculares pediátricas, 2015-2019
trofoblásticas gestacionais, 589-590, 1577
  gravidez molar e, 589-591
  persistente, 591-599
tumores das vísceras ocas, estadiamento de, 728-729
uterinas, pediátricas, 1999-2000, 2001f
vaginais, pediátricas, 1999-2000, 2001f
Neoplasia endócrina múltipla, 433
  tipo I, ultra-sonografia intra-operatória, 717-718, 718f
  tipo II, 745, 750f, 753
Neoplasia trofoblástica persistente, 591-599
  coriocarcinoma e, 592
  diagnóstico e controle de, 593-599
  mola invasiva e, 592
  tumor no local placentário e, 592-593
Nervo(s), aspecto ultra-sonográfico normal, 914, 916f
Nesidioblastose pediátrica, 1969, 1971f
Neuroblastoma(s)
  do pescoço, pediátrico, 1767, 1769, 1773f-1774f
  intra-espinais, pediátricos, 1813, 1815, 1816f-1818f
  pediátrico, 1926-1927, 1927f
    do pescoço, 1767, 1769, 1773f-1774f
    intra-espinal, 1813, 1815, 1816f-1818f
    pré-sacral, 2027, 2028f
  pré-sacral pediátrico, 2027, 2028f
  supra-renal, 1407, 1407f
  testicular, 2018-2019
Neuroentérico(s), cisto(s), 1318
  pediátricos, 1810
Neurofibroma(s)
  da bexiga, 367
  das glândulas salivares, pediátrico, 1762, 1763f
Neuroporos, 1272

Neurulação, 1075, 1272
  primária, 1793
Nódulos de regeneração na cirrose, 101
Nódulos displásicos na cirrose, 101
Noonan, síndrome de, 2003
North American Symptomatic Carotid Endarterectomy Trial, 943
Notocórdio, 1271, 1272f
Notocórdio dividido, síndrome do, 1810-1811
  estratégias de triagem para, 1810-1811, 1811f
Núcleos caudados hiperecóicos, recém-nascidos/lactentes, 1681, 1681f

O

Óbito embrionário, 1088-1102
  âmnio e saco vitelino e, 1092, 1094, 1094f
  atividade cardíaca e, 1089t, 1089-1090, 1090t
  preditores ultra-sonográficos de resultados anormais e, 1094-1101
    anormalidades do saco amniótico e, 1100-1101
    bradicardia embrionária como, 1094, 1094f
    comprimento cabeça-nádega e, 1094, 1095f
    diâmetro do saco gestacional e, 1094, 1095f
    Doppler e, 1098-1100
    estabelecimento de morte do embrião e, 1101
    hemorragia subcoriônica como, 1096, 1098, 1100f
    tamanho e forma do saco vitelino como, 1094-1096, 1097f-1100f
    β-hCG/diâmetro médio do saco gestacional como, 1096
  saco gestacional e, 1090-1092, 1091f-1093f, 1092t
Obstétrica, ultra-sonografia, 1039-1054. *Ver também* Embrião(ões); *entradas de* Fetal; Feto; Gravidez.
  de rotina, evidência(s) pró e contra o uso de, 1041t, 1041-1043
  diagnóstico de malformações fetais por, precisão da, 1042t, 1042-1043, 1043t
  exame usando, 1043-1045, 1046f
    classificações e diretrizes para, 1043, 1044t
    equipamento e padrões para, 1045
    preparação do paciente para, 1045
    terminologia para, 1044t, 1044-1045
    treinamento e pessoal para, 1045
  indicações para, 1040t, 1040-1041
  no primeiro trimestre, 1045, 1047
  no segundo trimestre, 1047-1048, 1049t-1053t
  pesquisa padrão usando, 1045-1048
    no primeiro trimestre, 1045, 1047
    no segundo trimestre, 1040-1041, 1047-1048, 1049t-1053t
  segurança de, 1039-1040, 1059-1066
    estudos epidemiológicos de, 1062-1065
    índice mecânico e, 1061f, 1061-1062
    índice térmico e, 1060f, 1060-1061
    recomendações e diretrizes para, 1065-1066
Obstrução da saída da bexiga, hidronefrose pediátrica e, 1912, 1914, 1914f
Obstrução intestinal no segundo trimestre, 1175-1176
Obstrução mecânica do intestino, 303-306, 304f-306f
Oddi, esfíncter de, disfunção do, após transplante de fígado, 663
Olhos, fetais, 1220-1224, 1222f, 1223f, 1225f
Omento, 504
  grande, 215
  pequeno, 215
Omento, infarto do, 1963, 1965
  segmentar, no lado direito, 300, 301f, 522, 522f
Omo-hióideo, músculo, 737
Oncocitoma(s), 358, 361, 361f
Onda de choque, 39, 39f
Onda em "coelho", 982, 983f
Onda pré-roubo, 22026-2028, 2027f, 2028f
Onda *tardus-parvus*, 378, 378f, 982, 1004
Onfalocele(s), 1142, 1143f, 1381-1382, 1382f, 1383f
  no segundo trimestre, 1174-1175, 1175f

Orelha(s)
   fetais, embriologia da(s), 1216
   implantação baixa, 1133
   pequenas no segundo trimestre, 1171-1172
Orifício interno, afunilamento do, 1588, 1589f
Orquite, 2013
Osgood-Schlatter, doença de, 934, 935f
Ossificação da coluna fetal, 1273-1274, 1274f-1276f
Osso(s). Ver também Sistema músculo-esquelético; entradas para Esquelético; ossos específicos.
   aquecimento de, 38-39, 39f, 39t
   irregularidade de superfície dos, com lacerações do manguito rotador, 904
   tumores de, sacrais, pediátricos, 2028
Ossos wormianos, 1220, 1221f
Osteocondroma(s) dos tendões, 935, 938, 939f
Osteogênese imperfeita, 1438-1440, 1439t, 1440t, 1441f
   tipos não-letais de, 1446-1446
Osteomielite
   das costelas, pediátrica, 1841
   pediátrica, 2051, 2052f
Otocefalia, 1227
Ovário(s), 553-572
   anatomia do(s), 528f, 528-529
   anatomia ultra-sonográfica normal do(s), 553-555, 555f, 556f
   edema maciço do(s), 563
   massas do(s), durante o primeiro trimestre da gravidez, 1117, 1119f, 1119-1120, 1120f
   neoplasias do(s), 563-572, 564t
      achados Doppler nas, 565-566
      metastáticas, 571-572, 572f
      tumores de células germinativas e, 568-570
      tumores dos cordões sexuais-estroma e, 570-571
      tumores epiteliais da superfície do estroma e, 566-568, 567f
   pediátrico(s)
      anatomia normal do(s), 1980f, 1980-1981, 1981t
      edema maciço do(s), 1995, 1996f
      neoplasias do(s), 1996f, 1996-1997, 1997f
      torção do(s), 1993, 1993f
   pós-menopausa, 555-556, 556f
   cistos e, 556-557, 557f
Ovócitos, transporte de, 1070
Ovotestis, 2006
Ovulação, 1070
Oxigenação por membrana extracorpórea
   em recém-nascidos e lactentes, estudos Doppler do cérebro e, 1711, 1711f, 1712f
   hemorragia intraparenquimatosa associada a, 1669

P

Padrão de alvo, na parede intestinal, 270, 274f
Padrão em favo de mel, em nódulos da tireóide, 738, 739f
Pâncreas, 213-262
   abscessos do, 236-237
      drenagem de, 647, 648f
   agenesia do, 226
   anatomia do, 214-216, 216f
      de estruturas adjacentes, 215-216
   anomalias congênitas, 226-227
   biópsia do, 633-634, 635f
      orientada por ultra-sonografia, 257-258
   calcificação do, 238, 239f
   carcinoma do, 713-714, 715f
   cistos do, 226
      drenagem de, 647-648
   coleções de líquido no, drenagem de, 647
   de situação baixa, 459
   embriologia do, 213-214, 214f, 215f
   fetal, 1367, 1367f
   fibrose retroperitoneal e, 221
   infiltração gordurosa do, 220
   na fibrose cística, 226, 226f
   na síndrome de von Hippel-Lindau, 227
   neoplasias do, 239-257
      císticas, 248-253
   pancreatografia percutânea do, orientada por ultra-sonografia, 258-259, 260f
   pediátrico, 1968-1969
      anatomia normal e técnica para, 1968
      massas do, 1969, 1971f
      pancreatite e, 1968-1969, 1970f
   preparação do paciente para exame do, 224
   processos inflamatórios no, 227-239
   técnica de exame para,
      armadilhas e variantes normais e, 221-224, 223f
      aspectos técnicos de, 224-226
      dimensões e, 220-221
      ecotextura e, 218, 220, 222f
      para a cabeça, 216-218, 217f, 219f
      para o colo, o corpo e a cauda, 218, 219f, 220f
      para o ducto pancreático, 218, 221f
   ultra-sonografia endoscópica do, 259-262, 260f-262f
   ultra-sonografia laparoscópica do, 728, 728f
Pancreatite
   aguda, 227-237, 229f-234f
      difusa, 228, 230f
      manifestações extrapancreáticas de, 231f-233f, 231-232
   após transplante do pâncreas, 692-694, 695f
   coleções de líquido na, drenagem de, 647
   complicações de, 232-237
   crônica, 237-239, 239f, 240t
      calcificada, 237-238
      obstrutiva, 238
   no adenocarcinoma pancreático, 243
   pediátrico, 1968-1969, 1970f
   ultra-sonografia intra-operatória de, 714-715, 715f, 716f
Pancreatoblastoma(s) pediátrico(s), 1969
Pancreatografia percutânea orientada por ultra-sonografia, 258-259, 260f
Papiloma(s)
   da mama, 824-825, 825f-827f, 827
   de células de transição, trato urinário, pediátrico, 1987, 1992f
   dos ductos mamários, 833, 833f, 834f
Paralítico, íleo, 306-307
Paraovariano(s), cisto(s), 559
   pediátrico(s), 1992
Parasitárias, infecções, genitourinárias, 342-343, 343f
Parasitário(s), abscesso(s), hepático(s), pediátrico(s), 1877-1878
Paratireóides, 771-789. Ver também Hiperparatireoidismo.
   ablação com álcool de, 788f, 788-789
   adenomas das,
      localização dos, 775-778, 780f-782f
      aspecto ultra-sonográfico dos, 774, 774f-777f
   anatomia das, 771-772, 772fr
   armadilhas na interpretação com, 781-784
      exame falso-negativo, 783-784
      exame falso-positivo, 781-783, 784f
   biópsia de, percutânea, 787f, 787-788
   carcinoma de, 773, 774-775, 779f
   ectópicas, 771-772
   em doença glandular múltipla, 774, 778f
   embriologia das, 771
   pediátricas, lesões das, 1786
   precisão de imagens das, 784-787
      de outras modalidades de imagens, 785, 785f
      decisão de imagens e, 785-787, 786f
      ultra-sonográfica, 784
   ultra-sonografia intra-operatória, 787
Parede abdominal, 489-497
   anatomia da, 489-491, 490f, 491f
   anterior, herniação fisiológica da, durante embriogênese, 1114, 1116f

artefatos e, 496-497, 499f
coleções de líquido na, 495, 495f
defeitos fetais da, 1376-1387
    complexo tronco-membros na, 1383-1385
    diagnóstico pré-natal de, 1376-1377, 1377t
    embriologia da, 1377, 1378f, 1379f
    extrofia cloacal na, 1385f-1387f, 1385-1386
    extrofia vesical na, 1385, 1385f, 1386-1387
    gastrosquise da, 1377, 1379-1381, 1380f
    onfalocele como, 1381-1382, 1382f, 1383f
    pentalogia de Cantrell na, 1382-1383, 1384f
fístulas arteriovenosas da, 495-496
hematoma da bainha do reto e, 494, 495f
hérnias da, 491-494
    de Spigel, 492, 492f
    femoral, 494, 494f
    incisional, 493
    inguinal, 493f, 493-494
    lombar, 493
    ventral, 491-492, 492f
lesões cutâneas da, 491, 491f, 1376-1387
lesões vasculares da, 495-496
linfonodos da, 496
neoplasias da, 496, 497f, 498f
pseudo-aneurismas da, 495-496
técnicas de exame para, 489
testículos não-descidos e, 496
varizes na, 496
Parede intestinal
    avaliação Doppler do, 273-274, 276f
    espessamento da, na doença de Crohn, 281, 283, 284f, 285f
    massas da, 272
    patologia da, 270-272, 274f
Parênquima renal, 323, 325
Parietais, lesões, da veia cava inferior, 480
Parótida, pediátrica, 1755-1756, 1756f-1758f
    inflamação da, 1758-1759, 1759f
Partes moles, aquecimento do, 39f, 39-40
Parto cesariano, complicações do, 577-578, 579f
Parto pré-termo, ultra-sonografia cervical e982, 983f,
    medida do comprimento cervical e, 1590-1594
    predição ultra-sonográfica de trabalho de parto pré-termo/risco de parto pré-termo e, 1592f, 1592-1594
    protocolos de controle de colo uterino curto e, 1591-1592
Parto
    com hidropisia, 1487
    placenta e, 1578
    pré-termo, predição de, 1590-1591, 1591f
Parvovírus humano B18, infecção pelo, hidropisia não-imune associada a, 1479, 1479f
Patau, síndrome de. *Ver* Trissomia do 13.
Pé
    anomalias pediátricas do, 2055
    desenvolvimento do, 1426-1427, 1429t
Pé em cadeira de balanço, 1452f, 1454f
Pé torto eqüinovaro, 1148
    congênito, 1452f-1454f, 1453-1454
Pele, biópsia de, fetal, 1608
Peliose hepática, 109, 111-112, 112f
Pentalogia de Cantrell, 1142, 1382-1383, 1384f
Perda da gravidez
    em gestações gemelares, 1195, 1197
    no primeiro trimestre, em gestações multifetais, 1203t, 1203-1204
Pericardiocentese fetal, 1612
Periepatite
    gonocócica, 2002
    por clamídia, 2002
Perinéfrico, abscesso, 335-337, 337f
Periorquite meconial, 2022, 2022f
Peritendinite, 929, 931f
Peritônio, 503-525
    ascite e, 505-507, 506f-508f

aspecto normal do, 503-504, 504f
cistos de inclusão em, 507, 508f
cistos mesentéricos e, 507-508, 509f
doença inflamatória do, 514-516, 519, 519f, 520f, 521
    localizada, 521, 522f
endometriose e, 522-523, 523f
infarto omental segmentar no lado direito e, 522, 522f
leiomiomatose peritoneal disseminada e, 523, 524f
parietal, 503-504
pneumoperitônio e, 523, 524f-525f
técnica de exame para, 504-505, 505f
tumores do, 509
    carcinomatose e, 509-510, 510f-514f
    primários, 510, 512-514, 515f-517f
visceral, 504
Peritonite meconial, 1373, 1374f 1462, 1475, 1479f
Peritonite, 514, 519f, 520f
    com pseudocistos pancreáticos, 233
    esclerosante, 519, 521, 521f
    por mecônio, 1373, 1374f, 1462, 1475, 1479
    tuberculosa, 516, 519, 521f
"Pérolas escrotais", 866, 868f
Pés
    desenvolvimento, 1426-1427, 1429t
    pediátricos, anomalias dos, 2055
Pescoço. *Ver também* Glândulas salivares; *estruturas específicas.*
    anormalidades do
        fetal, estudos Doppler do, 1547, 1550f
        hidropisia não-imune associada a, 1469t, 1475, 1477f, 1478f
        no segundo trimestre, 1171-1172
    fetal,
        anormalidades do, estudos Doppler do, 1547, 1550f
        embriologia do, 1216
    pediátrico,
        corpos estranhos no, 1763-1764, 1764f
        lateral, 1764-1775
            anatomia normal do, 1764-1765, 1767f-1768f
            fibromatose do pescoço do, 1769, 1776f
            inflamação no, 1765-1766, 1768f-1773f
            lesões congênitas do, 1770-1771, 1771f, 1778f
            lesões vasculares do, 1771, 1774-1775, 1778f-1780f
            neoplasias do, 1767, 1769, 1773f-1775f
            timo e, 1769-1770
        massas do, 1763-1764, 1764f-1766f
Peso ao nascimento, ultra-sonografia obstétrica e, 1062
Peso fetal, estimativa, 1499-1503, 1502t
    abordagem recomendada para, 1501-1503, 1503t, 1504f
Pico coriônico, sinal do,1191-1192, 1196f
"Picos gêmeos", sinal dos, 1191-1192, 1196f
Pielectasia fetal, 1408
Pielite enfisematosa, 337
Pielocaliectasia após transplante renal, 683, 686f
Pielonefrite, 33, 335-339
    aguda, 333, 335, 336f
        pediátrica, 1919, 1920f-1922f
    crônica, 337-338, 340f
        pediátrica, 1919-1920, 1922f
    enfisematosa, 337, 338f, 339f
        após transplante renal, 678, 681f
    xantogranulomatosa, 338-339, 341f, 462
Piezoeletricidade, 9
Pilar deslocado, sinal do, 1832
Pilar diafragmático, 444, 444f, 451-452
Piloroespasmo pediátrico, 1944-1945, 1945f, 1946f
Piocele(s), 866-867, 868, 869f
Pionefrose, 337, 338f
    após transplante renal, 678, 681f
Piossalpinge, 573
    pediátrica, 2001
Placas pleurais, 609
Placenta, 1557-1579. *Ver também entradas de* Cordão; Cordão umbilical.

anemia fetal e, 1575
anormalidades da, no primeiro trimestre, 1559-1560
com achados anormais de triagem no soro materno, 1563f, 1563, 1564
descolamento da, 1574-1575, 1575f
em gravidez gemelar, 1575, 1576f
hidropisia não-imune e, 1575, 1576f
infarto da placa basal, 1574, 1574f
malignidades e, 1576-1578, 1577f, 1578f
no primeiro trimestre, 1557-1560,
    anormalidades, 1559-1560
    desenvolvimento da, 1557-1559, 1558f
    sangramento e, 1559, 1559f
no segundo trimestre, 1560f, 1560-1562
    forma e textura da, 1560, 1561f
    placenta prévia e, 1560, 1562, 1562f
no terceiro trimestre, 1568-1574
    lesão isquêmico-trombótica da, 1569-1570, 1572f, 1573f
    placenta percreta e, 1571-1572, 1573f, 1574
    textura da, graduação de Grannum de, 1568, 1571f, 1572f
produtos da concepção retidos e, 1578, 1578
seio marginal da, 1560, 1561f
trabalho de parto e parto, 1578
ultra-sonografia tridimensional da, 1578-1579
Placenta percreta, 1562, 1571-1572, 1573f, 1574
Placenta prévia, no segundo trimestre, 1560, 1562, 1562f
Placentoma(s), 1558
Placentomegalia, na hidropisia fetal, 1461, 1464f
Platispondilia, 1437
Plexo coróide, 1633-1634, 1637f
    variantes do, 1637, 1638f
Pneumatose intestinal, 308, 310f
Pneumobilia, 180, 182
    após coledocojejunostomia, 659, 660f
Pneumocystis carinii, infecção por, hepática, 95, 106
Pneumoperitônio, 523, 524f-525f
Pneumotórax, 610, 611f, 613
Pododáctilo(s), de sandália, 1454,1457f
Pododáctilos de sandália, 1454, 1457f
"Polegar do carona", 1444, 1452f
Polegar, em adução, 1451, 1452f
Polidactilia dos pododáctilos, 1452f
Polidactilia, 1451
    costelas curtas, 1147
Poliesplenia, 167-168, 1343, 1344f
Poliorquidia, 2006
Pólipo(s)
    benignos, do trato urinário, pediátricos, 1987
    cervicais, 550
    da vesícula, 205, 205t, 207-208
        de colesterol, 205, 208f
        inflamatórios, 207
    endometriais, 546-547, 547f
Pólipos de colesterol, da vesícula, 205, 208f
"Ponta do *iceberg*", sinal da, 570
"Ponto azul", sinal do, na torção testicular, 877
Pool de agentes de sangue, 56-71, 57t
    bolhas de ar com baixa solubilidade e, 57
    bolhas de ar encapsuladas e, 56-57
    bolhas de gás livre e, 56
    captação seletiva, 57-58
    comportamento de bolhas e, 58t, 58-59
    imagens com inversão de pulso e, 65-67, 66f-68f
    imagens desencadeadas com, 68-69
    imagens Doppler com inversão de pulso e, 67-68
    imagens Doppler harmônicas com, 62f-64f, 62-63
    imagens harmônicas em Doppler de potência com, 63-65
    imagens harmônicas em modo B com, 61
    imagens harmônicas intermitentes em Doppler de potência com, 69, 70f
    imagens harmônicas teciduais com, 65
    imagens intermitentes com, 68

índice mecânico e, 59-60
necessidade de, 58, 59f
retrodispersão não-linear e, 60f-62f, 60-61
Poplíteo(s), cisto(s), 937-938, 938f
    pediátrico, 2054
Potência acústica, 7
Pré-eclâmpsia, com hidropisia, 1487
Primeiro trimestre da gravidez. *Ver* Gravidez, primeiro trimestre da.
Processo do notocórdio, 1271
Processo vaginal, 852-853
Produtos da concepção retidos, 577, 578f
Pronefro, 322
Prosencéfalo, desenvolvimento embrionário, 1113-114, 1116f
Próstata, 395-422
    anatomia da, 396f-399f, 396-401
        axial, 400, 401f
        coronal, 400
        da "cápsula" da próstata, 400-401
        orientação do exame e, 398
        sagital, 400
        vascular, 397-398, 400f
    biópsia da
        antígeno específico da próstata para direcionar, 410-411
        após terapia não-cirúrgica para a próstata, 420
        com orientação ultra-sonográfica transretal,
        depois de prostatectomia radical, 418
        em homens com ânus ausente, 418
        inicial, indicações para, 415, 417, 417t, 418f
        repetição, indicações para, 417-418
    câncer de, 407-420
        antígeno específico da próstata, 409-411
        aspectos ultra-sonográficos de, 411-412, 412f-414f, 414-415
        biópsia com orientação ultra-sonográfica transretal e, 415, 416f, 417-418
        epidemiologia, 407
        estadiamento e graduação histológica para, 408f, 408-409, 409t, 418-419, 419f
        localização de, 411
        terapia de, 409
        terapia não-cirúrgica de, biópsia após, 420
        triagem para, 407-408
        ultra-sonografia transretal em, 411-420, 419f-421f
    cistos de, 405, 406f, 407f
    hematospermia e, 405, 407
    hiperplasia benigna da próstata, 399f-400f, 403
    infertilidade e, 405
    pediátrica, anatomia normal da, 1981, 1981f
    prostatite e, 403, 404f, 405
    técnica de exame para, 402
    ultra-sonografia da,
        equipamento para, 401-402, 402f
        informações de histórico, 395-396
        transretal, 395
    variantes normais de, 402-403
Prostatite, 403, 404f, 405
Prostatodinia, 403
Proteína A plasmática associada à gravidez, translucência nucal e, 1163, 1164t
Pseudo-aneurisma(s)
    anastomótico, de artérias periféricas, 1007, 1008f
    aórtico, 460f, 466, 474-475
    carotídeo, pós-traumático, 977, 979f
    da artéria radial, 1006, 1007f
    da artéria renal, após transplante do rim, 684, 688f-689f
    da veia hepática, 109
    das artérias periféricas, 1006, 1007f, 1011, 1013-1014, 1014f
    na parede abdominal, 495
    pós-traumático
        carotídeo, 977, 979f
        pediátrico, 1763, 1765f
Pseudocisto(s) do pâncreas, 232-237, 235f, 236f, 238, 461
    drenagem de, 647-648

Pseudocisto(s) pancreático(s), 232-237, 235f, 236f, 238, 461
   drenagem de, 647-648
   esplênico, 154
Pseudomixoma do peritônio, 512-514, 517f-519f
Pseudotalidomida, síndrome da, 1448
Pseudotumor fibroso do epidídimo, 872
Psoas, músculos, 444, 446f, 451
Pterígio de extremidades, 1448
Puberdade precoce, 2003
Pulmão(ões), 613-619. *Ver também entradas* Pulmonar.
   abscessos do, 616-617, 618f
      drenagem por cateter de, 618
   aspecto ultra-sonográfico normal dos, 613
   aspiração de lesões em, guiada por ultra-sonografia, em crianças, 1841-1843, 1853f
   atelectásicos, 614-615, 615f
      pediátricos, 1835, 1840f
   bioefeitos, 45-46
   biópsia dos, 637, 638f
      guiada por ultra-sonografia, em crianças, 1841-1843, 1853f
   cistos broncogênicos e, 1316-1318
   cistos neurentéricos e, 1318
   consolidação e, 613-614, 614f
      pediátrica, 1835, 1840
   enfisema lobar congênito, 1318
   hipoplásico, pediátrico, 1835, 1842f
   malformação adenomatóide cística congênita dos, 1313-1315, 1314f
      na hidropisia não-imune, terapia pré-natal para, 1485
   malformação adenomatóide cística dos, 1141
   pediátrico, 1835, 1839f-1842f
   procedimentos invasivos do
      biópsia, 617-618
      complicações do, 618-619
      drenagem de abscesso por cateter, 618
   seqüestro broncopulmonar e, 1315-1315, 1317f
   seqüestro pulmonar e, 617, 619f
   síndrome da obstrução congênita das vias aéreas superiores e,1312f, 1312-1313
   tumores dos, 616, 616f, 617f
Pulmonar, agenesia, 1311-1312
Pulmonar, atresia, 1348
Pulmonar, hipoplasia, 1310-1311
Punção inicial, aparelho para, 2067
Punção lombar, agulhas para, 2071
Punho, tendões do, 916, 918, 921f-923f
Púrpura de Henoch-Schönlein
   envolvimento escrotal na, 2014
   pediátrica, 1956

Q

Quadrante inferior direito, dor no, 293-300
Quadríceps, tendão do, 918, 923f
Quadril
   displasia durante o desenvolvimento. *Ver* Displasia do quadril durante o desenvolvimento.
   pediátrico, luxação teratológica do, 2055-2056, 2056f
"Quebra-nozes", síndrome do, 870, 871f
Queimadura do sol, sinal da, 1645, 1648f
Quilotórax
   fetal, 1308
   na hidropisia fetal, 1460, 1462f
Quimiluminescência, 44, 45f

R

Rabdomioma(s)
   cardíaco fetal, 1351-1352, 1352f
   fetal, 1266f
Rabdomiossarcoma
   biliar, pediátrico, 1876, 1877
   do pescoço, pediátrico, 1769, 1774f, 1775f
   do trato urinário, pediátrico, 1987, 1991f
   embrionário, do cordão espermático, pediátrico, 2021, 2021f
   pré-sacral, pediátrico, 2027
   renal, 367
   vaginal, pediátrico, 1999-2000
   vesical, 367
Radioterapia, para câncer de próstata, ultra-sonografia transretal como guia, 419-420, 420f, 421f
Raquisquise, 1273
Reação decidual, 1070
Recém-nascido(s). *Ver também órgãos e patologias específicos.*
   com hidropisia, controle de, 1487-1488
Receptores, 10-11, 11f
Recesso retouterino, 551-553, 555f
Redemoinho, sinal do, 563, 1950
Redondo menor, 892, 898f
Refletores difusos, 6, 7f
Refletores especulares, 6, 7f
Reflexão do som, 6, 7f
Refluxo vesicoureteral, 1412
Refração, 6-7, 8f, 21, 22f
Regressão caudal, 1148, 1273, 1296, 1297f, 1446, 1447f
   pediátrica, 1811, 1812f, 1813
Regurgitação da valva mitral, 1341
Rejeição de enxerto após transplante de órgão. *Ver órgãos específicos.*
Remanescente ovariano, síndrome do, 559
Resolução axial, 18-19, 20f
Resolução do Azimute, 19, 20f
Resolução de elevação, 19, 20f
Resolução espacial, 18-19, 20f
Resolução lateral, 19, 20f
Respiratório, sistema. *Ver também* Pulmão; *entradas de* Pulmonar.
   defeitos estruturais durante o primeiro trimestre de gravidez, 1140-1141, 1141f
Ressonância magnética, de tendões, ultra-sonografia versus, 939
Ressuscitação neonatal com hidropisia, 1487
Restos da supra-renal, 865
   pediátrica, 2018
Restrição do crescimento fetal, curto, 1177
Restrição do crescimento intra-uterino
   de início precoce, estudos Doppler para diagnóstico de, 1539, 1538, 1538t
   estudos Doppler da, 1536, 1538-1547
      administração de esteróides e, 1539, 1541f
      para diagnóstico de doença de início precoce, 1536, 1538, 1538t
      para monitorização, 1538-1539, 1539t, 1540f
      triagem usando, 1539, 1541-1547
         anemia fetal e, 1545, 1547, 1548f
         em gestações gemelares, 1542, 1544t, 1544-1545, 1545f, 1546f
         estudos da artéria umbilical para, 1541
         estudos da artéria uterina para, 1539, 1541f
         hemorragia fetomaterna e, 1547
         no pós-termo, 1542
         para doença de início tardio ou leve, 1542, 1542f, 1543f
         triagem no soro materno e, 1539, 1541
      uso de monitorização baseado em evidências, 1539
   início tardio ou leve, estudos Doppler para triagem para, 1542, 1542f, 1543f
   medidas fetais em, 1505-1509, 1507t, 1508t
Retal(is), carcinoma(s), estadiamento de, 312f, 312-314, 313f
Rete testis, 850, 850f
   ectasia tubular da, 862f, 862-863
Retenção, cisto(s) de, mucoso(s), retal(is),314
Retidos, produtos da concepção, 1578, 1579f
Reto. *Ver entradas de* Transretal.
Retorno venoso pulmonar anômalo, 1340f, 1340-1341
Retorno venoso pulmonar anômalo total, 1340f, 1340-1341
Retrodispersão linear, 59
Retrodispersão não-linear, 60f-62f, 60-61
   transitória, 59
Retrofascial, espaço, 450-451
Retrognatia, 1226
Retromamária, zona, 798, 799

Retroperitoneal, fibrose, 221
Retroperitônio, 443-462
    anatomia do, 447-448, 449f-450f, 450-452
    aspecto ultra-sonográfico do, 452, 452f, 453f
    coleções de líquido no, 459-461
        cistos, 460
        hemorragia, 461
        linfangiomas, 460
        linfoceles, 460
        pseudocistos pancreáticos, 461
        urinomas, 460-461
        varizes, 461
    hemorragia, 461
        aguda, 459, 461f, 462f
    infecções do, 461-462
    massas do, 452-459, 453f-457f
        fibrose e, 458-459, 459f, 460f
        linfadenopatia e, 454-457
        metastáticas, 456
        pseudomassas, 459, 461f, 462f
        tumores primários, 457-458, 458f
    técnica de exame para, 443-446, 444f-448f
Reumatóide(s), nódulo(s), intratendinoso(s), 935-937
Reumatóide, tenossinovite, 932
Reverberação, artefatos de, 19, 21, 21f
Riedel, estruma de, 765-766, 767f
Rim(ns). Ver também entradas Renal.
    abscessos do, 335-337, 337f
        drenagem, 648, 649f
    agenesia do, 329-330
    amiloidose do, 382
    anatomia do, 322-325, 325f, 626f
    anomalias congênitas, 327-330
    anomalias vasculares do, 332
    ausência de, 1910
    avaliação pós-cirúrgica do, 384, 386f
    biópsia do, 634-636
        guiada por ultra-sonografia, 383
    carcinoma de células de transição, 354-355, 357
    carcinoma de células escamosas do, 358
    carcinoma de células renais, 350-352, 353f-356f, 354
    cistite intersticial, 382, 383f
    dilatação da pelve renal, 1145
    Doppler vascular do, 376-377
    ectópico. 328f, 328-329, 329f
    em ferradura, 221, 329, 329f, 459, 461f, 1400, 1400f, 1910, 1911f
    embriologia do, 322, 323f
    fetal, 1395f, 1395-1396, 1396t
    fibrossarcomas do, 367
    glomerulonefrite, 380-381, 381f
    hemangiopericitomas do, 467
    hipoplásico, 327-328
    leiomiossarcoma, 367
    lesões traumáticas do, 375-376, 376f
    leucemia do, 364
    linfoma do, 363, 364f, 365f
    metástases para, 364-365, 366f
    multicístico displásico, 1400-1402, 1401f
    multicístico, 1145
        displásico, 1145
    necrose cortical aguda, 380
    necrose tubular aguda, 380
    nefrite intersticial aguda, 381
    neoplasias do, biópsia, 634-636, 635f, 636f
    no diabetes melito, 382
    pediátrico, 1905-1936
        anatomia normal do, 1906, 1907f, 1908, 1909f
        anomalias congênitas do, 1908, 1910, 1910f, 1911f
        doença cística do, 1915-1919
        doenças vasculares do, avaliação Doppler de, 1928-1934
            anatomia e padrões de fluxo normais e, 1928f, 1928-1929
            aplicações clínicas de, 1929-1934
            aumento de resistência ao fluxo intra-renal e, 1929, 129f
            técnica para, 1928
        glomerulonefrite e, 1920-1921, 1923f
        hidronefrose e, 1910-1915

infecção do trato urinário e, 1919-1920
        lesão traumática do, 1923, 1925, 1925f
        nefrocalcionose e, 1921-1923, 1924f, 1925f
        técnica ultra-sonográfica para, 1905-1906, 1906f
        transplante de, 1932, 1934
            rejeição e, 1932, 1934, 1936, 1936f, 1937t
        tumores do, 1925-1927
    pélvico em mulheres adultas, 577
    policístico
        adulto, 1145
        infantil, 1145
    rabdomiossarcomas do, 367
    sarcomas do, 367
    supranumerário, 330, 330f
    técnica de avaliação para, 327
    tumores justaglomerulares, 366-367
    ultra-sonografia intra-operatória, 718-721
    Wilms, tumor de, 367
Rim esponjoso medular, 369, 372, 372f
Rim(ns) em ferradura, 221, 329, 329f, 459, 461f, 1400, 1400f, 1910, 1911f
Rizomelia, 1429
Robert, síndrome de, 1448
Rombencéfalo, desenvolvimento embrionário do, 1113, 1115f
Roubo da subclávia, 981f-983f, 981-982
Routine Antenatal Diagnostic Imaging with Ultrasound, ensaio, 1041t, 1041-1042
Rubéola, infecção por, do cérebro neonatal/infantil, 1684
Ruptura testicular, 2014, 2015f

S

Saco amniótico, anormalidades do, insucesso precoce da gravidez e, 1100-1101
Saco gestacional, 1076-1080, 1080f
    aspecto ultra-sonográfico normal do, 1076-1077, 1077f
    diâmetro do, resultados anormais e, 1094, 1095f, 1096
    embrionário, 1090-1092, 1091f-1093f, 1092t
    identificação do, 1494
    β-hCG e, 1077-1080, 1078f, 1079f
    tamanho do, estimativa da idade menstrual e, 1087
Saco pseudo-gestacional, de gravidez ectópica, 1105, 1105f
Saco vitelino, 1072-1073
    aspecto ultra-sonográfico normal do, 1080-1083, 1081f-1084f
    calcificado, resultado anormal e, 1096, 1098f, 1099f
    embrionário, 1092, 1094, 1094f
    identificação do, 1494, 1494f
    primário (primitivo), 1072, 1074f
    secundário, 1073, 1074f, 1075f
    tamanho e forma do, resultado anormal e, 1094-1096, 1097f-1100f
Sacral, agenesia, 1296
Saída pulmonar, 1328
Salpicado, 6, 7f
Sangramento. Ver também Hemorragia.
    pós-menopausa, 543
Sangramento pós-menopausa, 543
Santorini, ducto de, 214, 214f, 215f
Sarcoidose
    massas esplênicas, 158, 159f
    testicular, 864-865, 866f
Sarcoma(s)
    das glândulas salivares pediátricas, 1762, 1763f
    do tipo celular misto retroperitoneal, 457f
    embrionário indiferenciado, 1876
    renal, 367
    retroperitoneal, do tipo celular misto, 457f
    sinovial, 935
Schwann-Diamond, síndrome de, 1969, 1971f
Sedação, para ultra-sonografia intervencionista pediátrica, 2072
Segundo harmônico, 61
Segundo trimestre da gravidez. Ver Gravidez, segundo trimestre da.
Segurança, Ver também Bioefeitos.
    do Doppler, na gravidez, 1528-1529
    hipertermia e, 40
    padrões para AIUM, 48f, 48-50

Seio coronário, 1327, 1329f
Seios dérmicos dorsais pediátricos, 1806-1807, 1809f
Seminoma(s), 853-854, 854f-856f, 2016, 2017
Sepse, icterícia neonatal e, 1868
Septais, defeitos, 1335-1336, 1338, 1338f, 1340f
Septo atrial, 1327, 1329f
Seqüência da acinesia fetal, 1148, 1448
Seqüência da perfusão arterial invertida em gêmeos, 1207-1209, 1209f
Seqüência da ruptura precoce do âmnio, 1263-1264, 1264f
Seqüência de bandas amnióticas, 1446, 1448f
Seqüestro broncopulmonar, 1315-1316, 1317f
Seqüestro extrapulmonar, 1315
Seqüestro intrapulmonar, 1315
Seqüestro pulmonar, 617, 619f
Sertoli, tumor das células de, 857, 858f, 2017
Sertoli-Leydig, tumor(es) das células de
   ovariano, 571
   pediátrico, 1997
Sesamóides, ossos, aspecto ultra-sonográfico normal dos, 914, 916f
Sialolitíase pediátrica, 1759
Sinal do T, 1192
Sindactilia, 1451, 1452f
Sinding-Larsen-Johansson, doença de, 934
Síndrome congênita da obstrução das vias aéreas superiores, 1312f, 1312-1313
Síndrome cutaneomucosa dos linfonodos, pediátrica, 1766, 1773f
Síndrome da Barrica em Ameixa, 1414-1415, 1983
   hidronefrose pediátrica e, 1914
Síndrome da imunodeficiência adquirida. *Ver* HIV/AIDS.
Síndrome do câncer colorretal sem polipose hereditária, 564
Síndrome do câncer de mama-ovário, 564
Síndrome do desfiladeiro torácico, 1006
Síndrome hemolítico-urêmica, pediátrica, 1956
Sirenomelia, 1296-1297, 1297f
Sistema coletor duplo, 330, 331f
Sistema coletor
   anomalias de duplicação do, 1981-1982, 1982f, 1983f
   obstrução do, após transplante renal, 682-683, 684f-686f
Sistema músculo-esquelético. *Ver também* Osso(s); *entradas* Esquelético; Tendão; *músculos e ossos específicos.*
   defeitos estruturais do, durante o primeiro trimestre da gravidez, 1146-1147, 1147f
   fetal, 1425-1455, 1456t
      aneuploidia e, 1454-1455
      defeitos de redução das extremidades e patologias associadas e, 1446-1449
      deformidades nas mãos e pés e, 1449, 1451, 1452f-1454f, 1453-1454
      displasias esqueléticas letais e, 1433, 1435t, 1435-1443
      displasias esqueléticas não-letais ou com prognóstico variável, 1443-1446, 1444t
      esqueleto normal e, 1425-1433
      radiografias para exame de, 1432
      ressonância magnética para exame de, 1432-1433
      ultra-sonografia tridimensional para exame de, 1431-1432
   pediátrico, 2035-2057, 2050f
      anormalidades congênitas e, 2054-2057, 2055f, 2056f
      do quadril, 2035-2035. *Ver também* Displasia do quadril durante o desenvolvimento; Derrame articular no quadril.
      infecção e, 2050-2052, 2051f-2053f
      inflamação não-infecciosa e, 2052
      lesão traumática e, 2053f-2055f, 2053-2054
Sistema nervoso central. *Ver também* Cérebro; *entradas de* Cerebral.
   defeitos estruturais do primeiro trimestre, 1128-1135, 1129f
   fetal, 1237-1266
      anatomia ultra-sonográfica do, 1238f, 1238-1239, 1240f, 1241f
      aneurisma da veia de Galeno e, 1264-1265
      calcificações intracranianas e, 1261
      cistos do plexo coróide e, 1261-1262, 1263f
      distúrbios de migração afetando, 1258, 1260
      embriologia do, 1237-1238, 1238t
      erros da indução dorsal afetando, 1246-1251
      erros de indução ventral afetando, 1251-1254
      estenose do aqueduto, 1260-1261, 1263f
      infecções e, 1262-1263, 1264f
      lesões hemorrágicas e, 1265, 1265f
      proliferação, diferenciação e destruição neuronais e, 1255-1258
      seqüência da ruptura precoce do âmnio e, 1263-1264, 1264f
      tumores e, 1265-1266, 1266f
      ventriculomegalia e hidrocefalia e, 1241-1246
Situs inversus
   parcial, 1365
   total, 1365
Sobrecarga hídrica, veia cava inferior na, 480
Som. *Ver* Acústica.
Somatostatinomas, 254-255
Sombras, 21
Sondas setoriais mecânicas, 13
Sondas setoriais, 13
Sonoluminescência, 44, 45f
Spigel, hérnias de, 492, 492f
Stein-Leventhal, síndrome de, 1995
Subcoriônica, hemorragia, resultado anormal de, 1096, 1098, 1100f
Subcutânea, zona, da mama, 797-798, 799f
Sulco bicipital, 891, 893f
Sulco caudotalâmico, 1628
Sulcos cerebrais, desenvolvimento dos, 1631, 1635f, 1636f
Supra-renal(ais), 425-440
   anatomia da, 426f-428f, 426-427
   aspectos técnicos da ultra-sonografia de, 428
   biópsia da, 440, 440f, 636-637, 637f
   cistos da, 438, 439f
   córtex da, 425, 427-428
   direita, 426, 427f, 428, 429f
      biópsia da, 636, 637f
   distúrbios metabólicos da, 440
   doenças infecciosas da, 428-430, 429f
   drenagem da, 440
   embriologia da, 425, 426f
   esquerda, 426, 427f, 428, 429f
   fisiologia da, 427-428
   hemorragia da, 438-440
      após transplante de fígado, 669, 673f
   massas da, 1406-1407, 1407f
   medula da, 425, 428
   morfologia da, 427
   neoplasias da
      benignas, 430-434
      biópsia da, 637
      malignas, 434-438
   pediátrica 1937-1938
      anatomia normal da, 1937, 1937f
      hemorragia da, neonatal, 1938, 1938f
      hiperplasia congênita da supra-renal e, 1937-1938, 1938f
   técnicas de exame para, 428, 429f
      armadilhas nas, 428
   ultra-sonografia intra-operatória de, 440
   zonas da, 425, 426f, 427-428
Supra-renal "deitada", sinal da, 1398, 1399f

T

α-Talassemia, hidropisia não-imune associada a, 1477
Talipomanus, 1451, 1453
Tamoxifeno, 549
Tampão de mecônio, síndrome do, 1372
"Tampão dermóide", 569-570
Tanatofórica, displasia, 1433, 1435, 135f-1437f, 1437
Tanatofórico, nanismo, 1147
Taquicardia atrial ectópica fetal, 1358
Taquicardia fetal, 1356, 1357f, 1358
Taquicardia sinusal fetal, 1356
Taquicardia supraventricular
   fetal, 1357f, 1358
   reentrante fetal, 1356
Taquicardia ventricular fetal, 1358
Tecaluteínico(s), cisto(s), 557-558
   pediátrico(s), 1992
Tecido placentário retido, 577, 578f

Índice Remissivo

Tecoma(s) ovariano(s), 571, 572f
Telangectasia hemorrágica hereditária, 109
Telencéfalo, desenvolvimento embrionário do, 1113-114, 1116f
Tempo de prolongamento, 37-38
Tendão(ões), 909-939
  anatomia do, 909-910
  aspecto pós-operatório do, 935, 936f
  aspecto ultra-sonográfico normal do, 914, 914f-919f, 916, 918, 920, 924
    na mão e punho, 916, 918, 921f-923f
    no cotovelo, 914
    no joelho, 918, 923f, 924f
    no pé e tornozelo, 918, 920, 914, 925f
  em osteocondroses não-articulares, 934, 935f
  inflamação, 928-934
    na bursite, 932-933, 934f
    na entesopatia, 933-934
    na peritendinite, 929, 931f
    na tendinite, 928-929, 930f, 931f
    na tenossinovite, 929, 932f, 933f
  instrumentação e técnica para, 910f-912f, 910-914
    coxins de afastamento, 912-913
    imagens Doppler, 911-912, 912f
    manobras de flexão e extensão, 913
    ultra-sonografia tridimensional, 912, 913f
  lacerações de, 924, 926-928
    completas, 926, 926f
    incompletas, 927f, 927-928
  outras modalidades de imagens *versus* ultra-sonografia, 939
  tendinoso e, 928, 929f
  tumores e pseudotumores de, 935, 937f-939f, 937-938
Tendão, anisotropia, 890
Tendão de Aquiles, 918, 920, 924, 925f
Tendão patelar, 918, 924f
Tendão subescapular, 891, 894f
Tendão supra-espinhoso, 891, 895f
Tendinite, 928-929, 930f, 931f
Tendinoso, 928, 929f
Tenografia, 932, 939
Tenossinovite, 929, 932, 932f, 933f
  reumatóide, 932
Teratocarcinoma(s) testicular(es), 2017
Teratoma(s)
  cístico ovariano, 568-570, 569f, 570f
  facial, no feto, 1229
  fetal, 1265, 1266f
    facial, 1229
    pericárdico, 1352
  gastrointestinal pediátrico, 1968
  no pescoço, pediátrico, 1771, 1777f, 1778f
  ovariano pediátrico, 1996,1996f
  pericárdico fetal, 1352
  retroperitoneal, 457
  sacrococcígeo, 1297-1298, 1298f
    pediátrico, 1815-1816, 1816t, 1818, 1819f-1822f, 2026-2027, 2027f, 2028f
  testicular, 856f, 857, 915, 2017
Terceiro trimestre da gravidez, medidas fetais no, 1495-1498
Térmicos, efeitos, da ultra-sonografia. *Ver* Bioefeitos térmicos.
Teste da compressão do transdutor, líquido e edema distinguidos por, 903
Testiculares, apêndices, torção dos, 2013f, 2013-2014, 2014f
Testículo(s)
  abscessos do(s), 836-864, 864f
  bilobados, 2006
  cistos de
    displasia cística, 863
    ectasia tubular da *rete testis* e, 862-863, 863f
    epidermóides, 862f, 863
  criptorquídicos, 854, 879, 881-883, 883f, 2005f, 2005-2006, 2006f
  displasia cística do(s), 2006-2007
  ectopia do(s), transverso(s), 2006
  infarto do(s), 864, 865f, 879
  metástases para, 857-861, 860f, 861f
  microlitíase do(s), 866, 867f, 2022
  restos de supra-renal e, 865
  ruptura do(s), 879, 883f
  sarcoidose do(s), 864-865, 866f
  tumores do estroma do(s), 857, 858f
  tumores malignos do(s), 853-857
Testículo de Sepula, 850, 851f
Testículos não-descidos, 496
Tetralogia de Fallot, 1344-1346, 1346f
  com atresia pulmonar, 1345-1346
Tiflite aguda, 299-300, 300f
Timo, pediátrico, 1769-1770
Tireóide, glândula, 735-736
  adenomas da, 739-740, 742f
  anatomia da, 736f-738f, 736-738
  anormalidades congênitas da, 738
  carcinomas da, 740-747
    anaplásico, 745, 747, 752f
    folicular, 743, 745, 749f, 750f
    medular, 745, 750f, 751f
    papilar, 740-741, 743, 743f-748f
  doença difusa da, 762-763, 763f-767f, 765-766
  doença nodular da, 738-762
    aplicações ultra-sonográficas, 751-760
    características patológicas e correlatos ultra-sonográficos, 738-748
    diferenciação de nódulos benignos e malignos e, 754-756, 755t
    injeção de etanol para, 757-760, 759f, 761f
    investigação clínica para, 748-751, 753t,
    nódulos detectados incidentalmente e, 760-762, 762f, 762t
    orientação ultra-sonográfica para punção-biópsia com agulha fina, 756-757, 757f, 758f
    tratamento percutâneo de, orientação para, 757-760
  hiperplasia da, 738-739, 739f
  instrumentação e técnica para, 735-736, 736f
  linfomas da, 747-748, 752f
  metástases para, 748, 752f
  pediátrica, 1775-1777, 1779, 1781-1786
    anatomia normal e técnica para, 1775, 1781f
    inflamação, da 1775-1777, 1782f-1783f
    lesões congênitas da, 1783-1784, 1786, 1786f-1788f
    neoplasias da, 1777, 1779, 1781, 1784f, 1785f
  volume da, cálculo, 736-738, 737f
Tireoidite
  auto-imune linfocitária crônica (de Hashimoto), 762-763, 764f-766f
  fibrosa invasiva (estroma de Riedel), 765-766, 767f
  granulomatosa subaguda (de de Quervain), 762, 763f
  indolor (silenciosa), 763
Tirosinemia, neonatal, 1868, 1870f
Tomografia computadorizada, para orientação de biópsia, 627
Toracocentese
  para diagnóstico, 610-612
  terapêutica, 612
Tórax. *Ver também* entradas para Torácico; *órgãos específicos.*
  anormalidades cromossômicas do, no segundo trimestre, 1172-1174
  fetal, 1303-1318
    anormalidades do, estudos Doppler do, 1547, 1550f, 1551f
    características ultra-sonográficas normais do, 1303-1304
    hérnia diafragmática congênita e,
    hidrotórax e, 1308-1310
      achados ultra-sonográficos no, 1308-1309, 1309f
      controle pré-natal do, 1309f, 1310
      diagnóstico diferencial e anomalias associadas a, 1309-1310
  pediátrico, 1829-1845
    aspiração/biópsia orientada por ultra-sonografia em lesões pulmonares e, 1841-1843, 1853f
    diafragma e, 1843, 1845, 1854f, 1855f
    indicações para ultra-sonografia do, 1829
    líquido pleural no, sinais ultra-sonográficos de, 1830f-1834f, 1830-1835
    massas extracardíacas no, 1841, 1848f-1852f
    mediastino e, 1836, 1841, 1843f-1845f
    parênquima pulmonar e, 1835, 1839f-1842f
    usos em potencial da ultra-sonografia do, 1845

Torção ovariana, 562-563, 563f
Torção testicular, 874, 876-877, 877f, 878f, 2008-2010, 2009f-2011f
  estudos com Doppler colorido na, 2011-2015
TORCH, infecções, fetais, 1262-1263, 1264f
Tornozelo(s), tendões do(s), 918, 920, 924, 925f
Toxoplasmose, hidropisia não-imune associada a, 1479-1480, 1480f
Trabalho de parto
  placenta e, 1578
  pré-termo, predição de, 1590-1591, 1591f
Transdutor(es), 9-10
  linear(es), 13
  para ultra-sonografia transretal, 401-402, 402f
  seleção de, 15
Transdutores lineares, 13
Transfusão de gêmeo para gêmeo, síndrome da, 1204-1207, 1205f, 1206f, 1208f, 1348, 1353
  exame placentário na, 1575, 1576f
  hidropisia não-imune associada à, 1472-1473, 1474f-1476f
  terapia pré-natal para, 1484
Transfusão intravascular fetal, 1606-1607, 1607f
Translucência nucal
  embriológica, 1115-1117, 1118f
  fetal, 1135, 1136f, 1136t
    como marcador da síndrome de Down, 1233, 1234f
Transmissores, 8-9
Transplante de fígado, 658-670
  coleções de líquido extra-hepático após, 668-669, 672f
    hemorragia da supra-renal, 669, 673f
  complicações arteriais do, 663-665
    estenose da artéria celíaca, 665, 667f
    estenose da artéria hepática, 664-665, 666f
    estenose da veia porta, 665-666, 668f
    pseudo-aneurismas da artéria hepática, 665, 666f
    trombose da artéria hepática, 663-664, 665f
    trombose da veia porta, 666, 669f
  complicações biliares, 659-663
    cálculos biliares, 663, 664f
    colangite esclerosante recorrente, 662, 662f
    disfunção do esfíncter de Oddi, 663
    estenose biliar, 660-662, 661f, 662f
    lama biliar, 662-663, 663f
  complicações do líquido intra-hepático, 670, 673f
  complicações na veia cava inferior, 668, 669f-671f
  contra-indicações, 658
  doador vivo, 659
  massas sólidas intra-hepáticas após, 673, 674f, 675f
  normal, 659, 660f
  pediátrico, estudos Doppler em receptores, 1895-1989
    para avaliação pós-transplante, 1895-1898, 1897f-1899f
    para avaliação pré-transplante, 1895
  seleção dos pacientes para, 658
  técnica cirúrgica, 658-659
Transplante de órgãos, 657-699. *Ver também órgãos específicos.*
Transplante de pâncreas, 685-687
  coleções de líquido após, 694, 696, 697f
  fístula arteriovenosa após, 692, 694f
  normal, 686-687, 692f
  pancreatite após, 692-693, 695f
  rejeição após, 692, 695f
  técnica cirúrgica para, 685-686, 686t, 690f, 691f
  trombose vascular após, 687, 690, 693f, 694f
Transplante renal, 670-673, 675-685
  avaliação do transplante e,
    Doppler, 676-677, 677f
    escala de cinza, 673, 675-676, 676f
  coleções de líquido após, 684-685, 689f-691f
  complicações vasculares pré-renais, 678-680, 682
    estenose da artéria renal, 679-680, 682f, 683f
    estenose da veia renal, 682, 683f
    trombose da artéria renal, 678-679, 682f
    trombose da veia renal, 680, 682, 683f
  contra-indicações para, 670
  doador vivo, 671
  infecção, 678, 680f, 681f
  malformações arteriovenosas após, 683-684, 687f, 688f

obstrução pós-renal do sistema coletor complicando, 682-683, 684f-686f
patologia parenquimatosa após, 677-678
  necrose tubular aguda, 677, 678f
  rejeição aguda, 677, 678f
pediátrico, 1932, 1934
  rejeição do enxerto e, 1932, 1934, 1936, 1936f, 1937t
pseudo-aneurismas após, 684, 688f-689f
rejeição crônica, 677-678, 678f
técnica cirúrgica para, 671-673, 676f
Transporte de espermatozóides, 1070, 1072
Transvaginal, Doppler colorido, 1080
Trato gastrointestinal, 269-317. *Ver também órgãos específicos.*
  abdome agudo e, 289, 291-303, 292f, 293f
  AIDS e, 307
  anomalias do
    congênitas, 308, 309f
    hidropisia não-imune associada a, 1469t-1470t, 1475, 1479f
  assinatura do intestino e, 269-270, 270f-273f
  avaliação Doppler da parede intestinal e, 273-274, 276f
  bezoares no, 310
  colite pseudomembranosa e, 307-308, 308f
  corpos estranhos, 310
  defeitos estruturais de, durante o primeiro trimestre da gravidez, 1141-1143, 1142f, 1143f
  doença de Crohn, 280-281, 283-289
    características clássicas, 281, 283, 284f-289f
    complicações da, 286-287, 289, 290f-292f
  doença intestinal isquêmica e, 308
  dor no quadrante inferior direito e, 293-300
  dor no quadrante inferior esquerdo e, 300-303
  edema do intestino e, 307, 307f
  endossonografia do, 311-317
    do canal anal, 314-317
    do reto, 312-314
    do trato gastrointestinal superior, 311-312
  hematoma do, 309
  íleo paralítico e, 306-307
  infecções do, 307
  massas no, em mulheres adultas, 576-577
  mucocele do apêndice e, 308-309, 310f
  na doença celíaca, 310-311
  na fibrose cística, 311, 312f
  neoplasias do, 275, 277f, 277-280, 278f
  obstrução mecânica do intestino e, 303-306, 304f-306f
  patologia da parede intestinal e, 270-272, 274f
  pediátrico, 1941-1969, 2022-2026
    anomalias congênitas do, 2023-2024, 2024f
    inflamação do, 2024f-2026f, 2024-2026
    obstrução do, 2022-2023, 2023f
  pneumatose intestinal e, 308, 310f
  técnica de exame para, 272-273, 275f
  úlcera péptica e, 310, 311f
Trato genital, 1417-1420
Trato genitourinário, 321-386. *Ver também órgãos específicos.*
  anatomia do, 322-327, 325f, 326f
  anomalias congênitas do, 327-333
    ascenção do rim e, 328-329
    crescimento renal e, 327-328
    desenvolvimento da bexiga e, 332-333
    desenvolvimento uretral e, 333
    desenvolvimento vascular e, 332
    primórdio ureteral e, 329-332
  anormalidades cromossômicas do, no segundo trimestre, 1176, 1177f
  avaliação pós-cirúrgica do, 384, 386
  bexiga neurogênica e, 382, 384f
  cálculos no, 344-350, 347f-350f
  defeitos estruturais durante o primeiro trimestre da gravidez, 1143-1146, 1144f
  distúrbios vasculares do, 376-380
  doença cística do, 367-375
  doença diverticular do, 382-383, 385f
  doenças clínicas, 380-382
  embriologia do, 322, 323f, 324f
  infecções do, 333, 335-344

intervenção orientada por ultra-sonografia para, 383-384
lesão traumática do, 375-376
na endometriose, 382, 382f
técnica de exame no, 327
tumores do, 350-367
Trato urinário. *Ver também* Bexiga; Rins; *entradas de* Renal.
  anormalidades congênitas do, 1397-1417
    dilatação do trato urinário superior, 1408-1412
    hidropisia não-imune associada a, 1470t, 1475, 1479f
    intervenção *in útero* para, 1415-1417
    massa supra-renal, 1406-1407, 1407f
    obstrução do trato urinário inferior, 1412-1415
  inferior, pediátrico, 1981-1990
    anomalias congênitas do, 1981-1985, 1982f-1984f
    infecções do, 1985-1987, 1989f, 1990f
    lesões traumáticas do, 1987
    neoplasias do, 1987, 1991f, 1992f
  massas no, em mulheres adultas, 577
  obstrução do
    derivação vesicoamniótica para, 1608
    na hidropisia não-imune, terapia pré-natal para, 1485
Trato urogenital. *Ver também* Trato genital; Trato urinário; *órgãos específicos.*
  embriologia do, 1393, 1394f, 1395
  fetal, 1393-1420
    normal, aspecto ultra-sonográfico de, 1395f, 1395-1396, 1396t, 1397f
    volume do líquido amniótico e, 1396-1397, 1397t
Traumáticas, lesões. *Ver também locais específicos.*
  FAST para, 506, 507f
Triagem no soro materno
  achados anormais no, avaliação da placenta e, 1563f, 1563-1564
  para restrição do crescimento intra-uterino, 1539, 1541f
Tricobezoares, 310
  pediátricos, 1947
Tridimensional, ultra-sonografia, 17, 19f
Trigêmeos. *Ver também* Gravidez multifetal.
  triamnióticos dicoriônicos, 1199f
  triamnióticos tricoriônicos, 1198f, 1200f
Triorquidia, 2006
Triploidia, 1158
  achados esqueléticos associados a, 1455
  diândrica, 1164
  digínica, 1164
  expressão fenotípica de, 1168
Trissomia do 13
  achados esqueléticos associados a, 1455
  expressão fenotípica de, 1168
  risco de, 1158, 1160t
  translucência nucal e, 1164
Trissomia do 18
  achados esqueléticos associados a, 1455
  cistos do plexo coróide e, 1261-1262
  expressão fenotípica da, 1168
  risco de, 1158, 1159t
  translucência nucal e, 1163-1164
Trissomia do 21
  achados esqueléticos associados a, 1455
  ausência do osso nasal e, 1164-1165
  expressão fenotípica de, no segundo trimestre, 1168
  marcadores da face e pescoço fetais para, 1233-1234, 1234f
  risco de, 1158, 1159f
  translucência nucal e, 1160-1161, 1161f
Trofoblástica gestacional, neoplasia, 589-599, 1577
  gravidez molar e, 589-591
    completa, 589-590
      diagnóstico e controle, 590-591, 591f, 592f
    parcial, 590
  persistente, 591-599
    coriocarcinoma e, 592
    diagnóstico e controle, 593-599
    mola invasiva e, 592
    tumor no local da placenta e, 592-593
Trombo mural aórtico, 470
Trombo parietal, aórtico, 470
Trombocitopenia-rádio ausente, síndrome de, 1448, 1450f

Tromboflebite, veia ovariana, 577, 579f
Trombose. *Ver também* Trombose venosa profunda; Trombose venosa; *veias específicas.*
  de veias superficiais, nas extremidades inferiores, 1027, 1029f
Trombose de enxerto após transplante do pâncreas, 687, 690, 693f, 694f
Trombose venosa. *Ver também veias específicas.*
  das veias das extremidades inferiores
    profundas, 1022f-1028f, 1022-1027
    superficiais, 1027, 1029f
  das veias das extremidades superiores, 1032, 1033f, 1034f
  do cérebro, em recém-nascidos e lactentes, estudos Doppler de, 1720, 1720f
Trombose venosa profunda nas extremidades inferiores, 1022-1027
  achados na, 1025, 1026f
  crônica, 1025, 1027, 1027f, 1028f
  exame para, 1023f, 1023-1025, 1024f
  significância clínica da, 1022f, 1022-1023
Trombose venosa superficial, nas extremidades inferiores, 1027, 1029f
Trompas de Falópio, 572-575
  anatomia das, 528, 528f
  carcinoma das, 574-575
  doença inflamatória pélvica e, 572-574
  pediátricas, torção das, 1993
Tronco arterial, 1346, 1347f
Tronco celíaco, 215
Tronco tibiofibular, 998
Tuberculose
  genitourinária, 339-341, 342f
  miliar, massas esplênicas na, 162, 163f, 164f
  peritonite por, 516, 519, 521f
  supra-renal na, 429f, 429-430
"Tuberosidade nua", sinal da, 901, 901f
Tubo neural, 1272
  fechamento do, distúrbios do, 1640-1651. *Ver também distúrbios específicos.*
Tuboovariano(s), abscesso(s), 573
  pediátrico(s), 2002, 2002f
Tubovariano, complexo, 573
Túbulos retos, 850
Tumor trofoblástico no local da placenta, 592-593
Tumor(es) adenomatóide(s) escrotal(ais), 872, 873f
Tumor(es) de células da granulosa, pediátrico(s), 571
Tumor(es) de células da teca granulosa, pediátrico(s), 1997
Tumor(es) de células germinativas
  ovariano, 568-570
  retroperitoneal, 457
  testicular
    não-seminomatoso, 854-855, 856f, 857
    seminomatoso, 853-854, 854f-856f
Tumor(es) de células gigantes
  dos tendões, 935
  fetal, 1266, 1266f
Tumor(es) do estroma gonadal, testicular(es), 857, 858f
Tumor(es) do estroma, testicular(es), 857, 858f
Tumor(es) do saco vitelino
  ovariano, 570
  testicular, 854
Tumor(es) do seio endodérmico
  ovariano, pediátrico, 1996
    pediátrico, 2000, 2001f
  testicular, 854, 856f, 2016-2017, 2017f
Tumor(es) endometrióide(s) ovariano(s), 567-568
Tumor(es) fibroso(s) pleural(is), 610, 610f
Tumor(es) justaglomerular(es) renal(is), 366, 367f
Tumores "apagados" de células germinativas, 857, 859f
Tumores cardíacos, hidropisia não-imune associada a, 1468, 1473f
Tumores das células B, 253
Tumores das células das ilhotas, 253
Tumores de células G, 253-254
Tumores ovarianos de células claras, 568
Túnica albugínea, 528, 849, 850f, 2004
  cistos da, 861, 862f
Túnica vaginal, 852-853
  cistos da, 861

Túnica vascular, 852
Turner, síndrome de, 1136, 1158, 1160f, 1477, 1479f, 2003
  translucência nucal e, 1164
  expressão fenotípica da, 1168

U

Úlcera(s) gástrica(s), pediátrica(s), 1947, 1949f
Úlceras pépticas, 310, 311f, 312
  gástricas pediátricas, 1947, 1949f
Úlceras pépticas, 310, 311f, 312
  gástricas, pediátricas, 1947, 1949f
    avaliação Doppler em, 1527-1552
      análise das formas de ondas e, 1529, 1529f-1531f
      ângulo de insonação e, 1529-1530, 1532f
      aquecimento e, 1528
      armadilhas em, 1529-1530, 1532
      Banco de Dados Cochrane e, 1547, 1549
      cavitação e, 1528
      de potência, 1528
      do fluxo sangüíneo placentário, 1532-1536
      fluxo colorido, 1528
      freqüência cardíaca e, 1530, 1532, 1533f
      nas anormalidades fetais, 1547, 1549f-1552f
      no crescimento intra-uterino retardado, 1536, 1538-1539
        triagem para, 1539, 1541-1547
      onda contínua, 1527-1528
      posicionamento do volume de amostra, 1532
      pulsado, 1528
      rumos futuros para, 1551-1552
      segurança da, 1528-1529
      taxas de referência para, 1536
    complicações maternas associadas à hidropisia, 1487
    ectópica. Ver Gravidez ectópica.
    em crianças, 2001
    heterotópica, 1110, 1113f
    molar, 589-591
      completa, 589-590
      diagnóstico e controle de, 590-591, 591f, 592f
      parcial, 590
    multifetal. Ver Gravidez multifetal.
    primeiro trimestre de, 1045, 1047, 1069-1121. Ver também
        Embrião(ões); Fetal; entradas para; Feto
      anomalias estruturais em, 1127-1152, 1152f, 1153f,
        anomalia da haste corporal, 1143, 1143f
        cardiovasculares, 1136-1137, 1138f-1140f, 1139-1140
        defeitos do sistema nervoso central, 1128-1135, 1129fr
        diagnóstico de, 1151-1152
        displasias esqueléticas, 1148-1150,
        gastrointestinais, 1141-1146, 1144f
        genitourinárias, 1146-1147, 1147f
        higroma cístico, 1135-1136, 1137f
        músculo-esqueléticas, 1135, 1136f, 1136t
        respiratórias, 1152
        translucência nucal, 1140-1141, 1141f
        triagem para, 1147-1150
      avaliação do embrião durante, 1113-1117
      cordão umbilical e cisto de cordão em, 1086-1087, 1087f
      defeitos estruturais em, estudos em populações com baixo risco,
      estimativa da idade menstrual no, 1087-1088
      formação do embrião durante, 1070-1076, 1071f-1075f
      gravidez ectópica e. Ver também Gravidez ectópica.
      massas ovarianas em, 1117, 1119f, 1119-1120, 1120f
      massas uterinas, 1120-1121
      medidas fetais no, 1494f, 1494t, 1494-1495, 1495f, 1495t,
          1496t
      na gestação intra-uterina normal, 1076f-1086f, 1076-1086
      perda do embrião em. Ver Perda do embrião.
      perda no início da gravidez, 1101-1102. Ver também Perda do
          embrião.
      placenta em, 1557-1560
    segundo trimestre da, 1047-1048, 1049t-1053t
      anormalidades cromossômicas no, 1168-1177
        do crânio e cérebro, 1168-1171
        da face e pescoço, 1171-1172
        do abdome, 1174-1176
        do tórax, 1172-1174
        esqueléticas, 1176-1177, 1178f
        expressão fenotípica de, 1168
      bioquímica após translucência nucal no, 1179
      medidas fetais em,
        placenta em, 1560f, 1560-1562
      ultra-sonografia após translucência nucal, 1179, 1181
    terceiro trimestre da, medidas fetais no, 1495-1498
Ultra-sonografia abdominal, 705-729. Ver também órgãos e patologias
    específicos.
  intra-operatória, 705-721
    da vesícula e vias biliares, 710-711, 713, 714f
    do fígado, 707-710
    do pâncreas, 713-718
    dos rins, 718-721
    equipamento para, 706f, 706-707
    técnica para, 707
  laparoscópica, 721-729
    da vesícula e do trato biliar, 726-727, 727f, 728f
    do fígado, 723-726, 725f-727f
    do pâncreas, 721-723
    objetivos da, 725
    para estadiamento de tumores ocos, 728-729
    para localização de cálculos, 729
    técnica para, 721-723
Ultra-sonografia cervical, 1583-1594
  abordagem transabdominal para, 1584, 1584f
  abordagem transperineal para, 1584-1586, 1585f, 1586f
  abordagem transvaginal para, 1586f, 1586-1587, 1587f
  aspectos anormais na, 1588f, 1590f, 1588-1590
  aspectos normais na, 1587
  limitações técnicas e armadilhas na, 1587, 1587t
  parto pré-termo e, 1590-1594
    medida do comprimento cervical e, 1591-1592
    predição ultra-sonográfica de trabalho de parto pré-termo/risco
        de parto pré-termo e, 1590-1591, 1591f
    protocolos de controle do colo uterino curto, 1592f, 1592-1594
Ultra-sonografia ginecológica, 527-578. Ver também Embrião(ões);
    entradas Fetal; Feto; Gravidez; órgãos e patologias específicos.
  anatomia pélvica e, normal, 527-529, 528f
  técnica de exame para, 529-531, 530f
  transabdominal, 529
    exame transvaginal vs., 531
  transvaginal, 529, 530f
    exame transabdominal vs., 531
Ultra-sonografia intervencionista, pediátrica, 2061-2080
  à mão livre
    guias mecânicos versus, 2063
  agulhas, fios e aparelhos de biópsia para, 2065, 2067, 2071
  anatomia, 2071
  antibióticos para, 2073
  colangiografia colecística percutânea e, 2077, 2080, 2080f
  colangiografia transepática percutânea e, 2077
  Doppler colorido e, 2063
  métodos de guia para, 2062, 2062t
  monitorização fluoroscópica e, 2062
  operadores e, 2062-2063
  paciente e, 2061
  para drenagem de abscesso, 2076
  para drenagem pleural, 2076
  para drenagem transretal, 2077, 2077f
  para linhas PICC, 2077, 2078f, 2079f
  pessoal e equipamento para, 2061-2062
  procedimento típico para, 2073, 2075-2076
  sedação para, 2072
  técnica anestésica local para, 2072-2073
  técnica para, 2063-2065, 2064f-2070f
  tomografia computadorizada vs., 2062, 2062t
  transdutores para, 2062
Ultra-sonografia intra-operatória. Ver órgão e localização específicos.
Ultra-sonografia pélvica pediátrica, 1977-2028. Ver também órgãos e
    sistema específicos.
  técnica para, 1977-1978, 1978f, 1979f

Ultra-sonografia transabdominal, diagnóstico de anomalias estruturais com, 1151
Ultra-sonografia transretal
    aplicações não-prostáticas da, 422, 422f
    informações de histórico, 395-396
    no câncer de próstata, 411-420
        aspectos ultra-sonográficos de câncer e, 411-412, 412f-414f, 414-415
        biópsia de próstata com, 415, 416f, 417-418
        como guia para terapia, 419-420, 420f, 421f
        estadiamento e, 418-419, 419f
        localização de câncer e, 411
    papel, 395
    transdutores para, 401-402, 402f
Ultra-sonografia transvaginal, 39-40, 273
    diagnóstico de anomalias estruturais com, 1151-1152
Úmero curto, 1177
Unidades ductolobulares terminais, 797
Úraco, adenocarcinoma(s) do, 365-366
Úraco, anomalias do, 333, 1985, 1986f
    hidronefrose pediátrica e, 1915, 1915f, 1916f
Ureter(es)
    anatomia, 325
    anomalias de duplicação do, 1981, 1982, 1983f
    carcinoma de células de transição, 357
    carcinoma de células escamosas, 358
    distal, dilatado, em mulheres adultas, 577
    embriologia do, 322, 323f
    lesões traumáticas do, 376
    linfoma do, 363
    metástases para, 365
    obstrução do, hidronefrose pediátrica e, 1912, 1913f
    pediátrico, 1983-1984, 1984f, 1985f
        reimplante de, 1988
    reimplante de, pediátrico, 1988
    retrocaval, 332
    técnica de avaliação do, 327
Ureterais, jatos, pediátricos, 1932, 1935f
Ureteral, primórdio, 322
Ureterocele(s), 330, 331f, 1411-1412
Uretra
    atresia da, 1413
    divertículos da, 333, 335f
    embriologia da, 322
    obstrução da, fetal, 1412-1415, 1413f-1415f
Urina
    fetal, aspiração da, 1608
    vazamento de, após transplante renal, 684
Urinoma(s), 460-461
    após transplante renal, 684-690f
Útero, 531-551
    adulto, 532
    anatomia do, 527-528
    anatomia ultra-sonográfica normal do, 531-534, 532f, 533f, 535f
    anormalidades congênitas do, 531, 536f, 537f, 537-538
    anormalidades do miométrio, 538-542
    anormalidades endometriais do, 542-551
    bicorno, 537, 1997, 1998f
    em forma de T, 1998
    massas do, durante o primeiro trimestre da gravidez, 1120-1121
    neonatal, 532, 532f
    pediátrico
        anatomia normal do, 1978-1980, 1979f, 1979t
        anomalias congênitas do, 1997-1999, 1998f-2000f
        gravidez e, 2001
        infecção do, 2001-2002, 2002f
        neoplasias do, 1999-2000, 2001f
    pré-púbere, 532
    unicorno, 537f, 537-538, 1998

V

Vagina, 551. *Ver também* Ultra-sonografia transvaginal.
    anatomia da, 528, 528f
    corpos estranhos na, 2002
    pediátrica
        anatomia normal da, 1980
        anomalias congênitas da, 1997-1998, 1998f, 1999f
Valécula, 1631, 1633f
    cistos de, pediátricos, 1763, 1764f
Valsalva, manobra de, na trombose venosa profunda, 1023, 1204f
Valvas semilunares, anormalidades das, 1347-1348, 1349f, 1350f
Válvulas arteriovenosas, 1327, 1330f
    anormalidades das, 1341, 1341f
Válvulas uretrais posteriores, 1982-1983, 1983f
Variação dinâmica, 10-11, 11f
Varicocele(s), 868, 870, 870f, 871f
    intratesticular, 2006-2007
    pediátrica, 2020, 2020f
Varizes,
    da parede abdominal, 496
    esofágicas, 311
    retroperitoneais, 461
Vasculopatia dos núcleos da base, neonatal/infantil, 1681
Vasectomia, alterações do epidídimo após, 874, 876f
Vasoespasmo pediátrico, estudos Doppler do cérebro e, 1728-1729, 1730f
Vasos aberrantes, 850
Vasos prévios, 1562, 1566, 1570f
Veia axilar, 1030, 1031f
Veia basílica, 1030, 1031f
Veia cava inferior, 478-482
    anatomia da, 478
    anormalidades congênitas da, 479f, 479-480
    estenose da, após transplante de fígado, 668, 669f-671f
    lesões parietais da, 480
    na insuficiência cardíaca, 480
    ramos e tributárias da, 480, 482
    ruptura da, 480
    sobrecarga hídrica da, 480
    trombose da, 480, 481f, 482f
        após transplante de fígado, 668, 671f
        pediátrica, 1896, 1899f
    ultra-sonografia da, 478-479, 479f
Veia cava superior, trombo da, 1836
Veia cefálica, 1030, 1031f
Veia de Galeno, aneurisma da, 1264-1265
Veia de Galeno, malformação da, em recém-nascidos e lactentes, estudos Doppler do cérebro e, 1714-1716, 1717f, 1718f
Veia esplênica, 216
Veia femoral, 1020, 1022
    comum, 1020, 1022
    profunda, 1022
Veia jugular interna, 984-986
    técnica para, 984, 984f
    trombose da, 984-986, 985f, 986f
Veia mesentérica superior, 216
Veia paraumbilical, hipertensão porta, 102
Veia poplítea, 1022
Veia protosplênica, trombose da, 239
Veia safena
    maior, 1020, 1021f
    menor, 1020
Veia tireóidea, 737, 738f
Veia umbilical, estudos Doppler da, 1166-1167
Veia vertebral, 980-981
Veias fibulares, 1022
Veias hepáticas, 82, 480, 482
    anomalias das, 85
    na síndrome de Budd-Chiari, 107, 107f-111f
    normais, 659, 660f
    pediátricas, anatomia das, 1862, 1864f
    trombose das, 1893
Veias ilíacas, 482
Veias ovarianas, 482
    tromboflebite das, 577, 579f
    trombose das, 379-380, 482, 482f
Veias periaórticas, 480
Veias periféricas, 1019-1032
    das extremidades inferiores, 1020-1030

anatomia das, 1020, 1021f, 1022
  insuficiência venosa das, 1027-1029
  mapeamento venoso das, 1030, 1030f
  trombose venosa profunda em, 1022-1027
 das extremidades superiores, 1030-1032
  anatomia das, 1030-1031, 1031f
  histórico clínico das, 1031-1032
  trombose venosa em, 1032, 1033f, 1034f
 Doppler, 1020
 imagens na escala de cinza, 1020
 métodos de imagens para, 1019-1020
 métodos não-imaginológicos, para, 1019
Veias porta, 81-82
 anatomia pediátrica de, 1860-1682
 aneurisma de108-109,
 anomalias de, 85
 estenose de, após transplante do fígado, 665-666, 667f, 668f
 normais, 659, 660f
 trombose de, 105, 105f, 106f
  após transplante do fígado, 666, 669f
  pediátrica, 1896, 1898f
Veias renais, 480
 estenose das, após transplante renal, 682, 683f
 trombose das, 379, 380f, 480
  após transplante renal, 680, 682, 683f
  pediátricas, 1930, 1930f-1931f
Veias tibiais, 1022
Veias uterinas, 533, 533f
Velamentosa, inserção, do cordão, 1200, 1207
Velocidades de propagação, 4-5, 5f
Venografia, das veias periféricas, 1019
Ventilação mecânica, em recém-nascidos e lactentes, estudos Doppler do cérebro e, 1709, 1711
Ventriculite neonatal, 1684, 1686, 1687f-1689f
Ventrículo direito com dupla saída, 1347
Ventrículo esquerdo com dupla entrada, 1342-1343
Ventriculomegalia, 1129-1130, 1241-1246
 exame ultra-sonográfico dos ventrículos e, 1242-1244, 1243f-1246f
 no segundo trimestre, 1168, 1169f
 patogênese da, 1241-1242, 1242f
 prognóstico da, 1244, 1246
Ventrículos cerebrais
 desenvolvimento embrionário dos, 1113-1114, 1115f, 1116f
 exame ultra-sonográfico dos, 1242-1244, 1243f-1246f
 laterais, 1628, 1630f
Vermis, hipoplasia do, 1253-1254, 1255f
Vesícula, 193-209
 adenomiomatose da, 204-205, 205f-207f
 agenesia da, 193
 anatomia da, 193-194, 195
 aspiração da, 646-647, 647f
 colecistite e. *Ver* Colecistite.
 colecistostomia percutânea e, 644-646, 646f
 doença calculosa da, 195, 196f
 duplicação da, 194
 em ampulheta, 205, 207f
 em morango, 205
 em porcelana, 204, 204f

espessamento da parede na, 197-198, 202t
 fetal, 1367-1368, 1368f
 intra-hepática, 193
 lama biliar e, 188f, 195-196
 malignidades da, 207-209
 pólipos da, 205, 205t, 207-208
  de colesterol, 205, 208f
  inflamatórios, 207
 septada, 194
 técnica de exame para, 194-195
 torção (vólvulo), 202
 ultra-sonografia intra-operatória da, 710-711, 714f
 ultra-sonografia laparoscópica da, 726-727, 727f
 variantes normais da, 193-194
Vesícula em ampulheta, 205, 207f
Vesícula em morango, 205
Vesícula em porcelana, 204, 204f
Vesícula(s) seminal(is), inflamação das, 403, 404f, 405
Vesículas seminais, cisto(s) das, 405, 407f, 1985, 1986f
Vilosidades coriônicas, 1074
Vipomas, 254-255
Vírus da imunodeficiência humana. *Ver* HIV/AIDS.
Vírus de Epstein-Barr, distúrbio linfoproliferativo pós-transplante associado a, 696
Vírus herpes simples, infecção pelo, do cérebro neonatal/infantil, 1684
Volume do líquido amniótico, 1396-1397, 1397t
Vólvulo da vesícula, 202
von Hippel-Lindau, doença de, 374-375
 pâncreas na, 227
von Meyenburg, complexos de, 87, 87f, 88

W

Weigert-Meyer, regra de, 1908
Wharton, gelatina de, 1806
Wilms, tumor de, 1926, 1926f
 renal, 367
Wirsung, ducto de, 214, 214f, 215f
Wolff-Parkinson-White, síndrome de, fetal, 1358
Wolman, doença de, 440

X

Xantoma(s) dos tendões, 935

Z

Zigoto, 1072, 1072f
Zona mamária, 798, 799f
Zona pré-mamária, 797-798, 799f

Cartão Resposta

0501200048-7/2003-DR/RJ
Elsevier Editora Ltda

...CORREIOS...

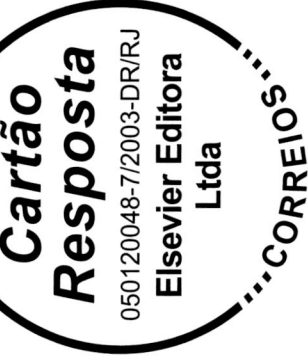

SAC | 0800 026 53 40
ELSEVIER | sac@elsevier.com.br

CARTÃO RESPOSTA

Não é necessário selar

O SELO SERÁ PAGO POR

Elsevier Editora Ltda

20299-999 - Rio de Janeiro - RJ

Acreditamos que sua resposta nos ajuda a aperfeiçoar continuamente nosso trabalho para atendê-lo(la) melhor e aos outros leitores. Por favor, preencha o formulário abaixo e envie pelos correios. Agradecemos sua colaboração.

Seu Nome: _____

Sexo: ☐ Feminino ☐ Masculino   CPF: _____

Endereço: _____

E-mail: _____

Curso ou Profissão: _____

Ano/Período em que estuda: _____

Livro adquirido e autor: _____

Como ficou conhecendo este livro?

☐ Mala direta   ☐ E-mail da Elsevier
☐ Recomendação de amigo   ☐ Anúncio (onde?) _____
☐ Recomendação de seu professor?
☐ Site (qual?) _____   ☐ Resenha jornal ou revista
☐ Evento (qual?) _____   ☐ Outro (qual?) _____

Onde costuma comprar livros?

☐ Internet (qual site?) _____
☐ Livrarias   ☐ Feiras e eventos   ☐ Mala direta

☐ Quero receber informações e ofertas especiais sobre livros da Elsevier e Parceiros

Qual(is) o(s) conteúdo(s) de seu interesse?

Jurídico - ☐ Livros Profissionais ☐ Livros Universitários ☐ OAB ☐ Teoria Geral e Filosofia do Direito

Educação & Referência - ☐ Comportamento ☐ Desenvolvimento Sustentável ☐ Dicionários e Enciclopédias ☐ Divulgação Científica ☐ Educação Familiar ☐ Finanças Pessoais ☐ Idiomas ☐ Interesse Geral ☐ Motivação ☐ Qualidade de Vida ☐ Sociedade e Política

Negócios - ☐ Administração/Gestão Empresarial ☐ Biografias ☐ Carreira e Liderança Empresariais ☐ E-Business ☐ Estratégia ☐ Light Business ☐ Marketing/Vendas ☐ RH/Gestão de Pessoas ☐ Tecnologia

Concursos - ☐ Administração Pública e Orçamento ☐ Ciências ☐ Contabilidade ☐ Dicas e Técnicas de Estudo ☐ Informática ☐ Jurídico Exatas ☐ Língua Estrangeira ☐ Língua Portuguesa ☐ Outros

Universitário - ☐ Administração ☐ Ciências Políticas ☐ Computação ☐ Comunicação ☐ Economia ☐ Engenharia ☐ Estatística ☐ Finanças ☐ Física ☐ História ☐ Psicologia ☐ Relações Internacionais ☐ Turismo

Áreas da Saúde - ☐ Anestesia ☐ Bioética ☐ Cardiologia ☐ Ciências Básicas ☐ Cirurgia ☐ Cirurgia Plástica ☐ Cirurgia Vascular e Endovascular ☐ Dermatologia ☐ Ecocardiologia ☐ Eletrocardiologia ☐ Emergência ☐ Enfermagem ☐ Fisioterapia ☐ Genética Médica ☐ Ginecologia e Obstetrícia ☐ Imunologia Clínica ☐ Medicina Baseada em Evidências ☐ Neurologia ☐ Odontologia ☐ Oftalmologia ☐ Ortopedia ☐ Pediatria ☐ Radiologia ☐ Terapia Intensiva ☐ Urologia ☐ Veterinária

Outras Áreas - _____

Tem algum comentário sobre este livro que deseja compartilhar conosco?

_____

* A informação que você está fornecendo será usada apenas pela Elsevier e não será vendida, alugada ou distribuída por terceiros sem permissão preliminar.
* Para obter mais informações sobre nossos catálogos e livros por favor acesse **www.elsevier.com.br** ou ligue para **0800 026 53 40.**